6ª EDIÇÃO

Tratado de Pediatria

SOCIEDADE BRASILEIRA DE PEDIATRIA

VOLUME 1

6ª EDIÇÃO

Tratado de Pediatria

SOCIEDADE BRASILEIRA DE PEDIATRIA

VOLUME 1

manole editora

sociedade brasileira de pediatria

EDITORA: Cristiana Gonzaga S. Corrêa
EDITORA DE ARTE: Anna Yue
PRODUÇÃO EDITORIAL: Vanessa Pimentel
PROJETO GRÁFICO: Departamento de Arte da Editora Manole
DIAGRAMAÇÃO: HiDesign Estúdio, Formato Editoração, Luargraf Serviços Gráficos, Triall Editorial
ILUSTRAÇÕES DE MIOLO: Angelo Shuman, Luargraf Serviços Gráficos, Mary Yamazaki Yorado, Sírio José Braz Cançado
FIGURAS DO MIOLO: gentilmente cedidas pelos autores
CAPA: Ricardo Yoshiaki Nitta Rodrigues

CIP-BRASIL. CATALOGAÇÃO NA PUBLICAÇÃO
SINDICATO NACIONAL DOS EDITORES DE LIVROS, RJ

T698
6. ed.
v. 1

Tratado de pediatria / organização Sociedade Brasileira de Pediatria. - 6. ed. - Barueri [SP] : Manole, 2025.

Inclui bibliografia
ISBN 9788520458662

1. Pediatria. I. Sociedade Brasileira de Pediatria.

24-93597 CDD: 618.92
CDU: 616-053.2

Meri Gleice Rodrigues de Souza - Bibliotecária - CRB-7/6439

23/08/2024 29/08/2024

1ª edição – 2007
2ª edição – 2010
3ª edição – 2014
4ª edição – 2017
5ª edição – 2022; reimpressão - 2023
6ª edição – 2025

Direitos adquiridos pela:
EDITORA MANOLE LTDA.
Alameda Rio Negro, 967 – cj. 717
Alphaville – Barueri – SP – Brasil
CEP: 06454-000
Tel.: (11) 4196-6000

www.manole.com.br | https://atendimento.manole.com.br/
Impresso no Brasil | *Printed in Brazil*

Esta obra é dedicada:

Às crianças e aos adolescentes, razão maior da Pediatria.

Aos pediatras, porque se dedicam ao nobre exercício de cuidar do crescimento e do desenvolvimento de crianças e adolescentes.

Aos professores de Pediatria, porque formam gerações de profissionais devotados à grandiosa causa da saúde da infância e da adolescência do País.

EDIÇÕES ANTERIORES

ORGANIZADORES DA 5ª EDIÇÃO

Luciana Rodrigues Silva
Dirceu Solé
Clovis Artur Almeida da Silva
Clóvis Francisco Constantino
Edson Ferreira Liberal
Fabio Ancona Lopez

ORGANIZADORES DA 4ª EDIÇÃO

Dennis Alexander Rabelo Burns
Dioclécio Campos Júnior
Luciana Rodrigues Silva
Wellington Gonçalves Borges
Danilo Blank

ORGANIZADORES DA 3ª EDIÇÃO

Dioclécio Campos Júnior
Dennis Alexander Rabelo Burns
Fabio Ancona Lopez

ORGANIZADORES DA 1ª E 2ª EDIÇÃO

Fabio Ancona Lopez
Dioclécio Campos Júnior

ORGANIZADORES DA 6ª EDIÇÃO

Clóvis Francisco Constantino

Médico Especialista em Pediatria e Bioética. Doutor em Bioética pela Faculdade de Medicina da Universidade do Porto (FMUP), Portugal. Convalidação pela Universidade de Brasília (UnB). Presidente da Sociedade Brasileira de Pediatria (SBP). Professor de Ética Médica e Bioética do Curso de Medicina da Universidade Santo Amaro (UNISA) e da Pós-graduação do Mestrado em Direito Médico do Curso de Direito da UNISA. Gerente/Assessor Técnico/Ética Médica-Bioética-Pediatria – OSS/SPDM – Associação Paulista para o Desenvolvimento da Medicina – Microrregião RASTS-VMVG. Membro do Centro Pluridisciplinar de Bioética da Faculdade de Medicina da Universidade do Porto. PhD in Bioethics Division da International Chair in Bioethics. Membro da International Forum of Teachers (IFT) – I C Bioethics. Coordenador (*Head*) da Unidade de São Paulo da International Chair in Bioethics (World Medical Association Cooperation Center) do Departamento dos Países de Língua Portuguesa (Portuguese Language Countries Division Chair in Bioethics) – sendo hospedeira (*host*) a UNISA.

Dirceu Solé

Professor Titular, Livre-docente da Disciplina de Alergia, Imunologia Clínica e Reumatologia do Departamento de Pediatria da Escola Paulista de Medicina da Universidade Federal de São Paulo (EPM-Unifesp). Coordenador dos Departamentos Científicos da Sociedade Brasileira de Pediatria (SBP). Diretor de Pesquisa da Associação Brasileira de Alergia e Imunologia (ASBAI).

Clovis Artur Almeida da Silva

Professor Titular do Departamento de Pediatria da Faculdade de Medicina da Universidade de São Paulo (FMUSP). Mestre, Doutor e Livre-docente pelo Departamento de Pediatria da FMUSP. Presidente do Departamento Científico de Reumatologia da Sociedade Brasileira de Pediatria (SBP).

Luciana Rodrigues Silva

Professora Titular, Mestre e Doutora em Pediatria da Universidade Federal da Bahia (UFBA). Chefe do Serviço de Gastroenterologia Pediátrica da UFBA. Vice-Presidente da Associação Médica Brasileira (AMB). Presidente da Sociedade Brasileira de Pediatria (SBP) 2016-2022. Diretora Científica Adjunta da SBP. Membro do Conselho do Instituto Pensi, Fundação JLS. Membro da Academia Brasileira de Pediatria e da Academia de Medicina da Bahia.

Edson Ferreira Liberal

Vice-presidente da Sociedade Brasileira de Pediatria (SBP). Professor de Pediatria da Universidade Federal do Estado do Rio de Janeiro (UNIRIO). Mestre e Doutor em Medicina pela Universidade Federal do Rio de Janeiro (UFRJ).

Fabio Ancona Lopes

Título de Especialista em Pediatria e Nutrologia. Doutor e Livre-docente. Professor Titular Aposentado da Disciplina de Nutrologia do Departamento de Pediatria da Universidade Federal de São Paulo (Unifesp). Ex-vice-presidente da Sociedade Brasileira de Pediatria (SBP). Ex-presidente da Sociedade de Pediatria de São Paulo (SPSP). Coordenador da 1ª edição do Tratado de Pediatria da SBP.

Anamaria Cavalcante e Silva

Doutora em Medicina pela Universidade de São Paulo (USP). Coordenadora de Ensino e Pesquisa, Programas Especiais, Secretaria de Saúde do Município de Fortaleza. Conselheira da Associação Saúde da Família de São Paulo/SP. Docente e Pesquisadora do Mestrado Profissional em Ensino na Saúde e Tecnologias Educacionais Unichristus. Docente do Mestrado de Saúde da Criança e do Adolescente da Universidade Estadual do Ceará. Presidente da Sociedade Cearense de Pediatria. Segunda-vice Presidente da Sociedade Brasileira de Pediatria (SBP).

COMISSÃO EDITORIAL

SUMÁRIO

Apresentação XVII
Prefácio da sexta edição. XIX
Prefácio à quinta edição XXI
Prefácio à quarta edição. XXIII
Prefácio à terceira edição XXV
Prefácio à segunda edição XXVII
Prefácio à primeira edição. XXIX

SEÇÃO 1 BIOÉTICA

1. Introdução 4
2. Bioética principialista e o Código de Ética Médica 6
3. A responsabilidade do médico 15
4. Atestado médico – aspectos éticos e jurídicos 17
5. Alta em pediatria – aspectos éticos e jurídicos 21
6. Prontuário médico da criança e do adolescente: aspectos éticos 26
7. Sigilo médico na infância e adolescência 30
8. Bioética, utilitarismo, principialismo e ética relacional 33
9. Relação Médico-Paciente – as autonomias do médico, da Criança e dos Responsáveis e o Termo de Consentimento Livre e Esclarecido 38
10. Aspectos éticos, bioéticos e legais do atendimento ao adolescente 48
11. Terminalidade da vida em Pediatria 55
12. Pesquisas em Pediatria. 61
13. Publicidade médica 68
14. Telemedicina – atualização e normas 75

SEÇÃO 2 FUNDAMENTOS DA ATENÇÃO À SAÚDE DA CRIANÇA E DO ADOLESCENTE

1.1. A consulta pediátrica no pré-natal 81
1.2. Os primeiros mil dias de vida 93
1.3. Puericultura contemporânea: do pré-natal à adolescência. 98
2.1. Vigilância do crescimento 105
2.2. Vigilância do desenvolvimento 110

SEÇÃO 3 EMERGÊNCIAS

1. Obstrução infecciosa das vias aéreas superiores 120
2. Parada cardiorrespiratória na criança. 131
3. Síncope no paciente pediátrico 143
4. Acidentes com corpo estranho: via aérea e trato gastrointestinal 153
5. Queimaduras 165
6. Acidentes por submersão. 171
7. Cetoacidose diabética 177
8. Desidratação e distúrbios eletrolíticos. 182
9. Abdome agudo 185
10. Hemorragia digestiva alta e baixa. 192
11. Traumatismo cranioencefálico 200
12. Coma e alteraçãodo estado mental 206
13. Crise convulsiva em sala de emergência. 216
14. Abordagem da sepse e choque séptico na unidade de emergência 224
15. Acidentes com animais peçonhentos e não peçonhentos 229

16. Gerenciamento de risco em instituições de saúde 237
17. Infecção hospitalar em unidade pediátrica 243
18. Classificação de RISCO (triagem pediátrica): o passado e o presente 250
19. Classificação de risco (triagem pediátrica): o presente e o futuro. 254
20. Abordagem da asma aguda no serviço de urgência pediátrica 262
21. BRUE: evento inexplicado brevemente resolvido. 269
22. Atenção ao recém-nascido no serviço de emergências pediátricas 274

SEÇÃO 4 PEDIATRIA DO DESENVOLVIMENTO E COMPORTAMENTO

1. Etapas do desenvolvimento neuropsicomotor. 284
2. Transtorno de déficit de atenção e hiperatividade 293
3. Transtorno do espectro do autismo 299
4. Transtornos de comportamento na infância e adolescência 306
5. Escalas de Triagem e Avaliação do Desenvolvimento Neuropsicomotor. 313
6. Implicações da tecnologia para crianças e adolescentes: *gaming disorders*, síndrome FoMO e *nomophobia*. 319
7. Estresse tóxico na infância. 325
8. Deficiência intelectual, transtorno da comunicação e linguagem. 329

SEÇÃO 5 SAÚDE ESCOLAR

1. Atenção integral à saúde do escolar 342
2. Escola como ecossistema 346
3. Rotinas de saúde escolar. 352
4. Impactos da pandemia no comportamento e na aprendizagem. 357

SEÇÃO 6 CAUSAS EXTERNAS – ACIDENTES E VIOLÊNCIAS

1. Morbidade e mortalidade dos traumas não intencionais na infância e na adolescência 363
2.1. Acidentes de trânsito 368
2.2. Acidentes por submersão. 375
2.3. Asfixia e aspiração 380
2.4. Queimaduras 389
2.5. Quedas e outros acidentes comuns. 394
3.1. Normas de segurança por faixa etária – no domicílio . . .398
3.2. Normas de segurança por faixa etária – na escola 407
3.3. Segurança dos brinquedos e atividades de lazer 411
4. A doença violência: morbidade e mortalidade 416
5.1. Violência na infância e na adolescência – uma doença com várias apresentações, diagnóstico e tratamento . . .422
5.2. Violência física 428
5.3. Violência psicológica ou psíquica. .435
5.4. Violência sexual 442
5.5. Negligência ou omissão do cuidar. 454
5.6. Autoagressão: dos danos velados ao suicídio 459
5.7. Síndrome de Münchausen por procuração. 469
5.8.1. Violência química: violência contemporânea que envolve o pediatra. 476
5.8.2. Infanticídio, filicídio e homicídio de crianças e adolescentes 482
6. Síndrome da alienação parental, falsa denúncia ou encobrimento de violência? 487
7.1. Vítimas e agressores 497
7.2. Negligência contra crianças e adolescentes no mundo virtual. 501
7.3.1. *Bullying* e *cyberbullying* 506
7.3.2. Dependência de internet 513
7.3.3. Desafios perigosos 517
7.4. Violência sexual no mundo virtual .520
8. Papel do médico pediatra diante de suspeita ou diagnóstico de violência: deveres legais 536

SEÇÃO 7 TOXICOLOGIA E SAÚDE AMBIENTAL

1. Intoxicações exógenas agudas. 543
2. Saúde ambiental em pediatria 551

SEÇÃO 8 DROGAS E VIOLÊNCIA

1. O que o pediatra precisa saber sobre drogas 562
2. Aconselhamento breve 573
3. A violência na atualidade dentro e fora de casa. 585
4. Abuso de álcool 593
5. Combate ao tabagismo na adolescência. 599

SEÇÃO 9 ALEITAMENTO MATERNO

1. Tópicos básicos em aleitamento materno. 616
2. O papel do pediatra no aleitamento materno. 623
3. Amamentação em situações especiais 631
4. Problemas com a mama puerperal: prevenção, diagnóstico e tratamento 637
5. Medicamentos e amamentação. 645
6. Banco de leite humano na prática clínica 657

SEÇÃO 10 NEONATOLOGIA

1. Integração do cuidado perinatal: do modelo em rede de atenção à saúde materno-fetal aos microprocessos nas Unidades Perinatais. 668
2. Semiologia no período neonatal 690
3. Assistência ao nascimento na sala de parto 709
4. Transporte neonatal 721
5. Interação cardiorrespiratória: conceitos fisiológicos para monitoramento e estratégias do cuidado na prematuridade 727
6. Asfixia perinatal e encefalopatia hipóxico-isquêmica . . . 741
7. Abordagem preventiva e terapêutica de complicações da prematuridade 749
8. Nutrição e crescimento do recém-nascido pré-termo . . . 757
9. Distúrbios respiratórios do recém-nascido 776
10. Suporte respiratório e hemodinâmico no recém-nascido termo e pré-termo 788
11.1. Sepse precoce 800
11.2. Sepse tardia 813

12. Infecções congênitas perinatais 819
13. Icterícia neonatal 837
14. Abordagem clínica das principais malformações congênitas 852
15. Integração do cuidado hospitalar ao ambulatorial 867

SEÇÃO 11 ADOLESCÊNCIA

1. O atendimento médicodo adolescente, aspectos éticos e roteiro semiológico 888
2. Desenvolvimento psicossocial na adolescência 896
3. A Construção e o Exercício da sexualidade 902
4. Diversidade Sexual e de Gênero 910
5. Gravidez na adolescência: prevenção, contracepção e particularidades do pré-natal 916
6. Ansiedade, depressão e ideação suicida 922
7. Transtornos alimentares e distorção da imagem corporal 932
8. Adolescentes com doença crônica e ambulatório de transição 939

SEÇÃO 12 ALERGIA

1. Avaliação da IgE específica: testes *in vivo* e *in vitro* 946
2. Dermatite atópica 953
3. Urticária e angioedema 963
4. Alergia ocular 969
5. Rinite alérgica 975
6. Alergia alimentar IgE mediada 984
7. Alergia a medicamentos 991
8. Alergia a himenópteros 1001
9. Anafilaxia 1007
10. Sibilância recorrente em lactente e pré-escolar 1011
11. Asma: abordagem ambulatorial 1021

SEÇÃO 13 IMUNOLOGIA CLÍNICA

1. Erros inatos da imunidade: conceito, classificação e diagnóstico das doenças mais importantes na pediatria 1035
2. Erros inatos da imunidade: tratamento das doenças mais importantes na pediatria 1042

SEÇÃO 14 CARDIOLOGIA

1. Avaliação clínica do sistema cardiovascular na criança 1053
2. Principais cardiopatias congênitas: reconhecimento e conduta 1060
3. Principais cardiopatias com apresentação no período neonatal 1080
4. Endocardite, pericardite e miocardite 1099
5. Insuficiência cardíacana criança 1107

SEÇÃO 15 DERMATOLOGIA

1. A pele da criança – desenvolvimento e cuidados 1118
2. Dermatopatias neonatais 1124
3. Piodermites 1132
4. Micoses superficiais 1139
5. Dermatoses parasitárias da infância 1149
6. Dermatoviroses 1157
7. Dermatite de contato em crianças 1165
8. Lesões vasculares em pediatria 1171
9. Acne neonatal, infantil e na adolescência 1182
10. Dermatite seborreica 1189
11. Psoríase 1193
12. Eritema multiforme, síndrome de Stevens-Johnson e necrólise epidérmica tóxica 1198
13. Dermatopatias provocadas por artrópodes 1203

SEÇÃO 16 ENDOCRINOLOGIA

1. Baixa estatura 1215
2. Distúrbios da diferenciação sexual 1223
3. Distúrbios puberais 1231
4. Diabetes melito tipo 1 e tipo 2 1244
5. Dislipidemias primárias 1254
6. Obesidade endógena 1260
7. Doenças da tireoide 1267
8. Hipoglicemia 1275
9. Doenças das suprarrenais 1280
10. Distúrbios do metabolismo do cálcio, fósforo e magnésio 1293

SEÇÃO 17 GASTROENTEROLOGIA

1. Doença do refluxo gastroesofágico 1308
2. Esofagite eosinofílica 1320
3. Doença péptica gastroduodenal 1326
4. Diarreia aguda e persistente 1335
5. Diarreia crônica 1342
6. Doença celíaca 1348
7. Doença inflamatória intestinal 1355
8. Distúrbios gastrointestinais funcionais no lactente e na criança abaixo de 4 anos 1371
9. Distúrbios gastrointestinais funcionais na criança e no adolescente 1377
10. Constipação intestinal 1384
11. Alergia alimentar 1392
12. Intolerância aos açúcares da dieta 1411
13. Microbiota, doenças gastrointestinais e uso de probióticos 1421
14. Doenças do pâncreas 1427

SEÇÃO 18 HEPATOLOGIA

1. Avaliação laboratorial e genética do fígado 1451
2. Colestase na infância 1457
3. Hepatites virais 1469
4. Doenças hepáticas autoimunes da infância 1480
5. Doenças metabólicas do fígado na infância 1486
6. Complicações da cirrose 1491
7. Insuficiência hepática aguda 1510
8. Doença gordurosa do fígado 1521
9. Transplante hepático pediátrico 1529

SEÇÃO 19 GENÉTICA CLÍNICA

1. Erros inatos do metabolismo 1539
2. Herança multifatorial 1544
3. Deficiência intelectual 1550
4. Abordagem molecular das doenças genéticas 1556

SEÇÃO 20 INFECTOLOGIA

1. Febre sem sinais localizatórios 1566
2. Antimicrobianos nas infecções relacionadas à assistência à saúde 1572
3. Controle de bactérias multirresistentes..............1590
4. Infecções pelo vírus herpes simples tipos 1 e 2 e vírus varicela zóster 1598
5. Vírus Epstein-Barr 1610
6. Infecções pelos herpes vírus 6 e 7 1615
7. Dengue 1619
8. Febre amarela 1629
9. Febre de Chikungunya 1636
10. Febre Zika 1640
11. Influenza 1644
12. Aids 1652
13. Viroses exantemáticas 1659
14. Coqueluche.....................................1670
15. Infecções sexualmente transmissíveis 1675
16. Hanseníase.....................................1685
17. Leishmaniose visceral (Calazar) 1693
18. Leptospirose....................................1700
19. Malária 1705
20. Parasitoses Intestinais............................1717
21. Toxoplasmose.................................... 1723
22. Tuberculose..................................... 1739
23. Meningites bacterianas 1748
24. Covid-19 em crianças e adolescentes 1757

Índice remissivo 1767

VOLUME 2

SEÇÃO 21 IMUNIZAÇÕES

SEÇÃO 22 NEFROLOGIA

SEÇÃO 23 NEUROLOGIA

SEÇÃO 24 NUTROLOGIA

SEÇÃO 25 SUPORTE NUTRICIONAL

SEÇÃO 26 ONCOLOGIA

SEÇÃO 27 HEMATOLOGIA E HEMOTERAPIA

SEÇÃO 28 OTORRINOLARINGOLOGIA

SEÇÃO 29 PNEUMOLOGIA

SEÇÃO 30 REUMATOLOGIA

SEÇÃO 31 TERAPIA INTENSIVA

SEÇÃO 32 OFTALMOLOGIA

SEÇÃO 33 SAÚDE MENTAL

SEÇÃO 34 ORTOPEDIA

SEÇÃO 35 CIRURGIA PEDIÁTRICA

SEÇÃO 36 GINECOLOGIA

SEÇÃO 37 MEDICINA DO SONO

SEÇÃO 38 MEDICINA DO ESPORTE

SEÇÃO 39 ODONTOPEDIATRIA

SEÇÃO 40 CUIDADOS PALIATIVOS

SEÇÃO 41 RADIOLOGIA PEDIÁTRICA

APRESENTAÇÃO

E assim chegamos à sexta edição do *Tratado de Pediatria*, feito pelos pediatras brasileiros do mais alto nível, membros dos Departamentos Científicos da Sociedade Brasileira de Pediatria (SBP), e colocado à disposição da classe e demais trabalhadores da área da saúde!

Convidado que fui para fazer esta apresentação (convite que atribuo ao fato de ter sido o primeiro coordenador do *Tratado*, junto ao caríssimo Dioclécio, então nosso presidente na época), não posso deixar de registrar a honra e a emoção que este convite me proporcionou.

Quando vice-presidente e membro do corpo editorial da SBP, em uma reunião do Conselho Superior, lancei esta ideia, há mais de quinze anos (estimulado pelo entusiasmo da editora Daniela Manole), e devo contar aos mais jovens que a aceitação não foi unânime. Eminentes professores, incluindo membros da diretoria da SBP, mostraram-se absolutamente céticos quanto ao sucesso dessa iniciativa. Felizmente já havia tido uma maravilhosa experiência com os Departamentos Científicos da Sociedade de Pediatria de São Paulo (SPSP), da qual fui presidente, e sempre que solicitada, a SPSP produzia material científico de altíssima qualidade. Esta experiência foi, ao lado do entusiasmo de muitos colegas com a ideia, o motor que impulsionou a elaboração da primeira edição do *Tratado*.

Todos os Departamentos Científicos da SBP foram solicitados a elaborar, cada um na sua área, o projeto do Tratado, desde a escolha dos temas até a elaboração final dos textos, revisados pelos presidentes de cada departamento e, finalmente, pelos coordenadores.

O resultado brilhante e até inesperado para alguns foi a primeira edição, com o sucesso conhecido por todos, para orgulho de quem participou e, principalmente, de todos os pediatras brasileiros. Este resultado foi tão grande que, acredito, nunca poderemos dizer que é o final. A cada nova edição os temas são atualizados, os principais problemas de nosso país na área são revisados e, assim, podemos dizer que nossa categoria pode, quase, abrir mão da literatura básica internacional de cada assunto. Estão todos lá, é só ver o sumário da atual edição!

Felizmente, a pediatria brasileira conta com colegas capazes de manter viva esta chama. A eles os parabéns e os agradecimentos dos membros da maior sociedade de pediatria do mundo e, principalmente, os agradecimentos de nossas crianças e adolescentes, fonte e inspiração do nosso trabalho!

Vida longa ao *Tratado de Pediatria* e à SBP!

Fabio Ancona Lopez

Organizador da 1ª edição do Tratado de Pediatria

ção, sensibilidade e inovação. É uma obra tecida a várias mãos, um verdadeiro presente que a SBP generosamente entrega aos leitores.

Themis Reverbel da Silveira
Professora Doutora da Universidade Federal do Rio Grande do Sul
Professora de Pediatria, de Pós-graduação e Coordenadora do Grupo de Pesquisas da Universidade Federal de Ciências da Saúde de Porto Alegre
Criadora do primeiro Centro de Transplante Pediátrico no sul do país
Membro da Academia Brasileira de Pediatria
Membro da Academia Sul-rio-grandense de Medicina

PREFÁCIO DA SEXTA EDIÇÃO

A Sociedade Brasileira de Pediatria (SBP) continua com sua nobre tarefa institucional e estatutária de atualizar os pediatras brasileiros. Nossa centenária associação de 114 anos é uma das maiores do mundo.

Neste notável período, a SBP vem, cada vez com mais consistência, trazendo o máximo de componentes de evidências científicas, éticas, legais e bioéticas a todos que pretendem manter-se com o maior grau de condições informativas sobre a totalidade da Pediatria contemporânea nacional e internacional.

A Pediatria e os Departamentos Científicos e Grupos de Trabalho da SBP estão aqui presentes nesta obra, um fantástico acervo de atualidades.

Este nosso tradicional Tratado, além de tudo, serve de sólida e referenciada base para as provas de títulos da SBP. Com sua singular qualidade em todas as áreas, uma equipe incansável de colaboradores tem representado os pediatras brasileiros nesse trabalho ao longo do tempo.

Todos nós sabemos que o pediatra é o único profissional habilitado e capacitado a assistir crianças e adolescentes, razão pela qual tem sido aperfeiçoado e ampliado o Programa de Residência Médica em Pediatria e das Áreas de Atuação de nossa especialidade, com avançadas matrizes de competência.

Esta sexta edição do Tratado vai ao encontro de toda essa dignidade profissional. São centenas de capítulos a trazer reflexões e conclusões de uma ciência teórico-prática que visa ao melhor cuidado sob pontos de vista físico, emocional, afetivo, social, humanitário e espiritual da criança e do adolescente.

O pediatra da atualidade também deve abraçar, em sua atuação, as novas tecnologias disponíveis, as novas relações de trabalho médico, as novas formas de se comunicar com o público, mas jamais se afastar da sua tradicional doutrina, da relação singular que tem para com seus pacientes e respectivas famílias, para com a ética e os referenciais bioéticos, para com a legislação pertinente à Medicina, para com o meio ambiente, a ambiência macro e micro, para com o ecossistema, sem esquecer-se de executar seu insubstituível papel de educador para além de médico.

Os 70 milhões de crianças e adolescentes brasileiros precisam ter respeitado, neste país, o artigo 227 da Constituição da República, de 1988, a seguir: *Art. 227. É dever da família, da sociedade e do Estado assegurar à criança e ao adolescente, com absoluta prioridade, o direito à vida, à saúde, à alimentação, à educação, ao lazer, à profissionalização, à cultura, à dignidade, ao respeito, à liberdade e à convivência familiar e comunitária, além de colocá-los a salvo de toda forma de negligência, discriminação, exploração, violência, crueldade e opressão.*

Bem, nós pediatras temos a convicção de que cumprimos nossa parte contida nesse abrangente texto constitucional. Nesta condição e com tamanha responsabilidade, a SBP, em parceria com a Editora Manole, entrega ao nosso universo, a SEXTA edição do *Tratado de Pediatria* que, com muita satisfação e muita honra foi conduzida formalmente por nossa diretoria científica e operada pelo numeroso contingente de nossos representantes dos Departamentos Científicos e Grupos de Trabalho.

Com meus melhores cumprimentos e o máximo de respeito, atualizem-se, prezados e prezadas colegas pediatras!

Clóvis Francisco Constantino
Presidente da Sociedade Brasileira de Pediatria

PREFÁCIO À QUINTA EDIÇÃO

Com muito orgulho à frente da Sociedade Brasileira de Pediatria (SBP) por duas gestões, como a primeira mulher nessa sociedade médica, que é centenária e a maior do nosso país, apresento a quinta edição do *Tratado de Pediatria*. De 2016 a 2022, ao desenvolver e fortalecer a rede de integração da pediatria brasileira, que tem produzido atualização científica de qualidade em todas as áreas, uma equipe incansável de colaboradores tem representado os pediatras brasileiros, valorizando-os por todas as suas missões: assistir, orientar e acompanhar as crianças, os adolescentes e suas famílias.

O pediatra é o único profissional habilitado a assistir crianças e adolescentes, razão pela qual tem sido aperfeiçoada e ampliada a residência médica em pediatria e nas demais áreas de atuação, com novas matrizes de competência.

Tem sido muito gratificante trabalhar em equipe com profissionais dedicados, que têm colaborado para o fortalecimento e a atualização contínua desses profissionais, por isso agradeço a cada um por compartilhar conhecimentos que enriqueceram esta obra em prol dos nossos pacientes pediátricos.

Dentre as incontáveis realizações alcançadas no âmbito da SBP, destaca-se sua produção científica, que culmina agora com a quinta edição do *Tratado de Pediatria*. De certa forma, esta edição ratifica a participação da SBP na formação e na atualização dos pediatras brasileiros pelos mais de 400 capítulos aqui reunidos. O pediatra da atualidade deve ampliar sua atuação segundo as novas tecnologias, mas jamais se afastar da sua doutrina, da relação ímpar que tem com seus pacientes e suas famílias, do importante papel de orientar os hábitos saudáveis, de acompanhar desenvolvimento e comportamento, de atuar de forma crítica e esclarecida na condução das condições clínicas específicas de cada faixa etária. É preciso garantir aos mais de 65 milhões de crianças e adolescentes acesso a pediatras, à saúde, à educação, à cultura, ao esporte, ao lazer e a uma sociedade mais justa, para que possam desenvolver todo seu potencial e assegurar o bom futuro da nossa nação.

Baseada em princípios éticos, de justiça e solidariedade, a SBP reafirma, em todo o seu alcance, seu compromisso de oferecer aperfeiçoamento constante e contribuir com as políticas públicas dirigidas à faixa etária pediátrica, sempre voltada para os profissionais dedicados a crianças, adolescentes e suas famílias.

Assim, em parceria com a Editora Manole, a SBP entrega a esse grupo de profissionais devotados a quinta edição do *Tratado de Pediatria*, com muito júbilo e muita honra. Aproveitem, pois!

Luciana Rodrigues Silva
Presidente da Sociedade Brasileira de Pediatria

PREFÁCIO À QUARTA EDIÇÃO

A Sociedade Brasileira de Pediatria vem ampliando suas ações em várias vertentes, sobretudo na área de atualização científica de qualidade para os pediatras brasileiros. Uma dessas iniciativas é representada pela quarta edição do *Tratado de Pediatria*, que foi completamente revisada e atualizada nos últimos meses com cuidado para ser entregue àqueles que se incubem de assistir às crianças e aos adolescentes.

Ser pediatra requer conhecimento técnico sistematicamente atualizado e comportamento e sensibilidade humanística para compreender e atuar na constante mudança que representa o universo pediátrico das crianças, dos adolescentes e de suas famílias. O conhecimento cresce de modo rápido, a interdisciplinaridade se consolida e a realidade da comunidade também se torna diferente a cada dia com novos desafios para esses profissionais devotados que buscam sempre o melhor para o futuro do país – representado pelas crianças!

Com discussões minuciosas, baseadas em evidências, os temas deste *Tratado* contaram com a contribuição incansável de muitos colaboradores, enfatizando sempre a atualização consistente nas diversas áreas da pediatria como especialidade e nas variadas áreas de atuação.

O conhecimento só atinge seus objetivos se é compartilhado e se beneficia alguém, e com este Tratado temos plena convicção de que esses objetivos são alcançados. Em parceria ética com a Editora Manole, a Sociedade Brasileira de Pediatria se sente honrada de entregar agora esta quarta edição do *Tratado de Pediatria*.

Luciana Rodrigues Silva
Presidente da Sociedade Brasileira de Pediatria
Professora Titular de Pediatria da Universidade Federal da Bahia
Membro da Academia Brasileira de Pediatria
Coordenadora do Serviço de Pediatria do Hospital Aliança

PREFÁCIO À TERCEIRA EDIÇÃO

A comunidade pediátrica do país consolida o amplo espectro de suas atuações e compromissos. Fortalece o cenário de atuação da sua entidade nacional, a Sociedade Brasileira de Pediatria (SBP), enriquecida pelas instâncias filiadas, que agregam energia construtiva, estímulo perseverante e engajamento com as valorosas causas sociais, educativas e científicas. Emerge assim a dimensão da complexa e qualificada abrangência requerida pelo nobre exercício profissional do pediatra.

Além de contribuir para conquistas marcantes no campo dos direitos da criança e do adolescente, a SBP tem interagido com a sociedade civil de forma estimulante, no claro intuito de manter em evidência os valores inerentes à infância e à adolescência, entendendo-os como preciosidades humanas a serem respeitadas, cultivadas e promovidas como único itinerário seguro para a evolução da espécie.

Nesse contexto nasceu, em 2006, o *Tratado de Pediatria* da SBP. Este trouxe a marca que faltava ao espectro científico nacional, reunindo, progressivamente, a cada edição, atualizações e avanços indispensáveis ao domínio de conhecimento que fundamenta a prática pediátrica no Brasil. A obra foi projetada em sintonia com as evidências científicas crescentes e identificada com as distintas realidades epidemiológicas locais e regionais que diversificam as nosologias prevalentes no vasto território do país. Outra característica que singulariza o *Tratado de Pediatria* é a sua produção. O livro resulta de trabalho dedicado, interativo, convergente na forma, sério no conteúdo, amplo no componente participativo dos autores – profissionais de reconhecida capacidade –, demonstrando, com clareza, o elevado nível de identidade própria atingido pela nossa pediatria. Tornou-se, pelas virtudes que o inspiraram, o livro-texto de medicina da criança e do adolescente mais difundido e utilizado pela classe pediátrica, pelas instituições de ensino médico e também pelos programas de residência médica na especialidade que cuida do ser humano no ciclo de vida marcado pelos fenômenos do crescimento e do desenvolvimento.

Esta obra, a de maior perfil científico já produzida pela SBP, chega à terceira edição. Grande avanço. Prova de sua natureza acadêmica consistente e da incontestável consolidação de um projeto bibliográfico que se converte em referência nacional. A nova versão mantém os conteúdos anteriores bem atualizados, além de incluir alguns novos capítulos que enriquecem sobremaneira a estrutura do *Tratado*. Um deles aborda os cuidados pediátricos paliativos, tema que se destaca por contribuir para adequar o texto ao perfil da pediatria no novo século. Muitos outros expandem ainda mais o universo de conhecimentos que integram os cuidados pediátricos em várias seções do livro, tais como: bioética, defesa profissional, segurança da criança e do adolescente, saúde escolar, saúde mental, alergia/imunologia, dermatologia, genética clínica, infectologia, nefrologia, otorrinolaringologia, terapia nutricional, terapia intensiva, ortopedia e oftalmologia.

A terceira edição do *Tratado de Pediatria* da SBP atesta o esforço produtivo e a coerência da entidade que representa a pediatria brasileira e está fortemente fundamentada nos requisitos primordiais de qualificação contínua do exercício profissional de que depende a excelência dos cuidados médicos especializados oferecidos à infância e à adolescência de uma sociedade que urge melhorar o nível global de saúde de sua gente. Cumpre também realçar o valor da parceria entre a SBP e a Editora Manole, alicerce desta obra que engrandece o valor da produção científica diferenciada, aprimorando a presença da pediatria brasileira na esfera internacional, em cujo horizonte projeta visões e abordagens originais, compartilhadas em favor de crianças e adolescentes no mundo a caminho da globalização.

Eduardo da Silva Vaz
Presidente da Sociedade Brasileira de Pediatria

Dioclécio Campos Júnior
Representante da Sociedade Brasileira de Pediatria no Global Pediatrics Education Consortium (GPEC)

PREFÁCIO À SEGUNDA EDIÇÃO

O *Tratado de Pediatria*, publicação maior da Sociedade Brasileira de Pediatria, chega à segunda edição como marco significativo da sua importância para a classe pediátrica do País. Uma iniciativa vitoriosa a demonstrar o elevado nível de qualificação alcançado, nesse nobre domínio de conhecimentos, ao longo da crescente maturidade científica e acadêmica que permitiu produzir um texto básico, denso, genuinamente brasileiro.

A SBP orgulha-se desta obra escrita pelos membros de seus vinte e sete departamentos científicos. São professores universitários, chefes de serviços de pediatria, pediatras e pesquisadores renomados, que usaram sua competência para vencer o desafio de uma grande lacuna bibliográfica, que carecia de preenchimento à altura de sua relevância. Assim nasceu o *Tratado*. Vibrante na concepção, didático na exposição dos temas, amplo e profundo nos conteúdos, bonito na apresentação, rico nas ilustrações. Um trabalho que engrandece a pediatria nacional, projetando-a no horizonte dos países que buscam originalidade na expressão de sua própria experiência.

O rápido esgotamento da primeira edição comprovou o acerto do investimento. O livro está hoje no acervo da maioria das bibliotecas universitárias como texto recomendado para estudantes, médicos residentes e professores. Está também nas mãos de grande número de pediatras do País, exercendo a função de principal fonte bibliográfica para leitura e consultas necessárias. É uma obra que veio para ficar. Tem o vigor de uma produção coletiva harmonicamente sintonizada com o seu tempo e plenamente identificada com a saúde da criança e do adolescente, nas distintas realidades do nosso território.

Esta segunda edição do *Tratado de Pediatria* surge no ano em que se comemora o centenário da SBP. Situa-se, assim, entre as grandes conquistas que constituem a trajetória histórica da entidade pediátrica. A atualização do conteúdo dos diversos capítulos enriquece e amplia esta edição. Além disso, três novas seções – oftalmologia, cirurgia pediátrica e ortopedia –, de particular importância em pediatria, foram acrescentadas e desenvolvem os tópicos essenciais nesses campos. A necessária expansão de conteúdos e o propósito de facilitar seu manuseio levaram à decisão de publicar a obra em dois volumes. As imagens coloridas de cada capítulo estarão todas disponíveis como conteúdo adicional exclusivo no Companion Website do livro (ver instruções na página V).

Ao registrar, com especial alegria, o lançamento da segunda edição do *Tratado de Pediatria*, a SBP agradece, em nome dos pediatras brasileiros, o denodado empenho dos autores e exalta a qualidade da parceria com a Editora Manole, que tornou viável este valioso projeto.

Dioclécio Campos Júnior
Presidente da Sociedade Brasileira de Pediatria

PREFÁCIO À PRIMEIRA EDIÇÃO

No limiar do século XXI, a Sociedade Brasileira de Pediatria (SBP) constrói um marco científico de elevado valor referencial ao publicar o seu *Tratado de Pediatria*. A obra é uma síntese da ampla ação participativa voltada para a realização de um projeto de grande mérito: a produção de um texto que expresse a experiência, a realidade, a prática e, especialmente, o pensamento unificador do exercício profissional da especialidade médica que cuida do ser humano em crescimento e desenvolvimento no País.

Este *Tratado de Pediatria* reúne conteúdo que, sem pretender a completude, mostra a abrangência necessária à cobertura do vasto campo de atuação do pediatra. O propósito que norteou sua concepção torna a obra singular, porquanto incorpora a maior parte dos temas que movimentam a atualidade da assistência à saúde da criança e do adolescente. Inclui, ademais, a descrição da rica trajetória histórica da pediatria brasileira, as peculiaridades desse mercado de trabalho e as noções fundamentais que regem o funcionamento do Sistema Único de Saúde (SUS) no que concerne ao bem-estar físico, mental e social nesse ciclo da vida humana.

Mereceram ênfase os capítulos referentes à nutrição e à psicologia do desenvolvimento. São duas áreas do conhecimento em que se apóia a doutrina da pediatria, cujos princípios essenciais emergem no horizonte dos novos tempos, exigindo do pediatra extensa revisão de conceitos e atualização científica dinâmica e identificada com a transição epidemiológica em curso nas últimas décadas.

Esta primeira edição do *Tratado de Pediatria* integra o conjunto de estratégias definidas pela Sociedade Brasileira de Pediatria (SBP) com o objetivo de contribuir para o desenvolvimento do perfil profissional mais apropriado ao pediatra do século que se inicia. Trata- se do maior desafio colocado para a entidade no limiar da sociedade pós-industrial. O texto está em sintonia com a modernidade, principalmente se analisada sob a luz das evidências que o processo de transformação social explicita. Vale ressaltar a importância do pediatra como educador na área da saúde, numa época em que a prevenção ganha primazia sobre a cura; nessa fase da evolução social, em que a frenética incorporação de complexas tecnologias à prática da medicina começa a ser repensada em função dos custos insustentáveis que demanda, da expansão impressionante dos agravos que introduziu no campo da iatrogenia, bem como dos dilemas éticos insolúveis que provoca.

A iniciativa de produzir o livro é um passo de apreciável dimensão no caminho das inadiáveis mudanças no processo de formação pediátrica. Mostra a nova face da profissão. Fornece

conteúdos seguros para sustentar a função social do pediatra. Consolida o fundamento científico de uma prática médica insubstituível, posto que primordial. Sela o vínculo indissociável entre cuidado pediátrico qualificado e infância e adolescência saudáveis. Destaca a relevância do papel de uma entidade associativa verdadeira, intransigente nos seus compromissos com o bem comum.

Louve-se, na originalidade dessa conquista, o compromisso das lideranças pediátricas dos departamentos científicos da entidade que tornaram possível o esforço coletivo do qual resultou o volumoso compêndio que passa a figurar entre as mais valiosas obras elaboradas pela medicina nacional.

O *Tratado de Pediatria* tem marca. Tem substância. Veio para ficar. É realização irreversível. Nasce com a essência de seu tempo e com o componente da universalidade que se ajusta a todos os tempos. Esta é a divisa que lhe dá sentido e destinação. É a legenda que lhe assegura lugar de originalidade permanente na bibliografia pediátrica do País.

Os organizadores

SEÇÃO 1

BIOÉTICA

COORDENADORA

Ana Cristina Ribeiro Zöllner

Graduada em Medicina pela Universidade de Taubaté. Especialista em Pediatria e Mestre em Saúde Materno-infantil pela Universidade de Santo Amaro (Unisa). Especialista em Administração Hospitalar pela Universidade Nove de Julho. Especialista em Bioética pela Universidade de São Paulo (USP). Especialista em Educação na Saúde. Professora da Unisa nas áreas da Ética Médica e Bioética. Coordenadora da COREME do Curso de Medicina. Ex-Diretora de Ensino em Serviço com ênfase em Residência em Saúde na Prefeitura Municipal de São Paulo, na Escola Municipal de Saúde. Membro da Câmara Técnica da Comissão Nacional de Residência Médica. Colaboradora da Secretaria de Regulação e Supervisão da Educação Superior (SERES/MEC). Membro da Diretoria da Sociedade de Pediatria de São Paulo (SPSP). Segunda Secretária e Presidente do Núcleo de Estudo em Bioética da SPSP. Membro da Diretoria da Sociedade Brasileira de Pediatria (SBP). Primeira Secretária, Presidente do Departamento de Bioética e Coordenadora de Residências em Pediatria da SBP.

AUTORES

Alda Elizabeth Boehler Iglesias Azevedo

Médica Especialista em Pediatria com Área de Atuação em Medicina da Adolescência pela SBP, Associação Médica Brasileira (AMB) e Pontifícia Universidade Católica do Paraná (PUC-PR). Mestre em Saúde Coletiva pelo Instituto de Saúde Coletiva da Universidade Federal do Mato Grosso (UFMT). Professora Adjunta do Departamento de Pediatria da Faculdade de Medicina da UFMT. Presidente do Departamento Científico (DC) de Adolescência da SBP. Membro Diretor do Comitê de Adolescência da Associação Latino-Americana de Pediatria (Alape). Membro Titular da Confederación de Adolescencia y Juventud Iberoamérica Italia Caribe (Codajic). Membro do Grupo de Estudos de Codajic-Brasil.

Ana Cristina Ribeiro Zöllner

Graduada em Medicina pela Universidade de Taubaté. Especialista em Pediatria e Mestre em Saúde Materno-infantil pela Universidade de Santo Amaro (Unisa). Especialista em Administração Hospitalar pela Universidade Nove de Julho. Especialista em Bioética pela Universidade de São Paulo (USP). Especialista em Educação na Saúde. Professora da Unisa nas áreas da Ética Médica e Bioética. Coordenadora da COREME do Curso de Medicina. Ex-Diretora de Ensino em Serviço com ênfase em Residência em Saúde na Prefeitura Municipal de São Paulo, na Escola Municipal de Saúde. Membro da Câmara Técnica da Comissão Nacional de Residência Médica. Colaboradora da Secretaria de Regulação e Supervisão da Educação Superior (SERES/MEC). Membro da Diretoria da Sociedade de Pediatria de São Paulo (SPSP). Segunda Secretária e Presidente do Núcleo de Estudo em Bioética da SPSP. Membro da Diretoria da Sociedade Brasileira de Pediatria (SBP). Primeira Secretária, Presidente do Departamento de Bioética e Coordenadora de Residências em Pediatria da SBP.

Arnaldo Pineschi de Azeredo Coutinho

Especialista em Pediatria pela SBP e em Administração Hospitalar pelo Centro Universitário São Camilo. MBA em Gerência em Saúde pela Fundação Getulio Vargas. Presidente do DC de Bioética da SBP. Membro do Conselho Editorial da *Revista Bioética* do Conselho Federal de Medicina (CFM).

Carlindo de Souza Machado e Silva Filho

Pediatra com Título de Especialista em Pediatria e Título de Área de Atuação em Neonatologia pela AMB/SBP, e em Terapia Intensiva Infantil pelo Conselho Regional de Medicina do Estado do Rio de Janeiro (Cremerj). Professor Adjunto de Saúde da Criança da Universidade Iguaçu (UNIG). Membro Titular da Academia Brasileira de Medicina Militar (ABMM), da Academia de Medicina do Estado do Rio de Janeiro (Acarmerj) e do Comitê Científico de Terapia Intensiva da Sociedade de Pediatria do Estado do Rio de Janeiro (Soperj).

Claudio Barsanti

Médico Pediatra com Certificado nas Áreas de Atuação de Terapia Intensiva e Emergência Pediátrica. Doutor em Medicina pela Faculdade de Ciências Médicas da Santa Casa de São Paulo (FCMSCSP). Membro da Diretoria Executiva e Presidente do Núcleo de Estudos de Pediatria Legal da SPSP. Presidente da Comissão de Ética Médica da Casa de Saúde e Médico Responsável pela UTI Pediátrica da Casa de Saúde Santa Marcelina. Membro da Câmara Técnica de Pediatria do CFM. Advogado.

Cláudio Leone

Professor Titular Aposentado do Departamento de Saúde Materno-infantil da Faculdade de Saúde Pública da Universidade de São Paulo (FSP-USP). Professor Colaborador Sênior do Departamento de Saúde, Ciclos de Vida e Sociedade da FSP-USP. Coordenador de Pesquisa na Diretoria de Ensino e Pesquisa da SBP. Professor Doutor e Livre-docente de Pediatria pelo Departamento de Pediatria da FMUSP.

Clóvis Francisco Constantino

Médico Especialista em Pediatria e Bioética. Doutor em Bioética pela Faculdade de Medicina da Universidade do Porto (FMUP), Portugal. Convalidação pela Universidade de Brasília (UnB). Presidente da Sociedade Brasileira de Pediatria (SBP). Professor de Ética Médica e Bioética do Curso de Medicina da Universidade Santo Amaro (UNISA) e da Pós-graduação do Mestrado em Direito Médico do Curso de Direito da UNISA. Gerente/Assessor Técnico/Ética Médica-Bioética-Pediatria – OSS/SPDM – Associação Paulista para o Desenvolvimento da Medicina – Microrregião RASTS-VMVG. Membro do Centro Pluridisciplinar de Bioética da Faculdade de Medicina da Universidade do Porto. PhD in Bioethics Division da International Chair in Bioethics. Membro da International Forum of Teachers (IFT) – I C Bioethics. Coordenador (Head) da Unidade de São Paulo da International Chair in Bioethics (World Medical Association Cooperation Center) do Departamento dos Países de Língua Portuguesa (Portuguese Language Countries Division Chair in Bioethics) – sendo hospedeira (host) a UNISA.

Délio José Kipper
Médico Pediatra. Doutor em Pediatria e Saúde da Criança pela PUC-RS. Professor Titular de Pediatria da Escola de Medicina da PUC-RS. Coordenador do Comitê de Bioética Clínica do Hospital São Lucas da PUC-RS. Membro do Conselho Editorial da *Revista Bioética* do CFM.

Eduardo Carlos Tavares
Médico Pediatra. Neonatologista. Mestre e Doutor em Medicina – ênfase em Pediatria – pela Universidade Federal de Minas Gerais (UFMG). Membro do DC de Bioética da SBP. Coordenador do DC de Bioética da Sociedade Mineira de Pediatria (SMP). Professor Adjunto Aposentado da UFMG. Professor da PUC-MG e Universidade Fumec. Coordenador do CEP-Fumec. Membro da Academia Mineira de Pediatria.

Gabriel Wolf Oselka
Professor Emérito da FMUSP.

Lígia de Fátima Nobrega Reato
Médica Pediatra com Área de Atuação em Medicina do Adolescente Certificada pela AMB/SBP. Doutora em Medicina pela FMUSP. Professora Titular e Livre-docente da Disciplina de Hebiatria do Departamento de Pediatria do Centro Universitário FMABC. Membro do DC de Adolescência da SBP e da SPSP.

Mario Roberto Hirschheimer
Médico Pediatra com Certificado nas Áreas de Atuação de Endocrinologia e Terapia Intensiva. Membro da Diretoria Executiva e dos DC de Bioética, Endocrinologia e Pediatria Legal da SPSP. Membro do DC de Bioética da SBP. Membro da Câmara Técnica de Pediatria e Coordenador da Câmara Temática de Vacinação e Imunização do Conselho Regional de Medicina do Estado de São Paulo (Cremesp). Delegado Regional do Cremesp – Delegacia Metropolitana Regional Sul.

Marta Francis Benevides Rehme
Professora da Escola de Medicina da PUC-PR. Professora Associada (Aposentada) do Departamento de Tocoginecologia da Universidade Federal do Paraná (UFPR). *International Fellowship on Pediatric and Adolescent Gynecology* – International Federation of Pediatric and Adolescent Gynecology (IFEPAG). Presidente da Comissão Nacional Especializada de Ginecologia Infantopuberal da Federação Brasileira das Associações de Ginecologia e Obstetrícia (Febrasgo). Delegada Regional pelo Paraná da Associação Brasileira de Obstetrícia e Ginecologia da Infância e Adolescência (Sogia-BR).

Nelson Grisard
Pediatra e Neonatologista. Livre-docente Doutor em Ciências pela Universidade Federal de Santa Catarina (UFSC). Ex-professor de Pediatria da UFSC e Universidade do Vale do Itajaí (Univali). Ex-professor de Ética Médica e Bioética na Univali e Universidade do Sul de Santa Catarina (Unisul). Membro do DC de Bioética da SBP. Membro da ABP e SBP.

Paulo Tadeu Falanghe
Pediatra. Título de Especialista pela SBP e AMB. Diretor da SPSP. Conselheiro do Cremesp.

Rui Nunes
Professor Catedrático da FMUP. Diretor do Doutorado em Bioética da FMUP/CFM. Membro do Conselho Nacional de Ética para as Ciências da Vida, Portugal. Membro da Direção da International Chair in Bioethics.

CAPÍTULO 1

INTRODUÇÃO

Ana Cristina Ribeiro Zöllner
Clóvis Francisco Constantino

Recentemente, na publicação da Sociedade Brasileira de Pediatria (SBP) *Há 110 anos cuidando do futuro do Brasil*, que comemorou mais de um século de existência da SBP, o Departamento de Bioética publicou várias referências relacionadas à participação da nossa entidade com a temática inerente à Bioética. Sob a coordenação e relatoria do Dr. Clóvis Francisco Constantino, o capítulo *A bioética na SBP* traz conceitos introdutórios da nova ciência ao conhecimento do pediatra brasileiro.

A seguir, citamos trechos do texto publicado, na recente obra comemorativa.

> Do ponto de vista da história geral, temos a considerar que, em 1927, Fritz Jahr utilizou e publicou pela primeira vez a palavra bioética. Esse autor caracterizou a Bioética como sendo o reconhecimento de obrigações éticas, não apenas com relação ao ser humano, mas para com todos os seres vivos. No final de seu artigo, Fritz Jahr propõe um "imperativo bioético": respeita todo ser vivo essencialmente como um fim em si mesmo e trata-o, se possível, como tal.
>
> Posteriormente, em 1970, Van Rensselaer Potter publicou um artigo com a palavra "bioética", caracterizando-a como a ciência da sobrevivência. Na primeira fase, Potter qualificou a Bioética como ponte (bridge), no sentido de estabelecer uma interface entre as ciências e as humanidades que garantiria a possibilidade do futuro. "A Bioética teve outra origem paralela em língua inglesa". No mesmo ano de 1970, André Hellegers utilizou esse termo para denominar os novos estudos que estavam sendo propostos na área de reprodução humana, ao criar o Instituto Kennedy de Ética, então denominado de Joseph P. and Rose F. Kennedy Institute of Ethics. Posteriormente, no final da década de 1980, Potter enfatizou a característica interdisciplinar e abrangente da Bioética, denominando-a de global. O seu objetivo era restabelecer o foco original da Bioética, incluindo, mas não restringindo, as discussões e reflexões nas questões da medicina e da saúde, ampliando as mesmas aos novos desafios ambientais.

No ano de 1995 foi fundada a Sociedade Brasileira de Bioética (SBB). Os debates sobre a Bioética foram conquistando, progressivamente, seus espaços nos eventos da SBP. Foi instalada a Bioética na Sociedade de Pediatria de São Paulo (SPSP) e posteriormente na SBP.

Começaram a ocorrer colóquios, mesas redondas, conferências, apresentação de pôsteres e temas livres nos eventos principais da Pediatria brasileira. Frequentemente combinavam-se as questões bioéticas com a Ética Médica, tudo relacionado com a assistência, ensino e pesquisa na área do pediatra.

Muitos livros e artigos científicos têm sido produzidos ao longo dessas duas décadas e meia de convivência da Bioética com a Pediatria.

A Bioética, nascida como área/ciência de concentração multiprofissional e multidisciplinar de conhecimentos, entende, respeita e professa o pluralismo cultural entre as pessoas e os povos. Entende que deve criar pontes (e não muros) entre as divergências, refletir progressivamente, debater, respeitar opiniões opostas e criar consensos eventuais possíveis. Tudo visando à não maleficência dos seres humanos e sua dignidade, sua beneficência progressiva individual e coletivamente, ao respeito à autonomia (pluralismo), à justiça e à equidade.

Não podemos deixar de mencionar que o sistema de governo "Democracia" e sua formação representativa abre caminhos para a evolução civilizacional da humanidade com todos esses conceitos avançados.

Em adição, não poderia também deixar de mencionar o documento histórico do grande filósofo prussiano Immanuel Kant (1724-1803), "A paz perpétua", propondo um meio de interação pacífica entre os povos (Estados), pregando a cooperação e não havendo a sobreposição de uns sobre os outros.

"A moral, propriamente dita, não é a doutrina que nos ensina como sermos felizes, mas como devemos tornar-nos dignos da felicidade".

Nesta seção da nova edição do Tratado de Pediatria, atualizaremos inúmeros conceitos de ordem teórico-prática, relacionados à Ética Médica e à Bioética.

Contaremos com participações de eminentes colegas estudiosos dessa temática que visa levar ao conhecimento de estudantes de medicina, médicos residentes e pediatras, conceitos que os colocam diretamente na aplicação de seu acervo científico especializado, com o atributo da boa relação médico-paciente e médico-paciente-família.

Sabemos do interesse prioritário dos colegas, quando se debatem os temas técnico-científicos. Contudo, a sensibilidade relacionada à empatia e ao humanitarismo é o cenário indispensável para a boa prática médica que visa à solução dos problemas de saúde apresentados pelas famílias que nos procuram.

Almejamos que todos os leitores possam usufruir dos conceitos a seguir refletidos, debatidos e consolidados.

CAPÍTULO 2

BIOÉTICA PRINCIPIALISTA E O CÓDIGO DE ÉTICA MÉDICA

Clóvis Francisco Constantino
Ana Cristina Ribeiro Zöllner

AO FINAL DA LEITURA DESTE CAPÍTULO, O PEDIATRA DEVE ESTAR APTO A:

- Compreender os princípios da bioética e sua aplicabilidade na pediatria.
- Conhecer as normas deontológicas do Código de Ética Médica vigente.
- Correlacionar a Bioética com as normas deontológicas do Código de Ética Médica.

INTRODUÇÃO

O Código de Ética Médica (CEM) em vigor contém princípios que estabelecem limites, compromissos, direitos dos médicos e dos pacientes, princípios fundamentais e normas deontológicas que os médicos devem observar no exercício da profissão. O atual código foi publicado pela Resolução CFM n. 2.217/2018 no Diário Oficial da União (DOU).[1]

O código anterior vigorava desde 2010 e já continha as características de significativo avanço do ponto de vista ético, moral e do exercício profissional, mas havia a necessidade de atualização e modernização, incorporando dispositivos para abranger as mudanças decorrentes dos acelerados avanços científicos e tecnológicos, assim como novos contextos nas relações com a sociedade e a legislação.

O atual código foi edificado com base em longa consulta pública administrada pelo Conselho Federal de Medicina (CFM). Participaram ativamente da consulta pública e dos debates representantes de várias entidades de especialidades, consultores das áreas de Bioética, Filosofia, Ética Médica, Teologia, Direito, entre outras.

Existem no atual texto muitas conquistas, como o respeito ao médico com necessidades especiais ou doenças crônicas, assegurando-lhe o direito de exercer a profissão nos limites de sua capacidade sem colocar em risco a vida e a saúde de seus pacientes.

As mídias sociais e a telemedicina também são temas ali contidos, sempre deixando em aberto que, com a evolução tecnológica crescente, haverá a necessidade de resoluções complementares do CFM para as devidas e atualizadas normatizações.

O ensino, a pesquisa e a gestão são cuidadosamente desenvolvidos.

Mantiveram-se o enfático respeito à autonomia dos pacientes e o fundamental respeito à dignidade humana com pacientes em estado de terminalidade da vida.

O grande pilar hipocrático da Medicina, com seus 2.500 anos, o sigilo profissional, é sempre revisado e realçado.

Dentre os variados documentos médicos existentes, todos com fé pública, destaca-se o prontuário do paciente contido nos dispositivos do código e inserido com o necessário detalhamento; é imprescindível que seja elaborado com a devida diligência, cuidado e zelo. Seus registros devem ser completos e abrangentes, multiprofissional, multidisciplinar e cronologicamente inseridos. Trata-se de um verdadeiro "plano de voo" relacionado à adequada assistência médica do paciente, lembrando que um plano de voo negligenciado pode derrubar uma aeronave.

OS PRINCÍPIOS FUNDAMENTAIS

O professor norte-americano da área de Oncologia, Van Rensselaer Potter, publicou no início da década de 1970 importantes obras relacionadas aos acelerados avanços científicos, chamando a atenção para os respectivos limites éticos. Propôs um novo ramo do conhecimento que ajudasse as pessoas a pensar nas possíveis implicações (positivas ou negativas) dos avanços, sugerindo o estabelecimento de uma "ponte" entre duas culturas, a científica e a humanística, com a máxima de que "nem tudo que é cientificamente possível é eticamente aceitável".[2]

Posteriormente, em 1978 foi publicado o Relatório Belmont (Belmont Report) para orientar as pesquisas com seres humanos. Após a compreensão do fundamento "o respeito pela pessoa humana", pôde-se propor a utilização de "ferramentas" para facilitar o processo de estudo e de decisão sobre os diversos temas de Bioética. A essas ferramentas denominaram-se princípios[2], os principais referenciais da Bioética principialista.

Em 1979, Tom Beauchamps e James Childress, vinculados ao Kennedy Institute of Ethics, na Georgetown University, em sua obra *Principles of biomedical ethics*, estenderam a utilização dos princípios oriundos da pesquisa para a prática médica, ou seja, para todos aqueles que se ocupam da saúde das pessoas.

A utilização desses princípios para facilitar o enfrentamento de questões éticas é muito comum entre os norte-americanos e os brasileiros.[2]

Beneficência/não maleficência

O benefício e, principalmente, o não malefício do paciente e da coletividade sempre foram as principais razões dos que exercem as profissões da saúde que assistem os cidadãos que delas necessitam.

Na ética médica, o princípio de não maleficência sempre esteve relacionado à máxima *primum non nocere*, que pode ser interpretada como "acima de tudo (ou antes de tudo) não causar dano".[2]

Está estabelecido no parágrafo 12 do primeiro livro da obra de Hipócrates, *Epidemia*, 430 a.C., que o médico "pratique duas coisas ao lidar com as doenças: auxilie ou não prejudique o paciente".[2]

O chamado Juramento de Hipócrates agrega tanto a obrigação de não maleficência quanto a de beneficência, quando menciona: "Usarei meu poder para ajudar os doentes com o melhor de minha habilidade e julgamento; abster-me-ei de causar danos ou de enganar a qualquer homem com ele". [2]

Beneficência, então, significa "fazer o bem" e não maleficência significa "evitar o mal".

Autonomia

"No Brasil, o Código de Ética estabelece uma relação do profissional com seu paciente, na qual o princípio da autonomia deve ser exercido, ao determinar que é vedado ao médico efetuar qualquer procedimento médico sem o esclarecimento e consentimento prévios do paciente ou responsável, salvo em situações de perigo iminente de vida."[3]

Autonomia significa autodeterminação da pessoa em tomar decisões relacionadas à sua vida, à sua saúde e à sua integridade. De forma óbvia pressupõe existência de opções válidas, liberdade de escolha e requer que o indivíduo seja capaz de decidir após consentimento. O respeito à autodeterminação fundamenta-se no princípio da dignidade da natureza humana, acatando-se o imperativo categórico kantiano que afirma que o ser humano é um fim em si mesmo.[3] Podem existir situações em que uma pessoa pode ter sua autonomia reduzida, cabendo a terceiros o papel de decidir.

Na criança, a autonomia é expressa pelo dever dos pais ou responsáveis legais em decidir por eles.

A autonomia não deve ser confundida com individualismo e liberdade absoluta; seus limites são estabelecidos com o respeito ao outro e ao coletivo; no caso da Medicina, acrescentam-se a ética e, essencialmente, a ciência estabelecida.

A manifestação da essência do princípio da autonomia é o consentimento esclarecido. Todo indivíduo tem o direito de consentir ou recusar propostas de caráter preventivo, diagnóstico, terapêutico ou de reabilitação que tenham potencial de afetar sua integridade físico-psíquica ou social. O consentimento deve ser dado livremente, após completo esclarecimento sobre o procedimento, dentro do nível intelectual do paciente.[4] O consentimento livre e esclarecido ou o consentimento informado, que não é mera formalidade, significa o livre exercício do cidadão/paciente de decidir o que é melhor para si, após exaustivamente ser informado de todas as variáveis. O consentimento dado pode ser revogado a qualquer momento. Deve-se lembrar que qualquer tipo de pressão, opressão ou subordinação dificulta ou impede a expressão da autonomia.

A Declaração Universal dos Direitos Humanos, que foi adotada pela Assembleia Geral das Nações Unidas de 1948, manifesta logo no seu início que as pessoas são livres como conceito *prima facie*.

JUSTIÇA

Beauchamp e Childress entendem o princípio da justiça como sendo a expressão da justiça distributiva. Entende-se justiça distributiva como a distribuição justa, equitativa e apropriada na sociedade, de acordo com normas que estruturam os termos da cooperação social. Uma situação de justiça, de acordo com esta perspectiva, estará presente sempre que uma pessoa receba benefícios ou encargos devidos às suas propriedades ou circunstâncias particulares.[4]

Aristóteles propôs a justiça formal, afirmando que os iguais devem ser tratados de forma igual e os diferentes devem ser tratados de forma diferente.

O Relatório Belmont[5] colocava as seguintes ponderações a respeito do princípio da justiça:

> Uma injustiça ocorre quando um benefício que uma pessoa merece é negado sem uma boa razão, ou quando algum encargo lhe é imposto indevidamente. Uma outra maneira de conceber o princípio da Justiça é que os iguais devem ser tratados igualmente. Entretanto esta proposição necessita uma explicação. Quem é igual e quem é não igual? Quais considerações justificam afastar-se da distribuição igual? (...) Existem muitas formulações amplamente aceitas de como distribuir os benefícios e os encargos. Cada uma delas faz alusão a algumas propriedades individuais relevantes sobre as quais os benefícios e encargos devam ser distribuídos:
>
> - a cada pessoa uma parte igual;
> - a cada pessoa de acordo com a sua necessidade;
> - a cada pessoa de acordo com o seu esforço individual;
> - a cada pessoa de acordo com a sua contribuição à sociedade;
> - a cada pessoa de acordo com o seu mérito.

Assim, o conceito de equidade representa dar a cada pessoa o que lhe é devido segundo suas necessidades, ou seja, incorpora-se a ideia de que as pessoas são diferentes e que, portanto, também são diferentes as suas necessidades.

A Bioética pretende, então, contribuir para que as pessoas estabeleçam "uma ponte" entre o conhecimento científico e o conhecimento humanístico, a fim de evitar os impactos negativos que a tecnologia pode ter sobre a vida.[6]

O Código de Ética Médica caminha juntamente com a Bioética, progressiva, evolutiva e dinamicamente lado a lado desde sua avançada versão de 1988, mesmo ano da Carta Magna cidadã brasileira.

CÓDIGO DE ÉTICA MÉDICA

A seguir, registra-se, na íntegra, o Código de Ética Médica para que sempre possa ser consultado. Mais uma vez se referencia: Resolução CFM n. 2.217, de 27 de setembro de 2018; modificado pelas Resoluções CFN n. 2.222/2018 e 2.226/2019. Publicado no Diário Oficial da União de 1° de novembro de 2018, Seção I, p. 179.

Preâmbulo

I – O presente Código de Ética Médica contém as normas que devem ser seguidas pelos médicos no exercício de sua profissão, inclusive no exercício de atividades relativas ao ensino, à pesquisa e à administração de serviços de saúde, bem como no exercício de quaisquer outras atividades em que se utilize o conhecimento advindo do estudo da Medicina.

II – As organizações de prestação de serviços médicos estão sujeitas às normas deste Código.

III – Para o exercício da Medicina impõe-se a inscrição no Conselho Regional do respectivo Estado, Território ou Distrito Federal.

IV – A fim de garantir o acatamento e a cabal execução deste Código, o médico comunicará ao Conselho Regional de Medicina, com discrição e fundamento, fatos de que tenha conhecimento e que caracterizem possível infração do presente Código e das demais normas que regulam o exercício da Medicina.

V – A fiscalização do cumprimento das normas estabelecidas neste Código é atribuição dos Conselhos de Medicina, das comissões de ética e dos médicos em geral.

VI – Este Código de Ética Médica é composto de 25 princípios fundamentais do exercício da Medicina, 10 normas diceológicas, 118 normas deontológicas e quatro disposições gerais. A transgressão das normas deontológicas sujeitará os infratores às penas disciplinares previstas em lei.

I – PRINCÍPIOS FUNDAMENTAIS

I – A Medicina é uma profissão a serviço da saúde do ser humano e da coletividade e será exercida sem discriminação de nenhuma natureza.

II – O alvo de toda a atenção do médico é a saúde do ser humano, em benefício da qual deverá agir com o máximo de zelo e o melhor de sua capacidade profissional.

III – Para exercer a Medicina com honra e dignidade, o médico necessita ter boas condições de trabalho e ser remunerado de forma justa.

IV – Ao médico cabe zelar e trabalhar pelo perfeito desempenho ético da Medicina, bem como pelo prestígio e bom conceito da profissão.

V – Compete ao médico aprimorar continuamente seus conhecimentos e usar o melhor do progresso científico em benefício do paciente.

VI – O médico guardará absoluto respeito pelo ser humano e atuará sempre em seu benefício. Jamais utilizará seus conhecimentos para causar sofrimento físico ou moral, para o extermínio do ser humano ou para permitir e acobertar tentativa contra sua dignidade e integridade.

VII – O médico exercerá sua profissão com autonomia, não sendo obrigado a prestar serviços que contrariem os ditames de sua consciência ou a quem não deseje, excetuadas as situações de ausência de outro médico, em caso de urgência ou emergência, ou quando sua recusa possa trazer danos à saúde do paciente.

VIII – O médico não pode, em nenhuma circunstância ou sob nenhum pretexto, renunciar à sua liberdade profissional, nem permitir quaisquer restrições ou imposições que possam prejudicar a eficiência e a correção de seu trabalho.

IX – A Medicina não pode, em nenhuma circunstância ou forma, ser exercida como comércio.

X – O trabalho do médico não pode ser explorado por terceiros com objetivos de lucro, finalidade política ou religiosa.

XI – O médico guardará sigilo a respeito das informações de que detenha conhecimento no desempenho de suas funções, com exceção dos casos previstos em lei.

XII – O médico empenhar-se-á pela melhor adequação do trabalho ao ser humano, pela eliminação e pelo controle dos riscos à saúde inerentes às atividades laborais.

XIII – O médico comunicará às autoridades competentes quaisquer formas de deterioração do ecossistema, prejudiciais à saúde e à vida.

XIV – O médico empenhar-se-á em melhorar os padrões dos serviços médicos e em assumir sua responsabilidade em relação à saúde pública, à educação sanitária e à legislação referente à saúde.

XV – O médico será solidário com os movimentos de defesa da dignidade profissional, seja por remuneração digna e justa, seja por condições de trabalho compatíveis com o exercício ético-profissional da Medicina e seu aprimoramento técnico-científico.

XVI – Nenhuma disposição estatutária ou regimental de hospital ou de instituição, pública ou privada, limitará a escolha, pelo médico, dos meios cientificamente reconhecidos a serem praticados para o estabelecimento do diagnóstico e da execução do tratamento, salvo quando em benefício do paciente.

XVII – As relações do médico com os demais profissionais devem basear-se no respeito mútuo, na liberdade e na independência de cada um, buscando sempre o interesse e o bem-estar do paciente.

XVIII – O médico terá, para com os colegas, respeito, consideração e solidariedade, sem se eximir de denunciar atos que contrariem os postulados éticos.

XIX – O médico se responsabilizará, em caráter pessoal e nunca presumido, pelos seus atos profissionais, resultantes de relação particular de confiança e executados com diligência, competência e prudência.

XX – A natureza personalíssima da atuação profissional do médico não caracteriza relação de consumo.

XXI – No processo de tomada de decisões profissionais, de acordo com seus ditames de consciência e as previsões legais, o médico aceitará as escolhas de seus pacientes, relativas aos procedimentos diagnósticos e terapêuticos por eles expressos, desde que adequadas ao caso e cientificamente reconhecidas.

XXII – Nas situações clínicas irreversíveis e terminais, o médico evitará a realização de procedimentos diagnósticos e terapêuticos desnecessários e propiciará aos pacientes sob sua atenção todos os cuidados paliativos apropriados.

XXIII – Quando envolvido na produção de conhecimento científico, o médico agirá com isenção e independência, visando ao maior benefício para os pacientes e a sociedade.

XXIV – Sempre que participar de pesquisas envolvendo seres humanos ou qualquer animal, o médico respeitará as normas éticas nacionais, bem como protegerá a vulnerabilidade dos sujeitos da pesquisa.

XXV – Na aplicação dos conhecimentos criados pelas novas tecnologias, considerando-se suas repercussões tanto nas gerações presentes quanto nas futuras, o médico zelará para que as pessoas não sejam discriminadas por nenhuma razão vinculada a herança genética, protegendo-as em sua dignidade, identidade e integridade.

II – DIREITOS DOS MÉDICOS

É direito do médico:

I – Exercer a Medicina sem ser discriminado por questões de religião, etnia, sexo, nacionalidade, cor, orientação sexual, idade, condição social, opinião política ou de qualquer outra natureza.

II – Indicar o procedimento adequado ao paciente, observadas as práticas cientificamente reconhecidas e respeitada a legislação vigente.

III – Apontar falhas em normas, contratos e práticas internas das instituições em que trabalhe quando as julgar indignas do exercício da profissão ou prejudiciais a si mesmo, ao paciente ou a terceiros, devendo dirigir-se, nesses casos, aos órgãos competentes e, obrigatoriamente, à comissão de ética e ao Conselho Regional de Medicina de sua jurisdição.

IV – Recusar-se a exercer sua profissão em instituição pública ou privada onde as condições de trabalho não sejam dignas ou possam prejudicar a própria saúde ou a do paciente, bem como a dos demais profissionais. Nesse caso, comunicará imediatamente sua decisão à comissão de ética e ao Conselho Regional de Medicina.

V – Suspender suas atividades, individualmente ou coletivamente, quando a instituição pública ou privada para a qual trabalhe não oferecer condições adequadas para o exercício profissional ou não o remunerar digna e justamente, ressalvadas as situações de urgência e emergência, devendo comunicar imediatamente sua decisão ao Conselho Regional de Medicina.

VI – Internar e assistir seus pacientes em hospitais privados e públicos com caráter filantrópico ou não, ainda que não faça parte do seu corpo clínico, respeitadas as normas técnicas aprovadas pelo Conselho Regional de Medicina da pertinente jurisdição.

VII – Requerer desagravo público ao Conselho Regional de Medicina quando atingido no exercício de sua profissão.

VIII – Decidir, em qualquer circunstância, levando em consideração sua experiência e capacidade profissional, o tempo a ser dedicado ao paciente, evitando que o acúmulo de encargos ou de consultas venha a prejudicá-lo.

IX – Recusar-se a realizar atos médicos que, embora permitidos por lei, sejam contrários aos ditames de sua consciência.

X– Estabelecer seus honorários de forma justa e digna.

III – RESPONSABILIDADE PROFISSIONAL

É vedado ao médico:

Art. 1º Causar dano ao paciente, por ação ou omissão, caracterizável como imperícia, imprudência ou negligência.

Parágrafo único. A responsabilidade médica é sempre pessoal e não pode ser presumida.

Art. 2º Delegar a outros profissionais atos ou atribuições exclusivos da profissão médica.

Art. 3º Deixar de assumir responsabilidade sobre procedimento médico que indicou ou do qual participou, mesmo quando vários médicos tenham assistido o paciente.

Art. 4º Deixar de assumir a responsabilidade de qualquer ato profissional que tenha praticado ou indicado, ainda que solicitado ou consentido pelo paciente ou por seu representante legal.

Art. 5º Assumir responsabilidade por ato médico que não praticou ou do qual não participou.

Art. 6º Atribuir seus insucessos a terceiros e a circunstâncias ocasionais, exceto nos casos em que isso possa ser devidamente comprovado.

Art. 7º Deixar de atender em setores de urgência e emergência, quando for de sua obrigação fazê-lo, expondo a risco a vida de pacientes, mesmo respaldado por decisão majoritária da categoria.

Art. 8º Afastar-se de suas atividades profissionais, mesmo temporariamente, sem deixar outro médico encarregado do atendimento de seus pacientes internados ou em estado grave.

Art. 9º Deixar de comparecer a plantão em horário preestabelecido ou abandoná-lo sem a presença de substituto, salvo por justo impedimento.

Parágrafo único. Na ausência de médico plantonista substituto, a direção técnica do estabelecimento de saúde deve providenciar a substituição.

Art. 10. Acumpliciar-se com os que exercem ilegalmente a Medicina ou com profissionais ou instituições médicas nas quais se pratiquem atos ilícitos.

Art. 11. Receitar, atestar ou emitir laudos de forma secreta ou ilegível, sem a devida identificação de seu número de registro no Conselho Regional de Medicina da sua jurisdição, bem como assinar em branco folhas de receituários, atestados, laudos ou quaisquer outros documentos médicos.
Art. 12. Deixar de esclarecer o trabalhador sobre as condições de trabalho que ponham em risco sua saúde, devendo comunicar o fato aos empregadores responsáveis.

Parágrafo único. Se o fato persistir, é dever do médico comunicar o ocorrido às autoridades competentes e ao Conselho Regional de Medicina.
Art. 13. Deixar de esclarecer o paciente sobre as determinantes sociais, ambientais ou profissionais de sua doença.
Art. 14. Praticar ou indicar atos médicos desnecessários ou proibidos pela legislação vigente no País.
Art. 15. Descumprir legislação específica nos casos de transplantes de órgãos ou de tecidos, esterilização, fecundação artificial, abortamento, manipulação ou terapia genética.

§ 1º No caso de procriação medicamente assistida, a fertilização não deve conduzir sistematicamente à ocorrência de embriões supranumerários.

§ 2º O médico não deve realizar a procriação medicamente assistida com nenhum dos seguintes objetivos:
I – criar seres humanos geneticamente modificados;
II – criar embriões para investigação;
III – criar embriões com finalidades de escolha de sexo, eugenia ou para originar híbridos ou quimeras.

§ 3º Praticar procedimento de procriação medicamente assistida sem que os participantes estejam de inteiro acordo e devidamente esclarecidos sobre o mesmo.
Art. 16. Intervir sobre o genoma humano com vista à sua modificação, exceto na terapia gênica, excluindo-se qualquer ação em células germinativas que resulte na modificação genética da descendência.
Art. 17. Deixar de cumprir, salvo por motivo justo, as normas emanadas dos Conselhos Federal e Regionais de Medicina e de atender às suas requisições administrativas, intimações ou notificações no prazo determinado
Art. 18. Desobedecer aos acórdãos e às resoluções dos Conselhos Federal e Regionais de Medicina ou desrespeitá-los.
Art. 19. Deixar de assegurar, quando investido em cargo ou função de direção, os direitos dos médicos e as demais condições adequadas para o desempenho ético-profissional da Medicina.
Art. 20. Permitir que interesses pecuniários, políticos, religiosos ou de quaisquer outras ordens, do seu empregador ou superior hierárquico ou do financiador público ou privado da assistência à saúde interfiram na escolha dos melhores meios de prevenção, diagnóstico ou tratamento disponíveis e cientificamente reconhecidos no interesse da saúde do paciente ou da sociedade.
Art. 21. Deixar de colaborar com as autoridades sanitárias ou infringir a legislação pertinente.

IV – DIREITOS HUMANOS
É vedado ao médico:
Art. 22. Deixar de obter consentimento do paciente ou de seu representante legal após esclarecê-lo sobre o procedimento a ser realizado, salvo em caso de risco iminente de morte.
Art. 23. Tratar o ser humano sem civilidade ou consideração, desrespeitar sua dignidade ou discriminá-lo de qualquer forma ou sob qualquer pretexto.
Art. 24. Deixar de garantir ao paciente o exercício do direito de decidir livremente sobre sua pessoa ou seu bem-estar, bem como exercer sua autoridade para limitá-lo.
Art. 25. Deixar de denunciar prática de tortura ou de procedimentos degradantes, desumanos ou cruéis, praticá-las, bem como ser conivente com quem as realize ou fornecer meios, instrumentos, substâncias ou conhecimentos que as facilitem.
Art. 26. Deixar de respeitar a vontade de qualquer pessoa, considerada capaz física e mentalmente, em greve de fome, ou alimentá-la compulsoriamente, devendo cientificá-la das prováveis complicações do jejum prolongado e, na hipótese de risco iminente de morte, tratá-la.
Art. 27. Desrespeitar a integridade física e mental do paciente ou utilizar-se de meio que possa alterar sua personalidade ou sua consciência em investigação policial ou de qualquer outra natureza.
Art. 28. Desrespeitar o interesse e a integridade do paciente em qualquer instituição na qual esteja recolhido, independentemente da própria vontade.

Parágrafo único. Caso ocorram quaisquer atos lesivos à personalidade e à saúde física ou mental dos pacientes confiados ao médico, este estará obrigado a denunciar o fato à autoridade competente e ao Conselho Regional de Medicina.
Art. 29. Participar, direta ou indiretamente, da execução de pena de morte.
Art. 30. Usar da profissão para corromper costumes, cometer ou favorecer crime.

V – RELAÇÃO COM PACIENTES E FAMILIARES
É vedado ao médico:
Art. 31. Desrespeitar o direito do paciente ou de seu representante legal de decidir livremente sobre a execução de práticas diagnósticas ou terapêuticas, salvo em caso de iminente risco de morte.
Art. 32. Deixar de usar todos os meios disponíveis de diagnóstico e tratamento, cientificamente reconhecidos e a seu alcance, em favor do paciente.
Art. 33. Deixar de atender paciente que procure seus cuidados profissionais em casos de urgência ou emergência, quando não haja outro médico ou serviço médico em condições de fazê-lo.
Art. 34. Deixar de informar ao paciente o diagnóstico, o prognóstico, os riscos e os objetivos do tratamento, salvo quando a comunicação direta possa lhe provocar dano, devendo, nesse caso, fazer a comunicação a seu representante legal.
Art. 35. Exagerar a gravidade do diagnóstico ou do prognóstico, complicar a terapêutica ou exceder-se no número

de visitas, consultas ou quaisquer outros procedimentos médicos.

Art. 36. Abandonar paciente sob seus cuidados.

§ 1° Ocorrendo fatos que, a seu critério, prejudiquem o bom relacionamento com o paciente ou o pleno desempenho profissional, o médico tem o direito de renunciar ao atendimento, desde que comunique previamente ao paciente ou a seu representante legal, assegurando-se da continuidade dos cuidados e fornecendo todas as informações necessárias ao médico que lhe suceder.

§ 2° Salvo por motivo justo, comunicado ao paciente ou aos seus familiares, o médico não abandonará o paciente por ser este portador de moléstia crônica ou incurável e continuará a assisti-lo ainda que para cuidados paliativos.

Art. 37. Prescrever tratamento ou outros procedimentos sem exame direto do paciente, salvo em casos de urgência ou emergência e impossibilidade comprovada de realizá-lo, devendo, nesse caso, fazê-lo imediatamente após cessar o impedimento.

Parágrafo único. O atendimento médico a distância, nos moldes da telemedicina ou de outro método, dar-se-á sob regulamentação do Conselho Federal de Medicina.

Art. 38. Desrespeitar o pudor de qualquer pessoa sob seus cuidados profissionais.

Art. 39. Opor-se à realização de junta médica ou segunda opinião solicitada pelo paciente ou por seu representante legal.

Art. 40. Aproveitar-se de situações decorrentes da relação médico-paciente para obter vantagem física, emocional, financeira ou de qualquer outra natureza.

Art. 41. Abreviar a vida do paciente, ainda que a pedido deste ou de seu representante legal.

Parágrafo único. Nos casos de doença incurável e terminal, deve o médico oferecer todos os cuidados paliativos disponíveis sem empreender ações diagnósticas ou terapêuticas inúteis ou obstinadas, levando sempre em consideração a vontade expressa do paciente ou, na sua impossibilidade, a de seu representante legal.

Art. 42. Desrespeitar o direito do paciente de decidir livremente sobre método contraceptivo, devendo sempre esclarecê-lo sobre indicação, segurança, reversibilidade e risco de cada método.

VI – DOAÇÃO E TRANSPLANTE DE ÓRGÃOS E TECIDOS

É vedado ao médico:

Art. 43. Participar do processo de diagnóstico da morte ou da decisão de suspender meios artificiais para prolongar a vida do possível doador, quando pertencente à equipe de transplante.

Art. 44. Deixar de esclarecer o doador, o receptor ou seus representantes legais sobre os riscos decorrentes de exames, intervenções cirúrgicas e outros procedimentos nos casos de transplantes de órgãos.

Art. 45. Retirar órgão de doador vivo quando este for juridicamente incapaz, mesmo se houver autorização de seu representante legal, exceto nos casos permitidos e regulamentados em lei.

Art. 46. Participar direta ou indiretamente da comercialização de órgãos ou de tecidos humanos.

VII – RELAÇÃO ENTRE MÉDICOS

É vedado ao médico:

Art. 47. Usar de sua posição hierárquica para impedir, por motivo de crença religiosa, convicção filosófica, política, interesse econômico ou qualquer outro, que não técnico-científico ou ético, que as instalações e os demais recursos da instituição sob sua direção sejam utilizados por outros médicos no exercício da profissão, particularmente se forem os únicos existentes no local.

Art. 48. Assumir emprego, cargo ou função para suceder médico demitido ou afastado em represália à atitude de defesa de movimentos legítimos da categoria ou da aplicação deste Código.

Art. 49. Assumir condutas contrárias a movimentos legítimos da categoria médica com a finalidade de obter vantagens.

Art. 50. Acobertar erro ou conduta antiética de médico.

Art. 51. Praticar concorrência desleal com outro médico.

Art. 52. Desrespeitar a prescrição ou o tratamento de paciente, determinados por outro médico, mesmo quando em função de chefia ou de auditoria, salvo em situação de indiscutível benefício para o paciente, devendo comunicar imediatamente o fato ao médico responsável.

Art. 53. Deixar de encaminhar o paciente que lhe foi enviado para procedimento especializado de volta ao médico assistente e, na ocasião, fornecer-lhe as devidas informações sobre o ocorrido no período em que por ele se responsabilizou.

Art. 54. Deixar de fornecer a outro médico informações sobre o quadro clínico de paciente, desde que autorizado por este ou por seu representante legal.

Art. 55. Deixar de informar ao substituto o quadro clínico dos pacientes sob sua responsabilidade ao ser substituído ao fim do seu turno de trabalho.

Art. 56. Utilizar-se de sua posição hierárquica para impedir que seus subordinados atuem dentro dos princípios éticos.

Art. 57. Deixar de denunciar atos que contrariem os postulados éticos à comissão de ética da instituição em que exerce seu trabalho profissional e, se necessário, ao Conselho Regional de Medicina.

VIII – REMUNERAÇÃO PROFISSIONAL

É vedado ao médico:

Art. 58. O exercício mercantilista da Medicina.

Art. 59. Oferecer ou aceitar remuneração ou vantagens por paciente encaminhado ou recebido, bem como por atendimentos não prestados.

Art. 60. Permitir a inclusão de nomes de profissionais que não participaram do ato médico para efeito de cobrança de honorários.

Art. 61. Deixar de ajustar previamente com o paciente o custo estimado dos procedimentos.

Art. 62. Subordinar os honorários ao resultado do tratamento ou à cura do paciente.

Art. 63. Explorar o trabalho de outro médico, isoladamente ou em equipe, na condição de proprietário, sócio, dirigente ou gestor de empresas ou instituições prestadoras de serviços médicos.

Art. 64. Agenciar, aliciar ou desviar, por qualquer meio, para clínica particular ou instituições de qualquer natureza, paciente atendido pelo sistema público de saúde ou dele utilizar-se para a execução de procedimentos médicos em sua clínica privada, como forma de obter vantagens pessoais.

Art. 65. Cobrar honorários de paciente assistido em instituição que se destina à prestação de serviços públicos, ou receber remuneração de paciente como complemento de salário ou de honorários.

Art. 66. Praticar dupla cobrança por ato médico realizado.

Parágrafo único. A complementação de honorários em serviço privado pode ser cobrada quando prevista em contrato.

Art. 67. Deixar de manter a integralidade do pagamento e permitir descontos ou retenção de honorários, salvo os previstos em lei, quando em função de direção ou de chefia.

Art. 68. Exercer a profissão com interação ou dependência de farmácia, indústria farmacêutica, óptica ou qualquer organização destinada à fabricação, manipulação, promoção ou comercialização de produtos de prescrição médica, qualquer que seja sua natureza.

Art. 69. Exercer simultaneamente a Medicina e a Farmácia ou obter vantagem pelo encaminhamento de procedimentos, pela comercialização de medicamentos, órteses, próteses ou implantes de qualquer natureza, cuja compra decorra de influência direta em virtude de sua atividade profissional.

Art. 70. Deixar de apresentar separadamente seus honorários quando outros profissionais participarem do atendimento ao paciente.

Art. 71. Oferecer seus serviços profissionais como prêmio, qualquer que seja sua natureza.

Art. 72. Estabelecer vínculo de qualquer natureza com empresas que anunciam ou comercializam planos de financiamento, cartões de descontos ou consórcios para procedimentos médicos.

IX – SIGILO PROFISSIONAL

É vedado ao médico:

Art. 73. Revelar fato de que tenha conhecimento em virtude do exercício de sua profissão, salvo por motivo justo, dever legal ou consentimento, por escrito, do paciente.

Parágrafo único. Permanece essa proibição: a) mesmo que o fato seja de conhecimento público ou o paciente tenha falecido; b) quando de seu depoimento como testemunha. Nessa hipótese, o médico comparecerá perante a autoridade e declarará seu impedimento; c) na investigação de suspeita de crime, o médico estará impedido de revelar segredo que possa expor o paciente a processo penal.

Art. 74. Revelar sigilo profissional relacionado a paciente menor de idade, inclusive a seus pais ou representantes legais, desde que o menor tenha capacidade de discernimento, salvo quando a não revelação possa acarretar dano ao paciente.

Art. 75. Fazer referência a casos clínicos identificáveis, exibir pacientes ou seus retratos em anúncios profissionais ou na divulgação de assuntos médicos, em meios de comunicação em geral, mesmo com autorização do paciente.

Art. 76. Revelar informações confidenciais obtidas quando do exame médico de trabalhadores, inclusive por exigência dos dirigentes de empresas ou de instituições, salvo se o silêncio puser em risco a saúde dos empregados ou da comunidade.

Art. 77. Prestar informações a empresas seguradoras sobre as circunstâncias da morte do paciente sob seus cuidados, além das contidas na declaração de óbito. (nova redação – Resolução CFM nº 1997/2012)

(Redação anterior: Prestar informações a empresas seguradoras sobre as circunstâncias da morte do paciente sob seus cuidados, além das contidas na declaração de óbito, salvo por expresso consentimento do seu representante legal.)

Art. 78. Deixar de orientar seus auxiliares e alunos a respeitar o sigilo profissional e zelar para que seja por eles mantido.

Art. 79. Deixar de guardar o sigilo profissional na cobrança de honorários por meio judicial ou extrajudicial.

X – DOCUMENTOS MÉDICOS

É vedado ao médico:

Art. 80. Expedir documento médico sem ter praticado ato profissional que o justifique, que seja tendencioso ou que não corresponda à verdade.

Art. 81. Atestar como forma de obter vantagens.

Art. 82. Usar formulários de instituições públicas para prescrever ou atestar fatos verificados na clínica privada.

Art. 83. Atestar óbito quando não o tenha verificado pessoalmente, ou quando não tenha prestado assistência ao paciente, salvo, no último caso, se o fizer como plantonista, médico substituto ou em caso de necropsia e verificação médico-legal.

Art. 84. Deixar de atestar óbito de paciente ao qual vinha prestando assistência, exceto quando houver indícios de morte violenta.

Art. 85. Permitir o manuseio e o conhecimento dos prontuários por pessoas não obrigadas ao sigilo profissional quando sob sua responsabilidade.

Art. 86. Deixar de fornecer laudo médico ao paciente ou a seu representante legal quando aquele for encaminhado ou transferido para continuação do tratamento ou em caso de solicitação de alta.

Art. 87. Deixar de elaborar prontuário legível para cada paciente.

§ 1º O prontuário deve conter os dados clínicos necessários para a boa condução do caso, sendo preenchido, em cada avaliação, em ordem cronológica com data, hora, assinatura e número de registro do médico no Conselho Regional de Medicina.

§ 2º O prontuário estará sob a guarda do médico ou da instituição que assiste o paciente.

Art. 88. Negar, ao paciente, acesso a seu prontuário, deixar de lhe fornecer cópia quando solicitada, bem como deixar de lhe dar explicações necessárias à sua compreensão, salvo quando ocasionarem riscos ao próprio paciente ou a terceiros.

Art. 89. Liberar cópias do prontuário sob sua guarda, salvo quando autorizado, por escrito, pelo paciente, para atender ordem judicial ou para a sua própria defesa.

§ 1º Quando requisitado judicialmente o prontuário será disponibilizado ao perito médico nomeado pelo juiz.

§ 2º Quando o prontuário for apresentado em sua própria defesa, o médico deverá solicitar que seja observado o sigilo profissional.

Art. 90. Deixar de fornecer cópia do prontuário médico de seu paciente quando de sua requisição pelos Conselhos Regionais de Medicina.

Art. 91. Deixar de atestar atos executados no exercício profissional, quando solicitado pelo paciente ou por seu representante legal.

XI – AUDITORIA E PERÍCIA MÉDICA

É vedado ao médico:

Art. 92. Assinar laudos periciais, auditoriais ou de verificação médico-legal quando não tenha realizado pessoalmente o exame.

Art. 93. Ser perito ou auditor do próprio paciente, de pessoa de sua família ou de qualquer outra com a qual tenha relações capazes de influir em seu trabalho ou de empresa em que atue ou tenha atuado.

Art. 94. Intervir, quando em função de auditor, assistente técnico ou perito, nos atos profissionais de outro médico, ou fazer qualquer apreciação em presença do examinado, reservando suas observações para o relatório.

Art. 95. Realizar exames médico-periciais de corpo de delito em seres humanos no interior de prédios ou de dependências de delegacias de polícia, unidades militares, casas de detenção e presídios.

Art. 96. Receber remuneração ou gratificação por valores vinculados à glosa ou ao sucesso da causa, quando na função de perito ou de auditor.

Art. 97. Autorizar, vetar, bem como modificar, quando na função de auditor ou de perito, procedimentos propedêuticos ou terapêuticos instituídos, salvo, no último caso, em situações de urgência, emergência ou iminente perigo de morte do paciente, comunicando, por escrito, o fato ao médico assistente.

Art. 98. Deixar de atuar com absoluta isenção quando designado para servir como perito ou como auditor, bem como ultrapassar os limites de suas atribuições e de sua competência.

Parágrafo único. O médico tem direito a justa remuneração pela realização do exame pericial.

XII – ENSINO E PESQUISA MÉDICA

É vedado ao médico:

Art. 99. Participar de qualquer tipo de experiência envolvendo seres humanos com fins bélicos, políticos, étnicos, eugênicos ou outros que atentem contra a dignidade humana.

Art. 100. Deixar de obter aprovação de protocolo para a realização de pesquisa em seres humanos, de acordo com a legislação vigente.

Art. 101. Deixar de obter do paciente ou de seu representante legal o termo de consentimento livre e esclarecido para a realização de pesquisa envolvendo seres humanos, após as devidas explicações sobre a natureza e as consequências da pesquisa.

Parágrafo único. No caso do sujeito de pesquisa ser menor de idade, além do consentimento de seu representante legal, é necessário seu assentimento livre e esclarecido na medida de sua compreensão.

Art. 102. Deixar de utilizar a terapêutica correta, quando seu uso estiver liberado no País.

Parágrafo único. A utilização de terapêutica experimental é permitida quando aceita pelos órgãos competentes e com o consentimento do paciente ou de seu representante legal, adequadamente esclarecidos da situação e das possíveis consequências.

Art. 103. Realizar pesquisa em uma comunidade sem antes informá-la e esclarecê-la sobre a natureza da investigação e deixar de atender ao objetivo de proteção à saúde pública, respeitadas as características locais e a legislação pertinente.

Art. 104. Deixar de manter independência profissional e científica em relação a financiadores de pesquisa médica, satisfazendo interesse comercial ou obtendo vantagens pessoais.

Art. 105. Realizar pesquisa médica em sujeitos que sejam direta ou indiretamente dependentes ou subordinados ao pesquisador.

Art. 106. Manter vínculo de qualquer natureza com pesquisas médicas, envolvendo seres humanos, que usem placebo em seus experimentos, quando houver tratamento eficaz e efetivo para a doença pesquisada.

Art. 107. Publicar em seu nome trabalho científico do qual não tenha participado; atribuir-se autoria exclusiva de trabalho realizado por seus subordinados ou outros profissionais, mesmo quando executados sob sua orientação, bem como omitir do artigo científico o nome de quem dele tenha participado.

Art. 108. Utilizar dados, informações ou opiniões ainda não publicados, sem referência ao seu autor ou sem sua autorização por escrito.

Art. 109. Deixar de zelar, quando docente ou autor de publicações científicas, pela veracidade, clareza e imparcialidade das informações apresentadas, bem como deixar de declarar relações com a indústria de medicamentos, órteses, próteses, equipamentos, implantes de qualquer natureza e outras que possam configurar conflitos de interesses, ainda que em potencial.

Art. 110. Praticar a Medicina, no exercício da docência, sem o consentimento do paciente ou de seu representante legal, sem zelar por sua dignidade e privacidade ou discriminando aqueles que negarem o consentimento solicitado.

XIII – PUBLICIDADE MÉDICA
É vedado ao médico:
Art. 111. Permitir que sua participação na divulgação de assuntos médicos, em qualquer meio de comunicação de massa, deixe de ter caráter exclusivamente de esclarecimento e educação da sociedade.
Art. 112. Divulgar informação sobre assunto médico de forma sensacionalista, promocional ou de conteúdo inverídico.
Art. 113. Divulgar, fora do meio científico, processo de tratamento ou descoberta cujo valor ainda não esteja expressamente reconhecido cientificamente por órgão competente.
Art. 114. Consultar, diagnosticar ou prescrever por qualquer meio de comunicação de massa.
Art. 115. Anunciar títulos científicos que não possa comprovar e especialidade ou área de atuação para a qual não esteja qualificado e registrado no Conselho Regional de Medicina.
Art. 116. Participar de anúncios de empresas comerciais qualquer que seja sua natureza, valendo-se de sua profissão.
Art. 117. Apresentar como originais quaisquer idéias, descobertas ou ilustrações que na realidade não o sejam.
Art. 118. Deixar de incluir, em anúncios profissionais de qualquer ordem, o seu número de inscrição no Conselho Regional de Medicina.

Parágrafo único. Nos anúncios de estabelecimentos de saúde devem constar o nome e o número de registro, no Conselho Regional de Medicina, do diretor técnico.

XIV – DISPOSIÇÕES GERAIS
I – O médico portador de doença incapacitante para o exercício profissional, apurada pelo Conselho Regional de Medicina em procedimento administrativo com perícia médica, terá seu registro suspenso enquanto perdurar sua incapacidade.
II – Os médicos que cometerem faltas graves previstas neste Código e cuja continuidade do exercício profissional constitua risco de danos irreparáveis ao paciente ou à sociedade poderão ter o exercício profissional suspenso mediante procedimento administrativo específico.
III – O Conselho Federal de Medicina, ouvidos os Conselhos Regionais de Medicina e a categoria médica, promoverá a revisão e atualização do presente Código quando necessárias.
IV – As omissões deste Código serão sanadas pelo Conselho Federal de Medicina

A Medicina é a arte de cuidar com base nas evidências científicas disponíveis, e somente nelas, e ao mesmo tempo o equilíbrio da ética deontológica (dever), o equilíbrio da Bioética (virtudes, reflexões, princípios) e o pétreo equilíbrio do respeito à dignidade humana.

Quando se observam os dispositivos do Código de Ética Médica, pode-se correlacioná-los facilmente com a moralidade, a ética, as humanidades e a reflexão, com ênfase na pluralidade das discussões bioéticas e suas magníficas, responsáveis e evolutivas fundamentações.

REFERÊNCIAS BIBLIOGRÁFICAS

1. Resolução CFM N° 2.217/2018, Diário Oficial da União (DOU).
2. Penna MM, Duarte I, Cohen C, Oliveira RA. Concepções sobre o princípio da não maleficência e suas relações com a prudência. Ver Bioética, 2012. 20 (1). [on-line]. [Acessado em: 23 julho 2021]. Disponível em http://revistabioetica.cfm.org.br/index.php/revista_bioetica/article/view/717necem subsídios para que possamos saber c.
3 Torres AF. Bioética: O princípio da autonomia e o termo de consentimento livre e esclarecido. Jornal do CRM-PB. 2007;72.
4. Beauchamp TL, Childress JF. Principles of Biomedical Ethics. 4.ed. New York: Oxford; 1994. p.326-9.
5. The Belmont Report: Ethical Guidelines for the Protection of Human Subjects. Washington: DHEW Publications (OS); 1975. p.78-0012.
6. Potter VR. Bioethics: Bridge to the future. Englewood Cliffs: N.J.Prentice-Hall; 1971. 196p.

CAPÍTULO 3

A RESPONSABILIDADE DO MÉDICO

Nelson Grisard
Arnaldo Pineschi de Azeredo Coutinho
Carlindo de Souza Machado e Silva Filho

AO FINAL DA LEITURA DESTE CAPÍTULO, O PEDIATRA DEVE ESTAR APTO A:

- Conceituar responsabilidade e se situar no âmbito da responsabilidade civil, penal, ética e bioética do médico.
- Alertar para a responsabilidade social empresarial.
- Introduzir alguns termos essenciais no entendimento da responsabilidade civil do médico.
- Conhecer a responsabilidade quanto às provas e seus elementos.
- Conhecer sobre a culpa e seus elementos.
- Diferenciar responsabilidade civil, penal e ética.

INTRODUÇÃO

"*Cada profissão encerra em seu meio homens dos quais ela se orgulha e outros os quais ela renega*" (Procurador-Geral Dupin, Corte Civil do Tribunal de Cassação de Paris, 1832).

A Medicina é uma das profissões mais observadas e vigiadas pela sociedade, imprensa, polícia e Justiça. Os malfeitos tornam-se ainda mais vultosos quando os fatos atingem crianças ou adolescentes.

"Os usuários de serviços médicos, nos dias que correm, mesmo aqueles que provêm de camadas sociais menos afortunadas, principiam a ter uma ideia clara de seus direitos, enquanto pacientes. Não há, propriamente, mudança no comportamento das pessoas em relação aos médicos, que continuam a ser reverenciados, acatados e vistos como benfeitores", escreve o ilustrado mestre do Direito M. Kfouri Neto em seu *Responsabilidade Civil do Médico*.

O ser humano torna-se responsável quando responde pelos próprios atos ou pelos de outrem. A responsabilidade é a capacidade consciente de assumir encargos e implica respeito a si próprio e ao direito alheio em qualquer idade, sobretudo das crianças e adolescentes.

A responsabilidade existe ao fazer – diligência e perícia –, e ao não fazer evitando risco de dano ou dano efetivo – prudência.

No exercício profissional a responsabilidade do médico é de ordem legal: civil e penal; mas também o é de ordem moral: ética e bioética. Há ainda, e de interesse do médico empreendedor, a responsabilidade social, empresarial, ligada à gestão ética com as partes interessadas no negócio, objetivando minimizar os impactos negativos ao meio ambiente e à comunidade.

A Teoria do Risco (de danos...*)* surge no final do século XIX como um fundamento para a responsabilidade baseado na atividade exercida pelo agente, pelo perigo de causar dano à vida, à saúde ou a outros bens, criando risco de danos para terceiros.

No exercício da Medicina, a responsabilidade está atrelada à insatisfação com o resultado do trabalho médico, melhor denominação para erro médico, que pode ocorrer no diagnóstico, em sua investigação e no tratamento. Ao se avaliar dito erro médico, é preciso sempre separar os atos de estrita responsabilidade do médico de situações em que não se possa comprovar a relação entre o ato médico e o resultado adverso, inesperado ou indesejado: o acidente imprevisível; algum fator exclusivo da vítima; ato de terceiro, etc. Daí a razão do processo ético-profissional nos Conselhos de Medicina para a devida formação de culpa por negligência, imperícia ou imprudência, ou pela improcedência da denúncia alcançar a inocência do médico denunciado.

TERMOS ESSENCIAIS

- Moral: do latim *mos, mores*, significa costume, o conjunto de valores e normas adquiridas pelo homem em sociedade, como a honestidade, a bondade, a virtude (uma qualidade moral particular ou especial como a paciência, dignidade, caridade, verdade). É um sentimento interior, subjetivo, do indivíduo.

- Obrigação: aquilo que é ou se tornou necessidade moral de alguém.
- Dever: obrigação determinada pela moral, pela ética ou pela lei.
- Valor: tudo o que nos faz falta; "o valor é algo significativo, importante, para um indivíduo ou grupo social".
- Dano: fenômeno jurídico que decorre da inobservância de uma norma.
- Dolo: violação deliberada, consciente, intencional de um dever, com repercussões no mundo jurídico.
- Culpa: no sentido jurídico, ocorre quando o agente não visa causar prejuízo à vítima, mas de sua atitude negligente, imprudente ou imperita resulta dano a outrem.
- Nexo: relação de causalidade que deve haver entre a ação ou omissão culposa do agente e o dano à vítima.

RESPONSABILIDADE CIVIL

É o vínculo obrigacional entre pessoas, quando alguém causa prejuízo a outrem. Pode ser resultante de uma obrigação contratual não cumprida; ou da violação de direitos absolutos, inquestionáveis, obrigatórios – extracontratuais –, como o direito à vida, a proteção à maternidade e à infância, aos desamparados, previstos na Constituição Federal do Brasil.

Além da qualificação de uma ação ou omissão como culposa, é necessário que seja definida como imperícia, negligência ou imprudência e tenham causado dano a outrem.

RESPONSABILIDADE PENAL

Visa à proteção da sociedade através das leis e suas penas são impostas, cominadas, pelo Poder público, estando os crimes catalogados em: a) doloso – quando o agente quis o resultado ou assumiu o risco de produzi-lo intencionalmente; b) culposo – quando o agente deu causa ao resultado indesejado ou inesperado por imprudência, negligência ou imperícia.

Exemplo de crime doloso seria a prática de aborto, fora das situações em que a lei o permite: em caso de estupro; quando há risco de vida para a mãe e inviabilidade fetal (anencefalia, conforme a jurisprudência para estes casos).

RESPONSABILIDADES ÉTICA E BIOÉTICA

Nestes campos, a responsabilidade é de ordem moral, relativa aos costumes.

A responsabilidade ética representa o vínculo comportamental entre as pessoas – médico e paciente –, sendo regida por leis e normas cíveis, sociais e aquelas emanadas do Código de Ética Médica do CFM. Há 21 artigos que tratam da Responsabilidade do Médico no Código de Ética e buscam prevenir o erro médico. O artigo 1º é o que efetivamente trata do assunto quando diz que *"é vedado ao médico causar dano ao paciente, por ação ou omissão, que possam ser caracterizadas como imperícia, imprudência ou negligência"*; e diz ser a responsabilidade sempre pessoal do médico.

A responsabilidade bioética – a ética da vida no dizer de Fritz Jahr (1927) – estabelece o imperativo bioético: "respeita todo ser vivo essencialmente como um fim em si mesmo e trata-o, se possível, como tal". Assim, enquanto a ética médica trata do comportamento moral e dos deveres do médico no exercício profissional (deontologia), a bioética trata da obrigatoriedade do médico de levar em conta os valores dos pacientes, suas peculiaridades, vontades e convicções, angústias e temores, além das suas queixas clínicas, sintomas e sinais.

Em 1970/1971, Van Rensselaer Potter II, bioquímico oncologista em Winsconsin, lançou nos Estados Unidos o termo bioética (na verdade não o criou, porém deu-lhe grande visibilidade nos meios acadêmicos anglo-saxões). Segundo Pessini, Potter chamou a bioética de "ciência da sobrevivência humana" e a apresenta como uma ponte entre a ciência biológica e a ética; uma nova ética científica que combina humildade, responsabilidade e competência, em uma perspectiva interdisciplinar e intercultural que potencializa o sentido de humanidade.

Sobre a responsabilidade, o Prof. Afrânio Peixoto, em seu Elementos de Medicina Legal, 1914, escreve: "O respeito que a sociedade deve à profissão médica só continuará justificado se, além de a sentir capaz, a souber responsável".

Em uma obra didática e de atualização como esta, e mais ainda sobre a responsabilidade do médico, é interessante ouvir o anestesiologista e professor José Paulo Drumond, quando nos diz: "É preciso afirmar, incisivamente, que a virtude maior do paciente, bem como do leigo nas igrejas e do aluno nas escolas, não é a obediência, mas a responsabilidade."

REFERÊNCIAS BIBLIOGRÁFICAS

1. Brasil. Conselho Federal de Medicina. Código de Ética Médica. Resolução n. 2217, 2019, cap. III.
2. Drumond JP. Dor: o que todo médico deve saber. São Paulo: Atheneu; 2006.
3. Grisard N. Manual de Orientação Ética e Profissional. 5.ed. CRM-SC; 2013.
4. Kfouri Neto M. Responsabilidade Civil do Médico. 5.ed. São Paulo: Revista dos Tribunais; 2003. p.33.
5. Panasco WL. Responsabilidade Civil, Penal e Ética dos Médicos. 2.ed. São Paulo: Forense; 1984. p.54.
6. Pessini L. As Origens da bioética: do credo bioético de Potter ao imperativo bioético de Fritz Jahr. Rev Bioética. 2013;23(1):9-19.

CAPÍTULO 4

ATESTADO MÉDICO – ASPECTOS ÉTICOS E JURÍDICOS

Paulo Tadeu Falanghe

AO FINAL DA LEITURA DESTE CAPÍTULO, O PEDIATRA DEVE ESTAR APTO A:

- Conhecer o que é um atestado médico, suas especificidades e obrigações.
- Conhecer os tipos de atestado médico.
- Reconhecer a aplicabilidade prática dos atestados médicos.
- Conhecer as questões éticas envolvendo a emissão de atestados médicos.

INTRODUÇÃO

Ao lado do prontuário médico, o atestado médico é um dos procedimentos mais comuns em atos administrativos da profissão médica. Várias são as situações em que eles são solicitados, desde informação de atendimento, condições clínicas, aptidão física, situações de doença, atestado pericial, afastamento do trabalho, saúde ocupacional, chegando até a declaração de óbito. Contudo, sempre, o atestado médico resulta de um ato médico realizado, sendo considerado parte do mesmo ato médico. Desvincular o atestado médico e o ato médico que o deve gerar é cometer ilícito ético passível de punição junto aos conselhos de medicina. Há a expressa informação ali exposta do ato clínico em que se desnuda a relação médico-paciente, bem como o sigilo envolvido.

Há evidente relação entre o ato médico e a emissão do respectivo atestado, porém não é infrequente médicos serem abordados para dar atestado sem o devido exame do paciente, como se correspondesse apenas a uma gentileza, ou seja, um ato simples, mesmo banal, livre de implicações éticas e legais.

Antes de tudo é preciso entender e saber que o atestado médico é um documento de fé pública e é parte de um atendimento médico, logo requer a presença de um prontuário médico que respalde tal atestado. Dessa forma, há como se confirmar a veracidade do ato realizado e certificado com a emissão do atestado. É preciso compreender que, sendo parte do ato médico, é direito do paciente solicitá-lo, atendendo aos seus interesses pessoais e/ou profissionais.

A responsabilidade pela emissão do atestado médico é do profissional médico ativo devidamente habilitado e inscrito no Conselho Regional de Medicina (CRM), que deve receitá-lo em receituário próprio ou da instituição à qual está vinculado naquele atendimento, sem rasuras, garantindo sua validade legal e com letra legível, de tal forma que possa ser entendido pelo paciente, bem como pela pessoa ou instituição à qual o documento se destina. Pode ser digitado ou mesmo ter a forma de atestado digital com assinatura eletrônica através de e-CRM e certificação digital. Desta última forma, a veracidade pode ser confirmada e acessada facilmente por meios eletrônicos, revestindo de maior praticidade e controle dos atos ali discriminados em sua plenitude.

Vários são os tipos de atestados, que são documentos bem definidos e atendem uma determinada finalidade, seja pelo paciente ou seu representante legal. Basicamente, podem ser definidos em:[1]

- Atestados de portador de doença (que pode ser, entre outros, atestado de comparecimento ou destinado ao acompanhante, ambos fornecidos de acordo com o livre-arbítrio do médico).
- Atestado de saúde ou sanidade.
- Atestado de óbito.

Para Souza Lima[2], o atestado médico é "a afirmação simples, por escrito, de fato médico e suas consequências". Neste documento se afirmam fatos ou situações que têm uma existência, uma obrigação.

De outra forma, há que se classificar os atestados em oficiosos, ausência a uma atividade específica, normalmente solicitado pelo paciente para justificar sua ausência em alguma obrigação ou atividade; administrativos, como licença e abono de faltas; e judiciários, que interessam à administração da justiça.[1]

O atestado médico de condições de saúde presta-se a várias finalidades, desde a especificar atividade física permitida, atestado de portador de determinada necessidade especial, nutrição recomendada, facilitador e autorizador de viagens em avião, principalmente em situações especiais, atestado para gestantes, bem como avaliação para saúde ocupacional.

Os pacientes podem solicitar um atestado médico, pois esse é um direito inquestionável. O profissional, no entanto, é totalmente responsável pelo conteúdo do documento. Nele, devem estar refletidos pareceres técnicos da sua profissão. O médico precisa colocar no atestado aquilo que julga conveniente, desde que dentro dos princípios éticos que regem a profissão.

Uma das dúvidas frequentes refere-se à existência de diferenças entre atestado médico e declaração médica. Embora se obtenham diferenças semânticas, na avaliação do Conselho Regional de Medicina do Estado de São Paulo (CREMESP)[3], atestados e declarações médicas contam com o mesmo peso ético. Isso significa que inverdades e imprecisões em qualquer um dos dois podem acarretar infrações à ética.

A emissão do atestado médico está regulamentada pela Resolução CFM n. 1.658/2002[4], alterada pela Resolução n. 1.851/2008.[5] O atestado médico é parte do ato médico, portanto, é dever do médico fornecer este importante documento para observar direito do paciente (art. 1º, Resolução n. 1.658/02 c/c com art. 91 do Código de Ética Médica – CEM), sem que haja cobrança ou majoração de honorários para este fim.

Exatamente por ser uma questão de ética, o atestado médico está previsto no Código da profissão. Nele constam diretrizes sobre os princípios fundamentais, os direitos, a responsabilidade profissional, a relação entre paciente, médico e família, entre muitas outras questões.[6]

Em duas partes o CEM se refere especificamente ao atestado médico. No Capítulo III, em que são abordadas questões referentes à responsabilidade profissional, entre o que é vedado ao médico, está:

> *Art. 11: receitar, atestar ou emitir laudos de forma secreta ou ilegível, sem a devida identificação de seu número de registro no Conselho Regional de Medicina de sua jurisdição, bem como assinar em branco folhas de receituários, atestados, laudos ou quaisquer outros documentos médicos.*

Assim, o atestado médico deve ser um documento legível, com assinatura e as devidas informações sobre o profissional que o emitiu. O uso do carimbo do médico em documentos não é obrigatório. A utilização de carimbo de médico em atestado ou mesmo prescrição é opcional. O Parecer n. 1/2014 do CFM[7] deixa claro que não há obrigatoriedade legal ou ética do uso do carimbo de identificação do profissional em documentos médicos.

A informação do diagnóstico ou mesmo da Classificação Internacional de Doenças (CID) pode ser inoportuna, quando não corresponder ao desejo expresso do paciente. Por outro lado, há casos em que o próprio atendido solicita que a CID seja aposta ao atestado, sob o risco de o documento não ser aceito por quem de direito. Incluir o diagnóstico no atestado médico a pedido de um paciente devidamente esclarecido sobre as consequências dessa revelação não contraria os postulados éticos, sendo que a atitude está contemplada no CEM, em seu Art. 73 (É vedado ao médico: Art. 73 – Revelar fato de que tenha conhecimento em virtude do exercício de sua profissão, salvo por motivo justo, dever legal ou consentimento, por escrito, do paciente).

O Capítulo X do CEM, que trata dos documentos médicos, em relação aos atestados, veda ao profissional:

> *Art. 80: expedir documento médico sem ter praticado ato profissional que o justifique, que seja tendencioso ou que não corresponda à verdade;*
> *Art. 81: atestar como forma de obter vantagem;*
> *Art. 82: usar formulários institucionais para atestar, prescrever e solicitar exames ou procedimentos fora da instituição a que pertençam tais formulários;*
> *Art. 83: atestar óbito quando não o tenha verificado pessoalmente ou quando não tenha prestado assistência ao paciente, salvo, no último caso, se o fizer como plantonista, médico substituto ou em caso de necropsia e verificação médico-legal;*
> *Art. 84: deixar de atestar óbito de paciente ao qual vinha prestando assistência, exceto quando houver indícios de morte violenta;*
> *Art. 91: deixar de atestar atos executados no exercício profissional, quando solicitado pelo paciente ou por seu representante legal.*

A Resolução relatada n. 1.658/2002 do CFM, atualizada em 2008, reafirma o que foi apresentado no Código de Ética. Quanto à elaboração do atestado, o documento orienta o profissional a:

- *I: especificar o tempo concedido de dispensa à atividade necessário para a recuperação do paciente;*
- *II: estabelecer o diagnóstico, quando expressamente autorizado pelo paciente;*
- *III: registrar os dados de maneira legível;*
- *IV: identificar-se como emissor, mediante assinatura e carimbo ou número de registro no Conselho Regional de Medicina.*

O atestado médico deve ser fornecido com a data do efetivo atendimento prestado, constante em prontuário, sob pena de induzir a erro a pessoa à qual deverá ser apresentado o documento, portanto é proibido atestado retroativo.

Nos atestados periciais, em conformidade com o que determina a resolução do CFM, exigem-se mais informações no próprio atestado como, além do diagnóstico, os resultados dos exames complementares, a conduta terapêutica, o prognóstico, as consequências à saúde do paciente e o provável tempo de repouso estimado necessário para a sua recuperação, que complementará o parecer fundamentado do médico perito, a quem cabe legalmente a decisão de benefícios a serem concedidos.

Conveniente também que se ressalte o artigo 4º da dita Resolução CFM n. 1658/02:

Art. 4º
É obrigatória, aos médicos, a exigência de prova de identidade aos interessados na obtenção de atestados de qualquer natureza envolvendo assuntos de saúde ou doença.
§ 1º – Em caso de menor ou interdito, a prova de identidade deverá ser exigida de seu responsável legal.
§ 2º – Os principais dados da prova de identidade deverão obrigatoriamente constar dos referidos atestados.

Sendo o atestado médico um documento de fé pública, existe uma presunção de veracidade em sua natureza, pois está intimamente ligado à ética profissional. Dessa forma, ele é considerado verdadeiro até que se prove o contrário. No entanto, não são raras as notícias veiculadas pelos CRM tratando de médicos que foram penalizados por emissão de atestado falso ou cobrança indevida.

O médico, ao emitir um atestado, deve estar ciente de que seu ato envolve questões éticas, legais e técnicas. Além dos documentos e das resoluções próprias da medicina, outras disciplinas abordam a emissão de atestado e as penalidades em caso de fraude:

- Código Penal – Art. 302: segundo ele, a pena é de 1 mês a 1 ano de detenção; se emitido para a obtenção de lucro, ainda é cobrada uma multa a ser definida.
- Código Civil – Art. 187: considera como ato ilícito aquele que tem um direito e excede os limites legais deste.
- Constituição Federal – Art. 5º inciso XIII: a Constituição é ferida quando o atestado é emitido por pessoas que não são profissionais de medicina ou não têm registro junto ao Conselho de Medicina.

O aspecto penal envolvido na matéria atestado médico tipifica o crime em conformidade com o previsto no citado artigo 302 do Código Penal pela emissão de atestado falso. Na busca das causas dos abusos verificados na emissão dos atestados médicos, há quem advogue ser a impunidade um dos principais motivos de não se reverter a prática delituosa. Embora não se possa considerar a ocorrência de tal impunidade, cumpre registrar que os conselhos regionais não têm poupado severas punições aos médicos, sendo possível que o número de casos seja pequeno, diante do universo de abusos cometidos.

No caso do atestado para acompanhante, frequentemente solicitado, inexiste qualquer previsão legal referente a esse tipo de atestado, que seria o fornecimento de atestados para que os responsáveis legais por um paciente se afastem de seus trabalhos para prestar-lhe assistência. Mesmo não havendo tal obrigação legal para que o médico emita um atestado de acompanhamento, ele tem o dever de atestar: o estado de saúde da pessoa doente; a necessidade de tratamento; tempo de afastamento do paciente e se ele precisa ou não de acompanhante.

A tarefa de preencher um atestado médico pertence aos médicos, ainda que seja em documento padrão com lacunas completadas caso a caso, não devendo ser delegada nem mesmo para um fucnionário do profissional. Além do médico, o único profissional que pode fornecer atestado, por exemplo, para afastamento do trabalho é o dentista, conforme a Resolução citada do próprio CFM – observando-se que, quando fornecido pelo dentista, se trata de um "atestado odontológico", e não de um "atestado médico". Por outro lado, um simples "comprovante de comparecimento" – fornecido, de maneira não obrigatória, aos pacientes e acompanhantes – não deve ser equiparado ao atestado médico, nem o substituir. Portanto, não há inconvenientes em ser preenchido pelo funcionário do serviço médico ou do consultório.

Em resumo, para se emitir o atestado é necessário sempre observar:

- Médico habilitado na forma da lei.
- Ser subscrito (assinado) pelo médico que examinou o paciente.
- Linguagem simples, clara e de conteúdo verídico.
- Omitir a revelação explícita do diagnóstico, salvo quando for caso de dever legal (sob solicitação judicial), justa causa ou pedido expresso do paciente, e informar as recomendações médicas pertinentes (se há necessidade de afastamento do trabalho e por quanto tempo).

Além disso, outras questões são postas, como o veto à cobrança pelo documento e sempre ter um prontuário médico que vincule e formalize a emissão do atestado.

Conclui-se que o atestado médico, que muitas vezes é considerado como um simples ato corriqueiro do profissional-médico, é de suma importância, devendo ser emitido de maneira adequada e correta para alcançar seu fim social e evitar futuros transtornos que podem demandar processos judiciais de ordens ética, cível e penal.

REFERÊNCIAS BIBLIOGRÁFICAS

1. Oselka G. Atestado médico – prática e ética. São Paulo: Conselho Regional de Medicina do Estado de São Paulo; 2013.
2. França GV. Segredo Médico. [on-line]. [Acessado em: 23 de julho 2021]. Disponível em: http://www.malthus.com.br/artigos_print.asp?id=115
3. Conselho Regional de Medicina do Estado de São Paulo. Parecer-Consulta nº 51.739/ 01. Entendimento do CREMESP sobre o que são Atestados Médicos e Declarações Médicas. Homologado na 2.698ª reunião plenária, realizada em 27.11.2001. [online]. [Acessado em: 23 julho 2021]. Disponível em: http://www.cremesp.org.br/?siteAcao=Pareceres&dif=s&ficha=1&id=5215&tipo=PARECER&orgao=Conselho%20Regional%20de%20Medicina%20do%20Estado%20de%20S%E3o%20Paulo &numero=51739&situacao=&data=00-00-2001.

4. Brasil. Conselho Federal de Medicina. Resolução 1658, de 13 de fevereiro de 2002, que normatiza a emissão de atestados médicos e dá outras providências. [online]. [Acessado em: 23 julho 2021]. Disponível em: https://sistemas.cfm.org.br/normas/visualizar/resolucoes/BR/2002/1658.
5. Brasil. Conselho Federal de Medicina. Resolução nº 1.851/2008. Altera o art. 3º da Resolução CFM nº 1.658, de 13 de fevereiro de 2002, que normatiza a emissão de atestados médicos e dá outras providências. [online]. [Acessado em: 23 julho 2021] Disponível em: https://sistemas.cfm.org.br/normas/visualizar/resolucoes/BR/2008/1851.
6. Brasil. Conselho Federal de Medicina. Resolução nº 1.931, de 17 de setembro de 2009. Dispõe sobre o Código de Ética Médica. [online]. [Acessado 23 julho 2021]. Disponível em: https://portal.cfm.org.br/etica-medica/codigo-2010/#:~:text=O%20novo%20c%C3%B3digo%20foi%20publicado,fun%C3%A7%C3%A3o%20ou%20cargo%20que%20ocupem.
7. Fontana-Rosa JC, Paula FJ, Motta MV, Muñoz DR, Silva M. Carimbo médico: uma necessidade legal ou uma imposição informal? Rev Assoc Med Bras São Paulo. 2011;57(1):16-9.

CAPÍTULO 5

ALTA EM PEDIATRIA – ASPECTOS ÉTICOS E JURÍDICOS

Mario Roberto Hirschheimer
Claudio Barsanti
Clóvis Francisco Constantino
Gabriel Wolf Oselka

AO FINAL DA LEITURA DESTE CAPÍTULO, O PEDIATRA DEVE ESTAR APTO A:

- Conhecer o ato da alta hospitalar e a responsabilidade envolvendo este ato.
- Reconhecer as especificidades da alta hospitalar quando envolve crianças e adolescentes.
- Distinguir as situações e recomendações quanto à alta a pedido.

INTRODUÇÃO

Alta médica hospitalar, como o próprio nome já diz, é uma prerrogativa do médico e significa licença dada por ele ao paciente internado sob a sua responsabilidade, autorizando sua saída do hospital. Trata-se de um conceito relacionado à melhora ou solução de um problema (internação para investigação diagnóstica, por exemplo). O médico, por meio de cuidadosa avaliação, decide por este ato, que é de grande responsabilidade profissional.[1]

São requisitos para uma alta segura:[2]

- Reversão dos fatores que motivaram a internação.
- Educação quanto às implicações da doença.
- Educação quanto à terapia da doença.
- Condições de realizar atividades da vida diária e dar continuidade ao tratamento.
- Conhecer limitações/restrições do pós-alta hospitalar.
- Conhecer sintomas e sinais de piora e quando procurar atendimento médico.

Ao discutir a alta hospitalar, é importante considerar os fatores que interferem e influenciam essa decisão, entre eles a autonomia do paciente e de seus responsáveis legais, a autonomia do médico, a quantificação e a qualificação do risco envolvido. Esses fatores são mais bem administrados quando há uma relação médico-paciente-família sadia, forte e robusta, construída antes ou ao longo do tempo da internação, já que a relação médico-paciente-família é a grande prevenção de quase todos os conflitos existentes na prática médica assistencial.[3]

A autonomia é o direito que a pessoa tem de tomar decisões, ou participar da tomada de decisões, que afetem sua vida – é o direito de decidir por si mesma sobre sua saúde e seu bem-estar.

No caso de crianças e adolescentes, são seus pais (ambos, ou em separado, se existir determinação judicial determinando essa situação) ou seus responsáveis legais, que têm o direito de exercer a autonomia em relação ao filho, mas o médico não está legalmente obrigado a acatar os desejos dos pais quando estes conflitam com o melhor interesse do paciente.

O médico deve indicar a melhor condução terapêutica e, caso seu entendimento técnico-científico não contemple a possibilidade de alta hospitalar, está obrigado legal e eticamente por não a prescrever. Em defesa dos princípios bioéticos da beneficência e da não maleficência, a decisão da equipe médica pode e deve se sobrepor à da família ou dos responsáveis pela criança ou adolescente. Outrossim, há de se destacar a importância de que sejam dadas todas as informações necessárias e respondidos todos os questionamentos e dúvidas dos familiares, mostrando-lhes a imperiosidade da internação, com a descrição de todos os riscos envolvidos na alta precoce. Também é de suma importância ressalvar que o paciente também deve participar da escolha, respeitada sua capacidade de compreensão.[4]

Cabe aqui lembrar o que o Estatuto da Criança e do Adolescente (ECA) estabelece nos seus artigos 21, 22, 24 e 33, e o que diz o Código Civil, em seu Artigo 1.634[1].

---

[1] Estatuto da Criança e do Adolescente

- *Art. 21. O poder familiar será exercido, em igualdade de condições, pelo pai e pela mãe, (...)*
- *Art. 22. Aos pais incumbe o dever de sustento, guarda e educação dos filhos menores, (...)*

Pode-se afirmar que o limite da autonomia dos responsáveis pelo paciente internado é o benefício que ainda se pode obter (beneficência) e o prejuízo que se pode prevenir (não maleficência) ao se impedir a interrupção do tratamento caracterizada pela alta a pedido.[4] Ademais, nessas situações, a autonomia do médico deve se sobrepor à dos pais/responsáveis, podendo ser avalizada pela Justiça quando os conflitos ultrapassarem o limite da discussão clínica.

Quando se cuida de crianças e adolescentes, a situação pode ser de elevada ansiedade. Se a atitude dos pais sempre beneficiasse seus filhos (que é, felizmente, o que ocorre na maioria das situações), não haveria a necessidade de elaboração de leis específicas para tutelar os direitos e interesses dos menores e evitar eventuais excessos, abusos ou omissões do poder familiar; não haveria a necessidade de estatutos, normatizações, resoluções ou recomendações visando equilibrar as consequências de algum senso de propriedade que os responsáveis expressam em relação aos menores sob sua responsabilidade.

Mesmo sendo, do ponto de vista legal, absolutamente (até os 16 anos) ou relativamente (dos 16 aos 18 anos) incapaz para exercer pessoalmente os atos da vida civil (artigos 3º e 4º do Código Civil Brasileiro)[2], o paciente pediátrico deve ser incluído no processo de obter a aprovação para realizar quaisquer atos médicos, à medida que ele se desenvolve e for identificado como capaz de avaliar seu problema. Portanto, para realizar procedimentos ou tratamentos em crianças e adolescentes, recomenda-se obter o seu assentimento, termo empregado para diferenciá-lo do consentimento, que é fornecido por pessoas adultas e totalmente capazes para tomar decisões.[4]

A capacidade de compreender as consequências de seus atos é um processo que normalmente se inicia a partir dos 6 anos de idade, vai-se completando progressivamente por toda a adolescência e amadurece até o início da idade adulta. Dessa forma, o menor adquire o direito de fazer opções sobre procedimentos diagnósticos e terapêuticos. Cabe à equipe multiprofissional que cuida do paciente interpretar o seu momento evolutivo para proceder de modo adequado. Convém considerar que, em situações de risco e para realizar procedimentos de alguma complexidade, é necessário, além do assentimento do menor, o consentimento dos seus responsáveis legais. O menor de idade que se recusa a dar seu assentimento deve ser ouvido, especialmente se os benefícios esperados são incertos.

Tal assentimento pode ser obtido verbalmente, sem a assinatura do paciente expressa em documento específico, mas deve ser detalhadamente registrado no prontuário do paciente, subscrita também por testemunhas da equipe multiprofissional que participaram desse processo.[4]

A autonomia do paciente menor de idade tem relevância no Código de Ética Médica, em seu artigo 74: "É vedado ao médico: revelar sigilo profissional relacionado a paciente menor de idade, inclusive a seus pais ou representantes legais, desde que o menor tenha capacidade de discernimento, salvo quando a não revelação possa acarretar dano ao paciente".[5]

O Código de Ética Médica refere-se ao assentimento em artigo sobre pesquisa em seres humanos (artigo 101, parágrafo único); este artigo pode ser utilizado, extensivamente e por analogia, nas situações de terapêuticas e investigações complementares. Entretanto, obter o equilíbrio entre o consentimento substitutivo (o dos responsáveis legais) e o assentimento do menor de idade é de grande relevância para conseguir a empatia necessária entre a equipe multiprofissional, o paciente pediátrico e sua família, melhorando a adesão à assistência proposta, além de atender aos princípios éticos do exercício profissional, particularmente o da autonomia.[3-5]

ALTA A PEDIDO[1]

Alta médica refere-se a circunstância favorável, fortalecimento, boa evolução. De todo resultado positivo que é irradiado de tal situação, destaca-se a particularidade negativa da alta a pedido, isto é, o paciente ou seus responsáveis são os que querem a ação e querem assumir o ato pelos mais variados motivos. Neste sentido, é importante ressaltar que esse pedido não pode ser ignorado, de acordo com os artigos 22, 24 e 31 do Código de Ética Médica[3].

Muito antes do início das discussões sistemáticas dos referenciais da bioética, os médicos e as instituições já conviviam com a aflitiva situação da alta a pedido, que implica interrupção do tratamento, abrupta, distante do

- *Art. 24. A perda e a suspensão do poder familiar serão decretadas judicialmente, em procedimento contraditório, nos casos previstos na legislação civil, bem como na hipótese de descumprimento injustificado dos deveres e obrigações a que alude o art. 22.*
- *Art. 33. A guarda obriga a prestação de assistência material, moral e educacional à criança ou adolescente, conferindo a seu detentor o direito de opor-se a terceiros, inclusive aos pais.*

Código Civil:

- *Art. 1.634: Compete a ambos os pais, qualquer que seja a sua situação conjugal, o pleno exercício do poder familiar, que consiste em, quanto aos filhos:*

  (...)
- *VII – representá-los judicial e extrajudicialmente até os 16 (dezesseis) anos, nos atos da vida civil, e assisti-los, após essa idade, nos atos em que forem partes, suprindo-lhes o consentimento; (Redação dada pela Lei nº 13.058, de 2014)*

  (...)

[2] *Art. 3º São absolutamente incapazes de exercer pessoalmente os atos da vida civil os menores de 16 (dezesseis) anos.*

Art. 4º São incapazes, relativamente a certos atos ou à maneira de os exercer:

I – os maiores de dezesseis e menores de dezoito anos;

(...)

[3] *Art. 22 É vedado ao médico deixar de obter consentimento do paciente ou de seu representante legal após esclarecê-lo sobre o procedimento a ser realizado, salvo em caso de risco iminente de morte.*

Art. 24 É vedado ao médico deixar de garantir ao paciente o exercício do direito de decidir livremente sobre sua pessoa ou seu bem-estar, bem como exercer sua autoridade para limitá-lo.

Art. 31 É vedado ao médico desrespeitar o direito do paciente ou de seu representante legal de decidir livremente sobre a execução de práticas diagnósticas ou terapêuticas, salvo em caso de iminente risco de morte.

momento em que seria um ato natural decorrente de uma evolução clínica favorável, portanto um momento crítico, uma absoluta exceção na assistência médica, refletindo uma situação de conflito. Na verdade, a utilização da palavra "alta" na locução "alta a pedido" é incorreta e pode induzir a inadequadas compreensões dos fatos e das realidades clínicas envolvidas. Não se trata de alta hospitalar, ação que só pode ser exercida por médico devidamente capacitado e em regular exercício profissional, mas, sim, de uma imposição de um desejo dos pais/responsáveis que decidem sem ter a devida compreensão dos riscos envolvidos.

Alta a pedido não se refere à transferência do paciente para outro serviço de assistência médica que ele ou seus familiares julguem mais adequado. Nesse caso, a equipe que assiste o paciente deve continuar a fazê-lo, até que outro médico ou equipe assuma, fornecendo todas as informações necessárias para a continuidade do tratamento. Também não se refere ao direito do paciente terminal, que pode optar por morrer em sua casa ao lado dos seus familiares e não ser submetido a procedimentos penosos para postergar a morte em ambiente hospitalar.[6] Estas são situações nas quais deverá prevalecer o princípio da autonomia do paciente já que, nessas situações, não haverá benefícios clínicos a este, no caso da continuidade da internação. Pelo contrário! O conforto psicológico que o paciente receberá por estar em seu ambiente familiar, em seu mundo e próximo de seus entes queridos, minimizará seu sofrimento e aliviará sua dor.

Na possibilidade, em raríssimas situações em que haja concordância por parte da equipe médica quanto à possibilidade de concessão de alta por solicitação da família ou do menor capaz de compreender os benefícios e riscos de seus atos, a orientação médica deve ser formalizada de modo natural e por escrito, como na alta médica eletiva, sendo absolutamente imprópria e indevida a retaliação futura. Se o paciente retornar, com ou sem seus responsáveis, em qualquer tempo, as equipes devem voltar a recebê-lo normalmente.[1]

Com base nessa discussão, após ouvir o parecer de profissionais das áreas social e judiciária, recomenda-se:[1]

1. A criança e o adolescente têm o direito de não serem ou permanecerem hospitalizados desnecessariamente por qualquer razão alheia ao melhor tratamento de sua enfermidade, como "internação para estudo" ou "porque o caso é interessante".
2. Por outro lado, o direito e o dever dos profissionais da saúde devem ser garantidos, permitindo-lhes a indicação dos procedimentos mais adequados ao paciente, observadas as práticas reconhecidamente aceitas e respeitando as normas legais vigentes no país.
3. Com a finalidade de obter colaboração, a equipe multiprofissional que atende o paciente deve manter seus responsáveis legais bem-informados, de forma clara e em linguagem acessível, sobre o estado de saúde, diagnósticos, procedimentos, tratamentos e evolução provável da doença. À criança e ao adolescente devem ser fornecidas informações pertinentes, compatíveis com seu grau de desenvolvimento e compreensão. A real compreensão do quadro clínico é o melhor remédio contra o pedido de alta por parte dos pais/responsáveis.
4. Se houver a solicitação de alta por parte dos responsáveis legais pelo paciente, a equipe multiprofissional que o atende deve realizar cuidadosa avaliação das condições atuais, procurando esclarecer dúvidas, medos, angústias e ansiedades do paciente e de sua família.
5. Se após essa avaliação, a equipe multiprofissional concluir que a alta não deve ser fornecida e não conseguir sucesso na tentativa de dissuadir os responsáveis legais pelo paciente de sua impropriedade, deve recorrer à Vara da Infância e Juventude de competência local para que as providências necessárias à proteção do paciente sejam tomadas, fundamentadas em relatório cauteloso e isento, informando sobre as possibilidades de:
   A. risco de morte;
   B. risco de perda de qualidade de vida;
   C. risco de perda de função de um determinado órgão ou sistema;
   D. risco de sofrimento por interrupção do tratamento;
   E. risco de exposição a novas agressões ou abusos, quando de suspeita de maus-tratos.
6. Não existe documento com valor jurídico que isente o médico da responsabilidade da alta de paciente menor de 18 anos, por maior que seja a pressão familiar. Até que outro médico o faça, a responsabilidade é do último profissional que assiste o paciente.
7. Se o paciente se evadir do hospital, mesmo se levado por um ou ambos os responsáveis legais sem ter recebido alta médica, compete à instituição hospitalar comunicar tal fato à autoridade policial, que deverá elaborar um Boletim de Ocorrência. À autoridade policial compete resgatar o menor para atendimento adequado no mesmo ou em outro hospital.

A evasão (fuga do ambiente hospitalar) por iniciativa dos pais pode ser considerada um ato de violência por parte do responsável, sendo importante o registro do ocorrido no prontuário do paciente e a comunicação à autoridade competente (Conselho Tutelar).[5]

ALTA HOSPITALAR DE MENOR DE IDADE NA AUSÊNCIA DE RESPONSÁVEL LEGAL[4]

Diante das inúmeras configurações familiares na sociedade contemporânea, surgem inúmeras situações nas quais a internação e a alta de pacientes menores de idade geram

[4] Este texto, aprovado pela Câmara Técnica de Pediatria do CREMESP, foi elaborado em parceria com o Departamento Jurídico do CREMESP: Dra. Olga Codorniz Campello Carneiro, OAB/SP 86.795, e Dr. Osvaldo Pires Simonolli, OAB/SP 165.381.

conflitos e dúvidas quanto aos responsáveis legais que por eles assumem o dever de cuidar e exercem o direito de autonomia. Casais separados com questionamentos judiciais sobre a guarda dos filhos; filhos deixados informalmente aos cuidados de parentes, ou de outras pessoas ("adoção à brasileira") e menores de rua deixados sob a guarda de ninguém são exemplos dessas situações.[7]

Surgem, então, questionamentos de como proceder quando, por ocasião da alta hospitalar, o responsável legal pelo paciente não está presente, mas:[7]

1. O menor está acompanhado por pessoa aparentada (a avó, por exemplo) ou representante da instituição de ensino/cuidado frequentado pelo menor, mas tal pessoa não é sua responsável legal.

   O menor de idade, pelo Código Civil, é o menor de 16 anos de idade (absolutamente incapaz – art. 3°), e o maior de 16 anos e menor de 18 anos (relativamente incapaz – art. 4°), uma vez que a menoridade cessa aos 18 anos (art. 5°).

   O absolutamente incapaz civilmente encontra-se impossibilitado de exercer, por si só, seus direitos e contrair obrigações, daí a necessidade de serem representados pelos seus representantes legais (pais, tutores e curadores). No caso dos relativamente incapazes, os menores podem expressar sua vontade de se obrigar por seus próprios atos, desde que com o consentimento de seus representantes legais.

   Se o menor de idade não estiver acompanhado de representante legal, tanto para representá-lo como para assisti-lo, a pessoa aparentada não poderá responsabilizar-se pela alta do menor.

   Caso o menor esteja acompanhado de um professor ou responsável por uma instituição de ensino, este também não poderá fazê-lo. Em ambos os casos, deve-se entrar em contato com o representante legal do menor; para este autorizar a alta hospitalar.

   Quando os pais estão distantes (viajando, por exemplo) e o acompanhante tiver a guarda do menor, nos termos do art. 33 § 2° do ECA[5] (ver observações anteriores), ele poderá autorizar a alta hospitalar do menor; entretanto, se ele não a tiver e não for possível contato com os pais, deve-se entrar em contato com a Vara da Infância e Juventude da região de moradia da criança, que é a autoridade judiciária competente para o deferimento da guarda de criança ou adolescente a terceiros, nos termos do art. 33 § 4° do ECA[6] ou com o Conselho Tutelar da região de moradia do menor, que é o órgão encarregado dos direitos da criança e do adolescente, esclarecendo os fatos, para que tomem as providências cabíveis.

2. O menor procurou espontaneamente o Hospital, como no caso de adolescente ou menor de rua.[7]

   Neste caso, o fato deve ser comunicado ao Conselho Tutelar da região de moradia do menor, que tomará as providências para a alta hospitalar e, se for o caso, acionando a Vara da Infância e Juventude da região de moradia da criança para encaminhamento do menor para o acolhimento institucional ou familiar.

CONSIDERAÇÕES FINAIS

Quatro áreas paralelas devem ser consideradas na avaliação da competência nas tomadas de decisões relacionadas a crianças e adolescentes:[8]

- capacidade para a racionalização;
- grau de compreensão do problema e da informação;
- voluntariedade;
- natureza da decisão.

Ao oferecer tratamento médico a crianças e adolescentes, além de salvaguardar sua saúde física e bem-estar, deve-se incentivar o desenvolvimento de sua personalidade e da sua autonomia.[9]

REFERÊNCIAS BIBLIOGRÁFICAS

1. Constantino CF, Oselka GW, Hirschheimer MR. Alta a Pedido. In: Constantino CF, Barros JCR, Hirschheimer (eds.). Cuidando de Crianças e Adolescentes sob o Olhar da Ética e da Bioética. São Paulo: Atheneu; 2009. p.197-202.
2. de Oliveira MDC, Hospital Albert Einstein. Alta Hospitalar Segura – A importância das diretrizes assistenciais. Disponível em: https://www.cremeb.org.br/wp-content/uploads/2017/11/A-importancia-das-diretrizes-assistenciais-para-a-alta-hospitalar_Dr.-Mauro-Dirlando.pdf. Acessado em 26 de julho de 2021.
3. Coutinho APA. Alta em pediatria: Análise da autonomia e do risco. Residência Pediátrica. 2016;6(supl 1):17-20. Disponível em: https://cdn.publisher.gn1.link/residenciapediatrica.com.br/pdf/v6s1a05.pdf. Acessado em 26 de julho de 2021.
4. Hirschheimer MR. Assentimento livre e esclarecido. Pediatra Informe-se – Boletim da Sociedade de Pediatria de São Paulo. 2010;154:3. Disponível em: https://www.spsp.org.br/2012/01/30/assentimento-livre-e-esclarecido/. Acessado em 26 de julho de 2021.
5. Coutinho APA. Alta em pediatria – aspectos éticos e jurídicos. In: Sociedade Brasileira de Pediatria. Tratado de Pediatria. 4.ed. Barueri: Manole; 2017. p.17-20.
6. Governo do Estado de São Paulo. Lei n° 10.241, de 17/03/1999, atualizada em 10/09/2001. Disponível em: https://www.al.sp.gov.br/repositorio/legislacao/lei/1999/lei-10241-17.03.1999.html. Acessado em 26 de julho de 2021.

[5] ECA – Art. 33. A guarda obriga a prestação de assistência material, moral e educacional à criança ou adolescente, conferindo a seu detentor o direito de opor-se a terceiros, inclusive aos pais.

§ 2º. Excepcionalmente, deferir-se-á a guarda, fora dos casos de tutela e adoção, para atender a situações peculiares ou suprir a falta eventual dos pais ou responsável, podendo ser deferido o direito de representação para a prática de atos determinados.

[6] § 4º. Salvo expressa e fundamentada determinação em contrário, da autoridade judiciária competente, ou quando a medida for aplicada em preparação para adoção, o deferimento da guarda de criança ou adolescente a terceiros não impede o exercício do direito de visitas pelos pais, assim como o dever de prestar alimentos, que serão objeto de regulamentação específica, a pedido do interessado ou do Ministério Público.

7. Hirschheimer MR. Alta hospitalar de menor de idade na ausência de responsável legal. Boletim da Sociedade de Pediatria de São Paulo "Pediatra Informe-se". 2012;162:3. Disponível em: https://www.spsp.org.br/site/asp/boletins/Boletim%20162%20-%20Ano%202012.pdf e em: https://www.spsp.org.br/2012/09/17/alta_hospitalar_de_menor_de_idade_na_ausencia_de_responsavel_legal/. Acessados em 26 de julho de 2021.
8. Loch JA, Colet J, Kipper DJ. A autonomia na infância e na juventude. In: Constantino CF, Barros JCR, Hirschheimer (eds.). Cuidando de Crianças e Adolescentes sob o Olhar da Ética e da Bioética. São Paulo: Atheneu; 2009. p.261-75.
9. American Medical Association. Pediatric Decision Making – Code of Medical Ethics Opinion 2.2.1. AMA Principles of Medical Ethics: IV, VIII. Disponível em: https://www.ama-assn.org/delivering-care/ethics/pediatric-decision-making. Acessado em 26 de julho.

CAPÍTULO 6

PRONTUÁRIO MÉDICO DA CRIANÇA E DO ADOLESCENTE: ASPECTOS ÉTICOS

Paulo Tadeu Falanghe

AO FINAL DA LEITURA DESTE CAPÍTULO, O PEDIATRA DEVE ESTAR APTO A:

- Conhecer a relevância do prontuário médico da criança e do adolescente.
- Conhecer as implicações éticas, no caso de não preenchimento adequado do prontuário.
- Conhecer as situações em que o prontuário pode ser solicitado.
- Conhecer as especificidades do prontuário físico e eletrônico.
- Entender que prontuário médico é, na realidade, "prontuário do paciente", a quem pertence todo o conteúdo.

INTRODUÇÃO

O prontuário médico é um documento fundamental e que se reveste de segurança para o médico e o paciente. As informações que ele contém permitem a continuidade no atendimento e tratamento, pois contempla informações básicas a respeito do paciente.

Prontuário médico é, portanto, um conjunto de documentos que mostra o histórico de atendimentos de saúde de um paciente. Atestados, laudos de exames e prescrições médicas são exemplos de registros que devem ficar arquivados no prontuário médico.

Em relação ao prontuário médico, é importante frisar que o mesmo é motivo de frequentes infrações à ética médica. Deve ser realçado que o prontuário médico é um instrumento valioso para o paciente, para o médico e demais profissionais de saúde, além da instituição que o atende. O correto e completo preenchimento do prontuário torna-se grande aliado do médico para sua eventual defesa judicial junto à autoridade competente. O prontuário médico, na verdade prontuário do paciente, é o conjunto de documentos padronizados, ordenados e concisos, destinados ao registro de todas as informações referentes aos cuidados médicos e paramédicos prestados ao paciente. As anotações no prontuário ou ficha clínica devem ser feitas de forma legível, com data e horário, permitindo, inclusive, identificar os profissionais de saúde envolvidos no cuidado. Além disso, o médico está obrigado a assinar e carimbar ou, então, assinar, escrever seu nome legível e sua respectiva inscrição no CRM. É importante enfatizar que não há lei que obrigue o uso do carimbo. Nesse caso, o nome do médico e seu respectivo CRM devem estar legíveis. São obrigatórios no prontuário a identificação do paciente, a anamnese, o exame físico, as hipóteses diagnósticas e a conduta adotada, além de observações pertinentes ao atendimento. Não se deve escrever a lápis, usar líquidos corretores ou mesmo deixar folhas em branco.

O prontuário médico é um documento de manutenção permanente pelos médicos e estabelecimentos de saúde (Resolução CFM nº 1821/07, modificada pela Resolução CFM nº 2218/18). Ele pode ser, posteriormente, utilizado pelos interessados como meio de prova até que transcorra o prazo prescricional de 20 anos para efeitos de ações que possam ser impetradas na Justiça. Todos os documentos originais que compõem o prontuário devem ser guardados pelo prazo mínimo de 12 anos, a fluir da data do último registro de atendimento do paciente. Ao final desse tempo, o prontuário pode ser substituído por métodos de registro capazes de assegurar a restauração plena das informações nele contidas e os originais poderão ser destruídos.

Compete ao médico, em seu consultório, e aos diretores clínicos e/ou diretores técnicos, nos estabelecimentos de saúde, a responsabilidade pela guarda dos documentos.

Especificamente em relação ao Código de Ética Médica, há todo um capítulo sobre documentos médicos (Capítulo X). Nele, é vedado ao médico, o que destacamos:

Art. 85 – Permitir o manuseio e o conhecimento dos prontuários por pessoas não obrigadas ao sigilo profissional quando sob sua responsabilidade.

Art. 87. Deixar de elaborar prontuário legível para cada paciente.

§ 1º O prontuário deve conter os dados clínicos necessários para a boa condução do caso, sendo preenchido, em cada avaliação, em ordem cronológica com data, hora, assinatura e número de registro do médico no Conselho Regional de Medicina.

§ 2º O prontuário estará sob a guarda do médico ou da instituição que assiste o paciente.

Art. 88. Negar, ao paciente, acesso a seu prontuário, deixar de lhe fornecer cópia quando solicitada, bem como deixar de lhe dar explicações necessárias à sua compreensão, salvo quando ocasionarem riscos ao próprio paciente ou a terceiros.

Art. 89. Liberar cópias do prontuário sob sua guarda, salvo quando autorizado, por escrito, pelo paciente, para atender ordem judicial ou para a sua própria defesa.

§ 1º Quando requisitado judicialmente, o prontuário será disponibilizado ao perito médico nomeado pelo juiz.

§ 2º Quando o prontuário for apresentado em sua própria defesa, o médico deverá solicitar que seja observado o sigilo profissional.

Art. 90. Deixar de fornecer cópia do prontuário médico de seu paciente quando de sua requisição pelos Conselhos Regionais de Medicina.

Também se destaca a Resolução CFM nº 1638/2002 que versa em seu Art. 2º – Determinar que a responsabilidade pelo prontuário médico cabe:

I. Ao médico assistente e aos demais profissionais que compartilham do atendimento;

II. À hierarquia médica da instituição, nas suas respectivas áreas de atuação, que tem como dever zelar pela qualidade da prática médica ali desenvolvida;

III. À hierarquia médica constituída pelas chefias de equipe, chefias da Clínica, do setor até o diretor da Divisão Médica e/ou diretor técnico.

O acesso ao prontuário pela figura do médico auditor enquadra-se no princípio do dever legal, já que tem ele atribuições de peritagem sobre a cobrança dos serviços prestados pela entidade, cabendo-lhe opinar pela regularidade dos procedimentos efetuados e cobrados, tendo, inclusive, o direito de examinar a paciente, para confrontar o descrito no prontuário. Todavia, esse acesso sempre deverá ocorrer dentro das dependências da instituição de assistência à saúde responsável por sua posse e guarda, não podendo a instituição ser obrigada, a qualquer título, a enviar os prontuários aos seus contratantes públicos ou privados (Resolução CFM nº 1614/01).

A observância do sigilo médico constitui-se em uma das mais tradicionais características da profissão médica. O segredo médico é um tipo de segredo profissional e pertence ao paciente, sendo o médico o seu depositário e guardador, somente podendo revelá-lo em situações muito especiais, como: dever legal, justa causa ou autorização expressa do paciente. Revelar o segredo sem a justa causa ou dever legal, causando dano ao paciente, além de antiético é crime, capitulado no artigo 154 do Código Penal Brasileiro.

O dever legal se configura quando compulsoriamente o segredo médico tem de ser revelado por força de disposição legal expressa que assim determine. Por exemplo: atestado de óbito, notificação compulsória de doenças etc. Outra situação específica de revelação de segredo médico por dever legal é a comunicação de crime de ação pública, especialmente os ocasionados por arma de fogo ou branca, e as lesões corporais que apresentam gravidade. Nesse caso, a comunicação deverá ocorrer à autoridade policial ou do Ministério Público da cidade em que se procedeu o atendimento, observando a preservação da paciente.

É importante observar que prontuários podem ser solicitados por outras entidades. Neste caso, constata-se que os convênios médicos e as companhias de seguro são os principais solicitantes. Salvo com autorização expressa da paciente, é vedado ao médico fornecer essas informações. Haverá justa causa quando a revelação for o único meio de conjurar perigo atual ou iminente e injusto para si e para outro.

Exemplos de "justa causa":

A. Para evitar casamento de portador de defeito físico irremediável ou moléstia grave e transmissível por contágio ou herança, capaz de pôr em risco a saúde do futuro cônjuge ou de sua descendência, casos suscetíveis de motivar anulação de casamento, em que o médico esgotará, primeiro, todos os meios idôneos para evitar a quebra do sigilo.

B. Crimes de ação pública incondicionada quando solicitado por autoridade judicial ou policial, desde que estas, preliminarmente, declarem tratar-se desse tipo de crime, não dependendo de representação e que não exponha o paciente a procedimento criminal.

C. Defender interesse legítimo próprio ou de terceiros.

Dever legal, ou seja, aquele que deriva de não vontade de quem o confia a outrem, mas de condição profissional, em virtude da qual ele é confiado e na natureza dos deveres que, no interesse geral, são impostos aos profissionais. Exemplos de "dever legal":

A. Leis penais – doenças infectocontagiosas de notificação compulsória, de declaração obrigatória (toxicomanias), etc.

B. Crimes de ação pública cuja comunicação não exponha o paciente a procedimento criminal (Lei da Contravenções Penais, artigo 66, inciso II).

C. Leis extraspenais: médicos militares, médicos legistas, médicos sanitaristas, médicos peritos, médicos de juntas de saúde, médicos de companhias de seguros, médicos de empresas, atestados de óbito, etc.; ou autorização expressa da paciente; permanece essa proibição:

   A. mesmo que o fato seja de conhecimento público ou que o paciente tenha falecido;

   B. quando o médico depõe como testemunha. Nesta hipótese, o médico comparecerá perante a autoridade e declarará seu impedimento.

Vale lembrar que o médico não está obrigado a comunicar às autoridades crime pelo qual seu paciente possa ser processado. O dever de manutenção do segredo médico decorre de necessidade do paciente em confiar irrestritamente no médico para que o tratamento se estabeleça da melhor forma possível e com a menor possibilidade de agravo à saúde.

Nesse sentido, o médico não pode revelar à autoridade, por exemplo, um aborto criminoso, posto que isso ensejará procedimento criminal contra a sua paciente.

Pelo próprio ECA, a sociedade atual reconhece o direito da criança e do adolescente em ter suas informações protegidas, independentemente de sua maioridade civil. O fato de ser menor sob a ótica do Direito Civil não impacta diretamente na questão do sigilo. O que está em voga é a proteção do indivíduo e de sua autonomia em decidir sobre si e sobre seu corpo. Quando o médico julgar que o sigilo pode acarretar um dano maior à criança ou ao adolescente, está autorizada a quebra. Importante, porém, que o médico tenha a consciência de que se trata de medida excepcional e que a informação deve ser levada aos pais ou representantes legais, e não a terceiros.

Para a bioética, deve ser levada em consideração a capacidade que a criança ou adolescente tem de entender o que está acontecendo consigo, cabendo a ele decidir se tais informações devem ser passadas para seus familiares ou não. Por essa razão, o médico sempre deve deixar clara essa questão, solicitando ao paciente menor que diga qual adulto pode ter acesso a seu prontuário médico. Essa é uma decisão do paciente.

Dessa forma, a entrega do prontuário de forma automática para pais ou responsáveis acontece somente no caso em que criança ou adolescente não tenha capacidade de discernimento. Para terceiros, não há essa autorização.

No que tange à legislação ordinária, tal situação também não se enquadra no art. 245 do ECA, que estabelece uma permissão para a quebra de sigilo, a saber:

Art. 245. Deixar o médico, professor ou responsável por estabelecimento de atenção à saúde e de ensino fundamental, pré-escola ou creche, de comunicar à autoridade competente os casos de que tenha conhecimento, envolvendo suspeita ou confirmação de maus-tratos contra criança ou adolescente.

Trata-se de situação específica de suspeita ou confirmação de maus-tratos. Três são as possibilidades, portanto, de liberação de cópias de prontuário médico, a saber:

1. Por autorização expressa do paciente.
2. Quando requisitado judicialmente.
3. Para sua própria defesa.

A Lei Federal nº 6.259/15, por sua vez, estabelece normas relativas à notificação compulsória de doenças, situação de quebra de sigilo por dever legal, como visto anteriormente, senão vejamos:

Art. 8º – É dever de todo cidadão comunicar à autoridade sanitária local a ocorrência de fato, comprovado ou presumível, de caso de doença transmissível, sendo obrigatória a médicos e outros profissionais de saúde no exercício da profissão, bem como aos responsáveis por organizações e estabelecimentos públicos e particulares de saúde e ensino a notificação de casos suspeitos ou confirmados das doenças relacionadas em conformidade com o artigo 7º.

As doenças a que este artigo faz menção são:

1. Doenças que podem implicar medidas de isolamento ou quarentena, de acordo com o Regulamento Sanitário Internacional.
2. Doenças constantes de relação elaborada pelo Ministério da Saúde, para cada Unidade da Federação, a ser atualizada periodicamente.

Para que a regra da notificação compulsória seja efetiva, portanto, é imprescindível a análise conjunta da norma com o Regulamento Sanitário Internacional, bem como com a relação de doenças de notificação compulsória. São nesses documentos que estão elencadas as doenças cuja notificação é obrigatória.

Corroborando entendimento anterior, na lista fornecida pelo Ministério da Saúde não está elencado o uso de álcool e outros entorpecentes, o que elimina de forma definitiva a possibilidade de quebra de sigilo por esta via.

O prontuário é, portanto, um suporte essencial para a prestação de cuidados de saúde, sendo protegido pelo sigilo médico. Ou seja, manter um prontuário atualizado e com informações confiáveis é benéfico para pacientes, estabelecimentos e profissionais da área da saúde.

Sempre que o paciente autorizar a realização de procedimentos de saúde, o chamado Termo de Consentimento, o termo assinado deve ser anexado e arquivado em seu prontuário. Qualquer paciente que receba atendimento em saúde, seja em estabelecimentos públicos ou privados, tem direito ao prontuário.

Imagens obtidas em testes de diagnóstico, fichas referentes à marcação de consultas e outros atendimentos também podem constar no prontuário do paciente.

Quanto mais completo, mais útil se torna esse documento, revelando detalhes que podem ajudar em abordagens futuras.

Devido à popularização de prontuários digitais, atualmente está sendo comumente usado o prontuário eletrônico, que fica arquivado em nuvem, ou seja, em local protegido na internet.

Em ambos os casos, prontuário em papel ou eletrônico, o paciente ou seu responsável têm direito aos originais ou cópias, tanto de uma parte específica quanto do documento completo.

O prontuário médico eletrônico tem a mesma função e segue as mesmas regras do documento em papel, mas com vantagens. Também deverá conter assinatura eletrônica, certificada, para garantir a confiabilidade, segurança e veracidade documental.

Prontuários tradicionais podem se deteriorar com o tempo, prejudicando informações valiosas para médicos e pacientes, como também exigem espaço físico para armazenamento, o que pede um investimento considerável por parte de instituições que atendam muitas pessoas.

O formato eletrônico elimina a necessidade de papel e é mais seguro, uma vez que imagens e texto ficam também salvos. Podem ser compartilhados e facilitam a localização de informações através de uma busca simples no *software* do prontuário. Outro benefício do prontuário eletrônico do paciente é sua integração com uma série de sistemas, inclusive plataformas de telemedicina.

Clínicas, hospitais e consultórios que possuem prontuário digital podem se beneficiar desses serviços, proporcionando modernidade e agilidade aos resultados de exames.

REFERÊNCIAS BIBLIOGRÁFICAS

1. Código Penal. Decreto-lei n. 2848/40 | Decreto-lei n. 2.848, de 7 de dezembro de 1940.
2. Lei das Contravenções Penais. Decreto-lei n. 3688/41 | Decreto-lei n. 3.688, de 3 de outubro de 1941.
3. Lei n. 6.259, de 30 de outubro de 1975. Dispõe sobre a organização das ações de Vigilância Epidemiológica.
4. Lei n. 8.069, de 13 de julho de 1990 – Estatuto da Criança e do Adolescente.
5. Lei n. 10.406, de 10 de janeiro de 2002 – Institui o Código Civil.
6. Resolução CFM n. 1.614/01 – Trata da inscrição do médico auditor e das empresas de auditoria médica nos Conselhos de Medicina.
7. Resolução CFM n. 1.821/07 – Normas técnicas de digitalização, guarda e manuseio de prontuários.
8. Resolução CFM n. 1.931/2009 – Código de Ética Médica – Conselho Federal de Medicina.
9. Resolução CFM n. 1.638/2002 – Define prontuário médico.
10. Cartilha sobre Prontuário Eletrônico – Conselho Federal de Medicina e Sociedade Brasileira de Informática em Saúde. Fev/2012.
11. Parecer Cremesp 156454 – Conselho Regional de Medicina do Estado de São Paulo – 17 de Janeiro de 2012.

CAPÍTULO 7

SIGILO MÉDICO NA INFÂNCIA E ADOLESCÊNCIA

Eduardo Carlos Tavares
Nelson Grisard
Carlindo de Souza Machado e Silva Filho

AO FINAL DA LEITURA DESTE CAPÍTULO, O PEDIATRA DEVE ESTAR APTO A:

- Discernir as questões de sigilo médico, relação médico-criança/adolescente-família, privacidade e confidencialidade.
- Reconhecer os limites do sigilo.
- Distinguir as situações em que a quebra do sigilo é necessária.

O que sei pela confissão, o sei menos do que se nunca o houvesse sabido.

Santo Agostinho

INTRODUÇÃO

O sigilo profissional é um dever *prima facie* previsto na Constituição brasileira de 1988 e nos diversos códigos de ética profissionais. Especificamente na profissão médica, o sigilo é um dos pilares da relação entre o profissional, seu paciente e os familiares ou responsáveis. É muito importante salientar que a informação prestada pertence ao paciente, sendo o médico o seu fiel depositário. O segredo médico, tema milenar, já constava no juramento de Hipócrates de 460 a.C.: "O que for que veja ou ouça, concernente à vida das pessoas, no exercício da minha profissão ou fora dela, e que não haja necessidade de ser revelado, eu calarei, julgando que tais coisas não devem ser divulgadas."[1]

Também o Código de Ética Médica do Conselho Federal de Medicina (CFM)[2], em seu artigo 73, estabelece que é vedado ao médico "revelar fato que tenha conhecimento em virtude do exercício de sua profissão, salvo por motivo justo, dever legal ou consentimento, por escrito do paciente". Reforça ainda em seu parágrafo único, alíneas a, b e c o seguinte:

A. mesmo que o fato seja de conhecimento público ou o paciente tenha falecido;
B. quando de seu depoimento como testemunha (nessa hipótese, o médico comparecerá perante a autoridade e declarará seu impedimento);
C. na investigação de suspeita de crime, o médico estará impedido de revelar segredo que possa expor o paciente a processo penal.

O médico tem o dever de manter o sigilo daquilo que toma conhecimento em sua atividade profissional, só havendo três situações que permitem a quebra desse sigilo. A mais fácil e óbvia é quando o paciente, que é o dono do sigilo, permite, por escrito, que o médico quebre o segredo. Outra é quando a legislação exige a quebra do sigilo, como ocorre na declaração de óbito. A última, a mais difícil, é o motivo justo ou a justa causa, por apresentar elementos de subjetividade. A justa causa está presente quando se mantém o sigilo do paciente, podendo-se acarretar risco a ele ou a terceiros.

Nos artigos seguintes – 74 a 79 –, o código reza sobre situações específicas quanto ao sigilo médico, mas no presente capítulo pretende-se refletir com mais profundidade sobre o artigo 74: "Revelar sigilo profissional relacionado a paciente criança ou adolescente, desde que estes tenham capacidade de discernimento, inclusive a seus pais e representantes legais, salvo quando a não revelação possa acarretar dano ao paciente".

Impossível fazer uma reflexão sobre o sigilo profissional em relação à infância e adolescência, sem perpassar pelo princípio da autonomia relacionada a essa faixa etária, que foi mais profundamente abordada em outros capítulos deste livro.

A criança e o adolescente têm direito ao sigilo se forem capazes de entender o seu problema e tiverem a capacidade de resolvê-lo sem ajuda. Essa capacidade depende muito da maturidade e da capacidade de discernimento deles e a avaliação dessa capacidade é muito subjetiva e de difícil decisão. Os motivos para a quebra do sigilo são os mesmos elencados na discussão do artigo 73. Entre as situações em que há consenso para a quebra do sigilo, podem-se citar a gravidez, a violência de qualquer tipo, o vício em álcool ou em drogas, a recusa de um tratamento necessário, uma doença grave e o risco de suicídio.

A legislação prevê que a capacidade jurídica de decisão só é atingida com a idade de 18 anos. Antes disso, os pais ou responsáveis legais são instados a decidir pela criança ou adolescente. Parece óbvio que, para se tomar decisões, existe a necessidade do devido esclarecimento de todo o contexto envolvido nessa decisão. Essa lei, se interpretada literalmente, tornaria obrigatória a quebra do sigilo do menor de idade, pelo menos para seus pais ou representantes legais, o que vai de encontro ao estabelecido no Código de Ética Médica, em seu artigo 14.

Não parece convincente que um adolescente de 17 anos e 11 meses e 29 dias de vida não tenha capacidade, hoje, para decidir sobre procedimentos de saúde sobre sua pessoa, mas essa capacidade será automaticamente adquirida nas próximas 24 horas, no dia de seu aniversário de 18 anos. Não se questiona aqui a necessidade de as leis terem limites bem definidos, mas o grande impacto que essa interpretação literal da lei pode influenciar a relação do médico com seu cliente, principalmente no ambiente de confiança necessário para exposição de temas de foro íntimo.

O Código de Ética Médica defende que o sigilo deve ser mantido, ainda que a revelia do conceito de competência jurídica para tomar decisões, introduzindo um outro conceito, o discernimento ou a capacidade psiconeurobiológica para decidir, sobre o qual se pautaria a necessidade ou não da quebra do sigilo profissional. O grande problema é justamente a falta da objetividade no reconhecimento dessa capacidade. Como todo fenômeno biológico, o discernimento não é um evento que aparece, mas um processo que se desenvolve ao longo de um tempo que, embora semelhante, não é igual em todas as pessoas. Grootens-Wiegers et al.[3], baseados em estudos de neurociência, relatam que a capacidade para a tomada de decisão, que se inicia na infância e se aprimora com o decorrer da idade, pode ser definida por quatro padrões: a) expressar uma escolha; b) entendimento; c) raciocínio lógico; d) apreciação (o pensar abstrato). Essa visão geral mostra que as habilidades necessárias e as áreas relacionadas do cérebro não se desenvolvem de forma sincrônica; alguns aspectos da capacidade amadurecem mais cedo que outros e, também, em épocas diferentes em cada ser em desenvolvimento. Isso ilustra que a competência para tomada de decisão não é um conceito ligado ou desligado, mas, sim, uma habilidade crescente que se desenvolve com a idade, em ritmos diferentes de pessoa para pessoa. Caberia então ao médico assistente avaliar clinicamente se o nível de discernimento de cada paciente menor de idade está suficientemente desenvolvido para que sua decisão não seja prejudicial a si mesmo ou aos outros e decida se deve ou não quebrar o sigilo profissional, transmitindo as informações coletadas durante a consulta para os pais ou representantes legais. É preciso crer que crianças e adolescentes têm capacidade de assentimento – de aceitação da verdade.

Apesar de, em uma visão superficial parecer um contrassenso, essa discussão, uma vez que a legislação preconiza que o menor de 18 anos não tem competência para agir por si próprio, a própria lei traz algumas exceções, permitindo aos adolescentes entre 16 e 18 anos exercerem o direito de voto.

Uma outra decisão importante a considerar é a permissão consensuada para atividade sexual acima dos 14 anos e a conduta do pediatra ao tomar conhecimento dessa atividade tanto em pacientes com idade entre 14 e 18 anos quanto, e principalmente, nos menores de 14 anos.

Não há dúvidas de que nos adolescentes acima de 14 anos a conduta é mais fácil; deve-se fazer uma orientação básica sobre atividade sexual saudável e a prevenção da gravidez precoce e das doenças sexualmente transmissíveis. Fica a dúvida sobre comentar ou não o fato para os pais ou responsáveis legais. Se se considerar que a gravidez na adolescência e as doenças sexualmente transmissíveis são riscos reais, essa comunicação se encaixa na ressalva do artigo 74 do Código de Ética Médica: "salvo quando a não revelação possa acarretar dano ao paciente". No entanto, como já citado, a quebra do sigilo poderá trair a confiança do adolescente para com seu médico assistente, inclusive com restrições às orientações fornecidas, aumentando ainda mais esse risco. Se se acredita que esse adolescente já desenvolveu o discernimento crítico para acatar e se prevenir dos riscos, pode-se aceitar que a quebra do sigilo nessa situação se torna mais maleficente do que beneficente; no entanto, essa posição ainda não é universalmente aceita entre os pediatras.

O problema se agrava muito quando o adolescente tiver menos de 14 anos (mesmo que 13 anos e 11 meses). Isso se deve ao fato de que, com essa idade, pela legislação, a atividade sexual, mesmo que consensual, é considerada crime de estupro. Portanto, a manutenção do sigilo, não permitindo que os pais ou responsáveis possam ser alertados para se esforçar em evitar a continuidade desse ato criminoso, pode ser considerada como maleficência do ponto de vista bioético. Por outro lado, se houver a comunicação, será necessário abrir inquérito e, se o parceiro também for menor, poderá criar um grande trauma e dificuldades reais para seu desenvolvimento pessoal e social.

O problema será ainda maior se a adolescente, qualquer que seja a idade, estiver grávida e revelar que está planejando interromper a gravidez. O pediatra deve ou não quebrar o sigilo?

Essas são situações em que se costuma dizer que não existe solução adequada ou inadequada, mas que qualquer decisão tomada será adequada e inadequada ao mesmo tempo. Não há dúvidas de que a melhor solução será a decisão tomada em comum acordo, fruto de uma conversa honesta e respeitosa, adequada à capacidade de cognição do interlocutor, sendo necessário considerar a opinião da pessoa menor de idade, em maior ou menor grau, de acordo com seu discernimento e assentimento, considerando o princípio do melhor interesse do paciente.

Como reflexão, os autores fazem um convite para que se reavaliem as tradições e convicções de que os adultos é que sabem o que é o melhor para as crianças. Nesse sentido, uma ponderação do Supremo Tribunal Federal (STF) afirma que "em idade viabilizadora de razoável compreensão dos conturbados caminhos da vida, assiste-lhes o direito de serem ouvidos e de terem as opiniões consideradas" (STFHC 69303/MG, 2ª Turma. Rel. Min. Marco Aurélio. J. 30706/1992. DJU 20/11/1992). Os pais são os responsáveis, mas não são os donos dos filhos. Sempre que houver um conflito entre o interesse dos pais e os da criança ou do adolescente, deverá prevalecer o que trouxer maior benefício para o menor, naquela circunstância, respeitando, desde que possível, a sua vontade.

Gergen e Gergen, expoentes da corrente novoparadigmática da pós-modernidade, o construcionismo social, relatam que existe um grande espectro de possibilidades, como um convite à inovação, sem que nos obrigue a abandonar tudo aquilo que se considera real e bom. Apenas reafirma que não devemos nos prender aos grilhões da história ou das tradições. Ao conversar, deve-se prestar atenção a novas vozes, levantar novas questões e brincar nas fronteiras da razão, porque assim atravessaremos o limiar dos novos mundos do significado. Concluem que o futuro nos pertence para que possamos criá-los juntos.[4]

CONCLUSÃO

"O sigilo do paciente de qualquer idade a ele pertence, devendo ser guardado, mantido, respeitado e cultivado. Sua revelação pode ocorrer excepcionalmente, nunca para prejudicar, sobretudo tratando-se de crianças e, mais ainda, de adolescentes".[5]

REFERÊNCIAS BIBLIOGRÁFICAS

1. Sandoval ORB. O juramento de hipócrates. Centro de desenvolvimetno e formação continuada em informática biomédica – cdfc-ibm. Disponível em: https://sites.usp.br/devsitefmrp/o-juramento-de-hipocrates-por-ovidio-rocha-barros-sandoval-vice-presidente-do-conselho-consultivo-da-faepa/. Acesso em 2 março 2021.
2. Brasil. Conselho Federal de Medicina. Código de Ética Médica. Resolução CFM 2.217/2018. Brasília: CFM; 2019.
3. Grootens-Wiegers P, Hein IM, van den Broek JM, de Vries MC. Medical decision-making in children and adolescents: developmental and neuroscientific aspects. BMC Pediatr. 2017;17(120).
4. Gergen K, Gergen M. Construcionismo social: um convite ao diálogo. São Paulo: Noos; 2010.
5. Grisard N. Ética médica e pediatria: sigilo do paciente. In: Lopez FA, Campos Junior D (eds.). Tratado de pediatria. 2.ed. Barueri: Manole; 2010. p.13-4

CAPÍTULO 8

BIOÉTICA, UTILITARISMO, PRINCIPIALISMO E ÉTICA RELACIONAL

Eduardo Carlos Tavares
Délio José Kipper

AO FINAL DA LEITURA DESTE CAPÍTULO, O PEDIATRA DEVE ESTAR APTO A:

- Conhecer o principialismo da bioética.
- Discernir entre ética e moral.
- Conhecer os conceitos da ética relacional e sua aplicabilidade.

INTRODUÇÃO

Queremos iniciar este capítulo com um resgate histórico da autoria do neologismo bioética, citado em excelente artigo do saudoso professor Leo Pessini.[1,2] A maioria das publicações sobre o tema indica a autoria do termo a Van Rensselaer Potter, em seu artigo publicado em 1970, "The Science of Survive", e sua consolidação na literatura especializada, pelo livro do mesmo autor, publicado em 1971, *Bioethics: bridge to the future.* No entanto, o professor Rolf Lother, da Universidade Humboldt, de Berlim, em conferência no ano de 1997, em Tübingen, relatou ter encontrado em um número antigo da revista Kosmos, de 1927, um artigo assinado pelo filósofo e teólogo alemão Fritz Jahr: *Bio-Ethic:eineumschauüberdieethischen.Beziehungendesmenschenzutierund Pflanze,* que, em uma tradução livre, seria: "Bioética: uma revisão do relacionamento ético dos humanos em relação aos animais e plantas", o que nos traz a informação de que foi Jahr quem cunhou ou, pelo menos, publicou pela primeira vez a palavra bioética. Não cabe aqui aprofundar essa polêmica, mas quem se interessar poderá ler os dois artigos do Leo Pessini[1,2] que incluem literatura mais detalhada sobre o tema.

Feito o resgate histórico, vamos conceituar o que é bioética. Primeiramente, vamos definir nossa opinião sobre os termos moral e ética. Vários autores consideram os termos como equivalentes. Entre eles, Canto-Sperber, conforme citação de Gontijo[3] e Camargo:[4]

> Vou decepcionar o leitor dizendo que em geral me sirvo dos termos 'moral' e 'ética' como sinônimos. [...] não há nenhuma dúvida sobre o fato de que os termos 'moral' e 'ética' designam o mesmo domínio de reflexão. E para nos referirmos ao tipo particular de atitude que é a reflexão sobre a ação, o bem ou o justo podemos nos servir indiferentemente de qualquer um dos dois termos.[3]

Concluindo, pode-se afirmar que as palavras "moral" e "ética" são sinônimas, podendo uma substituir integralmente a outra; assim, nada impede que "código de ética profissional" seja chamado de "código de moral profissional".[4]

Uma vez mais, sem querer polemizar, vamos defender aqui a ideia de vários outros autores que, apesar das raízes comuns, *ethos* do grego e *morus* do latim, aceitam que moral e ética apresentam características diferentes, como Ricouer (citado por Gontijo) e Savater:

> É preciso distinguir entre moral e ética? A dizer a verdade, nada na etimologia ou na história do uso das palavras o impõe: uma vem do grego, outra do latim, e ambas remetem à ideia dos costumes (*ethos, mores*); pode-se, todavia, distinguir uma nuance, segundo se ponha o acento sobre o que é estimado bom ou sobre o que se impõe como obrigatório. É por convenção que reservarei o termo 'ética' para a intenção da vida boa realizada sob o signo das ações estimadas boas, e o termo 'moral' para o lado obrigatório, marcado por normas, obrigações, interdições caracterizadas ao mesmo tempo por uma exigência de universalidade e por um efeito de constrição. Pode-se facilmente reconhecer na distinção entre intenção de vida boa e obediência às normas a oposição entre duas heranças: a herança aristotélica, na qual a ética é caracterizada por sua perspectiva teleológica (de *télos*, fim); e uma herança kantiana, na qual a moral é definida pelo caráter de obrigação da norma, portanto por um ponto de vista deontológico.[3]

> "Ao contrário dos outros seres animados ou inanimados, nós homens podemos inventar ou escolher, em parte, nossa forma de vida. Podemos optar pelo que nos parece bom, ou seja,

> conveniente para nós, em oposição ao que nos parece mau e inconveniente. Como podemos inventar e escolher, podemos nos enganar... De modo que parece prudente atentarmos bem para o que fazemos, procurando adquirir um certo saber-viver, que nos permita acertar. Esse saber-viver, ou, se preferir, a arte de viver uma vida boa, é o que vamos chamar de ética!.[5]

Pode-se demonstrar essa diferença considerando três características definidoras para cada um dos conceitos. A moral se caracteriza por normas previamente determinadas que não devem ser desrespeitadas; essas regras são impostas por terceiros; caso sejam desobedecidas, pressupõe uma punição. Já para a ética pode-se considerar que: pressupõe um bem desejado (a vida boa); o exercício da liberdade (para sua conquista); o respeito ao outro, à sociedade e ao meio ambiente.

Portanto, apesar do nome, o código de ética profissional na verdade é mais um código de moral, mais especificamente de deontologia e diceologia, do que verdadeiramente de ética. Essa afirmativa um dos autores ouviu do saudoso professor João de Freitas, em uma aula da disciplina Deontologia e Medicina Legal, há mais de 50 anos, e para ele continua válida. Isso apenas para justificar que este capítulo não será uma discussão sobre o Código de Ética Médica, mas uma reflexão sobre o pensamento bioético.

Historicamente a bioética evoluiu ao longo dos tempos, da ética cosmológica da Grécia clássica até a ética relacional da pós-modernidade, passando pela ética teológica do pensamento cristão e pela ética do pensamento moderno, com suas subdivisões, pragmatismo, utilitarismo e contratualismo.

Pela limitação de espaço para a escrita deste capítulo, vamos focar no utilitarismo, berço da bioética principialista, e no construcionismo social, berço da bioética relacional.

Segundo nos relata o professor Clóvis Barros[6], a ética do pensamento grego clássico e a ética do pensamento cristão têm em comum a ideia de que o lugar e a função de cada ser humano já existem previamente e cabe a ele descobrir qual é esse lugar e qual a sua função, previamente definida pelo cosmos ou pelo plano de Deus, para se ter uma vida boa. O homem moderno se dá conta de que a coisa não é bem assim, não existe um lugar pronto esperando por nós nem mesmo um destino previamente arquitetado para nossa vida. Cabe a nós decidir o que é certo e errado. A premissa da ética moderna é a discussão sobre a melhor maneira de entrar em acordo sobre a questão de como devemos viver. Se na ética grega e na cristã a discussão era sobre a vida boa, na ética moderna a discussão é sobre a convivência boa.

No pragmatismo social de Maquiavel age bem aquele que produz um bom efeito com a sua ação. O problema aqui é saber: bom para quem? Maquiavel estava convencido de que a boa conduta só pode ser a conduta que leva ao objetivo desejado pelo autor da ação, porque, em última instância, só pensamos em nosso próprio sucesso.

O relativismo da proposta pragmática abriu uma brecha para uma variante filosófica, baseada, principalmente, nas obras dos filósofos e economistas ingleses do século XVIII e XIX, como Jeremy Bentham e John Stuart Mill. O princípio básico do utilitarismo é o mesmo do pragmatismo: a ação não tem valor por ela mesma, o valor da ação está no efeito que ela enseja. Só que no utilitarismo o bom efeito não é mais o desejo de quem age, o bom efeito, agora, é o bem-estar do maior número de pessoas afetadas pela ação.

Pode-se pensar que essa proposta utilitarista é bem mais interessante do que o pragmatismo. Enquanto o pragmatismo parece ser egoísta, muito centrado no agente da ação, o utilitarismo se preocupa com o coletivo, com a alegria da maioria. Na verdade, não é bem assim, o problema é: como o agente da ação vai saber o que é melhor para a maioria? Fica muito fácil quando se considera que a alegria do maior número é só o que o agente da ação considera o que é a alegria do maior número. Mas quando o real desejo do maior número for de fato o critério a ser respeitado, será muito difícil deliberar sobre a boa conduta. Uma outra dificuldade do utilitarismo é a constatação de que, quando se alegra a maioria, é muito provável que a minoria se entristeça. O que fazer com a tristeza do menor número? Pode-se pensar que, democraticamente falando, se você já alegrou o maior número, o menor número que se lixe. Mas refletindo melhor pode-se verificar que a coisa não é simples assim, não se precisa esforçar muito para recordar de algumas ações em que o maior número determinou tragédias: Cristo e Sócrates perderam a vida por decisão da maioria; seis milhões de judeus foram mortos com o aplauso do maior número. Como veremos adiante, a ética relacional da pós-modernidade se preocupa e se propõe a integrar os dois lados.

No final do século XX e início do século XXI surge um novo pensamento que nos Estados Unidos recebe o nome de contratualismo moral, e na França, ética das relações. Sua premissa básica é bastante simples: uma vez que não existe lugar no universo nem função preestabelecida para o estar no mundo, temos de definir, nós mesmos, o que é conveniente e o que é inconveniente, o adequado e o inadequado para nossa vida em sociedade.

BIOÉTICA PRINCIPIALISTA

Potter defendia a hipótese de que a separação, no pensamento filosófico moderno, entre a ciência e a tecnologia (estudo dos fatos) e, por outro lado, a ética (estudo dos valores), seria a responsável pelos acontecimentos que estavam ameaçando a vida sobre o planeta, incluindo o sistema ecológico. Daí surgiu a necessidade de criar "a ciência da sobrevivência", que ele chamou de bioética, que integraria a ciência com a ética. Vários procedimentos médicos e científicos da época como o famoso estudo de Tuskegee (de 1932 a 1972), no qual se negava o tratamento aos negros sifilíticos, apesar de a penicilina já ter sido descoberta desde 1928, com intuito de se estudar a história natural da doença; os estudos sobre hepatite B no Hospital Estatal de Willowbrook em New York (de 1950 a 1970), onde se injetava o vírus da hepatite B nas crianças internadas, para se estudar a evolução natural da doença e testar a eficácia da vacina recém-desenvolvida; entre outras. Em 1966, Henry Beecher[7] publicou um artigo de revisão da literatura com relato de pesquisas eticamente questionáveis. Foi nessa época, mais especificamente em 1974, que o Congresso norte-americano criou uma comissão para identificar princípios básicos que pudessem nortear a pesquisa com seres humanos, evitando ações desrespeitosas com essas pessoas. É bem verdade que essa preocupação já existia, desde o final da Segunda Guerra Mundial, ao se tornarem públicos os experimentos nos campos de concentração nazistas, o que deu origem ao código de Nuremberg. No entanto, essa comissão sentiu a necessidade de aperfeiçoá-lo, divulgando o chamado Relatório de Belmont.[8]

O avanço extraordinário da ciência e da tecnologia nos cuidados com a saúde salvou muitos seres humanos, reduziu suas doenças e incapacidades e melhorou sua qualidade de vida. Os benefícios também se estenderam às famílias, aos amigos e à comunidade, mas esses avanços criaram também novos problemas, que são mais de natureza ética do que técnica.

Em paralelo à evolução das ciências da saúde, a partir da segunda metade do século passado, nossa cultura e civilização começaram a conviver com o movimento em favor dos direitos humanos, inicialmente nas pesquisas envolvendo seres humanos, exigindo o consentimento livre e esclarecido do sujeito da pesquisa para sua participação como voluntário e, em seguida, com a promoção da defesa dos direitos dos enfermos, com forte ênfase na autonomia do doente, em respeito à dignidade do ser humano.

Muitos outros eventos, além do progresso das ciências, da tecnologia e do movimento em favor dos direitos humanos, que resultou na emancipação do paciente, contribuíram para o desenvolvimento de uma nova ciência, denominada bioética, incluindo a socialização do atendimento médico, o reconhecimento e o exercício do direito de todo cidadão ser atendido na sua saúde, a medicalização da vida, a criação e o funcionamento dos comitês de bioética hospitalar e dos comitês de ética para pesquisa em seres humanos, a necessidade de um padrão moral que pudesse ser compartilhado por pessoas de moralidades diferentes e o crescente interesse da ética filosófica e da ética teológica nos temas que se referem à vida, à reprodução e à morte do ser humano.

Esses avanços criaram também problemas novos, que são mais de natureza ética do que técnica, e a bioética desenvolveu metodologias adequadas para discutir e solucionar os conflitos morais que surgem na prática assistencial, visando ao estudo racional, sistemático e objetivo dos problemas, baseada em diálogo aberto, interdisciplinar, sistemático e eticamente pluralista, a fim de que a tomada de decisão se constitua em ato bom e correto. Existem vários modelos para a tomada de decisão em bioética clínica, e uma das que melhor se adaptaram para a solução de conflitos de natureza ética nas relações na área da saúde é o principialismo, que utiliza princípios que já foram amplamente estudados e defendidos por diferentes filósofos, mas que foram sistematizados e propostos pelo Relatório Belmont[8] como sendo três, e depois desmembrados em quatro no livro de Beauchamp e Childress[9], a saber: beneficência, não maleficência, autonomia (ou do respeito pela pessoa) e justiça, que podem ser definidas das seguintes maneiras.

- Beneficência: caracteriza-se pela utilização dos conhecimentos e habilidades profissionais a serviço do paciente, pelo atendimento dos interesses importantes e legítimos dos indivíduos e pela minimização de riscos e maximização de benefícios.
- Não maleficência: é o princípio fundamental da tradição hipocrática e preconiza que o médico, em primeiro lugar, deve se abster de causar dano, sendo esta uma exigência moral da profissão. É garantia de que danos serão evitados, em seu mais amplo sentido (atuais, potenciais, individuais ou coletivos).
- Respeito pela pessoa – autonomia: é a capacidade de uma pessoa para decidir fazer ou buscar aquilo que julgue ser o melhor para si mesma. Para que possa exercer essa autodeterminação são necessárias duas condições fundamentais: capacidade para agir intencionalmente e liberdade. Na pesquisa e no atendimento à saúde, concretiza-se pelo seu consentimento livre e esclarecido e, quando pertinente, pela assinatura de um termo de consentimento livre e esclarecido.
- Justiça: equidade na distribuição de bens, riscos e benefícios entre as pessoas ou grupos. Igual consideração dos interesses envolvidos na relação médico-paciente.

Esses princípios foram construídos a partir da teoria dos princípios *prima facie* desenvolvida por David Ross. A expressão *prima facie* indica uma obrigação que deve ser cumprida a menos que entre em conflito com uma obrigação de importância equivalente ou maior. Assim, esses princípios não têm uma hierarquia clara entre eles. Devem ser hierarquizados entre eles em cada situação específica.

O principialismo ou bioética dos princípios, como é conhecida essa metodologia de análise de problemas, conflitos ou dilemas morais, tenta buscar soluções para os problemas e as controvérsias éticas a partir de uma perspectiva negociável e aceitável pelo conjunto das pessoas envolvidas no processo, por meio da hierarquização dos princípios selecionados. Nesse processo, todos os envolvidos são agentes morais válidos e têm o direito de apresentarem seus argumentos.

Embora o modelo principialista se mostre prático na obtenção de um consenso na maioria dos conflitos de natureza ética no cenário médico, ele não é isento de críticas, e existem outros modelos de análise desses problemas que não serão analisados aqui.

Na aplicação desses princípios, não raro, podem ocorrer conflitos na sua hierarquização, como no caso de uma proposta terapêutica sugerida pelo médico e não aceita pelos pais, no caso de crianças, ou o contrário, uma escolha feita pelos pais e considerada maleficente pela equipe médica.

Quando o consenso não se estabelece entre o médico e o paciente ou seus representantes legais, muitas instituições dispõem de comitês de bioética clínica, criados para colaborar na solução desses conflitos.

Ao assumir a tarefa de auxiliar na solução de um conflito na hierarquização, o comitê procura obter o consenso na equipe de saúde, considerando a certeza do diagnóstico e do prognóstico, a conduta científica padrão, os valores dessa equipe, a autonomia do médico e da equipe, a norma da instituição em que trabalham, a legalidade da conduta e a expectativa da sociedade em relação àquela proposta terapêutica ou até a opção de uma limitação terapêutica.

Tendo sido obtido um consenso técnico, legal e moral pela equipe de saúde, há que se considerar as opções e/ou preferências do paciente e/ou seu representante legal. Em se tratando de criança, pelo poder familiar previsto no Código Civil Brasileiro, os pais detêm a prerrogativa de decidirem pelos seus filhos, visando ao seu melhor interesse, direito que só pode ser revogado quando se evidencia que suas opções são claramente contra os melhores interesses de seus filhos ou quando podem resultar em dano grave e irreversível para eles. Mesmo nesse último caso, exceto em emergências, sem tempo hábil, todos os esforços devem ser envidados para a obtenção de um consenso. Apenas em última instância se deve recorrer aos órgãos legais de proteção da criança e do adolescente, como os conselhos tutelares e a promotoria da infância e da juventude.

A BIOÉTICA RELACIONAL

Como visto até aqui, ética e bioética não são conceitos únicos, estáveis e universais. Ao longo do tempo foram ganhando diferentes sentidos, desde os mais abstratos até aqueles mais pragmáticos.[10] Com o advento da pós-modernidade muitos conceitos estão sendo revistos: o pensamento sistêmico sugere uma nova ciência, em que as características da ciência tradicional – simplicidade, estabilidade e objetividade – sejam substituídas pelas da ciência novoparadigmática – complexidade, instabilidade e intersubjetividade.[11] O utilitarismo e o construtivismo dando o lugar para o construcionismo social. É nesse contexto da pós-modernidade que surge a ética relacional. Segundo Grandesso[12], adotar uma visão relacional, que enfatize a construção de si mesmo e do mundo em uma ação conjunta, significa compreender a ética como algo que é criado e recriado nas negociações de sentido sustentadas em uma relação. Spink, citado por Trindade e Razero[10], endossa a crítica aos discursos prescritivos, que impõem, *a priori*, o que seria ético. Sem menosprezar os códigos, considerando-os instrumentos importantes para a garantia de direitos, propõe o fortalecimento de uma ética dialógica pautada pelos sentidos dados pelas pessoas em relação à situação vivida por eles. Isso caracteriza a ética, e seus respectivos impasses, não como um problema previamente caracterizado e definido exteriormente, mas como construções linguísticas feitas pelas pessoas em contextos relacionais específicos.[10] Gergen, citado por Trindade e Rasera[10], acredita que o dilema ético nada mais é do que o que as pessoas em interação assim o denominam. Ou seja, o dilema ético não o é em si, deriva do encontro com o outro.

Gergen afirma que pensar a ética em termos relacionais implica três movimentos de mudança:

1. Do imperialismo para a colaboração: esta proposta procura distanciar-se de prescrições absolutistas e estabelecidas *a priori* a fim de promover uma busca colaborativa por outros significados a partir de uma ênfase polivocal, em que o número de vozes consideradas aumenta de tal forma que uma mesma questão pode ser entendida por diversos ângulos.
2. Da retaliação para a reorganização: em vez de reproduzir a cultura de culpabilização e punição do indivíduo, compreendido neste contexto como o agente imoral, e fazê-lo pagar sozinho por um erro, entender a ética como relacional nos leva a problematizar também os padrões amplos de relacionamento nos quais tal indivíduo está imerso e do qual participa, buscando-se uma responsabilização desse contexto.
3. Dos princípios para as práticas: em substituição à busca por princípios universais e genéricos ("o que" fazer), a atenção se volta para os processos concretos pelos quais resultados satisfatórios podem ser obtidos ("como" fazer). Logo, há uma busca por novas formas de estar juntos, de conversar em situações conflituosas. As perguntas, portanto, passam a ser outras: o que pode ser feito diante de determinado fato? Quais as implicações para a ação futura? Novas formas de relacionamento podem ser desenvolvidas? Em situações de conflito, quais formas linguísticas podem ser empregadas de forma a gerar um resultado satisfatório? Que recursos linguísticos as pessoas colocam à disposição nessas condições? Enfim, a preocupação está em encontrar modos pelos quais a questão ética possa ser construída como uma prática situada, para além de prescrições abstratas.

Portanto, pode-se dizer que a ética relacional deve ser entendida como uma postura dialógica fundamentada em recursos conversacionais utilizados para construir e sustentar a relação. É uma ética complexa. Ao abraçar a complexidade, apresenta mais de um caminho, proporciona mais reflexões. Reflexividade relacional é refletir sobre as próprias ideias e considerar as ideias diferentes que outras pessoas possam ter, perguntando a si mesmo se existe uma única forma de pensar o problema ou se é possível integrar outras possibilidades. A tomada de decisões requer revisões constantes, possibilitando a coconstrução das relações. A proposta se direciona para o desenvolvimento da sensibilidade relacional, em que o foco se amplia das pessoas para os processos. Não se orienta para o consenso, no qual muitas vozes ficam silenciadas. Sustenta a diferença e reconhece a tensão no diálogo. O desafio é sustentar a tensão e manter a conversa funcionando. Aponta para construção de diálogos colaborativos que permitam ampliar a visão das diferentes concepções, respeitando as posições das pessoas envolvidas. Precisamos das percepções diferentes para ir além do nosso ponto de vista, ou a visão de um só ponto, e descobrir novos campos para dirigir nosso olhar. Os critérios adotados para definir o bom, o adequado e a verdade são coletivos. Os contextos são múltiplos e devem estar conectados. Gergen[13] ensina que não é satisfatório usar o relacionamento de prestação de cuidados para reforçar nossas próprias tradições de valores. O grande desafio é desenvolver uma prática relacional que se mova em direção à responsabilidade relacional. Que seja valorizado em primeira mão o processo gerador da própria relação. Para tal sugere a todos os membros da relação três perguntas disparadoras do processo:

1. Apesar de nossas diferenças, como podemos construir algo que possamos todos valorizar?
2. Como essa relação inclui aqueles que não estão presentes, mas são próximos e queridos?
3. Como estamos sendo responsáveis pela comunidade em que vivemos; há modos de sermos sensíveis a essa comunidade maior, de modo que nossa relação contribua para formas mutuamente viáveis de convivência?

REFERÊNCIAS BIBLIOGRÁFICAS

1. Pessini L. As origens da bioética: do credo bioético de Potter ao imperativo bioético de Fritz Jahr. Rev. Bioét. 2013;21(1):9-19.
2. Pessini L. Bioética aos 40 anos: o encontro de um credo, com um imperativo e um princípio. Teológicos. 2014;29(1):73-106.
3. Gontijo ED. Os termos "Ética" e "Moral". Mental [Internet]. 2006;IV (7):127-35..
4. Camargo M. Fundamentos de ética geral e profissional. 5.ed: Petrópolis: Vozes; 1999.
5. Savater F. Ética para meu filho. 2.ed: São Paulo: Martins Fontes; 1966.
6. Barros Filho C. Ética In: Barros Filho E. Curso II ciclo de conferências: Grandes Questões da Humanidade. Unimed BH. CD rom.
7. Beecher HK. Ethics and clinical research NEJM. 1966;274:1354-60.
8. Reporte Belmont: principios eticos y directrices para la proteccion de sujetos humanos de investigacion. Disponível em: https://www.fhi360.org/sites/default/files/webpages/po/RETC-CR/sp/RH/Training/trainmat/ethicscurr/RETCCRPo/ss/AdditionalActivities/aapg6.htm. Acesso em 28 jul 2021.
9. Beauchamp TL, Childress JF. Principles of Biomedical Ethics. Nova York: Oxford University Press; 1979.
10. Trindade FMO, Rasera EF. Considerações sobre uma ética relacional. Psico [internet] 2013;44(1):130-8.
11. Vasconcellos MJE. Pensamento Sistêmico: o novo paradigma da ciência. Campinas: Papirus; 2002.
12. Grandesso M. Sobre a reconstrução do significado: uma análise epistemológica e hermenêutica da prática clínica. São Paulo: Casa do Psicólogo; 2000.
13. Gergen KJ. Rumo a uma ética relacional para a prática terapêutica. Nova Perspect Sist. 2016;25(56):11-21.

CAPÍTULO 9

RELAÇÃO MÉDICO-PACIENTE – AS AUTONOMIAS DO MÉDICO, DA CRIANÇA E DOS RESPONSÁVEIS E O TERMO DE CONSENTIMENTO LIVRE E ESCLARECIDO

Mario Roberto Hirschheimer
Clóvis Francisco Constantino
Gabriel Wolf Oselka

AO FINAL DA LEITURA DESTE CAPÍTULO, O PEDIATRA DEVE ESTAR APTO A:

- Conhecer a autonomia do médico no que tange à atuação junto às crianças e aos adolescentes.
- Reconhecer a autonomia das crianças, dentro de sua capacidade, de acordo com sua faixa etária.
- Conhecer e reconhecer a importância do Termo de Consentimento Livre e Esclarecido (TCLE).
- Conhecer o assentimento livre e esclarecido da criança e do adolescente.

AUTONOMIA

A interação médico-paciente/responsáveis legais é uma relação contratual que implica direitos e deveres de ambas as partes. Sempre deve haver uma relação de confiança, boa comunicação e respeito mútuo entre o médico e o paciente e seus responsáveis, na maioria das vezes os pais.

O bom atendimento médico, mesmo quando o desfecho é desfavorável, depende da empatia entre a equipe de saúde e o paciente e sua família. Fazer coincidir expectativas é um dos objetivos a alcançar nesse processo e, para tanto, a troca de informações entre as partes envolvidas é fundamental. O profissional de saúde obtém as informações de que necessita por meio de adequadas técnicas propedêuticas, das quais a anamnese é imprescindível. Por parte do paciente e sua família, as informações amplas e detalhadas que o profissional da saúde é capaz de transmitir a respeito da doença são instrumentos imprescindíveis.[1]

Detalhes sobre a doença, seu prognóstico e opções terapêuticas devem ser explicados claramente à família para que esta lide com a situação de crise de forma razoavelmente racional. Essas informações devem ser em termos que possam ser entendidos pelo paciente ou seus responsáveis legais. Decisões em momentos de crise, com pais muito ansiosos e angustiados ou com sentimentos de culpa, podem ser o resultando de julgamentos intempestivos e emocionais. Existe a necessidade de argumentos para concordância por meio de convencimento racional e educado, considerando-se os aspectos culturais, legais, morais e religiosos do paciente e de sua família.[2]

Agir bem, agir de forma correta é a tarefa da ética clínica. Ser um bom profissional significa, antes de tudo, saber interagir com o paciente, tratá-lo com dignidade, respeitando seus valores, o que torna o exercício profissional do cuidado à saúde, às vezes, conflitante. A tarefa do médico é fazer diagnósticos, avaliar prognósticos e recomendar tratamentos, mas ele faz também juízos morais, pois os problemas humanos nunca são exclusivamente biológicos. Não é mais admissível o médico abstrair-se dos juízos do paciente, reconhecendo-o, sempre que seu estado permitir, como um ser autônomo e livre.[1]

Uma visão ampliada das suas expectativas, do paciente e de sua família em relação ao tratamento e o esclarecimento realista de seus desejos e dos objetivos da assistência a ser prestada melhoram a qualidade da assistência e contribuem para o sentimento de segurança ao lidar com as angústias de cuidar de crianças e adolescentes.

O princípio bioético da autonomia confere aos seres humanos o direito de escolher livremente seu próprio destino, porém, na prática pediátrica, existem conflitos e dilemas a respeito do exercício da autonomia do paciente, pois lhe podem faltar os componentes essenciais de competência para decidir, tornando-se necessário que outras pessoas tomem resoluções por elas, as chamadas decisões de substituição ou consentimento substitutivo.[1] Elas envolvem questões como o direito de pais ou responsáveis legais de dar ou não o consentimento para procedimentos diagnósticos e terapêuticos, de suporte de vida ou de conforto e as circunstâncias em que os próprios pacientes podem decidir sobre seu tratamento.[2] Mesmo limitando a intromissão de outras pessoas (médicos entre elas) no mundo da pessoa que esteja em tratamento, esse princípio não nega a autoridade e as diversas formas de poder e governo.[1]

OS RESPONSÁVEIS LEGAIS COMO REFERÊNCIA

No caso de crianças e adolescentes, de acordo com o Art. 21 do Estatuto da Criança e do Adolescente (ver Quadro 7) e com o Art. 1.634 do Código Civil (ver Quadro 4), como ambos os pais são considerados defensores dos interesses de seus filhos, *a priori* são eles que decidem.[2]

A concepção dos pais sobre o que é melhor para seus filhos deve, na maioria das vezes, ser respeitada, porque, em tese, os pais são as pessoas que melhor os conhecem e, motivados pelo amor, têm o maior interesse por seu bem-estar e, portanto, a maior probabilidade de agir para o seu bem.[3] O direito dos pais de decidir por seus filhos está baseado nos deveres inerentes à condição de genitores, em um contexto sociocultural que prioriza a responsabilidade parental e a integridade da família. Entretanto, a tomada de decisão, envolvendo pacientes pediátricos, deve ser uma responsabilidade compartilhada entre a equipe de saúde e os pais. Dilemas surgem quando, a juízo de membros da equipe de saúde, a decisão dos pais conflita com o melhor interesse da criança ou adolescente.

A responsabilidade de beneficência do médico existe independentemente da dos pais.[4,5] Embora sejam eles que terão de lidar com as consequências futuras dos tratamentos propostos sobre o paciente, sobre eles próprios e os reflexos sobre seus outros filhos, isso não pode ser usado, de modo exclusivo, para justificar a não aceitação de uma terapia claramente benéfica para seus filhos do ponto de vista médico.[6] Quando os pais se recusam a aceitar tal terapia, os melhores interesses da criança devem prevalecer.

Nos casos de conflitos entre uma decisão médica e o desejo dos pais, procurar resolvê-los por meios legais deve ser o último recurso, após terem sido esgotados todos os outros caminhos de convencimento e resolução. A questão a ser considerada nessas circunstâncias é a relação de risco-benefício. Quando o risco da proposta de intervenção é grande e seu benefício, pequeno, e os pais não concordam com o procedimento proposto pelos médicos, a Justiça, por meio das Varas da Infância e da Juventude, geralmente decide pelo respeito à autonomia dos pais. Por outro lado, quando os riscos são pequenos e os benefícios, grandes, as decisões da Justiça costumam contrariar a vontade dos pais, dando aos médicos o direito de realizar os procedimentos recomendados.[1]

Quando um procedimento ou tratamento já foi submetido a exaustivas investigações e já se constitui em consenso com regras explícitas e implícitas aplicadas em prática médica rotineira (embora com variações), isto deve ser claramente explicado e o consentimento formal não é necessário. Se for procedimento que visa preservar a vida, o consentimento formal do paciente e de sua família é presumido e universalmente aceito. O princípio da autonomia requer a obtenção de consentimento livre e esclarecido, com a participação do paciente e, no caso de crianças e adolescentes, dos seus pais ou responsáveis, para aplicação de procedimentos e tratamentos invasivos, inovadores, não padronizados ou com riscos e benefícios indefinidos.

O fascínio tecnológico não atingiu só a classe médica, mas também a sociedade, que, ao ter acesso à informação mais facilmente, principalmente pela Internet, passa a sugerir e às vezes exigir o emprego do último recurso lançado no mercado. Algumas famílias são guiadas por informações fantasiosas, fora da realidade, e são relutantes a qualquer abordagem de limite terapêutico. É importante esclarecer que não existe uma boa ou má tecnologia, o que existe é o seu bom ou mau uso.

O PACIENTE MENOR DE IDADE COMO REFERÊNCIA

A participação das crianças e adolescentes nas decisões sobre sua saúde deve ser considerada, desde que eles sejam identificados pela equipe multiprofissional como capazes de avaliar seu problema. Seu direito à confidencialidade e à autonomia deve ser preservado. Idade e as capacidades intelectual, cognitiva e emocional estão envolvidas na sua habilidade em contribuir para as decisões. A capacidade de compreender a consequência de seus atos é um processo que normalmente se inicia a partir dos 6 anos de idade e que vai amadurecendo até o início da idade adulta.[2] Dessa forma o jovem tem o direito de fazer opções sobre procedimentos diagnósticos e terapêuticos – dar o seu assentimento, embora, em situações consideradas de risco e frente à realização de procedimentos de alguma complexidade, torna-se sempre necessária a participação e o consentimento dos pais ou responsáveis.[7] A criança que recusa tratamento deve ser ouvida, especialmente se os benefícios desejados são pouco prováveis.

Quatro áreas paralelas devem ser consideradas na avaliação da competência na tomada de decisões relacionadas a crianças e adolescentes:

- Capacidade de raciocínio, funcionamento cognitivo e emocional, devendo-se observar também a impulsividade, nível de reflexão e capacidade do menor em assumir responsabilidades.
- Grau de compreensão e entendimento da situação.
- Voluntariedade em poder consentir livremente sem influências, coerção ou manipulação.
- Natureza da decisão, considerando-se a magnitude da decisão quando comparada com o grau de desenvolvimento emocional (aquisição de meios e formas comportamentais de manifestar seu temperamento no ambiente social e nas atividades cotidianas) e cognitivo do menor.

Ao oferecer tratamento médico a crianças e adolescentes, além de salvaguardar sua saúde física e bem-estar, deve-se incentivar o desenvolvimento de sua personalidade e da sua autonomia.

Não se esquecer do assentimento livre e esclarecido das crianças e dos adolescentes, somando-se ao consentimento livre e esclarecido dos pais ou responsáveis legais, tudo devidamente registrado no prontuário.

O CIDADÃO COMO REFERÊNCIA

O ponto de referência para a cidadania é o Art. 196 da Constituição Federal: "A saúde é um direito de todos e um dever do Estado".[8]

Do ponto de vista da Bioética, esse tema revela, entre outros, as questões referentes às autonomias em jogo (do cidadão, do profissional, das instituições de atendimento às pessoas doentes, do poder público), como elas se estabelecem e como elas se relacionam entre si. Levantam, também, aspectos que dizem respeito à prática médica e à cidadania, como a relação custo/benefício para as instituições e para o paciente e as responsabilidades dos profissionais relativas às prescrições médicas.[9]

O direito à saúde está baseado na noção de que a sociedade organizada e o Estado devem interferir para garantir a justiça distributiva e minimizar os efeitos da loteria biológica e social. As necessidades de saúde são sempre crescentes e mais amplas do que as possibilidades de recursos existentes, independentemente do estágio econômico dos países e da estrutura organizacional de seus sistemas de saúde.[10]

Essas observações apontam para os desafios que esses sistemas devem superar para garantir o direito à saúde dos cidadãos. O SUS é a melhor proposta pública imaginável, entretanto, universalidade e integralidade não significam que a cada momento pontual isso possa ser conseguido, pois sua efetividade depende, sobretudo, da disponibilidade financeira do sistema como um todo. Por outro lado, nenhum direito é absoluto. Todo direito tem que ser compatibilizado com outros direitos e com as condições do exercício desse direito, entre as quais o orçamento. Um dos condicionantes do direito à saúde é o recurso financeiro.[10]

O Art. 196 da Constituição Federal não pode ser interpretado como absoluto e incondicional; é vinculado ao acesso universal e igualitário de todos às ações e serviços de promoção, proteção e recuperação da saúde e, por ser um dever do Estado, deve ser exercido com base em recursos previstos no orçamento financeiro.

Assim, pode-se considerar que compete à cidadania a defesa de seus direitos, mas também a busca de possibilidades que efetuem seus direitos, entre elas: a participação na elaboração das políticas de saúde que sejam, cada vez mais, efetivamente universais e de qualidade; a reivindicação de melhores orçamentos para o sistema de saúde público; a fiscalização do uso desses recursos. Aos direitos se associa a responsabilidade pela construção das condições que tornem possíveis esses direitos – a ação política organizada.[9]

O MÉDICO COMO REFERÊNCIA

O médico que se defronta com limitações em atividade profissional costuma se sentir impedido de exercer a autonomia que julga essencial a sua ação. Alguns artigos do Código de Ética Médica[11] são referidos na defesa dessa autonomia (Quadro 1).

Por outro lado, o mesmo Código de Ética Médica faz considerações, também, a respeito das relações dos profissionais com as instituições em que exercem seu trabalho e as legislações em vigor (Quadro 2).

As aparentes contradições do Código de Ética Médica, na verdade, são complementares, uma vez que estabelecem que a autonomia do profissional deve estar limitada pelo bem maior – a saúde pública – e também que não pode ser considerada de forma absoluta, mas de acordo com as situações em que ela é exercida. Exercê-la não significa ser indiferente às circunstâncias, mas deve ser considerada com a objetividade possível.

O filósofo alemão Max Weber (1864-1920) aponta para a existência de duas possibilidades: a ética da convicção, que diz respeito às escolhas de caráter pessoal, e a ética da ação, que diz respeito à responsabilidade pessoal pelos resultados previsíveis dos nossos atos.[12] Transportando essas considerações para a prática médica, pode-se identificar que, ao prescrever, o profissional pode fazer, a partir de suas convicções pessoais, o que considera melhor para o paciente, levando em conta seu conhecimento e experiência, ou levando em conta, além de conhecimento e experiência, custo, eficácia, disponibilidade, situação legal do medicamento (liberado ou não pelos órgãos competentes), quem paga, a quem se destina etc.[9]

Quadro 1

Código de Ética Médica – Resolução CFM nº 2.217/201811

Capítulo I – Princípios Fundamentais

II – O alvo de toda a atenção do médico é a saúde do ser humano, em benefício da qual deverá agir com o máximo de zelo e o melhor de sua capacidade profissional.

XVI – Nenhuma disposição estatutária ou regimental de hospital ou de instituição, pública ou privada, limitará a escolha, pelo médico, dos meios cientificamente reconhecidos a serem praticados para estabelecer o diagnóstico e executar o tratamento, salvo quando em benefício do paciente.

Quadro 2

Código de Ética Médica – Resolução CFM nº 2.217/201811

Capítulo I – Princípios Fundamentais

XIV – O médico empenhar-se-á em melhorar os padrões dos serviços médicos e em assumir sua responsabilidade em relação à saúde pública, à educação sanitária e à legislação referente à saúde.

Capítulo II – Direitos dos Médicos

II – É direito do médico indicar o procedimento adequado ao paciente, observadas as práticas cientificamente reconhecidas e respeitada a legislação vigente.

AS INSTITUIÇÕES COMO REFERÊNCIA

Instituições de saúde têm a responsabilidade de atender, de maneira justa e isenta, as demandas assistenciais, de ensino e de pesquisa. O estabelecimento de canais institucionais que regulamentam as prescrições visa conseguir a resposta mais adequada possível ao paciente e à preservação do perfil da instituição, contribuindo para seu crescimento técnico e científico mediante a construção de padronizações, protocolos e outros dispositivos que permitam aprimorar o atendimento prestado e escolher as melhores alternativas para os pacientes. Este aspecto aponta, também, para a responsabilidade do profissional que nele atua atento às boas práticas.[9]

Do ponto de vista do gestor da instituição, sua tarefa consiste em trabalhar no sentido de que a assistência, a pesquisa e o ensino se efetuem no melhor cenário possível, entretanto, deve-se se ater ao princípio da economicidade, estabelecido no Art. 70 da Constituição Federal e seu parágrafo único (Quadro 3).

Portanto, o gestor de saúde tem como dever cuidar da distribuição justa dos recursos disponíveis, o que, em contrapartida, justifica sua ingerência na alocação de recursos para a instituição.

Sobre a autonomia do médico dentro de uma instituição pública de saúde, ele deve considerar que sua autonomia está limitada pelo bem maior – a saúde da coletividade –, levando em conta o gerenciamento dos recursos da instituição, suas limitações e o bom uso.[13] Essa reflexão não esgota a complexidade do tema, mas pretende abrir caminhos para novas discussões, pois não parecem existir soluções imediatas e simples.

Algumas considerações parecem delinear-se no encaminhamento mais pragmático das questões apontadas. A primeira diz respeito ao lugar fundamental ocupado pelo médico. É ele quem faz a prescrição do tratamento que julga o mais indicado para seu paciente. Prescrever com responsabilidade e ética, levando em conta a eficácia comprovada do tratamento proposto, sua situação em relação às leis do país, os custos e as fontes de financiamento do tratamento parece ser um caminho prudente e de melhor qualidade. A utilização dos espaços institucionais para a discussão de alternativas terapêuticas não padronizadas é uma recomendação que pode garantir uma atuação ética e segura ao profissional. Também se pode reconhecer que as instâncias judiciais podem não ser o melhor dispositivo, *a priori*, para resolver impasses, daí a necessidade da intermediação de consultorias isentas e de valor reconhecido para oferecer suporte a esses profissionais, facilitando a tomada de decisões mais adequadas.

Quadro 3

Constituição da República Federativa do Brasil de 1988

Art. 70 – A fiscalização contábil, financeira, orçamentária, operacional e patrimonial da União e das entidades da administração direta e indireta, quanto à legalidade, legitimidade, economicidade, aplicação das subvenções e renúncia de receitas, será exercida pelo Congresso Nacional, mediante controle externo, e pelo sistema de controle interno de cada Poder.

Parágrafo único – Prestará contas qualquer pessoa física ou jurídica, pública ou privada, que utilize, arrecade, guarde, gerencie ou administre dinheiros, bens e valores públicos ou pelos quais a União responda, ou que, em nome desta, assuma obrigações de natureza pecuniária.

Outro ponto importante que o tema revela é a questão do financiamento da saúde. Até o momento, não foram identificadas outras fontes além daquelas relativas à esfera pública. Além das responsabilidades da área governamental nesse assunto, que é indiscutível, os recursos públicos, em geral poucos e limitados, certamente requerem envolvimento de outras esferas (empresarial, social, beneficente) na difícil tarefa de proporcionar o melhor a mais pacientes.

O constante diálogo entre médicos, gestores, órgãos públicos e sociedade e a organização do processo decisório quanto às melhores e possíveis escolhas terapêuticas para os pacientes parece ser o caminho mais adequado e factível com o intuito de alcançar escolhas mais éticas.

O TERMO DE CONSENTIMENTO LIVRE E ESCLARECIDO

Definição e conceito

Consentimento informado é o registro em prontuário de uma decisão voluntária, por parte do paciente ou de seus responsáveis legais, tomada após um processo informativo e esclarecedor, para autorizar um tratamento ou procedimento médico específico, consciente de seus riscos, benefícios e possíveis consequências. Deve documentar que o paciente foi informado a respeito das opções de tratamento, se houver.

Há diversas denominações usadas, em nosso meio, para se referir ao consentimento informado: Ciência e Consentimento, Consentimento Após Informação, Consentimento Livre e Esclarecido, Consentimento Pós-informação, Formulário de Autorização de Tratamento, Termo de Aceitação do Tratamento Médico-Cirúrgico Ambulatorial, Termo de Consentimento Esclarecido, Termo de Consentimento Informado, Termo de Esclarecimento e Consentimento, Termo de Esclarecimentos e até o termo em inglês *Informed Consent*.[14]

O consentimento livre e esclarecido para a realização de procedimentos e para tratamentos é o instrumento básico do princípio da autonomia, e as competências necessárias para quem for participar das decisões são as mesmas citadas anteriormente em relação ao paciente menor de idade como referência:

- Racionalidade: capacidade de considerar os múltiplos fatores prognósticos capazes de predizer consequências futuras).
- Entendimento: capacidade de compreender a essência das informações.
- Independência: possibilidade de expressar a própria vontade de modo independente da dos parentes ou dos médicos.
- Capacidade de avaliar a natureza e o alcance de sua decisão.

Documentar que tais informações foram transmitidas e compreendidas é o espírito do consentimento informado. Ele expressa o respeito ao direito do paciente ou seus responsáveis legais de decidir, de modo esclarecido, a respeito de qualquer ato praticado para fins de diagnóstico e tratamento da doença. Nessa documentação é importante assinalar, que havendo o consentimento, este pode ser revogado a qualquer momento.

É dever do médico recomendar a conduta que considera a mais adequada, baseada nas melhores evidências disponíveis, mas respeitando o direito do paciente e de seus responsáveis legais de escolherem livremente a que mais lhes convêm ao considerar seus próprios valores (religiosos, espirituais, morais, éticos e culturais). Tal dever tem também implicações jurídicas nas esferas administrativa, cível e penal. Consentimento informado não é, portanto, mera formalidade para comprovar qualidade de atendimento por parte de instituições de acreditação hospitalar.

Algumas situações, entretanto, complicam tal processo. É o caso das emergências com risco de morte iminente ou de dano permanente e incapacitante. Nestas circunstâncias, no atendimento pediátrico, como a vida de crianças e adolescentes é o bem maior e é um dever *prima facie* preservá-la, o consentimento é considerado presumido. Outra situação ocorre quando o paciente é considerado incapaz, como os menores de idade e pacientes com enfermidades psiquiátricas ou com diminuição do nível de consciência, como doenças neurológicas ou intoxicações exógenas. Nesses casos, o consentimento cabe aos responsáveis legais do paciente (consentimento substitutivo ou *proxy consent*).[15]

Mesmo sendo absoluta (até os 16 anos) ou relativamente (dos 16 aos 18 anos) incapaz de exercer pessoalmente os atos da vida civil, o médico deve procurar incluir o paciente pediátrico neste processo, à medida que ele se desenvolve e for identificado como capaz de avaliar seu problema.[7] Portanto, para realizar procedimentos ou tratamentos em crianças e adolescentes, recomenda-se obter o seu assentimento. O termo assentimento[5] é aqui empregado para diferenciá-lo do consentimento, que é fornecido por pessoas adultas e totalmente capazes para tomar decisões, segundo o Código Civil Brasileiro (Quadro 4).[16]

Obter o equilíbrio entre o consentimento substitutivo e o assentimento da criança ou do adolescente é importante para conseguir a empatia necessária entre a equipe que atende e o paciente pediátrico e sua família, além de atender aos princípios éticos e legais do exercício profissional.[17]

O assentimento livre e esclarecido é entendido como concordância do sujeito a procedimentos médicos ou anuência do participante de pesquisa, seja ele criança, adolescente ou legalmente incapaz; livre de vícios (simulação, fraude ou erro), dependência, subordinação ou intimidação, não sendo o registro de sua obtenção necessariamente escrito. Na pesquisa, se porventura houver um

Quadro 4

Código Civil Brasileiro[16]

Art. 3º – São absolutamente incapazes de exercer pessoalmente os atos da vida civil:

I. os menores de dezesseis anos;
II. os que, por enfermidade ou deficiência mental, não tiverem o necessário discernimento para a prática desses atos;
III. os que, mesmo por causa transitória, não puderem exprimir sua vontade.

Art. 4º – São incapazes, relativamente a certos atos, ou à maneira de os exercer:

I. os maiores de dezesseis e menores de dezoito anos;
II. os ébrios habituais, os viciados em tóxicos, e os que, por deficiência mental, tenham o discernimento reduzido;
III. os excepcionais, sem desenvolvimento mental completo;
IV. os pródigos.

Art. 1.634 – Compete a ambos os pais, qualquer que seja a sua situação conjugal, o pleno exercício do poder familiar, que consiste em, quanto aos filhos:

(...)

VII – representá-los judicial e extrajudicialmente até os 16 (dezesseis) anos, nos atos da vida civil, e assisti-los, após essa idade, nos atos em que forem partes, suprindo-lhes o consentimento; (Redação dada pela Lei nº 13.058, de 2014)

(...)

termo de anuência ou assentimento livre e esclarecido, ele não elimina a necessidade de se elaborar o termo de consentimento livre e esclarecido (este formalmente indispensável) que deve ser assinado pelos responsáveis ou representantes legais do menor. Na realidade, sempre se deve ter os dois, isto é, o Termo de Consentimento Livre e Esclarecido (TCLE), como documento em apartado, e o Assentimento Livre e Esclarecido apenas registrado com clareza no prontuário do paciente ou, em se tratando de sujeito de pesquisa e não paciente, registrado com clareza ao final do TCLE.

Na prática, quando existem divergências significativas, representando um conflito entre o princípio da beneficência (critérios da equipe de saúde) e o da autonomia (critérios do paciente e de seus responsáveis legais) e não existe risco iminente de morte, deve-se expandir o diálogo para outros membros da equipe multiprofissional e da família (avós, tios etc.). Isso não significa capitulação do médico ou sua subjugação à decisão dos responsáveis legais do paciente.[17]

No atendimento de adultos, esse direito prevalece em relação à vontade do profissional da saúde. Entretanto, no caso de crianças e adolescentes, a vontade dos seus responsáveis legais pode ser contestada na Justiça da Infância e Juventude se, a critério de quem atende o paciente, a decisão deles conflita com o melhor interesse do paciente menor de idade.[14]

Nos casos em que há a necessidade de ministrar hemocomponentes a pessoas que regem seus princípios morais pelos das Testemunhas de Jeová, o princípio da autonomia permite aos adultos recusarem tais recursos terapêuticos para si próprios, mas, quando há risco de vida para seus filhos menores de idade, os pais não podem impor-lhes tais princípios, negando-lhes uma oportunidade de vida. Esta é uma situação em que o princípio da autonomia conflita com o da justiça.[2]

Nos casos em que ocorreram lesões graves e irreversíveis de órgãos vitais, muitas vezes questiona-se a continuidade dos meios avançados de suporte da vida. Havendo incertezas sobre o prognóstico, deve-se recorrer ao parecer de outros médicos para um julgamento preciso da situação clínica. Todos os componentes da equipe de saúde que atende o paciente devem participar do processo de decisão. Decisões amplamente discutidas entre seus membros e claramente registradas no prontuário do paciente são a melhor defesa contra eventuais contestações a respeito do atendimento. Se houver consenso a respeito da não indicação de meios de suporte de vida, a família deve ser esclarecida quanto às justificativas de tal orientação e participar da decisão quanto às condutas paliativas a adotar. Identificar as expectativas da família em relação aos resultados do tratamento e conscientizá-la quanto às reais possibilidades de recuperação é fundamental no processo de decisão. O consentimento esclarecido da família é uma tarefa a ser realizada pela equipe de saúde, não requerendo autorização por escrito de qualquer membro da família, bastando o registro pormenorizado e testemunhado no prontuário do paciente.[2]

Situações em que os pais querem fazer de tudo para salvar o filho pelo uso de procedimentos inúteis merecem que o médico pacientemente esclareça a eles suas expectativas e não imponha um tratamento sem finalidade ao paciente.[2]

A ressuscitação cardiorrespiratória (RCR), quando adequadamente indicada, é procedimento no qual o consentimento do paciente e de sua família é presumido, mas no paciente terminal, sem perspectiva de cura ou recuperação, quando preservar a vida já não é mais factível, é fútil e cruel. Nestas condições a RCR só tem a finalidade de postergar a morte. Apesar de ser uma decisão que causa angústia em todos que dela participam, oferecer a esses pacientes a opção de uma morte digna é conduta amparada moral e eticamente.[2]

É importante lembrar que a participação de crianças e adolescentes em protocolos experimentais é regulamentada pela Resolução 196/96 do Conselho Nacional de Saúde (Quadro 5),[18] que determina a prévia apreciação de um Termo de Consentimento Livre e Esclarecido. Nos termos de tal resolução, as crianças e adolescentes não detêm o domínio da autonomia, devendo a autorização para participação em pesquisa ser fornecida pelos responsáveis legais, de maneira conjunta.[2] O Parágrafo Único do Art. 101 do Código de Ética Médica[11] prevê o assentimento do menor de idade considerado maduro para a realização de pesquisas envolvendo crianças e adolescentes (Quadro 5). Deve ser observado que, supondo a possibilidade de alguma melhora, os pacientes e responsáveis possam ser influenciados a participar de protocolos experimentais. Por outro lado, em estudos visando definição de toxicidade, o impacto da utilização da droga na qualidade de vida do doente terminal deve ser levado em consideração, tanto para a inclusão no protocolo experimental quanto para sua eventual suspensão, quando o desconforto for maior do que o dos cuidados paliativos.[2]

Conflitos e dilemas

Em atenção ao Art. 227 da Constituição da República Federativa do Brasil[8] e ao Art. 4º do Estatuto da Criança e do Adolescente,[19] os médicos e as instituições de saúde devem representar a sociedade no dever de assegurar à criança e ao adolescente o direito à vida e à saúde. Essa responsabilidade existe independentemente da dos pais ou outros responsáveis legais (Quadro 6).

De acordo com o Art. 21 do Estatuto da Criança e do Adolescente,[19] o consentimento informado sempre deverá ser obtido de ambos os genitores, a não ser que um deles tenha sido afastado judicialmente deste direito. Entretanto, não é infrequente a impossibilidade de obter o consentimento de um ou ambos os genitores, considerando as inúmeras situações de constituição familiar da sociedade contemporânea, como divórcios com guarda compartilhada dos filhos e possível litígio entre os responsáveis legais; um ou ambos os genitores (geralmente o pai) omissos ou ausentes e não localizáveis; abrigamento do menor por membro da família expandida (geralmente uma das avós) sem que esta guarda tenha sido legalmente estabelecida.

Se a equipe médica que atende o paciente concluir que a não realização de algum procedimento poderá acarretar risco de morte, risco de perda de qualidade de vida, risco de perda de função de um determinado órgão ou sistema ou risco de sofrimento prolongado, a instituição de saúde deve recorrer à Vara da Infância e Juventude de competência local para que as providências necessárias à proteção do paciente sejam tomadas nos casos de recusa dos pais com tal procedimento (Quadro 7).[19,20]

Aspectos éticos e legais

O consentimento informado é um dever do médico previsto nos Arts. 22, 24, 31 e 34 do Código de Ética Médica[11] e o Art. 15 do Código Civil Brasileiro[16] é um reforço para sua obtenção, já que o exige para a execução de tratamentos e procedimentos com risco de vida[21] (Quadro 8).

Devem-se, entretanto, considerar as diversas formas de relação médico-paciente que vêm se estabelecendo na nossa sociedade.

Embora o Código de Ética Médica explicite que a natureza personalíssima da atuação profissional do médico não caracteriza relação de consumo, o Código de Defesa do Consumidor[22] e o Código Civil Brasileiro[16] são claros no que se refere à necessidade das instituições de saúde (prestador de serviço) de informar seus usuários (consumidor de serviços hospitalares) e obter seu consentimento previamente à efetivação de qualquer procedimento que o envolva (Quadro 9).

Quadro 5

Resolução nº. 196/96, do Conselho Nacional de Saúde[18] (Resolução atualizada em 2012 pela 466/2012 - CNS)
Termo de Consentimento Livre e Esclarecido para uso em protocolo de pesquisa envolvendo seres humanos:

O respeito devido à dignidade humana exige que toda pesquisa se processe após consentimento livre e esclarecido dos sujeitos, indivíduos ou grupos que por si ou por seus representantes legais manifestem a sua anuência à participação na pesquisa.

1. Exige-se que o esclarecimento dos sujeitos se faça em linguagem acessível e que inclua necessariamente os seguintes aspectos:
   a) a justificativa, os objetivos e os procedimentos que serão utilizados na pesquisa;
   b) os desconfortos e riscos possíveis e os benefícios esperados;
   c) os métodos alternativos existentes;
   d) a forma de acompanhamento e assistência, assim como seus responsáveis;
   e) a garantia de esclarecimento, antes e durante o curso da pesquisa, sobre a metodologia, informando a possibilidade de inclusão em grupo controle ou placebo;
   f) a liberdade de o sujeito se recusar a participar ou retirar seu consentimento, em qualquer fase da pesquisa, sem penalização alguma e sem prejuízo ao seu cuidado;
   g) a garantia do sigilo que assegure a privacidade dos sujeitos quanto aos dados confidenciais envolvidos na pesquisa;
   h) as formas de ressarcimento das despesas decorrentes da participação na pesquisa; e
   i) as formas de indenização diante de eventuais danos decorrentes da pesquisa.
2. O termo de consentimento livre e esclarecido obedecerá aos seguintes requisitos:
   a) ser elaborado pelo pesquisador responsável, expressando o cumprimento de cada uma das exigências acima;
   b) ser aprovado pelo Comitê de Ética em Pesquisa que referenda a investigação;
   c) ser assinado ou identificado por impressão dactiloscópica, por todos e cada um dos sujeitos da pesquisa ou por seus representantes legais; e
   d) ser elaborado em duas vias, sendo uma retida pelo sujeito da pesquisa ou por seu representante legal e uma arquivada pelo pesquisador.
3. Nos casos em que haja qualquer restrição à liberdade ou ao esclarecimento, necessários para o adequado consentimento, deve-se ainda observar:
   a) em pesquisas envolvendo crianças e adolescentes, portadores de perturbação ou doença mental e sujeitos em situação de substancial diminuição em suas capacidades de consentimento, deverá haver justificação clara da escolha dos sujeitos da pesquisa, especificada no protocolo, aprovada pelo Comitê de Ética em Pesquisa, e cumprir as exigências do consentimento livre e esclarecido, através dos representantes legais dos referidos sujeitos, sem suspensão do direito de informação do indivíduo, no limite de sua capacidade;
   b) a liberdade do consentimento deverá ser particularmente garantida para aqueles sujeitos que, embora adultos e capazes, estejam expostos a condicionamentos específicos ou à influência de autoridade, especialmente estudantes, militares, empregados, presidiários, internos em centros de readaptação, casas-abrigo, asilos, associações religiosas e semelhantes, assegurando-lhes a inteira liberdade de participar ou não da pesquisa, sem quaisquer represálias;
   c) nos casos em que seja impossível registrar o consentimento livre e esclarecido, tal fato deve ser devidamente documentado com explicação das causas da impossibilidade e parecer do Comitê de Ética em Pesquisa;
   d) as pesquisas em pessoas com o diagnóstico de morte encefálica só podem ser realizadas desde que estejam preenchidas as seguintes condições:
      - documento comprobatório da morte encefálica (atestado de óbito);
      - consentimento explícito dos familiares e/ou do responsável legal, ou manifestação prévia da vontade da pessoa;
      - respeito total à dignidade do ser humano sem mutilação ou violação do corpo;
      - sem ônus econômico financeiro adicional à família;
      - sem prejuízo para outros pacientes aguardando internação ou tratamento;
      - possibilidade de obter conhecimento científico relevante, novo e que não possa ser obtido de outra maneira;
   e) em comunidades culturalmente diferenciadas, inclusive indígenas, deve-se contar com a anuência antecipada da comunidade através dos seus próprios líderes, não se dispensando, porém, esforços no sentido de obtenção do consentimento individual;
   f) quando o mérito da pesquisa depender de alguma restrição de informações aos sujeitos, tal fato deve ser devidamente explicitado e justificado pelo pesquisador e submetido ao Comitê de Ética em Pesquisa. Os dados obtidos a partir dos sujeitos da pesquisa não poderão ser usados para outros fins que os não previstos no protocolo e/ou no consentimento.

Código de Ética Médica – Resolução CFM nº 2.217/2018[11]

Capítulo XII – Ensino e Pesquisa Médica

Art. 101 – É vedado ao médico deixar de obter do paciente ou de seu representante legal o termo de consentimento livre e esclarecido para a realização de pesquisa envolvendo seres humanos, após as devidas explicações sobre a natureza e as consequências da pesquisa.

§ 1º – No caso de o paciente participante de pesquisa ser criança, adolescente, pessoa com transtorno ou doença mental, em situação de diminuição de sua capacidade de discernir, além do consentimento de seu representante legal, é necessário seu assentimento livre e esclarecido na medida de sua compreensão.

§ 2º – O acesso aos prontuários será permitido aos médicos, em estudos retrospectivos com questões metodológicas justificáveis e autorizados pelo Comitê de Ética em Pesquisa (CEP) ou pela Comissão Nacional de Ética em Pesquisa (Conep).

Quadro 6

Constituição da República Federativa do Brasil de 1988[8]

Art. 227 – É dever da família, da sociedade e do Estado assegurar à criança e ao adolescente, com absoluta prioridade, o direito à vida, à saúde, à alimentação, à educação, ao lazer, à profissionalização, à cultura, à dignidade, ao respeito, à liberdade e à convivência familiar e comunitária, além de colocá-los a salvo de toda forma de negligência, discriminação, exploração, violência, crueldade e opressão.

Estatuto da Criança e do Adolescente[19]

Art. 4° – É dever da família, da comunidade, da sociedade em geral e do Poder Público assegurar, com absoluta prioridade, a efetivação dos direitos referentes à vida, à saúde, à alimentação, à educação, ao lazer, à profissionalização, à cultura, à dignidade, ao respeito, à liberdade, à convivência familiar e comunitária.

Art 5° – Nenhuma criança ou adolescente será objeto de qualquer forma de negligência, discriminação, exploração, violência, crueldade e opressão, punido na forma da lei qualquer atentado por ação ou omissão aos seus direitos fundamentais.

Quadro 7

Estatuto da Criança e do Adolescente[19]

Art. 21 – O poder familiar será exercido, em igualdade de condições, pelo pai e pela mãe, na forma do que dispuser a legislação civil, assegurado a qualquer deles o direito de, em caso de discordância, recorrer à autoridade judiciária competente para solução da divergência.

Art. 33 – A guarda obriga à prestação de assistência material, moral e educacional à criança ou adolescente, conferindo a seu detentor o direito de opor-se a terceiros, inclusive aos pais.

Parágrafo 2° – Excepcionalmente, deferir-se-á a guarda, fora dos casos de tutela e adoção, para atender a situações peculiares ou suprir a falta eventual dos pais ou responsáveis, podendo ser deferido o direito de representação para a prática de atos determinados.

Quadro 8

Código de Ética Médica – Resolução CFM n° 2.217/2018[11]

Capítulo IV – Direitos Humanos

É vedado ao médico:

Art. 22 – Deixar de obter consentimento do paciente ou de seu representante legal após esclarecê-lo sobre o procedimento a ser realizado, salvo em caso de risco iminente de morte.

Art. 24 – Deixar de garantir ao paciente o exercício do direito de decidir livremente sobre sua pessoa ou seu bem-estar, bem como exercer sua autoridade para limitá-lo.

Capítulo V – Relação com Pacientes e Familiares

É vedado ao médico:

Art. 31 – Desrespeitar o direito do paciente ou de seu representante legal de decidir livremente sobre a execução de práticas diagnósticas ou terapêuticas, salvo em caso de iminente risco de morte.

Art. 34 – Deixar de informar ao paciente o diagnóstico, o prognóstico, os riscos e os objetivos do tratamento, salvo quando a comunicação direta possa provocar-lhe dano, devendo, nesse caso, fazer a comunicação a seu representante legal.

(continua)

Quadro 8 *(continuação)*

Código Civil Brasileiro[16]

Art. 15 – Ninguém pode ser constrangido a submeter-se, com risco de vida, a tratamento médico ou à intervenção cirúrgica.

Quadro 9

Código de Ética Médica – Resolução CFM n° 2.217/2018[11]

Capítulo I – Princípios Fundamentais

XX – A natureza personalíssima da atuação profissional do médico não caracteriza relação de consumo.

Código de Defesa do Consumidor[22]

Art. 6° – São direitos do consumidor: (...)
III – a informação adequada e clara sobre os diferentes produtos e serviços (...);

Art. 31 – A oferta e a apresentação de produtos ou serviços devem assegurar informações corretas, claras, precisas, ostensivas e em língua portuguesa (...), bem como sobre os riscos que apresentem à saúde e segurança dos consumidores.

Art. 39 – É vedado ao fornecedor de produtos ou serviços dentre outras práticas abusivas: (...)
VI – executar serviços sem a prévia elaboração de orçamento e autorização expressa do consumidor.

Em atenção ao Art. 422 do Código Civil Brasileiro (Quadro 10), pode-se dizer que o consentimento informado é uma manifestação objetiva da boa-fé do contratado (instituição de saúde) frente ao contratante (paciente) que, ao cumprir com o dever de informar e esclarecer, a demonstra por meio de documentação adequada, redigido da maneira clara e objetiva no prontuário do paciente.[21]

Quadro 10

Código Civil Brasileiro[16]

Art. 422 – Os contratantes são obrigados a guardar, assim na conclusão do contrato, como na sua execução, os princípios de probidade e boa-fé.

Recomendações

Considerando o exposto, recomenda-se:

1. Para participar das decisões sobre sua saúde, o paciente ou seus responsáveis legais precisam ser esclarecidos sobre a enfermidade que acomete o paciente, seu prognóstico, a necessidade de exames complementares e de procedimentos e as opções terapêuticas com seus riscos, benefícios e custos. Essas informações devem ser abrangentes e em termos que possam ser por eles entendidos. Só após assegurar que todas as questões relativas ao diagnóstico e tratamento da enfermidade foram esclarecidas e compreendidas é possível o diálogo e, consequentemente, a tomada de decisões em conjunto.[23]
2. Sendo os genitores os defensores dos interesses de seus filhos, em tese, são eles que decidem, mas o assentimento das crianças e adolescentes nas decisões sobre sua saúde deve ser considerado, desde que o menor seja identificado pela equipe multiprofissional como capaz de avaliar seu problema.

3. Se for procedimento que visa preservar a vida (risco iminente de morte), o consentimento pode ser considerado presumido, o que é legalmente lícito[24] e universalmente aceito (Quadro 11).

Quadro 11

Código Penal Brasileiro[24]

Art. 146 – Constranger alguém, mediante violência ou grave ameaça, ou depois de lhe haver reduzido, por qualquer outro meio, a capacidade de resistência, a não fazer o que a lei permite, ou a fazer o que ela não manda.

(...)

Parágrafo 3° – Não se compreendem na disposição deste artigo: I – a intervenção médica ou cirúrgica, sem o consentimento do paciente ou de seu representante legal, se justificada por iminente perigo de vida.

4. Quando existirem divergências ou conflitos entre o princípio da beneficência defendida pela equipe de saúde e o da autonomia da família e não exista risco iminente de morte, deve-se ampliar o diálogo envolvendo outros membros da equipe multiprofissional e da família expandida (avós, tios etc.).
5. Se não houver consenso, deve-se recorrer à decisão judicial por meio da elaboração de ofício à Vara da Infância e Juventude de atuação local, detalhando a situação, com o cuidado de usar uma linguagem acessível a não médicos.
6. A elaboração específica do Consentimento Informado como documento do prontuário do paciente não é necessária quando o procedimento diagnóstico e terapêutico já se constitui em consenso com regras explícitas e implícitas aplicadas em prática médica rotineira (embora com variações), baseada nas melhores evidências disponíveis.
   A existência de protocolos assistenciais ou diretrizes clínicas nas instituições de saúde se constitui em importante instrumento de amparo para essa atitude.
7. O Consentimento Informado pode ser obtido verbalmente, sem a assinatura do paciente ou de seus responsáveis legais expressas em documento específico. Nesse caso, a reunião do paciente ou seus responsáveis legais com os membros da equipe multidisciplinar que transmitiram os esclarecimentos e obtiveram o consentimento deve ser detalhadamente registrada no prontuário do paciente, de preferência subscrita também por testemunhas que participaram da reunião. Isso se justifica, no nosso meio, não só pelo pouco entendimento da linguagem escrita de parcela significativa da população (analfabetismo funcional), mas também pelas situações nas quais a obtenção da assinatura no documento possa ser interpretada como uma forma de constrangimento.[14]
8. Quando se optar pela formalização em prontuário do Consentimento Informado por meio de um documento específico, este não pode ser um documento padrão para todos os procedimentos, pois a diversidade de situações na Medicina é tamanha que a previsão delas em um único documento é impossível.[17] O Parecer Consulta do CFM nº 24/97 (Quadro 12)[25] esclarece que compete às instituições de saúde elaborar os referidos formulários e submetê-los à avaliação da Comissão de Ética e, quando necessário, ao próprio Conselho Regional de Medicina. Além dos esclarecimentos médicos específicos pertinentes ao procedimento proposto, nele devem constar:
   - identificação do paciente;
   - identificação (com documento de identidade) e assinatura dos responsáveis legais (geralmente ambos os genitores);
   - identificação (com o número do CRM) do médico que prestou os esclarecimentos e obteve o consentimento;
   - cláusula que explicite que o consentimento é revogável a qualquer momento se o paciente ou seus responsáveis legais assim o desejarem.

Quadro 12

Parecer Consulta do CFM nº 24/97[25]
Aprovado em sessão plenária em 12/06/97, a Assessoria Jurídica do CFM, ao manifestar-se sobre a matéria, enfatizou os seguintes pontos:

O médico tem o dever de informar o paciente acerca dos riscos do ato médico e das consequências dos medicamentos que forem prescritos;

Além disso, o médico tem responsabilidade civil, penal e disciplinar sobre seus atos, devendo essa responsabilidade ser avaliada em cada caso;

O chamado "termo de consentimento esclarecido" tem como finalidade "formalizar" ou "documentar" o médico e, também, o paciente sobre as consequências que poderão advir do ato médico e da prescrição de medicamentos, inclusive hipóteses de caso "fortuito" e "força maior" desconhecidas da "Ciência" e que escapam ao controle da Medicina. Dessa forma, o aludido termo ou autorização não tem a virtude de excluir a responsabilidade do médico. Não pode ser entendido, pois, como excludente de responsabilidade ou cláusula de não indenização;

O aludido "documento" cumpre finalidade ético-jurídica e pode ser apreciado como "prova" da lisura do procedimento médico;

Assim, o "termo de consentimento esclarecido" jamais deverá ser de cunho impositivo, devendo ser sempre grafado em linguagem acessível e simples para entendimento do paciente que subscreverá o "documento", ou de seu representante legal.

9. A formalização do Termo de Consentimento Livre e Esclarecido como constituinte do prontuário do paciente é obrigatório para aplicação de tratamentos inovadores, não padronizados, com riscos e benefícios indefinidos, conforme a Resolução nº 196/96, do Conselho Nacional de Saúde (Quadro 2).[18]

REFERÊNCIAS BIBLIOGRÁFICAS

1. Loch JA, Clotet J, Kipper DJ. A autonomia na infância e na juventude. In: Constantino CF, Barros JCR, Hirschheimer MRH, editores. Cuidando de Crianças e Adolescentes sob o olhar da Ética e da Bioética. Rio de Janeiro: Atheneu; 2009. p.261-75.

2. Kopelman BI, Constantino CF, Torreão LA, Hirschheimer MR, Cipolotti R, Krebs VLJ. Bioética e Pediatria. In: Lopez FA, Campos Jr. D, editores. Tratado de Pediatria. 2.ed. Barueri: Manole; 2010. p.15-25.
3. Clotet J, Goldim JR, Francisconi CF. Consentimento informado e a sua prática na assistência e pesquisa no Brasil. Porto Alegre: EDIPUCRS, 2000. p.13.
4. Loch JA. Aspectos éticos em imunização infantil. Caso Clínico. Bioética. 1996;4(2):229-32.
5. American Academy of Pediatrics. Committee on Bioethics. Informed Consent, Parental Permission, and Assent in Pediatric Practice. Pediatrics. 1995;95(2):314-7.
6. Truog R, Burns J. Ethics. In: Rogers MC, editor. Textbook of pediatric intensive care. 3.ed. Baltimore: Williams & Wilkins; 1996. p.1649-62.
7. Françoso LA, Oselka GW. Aspectos éticos do atendimento do adolescente. Atualize-se Pediatra, Sociedade de Pediatria de São Paulo. 1999;10:04.
8. Brasil. Constituição da República Federativa do Brasil. Promulgada em 05 de outubro de 1988.
9. Gutierrez PL. Reflexões sobre autonomia e direitos do cidadão, do médico e das instituições de saúde – do bem individual ao bem coletivo. In: Constantino CF, Barros JCR, Hirschheimer MRH, editores. Cuidando de Crianças e Adolescentes sob o olhar da Ética e da Bioética. Rio de Janeiro: Atheneu; 2009. p.347-53.
10. Comunicado do prof. Paulo Fortes na Jornada de Bioética realizada em Abril de 2005, organizada pela Comissão de Bioética do HCF-MUSP.
11. Conselho Federal de Medicina. Código de Ética Médica. Resolução CFM nº 2.217, de 27 de setembro de 2018, Publicada no D.O.U. de 1º de novembro de 2018, Seção I, p. 179.
12. Weber M. A política como vocação: ciência e política, duas vocações. São Paulo: Cultrix; 1993. p.109.
13. Parecer da Comissão de Bioética do HC-FMUSP nº 008/2004.
14. Constantino CF, Barros JCR, Hirschheimer MR, Monteiro PJC. Prontuário do paciente. In: Constantino CF, Barros JCR, Hirschheimer MRH, editores. Cuidando de Crianças e Adolescentes sob o olhar da Ética e da Bioética. Rio de Janeiro: Atheneu; 2009. p.203-13.
15. Kipper DJ, editor. Uma Introdução à Bioética. Temas de Pediatria 73: São Paulo: Nestlé; 2002. 56p.
16. Brasil. Código Civil Brasileiro. Lei nº 10.406, de 10 de janeiro de 2002.
17. Pessoa JHL. O Atendimento Pediátrico. In: Constantino CF, Barros JCR, Hirschheimer MRH, editores. Cuidando de Crianças e Adolescentes sob o olhar da Ética e da Bioética. Rio de Janeiro: Atheneu; 2009. p.1-16.
18. Brasil. Ministério da Saúde. Conselho Nacional de Saúde. Resolução nº 196. Brasília: Ministério da Saúde, de 10 de outubro de 1996.
19. Brasil. Estatuto da Criança e do Adolescente. Lei nº. 8.069, 1990.
20. Constantino CF, Oselka GW, Hirschheimer MR. Alta a pedido. In: Constantino CF, Barros JCR, Hirschheimer MRH, editores. Cuidando de Crianças e Adolescentes sob o olhar da Ética e da Bioética. Rio de Janeiro: Atheneu; 2009. p.197-202.
21. Boyacian K, Vasquez MO. Regulamentação Civil da Autonomia do Paciente. Jornal da AMB. 2007;48(1349):24.
22. Brasil. Código de Defesa do Consumidor. Lei nº 8.078, de 11 de setembro de 1990.
23. Duch LF. Criança com Malformações. In: Oselka GW, coordenador. Bioética Clínica: reflexões e discussões sobre casos selecionados. São Paulo: CREMESP – Centro de Bioética: 2008, 171-6.
24. Brasil. Código Penal. Decreto-Lei Nº 2.848, de 07 de dezembro de 1940.
25. Conselho Federal de Medicina. Parecer-Consulta CFM nº 3.528/94 – PC/CFM/nº 24/97, aprovado em 12/06/97.

CAPÍTULO 10

ASPECTOS ÉTICOS, BIOÉTICOS E LEGAIS DO ATENDIMENTO AO ADOLESCENTE

Alda Elizabeth Boehler Iglesias Azevedo
Lígia de Fátima Nobrega Reato
Marta Francis Benevides Rehme

AO FINAL DA LEITURA DESTE CAPÍTULO, O PEDIATRA DEVE ESTAR APTO A:

- Compreender as diferentes conceituações da adolescência e identificar os principais marcos que embasam a atenção à saúde desta faixa etária.
- Distinguir as especificidades envolvidas no atendimento à saúde do adolescente a partir do enfoque da bioética e da medicina do adolescente.
- Reconhecer a competência dos adolescentes para a tomada de decisão nas questões relacionadas à sua saúde assim como os seus limites.
- Discernir as questões de sigilo médico, relação médico--adolescente-família, privacidade e confidencialidade.
- Conhecer as principais recomendações das sociedades brasileiras de especialidades a respeito dos aspectos éticos do atendimento médico ao adolescente, inclusive dos que apresentam idade inferior a 14 anos.

INTRODUÇÃO

A consulta médica na adolescência pode ser compreendida como um rito de passagem. A relação médico-paciente, realizada predominantemente de forma indireta na infância (através da mãe ou responsável), progride para a necessidade de um canal aberto de comunicação entre o adolescente e seu médico.

Essa mudança de configuração implica que, se por um lado precisam ser assegurados aos adolescentes direitos como privacidade, confidencialidade e sigilo, por outro, existem limites a serem estabelecidos e a família não deve ser excluída desse contexto nem de sua responsabilização pela saúde de indivíduos ainda em formação.[1]

Adicionalmente, é essencial garantir que, seja qual for o motivo que leve os adolescentes a procurarem serviços e/ou profissionais de saúde, eles devem ser acolhidos com toda a especificidade e singularidade que essa faixa etária exige.

Assim, é compreensível a ocorrência de dilemas e conflitos na atenção à saúde desse grupo populacional, ocasionados ou por desconhecimento ou por limitações muitas vezes tênues entre o que pode e o que não deve ser feito.

Nesse sentido, o embasamento em princípios éticos e bioéticos, respeitando-se preceitos legais, possibilitou à Medicina do Adolescente evoluir, introduzindo, aperfeiçoando e orientando normas e condutas que a distinguem e a diferenciam.[2]

A partir do exposto, portanto, fica evidente a importância deste capítulo, cujo objetivo principal é fornecer subsídios a respeito das bases legais, princípios éticos e bioéticos para o atendimento médico de adolescentes, respaldando-se em documentos e recomendações consolidadas na prática hebiátrica.

MARCOS LEGAIS

Contextualizando a adolescência

A adolescência, reconhecida universalmente como a etapa de transição do desenvolvimento humano situada entre a infância e a idade adulta, é definida de forma diferenciada no Brasil, no que diz respeito aos seus limites etários.

Enquanto o Ministério da Saúde brasileiro adota a conceituação da Organização Mundial da Saúde (OMS) e considera como adolescentes os indivíduos entre 10 e 19 anos (ou seja, a OMS circunscreve a adolescência à segunda década de vida – de 10 a 20 anos incompletos), o Estatuto da Criança e do Adolescente (ECA) define legalmente como adolescente a pessoa entre 12 e 18 anos.[3]

Embora o critério cronológico seja restrito e não leve em conta as diferenças individuais, trata-se de um elemento balizado para a implantação e desenvolvimento de políticas públicas.

Não obstante, a partir da perspectiva da visão integral, além da faixa etária, os parâmetros biológicos, assim como os psicológicos e sociais, devem ser sempre considerados como componentes essenciais e indissolúveis na abordagem conceitual da adolescência.[3]

Marco internacional

A Declaração Universal dos Direitos Humanos, promulgada em 1948, possibilitou que a Organização das Nações Unidas (ONU) estabelecesse convenções e firmasse estatutos de cooperação que procuram garantir ao cidadão o exercício e a não violação de uma série de prerrogativas consideradas essenciais à vida digna, denominados de forma ampla como direitos humanos.

Para concretizar o acesso de todos a esses direitos, foram criadas medidas específicas direcionadas aos segmentos que mais sofriam de violação a seus direitos: deficientes, idosos, mulheres, crianças e adolescentes.

A partir de então, diversas políticas públicas têm sido implementadas em vários países, considerando diferenças e vulnerabilidades, objetivando reduzir desigualdades e proporcionar uma vida mais digna a esses sujeitos de direito.[4]

Marcos nacionais

No Brasil, onde os direitos humanos são reconhecidos legalmente como fundamentais, identificam-se leis e normas essenciais para a efetivação da atenção integral à saúde de adolescentes e jovens, entre as quais se destacam as apontadas a seguir:[4]

- Constituição Federal de 1988: representa a institucionalização dos Direitos Humanos no Brasil, em que o artigo 227 preconiza que: "é dever da família, da sociedade e do Estado assegurar à criança e ao adolescente, com absoluta prioridade, o direito à vida, à saúde, à alimentação, à educação, ao lazer, à profissionalização, à cultura, à dignidade, ao respeito, à liberdade e à convivência familiar e comunitária, além de colocá-los a salvo de toda forma de negligência, exploração, violência, crueldade e opressão." Assim, coadunado aos parâmetros internacionais, este mandato constitucional reordenou juridicamente as novas leis que se destacam no apoio aos direitos de crianças e adolescentes.
- Estatuto da Criança e do Adolescente (Lei 8.069, 13/07/1990): regulamenta o artigo 227 da Constituição Brasileira.
- Lei Orgânica da Saúde (Lei 8.080, 19/09/1990): cria o SUS (Sistema Único de Saúde).
- Lei Orgânica da Assistência Social (Lei 8.742, 07/09/1993): garante expressamente proteção especial à adolescência e ao amparo de adolescentes carentes.
- Lei das Diretrizes e Bases da Educação Brasileira (LDB – Lei 9.394, 20/12/1996): regulamenta o direito à educação.
- Diretrizes Nacionais de Atenção Integral à Saúde de Adolescentes na Promoção, Proteção e Recuperação da Saúde: instituídas em 2010 pelo Ministério da Saúde, configura-se como um marco legal em que adolescentes e jovens, independentemente de gênero, raça, cor, origem ou outra condição, devem ter seus direitos garantidos por meio de ações eficazes que lhes proporcionem a formação de uma consciência cidadã.[4]

PRECEITOS LEGAIS, PRINCÍPIOS ÉTICOS E BIOÉTICOS

De modo geral, as legislações consideram a faixa etária, a saúde ou o desenvolvimento intelectual de determinadas pessoas com a finalidade de protegê-las. Entretanto, a adoção da idade como critério único pode resultar em limitação legal para o exercício dos direitos dos adolescentes.[3]

Na prática diária, são comuns situações em que os limites da relação entre o médico e seu paciente menor de idade e/ou responsáveis são controversos. Por exemplo, qual a conduta correta quando um adolescente procura atendimento sozinho? A família precisa ser notificada a respeito do conteúdo das consultas? E sobre os procedimentos? É possível prescrever anticoncepcionais para adolescentes sem o conhecimento da família?[5] Para responder a esses questionamentos, não basta que os profissionais de saúde recorram a códigos e leis; eles precisam valer-se também da reflexão bioética na discussão conjunta dos diferentes enfoques envolvidos.[6]

Nesse sentido, outros aspectos da avaliação profissional precisam ser considerados, como grau de maturidade, emancipação e situações de risco.[5,6]

O Código de Ética Médica (CEM), considerando que a revelação de determinados fatos para os responsáveis legais de adolescentes pode suscitar em quebra de confiança e propiciar consequências danosas para a sua saúde, não adotou o critério "idade", mas, sim, o do desenvolvimento intelectual, respeitando categoricamente a opinião do jovem e garantindo o sigilo profissional, conforme transcrito no Art. 74, no qual "É vedado ao médico: revelar segredo profissional referente a paciente menor de idade, inclusive a seus pais ou responsáveis legais, desde que o menor tenha capacidade de discernimento salvo quando a não revelação possa acarretar dano ao paciente".[7]

De modo semelhante, diversos códigos de ética profissionais seguem o mesmo entendimento e determinam o sigilo profissional independentemente da idade do paciente, prevendo quebra apenas em casos de riscos relevantes à saúde ou risco de vida para o paciente ou para terceiros.[3]

Dessa forma, os princípios éticos para o atendimento ao adolescente estão relacionados à autonomia, à privacidade, à confidencialidade e ao sigilo. Esses preceitos buscam respeitar os direitos dos adolescentes e encorajá-los a procurar ajuda para os seus problemas de saúde.[7]

- Autonomia: na atenção à saúde, autonomia é a capacidade de decisão do paciente acerca de questões relacionadas à sua própria saúde.[1-3,5,7]

Muitos profissionais alegam que pacientes adolescentes, dada a pouca idade, não estão aptos a assumir a responsabilidade por sua própria saúde, devendo assim passar pelo crivo de seus representantes legais. Na prática, porém, o profissional não pode garantir que esses tutores realmente assegurem o benefício dos menores sob sua tutela; sendo assim, essa proposição pode ser questionada.[6]

Não obstante, vale salientar que, em determinadas condições, a autonomia pode ser limitada, cabendo ao médico e aos demais profissionais de saúde tentar asseverar o cuidado e a proteção de danos.

Além da autonomia, outros pilares da bioética se referem ao princípio da beneficência e da não maleficência que, em algumas situações, poderão ser aplicadas no atendimento ao adolescente.

- Privacidade: é o direito do adolescente de, independentemente da idade, ser atendido sozinho, em espaço privado de consulta, em que é reconhecida sua autonomia e respeitada sua individualidade. Essa privacidade deverá ser mantida durante todo o exame físico, a menos que o adolescente não queira ou em determinadas condições: distúrbios psiquiátricos, deficit intelectual importante, suspeita ou referência de violência ou abuso sexual. Quando o adolescente manifestar desejo de não permanecer sozinho ou não tiver condições de fornecer as informações necessárias, um responsável deverá acompanhá-lo durante a consulta. Havendo suspeita de violência física ou sexual, recomenda-se que outro profissional da equipe de saúde esteja presente.[7]
- Confidencialidade e sigilo: o acordo entre o profissional da saúde e o adolescente, no qual fica estabelecido que o que for transmitido pelo paciente durante e após a consulta não será compartilhado com seus responsáveis, denomina-se confidencialidade. Isso possibilita que um número maior de informações acerca da saúde, e principalmente dos fatores de risco aos quais o adolescente possa estar exposto, seja revelado. O temor de que relatos da consulta seja divulgado aos familiares pode retardar a procura do adolescente por auxílio médico, comprometendo a relação médico-paciente e ainda induzir à omissão de informações importantes para um adequado diagnóstico e tratamento.[6]

A confidencialidade é apoiada em regras de bioética médica, no princípio da autonomia, e reforça o reconhecimento do adolescente como sujeito, protagonista de suas ações. É essencial que a família compreenda essa abordagem como uma oportunidade de aprendizado, que pode auxiliar o adolescente a exercitar sua cidadania.[6,8,9]

Quanto ao sigilo, como citado anteriormente, no Brasil, trata-se de um princípio ético regulamentado pelo Conselho Federal de Medicina, explicitado no CEM.[3,4,7] O principal parâmetro a ser considerado para a interrupção ou permanência do mesmo é a possibilidade concreta de dano para a saúde do adolescente ou de terceiros.

De modo geral, nas questões próprias da adolescência, que pressupõem respeito à intimidade de cada um, o sigilo deve ser mantido. Quando houver risco à integridade de vida, há indicação da interrupção do mesmo.[7,10]

Quando justificada a quebra de sigilo, recomenda-se auxiliar os adolescentes a envolverem as famílias no acompanhamento da tomada de decisão e ser realizada na presença dela.[6-8]

No Quadro 1, estão listadas situações comuns relacionadas à manutenção ou à quebra do sigilo.

Assentimento e consentimento livre e esclarecido do adolescente

Assentimento é o ato de assentir, concordar, dar anuência. Assentir é permitir, admitir, aprovar. O assentimento do adolescente, assim como o consentimento do adulto, deve ser igualmente livre e esclarecido.

Já consentimento é o ato ou efeito de consentir; a manifestação que autoriza algo. No consentimento livre e esclarecido o indivíduo com capacidade de discernimento, capaz de forma autônoma e voluntária, decide se quer ou

Quadro 1 Situações que justificam a quebra de sigilo e situações nas quais o sigilo deve ser mantido

Quebra de sigilo	Manutenção do sigilo
Presença ou suspeita de qualquer tipo de violência: emocional, interpessoal, maus-tratos, sexual, *bullying*, relacionamento abusivo etc.	Ficar, namorar, iniciação sexual (excluída violência ou imposição explícita). Adolescentes abaixo de 14 anos ainda em discussão sobre quebra de sigilo para assegurar a relação médico-paciente
Uso de álcool e outras drogas, sinais de dependência química	Experimentação de psicoativos sem sinais de dependência
Autoagressão, ideação suicida ou de fuga de casa, tendência homicida	Orientação sexual, conflitos com identidade de gênero
Gravidez, abortamento	Prescrição de contraceptivos (para adolescentes com maturidade para adesão)
Sorologia positiva para HIV/AIDS (comunicar familiares e parceria sexual)	Infecções de transmissão sexual desde que afastada violência sexual e que o adolescente tenha maturidade para adesão ao tratamento
Não adesão a tratamentos deixando o adolescente ou terceiros em risco	
Diagnóstico de doenças graves, quadros depressivos e outros transtornos do campo mental	
Risco de participação em roubos, assaltos, tráfico de drogas, direção de veículos sob efeito de drogas ou álcool	

Fonte: Manual de Adolescência, 2019.[7]

não ser submetido a um procedimento diagnóstico e/ou terapêutico, após ter sido informado e esclarecido de todos os riscos e benefícios envolvidos.

O adolescente deve ter o direito de, dentro de sua capacidade de discernimento, decidir sobre as práticas diagnósticas e/ou terapêuticas a que concorda em ser submetido, inclusive sua participação em pesquisas. No entanto, especificamente em caso de pesquisa, mesmo com sua anuência em participar, faz-se necessário, além do seu assentimento, o consentimento dos pais ou responsáveis.[11]

SITUAÇÕES ESPECIAIS

O atendimento ao adolescente reveste-se de características especiais por se destinar a indivíduos que se encontram em uma etapa do desenvolvimento humano em que a maturidade (física, emocional e social) é adquirida progressivamente.

Essa especificidade demanda cuidados e gera dilemas, dos quais os mais comuns dizem respeito a: relação médico-paciente, registro em prontuários, trabalho, sexualidade e saúde reprodutiva, violência, prática de atividades ilícitas.[8,9]

Destaca-se que o profissional deverá ter o conhecimento necessário e capacitação de como abordar as situações especiais ou conflituosas para a intervenção adequada. Além disso, todos os dados encontrados e suas circunstâncias, bem como os achados do exame físico e as medidas instituídas, devem ser cuidadosamente descritos e registrados em prontuário.[8-10]

Relação médico/paciente adolescente

A relação médico/paciente adolescente pode provocar no profissional da saúde recordações de sua própria adolescência sendo que, às vezes, o profissional se conduz por sua própria história de vida. Para se ter uma conduta ética, são necessárias avaliação permanente do próprio comportamento e autorreflexão para manter o vínculo com o adolescente de forma técnica e científica.[8]

Registro das informações nos prontuários

Apesar de serem propriedade do usuário do serviço de saúde, os dados contidos em prontuário podem ser acessados por outros profissionais do serviço, assim como os pais e os representantes legais. Diante da possibilidade da quebra de sigilo, observa-se que muitos profissionais omitem fatos e exames como forma de proteger os adolescentes. Cabe destacar a necessidade de uma cautela efetiva em relação a toda documentação do usuário, visto que ela é de propriedade do paciente, mesmo adolescente, e o hospital tem a obrigação legal de manter sua guarda. A privacidade das informações é um dever profissional e institucional.[8,9]

Violência sexual

O atendimento de menores de 18 anos de idade em situação de abuso sexual exige o cumprimento dos princípios de sigilo e segredo profissional observando sua proteção. Se a revelação dos fatos for feita para preservá-los de danos, está afastado o crime de revelação de segredo profissional. A decisão deve estar justificada no prontuário da criança ou do adolescente.[8,9]

Nesse sentido, os profissionais de saúde que atendam pessoas em situação de abuso sexual devem conhecer as principais leis vigentes, fundamentais para o dimensionamento do fenômeno do abuso sexual e de suas consequências.[8,9]

Se, por alguma razão, não for mais possível a realização dos exames periciais diretamente pelo IML, os peritos podem fazer o laudo de forma indireta, com base no prontuário médico. Assim, os dados sobre a violência sofrida e suas circunstâncias, o exame físico e as medidas instituídas devem ser registrados em prontuário de forma adequada e, se possível, por meio de gráficos (figuras, traçados).[8,9]

Sexualidade e planejamento familiar

A Lei do Planejamento Familiar (Lei nº 9.263, 12 de janeiro de 1996)[9] diz no seu artigo 3º, parágrafo único, item I: "O planejamento familiar é parte integrante do conjunto de ações de atenção à mulher, ao homem ou ao casal, dentro de uma visão de atendimento global e integral à saúde. Parágrafo único – As instâncias gestoras do Sistema Único de Saúde, em todos os seus níveis, na prestação das ações previstas no caput, obrigam-se a garantir, em toda a sua rede de serviços, no que respeita a atenção à mulher, ao homem ou ao casal, programa de atenção integral à saúde, em todos os seus ciclos vitais, que inclua, como atividades básicas, entre outras: I – a assistência à concepção e contracepção."[12]

Portanto, a contracepção, incluindo a de emergência, pode e deve ser indicada para adolescentes, inclusive para menores de 14 anos de idade, respeitando-se os critérios de elegibilidade médica da OMS para uso de contraceptivos.[12] O sigilo da prescrição deve ser preservado, desde que o método contraceptivo não seja invasivo (dispositivos intrauterinos ou implantes), quando será necessário o consentimento dos pais e/ou responsáveis. Os aspectos da contracepção na adolescência serão abordados em capítulo específico neste Tratado.

Situação de trabalho

No Brasil, as mudanças ocorridas na organização do trabalho a partir de 1970 provocaram repercussões na situação do trabalho infantojuvenil. Portanto, os profissionais de saúde devem proporcionar uma atenção especial e promover a saúde desses trabalhadores.[13]

Em 1998, foi alterado o art. 7º da CF, que estabeleceu em 16 anos a idade mínima de acesso ao trabalho, exceção feita ao emprego em regime de aprendizagem, permitido a partir de 14 anos. Em 1990, o ECA regularizou a profissionalização e a proteção do trabalho. Somente em 2008 foi regulamentada a Convenção nº 182 da Organização Internacional do Trabalho (OIT), na qual está demonstrada a lista das piores formas de trabalho infantil, como, dentre outras, a exploração sexual, o tráfico de drogas e o trabalho doméstico.[13]

No que se refere às políticas públicas de Saúde relacionadas à saúde do trabalhador infantojuvenil, o MS implantou uma Política Nacional de Saúde para a Erradicação do Trabalho Infantil e Proteção do Trabalhador Adolescente, por meio da Área Técnica de Saúde do Trabalhador. Esta política considera o papel do Sistema Único de Saúde (SUS) prioritário na atenção integral à saúde das crianças e adolescentes trabalhadores, apresentando, no âmbito da atenção básica, um papel fundamental na promoção, proteção, recuperação e reabilitação da saúde nesta faixa etária.[13]

Conflito relacionado à prática de atividades ilícitas

Refere-se aos casos de adolescentes que usam e/ou traficam drogas, que se submeteram a abortamento ou praticaram roubo, ou revelam atividades de prostituição.[8]

Atividade sexual em menores de 14 anos de idade

Dentre os conflitos mencionados, sobressai atualmente a atividade sexual em adolescentes abaixo de 14 anos, que, pelas suas peculiaridades, destaca-se neste capítulo.

Nas últimas décadas vem se observando uma tendência mundial para a diminuição da idade em que ocorre o primeiro intercurso sexual, demandando necessidades distintivas de educação sexual direcionadas particularmente para os que se encontram na fase inicial da adolescência.

Esse padrão comportamental é observado também no Brasil, onde a primeira relação sexual tem ocorrido em média abaixo dos 15 anos, acarretando preocupação em relação a diferentes aspectos alusivos à saúde sexual e reprodutiva.[14,15]

O desafio tem sido buscar alternativas que conciliem dois aspectos a princípio conflitantes: de um lado, garantir direitos sexuais e reprodutivos para adolescentes de modo que eles possam exercer sua sexualidade de forma saudável e responsável; de outro, reconhecer a vulnerabilidade que caracteriza essa fase de transição entre a infância e cidade adulta.

Do ponto de vista legal, um fato relativamente recente veio acirrar ainda mais esse impasse. Em 2009 foi inserido no Código Penal Brasileiro o artigo 217, que estabelece como crime de estupro de vulnerável "ter conjunção carnal ou praticar outro ato libidinoso com alguém menor de 14 anos", sendo a notificação obrigatória ao Conselho Tutelar ou ao Ministério Público. De acordo com a justiça, a notificação deve ser feita mesmo nos casos em que a relação é consentida, há conhecimento dos pais ou até quando se trata de gravidez desejada pela adolescente e respectiva família. Como complicador, a notificação não discrimina a diferença de idade entre os parceiros nem o grau de afetividade do casal.[14-16]

Profissionais que atuam na área chamam a atenção ainda para o fato de que, ao incluir atos libidinosos no crime de estupro, estabeleceu-se uma dissociação entre a realidade e a lei, que desconsidera a atualidade na qual jovens com menos de 14 anos expressam a sexualidade em seus relacionamentos experimentando atos diversos da conjunção carnal. Caso o artigo seja interpretado à risca, adolescentes podem ser considerados criminosos mesmo nas relações consentidas ou quando ambos têm idades próximas ou semelhantes.[14,15]

Em decorrência da situação, diversas discussões têm sido promovidas com o intuito de debater questões éticas relacionadas ao sigilo médico para menores de 14 anos de idade.

Sociedades de especialidades têm promovido encontros com profissionais das áreas social, da saúde e da justiça com o objetivo de encontrar possibilidades para garantir assistência adequada em saúde sexual e reprodutiva, sem deixar de propor uma reflexão a respeito do início da vida sexual e sobre a possibilidade consciente de considerar postergar o ato. Ênfase especial é dada à importância do direito à informação, prevenção de gravidez e de infecções sexualmente transmissíveis, tanto para os que já têm atividade sexual como para aqueles que ainda não a iniciaram.[14-16]

RECOMENDAÇÕES

Há mais de duas décadas, os Departamentos Científicos de Adolescência e Bioética da Sociedade de Pediatria São Paulo (SPSP) reuniram conhecimentos de suas respectivas áreas de atuação e elaboraram um documento acerca dos aspectos éticos a serem respeitados no atendimento médico do adolescente.[17]

Essa normatização foi incorporada pela Sociedade Brasileira de Pediatria (SBP) e por outras entidades médicas e respaldou diversos artigos e publicações posteriores sobre o tema.[2,8,9,16]

As principais recomendações ali contidas são as seguintes:

1. O médico deve reconhecer o adolescente como indivíduo progressivamente capaz e atendê-lo de forma diferenciada.
2. O médico deve respeitar a individualidade de cada adolescente, mantendo uma postura de acolhimento, centrada em valores de saúde e bem-estar do jovem.
3. O adolescente, desde que identificado como capaz de avaliar seu problema e de conduzir-se por seus próprios meios para solucioná-lo, tem o direito de ser atendido sem a presença dos pais ou responsáveis no ambiente da consulta, garantindo-se a confidencialidade e a execução de procedimentos diagnósticos e terapêuticos. Os pais ou responsáveis somente serão informados sobre o conteúdo das consultas, como nas questões relacionadas à sexualidade e prescrição de métodos contraceptivos, com o consentimento do adolescente.
4. A participação da família no processo de atendimento do adolescente é altamente desejável. Os limites desse envolvimento devem ficar claros para a família e para o jovem. O adolescente deve ser incentivado a envolver a família no acompanhamento de seus problemas.
5. A ausência dos pais ou responsáveis não deve impedir o atendimento médico do jovem, seja em primeira consulta ou nos retornos.

6. Em situações consideradas de risco (p.ex., gravidez, abuso de drogas, não adesão a tratamentos recomendados, doenças graves, risco à vida ou à saúde de terceiros) e frente à realização de procedimentos de maior complexidade (p.ex., biópsias e intervenções cirúrgicas), torna-se necessária a participação e o consentimento dos pais ou responsáveis.
7. Em todas as situações em que houver a necessidade da quebra de sigilo médico, o adolescente deve ser informado.[2,17]

Fundamentados pelas conclusões de diversos fóruns realizados desde então,[14,15] assim como por referências nacionais e internacionais, a Comissão Nacional de Ginecologia Infantopuberal da Federação Brasileira de Ginecologia e Obstetrícia (FEBRASGO), a Associação Brasileira de Obstetrícia e Ginecologia da Infância e Adolescência (SOGIA-BR) e a SBP elencaram recentemente diretrizes específicas para o atendimento de adolescentes menores de 14 anos de idade compiladas e publicadas em um alerta de esclarecimento a respeito da Lei Federal no 12.015/2009.[16]

As orientações referendam as recomendações anteriores e pormenorizam a situação no que tange a aspectos da saúde sexual e reprodutiva:

- A contracepção pode e deve ser indicada para adolescentes, respeitando-se os critérios de elegibilidade médica da OMS para o uso de contraceptivos, inclusive para menores de 14 anos de idade.
- Nas situações em que o profissional tomar ciência de qualquer modalidade de violência sexual relatada, evidenciada ou constatada, a notificação para o Conselho Tutelar da localidade de moradia do adolescente e/ou outra autoridade competente (como Delegacia de Proteção da Criança e do Adolescente ou Ministério Público) será obrigatória.
- No atendimento de adolescentes menores de 14 anos de idade com atividade sexual consentida em relacionamento afetivo, é aconselhável que o médico avalie o contexto no qual está inserida a relação.

Ressalta-se a relevância dos seguintes aspectos a serem registrados em prontuário:

- Como o adolescente compareceu à consulta, se por iniciativa própria ou acompanhado, e quem o acompanhou.
- Grau de afetividade do casal (namorados? amigos? companheiros? parentes?) e se há diferença de idade, por exemplo, maior do que 5 anos entre o casal.
- Indagar se a relação foi consentida e afastar situações de vulnerabilidade para a oferta de resistência, como embriaguez, efeito de drogas, coação, déficit cognitivo, limitação de locomoção (cadeirantes), deficiência auditiva e/ou visual, entre outras.
- Descartar situações de maus-tratos, abuso ou exploração sexual, que obrigatoriamente deverão ser notificadas.
- Indagar se há conhecimento dos pais sobre o relacionamento. No caso de desconhecimento, qual o motivo pelo qual não deseja que os pais tomem conhecimento para afastar possíveis casos de violência familiar.
- Registrar que os adolescentes foram capazes de compreender as orientações dadas e conduzir-se por meios próprios e que a contracepção foi indicada baseada nos princípios de proteção ao adolescente.[16]

Em suma, no atendimento de adolescente é importante contextualizar seus pacientes; avaliar na ocasião as competências; consultar o Ministério Público e as Sociedades Legais em casos conflitantes; compartilhar e discutir o caso em equipe para que haja maior proteção dos adolescentes e mais segurança por parte de quem os atende.[16]

CONSIDERAÇÕES FINAIS

A abordagem diferenciada recomendada no atendimento do adolescente implica mudança de paradigma no que se refere ao modelo tradicional de relação médico-paciente adotada na prática pediátrica em que o responsável é o principal interlocutor.

No atendimento ao adolescente, ele é a figura principal. É ao adolescente que devem ser ratificados princípios como privacidade, sigilo e confidencialidade. Entretanto, como este ainda não responde legalmente por seus atos, é importante a participação de seus responsáveis, que devem estar cientes de seu papel e da necessidade de apoio para que ele possa assumir progressivamente seu autocuidado. Para atender a essa dualidade, preconiza-se que a consulta do adolescente seja conduzida em tempos ou momentos distintos, sendo um deles apenas com o adolescente e o outro com a participação de seu responsável legal.[1,2,5-10,17]

Reconhecer o adolescente como um sujeito de direito e respeitá-lo com tal é essencial para que se possa avançar no desafio de propiciar atenção integral à saúde para este grupo populacional.

Para que isso aconteça, é necessário que sejam suplantados alguns impasses ocasionados pelo fato de o público alvo em questão não ser constituído nem de crianças nem tampouco de adultos. Essa indefinição de papéis gera situações nas quais códigos e leis mostram-se insuficientes para resolver conflitos pertinentes à peculiaridade das inter-relações dos jovens com a sociedade.

Na busca por alternativas, identifica-se a bioética como uma útil e interessante instrumentação para respaldar o exercício efetivo da medicina do adolescente.[6]

REFERÊNCIAS BIBLIOGRÁFICAS

1. Coates MVG. Atendimento ao Adolescente. In: Sociedade Brasileira de Pediatria. Tratado de Pediatria. 4.ed. Barueri: Manole; 2017. p.42-3.
2. Crespin J. Ética no Atendimento ao Adolescente. In: Crespin J, Reato LFN. Hebiatria: Medicina da Adolescência. São Paulo: Roca; 2007. p.14-8.

3. Brasil. Ministério da Saúde. Secretaria de Atenção à Saúde. Área de Saúde do Adolescente e do Jovem. Marco Legal: saúde, um direito do adolescente. Brasília: Ministério da Saúde; 2005. 60p. (Série A. Normas e Manuais Técnicos).
4. Brasil. Ministério da Saúde. Secretaria de Atenção à Saúde. Departamento de Ações Programáticas e Estratégicas. Proteger e cuidar da saúde do adolescente na atenção básica. Brasília: Ministério da Saúde; 2017. 234p.
5. Saito MI, Leal MM. A consulta do adolescente. In: Sucupira ACL, Kobinger MEB, Saito MI, Bourrol MLM, Zucolotto SMC. Pediatria em consultório. 5.ed. São Paulo: Sarvier; 2010. p.925-30.
6. Almeida RA, Lins L, Rocha ML. Dilemas éticos e bioéticos na atenção à saúde do adolescente. Rev Bioét. 2015;23(2):320-30.
7. Andrade EP, Landi CA, Bonetto DV, Alves R, Silva VR, Vitalle MSS. Consulta médica e aspectos éticos do atendimento. In: Azevedo AEBI, Reato LFN. Manual de Adolescência SBP. Barueri: Manole; 2019. p17-31.
8. Taquette SR, Vilhena MM, Silva MM, Vale MP. Conflitos éticos no atendimento à saúde de adolescentes. Cad Saúde Pública. 2005;21(6):1717-25.
9. Taquette SR. Conduta ética no atendimento à saúde do adolescente. Adol Saúde. 2010;7(1):6-11.
10. Azevedo AEBI, Bermudez B, Fernandez B, Ferreira H, Hagel L, Goldberg T, et al. Consulta do adolescente: Abordagem clínica, orientações éticas e legais como instrumento ao pediatra. Adolesc Saúde, Rio de Janeiro. 2018;15(supl.1):73-85.
11. Silva Filho CSMe. O consentimento livre e esclarecido no paciente pediátrico. Resid Pediatr. 2016;6(3):167-8.
12. Lei nº 9.263, de 12 de janeiro de 1996 [Internet]. Regula o § 7º do art. 226 da Constituição Federal, que trata do planejamento familiar, estabelece penalidades e dá outras providências. 1996 [cited 2019 May 15]. Available from: https://www2.camara.leg.br/legin/fed/lei/1996/lei-9263-12-janeiro-1996-374936-publicacaooriginal-1-pl.html.
13. Torres CA et al. Adolescência e trabalho: significados, dificuldades e repercussões na saúde. Interface (Botucatu). 2010;14(35):839-50.
14. Sociedade de Pediatria de São Paulo. Diretoria de Cursos e Eventos e Departamento Científico de Adolescência. Fórum: Direitos sexuais e reprodutivos dos adolescentes – atividade sexual abaixo dos 14 anos [Internet]. São Paulo: SPSP; 2018 [cited 2019 Dec 15]. Available from: http://www.spspeduca.org.br.
15. Rehme MFBR, Cabral ZAF, Monteiro DLM, Herter LD, Araujo ESP, Cunha A, et al. 2º Fórum sobre Aspectos Éticos e Legais no Atendimento de Adolescentes. Femina. 2020;48(2):70:81.
16. Federação das Associações de Ginecologia e Obstetrícia (FEBRASGO), Associação Brasileira de Obstetrícia e Ginecologia da Infância e Adolescência (SOGIA), Sociedade Brasileira de Pediatria (SBP). Atendimento de adolescentes abaixo de 14 anos de idade: Alerta de esclarecimento – Lei Federal no 12.015/2009. Femina. 2021;49(1):25-8.
17. Sociedade de Pediatria de São Paulo. Departamentos de Bioética e Adolescência. Aspectos éticos do atendimento ao adolescente. Rev Paul Pediatr. 1999;17(2):95-7.

CAPÍTULO 11

TERMINALIDADE DA VIDA EM PEDIATRIA

Rui Nunes

AO FINAL DA LEITURA DESTE CAPÍTULO, O PEDIATRA DEVE ESTAR APTO A:

- Perceber as especificidades da Pediatria na terminalidade da vida.
- Compreender a importância dos direitos das crianças hospitalizadas.
- Entender a importância dos cuidados paliativos na infância.
- Promover a criação de uma rede nacional de cuidados paliativos.
- Entender os limites da atuação médica em recém-nascidos.
- Apreender as boas práticas na terminalidade da vida, incluindo a ortotanásia.

INTRODUÇÃO

A forma como as pessoas em geral, e as crianças em particular, terminam os seus dias é um indicador importante do nível de implementação dos direitos humanos e dos valores centrais das sociedades modernas. Esta é a razão pela qual existe uma tendência dupla na maioria dos países desenvolvidos. Por um lado, melhores sistemas de saúde são desenvolvidos e implementados com tecnologia sofisticada e medicamentos inovadores. Por outro, a morte e o morrer também são abordados em uma perspetiva humanitária, o que originou o movimento mundial em torno dos cuidados paliativos.[1] Esse movimento começou no Reino Unido na década de 1960, mas agora está disseminado em todos os países do planeta. Os cuidados paliativos implicam a assunção de valores fundamentais, como a dignidade humana e os direitos humanos, como o principal motor de qualquer sociedade moderna e civilizada. Portanto, a sociedade deve promover a generalização dos cuidados paliativos no domicílio, na atenção primária à saúde, nos hospitais e em outras unidades de saúde.[2]

No entanto, a terminalidade da vida em Pediatria implica também refletir sobre decisões médicas de elevada complexidade, como a suspensão ou a abstenção de tratamentos claramente fúteis e desproporcionados. Trata-se de um juízo ético particularmente estressante dado que, sobretudo na criança, a morte é sempre considerada um fracasso. Daí os elevados níveis de *moral distress* junto dos profissionais de saúde.

Este capítulo trata, especificamente, destes dois aspectos, tentando apontar soluções virtuosas para um problema de solução sempre controversa. Isto é, por um lado sugere-se que na terminalidade da vida devem ser proporcionados à criança cuidados paliativos de qualidade. Por outro, é necessário que médicos e outros profissionais de saúde estejam preparados para decidir em situações complexas, por exemplo quando se pretende evitar a distanásia.

CUIDADOS PALIATIVOS

Segundo a Organização Mundial da Saúde[3], "os cuidados paliativos são uma abordagem que melhora a qualidade de vida dos pacientes e seus familiares que enfrentam o problema associado à doença fatal, por meio da prevenção e alívio do sofrimento através da identificação precoce e avaliação e tratamento impecáveis da dor e outros problemas, físicos, psicossociais e espirituais. Os cuidados paliativos:

1. Fornecem alívio da dor e de outros sintomas angustiantes;
2. Afirmam a vida e consideram a morte um processo normal;
3. Não pretendem apressar nem adiar a morte;
4. Integram os aspectos psicológicos e espirituais do atendimento ao paciente;
5. Oferecem um sistema de apoio para ajudar os pacientes a viver o mais ativamente possível até a morte;
6. Oferecem um sistema de apoio para ajudar a família a lidar com a doença do paciente e em seu próprio luto;

7. Usam uma abordagem de equipe para atender às necessidades dos pacientes e de suas famílias, incluindo aconselhamento de luto, se indicado;
8. Pretendem melhorar a qualidade de vida e podem influenciar positivamente o curso da doença;
9. São aplicáveis no início do curso da doença, em conjunto com outros tratamentos que se destinam a prolongar a vida, como quimioterapia ou radioterapia, e incluem a realização de pesquisa para melhor compreender e gerenciar complicações clínicas angustiantes.

Os cuidados paliativos são cuidados ativos e globais que são fornecidos às crianças cujas afecções não respondem ao tratamento curativo, com o objetivo de que o paciente e sua família obtenham a melhor qualidade de vida possível.[4] O apoio profissional é fundamental e deve incluir médicos pediatras, enfermeiros, psicólogos e técnicos de assistência social especificamente qualificados para essa função. Essas preocupações devem facilitar a criação de uma rede nacional/estadual de cuidados paliativos. No caso de países de grande dimensão, como os Estados Unidos, a Índia ou o Brasil, sugere-se a existência de redes em cada estado, mas de forma interconectada com as redes dos demais estados. No âmbito de um programa nacional de cuidados paliativos, esses cuidados podem ser prestados em hospitais, na atenção primária ou em uma rede de cuidados crônicos. No entanto, pode ser vantajosa a criação de uma rede específica em plena articulação com as referidas redes.

Uma preocupação importante é a necessidade de cuidados para a criança ou jovem em estado terminal.[5] Além disso, nessas circunstâncias, a qualidade, a equidade e a acessibilidade a esse tipo de atenção são aspectos que exigem maior reflexão. Na verdade, a OMS reconheceu os cuidados paliativos desde a década de 1990 como parte da luta contra o câncer. Hoje, eles se estendem ao tratamento de doenças respiratórias crônicas, doenças cardíacas, vírus da imunodeficiência humana/síndrome da imunodeficiência adquirida (HIV/AIDS), doenças neurológicas degenerativas crônicas, insuficiência renal crônica e outras doenças crônicas de longo prazo.[6] Também durante a pandemia de COVID-19 os cuidados paliativos demonstraram o seu pleno potencial.

Por reconhecer a importância desse tipo de cuidado, um Programa Nacional de Cuidados Paliativos deve ser implantado em todos os países, com especial enfoque na pediatria (Quadro 1). Isso envolve a criação, não só de equipes de cuidados paliativos hospitalares, mas também de unidades de cuidados paliativos centradas na comunidade, com ênfase na articulação entre equipes domiciliares e unidades de internação.

A sociedade deve então promover a generalização dos cuidados paliativos em nível domiciliário, na atenção primária e nos hospitais. E a medicina de acompanhamento – componente essencial dos cuidados continuados e paliativos – deve estar alicerçada tanto em redes sociais de apoio, que galvanizem os recursos individuais da criança dependente, como na família, elemento nuclear de uma sociedade solidária.[10] Ou seja, a humanização da saúde é uma tarefa que diz respeito a todos os setores da sociedade, tendo os pediatras a responsabilidade de exercer a sua profissão na convicção de que lidam com doentes particularmente vulneráveis.

Quadro 1 Programa Nacional de Cuidados Paliativos: especificidade da Pediatria

Princípios: a) consagrar e defender o direito dos doentes, em especial da criança, na fase final da vida a uma gama completa de cuidados paliativos; b) proteger o direito do adolescente incurável e na fase final da vida à sua própria escolha.[7]
Destinatários: crianças ou jovens que, cumulativamente, não têm perspetiva de tratamento curativo, têm rápida progressão da doença e com expetativa de vida limitada, têm intenso sofrimento e têm problemas e necessidades de difícil resolução que exigem apoio específico, organizado e interdisciplinar.[8]
Componentes essenciais: alívio de sintomas, apoio psicológico, espiritual e emocional (prevenção do moral distress), apoio à família, apoio durante o luto e interdisciplinaridade.[9]

Existe também um consenso de que os cuidados paliativos infantis devem ser ensinados, longitudinalmente, ao longo de toda a formação dos profissionais de saúde. Ou seja, deve haver formação específica nos currículos de pré-graduação de médicos, enfermeiros, psicólogos e demais profissionais de saúde[11] e ensino complementar nos níveis de mestrado e doutorado para todos aqueles que desejam aprofundar seu treinamento. No entanto, a formação acadêmica deve necessariamente ser acompanhada por uma formação profissional adequada. Assim, as entidades médicas devem reconhecer a importância dos cuidados paliativos por meio da criação de especializações profissionais.

Em Pediatria, o objetivo essencial da educação e formação em cuidados paliativos é que o médico adquira conhecimentos nesta área e seja dotado de competências e aptidões para um exercício mais digno e competente da profissão.[12] Médicos[13], enfermeiros[14] e outros profissionais devem ser devidamente informados sobre os preceitos básicos dos cuidados paliativos para que sua prática se exerça de acordo com os princípios que norteiam esta área profissional. Além disso, a formação específica visa contribuir para melhor prestação geral de serviços comunitários, incentivando o acesso universal a cuidados paliativos de qualidade para todos os pacientes que podem se beneficiar de esse tipo de intervenção.[15] Diante da evolução das sociedades contemporâneas, principalmente da existência de diferentes percepções sobre o fenômeno da morte e do reconhecimento da existência de limites para a intervenção médica, emergiu uma nova abordagem da terminalidade da vida; ou seja, os cuidados paliativos emergiram como um imperativo de qualquer sociedade moderna e inclusiva.[16] A questão nuclear é a qualidade do atendimento e a forma como é distribuído entre os cidadãos. Os cuidados paliativos envolvem a percepção da sociedade de que as crianças terminais têm suas próprias características e necessidades que diferem de outros tipos de pacientes.[17] No plano conceitual, os objetivos são a aquisição e o conhecimento dos conceitos centrais nessas áreas e nos diferentes tipos de intervenção psicológica em cuidados paliativos.[18]

De acordo com a European Association for Palliative Care[19], existem competências básicas a adquirir com a educação e formação em cuidados paliativos:

1. Aplicar os principais constituintes dos cuidados paliativos no ambiente onde os pacientes e familiares estão baseados.
2. Aumentar o conforto físico ao longo da doença.
3. Atender às necessidades psicológicas dos pacientes.
4. Atender às necessidades sociais dos pacientes.
5. Atender às necessidades espirituais dos pacientes.
6. Responder às necessidades dos cuidadores informais (familiares) em relação às metas de atendimento ao paciente de curto, médio e longo prazo.
7. Responder aos desafios da tomada de decisão clínica e ética em cuidados paliativos.
8. Coordenar a prática de cuidados abrangentes e o trabalho em equipe interdisciplinar em todos os ambientes em que os cuidados paliativos são oferecidos.
9. Desenvolver competências interpessoais e de comunicação adequadas aos cuidados paliativos.
10. Efetuar um desenvolvimento profissional contínuo.

Os cuidados paliativos destinam-se a todos os tipos de crianças com doenças crônicas, o que inclui pacientes com aflições irreversíveis, sem qualquer perspectiva de recuperação completa e de duração substancial. O objetivo dos cuidados paliativos é proporcionar conforto e bem-estar ao paciente crônico (e, *a fortiori*, à criança terminal) por meio de uma equipe de saúde multidisciplinar.[20] Educação e treinamento são cruciais para atingir esse objetivo. Invariavelmente, o que está em jogo é a dependência de terceiros e sérias limitações no cotidiano (principalmente no que se refere às relações sociais) com a prestação de cuidados crônicos e formais, além do cuidado informal por amigos e familiares, como componente necessário desse tipo de cuidado. Mais do que tratar e curar, o objetivo é cuidar da criança e integrá-la à família e à sociedade. Uma abordagem multifacetada e multidisciplinar é, portanto, essencial. Através da criação de diferentes modalidades de cuidados paliativos, pretende-se prestar o melhor atendimento possível à criança e ao adolescente com perda de funcionalidade ou em situação de dependência.

De fato, quando uma criança está seriamente doente, todos os membros da família são afetados. E os cuidados paliativos são a chave para qualquer criança ou jovem nestas circunstâncias.[21] Deve-se sempre recordar que os cuidados paliativos:

1. São efetivos.
2. Providenciam conforto à criança na terminalidade da vida.
3. São fonte de apoio para toda a família.
4. Proporcionam à criança e à família uma equipe multidisciplinar que trabalha coletivamente para prestar apoio especializado.

Recomendações sobre suspensão e abstenção de tratamento em crianças

Definir normas de orientação (recomendações) que ajudem os profissionais a lidar com o problema da distanásia em crianças tornou-se cada vez mais recorrente nas sociedades contemporâneas.[22] Note-se, também, que para efeito da elaboração dessas recomendações não se procedeu a nenhuma distinção conceitual entre "tratamento", "suporte de vida" ou "suporte avançado de vida". Nesse contexto, o Conselho Federal de Medicina determinou – através da Resolução do CFM nº 1.805/2006 publicada no D.O.U., em 28 de novembro 2006 – que "na fase terminal de enfermidades graves e incuráveis é permitido ao médico limitar ou suspender procedimentos e tratamentos que prolonguem a vida do doente, garantindo-lhe os cuidados necessários para aliviar os sintomas que levam ao sofrimento, na perspectiva de uma assistência integral, respeitada a vontade do paciente ou de seu representante legal".

No sentido de contribuir para o debate sobre a ortotanásia sugere-se um conjunto de recomendações de orientação ética/clínica para que os pediatras disponham de um instrumento que os auxilie nas complexas decisões na terminalidade da vida humana. Deve-se salientar, contudo, que essa proposta assenta em um largo consenso internacional na matéria.[23-25] Atingiu-se um consenso sobre as decisões clínicas em doentes terminais, pelo que foram deliberadamente excluídos outros grupos de doentes, como as doenças neurológicas crônicas ou mesmo o estado vegetativo persistente (exceto em fase terminal). Também a prática da eutanásia foi excluída desse debate preliminar devido à falta de consenso social nessa matéria, que se traduz, por exemplo, pela sua ilegalidade na maioria dos países.

Essas recomendações não propõem nenhuma definição específica de "criança terminal". Trata-se de doentes em fim de vida, sendo que a determinação da fase final da vida de um doente é sempre casuística. Na acepção generalizada "doente terminal", refere-se àquele paciente em que a doença não responde a nenhuma terapêutica conhecida e, consequentemente, entrou em um processo que conduz irreversivelmente à morte. "Doença terminal" deve, contudo, ser distinguida de "agonia terminal" (doente moribundo). Contudo, deve-se entender por "doente terminal" aquele que tem, em média, de 3 a 6 meses de vida, sendo que essa avaliação deve estar alicerçada em critérios de objetivação de prognóstico. Nessas crianças tem sido também considerada uma prática eticamente adequada a utilização de sedação, desde que sob supervisão médica. Contudo, a ética da sedação paliativa está para além do âmbito da aplicação dessas recomendações, merecendo uma abordagem diferenciada.

Em seguida, sugerem-se algumas recomendações sobre suspensão e abstenção de tratamento em crianças terminais:

1. *Decisões respeitantes a crianças/jovens competentes*

A. A decisão de suspensão ou de abstenção de tratamento em um jovem competente deve ser efetuada envolvendo ativamente o paciente no processo de decisão (se for a sua vontade), principalmente através da obtenção de consentimento informado, livre e esclarecido. O conceito de "competência" se refere à capacidade para decidir autonomamente. Isso é competência decisional. Pressupõe que o jovem não apenas compreende a informação transmitida, mas é também capaz de efetuar um juízo independente de acordo com o seu sistema de valores.[26]

B. Se um doente competente recusa um tratamento que, após ponderar os riscos e os benefícios, o pediatra entende ser mais adequado, é preciso que o jovem se informe das consequências dessa decisão, respeitando-se a sua decisão informada. Nenhum tratamento deve ser imposto coercivamente. É hoje universalmente considerado que o direito à recusa de tratamento é uma expressão concreta da inviolabilidade da integridade física pessoal.

C. Quando um doente competente solicita expressamente determinado tratamento e essa modalidade terapêutica presumivelmente não só salva a vida como mantém uma qualidade de vida aceitável, esse pedido deve ser respeitado (exceto se não existirem condições objetivas que permitam a satisfação desse pedido).

D. Os pediatras devem abster-se de efetuar tratamentos desproporcionados (neste contexto, utilizam-se como expressões sinônimas "tratamento desproporcionado", "tratamento extraordinário", "tratamento fútil" ou "tratamento heroico").

E. De acordo com a medicina baseada em evidências, os pediatras não são obrigados a providenciar tratamentos que contrariem as *leges artis*. Sobretudo se a intervenção, mesmo que por solicitação do doente, causar dor, sofrimento desproporcionado ou perda de função.

F. Os pediatras têm o direito a recusar a realização de tratamentos que contrariem a sua consciência moral ou profissional, desde que no âmbito do legítimo direito à objeção de consciência (ainda que sobre eles recaia o dever de assegurar a continuidade de cuidados).

G. Qualquer decisão de suspensão ou de abstenção de tratamento em crianças e jovens terminais deve ser efetuada no respeito pelos valores básicos da justiça e da equidade. Não obstante, é igualmente exigida uma adequada ponderação no modo como se utilizam os recursos materiais e tecnológicos nesse grupo de doentes.

2. *Decisões respeitantes a crianças/jovens incompetentes*

A. Os pediatras devem assegurar, na medida do possível, os valores e as preferências dos doentes no que diz respeito a determinado tratamento.[27]

B. Quando a criança ou jovem se encontra ou é incompetente e, portanto, incapaz de decidir livremente, a informação clinicamente relevante deve ser partilhada com a família – entendendo-se por "família" aqueles que se encontram em maior proximidade com o paciente, independentemente da relação parental existente. Deve ser sempre respeitada e protegida a intimidade da pessoa doente e implementada uma estratégia eficaz de comunicação com a família.[28]

C. Quando existe um representante legal, este deve ser envolvido no processo de decisão, devendo-se aplicar, sempre que possível, a doutrina do "julgamento substitutivo". Ou seja, as decisões terapêuticas devem enquadrar-se nos valores do paciente e naquela que seria provavelmente a sua decisão na situação clínica concreta.

D. Se não for possível determinar qual seria a vontade da criança ou jovem em determinado contexto clínico – por exemplo, tratando-se de um recém-nascido ou de uma criança de baixa idade –, o pediatra e o restante da equipe de saúde, em estreita colaboração com a família, devem determinar o curso de atuação mais adequado de acordo com o melhor interesse do paciente. Isto é, em consonância com o princípio ético da beneficência.

E. Quando existe uma razoável probabilidade de que o jovem incompetente pode recuperar a competência decisional, devem envidar-se todos os esforços para restituir a autonomia, dando a oportunidade ao paciente para consentir ou recusar determinada estratégia terapêutica.

F. Se persistir desacordo entre a equipe de saúde e os familiares do paciente, deve-se tentar, até ao limite, uma estratégia consensual. Após aplicados todos os esforços, se não for possível a obtenção de um consenso, então se deve recorrer a meios formais de resolução. Especialmente mecanismos intrainstitucionais – como o Comitê de Ética – ou extrainstitucionais, como o poder judicial.

G. Em se tratando de doentes que nunca foram competentes – como o recém-nascido ou a criança de baixa idade –, deve-se adotar a doutrina do melhor interesse do paciente. Porém, existe um consenso generalizado de que a criança e, sobretudo, o adolescente, devem ser envolvidos no processo de decisão de acordo com o seu grau de maturidade. Podem surgir dilemas éticos complexos quando não é claro qual é esse melhor interesse, principalmente devido a um juízo complexo da qualidade de vida previsível.

H. Nesses casos, quando o doente dispõe de legítimos representantes (por exemplo, os pais no caso das crianças), os seus interesses e expectativas devem ser igualmente considerados. Deve ser providenciada informação adequada à família para que esta possa participar do processo de decisão.

I. Nestas circunstâncias, os pediatras podem legitimamente proceder à suspensão ou abstenção de tratamento quando a razão entre os riscos e os benefícios parece impor riscos desproporcionados a pacientes que pela sua própria condição apresentam uma especial vulnerabilidade.

3. *Decisões respeitantes a doentes competentes e incompetentes*

A. Quando a reanimação cardiopulmonar é considerada uma intervenção desproporcionada – por exemplo, porque é possível ou previsível que o doente entre em parada cardiorrespiratória, podendo-se enquadrar em um grupo de risco bem definido –, é eticamente adequada a emissão de uma "ordem de não reanimar" (DNR – *do not resuscitate order*, em língua inglesa; ainda que alguns autores prefiram utilizar a expressão de "instrução de não reanimar" ou mesmo "decisão de não tentar reanimar").

B. Pressupõe-se que, independentemente da patologia de base, a criança se encontra irreversivelmente terminal e a morte está iminente.[29] A título exemplificativo, determinados casos de câncer em fase terminal, de sepse generalizada ou mesmo algumas pneumonias nas quais a reanimação cardiopulmonar é considerada desproporcionada no sentido previamente exposto (em todo o caso, existem outras situações clínicas em que é eticamente adequado ponderar a não reanimação cardiopulmonar, desde que essa instrução seja emitida por mais de um médico, de preferência por consenso entre toda a equipe de saúde).

C. Deve existir em todos os hospitais um modelo padronizado através do qual se possa redigir uma ordem de não reanimar. A existência desse modelo permite uma melhor materialização da ordem de não reanimar e agiliza o processo que, por si só, já se reveste de elevada complexidade clínica.

D. Qualquer restrição econômica na provisão de cuidados assistenciais deve ser do conhecimento da família (e eventualmente do jovem) previamente à hospitalização. Os profissionais de saúde devem tomar as precauções necessárias para que nenhum doente seja injustamente discriminado e práticas de seleção de doentes devem ser prevenidas.[30]

CONSIDERAÇÕES FINAIS

A pediatria tem a especial responsabilidade de tratar e cuidar de crianças e jovens até os 18 anos de idade de acordo com as melhores práticas médicas. É uma obrigação ética dos médicos em consonância, aliás, com a Convenção sobre os Direitos da Criança que, no seu Artigo 6.º, refere que "os Estados Partes reconhecem à criança o direito inerente à vida" e que devem "assegurar na máxima medida possível a sobrevivência e o desenvolvimento da criança".[31] Sobretudo na terminalidade da vida, especial atenção deve ser dirigida a crianças e jovens devido à sua vulnerabilidade e ao intenso sofrimento que estas e suas famílias estão a viver. Nesta fase da vida deve ser providenciado atendimento humano e compassivo e a criança deve merecer por parte da equipe de saúde redobrada atenção, princípios que constam, por exemplo, na Carta da Criança Hospitalizada.[32]

Deve-se ter em atenção também que há situações excepcionais que devem ser equacionadas pelas entidades médicas, sobretudo quando a Pediatria nada pode oferecer que não seja acompanhamento médico humanizado. Em alguns países, por exemplo, estão em vigor protocolos de atuação extremos de suspensão de tratamento, como o Groningen Protocol[33], protocolo de atuação que não está isento de controvérsia ética e moral. Mais ainda, a eutanásia em crianças foi já legalizada em determinadas comunidades, o que suscita ainda maiores preocupações éticas[34], mas que deve ser um sinal de alerta para a necessidade imperativa de uma medicina humanizada, e da implementação efetiva de uma rede universal de cuidados paliativos.

REFERÊNCIAS BIBLIOGRÁFICAS

1. Okun B, Nowinski J. Saying goodbye: A guide to coping with a loved one's terminal illness. New York: Berkley Books; 2012.
2. Nunes R, Nunes SB, Rego G. Healthcare as a universal right. Journal of Public Health. 2017;25:1-9.
3. WHO. 2019. World Health Organization definition of palliative care. Disponível em: https://www.who.int/cancer/palliative/definition/en/. Acesso em 30 de julho de 2021.
4. Twycross R, Wilcock A, Toller C. Symptom management in advanced cancer. 4.ed. Disponível em: palliativedrugs.com. 2009.
5. Gordon PS. Psychosocial interventions in end-of-life care: The hope for a "good death". Research in Death Studies. London: Routledge; 2015.
6. Addington-Hall J, Higginson I. Palliative care for non-cancer patients. New York: Oxford University Press; 2011.
7. Nunes R, Rego G. Euthanasia: A challenge to medical ethics. Journal of Clinical Research & Bioethics. 2016;7:4.
8. Rego F, Pereira C, Rego G, Nunes R. The psychological and spiritual dimensions in palliative care: A descriptive systematic review. Neuropsychiatry. 2018;8(2):484-94.
9. Rego MF, Nunes R. The interface between psychology and spirituality in palliative care. Journal of Health Psychology. 2016;24(3):279-87.
10. Nunes R. Fair equality of opportunity in healthcare. Conatus Special Issue. 2018;3(2):83-97.
11. Nicol J, Nyatanga B. Palliative and end of life care in nursing. Transforming Nursing Practice Series. London: Sage Publications; 2014.
12. Billings JA, Ferris FD, Macdonald N, et al. Hospice home care working group. The role of palliative care in the home in medical education: Report from a national consensus conference. Journal of Palliative Medicine. 2001;4(3):361-71.
13. Faull C, Blankley K. Palliative care. 2.ed. New York: Oxford University Press; 2015.
14. Ferrell B, Coyle N, Paice J. Oxford textbook of palliative nursing. New York: Oxford University Press; 2015.
15. Stanford University. End of life curriculum project. End of life online curriculum. 2019. Disponível em: http://endoflife.stanford.edu. Acesso em 30 de julho de 2021.
16. Cheatham C. Hospice whispers: Stories of life. New York: SCIE Publishing; 2015.
17. Cherny N, Fallon M, Kaasa S, et al. Oxford textbook of palliative medicine. 5.ed. New York: Oxford University Press; 2015.
18. Kübler-Ross E. On death and dying: What the dying have to teach doctors, nurses, clergy and their own families. New York: Scribner Publishing; 2014.
19. European Association for Palliative Care. 2019. Core competencies in palliative care: An EAPC White Paper on palliative care education. Prepared by Claudia Gamondi, Philip Larkin and Sheila Payne. Disponível em: https://www.researchgate.net/publication/289310063_Core_competencies_in_palliative_care_An_EAPC_white_paper_on_palliative_care_education_-_Part_2. Acesso em 30 de julho de 2021.

20. Gawande A. Being mortal: Medicine and what matters in the end. New York: Metropolitan Books; 2014.
21. National Institute of Nursing Research. 2015. Palliative Care for Children. Support for the whole family when your child is living with a serious illness. National Institutes of Health. http://www.ninr.nih.gov. Acesso em 30 de julho de 2021.
22. Nunes R. Proposta sobre suspensão e abstenção de tratamento em doentes terminais. Revista Bioética. 2009;17(1):29-39.
23. Stanley J. The Appleton consensus: suggested international guidelines for decisions to forego medical treatment. Journal of Medical Ethics. 1989;1589:129-36.
24. Dubler N. Conflict and consensus at the end life. Hastings Center Report. 2005; 35(special report):19-25.
25. British Medical Association. Withholding and withdrawing life-prolonging medical treatment. 3.ed. London: British Medical Association, 2007.
26. Breitbart W, Alici Y. Psychosocial palliative care. New York: Oxford University Press; 2014.
27. Kuebler K, Heidrich D, Espers P. Palliative & end-of-life care: Clinical practice guidelines. 2.ed. Amsterdam: Saunders Elsevier, 2007.
28. Hagerty RG, Butow PN, Ellis PM, et al. Communicating prognosis in cancer: A systematic review of the literature. Annals of Oncology. 2005;16(7):1005-53.
29. Nunes R, Rego M, Rego G. Enciclopédia Luso-Brasileira de Cuidados Paliativos. Coimbra: Almedina; 2018.
30. Nunes R, Rego G. Priority setting in health care: A complementary approach. Health Care Analysis. 2014;22:292-303.
31. Organização das Nações Unidas. 1989. Convenção sobre os Direitos da Criança. Adotada pela Assembleia Geral das Nações Unidas em 20 de novembro de 1989.
32. European Association for Children in Hospital. 1988. Carta da Criança Hospitalizada. Disponível em: https://iacrianca.pt/carta-da-crianca-hospitalizada/. Acesso em 30 de julho de 2021.
33. Lindemann H, Verkerk M. The Hastings Center Report. 2012;38 (1):42-51.
34. Silva F, Nunes R. Caso belga de eutanásia em crianças: solução ou problema? Revista Bioética. 2015;23(3):475-84.

CAPÍTULO 12

PESQUISAS EM PEDIATRIA

Délio José Kipper
Mario Roberto Hirschheimer
Nelson Grisard
Cláudio Leone

AO FINAL DA LEITURA DESTE CAPÍTULO, O PEDIATRA DEVE ESTAR APTO A:

- Conhecer a história sobre as pesquisas em crianças e adolescentes.
- Conhecer os princípios gerais para as pesquisas no contexto regulatório atual.
- Identificar os aspectos éticos, legais, técnicos e econômicos.
- Conhecer o uso de medicamentos *off-label*: aplicabilidade e limites.

INTRODUÇÃO

O avanço da ciência, decorrente da pesquisa biomédica, salvou muitas crianças, reduziu suas doenças e incapacidades e melhorou sua qualidade de vida. Os benefícios da pesquisa também se estenderam às famílias, aos amigos e à comunidade. As pesquisas também demonstraram a eficácia ou ineficácia, os benefícios, os danos e os riscos de algumas terapias consideradas padrão para adultos, quando usadas em crianças e adolescentes.[1]

Entretanto, muitas medicações com potenciais usos em crianças e adolescentes não foram testadas em estudos que os envolveram e, já em 1995, a Academia Americana de Pediatria[2] referiu que esse fato constituía um dilema para os pediatras, que frequentemente precisavam decidir entre não tratar crianças e adolescentes com uma medicação potencialmente benéfica ou tratá-los com base em estudos realizados em adultos ou mesmo pela experiência empírica. Essa é a razão de um artigo sobre pesquisas em Pediatria.

Considerando os pontos mais críticos nas pesquisas envolvendo crianças e adolescentes, este capítulo será dividido em quatro partes:

I. Pesquisas em crianças e adolescentes:
- Um pouco de história.
- Princípios gerais para as pesquisas no contexto regulatório atual.
- Aspectos éticos, legais, técnicos e econômicos.
- Uso de medicamentos *off label*.

II. Processo de Consentimento Livre e Esclarecido em pesquisas.
III. Relação risco/benefício para aprovação de pesquisas.
IV. Papéis e responsabilidades do pesquisador.

PESQUISAS EM CRIANÇAS E ADOLESCENTES

Um pouco de história

Na história da pesquisa em saúde existem muitos registros da utilização de crianças e adolescentes em diferentes investigações, com ou sem benefício direto para os participantes. Nas pesquisas com vacinas, crianças eram as preferidas por conveniência, quando ainda não tinham tido contato com a doença a ser investigada. Apenas dois exemplos: Edward Jenner, em 1796, desenvolveu a vacina contra varíola usando um menino de 8 anos, James Phipps, e, posteriormente, seu próprio filho. Em 1891, Carl Janson, da Suécia, informou que suas pesquisas sobre varíola foram realizadas em 14 crianças órfãs, apesar de no modelo ideal serem bezerros. Esta escolha teve de ser feita com a "gentil" concordância do médico encarregado pelo orfanato, devido ao fato de os "bezerros serem muito caros". Esta declaração causou grande impacto, gerando indignação em vários países e discussão sobre a pertinência de tais pesquisas. Apesar de muitas controvérsias e algumas tentativas de normas e diretrizes éticas para regulamentar as pesquisas com crianças e adolescentes, nenhuma ação pública teve o impacto desejado e a adoção de padrões éticos voluntários não teve repercussão antes do final da Segunda Guerra Mundial.[3]

Terminada a Segunda Guerra Mundial, no julgamento de Nuremberg, vários médicos foram considerados criminosos de guerra, pelas pesquisas realizadas nos campos de concentração nazistas. Daquele julgamento, em 1947, resultou um documento, conhecido como Código de Nuremberg,[4] que estabeleceu as condições para a realização de pesquisas em seres humanos. Seu artigo 1º estabeleceu a condição essencial para a realização destas pesquisas: "O consentimento voluntário do ser humano é absolutamente essencial". Isto significava que os participantes do experimento deveriam ser legalmente capazes de dar consentimento. As crianças e a maioria dos adolescentes, por serem incapazes de exercerem pessoalmente os atos da vida civil, passaram a ser órfãs terapêuticas, criando-se assim uma desproporção entre os benefícios da ciência entre adultos, crianças e adolescentes, em detrimento dos últimos. Tiveram início, então, os debates de como atender às demandas para a realização de pesquisas que envolvessem crianças e adolescentes, seguindo padrões legais e éticos, ainda hoje em construção.

Com a Declaração de Helsinque,[5] em 1964, abriu-se novamente a perspectiva de crianças participarem em projetos de pesquisa, desde que com o consentimento de seus responsáveis, que evoluiu, em reflexões éticas posteriores, para a permissão dos responsáveis e o assentimento da criança e do adolescente na medida de sua capacidade. A mesma exigência consta atualmente nas Resoluções do Conselho Nacional de Saúde (CNS) n. 466/2012 – Diretrizes e Normas Regulamentadoras de Pesquisas envolvendo Seres Humanos[6] e CNS n. 510/2016 – Normas Aplicáveis a Pesquisas em Ciências Humanas e Sociais.[7] O Conselho Nacional dos Direitos da Criança e do Adolescente,[8] por meio da Resolução Conanda n. 41/95 – Direitos da Criança e do Adolescente Hospitalizados, ratificou esta exigência, que também consta no Código de Ética Médica,[9] todas em vigor no Brasil. A Diretriz Internacional do CIOMS[10] (*Council for International Organizations of Medical Sciences*), de 1993, também deve ser mencionada, por conter um item específico para a pesquisa em crianças, na Diretriz 5.

O objetivo, nesta evolução histórica, foi mostrar que a pesquisa envolvendo crianças e adolescentes apresentou vários enfoques. Em um primeiro período, havia total liberalidade, inclusive não se reconhecendo o respeito à sua dignidade como pessoas. Em resposta a isto, as legislações que se seguiram proibiram a participação de crianças e adolescentes em atividades de pesquisa, excluindo-os injustamente de muitos dos benefícios dos avanços da ciência. Atualmente, as pesquisas são autorizadas desde que com salvaguardas e proteção especial pela sua vulnerabilidade.

Princípios gerais para as pesquisas no contexto regulatório atual

De modo resumido, os princípios gerais são:

- Um robusto sistema para a proteção dos participantes em projetos de pesquisa em geral é o fundamento para a proteção de crianças e adolescentes em particular. Pelas vulnerabilidades inerentes à sua imaturidade, necessitam de proteção adicional, além da oferecida a adultos competentes. Este princípio fundamenta todos os outros.
- Pesquisas com crianças só devem ser autorizadas se a mesma investigação não puder ser feita com adultos capazes.
- Exceto quando impossível e não razoável, pesquisas com animais ou adultos devem anteceder as pesquisas com crianças para minimizar os riscos.
- O termo de consentimento livre e esclarecido deve ser obtido do participante ou seu representante legal e o assentimento livre e esclarecido (ou o dissentimento) da criança ou do adolescente, quando tiver discernimento para isso.
- O desenho da pesquisa deve considerar seu desenvolvimento físico, cognitivo, emocional e social, e a proteção oferecida à criança e ao adolescente que participa da pesquisa deve ser apropriada ao seu estágio de desenvolvimento.
- Uma ênfase especial deve ser dada à proteção contra danos causados por procedimentos e tratamentos médicos padrões baseados em pesquisas com adultos e não validados para estas faixas etárias. Referimo-nos aqui ao uso *off label* de medicamentos e procedimentos.
- Pesquisas bem desenhadas e bem executadas são essenciais para melhorar a saúde de crianças – futuros adultos. Devem ser encorajadas e patrocinadas e recursos e atenção adicionais devem ser oferecidos à procura de padrões éticos e legais para sua proteção.
- O sistema para proteger crianças e adolescentes em projetos de pesquisa, garantindo esta proteção, não deve impedir, sem justificativa razoável, as pesquisas que possam beneficiá-las. Crianças e adolescentes não são adultos pequenos. Eles têm um conjunto de interesses adicionais e únicos e nenhum subgrupo deve ser indevidamente prejudicado por participar de pesquisas ou por ser indevidamente excluído delas.
- A implementação efetiva de políticas de proteção para crianças e adolescentes requer apropriada *expertise* na saúde destas faixas etárias em todas as fases de desenho, revisão e condução da pesquisa. Esta *expertise* inclui o conhecimento do comportamento e do desenvolvimento da criança e do adolescente, a consciência das necessidades científicas, psicossociais e éticas específicas e o conhecimento dos desafios, que lhes são próprios, nos cuidados clínicos e de pesquisas.
- Todos os responsáveis por pesquisas envolvendo crianças e adolescentes devem conhecer os quesitos éticos que são relevantes para conduzir tais pesquisas, a proteção especial que deve ser oferecida, e devem ser assessorados por profissionais com *expertise* no cuidado de pessoas com estas faixas etárias. Em alguns casos, os padrões éticos impedirão pesquisas de outro modo desejáveis.
- O grau de benefícios resultantes da pesquisa deve ser comparado com os riscos de danos, desconfortos ou dor resultantes da pesquisa.
- Pesquisas que envolvem crianças e que não trazem benefícios diretos para elas (não terapêuticas) não são necessariamente incorretas do ponto de vista ético ou legal.

- Iniciativas para aumentar as pesquisas em crianças e adolescentes são justas, necessárias e possíveis e precisam ser estimuladas e patrocinadas. Muitas delas já foram deflagradas, seja respondendo às demandas dos pediatras e de advogados de grupos familiares, seja por medidas de instituições reguladoras.[1]

Aspectos éticos, legais, técnicos e econômicos para a realização de pesquisas em crianças e adolescentes

Existem justificativas éticas, legais e técnicas para a inclusão de crianças e adolescentes em projetos de pesquisa clínica. Mas existem também dificuldades técnicas e aspectos econômicos. Vamos analisar rapidamente cada um deles.[3]

Imperativos éticos e legais dos princípios de imparcialidade, justiça e equidade

A realização de pesquisas com crianças e adolescentes é um imperativo legal pela Constituição da República Federativa do Brasil (artigos 1º, 3º, 196 e 200) e pela Declaração de Helsinque[5] (artigo 13), que diz: "Às populações insuficientemente representadas nas investigações médicas deverá ser proporcionado acesso apropriado a essa participação, cuja fundamentação está baseada nos princípios de imparcialidade, justiça e equidade".

Logo, o imperativo ético e legal de justiça determina que indivíduos, grupos ou comunidades não devem ser injustamente incluídos em projetos de pesquisa, mas também não devem ser injustamente excluídos de participar e usufruir dos potenciais benefícios resultantes da pesquisa.

Justificativas técnicas

Existem várias razões para não generalizar ou extrapolar os resultados das pesquisas realizadas em adultos para crianças e adolescentes. Dentre estas destacamos:

- Crianças e adolescentes diferem, em cada uma das fases do desenvolvimento, entre si e dos adultos.
- Certas condições só existem em crianças, como a prematuridade, cardiopatias congênitas e muitas de suas sequelas.
- Certas condições genéticas, como fenilcetonúria ou fibrose cística, se não diagnosticadas e tratadas precocemente, levarão a graves sequelas ou à morte.
- Muitas enfermidades, como a influenza e a Covid-19, certos cânceres e algumas formas de artrite, que ocorrem tanto em adultos quanto em crianças, podem ter fisiopatologia, gravidade, curso e resposta ao tratamento muito diferentes entre lactentes, crianças, adolescentes e adultos.
- A farmacoterapia entre crianças e adultos difere em vários aspectos, havendo necessidade de formulações adequadas à idade, que permitam uma acurada, segura e palatável administração, para um universo de crianças e adolescentes com grande variação de peso e características de desenvolvimento.
- Há necessidade de adequação das medicações às variações de distribuição e eliminação pelo corpo, dependentes da idade e do desenvolvimento (farmacocinética).
- Há necessidade de adequação às mudanças dependentes da idade e do desenvolvimento na resposta às medicações (farmacodinâmica).
- Há necessidade de adequação às variações dependentes da idade e do desenvolvimento nas reações adversas às medicações, tanto em curto quanto em longo prazo.

Dificuldades técnicas

Os aspectos técnicos envolvem desafios como:

- Necessidade da realização de estudos multicêntricos para incluir número adequado de participantes, com mesma idade, mesmo grau de desenvolvimento e mesma condição (doença) para justificar cientificamente a validade do estudo.
- Avaliação apropriada do desfecho para diferentes idades e graus de desenvolvimento e que, além disso, variam ao longo da realização do estudo.
- Adaptações nos procedimentos e ambientes da pesquisa, a fim de acomodar diferentes níveis de desenvolvimento físico, cognitivo e emocional das crianças.
- Obtenção de valores laboratoriais considerados normais para cada faixa etária e grau de desenvolvimento.
- Revisores e pesquisadores especializados nas diferentes áreas da saúde de crianças, na variabilidade do desenvolvimento normal delas e qualificados para realizar os procedimentos apropriados à idade dos participantes.
- Infraestrutura adequada dos centros de pesquisa.
- Técnicas especiais para pequenos volumes de coleta de amostras.

Aspectos econômicos

Nos aspectos econômicos, destaca-se a escassez de investimentos de patrocinadores privados pela dificuldade na recuperação das quantias exigidas em projetos de pesquisa para grupos tão pequenos, em cada idade e para cada grau de desenvolvimento, e por isto mesmo, exigindo estudos multicêntricos, muito mais dispendiosos. Existe também a dificuldade em encontrar centros especializados nesta faixa etária, pesquisadores preparados, dificuldade em atender às normas específicas para pesquisas com crianças e, até por isso, o receio de questionamentos legais e éticos. Justificam-se assim o investimento público nessas pesquisas e o estabelecimento de parcerias e contrapartidas com os patrocinadores privados, especialmente nas pesquisas de interesse nacional. Além do mais, o uso *off label* de medicamentos pelos pediatras deixa os patrocinadores em uma situação confortável.

Medicamentos *off label*

O uso *off label* (não licenciado) de medicamentos é um fenômeno mundialmente generalizado e crescente. Refere-se ao uso não registrado no órgão regulatório de vigilância sanitária do país (no Brasil, a Agência Nacional de Vigilância Sanitária – Anvisa) e ao uso diferente do aprovado em bula. Engloba variadas situações, como a administração de formulações extemporâneas ou de doses elaboradas a partir de especialidades farmacêuticas registradas e indicações, posologia, via de administração, frequência e faixas etárias diferentes das testadas e autorizadas ou mesmo contraindicadas. É mais frequente em crianças, maior quanto menor a criança e maior ainda quanto mais grave sua doença, com prevalência variando de 37,6% a 99,5%.

Cada medicamento registrado no Brasil recebe a aprovação da Anvisa para uma ou mais indicações, as quais passam a constar na sua bula e são as respaldadas pela Agência. O registro de medicamento novo é concedido desde que sejam comprovadas a qualidade, a eficácia e a segurança do medicamento, as duas últimas exigências baseadas na avaliação de estudos clínicos realizados para testá-lo para essas indicações. Em seu *site*,[11] a Anvisa esclarece que o uso *off label* de medicamentos não é incorreto e não há norma que proíba o médico de prescrevê-los, sendo a prescrição, neste caso, por sua conta e risco. Eventualmente, pode vir a caracterizar um erro médico, mas, na maioria das vezes, trata-se de uso essencialmente correto, apenas ainda não aprovado. Alves,[12] em relação ao uso *off label* de medicamentos, faz referência ao artigo 32 do Código de Ética Médica e aos artigos 3 e 37 da Declaração de Helsinque:

Código de Ética Médica
Capítulo V: Relação com pacientes e familiares[9]

É vedado ao médico:
Artigo 32 Deixar de usar todos os meios disponíveis de promoção de saúde e de prevenção, diagnóstico e tratamento de doenças, cientificamente reconhecidos e a seu alcance, em favor do paciente.

Declaração de Helsinque da
Associação Médica Mundial (AMM)[5]
(versão de outubro de 2013)

Princípios gerais
3. A Declaração de Genebra da AMM compromete o médico com as seguintes palavras: "A saúde do meu doente será a minha primeira preocupação" e o Código Internacional da Ética Médica declara que "Um médico deve agir no melhor interesse do doente quando presta cuidados de saúde".

Intervenções não comprovadas na prática clínica
37. No tratamento de um determinado doente, em que não haja intervenções comprovadas ou estas tenham sido ineficazes, o médico, após procura de aconselhamento especializado, tendo o consentimento informado do doente ou do representante legal, pode usar uma intervenção não comprovada se, em sua firme convicção, tal intervenção oferecer a esperança de salvar a vida, restabelecer a saúde ou aliviar o sofrimento. Esta intervenção deve, em seguida, tornar-se o objeto de investigação, destinada a avaliar a sua segurança e eficácia. Em todos os casos, a nova informação deve ser registada e, quando apropriado, disponibilizada publicamente.

O uso *off label* de medicamentos é uma conduta legal e até obrigatória para o médico, mas é perigoso para o paciente, como a história já demonstrou: focomelia por talidomida, síndrome cinzenta por cloranfenicol, retinopatia da prematuridade por oxigenoterapia, baixa estatura por corticoides... É conveniente aos fabricantes, mesmo porque os agravos ao paciente, eventualmente advindos das escolhas do médico, recaem sobre ele. As exigências ou os estímulos dos órgãos reguladores são insuficientes. Cria-se o círculo vicioso, difícil de romper.

CONSENTIMENTO LIVRE E ESCLARECIDO EM PESQUISAS

Para Goldim,[13] a definição mais aceita de consentimento informado (CI) é a de que ele "consiste num processo no qual a pessoa recebe informações e uma explicação minuciosa sobre o procedimento, compreende a informação, atua voluntariamente, é capaz para agir e, finalmente, consente ou não com a sua participação".

O consentimento informado é a pedra fundamental de uma pesquisa eticamente correta. Para consentir, exige-se competência para tomar decisões autônomas, o que não ocorre com o menor (pessoa que ainda não atingiu a maioridade, como nos artigos 3º, 4º e 5º do Código Civil). O termo "consentimento informado" é inadequado para crianças e adolescentes, porque só pode consentir quem tem competência para tomar decisões autônomas em seu próprio interesse. Também é inadequado usar o termo "consentimento informado por procuração", porque só pode dar procuração quem é autônomo. Desenvolveu-se então o conceito da combinação da permissão dos pais e do assentimento (ou dissentimento) do menor para pesquisas éticas e legalmente corretas. A obtenção da permissão dos pais se baseia na premissa de que tomarão decisões visando aos melhores interesses de seus filhos e atende à obrigação ética e legal de respeitar e proteger indivíduos vulneráveis (artigo 21 do Estatuto da Criança e do Adolescente e artigo 1.634 do Código Civil Brasileiro). Envolver o menor na discussão e obter seu assentimento, na medida de sua capacidade, atesta o respeito à sua autonomia em desenvolvimento. É um processo com *status* moral hierarquicamente inferior à decisão de uma pessoa capaz de exercer sua autonomia. Associado à ansiedade na tomada da decisão de terem seus filhos na pesquisa, especialmente de um filho doente, ocorre particular estresse na compreensão, no raciocínio, na capacidade de tomar decisões e falta de tempo para reflexões, o que torna o processo de consentimento sujeito a falhas e imperfeições, tornando a integridade do pesquisador essencial. Mesmo assim, é fundamental para proteger os participantes da pesquisa.

Estatuto da Criança e do Adolescente

Art. 21: O poder familiar será exercido, em igualdade de condições, pelo pai e pela mãe, na forma do que dispuser a legislação civil, assegurado a qualquer deles o direito de, em caso de discordância, recorrer à autoridade judiciária competente para solução da divergência.

Código civil

Art. 3º: São absolutamente incapazes de exercer pessoalmente os atos da vida civil os menores de 16 (dezesseis) anos.

Art. 4º: São incapazes, relativamente a certos atos ou à maneira de os exercer:

I – Os maiores de dezesseis e menores de dezoito anos;

[...]

Art. 5º: A menoridade cessa aos dezoito anos completos, quando a pessoa fica habilitada à prática de todos os atos da vida civil.

Parágrafo único: Cessará para os menores, a incapacidade:

1 – Pela concessão dos pais, ou de um deles na falta do outro, mediante instrumento público independentemente de homologação judicial, ou por sentença de juiz, ouvido o tutor, se o menor tiver dezesseis anos completos:

[...]

Art. 1.634: Compete a ambos os pais, qualquer que seja a sua situação conjugal, o pleno exercício do poder familiar, que consiste em, quanto aos filhos: [...]

Muitas das análises éticas que fundamentam o CI em pesquisas são derivadas ou similares às que fundamentam o CI para atos médicos. No entanto, concordar para procedimentos terapêuticos é diferente de consentir para participar de pesquisas, e a falta desse entendimento pode comprometer os objetivos do CI em pesquisas, com importante comprometimento ético. Nos procedimentos terapêuticos, tem-se como fim um bem para o paciente, como a diminuição da dor, a recuperação de uma função, a saúde. O propósito da pesquisa é gerar conhecimento, usualmente em benefício de pacientes ou indivíduos no futuro. Nas pesquisas não terapêuticas, segundo Clotet,[14] não se antevê nenhuma vantagem pessoal e, citando Hans Jonas, considera que uma qualidade especial do consentimento informado, tratando-se de sujeito de uma pesquisa, é o consentimento informado autêntico, que vai além do dever e supõe a identificação com o projeto que é o objeto do consentimento.

Na medida em que a familiaridade com a realidade prática da obtenção do CI para cuidados médicos ou participação em projetos de pesquisa se desenvolveu, eticistas, investigadores e membros das agências reguladoras reconheceram que promover o entendimento é mais que um fornecimento de informação. Mais do que isso, um cuidadoso processo de comunicação é necessário, que inclui a oportunidade de os participantes fazerem perguntas e os investigadores fazerem esclarecimentos sobre a extensão em que a decisão da participação na pesquisa é feita de maneira esclarecida e livre. Está errado concentrar o consentimento em um termo. Deve prevalecer o processo. O termo deve ser uma forma de suportar e favorecer o processo de esclarecimento e não apenas a legalidade.

O poder decisório do menor no relacionamento médico-paciente-família

Considerando a incapacidade civil do menor, a regra é que ele esteja acompanhado de seus representantes legais, no processo de assentimento ou dissentimento, na medida de sua capacidade.

Loch[15] apresenta quatro critérios que devem ser observados na avaliação da capacidade decisória do menor:

1. Capacidade de raciocínio, funcionamento cognitivo e emocional, devendo-se observar também a impulsividade, o nível de reflexão e a capacidade do menor em assumir responsabilidades.
2. Grau de compreensão e entendimento da situação.
3. Voluntariedade em poder consentir livremente sem influências, coerção ou manipulação.
4. Na natureza da decisão, considerando-se a magnitude da decisão quando comparada com o grau de desenvolvimento emocional (aquisição de meios e formas comportamentais de manifestar seu temperamento no ambiente social e nas atividades cotidianas), moral e cognitivo do menor.

Neste contexto, cabe ainda assinalar que a decisão da criança, seja qual for o seu grau de discernimento, no sentido de não querer participar da pesquisa, é soberana e deve ser sempre respeitada, excluindo-a da população/amostra do estudo, mesmo que seus pais ou responsáveis legais tenham dado o seu consentimento.

RELAÇÃO RISCO/BENEFÍCIO PARA APROVAÇÃO DE PESQUISAS[1]

Toda pesquisa com seres humanos envolve riscos, benefícios e danos em potencial, em tipos e gradações variados. A avaliação da relação risco/benefício é um importante filtro para aprovação de protocolos de pesquisa e um filtro ainda mais fino para pesquisas envolvendo crianças. Categorizar, avaliar e pesar potenciais riscos, potenciais benefícios e potenciais danos de uma determinada pesquisa está entre as mais desafiadoras e subjetivas tarefas para aqueles que trabalham com a revisão de pesquisas pediátricas. Quanto maiores e mais evidentes os potenciais riscos, maiores devem ser os cuidados para minimizá-los e maior deve ser a proteção oferecida aos participantes.

Risco se refere ao potencial dano ou à possibilidade de uma ação ou evento causar dano. Risco específico pode ser caracterizado sob várias dimensões, incluindo a probabilidade de um determinado dano assim como sua provável gravidade, duração e repetição ao longo de uma pesquisa.

Benefício é o resultado positivo ou valorizado de uma ação ou evento. Um benefício potencial é um resultado positivo, mas incerto. Os potenciais benefícios têm as dimensões de probabilidade, magnitude e duração. Eles podem ser físicos (como cura da doença, retardo da progressão da doença, alívio da dor), psicológicos (como alívio da depressão ou melhoria da qualidade de vida) ou sociais (como remoção ou diminuição da condição que é estigmatizante ou que interfere em relacionamentos sociais).

Dano é um resultado prejudicial ou adverso a uma ação ou evento. Ele faz uma situação ser ruim, temporária ou permanentemente, individual ou coletivamente. Danos da pesquisa podem ocorrer ou ser evidentes durante a execução do projeto de pesquisa, mas também podem ocorrer ou ser aparentes muito tempo depois que a pesquisa foi concluída. Os danos resultantes da pesquisa podem ser físicos (como dor, desconforto, incapacidades ou morte), psicológicos (como ansiedade, depressão, medo, embaraço) ou sociais (como desaprovação do grupo social, perdas econômicas ou perigo legal).

No Brasil, nas Resoluções do Ministério da Saúde – Conselho Nacional de Saúde, que normatizam as pesquisas envolvendo seres humanos (Resolução CNS 466/2012 e Resolução CNS 510/2016), ainda não há tipificação e gradação dos riscos envolvidos nas pesquisas, embora exista a proposta de uma resolução específica.

A Resolução CNS 466/2012, no inciso II,[6] define o risco da pesquisa como "possibilidade de danos à dimensão física, psíquica, moral, intelectual, social, cultural ou espiritual do ser humano, em qualquer pesquisa e dela decorrente" e no item V, "Dos riscos e benefícios", faz uma série de recomendações, mas sem referência específica sobre pesquisas com crianças e adolescentes: "Toda pesquisa com seres humanos envolve risco em tipos e gradações variados. Quanto maiores e mais evidentes os riscos, maiores devem ser os cuidados para minimizá-los e a proteção oferecida pelo Sistema CEP/CONEP aos participantes. Devem ser analisadas possibilidades de danos imediatos ou posteriores, no plano individual ou coletivo. A análise de risco é componente imprescindível à análise ética, dela decorrendo o plano de monitoramento que deve ser oferecido pelo Sistema CEP/CONEP em cada caso específico".

Dentre as normas e diretrizes internacionais que servem de referência para pesquisas envolvendo seres humanos, vamos destacar a Declaração de Helsinque: "20. Pesquisa médica com um grupo vulnerável somente é justificada se a pesquisa é responsiva às necessidades ou prioridades de saúde deste grupo e não possa ser conduzida em um grupo não vulnerável. Além disto, este grupo deve se beneficiar dos conhecimentos, práticas ou intervenções que resultem da pesquisa".[3]

PAPEL E RESPONSABILIDADES DO PESQUISADOR

Segundo Beecher,[16]

> "Para preservar a confiança da população em geral, a comunidade científica deve superar uma cultura de obediência... seus membros devem aspirar uma cultura de consciência... em que fazem as coisas certas não porque são obrigados a isso, mas simplesmente por ser a coisa certa a fazer... O pesquisador tem a responsabilidade final em garantir a segurança, os direitos e o bem-estar dos participantes do estudo. Em vários graus, a instituição de pesquisa, o patrocinador e os responsáveis por controlar a realização do estudo devem entender que o sucesso do pesquisador em atender às suas responsabilidades depende significativamente do suporte administrativo, financeiro, educacional e de infraestrutura. Além do conhecimento e observância das normas e diretrizes pelos participantes da pesquisa, a proteção mais confiável é assegurada pela presença de pesquisador inteligente, informado, consciencioso, empático e responsável".

CONSIDERAÇÕES FINAIS

A pesquisa clínica em Pediatria é um raro cenário em que a hierarquização dos princípios bioéticos de beneficência, não maleficência, justiça e respeito à pessoa humana perpassa todas as decisões:

- Como beneficiar crianças e adolescentes com os avanços da ciência e da tecnologia, protegendo-os em sua vulnerabilidade na pesquisa?
- Como evitar os riscos e danos decorrentes do uso de medicamentos validados para adultos?
- Como obter um consentimento moralmente válido de seres humanos cuja autonomia está em desenvolvimento?
- Como evitar sua injusta inclusão ou exclusão de pesquisas?
- Como evitar os abusos ocorridos no passado?
- Como diminuir a orfandade terapêutica?

As instituições, preocupadas com esse dilema, já conseguiram elaborar marcos regulatórios aceitáveis para balancear os interesses em conflito, apoiados em um sistema normativo robusto de proteção dos seres humanos envolvidos em pesquisas clínicas.

Além da especialização requerida de patrocinadores, pesquisadores, comitês de ética em pesquisa, instituições de pesquisa e órgãos reguladores na proteção e nos cuidados desse grupo vulnerável, exigem-se estímulo e/ou financiamento dos órgãos públicos para pesquisas com crianças e adolescentes, diante dos requisitos éticos e regulatórios, das dificuldades técnicas e da falta de interesse econômico da indústria. A participação em estudos multicêntricos é um dos caminhos sugeridos. Às instituições de ensino cabe o papel de capacitar profissionais para enfrentar esses desafios. Às instituições de classe, como a Sociedade Brasileira de Pediatria, além do papel de advogada das crianças, cumpre a tarefa de ser protagonista de um futuro melhor para elas. É preciso reconhecer que, em razão da enorme falta de dados disponíveis, existe um vácuo entre o que se fez, o que se faz e o que é preciso fazer, em termos de medicações para crianças e adolescentes. O mais preocupante é que, aparentemente, quanto menor e quanto mais doente for a criança, maior será sua orfandade terapêutica.

REFERÊNCIAS BIBLIOGRÁFICAS

1. Field MJ, Behrman RE; US Institute of Medicine; Committee on Clinical Research Involving Children. Ethical conduct of clinical research involving children. Washington: National Academies Press; 2004.
2. Committee on Drugs/American Academy of Pediatrics. Guidelines for the ethical conduct of studies to evaluate drugs in pediatric populations. Pedriatics. 1995;95(2):286-94.
3. Kipper DJ. Ética em pesquisa com crianças e adolescentes: à procura de normas e diretrizes virtuosas. Rev Bioét. 2016;24(1):37-48.
4. Tribunal Internacional de Nuremberg. Código de Nuremberg [internet]. 1947. [Acesso em 12 abr de 2020] Trials of war criminal before the Nuremberg. Military Tribunals Control Council Law. 1949;10(2):181-2. Disponível em: www.ufrgs.br/bioetica/nuremcod.htm.
5. World Medical Association. World Medical Association Declaration of Helsinki: ethical principles for medical research involving human subjects. JAMA. 2013;310(20):2191-4.
6. Brasil. Conselho Nacional de Saúde. Resolução n. 466, de 12 de dezembro de 2012. Resolve aprovar as seguintes diretrizes e normas regulamentadoras de pesquisas envolvendo seres humanos. Seção 1. Brasília: Diário Oficial da União; 2013. p. 59.
7. Brasil. Conselho Nacional de Saúde. Resolução n. 510, de 07 de abril de 2016. Normas aplicáveis a pesquisas em Ciências Humanas e Sociais. Disponível em: https://bvsms.saude.gov.br/bvssaudelegis/cns/2016/res0510-07-04-2016 html.
8. Brasil. Conselho Nacional dos Direitos da Criança e do Adolescente. Resolução n. 41, de 13 de outubro de 1995. Aprova em sua íntegra o texto oriundo da Sociedade Brasileira de Pediatria, relativo aos Direitos da Criança e do Adolescente Hospitalizados. Brasília: Diário Oficial da União; 1995. p. 16319-20, 1995.
9. Conselho Federal de Medicina (CFM), Brasil. Código de Ética Médica. Resolução CFM n. 2.217, de 27 de setembro de 2018, modificada pelas Resoluções CFM n. 2.222/2018 e 2.226/2019.
10. Council for International Organizations of Medical Sciences. International ethical guidelines for biomedical research involving human subjects. Geneva: Cioms/WHO; 1993.
11. Brasil, Ministério da Saúde. Agência Nacional de Vigilância Sanitária – Gerência de Medicamentos Novos, Pesquisa e Ensaios Clínicos. Como a Anvisa vê o uso off label de medicamentos [Internet]. Disponível em: http://portal.anvisa.gov.br/resultadodebusca?p_p_id=101&p_p_lifecycle=0&p_p_state=maximized&p_p_mode=view&p_p_col_id=column1&p_p_col_count=1&_101_struts_action=%2Fasset_publisher%2Fview_content&_101_assetEntryId=352702&_101_type=content&_101_groupId=33836&_101_urlTitle=como-a-anvisa-ve-o-uso-off-label-demedicamentos. Acesso em 30 de julho de 2020.
12. Alves R. Ética em pesquisa em crianças e adolescentes. Residência Pediátrica. Artigo de Revisão. 2016;6(Supl.1).
13. Goldim JR. Termo de consentimento informado em crianças e adolescentes. [Internet] [acesso em 12 abr 2020]. Disponível em https://www.ufrgs.br/bioetica/conscria.htm.
14. Clotet J. Consentimento informado nos comitês de ética em pesquisa e na prática clínica: conceituação, origens e atualidade. Rev Bioética. 1995;3(1):51-9.
15. Loch JA. Capacidade para tomar decisões sanitárias e seu papel no contexto da assistência ao paciente pediátrico. Rev AMRIGS. 2012;56(4):352-5.
16. Beecher HK. Ethics and clinical research. N Engl J Med. 1966;274(24):1354-60.

CAPÍTULO 13

PUBLICIDADE MÉDICA

Clóvis Francisco Constantino
Ana Cristina Ribeiro Zöllner

AO FINAL DA LEITURA DESTE CAPÍTULO, O PEDIATRA DEVE ESTAR APTO A:

- Conhecer as recentes normas éticas de publicidade médica.

APRESENTAÇÃO

A Resolução do Conselho Federal de Medicina de n. 2336/2023 traz aos médicos as diretrizes éticas recentemente publicadas e relacionadas à Publicidade Médica.

Quando se comparam os termos desta Resolução com as anteriores de mesmo mérito, observa-se que ocorreu grande flexibilização, concedendo aos médicos espaços de divulgação antes não permitidos.

Assim, apesar dessa versatilidade que ora se verifica na propaganda e publicidade liberadas aos médicos, tal abertura não significa ausência de freios e controles éticos por parte dos conselhos de Medicina, que têm a obrigação de fiscalizar o exercício profissional do médico em todos os seus ângulos, incluindo as formas com as quais o médico se projeta diante dos cidadãos para oferecer seus serviços especializados.

Com esta leitura, pela primeira vez fazendo parte de nosso Tratado, ocorre atualização deste importante tópico da Ética Médica que visa a alertar os médicos e proteger os cidadãos de atitudes inescrupulosas, sedutoras e aventureiras, frequentemente detectadas nos veículos de comunicação.

RESOLUÇÃO CFM Nº 2.336/2023
PUBLICADO EM: 13/09/2023 | EDIÇÃO: 175 | SEÇÃO: 1 | PÁGINA: 312
DISPÕE SOBRE PUBLICIDADE E PROPAGANDA MÉDICAS.

O CONSELHO FEDERAL DE MEDICINA (CFM), no uso das atribuições conferidas pela Lei nº 3.268, de 30 de setembro de 1957, regulamentada pelo Decreto nº 44.045, de 19 de julho de 1958;

CONSIDERANDO o disposto no Decreto-Lei nº 20.931, de 11 de janeiro de 1932, que regula e fiscaliza o exercício da medicina e outras profissões, e seu Decreto regulamentador nº 24.492, de 28 de junho de 1934; o Decreto-Lei nº 4.113, de 14 de fevereiro de 1942, que regula a propaganda de médicos e outros profissionais; e a Lei nº 13.709, de 14 de agosto de 2018 (alterada pela Lei nº 13.853, de 8 de julho de 2019), Lei Geral de Proteção de Dados;

CONSIDERANDO que cabe ao Conselho Federal de Medicina *"zelar e trabalhar por todos os meios ao seu alcance, pelo perfeito desempenho ético da medicina e pelo prestígio e bom conceito da profissão e dos que a exercem legalmente"*, conforme a Lei nº 3.268/1957;

CONSIDERANDO a necessidade de revisar periodicamente as regras de publicidade e propaganda médica;

CONSIDERANDO a necessidade de estabelecer marco diferencial entre "*redes sociais próprias do médico e de seus estabelecimentos assistenciais (pessoas jurídicas)*" e "*empresas jornalísticas, televisivas, radiofônicas e na modernidade, plataformas comerciais ancoradas na Internet como Blogs e outros*", para adequar-se na modernidade aos termos do Decreto-lei nº 4.113/1942;

CONSIDERANDO ser necessário estabelecer distinção entre as matérias propagandísticas/publicitárias para divulgação do perfil de médicos e seus estabelecimentos assistenciais em suas redes sociais e aquelas veiculadas por empresas jornalística e outras, como artigos, crônicas, entrevistas, debates, sabatinas etc., para divulgação de "*conselhos de higiene e assuntos de medicina ou de ordem doutrinária, sem caráter de terapêutica individual*", de acordo com o Decreto-Lei nº 4.113/1942;

CONSIDERANDO especificamente o disposto no art. 17 da Lei nº 3.268/1957, que determina: "*Os médicos só poderão exercer legalmente a medicina, em qualquer de seus ramos ou especialidades, após o prévio registro de seus títulos, diplomas, certificados ou cartas no Ministério da Educação e Cultura e de sua inscrição no Conselho Regional de Medicina, sob cuja jurisdição se achar o local de sua atividade*";

CONSIDERANDO o disposto no Decreto nº 8.516/2015, que regulamenta o Cadastro Nacional de Especialidades em seu art. 4º, parágrafos e incisos, que estabelece "*a Comissão Mista de Especialidades, vinculada ao CFM, a qual compete definir, por consenso, as especialidades médicas no País*";

CONSIDERANDO especificamente o art. 20 da Lei nº 3.268/1957, que determina: "*Todo aquele que mediante anúncios, placas, cartões ou outros meios quaisquer, se propuser ao exercício da medicina, em qualquer dos ramos ou especialidades, fica sujeito às penalidades aplicáveis ao exercício ilegal da profissão, se não estiver devidamente registrado*".

CONSIDERANDO o disposto no Código de Ética Médica, notadamente o que consta no capítulo sobre publicidade médica;

CONSIDERANDO o disposto na Resolução CFM nº 2.147/2016, que estabelece normas sobre a responsabilidade, atribuições e direitos de diretores técnicos, diretores clínicos e chefias de serviço em ambientes médicos (físico e virtual);

CONSIDERANDO o disposto na Resolução CFM nº 1.718/2004, que veda o ensino do ato médico a não médicos;

CONSIDERANDO o disposto na Resolução CFM nº 2.321/2022, que determina a obrigatoriedade de um Diretor Técnico-Médico responsável por eventos científicos em medicina para fazer cumprir o determinado sobre ensino de matérias privativas a médicos;

CONSIDERANDO que o atendimento a esses princípios é inquestionável pré-requisito para o estabelecimento de regras éticas da relação entre médicos e ambientes médicos físicos ou virtuais e a população em geral;

CONSIDERANDO os princípios constitucionais da livre iniciativa, da livre concorrência e da liberdade econômica;

CONSIDERANDO os artigos 12 e 16 do Decreto nº 24.492/1934, que regulamenta a aplicação do Decreto-Lei nº 20.931/1932, o qual restringe a comercialização de produtos por médico somente na localidade de seu consultório;

CONSIDERANDO ainda que os entes sindicais e associativos médicos estão sujeitos a este mesmo regramento quando da veiculação de publicidade ou propaganda;

CONSIDERANDO, finalmente, o decidido na sessão plenária de 13 de julho de 2023,

RESOLVE:

CAPÍTULO I
DAS DEFINIÇÕES E RESPONSABILIZAÇÕES

Art. 1º Para fins desta Resolução, entende-se por publicidade ou propaganda médica a comunicação ao público, por qualquer meio de divulgação da atividade profissional, com iniciativa, participação e/ou anuência do médico, nos segmentos público, privado e filantrópico.

§1º Entende-se por **publicidade** médica o ato de promover estruturas físicas, serviços e qualificações do médico ou dos estabelecimentos médicos (físicos ou virtuais).

§2º Entende-se por **propaganda** médica o ato de divulgar assuntos e ações de interesse da medicina.

Art. 2º Os médicos estão obrigados a cumprir as regras contidas nesta Resolução e no Manual de Divulgação de Assuntos Médicos dela decorrente.

Art. 3º Quanto à responsabilização perante os Conselhos Regionais de Medicina (CRMs):

I – responde o médico pela divulgação de matérias enquanto pessoa física;

II– responde o Diretor Técnico-Médico pela divulgação de matérias dos estabelecimentos de hospitalização e assistência médica de qualquer natureza, públicos e privados (em ambiente físico ou virtual), planos de saúde, seguradoras e afins;

III – responde pela divulgação dos entes sindicais e associativos médicos seu presidente.

CAPÍTULO II DAS OBRIGAÇÕES

Art. 4º As peças de publicidade/propaganda médica deverão conter, obrigatoriamente, os seguintes dados:

I – nome, número(s) de registro(s) no(s) CRM(s) onde esteja exercendo a medicina, acompanhados da palavra MÉDICO;

II – especialidade e/ou área de atuação, quando registrada no CRM, seguida pelo número de Registro de Qualificação de Especialista (RQE), quando o for.

Art. 5º Nas peças de publicidade/propaganda de hospitais, clínicas, casas de saúde e outros estabelecimentos assistenciais à saúde, em ambiente físico ou virtual, deverá constar:

I – nos estabelecimentos públicos, privados e filantrópicos, em local visível:

a) o nome do estabelecimento com número de cadastro ou registro no CRM;

b) o nome do Diretor Técnico-Médico com o respectivo número de inscrição no CRM e, onde for exigível, a especialidade com o RQE.

II – as placas internas de sinalização, quando identificarem os médicos integrantes do corpo clínico:

a) deverão ser mantidas atualizadas; e

b) conter os itens previstos nos incisos I e II do art. 4º.

Parágrafo único. Em todo material utilizado na divulgação, física e virtual, devem constar os itens apresentados acima, estando o rol descrito no Manual da Comissão de Divulgação de Assuntos Médicos (Codame) do CFM.

Art. 6º Em redes sociais, blogs, sites e congêneres, onde ocorrer publicidade ou propaganda de assuntos médicos, as informações descritas no art. 4º devem estar dispostas na página principal do perfil (pessoa física ou jurídica) ou equivalente.

§1º Os conteúdos temporários estarão sujeitos às mesmas regras de publicidade estabelecidas nesta Resolução.

§2º As orientações para cumprimento deste dispositivo constam do Manual da Codame.

§3º Quando o médico utilizar sua rede social para divulgar ao mesmo tempo matérias publicitárias e propagandísticas da profissão e passagens de sua vida privada, deve obedecer ao disposto no caput deste artigo.

CAPÍTULO III
DOS MEIOS DE PUBLICIDADE E PROPAGANDA NAS REDES SOCIAIS PRÓPRIAS DE MÉDICOS E ESTABELECIMENTOS MÉDICOS

Art. 7º A publicidade, em redes próprias do médico e de estabelecimentos de natureza médica, tem por objetivo dar ciência à comunidade em geral das competências e qualificações dos médicos e dos ambientes, físicos ou virtuais, onde exercem sua profissão.

Art. 8º Todos os meios ou canais de comunicação e divulgação de propriedade do médico e estabelecimentos assistenciais médicos são lícitos para a comunicação dos médicos com o público e, salvo prova em contrário, idôneos, devendo-se observar que:

I– as publicações deverão estar em meio físico ou virtual, conforme definido nesta Resolução e Manual da Codame;

II– os perfis de médicos e de ambientes médicos, físicos ou virtuais, em canais de redes sociais deverão obedecer aos critérios definidos em lei, resoluções normativas e Manual da Codame;

III– a publicação nas redes sociais de autorretrato (*selfie*), imagens e/ou áudios está permitida, desde que não tenham características de sensacionalismo ou concorrência desleal, conforme definição nesta Resolução.

§1º Para efeito de aplicação desta Resolução, são consideradas redes sociais próprias: sites, blogs, Facebook, Twitter, Instagram, YouTube, WhatsApp, Telegram, Sygnal, TikTok, LinkedIn, Threads e quaisquer outros meios similares que vierem a ser criados.

§2º Nas redes próprias, a publicidade/propaganda poderá ter o objetivo de formação, manutenção ou ampliação de clientela, bem como dar conhecimento de informações para a sociedade.

§3º Publicações e postagens de terceiros e/ou pacientes que venham a ser compartilhadas ou repostadas pelo médico em suas próprias redes sociais passam a ser consideradas como publicações suas para fins de aplicação das regras previstas nesta Resolução.

§4º Publicações e postagens de terceiros e/ou pacientes com elogios à técnica e ao resultado de procedimento, ainda que não compartilhadas em redes sociais do médico, devem ser investigadas pela Codame quando ocorrerem de modo reiterado e/ou sistemático, conforme definido no Manual.

CAPÍTULO IV DAS PERMISSÕES

Art. 9º É permitido ao médico:

I– utilizar fotografia ou vídeo com detalhes de seu ambiente de trabalho, sua própria imagem, de membros da equipe clínica e de outros auxiliares;

II– anunciar os aparelhos e recursos tecnológicos, utilizando as informações, indicações e propriedades presentes em seu portfólio, conforme aprovado pela Agência Nacional de Vigilância Sanitária (Anvisa), ou sucedânea, e autorizado pelo CFM para uso médico privativo e/ou compartilhado com outras profissões, respeitando a vedação estabelecida no inciso II do art. 11 desta Resolução;

III– anunciar os serviços agregados a seu consultório ou clínica realizados por profissionais de área correlata à medicina objetivando a execução das prescrições de fármacos, materiais e insumos ou a aplicação de técnicas e procedimentos, supervisionando a aplicação e, obrigatoriamente, fazendo registro da prescrição em prontuário ou ficha clínica de cada paciente;

IV– incluir referência em textos, imagens ou áudios quanto à forma de marcação de consulta, horários de atendimento e a dinâmica de funcionamento de seu consultório, instituição hospitalar e de assistência médica (física ou virtual);

V– orientar pacientes sobre características do local onde os serviços são oferecidos (estacionamento, segurança, privacidade, conforto e localização), bem como seu portfólio de atendimento (planos, seguros saúde, procedimentos, atos personalizados e outros);

VI– informar sobre valores de consultas, meios e formas de pagamento;

VII– informar que o valor de procedimentos particulares poderá ser acordado entre as partes previamente ao atendimento e sua execução;

VIII– anunciar abatimentos e descontos em campanhas promocionais, sendo proibido vincular as promoções a vendas casadas, premiações e outros que desvirtuem o objetivo final da medicina como atividade-meio, conforme definido no Manual da Codame;

IX– apresentar seu ambiente de trabalho, incluindo equipamentos com indicações de uso, conforme informações do portfólio da Anvisa, ou agência governamental que a suceda, e autorizado pelo CFM para uso médico privativo e/ou compartilhado com outras profissões;

X– participar de peças de divulgação, físicas ou virtuais, como membro do corpo técnico/clínico de instituições públicas, privadas, filantrópicas ou outras, desde que concordem, sendo obrigatório observar os critérios dispostos no art. 4º desta Resolução;

XI– participar de peças de divulgação, físicas ou virtuais, de planos e seguros saúde, autogestões e outros, desde que preste serviços a esses planos e tenha autorizado o uso de sua imagem, à semelhança de membros do corpo clínico de qualquer instituição médica, sendo obrigatório observar os critérios dispostos no art. 4º desta Resolução;

XII– organizar cursos e grupos de trabalho com caráter educativo para leigos e anunciar seus valores, sendo terminantemente proibido realizar consultas, bem como oferecer informação que leve a juízo de diagnóstico, de procedimentos e prognóstico, vedando o ensino de ato privativo do médico, conforme dispõe a Resolução CFM nº 1.718/2004;

XIII– organizar e anunciar valores de cursos, consultorias e grupos de trabalho, com acesso restrito a médicos para discussão de casos clínicos e/ou atualizações em medicina de modo geral, desde que:

a) essas atividades sejam restritas a médicos inscritos no CRM;

b) o organizador confirme os dados dos inscritos, sob pena de responsabilização ética;

c) seja garantido que os participantes respeitarão os critérios de confidencialidade em torno dos assuntos e casos discutidos, bem como o ensino do que for vedado pelo CFM, sob pena de responsabilização ética;

XIV– autorizar estudantes de medicina a participarem de cursos, consultorias e grupos de trabalho para discussão de casos clínicos, desde que identificados e compromissados com o respeito ao sigilo e às normas gerais do grupo, ficando o organizador responsável pela observação desses critérios;

XV– emitir comentário genérico sobre o prazer com o trabalho, alegria em receber seus pacientes e acompanhantes, motivações com os desafios do dia-a-dia de sua profissão, gerando corrente positiva para a boa imagem da medicina, desde que:

a) não identifique pacientes ou terceiros;

b) não adote tom pejorativo, desrespeitoso, ofensivo, sensacionalista ou incompatível com os compromissos éticos exigidos pela medicina para com suas instituições, outros colegas, especialidades ou técnicas e procedimentos;

XVI– revelar resultados comprováveis de tratamentos e procedimentos desde que não identifique pacientes;

XVII– emitir observações críticas quanto ao ambiente e condições de trabalho, sendo vedado o uso de tom ofensivo ou desrespeitoso a qualquer pessoa ou superior hierárquico;

XVIII– anunciar a aplicação de órteses e próteses, fármacos, insumos e afins quando da **execução** de procedimentos nos termos do inciso III deste artigo, desde que:

a) descreva características e propriedades de insumos, órteses e próteses, de acordo com a Resolução CFM nº 2.318/2022;

b) quando criador ou desenvolvedor da órtese ou insumo, aprovados pela Anvisa e pelo CFM, nos termos no inciso III, ao fazer divulgação e aplicar nos ambientes previstos nessa resolução, esclareça seus conflitos de interesse;

c) não anuncie marcas comerciais e fabricantes.

CAPÍTULO V
DA RELAÇÃO COM VEÍCULOS E CANAIS DE COMUNICAÇÃO DE MASSA

Art. 10. Ao conceder entrevistas a qualquer veículo ou canal de comunicação, bem como na publicação de artigos e informações ao público leigo, o médico deve se portar como representante da medicina, devendo abster-se de condutas que visem angariar clientela ou pleitear exclusividade de métodos diagnósticos e terapêuticos.

§1º Nas ocasiões descritas no caput, é vedada a divulgação de endereço físico ou virtual, telefone e outros, exceto aqueles dados previstos no art. 4º desta Resolução.

§2º Em entrevistas, debates ou qualquer exposição para público leigo a respeito da medicina, fica o médico obrigado a declarar seus conflitos de interesse.

CAPÍTULO VI DAS PROIBIÇÕES

Art. 11. É vedado ao médico e, naquilo que couber, às pessoas jurídicas, entes sindicais e associativos de natureza médica:

I– divulgar, quando não especialista, que trata de sistemas orgânicos, órgãos ou doenças específicas, por induzir à confusão com a divulgação de especialidades;

II– atribuir capacidade privilegiada a aparelhagens;

III– divulgar equipamento e/ou medicamento sem registro na Anvisa, ou agência que a suceda;

IV– participar de propaganda/publicidade de medicamento, insumo médico, equipamento, alimento e quaisquer outros produtos, induzindo à garantia de resultados;

V– conferir selo de qualidade, ou qualquer outra chancela, a produtos alimentícios, de higiene pessoal ou de ambientes, material esportivo e outros por induzir a garantia de resultados;

VI– participar de propaganda enganosa de qualquer natureza; VII– divulgar método ou técnica não reconhecido pelo CFM;

VIII– expor imagens de consultas e procedimentos transmitidas em tempo real, com técnicas ou métodos de abordagens, ainda que com autorização expressa do paciente, ressalvado o disposto no inciso IV do art. 13 e no inciso II, alínea d, do art. 14 desta Resolução;

IX– anunciar a utilização de técnicas de forma a lhe atribuir capacidade privilegiada, mesmo que seja o único a fazê-la;

X– oferecer serviços por meio de consórcio e similares;
XI– oferecer consultoria a pacientes e familiares como substituição da consulta médica presencial, excetuado o que for regulamentado em resolução específica para a telemedicina;
XII– garantir, prometer ou insinuar bons resultados do tratamento;
XIII– permitir, autorizar ou não impedir que seu nome seja incluído em listas de premiações, homenagens, concursos ou similares com a finalidade de escolher ou indicar profissional para o recebimento de títulos como "médico do ano", "destaque da especialidade", "melhor médico" ou outras denominações com foco promocional ou de propaganda patrocinada;
XIV– fazer qualquer propaganda ou manter material publicitário nas dependências de seu consultório ou, pessoa jurídica da área médica a que pertença, de empresas dos ramos farmacêuticos, óticos, de órteses e próteses ou insumos médicos de qualquer natureza, quando investidor em qualquer delas;
XV– ter ou manter consultório no interior de estabelecimentos dos ramos farmacêuticos, óticos, de órteses e próteses ou insumos de uso médico;
XVI– portar-se de forma sensacionalista ou autopromocional, praticar concorrência desleal ou divulgar conteúdo inverídico.

§ 1º As vedações elencadas nos incisos IV e V alcançam as entidades associativas e sindicais, não se aplicando aos casos previstos na Resolução CFM nº 1.595/2000.

§ 2º Entende-se por sensacionalismo:
a) divulgar procedimento com o objetivo de enaltecer e priorizar sua atuação como médico ou do local onde atua;
b) utilizar veículos e canais de comunicação para divulgar abordagem clínica e/ou terapêutica médica que ainda não tenha reconhecimento pelo CFM;
c) adulterar e/ou manipular dado estatístico e científico para se beneficiar individualmente ou à instituição que integra, representa ou o financia;
d) apresentar em público técnica, abordagem ou método científico que deva ser limitado ao ambiente médico, inclusive a execução de procedimentos clínicos ou cirúrgicos;
e) veicular em público informação que possa causar intranquilidade, insegurança, pânico ou medo de forma coletiva ou individual, mesmo que para fatos conhecidos;
f) usar de forma abusiva, enganosa ou sedutora representações visuais e informações que induzam à percepção de garantia de resultados.

§3º Entende-se por promocional referir-se a si próprio, a serviço onde atue ou a técnicas e procedimentos de modo a conferir-se propriedades e qualidades privilegiadas.

§4º Entende-se por concorrência desleal:
a) reportar em suas redes próprias, ou na de terceiros, insinuações de haver feito descobertas milagrosas ou extraordinárias cujo acesso é condicionado à abertura sucessiva de novas abas, fornecimento de informações pessoais ou pagamento;
b) dirigir-se em suas redes próprias a outros médicos, especialidades ou técnicas e procedimentos de forma desrespeitosa, com palavras ou imagens ofensivas à honra, à decência ou à dignidade dos que pretende atingir;
c) anunciar a prestação de serviços médicos gratuitos em seu consultório privado, aplicando- se este mesmo princípio a empresas de qualquer ramo que contrate médico para prestação de serviços em medicina;
d) não anunciar, enquanto estabelecimento assistencial, ente associativo ou sindical médico, campanhas preventivas, curativas e de reabilitação sem identificar o patrocinador da ação.

§5º Entende-se por conteúdo inverídico toda propaganda ou publicidade com o anúncio de práticas revolucionárias ou milagrosas, ou novos procedimentos que não tenham sido aprovados para uso médico pelo CFM.

CAPÍTULO VII DOS DEVERES

Art. 12. É dever do médico, inclusive os ocupantes de cargos diretivos:
I– solicitar retificação a qualquer meio de comunicação não próprio, bem como informar ao CRM, sem prejuízo de futuras apurações de responsabilidade, caso não concorde com o teor de declarações a si atribuídas em textos ou peças (gráficas ou audiovisuais) divulgadas de forma a transgredir os critérios definidos nesta Resolução;
II– adotar tom sóbrio, impessoal e verídico na emissão de boletins médicos, sempre preservando o sigilo médico.

§ 1º A divulgação dos boletins médicos caberá ao médico assistente ou seu substituto, ao diretor técnico da instituição ou ao CRM, quando o médico considerar pertinente.

§ 2º O boletim médico, em caso de pacientes internados em estabelecimentos assistenciais, deverá, sempre, ser assinado pelo médico assistente e subscrito pelo Diretor Técnico-Médico da instituição ou, em sua falta, por seu substituto.

CAPÍTULO VIII DOS DIREITOS

Art. 13. É direito do médico e de estabelecimentos de natureza médica:
I– utilizar qualquer meio ou canal de comunicação não próprio, quando convidado, para dar entrevistas e publicar artigos sobre assuntos médicos, com finalidade educativa, de divulgação científica, de promoção da saúde e do bem-estar públicos, desde que respeitadas as proibições previstas nesta Resolução;
II– comprar espaço em qualquer dos veículos de comunicação descritos acima para fazer propaganda/publicidade;
III– em suas redes sociais próprias fazer publicidade/ propaganda para formar, manter ou aumentar a cliente-

la, sendo permitido também dar informações de caráter acadêmico e/ou educativo para a comunidade;

IV– utilizar em trabalhos e eventos científicos, destinados exclusivamente a médicos e estudantes de medicina, imagens, transmitidas em tempo real, com a aplicação de técnicas de abordagem, desde que obtenha prévia autorização do paciente ou de seu representante legal;

V– consultar a Codame dos CRMs, em caso de dúvida, visando atender às exigências e normas legais e éticas sobre publicidade/propaganda em medicina;

VI– divulgar sua qualificação técnica.

§1º A divulgação da qualificação técnica do médico será feita da seguinte forma:

a) diploma médico: o próprio diploma e, se desejar, outros dados que considere relevante sobre a instituição onde se formou, mais a data de formatura, acompanhados da palavra MÉDICO(A);

b) diploma médico revalidado, com indicação da instituição de ensino superior pela qual colou grau, a data de formatura e o país sede da instituição, acompanhados da instituição de ensino superior que revalidou seu diploma, acompanhados da palavra MÉDICO(A);

c) especialista: a especialidade, devidamente registrada no CRM, acompanhada do número de RQE, devendo proceder da mesma forma quanto às áreas de atuação, sendo seu direito também anunciar outros títulos, como pós-graduações *lato sensu* ou *stricto sensu* em áreas relacionadas à especialidade;

d) curso de pós-gradução lato sensu devidamente cadastrado no CRM: MÉDICO(A) com pós-graduação em (*área da pós-graduação*), seguido de NÃO ESPECIALISTA, em caixa alta;

e) curso de pós-graduação stricto sensu devidamente cadastrado no CRM: MÉDICO(A) com pós-graduação em (*Mestre, Doutor em...*), seguido de NÃO ESPECIALISTA, em caixa alta;

f) ao médico detentor de título de especialidade, é permitida a divulgação de até 2 (duas) especialidades e as áreas de atuação relacionadas à especialidade.

§2º Para os efeitos da aplicação desse artigo, é considerado especialista e detentor de título em área de atuação todo aquele que apresentar RQE.

§3º Os títulos sujeitos a cadastramento de que tratam as alíneas *d* e *e* não terão número de ordem na declaração que será fornecida; haverá apenas a indicação de que obedece ao disposto nesta Resolução.

CAPÍTULO IX
DO USO DA IMAGEM DE PACIENTES OU DE BANCO DE IMAGENS

Art. 14. Fica permitido o uso da imagem de pacientes ou de bancos de imagens com finalidade educativa, voltado a:

I– elaboração de material direcionado à população a respeito de doenças e procedimentos em medicina e/ou relacionados à especialidade com RQE, sendo permitido o uso de imagens, quando necessário, para informar sobre manifestações, sinais e sintomas que recomendem a procura de avaliação médica, podendo descrever as soluções técnicas possíveis para o caso;

II– a demonstração de resultados de técnicas e procedimentos, respeitados os seguintes princípios:

a) qualquer uso de imagem deve ser acompanhado de texto educativo contendo as indicações terapêuticas, fatores que influenciam possíveis resultados e descrição das complicações descritas em literatura científica;

b) demonstrações de antes e depois devem ser apresentadas em um conjunto de imagens contendo indicações, evoluções satisfatórias, insatisfatórias e complicações decorrentes da intervenção, sendo vedada a demonstração e ensino de técnicas que devem limitar-se ao ambiente médico;

c) quando aplicável, apresentar evolução para diferentes biotipos e faixas etárias, bem como evoluções imediatas, mediatas e tardias das intervenções demonstradas;

d) a captura de imagens por equipes externas de filmagem, durante a realização de procedimentos, fica autorizada apenas para partos, quando a parturiente e/ou familiares assim desejarem e houver anuência do médico.

e) é vedado o uso de imagens de procedimentos que identifique o paciente;

f) é vedada qualquer edição, manipulação ou melhoramento das imagens;

g) autorretratos repostados dos pacientes e depoimentos sobre a atuação do médico devem ser sóbrios, sem adjetivos que denotem superioridade ou induzam a promessa de resultado;

h) quando são apresentadas imagens obtidas de banco de imagens, deve ser citada sua origem conforme regras de direitos autorais;

i) quando as imagens forem de banco de dados do próprio médico ou serviço ao qual pertença:

1. obter autorização do paciente para o uso de sua imagem;

2. respeitar o pudor e a privacidade do paciente que cedeu as imagens;

3. garantir o anonimato do paciente que cedeu as imagens, mesmo que tenha recebido autorização para divulgação.

CAPÍTULO X
DAS DISPOSIÇÕES GERAIS

Art. 15. Os CRMs devem manter, conforme seus Regimentos Internos, uma Comissão de Divulgação de Assuntos Médicos (Codame), composta, minimamente, por três membros.

Art. 16. A Codame tem como finalidade:

I – responder a consultas ao CRM a respeito de publicidade/propaganda de assuntos médicos;

II– organizar campanhas educativas sobre propaganda/publicidade médica, orientar sua divulgação pelos meios disponíveis no sistema CFM/CRMs, inclusive o Programa de Educação Médica Continuada apoiado e financiado pelo CFM;

III– convocar médico e Diretor Técnico-Médico, quando se tratar de pessoa jurídica, para esclarecer sobre potencial descumprimento de normas contidas nesta Resolução e seu Manual, orientando a imediata suspensão do anúncio e, para dar validade, registrar em ata as orientações, que será assinada por membro da Codame e o interessado (médico, quando pessoa física, e Diretor Técnico-Médico ou preposto médico devidamente identificado e autorizado, quando pessoa jurídica), sem prejuízo de outras medidas;

IV– orientar sociedades científicas, entidades sindicais e instituições médicas em geral na organização de evento de natureza multiprofissional, para respeitar a vedação do ensino de matéria privativa do médico a não médicos, esclarecendo que o respeito a esta determinação está sob a responsabilidade do Diretor Técnico-Médico do evento em cumprimento ao que determina a Resolução CFM nº 2.321/2022;

V– encaminhar à Corregedoria do Conselho Regional de Medicina matérias com potencial de infração ao Código de Ética Médica para a instauração de sindicância;

VI– rastrear divulgações em qualquer mídia, inclusive na internet, adotando as medidas cabíveis sempre que houver desobediência a esta Resolução;

VII– receber material publicitário, mesmo que de origem anônima, para apuração, podendo ser por canal próprio para esse fim;

VIII– providenciar que matéria relativa à publicidade/propaganda que chegue ao seu conhecimento não ultrapasse, em sua tramitação na Comissão, o prazo de 60 (sessenta) dias.

Art. 17. A presente Resolução e o respectivo Manual da Codame entrarão em vigor no prazo de 180 dias, a partir de sua publicação, quando serão revogadas a Resolução CFM nº 1.974/2011, publicada no Diário Oficial da União (DOU) de 19 de agosto de 2011, Seção I, p. 241-244; a Resolução CFM nº 2.126/2015, publicada no DOU de 1º de outubro de 2015, Seção I, p. 131; e a Resolução CFM nº 2.133/2015, publicada no DOU de 15 de dezembro de 2015.

REFERÊNCIAS BIBLIOGRÁFICAS

1. Brasil. Conselho Federal de Medicina. Resolução n. 2336/2023, de 13 de julho de 2023, que dispõe sobre publicidade e propaganda médicas. [online]. Publicada em 13 de setembro de 2023, Edição 175, Seção 1, Página 312. [Acessado em 21 de maio de 2024]. Disponível em https://sistemas.cfm.org.br/normas/visualizar/resolucoes/BR/2023/2336.
2. Brasil. Conselho Federal de Medicina. Manual de Publicidade Médica que comenta a Resolução 2336/2023, de 13 de julho de 2023. [Acessado em 21 de maio de 2024]. Disponível em https://www.flip3d.com.br/pub/cfm/index9/?numero=45&edicao=5578.

CAPÍTULO 14

TELEMEDICINA – ATUALIZAÇÃO E NORMAS

Clóvis Francisco Constantino
Ana Cristina Ribeiro Zöllner

AO FINAL DA LEITURA DESTE CAPÍTULO, O PEDIATRA DEVE ESTAR APTO A:

- Conhecer as normas éticas relacionadas à importante e abrangente modalidade de assistência médica da época contemporânea, a telemedicina e suas múltiplas possibilidades.

APRESENTAÇÃO

Transcrevemos estes textos originais neste capítulo, por entendermos ser a leitura das normas tais como foram publicadas, a melhor forma de compreender os atos médicos factíveis e legítimos à distância, de forma ética e segura para o médico e para os pacientes e familiares. Vale a consulta aos detalhes.

RESOLUÇÃO CFM Nº 2.314/2022 (PUBLICADA NO D.O.U. DE 05 DE MAIO DE 2022, SEÇÃO I, P. 227)

Define e regulamenta a telemedicina, como forma de serviços médicos mediados por tecnologias de comunicação.

O CONSELHO FEDERAL DE MEDICINA (CFM), no uso das atribuições que lhe confere a Lei nº 3.268, de 30 de setembro de 1957, regulamentada pelo Decreto nº 44.045, de 19 de julho de 1958, alterado pelo Decreto nº 10.911, de 22 de dezembro de 2021, Lei nº 12.842, de 10 de julho de 2013, e Decreto nº 8.516, de 10 de setembro de 2015, e **CONSIDERANDO** que cabe ao Conselho Federal de Medicina (CFM) disciplinar o exercício profissional médico e zelar pela boa prática médica no país;

CONSIDERANDO a constante inovação e o desenvolvimento de novas tecnologias digitais de informação e comunicação que facilitam o intercâmbio de informação entre médicos e entre médicos e pacientes;

CONSIDERANDO que, a despeito das consequências positivas da telemedicina, existem muitos preceitos éticos e legais que precisam ser assegurados;

CONSIDERANDO o Código de Ética Médica vigente;

CONSIDERANDO que a telemedicina deve contribuir para favorecer a relação médico- paciente;

CONSIDERANDO que a medicina, ao ser exercida com a utilização dos meios tecnológicos e digitais seguros, deve visar o benefício e os melhores resultados ao paciente, o médico deve avaliar se a telemedicina é o método mais adequado às necessidades do paciente, naquela situação;

CONSIDERANDO que o termo telessaúde é amplo e abrange outros profissionais da saúde, enquanto telemedicina é específico para a medicina e se refere a atos e procedimentos realizados ou sob responsabilidade de médicos;

CONSIDERANDO que o termo telessaúde se aplica ao uso das tecnologias de informação e comunicação para transferir informações de dados e serviços clínicos, administrativos e educacionais em saúde, por profissionais de saúde, respeitadas suas competências legais;

CONSIDERANDO que o registro completo da consulta, com áudio, imagens e vídeo não é obrigatório nas consultas presenciais, o mesmo princípio deve ser adotado em telemedicina;

CONSIDERANDO que o médico que utilizar a telemedicina, ciente de sua responsabilidade legal, deve avaliar se as informações recebidas são qualificadas, dentro de protocolos rígidos de segurança digital e suficientes para a finalidade proposta;

CONSIDERANDO o teor da Declaração da WMA (*World Medical Association*), sobre princípios éticos da telemedicina, na 69ª Assembleia, em outubro de 2018;

CONSIDERANDO que a consulta médica presencial permanece como padrão ouro, ou seja, referência no atendimento ao paciente;

CONSIDERANDO que, para atuar por telemedicina, o médico deve possuir assinatura digital qualificada, padrão ICP-Brasil, nos termos das Leis vigentes no país;

CONSIDERANDO o que determina a Lei nº 12.842, de 10 de julho de 2013, que dispõe sobre o exercício da medicina;

CONSIDERANDO o que determina a Lei nº 12.965, de 23 de abril de 2014, que estabelece os princípios, garantias, direitos e deveres para o uso da internet no Brasil;

CONSIDERANDO o que determina a Lei nº 13.709, de 14 de agosto de 2018, que dispõe sobre proteção de dados pessoais (LGPD);

CONSIDERANDO que o médico deve buscar capacitação no uso das Tecnologias Digitais, de Informação e de Comunicação (TDICs), telepropedêutica e bioética digital;

CONSIDERANDO a Lei nº 13.787, de 27 de dezembro de 2018, que dispõe sobre a digitalização e a utilização de sistemas informatizados para a guarda, o armazenamento e o manuseio de prontuário de paciente;

CONSIDERANDO o disposto na Lei nº 13.989, de 15 de abril de 2020, que dispõe sobre o uso da telemedicina durante a crise causada pelo coronavírus (SARS-CoV-2);

CONSIDERANDO o disposto na Resolução CFM nº 1.638/2002, que define prontuário médico;

CONSIDERANDO que as informações sobre o paciente identificado só podem ser transmitidas a outro profissional com prévia permissão do paciente, mediante seu consentimento livre e esclarecido e com protocolos de segurança capazes de garantir a confidencialidade e integridade das informações;

CONSIDERANDO a Resolução CFM nº 1.490/1998, que dispõe sobre a composição da equipe cirúrgica e da responsabilidade direta do cirurgião titular;

CONSIDERANDO o disposto na Resolução CFM nº 1.627/2001, que define e regulamenta o Ato Profissional de Médico;

CONSIDERANDO o disposto na Resolução CFM nº 1.958/2010, que define e regulamenta o ato da consulta médica;

CONSIDERANDO o disposto na Resolução CFM nº 1.821/2007, que aprova as normas técnicas concernentes à digitalização e uso dos sistemas informatizados para a guarda e manuseio dos documentos dos prontuários dos pacientes, autorizando a eliminação do papel e a troca de informação identificada em saúde;

CONSIDERANDO o disposto na Resolução CFM nº 2.299/2021, que regulamenta, disciplina e normatiza a emissão de documentos médicos eletrônicos;

CONSIDERANDO o disposto na Resolução CFM nº 2.311/2022, que regulamenta a cirurgia robótica no Brasil;

CONSIDERANDO que a telemedicina não substitui o atendimento presencial;

CONSIDERANDO o decidido na sessão plenária de 20 de abril de 2022, realizada em Brasília,

RESOLVE:

Art. 1º Definir a telemedicina como o exercício da medicina mediado por Tecnologias Digitais, de Informação e de Comunicação (TDICs), para fins de assistência, educação, pesquisa, prevenção de doenças e lesões, gestão e promoção de saúde.

Art. 2º A TELEMEDICINA, em tempo real on-line (síncrona) ou off-line (assíncrona), por multimeios em tecnologia, é permitida dentro do território nacional, nos termos desta resolução.

Art. 3º Nos serviços prestados por telemedicina os dados e imagens dos pacientes, constantes no registro do prontuário devem ser preservados, obedecendo as normas legais e do CFM pertinentes à guarda, ao manuseio, à integridade, à veracidade, à confidencialidade, à privacidade, à irrefutabilidade e à garantia do sigilo profissional das informações.

§ 1º O atendimento por telemedicina deve ser registrado em prontuário médico físico ou no uso de sistemas informacionais, em Sistema de Registro Eletrônico de Saúde (SRES) do paciente, atendendo aos padrões de representação, terminologia e interoperabilidade.

§ 2º O SRES utilizado deve possibilitar a captura, o armazenamento, a apresentação, a transmissão e a impressão da informação digital e identificada em saúde e atender integralmente aos requisitos do Nível de Garantia de Segurança 2 (NGS2), no padrão da infraestrutura de Chaves Públicas Brasileira (ICP-Brasil) ou outro padrão legalmente aceito.

§ 3º Os dados de anamnese e propedêuticos, os resultados de exames complementares e a conduta médica adotada, relacionados ao atendimento realizado por telemedicina devem ser preservados, conforme legislação vigente, sob guarda do médico responsável pelo atendimento em consultório próprio ou do diretor/responsável técnico, no caso de interveniência de empresa e/ou instituição.

§ 4º Em caso de contratação de serviços terceirizados de arquivamento, a responsabilidade pela guarda de dados de pacientes e do atendimento deve ser contratualmente compartilhada entre o médico e a contratada.

§ 5º O SRES deve propiciar interoperabilidade/intercambialidade, com utilização de protocolos flexíveis, pelo qual dois ou mais sistemas possam se comunicar de forma eficaz e com garantia de confidencialidade, privacidade e integridade dos dados.

§ 6º É direito do paciente ou seu representante legal solicitar e receber cópia em mídia digital e/ou impressa dos dados de seu registro.

§ 7º Os dados pessoais e clínicos do teleatendimento médico devem seguir as definições da LGPD e outros dispositivos legais, quanto às finalidades primárias dos dados.

§ 8º Na utilização de plataformas institucionais, quando necessário, deve ser garantido ao médico assistente, o direito de acesso aos dados do paciente, durante todo o período de vigência legal da sua preservação.

Art. 4º Ao médico é assegurada a autonomia de decidir se utiliza ou recusa a telemedicina, indicando o atendimento presencial sempre que entender necessário.

§ 1º A autonomia médica está limitada à beneficência e à não maleficência do paciente, em consonância com os preceitos éticos e legais.

§ 2º A autonomia médica está diretamente relacionada à responsabilidade pelo ato médico.

§ 3º O médico, ao atender por telemedicina, deve proporcionar linha de cuidados ao paciente, visando a sua segurança e a qualidade da assistência, indicando o atendimento presencial na evidência de riscos.

Art. 5º A telemedicina pode ser exercida nas seguintes modalidades de teleatendimentos médicos:

I- Teleconsulta;
II- Teleinterconsulta;
III- Telediagnóstico;
IV- Telecirurgia;
V- Telemonitoramento ou televigilância;
VI- Teletriagem;
VIII- Teleconsultoria.

Art. 6º A TELECONSULTA é a consulta médica não presencial, mediada por TDICs, com médico e paciente localizados em diferentes espaços.

§ 1º A consulta presencial é o padrão ouro de referência para as consultas médicas, sendo a telemedicina ato complementar.

§ 2º Nos atendimentos de doenças crônicas ou doenças que requeiram acompanhamento por longo tempo deve ser realizada consulta presencial, com o médico assistente do paciente, em intervalos não superiores a 180 dias.

§ 3º O estabelecimento de relação médico-paciente pode ser realizado de modo virtual, em primeira consulta, desde que atenda às condições físicas e técnicas dispostas nesta resolução, obedecendo às boas práticas médicas, devendo dar seguimento ao acompanhamento com consulta médica presencial.

§ 4º O médico deverá informar ao paciente as limitações inerentes ao uso da teleconsulta, em razão da impossibilidade de realização de exame físico completo, podendo o médico solicitar a presença do paciente para finalizá-la.

§ 5º É direito, tanto do paciente quanto do médico, optar pela interrupção do atendimento a distância, assim como optar pela consulta presencial, com respeito ao Termo de Consentimento Livre e Esclarecido pré-estabelecido entre o médico e o paciente.

Art. 7º A TELEINTERCONSULTA é a troca de informações e opiniões entre médicos, com auxílio de TDICs, com ou sem a presença do paciente, para auxílio diagnóstico ou terapêutico, clínico ou cirúrgico.

Parágrafo único. O médico assistente responsável pela teleinterconsulta deverá ser, obrigatoriamente, o médico responsável pelo acompanhamento presencial. Os demais médicos envolvidos só podem ser responsabilizados por seus atos.

Art. 8º O TELEDIAGNÓSTICO é o ato médico a distância, geográfica e/ou temporal, com a transmissão de gráficos, imagens e dados para emissão de laudo ou parecer por médico com registro de qualificação de especialista (RQE) na área relacionada ao procedimento, em atenção à solicitação do médico assistente.

Parágrafo único. Os serviços onde os exames estão sendo realizados deverão contar com um responsável técnico médico.

Art. 9º A TELECIRURGIA é a realização de procedimento cirúrgico a distância, com utilização de equipamento robótico e mediada por tecnologias interativas seguras.

Parágrafo único. A telecirurgia robótica está disciplinada em resolução específica do CFM.

Art. 10. O TELEMONITORAMENTO ou TELEVIGILÂNCIA médica é o ato realizado sob coordenação, indicação, orientação e supervisão por médico para monitoramento ou vigilância a distância de parâmetros de saúde e/ou doença, por meio de avaliação clínica e/ou aquisição direta de imagens, sinais e dados de equipamentos e/ou dispositivos agregados ou implantáveis nos pacientes em domicílio, em clínica médica especializada em dependência química, em instituição de longa permanência de idosos, em regime de internação clínica ou domiciliar ou no translado de paciente até sua chegada ao estabelecimento de saúde.

§ 1º O telemonitoramento inclui a coleta de dados clínicos, sua transmissão, processamento e manejo, sem que o paciente precise se deslocar até uma unidade de saúde.

§ 2º Deve ser realizado por indicação e justificativa do médico assistente do paciente, com garantia de segurança e confidencialidade, tanto na transmissão quanto no recebimento de dados.

§ 3º A transmissão dos dados deve ser realizada sob a responsabilidade técnica da instituição de vinculação do paciente.

§ 4º A interpretação dos dados e emissão de laudos deve ser feita por médico regularmente inscrito no CRM de sua jurisdição e com registro de qualificação de especialista (RQE) na área relacionada a exames especializados.

§ 5º A coordenação do serviço médico deverá promover o devido treinamento de recursos humanos locais, inclusive os pacientes, que poderão intermediar o atendimento.

§ 6º Todos os dados resultados do telemonitoramento, incluindo resultados de exames, avaliação clínica e prescrição e profissionais envolvidos devem ser adequadamente registrados no prontuário do paciente.

Art. 11. A TELETRIAGEM médica é o ato realizado por um médico, com avaliação dos sintomas do paciente, a distância, para regulação ambulatorial ou hospitalar, com definição e direcionamento do paciente ao tipo adequado de assistência que necessita ou a um especialista.

§ 1º O médico deve destacar e registrar que se trata apenas de uma impressão diagnóstica e de gravidade, o médico tem autonomia da decisão de qual recurso será utilizado em benefício do paciente, não se confundindo com consulta médica.

§ 2º Na teletriagem médica o estabelecimento/sistema de saúde deve oferecer e garantir todo o sistema de regulação para encaminhamento dos pacientes sob sua responsabilidade.

Art. 12. A TELECONSULTORIA médica é ato de consultoria mediado por TDICs entre médicos, gestores e outros profissionais, com a finalidade de prestar esclarecimentos sobre procedimentos administrativos e ações de saúde.

Art. 13. No caso de emissão à distância de relatório, atestado ou prescrição médica, deverá constar obrigatoriamente em prontuário:

a) Identificação do médico, incluindo nome, CRM, endereço profissional;

b) Identificação e dados do paciente (endereço e local informado do atendimento);

c) Registro de data e hora;

d) Assinatura com certificação digital do médico no padrão ICP-Brasil ou outro padrão legalmente aceito;

e) que foi emitido em modalidade de telemedicina.

Art. 14. A teleconferência médica por videotransmissão síncrona, de procedimento médico, pode ser feita para fins de assistência, educação, pesquisa e treinamento, com autorização do paciente ou seu responsável legal, desde que o grupo de recepção de imagens, dados e áudios seja composto exclusivamente por médicos e/ou acadêmicos de medicina, todos devidamente identificados e acompanhados de seus tutores.

§ 1º No caso de uso de tecnologias de telepresença, as mesmas premissas devem ser seguidas.

§ 2º Nos eventos multiprofissionais também deve ser atendida, em sua totalidade, a Resolução CFM nº 1.718/2004 ou posteriores.

§ 3º Na teleconferência, os objetivos do treinamento não devem comprometer a qualidade assistencial e nem gerar aumento desnecessário em tempo, que possa comprometer a recuperação do paciente, em obediência ao normatizado no Código de Ética Médica.

Art. 15. O paciente ou seu representante legal deverá autorizar o atendimento por telemedicina e a transmissão das suas imagens e dados por meio de (termo de concordância e autorização) consentimento, livre e esclarecido, enviado por meios eletrônicos ou de gravação de leitura do texto com a concordância, devendo fazer parte do SRES do paciente.

Parágrafo único. Em todo atendimento por telemedicina deve ser assegurado consentimento explícito, no qual o paciente ou seu representante legal deve estar consciente de que suas informações pessoais podem ser compartilhadas e sobre o seu direito de negar permissão para isso, salvo em situação de emergência médica.

Art. 16 A prestação de serviço de telemedicina, como um método assistencial médico, em qualquer modalidade, deverá seguir os padrões normativos e éticos usuais do atendimento presencial, inclusive em relação à contraprestação financeira pelo serviço prestado.

Parágrafo único. O médico deve ajustar previamente com o paciente e as prestadoras de saúde o valor do atendimento prestado, tal qual no atendimento presencial.

Art. 17. As pessoas jurídicas que prestarem serviços de telemedicina, plataformas de comunicação e arquivamento de dados deverão ter sede estabelecida em território brasileiro e estarem inscritas no Conselho Regional de Medicina do Estado onde estão sediadas, com a respectiva responsabilidade técnica de médico regularmente inscrito no mesmo Conselho.

§ 1º No caso de o prestador ser pessoa física, deverá ser médico devidamente inscrito no Conselho Regional de Medicina de sua jurisdição e informar a entidade a sua opção de uso de telemedicina.

§ 2º A apuração de eventual infração ética a esta resolução será feita pelo CRM de jurisdição do paciente e julgada no CRM de jurisdição do médico responsável.

Art. 18. Os Conselhos Regionais de Medicina deverão estabelecer vigilância, fiscalização e avaliação das atividades de telemedicina em seus territórios, no que concerne à qualidade da atenção, relação médico-paciente e preservação do sigilo profissional.

Art. 19. Os serviços médicos a distância jamais poderão substituir o compromisso constitucional de garantir assistência presencial segundo os princípios do SUS de integralidade, equidade, universalidade a todos os pacientes.

Art. 20. O CFM poderá emitir normas específicas para telemedicina em determinadas situações, procedimentos e/ou práticas médicas que necessitem de regulamentação própria.

Art. 21. Fica revogada a Resolução CFM nº 1.643/2002, publicada no DOU de 26 de agosto de 2002, Seção I, pg. 205 e todas as disposições em contrário.

Art. 22. Esta resolução entra em vigor na data da sua publicação.

REFERÊNCIAS BIBLIOGRÁFICAS

1. Brasil. Conselho Federal de Medicina. Resolução 2314/2022, de 20 de abril de 2022, define e regulamenta a telemedicina. [online]. Publicada em 05 de maio de 2022, Seção I, Página 227. [Acessado em 21 de maio de 2024]. Disponível em https://sistemas.cfm.org.br/normas/arquivos/resolucoes/BR/2022/2314_2022.pdf.
2. Brasil. Sociedade Brasileira de Pediatria. Telemedicina na Pediatria – um guia para aplicação prática, 2022. [Acessado em 22 de maio de 2024]. Disponível em https://www.sbp.com.br/fileadmin/user_upload/Guia_Telemedicina_-_AGO_2022.pdf.

SEÇÃO 2

FUNDAMENTOS DA ATENÇÃO À SAÚDE DA CRIANÇA E DO ADOLESCENTE

COORDENADORES

Tadeu Fernando Fernandes

Especialista em Pediatria pela Sociedade Brasileira de Pediatria (SBP) e Associação Médica Brasileira (AMB). Especialização em *Early Nutrition* (ENS) pela Ludwig-Maximilians University of Munich. Pós-graduado em Nutrologia Pediátrica pela Boston University School of Medicine. American Academy of Pediatrics – AAP *Membership*. Presidente do Departamento Científico de Pediatria Ambulatorial da Sociedade Brasileira de Pediatria (SBP).

AUTORES

Normeide Pedreira dos Santos França
Infectologista Pediátrica. Doutora em Medicina e Saúde Humana. Professora Adjunta de Pediatria da Universidade Estadual de Feira de Santana (UEFS). Membro do Departamento Científico de Imunizações da Sociedade Brasileira de Pediatria (SBP). Autora do livro *A Consulta Pediátrica Pré-Natal*.

Regis Ricardo Assad
Médico pela Faculdade de Medicina da Universidade de São Paulo (FMUSP). Título de Especialista em Pediatria pela Sociedade Brasileira de Pediatria (SBP) e Associação Médica Brasileira (AMB). Membro Titular do Departamento Científico de Pediatria Ambulatorial da SBP.

Renata Rodrigues Aniceto
Especialista em Pediatria e Hematologia pela FMUSP. Especialização em Nutrologia Clínica pela Abran, em Nutrologia Pediátrica pela Boston University School of Medicine, EUA, em Transtorno do Espectro Autista pela Certificação Thiago Castro e Pós-Graduação em Trissomia do Cromossomo 21 pelo CEPEC/SP. Membro e Secretária do Departamento Científico de Pediatria Ambulatorial da SBP.

Samir Buainain Kassar
Doutor em Saúde da Criança e do Adolescente pela Universidade Federal de Pernambuco. Professor Titular do Centro Universitário Tiradentes (Unit/AL) e do Centro Universitário CESMAC. Professor Permanente do Mestrado em Ciências Médicas na Universidade Federal de Alagoas (Famed/Ufal). Membro Titular do Departamento de Pediatria Ambulatorial da SBP.

Tadeu Fernando Fernandes
Especialista em Pediatria pela Sociedade Brasileira de Pediatria (SBP) e Associação Médica Brasileira (AMB). Especialização em *Early Nutrition* (ENS) pela Ludwig-Maximilians University of Munich. Pós-graduado em Nutrologia Pediátrica pela Boston University School of Medicine. American Academy of Pediatrics – AAP *Membership*. Presidente do Departamento Científico de Pediatria Ambulatorial da Sociedade Brasileira de Pediatria (SBP).

CAPÍTULO 1.1

A CONSULTA PEDIÁTRICA PRÉ-NATAL

Normeide Pedreira dos Santos França
Tadeu Fernando Fernandes

AO FINAL DA LEITURA DESTE CAPÍTULO, O PEDIATRA DEVE ESTAR APTO A:

- Reconhecer a consulta pediátrica no terceiro trimestre da gestação como parte integrante da puericultura e uma intervenção necessária para todas as gestantes, independentemente da classificação de risco gestacional.
- Esclarecer dúvidas relacionadas à inserção dessa consulta na rotina pediátrica.
- Realizar a consulta pediátrica no pré-natal.
- Auxiliar na elaboração de estratégias familiares para os cuidados ao recém-nascido (RN) em situação especial.

A CONSULTA PRÉ-NATAL IMPACTA NA SAÚDE DA CRIANÇA EM CURTO, MÉDIO E LONGO PRAZO

A inserção do pediatra no terceiro trimestre do pré-natal representa uma oportunidade de antecipação de riscos e um dos pilares de uma tríade para redução da morbimortalidade perinatal, juntamente com a assistência ao recém-nascido (RN) em sala de parto e a consulta pós-natal dentro da primeira semana de vida.[1]

Além da antecipação de riscos, nessa consulta o pediatra desmistifica temores da família em torno do nascimento e do período neonatal e disponibiliza informações e recursos estratégicos para enfrentamento e resolução de situações do cotidiano das famílias e dos bebês. Oferecer informações para transformar os pais em eficientes cuidadores dos seus filhos é um dos objetivos do pediatra durante essa intervenção.[1,2]

Apesar de sua importância estar embasada em evidências na literatura, essa consulta ainda não é uma realidade na rotina da maioria dos pediatras. Nos EUA, embora 78% dos pediatras ofereçam a consulta pré-natal, apenas entre 5 e 39% dos pais utilizam esse serviço.[3] Esse percentual é desconhecido no Brasil, onde alguns motivos descritos no Quadro 1 podem contribuir para a baixa realização dessa intervenção: o desconhecimento da população sobre essa consulta, a falta de encaminhamento das gestantes pelos

Quadro 1 Possíveis entraves para a realização da consulta pediátrica pré-natal e suas repercussões[1,4]

Entraves	Repercussões
Desconhecimento da população	Barreira para a busca espontânea
Desconhecimento dos obstetras	Falha no encaminhamento das gestantes
Não inclusão nas rotinas do SUS	Dificuldade de acesso da população assistida pelo serviço público de saúde
Desconhecimento do pediatra sobre a tabela da ANS para a saúde suplementar	Empecilho para a inclusão de rotina nos atendimentos por planos de saúde
Escassez de informações práticas sobre esse tema	Necessidade de capacitação do pediatra para a inserção dessa consulta na rotina

ANS: Agência Nacional de Saúde Suplementar; SUS: Sistema Único de Saúde.
Fonte: França;[1] Bright futures pocket guide.[4]

obstetras e a não inclusão nas rotinas do Sistema Único de Saúde (SUS).[1,2]

Para a população brasileira, o acesso a essa consulta ainda é limitado ao setor privado e tem autorização da Agência Nacional de Saúde Suplementar (ANS) pela Resolução Normativa n. 387, de 2 de janeiro de 2016 (atendimento pediátrico à gestante no terceiro trimestre: código 1.01.06.04-9; remuneração porte B).[3]

Outra limitação para a realização dessa consulta na rotina pode estar relacionada à inabilidade do pediatra, secundária à escassez de informações práticas sobre esse tema.[1-4]

Alguns dados científicos históricos precisam ser apresentados e refletidos para podermos sustentar a importância da consulta pré-natal com o pediatra.

1. **O baixo peso ao nascer é associado com aumento no risco para morte prematura na vida adulta por doença coronariana.**

Um grande marco científico foi a publicação dos estudos do Dr. David Barker, professor na Universidade de Southampton, Reino Unido, em 2002, intitulado "Fetal origins of adult disease: strength of effects and biological basis", onde ele propôs que o baixo peso ao nascer é consistentemente associado ao aumento do risco de morte por doença coronariana (DAC) e seus fatores de riscos biológicos. Foi um estudo longitudinal com 13.517 homens e mulheres que nasceram no Hospital Universitário de Helsinque de 1924 a 1944, cujos tamanhos corporais ao nascimento e durante a infância foram registrados, e posteriormente tiveram a documentação de seus óbitos, internações hospitalares e prescrição de medicamentos para doenças crônicas não transmissíveis (DCNT). Os resultados mostraram que a combinação de baixo peso ao nascer, seguido de baixa recuperação nos 2 primeiros anos de vida, mas seguido de ganho de peso acelerado dos 3 aos 11 anos, predispõe a grandes diferenças na incidência cumulativa das DCNT: diabetes tipo 2 e hipertensão. Após décadas de pesquisas, o Dr. David Barker conseguiu documentar que doenças da vida adulta estão relacionadas ao ganho de peso intrauterino. Ele explica que, quando o bebê recebe poucos macronutrientes e micronutrientes durante a gestação, direciona suas energias para o desenvolvimento do cérebro, e não para o desenvolvimento do coração e outros órgãos. Essa criança tem maior propensão a ser um adulto obeso, porque aprende a ser um "poupador" de nutrientes. Explica ainda que, assim como acontece com o coração, o fígado, órgão que faz o metabolismo das gorduras, também é prejudicado, resultando em um adulto propenso a ter níveis de colesterol mais elevados.[5]

2. **Filhos de mães que sofreram desnutrição ou subnutrição na gestação têm maior risco para DCNT.**

Um estudo clássico que tem citação obrigatória neste tema é a publicação holandesa intitulada "The Dutch famine birth cohort study", um estudo de coorte que analisou indivíduos adultos filhos de mães que passaram fome durante a gravidez, no período do "Inverno da Fome Holandesa" na Segunda Guerra Mundial, durante o qual se documentou que os bebês dessas mulheres foram subnutridos no útero, e quando adultos, apresentavam doenças cardiovasculares, metabólicas, envelhecimento precoce e alterações da saúde mental. A conhecida coorte de nascimentos da "fome holandesa" foi formada por 2.414 bebês nascidos vivos, a termo, no período de 1943 a 1947 cujos registros de nascimento foram mantidos. Essa coorte vem sendo rastreada e estudada desde 1994, quando começou a primeira coleta de dados, até os dias de hoje.

Essas crianças geradas no período da fome gestacional foram avaliadas na vida adulta por exame físico, coleta de amostras biológicas (sangue, urina, esfregaços bucais), testes funcionais (do coração, pulmões, rins, eixo hipotálamo-hipófise-adrenal – HPA), imagem do cérebro (ressonância nuclear magnética – RM) e vasculatura por ultrassom com Doppler. Além disso, dados genéticos e epigenéticos foram coletados, e a conclusão mostrou que a exposição pré-natal à fome teve consequências para a saúde na vida adulta.

Os efeitos da fome materna sobre o organismo fetal foram generalizados e afetaram a estrutura e a função de muitos órgãos e tecidos, resultando em alterações no comportamento, aumento dos riscos de DCNT e da mortalidade.

Outro dado interessante mostra que os efeitos da fome intrauterina eram independentes do tamanho ao nascer, o que sugere que a programação metabólica pode ocorrer sem alterar o tamanho no nascimento, mas pode prejudicar a vida futura em curto, médio e longo prazo. À medida que essa coorte foi envelhecendo, avaliaram-se os efeitos da desnutrição pré-natal sobre o envelhecimento (do cérebro), declínio cognitivo e demência, assim como morbidades e mortalidade. Os desfechos foram significativos e com uma peculiaridade: totalmente dependentes do período gestacional em que a mãe estava:

- Mães que estavam no final da gestação tiveram filhos em quem predominou, na vida, adulta a resistência à insulina.
- Quando estavam no segundo trimestre da gestação, os filhos na idade adulta tiveram resistência à insulina, hipertensão arterial com microalbuminúria e doenças obstrutivas das vias aéreas.
- Mães que estavam no primeiro trimestre de gestação tiveram filhos resistentes à insulina, perfil lipídico aterogênico, alterações da coagulação sanguínea (trombos), obesidade nas mulheres, sensibilidade extrema ao estresse, doenças coronarianas e maior incidência do câncer de mama.[6]

3. **Mães com ganho excessivo de peso na gestação têm filhos com risco aumentado para desenvolver obesidade.**[7]

Uma situação oposta à corte da "fome holandesa" foi documentada nas descobertas do Southampton Women's Survey, uma coorte formada por 12.579 mulheres da região de Southampton, no Reino Unido, com idade entre 20 e 34 anos, monitoradas quanto à dieta, composição corporal, ativida-

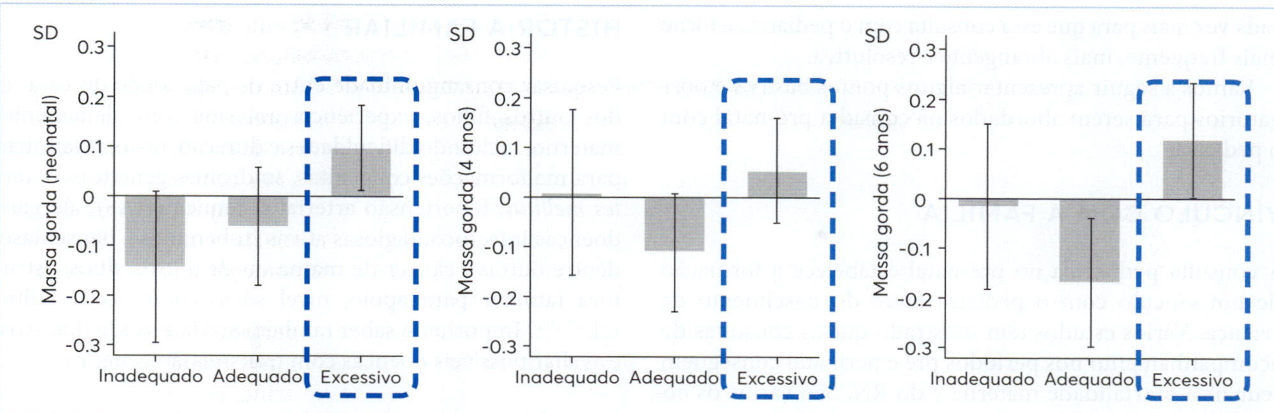

Figura 1 Relação do desvio padrão (SD) da massa gorda da criança com o ganho de peso da mãe durante a gestação (inadequado – adequado – excessivo). Veja que desde a vida neonatal até os 6 anos de idade as crianças cujas mães tiveram ganho excessivo de peso também tiveram sua massa gorda acima dos limites padrões.
SD: *standard deviation* (desvio padrão).
Fonte: Crozier et al.[7]

de física, estilo de vida e amostras sanguíneas dos principais marcadores de saúde durante o período pré-gestacional, gestacional e pós-gestacional. Os filhos dessas mulheres foram também acompanhados até os 6 anos de idade, e se encontrou associação direta entre o ganho de peso excessivo materno na gestação e maior adiposidade ao nascer, aos 4 e aos 6 anos em comparação com aquelas mães que ganharam peso de forma adequada. Veja na Figura 1 o desvio padrão (*standard deviation* – SD) das crianças cujas mães tiveram ganho excessivo de peso.

4. **A subnutrição e desnutrição materna na gestação aumentam o risco para aumentar a porcentagem de DALY.**[8]

Outras publicações também marcaram e documentaram a importância dos primeiros mil e cem dias de vida na programação metabólica (*Programming*) da vida futura, com destaque para uma série de publicações feita pela revista The Lancet, em 2008, abordando a importância de um conjunto de intervenções ou "janelas de oportunidade" no período dos "mil dias" compreendidos entre o tempo da gestação a termo (280 dias) somado aos primeiros 2 anos de idade (730 dias), que apresentam alto impacto na redução da mortalidade e morbidade, incluindo danos ao crescimento ponderoestatural e ao neurodesenvolvimento da criança. Nesses estudos documentou-se a influência da desnutrição materno-infantil no aumento substancial da morbidade e mortalidade infantis; estimou-se um total de 2,2 milhões de mortes e 21% de DALY (*Disability Adjusted Life Years*) para crianças menores de 5 anos. DALY é uma abreviatura para ano de vida ajustado por incapacidade, sendo 1 DALY igual a 1 ano perdido de vida saudável.

Correlacionaram-se os índices maternos e os infantis, comparando altura da mãe, peso ao nascer, restrição de crescimento intrauterino com peso, altura e índice de massa corporal (IMC) da criança aos 2 anos, segundo os novos gráficos da Organização Mundial da Saúde (OMS). Notou-se nítida influência nos resultados finais na vida adulta com redução na altura final, no nível de escolaridade, na produtividade econômica, alterações no IMC, níveis glicêmicos e variações na pressão arterial, com um destaque: a desnutrição intrauterina pode estar associada a aumento na incidência de doenças mentais.

Ficou evidente nesses estudos que a altura da criança aos 2 anos de idade é o melhor preditor do capital humano futuro. Um dos estudos focou as intervenções realizadas nessa janela de oportunidade e concluiu que intervenções nessa fase intrauterina materno-infantil têm resultados positivos em curto, médio e longo prazo com documentação científica comprovando redução dos DALY e melhora da estatura final.[8-10]

Após a apresentação desses dados, algumas reflexões devem ser feitas pelo colega que está lendo este texto:

- Será que a situação de insegurança alimentar, com aumento da fome no Brasil no período pandêmico da covid-19 (2020-2022), não poderia ser comparada à situação da fome holandesa da Segunda Guerra Mundial (1943 a 1947)?
- Se sua resposta for sim, quais seriam as repercussões para essas crianças em curto, médio e longo prazos?
- Será que o aumento na obesidade global no período do isolamento social por erros alimentares e sedentarismo não irá repercutir nas próximas gestações e na geração pós-período pandêmico?

Veja como é importante a consulta pré-natal com o pediatra, quantas janelas de oportunidade se abrem, quantas intervenções podemos fazer. Resta agora nos empenharmos cada vez mais para que essa consulta com o pediatra se torne mais frequente, mais abrangente e resolutiva.

Vamos a seguir apresentar alguns pontos básicos e obrigatórios para serem abordados na consulta pré-natal com o pediatra.

VÍNCULO COM A FAMÍLIA

A consulta pediátrica no pré-natal estabelece a formação de um vínculo com o pediatra antes do nascimento da criança. Vários estudos têm mostrado que as consultas de acompanhamento nos períodos pré e perinatal conseguem reduzir a mortalidade materna e do RN. São vários os objetivos dessa consulta, tanto para o pediatra quanto para a família, a saber:[1,3,11,12]

- Estabelecer e fortalecer um vínculo entre o pediatra e os pais antes do nascimento da criança.
- Preparar os pais para o cuidado do desenvolvimento físico e psicológico do bebê que está chegando. Discutir os anseios, preocupações e necessidades com relação à criança.
- Obter informações básicas de grande importância no pré-natal, como as doenças anteriores e/ou ocorridas durante a gestação.
- Identificar os pais: nome, idade, procedência, profissão (objetivando identificar exposição habitual a produtos tóxicos), tipo sanguíneo e fator Rh.

HISTÓRIA OBSTÉTRICA

É importante a história obstétrica,[1,2,11,12] para predizer riscos e antecipar condutas.

Data da última menstruação, idade gestacional atual, planejamento da gestação, realização de fertilização *in vitro*, número de gestações anteriores, intervalos entre as gestações e vias dos partos, abortamento, óbito fetal ou neonatal, partos prematuros, feto único ou gemelaridade, possibilidade de incompatibilidade Rh/ABO e uso de imunoglobulina anti-Rh na gestação, condições clínicas prévias, intercorrências na gestação atual e em gestações anteriores, como traumas, febre, exantema, exposição à radiação e a produtos químicos, uso de fármacos e drogas lícitas ou ilícitas pela gestante, prática de esportes/atividade física na gestação, sofrimento fetal crônico, fatores de risco para sepse neonatal.

CONHECER A SAÚDE DA GESTANTE

Avaliar condições maternas de risco para restrição de crescimento intrauterino (RCIU) e para aumento de morbimortalidade do feto e/ou o RN (alcoolismo, tabagismo, uso de drogas injetáveis, uso crônico de medicamentos, acidentes e traumas, exposição à radiação, sorologias maternas positivas para patógenos de possível transmissão vertical).[1-3,11-13]

A síndrome alcoólica fetal (SAF) será discutida adiante com mais detalhes, assim como o estresse tóxico e o ambiente tóxico na gestação.

HISTÓRIA FAMILIAR

Pesquisar consanguinidade entre os pais, idade do casal e dos outros filhos, experiência anterior com aleitamento materno, incluindo dificuldades e duração, história familiar para malformações congênitas, síndromes genéticas, *diabetes mellitus*, hipertensão arterial sistêmica (HAS), alergias, doenças infectocontagiosas ativas (tuberculose, hanseníase, dentre outras), câncer de mama ou de outros sítios, estrutura familiar para apoio, nível socioeconômico e cultural.[1-3,11-13] Importante saber também sobre a saúde dos avós e avaliar possíveis doenças com transmissão genética.

HISTÓRIA EPIDEMIOLÓGICA

Presença de animais no domicílio, saneamento, hábitos de vida, doenças endêmicas e epidêmicas na região onde vive.[1-3,11-13]

SÍFILIS CONGÊNITA

Lembrar que a sífilis congênita[13] continua sendo um dos grandes desafios para as políticas públicas de saúde, apesar das estratégias de prevenção bem definidas e da disponibilidade de tratamento. A sífilis congênita (SC) é uma doença de notificação compulsória, decorrente da disseminação hematogênica do *Treponema pallidum* por via transplacentária, da gestante não tratada ou inadequadamente tratada para o seu concepto. É um agravo evitável, entretanto ainda representa um grave problema de saúde pública e sua ocorrência evidencia falhas principalmente da atenção pré-natal. O diagnóstico precoce da infecção materna e o tratamento adequado e oportuno são medidas simples e efetivas para sua prevenção. Lembrar que a transmissão para o concepto pode ocorrer em qualquer fase da doença materna, sendo maior o risco nos estágios iniciais; de 70 a 100% das transmissões podem ocorrer na sífilis primária e secundária, e cerca de 30% na sífilis latente tardia e terciária.[13]

Toda gestante deverá ser testada para sífilis logo após o diagnóstico da gravidez. É recomendada a realização do teste à entrada no pré-natal, idealmente no primeiro trimestre, no segundo e terceiro trimestres de gestação e na admissão para o parto ou curetagem por abortamento, independentemente de os exames terem sido realizados durante o pré-natal.[13]

A maior parte dos RN com SC é assintomática (mais de 50%), e os sintomas, geralmente, manifestam-se nos primeiros 3 meses de vida; por isso, é fundamental a triagem sorológica da mãe na maternidade.[13]

SITUAÇÃO VACINAL

Revisar a situação vacinal[14] da gestante, pois nos últimos anos um fato vem se tornando preocupante: o número de óbitos em lactentes por coqueluche (pertussis), quase a totalidade deles com idade inferior a 6 meses. Para diminuir o número desses casos nos lactentes jovens, o Ministério da Saúde recomenda às gestantes a vacina adsorvida difteria, tétano e pertussis (acelular), preferencialmente após a 20ª semana de gestação, podendo ser administrada simultaneamente a outras vacinas indicadas na gestação, tais como as vacinas adsorvida difteria e tétano adulto, hepatite B e influenza.[14,15]

Atualmente, a Sociedade Brasileira de Imunizações (SBIm) recomenda 3 vacinas durante a gestação. São elas:[15]

- Influenza.
- Hepatite B.
- Tríplice bacteriana (dTpa).

Influenza

Pela baixa imunidade, as gestantes e puérperas são mais suscetíveis às formas graves da gripe, sendo inclusive consideradas grupo de risco para a doença. Por isso, é importante tomar a vacina contra a influenza a qualquer momento da gravidez. Mesmo que a grávida já tenha tomado o imunizante em uma gestação anterior, ela deve ser aplicada novamente. Se não conseguir tomar a vacina durante os 9 meses, pode ainda recebê-la em até 45 dias após o parto.[15]

Hepatite B

Caso a mãe seja contaminada com a hepatite B em um período próximo ao parto, o bebê corre o risco de desenvolver infecção crônica do fígado. Portanto, essa é outra vacina que não pode ser deixada de lado pelas gestantes. O imunizante deve ser aplicado a partir do segundo trimestre de gravidez, em regime de 3 doses. Entre a primeira e a segunda doses, há um intervalo de 1 mês (30 dias); e, entre a primeira e a terceira, 6 meses (180 dias). Caso a mulher já tenha sido imunizada antes, não é preciso uma nova dose de reforço.[15]

Tríplice bacteriana (dTpa)

Essa vacina protege contra a difteria, o tétano e a coqueluche. A aplicação é indispensável para impedir a transmissão ao RN e protegê-lo nos primeiros meses de vida até que tenha idade suficiente para também ser imunizado. A administração da dTpa depende de cada situação:[15]

- Para gestantes que já se vacinaram previamente com as 3 doses: 1 dose da dTpa a partir da 20ª semana de gestação;
- Para gestantes que já haviam recebido 1 dose: 1 dose da dTpa a partir da 20ª semana de gestação e 1 dose da dupla adulto (dT), com intervalo mínimo de 1 mês entre elas.
- Para gestantes que já haviam recebido 2 doses: 1 dose de dTpa a partir da 20ª semana de gestação.
- Para gestantes que não tinham se vacinado com nenhuma dose: 1 dose da dTpa a partir da 20ª semana de gestação e 2 doses da dT, com intervalo mínimo de 1 mês entre elas.
- A dT também protege contra o tétano e a difteria. Se não for imunizada durante a gravidez, a mulher deve se vacinar o mais breve possível após o parto.

VACINAÇÃO CONTRA A COVID-19 EM LACTANTES

O Comitê Extraordinário de Monitoramento Covid-19 da Associação Médica Brasileira (CEM Covid-AMB), a Sociedade Brasileira de Pediatria (SBP), a Sociedade Brasileira de Imunizações (SBIm) e a Federação Brasileira de Ginecologia e Obstetrícia (Febrasgo) recomendam que as gestantes e puérperas devam ser incluídas nos grupos prioritários para vacinas contra covid-19 no Plano Nacional de Imunização (PNI).[15-30]

Gestantes e puérperas estão mais suscetíveis a desenvolverem as formas graves da covid-19. Por isso, considerando a situação da pandemia no Brasil e a circulação do SARS-CoV-2, o Ministério da Saúde recomenda o esquema primário de vacinação para esse grupo: 2 doses mais 1 dose de reforço após um intervalo de 4 meses. O ideal é que o imunizante não contenha o vetor viral, como é o caso da CoronaVac, produzida pelo Instituto Butantan, e a da Pfizer. Para as gestantes que receberam a primeira dose da AstraZeneca, o Ministério da Saúde indica a continuação do esquema vacinal com a vacina Pfizer.[15]

A Febrasgo, em publicação recente, recomenda que a imunização de reforço ocorra pelo menos 6 meses após o recebimento da segunda dose. Atenta ainda para que a dose de reforço seja ministrada com vacinas aprovadas para mulheres grávidas e em puerpério, preferencialmente a da Pfizer/BioNTech. Produzida a partir de mRNA, essa vacina foi bastante aplicada em gestantes e não apresentou intercorrências.[15]

ESTRATÉGIA CASULO (*COCOON STRATEGY*)

Essa é uma estratégia orientada pela OMS objetivando proteger bebês contra doenças imunopreveníveis que podem levar a desfechos como hospitalização e óbito em faixa etária na qual eles não podem se vacinar ou estão apenas parcialmente imunizados.

Consiste na vacinação dos adultos (familiares e cuidadores), adolescentes e outras crianças do núcleo familiar para evitar que eles adoeçam e transmitam as infecções para os bebês, no ambiente doméstico.[16]

Os principais fatores associados à adesão a essa estratégia são a educação dos médicos e leigos, pois muitos desconhecem o fato de que a coqueluche acomete pessoas de todas as idades, mesmo que tenham tido a doença ou sido vacinadas na infância, e que os riscos da coqueluche já podem ser evitados por vacinas seguras e efetivas. Oferecer a vacina aos profissionais de saúde a familiares de lactentes jovens nos hospitais ou maternidades, de preferência sem custo, é uma excelente estratégia para a adesão à vacinação.[16]

Também são recomendadas para os principais contactantes com o RN e com a puérpera as vacinas contra: influenza, varicela, tríplice viral e contra doenças meningocócicas pelos sorogrupos ACWY e pelo sorogrupo B.[16]

SÍNDROME ALCOÓLICA FETAL

A síndrome alcoólica fetal (SAF) é a ponta do *iceberg* do espectro de distúrbios fetais alcoólicos (*fetal alcohol spectrum disorders* – FASD). O termo FASD é uma expressão abrangente utilizada para se referir à gama de efeitos que podem ocorrer em um indivíduo exposto ao álcool durante o período pré-natal, o que pode resultar em prejuízos em curto, médio e longo prazo.[17]

A ingestão alcoólica durante a gravidez pode causar graves repercussões no feto e no RN, com consequências irreversíveis para toda a vida. É possível haver alterações físicas, mentais, comportamentais e de aprendizado.[17]

Os efeitos podem variar de acordo com o tempo de exposição, o padrão de consumo e a idade gestacional:[17]

- Primeiro trimestre: anomalias faciais e alterações estruturais maiores.
- Segundo trimestre: aumento do risco de abortamento espontâneo.
- Terceiro trimestre: alterações do crescimento.

Não há uma quantidade segura para o consumo na gravidez; o feto é extremamente vulnerável, visto que o álcool atravessa livremente a barreira placentária. O álcool é considerado o agente teratogênico mais comum atualmente existente, e a SAF, apesar de totalmente prevenível, representa a causa mais comum de retardo mental não congênito.[17,18]

O consumo de álcool na gravidez pode ocorrer por depressão, carência afetiva, gravidez indesejada, estado nutricional comprometido, desinformação sobre efeitos de drogas, além do baixo custo e fácil acesso a bebidas alcoólicas, visto ser uma substância socialmente aceita. É importante na consulta pré-natal o pediatra abordar esse tema.[1,3,17,18]

Na consulta pré-natal com o pediatra, pode ser aplicado um questionário curto, que leva em torno de 2 minutos, e que foi o primeiro teste rastreador para uso abusivo de bebida alcoólica validado para a prática obstétrica e ginecológica. Trata-se do questionário T-ACE (Quadro 2), acrônimo em inglês das palavras *Tolerance* (tolerância), *Annoyed* (aborrecida), *Cut-down* (cortar) e *Eye-opener* (abrir os olhos).[17,18]

Não há tratamento para a SAF. Até o momento, dispõe-se apenas de medidas de suporte, que visam minimizar os danos causados e o sentimento de culpa. As crianças e suas famílias devem ser acompanhadas por equipes multidisciplinares.[18]

Efetivamente, a prevenção é a única maneira de evitar a doença, e somente será atingida com a abstinência total de álcool durante a gestação e para mulheres que queiram engravidar.[17,18]

ESTRESSE TÓXICO

A saúde das crianças está diretamente ligada aos aspectos físicos, nutricionais, sociais e emocionais. Tanto experiências positivas quanto negativas, vivenciadas desde a gestação até a adolescência, podem influenciar no desenvolvimento do indivíduo por toda a vida.[19]

Os efeitos dessas experiências são cumulativos: quanto maior o número de situações e o tempo de exposição, maior e mais profundo será o impacto no indivíduo.[19]

O estresse tóxico (ET) é definido como um estresse elevado e contínuo, capaz de provocar danos irreversíveis ao desenvolvimento neuropsicomotor da criança, além de aumentar os riscos para doenças orgânicas ao longo dos anos. Existem alguns fatores que contribuem com maior risco para o ET, fatores relacionados com o indivíduo (prematuridade, baixo peso, doenças), fatores sociais (pobreza, desnutrição, fome, agressão física, dificuldade de acesso à saúde e à educação) e fatores familiares (número de atividades e responsabilidades excessivas, famílias desestruturadas, problemas conjugais entre os pais).[19,20]

O cérebro é muito sensível ao ET, sobretudo na gestação e nos primeiros anos de vida. Por exemplo, a depressão materna na gestação pode acarretar a produção de uma grande quantidade dos hormônios do estresse, aumentando o risco de parto prematuro, baixo peso ao nascer e alterações no desenvolvimento e comportamento da criança.[19-21]

Quadro 2 Estrutura e pontuação do Questionário T-ACE

T – Qual a quantidade que você precisa beber para se sentir desinibida ou "mais alegre"? (avaliar conforme o número de doses-padrão) Não bebo – 0 ponto Até duas doses – 1 ponto Três ou mais doses – 2 pontos
A – Alguém tem lhe incomodado por criticar o seu modo de beber? Não – 0 ponto Sim – 1 ponto
C – Você tem percebido que deve diminuir seu consumo de bebida? Não – 0 ponto Sim – 1 ponto
E – Você costuma tomar alguma bebida logo pela manhã para manter-se bem ou para se livrar do mal-estar do "dia seguinte" (ressaca)? Não – 0 ponto Sim – 1 ponto

T-ACE: Tolerance, Annoyed, Cut-down e Eye opener.
Resultados de 2 pontos ou mais indicam alta propensão para um consumo alcoólico de risco durante a gestação.
Fonte: Jones et al.[18]

Estudos mostram que, no Brasil, a taxa de prevalência de transtornos mentais entre crianças e adolescentes varia de 7 a 12,7%. O pediatra tem um importante papel na diminuição do estresse tóxico de todas as crianças ao orientar as famílias durante as consultas de puericultura, principalmente a pré-natal, já que a neurociência tem comprovado que o principal fator protetor é o contato amoroso e responsivo de seus pais e cuidadores.[20,21]

NUTRIÇÃO DA GESTANTE

É importante o controle nutricional da gestante, pois o excesso e a deficiência de macro e micronutrientes impacta de modo significativo a saúde da criança em curto, médio e longo prazo.

Nos últimos anos, vem se tornando cada vez mais claro que gerar uma nova vida é também uma oportunidade para melhorar a saúde das futuras gerações por meio da nutrição. O aporte adequado de nutrientes para a mulher nos períodos de pré-concepção, gestação e amamentação é fundamental para fornecer à criança uma nutrição necessária para atingir seu máximo potencial na fase adulta.[22]

A alimentação nos períodos de pré-concepção e gestação pode ter impacto no desenvolvimento físico e cognitivo-comportamental do bebê. Hábitos alimentares adequados e um estilo de vida saudável melhoram o estado nutricional da mãe no período da pré-concepção e durante a gravidez, aumentando a sobrevida perinatal e reduzindo o risco de doenças crônico-degenerativas. Por outro lado, a ingestão inadequada de nutrientes por adolescentes e mulheres jovens pode comprometer o processo reprodutivo e aumentar o risco de resultados adversos na gravidez, tanto para a mãe quanto para o nascituro.[22]

Ademais, as adaptações metabólicas podem aumentar o risco de desenvolver patologias crônico-degenerativas e obesidade a longo prazo. Para garantir uma ingestão adequada de nutrientes durante essas importantes fases da vida, é preciso considerar as necessidades nutricionais. Esse conceito estabelece os níveis de nutrientes, energia e atividade física suficientes para um estado individual de saúde e bem-estar.[22]

O corpo exige uma pequena quantidade de calorias durante uma gravidez típica, mas pode exigir níveis elevados de certos nutrientes. Assim, as mulheres grávidas devem concentrar-se em aumentar a ingestão de alimentos ricos em nutrientes e de alta qualidade, limitando o consumo de bebidas e alimentos processados e com calorias vazias.[22]

A suplementação pode ser necessária durante a gravidez, devido à perda de nutrientes. O suprimento de vitaminas e minerais deve ser fornecido pela dieta regular, mas a ingestão de suplementos pode ajudar no alcance dos níveis ideais quando a mulher grávida não consome quantidades satisfatórias de micronutrientes.[22]

Os 6 elementos a seguir são fundamentais para serem avaliados na consulta pré-natal.

- Ácido docosa-hexaenoico (DHA).
- Ferro.
- Vitamina D.
- Vitamina A.
- Ácido fólico.
- Iodo.

Ácido docosa-hexaenoico (DHA): um ácido graxo essencial

O transporte de ácidos graxos essenciais é realizado através da placenta, e eles são depositados no cérebro e na retina do feto. Esse depósito ocorre principalmente no último trimestre da gravidez, e cerca de 80% do DHA cerebral é captado a partir da 26ª semana de gestação até o nascimento.[23]

O consumo materno de DHA é essencial para a formação de todas as membranas celulares do sistema nervoso central, ajuda a prolongar gestações de alto risco, aumenta o peso do RN, o comprimento e a circunferência da cabeça ao nascimento, aumenta a acuidade visual, a coordenação motora mão-olhos, a atenção, a resolução de problemas e o processamento de informações.[23,24]

Na gestação, várias situações alteram o aporte de DHA para gestante:23-25

- Nutrição inadequada.
- Consumo de óleos e gorduras com alta proporção de ômega 6 (óleos vegetais e gorduras trans) e baixa proporção de ômega 3.
- Gestações frequentes e múltiplas.

Uma revisão de dados brasileiros mostra que a ingestão dietética de fontes alimentares de ômega 3 é baixa, e possivelmente deficiente no Brasil, e que os índices bioquímicos do *status* materno de DHA e do teor de DHA no leite materno são baixos quando comparados à literatura internacional.[26]

Esses dados indicam um *status* inadequado de DHA entre as mulheres brasileiras durante a gravidez e a lactação.[26]

O feto é totalmente dependente da nutrição materna para crescimento e desenvolvimento, portanto esse é um aspecto de extrema importância. Assim, a mãe deve receber um aporte adequado de DHA para poder oferecer ao feto quantidade mínimas nutricionais desse elemento tão importante para o desenvolvimento do sistema nervoso e do visual.[25,26]

Diante de todas essas evidências científicas, o profissional de saúde deve investigar cuidadosamente a ingestão de DHA pela gestante, observando não apenas as quantidades diárias, mas também a segurança alimentar relativa a suas fontes, visando prevenir a ingestão de metais pesados, especialmente mercúrio.[26,27]

Quando se optar pelo consumo de peixes marinhos, tais como atum, salmão e arenque, isso deve ser feito de forma cautelosa, evitando o consumo caso não se tenha segurança em relação à origem do alimento devido aos riscos de contaminação com metais pesados. Também é importante conhecer a origem do pescado, uma vez que muitos peixes criados em cativeiro são alimentados com ração não fortificada com DHA, o que faz com que esses peixes não devam ser considerados como fontes adequadas. Uma porção de pescado equivale a aproximadamente 120 g, de modo que o consumo recomendado é de 3 porções/semana (360 g/semana). Se houver dúvida, sugere-se que se garanta a ingestão pela suplementação de DHA.[26,27]

É recomendado para mulheres grávidas e lactantes o consumo diário de pelo menos 200 mg de DHA. Devido ao baixo consumo de peixe no Brasil e à insuficiente conversão de ômega 3 em DHA, e considerando a elevada relevância do DHA para o desenvolvimento infantil, independentemente da dieta, toda gestante deve receber suplemento diário de DHA na dose de 200 mg, preferencialmente obtido industrialmente através de algas (produtor primário de DHA).[27]

Ferro

Uma avaliação do Sistema de Informação Nutricional de Vitaminas e Minerais da OMS evidenciou que a prevalência estimada de anemia na população global é de 24,8% (IC95%: 22,9-26,7), o que corresponde a 1,62 bilhão de pessoas (IC95%: 1,50-1,74).[22,28]

Considerando especificamente a população de mulheres em idade reprodutiva, a prevalência de anemia é ainda maior, atingindo cerca de 30,2% de não gestantes (IC95%: 28,7-31,6) e 41,8% de gestantes (IC95%: 39,9-43,8), o que corresponde a 468 milhões (IC95%: 446-491) e 56 milhões (IC95%: 54-59) de mulheres, respectivamente.[22,28]

A quantidade total de ferro no organismo é determinada por ingestão, perdas e armazenamento, variando entre 2,5 e 4 g para o adulto, diferindo entre homens e mulheres. A necessidade de ferro mais significativa nas mulheres decorre da busca do organismo em reabastecer estoques perdidos por meio da menstruação e sangramento durante o ciclo gravídico-puerperal.[28]

O aumento da necessidade de ferro durante a gravidez é causado pelas alterações fisiológicas características desse período na vida da mulher. Durante uma gestação única, ocorre a expansão do volume sanguíneo em aproximadamente 50% (1.000 mL) e da massa total de eritrócitos em aproximadamente 25% (300 mL), o que resulta em consequente expansão de plasma e queda de hemoglobina e hematócrito.[28]

O fornecimento diário de ferro elementar, que deve ser de 15 a 18 mg por dia no período pré-concepcional, aumenta para 27 mg por dia durante a gestação.[31,32]

A prevenção primária da deficiência de ferro durante a gravidez envolve a recomendação de ingestão adequada proveniente da alimentação associada à suplementação desse micronutriente. Uma dieta regular fornece cerca de 10 a 20 mg de ferro por dia, mas apenas 10% são absorvidos para compensar as perdas diárias. Portanto, torna-se relevante a suplementação desse elemento durante o período gestacional.[28,29]

Diferentes sociedades e instituições têm se posicionado sobre a suplementação de ferro durante a gestação. Um resumo é apresentado no Quadro 3.

Vitamina D

Nas últimas décadas, a literatura médica que demonstra a importância da vitamina D em diferentes processos biológicos cresceu de maneira eminente. A relação da vitamina D com eventos fisiológicos do sistema musculoesquelético, cardiovascular, endócrino e imunológico tem sido comprovada por diversos estudos experimentais e clínicos. A alteração dos níveis séricos dessa vitamina desencadeia o desequilíbrio da homeostasia desses sistemas, levando à ocorrência de doenças.[30]

A gravidez é um período especialmente desafiador em relação à vitamina D, pois as gestantes costumam evitar a exposição solar para minimizar o excesso de pigmentação da pele que pode ocorrer nessa fase. Portanto, mulheres gestantes são consideradas uma população de risco aumentado para hipovitaminose D e demandam assistência específica. A avaliação e a suplementação terapêutica para correção e manutenção dos níveis séricos são medidas racionais, pre-

Quadro 3 Suplementação de ferro na gestação

Instituição	Recomendação para suplementação de ferro
Acog	27 mg/dia (dieta + suplementação de ferro)
Figo	Áreas de alta prevalência de anemia (> 20%): 60 mg/dia de ferro elementar. Áreas de menor prevalência de anemia (< 20%): suplementação intermitente de ferro elementar, 120 mg, 1 vez por semana.
CDC	30 mg/dia.
OMS	Gestantes saudáveis: 30-60 mg/dia ou 120 mg de ferro elementar por semana. Gestantes com alto risco para deficiência: 60-120 mg/dia de ferro elementar.
RCOG	Apenas em casos de confirmação de anemia ou na presença de fatores de risco para anemia na gravidez.
Febrasgo	30 mg/dia (dieta + suplementação). Todas as gestantes devem ser examinadas para anemia; aquelas com deficiência de ferro devem receber o tratamento adequado.
Ministério da Saúde	40 mg/dia de ferro elementar.

Acog: The American College of Obstetricians and Gynecologists (Colégio Americano de Obstetras e Ginecologistas); CDC: Centers for Disease Control and Prevention (Centros de Controle e Prevenção de Doenças dos Estados Unidos); Febrasgo: Federação Brasileira das Associações de Ginecologia e Obstetrícia; Figo: Fédération Internationalle de Gynécologie et d'Obstétrique (Federação Internacional de Ginecologia e Obstetrícia); OMS: Organização Mundial da Saúde; RCOG: Royal College of Obstetricians and Gynaecologists (Colégio Real de Obstetras e Ginecologistas do Reino Unido).
Fonte: Penholati et al.;[2] Nogueira-de-Almeida et al.[25]

ventivas e benéficas para a saúde das gestantes, assim como em relação aos desfechos perinatais e pós-natais.[30,33]

Evidências sugerem que níveis baixos de 25(OH)D se associam a maior risco de abortamento de repetição, pré-eclâmpsia, diabetes *mellitus* gestacional (DMG), RN com baixo peso ao nascer ou pequenos para a idade gestacional (PIG), e depressão antenatal e pós-parto. Entretanto, deve-se destacar que esses resultados frequentemente não são concordantes entre os estudos. Tais evidências não são suficientes para recomendar a suplementação de vitamina D a fim de evitar pré-eclâmpsia e DMG, embora alguns estudos tenham demonstrado efeito benéfico.[30,33]

Porém, há dados segundo os quais a suplementação de vitamina D diminua o risco da ocorrência de baixo peso ao nascer ou de nascituro PIG, podendo favorecer pequeno aumento de peso do RN. Ademais, há evidências de que a suplementação de vitamina D durante a gestação diminua a chance de as crianças nascidas dessas mães apresentarem asma ou sibilos respiratórios.[25,33]

Em 2018, a Sociedade Brasileira de Patologia Clínica – Medicina Laboratorial (SBPC/ML) e a Sociedade Brasileira de Endocrinologia e Metabologia (SBEM) publicaram uma recomendação sobre os intervalos de referência da vitamina D. As gestantes são consideradas população de risco, devendo ser acompanhadas para manutenção dos níveis séricos entre 30 e 60 ng/mL.[34]

Em 2021 foi publicada uma revisão integrativa baseada em ensaios clínicos publicados em revistas indexadas resultando em 44 ensaios clínicos, a maioria deles randômica e duplo-cegos, realizada em ambulatórios, hospitais de referência e universidades sobretudo da Europa. As amostras estudadas foram predominantemente de RN. Nesses 44 ensaios, foram testadas 23 formas de suplementação de vitamina D na gestação, com diferentes doses, regimes e tempos de uso, e estudaram-se 14 desfechos diferentes nos RN e lactentes.[35]

Dos 44 estudos, 35 demonstraram efeitos benéficos da suplementação de vitamina D durante a gestação para os RN e lactentes de forma estatisticamente significante, quando comparados aos do grupo controle.[35]

A suplementação de vitamina D na gestação, por no mínimo 3 meses antes do parto, potencialmente influencia de forma positiva o metabolismo do cálcio, o crescimento físico e o desenvolvimento do sistema imunológico dos RN e lactentes, entretanto não há conhecimento suficiente para a definição da dose ideal nem para garantir a inexistência de possíveis efeitos adversos em longo prazo.[35]

No Brasil, a SBEM, baseada no Institute of Medicine e na Endocrine Society, recomenda 600 UI/dia de vitamina D na gestação, mas ainda não existem dados populacionais para recomendar doses exatas de vitamina D a esse grupo especificamente. Alguns países e organizações científicas internacionais sugerem a suplementação de gestantes com doses de vitamina D que variam de 400 a 600 UI/dia (Institute of Medicine e Royal College of Obstetricians and Gynaecologists) e 1.500 a 2.000 UI/dia (Endocrine Society e Canadian Society of Endocrinology and Metabolism), no Brasil a Febrasgo recomenda 1.000 UI por dia de vitamina D para manutenção dos níveis de 30 a 60 ng/mL, porém não há consenso sobre essa recomendação até o momento.[25,34,35]

Vitamina A

A OMS recomenda a suplementação rotineira de vitamina A durante a gestação e/ou lactação em regiões do mundo com maior prevalência de deficiência de vitamina A (DVA) endêmica (caracterizada pela cegueira noturna). A expectativa é a de que a suplementação melhore os desfechos maternos e perinatais, incluindo mortalidade, morbidade e prevenção de anemia ou infecção.[36,37]

A OMS e a Organização Pan-Americana da Saúde (Opas) classificam a incidência de DVA no Brasil como subclínica grave; assim, a suplementação adequada de vitamina A é recomendada para gestantes e puérperas.[3] Todavia, concentrações séricas elevadas de vitamina A durante a gestação são consideradas potencialmente teratogênicas.[36,37]

Portanto, cuidado adicional deve ser tomado para que as recomendações diárias preconizadas não sejam ultrapassadas. As recomendações da OMS para a suplementação de vitamina A podem ser resumidas da seguinte forma:[36-38]

- Durante a gestação: o suplemento diário não deve exceder 10.000 UI (3.000 mcg RAE), e o suplemento semanal não deve exceder 25.000 UI (7.500 mcg RAE).
- Durante os primeiros 6 meses pós-parto, para a mulher: a suplementação é mais segura se a mãe estiver amamentando, o que reduz a fertilidade. Caso contrário, o suplemento administrado 6 semanas após o parto não deve exceder 10.000 UI por dia (3.000 mcg RAE por dia).

ÁCIDO FÓLICO

O ácido fólico (ou vitamina B9) é a forma sintética e mais estável do folato, vitamina hidrossolúvel cujo nome deriva do latim *folium*, que significa folha. As hortaliças verde-escuras são suas melhores fontes alimentares, mas também está presente em alimentos como feijão, ervilha, amendoim, morango, entre outros. O ácido levomefólico (ou 5-metiltetra-hidrofolato, 5-MTHF) é a forma ativa do folato.[25,39]

O 5-MTHF, em conjunto com outras vitaminas, com destaque para a B12, atua como um cofator em reações enzimáticas envolvidas na síntese de purinas e pirimidinas.[25,39]

Concentrações adequadas de folato durante a gestação podem proteger o feto contra outras anomalias congênitas, como defeitos cardíacos e fendas orofaciais.[39]

A suplementação de ácido fólico para prevenção primária de DTN (defeitos do tubo neural) nos períodos da pré-concepção e gestação deve seguir a recomendação do Colégio Americano de Obstetras e Ginecologistas (ACOG – The American College of Obstetricians and Gynecologists):[38]

- Mulheres que planejam engravidar ou estão no período fértil com possibilidade de engravidar: 400 mcg por dia.
- Mulheres com risco alto para conceber filhos com DTN: 4.000 mcg por dia.

Em ambos os casos, a suplementação deve começar pelo menos 30 dias antes da concepção e continuar nas primeiras 12 semanas de gestação.[38,39]

IODO

O iodo é fundamental para o bom funcionamento da tireoide materna e fetal; portanto, sua deficiência associa-se à alteração do desenvolvimento neurológico fetal e do RN. A necessidade de suplementação durante a gestação deve ser avaliada no início da gravidez em regiões com deficiência de iodo e naquelas em que a iodização do sal não foi implementada.[40]

Em locais onde a ingestão é adequada, o nível de iodo já é suficiente para suprir o aumento de demanda causado pela produção do hormônio da tireoide durante a gravidez.[40]

No Brasil, em virtude de o sal ser iodado, não há necessidade de utilizar suplemento de iodo de forma rotineira durante a gestação.[40]

CONCLUSÃO: SUPLEMENTAÇÃO NA GESTAÇÃO

No passado, a preocupação com a saúde nutricional do feto era focada nas condutas após o nascimento. Hoje, o período gestacional recebe mais atenção, inclusive do pediatra na consulta pré-natal.

Levando em conta os dados brasileiros, alguns micronutrientes adquirem relevância maior, a depender do período no qual sua deficiência é considerada:

- **Pré-concepcional**: ferro, vitamina B12, ácido fólico e iodo.
- **Primeiro trimestre de gestação:** a vitamina D deve ser acrescentada aos anteriores.
- **Segundo e terceiro trimestres da gestação:** ferro, cálcio, as vitaminas em geral e principalmente o DHA.
- **Lactação:** DHA, cálcio, ferro e vitamina D.

ORIENTAÇÃO SOBRE A IMPORTÂNCIA DO PARTO NORMAL

As taxas de cesariana vêm aumentando progressivamente ao longo das décadas em todos os países, e no Brasil elas atingiram a cifra elevada de 56%, ficando atrás apenas da República Dominicana (59%) e muito acima da média dos países em desenvolvimento.[57]

Essa alta preocupa a Febrasgo, como relatado em publicação recente.[58]

Esse cenário, em nosso país, motivou iniciativas governamentais e do setor privado, entre as quais o Projeto do Parto Adequado, com vistas à redução da cesariana.[58]

É inegável que a pandemia de covid-19 afetou profundamente a assistência à saúde no Brasil, acelerando tendências e ressaltando fragilidades. No cenário obstétrico, o país já apresentava sinais de aumento na taxa de cesáreas a partir de 2017, e a pandemia acentuou esse processo.[58]

Um dos vários motivos do alto índice de cesarianas no país é a falta de informação. O medo de sentir dor durante o parto normal faz com que muitas mulheres optem pela cesárea, mas sabemos que, como em qualquer outro procedimento cirúrgico, o risco é maior e a recuperação mais lenta.[59,60]

A ideia não é fazer nenhuma apologia contra a cesárea, uma vez que a cesárea sabidamente salva vidas; o que se deve combater é o uso indiscriminado da cesárea.[58]

O pediatra deve destacar na consulta pré-natal os benefícios do parto normal na vitalidade do RN, na diversidade da microbiota intestinal, na redução no risco de obesidade e das DCNT, todos benefícios bem documentados cientificamente quando se compara o parto vaginal com o parto cesariana.[2,23,27]

Estudos recentes sobre a microbiota intestinal demonstram que o parto por via cesariana aumenta em 20% o risco de asma e doenças atópicas, quando comparado aos nascidos por parto vaginal.[27]

Infelizmente o Brasil é campeão em cirurgias cesáreas e boa parte agendadas sem indicação clínica, o que pode acarretar prematuridade, outro grande problema. Segundo dados divulgados pela Aliança Nacional para o Parto Seguro e Respeitoso, o Brasil registrou 300 mil nascimentos prematuros em 2019, sendo o décimo país no ranking mundial de prematuridade. Cabe destacar também que 11,7% dos partos ocorrem antes das 37 semanas de gestação no país.[61]

A Aliança reúne em torno de 52 entidades, incluindo a ANS, dispostas a atuar em prol da redução da mortalidade materna e neonatal e da garantia de direitos básicos para o parto e o nascimento seguros no país.[61]

LEITE MATERNO EXCLUSIVO ATÉ O SEXTO MÊS DE VIDA

Desde a consulta pré-natal o pediatra deve "rezar o mantra da pediatria": o aleitamento materno ideal deve ocorrer desde a sala de parto até 2 anos ou mais, exclusivo e em livre demanda até o sexto mês e complementado, a partir daí, com alimentação saudável e equilibrada.[62]

Apesar de muitos esforços já realizados, ainda não atingimos metade das crianças do mundo (incluindo o Brasil) em aleitamento materno exclusivo até o sexto mês, uma das condições básicas para proporcionar o melhor início de vida para o bebê e saúde para sua mãe. Isso levou a OMS a propor que até 2025 pelo menos 50% das crianças até o sexto mês estejam em aleitamento materno exclusivo.[62]

O conhecimento e a participação de todos, especialmente pediatras, como difusores éticos das informações, é desejável e fundamental para atingirmos melhores metas de aleitamento materno, que resultarão em maior saúde materno-infantil.[62]

CONSIDERAÇÕES FINAIS

A consulta pré-natal com o pediatra tem a missão de acompanhar a gestação e o parto, fazendo o papel do "cuidador" e orientador sobre os cuidados com a mãe e o RN, ajudando a diminuir o estresse familiar na expectativa quanto à chegada do bebê.

Deve-se identificar, junto com o colega obstetra, se a gravidez é de risco e agir da melhor maneira, de acordo com cada situação, orientando sobre locais onde o parto possa ser mais seguro para a mãe e para o bebê.

É preciso apoiar e ajudar os futuros pais no processo de cuidar do bebê e incentivar a iniciação desse trabalho de maneira prazerosa.

Orientar e disponibilizar seu tempo para esclarecer as dúvidas antes e depois do nascimento, abrindo um canal de comunicação e estabelecendo um vínculo afetivo com os pais, sempre com profissionalismo.

A decisão de ser mãe não deve se transformar em uma obsessão, tampouco em uma circunstância sem consequências. Ter um filho é uma responsabilidade e um compromisso, uma decisão que deve ser meditada com tranquilidade, confiança e sinceridade.

Ter um pediatra é ter um parceiro desde a gestação, na consulta pré-natal; no nascimento, com o pediatra na sala de parto, e durante toda a infância e adolescência, nas consultas de puericultura. Essa deve ser nossa visão, missão e obstinação.

REFERÊNCIAS BIBLIOGRÁFICAS

1. França NPS. A consulta pediátrica pré-natal. 2.ed. Rio de Janeiro: Atheneu; 2022.
2. Penholati RRM, Boroni JD, Carvalho EAA. Consulta pediátrica pré-natal. Rev Méd Minas Gerais. 2014;24(2):254-61.
3. Fernandes TF, Chencinski M. A consulta pré-natal. In: Puericultura passo a passo. Rio de Janeiro: Atheneu; 2018. Cap. 2, 7. p.11.
4. Bright futures pocket guide: guidelines for health supervision of infants, children and adolescents. 4.ed. Elk Grove Village: American Academy of Pediatrics; 2017.
5. Barker DJP, Eriksson JG, Forsén T, Osmond C. Fetal origins of adult disease: strength of effects and biological basis. Int J Epidemiol. 2002;31(6):1235-9.
6. Bleker LS, de Rooij SS, Painter RC, Ravelli AC, Roseboom TJ. Cohort profile: the Dutch famine birth cohort (DFBC): a prospective birth cohort study in the Netherlands. BMJ Open. 2021;11(3):e042078.
7. Crozier SR, Inskip HM, Godfrey KM, Cooper C, Harvey NC, Cole ZA, et al. Weight gain in pregnancy and childhood body composition: findings from the Southampton Women's Survey. Am J Clin Nutr. 2010;91(6):1745-51.
8. Black RE, Allen LG, Bhutta ZA, Caulfield LE, de Onis M, Ezzati M, et al. Maternal and child undernutrition: global and regional exposures and health consequences. Lancet. 2008;371:243-60.
9. Victora CG, Adair L, Fall C, Hallal PC, Martorell R, Richter L, et al. Maternal and child undernutrition: consequences for adult health and human capital. Lancet. 2008;371:340-57.
10. Bhutta ZA, Ahmed T, Black RE, Cousens S, Dewey K, Giugliani E, et al. What works? Interventions for maternal and child undernutrition and survival. Lancet. 2008;371(9610):417-40.
11. Fernandes TF. Habilidade básicas do pediatra. In: Tratado de pediatria SBP. 4.ed. Baureri: Manole; 2017. p.51-5.
12. Koletzko B, Brands B, Chourdakis M, Cramer S, Grote V, Hellmuth C, et al. The power of programming and the early nutrition project: opportunities for health promotion by nutrition during the first thousand days of life and beyond. Annals of Nutrition and Metabolism. 2014;64:187-96.
13. Sociedade de Pediatria de São Paulo (SPSP). Departamento de Neonatologia. Aspectos epidemiológicos e preventivos da sífilis congênita. Pediatra Atualize-se. Ano 2, n. 5, setembro de 2017. Disponível em: https://www.spsp.org.br/site/asp/boletins/AT08.pdf. Acesso em: 20 maio 2024.
14. Sociedade Brasileira de Imunizações (SBIm). Calendário de vacinação da gestante. Recomendações da Sociedade Brasileira de Imunizações (SBIm) 2022/2023. Disponível em: https://sbim.org.br/images/calendarios/calend-sbim-gestante.pdf. Acesso em: 20 maio 2024.
15. Sociedade Brasileira de Imunizações (SBIm). Comitê Extraordinário de Monitoramento Covid-19 da Associação Médica Brasileira (CEM Covid-AMB), Sociedade Brasileira de Pediatria (SBP), Sociedade Brasileira de Imunizações (SBIm) e Federação Brasileira de Ginecologia e Obstetrícia (Febrasgo). Gestantes e puérperas incluídas nos grupos prioritários para vacinas contra covid-19 no Plano Nacional de Imunização. Disponível em: https://sbim.org.br/images/files/notas-tecnicas/nt-conjnta-sbim-sbp-amb-febrasgo-covid19-astrazeneca-gestantes.pdf Acesso em: 20 maio 2024.
16. Healy CM, Rench MA, Baker CJ. Implementation of cocooning against pertussis in a high-risk population. Clin Infect Dis. 2011;52:157-62.
17. Border L. Prevenção da síndrome alcoólica fetal. In: Fernandes TF, Pires AMB. O dia a dia do pediatra. Rio de Janeiro: Atheneu; 2021. Cap. 1. p.11-2.
18. Jones TB, Bailey BA, Sokol RJ. Alcohol use in pregnancy: insights in screening and intervention for the clinician. Clin Obstet Gynecol. 2013;56(1):114-23.
19. Border L. Prevenção do estresse tóxico. In: Fernandes TF, Pires AMB. O dia a dia do pediatra. Rio de Janeiro: Atheneu; 2021. Cap. 2. p.13-4.
20. Araújo LA. Departamento Científico de Pediatria do Desenvolvimento e Comportamento da Sociedade Brasileira de Pediatria. O papel do pediatra na prevenção do estresse tóxico na infância. Manual de Orientação 2017. Disponível em: https://www.sbp.com.br/fileadmin/user_upload/2017/06/Ped.-Desenv.-Comp.-MOrient-Papel-pediatra--prev-estresse.pdf. Acesso em: 20 maio 2024.
21. Johnson SB, Riley AW, Granger DA, Riis J. The science of early life toxic stress for pediatric practice and advocacy. Pediatrics. 2013;131:319-27.
22. Nogueira-de-Almeida CA, Pimentel C, da Fonseca EB. O impacto da nutrição materna na saúde das futuras gerações. Agosto de 2019. Disponível em: http://abran.org.br/new/wp-content/uploads/2019/08/ALEM_DA_NUTRICAO.pdf. Acesso em: 20 maio 2024.
23. Carlson SE. Docosahexaenoic acid supplementation in pregnancy and lactation. Am J Clin Nutr. 2008;89(2):678S-84S.
24. Lassek WD, Gaulin SJ. Maternal milk DHA content predicts cognitive performance in a sample of 28 nations. Mat Child Nutr. 2015;11(4):773-9.
25. Nogueira-de-Almeida CA, Filho DR, de Mello ED, Bertolucci PHF, Falcão MC. I Consenso da Associação Brasileira de Nutrologia sobre recomendações de DHA durante gestação, lactação e infância. Int J Nutrol. 2014. Disponível em: www.ijuntrology.org. Acesso em: jun. 2023.
26. Torres AG, Trugo NM. Evidence of inadequate docosahexaenoic acid status in Brazilian pregnant and lactating women. Rev Saude Pub. 2009;43(2):359-68.
27. Nogueira-de-Almeida CA, Ribas Filho D, Philippi ST, Pimentel CVDMB, Korkes HA, de Mello ED, et al. II Consensus of the Brazilian Nutrology Association on DHA recommendations during pregnancy, lactation and childhood. Int J Nutrol. 2022;15(3). https://doi.org/10.54448/ijn22302.
28. American College of Obstetricians and Gynecologists. Acog Practice Bulletin no. 95: anemia in pregnancy. Obstet Gynecol. 2008;112(1):201-7.
29. McLean E, Cogswell M, Egli I, Wojdyla D, Benoist B. Worldwide prevalence of anaemia, WHO Vitamin and Mineral Nutrition Information System, 1993-2005. Public Health Nutr. 2009;12(4):444-54.
30. Maeda SS, Borba VZ, Camargo MB, Silva DMW, Borges JLC, Bandeira F, et al.; Recommendations of the Brazilian Society of Endocrinology and Metabology (SBEM) for the diagnosis and treatment of hypovitaminosis D. Arq Bras Endocrinol Metabol. 2014;58(5):411-33.
31. Braga A, Sun SY, Zaconeta AC, Trapani Junior A, Luz AG, Osanan G, et al. Aumento de cesáreas no Brasil: um apelo à reflexão. Femina. 2023;51(3):134-8.

32. Harrison MS, Goldenberg RL. Global burden of prematurity. Semin Fetal Neonatal Med. 2016;21:74-9.
33. Rosen CJ. Clinical practice: vitamin D insufficiency. N Engl J Med. 2011;364(3):248-54.
34. Hanson MA, Bardsley A, De-Regil LM, Moore SE, Oken E, Poston L, et al. The International Federation of Gynecology and Obstetrics (Figo) recommendations on adolescent, preconception and maternal nutrition: "Think Nutrition First". Int J Gynaecol Obstet. 2015;131(Suppl 4):S213-53.
35. Ferreira CES, Maeda SS, Batista MC. Consensus – reference ranges of vitamin D [25(OH)D] from the Brazilian medical societies. Brazilian Society of Clinical Pathology / Laboratory Medicine (SBPC/ML) and Brazilian Society of Endocrinology and Metabolism (SBEM). J Bras Patol Med Lab. 2017;53(6):377-81.
36. World Health Organization, United Nations Childrens Fund. Global prevalence of vitamin A de-ciency. Micronutrient de-ciency information system working paper. Genebra: World Health Organization, 1995. Disponível em: https://www.who.int/publications/i/item/WHO-NUT-95.3 Acesso em: 20 maio 2024.
37. World Health Organization (WHO). Safe vitamin A dosage during pregnancy and lactation. Recommendations and report of a consultation. Genebra: WHO; 1998. Disponível em: https://apps.who.int/iris/handle/10665/63838. Acesso em: 20 maio 2024.
38. Organização Mundial da Saúde (OMS). Diretriz: suplementação de vitamina A em mulheres no pós-parto. Genebra: OMS; 2013. Disponível em: https://apps.who.int/iris/bitstream/handle/10665/44623/9789248501777_por.pdf?sequence=31. Acesso em: 20 maio 2024.
39. Hanson MA, Bardsley A, De-Regil LM, et al. The International Federation of Gynecology and Obstetrics (Figo) recommendations on adolescent, preconception and maternal nutrition: "Think Nutrition First". Int J Gynaecol Obstet. 2015;131(Suppl 4):S213-53.
40. Berbel P, Mestre JL, Santamaría A, Palazón I, Franco A, Graells M, et al. Delayed neurobehavioral development in children born to pregnant women with mild hypothyroxinemia during the first month of gestation: the importance of early iodine supplementation. Thyroid. 2009;19:511-9.
41. Betran AP, Ye J, Moller A, Souza JP, Zhang J. Trends and projections of caesarean section rates: global and regional estimates. BMJ Global Health. 2021;6:e005671.
42. Committee on Practice Bulletins-Obstetrics. Practice Bulletin no. 187: neural tube defects. Obstet Gynecol. 2017;130(6):e279-e290.
43. Dutra LV, Souza FISD, Konstantyner T. Efeitos da suplementação de vitamina D durante a gestação no recém-nascido e lactente: uma revisão integrativa. Rev Paul Pediatr. 2021;39.
44. Guinsburg R, de Almeida MFB, de Castro JS, Rita C Silveira RC, Caldas JPS, Fiori HH, et al. Death or survival with major morbidity in VLBW infants born at Brazilian neonatal research network centers. J Matern Fetal Neonatal Med. 2016;29(6):1005-9.
45. ONG Aliança Nacional para o Parto Seguro e Respeitoso. Disponível em: https://aliancapartoseguro.org.br/ Acesso em: jun. 2023.
46. Sociedade Brasileira de Pediatria (SBP). Departamento Científico de Aleitamento Materno (2019-2021). Guia prático de aleitamento materno. Acesso em junho 2023. Disponível em: https://www.sbp.com.br/fileadmin/user_upload/22800f-GUIAPRATICO-GuiaPratico_de_AM.pdf. Acesso em: 20 maio 2024.
47. Sociedade Brasileira de Pediatria (SBP). Departamento Científico de Pediatria Ambulatorial. Manual de orientação da consulta pré-natal. 2020. Disponível em: https://www.sbp.com.br/fileadmin/user_upload/_22375c-ManOrient_-_ConsultaPediatrica_PreNatal.pdf. Acesso em: 15 maio 2023.
48. World Health Organization, United Nations Children's Fund. Iodine deficiency in Europe: a continuing public health problem.Geneva, Switzerland: WHO and Unicef, 2007. Disponível em: https://apps.who.int/iris/handle/10665/43398. Acesso em: 20 maio 2024.

CAPÍTULO 1.2

OS PRIMEIROS MIL DIAS DE VIDA

Tadeu Fernando Fernandes

AO FINAL DA LEITURA DESTE CAPÍTULO, O PEDIATRA DEVE ESTAR APTO A:

- Reconhecer a importância dos primeiros mil dias de vida na saúde física e mental da criança em curto, médio e longo prazos.
- Descrever novos *insights* científicos: a importância do período pré-concepção e a ampliação do conceito para primeiros mil e cem dias de vida.
- Reconhecer a importância da epigenética e como ela influencia a vida futura da criança.
- Aplicar o conceito de programação metabólica.
- Reconhecer que o atendimento ambulatorial em pediatria (puericultura) é o alicerce para a construção de uma criança saudável.

OS PRIMEIROS MIL DIAS DE VIDA

A origem do conceito de intervenção nos primeiros mil dias de vida

O conceito dos primeiros mil dias de vida não é um chavão de *marketing* ou modismo midiático. Ele se originou a partir de evidências científicas, apresentadas em uma série de publicações feita pela revista *The Lancet*, em 2008, abordando a importância de um conjunto de intervenções ou "janelas de oportunidades" no período dos "mil dias" – compreendidos entre o tempo da gestação a termo (280 dias) somado aos primeiros 2 anos de idade (730 dias) – que apresentam alto impacto na redução da mortalidade e morbidade, incluindo danos ao crescimento ponderoestatural e ao neurodesenvolvimento da criança. A seguir, são pontuadas as principais conclusões destas publicações *Lancet*:[1-3]

- Documentou-se a influência da desnutrição materno-infantil no aumento substancial da morbidade e mortalidade infantil; estimou-se um total de 2,2 milhões de mortes e 21% de DALY para crianças menores de 5 anos. DALY (*disability adjusted life years*) é uma abreviatura para ano de vida ajustado por incapacidade; um DALY é igual a 1 ano perdido de vida saudável.
- Correlacionaram-se os índices maternoinfantis, comparando altura da mãe, peso ao nascer, restrição de crescimento intrauterino com peso, altura e índice de massa corporal (IMC) da criança aos 2 anos, segundo os novos gráficos da OMS, e foi constatada uma nítida influência nos resultados finais na vida adulta com redução na altura final, no nível de escolaridade, na produtividade econômica, alterações no IMC, níveis glicêmicos e variações na pressão arterial, com destaque: a desnutrição intrauterina pode estar associada a aumento na incidência de doenças mentais.
- Ficou evidente que a altura da criança aos 2 anos de idade é o melhor preditor do capital humano futuro.
- Um dos estudos focou em intervenções realizadas nesta janela de oportunidade e concluiu que intervir nesta fase maternoinfantil, promovendo aleitamento materno exclusivo até o 6º mês de vida, educação para uma alimentação complementar saudável, com ou sem fornecimento de suplementos alimentares, e intervenções com micronutrientes específicos como vitaminas A e D, ferro e zinco, são estratégias gerais de apoio para melhorar a educação familiar e níveis socioeconômicos. Além disso, a redução na carga de doenças com estratégias sanitárias, como saneamento básico, promoção da lavagem das mãos, vacinação maternoinfantil, entre outras, têm resultados positivos em curto, médio e longo prazos, com documentação científica comprovando redução dos DALY, melhora da estatura final e redução de doenças crônico-degenerativas, como obesidade, hipertensão e diabetes tipo 2.

Diante de todas estas evidências, concluiu-se que os primeiros mil dias de vida se apresentam como uma janela de oportunidade única para intervenções que serão decisivas para o futuro da criança, fato que motivou uma série de entidades governamentais e não governamentais a investir na primeira infância.[1-3]

Em parceria com o Banco Mundial, a Fundação Bill & Melinda Gates e a Fundação do Fundo de Investimento Infantil fundaram, em 2010, a ONG *One Thousand Days*, que desenvolveu uma estrutura de investimentos globais para orientar o financiamento de metas para combater a desnutrição materna e infantil, com apoio científico do Center on the Developing Child at Harvard University, universidades e sociedades médicas de todo o mundo; aqui no Brasil, é liderada pela Sociedade Brasileira de Pediatria (SBP) e seus parceiros, com destaque para a Fundação Maria Cecília Souto Vidigal.[4]

Novos *insights* científicos derivados do conceito dos primeiros mil dias de vida: os primeiros 1.100 dias e a periconcepção

Uma série de estudos envolvendo o conceito inicial dos primeiros mil dias mostrou que diversos outros fatores nutricionais e ambientais, que antecedem a fecundação, podem influenciar na saúde futura. Uma pesquisa de Snyder et al. revelou que fatores nutricionais podem afetar as células germinativas masculinas e femininas antes da concepção e modificar o desenvolvimento do embrião e do feto.[5,6]

Os ovócitos da mulher são formados ainda durante sua vida fetal; assim, é possível que a qualidade do óvulo seja afetada, ao longo da vida, por eventos ou exposições ambientais, alimentares, medicamentosas, entre outras, deixando claro o fator de risco idade-dependente.[5]

Um fator-chave de grande interesse terapêutico é a nutrição, sendo o mais conhecido a deficiência de ácido fólico. A recomendação quanto à ingestão diária adequada de folato para todas as mulheres em idade fértil, a fim de reduzir o risco de defeitos congênitos do tubo neural (DTN), teve início na década de 1990, sob orientação do Serviço de Saúde Pública norte-americano, após estudos relacionarem o aumento das concentrações de homocisteína à presença dessas malformações congênitas.[5]

A incidência dos DTN está em torno de 1:1.000 nascimentos. A anencefalia e a espinha bífida têm prevalência semelhante, representando 95% dos casos, enquanto a encefalocele é responsável por 5% dos DTN.[5]

Diante dessas evidências, a Federação Brasileira das Associações de Ginecologia e Obstetrícia (Febrasgo) recomenda que mulheres em idade reprodutiva (incluindo adolescentes), portadoras ou não de polimorfismo genético nos genes que regulam o metabolismo do folato, se beneficiam da suplementação de L-metilfolato, a forma ativa do ácido fólico. A suplementação deve ser iniciada ao menos 30 dias antes da provável concepção e mantida até o final do 1º trimestre da gestação.[5]

Por outro lado, quando os estudos se voltam para os homens, nota-se que os mecanismos patogênicos envolvidos na produção defeituosa de espermatozoides são desconhecidos, entretanto, vários agentes têm sido utilizados na tentativa de aumentar o potencial de maturação e diferenciação dos espermatozoides. A maioria dos compostos essenciais necessários para a síntese de DNA e a espermatogênese deriva da alimentação e também sofre influências ambientais, portanto, a concentração dos nutrientes necessários na dieta e outros fatores relevantes na vida do homem podem ter efeitos substanciais na qualidade e na reprodução do espermatozoide. Existem vários estudos envolvendo a suplementação de micronutrientes para o homem, também 3 meses antes da fecundação, com destaques para vitamina E, selênio, zinco e ácido fólico, para prevenção da metilação do DNA e da modificação nas histonas da carga genética do espermatozoide.[6]

Os estudos sobre a importância do espermatozoide na vida futura da criança passam por várias publicações de epidemiologistas, que coletaram dados sobre um grande número de famílias e calcularam a frequência com que homens, de diferentes idades, têm filho(s) com transtorno do espectro autista (TEA). O primeiro estudo rigoroso desse tipo, publicado em 2006, baseou-se em registros médicos de 132.000 adolescentes israelenses. Ele mostrou que homens na faixa dos 30 anos têm 1,6 vez mais probabilidade de ter um filho com TEA do que homens com menos de 30 anos, e homens na casa dos 40 anos têm um aumento de 6 vezes.[6]

Uma metanálise demonstrou o avanço da associação da idade paterna com aumento do risco de TEA entre os estudos. Esses achados fornecem a evidência mais forte até o momento, de que a idade paterna avançada é um fator de risco para TEA na prole. Os possíveis mecanismos biológicos incluem aberrações *de novo* e mutações ou alterações epigenéticas associadas ao envelhecimento.[6]

A partir desses conceitos, as sociedades mundiais de pediatria e ginecologia recentemente propuseram a ampliação do conceito dos mil dias para 1.100 dias, aumentando a janela de oportunidades de intervenção.[5]

Epigenética[6,7]

No final do século passado, houve uma corrida no sentido de se fazer o mapeamento genético do ser humano (Projeto Genoma Humano). Havia uma ideia de que, sendo mapeado todo o genoma humano, seria possível prever com antecedência qualquer doença, manifestação ou o próprio envelhecimento do indivíduo e, assim, seria possível programar um meio de protegê-lo ao longo da vida. Foi um fracasso, porque se percebeu que havia outros fatores que atuavam e modificavam a expressão genética do *Homo sapiens*. Isso já era conhecido como fenótipo, mas não se tinha ideia do peso da influência da nutrição, do estresse tóxico e do estilo de vida; assim, nasceu um novo termo epigenética, definido como uma alteração herdável na expressão gênica, sem que haja mudança na sequência primária de DNA, com a metilação do DNA e a modificação de histonas sendo importantes mecanismos envolvidos.

Cresce dia a dia a documentação científica evidenciando que pais com estilo de vida sedentários, hábitos alimentares inadequados, tabagistas, alcoólatras ou dependentes de outras drogas lícitas ou ilícitas têm influência direta e negativa no desenvolvimento da epigenética de seus filhos.

A metilação do DNA influencia a organização da cromatina, que leva à repressão de genes e de elementos transponíveis (transcrição). As modificações pós-tradução, nos ribossomos, podem ocorrer em proteínas chamadas histonas, alterando diferentes aminoácidos e suas respectivas posições, resultando em uma multiplicidade de combinações constituindo um verdadeiro "código de histonas".

É importante salientar que a reversibilidade faz parte do conceito de epigenética; ou seja, os fenótipos diferentes produzidos a partir da mesma sequência de DNA por meio de modificações epigenéticas são potencialmente reversíveis, uma vez que não há mudança na sequência dos nucleotídeos do DNA. É este ponto que difere uma modificação epigenética de uma mutação e, assim, apresentam-se como uma janela de oportunidade para intervenção.

No mecanismo epigenético, tudo está interligado. Pré-concepção, idade materna e paterna, nutrição, desenvolvimento intrauterino, componentes químicos ambientais, fármacos, xenobióticos e toda uma influência multifatorial na metilação do DNA, ativando ou reprimindo funções gênicas, podem levar a doenças autoimunes, câncer, distúrbios mentais, diabetes, entre outras doenças crônicas não transmissíveis (DCNT).

A relação da epigenética com o ambiente e o estresse tóxico está bem exemplificada na história, de dois modos, a saber:[8]

- Intergeracional – um estudo mostrou que o trauma em pessoas que presenciaram o atentado às Torres Gêmeas, nos EUA, levou a desenvolvimento de estresse pós-traumático, cujo impacto induziu alterações gênicas durante a vida, levando a adoecimentos posteriores, físicos e psicoemocionais que não estavam em sua programação gênica. Fazendo um paralelo, provavelmente, em um futuro próximo, estarão sob estudo os efeitos no médio e no longo prazos da pandemia de Covid-19 sobre a vida dos indivíduos que a estão vivenciando.
- Transgeracional – de acordo com as pesquisas da professora Rachel Yehuda estudando os sobreviventes do holocausto, observou-se, na segunda e terceira gerações que descendem das vítimas da tragédia, uma prevalência acentuada de transtornos depressivos e de ansiedade, embora eles não tivessem passado pela experiência traumática propriamente dita.

O Projeto Epigenoma Humano já está em curso e, com ele, a perspectiva concreta de que é possível modular a expressão de genes imprintados. Há um árduo trabalho pela frente e novas questões deverão surgir. Uma coisa, porém, é certa: a epigenética é uma realidade e nunca, em qualquer outro momento da história, o pensamento atribuído a Hipócrates de que "somos o que comemos" fez tanto sentido. Agora, há um pequeno complemento: "somos o que nossos avós e nossos pais comeram e sentiram".

A programação metabólica[8-10]

Os conceitos de epigenética e programação metabólica se misturam. Muitos estudos realizados em modelos animais apoiam o conceito de que a suscetibilidade a inúmeras doenças não começa na vida adulta, mas cedo no desenvolvimento. A história contemporânea da humanidade é pródiga em exemplos. No inverno de 1944-1945, ao final da Segunda Guerra Mundial, a combinação do embargo imposto pelas tropas alemãs com a severidade do inverno provocou a morte de cerca de 20.000 pessoas no evento conhecido como a "Fome Holandesa". O acompanhamento de um grupo de sobreviventes nascidos naquele período revelou uma incidência muitas vezes maior do que a esperada de doença cardiovascular, diabetes, obesidade e, sobretudo, esquizofrenia, na vida adulta.

A ideia, incipiente à época, de que a saúde de cada indivíduo, na idade adulta, poderia ser influenciada pela dieta da mãe durante a gestação provocou reflexões no campo da biologia, da nutrição, da ética e da saúde pública.

Registros detalhados de óbitos na Inglaterra e Escócia permitiram ao cardiologista e epidemiologista Dr. David Barker observar uma associação positiva entre as taxas de mortalidade por doença coronariana nessas regiões e respectivas taxas de mortalidade infantil e de recém-nascidos com baixo peso ao nascer, cerca de 50 anos antes.

A programação metabólica tem como base o conceito de que o meio ambiente hostil pode determinar alterações na expressão gênica, sem alterar o genoma do indivíduo, ou seja, a epigenética. Segundo este conceito, um agravo em fases críticas do desenvolvimento, que altera uma estrutura somática ou o ajuste de um sistema fisiológico, tem consequências na saúde do indivíduo em longo prazo.

O Brasil atualmente enfrenta um processo de transição nutricional. Ao mesmo tempo em que a desnutrição energético-proteica tem apresentado queda em sua prevalência, o sobrepeso e a obesidade rapidamente se candidatam ao posto de maior problema nutricional do país. Segundo a última Pesquisa de Orçamento Familiar (POF), realizada pelo Instituto Brasileiro de Geografia e Estatística (IBGE), 1 em cada 3 crianças brasileiras com idade entre 5 e 9 anos está com o peso acima do recomendado pela OMS. O Ministério da Saúde mostra que o problema de obesidade já afeta 1/5 da população infantil.

Para a criança, a obesidade se apresenta como um fator desencadeante para uma série de comorbidades que interferem na saúde atual e futura. Dentre elas, destacam-se: dislipidemias, resistência insulínica, problemas ortopédicos, hipertensão arterial, esteatose hepática, infarto do miocárdio e acidente vascular cerebral.

Muitas vezes, a procura por explicações quando a obesidade já se encontra instalada é difícil e leva a resultados surpreendentes. Artigos nacionais mostraram que, avaliando-se um corte transversal, a ingestão calórica e o padrão de atividade física eram semelhantes quando crianças obesas eram comparadas a seus pares eutróficos. Sendo assim, parece que a busca pelos fatores causais precoces pode ser a chave para a melhor compreensão da atual epidemia de obesidade.

Nesse sentido, o reconhecimento e a condução da programação metabólica devem ocorrer desde o começo da vida. Tais percepções são fundamentais para que todas as janelas de oportunidades sejam aproveitadas, tanto do ponto de vista de saúde pública, como no atendimento individual, para que a criança possa viver e crescer em um ambiente adequado, com uma alimentação balanceada, recebendo estímulos positivos carregados de afeto, amor e carinho. Para isso, é fundamental a intervenção do pediatra, que pode contar com a puericultura como uma ferramenta essencial, agora contemporânea, revisada, atualizada e oficialmente chamada de atendimento ambulatorial em pediatria.

ATENDIMENTO AMBULATORIAL EM PEDIATRIA: OS PRIMEIROS 2 ANOS[8]

O atendimento ambulatorial em pediatria começa com em um ponto crucial: o estímulo ao aleitamento materno exclusivo até o 6º mês de vida, seguido da alimentação complementar até os 2 anos de idade.

Este Tratado já contempla uma seção exclusiva sobre aleitamento materno, mas cabe um alerta para estimular e destacar sua importância na programação metabólica da criança.

É importante também orientar a introdução da alimentação completar no 6º mês de vida, contemplando o conjunto de todos os alimentos, além do leite materno, que serão oferecidos à criança visando a garantia das necessidades nutricionais, por meio de alimentos microbiologicamente seguros, culturalmente aceitos, economicamente acessíveis e agradáveis ao paladar infantil.

É nesta fase que são apresentados novos alimentos, de diferentes texturas e que vão ganhando maior representatividade na alimentação infantil com o passar dos anos. Contudo, é importante destacar a necessidade de equilibrar essa transição para evitar excessos ou deficiências no aporte calórico (Figura 1).

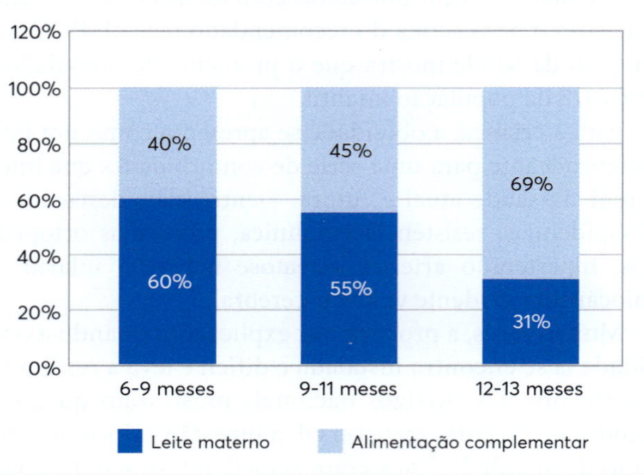

Figura 1 Aporte energético (kcal/dia): proporção entre leite materno e alimentação complementar.

A SBP, a European Society for Pediatric Gastroenterology Hepatology and Nutrition (ESPGHAN) e a American Academy of Pediatrics (AAP) recomendam a introdução alimentar conforme mostra a Tabela 1.[8,10]

Tabela 1 Recomendação de introdução alimentar nos primeiros 12 meses de vida da criança[8-10]

Faixa etária	Alimento/preparação
Até 6º mês	Leite materno exclusivo
6º-24º mês	Leite materno com alimentação complementar
6º mês	Frutas (amassadas ou raspadas)
6º mês	1ª papa principal de misturas múltiplas sem sal e sem açúcar Aproveitar a janela de tolerância imunológica e introduzir ovo e peixe
7º-8º mês	2ª papa principal de misturas múltiplas
9º-11º mês	Alimentos cozidos/assados em pequenos pedaços e textura macia. Fruta em pequenos pedaços
12º mês	Alimentação da família com ajuste de cortes, consistência e porções de cada grupo alimentar

LEMBRETES FINAIS PARA O ATENDIMENTO AMBULATORIAL EM PEDIATRIA NOS PRIMEIROS 2 ANOS DE VIDA[8,10]

- Vitamina D: a partir da 1ª semana de vida até os 12 meses, as crianças devem receber 400 UI/dia de vitamina D; de 12 a 24 meses, 600 UI/dia. Para prematuros, a suplementação oral de vitamina D deve ser iniciada quando o peso for maior que 1.500 g.
- Ferro: a recomendação vigente da SBP orienta a suplementação profilática com dose de 1 mg de ferro elementar/kg/dia, dos 3 aos 24 meses de idade, independentemente do regime de aleitamento.
- Avaliação do crescimento e desenvolvimento: os Capítulos 2.1 e 2.2 desta seção são dedicados exclusivamente para tais acompanhamentos.
- Vacinação: o pediatra deve conferir e recomendar a cada consulta para que a Caderneta Nacional da Saúde da Criança esteja completa em todos os itens, principalmente o calendário vacinal.
- Segurança: em todas as consultas, alertar para prevenção de acidentes, principalmente os mais frequentes, como sufocação, quedas do berço, cama, sofá e o proscrito andador. Na fase do engatilhar, cuidado com choques elétricos e, no andar, com as quinas dos móveis e com medicamentos, produtos de limpeza e outros que ofereçam riscos para intoxicação exógena. Alerta para afogamentos e mordidas de animais.

O atendimento ambulatorial em pediatria é holístico, empático e meticuloso. Para isso, é necessária uma excelente relação médico-paciente, a qual não se adquire de um dia para o outro, mas no árduo e persistente trabalho do pediatra.

REFERÊNCIAS BIBLIOGRÁFICAS

1. Black RE, Allen LG, Bhutta ZA, Caulfield LE, de Onis M, Ezzati M, et al. Maternal and child undernutrition: global and regional exposures and health consequences. Lancet. 2008;371:243-60.
2. Victora CG, Adair L, Fall C, Hallal PC, Martorell R, Richter L, et al. Maternal and child undernutrition: consequences for adult health and human capital. Lancet. 2008;371:340-57.
3. Bhutta ZA, Ahmed T, Black RE, Cousens S, Dewey K, Giugliani E, et al. What works? Interventions for maternal and child undernutrition and survival. Lancet. 2008;371(9610):417-40.
4. One Thousand Days. Disponível em: https://thousanddays.org/; acessado em: 2/2021.
5. Hsu LPR. A importância do metilfolato na prevenção dos defeitos abertos do tubo neural. Femina. 2020;48(3):134-8.
6. Hultman CM, Sandin S, Levine SZ, Lichtenstein P, Reichenberg A. Advancing paternal age and risk of autism: new evidence from a population-based study and a meta-analysis of epidemiological studies. Molecular Psychiatry. 2011;16(12):1203-12.
7. Jablonka E, Raz G. Transgenerational epigenetic inheritance: prevalence, mechanisms, and implications for the study of heredity and evolution. Q Rev Biol. 2009;84(2):131-76.
8. Fernandes TF. Pediatria ambulatorial da teoria à prática. São Paulo: Atheneu; 2016.
9. da Cunha AJ, Leite AJ, de Almeida IS. The pediatrician's role in the first thousand days of the child: the pursuit of healthy nutrition and development. J Pediatr (Rio J). 2015;91:S44-51.
10. Fonseca CRB, Fernandes TFF. Puericultura passo a passo. Rio de Janeiro: Atheneu; 2018.

CAPÍTULO 1.3

PUERICULTURA CONTEMPORÂNEA: DO PRÉ-NATAL À ADOLESCÊNCIA

Normeide Pedreira dos Santos França
Tadeu Fernando Fernandes

AO FINAL DA LEITURA DESTE CAPÍTULO, O PEDIATRA DEVE ESTAR APTO A:

- Reconhecer as particularidades das consultas de puericultura do pré-natal à adolescência.
- Realizar as consultas de puericultura numa perspectiva de integralidade.
- Executar ações de promoção à saúde e prevenção de doenças nas consultas de rotina.
- Orientar a família sobre estimulação e cuidados na faixa etária pediátrica.

INTRODUÇÃO

A construção de vínculo entre a família e o pediatra deve ser iniciada ainda na gestação e é determinante para a saúde da criança.[1] Durante uma longa convivência, desde o pré-natal, o pediatra compartilha com a família momentos preciosos de evolução biológica, psicológica e comportamental das crianças, até o final da adolescência, quando terá cumprido a sua missão e fará a transição para o médico do adulto.

O pediatra deve trabalhar com a visão de integralidade da criança, que abrange as predisposições genéticas (biológicas), as influências ambientais (ecológicas) e os determinantes sociais da saúde, fatores que influenciam as habilidades da família e da criança para brincar, aprender, trabalhar e ser fisicamente, mentalmente e emocionalmente saudáveis.[2] Dentre os determinantes sociais da saúde, destacam-se situação de vida e segurança alimentar, riscos ambientais, adaptação à gravidez, violência por parceiro íntimo, uso de tabaco, drogas e álcool pela mãe e fatores de proteção, referentes ao grau de informação, constelação familiar e tradições culturais.[2]

Por meio da vigilância do desenvolvimento neuropsicomotor (DNPM), o pediatra pode identificar transtornos comportamentais e do desenvolvimento, como o transtorno do espectro autista (TEA), que demanda intervenção precoce por equipe multidisciplinar para resgatar atrasos e melhorar o prognóstico.[3]

Durante a consulta, o pediatra deve verificar a situação vacinal, investigar as rotinas de refeições e de sono e observar a dinâmica familiar, para avaliar a relação entre pais e filhos, os vínculos parentais, manifestações de afeto, estabelecimento de limites ou permissividade e sinais que possam sugerir estresse tóxico, o qual pode causar danos irreversíveis ao DNPM da criança e aumentar os riscos para doenças orgânicas.[4]

É importante perguntar sobre o tempo diário de exposição da criança a tecnologias digitais, como TV, vídeos em *tablet* ou *smartphone* ou jogando *videogames*.[5] O uso excessivo, precoce e não supervisionado desses dispositivos eletrônicos causam prejuízos à saúde da criança e do adolescente, como deficiências visuais, auditivas e posturais, distúrbios do sono, alterações do humor, isolamento, agressividade, depressão, redução da capacidade cognitiva e produtiva, déficit de atenção, problemas de linguagem e transtornos ligados ao sedentarismo, como obesidade. O pediatra deve orientar sobre os desafios de utilizar essas tecnologias sem causar danos ao DNPM e à saúde infantil, por meio do controle de conteúdo pelos pais e do estabelecimento de limite de tempo.[5]

Desta forma, a puericultura é um conjunto de ações pediátricas de monitoramento de situações da rotina que resultam em estratégias de promoção da saúde e prevenção de doenças, com objetivos que extrapolam uma infância saudável e alcançam a saúde do futuro adulto.

Este capítulo tem o objetivo de guiar os pediatras no exercício da puericultura contemporânea. A Tabela 1 especifica as recomendações de intervalos entre as consultas de puericultura, de acordo com a faixa etária.

Tabela 1 Abordagens da puericultura contemporânea por faixa etária e intervalos recomendados entre as consultas[6]

Abordagem dos primeiros mil dias		Consultas da criança	Consultas do adolescente	
Pré-natal	Lactente 0-2 anos	Pré-escolar (2-4 anos)	Escolar (5-10 anos)	11-19 anos
3º trimestre, de preferência, 32-36 semanas	1ª semana 1 mês 2 meses 3 meses 4 meses 5 meses 6 meses 9 meses 12 meses 15 meses 18 meses	24 meses 30 meses 36 meses 42 meses 48 meses	5 anos 6 anos 7 anos 8 anos 9 anos 10 anos	11 anos 12 anos 13 anos 14 anos 15 anos 16 anos 17 anos 18 anos 19 anos

PUERICULTURA DO PRÉ-ESCOLAR: CONSULTAS DOS 2 AOS 4 ANOS DE IDADE

Entre os 24 e 48 meses de idade, as crianças refinam as habilidades adquiridas nos 2 primeiros anos de vida e apresentam grande plasticidade neuronal, o que permite um vasto aprendizado. Interação com crianças e adultos promove socialização e ajuda a realizar descobertas no ambiente onde estão inseridas, por meio de situações cotidianas e de brincadeiras.[1,2] É nessa fase que a criança aprende pela observação e imitação, faz grandes avanços na linguagem verbal, aprende a expressar seus sentimentos e adquire habilidades motoras, noções sobre o autocuidado, autonomia na alimentação e controle de esfíncteres, que possibilitará encerrar o uso de fraldas. Além disso, nesse período, a criança, que ainda brincava sozinha, aprende a conviver em grupo.[1,2]

As Figuras 1 a 3 sintetizam as ações de integralidade na puericultura contemporânea e são um roteiro prático para o pediatra realizar as consultas de puericultura do pré-escolar, nas idades preconizadas: 24, 30, 36, 42 e 48 meses de idade.[1-6]

PUERICULTURA DO ESCOLAR: CONSULTAS DOS 5 AOS 10 ANOS DE IDADE[1,7]

As visitas ao pediatra a partir do 5º ano de vida passam a ser anuais, aumentando a responsabilidade do pediatra, que precisa, nesta oportunidade, observar a capacidade da criança em seguir novas direções, avaliar suas habilidades de linguagem, nível de maturidade e capacidade motora.

As atividades escolares agora exigem uma maior capacidade de trabalhar em grupo, o que requer maior controle nas habilidades sociais. As crianças devem obedecer às regras, se dar bem com seus pares e evitar extrapolações no comportamento. Cresce a importância nas habilidades em ouvir, ler, matemática e conexões mais complexas (Quadro 1).

A partir dos 7 anos, aumenta a interatividade com os amigos e a criança começa a migrar do "mundo em família" para o "mundo dos amigos". A fase pré-púbere começa com uma grande labilidade emocional; nesta idade, a criança começa a mostrar seu desenvolvimento cognitivo e desenvolve suas forças e habilidades de comunicação para traçar uma trajetória de desenvolvimento em direção à independência madura e autônoma.

O superego recém-formado, ou consciência, permite a compreensão de regras, relacionamentos e costumes sociais. Aos 7 ou 8 anos de idade, a criança começa a olhar fora da família para novas ideias e atividades. É uma grande oportunidade para atividades coletivas, esportivas ou artísticas.

Frequentemente tem interesses por crianças da mesma idade e do mesmo sexo e pode começar a se interessar por algumas crenças e práticas que diferem dos de sua família (Quadro 2).

Chegando aos 9 a 10 anos crianças, pais e pediatras começam a se preocupar com a chegada da fase de puberdade, marcada nas meninas pelo desenvolvimento das mamas e nos meninos pelo aumento testicular. Essas mudanças são acompanhadas pelo estirão do crescimento. Com essa idade, a criança tornou-se membro de um grupo de pares. A maioria de seus amigos é do mesmo sexo, e esses amigos assumem grande importância em sua vida. A crescente independência da criança da família agora é mais aparente. Os pais podem reconhecer o desejo da criança por independência, oferecendo oportunidades para ganhar privilégios, demonstrando sua responsabilidade. Em algumas famílias, o conflito surge se os pais interpretam mal essa transição (Quadro 3).

Finalmente, chega a adolescência.[7,8] A OMS define a adolescência como o intervalo compreendido entre os 10 e os 19 anos de idade, período que se caracteriza por grandes transformações físicas, psicológicas e sociais. A população de adolescentes é crescente e, atualmente, 1 em 5 cinco indivíduos encontra-se nessa faixa etária.

A puberdade é o fenômeno biológico que se refere às mudanças fisiológicas e morfológicas resultantes da reativação dos mecanismos neuro-hormonais do eixo hipotalâmico-hipofisário-gonadal. As principais manifestações da puberdade são:

As consultas do pré-escolar – 24 e 30 meses de idade

Monitoramento
- Demandas da família da criança
- Crescimento (ganha 2 kg e cresce 7 cm entre 24 e 36 meses)
- Desenvolvimento e comportamento
- Alimentação/nutrição
- Sono (necessita de 10 a 12 horas/noite)
- Treinamento esfinctérico (observar os sinais de prontidão)
- Hábitos de vida, atividades diárias, brincadeiras
- Tempo de uso diário de tecnologias digitais (1 h/dia para o pré-escolar)
- Interação com outras crianças (creche, escola), brincadeiras preferidas
- Convívio com animais domésticos e exóticos
- Vacinação
- Visão (triagem pelo pediatra e encaminhamento ao oftalmopediatra)
- Saúde bucal (prevenção de cáries)
- Riscos para acidentes e sua prevenção
- Detecção de risco social/estresse tóxico

Anamnese
- Queixa principal/HDA
- Intercorrências desde a última consulta, inclusive alergias, internações e cirurgias
- Recordatório alimentar; ingesta hídrica
- Ritmo intestinal; alterações urinárias
- Uso de fármacos
- Investigar os tópicos do monitoramento

Exame físico
- Ectoscopia
- Exame segmentar completo
- Antropometria: peso, estatura
- Aferição de dados vitais

Desenvolvimento*: refina habilidades motoras, segue instruções com dois e depois com três conceitos; aprende pela imitação; ganha autonomia na alimentação e controla esfíncteres, amplia o vocabulário e forma frases
Comportamento: exibe-se para os adultos e espera aplausos; apresenta birra, agressividade; demonstra emoções (raiva, tristeza, alegria); geralmente está apto ao treinamento esfinctérico
Sinais de alerta: atraso de linguagem verbal/não verbal, contato social deficitário, estereotipias, interesses repetitivos; baixo interesse pelo outro, não sabe o uso de coisas comuns, não segue instruções simples

*mais detalhes nos Capítulo 2.1 (Vigilância do crescimento) e Capítulo 2.2 (Vigilância do desenvolvimento)

Diagnósticos:
- Referente à queixa atual
- Nutricional (IMC e curvas de crescimento)
- Vacinal
- Desenvolvimento/comportamento
- Risco social/estresse tóxico

Orientações
- **Alimentação:** balanceada; colorida, comum à família; evitar doces; comer sozinho(a); apetite seletivo e reduzido; desligar TV durante refeições
- **Vacinação:** atualizar atrasos; influenza anual
- **Estimulação:** empilhar/encaixar brinquedos geométricos auxilia em conceitos de quantidade, tamanho, forma, relações espaciais e desenvolve a criatividade; brincar de "faz de conta" favorece a imaginação, a socialização, a afetividade e o raciocínio; estimular a comer sozinho(a) e ensinar sobre a natureza; ensinar limites com firmeza, em linguagem que a criança entenda
- **Prevenção de acidentes:** supervisão constante na cozinha; cuidado com águas recreativas, colocar grades nas janelas e portões nas escadas; transporte seguro; cuidado com animais e com pessoas estranhas
- **Atividades ao ar livre**
- **Acompanhamentos:** oftalmopediatra e odontopediatra
- **Exames laboratoriais:** hemograma, urina tipo I, parasitológico de fezes, perfil lipídico (se história familiar de doença cardiovascular)

Figura 1 Síntese das consultas de puericultura entre 2 e 3 anos de idade.

Fonte: American Academy of Pediatrics, 2017; CDC; Ministério da Saúde, 2020; SBP, 2016, 2017, 2019.

As consultas do pré-escolar – 36 e 42 meses

Monitoramento
- Demandas da família da criança
- Crescimento (5 a 7 cm/ano e 2 kg/ano)
- Desenvolvimento e comportamento
- Sexualidade
- Alimentação/nutrição
- Sono (necessita de 10 a 12 horas/noite; pode apresentar terror noturno; não deve acordar)
- Hábitos de vida, atividades diárias
- Uso de mamadeira, chupeta e fraldas
- Tempo de uso diário de tecnologias digitais (1 h/dia para o pré-escolar)
- Interação com outras crianças (creche, escola), brincadeiras preferidas
- Convívio com animais domésticos e exóticos
- Vacinação: verificar reforços no cartão
- Visão (triagem pelo pediatra e encaminhamento ao oftalmopediatra)
- Saúde bucal (prevenção de cáries)
- Riscos para acidentes e sua prevenção
- Detecção de risco social/estresse tóxico

Anamnese
- Queixa principal/HDA
- Intercorrências desde a última consulta, inclusive alergias, internações e cirurgias
- Recordatório alimentar; ingestão hídrica
- Ritmo intestinal; alterações urinárias
- Uso de fármacos
- Investigar os tópicos do monitoramento

Exame físico
- Ectoscopia
- Exame segmentar completo
- Antropometria: peso, estatura
- Aferição de dados vitais e da pressão arterial a partir dos 3 anos; verificar a tabela de referências para estatura e idade

Desenvolvimento*: progride em habilidades que requerem coordenação motora e equilíbrio, aprende imitando; controla micção e evacuação diurnas; linguagem verbal fluente, compreensível, canta e conta estórias
Comportamento: demonstra emoções (raiva, tristeza, alegria); pode relatar dor e quantificar (pouca ou muita); quer dormir com os pais, tenta separá-los, interessa-se pelos órgãos sexuais dos pais (quer ver e tocar)
Sinais de alerta: atraso de linguagem verbal ou não verbal; não entende instruções simples; contato social e interesse no outro são deficitários; interesses repetitivos, estereotipias; não brinca com outras crianças ou com brinquedos; não faz contato visual

*mais detalhes nos Capítulo 2.1 (Vigilância do crescimento) e Capítulo 2.2 (Vigilância do desenvolvimento)

Diagnósticos:
- Referente à queixa
- Nutricional (IMC e curvas de crescimento)
- Vacinal
- Desenvolvimento/comportamento
- Risco social/estresse tóxico

Orientações:
- **Alimentação:** balanceada, colorida e variada; evitar guloseimas e doces; não ligar TV durante a refeição
- **Vacinação:** atualizar atrasos; influenza anual
- **Estimulação:** ensinar sobre a natureza e os cuidados aos animais; incentivar a brincar em grupos, a comer sozinho(a); ensinar limites com firmeza, em linguagem que a criança entenda; empilhar e encaixar formas geométricas auxilia em conceitos de número, tamanho, forma e relações espaciais e na criatividade; ler para a criança; brincar de jogos de combinação, contar coisas do cotidiano; ajudar a identificar os sentimentos e falar sobre suas emoções
- **Sexualidade:** esclarecer as curiosidades de ordem sexual da criança, com clareza, seriedade e limites; explicar que os pais formam um casal
- **Prevenção de acidentes:** supervisão constante na cozinha, em águas recreativas, com animais e pessoas estranhas; colocar grades nas janelas e portões nas escadas; transporte seguro
- **Acompanhamentos:** visão e saúde bucal
- **Exames laboratoriais:** hemograma, urina tipo I, parasitológico de fezes, perfil lipídico

Figura 2 Síntese das consultas de puericultura entre 3 e 4 anos de idade.

Fonte: American Academy of Pediatrics, 2017; CDC; Ministério da Saúde, 2020; SBP, 2016, 2017, 2019.

A consulta do pré-escolar – 48 meses

Monitoramento
- Demandas da família da criança
- Crescimento (5 a 7 cm/ano e 2 kg/ano; avaliar o IMC e as curvas de crescimento)
- Desenvolvimento e comportamento
- Sexualidade
- Tempo de uso diário de tecnologias digitais (1 h/dia para o pré-escolar)
- Alimentação/nutrição
- Sono (necessita de 10 a 12 horas/noite)
- Hábitos de vida/atividades diárias
- Interação com outras crianças (creche, escola), brincadeiras preferidas
- Convívio com animais domésticos e exóticos
- Vacinação: verificar reforços no cartão
- Riscos para acidentes e sua prevenção
- Saúde bucal (prevenção de cáries)
- Visão (triagem pelo pediatra e encaminhamento ao oftalmopediatra)
- Detecção de risco social/estresse tóxico

Anamnese
- Queixa principal/HDA
- Intercorrências desde a última consulta, inclusive alergias, internações e cirurgias
- Recordatório alimentar; ingestão hídrica
- Ritmo intestinal; alterações urinárias
- Uso de fármacos

Exame físico
- Ectoscopia
- Exame segmentar completo
- Antropometria: peso, estatura
- Aferição de dados vitais e da pressão arterial a partir dos 3 anos de idade; usar tabela de referências para estatura e idade

Desenvolvimento*: refina habilidades motoras finas; amplia a linguagem verbal, já fluente; faz muitas perguntas; progride no autocuidado
Comportamento: independente, sociável, manifesta emoções; se interessa mais pelo ambiente do que pela comida; aprende a conviver em grupo
Sinais de alerta: dificuldade para rabiscar; não consegue pular no mesmo local nem contar uma história; sem interesse por jogos de faz de conta; não responde a pessoas fora da família; ignora outras crianças; resiste à troca de roupa, hora de dormir e ir ao banheiro; não entende "igual" e "diferente"; não usa "eu" e "você" corretamente; fala não compreensível; perde habilidades que já teve

*mais detalhes nos Capítulo 2.1 (Vigilância do crescimento) e Capítulo 2.2 (Vigilância do desenvolvimento)

Diagnósticos:
- Referente à queixa
- Nutricional (IMC, curvas de crescimento)
- Vacinal
- Desenvolvimento/comportamento
- Risco social

Orientações:
- **Alimentação:** variada; evitar guloseimas; respeitar o apetite; desligar TV na refeição
- **Vacinação:** reforços: tríplice bacteriana, febre amarela e poliomielite; varicela, se pendente
- **Estimulação:** brinquedos que estimulem a imaginação, como fantasias, jogos de cozinha e blocos; oferecer escolhas simples (brincadeira, roupa), deixar que resolva seus problemas com amigos, ensinar a brincar ao ar livre, contar itens comuns (biscoitos, degraus), incentivar a dividir brinquedos, a usar palavras e revezar na escolha dos jogos; usar 1º, 2º e "por fim", para ajudar a entender sequência; responder aos porquês; se não souber, pesquisar com a criança
- **Prevenção de acidentes:** supervisão constante para evitar quedas, afogamentos, intoxicações exógenas, acidentes durante transporte e com animais; cuidado com pessoas estranhas
- **Recomendar atividade física**
- **Acompanhamento da visão**
- **Saúde bucal:** higiene oral após refeições
- **Sexualidade:** não mostrar suas partes íntimas e não pegar nas partes íntimas das pessoas
- **Exames laboratoriais:** hemograma, urina tipo I, parasitológico de fezes, perfil lipídico

Figura 3 Síntese da consulta de puericultura dos 4 anos de idade.

Fonte: American Academy of Pediatrics, 2017; CDC; Ministério da Saúde, 2020; SBP, 2016, 2017, 2019.

Quadro 1 Prioridades para consulta dos 5 e 6 anos

Determinantes sociais de saúde: avaliar o contexto social da criança na família e na escola. A segurança é fundamental; casos de violência em casa e na escola são frequentes nesta faixa etária. Observar o comportamento da criança na consulta, tentar o diálogo iniciando de modo lúdico. Agitação ou apatia são sinais de alerta
Desenvolvimento da saúde mental: é fundamental orientar os pais a estabelecer regras e limites para uso das telas, hora de acordar, dormir e refeições. Reforçar que esta é a idade que a criança tem explosões de raiva, quer dominar as situações em casa e na escola. O objetivo é "respeito acima de tudo"
Responsabilidade: a escola cobra rotina nas tarefas escolares e "lições de casa", e os pais devem se envolver neste triângulo criança – escola – família
Avaliar crescimento e desenvolvimento: atenção para troca das curvas de crescimento; usar OMS, 2006, 5 a 19 anos. Também é importante nesta fase o uso das curvas de IMC. É tempo de avaliar a saúde bucal; nesta fase, normalmente as crianças iniciam a perda dos dentes de leite. Pode haver um atraso na erupção dos dentes definitivos e perda de espaço para os novos. Recomendar uma visita ao odontopediatra
Recomendações importantes: educação alimentar com limites para bebidas açucaradas, lanches, salgadinhos, *fast food* e *junk food*. Estimular atividades físicas com a recomendação de, no mínimo, 1 h/dia, com limitação ao uso de telas a 2 h/dia
Higiene do sono: limites para hora de dormir, sem uso de telas por, no mínimo, 1 h antes de iniciar o sono; evitar bebidas que contenham cafeína

Quadro 2 Prioridades para consulta dos 7 e 8 anos

Determinantes sociais de saúde: avaliar o temperamento da criança. É hora de intervir em caso de relatos de atitudes violentas ou submissas. Solicitar avaliação dos coordenadores escolares sobre o comportamento da criança, assim como dos pais sobre a rotina em casa. Sempre pesquisar casos de *bullying*
Desenvolvimento da saúde mental: avaliar o comportamento em casa, na escola e junto aos amigos
Responsabilidade: reforçar sempre o termo responsabilidade para os pais e para a criança
Avaliar crescimento e desenvolvimento: monitorar utilizando as curvas de crescimento e IMC
Recomendações importantes: sempre reforçar a importância da educação alimentar, higiene do sono e prática de atividade físicas, e reduzir ao máximo o tempo de tela
Atenção dos pais para os jogos utilizados no celular e sites acessados na internet

Quadro 3 Prioridades para consulta dos 9 e 10 anos

Estagiamento de Tanner: é hora de começar a trabalhar com as tabelas de Tanner
Importante tabular as curvas de crescimento e IMC
Radiografia de mãos e punho esquerdo para avaliação da idade óssea pode ser útil em alguns casos
Avaliar a estrutura emocional da família e do pré-adolescente, assim como sua inserção no ambiente escolar
É hora de os pais conhecerem "a turma"; os amigos têm grande influência nesta época da vida

- O estirão puberal e as mudanças na composição corporal, além do desenvolvimento gonadal, dos órgãos de reprodução, das características sexuais secundárias e dos sistemas e órgãos internos. Ocorre grande variabilidade no tempo de início, na duração e na progressão do desenvolvimento puberal.
- Considera-se atraso puberal a ausência de caracteres sexuais secundários em meninas a partir dos 13 anos; e em meninos a partir dos 14 anos.
- A monitoração do desenvolvimento puberal é feita pela classificação de Tanner, que estudou e sistematizou a sequência dos eventos puberais em ambos os sexos, em 5 etapas; quanto ao sexo feminino, considera o desenvolvimento mamário e a distribuição e a quantidade de pelos púbicos; no sexo masculino, o aspecto dos órgãos genitais e também a quantidade e a distribuição dos pelos púbicos.

O período de adolescência caracteriza-se como uma fase de grande desenvolvimento e de mudanças físicas, psíquicas e comportamentais, de aumento da liberdade, busca da independência e enfrentamento de uma nova realidade de vida. Assim, todos os pediatras, além de todos os cidadãos participantes da sociedade brasileira, têm o dever de garantir o direito dessas crianças e adolescentes de viver de maneira igualitária, livre de estigmas e desigualdade.

É fato que a adolescência está cada dia mais precoce e também mais prolongada, e que pode estar associada a novos estilos de vida familiar, comunitária e social, influenciados, principalmente, por acesso a informações, sobretudo após o advento da internet e das redes sociais.

O adolescer é um processo natural de transformações físicas, biológicas e psíquicas em que ocorrem mudanças típicas no comportamento em busca de identidade de si mesmo, em busca de próprios modelos a despeito de padrões de relacionamento sociais e familiares vividos.

São muito importantes a atenção e a compreensão dos pais, de modo que essa passagem seja o mais positiva possível, pois o adolescente deve ser valorizado e sentir-se compreendido, porém cobrado por seus atos e suas responsabilidades.

A família é primordial e fundamental na formação e no desenvolvimento dos adolescentes, passando modelos, tradições, regras e ideais. O diálogo franco e aberto, mesmo que contraditório e difícil, gerando angústias e insatisfação, deve ser na direção de apoio.

Cada adolescente é um ser único, mas que pode apresentar uma gama de sinais e sintomas durante sua evolução. A consulta médica do adolescente deve ter como objetivo, além da prevenção de agravos, o diagnóstico, a monitoração, o tratamento e a reabilitação dos problemas de saúde, a identificação de adolescentes e jovens que estejam sujeitos a comportamentos de risco ou que se encontrem em estágios iniciais de distúrbios físicos e/ou emocionais; a promoção de imunização adequada, esclarecimentos sobre cuidados com a saúde oral, hábitos nutricionais adequados, incluindo os benefícios de uma alimentação saudável e da manutenção do peso ideal, e aconselhamento de práticas sexuais responsáveis e seguras.

O pediatra precisa estar preparado para entender o adolescer, um fenômeno que se configura como uma etapa da vida resultante de transformações que acompanham o fenômeno da puberdade, no qual interagem fatores psíquicos, socioculturais e as diversas realidades existenciais de cada adolescente. O pediatra faz parte desse complexo processo, passageiro, mas definitivo para um "adultecer" sadio.

REFERÊNCIAS BIBLIOGRÁFICAS

1. American Academy of Pediatrics. Bright Futures Pocket Guide: guidelines for health supervision of infants, children and adolescents. 4. ed. Elk Grove Village: American Academy of Pediatrics; 2017.
2. Centers for Disease Control and Prevention (CDC). CDC's Developmental Milestones. Learn the Signs. Act Early. Disponível em: https://www.cdc.gov/ncbddd/actearly/milestones/index.html.
3. Sociedade Brasileira de Pediatria (SBP). Departamento Científico de Pediatria do Desenvolvimento e Comportamento. Manual de orientação: transtorno do espectro do autismo. N. 5, abril de 2019. Disponível em: https://www.sbp.com.br/fileadmin/user_upload/21775d-MO_-_Transtorno_do_Espectro_do_Autismo__2_.pdf; acessado em: 8/2/2021.
4. Sociedade Brasileira de Pediatria (SBP). Departamento Científico de Pediatria do Desenvolvimento e Comportamento. Manual de orientação: o papel do pediatra na prevenção do estresse tóxico na infância. N. 3, junho de 2017. Disponível em: https://www.sbp.com.br/fileadmin/user_upload/2017/06/Ped.-Desenv.-Comp.-MOrient-Papel-pediatra-prev-estresse.pdf; acessado em: 8/2/2021.
5. Sociedade Brasileira de Pediatria (SBP). Departamento de Adolescência. Documento Científico. Saúde de crianças e adolescentes na era digital. Disponível em: https://www.sbp.com.br/fi leadmin/user_upload/2016/11/19166d-MOrient-Saude-Crian-e-Adolesc.pdf; acessado em: 10/1/2021.
6. Brasil. Ministério da Saúde. Secretaria de Vigilância em Saúde. Departamento de Vigilância das Doenças Transmissíveis. Instrução Normativa Referente ao Calendário Nacional de Vacinação 2020. Brasília: Ministério da Saúde; 2020. Disponível em: https://www.gov.br/saude/pt-br/assuntos/saude-de-a-a-z-1/c/calendario-de-vacinacao; acessado em: 22/2/2021.
7. Gabel J, Fernandes TF. Adolescer. In: Fonseca CRB, Fernandes TFF. Puericultura passo a passo. Rio de Janeiro: Atheneu; 2018.
8. Meneses C, Ocampos DL, Toledo TB. Estagiamento de Tanner: um estudo de confiabilidade entre o referido e o observado. Revista Adolescência & Saúde. 2008;5(3):54-6.

CAPÍTULO 2.1

VIGILÂNCIA DO CRESCIMENTO

Samir Buainain Kassar

AO FINAL DA LEITURA DESTE CAPÍTULO, O PEDIATRA DEVE ESTAR APTO A:

- Identificar as variações da normalidade do crescimento, evitando intervenções prejudiciais.
- Conhecer e interpretar as curvas de crescimento.
- Detectar e iniciar uma investigação quando a criança não está crescendo adequadamente.

USO E INTERPRETAÇÃO DAS CURVAS DE CRESCIMENTO EM PERCENTIL E ESCORE Z

A avaliação do crescimento tem os seguintes objetivos:

- Acompanhar a normalidade do crescimento.
- Diagnosticar os desvios do crescimento.
- Promover a estimulação e a intervenção precoces.
- Impedir progressos de agravos já instalados.
- Garantir o pleno desenvolvimento da criança.

A velocidade de crescimento tem diversos padrões desde a vida intrauterina até a adolescência. Logo após o nascimento, ocorre desaceleração na velocidade do crescimento e estabilização entre 4 e 6 cm/ano após o terceiro ano de vida, e uma nova aceleração no período puberal.

O canal de crescimento que a criança estabelecerá nos 3 primeiros anos de vida pós-natal tem grande influência do potencial genético familiar com padrão de herança poligênica, além de fatores hormonais, nutricionais e ambientais. A curva de crescimento deve ser "normalizada" de acordo com o potencial familiar, antes da puberdade, porque uma criança abaixo de sua altura-alvo dificilmente atingirá a altura prevista.

Mesmo nos atrasos constitucionais de crescimento e puberdade nos quais, teoricamente, a estatura final será atingida após o estirão, há certa perda estatural da ordem de 4,2 cm quando essas crianças não são tratadas.[1]

PUBERDADE

O primeiro sinal puberal no menino é o crescimento testicular, que pode iniciar-se a partir dos 9 anos, quando o testículo atinge 4 cm^3 no orquidômetro de Prader. Na menina, o primeiro sinal puberal é aparecimento do broto mamário a partir dos 8 anos. A menarca deve ocorrer cerca de 2 a 2,5 anos após o início da puberdade. O acompanhamento dos adolescentes se dará pelo estadiamento, segundo os critérios de Tanner para mama, genital masculino e pilificação pubiana.[4]

Nas meninas, a aceleração do crescimento é concomitante ou antecede o aparecimento do broto mamário no estágio puberal 2 de Tanner. Já nos meninos, o estirão ocorre após o início da puberdade, geralmente no estádio puberal 3 de Tanner, onde se verifica um volume testicular de 10 a 12 cm^3. Esse estirão significa uma velocidade de crescimento de 8 a 10 cm/ano nas meninas e de 10 a 12 cm/ano em meninos e tem uma duração de aproximadamente 2 anos. A altura final nas meninas ocorre quando a idade óssea atinge 16 anos e, nos meninos, 18 anos.[1]

Essas medidas antropométricas devem ser realizadas de modo sequencial e colocadas nas curvas apropriadas para que

Quadro 1 Padrões normais de crescimento do nascimento até a adolescência

	Peso	Estatura	Perímetro cefálico
Recém-nascido a termo	3.400 g	50 cm	35 cm
Primeira semana de vida	Perde 10% do peso ao nascer		
Segunda semana de vida	Recupera o peso do nascimento		
0-3 meses	30 g/dia	3,5 cm/mês	2 cm/mês
3-6 meses	20 g/dia	2 cm/mês	1 cm/mês
4º mês	Duplica o peso do nascimento		
6-9 meses	15 g/dia	1,5 cm/mês	0,5 cm/mês
9-12 meses	12 g/dia	1,2 cm/mês	0,5 cm/mês
1 ano	Triplica o peso do nascimento	25 cm/ano	10 cm/ano
1-2 anos	2,5 kg/ano	12,5 cm/ano	2 cm/ano
2-5 anos	2 kg/ano	7-8 cm/ano	
2 anos e 6 meses	Quadruplica o peso do nascimento		
4 anos	20 kg	1 m	
6-11 anos	3-3,5 kg/ano	6 a 7 cm/ano	2-3 cm em 5 anos
Estirão do crescimento feminino		8,3 cm/ano	
Estirão do crescimento masculino		9,5 cm/ano	
Fase puberal final		1 a 1,5 cm/ano por 3 anos	

Fonte: Kassar;[2] Kliegman et al.[3]

Quadro 2 Puberdade precoce e atraso puberal

Puberdade precoce	
Meninas	Sinal puberal antes dos 8 anos
Meninos	Sinal puberal antes dos 9 anos
Atraso puberal	
Meninas	Não aparecimento de sinal puberal até os 13 anos
Meninos	Não aparecimento de sinal puberal até os 14 anos

Quadro 3 Avaliação antropométrica obrigatória nas consultas pediátricas

Peso
Comprimento até os 2 anos
Altura após os 2 anos
Estatura sentada/estatura
IMC = peso (kg) / altura^2 (m) para a classificação do estado nutricional
Perímetro cefálico até os 2 anos ou mais
Alvo genético Sexo masculino = altura do pai (cm) + altura da mãe (cm) + 13/2 ± 5 cm Sexo feminino = altura do pai (cm) + altura da mãe (cm) – 13/2 ± 5 cm
Velocidade de crescimento (intervalo mínimo de 6 meses entre as medidas)
Proporções corporais (SS/SI) SI = sínfise púbica até o chão SS = (estatura total) – SI Padrão de normalidade Do nascimento até os 3 anos = 1,7 Aos 3 anos = 1,3 Após 8 anos = 1
Perímetro abdominal na presença de sobrepeso e obesidade
Idade óssea na baixa estatura

IMC: índice de massa corporal; SI: segmento inferior; SS: segmento superior.

se possa identificar anormalidades no crescimento. O alvo genético, depois de calculado, deverá ser plotado no final do gráfico da estatura aos 19 anos de idade, com a variação de ± 8,5 cm, para que se acompanhem o canal de crescimento do potencial genético de cada criança.

As curvas de crescimento recomendadas pela Sociedade Brasileira de Pediatria (SBP) e pelo Ministério da Saúde do Brasil são da Organização Mundial da Saúde (OMS) (2006-2007), disponibilizadas em escore Z e/ou em percentil, que podem ser encontradas no *site* https://www.sbp.com.br/departamentos-cientificos/endocrinologia/graficos-de--crescimento/.

Além das curvas padrão da OMS, existem também gráficos para populações especiais como as do Centro de Controle de Doenças dos EUA (CDC) e as do Brasil para síndrome de Down, uma curva para indivíduos com síndrome de Turner e as de Fenton, e de InterGrowth para prematuros. Os recém-nascidos (RN) de muito baixo peso (menores que 1.500 g) devem ser acompanhados por essas curvas de crescimento intrauterino até atingir 40 semanas de idade gestacional corrigida. A partir de 40 semanas de idade gestacional corrigida, utilizar a curva padrão da OMS, descontando da idade cronológica as semanas que faltaram para a idade gestacional atingir 40 semanas, ou seja, idade corrigida = idade cronológica – (40 semanas – idade gestacional do nascimento em semanas). Utilizar essa correção até a criança prematura completar 2 a 3 anos de idade.

COMO INTERPRETAR AS CURVAS DE CRESCIMENTO?

Curvas de crescimento reproduzem para cada idade e sexo os valores considerados normais para as diversas medidas corpóreas. Esses valores foram colhidos de amostras de crianças e adolescentes saudáveis, com alimentação adequada e sem fatores de risco no período perinatal, portanto esses gráficos descrevem como crianças saudáveis devem crescer em condições ideais.

A avaliação do crescimento não contribui somente para observar a normalidade, mas também seus desvios, os distúrbios nutricionais e as doenças crônicas. Esses diagnósticos não devem basear-se exclusivamente nas curvas de crescimento, mas também nos dados da história e do exame físico. A velocidade de crescimento é um índice mais sensível do que uma única medida isolada.

Quanto mais próximo aos extremos das curvas, maior será o risco de encontrar uma anormalidade. No entanto, pode-se encontrar crianças normais nesses pontos mais distantes da mediana, embora essa situação seja um pouco mais rara. Quanto mais afastado da mediana, maior será a probabilidade de se ter uma anormalidade, que deverá sempre estar associada aos outros dados da avaliação clínica para definir com mais precisão uma hipótese diagnóstica, a fim de que se evitam condutas inadequadas.

Percentil

Os valores de peso, de estatura e de perímetro cefálico, por exemplo, são ordenados de forma crescente como se fossem 100 valores. Cada percentil representa a posição que aquele valor ocupa na distribuição ordenada dos valores considerados. Uma criança com o peso no percentil 30 significa que 30% das crianças daquele mesmo sexo e idade têm o peso abaixo, enquanto 70% têm o peso acima. O percentil 50 é o ponto central (mediana) na série de valores crescentes.

Escore Z

Assim como o percentil, o escore Z é outra forma de comparar as medidas antropométricas. O escore Z é um valor que afere a distância em desvio padrão que a medida de um paciente se encontra da média da população que tem a mesma idade e sexo para o peso, estatura e perímetro cefálico, por exemplo. Um escore Z positivo indica que a criança está acima da média da população; já um escore Z negativo corresponde a um valor abaixo da média. O valor de escore Z 0 (zero) representa a média.

Quadro 4 Correlação dos valores de escore Z com o percentil

Escore Z	Percentil
–3Z	P 0,15%
–2Z	P 2,28%
–1Z	P 15,8%
0	P 50% (mediana)
+1Z	P 84,2%
+2Z	P 97,7%
+3Z	P 99,8%

Z: escore Z (desvios padrão); P: percentil corresponde ao escore Z.

CONDUTA INICIAL E ENCAMINHAMENTOS PARA A CRIANÇA QUE NÃO CRESCE ADEQUADAMENTE

A baixa estatura é definida como qualquer medida menor ou igual a menos 2 desvios padrão (– 2 DP) e/ou do percentil 3 (P3) para a idade e o sexo. Porém, 3% de crianças situam-se abaixo de menos 2 desvios padrão e são consideradas normais. É mais provável encontrar um problema nas que estão abaixo de 3 desvios padrão. A classificação da baixa estatura é definida pela história, exame físico e auxologia. A velocidade de crescimento é o dado de maior sensibilidade para o reconhecimento dos desvios de crescimento normal. A baixa estatura familiar é a causa mais frequente, e as doenças endócrinas representam 10% dos problemas.[5]

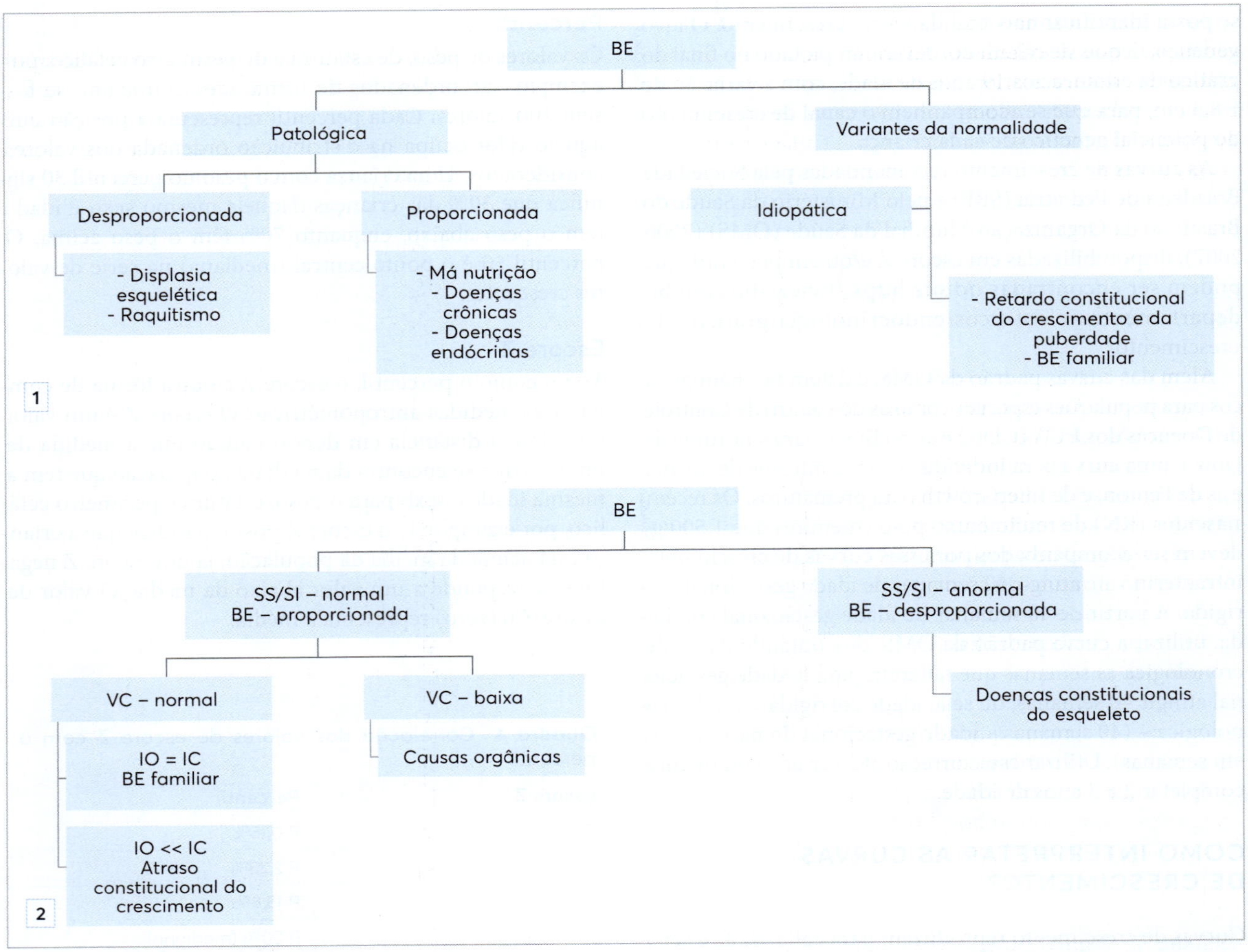

Figura 1 Classificação da baixa estatura: gráficos 1 e 2.

BE: baixa estatura; IC: idade cronológica; IO: idade óssea; SI: segmento inferior; SS: segmento superior; VC: velocidade de crescimento.

Quadro 5 Diferenciação de baixa estatura familiar e atraso constitucional do crescimento

	Baixa estatura familiar	Atraso constitucional do crescimento
Velocidade de crescimento	Normal	Normal
Puberdade dos pais	Tempo normal	Atrasada
Estatura dos pais	Baixa	Normal e na média
Crescimento (dos 2 anos até a puberdade)	Normal	Lento
Momento da puberdade	Normal	Atrasado
Idade óssea	Compatível com a idade cronológica	Atrasada em relação à idade cronológica
Altura final	Baixa, de acordo com o alvo genético	De acordo com o alvo genético

As variantes normais do crescimento precisam ser observadas para que se evitem condutas inadequadas e encaminhamentos desnecessários. Nessas variantes, as crianças não podem ter doenças endócrinas, sistêmicas, nutricionais ou genéticas, não terem sido pequenas para a idade gestacional ao nascimento, terem velocidade de crescimento e proporções corporais normais, alimentação adequada e sem problemas psicossociais.

QUANDO INVESTIGAR UMA BAIXA ESTATURA?

- Se a história e/ou o exame físico orientam para uma suspeita de doenças, principalmente na baixa estatura desproporcional ou em presença de dismorfia.
- Na presença de velocidade de crescimento anormal, mesmo antes de chegar à baixa estatura.
- Se o canal de crescimento não estiver de acordo com o potencial genético, principalmente nos casos em que a estatura for muito discordante da altura-alvo (< 1,6 desvio padrão da estatura alvo).
- Na curva de acompanhamento, há uma queda de 2 ou mais percentis.

Ficar alerta também quando uma criança vem crescendo no percentil 50% (P50) e começa a acelerar seu crescimento, indo para o P75 ou P90. Em vez de acharmos que esse crescimento está "muito bom", devemos ficar atentos para o início de uma puberdade precoce.[1]

Quadro 6 Exames para uma avaliação inicial

Exames laboratoriais na avaliação inicial da baixa estatura
Hemograma e VSH
Proteína C reativa
Ferritina
Glicemia de jejum
Lipidograma
Proteínas totais e frações
Bicarbonato, cálcio, fósforo e fosfatase alcalina
TSH, T4 livre
IGF-1 e IGFBP-3
TGO/TGP
Creatinina, ureia, sumário de urina, gasometria venosa
Sódio, potássio
Cariótipo nas meninas
Parasitológico de fezes, calprotectina
Anticorpo antiendomísio e antitransglutaminase tecidual IgA
Dosagem de IgA
Radiografia de mão e punho esquerdo (idade óssea)*

*Aceita-se que a idade óssea apresenta uma variação de normalidade de mais ou menos um a dois anos, dependendo da idade.

O principal objetivo da avaliação laboratorial de uma criança com baixa estatura é identificar o grupo de crianças com causas patológicas. Uma avaliação mais precoce pelo especialista deverá ser recomendada se a velocidade de crescimento for muito lenta e para crianças que foram pequenas para a idade gestacional e não fizeram o *catch-up* até os 2 anos de idade.

Os exames são muito utilizados na avaliação de crianças com distúrbios do crescimento, para confirmação ou rastreamento de causas patológicas de baixa estatura. Na suspeita de causas associadas a defeitos do eixo hormônio do crescimento (GH) e fatores de crescimento (GH-IGF-1), a dosagem do fator símile à insulina 1 (IGF-1) e da proteína carreadora de IGF – 3 (IGFBP-3) pode ser útil na seleção dos pacientes para os testes de estímulo do GH. Para as deficiências do GH, esses testes podem ter limitações diagnósticas, com elevadas taxas de falso-positivo, especialmente dependente do ponto de corte utilizado. É provável que, em um futuro próximo, os testes genéticos, com identificação de causas moleculares, substituam os testes de estímulo laboratoriais na investigação dos distúrbios do crescimento.[6,8]

REFERÊNCIAS BIBLIOGRÁFICAS

1. Sociedade Brasileira de Pediatria (SBP). Departamento Científico de Endocrinologia. Regina K, Cargnin N, Arrais RF, et al. Manual de orientação: avaliação do crescimento – o que o pediatra precisa saber. 2023. p.1-19.
2. Kassar SB. Vigilância do crescimento. In: Silva LR, Solé D, da Silva C artur A, Constantino CF, Libral EF, Lopez FA (orgs.). Tratado de pediatria: Sociedade Brasileira de Pediatria. 5.ed. Barueri: Manole; 2022. p.88-91.
3. Kliegman RM, Stanton BF, St. Geme JW, Shor NF, Behrmam RE. Nelson Tratado de pediatria. 20.ed. Rio de Janeiro: Elsevier; 2018.
4. Tanner J. Foetus into man. 2.ed. Ware: Castlemead Publications; 1989.
5. Baron J, Sävendahl L, De Luca F, Dauber A, Phillip M, Wit JM, et al. Short and tall stature: a new paradigm emerges. Nat Rev Endocrinol. 2015;11(12):736-46.
6. Collett-Solberg PF, Ambler G, Backeljauw PF, Bidlingmaier M, Biller BMK, Boguszewski MCS, et al. Diagnosis, genetics, and therapy of short stature in children: a Growth Hormone Research Society International perspective. Horm Res Paediatr. 2019;92(1):1-14.
7. Cheetham T, Davies JH. Investigation and management of short stature. Arch Dis Child. 2014;99(8):767-71.
8. Brito LP, Damiani D, Lima Jorge AA. Avaliação do crescimento. In: Gomes FMS, Silva CAA, Carneiro-Sampaio M (orgs.). Medicina laboratorial em pediatria. Santana de Parnaíba: Manole; 2023. p.220-34.

CAPÍTULO 2.2

VIGILÂNCIA DO DESENVOLVIMENTO

Renata Rodrigues Aniceto
Regis Ricardo Assad

AO FINAL DA LEITURA DESTE CAPÍTULO, O PEDIATRA DEVE ESTAR APTO A:

- Identificar as variações da normalidade do crescimento, evitando intervenções prejudiciais.
- Conhecer e interpretar as curvas de crescimento.
- Detectar e iniciar uma investigação quando a criança não está crescendo adequadamente.

INTRODUÇÃO

A vigilância do desenvolvimento infantil é parte essencial do acompanhamento médico, e o pediatra deve estar habilitado a avaliar e validar quando este estiver adequado, assim como diagnosticar e encaminhar a especialistas quando houver atrasos ou alterações. A avaliação do desenvolvimento deve ser realizada em todas as consultas de puericultura programadas.

CONCEITUAÇÃO

O termo desenvolvimento tem sido o mais utilizado para abranger os vários aspectos interligados que caracterizam a evolução dinâmica do ser humano a partir de sua concepção.[1] O estudo do desenvolvimento compreende alguns domínios de função interligados, quais sejam: sensorial, motor (geralmente subdividido em habilidades motoras grosseiras e habilidades motoras finas), da linguagem, social, adaptativo, emocional e cognitivo. Esses domínios influenciam-se entre si e têm como eixo integrador a subjetividade e a função de dimensão psíquica, que se particulariza e possibilita a singularidade de cada um dos seres humanos.[1]

AVALIAÇÃO

Essa verificação pode ser realizada de forma sistematizada por alguns testes e/ou escalas elaboradas para tal finalidade. Como exemplos, citam-se o teste de Gesell,[2] o teste de triagem Denver II,[3] a escala de desenvolvimento infantil de Bayley,[4] o *Albert Infant Motor Scale*,[5] entre vários outros.

Vale ressaltar que essas sistematizações apresentam peculiaridades e limitações relativas ao método utilizado, às faixas de idade avaliadas e à validação para cada população. Entretanto, na prática clínica diária, o fato de não se utilizar um método sistematizado não significa que o atendimento não tenha qualidade, sobretudo para o pediatra experiente que já sistematizou sua própria rotina de avaliação. Por outro lado, para o médico generalista e para outros profissionais de saúde, o uso de uma ferramenta sistematizada pode facilitar a lembrança das diferentes áreas que precisam ser abordadas.

No Brasil, a Caderneta de Saúde da Criança,[3] utilizada para o registro dos atendimentos nos serviços de saúde, disponibiliza uma sistematização para a vigilância do desenvolvimento infantil até os 3 anos de idade. Essa ferramenta permite acompanhar a aquisição dos principais marcos do desenvolvimento. Além disso, com base na presença ou ausência de alguns fatores de risco e de alterações fenotípicas, a caderneta orienta para tomadas de decisão.

Recentemente, o Centro de Controle e Prevenção de Doenças (CDC) dos EUA convocou um grupo de especialistas para revisar sua lista de verificação de vigilância do desenvolvimento. Esse processo de revisão de evidências resultou em 159 comportamentos que 75% ou mais das crianças devem apresentar em determinadas idades (Quadro 1), indicados para apoiar a vigilância do desenvolvimento e o julgamento crítico quanto à necessidade de triagem adicional do desenvolvimento.[6]

Quando, nesse instrumento de vigilância, detecta-se a ausência de apenas um marco, é necessário o uso ferramentas de triagem validadas para refinar o risco de atrasos no desenvolvimento. Convém ressaltar que a lista de verificação de marcos é um componente da vigilância do desenvolvimento, que também deve envolver observação clínica, exame físico, educação, comunicação e tomada de decisão clínica.[6]

Quadro 1 Marcos do desenvolvimento de crianças dos 2 aos 24 meses

Marcos socioemocionais	Marcos de linguagem e comunicação	Marcos cognitivos	Marcos motores
2 meses			
Acalma-se quando atendida	Faz outros sons além de chorar	Observa você enquanto você se move	Mantém a cabeça erguida quando está de bruços
Olha para o seu rosto	Reage a sons altos	Olha para um brinquedo por vários segundos	Move os dois braços e as duas pernas
Parece feliz em vê-lo			Abre as mãos brevemente
Sorri quando você fala ou sorri para ela			
4 meses			
Sorri sozinha para chamar sua atenção	Faz sons como "oooo" e "aahh"	Se estiver com fome, abre a boca quando vê a mama ou a mamadeira	Mantém a cabeça firme sem apoio quando você a segura
Dá risadas quando você tenta fazê-la rir	Faz sons de volta quando você fala com ela	Olha para as mãos com interesse	Segura um brinquedo quando você o coloca na mão
Olha para você, move-se ou faz sons para chamar ou manter sua atenção	Vira a cabeça em direção ao som da sua voz		Usa o braço para balançar brinquedos
			Leva as mãos à boca. Eleva o tronco apoiado nos cotovelos/antebraços quando de barriga para baixo
6 meses			
Reconhece pessoas conhecidas	Reveza fazendo sons com você	Coloca as coisas na boca para explorá-las	Rola de um lado para o outro
Gosta de se olhar no espelho	Coloca a língua para fora e sopra	Alcança para pegar um brinquedo que ele quer	Eleva o tronco com os braços retos quando de barriga para baixo
Dá risadas	Faz barulhos estridentes	Fecha os lábios para mostrar que não quer comida	Apoia-se nas mãos para sustentar-se quando está sentada
9 meses			
Mostra-se tímida, apegada ou temerosa perto de estranhos	Faz sons diferentes como "mamamama" ou "babababa"	Procura objetos quando estão fora de vista	Chega a uma posição sentada sozinha
Mostra várias expressões faciais, como feliz, triste, irritada e surpresa	Levanta os braços para ser pega	Bate duas coisas juntas	Senta-se sem apoio
Olha quando você chama o nome dela			Usa os dedos para arrastar comida para a boca
12 meses			
Faz brincadeiras com você, como bater palmas e depois bater na palma da mão um do outro	Acena tchau tchau	Coloca algo em um recipiente, como um bloco em um copo	Puxa para levantar-se
	Chama mãe ou pai de "mama" ou "dada" ou outro nome especial	Procura coisas que ele vê você esconder	Anda com apoio
	Entende "não" (pausa brevemente ou para quando você diz isso)		Bebe de um copo sem tampa, enquanto você o segura Pega coisas entre o polegar e o dedo indicador, como pequenos pedaços de comida

(continua)

Quadro 1 Marcos do desenvolvimento de crianças dos 2 aos 24 meses *(continuação)*

Marcos socioemocionais	Marcos de linguagem e comunicação	Marcos cognitivos	Marcos motores
15 meses			
Imita outras crianças enquanto brinca, como tirar brinquedos de um recipiente quando outra criança o faz	Tenta dizer uma ou duas palavras além de mama ou dada, como "bo" para bola	Tenta usar as coisas da maneira certa, como um telefone, um copo ou um livro	Dá alguns passos sozinha
Mostra um objeto de que ela gosta	Olha para um objeto familiar quando você o nomeia	Empilha pelo menos dois objetos pequenos, como blocos	Usa os dedos para se alimentar de alguma comida
Bate palmas quando animada	Segue as instruções dadas com um gesto e palavras. Por exemplo, ele lhe dá um brinquedo quando você estende a mão e diz: "me dê o brinquedo"		
Abraça a boneca ou outro brinquedo	Aponta para pedir algo ou obter ajuda		
Mostra afeição (abraça, aconchega ou beija)			
18 meses			
Afasta-se de você, mas procura ter certeza de que está por perto	Tenta dizer mais que três palavras além de mamãe ou papai	Copia você fazendo tarefas, como varrer com uma vassoura	Anda sem segurar nada nem ninguém
Aponta para mostrar algo de interessante	Segue instruções de um passo sem nenhum gesto, como dar o brinquedo, quando você diz: "dê para mim"	Brinca com brinquedos de forma simples, como empurrar um carrinho de brinquedo	Rabisca
Coloca as mãos para você lavá-las			Bebe de um copo sem tampa e pode derramar às vezes
Olha para algumas páginas em um livro com você			Alimenta-se com os dedos
Ajuda você a vesti-la empurrando o braço pela manga ou levantando o pé			Tenta usar uma colher
			Sobe e desce de um sofá ou cadeira sem ajuda
24 meses			
Percebe quando os outros estão magoados ou chateados, como faz uma pausa ou parece triste quando alguém está chorando	Aponta para coisas em um livro quando você pergunta, por exemplo, "Onde está o urso?"	Segura algo em uma mão enquanto usa a outra mão, por exemplo, segurando um recipiente e fechando a tampa	Chuta uma bola
Olha para o seu rosto para ver como reagir em uma nova situação	Diz pelo menos duas palavras juntas, como "mais leite"	Tenta usar interruptores em um brinquedo	Corre
	Aponta pra pelo menos duas partes do corpo quando você pede para ela te mostrar	Brinca com mais de um brinquedo ao mesmo tempo, como colocar comida de brinquedo em um prato de brinquedo	Anda (não sobe) algumas escadas com ou sem ajuda
	Usa mais gestos do que apenas acenar e apontar, como mandar um beijo ou balançar a cabeça sim		Come com colher

Fonte: adaptado de Jennifer et al.[6]

SINAIS DE ALERTA

Durante a avaliação pediátrica preliminar, dois recursos são fundamentais: os marcos do desenvolvimento e os sinais de alerta (Quadro 2). Os sinais de alerta levantam a suspeita de anormalidade em uma área ou etapa específica do desenvolvimento. Surgem em uma idade subsequente àquela da aquisição do marco de desenvolvimento relacionado. Por exemplo, a ausência de deambulação independente se torna um sinal de alerta por volta de 2 anos de idade. De modo semelhante, o marco de sorriso social surge até 2 meses de idade, mas o sinal de alerta de sua ausência se torna relevante entre 4 e 6 meses.[7]

Quadro 2 Sinais de alerta para todas as idades

- Forte preocupação dos pais.
- Atraso real dos marcos do desenvolvimento.
- Perda de habilidades adquiridas previamente.
- Ausência de resposta a estímulos sonoros ou visuais.
- Interação precária com pessoas do convívio diário (p. ex., pais, irmãos, professora).
- Contato visual nulo ou escasso.
- Alteração persistente do humor, p. ex., irritabilidade, rispidez, apatia, retraimento.
- Diferença acentuada entre os lados do corpo quanto a força, tônus ou movimentos.
- Hipotonia ou hipertonia significativa, com prejuízo na aquisição de habilidades motoras.

Fonte: SBP.[7]

Diante da hipótese de alteração do desenvolvimento, o pediatra deve encaminhar o paciente ao especialista, colaborando com intervenções precoces e possíveis reabilitações.

REFERÊNCIAS BIBLIOGRÁFICAS

1. Carvalho MFPP. Desenvolvimento normal. In: Burns DAR, Campos Jr. D, Silva LR, Borges WG. Tratado de pediatria: Sociedade Brasileira de Pediatria. 4.ed. Barueri: Manole; 2017.
2. Gesell A, Ames LB. The development of handiness. J Genet Psychol. 1947;70:155-75.
3. Frankenberg WK, Dodds J, Archer P, Shapiro H, Bresnick B. The Denver II: a major revision and restandardization of Denver developmental screening test. Pediatrics. 1992;89(1):91-7.
4. Bayley N. Bayley scales of infant development. San Antonio: The Psychological Corporation; 1969. Disponível em: sciencedirect.com/topics/medicine-and-dentistry/bayley-scales-of-infant-development. Acesso em: 20 maio 2024.
5. Piper MC, Darrah JM. Motor assessment of the developing infant. Alberta Infant Motor Scale. Philadelphia: WB Saunders; 1994.
6. Zubler JM, Wiggins LD, Macias MM, Whitaker TM, Shaw JS, Squires JK, et al. Evidence-Informed milestones for developmental surveillance tools. Pediatrics. 2022;149(3):e2021052138.
7. Sociedade Brasileira de Pediatria (SBP). Departamento Científico de Neurologia. Manual de orientação: sinais de alerta na avaliação neurológica da criança e do adolescente. Disponível em: https://www.sbp.com.br/fileadmin/user_upload/_22390c-MO_-_Sinais_Alerta_na_Aval-Neurologica.pdf. Acesso em: 20 maio 2024.

SINAIS DE ALERTA

Durante a avaliação pediátrica preliminar, dois recursos são fundamentais: os marcos do desenvolvimento e os sinais de alerta (Quadro 2). Os sinais de alerta levantam a suspeita de anormalidade em uma área ou etapa específica do desenvolvimento. Surgem em uma idade subsequente àquela da aquisição do marco de desenvolvimento relacionado. Por exemplo, a ausência de deambulação independente se torna um sinal de alerta por volta de 2 anos de idade. De modo semelhante, o marco de sorriso social surge até 2 meses de idade, mas o sinal de alerta de sua ausência se torna relevante entre 4 e 6 meses.

Quadro 2 Sinais de alerta para todas as idades

- Forte preocupação dos pais
- Atraso real dos marcos do desenvolvimento
- Perda de habilidades adquiridas previamente
- Ausência de resposta a estímulos sonoros ou visuais
- Interação precária com pessoas de convívio diário (p. ex., pais, irmãos, professora)
- Contato visual nulo ou escasso
- Alteração persistente do humor, p. ex., irritabilidade, rigidez, apatia, retraimento
- Diferença acentuada entre os lados do corpo quanto à força, tônus ou movimentos
- Hipotonia ou hipertonia significativas com prejuízo na aquisição de habilidades motoras

Fonte: SBP[7].

Diante da hipótese de alteração do desenvolvimento, o pediatra deve encaminhar o paciente ao especialista, colaborando com intervenções precoces e possíveis reabilitações.

REFERÊNCIAS BIBLIOGRÁFICAS

1. Carvalho MFP. Desenvolvimento normal. In: Burns DAR, Campos Jr D, Silva LR, Borges WG. Tratado de pediatria: Sociedade Brasileira de Pediatria. 4.ed. Barueri: Manole; 2017.
2. Gesell A, Ames LB. The development of handedness. J Genet Psychol. 1947;70:155-75.
3. Frankenburg WK, Dodds J, Archer P, Shapiro H, Bresnick B. The Denver II: a major revision and restandardization of the Denver developmental screening test. Pediatrics. 1992;89(1):91-7.
4. Bayley N. Bayley scales of infant development. San Antonio: The Psychological Corporation; 1969. Disponível em: sciencedirect.com/topics/medicine-and-dentistry/bayley-scales-of-infant-development. Acesso em: 20 maio 2024.
5. Piper MC, Darrah J. Motor assessment of the developing infant: Alberta Infant Motor Scale. Philadelphia: WB Saunders; 1994.
6. Zubler JM, Wiggins LD, Macias MM, Whitaker TM, Shaw JS, Squires JK, et al. Evidence-informed milestones for developmental surveillance tools. Pediatrics. 2022;149(3):e2021052138.
7. Sociedade Brasileira de Pediatria (SBP). Departamento Científico de Neurologia. Manual de orientação: sinais de alerta na avaliação neurológica da criança e do adolescente. Disponível em: https://www.sbp.com.br/fileadmin/user_upload/23390c-MO_-_Sinais_Alerta_na_Aval_Neurologica.pdf. Acesso em: 20 maio 2024.

SEÇÃO 3

EMERGÊNCIAS

COORDENADOR

Sérgio Luís Amantéa
Professor Adjunto do Departamento de Pediatria da Universidade Federal de Ciências da Saúde de Porto Alegre (UFCSPA) e da Pontifícia Universidade Católica do Rio Grande do Sul (PUC-RS). Coordenador do Programa de Pós-graduação Atenção à Saúde da Criança e do Adolescente da UFCSPA. Coordenador de Ensino da Emergência Pediátrica do Hospital da Criança Santo Antônio/Irmandade Santa Casa de Misericórdia de Porto Alegre (ISCMPA). Doutor em Medicina – Pneumologia – pela Universidade Federal do Rio Grande do Sul (UFRGS). Presidente do Departamento Científico (DC) de Emergência da Sociedade Brasileira de Pediatria (SBP). Presidente da Sociedade de Pediatria do Rio Grande do Sul (SPRS).

AUTORES

Adriana Barbosa de Lima Fonseca
Médica Pediatra com Título de Especialista em Terapia Intensiva Pediátrica pela SBP. Mestre e Doutora em Ciências da Saúde pela Universidade Federal de Sergipe (UFS). Professora Titular I de Medicina da Universidade Tiradentes. Ex-professora Adjunta de Medicina da UFS. Médica Preceptora da Residência Médica de Pediatria Hospital Universitário (HU) da UFS/EBSERH. Membro do DC de Emergência da SBP.

Adriana Becker
Professora Adjunta de Pediatria na Universidade Luterana do Brasil (Ulbra). Mestre em Ciências da Saúde pela UFCSPA. Coordenadora do Serviço de Emergência Pediátrica do Hospital Universitário de Canoas. Especialista em Pediatria pela SBP e em Medicina Intensiva Pediátrica pela Associação de Medicina Intensiva Brasileira (AMIB)/SBP. Emergencista Pediátrica pela SBP/Associação Brasileira de Medicina de Emergência (Abramede).

Alfredo Elias Gilio
Professor Doutor do Departamento de Pediatria da Faculdade de Medicina da Universidade de São Paulo (FMUSP). Médico Assistente da Divisão de Clínica Pediátrica do HU-USP. Médico Coordenador da Clínica de Imunizações do Hospital Israelita Albert Einstein (HIAE).

Ana Clara de Albuquerque Botura
Residência em Pediatria pela Universidade Estadual de Maringá (UEM) e em Medicina Intensiva Pediátrica pelo HIAE. Médica Plantonista do Centro de Terapia Intensiva Pediátrica do HIAE, da Unidade de Terapia Intensiva Pediátrica do Hospital Municipal Dr. Moysés Deutsch (M'Boi Mirim) e da Unidade de Terapia Intensiva Pediátrica da Associação de Assistência à Criança Deficiente (AACD). Instrutora da Disciplina de Semiologia Pediátrica e Pediatria 3 do Curso de Medicina da Faculdade Israelita de Ciências da Saúde Albert Einstein. Médica Preceptora do Programa de Residência Médica em Medicina Intensiva Pediátrica do HIAE.

Andréa de Melo Alexandre Fraga
Especialista em Pediatria pela SBP e em Urgência e Emergência pela Universidade Estadual de Campinas (Unicamp). Mestre e Doutora em Pediatria pela Unicamp. Professora Doutora da Disciplina Urgência e Emergência Pediátrica da Faculdade de Ciências Médicas (FCM) da Unicamp. Membro do Comitê de Urgência e Emergência da Sociedade de Pediatria de São Paulo (SPSP).

Bruno Marcelo Herculano Moura
Médico Pediatra e Emergencista Pediátrico Titulado pela SBP/Abramede. Residência em Pediatria pelo Hospital das Clínicas da Universidade Federal de Pernambuco (UFPE) e em Emergência Pediátrica pelo Instituto da Criança e do Adolescente (ICr) do Hospital das Clínicas (HC) da FMUSP. Médico Plantonista do Pronto Atendimento Pediátrico do HIAE. Médico Assistente do Pronto-Socorro da Santa Casa de Misericórdia de São Paulo.

Carlos F. Oldenburg Neto
Chefe do Serviço de Pediatria do Complexo Hospitalar do Trabalhador, Curitiba. Professor de Pediatria da PUC-PR. Doutor em Ciências da Saúde pela PUC-PR. Especialista em Pediatria, Neonatologia e Terapia Intensiva Pediátrica pela AMB/SBP/Conselho Federal de Medicina (CFM). Membro do DC de Emergências da SBP. Coordenador do Programa de Residência Médica em Neonatologia do Complexo Hospitalar do Trabalhador.

Carolina Soares da Silva
Residência Médica em Pediatria e Gastroenterologia Pediátrica pelo Hospital da Criança Santo Antônio/ISCMPA/UFCSPA. Mestre em Saúde da Criança e do Adolescente pela UFCSPA. Médica do Serviço de Gastroenterologia Pediátrica do Hospital da Criança Santo Antônio/ISCMPA. Título de Especialista em Pediatria e em Gastroenterologia Pediátrica pela SBP.

Caroline Montagner Dias
Pediatra pelo Hospital Moinhos de Vento (HMV). Gastropediatra pela UFCSPA. Título de Especialista em Gastroenterologia Pediátrica pela SBP. Médica Gastroenterologista Pediátrica do Hospital da Criança Santo Antônio/ISCMPA.

Celso de Moraes Terra
Médico Intensivista do CTI Pediátrico do HIAE. Coordenador da Rede de Proteção à Mãe Paulistana – Alô Mãe – da Secretaria Municipal da Saúde de São Paulo. Coordenador do Curso de Pós-graduação em Atualização em Terapia Intensiva Pediátrica do HIAE – Câmara Técnica de Urgências e Emergências do Conselho Regional de Medicina de São Paulo (Cremesp).

Cristiano Amaral de Leon
Mestre em Ciências da Saúde e Doutorando em Pediatria pela UFCSPA. Professor Adjunto de Pediatria da Ulbra. Médico Pediatra do Hospital da Criança Santo Antônio/ISCMPA. Especialista em Pediatria pela SBP e em Emergência Pediátrica pela SBP/Abramede.

Cristina Targa Ferreira

Doutora em Gastroenterologia pela UFRGS. Especialista em Gastroenterologia Pediátrica pela SBP/Associação Médica Brasileira (AMB), em Endoscopia Pediátrica pela AMB/Sociedade Brasileira de Endoscopia Digestiva (Sobed) e em Hepatologia pela AMB/Sociedade Brasileira de Hepatologia (SBH). Chefe do Serviço de Gastroenterologia Pediátrica do Hospital da Criança Santo Antônio/ISCMPA. Professora Adjunta de Gastroenterologia Pediátrica da UFCSPA. Presidente do DC de Gastroenterologia da SBP.

Cristina Terumy Okamoto

Professora Titular de Pediatria da Universidade Positivo. Professora Adjunta da Faculdade Evangélica Mackenzie do Paraná. Doutora em Ciências da Saúde pela PUC-PR. Responsável pela Enfermaria Pediátrica do Complexo Hospitalar do Trabalhador, Curitiba. Especialista em Pediatria pela SBP e em Neonatologia pela Universidade de Osaka, Japão. Primeira Tesoureira da Sociedade Paranaense de Pediatria (SPP).

Donizetti Dimer Giamberardino Filho

Chefe do Serviço de Nefrologia Pediátrica do Hospital Pequeno Príncipe. Conselheiro Federal e Primeiro Vice-presidente do CFM. Coordenador das Câmaras Técnicas de Pediatria e Nefrologia do CFM. Membro do DC de Defesa Profissional da SBP.

Doris Bordini Gozi

Bacharel em Enfermagem. Especialista em Segurança do Paciente na Assistência Prestada pelo Hospital Sírio-Libanês e em Qualidade em Saúde e Segurança do Paciente pela Fundação Oswaldo Cruz (Fiocruz). Supervisora do Núcleo de Segurança do Paciente do Hospital Pequeno Príncipe.

Eduardo Juan Troster

Professor Livre-docente do Departamento de Pediatria da FMUSP. Coordenador Médico do CTI Pediátrico do HIAE. Coordenador do Curso de Emergências Pediátricas e do Programa de Residência Médica de Medicina Intensiva Pediátrica do HIAE. Médico Assistente do Instituto de Tratamento do Câncer Infantil (Itaci).

Eliane Matos dos Santos

Doutora em Ciência, Área de Concentração Epidemiologia Geral, pela Escola Nacional de Saúde Pública Sergio Arouca da Fiocruz. Título de Especialista em Pediatria pela SBP. Professora da Disciplina de Emergências da FCM-UERJ. Médica Pediatra do Corpo de Bombeiros do Estado do Rio de Janeiro.

Emílio Carlos Elias Baracat

Mestre e Doutor em Pediatria pela Unicamp. Livre-docente em Urgência e Emergência Pediátrica pela Unicamp. Professor Aposentado da FCM-Unicamp. Professor Associado de Pediatria da Faculdade de Medicina São Leopoldo Mandic (Campinas). Título de Especialista em Emergência Pediátrica pela SBP/AMB/CFM.

Fabio de Araújo Motta

Especialista em Pediatria pela SBP. Mestre em Ciências da Saúde pela PUC-PR. Doutor em Tecnologia Aplicada à Saúde da Criança e do Adolescente pela FPP. Avaliador líder (ONA). Gerente Médico do Núcleo da Qualidade e Núcleo de Pesquisa Clínica do Hospital Pequeno Príncipe.

Fernanda Maria Ferreira Guimarães

Residência Médica em Pediatria pelo ICr-HCFMUSP. Título de Especialista em Pediatria pela SBP/AMB/CFM. Coordenadora do Departamento de Pediatria do Hospital Santa Marcelina. Diretora Técnica do Hospital Santa Marcelina, Cidade Tiradentes.

Fernando Belluomini

Título de Especialista em Emergência Pediátrica pela SBP/Abramede. Membro do DC de Emergências da SPSP. Médico Assistente do Departamento de Pediatria da FCM-Unicamp. Coordenador da Unidade de Emergência Pediátrica do HC-Unicamp.

Gabriel Gouveia de Aguiar

Especialista em Emergência Pediátrica pela SBP/Abramede e em Pediatria pelo Hospital Metropolitano Odilon Behrens, Belo Horizonte. Supervisor do Programa de Residência Médica em Emergência Pediátrica do Hospital Infantil João Paulo II/ Fundação Hospitalar do Estado de Minas Gerais (FHEMIG). Professor de Medicina Baseada em Evidências e do Internato de Pediatria da Faculdade de Ciências Médicas de Minas Gerais (FCMMG). Plantonista do Hospital Metropolitano Odilon Behrens.

Graziela de Almeida Sukys

Mestre em Pediatria pela FMUSP. Médica Pediatra da Unidade de Pronto Atendimento do HIAE. Membro do DC de Emergências da SPSP.

Hany Simon Junior

Médico do Pronto-socorro do ICr-HCFMUSP. Secretário do DC de Emergências da SBP. Diretor de Cursos e Eventos e Membro do DC de Emergências da SPSP. Membro da Diretoria da Sociedad Latinoamericana de Emergencias Pediátricas (SLEPE). Título de Emergência Pediátrica por Proficiência pela SBP/Abramede/AMB.

João Carlos Batista Santana
Especialista em Pediatria pela SBP, em Medicina Intensiva Pediátrica pela AMIB/SBP e em Medicina de Emergência Pediátrica pela SBP/Abramede. Mestre e Doutor pelo Programa de Pós-graduação em Ciências Médicas (Pediatria) da UFRGS. Professor Adjunto do Departamento de Pediatria da FM-UFRGS. Chefe do Departamento de Pediatria da UFRGS. Professor de Pediatria da Universidade do Vale dos Sinos (Unisinos). Chefe da Emergência Pediátrica do Hospital de Clínicas de Porto Alegre (HCPA). Membro da Diretoria da Abramede e do DC de Emergências da SBP.

Joelma Gonçalves Martin
Professora Assistente Doutora da Disciplina de Medicina Intensiva e Emergências Pediátricas do Departamento de Pediatria da Faculdade de Medicina de Botucatu da Universidade Estadual Paulista (FMB-Unesp). Chefe do Pronto-socorro do Hospital das Clínicas da FMB. Secretária do Departamento de Emergências da SPSP. Diretora Científica da Regional Sopati-Botucatu. Membro do ILAS.

José Faibes Lubianca Neto
Professor Associado da Disciplina de Otorrinolaringologia do Departamento de Clínica Cirúrgica e do Programa de Pós-graduação em Pediatria da Faculdade de Medicina UFCSPA. Mestre e Doutor pelo Programa de Pós-graduação em Ciências Médicas da UFRGS. Especialista em Otorrinolaringologia pela Associação Brasileira de Otorrinolaringologia e Cirurgia Cérvico-Facial (ABORL-CCF)/AMB. *Fellowship* na Divisão de Otorrinolaringologia Pediátrica do Massachusetts Eye & Ear Infirmary, Harvard Medical School, Boston, EUA. Chefe do Serviço de Otorrinolaringologia Pediátrica do Hospital da Criança Santo Antônio e do Serviço de Otorrinolaringologia da Santa Casa de Misericórdia de Porto Alegre. Ex-presidente da Academia Brasileira de Otorrinolaringologia Pediátrica (Abope). Ex-membro do Núcleo Gerencial do DC de Otorrinolaringologia da SBP.

José Roberto Fioretto
Professor Titular em Medicina Intensiva Pediátrica do Departamento de Pediatria da FMB-Unesp. Responsável pela Disciplina de Medicina Intensiva e Emergências Pediátricas do Departamento de Pediatria da FMB-UNESP. Chefe da UTI Pediátrica do Hospital das Clínicas da FMB. Presidente do DC de Terapia Intensiva Pediátrica da SBP. Especialista em Medicina Intensiva pela AMIB, em Pediatria pela SBP e em Cardiologia pela Sociedade Brasileira de Cardiologia (SBC).

Katia Telles Nogueira
Presidente da Sociedade de Pediatria do Estado do Rio de Janeiro (Soperj). Título de Especialista em Pediatria pela SBP. Doutora em Saúde Coletiva pelo Instituto de Medicina Social da UERJ. Ex-chefe do Ambulatório de Pediatria do Hospital Universitário Pedro Ernesto da UERJ. Professora da Disciplina de Emergências FCM-UERJ. Professora da Disciplina de Pediatria da Universidade Estácio de Sá.

Leonardo Cavadas da Costa Soares
Especialista em Pediatria pela SBP e em Medicina Intensiva Pediátrica pela AMIB. Mestre em Saúde da Criança e do Adolescente pela UFPR. Avaliador de Qualidade (ONA). Gerente Médico de Processos Assistenciais e Segurança do Paciente do Hospital Pequeno Príncipe.

Luiza Salgado Nader
Pediatra pela PUC-RS. Gastropediatra pela UFCSPA. Título de Especialista em Pediatria e Gastroenterologia Pediátrica pela SBP. Médica Gastroenterologista Pediátrica do Hospital da Criança Santo Antônio/ISCMPA.

Marcelle de Oliveira Peripolli
Pediatra e Neonatologista pelo Hospital Universitário de Londrina da UEL. Médica Plantonista da UTI Neonatal do Complexo Hospitalar do Trabalhador, Curitiba, e da UTI Neonatal e Alojamento Conjunto do Hospital e Maternidade Santa Brígida.

Marcelo Conrado dos Reis
Médico Pediatra da Unidade de Emergência Pediátrica do HC-Unicamp. Membro Fundador e Ex-presidente do DC de Emergências da SPSP. Emergencista Pediátrico pela SBP/AMB/CFM. Delegado Regional do Cremesp.

Márcio Caldeira A. Moreira
Especialização em Infectologia Pediátrica pelo ICr HCFMUSP.

Paula Cristina Ranzini
Médica Pediatra Emergencista. Plantonista da Unidade de Primeiro Atendimento do HIAE. Membro do DC de Emergências da SPSP.

Patrícia Miranda do Lago
Professora Adjunta do Departamento de Pediatria da UFRGS. Chefe do Serviço de Medicina Intensiva e Emergência Pediátrica do HCPA. Doutora em Saúde da Criança e do Adolescente pela PUC-RS. Membro da Comissão Diretiva da Slepe. Pediatra Emergencista pela SBP/Abramede.

Renata Loss Drummond
Médica Otorrinolaringologista. Mestre em Ciências da Saúde pela UFCSPA. Preceptora do Serviço de Otorrinolaringologia Pediátrica do Hospital da Criança Santo Antônio/ISCMPA.

Roseli Ferreira Matos
Psicóloga. Especialista em Informática em Saúde pela Unifesp e em Qualidade em Saúde e Segurança do Paciente pela Fiocruz. Coordenadora de Qualidade do Hospital Pequeno Príncipe.

Sani Santos Ribeiro
Especialista em Pediatria pela SBP. Residência em Pneumologia Pediátrica pelo HCPA. Ex-preceptora de Ensino do Serviço de Emergência Pediátrica do Hospital da Criança Santo Antônio/ISCMPA. Mestrado Integrado em Medicina pela Universidade Nova de Lisboa. Médica Assistente do Centro Hospitalar do Oeste, Lisboa, Portugal.

Sérgio Luís Amantéa
Professor Adjunto do Departamento de Pediatria da UFCSPA e da PUC-RS. Coordenador do Programa de Pós-graduação Atenção à Saúde da Criança e do Adolescente da UFCSPA. Coordenador de Ensino da Emergência Pediátrica do Hospital da Criança Santo Antônio/ ISCMPA. Doutor em Medicina – Pneumologia – pela UFRGS. Presidente do DC de Emergência da SBP. Presidente da SPRS.

Sulim Abramovici
Presidente da SPSP. Médico Pediatra do HIAE. Membro do DC de Emergências da SPSP.

Tania Maria Russo Zamataro
Presidente do DC de Segurança da Criança e do Adolescente da SPSP. do Grupo de Estudos Educação é Saúde da SBP.

Tânia M. Shimoda Sakano
Mestre em Pediatria pela FMUSP. Médica Assistente do Pronto-socorro do ICr-HCFMUSP. Coordenadora da Ressuscitação Pediátrica da SPSP e da Sociedade de Cardiologia do Estado de São Paulo (Socesp).

CAPÍTULO 1

OBSTRUÇÃO INFECCIOSA DAS VIAS AÉREAS SUPERIORES

Hany Simon Junior
Graziela de Almeida Sukys

AO FINAL DA LEITURA DESTE CAPÍTULO, O PEDIATRA DEVE ESTAR APTO A:

- Reconhecer os principais diagnósticos diferenciais da obstrução infecciosa de vias aéreas superiores no pronto-socorro.

INTRODUÇÃO

As infecções agudas das vias aéreas superiores podem determinar quadros obstrutivos graves que podem resultar em insuficiência respiratória aguda de início abrupto, cujo manejo é fundamental para otimizar a evolução e o prognóstico. O reconhecimento do local da obstrução, a etiologia, o diagnóstico diferencial e sua gravidade são de extrema importância para a orientação terapêutica. Com esse enfoque, neste capítulo serão abordados os aspectos anatômicos peculiares das vias aéreas superiores da criança, as principais causas, o diagnóstico diferencial das doenças que determinam obstrução ao fluxo aéreo nessas vias e as bases terapêuticas baseadas em evidências atuais da literatura pediátrica.

A apresentação clínica depende do grau e da localização da obstrução e a terapêutica é dirigida primordialmente com objetivo de manter as vias aéreas patentes pelo uso de anti-inflamatórios e/ou antimicrobrianos.[1,2]

CORRELAÇÕES CLÍNICAS E ANATÔMICAS

As crianças são suscetíveis às condições que afetam as vias aéreas superiores por duas razões básicas: o pequeno calibre das vias que conduzem a passagem de ar e a dinâmica do fluxo aéreo nessas vias.

Calibre das vias aéreas

Além do pequeno calibre das vias aéreas, há um estreitamento anatômico da via aérea no nível do anel cricoide. Soma-se o fato de os tecidos de suporte da via aérea extratorácica serem mais complacentes na criança que nos adultos, estando mais propensa a colapso quando há aumento do esforço inspiratório. Isso gera um estreitamento adicional nas vias aéreas superiores quando há aumento no esforço inspiratório, estimulando a resistência ao fluxo de ar durante a inspiração.[1,3]

DINÂMICA DO FLUXO DE AR NAS VIAS AÉREAS

Diâmetro do tubo

Fluxo de ar laminar ocorre em tubos retilíneos. Nessas condições, a resistência ao fluxo de ar é proporcional ao diâmetro do tubo e inversamente proporcional à quarta potência do raio. Dessa forma, tubos mais estreitos geram mais resistência que tubos largos. Pequenas obstruções nas vias aéreas causam aumentos exponenciais da resistência à entrada de ar e tornam o esforço respiratório mais intenso[1,3] (Figura 1).

Característica física dos gases

A resistência ao fluxo de ar nas vias aéreas também se relaciona a duas características físicas dos gases: viscosidade e densidade. Em uma via aérea retilínea, em que o fluxo de ar é laminar, a viscosidade do gás determina o fluxo. Quando há um estreitamento abrupto no calibre da via aérea, como ocorre nas inflamações subglóticas, o fluxo de ar se torna turbulento, e a densidade se torna a propriedade determinante do fluxo aéreo[1,3] (Figura 1).

Gradiente de pressão dos gases

Outra característica que difere o fluxo de ar turbulento do laminar é o gradiente de pressão necessário para produzir o fluxo de um determinado gás. Esse gradiente é proporcional ao quadrado da taxa de fluxo do gás. Como a resistência ao fluxo de ar é definida como o gradiente de pressão dividida pela taxa de fluxo do gás, a resistência não é constante no fluxo de ar turbulento, como é no laminar.

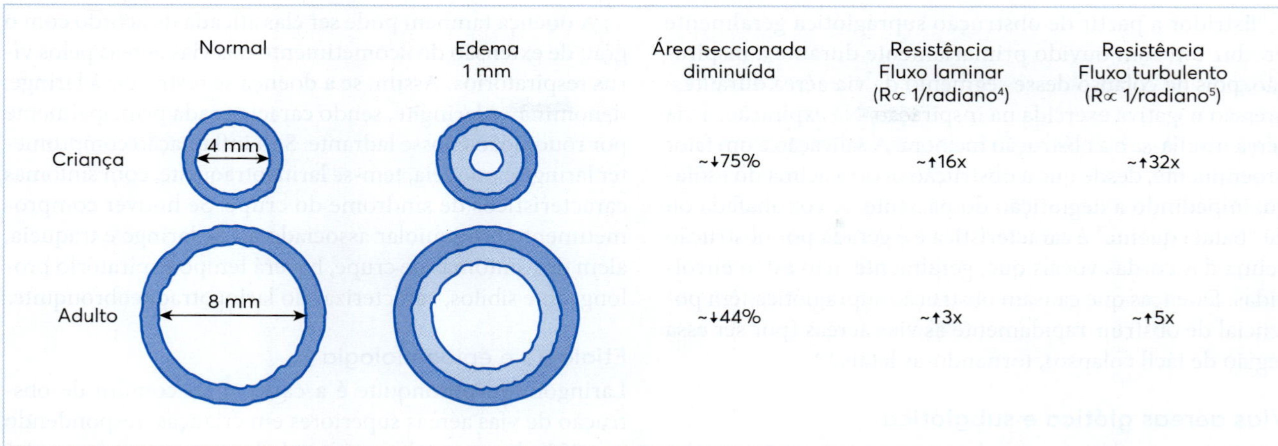

Figura 1 Diferença do tamanho da via aérea e resistência com 1 mm de edema.
Adaptada de: Lola, 2009.[4]

Dessa forma, a resistência aumenta proporcionalmente com a taxa de fluxo de ar.[1,3] Assim, quando a criança com obstrução das vias aéreas torna-se agitada, o fluxo de gás e a resistência ao fluxo aéreo aumentam (Figura 1).

O QUE É ESTRIDOR?

Estridor é o som respiratório produzido pela passagem de ar por uma via aérea estreitada.[1] Ocorre nas vias aéreas superiores, que se estendem da faringe aos brônquios principais. Diferentes partes das vias aéreas podem sofrer colapso com maior facilidade que outras, o que explica as diversas apresentações clínicas das doenças das vias aéreas superiores. Por exemplo, o tecido supraglótico não contém cartilagem, sofrendo colapso mais facilmente, na inspiração, que a via aérea nas cordas vocais, glote e traqueia. Por serem compostas por cartilagem, a glote e a traqueia sofrem menos colapso, mas obstruções nesses níveis geram estridor que muda pouco durante a inspiração e a expiração (Figura 2).

Vias aéreas superiores

Anatomicamente, as vias aéreas superiores podem ser divididas em três áreas principais: via aérea supraglótica (acima das cordas vocais); via aérea glótica e subglótica; e via aérea intratorácica.[1-3]

Via aérea supraglótica

A via aérea supraglótica compreende as vias aéreas do nariz até acima das cordas vocais. Essa parte das vias aéreas se distende e sofre colapso facilmente, por não haver suporte cartilaginoso. Pela presença de múltiplos planos de tecidos, infecções localizadas nesse segmento podem se disseminar e formar abscessos rapidamente. São exemplos de doenças importantes desse segmento abscesso retrofaríngeo, supraglotite infecciosa e difteria.[1-3]

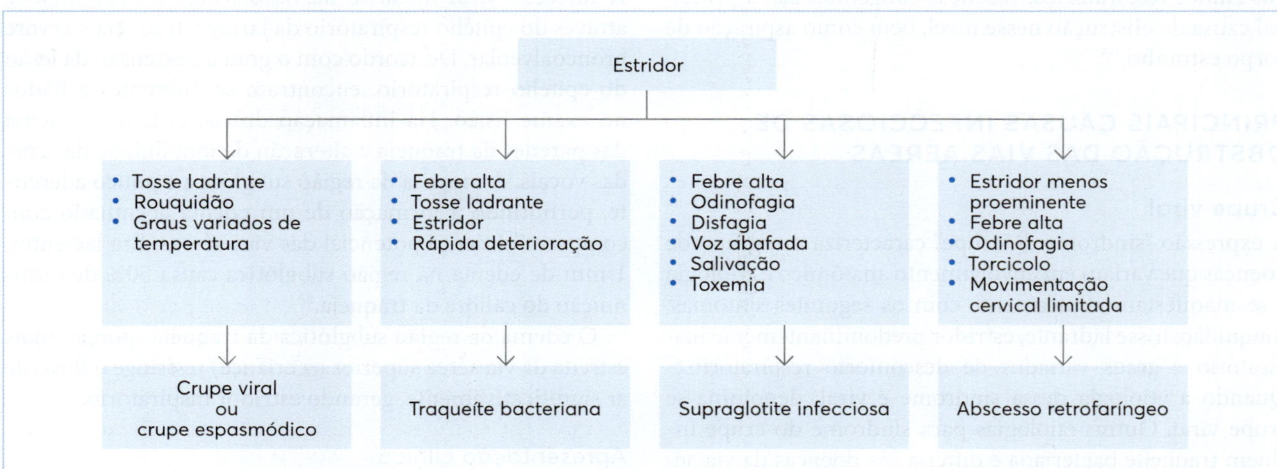

Figura 2 Algoritmo para estridor.
Adaptada de: Petrocheilou, 2009.[5]

Estridor a partir de obstrução supraglótica geralmente produz um som ouvido primariamente durante a inspiração, pois há colapso desse segmento da via aérea durante a pressão negativa exercida na inspiração. Na expiração, a via aérea insufla-se e a obstrução melhora. A salivação é um fator proeminente, desde que a obstrução ocorra acima do esôfago, impedindo a deglutição do paciente. A voz abafada ou de "batata quente" é característica e é gerada por obstrução acima das cordas vocais que, geralmente, não estão envolvidas. Doenças que causam obstrução supraglótica têm potencial de obstruir rapidamente as vias aéreas (por ser essa região de fácil colapso), tornando-as letais.[1-3]

Vias aéreas glótica e subglótica

As vias aéreas glótica e subglótica estendem-se das cordas vocais à traqueia, antes da cavidade torácica. Essa parte da via aérea não sofre tanto colapso quanto a via aérea supraglótica, porque é sustentada por cartilagem na maior parte de seu trajeto: cartilagem cricoide e anéis cartilaginosos da traqueia.

A causa mais comum de obstrução dessa região é a síndrome do crupe.[4,5] Muitas doenças congênitas podem causar obstrução nesse nível: laringo e traqueomalácia e paralisia das cordas vocais. A inflamação ou a obstrução da glote geram rouquidão, pelo comprometimento das cordas vocais, e não abafamento da voz, como nas doenças da região supraglótica. O estridor ocorre durante a inspiração, ou durante a inspiração e a expiração, pois a forma e o tamanho dessa parte da via aérea mudam um pouco com a fase da respiração.[1-3]

Via aérea intratorácica

A via aérea intratorácica compreende a traqueia alojada dentro da cavidade torácica e os brônquios principais. Obstrução dessa porção da via aérea gera estridor mais audível durante a expiração. Isso ocorre porque, durante a expiração, a pressão intratorácica aumenta, tendendo a causar colapso da via aérea. Na inspiração, a via aérea intratorácica tende a expandir-se, diminuindo a ausculta dos ruídos respiratórios. Doenças congênitas são a principal causa de obstrução nesse nível, bem como aspiração de corpo estranho.[1-3]

PRINCIPAIS CAUSAS INFECCIOSAS DE OBSTRUÇÃO DAS VIAS AÉREAS

Crupe viral

A expressão "síndrome do crupe" caracteriza um grupo de doenças que variam em envolvimento anatômico e etiologia e se manifestam clinicamente com os seguintes sintomas: rouquidão, tosse ladrante, estridor predominantemente inspiratório e graus variados de desconforto respiratório.[4,5] Quando a etiologia dessa síndrome é viral, denomina-se crupe viral. Outras etiologias para síndrome do crupe incluem traqueíte bacteriana e difteria. As doenças da via aérea supraglótica, por exemplo suprtaglotite infecciosa, não se caracterizam sindromicamente como crupe.

A doença também pode ser classificada de acordo com o grau de extensão do acometimento das vias aéreas pelos vírus respiratórios. Assim, se a doença se restringir à laringe, denomina-se laringite, sendo caracterizada principalmente por rouquidão e tosse ladrante. Se a inflamação comprometer laringe e traqueia, tem-se laringotraqueíte, com sintomas característicos de síndrome do crupe. Se houver comprometimento bronquiolar associado ao de laringe e traqueia, além dos sintomas de crupe, haverá tempo expiratório prolongado e sibilos, caracterizando laringotraqueobronquite.

Etiologia e epidemiologia

Laringotraqueobronquite é a causa mais comum de obstrução de vias aéreas superiores em crianças, respondendo por 90% dos casos de estridor. A doença responde por 1,5 a 6% das doenças do trato respiratório na infância.[6,7]

A etiologia viral de crupe é a mais comum, sendo os principais agentes os vírus parainfluenza (tipos 1, 2 e 3), influenza A e B e vírus respiratório sincicial. Em crianças maiores de 5 anos, tem importância etiológica *Mycoplasma pneumoniae*.[8,9]

Acomete crianças de 1 a 6 anos de idade, com pico de incidência aos 18 meses, predominantemente no sexo masculino (1,4 a 2 vezes mais comum que no sexo feminino). Essa faixa etária é mais propensa ao desenvolvimento da doença, porque crianças, geralmente, estão experimentando a sua primeira infecção pelos agentes citados, favorecendo a extensão da agressão viral por toda a via aérea. Em adultos, a imunidade local restringe a doença à nasofaringe.

Embora a maioria dos casos ocorra no outono e no inverno, o crupe viral se manifesta durante todo o ano.

Entre crianças menores de 2 anos de idade que se apresentam no pronto-socorro com sintomas de síndrome do crupe, cerca de 8% são internadas e menos de que 1% é admitida em unidade de terapia intensiva. Das crianças que recebem alta hospitalar, aproximadamente 5% retornam ao serviço de emergência em 1 semana após a visita inicial.[10]

Patogênese

A infecção viral inicia-se na nasofaringe e dissemina-se através do epitélio respiratório da laringe, traqueia e árvore broncoalveolar. De acordo com o grau de extensão da lesão do epitélio respiratório, encontram-se diferentes achados no exame físico. Há inflamação difusa, eritema e edema das paredes da traqueia e alteração de mobilidade das cordas vocais. A mucosa da região subglótica é pouco aderente, permitindo a formação de um edema acentuado com comprometimento potencial das vias aéreas. Em lactentes, 1 mm de edema na região subglótica causa 50% de diminuição do calibre da traqueia.[9,11]

O edema da região subglótica da traqueia (porção mais estreita da via aérea superior na criança) restringe o fluxo de ar significativamente, gerando estridor inspiratório.

Apresentação clínica

A doença se inicia com rinorreia clara, faringite, tosse leve e febre baixa. Após 12 a 48 horas, iniciam-se os sintomas de obstrução de vias aéreas superiores, caracterizados na síndrome do crupe, com progressão dos sinais de insuficiência respiratória e aumento na temperatura corpórea. Os sintomas geralmente se resolvem em 3 a 7 dias. Nos casos mais graves, há aumento das frequências cardíaca e respiratória, retrações claviculares, esternais e de diafragma, batimento de aletas nasais, cianose, agitação psicomotora até sonolência.

A duração da doença nos casos mais graves pode atingir 14 dias. Crianças com doenças prévias ou manipulação anterior das vias aéreas superiores (cirurgia ou intubação) necessitam de abordagem mais cuidadosa.

A maioria das crianças com laringotraqueíte tem sintomas leves que não progridem para obstrução progressiva das vias aéreas.[12] Há vários sistemas de escores propostos para avaliar a gravidade da obstrução das vias aéreas, baseados em achados clínicos, como nível de consciência, cianose, estridor, expansibilidade pulmonar e retrações (Tabela 1).

Crianças menores de 6 meses de idade, pacientes com estridor em repouso ou alteração do nível de consciência e detecção de hipercapnia são de risco potencial para desenvolvimento de falência respiratória.[11] A oximetria de pulso deve ser realizada em todas as crianças com estridor. Porém, é importante salientar que a saturação normal de oxigênio pode gerar impressão falsa de baixo risco associado à doença. Hipóxia não é um marcador da doença e geralmente indica doença avançada e falência respiratória iminente.

Diagnóstico

O diagnóstico é baseado nos achados clínicos.[6,7] Os achados clássicos de radiografia cervical com estreitamento da traqueia subglótica (sinal da "ponta de lápis" ou "torre de igreja") são de pouco valor, já que podem estar presentes em uma criança saudável apenas pelo estreitamento anatômico da região subglótica. Assim, o exame radiológico cervical se reserva à investigação diagnóstica de outra etiologia para os sintomas de crupe (aspiração de corpo estranho) ou para casos em que a evolução da doença é atípica.

Além disso, a realização de radiografia com manipulação do pescoço da criança para obtenção de uma imagem radiológica adequada pode colocar em risco a patência da via aérea do paciente com obstrução moderada ou grave.[13]

O isolamento do vírus por métodos imunológicos é útil em casos de etiologia duvidosa ou em protocolos de estudo, não devendo fazer parte da avaliação laboratorial inicial.

A realização de oximetria de pulso é pouco útil sendo encontrada pouca correlação do estado clínico e frequência respiratória com hipoxemia. A oximetria de pulso não é sensível em detectar a gravidade do crupe viral, sendo úteis para tal a avaliação do estado mental, do trabalho respiratório e da entrada de ar.[14]

Tratamento

O objetivo do tratamento é a manutenção das vias aéreas patentes (Tabela 2).

Tabela 2 Tratamento do crupe viral

Gravidade dos sintomas	Intervenção
Crupe leve	• Dexametasona: 0,15 a 0,3 mg/kg; ou budesonida inalatório: 2 mg
	• Prednisona: 1 mg/kg
	• Alta para casa
Crupe moderado	• Nebulização com l-epinefrina: 3 mL
	• Prednisona
	• Dexametasona: 0,3 a 0,6 mg/kg; ou budesonida inalatório: 2 mg
	• Observação por 3 a 4 horas e alta para casa ou internação hospitalar
Crupe severo	• Nebulização com epinefrina: 3 mL
	• Dexametasona: 0,6 mg parenteral (intramuscular ou endovenoso)
	• Internação na unidade de terapia intensiva

Adaptada de: Kaditis e Wald, 1998.[7]

Nebulização

A nebulização com solução fisiológica ou ar umidificado, apesar de usual, não tem eficácia comprovada.[7] A nebulização deve ser desencorajada se a criança se tornar mais agitada com o procedimento, pois isso fará com que o fluxo de ar na via aérea superior se torne turbulento, aumentando a resistência à sua passagem nas vias aéreas.[9,12] Para realizar nebulização, a criança deve estar em ambiente calmo e no colo dos pais. A nebulização deve ser realizada se for detectada hipoxemia, sendo utilizada como fonte de oferta de oxigênio.

Tabela 1 Escore clínico para abordagem de estridor

Sinal	0	1	2	3
Estridor	Ausente	Com agitação	Leve em repouso	Grave em repouso
Retração	Ausente	Leve	Moderada	Grave
Entrada de ar	Normal	Normal	Diminuída	Muito diminuída
Cor	Normal	Normal	Cianótica com agitação	Cianótica em repouso
Nível de consciência	Normal	Agitação sob estímulo	Agitação	Letárgico
Escore total: < 6 = leve; 7 a 8 = moderada; > 8 = grave.				

Adaptada de: Geelhoed, 1997.[12]

Corticosteroides

Há ampla evidência de melhora clínica com o emprego de corticosteroides: redução da gravidade dos sintomas, da necessidade de hospitalização, da duração da hospitalização ou do tempo gasto no serviço de emergência, da necessidade de internação em unidade de terapia intensiva (UTI) e da necessidade de associação de outras drogas (epinefrina).[15,16] Dexametasona foi muito estudada por ser um potente glicocorticoide e ter longo período de ação (mais de 48 horas); pode ser administrada tanto de forma oral como parenteral, em dose única, variando de 0,15 mg/kg (crupe leve) a 0,6 mg/kg (crupe grave).[17,18]

Seu início de ação ocore em 30 minutos após a sua administração. O uso oral e intramuscular de dexametasona tem eficácia comparável. O uso de dexametasona oral e intramuscular não mostra diferença em relação à resolução dos sintomas, frequência da admissão hospitalar e necessidade de tratamento adicional da doença. O uso parenteral de dexametasona deve ser considerado em casos de crupe grave, se a criança é incapaz de tomar medicações orais ou está vomitando.[19,20]

O uso de prednisona na dose de 1 mg/kg é tão eficaz quanto o uso de doses baixas de dexametasona: 0,15/kg para tratamento de crupe leve a moderado.[21]

Budesonida inalatório reduz os sintomas de gravidade do crupe, quando comparado ao placebo, e é semelhante à dexametasona nos casos de crupe leve ou moderado na dose inalatória de 2 mg.[22-24]

Epinefrina

Seu mecanismo de ação ocorre pelo estímulo de receptores alfa-adrenérgicos, com subsequente constrição de capilares arteriolares. A epinefrina inalatória tem um efeito dramático nos sintomas do crupe, diminuindo o estridor e os sintomas de falência respiratória.[22] Como o efeito da medicação é breve (2 horas), o paciente pode voltar ao estado de desconforto respiratório inicial após o final da ação dessa droga, assim, após o uso de epinefrina, o paciente deve permanecer no departamento de emergência por 3 a 4 horas.[2,22] Estudos controlados e randomizados em crianças mostram que não há efeitos colaterais com uso de uma dose de epinefrina inalatória, aumento significante da pressão arterial ou frequência cardíaca.[22,24]

Petrocheilou, em revisão de literatura, sugere dose máxima de epinefrina inalatória de 3 mL.[23] A repetição da dose varia de acordo com a necessidade do paciente e sua potencial evolução para falência respiratória.[24]

Embora a experiência clínica sugira que as doses da epinefrina inalatória devam ser repetidas nos casos de falência respiratória, a cada reavaliação do paciente, há relato de criança saudável, com crupe grave, que desenvolveu taquicardia ventricular e infarto do miocárdio após uso de epinefrina inalatória.[25]

Os critérios de alta incluem: ausência de estridor em repouso, entrada de ar normal, cor normal, nível de consciência normal e uso prévio de dexametasona. As indicações de epinefrina incluem: crupe moderado ou grave e crianças com procedimento ou manipulação prévias da via aérea superior.[7,26]

Intubação

A maioria das crianças com laringotraqueíte não requer intubação após o uso de epinefrina e dexametasona. A manipulação dessa via aérea é complicada, por já se tratar de uma via aérea doente, pela dificuldade anatômica da faixa etária do paciente, por haver agitação psicomotora da criança e pelo risco de obstrução total das vias aéreas. Assim, é de consenso que, no paciente em que a obstrução da via aérea é iminente, o procedimento seja realizado em um ambiente bem controlado, com protocolos bem definidos, por profissionais experientes, na presença de anestesista, otorrinolaringologista ou cirurgião pediátrico. Na escolha do material de intubação, o tamanho da cânula traqueal deve ter 0,5 mm a menos de diâmetro interno que o diâmetro ideal calculado para a idade da criança.[3,11]

Internação

A decisão de admitir ou dar alta a uma criança com crupe pode ser difícil. Geralmente, devem ser admitidas crianças com:[10] toxemia; desidratação ou incapacidade de ingerir líquidos; estridor significante ou retrações em repouso; ausência de resposta à administração de epinefrina ou piora clínica após 2 a 3 horas da administração desta; e pais não confiáveis.

As potenciais indicações de admissão hospitalar são:[5]

1. Crupe grave na chegada ao pronto-socorro com alteração do nível de consciência, hipoventilação e risco de obstrução completa das vias aéreas.
2. Deterioração ou manutenção do desconforto respiratório grave a despeito do tratamento com corticosteroides ou epinefrina inalatória.
3. Manifestação clínica de outra causa de obstrução de via aérea superior mais grave que crupe, como supraglotite, traqueíte bacteriana ou abscesso retrofaríngeo.
4. Sinais e sintomas de crupe viral em lactente jovem (menor que 6 meses de idade).
5. Outras manifestações além do crupe como sepse ou desidratação.

Diagnósticos diferenciais

Com a introdução da vacina contra *Haemophilus influenzae* tipo b (Hib), os casos de supraglotite infecciosa declinaram acentuadamente. A supraglotite é um diferencial de obstrução infecciosa das vias aéreas superiores, mas não se caracteriza por síndrome do crupe.

Na supraglotite infecciosa, a obstrução das vias aéreas superiores promove estridor e desconforto respiratório, mas não há rouquidão, nem tosse ladrante típicas do comprometimento das cordas vocais e traqueia, poupadas nessa doença. A criança com supraglotite tem aparência tóxica e alteração de perfusão circulatória, típicos de doença bacterêmica, ausentes no crupe viral.[3] Outros diagnósticos diferenciais incluem: edema angioneurótico, aspiração de corpo estranho,

Tabela 3 Diagnósticos diferenciais

Categoria	Crupe viral	Crupe espasmódico	Traqueíte bacteriana	Supraglotite
Idade	3 meses a 3 anos	3 meses a 3 anos	> 3 anos	> 5 anos
Pródromos	Coriza e tosse seca	Nenhum	Coriza e tosse seca	Ocasionalmente coriza e tosse
Início	12 a 48 horas	Abrupto	Progressivo: 12 horas a 7 dias	Rápido: 4 a 12 horas
Febre	37,8 a 40,5°C	Ausente	37,8 a 40,5°C	> 39°C
Estridor	Leve a intenso	Leve a moderado	Moderado a intenso	Intenso
Rouquidão ou tosse ladrante	Presente	Presente	Presente	Ausente
Cavidade oral	Hiperemia de faringe Epiglote normal	Hiperemia de faringe Epiglote normal	Hiperemia de faringe Secreção purulenta	Salvação intensa Epiglote em "cereja"
Sintomas circulatórios	Normalmente ausentes	Ausentes	Moderados a graves	Normalmente graves
Evolução clínica	Variável. Maioria não requer intubação	Sintomas curtos e leves. Recorrência	Obstrução aérea grave por 3 a 5 dias	Obstrução aérea completa
Intubação (IOT)	Geralmente desnecessária	Desnecessária	Geralmente necessária Cânula menor	Necessária. Usar lâmina curva. Cânula menor
Internação	Infrequente. Enfermaria ou UTI	Desnecessária	UTI	UTI
Tratamento	Dexametasona Prednisolona Epinefrina inalatória Assegurar via aérea	Desnecessário	Estabilização choque e respiratória. Antibiótico parenteral	Estabilização choque e respiratória. Antibiótico parenteral

traqueíte bacteriana, abscesso retrofaríngeo ou peritonsilar, mononucleose infecciosa e traqueíte bacteriana (Tabela 3).

A indicação de laringoscopia após resolução dos sintomas da doença está relacionada à recorrência dos sintomas. A recorrência do crupe pode estar associada a condições crônicas como: papilomatose laríngea, anel vascular, laringomalacia, estenose subglótica, paralisia de cordas vocais, hemangioma laríngeo, cisto subglótico e doença do refluxo gastroesofágico. Indicações relativas de laringoscopia em crianças com doença recorrente são:[27]

- História de prematuridade e/ou intubação no período neonatal: estenose subglótica.
- Episódios recorrentes de crupe em crianças menores de 3 anos de idade: estenose subglótica ou laringomalacia.
- História de respiração ruidosa, rouquidão persistente ou choro fraco. Episódios de crupe recorrentes ou prolongados com ausência de resposta ao tratamento ou necessidade de intubação: laringomalacia, estenose subglótica, paralisia de cordas vocais ou hemangioma laríngeo.
- Passado de médico de história ou diagnóstico documentado de refluxo gastroesofágico: achados de refluxo gastroesofágico com alterações laringofaríngeas.

Crupe espasmódico

Muito tem sido escrito para se diferenciar crupe espasmódico de crupe viral, mas essa diferenciação tem pouca utilidade para o clínico.

Crupe espasmódico se diferencia do viral por promover edema não inflamatório dos tecidos subglóticos, sugerindo que não há envolvimento viral do epitélio da traqueia. No exame endoscópico da laringe, a mucosa se apresenta pálida no crupe espasmódico e eritematosa e inflamada no viral. Embora haja associação com os mesmos vírus que causam crupe viral, a razão para esse edema súbito é desconhecida. Sugere-se que o crupe espasmódico represente mais uma reação alérgica a antígenos virais do que infecção viral direta.[22,28]

O crupe espasmódico acomete crianças de 3 meses a 3 anos de idade. A criança se mantém em bom estado geral e com início de sintomas de resfriado comum. À noite, acorda com dispneia súbita, rouquidão, tosse ladrante e estridor inspiratório. Não há presença de febre e, em geral, há melhora após ser acalmada e feita a nebulização.

Algumas crianças apresentam múltiplos episódios de crupe. Essa descrição é mais consistente com recorrência de crupe espasmódico do que episódios separados de crupe viral. Há relato de mais de 3 episódios em 30% das crianças, mais de 5 episódios em 17%, e mais de 9 episódios em 6% dos pacientes.[28,29]

Se não houver resolução espontânea dos sintomas, pode ser feito o mesmo tratamento da laringotraqueíte viral, que é necessário em poucas oportunidades. Não está indicado o uso de anti-histamínicos, anti-inflamatórios não hormonais ou inalação com vasoconstritores nasais.

Supraglotite infecciosa

Supraglotite é uma infecção grave da epiglote e de estruturas supraglóticas, com resultante obstrução da via aérea superior, de letalidade elevada. A terminologia anterior da doença a definia como epiglotite, denominação alterada por se tratar de uma doença que não envolve apenas a epiglote, mas também o tecido ariepiglótico e aritenoide.[3,29]

Etiologia e epidemiologia

Antes do final de 1980, o principal agente etiológico da supraglotite era Hib, isolado de cultura direta da epiglote ou hemocultura. Com a introdução da vacina contra esse agente, a incidência de todas as doenças pelo Hib caiu drasticamente. A incidência média anual de supraglotite caiu de 11 casos entre 10 mil internações hospitalares antes de 1990 para menos de 2 casos entre 10 mil internações.[29]

Além disso, houve uma mudança no padrão de acometimento etário. Antes de 1990, a média de idade para crianças com supraglotite era de 3 anos, com variação típica de 2 a 5 anos de idade. A partir de 1990, a média de idade subiu para 7 anos, com adolescentes e adultos sendo mais afetados.

Antes de 1990, o Hib respondia por 90% dos casos de supraglotite e, atualmente, responde por cerca de 25% dos casos.[3,28] Outros agentes etiológicos incluem *Streptococcus pyogenes*, *Staphylococcus aureus*, vírus e cândida. Esses agentes tornaram-se mais comuns em razão da queda na incidência do Hib e do aumento no número de pacientes com imunidade comprometida: crianças com aids e maior sobrevida de crianças com câncer.

Apesar da baixa prevalência a doença não deve ser esquecida. Há relatos recentes de casos de epiglotite por *Haemophilus* de outros sorotipos ou do tipo b em pacientes em que ocorreu falha vacinal.[30]

Patogênese

O Hib invade diretamente o tecido supraglótico, causando celulite da região. O edema aumenta e a epiglote se curva em direção posterior e inferior, promovendo obstrução da via aérea. Não é comum a doença se estender para a região subglótica ou para o sistema linfático laríngeo. Em alguns casos de supraglotite, a epiglote pode estar poupada, mas o comprometimento das outras estruturas supraglóticas é responsável pela obstrução das vias aéreas superiores.

Apresentação clínica

O início da doença é tipicamente abrupto, com duração dos sintomas de menos de 24 horas e toxemia precoce. Apenas menos da metade dos pacientes tem sintomas respiratórios pregressos. Crianças manifestam odinofagia e disfagia intensas, com desconforto respiratório progressivo, sensação de engasgo, salivação profusa, irritabilidade, agitação e ansiedade. Há sinais respiratórios de fadiga, estridor inspiratório e voz abafada. É incomum a presença de rouquidão e tosse ladrante. A temperatura atinge até 40°C e as manifestações respiratórias são acompanhadas de manifestações circulatórias (sepse). A criança assume uma postura corporal de defesa das vias aéreas, tentando mantê-las permeáveis, sentando e inclinando o corpo para a frente, hiperestendendo o pescoço, promovendo protrusão do queixo e colocando a língua para fora (posição tripoide).[3,29]

Crianças com supraglotite infecciosa são de risco para obstrução total das vias aéreas, com progressão para óbito em cerca de 7% das que não têm a via aérea assegurada.[2] Com o reconhecimento precoce da doença e intubação eletiva, esse valor se aproxima de zero.

Apesar de a doença ser bacterêmica, a infecção pelo Hib em outros locais, meningite concomitante com a supraglotite, é incomum, sendo desnecessária a punção lombar de rotina.

Diagnóstico

Nenhum exame laboratorial deve ser feito em detrimento da segurança das vias aéreas se há suspeita clínica de supraglotite infecciosa. O diagnóstico é confirmado pela visualização direta da epiglote (epiglote "em cereja").

Diagnóstico etiológico pode ser feito mediante cultura direta do tecido supraglótico ou por meio de hemocultura, com positividade de até 70%.[2] Podem ser feitas pesquisas de antígenos de cápsula de Hib nos fluidos corpóreos. A radiografia lateral de pescoço evidencia dilatação da hipofaringe, aumento da epiglote e espessamento ariepiglótico com estreitamento da valécula (sinal radiológico do dedo de luva).

Entretanto, os achados radiológicos da radiografia lateral de pescoço não se comprovam ser úteis na detecção da doença tendo acurácia modesta.[31]

Tratamento

Uma vez constatada a hipótese diagnóstica de supraglotite, a criança deve ser assistida constantemente por médicos treinados em intubação infantil. Um atraso de 2 a 3 horas pode ser fatal. Deve-se reduzir o tempo necessário para obtenção da via aérea artificial e garantir a menor manipulação do paciente durante a espera. A orofaringe não deve ser examinada, o paciente não deve ser deitado e nenhum exame laboratorial ou de imagem deve ser realizado.[1,3,5]

A ventilação com máscara pode ser facilmente realizada na maioria dos pacientes com supraglotite, uma vez que o comprometimento das vias aéreas se deve mais à fadiga do diafragma do que à obstrução completa delas pela epiglote doente.

A intubação deve ser feita em local controlado, como no crupe viral, por equipe experiente, com anestesista, otorrinolaringologista ou cirurgião pediátrico. Na escolha do material para o procedimento, a cânula traqueal deve ser de 0,5 a 1 mm menor do que a prevista para a idade do paciente, e deve-se usar lâmina curva, para não causar dano adicional à epiglote.[1,3]

Tratamento com antibiótico endovenoso para cobertura do Hib inclui: cefalosporinas de segunda (cefuroxima) ou terceira gerações (ceftriaxona ou cefotaxima). Se houver isolamento de *S. pyogenes*, a droga de escolha é penicilina, e se houver isolamento de *S. aureus*, oxacilina ou cefalosporina de primeira geração (cefalotina).

Não há recomendação para uso de corticosteroides ou epinefrina inalatória.[2,3,29] Além do suporte ventilatório, atenção deve ser voltada ao suporte circulatório. Por tratar-se de um quadro septicêmico, deve ser iniciada reposição fluídica com cristaloides, até que os sinais de choque sejam revertidos ou haja necessidade de infusão contínua de drogas vasoativas.

Edema pulmonar associado à obstrução de vias aéreas superiores

Relata-se edema pulmonar em pacientes com obstrução de vias aéreas superiores (crupe viral, crupe espasmódico, supraglotite e aspiração de corpo estranho) sem doenças cardíacas ou pulmonares crônicas. Na maioria dos pacientes, o edema pulmonar se desenvolve após o alívio da obstrução das vias aéreas pela intubação traqueal.[32,33]

O aumento do gradiente de pressão hidrostática vascular transmural pulmonar é o principal mecanismo patogênico e é consequência da obstrução parcial da traqueia extratorácica. A pressão intratraqueal subatmosférica durante a inspiração causa estreitamento da via aérea extratorácica parcialmente obstruída. Assim, o fluxo de ar inspiratório é mais prejudicado que o expiratório, resultando em pressão inspiratória intratraqueal e pressões médias negativas de vias aéreas durante o esforço respiratório. A pressão pleural fica mais negativa que as pressões nas vias aéreas. A pressão pleural negativa se transmite ao interstício pulmonar, reduzindo a pressão ao redor dos vasos. Um aumento no gradiente de pressão hidrostática gera acúmulo de água no interstício.[32,33]

A intubação da traqueia elimina a obstrução inspiratória, prevenindo as grandes mudanças de pressão negativa pleural. A pressão intersticial imediatamente aumenta, como resultado da pressão pleural maior. Se houver acúmulo de líquido no interstício, esse aumento abrupto da pressão intersticial forçará a entrada de líquido para dentro dos alvéolos, antes que seja reabsorvido pelas veias ou linfáticos pulmonares.[23,24]

Traqueíte bacteriana

A traqueíte bacteriana se apresenta clinicamente como uma obstrução grave da via aérea superior, caracterizando síndrome do crupe. São sinônimos da doença: crupe membranoso, crupe pseudomembranoso ou laringotraqueobronquite membranosa.[11,22]

Etiologia e epidemiologia

Como consequência da prática médica atual, a epidemiologia da obstrução infecciosa grave das vias aéreas superiores tem mudado. Até recentemente, crupe viral e supraglotite eram consideradas as principais etiologias dessas infecções. Entretanto, a imunização contra *H. influenzae* e o tratamento do crupe viral com corticosteroides têm mudado a incidência, a morbidade e a mortalidade dessas doenças. Assim, traqueíte bacteriana, uma doença rara, emergiu como a principal causa de obstrução das vias aéreas superiores potencialmente fatal.[11,27,32]

Acomete principalmente crianças de até 6 anos de idade, na maior parte das vezes do sexo masculino (mesma epidemiologia do crupe viral). Classicamente, dos casos hospitalizados com diagnóstico de crupe, a etiologia bacteriana corresponde a 1:40-50 casos, quando comparada ao crupe viral. Essa proporção aumenta quando são consideradas as internações em UTI, chegando até a 1:8. Em série recente, Hopkins (2006) descreve traqueíte bacteriana como responsável por 48% das internações de pacientes com obstrução potencialmente fatal de vias aéreas superiores em UTI, seguido por crupe viral (46% dos casos) e supraglotite.[34]

Em um estudo retrospectivo de 500 pacientes admitidos com o diagnóstico de crupe, 2% tiveram diagnóstico de traqueíte bacteriana.[33]

O principal agente etiológico é *S. aureus*, mas estão implicados também estreptococos (pneumococo, grupo A e não grupo A beta-hemolítico, alfa-hemolítico e viridans), *Moraxella catarrhalis* e *Haemophilus* sp.[11,27,32] Há evidência de coinfecção viral, sendo isolados vírus influenza A e B, parainfluenza, enterovírus, VRS e sarampo. As culturas geralmente mostram flora bacteriana mista e coinfecção viral.

Patogênese

Há infecção bacteriana direta da mucosa traqueal, causando processo inflamatório difuso da laringe, traqueia e brônquios, com produção de exsudato mucopurulento e formação de membranas semiaderentes dentro da traqueia. Essas membranas contêm neutrófilos e restos celulares responsáveis pela obstrução das vias aéreas. Sugere-se que a infecção viral pregressa favoreça a colonização bacteriana da traqueia.

Apresentação clínica

A doença combina manifestações clínicas de crupe viral e epiglotite. Após o pródromo viral breve, há aparecimento de tosse ladrante, rouquidão, estridor inspiratório e insuficiência respiratória. A esses sinais de síndrome do crupe grave associam-se febre alta (maior que 38,5°C) e toxemia. O paciente com traqueíte bacteriana tem sintomas respiratórios mais prolongados que na epiglotite. O desconforto respiratório pode progredir rapidamente, com obstrução total da via aérea. Não há resposta terapêutica ao tratamento inicial com epinefrina inalatória e corticosteroides, ajudando a diferenciar o crupe bacteriano do viral.

A taxa de mortalidade varia de 18 até 40% dos pacientes. A morbidade alta relacionada à traqueíte bacteriana associa-se a: parada cardiopulmonar ou respiratória, choque séptico, síndrome do choque tóxico, síndrome do desconforto respiratório agudo e disfunção múltipla de órgãos.[9,28,33]

Recentemente houve queda na taxa de mortalidade da traqueíte bacteriana relacionada ao reconhecimento mais precoce da doença e atendimento em terapia intensiva. A taxa de mortalidade caiu para 1%.[35]

Diagnóstico

Em geral, o diagnóstico definitivo é feito pela visualização da traqueia. Evidencia-se na laringoscopia a presença de exsudato purulento e malcheiroso bloqueando a luz da traqueia, de fácil remoção sem hemorragia. As culturas obtidas desse material revelam os microrganismos. Os resultados de hemocultura são, geralmente, negativos.

A radiografia cervical anteroposterior pode ser similar ao crupe mostrando afunilamento à passagem de ar e esfumaçamento da parede da traqueia que correspondem às pseudomembranas. Essas irregularidades aparecem em 20 a 82% das radiografias.[36]

Tratamento

Se há suspeita de traqueíte bacteriana, o paciente deve ser internado em UTI, pois a intubação frequentemente é necessária para alívio da obstrução da via aérea. A taxa de internação em UTI é de 94%; de intubação, 83%; e, em 28% dos casos, há complicações graves. O cuidado com a cânula traqueal deve ser meticuloso, já que a obstrução dela pelas membranas é comum. Deve ser administrado antibiótico endovenoso para cobertura dos principais agentes: associação de oxacilina e cefalosporina de segunda (cefuroxima) ou de terceira geração (ceftriaxona). As cefalosporinas também podem ser usadas como monoterapia. Não há lugar para uso de corticosteroides ou epinefrina inalatória.[11,34,37]

Abscesso retrofaríngeo

Abscesso retrofaríngeo se refere à supuração e necrose dos linfonodos do espaço retrofaríngeo virtual. O tecido conectivo do espaço retrofaríngeo se estende da base do crânio até a bifurcação da traqueia. As cadeias linfáticas dessa região drenam nasofaringe, adenoides e seios nasais posteriores. Assim, a supuração dessas cadeias causa abscesso retrofaríngeo.[3,29]

Etiologia e epidemiologia

A doença acomete crianças menores de 6 anos de idade, com 50% dos casos ocorrendo em crianças de 6 a 12 meses de vida. Há predominância dessa faixa etária, porque, a partir dos 4 anos, inicia-se a atrofia das cadeias linfáticas do espaço retrofaríngeo.

As culturas de abscesso retrofaríngeo revelam flora bacteriana mista de anaeróbios e aeróbios. Os principais agentes etiológicos são: *S. pyogenes*, *S. viridans*, *S. aureus* e *epidermidis*, anaeróbios (bacteroides, peptoestreptococos e fusobacterium), *Haemophilus* e *Klebsiella*. Tem-se relatado o aumento da incidência de organismos Gram-negativos.[3,33]

Patogênese

A etiologia das infecções retrofaríngeas está associada a fatores médicos (45%), traumáticos (27%) e idiopáticos. São fatores predisponentes para desenvolvimento de abscesso retrofaríngeo: faringite, tonsilite, otite média aguda, infecção nasal, laringotraqueobronquite, infecção dentária, maus cuidados dentários, trauma, corpo estranho perfurante, violência, osteomielite cervical e adenoidectomia. A infecção de vias aéreas drena para os linfonodos do espaço retrofaríngeo, progredindo para celulite dos linfonodos, com posterior flegmão e abscesso.[3,33]

Apresentação clínica

A maioria dos sintomas se assemelha aos da epiglotite, porém a característica insidiosa de sua evolução torna seu diagnóstico mais difícil: febre, irritabilidade, odinofagia, disfagia e salivação excessiva. À medida que a infecção progride, há recusa em ingestão de sólidos, extensão do pescoço, torcicolo, disfonia, estridor e sinais de obstrução de vias aéreas superiores. Os sinais de desconforto respiratório não estão presentes na apresentação inicial da doença, ajudando no diagnóstico diferencial com supraglotite e laringotraqueobronquite. O exame clínico da orofaringe pode revelar abaulamento da parede posterior da faringe (presente em menos de 50% dos casos).[3,33]

Diagnóstico

Radiografia cervical lateral deve ser feita em hiperextensão do pescoço, na inspiração, se possível. O espaço retrofaríngeo é medido do segundo corpo vertebral cervical à parede da faringe posterior. Se esse espaço for maior que 7 mm (ou o tamanho de um corpo cervical), há indicação de massa causada por flegmão, pus ou sangue. O único aspecto radiológico que diferencia celulite de abscesso é a presença de gás nos tecidos moles da retrofaringe. Nos casos suspeitos, deve ser realizada tomografia computadorizada (TC) cervical para definir a extensão da doença e localizar pontos de drenagem cirúrgica. A TC é o método diagnóstico mais utilizado para infecções profundas do pescoço e é útil na determinação da localização e extensão da infecção, porém a distinção entre celulite e abscesso nem sempre é possível.

A ultrassonografia cervical com Doppler é uma alternativa à TC, diagnosticando infecções no estágio inicial não supurativo e útil no seguimento do tratamento clínico. A ultrassonografia tem benefício adicional na distinção entre adenite e abscesso e serve para guiar a aspiração e a drenagem cirúrgica quando indicadas.[3,33]

Os diagnósticos diferenciais incluem: epiglotite, laringotraqueobronquite, abscesso peritonsilar, aspiração de corpo estranho, osteomielite vertebral, hematoma, linfoma, meningite, doença de Kawasaki e infecção perinatal adquirida pelo herpes vírus simples.

Tratamento

O tratamento clínico, por si só, é efetivo em mais de 75 a 90% dos casos. Assegurar a patência das vias aéreas é fundamental. Os pacientes devem ser internados, mantidos em jejum e receber antibióticos endovenosos por 24 a 48 horas. Se não houver melhora clínica ou tomográfica, julgar-se-á a necessidade de cirurgia. O tratamento clínico inicial pressupõe associação de antimicrobianos, como clindamicina e aminoglicosídeo, clindamicina e cefalosporina de terceira geração ou penicilina penicilinase-resistente e cefalosporina de terceira geração. O tratamento cirúrgico deve ser reservado aos casos que não respondem ao tratamento clínico, nos abscessos grandes ou se houver comprometimento da via aérea com desconforto respiratório.[3,33]

Embora raras, as complicações das infecções cervicais profundas têm sério risco de morbidade e mortalidade. As complicações mais comuns são comprometimento das vias aéreas, pneumonia aspirativa, extensão da infecção a compartimentos e estruturas adjacentes e recorrência do abscesso.

CONCLUSÕES

Médicos que trabalham em serviço de emergência devem reconhecer as causas mais comuns de estridor, bem como as potenciais etiologias de evolução fatal. O conhecimento da terapêutica das diferentes etiologias de obstrução das vias aéreas em crianças e da obstrução em si é fundamental, já que as doenças citadas podem evoluir para obstrução respiratória completa. O médico deve saber avaliar as indicações para intervenções de urgência ou emergência na criança com estridor. A habilidade na manipulação das vias aéreas de crianças deve ser frequentemente treinada, em razão de suas peculiaridades anatômicas.

Alguns enganos são comuns no diagnóstico e na abordagem da criança com estridor:

1. Não considerar o diagnóstico de doença mais grave (p. ex., aspiração de corpo estranho, abscesso, traqueíte bacteriana) em lactente jovem com diagnóstico presuntivo inicial de crupe viral.
2. Não considerar diagnóstico de doença mais grave (p. ex., supraglotite) em criança mais velha com diagnóstico presuntivo inicial de faringite.
3. Confiar em radiografia normal para excluir aspiração de corpo estranho.
4. Confiar em radiografia para excluir supraglotite ou diagnosticar crupe.
5. Confiar em oximetria de pulso para detectar insuficiência respiratória iminente.
6. Perder tempo realizando radiografias em criança com insuficiência respiratória iminente.
7. Usar material inadequado na intubação traqueal: não selecionar cânula com diâmetro menor que o previsto para a idade ou usar lâmina reta para doenças da epiglote.
8. Realização da intubação por médico inexperiente no manejo de via aérea difícil. O fracasso na obtenção da via aérea definitiva gera risco de obstrução total da via aérea doente.
9. Cálculo equivocado do local de fixação da cânula traqueal. O cálculo deve ser feito para fixação da cânula ideal para o tamanho do paciente e não para a cânula utilizada na intubação (de diâmetro menor), sob risco de extubar a criança na hora da fixação.
10. No paciente grave, não reavaliar frequentemente ou não realizar monitoramento cardiorrespiratório contínuo.

REFERÊNCIAS BIBLIOGRÁFICAS

1. Rothrock SG, Perkin R. Stridor: a review, update, and management recommendations. Pediatr Emerg Med Rep. 1996;1(4):29-40.
2. Milczuk H. Upper airway obstruction in children. New Horizons. 1999;7(3):326-34.
3. Perkin RM, Swift JD. Infectious causes of upper airway obstruction in children. Pediatr Emerg Med Rep. 2002;7(11):117-27.
4. Lola A. Anatomy and assessment of pediatric airway. Pediatric Anesthesia. 2009;19(Suppl 1):1-8.
5. Petrocheilou A,Tanou K, Kalampouka E, Malakasioti G, Giannios G, Kaditis A. Viral croup: diagnosis and a treatment algorithm. Pediatr Pulmonol. 2014;49:421-9.
6. Malhorta A, Krilov LR. Viral croup. Pediatr Rev. 2001;22(1):5-12.
7. Kaditis AG, Wald ER. Viral croup: current diagnosis and treatment. Pediatr Infect Dis J. 1998;17(9):827-34.
8. Klassen TP. Croup: a current perspective. Pediatr Clin North Am. 1999;46(6):1167-78.
9. Bank DE, Krug SE. New approaches to upper airway disease. Emerg Med Clin North Am. 1995;13(2):473-8.
10. Rosychuk RJ, Klassen TP, Metes D, Voaklander DC, Senthilselvan A, Rowe BH. Croup presentations to emergency departments in Alberta, Canada: a large population-based study. Pediatr Pulmonol 2010;45:83-91.
11. Rafey K, Lichenstein R. Airway infectious disease. Emergency Pediatr Clin North Am. 2006;53(2):215-42.
12. Geelhoed GC. Croup. Pediatr Pulmonol. 1997;23(5):370-4.
13. Walner DL, Ouanounou S, Donnelly LF, Cotton RT. Utility of radiographs in the evaluation of pediatric upper airway obstruction. Ann Otol Rhinol Laryngol. 1999;108:378-83.
14. Stoney PJ, Chakrabarti MK. Experience of pulse oximetry in children with croup. J Laryngol Otol. 1991;105:295-8.
15. Kayris SW, Olmstead EM, O'Connor GT. Steroid treatment of laryngotracheitis: a meta-analysis of the evidence from randomized trials. Pediatrics. 1989;83(5):683-93.
16. Cruz MN, Stewart EG, Rosenberg N. Use of dexamethasone in the outpatient management of acute laryngotracheitis. Pediatrics. 1995;96(2):220-3.
17. Rittichier KK, Ledwith CA. Outpatient treatment of moderate croup with dexamethasone: intramuscular versus oral dosing. Pediatrics. 2000;106(6):1344-8.
18. Geelhoed CG, MacDonald WBG. Oral dexamethasone in the treatment of croup: 0,15 mg/kg versus 0,3 mg/kg versus 0,6 mg/kg. Pediatr Pulmonol. 1995;20(6):362-8.
19. Donaldson D, Poleski D, Knipple E, Filips K, Reetz L, Pascual RG, Jackson RE. Intramuscular versus oral dexamethasone for the treatment of moderate-to-severe croup: a randomized, double-blind trial. Acad Emerg Med. 2003;10:16-21.
20. Petrocheliou A, Tanou K, Kalampouca E, Malakasioti G, Giannious C, Kaditis A. Viral crou: diagnosis and treatment. Pediatric Pulmonology. 2014;49:421-9.
21. Parker CM, Cooper MN. Prednisolone versus dexamethasone for croup: a randomized controlled trial. Pediatrics. 2019;144:1-9.
22. Waisman Y, Klein BL, Boenning DA, Young GM, Chamberlain JM, O'Donnell R, et al. Prospective randomized double-blind study comparing L-epinephrine and racemic epinephrine aerosols in the treatment of laryngotracheitis. Pediatrics. 1992;89(2):302-6.
23. Petrocheliou A, Tanou K, Kalampouca E, Malakasioti G, Giannious C, Kaditis A. Viral crou: diagnosis and treatment Pediatric Pulmonology 2014;49:421-429.
24. Bjornson C, Russell K, Vandermeer B, Klassen TP, Johnson DW. Nebulized epinephrine for croup in children. Cochrane Database Syst Rev. 2013;10:CD006619.
25. Butte MJ, Nguyen BX, Hutchison TJ, et al. Pediatric myocardical infarction after racemic epinephrine administration. Pediatrics. 1999;104(1):e9.
26. Tausing LM, Castro O, Beaudry PH, Fox WW, Bureau M. Treatment of laryngitracheobronchitis (croup). Use of intermittent positive-pressure breathing and racemic epinephrine. Am J Dis Child. 1975;129(7):790-3.
27. Chun R, Preciado DA, Zalzal GH, Shah RK. Utility of bronchoscopy for recurrent croup. Ann Otol Rhinol Laryngol. 2009;118:495-9.
28. Millan SB, Cumming WA. Supraglottic airway infections. Primary Care. 1996;23(4):741-58.
29. Lerner DL, Fontan JPP. Prevention and treatment of upper airway obstruction in infants and children. Curr Opin Pediatr. 1998;10(3):265-70.
30. Wing R, Manno M. Gone but not forgotten: a case of respiratory distress.Clinical Pediatrics. 2015;54(7):697-9.
31. Fujiwara T, Myiata T, Tokumasu H, Gemba H, Fukuoka T. Diagnostic accuracy of radiographs for detecting supreglotitis: a sistematic review and meta-analisys. Acute Medicine & Surgery. 2017;4:190-7.

32. Kanter RK, Watchko JF. Pulmonary edema associated with upper airway obstruction. Am J Dis Child. 1984;138(4):356-8.
33. Tan AK, Manoukian JJ. Hospitalised Croup (bacterial and viral): The role of rigid endoscopy. J Otolaryngol 1992; 21(1): 48-53.
34. Uba A. Infraglottic and bronchial infections. Primary Care. 1996;23(4):759-91.
35. Blot M, Blot PB, Fravolt N, Bonnioud P, Chavanet P, Piroth L. Update on childhood and adult infectioustracheitis. Médicine et Maladies Infectieuses. 2017;47:443-52.
36. Shah S, Sharieff GQ. Pediatric respiratory infections. Emerg Med Clin North Am. 2007;25(4):961-79.
37. Hopkins A, Lahiri T, Salermo R. Changing epidemiology of life-threatning upper airway infections: the reemergence of bacterial tracheitis. Pediatrics. 2006;118(4):1418-21.
38. Klassen TP, Feldman LE, Walters LK, Sutcliffe T, Rorve PC. Nebulized budesonide for children with mild-to-moderate croup. N Engl J Med. 1994;331(5):285-9.
39. Husby J, Agertoft L, Mortensen S. Treatment of croup with nebulized budesonide: a double blind, placebo, controlled study. Arch Dis Child. 1993;68(3):352-5.
40. Johnson DW, Jacobsen S, Edney PC, Hadfield P, Mundy ME, Schuh S. A comparison of nebulized budesonide, intramuscular dexamethasone, and placebo for moderately severe croup. N Engl J Med. 1998;339(8):498-503.
41. Travis KW, Trodes ID, Shannon DC. Pulmonary edema associated with croup and epiglotitis. Pediatrics. 1977;59(5):695-8.

CAPÍTULO 2

PARADA CARDIORRESPIRATÓRIA NA CRIANÇA

Tânia M. Shimoda Sakano

AO FINAL DA LEITURA DESTE CAPÍTULO, O PEDIATRA DEVE ESTAR APTO A:

- Reconhecer a parada cardiorrespiratória (PCR).
- Ativar precocemente o serviço de emergência local.
- Iniciar o suporte básico de vida.
- Promover compressões torácicas de alta qualidade.
- Utilizar desfibrilador externo automático, assim que disponível.
- Reconhecer os ritmos cardíacos de colapso.
- Conhecer o tratamento dos ritmos chocáveis e não chocáveis considerando as causas reversíveis de PCR.
- Fornecer os cuidados pós-ressuscitação.

INTRODUÇÃO

A ressuscitação cardiopulmonar (RCP) envolve um conjunto de medidas que visam a evitar ou reverter uma parada cardiorrespiratória (PCR) por meio do suporte ventilatório e circulatório. As manobras de RCP estão indicadas na PCR e na bradicardia com sinais de hipoperfusão.

Em adultos, a PCR geralmente é de origem cardíaca, sendo a fibrilação ventricular o ritmo cardíaco mais comum. Na faixa etária pediátrica, a PCR raramente é um evento súbito, sendo consequência de piora progressiva respiratória ou cardiocirculatória. Os ritmos cardíacos em pediatria mais frequentes são a bradicardia e a assistolia. Arritmias ventriculares ocorrem em menos 15% das vítimas pediátricas em PCR extra-hospitalar.

A parada respiratória resulta em taxas de sobrevida sem sequela neurológica maior que 50%. Já pacientes com PCR revelam média de sobrevivência de 3 a 17% com prognóstico neurológico reservado.

No ambiente hospitalar, as causas mais comuns de PCR são sepse, insuficiência respiratória, toxicidade por drogas, doenças metabólicas e arritmias.

As diretrizes de RCP são revisadas pelo ILCOR *(International Liaison Comitee on Resuscitation)* constituída pelos principais comitês de ressuscitação do mundo com o objetivo de promover um fórum de discussões de aspectos relevantes da ressuscitação cardiopulmonar, disseminar o treinamento e estimular a pesquisa em áreas controversas ou onde há escassa evidência. Este capítulo abordará a ciência da ressuscitação cardiopulmonar baseada no ILCOR 2020.

SUPORTE BÁSICO DE VIDA EM PEDIATRIA (SBVP)

O suporte básico de vida inclui avaliações sequenciais e de habilidades motoras com o objetivo de prover a adequada circulação e ventilação na criança em PCR. No ambiente hospitalar, a presença de vários ressuscitadores permite definir as funções de cada membro da equipe.

A cadeia de sobrevivência pediátrica da AHA (American Heart Association) foi subdividida em intra-hospitalar e extra-hospitalar sendo constituída por 6 elos. O SBV em Pediatria é representado pelos 3 elos iniciais que correspondem a prevenção da PCR pediátrica, o acionamento do serviço médico de emergência (extra-hospitalar) ou do time de resposta rápida, se disponível (intra-hospitalar) e RCP de alta qualidade. Já o suporte avançado de vida (SAV) em Pediatria inclui a manutenção da RCP de qualidade associada a avaliação do ritmo cardíaco, desfibrilação, obtenção de acesso vascular, tratamento medicamentoso e manejo de via aérea avançada. Os cuidados pós-PCR permitem a manutenção de perfusão e viabilidade de órgãos vitais e prevenção de novas lesões, seguida pela fase de recuperação do paciente (Figura 1).

A sequência de atendimento recomendada inclui: compressão torácica, abertura de via aérea e boa respiração (CAB). Nessas diretrizes, o SBVP define algumas faixas etárias:

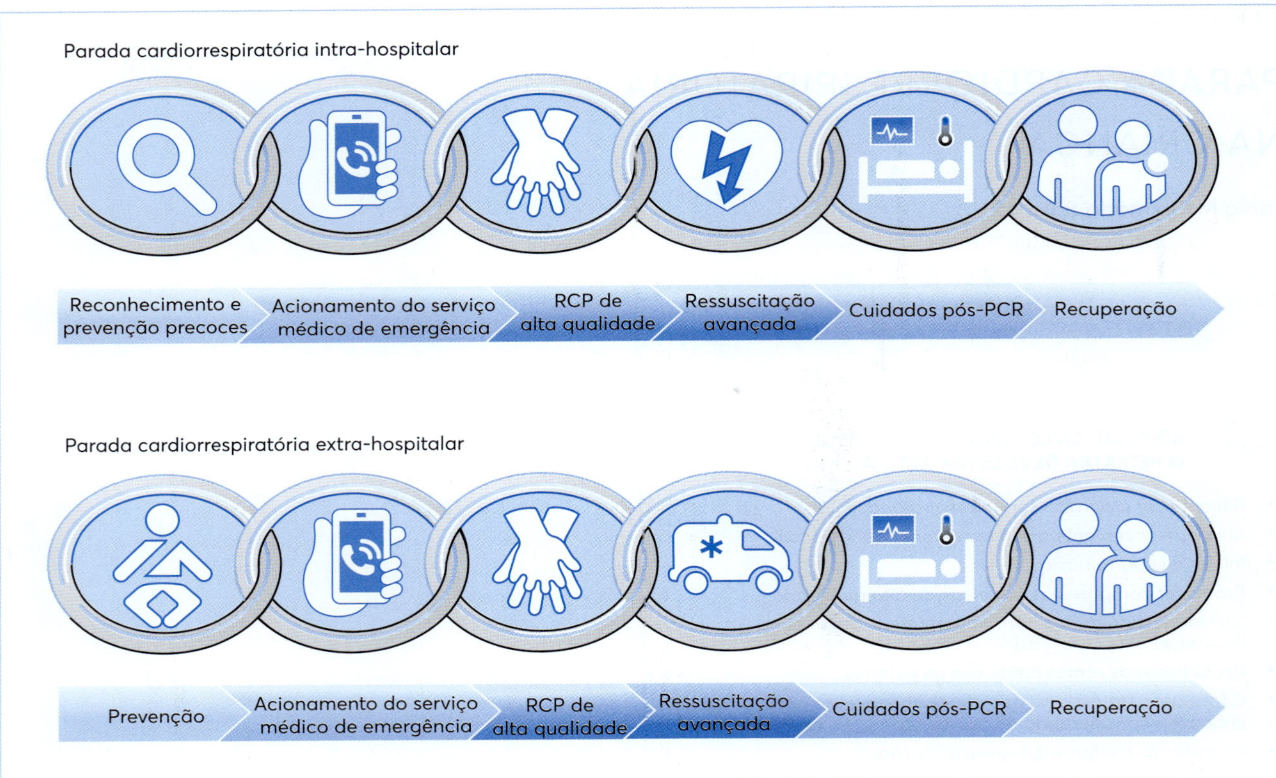

Figura 1 Cadeia de sobrevivência pediátrica da AHA 2020.
PCR: parada cardiorrespiratória.

- Lactentes: menores de 1 ano.
- Crianças: maiores de 1 ano até sinais de puberdade (em meninas, aparecimento do broto mamário; em meninos, presença de pelos axilares).
- Adultos: depois da puberdade.

É desejável que o profissional de saúde considere a causa da PCR no momento da ressuscitação. Assim, em casos de colapso súbito (atletas, crianças portadoras de cardiopatias), a possibilidade de fibrilação ventricular como causa da PCR é maior.

Os algoritmos para um e múltiplos profissionais de saúde foram separados para melhor guiar o atendimento na era do telefone celular usado no modo viva-voz. Esses dispositivos permitem que o ressuscitador sozinho ative o serviço médico de emergência enquanto inicia a RCP. Os algoritmos reforçam a necessidade da RCP de alta qualidade e, em casos de colapso presenciado, obter o desfibrilador externo automático (DEA) rapidamente, pela maior probabilidade de uma causa cardíaca.

Garantir a segurança do ressuscitador e da vítima

Verificar se o local é seguro para a vítima e o ressuscitador. Existe um risco de transmissão de doenças infecciosas durante a RCP, assim, o ressuscitador deve considerar essa possibilidade caso a caso.

Avaliar a necessidade de RCP

Caso a vítima se apresente inconsciente, em apneia ou *gasping*, deve-se solicitar que alguém chame imediatamente por ajuda ou pela equipe de resposta rápida (equipe destinada ao atendimento emergências), se disponível no hospital.

Checagem de pulso

Em lactentes e crianças inconscientes, o profissional de saúde deve checar a respiração (apneia ou *gasping)* e o pulso central concomitantemente. A checagem de pulso não deve levar mais de 10 segundos (em lactentes, é recomendado o pulso braquial e, em crianças, o pulso carotídeo ou femoral). Caso não se consiga palpar o pulso em 10 segundos ou não se tenha certeza de sua presença, iniciar imediatamente as compressões torácicas.

Respiração inadequada com pulso

Se a vítima apresentar pulso > 60 bpm e respiração inadequada, iniciar 20 a 30 ventilações/min (1 ventilação a cada 2 a 3 segundos) até que a respiração espontânea seja restabelecida. Reavaliar o pulso central a cada 2 minutos.

Bradicardia com sinais de hipoperfusão

Em situações com pulso < 60 bpm e sinais de hipoperfusão (cianose, palidez, pele mosqueada), apesar de oxigenação e ventilação adequada, deve-se iniciar a RCP. O débito cardíaco em crianças é diretamente dependente da frequência cardíaca. Assim, como a bradicardia com hipoperfusão representa um ritmo que indica iminência de PCR, a RCP deve ser iniciada com prioridade, iniciando pela abertura de vias aéreas, ventilação e compressão torácica, pois a hipoxemia é a principal causa.

Iniciar as compressões torácicas

Caso a criança ou o lactente esteja inconsciente, em apneia ou *gasping* e sem pulso central, iniciar compressões torácicas em superfície rígida.

Compressões torácicas de alta qualidade são fundamentais para garantir um débito cardíaco suficiente para os órgãos nobres e aumentar a possibilidade de retorno da circulação espontânea (RCE). A RCP de alta qualidade apresenta as seguintes características:

- Compressões rápidas (frequência de 100 a 120 por minuto).
- Compressões fortes com profundidade de 1/3 do diâmetro anteroposterior do tórax (cerca 4 cm em lactentes e 5 cm em crianças).
- Permite o retorno completo do tórax.
- Minimiza as interrupções das compressões.
- Evita a hiperventilação.

Em lactentes, a técnica de compressão recomendada com 1 ressuscitador é com dois dedos no terço inferior do esterno. (Figura 2). Em crianças, a compressão é realizada no terço inferior do tórax, com uma ou duas mãos, evitando o apêndice xifoide (Figura 3).

Quando 2 ressuscitadores estiverem presentes, a técnica de 2 polegares e mãos envolvendo o tórax é preferível em lactentes. As mãos envolvem o tórax e os 2 polegares ficam apoiados no terço inferior do esterno, evitando a região do apêndice xifoide (Figura 4) (Tabela 1).

Após as compressões torácicas, é fundamental permitir o retorno completo do tórax, pois a expansão do tórax permite o retorno venoso, a perfusão coronariana e, consequentemente, o fluxo sistêmico durante a RCP. Dispositivos automáticos de RCP que fornecem *feedback* são desejáveis para monitorar os parâmetros que avaliam qualidade de RCP.

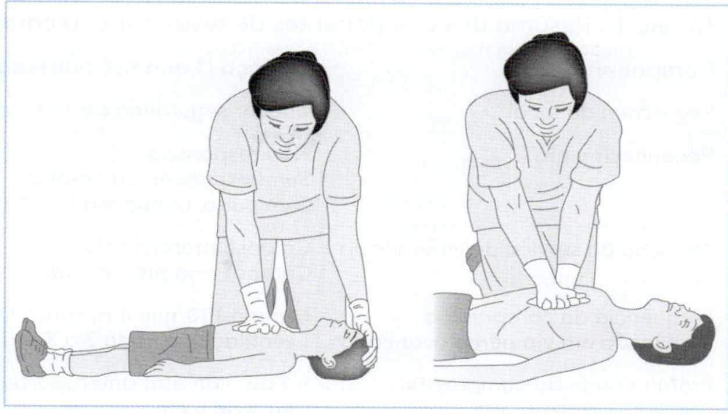

Figura 3 Compressão torácica com 1 ou 2 mãos em crianças.

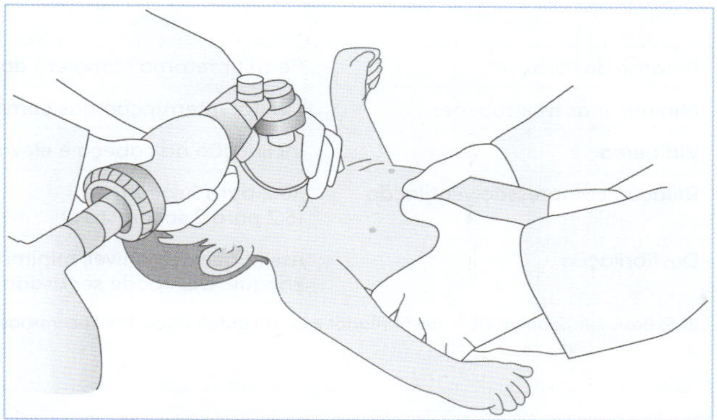

Figura 4 Técnica de compressão com polegares e mãos envolvendo tórax (2 socorristas).

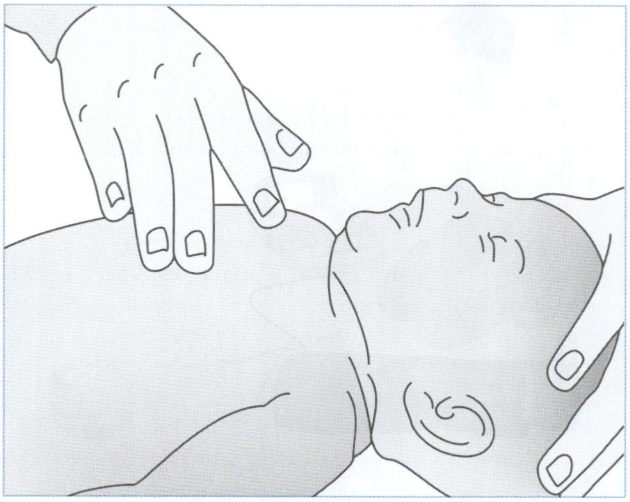

Figura 2 Compressão torácica em lactentes – técnica de 2 dedos.

O rodízio de funções dos ressuscitadores é recomendado a cada 2 minutos, pois a fadiga do compressor pode comprometer a qualidade da RCP.

Abertura da via aérea e ventilação

Após 30 compressões torácicas com um socorrista ou após 15 compressões com 2 socorristas, abrir a via aérea inclinando a cabeça e elevando o queixo da vítima e realizar 2 ventilações com bolsa valva máscara. Cada ventilação deve durar cerca de 1 segundo. Caso não ocorra a expansão do tórax, reposicionar o paciente e tentar ventilar novamente (Figura 4).

Se houver evidência de trauma, realizar a abertura de via aérea através da elevação da mandíbula (Figura 5). Como a asfixia é causa importante de PCR no trauma pediátrico, caso não seja possível ventilar realizando a elevação da mandíbula, realizar a inclinação da cabeça e elevação do queixo.

Coordenação ventilação e compressão

A relação compressão/ventilação com um socorrista é de 30 compressões/2 ventilações, independentemente da faixa etária. Com 2 socorristas, a relação modifica-se para 15 com-

Tabela 1 Resumo dos componentes de ressuscitação cardiopulmonar (RCP) de alta qualidade para provedores BLS

Componente	Criança (1 ano até puberdade)	Bebês (< 1 ano, exceto RN)
Segurança do local	Checar segurança do ressuscitador e da vítima	
Reconhecimento	Não responsivo Sem respiração ou *gasping* Sem pulso, tempo máximo 10 segundos (checagem de respiração e pulso pode ser simultânea < 10 s)	
Ativação do serviço de emergência	Colapso presenciado Colapso não presenciado	
Frequência da compressão Ventilação em via aérea avançada	Mínimo 100/min e máximo 120/min 1 ventilação a cada 2 a 3 segundos (20 a 30 ventilações/min)	
Profundidade da compressão	1/3 do diâmetro anteroposterior Cerca de 5 cm	1/3 do diâmetro anteroposterior Cerca de 4 cm
Sequência	C-A-B	
Posicionamento das mãos	2 mãos ou 1 mão no terço inferior do esterno	1 ressuscitador: 2 dedos no centro do tórax logo abaixo da linha mamilar 2 ou mais ressuscitadores: envolver tórax com as mãos e polegar no terço inferior externo
Retorno do tórax	Permitir retorno completo do tórax após cada compressão	
Minimizar as interrupções	Limitar interrupção das compressões em < 10 s	
Via aérea	Inclinação da cabeça e elevação do queixo (sem trauma)	
Relação compressão:ventilação	30:2 para 1 socorrista 15:2 para 2 socorristas	
Desfibrilação	Assim que disponível, minimizar interrupções. Reiniciar RCP pelas compressões logo após o choque. DEA pode ser usado em menores de 1 ano na ausência de desfibrilador manual	

BLS: *Basic Life Support*; DEA: desfibrilador externo automático; RN: recém-nascido.

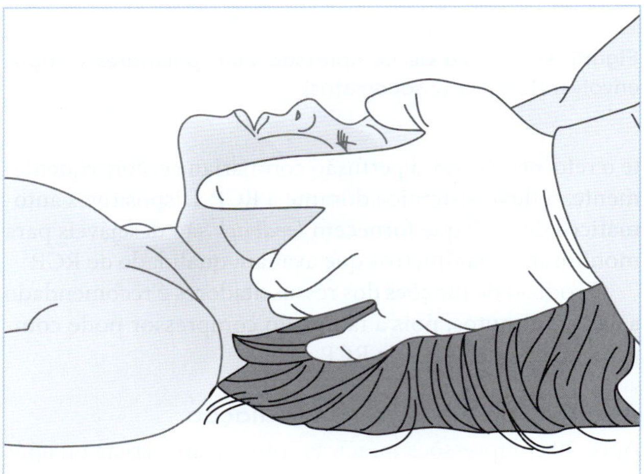

Figura 5 Abertura de via aérea no trauma por meio da elevação da mandíbula.

pressões/2 ventilações, sendo realizado rodízio de funções a cada 2 minutos para minimizar a fadiga do compressor. Muita atenção para evitar as interrupções das compressões, pois diminuem a efetividade do SBV. A ventilação deve permitir uma leve elevação do tórax, com atenção para evitar a hiperventilação (Tabela 1).

Desfibrilação

Crianças que apresentem colapso súbito podem apresentar fibrilação ventricular (FV) ou taquicardia ventricular (TV) sem pulso; assim, é de fundamental importância a RCP imediata e o choque precoce. A FV e a TV sem pulso são consideradas ritmos chocáveis, pois necessitam da desfibrilação precoce para a sua reversão.

Os DEA são seguros e permitem a identificação de ritmos chocáveis. Podem ser utilizados em crianças, exceto no período neonatal. O posicionamento convencional das pás é anterolateral, ou seja, infraclavicular direita e próximo da axila esquerda (Figura 6). Caso as pás se toquem

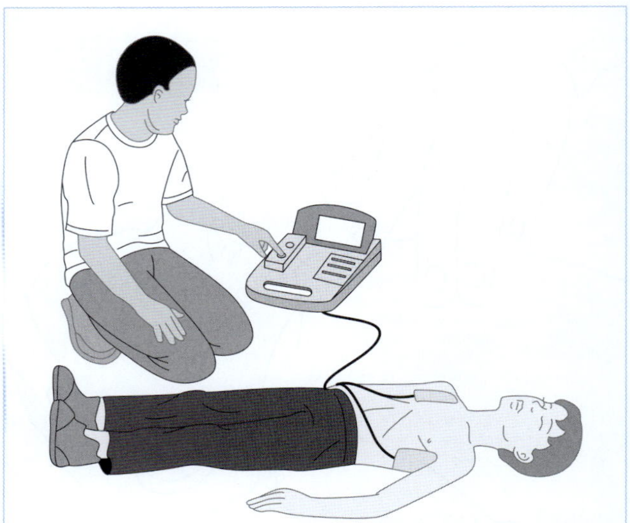

Figura 6 Desfibrilador externo automático – posicionamento das pás.

ou sejam grandes para o paciente, o posicionamento anteroposterior é recomendado. Os DEA fornecem uma desfibrilação com uma carga fixa aproximada de 250 J. O uso de pás pediátricas com atenuadores de carga (reduzem 50 a 75 J) é recomendado em crianças menores de 8 anos, quando disponível.

Sempre que disponível, o uso do desfibrilador manual pelo profissional de saúde é preferível, pois permite oferecer uma desfibrilação mais precisa. Para desfibrilação, a carga inicial é de 2 J/kg. A dose subsequente de desfibrilação deve ser de 4 J/kg e a terceira ou posteriores, de 4 a 10 J/kg.

Quando o desfibrilador manual não está disponível, o uso do DEA com pá pediátrica para crianças menores 8 anos está indicado. Na indisponibilidade da pá pediátrica, o DEA com pá de adulto pode ser utilizado em menores de 8 anos, exceto no período neonatal.

Após o choque, reiniciar imediatamente a RCP pelas compressões torácicas. A cada 2 minutos de RCP, o DEA irá reavaliar o ritmo para certificar se há necessidade de choque (Figuras 7 e 8).

RCP somente com as mãos (somente compressão)

A RCP ideal para crianças deve incluir compressões e ventilações, pois a asfixia é a principal causa das PCR pediátricas. Entretanto, a RCP somente com as mãos é efetiva nas PCR de etiologia cardíaca. Assim, se não for possível ventilar o

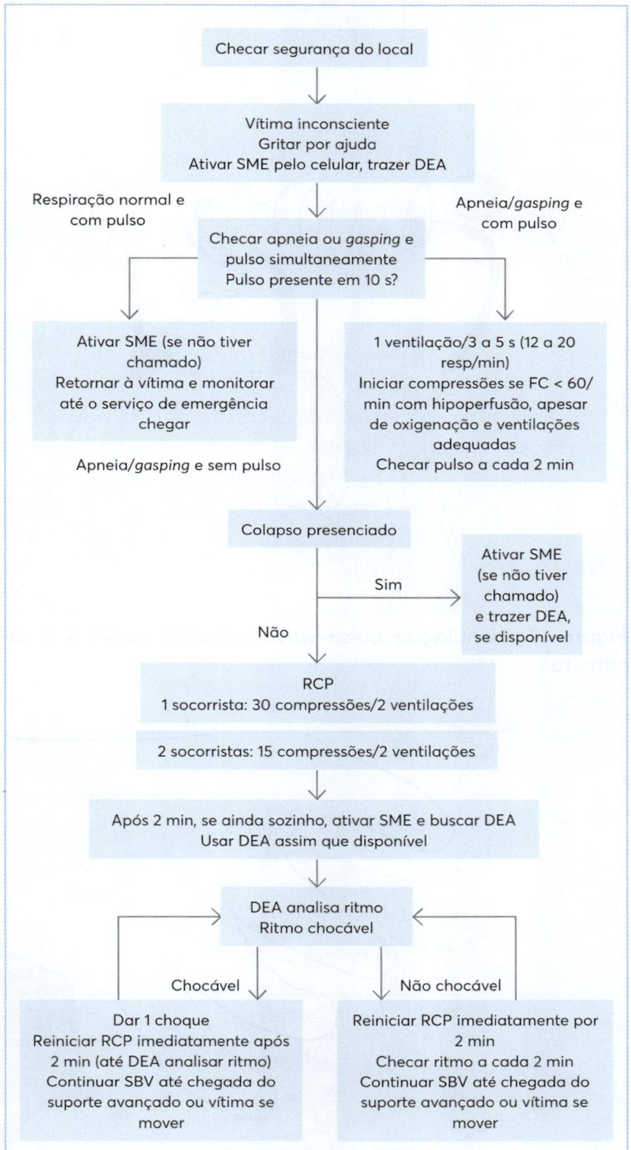

Figura 7 Algoritmo do suporte básico de vida em pediatria para profissionais de saúde com um ressuscitador.

SME: Serviço Médico de Emergência; DEA: desfibrilador externo automático; RCP: ressuscitação cardiopulmonar.

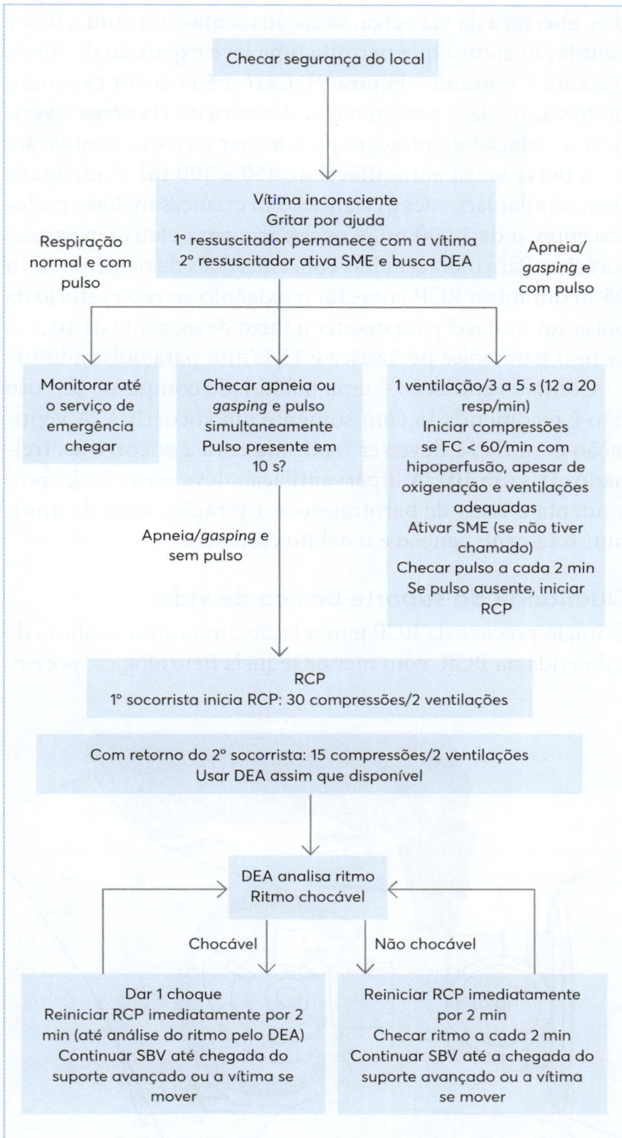

Figura 8 Algoritmo do suporte básico de vida em pediatria para profissionais de saúde com 2 ou mais ressuscitadores.

DEA: desfibrilador externo automático; RCP: ressuscitação cardiopulmonar.

paciente, é recomendada a RCP somente com as mãos nas PCR em lactentes e crianças.

Acessórios para ventilação

Métodos de barreira

Apesar de ser considerado seguro, realizar a ventilação boca a boca sem nenhum método de barreira pode ser desconfortável. Os métodos de barreira parecem não reduzir o risco infeccioso, além de poder aumentar a resistência das vias aéreas.

Ventilação com bolsa-valva-máscara (BVM)

A ventilação com BVM é uma habilidade fundamental e complexa durante a RCP e envolve diversas etapas que incluem a seleção de máscara e bolsa de tamanhos adequados, abertura da via aérea, vedação da máscara com a face e ventilação efetiva que permita uma leve expansão do tórax, durante 1 segundo (Figura 9). Caso não ocorra expansão do tórax, realizar novamente a abertura da via aérea e verificar a vedação da máscara para tornar efetiva a ventilação.

A bolsa-valva autoinflável de 450 a 500 mL é adequada para ventilar lactentes e crianças. Em crianças maiores e adolescentes, a de 1.000 mL é necessária para efetiva expansão torácica. Para oferecer altas concentrações de oxigênio (60 a 95%) durante a RCP, conectar o oxigênio ao reservatório da bolsa autoinflável para manter o fluxo de oxigênio de 10 a 15 L/ min para bolsa pediátrica e 15 L/min para bolsa adulto.

Como a ventilação é uma habilidade complexa, seu uso não é recomendado com somente um socorrista. A ventilação com BVM deve ser realizada com 2 socorristas treinados (Figura 10). A hiperventilação deve ser evitada, pois aumenta o risco de barotrauma e aspiração, além de diminuir o retorno venoso e o débito cardíaco.

Qualidade do suporte básico de vida

O início precoce da RCP tem relação direta com melhora da sobrevida na PCR, com menor sequela neurológica, porém,

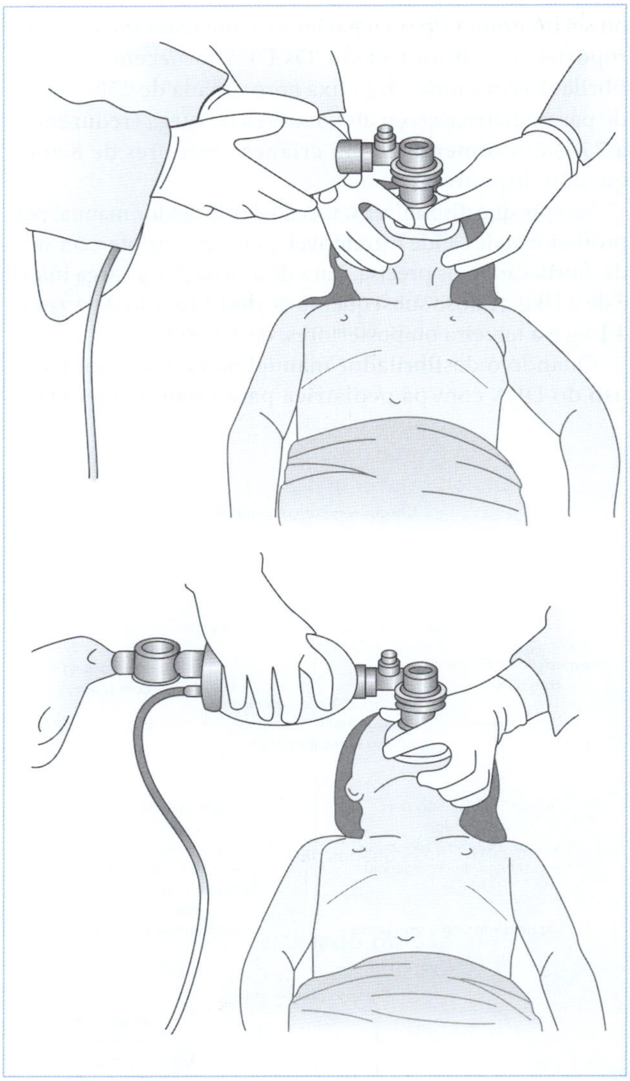

Figura 10 Ventilação bolsa-valva-máscara com 1 e 2 socorristas.

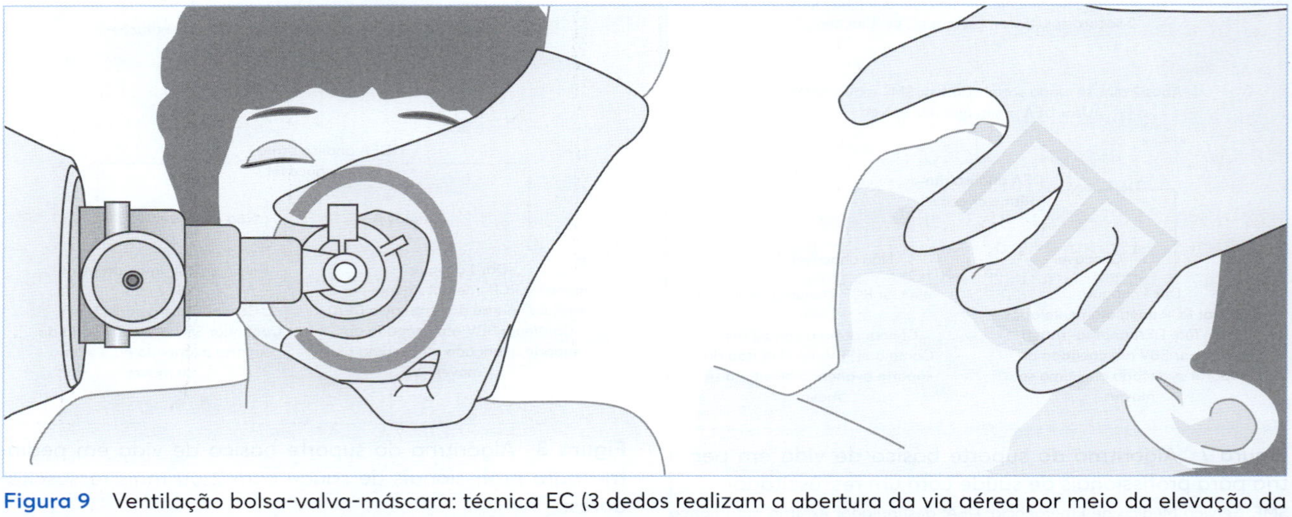

Figura 9 Ventilação bolsa-valva-máscara: técnica EC (3 dedos realizam a abertura da via aérea por meio da elevação da mandíbula, formando um E; o polegar e o indicador sobre a máscara permitem a vedação, formando um C).

ainda há como obstáculos a falta de treinamento da comunidade e de profissionais de saúde. Desse modo, é desejável a implementação de esforços para aumentar o acesso da comunidade e de todos os profissionais de saúde a treinamento em suporte básico de vida.

OBSTRUÇÃO DE VIAS AÉREAS SUPERIORES POR CORPO ESTRANHO

A obstrução de vias aéreas superiores predomina em menores de 5 anos, sendo 65% menores de 1 ano. Os líquidos são responsáveis pela obstrução na maioria dos casos, porém pequenos objetos como balões e alimentos (salsichas, castanhas, uvas) podem obstruir a via aérea em crianças.

Deve-se suspeitar de obstrução de vias aéreas por corpo estranho quando houver aparecimento abrupto de estridor, tosse, cansaço e broncoespasmo na ausência de febre ou sintomas prodrômicos. Em geral, os episódios de engasgo ocorrem durante a alimentação ou recreação (Tabela 2).

Tabela 2 Sinais de obstrução de via aérea por corpo estranho

Sinais
Início súbito
Tosse
Estridor
Broncoespasmo
História: ingestão de pequenos alimentos ou recreação com pequenos objetos

Reconhecimento da obstrução de vias aéreas superiores

A entrada de um corpo estranho em vias aéreas desencadeia tosse imediatamente, na tentativa de expulsá-lo. Entretanto, se a tosse é silenciosa, o paciente não consegue chorar ou falar, o que pode ser indício de obstrução completa de via aérea. Nesse caso, estão indicadas as manobras de desobstrução de vias aéreas para tentar deslocar o corpo estranho sólido. Essas manobras dependem do nível de consciência e da faixa etária da vítima.

Paciente consciente com obstrução de vias aéreas superiores

Em menores 1 ano, iniciar as manobras com 5 golpes nas costas e 5 compressões torácicas até que ocorra a desobstrução (choro ou tosse efetiva) ou até que o paciente fique inconsciente. Em maiores de 1 ano, realizar as compressões abdominais (manobra de Heimlich) na região entre a cicatriz umbilical e apêndice xifoide. Essas manobras visam a criar uma tosse artificial, aumentando a pressão intratorácica para desalojar o corpo estranho sólido da via aérea.

Paciente inconsciente com obstrução de vias aéreas superiores

Iniciar RCP pelas compressões (sem palpação de pulso). Posicionar sobre uma superfície rígida, gritar ou enviar alguém para ajuda, iniciar RCP pelas compressões, abrir a via aérea e inspecioná-la. Caso o corpo estranho seja visível, retirar em movimento de pinça sem realizar varredura, pois há risco de mobilizar o objeto. Ao ventilar, verificar se ocorre expansão torácica. Se o tórax não expandir, reposicionar a via aérea e ventilar novamente. Prosseguir com as manobras de desobstrução até que o objeto seja desalojado da via aérea (Figura 11).

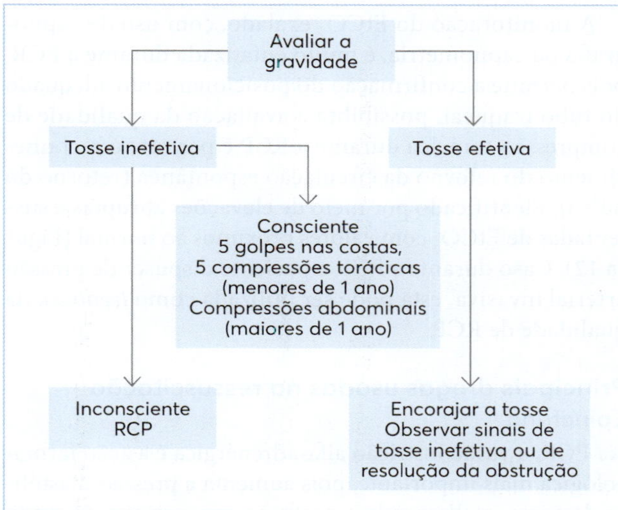

Figura 11 Algoritmo de tratamento da obstrução de vias aéreas superiores em pediatria.

SUPORTE AVANÇADO DE VIDA EM PEDIATRIA

O suporte avançado de vida em pediatria inclui a avaliação e a manutenção das funções respiratória e circulatória no período anterior, durante a PCR e no pós-ressuscitação. Seus componentes incluem: aperfeiçoamento do suporte básico de vida; uso de equipamentos e técnicas para alcançar e manter adequadas ventilação, oxigenação e perfusão tecidual; detecção de arritmias por meio de monitoração clínica e eletrocardiográfica; obtenção de um acesso vascular; tratamento imediato dos pacientes em parada respiratória e PCR; e tratamento de situações de risco para PCR.

Suporte ventilatório

O suporte ventilatório deve incluir permeabilização da via aérea, oferta de oxigênio e ventilação adequada. A via aérea orofaríngea está indicada nos pacientes inconscientes nos quais as manobras de abertura da via aérea falharam. A via nasofaríngea pode ser indicada em pacientes conscientes que necessitam de desobstrução da via aérea superior.

A máscara laríngea pode ser uma alternativa para garantir a via aérea avançada na PCR. Os tubos traqueais podem ser com ou sem *cuff*, sendo que os tubos com *cuff* estão associados a menor incidência de extubações e maior proteção contra aspirações (Tabela 3).

Tabela 3 Tamanho de tubo traqueal e fórmula para cálculo

	Sem *cuff*	Com *cuff*
Neonato prematuro	Idade gesta/10	–
Neonato a termo	3.0	Infrequente
1 mês a 1 ano	3.5	3.0
1 a 2 anos	4.0	3.5
> 2 anos	Idade/4+4	Idade/4+3.5

A monitoração do $EtCO_2$ exalado, com uso de capnografia ou capnometria, é muito enfatizada durante a PCR, pois permite a confirmação do posicionamento adequado do tubo traqueal, possibilita a avaliação da qualidade de compressão torácica durante a RCP e permite o reconhecimento do retorno da circulação espontânea (retorno do pulso), identificado por meio de elevações abruptas e sustentadas de $EtCO_2$ com valores próximos ao normal (Figura 12). Caso durante a PCR o paciente dispuser de pressão arterial invasiva, esta pode ser utilizada como *feedback* da qualidade de RCP.

Principais drogas usadas na ressuscitação

Epinefrina

Na PCR, a vasoconstrição alfa-adrenérgica é a ação farmacológica mais importante, pois aumenta a pressão diastólica da aorta, melhorando a perfusão coronariana. Quando associada às compressões torácicas, aumenta a oferta de oxigênio para o coração, melhora a contratilidade miocárdica, estimula a contração espontânea e aumenta o sucesso da desfibrilação.

Os ritmos mais comuns que necessitam de RCP em crianças são a assistolia, AESP e a bradicardia. A dose inicial e subsequente de epinefrina recomendada na ressuscitação é 0,01 mg/kg (0,1 mL/kg da solução 1:10.000) via intraóssea ou endovenosa a cada 3 a 5 minutos.

Na criança com bradicardia sintomática, que não responde com ventilação efetiva e suplementação de oxigênio, a epinefrina pode ser usada na dose 0,01 mg/kg (0,1 mL/kg da solução 1:10.000) via endovenosa ou intraóssea ou, na ausência de acesso vascular, 0,1 mg/kg (0,1 mL/kg da solução 1:1.000) por via traqueal. Epinefrina contínua (0,1 a 0,2 mcg/kg/min) pode ser considerada para bradicardia refratária.

A epinefrina é absorvida por via endotraqueal, embora sua concentração no plasma seja imprevisível. A dose traqueal recomendada é 0,1 mg/kg (0,1 mL/kg da solução 1:1.000). Desse modo, assim que o acesso vascular é obtido, pode-se administrar epinefrina na dose 0,01 mg/kg, se a criança permanece em parada cardíaca.

Atropina

É recomendada no tratamento de bradicardia sintomática causada por bloqueio atrioventricular ou aumento da atividade vagal (durante a entubação). Dose recomendada de 0,02 mg/kg, dose máxima de 0,5 mg para crianças e 1 mg para adolescentes. Quando a via endovenosa não for disponível, a via traqueal pode ser utilizada. Após a administração de atropina, pode ocorrer taquicardia.

Cálcio

É indicado no tratamento da hipocalcemia documentada, hiperpotassemia, hipermagnesemia e intoxicação por bloqueadores de canal de cálcio. A dose recomendada de cálcio elementar é de 5 a 7 mg/kg. Cloreto de cálcio 10% é a preparação de escolha porque é mais biodisponível que o gluconato de cálcio. A dose de 0,2 mL/kg cloreto de cálcio 10%, na PCR, pode ser infundida em bolo de 10 a 20 segundos e repetida a cada 10 minutos, se necessário. Dar preferência à infusão por via central, em razão do risco de esclerose e infiltração em acesso periférico.

Magnésio

É indicado no tratamento de hipomagnesemia documentada e na TV *torsades de pointes,* (TV polimórfica com QT longo). A dose recomendada é de 25 a 50 mg/kg (até 2 g) em infusão endovenosa em 10 a 20 minutos.

Glicose

Em virtude dos depósitos reduzidos e das elevadas necessidades de glicose, as crianças podem desenvolver hipoglicemia. Assim, a glicose precisa ser monitorada durante e após a PCR. A hipoglicemia deve ser tratada com glicose a 25% na dose de 2 a 4 mL/kg (0,5 a 1 g/kg).

Hiperglicemia antes de isquemia cerebral piora o prognóstico neurológico. A recomendação atual é pela manutenção da glicemia normal durante a ressuscitação.

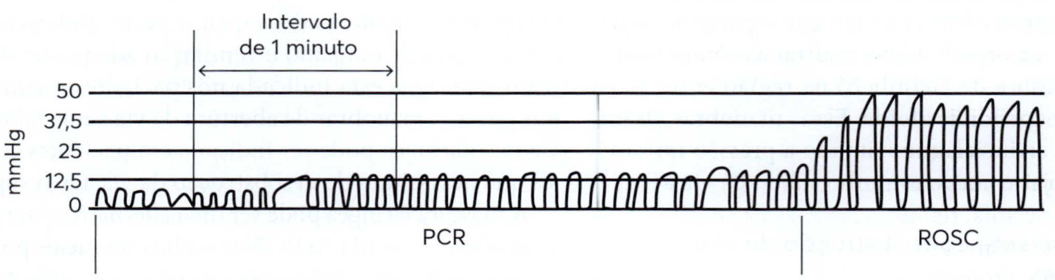

Figura 12 Capnografia durante parada cardiorrespiratória (PCR).
ROSC: *return of spontaneous circulation.*

Bicarbonato de sódio

Considerar o bicarbonato de sódio na PCR prolongada e no choque associado à acidose metabólica grave documentada. É também recomendado para tratamento de pacientes com hiperpotassemia sintomática, hipermagnesemia, intoxicação por antidepressivos tricíclicos ou bloqueadores de canais de cálcio. A dose inicial é de 1 mEq/kg (1 mL/kg da solução 8,4%) por via endovenosa ou intraóssea. Na PCR, a mesma dose pode ser repetida a cada 10 minutos. Sempre que possível, a infusão de bicarbonato deve ser baseada na análise de gases sanguíneos.

Os efeitos adversos do bicarbonato são alcalose metabólica, desvio do potássio para o espaço intracelular, diminuição da concentração de cálcio ionizado, prejuízo da função cardíaca, hipernatremia e hiperosmolaridade. O bicarbonato leva à precipitação do cálcio e à inativação de catecolaminas; assim, deve-se evitar a mistura dessas soluções.

RESSUSCITAÇÃO CARDIOPULMONAR DE ACORDO COM O RITMO CARDÍACO

A maioria das crianças que requer RCP apresenta bradiarritmia, assistolia ou atividade elétrica sem pulso. Em 10% das PCR pediátricas ocorre FV ou TV sem pulso, sendo essencial reconhecê-las e tratá-las prontamente, uma vez que os resultados da ressuscitação adequada nesses ritmos são melhores que na assistolia.

Os princípios básicos da ressuscitação incluem a RCP de alta qualidade, ventilação, oxigenação (CAB), rápida desfibrilação nos ritmos chocáveis e administração precoce de epinefrina em ritmos não chocáveis. Entretanto, a monitoração cardíaca precoce é essencial para direcionar condutas que determinam um prognóstico mais favorável, além de considerar as prováveis causas reversíveis da PCR, conhecidos como Hs e Ts (Tabela 4).

Tabela 4 Regra mnemônica dos Hs e Ts para causas reversíveis de PCR

Hipovolemia	Tensão no tórax
Hipóxia	Tamponamento cardíaco
Hidrogênio	Tóxicos
Hipoglicemia	Tromboembolismo pulmonar (TEP)
Hipo/hiperpotassemia	Trombo coronariano
Hipotermia	

Bradiarritmias

A bradicardia corresponde a um ritmo terminal e pode evoluir para PCR. Várias situações clínicas podem levam à bradicardia: hipoxemia (mais comum), hipotermia, acidose, hipotensão, hipoglicemia, reflexo vagal exacerbado, aumento de pressão intracraniana e bloqueio cardíaco.

A bradicardia sintomática (FC < 60 bpm com sinais de hipoperfusão) deve ser tratada imediatamente, com a abertura da via aérea, adequada ventilação e oxigenação. Em caso de persistência, iniciar RCP e uso de drogas. A droga de escolha é a epinefrina. Na bradicardia causada por aumento do tônus vagal, utilizar a atropina. Se a bradicardia persistir, apesar da permeabilização da via aérea e da ventilação e oxigenação adequadas, estará indicada a RCP de alta qualidade. Considerar a infusão contínua de epinefrina.

Ritmos não chocáveis: assistolia e atividade elétrica sem pulso

Atividade elétrica sem pulso (AESP) corresponde a uma atividade elétrica organizada, sem pulso, caracterizada em geral por um ritmo lento, QRS alargado. Deve-se iniciar RCP, evitando interrupções das compressões, e providenciar um acesso vascular para administração de epinefrina. A mesma dose de epinefrina pode ser repetida a cada 3 a 5 minutos.

Após a obtenção da via aérea avançada, não há necessidade de coordenar as compressões com as ventilações. Desse modo, um ressuscitador realiza as compressões de alta qualidade sem interrupções, e o outro realiza 1 ventilação a cada 2 a 3 segundos ou 20 a 30 ventilações por minuto.

A cada 2 minutos de RCP, os ressuscitadores devem rodiziar as funções e checar o ritmo para avaliar a necessidade de indicar o choque. Caso o ritmo seja organizado, verificar a se há presença de pulso para identificar o RCE.

Ritmos chocáveis: fibrilação ventricular e taquicardia ventricular sem pulso

A desfibrilação precoce é o tratamento definitivo da FV e da TV sem pulso. A sobrevida nesse cenário é maior quando o SBV é precoce e nos casos em que o ritmo inicial é FV. Em adultos, a cada minuto sem SBV e desfibrilação, ocorre um declínio de 7 a 10% na chance de sobrevida.

Os desfibriladores podem ser manuais ou automáticos (DEA) com ondas monofásicas ou bifásicas. As pás dos desfibriladores manuais podem ter 2 tamanhos: adultos (indicado para maiores de 1 ano ou 10 kg) e infantil (indicado para menores de 1 ano). A interface com uso do gel condutor permite a condução da energia elétrica. O posicionamento convencional das pás corresponde à posição anterolateral, ou seja, uma pá na região intraclavicular direita e a outra na lateral ao mamilo esquerdo, não permitindo que as pás se toquem.

A dose mínima e máxima apropriada para a desfibrilação não são conhecidas para crianças e lactentes. A dose inicial recomendada é de 2 J/kg; se refratário, está indicada a dose de 4 J/kg e as doses subsequentes 4 a 10 J/kg (Figura 13).

Em crianças menores de 1 ano, o desfibrilador manual é preferível. Na sua ausência, o DEA com atenuador de carga (pás pediátricas) e, como última opção, o uso de DEA sem o atenuador de carga pode ser considerado.

Administrar o primeiro choque (2 J/kg), assim que possível, e iniciar imediatamente as compressões de alta qualidade com atenção para minimizar as interrupções. Prosseguir a RCP por 2 minutos e obter um acesso vascular (EV ou IO).

Após 2 minutos do primeiro choque, caso o ritmo chocável persista, indicar desfibrilação com carga 4 J/kg. A admi-

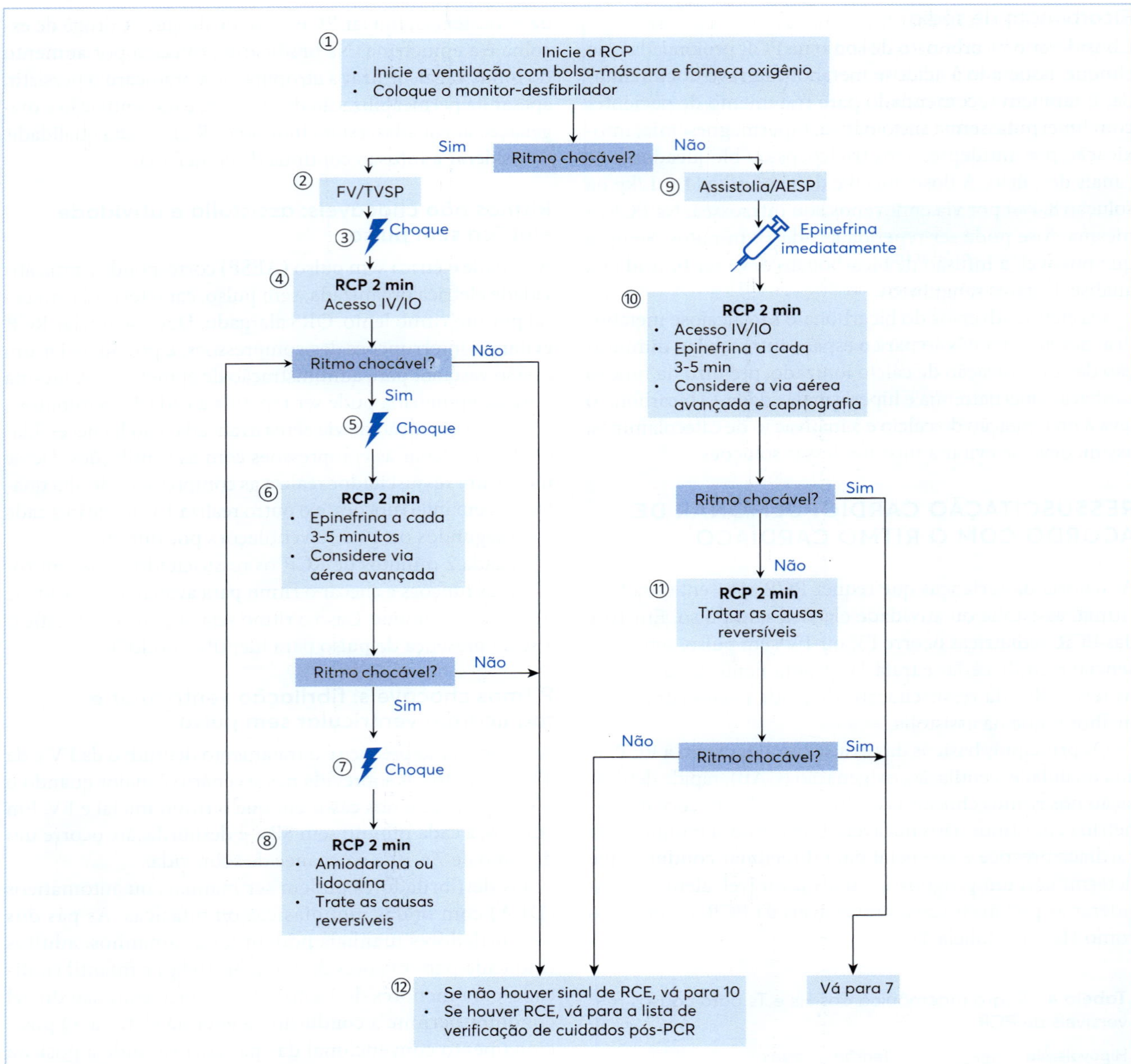

Figura 13 Algoritmo de parada cardiorrespiratória (PCR) em pediatria.

TVSP: taquicardia ventricular sem pulso; AESP: atividade elétrica sem pulso; FV: fibrilação ventricular; RCE: retorno da circulação espontânea; RCP: ressuscitação cardiopulmonar.

nistração de epinefrina 1:10.000 pode ser indicada durante compressões e ser repetida a cada 3 a 5 minutos (Figura 13).

Checar o ritmo após 2 minutos do segundo choque (4 J/kg). Caso o ritmo seja chocável, selecionar a carga 4 a 10 J/kg ou a dose máxima indicada para adultos de 120 a 200 J para o desfibrilador bifásico e 360 J monofásico. Durante a RCP, administrar um antiarrítmico como a amiodarona ou lidocaína (ver Tabela 5). Ao longo do atendimento, se na checagem do ritmo for observado um ritmo não chocável, aplicar o algoritmo de assistolia e AESP.

Após o estabelecimento de uma via aérea avançada, as compressões e ventilações seguem de modo ininterrupto priorizando os parâmetros de qualidade de RCP, ou seja, 100 a 120 compressões de por minuto, 20 a 30 ventilações por minuto (1 ventilação a cada 2 a 3 segundos), permitindo retorno completo do tórax, minimizando interrupção das compressões e evitando a hiperventilação. Os ressuscitadores devem ainda rodiziar as funções a cada 2 minutos.

CUIDADOS PÓS-PCR

Os objetivos nesta fase são a manutenção da perfusão dos órgãos vitais, a prevenção de lesões secundárias e a redução do risco de deterioração do paciente durante o transporte para a unidade de cuidados terciários. A terapêutica deve incluir normoxemia (sat 94%) evitando a hipoxemia; evitar extremos de $PaCO_2$; usar fluidos e vasopressores/inotrópicos para manter pressão sistólica acima do percentil 5 para a idade; manter normoglicemia; evitar hipertermia. Em crianças que permanecem comatosas após PCR extra-hospitalar, é razoável indicar o manejo da temperatura-alvo, mantendo 5 dias de normotermia (36 a 37,5°C) ou 2 dias de hipotermia (32 a 34°C), seguidos de 3 dias de normotermia. Atenção ao tratamento das convulsões nesse período e, se disponível, monitorar de modo contínuo através de eletroencefalograma (Figura 14).

Componentes dos cuidados pós-PCR	Verificar
Oxigenação e ventilação	
Meça a oxigenação e tenha como meta a normoxemia entre 94-99% (ou a saturação de oxigênio normal/ adequada da criança).	☐
Meça e tenha como meta uma $PaCO_2$ adequada para o quadro subjacente do paciente e limite a exposição à hipocapnia ou hipercapnia grave.	☐
Monitorização hemodinâmica	
Defina metas hemodinâmicas específicas durante os cuidados pós-PCR e revise diariamente.	☐
Monitore com telemetria cardíaca.	☐
Monitore a pressão arterial.	☐
Monitore o lactato sérico, o débito urinário e a saturação de oxigênio venoso central para ajudar a orientar os tratamentos.	☐
Use *bolus* de fluidos parenterais com ou sem inotrópicos ou vasopressores para manter uma pressão arterial sistólica maior que o quinto percentil para idade e sexo.	☐
Controle direcionado da temperatura	
Meça e monitore continuamente a temperatura central.	☐
Evite e trate a febre imediatamente depois da PCR e durante o aquecimento.	☐
Se o paciente estiver comatoso, aplique o controle direcionado de temperatura (32-34 °C) seguido por 36-37,5 °C ou apenas controle direcionado de temperatura (36-37,5 °C).	☐
Evite os calafrios.	☐
Monitore a pressão arterial e trate a hipotensão durante o reaquecimento.	☐
Neuromonitoramento	
Se o paciente tiver encefalopatia e os recursos estiverem disponíveis, monitore com eletroencefalograma contínuo.	☐
Trate as convulsões.	☐
Considere exames de imagens do cérebro logo no início para diagnosticar as causas tratáveis da PCR.	☐
Eletrólitos e glicose	
Meça a glicemia e evite a hipoglicemia.	☐
Mantenha os eletrólitos nas faixas normais para evitar possíveis arritmias potencialmente fatais.	☐
Sedação	
Trate com sedativos e ansiolíticos	☐
Prognóstico	
Sempre considere várias modalidades (clínicas e outras) em vez de um único fator preditivo.	☐
Lembre-se de que as avaliações podem ser modificadas por controle direcionado de temperatura ou por hipotermia induzida.	☐
Considere eletroencefalograma em conjunto com outros fatores no período de 7 dias depois da PCR.	☐
Considere exames de imagens neurológicas, como ressonância magnética, durante os primeiros 7 dias.	☐

Figura 14 Lista de verificação dos componentes dos cuidados pós-parada cardiorrespiratória (PCR).

Tabela 5 Medicações no suporte avançado de vida pediátrico

Medicação	Indicação	Dose preconizada
Epinefrina (EV em *bolus*)	Bradicardia sintomáticaAssistolia/AESP FV/TV sem pulso	EV/IO: 0,01 mg/kg a cada 3 a 5 min (máx. 1 mg) ou 0,1 mL/kg (1:10.000) ET: 0,1 mL/kg (1:1.000)
Bicarbonato de sódio	Acidose metabólica grave	EV/IO: 1 mEq/kg/dose
Cálcio	Hipocalcemia, hiperpotassemia Considerar hipermagnesemia Intoxicação por bloqueadores dos canais de cálcio	EV: 5 a 7 mg/kg Ca (0,2 mL/kg CaCl 10% ou 0,6 mL/Kg gluconato Ca 10%)
Magnésio (sulfato)	Hipomagnesemia ou *torsades de pointes*	EV: 25 a 50 mg/kg ($MgSO_4$ 50% = 500 mg/mL)
Glicose	Hipoglicemia documentada	EV/IO: 0,5 a 1 g/kg (2 a 4 mL/kg G25%)
Atropina	Bradicardia sintomática	EV/IO: 0,02 mg/kg (máx 0,5 mg); dose total máxima: criança 1 mg; adolescente 3 mg
Amiodarona	FV e TV sem pulso não responsiva ao choque	EV ataque: 5 mg/kg (máx. 300 mg); pode repetir até 15 mg/kg (2,2 g em adolescente)

FV: fibrilação ventricular; TV: taquicardia ventricular.

TÉRMINO DA RESSUSCITAÇÃO

Até o momento, não há preditores que possam guiar e orientar o momento do término da RCP em crianças. Alguns indicadores, como tempo de PCR, idade, local da PCR (pré-hospitalar ou hospitalar), ritmo inicial, número de doses de epinefrina e PCR presenciada, podem estar associados a melhor prognóstico da PCR.

BIBLIOGRAFIA

1. Abella BS, Alvarado JP, Myklebust H, Edelson DP, Barry A, O'Hearn N, et al. Quality of cardiopulmonary resuscitation during in-hospital cardiac arrest. JAMA. 2005;293:305-10.
2. Atkins DL, Everson-Stewart S, Sears GK, Daya M, Osmond MH, Warden CR, et al. Epidemiology and outcomes from out-of-hospital cardiac arrest in children: the Resuscitation Outcomes Consortium Epistry-Cardiac Arrest. Circulation. 2009;119:1484-91.
3. Aufderheide TP, Pirrallo RG, Yannopoulos D, Klein JP, von Briesen C, Sparks CW, et al. Incomplete chest wall decompression: a clinical evaluation of CPR performance by EMS personnel and assessment of alternative manual chest compression-decompression techniques. Resusci- tation. 2005;64:353-62.
4. Berg RA, Sanders AB, Kern KB, Hilwig RW, Heidenreich JW, Porter ME, et al. Adverse hemodynamic effects of interrupting chest compressions for rescue breathing during cardiopulmonary resuscitation for ventricular fibrillation cardiac arrest. Circulation. 2001;104:2465-70.
5. Maconochie IK, Aickin R, Hazinski MF. Pediatric Life Support 2020 International Consensus on Cardiopulmonary Resuscitation and Emergency Cardiovascular Care Science With Treatment Recommendations. Circulation. 2020;142(suppl 1):S140–S184.
6. Topjian AA, Raymond TT, Atkins D, Chan M, Duff J, Joyner Jr BL, et al. Part 4: Pediatric Basic and Advanced Life Support: 2020 American Heart Association Guidelines for Cardiopulmonary Resuscitation and Emergency Cardiovascular Care. Circulation. 2020;142(suppl 2):S469–S523.
7. Davidovic L, LaCovey D, Pitetti RD. Comparison of 1-versus 2-person bag-valve-mask techniques for manikin ventilation of infants and children. Ann Emerg Med. 2005;46:37-42.
8. Destaques da American Heart Association. Atualização das Diretrizes 2020 RCP e ACE.
9. Kitamura T, Iwami T, Kawamura T, Nagao K, Tanaka H, Nadkarni VM, et al. Conventional and chest-compression-only cardiopulmonary resuscitation by bystanders for children who have out-of hospital cardiac arrests: a prospective, nationwide, population-based cohort study. Lancet. 2010; 375(9723):1347-54.
10. Maconochie IK, Bingham R, Eich C, López-Herce J, Rodríguez-Núñez A, Rajka T, et al. European Resuscitation Council Guidelines for Resuscitation 2015. Section 6. Paediatric life support. Resuscitation. 2015;95:223-48.

CAPÍTULO 3

SÍNCOPE NO PACIENTE PEDIÁTRICO

Hany Simon Junior
Graziela de Almeida Sukys

AO FINAL DA LEITURA DESTE CAPÍTULO, O PEDIATRA DEVE ESTAR APTO A:

- Identificar as principais etiologias de síncope no pronto-socorro.
- Reconhecer e diagnosticar a síncope de origem cardiológica.
- Reconhecer e diagnosticar a síncope de origem neurológica.
- Indicar exames subsidiários de forma racional.
- Estar habilitado para o tratamento não farmacológico da síncope neurocardiogênica.
- Estar habilitado para o tratamento farmacológico da síncope neurocardiogênica.

INTRODUÇÃO

A perda repentina da consciência em crianças é um acontecimento inesperado, que gera preocupação em pais, pacientes, professores e médicos. Embora a maioria dos casos de perda de consciência em crianças seja benigna, algumas condições que promovem risco de vida podem se manifestar inicialmente como síncope. Por isso, a maioria dos pacientes com síncope é internada, e uma série de exames são feitos na tentativa da elucidação diagnóstica, nem sempre bem-sucedida. Este capítulo tem a finalidade de ajudar o clínico a planejar uma abordagem sistematizada desse problema tão comum.

DEFINIÇÃO E INCIDÊNCIA

Síncope é definida como a perda repentina da consciência e do tônus postural, resultante de uma disfunção cerebral difusa, devido à má perfusão encefálica. O episódio sincopal é transitório e seguido de recuperação espontânea da consciência.[1]

Cerca de 15 a 25% das crianças e adolescentes, entre 8 e 18 anos, apresentam pelo menos um episódio de síncope.[1] Antes dos 6 anos de idade, a síncope não é comum, exceto nos casos de convulsão, perda de fôlego e arritmias cardíacas primárias. Síncope é mais prevalente em adolescentes entre 15 e 19 anos (20 a 50% apresentam síncope), no sexo feminino (duas vezes mais que no masculino) e responde por cerca de 2% das consultas de serviço de emergência pediátrica e 1% do total de internações.[1-5]

Pseudossíncope é uma perda transitória e aparente da consciência na ausência de perda real da consciência. Representa uma manifestação física de estresse interno ou psicológico sem alterações nos sinais vitais.[6]

ETIOLOGIA E FISIOPATOLOGIA

As causas de síncope são classificadas de acordo com o mecanismo fisiopatológico, em três grupos: autonômica, cardiogênica e não cardiogênica.[5, 7-9]

Apesar dos diferentes desencadeantes, a fisiopatologia da síncope parece seguir uma trilha comum. Há prejuízo da perfusão cerebral por uma diminuição transitória do débito cardíaco, causada por diminuição do retorno venoso devido a mudanças vasomotoras, arritmia primária ou alteração no tônus vascular cerebral.[5, 7-9]

Síncope autonômica

Também denominada síncope neuronalmente mediada. É a causa mais comum de desmaio em crianças e adolescentes, respondendo por mais de 80% das síncopes na infância. Divide-se em síncope neurocardigênica ou vaso vagal (principal causa de síncope na infância), tônus vagal excessivo, síncope reflexa ou situacional e síncope ortostática.[10,11]

A síncope autonômica caracteriza-se por perda repentina do tônus vasomotor, com resultante hipotensão sistêmica (resposta vasodepressora) acompanhada de bradicardia significante ou assistolia. A maioria dos pacientes pediátricos tem um quadro misto, consistindo em hipotensão sistêmica significativa associada a bradicardia.

A perda de consciência é repentina e geralmente não dura mais do que 2 minutos. Isso é importante porque, se a inconsciência for prolongada, outra causa de síncope deve ser afastada. Apesar de incomum, pode ocorrer atividade muscular anormal tônica ou tônico-clônica, inclusive com liberação esfincteriana que, embora seja mais sugestiva de epilepsia, não exclui a possibilidade de síncope neurocardiogênica. A recuperação após o episódio sincopal é imediata, porém o paciente geralmente permanece nauseado, com sudorese, pálido e com perda de memória por um tempo mais prolongado.[10-12]

O mecanismo fisiopatológico responsável pela síncope autonômica é um exagero no reflexo normal de Bezold-Jarisch, responsável pela manutenção da pressão arterial durante a posição corporal ortostática. Em situação normal, a postura ortostática prolongada resulta em represamento de sangue (300 a 800 mL no adulto), com diminuição do retorno venoso sistêmico e da pré-carga ventricular. Quando a regulação está normal, a diminuição da pré-carga induz a um aumento compensatório de catecolaminas circulantes e do tônus simpático, resultando em aumento no inotropismo cardíaco e na frequência cardíaca, mantendo assim, pressão arterial e débito cardíaco normais.[12-14]

Nos pacientes propensos a sincope, há uma resposta anormal aos mecanismos compensatórios. Em resposta ao aumento normal das catecolaminas, aumenta-se excessivamente a contratilidade de ventrículo esquerdo. A contratilidade excessiva de um ventrículo relativamente vazio inicia uma resposta inibitória contra essa contratilidade via tônus vagal. Isso resulta em suspensão do tônus simpático (resposta vasopressora hipotensora) e aumento do tônus parassimpático (resposta cardioinibitória bradicardizante). Há consequente preponderância do tônus parassimpático com hipotensão e bradicardia e resultante hipoperfusão cerebral.[10-14]

Síncope neurocardiogênica

A síncope neurocardiogênica é a forma mais comum de síncope autonômica. Após experiência que gere ansiedade, medo ou dor há aumento do tônus simpático do paciente. O mesmo pode ocorrer se houver mudança brusca de decúbito supino para ortostático. A partir desses desencadeantes segue-se a resposta parassimpática exacerbada descrita acima com bradicardia e hipotensão arterial e consequente quadro sincopal.[11,13]

Tônus vagal excessivo

Comumente visto em atletas bem treinados e adolescentes normais, o aumento no tônus vagal se manifesta clinicamente como bradicardia em repouso, ou bloqueio atrioventricular (AV) intermitente e de graus variados. Tem-se associado à síncope, especialmente quando acompanhado de um aumento adicional no tônus vagal, como em atividade física intensa, manobra de Valsalva, ou outras atividades que aumentem a atividade parassimpática. O mecanismo fisiopatológico inclui diminuição no débito cardíaco secundária a bradicardia e ao bloqueio AV. Os dois grupos são de risco para arritmias cardíacas semelhantes (TSV, TV, bradicardia grave e bloqueio AV), porém diferem na situação clínicas que favorecem essas arritmias.[10-14]

Síncope reflexa

A síncope reflexa é também denominada síncope situacional, porque é descrita em muitas situações clínicas diferentes. Estas incluem: micção ou evacuação tosse profunda, hiperextensão do pescoço (espreguiçar), deglutição e outros. A síncope reflexa ocorre como resultado do aumento do tônus vagal associado a essas manobras. Em muitos pacientes esses desencadeantes só promovem síncope quando o paciente está em posição ortostática ou se levantando. Da mesma forma, doenças concomitantes e fadiga podem exacerbar essa condição.[5,7]

Síncope ortostática

A resposta normal e esperada a hipovolemia é taquicardia imediata e hipotensão na posição ortostática. Pacientes propensos à síncope neurocardiogênica demonstram uma taquicardia e resposta hipotensora exagerada a graus leves de desidratação, especialmente quando o paciente se levanta ou está em pé. A menos que a desidratação seja significante, o episódio é uma variação benigna da síncope vaso vagal típica.[14]

Perda de fôlego

A perda de fôlego pálida do lactente é uma das apresentações da síncope reflexa ou situacional. Tipicamente, o lactente ou pré-escolar que sofre uma contrariedade ou dano menor, seguido por um ou dois choros curtos, palidez e perda da consciência. A recuperação é rápida, em 1 a 2 minutos, e completa. Esse mecanismo é mediado por aumento do tônus vagal, regulação autonômica anormal ou ambos. O quadro clínico é semelhante ao da síncope vaso vagal, e 17% dos pacientes desenvolvem a síncope neurocardiogênica típica anos depois. Se a criança descobrir que chama atenção dos pais com o episódio sincopal, vai usar esse precedente para ter ganhos afetivos. A orientação aos pais deve ser feita no intuito de desencorajar tal comportamento da criança. O médico deve tranquilizar os pais, deixando claro que o episódio e benigno e autolimitado.[11-14]

A perda de fôlego pálida se contrasta com o tipo mais comum de perda de fôlego em lactentes: perda de fôlego cianótica. A perda de fôlego cianótica se caracteriza tipicamente por período de choro prolongado, complicado por hipoventilação e cianose progressiva, que nem sempre está associada a perda da consciência.

Os principais diagnósticos diferenciais da perda de fôlego são: epilepsia, tremores, sepse, laringoespasmo e coqueluche. Na sua apresentação típica não há necessidade de avaliação diagnóstica laboratorial ou de imagem.[15]

O tratamento está baseado em esclarecimento aos familiares sobre a boa evolução da doença. Alguns pacientes com perda de fôlego e anemia por deficiência de ferro podem se beneficiar de suplementação desse nutriente.[15]

Tanto a perda de fôlego pálida como a perda de fôlego cianótica não geram risco aumentado de parada cardiorrespiratória, convulsões ou retardo no desenvolvimento neurológico.[14,15]

Síncope cardiogênica

As causas cardíacas de síncope podem ser divididas em: lesões obstrutivas, arritmias, hipercianose e miscelânea.[16]

Lesões que obstruam o esvaziamento ou enchimento ventricular podem associar-se a síncopes. Isso é mais comumente descrito em pacientes com estenose aórtica grave e cardiomiopatia hipertrófica obstrutiva, mas também pode ocorrer em pacientes com estenose pulmonar, estenose mitral, tamponamento cardíaco, ou hipertensão pulmonar primária. A perda do nível de consciência pode ocorrer através de dois mecanismos propostos. No primeiro, quando a obstrução ao fluxo ventricular se torna grave suficiente para diminuir o débito cardíaco, a perfusão cerebral é comprometida, e a perda de consciência acontece. No segundo, mesmo que a obstrução ao fluxo ventricular cause apenas uma modesta diminuição no débito cardíaco, pode haver uma diminuição no fluxo de oxigênio ao miocárdio, suficiente para causar isquemia, discinesia ou arritmias.[16]

Arritmias

Há várias formas de categorizar as arritmias que causam síncope. Uma divisão útil leva em consideração se há presença ou não de lesão cardíaca estrutural. Os dois grupos são de risco para arritmias cardíacas semelhantes (TSV, TV, bradicardia grave e bloqueio AV), porém diferem na situação clínicas que favorecem essas arritmias.[16]

Pacientes com doença cardíaca estrutural são de risco para distúrbios de ritmo cardíaco, como resultado de anormalidades hemodinâmicas ativas e/ou incisões cirúrgicas prévias. No coração estruturalmente normal, as arritmias ocorrem na presença de síndromes como Wolf-Parkinson-White, síndrome do QT longo, miocardite, cardiomiopatia, medicações e outras. O mecanismo causador de síncope nos dois grupos, e comum a todas as arritmias, é diminuição do débito cardíaco, com consequente diminuição do fluxo sanguíneo cerebral.[16-18]

No coração estruturalmente normal, a arritmia mais comum que gera síncope é TSV. Essa arritmia ocorre principalmente no contexto da síndrome de Wolf-Parkinson-White, e ocasionalmente na presença de *flutter* ou fibrilação atriais. A taquicardia ventricular causando síncope é relatada em coração estruturalmente normal, na presença de síndrome do QT longo, e menos comumente em miocardite infecciosa, cardiomiopatia e drogas (cocaína, anfetaminas, etc.). Ritmos cardíacos excessivamente lentos, bradicardia e bloqueio AV são causas incomuns de síncope em crianças.[16-19]

Síncope em criança com doença cardíaca estrutural, incluindo os pacientes que sofreram reparação cirúrgica da lesão, é causada por arritmias, até que se prove o contrário. Esses pacientes são de risco para vários distúrbios de ritmo cardíaco. Qualquer paciente que tenha uma incisão ventricular, como parte da reparação cirúrgica do defeito estrutural prévio, é de risco para TV. Da mesma forma, qualquer paciente que tenha incisão atrial está predisposto a desenvolver TSV. Pacientes com manipulação cirúrgica do nó sinoatrial ou nó AV têm predisposição a apresentar bradicardia grave e bloqueio AV.[16-21]

Na síncope ocorrida durante exercícios físicos, uma avaliação cardiológica completa deve ser feita, para afastar ou confirmar a presença de alterações cardíacas estruturais, arritmias cardíacas ou ambas.[16-21]

Hipercianose

Pacientes com doença cardíaca cianogênica não corrigida, como tetralogia de Fallot têm risco de síncope quando a cianose se torna mais grave. Nesses pacientes com cianose grave, a síncope ocorre como resultado de profunda hipóxia cerebral.[16]

Miscelânea

Várias outras causas geram uma miscelânea de etiologias, em que a síncope é resultado de débito cardíaco e perfusão cerebral diminuídos. Essas causas incluem: disfunção miocárdica grave (miocardite), infarto do miocárdio (doença de Kawasaki, coronária anômala, cocaína, ou abuso de esteroides).

Síncope e morte súbita

A morte súbita é um evento infrequente em crianças e adolescentes, ocorre em 1,3 casos/100 mil por ano. Embora na maioria das vezes a etiologia da síncope seja benigna, há risco de morte súbita em pacientes com síncope secundária a doença cardíaca (1/3 dos casos tem causa cardíaca bem definida e mais 1/4 dos casos etiologia cárdica provável). Nos pacientes com doença de Kawasaki o risco de morte súbita é de 1%, estenose aórtica 1%, tetralogia de Fallot 2,5%, defeito de septo ventricular 6% e síndrome de Eisenmenger 10 a 47%.[17,18]

Síncopes relacionadas a exercícios alertam para investigação de doença cardíaca. Cerca de 16% das crianças e adolescentes com morte súbita têm relato prévio de síncope associada a exercícios. Assim, pacientes com síncope e que têm cardiopatia estrutural, cirurgia cardíaca prévia, doenças sistêmicas que possam cursar com doença cardíaca ou síncope relacionada a exercícios devem ter avaliação cardiológica completa.

Pacientes com coração estruturalmente normal podem apresentar síncope secundária à arritmia cárdica. A incidência de morte súbita é relatada em até 10% dos pacientes portadores de síndrome do QT longo. Dessa forma é fundamental a realização de eletrocardiograma (ECG) em todos os casos de síncope na emergência.[16-21]

Síncope neuropsiquiátrica

Causas neurológicas primárias de síncope existem, porém são pouco comuns em crianças e adolescentes. Destacam-

-se epilepsia, enxaqueca e hiperventilação secundária a distúrbio psiquiátrico.[20-23]

Epilepsia

A epilepsia, como etiologia de síncope, é o diagnóstico que mais causa preocupação depois de afastada etiologia cardíaca grave. Os distúrbios convulsivos devem ser considerados quando há atividade motora focal ou tônico-clônica generalizada, e fase pós-ictal de letargia e confusão prolongada. Geralmente os distúrbios convulsivos são antecedidos de aura e o tempo de inconsciência costuma ser mais prolongado. Se houver anormalidade neurológica residual após o episódio sincopal, o diagnóstico de doença neurológica primária é fortemente sugestivo.[22-24]

Enxaqueca

Aura premonitória pode anteceder espasmo vascular vertebrobasilar, que parece ocorrer em pacientes com síncope associada à enxaqueca. Geralmente a perda de consciência tem início e duração mais longos. O paciente mantém estabilidade hemodinâmica durante o episódio. Pode haver deficiência neurológica residual e cefaleia occipital após o episódio sincopal.[22-24]

Distúrbios psiquiátricos

Pacientes com distúrbios psiquiátricos como pânico, ansiedade ou personalidade histriônica podem desenvolver síncope após hiperventilação. Com o aumento da frequência respiratória há resultante hipocapnia, que induz vasoconstrição cerebral. A síncope acontece porque há hipoperfusão cerebral secundária à constrição arteriolar local. A história do episódio é crítica para o diagnóstico, e a presença de testemunhas é particularmente útil. Esses pacientes geralmente relatam sentimento de sufocação, fôlego curto e rigidez do tórax. Há relato de parestesia e enrijecimento das extremidades e alterações visuais.[24]

Síncope metabólica

Distúrbio metabólico como causa de síncope é extremamente incomum. Hipoglicemia, apesar de ser sempre incluída como causa de síncope, é rara. Sintomas que precedem o evento sincopal incluem: fome, sudorese, tontura e agitação não relacionadas à postura corporal. Certamente em pacientes diabéticos insulino-dependentes a hipoglicemia é um fator etiológico importante de perda de consciência. Nesse caso, o início dos sintomas é gradual e a criança permanece hemodinamicamente estável.[25]

Os principais diagnósticos diferenciais de síncope no pronto-socorro estão listados na Tabela 1.

Tabela 1 Etiologias de síncope

Causas cardíacas	Causas não cardíacas
Estruturais: • Cardiomiopatia hipertrófica • Artéria coronária anômala • Disfunção valvular • Miocardite • Pericardite **Arritmias:** • Wolf-Parkinson White • Síndrome do QT longo • Síndrome do QT curto • Taquicardia supraventricular • Síndrome de Brugada • Bloqueio cardíaco • *Commodio cordis*	• Neurocardiogênica (vasovagal) • Síndrome da taquicardia ortostática postural • Tônus vagal excessivo • Pseudossíncope psicogênica • Drogas e toxinas • Metabólica • Causas endocrinológicas • Convulsão • Enxaqueca • Trauma • Hipertensão pulmonar • Embolismo pulmonar • Perda de fôlego

Fonte: Fant e Cohen, 2017.[26]

AVALIAÇÃO INICIAL

História

Uma história detalhada é o passo fundamental para o diagnóstico da causa da síncope. Na maioria dos casos, a história é suficiente para elucidação diagnóstica e direciona o clínico à escolha racional dos testes laboratoriais.[1-5,7-11,27,28]

Inicialmente, deve haver uma descrição detalhada do ambiente onde ocorreu a síncope, incluindo atividade física e posição do paciente antes da perda de consciência, bem como presença ou não de aura. O relato de familiares ou acompanhantes é muito importante.[27]

São circunstâncias ambientais que sugerem etiologia neurocardigênica: locais aquecidos, fechados, com pouca circulação de ar, úmidos e com aglomeração. Fatores que podem precipitar o evento sincopal são hiperextensão do pescoço, tosse, micção, deglutição, pentear dos cabelos, emoções e desidratação. Sintomas prodrômicos de síncope neurocardiogênica incluem: sudorese, palidez, náuseas, escurecimento ou borramento da visão. A recorrência do episódio sugere mecanismo vagal.

Deve ser salientado o tempo de duração da perda da consciência, e se a recuperação completa do paciente se estende por um período prolongado. A presença de sinais neurológicos focais e o estado hemodinâmico do paciente devem ser avaliados. Quase sem exceção, o exame físico de crianças e adolescentes é normal após a síncope.

Os antecedentes familiares de morte súbita, arritmias, epilepsia, doença cardíaca congênita, doença metabólica, uso de medicações e drogas ilícitas são importantes no diagnóstico.

A história familiar de cardiomiopatia, arritmia, colocação de marca-passo, morte súbita ou de causa desconhecida pode sugerir causa cardiogênica para síncope. Uma história familiar neurológica completa é importante e deve incluir detalhes de membros da família com epilepsia, tipo de epilepsia, duração, tratamento, ou epilepsia relacionada à morte. O inquérito familiar deve incluir história de enxaqueca, doenças cerebrovasculares, distúrbios de sono, doenças vestibulares e desordens mucocutâneas.[24]

Frequentemente há uma tendência familiar para síncope neurocardiogênica típica, com incidência de até 90%. O antecedente pessoal e médico do paciente deve ser relatado. Se há história de doença cardíaca, especialmente com cirurgia reparadora, o diagnóstico de síncope cardíaca se impõe.[16,27-30]

Exame físico

Todos os pacientes com síncope devem ter exame físico completo e detalhado, especialmente na avaliação cardiológica e neurológica. Os sinais vitais devem ser registrados com o paciente em posição supina e, novamente, após 5 a 10 minutos em posição ortostática. Em adolescentes, se após esse período a pressão sistólica for menor que 80 mmHg, ou houver queda nesta de mais de 30 mmHg, provavelmente a etiologia da síncope é vagal mediada.

A ausculta cardíaca deve ser cuidadosa, para detectar presença de sopro irradiado para o pescoço, aumento da 2ª bulha, presença de sopro diastólico longo no ápice do coração e ritmo de galope. A palpação do precórdio pode sugerir doenças cardíacas estruturais.

Qualquer deficiência focal ou anormalidade no exame neurológico deve alertar o clínico para possibilidade de convulsão, ou outra doença neurológica como causa da síncope. A avaliação neurológica deve incluir: fundo de olho, teste de Romberg, função cerebelar e testes dos reflexos incluindo dos tendões profundos.

A Tabela 2 mostra de história e achados clínicos nos diferentes diagnósticos diferenciais de síncope pediátrica.

TESTES DIAGNÓSTICOS

A história detalhada e exame físico definem a causa da síncope em até 77% dos casos e direcionam para a avaliação laboratorial adequada.[27-30]

Testes laboratoriais

A coleta de exames laboratoriais de rotina é de utilidade limitada, a menos que a história e exame físico sugiram um diagnóstico específico (jejum, diabete, doença renal tubular). Assim a coleta de glicemia, hemograma e eletrólitos séricos tem pouca utilidade.

Eletrocardiograma

Todos os pacientes com síncope têm necessidade de realizar um ECG de boa qualidade. É uma ferramenta útil, barata e de fácil realização. O ECG é útil no diagnóstico de síndrome de Wolf-Parkinson-White, síndrome do QT longo, bloqueio cardíaco, isquemia miocárdica e outras formas de doenças cardíacas congênitas. Em pacientes com história de palpitações associadas a síncope, sintomas intermitentes, suspeita de arritmia, ou que sofreram cirurgia cardíaca prévia, é necessária monitoração cardíaca de 24 horas com Holter.[27,28,31]

Pacientes com história de síncope aos exercícios podem se beneficiar do teste de esforço sob supervisão médica.

Tabela 2 Achados clínicos nos diagnósticos diferenciais de síncope

	Neurocardiogênica	Cardíaca	Neurológica	Psicogênica
História da síncope	• Pré-síncope; síncope com mudanças de postura, ou após períodos prolongados em pé no calor • Precedida por estirão de crescimento, menstruação ou perda de peso excessiva	• Síncope de exercício • Palpitação e dor no peito, antes ou depois da síncope	• Ausência de pródromos • Perda abrupta do tônus muscular • Cefaleia antes da síncope • Cansaço excessivo após a síncope • Movimentos de extremidades arrítmicos • Alteração comportamental • Pós-ictal prolongado • Inabilidade em descrever o período ictal • Incontinência • Sinais neurológicos focais	• Síncope prolongada (minutos a horas) • Síncope não testemunhada • História de queixas físicas de longa data • Hiperventilação antes da síncope • Síncope na posição supina sem características neurológicas
História familiar	Compatível com síncope neurocardiogênica	• Cardiomiopatia • Marca-passo • Canalopatias • Morte súbita inexplicada • Normal	• Convulsão • Enxaqueca • Distúrbios do sono • Distúrbios vestibulares • Doença mucocutânea • Normal	• Ansiedade, depressão
Sinais vitais	Sinais vitais ortostáticos positivos	Normais	Normais	Normais
Exame físico	Normal	• Sopro cardíaco • Arritmia cardíaca • Evidência de insuficiência cardíaca	• Anormalidades focais • Pode ser normal	• Normal
Eletrocardiograma	Normal	• Hipertrofia ventricular • Pré-excitação ventricular • Alteração do intervalo QT • Onda T anormal • Bloqueio cardíaco • Pode ser normal	• Normal	• Normal

Fonte: Anderson et al., 2016.[24]

Ecocardiograma

Se há suspeita de doença cardíaca estrutural, pela história e exame físico, o ecocardiograma está indicado.[27,32]

O cateterismo cardíaco raramente está indicado para determinar causa de síncope em crianças, embora seja extremamente útil em pacientes com suspeita de anormalidades coronarianas. O estudo eletrofisiológico do coração é invasivo, e está indicado apenas nos pacientes com suspeita de arritmia potencialmente letal.

Tilt teste

O uso do *tilt* teste em pacientes pediátricos com síncope aumentou drasticamente nos últimos 10 anos. A teoria do exame se baseia na hipótese de o desencadeante mais comum de síncope ser o distúrbio causado pela mudança de decúbito, da posição supina para a posição ortostática. O *tilt* teste foi desenhado para provocar esse evento nos pacientes, sob monitoração cuidadosa de pressão arterial e ritmo cardíaco. As alterações da pressão arterial e do eletroencefalograma (EEG) são registradas e comparadas com os sintomas do paciente durante o teste. A meta do exame é reproduzir os sintomas do paciente com exatidão.[16,27-33]

O paciente é deitado em uma mesa, em posição supina, e são acoplados monitor de ECG e manguito de aferição de pressão arterial automatizado. Após a realização de um ECG basal, é obtido acesso venoso que pode, por si, induzir resposta vagal em pacientes com síncope neurocardiogênica. Em seguida são realizadas manobras que estimulam reflexo parassimpático, de acordo com o protocolo de cada laboratório: respiração profunda, massagem carotídea, manobra de Valsalva e aplicação de gelo na face. O paciente é então levantado pela mesa à posição de 70°, com a cabeça para cima, por um período de 30 minutos[16] (Figura 1).

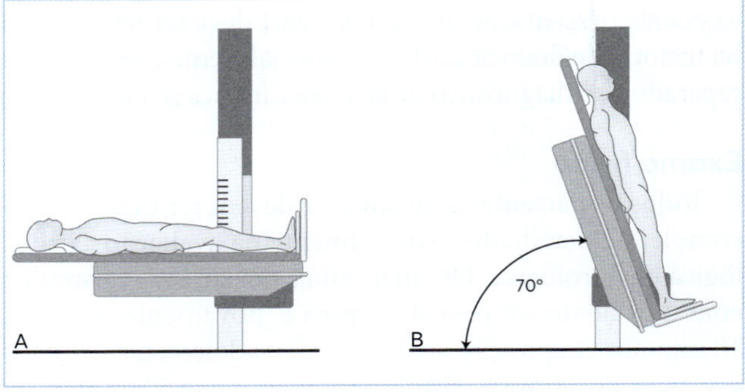

Figura 1 *Tilt* teste.
Fonte: Lewis e Dhala, 1999.[16]

O paciente é mantido nessa posição com monitoração contínua do ECG, e de pressão arterial a cada 1 a 2 minutos. Se o paciente se tornar sintomático, ou decorrerem 30 minutos, o teste é terminado e o paciente retorna à posição supina. Os sintomas mais comuns são: tontura, náuseas, alterações visuais e síncope. No ECG são comuns os registros de bradicardia sinusal, bradicardia juncional, e assistolia. Hipotensão se manifesta por pressão sistólica menor que 70 mmHg (adultos), ou pressão diastólica imensurável. O retorno do paciente à posição supina produz resolução rápida dos sintomas, com retorno ao ritmo sinusal normal[16] (Figura 2).

Robson et al. avaliaram os resultados do *tilt* teste em estudo retrospectivo com 89 crianças com idade entre 5 e 23 anos com síncope com manifestação atípica: síncope sem resposta ao tratamento inicial, síncope de exercício, ou episódios prolongados. Concluíram que o teste é um método excelente para confirmação diagnóstica de pseudossíncope.[6]

Indicações do *tilt* teste:[16]

- Síncopes recorrentes.
- Síncope única em ambiente de risco.
- Síncope associada a exercícios.
- Tratamento de síncope de outra etiologia.

Contraindicações do *tilt* teste:[16]

- Estenose aórtica e/ou mitral graves.
- Doença coronariana crítica.
- Doença cerebrovascular crítica.

Eletroencefalograma

O EEG, tomografia computadorizada ou ressonância magnética do encéfalo são testes não elucidativos do diagnóstico de síncope, a menos que a história e exame físico apontem para causa neurológica.[27-33]

Resumo das recomendações das avaliações diagnósticas de síncope segue na Tabela 3.

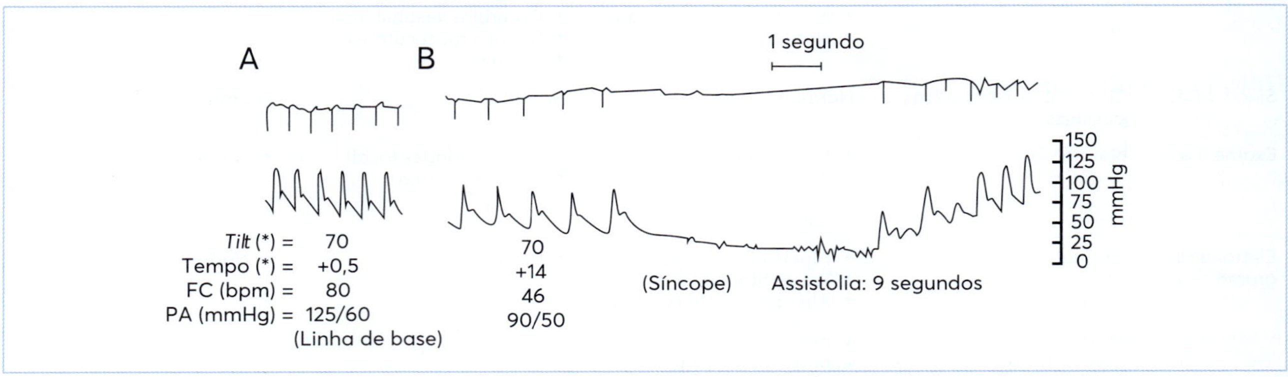

Figura 2 Monitoração *tilt* teste.
Fonte: Lewis e Dhala, 1999.[16]

Tabela 3 Recomendações avaliação diagnóstica síncope

Testes laboratoriais	• É razoável serem solicitados na avaliação de pacientes selecionados com síncope identificada com base na história clínica, exame físico e ECG • Exames laboratoriais de rotina não são úteis na avaliação da síncope
Exame de imagem cardíaca	• Ecocardiograma transtorácico pode ser útil em pacientes selecionados com síncope se há suspeita de doença cardíaca estrutural • Exame de imagem cardíaco não é útil na avaliação de pacientes com síncope a menos que se suspeite de etiologia cardíaca baseado na avaliação inicial através de história, exame físico, ou ECG
Tilt teste	• Pode ser útil em pacientes com suspeita de síncope vasovagal se o diagnóstico está incerto após avaliação inicial • Pode ser útil em definir diagnóstico de pseudossíncope • Pode ser útil em distinguir síncope convulsiva de epilepsia • Pode ser útil em pacientes com síncope e suspeita de hipotensão ortostática prolongada quando a avaliação inicial não é diagnóstica
Exame de imagem neurológico	• RM e TC de encéfalo não são recomendadas de rotina para a avaliação de pacientes com síncope na ausência de sinais neurológicos focais • EEG de rotina não está recomendado na avaliação de pacientes com síncope na ausência de sinais neurológicos específicos que sugiram epilepsia • Monitoração hemodinâmica e EEG simultâneos durante o *tilt* teste podem ser úteis em distinguir síncope, pseudossíncope e epilepsia

ECG: eletrocardiograma; EEG; eletroencefalograma; RM: ressonância magnética; TC: tomografia computadorizada.
Fonte: ACC/AHA/HRS, 2017.[34]

TRATAMENTO

A causa do evento sincopal determina o tratamento adequado. O tratamento de todas as causas de síncope está além da intenção deste capítulo, assim o texto se limitará ao tratamento da causa mais comum de síncope na infância: a neurocardiogênica.

O tratamento da síncope neurocardiogênica se divide em não farmacológico e farmacológico.[35]

Tratamento não farmacológico

As principais modalidades de tratamento não farmacológico com classe de recomendação e nível de evidência estão descritas na Tabela 4.[35]

Educação

Recomenda-se que a educação do paciente esteja focada na etiologia, história natural, manutenção da hidratação adequada, manejo e em evitar potenciais desencadeantes da síncope. Existe uma grande variedade de estímulos que podem desencadear episódios vaso vagais.

Estímulos físicos: manter-se em pé por período prolongado ou levantar-se rapidamente, exposição a altas temperaturas, desidratação, tosse, dor e outros.

Estímulos emocionais: observar procedimentos médicos, visualizar sangue e emoções extremas.

Ingestão de sal e água

O tratamento inicial da síncope inclui o aumento da ingestão de sal e água na dieta. Recomenda-se a hidratação com no mínimo 2 L de fluidos por dia. A quantidade da ingestão de sal deve ser aumentada até 10 g de sódio por dia para pacientes com sintomas recorrentes.

Suspender medicações que potencializem a síncope

Qualquer medicação que possa potencialmente piorar os sintomas da sincope vaso vagal deve ser suspensa se possível. Por exemplo, diuréticos, venodilatadores e vasodilatadores.

Exercício físico

Exercícios físicos são frequentemente recomendados no tratamento da síncope vasovagal na tentativa de aumentar o volume intravascular.

Contramanobras físicas

Recomenda-se que aos pacientes com história de síncope vaso vagal que se deitem rapidamente após o início dos primeiros sintomas de síncope.

Contrações musculares isométricas aumentam o débito cardíaco e a pressão arterial, diminuindo a ocorrência de síncope. A manobra mais efetiva combina cruzar as pernas e contrair os glúteos.

Tilt training

Tilt training ou exposição recorrente exposição às manobras de *tilt* teste se associam com diminuição da positividade desse teste posteriormente. Sugere-se que o *tilt training* aumente a função simpática periférica.

Tratamento farmacológico

O tratamento farmacológico deve ser considerado nos pacientes em que as medidas não farmacológicas falharam (Tabela 5).[35]

Mineralocorticoides

Os mineralocorticoides aumentam a retenção de sal e água e excreção de potássio na urina. O mecanismo benéfico para a síncope autonômica está relacionado ao aumento do volume intravascular. A administração da fludorcotisona deve se associar ao aumento da ingestão de água e sódio. O efeito da fludrocortisona é incerto no tratamento de síncope ortostática em crianças.[35,36]

Betabloqueadores

Em teoria o betabloqueador evita a resposta simpática inicial desencadeada após o estímulo afetivo ou físico, dessa forma, a contrarresposta parassimpática estará inibida.[37]

Tabela 4 Tratamento não farmacológico da síncope vaso vagal

Tratamento	Classe de recomendação	Nível de evidência
Educar o paciente sobre Prognóstico Fatores desencadeantes: • Ficar em pé por tempo prolongado • Temperaturas extremas (calor, banho quente) • Esforço durante micção e evacuação • Jejum • Mudança brusca de temperatura • Situações de estresse e hiperventilação • Uso de álcool ou drogas vasodepressoras	Classificação IIa (conduta aceitável)	Nível C
Aumentar a ingestão de água e sódio para aumentar o volume intravascular • Ingerir 10 g de sódio/dia, para sintomas recorrentes • Ingerir no mínimo 2 L de água/dia	Classificação IIa (conduta aceitável)	Nível B
Suspender medicações que potencializem a síncope • Diuréticos, vasodilatadores e venodilatadores	Classificação IIa (conduta aceitável)	Nível C
Contramanobras físicas • Deitar-se rapidamente • Meias elásticas e cinta abdominal • Agachamento • Cruzar as pernas e contração de grandes músculos	Classificação IIa (conduta aceitável)	Nível B
Exercício físico	Classificação IIb (pode ser considerada)	Nível C
Tilt training • Pacientes internados • Pacientes ambulatoriais	 Classificação IIb (pode ser considerada) Classificação III (sem benefício	 Nível B Nível B

Fonte: Coffin e Raj, 2014;[35] Gibbons, Smith e Antman, 2003.[40]

Tabela 5 Tratamento farmacológico da síncope vaso vagal

Tratamento	Classe de recomendação	Nível de evidência
Aumento do volume sanguíneo • Fludrocortinosa 0,1 a 0,2 mg/dia	 Classificação IIa (conduta aceitável)	 Nível B
Diminuir o gatilho do aumento do tônus simpático • Metoprolol 25 a 50 mg 2 vezes/dia (pacientes < 40 anos) • Metoprolol 25 a 50 mg 2 vezes/dia (pacientes > 40 anos)	 Classificação III (sem benefício) Classificação IIa (sem benefício)	 Nível A Nível B
Aumento do tônus vascular • Midodrine 2,5 a 10 mg a cada 4 horas (3 doses/dia)	 Classificação IIa (conduta aceitável)	 Nível B
Síncope recorrente • Inibidores seletivos da recaptação de serotonina	 Classificação IIb (pode ser considerada)	 Nível B
Outras medicações (raramente) • Sibutramina	 Classificação IIb (pode ser considerada)	 Nível C

Fonte: Coffin e Raj, 2014;[35] Gibbons, Smith e Antman, 2003.[40]

O metoprolol em pacientes com menos de 40 anos não apresentou benefícios no tratamento da síncope vasovagal.[38] Betabloqueadores não têm benefício em pacientes pediátricos.[39]

Alfa-agonista

Midodrine causa constrição arteriolar e venoconstrição, com aumento da resistência vascular periférica e do débito cardíaco. Existem evidências de que o uso de midodrine previna a síncope vasovagal. Essa medicação é bem tolerada e permanece sendo uma opção razoável de tratamento em pacientes sem hipertensão significante.[38]

Inibidores do transporte de norepinefrina

Os inibidores do transporte de norepinefrina bloqueiam a recaptação de norepinefrina nos terminais neuronais simpáticos pré-sinápticos, levando ao aumento do tônus simpático, nas situações em que a norepinefrina é secretada. Isso pode bloquear o desencadeamento do reflexo vaso vagal, prevenindo a consequente perda do tônus simpático.[38]

CONCLUSÃO

A abordagem correta do paciente com síncope depende do conhecimento de suas variadas etiologias. É necessário caracterizar a forma mais benigna de síncope, a neurocardiogênica, e diferenciá-la dos quadros que impliquem risco de vida. A história e exame físico devem ser complementados com o ECG, para diagnóstico de arritmias sintomáticas. A avaliação diagnóstica extensa e invasiva é geralmente des-

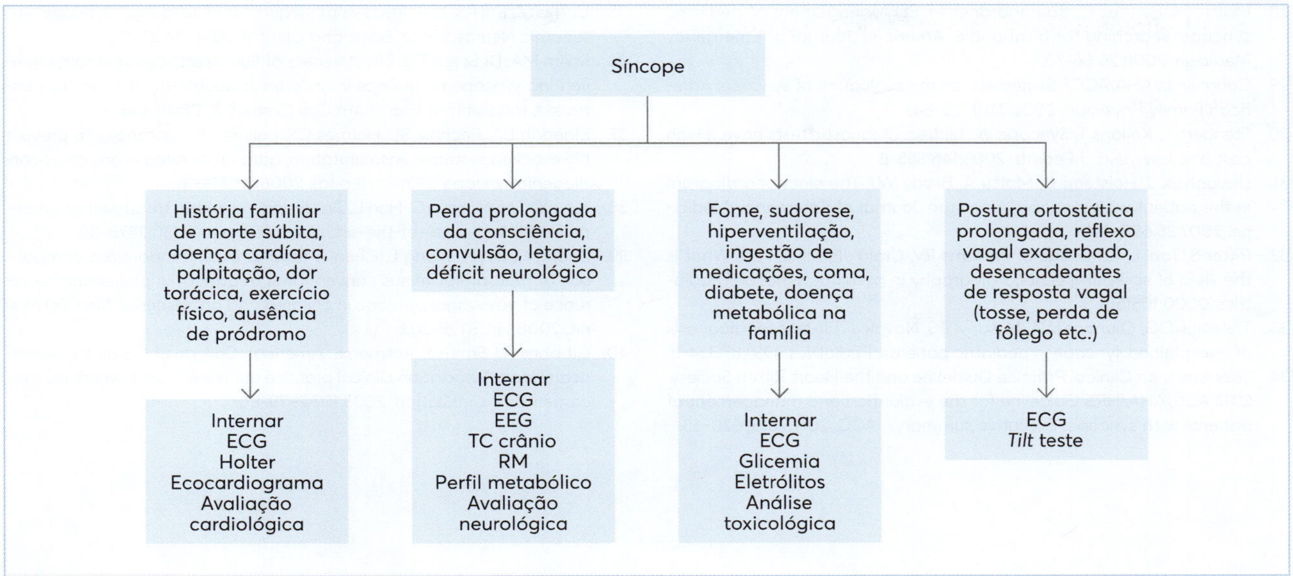

Figura 3 Algoritmo para avaliação da criança com síncope.

ECG: eletrocardiograma; EEG; eletroencefalograma; TC: tomografia computadorizada.
Fonte: Massin et al., 2004.[3]

necessária. A Figura 3 representa o algoritmo sugerido para o atendimento da síncope na criança.

Às vezes não é claro qual paciente deve ser encaminhado para avaliação do especialista. Baseado na história e exame físico, listam-se abaixo achados que indiquem a necessidade do encaminhamento do paciente ao cardiologista ou neurologista:

- Síncope desencadeada por exercícios.
- Síncope associada à dor no peito ou palpitações.
- Qualquer anormalidade cardíaca detectada no exame físico ou ECG.
- História familiar de morte súbita.
- História familiar de epilepsia.
- Qualquer anormalidade neurológica aguda ou residual.
- Episódios de síncope inexplicáveis ou atípicos.
- Síncope recorrente.

REFERÊNCIAS BIBLIOGRÁFICAS

1. Task Force on Syncope. Guidelines on maneagement (diagnosis and treatment) of syncope. Europace. 2004;6:467-537.
2. Mace S, Schrieber DH: Syncope in pediatric patient. Pediatr Emerg Med Report. 2010;15:13-24.
3. Massin MM, Bouguignont A, Coremans C, Comté L, Lepage P, Gérard P. Syncope in pediatric patients presenting to an emergency department. J Pediatr. 2004;145.
4. Pratt J, Fleisher G. Syncope in children an adolescents. Pediatr Emerg Care. 1989;5:80-2.
5. Hannon DK, Knilans TK. Syncope in children and adolescents. Curr Probl Pediatr. 1993;23:358-84.
6. Robinson JA, Shivapour JK, Sneyder CS. Tilt table testing to disagnose pseudosyncope in the pediatric population. Congenital Heart Disease. 2017;12:411-6.
7. Feit LR. Syncope in the pediatric patient: diagnosis, pathophysiology, and treatment. Advances Pediatr. 1996;43:469-93.
8. Kapoor WN. Diagnostic evaluation of syncope. Am J Med. 1991;90:91-106.
9. McLeod KA. Syncope in chilhood. Arch Dis Child. 2003;88:350-3.
10. Tanel RE, Walsh EP. Syncope in the pediatric patient. Cardiol Clin. 1997;15:277-94.
11. Massin MM. Neurocardiogenic syncope in children. Current concepts in diagnosis and management. Pediatr Drugs. 2003;5:327-34.
12. Scott WA. Evaluating the child with syncope. Pediatr Ann. 1991;7:350-9.
13. Scarabelli CC, Scarabelli TM. Neurocardiogenic syncope. BMJ. 2004;329:336-34.
14. Dimario FJ Jr. Breath-holding spells in childhood. Am J Dis Child. 1992;146:125-31.
15. Leung AKC, Leung AAM, Wong AHC, Hon KL. Breath-holding spells in pediatrics: a narrative review of the current evidence. Current Pediatric Reviews. 2019;15:22-9.
16. Lewis DA, Dhala A. Syncope in the pediatric patient. The cardiologist's perspective. Pediatr Clin North Am. 1999;46:205-19.
17. McHarg M, Shinnar S, Rascoff H, Walsh CA. Syncope in childhood. Pediatr Cardiol. 1997;18:367-71.
18. Massin M, Malekzadeh S, Benatar A. Cardiac syncope in pediatric patients. Clin Cardiol. 2007;30:81-5.
19. Strickberger S, Benson W, Biaggioni I, Callans DJ, Cohen MI, Ellenbogen KA, et al. AHA/ACCF scientific statement on the evaluation of syncope. Circulation. 2006;113:316-27.
20. Scott WA. Evaluating the child with syncope. Pediatr Ann. 1991;7:350-9.
21. Woods W, McCulloch M. Cardiovascular emergencies in the pediatric patient. Emer Med Clin N Am. 2005;23:1233-49.
22. Sotero M. Distúrbios paroxisticos não epilépticos. J Pediatr. 2002;78(Supl1):S73-S88.
23. Doniger S, Sharieff G. Pediatric dysrhythmias. Pediatr Clin N Am. 2006;53:85-105.
24. Anderson JB, Willis M, Lancaster H, Leonard K, Thomas C. The evaluation and management of pediatric syncope. Pediatric Neurol. 2016;55:6-13.
25. Service FJ. Hypoglycemic disorders. N Engl J Med. 1995;332:1144-52.
26. Fant C, Cohen A. Syncope in pediatric patients: a pratical approach to differential diagnosis and management in the emergency department. Pediatr Emerg Med Pract. 2017;14(4):1-28.
27. Johnsrude CL. Current aproch to pediatric syncope. Pediatr Cardiol. 2000;21:522-31.

28. Martin M, Benitez C, Baumgardner M. ED Management of pediatric syncope: searching for a rationale. American Journal of Emergency Medicine. 2008;26:66-70.
29. Coughlin L. AHA/ACCF Statement on the evaluation of syncope. American Family Physician. 2006;74(1):179-84.
30. Stenberg L, Knilans T. Syncope in children: diagnostic tests have a high cost and low yield. J Pediatr. 2005;146:355-8.
31. Dovgalyuk J, Holstege C, Mattu A, Brady WJ. The electrocardiogram in the patient with syncope. American Journal of Emergency Medicine. 2007;25:688-701.
32. Ritter S, Tani L, Etheridge S, Williams RV, Craig JE, Minich LL. What is the yield of screening echocardiography in pediatric syncope? Pediatrics. 2000;105(5):1-3.
33. Thilenius OG, Qiunones JA, Husanyi TS, Novak J. Tilt-test for diagnosis of unexplained syncope in pediatric patients. Pediatrics. 1991;87:334-8.
34. Task Force on Clinical Practice Guideline and the Heart Rithm Society. 2017 ACC/AHA/HRS Guideline for the evaluation and management of patients with syncope: Executive summary. JACC. 2017;70(5):620-63.
35. Coffin ST, Raj RS. Non invasive manegement of vasovagal syncope. Autonomic Neuroscience: Basic and Clinical. 2014;184:27-32.
36. Salim MA, Di Sessa TG. Effectiveness of fludrocortisone and salt in preventing syncope recurrence in children: a double-blind, placebo-controlled, randomized trial. J Am Coll Cardiol. 2005;45:484-8.
37. Eldedah BA, Pechnik SL, Holmes CS. Failure of propranolol to prevent tilt-evocked systemic vasodilatation, adrenaline release ans neurocardiogenic syncope. Clin Sci (Lond). 2006;111:209-16.
38. Xiao YY, Jin M, Ye WQ, Han L, Jin HF. Individualized treatment of syncope in children: state-of-the-art. Chin Med J. 2017;130:2878-80.
39. Zhang Q, Jin H, Wang L, Chen J, Tang C, Du J. Randomized comparison of metoprolol versus conventional treatment in preventing recurrence of vasovagal syncope in children and adolescents. Med Sci Monit. 2008;14:CR199-203.
40. Gibbons RJ, Smith S, Antman E. American College of Cardiology/American Heart Association clinical practice guideline: Part 1: where do they come from? Circulation. 2003;107:2979-86.

CAPÍTULO 4

ACIDENTES COM CORPO ESTRANHO: VIA AÉREA E TRATO GASTROINTESTINAL

José Faibes Lubianca Neto
Renata Loss Drummond
Carolina Soares da Silva
Cristina Targa Ferreira

AO FINAL DA LEITURA DESTE CAPÍTULO, O PEDIATRA DEVE ESTAR APTO A:

- Reconhecer que corpos estranhos são bastante prevalentes na emergência e podem ser letais em alguns casos. O ponto-chave de muitos diagnósticos é a suspeição do avaliador.
- Remover a maioria dos corpos estranhos nasais e otológicos no pronto-socorro.
- Remover corpos estranhos deglutidos por endoscopia digestiva, mas alguns ficam fora do alcance do endoscópio.
- Saber que bateria, pilhas e ímãs exigem muitas vezes remoção urgente/emergente.
- Realizar a prevenção e educação dos pais e cuidadores domiciliares e de escolas.

ACIDENTES COM CORPO ESTRANHO: VIA AÉREA

As crianças estão constantemente explorando o seu corpo e o universo ao seu redor, principalmente antes dos 5 anos de idade. Por isso são mais suscetíveis a colocar objetos em locais que podem ameaçar a sua vida, como na boca e no nariz. Os principais objetos encontrados na via aérea são relacionados a atividades usuais: alimentos (principalmente amendoins, nozes/castanhas, leguminosas e sementes), pequenos brinquedos de plástico, diminutas peças de casa (como as pertencentes a móveis – espumas de almofadas – e eletrodomésticos). Alguns objetos podem ser extremamente perigosos em curto período de tempo (como balões, objetos pontiagudos, pilhas e baterias), tornando importante o diagnóstico precoce.

Os acidentes com corpos estranhos (CE) são responsáveis por aproximadamente 11% das visitas em emergências otorrinolaringológicas;[1] ocorrem principalmente em crianças entre 2 e 4 anos, sendo que 73% dos casos ocorrem antes dos 3 anos; a alta incidência antes dos 36 meses de vida está relacionada à fase oral, à dentição incompleta e à imaturidade dos reflexos de proteção laríngeos. As ocorrências são mais prevalentes nos meninos, em uma proporção de 1,5-2:1.

Os CE nasais e otológicos geralmente são retirados no atendimento em consultório ou na emergência; no entanto, os CE aspirados podem apresentar complicações graves, são a principal causa acidental de óbito no primeiro ano de vida nos Estados Unidos e a principal causa de morbimortalidade evitável na infância;[2] não existem dados brasileiros recentes sobre aspiração. Dados de países em desenvolvimento mostram maiores atrasos no diagnóstico, maior taxas de complicação e óbito relacionadas a CE aspirados, podendo estar relacionado à dificuldade de acesso à saúde, à mínima suspeição familiar e ao baixo tempo de supervisão da criança por adultos.

Múltiplos CE são comuns, principalmente em crianças menores, devendo se realizar exame físico otorrinolaringológico completo após remoção de objeto de algum orifício facial. Há aumento na incidência de CE em pacientes com distúrbios neuropsíquicos, principalmente nos portadores de transtorno opositor desafiador, transtorno do espectro autista e de transtorno de déficit de atenção e hiperatividade (TDAH). Nesses pacientes, observa-se maior dificuldade na anamnese e exame físico, acarretando atraso no diagnóstico, podendo ocasionar maior morbimortalidade. Nos pacientes com TDAH, observa-se necessidade de hospitalização em 20% dos casos e reincidência em 25%.[3]

Anamnese e exame físico

Quanto à anamnese e ao exame físico, é importante salientar que mais de 90% dos pacientes estão sob a supervisão de um adulto durante o incidente, mas menos de 50% dos responsáveis apresentam história compatível para afirmar a causalidade e até 25% dos exames de imagem iniciais são normais; assim, o grau de suspeição do médico que presta o atendimento, seja no consultório ou na emergência, é fundamental para o correto diagnóstico. Aproximadamente 50% dos casos têm atraso diagnóstico em mais de 24 horas, o que, além de dificultar o diagnóstico, aumenta o risco de complicações. Estima-se que até 2% dos acidentes com CE evoluam a óbito, sendo mais comum em CE de via aérea.

Remoção de corpos estranhos

Em todas as remoções de CE, é imprescindível que os procedimentos sejam bem orientados à criança e aos familiares, uma vez que a colaboração do paciente e de seus pais sempre é importante para o sucesso da retirada, e a primeira tentativa é aquela com maior possibilidade de êxito. A posição ideal para a remoção é a mesma do exame otorrinolaringológico, com a criança sentada no colo de um dos pais, sendo contida por ele; em alguns pacientes, é necessário um segundo adulto para conter a cabeça, algumas crianças menores podem ser contidas dentro de lençol e examinadas na maca, sempre lembrando da possibilidade maior de aspiração nessa posição. Em pacientes pouco colaborativos, pais muito ansiosos, manipulação excessiva prévia ou crianças com alguma alteração neuropsíquica pode ser necessário que o procedimento de remoção nasal ou otológica seja realizado no bloco cirúrgico; CE em via aérea mais distal são sempre tratados sob anestesia geral.

Pilhas e baterias

Cada vez mais utilizadas no dia a dia, as pilhas e baterias são muito atrativas para as crianças e extremamente perigosas quando entram em contato com as mucosas. Diversos mecanismos de lesão são conhecidos, sendo que a destruição tecidual pode começar nas primeiras horas e evoluir rapidamente, causando danos muitas vezes irreversíveis em menos de 24 horas (queimaduras com estenoses secundárias de difícil tratamento em esôfago, perfuração septal, entre outras). O manejo correto, que pode diminuir o risco de sequelas, baseia-se em diagnóstico e remoção precoces. Como, muitas vezes, a história e o exame físico são pouco elucidativos, é sempre importante descartar a possibilidade de qualquer CE ser uma bateria. Na radiografia inicial, as baterias podem ser semelhantes às moedas, mas é importante que a equipe de emergencistas e radiologistas esteja bem treinada para distingui-las pela presença do duplo anel nas pilhas e pelo "degrau" lateral que esses objetos normalmente possuem. Quando identificado como sendo uma bateria, o CE deve ser imediatamente retirado. É uma emergência.

Corpo estranho nasal

Os CE nasais são responsáveis por 0,1% das visitas à emergência pediátrica e, em sua maioria, são removidos pelo médico emergencista. Em algumas situações, pode ser necessária a intervenção do otorrinolaringologista. Os grãos e leguminosas são os CE mais comumente encontrados, podem absorver água e aumentar de tamanho, causando piora da dor e maior dificuldade de remoção. São as baterias e pilhas que causam maior morbidade, e sua retirada é considerada uma emergência, podendo levar a dano tecidual, necrose, perfuração septal (que pode se apresentar nas primeiras 7 horas) e deformidade nasal. Os ímãs também dever ser prontamente removidos, pois, quando associados a objetos de ferro na outra fossa nasal, podem causar destruição tecidual e perfuração septal. Rinólitos geralmente são achados ocasionalmente no exame e correspondem a CE de longa data na cavidade nasal. Apresentam-se como material acinzentado com consistência pétrea.

A principal complicação dos CE nasais é a aspiração, que é rara, e pode ocorrer também durante a tentativa de remoção. As complicações menores são sangramento, dor e infecção. Com baterias não identificadas nas primeiras horas, é comum a perfuração septal.

Anamnese e exame físico

Geralmente, os pais ou a própria criança apresentam história compatível com a inserção de CE nasal; podem estar presentes dor, epistaxe, rinorreia e/ou obstrução unilateral. A clássica apresentação de rinorreia unilateral fétida e purulenta, presente em até 20% dos pacientes, não é observada nas primeiras horas, podendo demorar semanas para ocorrer. Alguns pacientes apresentam vestibulite unilateral, podendo auxiliar no diagnóstico.

O CE nasal pode estar impactado em qualquer área da fossa nasal, mas é encontrado, mais comumente, medial ou abaixo do corneto inferior ou anterior ao corneto médio, podendo ser visualizado com a simples elevação da ponta nasal. Orienta-se a mínima manipulação da criança durante o exame pelo risco de aspiração. Em casos mais raros, o CE apenas é observado na endoscopia nasal. Sempre se orienta a inspeção cuidadosa das fossas nasais para identificar um eventual segundo CE.

Exames de imagem normalmente não são elucidativos, pois, em geral, tratam-se de objetos radiotransparentes.

Remoção

A remoção dos objetos pode ser por: 1. pressão positiva; 2. extração mecânica; ou 3. aspiração, com uso de ar comprimido. O uso de vasoconstritores tópicos (oximetazolina, nafazolina, entre outros) auxilia na melhor visualização e também na remoção dos objetos, diminuindo sangramento, havendo um risco mínimo de causar o deslocamento posterior e possível aspiração.

A pressão positiva pode ser feita de diferentes formas. Em crianças maiores, pode-se incentivá-las a "assoar" as narinas, com a obstrução manual da narina não afetada; tal manobra necessita da colaboração do paciente. Há a possibilidade da manobra de "beijo dos pais", em que o adulto assopra na boca da criança enquanto obstrui a narina sem CE. Ainda podem ser utilizados dispositivos mecânicos que aplicam pressão na fossa nasal não afetada, como Ambu ou seringa com soro. Teoricamente, existe o risco de barotrauma quando uso de pressão positiva.

A extração mecânica inclui diversas técnicas. Alguns autores recomendam o uso de vasoconstritor e analgesia local (lidocaína 1%, até 0,3 mL/kg). O uso de instrumentais (cureta, gancho, pinça jacaré) pode auxiliar na remoção do objeto, principalmente quando este apresentar ranhuras ou pontos de preensão, mas raramente estão disponíveis nos setores de emergência, sendo necessária a presença do otorrinolaringologista; os tipos lisos e arredondados podem causar maior desafio. Em raras vezes, pode ser utilizada sonda Foley ou cateter Fogarty: insere-se a sonda na narina comprometida, após ultrapassar com o cuidado de não empurrar o CE, infla-se o balonete e traciona-se a sonda, a fim de trazer o CE para fora.

Em torno de 10% dos pacientes necessitam de remoção em bloco cirúrgico, sob anestesia geral. A retirada do CE pode causar as mesmas complicações da sua presença: dor, epistaxe, laceração septal, infecção e aspiração. Em casos de infecção ou lesões septais de maior duração, orienta-se uso de antibióticos.

Corpo estranho otológico

O ouvido é responsável por mais de 60% dos casos de CE em otorrinolaringologia. Pérolas e contas são mais comuns, mas podem-se encontrar também sementes, grãos, esponjas, brinquedos e papel; baterias são, novamente, extremamente danosas; pequenos insetos também podem ser encontrados, principalmente em crianças maiores, causando grande desconforto e exigindo condutas específicas.

Anamnese e exame físico

CE otológicos são, geralmente, achados ocasionais da otoscopia, pois muitas vezes são oligossintomáticos (perdas auditivas leves, prurido, discreta dor), principalmente quando são inanimados. Podem, no entanto, se apresentar na emergência, quando associados a dor intensa, otorreia ou otorragia. CE animados geralmente são muito sintomáticos, e sua retirada é uma urgência. A impactação do CE geralmente ocorre no local de maior estreitamento do conduto auditivo externo (CAE), na junção ósseo-cartilaginosa, no terço lateral do CAE; a manipulação na porção óssea (dois terços mediais) é potencialmente mais traumática e mais dolorosa. Geralmente são encontrados na orelha direita, devido à maioria destra da população; em crianças com alterações comportamentais, podem ser encontrados bilateralmente; sempre devem ser examinadas ambas as orelhas, mesmo que as queixas sejam unilaterais.

Remoção

A intensa manipulação do CAE pode causar laceração e pronto edema e hematoma da pele, trazendo maior dificuldade à remoção. O CAE é extremamente sensível à dor, podendo ser necessária analgesia tópica. É importante lembrar que materiais orgânicos aumentam de volume no decorrer das horas, impossibilitando visualização de seus limites e manipulação adequadas e, algumas vezes, necessitando de procedimento em centro cirúrgico.

Diversos instrumentos podem ser utilizados para a remoção do CE, como curetas, aspiradores e pinças-jacaré. A irrigação com soro fisiológico ou água tratada aquecidos à temperatura corporal costuma ser eficiente na maioria dos casos; no entanto, deve ser evitada na presença de baterias e na suspeita de perfuração timpânica ou infecção. Também podem ser utilizados, para a remoção, aspiradores com ponteiras otológicas. Muitas vezes, a combinação de diversos métodos permite o sucesso do procedimento.

Insetos devem estar estáticos para serem removidos; assim é indicado preencher o CAE com álcool, óleo mineral ou lidocaína, para que o animal seja morto e depois possa ser retirado. A presença de miíase necessita de avaliação otorrinolaringológica e uso prévio de ivermectina (Figura 1).

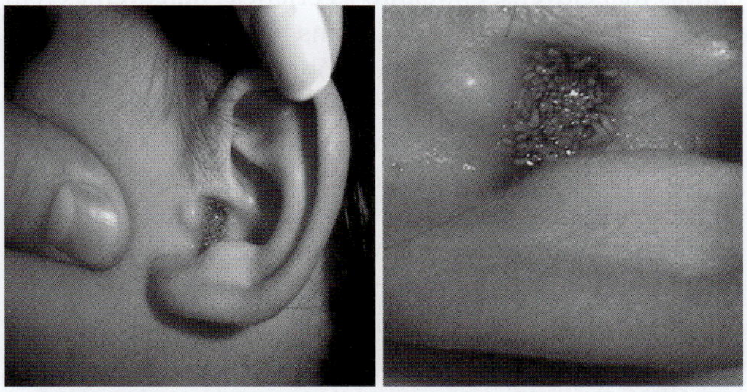

Figura 1 Corpo estranho otológico: miíase.

Alguns casos podem ser mais desafiadores: baterias, objetos próximos à membrana timpânica, objetos pontiagudos ou com superfície lisa, CE presentes no canal por mais de 24 horas ou após intensa manipulação e presença de otorreia ou otorragia. Nesses casos, é necessária avaliação de otorrinolaringologista.

As complicações relacionadas à remoção são as mesmas que podem ser encontradas apenas pela a presença do CE, sendo as mais comuns dor, otorreia, otorragia e perfuração timpânica; em raros casos, a perfuração timpânica e a disjunção traumática de cadeia de ossículos da orelha média podem gerar perda auditiva permanente após a retirada do CE. Quando houver sinais de otite externa, realiza-se o tratamento com gotas otológicas, orientando cuidado para não molhar as orelhas por 3 a 5 dias.

Corpo estranho de via aérea

Consideram-se, nesta seção, CE de faringe, hipofaringe, laringe, traqueia e brônquios.

Durante os anos 2000, a ingestão ou aspiração de um CE foi responsável por mais de 17 mil visitas à emergência em crianças menores de 14 anos nos Estados Unidos, sendo a aspiração responsável por aproximadamente 4.800 mortes em 2013, ou aproximadamente 1 morte por 100 mil crianças de 0 a 4 anos. A aspiração costumava ser letal em 24% dos pacientes antes do século XX. Porém, com o aprimoramento das técnicas de diagnóstico e tratamento, a mortalidade diminuiu notavelmente. Nos dias atuais, raros pacientes são submetidos à traqueostomia.

CE de faringe são emergência, pois podem causar obstrução completa da via aérea, quando são necessárias manobras de salvamento (como Heimlich, que pode ser realizada pelos responsáveis) ou laringoscopia direta para visualização e retirada do objeto ainda na sala de emergência. Alguns pacientes necessitam de avaliação no bloco cirúrgico. Ainda que manobras de salvamento sejam fundamentais, sempre deve ser lembrado o risco de aspiração e obstrução completa nesses pacientes. Estima-se que a mortalidade de CE glótica seja de 40%.[4] Felizmente, as obstruções parciais são mais comuns, causadas, geralmente, por alimentos, mas também podem ser encontrados brinquedos e moedas; objetos orgânicos são mais comumente aspirados nas faixas etárias mais jovens, enquanto as crianças mais velhas têm maior probabilidade de inalar itens inorgânicos.[5] A aspiração de CE corresponde a 7% dos óbitos pré-hospitalares em crianças menores de 3 anos e apresenta mortalidade hospitalar de 3,4%;[6] balões de brinquedo ou semelhantes (luvas ou preservativos) são os objetos mais comuns envolvidos na aspiração fatal. Antes dos 15 anos, em algumas crianças ainda não há diferença anatômica no ângulo formado por cada brônquio principal; entretanto, a principal localização de CE aspirados é no brônquio-fonte direito,[4] e até 60% dos CE se alojam na árvore brônquica direita, ainda que alguns trabalhos mostrem que a impactação pode ser frequente à esquerda[7] (Tabela 1). Embora a maioria dos CE aspirados esteja localizada nos brônquios, CE grandes e volumosos (p. ex., alimentos) ou aqueles com bordas pontiagudas e irregulares podem se alojar na laringe, particularmente em bebês menores de 1 ano. O estreitamento traqueal e/ou o fraco esforço respiratório podem predispor ao CE traqueal. Quando comparados aos CE brônquicos, os CE laringotraqueais estão associados ao aumento da morbimortalidade.[8] As casuísticas demonstram que os CE mais comumente aspirados são alimentos, principalmente sementes e oleaginosas (nozes/amendoim/castanha); no entanto brinquedos e, principalmente, balões também podem ser responsáveis por desfechos desfavoráveis.

Tabela 1 Sinais e sintomas de corpos estranhos em vias aéreas.

Localização	Porcentagem	Sinais e sintomas
Supraglote		Tosse, dispneia, sialorreia, alteração vocal
Laringe	3%	Estridor, tosse, alteração vocal, disfunção respiratória importante
Traqueia intratorácica	13%	Sibilo expiratório, ronco inspiratório
Traqueia extratorácica		Sibilo inspiratório, ronco expiratório
Brônquios	Brônquio-fonte direito: 60% Brônquio-fonte esquerdo: 23%	Tosse, sibilo ou outro som localizado, dificuldade ventilatória

Fonte: adaptada de Lima e Fischer, 2002.[4]

Deve-se, ainda, salientar que CE de via aérea podem trazer sequelas não letais temporárias ou permanentes, como tosse, pneumonia, enfisema, estenose brônquica, além de dano cerebral por anoxia. Os gastos em saúde com a aspiração de CE variam em diferentes países pelas diversas tecnologias empregadas, mas, mesmo em países em desenvolvimento, mantêm-se altos.

Anamnese e exame físico

O diagnóstico de aspiração de CE é um desafio no dia a dia do emergencista; é importante lembrar que a apresentação clínica pode variar, desde um paciente assintomático, quando o objeto está situado em via aérea distal, até um paciente com falência respiratória, quando o CE obstrui a glote, traqueia ou carina.

A história de início abrupto de tosse, engasgo/asfixia ou estridor enquanto a criança brinca ou se alimenta está presente em alguns casos, mas nem sempre é suficientemente relevante para os pais reportarem ao médico. A tríade clássica de sibilos, assimetria na ausculta pulmonar, tosse/engasgo/asfixia está presente em 35 a 57% dos casos, uma vez que a sintomatologia depende do sítio anatômico onde o objeto se encontra (Tabela 1). A fase de asfixia ocorre imediatamente após o episódio e dura de alguns segundos a vários minutos. O episódio agudo geralmente é autolimitado e pode ser seguido por um período sem sintomas, que não deve ser interpretado como resolução, pois pode atrasar o diagnóstico. A assimetria na ausculta pulmonar é considerada por muitos o sinal mais relevante no exame físico, ainda que apresente baixas sensibilidade (variando de 53 a 80%) e especificidade (variando de 42 a 88%). Dessa maneira, um alto índice de suspeição do médico emergencista é fundamental no diagnóstico. Queixas pulmonares inespecíficas e/ou sintomatologia de via aérea prolongada sem resposta clínica devem suscitar a dúvida sobre CE retido na via aérea. Os CE laríngeos correspondem a menos de 5% dos casos de aspiração e podem causar sintomas diversos, como rouquidão, afonia, estridor, sibilo, dispneia, cianose, e hemoptise, podendo se apresentar agudamente, com obstrução com risco de vida iminente ou cronicamente, com sintomas menos específicos (Figura 2).

A ausculta pode revelar diminuição dos ruídos respiratórios, com sibilos e entrada de ar diminuída no lado obstruído. Tais sintomas podem ser erroneamente interpretados como asma, crupe ou broncopneumonia; na falta de resposta ao tratamento inicial, sugere-se broncoscopia. Ainda que seja o estudo não invasivo mais importante para a investigação de CE, a radiografia de tórax mostra-se normal em 25% pacientes, podendo chegar a 80% de normalidade,[4] sendo que os achados são relacionados ao local de impactação do CE; além disso, alguns autores sugerem que apenas 10% dos CE são radiopacos (Figura 3). Os achados mais comuns são enfisema, atelectasia (na qual o mediastino se desloca ipsilateral ao CE) e consolidação. Na presença de radiografia normal e grande suspeita, pode-se utilizar a fluoroscopia ou a radiografia em expiração (ou em decúbito lateral esquerdo em crianças menores), que permite a visualização de ar aprisionado pelo efeito de válvula da obstrução parcial da luz brônquica,

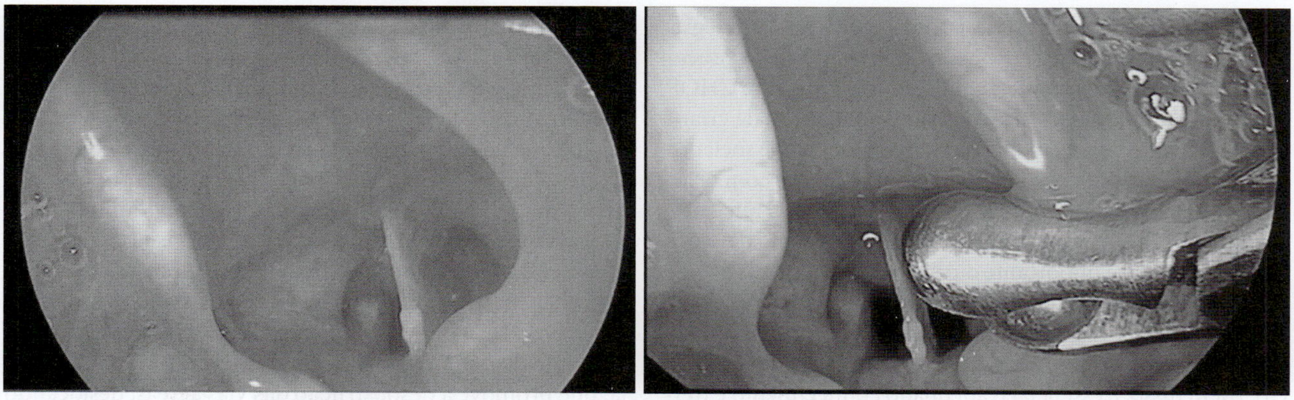

Figura 2 Corpo estranho laríngeo (material plástico) e sua retirada com pinça sacabocado.

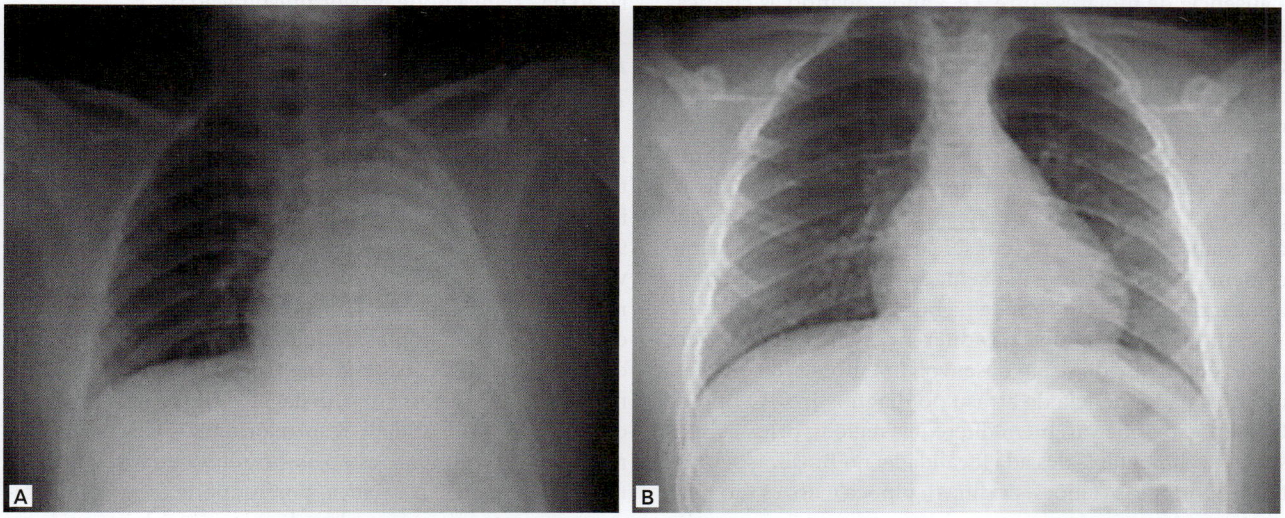

Figura 3 A: radiografia com opacificação de hemitórax esquerdo por impactação de corpo estranho radiotransparente em brônquio-fonte esquerdo. B: radiografia à direita, após remoção de corpo estranho.

podendo estar relacionado a deslocamento contralateral do mediastino. A tomografia computadorizada (TC) pode ser utilizada em alguns casos, geralmente quando o diagnóstico é duvidoso e tardio Alguns autores advogam que o uso de TC pode aumentar a sensibilidade (100%) e a especificidade (81 a 100%) do diagnóstico, diminuindo o número de broncoscopias.[8] O atraso no diagnóstico aumenta a taxa de complicações e também está relacionado com procedimentos de retirada mais longos e maior tempo de internação.

Além da temida falência respiratória, outras complicações podem ser vistas em aspiração de CE e estão relacionadas com o local de impactação, o tipo de CE e o tempo de permanência do CE na via aérea: inflamação/infecção, defeito de perfusão, destruição cartilaginosa, fibrose, bronquiectasia e estenose brônquica.

Remoção

O primeiro relato da remoção com êxito de CE das vias aéreas por broncoscopia data de 1897, realizado por Gustav Killian, na Alemanha. A remoção de CE de faringe pode ser realizada com manobras, como discutido posteriormente. No entanto, objetos retidos distalmente à hipofaringe exigem remoção por equipe experiente, sempre com cuidado de não impactar distalmente nem fragmentar o objeto, já que uma obstrução parcial pode rapidamente se tornar completa se não houver abordagem coordenada. A incidência de um segundo CE nas vias aéreas é de 5%, assim, após a remoção, orienta-se realização de endoscopia completa. A broncoscopia rígida é o procedimento padrão-ouro para a remoção de CE em via aérea em pacientes pediátricos, sendo diagnóstico e terapêutico. O aparelho flexível permite a visualização mais distal da árvore brônquica e também pode ser utilizado em casos específicos; idealmente, associa-se a técnica rígida terapêutica com a flexível diagnóstica, antes e depois da retirada. Complicações relacionadas à broncoscopia são relatadas em menos de 1% dos casos, mas podem ser fatais.

Prevenção e educação

A principal estratégia para evitar a aspiração de CE é a prevenção. Estima-se que mais de 75% dos acidentes possam ser evitados com a educação dos responsáveis; diversas estratégias mundiais vêm sendo desenvolvidas com o intuito de educação e prevenção de acidentes, como *Susy Safe Project* e CHOP (*Choking Prevention Project*). Os pais e cuidadores de crianças devem ser educados sobre os riscos potenciais associados nas atividades cotidianas das crianças, não apenas com brinquedos e objetos da casa, mas também durante as refeições. A conscientização pública é fundamental, por meio de ações de saúde; assim, é importante o papel do pediatra nos acompanhamentos da primeira infância, orientando as possibilidades de perigo, as formas de proteção da criança e as manobras que podem ser realizadas em casos de acidentes com CE. Além disso, é essencial o adequado conhecimento e treinamento de manobras de remoção de CE para os cuidadores. A alta incidência de aspiração de alimentos está relacionada à ausência de molares entre 2 e 3 anos, quando as crianças são capazes de morder com os incisivos, mas falta a capacidade de triturar adequadamente o alimento; aos 3 a 4 anos, as crianças desenvolvem molares, mas ainda estão aprendendo a mastigar e deglutir com eficácia e ainda podem ser facilmente distraídas da tarefa de comer; recomenda- se não ofertar nozes, amendoins, pipoca e sementes nem mesmo em pequenos pedaços.[4,9] A Academia Americana de Pediatria recomenda que crianças pequenas devem ser supervisionadas enquanto comem, devem se alimentar sentadas e nunca correr, andar, brincar ou deitar com comida na boca.[10]

Estudos revelam algumas diferenças entre achados em países desenvolvidos e em desenvolvimento, sendo que, nos últimos, há tendência de atraso no diagnóstico.[4] O tipo de CE também pode variar em diferentes regiões, pelos hábitos sociais e alimentares de cada localidade; no Brasil, as sementes, leguminosas (feijões, ervilhas), pipoca e nozes são mais comumente aspiradas.

Algumas mudanças na indústria, incluindo melhorias nas embalagens e marcações de bateria, também contribuem para reduzir a morbidade em crianças; os brinquedos são regulamentados pelos órgãos fiscalizadores em diferentes países (no caso do Brasil, o INMETRO – Instituto Nacional de Metrologia, Qualidade e Tecnologia) para diferentes idades, e tal medida diminuiu o número de aspiração por brinquedos nos países da Europa e da América do Norte. Algumas empresas já tornaram o plástico radiopaco, mas o material ainda é pouco utilizado nos brinquedos infantis. A indústria alimentícia, no entanto, não possui regulamentação na descrição de rótulos de produtos que podem potencialmente causar aspiração e morte de crianças.

Manobras de salvamento

Algumas manobras podem ser realizadas no momento do acidente, em casa, pelos cuidadores, para desobstrução da via aérea; para isso, é importante que os adultos responsáveis estejam capacitados, seja pelo seu pediatra ou por cursos complementares, para a realização de manobras de salvamento. Mesmo que exista visualização completa do CE na cavidade oral, é contraindicada sua remoção manual, pois existe a possibilidade de aspiração.

No primeiro ano de vida, podem-se realizar as manobras de (1) "tapa nas costas": com a criança em decúbito ventral no antebraço do responsável, com a cabeça apontada para o chão, vigorosos "tapas" no tórax superior; (2) pressão torácica: o adulto se posiciona atrás da criança, abraça-a e comprime o tórax com os braços. Para crianças maiores, pode-se utilizar a manobra de Heimlich: compressão abdominal, realizada de forma semelhante à torácica. Em casos de perda da consciência: intercalam-se 5 manobras ("tapa nas costas" ou Heimlich ou compressão torácica) com 5 manobras de massagem cardíaca. Em todas as faixas etárias, pode-se utilizar a manobra de *jaw thrust*: deslocamento anterior da mandíbula, que promove a desobstrução das vias aéreas, deslocando também a língua. É importante que o adulto esteja seguro para a realização de tais manobras, uma vez que a manipulação da criança pode provocar aspiração o CE.

ACIDENTES COM CORPO ESTRANHO: TRATO GASTROINTESTINAL

A ingestão de CE é um evento comum na população pediátrica. O pico de incidência ocorre entre 6 meses e 6 anos de idade.[11] Ao contrário do que ocorre na população adulta, 98% das ingestões de CE em crianças são acidentais e envolvem objetos encontrados no ambiente doméstico, como moedas, brinquedos, joias, ímãs e baterias.[12] As crianças podem apresentar sintomas evidentes após a ingestão, incluindo estridor, salivação, agitação, dor no peito, dor abdominal, febre, recusa alimentar, disfagia, odinofagia, respiração ofegante e/ou dificuldade respiratória.[12] Os CE localizados no esôfago geralmente estão associados a quadros clínicos mais exuberantes. A criança, porém, pode estar completamente assintomática e ser levada a serviços de emergência após a ingestão ser testemunhada pelo cuidador (*guideline*).

A progressão espontânea pelo trato gastrointestinal ocorre em cerca de 80 a 90% dos CE ingeridos, não havendo necessidade de qualquer intervenção. Em 10 a 20% dos casos há indicação de remoção por endoscopia digestiva alta (EDA) e em menos de 1% há necessidade de intervenção cirúrgica, seja para retirada do CE ou tratamento de complicações secundárias à ingestão.[11]

A determinação das indicações e do momento certo da intervenção, quando necessário, requer avaliação do tamanho do paciente, tipo de objeto ingerido, localização do objeto no trato gastrointestinal, sintomas clínicos, tempo desde a ingestão, horário da última ingesta oral do paciente e dos riscos potenciais (aspiração, obstrução, perfuração).[11,12] De um modo geral, o tempo para intervenção pode ser dividido em 3 categorias: emergência (até 2 horas da ingestão, independentemente do *status* de jejum), urgência (até 24 horas da ingestão, seguindo as diretrizes usuais de jejum) e eletivo (após 24 horas da ingestão, seguindo as diretrizes usuais de jejum).[12]

Avaliação inicial

A avaliação de uma criança com suspeita ou confirmação de ingestão de CE deve incluir uma anamnese e exame físico detalhados e realização de exame de imagem. O exame físico é importante para a avaliação de possíveis complicações decorrentes da ingestão do CE.[11]

O próximo passo é a realização de exames de imagem, que auxiliam na identificação da localização exata do CE, pois muitas vezes o local da queixa do paciente não corresponde ao local da impactação do objeto. O primeiro exame a ser realizado deve ser uma radiografa (incidência anteroposterior e lateral) da região cervical, torácica e abdominal.[11] Através da radiografia pode-se também avaliar a presença de complicações, como pneumomediastino e pneumoperitônio que podem estar presentes nas perfurações. Os CE que não são radiopacos (p. ex., plástico, vidro, bolo alimentar) são mais bem avaliados com a realização de uma ultrassonografia ou TC.[11] Este último exame também está indicado quando há suspeita de complicações que necessitarão de manejo cirúrgico.[11,12]

A EDA tem ação diagnóstica e terapêutica, pois, além de identificar o tipo de objeto ingerido e sua localização, auxilia no diagnóstico de complicações e permite a retirada do CE.[11]

Corpos estranhos mais comumente ingeridos na população pediátrica

Moedas

As moedas são os objetos mais comumente ingeridos pelas crianças. A passagem espontânea das moedas do esôfago para o estômago ocorre em aproximadamente 30% dos pacientes.[12] Moedas localizadas no esôfago distal podem passar para o estômago em até 60% dos pacientes antes da realização da EDA.[12] Moedas maiores de 23,5 mm (moedas brasileiras de 25 centavos e 1 real) apresentam maior chance de ficarem impactadas, especialmente em crianças menores de 5 anos de idade.[12] Moedas maiores de 25 mm (a moeda brasileira de 1 real tem 27 mm) têm maior probabilidade de permanecerem impactadas no piloro, sem progressão para duodeno, com necessidade de remoção endoscópica.[11,12]

As moedas localizadas no esôfago, em crianças assintomáticas, devem ser removidas por EDA dentro de 12 a 24 horas após a ingestão para reduzir o risco de lesão esofágica significativa ou erosão em estruturas vizinhas.[12] A realização de uma nova radiografia deve ser obtida imediatamente antes da endoscopia, pois até um quarto das moedas localizadas no esôfago passam espontaneamente dentro de 8 a 16 horas após a ingestão.[12] Em crianças sintomáticas (p. ex., sialorreia, desconforto respiratório) a remoção de emergência é indicada.[12]

Nos casos em que a moeda já progrediu para o estômago e a criança está assintomática, a conduta é expectante. Deve-se orientar a família a monitorar as fezes da criança e realizar controle radiológico a cada 1 a 2 semanas. Caso o CE não tenha sido eliminado espontaneamente após 2 a 4 semanas, deve-se considerar remoção endoscópica eletiva.[11,12] Crianças com alterações anatômicas ou cirúrgicas subjacentes, como piloromiotomia, podem ter risco aumentado de permanecerem com moedas retidas no estômago.[12]

A Figura 4 resume o manejo de ingestão de moedas em crianças.

Baterias

Estudos mostram que nos últimos anos as lesões esofágicas secundárias à ingestão de baterias, até mesmo com risco de óbito por complicações, aumentaram consideravelmente. Como resultado, baterias localizadas no esôfago surgiram como a indicação mais crítica para endoscopia de emergência em crianças.[12] A causa desse aumento na morbimortalidade parece estar ligada a dois fatores: aumento no diâmetro das baterias (> 20 mm), levando a maior probabilidade de impactação, e fabricação de baterias de lítio, que têm maior duração, melhor estabilidade à temperatura ambiente, menor peso e maior capacidade para carregar a voltagem.[11,12]

Geralmente as baterias ingeridas têm formato de disco ou botão e são retiradas de objetos manipulados pela criança (> 60% dos casos), como brinquedos, jogos, calculadoras, relógios e aparelhos auditivos.[11]

As baterias novas conferem um risco mais de 3 vezes maior de lesões em comparação com as baterias já usadas. No entanto, deve-se ter cuidado com todas as ingestões, pois as baterias de lítio geralmente contêm uma carga residual suficiente para causar lesões, mesmo quando já estão gastas.[12]

O mecanismo de lesão da mucosa esofágica ocorre através de necrose por liquefação, devido ao conteúdo cáustico da bateria, e através de lesão termoelétrica, com risco rápido de perfuração quando a bateria se aloja nesse órgão.[11,12] Dentre as complicações, podem ocorrer fístula traqueoesofágica (47,9%), estenose esofágica (38,4%), perfuração esofágica (23,3%) e paralisia de prega vocal por lesão do nervo laríngeo recorrente (9,6%).[12] Também pode ocorrer mediastinite, pneumotórax, fístula aortoentérica e parada cardíaca.[12]

A ingestão de bateria pode ser difícil de distinguir da ingestão de moeda. Na avaliação radiológica é necessário verificar a presença do sinal do duplo halo, que corresponde ao desnível entre os polos positivo e negativo da bateria e pode ser confundido com uma moeda.[12]

Quando localizada no esôfago, a remoção endoscópica da bateria deve ser emergencial, ou seja, até 2 horas após a ingestão.[11,12] Quando a bateria está localizada no estômago a necessidade de sua retirada é controversa na literatura. Na maioria dos casos, há progressão da bateria para o duodeno e sua eliminação nas fezes ocorre em até 72 horas.[11] Deve-se levar em consideração a idade da criança e o tamanho da bateria para tomada de decisão. Em crianças menores de 5 anos com ingestão de bateria de 20 mm ou mais deve-se considerar a realização de EDA para remoção do objeto e avaliação de injúria esofágica em 24 a 48 horas após a ingestão.[12] Em crianças com 5 anos ou mais e/ou ingestão de bateria menor de 20 mm, assintomáticas, pode-se considerar observação domiciliar, sendo recomendada realização de controle radiológico a cada 3 a 4 dias, até a eliminação do CE.[11,12]

Existem estratégias que podem ser usadas para tentar reduzir a gravidade da lesão pela ingestão de uma bateria e

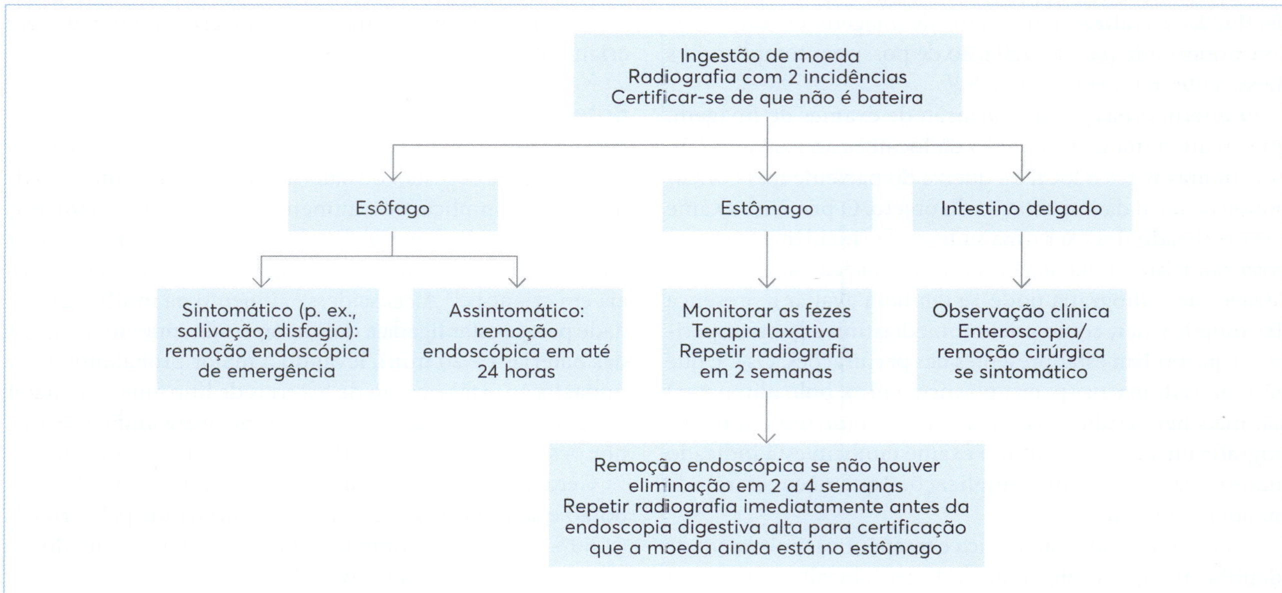

Figura 4 Manejo de ingestão de moeda em crianças.
Fonte: adaptado de Thomson et al., 2015.

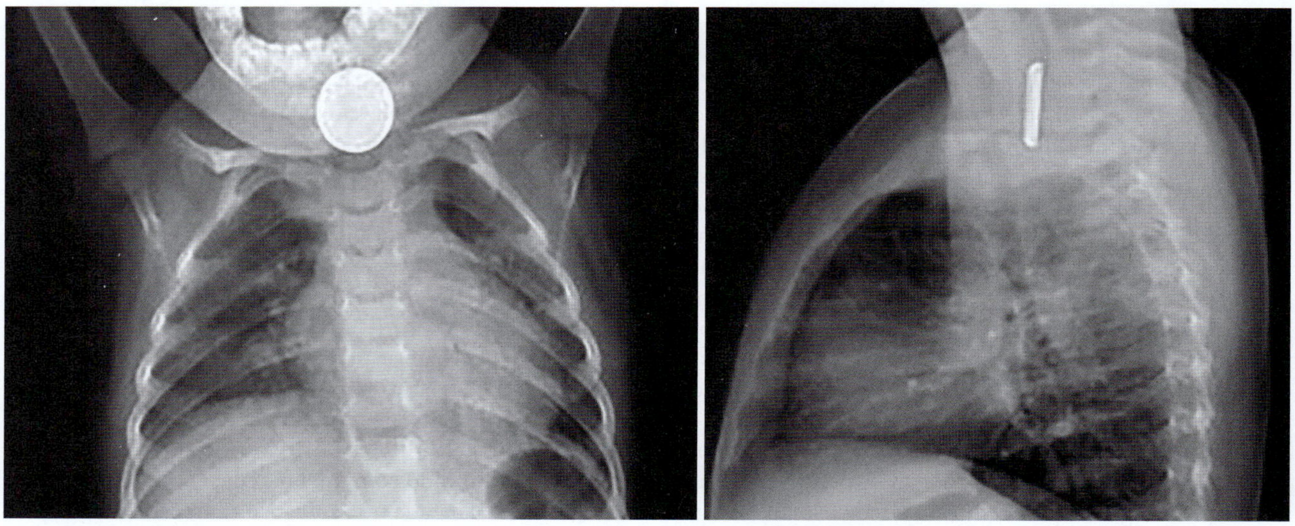

Figura 5 Bateria no esôfago. Notar o halo que diferencia de moeda (não visto no perfil).

melhorar o prognóstico do paciente. Essas estratégias podem ser utilizadas em pacientes que vivem longe de centros que têm serviço de endoscopia pediátrica e levam certo tempo de deslocamento. Nesses casos, a ingestão precoce de mel ou sucralfato pode ter o potencial de reduzir a severidade da lesão e melhorar os resultados do paciente.[13] É importante ressaltar que os dados disponíveis são baseados em estudos promissores *in vitro* e *in vivo* em leitões, ainda não tendo estudos em humanos.[13]

Acredita-se que o mecanismo de ação seja o revestimento da bateria, limitando a eletrólise e neutralizando do hidróxido gerado, pois tanto o mel quanto o sucralfato são ácidos fracos. A ocorrência de perfuração esofágica é menos provável nas primeiras 12 horas após ingestão, mas nesse período ocorre o pico de atividade de eletrólise e danos da bateria. A administração mel e/ou sucralfato (suspensão de 2 g/10 mL), portanto, pode ser considerada dentro desse intervalo de tempo. A dose recomendada para ambos é de 10 mL (2 colheres de chá) a cada 10 minutos com um máximo de 6 doses de mel e 3 doses de sucralfato, respectivamente.[13] Crianças menores de 1 ano não podem receber mel pelo risco de infecção pela bactéria causadora do botulismo. A administração de mel ou sucralfato nunca deve ser motivo para atrasar a remoção da bateria através da endoscopia.[13]

A Figura 6 resume o manejo de ingestão de baterias em crianças.

Ímãs

Os ímãs são objetos atrativos para crianças por serem muitas vezes brilhantes e com formato pequeno. A ingestão de ímãs não é uma ocorrência nova na população pediátrica e o alerta sobre o aumento do risco de lesões com ingestão de vários ímãs ao mesmo tempo já existe há vários anos. A principal complicação que pode ocorrer é a formação de uma fístula enteroentérica que se forma entre 2 ou mais ímãs (ou um ímã e um objeto metálico no intestino) nas alças intestinais adjacentes. Outras complicações também podem ocorrer como perfuração, peritonite, obstrução, volvo, isquemia ou necrose do intestino.[11,12]

O risco maior ocorre com a ingestão de ímãs de neodímio, muitas vezes presentes em brinquedos e outros pequenos objetos. Esses ímãs têm mais de 5 vezes a força atrativa dos ímãs convencionais.[12]

É importante a realização de radiografia de tórax e abdome, em duas incidências, que ajudam a definir o número de ímãs ingeridos e a localização no trato gastrointestinal. Cabe ressaltar que múltiplos ímãs podem ficar firmemente aderidos simulando um objeto único na radiografia.[11]

A ingestão de vários ímãs deve ser manejada com remoção urgente, mesmo no paciente assintomático, quando o local é passível de remoção endoscópica, seja por EDA ou colonoscopia. Quando a localização não permite a remoção endoscópica, a remoção cirúrgica deve ser considerada.[11,12]

O manejo do paciente assintomático com múltiplos ímãs além do ligamento de Treitz, mas proximal ao íleo terminal, é controverso. Em locais com enteroscopia de intestino delgado disponível, esses pacientes são candidatos a remoção endoscópica. Nos centros sem enteroscopia, a intervenção cirúrgica, por laparotomia ou laparoscopia, estaria indicada. O manejo conservador desses pacientes, com observação e terapia laxativa,

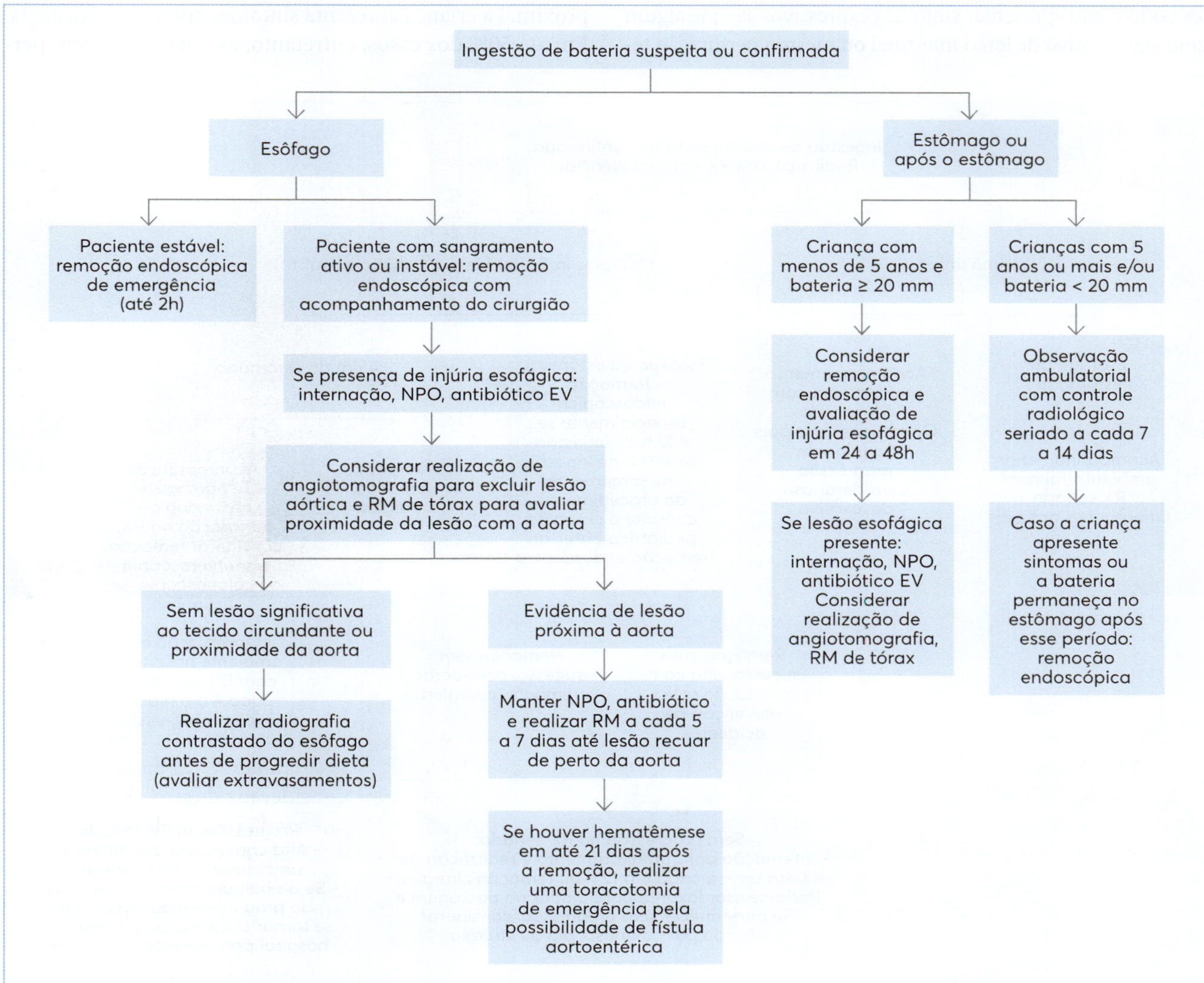

Figura 6 Manejo da ingestão de bateria em crianças.

EV: endovenoso; NPO: nada por via oral; RM: ressonância magnética.
Fonte: adaptado de Thomson et al., 2015.

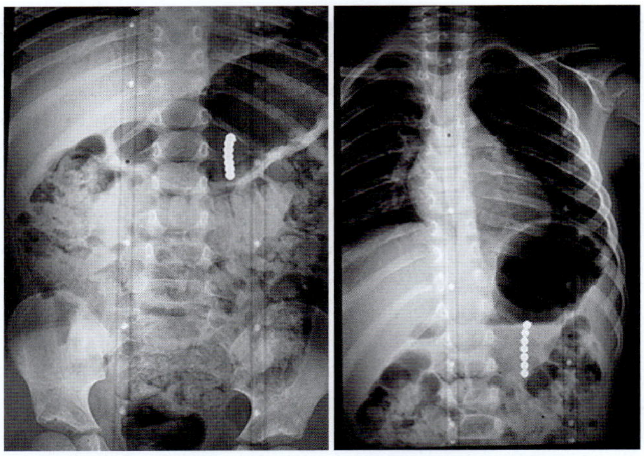

Figura 7 Vários imãs que se colam e podem perfurar.

pode ser uma alternativa nesses casos.[11,12] Deve-se ter atenção no caso da escolha do manejo conservador, pois esses pacientes podem não apresentar sintomas expressivos até que algum grau significativo de lesão intestinal ou mesmo perfuração tenha ocorrido. De preferência o paciente deve ser mantido em observação em ambiente hospitalar, com realização de radiografias seriadas (a cada 4 a 6 horas), até a eliminação dos objetos.[12]

A remoção endoscópica de um único ímã geralmente não é necessária, a não ser que não se possa determinar pela radiografia se é um único ímã ou mais de um aderidos.[11,12] Nos casos de conduta expectante, o paciente pode ser acompanhado ambulatorialmente com radiografias seriadas, até a eliminação do CE.[12]

A Figura 8 resume o manejo de ingestão de ímãs em crianças.

Objetos pontiagudos

Os objetos pontiagudos também são comummente ingeridos pelas crianças. Exemplos desses objetos são: parafuso, prego, alfinete, agulhas, palitos de dentes, clipes de papel, osso de frango e espinha de peixe, entre outros. A apresentação tardia e retardo no manejo aumentam o risco de complicações. Geralmente quando o CE fica alojado no esôfago proximal a criança apresenta sintomas como dor e disfagia. Em até 50% dos casos, entretanto, as crianças podem per-

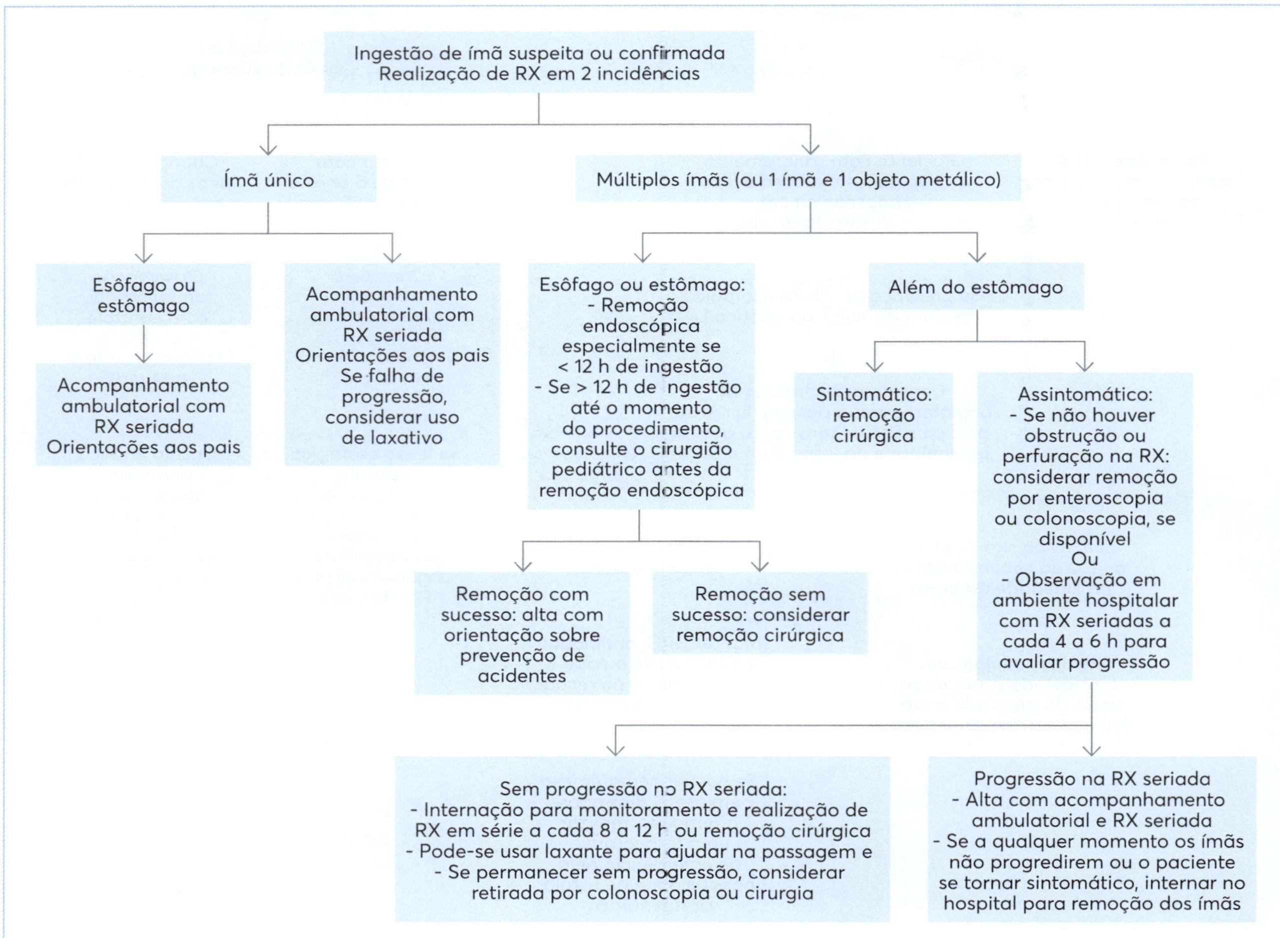

Figura 8 Manejo da ingestão de ímãs em crianças.

RX: radiografia.

Fonte: adaptado de Thomson et al., 2015.

manecer assintomáticas por semanas, mesmo em casos de perfuração intestinal proximal.[12]

As complicações que podem ocorrer incluem perfuração e migração extraluminal, abscesso, peritonite, fístula, apendicite, penetração em outros órgãos (fígado, bexiga, coração e pulmão), hérnia umbilical encarcerada, ruptura da artéria carótida comum, fístula aortoesofágica e óbito. O local mais comum de perfuração intestinal é a região ileocecal.[12] Ingestão de palito e osso apresenta alto risco de perfuração e são os CE que mais comummente necessitam de remoção cirúrgica.

A suspeita ou confirmação de ingestão de um CE pontiagudo exige avaliação radiográfica urgente. Caso a radiografia não identifique o CE, mas a suspeita de ingestão permaneça alta (criança sintomática), pode-se proceder à avaliação endoscópica pela chance de o CE ingerido não ser radiopaco (p. ex., palito de dente de madeira). Como alternativa, nas crianças assintomáticas e com ingestão presenciada pelo cuidador, pode-se realizar uma TC, ultrassonografia, ressonância magnética ou exame contrastado do trato gastrointestinal, que podem ajudar a identificar CE radiolucentes. A realização desses exames, porém, pode atrasar o tratamento definitivo.[12]

Quando o CE pontiagudo estiver impactado no esôfago, a retirada por EDA é uma emergência médica (até 2 horas da ingestão) devido ao alto risco de perfuração e migração do objeto. Nos pacientes que apresentam sinais de comprometimento respiratório, edema no pescoço, crepitação ou peritonite, é obrigatória uma avaliação cirúrgica.[12]

As pinças Magill podem ser úteis para a remoção de CE pontiagudos alojados na orofaringe e no esôfago superior, como espinhas de peixes. A laringoscopia direta pode ser usada para objetos alojados na região cricofaríngea ou acima dela.[12]

Objetos pontiagudos que já passaram para o estômago devem ser removidos, pois até 35% dos casos podem evoluir com complicações, como perfuração. A conduta expectante poderia ser escolhida em casos de objetos curtos e com extremidade cega mais pesada.[12]

Nos CE pontiagudos que já passaram pelo ligamento de Treitz, a remoção por enteroscopia ou cirurgia pode ser considerada, embora os riscos e benefícios clínicos devam ser avaliados. Pacientes assintomáticos podem permanecer em observação em ambiente hospitalar, com realização de radiografia abdominal diária até a eliminação. Nos casos em que o CE não progredir na imagem em 3 dias ou o paciente se tornar sintomático, a remoção cirúrgica deve reconsiderada. Em pacientes sintomáticos a remoção deve ser realizada por enteroscopia ou cirurgia.[12]

A Figura 9 resume o manejo de ingestão de objetos pontiagudos em crianças.

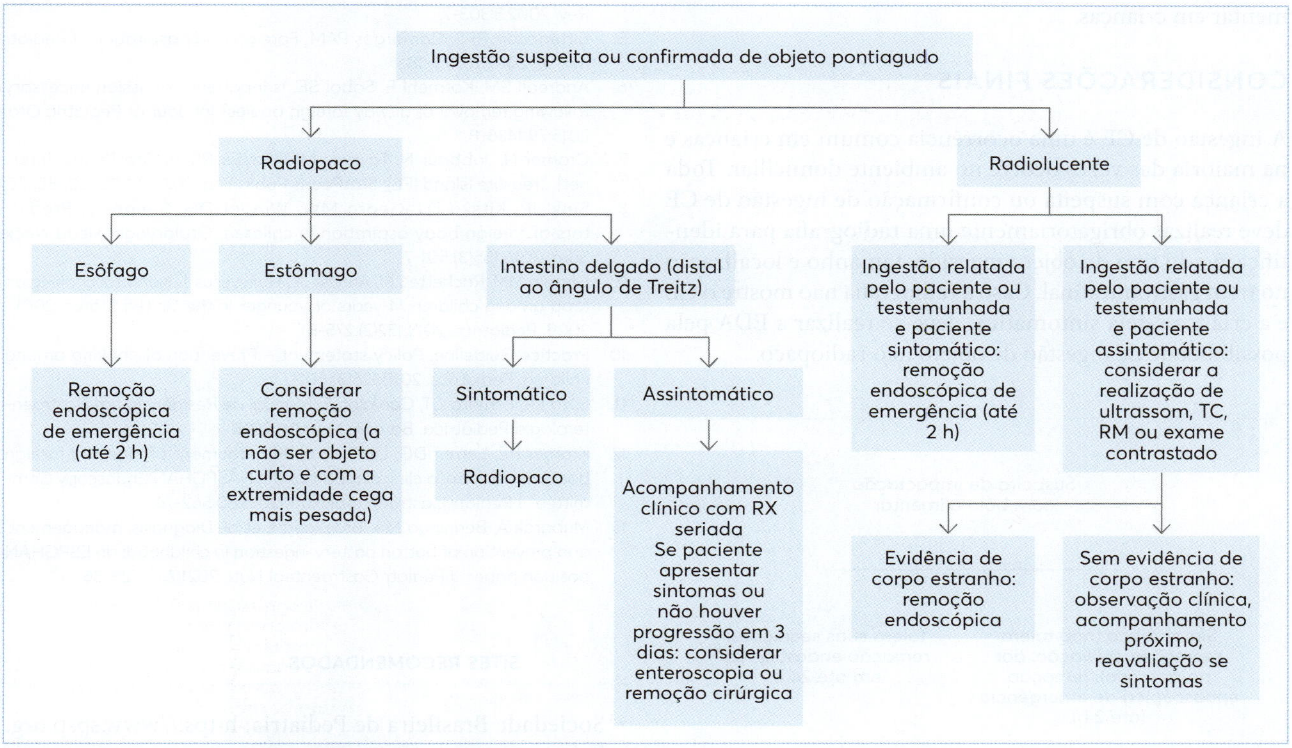

Figura 9 Manejo da ingestão de corpo estranhos pontiagudos.

RM: ressonância magnética; RX: radiografia; TC: tomografia computadorizada.
Fonte: adaptado de Thomson et al., 2015.

Impactação alimentar

As impactações de bolo alimentar são mais comuns em adultos, e os dados da população pediátrica são mais limitados. Diversos estudos mostraram que a impactação de bolo alimentar em crianças é frequentemente secundária a uma doença esofágica subjacente, como esofagite eosinofílica, esofagite de refluxo, estenose após cirurgia de correção de atresia de esôfago, acalásia e outros distúrbios de motilidade.[12]

A impactação de bolo alimentar deve ser manejada com remoção endoscópica, caso a eliminação espontânea não ocorra. Em crianças com sinais de obstrução esofágica (salivação e dor no pescoço), a endoscopia deve ser realizada de emergência. Em crianças que são capazes de tolerar suas secreções, a remoção endoscópica pode ser retardada até 24 horas.[12]

O uso do glucagon para relaxamento do esfíncter esofágico inferior, com consequente aceleração da passagem espontânea do bolo alimentar, apresenta resultados ambíguos na literatura e não é recomendado de rotina.[12] Seu uso pode considerado nos casos com impactações no esôfago distal ou em locais onde a realização de EDA não está prontamente disponível.[11,12] A dose é 1,0 mg por via endovenosa.[11] O uso de papaína ou outras enzimas proteolíticas para amolecer ou soltar as impactações de bolo alimentar é contraindicado, pelo risco de lesão esofágica, pneumonite aspirativa, perfuração e hipernatremia.[12]

A Figura 10 resume o manejo de impactação de bolo alimentar em crianças.

CONSIDERAÇÕES FINAIS

A ingestão de CE é uma ocorrência comum em crianças e na maioria das vezes ocorre no ambiente domiciliar. Toda a criança com suspeita ou confirmação de ingestão de CE deve realizar obrigatoriamente uma radiografia para identificação do tipo de objeto ingerido, tamanho e localização no trato gastrointestinal. Caso a radiografia não mostre o CE e a criança esteja sintomática, deve-se realizar a EDA pela possibilidade de ingestão de objeto não radiopaco.

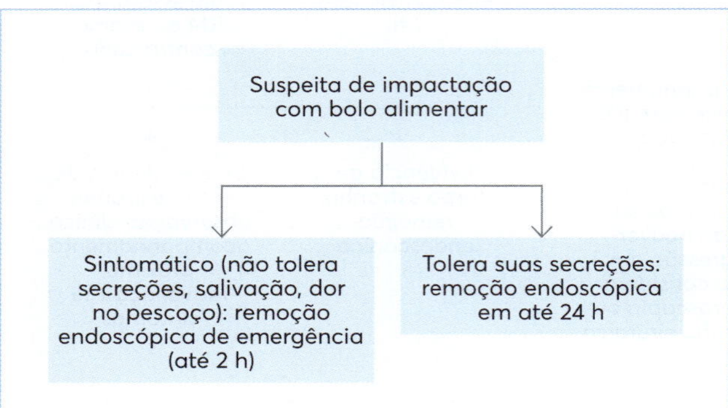

Figura 10 Manejo da impactação por bolo alimentar em crianças.
Fonte: adaptado de Thomson et al., 2015.

Passando pelo esôfago, os objetos costumam ser eliminados em 4 a 6 dias. Os CE que chegam ao intestino geralmente têm eliminação rápida, dependendo do ritmo intestinal da criança, podendo ser eliminados em até 4 semanas. Apesar disso, alguns tipos de CE devem ter atenção especial, pois podem causar complicações graves quando não abordados corretamente.

Conforme o que foi exposto neste capítulo, a ingestão de CE pode estar associada a importante morbidade. É recomendado, portanto, tomar medidas de proteção contra esses acidentes com campanhas educativas sobre prevenção de acidentes e orientações aos pais e/ou responsáveis pelos pediatras.

Agradecimentos

Agradecemos ao Dr. Júlio Espinel, Cirurgião Torácico, pelas imagens de radiografia fornecidas.

REFERÊNCIAS BIBLIOGRÁFICAS

1. Stoner MJ, Dulaurier M. Pediatric ENT emergencies. Emerg Med Clin North Am. 2013;31(3):795-808.
2. Na'aram S, Vainer I, Ami M, Gordin A. Foreign body aspiration in infants and older children: a comparative study. Ear Nose Throat J. 2020;99(1):47-51.
3. Mukherjee A, Haldar D, Dutta S, Dutta M, Saha J, Sinha S. Ear, nose and throat foreign bodies in children: a search for socio-demographic correlates. Int Jour of Ped Oto. 2011;75:510-2.
4. Lima JAB, Fischer GB. Foreign body aspiration in children. Ped Resp Rev. 2002;3:303-7.
5. Bittencourt PFS, Camargos PAM. Foreign body aspiration. J Pediatr (Rio J). 2002;78(1):9-18.
6. Andreoli SM, Kofmehl E, Sobol SE. Is inpatient admission necessary following removal of airway foreign bodies? Int Jour of Pediatric Oto. 2015;79:1436-8.
7. Cramer N, Jabbour N, Tavarez MM, Taylor RS. In: StatPearls [Internet]. Treasure Island (FL): StatPearls Publishing; 2020. PMID: 30285375.
8. Sink JR, Kitsko DJ, Georg MW, Winger DG, Simons J. Predictors of foreign body aspiration in children. Otolaryngol Head Neck Surg. 2016;155(3):501-7.
9. Chapin MM, Rochette LM, Annest JL, Haileyesus T. Nonfatal choking on food among children 14 years or younger in the United States, 2001–2009. Pediatrics. 2013;132(2):275-81.
10. Practice Guideline. Policy statement – Prevention of choking among children. Pediatrics. 2010;125(3):601-7.
11. Silva LR, Ferreira CT, Carvalho E. Manual de Residência em Gastroenterologia Pediátrica. Barueri: Manole; 2018.
12. Kramer RE, Lerner DG, Lin T, et al. Management of ingested foreign bodies in children: a clinical report of the NASPGHAN Endoscopy Committee. J Pediatr Gastroenterol Nutr. 2015;60:562-74.
13. Mubarak A, Benninga MA, Broekaert I, et al. Diagnosis, management, and prevention of button battery ingestion in childhood: an ESPGHAN position paper. J Pediatr Gastroenteol Nutr. 2021;73(1):129-36.

SITES RECOMENDADOS

- Sociedade Brasileira de Pediatria; https://www.spsp.org.br/.
- *Choking Prevention Project.*
- *Susy Safe Projet.*

CAPÍTULO 5

QUEIMADURAS

Fernanda Maria Ferreira Guimarães
Sulim Abramovici

AO FINAL DA LEITURA DESTE CAPÍTULO, O PEDIATRA DEVE ESTAR APTO A:

- Compreender a fisiopatologia das queimaduras.
- Classificar os tipos de queimaduras.
- Calcular corretamente a superfície corpórea queimada.
- Avaliar laboratorialmente as complicações das queimaduras.
- Indicar hospitalização de acordo com o tipo de queimadura.
- Iniciar imediatamente a reposição volêmica de acordo com critérios bem definidos.

INTRODUÇÃO

Avanços no tratamento, ressuscitação hídrica, excisão cirúrgica precoce com curativos efetivos, controle da infecção, tratamento da lesão inalatória e suporte nutricional são fundamentais na redução da letalidade das queimaduras na faixa etária pediátrica.

As vítimas de queimaduras devem ser tratadas seguindo protocolos de trauma, garantindo-se sempre permeabilidade de vias aéreas, ventilação, circulação, ressuscitação hídrica e analgesia. Também é importante restaurar o volume intravascular, prevenindo hipotensão arterial, hipoperfusão tecidual e choque; assim, a oxigenação para os tecidos lesados será mantida e a recuperação da ferida será mais rápida. Em situações específicas, recomendar hospitalização das crianças. Não há indicação de antibióticos sistêmicos em queimados não infectados, além de levarem ao aparecimento de bactérias resistentes.

A nutrição enteral precoce preserva a integridade da mucosa intestinal e melhora o fluxo sanguíneo e a motilidade.

INCIDÊNCIA

A incidência de queimaduras vinha diminuindo nas últimas décadas, em virtude das medidas de prevenção; porém, com o aparecimento da pandemia de Covid-19, voltou a apresentar um crescimento, devido ao isolamento domiciliar.[1] Crianças de até 5 anos têm maior risco e os incêndios são a principal causa de morte relacionada a queimadura em crianças.

As causas são: insolação (1º e 2º graus, sendo raras de 3º grau, exceto em lactentes), escaldamento, acidentes com fogo, substâncias químicas, queimaduras por contato e elétricas.

Os escaldamentos são a principal causa nos primeiros três anos de vida. Ocorrem acidental ou intencionalmente.

Queimaduras por cigarro, contato com ferro de passar roupa quente, queimaduras com líquido escaldante e imersão (limites bem definidos na extremidade) e lesões envolvendo períneo sugerem lesões intencionais e devem ser notificadas.

Avanços no tratamento, ressuscitação hídrica fisiológica, excisão cirúrgica precoce na lesão de terceiro grau com curativos efetivos, controle da infecção, tratamento da lesão inalatória e suporte nutricional contribuíram para uma redução na letalidade, principalmente na faixa etária pediátrica.

CLASSIFICAÇÃO[2]

1º grau: limita-se ao epitélio. Notam-se eritema, calor e dor. Não há bolhas. Não causam agressão fisiológica.

2º grau: destruição da epiderme e parte da derme. Anexos cutâneos são poupados. É a partir deles que a reepitelização ocorre.

Há formação de bolhas. São subclassificadas em espessura parcial superficial ou profunda. As superficiais, protegidas das infecções, cicatrizam-se em até 21 dias.

3º grau: toda a derme é destruída, incluindo folículos pilosos e terminações nervosas. São indolores. A resolução ocorre por crescimento do epitélio a partir das margens da ferida ou por enxerto de pele.

4º grau: estende-se à gordura subcutânea, fáscia muscular, músculo ou osso. Associadas com queimaduras elétricas.

Quando se avalia a extensão da lesão, somente as lesões de 2º e 3º graus devem ser consideradas.

Os gráficos de Lund e Browder (1944) são usados para calcular a porcentagem da área da superfície da queimadura para avaliar a queimadura antes do início da ressuscitação com fluidos. Embora tenha mais de 70 anos, ainda é considerada a forma mais precisa de se calcular a superfície queimada (Tabela 1).

Segundo a Academia Americana de Queimaduras, as indicações de hospitalização de hospitalização das crianças são:[4]

- Queimaduras de 2º grau acometendo mais de 10% da superfície corpórea total.
- Queimaduras de 2º e 3º grau que envolvem face, mãos, pés, genitália, períneo ou grandes articulações.
- Queimaduras de 3º grau acometendo mais de 5% da superfície corpórea.
- Queimaduras elétricas (incluídos acidentes por raios).
- Queimaduras químicas.
- Doenças crônicas de base ou lactentes jovens.
- Lesão respiratória por inalação.
- Queimadura associada a trauma concomitante.
- Queimaduras em tórax ou circunferenciais em extremidades.
- Criança com doença prévia que pode complicar o tratamento da queimadura.
- Vitimização infantil ou falta de condições de tratamento domiciliar.

FISIOPATOLOGIA

É importante considerar que a queimadura e seus efeitos determinam a síndrome da resposta inflamatória sistêmica.[5,6]

A lesão térmica provoca uma intensa resposta metabólica, maior que qualquer outro trauma. Ocorre grande perda de fluidos corpóreos e pode haver sobrecarga nos sistemas cardíaco, pulmonar e renal.

Vários mediadores químicos são liberados e ocorre alteração da permeabilidade vascular, com passagem de fluido intravascular para o interstício e edema na área queimada.

Após uma grande queimadura, o edema também se forma em tecidos não queimados, em razão da intensa hipoproteinemia.

Se a perda de volume intravascular é excessiva, associada à evaporação pela ferida, ocorre hipotensão, podendo evoluir para choque. O paciente apresenta enchimento capilar lento, a pele não lesada é pálida e fria e podem ocorrer taquicardia, taquipneia, oligúria, letargia e hipotermia. Se as perdas não são corrigidas, sobrevêm hipotensão sistêmica, hipoperfusão tecidual e morte.

Tabela 1 Diagrama da queimadura

Área	Nascimento até 1 ano	1 a 4 anos	5 a 9 anos	10 a 14 anos	15 anos	Adulto	2º grau	3º grau
Cabeça	19	17	13	11	9	7		
Pescoço	2	2	2	2	2	2		
Tórax anterior	13	13	13	13	13	13		
Tórax posterior	13	13	13	13	13	13		
Nádega direita	2,5	2,5	2,5	2,5	2,5	2,5		
Nádega esquerda	2,5	2,5	2,5	2,5	2,5	2,5		
Genitália	1	1	1	1	1	1		
Braço direito	4	4	4	4	4	4		
Braço esquerdo	4	4	4	4	4	4		
Antebraço direito	3	3	3	3	3	3		
Antebraço esquerdo	3	3	3	3	3	3		
Mão direita	2,5	2,5	2,5	2,5	2,5	2,5		
Mão esquerda	2,5	2,5	2,5	2,5	2,5	2,5		
Coxa direita	5,5	6,5	8	8,5	9	9,5		
Coxa esquerda	5,5	6,5	8	8,5	9	9,5		
Perna direita	5	5	5,5	6	6,5	7		
Perna esquerda	5	5	5,5	6	6,5	7		
Pé direito	3,5	3,5	3,5	3,5	3,5	3,5		
Pé esquerdo	3,5	3,5	3,5	3,5	3,5	3,5		
TOTAL								

Fonte: Lund e Browder, 1944.[3]

Nas primeiras 24 horas, em resposta à dor, medo, hipóxia e hipovolemia, há liberação maciça de hormônio adrenocorticotrófico e antidiurético (ADH).

Os níveis de cortisol, aldosterona e hormônio de crescimento (GH) estão elevados e a secreção de insulina está inibida. Hiperglicemia é comum (em lactentes pode haver uma hipoglicemia devida a estoques de glicogênio reduzidos e metabolismo basal maior).

Essa fase é caracterizada por redução da pressão arterial, débito cardíaco, temperatura e consumo de oxigênio. As consequências são hipovolemia, hipoperfusão e acidose lática, causadas por perdas excessivas.

A aldosterona promove retenção de sódio pelos rins, enquanto o ADH estimula a reabsorção tubular renal de água. Pode, então, ocorrer retenção de grandes quantidades de água e sal durante a ressuscitação hídrica, acompanhada de aumento do peso.

À medida que o líquido do edema do terceiro espaço volta para o intravascular, o sódio e a água são lentamente excretados pelo rim.

A antidiurese promovida pelo ADH persiste após correção da volemia. Portanto, o débito urinário não reflete a volemia, perdendo um pouco seu valor como guia de hidratação.

Após 24 horas da lesão térmica e realizada a ressuscitação adequada, inicia-se uma segunda fase, que pode durar vários dias. Há hipermetabolismo, débito cardíaco e consumo de oxigênio aumentados, acentuado catabolismo tecidual, perdas urinárias de nitrogênio aumentadas e alterações no metabolismo da glicose.[3]

A magnitude e a duração da resposta hipermetabólica são proporcionais à gravidade da lesão. Há constante hipertermia, mesmo na ausência de infecção, por causa de um reajuste do centro de termorregulação hipotalâmico, em parte por pirógenos leucocitários e em parte por respostas endócrinas. As crianças são particularmente suscetíveis à hipotermia, necessitando de cuidado para reduzir a perda de calor. A temperatura ambiente deve ser mantida em 30 a 33ºC e a umidade em 80%, para reduzir a demanda energética e perdas evaporativas.

No grande queimado ocorrem proteólise aumentada da musculatura esquelética, lipólise e neoglicogênese. Se o paciente não for bem nutrido, desenvolverá desnutrição proteico-calórica grave.

Provas de função hepática alteradas também são frequentes, mesmo antes do uso de nutrição parenteral. Hemoglobina ou mioglobina livres na urina são observadas com frequência após choques elétricos e após queimaduras muito profundas causadas por chamas. Nesses casos, deve-se proporcionar um débito urinário mais elevado, para prevenir a precipitação nos túbulos coletores.

Muito importante na abordagem dos acidentes de queimadura são as evidências de lesão inalatória.[4] Valorizar incêndio em espaços fechados, narinas, sobrancelhas ou cílios chamuscados, queimaduras faciais e do pescoço, secreções carbonáceas, além de rouquidão, tosse e chiado.

O monóxido de carbono (CO) é o gás responsável por mais de 80% das lesões inalatórias. Ele não é tóxico para os pulmões, porém a afinidade da hemoglobina pelo CO é 250 vezes maior que ao oxigênio (O_2). Tanto a PaO_2 quanto a saturação de O_2 medidas pelo oxímetro de pulso permanecem normais, pois a fração de O_2 dissolvido no plasma não se altera.

Importante também é considerar a inalação de cianeto (HCN). O HCN é um composto altamente volátil que ocorre em incêndios com material como madeira, papel, plástico, acrílico e polímeros sintéticos. É carreado na corrente sanguínea pelas hemácias para o interior da célula ligando-se à enzima citocromo oxidase, bloqueando o ciclo respiratório e a formação de ATP; ocorre acidose láctica grave e podendo ocorrer morte em poucos minutos após a exposição.

Na impossibilidade de dosagem de HCN, a concentração de lactato no plasma pode ser indicativa. A diminuição da diferença arteriovenosa de O_2 abaixo de 10 mmHg também pode ser observada, explicando a ausência de cianose.

O tratamento deve ser feito sem diagnóstico laboratorial, após feita suspeita clínica. Os sinais são respiratórios e neurológicos: hiperventilação, cefaleia, náuseas, vômitos e taquicardia. Em sequência, convulsões, bradicardia, hipotensão, podendo evoluir para parada cardiorrespiratória e choque.

O tratamento da intoxicação por CO consiste na administração imediata de oxigênio a 100%, enquanto o da intoxicação por HCN consiste em oxigenoterapia e hidroxicobalamina injetável como antídoto. Se possível, uma amostra deve ser colhida imediatamente na cena do acidente, podendo o tratamento ser feito empiricamente mesmo sem a dosagem ou resultado do exame.

É feito com ventilação com FiO_2 100% com máscara não reinalante 8 a 15 L/min (1/2 vida de HCN é de 1 hora) e intubação orotraqueal para casos moderados ou graves.

A droga de escolha para o tratamento com suspeita de intoxicação por HCN é a hidroxicobalamina, de ação rápida, que se liga ao HCN e é eliminada pela urina.

A administração deve ser imediata, na dose de 5 g em adultos (crianças: 70 mg/kg) por infusão endovenosa durante 15 minutos; em casos graves, uma segunda dose poderá ser infundida durante 15 minutos a 2 horas.

O edema dos tecidos supraglóticos pode obstruir as vias aéreas e os sintomas clínicos podem levar 12 horas para aparecer. A reposição hídrica e a hipoproteinemia agravam ainda mais o edema de mucosa.

A broncoscopia precoce não é fundamental, mas poderá auxiliar no diagnóstico, que pode não ser avaliado em radiografias por vários dias.

Sepse é a principal causa de morte nas crianças queimadas. As portas de entrada mais importantes são a ferida, o trato respiratório, o trato urinário, cateteres endovenosos e, possivelmente, o trato gastrointestinal.

TRATAMENTO

Devem sempre ser garantidos permeabilidade de vias aéreas, ventilação, circulação, ressuscitação hídrica, débito urinário satisfatório e analgesia.[7]

Roupas e acessórios devem ser removidos. Irrigação com água gelada deve ser evitada, pois pode causar hipotermia em grandes queimados. Manter a criança aquecida com lençóis ou cobertores limpos ou estéreis, se possível. Nas queimaduras químicas, deve-se remover a substância e irrigar com grande quantidade de água por pelo menos 30 minutos.

As vítimas de queimaduras devem ser tratadas seguindo protocolos de trauma. Deve-se evitar esquecimento de outras lesões associadas. Incluir eletrocardiograma. Lesões elétricas podem produzir lesões teciduais profundas, trombose endovenosa, parada cardiorrespiratória, fraturas devidas a contrações musculares e arritmias cardíacas. Acidentes com veículos motorizados, quedas ou explosões podem resultar em lesões de crânio, viscerais ou ósseas.

Instalar sonda nasogástrica nos pacientes com mais de 20% de área queimada ou alteração do nível de consciência. Esvaziar o estômago para prevenir distensão gástrica, vômitos ou aspiração.

Proceder cateterização vesical para medir débito urinário.

Realizar profilaxia de úlcera de estresse e de tromboembolismo.

Administrar toxoide tetânico se a última vacinação for há mais de 5 anos. Se o paciente tiver recebido uma ou nenhuma dose da vacina, aplicar imunoglobulina antitetânica (250 a 500 U IM) e imunização antitetânica seriada.

Analgesia endovenosa e sedação são fundamentais. Os narcóticos devem ser prescritos por via endovenosa em doses pequenas e frequentes. O mais utilizado é o sulfato de morfina.[7]

Enquanto a superfície queimada permanecer aberta, requerendo trocas frequentes de curativos e debridamentos, os opioides endovenosos devem continuar a ser administrados. Conforme a ferida cicatriza espontaneamente ou depois de oclusão cirúrgica, pode-se prescrever opioides orais, 20 minutos antes do procedimento.

Fentanil, um opioide potente, também pode ser utilizado para dor.

A ansiedade diminui a tolerância à dor. Os benzodiazepínicos podem atenuá-la e devem ser administrados 30 minutos antes do procedimento (midazolan é o preferido). Uma vez que as feridas estejam cicatrizando, utiliza-se o acetaminofen ou anti-inflamatórios não hormonais.

Realizar escarotomia descompressiva nas lesões térmicas profundas e circunferenciais, pois exercem garroteamento que leva à isquemia da extremidade ou insuficiência respiratória restritiva pela limitação dos movimentos torácicos.

Crianças com queimaduras extensas devem possuir dois acessos endovenosos. Se necessário, deve ser instituído um acesso central. Quando o acesso venoso não for conseguido rapidamente, a opção é o acesso intraósseo.

O esquecimento de elevar-se a extremidade lesada resultará em piora do edema, podendo comprometer o fluxo sanguíneo para áreas isquêmicas. Isso resultará em progressão da ferida e aumentará a chance de infecção.

REPOSIÇÃO VOLÊMICA

Restaurar o volume intravascular, prevenindo hipotensão arterial, hipoperfusão tecidual e choque, sem causar edema pulmonar ou periférico excessivo.[8,9] Assim, as funções cardíaca, renal e pulmonar serão otimizadas, a oxigenação para os tecidos lesados será mantida e a recuperação da ferida mais rápida.

O líquido perdido pelo intravascular é responsável pela maior parte do volume necessário à ressuscitação.

A menos que o paciente esteja em choque, as infusões em *bolus* devem ser evitadas e a reidratação deve ocorrer sem sobrecarga circulatória, em 24 horas. Se o paciente estiver em choque, deve-se infundir rapidamente *bolus* de 20 mL/kg de Ringer lactato ou soro fisiológico.

Existem vária fórmulas que podem ser utilizadas. Importante é que cada serviço tenha um protocolo e adote com segurança.

Segundo a American Burn Association, em seu Advanced Burn Life Support Course as fórmulas de Parkland (4 mL/kg/SCQ em 24 horas) e Brooke modificada (2 mL/kg/SCQ em 24 horas) são as mais indicadas. Utilizamos um cálculo médio 3 mL/kg/SCQ em 24 horas, sendo a primeira metade em 8 horas, contadas a partir do evento e a segunda metade em 16 horas.

Importante que devem ser feitas reavaliações constantes durante o tempo de infusão, podendo ser usado como critério a diurese.

Na dificuldade de se calcular superfície corpórea queimada e peso, a hidratação inicial pode ser feita de maneira aproximada, até ser feito um cálculo mais exato.

Crianças de menos de 5 anos: 125 mL de Ringer lactato ou soro fisiológico por hora. Crianças de 6 a 13 anos: 250 mL/h. Adolescentes maiores de 14 anos e adultos: 500 mL/h.

A partir do 2º dia utilizar soro de manutenção, com glicose, baseado na "fórmula 4:2:1":

100 mL/kg/24h = 4 mL/kg/h para os primeiros 10 kg +
50 mL/kg/24h = 2 mL/kg/h acima de 10 kg +
20 mL/kg/24h = 1 mL/kg/h acima de 20 kg

A solução de Ringer lactato é a mais utilizada para as primeiras 24 horas, porém soro fisiológico pode ser prescrito. São necessários grandes volumes, pois somente 20 a 30% dos cristaloides administrados permanecem no intravascular.

O uso de coloides deve ser evitado no período de ressuscitação aguda, a menos que o nível de albumina sérica esteja abaixo de 1,7 g/dL.

Para os lactentes menores de 1 ano, deve-se reduzir a concentração de sódio, para evitar hipernatremia (substituir o

Ringer lactato por solução de soro fisiológico, prevenindo também a hipoglicemia, uma vez que seus estoques de glicogênio são limitados).

O potássio não é acrescentando à hidratação durante as primeiras 24 horas, porque grandes quantidades são liberadas das células lesadas.

Acidose e insuficiência renal também acarretam hipercalemia. Após o primeiro dia, conforme o nível sérico de ureia e débito urinário, acrescentam-se 20 a 30 mEq/L na sua forma em fosfato, repondo também as perdas aumentadas deste.

Procura-se manter um débito urinário de 1 mL/kg/h em crianças. A monitoração da pressão venosa central pode ter utilidade para adequar a terapia hídrica.

O débito urinário pode não refletir o estado de hidratação. Este é verificado pela avaliação do sensório, pulso, pressão arterial, enchimento capilar venoso, peso corporal, hematócrito, ureia sérica e osmolalidade sérica e urinária.

A diminuição da pressão arterial e a redução do débito urinário são sinais tardios de choque na criança. Não demonstram sinais de hipovolemia até que tenham perdido 25% do volume circulante e a descompensação cardiovascular seja iminente.

Os níveis de glicose plasmática e urinária devem ser monitorados e na vigência de intolerância à glicose, esta deve ser reduzida nos fluidos de hidratação.

Alguns pacientes com reserva cardíaca reduzida ou cardiopatia prévia não conseguirão aumentar o débito cardíaco suficientemente para atender às demandas metabólicas, sendo indicado o uso de drogas vasoativas.

CUIDADOS LOCAIS[6]

O curativo oclusivo permite absorver secreções e reduzir traumas, além de diminuir a dor.

As articulações devem ser imobilizadas em posição funcional e as polpas digitais mantidas expostas, para melhor controle da circulação.

O tratamento por exposição deve ser adotado nas lesões da face, região cervical e períneo, pois permite uma vigilância constante e limpeza mais frequente.

A ferida é fonte de colonização bacteriana e disseminação secundária para outros tecidos.

O intestino serve como reservatório primário para infecções graves após as queimaduras. O processo pelo qual a bactéria "escapa" do trato gastrointestinal para a circulação e órgãos sistêmicos é chamado de translocação bacteriana.

Na medida em que uma maior atenção é direcionada para preservação da função da barreira intestinal, o risco de septicemia derivada do intestino reduz-se.

Para que os antimicrobianos endovenosos adequados possam ser iniciados assim que houver indicação, devem-se colher culturas de rotina da área queimada. Culturas de biópsias quantitativas são as mais precisas, mas as culturas de superfície permitem a identificação das bactérias. Os resultados dessas culturas e antibiogramas são arquivados de forma que, se aparecem achados de infecção da ferida, o tratamento antimicrobiano apropriado possa ser iniciado imediatamente.[10]

A excisão precoce de toda a área queimada de terceiro grau com cobertura de curativo nas primeiras 24 horas é atualmente considerada a melhor maneira de prevenir a sepse a partir da queimadura. Curativos substitutos da pele são utilizados para cobrir e proteger a ferida até que as áreas doadoras de pele estejam disponíveis para enxerto.

Não há indicação de antibióticos sistêmicos em queimados não infectados, além de levarem ao aparecimento de bactérias resistentes. Apenas são indicados na profilaxia pericirúrgica.

A antibioticoterapia, quando houver indicação, deve ser iniciada sem demora, baseando-se no resultado de culturas já colhidas e com o conhecimento da flora bacteriana da unidade.

Tradicionalmente, os antibióticos tópicos foram o tratamento mais utilizado em queimaduras parciais superficiais (2º grau). Um dos motivos de redução desse uso é a dor resultante dos curativos diários. Hoje o tratamento mais recomendado nesses casos, principalmente nos escaldos com menos de 30% de superfície corpórea queimada, é a aplicação imediata de creme de sulfadiazina de prata 1% + nitrato de cério 0,4% (*Dermacerium*®).

NUTRIÇÃO

A nutrição enteral precoce preserva a integridade da mucosa intestinal e melhora o fluxo sanguíneo e a motilidade.[10] É utilizada para complementar o suporte nutricional na resposta hipermetabólica nos pacientes gravemente queimados e pode ser iniciada dentro de poucas horas após a admissão, através de uma sonda nasoduodenal ou nasojejunal, uma vez que o estômago pode estar distendido.

Hipermetabolismo, aumento de necessidade de glicose e perdas intensas de proteínas e lipídios são características da resposta a um traumatismo e infecção importantes.

Em nenhum estado patológico essa resposta é tão grande como em uma lesão térmica. Se calorias e proteínas não forem supridas adequadamente, o paciente pode sofrer um consumo muscular intenso, diminuição das reservas imunológicas e cicatrização deficiente da ferida. Traumas associados, como uma fratura, aumentam ainda mais as necessidades nutricionais.

ESTIMATIVA DAS NECESSIDADES CALÓRICAS DIÁRIAS PARA CRIANÇAS

1.800 kcal/m^2 SC/dia (2.100 em lactentes) (manutenção) + 1.300 kcal/m^2 área queimada/dia (1.000 em lactentes).

A introdução precoce de alimentação enteral envolve risco menor de sepse, hemorragia gastrointestinal e de translocação bacteriana em relação aos pacientes que permanecem em jejum oral.

No período de convalescença, os requerimentos proteicos e energéticos podem aumentar com o incremento da atividade física e a instituição do anabolismo. Esse fato é especialmente importante em crianças, quando o crescimento é reiniciado após o fim da resposta catabólica.

REABILITAÇÃO

A reabilitação continuada da criança queimada envolve esforços conjuntos da família e de todos os profissionais de saúde. Durante a fase aguda, é importante para minimizar as deformidades articulares e contraturas. À beira do leito, a movimentação ativa e passiva deve ser iniciada precocemente. A reabilitação continua após a alta hospitalar, com terapias específicas. O planejamento deve ser feito de maneira a interferir o mínimo possível nos trabalhos escolares e outras atividades sociais normais da criança.

REFERÊNCIAS BIBLIOGRÁFICAS

1. Sociedade Brasileira de Pediatria. Prevenção de queimaduras em tempos de COVID-19. Nota de alerta. Julho de 2019:1-11.
2. Greenhalgh DG. Management of burns. N Engl J Med. 2019;380(24):2349-59.
3. Lund CC, Browder NC. The estimation of areas of burns. Surg Gynecol Obstet. 1944;79:352.
4. American Burn Association. Advanced Burn Life Support Course Provider 2018 Update.
5. Jeschke MG, Chinkes DL, Finnerty CC, Kulp G, Suman OE, Norbury WB, et al. Pathophisiologic response to severe burn injury. Ann Surg. 2008;248(3):387-401.
6. ISBI Practice Guidelines Committee; Steering Subcommittee; Advisory Subcommittee. ISBI Practice Guidelines for Burn Care. Burns. 2016;42(5):953-1021.
7. Mathias E, Murthy MS. Pediatric thermal burns and treatment: a review of progress and future prospects. Medicines (Basel). 2017;4(4):91.
8. New Brunswick Trauma Program. Consensus Statement: Clinical Practice Guideline for Burn Injuries. March 2019.
9. Guilabert P, Usúa G, Martín N, Abarca L, Barret JP, Colomina MJ. Fluid resuscitation management in patients with burn. British Journal of Anaesthesia, 2016;117(3):284-96.
10. Herndon DN. Total burn care. 3. ed. Philadelphia: Saunders; 2007. p. 485-94.

CAPÍTULO 6

ACIDENTES POR SUBMERSÃO

Tania Maria Russo Zamataro

AO FINAL DA LEITURA DESTE CAPÍTULO, O PEDIATRA DEVE ESTAR APTO A:

- Reconhecer a magnitude da morbimortalidade do afogamento.
- Definir afogamento, conhecendo sua epidemiologia na faixa etária pediátrica, com as características de cada grupo e os principais locais de afogamento.
- Entender a fisiopatologia para melhor tratamento.
- Identificar as principais alterações clínicas.
- Instituir tratamento adequado.

INTRODUÇÃO[1-4]

Segundo a Organização Mundial de Saúde, em todo o mundo, há relato de mais de 265 mil mortes todos os anos em decorrência de afogamento. Esse número exclui as mortes por afogamento intencional (homicídio e suicídio), as mortes por afogamento em catástrofes com inundações, por incidentes no transporte aquático (p. ex., transporte irregular de refugiados). Isso, associado à subnotificação em vários países, deve elevar o número de mortes em 5 vezes ou mais. O afogamento ocupa a 3º colocação no ranking das principais causas de óbitos por lesões não intencionais no mundo, ceifando a vida de milhares de indivíduos menores de 25 anos, com particular impacto na faixa etária pediátrica.

No Brasil em 2021, o número de óbitos por afogamento foi de 5.531 casos, sendo a segunda causa de óbito entre crianças de 1 a 4 anos e a quarta causa na idade de 5 a 24 anos. Além das mortes, o afogamento constitui importante causa de morbidade: sequelas neurológicas, como estado vegetativo persistente ou tetraplegia espástica, ocorrem em 5 a 10% dos casos de afogamento na infância.

DEFINIÇÃO E TERMINOLOGIA[1-3,9]

O afogamento é definido como "o processo que resulta em comprometimento respiratório pela aspiração de líquido que ocorre por submersão ou imersão da vítima. A vítima pode sobreviver (afogamento não fatal) ou não (afogamento fatal)". O termo "resgate" passa a ser aplicado à vítima que é retirada da água sem sinais de aspiração líquida e "já cadáver", aplicado à morte por afogamento sem chances de se iniciar a reanimação (sinais evidentes de morte, como rigidez cadavérica, livores, decomposição corporal ou tempo de submersão maior que 1 hora). Resumidamente, o esquema de classificação passa a ser: morte, morbidade ou não morbidade. Com isso, extinguem-se termos que causavam confusão como "quase afogamento".

EPIDEMIOLOGIA[1,2,6,7,9]

Na maioria dos países, o afogamento está entre as três principais causas de morte em crianças de 5 a 14 anos. Países de baixa e média renda repondem por 97% do total de afogamentos no mundo. A distribuição na faixa etária pediátrica é bimodal, com 1º pico de incidência em crianças de 1 a 4 anos, e o 2º entre adolescentes de 15 a 19 anos. De modo geral, ocorre predomínio do sexo masculino, em uma relação ♂/♀ de 3:1 entre crianças, de 6:1 em adolescentes e de 12:1 entre homens jovens e mulheres.

Tabela 1 Localidades de afogamento e faixa etária relacionada

Faixa etária	Local
Menores de 1 ano	Geralmente em casa: banheiras, baldes e vasos sanitários
De 1 a 4 anos	Geralmente em casa ou até 20 m dela: piscinas, espelhos d'água, tanques, etc.
Adolescentes e adultos	Longe de casa: em rios, lagos ou oceano durante atividades recreativas, como passeios de barco ou mergulho

Os fatores de risco para afogamento incluem idade mais jovem (0 e 4 anos), incapacidade de nadar, falta de cercas na piscina e de supervisão adequada, uso de álcool e/ou drogas, condições médicas como epilepsia, arritmias (incluindo síndrome do QT longo), cardiomiopatias, doença arterial coronariana, doença cerebrovascular, diabete melito, autismo e depressão. Outros fatores como a falta de disponibilidade e acessibilidade de equipamentos de segurança (p. ex., coletes salva-vidas), viagens de barco não seguras, residir em região com ocorrência de cheias ou *tsunamis* e férias em locais não habituais com pouco acesso a meios de socorro e ressuscitação imediatos também são considerados de relevância.

FISIOPATOLOGIA[5,6]

A vítima consciente geralmente luta para permanecer na superfície da água, com os braços estendidos lateralmente e a cabeça esticada, no intuito de manter a via aérea fora da água. É incapaz de gritar ou acenar por ajuda (crianças menores não tem força para tal e permanecem com o rosto na água). Durante esse processo inicial, que dura de 20 a 60 segundos, pode haver ingestão de água e aspiração, com tosse reflexa e até laringoespasmo (nesse caso, a hipóxia que se segue levará ao relaxamento da laringe e maior aspiração líquida). Conforme submerge, ainda consciente, a vítima faz apneia voluntária que se mantém até atingir um nível de hipercarbia, momento em que apresentará inspirações involuntárias e maior aspiração líquida (a temperatura da água, a capacidade pulmonar e o grau de estresse influem no momento em que isso ocorre).

O pulmão é o órgão de maior comprometimento, iniciando o processo de hipóxia. Embora existam diferenças osmóticas entre água doce e salgada, a aspiração de ambos os tipos causa graus semelhantes de lesão pulmonar, destruindo e lavando o surfactante. Haverá alteração na permeabilidade dos capilares pulmonares, com o extravasamento de líquidos para os alvéolos e espaço intersticial: *shunt*, edema pulmonar não cardiogênico, alveolite, broncoespasmo, atelectasias e diminuição da complacência pulmonar caracterizam o quadro que pode evoluir para síndrome da angústia respiratória aguda (SARA). Apenas 1 a 3 mL/kg de aspiração de água pode induzir o processo fisiopatológico descrito anteriormente e raramente é aspirada água suficiente para causar distúrbios eletrolíticos. A hipertensão pulmonar pode ser exacerbada pela liberação de mediadores inflamatórios. Em uma pequena porcentagem de pacientes, a aspiração de vômito, areia, lodo, água estagnada e esgoto pode resultar na oclusão dos brônquios, broncoespasmo, pneumonia, formação de abscesso e dano inflamatório às membranas capilares alveolares. Pneumonia é uma consequência rara e é mais comum com submersão em água doce e quente estagnada (agentes não habituais encontrados: *Aeromonas*, *Burkholderia* e *Pseudallescheria*). Como a pneumonia infecciosa é incomum no início do tratamento de lesões por submersão, o uso de terapia antimicrobiana profilática não mostrou qualquer benefício. A pneumonite química é uma sequela mais comum do que a pneumonia, especialmente se a submersão ocorrer em uma piscina clorada ou em um balde contendo um produto de limpeza.

A hipóxia prolongada leva à intensa vasoconstrição periférica e diminuição do débito cardíaco. Além disso, as vítimas costumam ficar hipotérmicas, causando alterações de fluido extravascular e aumento da diurese, resultando em hipovolemia.

Durante o afogamento, há inicialmente hipertensão e taquicardia com ativação do sistema nervoso simpático. Com o agravamento da hipóxia, acidose e hipotermia, haverá bradicardia, hipertensão pulmonar e diminuição do débito cardíaco. Atividade elétrica sem pulso (AESP) geralmente se instala culminando em parada cardiopulmonar por assistolia. Algumas vítimas podem apresentar arritmias, geralmente em decorrência de patologias cardíacas prévias ou do "conflito autonômico", quando há estímulos cardíacos simpáticos e parassimpáticos concomitantemente. Ocorrem mais frequentemente em uma situação de estímulos vagais cíclicos para o coração, por exemplo, com o restabelecimento da respiração, quando este está recebendo estimulação simpática (frio, exercício, medo, raiva ou ansiedade). As arritmias são predominantemente supraventriculares e juncionais, mas podem ser taquicardias ventriculares entre os períodos de bradicardia, batimentos ectópicos supraventriculares ou até mesmo bloqueios atrioventriculares.

A lesão cerebral hipóxica é a principal causa de morbimortalidade e começa dentro de aproximadamente 5 minutos de oxigenação cerebral inadequada. A privação inicial de oxigênio é intensificada pelo comprometimento cardiovascular, causando lesões isquêmicas de diferentes intensidades no cérebro: zonas terminais vasculares, o hipocampo, córtex insular e os gânglios da base são particularmente suscetíveis. Essas lesões isquêmicas primárias são geralmente reversíveis em crianças, com adequada ressuscitação, mas podem levar a alterações na memória, distúrbios nos movimentos e coordenação. Alguns poucos minutos a mais de hipóxia podem levar a um estado de coma vegetativo. A instabilidade autonômica (tempestade diencefálica/hipotalâmica) é comum após lesão cerebral traumática, hipóxica ou isquêmica grave. Esses pacientes frequentemente apresentam sinais e sintomas de hiperestimulação do sistema nervoso simpático, com taquicardia, hipertensão, taquipneia, diaforese, agitação e rigidez muscular. Convulsões podem ser o resultado de hipóxia cerebral aguda, mas também podem estar incitando eventos que levam à perda de consciência e à incapacidade de proteger as vias aéreas.

A maioria dos afogamentos ocorre em água mais fria do que a temperatura termoneutra (temperatura em que a produção e perda de calor pelo corpo se igualam). Receptores de frio respondem à diminuição repentina na temperatura da pele com hiperventilação, aumento do débito cardíaco, vasoconstrição periférica e hipertensão. A hipotermia também leva a alterações de fluido extravascular e aumento da diurese, resultando em hipovolemia. Além disso, há diminuição do limiar de hipercapneia e estimulação direta no centro respiratório, fazendo com que as inspirações involuntárias ocorram mais precocemente. Afogamentos em águas muito frias (< 10°C) apresentam características fisiopatológicas específicas como disfunção miocárdica e arritmias induzidas por frio.

O "reflexo do mergulho" é um dos mecanismos comumente propostos para explicar por que algumas vítimas de afogamento sobrevivem após longos períodos de submersão. No entanto, a resposta é provavelmente menos importante como mecanismo protetor do que o rápido resfriamento seletivo do cérebro, causado pelo fornecimento de sangue carotídeo frio, resfriado pelas várias "lavagens" repetidas dos pulmões por água fria (Figura 1).

A deglutição de água durante o processo de afogamento pode aumentar o risco de vômito, espontaneamente ou durante a ressuscitação, e levar à aspiração de conteúdo gástrico. Também pode ser a responsável por alterações eletrolíticas encontradas em algumas vítimas, principalmente crianças pequenas. Geralmente ocorre durante a imersão parcial ou quando se faz apneia voluntária. O estresse, aumento de PCO_2, diminuição da PO_2, alterações no volume respiratório e a inconsciência dificultam a coordenação entre deglutir e respirar.

É importante ressaltar que as condições médicas predisponentes (hipoglicemia, intoxicação, convulsões e arritmias cardíacas) ou concomitantes (cabeça, coluna cervical e multissistema) associadas à fisiopatologia do afogamento podem complicar o quadro clínico.

TRATAMENTO

Pré-hospitalar

O principal objetivo da terapia pré-hospitalar é restaurar a ventilação e circulação o mais rápido possível. As manobras de reanimação deverão ser iniciadas imediatamente

Tabela 2 Resumo das principais alterações vistas no afogamento

Sistema	Alterações
Respiratório	• Diminuição do surfactante, *shunt*, edema pulmonar não cardiogênico, alveolite, broncoespasmo, atelectasias, diminuição da complacência pulmonar • Pneumonite química mais comum que pneumonia bacteriana
Cardiovascular	• Hipertensão, taquicardia, vasoconstrição periférica → bradicardia, diminuição do débito cardíaco → AESP → assistolia • Eventualmente arritmias: supraventriculares e juncionais • Com a hipotermia, aumento da diurese hipovolemia
Sistema nervoso central	• Vasodilatação compensatória → depleção fosfato → perda de consciência • Falha no metabolismo energético, inibição de síntese proteica, depleção de ATP, perda da neurotransmissão sináptica, estresse oxidativo, alteração gradiente iônico → apoptose, autofagia e necrose de neurônios e células da glia • A lesão da medula espinhal cervical é incomum, a menos que haja sinais clínicos de lesão ou história sugestiva
Renal	• Geralmente não é afetado no afogamento • Diminuição do fluxo sanguíneo renal com aumento da resistência vascular • Hipotermia → alteração tubular → excreção de sódio aumentada e diminuição da reabsorção de água
Metabólico	• Acidose metabólica e/ou respiratória • Distúrbios eletrolíticos não são geralmente vistos, exceção em afogamento no Mar Morto
Hematológico	• Hemólise e coagulopatia podem ser vistas em casos graves

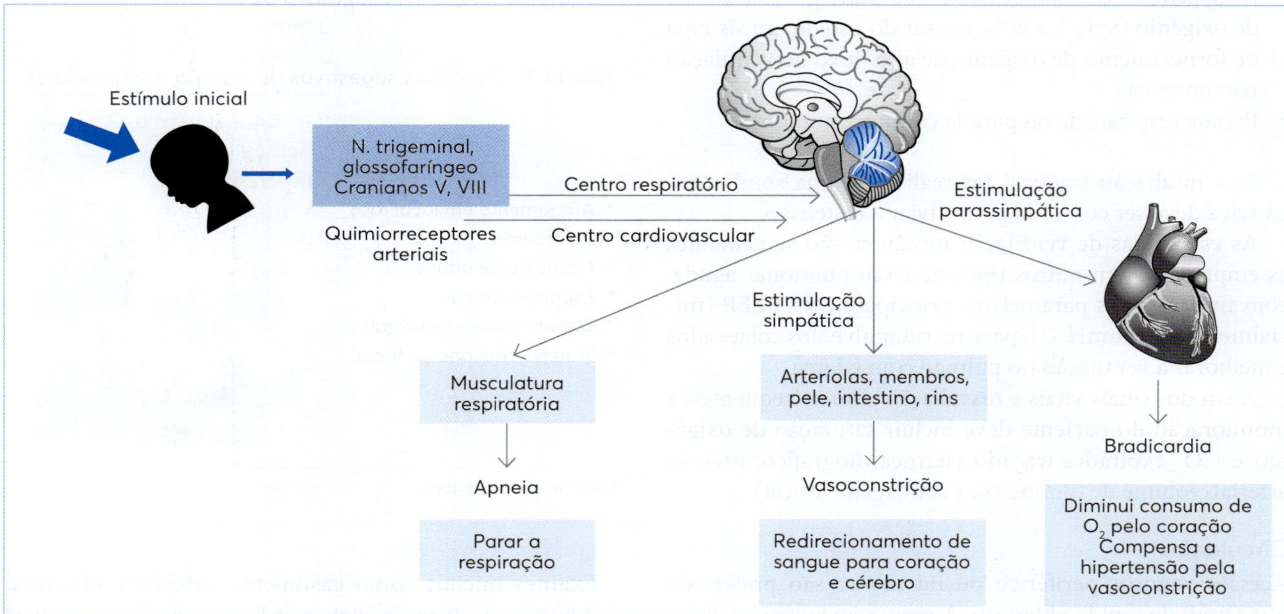

Figura 1 Esquematização do reflexo do mergulho ou *diving reflex*.

Fonte: acervo da autora.

ao se encontrar uma vítima afogada: se a vítima estiver em apneia, deve-se iniciar a ventilação (boca-a-boca, boca-boca-nariz, dispositivos como bolsa-válvula-máscara) imediatamente. A ventilação iniciada na água (não pondo o socorrista em perigo) demonstrou melhora em 50% no prognóstico.

(Para mais informações, ver capítulo "Acidentes de submersão" na seção de "Segurança".)

Hospitalar[7,8,10,11]

A prioridade no atendimento das vítimas de afogamento no pronto-socorro é reverter a hipoxemia, restaurando a oxigenação adequada e ventilação. Toda vítima que apresentou algum grau de aspiração líquida deverá ficar pelo menos de 4 a 6 horas (para alguns autores, 8 horas) em observação, monitorada para piora respiratória, mesmo que tenha poucos ou nenhum sintoma aparente. Escore de riscos para alta com Glasgow normal, frequência respiratória normal, ausência de dispneia, ausência de necessidade de suporte das vias aéreas (BVM, intubação e CPAP) e ausência de hipotensão mostrou-se sensível para indicação de alta após 8 horas de observação.

Vias aéreas e ventilação

Em pacientes hipoxêmicos que não requerem intubação imediata, oxigênio suplementar deve ser fornecido para manter a SpO_2 acima de 90 ou 92%. A ventilação com pressão positiva não invasiva (CPAP ou BPAP) pode ser usada, monitorando possível hipotensão pelo aumento da pressão intratorácica e vômito, por distensão abdominal.

As indicações para intubação são:

- Sinais de deterioração neurológica ou incapacidade de proteger as vias aéreas.
- Incapacidade de manter PaO_2 > 60 mmHg ou saturação de oxigênio (SpO_2) > 90%, apesar do uso de um sistema de fornecimento de oxigênio de alto fluxo ou ventilação não invasiva.
- Parada respiratória ou parada cardiorrespiratória.

Se a intubação traqueal for realizada, uma sonda orogástrica deve ser colocada para aliviar a distensão.

As estratégias de ventilação mecânica são semelhantes às empregadas em outros tipos de lesão pulmonar aguda, com titulação dos parâmetros, principalmente PEEP (inicialmente de 5 mmH_2O), para recrutar alvéolos colapsados e melhorar a ventilação no pulmão com edema.

Além dos sinais vitais e reavaliação clínica frequentes, a monitoração do paciente deve incluir saturação de oxigênio e CO_2 expirado, traçado eletrocardiográfico, pressão arterial, volume de diurese (por sondagem vesical).

Circulação

Acessos venosos periférico ou intraósseo são preferíveis por serem de rápida obtenção. A reposição volêmica dever ser feita com soluções cristaloides, em bolos de 20 mL/kg (lembrar que o afogado é um hipovolêmico). A correção da acidose geralmente ocorre com a melhora na ventilação e volemia, sem necessidade de correção de bicarbonato.

A disfunção cardíaca pode prevalecer mesmo após a ventilação e reposição volêmica adequadas, sendo necessário o uso de drogas inotrópicas, sendo a dobutamina a de escolha inicial.

Indivíduos em parada cardiopulmonar devem ser atendidos conforme as diretrizes das Foças tarefas ALS. Se a temperatura da vítima estiver abaixo de 30°C, tanto as medicações quanto a desfibrilação são ineficazes. Se indicada, faz-se uma tentativa de desfibrilação, mantendo a RCP até a temperatura aumentar de 32°C.

Demais medidas

As roupas úmidas devem ser removidas e o reaquecimento iniciado em pacientes hipotérmicos. Os métodos mais comuns incluem reaquecimento externo (cobertores quentes, almofadas de aquecimento, calor radiante, ar quente forçado) e interno (oxigênio umidificado aquecido, soro aquecido endovenoso ou lavagem gástrica, irrigação peritoneal/pleural, diálise). O objetivo é evitar uma queda adicional na temperatura central e estabelecer uma taxa de reaquecimento segura e estável, mantendo a estabilidade cardiovascular: reaquecer o paciente 1 a 2°C por hora até 33°C, ou no máximo 36°C. Não há evidências adequadas que corroborem o uso de hipotermia terapêutica induzida pós-ressuscitação no afogamento. A hipertermia deve ser evitada, pois, entre outras coisas, aumenta as demandas metabólicas cerebrais e diminui o limiar de convulsão.

Uma avaliação global do paciente deve ser realizada a procura de lesões traumáticas e estudos de imagem apropriados obtidos conforme indicado. Lesões da coluna cervical não são comuns, mas devem ser tomadas precauções se houver uma história sugestiva ou sinais de lesão.

Tabela 3 Situações sugestivas de trauma raquimedular

- Afogamento em local raso
- Politrauma
- Mergulho de altura
- Esportes radicais
- Dor em coluna vertebral
- Trauma craniano ou facial

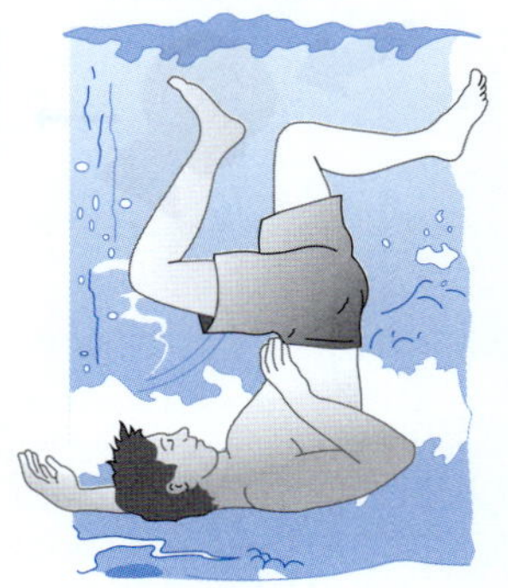

Fonte: acervo da autora.

Exames iniciais como gasometria arterial e glicemia, radiografia de tórax e eletrocardiograma são essenciais no paciente sintomático. Hemograma, eletrólitos séricos, ureia, creatinina, TGO, TGP, lactato, provas de atividade inflamatória, troponina, triagem sanguínea e urinária para álcool e drogas ilícitas podem ser solicitadas. Exames radiológicos adicionais são indicados na presença de lesões traumáticas. Pacientes com rebaixamento do nível de consciência mantido após estabilização são submetidos a exames de imagem (tomografia ou ressonância magnética cerebral).

A radiografia de tórax ou tomografia computadorizada na apresentação pode variar de normal a edema pulmonar peri-hilar localizado ou difuso. Broncoespasmo é frequentemente observado em vítimas de afogamento não fatal, e o manejo é semelhante ao da asma aguda. O uso de antibióticos profiláticos não está indicado (exceção de afogamentos em águas altamente contaminadas, como o rio Tietê em São Paulo). Em caso de evolução sugestiva de pneumonia, a antibioticoterapia deve ser dirigida a patógenos transmitidos pela água, como *Aeromonas*, *Pseudomonas*, *Burkholderia* e *Pseudallescheria*).

NOTA

- O cateterismo da artéria pulmonar pode ser útil para direcionar a reposição de fluidos e suporte inotrópico.
- Não evidências para uso de ECMO.
- Não há evidências para uso de surfactante exógeno.

A internação com monitoração é recomendada para aqueles pacientes que sofreram uma exposição hipóxica significativa (submersos por mais de 1 minuto, ou que apresentaram apneia, cianose ou que necessitaram de RCP) ou aqueles que após o período de observação têm uma necessidade persistente de oxigênio ou permanecem sintomáticos. A admissão na UTI deve ser considerada para pacientes que necessitaram de ressuscitação pulmonar ou cardíaca, experimentaram hipotermia moderada a grave ou tiveram uma radiografia de tórax ou gasometria arterial anormais.

Tabela 4 Prevenção de lesões neurológicas secundárias

Métodos
• Manter a cabeceira da cama elevada a 30° (se não tiver lesão de coluna). Medidas mais agressivas para reduzir a pressão intracraniana elevada, bem como o monitoramento da pressão intracraniana, raramente são realizadas
• Diuréticos podem ser usados para evitar hipervolemia, mas deve-se ter cuidado para evitar depleção de volume, que pode diminuir o débito cardíaco e a perfusão cerebral
• A hiperventilação pode ser usada como uma medida aguda para reduzir a pressão intracraniana, no risco de herniação cerebral. A hiperventilação prolongada deve ser evitada, pois pode causar vasoconstrição, diminuindo o fluxo sanguíneo cerebral e piorando a isquemia cerebral
• Tratar agressivamente atividades convulsivas de preferência com anticonvulsivantes não sedativos (p. ex., fenitoína)
• Manter o paciente euglicêmico: tanto a hipoglicemia quanto a hiperglicemia são prejudiciais • Prevenir hipóxia, hipercarbia e hipertermia

PROGNÓSTICO[1,2,9,12]

Quatro resultados podem ocorrer no afogamento pediátrico: recuperação completa (neurologicamente intacta), comprometimento neurológico, estado vegetativo persistente e morte. As tentativas de se prever a evolução do afogado, mediante a associação de vários fatores não se mostraram confiáveis. Tempo e submersão, RCP com administração de epinefrina no local e RCP prolongada na admissão foram achados comuns a pacientes com pior prognóstico.

Szpilman propôs uma classificação do afogamento baseada em sinais clínicos e associou à chance de sobrevida, conforme mostra a Tabela 5.

Tabela 5 Classificação de Szpilman e relação com sobrevida

Classificação	Sinais	Sobrevida
Resgate	Sem sinal de aspiração	100%
Grau 1	Ausculta pulmonar normal, com ou sem tosse	100%
Grau 2	Ausculta pulmonar com estertores pulmonares raros	99%
Grau 3	Edema agudo pulmonar sem choque cardiovascular	95 a 96%
Grau 4	Edema pulmonar com choque cardiovascular	78 a 82%
Grau 5	Apneia com pulso central	56 a 69%
Grau 6	Apneia sem pulso central	7 a 12%

Poucos estudos foram realizados em crianças usando a classificação e vinculando a prognóstico. Dessa forma fica difícil fazer a mesma associação entre classificação e sobrevida

Estudo de metanálise de fatores preditivos de prognóstico demonstrou ser o tempo de submersão o fator de maior força (< 5 min com resultados favoráveis; > 25 min resultados invariavelmente fatais); também o tempo de chegada do serviço de emergência e afogamento em água salgada foram fatores de melhor prognóstico.

PREVENÇÃO[1,2,4,6]

A prevenção é o elo chave na cadeia de sobrevivência. As cinco principais intervenções baseadas em evidências são: cercas de proteção de piscina, coletes salva-vidas, aulas de natação (treinamento de segurança na água), supervisão constante de um adulto e presença de salva-vidas. (Para maiores informações, ver Capítulo "Acidentes de submersão" na seção "Segurança".)

RESUMO

O afogamento é um problema de saúde pública mundial, com resultados impactantes na a faixa etária pediátrica. A falta de supervisão adequada de crianças pequenas, próximas à agua, tem sido um grande causador de afogamento. O atendimento imediato da vítima de afogamento é fator decisivo no prognóstico: manobras de RCP instituídas precocemente, trazem uma melhora impactante na morbimortalidade desses pacientes. O objetivo das intervenções pré-hospitalares e hospitalares visam a restaurar a oxigenação e a perfusão tecidual, além de prevenir lesões pulmonares e neurológicas secundárias. Pacientes hipotérmicos devem ser reaquecidos a mais de 32°C. Medidas de ressuscitação devem ser mantidas (mesmo que por horas) até que a temperatura da vítima esteja entre 32 e 35°C.

REFERÊNCIAS BIBLIOGRÁFICAS

1. WHO, UNICEF. Global report on drowning/Preventing a leading killer; WHO, 2014. Disponível em: https://www.who.int/publications/i/item/global-report-on-drowning-preventing-a-leading-killer. Acessado em fevereiro de 2021.
2. WHO. Drowning. 2023. Disponível em https://www.who.int/news-room/fact-sheets/detail/drowning. Acesso out 2023.
3. Szpilman D, Bierens J, Handley A, Orlowski J. Drowning. N Engl J Med. 2012;366:2102-10.
4. Szpilman D. Afogamentos. Boletim Brasil 2024. SOBRASA, 2024. Disponível em https://sobrasa.org/drowning-bulletin-brazil-2024/. Acessado em maio de 2024.
5. Bierens JJ, Lunneta P, Tipton M, Warner D. Physiology of drowning: a review. Physiology. 2016;31:147-66.
6. Salomez F, Vicent JL. Drowning: a review of epidemiology, pathophysiology, treatment and prevention. Resuscitation. 2004;63:261-8.
7. Austin S, Macintosh I. Management of Drowning in Children. Paediatrics and Child Health Symposium: Accidents and Poisoning 2013;23(9):397-401.
8. Chandy, D, Weinhouse, GL. Drowning (submersion injuries). Up to date. Disponível em: https://www.uptodate.com/contents/drowning-submersion-injuries/print. Acesso março/ 2021.
9. Zuckerbraun NS, Saladino RA. Pediatric Drowning: Current Management Strategies for Immediate Care. CPEM. 2005;6(1):49-56.
10. Bierens J, Abelairas-Gomez C, Barcala Furelos R, Beerman S, Claesson A, Elsenga HE, et al. Resuscitation and emergency care in drowning: A scoping review. Resuscitation. 2021 May;162:205-17.
11. Shenoi RP, Allahabadi S, Rubalcava DM, Camp E. The pediatric submersion score predicts children at low risk for injury following submersions. Acad Emerg Med. 2017 Dec;24(12):1491-500.
12. Quan L, Bierens JJ, Lis R, Rowhani-Rahbar A, Morley P, Perkins GD. Predicting outcome of drowning at the scene: A systematic review and meta-analyses. Resuscitation. 2016 Jul;104:63-75.

CAPÍTULO 7

CETOACIDOSE DIABÉTICA

Paula Cristina Ranzini
Sulim Abramovici

AO FINAL DA LEITURA DESTE CAPÍTULO, O PEDIATRA DEVE ESTAR APTO A:

- Suspeitar e reconhecer o paciente em cetoacidose diabética.
- Corrigir a desidratação e acidose; reverter a cetose restaurando gradualmente a hiperosmolaridade e glicemia sérica.
- Planejar e calcular a reposição fluídica antes de iniciar a insulinoterapia.
- Prescrever corretamente a insulinoterapia, respeitando a fisiopatologia, para evitar complicações.
- Reconhecer e tratar as complicações decorrentes do próprio tratamento da cetoacidose durante sua estabilização.

CONCEITO

A cetoacidose diabética (CAD) representa a descompensação aguda mais grave em crianças e adolescentes diabéticos. A CAD pode ser definida como um conjunto de alterações clínico-laboratoriais decorrentes da insuficiente ação insulínica e da concomitante hipersecreção dos hormônios contrarreguladores da insulina em resposta a alguma situação de estresse.[1,2]

O médico deve estar atento à primodescompensação ou à recorrência frequente de episódios de CAD, decorrente de um ou mais dos seguintes fatores: esquema insulinoterápico inadequado para as necessidades do paciente, falta de aderência ao esquema terapêutico proposto (envolvendo a falta de controle domiciliar da glicemia e da cetonúria, alimentação e atividade física inadequadas, omissão de doses de insulina ou falha em pacientes usando bomba de infusão), distúrbios psicológicos e psiquiátricos e, inclusive, negligência.

Fisiopatologia

O metabolismo dos carboidratos, dos lipídios e das proteínas é controlado a partir do equilíbrio entre os níveis plasmáticos de insulina, com ação anabolizante, e os níveis dos hormônios contrarreguladores da insulina (glucagon, catecolaminas, cortisol e hormônio do crescimento), cuja ação aumentada induz catabolismo.[2]

Frequentemente a elevação dos hormônios contrarreguladores é causada por alguma intercorrência aguda capaz de gerar estresse, como infecções, traumas ou alterações emocionais. Na CAD ocorre aumento da resistência à insulina, decorrente da maior ação dos hormônios contrarreguladores e dos níveis plasmáticos elevados dos ácidos graxos livres e dos corpos cetônicos.

A cetonemia e a hiperglicemia levam à cetonúria, glicosúria e à diurese osmótica. A diurese osmótica é responsável pela espoliação corporal de sódio, potássio, fosfato e outros minerais. A cetonemia também facilita a ocorrência de vômitos. Na CAD a desidratação é consequência dos vômitos, da diurese osmótica e da redução da ingesta de líquidos por inapetência ou rebaixamento sensorial. O estímulo do sistema renina-angiotensina-aldosterona contribui para a espoliação renal de potássio. A hipovolemia leva à redução da perfusão tecidual e à acidose lática, agravando a acidose. A redução do ritmo de filtração glomerular induzida pela desidratação diminui a eliminação renal de glicose e corpos cetônicos e contribui para a elevação da glicemia e da cetonemia. Estabelece-se um círculo vicioso, visto que quanto maior a glicemia maior a redução do ritmo de filtração glomerular.

Na CAD a hiperglicemia, a cetonemia e a elevação da ureia plasmática (decorrente da redução do ritmo de filtração glomerular) resultam em elevação da osmolaridade plasmática.

A hiperosmolaridade plasmática (valores superiores a 295 mOsm/kg H_2O) estimula nas células do sistema nervoso central (SNC) a produção de pequenas moléculas orgânicas denominadas osmóis idiogênicos, constituídos principalmente pelo aminoácido taurino e mioinositol. Os osmóis idiogênicos diminuem o fluxo de água do intra para o extracelular, representando mecanismo de defesa dessas células contra os efeitos da hiperosmolaridade plasmática. O aumento do fluxo de água livre do compartimento intracelular para o extracelular decorrente da elevação da osmolaridade plasmática leva à hiponatremia dilucional. Além disso, a elevação de ácidos graxos livres no plasma também contribui para a redução da natremia, já que na determinação laboratorial os ácidos graxos livres são interpretados como água livre.

ETIOLOGIA

As principais causas de CAD são infecções (virais ou bacterianas), falta de aderência ao tratamento e estresse emocional.[3]

DIAGNÓSTICO

Os principais sintomas da CAD são: polidipsia, poliúria, noctúria, polifagia, anorexia, náuseas e vômitos, dor abdominal e perda ponderal.[3] É importante destacar que embora a polifagia seja um sintoma proeminente no diabete melito descompensado, quando o distúrbio metabólico se agrava, passa a predominar a anorexia. Na admissão ao serviço de urgência as principais alterações presentes no exame físico de crianças e adolescentes com CAD incluem hálito cetônico, rubor facial, desidratação, taquicardia, hipotensão, redução da perfusão periférica, hiperventilação (respiração de Kussmaul) e dor abdominal. Nos casos mais graves, além dos sinais e sintomas acima, devem-se salientar as alterações do SNC: sonolência, rebaixamento do nível de consciência e coma. Fraqueza muscular e hipertermia podem ser encontradas durante a descompensação. A dor abdominal pode ser intensa a ponto de simular apendicite, pancreatite ou abdome agudo cirúrgico. Nos casos mais graves de CAD pode haver elevação da amilase sérica, o que não indica, necessariamente, a ocorrência de pancreatite. Na maioria dos casos a dor abdominal desaparece com a hidratação, correção dos distúrbios eletrolíticos e insulinoterapia.

Laboratorialmente a CAD caracteriza-se por: hiperglicemia (glicemia superior a 200 mg/dL), acidose metabólica (pH < 7,3 e/ou bicarbonato inferior a 15 mEq/L) com elevação do ânion-*gap* e presença de cetonemia (cetonas séricas superiores a 3 mg/dL ou fortemente positivas em diluição do soro superior a 1:2) e cetonúria (resultado positivo na reação urinária com nitroprussiato de sódio).[2,3]

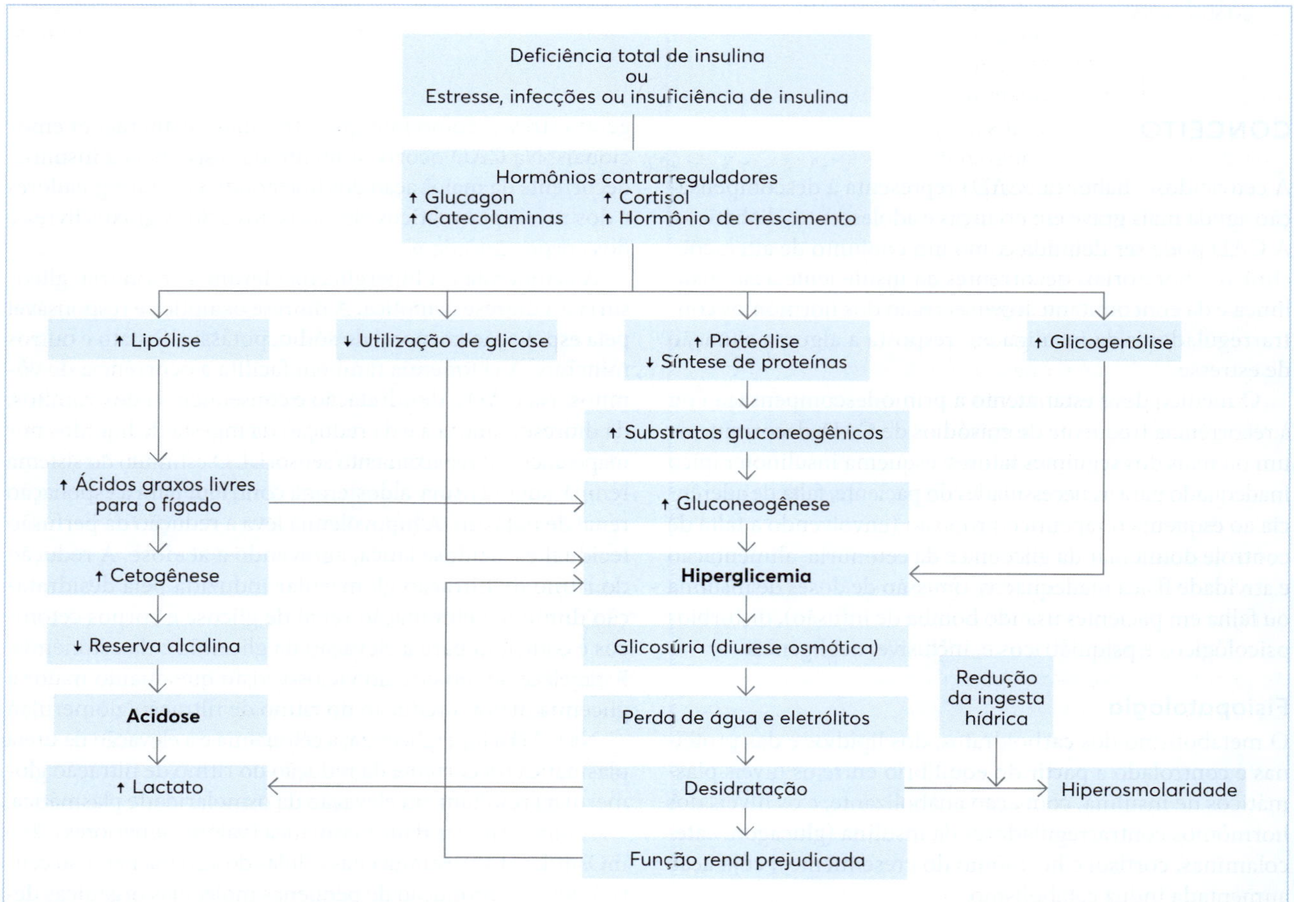

Figura 1 Fisiopatologia da cetoacidose diabética.
Fonte: American Diabetes Association, 2006.[1]

O diagnóstico diferencial da CAD deve ser feito com *acidose láctica* (por erro inato do metabolismo, p. ex., em que o nível plasmático de lactato geralmente é superior a 7 mmol/L); *intoxicação por salicilato e teofilina; coma hiperosmolar; outras causas de acidose* (p. ex., acidose tubular renal).

TRATAMENTO

O tratamento da CAD visa ao restabelecimento das condições gerais do paciente, com especial atenção para a progressiva correção dos distúrbios hidroeletrolíticos. Embora diversas orientações sirvam para o tratamento da maior parte dos pacientes atendidos nas unidades de emergência com diagnóstico de CAD, deve-se lembrar e ressaltar que na CAD, talvez mais do que em outras intercorrências agudas, são fundamentais para o sucesso da terapêutica instituída a individualização do plano terapêutico e a reavaliação frequente do paciente. Somente desse modo o paciente poderá receber o melhor tratamento, com menor possibilidade de complicações.

A princípio, como em qualquer abordagem inicial no serviço de emergência, devm-se avaliar a permeabilidade da via aérea e a integridade do sistema respiratório. Em seguida, a avaliação do sistema cardiocirculatório permitirá a identificação de choque e se ele se encontra a compensado ou não. Segue-se a avaliação da integridade neurológica do paciente.

Assim que o paciente foi admitido deve ser colhida amostra de sangue para dosagem de glicemia capilar, glicemia plasmática, gasometria venosa, sódio, potássio, ureia, creatinina, cálcio, fósforo e hemograma. A presença de cetose será caracterizada a partir da realização da reação plasmática ou urinária com nitroprussiato de sódio. Se houver suspeita ou evidência de infecção deve ser colhido sangue para culturas. Outros exames relacionados à pesquisa do foco infeccioso devem ser indicados de acordo com a suspeita diagnóstica. Durante o tratamento a glicemia capilar deve ser avaliada a cada hora, até que o quadro clínico-laboratorial tenha se estabilizado. A gasometria venosa e os níveis plasmáticos de sódio e potássio devem ser avaliados a cada 3 horas nas 6 horas iniciais de terapêutica. Deve-se lembrar que creatinina sérica pode estar elevada por interferência dos corpos cetônicos, de forma que os níveis de ureia plasmática são indicadores mais sensíveis da presença de insuficiência renal.[3] Em relação à avaliação da cetonemia e cetonúria, a reação com o nitroprussiato de sódio permite a detecção de acetoacetato e acetona, mas não de beta-hidroxibutirato. Na CAD os níveis de beta-hidroxibutirato são até 15 vezes maiores que os níveis de acetoacetato e acetona. Por outro lado, o tratamento leva ao aumento da conversão de beta-hidroxibutirato em acetoacetato, que pode dar a falsa impressão de piora da cetose. A presença de leucocitose (com valores de até 20.000 leucócitos/mm^3) e neutrofilia é frequente e geralmente não está relacionada à infecção bacteriana, decorrendo da reação de estresse e da acidose.

A seguir serão descritas as etapas fundamentais do tratamento.

Hidratação

Inicialmente a terapêutica hidroeletrolítica tem por objetivo a reparação intravascular.[4,5] Nessa fase deve ser administrado soro fisiológico (SF) no volume de 20 mL/kg, infundido por 30 a 60 minutos. Se após a expansão inicial o paciente ainda apresentar sinais de contração intravascular, a conduta anterior deve ser repetida, na hora seguinte. Quando o paciente se apresentar com sinais de choque deverá receber SF no volume de 20 mL/kg a cada 20 minutos, até o desaparecimento dos sinais clínicos de choque.

Após a fase de expansão o paciente receberá soro de manutenção no volume habitual (1.500 a 2.000 mL/m^2/dia). O volume do soro de manutenção pode ser acrescido de soro de reposição nos casos de intensa poliúria ou hiperventilação, sendo administrado no volume de 10 a 20 mL/kg/dia. Tanto o soro de manutenção quanto o soro de reposição são administrados na forma de SF.

Quando a glicemia atingir valores próximos a 250 mg/dL e o paciente ainda necessitar da administração de insulina regular para bloqueio da cetogênese, o soro passará a ser constituído por partes iguais de SF e SG5%. Daí por diante a concentração de glicose no soro irá depender dos valores subsequentes da glicemia.[3]

É importante iniciar hidratação por via oral assim que o paciente apresente melhora clínica e recuperação da integridade neurológica, o que permitirá a gradual redução da hidratação parenteral até a sua suspensão.

Insulinoterapia

No tratamento da CAD a insulinoterapia visa a promover a gradual redução da glicemia e da cetogênese. A reposição de insulina deve ser a partir da segunda hora do tratamento, após a expansão inicial. Recomenda-se a administração de insulina regular por via endovenosa, em infusão contínua. Essa forma de insulinoterapia permite a gradual redução da glicemia, com menores riscos de complicações como hipoglicemia e edema cerebral. A insulinoterapia endovenosa contínua é realizada a partir da mistura de 100 mL de SF e 10 U de insulina regular, de modo que 1 mL da mistura contém 0,1 U de insulina regular. Inicia-se preferencialmente com a administração endovenosa contínua de insulina em bomba de infusão na dose de 0,1 U de insulina regular/kg/h (ou 1 mL da mistura/kg/h), que deverá permitir redução da glicemia de 60 a 80 mg/dL/h.[3,6] A glicemia capilar deve ser avaliada de hora em hora e a infusão de insulina será ajustada de acordo com esses valores. Se a queda da glicemia for superior a 90 mg/dL/h, a infusão de insulina deve ser reduzida para 0,05 U/kg/h. A reposição contínua de insulina deve ser mantida até que a glicemia capilar tenha atingido valor $\leq$ 250 mg/dL. Por outro lado, nos pacientes em que a cetogênese ainda não foi adequadamente bloqueada e que mantêm acidose metabólica e acentuada cetonemia apesar da redução da glicemia, a insulinoterapia endovenosa contínua deverá ser mantida, tomando-se o cuidado de se adequar a reposição de glicose no soro de manutenção para evitar a ocorrência de hipoglicemia. Na indisponibilidade de bomba de infusão a insulinoterapia endovenosa pode ser realizada desde que se tome como medida de segurança o preenchimento da bureta de hora em hora com o volume da mistura a ser administrado em 1 hora. Deve-se enfatizar que a transição para insulina de ação intermediária deve ser iniciada antes da interrupção da infusão contínua de insulina regular, prevenindo-se assim a posterior elevação da glicemia.

Elevações glicêmicas presentes após a suspensão da insulinoterapia contínua serão tratadas com insulina de ação rápida (insulina regular) ou ultrarrápida (insulina lispro ou aspart) administradas por via subcutânea na dose de 0,1 U/kg e 0,15 U/kg, respectivamente. Com a suspensão da insulinoterapia contínua, o paciente passará a receber esquema insulinoterápico de manutenção, empregando-se insulina humana N. Em pacientes previamente diabéticos pode ser feito ajuste no esquema insulinoterápico anterior, de acordo com as necessidades atuais do paciente. Nos casos de primo-descompensação diabética pode-se iniciar o tratamento de manutenção com dose de insulina humana N de 0,5 U/kg/dia, administrando-se 2/3 da dose pela manhã e 1/3 da dose antes de o paciente se deitar. Esse critério pode ser alterado de acordo com o médico responsável pelo acompanhamento.

Reposição de potássio

Na CAD o potássio corporal total encontra-se depletado em decorrência da diurese osmótica e da ativação do sistema renina-angiotensina-aldosterona.[7] Por outro lado a acidose e a redução da função renal aumentam a concentração extracelular de potássio, de forma que os pacientes com CAD podem apresentar à admissão níveis séricos de potássio normais ou mesmo elevados.[3,7] A hipocalemia é considerada a complicação mais grave relacionada ao tratamento da CAD.[7,8] Recomenda-se, portanto, a reposição de potássio a partir da segunda hora de tratamento, desde que a função renal esteja preservada, o paciente tenha apresentado diurese e a calemia seja inferior a 6,5 mEq/L. Por outro lado, o potássio deverá ser reposto já a partir da primeira hora de tratamento caso o paciente apresente hipocalemia. O potássio é acrescentado ao soro na dose de 20 a 40 mEq para cada litro de soro administrado, respeitando-se o limite de infusão de 0,5 mEq/kg/h.[1,5,6] Normalmente a administração de potássio é realizada na forma de KCl 19,1% (1 mL = 2,5 mEq de potássio). No entanto, quando se optar pela correção de fosfato, administra-se 2/3 de potássio na forma de KCl 19,1% e 1/3 na forma de KH_2PO_4 25% (1 mL = 1,8 mEq de potássio).[3,7,8]

Reposição de bicarbonato

A acidose metabólica, muitas vezes intensa, é uma das características da CAD. A acidose grave (pH < 7,2) pode levar à redução do débito cardíaco, da pressão arterial e do fluxo sanguíneo hepático e renal, além de diminuir o limiar para arritmias cardíacas.[3,7] Na CAD a acidose metabólica resulta principalmente do aumento da cetogênese, mas também da redução da perfusão tecidual. Durante o tratamento da CAD a expansão do volume extracelular e a administração de insulina levam à progressiva redução da acidose. Por outro lado, a reposição de bicarbonato é considerada uma das condições facilitadoras da ocorrência de edema cerebral. A reposição de bicarbonato também pode causar hipernatremia e hipocalemia. Diante dessas observações, considera-se atualmente não haver indicação para a reposição de bicarbonato na CAD, exceto durante a ressuscitação com o intuito de se preservar a ação da epinefrina.[3]

Reposição de fosfato

O fosfato é um ânion predominantemente intracelular que durante a CAD sofre deslocamento para o meio extracelular, de forma que seus níveis plasmáticos à admissão se encontram normais ou elevados. Por outro lado, a diurese osmótica leva ao aumento da perda renal de fosfato e à depleção do fosfato corpóreo total.[3] A insulinoterapia promove retorno do fosfato para o intracelular, de modo que seus níveis plasmáticos tendem a cair durante o tratamento da CAD. A hipofosfatemia pode causar hipóxia tecidual (por redução de 2,3 difosfoglicerato) e quando grave pode estar relacionada a complicações como depressão respiratória e miocárdica, fraqueza muscular, rabdomiólise, anemia hemolítica e alterações cardíacas. A prevenção desses distúrbios poderia justificar a reposição de fosfato durante o tratamento da CAD. A reposição de fosfato pode beneficiar pacientes em tratamento de CAD e que apresentem anemia, insuficiência cardíaca congestiva, pneumonia ou outras causas de hipóxia, bem como pacientes com níveis plasmáticos de fosfato inferiores a 1,0 mg/dL [3] Nesses casos o fosfato será administrado na forma de KH_2PO_4 25% (1 mL = 1,8 mEq de fosfato/1,8 mEq de potássio). O volume de KH_2PO_4 25% será o necessário para fornecer 1/3 do potássio a ser reposto.[3,7]

Complicações

A complicação mais temida da CAD em crianças e adolescentes é o edema cerebral, podendo estar presente já na admissão do paciente ao serviço de urgência.[3,9,10]

Acredita-se que durante o tratamento da CAD a diminuição da osmolaridade plasmática causada pela redução da glicemia e da cetonemia, e por outro lado a presença dos osmóis idiogênicos, cuja metabolização é realizada lentamente, levam ao aumento do fluxo de água para o interior das células do SNC, podendo resultar em edema cerebral. Apesar das diversas teorias buscando o entendimento da ocorrência do edema cerebral no tratamento da CAD em crianças e adolescentes, acredita-se que não são capazes de justificar plenamente a ocorrência dessa complicação em todos os pacientes.[3,9,10] A sua prevenção envolve a gradual correção tanto da desidratação e da depleção hídrica quanto da hiperglicemia, da cetonemia e da acidose. Deve-se ter em mente que nos pacientes que se apresentam mais intensamente descompensados provavelmente as alterações metabólicas evoluíram durante alguns dias e devem ser revertidas mais lentamente.

É importante estar atento para o reconhecimento precoce de sinais e sintomas indicativos de edema cerebral, como cefaleia, redução abrupta da frequência cardíaca (não relacionada à reidratação), hipertensão arterial (a evolução do quadro neurológico pode causar hipotensão arterial), vômitos, alterações do nível de consciência (desde sonolência até o coma), alucinações, alterações pupilares (anisocoria ou pupilas médio-fixas) e papiledema. O edema cerebral, sempre que possível, deve ser confirmado através de tomografia computadorizada.

Ao se diagnosticar edema cerebral o paciente deve ser mantido em jejum, com sonda nasogástrica e em decúbito elevado, para se evitar broncoaspiração. Deve receber oxigenioterapia e monitoração cardíaca e sua pressão arterial deve ser verificada a cada hora. O tratamento do edema cerebral deve ser realizado da seguinte forma:

- Administração de manitol: os benefícios da administração de manitol não estão relacionados ao desvio de fluido para o espaço extracelular, mas à redução da viscosidade sanguínea e consequente melhora do fluxo sanguíneo intracerebral.[6] Deve ser administrado precocemente, na dose de 0,2 a 1,0 g/kg, por via endovenosa, em infusão por 30 minutos. De acordo com a resposta clínica, a dose pode ser repetida a cada hora.[1]
- Solução hipertônica (3%): pode representar alternativa ao manitol, devendo ser infundida na dose de 5 a 10 mL/kg, em 30 minutos.
- Nos casos mais intensos o paciente deve ser mantido em ventilação mecânica com o intuito de se estabelecer pressão arterial de CO_2 em torno de 35 mmHg.
- A furosemida e a dexametasona não têm eficácia comprovada no tratamento do edema cerebral.[1,9,10]

Outras complicações relacionadas ao tratamento da CAD incluem a acidose hiperclorêmica (por perda urinária de ânions cetoácidos e administração excessiva de fluidos ricos em cloreto), hipoglicemia, hipocalemia, hipofosfatemia e insuficiência cardíaca congestiva por sobrecarga hídrica.[3,5,6]

REFERÊNCIAS BIBLIOGRÁFICAS

1. American Diabetes Association. Pathophysiology of diabetic ketoacidosis. Diabetes Care. 2006; 29:1150-9.
2. Dunger DB, Sperling MA, Acerini CL, Bohn DJ, Daneman D, Danne TP, et al. European Society for Paediatric Endocrinology/Lawson Wilkins Pediatric Endocrine Society consensus statement on diabetic ketoacidosis in children and adolescents. Pediatrics. 2004;113:e133-e140.
3. Wolfsdorf JI, Glaser N, Agus M, Fritsch M, Hanas R, Rewers A, et al. ISPAD Clinical Practice Consensus Guidelines 2018: Diabetic ketoacidosis and the hyperglycemic hyperosmolar state. Diabetes. 2018;19(Suppl. 27):155-77.
4. Kuppermann N, Ghetti S, Schunk JE, et al. Clinical trial of fluid infusion rates for pediatric diabetic ketoacidosis. N Engl J Med. 2018;378:2275-87.
5. Sottosanti M, Morrison GC, Singh RN, et al. Dehydration in children with diabetic ketoacidosis: a prospective study. Arch Dis Child. 2012;97(2):96-1004.
6. Al Hanshi S, Shann F. Insulin infused at 0.05 versus 0.1 units/kg/hr in children admitted to intensive care with diabetic ketoacidosis. Pediatr Crit Care Med. 2011;12(2):137-40.
7. Palmer BF, Clegg DJ. Electrolyte and acid-base disturbances in patients with diabetes mellitus. N Engl J Med. 2015;373(6):548-59.
8. Davis SM, Maddux AB, Alonso GT, Okada CR, Mourani PM, Maahs DM. Profound hypokalemia associated with severe diabetic ketoacidosis. Pediatr Diabetes. 2016;17:61-5.
9. Glaser N, Barnett P, McCaslin I, Nelson D, Trainor J, Louie J, et al. Risk factors for cerebral edema in children with diabetic ketoacidosis. N Engl J Med. 2001;344:264-9.
10. Glaser N, Barnett P, McCaslin I, et al. Risk factors for cerebral edema in children with diabetic ketoacidosis. The Pediatric Emergency Medicine Collaborative Research Committee of the American Academy of Pediatrics. N Engl J Med. 2001;344(4):264-9.

CAPÍTULO 8

DESIDRATAÇÃO E DISTÚRBIOS ELETROLÍTICOS

Adriana Barbosa de Lima Fonseca

AO FINAL DA LEITURA DESTE CAPÍTULO, O PEDIATRA DEVE ESTAR APTO A:

- Suspeitar e reconhecer o paciente em desidratação.
- Corrigir a desidratação e os distúrbios eletrolíticos.
- Conhecer a escala de gravidade da desidratação

DESIDRATAÇÃO

A desidratação é um importante problema de saúde pública sendo considerada a principal complicação da doença diarreica aguda (DDA).[1,2] Define-se como desidratação a contração do volume extracelular devido a perdas hidroeletrolíticas, e sua gravidade dependerá da proporção do déficit em relação às reservas corpóreas e da relação entre o déficit de água e de eletrólitos, sobretudo do sódio (Na^+).[3]

A avaliação do estado de hidratação é fundamental e deve ser realizada na abordagem inicial da criança com DDA por ser primordial para definição de tratamento.[1,2] Devem-se também investigar tempo de duração da doença, frequência e caracterização de vômitos e/ou diarreia, diurese, ingesta oral e peso corpóreo anterior à doença, pois podem refletir a gravidade da afecção.[2] Se não adequadamente tratada, a desidratação pode levar a distúrbios hidroeletrolíticos, acidose e hipoperfusão de diversos órgãos com consequente insuficiência renal e instabilidade cardiovascular e, até mesmo, óbito.[1,2] Neste capítulo, além da desidratação, serão abordados os distúrbios do Na^+ por serem mais frequentemente associados à desidratação.

Avaliação clínica da desidratação

O melhor critério para avaliar o grau de desidratação secundário a episódio diarreico é a perda aguda de peso corpóreo. Assim, conforme o percentual de perda de peso, a desidratação é classificada em leve (< 5% de perda de peso), moderada (5 a 10%) e grave (> 10% de perda de peso). Entretanto, tal parâmetro tem aplicação clínica limitada devido à dificuldade de se saber de modo confiável o peso anterior à doença. Dessa forma, outras variáveis clínicas são empregadas para definir o estado de hidratação de modo objetivo.[1,2]

Vários escores podem ser utilizados para avaliar o grau de hidratação, gravidade da doença e estabelecimento de conduta terapêutica. A escala de desidratação clínica (Quadro 1) é indicada para crianças de 1 mês a 3 anos de idade com DDA atendidas em unidade de urgência e possibilita classificar desidratação considerando quatro variáveis: aparência

Quadro 1 Escala de desidratação clínica para crianças de 1 mês a 3 anos

Características	0	1	2
Aparência geral	Normal	Com sede, inquieta ou letárgica, mas irritada quando nauseada	Sonolenta, hipotônica, fria ou sudorética ± comatosa
Olhos	Normal	Levemente encovado	Muito encovado
Mucosas	Úmida	Espessa	Seca
Lágrimas	Presentes	Diminuídas	Ausentes

Fonte: adaptado de Freedman et al., 2012.[4]
Escore 0: sem desidratação; escore 1-4: desidratação de leve a moderada; escore 5-8: desidratação grave.

geral, olhos, mucosas e lágrimas.[4] A escala da Organização Mundial da Saúde (OMS) para avaliar desidratação, por sua vez, baseia-se na avaliação de nível de consciência, olhos e mucosas, sede e sinal da prega em abdome (Quadro 2).

Os sinais clínicos melhor associados à desidratação moderada-grave são enchimento capilar lentificado, redução no turgor da pele e padrão respiratório alterado.[1,2] Por outro lado, fontanela deprimida, aumento da frequência cardíaca e mau estado geral não são achados clinicamente úteis para diagnóstico de desidratação.[2]

Quadro 2 Escala da Organização Mundial da Saúde para classificação da desidratação

Desidratação grave	Alguma desidratação	Sem desidratação
Se presença de 2 ou mais dos sinais descritos a seguir incluindo um dos achados em destaque: **letargia ou inconsciência, bebe mal ou incapaz de beber, pulso débil ou ausente,** olhos muito encovados, sem lágrimas, mucosas muito secas, desaparecimento sinal da prega > 2 segundos, TEC > 5 segundos	Se presença de 2 ou mais dos sinais descritos a seguir: irritado ou agitado, sedento ou ávido por líquido, pulso rápido débil, olhos encovados, sem lágrimas, mucosas secas, desaparecimento lento do sinal da prega, TEC 3 a 5 segundos	Se presença de 2 ou mais dos sinais de desidratação grave e alguma desidratação NÃO está presente

TEC: tempo de enchimento capilar.
Fonte: adaptado de SBP, 2017;[5] WHO, 2008;[6] Colletti et al., 2010.[7]

Tratamento

O objetivo do tratamento da criança desidratada consiste na reidratação e reposição das perdas além da correção de eventuais distúrbios hidroeletrolíticos.[1] A via preferencial de administração da terapia de reidratação é a via oral (TRO), enquanto a terapia de reposição venosa (TRV) deve ser usada em caso de falha da TRO, alteração do nível de consciência, convulsão, íleo paralítico, desidratação grave ou choque.[1,2,5]

Crianças com desidratação leve a moderada devem receber 50 a 100 mL/kg de soro de reidratação oral por um período de 2 a 4 horas para corrigir o déficit hídrico além da reposição de perdas adicionais por vômito e/ou diarreia (2 a 5 mL/kg para cada episódio de vômito e 10 mL/kg para cada episódio de diarreia).[1,2] A oferta inicial da TRO pode ser por meio de colher, seringa ou conta-gotas com incremento do volume conforme tolerância. É recomendável também manutenção do aleitamento materno e dieta conforme idade. Importante frisar que o jejum está indicado apenas durante o período da reparação e que a ingesta de líquidos como refrigerantes, líquidos açucarados, chás, café não estão indicados, pois podem prejudicar a melhora da desidratação.[1,2,5]

Por vezes, o volume necessário para a reidratação pode não ser tolerado pela criança, podendo ocorrer recusa na ingesta do líquido e, inclusive, vômito. Em tais circunstâncias, há indicação do uso de sonda nasogástrica (SNG), que apresenta também como vantagens o fato de evitar hiperidratação, não ser invasiva, propiciar rápido início do tratamento, ser menos dispendiosa, além de ser tão efetiva quanto a hidratação venosa em caso de desidratação moderada.[1,2]

Contudo, em caso de desidratação grave, a TRV é mandatória. Atualmente a solução salina isotônica (solução salina 0,9%) é preferível, pois reduz a ocorrência de edema cerebral e distúrbio eletrolítico.[2] A TRV deve ser suspensa assim que a criança esteja hidratada e alerta, com introdução do uso da TRO no volume de 50 a 100 mL para crianças abaixo de 2 anos de idade, 100 a 200 mL para crianças de 2 a 10 anos e livre demanda para os maiores de 10 anos. O Quadro 3 dispõe sobre as fases rápida e de manutenção e reposição da TRV segundo recomendação do Ministério da Saúde.[8] A reposição das perdas deve ser feita, preferencialmente, por via oral, e deve ser iniciada se possível durante a reidratação venosa com TRO contendo 75 a 90 mmol de Na^+ por litro.[1,2,5,8]

DISTÚRBIOS DO SÓDIO

Embora a maioria dos casos de desidratação secundários a DDA cursem com isonatremia, hipo ou hipernatremia também podem ocorrer. A concentração sérica de Na^+ é o melhor parâmetro para estimar o balanço hídrico em relação

Quadro 3 Terapia de reidratação venosa

Fase rápida com solução salina 0,9% (SF0,9%)	Recém-nascidos e cardiopatas: 10 mL/kg durante 30 minutos
	Crianças até 5 anos de idade: 20 mL/kg durante 30 minutos. Repetir a alíquota até melhora da desidratação reavaliando-se antes de cada infusão para observar sinais de sobrecarga hídrica
	Crianças > 5 anos de idade: 30 mL/kg durante 30 minutos. Repetir a alíquota até melhora da desidratação reavaliando-se antes de cada infusão para observar sinais de sobrecarga hídrica
Fases de manutenção e reposição para todas as idades	Soro glicosado 5% + SF0,9% na proporção 4:1 (fase de manutenção): • Até 10 kg: 100 mL/kg • 10 a 20 kg: 1.000 mL + 50 mL/kg de peso que ultrapassar 10 kg • > 20 kg: 1.500 mL + 20 mL/kg de peso que ultrapassar 20 kg
	Soro glicosado 5% + SF0,9% na proporção 1:1 (fase de reposição): • Iniciar com 50 mL/kg/dia com reavaliação e ajuste de acordo com perdas da criança
	KCl 19,1%: 1 mL para 100 mL da solução ou KCl 10%: 2 mL para 100 mL da solução Vigiar diurese

Fonte: adaptado de Ministério da Saúde do Brasil.[8]

ao soluto. Entretanto, o valor normal indica equilíbrio e não reflete o *status* hídrico. Portanto, a administração de líquidos na correção de distúrbios de Na^+ deve ser parcimoniosa para evitar edema cerebral, desmielinização e convulsões.[1,3]

Desidratação hiponatrêmica

Essa situação clínica é caracterizada por Na^+ sérico < 135 mEq/L com uma espoliação proporcional excessiva de Na^+ em relação à perda hídrica. Assim, a hipotonicidade dos fluidos corporais, com osmolaridade < 270 mOsm/kg (270 mmol/kg), propicia desvio osmótico da água do espaço extracelular para o espaço intracelular, intensificando os sinais e sintomas da desidratação devido ao déficit extracelular.[9,10] Geralmente a hiponatremia costuma ser assintomática até que os níveis de Na^+ plasmático < 125 mEq/L e, quando associada a hipovolemia, podem estar presentes sinais de desidratação, tais como perda de peso, alterações do turgor da pele, saliva espessa, olhos encovados, fontanela deprimida, taquicardia, pulsos de pequena amplitude ou hipotensão.[1,3,9,10] Sua correção pode envolver uso criterioso de solução salina a 0,9% se hipovolemia presente. Em caso de hiponatremia sintomática é indicado o uso de solução de NaCl a 3% na velocidade de infusão de 2,5 a 5 mEq/kg/h. O cálculo de déficit de Na^+ pode ser feito empregando-se a fórmula:

$$\text{Déficit de } Na^+ = (Na^+ \text{ desejado} - Na^+ \text{ dosado}) \times 0{,}6 \times \text{peso em kg}$$

Vale ressaltar que o nível sérico de Na^+ não deve ser elevado mais que 12 a 15 mEq/L (12 a 15 mmol/L) em 24 horas para evitar a ocorrência de mielinólise central pontina.[3,9,10]

Desidratação isonatrêmica

Trata-se do tipo mais comum de desidratação na qual a dosagem de Na^+ sérico se situa entre 135 e 150 mEq/L. Existe depleção de Na^+ e água, porém com perda proporcional à concentração do fluido extracelular. Por conseguinte não há gradiente osmótico entre os compartimentos intra e extracelular. O quadro clínico é habitualmente composto por sede, taquicardia, mucosas secas, turgor reduzido, olhos encovados e choro sem lágrimas.[1,9,10] Seu tratamento envolve administração de TRO em casos leves e moderados e casos graves são manejados conforme Quadro 3.

Desidratação hipernatrêmica

Denomina-se desidratação hipernatrêmica quando Na^+ sérico > 150 mEq/L decorrente da depleção proporcionalmente maior de água em relação ao Na^+. Dessa forma, em virtude da osmolaridade > 300 mOsm/kg (300 mmol/kg), ocorrerá desvio da água do espaço intracelular para o espaço extracelular visando à manutenção do volume intravascular. É uma condição clínica de alta morbimortalidade cujo reconhecimento clínico costuma ser subestimado. Em decorrência da desidratação celular podem surgir sintomas secundários graves devido ao comprometimento do sistema nervoso central, como hemorragia, trombose e edema cerebral.[9,10]

O déficit de água livre pode ser calculado mediante emprego da fórmula:

$$\text{Déficit de água (em litros)} = \text{peso} \times 0{,}6 \times [(Na^+ \text{ dosado} - Na^+ \text{ desejado})/Na^+ \text{ desejado}]$$

Em caso de choque hipovolêmico a prioridade é restaurar o volume intravascular com infusão de 20 mL/kg de solução salina a 0,9%. Após reversão do choque, o déficit de água livre pode ser corrigido com solução salina a 0,45% respeitando-se decréscimo de Na^+ sérico até de 0,5 mEq/L/h (10 a 12 mEq/L/24 h) para evitar sequelas neurológicas.[3,9,10]

REFERÊNCIAS BIBLIOGRÁFICAS

1. Santillanes G, Rose E. Evaluation and management of dehydration in children. Emerg Med Clin North Am. 2018;36(2):259-73.
2. Brandt KG, de Castro Antunes MM, da Silva GA. Acute diarrhea: evidence-based management. J Pediatr (Rio J). 2015;91:S36-43.
3. Barbosa AP, Sztajnbok J. Distúrbios hidroeletrolíticos. J Pediatr (Rio J).1999;75 (Supl.2): S223-S233.
4. Freedman SB, Keating LE, Rumatir M, Schuh S. Health care provider and caregiver preferences regarding nasogastric and intravenous rehydration. Pediatrics. 2012;130(6):e1504-e1511.
5. Sociedade Brasileira de Pediatria. Diarreia aguda: diagnóstico e tratamento. Guia Prático de Atualização - Departamento Científico de Gastroenterologia, 2017.
6. World Health Organization. Manual for the health care of children in humanitarian emergencies. Geneva: World Health Organization; 2008. Disponível em: https://www.who.int/diseasecontrol_emergencies/guidelines/child_health_care.pdf, acesso em 15 fev. 2021.
7. Colletti JE, Brown KM, Sharieff GQ, Barata IA, Ishimine P; ACEP Pediatric Emergency Medicine Committee. The management of children with gastro-enteritis and dehydration in the emergency department. J Emerg Med. 2010;38:686-98.
8. Ministério da Saúde do Brasil. Manejo do paciente com diarreia. Disponível em: http://bvsms.saude.gov.br/bvs/cartazes/manejo_paciente_diarreia_cartaz.pdf; acesso em 16 fev. 2021.
9. Powers KS. Dehydration: isonatremic, hyponatremic, and hypernatremic recognition and management. Pediatr Ver. 2015;36(7):274-83; quiz 284-5.
10. Anigilaje EA. Management of diarrhoeal dehydration in childhood: a review for clinicians in developing countries. Front Pediatr. 2018;23;6:28.

CAPÍTULO 9

ABDOME AGUDO

Emílio Carlos Elias Baracat
Marcelo Conrado dos Reis

AO FINAL DA LEITURA DESTE CAPÍTULO, O PEDIATRA DEVE ESTAR APTO A:

- Compreender a apresentação clínica da dor abdominal aguda na infância.
- Diferenciar dor abdominal clínica do abdome agudo cirúrgico.
- Avaliar e identificar as situações clínicas graves, com abordagem dirigida e rápida.
- Reconhecer as condições cirúrgicas mais comuns, de acordo com a idade.
- Indicar corretamente a investigação por imagem na suspeita de abdome agudo.
- Indicar a avaliação do cirurgião pediátrico e discutir o melhor tratamento.
- Identificar o trauma abdominal fechado e indicar a melhor abordagem diagnóstica e o tratamento (conservador ou cirúrgico).

INTRODUÇÃO

Dor abdominal é queixa frequente em crianças e adolescentes que procuram unidade de emergência pediátrica (UEP). Embora a maioria dos casos envolva condições autolimitadas, a dor abdominal pode ser o sintoma inicial de doenças de apresentação grave, como acidose metabólica, cetoacidose diabética, pielonefrite aguda, pneumonia de base, pancreatite aguda e porfiria, e das emergências cirúrgicas. Desse modo, o principal objetivo na avaliação de um paciente com dor abdominal é identificar essas situações de risco à vida através de anamnese detalhada e exame físico minucioso, e indicar uma intervenção rápida e dirigida.

Para chegar ao diagnóstico com mais precisão, o médico assistente deve levar em conta a idade do paciente. A classificação da dor abdominal aguda de acordo com a idade é uma estratégia muito útil para estreitar os diagnósticos diferenciais e guiar seletivamente os exames laboratoriais, de imagem e o tratamento definitivo.[1]

ATENDIMENTO À CRIANÇA COM SUSPEITA DE ABDOME AGUDO

O ambiente agitado da UEP não contribui para a avaliação precisa do paciente com suspeita de abdome agudo. Além disso, a variação individual na resposta à dor, a dificuldade da criança em descrever o tipo de dor e sua localização, e o exame físico do abdome são desafios que precisam ser enfrentados.[1,2]

Como regra, o médico assistente deve estar atento aos sinais de alarme na anamnese clínica:

- Dor abdominal súbita e recidivante, com despertar noturno ou que interrompe brincadeiras.
- Dor abdominal acompanhada de vômitos, sintomas sistêmicos e alterações físicas.
- Vômitos persistentes, em jato, biliosos e concomitantes à dor.
- Evacuações com características de melena, enterorragia ou presença de muco e sangue.

No exame físico, além da minuciosa busca por causas extra-abdominais, a palpação abdominal deve ser precedida pela inspeção (distensão, massas, hematomas) e pela adoção de alguma estratégia de distração para o paciente (perguntas gerais sobre escola, amigos, atividades), iniciando o exame com a utilização do próprio estetoscópio para a compressão da parede abdominal. Essa abordagem clínica cuidadosa na UEP facilita a orientação diagnóstica adicional com os exames laboratoriais e de imagem.

Seguindo a regra geral no atendimento de urgência, a prioridade no paciente com suspeita de abdome agudo é a estabilização respiratória e circulatória. Satisfeita essa premissa, deve-se seguir na identificação da criança que vai necessitar de intervenção cirúrgica imediata, como nos casos de apendicite aguda e perfuração intestinal. Nesses, os exames laboratoriais e de imagem são ferramentas diagnósticas essenciais, e quando bem indicadas, devem ser solicitadas para uma definição diagnóstica rápida, evitando complicações, e até mesmo o óbito. Entretanto, deve ser sempre considerada a exposição à radiação desnecessária no diagnóstico por imagem, particularmente tomografia computadorizada (TC) de abdome e pelve, pela associação com risco maior de neoplasia em longo prazo.[3]

DIAGNÓSTICOS DIFERENCIAIS

A idade deve orientar os diagnósticos diferenciais. No grupo etário de lactentes e pré-escolares predominam as condições clínicas como gastroenterite aguda e infecção urinária (Tabela 1).

Destaca-se que, no curso da pandemia por SARS-CoV-2, vêm sendo descritas manifestações gastrointestinais da Covid-19 em crianças. Consolidando os dados dos estudos publicados desde o início da pandemia, os principais sintomas descritos da doença são similares aos da gastroenterite aguda. Diarreia é o mais prevalente (56%), seguido de vômitos (50%), náuseas (34%), dor abdominal (27%) e inapetência (23%). Esses sinais e sintomas podem ser precedentes, concomitantes ou tardios em relação aos sintomas respiratórios. Em 10% dos casos, esses últimos podem estar ausentes.

Dentro do diagnóstico diferencial do abdome agudo, vêm sendo descritas na fase aguda da Covid-19, um processo inflamatório intenso da mucosa intestinal, que resulta em ileíte terminal. Essa apresentação mimetiza os sinais da apendicite aguda, inclusive com achado tomográfico típico da doença. Outras manifestações gastrointestinais incluem ileocolite, intussuscepção, pneumatose intestinal e adenopatia mesentérica.[4] Sintomas gastrointestinais similares à diarreia aguda ou à doença inflamatória intestinal também fazem parte das manifestações da síndrome inflamatória multissistêmica, condição grave da Covid-19 em crianças.

Nos quadros cirúrgicos, em lactentes a apresentação clínica é de irritabilidade/letargia, recusa alimentar, distensão abdominal, emese biliosa e contínua e fezes com sangue. A chave para um diagnóstico preciso está centrada na sequência dos sintomas gerais e na caraterização das fezes e dos vômitos. Na dúvida, faz-se necessária a internação hospitalar para observação clínica com jejum por via oral e hidratação endovenosa.

A ultrassonografia abdominal pode confirmar intussuscepção intestinal ou má rotação intestinal com volvo, diagnósticos cirúrgicos comuns nessa faixa etária.[1,2]

Por outro lado, em escolares e adolescentes, os diagnósticos mais comuns são a apendicite e as doenças da pelve, respectivamente (Tabela 2). Em meninas adolescentes, a anamnese deve incluir o padrão de ciclos menstruais e a atividade sexual. A ultrassonografia tem papel diagnóstico fundamental, embora a indicação cirúrgica seja imediata na presença de dor localizada e sinais evidentes de irritação peritoneal.

Tabela 1 Diagnóstico diferencial das causas não cirúrgicas da dor abdominal aguda, segundo idade

< 2 anos	2 a 5 anos	5 a 12 anos	> 12 anos
Gastroenterite	Gastroenterite	Gastroenterite	Gastroenterite
Infecção urinária	Infecção urinária	Infecção urinária	Nefrolitíase
Pneumonia	Pneumonia	Faringite aguda	Dismenorreia
Sepse	Cetoacidose diabética	Cetoacidose diabética	Dor da ovulação
Bacteremia	Pancreatite aguda	Pancreatite aguda	Pancreatite aguda
Constipação	Constipação	Constipação	Constipação
Tonsilite	Adenite mesentérica	Adenite mesentérica	Anexite

Tabela 2 Diagnóstico diferencial das causas cirúrgicas da dor abdominal aguda, segundo idade

< 2 anos	2 a 5 anos	5 a 12 anos	> 12 anos
Má rotação e volvo	Apendicite	Apendicite	Apendicite
Intussuscepção	Má rotação e volvo	Trauma	Trauma
Estenose hipertrófica piloro	Intussuscepção	Torção testicular	Torção testicular
Doença de Hirschsprung	Trauma	Torção ovariana	Torção ovariana
Hérnia encarcerada	Hérnia inguinal	Hérnia inguinal	Gravidez ectópica

PRINCIPAIS ETIOLOGIAS

Estenose hipertrófica de piloro (EHP)

A EHP é uma condição em que há espessamento anormal da musculatura pilórica, tem causa desconhecida e predomina em lactentes jovens (< 12 semanas de vida). O uso de eritromicina em lactentes jovens tem sido associado ao aumento da incidência de EHP. Emese volumosa, não biliosa, pós-alimentar, com manutenção do apetite são as principais características clínicas. Uma vez que são lactentes jovens que ingerem apenas leite, a sucção é voraz logo após os vômitos, ponto-chave para o diagnóstico. Em outras situações de abdome agudo, a anorexia é regra.

Na evolução do quadro obstrutivo, pode ocorrer desidratação. Há perdas de eletrólitos e ácidos presentes no conteúdo gástrico, o que, associado à desidratação e perda de peso, provoca alcalose metabólica hipoclorêmica. Como o principal diagnóstico diferencial é a doença do refluxo gastroesofágico (DRGE), a coleta de gasometria pode ajudar na distinção entre as doenças.

Ultrassonografia de abdome superior é o exame indicado para a confirmação diagnóstica, com elevada sensibilidade e especificidade.[2,5]

Hidratação e correção dos distúrbios eletrolíticos devem preceder o tratamento cirúrgico definitivo (piloromiotomia).

Má rotação intestinal com volvo

Má rotação ocorre quando o intestino tem orientação anormal dentro da cavidade peritoneal durante o desenvolvimento embrionário. O cólon ascendente não se fixa do lado direito e há um estreitamento da base do mesentério, que predispõe à rotação do intestino. Apenas uma porcentagem pequena de indivíduos afetados tornam-se sintomáticos. A grande maioria tem manifestações nos primeiros meses de vida (90% no primeiro ano de vida). A rotação das alças não fixadas sobre o próprio eixo do mesentério (volvo) leva à instalação aguda, em poucas horas, de isquemia intestinal. É uma situação de urgência, com apresentação clínica de emese biliosa, recusa alimentar, palidez cutânea, distensão abdominal, oligúria, hipotensão e choque.

Os exames laboratoriais mostram acidose metabólica e lactato elevado. Marcadores inflamatórios e a contagem total de leucócitos no hemograma podem estar normais, face à instalação rápida da doença.

Estudos de imagem

A radiografia simples de abdome pode mostrar redução ou ausência da aeração das alças intestinais no andar inferior do abdome. Nos casos em que não há suspeita de isquemia mesentérica, o método padrão para o diagnóstico da má rotação intestinal é o estudo contrastado do trato gastrointestinal. A localização anormal da flexura duodeno-jejunal à direita da coluna vertebral e abaixo da margem inferior do bulbo duodenal é o principal achado radiológico. A ultrassonografia pode auxiliar na confirmação diagnóstica.

Entretanto, se há sinais clínicos sugestivos de isquemia intestinal, a indicação cirúrgica deve ser imediata, e deve ser realizada sem a confirmação radiológica.[5]

Na apresentação crônica da má rotação intestinal, que predomina em escolares, os principais sintomas são vômitos episódicos, dor abdominal em cólica recorrente, diarreia, constipação e baixo ganho ponderal.

Intussuscepção intestinal

Principal causa de obstrução intestinal na faixa etária de 3 meses a 6 anos, com pico de incidência entre 5 e 9 meses, a intussuscepção intestinal consiste na invaginação de porção proximal do intestino em um segmento adjacente distal, podendo ser ileocólica (85% dos casos) ou ileoileocólica.[5]

Na maioria dos pacientes é de causa idiopática. Em uma menor porcentagem dos casos, há alguma causa patológica, como divertículo de Meckel, tumores benignos, pólipos, linfoma e púrpura de Henoch-Schönlein. Infecções virais precedentes e vacinação por rotavírus podem ter papel patogênico no desencadeamento da doença.

A apresentação clínica caracteriza-se por cólica intermitente/contínua, vômitos persistentes, letargia e evacuações com sangue. A tríade clássica de dor abdominal, fezes com sangue e massa abdominal palpável está presente na minoria dos casos.[5]

A radiografia simples de abdome costuma mostrar ausência ou diminuição de ar no quadrante superior direito do abdome, edema e deslocamento das alças intestinais para a região do hipocôndrio esquerdo e ausência de ar em hipogástrio (Figura 1).

A ultrassonografia tem alta sensibilidade (98 a 100%) e alta especificidade (88 a 100%) como ferramenta diagnóstica na intussuscepção intestinal.

O tratamento não cirúrgico com enema pneumático guiado por ultrassonografia (sem radiação ionizante) apresenta taxa de sucesso na redução não cirúrgica em até 80% dos casos não complicados. Após o procedimento, entretanto, a recorrência pode chegar a 10% dos casos.[5]

A laparoscopia ou laparotomia estão indicadas nos casos de insucesso na redução por enema, na presença de sinais de perfuração intestinal e peritonite, e no choque.

Apendicite aguda

Apendicite aguda é a causa mais comum de dor abdominal de origem cirúrgica em crianças e adolescentes. A clássica apresentação clínica da apendicite aguda com dor periumbilical que migra para o quadrante inferior direito do abdome associada a vômitos e febre é mais comum em adolescentes. Em crianças pequenas, é bem menos comum e o diagnóstico certeiro é um desafio, face à apresentação atípica e à dificuldade de obter uma história e exame físico precisos. Nos pacientes menores de 5 anos, os sintomas de dor abdominal difusa, vômitos, febre, inapetência e diarreia, típicos de gastroenterite aguda, estão presentes em 33 a 41% dos casos.[6] Pela dificuldade diagnóstica, as taxas de perfuração

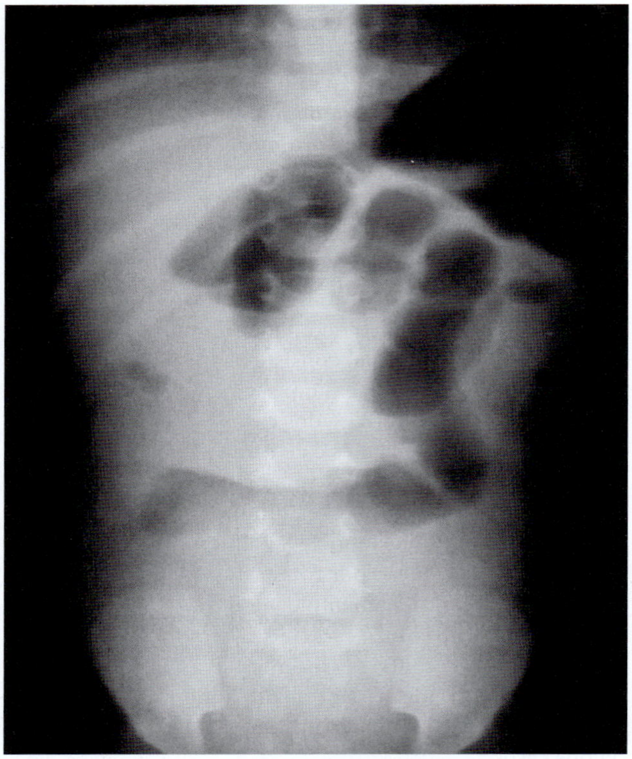

Figura 1 Radiografia simples de abdome de paciente com intussuscepção intestinal: edema e deslocamento de alças para esquerda, ausência de ar em quadrante superior direito e em hipogástrio.

são altas nessa faixa etária, alcançando até 70% em menores de 3 anos dentro das 48 horas do início dos sintomas.[6] Para diminuir essas dificuldades, escores clínicos vêm sendo utilizados para um diagnóstico mais assertivo. Exemplos são os escores PAS (*pediatric appendicitis score*)[7] e escore de Alvarado (publicado em 1986), que usam elementos de história clínica, exame físico e resultados de exames laboratoriais na identificação de pacientes com alta probabilidade da doença (Tabela 3).

Tabela 3 Componentes do escore pediátrico de apendicite (*pediatric appendicitis score*)

Sinais/sintomas/exames laboratoriais	Pontos
Náuseas/vômitos	1
Anorexia	1
Febre	1
Migração da dor para FID	1
Sensibilidade em FID	2
Tosse/percussão/pular causa dor em FID	2
Leucocitose (> 10.000 cel./mm³)	1
Neutrofilia (> 7.500 cel./mm³)	1

FID: fossa ilíaca direita.
Pontuação: < 4: negativo; 4 a 7: necessária investigação; > 7: sugestivo apendicite aguda.
Fonte: Samuel, 2002.[7]

Uma das limitações é que esses escores não incluem o uso de ultrassonografia de abdome convencional (realizada por radiologista) ou ultrassonografia realizada na unidade de emergência (*emergency department "point-of-care"* – ED-POCUS) (realizada pelo médico emergencista). Em trabalho recente com revisão sistemática e metanálise, Benabbas et al.[8] analisaram a utilidade da história, exame físico, resultados laboratoriais, PAS e ED-POCUS no diagnóstico de apendicite aguda na faixa pediátrica. Os autores concluíram que o sinal de Rovsing, dor ao tossir/pular e migração da dor para fossa ilíaca direita estavam mais associados com a probabilidade de apendicite aguda. Adicionalmente, ED-POCUS apresentou resultados semelhantes à ultrassonografia convencional e poderia ser um substituto adequado.[8] Esse último ponto é fundamental uma vez que nem todas unidades hospitalares dispõem de departamento de Radiologia para a realização do exame e, portanto, deve ser estimulado o treinamento dos médicos assistentes no ED-POCUS. Entretanto, pelo fato de ser examinador dependente, um exame negativo não exclui o diagnóstico. Se há suspeita clínica, o paciente deve ser internado e reavaliado em algumas horas para uma decisão final.

Na radiologia simples do abdome, os achados de alerta para o diagnóstico de apendicite aguda incluem a presença de alça sentinela, níveis líquidos em alças, massa em quadrante inferior direito, apagamento do músculo psoas à direita e fecalito (Figura 2).

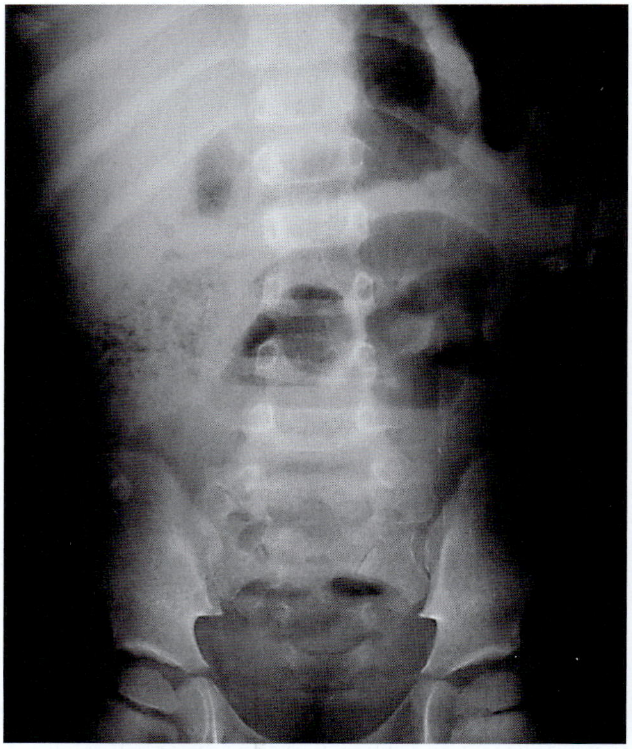

Figura 2 Radiografia simples de abdome de paciente com apendicite aguda, mostrando presença de fecalito em quadrante inferior direito

A TC de abdome deve ser indicada excepcionalmente na apendicite aguda, reservando-a para as situações de complicações pós-operatórias (coleções e obstrução por brida).

O tratamento conservador da apendicite com antibioticoterapia endovenosa pode ser realizado e os trabalhos mais recentes na literatura reforçam essa possibilidade.[9] Essa conduta, entretanto, deve ser uma decisão conjunta com a equipe de cirurgia pediátrica.

Divertículo de Meckel

Mais comum malformação congênita do trato gastrointestinal, o divertículo de Meckel é causado pela involução incompleta do duto onfalomesentérico, presente no íleo terminal. As características clínicas do divertículo de Meckel são descritas pela regra dos 2s: presente em 2% da população, 2% desses com sintomas e 50% dos pacientes com menos de 2 anos de idade. É a principal causa de sangramento gastrointestinal antes da idade escolar. Manifesta-se de modo indolor e intermitente, com presença de sangue vivo nas fezes ou melena, resultado da produção ácida da mucosa gástrica ectópica.

Outros sinais da doença são a obstrução intestinal, resultado da presença de banda fibrosa entre a região umbilical e o divertículo; e a diverticulite, mais comum em escolares, com apresentação clínica semelhante à apendicite aguda.[2,5] Pode ainda manifestar-se por complicações, como intussuscepção intestinal e perfuração de alça intestinal. Nesses casos, o achado é intraoperatório.

O diagnóstico por imagem realizado por cintilografia com tecnécio[99] apresenta resultados falso-negativos de até 35%. Assim, se persistir a suspeita clínica, mesmo com cintilografia normal, deve ser indicada laparoscopia diagnóstica, seguida de ressecção cirúrgica durante o procedimento.

Hérnia inguinal

A hérnia inguinal é uma queixa comum no atendimento de urgência. Na maioria dos casos, é possível a redução com pressão manual e firme da massa inguinal (após analgesia) e posterior agendamento eletivo do procedimento cirúrgico.

Hérnia inguinal encarcerada é uma emergência. Meninos têm chance 6 vezes maior da ocorrência, particularmente os prematuros. O risco de encarceramento é maior nos primeiros 6 meses de vida, e raramente ocorre após 8 anos de idade. A apresentação clínica é de inchaço na região inguinal, com eritema e dor à manipulação. Pode estar associada a sinais de obstrução intestinal (vômitos e distensão).

O diagnóstico é clínico e, em alguns casos, ultrassonográfico. O principal diagnóstico diferencial é com hidrocele. A simples técnica de transluminação, realizada durante o exame físico, pode distinguir as duas situações (negativa na hérnia e positiva na hidrocele).

Em meninas, o achado de tumoração de 1 a 2 cm móvel, indolor e não redutível nessa região, é sugestivo de herniação de ovário.

Torção de ovário

As desordens ovarianas, como ruptura de cisto ou torção, devem ser consideradas na avaliação de meninas com dor abdominal súbita, mesmo naquelas em fase pré-puberal. O padrão da dor pode ser intermitente e recorrente, quase sempre acompanhada de náuseas e vômitos. O exame físico é inespecífico e os sinais de irritação peritoneal costumam estar ausentes.

A torção de ovário deve ser prontamente diagnosticada, uma vez que pode comprometer a viabilidade do órgão. Em até 25% dos casos, o ovário é normal e a torção ocorre sem lesão anexial associada.

A ultrassonografia é o exame com maior sensibilidade diagnóstica. A associação com Doppler, que fornece informações sobre o fluxo sanguíneo, pode auxiliar no diagnóstico. A duração da isquemia suficiente para levar a dano irreversível do ovário não é bem definida. Há relato de até 72 horas de torção com manutenção da função ovariana.[5] Assim, na suspeita de torção ovariana, é indicada laparotomia de emergência, mesmo decorrido longo intervalo entre o início dos sintomas e o atendimento hospitalar.

Torção testicular

A torção testicular apresenta-se comumente em escolares e adolescentes com dor unilateral em região escrotal, associada ou não a náuseas e vômitos. Trauma local pode ser um evento precedente ao aparecimento dos sintomas. Ocorre aumento da bolsa escrotal, com eritema, intensa dor à manipulação da região e reflexo cremastérico ausente.

O diagnóstico diferencial com orquiepididimite é fundamental e para tanto é necessária a indicação de ultrassonografia com Doppler. O achado de fluxo diminuído ou ausente indica a intervenção cirúrgica. Ao contrário da torção de ovário, o tratamento definitivo é urgente e deve ser feito entre 4 a 8 horas do início dos sintomas.[4]

Trauma abdominal

O trauma abdominal é a terceira causa de morte traumática na infância, e a principal causa de não reconhecimento de lesão no politraumatismo. É ainda responsável por 8% das admissões em centros de trauma.

A criança está mais vulnerável ao trauma abdominal em razão de algumas características anatômicas: a parede abdominal não oferece nenhuma proteção, o fígado e o baço localizam-se em posição anterior e baixa, o diafragma é horizontalizado, os arcos costais são cartilaginosos e elásticos e a bexiga possui uma porção intra-abdominal.[2]

A grande maioria (85%) dos traumas abdominais na infância é fechada. As colisões de veículos causam mais de 50% das lesões abdominais e são as mais fatais. Têm papel importante também as lesões provocadas por atropelamentos, por cinto de segurança e acidentes com veículo *versus* bicicleta. As lesões por guidão de bicicleta apresentam alto risco de envolvimento de víscera oca (duodeno) e pâncreas, e podem ter uma apresentação tardia (> 24 horas).[10]

No exame físico, os sinais de resistência à palpação abdominal, equimoses e escoriações na parede do abdome, hematúria e baixa pressão sistólica são sinais preditores de lesão intra-abdominal. Os sinais clínicos localizados podem estar ausentes nas situações de agitação, choque, distensão abdominal e alterações de sensório. A pressão arterial pode apresentar-se normal na fase inicial, mesmo com a presença de sangramento em evolução.

Deve-se promover a descompressão gástrica, realizar toque retal e repetir o exame físico em pequenos intervalos de tempo no paciente em observação clínica.

Em conjunto com o exame físico, a coleta de exames laboratoriais é útil para orientação dos exames de imagem. Os mais indicados são o hematológico global, amilase/lipase, aminotransferases e sedimento urinário.

Os avanços na abordagem clínica do trauma abdominal incluem o tratamento conservador não cirúrgico e o uso diagnóstico da ultrassonografia dirigida para trauma (*focused assessment with sonography in trauma* – FAST) e da TC (Figura 3). Atualmente, os estudos de evidência clínica recomendam que em razão de sua modesta sensibilidade (66 a 80%), FAST não deveria ser utilizado como única evidência de lesão abdominal, mas em conjunto com os dados iniciais e evolutivos do exame físico.[10] As principais limitações são a subestimação de lesão de víscera sólida quando não há líquido livre na cavidade abdominal, e pouca sensibilidade para lesões de retroperitôneo, víscera oca e mesentério. Na faixa etária pediátrica, menos da metade das lesões intra-abdominais apresenta líquido livre na cavidade. Assim, a aplicação do exame deve seguir as seguintes regras:

- FAST positivo e paciente hemodinamicamente instável indica intervenção cirúrgica imediata. Não há necessidade de confirmação por TC.
- FAST positivo e paciente hemodinamicamente estável indica TC para classificação das lesões.
- Em pacientes hemodinamicamente estáveis, com neurológico preservado e sem anormalidades laboratoriais, FAST negativo evita TC.

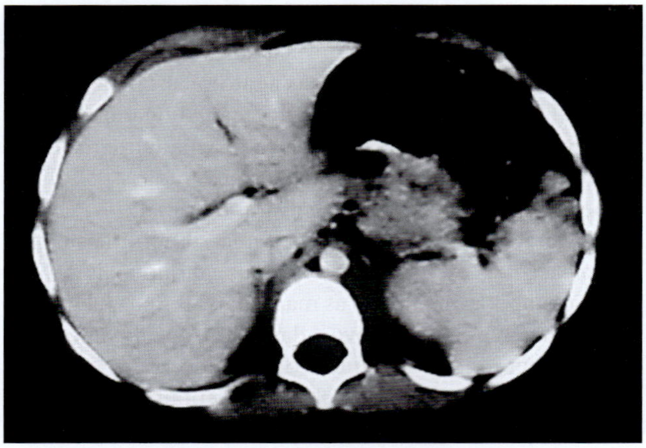

Figura 3 Tomografia computadorizada de abdome demonstrando lesão esplênica.

- Repetir FAST e exame físico durante a observação na unidade de emergência é uma estratégia adequada para reduzir exposição à radiação ionizante.[9]

Menos comuns que os órgãos sólidos, as lesões de víscera oca ocorrem como resultado de desaceleração comumente observada nas lesões por cinto de segurança, por guidão de bicicleta, atropelamento e maus tratos. A TC pode estar normal e a suspeita clínica somente vai ocorrer na presença de peritonite. Nesse tipo de acidente, o duodeno é a região mais acometida (25%) e raramente a lesão é isolada, coexistindo lesões de pâncreas e fígado, a primeira podendo evoluir com formação de pseudocisto, de apresentação tardia.

Na lesão de víscera sólida, o baço é o mais comumente acometido. Os sinais clínicos mais característicos são dor no ombro esquerdo (sinal de Kehr), irritação peritoneal no quadrante superior esquerdo do abdome e hipotensão. A radiografia simples pode mostrar bolha gástrica desviada medialmente. A abordagem conservadora do trauma esplênico pressupõe repouso do paciente, exame físico frequente, monitoração dos níveis hematimétricos e supervisão atenta da equipe cirúrgica. A preservação do baço evita a síndrome séptica pós-esplenectomia. A recuperação plena do órgão ocorre em 90 a 98% dos casos conduzidos com tratamento não cirúrgico. A única indicação de esplenectomia é na ruptura completa do baço (grau 5) e/ou instabilidade hemodinâmica.

A lesão hepática por trauma ocorre mais comumente nas situações de atropelamento, colisão de veículos, quedas, acidentes com bicicleta e maus tratos.

Presente nas colisões de veículos e quedas de grandes alturas com trauma de dorso, as lesões renais são predominantemente contusões parenquimatosas (60 a 90%), que não requerem intervenção cirúrgica. Pode existir perda de função nas lesões extensas (fragmentação e lesão vascular), com hidronefrose ou atrofia. Nesses casos, o seguimento deve ser feito por 2 anos após o trauma, com monitoração da pressão arterial e da função renal.

O tratamento conservador não cirúrgico é regra no trauma abdominal fechado em crianças. O restabelecimento hemodinâmico deve seguir as diretrizes do suporte avançado de vida em Pediatria.

A intervenção cirúrgica está indicada se houver necessidade de transfusão > 50% do volume sanguíneo, taxa de hemoglobina < 7 g%, ferimentos por arma de fogo, ferimentos perfurantes, instabilidade dos parâmetros hemodinâmicos e presença de sinais de peritonite ao exame físico.

CONCLUSÕES

A dor abdominal aguda em crianças e adolescentes é um desafio diagnóstico nos atendimentos de urgência. A distinção entre causas clínicas e cirúrgicas deve ser orientada pelo conjunto dos sintomas, do exame físico e dos achados laboratoriais. Essa avaliação inicial deve guiar a solicitação dos exames de imagem. A ultrassonografia abdominal deve sempre ser considerada como ferramenta diagnóstica.

A TC é o exame padrão-ouro para o diagnóstico de lesão traumática abdominal, mas deve ser utilizada de modo judicioso, pelos riscos inerentes da radiação.

PONTOS-CHAVE

- Dor abdominal aguda é sintoma frequente e inespecífico presente em situações clínicas comuns e autolimitadas em pediatria, como gastroenterites, síndromes virais e constipação intestinal.
- Quadros clínicos graves como sepse, acidose metabólica e cetoacidose diabética podem simular os sinais encontrados no abdome agudo cirúrgico. Nessas situações, é fundamental a anamnese cuidadosa, o exame físico minucioso e a solicitação de exames subsidiários dirigidos, com o objetivo de obter um diagnóstico preciso e rápido.
- As manifestações gastrointestinais descritas na Covid-19 alertam para a necessidade de incluir o diagnóstico da infecção pelo SARS-CoV-2 nas urgências abdominais na criança.
- Entre as causas cirúrgicas de abdome agudo, a idade deve orientar os diagnósticos diferenciais. Em lactentes, predominam má rotação com volvo intestinal, intussuscepção intestinal e divertículo de Meckel. Em escolares e adolescentes, predominam apendicite aguda e torção de ovário.
- A ultrassonografia abdominal é o exame de imagem preferencial nos quadros abdominais obstrutivos e inflamatórios. A tomografia computadorizada deve ser utilizada com reserva, em razão dos riscos da radiação ionizante.
- No trauma abdominal fechado, a ultrassonografia dirigida para trauma tem moderada sensibilidade para a identificação de lesão intra-abdominal, mas pode ser útil quando usada em conjunto com exame físico e exames laboratoriais.

REFERÊNCIAS BIBLIOGRÁFICAS

1. Hijaz NM, Friesen CA. Managing acute abdominal pain in pediatric patients: current perspectives. Pediatric Health Med Ther. 2017;8:83-91.
2. Shaw KN, Bachur RG. Fleisher & Ludwig's Textbook of Pediatric Emergency Medicine. 8. ed. Lippincott Wolters Kluwer Health; 2020.
3. Brenner DJ, Hall EJ. Computed tomography – an increasing source of radiation exposure. N Engl J Med. 2007;357(22):2277-84.
4. Puoti MG, Rybak A, Kiparissi F, Gaynor E, Borrelli O. SARS-CoV-2 and the gastrointestinal tract in children. Front Pediatr. 2021;9:617980.
5. van Heurn LW, Pakarinen MP, Wester T. Contemporary management of abdominal surgical emergencies in infants and children. Br J Surg. 2014;101(1):e24-33.
6. Marzuillo P, Germani C, Krauss BS, Barbi E. Appendicitis in children less than five years old: a challenge for the general practitioner. World J Clin Pediatr. 2015;4(2):19-24.
7. Samuel M. Pediatric appendicitis score. J. Pediatr Surg. 2002;37(6): 877-81.
8. Benabbas R, Hanna M, Shah J, Sinert R. Diagnostic accuracy of history, physical examination, laboratory tests, and point-of-care ultrasound for pediatric acute appendicitis in the Emergency department: a systematic review and meta-analysis. Acad Emerg Med. 2017;24(5):523-51.
9. Maita S, Andersson B, Svensson JF, Wester T. Nonoperative treatment for nonperforated appendicitis in children: a systematic review and meta-analysis. Pediatr Surg Int. 2020;36(3):261-9.
10. Lynch T, Kilgar J, Al Shibli A. Pediatric abdominal trauma. Curr Pediatr Rev. 2018;14(1):59-63.

CAPÍTULO 10

HEMORRAGIA DIGESTIVA ALTA E BAIXA

Carolina Soares da Silva
Caroline Montagner Dias
Cristina Targa Ferreira
Luiza Salgado Nader

AO FINAL DA LEITURA DESTE CAPÍTULO, O PEDIATRA DEVE ESTAR APTO A:

- Reconhecer e diferenciar os tipos e locais de sangramento do trato gastrointestinal.
- Compreender as causas mais comuns de sangramento conforme a idade.
- Indicar corretamente a investigação da hemorragia digestiva.
- Indicar o tratamento adequado: clínico, endoscópico e/ou cirúrgico.

HEMORRAGIA DIGESTIVA ALTA

Introdução

O sangramento digestivo, mesmo com os recursos de imagem e endoscopia disponíveis atualmente, ainda é um problema importante na população pediátrica e causa comum de atendimentos em emergências e hospitalizações.[1,2]

O sangramento pode ocorrer de forma aguda ou insidiosa e pode ser decorrente de diversas doenças do trato gastrointestinal (TGI). O sangramento digestivo pode ser oculto ou visível (hematêmese, melena, hematoquezia ou enterorragia).[1]

A hemorragia digestiva é considerada alta quando a sua origem está localizada acima do ângulo de Treitz. A hemorragia digestiva alta (HDA) geralmente está associada com hematêmese (eliminação de sangue pelo vômito com aspecto de borra de café ou sangue vivo) e/ou melena (eliminação de fezes com sangue digerido, aspecto viscoso, enegrecido e com odor fétido).[1] Casos de HDA com sangramentos volumosos podem se apresentar com sangue vivo nas fezes (hematoquezia ou enterorragia), principalmente em crianças pequenas, nas quais o trânsito intestinal é mais acelerado.[2,3]

Pesquisa de sangue oculto nas fezes positiva reflete a perda sanguínea pelas fezes, macroscopicamente imperceptível, e geralmente traduz sangramentos de pequeno volume provenientes do intestino delgado ou segmentos mais altos.[4]

Sangramentos originários de outros locais, como epistaxe e sangramentos dentários, podem ser erroneamente confundidos com HDA. Há poucos dados na literatura sobre a incidência de HDA na população pediátrica. Estima-se que a incidência seja de 1 a 2/10.000 por ano.[2]

Etiologia

A etiologia da HDA varia principalmente conforme a idade do paciente. Existem alguns fatores importantes a serem avaliados que fornecem informações para elaboração diagnóstica: idade, localização do sítio hemorrágico, coloração e severidade do sangramento, presença ou ausência de dor e diarreia.[2,4]

Algumas doenças, especialmente as malformações congênitas, são mais comuns na infância em comparação com a população adulta. Na população pediátrica a hemorragia digestiva baixa (HDB) costuma ser mais frequente, mas geralmente de menor gravidade em comparação com a HDA.[4]

Quando se avaliam as etiologias mais comuns de HDA conforme as diferentes faixas etárias, vê-se que em neonatos a causa mais comum de exteriorização de sangramento gastrointestinal é a deglutição de sangue materno durante a amamentação, que é denominado "falso episódio de HDA". Outras causas de HDA nessa faixa etária são: trauma (lesão de mucosa durante aspiração gástrica, sonda nasogástrica [SNG]), deficiência de vitamina K, coagulopatias relacionadas a infecções, desordens hematológicas ou doenças hepáticas. Neonatos em estado grave podem apresentar HDA por esofagite, gastrite ou úlcera gastroduodenal. Causas mais raras de HDA nessa faixa etária estão relacionadas com malformações congênitas como membrana duodenal ou antral, duplicação piloroduodenal, ectopia gástrica de tecido pancreático, entre outras.[2]

Em lactentes e pré-escolares, além das causas já citadas, a HDA pode ocorrer por ingestão de corpo estranho, síndrome de Mallory-Weiss, úlcera e gastrite aguda relacionadas com uso de anti-inflamatórios não esteroidais (AINE). Outras possíveis causas de HDA nessas faixas etárias são: lesões relacionadas com *Helicobacter pylori*, varizes esofágicas ou gástricas, parasitoses, malformações vasculares, pólipos gástricos, telangiectasias, vasculites, hemangiomas, cistos de duplicação e lesão de Dieulafoy.[2]

Entre escolares e adolescentes, a síndrome de Mallory--Weiss é causa frequente de HDA. Outras causas de sangramento digestivo alto nessa população são: lesões agudas de mucosa gástrica, esofagite, úlceras pépticas, varizes, ingestão de corpo estranho, ingestão de cáustico e doença de Crohn. Causas mais raras de HDA em escolares e adolescentes incluem tumores (leiomiossarcoma e linfoma MALT), púrpura de Henoch-Schönlein e síndrome de Münchhausen por procuração.[2]

A Tabela 1 resume o diagnóstico diferencial do sangramento digestivo alto na população pediátrica.

Tabela 1 Causas de sangramento digestivo alto na população pediátrica conforme a faixa etária

0 a 2 anos	2 a 12 anos	> 12 anos
Esofagite péptica Síndrome de Mallory-Weiss Gastrite Úlcera duodenal Duplicação gástrica ou duodenal Mucosa gástrica ectópica	Esofagite péptica Esofagite cáustica Síndrome de Mallory-Weiss Varizes esofágicas Gastrite Úlcera gástrica Úlcera duodenal Telangiectasia Hemobilia Púrpura de Henoch-Schönlein Mucosa gástrica ectópica Duplicação duodenal	Úlcera gástrica Esofagite péptica Síndrome de Mallory-Weiss Varizes esofágicas Gastrite Úlcera gástrica Úlcera duodenal Telangiectasia Hemobilia Leiomioma Linfoma MALT Púrpura de Henoch-Schölein

Avaliação e abordagem diagnóstica

Pacientes com HDA podem apresentar diferentes manifestações clínicas, que variam desde quadros assintomáticos a quadros mais graves evoluindo para choque hipovolêmico.[3]

Na avaliação inicial de um paciente com história de sangramento devem-se excluir falsos episódios de hemorragia digestiva, que podem ser causados por diversos fatores como: deglutição de sangue materno, epistaxe, hemoptise, gengivites e uso de alimentos e/ou medicações que coram as fezes (p. ex., ferro).[4] Deve ser realizada uma anamnese completa para identificação de doenças de base e fatores desencadeantes.[3]

A abordagem de pacientes com HDA pode ser dividida em 3 etapas:

- Etapa I: avaliação inicial do paciente, estabilização hemodinâmica.
- Etapa II: diagnóstico etiológico.
- Etapa III: terapêutica específica.[2,4]

Na etapa I, avaliação inicial do paciente, devem-se avaliar a permeabilidade das vias aéreas superiores, a existência de sangramento ativo e sua intensidade e condições hemodinâmicas do paciente. Uma estimativa da perda sanguínea é realizada através da avaliação da perda relatada ou observada, da pressão arterial, do pulso e do hematócrito.[2,4] O valor inicial do hematócrito pode não refletir o volume real de perda, pois somente após 24 a 72 horas ocorre o restabelecimento do espaço vascular.[2]

Sinais de choque compensado (taquicardia, alteração no tempo de enchimento capilar, alteração de consciência) devem ser identificados, principalmente em crianças pequenas. Esses sinais podem estar presentes antes das alterações de pressão arterial.[2]

Nessa fase inicial o foco do atendimento ao paciente é a estabilização hemodinâmica. A obtenção de acesso venoso para reposição de volume, ressuscitação, ventilação adequada, controle do pulso e da pressão arterial são medidas de extrema importância para boa evolução do paciente.[2,4] Transfusão de concentrado de hemácias pode ser necessária, geralmente indicada quando o hematócrito está abaixo de 25 a 30%. Devem-se evitar muitas transfusões, respeitando o limite de hemoglobina em torno de 8 g% para evitar recorrência de sangramento por aumento da pressão no sistema porta em pacientes com hipertensão portal e sangramento por varizes esofágicas. Transfusão de plaquetas está indicada quando níveis menores de 50.000/mm^3, e plasma fresco congelado está indicado em pacientes com distúrbios de coagulação grave após sangramento volumoso. Administração de vitamina K intramuscular também pode ser realizada em pacientes com distúrbios de coagulação.[3]

A passagem de uma SNG ajuda na identificação do volume de sangue perdido e caracterização do material drenado. A SNG ajuda a promover a drenagem do conteúdo de gástrico, facilitando a realização da endoscopia posteriormente e diminuindo o risco de aspiração. Lavado gástrico não está indicado, pois não há evidências de que isso contribua para interrupção do sangramento.[2]

A etapa II é direcionada para identificação da etiologia da HDA. Para isso é necessário realizar uma anamnese completa, exame físico detalhado, exames laboratoriais e endoscopia digestiva alta (EDA). Outros exames de imagem (p. ex., ultrassonografia de abdome, tomografia de abdome) e laparotomia exploradora podem ser necessários, conforme cada caso.[2]

Na anamnese é necessário buscar informações sobre a duração do sangramento, volume e aparência do sangue eliminado. Também é necessário avaliar presença de doença de base, perda de peso, dor abdominal, diarreia, vômitos, dispepsia, disfagia, odinofagia e uso de medicações.[2,4]

Exame físico minucioso deve ser realizado para avaliar o estado geral do paciente, a presença de palidez cutaneomucosa, cianose de extremidades e má perfusão periférica.[2]

A presença de icterícia, ascite, hepatomegalia, esplenomegalia e telangiectasias sugerem que o paciente pode ter uma doença hepática subjacente e o sangramento poderia ser proveniente de varizes esofágicas. Pacientes com epistaxe, equimoses, sangramento de cavidade oral e hematomas podem ter doença hematológica ou doença vascular multissistêmica. Histórico de vômitos intensos precedendo o sangramento pode indicar síndrome de Mallory-Weiss.[2]

No exame físico devem ser avaliadas também as narinas, cavidade oral e faringe de todos os pacientes em busca de sinais de trauma.[2]

A realização de exames laboratoriais engloba o hemograma completo, glicemia, eletrólitos, provas de função hepática e provas de coagulação. Outros exames laboratoriais podem ser necessários conforme cada caso e suspeita diagnóstica.

Quanto mais rápido o diagnóstico é estabelecido e o tratamento iniciado, menor a mortalidade do paciente.

Endoscopia digestiva alta

Após a estabilização hemodinâmica e respiratória o paciente deve ser encaminhado para realização de EDA. O procedimento deve ser realizado idealmente nas primeiras 24 horas após o sangramento. Nos pacientes que seguem com instabilidade hemodinâmica mesmo após a reposição das perdas, o procedimento deve ser realizado em caráter de emergência e preferencialmente em unidade de terapia intensiva.[3,4] Cerca de 70 a 80% dos pacientes apresentam sangramento autolimitado.[2,4]

Com a EDA é possível fazer o diagnóstico da causa do sangramento, avaliar a presença de sangramento ativo ou recente e realizar o tratamento através de terapêuticas hemostáticas.[2,4]

Para pacientes nos quais a causa do sangramento não foi identificada pela EDA, pode ser considerada realização de cápsula endoscópica, enteroscopia, angiografia, cintilografia com hemácias marcadas ou outros exames, conforme cada caso.[2]

Tratamento

Antes da terapêutica específica, a estabilização clínica hemodinâmica é fundamental para o paciente com hemorragia digestiva, garantindo permeabilidade das vias aéreas, monitoração, oferta de oxigênio, quantificação de perdas e reposição volêmica adequada.[2,5]

Para instituir o tratamento específico, o primeiro passo é definir se a HDA é de origem varicosa ou não varicosa. A Tabela 2 resume as diferentes afecções que podem causar HDA na infância organizadas por origem do sangramento.[2]

Tabela 2 Principais etiologias de hemorragia digestiva alta (HDA) na infância

Localização	HDA varicosa	HDA não varicosa	
		Péptica	Não péptica
Esôfago	Varizes esofágicas	Esofagite	Mallory-Weiss
		Úlcera esofágica	
Estômago	Varizes gástricas	Gastrite	Dieulafoy
		Úlcera gástrica	Gastropatia hipertensiva
Duodeno	Varizes duodenais	Duodenite	Hemobilia
		Úlcera duodenal	
Localização variável			Pólipos
			Doença de Crohn
			Telangiectasias
			Fístula aortoentérica

Hemorragia digestiva alta não varicosa

A maioria dos casos de HDA na faixa etária pediátrica é não varicosa.

Esofagite erosiva e úlceras esofágicas podem ocorrer em pacientes com doença do refluxo gastroesofágico (lesões pépticas), por lesão mecânica por corpo estranho, lesão química por ingestão de medicamentos ou de cáusticos (álcali ou ácidos fortes) e infecções por fungos (*Candida albicans*) ou vírus (citomegalovírus ou herpes).[2]

A lesão de Mallory-Weiss é uma laceração da mucosa esofágica distal que pode ocorrer por vômitos paroxísticos, assim como a gastropatia de prolapso, que ocorre quando o fundo gástrico se projeta para dentro do esôfago pelo hiato, determinando lesão traumática da mucosa e sangramento.[2]

Gastrite aguda hemorrágica são lesões agudas superficiais e difusas da mucosa, que resultam em sangramento. Úlceras agudas e crônicas ocorrem geralmente secundárias a estresse metabólico das grandes cirurgias, queimaduras, hipertensão intracraniana, doenças sistêmicas, neoplasias, infecções, uso de medicamentos (como ácido acetilsalicílico e AINE), trauma mecânico por corpos estranhos ou sondas de alimentação ou infecção pelo *Helicobacter pylori.*

Tumores gástricos ulcerados em crianças são raros e incluem linfoma tipo MALT, leiomiossarcoma, teratoma e hemangiopericitoma.

Úlcera duodenal pode estar associada a doença péptica, parasitoses (*Ancylostoma duodenale*, *Giardia lamblia*, *Strongyloides stercoralis*), doenças inflamatórias intestinais e doenças granulomatosas.

Anomalias vasculares são causas raras de HDA em crianças. Podem ser lesões difusas, como hemangiomatose neonatal e telangiectasia hemorrágica hereditária, ou lesões focais, como hemangioma gástrico isolado, fístula aortoesofágica e lesão de Dieulafoy (ruptura de arteríola que faz protusão em um pequeno defeito da mucosa).

Tratamento farmacológico

Nas lesões pépticas o tratamento medicamentoso baseia-se no uso de fármacos que provocam a neutralização da acidez gástrica. A supressão ácida com inibidores de bomba de prótons tem evidência bem estabelecida em reduzir risco de sangramento e taxa de mortalidade na população adulta. A dose preconizada em pediatria é de 0,7 a 3,3 mg/kg/dia, via oral ou endovenosa, conforme a gravidade do paciente.[2,5]

Tratamento endoscópico

A terapêutica endoscópica deve ser instituída após as medidas clínicas iniciais de estabilização hemodinâmica do paciente.[2,5,6]

A endoscopia oferece vários métodos para realização de hemostasia, como métodos injetáveis (solução de adrenalina, agentes esclerosantes), térmicos (*heater probes*, plasma de argônio, eletrocoagulação) ou mecânicos (clipes e ligadura elástica). Recomenda-se sempre a utilização de método com o qual o endoscopista tenha maior experiência e sinta segurança.[6]

Terapias combinadas são as que oferecem melhores resultados, podendo utilizar injeção de adrenalina associada a *heater probe* ou hemoclipes, por exemplo. Visto que os resultados entre as técnicas são semelhantes quando adequadamente aplicados, a escolha depende da disponibilidade de equipamento e do treinamento do endoscopista.[2,6]

A Classificação de Forrest (1974) foi desenvolvida com base em parâmetros objetivos para classificar as úlceras do TGI alto, e é útil para definição de conduta no tratamento da HDA não varicosa. Há correlação entre os achados endoscópicos e a chance de ressangramento, como descrito na Tabela 3.[6]

Tabela 3 Classificação de Forrest e risco de ressangramento

Classificação de Forrest	Características	Risco de ressangramento
Ia	Sangramento ativo em jato	> 90%
Ib	Sangramento ativo em porejamento ou "babação"	10 a 20%
IIa	Presença de vaso visível sem sangramento ativo	50%
IIb	Coágulo aderido sem sangramento ativo	25 a 30%
IIc	Fundo com pontos de hematina	7 a 10%
III	Úlcera com base limpa	3 a 5%

Fonte: adaptada de Averbach et al., 2020.[6]

Tratamento por radiologia intervencionista

Angiografia pode ser útil em alguns casos em que o sangramento é tão volumoso que dificulte a visualização e tratamento endoscópico, ou em casos de suspeita de lesões vasculares. É tanto diagnóstica quanto terapêutica, com infusão de agentes vasoativos ou embolização do vaso. No entanto, a experiência desse método em pediatria ainda é limitada.[2,5]

Tratamento cirúrgico

Tratamento cirúrgico é considerado quando a hemorragia for grave e não responder às manobras de ressuscitação e ao tratamento endoscópico, ou quando houver recidiva do sangramento após a segunda hemostasia endoscópica e quando houver perfuração ou obstrução.[2]

Hemorragia digestiva alta varicosa

As duas principais causas de hipertensão portal em crianças são atresia biliar e obstrução extra-hepática da veia porta (OEHVP). Até 50% das crianças com cirrose hepática apresentam varizes esofágicas. O risco de hemorragia decorrente de OEHVP é ainda maior quando comparada à cirrose. Felizmente a mortalidade após o primeiro sangramento varicoso em crianças é relativamente baixa (< 1%).[2,7]

O episódio de hemorragia digestiva varicosa é um evento potencialmente grave. O tratamento farmacológico deve ser iniciado o mais breve possível. Recomenda-se que a endoscopia seja realizada preferencialmente nas primeiras 12 horas, após estabilização hemodinâmica.[2]

Tratamento farmacológico

O tratamento farmacológico inicial consiste no uso de vasopressores, como octreotide e terlipressina. São usados empiricamente em crianças, pois não existem estudos que comprovem a real eficácia ou diminuição das taxas de mortalidade. Recomenda-se o uso daquele com o qual a equipe tenha maior experiência.[2,5]

Terlipressina é um análogo da vasopressina com ação mais longa e não requer infusão contínua. A dose utilizada é: 2 mg EV, seguidos por 1 a 2 mg a cada 4 ou 6 horas, por 72 horas.[2]

Octreotide é um análogo da somatostatina, também de ação prolongada, porém requer uso contínuo. É realizado inicialmente um bolo de 1 a 2 mcg/kg, seguido de 1 a 2 mcg/kg/h em infusão contínua.[2]

Antibioticoprofilaxia com cefalosporina de terceira geração está indicada em pacientes hepatopatas em vigência de hemorragia digestiva.[2,5]

Tratamento endoscópico

Atualmente a ligadura elástica é o método de escolha, sendo mais efetiva em atingir hemostasia e com menores taxas de complicações quando comparada à escleroterapia. A maior limitação do método é a falta de equipamento específico pediátrico, com dificuldade de passagem do acessório em crianças menores. Devido a isso, a escleroterapia continuará sendo parte da terapêutica em crianças.[2]

Após sangramento agudo, inicia-se a profilaxia secundária, na qual devem ser realizadas sessões regulares de ligadura elástica até efetiva erradicação das varizes. O uso de betabloqueadores não seletivos, como propranolol, em crianças ainda é discutível, mas pode ser considerado em pacientes que vivem distantes de centros de assistência e analisados individualmente.[2,7]

Tratamento cirúrgico

Nos casos de OHEVP (anteriormente chamado de trombose porta), tem sido indicado o *shunt* meso-Rex, o qual é um tratamento cirúrgico curativo, que consiste na criação de um *bypass* entre a veia mesentérica superior e o ramo esquerdo da veia porta intra-hepática (localizada no recesso de Rex), restabelecendo o fluxo sanguíneo para dentro do fígado. A efetividade do tratamento depende de anatomia favorável e experiência da equipe.[7]

HEMORRAGIA DIGESTIVA BAIXA

Definição

HDB é definida como sangramento no TGI que se origina a partir do ângulo de Treitz no trato digestório, secundário a lesões do intestino delgado, cólon e reto.[8]

Epidemiologia

Ainda há escassez de dados na literatura sobre a epidemiologia do sangramento gastrointestinal em crianças. Uma análise do banco de dados do departamento de emergência dos Estados Unidos (2006-2011) identificou 450 mil consultas à emergência pediátrica devido a queixa de sangramento gastrointestinal, sendo 30% por HDB. Curiosamente, 83% das crianças não tinham outras comorbidades médicas e não necessitaram internação hospitalar, sugerindo que a maioria dos casos era benigna, autolimitada e de evolução favorável. Ainda assim, sangramento recorrente pode ocorrer em 10 a 20% das HDB, dependendo da sua etiologia e da terapia utilizada.[9,10]

Caracterização das fezes

A aparência das fezes pode auxiliar na origem do sangramento, se alto ou baixo. A hematoquezia, que é definida como a passagem de sangue vivo no reto em pequena ou moderada quantidade envolto nas fezes, está habitualmente relacionada à HDB. Contudo, em crianças com um trânsito rápido do TGI, a hematoquezia abundante pode ser de origem alta, ou seja, acima do ângulo de Treitz.

Além disso, é importante diferenciar sangramento verdadeiro nas fezes de medicamentos e substâncias que podem colorir as fezes de vermelho e mimetizar a falsa impressão de sangramento. Suco de frutas, beterraba, tomate e doces são alguns exemplos, especialmente em crianças com bom estado geral e sem nenhuma anormalidade identificável. Vale ressaltar que a presença de sangramento no TGI é irritativa para ele, sendo a consistência das fezes amolecidas quando esse sangramento é exteriorizado.[2]

Outras situações que podem mimetizar hematoquezia e devem ser lembradas são: mulheres adolescentes que estão menstruadas, hematúria e síndrome de Münchhausen por procuração.[9]

Etiologias

Na pediatria, as causas e a gravidade do sangramento variam conforme a idade, que é um dos fatores mais importantes para diagnosticar a etiologia da HDB.

Além disso, o sangramento pode ser primário do TGI ou secundário à doença sistêmica, como no caso das vasculites: na síndrome hemolítico-urêmica (SHU) ou na púrpura de Henoch-Schönlein pode haver sangramentos devido à ulceração da mucosa intestinal decorrente de isquemia.[2,9]

Etiologias comuns conforme a idade

Período neonatal

No período neonatal o diagnóstico mais importante que deve ser excluído é a enterocolite necrotizante (NEC). Deve ser suspeitada em recém-nascidos prematuros com distensão e/ou dor abdominal, retenção gástrica (resíduo gástrico/retardo de esvaziamento gástrico), vômito, diarreia e sangramento retal visível ou oculto, associado a sinais sistêmicos não específicos como letargia, apneia, recusa à mamada, febre ou hipotermia. Cerca de 10% das NEC podem ocorrem em recém-nascidos a termo. A má rotação com volvo intestinal apresenta-se com distensão abdominal, vômitos que podem ser biliosos, melena ou hematoquezia. Uma radiografia contrastada do trato digestório superior pode diagnosticar essa malformação, sendo uma emergência cirúrgica.

As coagulopatias, como a deficiência de vitamina K, doença de Von Willebrand e hemofilia também podem apresentar-se com sangramento no período neonatal, porém geralmente com outras formas de sangramento, como céfalo-hematoma, sangramento umbilical ou sangramento prolongado após pequenos procedimentos.[2,11]

Lactentes

Em lactentes em bom estado geral com raias de sangue nas fezes, as principais causas são a alergia a proteína ao leite de vaca (APLV) e as fissuras anorretais. Esta última é uma causa comum de sangramento retal tanto em lactentes quanto em crianças mais velhas e são facilmente diagnosticadas por uma história de um paciente que faz força para evacuar associada a um exame físico da inspeção anal. Os diagnósticos diferenciais podem ser colite infecciosa e hiperplasia nodular linfoide.

Nos lactentes clinicamente instáveis as principais condições diagnosticadas pela história clínica e exames radiológicos são a doença de Hirschprung, intussuscepção intestinal e divertículo de Meckel.

Na doença de Hirschprung somente 10 a 30% dos pacientes apresentam HDB, porém, se o recém-nascido ou lactente apresentar evacuação sanguinolenta associada a grande distensão abdominal e sinais sistêmicos, deve-se considerar como diagnóstico diferencial megacólon tóxico.

A intussuscepção ocorre geralmente até os 3 anos, mas 80% dos casos acometem em menores de 2 anos. Nessa idade, ela é geralmente idiopática ou associada à hiperplasia linfoide do íleo terminal e costuma ocorrer na região ileocecal. O paciente apresenta-se com dor abdominal importante e as evacuações podem ter sangue visível e ocasionalmente apresentam sangue com aparência de geleia de morango.

O divertículo de Meckel é encontrado em 2% da população, sendo assintomático na maioria das vezes. Seu sangramento é geralmente indolor, que pode ser crônico e insidioso, ou agudo e maciço. O sangramento é geralmente causado pela ulceração da mucosa do intestino delgado adjacente, devido à produção de ácido pela mucosa gástrica ectópica do divertículo. Por ser a principal causa de HDB maciça na criança, sugere-se realizar busca ativa do divertículo de Meckel em casos de HBD volumosa e indolor.[2,11]

Pré-escolares

Nas crianças pré-escolares (2 a 5 anos), algumas causas de HDB que ocorrem nos lactentes podem acontecer nessa faixa etária também, como fissura anal, intussuscepção e divertículo de Meckel. No entanto, nessa faixa etária as principais causas de HDB são enterocolites infecciosas e pólipos. O diagnóstico de colite infecciosa deve sempre ser pensado em uma criança pré-escolar com febre, dor abdominal e diarreia com sangue. Os principais agentes envolvidos são: *Salmonella*, *Shigella*, *Yersinia enterocolitica*, *Campylobacter jejuni*, *Escherichia coli*, *Entamoeba histolytica* e *Clostridium difficile*. Ocasionalmente, agentes como herpes simples, *Clamydia trachomatis* e *Neisseria gonorrhoeae* também podem causar sangramentos. Em paciente imunocomprometidos citomegalovírus, micobactérias, aspergilose e tiflite são causas possíveis.

Nos pré-escolares hígidos, os pólipos gastrointestinais, as lesões perianais e a síndrome da úlcera solitária são as principais causas de HDB. Todavia, quando sintomas sistêmicos estão associados, deve-se ter uma abordagem diagnóstica específica, como na SHU, na púrpura de Henoch-Schönlein e na doença inflamatória intestinal de início precoce.

Os dois principais pólipos gastrointestinais na infância são os hamartomas, incluindo pólipos juvenis e doença de Peutz-Jeghers, e os adenomas, que incluem a polipose adenomatosa familiar. Os pólipos solitários são os mais comuns, geralmente hamartomas e benignos. Já os pólipos familiares, a síndrome da polipose juvenil e a doença de Peutz-Jeghers são mais raros e podem ter potencial maligno.[2,11]

Escolares e adolescentes

Em escolares e adolescentes, as causas são semelhantes à faixa etária pré-escolar, porém com diferenças na prevalência das etiologias de HDB. A fissura anal, os pólipos, as colites infecciosas, a síndrome da úlcera retal solitária, o divertículo de Meckel, a púrpura de Henoch-Schöenlein, as malformações vasculares, além da doença inflamatória intestinal, podem ser causas de sangramento.

A constipação intestinal está associada à presença de fissura anal e dor à evacuação. A inspeção perianal é mandatória para o diagnóstico, em vistas a detectar fissuras e fístulas perianais.

As doenças inflamatórias intestinais, como a doença de Crohn e a colite ulcerativa, têm aumentado sua prevalência nos últimos anos e devem sempre entrar no diagnóstico diferencial nessa faixa etária.[2,11]

A Tabela 4 resume as causas mais comuns de HDB nas crianças conforme a idade.

Causas raras de hemorragia digestiva baixa

Na Tabela 5 estão listadas causas raras de HDB em crianças, que são as anormalidades vasculares. A síndrome de Münchhausen e ingesta de corpo estranho também devem ser lembradas como possíveis etiologias de HDB em crianças.[9]

Diagnóstico

O primeiro passo ao se suspeitar de uma HDB é certificar-se que de fato ocorreu o sangramento. Isso porque existem situações que podem mimetizar a doença. No período neonatal, por exemplo, pode ocorrer deglutição de sangue materno. Nesses casos, o teste de Apt-Downey, que diferencia hemoglobina fetal da materna, pode ajudar. Outro exemplo é a ingestão de alimentos com coloração avermelhada (be-

Tabela 4 Classificação etiológica segundo faixa etária, característica e gravidade da hemorragia digestiva baixa

	Mau estado geral	Bom estado geral	
		Grande sangramento	Pequeno sangramento
Recém-nascido Lactente	Colite infecciosa Enterocolite necrotizante Doença de Hirschprung Volvo intestinal Intussuscepção intestinal Hemorragia digestiva alta Duplicação intestinal	Divertículo de Meckel Malformação vascular	Deglutição de sangue materno Fissura anal Proctocolite alérgica Colite infecciosa Hiperplasia nodular linfoide Insuficiência cardíaca congestiva
Pré-escolar 2 a 5 anos	Intussuscepção intestinal Púrpura de Henoch-Schönlein Síndrome hemolítico-urêmica DII Tiflite Colite infecciosa	Divertículo de Meckel Malformação vascular	Colite infecciosa Pólipo juvenil Fissura anal Hiperplasia nodular linfoide DII Síndrome da úlcera retal solitária
Escolar e adolescente	Colite infecciosa DII Púrpura de Henoch-Schönlein Isquemia intestinal	Colite ulcerativa Divertículo de Meckel	Colite infecciosa DII Pólipo juvenil Hemorroidas Trauma retal/abuso sexual Síndrome da úlcera retal solitária

DII: doença inflamatória intestinal.

Tabela 5 Causas raras de sangramento do trato gastrointestinal baixo em crianças

Anormalidades vasculares	
Angiodisplasia	Lesões planas ou elevadas que variam de 2 a 10 mm de diâmetro e são avermelhadas
Lesão de Dieulafoy	Arteríola congenitamente aumentada ocorrendo dentro da submucosa do estômago ou duodeno, com uma pequena minoria no trato gastrointestinal inferior
Telangiectasia	Doença de Osler-Weber-Rendu (telangiectasia hemorrágica hereditária) pode causar hemorragia gastrointestinal, mas normalmente ocorre após lesões visíveis de pele e mucosa
Hemorroidas	Incomum em crianças; se for visto, pensar em hipertensão portal

terraba, morango, melancia, suco de uva) ou o uso de medicamentos (ferro, bismuto), que podem dar a falsa impressão de sangramento retal. Existem também sangramentos fictícios, que é caracterizado na síndrome de Münchhausen.

Tendo sido confirmada a hemorragia, é necessário diferenciar se a origem desse sangramento é do TGI alto ou baixo. Sangue vivo eliminado pelo reto costuma ocorrer em HDB. É importante lembrar que um trânsito intestinal aumentado pode causar hematoquezia em quadro de sangramento do TGI alto.

A conduta nesses pacientes é um desafio clínico pelas diversas etiologias e quadro clínicos apresentados, desde sangramentos frustros e autolimitados (80%) que não necessitam de investigação até quadros de hemorragia maciça. A avaliação clínica inicial da criança com HDB deve ocorrer simultaneamente à monitoração e estabilização hemodinâmica do paciente caso seja necessário. A identificação precisa do local do sangramento e sua etiologia são a última etapa do diagnóstico. Alguns exames complementares ajudam a identificar a doença de base e estes devem ser solicitados e direcionados conforme a suspeita clínica.[9]

Exames laboratoriais

- Hemograma completo: para quantificação de hematócrito, hemoglobina e plaquetas.
- Atividade de protrombina e tempo de tromboplastina parcial ativado: para avaliação da função de coagulação.
- Aminotransferases (TGO, TGP), bilirrubinas totais e frações, glicemia, proteína total e frações, amônia: para avaliação hepática e presença de encefalopatia.
- Ureia e creatinina: para avaliação da função renal.
- Exame parasitológico de fezes, cultura e pesquisa de leucócitos nas fezes: podem indicar quadro infeccioso, bacteriano, parasitário ou inflamatório.
- Calprotectina fecal: auxilia nas colites inflamatórias.[2]

Exames radiológicos e medicina nuclear

Na HDB, os exames radiológicos só estão indicados na suspeita de corpo estranho, perfuração gastrointestinal, obstrução ou para visualização de espessamento de alças intestinais sugerindo isquemia.

A radiografia simples de abdome pode auxiliar no diagnóstico em casos de fecaloma ou íleo paralítico.

Ultrassonografia pode ser útil nos casos de intussuscepção intestinal, avaliação de hipertensão portal e alterações na espessura colônica.

A cintilografia está indicada para a pesquisa de duplicação intestinal, divertículo de Meckel ou sangramentos ocultos, utilizando hemácias marcadas com tecnécio 99m.

A angiografia está indicada em situações de sangramento crônico recorrente ou em lesão com sangramento ativo, que não são diagnosticadas por outras técnicas, inclusive pela cintilografia. Pacientes com sangramento maciço do TGI baixo frequentemente são submetidos à angiografia de emergência para localizar e controlar o sítio do sangramento. Pode mostrar diretamente o sangramento de um divertículo e angiodisplasias, cujas lesões de tamanho pequeno podem não ser detectadas pela colonoscopia.[2,9]

Exames endoscópicos

A avaliação endoscópica é o método mais acurado e rápido para se identificar a causa de sangramento agudo na maioria das lesões da faixa etária pediátrica. Além disso, o procedimento endoscópico tem a vantagem de, em alguns casos, ter a possibilidade de ser tanto diagnóstico quanto terapêutico.

A retossigmoidoscopia flexível é um exame de fácil realização e que permite o diagnóstico na maioria das crianças com hematoquezia. Nesse exame, pode ser realizadas concomitantemente biópsias e, se necessário, abordagem terapêutica, como retirada de pólipo e corpo estranho.

A ileocolonoscopia atualmente é o método diagnóstico de escolha na abordagem inicial de HDB. Porém, durante uma HDB de emergência, esse exame pode ter falha diagnóstica em até 40% dos casos.

A enteroscopia está indicada quando a colonoscopia é normal ou revela sangramento na válvula ileocecal, em que se suspeita de sangramento de origem no intestino delgado. É um exame que consegue avaliar até 70% da mucosa intestinal e tem a vantagem de realizar biópsias além de abordagem terapêutica.

A cápsula endoscópica é especialmente útil para a avaliação do intestino delgado. Utiliza uma cápsula com formato de pílula com uma câmera de vídeo. Porém, o TGI deve sempre ser avaliado previamente para avaliar se ele está patente para a utilização desse método.[2,9]

A Figura 1 resume um algoritmo de avaliação de crianças com HDB.

Tratamento

O tratamento definitivo deve ser específico para cada tipo de doença, conforme a etiologia da HDB. Porém, deve ser lembrado que a ressuscitação hemodinâmica é fundamental antes da intervenção específica para o tratamento da HDB e deve ser realizada simultaneamente com a avaliação inicial do paciente.[8,9]

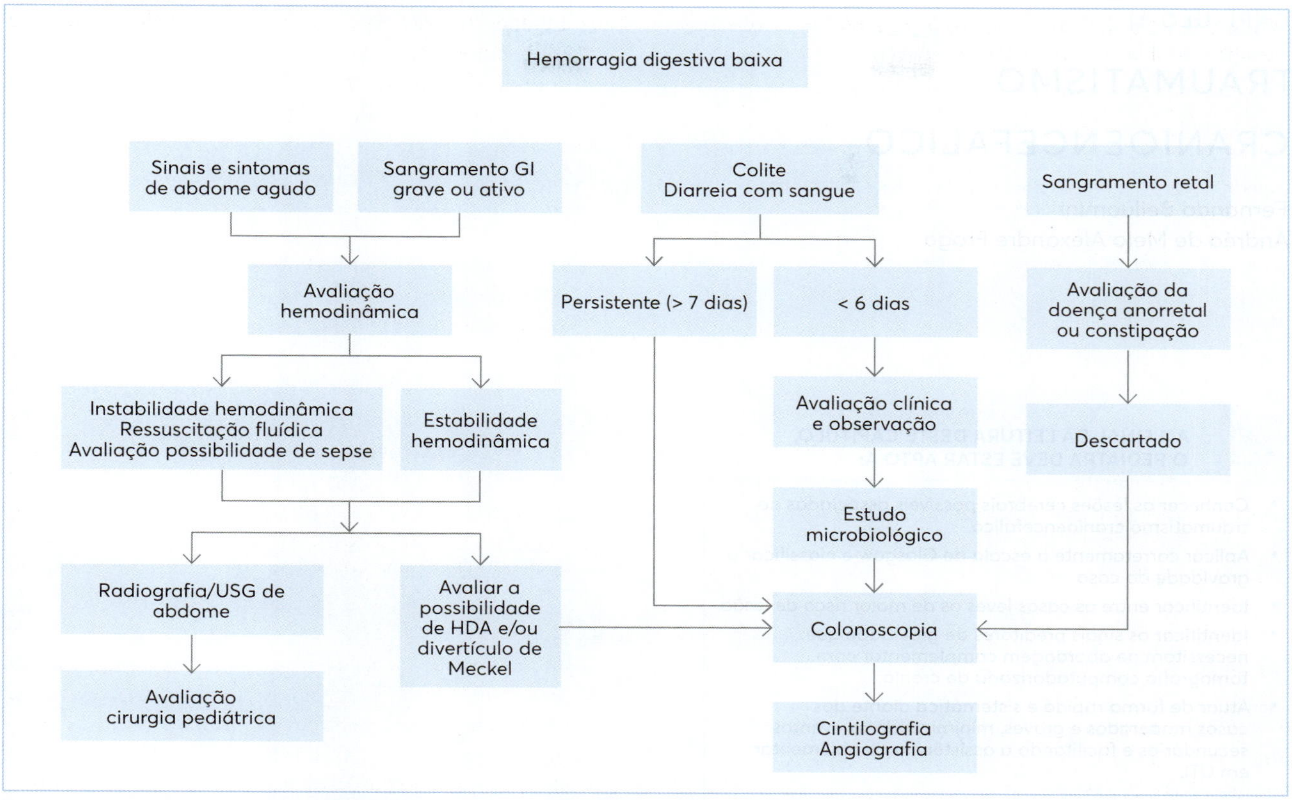

Figura 1 Algoritmo de avaliação de crianças com hemorragia digestiva baixa.
HDA: hemorragia digestiva alta; USG: ultrassonografia.

Tratamento farmacológico

Na colite alérgica está recomendada apenas mudança da dieta. Nas colites infecciosas, antibiótico específico deve ser utilizado. Nas doenças inflamatórias intestinais o uso de imunossupressores e anti-inflamatórios está recomendado.[2]

Tratamento endoscópico

A colonoscopia normalmente é realizada para retirada de pólipo (polipectomia), mas também podem ser feitos escleroterapia, *laser* e ligadura de banda elástica para anomalias vasculares do cólon.[8]

Tratamento cirúrgico

A cirurgia é realizada geralmente nos pacientes com intussuscepção não redutível, divertículo de Meckel, duplicação intestinal ou malformações vasculares. Nos casos em que há complicações, como perfuração ou obstrução intestinal, a cirurgia também está indicada.[2]

REFERÊNCIAS BIBLIOGRÁFICAS

1. Tortori C. Hemorragia digestiva em crianças: uma visão geral. Rev Ped SOPERJ. 2017;17(supl I):72-84.
2. Silva LR, Ferreira CT, Carvalho E. Manual de Residência em Gastroenterologia Pediátrica. Barueri: Manole; 2018. p. 731-76.
3. Pimenta JR, Ferreira AR, Bittencourt PFS et al. Abordagem da hemorragia digestiva em crianças e adolescentes. Rev Med Minas Gerais. 2016;26(supl 6):27-37.
4. Carvalho E, Nita MH, Paiva LMA et al. Hemorragia Digestiva. J Pediatr (Rio J). 2000;76(supl 2).
5. Schvartsman C, Reis AG FS. Pediatria Instituto da Criança FMUSP – Pronto Socorro. 2. ed. Barueri: Manole; 2013. p. 537-52.
6. Averbach M, Fang HL, Maruta LM, da Silva RRR, Segal F, Ferrari Jr AP, et. al. Atlas de Endoscopia Digestiva da SOBED. 2. ed. Thieme Revinter; 2020. p. 485-512.
7. Shneider BL, de Ville de Goyet J, Leung DH, Srivastava A, Ling SC, Duché M, et al. Primary prophylaxis of variceal bleeding in children and the role of MesoRex Bypass: Summary of the Baveno VI Pediatric Satellite Symposium. Hepatology. 2016;63(4):1368-80.
8. ASGE Standards of Practice Committee, Pasha SF, Shergill A, Acosta RD, Chandrasekhara V, Chathadi KV, et al. The role of endoscopy in the patient with lower GI bleeding. Gastrointest Endosc. 2014;79:875-85.
9. Sahn B; Bitton S. Lower gastrointestinal bleeding in children. Gastrointest Endosc Clin N Am. 2016;26:75-98.
10. Pant C, Olyaee M, Sferra TJ, Gilroy R, Almadhoun O, Deshpande A. Emergency department visits for gastrointestinal bleeding in children: results from the Nationwide Emergency Department Sample 2006-2011. Curr Med Res Opin. 2015;31:347-51.
11. Wyllie R, Hyams JF, Kay M. Pediatric Gastrointestinal and Liver Disease. 5. ed. Elsevier; 2015.

CAPÍTULO 11

TRAUMATISMO CRANIOENCEFÁLICO

Fernando Belluomini
Andréa de Melo Alexandre Fraga

AO FINAL DA LEITURA DESTE CAPÍTULO, O PEDIATRA DEVE ESTAR APTO A:

- Conhecer as lesões cerebrais possíveis associadas ao traumatismo cranioencefálico.
- Aplicar corretamente a escala de Glasgow e classificar a gravidade do caso.
- Identificar entre os casos leves os de maior risco de lesão.
- Identificar os sinais preditores de gravidade que necessitam de abordagem complementar com tomografia computadorizada de crânio.
- Atuar de forma rápida e sistemática diante dos casos moderados e graves, minimizando os eventos secundários e facilitando a assistência complementar em UTI.

INTRODUÇÃO

O traumatismo cranioencefálico (TCE) é o acidente mais prevalente nas crianças menores de 5 anos, em especial nas menores de 1 ano. Nos Estados Unidos, os atendimentos por TCE correspondem a pelo menos 600 mil visitas às emergências.

A análise dos dados disponíveis no DATASUS referentes ao período entre 2008 e 2019 revela que, no total, ocorreram 1.572.178 internações hospitalares, sendo que 354.252 apresentavam idade inferior a 20 anos.

Ainda que a grande maioria de casos se apresente como casos leves, de baixa complexidade, o reconhecimento dos casos de risco e a pronta intervenção é papel importante do Pediatra. Nesses casos, a tomografia computadorizada (TC) de crânio é o exame determinante no diagnóstico das lesões intracranianas.

Todavia, a indicação indiscriminada da TC de crânio em pacientes pediátricos com TCE, além dos altos custos para o sistema de saúde, pode expor desnecessariamente um grande número de crianças à radiação ionizante, triplicando o risco do desenvolvimento de leucemia e tumores cerebrais em longo prazo.

Diante disso, estratégias de abordagem e tratamento adequados para esse tipo de acidente são fundamentais, bem como a criação de mecanismos de constante educação e prevenção.

FISIOPATOLOGIA

O funcionamento básico de sistema nervoso central (SNC) requer o adequado aporte de O_2, glicose e demais nutrientes para o metabolismo basal do tecido cerebral. Para tanto, depende do fluxo sanguíneo cerebral (FSC), garantido pela pressão de perfusão cerebral (PPC), que é, por sua vez, fruto da diferença entre a pressão arterial média (PAM) e a pressão intracraniana (PIC).

Assim, para manter a PPC, incrementos na PIC causados por qualquer lesão cerebral pós-traumática vão requerer ajustes fisiológicos do SNC como diminuição da produção de líquor, aumento da sua reabsorção ou aumento do retorno venoso. Há, ainda, mecanismos mais específicos de ajuste como reguladores da pressão na arteríola pré-capilar (autorregulação central), vasorreatividade às pressões parciais dos gases sanguíneos, ajuste do FSC de acordo com as demandas metabólicas e a barreira hematoencefálica.

Esgotados esses mecanismos, instala-se a hipertensão intracraniana (HIC) com dano secundário ao tecido cerebral. Se não tratada, pode culminar com a iminência de herniação do tecido cerebral, quando o organismo exibe a clássica tríade de Cushing: bradicardia, alteração respiratória e hipertensão arterial sistêmica.

Esse dano cerebral depende ainda do tipo de lesão relacionada ao trauma, que pode ser primária, diretamente pelo impacto, ou secundária, relacionada a distúrbios subsequentemente instalados, resultado de alterações hemodinâmicas e metabólicas.

LESÕES TRAUMÁTICAS

Lesão do couro cabeludo

Ferimentos e hematomas subgaleais que podem ser indícios de fratura ou fonte de grande perda sanguínea.

Fraturas

Subdivididas em 4 tipos: linear (a mais comum), cominutiva, afundamento ou diastática. As fraturas lineares, quando localizadas no trajeto de vasos importantes, em especial a artéria meníngea média, podem se associar a sangramento intracraniano (Figura 1).

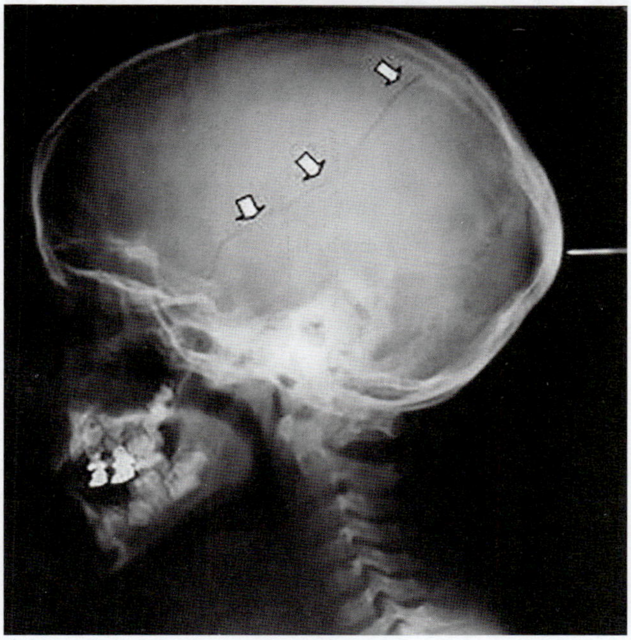

Figura 1 Fratura linear.

As fraturas com afundamento, por sua vez, requerem correção cirúrgica na maioria dos casos, quando há depressão maior ou igual à espessura da tábua óssea, escape de líquor e solução de continuidade (lesão aberta) (Figura 2).

Já as fraturas na base do crânio cursam com sinais clínicos específicos que incluem otoliquorreia, rinoliquorreia, hemotímpano, paralisia facial periférica, anosmia, equimose retroauricular (sinal da batalha) e equimose periorbital sem trauma orbital direto (sinal de guaxinim). À radiografia pode-se identificar pneumoencéfalo.

Lesões intracranianas

- Contusão cerebral: decorrente de ação direta da curvatura óssea (abóboda) sobre os tecidos neural e vascular adjacente. Ocorre no local do impacto ou diametralmente oposto a ele, pela inércia (lesão de contragolpe). A TC craniana apresenta hiperdensidade focal cortical (hemorragia). O tratamento é geralmente clínico (Figura 3).
- Hematoma epidural: coleção de sangue no espaço extradural. Geralmente tem origem arterial nos adultos, podendo ser venoso nas crianças. Frequentemente associado à fratura, o quadro clínico inclui "intervalo lúcido" e sinais localizatórios. À TC nota-se imagem hiperdensa e biconvexa. O tratamento consiste na drenagem do hematoma por craniotomia, dependendo do volume da coleção (Figura 4).
- Hematoma subdural: presença de sangue no espaço subdural. Pode ser agudo, subagudo ou crônico. Forma-se por sangramento venoso, espalhando-se sobre o hemisfério cerebral. Os casos agudos são cirúrgicos, com elevados índices de morbimortalidade. Os crônicos podem ser bilaterais e apontam para o diagnóstico de maus tratos na infância (MTI) (Figura 5).
- Hematoma intraparenquimatoso: localizados profundamente no parênquima, relacionados a lesões com mecanismo de rotação.
- Lesão axonal difusa (LAD): representada pelo cisalhamento das fibras mielínicas. Frequente nos traumatismos graves, ocorre secundária a mecanismos de aceleração/desa-

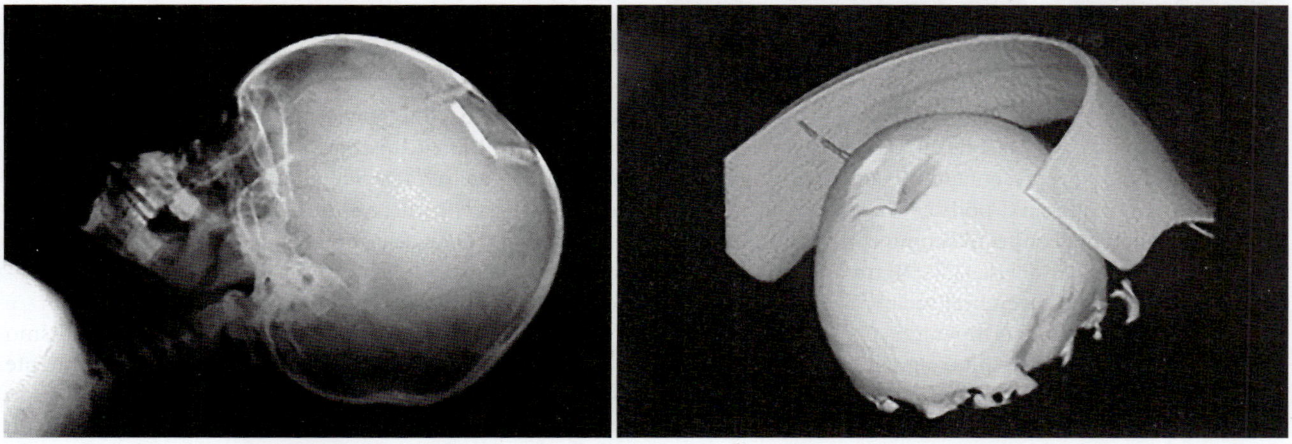

Figura 2 Fratura com afundamento.

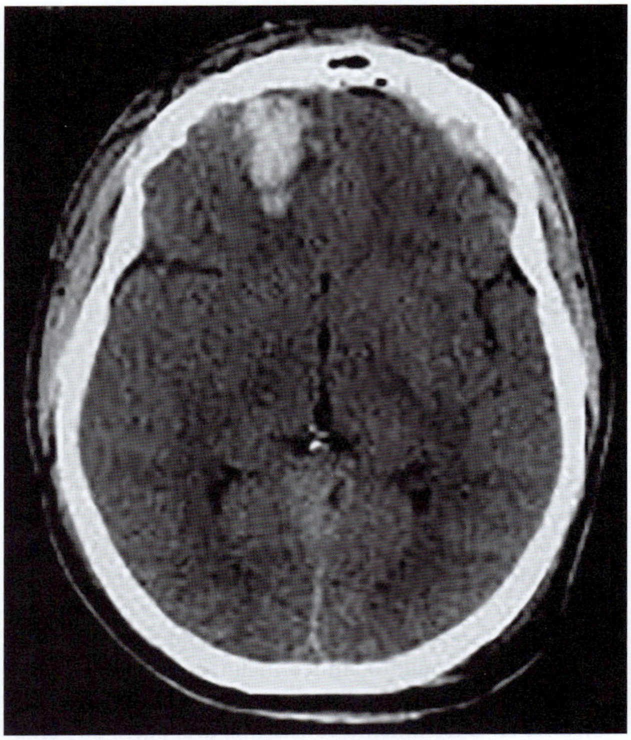

Figura 3 Contusão cerebral.

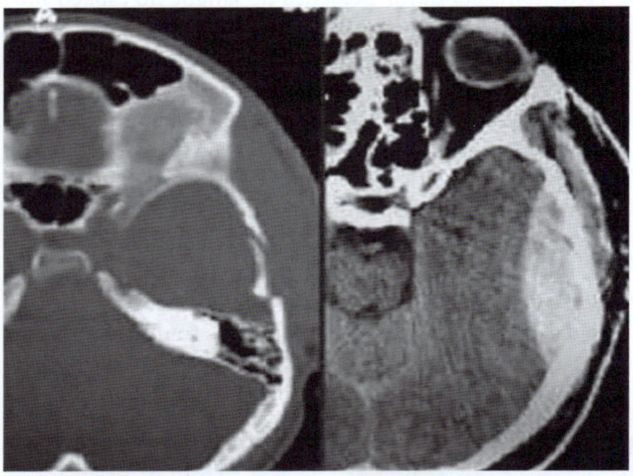

Figura 4 Hematoma epidural.

celeração rápida com desconexão das sinapses nervosas. O quadro clínico é representado por alteração no nível de consciência em que a TC pode ser normal. A forma leve é tradicionalmente conhecida como concussão cerebral.

- Lesão microvascular difusa (LMD): trata-se do principal componente do dano cerebral secundário, representado pelo "inchaço" cerebral. A hiperemia ocorre por mecanismo de defesa ou perda da autorregulação. Há alteração da permeabilidade da barreira hematoencefálica, representando o componente vasogênico do inchaço; a lesão intracelular isquêmica representa o componente citotóxico.

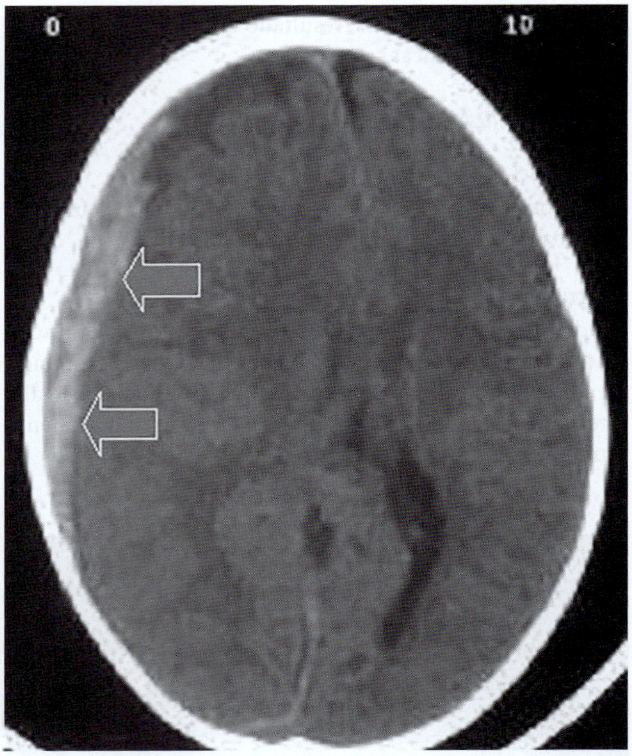

Figura 5 Hematoma subdural.

Esta é a lesão mais frequente no TCE grave, com taxa de mortalidade próxima a 50%. A TC revela diminuição simétrica dos ventrículos laterais e das cisternas, sem alterações na substância branca.

- Perda neuronal seletiva: alteração seletiva no núcleo reticular talâmico, provavelmente relacionada com os distúrbios de atenção na síndrome pós-concussional.
- Isquemia hipoxêmica: lesão particular do hipocampo.

CLASSIFICAÇÃO

A classificação do TCE baseia-se na Escala de Coma de Glasgow (ECG), adaptada de acordo com a faixa etária (Tabela 1).

TRATAMENTO

A assistência hospitalar da vítima de TCE segue também as diretrizes do ATLS (*Advanced Trauma Life Support*) e PALS (*Pediatric Advanced Life Support*). Colocar e manter o colar cervical até comprovação clínica da ausência de lesões (lembrar das *SCIWORA*, lesões da coluna cervical sem alteração radiológica). Instabilidades ventilatória e hemodinâmica necessitam de intervenção precoce.

A anamnese volta-se para a identificação do mecanismo e da cinemática do trauma (se queda, que altura; se acidente com carro ou bicicleta, que velocidade), do tempo decorrido entre o trauma e o atendimento e do relato de convulsão ou perda de consciência (por quanto tempo). Antecedentes de

Tabela 1 Escala de coma de Glasgow

Normal	Modificada*	
Abertura ocular		
Espontânea	Espontânea	4
Ao comando verbal	Ao comando verbal	3
À dor	À dor	2
Nenhuma	Nenhuma	1
Resposta verbal		
Orientado	Balbucios	5
Conversação confusa	Choro irritado	4
Palavras inapropriadas	Choro à dor	3
Sons incompreensíveis	Gemidos à dor	2
Nenhuma	Nenhuma	1
Resposta motora		
Obedece comandos	Movimentos espontâneos nl	5
Localiza a dor	Retirada ao toque	5
Flexão normal	Retirada à dor	4
Decorticação	Flexão anormal	3
Decerebração	Extensão anormal	2
Nenhuma	Nenhuma	1

* Para lactentes.
Considera-se: TCE leve: ECG de 14 ou 15; TCE moderado: ECG entre 9 e 13; TCE grave: ECG ≤ 8.

epilepsia ou discrasia sanguínea devem ser pesquisados, bem como possibilidade de intoxicação exógena (álcool, drogas).

O manejo então dependerá da faixa etária e da gravidade do trauma.

Traumatismo cranioencefálico leve

Inclui a absoluta maioria dos casos, em que identificar os riscos e racionalizar os custos é o grande desafio. Nesse contexto, o estudo do PECARN (*Pediatric Emergency Care Applied Research Network*) de 2009 se constitui ainda como ótima diretriz para eleger os casos com necessidade de TC e/ou observação hospitalar. Outros bons guias de decisão clínica são o inglês CHALICE e o canadense CATCH.

Segundo o PECARN, são definidos os critérios de gravidade de acordo com faixas etárias (Tabela 2).

As crianças sem quaisquer dos fatores de risco citados acima são classificadas como baixo risco e não necessitam de TC de crânio. Em geral, com o paciente assintomático e decorridas pelo menos 2 horas do trauma, ele poderá ser liberado para observação domiciliar.

No estudo, tanto o valor preditivo negativo quanto a sensibilidade da regra foram de 100% nos menores de 2 anos e de 99,95% e 96,8%, respectivamente, para os de 2 anos ou mais. Esses dados validam a segurança dos critérios selecionados.

Assim, o grupo de alto risco deve realizar a TC de crânio. Já para o grupo definido como de risco moderado, o profissional pode decidir sobre realizar a TC ou manter apenas observação clínica, dependendo da circunstância, da evolução clínica e até da ansiedade dos familiares.

Tabela 2 Critérios de gravidade do traumatismo cranioencefáico de acordo com a faixa etária

< 2 anos	≥ 2 anos
Alto risco	
ECG = 14	ECG = 14
Alterações do nível de consciência*	Alterações do nível de consciência*
Fratura de crânio palpável	Sinais de fratura da base do crânio
Risco moderado	
Hematoma subgaleal parietal, temporal ou occipital	Perda de consciência
Perda de consciência > 5 s	Vômitos
Mecanismo de trauma importante**	Mecanismo de trauma importante**
Mudança de comportamento (pais)	Cefaleia importante

ECG: Escala de Coma de Glasgow.
* Agitação, sonolência, fala repetitiva, resposta lenta à comunicação verbal.
** Atropelamento, acidente automobilístico com morte de ocupante ou arremesso para fora do veículo, quedas > 90 cm nos < 2 anos ou > 150 cm nos ≥ 2 anos, trauma direto de alto impacto.

Em relação às outras diretrizes, recomenda-se a TC nas seguintes condições a seguir.

CHALICE

- Perda de consciência testemunhada superior a 5 minutos, amnésia superior a 5 minutos ou sonolência excessiva.
- Três ou mais episódios de vômitos.
- Suspeita de traumatismo não acidental.
- Convulsão, escala de coma de Glasgow inferior a 14 (ou inferior a 15 em crianças com menos de 1 ano de idade).
- Suspeita de fratura craniana com lesão penetrante ou afundamento, fontanela abaulada, sinais de fratura da base do crânio, sinais neurológicos focais, hematoma ou escoriação do couro cabeludo com dimensão superior a 5 cm nas crianças com menos de 1 ano de idade.
- Mecanismo de lesão de alto impacto, acidente com veículo em alta velocidade (seja pedestre, ciclista ou ocupante de veículo), queda de altura superior a 3 metros e traumatismo por objeto projetado em alta velocidade.

CATCH

- Escala de coma de Glasgow inferior a 15, duas horas após o TCE.
- História de cefaleia progressiva, irritabilidade ao exame.
- Suspeita de fratura craniana com lesão penetrante ou afundamento ou sinais de fratura da base do crânio.
- Hematoma volumoso do couro cabeludo ou mecanismo de lesão de alto impacto (atropelamento, queda de altura ≥ 91 cm ou queda de bicicleta sem capacete).

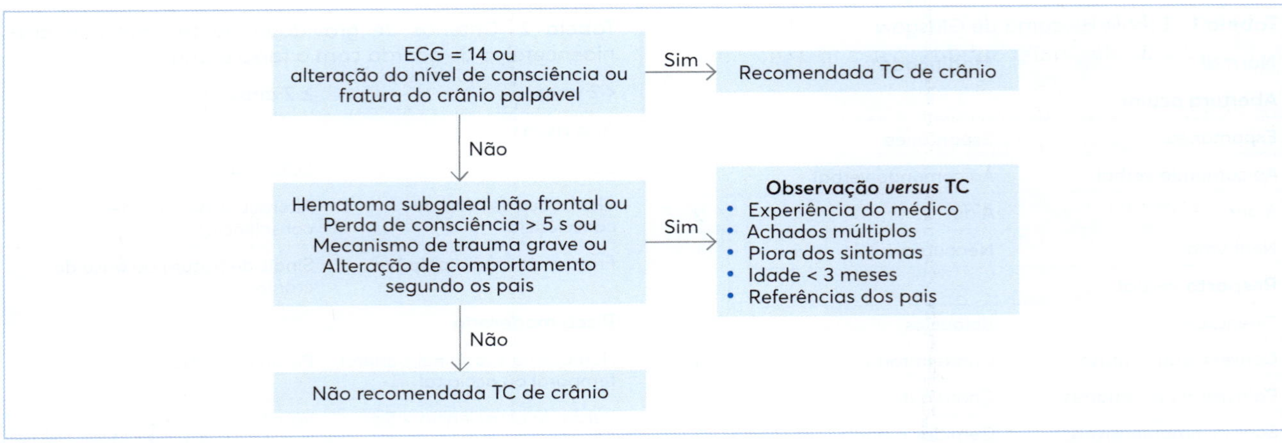

Figura 6 Crianças com menos de 2 anos.
ECG: Escala de Coma de Glasgow; TC: tomografia computadorizada.

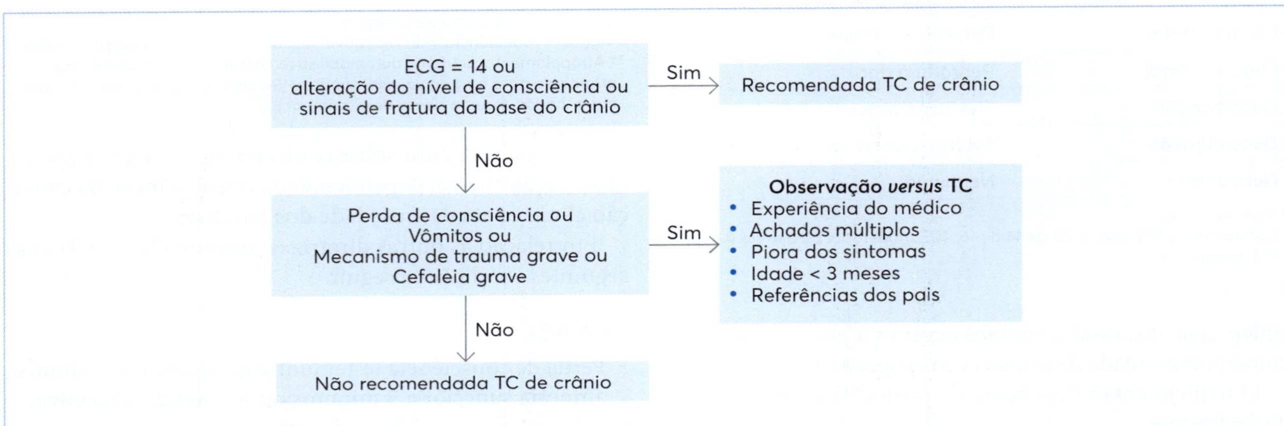

Figura 7 Crianças com 2 anos ou mais.
ECG: Escala de Coma de Glasgow; TC: tomografia computadorizada.

Traumatismo cranioencefálico moderado e grave

O manejo do TCE moderado e grave requer assistência em UTI e vigilância constante para eventuais sinais de deterioração neurológica. Todos os pacientes graves (ECG < 9) necessitam intubação orotraqueal e ventilação mecânica, sob sedação e analgesia. As diretrizes de tratamento se baseiam nos "Guidelines for Management of Pediatric Severe Traumatic Brain Injury, 3rd Edition: Update of the Brain Trauma Foundation Guidelines, 2019". A recomendação divide as linhas de tratamento em terapias de primeira e segunda linha.

Terapias de primeira linha

Cuidados básicos

- Manter cabeceira elevada em 30°, sedação e analgesia com benzodiazepínicos e opioides, minimizando estímulos externos; ventilação pulmonar mecânica (VPM) com PaO_2 entre 90 e 100 mmHg e $PaCO_2$ entre 35 e 40 mmHg.
- Atentar para o controle direcionado de temperatura, com limite superior em 38°C. Garantir também volume intravascular adequado através da monitoração da pressão venosa central (PVC) e do débito urinário. Tratar anemia (manter Hb superior a 7,0 g/dL) e coagulopatias. Indicar a nutrição enteral o mais precocemente possível, por sonda. Lembrar que na suspeita de fratura na base do crânio está contraindicada a passagem de qualquer sonda via nasal (risco de perfuração e alojamento no SNC).
- Drogas antiepiléticas são recomendadas para os casos de crises convulsivas, epilepsia prévia e lesão focal na TC, em especial a fenitoína e o levetiracetam.

Tratamento da herniação cerebral

- Na presença de sinais de dilatação pupilar e/ou hipertensão/bradicardia e/ou postura flexora ou extensora: hiperventilar com O_2 a 100% até reverter dilatação pupilar, administrar solução salina hipertônica (3%) ou manitol em *bolus*, contatar equipe de neurocirurgia e realiar TC assim que possível.

Tratamento da HIC

- A instalação de cateter subdural, intraparenquimatoso ou intraventricular para monitoração da PIC é recomendada para os todos os casos graves. A PIC deve ser menor do que 20 mmHg, com a PPC em, no mínimo, 40 mmHg.
- Aumentos maiores de 5 minutos na PIC devem receber solução salina hipertônica 3%, de 2 a 5 mL/kg, podendo ser mantida em infusão contínua, de acordo com a necessidade. Atenção para valores de ureia, plaquetas e RNI que podem contraindicar essa terapêutica. Manitol é a alternativa para tratamento hiperosmolar, na dose de 0,25 a 1 g/kg da solução a 20%, em *bolus*.
- Se ainda assim os níveis da PIC se mantiverem elevados, devem-se otimizar as terapêuticas de sedação e analgesia, bem como do bloqueio neuromuscular.

Terapias de segunda linha

Indicadas na resposta insatisfatória das medidas anteriores, elas incluem: tratamento cirúrgico (remoção de lesão de massa e/ou craniectomia descompressiva), barbitúricos contínuo (tiopental: 4 a 6 mg/kg dose de ataque; 1 a 5 mg/kg/h dose de manutenção), hipotermia (32 a 33°C), hiperventilação e níveis elevados de terapia hiperosmolar.

Além disso, monitoração dos níveis de sódio e glicose também é fundamental, já que hiperglicemia é frequente no TCE grave e está relacionada a um pior prognóstico. O equilíbrio do sódio, por sua vez, pode alterar-se tanto por ocorrência de diabete insípido quanto por secreção inapropriada do hormônio antidiurético.

PREVENÇÃO

Prevenção é a palavra-chave no adequado controle de acidentes na infância. Cabe ao médico também atuar na educação da sociedade, sensibilizando a indústria e o governo para medidas que efetivamente previnam acidentes ou que, pelo menos, garantam o dano mínimo ao acidentado. Essas estratégias passam pelas chamadas prevenção primária (evita o acidente: legislação, modificação do ambiente), secundária (minimiza a lesão: capacetes, cintos de segurança, assento para automóvel) e terciária (boa assistência ao acidentado: PALS, ATLS).

Por último, deve-se atentar sempre para a possibilidade de maus tratos na infância. A clássica síndrome do bebê sacudido (*shaken baby*) ocorre por traumas repetidos de aceleração e desaceleração da cabeça e caracteriza-se por ausência de sinais externos de traumatismo com hemorragia subdural ou subaracnóidea bilateral e hemorragia retiniana. Trata-se de realidade cruel cujo diagnóstico só é possível se o grau de suspeição for elevado.

REFERÊNCIAS BIBLIOGRÁFICAS

1. Baracat ECE, Paraschin K, Nogueira RJN, Reis MC, Fraga AMA, Sperotto G. Acidentes com crianças e sua evolução na região de Campinas-SP. J Pediatria. 2000;76(5):368-74.
2. Belluomini F. Traumatismo crânio-encefálico. In: Ferreira AVS, Simon Jr H, Baracat ECE, Abramovic S. Emergências Pediátricas. 2. ed. Atheneu; 2010.
3. Carteri R, Silva R. Incidência hospitalar de traumatismo cranienceálico no Brasil: uma análise dos últimos 10 anos. Rev Bras Ter Intensiva. 2021;33(2):282-9.
4. Coombs JB, Davis RL. A synopsis of the American Academy of Pediatrics - Practice parameter on the management of minor closed head injury in children. Pediatric in Review. 2000;21:413-5.
5. Departamento Científico de Terapia Intensiva (2019-2021) - Sociedade Brasileira de Pediatria. Trauma cranioencefálico grave: Guia 2019 para o tratamento de crianças e adolescentes em Unidade de Terapia Intensiva Pediátrica, Junho 2021.
6. Easter JS, Bakes K, Dhaliwal J, Miller M, Caruso E, Haukoos JS. Comparison of PECARN, CATCH, and CHALICE rules for children with minor head injury: a prospective cohort study. Ann Emerg Med. 2014;64(2):145-52, 152.e1-5.
7. Ghizoni E, Fraga AM, Baracat EC, Joaquim AF, Fraga GP, Rizoli S, et al. Indications for head computed tomography in children with mild traumatic brain injury. Rev Col Bras Cir. 2013;40(6):515-9.
8. Greenes DS, Schutzman S. Clinical indicators of intracranial injury in head-injured infants. Pediatrics. 1999;104(4):861-7.
9. Greenes DS, Schutzman S. Infants with isolated skull fracture: what are their clinical characteristics and do they require hospitalization? Ann Emerg Med. 1997;30(3):253-9.
10. Homer CJ, Kleinman L. Technical report: minor head injury in children – AAP. Pediatrics. 1999;104(6):1-7.
11. Kuppermann N, Holmes JF, Dayan PS, Hoyle JD Jr, Atabaki SM, Holubkov R, et al. Identification of children at very low risk of clinically-important brain injuries after head trauma: a prospective cohort study. Lancet. 2009;374:1160-70.
12. Maguire JL, Boutis K, Uleryk EM, Laupacis A, Parkin PC. Should a head-injured child receive a head CT scan? A systematic review of clinical prediction rules. Pediatrics. 2009;124:e145-54.
13. Maldaun MVC, Zambelli HJL, Dantas, VPF, Honorato DC. Traumatismos cranioencefálicos pediátricos. In: Moura-Ribeiro MVL, Ferreira LS. Condutas em Neurologia Infantil. Revinter; 2004. p. 134-44.
14. Nigrovic LE, Lee LK, Hoyle J, Stanley RM, Gorelick MH, Miskin M, et al. Prevalence of clinically important traumatic brain injuries in children with minor blunt head trauma and isolated severe injury mechanisms. Arch Pediatr Adolesc Med. 2012;166(4):356-61.
15. Pearce MS, Salotti JA, Little MP, McHugh K, Lee C, Kim KP, et al. Radiation exposure from CT scans in childhood and subsequent risk of leukaemia and brain tumours: a retrospective cohort study. Lancet. 2012;380(9840):499-505.
16. Quayle KS, Jaffe DM, Kuppermann N, Kaufman BA, Lee BC, Park TS, et al. Diagnostic testing for acute head injury in children: when are head computed tomography and skull radiographs indicated? Pediatrics. 1997;99(5):E11.
17. Schutzman S, Greenes DS. Pediatric minor head trauma. Ann Emerg Med. 2001;37(1):65-74.
18. Schutzman SA, Barnes P, Duhaime AC, Greenes D, Homer C, Jaffe D, et al. Evaluation and management of children younger than two years old with apparently minor head trauma: proposed guidelines. Pediatrics. 2001;107(5):983-93.
19. The management of minor closed head injury in children. Committee on Quality Improvement, American Academy of Pediatrics. Commission on Clinical Policies and Research, American Academy of Family Physicians. Pediatrics. 1999;104(6):1407-15.
20. Wing R, James C. Pediatric head injury and concussion. Emerg Med Clin North Am. 2013;31:653-75.

CAPÍTULO 12

COMA E ALTERAÇÃO DO ESTADO MENTAL

Celso de Moraes Terra
Ana Clara de Albuquerque Botura
Eduardo Juan Troster

AO FINAL DA LEITURA DESTE CAPÍTULO, O PEDIATRA DEVE ESTAR APTO A:

- Compreender a definição de coma e os mecanismos pelos quais se entra em estado comatoso.
- Diferenciar as principais etiologias do coma: metabólicas, infecciosas, trauma ou estado de mal epiléptico.
- Avaliar um paciente pediátrico em coma por meio de anamnese investigativa detalhada, exame físico detalhado e exame neurológico padronizado.
- Conhecer os 5 passos de Posner: avaliação do nível de consciência, padrão respiratório, avaliação das pupilas, motilidade ocular extrínseca e postura motora. Essa avaliação permite, muitas vezes, diagnosticar a possível etiologia e localizar a lesão.
- Avaliar o nível de consciência pela escala de coma de Glasgow.
- Reconhecer, durante a evolução do coma, que é preciso ficar atento à presença de hipertensão intracraniana, a qual representa risco iminente de morte e necessita de conduta emergencial quando evolui para potencial síndrome de herniação cerebral.
- Saber que, para o tratamento de suporte, é fundamental a realização da abordagem do CAB
- conforme determina a American Heart Association (*Pediatric Advanced Life Support*).
- Indicar as medidas terapêuticas, nos casos de traumatismo cranioencefálico grave, com monitoração da pressão intracraniana e presença de hipertensão intracraniana associada, ou naqueles casos de coma não traumático que apresentaram dados sugestivos de hipertensão intracraniana.

INTRODUÇÃO

O estado de coma é frequente nos serviços de emergência pediátricos. Consiste em um estado transitório com duração média de 2 a 4 semanas, podendo evoluir para plena recuperação do paciente, aparecimento de novas sequelas variadas ou até mesmo causar morte. Pode ser classificado em coma traumático acidental ou infligido e coma não traumático, sendo o primeiro o mais o frequente. A abordagem do coma não traumático é desafiadora, inicialmente sem etiologia definida, pois frequentemente faltam dados da história decorrentes do momento aflitivo vivido pela família. Ao mesmo tempo, a conduta deve ser rápida, para abreviar a possibilidade de sofrimento cerebral secundário, à semelhança do que ocorre no coma traumático.

DEFINIÇÃO

O coma pode ser definido como o grau mais intenso da diminuição do nível de consciência. Posner descreve um "estado de não responsividade na qual o paciente mantém os olhos fechados e não pode ser despertado mesmo quando submetido à estimulação prolongada e vigorosa".[1,2]

A consciência é o processo neural que permite ao indivíduo perceber, compreender e atuar de acordo com as variações dos meios interno e externo. Para que isso ocorra, é preciso que estejam intactos os processos de despertar ou acordar e o processo de interagir de acordo com o meio ambiente. Esses dois processos ocorrem em locais diferentes do sistema nervoso e interagem para a manutenção da consciência normal do indivíduo. O processo de despertar é regulado pela substância reticular ascendente ativada (SRAA). A SRAA localiza-se no tronco encefálico, na substância cinzenta paramediana, imediatamente ventral à ponte. A SRAA recebe conexões somáticas e sensoriais variadas e estabelece conexões com o sistema límbico, via núcleos talâmicos, córtex hipotalâmico, prosencéfalo e *locus coeruleus*.[2] O córtex cerebral é o responsável pela percepção, pela interação e pelo conteúdo cognitivo do ser humano. Existe uma relação hierárquica entre acordar e interagir, na qual a segunda só acontece com a SRAA intacta. Portanto, para que haja o aparecimento clínico do estado de coma, é preciso uma lesão no tronco encefálico (SRAA) ou no córtex cerebral bilateral. Esse fato explica por que grandes tumores hemisféricos unilaterais podem ocorrer em pacientes com manutenção da consciência plena.

Existem várias outras nomenclaturas para definição e descrição dos estados intermediários entre a consciência plena e o estado de coma, como obnubilação e estupor, mas evita-se sua utilização, pois são imprecisos, apresentam diversos enfoques pela literatura e não uniformizam o entendimento por parte dos diversos profissionais que podem atuar no caso. Pearson define obnubilação como a redução do estado de alerta, com o paciente sonolento, mas que responde a estímulos táteis e verbais, voltando à situação anterior quando a estimulação é suspensa.[2] O estupor corresponderia à redução importante do estado de alerta, só havendo resposta à estimulação dolorosa intensa.

Para utilização em crianças menores, optam-se pelas escalas para avaliação da consciência, como a Escala de Coma de Glasgow ou suas modificações, pois facilitam e universalizam a comunicação entre diferentes profissionais, o acompanhamento da evolução, além de direcionar o tratamento e auxiliar na definição prognóstica.[3,4]

ETIOLOGIA

O estado de coma é um sintoma que pode decorrer de múltiplas etiologias, traumáticas ou não (Tabela 1).[5,6]

Tabela 1 Etiologias traumáticas e não traumáticas do coma na criança

Com lesões estruturais
Focais (achados focais ou de localização)
Trauma de crânio acidental ou não
Vascular
Malformação arteriovenosa ou aneurisma
Enxaqueca
Embolismo
Encefalopatia hipertensiva
Vasculopatia arterial intracraniana
Dissecção de artéria carótida ou vertebral
Trombose venosa
Hipercoagulabilidade
Massa
Hematomas
Abscessos (associados a cardiopatia congênita ou sinusite)
Outras (tumores, tuberculoma)
Infecção intracraniana
Meningites
Encefalites
Imunomediada – encefalomielite disseminada aguda (ADEM)
Difusas (achados clínicos sem localização)
Acidentais e não acidentais
Vascular
Enxaqueca
Trombose venosa (desidratação, sepse, hipercoagulabilidade)
Arteriopatia difusa
Encefalopatia hipertensiva
Sangramento intracraniano difuso

continua

Tabela 1 Etiologias traumáticas e não traumáticas do coma na criança (*continuação*)

Com lesões estruturais
Infecção intracraniana
Meningites
Encefalites
Imunomediadas: ADEM
Hipóxico-isquêmica
Parada cardiorrespiratória (BRUE – *brief resolved unexplained event*, afogamento)
Choque ou hipotensão (desidratação, sepse, sangramento)
Encefalopatia necrotizante aguda
Complicações de doenças malignas (doença ou tratamento)
Erros inatos do metabolismo
Hidrocefalia ou disfunções da derivação
Com distúrbios metabólicos ou tóxicos. Achados comuns difusos, mas raramente focais
Distúrbios hidreletrolíticos ou acidobásicos
Hipo e hipernatremia
Acidose e alcalose
Intoxicação hídrica
Síndrome de secreção inapropriada de hormônio antidiurético
Diabete insípido
Rápida correção de desidratação, distúrbios ácido-base ou hidroeletrolíticos (mielinólise pontina)
Encefalopatia da sepse
Intoxicações
Insuficiência hepática
Insuficiência renal
Insuficiência respiratória
Endócrina
Hipoglicemia cetótica e não cetótica
Diabete melito
Hipotireoidismo
Outros: insuficiência adrenal
Erros inatos do metabolismo
Ciclo da ureia
Alterações ácido-base
Doença intermitente da urina em xarope de bordo
Mitocondropatias
Deficiência de carnitina palmitol transferase
Hipo e hipertermia
Deficiências nutricionais
Iatrogênicas: nutrição parenteral e edemas fosfatados
Tóxicas: *Shigella*, queimaduras e invaginação intestinal

Não classificadas: estado de mal epiléptico, encefalites agudas com crises parciais refratárias e mielinólise pontina central.
Fonte: adaptada de Seshia et al., 2011.[7]

A distribuição das causas depende de uma série de fatores, como: país, local, faixa etária atendida, ser hospital de referência para trauma ou não, estação do ano e padrão socioeconômico. O trauma é a principal causa de coma, com uma incidência de 140 casos para 100 mil habitantes por ano. Outra faixa etária na qual a incidência de coma não traumático aumenta é a partir dos 13 anos, chegando a 40 por 100 mil habitantes, em virtude das intoxicações não acidentais e do uso de drogas de abuso. No Brasil, Löhr Jr. et al. estudaram 104 casos de coma não traumático em crianças entre 2 meses e 13 anos e encontraram entre as principais causas: meningoencefalites (31 a 29,8%), estado de mal epiléptico (24 a 23,1%), causas toxicometabólicas (19 a 18,3%), hipertensão intracraniana (7 a 6,7%) e choque/anóxia (4 a 3,8%).[6] Confirmando a importante inter-relação epidemiológica local com a etiologia do coma não traumático, Bansal, estudando 100 crianças em coma, na Índia, encontrou em 60% dos casos o *Mycobacterium tuberculosis* como principal patógeno envolvido. Na Tabela 2 são mostradas as principais causas de coma não traumático nas diferentes faixas etárias.[7]

AVALIAÇÃO DA CRIANÇA EM COMA

Para a melhor avaliação da criança em coma, é necessária uma anamnese completa, com exame físico detalhado e exame neurológico padronizado. Na prática, enquanto são tomadas as medidas emergenciais, buscam-se essas informações e solicitam-se os exames laboratoriais visando ao esclarecimento das principais etiologias envolvidas.

Muitas vezes, a etiologia pode ser definida apenas pela história clínica, interrogatório sobre os diversos aparelhos e exame físico completo. Por exemplo, história de politraumatismo, atropelamentos, colisão de veículos com ejeção da criança ou afogamento já define a situação e permite o estabelecimento de plano terapêutico mais adequado àquela patologia. A história de febre, vômitos, prostração, instabilidade hemodinâmica e lesões cutâneas sugere o acometimento infeccioso do sistema nervoso central (SNC), como meningoencefalites de etiologia viral (herpes simples) ou bacteriana (*Neisseria meningitidis*, *Haemophilus influenzae* ou *Streptococcus pneumoniae*). É fundamental a anamnese voltada para órgãos específicos e tratamentos prévios para doenças renais, hepáticas e tireóideas.

Quadros de início precoce, com períodos de alteração do nível de consciência intermitentes, na presença de acidemias, hipoglicemia, má evolução ponderoestatural, alterações do odor do paciente ou de sua urina podem levar à suposição do diagnóstico de erros inatos do metabolismo, aminoacidopatias, alteração do metabolismo de ácidos graxos e hiperamonemia, entre outras.

As intoxicações acidentais ou provocadas são, muitas vezes, de difícil diagnóstico. Em um primeiro momento, é comum a negação por parte da família ou do adolescente, pois incorre em desatenções, omissão de fatos e culpa. Qualquer alteração aguda no nível de consciência em crianças previamente hígidas leva a inquerir sobre medicamentos existentes no domicílio, utilização crônica por parentes, facilidade de acesso e solicitação para que a família volte à residência para tentar encontrar indícios de frascos vazios, contato com cuidadores que estavam com a criança nas últimas horas e amigos que estavam com os adolescentes até o diagnóstico do quadro.

Na avaliação neurológica, devem-se utilizar os 5 passos de Posner: avaliação do nível de consciência, padrão respiratório, avaliação das pupilas, motilidade ocular extrínseca e postura motora.[1,2,8] Essa avaliação permite, muitas vezes, o diagnóstico da possível etiologia e a localização da lesão. Enfatiza-se sempre a importância do neurologista no auxílio dessa avaliação diagnóstica e na definição da conduta operatória ou não.

AVALIAÇÃO DO NÍVEL DE CONSCIÊNCIA

Utiliza-se a Escala de Coma de Glasgow (ECG) para avaliação clínica e acompanhamento do nível de consciência. A escala foi criada há 40 anos (1974) e é uma boa ferramenta para a avalição da consciência em crianças, podendo ser utilizada tanto no coma traumático quanto no não traumático. Tem uso disseminado, é de fácil e rápida realização à beira do leito, pode detectar rapidamente variações da consciência e pode ser preditiva do prognóstico quando realizada avaliação multivariável, associada a exames de laboratório e de imagem, como descrito recentemente por Teasdale.[1-4]

A ECG avalia 3 parâmetros: abertura ocular (nota de 1 a 4), resposta verbal (nota de 1 a 5) e resposta motora (nota de 1 a 6). Portanto, o menor escore é 3 e o maior é 15, ou seja, com o indivíduo com a consciência plena. Para crianças menores de 2 anos, utiliza-se a ECG Pediátrica (James), com modificação nos critérios de avaliação da melhor resposta verbal (Tabela 3). Por meio dessa escala, classifica-se traumatismo cranioencefálico (TCE) grave

Tabela 2 Principais causas de coma não traumático em pediatria

Lactentes	Crianças	Adolescentes
Infecção	Intoxicações acidentais	Intoxicações
Erros inatos do metabolismo	Infecção	Trauma
Causas metabólicas	Convulsões	Abuso de álcool
Abuso	Abuso	Drogas ilícitas
Trauma	Trauma	

Fonte: adaptada de Pearson-Shaver e Mehta, 2011.[2]

Tabela 3 Escala de Coma de Glasgow e Escala de Coma de Glasgow Pediátrica

Escala de Coma de Glasgow	Escore	Escala de Coma de Glasgow Pediátrica
Abertura ocular		
Espontânea	4	Espontânea
Ao chamado	3	Ao chamado
À dor	2	À dor
Ausente	1	Ausente
Resposta verbal		
Orientado	5	Balbucio, interage, segue objetos
Confuso, desorientado	4	Choro, irritado
Palavras inapropriadas	3	Chora à dor
Palavras incompreensíveis	2	Gemido à dor
Nenhuma	1	Nenhuma
Resposta motora		
Obedece a comandos	6	Movimentos espontâneos
Localiza a dor	5	Retirada ao toque
Retirada inespecífica à dor	4	Retirada à dor
Flexão à dor (decorticação)	3	Flexão anormal
Extensão à dor (descerebração)	2	Extensão anormal
Nenhuma	1	Nenhuma

Melhor escore: 15; pior escore: 3.
Fonte: adaptada de Teasdale e Jennett, 1974;[3] Holmes et al., 2005.[9]

com ECG entre 3 e 8, TCE moderado entre 9 e 12 e TCE leve maior que 12. Outro fator importante é descrever a pontuação alcançada ao lado do item avaliado, por exemplo, Glasgow de 9 obtido com as respectivas pontuações: O2V3M4.

PADRÃO RESPIRATÓRIO

Em condições normais, a criança apresenta padrão respiratório regular, com amplitude adequada e suficiente para ausculta da expansibilidade pulmonar e frequência compatível com a faixa etária. A frequência é maior nos recém-nascidos e lactentes jovens (FR = 24 a 38 movimentos/min) aproximando-se dos adultos na adolescência (FR = 14 a 20 movimentos/ min). Como se pode observar na Figura 1, alguns padrões respiratórios clássicos podem auxiliar na localização do agravo neurológico.[2]

AVALIAÇÃO DAS PUPILAS

A criança normal apresenta pupilas de mesmo diâmetro (isocóricas), que se contraem na presença de luz (miose), se dilatam no escuro (midríase) e apresentam resposta de miose contralateral à exposição luminosa (reflexo consensual). Entre 20 e 30% da população pode ter anisocoria fisiológica, mas nelas o reflexo fotomotor é normal e o reflexo consensual também, portanto, são consideradas crianças normais.

O sistema simpático do nervo oculomotor (III par craniano) é responsável pela dilatação da pupila (midríase), enquanto o parassimpático é o responsável pela constrição pupilar (miose).[1,2] Um dado interessante e que pode auxiliar o diagnóstico é que os reflexos pupilares são muito resistentes nos casos metabólicos, portanto, pupilas mióticas com reflexos pupilares adequados e consensual presente sugerem causas metabólicas em vez de patologias orgânicas do tronco encefálico.

Na Figura 2 são mostradas as alterações pupilares que se correlacionam com os locais das lesões no tronco encefálico.

MOTILIDADE OCULAR EXTRÍNSECA

A motricidade ocular extrínseca (MOE) também auxilia na localização da lesão no SNC. Os movimentos oculares dependem da musculatura extrínseca ocular e principalmente dos nervos oculomotor (III nervo), troclear (IV nervo) e abducente (VI nervo), que se integram no tronco encefálico, sendo o III par em posição mais elevada (mesencefálica) e o IV e VI pares em posição mais baixa (pontina).

A avaliação da motilidade ocular deve ser realizada observando-se a presença ou ausência de movimentos oculares espontâneos, acompanhamento de estímulos oculares, nistagmos e, se possível, detecção de diplopia. O reflexo córneo palpebral é realizado estimulando-se a córnea com algodão ou gaze. O reflexo normal é o de piscar (fechamento dos olhos) e desvio do olhar para cima. Pode-se avaliar o nervo trigêmeo (aferente) e o nervo facial (eferente).

Outros dois importantes reflexos são integrados no nível do tronco encefálico: reflexo oculocefálico e oculovestibu-

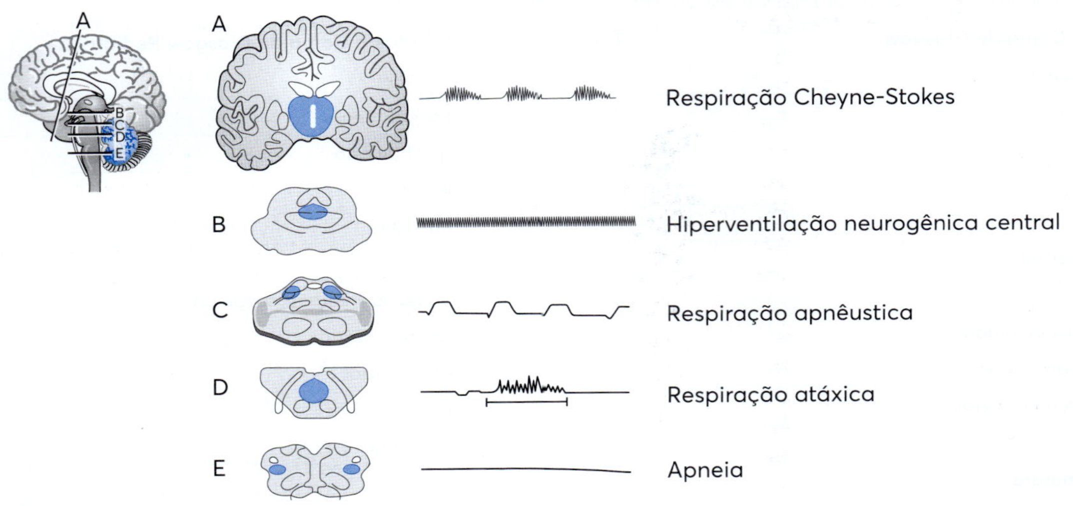

Figura 1 Alterações do padrão respiratório relacionadas à localização das lesões.
Fonte: adaptada de Plum e Posner, 2007.[1]

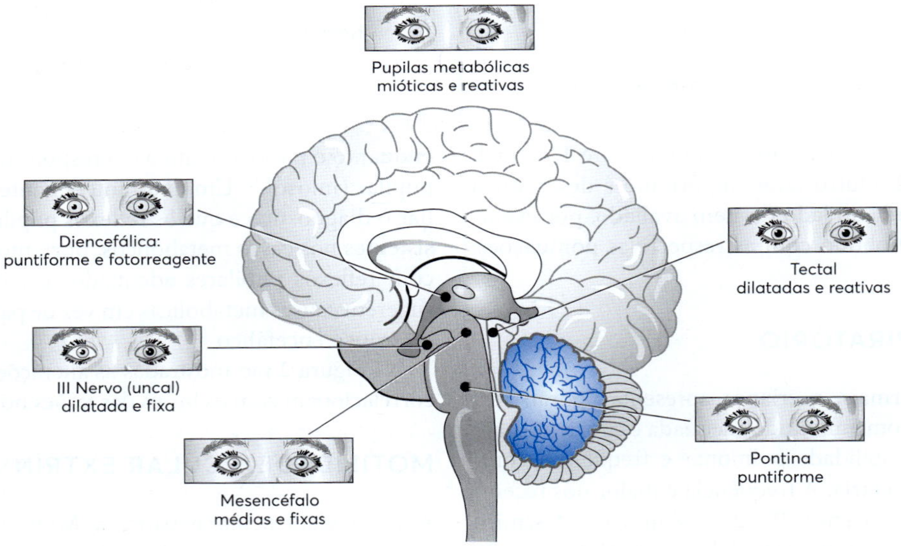

Figura 2 Principais alterações pupilares encontradas e seus principais sítios de lesão no sistema nervoso central.
Fonte: adaptada de Plum e Posner, 2007.[1]

lar. O reflexo oculocefálico ou dos "olhos de boneca" é obtido fazendo-se movimentos bruscos de lateralização da cabeça observando-se a movimentação ocular. Em condições normais, a lateralização brusca da cabeça para a direita volta ambos os olhos para a região esquerda e existem movimentos de nistagmos como tentativa de fixação de imagem. A ausência de movimentação ocular ("olhos de boneca") indica lesão importante do tronco encefálico baixo.[1,2] Esse reflexo deve ser realizado na presença de coma profundo e deve-se evitar a sua realização até que seja afastada a possibilidade de lesão cervical associada ao trauma craniano. O reflexo oculovestibular é realizado injetando-se água gelada através do conduto auditivo. A resposta da presença do reflexo normal seria a movimentação conjugada de ambos os olhos para o lado do estímulo. A resposta negativa seria a permanência de ambos os olhos sem alteração lateral. Para testar esse reflexo, é preciso ter certeza de patência da membrana timpânica e deve ser realizado com o paciente em decúbito elevado (30°). A ausência desses dois reflexos deve sempre estar presente nos casos de morte encefálica. Na Figura 3, observa-se a relação entre a MOE e os locais de lesão.

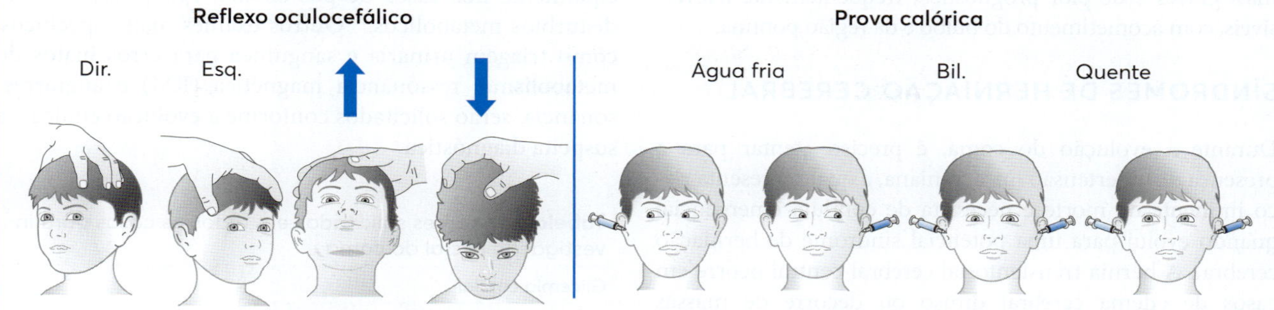

Figura 3 Reflexo oculocefálico normal: ao virar a cabeça para a direita, os olhos viram para a esquerda. Prova calórica normal: os olhos apontam para o lado da injeção de água fria.

Fonte: adaptada de Plum e Posner, 2007.[1]

POSTURA MOTORA

As vias das respostas motoras iniciam-se no córtex cerebral e vão até o bulbo, onde cruzam a linha média e seguem para a medula cervical. Dependendo da altura da lesão, há déficits motores mais superiores ou inferiores e unilaterais ou contralaterais à lesão. Além disso, dois padrões clássicos devem ser mencionados (Figura 4).

Postura de decorticação: corresponde a padrão motor com postura flexora, com adução e flexão de cotovelo, punhos e dedos nos membros superiores, com postura extensora em membros inferiores.[1,2] O padrão de decorticação representa lesão supratentorial. Quando presente, pode ser sinal evidente de herniação transtentorial. Caso a hipertensão intracraniana seja tratada rapidamente, existe a possibilidade de regressão do padrão de decorticação.

Postura de descerebração: corresponde à extensão e à pronação dos membros superiores com extensão dos membros inferiores. Representa lesão do tronco encefálico superior. Posturas extensoras de membros inferiores com flacidez e ausência de resposta motora representam acometimentos

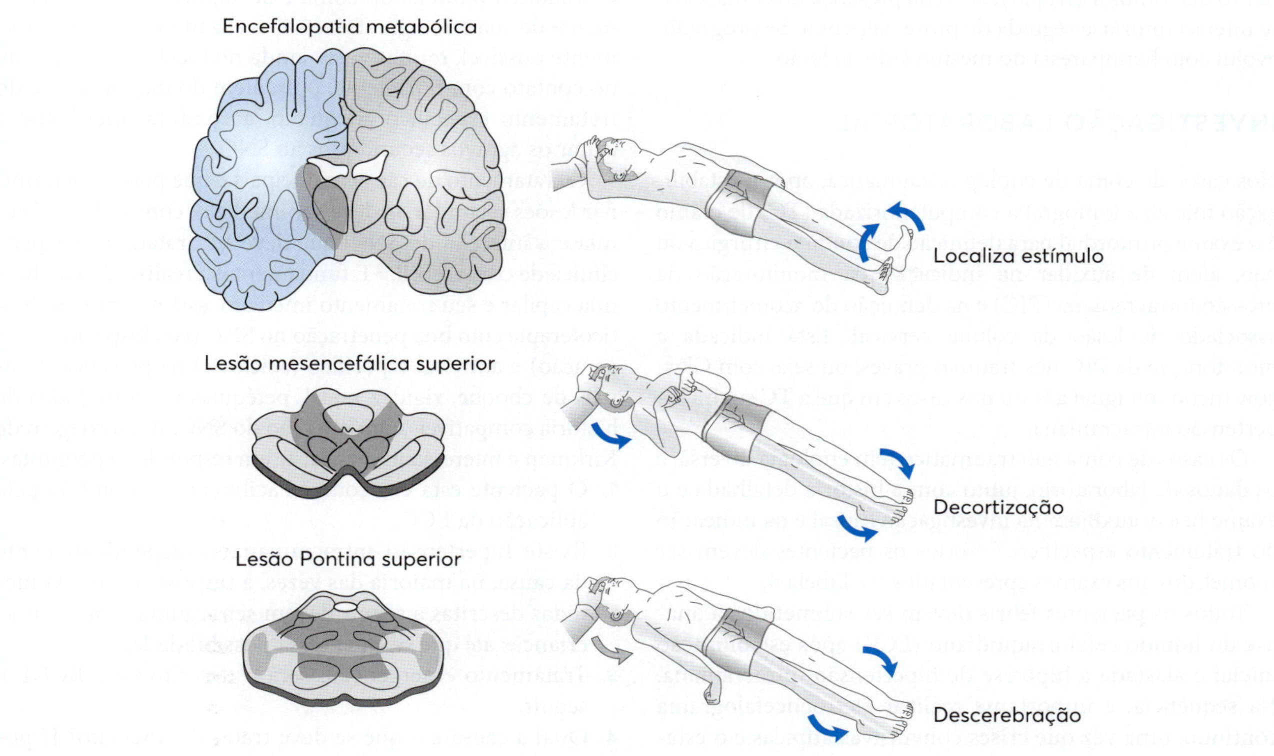

Figura 4 Principais padrões posturais observados no coma e suas relações com as localizações das lesões.

Fonte: adaptada de Plum e Posner, 2007.[1]

mais graves e de pior prognóstico, frequentemente irreversíveis, com acometimento do bulbo e da região pontina.

SÍNDROMES DE HERNIAÇÃO CEREBRAL

Durante a evolução do coma, é preciso atentar para a presença de hipertensão intracraniana, a qual representa risco iminente de morte e necessita de conduta emergencial quando evolui para uma potencial síndrome de herniação cerebral. A hérnia transtentorial cerebral central ocorre em casos de edema cerebral difuso ou decorre de massas diencefálicas centrais. O tecido cerebral é pressionado através da tenda do cerebelo, correspondendo a exame neurológico com progressão craniocaudal. Evolui com redução da consciência, seguido de disfunção diencefálica, com pupilas mióticas reativas, respiração de Cheyne-Stokes e postura de decorticação. Com a progressão da herniação e a compressão mesencefálica, as pupilas tornam-se médio-fixas, com hiperpneia central e postura de descerebração. Sua detecção clínica até o estágio diencefálico é fundamental, pois pode constituir-se evento reversível e não associado a sequelas definitivas. A progressão a níveis inferiores (ponte e bulbo) determina ausência de movimentos respiratórios, sem respostas motoras e com ausência dos reflexos do tronco encefálico.

Na herniação transtentorial uncal ou lateral, existe o efeito de massa unilateral proveniente de um hemisfério (geralmente o lobo temporal) existindo compressão do úncus e do hipocampo sobre a tenda do cerebelo. Pela localização do nervo oculomotor (III par), além da presença do coma, existe intensa midríase seguida de ptose palpebral. Se progredir, evolui com hemiparesia no mesmo lado da lesão.

INVESTIGAÇÃO LABORATORIAL

Nos casos de coma de etiologia traumática, após a estabilização inicial, a tomografia computadorizada (TC) de crânio é o exame primordial para definição de conduta cirúrgica ou não, além de auxiliar na indicação da monitoração da pressão intracraniana (PIC) e na definição do acometimento associado de lesão da coluna cervical. Está indicada a monitoração da PIC nos traumas graves, ou seja, com Glasgow menor ou igual a 8, ou nos casos em que a TC sugira hipertensão intracraniana.

Os casos de coma não traumático têm etiologia diversa, e os dados de laboratório, junto com a história detalhada e o exame físico, auxiliam na investigação causal e na indicação do tratamento específico.[2,7] Todos os pacientes devem ser submetidos aos exames apresentados na Tabela 4.

Todos os pacientes febris devem ser submetidos à análise do líquido cefalorraquidiano (LCR) após estabilização inicial e afastada a hipótese de hipertensão intracraniana. Na sequência, é importante realizar eletroencefalograma contínuo, uma vez que crises convulsivas atípicas e o estado de mal eletrográfico (sem atividade convulsiva clínica) podem constituir-se em importante etiologia inicial do coma ou apresentar-se como complicação associada, principalmente nos casos de pós-anoxia, epilepsias, TCE ou distúrbios metabólicos.[10] Outros exames mais específicos, como triagem urinária e sanguínea para erros inatos do metabolismo, ressonância magnética (RM) e angiorressonância, serão solicitados conforme a evolução clínica e a suspeita diagnóstica.

Tabela 4 Exames solicitados em todos os casos para investigação inicial do coma

Glicemia capilar
Glicemia sanguínea
Gasometria arterial
Sódio, potássio, cálcio, magnésio e fósforo
Ureia e creatinina
Hemograma completo e proteína C-reativa
Enzimas hepáticas – AST, ALT fosfatase alcalina e gama-GT
Amônia
Culturas: hemocultura e urocultura
Exame para triagem toxicológica em urina e sangue*

* Na suspeita de intoxicação exógena ou droga de abuso, líquor no coma não traumático febril ou suspeita clínica de infecção do sistema nervoso central.
Fonte: adaptada de Michelson et al., 2015.[11]

TRATAMENTO

O tratamento inicial do coma é de suporte, independentemente de sua etiologia. Deve ser realizado o mais precocemente possível, muitas vezes ainda no local do acidente ou no contato com o paciente, pois, além do diagnóstico e do tratamento específico adequado, a conduta inicial visa a evitar os agravos secundários ao SNC.

O tratamento de causas principais e que podem determinar lesões secundárias deve ser imediato, como a hipoglicemia e a infecção do SNC, que deve ser tratada na suspeita clínica de coma febril.[12] É fundamental a realização da glicemia capilar e seu tratamento imediato, assim como antibioticoterapia com boa penetração no SNC (cefalosporina de 3ª geração) e antiviral específico (aciclovir) na presença de sinais de choque, rigidez nucal, petéquias ou com dados de história compatíveis com infecção do SNC. A abordagem de Kirkman é interessante e consiste em responder 5 perguntas:

1. O paciente está em coma? Facilmente respondida pela aplicação da ECG.
2. Existe hipertensão intracraniana? Independentemente da causa, na maioria das vezes, a resposta é sim. As medidas descritas a seguir devem ser seguidas em todas as crianças até que se afaste essa possibilidade.
3. Tratamento emergencial: será o descrito no ABCDE a seguir.
4. Qual a causa e o que se deve tratar de imediato? Hipoglicemia e infecção do SNC na suspeita clínica e dosagem da glicemia capilar. Buscar possível elucidação diagnóstica no laboratório e em exames de imagem.

5. O que fazer se o paciente permanece em coma e não melhora? Em geral, é o pior prognóstico. O ideal é ser mais invasivo, com monitoração da PIC e da pressão de perfusão cerebral (PPC) e diagnóstico precoce de convulsões.

É fundamental realizar a abordagem do ABCDE, conforme determina a American Heart Association no *Pediatric Advanced Life Support* (PALS):[13]

A. Vias aéreas: é importante estabelecer uma via aérea segura e garantir uma ventilação adequada, o que se obtém por meio do posicionamento da via aérea mantendo sua perviedade (extensão do pescoço e elevação da mandíbula) e indicação de intubação orotraqueal com Glasgow menores ou iguais a 8. A mobilização do polo cefálico deve ser muito cuidadosa, evitando sua hiperextensão no TCE grave até que se afaste a hipótese de lesão da coluna cervical (uso do colar cervical). Para a intubação, utiliza-se a técnica da sequência rápida, que consiste em uma sequência de drogas que facilitam o procedimento enquanto levam à menor instabilidade cardiocirculatória e aumento da PIC.
B. Respiração: monitorar a saturação de oxigênio e prover oxigênio para mantê-la acima de 94%. A adequação das medidas de permeabilização e da ventilação mecânica, quando indicada, deverá ser avaliada por meio da gasometria arterial, priorizando a normoventilação com manutenção da pressão parcial de gás carbônico em 35 mmHg. Em pacientes com hipertensão intracraniana, podem-se utilizar limites entre 30 e 35 mmHg. A hiperventilação agressiva deve ser sempre evitada, pois pode levar a isquemia cerebral e piora da lesão secundária. A única justificativa de utilização é para os casos de hipertensão intracraniana séria e diagnóstico clínico de herniação transtentorial.
C. Circulação: é importante preservar a pressão arterial média (PAM) para manter uma PPC adequada (PPC = PAM – PIC). O controle da hipotensão, frequentemente associada a TCE grave, choque séptico e meningites, deve ser rapidamente obtido com a infusão rápida de solução salina e inotrópicos, quando necessários, para a manutenção do aporte de oxigênio e glicose ao SNC, assim como a remoção de metabólitos. Nos casos de encefalopatia hipertensiva, o objetivo é a redução gradual da PAM, em torno de 25% em 2 a 6 horas, com o uso de medicamentos endovenosos potentes e monitoração da pressão arterial, preferentemente por medida da pressão arterial invasiva.
D. Déficits: já apresentado pela avaliação da consciência, padrão respiratório, postura motora, reflexos pupilares e motilidade ocular extrínseca.
E. Exposição: sempre procurar outras lesões traumáticas associadas e sinais clínicos sugestivos de acometimento de outros órgãos nos casos de coma de etiologia não traumática.

A manutenção da normotermia é fundamental como medida geral, evitando-se a febre a todo custo com o uso de medicamentos ou meios físicos. A febre determina aumento do metabolismo cerebral e maior consumo de oxigênio, gerando maior lesão secundária. A presença de convulsões também aumenta o consumo cerebral de oxigênio, assim como o fluxo sanguíneo cerebral, e deve ser combatida pelo uso precoce de diazepam na dose de 0,3 mg/kg/dose, seguido da infusão de fenitoína em dose de ataque de 20 mg/kg/dose em velocidade não superior a 1 mg/kg/min, para evitar a recrudescência das crises.

Nos casos de TCE grave com monitoração da PIC e presença de hipertensão intracraniana associada, ou naqueles casos de coma não traumático que apresentaram dados sugestivos de hipertensão intracraniana, estão indicadas as seguintes condutas:[12-14]

- Manter a cabeça elevada a 30° e em posição neutra.
- Evitar hipertermia.
- Manter a pressão arterial normal para a idade, tentando garantir PPC entre 40 e 50 mmHg.
- Manter normoglicemia.
- Tratar convulsões precocemente.
- Manter normoventilação com pressão arterial de gás carbônico entre 30 e 35 mmHg.
- Administrar analgesia e sedação tituladas para evitar agitação e dor, que causam aumento da PIC.
- Em casos de aumentos da PIC superiores a 20 mmHg e sustentados, utilizar salina hipertônica a 3% ou manitol.
- Realizar drenagem liquórica em caso de monitoração intraventricular e ventrículos não colabados.
- Utilizar hiperventilação ($PACO_2$ < 30 mmHg) apenas em situações de risco de herniação cerebral iminente.

A Figura 5 mostra o algoritmo do tratamento do coma pediátrico.

PROGNÓSTICO

Apesar de inúmeros esforços para se antecipar o prognóstico de crianças em coma, existem dificuldades sobretudo em razão da diversidade de etiologias envolvidas.

O coma é um estado transitório com duração entre 2 e 4 meses.[4,12] Após isso, a criança pode evoluir para sobrevida sem sequelas, com sequelas variadas, estado vegetativo persistente ou óbito. Para essa definição, utiliza-se a duração mínima de 12 meses para os casos de coma de origem traumática e 3 meses para os casos de coma não traumático. Wong et al., em estudo envolvendo 278 crianças previamente hígidas, observaram mortalidade de 84% em vítimas de afogamento, 60% nas causas infecciosas e 3,4% nas intoxicações.[5]

Embora uma série de fatores possa estar associada à piora do prognóstico, nenhum deles, isoladamente, tem valor suficiente para a tomada de decisão clínica. Embora difícil, atualmente o prognóstico neurológico tem sido avaliado do ponto de vista multivariável, como idade, ECG, etiologia do coma, exames de imagem, eletroencefalograma e estudos eletrofisiológicos. O estudo CRASH

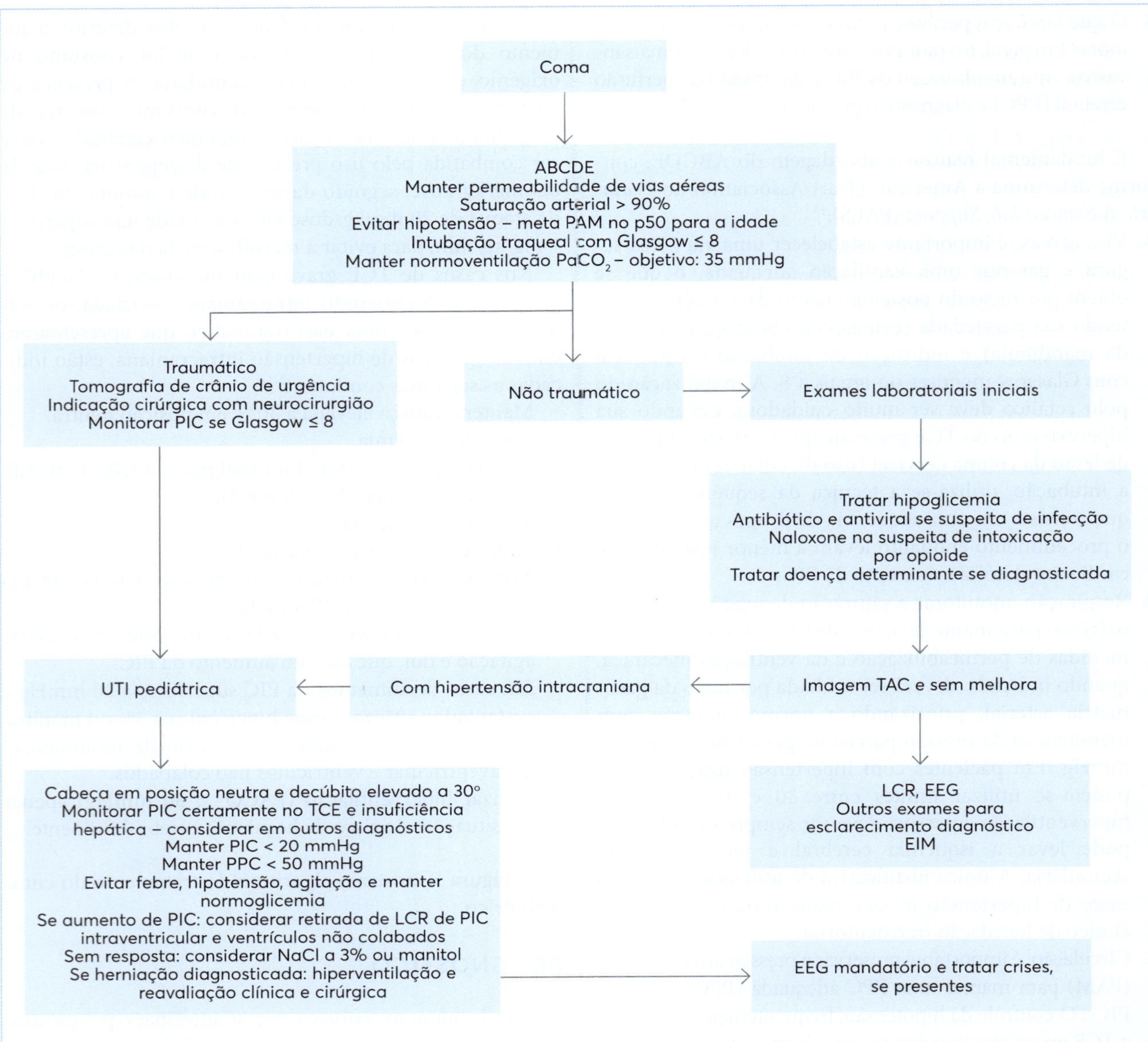

Figura 5 Algoritmo do tratamento do coma em crianças.

EEG: eletroencefalograma; PAM: pressão arterial média; PIC: pressão intracraniana; TCE: traumatismo cranioencefálico; UTI: unidade de terapia intensiva; PPC: pressão de perfusão cerebral; LCR: líquor cefalorraquidiano; EIM: erros inatos do metabolismo.

com adultos com TCE revelou um aumento da mortalidade quando a Escala de Glasgow realizada na admissão e após estabilização variou de 14 a 4.[15] Esse padrão foi mantido na avaliação após 6 meses do evento. Também o *USA National Trauma Data Bank*, com mais de 1 milhão de participantes, mostrou que o escore da Escala de Glasgow inicial com traumas de gravidade variável foi fator preditivo da mortalidade, principalmente nos casos severos, e o componente motor do escore com a melhor relação com o prognóstico.[4] Apesar disso, destaca-se a dificuldade de avaliação prognóstica no coma pediátrico, sendo ressaltada a importância de reuniões multiprofissionais seriadas com neurologistas, intensivistas, enfermeiros e profissionais da reabilitação para, junto com a família, definir propostas de reabilitação e definição do prognóstico de médio e longo prazos.

Ao final da leitura deste capítulo, o pediatra deve estar apto a:

- Compreender a definição de coma e os mecanismos pelos quais se entra em estado comatoso.
- Diferenciar as principais etiologias do coma: metabólicas, infecciosas, trauma ou estado de mal epiléptico.
- Avaliar um paciente pediátrico em coma por meio de anamnese investigativa detalhada, exame físico detalhado e exame neurológico padronizado.
- Conhecer os 5 passos de Posner: avaliação do nível de consciência, padrão respiratório, avaliação das pupilas, motilidade ocular extrínseca e postura motora. Essa

avaliação permite, muitas vezes, diagnosticar a possível etiologia e localizar a lesão.

- Avaliar o nível de consciência pela Escala de Coma de Glasgow.
- Reconhecer, durante a evolução do coma, que é preciso ficar atento à presença hipertensão intracraniana, que representa risco iminente de morte e necessita de conduta emergencial quando evolui para uma potencial síndrome de herniação cerebral.
- Saber que, para o tratamento de suporte, é fundamental a realização da abordagem do CAB conforme determina a American Heart Association (*Pediatric Advanced Life Support*).
- Indicar as medidas terapêuticas, nos casos de traumatismo cranioencefálico grave, com monitoração de pressão intracraniana e presença de hipertensão intracraniana associada, ou naqueles casos de coma não traumático que apresentaram dados sugestivos de hipertensão intracraniana.

REFERÊNCIAS BIBLIOGRÁFICAS

1. Plum F, Posner JB. Diagnosis of stupor and coma. 4. ed. Oxford: Oxford University Press; 2007.
2. Pearson-Shaver T, Mehta R. Coma and depressed sensorium. In: Fuhrman BP, Zimmerman JJ. Pediatric critical care. 4. ed. Philadelphia: Elsevier; 2011. p. 805-21.
3. Teasdale G, Jennett B. Assessment of coma and impaired consciousness. A pratical scale. Lancet. 1974;2:81-844.
4. Teasdale G, Maas A, Lecky F, Manley G, Stochetti N, Murray G. The Glasgow coma scale at 40 years: standing the test time. Lancet. 2014;13:844-54.
5. Wong CP, Forsyth RJ, Kelly TO, Eyre JA. Incidence, aetiology, and outcome of non-traumatic coma: a population based study. Arch Dis Child. 2001;84:193.
6. Löhr Jr. A, Liberalesso PBR, Luzzi GCR, Faria AC, Bugallo MJC, Santos MLSF. Etiologia e a morbi-letalidade do coma agudo em crianças. Arq Neuropsiquiatr. 2003;61(3-A):621-4.
7. Seshia SS, Bingham WT, Kirkham FL, Sadanad V. Nontraumatic coma in children and adolescents: diagnosis and management. Neurol Clin. 2011;29:1007-43.
8. Lee G, Schafer A. Coma, vegetative state and brain death. In: Goldman's Cecil Medicine. 24. ed. Philadelphia: Saunders; 2012.
9. Holmes JF, Palchak MJ, MacFarlane T, Kuppermann N. Performance of the pediatric Glasgow coma scale in children with blunt head trauma. Acad Emerg Med. 2005; 12(9):814-9.
10. Kurz JE, Goldstein J. Status epilepticus in the pediatric emergency department. Clin Ped Emer Med. 2015;16(Issue 1):37-47.
11. Michelson D, Thompson L, Willians E. Evaluation of stupor and coma in children. Up to Date, 2021. Disponível em: www.uptodate.com.
12. Thompson LM, Willians E, Patterson MC, Witerdink JL. Treatment and prognosis of coma in children. Disponível em: www.uptodate.com.
13. Carvalho P, Korb C, Dewes D, Braun Filho RB. Abordagem sistemática à criança gravemente doente ou ferida. In: Suporte Avançado de Vida em Pediatria. Mwanual do profissional. American Heart Association; 2012. p. 7-29.
14. Kochanek PM, Carney N, Adelson PD, Ashwal S, Bell MJ, Bratton S, et al. Guidelines for the acute medical management of severe traumatic brain injury in infants, children, and adolescents – second edition. Pediatr Crit Care Med. 2012;13(Suppl 1):S1-82.
15. MRC CRASH Trial Collaborators. Predicting outcome after traumatic brain injury: practical prognostic models based on large cohort of international. BMJ. 2008;336:425-9.

CAPÍTULO 13

CRISE CONVULSIVA EM SALA DE EMERGÊNCIA

João Carlos Batista Santana
Patrícia Miranda do Lago

AO FINAL DA LEITURA DESTE CAPÍTULO, O PEDIATRA DEVE ESTAR APTO A:

- Estar familiarizado com protocolos assistenciais.
- Conhecer as classificações das crises convulsivas e reconhecê-las na emergência.
- Realizar a abordagem inicial diante de um episódio de convulsão.
- Instituir a conduta farmacológica.

INTRODUÇÃO

Crise convulsiva é uma alteração anormal da atividade elétrica cortical causada pela hipersincronização neuronal, podendo ocorrer localmente ou difusamente. Ao menos 8 a 10% da população apresentará um evento convulsivo durante a vida. Corresponde a 1 a 2% dos atendimentos nas emergências, sendo 25% dessas, a primeira crise. Independentemente da faixa etária ocorrida, há um grande impacto na qualidade de vida no portador, além do surgimento do sentimento de insegurança no próprio paciente e nos familiares ao redor com o receio de recorrências.

As crises convulsivas são motivos frequentes de consultas em emergência pediátrica, devendo o emergencista estar familiarizado a protocolos assistenciais, para garantir um atendimento rápido e de qualidade para a criança. Na grande maioria das vezes as convulsões são benignas, e aquelas que irão necessitar de intervenção imediata e investigação são as crises recorrentes ou as prolongadas (com duração maior que 5 minutos), pois, quanto maior o tempo de crise, maior a sua morbimortalidade, pelo risco neurotoxicidade e danos cerebrais anóxicos.

CLASSIFICAÇÕES CLÍNICAS DAS CRISES CONVULSIVAS

As crises convulsivas podem ser classificadas conforme o tipo, duração e etiologia, facilitando a tomada de decisão em cada situação. A classificação clínica das crises convulsivas é importante para estabelecer a conduta terapêutica, bem como auxiliar na investigação etiológica.

Em relação ao tipo da crise

As crises convulsivas podem ser classificadas como focais, quando acometem determinada área cerebral, ou generalizada, quando envolvem os dois hemisférios cerebrais.

- Crises focais: as crises parciais simples podem provocar alterações visuais, percepções auditivas alteradas, movimentos clônicos ou tônicos de um lado do corpo e alterações na sensibilidade, como parestesias e dor. Algumas crianças apresentam crises versivas, caracterizadas pela rotação da cabeça e olhos para um lado. A criança mantém a consciência preservada durante todo o episódio. Já na crise parcial complexa há alteração da consciência, podendo até dar a impressão de que a criança está alerta, mas sem conseguir se controlar, fazendo movimentos de forma automática, que podem se manifestar como movimentos de mastigação, andar sem rumo ou ainda falar de modo incompreensível ou até atos mais complexos destituídos de contexto. Não há lembrança do que aconteceu ao término da crise.
- Crises generalizadas – são caracterizadas por perda da consciência, sem recordação do episódio pelo paciente. A crise tônico-clônica generalizada consiste em contrações musculares mantidas (tônicas) em todo o corpo, seguida de contrações alternadas por um breve relaxamento, rít-

micas e repetitivas (clônicas). A criança vira os olhos e pode apresentar salivação excessiva, respiração ofegante e urinar. Algumas crianças apresentam apenas crise tônica, sem o componente clônico e vice-versa. As crises atônicas são manifestadas por quedas, em que o corpo se encontra amolecido. Nas crises mioclônicas há contrações musculares semelhantes a choques nos membros. A crise de "ausência" é tipicamente representada pela perda de contato com o meio. A criança fica com o olhar fixo associado a piscamentos e automatismos orais ou manuais, com duração de segundos, podendo ser difícil de ser percebida. Alguns pacientes inicialmente apresentam uma crise focal com generalização secundária.

Tabela 1 Tipos de crise

Tônica	Contração muscular mantida com duração de segundos a minutos
Clônica	Breves abalos musculares (contração e relaxamento) repetitivos
Mioclônica	Contrações musculares de curta duração, semelhantes a choques
Tônico-clônica	Fase inicial tônica com contração de todas as musculaturas do corpo, com apneia e cianose, seguida pela fase clônica com abalos musculares generalizados. Há perda de consciência e pode haver relaxamento esfincteriano

Em relação à duração da crise

Com base no tempo de crise, as convulsões podem ser classificadas como: a) com duração de até 5 minutos; b) crises de 5 a 30 minutos; c) crises convulsivas de 30 a 60 minutos, considerada estado epilético; e d) crises com mais de 60 minutos de duração, contínua ou refratária, que necessite mais de três drogas anticonvulsivantes. O tempo de duração da crise relaciona-se à morbimortalidade. A definição de estado epilético não tem consenso. A definição clássica é de crises com duração de mais de 30 minutos, contínuas ou intermitentes, porém as crises com duração de mais de 5 minutos devem ser tratadas com o mesmo rigor de um *status* epilético.

Em relação à etiologia

As crises convulsivas também podem ser categorizadas conforme a etiologia como: a) convulsões febris, definida como crise em criança previamente hígida com idade entre 1 mês e 6 anos, durante uma doença febril, temperatura acima de 38°C, na ausência de infecção do sistema nervoso central (SNC); b) convulsão benigna associada a gastroenterite, em criança previamente hígida, com idade entre 2 meses a 6 anos, sem quadro febril, sem desidratação ou distúrbio hidroeletrolítico; c) convulsão aguda sintomática, em pacientes previamente hígidos que apresentaram insulto em SNC em período inferior a 1 semana; d) convulsão aguda sintomática remota, classificada como semelhante a anterior, porém em paciente com anormalidade conhecida do SNC; e) convulsão sintomática remota, em crianças com comprometimento cerebral prévio e injúria do SNC de mais de 1 semana; f) convulsão idiopática, em pacientes sem história prévia de crises, podendo ser uma primeira manifestação de epilepsia.

Principais causas de *status* epilético

- Choque.
- Sepse.
- Trauma.
- Doença metabólica (CAD, distúrbio hidroeletrolítico, hipoglicemia).
- Erro inato do metabolismo.
- Infecção do SNC.
- Hipertensão intracraniana.
- Hipertensão arterial.
- Outros: intoxicações.

CRISES CONVULSIVAS ATENDIDAS COM MAIS FREQUÊNCIA NA EMERGÊNCIA

Convulsões febris

São crises associadas à presença de febre e classicamente relacionadas à idade, acometendo lactentes e pré-escolares entre 6 a 60 meses de idade, sem infecção do SNC. Elas ocorrem em 3 ou 4 a cada 100 crianças, apresentando pico entre os 12 e 18 meses de idade.

São classificadas em:

A. Convulsões febris simples: quando as crises são generalizadas com duração inferior a 15 minutos, não recorrem dentro de 24 horas e não há déficit neurológicos prévios e história de convulsões afebris prévias.
B. Convulsões febris complexas: definidas como focais, prolongadas (mais de 15 minutos) e/ou se repetem dentro de 24 horas.

A maioria das convulsões febris simples são autolimitadas, não exigem avaliação neurológica adicional. Nem o eletroencefalograma (EEG) nem exames de imagem devem ser realizados para a avaliação de rotina de uma criança sadia com uma convulsão febril simples. Não se pode deixar de lembrar que a tomografia computadorizada está associada à exposição a radiação, com todas as suas possíveis consequências.[1] Não se pode deixar igualmente de mencionar que, embora não seja comum, algumas crianças tendem a prolongar a crise sem uma razão evidente e progredir para o estado de mal epiléptico. Pacientes que tiveram uma convulsão febril simples têm incidência de recorrência de 30% antes de 6 anos e um risco de 1% de desenvolver epilepsia.

Meningite foi considerada muito rara em pacientes que se apresentam com crise febril complexa e podem não necessitar de punção lombar sem a presença de outros sinais clínicos de doença neurológica, sendo relevante nos casos que evoluem para *status epilepticus* ou que apresentem sinais de localização. Como não existem diretrizes sobre convulsões febris complexas, a perspicácia clínica continua a ser a ferramenta mais relevante para identificar crianças candidatas a uma avaliação mais elaborada.

Primeira crise convulsiva em vigência de febre

Um primeiro episódio deve ser investigado especialmente na presença de anormalidades no exame neurológico. Lactentes menores de 18 meses devem ser submetidos a exame de imagem urgente na presença de crises convulsivas focais.

É possível que essa primeira crise seja o início de um quadro de epilepsia, especialmente na presença de alterações neurológicas prévias, como nos pacientes com paralisia cerebral, embora não seja possível o diagnóstico nesse momento. Esse paciente deverá ser encaminhado para acompanhamento no ambulatório de neurologia infantil.

Epilepsia

Define-se epilepsia pela presença de crises convulsivas recorrentes (duas ou mais) que não estão relacionadas a um insulto agudo do sistema nervoso. Várias síndromes epilépticas têm seu início na infância.

As crianças com distúrbios convulsivos conhecidos muitas vezes costumam fazer visitas hospitalares recorrentes e, em geral, não apresentam nenhum ganho com investigações de rotina repetidas. É de extrema importância assegurar-se de que estão fazendo uso regular do medicamento antiepiléptico prescrito e que o responsável está administrando-o corretamente.

Estado epilético (*status epileticus*)

Define-se o estado de mal epiléptico pela presença de uma atividade epiléptica única e prolongada com duração superior a 30 minutos ou crises repetidas sem que ocorra recuperação da consciência entre elas. Trata-se de uma verdadeira emergência clínica que ameaça a vida e requer tratamento imediato para interromper a crise em curso, como será visto a seguir. Pode ocorrer com qualquer tipo de crise epiléptica.

A International League Against Epilepsy (ILAE) tem uma nova definição de *status epilepticus*, caracterizada por "condição resultante da falha dos mecanismos responsáveis pela interrupção da convulsão ou do início de mecanismos, que levam a convulsões anormalmente prolongadas (após o ponto t1) e que podem ter consequências em longo prazo (após o ponto t2), incluindo morte ou lesão neuronal e alteração de redes neurais". Os horários exatos para t1 e t2 são definidos para crises tônico-clônicas, focais com consciência prejudicada ou de ausência, mas há dados limitados para esses pontos de tempo em outros episódios pediátricos, incluindo as do período neonatal. As mesmas definições para adultos referentes aos estados convulsivos refratários e super-refratários aplicam-se também à faixa pediátrica.

ABORDAGEM INICIAL

Um desafio importante para o pediatra que aborda uma crise convulsiva em sala de emergência é justamente ter a certeza diagnóstica de que o episódio é de convulsão. Assim, anamnese e exame físico são essenciais para essa elucidação e para prosseguir nas abordagens. A presença de antecedentes de crises ou epilepsia direciona para essa hipótese, todavia, mesmo em epiléticos já reconhecidos, pode ser difícil distinguir inéditos padrões da apresentação da crise. Desvios da cabeça, do pescoço e/ou do olhar, movimentos mastigatórios ou da língua, repetição com ritmo de movimentos de membros, sonolência e incontinência urinária ou fecal são manifestações sugestivas de crise convulsiva.

A presença de febre atual ou recentemente aferida pode confundir a hipótese diagnóstica e influenciar na conduta a seguir. Determinadas infecções de vias aéreas ou gastrointestinais podem indicar solicitações de exames complementares. A possibilidade diagnóstica de meningites, por exemplo, obriga a realização de exames mais invasivos. Por outro lado, a febre pode ser o único achado relacionado à convulsão, e a própria crise tem o potencial de gerar aumento de temperatura corporal. Nos casos de pacientes maiores, com diagnóstico prévio de epilepsia, o ganho ponderal, o uso simultâneo de fármacos de biotransformação hepática ou as mudanças na posologia dos medicamentos anticonvulsivantes são causas frequentes de desencadeamento de novas crises. Nesses casos, é importante obter os níveis séricos dos medicamentos utilizados.

Conforme a classificação referida anteriormente, as convulsões febris são comuns, benignas e de curta duração, na maior parte das vezes, sendo tônico-clônicas e generalizadas. Menos frequentemente são episódios focais com duração maior de 15 minutos e com recorrência dentro de 24 horas. A crise convulsiva febril deve ser tratada como uma emergência, mas dispensa a necessidade de exames complementares ou avaliação de neurologistas. Medicamentos antitérmicos não cedem nem previnem crises convulsivas febris.

Outras etiologias precisam ser consideradas para a crise convulsiva. Meningites podem ter poucos sinais e sintomas e, ao mesmo tempo, evoluir com graves complicações e sequelas. Diante da suspeita clínica é absoluta a indicação de punção lombar e exames associados. Nesse caso, a antibioticoterapia deve ser indicada o mais rapidamente possível. Em situações em que não se possa realizar a punção lombar, a administração de antibióticos não pode ser postergada. Traumas acidentais ou não acidentais na cabeça, com alterações do nível de consciência, têm pior prognóstico quando acompanhados de crise convulsiva. Especificamente, em pacientes com derivação ventrículo-peritoneal, independentemente da gravidade da crise convulsiva, sugere-se a consultoria com o neurocirurgião.

Para colaborar com o raciocínio clínico, a abordagem diagnóstica da crise convulsiva em crianças deve considerar inicialmente a faixa etária do paciente. Em salas de emergência, a abordagem de crise convulsivas em recém-nascidos prematuros ou a termo sempre é um desafio para a equipe. Nos neonatos, as manifestações podem ser pouco perceptíveis, mas também ser graves complicações resultantes de infecções específicas desse período. Nos recém-nascidos, conforme as manifestações motoras, as crises convulsivas são classificadas em episódios tônico-clônicos, mioclônicos e espasmos epiléticos. Essas convulsões caracterizam-se por movimentos predominantemente focais, os quais são muito difíceis de diferenciar de abalos paroxísticos não convulsivos também comuns nesse grupo. Além disso, é importante pesquisar sobre a possibilidade de história materna de drogadição ou intoxicação exógena. Em lactentes, além da possibilidade de causas infecciosas, somam-se alterações hipóxico-isquêmicas, distúrbios metabólicos, inatos ou adquiridos, associados especialmente com hipoglicemia, hipocalcemia ou hiponatremia. Gastroenterites agudas também podem resultar nesses distúrbios. Em crianças maiores, além das manifestações associadas com infecção ou desidratação aguda, adicionam-se as possibilidades de arritmias cardíacas, tumores cerebrais e diferentes intoxicações exógenas.

Considerando esses aspectos, os exames complementares devem ser realizados o mais rapidamente possível, especialmente glicemia, eletrólitos, eletrocardiograma e neuroimagens. Particularmente para recém-nascidos com convulsões, devem-se solicitar hemograma, hemocultura e urocultura, exame comum de urina, eletrólitos, provas hepáticas e renais, enzimas musculares e pesquisa do grupo STORCH de infecções congênitas. Para todos os demais grupos a tomografia computadorizada de crânio é uma opção que pode agilizar a identificação de lesões que necessitem intervenções mais imediatas e parece ser mais adequada em doenças agudas ou quadros de inconsciência, ainda que produza muita radiação ionizante. A ressonância magnética tem maior sensibilidade para o diagnóstico de hemorragias intracranianas, malformações cerebrais ou comprometimentos parenquimatosos, subagudos ou crônicos. É importante para o emergencista pediátrico ter a clareza de que, sempre que houver suspeita clínica de meningite ou encefalite, deve-se indicar a punção lombar para coleta de líquido cefalorraquidiano. Porém, quando há a possibilidade de o quadro se acompanhar de hipertensão intracraniana, o procedimento deve ser postergado, cedendo lugar para uma neuroimagem. Caso a imagem confirme sinais de hipertensão intracraniana, obviamente, a punção lombar estará contraindicada. Independentemente da realização ou não desses exames, o uso empírico de antibiotióticos ou mesmo antivirais (suspeita de meningoencefalite) deve ser iniciado tão logo haja a suspeita clínica.

O EEG continua sendo o exame tipo padrão-ouro para o diagnóstico de epilepsia e possivelmente da sua origem.

A crise convulsiva é uma urgência e pode necessitar de cuidados intensivos, mas sempre se deve fazer o diagnóstico diferencial com síncope, bacteremia ou sepse, narcolepsia, intoxicação medicamentosa, pseudoconvulsão (crise psicogênica não epilética), distúrbios de movimentação, apneia ou pausas respiratórias e episódio BRUE (*brief resolved unexplained event*), entre outros.

ABORDAGEM TERAPÊUTICA SISTÊMICA

Em emergências pediátricas as crises convulsivas são frequentes e, costumeiramente, tônico-clônicas e generalizadas. Destacadamente, as crises convulsivas febris são as mais comuns, significando que a faixa etária mais comprometida é a de menores de 5 anos de idade.

Na abordagem inicial, o manejo da crise deve levar em conta todos os aspectos sistêmicos e de diagnóstico diferencial comentados anteriormente. Na avaliação de chegada do paciente em crise, a conduta é fazer o mesmo seguimento dos procedimentos de reanimação cardiorrespiratória e cerebral, ou seja, focando no ABC: permeabilidade de vias aéreas (A; *airway*), respiração (B; *breathing*) e condições cardiocirculatórias ou hemodinâmicas (C; *circulation*).

A cabeça do paciente deve ser colocada retificada com o pescoço, que deve estar delicadamente estendido. Observa-se qualquer possibilidade de obstrução de vias aéreas altas. Em seguida, utiliza-se oxigenoterapia na maior concentração possível, por máscara ou cateter nasal. Usando a via aérea nasofaríngea, administra-se oxigênio a 100% por cânula nasal ou máscara facial, devendo-se monitorar com oximetria de pulso. Depois, obtém-se um ou mais acessos venosos, garantindo vias para o uso de medicamentos e soro fisiológico. O tempo esperado para a obtenção do acesso venoso é de 90 segundos. Havendo insucesso, deve-se pensar em vias alternativas, optando-se sempre pela infusão intraóssea (IO). Na sala de emergência é importante considerar que se deve estar preparado para a possibilidade de intubação endotraqueal nos casos de falha da terapia anticonvulsivante ou mesmo se houver depressão respiratória.

Simultaneamente, pode se realizar o primeiro teste metabólico, que é através de uma fita reagente, um hemoglicoteste. A hipoglicemia, em geral, é grave na criança, devendo ser tratada, urgentemente, com SG10%, 2 a 4 mL/kg, endovenosa (EV) ou IO. Com a entrevista e o exame físico podem-se elucidar outros distúrbios eletrolíticos e afastar hipóteses diagnósticas. Como em todas as urgências pediátricas, deve-se procurar pelos sinais de maior gravidade, como má perfusão periférica, taquicardia e anisocoria, entre outros.

A maioria das convulsões cessa dentro de 5 minutos, mas, é fundamental que sejam tratadas adequada e rapidamente. Por outro lado, alguns pacientes demoram mais tempo para a reversão do quadro. Estes, em geral, são crônicos, conhecidos da equipe e, ainda assim, devem ser tratados com mais parcimônia e sem atrasos. É oportuno lembrar que é muito diferente tratar pacientes em seu primeiro episódio convulsivo ou alguém com antecedentes de epilepsia. Deve-se ter em mente que muitos desses pacientes podem ter feito uso domiciliar ou mesmo durante o transporte de drogas anticonvulsivantes por via retal (VR), especialmente benzodiazepínicos, e isso dificulta a avaliação clínica e possibilita a interação medicamentosa ou mesmo a impregnação. O exame neurológico deve ser o mais completo possível e pode ser revelador.

O objetivo da abordagem até agora é de identificar a origem da crise, fazer o diagnóstico diferencial e iniciar rapidamente com a terapêutica mais específica, a fim de prevenir lesões cerebrais futuras. Particularmente no neonato, isso é essencial, devendo-se pesquisar em sua história os riscos para lesão anóxica, como presença de mecônio no líquido amniótico, infecções neonatais, índice de Apgar baixo e anormalidades placentárias. A presença de macrossomia, obesidade materna e apresentação fetal anormal parece estar relacionada com anoxia e hemorragia intracraniana.

MANEJO FARMACOLÓGICO DO ESTADO EPILÉTICO

Passo 1

Iniciar com benzodiazepínicos, que são drogas anticonvulsivantes potentes, efetivas e de rápido início de ação. Diazepam é de uso clássico, mas o midazolam é mais eficaz, pois tem rápido início de ação, duração por cerca de 30 minutos e menores índices de depressão respiratória. Lorazepam parece ser tão eficaz quanto diazepam, com menos depressão respiratória e maior tempo de ação (12 a 24 horas *vs.* 1 hora), todavia, é pouco disponível no Brasil. Parece que midazolam intramuscular (IM) e lorazepam EV são igualmente eficazes no tratamento do *status epilepticus* pediátrico, ambos mostrando-se superiores ao diazepam EV ou IM. Nas situações sem acesso venoso, as opções alternativas são de infusão IO ou retal. A absorção VR do lorazepam é duvidosa. O único diazepínico que pode ser usado por via IM é o midazolam, e todos os demais são contraindicados por essa via por terem uma absorção errática. O midazolam, além dessa efetividade por via IM, também tem sido recomendado para uso em mucosas nasal e oral. No tratamento da crise convulsiva, o midazolam deve ser administrado tão cedo quanto possível, o que justifica sua utilidade até mesmo no manejo pré-hospitalar. Benzodiazepínicos parecem se tornar menos eficazes quando repetidos devido à baixa regulação dos receptores de ácido gama-aminobutírico (GABA) nos quais atuam com a ativação convulsiva contínua.

Doses:

- Diazepam* VR: 0,5 mg/kg; EV: 0,5 mg/kg até um máximo de 10 mg.
- Lorazepam* EV: 0,05 a 0,1 mg/kg até um máximo de 4 mg.
- Midazolam* EV ou IM: 0,2 a 0,5 mg/kg; bucal ou nasal: 0,2 a 0,6 mg/kg; VR: 0,5 a 1 mg/kg.

Passo 2

Após 10 minutos, se a crise convulsiva persistir ou iniciar uma nova, está indicada a repetição do uso de benzodiazepínico. Se ainda não houver acesso venoso ou intraósseo, o midazolam, IM, é uma alternativa de boa eficácia. Deve-se insistir que o midazolam usado em mucosa oral ou nasal tem mostrado resultados promissores. Ainda como alternativa, uma segunda dose de diazepam pode ser feita por VR, entretanto, com maior risco de depressão respiratória. Ainda que não seja rotina no Brasil, outra opção seria o uso de paraldeído, VR, diluído 50:50. O paraldeído, IM, deve ser evitado pelo risco aumentado de abscessos e de injúria ao nervo ciático.

Doses:

- Paraldeído*: VR: 0,4 mL/kg, diluído 50:50.

Passo 3

Após 10 a 20 minutos da segunda dose do benzodiazepínico, se a crise continuar, passa a ser necessária a utilização de droga anticonvulsivante de longa ação. A fenitoína é o tratamento padrão para crises convulsivas resistentes aos benzodiazepínicos, especialmente em crianças com mais de 1 ano de vida. O fenobarbital tem uma menor complexidade farmacocinética e tem maior eficácia em crianças menores, especialmente no período neonatal. Fenitoína e fenobarbital são para uso EV, têm rápido início de ação e eficácias anticonvulsivantes similares. A infusão rápida de fenitoína pode causar arritmias cardíacas e hipotensão arterial. Alguns estudos sugerem que o uso da fenitoína tem o risco aumentado de impregnação e efeitos adversos em pacientes usuários crônicos desse medicamento.

Doses:

- Fenobarbital* EV: 15 a 20 mg/kg, lento, 1 mg/kg/min, na diluição em SF 0,9% de 10 mg/mL. Repetir doses de 10 a 15 mg/kg até 100 mg/kg em 24 h (cuidar hipotensão). Máxima dose: 1.000 mg.
- Fenitoína* EV: 15 a 20 mg/kg (máx. 1,5 g) em 1 h.

A escolha do agente de segunda linha é baseada, na maior parte das vezes, mais pelas experiências dos serviços do que propriamente pelas evidências. Ácido valproico e levotiracetam, por exemplo, têm sido mais apresentados como alternativas aos casos pouco responsivos à fenitoína e ao fenobarbital.

O ácido valproico já vem sendo rotineiramente utilizado em vários serviços de emergência pediátrica. As suas vantagens são o ótimo perfil de segurança e a facilidade de administração. Todavia, esse medicamento é contraindicado em pacientes com doenças metabólicas, hepatopatias e em trombocitopenia. O ácido valproico também pode resultar em encefalopatia com ou sem elevação dos níveis de amônia.

O levotiracetam ainda não tem seu mecanismo de ação totalmente esclarecido, mas tem pouca associação com eventos adversos, como menos casos com depressão respiratória significativa. Parece ser eficaz em diferentes tipos de convulsões e não faz muitas interações medicamentosas com outros agentes antiepilépticos costumeiramente utilizados. Parece que o levotiracetam tem iguais segurança e eficácia que a fenitoína, com menos eventos adversos. Estudos mais detalhados com o levotiracetam na crise convulsiva são necessários, embora esee medicamento já tenha se tornado uma opção no tratamento dos episódios mais persistentes.

Outro agente alternativo que tem sido apontado é a quetamina, especialmente nos casos mais refratários.

Recentemente tem sido indicada a fosfenitoína, que é um pró-fármaco de fenitoína, com 100% de biodisponibilidade e de rápida conversão à fenitoína, seja por uso EV ou IM. Calcula-se que 75 mg de fosfenitoína seja o equivalente a 50 mg de fenitoína. É um fármaco solúvel em soluções aquosas, que não precipita em diluentes EV e que pode ser administrado três vezes mais rápido do que a fenitoína. Parece que atinge seus níveis séricos terapêuticos mais rapidamente que os outros fármacos anticonvulsivantes. Suas principais respostas adversas seriam hipotensão arterial e arritmias cardíacas.

Estudos recentes têm sugerido que o uso de levotiracetam, fosfenitoína ou valproato em estados epiléticos em crianças ou adultos estabelece respostas similares na metade dos casos, sugerindo que essas drogas têm potencial para ser utilizadas como primeira escolha ou, no mínimo, como segunda escolha para as crises refratárias ao tratamento com benzodiazepínicos.

O uso concomitante de clonazepam e midazolam também pode ser considerado nessa etapa, entretanto, com atenção aos riscos de depressão respiratória e sedação. Também por isso, o paciente em crise convulsiva ou no período pós-ictal deve continuar sendo monitorado quanto aos seus sinais vitais.

Doses:

- Ácido valproico* EV: 20 a 40 mg/kg.
- Clonazepan* EV: 0,01 a 0,03 mg/kg/dia, máx. 0,5 mg.
- Levotiracetam* EV: 40 a 50 mg/kg, máx. 2.500 mg.
- Quetamina: EV: 0,5 a 2 mg/kg; IM: 5 a 10 mg/kg. Infusão contínua: 5 a 20 mcg/kg/min.
- Fosfenitoína: EV, IM: 15 a 30 mg/kg, máx. 1.000 mg.

Passo 4

Nos casos em que as crises se prolongam por mais de 30 a 40 minutos, recomenda-se o uso de indução anestésica rápida com tiopental. Entretanto, nas situações críticas que persistem após esse manejo farmacológico, não existem estudos robustos que garantam bons resultados práticos. Atualmente, a quetamina tem sido usada com maior frequência, especialmente nos casos mais graves. Ainda fazem parte desse arsenal a infusão EV e contínua de midazolam e o uso de anestésicos, como o propofol. Alguns efeitos do propofol podem causar uma síndrome composta por bradicardia aguda refratária, possibilidade de assistolia, hiperlipidemia, rabdomiólise, acidose metabólica ou infiltração gordurosa do fígado. A síndrome está fortemente associada com o uso prolongado por mais de 48 horas e doses maiores do que 4 mg/kg/h. Em alguns pacientes, porém, essa droga pode até induzir a novas convulsões. Portanto, seu uso é limitado.

- Tiopental* EV: 1 a 2 mg/kg. Infusão contínua: 3 a 5 mg/kg lento inicial (cuidar hipotensão) e, então, 1 a 5 mg/kg/h.
- Propofol* EV: 1,0 a 3,5 mg/kg (pode desencadear febre). Infusão contínua: 1 a 15 mg/kg/h.

Nos casos de crises convulsivas mais refratárias têm sido relatados diversos casos com o uso de infusão contínua de benzodiazepínicos, barbituratos, propofol, quetamina, isoflurano e lidocaína, além de magnésio, imunoterapia e corticoterapia. Tratamentos alternativos também têm sido experimentados, como hipotermia, eletroconvulsoterapia, estimulação de nervo vagal e dieta cetogênica.

MANEJO ESPECÍFICO EM NEONATOLOGIA

Em recém-nascidos, o tratamento das crises convulsivas continua se baseando em medicações clássicas e, por isso mesmo, passível de críticas. As drogas anticonvulsivantes indicadas no paciente recém-nascido são fenobarbital, fenitoína e midazolam. O fenobarbital é de primeira linha, com poucos efeitos adversos e baixo custo. A dose de ataque é 20 mg/kg, EV, em 10 a 15 minutos. Nos casos de persistência da crise, o fenobarbital pode ser repetido, na dose de 5 a 10 mg/kg, em um máximo de 40 mg/kg/dia. A dose de manutenção é de 4 a 6 mg/kg/dia, por via EV ou oral, dividido em 2 doses.

A fenitoína é considerada droga de segunda linha, indicada nas crises resistentes ao fenobarbital. A dose de ataque é de 10 a 20 mg/kg, EV, gotejando 0,5 mg/kg/min. A monitoração cardíaca é obrigatória nessas situações, pelo risco de a fenitoína causar arritmias. A sua dose de manutenção é 5 a 8 mg/kg/dia, a cada 8 ou 12 horas.

O midazolam é a terceira possibilidade. A sua dose inicial é de 0,15 a 1 mg/kg/h, EV. Após 12 horas sem crise, o midazolam pode ser suspenso lentamente. O levotiracetam também pode ser útil em crises refratárias ao tratamento clássico. A dose de ataque é de 10 mg/kg, EV, seguida por uma manutenção de 10 a 60 mg/kg/dia a cada 12 horas.

Por fim, quando a crise se mostra refratária, o tiopental pode ser indicado. A dose de ataque é de 2 a 5mg/kg, EV, seguindo-se a manutenção de 10 a 100 mcg/kg/min.

PÓS-CRISE IMEDIATO

Logo após a crise convulsiva ceder, o paciente deve ser atentamente avaliado. É importante ressaltar que:

- A monitoração eletrônica de seus sinais vitais deve permanecer contínua.
- A posição preferencial deve ser em decúbito lateral esquerdo.
- Deve-se ter especial atenção com vias aéreas pérvias e condições hemodinâmicas.
- Este pode ser o melhor momento para aprofundar a história clínica e detalhar o exame físico.
- Em caso de possibilidade diagnóstica de intoxicações exógenas, pode ser de grande utilidade consultar os centros especializados em informações toxicológicas.
- Algumas situações são indicações clássicas de hospitalização, como crises prolongadas por mais de 30 minutos, idade abaixo de 1 ano, persistência de irritabilidade, prostração, vômitos ou disfunção respiratória, presença de fontanela tensa, manutenção de um escore de Glasgow abaixo de 15, aparecimento de outras manifestações neurológicas específicas e justificativas sociais (insegurança da família, dificuldades cognitivas ou possibilidade de injúrias físicas).

ORIENTAÇÕES AOS FAMILIARES E CUIDADORES DO PACIENTE COM CRISES CONVULSIVAS

Nos casos da crise convulsiva fora do ambiente hospitalar deve-se considerar que:

- A situação é dramática para todos, mas deve-se tentar manter a calma, dentro do possível.

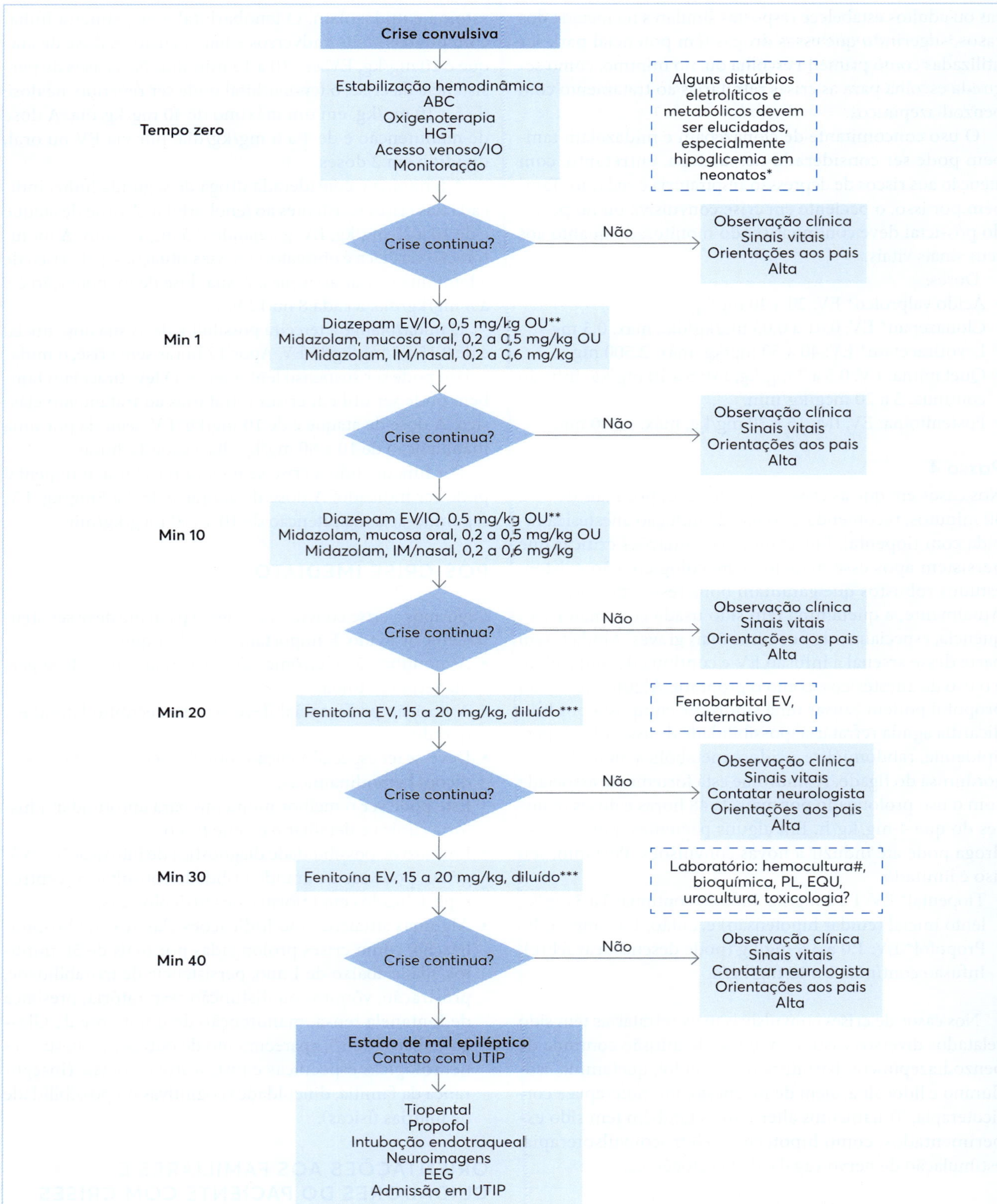

Figura 1 Fluxograma de avaliação e manejo da crise convulsiva em crianças > 1 mês.

* Hipoglicemia é bastante comum em recém-nascidos e deve ser imediatamente tratada com SG 10%, EV, 2 a 4 mL/kg; outros distúrbios eletrolíticos são avaliados pouco depois.

** Lorazepam aparece como droga de primeira escolha em diversos estudos, entretanto, não faz parte da rotina de tratamento da convulsão no Brasil.

*** Fenobarbital é outra medicação utilizada nessa mesma situação na dose de 15 a 20 mg/kg; ácido valproico (40 mg/kg, EV) também tem sido muito utilizado; fosfenitoína (15 a 30 mg/kg) é uma promedicação da fenitoína, com menos eventos adversos e ação mais rápida; levetiracetam (40 mg/kg, EV) e quetamina (0,5 a 2 mg/kg) são indicados em casos refratários.

EEG: eletroencefalograma; EV: endovenoso; HGT: hemoglicoteste; IM: intramuscular; IO: intraósseo; UTIP: unidade de terapia intensiva pediátrica.

- O paciente, durante a crise, quase sempre está com sua consciência comprometida.
- O paciente deve ser protegido para não sofrer traumas maiores pelos objetos e móveis no ambiente.
- O paciente não deve ser imobilizado; contrariamente, deve ter sua cabeça protegida e apoiada, facilitando a retificação do pescoço e facilitando a sua respiração.
- É proibido oferecer qualquer substância, líquida ou sólida, pela boca do paciente, exceto se for um protetor bucal; na mesma linha, é desaconselhado colocar substâncias nas narinas do paciente.
- Não há necessidade de segurar a sua língua, pois não é ela que causa obstruções respiratórias nem pode ser engolida.
- O uso de medicamentos por VR, intranasal ou transmucosa deve ser feito com muito cuidado, somente após orientação médica, por pessoa treinada e, ainda assim, com todas as doses cuidadosamente anotadas.

PROGNÓSTICO

As crises convulsivas ainda são importantes motivos de atendimento em unidade de emergência pediátrica. Caso mais críticos podem requerer protocolos preestabelecidos, a fim de interromper a crise, minimizar os danos, auxiliar na elaboração do diagnóstico etiológico, encaminhar investigação e tratamento e garantir melhor. A adesão ao futuro tratamento antiepilético é essencial para prevenir novas crises.

REFERÊNCIAS BIBLIOGRÁFICAS

1. Brophy GM, Bell R, Classen J, Alldredge B, Bleck TP, Glauser T, et al. Guidelines for the evaluation and management of status epilepticus. Neurocrit Care. 2012;17:3-23.
2. Chamberlain JM, Kapur J, Shinnar S. Efficacy of levetiracetam, fosphenytoin, and valproate for established status epilepticus by age group (ESETT): a double-blind, responsive-adaptive, randomized controlled trial. Lancet. 2020;395:1217-24.
3. Chang AK, Shinnar S. Nonconvulsive status epilepticus. Emerg Med Clin N Am. 2011;29:65-72.
4. Dorandeu F, Dhote F, Barbier L, Baccus B, Testylier G. Treatment of status epilepticus with ketamine, are we there yet? CNS Neurosci Ther. 2013;19:411-27.
5. Fang Y, Vang X. Ketamine for treatment of refractory status epilepticus. Seizure. 2015;30:14-20.
6. Galimi R. Nonconvulsive status epilepticus in pediatric populations: diagnosis and management. Minerva Pediatr. 2012;64:347-55.
7. Hampers LC, Spina LA. Evaluation and management of pediatric febrile seizures in the emergency department. Emerg Med Clin North Am. 2011;29:83-93.
8. Keros S, Buraniqi E, Alex B, Antonetty A, Fialho H, Hafeez B, et al. Increasing ketamine use for refractory status epilepticus in US Pediatric Hospitals. Journal Child Neurol. 2017;1-9.
9. Lawton B, Deuble N. Seizures in the paediatric emergency department. Journal of Paediatrics and Child Health. 2016;52:147-50.
10. Lyttle MD, Rainford NEA, Gamble C, Messahel S, Humphreys A, Hickey H, et al. Levetiracetam versus phenytoin for second-line treatment of pediatric convulsive status epilepticus (EcLiPSE): a multicentre, open-label, randomized trial. Lancet. 2019;393:2125-34.
11. Owens J. Medical management of refractory status epilepticus. Semin Pediatr Neurol. 2010;17:176-81.
12. Patel AD, Vidaurre J. Complex febrile seizures: a practical guide to evaluation and treatment. J Child Neurol. 2013;28:762-7.
13. Pisani F, Facini C, Bianchi E, Giussani G, Piccolo B, Beghi E. Incidence of neonatal seizures, perinatal risk factors for epilepsy and mortality after neonatal seizures in the province of Parma, Italy. Epilepsia. 2018;59:176-80.
14. Rosati A, L'Erario M, Ilvento L, Cecchi C, Pisano T, Mirabile L, et al. Efficacy and safety of ketamine in refractory status epilepticus in children. Neurology. 2012;79:2355-8.
15. Sartori S, Nosadini M, Tessarin G, Boniver C, Frigo AC, Toldo I, Bressan et al. First-ever convulsive seizures in children presenting to the emergency department: risk factors for seizure recurrence and diagnosis of epilepsy. Developmental Medicine & Child Neurology. 2019;61:82-90.
16. Verrotti A, Ambrosi M, Pavoni P, Striano P. Pediatric status epilepticus: improved management with new drugs therapies? Expert Opinion Pharm. 2017;18:789-98.
17. Verrotti A, D'Adamo E, Parisi P, Chiarelli F, Curatolo P. Leviteracetam in childhood epilepsy. Pediatric Drugs. 2010;12:177-86.
18. Zimmern V, Korff C. Status epilepticus in children. J Clin Neurophysiol. 2020;37:429-33.

CAPÍTULO 14

ABORDAGEM DA SEPSE E CHOQUE SÉPTICO NA UNIDADE DE EMERGÊNCIA

Joelma Gonçalves Martin
José Roberto Fioretto

AO FINAL DA LEITURA DESTE CAPÍTULO, O PEDIATRA DEVE ESTAR APTO A:

- Reconhecer prontamente a criança com sepse e choque séptico.
- Priorizar etapas de tratamento.
- Repor volume de acordo com as últimas recomendações.
- Avaliar o melhor momento para intubação traqueal.
- Avaliar o melhor momento para escolha das medicações inotrópicas e vasoativas.
- Reavaliar o paciente a cada conduta e implementar medidas adicionais caso não haja resposta apropriada.

A sepse é uma síndrome clínica complexa decorrente de resposta desregulada do organismo a insulto infeccioso. Pode evoluir para estágios mais graves, conhecidos como quadros correlatos que, na verdade, representam um *continuum* da sepse e que, se não reconhecidos e tratados precocemente, resultam em disfunção de múltiplos órgãos e eventualmente morte.[1] Essa disfunção orgânica com risco de morte é decorrente de uma resposta desregulada do organismo a uma infecção.[2]

A sepse e quadros correlatos são causas importantes de morbidade e mortalidade em crianças em todo o mundo, sendo que a mortalidade varia de 4 a 50%, decorrente frequentemente de choque séptico refratário e/ou síndrome de disfunção de múltiplos órgãos e sistemas, que em geral aparecem nas primeiras 48 a 72 horas do tratamento.[3] Em 2001, foi constituída a primeira Campanha de Sobrevivência à Sepse (CSS) (*Surviving Sepsis Campaign*) pelas Society of Critical Care Medicine, European Society of Intensive Care Medicine e o Fórum Internacional de Sepse, sendo que, após a edição de 2016, reafirmaram o compromisso com as diretrizes com base em evidências para todos os pacientes. Surgiu assim a CSS 2020 específica para a pediatria,[3] com orientações específicas para a faixa etária que contribuirão para a realização do diagnóstico precoce.[4]

DEFINIÇÕES

- Síndrome da resposta inflamatória sistêmica (SRIS): presença de pelo menos dois dos quatro critérios abaixo, sendo que um deles deve ser alteração de temperatura ou do número de leucócitos. A Tabela 1 mostra os valores dos sinais vitais por faixa etária considerados para essa definição.
  - Alteração de temperatura: > 38,5 ou < 36°C.
  - Taquicardia: frequência cardíaca (FC) > 2 desvios-padrão do normal para a idade ou, para crianças < 1 ano: bradicardia (FC < percentil 10 para a idade).
  - Frequência respiratória (FR) média > 2 desvios-padrão do normal para a idade ou uso de ventilação mecânica (VM) para doença pulmonar aguda.
  - Contagem de leucócitos elevada ou diminuída para idade ou > 10% de neutrófilos imaturos.
- Sepse: SRIS na presença de infecção suspeitada ou confirmada.
- Sepse grave: sepse com disfunção cardiovascular ou síndrome do desconforto respiratório agudo (SDRA) ou duas ou mais das outras disfunções orgânicas sistêmicas (neurológica, hematológica, renal, hepática).
- Choque séptico: sepse com disfunção cardiovascular após ressuscitação volêmica adequada.
- Disfunção orgânica:
  - Cardiovascular: hipotensão arterial ou necessidade de medicação vasoativa ou dois dos seguintes: acidose metabólica, lactato arterial elevado, oligúria ou tempo de enchimento capilar (TEC) prolongado.
  - Respiratória: $PaO_2/FiO_2 < 300$, $PaCO_2 > 65$ mmHg ou 20 mmHg acima do valor basal, necessidade de $FiO_2 > 50\%$ para manter $SatO_2 \geq 92\%$ ou necessidade de VM não eletiva.
  - Neurológica: Glasgow ≤ 11 ou mudança aguda do estado neurológico.

Tabela 1 Sinais vitais e laboratoriais por faixa etária

Faixa etária	Taquicardia (bpm)	Bradicardia (bpm)	FR (rpm)	Nº leucócitos (x 10^3/mm^3)	PAS (mmHg)
0 a 1 semana	> 180	< 100	> 50	> 34	< 59
1 semana a 1 mês	> 180	< 100	> 40	> 19,5 ou < 5	< 79
1 mês a 1 ano	> 180	< 90	> 34	> 17,5 ou < 5	< 75
2 a 5 anos	> 140	NA	> 22	> 15,5 ou < 6	< 74
6 a 12 anos	> 130	NA	> 18	> 13,5 ou < 4,5	< 83
13 a < 18 anos	> 110	NA	> 14	> 11 ou < 4,5	< 90

bpm: batimentos por minuto; FR: frequência respiratória; NA: não aplicável; PAS: pressão arterial sistólica; rpm: respirações por minuto; SRIS: síndrome da resposta inflamatória sistêmica.

- Hematológica: plaquetas ≤ 80.000/mm^3 ou queda de 50% da contagem de plaquetas a partir do maior valor registrado nos últimos 3 dias ou presença de coagulação intravascular disseminada.
- Renal: creatinina sérica ≥ 2 vezes o limite superior para idade ou aumento de 2 vezes a partir dos valores basais.
- Hepática: bilirrubina total ≥ 4 mg/dL ou ALT > 2 vezes o limite superior para idade.

Com certeza, um dos pontos mais importantes é o reconhecimento dos quadros e a precocidade com que isso acontece. Dessa forma, muito provavelmente o melhor cenário de reconhecimento deve ser a unidade de emergência quando o paciente procura atendimento. Assim, utilizando a descrição acima pode-se fazer o diagnóstico precocemente e, particularmente em relação ao choque séptico, devem-se observar alguns critérios:

- O diagnóstico do choque séptico deve ser feito com base na presença de história sugestiva de infecção e exame físico com alteração de temperatura (hipo ou hipertermia) e sinais clínicos de perfusão inadequada, como: alteração do nível de consciência (sonolência ou irritabilidade, agitação, choro inconsolável, pouca interação, letargia ou coma); diminuição do débito urinário (< 1 mL/kg/h); sinais de vasodilatação com TEC rápido e pulsos amplos (choque quente) ou vasoconstrição com prolongamento do TEC; pele marmórea e pálida, extremidades frias; pulsos periféricos finos em comparação com pulsos centrais (choque frio).
- Hipotensão não é necessária para o diagnóstico clínico e pode ser manifestação tardia.

Será escopo deste capítulo abordar a conduta inicial nesses casos.

PROTOCOLOS DE RECONHECIMENTO CLÍNICO E LABORATORIAL[2,5]

Algoritmos de triagem

Os dados não são suficientes para sugerir qualquer instrumento de triagem específica. Entretanto, a avaliação inicial da enfermagem ao triar o paciente para atendimento pode desencadear a suspeição diagnóstica e o paciente deverá ser atendido prioritariamente. A seguir, está apresentada uma proposta de abordagem inicial:

1. Chegada ao pronto atendimento sem história de infecção ou alteração de temperatura: paciente não entra no protocolo, mas, do contrário, deverá continuar a avaliação. Se paciente estiver em estado grave deverá ser encaminhado para sala de emergência.
2. Se não estiver grave, enfermeira deverá aferir sinais vitais incluindo FC, FR, saturometria e pressão arterial e fazer breve anamnese. Os dados clínicos a serem considerados são:
   - Alteração de temperatura.
   - Hipotensão.
   - Taquicardia.
   - Taquipneia.
   - Anormalidade do enchimento capilar (TEC).
   - Alteração do nível de consciência.
   - Anormalidade dos pulsos.
   - Anormalidade da pele.

Se forem encontrados 3 desses critérios, ou se for paciente de risco (oncológicos, asplênicos, transplantados, em cateter venoso central, com imunodeficiência) com dois deles deve-se iniciar o protocolo de choque séptico com atendimento prioritário e investigação diagnóstica.

Dosagem do lactato sérico

Na última CSS 2020 não foi elaborada recomendação referente ao uso dos níveis séricos de lactato para estratificar as crianças com suspeita de choque séptico. No entanto, na prática, a obtenção rápida dos níveis de lactato pode ser útil. Há estudos em crianças que comprovaram associação de níveis séricos elevados de lactato com resultados adversos em choque séptico. A "hiperlactatemia" tem sido apontada em níveis entre 2 e 4 mmol/L que se associam de forma consistente a aumento de mortalidade.

Hemoculturas e antibioticoterapia

As hemoculturas devem ser obtidas antes do início da antibioticoterapia em crianças com sepse, sendo que a obtenção do resultado associou-se à melhora dos resultados e a coleta não deve contribuir para o atraso na administração de antibióticos que em caso de choque séptico devem ser iniciados na primeira hora após o reconhecimento e, no caso da sepse, até 3 horas após seu reconhecimento. Tudo isso deve ser associado ao controle do foco infeccioso.

ESTABILIZAÇÃO INICIAL

A adesão aos protocolos de tratamento melhora cuidados e os resultados.

Fluidoterapia

Modificações atuais quanto à fluidoterapia: volume a ser administrado, tempo de administração e ao tipo de solução, na dependência da disponibilidade de recursos e da gravidade do caso. Assim, tem-se fluxograma na Figura 1.

Utilizar cristaloides balanceados e tamponados ao invés de coloides (albumina) para ressuscitação inicial de crianças com choque séptico ou disfunção orgânica relacionada à sepse, sendo os indicados prioritariamente: Ringer lactato e o Plasma-lyte. Estudos demonstraram que o uso dessas soluções está associado a menor taxa de mortalidade.[6]

Não se recomenda o uso de amidos e gelatinas.

Monitoração hemodinâmica

O limite para a pressão arterial média (PAM) não está estabelecido. O objetivo é manter PAM entre os percentis 5 e 50 e/ou > 50 para a idade.

Sinais clínicos e variáveis hemodinâmicas avançadas

Não utilizar apenas sinais clínicos de beira de leito para categorizar o choque séptico como quente ou frio. Devem ser acrescentados parâmetros hemodinâmicos avançados para guiar a ressuscitação e categorizar o choque, tais como débito cardíaco (DC)/índice cardíaco, índice de resistência vascular sistêmica (RVS), saturação venosa central de oxigênio. A tendência dos níveis de lactato, porém podem ser obtidos mais rapidamente e devem ser utilizados.

Drogas vasoativas

Indicadas mediante falta de resposta à reposição volêmica e após a caracterização hemodinâmica do choque, que pode ser assim classificado:

- Choque com queda de DC: mais frequente em lactentes, ocorre queda do DC e aumento da RVS. Apresenta-se com TEC aumentado (> 2 s), pulsos periféricos finos, extremidades frias.
- Choque hipotensivo: mais frequente em crianças de mais idade, ocorre aumento do DC e queda da RVS. Apresenta-se com TEC rápido (< 1 s), pulsos amplos, pele avermelhada e quente. Frequente nas crianças com infecção relacionada à assistência à saúde.

Usar epinefrina em vez de dopamina em choque com baixo DC e usar norepinefrina em vez de dopamina em choque

0 min

- Reconhecer diminuição da consciência e perfusão
- Iniciar cateter de alto fluxo de O_2 e estabelecer acesso IO/IA (PALS)

- UTIP+: 10-20 até 40-60 mL/kg na 1ª hora
- Descontinuar se aparecerem sinais de sobrecarga de volume
- Sem UTIP e sem hipotensão: NÃO fazer *bolus*. Iniciar manutenção
- Sem UTIP e com hipotensão: 10-20 até 40 mL/kg na 1ª hora com titulação de SS para avaliar débito cardíaco. Parar se houver sobrecarga
- Começar antibiótico

Choque refratário a fluido?

- Iniciar adrenalina 0,05 a 0,3 μg/kg/min EV periférico/IO, preferencialmente
- Usar atropina/cetamina EV/IO/IM se preciso para acesso venoso e via aérea

- Titular adrenalina 0,05 a 0,3 μg/kg/min – sinais de baixo débito cardíaco
- Titular norepinefrina 0,05 μg/kg/min – hipotensão

Choque resistente a catecolamina

60 min

- Se risco de insuficiência adrenal absoluta – considerar hidrocortisona
- Usar ultrassonografia para direcionar fluido, inotrópico, vasopressor, vasodilatador
- Objetivo: pp Nl (55 + 1,5 × idade em anos). $SvcO_2$ > 70% e IC entre 3,3 e 6,0 L/min/m²

Figura 1 Protocolo de tratamento inicial (primeiros 60 minutos) da criança em choque séptico.

EV: endovenoso; IC: índice cardíaco; IO: intraósseo; PALS: Pediatric Advanced Life Support; PP: pressão de perfusão; SvcO2; saturação venosa central de oxigênio; UTIP+: presença de unidade de terapia intensiva pediátrica.
Fonte: adaptada de Weiss et al., 2020.[3]

hipotensivo, sendo que a primeira medicação a ser utilizada dependerá do padrão hemodinâmico do choque, fatores locais e características do paciente.

As medicações vasoativas podem ser administradas, inicialmente por veia periférica, utilizando concentração diluída.

Adicionar vasopressina para crianças que precisam de doses altas de catecolaminas. Na Tabela 2 são apresentadas as principais medicações utilizadas no choque séptico.

SUPORTE VENTILATÓRIO

- Inicialmente manter VA pérvias e monitorar rigorosamente o padrão respiratório.
- Fornecer oxigênio a 100% por meio de máscara não reinalante.

A partir da indicação da intubação orotraqueal, que vai ocorrer nas seguintes indicações: aumento do trabalho respiratório, hipoventilação, alteração do nível de consciência, estado moribundo, devem-se escolher medicações adequadas para a sequência rápida de intubação, sendo que o etomidato não é indicado. Em pacientes com síndrome do desconforto respiratório induzido por sepse, pode-se iniciar o suporte ventilatório com VM não invasiva.

CORTICOSTEROIDES

Não foi recomendado o uso de hidrocortisona se a ressuscitação com fluidos e terapia vasopressora foram capazes de restaurar a estabilidade hemodinâmica. Quando indicado: 100 mg/m²/SC a cada 6 horas. Indicações específicas de hidrocortisona em dose de estresse com ou sem avaliação do eixo adrenal: choque séptico associado à exposição aguda ou crônica aos corticosteroides; distúrbios do eixo hipotálamo hipófise-adrenal; hiperplasia adrenal, congênita ou outras endocrinopatias relacionadas a corticosteroides ou recentemente tratados com cetoconazol ou etomidato.

ALTERAÇÕES ENDOCRINOLÓGICAS, METABÓLICAS E HIDROELETROLÍTICAS E CUIDADOS GERAIS

Na prática clínica, devem-se manter os níveis séricos de glicose abaixo de 180 mg/dia. Os níveis de cálcio devem ser monitorados e mantidos dentro dos valores normais. Iniciar suporte enteral precocemente (48 horas da admissão).

HEMOTRANSFUSÃO, TERAPIA DE SUBSTITUIÇÃO RENAL (TRS) E IMUNOGLOBULINAS

Transfusão de glóbulos vermelhos: é contraindicada se a hemoglobina no sangue for maior ou igual a 7g/dL, em crianças hemodinamicamente estabilizadas com choque séptico. Abaixo desse nível deve ser feita. Transfusão de plaquetas e plasma: não há indicação de transfusão profilática baseada apenas em níveis de plaquetas em crianças sem sangramento com choque séptico. Recomendação semelhante é válida para a transfusão profilática de plasma. A TRS contínua deve ser instituída para evitar ou tratar a sobrecarga de fluidos em crianças com choque séptico ou sepse que não respondem a restrição e terapia diurética.

Indicações pontuais de imunoglobulina: síndrome de choque tóxico, principalmente causado por estreptococos, fasciíte necrosante, imunodeficiência humoral primária.

Tabela 2 Fármacos utilizados no tratamento do choque séptico

Fármaco	Dose	Modo de ação	Efeitos colaterais
Epinefrina	0,1 a 0,3 mcg/kg/min	Efeito inotrópico e cronotrópico positivo agindo como agonista beta-1-adrenérgico	Arritmias, hipertensão
Norepinefrina	0,1 a 2 mcg/kg/min	Agonista alfa-1-adrenérgico, eleva a RVS	Arritmias, hipertensão, necrose tecidual se extravasamento
Dobutamina	2,5 a 15 mcg/kg/min	Agonista beta-1-adrenérgico eleva o volume sistólico e o débito cardíaco; reduz a RVS e a pressão de enchimento ventricular	Arritmias, náuseas, angina, dispneia, cefaleia
Milrinona	0,35 a 0,75 mcg/kg/min	Inodilatador com ação inibitória da fosfodiesterase III, causa aumento de inotropismo e lusotropismo, queda da RVS e vasodilatação pulmonar	Arritmias, cefaleia, hipotensão, angina
Levosimendana	0,1 a 0,2 mcg/kg/min	Sensibilizador do cálcio com efeitos inodilatadores	Síncope, cefaleia, hipotensão, prolongamento do intervalo QT
Vasopressina	0,01 a 0,04 U/min	Age nos receptores V1 localizados na musculatura lisa vascular, mediando vasoconstrição	Hipertensão arterial sistémica, angina, náusea, diarreia, tremor

RVS: resistência vascular sistêmica.

FLUXOGRAMA DE ATENDIMENTO (FIGURA 2)

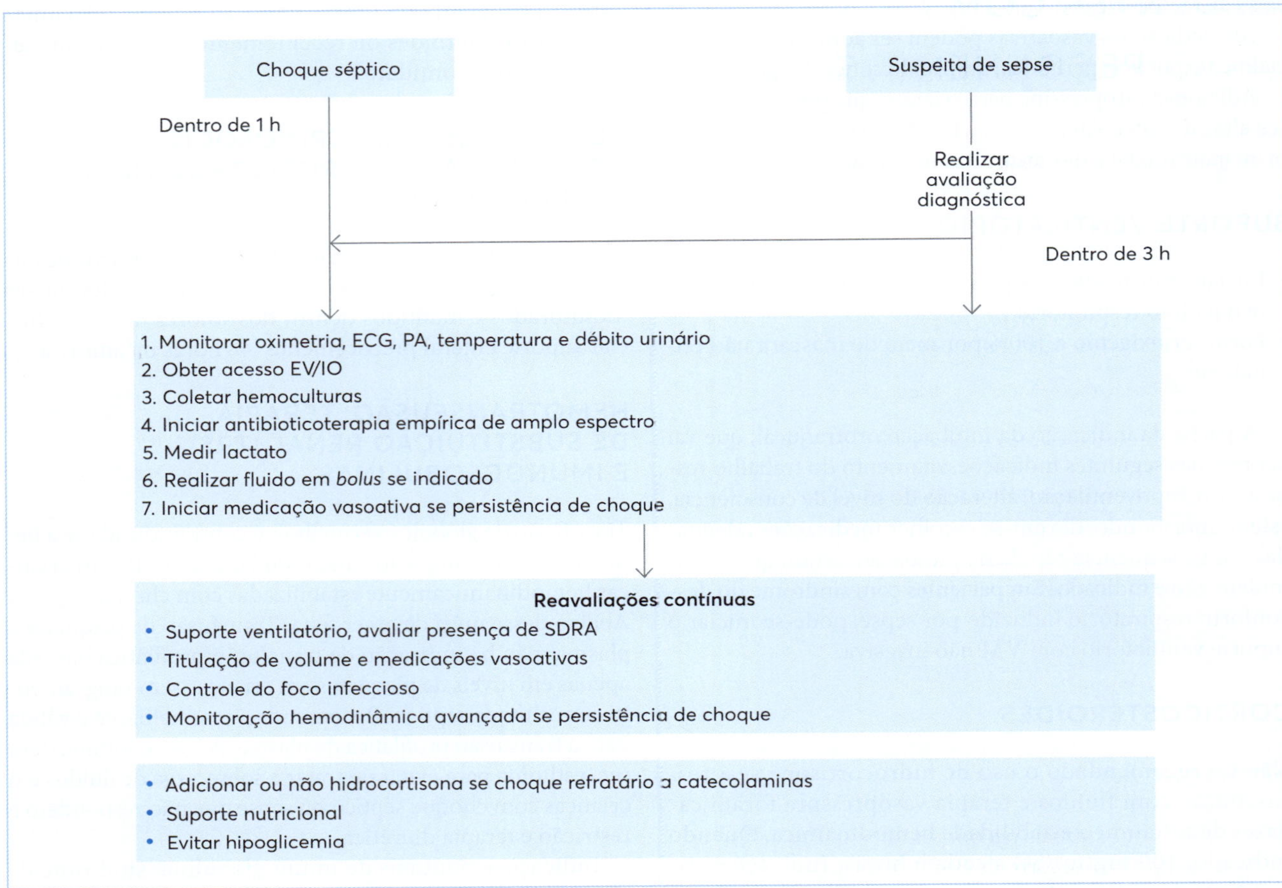

Figura 2 Fluxograma de abordagem inicial da sepse e do choque séptico.
ECG: eletrocardiograma; EV: endovenoso; IO: intraósseo; PA: pressão arterial; SDRA: síndrome do desconforto respiratório.
Fonte: adaptada de Weiss et al., 2020.[3]

REFERÊNCIAS BIBLIOGRÁFICAS

1. Vincent JL, Martinez EO, Silva E. Evolving concepts in sepsis definitions. Crit Care Nurs Clin North Am. 2011;23(1):29-39.
2. Singer M, Deutschman CS, Seymour CW, Shankar-HAri M, Annane D, et al. The third international consensus definitions for sepsis and septic shock (Sepsis-3). JAMA. 2016;315:801-10.
3. Weiss SL, Peters MJ, Alhazzani W, Agus MSD, Flori HR, Inwald DP, et al. Surviving sepsis campaign international guidelines for the management of septic shock and sepsis-associated organ dysfunction in children. Intensive Care Med. 2020;46(sup.1):S10-S67.
4. Martin JG, Fioretto JR, Carpi MF. Emergências Pediátricas. Rio de Janeiro: Atheneu; 2019. p. 287-95.
5. Davis AL, Carcillo JA, Aneja RK, Deymann AJ, Lin JC, Nguyen TC, et al. American College of Critical Care Medicine Clinical Practice Parameters for Hemodynamic Support of Pediatric and Neonatal Septic Shock. Crit Care Med. 2017;45:1061-93.
6. Weiss SL, Keele L, Balamuth F, Vendetti N, Ross R, Fitzgerald JC, et al. Crystalloid fluid choice and clinical outcomes in pediatric sepsis: a matched retrospective cohort study. J Pediatr. 2017;182:304-10.e10.

CAPÍTULO 15

ACIDENTES COM ANIMAIS PEÇONHENTOS E NÃO PEÇONHENTOS

Fernando Belluomini
Marcelo Conrado dos Reis
Andréa de Melo Alexandre Fraga

AO FINAL DA LEITURA DESTE CAPÍTULO, O PEDIATRA DEVE ESTAR APTO A:

- Compreender a importância dos acidentes com animais peçonhentos.
- Avaliar as situações clínicas e entender a gravidade de cada caso.
- Diferenciar espécies de ofídios peçonhentos e não pe.onhentos com base na fosseta loreal e na forma da cauda.
- Avaliar sinais clínicos de gravidade dos acidentes escorpiônicos e aracnídeos, e indicar soroterapia conforme a necessidade.
- Avaliar os acidentes por lepidópteros e himenópteros.
- Conhecer os acidentes causados por espécies de peixes marinhos ou fluviais.

INTRODUÇÃO

Os acidentes com animais peçonhentos fazem parte do cotidiano de um pronto-socorro de Pediatria principalmente pela atitude curiosa e especulativa da criança, ansiosa em descobrir coisas novas e fazer novos "amigos". Essa curiosidade leva ao contato com animais que, ao se sentirem ameaçados, podem atacar utilizando as defesas que a natureza lhe forneceu. Felizmente, a grande maioria dos acidentes ocasionada por animais peçonhentos é de baixa gravidade, necessitando apenas tratamento sintomático e um breve período de observação.

DEFINIÇÃO

Acidentes causados por animais produtores de substâncias tóxicas (veneno) e providos de sistema específico para inoculação dessas substâncias.[1] O acidente é um evento de notificação compulsória no Sistema de Informação de Agravos de Notificação.[2]

ETIOLOGIA

Escorpiões

Os acidentes causados por escorpiões, atualmente, são o de maior prevalência no meio urbano, sendo difícil o controle ambiental das populações desses animais.[3-6]

As principais espécies de importância médica são: *Tityus serrulatus* (patas amarelas) – acidentes de maior gravidade, *T. bahiensis* e *T. stigmurus* (Figura 1). A maioria dos casos tem curso benigno, porém, a faixa etária pediátrica representa o grupo de maior risco para manifestações clínicas de maior gravidade.[3,4,6]

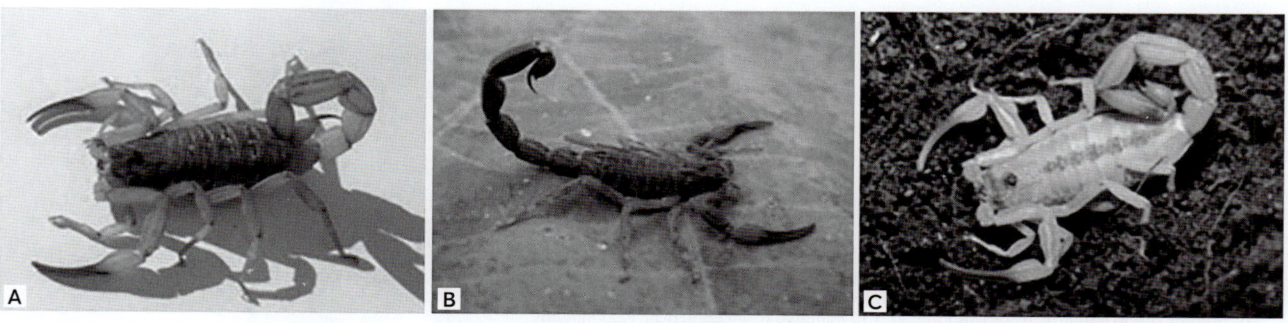

Figura 1 Principais espécies de escorpiões associadas com acidentes comuns na infância. A: *Tityus serrulatus*; B: *Tityus bahiensis*; C: *Tityus stigmurus*.

O veneno age nos canais de sódio produzindo despolarização e liberação de catecolaminas e acetilcolina. A dor local é um sintoma constante e outras manifestações clínicas podem ocorrer, definindo a gravidade e necessidade de soroterapia (Tabela 1).[3]

Tabela 1 Classificação dos acidentes com escorpiões quanto à gravidade, às manifestações clínicas e ao tratamento

Classificação	Manifestação clínica	Soroterapia (nº de ampolas) SAEEs ou SAAr
Leve*	Dor e parestesia local	-
Moderado	Dor local intensa associada a uma ou mais manifestações, como náuseas, vômitos, sudorese, sialorreia discreta, agitação e taquicardia	2 a 3 EV
Grave	Além das citadas na forma moderada, presença de uma ou mais das seguintes manifestações: vômitos profusos e incoercíveis, sudorese profusa, sialorreia intensa, prostração, convulsão, coma, bradicardia, insuficiência cardíaca, edema pulmonar agudo e choque	4 a 6 EV**

* Tempo de observação das crianças que sofreram acidente é de 6 a 12 horas.
** Na maioria dos casos graves, 4 ampolas são suficientes para o tratamento, pois neutralizam o veneno circulante e mantêm concentrações elevadas de antiveneno por pelo menos 24 horas após a administração da soroterapia.
EV: endovenoso; SAAr: soro antiaracnídico; SAEEs: soro antiescorpiônico.

Serpentes

Os acidentes ofídicos são importantes devido a sua frequência e gravidade. O gênero *Bothrops* é responsável por 75% dos casos, seguido pelo gênero *Crotalus* com 10%. Acidentes pelos gêneros *Lachesis* (surucucu) e *Micrurus* (coral) são raros (Figura 2).[1,3,4,7]

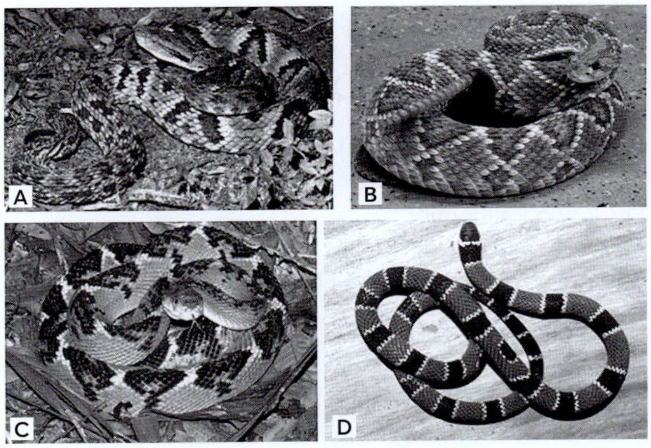

Figura 2 Principais espécies de serpentes associadas com acidentes comuns na infância. A: *Bothorops* (jararaca); B: *Crotalus* (cascavel); C: *Lachesis* (sururucu); *Micrurus* (coral).

Acidente botrópico

Serpentes do gênero *Bothrops* são popularmente conhecidas por jararaca, habitam zonas rurais e periferias de grandes cidades. O veneno tem ação proteolítica (edema local, bolhas e necrose), coagulante (coagulopatia de consumo, principalmente fator X e protrombina, semelhante à coagulação intravascular disseminada) e hemorrágica (hemorragias alterando a membrana basal e função das plaquetas). Os pacientes devem receber soroterapia, de acordo com a gravidade da manifestação clínica (Tabela 2).

Além da soroterapia, o tratamento visa a manter boa hidratação, vigilância e intervenção precoces para infecções (antibioticoterapia), necrose (debridamento) e síndrome compartimental (fasciotomia).[3-5,7]

> **NOTA 1.** Diferentemente do acidente com escorpiões, se o tempo de coagulação (TC) permanecer alterado por 24 horas após a soroterapia, está indicada dose adicional de 2 ampolas de antiveneno no acidente botrópico.

Exames complementares

TC: fácil execução e é importante para elucidação do diagnóstico e acompanhamento.

Além do TC, hemograma, creatinofosfoquinase (CPK), desidrogenase láctica (LDH), e urina 1, eletrólitos, ureia e creatinina – possibilidade de insuficiência renal aguda – devem ser realizados.[7]

Tabela 2 Classificação do acidente botrópico quanto à gravidade e à soroterapia

Manifestação e tratamento	Classificação		
	Leve	Moderada	Grave
Local: dor, edema, esquimose	Ausente ou discreta	Evidente	Intensa*
Sistêmica: hemorragia grave, choque, anúria	Ausente	Ausente	Presente
Tempo de coagulação (TC)**	Normal ou alterado	Normal ou alterado	Normal ou alterado
Soroterapia (nº ampolas) SAB/SABC/SABL	2 a 4	4 a 8	12
Via de administração	Intravenosa	Intravenosa	Intravenosa

* Manifestação local intensa pode ser o único critério para classificação da gravidade. Assim, dor, edema e equimose acometendo o membro completo caracterizam o quadro como grave, independentemente de sinais sistêmicos ou alterações no TC.
** TC normal: até 10 minutos; TC prolongado: 10 a 30 minutos; TC incoagulável: > 30 minutos.
SAB: soro antibotrópico; SABC: soro antibotrópico-crotálico; SABL: soro antibotrópico-laquético.

NOTA 2. Atenção: Como medir o TC
Sangue venoso sem anticoagulante. No momento em que o sangue começa a entrar na seringa descartável, acionar o cronômetro. Transferir aproximadamente 1 a 2 mL de sangue para cada um de 2 tubos de ensaio de vidro lavados, não siliconados, com diâmetro interno de 8 mm, chamados tubo A e B. Colocar os 2 tubos em banho-maria a 37°C ou mantê-los no calor da mão (pode ser na mão do próprio paciente). Deixar os tubos imóveis por 4 minutos. No 4° minuto, testar o tubo A deitando-o quase na horizontal para ver se o sangue escorre. Se escorrer, colocá-lo novamente de pé. Após 30 segundos, fazer o mesmo teste no tubo B e assim por diante, alternando os tubos a cada 30 segundos até que o sangue não escorra mais em determinado tubo e que se consiga invertê-lo completamente (de cabeça para baixo) sem que o coágulo saia. Parar o cronômetro e anotar o tempo decorrido com precisão de 30 segundos.

Acidente crotálico

Serpentes do gênero *Crotalus* são popularmente conhecidas por cascavel, possuem um guizo/chocalho na cauda, sendo encontradas em campos abertos, áreas secas, arenosas e pedregosas. O veneno tem atividade neurotóxica (paralisias musculares); miotóxicas (rabdomiólise) e anticoagulante (incoagulabilidade sanguínea, porém sem alterações das plaquetas e com rara manifestação hemorrágica). Assim como no acidente botrópico, é indicada soroterapia, de acordo com a gravidade (Tabela 3).[3] Além da soroterapia, o tratamento deve manter boa hidratação e diurese adequada (1 a 2 mL/kg/h); manitol ou furosemida podem ser indicados para tanto. Alcalinização da urina pode ser considerada.[1,4,7]

Exames complementares

TC (frequentemente alterado), hemograma, CPK, LDH e transaminases (AST e ALT). Muita atenção à urina 1, eletrólitos, ureia e creatinina. Insuficiência renal por necrose tubular aguda é a complicação mais grave, ocorrendo, geralmente, nas primeiras 48 horas.[7]

Acidentes laquéticos e elapídicos

Acidentes de maior raridade, porém com a necessidade de soroterapia.

Aranhas

Existem 3 gêneros de aranhas de importância médica: *Phoneutria*, *Loxosceles* e *Latrodectus* (Figura 3).[1,8]

NOTA 3. Os acidentes causados por *Lycosa* (aranha-de-jardim) são frequentes, e pelas caranguejeiras – muito temidas – não têm importância clínica.

Phoneutria

Popularmente conhecidas como armadeiras, têm o corpo com extensão de 3 a 4 cm e aproximadamente 15 cm de envergadura de pernas. Não constroem teia geométrica, sendo animais errantes que caçam principalmente à noite. Agressivas, erguem-se apoiada nas patas traseiras para morder. O tratamento deve ser de acordo com as manifestações clínica (Tabela 4).[3]

Tabela 3 Classificação do acidente crotálico quanto à gravidade e à soroterapia recomendada

Manifestação e tratamento	Classificação (avaliação normal)		
	Leve	Moderada	Grave
Fácies miastênica/visão turva	Ausente ou tardia	Discreta ou evidente	Evidente
Mialgia	Ausente ou discreta	Discreta	Intensa
Urina vermelha ou marrom	Ausente	Pouco evidente ou ausente	Presente
Oligúria/anúria	Ausente	Ausente	Presente/ausente
Tempo de coagulação (TC)		Normal ou alterado	
Soroterapia (nº ampolas) SAC/SABC/SABL	5	10	20
Via de administração	Endovenosa	Endovenosa	Endovenosa

SAB: soro antibotrópico; SABC: soro antibotrópico-crotálico; SABL: soro antibotrópico-laquético.

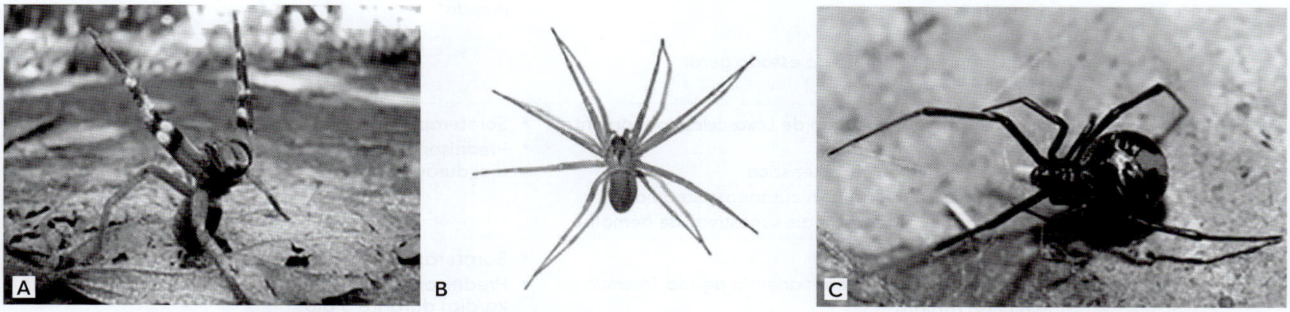

Figura 3 Principais espécies de aranhas associadas com acidentes comuns na infância. A: *Phoneutria* (armadeira); *Loxosceles* (aranha-marrom); C: *Latrodectus* (viúva-negra).

Tabela 4 Classificação do foneutrismo: gravidade e manifestação clínica, tratamento geral e específico

Classificação	Manifestação clínica	Tratamento geral	Tratamento específico
Leve	Dor local na maioria dos casos, eventualmente taquicardia e agitação	Observação de até 6 horas	–
Moderada	Dor local intensa associada a: sudorese e/ou vômitos ocasionais e/ou agitação e/ou hipertensão arterial	Internação	2 a 4 ampolas de SAAr (crianças) EV
Grave	Além das anteriores, apresenta uma ou mais das seguintes manifestações: sudorese profunda, sialorreia, vômitos frequentes, hipertonia muscular, priapismo, choque e/ou edema pulmonar agudo	Unidade de cuidados intensivos	5 a 10 ampolas de SAAr EV

EV: endovenoso; SAAr: soro antiaracnídico. 1 ampola: 5 mL (1 mL neutraliza 1,5 dose mínima mortal).

O tratamento é sintomático com adequado controle da dor, que pode ser feito com bloqueio troncular ou analgesia sistêmica.[1,3]

Exames complementares

Os exames complementares são inespecíficos e, em geral, nos casos graves ocorre leucocitose, hiperglicemia e acidose metabólica.[1,3,8]

Loxosceles

Popularmente conhecidas como aranhas-marrons, constroem teias irregulares ao abrigo da luz direta. Podem atingir 1 cm de corpo e até 3 cm de envergadura de pernas. Não são aranhas agressivas, mordendo apenas quando comprimidas contra o corpo, geralmente, ao se refugiarem em vestimentas.

A picada quase sempre é indolor e imperceptível. O quadro clínico decorrente do envenenamento é geralmente na chamada forma cutânea de instalação lenta e progressiva, dividida em 3 fases (lesão):

i. Incaracterística: bolha de conteúdo seroso, edema, calor e rubor, com ou sem dor em queimação.
ii. Sugestiva: enduração, bolha, equimoses e dor em queimação.
iii. Característica: dor em queimação, lesões hemorrágicas focais, mescladas com áreas pálidas de isquemia (placa marmórea) e necrose. Geralmente o diagnóstico é feito nessa oportunidade. A forma cutâneo-visceral (hemolítica) é muito rara e inclui manifestações sistêmicas precoces com hemólise intravascular, anemia, icterícia, hemoglobinúria e coagulação intravascular disseminada. O tratamento é realizado de acordo com o protocolo da Tabela 5, e, além das medidas descritas, o tratamento inclui cuidados específicos com a ferida, em especial antibioticoterapia e debridamento em caso de infecção ou necrose, respectivamente.[1-3]

Exames complementares

Pouco inespecíficos e úteis.

Latrodectus

Popularmente conhecidas como viúvas-negras. Apenas as fêmeas causam acidentes significativos. São pequenas, com aproximadamente 1 cm de comprimento e 3 cm de envergadura de pernas, com o abdome globular de desenho característico no ventre em forma de ampulheta. Constroem teias irregulares entre vegetações arbustivas e gramíneas, podendo apresentar hábitos domiciliares e peridomiciliares.[1,3]

Tabela 5 Classificação do loxocelismo quanto à gravidade, à manifestação clínica e ao tratamento

Classificação	Manifestação clínica	Tratamento
Leve	• *Loxosceles* identificada como agente causador do acidente • Lesão característica • Sem comprometimento do estado geral • Sem alteração laboratorial	• Sintomático: acompanhamento até 72 horas após picada*
Moderada	• Com ou sem identificação de *Loxosceles* no momento da mordida • Lesão sugestiva ou característica • Alterações sistêmicas (*rash* cutâneo, petéquias) • Sem alterações laboratoriais sugestivas de hemólise	• Soroterapia: 5 ampolas de SAAr EV e/ou • Prednisona: adultos (40 mg/dia) e crianças (1 mg/kg/dia) durante 5 dias
Grave	• Lesão característica • Alteração do estado geral: anemia aguda, icterícia • Evolução rápida • Alterações laboratoriais indicativas de hemólise	• Soroterapia: 10 ampolas de SAAr EV e/ou • Prednisona: adultos (40 mg/dia) e crianças (1 mg/kg/dia) durante 5 dias

*Pode haver mudança de classificação durante esse período.
EV: endovenoso; SAAr: soro antiaracnídico.

Tabela 6 Classificação do latrodectismo quanto à gravidade, à manifestação clínica e ao tratamento

Classificação	Manifestação clínica	Tratamento
Leve	• Dor local • Edema local discreto • Sudorese local • Dor nos membros inferiores • Parestesia em membros • Tremores e contraturas	• Sintomático: analgésicos, gluconato de cálcio. Manter em observação
Moderada	Além dos citados para leve: • Dor abdominal • Sudorese generalizada • Ansiedade/agitação • Mialgia • Dificuldade de deambulação • Cefaleia e tontura • Hipertermia	• Sintomático: analgésicos, sedativos e • Específico: SALatr 1 ampola, IM
Grave	Todos os citados e: • Taqui/bradicardia • Hipertensão arterial • Taquipneia/dispneia • Náuseas e vômitos • Priapismo • Retenção urinária • Fácies latrodectísmica	• Sintomático: analgésicos, sedativos e • Específico: SALatr 1 a 2 ampolas, IM

IM: intramuscular; SALatr: soro antilatrodético, se disponível.

Casos graves podem cursar com alterações hematológicas (leucocitose, linfopenia, eosinopenia), bioquímicas (hiperglicemia, hiperfosfatemia), do sedimento urinário (albuminúria, hematúria, leucocitúria e cilindrúria) e eletrocardiográficas (arritmias cardíacas). Nos casos de maior gravidade, além da analgesia e soroterapia, também podem ser usados diazepam, gluconato de cálcio e clorpromazina.[1,3,8]

Lepidópteros

Os lepidópteros pertencem a uma ordem com mais de 150 mil espécies, sendo que somente algumas têm importância médica no Brasil. A quase totalidade dos acidentes com lepidópteros decorre do contato com lagartas, recebendo esse tipo de acidente a denominação de erucismo (*erucae* = larva). A lagarta é também conhecida por taturana ou tatarana, denominação tupi que significa semelhante a fogo (*tata* = fogo, *rana* = semelhante). As principais famílias de lepidópteros causadoras de erucismo são *Megalopygidae, Saturniidae* e *Arctiidae.*

Os megalopigídeos são popularmente conhecidos por sauí, lagarta-de-fogo, chapéu-armado, taturana gatinho, taturana-de-flanela. Apresentam dois tipos de cerdas: as verdadeiras, que são pontiagudas contendo as glândulas basais de veneno; e cerdas mais longas, coloridas e inofensivas. As lagartas de saturnídeos apresentam "espinhos" ramificados e pontiagudos de aspecto arbóreo, com glândulas de veneno nos ápices. Apresentam tonalidades esverdeadas, exibindo no dorso e laterais, manchas e listras, características de gêneros e espécies. Muitas vezes mimetizam as plantas que habitam. Nessa família se incluem as lagartas do gênero *Lonomia* sp., causadoras de síndrome hemorrágica. São popularmente conhecidas por orugas ou rugas (sul do Brasil), ou beijus-de-tapuru-de-seringueira (norte do Brasil). Somente as fêmeas adultas do gênero *Hylesia* sp. (*Saturniidae*) apresentam cerdas no abdome que, em contato com a pele, causam dermatite papulopruriginosa. Os megalopigídeos são solitários, enquanto os saturnídeos apresentam hábitos gregários.

O contato da pele com lagartas urticantes constituem acidente bastante comum no Brasil, de curso agudo e evolução benigna, com exceção dos acidentes com *Lonomia* sp. As manifestações são predominantemente do tipo dermatológico, dependendo da intensidade e extensão do contato. Inicialmente, há dor local intensa, edema, eritema e, eventualmente, prurido local. Existe infartamento ganglionar regional característico e doloroso. Nas primeiras 24 horas, a lesão pode evoluir com vesiculação e, mais raramente, com formação de bolhas e necrose na área do contato. Apresenta boa evolução, regredindo no máximo em 2 a 3 dias sem maiores complicações ou sequelas. O tratamento inclui limpeza com água fria, analgésicos, infiltração com anestésicos, corticoesteroides tópicos.

O contato com lagartas do gênero *Lonomia* sp. pode desencadear síndrome hemorrágica que, nos últimos anos, vem adquirindo significativa importância médica em virtude da gravidade e da expansão dos casos, principalmente na região Sul. Constitui a forma mais grave do erucismo. Além do quadro local de dermatite urticante, presente imediatamente após o contato, manifestações gerais e inespecíficas podem surgir mais tardiamente, tais como: cefaleia holocraniana, mal-estar geral, náuseas e vômitos, ansiedade, mialgias e, em menor frequência, dores abdominais, hipotermia, hipotensão. Após um período que pode variar de 1 até 48 horas, instala-se um quadro de discrasia sanguínea, acompanhado ou não de manifestações hemorrágicas que costumam aparecer 8 a 72 horas após o contato. Equimoses podem ser encontradas podendo chegar a sufusões hemorrágicas extensas, hematomas de aparecimento espontâneo ou provocados por trauma ou em lesões cicatrizadas, hemorragias de cavidades mucosas (gengivorragia, epistaxe, hematêmese, enterorragia), hematúria macroscópica, sangramentos em feridas recentes, hemorragias intra-articulares, abdominais (intra e extraperitoniais), pulmonares, glandulares (tireoide, glândulas salivares) e hemorragia intraparenquimatosa cerebral. Verifica-se hipofibrinogenemia atribuída a uma atividade fibrinolítica intensa e persistente, associada a uma ação pró-coagulante moderada. A ação do veneno parece também estar associada à diminuição dos níveis de fator XIII, responsável pela estabilização da fibrina e controle da fibrinólise. Não se observa alteração nas plaquetas. Os acidentes causados pela *Lonomia* são classificados como leve, moderado e grave, de acordo com a intensidade dos distúrbios hemorrágicos.

O tratamento do quadro local segue as mesmas orientações para a dermatite urticante provocada por outros lepidópteros. Nos acidentes com manifestações hemorrágicas, o paciente deve ser mantido em repouso, evitando-se traumas mecânicos.

Himenópteros

Pertencem à ordem *Hymenoptera* os únicos insetos que possuem ferrões verdadeiros, existindo três famílias de importância médica: *Apidae* (abelhas e mamangavas), *Vespidae* (vespa amarela, vespão e marimbondo ou caba) e *Formicidae* (formigas). As vespas diferem das abelhas principalmente por apresentarem o abdome mais afilado e entre o tórax e o abdome uma estrutura relativamente alongada, chamada pedicelo e popularmente conhecida como "cintura". As abelhas possuem pelos ramificados ou plumosos, principalmente na região da cabeça e tórax, e os outros himenópteros possuem pelos simples. Os *Aculeata* podem ser divididos em dois grupos: espécies que apresentam autotomia (autoamputação), ou seja, quando ferroam perdem o ferrão, e espécies que não apresentam autotomia. As que possuem autotomia geralmente injetam maior quantidade de veneno e morrem após a ferroada pela perda do aparelho de ferroar e parte das estruturas do abdome. Nas espécies sem autotomia, o aparelho de ferroar pode ser utilizado várias vezes.

Abelhas

As reações desencadeadas pela picada de abelhas são variáveis de acordo com o local e o número de ferroadas, as características e o passado alérgico do indivíduo atingido. As manifestações clínicas podem ser: alérgicas (mesmo com uma só picada) e tóxicas (múltiplas picadas). Habitualmente, após uma ferroada, há dor aguda local, que tende a desaparecer espontaneamente em poucos minutos, deixando vermelhidão, prurido e edema por várias horas ou dias. A intensidade dessa reação inicial causada por uma ou múltiplas picadas deve alertar para um possível estado de sensibilidade e exacerbação de resposta às picadas subsequentes. O edema flogístico evolui para enduração local que aumenta de tamanho nas primeiras 24 a 48 horas, diminuindo gradativamente nos dias subsequentes. Podem ser tão exuberantes a ponto de limitarem a mobilidade do membro. Menos de 10% dos indivíduos que experimentaram grandes reações localizadas apresentarão a seguir reações sistêmicas, apresentado-se como manifestações clássicas de anafilaxia, com sintomas de início rápido, 2 a 3 minutos após a picada. Além das reações locais, podem estar presentes sintomas gerais como cefaleia, vertigens e calafrios, agitação psicomotora, sensação de opressão torácica e outros sintomas e sinais:

- Tegumentares: prurido generalizado, eritema, urticária e angioedema.
- Respiratórios: rinite, edema de laringe e árvore respiratória, trazendo como consequência dispneia, rouquidão, estridor e respiração asmatiforme. Pode haver broncoespasmo.
- Digestivos: prurido no palato ou na faringe, edema dos lábios, língua, úvula e epiglote, disfagia, náuseas, cólicas abdominais ou pélvicas, vômitos e diarreia.
- Cardiocirculatórios: a hipotensão é o sinal maior, manifestando-se por tontura ou insuficiência postural até colapso vascular total. Podem ocorrer palpitações e arritmias cardíacas e, quando há lesões preexistentes (arteriosclerose), infartos isquêmicos no coração ou cérebro. Nos acidentes provocados por ataque múltiplo de abelhas (enxames), desenvolve-se um quadro tóxico generalizado denominado de síndrome de envenenamento, por causa de quantidade de veneno inoculada. Além das manifestações já descritas, há dados indicativos de hemólise intravascular e rabdomiólise. Alterações neurológicas como torpor e coma, hipotensão arterial, oligúria/anúria e insuficiência renal aguda podem ocorrer.

As reações de hipersensibilidade podem ser desencadeadas por uma única picada e levar o acidentado à morte, em virtude de edema de glote ou choque anafilático. Na síndrome de envenenamento, descrita em pacientes que geralmente sofreram mais de 500 picadas, distúrbios graves hidroeletrolíticos e do equilíbrio ácido-básico, anemia aguda pela hemólise, depressão respiratória e insuficiência renal aguda são as complicações mais frequentemente relatadas.

Nos acidentes causados por enxame, a retirada dos ferrões da pele deverá ser feita por raspagem com lâmina e não pelo pinçamento de cada um deles, pois a compressão poderá espremer a glândula ligada ao ferrão e inocular no paciente o veneno ainda existente. Quando necessária, a analgesia poderá ser feita com dipirona, 10 mg/kg peso.

O tratamento de escolha para as reações anafiláticas é a administração subcutânea de solução aquosa de adrenalina, inicialmente 0,01 mL/kg/dose, podendo ser repetida duas a três vezes, com intervalos de 30 minutos, desde que não haja aumento exagerado da frequência cardíaca. Os glicocorticoides e anti-histamínicos não controlam as reações graves (urticária gigante, edema de glote, broncoespasmo e choque), mas podem reduzir a duração e intensidade dessas manifestações. É indicada rotineiramente para uso endovenoso (EV) a hidrocortisona na dose de 4 mg/kg de peso a cada 6 horas nas crianças. Para o alívio de reações alérgicas tegumentares, indica-se uso tópico de corticosteroides e uso de anti-histamínicos.

Vespas

As vespas são também conhecidas como marimbondos ou cabas. Algumas famílias de vespídeos como *Synoeca cyanea* (marimbondo-tatu) e de pompilídeos como *Pepsis fabricius* (marimbondo-cavalo) são encontradas em todo o território nacional. A composição de seu veneno é pouco conhecida. Seus principais alérgenos apresentam reações cruzadas com os das abelhas e também produzem fenômenos de hipersensibilidade. Ao contrário das abelhas, não deixam o ferrão no local da picada. Os efeitos locais e sistêmicos do veneno são semelhantes aos das abelhas, porém menos intensos, e podem necessitar esquemas terapêuticos idênticos.

Formigas

Formigas são insetos sociais pertencentes à ordem *Hymenoptera*, superfamília Formicoidea. Sua estrutura social é complexa, compreendendo inúmeras operárias e guerreiras (formas não capazes de reprodução) e rainhas e machos alados que determinarão o aparecimento de novas colônias. Algumas espécies são portadoras de um aguilhão abdominal ligado a glândulas de veneno. A picada pode ser muito dolorosa e pode provocar complicações tais como anafilaxia, necrose e infecção secundária. De interesse médico são as formigas da subfamília Myrmicinae, como as formigas-de-fogo ou lava-pés (gênero *Solenopsis*) e as formigas saúvas (gênero *Atta*). As formigas-de-fogo tornam-se agressivas e atacam em grande número se o formigueiro for perturbado. A ferroada é extremamente dolorosa e uma formiga é capaz de ferroar 10 a 12 vezes, fixando suas mandíbulas na pele e ferroando repetidamente em torno desse eixo, o que leva a uma pequena lesão dupla no centro de várias lesões pustulosas. As espécies mais comuns são a *Solenopsis invicta*, a formiga lava-pés vermelha, originária das regiões Centro-Oeste e Sudeste (particularmente o Pantanal Mato-Grossense) e a *Solenopsis richteri*, a formiga lava-pés preta, originária do Rio Grande do Sul, Argentina e Uruguai. A primeira é responsável pelo quadro pustuloso clássico do acidente. O formigueiro do gênero tem características próprias: tem inúmeras aberturas e a grama próxima não é atacada, podendo haver folhas de permeio à terra da colônia. As saúvas, comuns em todo o Brasil, podem produzir cortes na pele humana com as potentes mandíbulas. O veneno da formiga lava-pés (gênero *Solenopsis*) é produzido em uma glândula conectada ao ferrão e cerca de 90% é constituído de alcaloides oleosos, cuja fração mais importante é a Solenopsin A, de efeito citotóxico. Menos de 10% têm constituição proteica, com pouco efeito local, mas capaz de provocar reações alérgicas em determinados indivíduos. A morte celular provocada pelo veneno promove diapedese de neutrófilos no ponto de ferroada. Imediatamente após a picada, forma-se uma pápula urticariforme de 0,5 a 1,0 cm no local. A dor é importante, mas, com o passar das horas, esta cede e o local pode se tornar pruriginoso. Cerca de 24 horas após, a pápula dá lugar a uma pústula estéril, que é reabsorvida em 7 a 10 dias. Acidentes múltiplos são comuns em crianças, alcoólatras e incapacitados. Pode haver infecção secundária das lesões, causada pelo rompimento da pústula pelo ato de coçar.

Ictismo

É a denominação para os acidentes humanos provocados por peixes marinhos ou fluviais. Algumas espécies provocam acidentes por ingestão (acidente passivo), enquanto outras por ferroadas ou mordeduras (acidente ativo). Os acidentes ativos ocorrem quando a vítima invade o meio ambiente desses animais ou quando do seu manuseio. Na Amazônia existem ainda peixes que produzem descarga elétrica e outros que penetram em orifícios naturais dos banhistas. Pouco se conhece sobre os órgãos produtores e os venenos dos peixes brasileiros. Os acidentes acantotóxicos (p. ex., arraias) são de caráter necrosante e a dor é o sintoma proeminente. Os acidentes sarcotóxicos ocorrem por ingestão de peixes e frutos do mar. Os baiacus (*Tetrodontidae*) produzem tetrodontoxina, potente bloqueador neuromuscular que pode conduzir a vítima à paralisia consciente e óbito por falência respiratória. Peixes que se alimentam do dinoflagelado *Gambierdiscus toxicus* podem ter acúmulo progressivo de ciguatoxina nos tecidos, provocando o quadro denominado ciguatera (neurotoxicidade). Acidentes escombróticos acontecem quando bactérias provocam descarboxilação da histidina na carne de peixes mal conservados, produzindo a toxina saurina, capaz de liberar histamina em seres humanos. Acúmulo de metil-mercúrio em peixes pescados em águas contaminadas podem produzir quadros neurológicos em humanos, quando houver ingestão crônica.

Tabela 7 Formas de ictismo

Ativo	Peçonhentos ou acantóxicos Não peçonhentos	Traumático ou vulnerante Descarga elétrica
Passivo	Venenosos ou sarcotóxicos Não venenosos	Contaminação química Peixes em decomposição Contaminação bacteriana

No Brasil, não existe antiveneno para o tratamento dos acidentes causados por peixes. O tratamento deve objetivar o alívio da dor, o combate dos efeitos do veneno e a prevenção de infecção secundária. O ferimento deve ser prontamente lavado com água ou solução fisiológica. Em seguida, imergir em água quente (temperatura suportável entre 30 a 45°C) ou colocar sobre a parte ferida compressa morna durante 30 ou 60 minutos. Essa medida tem por finalidade produzir o alívio da dor e neutralizar o veneno, que é termolábil. Deve-se fazer o bloqueio local com lidocaína a 2% sem vasoconstritor, visando não só a tratar a dor como a remover o epitélio do peixe e outros corpos estranhos. Recomenda-se deixar dreno e indicar corretamente a profilaxia do tétano, antibióticos e analgésicos, quando necessário. Em caso de ingestão de peixes tóxicos, o tratamento é de suporte. Podem ser indicados, como medidas imediatas, lavagem gástrica e laxante. Insuficiência respiratória e o choque devem ser tratados com medidas convencionais.

REFERÊNCIAS BIBLIOGRÁFICAS

1. Reis MC, Fraga AMA. Acidentes com animais peçonhentos e não peçonhentos. In: Sociedade Brasileira de Pediatria. Tratado de Pediatria. 4ª ed. Barueri: Manole; 2017. cap. 17.
2. Portal SINAN. Disponível em: http://portalsinan.saude.gov.br/acidente-por-animais-peconhentos; acesso em 25 set. 2020.

3. Ministério da Saúde. Manual de diagnóstico e tratamento de acidentes por animais peçonhentos. 2. ed. Brasília: Fundação Nacional de Saúde; 2001. 120 p.
4. Ministério da Saúde. Acidentes por animais peçonhentos em Guia de Vigilância Epidemiológica. 7. ed. Caderno 15. Brasília: Fundação Nacional de Saúde; 2009. p. 1-24.
5. Silva JT, Martins LG, Sousa MB, Souza LM, Cardoso RMB, Velasco SRU, et al. Retrospective clinical and epidemiological analysis of scorpionism at a referral hospital for the treatment of accidents by venomous animals in Alagoas State, Northeast Brazil, 2007-2017. Rev Inst Med Trop Sao Paulo. 2020;62:e26.
6. Santos MV , Silva CGL, Neto SB, Grangeiro Júnior CR, Lopes VH, Teixeira Júnior AG, et al. Clinical and epidemiological aspects of scorpionism in the world: a systematic review. Wilderness Environ Med. 2016;27(4):504-18.
7. Wen FH, Monteiro WM, Silva AMM, Tambourgi DV, Mendonça da Silva I, Sampaio VS, et al. Snakebites and scorpion stings in the Brazilian Amazon: identifying research priorities for a largely neglected problem. PLoS Negl Trop Dis. 2015;9(5):e0003701.
8. Juang HJ, Tonelloto J. Atendimento inicial às vítimas de acidentes com animais peçonhentos. PROPED – Programa de atualização em terapêutica pediátrica, ciclo 2; 2015. p. 97-132.

CAPITULO 16

GERENCIAMENTO DE RISCO EM INSTITUIÇÕES DE SAÚDE

Donizetti Dimer Giamberardino Filho
Doris Bordini Gozi
Fabio de Araújo Motta
Leonardo Cavadas da Costa Soares
Roseli Ferreira Matos

AO FINAL DA LEITURA DESTE CAPÍTULO, O PEDIATRA DEVE ESTAR APTO A:

- Mapear os riscos institucionais e definir ações de prevenção.
- Sistematizar metodologia para investigação de eventos adversos graves ou sentinela.
- Reforçar a transparência e confiança com a família, através do *disclosure*, diante de um evento adverso grave ou sentinela, de acordo com a política institucional.
- Promover a consolidação da cultura de segurança do paciente através de ações estratégicas e política institucional.
- Sistematizar a assistência por meio de protocolos e gerenciar os mais relevantes de acordo com o perfil epidemiológico institucional.
- Estabelecer indicadores estratégicos com foco na cultura da segurança e fomentar ciclos de melhoria contínua de acordo com o desempenho.

INTRODUÇÃO

A gestão de risco em estabelecimentos de saúde tem base nos programas de qualidade hospitalar, em que se inclui a tríade de Donabedian, composta por: (1) estrutura, (2) processos e (3) resultados.

Considera-se por estrutura a base na qual a assistência é prestada. Corresponde aos recursos necessários à assistência ao paciente, como área física, equipamentos, materiais de consumo, profissionais qualificados, sistemas de informação, ou seja, todos os recursos para a disponibilidade diagnóstica e terapêutica institucional, acrescidos das estruturas de apoio. Para a sistematização e gerenciamento dos processos, são criados fluxos de atendimento regulamentados por meio de normatizações e protocolos assistenciais, que devem considerar não somente as evidências científicas atuais, mas também adequando-as à realidade local. As linhas de cuidado são o caminho assistencial percorrido pelo paciente, acrescido da articulação interdisciplinar que se constrói para atendê-lo durante a sua jornada visando a uniformizar a prática assistencial e de apoio de acordo com os melhores desfechos encontrados. Consideram-se as necessidades de ajustes, sempre que variáveis não previstas exigirem. Um exemplo é a linha de cuidado cirúrgica, em que o paciente segue uma sequência de etapas desde suas consultas pré-ambulatoriais, avaliação anestésica, planejamento cirúrgico, cuidados pré e pós-operatórios até sua alta.

Como resultado, mensuram-se os desfechos primários e secundários, avaliando a eficiência e a eficácia dos processos, com equipe interdisciplinar integrada. Dessa forma, são analisados os resultados dos processos estratégicos, táticos e operacionais, utilizando-se de indicadores da assistência e outros para apoio à gestão. A avaliação combinada desses três componentes (estrutura, processos e resultados) permite qualificar um serviço ou hospital dentro da perspectiva da qualidade e da segurança assistencial.

HISTÓRICO

A preocupação com a segurança do paciente remete aos princípios de Hipócrates, seguindo-se por diversos protagonistas da história da assistência em saúde que construíram uma base de conceitos que sustentam o movimento mais moderno.

1. Hipócrates (séc. IV a.C.) escreve "Nunca causarei dano a ninguém", o que foi mais tarde traduzido (e mudado) como "*Primumnonnocere*", ou "primeiro não causar dano".
2. Ignaz Semmelweiss (1857) publica seus achados, demonstrando que a lavagem de mãos causa menos infecções (febre puerperal).

3. Florence Nightingale (1863), em *Notes on hospitals*, sistematiza a assistência ao paciente e escreve "Pode parecer estranho enunciar que a principal exigência em um hospital seja não causar dano aos doentes".
4. Ernest Codman (1911), cirurgião de Boston, estabeleceu seus "Resultados finais" em hospitais com o objetivo de acompanhar e aprender com os desfechos de pacientes por meio dos registros ordenados em prontuários. Em suas análises, analisava não somente o padrão do atendimento, mas também os eventuais erros de tratamento. É considerado o pai da medicina baseada em evidência.

Esse moderno movimento de segurança do paciente inicia-se com a publicação do relatório do Institute of Medicine (IOM) norte-americano em 1999.[1] Nele, compilam-se os dados referentes a dois grandes estudos que permitiram a estimativa de 1 milhão de norte-americanos sofrendo algum dano durante a internação hospitalar. Também nesse período, entre 44.000 e 98.000 norte-americanos morreram anualmente em decorrência de eventos adversos ou erros associados à assistência em saúde. Isso equivalia de 120 a 240 mortes diárias, compatível à queda de um Boeing diariamente naquele país. Esses dados provocaram profundamente políticos, gestores, organizações e toda a comunidade envolvida com saúde mundialmente. Desde então, os estudos proliferaram a respeito da temática segurança do paciente. Estudos baseados em processos de trabalho com foco em cadeia medicamentosa, cadeia de hemocomponentes, linha de cuidado cirúrgico e em pacientes criticamente doentes (entre outros) foram publicados em diversas partes do mundo.[2-6]

EPIDEMIOLOGIA

O desenvolvimento de mecanismos institucionais eficazes para identificação dos incidentes e eventos adversos constitui uma ação central no gerenciamento de riscos. Algumas metodologias estão disponíveis e, entre elas, estão a notificação de incidentes e eventos adversos. Para o gerenciamento de riscos institucionais, o sistema de notificação de incidentes e eventos adversos é uma ferramenta básica para a identificação e melhoria dos processos.

Estudos quantitativos da distribuição e da frequência dos incidentes em saúde, além de considerar seus fatores condicionantes e determinantes no âmbito das instituições hospitalares, fundamenta a execução das medidas preventivas e corretivas.

Quanto mais disseminada for a cultura de segurança da instituição, mais notificações estão presentes, visto que a equipe está madura e apta a identificar falhas antes mesmo que estas alcancem o paciente, através de uma atitude ativa de consciência situacional que se expande com a experiência e o conhecimento. De acordo com o NHS (*National Health Service*) – sistema de saúde público inglês, quanto mais notificações a instituição for capaz de produzir, maior e melhor será o aprendizado. Apontam ainda que instituições que notificam mais têm maior chance de aprendizado com os erros.

Incidentes e eventos adversos ocorrem de forma previsível em uma importante fração dos casos, como demonstram os estudos realizados em diversas partes do mundo. De uma forma geral, entre 7 e 10% dos pacientes internados em hospitais são acometidos por um ou mais incidentes durante sua internação, a depender também da complexidade do seu quadro clínico.

Hospitais do Reino Unido, em que o NHS disponibiliza publicamente os resultados de incidentes notificados de seus hospitais, apontam uma mediana em torno de 5,8 incidentes para cada 100 pacientes internados em hospitais pediátricos. Em geral, metade desses incidentes envolvem circunstâncias preveníveis ou evitáveis.

Um estudo nacional realizado na cidade do Rio de Janeiro em 2003[7] identificou uma incidência de 7,6% de eventos adversos, dos quais 66,7% eram evitáveis. Esses dados mostram-se muito semelhantes aos publicados na Holanda, Portugal e Espanha. Nesses estudos, utilizam-se ferramentas de busca ativa de eventos adversos, conhecida como ferramenta *trigger*. Para isso, são feitas buscas em prontuários com objetivo de identificar circunstâncias suspeitas de associação com eventos adversos e, na sequência, um grupo de médicos revisores avalia quais, de fato, tiveram associação.

Os estudos iniciais em epidemiologia do erro tratavam os eventos evitáveis dentro da perspectiva de negligência, impulsionados pelo comércio de apólices de seguro por má prática. Nesse período, consagrou-se o termo em inglês *medical error* que depois foi, infelizmente, traduzido ao português como "erro médico", o que causou um desvio do seu conceito mais amplo por longo período de tempo.

Atualmente, os eventos evitáveis são mensurados e tratados como oportunidades de melhoria para os serviços de saúde.

Inúmeras são as matérias em mídia (impressa, digital ou televisiva) que destacam eventos adversos que ocorrem em instituições hospitalares. Ainda que carreguem boa dose de emoção, refletem a importância e a exposição que a mídia proporciona a esses eventos.

CLASSIFICAÇÃO E ANÁLISE DOS INCIDENTES

A Organização Mundial da Saúde (OMS) publicou, em 2009,[8] a Classificação Internacional sobre Segurança do Paciente (ICPS), que aponta 10 classes de incidentes para análise completa de um evento, baseada em conceitos que possam ser aplicados em qualquer contexto de saúde. Permitem uma compreensão ampla dos termos de segurança do paciente, introduzindo os conceitos base que conectam os elementos e dão significado na sua interdependência.

Na primeira classe, listam-se os 13 tipos principais de incidentes, de acordo com a cadeia envolvida, e cada um deles é subdividido de acordo com a natureza do evento, que se desdobram em processos e problemas relacionados.

Outra classe relevante considera quais as consequências ao paciente advindos desse incidente, e basicamente podem ser divididos em incidente sem danos ou evento adverso (com dano), estes variando desde um dano leve, moderado, grave ou até óbito.

Incidentes são eventos de qualquer natureza que poderiam resultar ou resultam em dano ao paciente. Representam variação dos processos institucionais. Como exemplo, podem-se citar falha em manutenção de equipamentos de suporte à vida, troca de medicamentos, dieta ou hemocomponentes, entre outros. Eventos adversos são aqueles incidentes que atingem o paciente, e que provocam dano de qualquer natureza (física ou psíquica) a ele. Esses danos podem ser permanentes ou transitórios.

Essa categorização dos eventos exige que as outras classes como os fatores contribuintes envolvidos e características do paciente e do incidente sejam criticamente avaliadas de forma sistemática e de acordo com a lógica estabelecida em cada instituição. Além das consequências ao pacientes, aos profissionais de saúde e as consequências para a instituição também devem ser analisadas, considerando-se também fatores existentes que figuraram como atenuantes. Como tratativa do evento, definem-se ações para amenizar os danos ao paciente, aos profissionais e os impactos para a organização, bem como definem-se ações que devem ser empreendidas para reduzir as chances de recorrência de eventos similares. Todo o esforço envolvido na análise de um incidente, especialmente quando se trata de um evento adverso grave ou sentinela, deve ser direcionado à visão sistêmica, sem busca de culpados, com foco no processo e nas oportunidades de melhorias para que mudanças efetivas ocorram e haja maior segurança nesses processos e redução de novos eventos.

ABORDAGEM AOS EVENTOS ADVERSOS GRAVES E SENTINELA

Eventos-sentinela são aqueles inesperados (apesar das medidas de prevenção) e que têm ampla abrangência institucional ou possível dano grave. Como exemplo de evento sentinela cita-se a ocorrência do incêndio ou de um óbito inesperado. Diante de tal evento, devem ser investigados e analisados detalhadamente, baseado em protocolo e metodologia definida na instituição, pois costuma refletir falhas significativas de processos institucionais. Existem algumas metodologias utilizadas na análise, e o protocolo mais frequentemente adotado é o de Londres. Envolve revisão do evento na linha do tempo, abordagem e discussões para causa raiz ou fragilidades com os profissionais envolvidos. Como resultado da análise desse evento, identificam-se os fatores contribuintes, as fragilidades e são listadas oportunidades de melhoria. A reunião de fechamento, com a participação de todos os envolvidos, permite identificar os pontos críticos de vulnerabilidade da instituição para futura correção e, sempre que possível, encontrar a causa raiz para ser tratada; quando não, todos os fatores fortemente contribuintes para o evento devem ser objeto de transformação para melhoria contínua do processo.

Um grande desafio sobre a abordagem com os profissionais envolvidos é a qualificação e o preparo do profissional que a realiza, pois o foco deve ser direcionado ao aprendizado, em um clima de abertura e segurança psicológica para que não haja medo ou culpabilização pelo ocorrido. Durante a abordagem deve-se estar atento à necessidade de encaminha-

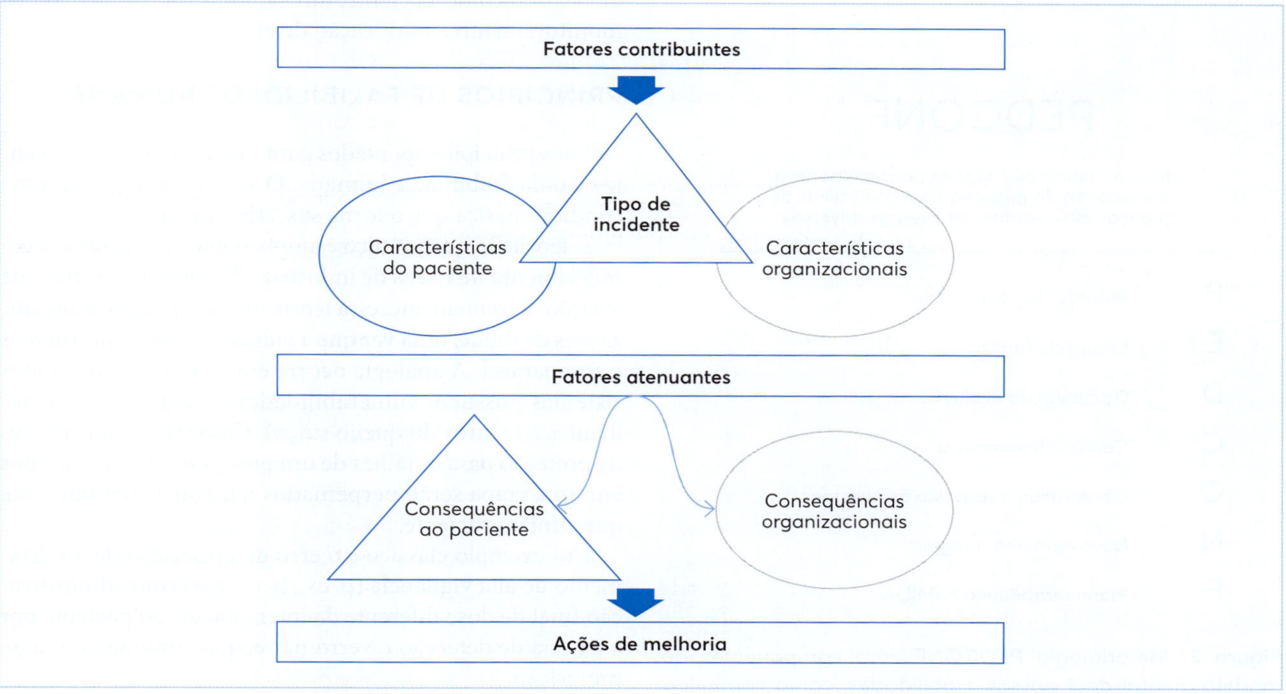

Figura 1 Esquema conceitual de análise de incidente.
Fonte: adaptada de ICPS, 2009.

mento do profissional envolvido para um acompanhamento psicológico e sempre promover a transparência nos depoimentos dos envolvidos, fortalecendo a cultura de segurança.

DISCLOSURE

O *disclosure* trata da "revelação" do incidente ou evento adverso ocorrido ao paciente/família e tem como principal objetivo a manutenção da relação de confiança entre a instituição, médico e o paciente/família.[9] Retrata a aplicação da política institucional de transparência e compromisso com a melhoria contínua.

Diante de um evento adverso, o núcleo de segurança ou qualidade da instituição deve ser notificado imediatamente para que possa coordenar as ações por meio dos protocolos institucionais de análise e tratativa desses eventos. O núcleo deve apoiar a abordagem ao paciente/família, definindo quem serão os participantes da conferência, além de participar diretamente na análise do evento, identificando os fatores contribuintes e as oportunidades de melhoria.

Durante a conferência familiar, onde é realizado o *disclosure*, o respeito ao paciente e sua família, bem como o compromisso com a análise e revisão dos processos assistenciais em direção à segurança, são princípios norteadores. Em nosso serviço, segue-se a metodologia PEDCONF[10] (Figura 2) para conferências familiares para as seguintes circunstâncias: eventos adversos, terminalidade de vida, morte encefálica e revelação de diagnóstico de mau prognóstico. Nessa metodologia, a conferência familiar é estruturada em um modelo mental de 7 passos em que o componente de escuta ativa é encorajado.

PEDCONF

Modelo mental de 7 etapas para melhorar a comunicação do pediatra com as famílias de crianças acometidas por eventos adversos

P	Preparo da conferência
E	Escuta da família
D	Discussão da evolução
C	Compaixão/empatia
O	Observação e resposta às questões
N	Novo caminho a seguir
F	Plano terapêutico FAMILIAR

Figura 2 Metodologia PEDCONF com componentes do modelo mental de 7 passos. Habilidades, como comunicação eficaz por meio da escuta ativa, são inclusas em cada etapa.

POLÍTICAS E DIRETRIZES PARA SEGURANÇA

De acordo com definição utilizada pela OMS, a cultura institucional de segurança do paciente reflete o conjunto de valores, competências, atitudes e comportamentos que determinam o comprometimento com a gestão da saúde e a segurança do paciente.

Nesse sentido, o Ministério da Saúde publicou a Portaria n. 529-Anvisa, de 1/4/2013, a qual institui o Programa Nacional de Segurança do Paciente (PNSP), que apresenta os seguintes objetivos específicos:

- Promover e apoiar a implementação de iniciativas voltadas à segurança do paciente em diferentes áreas de atenção, organização e gestão de serviços de saúde, por meio da implantação da gestão de risco e de núcleos de segurança do paciente, nos estabelecimentos de saúde.
- Envolver pacientes e familiares nas ações de segurança do paciente.
- Ampliar o acesso da sociedade às informações relativas à segurança do paciente.
- Produzir, sistematizar e difundir conhecimentos sobre segurança do paciente.
- Fomentar a inclusão do tema segurança do paciente no ensino técnico e de graduação e pós-graduação na área da saúde.

Na sequência, em julho do mesmo ano, a Agência Nacional de Vigilância Sanitária regulamenta através da RDC n. 36/2013, ações para promoção da segurança do paciente e melhoria da qualidade em serviços de saúde, incluindo além da estruturação, organização e funcionamento dos Núcleos de Segurança do Paciente, um capítulo sobre a vigilância, monitoramento e notificação de eventos adversos.

PRINCÍPIOS DE FALIBILIDADE HUMANA

Um dos princípios apontados para a ocorrência desses eventos é o da falibilidade humana. O ser humano possui uma condição básica que o torna suscetível às falhas.

A teoria do queijo suíço é amplamente conhecida em gerenciamento de riscos de indústrias da construção civil e da aviação. Recentemente, essa teoria foi incorporada às organizações de saúde, uma vez que a vulnerabilidade em sistemas é comparável. A analogia ocorre em função de que ambos sistemas possuem vulnerabilidades e fragilidades (semelhantes aos furos do queijo suíço). Caso não haja barreiras de proteção para as falhas de um processo, erros cometidos em uma etapa serão perpetuados nas etapas seguintes até que atinja o paciente.

Um exemplo clássico é o erro de prescrição de medicamento de alta vigilância (p. ex., heparina) com administração final de dose diferente da intencionada ao paciente por ausência de detecção de erro nas etapas subsequentes à da prescrição.

Diferentes estratégias podem ser adotadas para reforçar as barreiras de proteção diante das possibilidades das falhas humanas e ou inadequação de processos. Uma das formas de evitar a perpetuação de erros é a elaboração de protocolos clínicos assistenciais, reduzindo a variabilidade nos procedimentos ao paciente. Outra forma é a criação de *checklists*, nos quais cada ação anterior é verificada na etapa seguinte.

Citam-se ainda as chamadas funções forçadas, quando, de forma intencional, são criados obstáculos para prevenção do incidente. Esses obstáculos são barreiras físicas ou de sistemas que impedem que uma determinada ação inadvertida possa se perpetuar dentro de uma linha de cuidado ou de um processo. Um exemplo disso é a forma distinta de conexão em rede de distribuição de oxigênio e ar comprimido que não apenas possuem cores diferentes, mas também encaixes diferentes, impedindo que um seja encaixado indevidamente no outro.

Por último, a cultura organizacional é um fator de proteção extremamente importante, uma vez que organizações amadurecidas encaram esses desafios com bastante profissionalismo e trabalho em equipe. São instituições nas quais a equipe é preparada para desenvolver estratégias para reconhecimento dos riscos e detecção precoce do erro, antes que atinja o paciente. O trabalho de equipe pressupõe que os times atuem de forma complementar, com metas compartilhadas, mantendo o paciente no centro do cuidado. Na pediatria, por sua próxima participação, os familiares devem ser incentivados a incluir-se no processo ativamente, como parceiros para uma assistência mais segura.

Em culturas mais familiarizadas ao reconhecimento da falibilidade humana, todos são responsáveis pela manutenção dos processos e por apoiarem-se mutuamente durante circunstâncias inevitáveis de maior exposição aos riscos. Um exemplo clássico é o pacote de medidas de instalação de cateter venoso central, em que, durante a inserção, falhas podem ocorrer. Entre elas estão a ausência de uso de campos estéreis e contaminação durante o preparo do material, entre outros, seja por desconhecimento do profissional em serviço ou por distração durante um plantão tumultuado. Na ocorrência de falhas identificadas (nesse caso, quebra de barreira), os demais profissionais devem ser encorajados a sinalizar a falha e o profissional envolvido compreende que, para a segurança do paciente, deve reiniciar todo o processo. Hospitais cuja cultura de segurança está consolidada possuem corpo clínico preparado para trabalho de equipe, aptos a interromper esses processos vulneráveis.

PROTOCOLOS CLÍNICOS INSTITUCIONAIS

O exercício da medicina hospitalar deve estar estruturado para que todos os processos assistenciais estejam organizados, pactuados com os executantes envolvidos. Os indicadores de resultados, construídos pelos atores executantes, propiciam a análise crítica e as medidas preventivas e corretivas necessárias.

A Agência para Pesquisa e Qualidade em Cuidados em Saúde (Agency for Healthcare Research and Quality – AHRQ), o Instituto de Melhoria em Cuidados em Saúde (Institute of Healthcare Improvement – IHI), a OMS, entre outros, estudam e divulgam formas de identificar e tratar as falhas de processo detectadas em uma instituição de saúde. Após a divulgação do relatório "Errar é Humano", diversas ações globais foram desencadeadas por essas e outras instituições, comprometidas com a melhoria da saúde dos seres humanos.

Basicamente, são ações cujo impacto em mortalidade global está associado à efetiva implementação do programa. A Aliança Global para Segurança do Paciente (campanha da OMS) pontuou 6 metas internacionais para a segurança do paciente:

- Identificar os pacientes corretamente.
- Melhorar a efetividade de comunicação entre os profissionais da assistência.
- Melhorar a segurança de medicações de alta vigilância.
- Assegurar cirurgias com local de intervenção correto, procedimento correto e paciente correto.
- Reduzir o risco de infecções associadas aos cuidados de saúde.
- Reduzir os riscos de lesões aos pacientes decorrentes de quedas.

A grande variabilidade em condutas médicas é uma realidade e demanda uma reflexão: por que os médicos não seguem diretrizes?

Em análise publicada no periódico *Journal of American Medical Association*, em 1999,[11] concluiu-se que existem diversos motivos pelos quais os médicos, em frequência variável, não adotam ou rejeitam diretrizes. Estratégias para padronizar a assistência e também melhorar os resultados são propostas, dentre as quais, a elaboração de protocolos clínicos assistenciais, adaptados para cada realidade institucional.

Diversas estratégias são adotadas para implementação de um determinado padrão assistencial em uma instituição de saúde. Diretrizes, protocolos, manuais de atendimento, procedimento operacional padrão (POP) e fluxos são ferramentas frequentemente utilizadas em instituições de saúde.

Protocolos clínicos são documentos de conteúdo bem condensado cujas condutas elencadas visam a padronizar um número limitado de condutas para determinada condição diagnóstica ou terapêutica. Tem como base o conceito dos *bundles* (pacotes de medidas), que aponta para um documento que define um número limitado a 5 a 7 ações padronizadas em determinada linha de cuidado. Não deve conter mais que 3 a 5 páginas e limita-se a ser material de consulta do profissional durante sua atividade para que possa seguir o padrão definido no serviço ou na instituição.

O exemplo mais difundido de protocolo clínico assistencial é o da Campanha de Sobrevivência à Sepse.[12] A diretriz publicada define uma série de condutas com os níveis de evidência para cada uma delas. O protocolo deve ser elaborado pela instituição elencando as poucas ações que são determinantes para a melhoria do desfecho primário e secundário. Outros exemplos de protocolos consagrados são:

dor torácica, prevenção de trombose venosa profunda, prevenção de pneumonia associada à ventilação, segurança cirúrgica, higienização de mãos, acidente vascular cerebral isquêmico, etc.

Determinados protocolos são considerados estratégicos pela instituição, com base em benefícios em mortalidade, morbidade e custos. Para estes, deve-se fazer o gerenciamento, ou seja, devem-se acompanhar não somente os indicadores de desfecho (mortalidade e morbidade), mas também de processo (adesão aos itens do pacote de medidas).

Os protocolos clínicos são dinâmicos e movidos pela crítica das pessoas que os concebem, por isso, esse processo de busca contínua da qualidade utiliza as ferramentas críticas de avaliação propondo correções e, assim, traduzindo a gestão de riscos de pacientes hospitalizados.

CONSIDERAÇÕES FINAIS

Uma vez que a gestão de riscos envolve a segurança do paciente, da instituição e do próprio profissional envolvido no cuidado, o médico tem participação imprescindível. Sua participação se faz por meio da identificação de riscos e fragilidades, notificação e proposição de melhorias em processo assistencial. Atua ainda como componente de uma equipe multidisciplinar de assistência ao paciente, coordenando os encaminhamentos referentes às práticas assistenciais e incentivando a equipe a olhar criticamente os processos na busca de soluções inovadoras para promoção da segurança do paciente e da qualidade da assistência, tendo em mente a tríade de atuação de Donabedian, estrutura, processo e resultados.

REFERÊNCIAS BIBLIOGRÁFICAS

1. Kohn LT, Corrigan J, Donaldson MS. To err is human: building a safer health system. Institute of Medicine (U.S.) Committee on Quality of Health Care in America. Washington: National Academies Press; 2000.
2. Agarwal S, Classen D, Larsen G, Tofil NM, Hayes LW, Sullivan JE, et al. Prevalence of adverse events in pediatric intensive care units in the United States. Pediatr Crit Care Med. 2010;11(5):568-78.
3. Lerner RBDME, Carvalho M De, Vieira AA, Lopes JMDA, Moreira MEL. Medication errors in a neonatal intensive care unit. J Pediatr (Rio J). 2008;84(2):166-70.
4. Néri EDR, Gadêlha PGC, Maia SG, Pereira AGS, Almeida PC, Rodrigues CRM, et al. Erros de prescrição de medicamentos em um hospital brasileiro. Rev Assoc Med Bras. 2011;57(3):306-14.
5. Rozenfeld S, Chaves SMC, Reis LGC, Martins M, Travassos C, Mendes W, et al. Efeitos adversos a medicamentos em hospital público: estudo piloto. Rev Saúde Pública. 2009;43(5):887-90.
6. Gillespie BM, Chaboyer W, Thalib L, John M, Fairweather N, Slater K. Effect of using a safety checklist on patient complications after surgery: a systematic review and meta-analysis. Anesthesiology. 2014;120(6):1380-9.
7. Mendes W, Martins M, Rozenfeld S, Travassos C. The assessment of adverse events in hospitals in Brazil. Int J Qual Health Care. 2009;21(4):279-84.
8. Reis CT, Laguardia J, Martins M. Adaptação transcultural da versão brasileira do Hospital Survey on Patient Safety Culture: etapa inicial. Cad Saúde Pública. 2012;28(11):2199-210.
9. Disclosure Working Group. Canadian Disclosure Guidelines: being open and honest with patiente and families. Edmonton, AB. Canadian Safety Institute; 2011.
10. Soares L, Matos R, Garros D. PEDCONF. A proactive and structured method for high stakes conversation in Portuguese. Pediatric Critical Care Medicine. 2021;22(Supplement 1 3S):228.
11. Cabana MD, Rand CS, Powe NR, Wu AW, Wilson MH, Abboud PA, et al. Why don't physicians follow clinical practice guidelines? A framework for improvement. JAMA. 1999;282(15):1458-65.
12. Dellinger RP, Levy MM, Rhodes A, Annane D, Gerlach H, Opal SM, et al. Surviving sepsis campaign: international guidelines for management of severe sepsis and septic shock: 2012. Crit Care Med. 2013;41(2):580-637.

CAPÍTULO 17

INFECÇÃO HOSPITALAR EM UNIDADE PEDIÁTRICA

Alfredo Elias Gilio
Márcio Caldeira A. Moreira

AO FINAL DA LEITURA DESTE CAPÍTULO, O PEDIATRA DEVE ESTAR APTO A:

- Compreender o conceito de infecção relacionada ao cuidado à saúde.
- Conhecer os principais mecanismos de transmissão dos agentes infecciosos nas infecções relacionadas aos cuidados à saúde.
- Descrever os principais tipos de pneumonia associada ao cuidado à saúde.
- Reconhecer as principais infecções cirúrgicas em crianças e adolescentes.
- Reconhecer os principais fatores de risco e as medidas de prevenção para as infecções de corrente sanguínea em crianças e adolescentes.
- Reconhecer os principais fatores de risco e as medidas de prevenção para as infecções associadas a sondagem vesical em crianças e adolescentes.

INTRODUÇÃO

Infecção hospitalar refere-se a uma infecção adquirida durante a internação. Pode manifestar-se durante ou após a internação. Atualmente as infecções hospitalares estão incluídas em um conceito mais amplo, denominado de infecção relacionada ao cuidado à saúde, que é qualquer episódio infeccioso relacionado aos procedimentos do cuidado à saúde, mesmo que o paciente não tenha sido internado.

As infecções hospitalares aumentam a morbidade, mortalidade e estão associadas a um aumento no tempo de internação e dos custos.[1] Por essa razão é fundamental que todos os serviços de pediatria realizem esforços contínuos para sua detecção e controle. Várias classes de patógenos podem causar infecção hospitalar: vírus, bactérias, fungos e parasitas. A infecção hospitalar resulta de uma interação entre a virulência do agente infeccioso e a resistência do hospedeiro. A maioria dos fatores que afetam a incidência e gravidade das infecções hospitalares está relacionada ao hospedeiro. Os principais fatores de risco são: extremos de idade, doença de base, alterações de imunidade, neoplasias e transplantes. Nas Unidades Pediátricas os recém-nascidos e especialmente os prematuros são grupos de risco muito elevado.

A transmissão de um agente infeccioso em um serviço de saúde depende de três fatores: uma fonte ou reservatório desse agente, um hospedeiro suscetível e um modo de transmissão.[2]

Os agentes infecciosos podem ter origem na microbiota dos próprios pacientes, da equipe de saúde, dos contatos familiares ou das visitas. Outra fonte possível é o meio ambiente. O modo de transmissão varia de acordo com o microrganismo. Os principais modos de transmissão são: contato, gotículas e respiratório.[2]

A transmissão por contato pode ser direta ou indireta. A transmissão por contato direto ocorre quando microrganismos são transferidos de uma pessoa infectada para uma pessoa suscetível sem um intermediário, objeto ou pessoa. Pode ocorrer, por exemplo, na transmissão do vírus do *Herpes simplex* no contato de um profissional de saúde com um paciente. A transmissão indireta envolve a transferência do agente infeccioso via um objeto intermediário contaminado ou uma pessoa. O exemplo mais comum é a transmissão via mãos do profissional de saúde, quando a higiene das mãos não é realizada adequadamente entre o contato com um paciente e outro.[3] Brinquedos, aparelhos médicos e instrumentos também podem transmitir, de forma indireta, vários agentes infecciosos.

A transmissão por gotículas ocorre quando gotículas de secreção respiratória carregam e transmitem o agente infeccioso de um indivíduo infectado para um paciente suscetível.

Geralmente a distância é curta e a transmissão ocorre quando a pessoa infectada tosse, espirra, fala ou quando ocorrem procedimentos como aspiração, intubação traqueal fisioterapia respiratória ou massagem cardíaca. Este é o principal mecanismo de transmissão do SARS-CoV-2, agente etiológico da Covid-19, para os profissionais de saúde. Nesses casos é fundamental que os serviços tenham protocolos bem definidos para o uso adequado dos equipamentos de proteção individual (EPI) para todos os profissionais de saúde que manipulam esses pacientes.[4]

A transmissão respiratória ocorre por meio de gotículas muito pequenas ou do núcleo dessas gotículas, que permanecem infecciosas por longo tempo e podem ser transmitidas por longas distâncias.

Nos serviços de pediatria as áreas de maior risco são as Unidades de Terapia Intensiva (UTI) Pediátrica e Neonatal, porque ambas recebem os pacientes mais graves e com os principais fatores de risco. Além disso, nessas unidades são realizados os procedimentos invasivos que aumentam o risco das infecções hospitalares.[5] Nas enfermarias de pediatria geralmente são internadas crianças e adolescentes com doenças infecciosas que refletem a epidemiologia da comunidade naquele momento. Dessa forma, nessas enfermarias são comuns as crianças internadas com doenças infecciosas agudas causadas por vírus sincicial respiratório, influenza, parainfluenza ou rotavírus. Todos eles têm potencial de transmissão hospitalar.

As infecções hospitalares mais comuns em crianças e adolescentes são: pneumonias, infecções cirúrgicas, infecção associada a cateter vascular (CV) e infecção urinária.

PNEUMONIA ASSOCIADA AO CUIDADO À SAÚDE

As pneumonias associadas aos cuidados à saúde são as infecções hospitalares mais frequentes nas UTI Pediátricas. O uso crescente de intubação traqueal e ventilação mecânica é o principal fator de risco. As pneumonias que surgem nos pacientes submetidos à ventilação mecânica são chamadas de pneumonia associada à ventilação mecânica (PAVM).

Há três tipos de pneumonia associada ao cuidado à saúde: pneumonia hospitalar, PAVM precoce e PAVM tardia. A pneumonia hospitalar é, por definição, aquela que aparece após 48 horas de internação. A PAVM é, por definição, aquela que aparece após 48 horas ou mais de ventilação mecânica. A PAVM precoce é aquela que aparece nos primeiros 4 dias de ventilação mecânica e a PAVM tardia aparece após 4 dias de ventilação mecânica.

Os agentes etiológicos podem atingir as vias aéreas inferiores por vários mecanismos: aspiração de microrganismos da orofaringe, inalação de aerossóis ou disseminação hematogênica. A principal via é a aspiração de bactérias que colonizam o trato respiratório superior e a orofaringe. A intubação traqueal e a ventilação mecânica aumentam o risco de pneumonia em até 20 vezes. Para as crianças que não estão em ventilação mecânica, os principais fatores de risco são: doença pulmonar crônica, cirurgia abdominal ou torácica, desnutrição, terapia imunossupressora, alteração de consciência e doença neuromuscular.[6] A colonização do trato respiratório superior geralmente precede o desenvolvimento da pneumonia hospitalar. A via mais comum é a endógena, por meio da colonização gástrica ou intestinal, uma vez que, nos pacientes graves, a acidez gástrica muitas vezes está diminuída. As fontes exógenas também podem ser importantes, como sistemas de água, dietas enterais ou circuitos do respirador.[6] A etiologia das pneumonias hospitalares varia de acordo com o tempo de internação. De maneira geral, nas pneumonias que ocorrem nos primeiros 5 dias de internação, predominam os agentes mais comuns: *Streptococcus pneumoniae*, *Haemophilus influenzae* e *Staphylococcus aureus*. Nas pneumonias que ocorrem após 5 dias de internação, predominam os agentes da flora hospitalar: *Pseudomonas aeruginosa*, *S. aureus*, *Acinetobacter* sp., *Klebsiella* sp., *Escherichia coli*. Atualmente tem surgido em alguns serviços o *Acinetobacter baumannii*, que traz muita preocupação porque frequentemente é um agente multirresistente.[7] Outros agentes importantes são os vírus, especialmente o vírus sincicial respiratório.[6]

Diagnóstico

Os critérios utilizados para o diagnóstico das pneumonias hospitalares levam em conta achados clínicos e radiológicos. Geralmente, a criança apresenta febre, taquipneia, secreção respiratória e infiltrado novo à radiografia de tórax. O diagnóstico da PAVM é mais difícil. Os critérios utilizados são: infiltrado novo na imagem radiológica, que persiste por pelo menos 48 horas, e pelo menos três dos seguintes: febre, leucocitose ou leucopenia, secreção purulenta e isolamento de uma bactéria patogênica de um aspirado endotraqueal. Esses critérios são bastante sensíveis, mas pouco específicos, porque várias condições nos pacientes graves submetidos à ventilação mecânica podem alterar a imagem radiológica, como: atelectasias, aspiração química, síndrome do desconforto respiratório, reações a drogas e insuficiência cardíaca. Além disso, a cultura de secreção traqueal pode não identificar o agente etiológico da pneumonia. Dessa forma, foram desenvolvidas várias técnicas broncoscópicas que utilizam culturas quantitativas, na tentativa de aprimorar o diagnóstico da PAVM. Essas técnicas são: broncoscopia com cateter protegido, lavado broncoalveolar e lavado broncoalveolar protegido.[6] Os critérios estabelecidos para diagnóstico da pneumonia hospitalar são:[8]

- Para crianças menores de 1 ano de idade: evidência radiológica de pneumonia mais piora de troca gasosa (dessaturação de O_2, aumento da necessidade de O_2, aumento da demanda ventilatória) mais, pelo menos, três dos seguintes achados:
  - Instabilidade de temperatura sem outra causa.
  - Leucopenia (< 4.000 leucócitos/mm^3 ou leucocitose > 15.000/mm^3 e mais de 10% de desvio à esquerda).
  - Aparecimento de nova secreção do trato respiratório inferior ou alteração das características da secreção ou aumento da necessidade de aspiração.

- Apneia, taquipneia, batimento de asa de nariz com retração costal ou tiragem.
- Tosse.
- Bradicardia (FC < 100 bpm) ou taquicardia (FC > 170 bpm).

• Para crianças entre 1 e 12 anos de idade: evidência radiológica de pneumonia mais, pelo menos, 3 dos seguintes achados:
  - Hipertermia (temperatura > 38,4°C) ou hipotermia (temperatura < 36,5°C) sem outra causa.
  - Leucopenia (< 4.000 leucócitos/mm^3) ou leucocitose (> 15.000 leucócitos/mm^3) e mais de 10% de desvio à esquerda.
  - Aparecimento de secreção purulenta ou alteração nas características da secreção ou aumento na quantidade de secreção ou da necessidade de aspiração.
  - Nova tosse ou piora da tosse ou dispneia, apneia ou taquipneia.
  - Sibilos, roncos ou estertores.
  - Piora das trocas gasosas (dessaturação de O_2, aumento da necessidade de O_2 ou aumento da demanda ventilatória).

Evidência radiológica de pneumonia é considerada quando duas ou mais radiografias seriadas de tórax apresentam infiltrado novo ou progressivo, consolidação ou cavitação. Em crianças que não apresentam doença pulmonar prévia ou insuficiência cardíaca congestiva, apenas um exame radiológico é suficiente.

A investigação da via aérea baixa para o diagnóstico da pneumonia hospitalar, especialmente da PAVM, é difícil e controversa. Os principais métodos de investigação são aspirado traqueal e métodos broncoscópicos.

Aspirado traqueal

As técnicas de aspirado traqueal procuram coletar material de forma asséptica e utilizar cultura quantitativa para separar colonização de infecção. Utiliza-se o ponto de corte de 10^6 unidades formadoras de colônia (UFC)/mL para o diagnóstico. Com esse ponto de corte, a sensibilidade é de 70%, e a especificidade, de 85%.[6]

Métodos broncoscópicos: lavado broncoalveolar e escovado protegido

Essas técnicas exigem equipes especializadas para sua realização. Procuram coletar secreção pulmonar do local acometido. Os pontos de corte são 10^3 UFC/mL para o escovado protegido e 10^4 UFC/mL para o lavado broncoalveolar. De maneira geral, apresentam sensibilidade e especificidade de 80 a 90% para o diagnóstico de pneumonia.[6]

Prevenção das pneumonias hospitalares

As principais medidas de prevenção das pneumonias hospitalares, especialmente da PAVM, são:[6]

- Evitar intubação e reduzir o tempo de ventilação mecânica: há uma nítida relação entre duração da ventilação mecânica e surgimento das pneumonias. Dessa forma, todas as medidas para evitar a sua utilização ou reduzir a sua duração são bastante úteis.
- Aspirar a secreção subglótica: verifica-se que, durante a ventilação mecânica, pode haver acúmulo de secreção na região acima do *cuff* do tubo endotraqueal. Esse líquido frequentemente contém microrganismos que podem posteriormente infectar o trato respiratório do paciente. A aspiração e a drenagem dessa secreção reduzem a incidência de PAVM.
- Dar preferência para a intubação orotraqueal, uma vez que a intubação nasotroqueal aumenta a incidência de sinusite e também de PAVM.
- Trocar o circuito do respirador apenas quando estiver sujo ou funcionando inadequadamente, uma vez que trocas muito frequentes do circuito aumentam o risco de PAVM. Paralelamente, o líquido condensado do circuito deve ser drenado com frequência, para evitar a sua colonização e a aspiração para o paciente.
- Manter o paciente em decúbito elevado, pois reduz o risco de PAVM. Recomenda-se que a cabeceira da cama fique elevada a 30 a 45°.
- Reduzir os volumes da dieta por via gástrica, porque há uma associação entre aspiração do conteúdo gástrico e pneumonia.
- Lavar as mãos, para toda a equipe que manipula o paciente. Embora seja uma medida muito simples e eficaz, frequentemente é negligenciada nas UTI. Recomenda-se a lavagem das mãos com água e sabão, se estiverem sujas, ou a utilização de antisséptico à base de álcool antes e após cada manipulação do paciente em ventilação mecânica, se estiverem limpas.
- Evitar o uso desnecessário de antagonistas H2 e antiácidos, uma vez que a utilização desses medicamentos reduz a proteção gástrica para o crescimento bacteriano.

Tratamento das pneumonias hospitalares

Para as pneumonias hospitalares que ocorrem nos primeiros 5 dias de internação, recomenda-se cobertura para os agentes etiológicos mais comuns, com padrão de sensibilidade da comunidade. Dessa forma, geralmente a cobertura deve incluir *S. aureus* e *S. pneumoniae*. Um esquema inicial pode ser oxacilina (ou vancomicina) + ceftriaxona. Para as pneumonias hospitalares que ocorrem após 5 dias de internação, predominam os agentes etiológicos da flora hospitalar. Nesse aspecto, é fundamental que a comissão de controle de infecção hospitalar do serviço mantenha um banco de dados com as informações sobre o perfil etiológico mais frequente e o seu padrão de sensibilidade. Geralmente, a cobertura inicial será para Gram-negativos, *P. aeruginosa* e *S. aureus* resistente à oxacilina. Um esquema possível é vancomicina e ceftazidima ou cefepima. Os casos de *A. baumannii* representam um grande desafio para o tratamento. Um esquema proposto é ampicilina-sulbactam associado a polimixina E.[7]

INFECÇÕES CIRÚRGICAS

Uma infecção cirúrgica pode ser incisional ou afetar os órgãos internos. A infecção cirúrgica incisional pode ser superficial, quando envolve apenas a pele e o subcutâneo, ou profunda, quando envolve a fáscia e o tecido muscular. As infecções cirúrgicas incisionais superficiais ocorrem nos primeiros 30 dias após o procedimento, e as infecções profundas podem ocorrer até 1 ano após o procedimento, quando ocorre um implante no local.[9] As infecções cirúrgicas dos órgãos internos também se manifestam nos primeiros 30 dias após a cirurgia, nos casos sem implante, ou até 1 ano após o procedimento nos casos em que há implante.[9]

O risco do desenvolvimento de uma infecção pós-cirúrgica depende do grau de contaminação da ferida operatória. As cirurgias podem ser classificadas de acordo com o risco de infecção pós-cirúrgica:

- Cirurgia limpa: não há processo inflamatório no sítio cirúrgico e os tratos respiratório, gastrointestinal, genital e urinário não foram penetrados. O fechamento da ferida é primário.
- Cirurgia limpa contaminada: os tratos respiratório, gastrointestinal, genital ou urinário foram penetrados sob condições controladas e sem contaminação.
- Cirurgia contaminada: cirurgia após ferimento acidental ou quando há quebra de técnica asséptica durante o procedimento ou são penetrados sítios cirúrgicos infectados.
- Cirurgia infectada: cirurgia em ferimento antigo com tecido desvitalizado ou com corpo estranho ou sítio cirúrgico com víscera perfurada ou secreção purulenta.

As taxas de infecção cirúrgica em crianças não são muito bem conhecidas, mas variam de 2,7% nas cirurgias limpas a 14,6% nas cirurgias contaminadas.[9]

Os patógenos que causam as infecções cirúrgicas podem ser adquiridos da própria microbiota endógena do paciente ou por uma fonte exógena, pelo contato com a equipe cirúrgica, o instrumental cirúrgico ou o meio ambiente. Na grande maioria das vezes, o agente etiológico é implantado durante o ato cirúrgico, e a própria microbiota do paciente, próxima ao local da incisão, é responsável pela maioria das infecções cirúrgicas. Nas cirurgias limpas contaminadas, a microbiota normal do trato gastrointestinal, respiratório, genital ou urinário pode contaminar diretamente a ferida operatória. Os microrganismos também podem atingir a ferida operatória por via hematogênica, quando há bacteremia. Das fontes exógenas, as mais importantes são as mãos e as narinas da equipe cirúrgica, que podem contaminar a ferida cirúrgica.

Os principais agentes etiológicos das infecções cirúrgicas são *S. aureus* e *Staphylococcus* coagulase-negativo. Nas cirurgias do trato gastrointestinal, muitas vezes a etiologia da infecção é mista, com microrganismos aeróbios e anaeróbios. Uma preocupação atual é com os agentes resistentes aos antimicrobianos, como: *S. aureus* resistente à oxacilina, enterococos resistentes à vancomicina e *Klebsiella* sp. resistentes à cefalosporina de 3ª geração. As infecções fúngicas por *Candida albicans* e outras espécies de *Candida* sp. têm aumentado, especialmente nos pacientes imunodeprimidos.

Os principais fatores de risco para o surgimento de infecção cirúrgica são: internação pré-operatória prolongada, tricotomia no local da abordagem e antissepsia inadequada das mãos da equipe cirúrgica. Algumas medidas intraoperatórias são fundamentais para reduzir o risco das infecções cirúrgicas:[9]

- Antissepsia adequada da pele com antissépticos à base de iodo ou cloroxedina.
- Redução do número de pessoas que têm acesso à sala cirúrgica.
- Redução da duração do ato cirúrgico. De maneira geral, o risco aumenta três vezes nas cirurgias que duram mais do que 3 horas.
- Técnica cirúrgica adequada com redução do sangramento, do dano tecidual, do tecido necrótico e do espaço morto.
- Retirada de corpo estranho no local da cirurgia. Em tecidos sadios, são necessários 10^6 *Staphylococcus* sp./g de tecido para causar infecção, enquanto são necessários apenas 10^2 microrganismos para infectar um fio de sutura.

O uso de antimicrobianos no pré-operatório pode reduzir o risco de infecção cirúrgica. Entretanto, sua utilização deve seguir alguns princípios fundamentais:

1. O uso deve ser indicado quando a cirurgia apresenta um alto grau de risco de infecção ou quando as consequências dessa infecção podem ser desastrosas, como nas cirurgias cardíacas ou com implantação de alguma prótese. Dessa forma, os antibióticos estarão indicados em todas as cirurgias limpas contaminadas, nas cirurgias contaminadas e em certos procedimentos limpos.
2. O antibiótico deve ser ativo para o agente etiológico mais comum, levando-se em conta a sua suscetibilidade. Nesse ponto, é fundamental que a comissão de controle de infecção hospitalar do serviço forneça periodicamente para a equipe médica quais os agentes etiológicos mais comuns como causa de infecção cirúrgica, assim como sua sensibilidade, uma vez que esses dados podem variar muito de serviço para serviço e em um mesmo serviço ao longo do tempo. De maneira geral, o antimicrobiano deve ser ativo para os estafilococos e, para alguns procedimentos, deve ser ativo também para enterobactérias e anaeróbios.
3. O momento ideal para administração do antibiótico deve ser aquele que atinja concentrações adequadas no tecido no momento da contaminação, que geralmente ocorre imediatamente após a incisão. O momento considerado ideal é dentro de 60 minutos antes da incisão cirúrgica.[9]
4. Deve-se manter nível adequado do antibiótico durante todo o procedimento.
5. O antibiótico profilático deve ser descontinuado dentro de 24 horas, na maioria dos procedimentos, e dentro de 48 horas nas cirurgias cardíacas. Não há vantagem em manter o antibiótico além desse prazo e aumentar o risco de infecção por bactérias resistentes.[9]

A Tabela 1 mostra uma sugestão de antimicrobianos para a profilaxia da infecção cirúrgica de acordo com o tipo de cirurgia, para as cirurgias mais comuns em pediatria. Vale ressaltar que se trata apenas de um roteiro, mas é fundamental que se conheçam os agentes mais comuns do serviço e seu perfil de resistência para uma conduta adequada.

Tabela 1 Profilaxia antimicrobiana de acordo com o procedimento cirúrgico

Procedimento	Agentes mais comuns	Antibiótico de escolha
Apendicectomia	BGN e anaeróbios	Cefoxitina
Trauma abdominal penetrante	BGN e anaeróbios	Cefoxitina
Gastrectomia	BGN	Cefazolina
Colecistectomia	BGN	Cefazolina
Ressecção pulmonar	*S. aureus*	Cefazolina
Cirurgia cardíaca	*S. aureus* *S. epidermidis*	Cefazolina ou vancomicina*
Neurocirurgia	*S. aureus* *S. epidermidis*	Cefazolina ou vancomicina*
Cirurgia ortopédica	*S. aureus* *S. epidermidis*	Cefazolina ou vancomicina*

*Indicada nos locais com alta prevalência de *S. aureus* e *S. epidermidis* resistentes à cefazolina.
BGN: bacilo Gram-negativo.
Fonte: adpatada de Won e Wong, 2012.[9]

INFECÇÕES ASSOCIADAS A CATETERES VASCULARES

Os CV têm sido cada vez mais utilizados no cuidado de crianças criticamente enfermas e, apesar de trazerem vantagens evidentes quanto ao manejo e à preservação do acesso vascular, implicam risco aumentado de complicações infecciosas, com eventual impacto negativo no período de internação e no custo daquele tratamento. Muitos estudos comprovam a incidência crescente das bacteremias associadas à presença dos CV. A adoção sistemática de procedimentos padrão para a inserção e no cuidado desses dispositivos tem acarretado uma diminuição significativa da incidência de infecções da corrente sanguínea associadas a CV, já desde o início deste século.[10] Higiene das mãos, assepsia da pele, técnica asséptica de inserção e uso de todos os materiais de barreira (touca, máscara, avental e luvas estéreis, campo cirúrgico estéril) são imprescindíveis. Retirar o cateter assim que possível é mandatório, pois, quanto menor o tempo de sua utilização, menor o risco de infecção da corrente sanguínea associada a esse cateter. Os microrganismos podem contaminar o cateter a partir de sua superfície externa ou interna. A contaminação da superfície externa ocorre a partir da colonização pela microbiota da própria pele ou das mãos dos profissionais, e a contaminação do lúmen do cateter pode ocorrer pela manipulação inadequada do canhão do cateter ou pela contaminação de solução de infusão, se houver preparo ou fabricação inadequados. Os principais fatores de risco relacionados ao paciente para aquisição de infecção da corrente sanguínea são: internação em UTI, baixo peso ao nascimento, neutropenia, ventilação mecânica, nutrição parenteral total, idade menor do que 2 anos e doença de base, além da presença do CV, por óbvio. O tempo de permanência deixou de ser um risco por si só na adoção dos cateteres tunelizados ou implantados. Os principais CV utilizados em neonatologia e pediatria são:

- Cateter umbilical: inserido na veia ou artéria umbilical, apresenta alto risco de colonização com risco de infecção próximo de 5%. deve ser retirado precocemente.
- Cateter venoso periférico: mais comum em veias do antebraço ou mão, apresenta risco significativo de flebite, mas raramente é associado à infecção.[11]
- *Intracath* (cateter venoso central percutâneo, não tunelizado): inserção percutânea em veias centrais, apresenta colonização extra e intraluminal rápida, e alto risco de infecção da corrente sanguínea.
- PICC (cateter venoso central inserido perifericamente): utilizado em membros superiores, vai até a veia cava superior. Apresenta baixa taxa de infecção e pode ser mantido por longo tempo. Tem sido usado com bastante frequência para antibioticoterapia prolongada, mesmo em pacientes não críticos.[12]
- Cateter venoso central tunelizado (Hickman ou Broviac): implantado em veias subclávias, jugulares internas ou femorais: apresenta taxas de infecção muito baixas pela presença de *cuff*, que inibe a migração de microrganismos para o lúmen do catéter. muito usado em pacientes oncológicos.
- Cateter totalmente implantável (*port-a-cath*): implantado cirurgicamente na veia subclávia ou jugular interna, tunelizado abaixo da pele; possui porta subcutânea acessada por agulha e tem o menor risco de infecção da corrente sanguínea, pois o túnel impede a migração de microrganismos.

Os cateteres periféricos representam um risco muito menor de associação com infecção do que os centrais, entretanto, sua passagem em situações emergenciais e sua localização em veias femorais aumentam esse risco, pelo maior risco de contaminação associado a essa localização. Entretanto, diferentemente do recomendado para adultos, não são trocados rotineiramente nas crianças. Já os dispositivos centrais estão mais propensos a complicações graves, como endocardite e trombose. Sua utilização para nutrição parenteral também é considerada fator de risco importante para infecção (principalmente por *Candida* sp.) e inclusive morte, não sendo recomendada sua troca rotineira.

A prevenção das bacteriemias associadas a CV é medida essencial no controle das infecções de corrente sanguínea associada a cateteres, e o cuidado sistemático da lavagem de mãos nos cinco momentos é indispensável: antes de todos os contatos com o paciente, antes de todo procedimento com o paciente, após exposição a fluidos corporais, após todos os contatos com o paciente e após contato com áreas próximas ao paciente. O uso de antibioticoterapia profilática, tanto sistêmica quanto local, deve ser fortemente desencorajado, posto que, mesmo podendo exercer pequeno fator de proteção, aumenta significativamente o risco de seleção de agentes mais difíceis de serem controlados. Os agentes etiológicos mais comuns são os *Staphylococcus* coagulase-negativos[13] (*S. epidermidis, S. saprophyticus, S. hominis, S. haemolyticus, S. warneri*, entre outros), seguidos pelo *S. aureus* e bacilos Gram-negativos, enterococos e *Candida* sp. Cabe ressaltar que o *S. aureus* tem apresentado quedas seguidas de incidência a partir do uso rotineiro das medidas profiláticas de infecção, inclusive em seu perfil de sensibilidade,[14] com queda significativa da incidência de cepas meticilino-resistentes (MRSA), apesar de não haver tantos dados nacionais compilados, em comparação com outros países.[15]

O diagnóstico de infecção associada ao CV não costuma ser simples; deve sempre ser feita a exclusão de foco infeccioso que justifique os sintomas apresentados pelo paciente, posto que febre é um sintoma de pouca especificidade. Entretanto, secreção de aspecto purulento na inserção do cateter e sinais clínicos de bacteremia durante a infusão pelo CV são indicativos de que deve ser este o foco da infecção. Idealmente faz-se a coleta de um par de hemoculturas (central e periférica) na suspeita clínica: se apenas a hemocultura periférica resultar positiva, praticamente descarta-se a possibilidade de infecção associada ao CV; sendo somente a amostra central positiva, deve-se tratar apenas de colonização do cateter; caso se isole o mesmo agente em ambas as hemoculturas, é provável que o CV seja o responsável, e sua retirada deve ser considerada. Nessa eventualidade, caso a positividade da amostra central ocorra mais de 2 horas antes da amostra periférica, define-se o cateter como o foco da infecção. Hemoculturas quantitativas também são muito úteis nesses cenários.[16]

A retirada do CV na infecção da corrente sanguínea associada ao cateter é obrigatória nos casos de sepse grave, instabilidade hemodinâmica e endocardite. Caso seja optado por sua manutenção, mesmo na introdução de antibioticoterapia sistêmica, deve-se reavaliar essa opção após a identificação do agente. A antibioticoterapia empírica inicial deve ser dirigida aos agentes mais comuns, mas é importante que o pediatra, em parceria com a comissão de controle de infecção hospitalar, tenha conhecimento do perfil de sensibilidade dos agentes mais prevalentes naquela unidade ou região.

INFECÇÕES ASSOCIADAS À SONDAGEM VESICAL

As infecções do trato urinário (ITU) associadas aos cuidados de saúde quase sempre ocorrem em pacientes com sondagem do trato urinário. Entretanto, vale reforçar que, uma vez que as sondagens vesicais de alívio são a enorme maioria das sondagens realizadas na população pediátrica, o risco e a frequência dessa entidade é muito menor do que nos adultos. A adoção sistemática de procedimentos padrão e a técnica asséptica para a realização de sondagem vesical devem ser rotineiras, pois já têm sua eficácia comprovada na redução das complicações infecciosas associadas ao procedimento. Além do tempo de cateterização, também são fatores de risco para a ITU associada aos cuidados de saúde a colonização bacteriana do saco coletor, técnica não estéril, e erros no cuidado com o equipamento, como manter o sistema fechado. Outra medida simples de impacto significativo na diminuição da ocorrência dessas complicações é a redução da sondagem desnecessária ou evitável.[17]

A presença de bacteriúria, desde que não acompanhada de sintomas clínicos, não deve implicar tratamento. A diferenciação entre ITU associada à sondagem e bacteriúria assintomática associada à sondagem é imprescindível, posto que, ao diminuir a prescrição de antimicrobianos, diminui-se a pressão seletiva de cepas multirresistentes. A profilaxia antimicrobiana não deve ser indicada em pacientes com ITU de repetição que não apresentem refluxo vesicoureteral; mesmo na presença de refluxo. Quando indicada, deve ser feita somente até os 2 anos de idade, uma vez que não afeta a proporção de cicatriz renal nas crianças maiores, além de aumentar significativamente a incidência de agentes resistentes.[18] Os agentes isolados em pacientes cronicamente sondados podem ser os germes mais comumente associados à infecção urinária (*E. coli* e bacilos Gram-negativos), mas costumam ser agentes menos usuais, inclusive fungos ou mesmo infecções polimicrobianas.

O tratamento inicialmente é empírico, mas deve sempre ser orientado pela cultura, a partir do conhecimento do resultado; o uso de um antibiótico com um espectro mais restrito, mesmo em situação de evolução clínica favorável com o antibiótico inicial, deve ser sempre encorajado quando guiado pelo antibiograma (descalonamento). Na opção pelo tratamento inicial oral, tem sido utilizada no Brasil a cefuroxima, na dose de 30 mg/kg, dividida em duas tomadas diárias; se a opção for pelo tratamento empírico parenteral, seja pela gravidade do quadro ou pela baixa idade do paciente, a primeira opção é a ceftriaxona, 50 a 75 mg/kg, em dose única ou dividida a cada 12 horas, exceto em recém-nascidos, quando deve ser dada preferência à cefotaxima, 150 mg/kg divididos em três doses, pelo risco da hiperbilirrubinemia associada ao uso de ceftriaxona. Nunca é demais ressaltar que o laboratório de referência e o médico do paciente devem procurar conhecer os patógenos mais comuns daquele serviço de saúde ou região e seus perfis de sensibilidade.

REFERÊNCIAS BIBLIOGRÁFICAS

1. Lopes JMM, Tonelli E, Lamounier JA, Couto BR, Siqueira AL, Komatsuzaki F, et al. Prospective surveillance applying the National Nosocomial Infection Surveillance methods in a Brazilian pediatric public hospital. Am J Infect Control. 2002;30:1-7.
2. Siegel JD, Rhinehart E, Jackson M, Chiarello L; Health Care Infection Control Practices Advisory Committee. Guideline for isolations precautions: preventing transmission of infectious agents in healthcare setting. Am J Infect Control. 2007;35(10 Suppl 2):S65-164. Disponível em: www.dc.gov/hicpac/pdf/isolation/Isolation2007.pdf.

3. Bahlla A, Pultz NJ, Gries DM, Ray AJ, Eckstein EC, Aron DC, et al. Acquisition of nosocomial pathogens on hands after contact with environmental surfaces near hospital patients. Infect Control Hosp Epidemiol. 2004;25(2):164-7.
4. Centers for Disease Control and Prevention. Interim infection prevention and control. Recommendations for healthcare personnel during the Coronavirus Disease 2019 (Covid-19) pandemic. Disponível em: https://www.cdc.gov/coronavirus/2019-ncov/hcp/infection-control-recommendations; acesso em 16 abr. 2021.
5. National Nosocomial Infections Surveillance (NNIS) System Report, data summary from January 1992 through June 2004, issued October 2004. Am J Infect Control. 2004;32(8):470-85.
6. Gilio AE, Bousso A. Pneumonia em situações especiais. In: Rodrigues JC, Adde FV, Silva Filho LVRF. Doenças respiratórias. 2. ed. Barueri: Manole; 2011. p. 290-313.
7. Lynch JP, Zhanel GG, Clark NM. Infections due to Acinetobacter baumannii in the ICU: Treatment options. Semin Resper Crit Care Med. 2017;38:311-25.
8. Associação Paulista de Estudos e Controle de Infecção Hospitalar (APECIH). Manual de prevenção de infecções hospitalares de trato respiratório. 2. ed. revisada e ampliada. São Paulo: APECIH; 2005.
9. Won SY, Wong ES. Surgical site infections. In: Mayhall CG. Hospital epidemiology and infection control. 4. ed. Philadelphia: Lippincott Williams & Wilkins; 2012. p. 286-306.
10. Centers for Disease Control and Prevention (CDC). Vital signs: central line-associated blood stream infections – United States, 2001, 2008 and 2009. MMWR Morb Mortal Wkly Rep. 2011;60:243-8.
11. O'Grady NP. Guidelines for the prevention of intravascular catheter-related infections. Clin Infect Dis. 2011;52:e1-e32.
12. Safdar N. Meta-analysis: methods for diagnosing intravascular device-related bloodstream infection. Ann Intern Med. 2005;142(6):451.
13. da Silva AR, Simões ML, Werneck LS, Teixeira CH. Healthcare associated infections caused by coagulase-negative Staphylococci in a neonatal intensive care unit. Rev Bras Ter Intensiva. 2013.
14. Sutter DE, Milburn E, Chukwuma U, Dzialowy N, Maranich AM, Hospenthal DR. Changing susceptibility of Staphylococcus aureus in a US pediatric population. Pediatrics. 2016:137.
15. Kourtis M, Hatfield K, Baggs J, Mu Y, See I, Epson E, et al. Vital signs: epidemiology and recent trends in Methicillin-resistant and in methicillin-susceptible Staphylococcus aureus bloodstresm infections – United States. MMWR Morb Mortal Wkly Rep. 2019;68:214-9.
16. Raad I. Differential time to positivity: a useful method for diagnosing catheter-related bloodstream infections. Ann Intern Med. 2004;140(1):18-25.
17. Meddings I. Systematic review and meta-analysis: reminder systems to reduce catheter-associated urinary tract infections and urinary catheter use in hospitalized patients. Clin Infect Dis. 2010;51:550-60.
18. American Academy of Pediatrics, Subcommittee on Urinary Tract Infections, Steering Committee on Quality Improvement and Management. Urinary Tract Infection: clinical practice guideline for the diagnosis and management of the initial UTI in febrile infants and children 2 to 24 months. Pediatrics. 2011;128(3):595-610.

CAPÍTULO 18

CLASSIFICAÇÃO DE RISCO (TRIAGEM PEDIÁTRICA): O PASSADO E O PRESENTE

Katia Telles Nogueira
Eliane Matos dos Santos

AO FINAL DA LEITURA DESTE CAPÍTULO, O PEDIATRA DEVE ESTAR APTO A:

- Reconhecer a importância do gerenciamento de risco na emergência pediátrica.
- Acolher as crianças, adolescentes e suas famílias da melhor forma possível na primeira linha de atendimento emergencial.
- Conhecer as principais tabelas de classificação.
- Organizar as equipes de saúde e individualizar o atendimento.
- Conduzir o tratamento dos pacientes pediátricos com as condições mais frequentes na emergência.

INTRODUÇÃO

A classificação de risco em pacientes pediátricos é um tema que vem sendo discutido em todo o mundo, tendo sido tópico essencial nos esforços para um melhor atendimento nos serviços de emergência pediátrica. A capacidade de os serviços de emergência responder prontamente às necessidades das crianças varia muito entre os serviços e depende de vários fatores, como equipamento e suprimentos disponíveis, treinamento e experiência da equipe. A maioria das crianças que necessitam de atendimento emergência é avaliada em hospitais de comunidade por médicos ou outros profissionais de saúde com graus variáveis de treinamento, daí a necessidade de protocolos de classificação. As crianças são responsáveis por 25 a 30% de todas as visitas à emergência, mas apenas uma pequena parte delas representa uma emergência verdadeira.[1]

Recentemente a Sociedade Brasileira de Pediatria reconhece a emergência pediátrica como especialidade e realiza a sua titulação. O médico emergencista deve ter uma abordagem estruturada na avaliação inicial e no tratamento de uma criança instável de qualquer idade, independentemente do diagnóstico subjacente. O reconhecimento e avaliação precoce de alterações que põem em risco a vida com relação à oxigenação, ventilação, perfusão e função do sistema nervoso central podem gerar intervenções céleres, resolvendo assim as anormalidades que são a chave de uma reanimação pediátrica bem sucedida.[2]

A Portaria 2048 do Ministério da Saúde propõe a implantação nas unidades de atendimento de urgências o acolhimento e a "triagem classificatória de risco". De acordo com essa Portaria, esse processo "deve ser realizado por profissional de saúde, de nível superior, mediante treinamento específico e utilização de protocolos preestabelecidos e tem por objetivo avaliar o grau de urgência das queixas dos pacientes, colocando-os em ordem de prioridade para o atendimento". O Acolhimento com Classificação de Risco (ACCR) mostra-se como um instrumento reorganizador dos processos de trabalho na tentativa de melhorar e consolidar o Sistema Único de Saúde, estabelecendo mudanças na forma e no resultado do atendimento do seu usuário. É um instrumento de humanização. A estratégia de implantação da sistemática do ACCR possibilita abrir processos de reflexão e aprendizado institucional, de modo a reestruturar as práticas assistenciais e construir novos sentidos e valores, avançando em ações humanizadas e compartilhadas, pois necessariamente é um trabalho coletivo e cooperativo. Possibilita a ampliação da resolutividade ao incorporar critérios de avaliação de riscos, que levam em conta toda a complexidade dos fenômenos saúde/doença, o grau de sofrimento dos usuários e seus familiares, a priorização da atenção no tempo, diminuindo o número de mortes evitáveis, sequelas e internações. A Classificação de Risco deve ser um instrumento para melhor organizar o fluxo de pacientes que procuram as portas de entrada de urgência/emergência, gerando um atendimento resolutivo e humanizado.[3]

HISTÓRICO

A preocupação com a segurança do paciente remete aos princípios de Hipócrates, seguindo-se por diversos protagonistas da história da assistência em saúde que construíram uma base de conceitos que sustentam o movimento mais moderno.[2]

Desde a década de 1950, quando começaram a ser utilizados em unidades de pronto atendimento, os instrumentos de triagem foram evoluindo para sistemas mais complexos. Denomina-se sistema de triagem estruturado aquele que contempla um protocolo de classificação de risco válido e reprodutível, associado a adequação estrutural, profissional, tecnológica, com controle de qualidade. Esse conceito é importante, pois diversos fatores extrínsecos interferem no desempenho desses instrumentos, como: volume de atendimento e infraestrutura dos serviços de urgência; experiência e treinamento da equipe responsável pela classificação de risco; presença ou ausência de sistema informatizado.[2]

Os sistemas de triagem, como conhecidos atualmente, foram desenvolvidos a partir da década de 1990, em países de alta renda, para atender à população adulta. Os primeiros protocolos destinados à população pediátrica surgiram quase uma década depois, a partir de adaptações desses. Porém, a população pediátrica apresenta diversas peculiaridades que dificultam o processo de triagem. Ao longo da infância ocorrem crescimento e o desenvolvimento contínuo das áreas motora, cognitiva, socioemocional e da linguagem. A epidemiologia e sintomatologia das doenças, a resposta fisiológica e os padrões de normalidade de sinais vitais são diferentes em cada faixa etária. Crianças muito jovens podem acrescentar dificuldades à aferição e interpretação dos sinais vitais e influenciar a comunicação entre os profissionais de saúde e o binômio criança-responsável. Esses aspectos tornam a abordagem de crianças das diversas faixas etárias bastante distinta e, em conjunto, tornam um desafio o desenvolvimento de um sistema de triagem pediátrico seguro e eficaz.[2]

Atualmente, existem diversos sistemas de triagem validados em populações pediátricas de diferentes países, sendo o Sistema de Triagem de Manchester (MTS), a Escala Canadense de Triagem e Acuidade (CTAS) e o Índice de Gravidade na Emergência (ESI) os mais difundidos. Entretanto, o desempenho de sistemas de triagem é variável de acordo com as características da população assistida e a infraestrutura disponível. Quanto maior a diversidade socioeconômica e epidemiológica, maior a diferença de *performance* dessas escalas. Apesar de os sistemas mais difundidos terem apresentado boa validade na população pediátrica de seus países de origem, a evidência para utilização desses sistemas em países de baixa e média renda, sem adaptação transcultural adequada, é insuficiente. Os estudos de validade realizados em países de baixa e média renda são poucos, de baixa a moderada qualidade e contemplam instrumentos heterogêneos, como a Pontuação de Alerta Precoce Pediátrico (PEWS), para identificar pacientes internados evoluindo com gravidade; a Avaliação e Tratamento de Triagem de Emergência (ETAT), um sistema de três níveis, preconizado pela Organização Mundial da Saúde para países de baixa renda; e a Escala Sul-Africana de Triagem Pediátrica (pSATS), um sistema com quatro níveis validado na África do Sul. Assim, não há evidência suficiente para suportar o uso de um protocolo em particular na população pediátrica nesse grupo de países.[2]

No Brasil, o sistema de classificação de risco desenvolvido pelo Ministério da Saúde no programa Qualisus tem somente quatro categorias de urgência, não contempla as particularidades da faixa etária pediátrica e não tem alcance com adesão nacional expressiva. Por outro lado, os países desenvolvidos na Europa, América do Norte e Austrália são complexos e tornam sua adoção em ampla escala problemática em um contexto de saúde heterogêneo como o brasileiro. Além disso, as versões pediátricas desses modelos carecem de muitas especificidades para essa faixa etária, e de literatura suficiente sobre sua validade e confiabilidade.[4]

Em 2015, autores brasileiros publicaram uma proposta para um novo instrumento de classificação de risco em emergências pediátricas, a Classificação de Risco em Pediatria (CLARIPED).[5]

Em 2020, a mesma ferramenta CLARIPED foi apresentada em tese de mestrado em versão informatizada.[2]

O processo classificação de risco deve ser realizado em área específica, próximo à recepção, e iniciado assim que o paciente chega ao setor de urgência e emergência, com duração total de 2 a 5 minutos. Toda a equipe da emergência deve estar familiarizada com o CLARIPED e a equipe da recepção deve estar apta a reconhecer os discriminadores de urgência Vermelho e Laranja para que o acionamento da equipe de enfermagem e o direcionamento desses pacientes às salas de trauma ou observação seja imediato. Caso possível, recomenda-se que a sala de espera seja separada da sala de reavaliação, onde devem permanecer os pacientes que estão aguardando exames, procedimentos, medicações e passarão novamente por atendimento médico.[5]

PROTOCOLOS DE TRIAGEM EM SERVIÇOS DE URGÊNCIA E EMERGÊNCIA

A maioria das escalas de triagem é estratificada em cinco níveis ou categorias de urgência. As mais utilizadas no mundo são: a Escala Australiana de Triagem (ATS); a CTAS; o MTS e o ESI. E o CLARIPED, publicado no Brasil.[5-9]

CLARIPED[5]

O protocolo tem discriminadores gerais e obrigatórios, e de acordo com o motivo da consulta.

Tabela 1 Escala Australiana de Triagem (ATS)

Categoria	Resposta	Descrição da categoria	Exemplos de condições
1. Imediato	Avaliação de tratamento imediato	Risco de morte imediato	Parada cardíaca Parada respiratória
2. Emergência	Avaliação e tratamento em 10 min	Risco de morte iminente	Dispneia intensa Dor torácica Dor intensa Politraumatismo
3. Urgência	Avaliação e tratamento em 30 min	Risco de morte potencial	Perda de sangue moderada Dor moderada a intensa
4. Semiurgência	Avaliação de tratamento em 60 min	Potencialmente grave	Vômito Dor moderada
5. Não urgência	Avaliação e tratamento em 120 min	Menos urgente	Dor leve sem riscos Poucos sintomas de condições de baixo risco

Fonte: Reed e Bendall, 2015.[6]

Tabela 2 Escala Canadense de Triagem e Acuidade (CTAS)

Nível	Descrição
1 – Ressuscitação	Convulsão em andamento Inconsciência Grande trauma Dispneia intensa
2 – Emergência	Desidratação intensa Dispneia moderada. $SatO_2 < 92\%$ Dor de garganta com secreção incomum
3 – Urgência	Relato de convulsão, no momento alerta Aspiração de corpo estranho sem dispneia Asma moderada. $SatO_2$ 92 a 94% TCE, perda de consciência, mas no momento, alerta
4 – Menos urgente	Asma leve. $SatO_2 > 94\%$ Laceração com necessidade de sutura TCE leve sem perda de consciência Febre inespecífica, bom estado geral
5 – Sem urgência	Troca de curativo Renovação de receita de medicamento Mordida pequena de animal

Fonte: The Canadian Triage and Acuity Scale,2013.[7]

Tabela 3 Sistema de triagem de Manchester (MTS), que classifica os atendimentos por cores

Cor	Exemplos de condições
Vermelho	Via aérea obstruída Choque Criança não responsiva Dispneia intensa
Laranja	Dor intensa Febre elevada Hemorragia aparente
Amarelo	Dor moderada Vômito persistente
Verde	Vômito Dor leve
Azul	Não é urgência

Fonte: Emergency Triage. Manchester Triage Group, 2014.[8]

Tabela 4 Índice de gravidade na emergência (ESI)

Nível	Descrição	Exemplos
1	Intervenção imediata necessária, sem demora, para salvar vidas	Parada cardíaca Sangramento maciço
2	Alto risco de deterioração ou sinais de um problema crítico	Convulsão Sepse Desidratação grave Cetoacidose diabética
3	Estável, com vários tipos de recursos necessários para investigar ou tratar (como testes de laboratório e imagens de radiografia)	Dor abdominal Febre alta com tosse
4	Estável, com apenas um tipo de recurso antecipado (como apenas uma radiografia ou apenas suturas)	Laceração simples Dor ao urinar
5	Estável, sem recursos previstos, exceto medicamentos orais ou tópicos, ou prescrições	Renovação de prescrição

Fonte: Gilboy et al., 2005.[9]

Tabela 5 CLARIPED: discriminadores gerais e obrigatórios

Discriminador	Vermelho	Laranja	Amarelo	Verde	Azul
Tempo máximo de espera	Imediato	10 min	30 min	90 min	180 min
Estado geral	Agonizando	Parece muito doente Prostração importante	Parece doente Prostração leve a moderada	Parece pouco doente Sem prostração	Muito bom Não parece doente
Dor (nível)[a]		Forte (7 a 10)	Moderada (4 a 6)	Leve (1 a 3)	Sem dor (0)
Febre (TAx)[b]		Relato de febre ≥ 38,5°C em < 3 meses	Relato de febre ≥ 37,5°C em < 3 meses de idade Relato de febre ≥ 38,5°C em < 3 anos de idade Relato de febre ≥ 39,5°C em qualquer idade		
Idade			Recém-nascido (idade ≤ 28 dias)		
Retorno			1 retorno em < 24 horas 2 retornos em < 72 horas		

[a] O nível de dor deve ser avaliado por escalas apropriadas para a idade do paciente, como a escala flacc ou escala de faces para < 5 anos e a escala analógico-visual para > 5 anos.
[b] Relato de febre (temperatura axilar, TAx) aferida com termômetro na doença atual (algum pico nas últimas 24 horas).

CONSIDERAÇÕES FINAIS

Levando-se em consideração a heterogeneidade de populações e serviços de emergência de diferentes países, parece pouco viável e inadequada a ideia da adoção universal de um único sistema de classificação de risco ou até mesmo o estabelecimento de um padrão-ouro. A escolha de um sistema de classificação de risco para serviços de emergência deve-se basear no grau de evidência de sua validade e confiabilidade, visando ao melhor desempenho possível. Por outro lado, a comparação de resultados de estudos de validade de ferramentas e populações muito distintas deve ser realizada criteriosamente para não gerar conclusões equivocadas. A rigor, a adoção de qualquer instrumento deve levar em conta aspectos socioculturais e econômicos, de infraestrutura e de qualificação profissional do novo contexto no qual será inserido.[4,5]

Deve-se pesar o custo-benefício de implantar ferramentas estrangeiras, que necessitam de cuidadosa adaptação transcultural, seguida de estudos de validade e confiabilidade nas populações em questão *versus* a implantação de ferramentas locais criteriosamente desenvolvidas e submetidas a estudos de validade e confiabilidade nos contextos aos quais se aplicam.[4,5]

O sistema informatizado CLARIPED demonstrou bom desempenho em diferentes contextos de atendimentos de urgências e emergências brasileiros, com excelente capacidade discriminativa entre os níveis de urgência. Até o momento, o CLARIPED é o único sistema de classificação de risco pediátrico brasileiro com evidência que suporte sua implantação em serviços de emergência no Brasil.[2]

REFERÊNCIAS BIBLIOGRÁFICAS

1. Kliegman RR, Stanton BMD, St. Geme J, Schor N. Nelson Tratado de Pediatria. 18. ed. Rio de Janeiro: Elsevier; 2009.
2. Traldi PC Validade do sistema de classificação de risco em pediatria – CLARIPED – para serviços de urgência e emergência pediátrica. Rio de Janeiro: UFRJ; 2020.
3. Ministério da Saúde. Portaria 2048. Publicada em 05 nov. 2002.
4. Magalhaes-Barbosa MC, Robaina JR, Prata-Barbosa A, Lopes CS. Reliability of triage systems for paediatric emergency care: a systematic review. Emerg Med J. 2019;36(4):231-8.
5. Magalhaes-Barbosa MC, Barbosa AP, Cunha AJLA, Lopes CS. CLARIPED: um novo instrumento para classificacão de risco em emergências pediátricas. Revista Paulista de Pediatria. Rev Paul Pediatr. 2016;34(3):254-62.
6. Reed B, Bendall JC. Rurality as a factor in ambulance use in health emergencies. Australasian Journal of Paramedicine: 2015;12(1).
7. The Canadian Triage and Acuity Scale. Combined Adult/Paediatric Education Program. Versão Novembro 2013. Disponível em: http://ctas-phctas.ca/wpcontent/uploads/2018/05/participant_manual_v2.5b_november_2013_0 .pdf; acesso em 07 mar. 2021.
8. Emergency Triage. Manchester Triage Group. 3. ed. 2014. Disponível em: http://healthindisasters.com/images/Books/Emergency-Triage--Manchester-Triage-Group-Third-Edition.pdf; acesso em 07 mar. 2021.
9. Gilboy N, Tanabe P, Travers DA, Rosenau AM, Eitel DR. Emergency Severity Index, Version 4: Implementation Handbook. AHRQ Publication No. 05-0046-2. Rockville: Agency for Healthcare Research and Quality; 2005.

CAPÍTULO 19

CLASSIFICAÇÃO DE RISCO (TRIAGEM PEDIÁTRICA): O PRESENTE E O FUTURO

Adriana Becker
Cristiano Amaral de Leon
Sérgio Luís Amantéa

AO FINAL DA LEITURA DESTE CAPÍTULO, O PEDIATRA DEVE ESTAR APTO A:

- Valorizar a importância da triagem e a sua história ao longo do tempo.
- Conhecer as normatizações do processo da triagem.
- Saber como o processo da priorização assistencial deve ser realizado.
- Conhecer os modelos de triagem mais utilizados na faixa etária pediátrica.
- Questionar qual é o futuro da triagem pediátrica.

INTRODUÇÃO

A triagem é a priorização do atendimento ao paciente (ou vítimas durante um desastre) de acordo com a doença ou lesão, prognóstico, gravidade e disponibilidade de recursos. O termo triagem originou-se do verbo francês "*trier*", que significa classificar, organizar.[1]

A história mostra que a triagem de pacientes foi inicialmente utilizada durante os períodos de guerras. Na França, no período de Napoleão Bonaparte, a triagem nos hospitais era utilizada para atender os soldados feridos em combate. Nos EUA, durante a Guerra Civil, nos campos de batalha, os soldados feridos eram classificados e posteriormente encaminhados para os hospitais. Durante a I e II Guerras Mundiais, a triagem foi o procedimento que determinou quais soldados feridos poderiam ser devolvidos ao campo de batalha. A triagem militar continuou a evoluir durante as Guerras Coreana (1950) e Vietnamita (1955) com o princípio de fazer o "maior bem para o maior número de feridos", sendo também utilizada na guerra do Iraque (2003). O processo de triagem também é preconizado durante os desastres com múltiplas vítimas e em Serviços de Emergência (SE).[1]

Os Departamentos de Emergência (DE) da Austrália foram os primeiros a formalizarem a triagem estruturada, onde na década de 1970 foi desenvolvida uma escala de cinco níveis baseada na relação tempo de atendimento e gravidade, sendo cada nível representado por uma cor.[2] Nos anos 1990, essa escala foi modificada e adotada como padrão pela Australasian College for Emergency Medicine (ACEM), e passou a se chamar *Australasian Triage Scale* (ATS) nos anos 2000.[3]

No Brasil, o estado de Minas Gerais foi o pioneiro na utilização do Sistema de Triagem de Manchester (MTS) e adotou-o como política pública a partir de 2008, principalmente pelo fato de não ser baseado em presunção diagnóstica, ser centrado na queixa apresentada, pois nem sempre um diagnóstico define a urgência do atendimento, tendo sido implementado nas Emergências Pediátricas no segundo semestre de 2012.[4]

O sistema de Acolhimento com Classificação de Risco (ACCR), proposto pelo Ministério da Saúde (MS) no Brasil, através da Política Nacional de Humanização, representa uma das intervenções para reorganizar o atendimento dos serviços de urgência e implementar o atendimento na rede.[5] Assim, na Rede de Atenção às Urgências, instituída em 2011, o ACCR compõe a base do processo e dos fluxos assistenciais, requisito de todos os pontos de atenção.[6]

O Conselho Federal de Medicina (CFM), através da resolução n. 2.077/2014, normatizou o funcionamento dos Serviços Hospitalares de Urgência e Emergência, bem como do dimensionamento da equipe médica e do sistema de trabalho, com a implementação de protocolos de ACCR para melhor organização assistencial dos Serviços Hospitalares de Urgência e Emergência, tornando obrigatória a implantação do ACCR para atendimento dos pacientes nos Serviços Hospitalares de Urgência e Emergência.[7]

Os Serviços de Emergência Hospitalares (SEH) prestam cuidados a milhões de pessoas por ano. Dessa forma, a avaliação médica de urgência e o tratamento inicial deverão seguir um plano bem definido, conforme as necessidades da comunidade e as competências de cada Serviço.[8]

Os pacientes visitam cada vez mais os SE nos últimos anos. Infecções do trato respiratório superior, asma e gastroenterite não bacteriana foram os diagnósticos mais comuns entre os pacientes. No entanto, os sintomas clínicos podem ser semelhantes a diversas patologias, podendo apresentar-se como quadros graves, o que eleva a importância de um sistema de triagem, sendo prioritário devido à superlotação dos pacientes pediátricos.[9] É nesse contexto que o processo de triagem surge, sendo crucial a sua implementação para garantir a boa gestão dos Serviços e a equidade dos cuidados prestados aos usuários.[8]

Em um estudo realizado na Espanha, 64% dos pacientes que procuraram o pronto-socorro foram classificados como de baixa complexidade, o que levava à saturação dos Serviços. Na implementação de um serviço de consulta telefônica, realizada por enfermeiros especialistas, 46% dos casos classificados como de maior gravidade, na triagem subsequente realizada no hospital de referência, a concordância da avaliação foi moderada, ocasionando uma mudança de atitude em quase metade dos pais, que acabaram não procurando o SE após o contato telefônico.[10]

Frequentemente os SEH são utilizados pelos usuários como uma das principais entradas no sistema de saúde (público ou privado). São vários os motivos para essa procura, tais como a facilidade de acesso, realização rápida de exames diagnósticos, consulta médica não agendada, entre outros. Além disso, o número de pacientes, com uma ampla variedade de situações clínicas que demandam os SEH, vem aumentando em todo o mundo, ocasionando superlotação, o que pode levar à iniquidade para os pacientes com maior risco clínico, aumento na ocorrência de eventos adversos e deterioração das condições de trabalho. E quando associado à precarização dos Serviços e dos processos pode resultar em desfechos clínicos ruins.[11]

Diante desse cenário, é necessário organizar uma ordem de atendimento, a partir da utilização de um Sistema de Priorização Assistencial (SPA), também chamado de classificação de risco ou triagem. É uma ferramenta utilizada nos serviços de urgência e emergência, tendo como objetivo avaliar e identificar os pacientes que precisam de atendimento prioritário, segundo a gravidade clínica, o risco de agravamento ou grau de sofrimento,[11] além de informar ao paciente e aos familiares que não corre risco imediato e o tempo provável de espera, dar melhores condições de trabalho para os profissionais, promover o trabalho em equipe por meio da avaliação contínua do processo, aumentar a satisfação dos usuários e possibilitar a pactuação e a construção de redes internas e externas de atendimento.[5]

O PROCESSO DE TRIAGEM

O processo de triagem deve existir quando houver concorrência pelo atendimento, podendo aumentar o tempo de espera dos pacientes. Na sua implementação, é um processo dispendioso, requer investimento em infraestrutura e na formação de profissionais qualificados. Observa-se que, em momentos de menor demanda no SE, o profissional escalado para triar acaba ficando ocioso, levando a um "desperdício" de recursos humanos.

O paciente pediátrico ao procurar o serviço de saúde é acolhido pelo enfermeiro que realiza uma escuta qualificada, avalia e classifica o paciente determinando a prioridade do atendimento.[1,12]

A triagem pediátrica é uma tarefa ainda mais desafiadora devido às dificuldades de comunicação com crianças pequenas, ansiedade dos pais, alta variabilidade nos parâmetros fisiológicos, epidemiologia e apresentação clínica de diversas doenças.[13]

A classificação de risco deve ser executada por profissional treinado e qualificado, em ambiente adequado, em menor tempo possível priorizando a segurança dos pacientes que aguardam o primeiro atendimento médico.[5,12] Deve ser desempenhada privativamente por profissional de enfermagem de nível superior, preferencialmente com experiência em serviço de urgência e com capacitação para a atividade, conforme aprovado pelo Conselho Federal de Enfermagem (COFEN) através da Resolução n. 423/2012.[12,14] Quando a classificação for realizada por enfermeiros, o protocolo adotado deverá ser baseado obrigatoriamente em sintomas, não podendo envolver diagnóstico médico (Resolução CFM n. 2.077/2014).[7] Além disso, os enfermeiros que realizam a triagem têm menos formação em priorizar crianças em hospitais gerais quando comparados aos hospitais pediátricos especializados.[9]

Outrossim, o protocolo implementado no SE deve ser apropriado às condições de cada instituição e ser de conhecimento de toda a equipe que atua na urgência: médicos, enfermeiros, técnicos de enfermagem, psicólogos, assistentes sociais e funcionários administrativos.[5]

Para a organização do Serviço e do atendimento na urgência é muito importante que a classificação de risco seja divulgada com clareza para os usuários. O protocolo também deve explicitar qual será o encaminhamento a ser dado ao paciente após a classificação. Recomenda-se o uso preferencial de cores, e não de números, para a classificação de risco (exemplo no caso de quatro níveis de classificação, do mais grave ao menos grave: vermelho, amarelo, verde, azul).[5]

Deve-se considerar que a triagem é um processo dinâmico, e os pacientes que aguardam o atendimento devem ser reavaliados se o tempo de espera após a classificação for maior do que aquele que foi estipulado no protocolo ou na presença de alguma mudança clínica do paciente. Dessa forma a identificação da classificação deve constar na ficha de atendimento, e não diretamente no usuário (como na pulseira), podendo mudar em função de alterações do estado clínico e de reavaliações sistemáticas.[5]

O processo de triagem deverá ser realizado considerando: o histórico da doença atual, sinais vitais, gravidade do quadro, histórico pregresso e atribuir prioridade ao paciente. A triagem pode ser focada ou abrangente. A triagem abrangente refere-se a fazer um histórico completo, verificar sinais vitais, determinar alergias e, se for o caso, realizar um exame físico. A triagem focada é geralmente usada para doenças ou lesões menores e inclui um histórico mais limitado e triagem antes de avaliar a prioridade do paciente.[1]

As vantagens da triagem abrangente incluem: identificação imediata de pacientes com risco de vida ou emergências; com início do primeiro atendimento. Esse sistema pode demorar mais tempo, levando a um acúmulo de pacientes a serem atendidos pela equipe de triagem. Assim, a implementação de um sistema de dois níveis com o enfermeiro da triagem, a partir da queixa principal e avaliação clínica, avaliando a necessidade de atendimento imediato ou se poderá aguardar avaliação e registro adicionais.[1]

A triagem não é um ponto final, mas o início de um processo de exame e discriminação clínica. A análise da triagem e de outros dados inerentes são de extrema relevância para o desenho e mudança operacional dos SE. Não basta implementar, é necessário estudar como ela decorre e quais os resultados, os aspectos positivos, os negativos, o que deverá permanecer e o que deverá ser modificado. Vários aspectos devem ser considerados na avaliação da triagem, tais como a usabilidade, a quantificação do impacto do sistema na prestação de cuidados de saúde, tendo em conta variáveis de resultado, a qualidade dos parâmetros, a consistência, a reprodutibilidade, a validade, entre outros.[13]

O DE superlotado leva a um atraso no tratamento de pacientes criticamente enfermos, aumentando a taxa de morbidade e mortalidade. Portanto, o sistema de triagem pediátrico de atendimento de emergência é uma ferramenta importante para priorizar crianças gravemente doentes. Ao pediatra, cabe salientar que as diferentes respostas fisiológicas e psicossociais tornam a formatação de tais sistemas desafiador.[15]

MODELOS DE TRIAGEM

Os modelos de triagem existentes apresentam grande variação. Existem estratificação de dois a cinco níveis, sendo os de cinco níveis os mais aceitos em função de um maior poder de discriminação.[1,12,13] Pequenas diferenças na avaliação podem levar a uma classificação errônea e colocar em risco a vida do paciente.[9]

Nos protocolos de triagem com 2 níveis, estratificam o paciente em urgente e não urgente. Nos de 3 níveis, em emergência, urgência e não urgência. Nos de 4 níveis, em emergência óbvia, emergência com potencial forte, emergência potencial e não emergência. Já nos de 5 níveis em emergência, muito urgente, urgente, pouco urgente e não urgente. Nas estratificações com mais estratos verificam-se um melhor poder discriminatório, mas acarretando aumento dos custos, do tempo e da complexidade na realização do processo da triagem. Tanable et al. demonstraram a incapacidade dos sistemas de triagem de 3 níveis de discriminar com precisão a gravidade. É importante um sistema de triagem que seja compreendido por todos e que possa acompanhar o número de pacientes que aguardam para ser internados.[16]

É importante saber até que ponto as escalas de triagem são confiáveis, pois todas foram desenvolvidas principalmente para priorizar pacientes adultos, e a versão pediátrica foi complementada posteriormente. As escalas de triagem com avaliação específica para crianças mais utilizadas são a ATS, o Índice de Gravidade de Emergência (ESI), o MTS e o Escore de Triagem e Acuidade Canadense Pediátrico (paedCTAS).[9]

O processo de triagem deve ter altas taxas de concordância entre avaliadores. Estudos de validade e confiabilidade de escalas de triagem de cinco níveis foram realizados predominantemente em seus países de origem e em adultos. Revisões sugerem que ainda há muitas lacunas nesse tema, havendo poucos estudos sobre seu desempenho na população pediátrica.[13]

As melhores evidências de confiabilidade, dos sistemas de triagem nos SE pediátrica, são as escalas de PedCTAS, MTS e ESI V.4 nas populações dos países onde esses instrumentos foram desenvolvidos. São necessárias adaptações transculturais criteriosas e treinamentos eficazes seguidos de estudos de confiabilidade local, principalmente na adoção desses sistemas de triagem em países com diferentes qualificações profissionais e contexto cultural.[13]

Zachariase et al. realizaram uma revisão sistemática visando a identificar todos os estudos que avaliaram o desempenho dos sistemas de triagem utilizados em SE. Foram 66 estudos observacionais que avaliaram os 33 diferentes sistemas de triagem, e desses muitos carecem de uma avaliação rigorosa. Os mais utilizados e avaliados foram o ESI (n = 22), o MTS (n = 15) e o CTAS (n = 13). Eles apresentam uma validade de boa a moderada na identificação dos pacientes com alta e baixa urgência. Seu desempenho, no entanto, é altamente variável e as diferenças nos desenhos dos estudos, populações e padrões de referência dificultam as comparações, diante das evidências disponíveis.[17]

Até o momento, não existe um sistema de triagem padrão-ouro para a priorização do paciente pediátrico do SE. O melhor protocolo seria aquele que pudesse detectar com precisão a necessidade de tratamento de urgência, conseguisse diminuir a superlotação do SE, detectasse a necessidade de admissão hospitalar e com isso diminuísse a morbimortalidade. Baseado nessas premisas, Uthen et al. realizaram uma comparação entre protocolos de triagem para detectar o sistema que possuísse melhor acurácia para detectar pacientes gravemente enfermos durante o processo de triagem nas Unidades de Emergência e Urgência. Nesse aspecto, o ESI demonstrou ter uma validade mais adequada do sistema de triagem e também uma maior capacidade de previsão das admissões de crianças enfermas.[15,18]

Ebrahimi et al. verificaram um nível de concordância do ESI maior que o do MTS, sendo que o ESI fornece uma confiabilidade mais robusta do que qualquer outra escala de triagem. O ESI tem estrutura simples e critérios objetivos, é fácil de aprender e facilmente adaptável a outras culturas, resultado diferente de outro estudo em que o MTS e o PedCTAS parecem ser apropriados para triagem de crianças.[9]

Os estudos revelam concordância considerável para os sistemas de triagem pediátrica e com confiabilidade entre os avaliadores. A versão mais recente da escala de triagem

ESI contribuiu para o aumento de sua confiabilidade. Além disso, tem uma estrutura simples, critérios objetivos, fácil de aprender e adaptável a outras culturas. Mais estudos são necessários, pois a confiabilidade do ESI foi avaliada em diversos estudos, com evidências limitadas para outras escalas de triagem.[9]

A concordância entre os avaliadores vem aumentando com o tempo, provavelmente devido às revisões das escalas de triagem ocorridas nos últimos anos, apoiando a ideia de que os sistemas de triagem precisam ser atualizados regularmente, além disso, a experiência na utilização e o treinamento continuado. As escalas de triagem são capazes de fornecer confiabilidade aceitável em outros países, além do país de origem. No entanto, poucos estudos foram realizados fora do país de origem das escalas. O ESI mostrou alta confiabilidade mesmo em países distantes, provavelmente porque a avaliação dos parâmetros em sua maioria é objetivo e baseado em sinais vitais. A escala de triagem do ESI foi adaptada para uso em outros países, apesar das diversidades culturais. Os sistemas de triagem devem ser compatíveis com a cultura do atendimento no pronto-socorro do local.[9]

Os protocolos de classificação de risco não devem induzir a diagnósticos, apenas ordenar a gravidade dos pacientes. Eles apresentam algumas características semelhantes, mas diferenciando muito no quesito queixa inicial. Todos os protocolos citados a seguir utilizam escalas de cinco níveis, que caracterizam os pacientes como: emergência, muito urgente, urgente, pouco urgente e não urgente. Os protocolos mais utilizados são:[12]

A. Modelo australiano (ATS): foi o pioneiro e usa tempos de espera de acordo com gravidade. O ATS pode ser dividido em triagem de decisões primária e secundária. As decisões de triagem primária são baseadas na triagem da avaliação, alocação de uma categoria de triagem. Enquanto isso, as decisões de triagem secundária são baseadas sobre o início das intervenções de enfermagem, cuidados na emergência e o conforto do paciente. Os cuidados médicos devem ser iniciados imediatamente quando a criança é classificada no nível 1, dentro de 10 minutos para nível 2, dentro de 30 minutos para o nível 3, dentro de 60 minutos para o nível 4 e dentro de 120 minutos para o nível 5.[15]

B. Modelo canadense (*Canadian Triage Acuity Scale* – CTAS): muito semelhante ao modelo australiano, é mais complexo, utilizado amplamente no sistema de saúde canadense. O mecanismo de entrada é uma situação pré-definida. O CTAS é baseado em uma lista de queixas do paciente com modificadores de primeira e segunda ordem para condições específicas. Seu principal objetivo operacional determina o tempo para a avaliação inicial do paciente por um médico. O atendimento médico deve ser prestado imediatamente para o nível 1, dentro de 15 minutos para o nível 2, dentro de 30 minutos para o nível 3, dentro de 60 minutos para o nível 4 e dentro de 120 minutos para o nível 5.[15]

   Nas escalas ATS e CTAS ocorre o contato e observação do paciente, identificação da queixa e validação, tendo como guias orientadores as próprias escalas, nas quais a informação obtida é enquadrada.[15]

C. Modelo de Manchester (MTS): avalia o paciente a partir de sinais e sintomas e não em escalas de urgência pré-definidas que podem induzir ao diagnóstico. Utiliza algoritmos e discriminadores-chave, associados a tempos de espera simbolizados por cores. É utilizado em muitos países europeus.

   O MTS tem 52 fluxogramas representando uma queixa principal, dos quais 49 são adequados para crianças. Com base nos fluxogramas, discriminadores como condições de risco de vida e nível consciente são considerados. O discriminador selecionado identifica um nível de urgência. Cuidados médicos devem ser prestados imediatamente para o nível 1, dentro de 10 minutos para o nível 2, dentro de 60 minutos para o nível 3, dentro de 120 minutos para o nível 4 e em 240 minutos para o nível 5.[15]

D. Modelo norte-americano (ESI): trabalha com um único algoritmo baseado em fluxograma, a partir da avaliação do paciente, seu estado de consciência, permeabilidade das vias aéreas, ventilação, circulação, identificação da queixa e seu enquadramento (vide mecanismo de lesão), e, por fim, faz-se uma estimativa dos recursos necessários e assim determina a prioridade clínica. É utilizado em alguns estados norte-americanos.[15]

   O ESI foi desenvolvido nos Estados Unidos com cinco níveis. Pacientes que requerem intervenções imediatas para salvar a vida e devem ser vistos imediatamente são nível 1. Pacientes em alto risco, confusos, letárgicos, desorientados, com dor intensa, angústia e sinais vitais anormais devem ser vistos dentro de 10 minutos e são nível 2. Nível 3 é para pacientes que precisam de dois ou mais recursos, para o diagnóstico; podem ser exames de laboratório ou eletrocardiograma. Nível 4 é para pacientes que necessitem de um recurso, e no nível 5 se não necessitar de nenhum recurso. O específico fluxograma para crianças com febre foi adicionado na quarta versão do ESI.[15]

   A Tabela 1 compara esses modelos.[18]

Para alguns instrumentos não são definidos prazos para o primeiro contato com um médico após a chegada ao pronto-socorro. No ATS e CTAS, a adesão a esses prazos é registrada como um indicador descrevendo o desempenho do pronto-socorro. Por exemplo, nos níveis de triagem ATS I e II, pelo menos 97,5% e pelo menos 95% dos pacientes, respectivamente, devem ser atendidos por um médico dentro dos prazos definidos. Esses dados são publicados nos relatórios de desempenho dos serviços de emergência na Austrália (ATS) e Canadá (CTAS), servem como dados de referência e, em certa medida, têm um efeito sobre o reembolso.

Seria possível citar ainda a Escala Sul Africana de Triagem (SATS) que, apesar de ser mais simples e adaptável ao contexto de saúde brasileiro, só apresentava quatro níveis de urgência, estratificação insuficiente para os pacientes pediátricos, além de poucos estudos sobre seu uso na população pediátrica.[19]

Tabela 1 Características dos mais importantes instrumentos de triagem de cinco níveis usados em serviços de emergência internacionalmente

Parâmetro	ATS (NTS)	MTS	CTAS	ESI
Tempo para avaliação inicial	10 min	n. s.	n. s.	n. s.
Hora de entrar em contato com o médico	Imediato/30/30/60/ 120 min	Imediato/10/60/120/ 240 min	Imediato/15/30/60/ 120 min	Imediato/10 min/n. s.
Indicadores de desempenho	I: 97,5%; II: 95%; III: 90%; IV: 90%; V: 85%	n. s.	I: 98%; II: 95%; III: 90%; IV: 85%; V: 80%	n. s.
Retriagem	n. s.	Conforme necessário	I: continuamente; II: 15 min; III: 30 min; IV: 60 min; V: 120 min	Conforme necessário
Escala de dor	Escala de quatro pontos	Escala de três pontos; considerado como fator essencial na triagem	Escala de dez pontos	Escala analógica visual (10 pontos); se pontuação > 7/10, considerar alocação para ESI 2
Casos pediátricos	n. s., mas reconhecido como fator importante	Considerado	Versão especial do CTAS usado para crianças	Levar em consideração os sinais vitais, para diferenciação entre o ESI 2 e o ESI 3; critério de febre para crianças < 24 meses
Lista de diagnósticos ou sintomas-chave	Sim	52 sintomas-chave	Sim	Não usado explicitamente
Taxas de admissão esperadas	A partir de relatórios atualizados	n. s.	Sim	Dados sobre marcação de banco disponíveis
Material de implementação de treinamento	Limitado	Sim	Sim	Sim

ATS: Escala de Triagem Australasiana (escala de triagem anteriormente nacional, NTS); CTAS: Triagem Canadense e Escala de Acuidade; MTS: Escala de Triagem de Manchester; ESI: Índice de Gravidade de Emergência; n. s.: não especificado; I a V: níveis de prioridade de triagem.

A TRIAGEM NO BRASIL

No Brasil, o sistema de classificação de risco desenvolvido pelo MS no programa QualiSUS tem somente quatro categorias de urgência, não contempla as particularidades da faixa etária pediátrica e não tem alcançado adesão nacional expressiva.[19]

O CLARIPED é um instrumento de classificação desenvolvido no Brasil que apresenta cinco categorias de urgência, com a atribuição de cores e o tempo máximo de espera para o atendimento médico: Vermelha (emergência), Laranja (muito urgente), Amarela (urgente), Verde (pouco urgente) e Azul (sem urgência). A sua sistemática consiste em uma primeira etapa com aferição de quatro sinais vitais (escore Vipe); a segunda etapa consiste na avaliação de discriminadores de urgência (Tabela 2). Os demais discriminadores são avaliados de acordo com a queixa do paciente. Os pré-testes sugerem boa confiabilidade e validade, sendo necessários estudos em maior escala sobre sua validade e confiabilidade em diferentes contextos de saúde para ser mais amplamente utilizado.[19]

Nos SE no país o sistema de triagem mais utilizado é o de Manchester, que apresenta um custo de implementação e é um escore adaptado à faixa etária pediátrica. Reconhece-se que o MTS tem representado um auxílio para a prática clínica dos enfermeiros que atuam na classificação de risco. Entretanto, percebe-se a necessidade de submissão do protocolo a processo de adaptação cultural e validação para uso no Brasil, o que poderia clarear a definição dos discriminadores de classificação e aumentar a confiabilidade do protocolo, em especial no que se refere à avaliação da necessidade de mensuração dos sinais vitais.[20]

SISTEMAS DE TRIAGEM PARA PACIENTES PEDIÁTRICOS

Em muitos DE, os pacientes pediátricos são atendidos em Serviços que também atendem pacientes adultos. Dessa maneira, os critérios de triagem devem ser modificados para a faixa etária pediátrica, o que leva a uma melhora na acuidade da triagem pediátrica ao se considerar os sinais e sintomas anormais específicos por faixa etária. Os sinais e sintomas muitas vezes são sutis e difíceis de ser reconhecidos em crianças pequenas, especialmente aquelas com menos de 1 a 2 anos de idade; a inconfiabilidade da impressão clínica (mesmo com pessoal de triagem experiente) é frequente; fisiologia e comportamento em crianças, particularmente em bebês, são diferentes dos adultos; há maior morbidade e mortalidade em pacientes pediátricos do que em adultos com doenças semelhantes, além da variabilidade dos sintomas durante uma determinada doença.[1] Todas essas observações reforçam a antiga máxima de que "a criança não é um adulto pequeno".

Foram desenvolvidos diversos sistemas de acuidade para avaliar doenças e lesões em pacientes pediátricos, como sis-

Tabela 2 Discriminadores CLARIPED gerais e obrigatórios

Discriminador	Vermelho	Laranja	Amarelo	Verde	Azul
Tempo máximo de espera	Imediato	10 min	30 min	90 min	180 min
Estado geral	Agonizando	Parece muito doente	Parece doente	Parece pouco doente	Bom
		Prostração importante	Prostração leve a moderada	Sem prostração	Não parece doente
Dor (nível)*		Forte (7 a 10)	Moderada (4 a 6)	Leve (1 a 3)	Sem dor (0)
Febre (TAx)**		Relato de febre ≥ 38,5°C em < 3 meses	Relato de febre ≥ 37,5°C em < 3 meses de idade Relato de febre ≥ 38,5°C em < 3 anos de idade Relato de febre ≥ 39,5°C em qualquer idade		
Idade			Recém-nascido (≤ 28 dias)		
Retorno			1 retorno em < 24 horas 2 retornos < 72 horas		

* O nível de dor deve ser avaliado por escalas apropriadas para a idade do paciente, como a Escala Flacc ou Escala de Faces para < 5 anos e a Escala Analógico-Visual para > 5 anos.
** Relato de febre (temperatura axilar, TAx) aferida com termômetro na doença atual (algum pico nas últimas 24 horas).

temas de pontuação de trauma pediátrico, de doenças respiratórias, escalas para avaliação de febre, entre outras. Infelizmente, uma ferramenta abrangente de avaliação de triagem pediátrica que se aplica a todos os tipos de doenças e lesões pediátricas em toda a gama de faixas etárias pediátricas (recém-nascidos, bebês, crianças, idade pré-escolar, escolar e adolescentes) ainda não foi desenvolvida e validada em um grande número de pacientes pediátricos. No entanto, várias ferramentas de triagem pediátrica e/ou de avaliação estão disponíveis.[1]

Um sistema cinco níveis foi sugerido, semelhante ao dos pacientes adultos, sendo divididos em: nível 1 = crítico; nível 2 = emergência; nível 3 = urgente; nível 4 = não urgente; e nível 5 = atendimento rápido. Várias ressalvas importantes também foram sugeridas. Todos os pacientes pediátricos imunocomprometidos devem ser considerados gravemente doentes, mesmo que seus sintomas apresentados no momento não sejam críticos. São considerados imunocomprometidos os pacientes que utilizam corticosteroides ou imunossupressores, pacientes com doenças crônicas, malignidade e doença falciforme; e os muito jovens (particularmente bebês), que podem não ter os sinais e sintomas típicos de uma doença grave. Muitos dos sistemas de triagem pediátrica baseiam-se na avaliação primária (vias aéreas, respiração e circulação [ABC]) e em uma pesquisa secundária do American College of Surgeons Committee on Trauma.[1]

Todos esses diversos sistemas de triagem, sejam adultos ou pediátricos, precisam ser validados para confiabilidade e validade em grande número de pacientes pediátricos. Há evidências de que a aplicação dos sistemas de triagem de adultos pode não ser válida para pacientes pediátricos sem a adição de observações clínicas pediátricas e sinais vitais pediátricos.[1]

Em Serviços que a triagem seja realizada por médico, geralmente pelo médico responsável, é possível que os enfermeiros, ao seguirem protocolos escritos, possam redirecionar os pacientes para áreas predeterminadas, como um ambulatório. No entanto, documentação e protocolos escritos preestabelecidos são obrigatórios.[1]

Após décadas de atendimento em Unidades de Urgência e Emergência, entende-se que a sala de triagem, assim como a sala vermelha, são os dois locais de maior estresse dentro do DE. A sala de triagem é o cartão de visitas do DE. Dependendo do acolhimento inicial, poderá ocorrer uma relação de respeito, segurança e cumplicidade mútua entre a equipe assistencial e a família/paciente ou, de outra forma, inicia-se ali um caminho de angústias, incertezas e dúvida quanto ao atendimento realizado ao paciente pediátrico, que ao final todos sabem no que pode se transformar.

Durante todo esse tempo de DE acompanhando e aprimorando o conhecimento das equipes triadoras, a grande maioria das equipes destacadas para atender na sala de triagem ou estava iniciando sua carreira profissional e assim era destacadas para tal setor, ou era de certa forma obrigada a estar lá. Nas vezes em que os profissionais que se sentem entusiasmados ou atraídos para trabalhar na sala de triagem, os fluxos de atendimento transcorrem de acordo com os melhores preceitos éticos, humanitários e de segurança para com o paciente.

Após desfazer essa imagem assustadora da sala de triagem discutindo com as equipes triadoras a sua importância e função, avaliando, debatendo e aprendendo com cada membro da equipe desde o processo de escolha da melhor escala de triagem para o Serviço, a aceitação e o prazer de realizar essa função essencial torna-se mais prazerosa e agradável, sendo determinante para a melhora da qualidade assistencial.

Pode-se comparar o(a) triador(a) da sala de triagem ao "tocador de tambor" nas galés de navios romanos ou ao "mestre de bateria" nas escolas de samba. A partir de sua balização – classificação de risco –, as equipes do DE organizam suas velocidades de atendimento e número de profissionais por setor, baseados nos níveis de gravidade realizados pelo triador.

O FUTURO DA TRIAGEM

No cenário atual, com o aumento do número de atendimentos nos SE, necessidade de maior cuidado com dos pacientes, diminuição de recursos, demanda do público por um tratamento mais rápido, necessidade de seguir as normas governamentais, mantendo o foco na segurança e qualidade do paciente, espera-se que a triagem tenha um papel de destaque e a sua complexidade e importância sejam alcançadas.[1]

A triagem no DE redesenhada do futuro terá novos sistemas, processos e tecnologias ampliadas para agilizar o atendimento ao paciente. Com a tecnologia atual, os registros podem ser substituídos por dispositivos portáteis. Os registradores podem até não precisar estar fisicamente presentes na sala para entrevistar pacientes, mas podem usar técnicas de videoconferência. Sistemas de rastreamento instantâneos mais elaborados são possíveis. A comunicação em tempo real através de telefones celulares ou tecnologia de rastreamento de *microchips* permitirá que a enfermeira da triagem veja e se comunique instantaneamente com pacientes e famílias na sala de espera e em outras áreas. Os *pagers* do paciente podem ser distribuídos aos pacientes e familiares (e à equipe do DE) para notificá-los da disponibilidade da sala, radiologia e outras disponibilidades de testes. Informações médicas, incluindo medicamentos, alergias e histórico médico passado estarão automaticamente disponíveis via sistema informatizado, em vez de entrar manualmente, de uma forma que proteja a confidencialidade do paciente de acordo com a Lei de Portabilidade e Responsabilização de Informações em Saúde.[1]

Sistemas informatizados têm atraído a atenção, pois são superiores em prever resultados de pacientes quando comparados a abordagens tradicionais (p. ex., em pacientes com sepse e transferências não planejadas para a unidade de terapia intensiva [UTI]). As vantagens das abordagens de aprendizagem de máquina incluem sua capacidade de processar relações não lineares complexas entre preditores e produzir previsões mais estáveis, podendo melhorar a capacidade de tomada de decisão na triagem do SE. Goto et al. avaliaram os dados dos pacientes pediátricos nos DE dos EUA e verificaram que a abordagem de *learning machine* na triagem melhorou a capacidade discriminatória de prever desfechos clínicos e alta sensibilidade para prever pacientes que necessitam de cuidado crítico. Além disso reduziu o número de crianças mal identificadas em estado crítico nos níveis convencionais de triagem 3 a 5 (ou seja, crianças que seriam perdidas por abordagens convencionais). Também apresentou uma maior especificidade para prever o desfecho da internação, o que evitaria o excesso de danos às crianças que estão menos doentes.[21]

Haimi et al. avaliaram a triagem telefônica como instrumento que possa garantir que os pacientes com maior necessidade de atendimento médico imediato recebam tratamento o mais rápido possível. Os achados desse estudo corroboram estudos anteriores que constataram que a teletriagem é segura para os pacientes. Os resultados demonstram altos níveis de segurança do paciente após o contato com o serviço de telemedicina pediátrica, com adequação do diagnóstico e boa razoabilidade de decisão, além do alto cumprimento das recomendações. Esses serviços podem ajudar a reduzir a carga assistencial sobre os serviços médicos, particularmente pela redução de visitas desnecessárias ou evitáveis a clínicas e hospitais. Apesar dos benefícios bem documentados da triagem telefônica e da gestão de doenças, esses serviços envolvem inúmeros desafios médicos, tecnológicos e organizacionais no que diz respeito ao seu funcionamento e monitoramento, bem como acessibilidade e qualidade do serviço.[22]

Os dados individuais dos pacientes estarão conectados aos bancos de dados dos pacientes dentro e entre os Serviços para fins de pesquisa e novas terapias, bem como para o Serviço de vigilância (para novas doenças ou ameaças bioterroristas) estará disponível mantendo os direitos do paciente. Tais avanços, no entanto, dependem dos recursos financeiros necessários e dos contínuos avanços tecnológicos.[1]

RESUMO

A triagem é um componente crítico e necessário do cuidado dos DE e é essencial para o reconhecimento rápido do paciente gravemente doente e início da terapia, reduzindo a morbimortalidade. O início precoce da terapia não só salva vidas, mas também diminui o tempo de permanência hospitalar, na UTI e os custos com os cuidados de saúde. Uma triagem eficiente pode agilizar o atendimento ao paciente, melhorar o SE e aumentar a satisfação do paciente e da família, diminuindo assim o litígio e, o mais importante, melhorando o atendimento e o desfecho do paciente.

REFERÊNCIAS BIBLIOGRÁFICAS

1. Mace SE, Mayer TA. Triage. In: Baren J, Rothrock S, Brennan J, Brown L, editores. Pediatric Emergency Medicine. Philadelphia: Saunders Elsevier; 2008. p. 1087-96.
2. McMahon M. ED triage: is a five-level triage system best? Am J Nurs. 2003;103(3):61-3.
3. Australasian College for Emergency Medicine. Guidelines on the Implementation of the Australasian Triage Scale in Emergency Departments. Disponível em: http://www.acem.org.au/media/polices_and_guidelines/G24_Implementation_ATS.pdf.
4. Coutinho AAP, Cecílio LCO, Mota JAC. Classificação de risco em serviços de emergência: uma discussão da literatura sobre o Sistema de Triagem de Manchester. Rev Med Minas Gerais. 2012;22(2):188-98.
5. Brasil. Ministério da Saúde; Secretaria de Atenção à Saúde. Política Nacional de Humanização da Atenção e Gestão do SUS. Acolhimento e classificação de risco nos serviços de urgência. Brasília: MS; 2009.
6. Brasil. Ministério da Saúde. Portaria n. 1600, de 7 de julho de 2011. Reformula a Política Nacional de Atenção às Urgências e institui a Rede de Atenção às Urgências no Sistema Único de Saúde (SUS) [Internet]. Brasília; 2011. Disponível em: http:// bvsms.saude.gov.br/bvs/saudelegis/gm/2011/prt1600_07_07_2011.html; acesso em 7 out. 2017.

7. Portaria CFM. Disponível em: https://portal.cfm.org.br/images/PDF/resolucao2077.pdf.
8. Göransson KE, Ehnfors M, Fonteyn ME, Ehrenberg A. Thinking strategies used by Registered Nurses during emergency department triage. J Adv Nurs. 2008;61(2):163-72.
9. Ebrahimi M, Mirhaghi A, Najafi Z, Shafaee H, Roudi MH. Are pediatric triage systems reliable in the Emergency Department? Emergency Medicine International. 2020:9825730.
10. Sarria-Guerrero JA, Luaces-Cubells C, Jiménez-Fàbrega FX, Villamor-Ordozgoiti A, Pera PI, Guix-Comellaset EM. Impacto de las consultas y triajes telefónicos pediátricos en el uso del servicio de urgencias hospitalário. Emergencias. 2019;31:257-60.
11. Sacoman TM, Beltrammi DGM, Andreazza R, Cecílio LCO, Chioro dos Reis AA. Implantação do Sistema de Classificação de Risco Manchester em uma rede municipal de urgência. Saúde Debate. 2019;43(121):354-67.
12. Cordeiro Junior W, Torres BLB, Rausch MCP. Sistema Manchester de classificação de risco: comparando modelos 2014. Disponível em: https://docplayer.com.br/15263026-Sistema-manchester-de-classificacao-de-risco-comparando-modelos-welfane-cordeiro-junior-barbara-lopes-de-brito-torres-maria-do-carmo-paixao-rausch.html.
13. Magalhães-Barbosa MC, Robaina JR, Prata-Barbosa A, Lopes CS. Reliability of triage systems for paediatric emergency care: a systematic review. Emerg Med J. 2019;6:231-8.
14. Conselho Federal de Enfermagem. Resolução COFEN n. 423/2012. Normatiza, no âmbito do Sistema Cofen/Conselhos Regionais de Enfermagem, a participação do Enfermeiro na Atividade de Classificação de Risco [Internet]. Brasília: COFEn; 2012. Disponível em: http://novo.portalcofen.gov.br/resoluo-cofen-n-4232012_8956.html; acesso em 30 ago. 2016.
15. Aeimchanbanjong K, Pandee U. Validation of different pediatric triage systems in the emergency department. World J Emerg Med. 2017;8(3):223-7.
16. Tanabe P, Gimbel R, Yarnold PR, Adams GJ. The emergency severity index (version 3) 5-level triage system scores predict ED resource consumption. J Emerg Nurs. 2004;30:22-9.
17. Zachariasse JM, van der Hagen V, Seiger N, Mackway-Jones K, van Veen M, Moll HA.. Performance of triage systems in emergency care: a systematic review and meta-analysis. BMJ Open. 2019;9:e026471.
18. Christ M, Grossmann F, Winter D, Bingisser R, Platz E. Modern triage in the Emergency Department. Dtsch Arztebl Int. 2010;107(50):892-8.
19. Magalhães-Barbosa MC, Prata-Barbosa A, Cunha AJLA, Lopes CS. CLARIPED: um novo instrumento para classificação de risco em emergências pediátricas. Revista Paulista de Pediatria. 2016;34(3):254-62.
20. Guedes HM, Souza CC, Pinto Júnior D, Morais SS, Chianca TCM. Avaliação de sinais vitais segundo o sistema de triagem de Manchester: concordância de especialistas. Rev Enferm UERJ. 2017;25:e7506.
21. Magalhães-Barbosa MC, Robaina JR, Prata-Barbosa A, Lopes CS. Reliability of triage systems for paediatric emergency care: a systematic review. Emerg Med J. 2019;36:231-8.
22. Haimi M, Brammli-Greenberg S, Baron-Epel O, Waisman Y. Assessing patient safety in a pediatric telemedicine setting: a multi-methods study. BMC Medical Informatics and Decision Making. 2020;20:63.

CAPÍTULO 20

ABORDAGEM DA ASMA AGUDA NO SERVIÇO DE URGÊNCIA PEDIÁTRICA

Sérgio Luís Amantéa
Sani Santos Ribeiro

AO FINAL DA LEITURA DESTE CAPÍTULO, O PEDIATRA DEVE ESTAR APTO A:

- Reconhecer pacientes em crise aguda de asma (exacerbação).
- Classificar a crise de asma em níveis de gravidade.
- Identificar pacientes asmáticos com maior risco para desfecho fatal.
- Sistematizar a terapêutica da crise de asma em uma marcha sequencial de atendimento.
- Identificar critérios de gravidade que determinam hospitalização e transferência para unidade de tratamento intensivo (UTI).

DEFINIÇÕES

Asma é uma doença heterogênea, geralmente decorrente de um processo inflamatório crônico da via aérea. Clinicamente é definida pela presença de sintomas respiratórios: sibilância, taquipneia, opressão do tórax e tosse que varia de intensidade ao longo do dia. O processo é acompanhado de uma obstrução variável do fluxo aéreo à expiração. Essa sintomatologia pode ser observada pós-exposição a gatilhos de origem variável. Tanto a obstrução do fluxo aéreo quanto a sintomatologia apresentada podem apresentar reversibilidade de maneira espontânea ou pela ação de medicações específicas.

Várias definições têm sido utilizadas para caracterização da crise. O termo *status* asmático (estado de mal asmático) vincula gravidade das manifestações ao desfecho clínico e à terapêutica. Tem sido utilizado para definir uma exacerbação asmática grave que não respondeu ao tratamento. Uma série de limitações cai sobre essa definição, sobretudo acerca da caracterização das medicações necessárias a fim de atestar ausência de uma resposta clínica satisfatória, bem como uma vinculação ao tempo para definir o desfecho desejado. Asma aguda grave (AAG) (*acute severe asthma*) é o termo que tem sido amplamente utilizado e que vincula a gravidade da exacerbação a uma combinação de sinais e sintomas que procuram caracterizar a intensidade das anormalidades cardiorrespiratórias observadas, mesmo que não possa predizer o desfecho clínico futuro. Nessa concepção, toda exacerbação (crise aguda de asma) vem a caracterizar um episódio de piora progressiva dos sintomas clínicos associados à doença, como encurtamento das incursões e aumento da frequência respiratória, tosse, sibilância ou opressão torácica, de maneira isolada ou conjunta. Dessa forma, as agudizações ou crises de asma denotam episódios de perda de controle que se manifestam por sintomas da doença que requerem tratamento adicional de alívio (PAI).

A gravidade dessas exacerbações determinará a abordagem e terapêutica a ser administrada e pode discriminar quadros leves e moderados de situações associadas a maior risco: AAG e falência respiratória iminente.

Uma vez que a exacerbação tenha evoluído para quadro de falência respiratória, também se pode encontrar a caracterização clínica da situação com a denominação de asma quase fatal (*near fatal asthma*).

Mais recentemente, em função da grande heterogeneidade de conceitos e de uma clara identificação de fenótipos associados a maior gravidade, a denominação de síndrome da asma crítica (*critical syndrome asthma*) tem sido proposta para caracterizar os pacientes que vieram a necessitar de uma abordagem terapêutica mais agressiva (asma crítica, estado de mal asmático e asma quase fatal), incluindo tanto suporte farmacológico quanto ventilatório.

EPIDEMIOLOGIA

Dados epidemiológicos sobre manifestações agudas são pobres na América Latina. Sob o ponto de vista da assistência hospitalar, as crises agudas podem ser responsáveis por até 10% das admissões em salas de emergência e de 2 a 7%

das internações em UTI pediátrica. Estima-se que cerca de 1 entre cada 600 asmáticos experimentará um episódio de AAG no curso 1 ano.

A presença de qualquer um dos fatores referidos no Quadro 1 aumenta o risco do desenvolvimento de exarcebações, mesmo que os sintomas evidenciados sejam leves.

ESTIMATIVA DA GRAVIDADE

Ao se avaliar clinicamente uma criança em crise de asma, deve-se considerar uma série de manifestações associadas, que servirão de base para a estruturação de diferentes instrumentos de avaliação de gravidade. Independentemente do instrumento a ser utilizado, é importante que se tenha em mente que uma única manifestação atrelada à maior gravidade deve servir de alerta para caracterização da intensidade de uma crise. No Quadro 2, observam-se manifestações clínicas capazes de discriminar crises leves daquelas com apresentações mais graves, inclusive com risco iminente de falência respiratória.

TRATAMENTO

Há cerca de 40 anos não se identificam novas drogas para o tratamento da asma aguda. Progressos terapêuticos têm sido obtidos mais no que tange à otimização do uso de "velhos fármacos" do que o emprego de medicações novas.

Os objetivos do tratamento das agudizações são melhorar a hipoxemia, evitar a hipóxia, reverter a obstrução brônquica, evitar o agravamento da crise e encaminhar a criança quer para a internação, quer para uma unidade de cuidados intensivos, quer para a casa.

A crise de asma deve ser classificada segundo sua gravidade (Quadro 2), e o tratamento, instituído da maneira mais precoce possível. Toda crise de asma deve ser considerada como uma situação de risco potencial em que tanto uma falha no seu reconhecimento quanto um atraso na adoção de medidas terapêuticas efetivas podem vir a colocar em risco a vida do paciente pediátrico.

O tratamento deve ser sistematizado e agressivo, explorando de maneira escalonada os potenciais benefícios de cada terapêutica disponível. Os desfechos advindos da terapêutica devem ser constantemente avaliados. É de fundamental importância que cada serviço possua seu próprio protocolo assistencial validado, alinhado a recursos disponíveis e sob a ótica da evidência científica.

A abordagem denominada terapia de escalonamento tem sido utilizado por muitos serviços, apesar de não encontrar na literatura evidências robustas que consolidem sua utilização de maneira universal.

Nessa concepção, tem-se estruturado a rotina assistencial em estratégias terapêuticas sequenciais, determinadas pelas manifestações clínicas presentes e os recursos disponibilizados. Trata-se de um legítimo *passo-a-passo* que perfaz desde a terapêutica inicial no setor de pronto-socorro até a transferência final para uma unidade de tratamento intensivo (UTI) (Figura 1).

Passo 1 – Avaliação clínica inicial

A abordagem inicial deve contemplar uma anamnese rápida e dirigida, com intuito de identificar risco de morte por asma, como exacerbação prévia grave com internação em UTI, necessidade de corticosteroide oral ou de suspensão recente e comorbidades associadas (GINA). Esses doentes têm

Quadro 1 Fatores de risco associados a exarcebações

Medicações	Elevado uso de broncodilatadores de curta duração (risco de mortalidade se > 200 *puffs*/mês)
	Inadequado uso de corticosteroide inalatório (não prescrito, pobre adesão ou técnica incorreta)
Comorbidades	Obesidade
	Rinossinusite crônica
	Doença do refluxo gastroesofágico
	Alergia alimentar confirmada
	Gravidez
Exposição ambiental	Fumo
	Exposição alergênica (se sensibilizado)
	Poluição do ar
Contexto psicossocial	Distúrbios psicológicos (p. ex., depressão, falta de adesão a tratamento prévio)
	Baixo nível socioeconômico (p. ex., dificuldade de acesso à assistência ou medicação)
Função pulmonar	Baixa VEF1 (< 60% previsto)
	Alta reversibilidade a broncodilatador
Sugestiva resposta inflamatória TH2	Eosinofilia sérica
	Elevação de FeNO
Outras	Intubação prévia ou internação em unidade de terapia intensiva
	Qualquer exacerbação grave nos últimos 12 meses

VEF1: volume expiratório forçado no primeiro segundo; FeNO: fração expirada de óxido nítrico.

Quadro 2 Classificação da intensidade das crises de asma*

	Leve	Moderada	Grave
Dispneia	Ausente Deambula Pode deitar	Ao falar Lactente: choro curto, dificuldade alimentar Prefere sentar	Ao repouso Para de se alimentar Posição semisentada
Fala	Sentenças completas	Frases incompletas	Palavras/monossílabos
Consciência	Pode estar agitado	Geralmente agitado	Geralmente agitado
Frequência respiratória**	Aumentada	Aumentada	Frequentemente > 30 rpm
Frequência cardíaca***	< 100 bpm	100 a 120 bpm	> 120 bpm
Uso musculatura acessória	Leve ou nenhuma retração	Retrações presentes	Retrações presentes
Sibilância	Moderada – geralmente fim da expiração	Ruidosa	Mais ruidosa
Pulso paradoxal	Ausente (< 10 mmHg)	Pode estar presente: 10 a 25 mmHg	Frequentemente presente: 20 a 40 mmHg
PEF pós-broncodilatador inicial (% do previsto ou % melhor marca pessoal)	Acima de 80%	Aproximadamente 60 a 80%	Inferior a 60% do previsto ou melhor marca pessoal
Saturação de O_2 em ar ambiente	> 95%	91 a 95%	< 90%
PaO_2 (ar ambiente)	Normal (geralmente teste não indicado)	> 60 mmHg	< 60 mmHg – possível cianose
$PaCO_2$	< 45 mmHg	< 45 mmHg	> 45 mmHg

Falência respiratória iminente

↓

Bradicardia

Respiração toracoabdominal paradoxal

Ausência de sibilância

Ausência sugere fadiga da musculatura acessória

* A presença de vários parâmetros, mas não necessariamente todos, indica a classificação geral da crise aguda.
** Frequência respiratória em crianças normais: < 2 meses (< 60 mrp/min); 2 a 12 meses (< 50 mrp/min); 1 a 5 anos (< 40 mrp/min); 6 a 8 anos (< 30 mrp/min).
*** Frequência cardíaca em crianças normais: 2 a 12 meses (< 160 bpm); 1 a 2 anos (< 120 bpm); 2 a 8 anos (< 110 bpm).
PEF: pico de fluxo expiratório; PaO_2: pressão arterial de O_2; $PaCO_2$: pressão arterial de CO_2.

maior risco de desfechos graves e requerem medidas mais rápidas e agressivas e em tempos mais curtos.

Por sua vez, deve ser classificada a gravidade da exacerbação através da observação de sinais e sintomas. A avaliação clínica continuada e a quantificação da gravidade são fundamentais para acompanhar a evolução, a resposta terapêutica (reversibilidade) e a instituição de medidas terapêuticas mais agressivas. Não existem critérios únicos ou escores seguros aplicáveis em todos os pacientes. Assim, é aconselhável que se utilize um conjunto de dados (Quadro 2) para caracterização da crise conforme a gravidade.

A realização de exames complementares não é necessária na maioria dos pacientes, no entanto, podem ser indicados em situações individualizadas, sobretudo para excluir diagnósticos diferenciais ou complicações. A radiografia de tórax tem pouco valor na crise aguda, podendo ser realizado para excluir outros diagnósticos (p. ex., presença de pneumotórax, pneumomediastino ou pneumonia). Quadros de AAG não responsivos ao tratamento, também podem vir a sugerir a necessidade de avaliação radiológica complementar. A gasometria arterial pode ser útil nos casos de sofrimento respiratório mais intenso, pois permite inferir, de maneira objetiva, os estágios evolutivos da insuficiência respiratória.

Outros exames podem ser importantes: avaliação eletrolítica seriada (especialmente potássio, naqueles recebendo doses elevadas de beta$_2$-adrenérgico). No hemograma a série vermelha pode ser útil se houver história de perdas sanguíneas ou suspeita de anemia. A série branca tem baixo poder discriminatório na identificação de doença bacteriana em razão do estresse, do uso de drogas adrenérgicas e corticosteroides, sendo que a leucocitose é um achado comum. Testes não invasivos de avaliação da resposta inflamatória, como o óxido nítrico exalado (FeNO) ou mediadores inflamatórios no condensado exalado, ainda necessitam de maior comprovação prática.

Passo 2 – Beta$_2$-agonista inalatório + brometo de ipratrópio

As drogas beta$_2$-agonistas constituem-se no primeiro recurso a ser administrado nas crises agudas de asma, uma vez que o objetivo do tratamento é reverter a hipoxemia causada pela broncoconstrição. Uma falha de resposta terapêutica a sua administração, de maneira intermitente frequente (ao longo de 1 ou 2 horas, em intervalos de 20 a 30 minutos), tem caracterizado necessidade de permanência na Emergência (sala de observação) e/ou admissão hospitalar.

Drogas beta$_2$-agonistas inalatórias devem ser administradas (sistema gerador de aerossol): nebulímetros a jato (com fluxos de 6 a 8 L de oxigênio) ou inaladores pressurizados dosimetrados (*sprays*) com espaçadores.

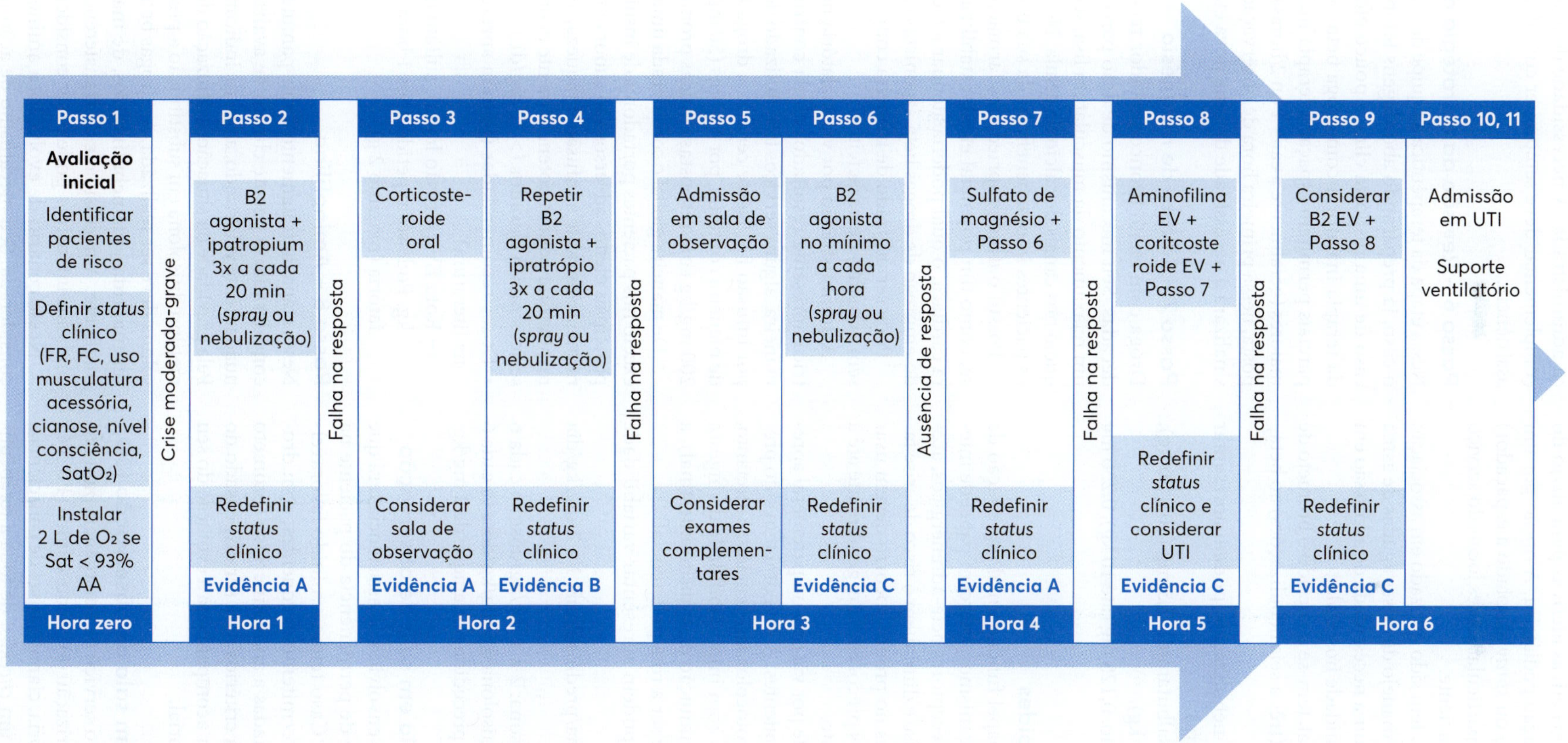

Figura 1 11 passos no manejo da crise de asma na emergência.

EV: endovenoso; FC: frequência cardíaca; FR: frequência respiratória; UTI: unidade de terapia intensiva.

Ambos constituem-se alternativas efetivas para alívio do broncoespasmo na população pediátrica. A opção por um dos sistemas (nebulímetro ou *spray* acoplado a espaçador) pode ser determinada por particularidades locais do serviço e/ou individualidade do paciente.

O brometo de ipratrópio tem sido utilizado em associação aos beta$_2$-agonistas para o manejo de crises agudas de asma mais graves. Parece diminuir a necessidade de admissão em sala de observação e/ou unidade hospitalar.

No logaritmo assistencial, tem-se associado o brometo de ipratrópio por 1 a 2 horas (três a seis nebulizações) ao beta$_2$-agonista inalatório.

- Doses recomendadas – nebulização (podem apresentar variabilidade na literatura):
  - Beta$_2$-adrenérgico (salbutamol): 2,5 mg (10 a 20 kg), 5,0 mg (acima de 20 kg).
  - Brometo de ipratrópio: 0,125 mg (até 10 kg), 0,250 mg (acima de 10 kg).

Passo 3 – Corticosteroides

Os corticosteroides têm papel fundamental na redução da inflamação por vários mecanismos, exercem papel de interação importante com os receptores beta-adrenérgicos, aceleram a recuperação da crise e diminuem o risco de crise fatal. Os pacientes atendidos no pronto-socorro devem usar corticosteroides sistêmicos precocemente, geralmente até a segunda hora de tratamento.

O uso de corticosteroide por via oral ou parenteral apresenta efeitos clínicos equivalentes. A rota oral tem sido preferencial na maioria dos protocolos assistenciais. Entretanto, na AAG e, para pacientes com impossibilidade de ingesta por via oral (vômitos, diminuição de trânsito intestinal), a via endovenosa (EV) deve ser a rota preferencial.

- Doses recomendadas (podem apresentar variabilidade na literatura):
  - Rota oral: prednisona/prednisolona: 1 a 2 mg/kg/dia (máx. 60 mg).
  - Rota EV: hidrocortisona: 2 a 4 mg/kg/dose (a cada 6 horas) ou metilprednisolona 0,5 mg/kg/dose (a cada 6 horas), podendo ser precedida por ataque de 2 mg/kg.

Passo 4 – Permanência em sala de observação

Nesse momento o médico envolvido na assistência terá que determinar a necessidade de permanência do paciente na sala de observação (SO). Caso tenha evoluído favoravelmente às nebulizações intermitentes frequentes, com drogas beta$_2$-agonistas associadas a anticolinérgico (brometo de ipratrópio), preencherá critérios para ser dispensado do serviço de emergência e ter acompanhada a evolução do seu quadro em nível ambulatorial.

Passo 5 – Admissão em sala de observação (SO)

O processo de admissão no serviço de emergência para observação contempla a valorização do pacote clínico (FR, FC, uso da musculatura acessória, cianose, nível de consciência, $SatO_2$, pulso paradoxal) e um *checklist* de toda a terapêutica administrada. A necessidade de avaliação diagnóstica complementar deve sempre ser considerada nessa etapa da assistência.

Passo 6 – Revisão da estratégia de tratamento

Nessa etapa da terapêutica a equipe deve familiarizar-se com o caso, já preparando abordagens terapêuticas futuras, no caso de uma resposta clínica pouco efetiva à manutenção da terapia inalatória com droga beta$_2$-agonista. Respostas parciais permitem espaçar a terapia inalatória a intervalos maiores (geralmente a cada 1 ou 2 horas). A ausência de resposta, nessa primeira hora de observação, obrigatoriamente sinalizará a necessidade de uma nova etapa de tratamento.

Passo 7 – Sulfato de magnésio

Droga com efeito broncodilatador reconhecido há várias décadas. Seu mecanismo de ação parece estar associado a um relaxamento da musculatura lisa, secundário a um bloqueio nos canais de cálcio da célula. No entanto, nem todos os pacientes irão se beneficiar da sua utilização.

Possui outras propriedades farmacológicas de interesse, como um potencial efeito estabilizador na musculatura cardíaca, o qual poderia atenuar a taquicardia resultante do emprego de drogas beta$_2$-agonistas (inalatórias ou EV).

Pode ser utilizado de maneira conjunta a outras drogas, sem aumento de paraefeitos.

A administração por via inalatória na população pediátrica apresenta resultados ainda controversos. Da mesma maneira, alguns serviços têm utilizado doses mais generosas por infusão EV. Nesse cenário a droga tem sido infundida de maneira contínua, por 4 horas (50 mg/kg/h), totalizando 200 mg/kg com respostas clínicas promissoras.

De maneira global é considerada uma terapêutica segura, exceto nos pacientes portadores de insuficiência renal. Seus principais efeitos adversos são rubor cutâneo e náuseas, geralmente durante a infusão. Fraqueza, arreflexia, depressão respiratória podem potencialmente ocorrer, mas com níveis séricos muito elevados (> 12 mg/dL).

- Doses recomendadas (podem apresentar variabilidade na literatura):
  - Rota EV (infusão lenta): sulfato de Mg: 25 a 75 mg/kg. Pode ser repetido após 1 hora, se resposta insatisfatória (máximo 2 g).

Passo 8 – Aminofilina

Nessa etapa do tratamento a rota parenteral passa a ser mais considerada. O pacote clínico de avaliação deve ser continuadamente valorizado, a fim de indicar estratégias futuras. Pela gravidade da situação, a utilização de hidrocortisona ou metilprednisolona em substituição a prednisona ou prednisolona deve ser realizada. As drogas beta$_2$-agonistas devem ser mantidas, via nebulímetros, de maneira intermitente frequente. A necessidade de transferência para unidade de cuidados intensivos pode já ser considerada.

Nesse cenário de evolução, a aminofilina EV pode ser considerada. Seu mecanismo de ação na asma aguda permanece incerto. Entretanto, a adição da sua atividade broncodilatadora e propriedades anti-inflamatórias em quadros de AAG selecionados têm demonstrado alguns resultados interessantes. Sua janela entre efeito terapêutico e toxicidade é muito próxima. Uma vez prescrita, a monitoração dos seus níveis plasmáticos é mandatória. Uma ação broncodilatadora tem sido observada dentro do intervalo de níveis séricos de 5 a 15 μg/mL, embora seu efeito broncodilatador máximo se situe entre 10 a 15 μg/mL.

- Doses recomendadas (podem apresentar variabilidade na literatura):
  - Rota EV: 6 mg/kg (ataque – não exceder 25 mg/min), sucedida por infusão contínua: 0,65 mg/kg/h (até 10 kg); 0,9 mg/kg/h (> 10 kg).

Passo 9 – Beta$_2$-agonista endovenoso

Constituem-se a alternativa farmacológica final na tentativa de evitar evolução para insuficiência respiratória e necessidade de suporte ventilatório. Tem sido um dos recursos farmacológicos mais empregados na terapêutica de pacientes pediátricos portadores de quadros graves. Seus efeitos colaterais incluem tremores, taquicardia e hipocalemia (mais marcada que na terapia inalatória em altas doses). Sua prescrição indica a necessidade de aporte suplementar de K^+ por via EV e monitoração de seus níveis séricos 2 vezes/dia. Suas evidências de uso não são robustas, mesmo na população pediátrica, o que faz com que não seja universalmente utilizado.

- Doses recomendadas (podem apresentar variabilidade na literatura):
  - Salbutamol: ataque: 10 a 15 μg/kg (em 10 a 15 minutos).
  - Infusão inicial 0,5 a 1 μg/kg/min. Aumentos nas taxas de infusão a cada 20 minutos. Dose máxima controversa (5 a 15 mcg/kg/min).

Passo 10 – Admissão em UTI

A necessidade de internação em UTI, seja diretamente do pronto-socorro ou de uma unidade de internação hospitalar, caracteriza o insucesso terapêutico em reverter o processo obstrutivo e a evolução para uma falência respiratória iminente. Indica a necessidade de um manejo terapêutico ainda mais agressivo. Nesse contexto situam-se os pacientes portadores de estado de mal asmático ou de crise asmática quase fatal.

Não existem critérios absolutos para admissão em UTI, entretanto devem ser valorizados: (a) história prévia de crise asmática quase fatal ou necessidade de suporte ventilatório; (b) incapacidade de falar frases; (c) sonolência; (d) murmúrio pulmonar inaudível; (e) necessidade de oxigênio para manter $SatO_2$> 95%; (f) $PaCO_2$ > 40 mmHg ou acidose; (g) níveis elevados de lactato sérico.

Importante considerar que, dentro do tratamento da asma aguda, não devem existir limites físicos atrelados à terapêutica, ou seja, medidas de monitoração clínica e/ou de exames complementares, bem como a administração de medicações e até mesmo de suporte ventilatório, devem ser determinados pela necessidade do paciente e não pela unidade em que ele está sendo atendido. Todo serviço de emergência deve ser estruturado para fornecer um tratamento continuado à crise, tendo em conta a possibilidade dos vários passos assistenciais, até mesmo a instituição de suporte ventilatório, ainda que de maneira transitória. Atrasos na indicação e instituição de novas medidas terapêuticas, desajustadas das necessidades dos pacientes, vêm a prejudicar o sucesso do tratamento.

Passo 11 – Suporte ventilatório

A cânula nasal de alto fluxo (CNAF) é uma forma de suporte respiratório não invasivo que está se tornando cada vez mais utilizada em emergências. Caracteriza-se por fornecer oxigênio umidificado em uma taxa de fluxo superior à capacidade inspiratória do paciente, promovendo assim, a lavagem de CO_2 na via aérea superior, diminuição do espaço morto e do trabalho respiratório. Embora tenha sido mais estudado na bronquiolite viral aguda, para a qual tem demonstrado evidências favoráveis para uso, na asma aguda ainda não há dados que justifiquem sua utilização no tratamento da doença. Algumas séries apontam resultados interessantes e vários serviços têm utilizado tal recurso, em uma tentativa de evitar a evolução para insuficiência respiratória, mesmo sem evidência estabelecida.

A ventilação mecânica não invasiva (VMNI) é um método de suporte ventilatório que dispensa a obtenção de via aérea artificial no manejo da insuficiência respiratória. Tem sido utilizada para diminuir o trabalho respiratório e prevenir a evolução para ventilação mecânica. A exemplo dos respiradores invasivos, os aparelhos de VMNI liberam durante a inspiração uma mistura gasosa com concentração de oxigênio, pressão inspiratória e frequência pré-definida pelo operador. Durante a fase expiratória é mantida uma pressão residual positiva (EPAP) com a finalidade de evitar o colapso dos alvéolos e pequenas vias aéreas. O uso de VMNI na asma deve estar sempre associado à manutenção da terapia farmacológica, pois a ação combinada de ambos parece reduzir o risco de intubação, assim como o tempo de internamento na UTIP. São contraindicações para o uso de VMNI: instabilidade hemodinâmica, alterações do sensório, apneias e malformações craniofaciais.

A piora progressiva do quadro respiratório, associada ou não a sinais de fadiga, alterações do sensório ou, ainda, comprometimento hemodinâmico associado, é mais importante para indicação de ventilação mecânica (VM) invasiva que valores gasométricos arbitrários baseados na acidose respiratória. Nesse contexto, o acesso à via aérea deve se valer de protocolo de sequência rápida de intubação. A VM na asma tem por objetivos: (a) tratar a hipoxemia e evitar a hipóxia; (b) reverter a fadiga respiratória; (c) oferecer um regime ventilatório seguro enquanto se aguarda pela broncodilatação (ação das drogas broncodilatadoras e anti-inflamatórias).

Estratégias de hipoventilação controlada (hipercapnia permissiva) são as mais frequentemente utilizadas, pois permitem a melhor oxigenação e ventilação alveolar, com menos complicações sob a via aérea. Níveis mais elevados de $PaCO_2$ são tolerados, mesmo que o pH arterial se mantenha ao redor de 7,0, em pacientes com oxigenação adequada e estabilidade hemodinâmica. A diminuição nos níveis de $PaCO_2$ para níveis fisiológicos ocorrerá gradualmente, à medida que se promova a broncodilatação.

ALTA

Toda exacerbação de asma requer uma revisão no tratamento habitual do paciente e pode apresentar-se também como a primeira apresentação de asma, mesmo grave.

A alta da emergência ou da unidade de internação hospitalar é dependente do intervalo em que as drogas broncodilatadoras podem ser administradas (idealmente a cada 3 ou 4 horas), testes funcionais quando possíveis (> 75% do predito) e saturação de oxigênio > 94% em ar ambiente.

A alta da unidade de terapia intensiva obrigatoriamente pressupõe estágio na unidade de internação hospitalar. Constitui-se, na maioria das vezes, em um estágio preparatório para a alta hospitalar definitiva, dentro dos critérios já referidos, dieta plena e suspensão das medicações EV.

Independentemente de onde ocorra a alta hospitalar, deve-se orientar os pais que o intercurso de uma crise pode traduzir a necessidade ou a falha de medidas preventivas adotadas. Sendo assim, é importante reforçar no momento da alta hospitalar:

- Técnica inalatória adequada.
- Necessidade de tratamento preventivo.
- Plano escrito de crise (pelo menos até revisão ambulatorial em que medicações prescritas possam ser reajustadas).
- Revisão ambulatorial (pediatra ou pneumologista dependendo da gravidade da crise).
- Orientações sobre sinais de alerta para retorno imediato à Emergência.

PONTOS-CHAVE

- A avaliação clínica inicial de uma crise de asma deve ser rápida e objetiva.
- Pacientes com risco de crise grave devem ser identificados já na avaliação inicial.
- A crise deve ser classificada segundo sua gravidade, e o tratamento, instituído o mais precocemente possível.
- Alguns exames complementares são úteis no manejo, porém não são imprescindíveis para começar o tratamento.
- Os objetivos do tratamento são aliviar a obstrução do fluxo aéreo, controlar os sintomas e melhorar a hipóxia o mais rápido possível.
- O tratamento deve ser sistematizado e agressivo, explorando de maneira escalonada os potenciais benefícios da terapêutica, otimizando a utilização das drogas disponíveis.
- O tratamento deve ser dinâmico. Cada desfecho terapêutico deve ser constantemente avaliado (quanto à reversibilidade) e a necessidade da adoção de medidas sequenciais mais agressivas.
- Toda crise de asma deve ser considerada como uma situação de risco potencial. Tanto a falha no seu reconhecimento quanto o atraso na adoção de medidas terapêuticas efetivas podem vir a colocar em risco a vida do paciente.
- Cada serviço deve possuir seu protocolo assistencial validado, alinhado a recursos locais disponíveis e à luz da evidência científica atual.
- Na AAG não devem existir limites físicos atrelados à terapêutica. Todo serviço de emergência deve ser estruturado para fornecer um tratamento continuado à crise, contabilizando a possibilidade de vários passos assistenciais, até mesmo a necessidade de suporte ventilatório.

BIBLIOGRAFIA

1. British Guideline on the Management of Asthma. A National Clinical Guideline. Scottish Intercollegiate Guideline Network. 2019. Disponível em: www.sign.ac.uk.
2. Craig SS, Dalziel SR, Powell CVE, Graudins A, Babl FE, Lunny C. Interventions for escalation of therapy for acute exacerbations of asthma in children: an overview of Cochrane reviews. Paediatr Respir Rev. 2020:S1526-0542(20)30122-6.
3. Dhamage SC, Perret JL, Custovic A. Epidemiology of asthma in children and adults. Front Pediatr. 2019;7:246.
4. Global Initiative for Asthma. Global Strategy for Asthma Management and Prevention, 2020. Disponível em: www.ginasthma.org.
5. Hasegawa K, Craig SS, Teach SJ, Camargo CA Jr. J. Management of asthma exacerbations in the emergency department. Allergy Clin Immunol Pract. 2020:S2213-2198(20)31399-4.

CAPÍTULO 21

BRUE: EVENTO INEXPLICADO BREVEMENTE RESOLVIDO

Bruno Marcelo Herculano Moura
Gabriel Gouveia de Aguiar

AO FINAL DA LEITURA DESTE CAPÍTULO, O PEDIATRA DEVE ESTAR APTO A:

- Diagnosticar corretamente um episódio de BRUE.
- Classificar em baixo e alto risco para melhor manejo terapêutico.
- Decidir sobre local de investigação / seguimento do paciente.
- Fornecer orientações aos pais e traçar plano de contingência em caso de novos episódios.

INTRODUÇÃO

O termo BRUE (pronunciado como "*briu*", diferente do termo *bruit*, pronunciado "*brúi*", usado para descrever o sopro vascular) é derivado do inglês *brief resolved unexplained event* proposto pela Academia Americana de Pediatria (AAP) por uma diretriz publicada em 2016.[1] O conceito de BRUE serve para descrever bebês em seu primeiro ano de vida que procuram atendimento após experimentar eventos inexplicados, frequentemente não presenciados por profissionais de saúde treinados, brevemente resolvidos, que podem envolver alterações de coloração da pele, padrão respiratório, do tônus muscular e/ou de responsividade.[1]

O termo BRUE substitui o termo ALTE (*apparent life-threatening event*) utilizado desde 1986[2] para descrever eventos assustadores para os pais ou cuidadores que acreditavam que o bebê esteve prestes a morrer. Enquanto ALTE é um sintoma que descreve a impressão de quem presenciou o evento, BRUE é um diagnóstico sindrômico realizado pelo médico que não consegue caracterizar o evento de outra forma (p. ex., convulsão, engasgo, apneia, etc.) após anamnese e exame físico detalhados.[1]

A idade é também um fator importante da definição. BRUE é um diagnóstico limitado ao primeiro ano de vida, enquanto ALTE não tem uma definição clara de idade.[1]

Acreditava-se que o ALTE era como uma "morte súbita do lactente" que quase ocorreu. No entanto, desde a criação do termo diversos estudos falharam em provar a associação entre os dois diagnósticos.[3] Um estudo retrospectivo de base de dados de múltiplos hospitais norte-americanos[4] demonstrou que crianças de até 1 ano de idade com diagnóstico de ALTE ou BRUE no ano de 2017 tiveram uma menor taxa de internação e usaram menos exames complementares que o mesmo perfil de pacientes em 2017, sem alterações na quantidade de readmissões ou diagnóstico de doenças graves nos 30 dias subsequentes ao primeiro atendimento, sugerindo um possível impacto positivo das novas recomendações.[1]

DEFINIÇÃO[1]

BRUE é caracteristicamente descrito como um evento que ocorre em um lactente menor de 1 ano, duração curta (em geral, 20 a 30 segundos) e já resolvido; não explicado por condição médica identificável; associado a um ou mais dos seguintes achados:

- Cianose ou palidez.
- Apneia ou respiração irregular.
- Mudança evidente no tônus (hiper ou hipotonia).
- Alteração do nível de responsividade.

Além disso, o pediatra só deve aventar a hipótese de BRUE após realização de uma anamnese e exame físico detalhados (Quadro 1) e quando não houver explicação para o evento (Figura 1, linha A).

CLASSIFICAÇÃO DO BRUE[1]

Pacientes que vivenciaram um episódio de BRUE podem sofrer recorrência do evento ou ser portadores de uma condi-

Quadro 1 Aspectos relevantes da anamnese

Anamnese
• Aparência/estado da criança: acordada ou dormindo, posição (prona, supina ou decúbito lateral), localização (berço, cama dos pais, cadeira de bebê ou outros), roupas de cama, cobertores, travesseiros
• Atividade durante o evento: alimentando-se, tossindo, engasgando, vomitando
• Esforço respiratório: nenhum, pequeno, aumentado, *gasping*
• Coloração: pálida, cianótica, ruborizada
• Movimentação e tônus: rígida, flexível, tônico-clônica
• Tosse: presença de muco, sangue, sibilância, estridor
• Duração do evento: retorno ao basal (tônus, respiração, comportamento)
• Testemunhada
• Intervenções (nenhuma, estimulações gentis ou vigorosas, respiração boca-a-boca, RCP)
• Doença atual (febre, letargia, perda de peso, irritabilidade, *rash*)
Histórico médico
• Dados do pré-natal: uso de álcool, drogas ou cigarro durante a gestação
• Dados neonatais: pequeno para idade gestacional, hipóxia, sepse presumida, tocotraumatismo, prematuridade
• História alimentar: aleitamento materno, uso de mamadeiras, tosse, baixo ganho ponderal
• Desenvolvimento: marcos apropriados
• Admissão hospitalar prévia, passado cirúrgico
• Acidentes: possibilidade de trauma, queda ou arremesso
• História familiar: doenças congênitas, condições neológicas, mortes infantis e neonatais, exposição ao fumo no domicílio, arritmias cardíacas, síndrome da morte súbita do lactente

Fonte: Merrit et al., 2019.[5]

ção não identificada (p. ex., abuso infantil, coqueluche) que confere riscos de desfechos desfavoráveis. A AAP classificou BRUE em baixo e alto risco (Figura 1, linha B). São critérios essenciais elegíveis para baixo risco:

- Idade > 60 dias.
- Idade gestacional > 32 semanas de gestação ou idade corrigida > 45 semanas.
- Primeiro episódio/sem recorrência.
- História e exame físico sem achados patológicos.
- Duração < 1 minuto.
- Sem relato de ressuscitação cardiopulmonar (RCP) por profissional treinado.
- Sem aspectos preocupantes na história (Quadro 2).[6,7]

Quadro 2 Aspectos preocupantes na história

- Dificuldades na alimentação
- Sintomas respiratórios de via aérea superior recentes
- Idade inferior a 2 meses
- Episódios prévios
- Prematuridade
- Pós-datismo
- Baixo peso ao nascer
- Tabagismo materno

Fonte: Choi e Kim, 2016[6] e Pascoalat et al., 2017.[7]

MANEJO DO BRUE DE BAIXO RISCO[1]

Educar cuidadores sobre BRUE e crianças baixo risco com essas características. Oferecer treinamento de RCP para os cuidadores, solicitar retorno ou seguimento em 24 horas para reavaliação. São medidas opcionais: investigar coqueluche, solicitar eletrocardiograma (ECG) com 12 derivações, especial atenção ao intervalo QT, realizar observação hospitalar por um período breve de 1 a 4 horas com monitoração de oximetria de pulso e vigilância clínica criteriosa. De acordo com a AAP, não estão indicados exames de rotina como urinálise, sangue, liquor ou imagem (neuroimagem, radiografia de tórax), eletroencefalograma, monitoração cardiorrespiratória e tampouco investigação para doença do refluxo gastroesofágico (DRGE).[5]

MANEJO DO BRUE DE ALTO RISCO[5]

A diretriz clínica original da AAP não propõe uma abordagem para o BRUE de risco elevado. Merrit et al.[5] em 2019 propõem uma abordagem individualizada, centrada na família, multidisciplinar e informada por evidências de prevalência das principais doenças relacionadas ao BRUE e de acurácia de testes diagnósticos. Os autores recomendam que não seja realizada uma investigação indiscriminada com testes inespecíficos, como leucograma e radiografia de tórax, que apresentam baixa probabilidade de identificar uma causa e podem levar a mais testes desnecessários após resultados falso-positivos.

A abordagem propõe a investigação de possíveis causas em duas linhas: a primeira linha buscando identificar problemas incomuns, mas que podem levar a desfechos mais graves se não diagnosticados ou tratados imediatamente (diagnósticos tempo-sensíveis); e a segunda linha para identificar possíveis causas de eventos recorrentes quando as preocupações clínicas sobre características, achados e avaliações menos comuns permanecem após a conclusão da primeira linha. Uma lista abrangente, mas não exaustiva, de diagnósticos comumente associados ao BRUE de alto risco encontra-se no Quadro 3.

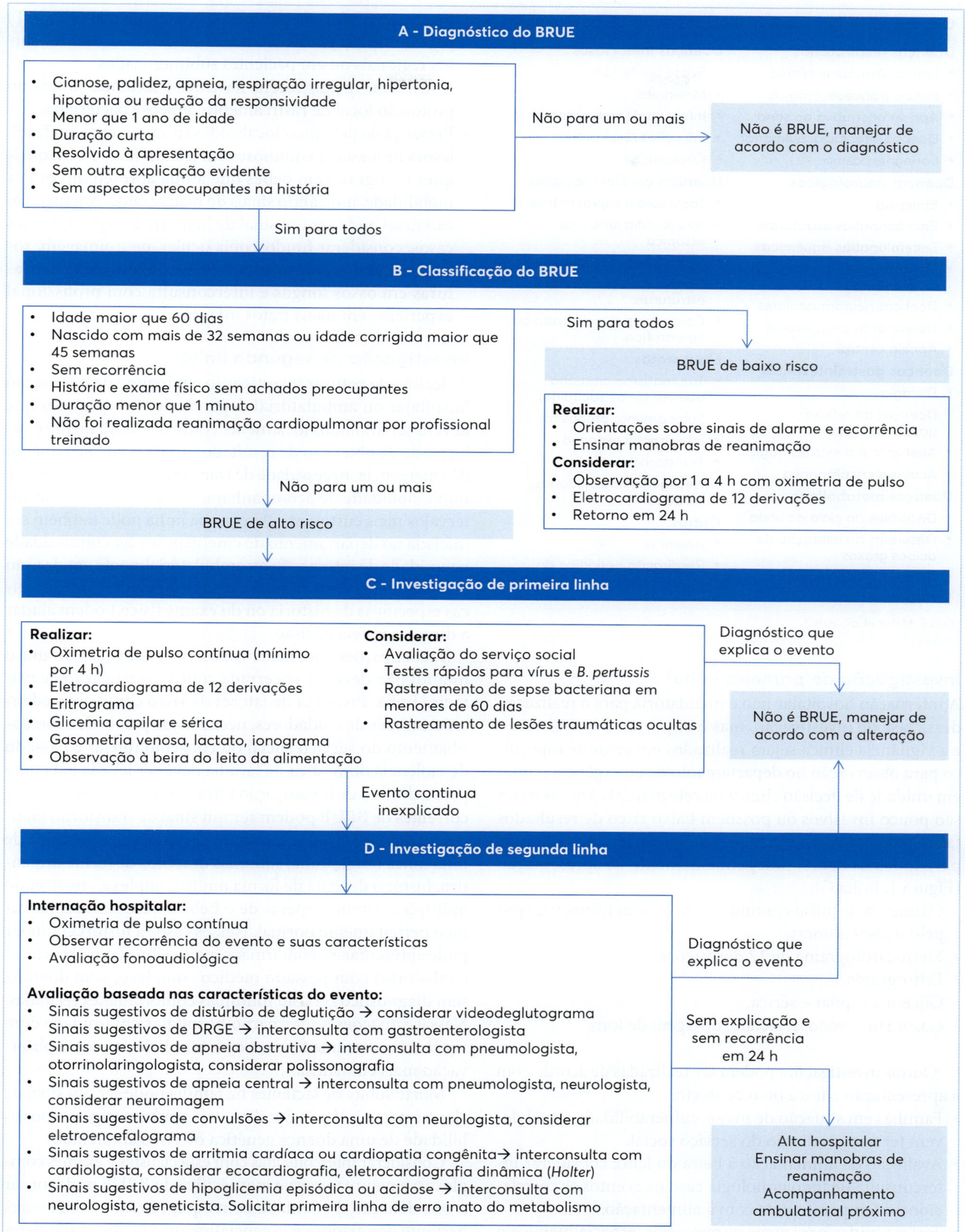

Figura 1 Diagnóstico, classificação e manejo do BRUE.

Fonte: adaptada de Tieder et al., 2016[1] e Merrit et al., 2019.[5]

Quadro 3 Diagnósticos associados ao BRUE de alto risco

Doenças respiratórias	Doenças infecciosas
• Laringo/traqueomalácia • Fístula traqueoesofágica • Apneia obstrutiva do sono • Doença intersticial pulmonar • Laringoespasmo	• Sepse bacteriana • Meningite • Infecção de trato urinário • Infecções respiratórias • Coqueluche
Doenças neurológicas	**Doenças cardiovasculares**
• Epilepsia • Encefalopatias estruturais • Encefalopatias isquêmicas • Malformações arteriovenosas • Doenças neuromusculares • Neuropatias progressivas • Apneia central	• Taquicardia supraventricular • Taquicardia juncional ectópica • Síndrome do QT longo • Cardiopatia congênitas estruturais • Cardiomiopatia dilatada ou hipertrófica
Doenças gastrointestinais	**Maus tratos**
• Disfagia • Doenças do refluxo gastroesofágico • Anel vascular extraesofágico • Acalasia cricofaríngea	• Traumatismo craniano abusivo (bebê sacudido) • Sufocamento proposital • Intoxicação exógena • Transtornos factícios • Negligência de cuidados médicos
Doenças metabólicas	**Outros**
• Distúrbios do ciclo da ureia • Distúrbios da oxidação de ácidos graxos • Acidemias orgânicas • Acidemias láticas	• Anemias • Respiração periódica do recém-nascido

Fonte: Merrit et al., 2019.[5]

Investigação de primeira linha[5]

A internação hospitalar não é mandatória para a realização dessa fase de investigação, mas é importante que os testes e a vigilância clínica sejam realizados em setor de específico para observação no departamento de emergência (como em unidade de decisão clínica ou retaguarda). Alguns testes são pouco invasivos ou possuem baixo risco de resultados falso-positivos para alterações e devem ser considerados para todos os bebês, independentemente da apresentação (Figura 1, linha C):

- Oximetria de pulso contínua (com ou sem telemetria) por pelo menos 4 horas.
- Eletrocardiograma de 12 derivações.
- Eritrograma.
- Glicemia capilar e sérica.
- Gasometria venosa, lactato, dosagem de íons.

Outras investigações podem ser realizadas de acordo com a apresentação clínica ou o contexto:

- Famílias em situação de maior vulnerabilidade social devem ter uma avaliação do serviço social.
- Avaliação da alimentação à beira do leito; considerar interconsulta de fonoaudiologia caso os eventos se correlacionem temporalmente com a alimentação.
- Testes rápidos para vírus respiratórios, especialmente em recém-nascidos e lactentes jovens apresentando apneia ou cianose.
- Reação em cadeia da polimerase em tempo real (PCR-RT) para *Bordetella pertussis* em áreas endêmicas, durante surtos regionais ou em pacientes subimunizados.
- Considerar incluir recém-nascidos e lactentes jovens no protocolo local de rastreamento de sepse bacteriana.
- Presença de petéquias localizadas (p. ex., apenas em face), lesões oronasais e equimoses em tronco/face, ou em qualquer topografia em bebês que ainda apresentam pouca mobilidade, indicando sinais de maus-tratos. Anemia não carencial pode ser um sinal de hemorragia aguda. Nesses casos, considerar fundoscopia ocular, neuroimagem, sonografia abdominal à beira do leito, investigação de fraturas em ossos longos e interconsulta com profissional experiente em maus tratos infantis.

Investigação de segunda linha[5]

A decisão de realizar investigação em regime de internação hospitalar ou ambulatorial depende de vários fatores que devem ser avaliados localmente como disponibilidade e velocidade de obtenção de resultados ainda no departamento de emergência, necessidade de transferência inter hospitalar, impossibilidade de acompanhamento ambulatorial em intervalos mais curtos, etc. A segunda linha pode também ser iniciada no departamento de emergência e ter continuidade na unidade de internação ou ambulatorialmente em decisão compartilhada entre família e equipe de saúde. Características específicas da história ou do exame físico podem ajudar a direcionar essa decisão.

Preocupações com maus-tratos:[5] a investigação de abuso infantil não deve ser encerrada com a investigação de primeira linha. Presença de fatores de risco como antecedentes criminais de cuidadores, necessidade prévia de acompanhamento do serviço social ou conselho tutelar e passado de violência doméstica na família deve ser levada em conta para a decisão de investigação intra-hospitalar. Episódios recorrentes de BRUE podem ser um sinal de transtorno factício quando associados a ocorrência apenas na presença de uma única testemunha, sintomas descritos de forma dramática, história descrita de forma muito complexa, envolvendo múltiplos sistemas apesar de o bebê apresentar exame clínico perfeitamente normal. Nesses casos a história familiar pode apresentar-se com irmãos mais velhos ou o próprio(a) cuidador(a) com passado médico complexo, com doenças sem diagnóstico ou com múltiplas comorbidades relatadas. Nessas situações a internação hospitalar em unidade com vigilância constante fornece oportunidade para uma observação mais cuidadosa.

Morte súbita de lactentes na família pode ser um sinal de alarme para violência familiar, mas também sugere a possibilidade de uma doença genética ou risco ambiental.

Considerar interconsultas com especialistas e exames complexos: a natureza vaga e inespecífica do BRUE pode tornar a coordenação do cuidado com equipes multidisciplinares bastante desafiadora e potencialmente danosa ao submeter o bebê a múltiplas investigações invasivas. Algumas características da história e dos exames iniciais podem ajudar a priorizar algumas condutas diagnósticas. Por exemplo, hipotonia associada a cianose pode ser um sinal de crise convulsiva e a neurologia pediátrica pode ser acionada para interconsulta, podendo ser adequado realizar neuroimagem e um eletroencefalograma. Em caso de apneia, deve ser diferenciada se é de origem central ou obstrutiva, e a interconsulta com pneumologia pediátrica pode ser pioritária, bem como com a otorrinolaringologia e neurologia pediátrica. Episódios paroxísticos podem sugerir arritmias e cianose central ou cardiopatia congênita, e a cardiologia pediátrica deve ser acionada. Outras investigações sugeridas encontram-se na Figura 1, linha D.

Caso o evento não recorra em um período de 24 horas e nenhuma explicação seja encontrada durante a internação, o bebê deve ser liberado para casa com acompanhamento ambulatorial agendado em poucos dias. Os cuidadores devem ser educados sobre o que fazer em caso de novos episódios, sinais de alarme e podem receber breves treinamentos em manobras de reanimação.

CONSIDERAÇÕES FINAIS

Bebês menores de 1 ano que experimentam eventos brevemente resolvidos, envolvendo alterações de coloração da pele, padrão respiratório, do tônus muscular e/ou de responsividade sem uma causa aparente e que não se encaixam em outras síndromes clínicas devem receber o diagnóstico de BRUE.

Profissionais podem observar e monitorar com saturimetria de pulso os bebês classificados como baixo risco por um breve período na unidade de urgência e emergência. Caso o bebê permaneça estável, pode ser liberado para casa, sem exames adicionais, com orientações que tranquilizem os pais e um plano de contingência em caso de novos eventos.

Bebês classificados como BRUE de alto risco devem iniciar investigação para doenças de rápida evolução ainda no departamento de emergência. Caso o evento permaneça sem explicação, uma investigação secundária deve ser realizada de acordo com as características do evento. Essa investigação pode ser continuada ambulatorialmente desde que possa ser estabelecida uma rede de segurança multidisciplinar em torno da criança e da família. O bebê deve ser manejado de acordo com recomendações específicas caso um outro diagnóstico etiológico ou sindrômico seja identificado durante a investigação, não devendo mais ser classificado com o termo BRUE.

REFERÊNCIAS BIBLIOGRÁFICAS

1. Tieder JS, Bonkowsky JL, Etzel RA, Franklin WH, Gremse DA, Herman B, et al. Brief resolved unexplained events (formerly apparent life--threatening events) and evaluation of lower-risk infants. Pediatrics. 2016;137(5):e20160590.
2. National Institutes of Health Consensus Development Conference on Infantile Apnea and Home Monitoring, Sept 29 to Oct 1, 1986. Pediatrics. 1987;79(2):292-9.
3. Sahewalla R, Gupta D, Kamat D. Apparent life-threatening events: an overview. Clin Pediatr (Phila). 2016;55(1):5-9.
4. Ramgopal S, Noorbakhsh KA, Callaway CW, Wilson PM, Pitetti RD. Changes in the management of children with brief resolved unexplained events (BRUES). Pediatrics. 2019;144(4):e20190375.
5. Merritt JL, Quinonez RA, Bonkowsky JL, Franklin WH, Gremse DA, Herman BE, et al. A framework for evaluation of the higher-risk infant after a brief resolved unexplained event. Pediatrics. 2019;144(2):e20184101.
6. Choi HJ, Kim YH. Apparent life-threatening event in infancy. Korean J Pediatr. 2016;59(9):347-54.
7. Pascoalat G, Ribas MM, Maçaneira JF, Keinert AC, Bonatto PK, Soares RS. Considerações sobre ALTE e BRUE. In: Simon Junior H, Pascoalat G, editores. PROEMPED Programa de Atualização em Emergência Pediátrica: ciclo 1. Porto Alegre: Artmed Panamericana; 2017. p. 139-58.

CAPÍTULO 22

ATENÇÃO AO RECÉM-NASCIDO NO SERVIÇO DE EMERGÊNCIAS PEDIÁTRICAS

Carlos F. Oldenburg Neto
Cristina Terumy Okamoto
Marcelle de Oliviera Peripolli

AO FINAL DA LEITURA DESTE CAPÍTULO, O PEDIATRA DEVE ESTAR APTO A:

- Reconhecer o recém-nascido (RN) em situação de risco imediato de vida na emergência.
- Desenvolver um plano de abordagem inicial que inclua os principais diagnósticos diferenciais e a conduta terapêutica para o RN em situação crítica de na emergência.
- Identificar as apresentações clínicas mais frequentes do RN gravemente doente na emergência, com base na apresentação clínica.
- Prestar atendimento ao RN cianótico, com destaque para as cardiopatias congênitas críticas.
- Considerar os distúrbios endocrinológicos, metabólicos e infecciosos do RN como causa de situações de risco na emergência.
- Avaliar e tratar as alterações do nível de consciência do RN na emergência.

INTRODUÇÃO

Os serviços de emergência pediátrica (SEP) em todo o mundo encontram-se sob pressão, com grande aumento do número de consultas, nos últimos anos. As altas precoces, complicações da prematuridade e as dificuldades de acesso aos serviços de atenção primária têm feito com que esse aumento alcance até 150% entre os recém-nascidos (RN).[1] Embora a população neonatal (0 a 28 dias) represente apenas cerca de 2% do total de atendimentos nos SEP, pela sua apresentação clínica geralmente inespecífica e pela existência de certas doenças que são próprias desse período, o RN representa um desafio para o pediatra na emergência. Os problemas considerados "leves", como as manifestações gastrintestinais benignas, icterícia, dificuldades de amamentação, lesões cutâneas benignas, choro excessivo, entre outros, embora sejam as causas mais frequentes de busca pelos serviços de emergência,[1] são problemas passíveis de resolução na atenção primária, e serão abordados individualmente em outras seções deste tratado. O objetivo deste capítulo é orientar o pediatra quanto ao manejo inicial das condições clínicas neonatais potencialmente graves, como as alterações do nível de consciência, crises convulsivas, cianose e hipoxemia, endocrinopatias, erros do metabolismo, febre sem sinais de localização (FSSL) e o RN em colapso cardiovascular.[2]

ABORDAGEM INICIAL AO RECÉM-NASCIDO COM DOENÇA POTENCIALMENTE GRAVE NA EMERGÊNCIA PEDIÁTRICA

As condições que podem levar o RN a apresentar uma situação clínica potencialmente grave na emergência estão sumarizadas no Quadro 1. Na abordagem inicial desses pacientes, já é sabido que os escores de triagem de gravidade costumam ser falhos nessa faixa etária, pois foram desenvolvidos em estudos com crianças maiores. Dessa forma, recomenda-se que todo RN, sempre que possível, seja classificado para atendimento prioritário. Na sala de emergência, deverá receber monitoração dos sinais vitais, preferencialmente por oximetria de pulso, sendo que a aferição da pressão arterial pode ser difícil nesses pacientes. Todo RN com saturação de oxigênio (SatO_2) inferior a 95% deverá receber suplementação de O_2. A obtenção de acesso venoso constitui uma prioridade e ao mesmo tempo um desafio técnico importante, especialmente naqueles pacientes hemodinamicamente instáveis. O acesso intraósseo deverá ser considerado precocemente sempre que o acesso vascular periférico se mostrar de difícil obtenção. Durante esse processo de estabilização o pediatra deverá realizar anamnese dirigida, voltada para a condição atual, suas características e desencadeantes, breve história pregressa, medicamentos e alimentação.[2] O exame

Quadro 1 Principais causas de atendimento ao recém-nascido na emergência

Trauma (acidental ou não)
Cardiopatias críticas
Endocrinopatias (hiperplasia adrenal congênita e tireotoxicoses)
Distúrbios metabólicos (hipoglicemia, hipo/hipernatremia, hipocalcemia etc.)
Erros inatos do metabolismo
Sepse, infecção bacteriana grave
Erros alimentares (fórmula infantil hipo/hiperconcentrada)
Abdome agudo grave (volvo, má-rotação, invaginação intestinal)
Intoxicações exógenas (medicamentos)
Convulsões

físico deverá ser minucioso, buscando dados que possam estabelecer uma hipótese diagnóstica inicial. Dentre as apresentações clínicas mais frequentes têm-se a FSSL, alterações do nível de consciência e convulsões, cianose/hipoxemia e o RN que se encontra em franco colapso cardiovascular.[2] A Figura 1 apresenta uma sugestão de abordagem inicial para cada uma dessas condições, que serão discutidas com mais detalhes ao longo do capítulo.

FEBRE SEM SINAIS DE LOCALIZAÇÃO

A febre é um sinal frequente nas salas de emergências pediátricas, e é definida como temperatura axilar de 38°C ou superior. A maioria dos RN (75 a 80%) apresenta quadros virais leves a moderados, porém alguns deles podem apre-

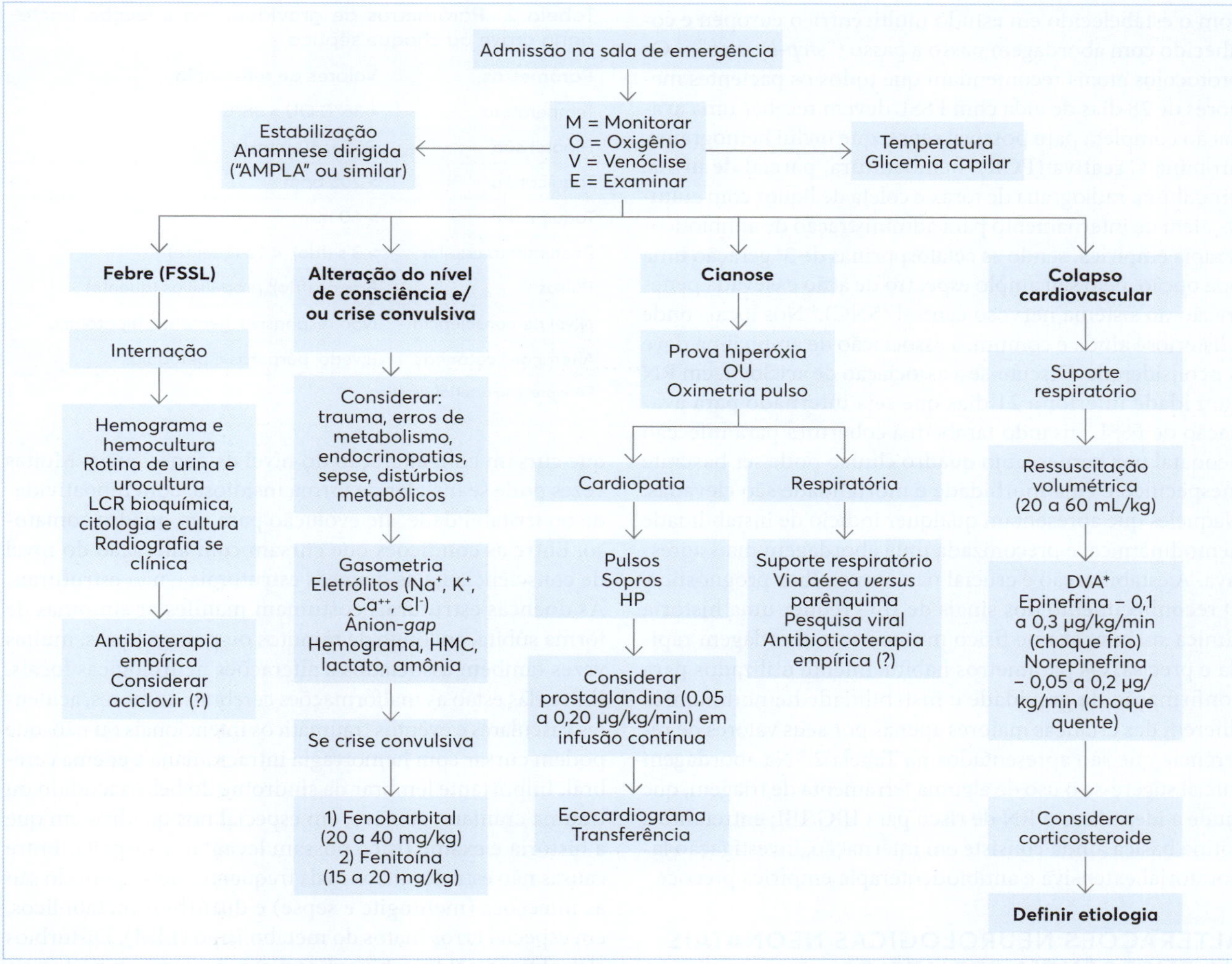

Figura 1 Fluxograma para o atendimento inicial do neonato na emergência de acordo com a apresentação clinicamente dominante.

AMPLA: acrônimo para Alergias, Medicamentos, Passado médico, Líquidos e alimentos ingeridos, Ambiente e eventos relacionados à queixa; DVA: drogas vasoativas; FSSL: febre sem sinais de localização; HP: hipertensão pulmonar.

* Dopamina 5 a 10 µg/kg/min é uma opção aceitável.

sentar uma infecção bacteriana grave (IBG), como infecção do trato urinário (ITU), pneumonia, osteomielite e artrite séptica, ou invasiva (IBI), como bacteremia, meningite ou sepse. A grande dificuldade para o pediatra na sala de emergência é diferenciar o RN com baixo risco de IBG daquele com grande chance de deterioração clínica rápida e evolução catastrófica. O quadro clínico inicial nem sempre é específico ou relevante, com sinais e sintomas sutis como irritabilidade, sucção débil, sonolência, prostração e choro inconsolável, caracterizando um quadro de FSSL.

Avaliação diagnóstica

Para auxiliar o diagnóstico e a estratificação de risco desses RN, pode ser feito o uso de escores de gravidade, embora nenhuma dessas ferramentas tenha sido desenvolvida para o período neonatal. A Tabela 1 estabelece alguns parâmetros para o reconhecimento e a classificação de risco de acordo com o estabelecido em estudo multicêntrico europeu e conhecido com abordagem passo a passo ("*step-by-step*").[3] Os protocolos atuais recomendam que todos os pacientes menores de 28 dias de vida com FSSL devem receber uma avaliação completa para possível sepse, que inclui hemograma, proteína C reativa (PCR), hemocultura, parcial de urina, urocultura, radiografia de tórax e coleta de liquor com cultura, além de internamento para administração de antibioticoterapia empírica, sendo as cefalosporinas de 3ª geração uma boa opção, pelo seu amplo espectro de ação e elevada penetração no sistema nervoso central (SNC).[4] Nos locais onde a listeriose ainda é comum, a associação de ampicilina deve ser considerada. Discute-se a associação de aciclovir, em RN com idade inferior a 21 dias que seja internado para avaliação de FSSL, visando também à cobertura para infecção neonatal por herpes, cujo quadro clínico pode ser bastante inespecífico e cuja morbidade e mortalidade são elevadas. Naqueles que apresentam qualquer indício de instabilidade hemodinâmica, é preconizada uma abordagem mais agressiva. A estabilização é crucial para um melhor prognóstico. O reconhecimento dos sinais de IBG requer uma história clínica sucinta, exame físico minucioso e abordagem rápida e precisa. Os parâmetros habitualmente utilizados para confirmação da gravidade e instabilidade hemodinâmica diferem das crianças maiores apenas por seus valores de referência que são apresentados na Tabela 2.[4] Na abordagem inicial sugere-se o uso de alguma ferramenta de triagem, que ajude a identificar o RN de risco para IBG/IBI; entretanto a rotina básica ainda consiste em internação, investigação laboratorial extensiva e antibioticoterapia empírica precoce.

Tabela 1 Classificação do risco de infecção bacteriana grave ou invasiva em crianças com menos de 90 dias de vida

	Baixo risco	Alto risco
Estado geral	Bom	Mau (toxêmico)
Leucocitúria	Ausente	Presente
Dias de vida	Mais de 21 dias	Menos de 21 dias
Procalcitonina > 0,5 ng/mL	NÃO	SIM
PCR > 20 mg/L	NÃO	SIM = risco intermediário
Número absoluto de neutrófilos > 10.000/mm³	NÃO	SIM = risco intermediário

Adaptada de Mintegi et al., 2013.[3]
PCR: proteína C-reativa.

Tabela 2 Parâmetros de gravidade na infecção bacteriana grave ou choque séptico

Parâmetros	Valores de referência
Temperatura	< 36°C OU > 38°C
Hipotensão	PAS < 60 mmHg
Taquicardia	> 205 bpm
Taquipneia	> 60 mrm
Enchimento capilar	> 3 s (frio); < 1 s (quente)
Pulsos	Fracos (frio); propulsivos (quente)
Nível de consciência	Não responsivo, gemente, hipotônico
Alterações cutâneas	Livedo, púrpuras e petéquias

PAS: pressão arterial sistólica.

ALTERAÇÕES NEUROLÓGICAS NEONATAIS NA EMERGÊNCIA PEDIÁTRICA

Alterações do nível de consciência[5]

A alteração do nível de consciência pode ser definida como estado em que a atividade espontânea e a resposta aos estímulos do ambiente estão alteradas em relação ao basal do paciente. No período neonatal são frequentes as doenças que cursam com alteração do nível de consciência. Muitas vezes pode se instalar de forma insidiosa, com hipoatividade ou irritabilidade, até evolução para um quadro comatoso. Entre as condições que cursam com alteração do nível de consciência há as doenças estruturais e não estruturais. As doenças estruturais costumam manifestar sintomas de forma súbita, ao longo de minutos ou poucas horas, muitas vezes também associados a alterações neurológicas focais. Entre elas estão as malformações cerebrais, tumores, acidentes vasculares e eventos traumáticos intencionais ou não, que podem cursar com hemorragia intracraniana e edema cerebral. Importante lembrar da síndrome do bebê sacudido ou trauma craniano abusivo, em especial nos quadros em que a história e exame físico possam levantar a suspeita. Entre causas não estruturais, as mais frequentes nesse período são as infecções (meningite e sepse) e distúrbios metabólicos, em especial erros inatos do metabolismo (EIM). Distúrbios eletrolíticos, acidose, hipoglicemia, hipotermia, hipertermia e uremia podem estar associados a alterações do nível de consciência e essas alterações costumam ter instalação mais insidiosa, ao longo de horas ou dias. Diante de um RN com alteração do nível de consciência, o atendimento deve buscar estabelecer a etiologia provável, de forma a proporcionar um plano terapêutico que minimize as possíveis sequelas.

Crises convulsivas neonatais

Crise convulsiva neonatal (CCN) é a mais comum das emergências neurológicas e deve ser tratada prontamente, pois pode levar a injúria neuronal em um cérebro imaturo e contribuir para a patogênese da paralisia cerebral (PC). Afeta 1 a 5/1.000 RN a termo, aumentando para 5 a 15/1.000 RN prematuros ou de baixo peso. A maioria das CCN são secundárias a uma doença sintomática aguda, como encefalopatia hipóxico-isquêmica (EHI), hemorragias intraventriculares, distúrbios metabólicos e encefalites, sendo mais raras as síndromes epilépticas primárias. O quadro clínico representa um grande desafio, pois sua apresentação tende a ser sub ou superestimada. Movimentos tônicos, clônicos, mioclônicos ou apenas movimentos sutis e autômatos como desvio ocular, movimentos piscatórios ou mastigatórios, "pedaladas", apneias e alterações da pressão arterial podem ser manifestações de uma CCN. Estudos mais recentes buscam associar o tipo de crise com a sua provável etiologia, facilitando assim a abordagem inicial. Esses dados estão listados na Tabela 3. Como a apresentação clínica pode ser muito inespecífica, o padrão-ouro para o diagnóstico é o eletroencefalograma de múltiplos canais (EEGc).[6]

Tabela 3 Principais causas de crises convulsivas neonatais e semiologia associada

Etiologia		Apresentação clínica
Encefalopatia hipóxico-isquêmica	Causa mais comum em RN a termo e 60% dos RN prematuros*	Clônica, tônica, automatismos
Alterações metabólicas	Hipoglicemia, hipocalcemia, hipomagnesemia, hipo ou hipernatremia, erros inatos do metabolismo	Mioclônica e/ou espasmos
Alterações cerebrovasculares	Acidente vascular perinatal Hemorragia peri-intraventricular Hemorragia subaracnoide Hemorragia subdural	Focal clônica
Infecção do SNC	Bacteriana, viral, fúngica, congênita (TORCHS)	Focal clônica ou somente alterações no EEG
Malformações	Disgenesia, lisencefalia Hemimegalencefalia	Tônico-clônica generalizada
Síndromes genéticas	KCNQ2, KCNQ3, SCNA	Tonica assimétrica associada a autonômicas
Síndromes epilépticas	Epilepsia familiar benigna neonatal Síndrome de Ohtahara	Focal tônica

EEG: eletroencefalograma; SNC: sistema nervoso central; TCG: tônico-clônica generalizada; TORCHS: infecções congênitas neonatais.
* RN prematuro tende a ter mais CCN denominadas sutis associadas com alterações dos sinais vitais e dilatação pupilar.

Tratamento da CCN

O tratamento da CCN é baseado na administração de anticonvulsivantes de primeira linha como o fenobarbital, embora já esteja comprovado que essa droga é capaz de controlar apenas 60% das CCN, além de estar associado a apoptose neuronal e depressão respiratória. Estudos mais recentes apontam o levetiracetam como um medicamento promissor por apresentar menos efeitos colaterais, menor incidência de neuroapoptose, efeito neuroprotetor e controle efetivo da CCN, embora mais estudos clínicos sejam necessários. O esquema de tratamento atualmente proposto nos protocolos norte-americanos e europeus pode ser visto na Tabela 4. Aspectos-chave para o melhor tratamento da CCN no Pronto Atendimento Pediátrico compreendem a estabilização, a cessação da crise em si e a determinação da etiologia.[7]

Tabela 4 Medicamentos anticonvulsivantes para uso na emergência no período neonatal

Medicamento	Dose	Via
Fenobarbital	Ataque – 20 mg/kg (até duas vezes) Manutenção – 5 mg/kg/dia	Endovenosa ou intramuscular
Fenitoína	Ataque – 15 mg/kg (até duas vezes) Manutenção – 5 mg/kg/dia	Endovenosa
Midazolam	0,2 a 0,5 mg/kg	Endovenosa, intranasal, Retal, retal e intratraqueal

AVALIAÇÃO DO RECÉM-NASCIDO CIANÓTICO

A presença de cianose central em um RN no serviço de emergência na maioria das vezes representa uma condição potencialmente grave. Problemas respiratórios, cardiopatias congênitas críticas (CCC), sepse e meta-hemoglobinemia são as causas mais comuns. Na história clínica, fatores de risco perinatais como diabete materno, adequação do peso para a idade gestacional e fatores de risco para infecção, entre outros, devem ser valorizados. No exame físico, o padrão respiratório é de grande importância: taquipneia associada com sinais de esforço, como gemência, retrações e batimento da aleta nasal, sugere doença respiratória, enquanto a chamada "taquipneia silenciosa" – sem sinais de esforço – sugere acidose metabólica em decorrência de cardiopatia, distúrbio metabólico ou sepse.[8] A presença ou ausência de sopro cardíaco tem pouco valor na avaliação diagnóstica, já que diversas cardiopatias críticas podem cursar sem sopros.

Problemas respiratórios

Os problemas respiratórios ainda são a causa mais frequente de cianose precoce no RN. Alterações nas vias aéreas, como laringomalácia, estenose subglótica ou compressões extrínsecas, vão se manifestar com graus variáveis de insuficiência respiratória alta, geralmente com estridor e piora durante o choro ou amamentação. O manejo específico de cada uma dessas condições foge ao escopo deste capítulo. Dentre os problemas pulmonares, as infecções das vias aéreas baixas como pneumonias e bronquiolites são as mais frequentes, e o comprometimento do parênquima costuma ser difuso e não lobar ou localizado como nas crianças maiores. A evolução pode ser súbita, mas outras vezes é mais insidiosa, como resultado da progressão de uma infecção de vias aéreas superiores. Mais detalhes sobre o manejo dessas doenças estão disponíveis nos capítulos correspondentes.

Problemas cardíacos

Apesar do acesso à ecocardiografia fetal e do uso da oximetria de pulso para o diagnóstico das CCC, cerca de 1 a cada 6 pacientes com CCC ainda recebe alta da maternidade sem o diagnóstico da sua condição, principalmente aquelas que envolvem coarctação da aorta. Grande parte das CCC é ducto-dependente, cursando com redução do fluxo sanguíneo pulmonar e apresentando piora da cianose após o fechamento do canal arterial, como acontece na atresia tricúspide, atresia pulmonar, tetralogia de Fallot e outras. Já nos pacientes com transposição das grandes artérias a circulação sistêmica funciona "em paralelo" com a circulação pulmonar, havendo a necessidade de algum defeito no septo atrioventricular ou a persistência do canal arterial para promover a mistura sanguínea entre as circulações. Ambas as condições – hipofluxo pulmonar e falta de comunicação entre as circulações – podem se beneficiar do uso de prostaglandina.[9]

Meta-hemoglobinemia

Além dos problemas respiratórios e das CCC, anormalidades na molécula de hemoglobina (Hb) também podem resultar em cianose. A meta-hemoglobina resulta da oxidação da molécula de Hb da sua forma ferrosa (normal) para a forma férrica. Isso ocorre com mais frequência em RN porque a Hb fetal é mais facilmente oxidada e porque os níveis de hemoglobina redutase são menores. Tipicamente, um RN com meta-hemoglobinemia encontra-se cianótico, porém sem sinais de esforço respiratório e com baixa $SatO_2$, porém com pressão parcial de oxigênio (PaO_2) normal.

Abordagem do recém-nascido cianótico

A abordagem terapêutica inicial do RN cianótico deve incluir o suporte básico com suspensão da dieta, hidratação venosa, controle da glicemia capilar e manutenção da temperatura corporal. Avaliação da $SatO_2$ por oximetria de pulso feita no membro superior direito e em um dos membros inferiores auxilia na identificação de *shunts*. Gasometria arterial, hemograma, hemocultura, eletrólitos, glicemia, radiografia de tórax e ECG também devem fazer parte da avaliação inicial. O teste da hiperóxia tem sido usado para auxiliar na diferenciação entre uma causa cardíaca ou respiratória para a cianose. Após coletar uma gasometria arterial do membro superior direito em ar ambiente, o RN recebe O_2 a 100% em campânula ou *hood* por cerca de 10 minutos, quando nova gasometria arterial é coletada. A interpretação dos resultados pode ser vista na Tabela 5. Esse teste apresenta limitações, uma vez que doenças respiratórias com intenso *shunt* intrapulmonar em geral não respondem ao O_2, enquanto algumas CCC, como hipoplasia do ventrículo esquerdo, podem responder ao O_2 a 100%.[9] O uso de oxigênio deve ser criterioso, evitando-se hiperóxia prolongada, devido aos riscos de dano induzido pelos radicais livres de O_2. A oferta inicial deverá ser de 40 a 60% em campânula ou cânula nasal nos pacientes estáveis, ou via cânula traqueal nos pacientes com quadro de choque. O ecocardiograma com Doppler constitui exame fundamental para confirmar ou afastar CCC e deverá ser feito em todo paciente com suspeita diagnóstica. Nos RN que se apresentam na emergência com quadro de cianose e choque, ou naqueles que "falharam" no teste de hiperóxia, deve-se considerar o uso empírico de prostaglandina para forçar reabertura do canal arterial. A dose inicial, em infusão contínua, varia de 0,05 a 0,20 μg/kg/min, sendo o seu efeito observado cerca de 30 minutos após o início, devendo ser mantida até que se confirme ou exclua o diagnóstico de cardiopatia crítica. O atendimento ao RN cianótico na emergência requer uma abordagem diagnóstica racional focando em causas cardíacas, respiratórias e infecciosas, e um plano terapêutico voltado à estabilidade hemodinâmica, com uso criterioso de oxigênio e prostaglandina na suspeita de CCC. O prognóstico depende essencialmente da causa básica, mas o pronto reconhecimento da situação melhora notadamente o manejo.

Tabela 5 Interpretação do teste de hiperóxia como ferramenta auxiliar no diagnóstico diferencial do recém-nascido (RN) com cianose, hipóxia e baixa saturação de O_2

	Ar ambiente PaO_2 (saturação – %)	Em O_2 a 100% PaO_2 (saturação – %)	$PaCO_2$
Normal	> 70 (> 95)	> 300 (100)	Normal
Doença pulmonar	50 (85)	> 150 (100)	Elevada
Doença neurológica	50 (85)	> 150 (100)	Elevada
Meta-hemoglobinemia	> 70 (< 85)	> 200 (< 85)	Normal
Cardiopatia crítica	40 a 60 (75 a 95)	< 150 (75 a 95)	Normal
Hipertensão pulmonar persistente do RN	Pré-ductal 40 a 70 (75 a 95) Pós-ductal < 40 (75)	Variável Variável	Normal

DISTÚRBIOS METABÓLICOS

Hiperplasia adrenal congênita e crise adrenal

Entre as causas endocrinológicas, a principal responsável pelo atendimento do RN em SEP é a insuficiência adrenal (IA) ou crise adrenal, que no período neonatal tem como principal causa a hiperplasia adrenal congênita (HAC). É uma doença autossômica recessiva que ocorre em 1:10.000 a 1:18.000 nascidos vivos. Cerca de 90 a 95% dos casos estão relacionados à deficiência de 21-hidroxilase (gene *CYP21*), que é precursora na síntese de glicocorticoides e mineralocorticoides, principalmente cortisol e aldosterona. A HAC pode se apresentar de duas formas, conforme a seguir.

Formas de apresentação da HAC

1. Forma virilizante simples: responde por cerca de 25% dos casos, caracterizada pelo aumento na produção de hormônios andrógenos. Normalmente há suspeição após o nascimento, devido à virilização em RN do sexo feminino, com aumento de clitóris, fusão de grandes lábios ou genitália ambígua. A produção de aldosterona é reduzida, mas suficiente para que não haja perda de sal e crise adrenal. Em casos não diagnosticados no período neonatal, muitas crianças evoluem com puberdade precoce.
2. Forma perdedora de sal: forma mais grave da HAC, acomete cerca de 75% dos pacientes. Há deficiência importante da atividade da 21-hidroxilase com menos de 2% de atividade, levando a quadro de redução grave de aldosterona, responsável pela regulação do sódio corporal. A doença pode se manifestar já nas primeiras semanas de vida, com crise adrenal.

Tratamento

O tratamento da HAC objetiva repor as deficiências de mineralocorticoide e glicocorticoide, a depender da forma de apresentação. A crise adrenal é uma condição ameaçadora de vida que pode ter início insidioso ou abrupto, que se manifesta por volta da segunda à terceira semana de vida do bebê. Inicia-se com sintomas inespecíficos como hipoatividade, sucção débil, recusa alimentar, perda ponderal e vômitos, evoluindo para quadro grave de desidratação com hipotensão, choque e até morte súbita. Laboratorialmente, apresenta hiponatremia, hipercalemia, hipoglicemia e acidose metabólica. No atendimento de um RN com sinais de desidratação e hipotensão, que não responde a ressuscitação volêmica inicial com cristaloides (soro fisiológico 20 mL/kg, em *bolus*), deve-se suspeitar de IA. A administração de hidrocortisona na dose de 50 a 100 mg/m^2/dia deve ser iniciada de forma precoce e o ideal é o tratamento do paciente em ambiente de terapia intensiva, para melhor monitoração hemodinâmica e controle rigoroso de glicemia e eletrólitos. Devido à gravidade e potencial evolução para óbito em casos não diagnosticados precocemente, muitos países instituíram a triagem neonatal para HAC, com a dosagem de 17-hidroxiprogesterona em papel filtro entre 48 horas e 5º dia de vida. Nos casos clinicamente suspeitos e naqueles pacientes com teste do pezinho alterado, a confirmação da doença deve ser realizada com dosagem sérica de 17-hidroxiprogesterona, cortisol, androstenediona, testosterona, sódio e potássio, para confirmação diagnóstica.

Erros inatos do metabolismo

Embora raros individualmente, os EIM podem ser considerados comuns no seu conjunto, com uma incidência em franca elevação à medida que novas técnicas de detecção são desenvolvidas. Atualmente já são conhecidos cerca de 1.000 EIM, sendo que, destes, cerca de 25% vão apresentar manifestações já no período neonatal. Apesar da complexidade dessas vias metabólicas, o pediatra poderá realizar um atendimento inicial adequado desde que mantenha um elevado grau de suspeição, incluindo os EIM no diagnóstico diferencial de todo RN criticamente doente.

Mecanismos fisiopatológicos

1. Acúmulo de substâncias tóxicas pelo bloqueio das vias metabólicas, como nas acidemias orgânicas e defeitos do ciclo da ureia, condições que mais frequentemente vão se apresentar no serviço de emergência.
2. Déficit de energia para a célula, como defeitos da cadeia respiratória mitocondrial, condições que ainda não possuem tratamento eficaz e têm, portanto, um mau prognóstico.
3. Acúmulo crônico de macromoléculas em tecidos-alvo, como nas desordens lisossômicas, que apenas muito raramente têm apresentação clínica "aguda" no período neonatal.

Apresentação clínica

Do ponto de vista clínico, as principais manifestações serão neurológicas, com alteração do nível de consciência (encefalopatia), convulsões e hipotonia, refletindo o acúmulo de metabólitos tóxicos no SNC. Mas também pode haver manifestações hepáticas, com icterícia, hepatomegalia e falência hepática; cardíacas, com insuficiência cardíaca, cardiomiopatia e arritmias; alteração no odor da urina; dismorfismos faciais e hidropsia. Acidose metabólica com ânion-*gap* aumentado, hipoglicemia, cetose e elevação de amônia e lactato são as alterações laboratoriais mais comuns. O comprometimento do nível de consciência com acidemia e/ou hipoglicemia em um RN criticamente doente deve sempre levantar a possibilidade de tratar-se de EIM. Na investigação laboratorial na emergência, diante das diversas possibilidades diagnósticas, sugere-se a realização de hemograma, hemocultura, gasometria, eletrólitos (incluir cloro para cálculo do ânion-*gap*), glicemia, urinálise, ureia, creatinina, lactato e amônia quando disponíveis. A Figura 2 pode auxiliar na abordagem diagnóstica inicial.

Plano terapêutico

No plano terapêutico inicial desse paciente, além do suporte cardiovascular quando necessário, os pontos-chave são:

1. Redução da produção dos metabolitos tóxicos através de jejum por 24 a 48 horas. Deve-se evitar o jejum prolongado, podendo iniciar fórmula com aminoácidos essenciais para evitar o catabolismo.
2. Interrupção do processo catabólico pela infusão de glicose na taxa de 8 a 12 mg/kg/min. A associação de insulina – que tem elevada ação anabólica – na dose de 0,05 a 0,2 UI/kg/h, e o uso endovenoso de soluções de lipídios poderão ser úteis nessas situações.

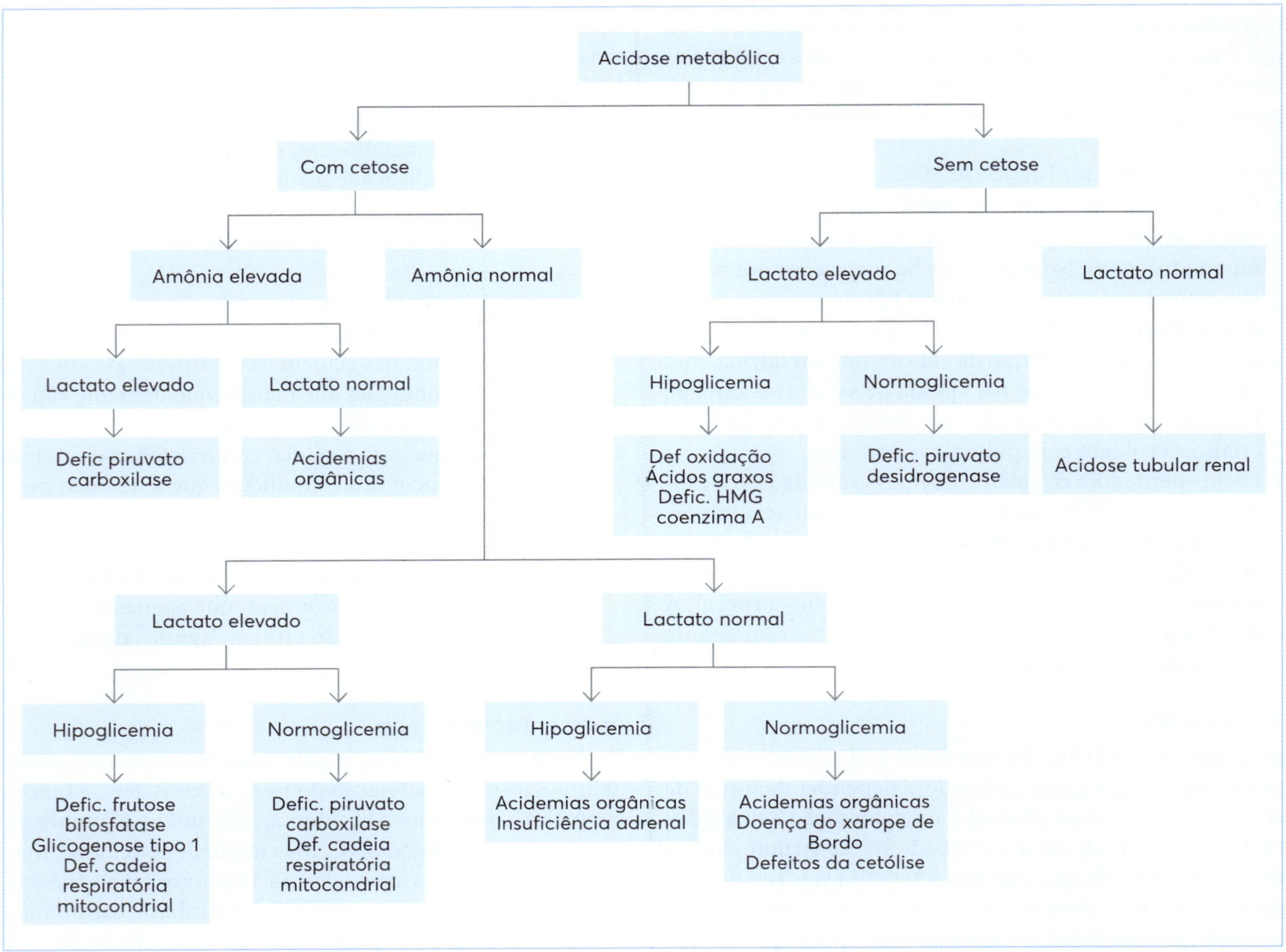

Figura 2 Fluxograma para diagnóstico etiológico das acidemias metabólicas, considerando a presença ou não de cetose, níveis de amônia, lactato e glicemia. Embora a elevação do lactato seja mais intensa nos defeitos da cadeia respiratória mitocondrial e desordens do metabolismo do piruvato, também pode haver uma elevação mais discreta nas acidemias orgânicas e doença do xarope de bordo.
HMG: hidróxi-metil-glutaril.

3. A remoção dos metabólitos poderá ser feita com hidratação cuidadosa (para evitar edema cerebral) e também por medidas farmacológicas específicas como uso de L-carnitina nas suspeitas de acidemias orgânicas ou do benzoato de sódio nas suspeitas de defeitos do ciclo da ureia. Diante de um RN criticamente enfermo, a possibilidade de EIM deve ser considerada, para que o diagnóstico precoce possa levar a um plano terapêutico capaz de evitar mortes e complicações, melhorando assim o prognóstico.

Como se pode observar, nas diversas situações clínicas, a abordagem da emergência neonatal é um desafio que requer a elaboração de um plano diagnóstico e terapêutico praticamente simultâneos, e exige do pediatra o conhecimento das condições mais prevalentes e um elevado índice de suspeição para as condições menos comuns, de maneira a proporcionar um atendimento que reduza a mortalidade e eventuais sequelas.

REFERÊNCIAS BIBLIOGRÁFICAS

1. Ferreira H, Ferreira C, Tavares C, Aguiar I. Why are the newborns brought to the emergency department? Pediatr Emerg Care. 2018;34(12):883-7.
2. Flannigan C. Pediatric emergencies. Collapsed Neonate [Internet]. 2016. Disponível em: http://www.paediatricemergencies.com/index.php/2016/01/09/collapsed-neonate/; acesso em 10 fev. 2021.
3. Mintegi S, Bressan S, Gomez B, Da Dalt L, Blásquez D, Olaciregui I, et al. Accuracy of a sequential approach to identify young febrile infants at low risk for invasive bacterial infection. Emerg Med J. 2013;31(e1):19-24.
4. Jain S, Cheng J, Alpern ER, Thurm C, Schroeder L, Black K, et al. Management of febrile neonates in US pediatric emergency departments. Pediatrics. 2014;133(2):187-95.
5. Avner JR. Altered States of Consciousness. Pediatr Rev. 2006;27:331-8.
6. Santarone ME, Pietrafura N, Fusco L. Neonatal seizures: when semiology points to etiology. Seizure. 2020;80:161-5.
7. Brousseau J, Sharieff GQ. Newborn emergencies: the first 30 days of life. Pediatr Clin N Am. 2006;53(1):69-84.
8. Strobel AM, Lu LN. The critically ill infant with congenital heart disease. Emerg Med Clin N Am. 2015;3(3):501-18.
9. Auron M, Raissouni N. Adrenal insufficiency. Pediatr Rev. 2015;36(3):92-103.

SEÇÃO 4

PEDIATRIA DO DESENVOLVIMENTO E COMPORTAMENTO

COORDENADORA

Liubiana Arantes de Araújo
Título em Pediatria, Neurologia Pediátrica e Terapia Intensiva Pediátrica e Neonatal pela Sociedade Brasileira de Pediatria (SBP) e Associação Médica Brasileira (AMB). PhD em Neuropediatria com Doutorado-sanduíche na Harvard Medical School, EUA. Professora Adjunta da Faculdade de Medicina da Universidade Federal de Minas Gerais (FM-UFMG). Professora da Pós-graduação em Autismo da UFMG. Presidente do Departamento Científico (DC) de Pediatria do Desenvolvimento e Comportamento da SBP.

AUTORES

Adriana Auzier Loureiro Barbosa Ferreira

Residência Médica em Pediatria pelo Hospital Universitário Getúlio Vargas, Manaus. Título de Especialista em Pediatria pela SBP. Pós-graduação em Neonatologia pela Universidade Gama Filho. Membro Permanente do DC de Pediatria do Desenvolvimento e Comportamento da SBP. Preceptora da Residência de Pediatria da Universidade Federal do Amazonas (Ufam). Pediatra Responsável pelo Ambulatório de Autismo da Secretaria Municipal de Saúde de Manaus.

Ana Márcia Guimarães

Qualificação Acadêmica em Psiquiatria Infantil pelo Departamento de Saúde Mental da Faculdade de Medicina da Universidade Federal de Goiás (UFG) e pela Santa Casa de Misericórdia do Rio de Janeiro. Membro do Conselho Científico do DC de Pediatria do Desenvolvimento e Comportamento da SBP.

Ana Maria Costa da Silva Lopes

Psiquiatra com Concentração na Área de Infância e Adolescência pela SBP. Mestre em Psicologia e Estudos Psicanalíticos pela UFMG. Doutora em Ciências da Saúde, Saúde da Criança e do Adolescente pela Faculdade de Medicina da UFMG. Professora da Pós-graduação e da Graduação do Departamento de Pediatria da UFMG.

Carlos Gadia

Associate Director, Dan Marino Center – Nicklaus Children's Hospital, FL, USA. *Voluntary Clinical Assistant-Professor*, Department of Neurology, University of Miami, Miller School of Medicine. *Voluntary Clinical Associate-Professor of Neurology*, Herbert Wertheim College of Medicine, Florida International University. *Voluntary Clinical Assistant-Professor of Pediatrics* – Dr. Kiran C. Patel College of Medicine, Nova Southeastern University.

Christian Müller

Médico Neuropediatra. Título de Especialista em Pediatria pela Associação Médica Brasileira (AMB)/SBP. Título na Área de Atuação Neuropediatria pela AMB/SBP. Mestre em Ciências da Saúde da Criança e do Adolescente pela Universidade Federal do Rio Grande do Sul (UFRGS). Membro Titular da Sociedade Brasileira de Neurologia Infantil (SBNI).

Débora Marques de Miranda

Médica Pediatra. *Founder* da ADDHERE. Coordenadora do Núcleo do Transtorno do Déficit de Atenção e Hiperatividade (NITIDA-HC-UGMG). Diretora Clínica do Centro de Tecnologia em Medicina Molecular (CTMM-FM-UFMG). Membro do Centro de Inovação em Inteligência Artificial (CIAA-UFMG). Professora do Departamento de Pediatria da UFMG.

Fernanda Dreux Miranda Fernandes

Fonoaudióloga. Doutora em Semiótica e Linguística Geral pela Faculdade de Filosofia, Letras e Ciências Humanas da Universidade de São Paulo (FFLCH-USP). Livre-docente pela Faculdade de Medicina (FM) da USP. Professora Associada do Departamento de Fisioterapia, Fonoaudiologia e Terapia Ocupacional da FMUSP. ASHA *Fellow Visiting Professor* da Beijing Language and Culture University. Conselheira do Comitê de Educação da International Association of Communication Sciences and Disorders (IALP).

João Coriolano Rego Barros

Médico Pediatra e Neonatologista. Assessor da Presidência da SBP para Políticas Públicas. Membro do DC de Pediatria do Desenvolvimento e Comportamento da SBP. Diretor das Regionais da SPSP. Coordenador dos Núcleos de Estudos da SPSP.

Liubiana Arantes de Araújo

Título em Pediatria, Neurologia Pediátrica e Terapia Intensiva Pediátrica e Neonatal pela SBP/AMB. PhD em Neuropediatria com Doutorado-sanduíche na Harvard Medical School, EUA. Professora Adjunta da FM-UFMG. Professora da Pós-graduação em Autismo da UFMG. Presidente do DC de Pediatria do Desenvolvimento e Comportamento da SBP.

Lívio Francisco da Silva Chaves

Título de Pediatra pela SBP. Mestre em Farmacologia/Neurodesenvolvimento Infantil, com Área de pesquisa ativa em TDAH e Farmacogenética. Treinamento Avançado em Neuropsiquiatria Infantil pelo Departamento de Saúde Mental do Hospital das Clínicas da Universidade Federal de Goiás (UFG) e Treinamento em Psiquiatria Infantil pela Santa Casa de Misericórida do Rio de Janeiro. Secretário do DC de Pediatria do Desenvolvimento e Comportamento da SBP.

Marcio Leyser

Professor Associado de Pediatria na Universidade de Iowa, EUA. Formação em Pediatria Geral pela Universidade Federal de Ciências da Saúde de Porto Alegre (UFCSPA) e UFRGS. Especialização em Pediatria do Desenvolvimento e Comportamento na Universidade McMaster, Canadá. Mestre e Doutor em Neurologia pela Universidade Federal Fluminense (UFF).

Marcio Moacyr Vasconcelos
Professor Associado de Pediatria da UFF. *Fellowship* em Neurologia Pediátrica pela George Washington University, EUA. Doutor em Neurologia pela UFF. Chefe do Serviço de Neuropediatria do Hospital Universitário Antônio Pedro (HUAP)-UFF. Coordenador do Programa de Neurologia Pediátrica do HUAP-UFF.

Ricardo Halpern
Pediatra. Doutor em Pediatria pela UFRGS. Pós-doutorado *Fellow* em Pediatria do Desenvolvimento e Comportamento pelo Center for Development and Learning da University of North Carolina, EUA. Professor Associado II da Universidade Federal de Ciências da Saúde de Porto Alegre (UFCSPA). Chefe do Serviço de Pediatria do Hospital da Criança Santo Antônio – Irmandade Santa Casa de Misericórdia de Porto Alegre (ISCMPA).

CAPÍTULO 1

ETAPAS DO DESENVOLVIMENTO NEUROPSICOMOTOR

Lívio Francisco da Silva Chaves
Ricardo Halpern
Adriana Auzier Loureiro Barbosa Ferreira
João Coriolano Rego Barros
Ana Maria Costa da Silva Lopes
Ana Márcia Guimarães
Liubiana Arantes de Araújo

AO FINAL DA LEITURA DESTE CAPÍTULO, O PEDIATRA DEVE ESTAR APTO A:

- Conhecer a importância da vigilância e da triagem do desenvolvimento infantil.
- Conhecer a importância do diagnóstico dos desvios do desenvolvimento e sua intervenção precoce.
- Identificar o instrumento de maior facilidade e aplicabilidade na triagem do desenvolvimento infantil.
- Conhecer a obrigatoriedade legal de fazer triagem do desenvolvimento em todas as crianças.
- Conhecer os principais marcos do desenvolvimento infantil, do nascimento aos 10 anos de idade.

INTRODUÇÃO

A expectativa de vida de uma criança e suas contribuições à sociedade se iniciam desde os primeiros anos de vida. Nos últimos anos o campo do desenvolvimento infantil reconhece cada vez mais a importância de uma perspectiva neurobiodesenvolvimental, em que se observa a criança como parte da família, da comunidade e da cultura local. Além disso, avanços em campos tão diversos como neurociência, biologia molecular, genômica, epidemiologia, sociologia e economia têm promovido uma importante mudança de paradigma em nossa compreensão sobre saúde e doença das crianças.

Já não há mais dúvidas quanto à necessidade de identificar precocemente os desvios do desenvolvimento infantil e de buscar a intervenção adequada no início da vida, aproveitando a neuroplasticidade e uma melhor janela de oportunidades. Esses conceitos mais atuais promovem uma mudança do sistema de saúde e do ensino na pediatria, passando de cuidados em doença para um modelo de cuidados em saúde/bem-estar, com a prevenção e a intervenção precoce como diretrizes mais concretas.

O aumento da sobrevida e da prevalência das afecções crônicas trouxe maior risco para as alterações no desenvolvimento neuropsicomotor. O pediatra, por ser o primeiro profissional a ter contato direto com as crianças e suas famílias, tem maior possibilidade de fazer o diagnóstico desses desvios precocemente. Dessa forma, compreender as etapas do desenvolvimento da criança torna mais assertiva a diferenciação entre o normal e o patológico.

De forma didática, este capítulo será dividido em quatro domínios: desenvolvimento motor, desenvolvimento da linguagem e comunicação, desenvolvimento socioemocional e o desenvolvimento cognitivo, e trará essas informações didaticamente por idade.[1-3]

TRIAGEM E VIGILÂNCIA DO DESENVOLVIMENTO

O processo de triagem e vigilância consiste na busca dos casos de maior risco para atrasos em relação ao desenvolvimento. A triagem é feita por meio do uso de instrumentos padronizados e estruturados que aumentem a sensibilidade de detecção precoce de desvios do desenvolvimento. A vigilância, por sua vez, é um processo contínuo e permanente, que, além de usar instrumentos, deve fazer parte de todas as consultas de promoção da saúde. Por meio dela é possível detectar o perfil das crianças que precisarão de um acompanhamento mais específico.

Existem inúmeros testes de triagem para serem usados na prática clínica, com vantagens, desvantagens e características específicas, como validação, idade, tempo de aplicação, custo e necessidade de treinamento ou não.

Desde 2017 está em vigor a Lei n. 13.438, segundo a qual o pediatra, obrigatoriamente e para todas as crianças em seus primeiros 18 meses de vida, tem de aplicar um protocolo para detecção de risco ao desenvolvimento. O Ofício do Ministério da Saúde (MS) n. 35-SEI/2017/CGSCAM/DAPES/SAS/MS, do dia 14 de novembro de 2017, trouxe um documento de consenso sobre essa lei, destacando no seu encaminhamento de número 5 a seguinte orientação: "Para fins de instrumentalização das redes locais, o MS orienta a utilização da Caderneta de Saúde da Criança (CSC), como instrumento de maior alcance para a vigilância do pleno desenvolvimento na puericultura, que inclui, dentre as diferentes dimensões, os aspectos psíquicos".

Apesar da relevância e facilidade de seu uso, estudos nacionais apontam para a precária utilização da CSC, com percentuais de preenchimento adequado somente em 8-20% das crianças. Nesse contexto, o incentivo ao uso adequado desse instrumento, com o objetivo de promover um melhor desenvolvimento infantil, deve ser priorizado. Dessa forma, o orientamos como a medida mais prática e fácil de triagem e vigilância na prática clínica do pediatra.[2-4]

DESENVOLVIMENTO DE 0 A 10 ANOS

A avaliação deve ser feita de acordo com cada marco do desenvolvimento e com a faixa etária. Caso aconteça falha em alcançar algum marco, deve-se antecipar a consulta seguinte e iniciar investigação quanto à situação ambiental e à relação da criança com os pais ou cuidadores. A persistência de atrasos do desenvolvimento por mais de 2 consultas ou a ausência do marco esperado para aquela fase indicam a necessidade de avaliação mais aprofundada e do encaminhamento para um serviço de maior complexidade ou para uma avaliação profissional mais específica, para que se inicie uma estimulação precoce.

Didaticamente houve a divisão em períodos, que vai do nascimento aos 10 anos de vida, mas lembramos que o desenvolvimento não segue um padrão linear e as fases se fundem umas com as outras (Quadros 1 e 2).[2,3]

Estágio de 0 a 2 meses

Desenvolvimento motor

Ao nascimento o padrão motor da criança é imaturo, e observa-se predominância do tônus flexor dos membros associado a uma hipotonia axial, uma preensão palmar reflexa e o reflexo de sucção.

A avaliação do desenvolvimento dos reflexos permite ao pediatra determinar a integridade do sistema nervoso central de acordo com a expectativa relacionada à idade cronológica da criança. Esses reflexos estão presentes em todos os recém-nascidos a termo, sendo considerados fisiológicos nos primeiros meses de vida. Sua ausência inicial ou permanência tardia sugere alterações patológicas que merecem ser investigadas. É importante lembrar que os prematuros devem ter seu acompanhamento feito de acordo com a idade gestacional corrigida até os 2 anos.

Os principais reflexos a serem analisados são: preensão palmar, preensão plantar, reflexo cutâneo-plantar, reflexo de Moro, reflexo tônico-cervical, também conhecido como reflexo do esgrimista ou reação de Magnus-Kleijn, reflexo da marcha reflexa e reflexo da procura ou voracidade.

No primeiro mês, o pediatra deve avaliar a postura de flexão de membros superiores e inferiores e a lateralização da cabeça. Ao longo do segundo mês, observar a movimentação ativa dos membros superiores e inferiores e a abertura espontânea das mãos em alguns momentos.

Desenvolvimento da linguagem e da comunicação

No primeiro mês de vida a única forma de comunicação é o choro alto e repetido, associado às necessidades primárias do bebê. No segundo mês, a criança começa a emitir alguns sons que não o choro.

Desenvolvimento socioemocional

A criança interage com o outro desde os primeiros momentos de vida. É um ser social e depende do outro para sobreviver. Seu objetivo principal é atingir o controle homeostático com o ambiente, e aos poucos ele vai se tornando alerta e consciente sobre o responsável pelos seus cuidados. O sorriso social inicia-se entre o primeiro e segundo mês de vida.

Desenvolvimento cognitivo

Começa a prestar atenção aos rostos, a seguir as coisas com os olhos e a reconhecer as pessoas a distância.[3,5-7]

Estágio de 2 a 4 meses

Desenvolvimento motor

Após os 2 meses de vida observa-se grande avanço no aperfeiçoamento das habilidades motoras dos bebês. Os reflexos primitivos vão desaparecendo para dar lugar a um movimento mais intencional. Nesse momento o bebê deve ser capaz de manter a cabeça firme ao ser segurado pelo tronco, além de manter suas mãos abertas com mais frequência, e começa a estender a mão em direção ao que lhe interessa, embora ainda não seja capaz de agarrar o objeto, o que fará somente aos 4 meses.

Percebe-se que o desenvolvimento motor segue um padrão craniocaudal e outro proximal-distal. Deitado de costas, o lactente, aos 2 meses, deve manter sua cabeça na linha média, em alinhamento com o tronco. Na posição de bruços, a musculatura cervical mantém a cabeça elevada em torno de 45 graus por um momento breve, com os cotovelos posteriores às orelhas.

Aos 4 meses, ao ser puxado pelos braços, a cabeça acompanha o movimento alinhada com o tronco, sem pender para trás. De bruços, o bebê mantém a cabeça elevada por muito tempo, em um ângulo de 90 graus, com os cotovelos alinhados com as orelhas.

Desenvolvimento da linguagem e da comunicação

A produção verbal aos 2 meses já esboça um som de vogal, e pode-se perceber o bebê brincando com os próprios sons produzidos. Aos 4 meses o lactente já reconhece os diversos padrões sonoros, como repreensão ou elogios por parte do cuidador, respondendo com mudança da fisionomia para alegria ou tristeza.

Desenvolvimento socioemocional

Nessa fase o bebê já apresenta reciprocidade afetiva, vista pelo sorriso social, ao ser estimulado afetuosamente. Ele olha direta e demoradamente para a mãe ao ser amamentado, reage positivamente ao ser estimulado, sorrindo e emitindo grunhidos, demonstra satisfação nas atividades prazerosas, como aninhar-se ao corpo do cuidador.

Desenvolvimento cognitivo

Nessa fase, o bebê repete comportamentos que lhe pareçam agradáveis, ainda está focado em descobertas do seu próprio corpo, como chupar o dedo, colocar objetos na boca, ouvir os próprios sons, apertar as próprias mãos, permitindo saber se ele está feliz ou triste, responde ao afeto, pega o brinquedo com uma mão, usa as mãos e os olhos juntos, como ver um brinquedo e estender a mão para pegá-lo, segue coisas em movimento com os olhos de um lado para o outro, observa rostos de perto e reconhece pessoas familiares e coisas a distância.[3,5,6,8]

Estágio de 4 a 6 meses

Nesse momento do desenvolvimento são mais serenos, pacíficos, sem cólicas, sorrindo com mais frequência, iniciando um interesse maior pelo rosto humano, com os membros superiores, inferiores e a cabeça mais em linha média, fixando mais o olhar, melhor controle do tônus cervical, explorando os movimentos e objetos, ou seja, já vendo e percebendo um mundo a sua volta.

Desenvolvimento motor

Aos 4 meses a criança já consegue segurar objetos e quando está em decúbito ventral levanta a cabeça de forma firme, apoiando-se nos antebraços. Apresenta postura simétrica, mãos abertas, reflexo palmar já praticamente ausente e brinca com as duas mãos.

Aos 6 meses apresenta mudança de posição de forma ativa (o bebê já rola com facilidade) e consegue levar objetos sozinha à boca. Consegue sentar, apoiando-se para a frente com as mãos ou um apoio, sustenta o peso com membros inferiores, agarra o cubo com as mãos, tenta pegar objetos pequenos e brinca com os pés.

Em relação aos reflexos primitivos: os reflexo da procura ou voracidade e de preensão palmar a partir dos 4 meses desaparecem, e os movimentos vão se tornando voluntários. O reflexo de Moro começa a desaparecer e persiste até no máximo os 6 meses de vida. O tônico-cervical persistente nessa idade já representa uma possível lesão cerebral grave.

Desenvolvimento da linguagem e da comunicação

Aos 4 meses a criança emite alguns sons ("gugu", "eee"), vocaliza socialmente, grita e sorri. Aos 6 meses, consegue emitir sílabas isoladas, com combinação de consoante e vogal ("ba", "ga"), e consegue obter a localização da fonte sonora.

Desenvolvimento socioemocional

Nessa etapa do desenvolvimento infantil há um aumento da reciprocidade social entre a criança e o cuidador. Os bebês são agora capazes de antecipar a intenção do cuidador e acompanham seus movimentos. Com 6 meses manifestam expectativa do horário de comer, sentem o afastamento dos cuidadores, sorriem quando estimulados de forma ativa e intencional, bem como se decepcionam ao ser frustrados, fazendo caretas ou chorando.

Desenvolvimento cognitivo

Demonstra estar feliz ou triste, responde ao afeto de forma mais adequada, usa as mãos e os olhos juntos, como ver um brinquedo e estender a mão para pegá-lo, observa rostos de perto e reconhece coisas a distância.[3,5,6,8]

Estágio de 6 a 9 meses

A segunda fase do primeiro ano de vida da criança é marcada por mudanças muito rápidas. As relações de troca com o adulto surgem mais frequentemente e seguem modificando a arquitetura cerebral.

Desenvolvimento motor

Após os 6 meses, o bebê consegue sentar-se sozinho, sem ajuda ou com mínimo suporte de um adulto, e ficar um bom tempo sem cair para os lados ou para a frente. Percebe a forma e a textura das coisas, sendo capaz de levar pedaços de alimentos à boca. A criança tenta se locomover, às vezes apenas balançando o corpo para a frente e para trás com os quatro membros no solo, com o tronco e a cabeça elevados ou até mesmo rastejando com o abdome rente ao solo.

Já é capaz de virar de prono para supino e vice-versa, usando o rolar como forma de locomoção por volta de 8 meses. Aprende a transferir-se de deitado para sentado com apoio. Alguns lactentes, com 9 meses, conseguem engatinhar ou ficar de pé com apoio e se deslocam de um lado para o outro, por exemplo, apoiando-se no sofá. Nessa fase, a criança rola em todas as direções, inclusive durante o sono, o que requer muita atenção por parte de seus cuidadores.

Desenvolvimento da linguagem e da comunicação

Após os 6 meses, a criança passa a reconhecer seu nome e se vira para tentar encontrar a origem de algum som mais chamativo. Alguns sons específicos, como o do telefone, assim como o som que representa o nome de objetos ou ações (cachorro, gato, bola, tchau), também são aprendidos. O lactente imita muitos sons, como "da-da-da", e sons específicos mais parecidos com palavras que balbucios.

Desenvolvimento socioemocional

As pessoas ainda são mais interessantes que objetos. Os bebês são agora capazes de compreender-se como um ser separado da mãe e do mundo, passam a perceber a intenção do cuidador, reconhecem alguns objetos de sua convivência, brincam com as mãos, pés, roupas e brinquedos.

Aos 6 meses, já iniciam o entendimento de seus próprios sentimentos, como a diferença entre sentir sede e a necessidade de afeto, com indícios de dicas se querem água ou carinho, por exemplo. Sentem o afastamento dos cuidadores, sorriem quando estimulados de forma ativa e intencional.

É esperado que o lactente se preocupe com ruídos altos, como o aspirador de pó, batidas ou com uma voz em tom severo. Passa a demonstrar preferência por determinadas pessoas, objetos ou lugares e muitas vezes chora quando outra criança chora. Progressivamente o bebê vai desenvolvendo as preferências entre seus familiares, culminando com a ansiedade de separação, que acontece por volta dos 9 meses.

Desenvolvimento cognitivo

Aos 6 meses olha as coisas por perto, demonstra curiosidade e tenta obter coisas e objetos que estão fora de alcance. Começa a passar os objetos de uma mão para a outra. Aos 9 meses observa o caminho de algo que cai, procura coisas que vê alguém esconder, entende a brincadeira de esconde-esconde, coloca os objetos com facilidade na boca e pega pequenas coisas como cereais entre o polegar e o indicador.[5,6,8]

Estágio de 9 a 12 meses

Desenvolvimento motor

Aos 9 meses os bebês começam a desenvolver as habilidades de se arrastar e engatinhar na direção daquilo em que voluntariamente têm interesse. Aos 10 meses caminham com o apoio de um adulto, sustentando o corpo nas próprias pernas. Aos 11 meses conseguem ficar em pé por seus próprios meios, e aos 12 meses deambulam se conduzidos pela mão.

Desenvolvimento de linguagem e da comunicação

Nessa faixa etária os bebês começam a silenciar quando existe um interlocutor e esperam para responder com vocalizações quando seus parceiros param de conversar. Aos 9 meses mostram objetos e respondem de forma efetiva com o movimento de cabeça quando não querem algo; aos 10 meses buscam objetos e levantam os braços para serem colhidos; aos 11 meses mostram, compartilham e começam a responder de forma motora a situações sociais como abanar com a mão. Aos 12 meses apontam com a mão aberta na direção do objeto e o tocam com intenção de exploração.

Nessa fase a capacidade da criança de comunicação é mais importante que uma vocalização explícita. Algumas crianças, no final desse período, aos 12 meses, falam palavras singulares, que muitas vezes parecem representar o significado de toda uma sentença – conhecido como período holográfico.

Desenvolvimento socioemocional

Tipicamente nessa faixa etária, os bebês preocupam-se muito com o cuidador principal, podendo ter medo de outras pessoas que não fazem parte de seu cotidiano e mostrar-se muito reservados em situações novas. Já com 12 meses comunicam melhor suas emoções, mostrando claramente seu estado anímico e também um gradiente de resposta emocional diante de diversas situações, respondendo com intensidade positiva ou negativa em face de determinados estímulos.

Desenvolvimento cognitivo

Aos 12 meses o bebê explora as coisas de maneiras diferentes, como sacudir, bater e jogar. Olha para a imagem ou objeto certo quando é nomeado, imita gestos, começa a usar as coisas corretamente, por exemplo, bebidas de um copo, escova de cabelo, bate duas coisas juntas, coloca e tira as coisas de uma caixa, deixa as coisas correrem sem ajuda, cutuca com o dedo indicador e segue instruções simples como "pegue o brinquedo".[5,6,9]

Estágio dos 12 aos 18 meses

Podemos considerar que 12 meses é uma idade formativa e transicional. Alguns comportamentos apresentados nessa fase só vão adquirir maior organização aos 15 meses e se consolidar aos 18, quando outros marcos se manifestam em sua forma inicial.

Desenvolvimento motor

No campo motor, a principal aquisição é a marcha. Aos 12 meses a criança assume a posição ereta e se sustenta sobre seus pés. Aos 15 meses, já prefere caminhar ereta, interagindo mais com o ambiente que a cerca.

Consegue segurar objetos pequenos com precisão e facilidade. Nessa idade, sob estímulo, já consegue soltar um bloco dentro de uma caneca, articulando a coordenação visomotora com a habilidade de preensão e soltura voluntária. Contudo, aos 18 meses já terá a capacidade de colocar até 10 blocos dentro de uma caneca de forma ordenada, demonstrando um aprimoramento que é associado à maturidade.

Desenvolvimento da linguagem e da comunicação

O processo de aquisição da linguagem, na ausência de comprometimentos neurológicos ou de insuficiência nas relações com o ambiente social, ocorre de forma tão ordenada quanto o que se observa nos comportamentos motor ou adaptativo.

Aos 12 meses, a criança já compreende e reconhece boa parte das situações e objetos que fazem parte de seu cotidiano. Embora sua fala inclua apenas duas ou três palavras com significado, além de "papá" e "mamá", ela já compreende ordens ou solicitações simples ("me dê a bola"), além de olhar corretamente para os objetos indicados pelos pais ou mesmo apontá-los para especificar o que deseja.

Aos 15 meses a criança fala 4-6 palavras incluindo nomes, usando um jargão mais rico e elaborado. Aos 18 meses a linguagem da criança se aprimora, seu jargão se mostra correlato à maior percepção das pessoas e de eventos de sua rotina diária e seu vocabulário se amplia (em torno de 50 palavras).

Desenvolvimento socioemocional

Nesse período do desenvolvimento a criança gosta de entregar coisas aos outros como brincadeira, pode ter acessos de raiva quando frustrada, tem medo de estranhos, demonstra afeto por pessoas conhecidas, pode se apegar aos cuidadores em novas situações, mostra aos outros algo interessante e explora sozinha com os pais em vigilância.

Desenvolvimento cognitivo

Mostra interesse em uma boneca ou bicho de pelúcia fingindo alimentá-los, aponta para uma parte do corpo, rabisca sozinho, pode seguir comandos verbais de 1 passo sem quaisquer gestos; por exemplo, se senta quando alguém diz "sente-se".[5,6,9]

Estágio dos 18 aos 24 meses

O período que se inicia a partir dos 18 meses de vida deve ser visto com especial atenção, pois possíveis atrasos na comunicação e desenvolvimento da linguagem, assim como atrasos leves no desenvolvimento motor, podem ser melhor observados nessa fase.

Desenvolvimento motor

Com 18 meses, as crianças já conseguem andar com segurança e até dar pequenas corridas, além de conseguirem subir e descer degraus baixos e se sentarem em cadeiras pequenas. A partir dos 2 anos, evoluções motoras importantes costumam ser observadas: a criança já é capaz de ficar na ponta dos pés, chutar e lançar bolas sem ajuda, aprende a correr, subir escadas, escalar, pular e abrir maçanetas e começa a tirar sozinha algumas peças de roupa. Em relação à coordenação, consegue copiar grosseiramente desenhos de círculos e linhas horizontais, manifesta preferência pelo uso de uma das mãos e segue ordens com dois comandos diferentes.

Desenvolvimento da linguagem e da comunicação

Ao se aproximarem dos 2 anos já estão usando entre 50-200 palavras e formando frases com 1 substantivo e 1 verbo. Aos 18 meses a criança começa a obedecer a ordens simples e, quando solicitada, reconhece e aponta fotos, pessoas e partes do corpo, assim como o nome de objetos familiares. Aos 2 anos se chama pelo nome, completa frases e começa a diferenciar cores, formas e animais.

Desenvolvimento socioemocional

Um marco importante da criança entre 1-24 meses é o aprendizado do sentimento de posse, quando passa a entender o conceito de "meu" e "não" e a repetir frequentemente essas palavras no dia a dia. Nesse contexto, costuma brincar sozinha (com bonecos, p. ex.) e com mais de um brinquedo ao mesmo tempo, embora aceite a companhia de outras crianças para brincar. Ao mesmo tempo que podem demonstrar um comportamento desafiador, iniciando comportamentos de birra, crianças nessa faixa etária começam a demonstrar vergonha, culpa ou tristeza após a transgressão de uma regra.

Desenvolvimento cognitivo

Ao final desse período as crianças já encontram as coisas mesmo quando escondidas sob duas ou três tampas, começam a classificar formas e cores, completam frases e rimas em livros já familiares, brinca de jogos simples de faz de conta, segue instruções de 2 etapas, como "pegue seus sapatos e coloque-os no armário", e nomeia itens em um livro de imagens, como um gato, pássaro ou cachorro.[5,6,9]

Estágio de 2 a 3 anos

Desenvolvimento motor

Nesse momento a criança corre e bate numa bola sem perder o equilíbrio, tenta se equilibrar num só pé, sobe escadas alternando movimentos de membros inferiores, colocando um pé de cada vez no degrau, consegue se manter em pé sobre uma única perna, salta no mesmo local com ambos os pés e consegue andar de triciclo.

Desenvolvimento da linguagem e da comunicação

A criança estabelece relações entre objetos e palavras, amplia o tempo de atenção e concentração, aprimora a percepção auditiva e visual, segue as instruções com 2 ou 3 etapas, pode citar coisas mais familiares, fala o primeiro nome, idade e sexo, nomeia um amigo, diz palavras como "eu", "nós" e "você", alguns plurais (carros, cães, gatos), fala bem o suficiente para que estranhos o entendam na maior parte do tempo e mantém uma conversa usando 2-3 frases.

Desenvolvimento socioemocional

Imita adultos e amigos, demonstra afeto pelos amigos sem precisar ser estimulado, demonstra preocupação por um amigo chorando, compreende a ideia de "meu", "dele" ou "dela", mostra uma ampla gama de emoções, separa-se facilmente da mãe e do pai e pode ficar chateado com grandes mudanças na rotina.

Desenvolvimento cognitivo

Consegue usar brinquedos com botões, alavancas e peças móveis, brinca de faz de conta com bonecos, animais e pessoas, monta quebra-cabeças com 3 ou 4 peças, entende o que "dois" significa, copia um círculo com lápis ou giz de cera, vira as páginas do livro uma de cada vez, constrói torres de mais de 6 blocos, parafusa e desparafusa as tampas do frasco ou gira a maçaneta da porta.[5,6,9]

Estágio de 3 a 6 anos

Nesse momento do desenvolvimento a formação de novas sinapses reduz o ritmo nas áreas de broca (responsável pela linguagem), giro angular (expressão verbal), córtex visual (visão) e córtex auditivo (audição) e torna-se mais intensa no córtex pré-frontal, responsável por funções cognitivas mais elevadas. É o estágio do pensamento representativo, quando a criança começa a gerar representações da realidade no próprio pensamento, possibilitando a aprendizagem da fala e as brincadeiras de "faz de conta".

Desenvolvimento motor

Aos 4 anos sobe e desce escadas alternando os pés, salta sobre um pé e consegue lançar uma bola, tendo maior controle dos movimentos. Desenha uma figura humana simples (garatuja nomeada), o controle vesical diurno e o anal estão consolidados e o vesical noturno em consolidação.

Aos 5 anos, pula e pega uma bola arremessada e salta alternadamente sobre cada pé. Copia um triângulo, desenha uma pessoa em 6 partes (etapa pré-esquemática) e usa a tesoura. Aos 6 anos anda em linha reta usando toda a superfície do pé. A lateralidade está definida e consegue escrever o próprio nome e está apta a comer sozinha com uma colher.

Desenvolvimento da linguagem e da comunicação

Nessa fase lembra, conta historinhas e responde perguntas simples. Entre 4-5 anos, a criança adquiriu um vocabulário alargado, constituído de 1.500-2.000 palavras, manifestando um grande interesse pela linguagem. Apresenta grande curiosidade e faz muitas perguntas, gostando de contar e inventar histórias, usando conjunções e compreendendo preposições. Entre 5-6 anos aprecia conversar durante as refeições, realizando muitos questionamentos (fase dos "porquês?") e utiliza corretamente o plural, os pronomes e tempos verbais.

Desenvolvimento socioemocional

Procura constantemente testar o poder e o limite dos outros e pode ter amigos imaginários com grande capacidade de fantasiar. A criança entre 5-6 anos consegue seguir bem as instruções e aceita supervisão. Está mais calma, não é tão exigente nas relações, gosta de copiar os adultos e tem maior sensibilidade às necessidades e sentimentos dos outros. A mãe ainda é o centro do mundo, e a criança receia perdê-la, podendo apresentar medos e certa ansiedade de separação.

Desenvolvimento cognitivo

Reconhece bem todas as cores, números, entende conceitos de antes e depois, em cima e embaixo e conceitos de tempo, como ontem, hoje e amanhã. Conhece as diferenças de sexo e começa a interessar-se por saber de onde vêm os bebês. Consegue assegurar sua higiene com autonomia. Pode escrever algumas letras ou números, copia um triângulo e outras formas geométricas e entende sobre coisas usadas no dia a dia, como dinheiro e comida.[5,6,10]

Estágio de 6 a 10 anos

Desenvolvimento motor

Conseguem pular e arremessar, equilibram-se em um pé sem olhar, andam em uma barra de 5 cm de largura, pulam sobre um pé só e saltam com precisão dentro de um quadrado, têm força de preensão de aproximadamente 5 kg, executam saltos rítmicos e alternados, correm a uma velocidade de 4 m por segundo, arremessam bola a 12 m de distância e saltam a uma distância de 1,2 m.

Desenvolvimento da linguagem e da comunicação

As crianças são capazes de compreender, interpretar e se fazerem entendidas com muito mais habilidades, inclusive na linguagem escrita. O vocabulário aumenta substancialmente, e as crianças atribuem vários significados a uma mesma palavra. Por exemplo, manga pode significar a fruta ou a parte da camisa.

É importante observar que, nessa fase, as crianças são capazes de compreender figuras de linguagem, como alegorias e metáforas. A maior habilidade da linguagem nessa fase escolar é o pragmatismo, ou seja, o uso prático da linguagem com a intenção de transmitir uma comunicação, envolvendo a iniciação, a narração e a manutenção da conversação.

Desenvolvimento socioemocional

Nessa época as crianças aprendem valores próprios da sua cultura, crescendo em competência, aprimorando a capacidade de dominar certas habilidades e realizar tarefas. Nesse momento percebe-se, de forma mais clara, a autoestima das crianças que tiveram adequadas relações com seus pares ao longo do tempo, amparadas pela atitude positiva dos pais e cuidadores, diante dos desafios diários ao longo de seu desenvolvimento.

Desenvolvimento cognitivo

Passa a ser capaz de realizar operações mentalmente e não mais depender apenas de ações físicas da inteligência sensório motora, por exemplo: qual é a vareta maior entre várias; a criança será capaz de responder acertadamente, comparando-as mediante a ação mental, ou seja, sem precisar medi-las usando a ação física.

Contudo, embora a criança consiga raciocinar de forma coerente, tanto os esquemas conceituais como as ações executadas mentalmente se referem, nessa fase, a objetos ou situações passíveis de serem manipulados ou imaginados de forma concreta, dependendo ainda de suas experiências objetivas para deduzir os resultados possíveis.[5-12]

CONSIDERAÇÕES FINAIS

Proporcionar à criança oportunidades para que tenha um desenvolvimento adequado é, talvez, o que de mais importante se pode oferecer. Um desenvolvimento infantil satisfatório, principalmente nos primeiros anos de vida, contribui para a formação de um indivíduo com suas potencialidades desenvolvidas, com maior probabilidade de se tornar um cidadão mais apto a enfrentar as adversidades que a vida oferece (resiliência), reduzindo-se assim as disparidades sociais e econômicas da sociedade.

Portanto, para que essa atenção à vigilância do desenvolvimento infantil aconteça, é necessário que o pediatra conheça como se comporta esse período de forma adequada. Seguin-

Quadro 1 Principais marcos do desenvolvimento em crianças de 0 a 6 anos de idade

Idade	Coordenação motora ampla	Coordenação motora fina	Autoajuda	Resolução de problemas	Desenvolvimento socioemocional	Linguagem compreensiva	Linguagem expressiva
0-2 meses	• Movimentos de membros superiores e inferiores descoordenados. Sustentam a cabeça a 45 graus com cotovelos atrás dos ombros. • Ao serem puxadas, a cabeça acompanha o tronco com atraso.	• Mãos abertas com mais frequência. • Junção das mãos na linha média.		Não intencionais.	Interação visual, sorriso social, gritos.	Sons guturais.	• Reagem mudando a atitude motora ao serem estimuladas. • Acalmam-se ao som da voz materna. • Reconhecem padrões sonoros.
4 meses	Postura simétrica.	Mãos abertas, arranham e agarram.	Seguram brevemente no peito.	Olham para rostos novos, levam objetos à boca e olham para o chocalho na mão.	Brincam com as mãos, reconhecem a mamadeira.	Movem-se em direção a uma voz, param de chorar por causa de voz calmante ou conhecida.	Sorriem, vocalizam socialmente.
6 meses	Sentam-se projetando--se para a frente e se apoiando nas mãos, sustentam o peso com o membro inferior.	Agarram cubos com as mãos, tentam pegar objetos pequenos, tentam alcançar objetos com uma mão.	Colocam as mãos na garrafa ou mamadeira.	Transferem o cubo de mão, removem pano do rosto, agitam brinquedos.	Reconhecem o cuidador visualmente, brincam com os pés, tocam na imagem do espelho.	Começam a responder ao ouvir seu nome.	Vocalizam para brinquedos, emitem sons consonantais ("ah-goo"), gritos, expressam raiva de sons, além de chorar.
9 meses	"Apoiam-se" nos pés e nas mãos, conseguem rastejar.	Seguram 2 cubos e batem um contra o outro.	Seguram, mordem e mastigam seu alimento.	Interessam-se por brinquedos com som e conseguem fazê-los funcionar.	Emitem sons para chamar a atenção, compartilham a atenção, reconhecem e demonstram maior interesse por determinadas pessoas.	Atendem pelo nome, buscam a origem dos sons (p. ex.,campainha, brinquedo, liquidificador).	Emitem sons com intenção ("ma-ma", "da-da"), respondem com gestos (dar tchau, apontar o nariz).
12 meses	Passos independentes, pernas tortas e bom equilíbrio de pé com os braços para o alto.	Seguram lápis, rabiscam após demonstração, iniciam movimento de pinça fina e tentativa de torre com 2 cubos.	Colocam e retiram um chapéu da cabeça e conseguem pegar alguns alimentos com os dedos.	Elevam a tampa da caixa para encontrar um brinquedo, colocam e retiram a colher de um copo ou vasilha.	Mostram objetos e compartilham interesse social, demonstrado por meio do apontar um objeto desejado.	Seguem comando de ordem única com gesto, reconhecem nomes de dois objetos e olham quando chamadas pelo nome.	Apontam para obter o objeto desejado, usam vários gestos com vocalização (p. ex., acenando e tentando alcançar), os balbucios se transformam nas primeiras palavras, vocalizam 2 ou 3 palavras.

(continua)

Quadro 1 Principais marcos do desenvolvimento em crianças de 0 a 6 anos de idade (*continuação*)

Idade	Coordenação motora ampla	Coordenação motora fina	Autoajuda	Resolução de problemas	Desenvolvimento socioemocional	Linguagem compreensiva	Linguagem expressiva
18 meses	Rastejam escada abaixo, correm bem, sentam e levantam com bom equilíbrio em cadeira pequena, jogam bola estando de pé e agacham-se.	Fazem torre de 3-4 cubos, folheiam 2-3 páginas de livro de uma só vez e fazem preensão em pinça.	Removem a roupa, sentam na cadeira de adulto sem ajuda, movem-se pela casa sem ajuda de adultos e puxam um brinquedo andando.	Combinam pares de objetos, iniciam melhor compreensão de tentativa e erro, substituindo um objeto de formato adequado no brinquedo pedagógico (p. ex., um círculo).	• Envolvem-se em brincadeiras de faz de conta (jogo simbólico) com os outros (trocar e cuidar de bonecas, alimentar animal). • Demonstram vergonha quando fazem algo errado, demonstram possessividade, passam sem observações no rastreio do M-CHAT.	Reconhecem e apontam para pelo menos 2 de 3 objetos quando nomeados, apontam para pelo menos 3 partes do corpo, compreendem "meu", apontam para pessoas da família quando nomeadas.	Usam no mínimo 10-25 palavras, além do nome, apresentam em torno de 50 palavras no vocabulário, imitam sons do ambiente, como animais ou choro, nomeiam imagens ou objetos mediante demanda e usam jargões.
2 anos	• Descem escadas segurando o corrimão (2 pés em cada degrau). • Chutam bola sozinhas. • Lançam objetos com as mãos.	• Fazem um trenzinho com cubos. • Desenham círculos e linhas horizontais.	• Abrem maçanetas. • Chupam canudinhos. • Tiram peças de roupa sem botões e puxam a calça.	• Ligam objetos a figuras. • Mostram que sabem usar objetos conhecidos.	• Conseguem fazer brincadeiras paralelas. • Começam a disfarçar emoções por motivos sociais.	Apontam para coisas ou imagens quando nomeadas, sabem nomes de pessoas conhecidas e de partes do corpo.	Dizem frases com 2-4 palavras, seguem instruções simples, repetem palavras ouvidas por acaso na conversa e apontam para coisas em um livro.
3-4 anos	• Pulam e têm equilíbrio para ficar num pé só por até 2 segundos. • Pegam uma bola quicando.	• Copiam um círculo e conseguem fazer uma cruz.	• Conseguem vestir-se parcialmente. • Comem sozinhas com colher, preferindo uma mão à outra.	• Entendem a ideia de contar, o conceito de "igual" e "diferente". • Começam a entender o conceito de tempo.	• Gostam mais de brincar com outras crianças do que sozinhas. • Cooperam. • Muitas vezes podem não distinguir a fantasia da realidade.	• Sabem o uso correto de "ele" ou "ela". • Podem dizer o primeiro sobrenome.	Contam historinhas e cantam uma canção.
4-5 anos	• Ficam em um pé só por 10 segundos ou mais. • São capazes de dar saltos curtos alternando entre um pé e o outro.	Copiam um triângulo e podem escrever algumas letras e números.	Usam garfo e colher e podem ir ao banheiro sozinhas.	• Contam 10 ou mais objetos. • Reconhecem objetos do dia a dia.	• Gostam de cantar, dançar e se apresentar. • Podem distinguir fantasia de realidade. • Podem compreender mais as regras impostas.	Podem usar o tempo no futuro e dizer o nome todo e o endereço.	Falam claramente, usando frases completas.
5-6 anos	Andam em linha reta usando toda a superfície dos pés.	• Conseguem escrever o próprio nome e a lateralidade está definida.	• Conseguem vestir-se, comer com os talheres e escovar os dentes. • Conseguem assegurar sua higiene.	• Conhecem as cores e números, entendem conceitos de antes e depois, em cima e embaixo e conceitos de tempo, como ontem, hoje e amanhã. • Conhecem as diferenças de sexo.	Seguem instruções e aceitam supervisão. Brincam com um grupo de crianças, manifestando preferência pelos do mesmo sexo. Imitam os adultos.	Utilizam corretamente o plural, os pronomes e os tempos verbais.	• Memorizam e repetem histórias, apreciam conversar com os adultos, fazendo questionamentos. • Fase dos "porquês?".

Fonte: Halpern, 2015;[3] Ministério da Saúde, 2020;[5] Centers for Disease Control an Prvention;[6] Sociedade Brasileira de Pediatria;[7] Sociedade Brasileira de Pediatria, 2018;[8] Sociedade Brasileira de Pediatria, 2020-2021;[9] Polanczyk e Lambert, 2015;[10] Sociedade Brasileira de Pediatria, 2019.[11]

Quadro 2 Principais marcos do desenvolvimento em crianças de 6-10 anos de idade

Idade	Coordenação motora ampla e fina	Autoajuda	Resolução de problemas	Desenvolvimento socioemocional
6 anos	Conseguem pular e arremessar.	Possuem fortes vínculos afetivos com ao menos uma pessoa.	Pensamento espacial, conseguem calcular distâncias, aprender um percurso e avaliar o tempo de que necessitarão para chegar a um destino.	• Produtividade *versus* inferioridade. • Desenvolvimento da competência.
7 anos	Equilibram-se em um pé sem olhar, andam em uma barra de 5 cm de largura, pulam sobre um pé só e saltam com precisão dentro de um quadrado.	• Aprendem com as experiências. • Mantêm bom relacionamento familiar.	Causa e efeito.	• Consciência de que sentem vergonha e orgulho. • Noção de regras sociais de acordo com sua cultura.
8 anos	Força de preensão de aproximadamente 5 kg, executam saltos rítmicos e alternados.	Capacidade de se autorregular, tolerando emoções negativas.	Categorização, classificam objetos em categorias.	Capacidade de autorregulação emocional mais aperfeiçoada.
9 anos	Correm a uma velocidade de 4 m/s, arremessam bola a 12 m de distância.	Boas experiências com seus pares.	• Raciocínio indutivo (baseado em determinadas premissas) e dedutivo (baseado em premissas gerais). • Conservação.	Desenvolvimento da empatia e do altruísmo.
10 anos	Saltam a uma distância de 1,2 m.	Experiências compensadoras, boas experiências nos estudos, esporte e música.	Números e matemática, resolvem problemas simples.	• Maior desenvolvimento das habilidades sociais, fortalecendo a autoestima. • São capazes de agir adequadamente em diferentes situações sociais.

Fonte: Halpern, 2015;[3] Ministério da Saúde, 2020;5 Centers for Disease Control an Prvention;[6] Sociedade Brasileira de Pediatria;[7] Sociedade Brasileira de Pediatria, 2018;[8] Sociedade Brasileira de Pediatria, 2020-2021;[9] Polanczyk e Lambert, 2015;[10] Sociedade Brasileira de Pediatria, 2019;11 Salles e Haase.[12]

do esses preceitos, este capítulo teve o intuito de estimular o pediatra a ser um vigilante do desenvolvimento, com dados do nascimento aos 10 anos de idade, trazendo ferramentas para uma detecção precoce de seu desvio, e certamente dará mais chances à criança com atraso, pois possibilitará o acesso à atenção adequada e precoce, com os estímulos necessários e promovendo uma melhor qualidade de vida.

REFERÊNCIAS BIBLIOGRÁFICAS

1. Bronfenbrenner U. Ecology of the family as a context for human development: research perspectives. Dev Psychol. 1986;22:723-42.
2. American Academy of Pediatrics. Identifying infants and young children with developmental disorders in the medical home: an algorithm for developmental surveillance and screening. Pediatrics. 2006;118(1):405-20.
3. Halpern R. Manual de pediatria do desenvolvimento e comportamento. Barueri: Manole; 2015. p.1-123.
4. Departamento de Desenvolvimento e Comportamento da Sociedade Brasileira de Pediatria. Caderneta de Saúde da Criança e do Adolescente: instrumentos de vigilância e promoção do desenvolvimento. Guia prático de atualização, 2017.
5. Brasil. Ministério da Saúde. Caderneta de Saúde da Criança. 12.ed. 2020. Disponível em: http:bvsms.saude.gov.br/bvs/publicações/caderneta_saude_crianca_12ed.pdf.
6. CDC's Developmental Milestones. Disponível em: https://www.cdc.gov/ncbddd/actearly/milestones/index.html (acesso setembro de 2021).
7. Departamento de Desenvolvimento e Comportamento da Sociedade Brasileira de Pediatria. Caderneta de Saúde da Criança: instrumento e promoção do desenvolvimento: como avaliar e intervir em crianças de 0 a 2 meses. Instrumentos de vigilância e promoção do desenvolvimento. Guia prático de atualização, 2017.
8. Departamento de Desenvolvimento e Comportamento da Sociedade Brasileira de Pediatria. Caderneta de Saúde da Criança: Instrumento e promoção do desenvolvimento: como avaliar e intervir em crianças de 2 a 4 meses e de 4 a 6 meses. Instrumentos de vigilância e promoção do desenvolvimento. Guia prático de atualização, 2018.
9. Departamento de Desenvolvimento e Comportamento da Sociedade Brasileira de Pediatria. Caderneta de Saúde da Criança: instrumento e promoção do desenvolvimento. Como avaliar e intervir em crianças de 9 a 12 meses; 12 a 18 meses e 18 a 24 meses. Instrumentos de vigilância e promoção do desenvolvimento. Guia prático de atualização, 2020 e 2021.
10. Polanczyk GV, Lambert MT. A criança de 3 a 5 anos. Psiquiatria da infância e adolescência. Barueri: Manole; 2015. p.101-10.
11. Departamento de Desenvolvimento e Comportamento da Sociedade Brasileira de Pediatria. Caderneta de Saúde da Criança: instrumento e promoção do desenvolvimento: como avaliar e intervir em crianças de 6 a 9 meses. Instrumentos de vigilância e promoção do desenvolvimento. Guia prático de atualização, 2019.
12. Salles JF, Haase VG. Neuropsicologia do desenvolvimento: infância e adolescência. Artmed; 2015.

CAPÍTULO 2

TRANSTORNO DE DÉFICIT DE ATENÇÃO E HIPERATIVIDADE

Lívio Francisco da Silva Chaves

AO FINAL DA LEITURA DESTE CAPÍTULO, O PEDIATRA DEVE ESTAR APTO A:

- Entender o que é o transtorno de déficit de atenção e hiperatividade (TDAH), qual a sua prevalência na população pediátrica e os impactos negativos ao longo da vida.
- Reconhecer seus principais sintomas e o que é necessário para o seu diagnóstico.
- Entender sua neurobiologia, aspectos genéticos, os principais neurotransmissores e áreas cerebrais envolvidas na sua etiologia.
- Compreender o tratamento medicamentoso do TDAH, com conhecimento sobre segurança, eficácia, idade de início e recomendações das medicações na infância.
- Orientar e indicar tratamentos mediante terapias psicossociais, com abordagem individual, parental e auxílio à escola.

INTRODUÇÃO

Ser um pouco agitado, desmotivado com a escola, um pouco disperso, desinteressado e desorganizado pode estar associado com características esperadas em algumas fases do desenvolvimento infantil; ou, ainda, ser um pouco imaturo, não ter sido bem estimulado, apresentar dificuldades com regras e/ou limites, ou mesmo vivenciar situações ambientais adversas capazes de gerar situações de estresse ou desânimo. No entanto, em uma proporção elevada de crianças, adolescentes e adultos há desatenção, hiperatividade e impulsividade com intensidades não esperadas para a idade de desenvolvimento, com prejuízos reais e que se sustentam em vários ambientes, comprometendo-os do ponto de vista acadêmico, social, familiar, laboral e com persistência e desfechos negativos ao longo da vida. Com essas características, pode-se estar diante do diagnóstico de transtorno de déficit de atenção e hiperatividade (TDAH).[1]

Este transtorno é um dos mais bem estudados na medicina, reconhecido desde meados do século XIX, e que atualmente apresenta sólida evidência científica, desde sua descrição clínica, genética, herdabilidade, aspectos neurobiológicos, fatores de risco e tratamento. Por ser tão prevalente na infância, manifestar-se de forma precoce e sua evolução impactar tanto ao longo de toda a vida, é importante que o pediatra saiba identificar seus principais sintomas e propor a melhor abordagem para cada paciente, o mais precocemente possível.[1]

EPIDEMIOLOGIA

Estudos iniciais sobre a prevalência do TDAH nas décadas de 1970 e 1980 forneceram uma amplitude distinta sobre a sua real estimativa em vários países. Essa interpretação de forma inconsistente levantou teorias sobre a possibilidade de diagnóstico inadequado e, muitas vezes, sua validade foi colocada a prova. Preocupações com o número de crianças sendo tratadas com medicamentos ou ser o TDAH um produto cultural de sociedades mais desenvolvidas e competitivas foram aventadas por alguns profissionais nessa época. Estudos de metanálise[2] conseguiram investigar os fatores metodológicos responsáveis por essas discrepâncias e trouxeram uma abordagem investigativa mais coesa em relação aos resultados aceitos atualmente.[2]

A prevalência mundial do TDAH na infância é de 5,29%, alcançada mediante estudos em 35 países e seis continentes. Esses trabalhos encontraram uma prevalência na população adulta de 2,5%.[2] Um levantamento de prevalência brasileiro,[3] realizado com 1.380 crianças, demonstrou uma prevalência de 5,1%, semelhante aos resultados no mundo.[2]

Estudos longitudinais[2] de crianças com TDAH documentaram um declínio dos sintomas ao longo do tempo, sugerindo que 15% dos pacientes persistirão com critérios diagnósticos completos para esse transtorno na idade adulta e 40 a 60% terão persistência de sintomas com algum grau de prejuízo funcional, mesmo não apresentando critérios completos para o diagnóstico. Existe uma discussão atual sobre a possibilidade de o TDAH ter o seu surgimento durante a adolescência e idade adulta, uma vez que a prevalência em adultos é maior do que se espera pelas taxas de persistência e remissão nas crianças. Contudo, essa teoria ainda é alvo de discussão na comunidade científica e ainda sem um ponto de vista definido.[2]

Em relação ao sexo, o transtorno é mais comum nos meninos que nas meninas; essa proporção pode variar de 2,5:1 a 1,5:1 nos principais estudos.[1,2,4]

ETIOLOGIA

O TDAH é um transtorno altamente hereditário, heterogêneo e multifatorial, no qual riscos genéticos, em combinação com aspectos ambientais, formam os fatores de risco para o início da doença. No entanto, até o momento, a causa não é totalmente elucidada e as duas principais fontes mais estudadas na sua etiologia são: as variantes de DNA, codificadas até então no genoma humano, e os fatores ambientais que sabidamente estão ligados a desordens do neurodesenvolvimento.[5]

A primeira evidência genética para o TDAH vem de estudos com familiares de gêmeos, que estimou sua herdabilidade em torno de 76%.[5] A primeira varredura genômica buscou quatro possíveis regiões envolvidas: 5p13, 10q26, 12q23 e 16p13. Atualmente, as evidências de ligação estão no cromossomo 16, entre 16q21 e 16q24 e a região do cromossomo 1p36. Algumas variantes raras, provenientes de estudos de anormalidades sindrômicas e cromossômicas, também tiveram implicações com maior risco de associação com o TDAH, como as síndromes velocardiofacial, do X frágil, de Turner, de Klinefelter, de Williams, a esclerose tuberosa e outras neurofibromatoses.[5,6]

Estudos genéticos[6] relacionados com deleções ou duplicações (*copy number variation* – CNV) de segmentos do DNA encontraram polimorfismos de associação com o TDAH. Dentre eles, os genes do transportador da serotonina (*5HTT*), do transportador da dopamina (*DAT1*), do receptor da dopamina D4 (*DRD4*) e D5 (*DRD5*), do receptor de serotonina 1B (*HTR1B*) e o de codificação da vesícula reguladora sináptica-25 (*SNAP25*). Contudo, apesar de existir diferença estatística entre esses candidatos, a magnitude de associação foi pequena e não se pode usar esses resultados como marcadores biológicos específicos para o diagnóstico do TDAH.[6]

A maioria dessas variantes é comum a todos os pacientes com TDAH. Isso cria uma arquitetura genética e poligênica que sustenta o risco para desenvolver o transtorno e a sua expressão em sintomas. É um traço continuamente variável na população, ou seja, pessoas que não atendam a todos os critérios clínicos para o TDAH carregam algum risco biológico para o transtorno, por meio de alterações sutis no sistema das catecolaminas, em especial a dopamina (DA) e a noradrenalina (NA).[5,6]

Existem inúmeros fatores de risco ambientais com maiores evidências de associação com o TDAH, como toxinas, faltas de nutrientes e traumas. Níveis baixos de ferro e zinco tiveram associação com maior risco para o transtorno e, dentre as muitas toxinas estudadas, o chumbo foi o que teve maior importância na causalidade. Dentre os fatores relacionados à gestação, a exposição à nicotina (risco estimado de 2,4 vezes maior), ao álcool, a prematuridade e o baixo peso ao nascer (ambos com risco 3 vezes maior), hipóxia neonatal, estresse materno e obesidade durante a gestação são os mais importantes relacionados até o momento.[2,5,7]

Além desses fatores relacionados ao pré-natal e ao nascimento, experiências psicossociais adversas têm sido implicadas como fatores de risco. Dentre eles, os conflitos conjugais, a disfunção familiar, escolaridade materna reduzida, parentalidade única, estresse tóxico e baixa classe social são os mais estudados nessa associação. No entanto, a maioria dos fatores ambientais pode atuar como gatilhos inespecíficos para os problemas de saúde mental como um todo, não sendo específicos na sua maioria para o TDAH em si.[5,7]

BASE NEUROBIOLÓGICA DO TDAH

O TDAH, mesmo com milhares de estudos sendo publicados nos últimos anos, tem a compreensão de sua neurobiologia ainda incerta. De forma resumida, a maioria dos estudos sugere que o TDAH é um transtorno do lobo frontal, estriado, amígdala e cerebelo, em que essas regiões apresentam menor velocidade de maturação, menor volume cortical e uma neurotransmissão inadequada. Dados neuropsicológicos apontam menor inibição comportamental e desempenho mais pobre em funções cognitivas e executivas (FE), associadas aos circuitos frontoestriatais.[5]

A DA é um dos principais neurotransmissores envolvidos no TDAH. Ela está presente em atividades motoras e nas funções límbicas, e desempenha um papel importante na regulação da atenção e cognição. A sinalização noradrenérgica tem associação direta com o sistema dopaminérgico e suas evidências de ligação com TDAH são menos robustas comparadas com a DA. No entanto, estudos de neuroimagem e de genética molecular vêm demonstrando que sua importância não deve ser menor em relação à DA na fisiopatologia desse transtorno. A serotonina, o glutamato, a histamina e o sistema colinérgico nicotínico também estão envolvidos diretamente nessa neurobiologia.[5,8]

Por muitos anos a linha de pesquisa principal sobre a neuropatologia do TDAH se pautou nas disfunções cognitivas como a chave principal para as características desse transtorno. Atualmente, existe um consenso de que o

TDAH é caracterizado por um padrão fragmentado de déficit de domínios cognitivos, relativamente independentes, principalmente associados à regulação da atenção e das funções executivas como um todo. A classificação desses domínios depende do papel desempenhado por eles, como inibição, memória de trabalho, excitabilidade, ativação, variabilidade de resposta cognitiva, processamento de informações temporais, extensão de memória, velocidade de processamento e tomada de decisão.[2,5]

Os déficits de FE encontrados no TDAH envolvem, principalmente, o freio inibitório, a memória de trabalho visuoespacial e verbal, a vigilância e o planejamento. Outros domínios que são alterados nos portadores de TDAH são: velocidade de processamento das informações, funções de fala e linguagem, dificuldades no controle motor global e de memória, regulação do tempo, excitação/ativação e lentidão na execução de tarefas globais. Crianças com TDAH têm um quociente de inteligência (QI) menor comparado aos seus pares.[5]

Pacientes com TDAH apresentam uma dimensão total do cérebro menor, em torno de 3 a 5%, comparado com crianças sem o transtorno. Em recente mega-análise,[9] os resultados mostraram que os volumes do núcleo accumbens, amígdala, núcleo caudado, hipocampo, putâmen e o volume craniano global foram menores nos indivíduos portadores do TDAH. Esse estudo também reforçou que a velocidade de maturação cortical é mais lenta nas crianças com o transtorno, replicando o que outros estudos já haviam encontrado, demostrando que essa velocidade nas regiões pré-frontais foi em média 3 anos mais lenta, comparada aos pares sem TDAH.[2,5,9]

QUADRO CLÍNICO E DIAGNÓSTICO

O TDAH é caracterizado por um padrão persistente de falta de atenção e/ou hiperatividade-impulsividade, interferindo no funcionamento e desenvolvimento globais, trazendo prejuízos na interação social e no desempenho acadêmico e familiar, motivados por dificuldades nas FE e por falta de autocontrole emocional e motivacional.

O diagnóstico é essencialmente clínico, definido com base em critérios estabelecidos por sistemas de classificação diagnóstica como o DSM-5 (Manual de Diagnóstico e Estatística dos Transtornos Mentais) e a CID-11 (Classificação Internacional de Doenças) (Quadros 1 e 2). De acordo com a fenomenologia sintomática, as crianças com TDAH podem ser diagnosticadas como tendo três formas distintas de apresentação clínica: a predominantemente desatenta, a predominantemente hiperativa/impulsiva ou a combinada.[2,5]

A validade do diagnóstico de TDAH no pré-escolar tem sido uma área de muita discussão e controversa na literatura. Mesmo havendo evidências crescentes do transtorno antes dos 6 anos de idade, há desafios enfrentados nessa faixa etária, em relação ao diagnóstico. A hiperatividade e impulsividade, nesse período de desenvolvimento, é muito mais frequente que em outras fases. Por outro lado, a desatenção não é muito visível, uma vez que as demandas ambientais e acadêmicas para tal sintoma são menores e a ausência de informações complementares ao ambiente familiar é pequena, por ainda não frequentarem a pré-escola ou creches. Contudo, há estudos demonstrando critérios confiáveis para o diagnóstico a partir dos 3 anos de idade.[5]

O TDAH é um transtorno altamente heterogêneo. Mesmo crianças com apresentações de sintomas semelhantes variam significativamente entre si e em vários aspectos, como o próprio perfil sintomático, mas também os perfis neuropsicológicos, cognitivos, neurobiológicos e genéticos. Nesse contexto, é importante entender que no sexo masculino há maior tendência a sintomas ligados a hiperatividade e impulsividade, enquanto no sexo feminino os sintomas de desatenção tendem a ser mais proeminentes, o que muitas vezes dificulta a suspeita diagnóstica de forma mais precoce, por terem um impacto comportamental menos chamativo.[2,5]

Quadro 1 Sintomas do transtorno de déficit de atenção e hiperatividade (TDAH) (DSM-5)[5]

Sintomas de desatenção
Frequentemente não dá atenção a detalhes ou comete erros por descuido
Frequentemente tem dificuldade em manter a atenção em tarefas ou atividades de lazer
Frequentemente parece não ouvir quando falamos diretamente com ele
Frequentemente não segue instruções até o fim e não consegue terminar suas tarefas escolares e de trabalho
Frequentemente tem dificuldade de organizar tarefas e atividades
Frequentemente evita, não gosta, ou é relutante em fazer atividades que exigem esforço mental prolongado
Frequentemente perde coisas necessárias para atividades ou tarefas diárias
Frequentemente é facilmente distraído por estímulos externos
Frequentemente é esquecido em atividades diárias (realizar tarefas, dar recados, entregar trabalhos, pagar contas e manter horários)
Sintomas de hiperatividade/impulsividade
Frequentemente remexe ou batuca as mãos e os pés ou se contorce na carteira
Frequentemente levanta da cadeira em situações em que se espera que permaneça sentado
Frequentemente corre ou sobe nas coisas em situações em que isso é inapropriado
Frequentemente é incapaz de brincar ou se envolver em atividades de lazer silenciosamente
Frequentemente "não para", agindo como se estivesse "com o motor ligado"
Frequentemente fala excessivamente
Frequentemente deixa escapar a resposta antes de a pergunta ser totalmente concluída
Frequentemente tem dificuldade de esperar a sua vez
Frequentemente interrompe ou se intromete com os outros

Quadro 2 Síntese dos critérios diagnósticos do transtorno de déficit de atenção e hiperatividade (TDAH) de acordo com o DSM-5[5]

Critérios (1) ou (2): Nota: desde que os sintomas não sejam apenas uma manifestação de comportamento opositor ou desafiador, hostilidade ou falha em compreender tarefas ou instruções • Desatenção: presença de seis (ou mais) sintomas persistindo por mais de 6 meses, em um grau incompatível com o esperado para aquele nível de desenvolvimento e com prejuízo real, funcional e direto, em atividades acadêmicas, sociais e ocupacionais; para adolescentes mais velhos e adultos (acima de 17 anos e adultos), pelo menos 5 sintomas são necessários • Hiperatividade e impulsividade: presença de 6 (ou mais) sintomas persistindo por mais de 6 meses, em um grau de impacto incompatível com o esperado para a idade de desenvolvimento, com um prejuízo real, funcional e direto, em atividades acadêmicas, sociais e ocupacionais; para adolescentes mais velhos ou adultos (acima de 17 anos ou adultos), pelo menos 5 sintomas são necessários
O início dos sintomas de desatenção e/ou de hiperatividade e impulsividade devem estar presentes antes dos 12 anos de idade
Os sintomas de desatenção e/ou hiperatividade e impulsividade devem estar presentes em no mínimo 2 ambientes
Há evidências claras de que os sintomas interferem ou reduzem a qualidade do funcionamento social, acadêmico ou ocupacional
Os sintomas não ocorrem exclusivamente durante o curso de esquizofrenia ou outro transtorno psicótico e não são mais bem explicados por outros transtornos mentais

Como todos os outros transtornos do neurodesenvolvimento, não há nenhum teste auxiliar ou biomarcador disponível e suficiente, com poder preditor positivo ou negativo para o diagnóstico do TDAH. Alguns testes neuropsicológicos podem ser relevantes e valiosos para descrever questões cognitivas e de função executiva, que possam auxiliar na compreensão do funcionamento global destes pacientes. No entanto, não são obrigatórios e nem devem ser pedidos rotineiramente para o diagnóstico, sendo importantes na suspeita de algumas comorbidades, como o transtorno específico da aprendizagem (TAP), ou mesmo no auxílio para um diagnóstico diferencial com a deficiência intelectual. Não há evidências de que exames de neuroimagem (ressonância magnética de crânio, SPECT – *single-photon emission computed tomography* – ou PET – *positron emission tomography*) ou eletroencefalograma (EEG) devam fazer parte da avaliação clínica de rotina para o diagnóstico de TDAH, embora sejam úteis em situações de diagnóstico diferencial.[2,5]

Comorbidades

O TDAH é altamente comórbido associado a outros transtornos neuropsiquiátricos, chegando a 70 a 80% de prevalência. O perfil de comorbidades varia muito de acordo com a idade ao longo do desenvolvimento. Os mais prevalentes nas crianças são: transtorno opositor-desafiante (TOD), transtornos específicos da aprendizagem (TAP), transtornos da comunicação e linguagem, distúrbios do sono, transtorno do espectro autista (TEA), deficiência intelectual, depressão, transtorno do humor bipolar (THB), transtorno de ansiedade – em especial a generalizada e fobia social –, transtornos de conduta (TC), tiques e síndrome de Tourette, transtornos alimentares – como anorexia, bulimia e de compulsão –, epilepsia e o transtorno de uso de substâncias, em especial no adolescente. Apesar de uma taxa de comorbidade muito variável, sabe-se que as crianças e adolescentes com TDAH têm chance 10 vezes maior de terem TOD e TC, 5 vezes maior de depressão e são 3 vezes mais propensas a desenvolver ansiedade, comparado aos pares sem TDAH.[2,4,5,7]

A literatura recentemente tem trazido comorbidades do TDAH com outros distúrbios clínicos, como obesidade, asma e condições atópicas gerais, e diabetes. Os mecanismos exatos que explicam essas situações de associação ainda não são compreendidos, mas podem estar relacionados a desregulações imunológicas e inflamatórias gerais e de forma crônica.[5]

DIAGNÓSTICO DIFERENCIAL

O TDAH tem seu diagnóstico essencialmente clínico, portanto, boa anamnese e exame físico geral são importantes para tentar excluir outras condições clínicas que possam causar sintomas de desatenção e/ou hiperatividade/impulsividade. A eficiência do sono deve sempre ser investigada, assim como alterações auditivas, oftalmológicas, distúrbios da tireoide, suspeita de algum fenótipo sindrômico, como a síndrome do X-frágil, alterações na dinâmica familiar, negligência, abusos, anemia ferropriva, epilepsia do tipo ausência, doenças respiratórias crônicas, fases iniciais de doenças neurodegenerativas, hipertensão intracraniana e abscessos do lobo frontal, além de alterações mais raras na infância, como esquizofrenia e outras psicoses da infância.[2,4,5,7]

Como observado nas comorbidades, quase todos os transtornos neuropsiquiátricos podem estar associados ou ser considerados um diagnóstico diferencial. Algumas dicas importantes nesse processo diferencial são: observar sempre a idade de início dos sintomas; o TDAH começa na infância, enquanto alguns transtornos têm início mais tardio; avaliar a trajetória dos sintomas, pois o TDAH pode sofrer impacto das demandas do ambiente, porém tem como característica a persistência de forma crônica em suas características, ou seja, fortes mudanças de comportamento podem sugerir outros transtornos, como THB, com situações episódicas e cíclicas. Atentar à desatenção por pensamentos intrusivos, como na ansiedade, ou por prejuízos executivos por abuso ou dependência de maconha, por exemplo, e em rituais mentais, como no transtorno obsessivo compulsivo.[2,4,5,7]

TRATAMENTO

Após o diagnóstico, todas as crianças com TDAH exigirão alguma forma de intervenção e a maioria precisará de tratamento durante um período prolongado. O tratamento deve ser visto de forma individualizada, de acordo com a idade e a presença ou não de comorbidades. É importante formular junto ao paciente, à família e à escola um plano terapêutico com envolvimento multiprofissional e interdisciplinar, focando tanto nos sintomas específicos quanto nos comprometimentos sociais, escolares e ambientais.[2,5,9,10]

A psicoeducação, mediante psicoterapia, com abordagem cognitivo-comportamental e o treinamento parental, é de extrema importância para a compreensão do transtorno, correção de preconceitos e mal-entendidos que podem prejudicar a participação no tratamento. Além de orientar uma rotina consistente e clara, muitas vezes com supervisão mais próxima, para que as tarefas sejam concluídas e os prazos alcançados, se consiga limitar o uso excessivo de telas, o controle de uma qualidade de sono mais razoável, bem como proporcionar treinamento individualizado das funções de maior comprometimento da criança/adolescente. Outro fator importante dentro dessas recomendações é o de se reconhecer e encorajar os pontos fortes e acertos alcançados, uma vez que a maioria desses pacientes recebe muitos *feedbacks* negativos ao longo de suas vidas, interferindo diretamente no abandono precoce do tratamento e modulação de autoestima e confiança ao longo da vida.[2,5,9,10]

De forma didática, as indicações terapêuticas por idade são: no pré-escolar, a intervenção com maior evidência de resposta é o treinamento parental. A medicação metilfenidato (MTF) nessa idade pode ser considerada em casos graves ou quando a abordagem comportamental não tem resposta adequada ou não está disponível na localidade daquela criança.[9,10] Entre 6 e 12 anos, o MTF é o tratamento de escolha, geralmente em associação à terapia cognitivo-comportamental, além de intervenções educacionais e acompanhamento interdisciplinar indicados de forma individualizada. Dos 12 aos 18 anos, as indicações são semelhantes às anteriores, porém a escolha do estimulante para o início do tratamento pode ser tanto o MTF quanto a lisdexanfetamina (LDX). A psicoeducação nessa idade, quanto à prevenção do uso e abuso de álcool e drogas, educação sexual, com prevenção de DST e gravidez precoce e riscos de acidente automobilístico, deve sempre fazer parte da orientação terapêutica.[2,5,9,10]

Existem atualmente cinco principais medicamentos para o tratamento do TDAH: os psicoestimulantes MTF e LDX, únicos disponíveis no Brasil, cujo efeito ocorre por meio da potencialização da neurotransmissão das vias dopaminérgicas e noradrenérgicas, e são liberados a partir dos 4 a 5 anos de idade; e os não estimulantes: clonidina, bupropiona, atomoxetina e guanfacina (últimos dois ainda não disponíveis no Brasil até o momento), indicados quando não há resposta terapêutica adequada aos psicoestimulantes, ou por resposta insuficiente do controle dos sintomas ou por efeitos adversos de difícil manejo, podendo ser usados de forma isolada ou em associação com os estimulantes. Suas características farmacológicas estão mais bem explicadas na Tabela 1.[2,5,9,10]

Antes de iniciar o tratamento medicamentoso e durante todo o tempo de uso é importante avaliar e acompanhar estatura, peso, frequência cardíaca, pressão arterial e investigar história familiar de morte súbita, síndrome de Wolff-Parkinson-White, cardiomiopatia hipertrófica e síndrome do QT longo. O uso dos estimulantes é considerado seguro e, mesmo com as evidências de eficácia a longo prazo serem atualmente limitadas, a recomendação clínica atual é a permanência da medicação enquanto os sintomas têm impacto negativo nas funções cognitivas, comportamentais ou na qualidade de vida do paciente, com revisões periódicas, observando se já existe gerenciamento adequado de suas funções para possível retirada.[2,5,9,10]

Eventos adversos graves são raros com os psicoestimulantes e podem acontecer em cerca de 3% dos pacientes, como tiques graves, alongamento do espaço QT no eletrocardiograma, psicoses, mania e depressão. Já os efeitos colaterais menos graves são os mais comuns, dentre eles redução do apetite, aumento do estado de vigília e de euforia, insônia, cefaleia, distúrbios de sono, dor abdominal, potencial risco de redução da velocidade de crescimento estatural (não mais que 1 a 3 cm na maioria dos estudos) e tonturas. As principais contraindicações para o seu o uso são: esquizofrenia ou outras psicoses, hipertireoidismo não controlado, arritmias cardíacas graves, angina pectoris e glaucoma de ângulo fechado.[2,5,9,10]

Tabela 1 Característica dos principais medicamentos utilizados no transtorno de déficit de atenção e hiperatividade (TDAH) na idade pediátrica[5,9,10]

Medicação	Apresentação comercial	Meia-vida aproximada/ ingestão por dia	Dose inicial recomendada	Dose máxima preconizada
Metilfenidato	10 mg	2 a 4 horas	5 mg	2 mg/kg/dia ou até 60 mg/dia
Metilfenidato (SODAS)	10, 20, 30, 40 mg	6 a 8 horas	10 mg	2 mg/kg/dia ou até 60 mg/dia
Metilfenidato (OROS)	18, 36, 54 mg	10 a 12 horas	18 mg	2 mg/kg/dia ou até 72 mg/dia
Lisdexanfetamina	30, 50, 70 mg	10 a 13 horas	15 a 30 mg	1 mg/kg/dia ou até 70 mg/dia
Atomoxetina	10, 18, 25, 40, 60, 80, 100 mg	1 vez/dia	0,5 mg/kg/dia	1,4 mg/kg/dia ou 80 mg/dia
Guanfacina (ER)	1, 2, 3, 4 mg	1 vez/dia	0,05 a 0,08 mg/kg/dia	4 mg/dia ou 0,12 mg/kg/dia
Clonidina	0,1, 0,15, 0,20 mg	2 a 3 vezes/dia	0,05 mg/noite	0,2 a 0,4 mg/dia
Bupropiona ação curta ou XL	150, 300 mg	1 a 2 vezes/dia XL 1 vez/dia	150 mg/dia ou até 3 mg/kg/dia	300 a 450 mg/dia ou até 6 mg/kg/dia

CONCLUSÕES

Por mais que as evidências científicas sejam claras quanto à legitimidade do diagnóstico, da segurança do tratamento, da cronicidade dos sintomas, dos impactos negativos ao longo da vida, por causa das suas comorbidades e riscos sociais, educacionais, emocionais, laborais e mesmo de vida, trata-se de um transtorno ainda subdiagnosticado. A implementação diagnóstica e a terapêutica adequada e de forma precoce são suficientes para mudar a trajetória de vida desses pacientes e há evidências para que esse enfrentamento adequado realmente promova isso. Portanto, é de extrema importância que os pediatras conheçam e saibam identificar os principais sintomas desse transtorno e possam auxiliar seus pacientes e familiares na busca de um tratamento adequado e precoce, além de auxiliar na cobrança e apoio de medidas políticas locais, estaduais e nacionais que possibilitem o enfrentamento integral no tratamento desse transtorno tão prevalente e incapacitante.

REFERÊNCIAS BIBLIOGRÁFICAS

1. Wolraich ML, Chan E, Froehlich T, Lynch RL, Bax A, Redwine ST, et al. ADHD Diagnosis and Treatment Guidelines: A Historical Perspective. Pediatrics. 2019 Oct;144(4):e20191682.
2. Posner J, Polanczyk GV, Sonuga-Barke E. Attention-deficit hyperactivity disorder. Lancet. 2020 Feb 8;395(10222):450-62.
3. Arruda MA, Querido CN, Bigal ME, Polanczyk GV. ADHD and mental health status in Brazilian school-age children. J Atten Disord. 2015 Jan;19(1):11-7.
4. Barkley RA. TDAH: transtorno do déficit de atenção com hiperatividade. Belo Horizonte: Autêntica; 2020. p.11-517.
5. Rohde LA, Buitelaar JK, Gerlach M, Faraone SV. The World Federation ADHD Guide. Artmed; 2019. p.1-132.
6. Gizer IR, Ficks C, Waldman ID. Candidate gene studies of ADHD: a meta-analytic review. Hum Genet. 2009 Jul;126(1):51-90.
7. Franz AP, Bolat GU, Bolat H, Matijasevich A, Santos IS, Silveira RC, et al. Attention-Deficit/Hyperactivity Disorder and Very Preterm/Very Low Birth Weight: A Meta-analysis. Pediatrics. 2018 Jan;141(1):pii: e20171645.
8. Ball G, Malpas CB, Genc S, Efron D, Sciberras E, Anderson V, et al. Multimodal Structural Neuroimaging Markers of Brain Development and ADHD Symptoms. Am J Psychiatry. 2019 Jan 1;176(1):57-66.
9. Faltinsen E, Zwi M, Castells X, Gluud C, Simonsen E, Storebø OJ. Updated 2018 NICE guideline on pharmacological treatments for people with ADHD: a critical look. BMJ Evid Based Med. 2019 Jun;24(3):99-102.
10. Wolraich ML, Hagan JF, Allan C, Chan E, Davison D, Earls M, et al. Clinical Practice Guideline for the Diagnosis, Evaluation, and Treatment of Attention-Deficit/Hyperactivity Disorder in Children and Adolescents. Pediatrics. October 2019;144(4):e20192528.

CAPÍTULO 3

TRANSTORNO DO ESPECTRO DO AUTISMO

Carlos Gadia
Liubiana Arantes de Araújo
Marcio Moacyr Vasconcelos

AO FINAL DA LEITURA DESTE CAPÍTULO, O PEDIATRA DEVE ESTAR APTO A:

- Suspeitar de transtorno do espectro do autismo (TEA) em lactente com atraso nos marcos do desenvolvimento neuropsicomotor.
- Realizar triagem específica para TEA em todos os lactentes.
- Fechar o disgnóstico de TEA após avaliações seriadas.
- Fazer acompanhamento interdisciplinar precoce, com fonoaudiólogo, terapeuta ocupacional e psicólogo.

INTRODUÇÃO

Diante de um lactente com atraso nos marcos do desenvolvimento neuropsicomotor (DNPM) relacionados principalmente à comunicação, ao comportamento e à socialização, o profissional deve suspeitar de transtorno do espectro do autismo (TEA).

Todo lactente tem direito à avaliação formal do seu DNPM no Brasil, segundo a Lei n. 13.438/2017, e o instrumento universalmente aceito é a parte de avaliação do desenvolvimento da Caderneta da Criança.

Pela elevação progressiva dos números de prevalência do TEA (1 a cada 36 crianças), a Sociedade Brasileira de Pediatria (SBP) recomenda complementar a avaliação da Caderneta da Criança com a triagem específica para autismo em todos os lactentes nas idades de 9, 18 e 30 meses por meio do M-CHAT-R/F. Quando a triagem indicar risco de TEA, ou quando o lactente possui irmãos ou pais com TEA ou atraso nos marcos do DNPM, torna-se mandatória a investigação diagnóstica de TEA.

Apesar de ser possível o diagnóstico de TEA em lactentes por volta de 18 meses, na prática ele ainda é realizado tardiamente, o que reforça a relevância de discussões científicas para difundir os critérios e obter diagnósticos precocemente. O diagnóstico tardio prejudica a estimulação a tempo e priva a criança de terapias e adaptações benéficas para a sua qualidade de vida.

A primeira abordagem, que deve ser a anamnese completa, investiga:

- Como é a rotina? Tempo, horário e duração do sono, principal cuidador durante o dia e à noite, tempo e conteúdo de tela, alimentação, escola, atividades extras, lazer etc.
- Como a criança brinca?
- Como ela se comunica? Gestos, expressões faciais, linguagem receptiva, linguagem expressiva, intenção comunicativa, forma de pedir alimentos, água etc.
- Como ela aprende? É capaz de imitar? Tem interesses diversos?
- Como ela interage? Forma e tempo de olhar nos olhos, sorriso em resposta ou social, tentativas de chamar a atenção para ser notada, forma de abordagem e de brincar com outras crianças e adultos, necessidade de ficar sozinha ou acompanhada, formas de realizar parcerias de brincadeiras, forma de responder quando chamada etc.
- Como ela se comporta? Como se comporta em diferentes ambientes (parecer de professores e outros familiares que convivem com a criança), possui rotinas e comportamentos fixos ou flexíveis, como reage às frustrações, apresenta movimentos repetitivos ou maneirismos, desiste do que deseja facilmente ou insiste em tentar até conseguir, chora com facilidade ou é tranquila etc.
- Como ela se movimenta? Apresenta dificuldade ou facilidade no planejamento motor, na motricidade grossa e fina etc.

A investigação deve ser ampla, de forma a detectar possíveis fatores relacionados ao atraso, por exemplo:

- Fatores de risco na história gestacional, como idade avançada dos pais, fertilização *in vitro* (FIV), uso de medicações (p. ex., ácido valproico) e exposição a altos níveis de substâncias tóxicas ao organismo da mãe.
- Fatores de risco neonatais, como prematuridade e internação em centro de terapia intensiva (CTI), baixo peso ao nascimento e/ou necessidade de oxigênio nos primeiros dias de vida.
- História familiar de atrasos no DNPM ou de TEA.
- Data de aquisição de marcos do DNPM.
- História de regressão nos marcos do DNPM.
- Alergias alimentares ou outras condições clínicas.
- Presença de risco para baixa audição.
- Estresse tóxico.
- Baixa estimulação de comunicação entre os familiares e a criança.
- Interação superficial entre os cuidadores e a criança.
- Isolamento social e convívio restrito da criança.
- Tempo de tela acima do recomendado pela SBP e pela Academia Americana de Pediatria (AAP) para cada faixa de idade.

DIAGNÓSTICO

Mediante a detecção de atraso com fator de risco sugerindo baixa estimulação ambiental, recomendam-se a organização da rotina e a estimulação adequada e precoce por equipe interdisciplinar, antes mesmo de um diagnóstico especializado. A estimulação direcionada deve ser equivalente ao atraso identificado. Deve-se proceder a avaliações seriadas para fechar o diagnóstico de TEA se o atraso não for resolvido por completo.

Quando não há risco ambiental e a criança apresenta evidentes prejuízos nas áreas de comunicação, comportamento e socialização, o exame físico buscando dados que direcionem diagnósticos clínicos, como doença celíaca ou hipotireoidismo, ou sindrômicos, como síndrome do X-frágil, permite intervir por meio do tratamento da doença de base e ou avaliar se há associação do TEA com a alteração genética sugerida.

O diagnóstico do TEA é clínico, ou seja, não há ainda nenhum teste complementar ou biomarcador que o defina. Depende, então, da *expertise* do profissional que atende a criança na realização de anamnese e exame físico e complementar, com as escalas complementares validadas para o diagnóstico de TEA. Em outras situações de sinais precoces de autismo, o profissional pode proceder à avaliação específica por intermédio de questionários direcionados aos pais e de testes realizados com a criança, conforme critérios do DSM-5 e das escalas validadas diagnósticas.

Os critérios internacionalmente aceitos para o diagnóstico de TEA são descritos no *Manual diagnóstico e estatístico de transtornos mentais*, 5ª edição – *Diagnostic and Statistical Manual of Mental Disorders, fifth edition* (DSM-5).[1]

Déficits persistentes na comunicação e interação social em múltiplos contextos, conforme manifestado pelo que segue, atualmente ou por história prévia (os exemplos são apenas ilustrativos, não exaustivos):

- Déficits na reciprocidade socioemocional, variando, por exemplo, de abordagem social anormal e dificuldade para estabelecer uma conversa normal a compartilhamento reduzido de interesses, emoções ou afeto, e dificuldade para iniciar ou responder a interações sociais.
- Déficits nos comportamentos comunicativos não verbais usados para interação social, variando, por exemplo, de comunicação verbal e não verbal pouco integrada a anormalidade no contato visual e linguagem corporal, ou déficits na compreensão e uso gestos a ausência total de expressões faciais e comunicação não verbal.
- Déficits para desenvolver, manter e compreender relacionamentos, variando, por exemplo, de dificuldade em ajustar o comportamento para se adequar a contextos sociais diversos a dificuldade em compartilhar brincadeiras imaginativas ou em fazer amigos a ausência de interesse por pares.

Padrões restritos e repetitivos de comportamento, interesses ou atividades, conforme manifestado por pelo menos dois dos seguintes, atualmente ou por história prévia (os exemplos são apenas ilustrativos, não exaustivos):

- Movimentos motores, uso de objetos ou fala estereotipados ou repetitivos (p. ex., estereotipias motoras simples, alinhamento de brinquedos ou ato de girar objetos, ecolalia, frases idiossincráticas).
- Insistência nas mesmas coisas, adesão inflexível a rotinas ou padrões ritualizados de comportamento verbal ou não verbal (p. ex., sofrimento extremo em relação a pequenas mudanças, dificuldades com transições, padrões rígidos de pensamento, rituais de saudação, necessidade de fazer o mesmo caminho ou ingerir os mesmos alimentos diariamente).
- Interesses fixos e altamente restritos anormais em intensidade ou foco (p. ex., forte apego a objetos incomuns ou preocupação com eles, interesses excessivamente circunscritos ou perseverativos).
- Hiper ou hiporreatividade a estímulos sensoriais ou interesse incomum por aspectos sensoriais do ambiente (p. ex., indiferença aparente a dor/temperatura, reação contrária a sons ou texturas específicas, cheirar ou tocar objetos de forma excessiva, fascinação visual por luzes ou movimento).

Os sintomas devem estar presentes precocemente no período do desenvolvimento, mas podem não se tornar plenamente manifestos até que as demandas sociais excedam as capacidades limitadas, ou podem ser mascarados por estratégias aprendidas mais tarde na vida. Esses sinais causam prejuízo clinicamente significativo no funcionamento social, profissional ou em outras áreas importantes da vida do indivíduo no presente e não são mais bem explicados por prejuízos da inteligência ou por atraso global do desenvolvimento.

NÍVEL DE GRAVIDADE

Interação/comunicação social:

- Nível 1 (necessita de suporte): prejuízo notado sem suporte; dificuldade em iniciar interações sociais, respostas atípicas ou não sucedidas para abertura social; interesse diminuído nas interações sociais; falência na conversação; tentativas de fazer amigos de forma estranha e mal-sucedida.
- Nível 2 (necessita de suporte substancial): déficits marcados na conversação; prejuízos aparentes mesmo com suporte; iniciação limitada nas interações sociais; resposta anormal/reduzida a aberturas sociais.
- Nível 3 (necessita de suporte muito substancial): prejuízos graves no funcionamento; iniciação de interações sociais muito limitada; resposta mínima a aberturas sociais.

Comportamento restritivo/repetitivo:

- Nível 1 (necessita de suporte): comportamento interfere de maneira significativa na função; dificuldade para trocar de atividades; independência limitada por problemas com organização e planejamento.
- Nível 2 (necessita de suporte substancial): comportamentos suficientemente frequentes e óbvios para observadores casuais; comportamento interfere na função em grande variedade de ambientes; aflição e/ou dificuldade para mudar o foco ou a ação.
- Nível 3 (necessita de suporte muito substancial): comportamento interfere marcadamente na função em todas as esferas; dificuldade extrema de lidar com mudanças; grande aflição/dificuldade de mudar o foco ou a ação.

Os critérios da Classificação Internacional de Doenças (CID) também especificam os achados que devem ser investigados para o diagnóstico de TEA.

As escalas diagnósticas são complementares e relevantes para a definição do diagnóstico de TEA. No Brasil, a escala CARS (*Childhood Austism Rating Scale*) é amplamente utilizada por já ter sido traduzida e validada. É composta por 15 itens e pode ser respondida junto com os pais durante a consulta, com alta sensibilidade e especificidade. Os resultados sugerem que a criança não tem autismo se obtiver 15-30 pontos; autismo leve a moderado se obtiver 30-36 pontos; e autismo grave se for mais que 36 pontos. Possui limitações por se tratar de questionário e pelas dificuldades relacionadas aos casos leves. Outra escala muito utilizada no Brasil é a ABC-cheklist.

A ADI-R (*Autism Diagnostic Interview Revised*) é uma escala de questionário para os pais, reconhecida internacionalmente com elevada especificidade, mas ainda não validada para a aplicação no Brasil.

Além das escalas de questionários para os pais, a ADOS-2 (*Autism Diagnostic Observation Schedule*) é reconhecidamente a mais completa para o diagnóstico e inclui uma série de testes direcionados por níveis de desenvolvimento do paciente, seja adulto ou criança, aplicado por profissional qualificado com avaliação de observação das respostas e comportamentos. Por se tratar de avaliação clínica direcionada, possui alta sensibilidade e especificidade. Apesar disso, ainda não foi validada para o uso no Brasil e demanda treinamento específico para a sua aplicação.

O diagnóstico do TEA depende, então, da *expertise* do profissional – geralmente neuropediatra, psiquiatra infantil ou pediatra do desenvolvimento, psicólogo infantil especializado –, da investigação clínica e complementar, da exclusão de outros diagnósticos diferenciais e de comorbidades associadas e da utilização de escalas e critérios específicos. Por isso, a consulta médica é mandatória.

COMORBIDADES ASSOCIADAS

É comum os pacientes com TEA apresentarem comorbidades associadas, ou seja, condições que podem se manifestar de forma concomitante ao autismo. Aproximadamente 70% dos pacientes apresentam pelo menos uma comorbidade associada, enquanto em 48% dos casos há ainda mais de uma comorbidade.

Epilepsia

A epilepsia é uma das comorbidades mais recorrentes em pacientes com TEA. Recente revisão com 283.549 pacientes encontrou maior prevalência de epilepsia em pacientes com TEA quando comparados com a população em geral. Além de aumento da prevalência de epilepsia em indivíduos com TEA, há também aumento acentuado da incidência de atividade epileptiforme nos eletroencefalogramas (EEG) desses pacientes, com até 60% dos registros podendo apresentar picos interictais. A literatura descreve essa associação de forma complexa, com possíveis envolvimentos metabólicos, imunológicos e genéticos. Adicionalmente, estudos clínicos apontam que a ocorrência concomitante dessas doenças pode desequilibrar os sistemas inibitório/excitatório em diversos circuitos do cérebro no nível celular, desencadeando uma cascata de eventos falhos ao neurodesenvolvimento. Além disso, clinicamente, existe relação entre menor cognição, quociente de inteligência (QI) e agravamento de déficits comportamentais nesses pacientes. Estudos sobre essa combinação incrementam a compreensão dos mecanismos genéticos, moleculares e celulares, bem como as terapias para ambos.

Distúrbios do sono

Os problemas relacionados ao sono estão presentes em aproximadamente 70% dos pacientes com TEA. O sono está envolvido em importantes processos do desenvolvimento, como a aprendizagem, a consolidação de memória e o manejo do estresse. Para os pacientes com TEA, a falta de sono ou problemas relacionados a ele podem exacerbar determinados comportamentos. Nos últimos anos, muito tem se estudado sobre o possível uso da melatonina para crianças com TEA e distúrbios do sono. A melatonina é um hormônio envolvido no ciclo sono-vigília e é produzida por diversas partes do corpo, principalmente no cérebro. De 2017 até o presente momento, duas metanálises discutiram o tema: Cuomo et al. avaliaram oito revisões sistemáticas com o objetivo de quantificar a eficácia de diferentes intervenções para o sono de pacientes com TEA: terapia com melatonina, tratamentos farmacológicos além da melatonina, intervenções comportamentais, programas de educação/educação para pais e terapias alternativas, por exemplo, terapia de massagem, aromaterapia e suplementação de multivitamínicos e ferro. As oito revisões foram baseadas em 38 estudos originais e abordaram a eficácia de intervenções em dezessete domínios de problemas do sono. Os resultados apontaram que nenhuma intervenção isoladamente é eficaz a todos os problemas de sono em crianças com TEA. No entanto, a melatonina, as intervenções comportamentais e as intervenções nos programas de educação/educação dos pais parecem ser as mais eficazes para melhorar diversos domínios dos problemas do sono em comparação com as outras intervenções. Parker et al. incluíram não apenas ensaios clínicos randomizados, mas também avaliaram bancos de dados abertos e literatura cinza. No total, treze estudos foram avaliados, todos com uso da melatonina oral. Houve aumento no tempo total de sono relatado por quem usou a melatonina em relação àqueles que usaram o placebo: aproximadamente, 29 minutos. O estudo registrou poucos efeitos colaterais pelos pacientes que usaram melatonina. Cabe salientar que intervenções comportamentais voltadas à higiene do sono são de extrema importância para melhorar sua qualidade: rotina organizada, que anteceda a hora de dormir, diminuição de tempo de exposição a telas e ambiente confortável podem ajudar no sono das crianças. O uso de medicamentos não deve ser a primeira opção, nem ser feito sem indicação médica.

Deficiência intelectual

A deficiência intelectual (DI) é definida pelo DSM-5 como um transtorno com início no período de desenvolvimento que inclui déficits funcionais, tanto intelectuais quanto adaptativos, nos domínios conceituais, sociais e práticos. Essa é uma das comorbidades de alta prevalência dentro do grupo de pacientes com TEA, aproximadamente 70%. A literatura discute a associação genética entre a presença dessas duas comorbidades, listando genes, por exemplo, *UBE3A*, *CYFIP1*, *MECP2* e *SHANK3*. Além disso, a diferenciação de diagnóstico apresenta uma linha ténue: algumas vezes ambas as condições estão presentes, mas apenas uma é diagnosticada. Os testes atuais de avaliação do QI, muitas vezes, não são adequados para a aplicação em pacientes com TEA. Entretanto, a avaliação desse parâmetro, bem como das funções adaptativas, é essencial para a avaliação da gravidade do TEA. Salienta-se que não obrigatoriamente os pacientes com TEA têm QI baixo. A identificação da DI nos pacientes com TEA é de extrema importância para o adequado processo de aprendizagem e de habilidades de independência. Adicionalmente, na vida adulta, a DI pode ser um agravante na tentativa de inserção no mercado de trabalho para os pacientes com TEA.

Desde 2013, com a publicação do DSM-5, tornou-se possível fazer o diagnóstico de transtorno de déficit de atenção/hiperatividade (TDAH) como comorbidade do TEA (até o DSM-IV, TEA era considerado diagnóstico suprajacente ao TDAH, o que impedia o diagnóstico combinado dessa duas doenças). Percentagem significativa de crianças com TEA tem TDAH como comorbidade, variando de 22% a 91% dos casos. Isso significa que TDAH está entre a primeira e a terceira comorbidade mais prevalentes em indivíduos com TEA.

Ansiedade e transtorno obsessivo-compulsivo

A ansiedade e o transtorno obsessivo-compulsivo (TOC) são comuns em pacientes com TEA, o que pode tornar o diagnóstico desafiador. O TEA e o TOC, por exemplo, englobam comportamentos e pensamentos repetitivos, por isso a diferenciação entre eles requer mais atenção. As taxas de prevalência relatadas para ansiedade e TOC em TEA variam provavelmente pela heterogeneidade clínica de indivíduos com TEA. A ansiedade e o TOC, bem como os problemas de atenção e hiperatividade, podem agravar alguns sintomas, como desorganização, impulsividade e dificuldade de comunicação em pacientes com TEA.

Ao lado das dificuldades no desenvolvimento, muitas crianças com TEA apresentam potencialidades que também merecem ser identificadas e estimuladas. As habilidades supranormais nas áreas de artes, música, números e noção espacial são algumas das mais frequentes.

MEDICAÇÃO

Entre 50% e 60% das crianças com TEA recebem algum medicamento para reduzir comportamentos disruptivos ou para alguma comorbidade, e entre 30% e 40% delas usam mais de um medicamento ao mesmo tempo. No entanto, é extremamente importante ressaltar que, atualmente, não existem medicamentos específicos para o TEA. No entanto, medicações podem ser utilizadas quando se identificam, adequadamente, os sintomas-alvo que possam apresentar interferência na resposta a terapias apropriadas. O controle ou a diminuição desses sintomas – ansiedade, irritabilidade, hiperatividade, agressão (hétero ou auto), déficits atencionais, anormalidades do sono etc. – podem ser muito úteis para a conduta adequada de intervenções não medicamentosas indicadas para cada paciente. Outro ponto importante é a decisão de quando usar medicamentos com os pacientes: introdução, troca e retirada de uma droga só devem ser consideradas depois de avaliação detalhada do sintoma apresentado, inclusive início dos sintomas, fatores agravantes, gravidade, possíveis intervenções não medicamentosas e efeitos colaterais.

Nos últimos 20 anos, os antipsicóticos de "segunda geração" têm sido amplamente usados em pacientes com

TEA. Dados iniciais, que sugeriam menor frequência de efeitos colaterais associados a essas drogas, quando comparadas com medicações de "primeira geração" foram um dos principais motivos para essa escolha. No entanto, estudos mais recentes sugerem que a diferença entre antipsicóticos típicos e atípicos, em termos de efeitos colaterais, pode não ser tão significativa quanto inicialmente indicado. A risperidona, exemplo desse grupo de drogas, foi aprovada, em 2002, pela Food and Drug Administration (FDA) e, subsequentemente, pela Anvisa para uso no tratamento de irritabilidade e agressividade graves em pacientes com TEA a partir dos 5 anos de idade. No estudo inicial (duplo-cego, randomizado, controlado por placebo), com 101 participantes com idades entre 5 e 17 anos, a risperidona foi usada por 8 semanas com redução muito significativa da irritabilidade (59% no grupo da risperidona *versus* 14,1% no grupo placebo). No entanto, houve também efeitos adversos, como fadiga e sonolência, além de ganho de peso médio de 2,7 kg por paciente após 8 semanas de tratamento. A Cochrane avaliou dez estudos envolvendo risperidona, quetiapina e ziprasidona com um total de 896 participantes entre 5 e 18 anos: a risperidona (a faixa de dose típica é de 0,25 a 6 mg/dia) foi a droga com efeito significativo no comportamento agressivo em pacientes com TEA, quando comparada ao placebo. O aripiprazol (doses tipicamente variando entre 2 e 15 mg/dia) também é um medicamento aprovado pela FDA (e pela Anvisa) para o tratamento de irritabilidade grave em indivíduos com TEA (a partir dos 6 anos de idade). Esse medicamento foi testado em dois estudos duplo-cegos e controlados por placebo, e os resultados mostraram melhora nos aspectos comportamentais, por meio da escala ABC-I. Os efeitos colaterais de curto e médio prazos associados a esse medicamento podem ser ganho de peso (estudos iniciais sugeriam que em menor grau que a risperidona) e influência sedativa (apesar de que, em alguns caso, possa causar dificuldades para iniciar o sono). Outros efeitos colaterais de maior preocupação, como diabete, problemas cardiovasculares, discinesia tardia e doenças hepáticas, podem ocorrer com o uso prolongado, particularmente associado a doses elevadas, com ambas as medicações. Outros medicamentos dessa geração de antipsicóticos têm sido estudados, como a quetiapina, a olanzapina e a ziprasidona. Os antipsicóticos de primeira geração, como o haloperidol e a clorpromazina, são cada vez menos usados e, há cerca de 20 anos, não são mais considerados a primeira escolha nos casos de TEA. Isso deveu-se à maior incidência de efeitos colaterais, principalmente sedação e reações extrapiramidais.

Apesar da falta de confirmação de eficácia baseada em evidências, os inibidores seletivos de recaptação da serotonina (ISRS) continuam a ser usados, na prática clínica, pela prevalência de moderada a alta de ansiedade e comportamentos obsessivo-compulsivos em pacientes com TEA. Recente revisão sistemática e metanálise da eficácia dos medicamentos disponíveis para o tratamento de comportamentos restritivos/repetitivos em TEA não encontrou nenhuma diferença significativa entre as substâncias estudadas (fluvoxamina, risperidona, fluoxetina, citalopram, oxitocina, N-acetilcisteína e buspirona) e placebo no tratamento desses comportamentos.

Problemas de atenção e hiperatividade estão presentes em 30% a 50% das crianças com TEA e, nesses casos, os neuroestimulantes são a primeira linha de tratamento. A possível mudança que essas drogas causam nos níveis de dopamina pode ajudar o paciente a manter o foco e a diminuir a hiperatividade/impulsividade. Os neuroestimulantes são o segundo grupo de medicamentos mais usados no TEA. Estudos duplo-cegos, controlados por placebo, usando derivados de metilfenidato em pacientes com TDAH e TEA foram relatados, com resultados positivos. Efeitos adversos, como insônia e irritabilidade, podem ser observados.

Alguns não neuroestimulantes também são usados nesse contexto, como a guanfacina e a atomexetina (ambos não comercializados no Brasil). Em relação à atomoxetina, resultados de três ensaios clínicos randomizados, controlados por placebo, envolvendo 241 crianças foram revisados, em 2019, e demonstraram melhora muito pequena no nível de hiperatividade e desatenção (de acordo com a impressão clínica dos pais).

A combinação de medicamentos não é incomum em pacientes com TEA, porém é importante ressaltar que a avaliação adequada pode indicar o medicamento apropriado para o paciente em dado momento e que o acúmulo de vários medicamentos pode mascarar comportamentos, além de inibir possíveis avanços. A heterogeneidade das características dos TEA e das comorbidades associadas pode ser fator complicador para que estudos com excelência metodológica sejam realizados na busca de novos fármacos.

A Tabela 1 resume os principais medicamentos usados para comorbidades associadas ao TEA.

ACOMPANHAMENTO INTERDISCIPLINAR

O encaminhamento interdisciplinar para fonoaudiologia, psicologia e terapia ocupacional deve ser precoce. Podem-se citar aqui alguns modelos de terapias, como aqueles baseados em ABA e Denver. Profissional de apoio em sala de aula, por exemplo, é um recurso que auxilia o aprendizado da criança com TEA.

Tão importante quanto o diagnóstico é a comunicação diagnóstica para os familiares. O vínculo entre o profissional e a família e a qualidade do repasse das informações de forma acolhedora e com suporte para início da intervenção efetiva são requisitos para que a criança tenha o tratamento adequado e direcionado para alcançar o máximo de suas potencialidades e que a família tenha engajamento e qualidade de vida.

É necessário traçar em conjunto com a família as metas de tratamento e individualizar o plano terapêutico, com direcionamento para estimular as habilidades que se encontrem "em atraso", identificar as potencialidades e inserir atividades no dia a dia que respeitem também a vida de criança.

Tabela 1 Medicações ocasionalmente utilizadas para comorbidades associadas ao transtorno do espectro do autismo

Sintoma-alvo	Nome genérico	Variação típica de dose	Classe	Possíveis efeitos colaterais
Irritabilidade	Risperidona	0,5-3 mg/dia	Antipsicóticos de segunda geração	Ganho de peso, sedação, diabete, reações alérgicas, boca seca, síndrome metabólica, aumento do risco de doença cardiovascular, hepatopatias e transtornos "tardios" de movimento (p. ex., discinesia tardia)
	Quetiapina	50-300 mg/dia		
	Aripiprazol	2-15 mg/dia		
Agressão, autoagressão, estereotipias	Haloperidol*	0,5-3 mg/dia	Antipsicóticos de primeira geração	
	Clorpromazina	50-400 mg/dia		
Problemas relacionados à atenção	Metilfenidato	5-40 mg/dia	Neuroestimulante	Dor de cabeça, dor abdominal, insônia, perda de apetite Efeitos menos frequentes: taquicardia, aumento significativo da PA, diminuição do ritmo de crescimento, ansiedade, aumento de comportamentos obsessivo-compulsivos Efeitos para clonidina e guanfacina: sedação, diminuição da PA (raramente significativa) e constipação
	Lisdexanfetamina	10-70 mg/dia	Neuroestimulante	
	Clonidina	0,05-0,4 mg/dia	Neuroestimulante	
	Guanfacina**	0,5-1,5 mg/dia	Não estimulante	
	Atomoxetina**	0,05-1,2 mg/dia	Não estimulante	
Depressão/TOC/ansiedade	Fluoxetina	5-200 mg/dia	ISRS	Inquietação, irritabilidade, boca seca, constipação
	Citalopram	10-40 mg/dia		
	Paroxetina	10-50 mg/dia		
	Sertralina	50-200 mg/dia		

ISRS: inibidores seletivos de recaptação da serotonina; PA: pressão arterial; TOC: transtorno obsessivo-compulsivo.
* Formas líquidas disponíveis com dosagens diferenciadas; ** medicamentos não comercializados no Brasil.

O treinamento de pais possui resultados significativos, e a literatura científica comprova que nada substitui a parentalidade saudável. Cabe à equipe fornecer o suporte tanto no momento diagnóstico quanto no acompanhamento longitudinal. Recomenda-se focar na qualidade de vida da criança e de sua família e apoiá-los para vivenciar o momento presente ao invés de alimentar angústias passadas e futuras resulta em pais menos ansiosos e mais efetivos na estimulação.

Reforçar a necessidade de ambiente com rotina adequada – com horários determinados do sono e das refeições, dieta balanceada, tempo e qualidade do uso de telas, brincadeiras, ócio criativo, escola, atividades ao ar livre, contato com a natureza, esportes, estudo – e harmonia no lar como fatores de alicerce para o desenvolvimento saudável. Acima de tudo, o profissional que acompanha a família deve valorizar e reforçar com frequência o poder do afeto, a conexão genuína dos pais com seus filhos e a felicidade dentro da nova forma de viver.

BIBLIOGRAFIA

1. American Psychiatric Association. Manual diagnóstico e estatístico de transtornos mentais: DSM-5. 5.ed. Porto Alegre: Artmed; 2014.
2. Araújo LA de, Loureiro AA, Alves AMG, Lopes AMCS, Barros JCR, Leyser M, et al.; Departamento Científico de Pediatria do Desenvolvimento e Comportamento. Caderneta de saúde da criança e do adolescente: instrumentos de vigilância e promoção do desenvolvimento. Guia prático de atualização. [Internet.]. Sociedade Brasileira de Pediatria. 2017;(4):5. Disponível em: http://www.sbp.com.br/fileadmin/user_upload/20415d-GPA_-_Caderneta_Saude_da_Crianca.pdf. [Acesso em 12 set 2021.]
3. Araújo LA de, Loureiro AA, Alves AMG, Lopes AMCS, Barros JCR, Chaves LFS, et al. Triagem precoce para autismo/transtorno do espectro autista. [Internet.] Documento Científico. Sociedade Brasileira de Pediatria; 2017. Disponível em: http://www.sbp.com.br/fileadmin/user_upload/2017/04/19464b-DocCient-Autismo.pdf. [Acesso em 12 set 2021.]
4. Araujo LA de, Loureiro AA, Alves AMG, Lopes AMCS, Barros JCR, Chaves LFS, et al. Transtorno do espectro do autismo. [Internet.] Documento Científico. Sociedade Brasileira de Pediatria; 2019. Disponível em: https://www.sbp.com.br/fileadmin/user_upload/Ped._Desenvolvimento_-_21775b-MO_-_Transtorno_do_Espectro_do_Autismo.pdf. [Acesso em 12 set 2021.]
5. Autism Speaks 100 Day Kit: a tool kit to assist families in getting the critical information they need in the first 100 days after an autism diagnosis. Available from: https://www.autismspeaks.org/tool-kit/100-day-kit-young-children. [Acesso em 12 set 2021.]
6. Bai D, Yip BHK, Windham GC, Sourander A, Francis R, Yoffe R, et al. Association of genetic and environmental factors with autism in a 5-country cohort. JAMA Psychiatry. 2019;76(10):1035-43.
7. Bozzi Y, Provenzano G, Casarosa S. Neurobiological bases of autism-epilepsy comorbidity: a focus on excitation/inhibition imbalance. Eur J Neurosci. 2018;47(6):534-48.
8. Broder-Fingert S, Feinberg E, Silverstein M. Improving screening for autism spectrum disorder: is it time for something new? Pediatrics. 2018;141(6):e20180965.16.
9. Buckley AW, Holmes GL. Epilepsy and autism. Cold Spring Harb Perspect Med. 2016;6(4):a022749.
10. Chan W, Smith LE, Hong J, Greenberg JS, Lounds Taylor J, Mailick MR. Factors associated with sustained community employment among adults with autism and co-occurring intellectual disability. Autism. 2018;22(7):794-803.
11. Christensen DL, Baio J, Van Naarden Braun K, Bilder D, Charles J, Constantino JN, et al. Prevalence and characteristics of autism spectrum disorder among children aged 8 years – autism and developmental disabilities monitoring network, 11 sites, United States, 2012. MMWR Surveill Summ. 2016;65(3):1-23.
12. Cohen D, Pichard N, Tordjman S, Baumann C, Burglen L, Excoffier E, et al. Specific genetic disorders and autism: clinical contribution towards their identification. J Autism Dev Disord. 2005;35(1):103-16.

13. Cuomo BM, Vaz S, Lee EAL, Thompson C, Rogerson JM, Falkmer T. Effectiveness of sleep-based interventions for children with autism spectrum disorder: a meta-synthesis. Pharmacotherapy. 2017;37(5): 555-78.
14. Dawson G, Jones EJH, Merkle K, Venema K, Lowy R, Faja S, et al. Early behavioral intervention is associated with normalized brain activity in young children with autism. J Am Acad Child Adolesc Psychiatry. 2012;51(11):1150-9.
15. Developmental Disabilities Monitoring Network Surveillance Year 2010 Principal Investigators; Centers for Disease Control and Prevention (CDC). Prevalence of autism spectrum disorder among children aged 8 years – autism and developmental disabilities monitoring network, 11 sites, United States, 2010. MMWR Surveill Summ. 2014;63(2):1-21.
16. Durkin MS, Maenner MJ, Newschaffer CJ, Lee LC, Cunniff CM, Daniels JL, et al. Advanced parental age and the risk of autism spectrum disorder. Am J Epidemiol. 2008;168(11):1268-76.
17. Ewen JB, Marvin AR, Law K, Lipkin PH. Epilepsy and autism severity: a study of 6,975 children. Autism Res. 2019;12(8):1251-9.
18. Gardener H, Spiegelman D, Buka SL. Perinatal and neonatal risk factors for autism: a comprehensive meta-analysis. Pediatrics. 2011;128(2): 344-55.
19. Gomes PTM, Lima LHL, Araújo LA, Souza MN. Autism in Brazil: a systematic review of family challenges and coping strategies. J Pediatr (Rio J). 2015;91(2):111-21.
20. Hallmayer J, Cleveland S, Torres A, Phillips J, Cohen B, Torigoe T, et al. Genetic heritability and shared environmental factors among twin pairs with autism. Arch Gen Psychiatry. 2011;68(11):1095-102.
21. Hughes R, Poon WY, Harvey AS. Limited role for routine EEG in the assessment of staring in children with autism spectrum disorder. Arch Dis Child. 2015;100(1):30-3.
22. Huquet G, Ey E, Bourgeron T. The genetic landscapes of autism spectrum disorders. Annu Re Genomics Hum Genet. 2013;14:191-213.
23. Hyman SL, Levey SE, Myers SM; Council on Children with Disabilities, Section on Developmental and Behavioral Pediatrics. Identification, evaluation, and management of children with autism spectrum disorder. Peditarics. 2020;145(1):e20193447.
24. Knight VF, Collins B, Spriggs AD, Sartini E, MacDonald MJ. Scripted and unscripted science lessons for children with autism and intellectual disability. J Autism Dev Disord. 2018;48(7):2542-57.
25. Leitner Y. The co-occurrence of autism and attention deficit hyperactivity disorder in children – what do we know? Front Hum Neurosci. 2014;8:268.
26. Lemay J-F, Yohemas M, Langenberger S. Redesign of the autism spectrum screening and diagnostic process for children aged 12 to 36 months. Paediatr Child Health. 2018;23(5):308-13.
27. Lord C, Risi S, DiLavore PS, Shulman C, Thurm A, Pickles A. Autism from 2 to 9 years of age. Arch Gen Psychiatry. 2006;63(6):694-701.
28. Loy JH, Merry SN, Hetrick SE, Stasiak K. Atypical antipsychotics for disruptive behaviour disorders in children and youths. Cochrane Database Syst Rev. 2017;8(8):CD008559.
29. Lukmanji S, Manji SA, Kadhim S, Sauro KM, Wirrell EC, Kwon CS, et al. The co-occurrence of epilepsy and autism: a systematic review. Epilepsy Behav. 2019;98(Pt A):238-48.
30. McCracken JT, McGough J, Shah B, Cronin P, Hong D, Aman MG, et al.; Research Units on Pediatric Psychopharmacology Autism Network. Risperidone in children with autism and serious behavioral problems. N Engl J Med. 2002;347(5):314-21.
31. Mandell DS, Morales KH, Xie M, Lawer LJ, Stahmer AC, Marcus SC. Age of diagnosis among medicaid-enrolled children with autism, 2001-2004. Psychiatr Serv. 2010;61(8):822-9.
32. Mandy W, Lai M-C. Annual research review: the role of the environment in the developmental psychopathology of autism spectrum condition. J Child Psychol Psychiatry. 2016;57(3):271-92.
33. Matson JL, Rieske RD, Williams LW. The relationship between autism spectrum disorders and attention-deficit/hyperactivity disorder: an overview. Res Dev Disabil. 2013;34(9):2475-84.
34. Matsuo M, Maeda T, Sasaki K, Ishii K, Hamasaki Y. Frequent association of autism spectrum disorder in patients with childhood onset epilepsy. Brain Dev. 2010;32(9):759-63.
35. Modabbernia A, Velthorst E, Reichenberg A. Environmental risk factors for autism: an evidence-based review of systematic reviews and meta-analyses. Mol Autism. 2017;8(1):13.
36. Nadeau J, Sulkowski ML, Ung D, Wood JJ, Lewin AB, Murphy TK, et al. Treatment of comorbid anxiety and autism spectrum disorders. Neuropsychiatry (London). 2011;1(6):567-78.
37. Ozonoff S, Young GS, Carter A, Messinger D, Yirmiya N, Zwaigenbaum L, et al. Recurrence risk for autism spectrum disorders: A Baby Siblings Research Consortium study. Pediatrics. 2011;128:e488-e495.
38. Parker A, Beresford B, Dawson V, Elphick H, Fairhurst C, Hewitt C, et al. Oral melatonin for non-respiratory sleep disturbance in children with neurodisabilities: systematic review and meta-analyses. Dev Med Child Neurol. 2019;61(8):880-890.
39. Patra S, Nebhinani N, Viswanathan A, Kirubakaran R. Atomoxetine for attention deficit hyperactivity disorder in children and adolescents with autism: a systematic review and meta-analysis. Autism Res. 2019;12(4):542-52.
40. Pastorino GMG, Operto FF, Coppola G. Pharmacology in autism spectrum disorder: how, when and why. Broad Research in Artificial Intelligence and Neuroscience. 2020;11(1Sup1):47-56.
41. Sturman N, Deckx L, van Driel ML. Methylphenidate for children and adolescents with autism spectrum disorder. Cochrane Database Syst Rev. 2017;11(11):CD011144.
42. Reichow B, Volkmar FR, Bloch MH. Systematic review and meta--analysis of pharmacological treatment of the symptoms of attention--deficit/hyperactivity disorder in children with pervasive developmental disorders. J Autism Dev Disord. 2013;43(10):2435-41.
43. Ribeiro SH, Paula CS, Bordini D, Mari JJ, Caetano SC. Barriers to early identification of autism in Brazil. Braz J Psychiatr. 2017;39(4):352-4.
44. Robins D, Fein D, Barton M, Resegue RM. Questionário modificado para a triagem do autismo em crianças entre 16 e 30 meses, revisado, com entrevista de seguimento (M-CHAT-F/F)TM; 2009. Available from: http://www.mchatscreen.com. [Acesso em 12 set 2021.]
45. Ronald A, Happe F, Bolton P, Butcher LM, Price TS, Wheelwright S, et al. Genetic heterogeneity between the three components of the autism spectrum: a twin study. J Am Acad Child Adolesc Psychiatry. 2006;45(6):691-9.
46. Samtani A, Sterling-Levis K, Scholten R, Woolfenden S, Hooft L, Williams K. Diagnostic tests for autism spectrum disorders (ASD) in preschool children (Protocol). Cochrane Database Syst Rev [Internet]. 2011;(3):CD009044.
47. Scahill L, McCracken JT, King BH, Rockhill C, Shah B, Politte L, et al.; Research Units on Pediatric Psychopharmacology Autism Network. Extended-release guanfacine for hyperactivity in children with autism spectrum disorder. Am J Psychiatry. 2015;172(12):1197-206.
48. Schwartz CE, Neri G. Autism and intellectual disability: two sides of the same coin. Am J Med Genet C Semin Med Genet. 2012;160C(2):89-90.
49. Sokolova E, Oerlemans AM, Rommelse NN, Groot P, Hartman CA, Glennon JC, et al. A causal and mediation analysis of the comorbidity between attention deficit hyperactivity disorder (ADHD) and autism spectrum disorder (ASD). J Autism Dev Disord. 2017;47(6):1595-604.
50. van Steensel FJ, Bögels SM, de Bruin EI. Psychiatric comorbidity in children with autism spectrum disorders: a comparison with children with ADHD. J Child Fam Stud. 2013;22(3):368-76.
51. Yu Y, Chaulagain A, Pedersen SA, Lydersen S, Leventhal BL, Szatmari P, et al. Pharmacotherapy of restricted/repetitive behavior in autism spectrum disorder:a systematic review and meta-analysis. BMC Psychiatry. 2020;20(1):121.
52. Zablotsky B, Black LI, Blumberg SJ. Estimated prevalence of children with diagnosed developmental disabilities in the United States, 2014-2016. NCHS Data Brief. 2017;(291):1-8.
53. Zablotsky B, Black LI, Maenner MJ, Schieve LA, Blumberg SJ. Estimated prevalence of autism and other developmental disabilities following questionnaire changes in the 2014 National Health Interview Survey. Natl Health Stat Report. 2015;(87):1-20.
54. Zwaigenbaum L, Bauman ML, Stone WL, Yirmiya N, Estes A, Hansen RL, et al. Early identification of autism spectrum disorder: recommendations for practice and research. Pediatrics. 2015;136:S10-40.

CAPÍTULO 4

TRANSTORNOS DE COMPORTAMENTO NA INFÂNCIA E ADOLESCÊNCIA

Ana Maria Costa da Silva Lopes
Christian Müller

AO FINAL DA LEITURA DESTE CAPÍTULO, O PEDIATRA DEVE ESTAR APTO A:

- Conceituar transtorno de comportamento.
- Reconhecer os sinais de alerta para transtornos de comportamento.
- Diagnosticar transtornos de comportamento.
- Conhecer as abordagens terapêuticas dos transtornos de comportamento.

INTRODUÇÃO

Neste capítulo será abordado o conceito de comportamento, sinais de alerta para a saúde mental e variantes de normalidade. Será conceituado o transtorno de comportamento, com algumas de suas peculiaridades entre os diferentes transtornos.

Nos últimos anos, muito se tem discutido sobre a importância dos fatores de proteção e promoção em saúde mental, e aqui se destaca o papel do pediatra e de profissionais de áreas afins. E, por último, mas não menos importantes, as diferentes abordagens terapêuticas para os transtornos de comportamento na infância e adolescência, sejam elas medicamentosas ou não medicamentosas.

Conceito de comportamento

Um transtorno mental é uma síndrome caracterizada por perturbação clinicamente relevante na cognição, na regulação emocional ou no comportamento de um indivíduo que representa uma disfunção nos processos psicológicos, biológicos ou de desenvolvimento implícito, ou que não está manifesto ao funcionamento mental.

Transtornos mentais estão frequentemente associados a sofrimento ou incapacidade significativa que perturba atividades sociais, profissionais ou outras atividades importantes. Uma resposta esperada ou aprovada culturalmente a um estressor ou perda comum, como a morte de um ente querido, não constitui transtorno mental. Desvios sociais de comportamento (p. ex., de natureza sexual, religiosa ou política) e conflitos que são basicamente referentes ao indivíduo e à sociedade não são transtornos mentais, a menos que o desvio ou conflito seja o resultado de uma disfunção no indivíduo e afete a funcionalidade geral para si e para os outros, conforme descrito.

Sinais de alerta

Os sinais de alerta para transtorno de comportamento não necessariamente configurarão um transtorno em si, mas, caso assim o seja, com provável melhor evolução do que nos identificados tardiamente.

Identificar precocemente os sinais de alerta permite direcionar o paciente para avaliação adequada, frequentemente e, idealmente, interdisciplinar, dependendo da sintomatologia apresentada. A precocidade na intervenção pode mudar o curso evolutivo de uma patologia em estruturação.

Os sinais de alerta podem ser identificados por qualquer um presente na rede de proteção na qual as crianças devem estar inseridas – família, escola, equipe de saúde, ambiente comunitário ou religioso –, e, sendo percebidos, precisam ser prontamente encaminhados para melhor avaliação, sob pena de piores consequências em eventual despreocupação com essas evidências. O pediatra tem papel importante nesse direcionamento, mesmo que nenhum diagnóstico se confirme. O objetivo ideal é justamente esse, que a intervenção precoce evite um desfecho que vinha se instalando.

O pediatra, ao se deparar com a queixa de que a criança apresenta reações impulsivas e agressivas diante do "não", deve sempre interpretar a situação de acordo com a idade e o contexto e estar alerta, pois a dificuldade de internalização de regras pode ser um dos primeiros sinais de alerta de um sofrimento psíquico.

A internalização do "não" faz parte da estruturação da vida psíquica, e o papel dos pais e cuidadores da criança é fundamental. O comportamento de "birra" como tentativa de alcançar um objetivo revela que a criança compreende as regras e reluta em aceitá-las. De maneira geral, no terceiro ano de vida a criança já é capaz de utilizar adequadamente a linguagem, o que define o tempo das explicações e a redução das birras.

Diante de queixas de alterações comportamentais, ou sintomas externalizantes e internalizantes, o pediatra pode utilizar os instrumentos de triagem ou questionários, importantes no contexto de detecção precoce de um transtorno, pois, de maneira geral, tem alta sensibilidade, a despeito de maior presença de falsos positivos. Em muitos casos, os sintomas são tênues e podem não ser identificados em consultas de rotina. Nessas situações os instrumentos têm particular importância, antes mesmo de os sintomas se tornarem mais evidentes (p. ex., M-CHAT R/F® para triagem transtorno do espectro autista).

Este capítulo citará alguns desses fatores de risco, que podem, porém, coexistir entre os diferentes transtornos comportamentais.

Um dos fatores de risco referidos para transtorno opositor desafiante (TOD) é a genética, com estimativas variáveis de herdabilidade, chegando a exceder 50%.

Importante considerar a inter-relação genética e ambiente, havendo uma tendência genética herdada, que poderia ou não ser desencadeada por fatores estressores ambientais (p. ex., abusos físicos ou emocionais), isto posto para diferentes transtornos comportamentais (p. ex., TOD, esquizofrenia).

Destacam-se como fatores de risco para transtornos de ansiedade na infância:

- Transmissão familiar (padrões familiares de ansiedade).
- Fatores genéticos.
- Fatores temperamentais (p. ex., escasso sorriso, escassa fala, relutância em explorar certas situações).
- Fatores parentais e familiares (interação pais-filhos, como superproteção).
- Eventos de vida.
- Vieses cognitivos (expectativas aumentadas de ameaças).

Dentro de um contexto de transtorno de ansiedade de separação, Figueroa et al. citam, além dos sintomas emocionais, alguns possíveis sintomas físicos que devem ser levados em consideração: dores de cabeça, dor abdominal, desmaios, vertigens, tonturas, pesadelos, dificuldade para dormir, náusea, vômitos, câibras, dores musculares, palpitações, dor torácica.

O Quadro 1 separa, por grupo etário, sintomas de alerta para depressão, de acordo com a idade. Embora sejam mais comuns em uma faixa etária específica, podem estar presentes em qualquer idade. Ressalta-se que muitos são frequentemente negligenciados na prática clínica.

Quadro 1 Sintomas mais comuns da depressão de acordo com a faixa etária

Pré-púberes	Adolescentes	Adultos
Irritabilidade (birras e desobediência).	Irritabilidade (resmungar, hostilidades, frustra-se facilmente, explosões de raiva).	Anedonia (perda da capacidade de sentir prazer).
Afeto reativo (anima-se momentaneamente em resposta a eventos positivos).	Afeto reativo.	Afeto pouco reativo.
Sintomas somáticos. Comorbidade com ansiedade, TDAH, problemas de comportamento.	• Hipersonia. • Aumento do apetite e ganho ponderal. • Queixas somáticas. • Sentimento de rejeição com prejuízo dos relacionamentos sociais.	• Agitação ou retardo psicomotor. • Variação diária do humor (pior pela manhã). • Despertar precoce.

TDAH: transtorno do déficit de atenção e hiperatividade.
Fonte: adaptado de Rey et al., 2018.

Destaca-se, também, a importância dos aspectos familiares, tanto do ponto de vista da suscetibilidade genética como dos ambientais, inerentes à família, como baixa renda (estresse econômico), apego entre pai e filho, disciplina e parentalidade (inconsistência nas regras, comandos não claros, críticas punitivas e coercitivas), exposição a conflitos conjugais dos adultos e violência doméstica, maus-tratos, desde a violência psicológica até castigos físicos.

FATORES DE PROMOÇÃO PARA A SAÚDE MENTAL

Considerando que a etiologia dos transtornos de comportamento da infância e adolescência é a combinação de fatores genéticos, socioambientais, parcialmente listados anteriormente, a prevenção desses transtornos passa pelo controle dos fatores de risco.

A prevenção da violência estrutural – definida, principalmente, por fatores econômicos e sociais e dos outros tipos de violência (negligência, psicológica, física e sexual) – torna-se um importante fator de promoção de saúde mental. O pediatra deverá sempre investigar a qualidade dos vínculos afetivos, observar e intervir na relação mãe-filho e família. É sinal de alerta qualquer tipo de comportamento que foge ao esperado para determinada idade.

A saúde mental advém de vários fatores, biopsicossociais, nos quais todas as lacunas para um desenvolvimento adequado físico e emocional precisam ser consideradas. A promoção de saúde mental está incluída nesses fatores preventivos para transtornos emocionais. Alguns pilares são fundamentais, como:

- Escola: tem papel fundamental, tanto do ponto de vista avaliativo quanto do terapêutico. As crianças passam tempo considerável de sua infância no ambiente escolar, expostas a situações sociais similares às que encontrarão na vida adulta. O olhar dos professores é fundamental nesse contexto para sinalizar sintomas precocemente.
- Família: o ambiente familiar e os exemplos parentais servirão como modelo e fator significativo de promoção da saúde mental. Ambientes familiares estruturados são fundamentais para uma infância saudável.
- Religiosidade: dentro de um ambiente social salutar, estar vinculado a grupos sociais protetores também favorece uma infância saudável.
- Esporte: tem papel importante na promoção da saúde física e emocional, trabalhando aspectos de regras sociais, conduta, respeito, assim como vivenciando situações de perda e frustrações.
- Contato com a natureza e atividades ao ar livre é fundamental para crescimento e desenvolvimento saudáveis.

AVALIAÇÃO E DIAGNÓSTICO DOS TRANSTORNOS DE COMPORTAMENTO

O pediatra, ao avaliar o comportamento de uma criança e/ou adolescente, deve ter o rigor ético de não criar nomeações diagnósticas sem uma avaliação ampliada e rigorosa de cada caso. O diagnóstico deve se diferenciar do simples adjetivo qualificativo (criança opositora, desafiante, com má conduta, dentre outros), evitando que se tornem categorias de nomeação que serão utilizadas pela família e pela escola para identificar de forma genérica o sofrimento psíquico sem considerar o particular de cada caso.

É necessário tempo para realizar as consultas, escutar as narrativas da vida de seu paciente e familiares, não se restringindo ao relato de sintomas. Sabe-se que muitas alterações comportamentais resultam das relações interpessoais e sociais conflituosas e estressoras nas quais cada um está inserido. Nesse sentido, os transtornos do comportamento da criança e do adolescente são cada vez mais frequentes na prática clínica de consultório ou ambulatório. As queixas chegam de diversas maneiras e trazem de modo geral a necessidade de um diagnóstico que permita um entendimento adequado e se necessário um encaminhamento preciso.

Aqui serão adotadas as classificações de acordo com o DSM-5 – Manual de Diagnóstico e Estatística de Transtornos Mentais – 5ª edição. Ressalta-se que, o DSM-5 é um modelo hegemônico de diagnóstico no campo da saúde mental, no qual um conjunto semelhante de sintomas define um transtorno, independentemente da pluralidade dos contextos em que emergem os sofrimentos e as situações concretas da vida.

Ressalta-se que a definição dos transtornos de comportamento pode variar em diferentes culturas, e tal fato dificulta a mensuração de forma objetiva da presença e da severidade de um transtorno. Sendo assim, é preciso estratégias que nos permitam compreender que os sofrimentos psíquicos só podem tornar-se inteligíveis no contexto de uma história de vida. A escuta atenta das narrativas, seja da família, seja da criança e/ou adolescente, poderá auxiliar na tarefa de construção diagnóstica.

O pediatra deve investigar, em todas as consultas, indicações de alterações de comportamento. Algumas podem ser sinalizadoras diretas ou indiretas de que algo não vai bem com a criança e/ou adolescente, como: queda do rendimento escolar que não se explica por incapacidades físicas, fatores intelectuais e/ou sensoriais; dificuldades em manter relações sociais com familiares, colegas e professores; ocorrência de reações ou sentimentos inapropriados diante de situações corriqueiras; repetição de sintomas físicos sem causalidade orgânica ou medos associados a situações comuns. Alguns transtornos psiquiátricos, como esquizofrenia, revelam-se antes mesmo de suas primeiras manifestações mais evidentes, por meio de alterações do comportamento já na infância ou adolescência.

O diagnóstico dos distúrbios de conduta é clínico, baseado em uma anamnese detalhada com o paciente e a família, o que se chama em desenvolvimento de semiologia ampliada, com a utilização de entrevistas com avós, tios, outros cuidadores para melhor conhecer a criança e/ou adolescente avaliado. O parecer da escola regular e de profissionais de atividades extraclasse, tal como judô, futebol, por exemplo, contribui para maior clareza diagnóstica.

Existem alguns testes de triagem ou instrumentos diagnósticos que são entrevistas estruturadas, auxiliando juntamente com as entrevistas clínicas. É importante a correlação entre a anamnese, a valorização dos fatores de risco e os marcos do desenvolvimento.

A avaliação da criança e do adolescente não pode se restringir aos instrumentos de avaliação, de forma a simplificar essa tarefa complexa. O pediatra deve associar a avaliação clínica de ordem física e orgânica ao instrumento de triagem. Se não se sentir seguro e capacitado para concluir o diagnóstico, deve encaminhar a família para consulta com um especialista. O papel do pediatra é essencial na detecção e intervenção precoce, sobretudo por possuir grande vínculo com as famílias.

Entre as principais características do processo diagnóstico estão a elucidação e escuta das informações da criança e/ou adolescente e dos pais; histórico do desenvolvimento, identificação de fatores de risco e proteção; avaliação do contexto do desenvolvimento e busca de informações de outros profissionais. Investigar minuciosamente a clínica e a rotina para detectar fatores que podem estar relacionados a alterações comportamentais, como: condições clínicas; horário, tempo e qualidade do sono; tempo, horário e conteúdo de tela; agenda de atividades e tempo para o ócio criativo; atividades de lazer com família e amigos; qualidade dos estudos; presença de familiar com reciprocidade nas relações; qualidade da dieta; dentre outros.

Não existe marcador biológico demonstrável. Em algumas situações, para estabelecer o diagnóstico diferencial, por vezes podem ser necessários exames complementares, tais como situações de mudanças abruptas de comportamento, solicitando-se exames de neuroimagem, tomografia computadorizada ou ressonância magnética de encéfalo para afastar lesões expansivas do sistema nervoso central.

O pediatra deve investigar causalidades orgânicas responsáveis por transtornos de comportamento e que, reconhecidas, possibilitam intervenções precoces. Nesse contexto podem-se citar alterações tireoidianas, hipotireoidismo, nos quais podem estar presentes humor deprimido, sonolência, ganho de peso, síndrome do X-frágil, que determina, por vezes, transtorno do espectro autista associada a alterações comportamentais, síndrome de Wilson etc.

Outras comorbidades, como transtornos do sono, respirador oral e eventos epilépticos, podem, por exemplo, demonstrar-se apenas com alterações comportamentais ou alucinações visuais complexas. Nesses casos, o olhar atento a todos os sinais e sintomas é fundamental, podendo também haver necessidade de eletroencefalografia para o diagnóstico diferencial.

Nessa perspectiva, destaca-se que as alterações de comportamento podem definir um transtorno de comportamento propriamente dito ou ser um sinal ou sintoma de um transtorno do neurodesenvolvimento, grupo de condições com início no período do desenvolvimento, que se manifestam em idades precoces e repercutem no funcionamento pessoal, social, acadêmico ou profissional. Estes variam desde limitações muito específicas na aprendizagem ou no controle de funções executivas até prejuízos globais em habilidades sociais ou inteligência. Incluem as deficiências intelectuais, o atraso global do desenvolvimento, transtornos da comunicação, transtorno do espectro autista, transtorno do déficit de atenção e hiperatividade, transtorno específico da aprendizagem, transtornos motores e apresentam características específicas que apoiam o diagnóstico e devem ser diferenciados dos transtornos comportamentais.

Ressalta-se que os transtornos comportamentais devem ser diferenciados de outros transtornos psiquiátricos de início na infância e adolescência e podem ser uma comorbidade de um transtorno principal, tais como atraso global do desenvolvimento, espectro autista, esquizofrenia, transtorno psicótico, dentre outros.

ALTERAÇÕES COMPORTAMENTAIS ASSOCIADAS A OUTROS TRANSTORNOS PSIQUIÁTRICOS

Ressalta-se, aqui, a importância de realização de um diagnóstico preciso, pois, sobretudo, o transtorno do humor, tal como a depressão, o transtorno de ansiedade, o transtorno obsessivo-compulsivo, os transtornos relacionados ao uso de substâncias e os transtornos aditivos e os relacionados a trauma e estressores, podem cursar com alterações comportamentais importantes, como agressividade, atos antissociais, confronto a regras. Nesse sentido, a anamneses cuidadosa, a investigação de fatores associados e a descrição de sintomas permitem estabelecer se as alterações comportamentais podem fazer parte de fenótipos relacionados a outras condições neuropsiquiátricas e psicossociais.

Destaca-se que alterações comportamentais são sinalizadoras da maioria dos transtornos psiquiátricos e podem ocorrer em indivíduos pertencentes a outra categoria diagnóstica, tal como desenvolvido em transtornos do humor, depressão e transtorno de ansiedade, por serem os mais prevalentes na infância e adolescência e terem tratamentos bem definidos pela literatura médica, e são, por vezes, negligenciados. E podem também estar presentes em outras condições médicas, como doenças crônicas que cursam com tratamentos longos, dolorosos e inúmeras internações.

Os transtornos de ansiedade em crianças e adolescentes apresentam manifestações excessivas ou irracionais de medos específicos ou preocupações. Às vezes se manifestam por sintomas físicos de repetição tipo dor abdominal, dor de cabeça. Os transtornos de ansiedade descritos pelos critérios do DSM-5 para adultos podem ter início na infância e adolescência, dentre eles: ansiedade generalizada, ansiedade de separação, fobias específicas, ansiedade social, pânico e mutismo seletivo. De forma geral a ansiedade se manifesta por sintomas que podem alterar o comportamento habitual, tais como: na ansiedade generalizada, a preocupação com as coisas antes que elas aconteçam, preocupações constantes com a família, escola, amigos, temores de constrangimento ou cometimento de erros, baixa autoestima e falta de confiança podem ocasionar alterações comportamentais e prejuízo da funcionalidade familiar e social, como comportamentos evitativos, dentre outros.

No transtorno de ansiedade de separação ocorre o excessivo medo de separação de seus cuidadores e de afastamento de casa, acarretando recusa de ir à escola, comportamento excessivo de apego aos pais, birras e dificuldade para dormir e pesadelos.

No transtorno de ansiedade social, a manifestação principal é de medo ou desconforto em um ou mais ambientes sociais, acarretando dificuldade em responder a perguntas em sala de aula, ler em voz alta, iniciar conversas, falar com pessoas desconhecidas e frequentar festas e eventos sociais.

No transtorno de pânico ocorrem episódios recorrentes de medos intensos de maneira inesperada, ocasionando crises, sem um gatilho aparente, que incluem náuseas, sudorese, sensação de falta de ar ou asfixia, tontura, dentre outros. Tais sintomas acarretam alterações comportamentais, com evitação de situações específicas como sair de casa, dentre outras.

No mutismo seletivo há persistência da dificuldade da criança ou adolescente de falar, em situações como a sala de aula, eventos sociais, mesmo demonstrando habilidade verbal adequada. Habitualmente o mutismo se associa ao transtorno de ansiedade social, acarretando alterações comportamentais importantes.

Os transtornos de humor exigem avaliação clínica rigorosa e se caracterizam por uma desregulação global do humor e da atividade psicomotora, perturbações do sono e apetite. Ocorrem em todas as faixas etárias, e, devido à variação de apresentação clínica e gravidade, com frequência se confundem com transtornos de comportamento propriamente dito.

A classificação atual pelo DSM-5 inclui a depressão maior e a depressão persistente como transtorno de humor unipolar, por apresentar ao longo da vida somente episódios depressivos. Na infância e adolescência o DSM-5 introduz a classificação de transtorno disruptivo da regulação do humor, que se caracteriza por irritação crônica e grave, acarretando alterações comportamentais e impacto importante sobre o desenvolvimento.

A sintomatologia da depressão será observada de diferentes formas de acordo com a faixa etária, o que exige habilidade e treino na entrevista clínica e na observação de comportamento. Os sintomas devem ser investigados dentro do contexto no qual a criança está inserida. Alterações como queda de rendimento escolar, pensamentos mórbidos e suicidas, irritabilidade, explosões afetivas, retraimento social, baixa tolerância a frustrações, baixa autoestima, uso de substâncias psicoativas, empobrecimento de relações e do aprendizado social, com redução de recursos para manejo de conflitos, exigem a realização do diagnóstico diferencial entre depressão e transtorno do comportamento propriamente dito.

Ver sinais de alerta para depressão de acordo com a faixa etária no Quadro 1.

TRANSTORNOS DE COMPORTAMENTO PROPRIAMENTE DITOS

A partir do DSM-5, os transtornos de comportamento são descritos como transtornos disruptivos, do controle de impulsos e da conduta. Fazem parte desse grupo:

- Transtorno de oposição desafiante.
- Transtorno explosivo intermitente.
- Transtorno da conduta.
- Transtorno da personalidade antissocial (indivíduos com no mínimo 18 anos de idade).
- Piromania.
- Cleptomania.

Epidemiologia dos transtornos de comportamento

No transtorno de oposição desafiante observa-se prevalência, segundo o DSM-5, de 1-11%, com prevalência estimada de 3,3% e maior no sexo masculino em relação ao feminino (1,4:1) antes da adolescência.

O transtorno explosivo intermitente, segundo o DSM-5, a prevalência nos EUA é de 2,7% (definição estrita), sendo maior em jovens e em pessoas com nível de educação médio ou inferior.

No transtorno da conduta a estimativa de prevalência na população em um ano varia de 2% a mais de 10%, com a mediana de 4. As taxas de prevalência aumentam da infância para a adolescência, são mais elevadas no sexo masculino e poucas crianças que apresentam um transtorno de conduta recebem tratamento.

O transtorno da personalidade antissocial, segundo o DSM-5, tem prevalência de 0,2-3,3% (o indivíduo tem de ter, no mínimo, 18 anos de idade, embora apresente alterações de comportamento desde idades anteriores).

A piromania tem prevalência desconhecida; como diagnóstico primário parece ser muito rara. Ou seja, habitualmente aparece associada a outros transtornos psiquiátricos. Quanto à cleptomania, segundo o DSM-5, a prevalência na população geral é muito rara, ficando em torno de 0,3-0,6%. Indivíduos do sexo feminino superam os do masculino em uma proporção de 3:1.

Ressalta-se, aqui, que, embora a cleptomania e a piromania sejam de prevalência baixa, na prática clínica é comum a queixa quanto a eventos nos quais a criança retira algum objeto ou valor em dinheiro dos pais, familiares ou amigos. Tal fato não constitui inicialmente um transtorno de cleptomania, mas deve ser acolhido pelo pediatra, visando entender o contexto no qual ocorre, qual o sentido atribuído pela criança ou adolescente, sobretudo visando à promoção de fatores de proteção.

A piromania, também rara, deve ser investigada dentro do contexto no qual ocorre; pode ser um sinal de um transtorno mais grave em saúde mental. Há relatos em nosso meio de ocorrências raras de adolescentes que atearam fogo a moradores de rua, dentro do contexto de um transtorno de conduta grave. E situações de jovens atearem fogo à própria casa ou a instituição de restrição de liberdade como manifestação contra represálias, como a restrição de liberdade.

Quadro clínico

Transtornos disruptivos, do controle de impulsos e da conduta

Nesse grupo, os transtornos englobam condições que envolvem problemas de autocontrole de emoções e de comportamentos que se distinguem por se manifestarem em comportamentos que violam os direitos dos outros, colocam o indivíduo em conflitos com os pais e responsáveis como atos de agressividade verbal e física contra propriedade, objetos e pessoas. Tendem a ser mais comuns no sexo masculino que no feminino. Tendem a se iniciar na infância ou na adolescência.

Esses transtornos disruptivos, do controle dos impulsos e da conduta vinculam-se a um espectro externalizante comum associado a dimensões de personalidade denominadas desinibição e retraimento, em menor grau, afetividade negativa. Essas dimensões compartilhadas da personalidade explicam o alto nível de comorbidade entre esses transtornos e a frequente comorbidade com transtornos por uso de substâncias e com transtorno de personalidade antissocial.

O transtorno de oposição desafiante (TOD) por vezes é confundido ou tem como comorbidade o transtorno de conduta (TC), sendo o mais marcante o comportamento desafiador, hostil, humor raivoso/irritável. Na maioria dos casos a diferenciação com o TC é feita pela ausência ou pouca importância das violações sociais. Exige a duração de sintomas por no mínimo 6 meses.

Não é raro indivíduos com transtorno de oposição desafiante apresentarem sintomas somente em casa e apenas com membros da família. A ocorrência dos sintomas em outros espaços sociais é um indicador de gravidade. São sintomas frequentes e característicos:

- Perda da paciência frequente, postura desafiadora.
- Recusa em aceitar ordens ou solicitações de adultos com os quais discute com frequência.
- Tende a responsabilizar os outros pelos seus atos.
- Frequentemente perturba os outros de forma deliberada.

1. Transtorno explosivo intermitente: ocorrem explosões comportamentais recorrentes representando uma falha em controlar impulsos agressivos. É um diagnóstico que pode ser feito em adição ao diagnóstico de TOD, TC, TDAH ou transtorno do espectro autista. A característica clínica essencial é que as explosões de agressividade são recorrentes e causam sofrimento acentuado e prejuízo ao funcionamento interpessoal e social.
2. Transtorno de conduta (TC): o TC deve apresentar quebra das regras sociais relevantes e apropriadas para a idade, com violação dos direitos de outras pessoas de maneira continuada e crescente (para se caracterizar o distúrbio deve haver pelo menos 3 sintomas nos últimos 12 meses ou um sintoma nos 6 meses que antecedem o diagnóstico). Na grande maioria dos casos esse número é ultrapassado várias vezes.

A caracterização do transtorno se dá, principalmente, pelo prejuízo funcional no campo social, acadêmico ou ocupacional e pela intensidade dos sintomas com repercussão leve, moderada ou grave. É bastante comum o início dos sintomas entre 5-6 anos de idade ou até a adolescência. Na maioria dos casos, quanto mais precoce o aparecimento dos sintomas, mais grave é o distúrbio.

Nos transtornos de conduta destacam-se sintomas como a agressividade física e sintomas opositores e desafiadores, rebeldia, crueldade com animais (bastante comum, durante os acessos de fúria, a utilização de instrumentos para causar dano físico aos outros, como garrafas, bastões, pedras, entre outros); falta de empatia, preocupação pelo sentimento dos outros, temperamento difícil; inadequação às situações do ponto de vista ético, culpa moral ou remorso. Em várias situações, principalmente quando acuados, podem simular remorso ou culpa como parte da manipulação social.

De acordo com a gravidade do transtorno de conduta observa-se a presença de calculismo e frieza; baixa tolerância à frustração, irritabilidade, acessos de raiva e impulsividade, principalmente quando contrariados. Torna-se frequente o histórico de repetência e evasão escolar, dificuldades laborativas; abuso de drogas e álcool, início precoce de atividade sexual (risco aumentado de infecções sexualmente transmissíveis). São comuns a comorbidade e a confusão diagnóstica com distúrbios correlatos, como transtorno de déficit de atenção e hiperatividade, transtorno de oposição desafiante, transtorno explosivo intermitente e transtorno de humor bipolar de início precoce com ou sem sintomas psicóticos.

3. Transtorno da personalidade antissocial: a característica essencial é um padrão difuso de desconsideração e violação dos direitos dos outros, o qual surge na infância ou no início da adolescência e continua na vida adulta. Destaca-se que, para esse diagnóstico ser firmado, o indivíduo deve ter no mínimo 18 anos de idade e deve ter apresentado sintomas de conduta antes dos 15 anos. Carece de empatia, tende a ser cínico, desdenhoso em relação aos sentimentos, direitos e sofrimentos dos outros. Pode ter autoconceito inflado e arrogante. Pode também apresentar disforia, incluindo queixas de tensão, incapacidade de tolerar a monotonia e humor deprimido.
4. Piromania: a característica essencial é a presença de vários episódios de provocação deliberada e proposital de incêndios. É um diagnóstico que habitualmente não é o principal, ou seja, tal alteração comportamental pode ser um sintoma de outra categoria diagnóstica, tal como transtornos de humor com ou sem sintomas psicóticos.
5. Cleptomania: é a falha recorrente em resistir aos impulsos de roubar objetos que não são necessários para uso pessoal ou em razão de seu valor monetário. O ato de roubar não é mais bem explicado por transtorno de conduta, por um episódio maníaco ou personalidade antissocial.

Destaca-se o papel de pediatra de avaliar o contexto no qual ocorre tanto a provocação de incêndios na infância como a retirada de objetos ou dinheiro de outras pessoas visando à promoção de fatores de proteção e à detecção precoce de sinais e sintomas de transtorno de conduta, transtorno de déficit de atenção/hiperatividade ou um transtorno de adaptação.

ABORDAGENS TERAPÊUTICAS

De acordo com o diagnóstico principal que se relaciona com o transtorno de comportamento define-se o projeto terapêutico de cada caso. No geral, exige intervenções multiprofissionais e deve ser discutido com o paciente e a família.

As abordagens psicoterapêuticas visam ao controle das situações impulsivas, à melhora da autoestima, ao controle das situações desencadeantes. Habitualmente o atendimento individual deve ser associado ao familiar. A construção de uma aliança terapêutica com a família é fundamental, buscando escutar a angústia dos pais, possibilitar o melhor conhecimento do funcionamento familiar da criança e/ou do adolescente, o estabelecimento de estratégias que definam regras e a formação de um círculo de proteção.

A abordagem psicofarmacológica será orientada de acordo com as comorbidades ou o diagnóstico principal associado aos transtornos comportamentais. Os psicofármacos podem atuar na redução da impulsividade, agressividade, alterações de humor, transtorno do déficit de atenção e hiperatividade, esquizofrenias, transtornos psicóticos, dentre outros.

A abordagem ambiental ou ambientoterapia é fundamental, visando a intervenções que redirecionem atividades impulsivas para atividades proativas que melhorem a autoestima, a disciplina e a internalização de regras. As atividades esportivas e lúdicas e as técnicas de *mindfulness* são intervenções fundamentais e com bons resultados.

PROGNÓSTICO

O prognóstico é variável, pois os transtornos comportamentais têm gênese multifatorial complexa. Inexistem marcadores biológicos e tratamentos específicos, fato que prejudica a adesão ao tratamento. Alguns fatores são importantes na determinação do prognóstico, como:

- Idade de aparecimento dos sintomas: o início precoce pode correlacionar-se com maior gravidade e dificuldade de manejo clínico.
- Tempo entre o início das alterações comportamentais e o início do tratamento: no Brasil ainda são frequentes interpretações culturais, morais e religiosas de alterações de comportamento, ocasionando a demora na busca de tratamento, fator diretamente relacionado ao prognóstico.
- Fatores ambientais: estresse tóxico, violência doméstica, alcoolismo e doença psiquiátrica na família, dificuldade de apoio comunitário e de acesso aos serviços de saúde também pioram a evolução dos transtornos de comportamento.

O grande desafio é o reconhecimento precoce das primeiras manifestações de alterações de comportamento para, quando necessário, encaminhar o paciente para intervenção precoce que possa modificar o curso de um possível transtorno. As condições clínicas que produzem alterações do comportamento são numerosas; seria impossível abordar todas em uma revisão. Aqui são selecionadas algumas dessas condições que podem interessar no cotidiano do pediatra, sobretudo por produzirem limitações do rendimento escolar e no convívio com amigos e a família.

Diante da criança e/ou adolescente com alterações comportamentais, uma questão fundamental a ser investigada é o prejuízo da funcionalidade social, cognitiva e afetiva. Atualmente as alterações no convívio social, as novas formas de relações entre gerações, a falta de referência de autoridade familiar e social definem novos comportamentos que, por muitas vezes, repercutem na saúde mental de crianças e adolescentes.

Em tais situações o pediatra e demais profissionais da saúde, da escola e a família devem se interrogar sobre o que está acontecendo, sobretudo se há índices de perturbação das relações sociais e familiares, visto que os transtornos comportamentais são importantes sinalizadores de sofrimento psíquico na infância e adolescência.

A prática clínica deve possibilitar aos profissionais de saúde a orientação dos pais sobre a promoção do desenvolvimento normal de seus filhos e a detecção precoce das crianças e/ou adolescentes com possibilidades de apresentarem algum transtorno do comportamento ou outra categoria diagnóstica em saúde mental.

BIBLIOGRAFIA

1. American Psychiatric Association. Manual diagnóstico e estatístico de transtornos mentais: DSM-5. Nascimento MIC et al., translators. 5.ed. Porto Alegre: Artmed; 2014.
2. Assumpção FB, Kuczzynski E (eds.). Tratado de psiquiatria da infância e adolescência. 2.ed. São Paulo: Atheneu; 2012.
3. Caponi S. O DSM-V como dispositivo de segurança. Physis [Internet]. 2014 Sep;24(3):741-63. Disponível: http://www.scielo.br/scielo.php?script=sci_arttext&pid=S0103-73312014000300741&lng=en (acesso 19 de fevereiro de 2021). http://dx.doi.org/10.1590/S0103-73312014000300005 (acesso 20 de fevereiro de 2021).
4. Eaves LJ, Silberg JL, Meyer JM et al. Genetics and developmental psychopathology: 2. The main effects of genes and environment on behavioral problems in the Virginia twin study of adolescent behavioral development. Journal of Child Psychology and Psychiatry. 1997;38: 965-80.
5. Filho MVM, Mesquita ME, 2016.Transtornos do comportamento. In: Boarati M, Pantano A, Scivoletto T. Psiquiatria da infância e adolescência: cuidado multidisciplinar. Barueri: Manole; 2016.
6. Fu-i L, Boarati MA, Nogueira-Lima G. Transtornos emocionais. In: Psiquiatria da infância e adolescência: cuidado multidisciplinar. Barueri: Manole; 2016. p.35-6.
7. Halpern R. (ed.). Manual de pediatria do desenvolvimento e comportamento. Barueri: Manole; 2015.
8. Rapee RM. Perturbações de ansiedade em crianças e adolescentes: natureza, desenvolvimento, tratamento e prevenção. In: Rey JM, Martin A (eds.). IACAPAP e-textbook of child and adolescent mental health (edição em português; Dias Silva F (ed.). Geneva: International Association for Child and Adolescent Psychiatry and Allied Professions; 2020.
9. Figueroa A, Soutullo C, Ono Y, Saito K. Ansiedade de separação. In: Rey JM (ed.). IACAPAP e-Textbook of child and adolescent mental health. (edição em Português; Dias Silva F (ed.). Geneva: International Association for Child and Adolescent Psychiatry and Allied Professions; 2015.
10. Muzzolon SRB, Cat MNL, Santos LHC. Evaluation of the pediatric symptom checklist as a screening tool for the identification of emotional and psychosocial problems. Revista Paulista de Pediatria. Sociedade de Pediatria de São Paulo. 2013;31(3):359-65.
11. Paris J, Phillips (eds.). Making the DSM-V concepts and controversies. New York: Springer; 2013.
12. Rey JM, Bella-Awusah TT, Jing L. Depression in children and adolescents. In: Rey JM (ed.). IACAPAP e-textbook of child and adolescent mental health (edição em português; Dias Silva F (ed.). Geneva: International Association for Child and Adolescent Psychiatry and Allied Professions; 2018.
13. Scott S. Conduct disorders. In: Rey JM, Martin A (eds.). Rey JM. IACAPAP e-textbook of child and adolescent mental health (edição em português; Dias Silva F (ed.). Geneva: International Association for Child and Adolescent Psychiatry and Allied Professions; 2019.

CAPÍTULO 5

ESCALAS DE TRIAGEM E AVALIAÇÃO DO DESENVOLVIMENTO NEUROPSICOMOTOR

Adriana Auzier Loureiro Barbosa Ferreira
Marcio Leyser

AO FINAL DA LEITURA DESTE CAPÍTULO, O PEDIATRA DEVE ESTAR APTO A:

- Distinguir os conceitos de vigilância, triagem e avaliação do desenvolvimento neuropsicomotor da criança.
- Identificar em quais etapas da infância as escalas de triagem devem ser aplicadas.
- Diferenciar escalas de triagem das escalas de avaliação do desenvolvimento neuropsicomotor da criança.
- Conhecer as principais escalas de triagem universal e avaliação global do desenvolvimento global da criança.
- Conhecer as principais escalas de triagem e avalição de áreas específicas do desenvolvimento da criança.

INTRODUÇÃO

Medidas de vigilância para o desenvolvimento (p.ex., consulta de rotina do bebê) e triagem (p.ex., escalas) devem ser oferecidas a todas as crianças, independentemente de existirem fatores de risco pré, peri ou pós-natais para os transtornos do desenvolvimento neuropsicomotor. No entanto, crianças de alto risco, isto é, aquelas expostas a fatores de risco para lesões cerebrais nos períodos pré (p.ex., infecção congênita pelo citomegalovírus), peri (p.ex., insulto hipóxico-isquêmico) ou pós-natal (p.ex., septicemia), e/ou expostas a adversidades na infância, ou, ainda, que possuam predisposição familiar (hereditária) aos transtornos do desenvolvimento neuropsicomotor, necessitam vigilância e triagem de forma mais corriqueira. Na maioria dos casos, recomenda-se que essas crianças sejam avaliadas com escalas de triagem e avaliação rotineiramente a partir do primeiro ano de vida e, de preferência, em caráter multidisciplinar.[1-3]

Por triagem do desenvolvimento neuropsicomotor entende-se o processo pelo qual ocorre o monitoramento periódico no sentido de como o sistema nervoso central (SNC) está amadurecendo ante à exposição ambiental, experiências de vida e estimulação da criança. As habilidades motoras, da linguagem, cognitivas e socioemocionais devem ser documentadas a partir da tenra idade e devem ser comparadas com a faixa de maturação do desenvolvimento esperado.[2,3]

Os processos de triagem e avaliação do desenvolvimento neuropsicomotor da criança requerem o emprego de escalas psicométricas baseadas em evidência que possuam propriedades psicométricas satisfatórias (p.ex., moderada a alta sensibilidade e especificidade), e que representem a diversidade cultural dos indivíduos. A Academia Americana de Pediatria considera instrumentos de triagem de alta qualidade aqueles que possuem sensibilidade acima de 70% e especificidade acima de 80%.[1-3]

As escalas de triagem e avaliação recomendadas na prática clínica durante as consultas de rotina da criança podem ser classificadas em dois grupos principais e dois grupos secundários (Figura 1). As escalas globais (p.ex., coordenação motora, linguagem, funções adaptativas e socioemocionais) devem ser empregadas para triagem universal e avaliação global do desenvolvimento neuropsicomotor da criança; por sua vez, as escalas específicas são aplicadas quando há suspeita de atraso do desenvolvimento em um determinado domínio do desenvolvimento neuropsicomotor (p.ex., linguagem). As escalas de triagem específicas podem ser ainda subdividas em nível 1, geralmente utilizadas por pediatras generalistas, e nível 2, geralmente utilizadas por especialistas na área do desenvolvimento e comportamento (p.ex., pediatras do desenvolvimento e comportamento e neurologistas pediátricos). Neste capítulo, além dos instrumentos de triagem universal e avaliação global do desenvolvimento neuropsicomotor da criança, serão comentados os aspectos mais significativos para o pediatra generalista a respeito do papel dos instrumentos de triagem específica de nível 1.[1-3]

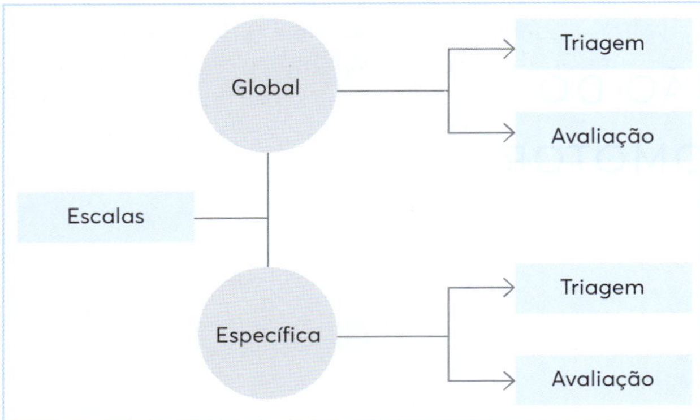

Figura 1 Escalas de triagem e avaliação.

Em linhas gerais, esses instrumentos podem auxiliar não só no que diz respeito ao diagnóstico dos transtornos neuropsicomotores, mas também no que concerne à facilitação do planejamento dos programas de estimulação precoce. Além disso, essas escalas têm papel determinante nas avaliações periódicas longitudinais como medida de progressão do desenvolvimento da criança.[1-3]

O pediatra deve estar familiarizado com os diversos instrumentos de avaliação existentes para que possa selecionar o mais adequado a ser empregado em seu serviço ou pesquisa, considerando alguns pontos-chave, como tradução linguística, validação cultural, tempo de aplicação, custos e necessidade de treinamento.[1] Os exemplos de escalas de triagem e de avaliação a seguir requerem treinamento específico, não se limitando à gama significativa de escalas de desenvolvimento existentes no mercado. Portanto, as escalas descritas neste capítulo são meramente ilustrativas, devendo ser interpretadas aqui apenas como um referencial, e não com fins de aplicabilidade.

ESCALAS DE TRIAGEM UNIVERSAL E AVALIAÇÃO GLOBAL DO DESENVOLVIMENTO NEUROPSICOMOTOR

No que concerne à triagem universal do desenvolvimento neuropsicomotor da criança, a Academia Americana de Pediatria destaca a importância do uso de escalas aos 9, 18 e 30 meses de vida. Entretanto, independentemente da idade cronológica da criança, se houver dúvidas durante o processo de vigilância nas consultas pediátricas de rotina quanto ao ritmo e/ou as formas com as quais a criança esteja desenvolvendo, recomenda-se o emprego de escalas de triagem universal do desenvolvimento neuropsicomotor naquele momento.[2]

Ao identificar, por meio de uma escala de desenvolvimento, que a criança não obteve resultado satisfatório esperado para sua faixa de idade, o pediatra deve encaminhar a criança para avaliação mais meticulosa durante a qual o pediatra ou psicólogo treinados e experientes para lidarem com problemas do desenvolvimento utilizarão escalas de avaliação mais abrangentes e complexas. Estas geralmente requerem treinamento mais específico, pois utilizam materiais (p.ex., brinquedos figuras, blocos de empilhar) de kits estandardizados, desenvolvidos e empregados durante o decurso de pesquisa da escala e que, posteriormente, são patenteados e comercializados. Na Tabela 1, destacam-se os principais instrumentos de triagem universal e avaliação global do desenvolvimento neuropsicomotor.[4]

Escalas de triagem universal

Ages & Stages Questionnaries (ASQ3)

Constituído por 19 questionários estruturados, o ASQ3 é direcionado para pais e cuidadores de crianças entre 1 e 66 meses de idade, com tempo de aplicação entre 10 e 15 minutos. Caracterizado por ser de baixo custo e com boas propriedades psicométricas, cada questionário é aplicado de acordo com a faixa etária da criança. O questionário é subdividido em três seções: a) itens demográficos; b) questões sobre o desenvolvimento que abrangem as áreas de linguagem, motricidade grossa, motricidade fina, desenvolvimento pessoal/social e resolução de problemas; e c) questões que dizem respeito às preocupações dos pais em relação ao desenvolvimento de seus filhos.[1]

Teste Denver II

Foi desenvolvido por Frankenburg e Dodds, em 1967, com o objetivo de direcionar o cuidado dos adultos para as

Tabela 1 Principais instrumentos de triagem universal e avaliação global do desenvolvimento neuropsicomotor

Global	Tipo	Ano de lançamento	Faixa etária	Tempo de administração	Sensibilidade	Especificidade
ASQ3[1]	Triagem	1995	2 a 60 meses	10 a 15 minutos	> 0,82	> 0,85
Denver II[1,4,5]	Triagem	1967	1 a 60 meses	20 a 40 minutos	> 0,56 a 0,83	0,43 a 0,80
GMCD[6]	Triagem	2019	0 a 42 meses	10 minutos	0,71 a 0,94	0,69 a 0,82
PEDS[1]	Triagem	2006	0 a 8 anos	2 a 10 minutos	0,91 a 0,97	0,73 a 0,86
BDIS[1,3]	Avaliação	2000	6 a 95 meses de idade	10 a 30 minutos	0,72 a 0,93	0,79 a 0,88
BSIDIII[1,4-6]	Avaliação	2006	1 a 42 meses	30 a 90 minutos	0,93	0,83
GDO-R[1,4]	Avaliação	1925 (versão original)	2,5 a 9 anos	45 minutos	_	_
MSEL[1]	Avaliação	1989, 1995	0 a 68 meses	15 a 60 minutos	_	_

crianças com riscos, e não de diagnosticar atrasos no desenvolvimento. Seu uso foi difundido em muitos países, sofrendo adaptações, o que inspirou uma revisão e repadronização do teste, resultando no Teste Denver II em 1992.[1,4,5]

O teste pode ser aplicado por vários profissionais da saúde em crianças de zero a 6 anos, classificando-a dicotomicamente em risco ou normal. Composto por 125 itens distribuídos na avaliação de quatro áreas distintas do desenvolvimento neuropsicomotor: motricidade grossa, motricidade fina-adaptativa, comportamento pessoal-social e linguagem. Esses itens são registrados por meio da observação direta da criança e, para alguns deles, solicita-se que a mãe informe se o filho realiza ou não determinada tarefa. O teste Denver II apresenta bons índices de validade e confiabilidade e, portanto, largamente utilizado tanto em pesquisas quanto na prática clínica.[1,4,5]

Os itens são apresentados em forma de gráfico com um marco dos limites para cada idade. A aplicação é individual e o tempo médio é de 20 a 40 minutos, dependendo da idade da criança e da complexidade do caso. O teste recebeu adaptação para a população brasileira, necessitando de treinamento adequado e os materiais e kit de aplicação estão disponíveis para a venda.[1,4,5]

Parent's Evaluation of Developmental Status (PEDS)

O PEDS foi padronizado através de 771 crianças de várias etnias e classes socioeconômicas e é aplicado na forma de entrevista com pais de crianças entre zero e 8 anos de idade. Consiste em 10 itens e foi construído para detectar problemas do desenvolvimento e comportamento que necessitam de mais investigação, e requer cerca de 2 a 10 minutos para sua aplicação.[1]

Guide For Monitoring Child Development (GMCD)

O GMCD foi originalmente criado na Turquia por Ertem et al.[6] para auxiliar no monitoramento do desenvolvimento da criança de acordo com a teoria bioecológica da Classificação Internacional de Funcionalidade, Incapacidade e Saúde da Organização Mundial da Saúde. Seu formato único permite ao clínico avaliar o desenvolvimento neuropsicomotor de forma progressiva, incorporando sete domínios do desenvolvimento: linguagens compreensiva e expressiva, motricidades ampla e fina, relacionamento interpessoal, brincadeira e autoajuda. A escala é fruto de estudo realizado entre 2011 e 2015 com quase 5.000 crianças entre 0 e 42 meses de idade, com participantes oriundos de centros primários da Argentina, Índia, África do Sul e Turquia, com objetivo de obter-se uma universalidade paramétrica de crianças que vivem nos países em desenvolvimento.[6-]

Escalas de avaliação global

Bayley Scales of Infant Development III (BSIDIII)

O BSIDIII é um instrumento administrado individualmente, que avalia o funcionamento do desenvolvimento de bebês e crianças pequenas, de 1 a 42 meses de idade, com duração de aplicação variando de 30 a 90 minutos, dependendo da idade da criança e da habilidade do avaliador. Pode ser aplicado ainda em lactentes pré-termo, crianças com HIV, autistas ou portadores de síndrome de Down. Consiste em identificar atrasos no desenvolvimento e providenciar informações para o planejamento de intervenções. Fornece o quociente de desenvolvimento (QD). É composta por cinco escalas padronizadas: Escala Cognitiva que determina como a criança pensa, reage e aprende sobre o mundo ao seu redor, e é composta por 91 itens; Escala de Linguagem, subdividida em dois subtipos: Comunicação Receptiva – parte que determina como a criança reorganiza sons e como a criança entende, fala e direciona palavra, composta por 49 itens – e a Comunicação Expressiva – parte que determina como a criança se comunica usando sons, gestos e palavras, composta por 48 itens.[1,4-6]

A Escala Motora está subdividida em Escala Motora Grossa e Fina. A Escala Motora Grossa determina como a criança movimenta seu corpo em relação à gravidade, composta por 72 itens, e a Escala Motora Fina determina como a criança usa suas mãos e dedos para fazer algo, composta por 66 itens.[1,4-6]

Apresenta bons índices de confiabilidade e validade. A escala só pode ser aplicada por profissionais especializados e requer uso de kit específico com materiais de estímulo que inclui um manual.[1,4-6]

Battelle Developmental Inventory Screening Test (BDIS)

O BDIS foi formulado por meio de 2.500 crianças utilizando o censo americano do ano 2000; é composto por 100 itens que avaliam as áreas pessoal-social, motora grossa e motora fina, adaptativa, linguagem e cognitiva. Pode ser aplicado em crianças de 6 a 95 meses de idade e seu resultado poderá ser aprovado ou reprovado em relação à idade correspondente. Apresenta boas propriedades psicométricas, com alta sensibilidade e especificidade. Necessita de treinamento para a sua administração e o tempo de aplicação varia de 10 a 15 minutos em crianças menores de 3 anos e de 20 a 30 minutos em crianças mais velhas.[1,3]

Teste de desenvolvimento de Gesell (GDO-R)

Criado por Arnold Gesell e colaboradores em 1925 (primeira versão), o GDO-R (versão mais recente) auxilia na avaliação e observação direta da qualidade e integração do desenvolvimento da criança. A escala envolve a avaliação dos comportamentos adaptativos, desenvolvimento da motricidade, linguagem e socioemocional. Na avaliação, são também coletados questionários direcionados aos pais e professores da criança.[1,4]

Mullen Scales of Early Learning (MSEL)

Lançado em 1995, o MSEL mede as habilidades cognitivas da criança de zero a 68 meses de idade. Apesar de não ser definido como escala de desenvolvimento ou de inteligência, integra vários componentes relacionados aos mesmos (p.ex., motricidade grossa e fina, linguagem compreensiva e expressiva, e recepção visual). Seu escore composto auxilia na determinação do quociente de desenvolvimento da criança. Fruto de pesquisa realizada com mais de 1.800 crianças, o MSEL possui boas propriedades psicométricas. Uma das limitações da escala é que crianças com condições específicas, como paralisia cerebral, não foram incluídas no estudo original durante sua padronização. A outra desvantagem é o fato de o MSEL ainda não ter sido validado na língua portuguesa.[1]

ESCALAS ESPECÍFICAS DE TRIAGEM E AVALIAÇÃO DO DESENVOLVIMENTO NEUROPSICOMOTOR

As escalas de triagem e avaliação específicas do desenvolvimento neuropsicomotor devem ser empregadas quando há suspeita de que pelo menos um domínio do desenvolvimento neuropsicomotor não esteja progredindo no ritmo esperado para a idade, ou quando existem sinais de anormalidade nos marcos específicos do desenvolvimento da criança (p.ex., reversão pronominal e ecolalia). Além disso, por convenção, determina-se que a triagem para o desenvolvimento socioemocional seja realizada sistematicamente entre 18 e 24 meses de idade, independentemente de a criança manifestar quaisquer atrasos naquela área.[1] Na Tabela 2, destacam-se os principais instrumentos de triagem universal e avaliação específicos do desenvolvimento neuropsicomotor.[3]

Escalas de triagem específica

Coordenação motora

Developmental Coordination Disorder Questionnaire (DCD-Q)

O DCD-Q é um questionário aplicado com os pais de crianças entre 5 e 15 anos de idade que manifestam dificuldades de motricidade grossa e/ou fina. O questionário foi gerado por meio de pesquisa envolvendo 287 crianças, e é composto por 15 itens que avaliam a coordenação motora ampla e a fina.[7]

Linguagem

Protocolo de Avaliação do Comportamentos (POC)

O POC é um instrumento de triagem da fala e linguagem derivado de pesquisa desenvolvida pela Universidade Federal de Minas Gerais em 2015, em que foram identificados pontos de corte para linguagem em crianças entre 2 e 23 meses de idade. O objetivo foi utilizar o instrumento na atenção primária para que captasse problemas precoces na emissão, recepção e cognição da linguagem. O questionário é constituído por três segmentos, cada um correspondendo a um subdomínio da linguagem, como anteriormente relatado, sendo oito relacionados à recepção, 11 à emissão, e dezesseis à cognição da linguagem. Apesar do bom índice de sensibilidade, o índice de especificidade em crianças entre 2 e 6 meses foi baixo e, portanto, nessa faixa de idade se recomenda que os resultados sejam interpretados com cuidado.[8]

Desenvolvimento socioemocional

Modifield Checklist fo Autism in Toddlers (M-CHAT)

Foi validado e traduzido para o português em 2008. O M-CHAT é um teste de triagem (e não de diagnóstico) exclusivo para sinais captação dos sinais precoces de autismo (e não para uma análise global do neurodesenvolvimento). A recomendação é o Questionário Modificado para Triagem do Autismo em Crianças entre 16 e 30 meses, revisado, com Entrevista de Seguimento (M-CHAT-R/F). O M-CHAT-R pode ser aplicado pelo pediatra durante uma consulta de rotina e seu principal objetivo é aumentar ao máximo a sensibilidade, ou seja, detectar o maior número de casos possíveis de suspeita de transtorno do espectro do autismo (TEA). Mesmo assim, ainda existem casos de falso-positivos, que terão o rastreio positivo para o TEA, mas não terão o diagnóstico final de autismo. Para isso foi acrescentada, nessa nova revisão, a Entrevista de Seguimento (M-CHAT-R/F), que aumentou a sensibilidade e especificidade do instrumento para o TEA.[1,9,10]

É importante se ter a consciência de que, mesmo com um resultado de triagem positivo, ainda se pode ter um não diagnóstico de TEA. No entanto, essas crianças apre-

Tabela 2 Principais instrumentos de triagem universal e avaliação específicos do desenvolvimento neuropsicomotor

Específica	Tipo	Ano de lançamento	Faixa etária	Tempo de administração	Sensibilidade	Especificidade
DCD-Q[7]	Triagem	2009	5 a 15 anos	20 a 40 minutos	0,85	0,71
POC[8]	Triagem	2015	2 a 23 meses	30 minutos	> 0,90	0,37 a 0,96
M-CHAT[1,9]	Triagem	2008	16 a 30 meses	10 minutos	0,85	0,99
AIMS[1,6]	Avaliação	1994	0 a 18 meses	20 minutos	0,90	0,95
PDMSII[1]	Avaliação	1969/1982	0 a 5 anos	2 a 10 minutos	0,52	1
ADL2[8]	Avaliação	2003	1 a 83 meses	40 minutos	–	–
CELF-5[1]	Avaliação	2013	5 a 21 anos	30 a 45 minutos	–	–
ADOS[1,9,10]	Avaliação	2000/2012	12 meses a adultos	45 a 60 minutos	0,69 a 0,95	0,75 a 1
ADI[1,9,10]	Avaliação	2003	24 meses a adultos	90 a 150 minutos	0,19 a 0,88	1

sentam risco elevado de outros atrasos ou transtornos do desenvolvimento, o que ajuda na identificação desses desvios dos marcos do neurodesenvolvimento e na precocidade da intervenção, favorecendo sobremaneira o prognóstico e o desenvolvimento socioadaptativo dessas crianças a longo prazo.[1,9,10]

O questionário é *on-line* (https://mchatscreen.com/wp-content/uploads/2015/05/M-CHAT_Portuguese2.pdf), autoexplicativo e fácil de ser usado durante uma consulta clínica. Trata-se de 20 questões claras, com resposta sim ou não para o M-CHAT-R; ao final do questionário o pediatra terá um resultado indicando baixo, moderado ou alto risco.[1,9,10]

Escalas de avaliação específica

Coordenação motora

Alberta Infant Motor Scale (AIMS)

A AIMS foi construída e validada por Piper e Darrah, do Departamento de Medicina e Reabilitação da Universidade de Alberta, no Canadá, com o objetivo de avaliar o desenvolvimento motor grosso de lactentes. Auxilia na monitoração do desenvolvimento da motricidade por meio da observação da atividade motora grossa espontânea, desde o nascimento até os 18 meses de vida, ou até a aquisição da marcha independente.[1,4,5]

A escala vem sendo amplamente utilizada para rastrear paralisia cerebral em pacientes com fatores de risco, como prematuros com história de hemorragia intracraniana. Os padrões motores e as posturas são analisados empregando-se três critérios: alinhamento postural, movimentos antigravitacionais e superfície de contato.[1,4,5]

A AIMS é um protocolo de avaliação que tem sido, também, muito utilizado em vários estudos no Brasil, por ser considerado útil, prático e de baixo custo na avaliação. No entanto, é necessário verificar suas propriedades psicométricas, pois níveis satisfatórios de validade e confiabilidade de um instrumento de avaliação não são garantidos quando ele é utilizado em uma população culturalmente diferente daquela para o qual foi desenvolvido.[1,4,5]

Peabody Developmental Motor Scale *(PDMS II)*

O PDMSII é composto por 282 itens que avaliam tanto a motricidade grossa, quanto a motricidade fina em crianças de 0 a 5 anos de idade. Criada entre 1969 e 1982 for Folio e Fewell, submetida à atualização no ano 2000, essa escala utiliza 151 itens caracterizados de acordo com área dos reflexos, ajustes posturais, locomoção e manipulação de objetos. A motricidade fina é caracterizada de acordo com a preensão e integração visuomotora. A avaliação é feita por escore simples, em que o valor zero é atribuído aos itens não executados pela criança, o valor 1 quando ocorre a execução parcial do item, e o valor 2 quando a execução do item é completa.[1]

Linguagem

Avaliação do desenvolvimento da linguagem (ADL2)

A primeira versão do ADL foi criada por meio da tese de Doutorado em Ciências da Dra. Maria Lucia Novaes Menezes pela Fundação Oswaldo Cruz. Na época, o estudo contou com a participação de 326 crianças. O objetivo foi criar um instrumento que pudesse mensurar o desenvolvimento da linguagem compreensiva e expressiva de crianças na faixa etária de 1 ano a 6 anos e 11 meses. O modelo teórico que fundamentou a construção da ADL foi proposto por Bloom e Lahey (1978,1988).[11]

Por meio do ADL, é possível entender a aquisição e o desenvolvimento da linguagem semântica, morfológica e sintática, além dos aspectos da memória auditiva.[11]

O teste inclui um manual do examinador com as explicações detalhadas quanto à forma de aplicação e interpretação dos resultados do teste, um kit de objetos utilizados para avaliação nas faixas etárias iniciais e manuais de figuras para a aplicação do teste, um para a avaliação da linguagem compreensiva e outro para expressiva. Vale ressaltar que o teste conta ainda com valores de referência para cada faixa etária. A versão mais atual (ADL2) foi publicada em 2019.[11]

Clinical Evaluation of Language Fundamentals – 4.ed (CELF-IV/5)

A CELF compreende 16 subtestes específicos, 12 diferentemente combinados para formar o escore de linguagem principal, que resulta das avaliações segmentares da linguagem compreensiva e expressiva, estrutura da linguagem e memória. Apesar da última versão até o momento não ter sido ainda validada para o português, a última versão na língua inglesa tem a vantagem que permite a aplicação da escala por teleprática.[1]

Desenvolvimento socioemocional

Autism Diagnostic Observation Schedule (ADOS-2)

O ADOS-2, escala desenvolvida pela psicóloga norte-americana Catherine Lord, foi criado originalmente no início dos anos 2000. O instrumento consiste em cinco módulos operacionais que devem ser empregados de acordo com a faixa etária da criança e do seu nível de linguagem expressiva. Trata-se de escala semiestruturada, aplicada diretamente com a criança por meio de brincadeiras (*presses*) que seguem um protocolo pelo qual são avaliados os comportamentos sociais-interativos, a comunicação, as habilidades do brincar e os movimentos repetitivos e interesses restritos, caracterizando os pilares diagnósticos do TEA.[1,9,10,12]

Autism Diagnostic Interview Revised (ADI-R)

O ADI-R, escala composta de entrevista realizada com os pais ou tutores da criança, contém 93 questões semiestruturadas que envolvem o desenvolvimento do indivíduo e comportamentos característicos associados do autismo. Cada sessão de seu algoritmo possui níveis de corte de escore bruto. A escala pode auxiliar no diagnóstico de autismo quando o indivíduo atinge ou excede os níveis de corte em cada um dos quatro principais segmentos do questionário.[1,9,10,12]

REFERÊNCIAS BIBLIOGRÁFICAS

1. Carey W, Crocker A, Roy EE, Feldman H, Coleman W. Developmental-Behavioral Pediatrics. 4.ed. Philadelphia: Saunders-Elsevier; 2009.
2. American Academy of Pediatrics. Disponível em https://www.aap.org/en-us/advocacy-and-policy/aap-health-initiatives/Screening/Pages/Early-Childhood-Development.aspx. Acessado 03/09/2021.
3. Centers for Disease Control and Prevention. Developmental Monitoring and Screening. Disponível em https://www.cdc.gov/ncbddd/childdevelopment/screening.html. Acessado 03/09/2021.
4. Silva NDS, Lamy Filho F, Gama MEA, Lamy ZC, Pinheiro AL, Silva DN. Instrumentos de avaliação do desenvolvimento infantil de recém-nascidos prematuros. Rev Bras Crescimento Desenvolv Hum. 2011;21(1):85-98.
5. Gomes VMSA. Principais Instrumentos para Avaliação do Desenvolvimento Neuropsicomotor em Crianças no Brasil. Braz J Develop. 2020;6(8):60393-4065.
6. Sabanathan S, Wills B, Gladstone M. Child development assessment tools in low-income and middle-income countries: how can we use them more appropriately? Arch Dis Child. 2015;100:482-8.
7. Wilson BN, Crawford SG, Green D, Roberts G, Aylott A, Kaplan BJ. Psychometric Properties of the Revised Developmental Coordination Disorder Questionnaire. Physic Occup Ther Pediatr. 2009;29(2):182-202.
8. Labanca L, Alves CRL, Bragança LLC, Dorim DDR, Alvim CG, Lemos SMA. Protocolo de avaliação da linguagem de crianças na faixa-etária de 2 meses a 23 meses: análise de sensibilidade e especificidade. CoDAS. 2015;27(2):119-27.
9. Halpern R. Transtorno do espectro autista. In: Manual de Pediatria do Desenvolvimento e Comportamento. Barueri: Manole; 2014. p.455-70.
10. Arantes LA, Chaves LFS, Loureiro AA, Alves AMG, Lopes AMCS, Barros GCR, et al. Transtorno do Espectro do Autismo Manual de Orientação. Departamento Científico de Pediatria do Desenvolvimento e Comportamento N. 5. Sociedade Brasileira de Pediatria, Rio de Janeiro – Abril, 2019.
11. Menezes MLN. A construção de um instrumento para avaliação do desenvolvimento da linguagem – ADL: idealização, estudo piloto para padronização e validação [tese]. Rio de Janeiro (RJ): Fundação Oswaldo Cruz; 2003.
12. Lebersfeld JB, Swanson M, Clesi CD, et al. Systematic Review and Meta-Analysis of the Clinical Utility of the ADOS-2 and the ADI-R in Diagnosing Autism Spectrum Disorders in Children. J Autism Dev Disord (2021). https://doi.org/10.1007/s10803-020-04839-z.

CAPÍTULO 6

IMPLICAÇÕES DA TECNOLOGIA PARA CRIANÇAS E ADOLESCENTES: *GAMING DISORDERS*, SÍNDROME FoMO E *NOMOPHOBIA*

Débora Marques de Miranda
Liubiana Arantes de Araújo

AO FINAL DA LEITURA DESTE CAPÍTULO, O PEDIATRA DEVE ESTAR APTO A:

- Entender que o mundo mudou e que as novas brincadeiras devem ser compreendidas a fundo.
- Estar atualizado com os novos interesses infantis, principalmente os que envolvem a internet.
- Estimular os jogos e conteúdos eletrônicos que sejam adequados para a idade e para os momentos de lazer.

INTRODUÇÃO

O mundo tem assumido formas de imersão intensas na realidade virtual, as crianças e adolescentes mudaram suas formas de brincar de forma radical e arrebatadora. Se o brincar tradicional, mesmo quando estimulado pelos pais, muitas vezes não é amplamente valorizado e admirado pelas crianças, ainda é necessário como variedade de estímulos que enriquecem o ambiente das crianças e propiciam seu pleno desenvolvimento. As profissões do futuro e os ídolos e heróis dessas gerações frequentemente são *youtubers*, *gamers* e outros profissionais desconhecidos das gerações adultas.

Não há dúvida de que o mundo mudou, porém os medos continuam presentes para aquilo que não é conhecido. No passado, por exemplo, questionava-se o quão terrível seria para as crianças a disseminação das histórias contadas na década de 1930. Esperavam-se alterações de sono e de comportamentos das crianças e, 80 anos depois, sabe-se que a humanidade recebeu benefícios com a informação disseminada pelo rádio e televisão. A indústria dos jogos é uma atividade econômica imensa e crescente desde os anos 1970 e aponta produtos sofisticados. Esses produtos podem apresentar muitas facetas e devem ser avaliadas a relação entre os jogos e o indivíduo: o número de jogos, a variedade, uso *on-line* ou *off-line*, uso com vários jogadores e conteúdo dos jogos.

Se por um lado os medos são recorrentes, por outro a exposição à tela é algo recente e seus efeitos a longo prazo não foram muito testados. A intensidade tem sido cada vez maior e os indivíduos de forma geral, inclusive crianças e adolescentes, têm comprometido parcela substancial do dia com as telas e frequentemente com os jogos. Não apenas a intensidade é um parâmetro ao se avaliar a exposição a jogos e tela, é também importante avaliarmos o conteúdo. O conteúdo dos jogos vai informar muito sobre o potencial impacto. Alguns jogos usam estratégias e exigem criatividade, atenção e planejamento. Outros são sequências de cenas de violência contínuas, cujo impacto é controverso, mas certamente altera o entendimento individual sobre a morte, que passa a ser uma condição transitória. Para alguns, o jogo *on-line* pode ser a oportunidade de identificar pessoas com interesses comuns e passar tempo juntos, socializando.

A internet, os *videogames* e agora a proliferação de *smartphones* estão causando problemas na saúde das pessoas. A universalização e o avanço da tecnologia estão trazendo consigo algumas alterações comportamentais e implicações funcionais que são relacionadas ao excesso ou uso inadequado das telas. Muitos desses transtornos foram descritos há menos de 10 anos e suas bases fisiopatológicas, neurobiológicas e substrato epidemiológico ainda precisam ter maior clareza e robustez. Contudo, a falta de evidências robustas não reduz a plausibilidade e a impressão de pais e educadores de que as mídias estão cada vez mais presentes na vida das crianças e adolescentes e é preciso estar atento e ser zeloso para minimizar o impacto sobre a infância.

O uso de telas inclui o tempo dispendido diante de *smartphones*, *tablets*, computadores, aparelhos de TV e *videogames*. O longo tempo dispendido com as telas parece ter relação com menor tempo para brincadeiras, menor exposição a atividades ao ar livre, menor movimentação e maior risco de obesidade. A forma de uso das telas tem vários impactos diretos e indiretos, relacionados com a forma, com a variedade e com o conteúdo que crianças e adolescentes têm sido expostos em grande quantidade e cada vez de forma mais precoce. As redes sociais se transformaram em um fenômeno crescente e cada vez mais pessoas estão desenvolvendo quadros de dependência ou de ansiedade exagerada relacionados ao acesso a elas. Dentre as novas nomenclaturas de diagnósticos relacionados às mídias e telas, podem ser citados a síndrome FoMO, a *nomophobia* e o transtorno de jogo pela internet.

SÍNDROME FoMO

Síndrome FoMO (*fear of missing out*) é um quadro comportamental em que o indivíduo apresenta uma necessidade constante de estar conectado à internet por diferentes motivos, como: sensação de que está perdendo algo que as pessoas estão vivenciando *on-line* e o desejo persistente de manter-se conectado a alguém em redes sociais. A FoMO não se mostra apenas em momentos de tempo livre, em que o sujeito se conecta, mas também, por exemplo, em momentos em que existe uma compulsão ou preocupação em responder alguma notificação, mesmo quando a pessoa não está conectada.

Apesar de a síndrome FoMO não ter sido amplamente estudada com base em ferramentas neurocientíficas até o momento, várias escalas foram criadas, das quais a mais utilizada é a escala FoMO tipo Likert de 10 itens, desenvolvida por Przybylski et al. Essa escala inclui itens como "Temo que outros tenham experiências mais gratificantes do que eu" e "Quando eu perco uma reunião planejada, isso me incomoda".

A síndrome FoMO parece ser um fenômeno universal, tendo sido investigado e apoiado como uma construção válida em inúmeros países e idiomas. Tem sido examinado principalmente em relação à gravidade dos sintomas de ansiedade, incluindo ansiedade social em adolescentes e adultos. Uma vez que a adolescência é um período de amadurecimento das funções executivas, o adolescente possui dificuldades na organização da agenda diária, no tempo e na qualidade de tela, na percepção dos prejuízos relacionados ao uso inadequado das telas. Além disso, na adolescência há uma necessidade de aprovação dos grupos, o que pode induzir a maior acesso às redes sociais e busca de *likes*, curtidas e atualizações frequentes.

Como fatores secundários à síndrome FoMO, pode-se citar propensão de experimentar tédio, redução da satisfação com a vida, de causar efeitos negativos de humor e bem-estar emocional, além de ter associações leves a moderadas com a gravidade dos sintomas depressivos. Assim, existe na literatura a investigação da correlação entre FoMO, o vício em mídias digitais e a variação individual nos sintomas emocionais durante a adolescência. O estudo de Fabris et al. envolveu 472 adolescentes de cinco escolas italianas, sendo 50% da amostra masculina, com média de idade de 13,5 anos e variando de 11 a 19 anos, por meio de questionários.[1] Foi avaliada a escala FoMO adaptada, a sensibilidade ao estresse, o vício em redes sociais e os sintomas emocionais relacionados (como estresse, problemas de conduta, hiperatividade e falta de atenção).

Da amostra estudada, 22,5% apresentam sintomas de síndrome FoMO, 12,7% apresentam sintomas compatíveis com vício em redes sociais/mídias sociais, 8,7% apresentam sintomas emocionais relacionados e 10% apresentam grande sensibilidade ao estresse. Dessa forma, FoMO foi positivamente correlacionada ao vício em mídias sociais e aos sintomas relacionados. Ademais, ser do gênero masculino demonstrou efeito negativo para os sintomas emocionais relacionados e a idade também representou variações para a sensibilidade ao estresse.

Foi levantada a hipótese de que FoMO poderia estar associada ao aumento dos sintomas emocionais relacionados e do risco de vício em mídias digitais. Seguindo estudos anteriores, a FoMO foi associado ao prejuízo do bem-estar emocional durante a adolescência. Também foi descoberto na pesquisa que FoMO estava associada à maior sensibilidade ao estresse e ao medo de ser excluído de uma mídia digital e os prejuízos possíveis causado pela exclusão.

O comprometimento do sono relacionado ao excesso de mídias, FoMO e adição à tecnologia já está bem estabelecido na literatura. Quanto maior a exposição às telas, maior a redução da secreção endógena de melatonina, hormônio fundamental para uma arquitetura saudável do sono. Soma-se a isso a elevação dos hormônios do estresse, como cortisol e adrenalina, quando o acesso às redes gera ansiedade e preocupação excessivas. Um dos estudos que avaliou o sono foi o de Adams et al. (2020). Eles recolheram dados de 283 estudantes universitários, sendo a maioria (90%) do sexo feminino com média de idade de 21,4 anos, variando de 18 a 50 anos. Os participantes foram submetidos a um questionário *on-line* para avaliar escalas de saúde mental, insônia, FoMO e estresse interpessoal. Os achados demonstraram que a média de horas dormidas entre os participantes foi de 7,4 horas por noite – variando de 3,4 a 11 horas –, e o número de perturbações/interrupções por noite nas últimas duas semanas foi em média de 8,9 – variando de 0 a 25.

Comparado com FoMO, o estresse interpessoal está mais fortemente associado à insônia e ao prejuízo da saúde mental. Por outro lado, a FoMO pareceu surgir mais rapidamente entre as pessoas que possuem menor nível de satisfação com a vida, de autonomia ou de conexão com outras pessoas. Outros também mostraram que FoMO é moderadamente associada à depressão e à gravidade da ansiedade, bem como problemas psicológicos, como comportamento vicioso. Dessa forma é difícil compreender os aspectos causais e as relações entre o comportamento diante das telas e a saúde mental, mas é claro que frequentemente o comprometimento de um está relacionado com a presença do outro, podendo ter significado para familiares e educadores como sinal de alerta para necessidade de restrições de acesso às mídias e de gerenciamento do tempo de tela.

Em um estudo publicado em 2020 com 1.127 participantes, a síndrome FoMO foi significativamente associada positivamente à impulsividade. A FoMO é um estado de ansiedade criado por uma compulsiva preocupação de que um indivíduo pode perder uma oportunidade para interação social ou uma nova experiência. A sensação de FoMO pode desencadear comportamento impulsivo de checar o celular ou de não conseguir focar em uma tarefa, por exemplo. Além disso, foi encontrado que FoMO pode ser positivamente associada com comportamento de comunicação digital impulsivo. Adicionalmente, tal comportamento tem sido considerado como um tipo de ansiedade social, a qual tem sido positivamente associada ao vício em jogos *on-line*. Segundo análises dos autores, o estudo evidenciou que *gaming disorder* e FoMO estão associados não diretamente, mas por meio da impulsividade e do tempo de jogo.

Moore e Craciun (2020) conduziram uma pesquisa entre 156 estudantes de uma universidade privada dos Estados Unidos. Da amostra, a maioria era feminina (56%) com idade média de 20 anos. Os autores concluem que indivíduos mais extrovertidos têm maior tendência de postar, curtir postagens e de serem curtidos de volta, apesar de não terem maior número de seguidores e contas seguidas, o que evidencia tendência de maior engajamento na rede social. Conclui-se também que indivíduos neuróticos possuem comportamento mais favorável no Instagram® do que os estáveis emocionalmente ao postar mais sobre sua vida pessoal. Os autores concluíram que a falta de conscientização no uso saudável das redes sociais possui maior impacto qualitativo na saúde mental, independentemente do número de seguidores da conta dos indivíduos. O nível de FoMO e de estabilidade emocional mostrou relação estatisticamente significativa para a suscetibilidade à dependência da rede social.

O estudo em questão, de Li et al. (2020), conduziu uma pesquisa por meio de questionário *on-line*, o qual foi preenchido por 2.017 participantes (999 homens e 1.018 mulheres) – apenas 115 estudantes não completaram –; a média de idade foi de 20,1 anos, variando de 17 a 25 anos. Os entrevistados eram estudantes de três universidades e dois colégios chineses, e o grupo inicial de 2.017 pessoas foi dividido em dois grupos aleatórios. O questionário avaliou os participantes por meio da *Trait-State Fear of Missing Out Scale* (T-SFoMOS), com apoio na *Social Network Site Intesity Scale* (SNSIS) e na *International Positive and Negative Affect Scale short-form* (I-PANAS-SF). Todos os estudantes tinham celular e usavam redes sociais. Entre os 999 homens, o escore médio para a T-SFoMOS foi de 28,16, enquanto o escore médio das mulheres (1.018) foi de 29,3, valor significativamente maior. Entre os 1.535 universitários, o escore médio para T-SFoMOS foi de 29,19, enquanto o escore médio para os estudantes dos colégios (482) foi de 27,3. Áreas urbanas (29,19) tiveram maior escore do que em áreas rurais (28,43) e não houve diferenças significativas entre estudantes de estruturas familiares distintas.

Segundo os autores, o fato de as mulheres obterem escore médio mais alto para FoMO corrobora estudos anteriores sobre o assunto, mas também encontra discrepância em relação a alguns estudos que reportam maior FoMO em homens jovens. Ademais, o maior escore médio entre os universitários possivelmente representa maior expectativa/pressão própria, maior motivação por aprender ou maior insatisfação com as necessidades de comunicação social. Embora as mídias sociais sejam especialmente atraentes pensadas como uma solução para compensar o medo para aqueles que temem perder alguma experiência (FoMO), as pesquisas mostram que o uso excessivo de mídia social é incapaz de satisfazer necessidades básicas.

O estudo de Rozgonjuk et al. (2020) convidou usuários de *smartphones* e redes sociais de língua alemã para participar de um estudo *on-line*, hospedado na plataforma SurveyCoder. A possibilidade de participar do estudo foi anunciada em vários tipos de mídia baseada principalmente em língua alemã, como mídia impressa, ambientes *on-line*, assim como a televisão. A amostra inicial foi de 821 pessoas; destas, as que foram consideradas com idade não válida (abaixo de 12 anos e acima de 99 anos) e os participantes que não eram usuários de redes sociais (WhatsApp®, Facebook®, Instagram®, Snapchat®) foram excluídos, restando 748 entrevistados. A média de idade da amostra foi de 38,63 anos, variando de 12 a 79 anos, a maioria era feminina (412 mulheres, 336 homens). O foco do estudo foi correlacionar FoMO às redes sociais. Os achados evidenciaram que o aplicativo mais utilizado pelos entrevistados era o WhatsApp® (733 dos 748 entrevistados) e o menos utilizado era o Snapchat® (136 dos 748 entrevistados). Também foi verificado que o Snapchat® era o aplicativo com menor média de idade entre os usuários (29,04 anos). Apesar de não serem verificadas diferenças entre os gêneros para a escala de FoMO, as mulheres apresentaram maior impacto das redes sociais em suas atividades diárias e na produtividade (mulheres = 3,43, SD = 2,15; homens = 3,01, SD = 1,93; $t(739{,}59) = -2{,}801$, $p < .001$, $d = .204$).

Nesse estudo observou-se impacto das mídias sociais na vida cotidiana e na produtividade no trabalho.

Além dos impactos descritos há também maior risco de sofrer acidentes. Há relato da associação do uso de mídias sociais, FoMO e direção distraída, com risco para a segurança durante o uso de veículos. Além disso, a FoMO tem sido associada com fatores relacionados ao aprendizado, como uma abordagem mais superficial ao estudar. Isso resulta em impactos negativos no aprendizado duradouro e na memória de longo prazo.

A síndrome FoMO pode também acometer profissionais que se sentem pressionados em responder prontamente as mensagens da empresa ou do emprego. O estudo de Barber e Santuzzi (2015) analisou a "telepressão" entre 878 estudantes de psicologia de uma universidade pública americana empregados e desempregados. A telepressão foi positivamente relacionado ao esgotamento pessoal, estresse, má qualidade do sono e comprometimento da qualidade de vida entre os estudantes empregados e que possuíam maior necessidade de acessar mensagens e ter respostas mais rápidas, com $p < 0,001$, o que não foi evidenciado naqueles estudantes que não estavam empregados e que não se sentiam pressionados a dar prontas respostas. O estudo em questão mostrou que a telepressão possui diferentes impactos nas pessoas não só com base no cargo ou papel que elas ocupam, mas, também, em como elas respondem à pressão por respostas. Além disso, a telepressão não ocorreu somente no ambiente ou em redes sociais de trabalho, apesar de ser mais intensa e desgastante em tal, já que os estudantes (inclusive os não empregados) também relataram tal demanda por resposta nas relações cotidianas. No entanto, os estudantes empregados, segundo os resultados, estavam em maior risco de experimentar tensão e prejuízos à qualidade de vida por causa de telepressão do que aqueles sem emprego em tempo integral ou meio período. Além disso, os sentimentos mais relacionados aos motivos da telepressão foram medo de não estar atualizado, medo de perder emprego e apego às "normas sociais", o que está correlacionado com a síndrome FoMO.

NOMOPHOBIA

Nomophobia também é um diagnóstico recente que significa *no mobile phobia*, ou seja, a fobia de ficar sem ou longe dos celulares. Trata-se de um comportamento vicioso, antissocial e considerado atualmente como um problema de saúde pública. A *nomophobia* pode promover o desenvolvimento de transtornos mentais, transtornos de personalidade, bem como problemas na autoestima, solidão e infelicidade nas pessoas, especialmente na população mais jovem. Tudo isso tem um grande impacto na saúde, que tem repercussões negativas em outros aspectos da vida, como estudo e trabalho, criando forte dependência da tecnologia móvel e afetando a prática profissional ao provocar distrações constantes.

A ascensão da tecnologia móvel como forma de interagir e se comunicar com as pessoas levou ao surgimento da *nomophobia*, que parece ser decorrente do uso constante e abusivo da tecnologia, o que leva a medo, estresse, pânico e ansiedade quando essa tecnologia não está disponível para comunicação ou para acessar informações. A prevalência de *nomophobia* está aumentando, bem como o consequente surgimento de problemas que afetam o psíquico, o físico e o desenvolvimento psicossocial e de aprendizagem. No campo da educação, a *nomophobia* tem impacto negativo sobre os resultados de aprendizagem e desempenho acadêmico, como tem sido visto em diversos estudos. Essa fobia tem levado indivíduos a transtornos médicos e psicossociais, como lesões físicas e transtornos mentais. Também já está descrito que pessoas extrovertidas e pessoas com pouca conscientização, estabilidade emocional e autoestima são mais propensos à *nomophobia*.

Uma interessante pesquisa sobre o tema foi o estudo de Yavuz et al. (2018). Trata-se de uma pesquisa com 1.817 participantes entre seis diferentes escolas, sendo 54% mulheres, com média de idade de 15,42 anos, variando de 14 a 17 anos. Os entrevistados e seus pais responderam sobre questões sociodemográficas e um questionário denominado *The Nomophobia Questionnaire* (NMP-Q). De acordo com os resultados do questionário NMP-Q, as taxas de *nomophobia* grave, moderada e leve foram 14% (n = 133), 50% (n = 489) e 35% (n = 347), respectivamente, entre as mulheres. Essas proporções entre os homens foram encontradas como 10% (n = 84), 44% (n = 367) e 45% (n = 383), respectivamente.

Os resultados mostraram que problemas metacognitivos e características de alexitimia (dificuldade de expressar sentimentos) foram associadas à *nomophobia*. Além disso, a taxa de *nomophobia* foi significativamente maior em mulheres do que em homens e a relação entre alexitimia e impulsividade parece ser presente.

Indivíduos com personalidade impulsiva possuem maior tendência a usar dispositivos tecnológicos para fins de entretenimento, como jogos, assistir a filmes e ouvir música. Os resultados indicaram que alexitimia pode aumentar o risco do desenvolvimento de *nomophobia* em adolescentes. Baixa habilidade metacognitiva pode desencadear o desenvolvimento de *nomophobia* porque os indivíduos podem não ser capazes de regular sua ansiedade e estresse relacionados com pensamentos automáticos sobre perder contato com os dispositivos eletrônicos.

TRANSTORNO DE JOGOS PELA INTERNET

Muitos jogos, no seu desenvolvimento, incluem uma série de reforços de curto e longo prazos, além de mecanismos convidativos para retorno e continuidade do jogar. Crianças e adolescentes são expostos a condições em que sempre ganham e apresentam, nos casos mais extremos, padrões de ativação cerebral semelhantes aos encontrados em condições de adição a substâncias. Os mecanismos ativados são de recompensas e gratificações e com ampla manipulação da sensação de prazer, que os mantêm fidelizados. Além disso, em muitos jogos há liberação excessiva de hormônios do estresse, uma vez que essa a resposta é fisiológica e o cérebro não distingue a realidade da ficção, principalmente na infância. O excesso de cortisol, por exemplo, pode interferir negativamente na saúde física e mental.

Em virtude do achado e do uso cada dia mais frequente dos jogos, a Organização Mundial da Saúde, em 2018, assumiu o potencial patogênico do uso de jogos ao definir a dependência de *videogames* na CID-11. A Associação Americana de Psiquiatria já havia reconhecido em 2013 e incluído no DSM-5 o transtorno de jogos pela internet (Quadro 1). Nas duas definições está incluído o conceito de dificuldade de controle do tempo dispendido com jogos, comprometendo a funcionalidade do indivíduo em cenários cotidianos, como em casa, no trabalho, na escola, e quanto à atividade social. Apesar de grande número de pessoas envolvidas com o jogo, a presença de condição compatível com transtorno parece acometer entorno de 1 a 9% da população. Apesar de não ser um transtorno muito prevalente, é preocupante pelo impacto da condição sobre o indivíduo. É comum que as pessoas com o transtorno possuam pior saúde emocional, física e social. Entre os problemas de saúde comuns, estão a deficiência de vitamina D e a obesidade.

Assim como outros quadros relacionados com o uso de telas, é comum encontrar a comorbidade entre transtornos relacionados com jogos, como sintomas de ansiedade e depressão. Alguns sintomas aparecem e são sugestivos do uso de jogos de forma abusiva, como deixar de realizar tarefas escolares, deixar de brincar com amigos, dificuldade para interromper o uso, inquietação por não poder jogar, baixa autoestima e menor satisfação com a vida diária. Paira sempre a dúvida quanto ao que teve início primeiro, não havendo clara relação de causalidade, mas é importante saber que se deve monitorar e investigar esses sintomas nessa população.

Quadro 1 Critérios diagnósticos do DSM-5

1. Preocupação com jogos pela internet. O indivíduo pensa na partida anterior ou antecipa a próxima; o jogo pela internet torna-se a atividade dominante na vida diária.
2. Sintomas de abstinência quando os jogos pela internet são retirados. Esses sintomas são tipicamente descritos como irritabilidade, ansiedade ou tristeza, mas não há sinais físicos de abstinência farmacológica.
3. Tolerância – a necessidade de passar quantidades crescentes de tempo envolvido nos jogos pela internet.
4. Tentativas fracassadas de controlar a participação nos jogos pela internet.
5. Perda de interesse por passatempos e divertimentos anteriores em consequência dos (e com a exceção dos) jogos pela internet.
6. Uso excessivo continuado de jogos pela internet apesar do conhecimento dos problemas psicossociais.
7. Enganou membros da família, terapeutas ou outros em relação à quantidade de jogo pela internet.
8. Uso de jogos pela internet para evitar ou aliviar o humor negativo (p.ex., sentimentos de desamparo, culpa, ansiedade).
9. Colocou em risco ou perdeu um relacionamento, emprego ou oportunidade educacional ou de carreira significativa por causa da participação em jogos pela internet.

O diagnóstico será firmado diante do uso persistente e recorrente da internet para envolver-se em jogos, frequentemente com outros jogadores, levando a prejuízo clinicamente significativo ou sofrimento conforme indicado por cinco (ou mais) dos sintomas citados em um período de 12 meses.

Como todo transtorno recentemente descrito, a abordagem diagnóstica é difícil. Algumas escalas e a entrevista diagnóstica semiestruturada com base no DSM-5 podem guiar o diagnóstico e o estabelecimento de prejuízos diante da condição. Alguns testes vêm sendo desenvolvidos e disponibilizados mundialmente para avaliar em especial a dependência em relação ao uso da internet. O *Young Diagnostic Questionnaire* é uma das escalas construída para avaliar a partir do relato dos pais o uso inadequado da internet. Essa escala vem sendo traduzida e validada para diversas línguas e culturas e foi construída por meio de critérios diagnósticos do DSM-IV de jogo patológico.

Da mesma forma que a disponibilidade limitada de instrumentos para avaliação, o tratamento ainda é incerto e pouco baseado em evidências robustas. Ele segue premissas aplicadas ao tratamento de comportamentos de adição, como o jogo patológico. O tratamento consiste em psicoeducação, psicoterapia cognitivo-comportamental e familiar, além da criação e estímulo de novo estilo de vida e estabelecimento de bons hábitos. É importante enfatizar com os pais a necessidade de monitorar o hábito de uso de jogos e instituir medidas para restringir o acesso ilimitado aos jogos. A busca por outras atividades prazerosas pode fornecer boas bases para a mudança na exposição, além de tratar as condições comórbidas subjacentes, como ansiedade e depressão.

Como novas tecnologias são crescentes, os jogos não significam apenas o potencial de novos transtornos, mas também de aprendizado e reabilitação de condições específicas. São comuns os jogos que estimulam o aprendizado de matemática, o aprimoramento de habilidades cognitivas e o treino de funções executivas. Alguns desses até mesmo demonstram já evidências sugestivas de um papel adjuvante na abordagem das crianças e trazem consigo a perspectiva de motivar as crianças para as tarefas, usando características de reforço positivo ora vistas como deletérias e que podem ter papel essencial na motivação e engajamento de crianças com grandes dificuldades específicas.

Em conclusão, é importante manter-se alerta quanto aos potenciais malefícios dos jogos para crianças e adolescentes e não permitir que sejam o principal estímulo para elas. Mas como tudo que é novo, pode-se ter também grandes benefícios provenientes dos jogos e do mundo eletrônico, basta estar atento, restringir riscos e impactos e ensinar como usar de forma racional as telas

Cabe ao pediatra incluir em sua anamnese a investigação sobre os hábitos relacionados ao uso de tela e orientar pais e familiares sobre as recomendações mais atuais e construídas com embasamento científico, como as da Sociedade Brasileira de Pediatria e da Academia Americana de Pediatria. Em geral, nesse momento, a recomendação sobre tempo de exposição a telas é realizada por faixas etárias:

- 0 a 2 anos: não recomendado.
- 2 a 5 anos: 1 hora por dia.
- 5 anos até a adolescência: até 2 horas por dia.
- adolescentes: até 3 horas por dia.

A recomendação é que cada família realize um planejamento individualizado do uso saudável das telas no dia a dia de crianças e adolescentes.

Quanto ao conteúdo, orientar que deve ser respeitada a classificação indicativa e se houver conteúdo de violência ou sexual ele deve ser evitado mesmo se considerados de classificação "livre". Atenção especial aos conteúdos que circulam livremente e sem avaliação formal, como aqueles transmitidos pelo Youtube®, pois muitos são construtivos, porém outros contêm traços de *bullying*, preconceito, sexualização, violência, entre outros. Por isso, as recomendações sugerem que o uso de tela seja em ambientes preferencialmente de circulação comum, em que os adultos possuem acesso à criança ou ao adolescente. A aplicação de filtros de conteúdos inadequados e de marcadores de tempo de uso também pode ser ferramenta auxiliar nesse processo.

O pediatra deve estimular o acesso aos jogos e conteúdos que sejam pedagogicamente adequados e aqueles prazerosos para os momentos de lazer. Orientar os familiares que a educação para o uso racional da tecnologia faz parte de um processo ao longo da infância e adolescência e que deve ser realizada com orientações claras e adequadas para cada idade, limites bem estabelecidos, diálogos e exemplos por parte dos cuidadores.

REFERÊNCIAS BIBLIOGRÁFICAS

1. Adams SK, Murdock KK, Daly-Cano M, Rose M. Sleep in the Social World of College Students: Bridging Interpersonal Stress and Fear of Missing Out with Mental Health. Behav Sci (Basel). 2020 Feb 6;10(2):54.
2. American Psychiatric Association. Diagnostic and statistical manual of mental disorders. 5.ed. Arlington: Artmed, 2013.
3. Barber LK, Santuzzi AM. Telepressure and College Student Employment: The Costs of Staying Connected Across Social Contexts. Stress Health. 2017 Feb;33(1):14-23.
4. Elhai JD, Yang H, Montag C. Fear of missing out (FOMO): overview, theoretical underpinnings, and literature review on relations with severity of negative affectivity and problematic technology use. Braz J Psychiatr. 2021;43(2).
5. Fabris MA, Marengo D, Longobardi C, Settanni M. Investigating the links between fear of missing out, social media addiction, and emotional symptoms in adolescence: The role of stress associated with neglect and negative reactions on social media. Addict Behav. 2020 Jul;106:106364.
6. Gentile DA, Bailey K, Bavelier D, Brockmyer JF, Cash H, Coyne SM, et al. Internet Gaming Disorder in Children and Adolescents. Pediatrics. 2017;140(Suppl 2):S81-S85.
7. Gentile DA, Reimer RA, Nathanson AI, Walsh DA, Eisenmann JC. Protective effects of parental monitoring of children's media use: a prospective study. JAMA Pediatr. 2014;168(5):479-84.
8. King DL, Delfabbro PH, Griffiths MD, Gradisar M. Cognitive-behavioral approaches to outpatient treatment of internet addiction in children and adolescents. J Clin Psychol. 2012;68(11):1185-95.
9. Li L, Griffiths MD, Niu Z, Mei S. Fear of Missing Out (FoMO) and Gaming Disorder among Chinese University Students: Impulsivity and Game Time as Mediators. Issues in Mental Health Nursing. 2020;41(12):1104-13.
10. Li L, Griffiths MD, Niu Z, Mei S. The trait-state fear of missing out scale: Validity, reliability, and measurement invariance in a Chinese sample of university students. J Affect Disord. 2020 Sep 1;274:711-8.
11. Moore K, Craciun G. Fear of Missing Out and Personality as Predictors of Social Networking Sites Usage: The Instagram Case. Psychol Rep. 2021 Aug;124(4):1761-87.
12. Olivencia-Carrión MA, Ferri-García R, Rueda MDM, Jiménez-Torres MG, López-Torrecillas F. Temperament and characteristics related to nomophobia. Psychiatry Res. 2018 Aug;266:5-10.
13. Rehbein F, Kliem S, Baier D, Mößle T, Petry NM. Prevalence of Internet gaming disorder in German adolescents: diagnostic contribution of the nine DSM-5 criteria in a state-wide representative sample. Addiction. 2015;110(5):842-51.
14. Rodríguez-García AM, Moreno-Guerrero AJ, Belmonte JL. Nomofobia: An Individual's Growing Fear of Being without a Smartphone – A Systematic Literature Review. Int J Environm Res Public Health. 2020;17(2):580.
15. Rozgonjuk D, Sindermann C, Elhai JD, Montag C. Fear of missing out (FoMO) and social media's impact on daily-life and productivity at work: do WhatsApp, Facebook, Instagram and Snapchat use disorders mediate that association? Addictive Behaviors. 2020;110:106487.
16. Sociedade Brasileira de Pediatria. Saúde de Crianças e Adolescentes da Era Digital. Disponível em: https://www.sbp.com.br/fileadmin/user_upload/2016/11/19166d-MOrient-Saude-Crian-e-Adolesc.pdf. Acessado 04 de setembro de 2021.
17. Winkler A, Dörsing B, Rief W, Shen Y, Glombiewski JA. Treatment of internet addiction: a meta-analysis. Clin Psychol Rev. 2013;33(2):317-29.
18. Yavuz M, Altan B, Bayrak B, Gündüz M, Bolat N. The relationships between nomophobia, alexithymia and metacognitive problems in an adolescent population. Turk J Pediatr. 2019;61(3):345-51.

CAPÍTULO 7

ESTRESSE TÓXICO NA INFÂNCIA

Liubiana Arantes de Araújo

AO FINAL DA LEITURA DESTE CAPÍTULO, O PEDIATRA DEVE ESTAR APTO A:

- Conceituar e reconhecer os tipos de estresse.
- Identificar a criança em risco de estresse tóxico.
- Planejar de maneira interdisciplinar e individualizada o tratamento do estresse tóxico.
- Instituir e orientar medidas de prevenção ao estresse tóxico na infância.

O desenvolvimento neuropsicomotor da criança e do adolescente depende da interação entre a genética e o ambiente. A genética programa as etapas e o ambiente influencia diretamente a ativação ou não de cada tendência genética. Dessa maneira, a interação da criança com o seu entorno interfere na aprendizagem, no comportamento e em sua saúde global de forma positiva ou negativa

Nos últimos anos a neurociência vem estudando os efeitos dos fatores estressantes no desenvolvimento. Com base em pesquisas científicas, compreende-se hoje que existem três tipos de estresse:

- Positivo: esse tipo de estresse é decorrente de situações cotidianas nas quais as crianças experienciam uma exposição temporária ao estresse, mas este é revertido rapidamente. O ser humano não é tão frágil, assim possui a capacidade de enfrentar situações de estresse leve desde o nascimento, sem acarretar prejuízos em sua saúde, como a adaptação escolar, a resposta às vacinas, ou o aprendizado de uma nova tarefa, como andar de bicicleta. Nessas situações ocorre uma resposta normal ao estresse, que é positiva por ajudar a aprender o senso de resiliência e a tolerância às frustrações.
- Tolerável: é um estresse mais grave, que é potencialmente traumático pela imaturidade da criança para lidar com o evento. Há uma resposta bioquímica do organismo ao estresse que não pode ser desativada de forma independente, mas, devido ao suporte dos cuidadores e ao ambiente favorável, não há efeitos deletérios no organismo. Como exemplo pode-se citar o enfrentamento da morte de um parente querido, de uma doença grave, do divórcio dos pais quando há suporte emocional, afetivo e de brincadeiras dos pais e dos adultos que convivem com a criança.
- Tóxico: quando o nível de estresse que a criança vivencia é grave ou recorrente, há uma prolongada ativação da resposta bioquímica do organismo ao estresse acima da capacidade da criança para se recuperar desses efeitos. Pela falta de suporte ambiental e dos cuidadores, a liberação de hormônios do estresse se torna prolongada e o corpo demora a retornar ao funcionamento basal. Podem-se citar como exemplos:
  - Abuso físico, sexual, emocional.
  - Negligência física e emocional.
  - Lar disfuncional devido a pais com doenças psiquiátricas, violência doméstica, familiar presidiário, abuso de substâncias como álcool e drogas.
  - Divórcio conturbado.
  - Pobreza extrema.
  - Vizinhança com elevada criminalidade.
  - Crianças institucionalizadas.

Quando o corpo fica exposto a situações de estresse grave ou prolongado, o cérebro responde como em uma situação de ameaça e envia sinais ao organismo para preparar para lutar, correr ou congelar. Há então a produção de hormônios de estresse e neurotransmissores, como adrenalina e cortisol, com consequente elevação da frequência cardíaca, respiratória e da pressão arterial, preparando os músculos para entrar em ação prontamente. Essa resposta automática é deflagrada para nos proteger, mas quando a ativação é prolongada há sobrecarga do sistema suprarrenal e cardiovascular, com consequências deletérias na arquitetura cerebral em formação. Aqui ocorrem fenômenos de neurotoxicidade, com resultante redução na neurogênese, perda de conexões sinápticas e distúrbio de plasticidade neuronal. Estudos de

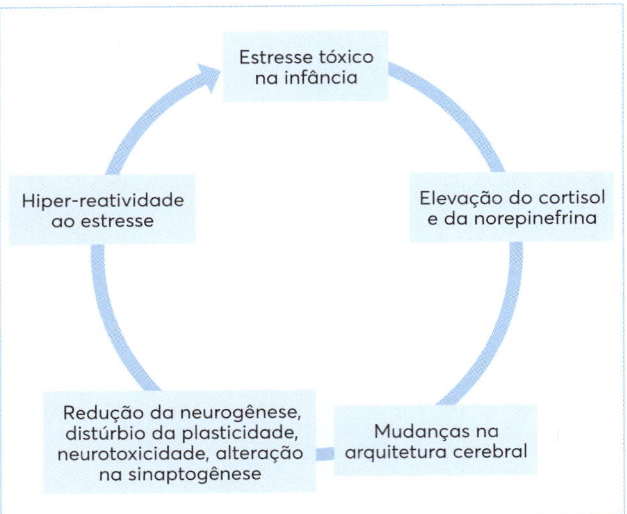

Figura 1 Estresse tóxico e inter-relações.

neuroimagem mostram a redução no tamanho do cérebro de crianças expostas ao estresse tóxico, e em sua microestrutura já é possível identificar redução de redes neurais (Figura 1).

Como resultado dessas alterações da arquitetura cerebral ocorre aumento do risco de transtornos do neurodesenvolvimento e comprometimento da saúde mental, com sintomas semelhantes ao estresse pós-traumático, dificuldades de aprendizagem, de memória e deficiência em funções executivas.

De forma simultânea, os estudos mostram alteração na regulação imunológica e endocrinológica. Sua desregulação persistente compromete o funcionamento do sistema imune, aumentando o risco e a frequência de infecções nas crianças.

Na hiper-reatividade ao estresse a criança tem reações desproporcionais diante de situações que poderiam ser facilmente controladas, uma vez que seu sistema fica constantemente em estado de alerta.

As consequências em longo prazo são relacionadas a aumento do risco das doenças não comunicáveis, alcoolismo, depressão, risco de suicídio, doença pulmonar obstrutiva crônica, obesidade, câncer, doenças cardiovasculares, entre outros.

Quanto maior o número de experiências adversas na infância, maior o risco das doenças descritas, e os fatores vão se somando como em um padrão de pontuações em escores: cada evento adverso conta com um ponto. Ao lado delas, outras consequências incluem baixa escolarização, com menor potencial de trabalho na vida adulta e comprometimento do índice de desenvolvimento social. Dessa forma, as crianças que sofrem estresse tóxico podem tornar-se pais com potenciais fatores de risco para a parentalidade saudável, tanto pela possibilidade de alterações clínicas e comportamentais quanto pela questão da modificação da genética. O risco é para o indivíduo, para sua família, para o sistema de saúde e para a economia geral das nações.

Na consulta pediátrica é essencial realizar o *screening* para avaliar se a criança está exposta a fatores relacionados ao estresse tóxico e se já apresenta prejuízos cognitivos, clínicos e comportamentais. A anamnese deve incluir a investigação dos fatores de risco e de proteção em atividades da rotina diária (tempo de brincar, atividades escolares, lazer, esporte, ócio criativo, sono, contato com a natureza), tempo sem supervisão de adultos, escolaridade dos pais, desemprego, único pai ou mãe como cuidador, pais com baixa autoestima, abuso de substâncias, saúde física e mental dos pais e dos adultos no domicílio, qualidade nutricional, ambiente da vizinhança, desempenho pedagógico, qualidade e tempo de tela, tempo de interação com familiares, afeto, apego seguro. Investigar também comportamentos internalizantes ou externalizantes, como isolamento social, choro fácil ou até mesmo rompantes de agressividade, que podem ser confundidos como criança desinteressada ou desobediente. Do mesmo modo, queixas clínicas de dores recorrentes podem indicar a presença de estresse tóxico. O uso de escalas direcionadas para avaliação da inteligência e saúde mental e o exame físico completo são essenciais.

Nos casos em que o pediatra identificar que a criança está em risco de estresse tóxico, a intervenção deve ser imediata devido à elevada velocidade de formação da arquitetura cerebral nos primeiros anos de vida. O objetivo é minimizar os impactos e proporcionar os estímulos adequados para que o cérebro possa alcançar seu potencial nos períodos sensitivos, quando as janelas de oportunidade estão abertas e a neuroplasticidade é alta.

As medidas de prevenção podem ser realizadas na consulta pediátrica, como fornecimento de escuta, apoio e treinamento de pais para lidar de forma construtiva com as situações de adversidade. Os adultos devem ajudar a acalmar as crianças que se encontrarem com hiper-reatividade ao estresse, controlar suas emoções, ajudando seu sistema de resposta ao estresse a retornar ao nível basal. Discutir com o pai ou mãe o quanto sua presença afetiva, quantitativa e qualitativa, é capaz de desativar os efeitos do estresse tóxico; esclarecer sobre o envolvimento da equipe pedagógica da escola; elucidar o papel da equipe de saúde da família, com possibilidade de criação de grupos de crianças e de familiares, além do suporte da comunidade.

Toda criança precisa de relacionamentos estáveis e com reciprocidade. Para tanto, o suporte aos adultos com estratégias para tratamento antidependência química, tratamento psiquiátrico efetivo, suporte para abandono de relacionamentos abusivos com outros adultos/parceiros, capacidade de educar os filhos sem autoritarismo ou negligência, treinamento de parentalidade saudável e educação baseada na autoridade com afeto. A partilha de conhecimentos da neurociência com os cuidadores auxilia na compreensão clara da importância do empenho, para que o ambiente da criança seja o mais adequado possível, com redução ou controle das experiências adversas.

O tratamento do estresse tóxico deve ser planejado de forma interdisciplinar e individualizada. Os objetivos devem incluir melhor controle ambiental das adversidades, apoio para que a criança possa ter suporte afetivo e estratégias para auxiliar na capacidade de resiliência. As estratégias de organização da rotina dentro da realidade de cada criança e família devem fazer parte das orientações do pediatra.

O acompanhamento psicológico deve, idealmente, envolver a criança de modo individual, a fim de que ela possa expressar suas angústias e representações de si e do mundo livremente por meio de diálogos, desenhos e brincadeiras, além do envolvimento de pais para trabalhar tempo de qualidade com os filhos e o manejo comportamental adequado. Ensinar a criança a compreender como ela pode usar outras técnicas para desativar os efeitos do estresse, construindo senso de autoeficácia, desenvolvendo controle inibitório, capacidade de autorregulação. O brincar prazeroso, as atividades ao ar livre, o contato com a natureza, práticas esportivas, técnicas de *mindfulness* e de *biofeedback*, atividades de música, afeto e carinho nas relações pessoais e ambiente escolar positivo também devem fazer parte da prevenção e do tratamento.

O tratamento medicamentoso é reservado para aqueles casos em que a criança já apresenta indícios de transtornos comportamentais ou comprometimento da saúde mental sem resposta à terapia não farmacológica.

Essas questões relacionadas aos fatores envolvidos para otimizar o desenvolvimento infantil vêm ganhando mais força, e as estratégias discutidas aqui também fazem parte dos objetivos do desenvolvimento sustentável do planeta para 2030.

Cerca de 200 milhões de crianças dos países em desenvolvimento perdem o potencial cerebral devido à má nutrição, à falta de estímulos adequados e à presença de estresse tóxico nos primeiros anos de vida – todos fatores evitáveis. Os pais replicam a forma como foram educados: como saber dar carinho e brincar se ninguém fez assim na infância deles?

Conscientizar os adultos e ensinar que a neurociência mostra diretamente os efeitos do estresse tóxico no cérebro infantil é algo que todo pediatra pode praticar, a fim de que cada criança alcance seu potencial de desenvolvimento.

REFERÊNCIAS BIBLIOGRÁFICAS

1. Araujo LA, Leyser L, Loureiro AA, Alves AMG, Lopes AMCS, Barros JCR, et al. O papel do pediatra na prevenção do estresse tóxico na infância. Sociedade Brasileira de Pediatria, 2017. Available: https://www.sbp.com.br/fileadmin/user_upload/2017/06/Ped.-Desenv.-Comp.-MOrient--Papel-pediatra-prev-estresse.pdf.
2. Araujo LA, Chaves LFS, et al. Funções executivas e resiliência na primeira infância. Sociedade Brasileira de Pediatria, 2021. www.sbp.com.br.
3. Benjet C, Borges G, Medina-Mora ME, Méndez E. Chronic childhood adversity and stages of substance use involvement in adolescents. Drug Alcohol Depend. 2013;131:85-91. doi:10.1016/j.drugalcdep.2012.12.002.
4. Bick J, Naumova O, Hunter S, Barbot B, Lee M, Luthar SS, et al. Childhood adversity and DNA methylation of genes involved in the hypothalamus-pituitary-adrenal axis and immune system: whole-genome and candidate-gene associations. Dev Psychopathol. 2012;24:1417-25. doi:10.1017/S0954579412000806.
5. Briggs RD, Stettler EM, Silver EJ, Schrag RDA, Nayak M, Chinitz S, et al. Social-emotional screening for infants and toddlers in primary care. Pediatrics. 2012;129:e377-e384. doi:10.1542/peds.2010-2211.
6. Briggs-Gowan MJ, Carter AS. Social-emotional screening status in early childhood predicts elementary school outcomes. Pediatrics. 2008;121:957-62.
7. Campbell FA, Pungello EP, Miller-Johnson S, Burchinal M, Ramey CT. The development of cognitive and academic abilities: growth curves from an early childhood educational experiment. Dev Psychol. 2001;37:231-42.
8. Carrion VG, Weems CF, Reiss AL. Stress predicts brain changes in children: a pilot longitudinal study on youth stress, posttraumatic stress disorder, and the hippocampus. Pediatrics. 2007;119:509-16. doi:10.1542/peds.2006-2028.
9. Carroll JE, Gruenewald TL, Taylor SE, Janicki-Deverts D, Matthews KA, Seeman TE. Childhood abuse, parental warmth, and adult multisystem biological risk in the Coronary Artery Risk Development in Young Adults study. Proc Natl Acad Sci. 2013;110:17149-53.
10. Committee on Psychosocial Aspects of Child and Family Health, Committee on Early Childhood, Adoption, and Dependent Care, and Section on Developmental and Behavioral Pediatrics. Garner AS, Shonkoff JP, Siegel BS, Dobbins MI, Earls MF, Garner AS, et al. Early childhood adversity, toxic stress, and the role of the pediatrician: translating developmental science into lifelong health. Pediatric. 2012;129:e224-e231.
11. Danese A, Moffitt TE, Harrington H, Milne BJ, Polanczyk G, Pariante CM, et al. Adverse childhood experiences and adult risk factors for age--related disease. Arch Pediatr Adolesc Med. 2009 Dec; 163(12):1135-43.
12. Fagundes CP, Glaser R, Kiecolt-Glaser JK. Stressful early life experiences and immune dysregulation across the lifespan. Brain Behav Immun. 2013;27:8-12.
13. Garner AS. Home visiting and the biology of toxic stress: opportunities to address early childhood adversity. Pediatrics. 2013;132:S65-S73.
14. Gerwin C. Innovating in early head start: can reducing toxic stress improve outcomes for young children? [(accessed 2 May 2014)]. Available: http://developingchild.harvard.edu/resources/stories_from_the_field/tackling_toxic_stress/innovating_in_early_head_start/.
15. Grantham-McGregor S, Cheung YB, Cueto S, Glewwe P, Richter L, Strupp B, and the International Child Development Steering Group. Developmental potential in the first 5 years for children in developing countries. Series. The Lancet. 2007 Jan 6; 369.
16. Johnson SB, Riley AW, Granger DA, Riis J. The science of early life toxic stress for pediatric practice and advocacy. Pediatrics. 2013;131:319-27.
17. Kelly-Irving M, Mabile L, Grosclaude P, Lang T, Delpierre C. The embodiment of adverse childhood experiences and cancer development: potential biological mechanisms and pathways across the life course. Int J Public Health. 2013;58:3-11.
18. Matheson SL, Shepherd AM, Pinchbeck RM, Laurens KR, Carr VJ. Childhood adversity in schizophrenia: a systematic meta-analysis. Psychol Med. 2013;43:225-38. doi:10.1017/S0033291712000785.
19. Miller-Lewis LR, Searle AK, Sawyer MG, Baghurst PA, Hedley D. Resource factors for mental health resilience in early childhood: an analysis with multiple methodologies. Child Adolesc Psychiatry Ment Health. 2013;7:6.
20. National Scientific Council on the Developing Child Excessive Stress Disrupts the Architecture of the Developing Brain: Working Paper 3. [(accessed 1 May 2014)]. Updated edition. Available: www.developingchild.harvard.edu.
21. Odgers CL, Jaffee SR. Routine versus catastrophic influences on the developing child. Annu Rev Public Health. 2013;34:29-48. doi:10.1146/annurev-publhealth-031912-114447.
22. Park ER, Traeger L, Vranceanu A-M, Scult M, Lerner JA, Benson H, et al. The development of a patient-centered program based on the relaxation response: the relaxation response resiliency program (3RP) psychosomatics. 2013;54:165-74.
23. Peira N, Fredrikson M, Pourtois G. Controlling the emotional heart: heart rate biofeedback improves cardiac control during emotional reactions. Int J Psychophysiol Off J Int Organ Psychophysiol. 2014;91:225-31. doi:10.1016/j.ijpsycho.2013.12.008.
24. Reavis J. Adverse childhood experiences and adult criminality: how long must we live before we possess our own lives? Perm J. 2013;17:44-8.
25. Shonkoff JP. Leveraging the biology of adversity to address the roots of disparities in health and development. Proc Natl Acad Sci U S A 2012;109(Suppl 2):17302-7.

26. Shonkoff JP, Boyce WT, McEwen BS. Neuroscience, molecular biology, and the childhood roots of health disparities: building a new framework for health promotion and disease prevention. JAMA. 2009;301:2252.
27. Shonkoff JP, Garner AS, The Committee on Psychosocial Aspects of Child and Family Health, Committee on Early Childhood, Adoption, and Dependent Care, and Section on Developmental and Behavioral Pediatrics. Siegel BS, Dobbins MI, Earls MF, Garner AS, McGuinn L, Pascoe J, et al. The lifelong effects of early childhood adversity and toxic stress. Pediatrics. 2012;129:e232-e246.
28. Sibinga EMS, Kerrigan D, Stewart M, Johnson K, Magyari T, Ellen JM. Mindfulness-based stress reduction for urban youth. J Altern Complement Med N Y N. 2011;17:213-8. doi:10.1089/acm.2009.0605.
29. Slopen N, McLaughlin KA, Shonkoff JP. Interventions to improve cortisol regulation in children: a systematic review. Pediatrics. 2014;133:312-6.
30. Teicher M, Samson J, Anderson, C. et al. The effects of childhood maltreatment on brain structure, function and connectivity. Nat Rev Neurosci. 2016;17:652-66. Available: https://doi.org/10.1038/nrn.2016.111.
31. Tilt AC, Werner PD, Brown DF, Alam HB, Warshaw AL, Parry BA, et al. Low degree of formal education and musical experience predict degree of music-induced stress reduction in relatives and friends of patients: a single-center, randomized controlled trial. Ann Surg. 2013;257:834-8. doi:10.1097/SLA.0b013e31828ee1da.
32. Vanderwert RE, Marshall PJ, Nelson CA, Zeanah CH, Fox NA. Timing of intervention affects brain electrical activity in children exposed to severe psychosocial neglect. PLoS ONE. 2010;5:e11415.
33. Varese F, Smeets F, Drukker M, Lieverse R, Lataster T, Viechtbauer W, et al. Childhood adversities increase the risk of psychosis: a meta-analysis of patient-control, prospective- and cross-sectional cohort studies. Schizophr Bull. 2012;38:661-71.
34. Wolf JM, Miller GE, Chen E. Parent psychological states predict changes in inflammatory markers in children with asthma and healthy children. Brain Behav Immun. 2008;22:433-41.

CAPÍTULO 8

DEFICIÊNCIA INTELECTUAL, TRANSTORNO DA COMUNICAÇÃO E LINGUAGEM

Ana Márcia Guimarães
Fernanda Dreux Miranda Fernandes
Lívio Francisco da Silva Chaves
Liubiana Arantes de Araújo

AO FINAL DA LEITURA DESTE CAPÍTULO, O PEDIATRA DEVE ESTAR APTO A:

- Conceituar transtornos de comunicação e de linguagem.
- Conhecer os marcos da capacidade de comunicação.
- Investigar quando há suspeita de transtornos de linguagem.
- Realizar intervenção precoce.

TRANSTORNO DE COMUNICAÇÃO E DE LINGUAGEM

Desenvolvimento da linguagem

A linguagem é aprendida ou inata? Durante algumas décadas essa dicotomia foi aventada e hoje é vista como uma visão mais interacionista. Em estudos de neurociência sobre a questão, conclui-se que as predisposições biológicas influenciam o comportamento humano e que o ambiente pode moldar a genética.[1]

A comunicação apresenta diferenças individuais, tanto no processo de aquisição quanto na velocidade e qualidade do desenvolvimento da linguagem. Os fatores ambientais, comportamentais e emocionais interferem diretamente na aquisição das habilidades comunicativas. A linguagem está associada a uma função cortical superior, e seu progresso se dá, por um lado, em uma estrutura anatomofuncional geneticamente determinada, e, por outro, pelas interferências diretas do ambiente social.[2,3] Quando a criança nasce, seu cérebro está apto a aprender qualquer idioma do planeta, e a exposição aos sons e fonemas nos primeiros meses, principalmente até os 3 anos – quando as janelas de oportunidade da linguagem estão abertas no cérebro –, é que vai definir o resultado da linguagem.

Dessa forma, o pediatra que se depara com um atraso no desenvolvimento da linguagem deve estar atento à história familiar, gestacional, social, cultural (pessoas de grupos culturais diferentes podem levar a interpretações equivocadas) e ambiental, à qualidade do estímulo que é oferecido a essa criança e também aos agentes promotores de eventual estresse tóxico, como o tempo de tela em excesso e a negligência[1].

Malformações, lesões e disfunções cerebrais implicadas com as áreas primárias, secundárias e terciárias do córtex perissilviano, córtex pré-frontal, área motora suplementar, sistema límbico, tálamo e núcleos da base estão envolvidas com atrasos de linguagem. A história pré-natal e as condições de nascimento devem ser sempre investigadas para afastar fatores de risco relacionados a lesões cerebrais.[4]

No hemisfério esquerdo do cérebro se localiza a área conhecida como fissura de Sílvio, responsável pelo desenvolvimento de diversas habilidades de linguagem; as áreas posteriores da fissura são responsáveis pela compreensão, e a anterior pela linguagem expressiva. O hemisfério direito é responsável pelos aspectos emocionais da comunicação, transmitidos por meio da prosódia vocal, dos gestos e expressões faciais, e ambos os hemisférios contribuem para a comunicação humana normal.[5] Estudos recentes demonstram que as áreas de Broca, Wernicke e demais relacionadas à linguagem receptiva, ao processamento e à expressiva funcionam de forma conectada.

A linguagem é o principal meio de comunicação, e devemos dominar seus diversos sistemas linguísticos para sermos considerados comunicadores eficazes. O primeiro marco de desenvolvimento da linguagem se inicia na vida intrauterina, e o processamento do som no cérebro do feto, mesmo que ainda parcialmente, inicia-se no último trimestre de gestação. O feto já consegue ouvir o que ocorre no exterior, com reações distintas de sobressaltos, estresse ou tranquilidade.[6]

Mesmo antes de iniciar a linguagem verbal a criança já consegue se comunicar pelo olhar, pelas expressões faciais e pelos gestos. Nesse período de desenvolvimento duas fases distintas podem ser destacadas: a pré-linguística, caracterizada pela vocalização apenas dos fonemas e não das palavras, persistindo até os 11-12 meses, e a linguística, quando se inicia a fala de palavras com compreensão. Trata-se de um processo contínuo, ordenado e sequencial.[6,7]

Na fase pré-linguística a criança utiliza-se muito do choro para se comunicar. Nos primeiros meses de vida cerca de 25% dos bebês choram mais de 3 horas e meia por dia. Ao nascer esse choro é indiferente, mas aos poucos começa a ter significado e é possível pelo menos para a mãe saber se o bebê está chorando de fome, de frio ou calor, de cólica, de tédio ou em busca do colo, dentre outros.[1,7]

O balbucio é um precursor essencial da linguagem oral, e crianças que não balbuciam devem ser vistas como de risco para atrasos ou dificuldades no desenvolvimento da linguagem. Além do balbucio, a intenção comunicativa, o desejo de demonstrar ao outro o seu interesse, é um marco importante antes do aparecimento das primeiras palavras. Portanto, observar o contato ocular, o interesse social, os gestos de dar tchau, soltar beijos, chamar "vem cá", de SIM e de NÃO com a cabeça e/ou com os dedos, de cumprimentos como "joia "e o apontar, por exemplo, devem fazer parte da rotina de observação do pediatra nas consultas de puericultura.[4]

Aos três meses é possível observar a produção de sons articulados e de vogais. Até os 5 meses esses sons se tornam repetitivos, como o /aaaa/, /oooo/, /pppp/. A partir de 6 meses já produzem balbucios e sílabas bem formadas e variadas como /bada/, /mama/ e /padadama/, muitas vezes confundido com a primeira palavra do bebê. Essas expressões ganham a entonação da língua-mãe por volta dos 9 meses, porém ainda com significado ininteligível, os jargões. Em torno de 10 meses há uma imitação do que os bebês ouvem em seu ambiente, e ao final do primeiro ano eles já apresentam melhor percepção da comunicação.[1,3,6,7]

Na fase linguística a criança já apresenta maturação suficiente para começar a dizer suas primeiras palavras. Os primeiros comportamentos comunicativos intencionais dos bebês são os pedidos, na sequência ou mesmo concomitante vem o chamar a atenção para si. Com 12 meses os bebês compartilham seu foco de atenção com o outro e já vocalizam 2 ou 3 palavras além de *papai* e *mamãe*.[1,7] Estudos mostram que isso depende diretamente da qualidade da atenção e da reciprocidade e linguagem dos pais e que, quando os pais se comunicam usando o "manhês" ou "papanhês" ou quando leem e contam histórias para os bebês, a estimulação das áreas da comunicação é potencializada.

Aos 18 meses expressam pelo menos 10 palavras, inclusive o seu nome, e apresentam 20-100 palavras no seu vocabulário. Quando a criança chega ao marco de 20-40 palavras há um aumento vertiginoso da sua fala. Aos 24 meses esperam-se pelo menos 200 palavras no seu vocabulário, formando frases com 3 elementos, utilizando os pronomes "eu e você", empregando substantivo e verbo e a partir daqui o seu vocabulário cresce muito.[7]

Entre os 2-3 anos as crianças começam a adquirir os primeiros fundamentos de sintaxe, começando assim a se preocupar com as regras gramaticais. Usam, para tanto, a denominação de super-regularização, que é uma aplicação das regras gramaticais a todos os casos, sem considerar as exceções.[1,4,7]

De forma didática o pediatra encontra na Caderneta da Criança alguns marcos da capacidade de comunicação. O que é esperado em cada fase do desenvolvimento é exposto a seguir.

- 2-3 meses: vocaliza os fonemas /a/, /e/, /u/.
- 3-4 meses: o bebê vocaliza sons sem significado e apenas para se divertir, sem a intenção de se comunicar.
- 6-9 meses: as vocalizações dão lugar aos balbucios – "papa", "mama", "auau" – e a sons que as crianças produzem com intenção comunicativa. Ou seja, toda vez que quer a mãe, o bebê tende a falar "mama".
- Aos 12 meses: os balbucios se transformam nas primeiras palavras "de verdade", vocalização de 2 ou 3 palavras e a criança se torna um "papagaio", repetindo e cantando tudo o que ouve.
- Até os 18 meses: espera-se que o vocabulário seja expandido muitíssimas vezes e que os bebezões comecem a expressar suas necessidades. Vocalizam 10 palavras além do nome e têm em torno de 50 palavras no vocabulário.
- Aos 24 meses: muitas frases de 2 palavras, por exemplo, "quero tetê" ou "Ana (ela própria) dormir" fazem parte do discurso, mesmo que ainda sejam ditas com omissões e distorções dos sons da fala. Já possuem em torno de 200 palavras no vocabulário e utilizam os pronomes "eu e você".[1,4-8]

A linguagem receptiva também deve ser avaliada, como a capacidade de olhar quando chamado pelo nome, de obedecer a comandos e de responder com gestos quando a atenção lhes é direcionada.

Diagnóstico

Os distúrbios do desenvolvimento da linguagem são condições do neurodesenvolvimento, iniciando precocemente e perdurando ao longo de todo o desenvolvimento, com comprometimentos sintomatológicos variando de leves, moderados a graves. Caracteriza-se por um comprometimento persistente e prejuízos evidentes na aquisição e no uso da linguagem receptiva ou expressiva, devido a produção ou compreensão inadequadas, levando a um vocabulário reduzido, estrutura de frases limitadas e alterações do discurso. Essas dificuldades não estão associadas a quadros de otite média de repetição, à deficiência auditiva ou outros prejuízos sensoriais, disfunção motora ou qualquer outra condição médica`, como hipotireoidismo e deficiências nutricionais graves ou neurológica.[1] Por isso é essencial descartar essas possíveis alterações com uma consulta completa, que deve incluir o parecer dos familiares e da escola.

A investigação complementar, por exemplo, por meio dos exames de investigação da audição quando há atraso da fala, assim como casos de mutismo seletivo, crises de ausência, síndrome de Landau-Klefner, alterações comportamentais relacionadas à ansiedade ou sintomas depressivos, gagueira transitória, componentes sensoriais (como perdas auditivas ou falhas no processamento auditivo, p. ex.) ou ambientais (como estimulação pobre ou bilinguismo, p. ex.), faz parte da investigação. A colaboração entre o pediatra e o fonoaudiólogo será fundamental para a definição preliminar de hipóteses diagnósticas envolvendo componentes neurológicos, psíquicos ou genéticos, além do neuropediatra, otorrinolaringologista, psicólogo infantil e geneticista.

Para chegar a esse conjunto de características e manifestações clínicas específicas, uma análise do desempenho nos diferentes componentes de entrada e saída da linguagem falada, como a sintaxe, a fonologia, a semântica e a pragmática deve ser realizada com critério.[1,3,7]

O diagnóstico dos distúrbios de comunicação deverá ser feito, de preferência, em uma equipe multidisciplinar, e pode ser confundido com quadros de transtorno específico da comunicação e linguagem (distúrbio específico da linguagem – DEL), com apraxia da fala (que é uma condição rara) e com quadros graves de outros transtornos fonológicos.

Alguns conceitos são importantes para o auxílio na compreensão desse distúrbio:[9]

- Atraso de linguagem: não é um transtorno ou um diagnóstico fonológico, mas uma condição transitória e geralmente associada à falta de estimulação ambiental adequada. Ou seja, geralmente não está associada a causas orgânicas ou a outros transtornos do neurodesenvolvimento, como síndromes genéticas, deficiência intelectual ou transtorno do espectro autista.[10]
- Gagueira do desenvolvimento: geralmente ocorre na idade de 2-3 anos. A fala apresenta disfluência, bloqueios, prolongamentos ou repetição de sílabas ou sons.
- Primário ou secundário: os transtornos de linguagem podem ser primários, quando associados exclusivamente a um distúrbio específico da linguagem e de predisposição genética, ou secundários, quando associados a outra condição do desenvolvimento global da criança, como a deficiência intelectual ou a deficiência auditiva.[10]

Os quadros dos transtornos da comunicação e linguagem têm características clínicas bem definidas e estruturadas, de acordo com os principais manuais de diagnóstico e classificação, como o Manual Diagnóstico e Estatístico dos Transtornos Mentais (DSM-5), o Código Internacional de Doenças (CID-10) e a American Speech-Language-Hearing Association (ASHA), da Organização Mundial de Saúde – OMS (ver Quadro 1).[7,10]

O DSM-5 descreve o transtorno da linguagem falada como caracterizado por uma dificuldade persistente na aquisição e no uso da linguagem, devido a alterações na compreensão ou na produção da fala, incluindo um vocabulário reduzido, estrutura limitada de frases e prejuízos no discurso. Para tanto, essas capacidades devem estar abaixo do esperado para aquela idade mental, com início no período de desenvolvimento infantil, sem características regressivas e não podem estar associadas a alterações sensoriais como perda auditiva, disfunção motora ou outra causa neurológica secundária ou adquirida.[10] Cabe chamar a atenção para o fato de que, para o português, existem muito poucos parâmetros de normalidade e que as grandes diferenças culturais observadas na população brasileira devem ser consideradas com cuidado.

A ASHA descreve o distúrbio da linguagem oral como a apresentação de compreensão prejudicada e/ou da utilização da fala. Pode estar envolvido na forma de linguagem, com alterações fonológicas, morfológicas, e na sintaxe da fala ou no conteúdo da linguagem, com alteração de semântica e na função de linguagem, especificamente da pragmática.[7]

A CID-10 descreve três formas principais de distúrbios de fala e linguagem:

1. F80.0: aquisição da linguagem comprometida desde os primeiros estágios do desenvolvimento, não podendo ser atribuível a condições neurológicas, anomalias estruturais do aparelho fonador, comprometimentos sensoriais, deficiência intelectual ou fatores ambientais. Podem ser associados com dificuldades de leitura e soletração em crianças maiores, habilidades sociais, emocionais e de regulação do comportamento desde o início do desenvolvimento.
2. F80.1: trata-se de um transtorno expressivo de linguagem, no qual as capacidades da criança para utilizar a linguagem oral são nitidamente inferiores ao nível de correspondência a sua idade mental, porém com níveis normais de compreensão da linguagem. Pode vir acompanhado de distúrbios específicos da fala.
3. F80.2: transtorno receptivo da linguagem, uma desordem do desenvolvimento associada a um prejuízo real de compreensão da linguagem pela criança, incompatível com sua idade mental. Em praticamente todos os casos a linguagem expressiva estará também prejudicada, e são comuns os problemas de fala.[11]

Intervenção precoce

No Quadro 2 estão descritos os principais sinais e sintomas referentes ao desenvolvimento da linguagem dos primeiros 2 anos (mil dias) a 36 meses e seus principais sinais de alerta para uma possível condição de atraso. Hoje é lei no Brasil que todo lactente deve ter seu desenvolvimento formalmente avaliado com base em escalas validadas e que a parte direcionada para o desenvolvimento da linguagem da Caderneta da Criança deve estar preenchida. Caso haja algum sinal de alerta visto pelo pediatra, é imprescindível que a estimulação seja iniciada imediatamente, com treinamento de pais. Atitudes simples como dialogar com as crianças, leitura diária e contação de histórias possuem evidências robustas no desenvolvimento da linguagem. O brincar com reciprocidade também deve ser incentivado pelo pediatra em todas as consultas.

Quadro 1 Descrição dos processos fonológicos e idade esperada para superação

Processos fonológicos	Idade máxima	Exemplos
Redução de sílaba	18 meses	Sapato → *pato*
Harmonia consonantal	18 meses	Sapato → *papato*
Plosivação de fricativa	18 meses	Fada → *pada* Sapo → *tapo* Jaca → *gaca*
Simplificação da fricativa velar	42 meses	Carro → *cao* ou *calo*
Posteriorização para velar	42 meses	Tatu → *cacu* Dama → *gama*
Posteriorização para palatal	54 meses	Sapo → *chapo* Zebra → *gebra*
Frontalização de velar	36 meses	Casa → *tasa* Gama → *dama*
Frontalização de palatal	54 meses	Chapéu → *sapéu* Jacaré → *zacaré*
Simplificação de líquida	42 meses	Careta → *caleta/caieta/caeta* Lápis → *iapis/lhapis/apis* Folha → *foia/fola/fora*
Simplificação do encontro consonantal	84 meses	Prato → *pato/plato* Clube → *cube/crube*
Simplificação da consoante final	84 meses	Pasta → *pata* Nariz → *nari* Porta → *pota* Amor → *amo*
Ensurdecimento de fricativa	*	Vaca → *faca* Zebra → *sebra* Jaca → *chaca*
Ensurdecimento de plosiva	*	Bola → *pola* Dedo → *teto* Galo → *calo*
Sonorização de fricativa	*	Foto → *uoto* Sino → *zino* Chute → *jute*
Sonorização de plosiva	*	Pato → *bato* Tia → *dia* Casa → *gasa*

* Não esperado para o desenvolvimento.
Fonte: Wertzner, 2004.[6]

No primeiro momento de avaliação de uma criança com atraso da linguagem deve-se orientar as famílias quanto a possíveis questões ambientais ou erros de estimulação e quanto à necessidade de intensificar os estímulos ambientais, e em um espaço de tempo curto (no máximo de 30 dias) o pediatra deve reavaliar. Caso persista o atraso, deve-se encaminhar para uma avaliação pelo profissional especializado, o fonoaudiólogo e também uma equipe multidisciplinar, com o auxílio do neurologista infantil, psiquiatra infantil, geneticista, psicólogo, terapeuta ocupacional, dentre outros, e iniciar imediatamente a intervenção, de forma concomitante ao esclarecimento diagnóstico.[10]

O pediatra não pode deixar de avaliar as condições de saúde geral da criança com atraso na linguagem. Anemias e doenças hematológicas graves, distúrbios do sono, doenças respiratórias crônicas, renais crônicas, gástricas e hepatológicas devem ser sempre investigadas, bem como as alterações sensoriais, em especial as auditivas, mesmo antes ou concomitantemente ao início da intervenção fonoaudiológica.[1,10]

Em todos os atrasos do neurodesenvolvimento a rapidez diagnóstica e a intervenção precoce são mandatórias, e, no caso da linguagem, por sua associação como sendo o principal marcador precoce de desenvolvimento cognitivo global na criança, mais importante ainda. O pediatra não pode esperar que cada criança tenha o seu tempo diante de sinais de alerta avaliados, pois a demora na intervenção pode trazer impactos graves na aprendizagem, habilidades sociais, comportamentais e emocionais ao logo da vida.[1,10]

TRANSTORNO DO DESENVOLVIMENTO INTELECTUAL

Causas e tratamento

O déficit intelectual, anteriormente denominado retardo mental e na CID-11 designado transtorno do desenvolvimento intelectual,[12] é uma condição de diagnóstico ainda tardio. Muitas vezes as crianças portadoras dessa deficiência são diagnosticadas somente na idade escolar, perdendo o tempo precioso de estimulação precoce e de adaptação social. Nosso objetivo é treinar o pediatra para o rastreio de sinais e sintomas que possam favorecer o diagnóstico e a intervenção precoce, o que garantirá melhor evolução e menos comorbidades para as crianças com limites ao seu desenvolvimento intelectual.

Classificado no DSM-5 como um transtorno do neurodesenvolvimento,[13] o transtorno do desenvolvimento intelectual é definido por dificuldades significativas evidentes em três principais áreas: funcionamento intelectual abaixo da média, limitações no funcionamento adaptativo e o início dessas limitações antes dos 18 anos de idade, ou seja, durante o período do desenvolvimento da criança, acompanhado pelo pediatra nas consultas de puericultura.[14]

O funcionamento intelectual abaixo da média é definido por um resultado psicométrico do quociente de inteligência (QI) inferior a 70. Essa medida é encontrada pela aplicação de uma avaliação padronizada de inteligência, realizada pela neuropsicologia. O domínio conceitual medido na avaliação neuropsicológica analisa, dentre outras habilidades, a memória, a linguagem, a escrita, o raciocínio matemático, os conceitos práticos, a capacidade de resolução de problemas e o julgamento. O funcionamento intelectual cognitivo deve estar dois ou mais desvios-padrão abaixo da média. Já os déficits das habilidades adaptativas envolvem dois domínios: pessoal e prático, sendo o domínio pessoal a percepção dos próprios pensamentos e sentimentos, as experiências dos outros, a empatia, as habilidades de comunicação, o julgamento social e as habilidades de amizades, enquanto o domínio prático envolve a aprendizagem e a autogestão, os cuidados pessoais, as responsabilidades profissionais, a recreação e o autocontrole emocional e comportamental.

Quadro 2 Características do desenvolvimento da linguagem e sinais de alerta

Idade	Compreensão	Produção	Sinais de alerta
0-6 meses	• Reage a sons. • Dirige o olhar e/ou cabeça na direção dos sons.	• Choro adequado às necessidades sentidas. • Produz sons /p/ e /m/ quando interagindo ou sozinho.	• Não interage a estímulos sonoros. • Não sorri ou não estabelece contato social, visual/ocular.
6-12 meses	• Reage ao seu nome. • Aponta e dirige o olhar para objetos de uso comum nomeados pelo adulto. • Compreende ordens simples (*dá, tchau, não*).	• Utiliza sons para chamar a atenção. • Balbucio repetitivo. • Diz 1-2 palavras (*pai, mãe, não* etc.).	• Deixa de produzir sons. • Não reage ao seu nome. • Não reage a sons familiares (telefone, porta, campainha etc.).
12-18 meses	• Identifica objetos de uso comum. • Compreende verbos de ação relacionados à rotina diária.	• Diz palavras isoladas com sentido de frase (*pai, mãe, dá*). • Repete palavras familiares. • Imita ações do adulto.	• Não usa palavras. • Não reage olhando ou sorrindo quando brincam com ele.
18-24 meses	• Identifica objetos e respectivas imagens. • Aponta algumas partes do corpo. • Compreende perguntas simples ("Você quer água?").	• Imita sons de animais. • Combina duas palavras na frase. • Usa seu próprio nome quando se refere a si próprio.	• Não compreende instruções simples. • Tem vocabulário reduzido em 4-6 palavras.
24-36 meses	• Identifica imagens que expressam ação. • Identifica *grande, pequeno* e *muito*.	• Nomeia e diz para que servem os objetos. • Diz frases com 4 palavras. • Faz perguntas simples. • Hesitações e repetições de sílabas e palavras no discurso.	• Não combina 2 palavras para formar frases (*dá bola, alô papai*).

O comportamento adaptativo, dividido nos domínios pessoal e prático, que acabamos de ver, pode ser medido em instrumentos padronizados para cada região, como as escalas de comportamento adaptativo de Vineland.[15]

O transtorno do desenvolvimento intelectual pode ser classificado em 4 categorias, de acordo com as limitações encontradas no funcionamento intelectual e adaptativo, sendo leve, moderado, grave e profundo, especificado no Quadro 3.

Quando se fala em epidemiologia de déficit intelectual (DI) nas crianças e adolescentes, observa-se uma diferença importante entre avaliar isoladamente o quociente de inteligência (QI) e incluir na avaliação o comportamento adaptativo do indivíduo, principalmente dos casos de DI leve. Isso mostra os resultados que podem ser alcançados em uma criança estimulada adequadamente e em outra não diagnosticada precocemente, ressaltando a importância de incluir na puericultura a observação cuidadosa de sinais precoces de atraso global do desenvolvimento.

A prevalência de DI em todo o mundo está por volta de 1-3%, maior em meninos, tanto em populações de adultos quanto nas crianças, variando entre 0,4:1.[16]

Quando o pediatra atende uma criança e suspeita de atraso no desenvolvimento intelectual, a entrevista clínica precisa conter três informações importantes:

1. Antecedentes da criança: condições neonatais. Quase 50% das crianças com atraso global do desenvolvimento sofreram alguma injúria perinatal: qualquer doença crônica materna durante a gravidez, prematuridade, hipóxia perinatal, baixo peso ao nascer, distúrbios metabólicos perinatais, infecções neonatais, anemia e desnutrição materna, icterícia, traumas, negligência, intoxicações exógenas.[17]

Quadro 3 Classificação do transtorno do desenvolvimento intelectual

Grau	Medida do QI	Capacidade alcançada
Leve	50-70	• Alfabetização + • Habilidades de autoajuda ++ • Boa fala ++ • Trabalho semiqualificado +
Moderado	35-50	• Alfabetização ± • Habilidades de autoajuda + • Fala em casa + • Trabalho não qualificado, com ou sem supervisão +
Grave	20-35	• Alfabetização não alcançada • Habilidades de autoajuda assistidas + • Fala mínima + • Tarefas domésticas assistidas +
Profundo	< 20	• Fala pode estar ausente • Habilidades de autoajuda ±

QI: quociente de inteligência.
±: algumas vezes atingível; +: atingível; ++: definitivamente atingível.
Fonte: Rey, 2012.[18]

2. Antecedentes familiares: é necessário investigar se há casos semelhantes na família, seja na fraternidade, na ascendência ou colateral. A construção do heredograma pode ajudar muito a conduzir o pediatra até o diagnóstico de doenças genéticas herdáveis. A investigação da presença de estigmas sindrômicos ao exame físico da criança e, também, a observação de traços parecidos em familiares e o questionamento de consanguinidade podem conduzir a investigação à solicitação de exames genéticos corretos.
3. Observação da evolução da morbidade: também precisa ser investigado o caráter do aparecimento dos sintomas, se foi súbito ou se estão presentes desde o nascimento da criança, se há intervalos livres de sintomas, se são sintomas permanentes ou se há regressões de habilidades já adquiridas. Essa investigação poderá levantar a suspeita de erros inatos do metabolismo, condição crônica, de sintomas progressivos de atraso no desenvolvimento e que podem oferecer tratamento, como o hipotireoidismo e a mucopolissacaridose.

Após essa breve pesquisa de sintomas, o pediatra poderá classificar as possíveis causas de transtorno do desenvolvimento intelectual em causas pré-natais, perinatais, pós-natais, biológicas, genéticas, ambientais, sociais e educacionais, sabendo então como intervir corretamente, com o objetivo de minimizar os déficits e proporcionar funcionalidade ao indivíduo, evitando comorbidades futuras.[19]

Dentre as causas pré-natais, as de origem genética exercem um importante papel na etiologia do transtorno do desenvolvimento intelectual. As causas genéticas mais comuns e subdiagnosticadas na infância são:

Síndrome de Down

É a causa genética mais comum de DI, consistente na trissomia livre do cromossomo 21, com 1% de chance de recorrência, acomete 1/1.000 nascidos de gestações de mães com idade entre 15-35 anos, com risco até 10 vezes maior em mulheres acima de 35 anos de idade ou mais velhas. A síndrome de Down (SD) pode ser diagnosticada ainda intraútero ou pode ser percebida ao nascimento, quando o recém-nascido apresenta estigmas sindrômicos específicos da SD, como braquicefalia, dobras epicânticas, fissuras palpebrais oblíquas, estrabismo, manchas Brushfield na íris, nariz achatado, orelhas de baixa implantação e arredondadas, macroglossia e língua protrusa, pescoço curto, braquidactilia, clinodactilia no quinto dedo, grande espaço entre o primeiro e o segundo dedo do pé, conhecido como pé sandália, baixa estatura, membros curtos e frouxidão ligamentar.

As crianças portadoras de SD podem ser acometidas por malformações congênitas, como cardiopatia, atresia duodenal, perda auditiva, problemas oftalmológicos, hipotireoidismo, luxação de quadril, demência de início precoce e leucemia, o que obriga o pediatra a fazer o rastreio precoce dessas morbidades.

A deficiência intelectual da SD costuma ser leve. As crianças e os adolescentes portadores possuem boas habilidades sociais e podem ser incluídos no mercado de trabalho profissionalizante, desde que sejam estimulados com profissionais interdisciplinares, incluindo psicóloga, fonoaudióloga e outras terapias específicas. A SD pode ser detectada por meio de estudo genético pré-natal ou pós-natal, e a família que recebe essa criança precisa ser acompanhada pelo pediatra e conduzida de maneira que ela alcance seu potencial máximo com a estimulação precoce durante todo o período do seu desenvolvimento.[20]

Síndrome do X frágil

A síndrome do X frágil, também conhecida como síndrome de Martin-Bell, é a causa herdável mais comum e a segunda causa mais comum de DI, estando a SD em primeiro lugar. Consiste na mutação no gene FMR1 no braço longo do (Xq27.3). Cinco por cento das crianças com X frágil preenchem critério para o autismo, sendo uma causa de gene único para o transtorno do espectro do autismo.

A incidência é de cerca de 1 por 4 mil nascidos vivos, 3 vezes mais comum em homens do que em mulheres. Visto ser uma condição dominante ligada ao X, a mulher pode ser portadora da pré-mutação e transmitir a expressão completa aos filhos homens que possuem apenas um cromossomo X. Sendo assim, eles irão manifestar os sinais de atraso do desenvolvimento e os estigmas sindrômicos, que podem variar de características físicas a comprometimento cognitivo e problemas comportamentais.

O fenótipo físico constitui-se de três características: face alongada, testa proeminente e orelhas grandes. Também se pode encontrar nos portadores hipotonia, hipermobilidade articular, polegares com articulação dupla e pés chatos. Os homens desenvolvem macro-orquidismo após a puberdade e as mulheres podem ser inférteis e apresentar sintomas físicos e cognitivos mais leves.

O pediatra precisa atentar para atrasos de linguagem com problemas comportamentais em meninos que possuem primos homens filhos das irmãs da mãe com o mesmo quadro clínico, sugerindo uma doença herdável ligada ao X.[21]

Outras síndromes apresentam características semelhantes de atraso global do desenvolvimento e problemas comportamentais, como a síndrome de Prader-Willi, a síndrome de Angelman, a síndrome de Klinefelter, a síndrome de Turner, de Williams etc. Muitas síndromes genéticas são causas pré-natais de atraso do desenvolvimento. O pediatra precisa estar atento à presença de estigmas sindrômicos no paciente e indagar sobre o histórico da criança e o familiar, além de checar causas ambientais que justifiquem o atraso do desenvolvimento da criança.

Na categoria das causas orgânicas de transtorno do desenvolvimento intelectual existe um grupo de doenças de suma importância para o diagnóstico precoce, visto serem condições tratáveis e causas evitáveis de DI, como os erros inatos do metabolismo:

- Hipotireoidismo congênito: o hipotireoidismo congênito tem uma incidência de um para cada 2 mil nascidos vivos. As crianças podem apresentar, precocemente, atraso no desenvolvimento neuropsicomotor, aumento das fontanelas anterior e posterior, icterícia persistente, letargia, obstipação, hipotermia, choro rouco, hérnia umbilical, bradicardia, hipotonia e macroglossia. Essa condição exige diagnóstico e tratamento rápidos, caso contrário a criança evoluirá para atraso do desenvolvimento ponderoestatural, deficiência intelectual permanente e problemas cardíacos. Com o rastreio obrigatório de hipotireoidismo congênito no teste do pezinho essa doença caiu drasticamente nos últimos 20 anos, mas o pediatra não deve excluir essa possibilidade diante desses sintomas clínicos, mesmo que o teste do pezinho esteja com níveis de TSH normais.[22]

- Fenilcetonúria: outro erro inato do metabolismo contemplado no teste do pezinho é a fenilcetonúria. O teste do pezinho detecta a ausência da enzima fenilalanina hidroxilase, que converte a fenilalanina em tirosina. A ausência ou deficiência da enzima fará com que a fenilalanina atinja níveis séricos tóxicos, causando os sintomas de atraso no desenvolvimento, convulsões, irritabilidade, tremores e hiperatividade no bebê. Com a detecção precoce os recém-nascidos portadores podem ser tratados, evitando as consequências deletérias para todo o organismo, incluindo o sistema nervoso central, porém existe a doença materna não tratada, que deve ser levada em consideração mesmo com o teste do pezinho normal, pois pode causar microcefalia e cardiopatia no recém-nascido.
- Galactosemia: acometendo 1 para cada 60 mil nascidos vivos, a galactosemia é considerada uma doença rara, porém tratável, sendo uma causa evitável de déficit intelectual. É o distúrbio genético de um único gene autossômico recessivo que interrompe a cadeia do metabolismo que converte galactose em glicose, causando, de maneira semelhante a todo erro inato do metabolismo, acúmulo de quantidades tóxicas de galactose no sangue e órgãos, resultando em sintomas em múltiplos sistemas e em déficit intelectual na criança em desenvolvimento.[23]
- Mucopolissacaridose: dá-se um destaque especial a essa doença de depósito lisossômico, um erro inato do metabolismo dos glicosaminoglicanos. Considerada doença rara, acomete 1 para cada cerca de 29 mil nascidos vivos. Existem vários tipos de mucopolissacaridoses, dependendo da enzima acometida. Algumas possuem tratamento de reposição enzimática, o que pode diminuir a velocidade do avanço da doença no organismo, bem como trazer alívio e qualidade de vida para a criança e sua família.

Além das manifestações preponderantemente psiquiátricas, os portadores da mucopolissacaridose podem apresentar infecções respiratórias recorrentes, apneia do sono, hérnias umbilical e inguinal, baixa estatura, fácies infiltrada, disostoses múltiplas, hepatoespelenomegalia, opacidade das córneas, glaucoma, regurgitação mitral, deformidade torácica, mãos em garra (sinal patognomônico), hirsutismo, baixa estatura (+/− 110 cm). As crianças podem apresentar desenvolvimento neuropsicomotor normal com posterior regressão por volta dos 14-24 meses de vida, sendo a deterioração cognitiva progressiva.

Quadro 4 Tipos de mucopolissacaridose

Tipo 1	Síndrome de Hurler, Hurler-Schele ou Schele	Deficiência da enzima alfa-iduronidase
Tipo 2	Síndrome de Hunter	Deficiência da enzima iduronatossulfatase
Tipo 3	Síndrome de Sanfilippo	Deficiência das enzimas heparan N-sulfatase, alfa-N-acetilglicosaminidase e acetil-coA
Tipo 4	Síndrome de Morquio	Deficiência das enzimas galactose 6-sulfatase e betagalactosidase
Tipo 6	Síndrome de Maroteux--Lamy	Deficiência da enzima arilsulfatase B
Tipo 7	Síndrome de Sly	Deficiência da enzima beta-glicuronidase

Síndromes neurocutâneas

Há um grupo de doenças genéticas denominadas doenças neurocutâneas que acometem a pele e o sistema neurológico e são, não raro, causas de atrasos no desenvolvimento da criança. Serão abordadas aqui dessas doenças, com as quais o pediatra deve se familiarizar, identificando os sinais, a fim de realizar o diagnóstico precoce e intervenções corretas. São elas:

- Neurofibromatose: também conhecida como doença de Von Recklinghausen, doença genética de herança autossômica dominante, mutação no gene *NF1* do cromossomo 17, cursa com transtornos de aprendizagem. Na pele são encontrados os neurofibromas, que podem estar distribuídos no tronco ou na região cervical. Na íris recebem o nome de nódulos de Lisch e podem também ser encontrados na parte posterior da órbita, recebendo o nome de gliomas ópticos. As manchas café com leite, em número maior que 6 ou com diâmetro maior que 6 mm, levantam a hipótese de neurofibromatose. É necessário pesquisar tumores no sistema nervoso central, alterações ósseas e auditivas, além de realizar o estudo genético que faz o diagnóstico da doença.
- Esclerose tuberosa: outra doença genética neurocutânea, também de herança autossômica dominante, apresenta a tríade déficit intelectuais + epilepsia + nódulos faciais. Essa doença pode estar associada a quadros de autismo em até 50% dos casos e consiste na presença de adenomas sebáceos em região malar em asa de borboleta, manchas acrômicas em tronco e membros, placas ásperas e rugosas amarronzadas no pescoço e lombossacra e fibromas periungueais.
- Síndrome de Sturge-Weber: é a terceira doença neurocutânea que pode cursar com atraso do neurodesenvolvimento. Os portadores dessa síndrome nascem com uma mancha violácea, denominada vinho do porto, na região malar, e as crianças apresentam a tríade convulsões + déficit intelectual + glaucoma, tendo risco aumentado de acidente vascular cerebral. Deve-se investigar a presença

de angiomas cerebrais com exames de imagem em toda criança que apresentar a mancha de nascença violácea em região malar.

Das causas ambientais de atraso do desenvolvimento intelectual da criança têm-se a desnutrição na gestação, as infecções congênitas, a exposição a poluentes, o uso de teratogênicos, o estado mental materno e o uso de substâncias, sendo a mais importante, pelo caráter evitável que possui, a síndrome alcoólica fetal (SAF).

A SAF é a forma mais grave dos transtornos do espectro alcóolico fetal, sendo o resultado da ingestão de qualquer quantidade de álcool durante a gravidez, seja de maneira crônica ou *binge drinking*, especialmente nos primeiros 3 meses de gestação, mas não há quantidade de álcool ou época da gestação que sejam seguros: a orientação é para que mulheres em idade fértil que não estejam fazendo uso de métodos anticoncepcionais não consumam nenhuma quantidade de álcool.[24]

A SAF é caracterizada pelo conjunto de sinais e sintomas que incluem face arredondada, filtro achatado, lábio superior fino, fissuras palpebrais curtas, pregas epicânticas, ponte nasal baixa, nariz curto e arrebitado, malformações da orelha e maxila achatada, microcefalia, convulsões, falta de coordenação motora, perda auditiva neurossensorial, deficiências cognitivas e funcionais.

O pediatra desconfia da SAF em uma criança com aparente atraso do desenvolvimento intelectual cuja mãe consumiu álcool na gestação e que apresente a tríade de sintomas que incluem:[25]

- Anormalidades faciais.
- Anormalidades do sistema nervoso central.
- Déficit de crescimento.

Manejo da criança com transtorno do desenvolvimento intelectual

Agora que o pediatra está familiarizado com os sinais e sintomas de doenças que podem cursar ou evoluir com atrasos no desenvolvimento intelectual, ficam mais fáceis o diagnóstico precoce e o planejamento do tratamento.

O indivíduo com dificuldades intelectuais precisa ser avaliado do ponto de vista de suas habilidades e de suas limitações, para que um plano de intervenção individual seja construído. Lembrando que a definição de DI é a somatória da psicometria e do funcionamento adaptativo, torna-se necessário avaliar quantitativamente essas habilidades, portanto o médico necessitará que o neuropsicólogo realize a avaliação neuropsicológica.

A maioria das pessoas com DI consegue se engajar em empregos ou em programas que incentivam as habilidades vocacionais, adaptativas ou de socialização. A transição da escola para o campo de trabalho é um momento que exige acompanhamento profissional médico e psicológico, a fim de garantir a qualidade de vida dos portadores de condições especiais e evitar comorbidades como ansiedade, depressão ou *bullying*.[26]

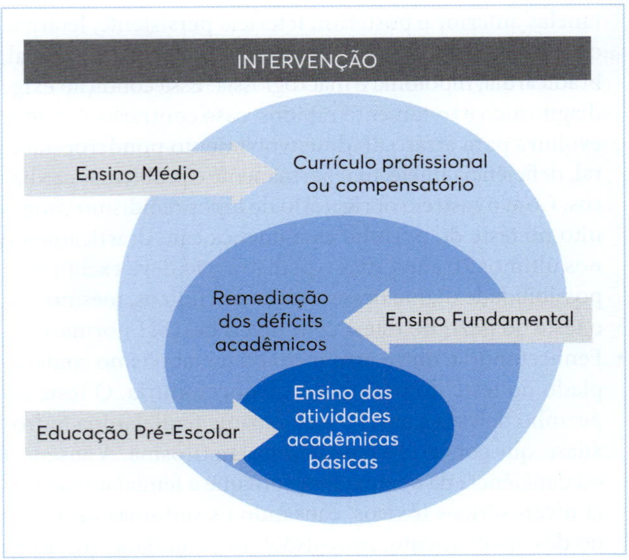

Figura 1 Déficit intelectual e síndromes genéticas.

REFERÊNCIAS BIBLIOGRÁFICAS

1. Lamônica DAC, Britto DBO. Tratado de linguagem: perspectivas contemporâneas. Ribeirão Preto: Book Toy; 2017. p.19-155.
2. Naudeau S, Kataoka N, Valerio A, Neuman MJ, Elder LK. Como investir na primeira infância: um guia para discussão de políticas e a preparação de projetos de desenvolvimento da primeira infância. Morsello P (translator). Washington, DC: The World Bank; 2010; São Paulo: Singular; 2011.
3. Da Cunha AJ, Leite AJ, de Almeida IS. The pediatrician's role in the first thousand days of child: the pursuit of healthy nutrition and development. J Pediatr (Rio J). 2015;91:S44-51.
4. Hage SRV, Nicolielo, AP, Lopes-Herrera AS. Considerações sobre intervenção e linguagem com base na perspectiva pragmática. In: Lamônica DA (ed.) Estimulação da linguagem: aspectos teóricos e práticos. São José dos Campos: Pulso Editorial; 2008. p.75-90.
5. Boone DR, Plante E. Comunicação humana e seus distúrbios. 2.ed. Porto Alegre: Artes Médicas; 1994.
6. Tristão RM, Feitosa MAG. Percepção de fala em bebês no primeiro ano de vida. Estudos de Psicologia. 2003;8(3):457-67.
7. ASHA. Childhood apraxia of speech [technical report]. 2007. Disponível em: www.asha.org/policy.
8. Castaño J. Bases neurobiológicas del linguaje y sus alteraciones. Revista de Neurología. 2003;36(8):781-5.
9. Nicolosi L, Elizabeth H, Janet K. Terminology of communication disorders: speech-language-hearing. Philadelphia: Lippincott Williams & Wilkins; 2004.
10. APA. Manual Diagnóstico e Estatístico dos Transtornos Mentais: DSM-5. São Paulo: Artmed; 2014.
11. WHO. The ICD-10 Classification of Mental and Behavioural Disorders: diagnostic criteria for research. Geneva: WHO; 1993.
12. Available: https://icd.who.int/en/.
13. APA. Diagnostic and Statistical Manual of Mental Disorders. 5.ed. Washington, DC: American Psychiatric Association; 2013.
14. International Classification of Diseases 11th Revision. Disponível em:: https://www.aaidd.org/.
15. Sparrow S, Balla D, Cicchetti D. Vineland adaptative behavior scales. Circle Pines, MN: American Guidance Service, 2005.
16. Maulik PK, Mascarenhas MN, Mathers CD, et al. Prevalence of intellectual disability: a meta-analysis of population-based studies. Research in Developmental Disabilities. 2011;32:419-36.

17. Hodapp RM. Cultural-familial mental retardation. In: Sternberg R (ed.). Encyclopedia of intelligence. New York: Macmillan; 1994. p.711-17.
18. Rey JM. IACAPAP e-Textbook of Child and Adolescent Mental Health. Geneva: International Association for Child and Adolescent Psychiatry and Allied Professions 2012. Disponível em: https://iacapap.org/content/uploads/C.1-Intellectual-Disability.pdf.
19. Dykens EM. Measuring behavioral phenotypes: provocations from the new genetics. Am J Ment Retard. 1995;99:522-32.
20. Roizen NJ, Patterson D. Down's syndrome. Lancet. 2003;361:1281-9.
21. Hessl D, Glaser B, Dyer-Friedman J, et al. Cortisol and behavior in fragile X syndrome. Psychoneuroendocrinology. 2002;27:855-72.
22. Rastog MV, La Franchi SH. Congenital hypothyroidism. Orphanet Journal of Rare Diseases. 2010;5:17.
23. Elsas LJ. Galactosemia. 2010. Disponível em: http://www.ncbi.nlm.nih.gov/ books/NBK1518/.
24. Ismail S, Buckley S, Budacki R, et al. Screening, diagnosing and prevention of fetal alcohol syndrome: is this syndrome treatable? Developmental Neuroscience. 2010;32:91-100.
25. Centers for Disease Control and Prevention (2009). National Center on Birth Defects and Developmental Disabilities.
26. Rusch FR, Chadsey JG (eds.). Beyond high school: transition from school to work. Boston, MD: Allyn & Bacon; 1998.

BIBLIOGRAFIA

1. Bhutta ZA, Ahmed T, Black RE, Cousens S, Dewey K, Giugliani E, et al. What works? Interventions for maternal and child undernutrition and survival. Lancet. 2008;317:417-40.
2. Glewwe P, Jacoby HG, King EM. Early childhood nutrition and academic achievement: a longitudinal analysis. J Public Econom. 2001;81:345-68.
3. In Brief: the science of early childhood development. The Fundations of Lifelong Health. Available: www.developingchild.harvard.edu.
4. Nelson CA, Haan M, Thomas KM. Neuroscience and cognitive development: the role of experience and the developing brain. New York: John Wiley; 2006.
5. Prates LPC, Martins VO. Distúrbios da fala e da linguagem na infância [Speech and language disorders in childhood]. Letícia Pimenta Costa Spyer Prates; Vanessa de Oliveira Martins. Revista Medica Médica de Minas Gerais. , vol v.21(S – suplemento).
6. Wertzner HF. Fonologia: desenvolvimento e alterações. In: Ferreira LP, Befi-Lopes DM, Limongi SCO. Tratado de Fonoaudiologia. São Paulo: Roca; 2004. p.772-86.
7. Young ME, Mustard F. Brain development and ECD: a case for investment. Washington, DC: World Bank; 2007. p.71-114.

SEÇÃO 5

SAÚDE ESCOLAR

COORDENADORES

Joel Conceição Bressa da Cunha
Graduação em Medicina pela Universidade Federal do Rio Grande do Sul. Especialização em Neonatologia pela Universidade de Tohoku, Japão. Presidente do Departamento Científico de Saúde Escolar da Sociedade de Pediatria do Estado do Rio de Janeiro (Soperj) e Diretor Adjunto de Publicação da Soperj. Ex-Presidente e Secretário do Departamento Científico de Saúde Escolar da Sociedade Brasileira de Pediatria (SBP).

Paulo Cesar de Almeida Mattos
Médico Pediatra do Programa de Saúde Escolar da Secretaria Municipal de Saúde do Rio de Janeiro (1978-2020). Membro e Ex-presidente do Departamento Científico de Saúde Escolar da Sociedade de Pediatria do Estado do Rio de Janeiro (Soperj). Membro e Ex-presidente do Departamento Científico de Saúde Escolar da Sociedade Brasileira de Pediatria (SBP).

AUTORES

Abelardo Bastos Pinto Jr.

Especialização em Pediatria pela Sociedade Brasileira de Pediatria (SBP). Especialização em Recursos Humanos na área de Saúde pela Escola Nacional de Saúde Pública Sérgio Arouca (ENSP). Pós-graduação em Nutrição Pediátrica pela Boston University. *International visitor* do Miami Children's Hospital e Flórida International University – Convênio SBP/American Academy of Pediatrics (AAP). Membro da Diretoria e Coordenador do Comitê Científico de Pediatria da Associação Brasileira de Neurologia e Psiquiatria Infantil e Profissões Afins (Abenepi) – Capítulo Rio de Janeiro. Ex-presidente do Departamento de Saúde Escolar da Sociedade de Pediatria do Estado do Rio de Janeiro (Soperj). Presidente do Departamento Científico de Saúde Escolar da SBP. *Special Tribute, People Expression 2020 by Sixth Congress of Neuroscience and Learning.*

Betina Lahterman

Mestre em Pediatria e Ciências Aplicadas à Pediatria pela Universidade Federal de São Paulo. Pediatra da Disciplina de Pediatria Geral e Comunitária da Escola Paulista de Medicina da Universidade Federal de São Paulo. Foi membro do Departamento Científico de Saúde Escolar da Sociedade Brasileira de Pediatria (SBP).

Eliane Mara Cesário Pereira Maluf

Doutorado em Medicina Interna pela Universidade Federal do Paraná (UFPR). Mestrado em Saúde da Criança e do Adolescente pela UFPR. Especialização em Saúde Pública pela Secretaria de Saúde do Estado do Paraná. Membro da Academia Paranaense de Pediatria. Ex-Professora do Departamento de Clínica Médica e do Departamento de Saúde Comunitária da UFPR. Ex-Diretora da Secretaria Municipal da Saúde – Departamento de Epidemiologia e Controle de Doenças. Ex-Presidente da Sociedade Paranaense de Pediatria. Vice-Presidente da Sociedade Brasileira de Imunizações – regional Paraná. Ex-Presidente do Departamento de Cuidados Primários à Saúde da Criança da Sociedade Brasileira de Pediatria (SBP). Membro do Departamento Científico de Saúde Escolar da SBP.

Fausto Flor Carvalho

Graduação pela Faculdade de Medicina de Marília. Residência Médica pela Escola Paulista de Medicina da Universidade Federal de São Paulo. Mestrado em Educação pela Universidade Estadual Paulista (Unesp/Marília). Presidente do Departamento de Saúde Escolar da Sociedade de Pediatria de São Paulo (SPSP).

Gabriela Nascimento Marques

Pediatra pela Faculdade de Medicina da Universidade da São Paulo (USP). Interlocutora do Programa Saúde na Escola (PSE) no município de São Paulo. Membro do Corpo Clínico no Hospital Israelita Albert Sabin. Membro do Grupo de Trabalho "Educação é Saúde" da Sociedade Brasileira de Pediatria (SBP). Membro do Departamento Científico de Saúde Escolar da SBP.

Glaura César Pedroso

Doutora em Pediatria e Ciências Aplicadas à Pediatria pela Universidade Federal de São Paulo. Pediatra da Disciplina de Pediatria Geral e Comunitária da Escola Paulista de Medicina da Universidade Federal de São Paulo. Foi membro dos Departamentos Científicos de Saúde Escolar da Sociedade de Pediatria de São Paulo (SPSP) e da Sociedade Brasileira de Pediatria (SBP).

Joel Conceição Bressa da Cunha

Graduação em Medicina pela Universidade Federal do Rio Grande do Sul. Especialização em Neonatologia pela Universidade de Tohoku, Japão. Presidente do Departamento Científico de Saúde Escolar da Sociedade de Pediatria do Estado do Rio de Janeiro (Soperj) e Diretor Adjunto de Publicação da Soperj. Ex-Presidente e Secretário do Departamento Científico de Saúde Escolar da Sociedade Brasileira de Pediatria (SBP).

Márcia Bitar Portella

Graduação em Medicina pela Universidade do Estado do Pará (Uepa). Título de Especialista em Pediatria pela Sociedade Brasileira de Pediatria (SBP). Doutorado em Pediatria e Ciências da Saúde pela Universidade Federal de São Paulo (Unifesp). Docente Titular do Programa de Pós-graduação Ensino em Saúde na Amazônia da Universidade do Estado do Pará (Uepa). Coordenadora do Curso de Medicina do Centro Universitário Metropolitano da Amazônia (Unifamaz).

Maria de Lourdes Fonseca Vieira

Especialização em Educação Médica pela Universidade Federal de São Paulo (Unifesp/Ufal). Especialização em Educação para as Profissões da Saúde pela Universidade Federal do Ceará (UFC). Doutorado em Saúde da Criança e do Adolescente pela Universidade Estadual de Campinas (Unicamp). Pós-doutorado em Educação pela Universidade do Minho (Portugal). Professora Titular da Faculdade de

Medicina (Famed) da Universidade Federal de Alagoas (Ufal). Ex-Coordenadora e Ex-Docente do Mestrado Profissional em Ensino na Saúde da Famed da Ufal. Ex-Presidente e Ex-Membro do Departamento Científico de Saúde Escolar da Sociedade Brasileira de Pediatria (SBP).

Mércia Lamenha Medeiros

Doutorado em Ciências pela Universidade Federal de São Paulo (Unifesp). Docente Associada da Faculdade de Medicina (Famed) da Universidade Federal de Alagoas (Ufal). Especialização em Ensino na Saúde pela Ufal. Membro e Ex-secretária do Departamento Científico de Saúde Escolar da Sociedade Brasileira de Pediatria (SBP).

Paulo Cesar de Almeida Mattos

Médico Pediatra do Programa de Saúde Escolar da Secretaria Municipal de Saúde do Rio de Janeiro (1978-2020). Membro e Ex-presidente do Departamento Científico de Saúde Escolar da Sociedade de Pediatria do Estado do Rio de Janeiro (Soperj). Membro e Ex-presidente do Departamento Científico de Saúde Escolar da Sociedade Brasileira de Pediatria (SBP).

Olga Oliveira Passos Ribeiro

Médica Especializada em Pediatria pela PUC/RJ e Medicina Psicossomática pelo IMPSI. Membro do Departamento Científico de Saúde Escolar da SBP e da SOPERJ. Mestre em Educação pela UERJ e Professora Universitária do ISERJ. Atua em pediatria, medicina psicossomática, psicoterapia e medeia conflitos de família-escola em Educação Especial/Inclusão.

CAPÍTULO 1

ATENÇÃO INTEGRAL À SAÚDE DO ESCOLAR

Abelardo Bastos Pinto Jr.
Betina Lahterman
Glaura César Pedroso
Paulo Cesar de Almeida Mattos

AO FINAL DA LEITURA DESTE CAPÍTULO, O PEDIATRA DEVE ESTAR APTO A:

- Identificar o conjunto de ações que envolvem a atenção integral à saúde do escolar.
- Reconhecer a escola como um cenário importante para ações de promoção da saúde.
- Descrever seu papel no atendimento ao escolar e no enfrentamento das dificuldades escolares.
- Reconhecer-se como membro da equipe, capaz de realizar uma anamnese ampliada e usar elementos e recursos interdisciplinares para definir um projeto terapêutico que inclua criança, família, escola e outros profissionais.

ATUAÇÃO DO PEDIATRA

A atenção integral à saúde do escolar envolve um conjunto de ações voltadas para a promoção, a proteção e a recuperação da saúde do aluno, por meio de atividades educativas e assistenciais que devem sempre considerar sua história de vida e dinâmica familiar, assim como o início da escolarização, com o objetivo de propiciar uma harmoniosa interação com o ambiente físico e emocional da escola e, consequentemente, favorecer seu desempenho escolar.

O pediatra é um dos profissionais que, por mais tempo, acompanha seus pacientes, atuando como se fosse o médico de família idealizado nos programas de atenção integral à saúde. Ao longo dos anos, frente às modificações sociais, sua atuação tem se ampliado muito, representando um porto seguro às famílias, desde o pré-natal até o fim da adolescência, em diferentes temas, como o aleitamento materno, a alimentação, o crescimento e o desenvolvimento neuropsicomotor, as vacinas e uma adequada puericultura , além do processo de escolarização.[1]

Convém lembrar que, ao ingressar na escola, a criança traz consigo toda uma experiência de vida que precisa ser valorizada, passando a interagir com outros alunos de diferentes origens, num ambiente ainda desconhecido, mas repleto de regras e valores definidos por essa nova instituição social. Num país continental e múltiplo como o Brasil, é sempre importante considerar sua origem, seus costumes e suas tradições.

Além disso, a diversidade torna cada criança ou adolescente um indivíduo singular, que precisa ser acolhido na sua individualidade e nos seus direitos de cidadania.

O pediatra tem dois importantes eixos de atuação na área de saúde escolar: a assistência prestada no consultório e/ou no ambulatório e as atividades desenvolvidas na escola. A avaliação precisa estar centrada no acompanhamento minucioso do crescimento e do desenvolvimento da criança, com foco na prevenção e no tratamento de problemas orgânicos e/ou psicossociais que possam interferir na aprendizagem e no comportamento do aluno. Nesse sentido, torna-se extremamente importante identificar atrasos no desenvolvimento neuropsicomotor, assim como o diagnóstico precoce de possíveis deficiências visuais, auditivas e de fala, ortopédicas, entre outras, antes do processo de escolarização da criança. Além disso, é preciso orientar pais ou responsáveis sobre a importância de uma avaliação periódica pediátrica e da saúde bucal de seus filhos.

Na maioria das vezes, os pais levam seus filhos em idade escolar ao pediatra para o atendimento de intercorrências, atualização vacinal e orientação sobre o afastamento ou não da escola em caso de doenças transmissíveis. Tal fato reforça a necessidade da manutenção de um bom vínculo com as famílias, sempre destacando a importância do acompanhamento regular dessas crianças e adolescentes.

Há, ainda, outro motivo para as famílias procurarem a ajuda do pediatra. Trata-se do atendimento de alunos com dificuldades escolares, na busca por um diagnóstico que justifique o mau desempenho e/ou o comportamento inadequado na escola. Muitas vezes, o desconhecimento da complexidade do problema e a busca de uma solução imediata podem ocasionar condutas equivocadas e prejudiciais ao aluno. Nesses casos, torna-se fundamental uma anamnese criteriosa, ouvindo-se o aluno e sua família, acrescida do relatório da escola/professor. Esse cuidado deverá ser redobrado, considerando o longo período de afastamento do convívio escolar causado pela pandemia de covid-19, devido a possíveis repercussões na aprendizagem e/ou no comportamento dos alunos, com impacto no acesso à alfabetização, que atingiu de forma desigual as diferentes populações de crianças, com prejuízo dos alunos negros e mais pobres.[2]

Sempre que necessário, o pediatra deve solicitar o apoio de outras especialidades, tendo cuidado para não rotular ou estigmatizar precocemente a criança ou o adolescente. Para tanto, é preciso que todos os envolvidos nesse atendimento tenham pleno conhecimento de que a identificação de problemas orgânicos não descarta a necessidade de serem pesquisados outros aspectos importantes que possam ter originado ou agravado a dificuldade escolar, um processo com multicausalidade, que também pode ter como origem questões sociais, familiares e pedagógicas. O pediatra é o responsável pela atenção integral do aluno, mesmo quando ele estiver sendo acompanhado por outro profissional de saúde, assim como o elo entre a família e a escola, devendo ser a fonte de referência e esclarecimento das partes envolvidas. Muitas vezes, o aluno é levado pela família diretamente a um especialista, seguindo orientação da escola, só recorrendo ao pediatra quando o tratamento prescrito não resolveu o problema. Nesse tipo de situação, o estudante já foi exposto a um diagnóstico que, se compartilhado com a comunidade escolar, poderá aumentar o risco de sofrer *bullying*.[3]

As crianças e os adolescentes estudam em escolas das redes pública ou privada, cabendo ressaltar que mais de 80% dos alunos dos ensinos fundamental e médio estão matriculados na rede pública.[4] Desde 2007, uma parcela considerável dos estudantes da rede pública vem sendo atendida pelo Programa de Saúde na Escola, desenvolvido em parceria pelos Ministérios da Saúde e da Educação, sob a ótica da promoção da saúde, vinculando cada escola a uma unidade de atenção básica do município.[5]

A escola é um espaço privilegiado para o desenvolvimento de ações de promoção da saúde, pela possibilidade de alcançar alunos, professores, funcionários, familiares e toda a comunidade do seu entorno, valorizando os contextos locais na busca por uma vida mais saudável.[6] Para tanto, o pediatra deve planejar suas ações em conjunto com a escola, tendo o aluno como foco principal. Visitar a escola tem importante significado, pois, além de ajudar na identificação e na percepção da realidade local, possibilita a interação e o diálogo com a comunidade escolar, modificando ideias preconcebidas do médico.

Dessa forma, as ações desenvolvidas precisam estar articuladas com as demandas de cada escola e inseridas no projeto pedagógico, evitando-se, sempre que possível, palestras isoladas, descontextualizadas das realidades locais e sem qualquer desdobramento prático. Nesse sentido, destacam-se alguns temas relevantes que podem ser trabalhados com as escolas, como: a orientação sobre a importância de uma alimentação saudável, a promoção do desenvolvimento, o incentivo à prática de uma atividade física de caráter inclusivo e lúdico, a prevenção da violência, dos maus-tratos, dos acidentes escolares e domésticos e do uso de drogas, além da educação ambiental e de trânsito. Em última análise, a atenção do pediatra deve estar sempre voltada para promover a autoestima, a qualidade de vida e a inclusão do aluno nos contextos escolar, familiar e social.

Valorizar a equidade na educação é garantir que as crianças e os adolescentes desfrutem das mesmas oportunidades, levando em conta as diferenças individuais e promovendo todo o seu potencial, sem discriminação.

A CONSULTA DO ESCOLAR E A AVALIAÇÃO DAS DIFICULDADES ESCOLARES

Entre os diferentes campos da prática médica, a pediatria tem um perfil muito particular por acompanhar as transformações do seu objeto de atenção – a criança e o adolescente – e os cenários onde elas se produzem. O acompanhamento desde a primeira infância oferece grandes oportunidades de promoção do desenvolvimento, contato precoce com a leitura e contação de histórias, proteção à criança e identificação precoce de problemas que podem resultar em baixo rendimento escolar. Isso inclui os fatores individuais, mas também a prontidão da escola para as crianças e a capacidade da família e da comunidade para apoiar e promover o desenvolvimento infantil.[7] Assim, o sucesso escolar está relacionado a fatores biológicos, psicológicos, sociais, familiares, educacionais, pedagógicos e outros.

Os motivos de atendimentos das dificuldades escolares estão associados a inadaptação à escola, por razões individuais, pedagógicas ou culturais; desempenho escolar abaixo das expectativas dos pais; comportamentos e atitudes em desacordo com o esperado ou exigido pelos adultos; apontamentos das próprias escolas, por mau rendimento escolar ou comportamentos considerados inadequados, na expectativa de que um diagnóstico justifique o fracasso escolar e/ou a exclusão da criança ou adolescente; ou ainda, dificuldades enfrentadas, pela família ou pela escola, para inclusão de estudantes com necessidades educacionais especiais já reconhecidas, por falta de informação ou de apoio para as adaptações necessárias.

Ao lado do grupo com transtornos específicos da aprendizagem, observa-se um número muito maior de crianças que apresentam dificuldades de aprendizagem, ou seja, baixo rendimento escolar em decorrência de outros fatores isolados ou em interação: atraso no desempenho escolar por falta de interesse, perturbação emocional, inadequação metodológica ou mudança no padrão de exigência da escola – ou seja, alterações evolutivas normais que foram consideradas no passado como alterações patológicas. Os dados brasileiros sugerem que a maioria das dificuldades de aprendizagem não decorre de causas orgânicas nem está relacionada às atividades cognitivas da criança. A exclusão social e as estratégias de ensino inadequadas podem prejudicar o nível de sucesso dos alunos, gerando problemas como falta de autoconfiança e efeitos negativos sobre a aprendizagem. A bagagem familiar e o ambiente também são determinantes nesse processo.[8]

A abordagem das queixas escolares requer uma avaliação abrangente, criteriosa e, muitas vezes, interdisciplinar, para permitir um diagnóstico adequado e, ao mesmo tempo, evitar a "patologização" de questões sociais e da própria vida escolar. É importante também conhecer o desenvolvimento da criança na idade pré-escolar e escolar, além de sua inserção cultural.[9] A avaliação é realizada em várias consultas, não apenas em razão de sua complexidade, mas também para possibilitar o estabelecimento de vínculo entre o pediatra, a criança e a família.

A criança deve ser reconhecida como sujeito na consulta e participar ativamente de sua avaliação. O acompanhamento deve propiciar esse tipo de vínculo para permitir ao profissional conhecer realmente a criança ou adolescente, sua vida e seu modo de ver a escola e seus problemas.[10]

Durante o atendimento, são usados vários recursos, além da linguagem verbal: desenhos; tarefas compatíveis com a idade e escolaridade da criança (operações matemáticas, ditado, reconto de histórias); jogos. Desta forma, o pediatra obtém informações valiosas, como: compreensão oral; organização para realizar tarefas; coordenação motora; aspectos emocionais; uso do espaço do papel e das cores; relação com a instituição escolar e com professores; vocabulário; noções de tempo e espaço, de grandeza, lateralidade; percepção visual; memória e introjeção de regras.

O relatório do professor pode trazer informações importantes sobre comportamento, socialização e desempenho. A comunicação do pediatra com a escola pode até mudar o olhar dos educadores, possibilitando melhor observação do estudante e chamando a atenção para seus pontos fortes.

Assim, são necessárias algumas etapas para permitir a compreensão adequada do caso e seus desdobramentos. Os tópicos a seguir trazem uma proposta de roteiro que deve ser adaptada às realidades locais, às características dos serviços e à disponibilidade de equipes interdisciplinares.

1. Descrição das dificuldades, sua duração e seus impactos na família e na escola; origem da queixa e expectativas da família, bem como tentativas anteriores de enfrentar o problema.
2. Composição familiar, acompanhamento da vida escolar; idade, profissão e escolaridade de quem convive com a criança; contato com a leitura e escrita na vida diária; pessoas que possam auxiliar o estudante na vida escolar.
3. Antecedentes familiares: antecedentes patológicos relevantes; problemas visuais e auditivos; atrasos de linguagem; dificuldades escolares na família e desempenho dos irmãos (pensar nos fatores genéticos, mas principalmente sociais).
4. Antecedentes patológicos (antecedentes pré e perinatais significativos, doenças crônicas, alterações neurológicas, obstrução nasal crônica, otites de repetição, roncos noturnos, cinetose e quadros vestibulares, internações e doenças anteriores); histórico de avaliações e acompanhamento por outros profissionais.
5. História escolar: idade de início, mudanças de escola e professores, faltas, repetência, tempo na escola atual; acesso à escola e tipos de atividades desenvolvidas durante a emergência de saúde pública; problemas relatados, relações família-escola.
6. Rotina, incluindo horário e local de refeições e de execução das tarefas; atividades e brincadeiras preferidas; obrigações domiciliares; atividades extracurriculares.
7. Alimentação e imunizações, com atenção às vacinas recomendadas para a faixa etária.
8. Estresse familiar: identificar possíveis situações de risco, estresse tóxico e trabalho infantil; doenças graves; abuso de álcool e drogas; transtornos mentais; problemas socioeconômicos; violência (na família, escola e vizinhança); luto e perdas; impactos da pandemia de covid-19 sobre a criança (ou adolescente) e a família.
9. Desenvolvimento anterior e atual; desempenho nas atividades diárias; opiniões e preocupações dos familiares em relação ao desenvolvimento da criança ou adolescente.
10. Sono: horários, rotina, sono agitado, sonolência diurna, distúrbios do sono.
11. Tempo e tipo de exposição às telas; acesso à internet (se existe, indagar sobre o tipo de atividade, interação e supervisão dos adultos, tempo de uso).
12. Aspectos socioemocionais: relações familiares, relações com educadores e com outras crianças; *bullying*; racismo, intolerância religiosa e preconceitos; situações de vulnerabilidade e resiliência.
13. Visão: sinais e sintomas visuais; avaliações anteriores (datas e resultados).
14. Audição: ouve bem? Localiza o som? Ouve TV e outros aparelhos com volume muito alto? Compreende bem o que lhe é falado? Tem dificuldade em compreender a fala quando está em ambiente com ruído? Demora a responder às solicitações? Se sim, responde corretamente? Avaliações auditivas realizadas, inclusive triagem neonatal (datas e resultados).
15. Fala e linguagem: fala corretamente? A fala é compreensível? Com que idade começou a falar? Relata acontecimentos com fluência e coerência?
16. Leitura e escrita: lê bem? Entende o que lê? Demorou para aprender a ler? Consegue escrever? Comunica-se pela escrita? Troca letras ao escrever?
17. Desempenho motor e equilíbrio: movimenta-se bem? Corre, pula, anda de bicicleta? Fica num pé só? Como é o desempenho nas aulas de educação física?
18. Efeitos da pandemia de covid-19 na vida escolar: as atividades foram suspensas? Houve atividade remota? Como ficou a relação com a escola e os professores no período de isolamento e suspensão das aulas? E como foi o retorno?
19. Exame físico: deve ser abrangente, incluindo: antropometria e cálculo do IMC; aferição da pressão arterial; avaliação da boca, orofaringe e otoscopia; exame por órgãos e sistemas visando a identificar alterações; avaliação postu-

ral e da coluna vertebral; desenvolvimento puberal; busca de desvios fenotípicos, sinais neurológicos e de violência.

20. Observação da criança para melhor compreensão de seu desenvolvimento (em geral, em consulta subsequente ou em equipe interdisciplinar): propor tarefas compatíveis com a idade e ano escolar; observar a organização, a coordenação motora e os aspectos emocionais; usar desenho ou brinquedos para abordar esses aspectos, sem que a criança se sinta "testada". A observação de cadernos e tarefas tem sido útil para a compreensão do caso.
21. Avaliações complementares: devem ser realizadas conforme as hipóteses formuladas no atendimento. Se houver queixas auditivas ou de compreensão oral, será necessária a avaliação fonoaudiológica (auditiva e de linguagem). Dependendo desses resultados, deve-se considerar avaliação do processamento auditivo. A avaliação oftalmológica também deve ser considerada, principalmente se houver sinais e sintomas de problemas visuais.
22. Relação do pediatra com a escola: fazer contatos e solicitar relatórios sobre desempenho, faltas, comportamento e condutas adotadas para lidar com as dificuldades da criança ou adolescente.
23. Condutas iniciais: organização da rotina e do local de estudo; valorização das habilidades e autoestima; prevenção de violência como castigo; apoio emocional (identificar a necessidade de acompanhamento psicológico); intervenção pedagógica visando a identificar potencialidades e desenvolver as habilidades escolares. *A intervenção pedagógica e familiar não deve aguardar o final do processo diagnóstico.*
24. A melhora importante após 3 a 6 meses de intervenção ou terapia torna o diagnóstico de transtorno de aprendizagem menos provável. Se não houver uma boa resposta, sugere-se aprofundar a investigação interdisciplinar.
25. É fundamental acompanhar a evolução do caso e as respostas às intervenções realizadas.

A identificação de alterações orgânicas não descarta a necessidade de abordar outros aspectos que possam estar contribuindo para a gênese ou o agravamento dos problemas. É preciso envolver família, escola e comunidade como responsáveis pelo sucesso escolar.

O relatório do profissional ou da equipe de saúde é importante e pode contribuir para mudar o olhar sobre o estudante e desfazer visões estereotipadas. Entretanto, essa comunicação deve usar linguagem apropriada, obedecer aos princípios éticos e visar ao benefício da criança. O objetivo deve ser a inclusão no grupo social e nos processos de aprendizagem, com melhor qualidade de vida e saúde. A verdadeira educação inclusiva deve garantir a participação social para todos, com ou sem deficiências, respeitando as diferenças e necessidades dos educandos.

REFERÊNCIAS BIBLIOGRÁFICAS

1. Silva CS. A Pediatria e as escolas promotoras de saúde. In: Campos Jr. D, Burns DAR, Lopez FA (coord.). Tratado de Pediatria (Vol. 1). 3.ed. Barueri: Manole; 2014.
2. Todos pela Educação. Nota técnica: Impactos da Pandemia na Alfabetização de Crianças. Fevereiro/2021. Disponível em: https://todospelaeducacao.org.br/wordpress/wp-content/uploads/2022/02/digital-nota-tecnica-alfabetizacao-1.pdf.
3. Pinto Jr. AB, Lemos DSS. Bullying. In: Pinto Jr. AB, Cunha JB (coord.). Saúde escolar: Série Pediatria SOPERJ. Rio de Janeiro: Guanabara Koogan; 2012.
4. Instituto Brasileiro de Geografia e Estatística (IBGE). PNAD Educação 2019. Disponível em: https://agenciadenoticias.ibge.gov.br/agencia-sala-de-imprensa/2013-agencia-de-noticias/releases/28285-pnad-educacao-2019-mais-da-metade-das-pessoas-de-25-anos-ou-mais-nao-completaram-o-ensino-medio; acessado em: 1/2/2021.
5. Ministério da Saúde. Saúde na Escola. Cadernos de Atenção Básica 24. Brasília: Ministério da Saúde; 2009.
6. Silva CS. Saúde na escola: intersetorialidade e promoção da saúde. Rio de Janeiro: Fiocruz; 2019.
7. Williams PG, Lerner MA, AAP Council on Early Childhood, AAP Council on School Health. School Readiness. Pediatrics. 2019;144(2):e20191766
8. Lahterman B. Ambulatório de dificuldades escolares e o papel na formação do residente de 1° ano em pediatria. (dissertação). São Paulo: Universidade Federal de São Paulo/Escola Paulista de Medicina; 2010.
9. Eickmann SH, Emond AM, Lima M. Evaluation of child development: beyond the neuromotor aspect. J Pediatr (Rio J.) 2016;92(3 Suppl 1):S71-83.
10. Strufaldi MWL, Pedroso GC. O calendário de consultas do escolar: dúvidas e queixas mais comuns. In: Fonseca CRB, Fernandes TF. Puericultura: passo a passo. Rio de Janeiro: Atheneu; 2018. p.51-53.
11. Mousinho R, Alves LM, Navas AL, Salgado-Azoni CA, Celeste LC, Capellini AS, et al. Leitura, Escrita e Matemática: do desenvolvimento aos transtornos específicos da aprendizagem. [Ebook] São Paulo: Instituto ABCD, 2020. 154 p.

CAPÍTULO 2

ESCOLA COMO ECOSSISTEMA

Fausto Flor Carvalho
Joel Conceição Bressa da Cunha
Márcia Bitar Portella
Maria de Lourdes Fonseca Vieira
Mércia Lamenha Medeiros

AO FINAL DA LEITURA DESTE CAPÍTULO, O PEDIATRA DEVE ESTAR APTO A:

- Relembrar os conceitos de ecopediatria, ecossistema, ensino na saúde e correlacionar a escola com um ecossistema.
- Identificar o ambiente físico escolar adequado para um processo ensino-aprendizagem satisfatório.
- Reconhecer a importância do ambiente emocional da escola, quer seja presencial ou virtual, para a saúde mental de crianças e adolescentes.
- Definir e identificar *bullying* e encaminhar soluções para seu enfrentamento.
- Reconhecer a responsabilidade do profissional de saúde como partícipe do programa de educação nutricional da escola.

INTRODUÇÃO

A escola como um ecossistema fica evidenciado pelas interações nesse ambiente, dos seres humanos que a vivenciam e trabalham, com os aspectos epidemiológicos, econômicos, sociais e fatores ambientais. O objetivo é explanar, de forma concisa e pragmática, temas relevantes da saúde escolar, a saber: ambiente físico e emocional da escola, *bullying* e alimentação saudável.

A ecopediatria estuda a influência dos fatores ambientais sobre o crescimento e o desenvolvimento da criança e do adolescente e desperta para compreender os ecossistemas. Ecossistema é qualquer unidade que compreenda organismos vivos (bióticos) e o ambiente não vivo (abiótico) funcionando em conjunto, de tal forma que ocorra fluxo de energia entre esses organismos e ciclagem de materiais entre as partes vivas e não vivas. Cada uma dessas estruturas influencia na outra e ambas são necessárias para a manutenção da vida, além de, por meio de fluxos de comunicação (químicos e físicos), regular o sistema como um todo, conferindo estabilidade. Desse modo, o ecossistema é capaz de manter sua estrutura e funcionamento (resistência), ou restabelecer seu equilíbrio após este ter sido rompido por um distúrbio (resiliência). Os ecossistemas são sistemas abertos, portanto devem ser considerados os ambientes de entrada e de saída acoplados a eles, essenciais para que funcionem e se mantenham.[1]

A inclusão da escola como um ecossistema é um conceito fundamental, que precisa ser analisado numa perspectiva multifatorial (Figura 1). Relembrar esses conceitos se faz necessário para ajudar a refletir sobre a importância e a inconstância a que a escola está submetida. Por ser a escola um sistema humano, podem ser incluídos também o ambiente psicossociocultural, e por ser um ecossistema heterotrófico, são mais dependentes dos ambientes de entrada e de saída.

A pediatria tem, entre os muitos desafios, o incremento de fatores produtivos ao crescimento e desenvolvimento das crianças e adolescentes, reconhecendo que a influência do meio ambiente é mais intensa nas crianças do que nos adultos. As questões de saúde dependem de muitas variáveis, ainda pouco analisadas e solucionadas pela sociedade brasileira. Depende de como são projetadas as cidades, as escolas, as casas, os parques, as áreas de lazer e de atividade física; de como se cultiva a terra; de como a sociedade organiza a distribuição de renda e a mobilidade urbana; de como se dá o acesso à alimentação saudável, à água potável, ao saneamento básico, aos direitos sociais, à educação, à cultura e à saúde. Na prática, nenhuma disciplina e nenhum setor da organização social podem ser considerados alheios à saúde. A saúde é assunto de todos.[2]

Na maior parte das vezes, os espaços urbanos não atendem às necessidades da população infantil, seja por ausência de discussão na criação de planos diretores municipais, pela exploração imobiliária irrefreável em busca do lucro ou invisibilidade da importância de espaços para o desenvolvimento infantil, incluindo o cenário escolar. É importante construir espaços que permitam maior mobilidade e

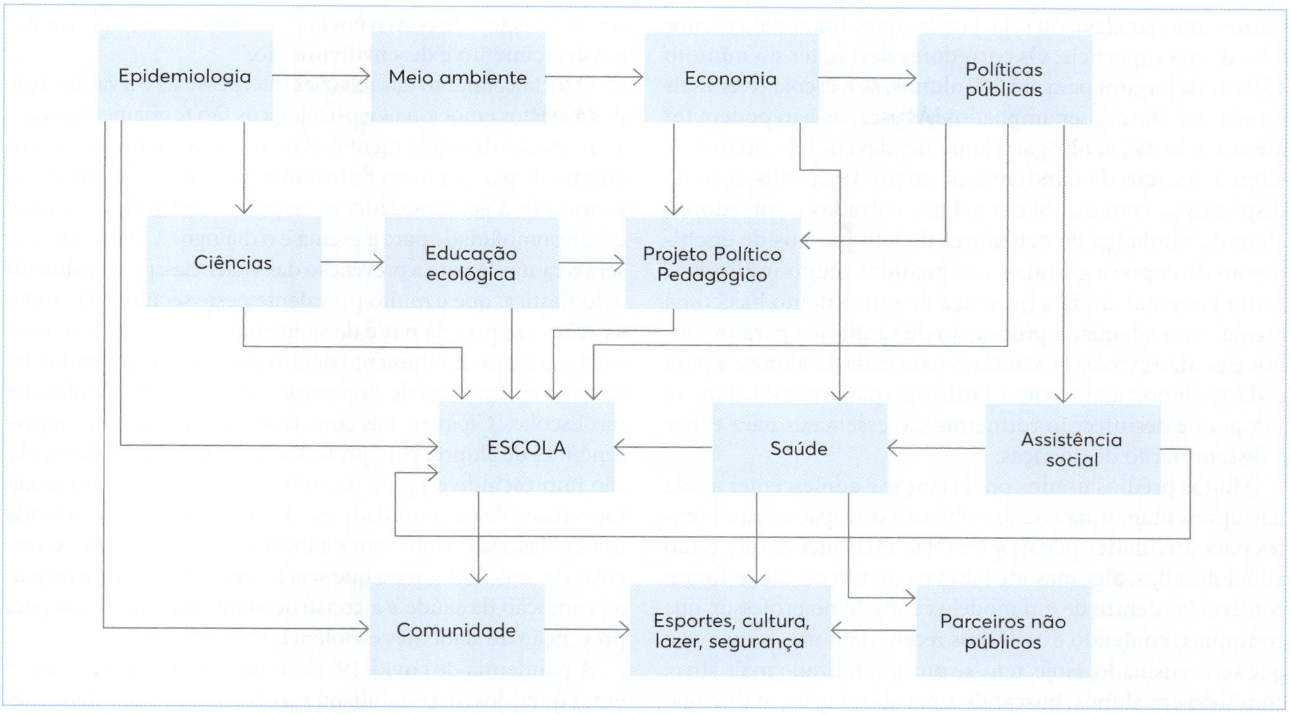

Figura 1 Mapa conceitual: escola como um ecossistema.
Fonte: autoria de Mércia Lamenha Medeiros, 2021.

exploração, tais como espaços livres e seguros, contato com a natureza, pisos com texturas diversas (areia, grama, antiderrapantes), com estruturas para brincar, subir, escorregar, pular, balançar e correr. A escola pode contribuir com esses espaços, visto que o ensinar precisa ir além do que está proposto de forma literal no projeto político pedagógico e nas Diretrizes Curriculares Nacionais.

Os espaços escolares têm experiências bem-sucedidas de promoção de saúde, que ocorrem quando atendem à demanda do território, articulando-se com a comunidade, mobilizando-a, comprovando que a saúde é um bem-estar social e não depende exclusivamente nem do setor educação/escola nem do setor saúde/sistemas de saúde.

A percepção de saúde pela comunidade escolar precisa ir além dos muros da escola, para compreender o processo do adoecimento e da promoção da saúde. A escola como centro desse ecossistema pode incentivar o debate sobre desigualdade social, questões ambientais, construção de cultura de hábitos. E progredir em busca de soluções, valorizando a participação social na gestão pública, nas políticas públicas e na construção da legislação ou na busca de soluções e recursos locais. Existem exemplos bem-sucedidos de bom funcionamento (ou a busca por isso) neste ecossistema.[3] Portanto, é necessário reconhecer e valorizar a escola como ecossistema com potencial formador e transformador.

O AMBIENTE FÍSICO DA ESCOLA

A escola é um local de suma importância na infância e na adolescência, pois representa a extensão do lar e o ampliar dos limites do mundo, onde o estudante convive com seus pares e com outros adultos além do núcleo familiar, como professores e profissionais da equipe escolar. Apresenta ainda o papel de transmissora de cultura e tradições, bem como local para inovação e criação de pensadores.[4]

Na educação infantil, áreas ao ar livre para realização de jogos e brincadeiras, assim como atividades lúdico-pedagógicas devem estar presentes. Locais apropriados para refeições, sanitários adaptados para a faixa etária e espaços para descanso devem estar bem higienizados e facilmente acessíveis às crianças.[5]

Para crianças maiores, do ensino fundamental, ambientes ventilados com distanciamento entre os colegas de pelo menos 1 metro, quadras e pátios com piso adequado, rampas de acesso, além de cadeiras e carteiras com altura adequadas são importantes. Os ambientes devem contar com medidas de proteção visando à prevenção de acidentes. O uso de iluminação natural com incidência suave deve ser preferido sempre que possível. A iluminação artificial deve ser planejada para fornecer a claridade necessária, sem obrigar um esforço visual aumentado por parte de alunos e professores.

Na adolescência, as mesmas necessidades persistem e ainda precisa-se pensar em áreas para atividades em grupos, sejam com maior uso do físico ou do intelecto. Nesta faixa etária, o pertencimento a um grupo de pares é essencial para o bom desenvolvimento pessoal do adolescente.[6]

Recomenda-se que as salas de aulas e anfiteatros tenham em média 3 metros de pé-direito (altura), com área mínima de 1,20 m^2 por aluno em carteiras individuais, com área de ventilação natural de, no mínimo, metade da superfície iluminante (janelas), ou seja, janelas que abram pelo menos 50% de sua superfície. Os corredores devem ter no mínimo 150 cm de largura para até 200 alunos; se a escola tiver mais estudantes, devem ser ampliados. As escadas não podem ter áreas em leque, e, obrigatoriamente, devem ter corrimões. Com a questão da pandemia da covid-19, a colocação de dispositivos com álcool em gel nas entradas e corredores, além da mudança de bebedores de jato para os de enchimento de copos e garrafas, são medidas muito indicadas.[7] É fundamental ainda a presença de saneamento básico na escola, com adequada proporção de sanitários para os alunos e equipe escolar (1 sanitário para cada 25 alunas; 1 para cada 40 alunos, assim como 1 mictório para cada 40 alunos). Limpeza e desinfecção rotineiras são essenciais para evitar a disseminação de doenças.

Muitos prédios usados por crianças e adolescentes ainda não apresentam uma boa distribuição de espaços e ambientes para atividades pedagógicas. Há instituições que estão ali há décadas, algumas até há mais de um século, e foram construídas dentro de um modelo centrado no professor, que continha o conteúdo e os alunos receberiam passivamente o que seria ensinado. Hoje, tem-se um aprendizado mais ativo, com foco em alunos, buscando uma abordagem mais construtiva e dinâmica na aprendizagem. Isto gera o desafio de adaptação dos espaços, extrapolando a ideia clássica de sala de aula, sendo necessária a utilização de laboratórios, espaços para Educação Física, salas de informática e bibliotecas com acesso à internet, entre outras demandas.[4]

Outro item que deve ser avaliado pelas famílias, e que o pediatra pode orientar, diz respeito ao convívio de diversas faixas etárias dentro de um mesmo ambiente. Na imensa maioria das escolas, já existe a divisão entre educação infantil (incluindo creche e pré-escola), ensino fundamental (do 1º ao 5º ano e do 6º ao 9º ano) e do ensino médio. Tal separação é adequada para gerar maior segurança e conforto, pois evita que crianças maiores pratiquem abusos e *bullying* com os menores.

Outro fator importante é o envolvimento da população do bairro com a escola. Um bom relacionamento com os moradores e com o comércio local traz a sensação de pertencimento. Acesso de alunos além do horário habitual, para atividades lúdicas e desportivas, assim como atividades que tragam a família ao ambiente escolar, contribuem para uma melhor preservação dos aparelhos e dispositivos físicos da escola.

O pediatra deve, sempre que possível, conhecer as escolas de seu bairro ou sua cidade e, preferencialmente, colocar-se à disposição da equipe escolar para parcerias em atividades de orientação e educação em saúde. Deste modo, fortalece-se a rede de apoio ao cuidado da criança e do adolescente, pois passam boa parte do seu tempo dentro do ambiente escolar, com reflexos em sua saúde física e emocional.

O AMBIENTE EMOCIONAL DA ESCOLA

A escola, além de ser um espaço para o aprendizado de conhecimentos, habilidades, juízo crítico, criatividade e atitudes, é um cenário propício para a promoção da saúde por ser um núcleo de convivência para crianças e adolescentes em crescimento e desenvolvimento.[8]

O fortalecimento das relações interpessoais e a valorização dos aspectos emocionais e psicológicos são fundamentais para a promoção da saúde mental. Assim, é preciso investir numa cultura de paz por meio de incentivo e apoio à solidariedade, à amizade, à generosidade, ao respeito, à tolerância, ao afeto e à disponibilidade para a escuta e o diálogo. A cultura de paz será o caminho para a prevenção das violências, principalmente a doméstica, que é muito prevalente neste século XXI. Todas as ações em prol da paz e da saúde mental passam pelo bom exemplo e pelo acolhimento dentro de casa e no empenho das Comissões Internas de Prevenção de Acidentes e Violências nas Escolas (Cipave). Tais comissões, constituídas por representantes de alunos, pais, professores e funcionários da escola, são imprescindíveis para discutir e solucionar os problemas específicos de cada unidade escolar. O pediatra deve orientar as famílias a se envolverem e a incentivarem as Cipave nas escolas de seus filhos, para que seja trabalhada a cultura de paz, a promoção da saúde e a construção do mapa de riscos para prevenção de acidentes e violências.

A pandemia de covid-19, além da morbimortalidade em entes queridos, desestabilizou escolas no mundo inteiro, gerando suspensão das aulas presenciais e isolamento das famílias que, de repente, tiveram de ficar presas em casa, despreparadas, inseguras e com muito medo. Todo esse clima de terror facilitou o estresse, o afloramento e a intensificação da violência doméstica, dos abusos físicos e/ou sexuais intradomiciliares, bem como de diversos transtornos mentais.

Neste sentido, a ação do cuidar e do valorizar as emoções é de fundamental importância em casa e no ambiente emocional da escola. O retorno de crianças e adolescentes ao ambiente escolar para as atividades presenciais determinou adaptações e resgates também determinantes para o ambiente escolar e para a saúde mental.[9]

Escolas fechadas, crianças e adolescentes em casa com rotina alimentar e de sono alteradas, pouca ou nenhuma atividade física ao ar livre são fatores geradores de monotonia, impaciência e, potencialmente, desencadeadores de problemas neuropsiquiátricos. Diante deste contexto, é fundamental que haja ações intersetoriais da saúde e da educação conduzidas por pediatras, assistentes sociais, psicólogos, gestores e pelos próprios pais, a fim de minimizar os efeitos psicossociais da pandemia de covid-19[10] ou de qualquer outra causa.

Pesquisas recentes mostram que, apesar dos fatores estressantes decorrentes da pandemia percebidos pelos pais, como ansiedade e depressão, dar suporte a eles é considerado um fator protetor para diminuição da percepção do estresse e do potencial de abuso infantil. Outras pesquisas atuais estão empenhadas em compreender os efeitos psicológicos que ocorreram e ainda ocorrem nas famílias, nas crianças e adolescentes e, consequentemente, o que influenciará no ambiente emocional da escola. Muitas crianças e jovens retornaram às escolas em tratamento de transtorno de ansiedade social, como consequência da pandemia, demandando a manutenção de atenção psicológica.[9]

BULLYING[11-13]

Fenômeno peculiar do relacionamento entre estudantes, cujo conceito foi estendido para outros ambientes. É uma forma de violência que precisa ser criteriosamente distinguida de outras, potencialmente mais graves, tipificadas, em alguns casos, como atos infracionais.

Bullying é definido como atitudes agressivas adotadas por um ou mais estudantes, contra outro(s), causando dor e angústia, tornando possível a intimidação da vítima.[11] Obrigatoriamente, obedece às seguintes características:

- As atitudes são intencionais e sem motivação evidente. O autor de *bullying* entende que sua ação será desagradável, perturbadora ou poderá machucar o(s) alvo(s), mas, mesmo assim, o faz, com o único propósito de humilhar e/ou intimidar. Se há motivação (vingança, disputa ou para auferir vantagem de qualquer natureza), o *bullying* não se caracteriza.
- Repetição: convencionou-se contar a partir da 3ª vez.
- Relação desigual de poder: característica essencial, em que há superioridade dos autores em força física, vantagem numérica ou quando há visível diferença em autoconfiança, autoestima e popularidade no grupo. Muitas vezes, a existência de plateia contribui para reforçar e prolongar o comportamento intimidatório. Quando esses fatores não são percebidos com clareza, há que se considerar a percepção do alvo e sua dificuldade de se defender.[12]

Existem diversas classificações de *bullying* de acordo com as ações praticadas, incluindo as físicas, verbais, por escrito, materiais, morais, sociais ou psicológicas. Mais recentemente, as discussões sobre o tema foram intensificadas e criou-se o termo *cyberbullying* para denominar a violência praticada com o uso da tecnologia de informática e internet, por meio de postagens, imagens ou vídeos. Tal modalidade tem o potencial de causar danos psicológicos mais acentuados. Para ser classificada como *cyberbullying*, ela deve contemplar as características do *bullying* tradicional, porém uma única vez já é considerada suficiente, já que a repetição rápida e para grande número de pessoas é inerente ao ato. A pandemia de covid-19 propiciou migração do *bullying* para os meios digitais.

A associação entre *bullying* e problemas sociais e de saúde mental ao longo da vida é ponto de atenção para o pediatra. Além de indagar sobre *bullying* nas consultas, o pediatra tem o papel de prevenir e atuar adequadamente nas condições externalizantes (agressividade, oposição a regras, delinquência, uso de drogas lícitas e ilícitas) mais comumente associadas aos autores (ou alvos/autores) e nas condições internalizantes (ansiedade, depressão, baixa autoestima e afastamento social), mais comuns nos alvos de *bullying*. Ressalte-se que tais características não se distribuem de forma homogênea nos grupos, mas ambos estão sujeitos a dificuldades no seu desempenho escolar.

O pediatra, ao lidar com situações de *bullying*, deve entender que toda a comunidade escolar precisa estar comprometida com o problema e com a busca de soluções, pois todos os seus entes compõem o mesmo complexo ecossistema escolar. O ambiente da escola é idealmente concebido dentro de estratégias que promovam a cultura da paz. Prevenção e correção de *bullying* pressupõem ações educativas envolvendo todos os eventuais personagens (autores, alvos e espectadores). Em graus variáveis, todos podem ter consequências físicas ou emocionais. Devem-se evitar ações punitivas, trabalhando a autoestima e as qualidades dos envolvidos. Também os autores podem estar em sofrimento e devem ser avaliados e acolhidos. Para qualquer intervenção, o pediatra deve buscar a indispensável parceria com a escola em interação interprofissional e intersetorial. O setor de psicologia escolar e educacional, quando bem estruturado, é fundamental. Escolas despreparadas, quando confrontadas com o problema, podem adotar condutas punitivas ou condescendentes com os autores e assumir atitudes que desacreditam os alvos, dessa forma agravando a intimidação que sofrem. Expor o tema a toda a comunidade escolar e contar com comissões atentas às questões de segurança e violências na escola são ações de impacto positivo.

Cabe ressaltar que a Lei Federal n. 13.185, de 2015, instituiu o Programa de Combate à Intimidação Sistemática (*Bullying*). Apoia, incentiva e exige ações da escola (e de outros estabelecimentos) no enfrentamento de *bullying*. A Lei n. 13.277, de 2016, instituiu 7 de abril como o Dia Nacional de Combate ao *Bullying* e à Violência na Escola.

ALIMENTAÇÃO NA ESCOLA E SEGURANÇA NUTRICIONAL

A escola, como um ecossistema social e complexo, é geradora de mudanças no comportamento alimentar. Para obter bons hábitos alimentares para o crescimento e o desenvolvimento da criança e do adolescente, é necessário contar com determinação, paciência, disciplina, mudanças no comportamento e nos conceitos relacionados à alimentação saudável. A escola também sofre influência direta com as transformações globais, seja pelo comportamento alimentar, como a epidemia da obesidade em crianças e adolescentes, ou pela situação de pandemia por agentes agressores à saúde humana.

O ingresso da criança na escola favorece o estabelecimento de horários e práticas de uma alimentação adequada, todavia, na escola, há maior autonomia na escolha da qualidade e quantidade dos alimentos a serem consumidos. O conhecimento de novos alimentos apresentados por colegas e pelas cantinas representa momento crítico de experimentação de novos sabores. Hábitos familiares, assim como a influência da mídia, também são fatores na formação da base alimentar da criança. Ademais, lactentes e pré-escolares cada vez mais frequentam creches ou espaços escolares onde realizam refeições diferentes das utilizadas na rotina familiar.[14]

Para que a prática de uma alimentação saudável aconteça efetivamente no Brasil, são necessários a conscientização e o envolvimento dos profissionais de saúde, dos pais, da escola e da comunidade. O grau de educação da família e sua condição social e econômica têm efeitos consideráveis sobre o modo de vida e hábitos alimentares da criança. Sempre que possível, ela deve ser envolvida no programa de educação nutricional desenvolvido pela escola, para que possa dar continuidade às ações empreendidas no espaço escolar.

Aos profissionais de saúde cabem: a avaliação dos efeitos da alimentação sobre o crescimento e desenvolvimento do escolar; o acompanhamento e a orientação quanto ao preparo e à higiene dos alimentos; a participação em programas educativos sobre nutrição, seja nas escolas ou na comunidade. Nos currículos dos cursos de formação de professores, é necessária a incorporação de conteúdos sobre nutrição, uma vez que são eles os responsáveis pela execução de programas de nutrição nas escolas. Professores e alunos precisam estar envolvidos em um processo pedagógico que propicie o reconhecimento do valor nutritivo dos diferentes alimentos, seus métodos de produção, comercialização, higiene e conservação. A metodologia para a introdução do programa deve estar de acordo com a faixa etária do estudante e pode incluir professores, pais, profissionais de saúde e até a mídia. Como exemplos, tem-se a criação de hortas escolares, a elaboração de cardápios festivos, campanha nas escolas contra o desperdício dos alimentos, decoração de refeitórios com informações e trabalhos de estudantes sobre alimentação. É importante que a vivência de práticas de saúde ocorra pela valorização da qualidade dos alimentos consumidos nas refeições. É necessário, também, que os programas se ajustem aos recursos e à formação cultural da região onde se situa a escola, além de desenvolverem estratégias para as situações de epidemia ou pandemia do país.

O Programa Nacional de Alimentação Escolar (PNAE), conhecido como Merenda Escolar, é um programa do Governo Federal destinado a promover a segurança alimentar e nutricional dos estudantes das escolas públicas brasileiras. O PNAE foi alterado pela Lei n. 13.987 para autorizar, em caráter excepcional, durante o período de suspensão das aulas em razão de emergência ou calamidade pública, a distribuição de gêneros alimentícios adquiridos com recursos do Programa, aos pais ou responsáveis dos estudantes. Fruto destas iniciativas, foram elaboradas diversas cartilhas para orientações quanto a utilização do PNAE, segurança alimentar e nutricional.[15]

Nas escolas que possuem cantina, os dirigentes devem ter a preocupação de que ela ofereça a opção de alimentos não industrializados, como frutas, sucos, sanduíches, com valor de aquisição compatível com a condição econômica do aluno. Recomenda-se que sigam os bons princípios de higiene e conservação dos alimentos disponíveis para serem comercializados.[14]

Na escolha de alimentos que compõem a merenda escolar, é preciso buscar a valorização daqueles com alto valor nutricional e dar preferência a alimentos regionais, adaptados à condição da escola e ao tempo em que o estudante permanece lá. Por outro lado, é importante serem manipulados e oferecidos com boas condições de higiene e conservação. Os administradores e os manipuladores de merenda escolar devem estar qualificados em cursos e treinamentos para que sejam conhecedores da qualidade dos alimentos e das peculiaridades higiênicas e sanitárias. Para as crianças cuja merenda é preparada no domicílio, o programa nutricional desenvolvido pela escola deve oferecer orientações às famílias. A utilização de recursos digitais pode facilitar a promoção de boas práticas alimentares por meio de estratégias como *games* e desenvolvimento de *software*.

A escola, como órgão formador, precisa dar exemplos de educação nutricional por ações presenciais ou remotas, recomendando que os estudantes, desde pequeninos, desenvolvam hábitos de alimentação saudável, envolvendo, neste projeto, os profissionais de saúde, da educação e as famílias.

REFERÊNCIAS BIBLIOGRÁFICAS

1. Odum EP. Ecologia. Rio de Janeiro: Discos CBS; 1985. 434p.
2. Bonaldi A. Verso um'ecologia della salute. Cinque concetti da non dimenticare dopo la pandemia. Wall Street International Magazine (wsimag.com). Agosto, 2020. Disponível em: https://wsimag.com/it/scienza-e-tecnologia/63037-verso-unecologia-della-salute; acessado em: 8/1/2021.
3. Silva CS. Saúde na escola: intersetorialidade e promoção da saúde. Rio de Janeiro: Editora Fiocruz; 2019.
4. Carvalho FF, Otsuka M, Hirschheimer MR, Waskman RD. Retomada das aulas presenciais. Documento técnico disponível em: http://covid-19.cremesp.org.br/wp-content/uploads/2020/09/Orientacoes-para-retomada-das-aulas-SPSP-e-CREMESP.pdf; acessado em: 23/2/2021.
5. American Academy of Pediatrics. COVID-19 planning considerations: guidance for school re-entry. Critical updates on COVID-19 / Clinical guidance. Disponível em https://services.aap.org/en/pages/2019-novel-coronavirus-covid-19-infections/clinical-guidance/covid-19-planning-considerations-return-to-in-person-education-in-schools/. Acesso em 29 de julho de 2021.
6. Orben A, Tomova L, Blakemore S-J. The effects of social deprivation on adolescent development and mental health. The Lancet Child & Adolescent Health. 2020;4(8):634-40.
7. Governo do Reino Unido (GOV.UK) – Departamento de Educação. Education and childcare during coronavirus. Guidance for full opening: schools. Disponível em: https://www.gov.uk/government/publications/actions-for-schools-during-the-coronavirus-outbreak. Acesso em 29 de julho de 2021.
8. Silva CS. A escola como um cenário saudável. In: Silva CS, Ramos BEO, Kobel JL, Neves MBP, Guerra AB, Santos MLM, et al. Tratado de Pediatria. 3.ed. v.1. Barueri: Manole; 2013.
9. Loades ME, Chatburn E, Higson-Sweeney N, Reynolds S, Shafran R, Brigden A, et al. Rapid systematic review: the impact of social isolation and loneliness on the mental health of children and adolescents in the context of COVID-19. J Am Acad Child Adolesc Psychiatry. 2020; 59(11):1218-1239.e3.
10. Ghosh R, Dubey MJ, Chatterjee S, Dubey S. Impact of COVID-19 on children: special focus on the psychosocial aspect. Minerva Pediátrica. 2020;72(3):226-35.
11. Lopes Neto AA, Saavedra LH. Diga não para o bullying: programa redução do comportamento agressivo entre estudantes. Rio de Janeiro: ABRAPIA; 2003. 128p.
12. Olweus D. School bullying: development and some important challenges. Annu Rev Clin Psychol. 2013;9:751-80.

13. Departamento Científico de Saúde Escolar. Guia prático de atualização: bullying. Sociedade Brasileira de Pediatria, 2017. Disponível em: https://www.sbp.com.br/fileadmin/user_upload/20032d-GPA_-_Bullying.pdf; acessado em: 23/2/2021.
14. Portella MB, Vieira MLF. Alimentação saudável na escola. In: Tratado de pediatria. 3.ed. v.1. Barueri: Manole; 2014. p.323-5.
15. Brasil. Ministério da Agricultura, Pecuária e Abastecimento. Ministério da Educação. Orientações para a execução do PNAE durante a emergência decorrente da pandemia do coronavírus (Covid-19). Brasília/DF. 2020. Disponível em: http://www.fnde.gov.br/index.php/programas/pnae/pnae-area-gestores/pnae-manuais-cartilhas/item/13454-orienta%C3%A7%3os-para-a-execu%C3%A7%3o-do-pnae-pandemia-do-coronav%C3%ADrus-covid-19; acessado em: 23/2/2021.

CAPÍTULO 3

ROTINAS DE SAÚDE ESCOLAR

Abelardo Bastos Pinto Jr.
Eliane Mara Cesário Pereira Maluf
Gabriela Nascimento Marques
Joel Conceição Bressa da Cunha

AO FINAL DA LEITURA DESTE CAPÍTULO, O PEDIATRA DEVE ESTAR APTO A:

- Reconhecer as vantagens das práticas de Educação Física para o desenvolvimento físico e mental saudáveis.
- Compreender o contexto que se refere a atestados para prática de Educação Física em escolas e outros documentos.
- Compreender a importância de triagens de acuidade visual e auditiva para o bom desempenho escolar.
- Orientar triagem de acuidade visual em escolas e encaminhar ao especialista, se necessário.
- Contribuir para o aumento da cobertura vacinal com o apoio das ações vinculadas ao ambiente escolar.
- Reconhecer o papel da Vigilância Epidemiológica na promoção, proteção da saúde e controle de doenças na escola.

INTRODUÇÃO

É fato que uma criança saudável se desenvolve e aprende melhor.[1] O pleno desenvolvimento e o processo de aprendizagem dependem de fatores relacionados à saúde física e mental. Assim, o pediatra deve estar atento a um conjunto de avaliações que permitam o diagnóstico precoce de alterações e a prevenção de agravos relacionados às questões escolares.

Neste capítulo serão abordados os principais cuidados de rotina com a saúde do escolar, como incentivo e liberação para a prática de Educação Física, triagens sensoriais, atualização vacinal e condução em face de doenças infectocontagiosas que exigem afastamento escolar e, por vezes, notificação e tomada de outras medidas sanitárias.

Tanto o pediatra quanto a escola devem também ter um olhar atento e intensivo sobre as particularidades dos estudantes com necessidades especiais, que incluem, além das crianças com alguma deficiência física e/ou intelectual, também aquelas que estejam em situação de elevada vulnerabilidade e/ou sofrendo algum tipo de violação de direitos.[2] Esse conjunto articulado de ações, somado à parceria entre família e educação, é fundamental para a prevenção e a promoção da saúde no ambiente escolar.

ATESTADO PARA PRÁTICA DE EDUCAÇÃO FÍSICA ESCOLAR E OUTROS DOCUMENTOS

No momento desta publicação não existe lei federal vigente com relação à exigência de atestado médico para a prática de Educação Física nas escolas. No entanto, pode fazer parte da lista de documentos exigidos pelas escolas, constando do regimento escolar.

A Organização Mundial da Saúde (OMS) recomenda atividade física de 60 minutos em média por dia para crianças. Atividade física é representada por qualquer movimento corporal produzido pelos músculos esqueléticos que requeira gasto de energia durante o trabalho, jogos, tarefas domésticas, viagens e em atividades de lazer. Já a Educação Física é uma atividade planejada e estruturada, supervisionada, múltipla e inclusiva, que se utiliza de vários elementos, como o esporte, a dança, a luta, o jogo, a brincadeira e a atividade física.[3]

Em todo o mundo, 4 em cada 5 adolescentes de 11 a 17 anos não praticam atividade física suficiente.[4] Entre eles, incluem-se as meninas, aqueles com menos recursos financeiros, deficiências e doenças crônicas, os que integram populações marginalizadas e povos indígenas. Trata-se de um problema da sociedade como um todo, não respeitando questão financeira, idade e outros pontos. A atividade física apresenta inúmeras vantagens de desenvolvimento da coordenação motora, força, flexibilidade e resistência, estimulando o metabolismo ósseo e a capacidade cardiorrespiratória, melhorando o metabolismo dos lipídios e reduzindo a prevalência de obesidade, o que, a longo prazo, também diminui o risco de diabetes, hipertensão e cardiopatia isquêmica, que são doenças crônicas na idade adulta. Representa ação e inclusão, com práticas pedagógicas que ensinam o aluno a reconhecer e praticar atividade física, espaço para reflexão sobre seu corpo, suas preferências, troca de experiências, noções de cidadania, meio ambiente, integração e atividade em grupo, disciplina e resultados. Tem o potencial de criar hábitos para uma vida adulta saudável, sobretudo na atual conjuntura de aumento dos índices de sobrepeso e obesidade observados, afastamento ou desinteresse pelo excesso de exposição às telas, tão nocivas ao desenvolvimento mental e interpessoal.

A atividade física competitiva foge do escopo deste capítulo e deve contar com o encaminhamento para profissionais especializados em medicina do esporte e do exercício. Nas últimas três décadas muitas mudanças têm ocorrido e afastado as crianças e adolescentes dos espaços lúdicos, das praças, das atividades externas de contato com a natureza. Embora não seja necessário atestado médico para a prática de educação física escolar, havendo, eventualmente, uma solicitação pela escola, essa será uma oportunidade de consulta pediátrica anual, conforme é recomendado pela Sociedade Brasileira de Pediatria (SBP), em que a criança é vista como um todo, com avaliação de peso, altura, pressão, nutrição, imunizações, visão, audição, enfim, de sua saúde física e mental.

Na anamnese, a presença na família de morte súbita precoce de causa cardíaca, como miocardiopatia hipertrófica ou dilatada ou inexplicável, abaixo de 50 anos, e achados no exame físico de pulsos femorais diminuídos, clique sistólico, sopro cardíaco, ritmo irregular, aumento da pressão arterial suscitam referência pelo pediatra ao cardiopediatra para exames específicos, esclarecimento e maior segurança nas atividades.[5]

O atestado para Educação Física tem função maior que um exame de aptidão para atividade física e deve ser valorizado como instrumento e oportunidade de acompanhamento de saúde do escolar.[6]

Já a solicitação de grupo sanguíneo e fator Rh pela escola depende do estado em que a criança tem sua residência, já que a exigência não é consenso em todo o país. A informação pode ser obtida ainda na maternidade, ao nascer, ou mediante exame feito posteriormente.

TRIAGENS SENSORIAIS

A visão e a audição dentro dos padrões de normalidade são fundamentais para o bom desenvolvimento escolar e psicossocial do indivíduo. Devido a essa importância, o ideal é que toda criança e todo adolescente tenham exames pelo pediatra ou pelos especialistas (otorrinolaringologista, fonoaudiólogo, oftalmologista) que atestem a integridade desses sentidos. O resultado de tais avaliações, normal ou alterado, deverá ser comunicado à escola, com as devidas orientações, quando for o caso.

Mas, na falta desses exames, as escolas podem adotar rotinas de triagem, com o objetivo de detectar perdas de acuidade auditiva ou visual, especialmente as perdas mais leves, que podem passar despercebidas por muito tempo, causando prejuízos ao desempenho escolar.

Considerando que, por falta de referência, a criança não sabe que não escuta ou que não enxerga bem, cabe ao adulto perceber os sinais e suspeitar da baixa acuidade. Havendo queixas ou sinais, a avaliação pelo pediatra ou pelo especialista, quando necessário, é mandatória e deve ser iniciada imediatamente. As triagens, no entanto, são recomendadas rotineiramente.[7] Entende-se por triagem um processo simples, rápido e de baixo custo, capaz de identificar os estudantes com maior probabilidade de alteração visual ou auditiva. Uma vez detectada falha na triagem, haverá o encaminhamento para avaliação mais completa.[7,8]

Triagem auditiva escolar (TAE)

A perda auditiva nas crianças tem um impacto muito grande sobre sua qualidade de vida, uma vez que a audição normal é a principal fonte para aquisição da linguagem, da fala e de várias habilidades cognitivas. Daí a importância de monitorar os marcos de desenvolvimento da linguagem.[9] Desde que as avaliações no período neonatal e no primeiro ano de vida tenham sido normais, as triagens são agendadas em idades e com periodicidade variáveis entre os especialistas. Nos lactentes e pré-escolares com desenvolvimento adequado da linguagem oral e do comportamento auditivo recomenda-se até os 3 anos a emissão otoacústica transiente (EOAT) e, a partir dos 4 anos, a audiometria tonal. Programas de triagem auditiva durante o período da educação infantil devem ser encorajados.[9]

A qualidade dos exames depende, em parte, da cooperação da criança. A triagem auditiva neonatal é obrigatória em todo o território nacional. A TAE está prevista na Política Nacional de Atenção à Saúde Auditiva (PNASA). Uma de suas estratégias dispõe sobre triagem e monitoramento da audição de pré-escolares e escolares, realizando diagnóstico, tratamento e reabilitação de perda auditiva em crianças a partir de 3 anos de idade. O Programa Saúde na Escola (PSE), instituído em 2007 pelo Decreto n. 6.286, prevê ações que englobam a avaliação auditiva, no entanto não a torna um procedimento obrigatório.[10] Há grande desigualdade na oferta do serviço de avaliação auditiva no Brasil.[10]

Estudos sugerem alta incidência de perda auditiva em crianças brasileiras, identificando dados contrastantes, que variam entre 9,7 e 38,7% das crianças com algum tipo de alteração auditiva.[8,10]

A avaliação da acuidade auditiva por audiometria tonal e vocal pode ser realizada por volta dos 4 anos de idade, assim que a criança tenha condições de entender as instruções do exame e colaborar com o examinador.[7]

Em resumo, na ausência de rotinas estabelecidas nas escolas, recomenda-se aos pediatras e aos profissionais que atuam em saúde escolar que organizem exames de triagem auditiva na educação infantil (por volta da idade de 4 anos) e no início do ensino fundamental. Havendo alteração, a criança será encaminhada para avaliação auditiva detalhada.

Cabe ressaltar que o acompanhamento do estudante pode revelar fatores que demandem novas avaliações, mesmo que não haja queixas, como um histórico de otites graves, especialmente se forem repetidas, ou uso habitual de *headphones* ou aparelhos sonoros em alto volume.

No consultório, ou até mesmo na escola, é possível usar o recurso da audiometria comportamental, com a emissão de sons por meio de instrumentos musicais e sons da fala e observação da resposta da criança ao estímulo sonoro. Embora não tenham precisão, podem propiciar a identificação de casos mais severos.[7]

Triagem da acuidade visual

A boa acuidade visual é fator de grande importância para o bem-estar do indivíduo, por seu papel no desenvolvimento integral da criança, em sua socialização e na formação de vínculos afetivos, bem como na qualidade de seu desempenho escolar. A criança com acuidade visual diminuída não percebe que sua visão é diferente em relação às outras pessoas e não costuma se queixar, especialmente quando o déficit não é muito grande. Estima-se que no Brasil de 20 a 25% de crianças em idade escolar tenham algum tipo de deficiência visual.[11]

Na escola, a observação de sinais e sintomas de baixa visão sugere a necessidade de um exame mais detalhado, a qualquer tempo, independentemente das triagens programadas. É importante assegurar-se de que fatores ambientais não estejam causando as dificuldades para os estudantes enxergarem, tais como iluminação inadequada, reflexos, sombras ou irregularidades na pintura sobre o quadro-negro (lousa).

Avaliação oftalmológica

As avaliações devem ser rotineiras, começando com o teste do reflexo vermelho em todos os recém-nascidos (RN) e exames de avaliação visual pelo pediatra dos 6 aos 12 meses.[12] Exames com o especialista estão indicados nos prematuros e crianças com história familiar e pessoal de doenças associadas a alterações oculares. Toda criança que apresentar sinais ou sintomas de doenças oculares ou baixa visão também deverá ser examinada e acompanhada. Entre 3 e 5 anos (idealmente aos 3 anos), um exame detalhado dos olhos deve ser feito por oftalmologista, incluindo inspeção externa, avaliação da acuidade visual, avaliação da motilidade e alinhamento dos olhos, refração sob cicloplegia e avaliação do fundo de olho.[13] Entre 5 e 8 anos de idade, as crianças devem ser submetidas a triagem visual anual e, em caso de acuidade menor que 20/40 em pelo menos um dos olhos, ser submetidas a exame detalhado.[14]

Já aquelas com visão aparentemente normal devem ser examinadas aos 3 ou 4 anos de idade, como uma primeira triagem, pela maior probabilidade de diagnosticar a ambliopia. As estratégias para vigilância e acompanhamento da acuidade visual nas escolas deveriam ser, idealmente, anuais para todos os estudantes. Em determinadas situações e localidades, na inviabilidade de exames anuais, e adaptando o proposto pelo município do Rio de Janeiro, admite-se dar sequência aos exames com intervalos de 3 anos:

- Aos 6 anos, para coincidir com o ingresso no ensino fundamental.
- Dos 9 aos 15 anos, para detecção de miopia e outros erros refrativos, com ocorrência mais frequente nessa faixa etária.[7]

Considerando que, do ponto de vista de saúde pública, a investigação feita por oftalmologistas é cara e de difícil execução, a solução recai na triagem em escolares feita por pessoal não médico, bem orientado e supervisionado, como avaliação inicial, selecionando os candidatos para atendimento especializado. Considerando a idade da criança, observa-se sua reação a brinquedos com cores e formas contrastantes e a percepção de figuras. Quando possível, a avaliação pode ser feita utilizando-se as tabelas de Snellen com figuras, com a letra E em posições variadas ou com as letras do alfabeto.[7]

Embora não usual, o teste de Ishihara, para daltonismo congênito, pode ser realizado com grupos grandes de alunos ao mesmo tempo, projetando-se as placas em *slides* de boa qualidade, em sala com iluminação adequada. Os alunos respondem por escrito e os resultados são avaliados posteriormente.

É importante que qualquer programa garanta o acesso à correção dos problemas detectados, quando for o caso. A escola que inclui, atenta às necessidades dos estudantes (inclusive as de interação social), desde aqueles com baixa visão até os cegos, e de acordo com suas características individuais, irá promover as adaptações pertinentes. As principais adaptações utilizadas são:[15]

- Mudar o lugar na sala de aula.
- Iluminação especial.
- Materiais com elementos gráficos (letras, números e figuras) ampliados, com alto grau de contraste.
- Gravação das aulas.
- Utilização de lupas, óculos e telescópio.
- Utilização do sistema Braille de escrita.
- Utilização de computadores com programas de voz.
- Confecção e adaptações de materiais educativos.

ROTINA DE IMUNIZAÇÃO NA ESCOLA

A vacinação na escola e a verificação dos registros de vacinação dos alunos pela escola são estratégias mundialmente reconhecidas para aumento da cobertura vacinal,[16] além de contribuir para redução da incidência de infecções e surtos no ambiente escolar.[17] No contexto da adolescência, a vacinação na escola tem ainda mais resultados positivos tanto pela facilidade de acesso quanto pelo poder do encorajamento do grupo no momento da aplicação.[18]

É usual a solicitação da cópia da caderneta de vacinação do estudante no ato da matrícula. Essa estratégia pode ser útil para regularização da situação vacinal no início do ano letivo, mas não garante o controle das doses aplicadas ao longo do ano. Além disso, é necessário que a escola tenha um profissional capacitado para essa leitura, o que nem sempre é realidade em todas as escolas do Brasil.

Outra estratégia que já vem sendo utilizada em várias regiões do Brasil é a emissão de um documento comprobatório de vacinação chamado de Declaração de Vacinação Atualizada (DVA). Um profissional de saúde faz a leitura da caderneta de vacina, atualizam-se as vacinas pendentes e, por fim, é emitido um documento que a família leva à escola para comprovar o *status* vacinal. Nesse sistema a escola, que está em contato diário com o aluno, faz a cobrança e o controle de faltosos, direcionando para a Unidade Básica de Saúde (UBS) de referência do território a lista nominal daqueles que não entregaram a DVA. A UBS fica responsável por realizar ações de conscientização e esclarecimento com os pais/responsáveis e alunos e busca ativa dos faltosos. A cobrança da DVA idealmente é feita mais de uma vez no ano para maior eficácia da cobertura vacinal.

Outras ações que podem ser realizadas pela escola para promoção da vacinação incluem:[19]

- A discussão sobre a importância das vacinas para o bom andamento do ano letivo em reuniões de pais.
- Incluir o tema no conteúdo programático e em discussões em grupo.
- Solicitar a presença de equipe de saúde em dia da família na escola para esclarecimentos e até mesmo vacinação.
- Atuar em conjunto com as unidades de saúde em caso de ação de vacinação na escola.
- Divulgar em grupo de pais e meios de comunicação da escola (redes sociais ou agenda) quando houver campanha de vacinação.
- Incentivar a vacinação dos profissionais da equipe escolar.
- Comunicar imediatamente à equipe de saúde de referência a ocorrência de doenças infectocontagiosas de notificação compulsória e imunopreveníveis como meningite bacteriana e catapora.

VIGILÂNCIA EPIDEMIOLÓGICA NA ESCOLA

A escola, por congregar por muitas horas do dia um grande número de crianças, é potencialmente um ambiente que pode facilitar a disseminação de doenças infectocontagiosas. Entre estas se destacam as doenças de transmissão respiratória, bem como as de transmissão pelo ciclo fecal-oral.

A Vigilância Epidemiológica (VE), entendida como "informação para a ação", é um componente imprescindível dos programas de controle de doenças e demais agravos à saúde, sendo um grande aliado da escola na prevenção de doenças, especialmente para impedir a ocorrência de surtos. A VE fornece orientação técnica sobre a execução de ações de controle de doenças e agravos, bem como auxilia na intervenção adequada para a interrupção da cadeia de transmissibilidade.[20]

A comunicação da ocorrência da doença ou agravo à saúde deve ser feita à autoridade sanitária do município para fins de adoção de medidas de intervenção pertinentes (Figura 1).[21] O Ministério da Saúde estabelece a lista de agravos de notificação compulsória baseada em critérios como magnitude, potencial de disseminação, transcendência, vulnerabilidade, disponibilidade de medidas de controle.[22] Essa lista é periodicamente revisada, tanto em função da situação epidemiológica da doença como pela emergência de novos agentes e por alterações no Regulamento Sanitário Internacional. A lista atual de doenças de notificação obrigatória no brasil consta da Portaria GM/MS n. 217, de 1º de março de 2023.[23]

A base do sistema de VE está na informação sobre a ocorrência da doença fornecida por profissionais da área da saúde (serviços públicos e privados). A notificação compulsória é imperativa a todos os responsáveis por organizações e estabelecimentos públicos e particulares de saúde e de ensino, em conformidade com os artigos 7º e 8º, da Lei n. 6.259, portaria publicada em 30 de outubro de 1975.[24]

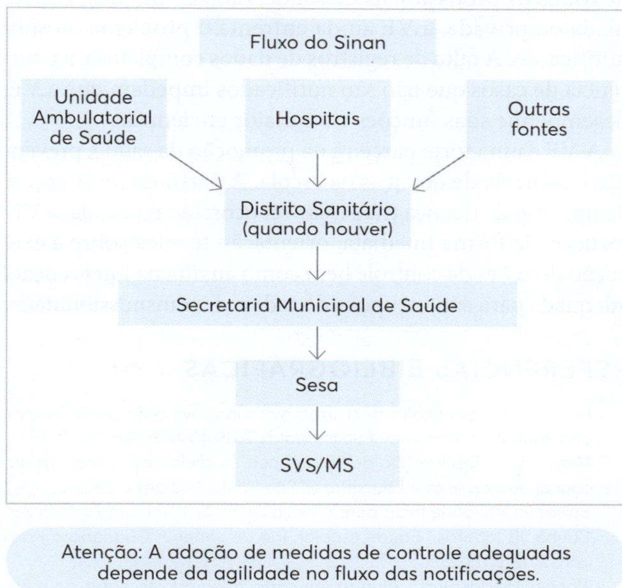

Figura 1 Sistema de Informação de Agravos de Notificação (Sinan).

MS: Ministério da Saúde; Sesa: Secretaria de Estado da Saúde; SVS: Secretaria de Vigilância em Saúde.
Fonte: Sesab.[21]

Em 1993 o Ministério da Saúde implantou o Sistema de Informação de Agravos de Notificação (Sinan), que tem por objetivos coletar, processar, analisar, transmitir dados e disseminar informações sobre agravos de notificação compulsória em todo o território nacional.[25] Sua principal finalidade é a realização de diagnósticos dos eventos numa determinada população, visando explicar suas possíveis causas e consequentemente indicar riscos, dessa forma possibilitando a identificação da realidade epidemiológica. Nesse sentido, o sistema pode subsidiar a tomada de decisão e definir prioridades de intervenção, configurando-se em um instrumento relevante para auxiliar o planejamento em saúde.

A notificação de doenças deve ser realizada na suspeita de sua ocorrência para que as medidas de controle sejam adotadas em tempo adequado para a prevenção de casos secundários. É fato constatado que o país enfrenta um problema com a subnotificação de doenças, agravos e eventos no Sinan, o que com certeza causa prejuízos às ações do poder público para enfrentar os problemas de saúde pública. A subnotificação também contribui para a obtenção de indicadores de saúde que não traduzem a situação real, assumindo-se uma falsa realidade de que não existem problemas.[26]

É importante ressaltar que uma parte das doenças de notificação compulsória é constituída por doenças imunopreveníveis, portanto a elevada cobertura vacinal entre os escolares e profissionais da escola contribuirá para a prevenção de doenças no ambiente escolar.

A notificação com eficiência depende da participação e responsabilidade dos profissionais de saúde. Apesar da obrigatoriedade da notificação de doenças ou agravos por parte de todos os profissionais de saúde, da rede pública, conveniada ou privada, a VE ainda enfrenta o problema da subnotificação. A falta de registros de dados completos e a ocorrência de casos que não são notificados impedem que a VE desempenhe suas funções com maior eficiência.

A VE é uma forte parceira na promoção da saúde, prevenção e controle de doenças na escola. A partir da notificação de um caso de doença transmissível ocorrido na escola, a VE fornece, de forma imediata, orientação técnica sobre a execução de ações de controle bem como auxilia na intervenção adequada para a interrupção da cadeia de transmissibilidade.

REFERÊNCIAS BIBLIOGRÁFICAS

1. Kolbe LJ. School health as a strategy to improve both public health and education. Annu Rev Public Health. 2019;40:443-63.
2. Menezes ET. Declaração de Salamanca. In: dicionário interativo da educação brasileira – EducaBrasil. São Paulo: Midiamix; 2001.
3. Barros R. Atividade física para crianças e adolescentes. In: Pinto Jr AB, Cunha JB (coords.) Saúde escolar. Rio de Janeiro: Guanabara Koogan; 2012. p.113-23.
4. Nações Unidas Brasil. Quatro em cada cinco adolescentes do mundo não pratica atividade física suficiente. 2019. Disponível em: https://brasil.un.org/pt-br/84634-quatro-em-cada-cinco-adolescentes-do-mundo-n%C3%A3o-pratica-atividade-f%C3%ADsica-suficiente. Acesso em: 20 maio 2024.
5. Malheiros AFT. Atividade física. In: Loureiro TN, Silva AEA (orgs.). Cardiologia pediátrica. 2.ed. Barueri: Manole; 2019. p.163-72.
6. Beltrame ALN. Educação física escolar e a obrigatoriedade do atestado médico: objetivos e necessidade. 2013. Disponível em: https://www.sinprodf.org.br/educacao-fisica-escolar-e-a-obrigatoriedade-do-atestado-medico-objetivos-e-necessidade/. Acesso em: 20 maio 2024.
7. Liberal EF, Cunha JCB. Políticas de saúde na escola e como o pediatra pode avaliar o desempenho escolar de crianças e adolescentes. In: Silva LR, Solé D (coords.). Diagnóstico em pediatria. 2.ed. Santana de Parnaíba: Manole; 2022. p.339-47.
8. Tamanini D, Ramos N, Dutra LV, Bassanesi HJC. Triagem auditiva escolar: identificação de alterações auditivas em crianças do primeiro ano do ensino fundamental. Rev Cefac. 2015; 17(5):1403-14.
9. Godinho R, Simas I, Abrantes AC. Impacto da perda auditiva na infância: quando e como avaliar. In: Silva LR, Solé D, Silva CAA, Constantino CF, Liberal EF, Lopez FA (orgs.). Tratado de pediatria. 5.ed. Barueri: Manole, 2022. p.618-27.
10. Almeida ERF, Rosa MRD, Figueiredo LC, Castro RD, Cruz ECFR, Trigueiro JVS, et al. Triagem auditiva escolar no Brasil: uma análise espacial. Rev Bras Cien Saude. 2019;23(2). Suplemento:73-84.
11. Silva JE. Principais causas de cegueira e baixa visão na infância. In: Lanzelotte V (org.). Oftalmologia pediátrica. Santana de Parnaíba: Manole; 2023. p.36-40.
12. Villela LD, Salles TRDS, Vieira MF, Mayrink MLS, Méio MDBB. A visão no desenvolvimento global da criança. In: Lanzelotte V (org.). Oftalmologia pediátrica. Santana de Parnaíba: Manole; 2023. p.19-35.
13. Rossetto JD, Hopker LM, Carvalho LEMR, Vadas MG, Zin AA, Mendonça TS, et al. Diretrizes brasileiras sobre avaliação oftalmológica de crianças saudáveis menores de 5 anos: exames recomendados e frequência. Arq Bras Oftalmol. 2021;84(6):561-8.
14. Ramos BD, Costa-Ferreira MD, Guedes MC, Alvarez AM. Processamento auditivo e transtornos de aprendizagem. In: Sociedade Brasileira de Pediatria (ed.). Tratado de Pediatria. 3.ed. Barueri: Manole; 2014. p.2431-50.
15. Laplane ALF, Batista CG. Ver, não ver e aprender: a participação de crianças com baixa visão e cegueira na escola. Cad Cedes. 2008;28(75):209-27.
16. Feldstein LR, Fox G, Shefer A, Conklin LM, Ward K. School-based delivery of routinely recommended vaccines and opportunities to check vaccination status at school, a global summary, 2008-2017. Vaccine. 2020;38(3):680-9.
17. Zuo S, Zhang D, Mu Q, Dai L, Du W, Xu F, et al. Increasing vaccination coverage: The school entry vaccination record check program in Guizhou Province China, 2003-2018. Vaccine. 2020;38(46):7379-83.
18. Davies C, Stoney T, Hutton H, Parrella A, Kang M, Macartney K, et al. School-based HPV vaccination positively impacts parents' attitudes toward adolescent vaccination. Vaccine. 2021;39(30):4190-8.
19. Sociedade Brasileira de Pediatria (SBP). Departamento Científico de Saúde Escolar. Cartilha Saúde Escolar. Rio de Janeiro: SBP; 2023.
20. Ministério da Saúde. Guia de Vigilância Epidemiológica. Brasília: Ministério da Saúde: Secretaria de Vigilância Epidemiológica, 2009. Disponível em: https://bvsms.saude.gov.br/bvs/publicacoes/guia_vigilancia_epidemiologica_7ed.pdf. Acesso em: 20 maio 2024.
21. Secretaria da Saúde do Estado da Bahia (Sesab). Superintendência de Vigilância e Proteção da Saúde. Diretoria de Vigilância Epidemiológica. Sistema de Informação de Agravos de Notificação (Sinan). Guia prático de bolso. 2019.
22. Secretaria Municipal de Saúde de Curitiba-PR. Doenças de notificação obrigatória. Centro de Epidemiologia. 2016. Disponível em: https://saude.curitiba.pr.gov.br/vigilancia/epidemiologica/notificacao-de-doencas-e-agravos.html. Acesso em: 20 maio 2024.
23. Ministério da Saúde. Portaria GM/MS n. 217, de 1º de março de 2023. Disponível em: https://bvsms.saude.gov.br/bvs/saudelegis/gm/2023/prt0217_02_03_2023.html. Acessado em: 20 maio 2024.
24. Ministério da Saúde. Lei n. 6.259, de 30 de outubro de 1975 – Progep/UFU. Disponível em: http://www.progep.ufu.br/legislacao/lei-no-6259-de-30-de-outubro-de-1975-doenca-de-notificacao-compulsoria. Acesso em: 20 maio 2024.
25. Ministério da Saúde. Secretaria de Vigilância em Saúde. Departamento de Vigilância Epidemiológica. Sistema de Informação de Agravos de Notificação (Sinan), 2007. Disponível em: https://portalsinan.saude.gov.br/images/documentos/Aplicativos/sinan_net/Manual_Normas_e_Rotinas_2_edicao.pdf. Acesso em: 20 maio 2024.
26. Conselho Regional de Medicina do Estado do Paraná (CRMPR). Subnotificação no Sinan prejudica combate a problemas de saúde pública, 2011. Disponível em: https://www.crmpr.org.br/Subnotificacao-no-Sinan-prejudica-combate-a-problemas-de-saude-publica-11-5097.shtml. Acesso em: 20 maio 2024.

CAPÍTULO 4

IMPACTOS DA PANDEMIA NO COMPORTAMENTO E NA APRENDIZAGEM

Fausto Flor Carvalho
Mércia Lamenha Medeiros
Olga Oliveira Passos Ribeiro
Paulo Cesar de Almeida Mattos

AO FINAL DA LEITURA DESTE CAPÍTULO, O PEDIATRA DEVE ESTAR APTO A:

- Observar alterações no comportamento e na aprendizagem das crianças e adolescentes.
- Observar quais lacunas e áreas foram afetadas.
- Trabalhar cada caso com a família e com a equipe escolar.
- Identificar problemas e ajudar na construção e execução de tratamentos e acompanhamento especializado.

INTRODUÇÃO

De acordo com o Censo Escolar da Educação Básica 2022,[1] cerca de 47 milhões de crianças e adolescentes foram matriculados em 180 mil escolas públicas e privadas no Brasil. Mais de 80% dos alunos do ensino fundamental e do ensino médio estavam na rede pública (49% atendidos pelos municípios; 31% pelos estados e 1% pela união) e 19% estudavam na rede privada.[1,2] Esses dados reforçam a necessidade urgente de investimentos governamentais em suas respectivas redes de ensino, visando reduzir a grande desigualdade existente no país, agravada pelo isolamento social causado pela pandemia de covid-19.[2,3]

Do mesmo modo, é preciso entender os impactos desse retorno às escolas e, principalmente, para os profissionais da educação, que vivenciaram com suas próprias famílias as adversidades causadas por esse longo período de isolamento social. Paralelamente a isso, muitos professores tiveram dificuldade para se adaptar a novas tecnologias, fundamentais para a utilização do ensino remoto.

É nesse contexto que serão abordadas as repercussões desse isolamento social sobre a aprendizagem e o desenvolvimento das crianças e dos adolescentes após o retorno às aulas presenciais. Afinal, esses 47 milhões de crianças e adolescentes são o público a que o pediatra se dedica, todo o tempo.

DADOS SOBRE REPERCUSSÕES NA APRENDIZAGEM

A aprendizagem no ambiente escolar é de importância para o desenvolvimento da criança, visto que os aspectos cognitivos e linguísticos, mais os aspectos das relações sociais a que está exposta e tantos outros elementos, estão relacionados no contexto educacional.[4,5] Estudo do Fundo das Nações Unidas para a Infância (Unicef) em parceria com o Centro de Estudos e Pesquisas em Educação, Cultura e Ação Comunitária (Cenpec) apontou que mais de 5 milhões de crianças e adolescentes entre 6 e 17 anos não tiveram acesso à educação no Brasil em 2020.[3] Esse estudo demonstrou um aumento relevante da exclusão escolar nesse período, uma vez que, em 2019, havia cerca 1,1 milhão de crianças fora da escola.[2,3]

De acordo com um relatório divulgado em outubro de 2023 pelo Unicef, a proporção de crianças de 7 a 9 anos que não sabem ler nem escrever dobrou em 4 anos (2019-2022) no Brasil.[3] De 2016 a 2019, havia ocorrido um aumento sutil, porém houve um retrocesso nos últimos anos (período pós-pandemia). Nesse mesmo período, também aumentou a diferença entre a taxa de analfabetismo de crianças brancas e negras de 7 a 10 anos, passando de 4,3% em 2019 para 6,7% em 2022. Veja no Quadro 1.

Quadro 1 Taxa de analfabetismo no Brasil, de acordo com a idade

Idade	2019	2022
7 anos	20%	40%
8 anos	8,5%	20,8%
9 anos	4,4%	9,5%

Fonte: Ministério da Educação/ INEP,2023.[6]

Os dados apresentados na pesquisa Alfabetiza Brasil de 2023, do Instituto Nacional de Estudos e Pesquisas Educacionais Anisio Teixeira (Inep), corroboram aqueles divulgados pelo Unicef, evidenciando o forte impacto do fechamento das escolas e do isolamento social, em virtude da pandemia de covid-19.

Pesquisa Alfabetiza Brasil/Inep, 2023:[6]

- 2019 – Alunos do 2° ano não alfabetizados: 39,7%.
- 2021 – Alunos do 2° ano não alfabetizados: 56,4%.

Aprendizagem e desenvolvimento caminham juntos e se retroalimentam, possibilitando a aquisição do conhecimento a partir da interação com o meio ambiente e com o social.[4,5] Por outro lado, as interações entre as crianças na escola, desde a educação infantil, são fundamentais para trabalhar as diversidades, prevenir o preconceito e a discriminação, além de estimular a cultura da paz. A escola necessita ser valorizada como um espaço de diálogo e convívio social democrático, especialmente em um país com índices altos de violência.[5-8] É preciso entender a educação como um direito fundamental para o exercício da cidadania e que, concretamente, potencializa o acesso a outros direitos. É pela educação que se pode mudar o Brasil para melhor.

REPERCUSSÕES NO DESENVOLVIMENTO INFANTIL E NA APRENDIZAGEM

Outra questão extremamente preocupante diz respeito ao aumento do número de crianças com até 6 anos de idade que acessaram a internet pela primeira vez. A 10ª edição da pesquisa Tic Kids Online Brasil, realizada entre março e julho de 2023, mostrou que 24% dos entrevistados (9 a 17 anos) relatavam ter iniciado a conexão com a rede na primeira infância. Esse percentual correspondia a 11% em 2015.[9] Provavelmente o aumento da utilização de telas por crianças e adolescentes se intensificou devido ao isolamento social provocado pela pandemia de covid-19. Trata-se de um dado que exige muita atenção das famílias, dos educadores e de toda a sociedade.

Ao permitir que essas crianças utilizem a rede tão precocemente, perdemos a oportunidade de oferecer outras atividades que possibilitem explorar todo o seu potencial. As interações com os cuidadores e com outras crianças, o incentivo a atividades esportivas e culturais são extremamente eficazes e estimulantes para a socialização e para o desenvolvimento da inteligência, da aprendizagem e das habilidades motoras, contribuindo também para a aquisição de vínculos afetivos sólidos e para a aquisição de habilidades para a vida.[10]

Além disso, o acesso precoce de crianças às redes sociais, sem a supervisão dos cuidadores, tanto em relação aos conteúdos quanto ao tempo de utilização, pode causar uma série de problemas de saúde, como atraso do desenvolvimento cognitivo e da linguagem, alterações no humor, descontrole emocional e comportamentos agressivos, entre outros.[11] É preciso considerar que o impacto foi bastante desigual, pois nem todos os alunos tinham acesso à internet, outros não tinham quem os ajudasse e outros ficaram sozinhos, sem que se pudesse ajudá-los. A falta de disciplina pessoal e de um espaço acolhedor e adequado para estudos também são fatores que acometeram muitos alunos.[5,12] A ausência de alimentos, em alguns casos, assim como a superoferta, em outros, associada à proibição de circulação das pessoas, também contribuíram para piorar a questão nutricional, tanto a subnutrição, para os que tinham na alimentação escolar sua principal base alimentar diária, quanto a obesidade, no outro extremo da população brasileira.

DADOS SOBRE IMPACTOS NO COMPORTAMENTO DAS CRIANÇAS E ADOLESCENTES

Entendemos que os professores foram os que estavam próximos das crianças, desde o ensino remoto ao híbrido e, posteriormente, ao presencial, e, por representarem as pessoas que mais puderam observar as mudanças no comportamento e na aprendizagem infantil, para levantar, portanto, informações sobre o impacto da pandemia na educação básica no Brasil. Por isso os dados a seguir apresentados foram coletados em um artigo com técnica qualitativa com grupos focais com 60 docentes.

1. **Questão comportamental:** expressa na adaptação ao novo tempo instaurado. A interação social na escola, para a maioria, após o longo período de incertezas criado no isolamento, fez afluírem a timidez, a ansiedade, a dificuldade em seguir regras e cumprir as ordens. Alguns referem que as crianças parecem estar com preguiça e cansaço. Os jovens em desacordo com colegas tornam-se agressivos fisicamente e verbalmente. Também há relatos de atitudes generosas de alguns, mais prestativos com os professores e solícitos na relação com colegas. Uns poucos evidenciam carência afetiva, mantendo-se sempre na busca de mais contato com as professoras, inclusive criando desculpas para estar fora de suas mesas escolares.
2. **No ambiente familiar:** os principais efeitos relatados pelos professores, em contato com os pais dos estudantes, foram a alteração na rotina dos lares. Segundo o relato, diversos deles expressaram grande dificuldade para auxiliar seus filhos nas tarefas domiciliares e nos trabalhos com as aulas *online*. Os pais se sentiam extremamente sobrecarregados, como se recebessem uma responsabilidade a mais num período tão difícil, tendo que assumir também a tarefa de ensinar.[8] Muitos destes passaram por frustração por não se sentirem em condições de ensinar os conteúdos, por desconhecimento ou mesmo por falta de tempo e pela ausência de recursos e tecnologias digitais, já que, para a maioria, o celular ou computador dos pais não era suficiente para cobrir as demandas, principalmente quando seus trabalhos eram *home office*. Essa disputa do acesso acabava priorizando a sobrevivência

da família por meio do trabalho, em detrimento do estudo da criança ou adolescente. Além disso, a falta de uma rotina adequada implicou em aumento de sedentarismo, insônia e distúrbios do sono.

3. **Nas questões sociais, emocionais e relacionais:** a percepção foi que muitos foram os prejuízos no ensino formal devido aos traumas, o isolamento e o afastamento dos pares de mesma idade. Também o aumento nos níveis de ansiedade e estresse entre os alunos se evidencia. A morte, que na infância não é uma realidade tão próxima, agora foi vivida com a perda de pessoas queridas nas famílias, por exemplo. Alguns ficaram traumatizados com muito medo de pegar a covid-19, outros com medo da perda de familiares. Essas situações levaram a aumento da angústia e ansiedade. Aumento do número de casos de depressão, ansiedade e autoagressão podem estar relacionados.
4. **Desigualdades entre ensino público e ensino privado:** comparativamente, os alunos das escolas privadas, por terem acesso a computadores ou celulares com internet, ficam à frente dos alunos da rede pública exatamente pela diferença de condições materiais.[7,13] Entretanto, nos dois casos, a comunicação direta entre educadores, alunos e famílias é estratégica para a identificação e abordagem das medidas que individualizarão o aprendizado. Além da questão do equipamento, outro fator que foi empecilho para muitos era a qualidade do sinal de internet e a dificuldade de acesso ao material pedagógico.
5. **A questão dos alunos do ensino público da educação especial que na pandemia enfrentaram desafios adicionais por necessitarem de apoio personalizado:** a educação, precisando se transformar para acolher a diversidade em suas múltiplas formas de ensinar e aprender, por ser disruptiva, mexe em tudo, cria a sala de recursos – como recriar a sala de recursos remota, *online*? – e orienta o trabalho dos mediadores e professores de apoio educacional especializado. Essa dificuldade foi muito sentida e era agravada pela dificuldade dos pais para lidar com situação tão complexa, num contexto de muito medo do adoecimento de seu filho ou filha.
6. **Impactos positivos que puderam ser identificados:** maior resiliência de professores diante de desafios que enfrentaram e para os quais tiveram que dar respostas imediatas. Para alguns, também os alunos mais velhos parecem ter desenvolvido habilidades sociais e emocionais, pois aprenderam a lidar com a diversidade, adaptando-se a situações desafiadoras. O aprendizado *online* foi desmistificado e os jovens estão lidando bem com a tecnologia no processo ensino-aprendizagem.
7. **Desafios da aprendizagem:** os relatos mostraram as dificuldades já abordadas acima, com destaque ao aumento do analfabetismo, do analfabetismo funcional e da evasão escolar.

Um tema não relacionado no trabalho anterior, mas apontado por outros, foi o aumento da exposição à violência doméstica e à violência sexual. Tais situações causam prejuízos emocionais enormes e podem ainda repercutir mesmo após a normalização das aulas presenciais.

CONSIDERAÇÕES FINAIS

A pandemia expôs a fragilidade do nosso sistema educacional, mostrando que é necessário melhorar as práticas de ensino e investir nas relações sociais para criar uma sólida integração entre família e escola. Nesse contexto, deve ser reconhecida e valorizada a importância do professor, e, ao mesmo tempo, a família precisa assumir seu papel de parceira na construção da aprendizagem de seus filhos.

Existe uma defasagem série-ano escolar que persiste, o que agrava a situação já existente antes da pandemia, problemas intrínsecos à educação e outros que vão permeando os ciclos e transições entre níveis escolares. Podemos ver, no ensino público, em uma mesma sala, alunos de determinado ano compartilhando dificuldades em uma mesma área de conhecimento e, ao mesmo tempo, requerendo atenções em outra área, que o embasariam para a compreensão de sua dificuldade. A herança da pandemia são as turmas se tornarem mais heterogêneas do que eram antes; agora, estão diferenciadas pela relação estabelecida com o ensino remoto emergencial, que requer dos professores adaptações e atendimentos diferentes em sala de aula.

Ao pediatra, fica o importante papel de identificar as situações ocorridas na pandemia que reverberam nas dificuldades de aprendizagem e alterações comportamentais. Ele é que pode acolher a criança e o adolescente, assim como sua família, e, juntamente com os dados colhidos, propor caminhos para serem traçados.

REFERÊNCIAS BIBLIOGRÁFICAS

1. Ministério da Educação / Instituto Nacional de Estudos e Pesquisas Educacionais Anisio Teixeira (Inep). Censo Escolar da Educação Básica 2022. Disponível em: https://www.gov.br/inep/pt-br/areas-de-atuacao/pesquisas-estatisticas-e-indicadores/censo-escolar/resultados/2022. Acesso em: 20 maio 2024.
2. Fundo das Nações Unidas para a Infância (Unicef). Pobreza multidimensional na infância e na adolescência. Outubro de 2023. Disponível em: https://www.unicef.org/brazil/media/26726/file/unicef_pobreza-multidimensional-na-infancia-e-adolescencia_2022.pdf. Acesso em: 20 maio 2024.
3. Fundo das Nações Unidas para a Infância (Unicef) / Centro de Estudos e Pesquisas em Educação, Cultura e Ação Comunitária (Cenpec). Cenário da Exclusão Escolar no Brasil: um alerta sobre os impactos da pandemia de covid-19 na educação, 2021. Disponível em: https://www.unicef.org/brazil/media/14026/file/cenario-da-exclusao-escolar-no-brasil.pdf. Acesso em: 20 maio 2024.
4. Vygotski LS. A construção do pensamento e da linguagem. São Paulo: Martins Fontes; 2001.
5. Grossi MGR, Minoda DS, Fonseca RGP. Impacto da pandemia do covid-19 na educação: reflexos na vida das famílias. Teoria e Prática da Educação. 2020 Sep/Dec;13(3);150-70.
6. Ministério da Educação / Instituto Nacional de Estudos e Pesquisas Educacionais Anisio Teixeira (Inep). Alfabetiza Brasil: avaliação da alfabetização no Saeb, 2023. Disponível em: https://www.inep.gov.br/alfabetiza.brasil/apresentacao_padroes.pdf. Acesso em: 20 maio 2024.
7. Barbosa ALA, Anjos ABL, Azoni CAS. Impactos na aprendizagem de estudantes da educação básica durante o isolamento físico social pela pandemia do covid-19. CoDAS. 2022;34(4):1-7.

8. Dias E. A educação, a pandemia e a sociedade do cansaço. Ensaio: Aval Pol Publ Educ Rio de Janeiro. 2021 Jul/Sep; 29(112):565-73.
9. Cetic BR. Tic Kids Online Brasil, 2023. Disponível em: https://www. cetic.br/pesquisa/kids-online. Acesso em: 20 maio 2024.
10. Sociedade Brasileira de Pediatria (SBP). Uso saudável de telas, tecnologias e mídias nas creches, berçários e escolas. Junho de 2019. Disponível em: https:www.21511d-MO - UsoSaudavel TelasTecnolMidias na SaudeEscolar.indd (sbp.com.br). Acesso em: 20 maio 2024.
11. Sociedade Brasileira de Pediatria (SBP). Menos telas mais saúde. Dezembro de 2019. Disponível em: https://www.sbp.com.br/fileadmin/user_upload/_22246c-ManOrient_-__MenosTelas__MaisSaude.pdf. Acesso em: 20 maio 2024.
12. União dos Dirigentes Municipais de Educação (Undime) / Fundação Itaú Social. Educação de Qualidade nos Anos Finais do Ensino Fundamental. Disponível em: https://www.itausocial.org.br/wp-content/uploads/2023/11/Educacao-de-qualidade-nos-Anos-Finais-do-Ensino-Fundamental.pdf. Acesso em: 20 de maio 2024.
13. Melo BC, Lima CC, Moraes CL, Andrade CB, Pereira DR, Souza ER, et al. Saúde mental e atenção psicossocial na pandemia covid-19: violência doméstica e familiar na covid-19. Rio de Janeiro: Fiocruz; 2020. Disponível em: https://www.arca.fiocruz.br/handle/icict/41121. Acesso em: 20 maio 2024.

SEÇÃO 6

CAUSAS EXTERNAS – ACIDENTES E VIOLÊNCIAS

COORDENADORES

Luci Pfeiffer
Doutora e Mestre em Saúde da Criança e do Adolescente pela Universidade Federal do Paraná (UFPR). Pós-graduada em Psicologia com Abordagem Psicanalítica pela Pontifícia Universidade Católica do Paraná (PUC-PR). Coordenadora do Programa DEDICA – Defesa dos Direitos da Criança e do Adolescente, PR. Presidente do Departamento Científico (DC) de Prevenção e Enfrentamento de Causas Externas na Infância e Adolescência da Sociedade Brasileira de Pediatria (SBP) e da Sociedade Paranaense de Pediatria (SPP).

Marco Antônio Chaves Gama
Médico Pediatra e Hebiatra. Pós-graduado em Saúde Mental da Infância e da Adolescência pela Faculdade de Ciências Médicas de Minas Gerais (FCMMG). Membro do DC de Prevenção e Enfrentamento de Causas Externas na Infância e Adolescência da SBP. Membro do Grupo de Trabalho (GT) Saúde Digital da SBP.

AUTORES

Adriana Rocha Brito
Neurologista Pediátrica pelo Instituto Fernandes Figueira (IFF) da Fundação Oswaldo Cruz (Fiocruz). Mestre em Saúde da Criança e do Adolescente e Doutora em Neurologia pela Universidade Federal Fluminense (UFF). Professora Associada de Pediatria da UFF. Membro do DC de Neurologia e do GT de Segurança e Prevenção da Violência da Sociedade de Pediatria do Estado do Rio de Janeiro (SOPERJ). Membro do DC de Prevenção e Enfrentamento das Causas Externas na Infância e Adolescência e do GT de Saúde Mental da SBP.

Ana Lúcia Ferreira
Especialista em Infância e Violência Doméstica pela Universidade de São Paulo (USP). Mestre em Pediatria pela Universidade Federal do Rio de Janeiro (UFRJ). Doutora em Ciências pela Escola Nacional de Saúde Pública (ENSP)/ Fundação Oswaldo Cruz (Fiocruz). Professora Associada do Departamento de Pediatria da Faculdade de Medicina da UFRJ. Membro do Grupo de Coordenação de Graduação da SBP.

Aramis Antonio Lopes Neto (*in memoriam*)
Ex-presidente do DC de Prevenção e Enfrentamento de Causas Externas na Infância e Adolescência da SBP.

Carolina Braga Moura
Membro do DC de Segurança da SMP.

Danilo Blank
Doutor em Saúde da Criança e do Adolescente. Professor Titular do Departamento de Pediatria da Faculdade de Medicina da Universidade Federal do Rio Grande do Sul (UFRGS).

Fernanda Nagl Garcez
Graduada em Comunicação Social – Jornalismo – pela UFPR, e em Direito, pela Faculdade de Direito de Curitiba (Unicuritiba). Promotora de Justiça no Paraná.

Luci Pfeiffer
Doutora e Mestre em Saúde da Criança e do Adolescente pela UFPR. Pós-graduada em Psicologia com Abordagem Psicanalítica pela PUC-PR. Coordenadora do Programa DEDICA, PR. Presidente do DC de Prevenção e Enfrentamento de Causas Externas na Infância e Adolescência da SBP e da SPP.

Marcela Magalhães Bitencourt
Médica Graduada pela Universidade José do Rosário Vellano, Belo Horizonte.

Marco Antônio Chaves Gama
Médico Pediatra e Hebiatra. Pós-graduado em Saúde Mental da Infância e da Adolescência pela FCMMG. Membro do DC de Prevenção e Enfrentamento das Causas Externas na Infância e Adolescência da SBP. Membro do GT Saúde Digital da SBP.

Paulo Fernando Souto Bittencourt
Mestre e Doutor em Medicina pela Faculdade de Medicina da Universidade Federal de Minas Gerais (UFMG). Especialista em Pediatria pela SBP e em Endoscopia pela Sociedade Brasileira de Endoscopia Digestiva (Sobed). Responsável Técnico pelo Serviço de Endoscopia Digestiva e Respiratória do Hospital Infantil João Paulo II do Complexo Hospitalar de Urgência da Fhemig. Endoscopista do Instituto Alfa de Gastroenterologia do Hospital das Clínicas da UFMG e do Hospital Felício Rocho, Belo Horizonte. Membro do DC de Segurança da Criança e do Adolescente da SMP.

Renata Dejtiar Waksman
Médica Pediatra. Doutora em Pediatria pela FMUSP. Membro do Departamento Materno-infantil do Hospital Israelita Albert Einstein. Editora da Série Manuais de Especialização Einstein/Manole. Presidente da Sociedade de Pediatria de São Paulo (SPSP) – Gestão 2022-2025.

Sarah Saul
Membro do Departamento de Prevenção e Enfrentamento das Causas Externas na Infância e Adolescência da SBP. Vice-presidente do Departamento de Segurança da Criança e do Adolescente da SPSP. Membro do Núcleo de Estudos da Violência Contra Crianças e Adolescentes da SPSP.

Tania Maria Russo Zamataro
Presidente do Departamento de Segurança da Criança e do Adolescente da SPSP. Membro do Grupo de Estudos Educação é Saúde da SBP.

CAPÍTULO 1

MORBIDADE E MORTALIDADE DOS TRAUMAS NÃO INTENCIONAIS NA INFÂNCIA E NA ADOLESCÊNCIA

Marco Antônio Chaves Gama
Ana Lúcia Ferreira
Renata Dejtiar Waksman

AO FINAL DA LEITURA DESTE CAPÍTULO, O PEDIATRA DEVE ESTAR APTO A:

- Definir traumas não intencionais.
- Reconhecer a relevância desses eventos na morbidade e na mortalidade de crianças e adolescentes.
- Descrever as principais causas de morbidade e mortalidade por traumas não intencionais na faixa etária pediátrica.
- Conduzir a anamnese e o exame clínico em casos de traumas.
- Explicar a importância do preenchimento correto dos prontuários e registros para o Datasus, bem como dos atestados de óbito no caso de médicos legistas, para a coleta de dados epidemiológicos fidedignos.
- Pormenorizar as consequências dos acidentes na infância e na adolescência e a importância do papel do médico, em especial do pediatra, na redução destes danos.

INTRODUÇÃO[1,2]

As causas externas de morbidade e mortalidade são compostas por dois grupos de eventos: os acidentes ou traumas não intencionais e as violências ou traumas intencionais.

Acidente é um evento não intencional e evitável, causador de lesões físicas e/ou emocionais, decorrente de um trauma, no âmbito doméstico ou outro, bem como em determinadas atividades ou situações, por exemplo, na escola, na prática de esportes e lazer, no trânsito ou no trabalho.

Na prática clínica, pode ser difícil para o médico, em especial o pediatra, distinguir alguns traumas não intencionais daqueles intencionais e/ou causados por vários níveis de negligência, uma forma de violência que deve ser mais bem avaliada. É importante o conhecimento dos riscos para traumas não intencionais inerentes a cada etapa do desenvolvimento e as características das lesões assim produzidas. Considerando que, na faixa etária pediátrica, a grande maioria dos acidentes ocorre nas residências e nos seus entornos, o papel do pediatra na orientação aos pais, às crianças maiores e aos adolescentes quanto às medidas de proteção e prevenção é determinante para a diminuição da ocorrência desses traumas. Da mesma forma, as orientações para os pais e outros responsáveis pela criança e adolescente quanto à tomada de atitude correta e de forma imediata podem minimizar os efeitos do trauma e auxiliar na prevenção de sequelas, nos casos em que não foi possível evitar a ocorrência do acidente.

EPIDEMIOLOGIA[1,3-6]

Os tipos de acidentes aos quais crianças e adolescentes podem ser expostos variam com a faixa etária, a etapa do desenvolvimento, o estilo de vida, o local de moradia e a qualidade da supervisão pelos responsáveis. Podem ocorrer sob a forma de quedas, aspiração ou deglutição de corpo estranho, sufocação, queimaduras, ingestão ou contato externo com substâncias tóxicas, afogamentos, choques elétricos, relacionados ao trânsito, com animais, dentre outros.

As principais causas de internação entre crianças e adolescentes por acidentes são as quedas e as queimaduras.

Segundo o Departamento de Informática do Sistema Único de Saúde (Datasus) do Brasil, o número de crianças e adolescentes internados em 2019 em consequência de acidentes foi de 177.108, que representou 17,5% do total em todas as idades. Em 2023, os internados de 0 a 19 anos por acidentes eram 277.133, representando 16% do total em todas as idades; em comparação com 2019, houve um crescimento de 29%, o que mostra a gravidade do problema. Ao comparar o mesmo período em 2020, cujo total foi de 159.888 registros, verifica-se que, no período de isolamento social por conta da pandemia de Covid-19, a redução do número total de casos de internação hospitalar na faixa etária de 0 a 19 anos por acidentes foi de apenas 9,7%, o que reforça o fato de que a maioria dos traumas não intencionais acontece nas residências e seus entornos (Tabela 1).

Tabela 1 Internações por acidentes, de acordo com a faixa etária, 2019, 2020 e 2023

Faixa etária	2019	2020	2023
< 1 ano	6.210	5.458	8.235
1-4 anos	28.472	27.687	35.140
5-9 anos	40.102	36,703	49.643
10-14 anos	40.371	33.712	52.314
15-19 anos	61.953	56.328	81.801
Total	**177.108**	**159.888**	**227.133**

Fonte: adaptada de Brasil, 2019/2020.[3,11]

A Figura 1 compara a morbidade hospitalar por acidentes, segundo faixa etária no período 2019/2020/2023.

O número total de mortes por traumas não intencionais em 2019 no Brasil, em todas as idades, foi de 64.744 casos. Na faixa etária de 0 a 19 anos, foram 6.332 mortes, representando 9,78% daquele total.

Na Tabela 2, pode-se verificar a distribuição dessas 6.332 mortes por faixa etária. Os acidentes foram a maior causa de morte nas idades de 1 a 14 anos no Brasil em 2019.

Em crianças de 0 a 1 ano, a principal causa de morte registrada como não intencional foi a sufocação; já nas idades entre 1 e 19 anos, estão os acidentes de trânsito e afogamento.

Tabela 2 Óbitos por acidentes, de acordo com a faixa etária, 2019

Faixa etária	Quantidade
< 1 ano	743
1-4 anos	987
5-9 anos	589
10-14 anos	838
15-19 anos	3.175
Total	**6.332**

Fonte: adaptada de Brasil, 2019.[4]

O *Global Burden of Disease Study* (GBD), iniciativa importante para a formulação de políticas públicas, mostrou que as causas externas permanecem como um grave problema, pois respondem por 10% da sobrecarga global à saúde, em um total anual estimado de 3.460 anos de vida perdidos (DALY – anos de vida perdidos, quando ajustado para deficiência) por 100 mil habitantes, o que corresponde a cerca de 250 milhões de anos de vida perdidos no mundo, em 1 ano. A maior proporção desse prejuízo é causada por traumas no trânsito (29%), quedas (12%) e afogamentos (9%), mecanismos que têm mostrado as menores diminuições.

Entre os fatores contemporâneos predisponentes a acidentes, está o uso do celular em ambientes de risco e em meio a outras atividades, tanto por crianças e adolescentes, como pelo adulto responsável, sendo causa cada vez mais frequente de quedas e outros traumas, bem como a 3ª maior causa de acidentes de trânsito. De forma indireta, o desvio de atenção dos responsáveis pelo cuidado de crianças para as telas representa falha grave na supervisão e na prevenção dos acidentes.

Tomar conta de uma criança, especialmente as de menores idades, é uma atividade que deve ser priorizada pelo adulto,

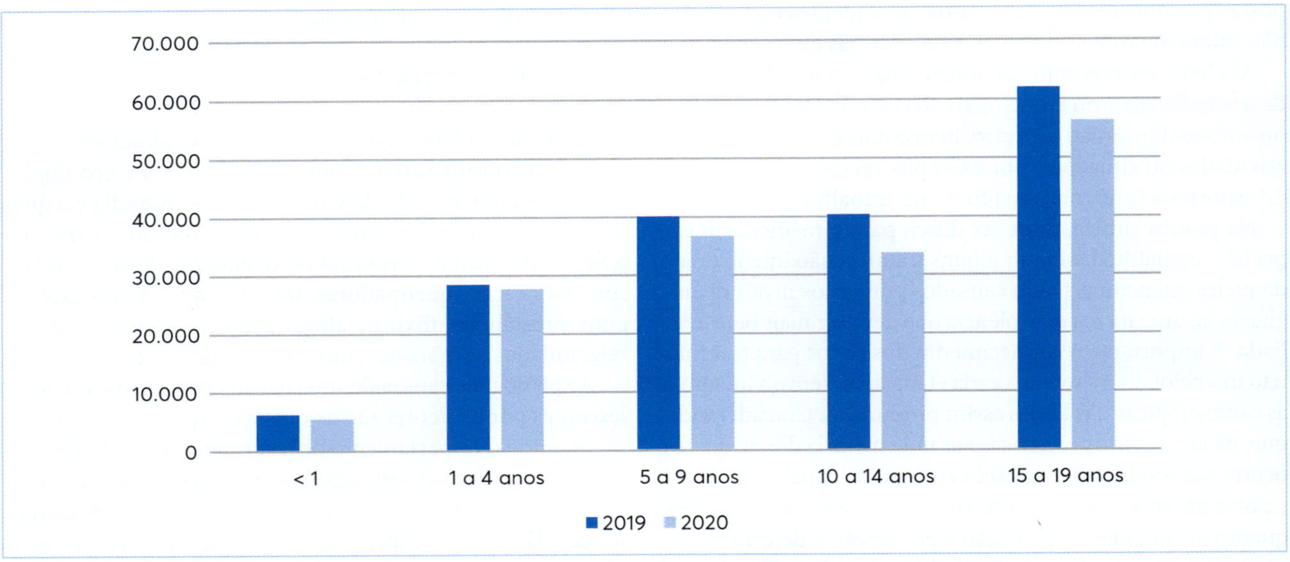

Figura 1 Comparação da morbidade hospitalar por acidentes, segundo a faixa etária (2019/2020).
Fonte: adaptada de Brasil, 2019/2020.[3]

de maior importância ainda quando em espaços e atividades de maiores riscos, como próximos a piscinas e outros ambientes aquáticos, brincando em locais sem proteção para quedas ou para fontes de fogo ou calor, como churrasqueiras ou similares, ou no trânsito. Não é aceitável que o responsável pelo cuidado da criança fique desatento ou distante dela, mantendo conversas ou respondendo mensagens em celulares, ou distraído com outras telas ou qualquer atividade que desvie sua atenção para com os pequenos. Crianças e adolescentes também podem correr sérios riscos de acidentes que podem levar à morte quando fazem uso de telas, em especial o celular, na prática de atividades físicas, como caminhar, subir e descer escadas, atravessar ruas, andar de bicicleta, *skate* e patinete, entre outros.

Em 2019, o total de óbitos, segundo o DATASUS, por causas externas foi de 13.205 crianças e adolescentes; já em 2022 foi de 14.107 óbitos, o que representou um crescimento de 7%.

Acidentes e agressões na faixa etária de 1 a 19 anos representaram a principal causa de morte na infância e adolescência em 2019 e 2022, sendo que de 1 a 14 anos predominam os acidentes e de 15 a 19 anos, as agressões.

ACIDENTES E SEQUELAS[3]

Não existem registros ou dados confiáveis sobre o impacto dos acidentes no desenvolvimento global e na vida de crianças e adolescentes em nosso país. Nem todos os que sofrem traumas não intencionais são levados ou têm atendimento em serviços de saúde, nem se tem a garantia do registro no sistema Datasus dos que recebem esse atendimento. Das sequelas advindas dos acidentes, cujo diagnóstico exigiria um acompanhamento no mínimo de médio prazo da criança e do adolescente, a subnotificação é absoluta.

No entanto, segundo o Datasus, as sequelas de alguns tipos de acidentes são causas de internações hospitalares de crianças e adolescentes. O total geral, em todas as idades, para internações causadas por sequelas de acidentes de transporte em 2019 foi de 3.182 casos, sendo 588 na faixa etária de 0 a 19 anos, o que representou 18,48% dos registros. No caso de sequelas de acidentes por outras causas, o total geral foi de 9.939 casos, sendo 1.745 na faixa etária de 0 a 19 anos, representando 17,56% de todos os registros. Assim, apesar da subnotificação, há uma proporção importante de crianças e adolescentes no total geral das internações por sequelas de acidentes (Tabela 3).

IMPORTÂNCIA DA ANAMNESE E DO EXAME CLÍNICO[7-9]

A anamnese detalhada, aliada ao exame clínico cuidadoso, são fundamentais para o diagnóstico diferencial entre traumas não intencionais e intencionais, a elucidação dos fatores desencadeantes do acidente, a prevenção de sua repetição e o registro dos dados a serem enviados aos serviços de controle epidemiológico.

Tabela 3 Internações por sequelas de acidentes, de acordo com a faixa etária, em 2019

Faixa etária	Sequelas de acidente de transporte	Sequelas de outros acidentes
< 1 ano	30	55
1-4 anos	137	287
5-9 anos	128	396
10-14 anos	111	382
15-19 anos	182	625
Total	**588**	**1.745**

Fonte: adaptada de Brasil, 2019/2020.[3]

Em todas as situações de trauma na infância e adolescência, a escuta atenta dos pais ou acompanhantes da vítima e, se possível, da criança ou do adolescente sobre os detalhes da ocorrência, como horário, local, mecanismo da lesão, presença de alguém no momento do acidente, coerência entre as histórias contadas e compatibilidade do narrado com a idade e o desenvolvimento psicomotor da criança, são fundamentais para a investigação das lesões das repercussões possíveis do trauma. Da mesma forma, é preciso saber se há antecedentes de outros acidentes e o que foi feito com a criança, desde o trauma até o atendimento.

O exame físico deve se voltar à avaliação imediata dos efeitos e danos causados pelo trauma, mas também do estado geral da criança ou adolescente, de sua condição neurológica e psíquica e da possibilidade de outros sinais, sequelas de traumas anteriores ou de negligência e outras violências.

Os exames complementares laboratoriais e de imagens, quando indicados, possibilitam um diagnóstico mais abrangente do trauma. Este conjunto de atendimento garante um diagnóstico assertivo não apenas para solução do problema atual, seja de tratamento, internação ou encaminhamento para especialistas quando necessário, mas também para a prevenção da repetição e ocorrência de outros traumas, se as normas básicas de segurança forem indicadas aos pais antes da alta hospitalar.

Com a avaliação do conjunto de fatores predisponentes e desencadeantes do trauma, comparada ao encontrado na anamnese e no exame clínico, é possível fazer o diagnóstico diferencial entre traumas não intencionais e intencionais (violência). Alguns exames de imagens são patognomônicos de violência. Este diagnóstico de trauma intencional é de fundamental importância, pois pode salvar a vida de uma criança ou adolescente, tendo a chance de ser protegido do seu agressor.

Da mesma forma, é preciso que se verifique a possibilidade da existência de outras lesões, nem sempre aparentes no primeiro momento do atendimento emergencial, para que não venham a surgir posteriormente como sequelas, pela falta de diagnóstico e tratamento.

O registro de tudo que for obtido na avaliação do paciente deve ser feito minuciosamente, para que possam ser transportados de forma fidedigna para o Sistema de Informações Hospitalares (SIH) e, desta forma, para dar sustentação a programas de orientação e prevenção dos acidentes.

Na CID-10, capítulo XX ("Causas externas de morbidade e de mortalidade"), existe o código específico para "Eventos (fatos) cuja intenção é indeterminada" e, infelizmente, um número considerável de eventos envolvendo crianças e adolescentes é incluído sob essa classificação, mascarando as estatísticas e prejudicando o planejamento de políticas públicas voltadas para a prevenção de acidentes e combate às violências no país.

Em caso de óbitos ocorridos durante o atendimento médico ou pacientes que chegam ao serviço de saúde em óbito, é necessário lembrar que, pelas normas do Código de Ética Médica do Conselho Federal de Medicina, artigos 83 e 84, é vedado ao médico oferecer Atestado de Óbito em qualquer situação de morte por causa violenta ou suspeita de, seja por acidentes ou violência.

> Código de Ética Médica Art. 83. É vedado ao médico: "Atestar óbito quando não o tenha verificado pessoalmente, ou quando não tenha prestado assistência ao paciente salvo, no último caso, se o fizer como plantonista, médico substituto ou, em caso de necrópsia e verificação médico-legal.
>
> Art. 84. Deixar de atestar óbito de paciente ao qual vinha prestando assistência, exceto quando houver indícios de morte violenta.

Entende-se por morte violenta "aquela resultante de ação exógena e lesiva, mesmo tardiamente" e morte suspeita de violência, o "falecimento inesperado e sem causa evidente".

Somente o médico legista, em sua função pelo Instituto Médico Legal, está autorizado a fornecer a Declaração de Óbito, após o esclarecimento da causa da morte. Na falta de Instituto Médico Legal no município e região do falecimento, a autoridade local pode nomear um "perito *ad hoc*" especificamente para aquela situação.

Portanto, independentemente da situação do atendimento de um trauma que levou à morte de uma criança ou adolescente, ou no caso em que a vítima chegou morta ao serviço de saúde, ou mesmo das manifestações dos familiares, é obrigação ética e legal que o corpo seja encaminhado ao Instituto Médico Legal e somente este poderá dar a Declaração do Óbito e alimentar o Sistema de Informação de Mortalidade (SIM).

CONSIDERAÇÕES FINAIS[10]

Com os dados apresentados de internações, sequelas e óbitos por acidentes, tem-se uma ideia da grave dimensão dos danos causados às crianças, aos adolescentes e seus familiares por causas que poderiam ser evitadas. As sequelas deixadas por um evento traumático podem ser leves, graves e gravíssimas e trazer limitações das mais variáveis tanto para a vítima como para sua família, sejam físicas, psíquicas, cognitivas ou sociais. Desta forma, a importância da prevenção é fundamental e, quando bem feita, traz resultados evidentes, como a diminuição de traumatismos para as crianças e os adolescentes em acidentes automobilísticos com o uso de dispositivos de segurança em veículos automotores, de acordo com sua faixa etária, e o uso de capacetes, cotoveleiras e joelheiras na prática de alguns esportes. O uso adequado de celular e outras telas pelos pais e/ou responsável e pelas crianças e adolescentes pode reduzir muito o risco de acidentes. Estas normas já estão incluídas em muitas empresas brasileiras, que proíbem os funcionários de caminhar ou utilizar o celular em determinadas áreas, o que tem levado à diminuição importante de acidentes de trabalho por esta causa.

Na prática do pediatra, é importante sempre orientar e reforçar as informações de prevenção de acidentes em toda oportunidade de contato com os pais, adequando à faixa etária de seus filhos. Essas orientações também deveriam ser repassadas para as crianças e adolescentes, de acordo com seu grau de compressão. A prevenção se aprende e se introduz como hábito por orientação, educação e repetição. O médico, especialmente o pediatra, pode indicar manuais e outras publicações científicas que se encontram no *site* da Sociedade Brasileira de Pediatria sobre prevenção de acidentes por faixa etária, voltados para os pais e outros cuidadores e responsáveis pela criança, como familiares e professores.

Da mesma forma, no atendimento a situações de traumas não intencionais na infância e na adolescência, a orientação dos pais ou responsáveis para prevenir a repetição do acidente atual ou de outros é fundamental para que se impeçam novos danos físicos e psíquicos à criança e ao adolescente.

Quanto mais pediatras orientarem pais e responsáveis, bem como as crianças e os adolescentes, sobre o fato de que acidentes são evitáveis e que as medidas de prevenção devem ser adotadas por todos em sua rotina, maior será o impacto para a inversão da curva crescente de números de acidentes, sequelas e óbitos na infância e adolescência brasileira.

O pediatra tem de estar atento às histórias de traumas não intencionais; fazer anamnese com detalhes; sempre que possível, conversar com a vítima em separado; no exame clínico, avaliar se as lesões são compatíveis com história do trauma e com a idade da vítima. Avaliar se não apresenta outras lesões não relatadas na história original. Fazer exames de imagem, quando necessários, e ficar atento aos vários tipos de lesões confirmadas por imagem que são patognomônicas de violência.

Nos casos de confirmação de trauma intencional, o pediatra pode interromper o sofrimento da vítima e até a sua chance de viver. Encaminhar para os procedimentos legais implicados no caso.

REFERÊNCIAS BIBLIOGRÁFICAS

1. Sociedade Brasileira e Pediatria. Os acidentes são evitáveis e na maioria das vezes, o perigo está dentro de casa! Departamento Científico de Segurança. Manual de Orientação, 2020; 4.
2. Brasil. Ministério da Saúde. Secretaria de Vigilância em Saúde. Departamento de Análise de Situação de Saúde. Política Nacional de Re-

dução da Morbimortalidade por Acidentes e Violências: Portaria MS/GM n. 737 de 16/5/01, publicada no DOU n.º 96 seção 1E de 18/5/01 / Ministério da Saúde, Secretaria de Vigilância em Saúde, Departamento de Análise de Situação de Saúde. 2. ed. Brasília: Editora do Ministério da Saúde; 2005. 64 p. (Série E. Legislação de Saúde.)

3. Brasil. Ministério da Saúde. Sistema de Informações Hospitalares do SUS. Brasília: Ministério da Saúde; 2019/2020. Acessível em: http://tabnet.datasus.gov.br/cgi/tabcgi.exe?sih/cnv/niuf.def.
4. Brasil. Ministério da Saúde, Secretaria de Vigilância em Saúde, Coordenação Geral de Informações e Análises. Sistema de Informações sobre Mortalidade. Brasília: Ministério da Saúde; 2019. Disponível em: http://tabnet.datasus.gov.br/cgi/tabcgi.exe?sim/cnv/ext10uf.def.
5. Global burden of 369 diseases and injuries in 204 countries and territories, 1990–2019: a systematic analysis for the Global Burden of Disease Study 2019. The Lancet. 2020;396(10258):1204-22. Disponível em: file:///C:/Users/USER/Documents/PIIS0140673620309259.pdf.
6. Portal do trânsito e movimento 2018. Disponível em: https://www.portaldotransito.com.br/noticias/pesquisa-comprova-o-uso-do-celular--ao-volante-ja-e-terceira-causa-de-mortes-no-transito-brasileiro-2/.
7. Brasil. Ministério da Saúde. A declaração de óbito: documento necessário e importante. Ministério da Saúde, Conselho Federal de Medicina, Centro Brasileiro de Classificação de Doenças. 3. ed. Brasília: Ministério da Saúde; 2009. 38 p. (Série A. Normas e Manuais Técnicos.)
8. Conselho Federal de Medicina (CFM). Artigo 83 e 84. Declaração de óbito. Código de Ética Médica. Brasília: Conselho Federal de Medicina; 2019. Disponível em: https://portal.cfm.org.br/images/PDF/cem2019.pdf.
9. Organização Mundial da Saúde. CID-10 Classificação Estatística Internacional de Doenças e Problemas Relacionados à Saúde. 10. rev. São Paulo: Universidade de São Paulo; 1997.
10. Brasil. Decreto-Lei n. 5.452, de 1 de maio de 1943. Consolidação das Leis do Trabalho (CLT). Artigo 444.
11. Morbidade Hospitalar do SUS por Causas Externas. Fonte: Ministério da Saúde - Sistema de Informações Hospitalares do SUS (SIH/SUS). 2023. Acessível em http://http://tabnet.datasus.gov.br/cgi/tabcgi.exe?sih/cnv/fiuf.def.

CAPÍTULO 2.1

ACIDENTES DE TRÂNSITO

Renata Dejtiar Waksman
Danilo Blank

AO FINAL DA LEITURA DESTE CAPÍTULO, O PEDIATRA DEVE ESTAR APTO A:

- Reconhecer que os acidentes de trânsito são um grande e grave problema de saúde global, que resulta em alta mortalidade e morbidade de crianças e adolescentes.
- Saber que ocorrem entre crianças e adolescentes de todas as idades e, dependendo da faixa etária, causam mais mortes do que a soma de todas as outras principais causas.
- Saber que esses agravos atingem desproporcionalmente as populações dos países de baixa e média rendas.
- Ter reforçados os conceitos de que a criança e o adolescente devem ser transportados no banco traseiro até atingir 1,45 m de altura e em assentos adequados para sua idade, peso e altura.
- Saber que nos países que registraram maiores reduções nas mortes e sequelas incapacitantes causadas pelos eventos no trânsito isto se deu com a elaboração, o cumprimento e a aplicação rigorosa da legislação e com melhorias na segurança das vias e dos veículos.

INTRODUÇÃO[1-4]

Nas primeiras duas décadas do século XXI, mais de 25 milhões de pessoas no mundo morreram em consequência ao trânsito – isto corresponde a aproximadamente 1,35 milhão por ano ou uma taxa de mortalidade de 18,2 por 100 mil habitantes. Estima-se que a cada 4 minutos uma pessoa com menos de 18 anos perde a vida prematuramente no trânsito, sendo que centenas sobrevivem, mas com lesões incapacitantes e permanentes.

Durante esse mesmo período, o número de veículos em circulação aumentou muito e, apesar das taxas de mortalidade por 100 mil veículos terem diminuído de 135 para 64, as taxas por 100 mil habitantes variaram muito pouco.

MORTALIDADE E MORBIDADE – O TAMANHO DO PROBLEMA

Mortalidade[2,3,5,6]

Globalmente, as lesões causadas pelo trânsito são a principal causa de morte na faixa etária entre 10 e 19 anos.

As crianças representam mais de 20% destas mortes em todo o mundo, 93% das quais ocorrem em países de baixa e média rendas. Embora as mortes por essa causa tenham diminuído em alguns países de alta renda, prevê-se que, em 2030, ocuparão o 5º lugar no *ranking* das causas de morte em todo o mundo e a 7ª causa principal no cálculo de anos de vida perdidos ajustados à deficiência (DALY – *disability-adjusted life years*).

No Brasil, mais de 30 mil pessoas perdem a vida a cada ano nas estradas e ruas. Em 2022 foram registradas 2.735 mortes em menores de 19 anos em decorrência destes eventos (Tabela 1), sendo 13% pedestres, 0,6% ciclistas, 40,2% motociclistas e 25,6% encontravam-se no interior de automóveis.

Morbidade[3,4]

As lesões causadas pelo trânsito são uma das principais causas de deficiência permanente em crianças. Estima-se que o número de crianças feridas ou incapacitadas em consequência dos acidentes de trânsito esteja por volta de 10 milhões a cada ano, no mundo. Os ferimentos não fatais mais comuns incluem traumatismos na cabeça e fraturas de membros, mas em 10 a 20% ocorrem lesões múltiplas.

A criança ou adolescente que foi envolvida ou ferida em um acidente de trânsito pode apresentar comprometimento de sua saúde mental, como o transtorno de estresse pós-traumático, além de estar suscetível a profundo efeito psicológico se houve mortes no acidente.

Tabela 1 Mortes de crianças e adolescentes brasileiros no trânsito em 2022

	Menor de 1 ano			1 a 4 anos			5 a 9 anos			10 a 14 anos			15 a 19 anos		
	n	n/ 100.000	%	n	n/ 100.000	%	n	n/ 100.000	%	n	n/ 100.000	%	n	n/ 100.000	%
Total de mortes	32211	1112	100	6275	53	100	3236	22	100	4042	28	100	14397	94	100
Mortes por causas externas	1169	40	4	1196	10	19	707	5	22	1302	9	32	9623	63	67
Total de mortes no trânsito	78	3	0	197	2	3	222	2	7	316	2	8	1922	13	13
Pedestres	4	0,1	0,0	47	0,4	0,7	67	0,5	2,1	62	0,4	1,5	177	1,2	1,2
Ocupantes de veículos automotores	46	1,6	0,1	89	0,8	1,4	92	0,6	0,0	107	0,7	2,6	366	2,4	2,5
Ciclistas	0	0,0	0,0	3	0,0	0,0	7	0,0	0,2	28	0,2	0,7	70	0,5	0,5
Motociclistas	9	0,3	0,0	21	0,2	0,3	18	0,1	0,6	64	0,4	1,6	998	6,5	6,9

Fonte. Brasil. Ministério da Saúde. Sistema de Informações sobre Mortalidade (SIM). Óbitos por ocorrências por Grupo CID 10 e Faixa Etária. Brasília. Ministério da Saúde, 2022. Disponível em: http://tabnet.datasus.gov. br/cgi/tabcgi.exe?sim/cnv/ext10uf def.

EPIDEMIOLOGIA[1,2]

Ainda que o desafio da segurança viária seja global, as crianças têm mais chances de morrer em países de baixa e média renda, que respondem por 95% das mortes das crianças no trânsito. As taxas variam de região para região e, dentro de um mesmo país, as crianças mais pobres estão em maior risco.

As tentativas de direcionar a segurança no trânsito para as crianças estão, portanto, intrinsecamente ligadas às noções de justiça social e devem fazer parte dos esforços globais para reduzir a pobreza.

Para os países que vivem um rápido processo de motorização – grande parte deles é de média renda – as vias de tráfego são muitas vezes construídas sem a devida consideração às comunidades por onde passam. Historicamente, este foi também o caso dos países de alta renda. Uma mudança de mentalidade se faz necessária a fim de garantir que as vias, em todos os lugares, sirvam às necessidades e sejam seguras para todos os que as utilizam – inclusive para as crianças e para outros grupos vulneráveis, como pedestres, ciclistas e motociclistas.

Tal mudança é imprescindível para os esforços no sentido de promover estilos de vida saudáveis que vêm sendo empreendidos. Os deslocamentos a pé, por bicicleta e outras atividades físicas, que têm um papel importante para coibir o excesso de peso e a obesidade nas crianças, levam-nas, inevitavelmente, a estar em contato com as vias terrestres. Somente quando essas vias se mostrarem seguras é que todos se sentirão encorajados a utilizá-las.

Crianças de todas as idades estão sob risco de se envolver em situações que causam lesões ou mortes no trânsito. Os meninos respondem por cerca do dobro das mortes das meninas, em todo o mundo, o que é atribuído à maior exposição, bem como à tendência de assumir maiores riscos, especialmente quando adolescentes.

As crianças mais jovens têm limitações relacionadas ao seu desenvolvimento físico, cognitivo e social, tornando-as mais vulneráveis no trânsito do que os adultos. Em razão de sua pequena estatura, pode ser difícil para as crianças ver o tráfego à sua volta, e também para os motoristas e demais usuários das vias vê-las. Além disso, quando envolvidas em traumas, a conformação mais frágil de seus crânios torna-as mais suscetíveis a lesões graves na cabeça do que os adultos.

Além disso, as crianças mais novas podem ter dificuldades para interpretar o que veem e ouvem, e isto pode afetar seu julgamento sobre a proximidade, a velocidade e a direção dos veículos em movimento. Podem também ser impulsivas, e sua menor atenção implica esforços da parte delas para lidar com mais de um desafio de uma só vez. Na medida em que se tornam adolescentes, estão também particularmente propensas a assumir riscos, comprometendo a sua segurança no trânsito.

FATORES DE RISCO[4,6,7]

Os principais fatores que levam a um risco aumentado em termos de frequência e gravidade das lesões são:

- Falta de supervisão adequada das crianças menores de 10 anos ao circularem sozinhas pelas ruas.
- Adolescentes e adultos jovens têm as taxas de uso de cinto de segurança mais baixas em todos os lugares do mundo.
- Uso correto de capacetes entre os motociclistas e seus passageiros é baixo, causando um número significativo de ferimentos na cabeça em caso de colisão.
- Ciclistas, motociclistas ou passageiros de motocicleta sem capacete correm maior risco de ferimentos graves na cabeça ou morte.

- Aumento do risco na população usuária de ruas e estradas –pedestres e ciclistas, ao andarem e circularem em tráfego misto, andar de bicicleta em calçadas ou trilhas e não usar roupas reflexivas.
- Motoristas adolescentes correm maior risco por causa da idade e por adotarem comportamentos perigosos, incluindo beber e dirigir, excesso de velocidade, distrações ao dirigir e fadiga.
- Outros importantes fatores de risco: projetos deficientes dos veículos, ambiente da rua ou estrada com grande volume de tráfego, falta de planejamento da malha viária e de calçadas e sinalização para todos, falta de parques infantis, calçadas e ciclovias afastados do trânsito de veículos, falta de transporte público seguro e eficiente e falta de redutores de velocidade.

FATOS E PREVENÇÃO

Pedestres [2,3,8,9,10]

- Crianças têm maior probabilidade de se ferir ou morrer, contribuem com 5 a 10% de todas as mortes no trânsito em países de alta renda e com 30 a 40% em países de baixa e média rendas.
- Dentre as crianças que sofrem lesões ou morrem no trânsito no mundo todo a cada ano, 38% são pedestres.
- Nos países de baixa e média rendas, as crianças andam ao longo de vias compartilhadas por diversos modos de transporte – alguns em alta velocidade –, pois faltam estruturas como calçadas, faixas de travessias e barreiras de segurança.
- A faixa etária de 5 a 14 anos é a de maior risco.
- Uso de celular é um fator adicional de distração.
- A maioria dos eventos traumáticos no trânsito ocorre durante o dia.
- Cerca de 30% dos casos acontecem enquanto os pedestres estão atravessando na faixa de segurança, o que reflete uma falsa percepção de segurança e supervisão deficiente.
- O risco é maior em vias de circulação de muito trânsito e com velocidades dos veículos superiores a 40 km/hora.
- Falta de locais para as crianças brincarem perto de suas casas.
- Aglomerados familiares.
- Baixo nível socioeconômico.

Os atropelamentos representam importante causa de morte por trauma em crianças e adolescentes em nosso país, sendo que, em 2019, foram 456 crianças e adolescentes.

Lesões incapacitantes e permanentes constituem um grande e grave problema, sendo a maior causa de coma traumático e fraturas graves em membros inferiores, sobretudo nas crianças em idade escolar.

Importante fator de risco é o nível de desenvolvimento da criança — menores de 5 anos correm em direção à rua, crianças pequenas têm pouca habilidade para julgar a distância e a velocidade dos veículos e distraem-se facilmente por seus pares ou com outros estímulos do ambiente.

Menores de 10 anos não possuem habilidades de desenvolvimento suficientes e adequadas para enfrentar o trânsito. Muitos pais e cuidadores não estão cientes desta incompatibilidade entre as habilidades de desenvolvimento da criança e as necessárias para atravessar as ruas de forma segura. O uso de telefones celulares e outros dispositivos enquanto estão na rua pode aumentar o risco de serem atropelados por qualquer tipo de veículo. As medidas comprovadamente eficazes de proteção dos pedestres são:[8]

- Ambiente planejado para a segurança do pedestre.
- Medidas de engenharia para separar pedestres de veículos.
- *Playgrounds* cercados e afastados de ruas movimentadas.
- Cercas impedindo o cruzamento de vias mais movimentadas.
- Calçadas limpas e próprias para uso em toda a sua extensão.
- Tráfego de automóveis desviado da proximidade de escolas.
- Ruas com mão única e com estacionamento restrito.
- Limites de velocidade baixos e controlados efetivamente por leis bem aplicadas.
- Controladores eletrônicos de velocidade e/ou quebra-molas.
- Controle efetivo do ato de beber e dirigir.
- Transporte público adequado e acessível.
- Pedestres com vestimentas mais visíveis.
- *Design* de veículos para a proteção do pedestre.

Ciclistas e motociclistas[2,3]

- Crianças ciclistas constituem de 3 a 15% das crianças feridas e são responsáveis por 2 a 8% de todas as mortes no trânsito; em alguns países da Ásia, estes índices alcançam um terço de todas as mortes de crianças no trânsito.
- Na Ásia, os veículos motorizados de duas rodas são a principal causa de morte entre adolescentes.
- Motos em movimento com faróis ligados, independentemente da hora do dia, reduzem as taxas de acidentes neste grupo de usuários da via em 29%.
- A cada ano, nos EUA, cerca de 300.000 crianças e adolescentes são tratados nos serviços de emergência em decorrência de lesões relacionadas a bicicletas; a maioria envolve traumatismo craniano grave e fatal.

A medida lógica de prevenção é o uso do capacete, que atua absorvendo e dissipando uma parte da energia gerada pelo trauma. Para os ciclistas de todas as idades, o uso adequado do capacete diminui o risco de uma lesão na cabeça em 69%; já para os motociclistas de todas as idades, o uso adequado de um capacete reduz o risco de morte em 40% e o risco de lesão grave na cabeça em mais de 70%.

As características principais do capacete são:

- Deve ser confeccionado de espuma rígida e deformável, ter forro de poliestireno firme e coberto por uma fina camada plástica.
- Deve ser colocado diretamente no topo da cabeça, cobrindo a parte superior da região frontal (posicionamen-

to considerado correto quando o capacete estiver paralelo ao chão).

- Deve se encaixar bem, não se mover ao redor da cabeça ou deslizar para baixo sobre os olhos, quando empurrado ou puxado.
- A criança deve experimentar vários capacetes para encontrar aquele com melhor ajuste.

Pediatras devem orientar antecipadamente os pais e as crianças para o uso de capacete, antes que a criança comece a andar de bicicleta, mesmo como passageira. Programas educativos devem ser estendidos para além dos consultórios e envolver médicos, educadores, clubes de bicicletas e organizações comunitárias para promover seu uso adequado, em todo o espectro socioeconômico.

Ciclovias representam também um método lógico para separar ciclistas dos veículos a motor.

Ocupantes do veículo [2,3,7,11,12]

- Crianças sendo transportadas no interior de veículos a motor compõem 36% das mortes no mundo, sendo mais de 50% delas proveniente de países de alta renda e estão sujeitas a riscos, tanto nos bancos dianteiros quanto nos traseiros dos veículos, quando não utilizam mecanismos de retenção.
- De maneira geral, os sistemas de retenção reduzem a probabilidade de lesões fatais em cerca de 70% entre bebês e de 54 a 80% entre as crianças menores.
- Comparado apenas à utilização do cinto de segurança, estima-se que o uso de assentos elevatórios (*booster*) reduz em 59% o risco de danos em crianças de 4 a 7 anos, prevenindo lesões significativas.
- Crianças sem restrições têm maior probabilidade de morrer em colisões do que aquelas que usam sistemas de retenção apropriados para sua idade, peso e altura.

A Figura 1 apresenta os 4 estágios para a segurança de crianças e adolescentes passageiros de veículos automotores.

Desde abril de 2021 estão em vigor novas regras para o transporte de crianças em veículos automotores, adicionadas ao CTB (Código de Trânsito Brasileiro), por meio da Lei n. 14.071, de 2020, artigo 64, que diz: "crianças com idade inferior à 10 (dez) anos que não tenham atingido 1,45 m (um metro e quarenta e cinco centímetros) de altura devem ser transportadas nos bancos traseiros, em dispositivos de retenção adequados para cada idade, peso e altura, salvo exceções relacionadas a tipos específicos de veículos regulamentados pelo Contran".

O QUE PODE SER FEITO COM RELAÇÃO A ESTE PANORAMA TÃO IMPACTANTE [1-5,13]

Revisão sistemática da literatura, publicada em 2022, de intervenções de prevenção de lesões não intencionais entre crianças e adolescentes em idade escolar (5 a 15 anos), com foco na prevenção primária. A maioria desses estudos foi realizada em países de alta renda e abordou lesões relacionadas ao trânsito. As evidências mostraram que intervenções educativas podem ser eficazes na melhoria de conhecimentos, comportamentos e atitudes, quando combinadas com outras abordagens. A legislação mostrou ser eficaz no aumento do uso de capacete para ciclistas e na redução das taxas de lesões relacionadas ao trânsito. Os resultados revelaram a importância da modificação da infraestrutura na melhoria da segurança dos pedestres em idade escolar.

Não há nenhuma medida única que responda adequadamente à ampla gama de riscos a que as crianças estão sujeitas no trânsito, no entanto, existem passos que cada família, comunidade e país podem dar para melhorar a segurança das crianças. Nos países que apresentaram as maiores quedas nas mortes e lesões causadas pelo trânsito, as leis rígidas, seguidas de aplicação rigorosa da legislação, bem como as melhorias na segurança das vias e dos veículos, provaram fazer a diferença.

O Plano Global para a Década de Ação pela Segurança no Trânsito 2011–2020, aprovado pelas Nações Unidas, oferece um menu de 10 estratégias para que se promovam estas e outras medidas de segurança no trânsito.[2]

Para os governos, incluiu a legislação em torno dos principais riscos, como o excesso de velocidade, a combinação de álcool e direção e a não utilização de capacetes, cintos de segurança e sistemas de retenção. Incluiu também cumprir as leis, construir vias seguras, obrigar os fabricantes a produzirem veículos com dispositivos de segurança adequados e prover sistemas de atenção emergencial para os feridos. Ações adicionais voltadas especificamente às crianças podem ajudar a melhor protegê-las no trânsito.

As 10 estratégias descritas a seguir, de forma resumida, são as mais conhecidas – especialmente quando implementadas na forma de um pacote de medidas – para manter as crianças seguras no trânsito.

1. Controlar a velocidade: vias longas, retas, sem obstáculos, mal sinalizadas, que passam em frente a escolas, residências e comércios estimulam o desenvolvimento de altas velocidades e colocam as crianças em maior risco. As principais estratégias para reduzir a velocidade nas ruas são:
   - Determinar e fiscalizar limites de velocidade apropriados à função da via e velocidade de 30 km/hora naquelas com alta concentração de pedestres.
   - Fiscalizar a velocidade por meio de radares com câmeras.
   - Construir e modificar as vias de modo a incluir elementos que limitam a velocidade, como semáforos, rotatórias e lombadas.
2. Reduzir a direção sob efeito de bebida alcoólica: beber e dirigir aumenta não só a chance de gerar eventos como colisões e atropelamentos, mas também a probabilidade dessas ocorrências resultarem em morte ou lesão grave. O risco começa a subir significativamente quando o condutor apresenta concentrações de álcool no sangue (CAS) de cerca de 0,04 g/dL. As principais estratégias para reduzir a prática de dirigir após beber são:

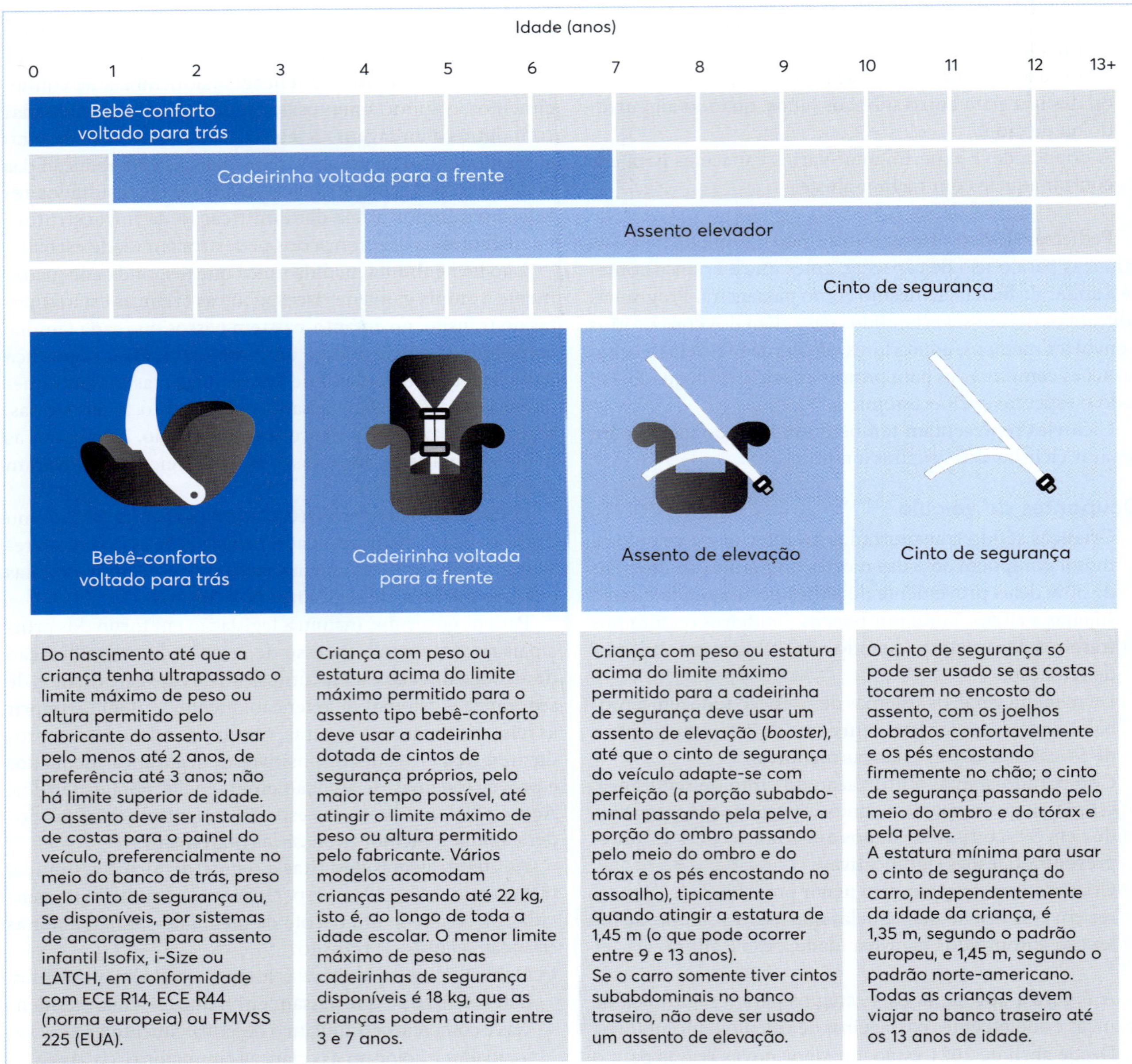

Figura 1 Recomendações para o uso dos dispositivos de segurança para crianças e adolescentes ocupantes de veículos automotores.

Fonte: Blank, 2019[9]; National Highway Traffic Administration[10]; Durbin e Hoffman, 2018.[11]

- Estabelecer e fazer cumprir limites do CAS de 0,05 g/dL ou menos para todos os motoristas, e limites ainda mais baixos (de 0,02 g/dL ou menos) para os jovens condutores.
- Fiscalizar as leis referentes a dirigir sob efeito de bebida por meio de pontos de "*blitz*" policiais e testes de alcoolemia aleatórios.
- Restringir a venda de álcool em legislação que estabeleça idade mínima para compra, fiscalizando os tipos de estabelecimentos que vendem bebidas alcoólicas e seus horários de funcionamento.
- Limitar os comerciais de bebidas alcoólicas voltados a jovens.

3. Garantir o uso obrigatório de capacetes para ciclistas e motociclistas. Para as crianças, o uso do capacete é a forma mais eficaz de reduzir o risco de lesões na cabeça. As seguintes estratégias podem garantir o uso de capacetes:
   - Tornar obrigatório e fiscalizar o uso de capacete em usuários de motocicleta, com leis que estipulam o tipo e as especificações do equipamento por faixa etária.

- Exigir padrões internacionais reconhecidos na fabricação de capacetes destinados a motociclistas que garantem sua adequação para crianças.
- Assegurar a disponibilidade e o acesso à aquisição de capacetes destinados a motociclistas.
- Apoiar as iniciativas comunitárias voltadas às crianças, educar os pais sobre o uso de capacete para quem utiliza motocicleta e bicicleta e prover capacetes gratuitamente ou com desconto para crianças.

4. Usar mecanismos de retenção para crianças nos veículos. Para as crianças ocupantes de um veículo, há uma variedade de sistemas de retenção disponíveis, adequados ao uso dependendo da idade, do peso e da altura da criança. As estratégias a seguir podem aumentar o uso adequado dos assentos para crianças e adolescentes:
   - Tornar obrigatórias e fiscalizar as leis referentes à retenção para crianças para todos os veículos particulares.
   - Exigir padrões internacionais e nacionais reconhecidos na fabricação de mecanismos de retenção para crianças.
   - Assegurar a disponibilidade e o acesso à aquisição dos sistemas de retenção para os que necessitam.
   - Obrigar os fabricantes de veículos a produzirem acessórios de encaixe para assentos em todos os veículos particulares, como sistemas de fixação ISOFIX, que prendem o mecanismo de retenção para crianças no local correto.
   - Promover programas de empréstimos de mecanismos de retenção para crianças e educar as famílias sobre como usar esses dispositivos.
5. Desenvolver as habilidades das crianças para verem e serem vistas: são pré-requisitos fundamentais à segurança de todos no trânsito, mas são de particular importância para crianças, dada a sua peculiar vulnerabilidade. As seguintes estratégias aumentam a visibilidade das crianças:
   - Usar roupas de cores brancas e claras. Usar fitas refletivas sobre a roupa e nas mochilas.
   - Andar em grupos, vestindo coletes refletivos, caminhando em fila ao longo de rotas estabelecidas e acompanhadas por adultos voluntários.
   - Designar guardas com coletes refletivos para monitorar travessias de ruas próximas a escolas.
   - Utilizar faróis em bicicletas, bem como sinalização refletiva dianteira, traseira e nas rodas.
   - Utilizar faróis diurnos em motos e outros veículos.
   - Proporcionar o maior ordenamento e iluminação das ruas.
6. Melhorar a estrutura viária: as vias têm sido construídas para o benefício do transporte motorizado, com pouca consideração às necessidades das comunidades por onde passam. A construção e a modificação das infraestruturas viárias, com foco na segurança, melhorariam as condições de vida das comunidades, reduzindo os riscos às crianças no trânsito. Estratégias para melhorar a infraestrutura viária incluem:
   - Implementar medidas físicas, como semáforos, rotatórias, lombadas, travessias, passarelas, canteiros centrais e iluminação pública em ruas movimentadas.
   - Separar diferentes tipos de tráfego e usuários da via por meio de mecanismos como calçadas elevadas para pedestres, faixas exclusivas para pedestres e ciclistas e barreiras centrais para o tráfego de veículos que se movem em sentidos diferentes.
   - Criar zonas sem tráfego de carros para melhorar a segurança dos pedestres.
   - Introduzir zonas de segurança escolar, que incluem um pacote de medidas de redução de velocidade, áreas de embarque/desembarque seguras e monitoramento de travessias.
   - Aumentar o tempo de travessia em interseções com semáforos próximas a escolas.
   - Designar áreas de lazer distantes das ruas para as crianças.
   - Investir em transporte público seguro.
7. Adaptar o *design* dos veículos. Projetos e padrões veiculares podem contribuir para a segurança das crianças dentro e fora do veículo. As medidas de segurança específicas para crianças têm maior potencial de reduzir os riscos. Essas estratégias incluem:
   - Instalar, obrigatoriamente, áreas de absorção de impacto e deformação para proteger os ocupantes de veículos no caso de um choque.
   - Redesenhar as partes frontais dos carros de modo a serem menos danosas aos pedestres no caso de impactos.
   - Equipar os veículos com câmeras e alarmes sonoros que detectam pequenos objetos não perceptíveis pelo espelho retrovisor.
   - Instalar sistemas de bloqueio nos veículos de condutores que infringiram leis relacionadas a beber e dirigir.
8. Reduzir riscos para jovens condutores. Condutores jovens respondem por um grande número de acidentes de trânsito em todo o mundo. Programas de licenciamento graduado podem resultar em reduções gerais significativas nos acidentes e nas mortes no trânsito. Esses programas seguem uma abordagem em etapas, nas quais o motorista iniciante adquire experiência ao volante com algumas restrições:
   - Reduzir os níveis de alcoolemia tolerados para novos condutores.
   - Dirigir com um adulto designado como responsável durante o período de aprendizagem.
   - Estabelecer restrições para dirigir à noite e com outros passageiros.
   - Insistir na tolerância zero para quaisquer infrações de trânsito, incluindo enviar mensagens de texto por celular.
9. Prover cuidados apropriados para crianças vítimas de acidentes de trânsito. Os serviços de atenção emergencial e de reabilitação são as abordagens mais adequadas para melhorar os resultados de todas as vítimas no trânsito,

mas com algumas considerações especiais para o caso das crianças, como:

- Prover cuidado e formação para a estabilização imediata e segura das lesões e estabelecer planos para ativar sistemas formais ou informais de transporte das crianças feridas aos locais de tratamento.
- Treinar os prestadores de atenção pré-hospitalar em relação às diferenças fisiológicas entre crianças e adultos e sobre a forma de atender às necessidades específicas do tratamento de crianças.
- Abastecer os veículos de emergência com equipamento médico apropriado ao tamanho das crianças onde houver sistemas formais de atendimento pré-hospitalar.
- Tornar os hospitais os mais amigáveis possíveis, de modo a minimizar o trauma adicional das crianças.
- Melhorar os serviços de reabilitação pediátrica específica e as prescrições da reabilitação domiciliar, incluindo o acesso a centros comunitários de reabilitação.
- Melhorar o acesso aos serviços de aconselhamento para mitigar o impacto psicológico das lesões nas crianças e em suas famílias e abordar considerações práticas, incluindo consultas relacionadas a aspectos legais e financeiros.

10. Supervisionar as crianças quando próximas das ruas: crianças pequenas têm capacidade limitada para avaliar o risco. Pais e outros responsáveis devem ajudar as crianças a interpretar o que ocorre ao seu redor. Esse papel de supervisão é particularmente útil para garantir a segurança das crianças em ambientes viários complexos. A supervisão não substitui as medidas, mas pode complementá-las e reforçá-las. Para isso, deve-se garantir que as crianças usem capacetes, assentos adequados nos carros e cintos de segurança, além de respeitar os protocolos estabelecidos para zonas de segurança da escola.

As mortes no trânsito diminuíram bem pouco – 1,19 milhão em 2021 –, o que corresponde a uma taxa de 5 mortes no trânsito/100.000 habitantes (queda de 5%) desde 2010.

No período entre 2010 e 2021, a frota global de veículos a motor aumentou 160%, mas a taxa global de mortes/100.000 veículos caiu 41%.

Foi observada redução no número de mortes neste período em 108 países, tendo sido incluídos países de baixa renda nesta lista pela primeira vez.

Embora esta redução esteja muito aquém do pretendido de 50% da Década de Ação para a Segurança Rodoviária da Organização das Nações Unidas (2021-2030), dez países já conseguiram esta queda desde 2010, mostrando que tal redução é possível.

REFERÊNCIAS BIBLIOGRÁFICAS

1. Peden M. Saving lives through vehicle safety. The Lancet Global Health. 2020;8(6):E746-E747. Disponível em: www.thelancet.com/journals/langlo/article/PIIS2214-109X(20)30189-3/fulltext.
2. WHO Social Determinants of Health Team. Ten strategies for keeping children safe on the road, Geneva: World Health Organization; 2015. Disponível em: https://www.who.int/publications/i/item/ten-strategies-for-keeping-children-safe-on-the-road.
3. Blank D, Waksman RD. Segurança no trânsito. In: Burns DAR, Campos Júnior D, Silva LR, Borges WG (eds.). Tratado de pediatria: Sociedade Brasileira de Pediatria. 4.ed. v.1. Barueri: Manole; 2017. p. 75-80.
4. Global status report on road safety 2018: summary. Geneva: World Health Organization; 2018 (WHO/NMH/NVI/18.20). Licence: CC BY-NC-SA 3.0 IGO). Disponível em: https://apps.who.int/iris/bitstream/handle/10665/277370/WHO-NMH-NVI-18.20-eng.pdf?ua=1
5. WHO Safety and Mobility Unit. Global status report on road safety 2023. Geneva: World Health Organization; 2023. Disponível em: https://www.who.int/publications/i/item/9789240086517.
6. Brasil. Ministério da Saúde. MS/SVS/DASIS - Sistema de Informações sobre Mortalidade (SIM). Óbitos por ocorrências por Grupo CID-10 e Faixa Etária. Brasília: Ministério da Saúde, 2022. Disponível em: http://tabnet.datasus.gov.br/cgi/tabcgi.exe?sim/cnv/ext10uf.def.
7. Sociedade Brasileira de Pediatria (SBP). Documento científico. Departamento Científico de Segurança. O pediatra e a segurança dos ocupantes de veículos automotores. Julho de 2019. Disponível em: https://www.sbp.com.br/fileadmin/user_upload/_21967b-DC_O_Pediatra_e_a_seguranca_dos_ocupantes_de_veiculos.pdf.
8. Sociedade Brasileira de Pediatria (SBP). Documento Científico. Departamento Científico de Segurança. O Pediatra e a Segurança do Pedestre. Setembro de 2017. Disponível em: https://www.sbp.com.br/fileadmin/user_upload/20093c-DocCient_-_Pediatra_e_a_seguranca_pedestre.pdf.
9. Kendi S, Johnston BD, Council on Injury Violence Poison Prevention. Child Pedestrian Safety. Pediatrics. 2023;152(1).
10. Kendi S, Johnston BD, Council on Injury Violence Poison Prevention. Epidemiology and Prevention of Child Pedestrian Injury. Pediatrics. 2023;152(1).
11. CTB DIGITAL. CÓDIGO DE TRÂNSITO BRASILEIRO. Disponível em: https://www.ctbdigital.com.br/comentario/comentario64.
12. RESOLUÇÃO CONTRAN Nº 819, DE 17 DE MARÇO DE 2021. Disponível em: https://www.gov.br/transportes/pt-br/assuntos/transito/conteudo-contran/resolucoes/Resolucao8192021.pdf.
13. Bou-Karroum L, El-Jardali F, Jabbour M, Harb A, Fadlallah R, Hemadi N, Al-Hajj S. Preventing Unintentional Injuries in School-Aged Children: A Systematic Review. Pediatrics. 2022;149(Supplement 6).

CAPÍTULO 2.2

ACIDENTES POR SUBMERSÃO

Tania Maria Russo Zamataro

AO FINAL DA LEITURA DESTE CAPÍTULO, O PEDIATRA DEVE ESTAR APTO A:

- Reconhecer a magnitude da morbidade e da mortalidade do afogamento.
- Utilizar a nova definição e os novos termos.
- Descrever a epidemiologia na faixa etária pediátrica, conhecendo as características de cada grupo, com principais locais de afogamento.
- Explicar o que ocorre no organismo durante o afogamento (fisiopatologia).
- Apresentar instruções sobre a "cadeia de sobrevivência no afogamento", enfatizando a importância da execução adequada de cada elo.
- Identificar as principais estratégias de prevenção.
- Reforçar a importância de uma supervisão adequada à criança, caso esteja na água ou próximo a ela.
- Reforçar a importância do público leigo aprender o que fazer em caso de afogamento: ligar para o serviço de emergência, fornecer flutuação, retirar da água sem riscos, iniciar manobras de RCP, se indicadas.

INTRODUÇÃO[1,3,6,9,11]

Segundo a Organização Mundial da Saúde (OMS), em todo o mundo, há relato de 256 mil mortes por ano em decorrência de afogamento. Esse número exclui as mortes por afogamento intencional (homicídio e suicídio), por afogamento em catástrofes com inundações e por acidentes no transporte aquático (p. ex., transporte irregular de refugiados). Dessa forma, calcula-se que o número real de mortes por afogamento deva ser até 5 vezes maior, considerando também a subnotificação em vários países. Mesmo sendo considerado uma das principais causas evitáveis de morbimortalidade, o afogamento continua ceifando a vida de milhares de indivíduos menores de 25 anos, com particular impacto na faixa etária pediátrica.

No Brasil, em 2021, o número de óbitos por afogamento foi de 5.531 casos, sendo a 2ª causa de óbito entre crianças de 1 a 4 anos e a 4ª causa na idade de 5 a 24 anos. Além das mortes, o afogamento constitui importante causa de morbidade: sequelas neurológicas, como estado vegetativo persistente ou tetraplegia espástica, ocorrem em 5 a 10% dos casos de afogamento na infância.

DEFINIÇÃO E TERMINOLOGIA[2,3,5,6]

O afogamento é definido como "o processo que resulta em comprometimento respiratório pela aspiração de líquido, que ocorre por submersão ou imersão da vítima". A vítima pode sobreviver (afogamento não fatal) ou não (afogamento fatal). O termo "resgate" passa a ser aplicado à vítima que é retirada da água sem sinais de aspiração líquida, e "já cadáver" é aplicado à morte por afogamento sem chances de se iniciar a reanimação (sinais evidentes de morte, como rigidez cadavérica, livores, decomposição corporal ou tempo de submersão maior que 1 hora).

EPIDEMIOLOGIA[2,5,6,9]

O afogamento exibe padrões epidemiológicos que mudam de acordo com a faixa etária, a exposição ao risco (contato com lagos, piscina, oceano, etc.) e a atividade (Tabela 1). A taxa global de afogamento entre crianças é de 7,2 mortes por 100 mil habitantes, embora com variações regionais significativas (em países de baixa e média rendas, a taxa é 6 vezes maior do que em países de alta renda).

Tabela 1 Localidades de afogamento e faixa etária relacionada

Faixa etária	Local mais comum
Menores de 1 ano	Geralmente em casa: banheiras, baldes, vasos sanitários
De 1-4/ 5 anos	Geralmente em casa ou proximidades: piscinas, tanques, espelhos de água, etc.
5-10 anos	Piscinas, reservatórios. Também em lagos, represas, oceanos Piscinas: também por acidentes com a bomba de sucção
Acima de 10 anos	Longe de casa: rios, represas, lagos, oceanos; muitas vezes durante atividades recreativas, como passeios de barco, mergulho, esportes aquáticos Piscinas: muitos por acidentes com a bomba de sucção

A distribuição na faixa etária pediátrica é bimodal, com 1º pico de incidência em crianças de 1 a 4 anos, e o 2º entre adolescentes de 15 a 19 anos. De modo geral, ocorre predomínio do sexo masculino, numa relação ♂/♀ de 3:1 entre crianças, de 6:1 em adolescentes e 12:1 entre homens jovens e mulheres..

Os fatores de risco para afogamento incluem idade mais jovem (menores de 4 anos), incapacidade de nadar, falta de cercas na piscina e de supervisão adequada, uso de álcool e/ou drogas, condições médicas como epilepsia, arritmias, (incluindo síndrome do QT longo), cardiomiopatias, doença arterial coronariana, doença cerebrovascular, diabetes melito, autismo e depressão. Outros fatores, como a falta de disponibilidade e acessibilidade de equipamentos de segurança (p. ex., coletes salva-vidas), viagens de barco não seguras, residir em região com ocorrência de cheias ou tsunamis e férias em locais não habituais com pouco acesso a meios de socorro e ressuscitação imediatos, também são considerados de relevância.

FISIOPATOLOGIA[2,4,7]

O afogamento ocorre de forma rápida e silenciosa. Inicialmente, a vítima em contato com a água prende voluntariamente a respiração e faz movimentos com o corpo, tentando desesperadamente se manter acima da superfície. Crianças mais novas não têm força para tal e permanecem com o rosto na água, com poucos ou nenhum movimento de braços e pernas. Após alguns segundos, caso não seja retirada da água, a vítima submerge.

A aspiração de água promove alterações na troca gasosa alveolocapilar. Seja no afogamento em água doce ou em água salgada, a água aspirada leva a alveolite, com aumento do *shunt*, diminuição da complacência e edema pulmonar não cardiogênico. Essas alterações levam a hipoxemia, hipercarbia e acidose progressiva. Com o tempo, a vítima perde a consciência e evolui para parada respiratória. Do ponto de vista cardíaco, há taquicardia inicialmente, que evolui para bradicardia, atividade elétrica sem pulso e assistolia. Algumas arritmias podem ocorrer, geralmente por doença cardíaca prévia ou pelo "conflito autonômico", quando há estímulos cardíacos simpáticos e parassimpáticos concomitantemente (para maiores informações, consultar o Capítulo 6 – Acidentes por submersão, na Seção 3 – Emergências). No cérebro, há áreas mais sensíveis à hipóxia inicial. De uma forma geral, há perda da consciência após 2 minutos e danos irreversíveis após 4 a 6 minutos. Crianças menores apresentam melhor prognóstico neurológico, principalmente se o afogamento ocorrer em águas frias. Considerou-se por muito tempo o "reflexo de mergulho" fator protetor do sistema nervoso central (SNC), uma vez que haveria redistribuição sanguínea para órgãos nobres, como cérebro e coração. Hoje, a discussão é se isso realmente ocorre ou se a circulação sanguínea resfriaria o cérebro, protegendo-o.

CLASSIFICAÇÃO[1,8]

A classificação baseia-se nos sinais clínicos e divide-se em 6 graus:

- Grau 1: ausculta pulmonar normal, com ou sem tosse.
- Grau 2: ausculta pulmonar com estertores pulmonares raros.
- Grau 3: edema agudo pulmonar sem choque cardiovascular.
- Grau 4: edema pulmonar com choque cardiovascular.
- Grau 5: apneia com pulso central.
- Grau 6: apneia sem pulso central.

PROGNÓSTICO[9,10]

A vítima de afogamento pode ter recuperação total sem sequelas neurológicas, pode se recuperar com comprometimento neurológico, entrar em estado vegetativo persistente ou morrer. Esses desfechos resultam, basicamente, do tempo de submersão. A maioria das vítimas recupera-se totalmente, sem déficits neurológicos. São considerados fatores associados a mau prognóstico: submersão prolongada (6 minutos), esforços de ressuscitação prolongados e falta de ressuscitação cardiopulmonar (RCP) iniciada por espectador.

Houve algumas tentativas de se prever, por meio da combinação de variáveis como tempo de submersão, nível de consciência, tempo de RCP, entre outras, o prognóstico de uma criança afogada (Orlowski et al. em 1979 e Christensen et al. em 1997). Nenhuma delas se mostrou muito eficaz. O que se viu é que passa a ser mais confiável prever a evolução da vítima, quanto maior o tempo passado desde o evento do afogamento: o nível de consciência medido pela escala de Glasgow, por exemplo, ao chegar na UTI foi mais preditivo do que o medido na chegada ao PS. Embora não seja útil para determinar quem deve ser ressuscitado, os preditores estudados por Orlowski e Christensen podem ser usados para facilitar o aconselhamento familiar ou servir como um instrumento de triagem em caso de um desastre.

A cadeia de sobrevivência (Figura 1) refere-se a uma série de etapas para diminuir a morbidade e a mortalidade no afogamento. São elas:

1. Prevenção: é a intervenção com melhores resultados e a de menor custo, podendo evitar mais de 85% dos casos de afogamento.
2. Reconhecimento do afogado: ao reconhecer que uma vítima está se afogando, deve-se pedir para alguém ligar para 193 (Corpo de Bombeiros) ou 192 (SAMU) e avisar onde é o incidente, quantas pessoas estão envolvidas e o que está sendo feito. Só então o socorrista deve partir para ajudar a realizar o resgate.
3. Fornecimento de flutuação: interromper o processo de submersão fornecendo flutuação para a vítima, utilizando boias, cordas, galhos, isopor, etc.
4. Remoção da água: apenas se for seguro. Ajudar a vítima a sair da água, apontando direções e locais mais próximos e mais seguros para sair. Evitar entrar na água: a decisão de realizar o suporte básico de vida ainda dentro da água baseia-se no nível de consciência do afogado e no nível de experiência do socorrista.
   - Afogado consciente: resgatar a pessoa até a terra sem demais cuidados médicos.
   - Afogado inconsciente: a medida mais importante é a instituição imediata de ventilação ainda dentro da água, o que proporciona à vítima uma chance 4 vezes maior de sobrevivência sem sequelas. Deve ser executada por socorrista experiente.

O risco de lesão da coluna cervical é baixo, e a proteção da coluna cervical só é necessária quando o histórico ou o exame é sugestivo de trauma local. Se a vítima estiver respirando, deixá-la em posição de recuperação (preferencialmente, lado direito). Se a vítima estiver em parada respiratória, realizar 5 ventilações boca a boca ou boca-boca/nariz. Profissionais de saúde devem checar o pulso rapidamente e, na ausência de pulso central, iniciar as compressões torácicas (30:2 se estiver sozinho ou 15:2 se estiver em 2 ou mais socorristas).

ESTRATÉGIAS DE PREVENÇÃO DE AFOGAMENTO[8-10,12]

O paradigma Haddon Matrix para prevenção de lesões é usado para identificar intervenções destinadas a mudar o ambiente, o indivíduo em risco e/ou o agente de lesão (neste caso, água). Especialistas em geral recomendam que várias "camadas de proteção" sejam usadas para prevenção, uma vez que o afogamento raramente é causado por um único fator. As 5 principais intervenções baseadas em evidências são: cercas de proteção de piscina, coletes salva-vidas, aulas de natação, supervisão e presença de salva-vidas.

1. Cercas de proteção: são preferíveis a muros, pois permitem a visão do local. Devem ter pelo menos de 1,5 m de altura. Se forem vazadas, que não tenham espaços maiores que 12 cm (sua conformação não deve permitir que seja escalada). Deve ter portão que possa ser trancado. Previnem mais de 50% dos afogamentos (Figura 2). Obs.: coberturas retráteis ou redes de piscina, que suportam o peso das crianças, são descritas como barreiras eficazes para prevenção de afogamento, entretanto, não devem ser usadas como substitutos de grades e cercas de proteção (Figura 3).
2. Dispositivos de flutuação pessoal tipo "coletes salva-vidas": devem ser certificados de acordo com a Norma de Autoridade Marítima da Marinha do Brasil (NORMAM) e a Convenção Internacional para Salvaguarda da Vida Humana no Mar (SOLAS) (Figura 4).
3. Aulas de natação: indicada para crianças de 4 anos ou mais. Segundo o Council on Injury, Violence and Poison Prevention da Academia Americana de Pediatria (AAP), há evidências de benefício entre 1 e 4 anos, na dependência do estado de saúde, maturidade emocional, física e limitações cognitivas. Não há, entretanto, evidências de benefícios para crianças menores de 1 ano. Aprender a nadar deve ser visto como um componente da competência da água que também inclui conhecimento e consciência dos perigos locais e/ou riscos e de suas próprias limitações. A aquisição de competência na água é um processo demorado, que requer aprendizagem e maturação do desenvolvimento da criança. As crianças precisam ser ensinadas a nunca nadar sem supervisão de um adulto.
4. Supervisão: deve ser atenta e constante à criança próxima a qualquer reservatório de água, principalmente as menores de 5 anos. O supervisor não deve estar envolvido em outra atividade ou distração (uso de celular, consumo de álcool, etc.). A "supervisão de toque" deve ser realizada

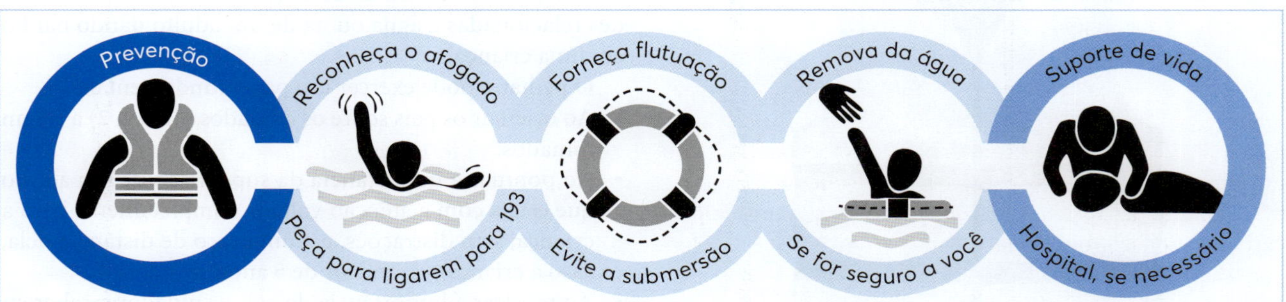

Figura 1 Cadeia de sobrevivência do afogamento.
Fonte: Szpilman, 2024.[11]

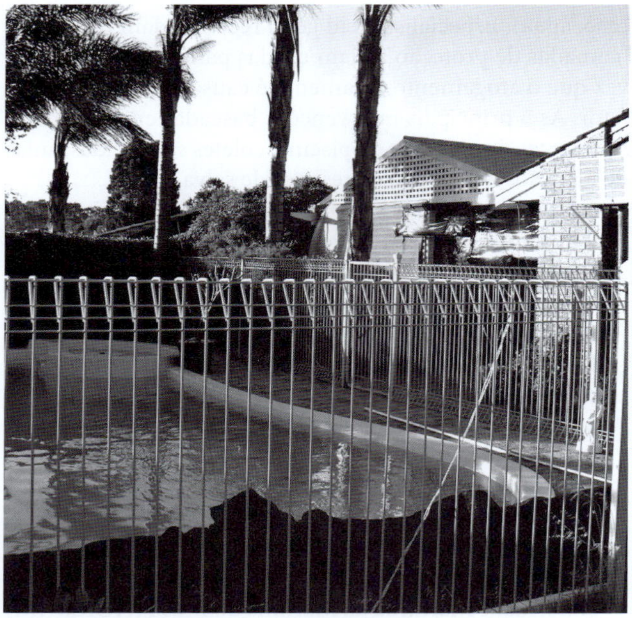

Figura 2 Cercas de proteção.
RGBStock.com

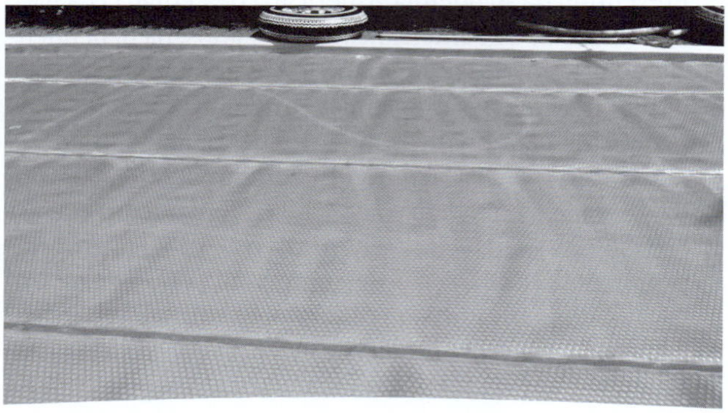

Figura 3 Cobertura retrátil de piscina.
RGBStock.com

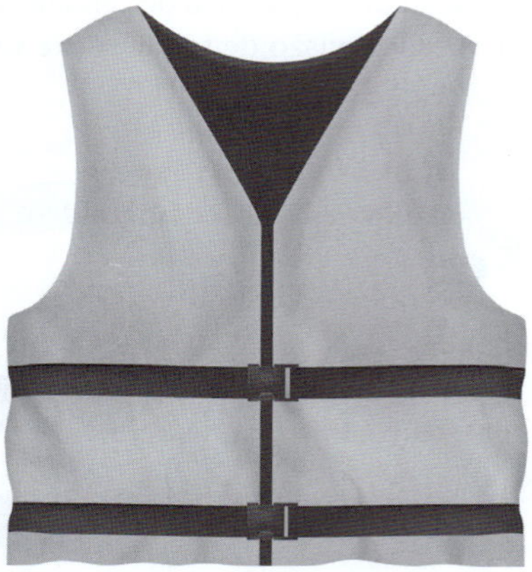

Figura 4 Dispositivo de flutuação pessoal tipo "coletes salva-vidas".

para crianças menores de 4 anos ou "nadadores inexperientes": o adulto supervisor deve estar dentro da água ao alcance de um braço da criança.

5. Treinamento em RCP: a importância de se iniciar imediatamente as manobras de RCP pelo espectador, seja ele um profissional (salva-vidas) ou um leigo treinado, demonstrou grande impacto na sobrevida e no prognóstico da vítima afogada. Recomenda-se que todas as pessoas saibam realizar as manobras, principalmente pais e cuidadores.

SITUAÇÕES ESPECIAIS[8,10,12,13]

1. Crianças menores de 5 anos: a anatomia de crianças dessa faixa etária, com a cabeça e os membros superiores sendo as partes mais pesadas do corpo, propicia que elas percam o equilíbrio com frequência, ao se inclinarem para frente, e também não conseguem se erguer. Dessa forma, pequenas quantidades de água (5 cm) em baldes, bacias, banheira ou vasos sanitários tornam-se suficientes para que ocorra um afogamento. Associado a isso, há imaturidade para sair de uma situação de emergência.
2. Transtorno do espectro autista (TEA): o afogamento é uma das principais causas de morte em crianças com TEA, que são frequentemente atraídas pela água. Muitas vezes, deixam uma área segura em busca de um refúgio longe da superestimulação, como multidões, ruído ou outros estímulos, e podem naturalmente ir em direção à água como um meio de aliviar suas necessidades sensoriais, mas sem compreender os riscos que isso possa representar. Indicam-se aulas de natação com professor especializado. A supervisão cuidadosa e a educação sobre a segurança da água, incluindo a exposição a diferentes ambientes aquáticos, são essenciais para prevenir o afogamento.

PAPEL DO PEDIATRA

Criança tem verdadeira adoração por água. De acordo com a OMS, o lapso na supervisão de adultos é o principal fator que contribui para a morte de crianças por afogamento, mesmo quando as medidas de segurança estão em vigor. Esse lapso pode ocorrer na desatenção de um salva-vidas em uma praia ou piscina pública, na desatenção de um adulto encarregado de cuidar de crianças envolvidas em atividades relacionadas à água ou na de um adulto dando banho em uma criança.

O pediatra pode exercer um papel fundamental:

- Ao orientar os pais sobre os cuidados (Tabela 2) a serem tomados.
- Ao pontuar a importância da supervisão de um adulto que esteja com a atenção voltada completamente para a criança, sem distrações, e a um braço de distância dela, caso a criança seja menor de 5 anos.
- Ao mostrar a importância de pais e cuidadores saberem nadar, o mesmo ocorrendo com a criança se tiver idade para tal.

Tabela 2 Ações para prevenir afogamento

Principais áreas		O que deve ser feito
Em casa	Banheiros	• Impedir o acesso não supervisionado • Manter a tampa do assento abaixada; travas para o assento do vaso sanitário • Nunca deixar crianças sozinhas em banheiras, nem por um instante • Esvaziar a banheira imediatamente após o uso
	Outras áreas	• Esvaziar piscinas portáteis, baldes ou outros recipientes que não estiverem em uso; se estiverem em uso, não devem estar ao alcance das crianças ou estas não podem estar sem supervisão direta
Piscinas		• Cercas de pelo menos 1,5 m de altura, com espaço entre as partes verticais de até 12 cm, e de conformação que impeça de ser escalada; sempre com portão, que deve ser trancado quando não houver uso da piscina • Presença de salva-vidas ou de leigos que saibam nadar e sejam treinados em RCP • Os ralos de sucção devem ser distribuídos de forma que não tenham força para aprisionar uma criança; devem ter tampas que evitam o aprisionamento e sistema de segurança que desliga a bomba na vigência de obstrução do ralo. Ensinar a criança a ficar longe deles • Não há evidências de que os alarmes de movimentação da água sejam benéficos e nunca devem substituir a supervisão atenta da criança ou cercas na piscina • Evitar brincadeiras como empurrar, "dar caldos", fazer hiperventilação • Nunca deixar a criança sozinha na água mesmo que esteja com colete salva-vidas • Não fazer uso de substâncias que diminuam a capacidade respiratória, motora, de equilíbrio, de força muscular, a atenção ou o discernimento, como drogas ou álcool
Mar		• Observar sempre as sinalizações nas praias e obedecê-las; procurar nadar onde há salva-vidas • Saber a profundidade e os perigos subaquáticos (p.ex., pedras) antes de mergulhar ou nadar; evitar nadar em águas turvas • Considerar clima, marés, ondas e correntes de água na seleção de um local seguro para natação recreativa • Não superestimar sua capacidade de nadar: ter consciência de que nadar no mar é diferente de nadar em piscinas. A temperatura fria pode influenciar a habilidade de nadar • Identificar correntes de retorno e evitá-las. Ao ser pego por uma, não nadar contra a corrente e sim perpendicularmente a ela (paralelo à costa) ou flutuar e sinalizar que está em perigo • Não fazer uso de substâncias que diminuam a capacidade respiratória, motora, de equilíbrio, de força muscular, a atenção ou o discernimento, como drogas ou álcool • Usar sempre coletes salva-vidas em embarcações, motos aquáticas, etc. • Nunca deixar a criança sozinha na água mesmo que esteja com colete salva-vidas
Lagos, rios, represas		• Cuidado com a corrente: água em rios e riachos constantemente fluem à jusante, criando corredeiras que podem se mover de forma rápida e imprevisível. Podem formar correntes invisíveis na superfície, mas fortes e perigosas abaixo dela • Mudanças no clima podem ocasionar perigos extras: mudança na correnteza, visibilidade da água, enchentes, raios • Não fazer uso de substâncias que diminuam a capacidade respiratória, motora, de equilíbrio, de força muscular, a atenção ou o discernimento, como drogas ou álcool • Usar sempre coletes salva-vidas em embarcações, motos aquáticas, etc. • Nunca deixar a criança sozinha na água mesmo que esteja com colete salva-vidas

RCP: ressuscitação cardiopulmonar.

- Ao colocar a importância de pais e cuidadores aprenderem o que fazer caso haja afogamento: ligar para o serviço de emergência, retirar a criança da água sem riscos e iniciar manobras de RCP, se indicadas.

É importante que todos conheçam os riscos de afogamento no ambiente e para antecipá-los, fazendo cair a morbidade e a mortalidade desse evento tão danoso às crianças.

REFERÊNCIAS BIBLIOGRÁFICAS

1. World Health Organization (WHO). Global report on drowning: preventing a leading killer. Geneva: WHO; 2014. Disponível em: https://www.who.int/water_sanitation_health/diseases-risks/risks/global-report-on-drowning/en/.
2. Szpilman D, Bierens J, Handley A, Orlowski J. Drowning. N Engl J Med. 2012;366:2102-10.
3. WHO. Drowning, 2023. Disponível em: https://www.who.int/news-room/fact-sheets/detail/drowning. Acesso out 2023.
4. Bierens JJ, Lunneta P, Tipton M, Warner D. Physiology of drowning: a review. Physiology. 2016;31:147-66.
5. WHO/UNICEF. Drowning. In: World report on child injury prevention. WHO;2008:59-77.
6. Szpilman D. Drowning in childhood: epidemiology, treatment and prevention. Rev Paul Pediatria. 2005;23(3):142-53.
7. Salomez F, Vicent JL. Drowning: a review of epidemiology, pathophysiology, treatment and prevention. Resuscitation. 2004;63:261-8.
8. Austin S, Macintosh I. Management of drowning in children. Paediatrics and Child Health Symposium: Accidents and Poisoning. 2013;23(9):397-401.
9. Zuckerbraun NS, Saladino RA. Pediatric drowning: current management strategies for immediate care. Clin Ped Emerg Med. 2005;6:49-56.
10. Denny S, Quan L, Gilchrist J, McCallin T, Yusuf S, Hoffman B, et al. Council on injury, violence and poison prevention – AAP. Prevention on drowning. Pediatrics. 2019;143(5):e20190850.
11. Szpilman D. Afogamentos. Boletim Brasil 2024. SOBRASA, 2024. Disponível em https://sobrasa.org/drowning-bulletin-brazil-2024/. Acessado em maio de 2024.
12. Bierens J, Abelairas-Gomez C, Barcala Furelos R, Beerman S, Claesson A, Dunne C et al. Resuscitation and emergency care in drowning: a scoping review. Resuscitation. 2021;162:205-17.
13. Guan J, Li G. Characteristics of unintentional drowning deaths in children with autism spectrum disorder. Injury Epidemiology. 2017;4:32.

CAPÍTULO 2.3

ASFIXIA E ASPIRAÇÃO

Paulo Fernando Souto Bittencourt
Carolina Braga Moura
Marcela Magalhães Bitencourt

AO FINAL DA LEITURA DESTE CAPÍTULO, O PEDIATRA DEVE ESTAR APTO A:

- Explicar por que a aspiração de corpos estranhos é uma situação prevalente entre crianças.
- Reconhecer os sinais e os sintomas que sugerem diagnóstico precocemente.
- Identificar algumas condições, como recidiva de pneumonias, tosse persistente e cianose, que aumentam a suspeição de aspiração de corpo estranho como diagnóstico diferencial.
- Solicitar tomografia computadorizada e radiografia de tórax, exames úteis ao diagnóstico.
- Realizar broncoscopia o mais breve possível.
- Informar pais e cuidadores sobre o quanto devem estar atentos às crianças.

ASFIXIA

Acidentes por asfixia na população pediátrica ainda são frequentes no nosso meio e podem ter diversas origens. São definidos como o impedimento da chegada de oxigênio aos alvéolos pulmonares ou a não ocorrência de troca gasosa. Dentre as ocorrências nas crianças, as principais causas são afogamento, enforcamento, ingestão de líquido efervescente ou cáustico, envenenamento, intoxicação, paralisia de musculatura respiratória por doenças neuromusculares degenerativas, broncoaspiração de vômito ou corpo estranho (CE), falta de oxigênio em ambiente sem ventilação e esmagamento de tórax. Várias dessas causas serão estudadas detalhadamente nas seções específicas deste livro, cabendo a este capítulo a abordagem das crianças com aspiração de corpos estranhos (ACE).

ASPIRAÇÃO

Introdução

A ACE ocorre quando há um deslocamento de substâncias exógenas ou endógenas para laringe, traqueia ou brônquios. ACE é causa significante de morbidade e mortalidade em nosso meio, principalmente na população pediátrica. Apesar dos avanços na prevenção, nos cuidados de atendimento e na tecnologia dos instrumentos para broncoscopia, a abordagem diagnóstica e terapêutica ainda é considerada um desafio para os profissionais que atendem esses pacientes. Em 1897, Gustavo Killian, na Alemanha, descreveu o primeiro registro da retirada de um CE das vias aéreas, por meio da broncoscopia.[1] A técnica de broncoscopia e os instrumentos utilizados foram sendo modificados e se expandiram, principalmente nos Estados Unidos, por Chevalier Jackson, no século XX. A ele são atribuídos os maiores méritos no desenvolvimento dos princípios básicos de diagnóstico e terapêutica endoscópica e o aperfeiçoamento da abordagem preventiva desses acidentes, especialmente nas crianças, quando propôs o envolvimento dos serviços de saúde pública.

Epidemiologia

A ACE é a 4ª causa de óbito não intencional, segundo o Conselho de Segurança Nacional dos Estados Unidos, resultando em 5.051 óbitos em 2015, 5.216 em 2017 e 5.228 em 2019.[2]

A obstrução de vias aéreas por CE representa até 75% dos acidentes em crianças menores de 3 anos, não havendo diferença significativa entre o sexo feminino e o sexo masculino.[3] Entretanto, diferenças entre as distribuições por sexo e faixa etária, bem como a modalidade terapêutica, não são muito expressivas entre os vários países. Já o tipo de CE aspirado está relacionado aos hábitos alimentares regionais. Nos Estados Unidos e na Europa, predomina o amendoim; no Egito, a semente de melancia; na Turquia, a semente de girassol; e na Grécia, a semente de abóbora.[4] A taxa de mortalidade, antes da introdução da técnica de broncoscopia descrita por Chevalier Jackson em 1905, atingia cerca de 50% dos pacientes.[5] Aspectos socioeconômicos figuram na literatura médica como um dos fatores de risco, como demonstrado por Arjmand, Muntz e Stratmann, em que 50% das crianças norte-americanas vítimas de ACE não eram cobertas por planos de saúde e, na maioria, recebiam alimentos inapropriados para a idade, indicando, provavelmente, uma falta de orientação para a prevenção desses acidentes.[6]

Etiologia

Segundo dados da literatura, os CE mais comuns são de natureza orgânica (66,4 a 98,4%), como amendoim, feijão e sementes. Contudo, outros objetos inorgânicos (31,4%) vêm aparecendo com uma frequência maior, como fragmentos de brinquedos, tampinhas de canetas, esferas metálicas e objetos de estética, como unhas postiças utilizadas pelas mães (Figura 1).

Dentre os CE, os de maior risco são aqueles que causam inflamação da mucosa respiratória, objetos pontiagudos que podem perfurar a mucosa respiratória e aqueles que, pelo tamanho e forma, alojam-se na laringe ou traqueia, obstruindo totalmente a via aérea.[7] Grandes objetos impactados no esôfago também podem comprimir as vias aéreas ocasionando obstrução completa da passagem de ar (Figuras 2 e 3).

Acredita-se que alimentos de forma arredondada, como salsicha, balas e outras castanhas, tendem a causar uma obstrução fatal. Dentre os objetos não orgânicos mais comuns, os balões de látex são a principal causa de eventos fatais por asfixia entre crianças.[3] Também é relatado em alguns estudos que bolas de gude ou pequenas bolas de parte de brinquedos impactadas no esôfago, comprimindo as vias aéreas, podem levar à morte. Por isso, em alguns países, a indústria é obrigada a colocar nas embalagens de brinquedos que contenham balões infláveis ou bolas de gude que tal brinquedo pode colocar em risco a vida das crianças. Situações especiais em crianças traqueostomizadas devem ter atenção na qualidade da cânula de traqueostomia. Algumas cânulas utilizadas no nosso meio podem se desprender e sua porção distal migrar para um dos brônquios (Figura 4).

Fisiopatologia

A maioria das crianças é vítima de asfixia por aspiração de objetos redondos e ovalados, por serem mais ergonômicos à cavidade oral. Dentre as crianças menores de 5 anos de idade que aspiram CE, 98% possuem cerca de 24 meses.[8] Abaixo dos 24 meses, as crianças já possuem dentes incisivos, que lhes permite morder objetos em grandes pedaços, mas ainda não possuem todos os dentes molares – os últimos molares inferiores surgem entre 23 e 31 meses, enquanto os superiores surgem entre 25 e 33 meses – e, por isso, não conseguem triturar os alimentos ou objetos em pedaços menores. Também nessa idade, por volta de 2 anos de idade, as crianças ainda apresentam um reflexo de sucção exacerbado, podendo contribuir para aspiração. Além disso, quanto menor a idade da criança, menor o diâmetro da via aérea superior, sendo que mesmo objetos pequenos podem causar uma obstrução ao fluxo de ar. Objetos maiores tendem a impactar-se na via aérea proximal, podendo ocasionar uma obstrução completa seguida de parada respiratória.[3] Os objetos menores atingem as vias aéreas mais distais produzindo uma obstrução total ou parcial do segmento pulmonar. Quando a obstrução é parcial, eles desencadeiam um mecanismo valvular que permite a entrada de ar no pulmão, durante a inspiração,

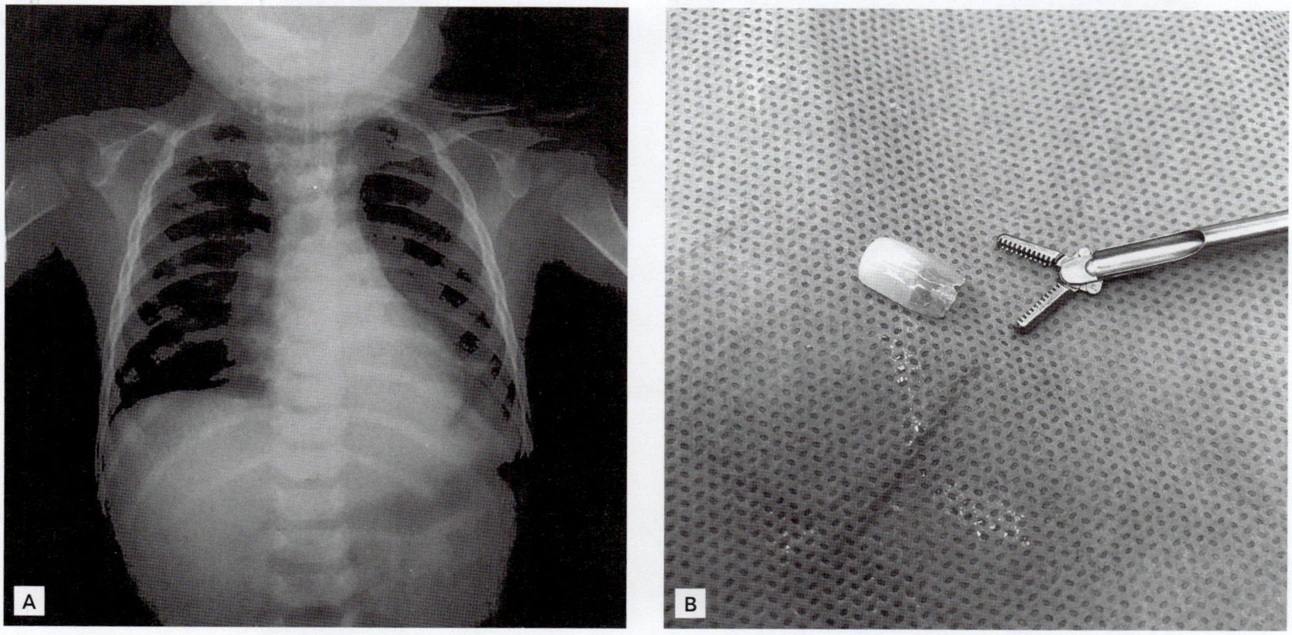

Figura 1 Criança de 2 anos com suspeita de aspiração de corpo estranho. Mãe relata que ofereceu o dedo como forma de chupeta, tendo a criança iniciado com tosse e esforço respiratório. A. Radiografia de tórax normal. B. Retirada da unha postiça por broncoscopia.

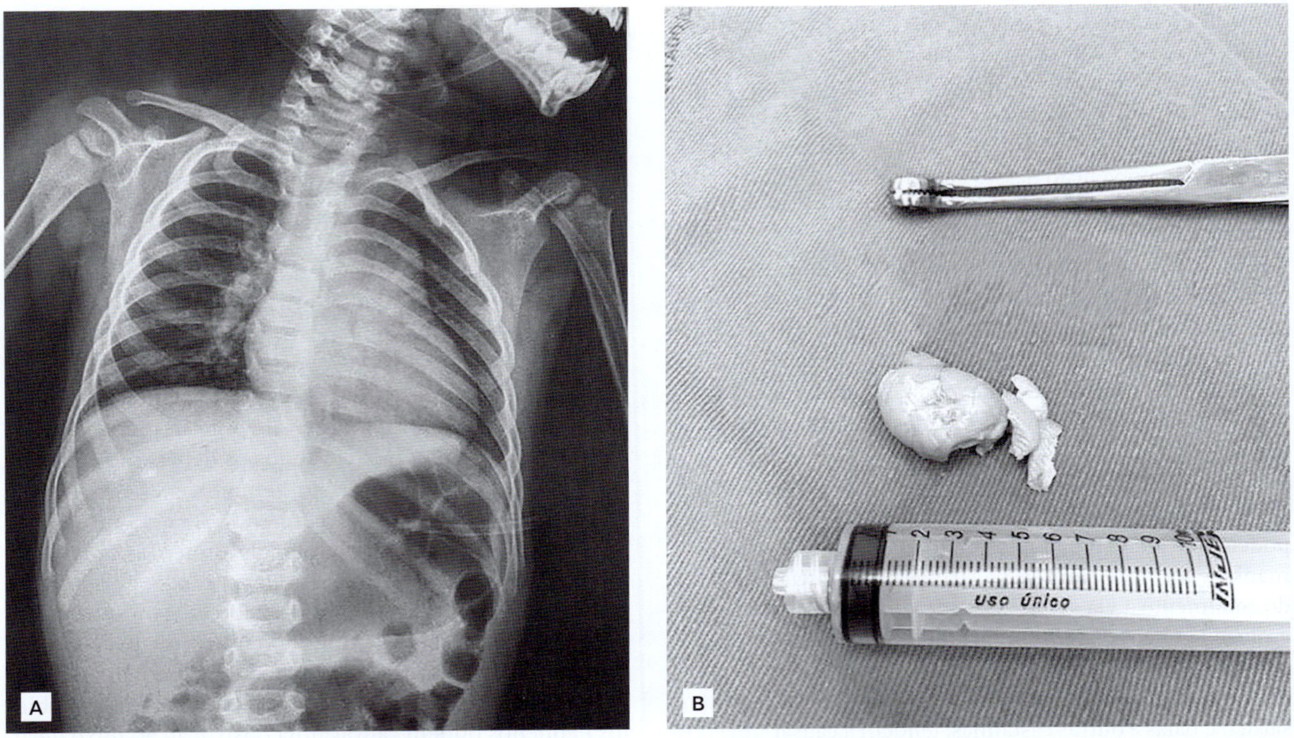

Figura 2 Criança de 1 ano com engasgo após ingestão de azeitona, em insuficiência respiratória, necessitando de entubação traqueal. A. Radiografia de tórax normal. B. Retirada da azeitona com laringoscópio e pinça de magil em cricofaringe, que estava comprimindo vias aéreas.

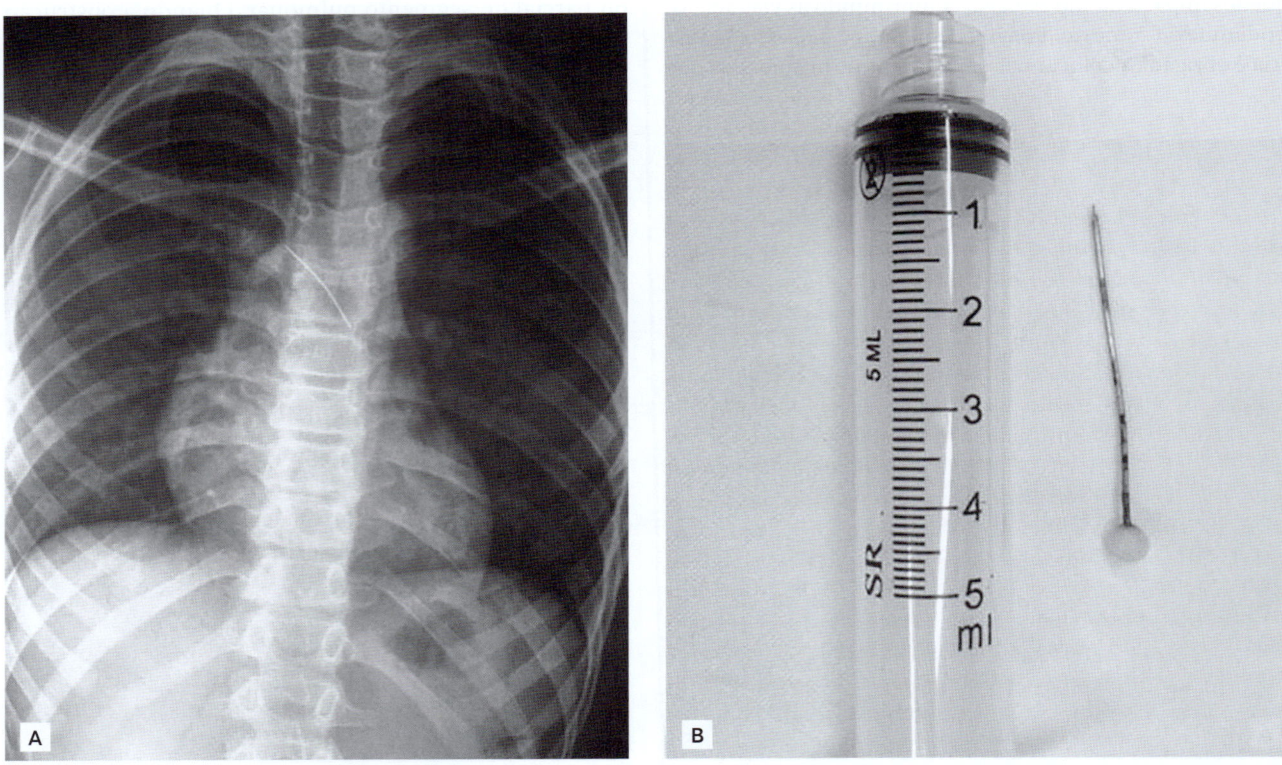

Figura 3 Criança de 3 anos com relato de ingestão de alfinete, apresentando discreta dificuldade respiratória. A. Radiografia de tórax evidenciando alfinete impactado em traqueia e brônquio principal esquerdo. B. Alfinete retirado por broncoscopia.

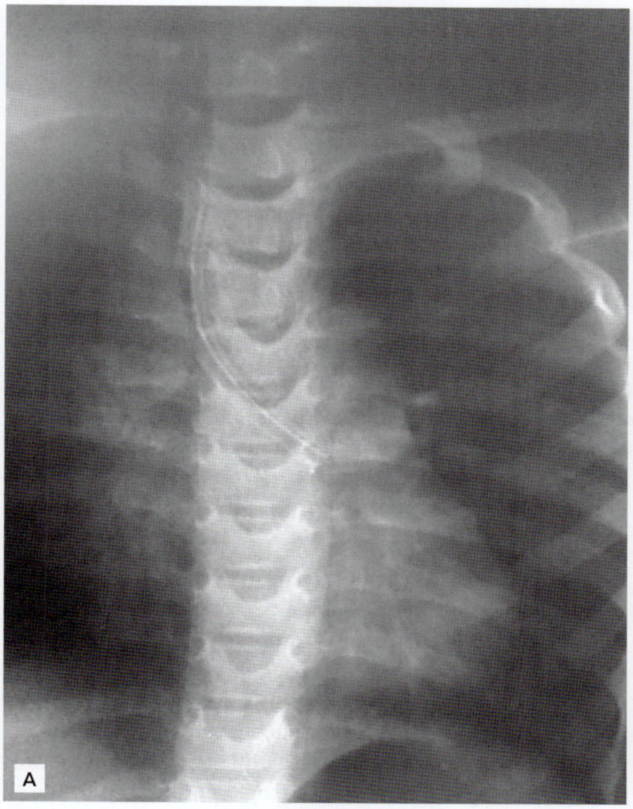

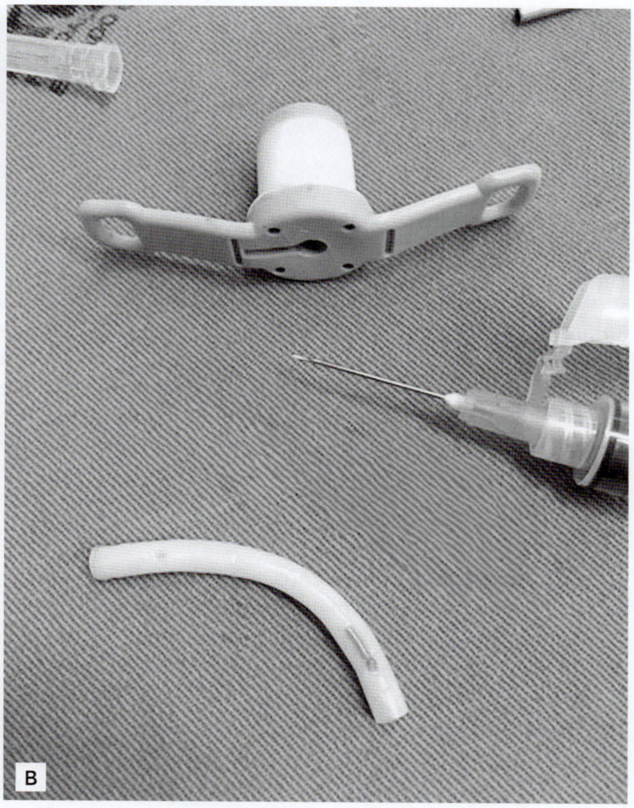

Figura 4 A. Radiografia de tórax de criança de 3 anos mostrando parte da cânula que desprendeu, ocupando traqueia e brônquio principal esquerdo. B. Fragmento da cânula retirado.

mas não permite toda a saída durante a expiração, ocasionando um enfisema obstrutivo.

Considerações clínicas

Em um primeiro momento, a partir da ACE, impulsos aferentes do nervo trigêmeo são transmitidos ao bulbo, que ativa o reflexo da tosse. Enquanto o objeto se encontra na orofaringe, receptores presentes em laringe, faringe, carina e brônquios são ativados, causando uma tosse paroxística, na tentativa de eliminação do objeto (Figura 5). Posteriormente, pode haver expulsão do CE, com resolução espontânea do quadro. Quando não ocorre a eliminação do objeto, a criança pode apresentar um período oligo ou assintomático até o surgimento de novos sintomas, em horas, dias ou semanas.[4]

O objeto aspirado pode obstruir as vias aéreas parcial ou completamente. A obstrução completa, que acontece sobretudo na laringe, pode ser letal em até 45% dos casos.[4] Na obstrução parcial, as manifestações clínicas dependem da localização anatômica. Objetos impactados na laringe podem causar roncos, rouquidão, disfonia, odinofagia, hemoptise e dispneia intermitente. Crianças que apresentam CE acima das cordas vocais têm melhor prognóstico.

A impactação do objeto na traqueia também é potencialmente fatal, sobretudo nas crianças menores de 1 ano, dependendo, evidentemente, do grau de obstrução. Pode-se auscultar choque do objeto contra a parede da região subglótica e carina principal durante sua movimentação, ou mesmo sentir seu impacto na palpação do tórax. É possível auscultar sibilos difusos na maioria desses casos. Quando o objeto se aloja na árvore brônquica, os principais sinais e sintomas são a tosse e os sibilos, estes frequentemente unilaterais, além de diminuição de ruídos respiratórios localizados, dispneia de intensidade variável e cianose, que também podem estar presentes.[9]

As manifestações clínicas também dependem da natureza, orgânica ou inorgânica, do CE. Normalmente, os objetos orgânicos desencadeiam mais reações inflamatórias, podendo acelerar o grau de obstrução ao fluxo de ar e, assim, diminuir o período assintomático. Sementes como milho e feijão podem absorver líquidos retidos por período mais prolongado, transformando inicialmente uma obstrução parcial em total à passagem de ar. Crianças que aspiraram objetos inorgânicos apresentavam, na maioria dos casos, sintomas menos pronunciados. Essa menor incidência de sintomatologia pode ser responsável por um retardo no diagnóstico, ocasionando complicações brônquicas ou no parênquima pulmonar.

Segundo Wiseman, o intervalo de tempo entre o início dos sintomas e o diagnóstico correto é considerado como precoce quando o diagnóstico é firmado nas primeiras 24 horas, fato que ocorreu em 46% das 157 crianças por ele estudadas; 54% das crianças foram diagnosticadas no final da 1ª semana, dentre eles, 24% no final do 1º mês e 16% após

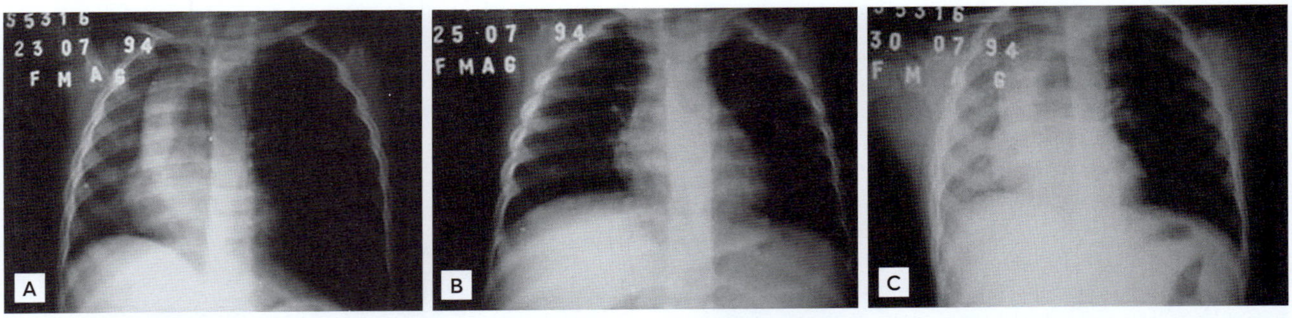

Figura 5 Criança de 2 anos apresentando tosse persistente foi levada ao pediatra, que realizou radiografia de tórax, diagnosticando asma. A. Radiografia mostrando hiperinsuflação de hemitórax esquerdo. Após 2 dias, a criança retornou com melhora dos sintomas, quando repetiu a radiografia (B), que foi considerada normal. Após 5 dias, apresentou piora do quadro com retorno da tosse e esforço respiratório, por isso foi repetida a radiografia (C), que levou à suspeita de aspiração de corpo estranho, em razão da hiperinsuflação do hemitórax esquerdo. Foi solicitada a broncoscopia, que retirou fragmentos de amendoim em brônquio principal esquerdo.

1 mês, prolongando-se até 6 anos.[10] Pacientes que apresentam obstruções quase completas à passagem de ar, no esforço para expulsar o objeto, podem apresentar pneumotórax uni ou bilateral e enfisema subcutâneo.

Estudo de imagem

Os métodos de imagem constituem uma ferramenta de grande importância, principalmente a radiografia simples de tórax e a tomografia computadorizada (TC). As incidências mais utilizadas na radiografia de tórax são a posteroanterior e o perfil esquerdo. Em uma radiografia normal, é possível visualizar a traqueia, os brônquios principais, lobares e apenas alguns brônquios segmentares.[7]

A ACE radiotransparentes recomenda atenção às manifestações radiológicas indiretas, dentre elas, hiperinsuflação, atelectasias, infiltrados e consolidações. Essas alterações são geralmente localizadas e dependem, ainda, do tempo de permanência, da natureza do CE nas vias aéreas e do grau de obstrução provocado por ele. A formação de uma obstrução valvular parcial, comprometendo tanto a inspiração como a expiração, quando geralmente o exame radiológico é normal, ocorre em 20% das crianças com CE brônquico e na metade dos traqueais. Quando a obstrução valvular é maior, permitindo a passagem de ar na inspiração e retendo-o na expiração, o aspecto radiológico é de hiperinsuflação. A assimetria entre os volumes pulmonares ocorre na expiração e pode-se observar o desvio de estruturas mediastinais para o lado normal.

A realização de radiografias em inspiração e expiração em crianças maiores pode demonstrar a alteração com maior nitidez. Nas crianças menores, que não colaboram com a manobra, pode ser realizada a radiografia em decúbito lateral do lado suspeito de estar acometido, aplicando raios horizontais. Se o CE é impactado na inspiração, impedindo a entrada de ar, observa-se a presença de atelectasia e colapso pulmonar, dependendo do local acometido. Em tal situação, a assimetria pulmonar é mais bem visualizada na inspiração, ocorrendo ainda desvio de estruturas mediastinais para o lado acometido. Quando existe um bloqueio ao fluxo de ar por um período mais prolongado, pode ocorrer a consolidação do segmento ou lobo envolvido.

Para CE traqueais, a radioscopia pode mostrar anormalidades em 92% dos casos, enquanto, na radiografia simples de tórax, o encontro destas alterações reduz a 58%.[9] Quando o estudo radiológico é normal, diante de história e exame físico compatíveis, a broncoscopia pode ser indicada.[5]

A TC pode identificar brônquios de até a 8ª ordem desde que seja utilizada a técnica de alta resolução. Além de avaliar traqueia e brônquios centrais, pode, muitas vezes, auxiliar o broncoscopista com informações valiosas. Contudo, a TC ainda é um método de uso mais restrito, em virtude de maior custo, menor disponibilidade e maior quantidade de radiação para crianças.[7] Outro método de imagem é a chamada broncoscopia virtual, que são as imagens multiplanares das vias aéreas centrais obtidas na TC helicoidal, podendo demonstrar lesões endobrônquicas ou auxiliar na caracterização de algumas doenças difusas das vias aéreas, como dilatações ou estenoses que inviabilizam a progressão do broncoscópio. A ressonância magnética e a ultrassonografia têm atualmente indicação limitada para a avaliação do pulmão, sendo pouco utilizados pelo broncoscopista na prática diária.[7]

Abordagem terapêutica

Diante da suspeita clínico-radiológica ou da confirmação diagnóstica da presença de um CE nas vias aéreas, é responsabilidade do clínico e, em seguida, do endoscopista, estabelecer o diagnóstico diferencial com outras patologias, confirmar a presença de CE aspirado e proceder à retirada deste. Embora a broncoscopia deva ser realizada o mais precocemente possível, se sua preparação for pouco meticulosa e apressada, pode resultar em obstrução respiratória completa, impossibilidade de ventilação e consequente êxito letal.[4] Inversamente, a broncoscopia será sempre um procedimento seguro quando for realizada por profissionais devidamente treinados, incluindo equipe multidisciplinar composta pelo endoscopista, anestesiologista e equipe de enfermagem, para os quais deve estar disponível todo o conjunto de equipamentos apropriados para crianças de todas as idades, aqui incluídas as pinças para os mais diversos tipos de CE.

A desobstrução brônquica não resultará na imediata ventilação de uma determinada área porque podem persistir as alterações parenquimatosas e, por este motivo, não se deve esperar o restabelecimento de ventilação e oxigenação normais imediatamente após a retirada do CE. A tentativa de se alcançar oxigenação ótima pode levar a barotrauma, agravando a hipoxemia. Caso um CE se desloque durante a indução anestésica, em consequência de tosse ou ventilação por pressão positiva, ocorrerá, neste momento, hipóxia. Todo o equipamento deve estar à mão antes da administração de qualquer agente anestésico, e o endoscopista deve estar preparado para assumir imediatamente o controle da ventilação do paciente.

A seleção do equipamento apropriado para a retirada do CE está relacionada com as características de cada paciente e com o tipo e a localização do objeto. Broncoscópios rígidos, com telescópios, são preconizados pela maioria dos autores.[4,9] Eles permitem o acesso direto às vias aéreas, excelente visualização, administração contínua de oxigênio e agente anestésico e possibilitam a passagem de pinças para a extração dos CE. Deve ser selecionado um broncoscópio de tamanho apropriado para a idade da criança. Cateteres de aspiração, rígidos ou flexíveis, são importantes para a remoção de secreções retidas, permitindo melhor visualização do objeto. A escolha da pinça para a retirada do CE depende da sua natureza.

Segundo Tang at al., em uma experiência de 5 anos, demonstraram a possibilidade do tratamento da ACE em crianças com broncofibroscopia, mas não relatou as complicações e as limitações da realização por esse método.[11] É importante salientar a necessidade de se ter disponível um profissional treinado para a retirada de CE com a broncoscopia rígida, especialmente nos casos em que o paciente apresenta uma hipoxemia importante porque, nestes casos, a broncoscopia rígida possibilita a ventilação assistida do paciente durante todo o procedimento. Em nosso serviço, não se utiliza a técnica com broncofibroscópio para o tratamento das crianças com ACE. Para a realização da broncoscopia, é importante guardar jejum, que varia de acordo com o alimento ingerido e a idade da criança. Quando a insuficiência respiratória e a hipoxemia são graves, essa rotina deve ser alterada, realizando-se o procedimento mesmo com a presença de alimento no estômago. Em crianças maiores de 5 anos, são usadas drogas venosas para a indução anestésica, situação em que se torna um pouco mais difícil manter a respiração espontânea. Como alternativa, é admissível a broncoscopia com o paciente em apneia, com subsequente insuflação e ventilação por pressão positiva pelo broncoscópio, devidamente posicionado. Essa abordagem requer rápido e seguro posicionamento do broncoscópio e pronta retirada do CE antes que ocorra queda da saturação.[4] Dentre as principais indicações de retirada cirúrgica, encontram-se: objetos grandes e ásperos na região subglótica ou traqueia, que são retirados com maior segurança por traqueostomia, evitando lesões na subglote e cordas vocais; fragmentos de grama, que provocam danos irreversíveis ao pulmão, necessitando de ressecções pulmonares futuras; CE alojados na periferia do pulmão, sem acesso endoscópico ou com auxílio da radioscopia; e objetos em que o risco de retirada endoscópica exceda o risco da abordagem cirúrgica.[12]

Crianças menores de 1 ano podem apresentar uma maior hipoxemia durante o procedimento de broncoscopia para a retirada de CE, sendo necessária uma maior atenção por parte do endoscopista. Foi demonstrado que o maior tempo do procedimento leva a uma maior hipoxemia.[13]

Complicações

Em pacientes asfixiados por uma obstrução transitória das vias aéreas, pode haver risco de encefalopatia hipóxica próximo de 30%. Felizmente, em sua maioria, as vítimas são capazes de mobilizar os CE pelo reflexo de tosse.[14]

A despeito do desenvolvimento de equipamentos, a associação de complicações com ACE em crianças ainda está presente. Inglis e Wagner estudaram essas complicações ocorridas durante 20 anos, separando em dois grupos, antes e após a disponibilidade dos telescópios de Hopkins no serviço. As complicações foram categorizadas em maiores, em que o paciente necessitava de mais de 1 semana de internação após a broncoscopia ou de tratamento cirúrgico aberto; e menores, os que apresentaram atelectasia, sibilos e estridor após o procedimento, e que necessitam de mais de 24 horas de internação. Constataram uma maior incidência de complicações de acordo com o maior tempo em que o objeto teria sido aspirado, maior perda do objeto durante a broncoscopia quando não se usava telescópio e maior número de toracotomias (3:1) para a retirada de CE antes do uso dos telescópios de Hopkins[15] (Figuras 6 a 8).

Prevenção

O principal fator de risco para ACE é a falta de supervisão das crianças por um adulto. Dessa forma, a Academia Americana de Pediatria recomenda treinamento em primeiros socorros para pais, professores, cuidadores de crianças ou outra pessoa que supervisione crianças. Os pediatras devem informar aos pais quais objetos e quais alimentos devem ser escolhidos para minimizar o risco de uma possível aspiração.[3]

As principais medidas profiláticas dirigem-se à orientação alimentar adequada de acordo com a idade da criança e com as recomendações quanto à organização e à disponibilidade, no domicílio, de objetos habitualmente visados pelas crianças menores de 5 anos.[4]

Fatores anatômicos e cognitivos estão intimamente ligados à maior ocorrência desses acidentes nas crianças pequenas. A introdução de alimentos sólidos na dieta ocorre em geral por volta de 4 a 12 meses de idade. Entretanto, a oferta deliberada ou o consumo de certos alimentos, como amendoim, castanhas, milho, pipoca e frutas com sementes, entre outros, nessa faixa etária, podem ocasionar aspiração pela inexistência ainda de uma dentição adequada para tri-

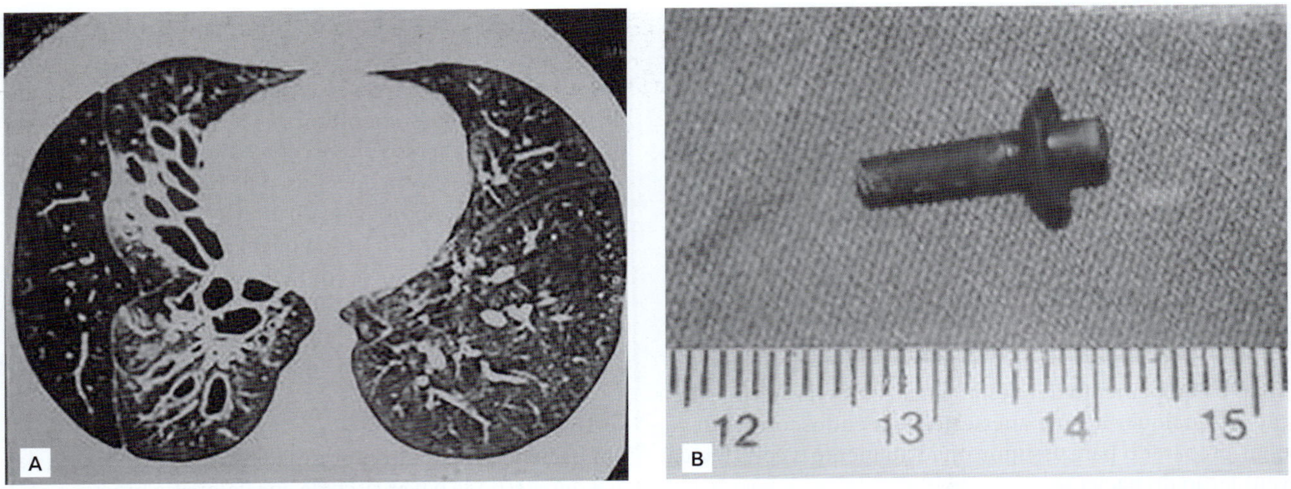

Figura 6 Criança de 10 anos com relato de pneumonia de repetição. A. Tomografia computadorizada de tórax evidenciando bronquiectasias no pulmão esquerdo. Foi solicitada a broncoscopia pré-operatória e evidenciado objeto plástico que se tratava, segunda a família, de um pino de flauta que a criança aspirou há 7 anos (B). Segundo a família, foi relatado aos médicos o ocorrido, mas nunca valorizado para investigação.

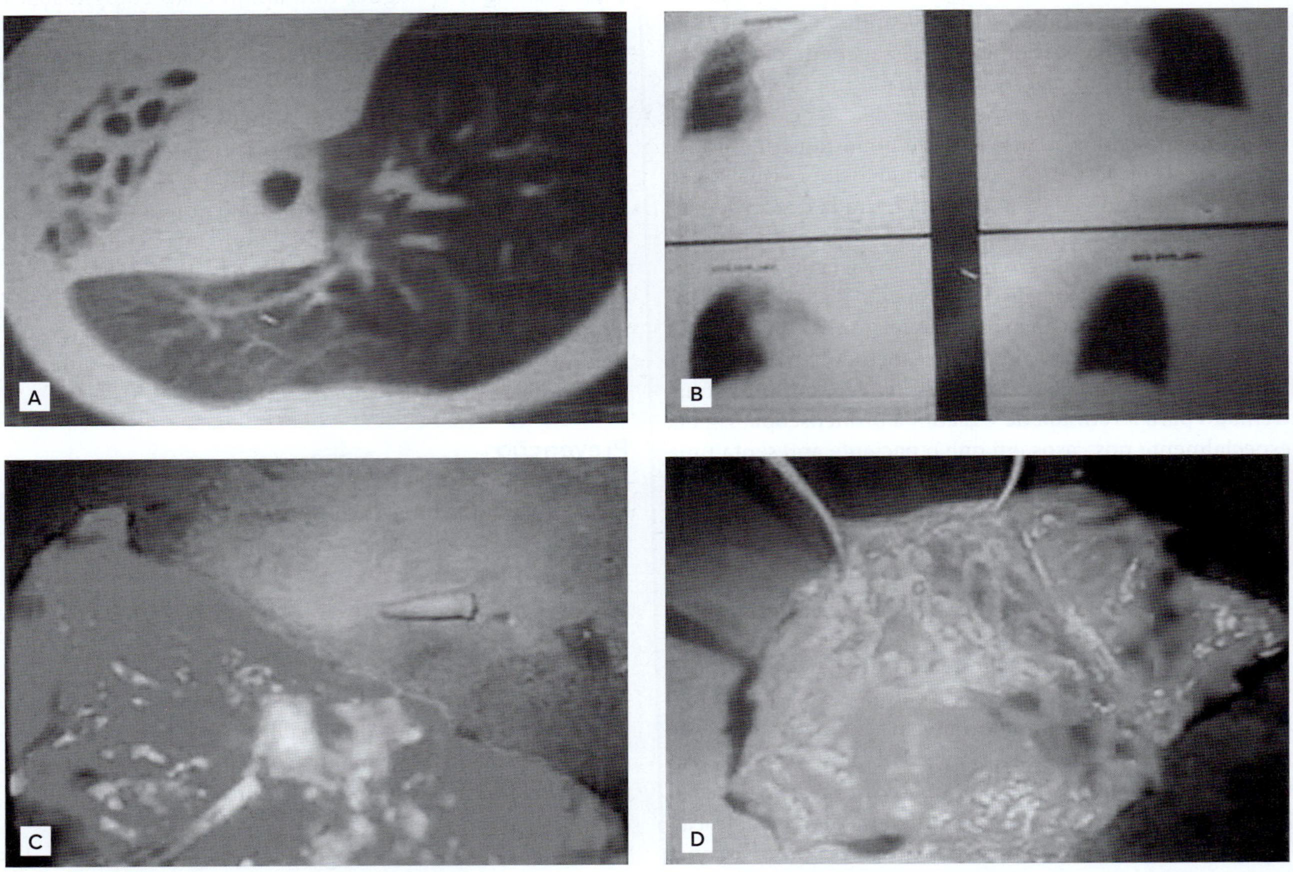

Figura 7 Criança de 4 anos com relato de pneumonia de repetição há 3 anos. A. Tomografia computadorizada de tórax com áreas de bronquiectasia e cintilografia mostrando hipofluxo vascular em pulmão esquerdo. B. Broncoscopia, sem acesso endobrônquico em virtude da estenose de brônquio principal esquerdo. Paciente encaminhado para lobectomia, que encontrou bico de bola em brônquio (C e D).

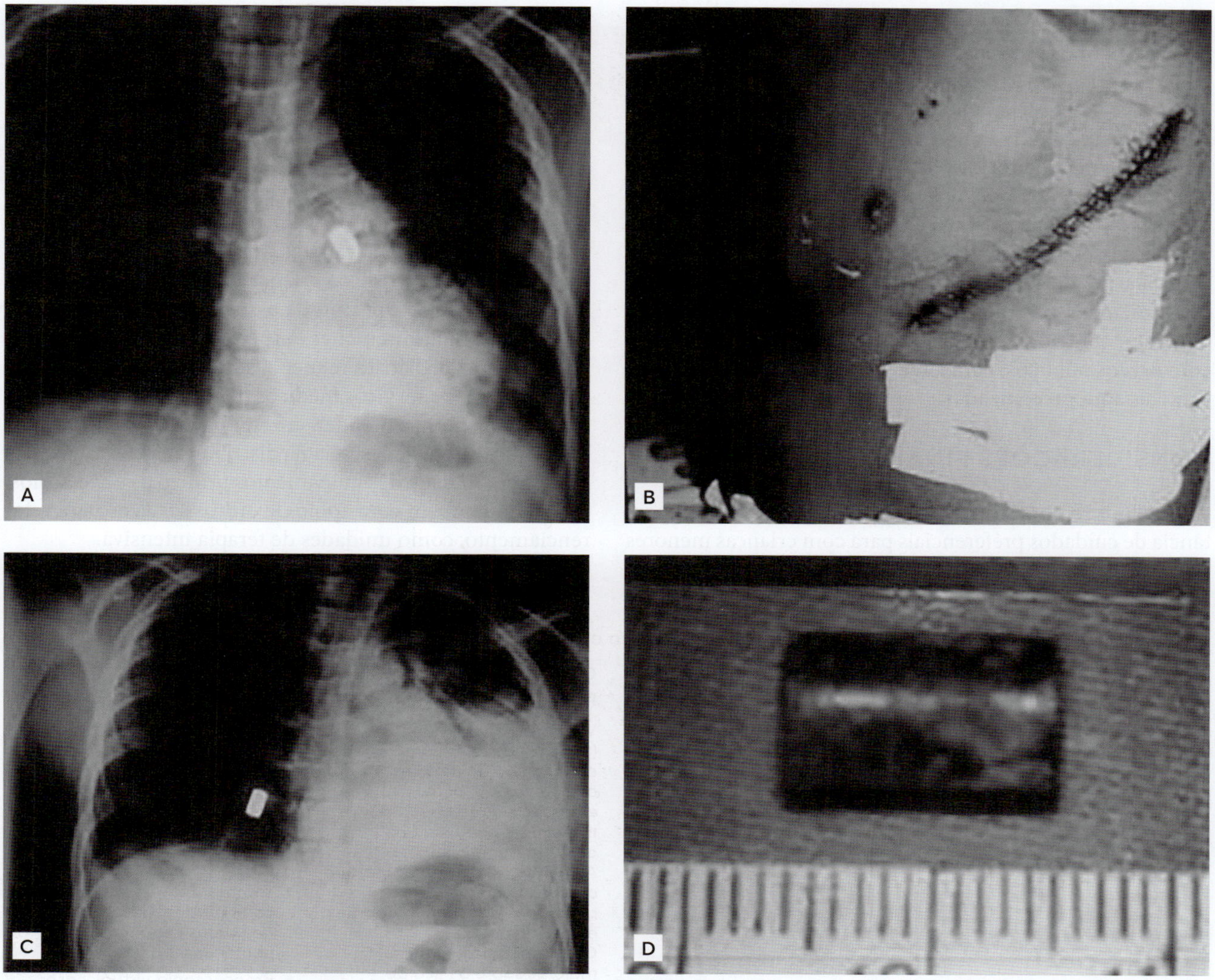

Figura 8 Criança de 9 anos que se engasgou com parte metálica do pedal da bicicleta. A. Radiografia de tórax mostrando objeto em brônquio principal esquerdo. Tentativa de retirada por broncoscopia no hospital de origem, sem sucesso, o que tornou necessária a toracotomia (B). Durante a cirurgia, o objeto foi deslocado para o pulmão direito (C), por isso o paciente foi encaminhado para o nosso serviço. Retirado cilindro metálico por broncoscopia (D).

turá-los, dentição esta que se completa apenas aos 4 anos. Acrescente-se ainda que, nos primeiros 6 meses de vida, a alimentação da criança dá-se quase que exclusivamente por sucção, mas esta ainda pode persistir por alguns meses, aumentando o risco de aspiração de alimentos sólidos. A interdição desses alimentos até 4 anos de idade é medida crucial para reduzir a frequência desses acidentes. Sabe-se que, no primeiro ano, as crianças exploram o mundo por meio da boca, levando a elas os mais variados objetos.

A aspiração de produtos não alimentares é menos frequente e requer diferentes medidas preventivas, pois envolvem também crianças maiores. Inicialmente, deve-se ter o cuidado com o ambiente onde a criança mais permanece, evitando-se pequenos objetos jogados pelo chão ou em outros lugares ao alcance dela, como pregos, parafusos, tampas de canetas e similares. Devem-se selecionar os brinquedos segundo a idade; para crianças mais novas, por exemplo, aqueles que não contenham partes pequenas removíveis. Vale lembrar que alguns brinquedos determinantes do acidente não pertencem à própria criança, mas aos irmãos mais velhos e por eles deixados ao seu alcance.

A manobra de Heimlich, que consiste na realização de compressão abdominal, abraçando o paciente maior de 4 anos pelas costas, e em lactentes, colocados em decúbito ventral, pressionando-se a região posterior do tórax, deve ser transmitida aos pais nas situações em que deva ser aplicada. Essa manobra reduziu a incidência de acidentes fatais, visto que medidas tomadas diante desses acidentes, como a tentativa de retirada do objeto com os dedos e a respiração boca a boca, podem tornar uma obstrução parcial em total, sendo, portanto, contraindicadas.[13] Sendo assim, além dos profissionais da área de saúde, pais e cuidadores das crianças devem também ter o conhecimento da aplicação correta dessa manobra, tendo em mente que ela só deve ser realizada quando a criança não respira. Caso ocorra alguma passagem de ar, deve-se levar a criança para o atendimento de urgência.

No Brasil, é ainda incipiente a atenção dispensada pela indústria e pelas autoridades e instituições de saúde à prevenção de acidentes por ACE. Seria indispensável que o Ministério da Saúde e as Secretarias de Estados e Municípios estabelecessem campanhas educativas que atingissem toda a população. Entidades de caráter científico, como escolas de medicina, associações de classe e sociedades científicas, deveriam contribuir, paralelamente ou de forma integrada com órgãos públicos, para a realização das campanhas preventivas aqui preconizadas.

CONSIDERAÇÕES FINAIS

A distribuição por faixa etária chama atenção para a importância de cuidados preferenciais para com crianças menores de 3 anos, ficando também demonstrado que a radiografia de tórax revela-se de grande valia na suspeição diagnóstica, pois sua sensibilidade média situou-se em torno de 70 a 80%. Confirma-se, ainda, a existência, não muito rara, da localização de CE no pulmão esquerdo, fato para o qual os profissionais da área devem estar sempre alertas, mesmo com a predominância de localização no pulmão direito. O elevado envolvimento de CE alimentares serve de alerta para a necessidade de orientação dos pais sobre os alimentos adequados para cada idade da criança (Tabela 1).

Tratando-se de um tipo de assistência à saúde que requer equipe multidisciplinar e especializada, fica claro que a broncoscopia pediátrica requer a existência de profissionais qualificados. Os serviços médicos devem ainda ser estruturados de maneira a atender, em um padrão mínimo exigido, a todos os pacientes, seja na distribuição de espaços, seja na disponibilidade de equipamentos principais e acessórios, contando também com apoio de outros serviços para referenciamento, como unidades de terapia intensiva.

Tabela 1 Itens de maior atenção na abordagem da criança com suspeita de aspiração de corpo estranho

Sinais e sintomas de alerta	Diagnósticos diferenciais	Orientações aos pais e pediatras	Estudo de imagem
Pneumonias de repetição Rinorreia unilateral Recidiva após antibioticoterapia Tosse intensa Rouquidão persistente Sibilância persistente ou unilateral Cianose	Asma de difícil controle Infecção de vias aéreas superiores Pneumonia Laringite de repetição ou persistente	Vigilância de brinquedos (priorizar aqueles com certificação do Inmetro) e evitar os que contêm balões infláveis e bolas de gude Inspeção cuidadosa do ambiente domiciliar Alimentação adequada para a idade, evitando outras atividades da criança durante a alimentação Orientação das crianças maiores sobre o risco de colocar pequenos objetos na boca	Radiografia simples de tórax: • Em mais de uma incidência • Técnica de inspiração e expiração forçada • Atenção para sinais indiretos, como atelectasia e hiperinsuflação localizada • Tomografia computadorizada: suspeita de corpos estranhos periféricos • Broncoscopia virtual: casos de estenose brônquica

REFERÊNCIAS BIBLIOGRÁFICAS

1. Fleischer K. Erkennung und Entfernung Von. Bronchial-fremdkörpern--einst Jetzt. Ther Ggegenw. 1974;113:348-58.
2. Deaths by Cause - Injury Facts [Internet]. Injury Facts. 2021 [cited 28 February 2021]. Available from: https://injuryfacts.nsc.org/all-injuries/historical-preventable-fatality-trends/deaths-by-cause/.
3. Dodson H, Cook J. Foreign body airway obstruction. [Updated 2020 Apr 16]. In: StatPearls [Internet]. Treasure Island (FL): StatPearls Publishing; 2021.
4. Andrews TM, Shott S. Aerodigestive foreign bodies. In: Cotton RT, Myer CMIII, Shott SR. The pediatric airway. An interdisciplinary approach. Philadelphia: JB Lippincott Company; 1995.
5. Aytaç A, Yurdakul Y, Ikizler C, Olga R, Saylam A. Inhalation of foreign bodies in children. J Thorac Cardiovasc Surg. 1977;74:145-51.
6. Arjmand EM, Muntz HR, Stratmann SL. Insurance status as a risk factor for foreign body ingestion or aspiration. Int J Pediatr Otorhinol. 1997;42:25-9.
7. Pedreira Jr. W, Jacomelli M. Broncoscopia: diagnóstico e terapêutica. São Paulo: Atheneu; 2005.
8. Gendeh BS, Gendeh HS, Purnima S, Comoretto RI, Gregori D, Gulati A. Inhaled foreign body impaction: a review of literature in Malaysian children. Indian J Pediatr. 2019;86(Suppl 1):20-4.
9. Holinger LD. Foreign bodies of the airway and esophagus. In: Holinger LD, Lusk RP, Green CG. Pediatric laryngology and bronchoesophagology. Philadelphia: Lippincott-Raven; 1997. p.233-52.
10. Wiseman NE. The diagnosis of foreign body aspiration in childhood. J Pediatr Surg. 1984;19:531-35.
11. Tang F, Chen M, Du Z, Zou C, Zhao Y. Fibrobronchoscopic treatment of foreign body aspiration in children: an experience of 5 years in Hangzhou City, China. Journal of Pediatric Surgery. 2006;41(1):e1-e5.
12. Marks SC, Marsh BR, Dudgeon DL. Indication for open surgical removal of airway foreign bodies. Ann Otol Rhinol Laryngol. 1993;102:690-94.
13. Bittencourt P, Camargos P, de Mendonça Picinin I. Risk factors associated with hypoxemia during foreign body removal from airways in childhood. International Journal of Pediatric Otorhinolaryngology. 2013;77(6):986-9.
14. Heimlich HJ. A life saving maneuver to prevent food-choking. JAMA. 1975;234:398-400.
15. Inglis AF, Wagner DV. Lower complication associated with bronchial foreign bodies over the last 20 years. Ann Otol Rhinol Laryngol. 1992;101:61-6.

CAPÍTULO 2.4

QUEIMADURAS

Adriana Rocha Brito

AO FINAL DA LEITURA DESTE CAPÍTULO, O PEDIATRA DEVE ESTAR APTO A:

- Classificar as queimaduras e reconhecer sua gravidade.
- Conduzir e orientar os primeiros socorros à vítima.
- Orientar os responsáveis sobre medidas de prevenção de acidentes.

INTRODUÇÃO[1-11]

Queimadura é uma lesão na pele ou outro tecido orgânico decorrente de exposição ao calor, a substâncias químicas ou a eletricidade. As queimaduras são uma importante causa de hospitalização por motivos de acidente no Brasil. Segundo dados do Ministério da Saúde, no ano de 2024 (até julho, inclusive), foram hospitalizadas 12.980 crianças e adolescentes com idade entre zero e 14 anos. Em 2023, nessa mesma faixa etária, 161 crianças e adolescentes morreram vítimas de queimaduras, sendo que 36% desses óbitos ocorreram em crianças com idades entre 1 e 4 anos. Estima-se que 50% das queimaduras ocorram em crianças e adolescentes até os 15 anos. A maioria dos agravos não intencionais envolvendo crianças e adolescentes até o final da idade escolar ocorre no seu próprio domicílio, e a cozinha é o ambiente onde mais frequentemente acontecem os acidentes.

A lesão causada pela queimadura, dependendo da gravidade, pode produzir sequelas estéticas, funcionais e psíquicas, e até ser fatal, portanto, a prioridade deve ser a sua prevenção. A consulta pediátrica é um momento oportuno para a conscientização dos responsáveis e a orientação sobre medidas preventivas, adaptadas ao estágio de desenvolvimento da criança.

TIPOS DE QUEIMADURAS[1-11]

As queimaduras podem ser causadas por agentes de natureza térmica, química e elétrica.

- Queimaduras térmicas: são as mais frequentes e podem ser causadas pelo contato com fogo e chama, escaldamento provocado por líquidos superaquecidos, contato com objetos quentes e pela exposição aos raios solares.
- Queimaduras químicas: ocorrem pelo contato com substâncias químicas, como produtos de limpeza, soda cáustica, venenos, pilhas e baterias.
- Queimaduras elétricas: provocadas por uma descarga de corrente elétrica no corpo que leva a uma queimadura. A etiologia elétrica pode ser de baixa voltagem, alta tensão e raio. As lesões podem variar de leves a graves, inclusive fatais. Os acidentes de baixa voltagem são os mais frequentes na infância e, em geral, ocorrem por inserção de objetos metálicos ou dedos nas tomadas, fios desencapados e extensões elétricas. Quanto maior a intensidade da corrente elétrica, maior a gravidade. Pode haver passagem de corrente elétrica através do corpo e destruição profunda do tecido, ocasionando lesões internas não visíveis externamente, com graves repercussões.

CLASSIFICAÇÃO[1-7]

As lesões são classificadas de acordo com sua profundidade e extensão.

A queimadura de primeiro grau ou superficial atinge apenas a epiderme, podendo causar calor, hiperemia, dor e edema, mas não há formação de bolha ou flictena. Evolui para resolução espontânea em alguns dias sem deixar cicatriz. É causada frequentemente por exposição a raios solares, contato rápido e superficial com chama e água aquecida.

A lesão de segundo grau afeta a derme, podendo atingir níveis mais ou menos profundos. As queimaduras de segundo grau superficiais atingem toda a epiderme e parte da derme e são muito dolorosas. Há formação de flictenas ou bolhas que, quando rompidas, apresentam uma superfície rósea e úmida. Evoluem para restauração total da pele em 14 dias e podem apresentar discreta formação de cicatrizes. Entre as causas mais frequentes estão os líquidos superaquecidos e as chamas. Já as de segundo grau profundas envolvem a destruição de quase toda a derme, são menos dolorosas e apresentam coloração mais pálida. Em geral, evoluem para a cicatrização após 3 semanas e frequentemente deixam marcas significativas, pois o epitélio neoformado é muito friável, com forte tendência à cicatrização hipertrófica e formação de contraturas.

Na queimadura de terceiro grau, há acometimento total da derme, podendo atingir planos mais profundos, como o tecido subcutâneo. Há destruição de terminações nervosas e folículos pilosos. A lesão tem um aspecto esbranquiçado, marmóreo ou marrom e é indolor. As causas mais comuns são: líquidos ferventes, contato com chama por um tempo maior e queimaduras químicas. Muitos autores consideram a queimadura em nível mais profundo, alcançando gordura subcutânea, músculo, ligamentos, fáscia, tendões ou até o osso, como sendo de quarto grau, e estas lesões estão associadas à queimadura elétrica de alta voltagem.

O Quadro 1 descreve as características das lesões de acordo com a profundidade das queimaduras.

Quadro 1 Classificação das queimaduras por profundidade

Queimadura	Características da lesão
Primeiro grau	• A lesão é limitada à epiderme • Pode causar hiperemia, calor, dor e discreto edema • Não forma bolha • Resolução espontânea sem deixar cicatriz
Segundo grau (superficial e profunda)	• Acometimento total da epiderme que atinge a derme em diferentes níveis de profundidade • Dor e eritema mais intensos nas lesões superficiais com presença de flictena (bolha) • As queimaduras profundas são pouco dolorosas e podem deixar sequelas cicatriciais
Terceiro grau	• Inclui a epiderme, toda a derme, com possível comprometimento do tecido celular subcutâneo • É indolor • Pele com aspecto marmóreo ou carbonizado, superfície seca e inelástica • Lesões deformantes, com necessidade de enxerto para reparação
Quarto grau	• Envolvimento de todas as camadas da pele e lesão de tecidos em planos mais profundos, como gordura subcutânea, músculo, ligamentos, fáscia, tendões e ossos • É insensível

Fonte: adaptada de Lima e Costa;[2] Lucchetti, 2018;[3] Guimarães e Abramovici, 2017;[4] Stone et al., 2016;[5] Sheridan, 2018;[6] Mendonça e SBP, 2014.[7]

Quanto à extensão, estima-se a porcentagem de superfície corporal acometida. É fundamental lembrar que as proporções corporais sofrem alterações evolutivas com a idade, e a criança apresenta superfícies corporais parciais diferentes dos adultos, portanto, para o cálculo mais acurado da superfície corporal queimada, recomenda-se a utilização do diagrama de Lund-Browder (Tabela 1).

Tabela 1 Diagrama de Lund-Browder (em negrito, áreas que sofrem alterações ao longo do tempo)

Área	1 ano (%)	1-4 anos (%)	5-9 anos (%)	10-16 anos (%)	Adulto (%)
Cabeça	**19**	**17**	**13**	**11**	**7**
Pescoço	2	2	2	2	2
Tronco anterior	13	13	13	13	13
Tronco posterior	13	13	13	13	13
Nádega direita	2,5	2,5	2,5	2,5	2,5
Nádega esquerda	2,5	2,5	2,5	2,5	2,5
Genitália	1	1	1	1	1
Braço direito	4	4	4	4	4
Braço esquerdo	4	4	4	4	4
Antebraço direito	3	3	3	3	3
Antebraço esquerdo	3	3	3	3	3
Mão direita	2,5	2,5	2,5	2,5	2,5
Mão esquerda	2,5	2,5	2,5	2,5	2,5
Coxa direita	**5,5**	**6,5**	**8**	**8,5**	**9,5**
Coxa esquerda	**5,5**	**6,5**	**8**	**8,5**	**9,5**
Perna direita	**5**	**5**	**5,5**	**6**	**7**
Perna esquerda	**5**	**5**	**5,5**	**6**	**7**
Pé direito	3,5	3,5	3,5	3,5	3,5
Pé esquerdo	3,5	3,5	3,5	3,5	3,5
Total	100	100	100	100	100

Fonte: adaptada de Lima e Costa;[2] Lucchetti, 2018;[3] Guimarães e Abramovici, 2017;[4] Stone et al., 2016;[5] Sheridan, 2018.[6]

Uma forma prática para estimar áreas dispersas pelo corpo é considerar a medida da superfície palmar da própria mão da criança correspondendo a 1% de superfície corporal.

No cálculo da extensão da área queimada é muito comum o uso em emergências da regra dos nove (cabeça e pescoço = 9%; tronco anterior = 18%; tronco posterior = 18%; cada membro superior = 9%; cada membro inferior = 18%; genitais e períneo = 1%). Mas, como a criança apresenta superfície corporal diferente da do adulto, a avaliação correta pode ser difícil, especialmente em crianças abaixo de 4 anos, o que pode induzir a erros significativos, sendo então proposta a regra dos nove modificada (Tabela 2).

As crianças apresentam uma pele mais delgada e delicada, com tecido celular subcutâneo menos espesso, o que propicia queimaduras mais profundas e graves.

Tabela 2 Regra dos nove modificada para crianças

Idade	Segmento corporal	Porcentagem de área queimada
Até 1 ano	Cabeça e pescoço	19
	Cada membro inferior	13
	Demais segmentos	Igual ao adulto
1 a 10 anos	Cabeça e pescoço	19 - idade
	Cada membro inferior	13 + (idade ÷ 2)
	Demais segmentos	Igual ao adulto

Fonte: adaptada de Lima e Costa, 2020.[2]

É fundamental também a avaliação cuidadosa de crianças e adolescentes vítimas de incêndio, em razão dos efeitos potencialmente graves da inalação de fumaça, podendo ocorrer lesão térmica e química das vias aéreas e pulmões, além de intoxicação.

PREVENÇÃO SECUNDÁRIA NA ASSISTÊNCIA IMEDIATA[1,5-10]

A primeira abordagem no local do acidente deve ocorrer prontamente, e saber como proceder é essencial para minorar as consequências do acidente e a gravidade das lesões.

1. É desejável que os responsáveis procurem manter a calma para que consigam passar confiança para a criança e ter a ação necessária para minorar o impacto do acidente. É fundamental priorizar os cuidados com o conforto da vítima, sempre explicando a ela os procedimentos que serão realizados.
2. Em caso de incêndio, pedir a criança que se abaixe, coloque um pano molhado em frente ao nariz e a boca e saia do ambiente, arrastando-se por baixo da fumaça.
3. Orientação imediata para presença de fogo na roupa: instruir a criança a deitar e rolar no chão. O ideal é abafar a roupa, envolvendo-a com um casaco ou toalha, e ensinar que nunca se deve sair correndo, pois essa atitude aumenta as chamas.
4. No caso de queimaduras na pele:
   - Resfriar, o mais rápido possível, a superfície queimada, deixando-a sob a água corrente fria (e não gelada) por vários minutos.
   - Não remover tecido de roupa aderido na lesão, apenas colocar a região embaixo da água fria até que possa ser retirado sem aumentar a lesão, mas, se persistir grudado, cortar cuidadosamente a parte solta do tecido ao redor da lesão.
   - Nunca colocar nenhuma substância ou produto na área queimada, como manteiga, óleo de cozinha, pó de café, pasta de dente, gelo, etc.
   - Nunca estourar/romper as bolhas, pois elas têm a função de ser um curativo natural.
   - Retirar qualquer objeto que esteja em contato e/ou que possa comprimir a região em caso de edema, como joias, bijuterias, roupas e órteses.
   - Medicar com analgésico para alívio da dor – fornecer o medicamento o quanto antes.
   - Não tocar na área lesada, protegê-la com um pano limpo e buscar auxílio médico.
5. Nas queimaduras químicas:
   - Deve-se remover a substância lavando com água corrente por pelo menos 20 minutos.
   - Em caso de o álcool gel atingir os olhos, lavar a área abundantemente com água e levar imediatamente a uma unidade de emergência para o primeiro atendimento.
   - A suspeita de ingestão de substância corrosiva é considerada uma emergência médica, e a criança deve ser rapidamente levada para a emergência.
6. Nas queimaduras elétricas, não tocar na vítima antes de desligar a energia elétrica e buscar socorro imediato, porque, em geral, são quadros graves.

A abordagem no setor de emergência e no nível hospitalar será feita no capítulo correspondente na Seção 3 – Emergências.

Indicações de internação

- Lesões de segundo grau > 10% de área corporal queimada.
- Lesões de terceiro grau > 5% de área corporal queimada.
- Crianças com queimaduras de segundo ou terceiro grau em mão, pé, face e órgãos genitais.
- Queimadura circunferencial.
- Queimaduras químicas.
- Queimaduras elétricas.
- Queimaduras por inalação de fumaça.
- Presença de doenças preexistentes ou com trauma concomitante.
- Suspeita de lesão não acidental ou falta de condições de tratamento domiciliar.

PREVENÇÃO DE QUEIMADURAS[1,5-11]

A maior parte das queimaduras acontece em ambiente doméstico, e a cozinha é o cômodo de maior risco, sendo fundamental destacar a importância das medidas de prevenção primária, que serão apresentadas nos Quadros 2 a 4.

DESAFIOS ATUAIS[1,8-10]

Em virtude da pandemia da Covid-19, a Agência Nacional de Vigilância Sanitária (Anvisa) revogou, no dia 19 de março de 2020, a Resolução que limitava o acesso ao álcool etílico líquido a 70%, flexibilizando a sua fabricação e liberando a comercialização no Brasil, que estava proibida desde 2002 em virtude do grande número de queimaduras documentadas em crianças. O produto está disponível para venda e já há vários relatos de acidentes com álcool.

O álcool 70%, tanto em gel quanto na apresentação líquida, é um produto altamente inflamável, sendo fundamental

Quadro 2 Recomendações para prevenção de queimaduras térmicas

Escaldamento	• Não segurar nem manusear líquidos e substâncias quentes com uma criança no colo • Não deixar copos ou vasilhas com líquidos quentes ao alcance de crianças • Cuidado com a água quente do banho na banheira. Na preparação do banho, colocar sempre a água fria primeiro e depois a água quente, e testar a temperatura da água com o cotovelo ou termômetro antes de colocar o bebê na água
Contato com fogo e chama	• Jamais cozinhar com um bebê no colo. Crianças devem ser mantidas longe da cozinha, especialmente longe do fogão • Crianças e adolescentes abaixo de 12 anos ou maiores de 12 com deficiência intelectual ou sem autonomia plena não podem andar de elevador sem a presença de um adulto responsável, e deve-se ensiná-los que não se deve usar o elevador durante um incêndio • Ter um extintor de incêndio em local acessível • O uso de álcool gel só deve ser feito com a supervisão de um adulto e quando não for possível o acesso à água e sabão para higienização das mãos • Não ter em casa álcool acima de 45%. Recomenda-se não ter álcool líquido a 70% em casa, pois é uma substância altamente inflamável, que pode produzir queimaduras gravíssimas e causar incêndios • Jamais passar álcool gel e se aproximar de qualquer fonte de fogo ou manusear fogão, fósforo, isqueiro ou cigarro • Guardar velas, fósforos, isqueiro e substâncias inflamáveis fora do alcance das crianças. Produto à base de álcool deve ser armazenado em um local fresco e seco, longe do fogo e de fontes de calor • Somente acender velas em caso de necessidade e em recipientes adequados ou em um prato fundo com água, e em local seguro, sempre longe de qualquer objeto que possa pegar fogo e fora do acesso de crianças • Manter crianças longe de aquecedores, lareira, fogueira e fogos de artifício • Não permitir que crianças brinquem com fogo • Não deixar crianças se aproximarem ou mexerem em botijões de gás • Orientar a criança ou adolescente que se afaste e chame um adulto responsável ao sentir cheiro de gás • Atenção com o uso da internet, especialmente pelos adolescentes, para jogos perigosos e desafios que podem ser mortais, como queimaduras com desodorante, álcool e outros produtos inflamáveis
Contato com objetos quentes	• Materiais quentes devem ser colocados no centro da mesa, longe da criança, e não devem ser usadas toalhas que ultrapassem o contorno da mesa, para evitar que possam ser puxadas pela criança • Cigarros devem ser proibidos no ambiente onde a criança está e seu uso deve ser desaconselhado, mesmo distante dos filhos • Não permitir a entrada de criança até a idade escolar sem a presença de um adulto responsável na cozinha. Colocar barreiras físicas bloqueando a passagem para a cozinha, de preferência com a instalação de portões de segurança. Jamais deixar uma criança brincando na cozinha enquanto um adulto prepara a comida. A porta do forno quente na cozinha costuma ser atraente para os bebês que começam a engatinhar, que podem querer se apoiar nela • Cozinhar os alimentos nas bocas de trás do fogão e manter os cabos das panelas voltados para trás • Manter o ferro de passar roupa fora do alcance. Nunca deixar o ferro esfriando no chão
Exposição solar	• Evitar exposição direta ao sol em bebês com menos de 6 meses, usar filtro solar físico dos 6 meses aos 2 anos e filtro químico infantil a partir dos 2 anos • Usar roupas, bonés e óculos com proteção UV • Evitar exposição prolongada ao sol entre 10 e 16 horas

Quadro 3 Recomendações para prevenção de queimaduras químicas

Manter produtos tóxicos fora da visão e do alcance da criança. Devem ser trancados em local seguro
Nunca transferir produtos tóxicos para embalagens atrativas, como garrafas de refrigerante (mantenha sempre em suas embalagens originais)
Nunca adquirir produtos de fabricação caseira ou sem garantias de fabricante
Não instalar totens com álcool em gel em ambientes frequentados por crianças. Os pais devem ficar atentos àqueles instalados em lojas comerciais e shoppings, pelo alto risco de acidentes
Não levar as mãos aos olhos, boca e nariz imediatamente após usar um produto à base de álcool
Nunca deixar pilhas e baterias ao alcance de crianças

Quadro 4 Recomendações para prevenção de queimaduras elétricas

Evitar os brinquedos elétricos com componente de aquecimento (tomadas elétricas e baterias) para crianças com idade inferior a 8 anos
Usar protetores de tomada em todas as tomadas que não estão sendo usadas
Se possível, encostar os móveis escondendo as tomadas
Manter aparelhos elétricos desligados das tomadas
Eletrodomésticos, incluindo secador de cabelo, devem estar fora do alcance de crianças
Evitar ligar vários aparelhos eletrônicos em uma mesma tomada e evitar usar benjamins ou extensões. Muitos aparelhos ligados no mesmo dispositivo podem causar curto-circuito
Manter fios e extensões fora do alcance das crianças

(continua)

Quadro 4 Recomendações para prevenção de queimaduras elétricas (*continuação*)

Não deixar uma criança brincar com objetos metálicos que possam ser introduzidos em tomadas elétricas
Nunca deixar fios desencapados
Não fazer "gambiarra" ou "gato" com a rede elétrica
Verificar com regularidade o estado das instalações elétricas do domicílio
Não permitir brincadeiras com pipas perto da rede elétrica, não permitir o uso de cerol nos fios e não deixar que crianças e adolescentes retirem fios enroscados em fios elétricos
Não sair de casa durante tempestades para evitar acidentes com raios

alertar para o risco de queimaduras e de incêndios. Recomenda-se não ter álcool líquido 70% no domicílio (há risco de derramar e tem alto poder de inflamabilidade) e ter um cuidado redobrado com a presença do álcool 70% em gel, destacando-se o fato de a chama ser praticamente invisível após a combustão, o que leva a só se perceber a queimadura quando ela já está ocorrendo.

Têm sido noticiadas também queimaduras causadas pelo contato direto do álcool em gel com os olhos, que pode produzir desde irritação até lesões mais extensas na córnea. Alguns acidentes têm ocorrido em estabelecimentos comerciais a partir do uso do totem de álcool gel, que, dependendo da altura da criança, o jato de álcool pode esguichar diretamente no rosto e nos olhos quando o pedal é acionado.

Outro problema preocupante é a venda de produtos falsificados ou produção caseira de saneantes, que não é permitida e constituem um potencial risco para acidentes.

CONSIDERAÇÕES FINAIS

As lesões por queimaduras são uma importante causa de morbidade e mortalidade em nosso país. O tratamento é doloroso, pode ser demorado e com necessidade de internação hospitalar prolongada, deixar cicatrizes na pele, além de comprometer a saúde mental. Muitos acidentes ocorrem por falta de informação ou descuido dos responsáveis. A única medida eficaz para impedir as consequências negativas de uma queimadura é a sua prevenção primária, e a consulta pediátrica é um momento propício para a conscientização dos cuidadores e a orientação de ações preventivas.

REFERÊNCIAS BIBLIOGRÁFICAS

1. Sociedade Brasileira de Pediatria (SBP). Departamento Científico de Segurança. Prevenção de queimaduras em tempos de COVID-19. Publicado em: 15/7/2020. Disponível em: https://www.sbp.com.br/fileadmin/user_upload/22630b-NA_-_Prevencao_Queimaduras_tempos_Covid19.pdf; acessado em: 23/01/2024.
2. Lima MSS, Costa LF. Queimaduras. In: Silva LR, Costa LF. Condutas pediátricas no pronto atendimento e na terapia intensiva. 2.ed. Barueri: Manole; 2020. p.892-904.
3. Lucchetti MR. Queimaduras. In: Vasconcelos MM (ed.). Guia prático em saúde – Pediatria. Rio de Janeiro: Guanabara Koogan; 2018.
4. Guimarães FMF, Abramovici S. Queimaduras. In: Sociedade Brasileira de Pediatria. Tratado de Pediatria. 4.ed. Barueri: Manole; 2017. p.159-63.
5. Stone CK, Humphries RL, Drigalla D, Stephan M. Current – Emergências pediátricas: diagnóstico e tratamento. Porto Alegre: AMGH; 2016.
6. Sheridan RL. Burn care for children. Pediatrics in Review. 2018;39(6): 273-86.
7. Mendonça ML, Sociedade Brasileira de Pediatria (SBP). Queimaduras. Publicado em: 7/11/2014. Disponível em: https://www.sbp.com.br/imprensa/detalhe/nid/queimaduras/; acessado em: 23/01/2024.
8. Secretaria de Justiça e Cidadania do Governo do Distrito Federal (Sejus GDF), Sociedade Brasileira de Queimaduras, ONG Criança Segura Safe Kids Brasil. Casa Segura, Criança Protegida – Prevenção de acidentes domésticos com crianças e adolescentes. 2020. Disponível em: https://sbqueimaduras.org.br/material/1627; acessado em: 23/01/2024.
9. Sociedade Brasileira de Queimaduras. Prevenir para evitar – Manual de prevenção de queimaduras. 2018. Disponível em: https://sbqueimaduras.org.br/material/1331; acessado em: 23/01/2024.
10. Criança Segura Brasil. Disponível em: https://criancasegura.org.br; acessado em: 23/01/2024.
11. Sociedade Brasileira de Pediatria (SBP). Departamento Científico de Segurança. Os acidentes são evitáveis e, na maioria das vezes, o perigo está dentro de casa. Publicado em: 4/2020. Disponível em: https://www.sbp.com.br/fileadmin/user_upload/_22337c-ManOrient_-_Os_Acidentes_Sao_Evitaveis__1_.pdf; acessado em: 23/01/2024.

CAPÍTULO 2.5

QUEDAS E OUTROS ACIDENTES COMUNS

Sarah Saul

AO FINAL DA LEITURA DESTE CAPÍTULO, O PEDIATRA DEVE ESTAR APTO A:

- Reconhecer os principais riscos de queda e as medidas para evitá-los.
- Orientar medidas de prevenção para mordeduras e arranhaduras de animais.
- Conhecer os principais acidentes causados por animais marinhos e saber como preveni-los.

INTRODUÇÃO

O conhecimento das injúrias não intencionais mais frequentes na infância e adolescência de acordo com o desenvolvimento é uma ferramenta fundamental para elaboração de diretrizes e programas de prevenção.

Este capítulo aborda quedas e outros acidentes comuns, como mordeduras de animais e acidentes por animais marinhos.

QUEDAS

Aspectos epidemiológicos[1-6]

As quedas constituem a principal causa de lesão não intencional na população pediátrica que, segundo dados norte-americanos, resultam em muitas visitas à unidade de emergência e hospitalizações. No ano de 2023, o Brasil registrou 183 mortes, de acordo com o Sistema de Informações de Mortalidade (SIM), e mais de 73.493 internações de crianças e adolescentes de 0 a 19 anos por quedas, segundo o Sistema de Informações Hospitalares do Sistema Único de Saúde (SIH/SUS). Nesse mesmo ano, a faixa etária com maior número de internações por quedas foi dos 15 aos 19 anos, seguida pela faixa de 10 a 14 anos, sendo esta a principal causa de internação entre as injúrias não intencionais de 0 a 14 anos. Isso significa alto custo hospitalar, social e emocional. Acredita-se que esse tipo de agravo seja muito comum por não envolver outros agentes, como nas queimaduras e intoxicações.

As quedas representam as principais causas de traumatismo cranioencefálico (TCE) na infância, seguida dos acidentes automobilísticos. Estudos revelam que, entre as crianças, são mais frequentes nos meninos. Isso se deve às diferenças de comportamento entre meninos e meninas e às questões culturais, que influenciam escolhas por diferentes tipos de recreação. Vários estudos têm apontado que o domicílio tem sido o local mais comum dos acidentes por quedas na infância, entretanto, nos adolescentes, a escola é particularmente importante.

Riscos de quedas de acordo com a faixa etária[3-6]

As quedas destacam-se nas crianças em razão das características próprias do desenvolvimento, como curiosidade e falta de coordenação motora.

Lactentes de 0 a 2 anos apresentam maior risco de cair de móveis (trocador, cama ou cadeirões), escadas e andadores.

Os andadores, por conferirem maior mobilidade, acabam expondo as crianças a situações de risco. A maioria das lesões ocorre quando a criança cai da escada com o andador, entretanto, eles também oferecem acesso a lugares que as crianças não conseguiriam atingir, expondo-as, portanto, a objetos quentes como porta de forno, pontiagudos, piscina, venenos e produtos de limpeza. Dessa forma, lesões provocadas por andadores podem ser graves, incluindo lesões de cabeça e pescoço, queimaduras e afogamentos. Além dos riscos de acidentes, podem atrasar o desenvolvimento motor, sendo totalmente contraindicados.

Pré-escolares de 2 a 6 anos apresentam riscos que envolvem altura por estarem em idade de se aventurar. Destacam-se as quedas de janelas, além de quedas de móveis como cama e beliche, equipamentos de recreação, *playgrounds*, degraus e escadas.

Quedas relacionadas a atividades recreativas e esportivas são mais frequentes entre crianças e adolescentes de 5 a 14 anos.

A queda de cima da laje é um acidente com alto potencial de gravidade, que ocorre nas grandes metrópoles brasileiras e frequentemente acomete crianças e adolescentes. Em geral, essas crianças sobem para brincar desacompanhadas de um adulto responsável, sendo fundamental a adoção de medidas de prevenção, como proteção física por muros e portões para restringir o acesso, além da conscientização de pais e responsáveis em relação aos riscos.

Principais lesões decorrentes de queda[3-6]

No atendimento inicial à criança vítima de queda é importante considerar a altura, posição, tipo de superfície para a qual a energia do impacto foi dissipada e se houve interrupção durante a queda.

As quedas de locais elevados são consideradas de alto impacto, com importante transmissão de energia, contudo quedas de alturas menores não são necessariamente benignas, podendo gerar lesões graves ou até fatais.

Quadro 1 Principais lesões de acordo com a posição da queda

Queda em pé	Fratura de calcâneo, coluna, tíbia, fíbula, rótula, colo do fêmur e pelve, além de lesões de vísceras abdominais
Deitado dorsal	Lesão renal e de coluna
Deitado ventral	Lesão toracoabdominal e de face
De cabeça	Lesão de crânio, coluna cervical e face
Sentado	Lesão toracolombossacral

Fonte: adaptada de Campos e Donoso, 2003.[5]

De acordo com a posição do corpo no momento do impacto, podem-se deduzir prováveis lesões e a gravidade do acidente (Quadro 1).

Prevenção de quedas[3-6]

Conhecer as situações que envolvam a queda indicam a necessidade de promover estratégias de prevenção que minimizem o impacto sobre a criança. Não é possível evitar toda queda. Experimentar faz parte do desenvolvimento infantil e a criança cai ao aprender a andar, correr ou brincar. No entanto, toda criança deve ser supervisionada para evitar riscos maiores.

Alguns pontos a serem observados para prevenir quedas na infância:

- Andadores não são indicados em nenhuma fase do desenvolvimento, sendo totalmente contraindicados.
- Os carrinhos de bebê e cadeirões devem ter cintos de segurança, que devem ser usados adequadamente.
- A mobília não deve ser posicionada próxima às janelas pelo risco de servir de apoio.
- O berço precisa ter a grade elevada e o estrado deve ser baixado assim que o bebê estiver sentando-se sem apoio.
- Não deixar travesseiros, brinquedos ou objetos soltos no berço que podem servir de degraus.
- Evitar que crianças carreguem bebês; estes devem ser carregados por um adulto.
- Instalar portões de segurança no começo e no final de escadas.
- O chão não deve estar molhado, e tapetes devem ter antiderrapantes.
- Janelas e mezaninos devem ter grades ou redes, testadas e seguras.
- O uso de equipamentos de segurança por crianças e adolescentes é fundamental (capacete, joelheira e outros) na prática esportiva e ao andar de bicicleta, skate e patins.
- Os parques recreativos precisam ter revestimento no solo que reduzam o impacto em caso de quedas.
- A altura máxima recomendada para equipamentos de recreação em *playground* é 1,5 a 2 metros.

MORDEDURAS DE ANIMAIS DOMÉSTICOS[7-9]

É inegável que a convivência com animais de estimação traz inúmeros benefícios psicológicos, fisiológicos e sociais aos seres humanos.

Eles influenciam o desenvolvimento social, emocional e cognitivo das crianças, promovem um estilo de vida ativo, fornecem companheirismo e têm até sido capazes de detectar ataques epilépticos iminentes ou a presença de certos tipos de câncer. Os cães também podem ajudar a aliviar o estresse e a ansiedade nas pessoas. Entretanto, é importante notar que a criação inadequada dada a muitos animais aumenta o risco de agressão às pessoas, em especial às crianças, além de possibilitar a transmissão de doenças.

A variedade dos animais de estimação tem aumentado nos últimos anos. Antes eram apenas cães e gatos; hoje são hamsters, tartaruga, furão, iguana e até mesmo outros animais silvestres. Sabe-se que existem casos fatais causados por infecção grave por mordedura de iguana, por exemplo.

Alguns fatores podem aumentar a agressividade animal, como o número elevado de animais mantidos em residências, a falta de higiene no local em que vivem, os maus-tratos a esses animais, o livre acesso deles às ruas e às residências vizinhas, além da permanência dos animais em locais que dificultam sua movimentação natural. A agressão pode ser causada ainda por determinados estímulos, como dor, proteção a alimentos, pessoas, filhotes, dominância, alteração hormonal ou medo. Portanto, a agressividade é expressão da interação entre múltiplos fatores biológicos, psicológicos, sociais e ambientais, como as condições dos animais, do ambiente em que vivem, das interações estabelecidas e dos vínculos criados, em especial com os humanos.

Dentre os principais tipos de acidentes, as mordeduras de animais, principalmente caninas, são objetos de grande preocupação na saúde pública pela possibilidade de transmissão da raiva, doença grave e em muitos casos fatal. Há ainda os custos relacionados a tratamentos médicos desses acidentes, que vão desde infecções localizadas até cirurgia plástica de reconstituição. Cabe ressaltar ainda a possibilidade de sequelas físicas e psicológicas.

A maioria das mordidas de cachorro envolve um animal pertencente à família da vítima ou aos vizinhos. É mais frequente no sexo masculino e uma grande porcentagem das vítimas de mordidas de cachorro é criança (a maioria entre 5 e 9 anos). Embora existam algumas raças sabidamente mais agressivas do que outras, qualquer cão quando ameaçado pode atacar. O pequeno porte do animal não indica menor risco de mordedura, mas apenas menor força de ataque.

As partes do corpo mais afetadas em geral são membros inferiores e superiores, seguidos da cabeça.

Existem várias medidas que adultos e crianças podem tomar para diminuir a possibilidade de serem mordidos. Os pediatras podem educar pais e filhos sobre as maneiras de prevenir mordidas de animais.

Principais medidas de segurança:[7-9]

- Nunca deixar um bebê ou criança pequena sozinha com um cachorro ou gato sem supervisão de um adulto.
- Antes de adquirir um cão, é importante a ajuda de um veterinário na orientação de raças mais adequadas e mansas. Cães de raças reconhecidamente agressivas não são recomendados.
- Ensinar as crianças a não abordarem cães estranhos e nunca entrar em terrenos, casas ou quintais em que haja cães sem a presença do proprietário.
- Não correr perto de um cão desconhecido.
- Não se aproximar de um cão que está cuidando dos filhotes, comendo ou dormindo.
- Orientar as crianças a não puxar orelha, rabo ou pata e não mexer no brinquedo que estiver com o animal.
- Nunca se deve estimular o comportamento agressivo de um cão. É importante que receba treinamento, socialização e educação orientados por pessoa habilitada.
- Evitar chegar perto de um muro ou cerca que tenha um cão, pois ele pode querer proteger seu território e interpretar como uma ameaça.
- Estudos demonstram que cães castrados são menos agressivos.
- Verificar sempre a situação vacinal do cão.
- O proprietário deve conduzir o animal sempre com guia e coleira; em caso de raças agressivas, com focinheira.
- Estar atento a sinais indicativos de ataque, como pelos eriçados, dentes à mostra e rosnando, orelhas eretas para a frente, cauda elevada e reta, contato visual prolongado.

Embora o risco de mordedura exista e seja passível de prevenção, o animal de estimação é um companheiro da infância, deixando boas lembranças e auxiliando no desenvolvimento da afetividade, na disciplina, noções de higiene e senso de responsabilidade e respeito.

ACIDENTES POR ANIMAIS MARINHOS[10]

Acidentes por água viva ocorrem em todo o litoral brasileiro. É necessário que haja informação de quando acontecem, como evitar e o que fazer em caso de acidente. Os acidentes mais graves são causados por caravelas, principalmente no Norte e Nordeste brasileiro, e cubomedusas, mais prevalentes na região Sul. Uma outra complicação importante dos acidentes com água-viva são as alergias. A imensa maioria das vítimas poderá ter lesões simples com necessidade apenas de atendimento local, porém uma pequena parcela poderá ter complicações graves.

A população desses animais, cuja água marinha é seu habitat, associado ao crescente número de banhista nas praias, principalmente no verão, são certamente a causa desses surtos.

Esses cnidários causam envenenamento, pois possuem um sofisticado aparelho inoculador de peçonha que dispara por contato ou por osmose, até mesmo após a morte do animal.

Caravela-portuguesa[10]

A caravela-portuguesa é uma colônia de pólipos que são a forma fixa dos cnidários. As caravelas do Atlântico, *Physalia physalis*, possuem coloração roxo-azulada, podendo atingir até 30 centímetros de comprimento, com tentáculos que podem chegar a 32 metros de comprimento e é, sem dúvida, a responsável por graves acidentes no Brasil. Os tentáculos, que usualmente se aderem à vítima, são capazes de provocar sérias lesões – grande irritação cutânea e intensa dor – e ter uma ação neurotóxica e muscular que pode causar sintomas sistêmicos, como dor muscular, cãibras, náuseas, vômitos, desmaios, convulsões, arritmias cardíacas e desconforto respiratório. Alguns desses acidentes podem ser fatais, pois além das lesões, pode provocar afogamento.

Águas-vivas[10]

As águas-vivas são cnidários que podem medir de menos de 2,5 cm a cerca de 2 metros, com tentáculos chegando até a 30,5 metros de comprimento.

Quando uma água-viva encosta em algo, as células urticantes disparam o veneno, que é uma neurotoxina desenvolvida para paralisar a presa da água-viva.

As águas-vivas em geral não são fatais para seres humanos, podendo provocar dor, irritações na pele, febre e cãibras musculares. O grau de dor e a reação a uma fisgada de água-viva dependem da espécie e do tamanho. Raros casos podem provocar reações alérgicas.

Principais cuidados[10]

- Roupas de neoprene podem ser úteis para evitar a inoculação da peçonha.

- Estar sempre em área protegida por salva-vidas e não frequentar a área se houver animais marinhos, evitando o contato mesmo com fragmentos na água ou na areia.
- Se sentir dor em queimação ou ardência, sair imediatamente da água, pois pode ter sofrido um acidente por contato com águas-vivas ou caravelas.
- Se tiver contato, lavar o local atingido com a própria água do mar gelada abundantemente ou vinagre (ácido acético 5%). Evitar o contato com água doce pois provoca novas descargas. Não tentar remover os tentáculos aderidos esfregando areia ou toalha.
- Evitar tocar a área afetada diretamente com as mãos, usar luvas e pinças para remover tentáculos aderidos.
- Aliviar a dor e atentar a sinais de reação alérgica, urticária ou desconforto respiratório.

A dor pode ser controlada com analgésicos simples, como dipirona ou paracetamol. Os anti-histamínicos, adrenalina e corticoide injetável, oral ou tópico, são úteis para o tratamento de reações alérgicas. Assistência ventilatória e outras medidas de suporte hemodinâmico podem ser necessárias em casos mais graves. As infecções secundárias são tardias (mais de 24 horas) e será necessário o uso de antibióticos tópicos (bacitracina, ácido fusídico ou neomicina) ou sistêmicos (amoxicilina + clavulonato ou cefalexina), de acordo com a gravidade.

CONSIDERAÇÕES FINAIS

Estratégias simples podem ser utilizadas para evitar inúmeras lesões não intencionais, conhecendo situações que colocam as crianças em risco, de acordo com sua etapa de desenvolvimento e o meio em que vive. O pediatra tem papel fundamental na identificação de riscos e na orientação para prevenção das injúrias não intencionais nas consultas rotineiras.

REFERÊNCIAS BIBLIOGRÁFICAS

1. Brasil. Ministério da Saúde, Secretaria Executiva, Datasus. Morbidade hospitalar – Internações por ocorrência segundo causas externas. Brasília (DF): Ministério da Saúde; 2020. Disponível em: http://tabnet.datasus.gov.br/cgi/tabcgi.exe?sih/cnv/fruf.def. Acesso em 22/08/2024.
2. Brasil. Ministério da Saúde, Secretaria Executiva, Datasus. Mortalidade – Óbitos por Causas Externas. Brasília (DF): Ministério da Saúde; 2020. Disponível em: http://tabnet.datasus.gov.br/cgi/tabcgi.exe?sim/cnv/ext10br.def. Acesso em: 22/08/2024.
3. Carrera RM. Quedas. In: Waksman RD, Gikas RM, Blank D (orgs.). Crianças e adolescentes em segurança. Barueri: Manole; 2014. p.357-60.
4. Carrera RM. Quedas. In:Waksman RD, Gikas RM, Maciel W. Crianças e adolescentes seguros. Guia completo para prevenção de acidentes e violências. São Paulo: Publifolha; 2005. p.177-80.
5. Campos JA, Donoso MT. Quedas. In: Campos JA, Paes CA, Blank D, Costa DM, Pfeifer L, Waksman RD. Segurança da criança e do adolescente. São Paulo: Nestlé Nutrição; 2003. p.94-7.
6. Mulligan CS, Adams S, Tzioumi D, Brown J. Injury from falls in infants under one year. J Paediatr Child Health. 2017; 53:754-60.
7. Jukemura R, Pirito RM. Mordeduras por animais e humanas. In: Waksman RD, Gikas RM, Maciel W. Crianças e adolescentes seguros. São Paulo: Publifolha; 2005. p.181-4.
8. American Academy of Pediatrics. Tips for choosing the right pet for your Family. Disponível em: https://www.healthychildren.org/English/safety-prevention/at-home/Pages/Before-Choosing-a-Pet.aspx. Acesso em: 23/01/2024.
9. Fortes FS, Wouk AFPF, Biondo AW, Barros CC. Acidentes por mordeduras de cães e gatos no município de Pinhais, Brasil de 2002 a 2005. Archives of Veterinary Science. 2007;12(2):16-24. Disponível em: https://revistas.ufpr.br/veterinary/article/view/9904. Acesso em: 23/1/2024.
10. Junior VH, Szpilman D, Szpilman M. Lesões por águas-vivas – Recomendação Sobrasa. Disponível em: http://www.sobrasa.org/new_sobrasa/arquivos/recomendacoes/LESOES%20POR%20AGUAS-VIVAS_Recomendacao_SOBRASA.pdf. Acesso em: 23/01/2024.

CAPÍTULO 3.1

NORMAS DE SEGURANÇA POR FAIXA ETÁRIA – NO DOMICÍLIO

Adriana Rocha Brito
Sarah Saul
Luci Pfeiffer

AO FINAL DA LEITURA DESTE CAPÍTULO, O PEDIATRA DEVE ESTAR APTO A:

- Conhecer os principais acidentes passíveis de ocorrer no ambiente doméstico de acordo com a faixa etária e as medidas para evitá-los.
- Identificar situações de risco no domicílio e fornecer orientações preventivas aos responsáveis para torná-lo um ambiente seguro para crianças e adolescentes.
- Reconhecer a responsabilidade e a importância da atuação do pediatra na prevenção de acidentes na infância e na adolescência.

INTRODUÇÃO[1-7]

Lesões decorrentes de acidentes domésticos são uma importante causa de internação hospitalar e mortalidade na infância e na adolescência, e na maioria dos casos os acidentes podem ser evitados com medidas simples de prevenção. É necessário reconhecer os riscos em cada espaço físico da residência, de acordo com as habilidades esperadas em cada etapa do desenvolvimento e fazer a adequação do ambiente para eliminá-los, somando a supervisão ativa e ensino de regras de segurança para as crianças e adolescentes, de forma a lhes proporcionar um cenário seguro para o crescimento e desenvolvimento saudável.

SEGURANÇA NO DOMICÍLIO[5]

A maioria dos eventos traumáticos não intencionais envolvendo crianças até o final da idade escolar acontece no seu próprio domicílio e algumas injúrias podem ser graves e deixar sequela permanente ou resultar em morte. Os agravos não intencionais domésticos mais frequentes ocorrem na cozinha, que é o lugar mais perigoso da casa, seguido do banheiro e escadas. É essencial a conscientização para que não ocorra descuido. A segurança da criança e do adolescente depende do cuidado adequado do responsável, sendo oportuno lembrar aos pais de que eles são modelo de comportamento para seus filhos e alertá-los sobre a poderosa influência do seu exemplo sobre as crianças.

É preciso lembrar de alguns detalhes como: ter cuidado com as chaves dos ambientes, para evitar que uma criança se tranque em um cômodo inadvertidamente (por exemplo, no banheiro), verificar periodicamente brinquedos, móveis, telas ou rede de proteção para detectar avarias e garantir a segurança. Os brinquedos devem estar adequados à faixa etária. Toda residência deve ter extintor de incêndio em período de validade, em local acessível.

Recomenda-se que a família sempre mantenha os documentos em local de fácil acesso para a necessidade de saída inesperada em busca de atendimento emergencial e tenha anotado os telefones do centro de controle de intoxicações.

Famílias com recursos limitados ou que vivem em condições precárias de moradia e que não têm como comprar equipamentos de segurança ou proporcionar um ambiente minimanente seguro, ou, ainda, quando só há um único responsável pelos filhos, com dificuldade de supervisionar adequadamente as crianças, são exemplos de situações que representam um grande desafio. As condições socioambientais desfavorecidas são um fator de risco significativo para os traumas acidentais na infância.

No entanto, em todas as classes sociais, tem-se a omissão do cuidar como o maior fator predisponente aos traumas não intencionais da infância. O desvio da atenção para com os lactentes e as crianças maiores por outras atividades do adulto responsável, sejam elas domésticas ou de trabalho, em ocupações de lazer, bem como com o uso do celular e outras telas, tem sido responsável por sérios acidentes na infância e adolescência, que deixam sequelas e podem levar à morte.

As causas mais comuns de traumas não intencionais domésticos podem variar em frequência de acordo com a faixa etária e a capacidade da criança em explorar seu ambiente, que deve estar preparado antecipadamente para seus avanços de desenvolvimento. Nos primeiros meses de vida os acidentes são causados por ações intempestivas ou descuidadas do mundo adulto e, com a evolução da criança, tanto a omissão do cuidar do adulto como a ação exploradora, impulsiva e de pouca capacidade de avaliação dos riscos e consequências próprias da infância e adolescência, se transformam em uma combinação que pode desencadear o acidente e deixar danos, sequelas e até provocar morte.

Entre as causas mais frequentes de acidentes domésticos têm-se as quedas, os afogamentos, as queimaduras, a aspiração de corpo estranho e sufocação, os choques elétricos ou eletrocussão, outros ferimentos e as intoxicações e os envenenamentos, que serão detalhados em capítulos específicos, cabendo a este a apresentação das orientações a serem repassadas a pais e responsáveis quanto à prevenção do trauma não intencional, possível na grande maioria dos casos.

NORMAS DE SEGURANÇA NO DOMICÍLIO POR FAIXA ETÁRIA[1-7]

A consulta pediátrica é um local privilegiado para a avaliação de riscos e orientações de ações preventivas. Todos os responsáveis pelos cuidados de crianças e adolescentes – a mãe, o pai, a babá, a avó etc. devem receber esclarecimentos sobre a prevenção de acidentes.

De acordo com a etapa do desenvolvimento da criança e o conhecimento das áreas que comportam potenciais ameaças na residência, é possível identificar os riscos e instituir as medidas de proteção necessárias, que devem estar associadas à supervisão ativa pelos responsáveis e ao ensino das regras de segurança para as crianças e os adolescentes.

A seguir serão apresentadas as principais orientações aos pais quanto aos acidentes passíveis de ocorrer no domicílio, de acordo com o estágio de desenvolvimento, considerado adequado por faixa etária e as respectivas medidas preventivas (Quadros 1 a 6).

Quadro 1 Principais acidentes na faixa etária de 0-6 meses e as recomendações para prevenção[1-11]

Acidentes	Medidas para proteção	
Queda	1.1	Nunca deixar um bebê sozinho em lugares de onde ele possa cair. A partir dos 4 meses lactentes já podem rolar e cair da cama, do trocador de fraldas e de outros locais.
	1.2	Não deixar que uma criança carregue um bebê no colo.
	1.3	Baixar o estrado e colchão do berço assim que a criança se sentar, porque logo ficará em pé com apoio e poderá cair. As grades devem ser resistentes e não permitirem que sejam usadas de apoio para subir nelas. A lateral do berço deve estar sempre mais alta que a altura do bebê até sua axila.
	1.4	Bebês pequenos não deveriam dormir em redes.
	1.5	Cuidado com pisos molhados enquanto carregar uma criança.
	1.6	Usar trava de segurança no carrinho do bebê e em todos os equipamentos para carregar o bebê. Travar sempre a alça do bebê conforto e cadeirinhas de transporte.
Queimadura	1.7	Não segurar nem manusear nada quente com um bebê no colo.
	1.8	Testar a temperatura da água do banho com o cotovelo antes de colocar o bebê na água, colocando sempre a água fria primeiro.
	1.9	Nunca manipular alimentos ou materiais quentes com o bebê no colo ou próximo.
	1.10	Manter o bebê longe de fontes de fogo ou calor, como aquecedores, lamparinas, lampiões, fogões, ferros de passar roupas, churrasqueiras e lareiras.
	1.11	Não ter álcool 70% líquido em casa nem utilizá-lo para nenhum fim, pois é altamente inflamável, com risco de queimaduras gravíssimas e de incêndio.
	1.12	Nunca usar álcool gel perto de fontes de fogo.
	1.13	Cigarros e similares devem ser proibidos em ambientes com crianças, bem como seu uso com o bebê ao colo ou próximo.
Aspiração/ sufocação	1.14	Não dar alimentos em pedaços duros ou grandes para um bebê - sem os dentes molares, pelo risco de engolir inteiro ou aspirar.
	1.15	Roupas de cama devem ter o tamanho do berço, para que a criança não se enrole nelas. Não usar cobertores grandes e/ou pesados e travesseiros volumosos, ou de uso adulto, ou, ainda, que cedam com o peso da cabeça do bebê.
	1.16	Não deixe objetos ou mesmo brinquedos no berço, pois o bebê pode puxar para cima de seu rosto.
	1.17	O berço deve ter grades de material resistente, com intervalos pequenos de no máximo 6 cm entre suas barras, para evitar que o bebê introduza e prenda a cabeça.
	1.18	Não colocar correntes ou cordões de chupeta em torno do pescoço de um bebê, se for oferecer a chupeta. Utilizar cordão preso à roupa do bebê, nunca maior que 15 cm.
	1.19	Se precisar usar, escolher chupetas ou mamadeiras que não soltem seus componentes.
	1.20	Nunca coloque o bebê para dormir no leito com os adultos. O perigo de sufocação é muito grande.
Afogamento	1.21	Nunca deixar o bebê sozinho na banheira ou outros locais com água, como piscinas e coleções de águas, bacias, baldes, mesmo se já se sentar sem apoio.
	1.22	Os baldes e outros utensílios de armazenamento ou uso com água devem ficar vazios, com a boca virada para baixo e em lugares inacessíveis à criança quando em uso.

(continua)

Quadro 1 Principais acidentes na faixa etária de 0-6 meses e as recomendações para prevenção[1-11] *(continuação)*

Acidentes	Medidas para proteção
Outros traumas	1.23 Verificar se os móbiles lúdicos do berço ou do carrinho estão sempre bem fixados e distantes o suficiente para não se chocarem com o corpo do bebê na movimentação.
	1.24 Oferecer sempre brinquedos macios, atóxicos, sem arestas ou pontas, e que não quebrem facilmente deixando partes cortantes.
	1.25 Garantir brinquedos que possam ser levados à boca e que não soltem peças, como os apitos dos bichinhos de borracha ou olhos e nariz de bonecos de tecido.
	1.26 Manter objetos cortantes ou pontiagudos longe do alcance da criança.
	1.27 Não ter em casa animais agressivos ou que não tenham controle.
	1.28 Não permitir que o lactente acaricie animais estranhos, aproxime-se de animais que estejam comendo ou dormindo, ou de animais com filhotes.
	1.29 Manter os animais de casa vacinados.
	1.30 Nunca deixar o bebê sozinho no automóvel, nem na garagem de casa.
Intoxicação/ envenenamento	1.31 Verificar com atenção dose, horário e vias de administração dos medicamentos antes de serem dados ao bebê. Procure organizar horários para que não sejam na madrugada.
	1.32 Nunca dar remédios ao bebê que não tenham sido prescritos por médico, mesmo aqueles considerados naturais.
	1.33 Evitar o uso de utensílios para alimentação ou guarda de alimentos, ou brinquedos plásticos que contenham policarbonato, feitos com a substância bisfenol, produto tóxico. Não devem ser colocados no micro-ondas.
	1.34 Garantir que os brinquedos sejam de material resistente e atóxico.
	1.35 Não ter em casa plantas tóxicas ou venenosas e evite ir a lugares que as tenham.

Os primeiros 6 meses de vida[1-11]

Os recém-nascidos e lactentes até os 6 meses de idade apresentam habilidades motoras ainda muito limitadas, com total dependência dos cuidadores e, consequentemente, vulneráveis a riscos atribuídos ao descuido dos seus responsáveis. Cuidar de crianças pequenas requer atenção contínua e medidas passivas de prevenção, sendo fundamental ter cautela com distrações.

No Quadro 1 tem-se os traumas não intencionais mais frequentes nesta faixa etária e as medidas de prevenção a serem repassadas aos pais e cuidadores.

O 2º semestre de vida – dos 7 aos 12 meses[1-10]

Nesta fase o lactente conquista rapidamente novos marcos do desenvolvimento motor, o que propicia o seu deslocamento livre no ambiente, seja através do engatinhar ou da marcha. Por volta dos nove meses passa a dominar a habilidade da pega em pinça com os dedos polegar e indicador, tornando-se capaz de pegar e segurar objetos pequenos, com o risco de levá-los à boca ou ao nariz e causar engasgo e aspiração. Asfixias e quedas são os acidentes mais frequentes no primeiro ano de vida. Os responsáveis devem tomar cuidado com distrações e desatenções, pois essa faixa etária exige vigilância constante, até maior que a anterior. O bebê não faz relação de causa e efeito até cerca de dois anos de idade e, mesmo que se machuque em certa atividade, voltará a fazê-la se não for impedido, pois não entende que aquele ato é que lhe provocou o dano e a dor.

Dessa forma, a atenção à criança no segundo ano de vida deve ser contínua e prioridade do adulto cuidador, devendo se acrescentar às medidas de prevenção anteriores:

Quadro 2 Principais acidentes na faixa etária de 7-12 meses e as recomendações para prevenção[1-11]

Acidentes	Medidas para proteção
Queda	2.1 Manter as recomendações 1.1 a 1.6 do Quadro 1.
	2.2 Colocar a criança no cadeirão de alimentação, que deve ter o selo do Inmetro, sempre com cinto de segurança e tira entre as pernas.
	2.3 Instalar portões de segurança nas escadas, tanto na parte superior, quanto na inferior, impossibilitando o acesso.
	2.4 Instalar redes, telas ou grade de proteção nas janelas, nas varandas e vãos de escada, mantendo inspeções periódicas. Cuidado com vãos desprotegidos.
	2.5 Janelas basculantes devem ter abertura limitada a 10 cm, mantidas com correntes ou outro equipamento de segurança.
	2.6 Manter cadeiras ou sofás longe dos móveis e janelas, evitando que os utilizem como degraus para acessarem lugares mais altos e de maior risco.
	2.7 Fixar armários e utensílios mais leves, como televisores, na parede, para que não caiam sobre a criança.
	2.8 Proteger as quinas dos móveis com protetor específico antitraumas.
	2.9 Todos os móveis, carrinhos, cadeirinhas para carregar o bebê, do carro e de alimentação devem ter o selo do Inmetro como equipamentos seguros contra acidentes, como quedas, tombamentos, prender dedos ou parte de membros, serem atóxicos e ergonomicamente adequados à idade.
	2.10 Andador é completamente contraindicado em qualquer idade do bebê.

(continua)

Quadro 2 Principais acidentes na faixa etária de 7-12 meses e as recomendações para prevenção[1-11] *(continuação)*

Acidentes	Medidas para proteção
Queimadura	2.11 Manter as recomendações 1.7 a 1.13 do Quadro 1. 2.12 Alimentos e utensílios quentes devem ser colocados no centro da mesa e nunca na extremidade, pois a criança pode puxá-los para cima de si. 2.13 Usar toalhas na dimensão do tampo da mesa e que não pendam nas laterais, para impedir que puxem a toalha sobre si e o que tem sobre ela.
Choque elétrico	2.14 Colocar protetores em todas as tomadas que não estão sendo usadas. 2.15 Nunca usar fios desencapados ou sem o plugue para encaixe na tomada. 2.16 Se possível, encostar os móveis escondendo as tomadas e fios. 2.17 Não usar extensões ao alcance das crianças. 2.18 Manter aparelhos elétricos desligados quando sem uso e sempre fora do alcance das crianças.
Sufocação/ aspiração de corpo estranho	2.19 Manter as recomendações 1.14 a 1.20 do Quadro 1. 2.20 Não dar alimentos com caroços ou sementes, ou ainda grãos como amendoim, castanhas, pipoca e outras sementes. 2.21 Nunca deixar objetos pequenos ou brinquedos com partes pequenas ao alcance de uma criança que já é capaz de fazer a pinça. 2.22 Não deixar ao alcance sacos plásticos, cordões e fios. 2.23 Não usar e não deixar brincar com lata de talco ou outros produtos em pó.
Afogamento – injúria por submersão	2.24 Manter as recomendações 1.21 e 1.22 do Quadro 1. 2.25 As tampas dos vasos sanitários devem ser mantidas fechadas com trava de segurança. 2.26 Bloquear o acesso a áreas de risco como o banheiro e lavanderia com barreiras físicas. 2.27 Manter a máquina de lavar roupas travada e desligada da tomada. 2.28 Instalar grades ou barreiras que permitam visualização fácil ao redor das piscinas, com no mínimo 1,5 m de altura e estrutura que não favoreçam que as escalem e portões de trava automática, mantidos sempre fechados. 2.29 Nas piscinas, usar sempre um sistema antiaspiração de cabelo e corpo, mantendo os motores de aspiração de filtros desligados durante o uso das piscinas. 2.30 Somente entrar com o bebê em ambientes aquáticos próprios para o lazer. 2.31 Nunca utilizar boias circulares ou de braço como proteção ao afogamento. 2.32 Brinquedos aquáticos infláveis só podem ser utilizados com a presença do adulto ao lado e com seu domínio.
Outros traumas	2.33 Manter as recomendações 1.23 ao 1.30 do Quadro 1. 2.34 O "cercadinho", se utilizado, deve ter malha bem apertada com buracos menores de 2 cm para impedir que o bebê escale suas laterais. Há que se ter com ele os mesmos cuidados do berço. 2.35 Fixar televisores e móveis mais leves na parede, para que não caiam sobre a criança. 2.36 Bloquear o acesso à cozinha, ao banheiro e à lavanderia. 2.37 Na alimentação usar pratos, copos e talheres de plástico atóxico, que não formem lascas cortantes se quebrados. 2.38 Ventiladores e outros equipamentos eletrodomésticos devem estar desligados quando fora de uso e fora do acesso da criança quando em uso.
Intoxicação/ envenenamento	2.39 Manter as recomendações 1.31 a 1.35 do Quadro 1. 2.40 Não ter soda cáustica ou outros produtos cáusticos em casa ou em ambientes onde a criança frequente. 2.41 Inseticidas, pesticidas e outras substâncias tóxicas nunca podem ser deixadas ao chão ou em tomadas baixas, ao alcance da criança. Não usar raticidas nem armazenar em casa. As ratoeiras e outras armadilhas para animais nocivos à saúde devem ser deixadas completamente fora do alcance da criança.

Os lactentes de 1 a 2 anos de idade[1-11]

Nesta faixa de idade as crianças são muito ativas e curiosas e adquirem maior capacidade de locomoção, podendo se deslocar de forma independente, porém ainda não desenvolveram noção de perigo, o que associado a comportamentos de teimosia e birra, normais e esperados nessa idade, em que procuram expressar suas vontades, se autoafirmar e testar os limites dos pais, podem ampliar os contextos perigosos e torná-las susceptíveis a acidentes. É preciso reforçar que os responsáveis devem manter atenção rigorosa a movimentação e comportamento dos filhos.

Fase pré-escolar – dos 2 aos 5 anos[1-10]

Nesta fase as crianças vão conquistando gradualmente habilidades cada vez mais complexas, com aumento da autonomia e ampliação das áreas de exploração. Há aumento da curiosidade e questionamentos – é a idade dos "porquês", do pensamento mágico e o estágio de imitação dos adultos. Nesta etapa a criança ainda necessita de supervisão rigorosa e proteção, pois ainda não há o desenvolvimento de julgamento crítico. Assim, além das medidas anteriores de prevenção passiva, têm-se as recomendações a evitar os traumas não intencionais que se aplicam a esta faixa etária, correspondentes aos riscos que surgem com o maior desenvolvimento neuropsicomotor da criança.

Quadro 3 Principais acidentes na faixa etária de 1-2 anos e os recomendações para prevenção[1-11]

Acidentes	Medidas para proteção
Queda	3.1 Manter as recomendações 2.1 a 2.10 do Quadro 2. 3.2 Não permitir que uma criança carregue outra criança. 3.3 Quando a criança for para uma cama, manter protetores nas laterais e nunca a colocar para dormir em camas altas, como beliches. 3.4 Evitar deixar dormir e brincar em redes. 3.5 Colocar a criança na cadeira de alimentação sempre com cinto de segurança e tira entre as pernas, que deve manter sua estabilidade, mesmo quando a criança subir nele sozinha ou tentar ficar em pé no assento (selo do Inmetro). 3.6 Verificar e respeitar o peso da criança suportado pela cadeira de alimentação. 3.7 Verificar a fixação correta dos assentos de alimentação a serem presos à mesa, bem como o tamanho e peso da criança suportado por eles. 3.8 Evitar deambulação em pisos molhados enquanto carregar a criança ou onde ela utilizar.
Queimadura	3.9 Manter as recomendações 2.11 a 2.13 do Quadro 2.
Choque elétrico	3.10 Manter as recomendações 2.14 a 2.18 do Quadro 2.
Sufocação/aspiração de corpo estranho	3.11 Manter as recomendações 2.19 a 2.23 do Quadro 2. 3.12 Não deixar ao alcance da criança sacos ou embalagens plásticas, cordões e fios, nem bexigas de látex, ou pedaços destes. 3.13 Atenção às brincadeiras, estar sempre por perto e atento às crianças, pois as elas podem tentar se esconder e ficar presas em armários ou lugares com pouca ventilação.
Afogamento – injúria por submersão	3.14 Manter as recomendações 2.24 a 2.32 do Quadro 2. 3.15 Crianças pequenas nunca podem estar em ambientes aquáticos sem ter junto a elas um adulto responsável. 3.16 Em ambientes aquáticos próprios para o lazer usar coletes de modelo salva-vidas.
Outros traumas	3.17 Manter as recomendações 2.33 a 2.38 do Quadro 2. 3.18 Retirar objetos pesados ou que podem quebrar do alcance da criança. 3.19 Objetos cortantes ou pontiagudos devem estar guardados fora do alcance da criança. 3.20 As portas e gavetas devem ter sistemas de travas ou de proteção para evitar esmagamentos de dedos e partes do corpo. 3.21 Estar atento aos locais de entrada e saída de veículos, mantendo a criança no colo ou segura pela mão em todo local onde possa haver tráfego de veículos. 3.22 Nunca deixar brincar próximo a portões de garagem ou dentro dela.
Intoxicação/ envenenamento	3.23 Manter as recomendações 2.39 a 2.41 do Quadro 2. 3.24 Não deixar bolsas e sacolas que contenham remédios, balas e outros produtos não seguros acessíveis à criança. 3.25 Cuidado com os dispersores de álcool gel e hipoclorito de sódio para que não sejam acessíveis à criança. 3.26 Manter higienizadores, produtos de limpeza e qualquer produto tóxico fora do alcance, em lugares altos e trancados. Dar preferência a produtos com tampa de segurança à prova de abertura por crianças.

Quadro 4 Principais acidentes na faixa etária de 2-5 anos e as recomendações para prevenção[1-11]

Acidentes	Medidas para proteção
Queda	4.1 Manter as medidas de segurança 3.1 a 3.8 do Quadro 3. 4.2 Não delegar a alguma criança ou adolescente o cuidado de outra criança. 4.3 Quando a criança passar a dormir em uma cama, manter protetores nas laterais e nunca a colocar para dormir em camas altas, como beliches, nessas idades. 4.4 Evitar que crianças brinquem em redes e parquinhos, mesmo que domésticos, sem supervisão direta de adultos. 4.5 Proibir acesso a lajes, escadas e locais altos sem proteção. 4.6 As bicicletas e outros brinquedos de movimento, como *skate*, patins e patinetes, devem ter tamanho apropriado à idade e à altura da criança. Devem ser usados sempre com equipamentos de segurança adequado a cada um, como capacete, cotoveleiras e joelheiras. 4.7 Verificar sempre o bom estado e funcionamento dos brinquedos, como os freios e pneus na bicicleta.
Queimadura	4.8 Manter as recomendações 3.9 do Quadro 3. 4.9 Não permitir a entrada desassistida de crianças na cozinha nem o uso do fogão ou micro-ondas. 4.10 Dar preferência para o preparo de frituras e alimentos a ferver nas bocas de trás do fogão, mantendo os cabos das panelas virados para a parte de trás. 4.11 O uso de álcool gel só deve ser feito com a supervisão de um adulto e quando não for possível o acesso à água e sabão para higienização das mãos. 4.12 Guardar fósforos, isqueiro e substâncias inflamáveis protegidos do alcance da criança. 4.13 Não se deve permitir que crianças brinquem com fogo ou fontes de calor.

(continua)

Quadro 4 Principais acidentes na faixa etária de 2-5 anos e as recomendações para prevenção[1-11] *(continuação)*

Acidentes	Medidas para proteção
Choque elétrico	4.14 Manter as recomendações de segurança 3.10 do Quadro 3. 4.15 Não permitir brincadeiras próximas à rede elétrica. 4.16 Não deixar aparelhos elétricos acessíveis à criança próximos a banheiras, piscinas e outras coleções de água.
Sufocação/aspiração de corpo estranho	4.17 Manter as recomendações 3.11 a 3.13 do Quadro 3. 4.18 Manter a supervisão constante em dias de festas e reuniões com outras crianças, com especial cuidado na escolha dos brinquedos e brincadeiras. Nunca deixar brincar com pedaços de bexigas de látex.
Afogamento – injúria por submersão	4.19 Manter as recomendações 3.14 a 3.16 do Quadro 3. 4.20 Não deixar crianças próximas de piscinas, tanques, poços de água, cisternas ou espelhos d'água. Vigilância constante de adulto durante banhos e brincadeiras em ambientes aquáticos apropriados para este uso, mantendo-se a um braço de distância. 4.21 Usar coletes salva-vidas em ambientes aquáticos, nos banhos de piscina abaixo de 5 anos, de tamanho adequado à idade e ao peso. 4.22 Iniciar aulas de natação a partir dos 4 anos com profissional qualificado, mas lembrar sempre que saber nadar não é medida de proteção suficiente contra afogamentos.
Outros traumas	4.23 Manter as recomendações 3.17 a 3.22 do Quadro 3. 4.24 Fazer supervisão periódica dos brinquedos para garantir a segurança de seu uso. 4.25 Tanques de lavar roupas precisam ter a fixação adequada para que não caiam sobre a criança quando ela tentar escalá-los. 4.26 Colocar sinalização colorida em portas e janelas baixas de vidro na altura da criança. 4.27 Utilizar sapatos fechados para andar de bicicleta, *skate*, patinete ou afins, de preferência sem cadarços, ou com estes mantidos bem amarrados. 4.28 Não permitir que a criança entre ou permaneça desacompanhada em um veículo automotor, mesmo que no domicílio. A chave do automóvel deve estar fora do seu alcance. Garagens e proximidades de seus portões não são locais seguros para brincar. 4.29 Armas de fogo, se parte de ofício dos responsáveis, devem ser guardadas travadas e descarregadas, fora da possibilidade de acesso, com a munição armazenada separadamente. Impedir acesso a armas brancas.
Intoxicação/ envenenamento	4.30 Manter as recomendações 3.23 a 3.26 do Quadro 3. 4.31 Manter os remédios fora do alcance e do conhecimento da criança, em lugares altos e trancados, evitando fazer uso deles sob o olhar da criança, que pode querer imitar o adulto neste ato também. Não deixar bolsas e sacolas que contenham remédios e outros produtos não seguros para crianças acessíveis a elas. 4.32 Nunca transferir produtos tóxicos para garrafas de outros produtos, como de refrigerante, mantendo-os sempre em suas embalagens originais. 4.33 Fornecer à criança material escolar que atenda os requisitos de segurança.

Faixa etária dos 6 aos 10 anos[1-11]

Na idade escolar novas habilidades cognitivas emergem e as crianças começam a desenvolver a habilidade de pensar de forma lógica e de entender um pouco as noções de segurança, desde que explicadas suas razões e ensinadas. Por outro lado, estão expostas à influência de sua impetuosidade e impulsividade, bem como dos amigos e da mídia.

É fundamental que os pais mantenham uma comunicação saudável com seus filhos, auxiliando-os a reconhecer situações de riscos e estimulando a assumirem alguma responsabilidade com a própria segurança, não podendo ser dispensadas a supervisão e atenção direta do adulto. Crianças não podem permanecer sozinhas nem estar sob suas próprias decisões e escolhas.

Quadro 5 Principais acidentes na faixa etária de 6-10 anos e as recomendações para prevenção[1-11]

Acidentes	Medidas para proteção
Queda	5.1 Manter as recomendações 4.1 a 4.7 do Quadro 4. 5.2 Nunca deixar crianças sozinhas, sem supervisão de adulto responsável. 5.3 Orientar e supervisionar de perto o uso de brinquedos ou brincadeiras de atividade física mais intensa, como subir em árvores, em locais elevados e em parquinhos.
Queimadura	5.4 Manter as recomendações 4.8 a 4.13 do Quadro 4.
Choque elétrico	5.5 Manter as recomendações do 4.14 a 4.16 Quadro 4. 5.6 Não deixar adaptadores de equipamentos elétricos livres plugados na tomada e sem estar conectados com seu aparelho. 5.7 Não permitir brincadeiras com pipas perto de rede elétrica e não deixar que retirem fios enroscados em fios elétricos. 5.8 Não permitir o uso de cerol nos fios de pipas.

(continua)

Quadro 5 Principais acidentes na faixa etária de 6-10 anos e as recomendações para prevenção[1-11] *(continuação)*

Acidentes	Medidas para proteção
Aspiração/ sufocação	5.9 Manter as recomendações 4.17 e 4.18 do Quadro 4.
Afogamento	5.10 Manter as recomendações 4.19 a 4.22 do Quadro 4. 5.11 Em ambientes aquáticos, próprios para o uso, manter supervisão ativa, próxima e constante por responsável que saiba nadar. 5.12 Manter a utilização de coletes salva-vidas para a criança no brincar e na prática de esportes em ambientes aquáticos. Não utilizar brinquedos infláveis e vestimentas que impeçam a movimentação livre da criança, como "caudas de sereia". 5.13 Não permitir mergulhos e saltos de trampolim para crianças não aptas e em locais desconhecidos ou de baixa profundidade. 5.14 Contratar serviço de salva-vidas para festas domésticas em locais que tenham piscina, crianças e adolescentes. 5.15 Estimular aulas de natação, que devem ser feitas com profissional qualificado e em ambientes seguros, lembrando sempre que saber nadar não é garantia de prevenção de afogamento.
Outros traumas	5.16 Manter as recomendações 4.23 a 4.29 do Quadro 4. 5.17 Ensinar normas e cuidados de segurança à criança, bem como suas razões, com paciência e persistência. 5.18 Impedir brincadeiras em pisos próximos a piscinas e ambientes aquáticos. 5.19 Manter supervisão constante para qualquer prática esportiva, com utilização de equipamentos de segurança.
Intoxicação/ envenenamento	5.20 Manter as recomendações 4.30 a 4.33 do Quadro 4. 5.21 Orientar a criança e verificar com ela a necessidade de atenção à dose e via dos medicamentos prescritos por médicos a serem administrados. 5.22 Orientar sobre os riscos e impedir o acesso a substâncias tóxicas e nocivas ao organismo, inclusive sobre as estimuladas pela internet.

Faixa etária dos 11 aos 19 anos[1-11]

O adolescente apresenta uma compreensão mais ampla e um pensamento mais organizado que a criança, com melhor capacidade de raciocinar e pensar nas consequências dos seus atos, porém é submetido às pressões sociais e da mídia que, associadas ao sentimento de onipotência e à impulsividade, característicos dessa fase, frequentemente os levam a muitos perigos, de forma consciente ou não. Esta é a hora de sedimentar o que foi aprendido na infância, principalmente através de exemplos e ações cotidianas.

Os pais não devem permitir que o adolescente permaneça isolado ou trancado em seu quarto, evitando o risco de acesso a conteúdos impróprios pela internet e, em casos de outras situações de estresse ou sofrimento, busque formas de autoagressão, como as lesões autoinfligidas, ingestão intencional e descontrolada de substâncias psicoativas, como álcool, medicamentos ou outras drogas. Maior atenção ainda deve ser dada à possibilidade de acesso *online* ou com seus pares, a grupos de sadomasoquismo, onde pessoas sócio ou psicopatas propõem atos de violência e sofrimento, como "desafios" que podem ser mortais, que serão descritos em outro capítulo nesta sessão.

Dessa forma, o uso de álcool e outras drogas ilícitas, com consumo cada vez mais precoce, bem como o uso de substâncias psicoativas indicadas em tratamentos médicos, têm contribuído para o aumento de acidentes nessa faixa etária e é importante que, frente a um histórico de traumas de repetição, possa se avaliar a possibilidade de outros fatores predisponentes, incluindo estas formas de autoagressão ou de outras apresentações de violência.

Quadro 6 Principais acidentes na faixa etária de 10-19 anos e as recomendações para prevenção[1-11]

Acidentes	Medidas para proteção
Queda	6.1 Manter as recomendações 5.1 a 5.3 do Quadro 5. 6.2 Não permitir ou solicitar que um adolescente seja responsabilizado pelo cuidar de outra criança. 6.3 O capacete e os outros itens de proteção são itens de uso obrigatório nas atividades com veículos não motorizados, como bicicletas, patinetes, patins e *skate*, que devem ser adequados ao tamanho e à idade do adolescente e à atividade ou ao esporte. 6.4 Evitar brincadeiras e jogos em pisos molhados, como ao redor de piscinas e ambientes aquáticos. 6.5 Manter camas adequadas ao tamanho do adolescente e se forem usar camas como beliches, estes não devem ter grande altura e as grades de proteção laterais continuam a ser indispensáveis. 6.6 Orientar e impedir o uso do celular e outras telas quando em outras atividades, especialmente de movimento ou em lugares de risco. 6.7 Orientar, supervisionar e impedir o uso de substâncias psicoativas antes e durante a prática de atividades físicas e esportes. 6.8 Orientar, supervisionar e impedir a participação do adolescente nos desafios e supostos jogos *online* que estimulam atividades agressivas ou de outros riscos, como os "*selfies* perigosos".

(continua)

CAPÍTULO 3.2

NORMAS DE SEGURANÇA POR FAIXA ETÁRIA – NA ESCOLA

Sarah Saul
Adriana Rocha Brito

AO FINAL DA LEITURA DESTE CAPÍTULO, O PEDIATRA DEVE ESTAR APTO A:

- Conhecer os principais acidentes passíveis de ocorrer na escola e as medidas para evitá-los.
- Identificar situações de risco em ambientes escolares e orientar os pais e a equipe escolar para torná-los mais seguros.
- Reconhecer a importância da atuação do pediatra na prevenção de acidentes na infância e na adolescência.

INTRODUÇÃO[1-9]

O ambiente escolar é um local propício aos acidentes, tendo em vista que as crianças e adolescentes, por suas características de inquietude e imprevisão, exploram novas situações e, nesta fase do desenvolvimento, estabelecem interações que podem ocasionar acidentes.

Não apenas os acidentes na escola e seu entorno merecem debates, mas também os cada vez mais frequentes atos violentos de que são vítimas alunos e professores. Outra importante fonte de preocupação é o aumento de incidentes por arma de fogo no ambiente escolar.

No Brasil, segundo o censo da educação básica de 2022 (Inep) mais de 47,4 milhões de alunos frequentam espaços escolares. Eles chegam a passar até mesmo 30% de seu tempo diário na escola, portanto os acidentes constituem preocupação constante. Estima-se que pelo menos 90% dos agravos não intencionais são passíveis de prevenção por meio de ações educativas, modificações no meio ambiente, modificações de engenharia e por meio de legislação e regulamentações que sejam efetivamente fiscalizadas e cumpridas.

Segundo dados do *Centers for Disease Control and Prevention* (CDC), lesões na escola são mais prováveis de ocorrer em *playgrounds* (particularmente em equipamentos de escalada), em campos de atletismo e em ginásios. Acidentes durante as aulas de laboratório são responsáveis por 7% dos ferimentos. As causas mais frequentes de lesões escolares que resultam em hospitalização são quedas (43%) e atividades esportivas (34%). As agressões são responsáveis por 10% dos agravos associados à escola que resultam em hospitalização. Estudantes do sexo masculino se ferem 1,5 vez mais e têm três vezes maior probabilidade de sofrerem lesões que requerem hospitalização em relação às estudantes do sexo feminino. Os alunos dos anos finais sofrem mais ferimentos na escola do que os alunos mais novos: 41% das vítimas têm entre 15 e 19 anos; 31% têm entre 11 e 14 anos; e 28% têm entre 5 e 10 anos.

O Programa Saúde na Escola (PSE), instituído pelo Decreto Presidencial n. 6.286/2007, constitui uma política intersetorial entre os Ministérios da Saúde e da Educação e propõe a atenção integral (promoção, prevenção, atenção e formação) à saúde de crianças, adolescentes, jovens e adultos de escolas públicas. A prevenção de acidentes e violência é uma das 12 ações do programa.

A equipe escolar aliada à equipe de saúde podem ser os agentes desencadeantes de toda uma mudança do pensar sobre os acidentes, pois trabalham diretamente com a criança e indiretamente com os pais ou responsáveis.

SEGURANÇA NO AMBIENTE FÍSICO[5,8,9]

Toda escola somente deve ser liberada para funcionamento após cumprir requisitos de segurança, minuciosamente verificados e aprovados pelas Secretarias de Educação, pelo Corpo de Bombeiros e pela Prefeitura Municipal. As instalações devem ser construídas adequadamente, sem defeitos estruturais, com equipamentos preventivos e para combate a incêndios e isto precisa ser comprovado; além de segurança na piscina (se houver), com adequação à faixa etária que vai atender. A manutenção adequada e periódica desse ambiente é papel da escola, conservando-a segura, utilizando materiais e equipamentos com menos riscos, além de planejar atividades propícias aos estudantes de acordo com a faixa de idade.

Os berçários devem ter a área mínima de 1,5 m² por criança e espaço de 50 cm entre berços e paredes. É imprescindível proteger as janelas com redes ou grades. Todo o mobiliário deve ter bordas arredondadas e ser protegido contra quedas. As tomadas precisam estar protegidas para evitar choque elétrico. Os berços têm de estar afastados das cortinas, sem brinquedos dentro ou móbiles.

Cabe ressaltar a necessidade de pisos antiderrapantes, corrimãos, barreiras físicas nas escadas, além de degraus com largura mínima de 30 cm e altura máxima de 16 cm. Rampas com declive suave são indicadas. É importante impedir corrida, leitura ou brincadeiras nas escadas, rampas ou próximo a portas de vidro.

As portas devem sempre abrir para fora para facilitar a saída em casos de situação de pânico e possuir mecanismos de controle que impeçam o fechamento brusco, evitando assim traumas principalmente nas mãos. Evitar portas com fechaduras em salas ou banheiros usados por crianças pequenas.

Móveis quebrados precisam ser consertados ou removidos das salas de aula. Pisos soltos ou com buracos podem provocar quedas ou ferimentos. Não usar objetos cortantes para apontar lápis e sim apontadores. Os equipamentos do laboratório devem ser usados com supervisão e guardados adequadamente. Nesse ambiente há necessidade de uso de equipamentos de proteção individual como aventais e óculos de proteção.

É importante prestar atenção ao crescimento de mato, buracos, madeiras ou materiais de construção acumulados, para evitar ferimentos e presença de animais peçonhentos ou roedores. Evitar áreas com acúmulo de água tais como pneus ou pratos de vasos, a fim de combater vetores.

É recomendado que a escola tenha ao menos um terço de sua área coberta e o local de recreação com pisos que amortecem impacto, e em uma localização que permita boa visualização e segurança.

A administração de medicamentos só deve acontecer mediante prescrição médica, e os pais e responsáveis devem disponibilizar seus contatos para que sejam localizados em caso de emergência. É imprescindível que o armário de medicamentos esteja fora do alcance das crianças a uma altura mínima de 1,50 m e trancado.

Os banheiros precisam ser exclusivos para as crianças, mantidos conservados e limpos, sendo que a dimensão dos vasos sanitários e mictórios deverá estar de acordo com tamanho e idade.

Muita atenção precisa ser dada à qualidade da água e se for de poço, com a devida cloração. Usar filtros, mas evitar os que a criança possa encostar a boca ao tomar água. Caixas d'água precisam estar cobertas para evitar deposição de detritos, criação de vetores e exposição direta a calor solar.

É importante que o refeitório seja ventilado e iluminado, sem receber sol direto, com mesas e cadeiras adequadas ao tamanho/idade das crianças e ao uso, preferencialmente, de utensílios inquebráveis. As pessoas que manipulam os alimentos devem ter consciência da importância dos cuidados com a higiene pessoal, assim como do ambiente de trabalho e obedecer a um rigoroso processo de manipulação higiênica dos alimentos.

Segurança no *playground*[5,8]

As quedas são os acidentes mais frequentes seguidos pelo choque entre as crianças e/ou com os brinquedos. O trepa-trepa é o brinquedo com maior número de acidentes seguido pelo gira-gira e depois o balanço.

Cada brinquedo deve ser utilizado por crianças de idade compatível e deve possuir identificações que determinem a qual faixa etária é destinado. É importante que superfícies apropriadas, como emborrachadas ou com areia, sejam instaladas embaixo e ao redor dos brinquedos. Essas superfícies são úteis para absorver o impacto e não causar abrasão ou laceração da pele em caso de quedas.

As crianças necessitam de supervisão, principalmente quando estão subindo, balançando e escorregando nos brinquedos. Seus componentes não podem ter superfícies afiadas, pontiagudas ou cortantes nem protuberâncias que possam representar perigo de contusão. As superfícies de todas as partes devem ser protegidas por revestimentos não prejudiciais à saúde.

Os parques infantis das escolas têm que receber manutenção periódica e adequada.

Segurança no entorno[3,5,8-10]

O embarque e desembarque dos alunos precisam ser feitos de forma segura, sempre acompanhado por adulto responsável, evitando que a criança transite entre os carros. Faz-se necessário o uso de cinto de segurança, cadeirinhas e adaptadores nos assentos, de acordo com idade e tamanho do passageiro.

Recomenda-se que a escola tenha calçadas no seu entorno e faixa de pedestres nas ruas de acesso, além da colocação de semáforo para travessia dos pedestres, se necessário. Vale destacar a importância da presença de profissionais que orientem a saída do aluno.

Professores, funcionários e diretores das escolas devem ficar atentos a situações de agressividade entre alunos, verbais ou físicas, que podem até mesmo levar a ferimentos. O *bullying* e o *cyberbullying* são fatores de risco potenciais para o desencadeamento de casos de violência na escola e precisam ser detectados o mais precocemente possível. Os adolescentes que já vivenciam cenas de violência na própria casa e/ou na comunidade em que vivem têm maior risco. A família e a escola precisam atuar em parceria, buscando identificar a origem do problema e encontrar soluções conjuntas, rápidas e com maior efetividade do que aquela que cada parte conseguiria isoladamente.

SEGURANÇA NAS PRÁTICAS ESPORTIVAS ESCOLARES[8,9]

É fundamental respeitar e seguir as regras de cada esporte e incentivar o uso de equipamentos de segurança adequados, além de roupas e sapatos apropriados a cada atividade, como o uso de caneleiras e chuteiras no futebol. Vale ressaltar ainda a necessidade de promover a segurança local, evitando-se desníveis na quadra, garantindo que a superfície seja confeccionada com materiais que absorvam o impacto em caso de queda. Não se pode esquecer que a criança precisa ser orientada em relação ao respeito aos outros competidores e ao trabalho em equipe. Atividades físicas requerem orientação de um profissional capacitado.

SEGURANÇA NA ESCOLA DE ACORDO COM O DESENVOLVIMENTO[5,8,9]

Conforme o seu desenvolvimento, as crianças vão adquirindo novas habilidades e vão ampliando as interações com o meio em que vivem. De acordo com a fase do desenvolvimento, os acidentes mais frequentes e as respectivas medidas de prevenção, a partir da idade que a criança na maioria das vezes passa a frequentar a creche (em torno de cinco meses), são apresentados no Quadro 1.

É preciso lembrar que, para as crianças com atraso no desenvolvimento, a avaliação dos potenciais riscos é feita de acordo com o desenvolvimento alcançado e não por meio da idade cronológica.

CONSIDERAÇÕES FINAIS

A escola é um ambiente riquíssimo para múltiplos aprendizados e deve oferecer segurança para o desenvolvimento integral e aquisição contínua de experiências e conhecimentos.

A estrutura física deve seguir rigorosamente as normas de prevenção de acidentes, e os profissionais da educação devem estar atentos às situações de risco e tomar as devidas providências antes que os acidentes aconteçam, além de promover educação em saúde.

O pediatra tem papel fundamental na identificação de potenciais riscos e na orientação dos responsáveis, visando a segurança e a tranquilidade necessária para a realização das atividades cotidianas.

Quadro 1 Acidentes mais frequentes de acordo com a faixa etária e medidas de proteção

Faixa etária	Características do desenvolvimento	Acidentes mais comuns	Medidas para proteção
Primeiro ano de vida (5 meses a 1 ano)	Pega objetos e leva tudo à boca.	• Ingestão de objetos pequenos • Aspiração de corpo estranho	Deixar fora do alcance objetos pequenos ou que soltem partes.
	Rola no berço ou trocador.	• Queda de cama/berço/trocador • Queda de cadeirão • Queda do colo	Não deixar a criança sozinha na cama, no trocador, no cadeirão ou na banheira.
	Mexe em tudo.	• Choque elétrico com fios ou tomadas elétricas • Queimaduras principalmente em fogão • Ferimento por objetos • Intoxicações	Cobrir tomadas. Não permitir a entrada da criança na cozinha da escola. Deixar fora do alcance de crianças objetos pontiagudos ou cortantes, plantas, medicamentos.
	Não tem medo de animais.	• Mordeduras • Picadas	Evitar contato com animais.
	Pode sentar-se, engatinhar, andar, subir e descer escadas.	• Queda de escada • Afogamento • Acidente de trânsito	Proteger escadas com grades e trincos. Colocar grade ou redes de proteção em janelas, proteger piscina com capas ou redes. Transporte escolar com cadeiras adequadas. Supervisão contínua.
Lactente e pré-escolar (1 a 5 anos)	Atividade motora intensa: anda e corre, sobe e desce, abre e fecha portas.	• Quedas • Intoxicações • Aspiração ou ingestão de corpo estranho • Queimaduras • Afogamentos • Atropelamentos • Picadas e mordeduras • Choque elétrico	Supervisão constante. Instalar grades ou redes nas janelas das salas e portões com trincos nos acessos às escadas. Retirar chaves das portas. Deixar medicamentos ou produtos de limpeza fora do alcance. Os medicamentos não podem ficar com o aluno, e a escola deve administrar com prescrição médica. Adquirir material escolar que atenda os requisitos de segurança. Usar somente tinta e material atóxicos nas atividades lúdicas. Recomenda-se ter cuidado com objetos pequenos. Cuidado com objetos quentes. Cobrir tomadas. Proteger piscinas com capas ou redes, sempre cercadas e com portões trancados. Usar cadeiras apropriadas no transporte escolar. Segurar pelo punho ao atravessar a rua.

(continua)

Quadro 1 Acidentes mais frequentes de acordo com a faixa etária e medidas de proteção *(continuação)*

Faixa etária	Características do desenvolvimento	Acidentes mais comuns	Medidas para proteção
Pré-escolar (3 a 5 anos)	Anda em triciclos/bicicletas. Atração por água ou fogo, procura inventar e experimentar. Brinca com animais.	Os mesmos anteriores associados a: • Queda de grandes alturas (lajes e telhados) • Acidente de trânsito (passageiro ou pedestre) • Queda de bicicleta, triciclo, patins	Além dos anteriores, não permitir brincar em locais de trânsito de veículos motores, usar cadeirinhas apropriadas no transporte escolar. Iniciar educação para o trânsito. Não permitir acesso a lajes, muros ou telhados.
Escolar (6 a 9 anos)	Início das atividades esportivas, brincadeiras agressivas entre as crianças, início da ocorrência de *bullying*.	Os mesmos dos pré-escolares associados a: • Acidentes esportivos • Agressões físicas • Traumatismos dentários	As mesmas dos pré-escolares, mais orientações de segurança no trânsito, estimular o uso de equipamentos de proteção nas atividades esportivas como joelheiras, cotoveleiras, capacetes. Usar tênis adequados preferencialmente sem cadarço. Utilizar dispositivos de segurança no transporte escolar. Desestimular brincadeiras agressivas e ensinar a cultivar o respeito às outras pessoas.
Adolescente (10 a 19 anos)	Mudanças físicas e psicológicas, excesso de autoconfiança, sensação de invulnerabilidade. Desafio, onipotência. Vivência de situações de risco.	• Acidentes de trânsito (como passageiro ou pedestre) • Acidentes esportivos • Acidentes decorrentes de situações de risco: uso de álcool e drogas, *bullying*, uso de armas	Orientar quanto à segurança no trânsito e usar equipamentos de segurança no transporte escolar e em práticas esportivas. Orientar as práticas esportivas adequadas à idade. Desestimular brincadeiras agressivas. Ensinar e cultivar o respeito às outras pessoas. Fornecer orientações para evitar comportamento de risco

Fonte: modificado de Françoso e Malvestio, 2007;[5] Sociedade Brasileira de Pediatria, 2005;[8] Camara, 2012.[9]

REFERÊNCIAS BIBLIOGRÁFICAS

1. Oliveira CM. Políticas Públicas Educacionais - Normas e Leis Brasileiras para a Prevenção de Acidentes Físicos no Ambiente Escolar [Dissertação]. Porto: Universidade Fernando Pessoa; 2018. Disponível em: https://bdigital.ufp.pt/bitstream/10284/6854/4/DM_Caroline%20Menezes%20de%20Oliveira.pdf; acesso em: 14/10/2023.
2. Cowell JM, McDonald CC. School Safety. The Journal of School Nursing. 2018; 34(4):254. DOI: 10.1177 / 1059840518782215. Disponível em: https://journals.sagepub.com/doi/full/10.1177/1059840518782215; acesso em: 14/10/2023.
3. Liberal EF, Aires RT, Aires MT, Osório ACA. Escola Segura. Jornal de Pediatria. 2005;81(5):S155-S163. DOI: http://dx.doi.org/10.1590/S0021-75572005000700005. Disponível em: http://www.jped.com.br/conteudo/05-81-S155/port.pdf; acesso em: 14/10/2023.
4. BRASIL. Instituto Nacional de Estudos e Pesquisas Educacionais Anísio Teixeira (Inep). Censo da Educação Básica 2022. Brasília: Ministério da Educação; 2023. Disponível em: https://www.gov.br/inep/pt-br/assuntos/noticias/censo-escolar/mec-e-inep-divulgam-resultados-da-1a-etapa-do-censo-escolar-2022; acessado em: 14/10/2023.
5. Françoso LA, Malvestio MA. Manual de prevenção de acidentes e primeiros socorros nas escolas. São Paulo: Coordenação de Desenvolvimento de Programas e Políticas de Saúde - Secretaria Municipal de Saúde; 2007. Disponível em: https://www.amavi.org.br/arquivo/colegiados/codime/2016/Primeiros_Socorros_Manual_Prev_Acid_Escolas.pdf; acesso em: 14/10/2023.
6. Centers for Disease Control and Prevention. School Health Guidelines to Prevent Unintentional Injuries and Violence. MMWR Recommendations and Reports. 2001;50(RR22):1-46. Disponível em: www.cdc.gov/mmwr/preview/mmwrhtml/rr5022a1.htm; acesso em: 14/10/2023.
7. BRASIL. Presidência da República. Decreto n. 6.286, de 5 de dezembro de 2007. Institui o Programa Saúde na Escola – PSE, e dá outras providências. Diário Oficial da União, Poder Executivo, Brasília, DF; 2007.
8. Harada MJ, Katayama D, Pedroso GC. Segurança na creche, pré-escola e escola. In: Waksman RD, Gikas RMC, Maciel W, Sociedade Brasileira de Pediatria. Crianças e Adolescentes Seguros - Guia Completo para Prevenção de Acidentes e Violências. São Paulo: PubliFolha, 2005. p. 100-5.
9. Camara SC. Educação infantil: Higiene e Segurança. In: Pinto Jr AB, Cunha JB (Orgs.). Saúde Escolar - Série Pediatria SOPERJ. Rio de Janeiro: Guanabara-Koogan, 2012. p. 63-83.
10. Sociedade Brasileira de Pediatria. Violência nas Escolas. Departamento Científico de Saúde Escolar. Nº 59. 25 de abril de 2023. Disponível zm: https://www.sbp.com.br/fileadmin/user_upload/sbp/2023/abril/25/24028c-NE_-_ViolenciaNasEscolas.pdf; acessado em: 23/1/2024.

CAPÍTULO 3.3

SEGURANÇA DOS BRINQUEDOS E ATIVIDADES DE LAZER

Tania Maria Russo Zamataro

AO FINAL DA LEITURA DESTE CAPÍTULO, O PEDIATRA DEVE ESTAR APTO A:

- Entender como é feita a certificação dos brinquedos no Brasil e sua importância.
- Reconhecer os principais acidentes relacionados aos brinquedos.
- Reconhecer sua importância no aconselhamento dos pais quanto à adequação do brinquedo à criança, visando principalmente à segurança.
- Conhecer as exigências para um *playground*/parquinho ou brinquedoteca seguros: projeto, localização, equipamentos adequados, manutenção frequente e supervisão de um adulto responsável.

INTRODUÇÃO[1-4]

"De modo geral, os brinquedos não devem ter pontas ou extremidades cortantes e partes ou peças pequenas que possam se desprender com facilidade e provocar acidentes. Também não podem ser fabricados ou pintados com material tóxico, uma vez que as crianças costumam desmontá-los, colocando-os, geralmente, na boca, no nariz e ouvidos, aumentando a probabilidade de riscos de asfixia, inalação ou intoxicação por via oral, o que pode transformar os brinquedos em verdadeiras armadilhas se não forem bem projetados para a faixa etária a qual se destinam" (resolução do Instituto Nacional de Metrologia, Normalização e Qualidade).

Um brinquedo é definido como qualquer produto projetado ou claramente destinado para uso em brincadeiras por crianças e adolescentes menores ou igual a 14 anos de idade. Para garantir que um brinquedo seja seguro, há uma ampla gama de ações desde o projeto inicial, passando por todas as etapas do processo de produção à entrega do produto final e sua utilização. Pesquisa de desenvolvimento infantil, dados de incidentes relacionados ao produto, técnicas de avaliação de risco, ciência e inovações na fabricação são utilizadas em todo o processo, para que o produto adquira o selo de qualidade.

A certificação de brinquedos importados e nacionais no Brasil é compulsória e está baseada na norma brasileira NBR 11.786 – Segurança do Brinquedo, publicada pela Associação Brasileira de Normas Técnicas (ABNT) e regulamentada pela Portaria Inmetro n. 177, de 30 de novembro de 1998, seguindo as diretrizes estabelecidas na Associação Mercosul de Normatização. Essa norma refere-se aos possíveis riscos que, mesmo não sendo identificados pelo público, podem surgir durante o uso normal dos brinquedos ou mesmo em consequência do abuso razoavelmente previsível, no uso dele.

Principais ensaios realizados:

- Impacto/queda: verifica o possível surgimento de partes pequenas, partes cortantes, pontas agudas ou algum mecanismo interno no brinquedo que possa ser acessível à criança, quando em queda.
- Mordida: visa descobrir se a mordida gera partes pequenas quando arrancadas pela boca, pontas perigosas ou partes cortantes.
- Tração: verifica o surgimento de ponta perigosa funcional e risco de a criança cair sobre a ponta gerada, quando tracionada.
- Químico: analisa a presença nos produtos de metais pesados, nocivos à saúde.
- Inflamabilidade: verifica se o brinquedo entra em combustão rápida e o fogo se espalha pelo corpo da criança, caso ela passe perto do fogo com o brinquedo.
- Ruído: verifica se o nível de ruído do brinquedo está dentro dos limites estabelecidos na legislação.

Essa certificação é dinâmica, isto é, pode ser alterada na vigência de notificação de acidentes.

Os melhores brinquedos são aqueles que correspondem às habilidades e às competências de desenvolvimento das crianças e incentivam ainda mais o desenvolvimento de novas habilidades.

ACIDENTES[5,6]

Embora a proteção ao consumidor seja melhor do que no passado, os regulamentos sozinhos não garantem que uma criança que esteja usando um brinquedo certificado como seguro para a idade não possa se acidentar (Tabela 1).

Para evitar acidentes, é importante que esses quatro passos sejam realizados adequadamente:

- Escolha: ao adquirir o brinquedo devem-se levar em consideração idade, habilidades, capacidades e interesse da criança. Importante considerar todas as crianças da casa. É preciso seguir as recomendações de segurança do fabricante, verificar se o brinquedo possui certificação de qualidade e assegurar-se de que todas as instruções sobre uso, manutenção e higienização estejam claras e segui-las adequadamente. Em caso de dúvida, entrar em contato com o fabricante.
- Supervisão: o ambiente para brincar deve ser seguro. Brinquedos destinados a crianças mais velhas devem ser usados e guardados fora do alcance de crianças menores ou de criança com deficiência intelectual. Os pais devem manter supervisão atenta. Inspecionar se o brinquedo chegou em perfeito estado, sem arestas, pontas afiadas ou cordões longos que possam se enrolar no pescoço de uma criança. Checar se não há peças pequenas soltas, compartimentos de bateria quebrados ou fáceis de abrir, especialmente se crianças menores de três anos estiverem na casa; remover e descartar embalagens e envoltórios dos brinquedos (muito cuidado com embalagens e sacos plásticos); ensinar a usar os brinquedos de forma apropriada e segura.
- Manutenção: os brinquedos devem ser verificados periodicamente. Se estiverem quebrados ou com partes soltas devem ser reparados imediatamente ou descartados. A higienização deve ser adequada e frequente. Ficar atento aos possíveis *recalls* dos produtos.
- Armazenamento: as crianças devem ser orientadas desde cedo a guardar seus brinquedos após brincar, para evitar tropeções e quedas. As caixas de brinquedo mais seguras devem ter tampa removível (sem trava de segurança, a qual pode prender a mão, dedos ou cabeça da criança), aberturas para ventilação e estar longe de janelas ou escadas (para não servirem para escalar e cair). Brinquedos destinados a crianças maiores devem ser guardados em prateleiras altas ou em armários fechados.

O pediatra pode ter um papel fundamental na segurança do uso dos brinquedos. Além de orientar o que já foi mencionado, pode apresentar aos pais os principais acidentes (asfixia, por exemplo) e pontuar a melhor forma de evitá-los. Ao acompanhar o desenvolvimento da criança, ponderar quanto à adequação do brinquedo a ela. Por exemplo, algumas crianças podem manter uma "fase oral" mais prolongada, ainda aos quatro anos. Um brinquedo certificado como seguro para crianças acima de três anos pode conter pequenas peças e, nesse caso, não ser adequado a essa criança em particular. O brinquedo também pode não ser adequado para crianças que apresentem deficiências de desenvolvimento, comprometimento cognitivo ou distúrbios comportamentais.

Tabela 1 Principais acidentes por brinquedos

Acidentes	Objetos envolvidos	Tipos de lesão	Cuidados a serem tomados
Quedas	Bicicletas, triciclos, patinetes, *skates*, patins	Fraturas, lacerações, escoriações	Uso de equipamento de segurança é mandatório; ambiente seguro
Asfixia	Pequenas partes, principalmente em menores de 3 anos (partes que caibam num diâmetro de 3 mm) Balões são a causa principal de morte por asfixia em crianças < 8 anos	Sufocação	Retirar do alcance das crianças todas as peças que caibam de alguma forma no cilindro de teste ("cilindro de peças pequenas"); 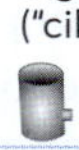 3 mm de diâmetro
Ingestão	Risco maior para objetos pontiagudos, perfurocortantes, baterias, ímãs (2 ou mais)	Perfuração, obstrução	Supervisão, manutenção dos brinquedos, adequação à idade
Acidentes de captação	Molas, dobradiças, fios, rodas dentadas	Esmagamento, amputação	Supervisão, manutenção dos brinquedos, adequação à idade
Queimaduras/ choques elétricos	Brinquedos elétricos	Queimaduras	Supervisão, manutenção dos brinquedos, adequação à idade
Afogamento	Piscinas, boias	Afogamento	Supervisão de um adulto a um braço de distância em piscinas. Uso de boia adequada (tipo colete salva-vidas)
Intoxicação	Geralmente por metais pesados	Reações cutâneas, SNC, TGI, broncopulmonares, carcinogênicas	Comprar brinquedos certificados, adequação à idade. Supervisão no uso

Em famílias com crianças em idades diferentes, essas orientações garantem a segurança de uma criança mais nova sem restringir as oportunidades de aprendizagem e diversão dos irmãos mais velhos.

O pediatra também, ao apresentar os principais perigos e acidentes relatados, pode não recomendar determinados brinquedos que, apesar de ainda serem comercializados, apresentam alto grau de periculosidade (p.ex., andadores). A Tabela 2 apresenta exemplos tanto de brinquedos proibidos quanto de brinquedos apropriados conforme a idade da criança.

ATIVIDADES DE LAZER[4,7-10]

Playground, parquinhos e brinquedotecas, além de estimularem a atividade física, melhoram a socialização e o desenvolvimento da criança. O material adequado para os brinquedos e a presença de itens de segurança, como corri-

Tabela 2 Brinquedos proibidos e sugeridos por faixa etária

Faixa etária	Proibições	Sugestões
Até 18 meses	Cordas e elásticos devem ter no máximo 220 mm de comprimento quando medidos sob uma tensão de 25 N ± 2 N, e espessura mínima de 1,5 mm	Chocalhos, brinquedos com guizo, bonecas de tecido e animaizinhos de pelúcia, livros adequados para a idade, blocos de montar
Até 3 anos (36 meses)	Não são permitidos brinquedos ou peças que caibam completamente no "cilindro de partes pequenas". Não são permitidos brinquedos com peças que possam ser engolidas, menores de 6 cm de comprimento	De 18 a 36 meses: brinquedos que possam subir, cavalgar; para usar ao ar livre - bolas, infláveis, pás/baldes para areia, quebra-cabeças simples, blocos de montar, instrumentos musicais
De 37 a 72 meses	Brinquedos e partes pequenas que entrem por completo no "cilindro de partes pequenas" devem conter advertência sobre seu uso	Brinquedos de faz de conta (fogão, geladeira, caixa registradora etc.), fantasias, casa de boneca, bonecas, bonecos, pelúcia, carrinhos e afins, bicicleta com rodinhas, jogos de tabuleiro, de memória, de construção, *kit* para colorir
Até 8 anos	Não são permitidos brinquedos que apresentem jogos químicos e vidro em sua composição, brinquedos não podem conter cantos de vidro ou metal perigosos. Bordas de metal acessíveis, incluindo aqueles com orifícios e fendas, devem estar livres de rebarbas ou devem ser dobradas, curvadas, enroladas ou apresentar um acabamento de proteção afixado permanentemente. ATENÇÃO! AS CRIANÇAS PODEM SE ASFIXIAR COM UM BALÃO VAZIO OU PARTES DE UM BALÃO DANIFICADO. OS ADULTOS DEVEM ENCHER OS BALÕES E SUPERVISIONAR O USO POR CRIANÇAS MENORES DE 8 ANOS. DESCARTAR IMEDIATAMENTE OS BALÕES DANIFICADOS	Jogos de tabuleiro, bolinha de gude, bonecas, bonecos, jogos de construção, *hobbies*, patins, bicicleta, patinete, brinquedos eletrônicos educativos, alguns jogos de videogame
De 9 a 12 anos		Modelos em escala, jogos de mágica, *kits* elaborados de peças de construção, de química, de experimentos científicos, enigmas e quebra-cabeças, jogos eletrônicos, jogos de estratégia, brincadeiras ao ar livre (bicicleta, *skate*, sempre com proteção)
Crianças maiores de 12 anos	Aqueles brinquedos que contêm permanganato de potássio somente devem ser recomendados para crianças maiores de 12 anos	Jogos eletrônicos e de estratégia, jogos e brincadeiras ao ar livre (sempre com proteção)

mão em escadas ou barras de segurança em plataformas mais elevadas, pisos certificados que absorvam o impacto de possíveis quedas, áreas separadas para crianças menores e espaço entre os brinquedos, fazem parte de um bom planejamento.

Em 2012, a ABNT em parceria com a Associação Brasileira de Fabricantes de Brinquedos (Abrinq) criou a NBR 16.071, norma para *playground* com o objetivo de estabelecer diretrizes que garantam a segurança dos brinquedos e do local de instalação. A norma também traz orientações sobre inspeção, manutenção e utilização do *playground*.

Projeto e instalação:

1. Local: o *playground* não deve ser colocado sobre asfalto, concreto ou outras superfícies duras, como terra compactada. Usar pisos que amorteçam as quedas (como os emborrachados) e que sejam antiderrapantes, mesmo em dia de chuva. Deve-se respeitar a chamada área livre de cada item do *playground* e os espaços entre os brinquedos de, no mínimo 1,30 m. Acima de certa altura é necessário ter barreiras que impeçam a transposição (geralmente acima de 2 ou 3 m). Os espaços devem ser separados por faixas etárias e bem sinalizados (menores de 2 anos; de 2 a 5 anos; de 5 a 12 anos) e cercados, sem que isso impeça a total visualização da criança para a adequada supervisão dos pais (lembrando que crianças menores de 5 anos devem ter supervisão próxima de um adulto). Considerar colocar áreas de sombreamento onde houver materiais que se aqueçam com o calor (ferro, por exemplo). Áreas de atividade física mais ativa devem ser separada de áreas de atividades mais passivas e silenciosas.
2. Brinquedos: o *design* dos brinquedos e de todo o *playground* em geral deve ser elaborado para garantir a movimentação e a ergonomia das crianças, com segurança. Balanços, gangorras, escorregador e equipamentos de escalada e afins devem possuir a certificação do Inmetro, ter estabilidade e serem sinalizados quanto à idade permitida para uso. Fabricados com material resistente e atóxico (geralmente ferro/aço, plástico ou madeira), sua superfície não deve conter saliências, arestas afiadas (parafusos e rebites sempre com acabamento de proteção) ou pontos de esmagamento ou cisalhamento. Uma série de substâncias são proibidas pela norma da ABNT, a maioria delas usada em tintas e tratamentos de superfície. A presença de equipamentos de segurança, como corrimão nas escadas e barreiras de segurança em plataformas elevadas, é fundamental. Importante que se respeitem as orientações dos fabricantes quanto à exposição ao clima, a manutenção e que haja equipamentos de lazer adequados para crianças com deficiências.
   A. Brinquedos de plástico: indicado para crianças pequenas, por apresentarem menor risco de acidentes (não possuem farpas, lascas, não enferrujam). Além disso o material é atóxico e protegido contra raios solares. São mais ergonômicos, costumam ser mais baixos, coloridos e lúdicos.
   B. Brinquedos de madeira: são indicados para crianças por volta dos sete anos, por serem mais resistentes que os de plástico; a madeira deve ser tratada; alguns módulos deverão ser de plástico, como assentos dos balanços e escorregadores.
   C. Brinquedos de metal: são indicados para a garotada acima dos 10 anos de idade e para os parquinhos que recebem grande número de crianças, por serem mais resistentes e duradouros.
3. Piso:[7,8] o piso deve ser nivelado, fabricado com material resistente à abrasão, estável quimicamente, oferecer boa manutenção, alto desempenho na absorção do impacto da queda, sistema antiderrapante adequado, além de uma composição que não agrida a criança e o meio ambiente. O piso emborrachado é preferencial sendo sua espessura proporcional à altura + velocidade da queda que deve absorver (Tabela 3). A grama não é considerada superfície protetora porque o desgaste e fatores ambientais podem reduzir sua eficácia de absorção de choque.

MANUTENÇÃO[7-9]

A ABNT prevê que sejam feitas vistorias diárias no parquinho para detectar pequenos danos e deteriorações. A cada seis meses, uma vistoria técnica deve ser realizada para avaliar a estrutura do *playground*. Por fim, uma vez por ano deve ser realizada, também, uma vistoria com responsabilidade técnica, em que todos os requisitos de segurança da ABNT para *playground* devem ser verificados.

ACIDENTES MAIS COMUNS[9,10]

Segundo a Comissão de Segurança de Produtos de Consumo (CPSC) dos EUA, há mais de 200 mil atendimentos de emergência de crianças de 14 anos ou menos por acidentes em *playgrounds*, com mais de 20 mil casos de traumatismo cranioencefálico. As quedas representam os acidentes mais comuns (50%), seguidas por lesões com equipamento como quebras ou desmontagens (23%) e lesões decorrentes de encarceramentos ou colisões (com outras crianças ou contra o equipamento estático). As mortes são por es-

Tabela 3 Critérios da ABNT para espessura de piso de borracha em relação à altura do impacto

Altura do brinquedo	Espessura do revestimento de borracha
Até 80 cm	Pelo menos 11 mm
Até 1,5 m	Pelo menos 20 mm
Até 2 m	Pelo menos 50 mm

trangulamento (cordas ou vestuário), quedas e falhas estruturais (44%), principalmente.

PREVENÇÃO[4]

Os EUA lançaram o "Plano Nacional para Segurança em Parques infantis/*playground*", que recomenda que os pais façam checagem no local, utilizando o acrônimo SAFE:

- S – Supervisão: as crianças devem ser sempre supervisionadas, principalmente quando estão subindo, balançando e escorregando nos brinquedos, avaliando-se cordas e cabos, para evitar estrangulamentos acidentais.
- A – Adulto: é importante que um adulto esteja presente para avaliar a idade apropriada do brinquedo, facilitar o uso de equipamentos e interceder nas brincadeiras quando necessário.
- F – *Falls* (quedas): instalar superfícies embaixo e ao redor dos brinquedos, capazes de absorver o impacto das quedas, como borracha, produtos de cortiça, areia e cascalho fino.
- E – Equipamento: um adulto deve verificar todos os equipamentos de *playground* para garantir que está em boas condições de funcionamento antes de permitir que crianças brinquem neles.

Investir em prevenção é a melhor estratégia para minimizar essa alta taxa de acidentes em parquinhos/*playgrounds*: projeto, local e equipamentos adequados, manutenção frequente e adequada e, claro, supervisão constante de um adulto responsável fazem com que essas áreas de atividade sejam prazerosas e seguras, contribuindo para o desenvolvimento motor, social e emocional das crianças.

Para uma criança, brincar ao ar livre, em parquinhos ou *playground* é educativo e extremamente prazeroso. Na Tabela 4, destacam-se algumas regras de segurança nesses locais.

REFERÊNCIAS BIBLIOGRÁFICAS

1. LM Rocha. Programa de avaliação da conformidade para segurança do brinquedo, 2005 – Disponível em: http://www.inmetro.gov.br/qualidade/iaac/pdf/seguranca-brinquedo.pdf. Acesso em: 30 de agosto de 2021.
2. Ministério da Economia. Instituto Nacional de Metrologia, Qualidade e Tecnologia. Inmetro. Portaria n. 217, de 18 de junho de 2020. Disponível em: http://www.inmetro.gov.br/legislacao/rtac/pdf/RTAC002642.pdf. Acessado em 30 de agosto de 2021.
3. Healey A, Mendelsohn A; Council on Early Childhood. Selecting Appropriate Toys for Young Children in the Digital Era. Pediatrics January. 2019; 143.
4. Harada MJCS, Waksman RD. Segurança de brinquedos e atividades de lazer. In: Sociedade Brasileira de Pediatria. Tratado de Pediatria. 4.ed. Volume 1. Barueri: Manole. p.109-14.
5. Kulak S, Stein RE. Toy Age-Labeling: An Overview for Pediatricians of How Toys Receive Their Age Safety and Developmental Designations. Pediatrics. 2016 Jul;138(1):e20151803.
6. Ministério da Economia. Instituto Nacional de Metrologia, Qualidade e Tecnologia. Inmetro. Inmetro indica brinquedos mais adequados por faixa etária. Disponível em http://www.inmetro.gov.br/imprensa/releases/Inmetro-indica-brinquedos-mais-adequados-por-faixa-etaria.pdf. Acessado em 30 de agosto de 2021.
7. Associação Brasileira de Normas Técnicas (ABNT). Comissão de Estudos Especial de Segurança. Disponível em: www.abnt.org.br/noticias/4163-normas-para-playground. Acessado fev 2021.
8. Associação Brasileira de Normas Técnicas (ABNT). Segurança de brinquedos de playgrounds. Disponível em: www.playgrounds.com.br/normas_abtn.asp. Acessado fev 2021.
9. Cronan K. Playground Safety. Disponível em https://kidshealth.org/en/parents/playground.html. Acessado 30 de agosto 2021.
10. Consumer Product Safety Commission. Handbook for Public Playground Safety. Disponível em www.cpsc.gov//PageFiles/122149/325.pdf. Acessado 30 de agosto de 2021.

Tabela 4 Regras de segurança nos *playgrounds*/parquinhos

Os 10 mandamentos para brincar de forma segura no parquinho	
1	Não empurrar outras crianças ou ter atitudes bruscas em escorregadores, gangorras, plataformas e outros equipamentos.
2	Usar o equipamento corretamente – não escalar as proteções externas, não ficar em pé em balanços etc.
3	Sempre se certificar de que nenhuma outra criança esteja no caminho se for pular do equipamento ou escorregar.
4	Deixar as bicicletas, mochilas e bolsas longe dos brinquedos e da área de recreação para ninguém tropeçar.
5	Sempre usar capacete ao andar de bicicleta, mas tirá-lo quando estiver usando o equipamento do *playground*.
6	Não usar equipamentos de *playground* molhados uma vez que a umidade torna as superfícies escorregadias.
7	Em dias de maior calor, checar se o equipamento está quente antes de usá-lo.
8	Usar roupas sem cordões, pois cordões, bolsas e colares podem ficar presos no equipamento e acidentalmente estrangular uma criança.
9	Usar protetor solar ao brincar ao ar livre, mesmo em dias nublados, para se proteger contra queimaduras solares.
10	Correr, pular, brincar, fazer amigos, respeitando as regras de segurança.

CAPÍTULO 4

A DOENÇA VIOLÊNCIA: MORBIDADE E MORTALIDADE

Marco Antônio Chaves Gama

AO FINAL DA LEITURA DESTE CAPÍTULO, O PEDIATRA DEVE ESTAR APTO A:

- Definir o que é violência contra criança e adolescente.
- Identificar o local em que ocorre a maioria das violências contra crianças e adolescentes.
- Identificar em quais situações de atendimento o pediatra deve pensar em diagnóstico diferencial de violência na criança e no adolescente.
- Saber identificar os principais agressores de criança e adolescente.
- Reconhecer a importância de interromper a violência de repetição.
- Saber o conceito do crime de estupro.

INTRODUÇÃO

A Organização Mundial da Saúde (OMS) define violência como o uso intencional de força física ou poder, ameaçados ou reais, contra si mesmo, contra outra pessoa ou contra um grupo ou comunidade, que resultem ou tenham grande probabilidade de resultarem em ferimento, morte, dano psicológico, mau desenvolvimento ou privação.

Na infância e adolescência, consiste em atos ou atitudes, cometidos por uma pessoa ou várias com grau de maturidade física, psíquica e ou sexual mais desenvolvida, contra uma criança ou adolescente, que venha a lhe causar dor, seja ela física, psíquica ou sexual, de forma leve, grave ou gravíssima, podendo chegar à morte (Pfeiffer L).

Violência é uma doença crônica, contagiosa e epidêmica. É crônica porque a maioria é intrafamiliar e é pouco diagnosticada, podendo durar anos. Contagiosa devido ao fato de acontecer dentro da família ou com pessoas próximas a ela, passa a ser reproduzida, de maneira consciente ou não. Epidêmica por afetar, ao mesmo tempo, muitas pessoas de todo mundo, como no Brasil, conforme mostram as estatísticas do Datasus (Tabela 1), com aumento progressivo todos os anos.

Trata-se de uma doença grave para a vítima, especialmente no caso de criança ou adolescente, pois leva à alteração biológica do estado de saúde de um ser, manifestada por um conjunto de sinais e sintomas perceptíveis ou que necessitam de avaliação mais específica. Como doença, apresenta critérios de história clínica com sinais e sintomas próprios, exames físicos com lesões típicas de trauma intencional na violência física e sexual, bem como alteração de comportamentos e sinais de sofrimento na violência psíquica isolada ou que acompanha todas as outras formas. Da mesma forma, há exames laboratoriais e de imagem patognomônicos em algumas apresentações de violência, bem como a possibilidade de tratamento clínico, cirúrgico e psíquico. Acrescentam-se à doença violência a necessidade e o dever ético e legal de notificação da violência e encaminhamento do paciente para os órgãos de proteção, segurança e justiça.

A violência intrafamiliar e doméstica pode apresentar uma sequência de geração em geração, cada vez com maior intensidade. Como resultado das violências intra e extrafamiliares, tem-se a violência contra si mesmo, ou autoagressão, sempre de difícil conduta, pois o risco de continuidade e agravamento é constante, se não interrompida a causa que leva a criança e ao adolescente a querer se castigar, sofrer e até mesmo desistir da vida.

EPIDEMIOLOGIA[1-3]

Responsável, junto aos acidentes, como causas externas, pelo maior número de óbitos na infância a partir do segundo ano de vida até a adolescência, acontece em todas as

Tabela 1 Frequência de todos os tipos de violência por faixa etária, segundo Datasus, 2018 e 2022

Faixa etária	Quantidade	
	2018	2022
< 1 ano	10.678	4.919
1 a 4 anos	22.055	13.898
5 a 9 anos	18.366	21.554
10 a 14 anos	34.580	45.036
15 a 19 anos	54.694	50.700
Total	140.373	136.107

Fonte: adaptada de Ministério da Saúde/SVS – Sistema de Informação de Agravos de Notificação – Sinan Net.[1]

classes sociais, cultura, credos e etnias. Na Tabela 1, serão apresentados os números disponíveis da violência contra crianças e adolescentes no Brasil, referentes aos anos de 2018 a 2022, obtidos de dados epidemiológicos dos registros do Datasus.

O total geral de registros de violência em as todas as idades pelo Datasus no ano de 2018 foi de 350.354 casos. Na faixa etária de 0 a 19 anos foram registrados 140.373 casos, que representaram 40% do total geral de violência, número este que vem crescendo todos os anos, conforme demonstrado abaixo:

Número de casos de violência na faixa etária de 0 a 19 anos	
2022	136.107
2018	140.373
2017	126.323
2016	85.842

Fonte: adaptado de Ministério da Saúde – Sistema de Informações Hospitalares do SUS (SIH/SUS).[1]

Outro número importante para reflexão diz respeito aos casos registrados na faixa etária de 0 a 4 anos, que foram de 32.733 crianças, vítimas de todos os tipos de violência. São números que representam 23,3% do total ocorrido até 19 anos, sendo necessário levar em conta o grande índice de subnotificação por serem crianças que nem reconhecem a violência, pouco sabem se expressar a outros e totalmente dependentes de seus responsáveis. Os dados de 2022 mostram uma queda dos números da violência em crianças e adolescentes de 0 a 19 anos. Porém, isto não é devido à diminuição do quadro de violência, mas, sim, reflexo da pandemia. Com as escolas fechadas, Ministério Público em atendimento *on-line*, as unidades de saúde e hospitais com os atendimentos voltados mais para pacientes com covid-19, houve redução na notificação e mais desproteção das vítimas.

O total geral de óbitos por agressões em todas as faixas etárias foi de 44.367 casos em 2022, segundo Datasus. Na faixa etária de 0 a 19 anos, o número de mortes registrado corresponde a 5.332 crianças e adolescentes, cujos registros de 1 a 19 anos. Isto equivale a 12% do total geral de óbitos (Tabela 2).

A diferença dos casos de violência entre o sexo feminino e o masculino foi crescente a partir de um ano de idade, tendo sido bastante significativa a partir dos 10 anos de idade, com um número 2 a quase 3 vezes maior para o sexo feminino (Tabela 3). Um dos fatores que justificam esta alteração das proporções é que alguns meninos têm vergonha de denunciar o fato e outros acham normal essa violência.

A Tabela 4 demonstra que, de 0 a 9 anos, as violências praticadas pela mãe e pelo pai corresponderam a 42.448 crianças e o total geral feito por pais e outros nesta mesma faixa etária foi de 51.099 registros. Dessa forma, fica carac-

Tabela 2 Óbitos por agressões, de acordo com a faixa etária, 2019 e 2022

Faixa etária	Quantidade	
	2019	2022
< 1 ano	84	64
1 a 4 anos	104	83
5 a 9 anos	69	64
10 a 14 anos	386	278
15 a 19 anos	6.175	4.843
Total	6.816	5.332

Fonte: adaptada de MS/SVS/CGIAE – Sistema de Informações sobre Mortalidade (SIM). Brasil, 2019/2022.

Tabela 3 Frequência de todos os tipos de violência por sexo e faixa etária, segundo Datasus, 2018

Faixa etária	Feminino	Masculino
< 1 ano	5.648	5.007
1 a 4 anos	11.956	10.095
5 a 9 anos	10.190	8.171
10 a 14 anos	25.359	9.216
15 a 19 anos	36.617	18.063
Total	89.770	50.552

Fonte: adaptada de Ministério da Saúde/SVS – Sistema de Informação de Agravos de Notificação – Sinan Net.[1]

Tabela 4 Frequência de todos os tipos de violência por faixa etária praticados pela mãe e pelo pai, segundo o Datasus, 2018

Faixa etária	Mãe	Pai	TOTAL GERAL (por idade)
< 1 ano	6.989	3.730	10.678
1 a 4 anos	12.387	8.095	22.055
5 a 9 anos	6.300	5.027	18.366
10 a 14 anos	5.344	4.897	34.580
15 a 19 anos	3.680	3.638	54.694
Total	34.640	25.387	140.373

Fonte: adaptada de Ministério da Saúde/SVS – Sistema de Informação de Agravos de Notificação – Sinan Net.[1]

terizado que, em 83% das violências às quais as crianças foram vítimas na faixa etária de 0 a 9 anos, os próprios pais são os agressores. Ainda, segundo o Datasus de 2018, o local em que ocorreu a maioria dos casos de todos os tipos de violências contra criança e adolescentes foi nas suas próprias residências.

O total geral de violência sexual em todas as idades em 2022 foi de 61.393 registros e na faixa etária de 0 a 19 anos foi de 45.273, o que representou 74% do total. Na faixa etária de 0 a 4 anos, 8.036 crianças foram vítimas de violência sexual, sendo necessário levar em conta a provável subnotificação, pela dificuldade de denúncia e diagnóstico nestas idades. Foi na faixa etária de 10 a 14 anos que ocorreu o maior número de registros de violência sexual até os 19 anos de idade, num total de 19.381, o que corresponde a 32% (Tabela 5).

Tabela 5 Frequência da violência sexual por faixa etária segundo Datasus, 2018 e 2022

Faixa etária	Quantidade	
	2018	2022
< 1 ano	565	839
1 a 4 anos	5.437	7.197
5 a 9 anos	7.272	9.966
10 a 14 anos	12.472	19.381
15 a 19 anos	6.053	7.890
Total	31.799	45.273

Fonte: adaptada de Ministério da Saúde/SVS – Sistema de Informação de Agravos de Notificação – Sinan Net.[1]

Tabela 6 Frequência do estupro por faixa etária, segundo Datasus, 2018 e 2022

Faixa etária	Quantidade	
	2018	2022
< 1 ano	355	524
1 a 4 anos	3.361	4.369
5 a 9 anos	4.759	6.336
10 a 14 anos	9.519	13.424
15 a 19 anos	4.651	5.736
Total	22.645	30.889

Fonte: adaptada de Ministério da Saúde/SVS – Sistema de Informação de Agravos de Notificação – Sinan Net.[1]

Tabela 7 Frequência de violência física por faixa etária, segundo Datasus, 2018 e 2022

Faixa etária	Quantidade	
	2018	2022
< 1 ano	2.695	3.001
1 a 4 anos	4.336	4.409
5 a 9 anos	5.639	6.400
10 a 14 anos	13.463	16.179
15 a 19 anos	33.034	32.416
Total	59.167	62.405

Fonte: adaptada de Ministério da Saúde/SVS – Sistema de Informação de Agravos de Notificação – Sinan Net.[1]

O total geral, em todas as idades, de registro de estupro foi de 43.897 casos, sendo que de 0 a 19 foram 30.889 registros, o que representou 71% do total (Tabela 6). Os números são grandes mesmo sabendo da subnotificação e ainda o erro grave de notificação sobre o estupro. Mesmo com consentimento, sexo com menor de 14 anos é sempre considerado estupro pela lei brasileira. "Para a caracterização do crime de estupro de vulnerável, previsto na Lei n. 12.015/09 artigo 217-A do Código Penal Brasileiro, basta que o/a agressor/a tenha conjunção carnal ou pratique qualquer ato sexual com pessoa menor de 14 anos."

Diante disto, o Datasus de 2022 registra violência sexual de 0 a 14 anos com total de 37.383 e de estupro nesta mesma faixa etária, 24.653, indicando um erro de diagnóstico, de registro e de reconhecimento do crime de estupro de vulnerável, em consequência a minimização da violência e da tipificação do crime para o agressor.

O total geral de registros de violência física atendidos pela rede Sistema Único de Saúde (SUS) em 2022 para todas as idades foi de 258.117 casos; destes, 62.405 eram de crianças e adolescentes, que representaram 24% (Tabela 7). Impressionam ainda os registros de violência física que necessitaram de intervenção médica de 7.410 casos na faixa etária de 0 a 4 anos.

O total geral de registros de violência psicológica e moral para todas as idades foi de 102.110. Na faixa etária de 0 a 19 anos foram atendidos 28.429 crianças e adolescentes, que representam 28% do total e aumento progressivo de casos com a idade (Tabela 8).

A constatação de violência de repetição mostra a desproteção das crianças e adolescentes, pois, mesmo tendo sido já identificados como vítimas de violência pelo sistema de saúde, o quadro se repete e é sabido que a violência na infância e adolescência pode durar boa parte de suas vidas.

O total geral de registros de casos com repetição de violência, para todas as faixas etárias, segundo Datasus de 2022, foi de 192.602, sendo que de 0 a 19 anos foi de 66.700, o que representou 35% do total (Tabela 9).

Na faixa etária de 0 a 4 anos, o registro de violência de repetição ocorreu em 7.341 crianças. Para ter uma visibilidade melhor da gravidade desta repetição de necessidade de tratamento hospitalar por novas situações de violência, comparando a Tabela 1 com a Tabela 9, a incidência de violências de repetição foi de 39 a 52% de acordo com a faixa etária:

Percentual de violência de repetição em relação ao número total de registros de violência na faixa etária de 0 a 19 anos em 2022	
0 a 4 anos	39%
5 a 9 anos	34%
10 a 14 anos	43%
15 a 19 anos	52%

Fonte: adaptada de Ministério da Saúde/SVS – Sistema de Informação de Agravos de Notificação – Sinan Net.[1]

Tabela 8 Frequência de violência psico/moral por faixa etária, segundo Datasus, 2018 e 2022

Faixa etária	Quantidade	
	2018	2022
< 1 ano	888	1.079
1 a 4 anos	2.218	2.292
5 a 9 anos	4.120	5.188
10 a 14 anos	6.411	9.476
15 a 19 anos	8.612	10.394
Total	22.249	28.429

Fonte: adaptada de Ministério da Saúde/SVS – Sistema de Informação de Agravos de Notificação – Sinan Net.[1]

Tabela 9 Frequência de violência de repetição por faixa etária, segundo Datasus, 2018 e 2022

Faixa etária	Quantidade	
	2018	2022
< 1 ano	1.876	2.561
1 a 4 anos	3.949	4.780
5 a 9 anos	6.678	9.359
10 a 14 anos	14.095	23.583
15 a 19 anos	17.334	26.467
Total	43.932	66.700

Fonte: adaptada de Ministério da Saúde/SVS – Sistema de Informação de Agravos de Notificação – Sinan Net.[1]

Há que se considerar que a repetição dos atos violentos contra crianças e adolescentes que chegaram ao atendimento e necessitaram de internamento hospitalar aumentou a possibilidade de comprometimento progressivamente mais grave ao desenvolvimento físico, psíquico e cognitivo. Foram demonstradas graves falhas no diagnóstico, tratamento, encaminhamentos legais, justiça e acolhimento, por não oferecerem o necessário para a proteção de crianças e adolescentes que no seu primeiro atendimento como vítimas de violência não tiveram a conduta adequada de que estes casos necessitam. Desta forma, prorrogando a tempo de sofrimento físico, psíquico e sexual, bem como suas sequelas, algumas podendo não ser reversíveis além da possibilidade da morte por violência ou suicídio.

A quantidade de registros de filhos gerados na faixa etária abaixo de 10 anos até os 19 anos de idade, segundo Datasus, 2022, está descrita na Tabela 10.

Tabela 10 Nascidos vivos de acordo com estado civil e idade da mãe, segundo Datasus, 2022

Idade da mãe	Solteira	Casada	União consensual
< 10 anos	0	0	0
10 a 14 anos	11.828	116	2.162
15 a 19 anos	221.040	16.500	60.705
Total	232.868	16.616	62.705

Fonte: adaptada de MS/SVS/DASIS – Sistema de Informações sobre Nascidos Vivos – SINASC.[3]

A soma total de mães menores de 10 anos até 19 anos é de 312.189 crianças e adolescentes, o que representa 12% do total de mulheres grávidas em 2022, segundo registros do Datasus, que representam 25.659 nascimentos por mês e 855 por dia. Estes dados confirmam também, de outra forma, um grande número de estupro de vulnerável até 14 anos de idade, dados estes que divergem dos registros pelo Datasus sobre violência sexual nesta faixa etária.

Quanto ao estado civil destas crianças e adolescentes que se tornaram mães, o número de solteiras representa mais do dobro das casadas e com união consensual, significando que a grande maioria teve filhos sem a responsabilização ou presença do pai da criança, caracterizando o abandono do genitor, uma forma de violência gravíssima.

MORBIDADE HOSPITALAR DO SUS[4]

O número total de registros de aborto na faixa etária de 9 a 19 anos foi de 22.860, que corresponde a 63 abortos por dia, ou seja 1.890, por mês. Na faixa etária de 9 a 14 anos foram 1.890 casos registrados no ano de 2022, 107 por mês, que representam também número de estupros, segundo a lei brasileira, também não computados nos registros de violência sexual (Tabela 11).

Tabela 11 Internações por faixa etária, segundo Lista Morbidade CID-10, Datasus, 2022

Faixa etária	Aborto espontâneo	Aborto por razões médicas	Outras gravidezes que terminam em aborto
5 a 9 anos	1	0	2
10 a 14 anos	568	176	552
15 a 19 anos	7.561	338	9.022
Total	8.130	514	9.576

Fonte: adaptada de Ministério da Saúde – Sistema de Informações Hospitalares do SUS (SIH/SUS).[3]

Crime sexuais[5-10]

Os crimes sexuais estão entre aqueles com as menores taxas de notificação à polícia. No caso brasileiro, a última pesquisa nacional de vitimização pela Secretaria de Segurança Pública, 2019, estimou que cerca de somente 7,5% das vítimas de violência sexual notificam à polícia.[5] Nos Estados Unidos, a taxa varia entre 16 e 32%, a depender do estudo.[5] O mais recente, publicado em dezembro de 2018 pelo Departamento de Justiça Americano, revelou que apenas 23% das vítimas reportaram o crime à polícia.[7]

Os motivos para a baixa notificação são os mesmos em diferentes países: medo de retaliação por parte do agressor (geralmente conhecido), medo do julgamento a que a vítima será exposta após a denúncia, descrédito nas instituições de justiça e segurança pública, dentre outros.[8]

É preciso acrescentar a esses motivos a demora da criança e do adolescente em entender a aproximação e os atos invasivos sexuais dos agressores, eles e elas, como violência e, ainda, na dificuldade de denunciar as pessoas que representam seus únicos laços de afeto, apesar de distorcidos. Apesar da baixa notificação à polícia, os dados disponíveis indicam que a polícia tem, em média, três vezes mais registros de estupro em suas bases de dados do que o Sistema de Notificação de Agravos do Ministério da Saúde, fazendo dos registros policiais fonte mais fidedigna para a análise do perfil das vítimas e de seus agressores (Figura 1).[9]

Por meio da análise produzida a partir dos microdados dos registros policiais e das Secretarias estaduais de Segurança Pública e/ou Defesa Social, elaborada pelo Fórum Brasileiro de Segurança Pública. Na comparação por faixa etária entre os sexos verifica-se que é entre os 5 e 9 anos que se dá a maior proporção de estupros entre meninos, com 27% das vítimas. Entre as meninas, 28,6% dos estupros ocorreram entre os 10 e 13 anos.

O fato de que a maioria das vítimas de estupro no Brasil tem menos de 13 anos e que os autores são conhecidos indica o enorme desafio no enfrentamento a este tipo de crime. Em geral é praticado por membros da família ou de confiança das crianças, revelando padrões assustadores de violência intrafamiliar.[9] **Esse quadro se torna ainda mais grave na medida em que os depoimentos de crianças, com certa frequência, são questionados por falta de credibilidade, além do silêncio e por vezes cumplicidade que envolvem outros parentes próximos.**

Dos 159 mil registros feitos pelo Disque Direitos Humanos ao longo de 2019, 86.800 são de violações de direitos de crianças ou adolescentes, um aumento de quase 14% em relação a 2018.[10] A violência sexual figura em 11% das denúncias que se referem a este grupo específico, o que corresponde a 17 mil ocorrências. O levantamento da ONDH (Ouvidoria Nacional dos Direitos Humanos) permitiu identificar que a violência sexual acontece, em 73% dos casos, na casa da própria vítima ou do suspeito, mas é cometida por pai ou padrasto em 40% das denúncias. O suspeito é do sexo masculino em 87% dos registros e, igualmente, de idade adulta, entre 25 e 40 anos, para 62% dos casos. A vítima é adolescente, entre 12 e 17 anos, do sexo feminino em 46% das denúncias recebidas. Em 2018, foram registrados 152.178 tipos de violações.

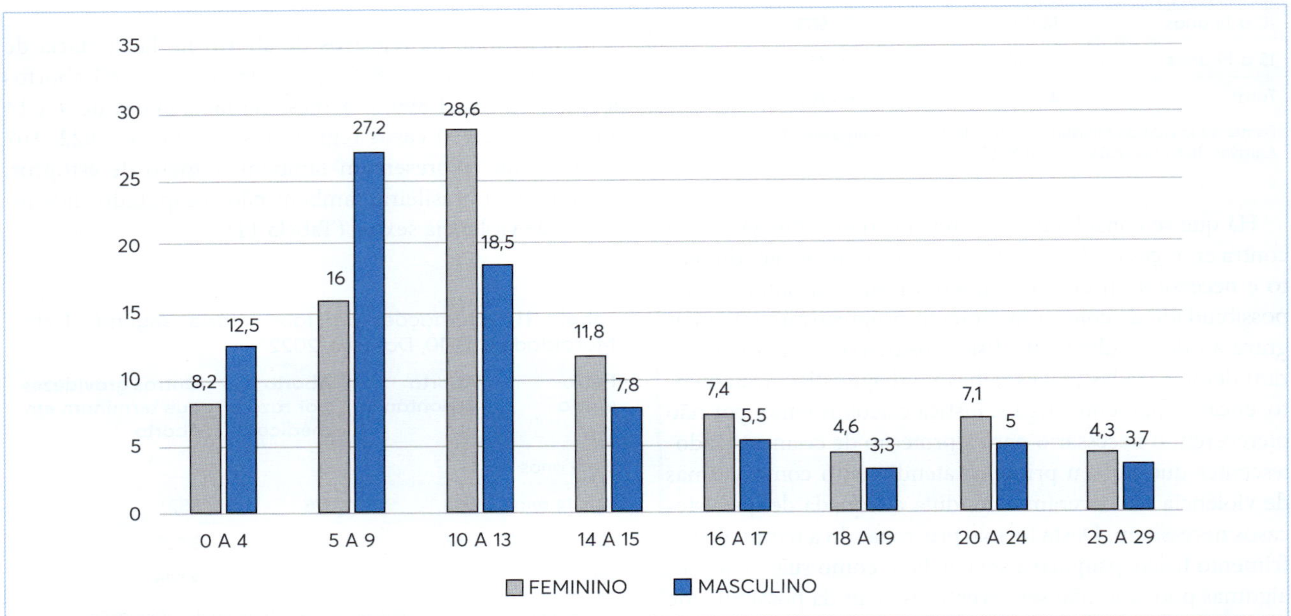

Figura 1 Distribuição dos crimes de estupro e de estupro de vulnerável segundo o sexo e a faixa etária, Brasil (2017-2018).
Fonte: adaptada do Fórum Brasileiro de Segurança Pública, 2019.

CONCLUSÃO

Os dados descritos mostram a gravidade e dimensão dos números da violência na infância e adolescência, mesmo com subnotificação importante dos registros. A **doença violência** contra crianças e adolescentes acomete de várias maneiras, podendo durar muitos anos, ser repetida inúmeras vezes, na maioria dos casos em sua própria residência, tendo com principais agressores os pais. Essa doença quando não interrompida precocemente pode levar a comprometimento do desenvolvimento físico, psíquico e cognitivo, sequelas graves e até à morte.

Diante disso, é muito importante o papel do pediatra. As crianças e adolescentes sempre vão tentar contar que são violentados de alguma forma, à sua maneira e de acordo com a sua condição de desenvolvimento, de forma direta ou com sinais e sintomas físicos e psíquicos de sofrimento.

As chances das crianças e dos adolescentes vítimas de violências conseguirem denunciar ou contar os seus sofrimentos para serem tratados e protegidos aumentam se houver o **olhar mais atento e capacitado do médico, especialmente do pediatra**, que deve incluir em sua rotina de todos os atendimentos a investigação dos sinais de alerta para violência.

É preciso pensar em violência como diagnóstico diferencial em todos os traumas, nos atrasos de desenvolvimento psicomotor, nutricional, cognitivo e nos distúrbios de comportamento, sem causa orgânica.

O diagnóstico do pediatra e o encaminhamento correto de crianças e adolescentes, além de interromper a violência, podem trazer a VIDA de um forma dupla, primeiro de interromper o risco de morte, mas, também, poder viver a vida com qualidade, sem atraso no desenvolvimento, sem medo, conhecendo o carinho e o afeto.

REFERÊNCIAS BIBLIOGRÁFICAS

1. Brasil. Ministério da Saúde - Violência doméstica, sexual e/ou outras violências, 2022. Disponível em: http://tabnet.datasus.gov.br/cgi/tabcgi.exe?sinannet/cnv/violebr.def. Acessado em 30 de agosto de 2022.
2. Brasil. Ministério da Saúde – Óbitos por causas externas, 2019. Disponível em: http://tabnet.datasus.gov.br/cgi/tabcgi.exe?sim/cnv/ext10uf.def. Acessado em 30 de agosto de 2022.
3. Brasil. Ministério da Saúde. Nascidos Vivos, 2022. Disponível em: http://tabnet.datasus.gov.br/cgi/deftohtm.exe?sinasc/cnv/nvuf.def.
4. Brasil- Ministério da Saúde-Morbidade Hospitalar do SUS - por local de internação, 2020. Disponível em: http://tabnet.datasus.gov.br/cgi/tabcgi.exe?sih/cnv/niuf.def. Acessado em 30 de agosto de 2022.
5. Pesquisa Nacional de Vitimização. Secretaria Nacional de Segurança Pública/Ministério da Justiça, 2013.
6. Ribeiro MA, Ferriani MGC, dos Reis JN. Violência sexual contra crianças e adolescentes: características relativas à vitimização nas relações familiares. Cad Saúde Púb. 2004 Abril;20(2):456-64.
7. Morgan RE, Kena G. Criminal Victimization, 2016: Revised. BJ Statisticians. Disponível em: https://www.bjs.gov/content/pub/pdf/cv16.pdf. Acessado em 30 de agosto de 2021.
8. Souza CM, Adesse L. Violência sexual no Brasil: perspectivas e desafios, 2005. Souza CM, Adesse L (orgs.). Brasília: Secretaria Especial de Políticas para as Mulheres; 2005. 188p.
9. Segundo o Atlas da Violência, edição de 2018, a base do Sinan registrava 22.918 vítimas de estupro. No mesmo ano as Polícias registraram 55.070 vítimas de acordo com o Anuário Brasileiro de Segurança Pública.
10. Ministério da Mulher, da Família e dos Direitos Humanos (MMFDH). Balanço anual do Disque 100 (Disque Direitos Humanos) referente às denúncias de violações contra crianças e adolescentes, 2018. Disponível em: https://www.gov.br/mdh/pt-br/assuntos/noticias/2019/junho/criancas-e-adolescentes-balanco-do-disque-100-aponta-mais-de-76-mil-vitimas. Acessado 30 de agosto de 2021.

CAPÍTULO 5.1

VIOLÊNCIA NA INFÂNCIA E NA ADOLESCÊNCIA – UMA DOENÇA COM VÁRIAS APRESENTAÇÕES, DIAGNÓSTICOS E TRATAMENTOS

Luci Pfeiffer

AO FINAL DA LEITURA DESTE CAPÍTULO, O PEDIATRA DEVE ESTAR APTO A:

- Identificar sinais e sintomas da doença violência contra crianças e adolescentes, fazer o diagnóstico, solicitar exames quando indicados, reconhecer seus níveis de gravidade, bem como tratar, acompanhar, elaborar pareceres e desencadear os encaminhamentos necessários à proteção da vítima.
- Atualizar os conceitos sobre a violência contra crianças e adolescentes, doença que acontece na maior parte dos casos dentro de suas casas, sendo seus pais, responsáveis, pessoas de sua convivência e ou confiança os seus mais frequentes agressores.
- Saber diagnosticar as quatro formas clássicas de violência contra crianças e adolescentes: a negligência ou omissão de cuidar, a violência física, a sexual e a psicológica ou psíquica, além das complexas, de maior incidência, como: autoagressão, síndrome de Münchausen por procuração, violência química, homicídio, filicídio e infanticídio.
- Saber reconhecer os danos causados às vítimas nas situações descritas classicamente como Omissão do Cuidar ou Negligência para definir o diagnóstico como de Violência Física e ou Psíquica e ou conivência ou coparticipação em Violência Sexual. Entender que o conceito geral de que pais, especialmente a mãe, sempre terão capacidade e estarão disponíveis para amar, cuidar e proteger sua prole precisa ser revisto, bem como a suposição de que eles sempre falarão a verdade no atendimento à saúde de seus filhos ou dependentes.
- Reconhecer que a doença violência acomete principalmente a infância e adolescência, sendo ela, em conjunto com os acidentes ou traumas não intencionais, causa prevalente de óbitos e de sequelas a partir de um ano de idade e por toda adolescência no Brasil.
- Recomendar o cuidado ético e legal de que seja incluído o diagnóstico diferencial de violência em todos os casos de traumas físicos e psíquicos, bem como nas situações de atraso de desenvolvimento, distúrbios de comportamento, de aprendizagem, de transtornos mentais na infância e adolescência.

VIOLÊNCIAS CONTRA CRIANÇAS E ADOLESCENTES[1-3]

Caracteriza-se como violência contra um outro ou contra si mesmo toda ação ou omissão, consciente ou não, que venha a provocar dor na vítima, seja física, psíquica e ou sexual.

Quando essa violência acontece contra uma criança ou adolescente e é exercida por parte do adulto ou adolescente de maturidade física, psíquica ou sexual mais adiantada, na qualidade de responsável, permanente ou temporário, ou que mantenha com a vítima um laço de parentesco, classifica-se como Violência Intrafamiliar. Nas situações onde a violência é praticada por pessoas que mantenham com a vítima relação de dependência, coabitação, convivência familiar, ou de submissão, classifica-se como VIolência Doméstica.

A violência intrafamiliar caracteriza o crime de maus-tratos, definido pelo artigo 136 do Código Penal Brasileiro, escrito em 1940, quando ainda não havia sido reconhecida a violência intrafamiliar como dano à infância e à adolescência. Esse artigo foi acrescido de aumento de pena em caso de ser praticado contra pessoa menor de catorze anos, pela Lei n. 8.069, Estatuto da Criança e do Adolescente, de 1990.

Da mesma forma, o artigo 129 do Código Penal Brasileiro, de 1940, que define o crime de lesão corporal, como: do "Ofender a integridade corporal ou a saúde de outrem", porém, em seus parágrafos muito pouco há que se possa aplicar à infância e à adolescência. Na data em que foi escrito o artigo 129, 1940, ainda em vigor, sequer a Síndrome da Criança Espancada havia sido reconhecida e descrita, o que ocorreu somente em 1962.

Em 2004 foi acrescentado a esse artigo 129, pela Lei n. 10.886, o parágrafo 9º, a definição de violência doméstica, e, em atualização dada pela Lei n. 11.340, de 2006, traz a redação:

> "§ 9º Se a lesão for praticada contra ascendente, descendente, irmão, cônjuge ou companheiro, ou com quem conviva ou tenha convivido, ou, ainda, prevalecendo-se o agente das relações domésticas, de coabitação ou de hospitalidade, que se encaixa na violência contra as crianças e adolescentes. Pena: detenção de 3 meses a 3 anos".

Estranhamente, mesmo com o aumento de pena em caso de lesão de natureza grave no caso de violência doméstica, que sempre deveria ser considerada grave pela dependência da vítima com o agressor/a, ela é inferior àquela determinada para lesão corporal grave contra outros, indo de 1 a 12 anos de reclusão, mantendo-se na lei brasileira a minimização da violência contra crianças e adolescentes, bem como os meios para a sua impunidade.

A síndrome da criança espancada e o tema violência sob o aspecto da importância médica foram levados a um congresso científico por Kempe e colaboradores em 1962, 22 anos depois das definições contidas nos artigos 129 e 136 do Código Penal Brasileiro, cujas atualizações sobre essa forma hedionda de violência não acompanharam o reconhecimento geral e crescente dos danos ao ser humano por todas as apresentações da violência.

Kempe alertava, há cerca de 50 anos apenas, que a síndrome da criança espancada, uma condição clínica em crianças pequenas vítimas de violência física grave, era uma causa frequente de lesões permanentes e morte. Afirmou ainda em seu artigo publicado sobre a síndrome, que os médicos tinham o dever e a responsabilidade de proceder a uma avaliação completa do problema e garantir que nenhuma repetição esperada do trauma fosse permitida.

No entanto, até os dias de hoje, a doença violência não entra obrigatoriamente nos currículos de graduação nem de pós-graduação das áreas ligadas à infância e à adolescência e, assim, também não foi incluída como obrigatória nos diagnósticos diferenciais do trauma físico nem dos transtornos psíquicos.

Ainda perdura o mito errôneo e universal de que a violência contra o outro estaria ligada a situações de miséria e pobreza e às classes culturalmente menos favorecidas. Com esses valores e conceitos totalmente ultrapassados pela ciência, tem-se desviado o olhar das responsabilidades do Estado, da sociedade e da família sobre o cuidar e proteger o ser humano em peculiar fase do desenvolvimento, que é a sua infância e adolescência.

Embora seja tendenciosamente abordada sob vieses de preconceito e ignorância, a realidade é que a violência contra crianças e adolescentes é uma doença presente em todas as classes sociais, níveis de cultura, etnias e credos. No entanto, seu enfrentamento tem sido deixado ao largo da saúde, como uma realidade a ser aceita placidamente, visto a insuficiência de resultados da maioria dos governos no combate à miséria e à pobreza. Não é essa a sua causa e razão! É certo que pessoas que vivem à margem de todos os seus direitos à vida com dignidade pela miséria não têm os responsáveis como garantir o necessário nem à sobrevivência de sua prole. Nesse caso, trata-se da omissão do cuidar não intencional, o que demonstra falhas do Estado e da sociedade, sendo destes a responsabilidade da interrupção da violência e o fornecimento de condições para que as crianças e adolescentes possam ter garantido o seu direito à vida digna e saudável.

Diante dessa grande distorção em seu diagnóstico, associada à ignorância de sua epidemiologia, morbidade e mortalidade, mesmo que pobre em dados, a doença violência tem sido afastada do interesse da ciência, inclusive a médica, no estudo das origens e reais causas, especialmente na infância e adolescência. Na doença violência, especialmente as de origem intrafamiliar e doméstica, é fundamental que se possa avaliar o nível de gravidade, para que se defina, de forma segura, o diagnóstico, o tratamento e as medidas legais de proteção. É preciso que se leve em conta que costuma ser uma doença crônica, contagiosa, progressiva, muitas vezes letal e que passa de geração à geração, se não interrompida e tratada.

De uma maneira geral, é possível classificar a violência na infância e adolescência em três grandes grupos, de acordo com sua apresentação, local de ocorrência, agente agressor ou agentes agressores e vínculo que estes mantêm com a vítima, sendo eles violência extrafamiliar, intrafamiliar, preponderante sobre todas, e a autoagressão (Quadro 1).

É preciso que a medicina, prioritariamente a pediatria, reconheça essa doença que acompanha a história da humanidade, como patologia de alta incidência e indispensável em seu saber e domínio. Como doença que envolve um diagnóstico, identificação de nível de gravidade, tratamento e desencadeamento de medidas de notificação e proteção legal, cabem ao médico estas definições. Acrescido a este dever profissional e ético, a doença violência tem um agente causal que também deve ser controlado ou eliminadas suas ações cruéis contra a criança ou adolescente, na maioria das vezes, intrafamiliar. O sucesso do tratamento do paciente vitimizado pela violência vai depender diretamente da interrupção da ação lesiva desta, bem como do controle dos riscos de sua repetição, de alta incidência como visto no capítulo da epidemiologia. Esse controle, que depende

Quadro 1 Classificação da violência de acordo com local, agente agressor e forma de apresentação

1. Extrafamiliar	Institucional
	Urbana
	Social
	Macroviolência
	Cibernética
2. Intrafamiliar ou doméstica	Física
	Psíquica
	Sexual
	Negligência ou omissão do cuidar
	Violência química
	Síndrome de Münchausen por procuração
	Infanticídio, filicídio, homicídio
	Outras
3. Autoinfligida ou autoagressão	Busca de fracassos e situações de risco
	Vícios e dependências
	Danos à saúde
	Mutilações
	Tentativas de suicídio
	Outras

Fonte: adaptado de Pfeiffer, 2011.[3]

do tratamento dos agressores quando permeáveis a reverem suas atitudes, valores e conceitos sobre a infância e seu cuidar e proteger, a médio e longo prazos, precisa de outras medidas imediatas de proteção, de responsabilidade da Sociedade e do Estado. Deve ser desencadeado pela fonte diagnóstica que é o serviço de saúde, por meio de notificação e solicitação feitas pelo profissional médico responsável ou pela instituição onde está sendo atendida a vítima, a garantir as ações dos órgãos de proteção, segurança e justiça. Em todos os atendimentos de suspeita ou diagnóstico de violência, seria importante poder contar com apoio de equipe interdisciplinar, incluindo em saúde mental, especialmente nos casos graves e gravíssimos, bem como de rede de proteção estruturada com os órgãos e instituições voltadas à assistência da infância e adolescência do município, para avaliação da família e seu histórico, bem como da situação geral de violência e encaminhamento do caso também para as áreas de proteção, segurança e justiça.

Porém, o levantamento da suspeita, o diagnóstico e tratamento da violência na infância e adolescência, considerados vulneráveis, bem como aqueles que por situação definitiva ou temporária, como os idosos e portadores de deficiências, são papéis e deveres do médico. Como consequência, também o dever da notificação obrigatória e denúncia, mesmo que de mera suspeita, aos meios legais de segurança e justiça caberão ao profissional e à direção do estabelecimento de saúde. Não cabe ademais ao profissional, a investigação do crime nas formas graves, nem a identificação do(a) agressor(a), mas a descrição clara do obtido em suas avaliações da vítima e dos envolvidos na situação da violência a que teve acesso.

APRESENTAÇÕES DA VIOLÊNCIA NA INFÂNCIA E NA ADOLESCÊNCIA[3,4,5]

São muitas as formas de agredir uma criança e o adolescente, que por sua fragilidade e dependência física e psíquica com os agressores intrafamiliares ou conviventes (os mais frequentes), são mantidos como reféns submetidos a uma situação de violência que costuma envolver todos os que estão a sua volta, da família nuclear à extensa.

É inimaginável a crueldade com que muitos adultos, inclusive os genitores ou aqueles que ocupam seus lugares, como avós, tios, parentes e conviventes, tratam seus descendentes ou dependentes, repetindo, muitas vezes de forma aprimorada e sem culpa, a violência que sofreram em suas infâncias. Perpetua uma cascata de maus-tratos, que passam de avós para pais e depois para seus filhos, de forma cada vez mais perversa, se não diagnosticados, impedidos e tratados seus efeitos, a ponto de poder desencadear doença mental nas vítimas da terceira ou quarta geração de violentados.

Da falta de saber sobre a infância e adolescência, ainda aceitos pela sociedade como pretensa forma de educar, tem-se os tapas, beliscões, puxões de orelha e os espancamentos. Da mesma forma acontecem o pouco cuidar e estimular, os gritos, as humilhações, as ameaças, o desamor, a indiferença, a rejeição, o abandono, em todas as classes socioculturais, etnias e credos, como se o mundo adulto fosse o dono absoluto de sua prole, a fazer com ela o que bem entender como direito seu, desde o início dos tempos. Em algumas famílias, até a violência sexual é tratada como parte de uma falsa cultura ou como direito do mundo adulto.

Quanto às formas de violência classicamente reconhecidas, na maioria dos casos na infância e início da adolescência intrafamiliares, tem-se a física, a negligência ou omissão do cuidar, a psíquica ou psicológica e a sexual.

Nos textos que seguem, a autora trará, além do especialmente selecionado na bibliografia específica, o encontrado de comum na assistência pediátrica, interdisciplinar e intersetorial às crianças e adolescentes vítimas de violências graves e gravíssimas, atendidas pelo Programa DEDICA – Defesa dos Direitos da Criança e do Adolescente, que criou e coordena desde o ano de 2004. Foi estruturado inicialmente como um programa de voluntários, mantido por cerca de 10 anos dentro do Hospital de Clínicas da UFPR, tendo sido objeto da sua dissertação de mestrado e tese de doutorado. A partir de 2016 passou a ser mantido por uma associação sem fins lucrativos, Associação dos Amigos do Hospital de Clínicas, com sede própria e atendimento diário. Presta assistência interdisciplinar e intersetorial a crianças e adolescentes vítimas de violências graves e gravíssimas, bem como a seus responsáveis e agressores(as) quando intrafamiliares ou coabitantes, estes desde que passíveis de tratamento.

O DEDICA nasceu motivado pela constatação, durante a formação da Rede de Proteção de Curitiba, com início em 1998, da subnotificação da violência e, especialmente, da falta de sua definição diagnóstica e de seus níveis de gravidade, bem como do tratamento das vítimas, especialmente nos casos graves e gravíssimos, por isso, foco do Programa. Serão colocados nos textos sobre as apresentações da violência na infância e adolescência alguns dos fatores comuns encontrados nos discursos sobre histórias de vida e descrições das violências sofridas de muitas crianças e adolescentes assistidos, bem como de seus responsáveis, mães, pais e familiares, envolvidos nessa doença, seja como agressores, seja como coniventes ou impotentes nas diversas situações. Da mesma forma, os mecanismos mais frequentes de ação dos/as agressores/as, bem como suas histórias de vida e interpretação das crueldades que praticam, apesar dos laços de sangue, parentesco ou confiança com a vítima ou, ainda, dos estranhos a ela, serão aqui discutidos.

Trata-se de dados gerais destes contextos, importantes pela sua repetição nas muitas situações de violência atendidas pela autora e profissionais do DEDICA, especialmente na intrafamiliar.

Os dados ou as pequenas histórias não identificarão nem as vítimas, nem responsáveis ou agressores, mas o que se repete em suas falas e atitudes, tanto nos casos de boa evolução, como naqueles que chegaram tarde demais para atendimento, por diagnósticos não feitos de crianças e adolescentes que passaram desapercebidos ou à margem da atenção de todos, inclusive dos serviços de saúde, pois a violência sofrida já havia deixado sequelas irreparáveis.

É preciso ter sempre em mente que a violência intrafamiliar e doméstica é crônica, progressiva e contagiosa, a tomar conta do modo de viver entre os adultos e seus dependentes, podendo chegar à morte física ou psíquica da vítima.

É do médico e especialmente do pediatra o papel principal, o dever ético, moral e legal da notificação da suspeita ou dos casos confirmados de violência contra uma criança ou adolescente, compulsória pelo Ministério da Saúde e obrigatória pela lei do Estatuto da Criança e do Adolescente. Caso o atendimento do caso de violência tenha acontecido em estabelecimento de assistência à saúde, em qualquer nível e em qualquer instância, governamental ou não governamental, a direção desse centro é corresponsável pelas medidas gerais e legais de assistência integral à criança e adolescente, inclusive da denúncia.

O efeito fundamental de tantas situações de crueldade que o mundo adulto não deveria produzir é a certeza de que ninguém nasce agressivo, perverso ou cruel, mas sim que os danos e consequências da violência sofrida na infância e adolescência podem deformar a estruturação da personalidade destes seres em desenvolvimento, que, mais cedo ou mais tarde, terão seus efeitos danosos também para toda sociedade.

Da parte da criança e do adolescente, se a violência não for impedida e seus danos tratados, vão seguir a vida não apenas com as suas marcas no corpo e na mente, mas também se firmando em justificativas para os agressores pelos seus atos cruéis, com os quais tinham laços de dependência, confiança, bom afeto e espelhamento. Em consequência e, como danos colaterais e indiretos, passam à culpabilização própria, para conservação de um lugar de pertencimento, mesmo que doente, mas o único que conheceram, culpa esta que os fará buscar situações das mais variadas de castigos em todas as formas de autoagressão.

Quanto maiores os laços de afetividade e dependência com o agressor ou agressora, maiores os danos secundários da violência, pela criação e sustentação de estado de culpa permanente nas vítimas, quando são levados a acreditar serem a razão do que sofrem e sofreram e, ainda, não terem sido suficientes para despertar com esses responsáveis ou coniventes, uma relação de amor e cuidado.

É possível identificar alguns sinais e sintomas comuns como perfil dos agressores, homens e mulheres, como alertas para o risco da violência doméstica contra crianças e adolescentes, como apontados no Quadro 2, embora a ausência deles não afaste a sua possibilidade.

FATORES DE POTENCIALIZAÇÃO DO RISCO PARA OMISSÃO DO CUIDAR E OUTRAS VIOLÊNCIAS

Especial atenção deve ser dada à anamnese dos pais ou responsáveis, visando à pesquisa de fatores de risco ou predisponentes à negligência ou à omissão do cuidar e outras violências.

O histórico de transtornos de humor depressivos, de ansiedade ou dissociativos de sono-vigília é de alto risco para todos os tipos de violência, em especial, por incapacidade, intolerância e abandono do cuidar de alguém, visto serem pessoas que não estão dando conta nem de suas vidas.

Da mesma forma, deve ser bem avaliado o uso e ou abuso pelos cuidadores, de medicação psicoativa ou de abuso de drogas lícitas e ilícitas, especialmente pelos genitores ou por aquele/a que se ocupa dos cuidados e supervisão da criança ou adolescente.

Algumas medicações psicoativas, como para induzir ou manter o sono, podem impossibilitar o cuidar, o estimular e até mesmo a supervisão da criança e adolescente, sendo de altíssimo risco o seu uso para responsáveis únicos de lactentes ou crianças menores.

Da mesma forma, o histórico de doença mental de um dos genitores, responsável ou coabitante da criança ou adolescente, por exemplo, espectro da esquizofrenia e outros transtornos psicóticos, deve ser considerado de alto risco

Quadro 2 Sinais gerais de alerta para risco de violência contra crianças e adolescentes

Chama especial atenção o comportamento de pais, mães ou responsáveis que:
• Histórico de depressão, depressão pós-parto, psicose puerperal ou outros transtornos mentais
• Imputam seus sofrimentos e insucessos ao filho ou dependente
• Apresentam incapacidade ou negação no acompanhamento das orientações médicas dadas sobre o cuidar e educar, bem como sobre prevenção e tratamentos para acidentes e doenças
• Demonstram desinteresse e falta de investimento no desenvolvimento da criança
• Demonstram insatisfação constante com o filho ou dependente, não manifestando sentimentos agradáveis sobre o fato de serem pais ou cuidadores
• Buscam doenças ou transtornos mentais na criança para encobrir ou justificar suas falhas, indiferenças, omissões e outras violências, identificando-a com vários rótulos e descrições negativas
• Solicitam, com insistência, medicações psicoativas para controlar atividades e comportamentos próprios da infância ou sedar as crianças e adolescentes, como amarras químicas
• Trazem ao médico sempre novas queixas sobre a criança, solicitando, com insistência, outros exames e tratamentos para doenças inexistentes ou inventadas
• Foram vítimas de violência intrafamiliar ou doméstica em sua infância, não denunciada e tratada
• Têm histórico de prática de violência com outros membros da família ou com os mais frágeis
• Mantêm envolvimento com substâncias psicoativas ou dependentes químicos
• Fazem uso de substâncias psicoativas para tratamento de supostos transtornos mentais
• Possuem antecedentes de abandono ou perda de filho ou dependentes por morte sem causa determinada
• Possuem antecedentes criminais

Fonte: adaptado de Pfeiffer, 2004.[5]

para todas as formas de violência contra crianças e adolescentes, tanto maior quanto maior vínculo e dependência da criança com o doente e quanto menor a sua idade.

Seria de extrema importância que todos os profissionais que atuam na área de saúde mental de adultos pudessem sempre ter em conta se existe algum vulnerável sob a guarda, cuidado ou convivência com o portador de transtornos mentais, para encaminhar rotineiramente as crianças e adolescentes nesta situação para avaliação do pediatra e também que acionasse os equipamentos da rede de proteção, incluindo Conselho Tutelar, para que o bem cuidar e a proteção lhes sejam assegurados.

Da parte do pediatra, sobre uso de psicoativos, incluindo medicações que atualmente são de indicações médicas frequentes, a indagação sobre a utilização deste tipo de substâncias sempre deve ser feita em todas as consultas pediátricas, desde as de berçário, puericultura, de rotina, de especialidades e, ainda, nas de emergência diante de traumas ou quando há outros sinais de alerta para omissão do cuidar, situações de traumas considerados não intencionais ou acidentais e outras violências.

Da parte da vítima, crianças e adolescentes, têm-se características de origem, familiares e próprias que se repetem em algumas situações de violências, como as colocadas no Quadro 3.

A IMPORTÂNCIA DO DIAGNÓSTICO E DO TRATAMENTO

Mesmo na violência sexual extrafamiliar, muitas vítimas guardam a agressão em segredo por toda a vida, a perturbar sua existência e modo de se relacionar consigo mesmo e com o outro. Agem como se culpados fossem de não terem conseguido evitar e denunciar, sem reconhecerem sua inocência de vítimas frágeis diante de agressores/as e, talvez, também vítimas da falta de cuidado e confiança em seus responsáveis.

Porém, o principal aspecto provado por todas essas pequenas vítimas de violências graves e gravíssimas acompanhadas pelo DEDICA e mencionadas na literatu-

Quadro 3 Sinais de alerta para violência de acordo com as características da criança ou do adolescente

• Filhos não desejados e não aceitos
• Filhos apresentados como muito diferentes das expectativas dos genitores
• Trazidos com histórico de grandes dificuldades na gravidez, parto e ou amamentação
• Filhos de estupro
• Filhos de adolescentes sem apoio de parceiro ou suporte familiar para que assumam a função materna
• Filhos de relacionamentos conflituosos
• Submetidos à alienação parental por cônjuge ou familiares alienantes
• Filhos ou dependentes de pessoas usuárias de substâncias psicoativas
• Abandonados pelo genitor, ou genitora, ou ambos
• Colocados sob a guarda ou adoção de familiares sem vínculos de bom afeto e convivência anterior, ou por imposição legal
• Adotados em situações de tentativas de substituição de perdas, ou de tentativa de união do casal em conflito, ou quando a razão da adoção desaparece
• Filhos de outros relacionamentos, colocados em novos arranjos familiares conflituosos
• Deixados com frequência sob guarda de terceiros sem justificativa
• Deixados sob guarda de terceiros sem cuidado na escolha ou supervisão dos responsáveis
• Entregues ou tomados por familiares, como avós ou tios, que assumem informalmente a guarda e cuidados da criança ou adolescente, com anulação ou desvalorização dos genitores

Fonte: adaptado de Pfeiffer, 2004.[5]

ra científica é a capacidade extraordinária de recuperação e de luta por uma vida digna, quando cessada a violência, tratadas suas marcas e recuperados seus danos ao desenvolvimento.

REFERÊNCIAS BIBLIOGRÁFICAS

1. Brasil. Artigos 136 e 129. Código Penal Brasileiro. DF. http://www.planalto.gov.br/ccivil_03/decreto-lei/del2848compilado.htm. Acessado 30 de agosto de 2021.
2. Kempe CH, Silverman et al. The Battered-Child Syndrome. JAMA. 1962;181:17-21.
3. Pfeiffer L. Método de classificação dos níveis de gravidade da violência contra crianças e adolescentes. [Tese de Doutorado]. Curitiba: Universidade Federal do Paraná; 2011.
4. Pfeiffer L. Violência na Infância e Adolescência – Características do agressor. In: Campos et al. Segurança da Criança e do Adolescente. Sociedade Brasileira de Pediatria. São Paulo: Nestlé; 2004. p. 201-3.
5. Pfeiffer L. Violência na Infância e Adolescência – Características de risco para a criança e o adolescente. In: Campos et al. Segurança da Criança e do Adolescente. Sociedade Brasileira de Pediatria. São Paulo: Nestlé; 2004. p. 203-4.

CAPÍTULO 5.2

VIOLÊNCIA FÍSICA

Luci Pfeiffer

AO FINAL DA LEITURA DESTE CAPÍTULO, O PEDIATRA DEVE ESTAR APTO A:

- Identificar os sinais de alerta para o diagnóstico diferencial entre trauma considerado acidental e trauma intencional.
- Diagnosticar os sinais gerais e específicos da violência física.
- Reconhecer que pais, outros que ocupam este lugar e cuidadores são os mais frequentes agressores de crianças e adolescentes, e que nunca estarão acima de qualquer suspeita, independentemente de suas manifestações de preocupação ou desespero no momento do atendimento profissional a qualquer trauma ou outra suposta doença de origem desconhecida.
- Avaliar o nível de gravidade da violência diagnosticada e o risco de morte, para definir e garantir as medidas de tratamento, acompanhamento, proteção e denúncia.
- Investigar a possibilidade de violência física mesmo sem lesões atuais aparentes em crianças com histórico de traumas de repetição, atrasos de desenvolvimento, de aprendizagem ou com queixas de agressividade, irritabilidade ou de transtornos comportamentais.
- Saber que a violência física, que se acompanha sempre da psíquica, é uma doença crônica, repetitiva e que pode levar à morte, da qual é frequente o histórico de atendimentos anteriores em unidades de emergência ou em outros centros de saúde, onde o diagnóstico não foi feito ou não foi levado a sério.

INTRODUÇÃO

> "Dotôra, surra de mão não dói muito não. Mas tem a de vara sem espinho, quando eu apronto só um pouco, e a de vara com espinho, quando eu apronto muito. Daí dói no peito e machuca na carne."

Menina, 7 anos de idade, classe social C, pais com nível escolar de 2º grau, ambos com emprego formal, casa própria. Os pais informaram que a menina passa o dia na escola, mas quando chega em casa, no fim do dia, só quer brincar, é muito irrequieta e não obedece. E eles estão muito cansados do trabalho. O pai ainda declara:

> "Doutora, surra de vez em quando faz bem! Apanhar mesmo apanhei eu do meu pai, quando criança, com bainha de facão. Mas é por isso que eu sou um homem forte como eu sou hoje! Só não tenho paciência com criança chata como ela".

A violência física pode ser definida como a prática de qualquer ação de uma pessoa contra outra, com o uso da força própria ou por meio de algum instrumento, de forma intencional, com o objetivo de causar dor pelo ferir, lesar, dominar ou até mesmo matar a vítima, provocando sofrimento e dano físico, psíquico e ou moral, deixando ou não marcas evidentes.

Na infância ou adolescência, há que acrescentar a esta definição as características das formas mais frequentes de violência física que são a intrafamiliar e a doméstica, que inclui, além dos familiares, agressores coabitantes ou conviventes com a criança ou adolescente, como segue:

Define-se a violência física intrafamiliar ou a doméstica contra crianças e adolescentes como a prática de ação aplicada por pessoa com maturidade biopsicossocial mais adiantada, pelo uso do próprio corpo, ou com auxílio de instrumentos dos mais diversos, em ato único ou repetitivo, em vários níveis de intensidade, com o objetivo cruel de causar medo, dor e ferimentos, deixando marcas físicas e psíquicas, como também de manter ou demonstrar o poder do mais forte sobre o mais fraco, numa relação covarde e cruel, podendo chegar à morte.

São muitas as formas de violência do mundo adulto, formado de pessoas que nem sempre avaliam as consequências de seus atos destrutivos contra as crianças e os adolescentes, especialmente contra aqueles que têm sob sua guarda e cuidado. São violências impostas aos mais frágeis e vulneráveis, por isso a escolha da infância e adolescência, sendo que a OMS considera que metade da população infantojuvenil do mundo está submetida a alguma forma de violência todos os dias. São atos e atitudes que vão desde os de descontrole e a passagem ao ato de agredir que não impliquem em lesões corporais definitivas, aos requintes de crueldade, violência esta que se superpõe aos laços de sangue ou dependência.

Trata-se de uma doença para a criança e o adolescente, com história pregressa, sinais e sintomas definidos e exames de imagem e laboratoriais que podem comprová-la, havendo que se levar em conta que os/as agressores/as nem sempre terão características que os identifiquem como tal. A imposição da violência aos mais frágeis, na maior parte dos casos, não se constitui numa doença mental dos agressores. No histórico trazido por essas situações, muitas vezes o pediatra estará frente a pessoas com bom convívio com outros adultos com os quais se relacionam fora do âmbito familiar, como no trabalho e com parentes próximos, mostrando não ser este apenas um problema a ser encontrado em indivíduos de personalidade violenta, e portanto incontroláveis e facilmente identificáveis.

A grande maioria dos que violentam física e, em consequência, psiquicamente uma criança ou adolescente são seus genitores ou aqueles que ocupam esse lugar, ou pessoas com laços de parentalidade ou convivência, com consciência plena da violência que praticam, e com quem podem praticar, num ato sempre de covardia dirigida.

As histórias de agressões trazidas pela criança e adolescente sempre superam as anteriores e impressiona a capacidade desses adultos, ou adolescentes de maturidade física e psíquica mais adiantada, em provocar-lhes dor, sem que isso cause arrependimento ou culpa. Essa constatação precisa ser levada em conta como um dos critérios de risco da repetição ou continuidade da violência e da possibilidade ou não de tratamento dos agressores se intrafamiliares e, portanto, que mantêm o acesso às suas vítimas.

Especial atenção precisa ser dada às práticas, muitas vezes aceitas socialmente, da imposição de punições em forma de castigos de vários aspectos, defendidos erroneamente por alguns como formas pretensas de "educar", a causar danos físicos e psíquicos imensuráveis em um ser ainda em formação. Como exemplos, manter a criança e o adolescente trancados em ambientes escuros e inóspitos, não dar água ou alimentos, para o que trazem a tentativa de explicação com o falso propósito de "dar valor ao que têm em casa", ou fazer comer até vomitarem, obrigar a permanecerem ajoelhados em pedras, mantê-los presos com coleiras de animais fora da casa à noite, entre outros. O arsenal de maldades que o ser dito humano é capaz de submeter uma criança ou adolescente sob seu domínio é inimaginável. Por isso, em casos suspeitos, é preciso ouvir a criança sempre.

Não existem meios para medir o efeito de um ato violento contra um ser em desenvolvimento constituidor da pessoa que é e virá a ser, tanto da parte física, como neuromotora e psíquica, e nada pode justificar ou autorizar a produção de dor e outros sofrimentos como forma pretensa de ensinar ou educar.

Para muitos adultos que sofreram violências físicas e, portanto, também psíquicas em suas infâncias, a repetição das agressões aos seus filhos como punições ou ensinamentos está sustentada no fato de aceitarem como corretos os atos de seus pais ou responsáveis. Cresceram e assumiram os feitos de seus pais, não se dando o direito sequer de se questionarem se o que recebiam de maus-tratos em suas infâncias lhes faziam bem ou não. Assim repetem o modelo aprendido, mesmo que tenham sofrido por ele e não enxergam o mal que causam aos seus descendentes, em todas as classes sociais, etnias, credos e níveis de escolaridade.

Em outras situações, as crianças e adolescentes são submetidos aos espancamentos desde as mais tenras idades, como demonstrado no texto anterior sobre epidemiologia, com os mais variados instrumentos, muitos deixados à exposição como uma ameaça constante ou, ainda, a atos impensáveis de tortura e crueldade, como esfregar suas bocas com palha de aço, como "ensinamento" para que não falem o que não devem.

As queimaduras, usadas como dano direto e meio de tortura, também não são raras, bem como a dominação e controle da criança por amarras de cordas, fios ou de medicação psicoativa, o que será tratado mais adiante, no texto Violência química.

Também a asfixia, sufocação, intoxicações, envenenamentos e tantas outras violências são praticadas pelas figuras que deveriam ser de amor e dependência da criança ou adolescente, e há que se perguntar que espelhos estão tendo para sua constituição psíquica. A realidade evidencia que quanto menor a idade e maior o vínculo da criança e adolescente com os agressores, maiores os danos à estrutura de personalidade. Esses danos irão fazer a repetição do ciclo ao sustentar seus comportamentos violentos, tanto no tempo da própria infância e adolescência até a idade adulta. A queixa trazida ao pediatra, seja pelos pais ou pela escola, de agressividade, mesmo em idades muito pequenas, deve sempre ser interpretada como um sinal de alerta a ser muito bem avaliado. A pergunta simples sobre quem a criança copia, ou quem é agressivo em casa, pode ser muito valiosa para descortinar uma realidade de violência intrafamiliar ensinada como forma de relacionamento normal para a criança e o adolescente, ou ou a repetição por espelhamento dos comportamentos violentos dos responsáveis, demonstrando o que sofrem.

Esse ciclo, se não interrompido, poderá ser reproduzido pelos que hoje são vítimas, nos seus dias e com seus pares, e, no futuro próximo, quando adultos, à sua prole e aos outros que serão os mais frágeis à sua volta. Ou, na impossibilidade de encontrar qualquer meio de defesa e tratamento, vão cristalizar o papel e lugar de vítima, a se colocarem na busca e à disposição de outros que continuem a violentá-los.

DIAGNÓSTICO DA VIOLÊNCIA FÍSICA[1-4]

É do século XIX, 1894, um dos primeiros registros de processo de retirada da guarda de uma criança, Mary Ellen Wilson, extremamente maltratada pela mãe adotiva, com base em lei existente de proteção aos animais de Nova Yorque, visto que nada existia em relação à proteção de crianças. Trata-se da primeira iniciativa daquele estado no sentido da proteção das crianças – há pouco mais de cem anos atrás.

Os efeitos dos espancamentos de crianças foram trazidos para publicações médicas por Caffey em 1946, quando descreveu os tipos de fraturas que indicavam serem resultado de traumas intencionais e alertando para o que chamou posteriormente de síndrome da criança sacudida.[2,3]

A síndrome da criança espancada[4] foi descrita a primeira vez por Kempe, em 1962, em congresso médico, quando associou os achados de exames físico e de imagens com os efeitos de espancamentos de crianças e adolescentes. Muito pouco tempo se tem na história da medicina de pesquisas e estudos sobre a doença violência.

Até os dias de hoje, dificilmente uma criança ou adolescente vítima de violências, especialmente as intrafamiliares, serão trazidos a um serviço de saúde devido às agressões sofridas, ou com o relato destas.

Em consultas de puericultura, de rotina ambulatorial ou de consultórios particulares, serão as marcas e cicatrizes dos traumas ou os sintomas psíquicos e de atraso do desenvolvimento que estarão nas queixas dos responsáveis contra a vítima, a trazer para elas a culpa de seus sinais de sofrimento.

Assim, uma anamnese cuidadosa a ser sempre registrada com as palavras dos informantes e a escuta da criança e do adolescente em todos os atendimentos médicos, especialmente do pediatra, poderão levar à suspeita de que estão sendo alvo de violência intrafamiliar, mesmo que não apresentem nenhuma lesão física no momento da avaliação. É preciso sempre escutar a criança e o adolescente e saber enxergar seus sinais de sofrimento!

SINAIS GERAIS DE VIOLÊNCIA FÍSICA[5]

Quando a razão do atendimento é o trauma, como nos serviços de emergência, em todos estes atendimentos, o diagnóstico diferencial de violência é obrigatório e há que se avaliar o histórico do que habitualmente é trazido como acidente e comparar com o encontrado no exame e na escuta da criança e adolescente, para averiguar a hipótese de intencionalidade de um outro.

Mediante história apresentada de formas diferentes pela criança e pelos adultos que a acompanham, ou duvidosa sobre o mecanismo do trauma, com lesões que não correspondam ao impacto possível pelo "acidente" relatado ou, ainda, que não se justifique pela atividade natural e estágio de desenvolvimento da criança ou adolescente, a hipótese de violência deve ser sempre levantada e cuidadosamente avaliada.

É preciso lembrar que o comportamento humano se caracteriza pela atividade frontal e assim a parte anterior do corpo, áreas de extensão e as extremidades como fronte, queixo, cotovelos, palma das mãos, parte anterior de pernas são as mais frequentemente atingidas em quedas ou outras injúrias não intencionais, na dependência da idade e desenvolvimento da criança, sendo o diferente disto motivo de maior e detalhada avaliação.

Em qualquer situação de trauma, é preciso levantar a possibilidade de violência sempre que forem encontrados os sinais gerais de violência física, conforme Quadro 1.

Quadro 1 Sinais gerais de violência física[5,6]

- Histórico de traumas frequentes, afastados os déficits motores ou visuais
- Inexplicável atraso entre o trauma e a procura de tratamento médico
- Descrições sobre o trauma discordantes entre genitores ou cuidadores ou entre estes e a vítima
- Localização, número e/ou intensidade de lesões que não correspondem ao mecanismo do trauma relatado
- Lesões que não são compatíveis com as atividades relatadas e a própria da idade e especialmente com o desenvolvimento psicomotor da criança
- Lesões bilaterais, simétricas ou em mais de um segmento do corpo
- Lesões que envolvem partes usualmente cobertas ou protegidas, como lateral de tronco, pescoço, região interna de membros, mamas, genitália
- Lesões de qualquer espécie em estágios diferentes de cicatrização ou cura

Fonte: adaptado de Pfeiffer, 2004[5]; Pfeiffer, 2011[6].

Na dependência da área do corpo atingida, ou o órgão, aparelho ou função envolvidos, têm-se os sinais específicos de traumas físicos intencionais, que possibilitam o diagnóstico de trauma intencional, ou seja, de violência física.

SINAIS ESPECÍFICOS DA VIOLÊNCIA FÍSICA[2,3,5,6-10]

Pele e mucosas

Como o órgão mais extenso e exposto do corpo, a pele costuma ser o primeiro a ser atingido na violência física, que deixa suas marcas dependendo da intensidade, mecanismo e instrumento utilizado na agressão, como eritemas, lacerações, perfurações, equimoses, hematomas, queimaduras e outros, em variados níveis de gravidade e com características próprias, que as diferem das causadas por injúrias não intencionais, como:

- Lesão com formato definido: eritemas, contusões, lacerações, hematomas com formato mais definido indicam o tipo do instrumento utilizado na agressão, como a marca da mão ou dos dedos nos tapas, esbofeteamento e socos, ou, ainda, dos pés, nos chutes e pontapés. Da mesma forma é possível identificar o objeto ou sua forma utilizado na agressão, como os espancamentos com as tiras ou fivelas de cintos, para que causem maior dor, chinelos, salto de sapatos, fio de luz, garfos e objetos pontiagudos, varas de árvores escolhidas por não quebrarem durante as surras, com espinho ou sem espinhos e outros.
- Lesões circulares em punhos, tornozelos, pescoço: eritemas, contusões, lacerações, hematomas de distribuição circular em membros indicam contenção física através de amarras e em pescoço, ou tem a mesma origem ou podem ser consequentes à esganadura ou de enforcamento hétero provocado, ou como tentativa de suicídio na autoagressão.
- Lesões em face: eritemas, contusões, lacerações, hematomas em face, lesões de mucosa oral, com possibilidade até de perdas dentárias consequentes a tapas, esbofeteamento e socos. É preciso verificar a distribuição das lesões e a intensidade do dano, se seria justificável pelo trauma relatado, como quando se tem o comprometimento biocular, impossível de acontecer com um trauma pelas atividades próprias da infância. Seria possível apenas em traumas de grande impacto, com maior probabilidade de fratura de ossos do nariz, como em atropelamentos e acidentes de trânsito, onde o histórico é conhecido, não possível pelo impacto de uma bola num jogo entre crianças e adolescentes, ou mesmo adultos.
- Queimaduras agudas ou cicatriciais de forma discoide ou numular: de tamanho médio de 0,5 a 2 cm, mais intensas em área central, podem sugerir queimaduras por cigarro, charutos, utilizadas muitas vezes como forma de tortura e de submissão da vítima a outras formas de violência, como a sexual.
- Queimaduras com forma de objetos: provocadas por colocação e manutenção de objetos quentes na pele ou mucosas, costumam apresentar limites mais definidos e grau de comprometimento homogêneo, vez que não permitem a defesa natural da vítima de se afastar do agente causador, nem se identifica a marca onde aconteceu o primeiro contato, habitualmente mais intenso. Muitas vezes, a observação de maior distância pode revelar a forma do instrumento, como do ferro de passar roupas, faca, garfo ou colher aquecidos, fundo de panelas e outros, indicando que a superfície quente foi mantida em contato com a pele por tempo prolongado, em membro ou parte do corpo imobilizada, sem possibilidade de defesa da vítima.
- Queimaduras por líquidos quentes jogados contra a vítima: costumam ter comprometimento mais homogêneo, em locais variados do corpo, sem acompanhar o escorrer da substância pela gravidade, nem o caminho esperado do líquido como nas queimaduras acidentais, com áreas de lesões mais profundas de acordo com a direção do líquido arremessado.
- Queimaduras por submersão em líquido quente: são patognomônicas de violência as queimaduras em luvas, meias ou em região de períneo, quando uma parte do corpo é colocada e mantida em contato com líquidos quentes. Costumam ter limites mais definidos, sem sinais de respingos à distância da lesão principal por movimentos esperados de defesa, e da mesma forma que as anteriores, com intensidade de comprometimento mais homogêneo.
- Queimaduras por substâncias corrosivas: esse tipo de queimadura por substâncias corrosivas, como os ácidos e álcalis, indicam, no mínimo, grande possibilidade de omissão do cuidar ou negligência, por terem sido deixados não apenas ao alcance da criança, mas em recipientes que permitiram sua abertura e contato com o conteúdo. Com o mesmo raciocínio diagnóstico das lesões intencionais anteriores, as áreas do corpo atingidas por estas substâncias devem ser compatíveis com a atividade necessária para que a criança ou adolescente alcançasse e manuseasse esse material. Localizações variadas e diversas do mecanismo de contato relatado e passível de acontecer indicam a investigação não apenas da omissão do cuidar, como da queimadura intencional.

Lesões osteomusculares

As lesões de ossos e tecidos moles adjacentes são as manifestações radiológicas mais comuns na violência contra crianças e adolescentes, a segunda em frequência de uma maneira geral. As fraturas estão presentes em mais de um terço dos pacientes vítimas de violência física.

Assim, qualquer fratura na infância e adolescência deve ser analisada com cuidado, havendo, como dito anteriormente, que ser comparado o encontrado no exame físico e radiológico com o relato e mecanismo do trauma, além da pesquisa de outros sinais e sintomas psíquicos e dos sinais gerais para violência.

Especial atenção deve ser dada ao mecanismo do trauma relatado e à capacidade psicomotora da criança, a serem levados em conta na análise das entorses, luxações e fraturas. Como exemplo, as fraturas de crânio trazidas como consequentes a quedas em lactentes que ainda não rolam. Ou fraturas de ossos longos como fêmur e tíbia, que requerem um impacto de força mecânica bastante intenso, o que dificilmente ocorre em quedas da altura da própria criança e adolescente ou em crianças menores de cinco anos.[5,6]

A presença de fratura atual ou consolidada em criança abaixo de dois anos deve desencadear uma avaliação geral, em busca de sinais de maus-tratos, desde o seu histórico de gravidez e nascimento, sobre os cuidados, ou descuidos que recebe de seus pais ou responsáveis, seguida da investigação por exame físico e de imagem, da presença de outros sinais de violência. É indicado o estudo radiológico de corpo inteiro, por segmentos, à procura de outras lesões anteriores, que poderão indicar estágios diferentes de cicatrização ou cura. Em crianças maiores, essa busca por sinais radiológicos pode ser seletiva, na dependência da fala da criança ou família sobre traumas anteriores.

O tempo entre o trauma e a procura de atendimento é outro dado importante, pois a demora em buscar diagnóstico e tratamento dá o diagnóstico mínimo inicial de negligência ou omissão do cuidar grave, como também de violência psíquica, pela manutenção do estado de dor. Ademais, também pode significar uma tentativa de ocultar a agressão, ou, ainda, uma forma mais cruel de provocar e prolongar o sofrimento da vítima, bem como o domínio dos agressores sobre sua vida. Esse atraso na busca de tratamento pode ser identificável pelo tempo de evolução da fratura, trazido pelo estudo radiológico. A identificação do tempo de fratura é de extrema importância também para que se verifique ainda se existe compatibilidade entre a história trazida pelos responsáveis e as características da lesão.

Além desses aspectos gerais do comprometimento osteomuscular por traumas intencionais, é possível identificar alguns tipos de fraturas que são fortemente indicativas de serem resultado de ato violento, como apresentado no Quadro 2.

Quadro 2 Características fortemente indicativas ou específicas de lesões ósseas por trauma intencional[8,9]

Gerais
Não compatíveis com o desenvolvimento motor ou atividade da vítima
Múltiplas, bilaterais ou em diferentes estágios de consolidação
Específicas
Em ossos longos
• Hemorragias em espaço subperiosteal
• Metafisárias por arrancamento em nível de cartilagem de crescimento (em alça de balde)
• Metafisárias por avulsão de pequenos fragmentos de ângulo nas extremidades ósseas
• Diafisárias em espiral
De arcos costais
• De arcos costais abaixo de dois anos
• De arcos costais posteriores
Luxação ou fratura de esterno
Do extremo distal da clavícula e da escápula
De crânio
• Diástases de suturas
• Múltiplas ou bilaterais
• Que atravessam as suturas
• Afundamento de crânio ou em bola de pingue-pongue (recém-nascidos e lactentes)
De apófises espinhosas
De vértebras sem história de trauma acidental de alto impacto

Fonte: adaptado de: Caffey, 1972[3]; Cavalcante et al., 2018[8]; Lourenço, 2018[9].

Lesões cranioencefálicas

De grande incidência em crianças abaixo de dois anos, as lesões por traumatismos cranioencefálicos são as maiores causas de morbimortalidade por violência nesta faixa etária.

Especial atenção deve ser dada aos traumatismos cranianos em crianças pequenas, trazidos como quedas de berço, cama ou trocador, onde há que se pensar trauma acidental por negligência, desde que esta criança tenha a capacidade neuromotora de se virar, rolar ou se deslocar por si só.[5-7]

É preciso ressaltar que, frente a um traumatismo cranioencefálico abaixo de dois anos de idade, sem histórico comprovado do trauma acidental, outros sinais de violência devem ser investigados, independentemente das manifestações de angústia e até mesmo de desespero dos pais ou responsáveis. Esses comportamentos não são garantia da falta de intencionalidade de nenhum tipo de trauma.

As quedas são causas importantes de traumatismo cranioencefálico na infância e adolescência, mas quando ocorrem da própria altura, para a frente do corpo, sendo possível alguma defesa da criança para minimizar o impacto com o chão, sem choque com outras superfícies, não costumam levar a graves danos.

É preciso que se levante a suspeita de violência sempre que se tiver um relato de queda de provável pequeno impacto, com sinais e sintomas de comprometimento neurológico ou que sejam acompanhados de lesões em outras partes do corpo.

A presença de fratura de ossos do crânio não é necessária para que se tenha danos encefálicos.

Os espancamentos ou agressões de cabeça podem levar a hematomas de couro cabeludo, fraturas dos ossos do crânio e lesões encefálicas que vão desde micro-hemorragias a hematomas e hemorragias extensas subdurais e encefálicas. Quadros de deficiência intelectual na infância e adolescência têm sido associados a micro-hemorragias cerebrais provocadas por traumas cranianos de repetição, ou hemorragias maiores também sem diagnóstico e tratamento.[5-7]

A síndrome do bebê sacudido é uma das formas de violência que mais leva a óbito lactentes e crianças abaixo de dois a três anos, tendo sido reconhecida em crianças de até cinco anos de idade, segundo Cafey, 1972.[3]

O mecanismo do trauma favorece os danos e sequelas cerebrais pelas frágeis características anatômicas próprias da primeira infância, de um cérebro de tamanho proporcionalmente mais volumoso em relação ao corpo, musculatura frágil de pescoço e a total impossibilidade de defesa diante da força do adulto. Ao serem sacudidas em níveis variados de força, as crianças não conseguem sustentar a cabeça, e a massa encefálica será movimentada bruscamente, em velocidades diferentes quanto à parte do tronco cerebral e a superior, levando a lesões de ruptura por cisalhamento de vasos sanguíneos e formações neuronais. Todo encéfalo também vai se chocar com a calota craniana e outros danos vão acontecer, levando a variados níveis de hemorragias subdurais e comprometimento de tecido encefálico, bem como a diferentes graus de hemorragia de retina.[5-7]

Em alguns casos, na dependência da força aplicada pelos agressores, pode haver fratura de arcos costais, especialmente posteriores e ou do úmero, quando a criança é tomada pelos braços e tronco e até de clavícula e espátula. Na forma aguda, tem-se o relato de quadro súbito de comprometimento neurológico em variados níveis de gravidade, desde irritabilidade intensa às convulsões, paralisias, sinais de hipertensão endocraniana, parada cardiorrespiratória, podendo chegar à morte, sem histórico ou sinais de encefalopatia anterior, infecciosos ou tóxicos que o justifique.

São sinais patognomônicos da **síndrome do bebê sacudido aguda** o encontro de hemorragia subdural ou encefálica de intensidades variadas e hemorragia de retina, uni ou bilateral, sem que existam sinais de traumatismo direto ocular que possa tê-la provocado, ou situação de politraumatismo decorrente de acidentes de grande impacto, como os de trânsito.

Na forma repetitiva ou crônica do ato de sacudir a criança, tem-se a origem de muitos casos de encefalopatias crônicas não progressivas, como de paralisia cerebral ou deficiências mentais e visuais, em que as vítimas não foram levadas a atendimento quando das manifestações iniciais da violência, ou o diagnóstico de violência, aguda ou crônica, passou desapercebido do médico e a falta de tratamento e proteção da criança permitiram a repetição das agressões. Daí a importância de ter a violência como diagnóstico diferencial em todas as situações de trauma, de quadros neurológicos agudos e transtornos de desenvolvimento e de comportamento.

Na repetição do ato de sacudir a criança, é possível definir uma **síndrome da criança sacudida crônica**, em que o ato de chacoalhar é utilizado pelos responsáveis ou cuidadores como forma gravíssima de violência de repetição, que leva a lesões encefálicas progressivas, dentro de um sofrimento permanente da criança e adolescente, mantidos como reféns dos descontroles e desequilíbrios do mundo adulto de sua referência, e a sequelas físicas, neurológicas e psíquicas irreparáveis.

Lesões de tronco[5,6]

Provocadas por socos, pontapés, espancamentos ou quando a vítima é atirada contra uma superfície ou objeto, os traumas intencionais de tronco podem levar a variados graus de comprometimento da saúde, desde os eritemas, lacerações e hematomas de pele, a contusões, fraturas de arcos costais, deslocamento de externo e lesões de órgãos internos. De consequências gravíssimas, podem provocar hemorragias de timo, lacerações pulmonares e cardíacas, pneumo ou hemotórax pelas fraturas de arcos costais e rompimentos de pleura e pulmões, com risco de morte eminente.

Lesões abdominais[5,6]

Mais frequente em crianças maiores e adolescentes, que são atingidos por agressões enquanto estão em pé, ou caídos ao chão, as lesões abdominais são a segunda causa de morte por violência nessa faixa etária. O trauma abdominal pode levar à laceração de vísceras maciças, como fígado e baço, e desencadear hemorragias intra-abdominais importantes, com quadro de anemia e quadro de abdome agudo. Outros danos e sintomas podem ocorrer, como lesões renais, obstrução intestinal causada por hematoma de parede de intestino, especialmente de duodeno, lesões vasculares de mesentério, e entre outros o desencadeamento de diabetes tipo 1, por lesões pancreáticas de repetição.

SÍNDROMES E CONSEQUÊNCIAS[2-4]

Descritor da síndrome do bebê sacudido, *shaken baby syndrome*, em 1972, John Cafey deixou um alerta de que as sacudidas e o efeito de chicoteamento das estruturas cerebrais frequentemente resultam em danos permanentes para o cérebro e olhos, sendo causa de deficiências mental e visual gravíssimas, até a morte.[2,3] Colocou a tríade encefalopatia, hematoma subdural e lesão de retina como sinais específicos da síndrome do bebê sacudido. Declarou ainda:

> "O chacoalhar e sacudir é largamente praticado em todos os níveis da sociedade, por uma larga variedade de pessoas, em uma larga variedade de formas, para uma larga variedade de motivos".[3]

A **síndrome da criança espancada**, aguda ou crônica, *battered-child*, apresentada em encontro científico por Kempe e colaboradores em 1962, dificilmente deixa dúvidas diagnósticas quando se tem um quadro exuberante de lesões em vários segmentos e órgãos do corpo, sempre na pele e muitas vezes acompanhada de fraturas, costuma ser quadro repetitivo e de gravidade progressiva.[4]

A morte de muitas crianças e adolescentes acontece como consequência da repetição e progressão da crueldade do espancamento, da falta de diagnóstico médico, das falhas das medidas de proteção legais e ainda da impunidade dos agressores, que, livres de penalidades, continuam a violentar suas vítimas. Para as vítimas sobreviventes, os danos ao desenvolvimento físico e psíquico, como os danos neurológicos provocados pelos espancamentos, podem deixar sequelas incapacitantes para toda a vida.[5,6]

ATENDIMENTO À VÍTIMA E DEVERES MORAIS, ÉTICOS E LEGAIS[5,6,7,10]

Sempre que houver a suspeita ou confirmação de violência física, ter-se-á o comprometimento psicológico ou psíquico da vítima pela dor, pelo não entendimento muitas vezes do que levou à agressão, pela expressão de raiva e descontrole de quem agrediu, e, especialmente, por ser levada a acreditar que é culpada pela insatisfação e desequilíbrio de seus violadores, especialmente se pais ou responsáveis, ou ainda por ser ameaçada para manter seu silêncio.

Assim, a vítima poderá se colocar a omitir a agressão sofrida, bem como se negar a identificar seus agressores. Portanto, não é sua negativa ou confirmação das falsas histórias trazidas por seus genitores ou responsáveis que deve anular a suspeita de violência. A clínica é soberana e o médico deve seguir os passos para o diagnóstico diferencial entre os traumas não intencionais e intencionais e, no caso de suspeita, a notificação aos órgãos de segurança, como as delegacias, de proteção, como o Conselho Tutelar de justiça, como as Varas da Infância e Juventude, Varas de Crimes contra Crianças e Adolescentes e Ministério Público devem ser feitas, conforme compromisso profissional e ético, e o dever legal dado pelo Estatuto da Criança e do Adolescente, artigos 13 e 245.[10]

O registro e a documentação das lesões são fundamentais no atendimento médico, a serem guardadas em sigilo pela instituição de saúde ou oferecidas pelo profissional responsável pelo atendimento para os inquéritos judiciais, pois os processos de apuração de crimes, mesmo que intrafamiliares, costumam ser longos, e as lesões podem não estar mais visíveis. Mas não basta o tratamento das lesões físicas. O acompanhamento da vítima pelo pediatra e seu encaminhamento para tratamento em saúde mental e dos responsáveis é fundamental.

Medidas de proteção devem ser encaminhadas, e a vítima colocada em segurança, como em internamento hospitalar, sempre que se tratar de violência grave ou risco de morte ou quando se suspeitar da possibilidade de repetição.

REFERÊNCIAS BIBLIOGRÁFICAS

1. Shelman E, Lazoritz S. Out of the darkness: the story of Mary Ellen Wilson Dolphin. Moon Publishing. Ebook Open Library. 2003.
2. Caffey J. Multiple fractures in the long bones of infants suffering from chronic subdural hematoma. Am J Roentgenol Radium Ther. 1946;56(2):163-73.
3. Caffey J. On the theory and practice of shaking infants. Am J Dis Child. 1972 Aug;124(2):161-9.
4. Kempe CH, Silverman et al. The Battered-Child Syndrome. JAMA.1962; 181:17-21.
5. Pfeiffer L. Violência Física. In: Campos et al. Segurança da criança e do adolescente. Sociedade Brasileira de Pediatria. São Paulo: Nestlé; 2004. p. 206-12.
6. Pfeiffer L. Método de classificação dos níveis de gravidade da violência contra crianças e adolescentes. [Tese de Doutorado]. Curitiba: Universidade Federal do Paraná; 2011.
7. Pfeiffer L. Waksman RD. Diagnóstico das apresentações da violência na infância e adolescência. In: Campos Jr. D, Burns DAR, Lopes FA. Tratado de Pediatria. 3a ed. Barueri: Manole; 2014. p. 149-55.
8. Cavalcante ND, Lederman HM. Alertas dos especialistas: ortopedia. In: Waksman RD, Hirschheimer MR, Pfeiffer L. Manual de atendimento às crianças e adolescente vítimas de violência. 2. ed. Brasília; Conselho Federal de Medicina; 2018. p. 244-52.
9. Lourenço AF. Alertas dos especialistas: ortopedia. In: Waksman RD, Hirschheimer MR, Pfeiffer L. Manual de atendimento às crianças e adolescentes vítimas de violência. 2. ed. Brasília; Conselho Federal de Medicina; 2018. p. 233.
10. Brasil. Artigos 13, 245 do Estatuto da Criança e do Adolescente. Lei 8069, 1990. Redação dada pela Lei n. 13.010, de 2014. Disponível em: http://www.planalto.gov.br/ccivil_03/leis/l8069compilado.htm. Acessado 30 de agosto de 2021.

CAPÍTULO 5.3

VIOLÊNCIA PSICOLÓGICA OU PSÍQUICA

Luci Pfeiffer

AO FINAL DA LEITURA DESTE CAPÍTULO, O PEDIATRA DEVE ESTAR APTO A:

- Definir violência psíquica.
- Identificar os sinais de alerta de risco para violência psíquica.
- Reconhecer os sinais e sintomas de violência psíquica, sabendo que os pais ou os que ocupam seus lugares são os mais frequentes agressores.
- Fazer o diagnóstico diferencial entre os sintomas de sofrimento e danos psíquicos consequentes à violência das causas orgânicas, como os sintomas de Transtornos Mentais.
- Diagnosticar a violência psíquica primária e a violência psíquica secundária a outras apresentações de violência.
- Identificar o nível de gravidade da violência psíquica, se leve, grave ou gravíssimo, e definir as medidas de tratamento e de proteção legal, quando necessária.
- Notificar a violência ou a suspeita para o Conselho Tutelar e para a Vara da Infância nos casos graves e gravíssimos.
- Definir os tratamentos necessários e promover os encaminhamentos para equipe interdisciplinar.
- Manter o acompanhamento da criança ou adolescente e a evolução do caso.

INTRODUÇÃO

> "Doutora, ele veio na minha vida para infernizar e ele é tão ruim, que eu tentei abortar três vezes e ele não saiu de dentro de mim. E agora, fica dizendo que quer morrer..."

Fala de genitora, em frente ao filho de 12 anos, segunda tentativa de suicídio, com medicação psicoativa que a genitora deixa sempre acessível em sua bolsa. Mãe com nível educacional de terceiro grau, classe social B. Abandono de pai.

DE QUE SE TRATA A VIOLÊNCIA PSÍQUICA CONTRA CRIANÇAS E ADOLESCENTES[1-5]

Na infância e adolescência qualquer forma de violência terá um efeito deletério duplo, principalmente a praticada pelos genitores ou responsáveis, tanto pela não construção ou destruição dos vínculos que iriam sustentar o desenvolvimento físico e mental da criança e adolescente, como pela não formação de instrumentos psíquicos que necessitam para sustentar suas possibilidades de lutar pela vida.

É de Freud, 1926, o conceito de que "a base da educação não é o amor somente, mas também a dependência infantil, pelo desamparo da infância", dizendo da submissão da criança ao que lhe é imposto por seus pais como normas e leis de comportamento e obediência, pois precisa que este adulto interprete suas necessidades e cuide para que sobreviva.[1] Do lado dos pais, Freud afirma que toda criança precisa ser adotada ao nascimento, sendo filho biológico ou não, trazendo a evidência de que a aceitação do filho e de seu cuidado não está contida no ato de se tornar mãe ou pai.

A crença sobre o amor inato e espontâneo da mãe pelo filho está na base do estranhamento que se sente hoje em relação ao abandono e infanticídio cometidos pelos pais, sobretudo pela mãe.[2]

Essa é uma realidade muitas vezes ignorada nas avaliações de situações de violência na infância e adolescência, em que o mito de que os genitores dariam tudo de si para o melhor de sua prole ainda conduz a posicionamentos distorcidos de programas, projetos e instituições de assistência e proteção a crianças e adolescentes, até mesmo de alguns profissionais da área da saúde.

A epidemiologia e os dados, embora subnotificados, sobre violência infantojuvenil demonstram claramente que a maioria das situações de violência contra crianças e adolescentes acontece dentro das suas casas, tendo os genitores ou responsáveis como mais frequentes agressores, mesmo entre os que provocam suas mortes.[3] No entanto, ainda a fala de pais ou responsáveis, como avós e outros cuidadores, continua a ser considerada soberana, sem que suas vítimas sejam realmente bem ouvidas e seus sinais e sintomas avaliados, ou que seja levada em conta a possibilidade de se tratar de situações de violências intrafamiliares, talvez graves e gravíssimas.

Maior risco ainda existe de erro de diagnóstico quando não se trata de violência física recente, ou a agressão é psíquica, e as lesões e danos não são visíveis aos olhos. Nestes casos, os sinais e sintomas de sofrimento muitas vezes são trazidos como de transtornos mentais da criança ou adolescente, e a vítima passa a ser ré ou a suposta agressora a incomodar o mundo adulto à sua volta.

Assim, no histórico das vítimas de violência, especialmente a psíquica que não deixa marcas palpáveis e objetivas, a tendência da ciência médica e jurídica tem sido em aceitar, com alguma frequência, os relatos de culpabilização da criança ou adolescente pelos seus sinais e sintomas, vindos dos genitores ou responsáveis como verdade absoluta, numa inversão entre a causa e as consequências. Quebras de mitos e de novos conceitos sobre a doença violência psíquica precisam ser apropriados pelos saberes do pediatra e de todos os profissionais que atuam na área da infância e adolescência.

É possível definir a violência psicológica ou psíquica na infância e adolescência na prática e submissão da criança ou do adolescente a atos e atitudes, incluindo ações verbais, por pessoa de maturidade física e psíquica mais adiantada, que lhes causem sofrimento, levando a danos progressivos a seu desenvolvimento e à estruturação de personalidade, podendo deixar sequelas permanentes até o desejo de morte.

Quanto mais precoces na vida de um ser humano os ataques e desrespeito ao seu corpo e ou à sua mente, maiores os danos e sequelas de qualquer forma de violência, sendo a cometida na infância e adolescência a de maior risco, consequências e sequelas.[4]

Com base no sofrimento imposto e nos atos perversos do mundo adulto que a maltrata, que não tem condições de reconhecer como violência, pois não tem ainda parâmetros ou comparativo para tal, é que a criança formará seus pilares de personalidade. Assim, diante de valores distorcidos do certo e do errado, do permitido e não permitido e, especialmente, do lugar de pouca ou nenhuma importância de si mesma para este mundo adulto cruel, irá constituir seus instrumentos psíquicos para bem ou mal evoluir e reproduzir o aprendido nos relacionamentos que terá consigo e com o outro, se a violência não for impedida e a vítima tratada.

Em especial, existem agressões que trazem a dor psíquica nos primeiros anos de vida, quando a criança não consegue localizar a origem do mal-estar e ainda não tem capacidade de entendimento das razões que a faz sofrer, nem instrumentos psíquicos para se defender e elaborar seu sofrimento.

Pode acontecer de forma isolada ou acompanhando todas as outras formas de violência, sendo classificada então como violência psíquica primária ou secundária, de acordo com sua origem.

A violência psíquica primária é imposta à criança ou ao adolescente por meio de atos ou atitudes de desamparo, humilhação, desqualificação, tratamento como de menor valor, culpabilização, exigências de desempenho acima do possível e esperado pela idade e estímulo recebido, demonstrações de insatisfação constante, indiferença por sua saúde, proteção e desenvolvimento. Da mesma forma, trata-se de violência psíquica o preconceito, a discriminação, a corrupção, a rejeição, a submissão a qualquer outra forma de violência, ou conivência às praticadas por outros, o abandono e outras situações que possam levar a danos, muitas vezes irreversíveis ao desenvolvimento da criança ou adolescente, tanto na área psíquica, como moral, intelectual e social.

Apesar de sua gravidade e prejuízo à estruturação mental da criança e adolescente, a violência Psíquica ainda permanece como uma doença difícil de ser aceita e considerada como de importância, a causar danos e sequelas muitas vezes irreversíveis ao ser humano em maior desenvolvimento, deixando para a vítima e sociedade os seus custos.

Embora percebida por muitos, pouco vem sendo diagnosticada como uma doença a causar danos na infância e adolescência, mesmo pelo meio médico, patologia essa causada pelos pais ou responsáveis na maioria dos casos e, talvez por isso, acabando por ser encoberta pelos diagnósticos de transtornos mentais da vítima, como se seus sintomas fossem originários da própria criança ou adolescente.

Nesse prisma, é muito pouco denunciada ou notificada, e, apesar de poder levar a vítima ao desejo de morte, não está incluída na descrição de lesões corporais, artigo 129 do Código Penal Brasileiro, nem na definição do crime de maus-tratos, artigo 136, definição essa feita no ano de 1940, quando pouco se sabia e se falava do psiquismo de uma criança ou adolescente.[5] Ainda, do pouco denunciado, quantidade ínfima é levada para as medidas de proteção da vítima e de apuração de crime dos agressores, mesmo quando determina danos permanentes ou a autoagressão com desejo ou tentativa de morte da criança ou adolescente.

A violência psíquica secundária acompanha todas as outras formas de violência contra a criança e o adolescente, sendo seus sinais e sintomas, muitas vezes, os primeiros indicativos de se estar frente a uma situação de maus-tratos, no mínimo graves, senão gravíssimos. Assim, torna-se de extrema importância que, mediante sinais e sintomas de sofrimento psíquico nesta faixa etária, seja feita a avaliação da possibilidade de serem consequentes a outros tipos de violência, ou consequentes a atos e atitudes de agressões ao arcabouço mental da criança ou adolescente.

DESENVOLVIMENTO PSÍQUICO

Há que se levar em conta que são os pais ou cuidadores que apresentam o mundo para a criança desde o seu nascimento, e ela ao mundo, colocando em palavras e atos o que esperam dela e o lugar que ocupa e ocupará em suas vidas, se existente e bom ou um lugar do erro, do incômodo, do fracasso ou, pior, a não lhe oferecer lugar algum.

Quanto maior o vínculo de afetividade e dependência entre a vítima e seus agressores, mais determinantes de danos à construção da imagem de si mesma e do desenvolvimento da sua capacidade de se relacionar de forma saudável com seus pares e com o mundo adulto.

Com poucos ou nenhum vínculo saudável de bom afeto e respeito, muitas crianças crescem em meio às histórias de violências e fracassos de seus pais e cuidadores, em todas as classes socioculturais e de níveis de escolaridade, carregando com elas a culpa e a herança desses sofrimentos.

Assim se constitui a violência psíquica, e muitas crianças chegam à idade adulta ainda querendo satisfazer o que entenderam que seus pais ou responsáveis esperavam delas, numa inversão de papéis e acúmulo de culpas. Deixam de viver e construir suas vidas próprias para tentar encontrar o que aquela criança maltratada deveria ter sido para merecer a atenção, amor e dedicação de seus genitores.

Em muitos casos tem-se a interferência negativa do adulto sobre as competências intelectuais e sociais da criança por meio de isolamento, discriminação, desrespeito e corrupção. Sua investigação não é trazida pelo exame de corpo delito pelo Instituto Médico Legal, nem faz parte dos pareceres possíveis nesses exames de perícia oficial habitual.

No entanto, a possibilidade de seu diagnóstico sempre deveria ser buscada em casos de queixas de atrasos de desenvolvimento e escolaridade sem lesões orgânicas que os justifiquem agressividade, déficit de atenção, alterações de comportamento, suspeita de transtornos mentais e em atitudes de autoagressão.

PREVENÇÃO DA VIOLÊNCIA PSÍQUICA

Poucos pais sabem que a estruturação da personalidade de uma pessoa e a formação dos seus instrumentos psíquicos para lidar com a vida e consigo mesmo acontecem até os 6 a 7 anos de idade. Nessa fase, a criança absorve tudo o que recebe, vê e percebe de seus cuidadores e do meio que a envolve. São os pais que apresentam o mundo ao filho, vão dizer a ele por meio de palavras e atitudes qual o seu valor e o valor do outro e, assim, o ensinam como viver.

Os pais dizem ao filho o que querem que ele seja e que esperam dele, formando uma imagem deste "eu ideal" definido por Freud.[1]

Em atos e atitudes de humilhação, desvalor, insatisfação, indiferença e rejeição, por exemplo, declaram ao filho ou dependente que ele não é suficiente para seu amor e, por isso, culpado das agressões que sofre, culpa essa que os leva a buscar castigos para o resto da vida se essa violência não for reconhecida, impedida e tratada.[4]

Na adolescência, a estruturação da personalidade e a escolha dos modelos de espelhamento vão ser completadas com a análise de um entorno além do meio familiar, do encontrado em seus pares, seus relacionamentos sociais, em outras famílias, e atualmente também no mundo virtual. Com apoio saudável e equilibrado dos genitores e responsáveis, o adolescente finalizará a formação de seus mecanismos básicos de ser, para si mesmo e para um outro, bem como de implementação de seus instrumentos, já formatados na infância, para lutar pela vida e definir suas metas.

Esse é um saber de muito valor que poderia ser repassado aos pais pelo médico pediatra, bem como a ciência de que se revive a própria infância quando nos tornamos pais, por isso, para alguns, um tempo de muitas ansiedades e inseguranças, quando não de angústias.

Perguntar a pais de recém-nascidos e lactentes sobre a infância de cada um, pode desvelar riscos para a violência, que, se tratados, não evoluirão para os maus-tratos.

Também, em qualquer idade da criança ou adolescente, a orientação aos pais para que façam um filtro do que receberam de seus genitores em suas infâncias e adolescências pode proporcionar uma análise do que lhes fez bem ou mal, e a escolha de uma forma diferente e melhorada de amar e cuidar de sua prole. Por esse caminho, o novo pode existir para que seja repassado da geração anterior, dos avós ou familiares, aos que hoje são a terceira geração, apenas o que seus pais receberam de bem e de bom, sem violências.

Ainda, o ensino pelo pediatra sobre as fases do desenvolvimento neuromotor, da evolução do psiquismo infantil e das necessidades de atenção, estímulo e bom afeto desde a gravidez, na puericultura, ou a qualquer tempo, pode colaborar muito para o estabelecimento de bons vínculos e um bem cuidar prazeroso pelos pais.

Pela mesma perspectiva, uma anamnese que inclua o histórico da gestação e do relacionamento entre pais e filhos até o início dos sintomas de sofrimento pela criança pode desvelar situações de violências que não deixam marcas na pele, mas nas possibilidades da vítima de enfrentar a vida e se relacionar consigo mesmo e com o outro e de forma definitiva na sua estruturação psíquica em formação.

SINAIS DE ALERTA PARA A POSSIBILIDADE DE VIOLÊNCIA

É preciso sempre levar em conta que a violência psíquica pode acontecer de forma isolada, a não deixar nenhuma marca no corpo da vítima, como também acompanha todas as outras formas de violência, sendo muitas vezes a que desencadeia os sintomas mais exuberantes que chamam a atenção do mundo adulto.

As formas mais leves podem resultar do despreparo dos pais para cuidar e assumir responsabilidades com os filhos ou, em todos os níveis de gravidade, pela reprodução agravada pelos genitores, sem nenhum filtro, do que sofreram em suas infâncias.

Desarranjos e desestruturações familiares, a violência entre casais e de gênero, os vícios e dependências e doenças mentais dos genitores em todas as classes socioeconômicas, os ambientes precários, promíscuos ou ligados à marginalidade são determinantes de muitas formas de violência na infância e adolescência. Essas possibilidades devem fazer parte da avaliação pediátrica da criança e do adolescente, preventivamente ou frente a sinais de sofrimento.

É possível identificar sinais de alerta e, portanto, a indicar a necessidade de intervenção para que a violência não se estabeleça entre os adultos e as crianças e adolescentes, desde a gravidez, como os estabelecidos no Quadro 1.

Na gestação é possível verificar sinais de risco para a aceitação do filho, em níveis crescentes de gravidade, no acompanhamento pré-natal, ou, *a posteriori*, no histórico da criança ou adolescente na avaliação da suspeita de violência, sinais e sintomas estes não justificáveis por problemas orgânicos, como colocados no Quadro 2.[6]

Na sequência da evolução da relação pais e filhos, é possível identificar sinais de alerta de que os laços para a aceitação da criança como filho a ser "adotado" não apenas como sangue do mesmo sangue não estão acontecendo, pois somente estes nunca garantiram, nem mesmo na história da humanidade, o laço de amor, cuidado e proteção, descritos no Quadro 3.[6]

Os sinais de alerta podem ser trazidos pela puérpera ou nos primeiros anos de vida da criança por um ou ambos os genitores, como a recusa, sem problemas orgânicos que a justifiquem, em amamentar, em assumir o cuidado do bebê, em mostrar satisfação e orgulho de sua prole, ou mesmo prazer em estar com o filho. Seguem a terceirização do cuidar, a indiferença e outros, até a rejeição e o abandono.

Quadro 1 Sinais gerais antecipatórios de risco para a desvinculação pais e filhos e violência

Mãe
• Histórico de ter sido vítima de violência em sua infância e/ou adolescência
• Submetida à violência intrafamiliar ou de gênero pelo companheiro
• Relação conjugal conflituosa
• Portadora de distúrbios de comportamento ou transtornos mentais
• Usuária de drogas lícitas ou ilícitas
• Em uso de medicação psicoativa
• Sem figura materna saudável de referência
• Comportamento violento
• Desejo/tentativa de aborto
• Falhas no pré-natal, desinteresse pelo seu bem-estar e saúde do feto
• Antecedentes de perda de filho
• Perda de pessoa significativa em sua vida, em período da gravidez ou próximo dele
Pai
• Histórico de ter sofrido violências na infância
• Relação conjugal conflituosa
• Portador de distúrbios de comportamento ou transtornos mentais
• Usuário de drogas lícitas ou ilícitas
• Em uso de medicação psicoativa
• Comportamento violento
• Sem figura paterna de referência
• Falta de interesse e acompanhamento da gestação
• Desejo de aborto
• Não reconhecimento da paternidade

Fonte: adaptado de Pfeiffer, 2004.[6]

Quadro 2 Classificação de risco por níveis de gravidade para a desvinculação mãe e filho na gravidez

Classificação do risco	Sentimento atribuído ao período da gravidez
Leve	Sensações desagradáveis
Grave	Sensações negativas
Gravíssimo	Sofrimento

Fonte: adaptado de Pfeiffer, 2004.[6]

O ABANDONO[7]

Pela lei brasileira é crime o abandono de incapaz, havendo que se considerar a criança e o adolescente incapazes de autocuidado e de autossustento, definido nos artigos 133 e 134, quando se trata de abandono de recém-nascido, pelo Código Penal Brasileiro.[7]

No entanto, é facultado aos genitores a entrega do filho para o cuidado do Estado, quando se declaram impossibilitados de assumir a sua guarda, não sendo este ato considerado crime.

Em relação à paternidade, não há muitas notícias de pais que foram processados ou cumprem penas pelo crime de abandono quando não assumem a paternidade do filho, nem são eles obrigados a aceitarem o teste de investigação desta paternidade. Ainda, em muitos casos de abandono paterno, nem a genitora ou família costumam denunciar o fato, como se direito fosse do homem a aceitar ou não a sua descendência, suposto direito este que acompanha a história da humanidade. No entanto, a falta do "nome do pai" deixa uma mar-

Quadro 3 Classificação de risco, por níveis de gravidade, para desvinculação pai e filho nos seus primeiros meses de vida

Classificação do risco	Sentimento atribuído aos atos de permanecer com o filho e de cuidar dele
Leve	Dificuldade
Grave	Incapacidade
Gravíssimo	Impossibilidade

Fonte: adaptado de Pfeiffer, 2004.[6]

ca de nascimento que não pode ser apagada, de uma rejeição sem que o filho tenha tido a chance de saber de suas raízes.

Muitos crescem com a violência do abandono e a se maltratar pela culpa de acreditarem não terem sido suficientes para despertar o amor e interesse desse pai, sendo esse um dos xingamentos utilizados na cultura popular que mais ofendem a criança e o adolescente, colocando-os como filhos apenas de uma mãe, sem o nome do pai. Muitas vítimas de abandono paterno, na dependência de como a história dessa violência é trazida e utilizada pela mãe e familiares, seguem a vida a procurar esta pessoa, a tentar identificar traços de semelhança entre os homens que encontram e a buscar formas de autoagressão por se culparem pelo abandono sofrido.

O médico, em especial o pediatra, ao atender um nascimento com a notícia de pai ignorado ou que não assumiu a paternidade, tem o dever de denunciar a existência desse abandono, por meio da notificação obrigatória de violência para as autoridades competentes, Conselho Tutelar e Ministério Público, sem a necessidade que se investigue, se saiba e afirme a quem se deve a paternidade. Este já não é papel do médico, mas sim a denúncia que é a notícia de abandono.

Ainda de maiores consequências, produzem-se os efeitos extremamente danosos ao psiquismo infantil no caso de abandono materno, menos aceito culturalmente, mas cada vez mais frequente no contexto crescente de envolvimento de mulheres na drogadição e dependência de substâncias, bem como casos de portadoras de transtornos mentais, sem apoio do outro genitor ou de família extensa.

Assim e no encontro de situação de qualquer forma de abandono dos genitores, ainda não levada aos meios de proteção legal da infância, mas desvelada em atendimentos médicos por outras razões de saúde, a notificação é obrigatória e deve ser feita. Cabe às autoridades de proteção à infância a defesa da vítima, que tem o direito de saber sua história, ter o registro do nome dos pais em sua certidão de nascimento ou esclarecida a falta, sendo essa falha a razão de muito sofrimento que essas crianças levam para toda a vida.

A mesma notificação precisa ser feita para abandonos que podem acontecer em qualquer tempo da infância e adolescência, para que sua guarda seja mantida por outros indicados pela justiça, de maneira a garantir os cuidados, a saúde, o desenvolvimento e a proteção de todas as crianças e adolescentes.

SINAIS E SINTOMAS DA VIOLÊNCIA PSÍQUICA

Diante de violência psíquica, sem compreender os atos e atitudes violentos dos responsáveis como anormais visto não ter parâmetros de como seria de outra forma, a criança vai absorvendo os pobres ou maus valores atribuídos a ela assim, pouco a pouco, incorpora-os como seu modo de ser e viver.

Com o crescimento, a irritabilidade, a agitação, a tristeza, o desinteresse pelas atividades próprias da idade ou por sua aparência e bem-estar são manifestações frequentes, bem como a busca do isolamento, dificuldades de socialização e de relacionamento com a família e com seus pares.

Na sequência, o atraso de desenvolvimento psicomotor e afetivo, os distúrbios de aprendizagem surgirão, levando a outras reações agressivas do mundo adulto, inclusive da escola, que podem culminar com o bloqueio mental para o aprender e o fracasso escolar.

Os sinais regressivos como a enurese e encoprese, os distúrbios alimentares, como a anorexia, bulimia e obesidade, podem representar formas de autoagressão, adotadas pelas vítimas de violência, especialmente intrafamiliar, como castigos pelo sentimento de culpa que lhes é imposto pelo agressor.

O histórico de fugas deve sempre ser motivo de investigação, bem como o relato ou constatação de "acidentes" de repetição. É preciso sempre levar em conta que ninguém "foge" de um bom lugar!

Nos "acidentes" de repetição é necessário investigar, junto à busca de fatores comuns nestes episódios de traumas ditos como não intencionais, os déficits visuais, auditivos, motores e até mesmo intelectuais, que possam justificar essa incidência. Caso negativa essa avaliação, o primeiro diagnóstico diferencial deve ser de violência, seja por negligência ou omissão do cuidar, seja pelo trauma intencional direto ou induzido pela ação perversa dos responsáveis.

De acordo com a idade e o nível de gravidade da violência psíquica ou psicológica, é possível identificar os sinais e sintomas, tendo-se no Quadro 4 os sinais de alerta para violência psíquica nos primeiros anos de vida.

São crianças que iniciam suas vidas em meio a uma impossibilidade do bem cuidar dos pais, impossibilidade esta que não depende de condição social ou escolaridade da família e que são trazidas ao consultório do pediatra habitualmente com adjetivos de culpabilização sobre suas reações ao sofrimento como "nervosos, agitados, teimosos, desobedientes, hiperativos, agressivos, insuportáveis". São queixas que formam um conjunto de acusações sobre a criança que deveriam surpreender ao pediatra, pelo suposto de contravenção e desequilíbrio atribuído a ela por seus responsáveis, criança esta que muitas vezes tem apenas alguns meses ou poucos anos de idade.

Quadro 4 Sinais de alerta para violência psíquica nos primeiros anos de vida

- Atraso de desenvolvimento neuropsicomotor
- Sinais de irritabilidade, dificuldades de sono e/ou choro frequente
- Criança que não busca o olhar ou atenção do adulto
- Desinteresse em brincar
- Déficits na evolução da linguagem e comunicação
- Tartamudez, disartria, dificuldade de expressão
- Períodos de tristeza frequentes
- Comportamentos extremos, como hiperatividade, agressividade ou apatia
- Dificuldades de socialização
- Baixa autoestima e autoconfiança
- Medo dirigido a certa ou certas pessoas
- Medo exacerbado de figuras imaginárias (monstros ou outros), representativas dos agressores ou da própria criança, a reagir mentalmente pelas agressões sofridas

Fonte: adaptado de Pfeiffer, 2011.[4]

Por sua colocação neste lugar do erro, da insatisfação, com rótulos construídos pela incapacidade dos genitores ou responsáveis em entender as atitudes próprias da infância ou pela capacidade destes em colocar no filho suas raivas e frustrações, ou seus ódios, a criança passará a entender que as descrições negativas de seu comportamento é o esperado dela para que mereçam o olhar de seus cuidadores e, talvez, um lugar privilegiado de atenção, mesmo que violento.

Não é raro que recebam diagnósticos de serem portadores de transtorno desafiador opositor (TOD) ou de transtorno de déficit de atenção e hiperatividade (TDAH), ou de ainda de bipolaridade ou de outros transtornos mentais, que acabam por fechar as chances de desvelamento das violências que sofrem, deixando para as vítimas a culpa do que sofrem e de seus sintomas de angústia e dor, e, pior, a encobrir os atos cruéis de seus agressores.

Nas crianças maiores e adolescentes, os sinais de sofrimento crônico e de tentativas frustradas de conseguir a aceitação do mundo adulto do qual são dependentes física e ou psiquicamente vão aparecer em forma variada de sinais e sintomas, muitas vezes interpretados como suas características pessoais, ou "forma de ser", sempre negativas, e, como tal, supostamente intratáveis, como os apresentados no Quadro 5.

Na repetição e progressão da violência psíquica isolada ou que acompanha as outras formas de violências, não diagnosticadas, não impedidas e tratadas, os sinais e sintomas já de danos psíquicos progressivos vão surgir, como apresentado no Quadro 6.

Quadro 5 Sinais e sintomas de violência psíquica em crianças e adolescentes

- Ansiedade deslocada à razão de fatores desencadeantes mínimos
- Crises de angústia, geralmente acompanhada de alterações físicas e de comportamento, como a exacerbação de medos, sentimento de insuficiência ou incapacidade, imposições de autolimites rigorosos
- Busca de castigos por meio de provocações ou comportamento desafiador a pessoas hierarquicamente superiores ou de maior poder ou força
- Impossibilidades de bem interagir com o outro e seus pares, ao provocar novas formas de fracasso nos seus relacionamentos e rejeição
- Recusa de atividades de lazer saudáveis
- Isolamento
- Reclusão no meio virtual
- Busca de grupos de risco de hétero ou autoagressão, delinquência ou vícios, inclusive no meio virtual

Fonte: adaptado de Pfeiffer, 2011.[5]

Quadro 6 Sinais de danos psíquicos consequentes às violências na infância e adolescência

- Comportamentos de regressão, como infantilização e manutenção de dependência não mais necessária com os adultos
- Sintomas de regressão e autoagressão velada, como enurese, encoprese
- Comportamentos obsessivos
- Compulsão
- Tiques ou manias
- Hipo ou hiperatividade
- Déficit/deslocamento de atenção
- Fracasso na aprendizagem
- Comportamentos de risco
  - Envolvimento com drogas lícitas e ilícitas
  - Busca de *sites* de masoquismo, autoagressão, desafios perigosos ou mortais na internet
  - Delinquência
  - União a grupos de hétero e autoagressão
- Ausência de metas
- Formas variadas de autoagressão direta
  - Distúrbios alimentares, como anorexia nervosa, bulimia, obesidade
  - Recusa ou não acompanhamento de tratamento de doenças agudas e crônicas
  - Lesões factícias
  - Ideação suicida
  - Tentativa de suicídio

Fonte: adaptado de Pfeiffer, 2011.[5]

CONCLUSÃO

Diante da grande incidência de violência na infância e adolescência, especialmente intrafamiliar e doméstica, faz-se necessário que em todos os casos trazidos com os sinais de alerta acima identificados, como de atraso de desenvolvimento, dificuldades de aprendizagem, transtorno de comportamento ou de humor na infância e adolescência, o diagnóstico diferencial da violência com causas orgânicas seja feito.

Na maioria das apresentações da violência contra crianças e adolescentes não se terá a queixa específica da forma dessa doença e sim no caso das intrafamiliares ou domésticas, ou das extrafamiliares com impotência ou conivência dos responsáveis, os sintomas mais constantes são os do comprometimento psíquico, por esta razão a necessidade de o médico, especialmente o pediatra, saber identificá-lo.

Assim, se faz imprescindível uma escuta mais cuidadosa sobre o histórico da gravidez e primeiros anos de vida do paciente na anamnese inicial, sobre a idade da criança ao início das queixas sobre os desvios de comportamento e sua evolução. Da mesma forma, a indagação sobre com quem ficam os seus cuidados e quais os conceitos e métodos tidos como educacionais são utilizados com ela, e, ainda, como foram esses responsáveis cuidados em suas infâncias.

São danos imensuráveis, pois nunca se poderá provar o tanto que se perdeu do potencial original daquela criança ou adolescente, mas possível prever as consequências dos prejuízos causados, pelo atraso acumulativo nas aquisições esperadas para cada faixa etária.[8] Na violência psíquica grave e gravíssima, os responsáveis impõem ao filho ou dependente a sua indiferença ou o não desejo da filiação, nem pelo seu bem-estar e desenvolvimento saudável. Essa violência pode evoluir como um oráculo a escravizar a vítima à condenação ao fracasso e assim ela obedecerá, se a violência não for interrompida e tratados tanto o agredido como os agressores e coniventes, possibilitando a todos uma outra forma de se relacionar e um outro lugar, de bom afeto, para essa criança ou adolescente.

Na violência em geral, especialmente em suas formas mais graves e de maior duração, os transtornos de comportamento e humor são consequências comuns na infância e adolescência, além do comportamento hiperativo, deslocamentos de atenção, manias, transtorno obsessivo-compulsivo, até o desencadeamento de desejo de morte e o suicídio.

São consequentes ao estado de sofrimento continuado e à escravidão a este modo de vida, com total impossibilidade de conseguirem, por si só, se livrar da violência. Porém, são sintomas que acompanham a violência e costumam desaparecer quando as vítimas são colocadas livres dela e recebem tratamento médico e psicoterapêutico, para que possam sair da culpa e dos bloqueios ao desenvolvimento que foram impostos.

Conclui-se assim que o pediatra tem um papel fundamental e divisor de águas no diagnóstico e assistência nos casos da doença violência psíquica e que se saiba da capacidade das crianças e adolescentes em retomarem ou iniciarem uma busca de bons valores e modos de relacionamentos saudáveis, com a abertura para aprender e construir metas de presente e futuro, quando lhes é garantida uma vida digna, de bom afeto, bom valor de si mesmos, sem violências.

REFERÊNCIAS BIBLIOGRÁFICAS

1. Freud S. Inhibición, syntoma e angustia. Tomo XX. Buenos Aires: Amorrotu Editores; 1979.
2. Badinter E. Um amor conquistado: o mito do amor materno. Rio de Janeiro: Nova Fronteira; 1985. p. 53-83.
3. Brasil. MS/SVS/CGIAE - Sistema de Informações sobre Mortalidade – SIM. Disponível em: http://tabnet.datasus.gov.br/cgi/tabcgi.exe?sim/cnv/ext.
4. Pfeiffer L. Método de classificação de níveis de gravidade da violência. Tese de Doutorado pela Universidade Federal do Paraná. 2011.
5. Brasil. Artigos 129 e 136 do Código Penal Brasileiro. DF, 1940. Disponível em: http://www.planalto.gov.br/ccivil_03/decreto-lei/del2848compilado.htm.
6. Pfeiffer L. Violência na infância e adolescência – desvinculação pais e filhos, acidentes e violência. In: Campos et al. Segurança da criança e do adolescente. Sociedade Brasileira de Pediatria. São Paulo: Nestlé; 2004. p. 35-46.
7. Brasil. Artigos 133 e 134. Código Penal Brasileiro. DF, 1940. Disponível em: http://www.planalto.gov.br/ccivil_03/decreto-lei/del2848compilado.htm.
8. Pfeiffer L, Cardon L. Violências contra crianças e adolescentes - do direito à vida. In: Os vários olhares do direito da criança e do adolescente. OAB-Seção Paraná, 2006. p. 100.

CAPÍTULO 5.4

VIOLÊNCIA SEXUAL

Luci Pfeiffer

AO FINAL DA LEITURA DESTE CAPÍTULO, O PEDIATRA DEVE ESTAR APTO A:

- Entender a violência sexual como uma das formas da doença violência contra crianças e adolescentes e sua maior prevalência no âmbito intrafamiliar ou doméstico.
- Desmistificar a violência sexual como a pior das violências e de danos irreparáveis.
- Esclarecer e eliminar os preconceitos e valores distorcidos sobre as vítimas e agressores que impedem sua suspeita e diagnóstico.
- Identificar suas apresentações e necessidades de abordagem, diagnóstico e tratamento.
- Conhecer as medidas de notificação obrigatória e denúncia da sua suspeita ou diagnóstico.
- Manter o acompanhamento e prover o tratamento das consequências físicas, sexuais e psíquicas dessa violência.

INTRODUÇÃO

> "'Dotôra'... minha mãe saía sempre naquela hora e naqueles dias. Ela não trabalhava, eu nunca entendi isso. Então ele, meu pai, me trancava no quarto e fazia 'coisas feias' comigo. Não lembro bem, mas acho que já tinha 6 anos. Daí eu fugia de casa..., mas alguém me trazia de volta, porque eu ficava nas ruas. Ele não deixava ir para escola. Minha mãe sabia. Eu chorava de dor na barriga cada vez e ela me levava no médico quando eu chorava muito, mas eles não me olhavam direito. Davam remédio para dor, para problema na bexiga, para 'lombrigas', para eu me acalmar... até remédio para depressão. Nunca olharam 'lá'. Daí, com 11 anos, viram que eu estava com um bebê na barriga. Depois aos 13, outro... daí me levaram para o abrigo. Levaram meus filhos embora. O que mais me deixa revoltada, e daí eu brigo com quem estiver na minha frente, é que meu pai está solto e eu, presa no abrigo, sozinha."

Acolhida em instituição aos 13 anos, 2 filhos acolhidos em outra instituição por ser considerada incapaz de bem cuidar. Semianalfabeta, classe social dos genitores D, o pai, agressor principal, é considerado desaparecido. A mãe, partícipe da violência sexual, foi considerada inocente.

> "Doutora... minha vida não tem sentido. Não consigo me aproximar das pessoas. Faz tempo que sou um fracasso... em casa, na escola, com as pessoas. Não consigo namorar, nem 'ficar'. Brigo muito com minha mãe. Preciso morrer... Talvez minha mãe viva mais feliz.
>
> Contei na escola, aos 8 anos, que meu avô 'mexia em mim', mas depois me dava dinheiro para comprar doces, presentes. Ele pediu que eu levasse uma coleguinha do colégio para brincar com ele. Isso deu muita confusão! Morávamos na casa dele, eu, minha mãe e minha avó. Depois ele queria que eu 'mexesse nele'. Foi ficando difícil, ele me machucava... Ele 'mexia' na minha prima também... dizia que era brincadeira de cachorrinho. Contei para minha mãe, ela não acreditou nem acredita até hoje. Contei para minha avó, ela me bateu. A escola denunciou. Meu avô, depois de um tempo, foi preso... minha avó expulsou a gente da casa dela. Ninguém da família falou mais com a gente... dizem que meu avô vai morrer na cadeia por minha causa. Quero morrer antes, mas ainda não consegui."

Adolescente, 16 anos, segunda tentativa de suicídio com medicação psicoativa receitada para ela por diagnósticos de transtorno bipolar. Anteriormente teve diagnóstico de transtorno de déficit de atenção e hiperatividade (TDAH) e transtorno desafiador opositor (TOD). Classe social B, avô e mãe com nível de escolaridade de terceiro grau.

CONCEITUAÇÃO AO LONGO DOS TEMPOS[1,2]

A infância sempre foi o lado frágil da humanidade e até os dias de hoje, para alguns, a criança é tratada como propriedade de seus pais ou responsáveis. Em outro olhar, um tabu para algumas culturas e sociedades, o assunto "sexualidade" ainda segue velado para muitos, até mesmo quando se fala de violência.

Do passado de muitas espécies de civilizações, que hoje se dividem em sociedades, os assuntos relacionados ao sexo sempre foram merecedores de discrição e segredos, preconceitos e valores, muitas vezes distorcidos e considerados formas de cultura, num mundo que permite que a violência sexual contra uma criança seja tratada de acordo com leis particulares, etnia, credos e local de origem da vítima.

Deste macrouniverso de desigualdades e tabus, convenientes aos praticantes da violência, endêmica, contra os mais frágeis, mantêm-se grupos ou indivíduos, de ambos os sexos, que se arvoram a defender a violência sexual contra crianças e adolescentes abertamente em movimentos internacionais, por exemplo a pedofilia, como um direito de escolha sexual, em que o dano causado à infância seria secundário e sem valor.

Por outro viés, a justificativa de ser a violência sexual contra crianças considerada doença do agressor por alguns, e não para a vítima, tem embasado decisões jurídicas de que os que a praticam, homens e mulheres, seriam inimputáveis.

E muitas crianças e adolescentes seguem a vida com as marcas da única forma de violência que têm vergonha de contar e de denunciar, a sexual, dando a ela um valor a mais de prejuízo, pela suposta ofensa aos preceitos morais de uma sociedade injusta, que por vezes ignora e desprotege sua infância.

A falta de discussão aberta e baseada em ciência sobre o que é a violência sexual, suas apresentações, seus danos, tratamento e sequelas, inclusive nos bancos acadêmicos, tem formado pessoas e profissionais da área da infância e adolescência que se mantêm arraigados aos valores de séculos atrás sobre a sexualidade humana e sobre a violência.

Segundo a Comissão Parlamentar de Inquérito (CPI) da Pedofilia, 2010, não surpreende que certas zonas conflitivas da sexualidade humana tenham sido deixadas sob o pesado manto do silêncio e da omissão, por séculos a fio. A pornografia, a rica tipologia das violências sexuais, o incesto e a pedofilia incluem-se neste rol. Não obstante a ocorrência de tais práticas desde tempos imemoriais, prevaleceu sempre a cultura da negação, o que tem favorecido sua disseminação em um terreno fértil de sombras e silêncio.[1]

Essa realidade triste e vergonhosa precisa ser mudada, e essa mudança depende especialmente da adequada formação e abordagem do pediatra quanto a essa doença, desde a sua prevenção, diagnóstico, tratamento, acompanhamento e busca de garantias de proteção legal das vítimas e justiça.

DEFINIÇÕES ATUAIS[2]

Na concepção de doença a ser diagnosticada para proteção e tratamento para as vítimas, é possível definir a violência sexual como a prática de atos sexuais com um outro, seja pela ameaça e força, seja pelo uso da sedução e engano, mesmo que haja a suposta concordância, induzida ou conduzida, deste outro. É preciso levar em conta na avaliação desse dito consentimento a possibilidade da vítima em consentir, falha quando não houver o saber de que se trata o ato sexual por imaturidade, incapacidade de dizer "não" ou impossibilidade de oferecer resistência, seja pelas características da vítima, como crianças, adolescentes e pessoas com deficiências físicas ou intelectuais, seja por ameaça, força, tortura ou outras violências.

Na infância ou adolescência, caracteriza-se como violência sexual toda situação em que a criança e o adolescente são usados para gratificação sexual de um adulto ou adolescente com maturidade psicossexual mais adiantada, como objetos de prazer, independentemente de suposto consentimento ou falta de denúncia da vítima na violência crônica.

A lei brasileira define como estupro qualquer ato sexual contra pessoa abaixo de 14 anos de idade (artigo 217-A da Lei n. 12.015/2009), reconhecendo os danos que são causados pela violência da imposição covarde e cruel do uso do corpo de alguém que ainda não atingiu sua maturidade psíquica nem sexual, sem que este alguém possa participar desse ato como desejo verdadeiramente seu ou possa negá-lo.[2]

DEFINIÇÕES E CONCEITOS A SEREM REVISTOS[3-5]

Vários governos, instituições e órgãos nacionais e internacionais, reconhecidos como de proteção à infância e adolescência, ao se referirem à violência sexual em que a vítima é uma criança ou um adolescente, adotam o termo abuso sexual infantil.

Em 1999, a Organização Mundial da Saúde (OMS) definia o que ainda nomeia de abuso sexual infantil como:

> "o envolvimento de uma criança em atividade sexual que ele ou ela não compreende completamente, é incapaz de consentir, ou para a qual, em função de seu desenvolvimento, a criança não está preparada e não pode consentir, ou que viole as leis ou tabus da sociedade. O abuso sexual infantil é evidenciado por estas atividades entre uma criança e um adulto ou outra criança, que, em razão da idade ou do desenvolvimento, está em uma relação de responsabilidade, confiança ou poder".[3]

Pouco se evoluiu desta definição que coloca a violência sexual na marca da diferença do uso e abuso, em mensagem trazida para defini-la nos mesmos termos de quando se trata de uso (permitido) e abuso (não permitido) de substâncias.

Ainda, é definido como violência o envolvimento de uma criança em atividade sexual que viole as leis e tabus da sociedade, transferindo para cada sociedade a definição do que é esta violação, como se houvesse diferentes danos e estruturas psíquicas diversas em seres humanos em desenvolvimento, crianças e adolescentes, na dependência do seu lugar de nascimento, dos costumes e valores ditos como morais do Estado ou comunidade.

Ou, ainda, colocava na incapacidade da criança em consentir com o ato sexual, a razão de ser considerado um abuso, que aqui tratamos como violência, e não na desigualdade do desenvolvimento sexual, no uso covarde do poder psíquico e de força sobre a vítima, e a violência física e psíquica praticada contra um ser frágil, imaturo e dependente do mundo adulto. Da mesma forma, essa definição datada de 1999 da OMS não considerava a falta da compleição física e hormonal plena da criança e adolescente e da maturidade psíquica como o impedimento para que possam realmente desejar, analisar e aceitar um ato sexual com o outro desigual. Ainda, não leva em conta os atos violentos e invasivos do corpo, psiquismo e da sexualidade da criança ou adolescente.

Dessa forma, se atos sexuais com crianças ou adolescentes forem ditos pelos agressores ou pelas vítimas como consentidos, mesmo que causem danos gravíssimos às vítimas, não seriam definidos como violência.

Essa visão perversa, de a criança poder ser utilizada como objeto de uso sexual na dependência de regras criadas pelo mundo adulto para alguns povos, ou para alguns adultos de forma individual, e mesmo na consciência e inconsciência de muitos, não pode ser chamada de cultura, muito menos ser aceita. Tem sustentado a minimização de suas consequências para um ser em desenvolvimento, bem como a culpabilização da vítima e a impunidade.

Em 2018, a OMS trouxe, em seu projeto Inspire, a definição de abuso sexual como:

> contato sexual não consensual, efetivado ou tentado; atos não consensuais de natureza sexual que não envolvem contato (p. ex., *voyeurismo* ou assédio sexual); atos de tráfico sexual cometidos contra alguém incapaz de recusar ou consentir; e exploração *on-line*.[4]

Nesta definição mais direta e atual, permanece o termo "não consensual", quando, é sabido que muitas crianças e adolescentes são reféns de seus agressores, do sexo masculino ou feminino, visto que a maioria dos casos acontece dentro de suas casas, com a utilização dos laços de amor, confiança e imposição da obediência, em que qualquer ato vindo deste outro/a será consentido.

Assim, crescem as vítimas da única forma de violência que se envergonham de contar, como se marcadas estivessem para toda a vida, a guardar um segredo seu, como pessoas de menor valor. Carregam a culpa, destruidora, de não terem conseguido evitar ou, até mesmo, terem supostamente "consentido", ou pior, são convencidas pelos agressores ou partícipes como culpadas de terem provocado o desejo sexual no/a violador/a. Muitas escondem a violência sexual sofrida por toda a vida, como um erro e vergonha sua. De outro lado, também a denúncia tem consequências para a vítima, seja pela exposição de um/a violador/a quando faz parte de seus vínculos, seja pela culpa das consequências penais para seu agressor/a.

Parece não haver nunca uma boa saída para as vítimas.

A nominação "abuso" está distorcida. Existe uma mensagem, talvez subliminar para alguns, mas bastante direta em sua interpretação, em que o significante – violência – não aparece.

Não há como pensar no "uso" sexual de uma criança ou adolescente como algo dentro da normalidade e que o erro e o crime estariam em um uso além do permitido, de algo que excede, no abuso. A violência sexual é muito mais que isto. É uma violência multifacetada, em que existem a ofensa física, a psíquica e a sexual, praticadas pelo/a agressor/a exclusivamente para sua satisfação sexual, nas formas mais variadas e cruéis, sem culpa ou arrependimento.

Na sequência, se denunciada, as violências se multiplicam na interpretação e posicionamentos da sociedade em relação às vítimas, desviando-se da conotação de ser uma violência grave cometida por outro, para permanecer a valorização das marcas da culpa e constrangimento para a criança e adolescente, e de danos nas esferas da moral e dos costumes, ignorando os prejuízos físicos, sexuais e mentais desta violência classificada apenas como um "abuso".

Tanto assim se faz ao longo dos tempos, que, pelo Código Penal Brasileiro, até o ano de 2009, os crimes sexuais estavam classificados como crimes de ofensa contra os costumes,[5] isto é, onde a moral social estava acima dos interesses e da dignidade da pessoa, especialmente da criança ou adolescente. Ainda definia, em passado não distante, entre outros, como "Posse sexual mediante fraude: artigo 215. Ter conjunção carnal com mulher honesta, mediante fraude". Somente a partir da Lei n. 12.015, de 2009[2] é que os crimes sexuais passaram a ser classificados como Crimes contra Dignidade Sexual, colocando o foco de interesse na vítima.

VIOLÊNCIAS CONTIDAS NA VIOLÊNCIA SEXUAL

A violência sexual se compõe sempre de violência física e psíquica graves, bem como de invasão à sexualidade infantil e precisa ser tratada como um dano global à saúde da criança e do adolescente, e nunca com a conotação de que, por ser sexual, a vítima ficará marcada como de menor valor ou será menos digna da atenção de um outro para o resto de sua vida.

APRESENTAÇÕES DA VIOLÊNCIA SEXUAL NA INFÂNCIA E ADOLESCÊNCIA

Na dependência do agente agressor, homens e mulheres, de seu vínculo com a vítima e do local de ocorrência da violência sexual, é possível identificá-la em cinco apresentações, como colocado no Quadro 1.

Nas três primeiras possibilidades, há com maior frequência a violência crônica, de começo insidioso, com a aproximação progressiva e muitas vezes sedutora do/a agressor/a, em que os sinais de alerta são trazidos muito mais claramente pelas distorções e transtornos de comportamento da criança e do adolescente, do que por dados físicos.

Quadro 1 Apresentações da violência sexual

• Intrafamiliar
• Doméstica praticada por coabitantes ou conviventes
• Extradomiciliar, praticada por pessoas conviventes
• Praticada por estranhos que escolhem suas vítimas, seja no mundo real, seja no mundo virtual
• Praticada por estranhos, ao acaso

Na violência praticada por estranhos, e de modo menos frequente nas situações de agressões sexuais que acompanham outras violências intrafamiliares graves, a forma aguda surge com sinais e sintomas dos danos físicos também em região de genitália, mamas e ânus, além dos psíquicos, que trazem o diagnóstico e, por isso, são áreas do corpo que sempre devem fazer parte do exame físico da criança e do adolescente.

A praticada por estranhos que escolhem suas vítimas, seguindo seus caminhos e atividades até conseguir um momento mais favorável ao estupro, ou por meio de abordagem e sedução pela internet, costuma ser grave e ligada a sequestros e, por vezes, assassinato da vítima, bem como a praticada por estranhos ao acaso que escolhem suas vítimas pela oportunidade de subjugá-las.

Nos casos da violência sexual por estranhos que não são contidos pela lei, seria de extrema importância a investigação, de responsabilidade da polícia, quanto às razões da escolha da vítima e modo de ataque pelo agressor, sendo os do sexo masculino os mais frequentes, para fins de prevenção de novos ataques a essa mesma criança ou a outras.

Da violência sexual extradomiciliar, ainda, é preciso avaliar toda a situação intrafamiliar para definir se essa agressão ocorreu ao acaso ou se faz parte de um contexto geral de violências, como consequência de negligência ou conivência, ou ainda da participação direta dos responsáveis, como nos crimes de exploração sexual.

PRÁTICAS SEXUAIS E AGRESSORES[6,7]

Alguns tipos de violência sexual contra crianças e adolescentes estão contidos pela psiquiatria nos denominados transtornos da preferência sexual, que são caracterizados pela presença de "impulsos sexuais intensos e recorrentes, ou fixos, incluindo fantasias sexuais específicas e práticas sexuais repetitivas e persistentes, exclusivamente em resposta a objetos ou situações incomuns".[6]

No entanto, na pedofilia e hebefilia, atração por crianças e adolescentes no início da puberdade respectivamente, nem sempre há o que se denominaria impulsos sexuais intensos, mas sim recorrentes, repetitivos e persistentes, podendo haver períodos de maior atividade e outros de espera e construção de novas oportunidades. Também é preciso lembrar que nem todo agressor ou agressora sexual de crianças e adolescentes se enquadrariam nessas definições.

No DSM-5, 2014, foi introduzida uma distinção entre parafilias e transtornos parafílicos, ou de preferência sexual. Segundo este manual, as parafilias não são consideradas patologias se não tiverem o condão de causar danos ao indivíduo e/ou se forem executadas de maneira consensual com seu parceiro.[6] Há um caráter despatologizante, em relação às práticas ou preferências sexuais anômalas quando se trata de infância e adolescência, a tentar deixar para a psiquiatria o cuidar apenas daquilo que traz prejuízo pessoal ao sujeito e/ou a terceiros, que, no caso de violência sexual, seria colocar em prática o ato sexual.

No entanto, quando se trata da infância e adolescência, diferentes parâmetros de dano ao outro precisam ser levados em conta. Como exemplo, o *voyeurismo* ou o transtorno sexual ligado à pornografia infantojuvenil, a parafilia está a provocar o dano de maneira indireta, por meio da exploração e agressão sexual de crianças e adolescentes para a produção e comércio do material pornográfico, que muitas vezes inclui o sadismo, agravando ainda mais a violência praticada. Não é o fato de os portadores de parafilias não atuarem diretamente no corpo da criança ou adolescente que não lhes causam danos gravíssimos.

Existem muitas formas de prática da violência sexual contra crianças e adolescentes, pelos comportamentos parafílicos, por homens e mulheres, como o exibicionismo, *voyeurismo*, *frotteurismo*, como pela violência direta, que inclui o sadismo, manipulação de genitália, mamas ou ânus, clismafilia, exposição ou participação em pornografia, imposição do uso da criança ou adolescente para produção de material pornográfico e outros, até o ato sexual propriamente dito, com ou sem penetração.

Pela Classificação Internacional de Doenças (CID-10),[7] são considerados transtornos de preferência sexual o contido no Quadro 2.

DIAGNÓSTICO DA VIOLÊNCIA SEXUAL NA INFÂNCIA E ADOLESCÊNCIA[2,8,9]

Como a maior parte das violências sexuais na infância e início da adolescência são intrafamiliares ou domésti-

Quadro 2 Classificação dos transtornos da preferência sexual, segundo a CID-10

F65	Transtornos da preferência sexual
F65.0	Fetichismo
F65.1	Travestismo fetichista
F65.2	Exibicionismo
F65.3	*Voyeurismo*
F65.4	Pedofilia
F65.5	Sadomasoquismo
F65.6	Transtornos múltiplos da preferência sexual
F65.8	Outros transtornos da preferência sexual
F65.9	Transtorno da preferência sexual, não especificado

cas, insidiosas e progressivas, os sinais e sintomas das vítimas também vão surgindo com a sua evolução e existe por grande parte dos agressores, eles e elas, a tentativa de não deixar marcas ou provas, utilizando-se de atos sexuais sem penetração vaginal ou anal inicialmente.

Em meninas e meninos esta progressão costuma passar dos atos libidinosos para com a vítima, a trazer sensações desconhecidas e erotizantes, a despertar a sua curiosidade e aceitação dos atos libidinosos voltados aos agressores. Na sequência e com a vítima já submetida aos atos perversos dos agressores, a evolução da violência não diagnosticada e não contida é para o ato sexual completo, com penetração anal em meninos e meninas e, em alguns casos, vaginal.

Assim, por algum tempo, não haverá marcas físicas da violência, como mostram os laudos periciais do Instituto Médico Legal, quanto às provas de estupro ou de atos libidinosos, sendo eles negativos ou inconclusivos em grande parte, impossibilitando a defesa da vítima por este meio e a contenção dos agressores. É preciso que se identifique os outros sinais de violência sexual e que escute a criança e ao adolescente.

A erotização precoce, o estímulo sexual em tempo de sexuação da criança, ou de evolução da puberdade, frente à sedução, pedido de segredo ou submissão pela ameaça e outras violências, vão determinar sinais de alterações de comportamento que precisam ser detectados e mais bem avaliados, pois podem surgir em outras formas de violência (Quadro 3).[8]

Quadro 3 Sinais indiretos de violência sexual não exclusivos

- Demonstração de conhecimento ou prática de atos e atitudes sexuais inapropriadas para a idade
- Escolha de vestes, adornos ou maquiagens de idades mais adiantadas, com aspecto sexualizado
- Sinais de erotização precoce
- Dificuldades de atenção e concentração
- Atraso de desenvolvimento neuropsicomotor
- Problemas de aprendizagem
- Masturbação compulsiva e sem controle social
- Sinais de sedução ou apaixonamento por pessoa próxima
- Busca de contato isolado ou íntimo com o/a agressor/a
- Aceleração da puberdade, sem outras causas que a determinem
- Normalização da violência

Ou ainda:

- Demonstração de medo, raiva ou repúdio por pessoa determinada
- Reações de agressividade ou angústia que se repetem quando exposta/o a pessoa de determinado sexo ou com características pessoais comuns, como homens com barba, mulheres loiras
- Evitação do convívio e de proximidade com certa pessoa

Com a progressão da violência sexual ou em caso de ser ela parte de um contexto geral de violência intrafamiliar, ou, ainda, praticada fora do contexto doméstico por pessoas próximas, tem-se os sinais e sintomas das lesões causadas pelos atos sexuais fisicamente mais invasivos, como os apresentados no Quadro 4. Caso não tenha sido feita a denúncia de suspeita ou diagnóstico de violência sexual, constituem situações que exigem avaliação interdisciplinar, notificação e acompanhamento do caso até o diagnóstico, tratamento e proteção da possível vítima.

Devem ser considerados sinais inquestionáveis de violência sexual, e serem considerados crime de estupro se encontrados em crianças e adolescentes abaixo de 14 anos, conforme a Lei n. 12.015,[2] o apresentado no Quadro 5. Em idades superiores a 14 anos, ampla avaliação individual e familiar deve ser feita, na busca de sinais de alerta para violência, sendo crimes descritos nos artigos 118 a 129 da citada Lei.[9]

CARACTERÍSTICAS DOS AGRESSORES SEXUAIS DE CRIANÇAS E ADOLESCENTES[1,6,10]

Da parte do dano à infância e adolescência, são considerados de risco para a violência sexual o exibicionismo e *voyeurismo*, em que o agressor/a usa a criança ou adolescente para sua satisfação sexual, levando-os à erotização precoce e progressiva. Submetem a criança à exposição de genitália em estado de excitação no exibicionismo, buscando o olhar e a expressão de espanto, curiosidade ou medo em suas vítimas. No voyeurismo, os agressores sexuais se colocam a buscar a observação ou a ver a criança e o adolescente em condições mais íntimas, ou desnudas, mostrando à sua vítima o seu desejo sexual. São atos invasivos, mas que, na maioria dos casos, não

Quadro 4 Sinais diretos e altamente significativos para violência sexual[9]

- Edema, lacerações, equimoses, hematomas, marcas de mordidas, com maior frequência em mamas, parte interna de coxas, baixo abdome, períneo, região perianal
- Sangramento vaginal em pré-púberes, excluída a possibilidade de puberdade precoce e de presença de corpo estranho
- Rompimento himenal
- Sangramento ou fissuras anais, ou cicatrizes, sem justificativa orgânica, como obstipação crônica
- Hipotonia e dilatação de esfíncter anal, sem causa orgânica

Fonte: adaptado de Pfeiffer e Waksman, 2004.[8]

Quadro 5 Sinais inquestionáveis de estupro

- Infecções sexualmente transmissíveis, afastada a transmissão vertical
- Aborto
- Gravidez

são compreendidos pelas crianças nem pelos que estão à sua volta, por não praticarem o contato físico direto com suas vítimas.Não deixam marcas visíveis, mas grandes prejuízos ao desenvolvimento psíquico da criança, incluindo a sua sexualidade.

O fetichismo pode levar à busca do corpo infantil ou inocência da criança e adolescente, ou ainda a falta de defesa, como forma de potencializar a satisfação sexual dos agressores e, dessa forma, cometer com eles diversos tipos de atos sexuais.

O mais reconhecido como violador sexual de crianças é o pedófilo, pessoa com atração sexual compulsiva e incoercível por crianças, do sexo feminino ou masculino, habitualmente com tendências por determinado sexo e faixa etária.

Para suas vítimas, o que lhes atrai são as características da infância, como o corpo sem pelos nem curvas, a fala infantil, a inocência, a facilidade da sedução e a impossibilidade de oferecer resistência. Costumam escolher suas vítimas por serem mais susceptíveis à sua aproximação, como crianças negligenciadas, com relação de pouco afeto com os responsáveis ou outras condições de dificuldades em suas vidas.

A pedofilia em si parece ser uma condição para toda a vida[6] e, para prejuízo da infância, existe um movimento internacional, que atinge nosso país, de colocar os pedófilos, homens e mulheres como inimputáveis, isto é, que não responderiam pelos seus atos de violar as crianças como cidadãos comuns e sim como doentes. No entanto, os pedófilos e a maioria dos agressores sexuais têm consciência do ato ilícito praticado, apresentando, portanto, um desvio em área específica de sua sexualidade e, assim, não poderiam ser classificados como doentes mentais, nem como inimputáveis.

A Comissão Parlamentar de Inquérito sobre a pedofilia no Brasil, 2010, em seu relatório final,[1] trouxe dados significativos com relação àqueles que praticam atos pedofílicos. Relata que apenas "um grupo minoritário de 10 a 20% é composto por indivíduos com graves problemas psicopatológicos e de características psicóticas alienantes, os quais, em sua grande maioria, seriam juridicamente inimputáveis". Porém, há que se levar em conta que, destes, mesmo com o diagnóstico de problemas psicopatológicos, os violadores sexuais, na sua maioria, inclusive o/a pedófilo/a, não preenchem os critérios de inimputabilidade, do artigo 26 do Código Penal Brasileiro, que determina:

> Art. 26. É isento de pena o agente que, por doença mental ou desenvolvimento mental incompleto ou retardado, era, ao tempo da ação ou da omissão, inteiramente incapaz de entender o caráter ilícito do fato ou de determinar-se de acordo com esse entendimento.[10]

Tem-se ainda que os outros 80 a 90% dos contraventores sexuais não apresentam claramente nenhum sinal de alienação mental, portanto, são juridicamente imputáveis, saber este de extrema importância a ser colocado nos pareceres médicos nos casos de violência sexual na infância e adolescência. Como condição de caráter repetitivo, novas vítimas serão buscadas, caso estejam livres de pena legal e contenção.

Com grande frequência, muitos agressores sexuais buscam as oportunidades de contato com as crianças de sua escolha e seguem um ritual de aproximação e encantamento de suas vítimas. Suas investidas passam a ser mais frequentes e mais invasivas, até conseguirem seus objetivos de satisfação sexual.

Tentam e por vezes conseguem convencer crianças e adolescentes da existência de um apaixonamento e muitas vítimas chegam a defender seus agressores sexuais quando descobertos, como se houvessem tido a sorte de serem escolhidas por eles ou elas, num adoecimento que os escraviza aos desejos perversos de seus violadores. Por essas razões, o suposto "consentimento" da criança ou adolescente não justifica nem se aplica na violência sexual infantojuvenil, um ato covarde e perverso.

Em quadros graves de violência doméstica generalizada, ou de progressão da agressividade na violência sexual insidiosa ou quando há orientação e tratamento, vítimas começam a entender que estão sofrendo uma violência e tentam se afastar. No entanto, continuam frágeis e indefesas e passam a sofrer ameaças de todas as formas, inclusive de morte para elas ou para pessoas de sua família, o que também as mantêm reféns de seus agressores ou agressoras.

É necessário dar especial atenção ao diagnóstico de hebefilia, atração sexual por meninos e meninas em fase inicial da adolescência, pois nem sempre é reconhecida como um ato perverso ou violência pela sociedade e profissionais da área da infância menos capacitados. Protegida pela cultura milenar do direito de posse das crianças e adolescentes, bem como da condição tida como normal em algumas sociedades da prática de atos sexuais com os mais jovens, chega a ser tomada como uma absurda prova de virilidade ou de feminilidade, como de maior poder sexual para homens e mulheres e para as vítimas, como seu desejo e decisão. A desigualdade de maturidade psicossexual, apesar de um início de maturidade física, traz o diagnóstico de violência sexual e, ainda, um ato perverso e de covardia.

Entre os/as agressores/as sexuais é possível encontrar alguns comportamentos que se repetem, não podendo ser interpretados como sinais conclusivos, mas de alerta, que, em conjunto com outros apresentados pela suposta vítima, poderão levar a uma hipótese diagnóstica, contidos no Quadro 6.

Da parte de comportamentos dos/as agressores/as sexuais, de acordo seu vínculo de parentesco, confiança e convivência com a criança ou adolescente, é possível identificar algumas características comuns, embora não patognomônicas nem indispensáveis para o diagnóstico, como indicados no Quadro 7.

Quadro 6 Características comuns entre alguns agressores sexuais intrafamiliares, especialmente os/as pedófilos/as, domésticos ou conviventes

- Sem características específicas de comportamento, com tendências a caráter introspectivo e socialmente gentil com os que convive
- Costumam ter preferência por idade e sexo das vítimas
- Escolhem as crianças de dentro de casa, ou de pais omissos no cuidar, ou, ainda, com sinais de sofrerem outras formas de violência, como a rejeição
- Não se arrependem, a maioria não é capaz de sentir culpa ou sofrimento por seus atos cruéis e covardes, por isso a repetição
- Na pedofilia há comportamento compulsivo, incoercível e, até o momento, intratável no sentido de impedir novos atos de violência sexual

Nos casos em que os agressores apresentam quadros de sociopatia, psicose e sadismo, há maior risco de danos e até de morte, em que o/a agressor/a vai buscar sua vítima pela facilidade de acesso e impossibilidade de defesa, o que inclui a criança e o adolescente desprotegidos. Entre eles estão os estupradores em série. No entanto, pela desigualdade de maturidade, há que pensar que em todas as formas de violência sexual na infância e adolescência, existe o lado do sadismo do agressor/a.

Os agressores sexuais, de ambos os sexos, não costumam apresentar arrependimento ou culpa, sentimentos que transferem para suas vítimas. Alguns são pessoas capazes de cometer violências extremas, especialmente de pessoas sob sua guarda ou dependência, em que o outro não tem nenhum valor, a não ser de objeto de prazer não

Quadro 7 Características que podem ser encontradas em agressores sexuais de acordo com seu vínculo com a vítima

1. Agressores/as da família nuclear – pais ou responsáveis diretos:
   - Buscam situações de maior dependência e isolamento com a criança
   - Fazem a vítima se sentir como a escolhida, privilegiada
   - Demonstram ciúme excessivo e posse
   - Com a evolução da violência, passam a usar ameaças e depreciações
   - Ou a violência sexual faz parte de um contexto de violência intrafamiliar ou doméstica generalizada, muitas vezes com envolvimento de drogadição, em que a sexual é apenas mais uma, dirigida aos mais frágeis, em que o estupro acontece com a impotência, conivência ou participação de ambos os genitores ou responsáveis
2. Agressores intrafamiliares ou conviventes
   - Têm prazer na sedução progressiva
   - Buscam situações de isolamento e conquista da confiança da criança
   - Oferecem brinquedos, passeios e outros atrativos para a atrair a vítima
   - Não costumam deixar marcas evidentes inicialmente, tentam levar a criança ao vício da prática sexual, a se considerar partícipe e desejante do ato sexual
   - "Compram a cegueira" e o silêncio dos responsáveis e dos outros membros da família com benesses, apoio financeiro e sustento, estabelecendo uma forma velada de exploração sexual
3. Extrafamiliares com contato com a crianças ou adolescente
   - Buscam ambientes e trabalhos ligados a crianças e adolescentes que permitam o acesso a suas potenciais vítimas, como em escolas, transporte de crianças, educadores, "religiosos" e outros
   - Pessoas aparentemente gentis e muito atenciosas com as crianças ao seu redor
   - Costumam colocar-se à disposição dos pais para o cuidado dos seus filhos
   - Procuram situações progressivas de isolamento com a vítima
   - Tentam a sedução, compra e indução ao vício sexual da criança
   - Não deixam marcas evidentes inicialmente, mas acabam por causar desconforto na vítima pela progressão da violência, com demonstrações de ciúmes e possessividade e exigência de afastamento de seus pares e outros que tenham convivência com a vítima
4. Estranhos à criança, ao adolescente e à família:
   - Podem escolher suas vítimas e persegui-las até encontrar momento e meio favorável à prática da violência
   - Muitas vezes se fazem próximos, oferecendo atenção e presentes até chegar no lugar e momento que permitam a violência com segurança para si
   - A abordagem progressiva da criança ou adolescente pode acontecer pela internet como forma de sedução, captação de dados pessoais, erotização e depois o convite ou ameaça
   - Como casos mais raros, a criança ou o adolescente são escolhidos ao acaso por estuprador estranho, com distúrbios de comportamento ligado a sociopatias ou outras psicopatias, como o sadismo, em atos cruéis planejados, dos quais tem plena consciência, sendo a escolha das vítimas por se encontrarem desprotegidas, ou em lugares isolados, ou ainda, apenas por estarem no caminho do/a agressor/a

apenas pelo sexo, mas pela dor e sofrimento. Nesses casos, a violência sexual acompanha uma série de outras violências, habitualmente intrafamiliares ou domésticas, estendida a mais de um membro da família, sendo a violência de gênero bastante comum. Nesta forma, infelizmente a mais frequente, há crianças e adolescentes que sofrem desde a mais tenra idade, justificando os absurdos números de violência sexual abaixo até de quatro anos de idade.

ASSISTÊNCIA ÀS VÍTIMAS

Na assistência à saúde da criança e do adolescente, é possível identificar quatro situações de possibilidades diagnósticas para a violência sexual, tanto no atendimento em consultório particular, ambulatorial ou durante internamentos hospitalares. O médico, em especial o pediatra, precisa estar atento a estas situações e em sua maneira de abordar cada caso, porque essa diferenciação é fundamental para escolha dos tratamentos e encaminhamentos necessários, bem como das denúncias e desencadeamento das medidas legais cabíveis, incluindo as de proteção, de acordo com a queixa principal, estado geral da vítima, tempo de violência, vínculos com agressor/a e características dos responsáveis, como:

Violência sexual aguda

A criança ou o adolescente trazido pelos pais, responsáveis, serviço policial ou outros, em emergência, com queixa de terem sido submetidas(os) a ato de violência sexual recente. É esperado que a vítima, do sexo feminino ou masculino, esteja em situação de estresse pós-traumático agudo grave, com necessidade de avaliação diagnóstica imediata dos danos físicos e psíquicos e determinação das medidas de tratamento emergencial das lesões. Na sequência, cabe ao médico, em especial ao pediatra e ao serviço de saúde:

A. Denúncia à delegacia, especializada se houver no município, para apuração do crime e determinação de exame pericial e coleta de provas forenses pelo Instituto Médico Legal.
B. Coleta imediata de exames indicados pelas normas do Ministério da Saúde, quanto à presença de gravidez (caso do sexo feminino) e infecções sexualmente transmissíveis (IST), que podem ser anteriores ao estupro denunciado, na dependência do tempo entre a violência e o atendimento.
C. Promoção das medidas preventivas para gravidez e IST, indicadas pelo protocolo de atendimento a vítimas de violência sexual do Ministério da Saúde.
D. Avaliação familiar e das condições de cuidado da vítima, com busca de sinais de alerta para violências intrafamiliares, como negligência/omissão do cuidar, conivência, impotência e até a autoria ou coparticipação.
E. Emissão de relatório pormenorizado sobre as lesões e situação geral de violência, se possível complementado com fotos, de forma totalmente sigilosa a ser resguardada pelo profissional responsável pelo atendimento, preferencialmente pela instituição de saúde, de interesse apenas para diagnóstico médico e para a justiça.
F. Notificação de violência para o Conselho Tutelar e Ministério Público, para promoção das medidas de proteção legal e elucidação do crime.
G. Acompanhamento da vítima e família por equipe interdisciplinar, sempre com o pediatra, incluindo profissional da saúde mental.

Violência sexual crônica trazida a serviço de saúde após denúncia

A criança ou o adolescente que se apresentar após denúncia de familiares ou outros, ou trazidos pelos órgãos de segurança e justiça, ou de proteção, como o Conselho Tutelar, com queixa de violência sexual crônica, de repetição, a ser considerada de diagnóstico tardio, habitualmente cometida por pessoa da família ou de convivência, com a solicitação de avaliação e orientações.

As necessidades de avaliações das repercussões físicas e mentais da violência sexual são as mesmas, devendo levar em conta o dano psíquico potencializado pela agressão repetida, da falta de assistência adequada anterior e de tratamento e da possibilidade de existência da relação de confiança e muitas vezes de afeto da vítima com o/a agressor/a.

O risco da continuidade da violência no retorno à residência ou à família deve ser muito bem apurado, como nos casos de agressor familiar ou convivente, ou que haja sinais de omissão do cuidar, conivência ou coparticipação dos responsáveis, para o desencadeamento de medidas imediatas de denúncia e de proteção da vítima.

A escuta, anamnese cuidadosa, exame físico completo e em saúde mental são fundamentais para se definir as razões da cronicidade e os riscos de continuidade, para embasar as medidas legais e de proteção. Nesses casos, a internação hospitalar pode ser uma estratégia para melhor avaliação do caso e proteção da vítima até que o diagnóstico de toda situação familiar e da violência seja esclarecido.

Especial atenção deve ser dada à possibilidade de falsa denúncia.

Suspeita de violência sexual levantada durante avaliação em consultas ou internações por outras causas

Criança ou adolescente trazidos a serviço de saúde ambulatorial, hospitalar, emergencial ou a consultório particular, por motivo de outra doença, mas que, durante a anamnese e exame físico, surgem queixas de alterações de comportamento, sinais de sofrimento psíquico e de erotização precoce, que se enquadram nos sinais de alerta de violência psíquica e sexual, mesmo que sem sinais diretos atuais destes.

É preciso aprofundar a investigação sobre a possibilidade de violência intrafamiliar, ou sinais de negligência ou omissão do cuidar, ou mesmo de violência sexual, seja extrafamiliar, intrafamiliar ou por exploração sexual, e também pela internet.

Deverá ser notificada a suspeita para as autoridades legais competentes e as medidas de maior avaliação diagnóstica seguidas, preferencialmente por equipe interdisciplinar. Da mesma forma, deverá proceder ao exame corporal completo, que inclua genitália, e os exames para pesquisa de IST devem ser solicitados.

A rede de proteção deve ser chamada para averiguação, em conjunto, do histórico da criança, como na unidade de saúde e escola, bem como das condições de vida familiar.

Caso confirmada a violência sexual na sequência de seu atendimento, todas as medidas de tratamento físico e psíquico devem ser tomadas, bem como as de denúncia em delegacia e de proteção legal, junto às Varas de Infância e Ministério Público.

O acompanhamento médico e interdisciplinar deve ser continuado a promover a saúde física, psíquica e sexual da criança ou adolescente, bem como para supervisionar e garantir as medidas de proteção que necessita.

Denúncia de violência sexual habitualmente trazida por um dos genitores ou responsáveis por falsa denúncia

Trata-se de situações em que a criança ou adolescente são trazidos a serviço de saúde, ambulatorial, hospitalar, emergencial ou consultório particular, com denúncia de prática de violência de outro/a cônjuge ou pessoa ligada a este/a, contra a criança ou adolescente. Habitualmente há um contraste de muita eloquência do responsável em enumerar supostas provas da violência sexual e, estranhamente, falta de preocupação com a presença da criança ou adolescente, bem como do que está sendo falado dela e da possível violência. Muitas vezes a criança ou o adolescente são convocados, inclusive, a repetir com as mesmas palavras do adulto acusador da suposta violência ou, ainda, enriquecer a história com detalhes vazios ou desnecessários.

É preciso precaução e maior avaliação quanto ao diagnóstico ou confirmação da queixa de violência sexual quando há apenas um dos lados da história, vinda de um dos genitores, avós ou outro, especialmente se interessados na guarda da criança ou adolescente. Nessas situações, muitas vezes a solicitação de que o pediatra ofereça um atestado ou laudo que confirme situação de violência intrafamiliar é insistente e chega a ser teatral. É preciso que se avalie se este procedimento não está destinado a criar uma prova dentro de um processo judicial já em andamento, esperando estes adultos convencer o médico a fornecê-la, com base apenas nas declarações destes, mesmo que não confirmadas pela clínica e avaliação cuidadosa da criança ou adolescente.

É possível que se esteja frente a uma falsa denúncia, sendo a criança e o adolescente induzidos ou obrigados a repetir, a pedido deste responsável, habitualmente o que detém sua guarda e, portanto, do qual são reféns física e psiquicamente, a história contada por este de igual forma.

São histórias sem entorno, muitas vezes com o uso pela criança de palavras de cunho sexual bem além de seu vocabulário esperado, sem que consiga dizer detalhes variados, fora do relato inicial e do contexto do ato sexual trazido pelo adulto acusador, e, por isso, sendo necessário considerar a hipótese de esses relatos serem emprestados.

A falsa denúncia é frequente em processos de separação conjugal litigiosa, como forma grave de alienação parental, em que a criança é utilizada como instrumento de batalha contra o outro/a genitor/a, e o médico usado como a arma do crime, visto seu atestado ou laudo poder auxiliar na comprovação da denúncia, mesmo que falsa.

Nesses casos, há uma gravíssima violência psíquica e sexual indireta, praticada pela parte alienante, a ser denunciada, pois não há preocupação com as invasões à sexualidade da criança que estão sendo promovidas por razões de danos a um outro, e a vítima ainda vai carregar a culpa de ter sido levada a trair o outro responsável com as histórias que foi obrigada ou induzida a contar.

ESPECIFICIDADES DO ATENDIMENTO ÀS VÍTIMAS DE VIOLÊNCIA SEXUAL

Como doença gravíssima, todas as formas de violência sexual intrafamiliar se compõem do/a agressor/a, da vítima ou vítimas e de parceiros impotentes, coniventes ou partícipes do crime, velado pelo silêncio de todos. A criança ou adolescente, muitas vezes crescendo nesse ambiente de violências, sequer sabe que existem outras formas de viver e assim são incapazes da denúncia, seja pela sedução do/a violador/a sexual, seja pela conivência da família, seja pelas ameaças que sofre.

A criança pode levar um tempo para entender as aproximações cada vez mais íntimas dos agressores sexuais, que depois usam essa impossibilidade de defesa e a aceitação inicial dos jogos sexuais como forma de colocar culpa da violência na vítima, como se ela os tivesse convidado e os induzido aos atos sexuais. Assim a criança carrega dupla culpa, a de não ter conseguido negar a violência e, por, supostamente, ter "seduzido" os seus agressores.

Da parte dos meios de proteção, nem sempre há o conhecimento que nunca a criança ou o adolescente podem ser culpados por atos sexuais praticados por pessoas de maturidade física e psicossexual mais adiantada. E, na fala de culpa, que se constitui em mais um dano psicológico gravíssimo imposto às crianças e aos adolescentes violentados, ou suposição de que a vítima teria aceitado o ato ou mesmo o provocado, defesa usada frequentemente por defensores legais dos agressores, em muitos casos, a violência sexual acaba na impunidade e responsabilização da vítima.

Pela Lei n. 12.015 de 2009, no Capítulo I dos Crimes Contra a Liberdade Sexual, que inclui estupro e assédio sexual, as penas são aumentadas caso a vítima seja menor de 18 anos. No seu Capítulo II, a Lei introduz o conceito de estupro de vulnerável, sendo muito clara em colocar que qualquer ato sexual com menor de 14 anos é crime.[2] Caso resultem em doença sexualmente transmissível ou gravidez, o crime é considerado mais grave e a pena é aumentada.

Na mesma linha, é considerado crime a colocação de menor de 14 anos a presenciar atos sexuais de adultos maiores de 18 anos, violência desastrosa para o desenvolvimento psíquico e sexual da criança e do adolescente, mas que, muitas vezes, é desconsiderada pelos genitores que praticam o coleito, o que pode denotar um traço perverso de conduta. Costuma acontecer em grande parte das formas de violência sexual intrafamiliar, onde existe participação de ambos os membros do casal.

> Estupro de vulnerável
>
> Art. 217-A. Ter conjunção carnal ou praticar outro ato libidinoso com menor de 14 (catorze) anos:
>
> Pena – reclusão, de 8 (oito) a 15 (quinze) anos.
>
> § 1º Incorre na mesma pena quem pratica as ações descritas no *caput* com alguém que, por enfermidade ou deficiência mental, não tem o necessário discernimento para a prática do ato, ou que, por qualquer outra causa, não pode oferecer resistência.
>
> [...]
>
> Satisfação de lascívia mediante presença de criança ou adolescente
>
> Art. 218-A. Praticar, na presença de alguém menor de 14 (catorze) anos, ou induzi-lo a presenciar, conjunção carnal ou outro ato libidinoso, a fim de satisfazer lascívia própria ou de outrem.

EXPLORAÇÃO SEXUAL

A exploração sexual na infância e adolescência é uma forma estendida da violência sexual, física e psíquica, consistindo na oferta ou venda da criança ou adolescente para qualquer tipo de gratificação sexual de um outro, de forma velada ou explícita, seja de forma direta, comercializados por seus genitores ou responsáveis, seja por sua entrega, ou por alienação ou sequestro de um terceiro, com o objetivo de lucro financeiro ou de obtenção de benefícios variados para os exploradores.

Exploração/violência sexual praticada por pais ou responsáveis

Há na exploração sexual situações de crianças e adolescentes vítimas de outras violências intrafamiliares, que passam a ser vendidas pelos próprios responsáveis como objetos, seja para obtenção direta de valores, seja de forma velada, por meio da aceitação de vantagens e benesses oferecidas pelo/a agressor sexual aos seus exploradores. Em muitos desses casos, a colocação da criança como objeto sexual para outros é uma continuidade e agravamento da violência sexual intrafamiliar. Algumas são transformadas em fonte de lucro, independentemente da idade, na exploração sexual urbana direta, ou nos meios digitais, a trazer o "pagamento" da violência que sofrem para seus responsáveis ou outros exploradores.

Crescem sem lugar na família, a não ser desse valor de objeto, muitas vezes facilitada a sua aceitação pelos sintomas de autoagressão, incluindo a promiscuidade, consequentes às outras violências intrafamiliares que sofrem.

Grandes são os danos à formação da personalidade e da sexualidade das crianças e adolescentes, nessa forma de dupla violência, que se tornam tripla a partir dos conceitos e valores de uma sociedade que esconde esta realidade, ou a encobre com a justificativa da miséria. Não é disto que se trata.

A exploração sexual de crianças e adolescentes não é forma de trabalho, muitas vezes enunciado como tal, não é forma de compensação do orçamento familiar, não é prostituição! É violência sexual que envolve uma cadeia de perversos, a utilizar do corpo de crianças e adolescentes frágeis e indefesos, ignorando os danos físicos e mentais, bem como a seu desenvolvimento, formatando neles a ciência de sua total falta de valor, a não ser pela gratificação sexual de um outro, nem mesmo deles. Acontece em todas as classes sociais, culturas e níveis de escolaridade.

Exploração/violência sexual praticada por próximos pelo assédio e sedução

Há necessidade de rever conceitos e valores de nossa sociedade e cultura, para que não se rotule a exploração sexual como prostituição infantil e, dessa forma, também a criança assim será rotulada, como uma prostituta, do sexo masculino ou feminino.

Crianças e adolescentes não são prostituídos, mas violentados duplamente, pelos que a vendem, com frequência os pais ou responsáveis e pelos que a violentam, pois não têm capacidade de avaliar o uso objetalizado de seu corpo nem compreensão do ato de violência ao qual são submetidos. Crescem sendo colocados nesse lugar e convencidos que esse seria o seu papel e sua melhor função, ou a única forma de seguir suas vidas trilhadas em meio a muitas outras violências.

As vendidas por seus pais e outros são obrigadas a trazer os valores que recebem do que coloca em prática a violência, para os que a venderam, numa relação de objeto de consumo. Não se pode considerar esta violência como um trabalho das vítimas, nem uma função que traga lucro financeiro ou de qualquer outra espécie para as crianças e adolescentes.

Exploração sexual de crianças e adolescentes por estranhos

Na exploração por estranhos ou conviventes, que se aproximam da criança e do adolescente pelo uso do engano e promessas de algum tipo de trabalho supostamente atraente, com escolha prévia daqueles já marcados pelo abandono ou outras violências intrafamiliares, também a vantagem nunca será da vítima.

Em muitos casos há crianças e adolescentes vitimizados em sua família, que entendem, ou lhes é imposto, o lugar de continuar a se submeter aos mandos de outros, mesmo sexuais, e a promiscuidade é um sintoma comum consequente às violências sexuais, de maneira que este é o valor colocado para aquela criança ou adolescente. Crianças e adolescentes não "trabalham" com a venda de seus corpos. São sempre vítimas de um/a explorador/a.

Na exploração sexual, estão incluídos no crime pela Lei brasileira também os que facilitam ou colocam seus estabelecimentos para local de exploração sexual. No entanto, o nosso próprio Código Penal aceita a distorção da violência sexual onde existe um comércio e lucro para terceiros, definindo-a como prostituição, como se criança e adolescente tivessem parte nessa escolha para receber valores financeiros em troca.[9]

> Favorecimento da prostituição ou outra forma de exploração sexual de vulnerável
>
> Art. 218-B. Submeter, induzir ou atrair à prostituição ou outra forma de exploração sexual alguém menor de 18 (dezoito) anos ou que, por enfermidade ou deficiência mental, não tem o necessário discernimento para a prática do ato, facilitá-la, impedir ou dificultar que a abandone.
>
> [...]
>
> CAPÍTULO V
>
> Favorecimento da prostituição ou outra forma de exploração sexual
>
> Art. 228. Induzir ou atrair alguém à prostituição ou outra forma de exploração sexual, facilitá-la, impedir ou dificultar que alguém a abandone:
>
> § 1º Se o agente é ascendente, padrasto, madrasta, irmão, enteado, cônjuge, companheiro, tutor ou curador, preceptor ou empregador da vítima, ou se assumiu, por lei ou outra forma, obrigação de cuidado, proteção ou vigilância.
>
> [...]
>
> Art. 229. Manter, por conta própria ou de terceiro, estabelecimento em que ocorra exploração sexual, haja, ou não, intuito de lucro ou mediação direta do proprietário ou gerente.

Exploração e tráfico de pessoas

Há ainda outras formas de exploração sexual de crianças e adolescentes, quando são vendidos de forma definitiva por seus pais ou responsáveis a exploradores ou levados a centros de tráfico de pessoas por sequestro. São mantidos como escravos sexuais, submetidos às formas mais cruéis de violência, com objetivo da venda de satisfação sexual a outros com desvios de sua sexualidade, não necessariamente pedófilos ou hebéfilos.

Crescem sem lugar na família, a não ser desse valor de objeto, muitas vezes facilitada a sua aceitação pelos sintomas de autoagressão, incluindo a promiscuidade, consequentes às outras violências intrafamiliares que sofrem.

A miséria e a ignorância são fatores que podem favorecer a entrega dessas crianças aos exploradores sexuais; há, inclusive, rotas do tráfico de crianças e adolescentes em todo nosso país. No entanto, do lado do que negocia esta violência e do que paga para praticá-la, não há a miséria nem, em grande parte dos casos, a falta de escolaridade.

São crimes cometidos em redes, inclusive do mundo virtual, onde não há doentes mentais no sentido da imputabilidade, mas sim pessoas que destroem vidas que estão apenas em seu início com a finalidade do dinheiro, para eles, fácil, para as vítimas, roubam suas infâncias e adolescências, bem como o futuro de cada uma delas. Nesse comércio de pessoas, muitas vezes as crianças são retiradas de seus pais ou famílias tão cedo que, mesmo que salvas dessa escravidão, pouco sabem de si, de suas famílias e do lugar de onde vieram, impossibilitando seu retorno ao lugar de origem.

CONCLUSÃO

É necessário rever conceitos e valores de nossa sociedade e cultura para a violência que envolve a área sexual na infância e adolescência, tema a ser discutido abertamente pela ciência, nos bancos acadêmicos, a ser incluído nas políticas públicas da educação, saúde, ação social, segurança e justiça. Há que se abolir os conceitos arcaicos sobre uma violência considerada vergonhosa para as vítimas e, estranhamente, não para seus agressores, da qual se busca nomes e adjetivos a minimizarem suas causas e efeitos. As crianças e adolescentes assim violentados carregam o peso não apenas das violências físicas, psíquicas e sexuais sofridas, mas da inexistência de diagnóstico ou diagnóstico tardio, da falta de medidas de proteção e tratamento e ainda de valores morais e de uma falsa cultura que dá a muitos o direito de os violarem e permanecerem impunes.

Nos âmbitos de ciência, saúde, educação, direito, justiça, segurança e ação social, este é um tema que deveria estar em todas as graduações e pós-graduações que se dirijam à assistência à infância e adolescência, não como algo a ser ignorado ou subdimensionado, mas como doença que tem destruído o presente e futuro de suas vítimas, bem como da geração que virá delas.

A possibilidade de impotência, conivência, participação ou atuação como agressores mediante violência sexual contra crianças e adolescentes é formatada na infância e adolescência desses indivíduos, homens e mulheres, e é preciso interromper essa sequência.

O médico, em especial o pediatra, precisa estar apto a escutar a criança e interpretar os sinais e sintomas de sofrimento que traz em seu corpo e mente, para atuar decisivamente na prevenção da violência sexual, no seu diagnóstico precoce, bem como no seu tratamento físico e psíquico, com apoio de equipe interdisciplinar preparada para atuar diante dessa doença. Da mesma forma, precisa estar apto a promover as medidas de embasamento e sustento da denúncia legal, mesmo que da simples suspeita, para o desencadeamento dos atos investigatórios e da justiça para proteção da vítima e contenção dos agressores a impedir a repetição de seus atos perversos.

REFERÊNCIAS BIBLIOGRÁFICAS

1. Brasil. Relatório Final da Comissão Parlamentar de Inquérito - Pedofilia. Brasília; DF. 2010. p 58-67. Disponível em: https://crianca.mppr.mp.br/arquivos/File/oficios/relatorio_final_cpi_pedofilia_2010.pdf. Acessado 30 de agosto de 2021.
2. Brasil. Artigo 217-A, Lei 12.015. Código Penal Brasileiro. Brasília; DF. 2009. Disponível em: http://www.planalto.gov.br/ccivil_03/_ato2007-2010/2009/lei/l12015.
3. WHO. Abuso sexual infantil. Informe da Reunião Consultiva sobre Mau-trato de Menores. Genebra; Suíça. 1999. p. 15. Disponível em: https://apps.who.int/iris/bitstream/handle/10665/66734/WHO_HSC_PVI_99.1_spa.pdf. Acesso 30 de agosto de 2021.
4. WHO. Violência Sexual. INSPIRE – sete estratégias para pôr fim à violência contra crianças e adolescentes. Genebra; Suíça. 2016. p. 16. Disponível em: https://www.who.int/publications/i/item/inspire-seven-strategies-for-ending-violence-against-children. Acessado 30 de agosto de 2021.
5. Brasil. Artigos 215 a 230. Capítulo IV: Crimes contra os costumes. Código Penal Brasileiro. DF. 1940. Disponível em: https://www2.camara.leg.br/legin/fed/declei/1940-1949/decreto-lei-2848-7-dezembro-1940-412868-publicacaooriginal-1-pe.html. Acessado 30 de agosto de 2021.
6. American Psychiatric Association. DSM-5. Parafilias e Transtornos Parafílicos. Porto Alegre: Artmed; 2014. p.696-706.
7. OMS. CID-10. Classificação dos transtornos da preferência sexual. WHO. Genebra.
8. Pfeiffer L, Waksman R, Alves E. Violência sexual. Manual Segurança da Criança e do Adolescente. SBP. Nestlé. 2004. p. 231.
9. Brasil. Artigos 218-229. Crimes contra a dignidade sexual. Código Penal Brasileiro. Brasília 2009. Disponível em: http://www.planalto.gov.br/ccivil_03/_ato2007-2010/2009/lei/l12015. Acessado em 30 de Agosto de 2021.
10. Brasil. Artigo 26, Lei n. 7.209. Da Imputabilidade Penal. Brasília; 1984. Disponível em: http://www.planalto.gov.br/ccivil_03/decreto-lei/del2848compilado.htm. Acessado em 30 de agosto de 2021.

CAPÍTULO 5.5

NEGLIGÊNCIA OU OMISSÃO DO CUIDAR

Luci Pfeiffer

AO FINAL DA LEITURA DESTE CAPÍTULO, O PEDIATRA DEVE ESTAR APTO A:

- Fazer o diagnóstico diferencial entre as duas formas de omissão do cuidar – a sociocultural e a intencional.
- Entender e promover as ações necessárias de prevenção, tratamento e denúncia, que a Omissão do Cuidar é uma forma de violência gravíssima pela intenção e suas consequências para as crianças e adolescentes, tanto físicas, como psíquicas e sexuais, que pode ser praticada por pessoas de todas as classes socioculturais, etnias e credos.
- Identificar a violência física e/ou psíquica consequente à omissão do cuidar e notificá-la aos órgãos competentes.
- Promover e garantir o tratamento adequado das suas consequências, inclusive as de notificação compulsória e proteção legal.
- Adotar medidas de prevenção primária e secundária, com o diagnóstico precoce e tratamento adequado, interdisciplinar e intersetorial.
- Reconhecer a possibilidade de danos e sequelas definitivas da omissão do cuidar, inclusive o risco de morte.

INTRODUÇÃO

> "Doutora, ele foi se crescendo sozinho... não queria ir para a escola, eu tinha que trabalhar... deixei ele nas ruas... eu nunca suportei ter que cuidar do filho que tive daquele homem... acho que ele nasceu violento igual o pai."
>
> J. 13 anos, classe social D, semianalfabeto, aliciado pelo tráfico de drogas ilícitas.

CONCEITOS E NOVAS DEFINIÇÕES[1-3]

Um dos diagnósticos e mais frequente motivo de notificação de violência no Brasil tem sido a negligência, muitas vezes pouco valorizada quanto aos danos e sequelas que pode causar a seres em especial e em acelerada fase de desenvolvimento de seu corpo e mente, crianças e adolescentes. De suas características, que se considera mais bem definida como uma omissão do cuidar, intencional ou não intencional, é possível defini-la como:

A violência cometida por meio da negligência ou omissão do cuidar na infância e adolescência caracteriza-se pela prática, de forma crônica ou repetitiva, com maior frequência por pais ou responsáveis, de atos ou atitudes de privação em vários níveis de gravidade, dos cuidados e atenção necessários para promoção e manutenção da saúde e do desenvolvimento físico e psíquico normal de uma criança ou adolescente.

A denominação omissão do cuidar, que vem de publicações suas anteriores,[1,2] é proposta pelo fato de, sob os termos da lei brasileira que importam para a proteção da criança e do adolescente, para o Direito, Segurança e Justiça, a negligência ser um crime considerado sem intenção de dolo. Ou seja, é definida como um ato não intencional e sem objetivo de causar dano a outro e, dessa forma, considerada muitas vezes uma apresentação leve, justificável e aceitável de violência, o que determina a ignorância ou minimização de seus efeitos, bem como a sua continuidade.

O Código Penal Brasileiro traz o crime de maus-tratos no seu artigo 136, no qual está definido o que era considerado negligência à época, 1940.[3] Neste que permanece até os dias de hoje, o Estado demonstra a total minimização das necessidades e direitos da criança e adolescente, pois somente é considerado crime a privação da alimentação ou cuidados indispensáveis, permite o trabalho desde que não seja excessivo ou inadequado, sem critérios para tal, e, ainda, aceita os meios de correção e disciplina, com um atenuante inexequível da condição de não haver abuso, sem nenhuma medida do que seria abuso.

> Maus-tratos[3]
>
> Art. 136. Expor a perigo a vida ou a saúde de pessoa sob sua autoridade, guarda ou vigilância, para fim de educação, ensino, tratamento ou custódia, quer privando-a de alimentação ou cuidados indispensáveis, quer sujeitando-a a trabalho excessivo ou inadequado, quer abusando de meios de correção ou disciplina:
>
> Pena – detenção, de dois meses a um ano, ou multa.

Ainda, algumas importantes organizações internacionais de proteção à infância e à adolescência continuam a linha de que medidas para o combate à negligência estariam ligadas especificamente à diminuição da miséria e melhoria da educação para que se pudesse reduzir seus números. Ainda na promoção de sociedades pacíficas e inclusivas estaria o enfrentamento a outras formas de violências na infância e adolescência.

No entanto, tem-se ignorado a negligência intencional, ou dolosa, existente em todas as classes sociais, que não será reduzida por essas medidas, mas que teriam prevenção muito mais acessível a curto prazo. Muitas das políticas públicas voltadas à infância e adolescência têm desconhecido que as características necessárias para se transformar uma pessoa em ser capaz de agredir e destruir um outro, mesmo que de seu sangue, ainda que crianças e filhos, são formadas em todas as classes sociais e níveis culturais.

E assim os números da violência contra as crianças e adolescentes apenas têm aumentado, e seus registros, apesar da subnotificação, tem-se elevado a cada dia, como foi colocado no capítulo da morbimortalidade por violência. O médico, especialmente o pediatra, pode mudar esta dolorosa realidade.

DESAMPARO DA CRIANÇA[1,2]

A criança evolui de acordo com o desejo de vida de seus pais por ela e são os seus estímulos, desde o nascimento, que vão propiciar o desenvolvimento do potencial que a trouxe à vida.[2]

Como parte do enxoval de cultura que, ao menos três gerações, os pais passam aos filhos, os valores que lhes foram repassados na infância, muitos sem os filtros necessários do que foi um bom cuidar, do que foi rejeição, abandono e outras violências. Como muitos, pessoas se colocam pela maternidade e paternidade na posição de cuidar e acompanhar a evolução de seus filhos sem nunca terem tido verdadeiramente esses cuidados.[1] Com suas histórias de vida, que não dependem exclusivamente da condição sociocultural da geração que os antecedeu, alguns seguem na miséria da possibilidade de se dedicar a um outro, ou mesmo de poder aceitar o desamparo de uma criança, que vem ao mundo despreparada para a vida e, por isso, totalmente dependente de seus cuidadores.

Não se consegue oferecer o que não se tem, ou o que não se sabe, por isso, nesta forma de violência, o papel do profissional da saúde, especialmente o pediatra, é fundamental para poder avaliar de que omissão se está tratando e quais são as falhas dos genitores ou responsáveis que violentam seus filhos ou dependentes pelo desamparo.

Assim, muitas ações de revisão da história de infância de cada responsável podem ser feitas pelo pediatra, a evidenciar o que lhes foi bom e o que lhes faltou em suas infâncias, como um excelente início de tratamento da doença negligência, nas suas duas apresentações, intencional ou não intencional. Mesmo na forma ligada à situação socioeconômica precária, deveria se indagar sobre o porquê, de frente à miséria e falta de condições de sustento mínimo para dois, esses genitores trazem outros para a vida.

De outro lado, é preciso que se avalie outros fatores que podem estar desencadeando ou mantendo um posicionamento de indiferença ou mesmo de rejeição e consequente desamparo da criança ou adolescente, que pode surgir em todas as classes socioculturais.

APRESENTAÇÕES DA NEGLIGÊNCIA OU OMISSÃO DO CUIDAR[1,2]

É possível identificar duas apresentações da negligência ou omissão do cuidar, de acordo com sua origem e caráter de intencionalidade dos atos de omissão, bem como da possibilidade ou não do cuidar pela condição sociocultural dos genitores, como apresentado no Quadro 1.

Quadro 1 Apresentações da negligência ou omissão do cuidar

- Sociocultural ou culposa
- Intencional ou dolosa

Fonte: adaptado de Pfeiffer, 2004[1]; Pfeiffer, 2011[2].

Omissão do Cuidar Sociocultural ou Culposa[1,2]

Consequente a situações de pobreza, ou miséria, aliada a níveis de escolaridade baixos, senão nulos, faz parte de uma situação geral familiar de impossibilidade de oferecer às suas crianças e adolescentes as condições de cuidados para uma sobrevivência digna, com prejuízos à saúde, educação e proteção. Somam-se à situação de miséria, a ignorância ou falta de oferta ou busca do conhecimento dos cuidados necessários para o bem-estar e bem evoluir da infância e adolescência. Representa o fracasso das estruturas para o cuidado e proteção à pessoa pela comunidade, sociedade e Estado.

Na omissão do cuidar sociocultural, o foco de atenção familiar se restringe à sobrevivência diária e a omissão se dá pela falta de condições de fazer melhor por si mesmo, no caso dos genitores, e por sua prole. Nesta, tem-se uma uniformidade de prejuízos, em que todos sofrem pela falta de valores não apenas financeiros, mas também educacionais e sociais, sem condições de lutarem por sua prole.

E assim criam-se gerações de empobrecidos mental e culturalmente, que crescem na miséria de cuidados, num desamparo da sociedade que vai arcar também com os prejuízos da destruição da potencialidade física e psíquica para lutar pela vida dessa criança e adolescente.

No entanto, mesmo em situações de dificuldades econômicas, é possível encontrar pais que dão o melhor de si para sua prole e outros que, intencionalmente, oferecem o pior de si, havendo que fazer, mesmo nestas situações, o diagnóstico diferencial da omissão do cuidar não intencional da intencional.

Negligência ou Omissão do Cuidar Intencional ou Dolosa[1,2]

Presente universalmente, em todas as classes socioculturais, diz respeito ao que se pode nominar como omissão por desejo, consciente ou não, de maltratar pelo desamparo, pelo abandono, pela rejeição. Nesta, não há o desejo nem a intenção dos genitores ou responsáveis em bem cuidar de sua prole, ou, especificamente, de um de seus membros, independentemente de suas condições financeiras ou de escolaridade. Configura-se como uma das formas da doença violência, com sinais e sintomas bem definidos, que acomete todos os níveis econômicos e de educação, sendo a vítima tratada como sujeito de menor ou nenhum valor e, por isto, a quem será oferecido o pouco, ou as sobras, ou o nada.

A omissão do cuidar intencional, nem sempre consciente, está ligada à não formação ou quebra de vínculos dos pais para os filhos, muitas vezes desde a concepção. É possível identificá-la de forma isolada, dirigida a um dos membros da prole, àquele não aceito ou sem lugar, ou a todos os dependentes, demonstrando uma incapacidade dos genitores em exercer as funções paterna e materna.

Das consequências, muitas vezes gravíssimas, da omissão do cuidar, nas suas duas apresentações, é possível concluir que o termo negligência, em verdade, esconde em si dois tipos de violência, a física, quando do prejuízo à saúde do organismo e ao desenvolvimento neuropsicomotor da criança ou do adolescente, e a violência psicológica ou psíquica.

Da violência física consequente à falta de cuidados necessários para o desenvolvimento da criança e adolescente, tem-se atos que podem passar despercebidos como de violência capaz de causar danos, quando sob olhares médicos menos atentos.

São exemplos de violência física por omissão o não seguimento do calendário vacinal público, ou das orientações médicas de prevenção ou de tratamentos propostos para promoção à saúde, de tratamento às doenças e às medidas de proteção para os traumas não intencionais, entre outros.

Também está contida na omissão do cuidar, a violência psicológica ou psíquica, quando da falta de atenção, de estímulo adequado e necessário a cada idade da criança, de interesse pelo seu melhor desenvolvimento biopsicossocial e neuropsicomotor, de proteção e bom afeto.

O não atendimento das necessidades diárias da criança, em variados níveis de gravidade, é a forma mais frequente de violência por omissão, com prejuízos a higiene, nutrição, saúde, educação, estímulo ao desenvolvimento, orientação de valores éticos e morais, bem como a prevenção, proteção e afetividade.

DIAGNÓSTICO[1-5]

Diante de descaso e ou indiferença dos genitores ou responsáveis no bem cuidar e proteger uma criança ou adolescente, é preciso que se avalie, em todos os padrões socioculturais, se existe histórico de outros tipos de violência nessa família e, em especial, com a vítima, bem como se os adultos omissos conseguem reconhecer suas atitudes danosas e aceitam orientação e tratamento.

São situações que precisam ser acompanhadas de perto, e a notificação é obrigatória pela lei do Estatuto da Criança e do Adolescente[4] e compulsória pelo Ministério da Saúde.[5]

No caso da omissão do cuidar não intencional, por situação sociocultural desfavorável, os meios de proteção legal e social também devem ser acionados, como em todas as formas de violência. As ações a serem desencadeadas nas duas apresentações da omissão do cuidar tem suas especificidades, na dependência da sua origem, mas, acima de tudo, o bem-estar e bem desenvolver da criança e adolescente deve ser prioridade absoluta.

O diagnóstico e a diferenciação da apresentação da negligência ou omissão do cuidar, se intencional ou não intencional, e a consequente indicação do tratamento e definição das medidas de proteção necessárias de acordo com o nível de gravidade, é função e dever médico, em especial do pediatra.

Da mesma forma, o acompanhamento do caso e a retomada para novas condutas e denúncias devem ser feitos pelo pediatra, se não há resolução do problema com a proposta inicial de tratamento.

No caso da omissão do cuidar intencional, muito há que se avaliar do histórico de cada genitor ou responsável, desde o desejo da gravidez e do filho e de como veem e exercem as funções materna e paterna.

A solução da doença dependerá do tratamento interdisciplinar tanto da vítima como dos agressores, com acompanhamento de perto do pediatra, que poderá dizer da evolução e a interrupção da violência como resposta esperada aos tratamentos propostos. Ou da continuidade da violência e mesmo do aumento de sua gravidade e riscos para a vítima. Nesse caso, novas notificações de desencadeamento das medidas de proteção legais precisam ser feitas.

Se já existem sinais de danos ou prejuízos à saúde da vítima, o diagnóstico deixa de ser de negligência e passa a ser de violência física, psicológica ou mesmo sexual indireta, neste caso, quando existe indiferença ou conivência com outros violadores.

Quadro 2 Formas de negligência ou omissão do cuidar[1,2,6]

Saúde
• Falta de higiene e cuidados básicos de prevenção de doenças
• Doenças parasitárias ou infecciosas frequentes
• Irregularidade no acompanhamento às normas de prevenção de doenças e acidentes, mesmo que gratuitos, como calendário vacinal
• Descaso com as doenças e o sofrimento que causam, como demora inexplicável na procura de recursos médicos, tratamentos inadequados, não acompanhamento de recomendações socioeducacionais
• Desinteresse ou acompanhamento irregular de saúde de portador de doença crônica ou deficiência
• Lesões de pele ou dermatite de fraldas de repetição, por ausência de cuidado, ou manutenção dos fatores desencadeantes, ou ainda por falta de procura ou continuidade de tratamento
• Cáries dentárias de repetição ou sem tratamento
• Déficits de crescimento e desenvolvimento neuropsicomotor, sem problema de saúde orgânica que os justifique
• Má nutrição, descuido no preparo ou escolha dos alimentos, mesmo depois de orientação da saúde
• Desnutrição sem doença de base ou pobreza extrema que a justifique, contrastando com o padrão dos genitores ou outros membros da família
• Obesidade por descuido ou imposição de alimentos não saudáveis
• Falta de prevenção e proteção contra acidentes
• Falhas na proteção e defesa contra violência praticada por outros
Desenvolvimento e educação
• Falta persistente ou repetitiva de estímulos adequados ao desenvolvimento neuropsicomotor e relacional
• Desvalorização ou descaso com o aprendizado e produção intelectual da criança ou adolescente
• Não oferecimento ou falta de cuidados com o material escolar, mesmo que gratuitos
• Ausência de local e ambiente para o estudo na residência, de acordo com as condições sociais da família
• Absenteísmo escolar ou omissão a ele
Proteção
• Desproteção repetitiva contra intempéries climáticas, como roupas e paramentos inadequados ao dia e à condição ambiental
• Uso de vestimentas muito inferiores ou contrastantes com o padrão apresentado pelos pais ou oferecido aos outros irmãos
• Desatenção às necessidades de afeto, amor, estímulo, valorização e proteção
• Violência doméstica contra outros membros da família
• Permissão, estímulo ou omissão mediante uso de álcool ou outras drogas
• Permissão, estímulo ou omissão mediante sinais de vícios e dependências de drogas lícitas e ilícitas, bem como outros tipos de vícios, como de jogos eletrônicos e mídias sociais
• Permissão, estímulo ou omissão mediante orientação e cuidado do desenvolvimento da sexualidade ou exposição a relacionamentos sexuais precoce ou de risco
• Omissão mediante possibilidade de relacionamentos sexuais sem pleno desenvolvimento da sexualidade e da capacidade de escolha e de proteção que possam levar a infecções sexualmente transmissíveis e gravidez precoce
Afetividade
• Descaso ou desinteresse com a vida diária da criança ou adolescente, sua rotina, lugares que frequenta e companhias
• Criança ou adolescente deixado sob guarda ou cuidados de terceiros, sem acompanhamento dos responsáveis ou supervisão
• Ausência de estímulos ao desenvolvimento normal e às potencialidades da criança ou adolescente
• Afastamento da criança ou adolescente, sem demonstrações de carinho ou bem-querer
• Desvalorização da criança ou adolescente, ignorando seus feitos, dificuldades e sucessos
• Demonstrações de preconceito
• Rejeição
• Abandono

Fonte: adaptado de Pfeiffer, 2011[2]. Pfeiffer et al., 2018[6].

FATORES POTENCIALIZADORES DA OMISSÃO DO CUIDAR[7,8]

Especial atenção deve ser dada à anamnese com os pais ou responsáveis, na pesquisa de fatores de risco ou predisponentes à negligência ou omissão do cuidar, bem como dos cuidados oferecidos aos outros membros da família e a eles mesmos, se compõem uma impossibilidade de oferecer o melhor de si para todos, inclusive para os próprios ou se esta negação está dirigida somente àquela criança ou adolescente.

Histórico de transtornos depressivos, de ansiedade, dissociativos de sono-vigília e drogadição são de alto risco para todos os tipos de violência, em especial, para o abandono do cuidar dos filhos.[7]

Da mesma forma, deve ser bem avaliado o uso e ou abuso pelos cuidadores, de medicação psicoativa, especialmente pela genitora ou aquele que se ocupa dos cuidados e supervisão da criança ou adolescente, tanto pela psicopatologia que determinou a medicação, como pelos seus efeitos.

Algumas medicações psicoativas têm efeito sedativo ou de diminuição de reações ao meio ou, ainda, são indicadas para induzir ou manter o sono e podem impossibilitar o cuidar, ou o estimular e até mesmo a supervisão e proteção da criança e adolescente, sendo de alto risco o seu uso para responsáveis únicos de lactentes ou crianças menores.

Como medicações de uso frequente atualmente, a indagação sobre seu uso sempre deve ser feita em todas as consultas de rotina para a criança e adolescente, especialmente as perinatais, de puericultura e nas de emergência frente a traumas.

O histórico de doença mental, como espectro da esquizofrenia e outros transtornos psicóticos[8] para um dos genitores ou responsáveis, deve ser considerado como de alto risco para todas as formas de violência contra crianças e adolescentes, tanto maior quanto maior vínculo e dependência do doente com a criança e quanto menor a idade desta.

CONCLUSÃO

Dos projetos internacionais e nacionais para erradicação da negligência, a visão está dirigida, distorcidamente, especialmente para a forma sociocultural, parecendo não haver o diagnóstico da omissão do cuidar intencional, como forma gravíssima de violência.

Assim, as propostas e projetos são direcionados à erradicação da miséria, direito a ser dado a todo ser humano. No entanto, a criança e o adolescente não podem esperar a erradicação da miséria, se for um dia possível, nem a formação de novas culturas e sociedades diferentes das que temos instituídas que não prezam o cuidar de sua infância e adolescência, como se essa fosse a única razão de sua vitimização.

Mesmo esse diagnóstico, ainda de apenas de uma das apresentações desta violência, não pode justificar sua manutenção a produzir danos graves ao desenvolvimento de milhões de crianças e adolescentes pelo mundo, como se, pela magnitude da sua causa, estivessem justificadas a inércia, a indiferença e a impunidade diante dos danos à infância e à adolescência de muitos. A medicina, especialmente a pediatria, não pode seguir esses parâmetros.

Para a omissão do cuidar intencional ou dolosa, muito há que se tratar, acompanhar, notificar e proteger.

O crescer em meio reduzido e insuficiente de cuidados, atenção e bom afeto, testemunhado aceito, mesmo que veladamente, pelos que estão à sua volta, faz com que a criança e o adolescente formatem em sua estruturação de personalidade esta situação como normal. Assim, se sobreviventes, seguirão a vida a lutar por pouco e se satisfazendo com quase nada. Ou, ainda, os que forem mantidos pelas benesses e "caridade" alheia poderão se transformar em eternos pedintes, anulando suas possibilidades e potenciais de lutar pela vida, como se o outro e o mundo tivesse uma dívida para com eles e a obrigação do seu sustento.

Da negligência a ser considerada dolosa ou omissão do cuidar intencional, o tratamento da vítima deve ser acompanhado da avaliação de possibilidade de tratamento dos agressores e da interrupção das violências física e psíquica que praticam.

Cada caso precisa ser visto como único, o mais precocemente possível, com seus antecedentes, história e o desvelamento das combinações de fatores predisponentes e desencadeantes das violências.

O profissional da saúde, principalmente o médico pediatra, tem papel fundamental e insubstituível na prevenção, diagnóstico precoce, assistência, tratamento e proteção das crianças e adolescentes desta forma de violência, em todas as suas razões e apresentações.

REFERÊNCIAS BIBLIOGRÁFICAS

1. Pfeiffer L. Negligência. Manual de segurança da criança e do adolescente. SBP. Nestlé. 2004. p. 241-3.
2. Pfeiffer L. Método de classificação de níveis de gravidade da violência. Tese de Doutorado pela Universidade Federal do Paraná. 2011.
3. Brasil. Artigo 136. Maus-tratos. Código Penal Brasileiro. Distrito Federal. 1940. Disponível em: http://www.planalto.gov.br/ccivil_03/decreto-lei/del2848compilado.htm. Acessado 30 de Agosto de 2021.
4. Brasil. Artigos 13 e 245, Lei n. 8.069. Estatuto da Criança e do Adolescente. Distrito Federal. 1990. Disponível em: http://www.planalto.gov.br/ccivil_03/leis/l8069.htm. Acessado 30 de agosto de 2021.
5. Brasil. Ministério da Saúde et al. Política Nacional de Redução de Morbimortalidade por Acidentes e Violência. Portaria GM/MS n. 737, 16/05/01, Publicada no DOU n. 96, Seção 1e – de 18/05/01. Brasília: MS/Opas; 2001:4-11.
6. Pfeiffer L, Hirschheimer MR, Waksman RD. Negligência. Manual de atendimento às crianças e adolescente vítimas de violência. 2.ed. Brasília: Conselho Federal de Medicina; 2018. p.89-90.
7. American Psychiatric Association. Transtornos relacionados a substâncias e transtornos aditivos. Manual Diagnóstico e Estatístico de Transtornos Mentais. DSM-5® 5.ed. Porto Alegre: Artmed. p. 481-531.
8. American Psychiatric Association. Transtornos relacionados a substâncias e transtornos aditivos. Manual Diagnóstico e Estatístico de Transtornos Mentais. DSM-5® 5.ed. Porto Alegre: Artmed; 2014. p. 87-196.

CAPÍTULO 5.6

AUTOAGRESSÃO: DOS DANOS VELADOS AO SUICÍDIO

Luci Pfeiffer

AO FINAL DA LEITURA DESTE CAPÍTULO, O PEDIATRA DEVE ESTAR APTO A:

- Reconhecer os sinais de alerta e de diagnóstico para a violência autoinfligida ou autoagressão.
- Abordar a suspeita diagnóstica com o paciente e seus responsáveis, pela avaliação da possibilidade de a autoagressão ser consequência de outras formas de violência, especialmente as intrafamiliares.
- Levar em conta que a apresentação de violência que leva uma criança ou adolescente à autoagressão mais frequente é a intrafamiliar ou a doméstica, para definir sua estratégia de diagnóstico, tratamento e medidas de proteção.
- Buscar razões de culpa na criança ou adolescente que podem estar provocando e sustentando o autocastigo.
- Atuar diante desses diagnósticos, no sentido do tratamento físico e mental deste que se faz vítima de si mesmo, bem como definir os outros acompanhamentos que se fazem necessários na área da saúde mental e da proteção.
- Diagnosticar a autoagressão mediante comportamentos de produção de danos diretos, bem como os indiretos, na busca de situações de risco ou de fracassos, na impotência ou desistência de metas, delinquência, dependência e vícios, entre outros.

INTRODUÇÃO

"Doutora, você quer saber por que me corto? Nem eu sei. Quase todas minhas amigas se cortam. Por que até no rosto? Não sei, acho que eu devia ser diferente, acho que meus pais me queriam diferente. Não sirvo para eles. Minha mãe diz que meu pai foi embora no dia em que me viu, logo que eu nasci. Ele me diz que queria que eu fosse inteligente como ele, mas que não sou. Faz um tempo que não fala mais comigo. Minha mãe queria um menino e não uma menina 'a cara do pai', do meu pai, que ela nunca mais quis ver. Não bate. Grita, xinga de tudo, me cobra por tudo, diz que não sirvo para nada, quando está em casa e até fora de casa, por mensagens. Gosto de ficar sozinha, sempre fiquei desde que eu lembro. Faço nossa comida, arrumo, um pouco, a casa. Ela diz que vai trabalhar, até sábado e domingo. Sai e não sei nunca quando ou que horas vai voltar. Acho que minha mãe não suporta ficar perto de mim. Nem ninguém..."

M., 12 anos, 6ª série em escola pública, repetente, com excelente desempenho escolar até dois anos atrás. Mãe com escolaridade de 2º grau, pai de 3º grau. Vivem com o salário mínimo da mãe. Passou a se isolar cada vez mais, recusa ir ao colégio, se corta com lâminas de gilete, de apontador, ponta de compasso, o que tiver, em todo corpo e agora também no rosto. Pais separados desde seu nascimento, não conversam mais, segundo ela, só se for para brigar por causa dela. M. queria ficar na casa do pai, mas diz que desde que ele teve um filho, que na época tinha um ano e pouco de idade, não a quis mais na casa dele.

INCIDÊNCIA[1]

O esperado do humano é que busque para si sempre o melhor meio de viver e se relacionar consigo mesmo, com o outro e seu entorno. No entanto, de forma cada vez mais evidente, tem-se o inesperado, crianças e adolescentes que crescem em meio à busca de formas variadas de sofrimento, seja físico e ou psíquico. Seguem sem planos ou metas para os seus dias, não se dando o direito de sequer imaginar que terão vida pela frente, muito menos um bom futuro, independentemente do berço em que nasceram.

Não se tem números fidedignos da violência por autoagressão, pois suas apresentações são pouco diagnosticadas e menos ainda registradas. No entanto, os que chegam ao ato final de desistir da vida são muitos, mesmo tendo-se em vista também a sua subnotificação.

Dos registros do Datasus sobre morte autoprovocada ou suicídio, de 2022, tem-se um total de 1.260 em crianças a partir de 5 anos de idade até adolescentes de 19 anos. Mesmo como agravo de difícil diagnóstico e notificação nesta faixa etária, tem-se o registro de 4 óbitos na faixa etária de 5 a 9 anos, 203 entre 10 a 14 anos e 1.053 em adolescentes de 15 a 19 anos de idade. Correspondem a 3 a 4 mortes evitáveis de crianças e adolescentes por dia em nosso país.[1]

Não se tem dados sobre as tentativas de suicídios, mas sabe-se que a cada repetição de busca da morte, a probabilidade de sucesso nesses atos se multiplica. É preciso identificar os sinais e sintomas iniciais da autoagressão e tratar esse doente e suas razões o mais precocemente possível, pois, depois de lacrado o pacote da autoagressão, a única saída é pela desistência da vida, seja pelos fracassos e busca de outras formas de violência ou pela morte!

CONCEITOS[2]

A autoagressão, desde as mais remotas eras da humanidade, está ligada à tríade culpa, castigo e perdão, seguindo os preceitos de muitas culturas e credos que deram base às leis dos homens e da justiça até os dias de hoje. Diante do castigo pelos erros ou supostos enganos, a culpa ou dívida seria perdoada após a punição.

Assim seguiu o ser humano, a oferecer sacrifícios a seus deuses pelo perdão de seus "pecados" ou erros e a história nos evidencia esse pensar e agir. Entre a lei dos homens, o Código de Hamurabi, o primeiro código de leis reconhecido pela história, que vigorou na Mesopotâmia, quando Hamurabi governou o primeiro império babilônico, entre 1792 e 1750 AC, se baseava na Lei do Talião, que punia um criminoso de forma semelhante ao crime cometido, ou seja, "olho por olho, dente por dente". Após a punição, ou castigo, a pessoa estaria perdoada pelos seus crimes, da mesma forma que as leis atuais da maior parte do mundo.[2]

Da continuidade desse pensar nas culturas que se seguiram, é frequente que se tenha como pano de fundo a busca de castigo e sofrimento pela criança ou adolescente, quando colocados no lugar de insatisfação e rejeição dos que o geraram, pela sociedade ou pelos desamparos da vida.

É possível definir a doença violência por autoagressão como:

A violência por autoagressão na infância e adolescência caracteriza-se pela busca, de forma eventual ou habitual, sempre progressiva, de situações variadas que impliquem sofrimento nos que a praticam, seja pela execução das atividades rotineiras de maneira frequentemente perigosa, ou pela procura direta de formas de lesar a si mesmo, por anulação de suas potencialidades, por exposição a violências praticadas por um outro, ou por agressões diretas a si mesmo, psíquicas ou físicas, até o seu grau máximo, o suicídio, como ilusória tentativa de alívio de dor maior.

ORIGENS DA AUTOAGRESSÃO

Fechados num pacote de abandonos e outras violências que não conseguem identificar como vindas de um outro, habitualmente de seus pais ou responsáveis, cultivam a culpa de não serem suficientes para despertar neste outro do qual dependem para sobreviver, física e psiquicamente, o amor e o interesse pelo seu bem viver e crescer.

Como consequências das violências intrafamiliares ou doméstica, seja a física, psíquica, sexual ou omissão do cuidar, os agressores, habitualmente pais ou os que se colocam em seus lugares, passam para as vítimas, crianças e adolescentes, o merecimento das agressões que lhes são impingidas, como se culpados fossem pelos seus desequilíbrios e agressividade.

Por outro viés, expectativas exageradas de alguns pais, seja por cultura, por desinformação ou por crueldade, os levam a submeter a criança ou adolescente sob seus cuidados a uma constância de deveres e obrigações de alta performance, muitas vezes acima da capacidade física e mental da criança ou adolescente. Da parte da criança ou adolescente existirá, como resposta à demanda sempre crescente de seus responsáveis, muitas vezes impossível de ser satisfeita, a formação de um comando inconsciente de autocobrança de resultados cada vez mais exigente, onde nada que produzir acreditará ser o bastante para o merecimento do amor e atenção dos pais. Sempre considerados insuficientes, a criança e o adolescente não conseguirão entender ou saber a medida do que seus responsáveis esperam deles, mas os saberão insatisfeitos, independentemente do que conseguem lhes oferecer. Assim crescem em meio a uma dívida impagável, a buscar castigo como alívio da culpa de sua suposta insuficiência, nas mais variadas formas de autoagressão. Esse comando de autocobrança poderá acompanhá-los até a idade adulta, quando passam a agir como carrascos exigentes de si mesmos.

Da vida, também as grandes perdas para crianças e adolescentes em todas as classes socioculturais, como a morte dos responsáveis ou de pessoas envolvidas no seu cuidar, a separação dos pais em situações de litígio, as mudanças de condições de vida, o envolvimento dos responsáveis com abuso e dependência de substâncias, são condições de luto, revolta e sofrimento que vão deixar suas marcas no desenvolvimento dos seus instrumentos psíquicos para lidar com as frustrações e as dificuldades que surgirão.

Por outro lado, os filhos de uma sociedade injusta, que pelo azar de onde e de quem nascem, crianças e adolescentes, estão condenados à vida marginal, em meio hostil, sobrevivendo às violências de seu entorno, crescem privados do necessário e de seus direitos de cuidado e proteção. Condenados pelas diferenças a menor, de recursos para uma vida saudável e digna, seguem a tentar compensar as faltas, havendo, no entanto, um limite de privações que uma criança e um adolescente podem suportar, quando colocados pela família, sociedade e estado, à margem de suas necessidades. Assim colocados na vida, normalizam a violência e a falta, num mundo que não lhes oferece as condições de desenvolvimento físico e mental saudável, nem de suas potencialidades. Seguem a vida invisíveis, desconhecendo formas de relacionamentos de respeito ao outro, pois não têm este modelo, nem lhes foi dada a chance de saber como existentes ou que seriam deles merecedores. A violência é formatada no desenvolvimento de suas personalidades, onde as perdas, os fracassos, as privações e formas diretas de autoagressão surgem como forma natural de viver. O caminho para a autoagressão e desistência de uma vida de privações seria o esperado.

Assim, em todas as classes sociais é possível identificar situações de desamparo na infância e adolescência, e muitos pais, dentro da realidade em que vivem, tentam exigir dos filhos que consigam da vida o que não deram conta de obter, ou tentam recuperar através do sucesso a ser conseguido por eles o narcisismo próprio perdido em seus fracassos. Outros culpam os filhos pelos seus fracassos, dificuldades de sustento e insatisfações em todos os níveis socioculturais.

Da parte da criança e do adolescente, acreditando-se incompetentes para provocar e merecer o amor e atenção dos pais ou de suas figuras de referência, seguem a vida toda a tentar satisfazer o que acreditam ser esperado deles, ou que deles foi exigido, buscando ser o apresentado por seus responsáveis como o modelo desejado, para então conseguir realmente ser aceito e amado.

Com o insucesso, visto não estar neles, crianças e adolescentes, a razão fundamental das violências sofridas, seja pela família, pela sociedade ou pelas contingências da vida, seguem a buscar formas de autocastigo e, muitas vezes, uma dor que ultrapasse, mesmo que momentaneamente, a de origem.

Outros passam sua infância e adolescência escolhendo atos e atitudes, nem sempre evidentes em seus propósitos, que os levem a sofrimento crônico. Assim o são as dificuldades ou impossibilidades de relação saudável com o outro e consigo mesmo, os desafios que levem ao risco de danos físicos e ou mentais, os insucessos na aprendizagem e depois nas profissões e trabalho, a delinquência, a marginalidade, os vícios e dependências, entre outros.

INCIDÊNCIA[1,3,4]

Com a ciência de que nem todos os casos de autoagressão são diagnosticados como tal, existem registros das autolesões de pele, classificadas como Dermatites Factícias pelo CID-10, código L98.1 e das Lesões Autoprovocadas Intencionalmente, de códigos X60 a X84, que tratam especialmente das formas de danos à integridade física do autoagressor.[3] O Ministério da Saúde Brasileiro, por meio do sistema Datasus, 2022, apresenta em seus registros dados sobre lesões classificadas como de violência interpessoal por lesões autoprovocadas, colocados na Tabela 1.

Tem-se, portanto, de registros de lesões autoprovocadas atendidas no sistema SUS mais de 49 mil casos na infância e adolescência. Há que se considerar, no entanto, alguma distorção do conceito ou erro nesses registros quando apontam números de traumas por autoagressão em crianças menores de um ano e mesmo abaixo de quatro anos, em que não é esperada a existência de estrutura psíquica a sustentar este sintoma. Crianças nessa faixa etária, por sua fase de desenvolvimento, não poderiam ser consideradas capazes de decidir e de promover uma ação de buscar conscientemente o desejo de se maltratar, nem pelo sistema, nem pelos profissionais médicos que possam ter feito esses diagnósticos e registros, pois apenas a omissão do cuidar e as violências físicas por outro justificariam traumas em crianças tão pequenas.

É preciso se levar em conta a existência ainda de desvalorização do diagnóstico da autoagressão, sempre consequente a grandes sofrimentos, tanto pela família que pratica a violência, como por alguns profissionais de saúde. Tem sido interpretado, muitas vezes, de forma distorcida, como estratégia de chamar a atenção ou conseguir vantagens de genitores ou responsáveis. Há que se pensar, minimamente, por que uma criança ou adolescente precisaria de atos de provocar dor a si mesmo para ter um olhar especial do mundo adulto. É um diagnóstico de extrema importância, pois deverá conduzir as formas de interrupção da violência contra a criança ou adolescente e de tratamento.

Mesmo assim, ter sido feito o diagnóstico e registro de lesão autoprovocada em 711 crianças de 1 a 4 anos de idade, 691 em crianças de 5 a 9 anos, 15.025 em crianças e adolescentes de 10 a 14 anos e 32.698 em adolescentes de 15 a 19 anos de idade, que foram atendidas pelo Sistema de Saúde no Brasil em 2022, em um total de 49.125 casos, ou 135 ao dia, faz pensar quantos outros mais não procuraram atendimento ou deixaram de ser diagnosticados como tal.[4]

Quanto aos suicídios, da mesma forma, há que se pensar na possibilidade de subnotificação por distorções diagnósticas e mesmo na tendência familiar em ocultar a escolha da morte de uma criança ou adolescente. Segundo o Datasus de 2019, tem-se 2 registros de suicídio em crianças menores de 9 anos, 189 em crianças e adolescentes de 10 a 14 anos e 1.022 para adolescentes de 15 a 19 anos.[1] Repre-

Tabela 1 Registros de violência interpessoal por lesões autoprovocadas, por faixa etária

< 1 ano	1-4 anos	5-9 anos	10-14 anos	15-19 anos	Total
1.059	711	691	15.025	32.698	50.184

Fonte: adaptada de de Brasil. Datasus, MS; 2022.

Tabela 2 Óbitos por residência por faixa etária de 5 a 19 anos, decorrentes de autolesões segundo Grupo CID-10, 2022

5-9 anos	10-14 anos	15-19 anos	Total
4	203	1.053	1.260

Fonte: adaptada de Brasil. Datasus. MS; 2022.

sentam 1.213 mortes evitáveis de crianças e adolescentes, ou 3 a 4 ao dia, como demonstrado na Tabela 2.

APRESENTAÇÕES MAIS FREQUENTES DA AUTOAGRESSÃO

Como formas de autoagressão, existem as que são escolhidas de forma consciente ou inconsciente pela vítima/agressor, que vão além das nominadas como autolesões não suicidas, abrangendo todas as interfaces da infância e adolescência com seu desenvolvimento, relacionamento consigo mesmo e com o outro, sendo possível classificá-las como descrito a seguir.

Quadro 1 Apresentações da autoagressão na infância e adolescência

- Escolha de situações, grupos e comportamentos de risco
- Busca de castigos por enfrentamentos e fracassos
- Provocação da rejeição ou repúdio do outro
- Danos à saúde e à imagem corporal
- Produção de autolesões diretas, automutilações
- Suicídio

Escolha de situações, grupos e comportamentos de risco

Da população infantojuvenil se destacam crianças e adolescentes com históricos estranhos de "acidentes" frequentes, de poucas reações ou demonstrações de sofrimento frente a traumas e perdas, como se não sentissem as dores que carregam. Devem chamar a atenção também aqueles que buscam posturas de risco desde o simples brincar, até atividades de perigo direto, como na prática dos esportes radicais sem a proteção necessária, escolha de grupos marginais, de delinquência, automutilação, desafios mortais, de vícios e dependências e outros. Para estes que colocam na sorte ou azar o dano a si mesmos, vão existir os sádicos e perversos à espera, isolados ou em grupo, a estimularem e sustentarem esses comportamentos, inclusive e de forma muito intensa através da internet, tema que será colocado na sequência desta seção.

Muitos pais e responsáveis atribuem os traumas e danos à saúde física da criança e do adolescente desencadeados por esses comportamentos, como forma de ser e de escolhas próprias.

O médico precisa estar atento a esses sinais e sintomas, e pais e filhos devem ser advertidos quanto às possíveis origens desses comportamentos, e que maior avaliação da possibilidade de situações de violências intrafamiliares contra a criança ou adolescente seja feita com vistas ao tratamento urgente de todos os envolvidos e a defesa do paciente.

Busca de castigos por enfrentamentos e fracassos

Não é raro encontrar crianças maiores e adolescentes que passam a desafiar figuras de autoridade, como pais, responsáveis, familiares, profissionais da saúde, educação e até mesmo de segurança, por repetidas vezes, e por diversas vezes podem ter reagido de forma violenta a esse comportamento. Há que se pensar que, se essa criança e adolescente têm o seu nível intelectual preservado, passariam a evitar tal comportamento opositor ou desafiador com pessoas que sabidamente irão responder aos seus atos com agressividade. Se os repetem, se faz necessário analisar o que buscam nesse outro além dos atos agressivos. É possível que estejam ou a dar motivos para sentimentos de rejeição que porventura sintam por parte destes, ou a buscar seus castigos, como forma inconsciente ou impensada de autoagressão.

A irritabilidade, impaciência, contrariedade e agressividade física e verbal contra seus pares ou mesmo figuras de afeto ou autoridade podem ser resultado de comportamentos reproduzidos pelo espelhamento da forma como são tratados, como também uma busca de atenção da forma como entendem ser a normal daqueles com quem convivem, comportamentos muitas vezes trazidos como transtorno opositório desafiante.

A autoagressão deve ser um diagnóstico a ser sempre lembrado quando se tem dos responsáveis as queixas acima, situação em que se faz necessária a avaliação cuidadosa das condições de atenção, vínculos e cuidados da família com essa criança ou adolescente, bem como a existência de outras formas de violência, especialmente a doméstica.

Assim também funcionam em busca dos insucessos, seja nos relacionamentos, quando falham justamente naquilo que já sabiam como insuportável para o outro, seja nas suas atividades próprias da idade, ou nos projetos que consideram de maior importância, ou, ainda, no aprendizado que poderia levá-los a uma profissão futura e à sua independência, especialmente quando vivendo em famílias desestruturadas e agressoras.

Quanto ao atraso de desenvolvimento e dificuldades ou fracasso na aprendizagem, desde que afastadas as hipóteses de desvios pedagógicos por ensino mal conduzido, ou colocado em disparidade com a maturidade da criança e ainda da existência de doenças que levem à deficiência intelectual, há que ser visto como forma de abandono de metas e futuro, ou um bloqueio psíquico pela ocupação da mente pelas causas do sofrimento. Constitui um quadro de autoagressão crônica, agravado pelos efeitos da reação da escola e dos responsáveis frente às dificuldades da criança ou adolescente

Muitas vezes, o fracasso na aprendizagem e na evolução pessoal vem como resposta inconsciente à exigência exagerada dos responsáveis quanto ao melhor desempenho ou a ser acima de outros na escola. Não é raro que essa situação de excesso de demandas pelos pais ou responsáveis, essa encomenda de sucesso absoluto, passe a tomar conta da maior parte do tempo e da atenção que os pais dedicam àquele filho, como principal razão de diálogo, fazendo do resultado do que é cobrado à criança ou ao adolescente, o seu valor e, por isso, insuportável.

O sofrimento por este desvio de atenção e afeto, bem como da importância do que realmente aquela criança ou adolescente deseja e consegue produzir, irá determinar respostas, na maioria das vezes não planejadas, mas sim resultantes da angústia de falharem no que veem como seu principal valor para o mundo adulto que os rodeia. Se atrasam na hora do teste, esquecem a tarefa em casa, não conseguem se concentrar nas aulas, nem nas provas, não lembram dos conteúdos na hora da prova, discutem por situações banais em casa, com os professores, com os colegas... Buscam a rejeição, a repreenda e acabam por apresentar mau desempenho onde teriam condições de sucesso.

Provocação da rejeição ou repúdio do outro

Em estruturas mais avançadas de violência, especialmente a intrafamiliar, a criança ou adolescente cronicamente pouco ou nada valorizados, ou até mesmo rejeitados, podem evoluir para sintomas de autoagressão com a busca de reações de repúdio deste outro que os rejeita ou de todos à sua volta, como mais uma forma de punição por não serem suficientes para despertar o amor de suas figuras principais de referência. A produção de outros sintomas corpóreos, como a enurese e a encoprese, pode surgir como forma também de agressão ao outro, mas mantêm-se eles em meio às próprias urina e fezes, a se encaixarem nos poucos valores que lhes são atribuídos, e oferecendo a estes outros razões mais concretas para sua rejeição do que seu simples existir. Da mesma forma, adotam comportamentos obsessivos e compulsivos, em repetições intermináveis de rituais, como sintomas de suas angústias e desvio de sua atenção do sofrimento maior. Acabam por provocar a intolerância e agressividade do outro, especialmente dos pais e responsáveis, pelo não entendimento de suas ações como um sintoma incontrolável e não de atos de desobediência ou atrapalho dos seus dias e de suas rotinas.

Danos à saúde e à imagem corporal

Muitas são as possibilidades de provocar danos à saúde pela criança ou adolescente, embora quanto aos erros na escolha e na forma de alimentação, como a má nutrição, até a desnutrição e prejuízo do desenvolvimento precisam da colaboração do adulto cuidador. Não apenas como forma de negligência dos responsáveis, quando a busca de danos à saúde pela criança ou adolescente é colocada em ato continuado, é preciso que se avalie a existência de indiferença, conivência ou até mesmo a indução a esses desvios, como forma de violência física e psíquica dos adultos cuidadores, com grandes chances de ser preexistente e a origem da autoagressão.

Da mesma forma, a falta de prevenção de doenças, como um posicionamento de recusa de vacinas e medicações pela criança e adolescente aceitos pelos pais. Nas situações mais graves, ocorre o não acompanhamento dos tratamentos indicados para doenças agudas ou para as doenças crônicas ou degenerativas, como no caso da diabetes, que precisam ser interpretados como situações de extremo risco, que tanto podem estar a esconder um desejo de morte da criança vindo dela própria, como dos pais ou responsáveis.

O isolamento ou o fechamento da criança ou adolescente nas redes sociais também podem se constituir em formas de danos à saúde física e mental, pelas alterações do sono, do aprendizado, do relacionamento com seus pares e os danos diretos ao organismo pela má alimentação e carência de atividade física e mental saudáveis. Nessas situações, da mesma maneira ocorrem negligência, conivência ou participação direta dos adultos responsáveis na manutenção ou determinação desses danos.

O abandono das atividades próprias da fase de desenvolvimento em que se encontram e o isolamento social são sinais importantes de que algo está tirando da vítima o desejo de viver aquele momento da vida com o que poderiam melhor usufruir dela.

A compulsão alimentar e a obesidade podem fazer parte do roteiro de dano à saúde e destruição da imagem desejada, bem como o sedentarismo, com todas as suas consequências.

Nos casos de transtornos alimentares, é possível a escolha da anorexia nervosa, em que o agressor se alimenta de seu próprio corpo, num processo de desnutrição progressiva, desvelando o desejo continuado de morte, bem como na bulimia.

A resistência ou não aceitação às orientações e tratamentos para os distúrbios ou transtornos alimentares, a insatisfação com o corpo e imagem, ou com o que conseguem produzir e evoluir, o isolamento, o abandono das atividades próprias da idade são sinais importantes de formas de autoagressão e há que se buscar razões anteriores aos sintomas que deram origem a esses sinais clínicos que os sustentam.

Autolesões diretas e automutilações[5-7]

Existem muitas formas de provocar autolesões, desde as chamadas dermatites factícias, lesões factícias, ou transtorno factício, ao desejo de morte. Do *Manual Diagnóstico e Estatístico de Transtornos Mentais*, 5ª edição, DSM-5, tem-se o termo autolesão não suicida para as lesões de pele produzidas pelo próprio indivíduo, que incluem o "Cortar-se" ou *Cutting*, as escoriações ou retiradas de pedaços de pele íntegra ou já lesionada chamada de *Skin-Picking* ou transtorno de escoriação, a tricotilomania, as queimaduras intencionais, caracterizadas como:[5]

> No último ano, o indivíduo se engajou, em cinco ou mais dias, em dano intencional autoinfligido à superfície do seu corpo provavelmente induzindo sangramento, contusão ou dor (p.

ex., cortar, queimar, fincar, bater, esfregar excessivamente), com a expectativa de que a lesão levará somente a um dano físico menor ou moderado (i.e., não há intenção suicida).

No entanto, na anamnese de adolescentes e crianças que chegaram à tentativa de suicídio, tem-se o histórico da prática anterior das lesões factícias com frequência, especialmente quando os cortes ou outros danos são provocados na busca de um pretendido alívio de um sofrimento maior. Se não diagnosticados e tratados com a suspensão das violências que sofrem e elaboração de suas consequências, poderão chegar a um tempo em que a dor das lesões que produzem não seja suficiente para aliviar o sofrimento primário, e a ideia da morte como solução definitiva pode ser escolhida.

Em geral, são pacientes trazidos pelos responsáveis que negam qualquer nexo causal das lesões, que são produzidas principalmente por meios mecânicos e químicos, como unhas, objetos afiados ou contundentes, queimadura por cigarros e produtos químicos cáusticos com sua origem.[6]

É possível identificar algumas características de comportamento quanto ao desejo da criança ou adolescente em manter em segredo as lesões autoprovocadas ou anunciá-las à visão de um outro. No primeiro caso, o mais frequente nas formas iniciais das lesões factícias são crianças e adolescentes que passam a usar roupas a esconder suas marcas, de mangas e calças compridas, com gola alta e capuz, para esconder também suas expressões de tristeza e sofrimento. Muitas apresentam grande resistência ao exame físico, que pode identificar a intencionalidade das lesões. A solicitação do afastamento dos pais ou responsáveis durante o exame clínico pode favorecer que o paciente se disponha a deixar que sejam vistas as marcas de suas autolesões e se disponha a falar sobre seus sofrimentos.

Por outro lado, aqueles que fazem questão de mostrar suas cicatrizes e lesões atuais, deixando à mostra pelo uso de roupas que exponham as áreas lesadas e até mesmo trazendo filmagens de seus atos agressivos, tanto podem estar a pedir o diagnóstico e tratamento, como a causar impacto e talvez até o horror do outro, numa espécie de sacrifício e louvor à suportabilidade ao sofrimento. Esta última situação é mais observada quando os danos à pele, cabelos e à imagem corporal fazem parte de rituais sadomasoquistas de grupos de pessoas do seu relacionamento, onde se soma um risco a mais desta prática, que é do uso comum do objeto produtor das lesões, com a possibilidade de contaminação por outras doenças graves.

Muitos relatam diminuição da angústia pelo desvio da dor psíquica para a dor do ferimento, outros pela observação do escorrer do seu sangue, ou da ferida aberta, como se rompido o limite de seu corpo, a permitir a saída do desespero interno. A sensação de apaziguamento está relacionada ao pagamento do castigo, por isso será sempre momentâneo e provisório.

A necessidade de dar a ver as lesões autoprovocadas também pode fazer parte de rituais de grupos da internet, em que crianças e adolescentes sem ou com pouca supervisão podem encontrar a orientação de como fazer e que objetos utilizar para provocar os cortes ou similares, bem como o convite para participação de grupos, nos quais irão cultuar formas cada vez mais intensas e cruéis de danos a si mesmos.

No meio virtual, pessoas sádicas, cruéis ou perversas têm seus espaços de estímulo e manutenção da automutilação para crianças e adolescentes induzidos como desafios de suposta coragem e poder e indicados como forma de alívio das angústias e demonstração de força, numa forma de agressão induzida, a lhes trazer a satisfação do dano, sem que tenham tocado em suas vítimas.

Para alguns manuais e compêndios de psiquiatria, as lesões factícias seriam enquadradas na síndrome de Munchausen, na qual o paciente inventa ou cria sinais e sintomas de doenças que não respondem aos tratamentos habituais, a desafiar o saber médico, mais comuns na idade adulta.[6]

É possível que se encontre casos de autolesões não tradicionais quando a criança ou o adolescente são colocados a produzi-las para satisfazer o desejo de seus responsáveis, com maior frequência mãe ou avó e cuidadoras, de que sejam doentes, na síndrome de Munchausen por procuração.[7]

De acordo com a forma e distribuição das lesões, é possível chegar ao diagnóstico de lesão factícia ou autoprovocada, como especificado no Quadro 2.

Nas fases iniciais de autoagressão, costumam escolher áreas do corpo passíveis de ocultamento pelas roupas, com o uso de mangas longas. Nenhuma atitude de causar dano a si mesmo, consciente ou inconsciente, especialmente na infância ou adolescência, pode ser considerada de pouco valor nem uma forma de chamar a atenção. Mesmo se assim fosse, seria preciso avaliar por que o filho ou dependente precisaria de atitudes tão extremas para que tenha o olhar de seus responsáveis. Nos casos mais graves, é possível se encontrar crianças e adolescentes que se cortam, ou produzem outras lesões que impressionam pela extensão do autodano causado por eles próprios, que exibem seu feito como forma de dizer da intensidade de seu sofrimento e também de impor ao outro a sua dor.

A análise dos acontecimentos e do que se tem de semelhante nas situações junto à criança ou adolescente e a seus responsáveis, que precederam as crises de autoagressões, em todas as suas apresentações, pode trazer o fator desencadeante do desejo de castigo e dor e, assim, a possibilidade de encontro da sua origem primária. É fundamental que se busque o diagnóstico desta causa primária, que sustenta todas as formas de autoagressão praticadas, evitando o olhar apenas para a secundária, que leva à passagem ao ato. Esta, habitualmente a aparente, como o *bullying* na escola, funciona como a "gota de água" para que o pote de sofrimentos que já estava cheio transborde. Olhar apenas para a suposta razão da lesão atual deixará em aberto a causa real da necessidade de causar dano a si mesmo. Essa é uma intervenção que deveria ser feita tanto do pediatra

Quadro 2 Características da autoagressão por lesões factícias

- Lesões em áreas do corpo ao alcance da mão dominante e as quais a vítima/agressora pode ver com maior facilidade. Assim, são mais comuns as lesões em parte frontais e laterais das coxas, região de pulso e antebraço, parte frontal e laterais de braços, tórax e abdome
- Com a progressão da autoviolência, cortes, queimaduras ou outras lesões passam a ser mais próximos e outras áreas de maior sensibilidade são buscadas, como regiões internas de membros, de mamas e pescoço
- As lesões de face e de dorso das mãos podem indicar uma total insuportabilidade das razões que desencadearam a autoagressão, ou um pedido de ajuda, ou, ainda, o início de uma fase mais agressiva de mutilação e tentativa de destruição da imagem atual
- As vítimas de si mesmas costumam provocar cortes e lesões muitas vezes simétricas, harmônicas entre si, chegando a fazer cortes que identifiquem nomes ou mensagens, como se quisessem marcar na pele algo que não conseguem falar ou mostrar de outra forma para o mundo adulto
- Mesmo em fases que param de se automutilar, a ideia da autolesão continua presente no pensamento, podendo se tornar numa forma viciada de suposto alívio a qualquer tipo de dificuldade ou sofrimento, até que tenha o diagnóstico e o tratamento das razões da busca da dor, seja ela física ou psíquica, com a eliminação da culpa e da necessidade de castigo
- O surgimento das lesões factícias costuma acontecer em crises, com períodos de remissão, habitualmente ligados à piora ou à melhora das causas que são a origem da autoagressão
- Lesões mais profundas ou em locais de maior risco de sangramentos e que levem a risco de morte podem acontecer, seja de forma acidental, seja por uma evolução ao desejo de acabar com a vida

Fonte: Pfeiffer, 2018.[8]

como também pelos profissionais da área da saúde mental, da psicologia, psicanálise e psiquiatria infantojuvenil para o tratamento definitivo da autoagressão.

SUICÍDIO[9-11]

J, 12 anos. Terceira tentativa de suicídio, as três com medicações psicoativas que sua mãe fazia uso por diagnóstico de depressão. O pai, após a segunda, passou a levar consigo para seu trabalho a medicação materna, deixando apenas a dose para o dia. Com o filho na UTI, mostrou-se surpreso de como o adolescente teria conseguido novamente uma quantia grande de medicação. Sua mãe informa então que havia ido à Unidade de Saúde buscar seus remédios, para ter como reserva... apenas havia esquecido na sua bolsa, na sala, novamente... J. em sua avaliação, após 12 dias na UTI por parada cardiorrespiratória na sala de emergência, conta que vinha tentado morrer desde os oito anos de idade, quando passou um dia inteiro comendo muito sal e vomitando, pois tinha escutado na televisão que sal em excesso mata! Diz que neste tempo já não suportava mais escutar a mãe criticar tudo o que fazia, em todos os dias, até mesmo por ter nascido de um pai alcoólatra, como se ele tivesse decidido sua paternidade.

O esperado de uma criança e adolescente é que as atividades do presente e as metas do futuro pudessem compensar suas dificuldades e sofrimentos e os mantivessem na luta pela vida. Porém, mesmo na infância e adolescência, o ser humano pode usar sua vontade para resolver se continua ou não vivendo, e as situações de desespero e desamparo a que são submetidos podem ser extremas a ponto de escolherem desistir da vida que tem.

Em verdade, na ideação e tentativa de suicídio existe o desejo de acabar com a parte ruim da vida que tem e a parte de si mesmos que sofre, como se fosse possível continuar a existir de outra forma em outro lugar. Assim pensam que a morte poderia livrá-los do sofrer, da falta de esperança, de si mesmos.

A escolha da morte não é resultado de um ato impulsivo, mas sim um caminho que vai sendo construído na mente da pessoa, intenção esta que vai deixando seus rastros, especialmente na infância e adolescência, que precisam ser identificados pelo pediatra desde suas formas primárias de autoagressão. A passagem ao ato suicida se dará frente a uma condição de sofrimento agudo que irá se sobrepor aos acumulados neste caminho, não sendo este, na maioria das vezes, o real motivo da decisão pela morte, talvez apenas a gota d'água que faltava para a vida ser insustentável.

A Organização Mundial da Saúde estima que morrem por suicídio cerca de 700 mil a cada ano e, para cada morte, muito mais pessoas cometem atos de tentativas suicidas, sendo a quarta causa de morte entre adolescentes de 15 a 19 anos no mundo.[9]

No Brasil, 51% dos casos de suicídio acontecem dentro de casa. Estima-se que apenas um em cada três casos de tentativa de suicídio chegue aos serviços de saúde, de forma que os dados sobre o comportamento suicida são bastante incipientes. Uma tentativa anterior aumenta o risco de concretização do suicídio cerca de cem vezes em relação a quem nunca tentou; este é o principal fator de risco para a efetivação do intento, sendo um alerta fundamental para a existência de fenômenos psicossociais complexos.[10] As pessoas do sexo feminino costumam acumular mais tentativas de acabar com suas vidas sem chegar a este termo e as do sexo masculino têm menores índices de tentativas, mas maiores índices de conseguirem seu propósito.

Os transtornos mentais mais comumente associados ao comportamento suicida são os transtornos depressivos, bipolar, espectro da esquizofrenia e outros transtornos psicóticos, transtornos de dependência de álcool e de outras drogas psicoativas, segundo DSM-5. No entanto, não seriam os transtornos psicóticos patologias comuns na infância e adolescência, restando os depressivos como um diagnóstico de risco como sinal de alerta ou de determinação para o suicídio.

Entre as motivações mais comuns na infância e adolescência para o desejo de morte, em todas as culturas, níveis de escolaridade e sociais, estão as grandes perdas, sejam por morte ou abandono parental ou de pessoas responsáveis pelo cuidar, conflitos e violências intrafamiliares, as grandes injustiças, incertezas ou induções à distorção da realidade e honra ou dignidade, pela soma dos fracassos e insatisfações, ou por não conseguir satisfazer as expectativas próprias ou alheias, entre outras. No entanto, o que torna uma possibilidade o suicídio como suposta opção de fuga do sofrimento na infância e adolescência é o total desamparo, tanto pela família, como por profissionais que atuam na área da infância, como pela sociedade e Estado.

O psicanalista Lacan traz a observação de que existem crianças, caracterizadas pelo fato de haverem sido crianças não desejadas pela mãe, que apresentam irresistível inclinação ao suicídio. Segundo ele: "À medida que se enuncia o que os aproximam à sua história de sujeitos, eles rechaçam essa cadeia significante na que só a desgosto, foram admitidos pela mãe".[11] No entanto, há que se levar em conta que o lugar para o filho pode ser dado por ambos os genitores e a contraposição do pai nos casos de rejeição da mãe poderia lhe oferecer o vínculo com a vida que todos necessitam. No primeiro caso apresentado, a busca de um lugar de importância e bom afeto era ligada ao genitor.

Aponta ele para a rejeição materna, em que esta não consegue esconder que só com desgosto pode aceitar o filho que, em pouco tempo de sua existência, desiste dela, desiste do viver, porque nunca deveria ter existido. Não aceita ser aquilo que é, pois foi insuficiente para quem o gerou, e a morte será o meio de se tornar eterno na memória de todos.[11]

Nesse sentido, em situações de desejo e busca pela morte por crianças e adolescentes, há que se avaliar se este desejo não é de um ou de ambos os genitores ou responsáveis, de forma consciente ou não. Da parte destes adultos agressores que destroem progressivamente a vontade do viver de seus dependentes, criança ou adolescente sob agressores, vão demonstrar este desejo de morte, com a minimização dos atos autolesivos, a continuidade da causa ou provocação, a falta de busca de tratamento adequado, ou ainda a facilitação. Não é raro encontrar adultos ditos responsáveis que, mesmo frente à prática das lesões factícias, continuam a deixar objetos perfurocortantes à vista da criança ou adolescente. Ou, ainda, adultos que após tentativa não conseguida de suicídio do filho, ou de seu dependente, mantém à disposição do suicida o que utilizou para este ato, como a ingestão de altas doses de medicação psicoativa, muitas vezes até do próprio adulto, que continuam livres para o acesso da criança ou adolescente. Esta possibilidade já é reconhecida pela Justiça e está referida na Lei n. 13.986, de 2019, que é muito clara em considerar como crime a indução ou facilitação do ato suicida, e a criança e o adolescente precisam ser protegidos deste que cria não apenas o desejo, mas também o caminho para a morte.[12]

Nesses casos de indução ou facilitação da automutilação e suicídio, estão também incluídos os que conduzem à prática através das redes de computadores e pelos meios virtuais (Parágrafos 4.º e 5.º).

Lei n. 13.968, 2019 - Art. 122:[12]

Induzimento, instigação ou auxílio a suicídio ou a automutilação

Art. 122. Induzir ou instigar alguém a suicidar-se ou a praticar automutilação ou prestar-lhe auxílio material para que o faça:

Pena – reclusão, de 6 (seis) meses a 2 (dois) anos.

§ 1º Se da automutilação ou da tentativa de suicídio resulta lesão corporal de natureza grave ou gravíssima, nos termos dos §§ 1º e 2º do art. 129 deste Código:

Pena – reclusão, de 1 (um) a 3 (três) anos.

§ 2º Se o suicídio se consuma ou se da automutilação resulta morte:

Pena – reclusão, de 2 (dois) a 6 (seis) anos.

§ 3º A pena é duplicada:

I – Se o crime é praticado por motivo egoístico, torpe ou fútil;

II – Se a vítima é menor ou tem diminuída, por qualquer causa, a capacidade de resistência.

§ 4º A pena é aumentada até o dobro se a conduta é realizada por meio da rede de computadores, de rede social ou transmitida em tempo real.

§ 5º Aumenta-se a pena em metade se o agente é líder ou coordenador de grupo ou de rede virtual.

§ 6º Se o crime de que trata o § 1º deste artigo resulta em lesão corporal de natureza gravíssima e é cometido contra menor de 14 (quatorze) anos ou contra quem, por enfermidade ou deficiência mental, não tem o necessário discernimento para a prática do ato, ou que, por qualquer outra causa, não pode oferecer resistência, responde o agente pelo crime descrito no § 2º do art. 129 deste Código.

§ 7º Se o crime de que trata o § 2º deste artigo é cometido contra menor de 14 (quatorze) anos ou contra quem não tem o necessário discernimento para a prática do ato, ou que, por qualquer outra causa, não pode oferecer resistência, responde o agente pelo crime de homicídio, nos termos do art. 121 deste Código.

ABORDAGEM DAS SITUAÇÕES DE AUTOAGRESSÃO

Toda forma de autoagressão deve ser levada a sério e o seu caminho para o suicídio avaliado. Quando se depara com o desejo de morte, seja ele explícito, por um dizer ou, pior, por uma tentativa, é preciso levar em conta a urgência e a gravidade da situação, pois a ideação suicida já evoluiu para o plano de morte, que foi pensado, articulado e decidido.

Sem diagnóstico das situações de violência a que são submetidos, ou, em menor proporção, dos transtornos mentais que são portadores, crianças e adolescentes entram no caminho da escolha do sofrimento e até da morte, na falta do tratamento adequado, da proteção e do amparo para construírem, em segurança, novas metas e recuperarem o desejo pela vida.

A existência de uma passagem ao ato suicida se constitui no maior risco para o suicídio e quanto maior o número de tentativas, multiplicados serão os danos e a possibilidade da morte.

Neste caminho, tem-se um continuado de busca de danos a si mesmo sem que a origem de seus sintomas seja interrompida, ou tratada, chegando assim ao insuportável, onde a morte é trazida como uma solução para interromper o sofrimento.

Da ideação suicida passam ao fechamento das buscas de solução para a sua causa, que vai se tornando cada vez mais insuportável, num afunilamento de pensamentos que anulam outras opções de lutar por uma vida que valha ser vivida.

Assim, desaparecem as metas para o presente e futuro e esta é uma indagação importante a ser feita, quando o diagnóstico de autoagressão é levantado. O desaparecimento de planos ou metas e a inexistência de algo que os ligue à vida são sinais de risco de suicídio iminente.

Constitui-se situação de emergência, em que todos os cuidados de proteção e tratamento devem ser instituídos, com equipe interdisciplinar, em que o pediatra, com a participação dos profissionais de saúde mental, pode trazer para a criança ou adolescente o seu interesse pela vida de seu paciente como um laço, a propor novas e possíveis metas, mesmo que a curto prazo, para que encontrem um valor em sua existência.

O médico, em especial o pediatra, pode atuar de forma decisiva no diagnóstico da autoagressão, bem como na avaliação de suas razões, quando a possibilidade de violência intrafamiliar precisa ser investigada. Criar um laço de confiança e de demonstração de interesse pelo seu paciente, mostrando a ele seu desejo de auxiliá-lo em suas dificuldades de enfrentar a vida, e que não está sozinho com seus sofrimentos, pode fazer toda a diferença para melhores escolhas da criança e do adolescente.

Muitas vezes uma pergunta simples do pediatra atento e capaz de diagnosticar o sofrimento apresentado pelo seu paciente pode levar a uma abertura da criança ou adolescente para uma linha de diálogo e de releitura de suas escolhas, como: "- Por que você precisa se castigar tanto?" Ou – "De que você se culpa?" O que você quer fazer em sua vida longa que terá pela frente? Nesta conversa pode surgir a chance de questionar quais vantagens a criança ou adolescente entende que está tendo com as violências que pratica contra si mesmo. Este diálogo de demonstração de compreensão e interesse pelo profissional pode levar a caminhos para retirar da vítima de si mesma a responsabilidade pelos sofrimentos ou fracassos do mundo adulto que o rodeia, ou mesmo pela insatisfação desses adultos por suas vidas. O incentivo para que possa visualizar metas para um futuro próximo, atingíveis, pode fazer o diferencial para o abandono de uma vida de sofrimentos sem acabar com a sua existência.

É preciso que se possa fazer um filtro entre a queixa dos pais e as dores do filho, em busca das incoerências e desencontros das histórias trazidas, especialmente quando os responsáveis acreditam, ou fabulam que deram "tudo", ou até em excesso, o que a criança e o adolescente precisavam, mas não conseguem identificar as violências gravíssimas que cometem ou que permitem que sejam cometidas contra seu dependente, nem entender os atos de autoagressão como de extremo desespero.

Muitos ressentimentos, sentimentos de ingratidão e raiva vindos dos pais ou responsáveis, que acompanham a evidenciação do seu fracasso frente a sua função de encaminhar seus filhos para a vida, quando esses tentam desistir dela, estarão a piorar o relacionamento e a diminuir a possibilidade de real engajamento dos adultos na cura da criança ou adolescente.

É preciso que se leve em conta que não existem medidas totalmente eficientes de supervisão e controle de uma criança ou adolescente se o motivo das autoagressões ou mesmo da desistência da vida persistem. A busca do castigo, do fracasso ou ainda da morte como solução definitiva ou como prova final do sofrimento, não aceita, reconhecida ou, minimizada pelos responsáveis, irá ser pensada novamente.

A participação de profissionais da área de saúde mental, como psicólogos, psicanalistas e psiquiatras, precisa ser indicada tanto para a vítima, como para seus responsáveis, para que encontrem novos e bons caminhos de relacionamento, proteção e cuidado. Há que se levar em conta que não se tem medicação psicoativa ou de outro espectro que tenha sido capaz, até o momento, de bloquear a autoagressão nem impedir o desejo e a passagem ao ato suicida. Daí a importância do tratamento por equipe interdisciplinar integrada, que foque na elaboração e resolução das razões da culpa e do autocastigo a busca da cura.

Nos casos de violência intrafamiliar, esta deve ser notificada às autoridades competentes, como Conselho Tutelar e Ministério Público, cabendo ao médico as medidas de diagnóstico, tratamento e acompanhamento.

Em situações em que existe a possibilidade de indução ou facilitação das automutilações ou do suicídio, esta suspeita ou este diagnóstico deve ser levado às autoridades competentes para a proteção da vítima desta violência, que indica a razão do desejo de morte e o risco permanente de que a criança ou adolescente cheguem à conclusão do ato suicida encomendado.

Assim, diante de situações tão graves, é preciso que se possa rever a história de cada um da relação familiar, sem reservas ou preconceitos, na busca do que faltou ou sobrou neste relacionamento e por onde haveria possibilidade de outro caminho. O acompanhamento dedicado e prolongado de especialistas na infância e adolescência, como pediatra, psicólogo, psicanalista e psiquiatra pediátrico, é indispensável, tanto para a vítima como para seus responsáveis, estes quando não apresentam nenhum risco iminente para a criança ou adolescente e são passíveis de tratamento.

REFERÊNCIAS BIBLIOGRÁFICAS

1. DATASUS. Óbitos por Lesão Autoprovocadas segundo Faixa Etária. Ministério da Saúde. DF, 2022. Disponível em: http://tabnet.datasus.gov.br/cgi/tabcgi.exe?sinannet/
2. Macedo M. Olho por Olho, Dente por Dente. Código de Hamurabi. Educa+Brasil. 2020. Disponível em: https://www.educamaisbrasil.com.br/enem/historia/codigo-de-hamurabi. Acessado 30 de agosto de 2021.
3. OMS. Lesões Autoprovocadas Intencionalmente. Classificação Internacional de Doenças. Genebra. 2020.
4. Ministério da Saúde/SVS. Brasil. MS; DF, 2022. Registros de Violência Interpessoal por Lesões Autoprovocadas, por faixa etária. Disponível em: http://tabnet.datasus.gov.br/cgi/tabcgi.exe?sim/cnv/ext10uf.def. Acessado 25 de fevereiro de 2024.
5. APA. Transtorno Factício. Manual Diagnóstico e Estatístico de Transtornos Mentais. Porto Alegre: Artmed; 2013. p.251-256.
6. Oliveira C, Carvalho V. Dermatite Factícia na Infância: Estudo Retrospectivo de uma Série de Casos. Revista Residência Pediátrica. 2020;10(2).
7. Kaplan and Sadock. Transtorno factício. Synopsis of Psychiatry. 11.ed. São Paulo: Artmed; 2017. p.489.
8. Pfeiffer L. Autoagressão: das lesões factícias ao suicídio. Manual de Atendimento às Crianças e Adolescentes Vítimas de Violência. Sociedade Brasileira de Pediatria; Conselho Federal de Medicina. Brasília, 2018. p. 153.
9. WHO. Suicide. Genève. 06/2021. Disponível em: https://www.who.int/news-room/fact-sheets/detail/suicide
10. Fiocruz. Cartilha de Prevenção do Suicídio. Saúde Mental e Atenção Psicossocial na Pandemia COVID19. Ministério da Saúde. Brasília. 2020. Disponível em: www.cartilha_prevencaosuicidio.fiocruz.2020.pdf.
11. Lacan J. As formações do inconsciente. Buenos Aires: Nova Visão; 1976; 97, 254.
12. Brasil. Art. 122. Lei n. 13.986. Código Penal Brasileiro. DF. 2019. Disponível em: http://www.planalto.gov.br/ccivil_03/_ato2019-2022/2019/lei/L13968.htm. Acessado 30 de agosto de 2021.

CAPÍTULO 5.7

SÍNDROME DE MÜNCHAUSEN POR PROCURAÇÃO

Luci Pfeiffer

AO FINAL DA LEITURA DESTE CAPÍTULO, O PEDIATRA DEVE ESTAR APTO A:

- Identificar precocemente as situações de fabulação ou criação de sinais e sintomas de doenças na criança e adolescente por seus cuidadores, como uma forma de violência grave a gravíssima.
- Suspeitar da síndrome de Münchausen por procuração (SMPP) em situações em que uma criança ou um adolescente, nascidos sem malformações ou não portadores de doenças crônicas, são trazidos para atendimento à saúde com queixas insistentes de sinais e sintomas variados, de diversos aparelhos e sistemas, com histórico de acompanhamento por mais de três especialidades pediátricas continuamente.
- Incluir a suspeita da SMPP como diagnóstico diferencial sempre que se estiver diante de um caso cujas queixas de supostas doenças trazidas pelo adulto cuidador, com maior frequência a mãe, avó ou cuidadores, não se enquadrem no exame físico e nos exames laboratoriais iniciais e aconteçam apenas na presença deles.
- Recusar o mito de que os laços de sangue, mesmo de mãe e pai, dariam sempre a certeza de que as crianças e adolescentes teriam destas pessoas sempre o melhor cuidar e proteger.
- Dar-se o direito de duvidar das queixas trazidas pelo adulto cuidador e de questionar a incoerência dos relatos ou da queixa com o apresentado pelo paciente.
- Ouvir sempre a criança e o adolescente quanto à sua saúde e sobre os sinais e sintomas descritos por seus responsáveis, de preferência de forma isolada deles.
- Não deixar a possibilidade de estar diante de um caso de SMPP para diagnóstico de exclusão. A violência do processo de investigação e tratamentos feitos para esgotar as outras possibilidades de doenças já terá causado boa parte do sofrimento desejado por seus agressores à vítima, bem como justificado todas as outras violências por eles praticadas.

INTRODUÇÃO

Menina, 11 anos, cuidada pela avó e mãe, é apresentada como autista pela avó materna. Não frequentava a escola, pois esteve internada em vários hospitais, de várias cidades, para investigar seus sintomas de diarreia e vômitos crônicos, e encontrar tratamento. Portadora de asma grave e crises convulsivas desde quatro anos de idade, resistentes ao tratamento anticonvulsivante; apresentava irritabilidade constante e dificuldade de aprendizagem, com diagnóstico de transtorno de déficit de atenção e hiperatividade (TDAH) e transtorno desafiador opositor (TOD). A mãe e a avó disseram acreditar que ela era portadora de autismo leve, herdado da mãe, confirmado por um dos neuropediatras que consultaram, mas não lembravam o nome do profissional.

Ao exame físico, baixa estatura, peso abaixo do 3º percentil, aspecto desnutrido com hipotrofia muscular generalizada. Desde os quatro anos de idade vem sendo tratada por seis especialidades de um hospital universitário, com várias tentativas de abordagens terapêuticas, com pouco ou nenhum resultado, segundo sua genitora. Em sua última consulta pelo serviço de pneumologia, a mãe relatou piora geral de seu quadro de asma quando passou a ter, há oito meses, crises de terror noturno, acompanhadas de visões de monstros e sangue. Foi levada a um psiquiatra, que lhe receitou duas outras medicações psicoativas, que a mãe acredita que pioraram as crises de asma. Foi decidido por seu internamento hospitalar para melhor avaliação do tratamento em curso para a asma.

DEFINIÇÕES E NOVOS CONCEITOS[1-3]

Descrita em 1977 pelo Médico Pediatra Roy Meadow, que caracterizou a síndrome de Münchausen por procuração, SMPP, como uma forma secundária da síndrome de Münchausen, com a produção de doenças em crianças por suas mães, de modo que estas se beneficiariam da atenção dispensada por equipes médicas para a "doença" de seus filhos.[1] Este autor iniciou um alerta aos profissionais de saúde sobre a existência de responsáveis ou cuidadores, com grande frequência a mãe, que diziam de falsos sinais e sintomas que desafiavam o saber médico.

Foi classificada pela Classificação Internacional de Doenças (CID-10) como síndrome de Münchausen na categoria T74.8 – Outras síndromes especificadas de maus-tratos, com a produção intencional ou imitação de sintomas ou disfunções em um outro, físicas ou psicológicas (transtorno factício).[2] O termo também é utilizado para se referir a idosos ou pessoas consideradas incapazes, como com deficiências temporárias ou definitivas, em que os sintomas e sinais são inventados ou produzidos por seus cuidadores, muitas vezes com alterações intencionais de exames laboratoriais.

O *Manual Diagnóstico e Estatístico de Transtornos Mentais* em sua quinta edição, DSM-5, define a síndrome de Münchausen como distúrbio factício aquele imposto a si próprio e ao outro, anteriormente nominado como "distúrbio factício imposto a outro".[3] Neste, o distúrbio é caracterizado como a apresentação da vítima como doente ou incapaz, com comportamento do agressor(a) que não é explicado por outro transtorno mental, como delírios ou psicoses e, ainda, diz de um comportamento fraudulento evidente, mesmo com falta de compensações externas óbvias.

O descrito no DSM-5 como distúrbio factício imposto a outro, não parece ter levado em conta a definição da OMS, quando descreve a SMPP, ou transtorno factício por terceiros, como uma forma de maus-tratos.

Assim, apesar de a OMS definir a SMPP ou o transtorno factício por terceiro como uma forma de violência e o DSM-5 como ato fraudulento, não identificam o que se constitui a maior vantagem dos agressores, que é a possibilidade de efetuar muitas formas de violências graves e gravíssimas contra a criança e o adolescente, com a participação ativa de profissionais médicos e da saúde em geral, sem que sejam reconhecidos como crueldade seus atos de violência. Com a falta desse diagnóstico, tem-se a desproteção da vítima e consequente impunidade do agressor.

No entanto, atualmente, cerca de quase 50 anos da primeira descrição da SMPP, com o reconhecimento da possibilidade da existência de relações distorcidas e cruéis entre genitores ou adultos responsáveis pelos filhos ou dependentes, seja pelo laço de sangue, pela guarda, ou cuidado, faz-se necessário o reconhecimento de ser ela uma forma gravíssima de violência contra crianças e adolescentes, de pouco e tardio diagnóstico em um grande número de casos, a ser definida conforme descrito a seguir.

A SMPP, ou por terceiros, consiste numa forma complexa de violência gravíssima contra crianças e adolescentes, praticada por adulto cuidador, com maior frequência mãe, avó ou outros responsáveis, pela submissão crônica e progressiva a agressões físicas e psíquicas, através da sua colocação no lugar de doentes, seja por falsas queixas, seja por produção velada de sinais e sintomas de doenças. Pela suposição ou produção de doenças, os agressores passam a buscar atendimentos médicos e de outros serviços de saúde insistentemente, para que estes profissionais coloquem em ato seus desejos cruéis de provocar dor e sofrimento às suas vítimas, através das investigações e tratamentos desnecessários e invasivos, assumindo eles a posição de defensores abnegados da criança ou adolescente. Assim encobrem os agressores os seus maus-tratos, tanto os diretos na produção dos danos à saúde física e psíquica de seus filhos ou dependentes, como os indiretos, por submetê-los a uma série de privações e impedimentos ao desenvolvimento e das necessidades e atividades próprias da infância e adolescência, justificados para a sociedade, saúde, educação e justiça pelos diagnósticos distorcidos que conseguem obter dos profissionais menos atentos à possibilidade desta forma de violência.

Trata-se de violência complexa, praticada de forma crônica, ininterrupta e com crueldade crescente pelo adulto cuidador, que evolui em meio aos olhares, avaliações, supervisões e testemunho de profissionais de várias áreas voltadas ao cuidado e proteção da infância e adolescência, como os da saúde e justiça, sendo essa a maior vantagem dos agressores.

Ao contrário da sua definição inicial e do DSM-5, na SMPP existem muitas vantagens para os agressores, embora a suposição de falta de busca de benefícios pelos agressores foi um ponto definido por Meadow como forma de diagnóstico diferencial desta síndrome com as doenças psiquiátricas ou distúrbios como a simulação, em que a fraude visa alguma vantagem aparente ao que simula a doença, como a obtenção de benefícios financeiros do Estado, como o BPC, ou da sociedade.

Na SMPP, das vantagens obtidas pelos agressores em suas estratégias muito bem estruturadas de causar sofrimento às suas vítimas, talvez a maior delas seja de se sentirem autorizados a praticar várias formas de violências extremamente cruéis às crianças e aos adolescentes sob sua guarda, frente ao olhar de todos, recebendo um reconhecimento dos profissionais de saúde, da família e comunidade pela suposta dedicação absoluta à criança ou adolescente, sob total impunidade de seus atos cruéis.

Da mãe ou familiares agressores na SMPP que se utilizam dos antigos e infundados conceitos do melhor cuidar por serem possuidores de laços de sangue diretos com as crianças e adolescentes, a satisfação da violência que praticam é multiplicada, pois tacitamente conseguem enganar o médico e outros profissionais de saúde que acreditam em suas falsas afirmações de bem cuidar. Costumam privar a criança e o adolescente de qualquer forma de vida saudável, satisfação, alegria, convívio social e possibilidade de futuro, deixando para o médico a imposição secundária ou até mesmo primária de execução de parte destas violências e da justificativa de todas.

Ainda, têm os agressores a grande possibilidade de estabelecer estratégias para escravizar suas vítimas, dependentes física e psíquicas de seus mandos e decisões, aos sinais e sintomas das doenças que descrevem ou criam. Assumem os diagnósticos como verdadeiros, sob o olhar e participação da família, comunidade, dos profissionais da saúde, da educação, ação social, da segurança e justiça, o que determina a submissão absoluta de suas vítimas a seus comportamentos cruéis e a um caminho perverso com total impunidade.

Provocam danos progressivos e muitas vezes irreversíveis ao desenvolvimento físico e neuropsicomotor de suas vítimas, desafiando a todo tempo a sociedade, a medicina e a justiça, sob a visão desviada dos profissionais que os agressores buscam como parceiros, que, por inocência, preconceitos sobre a proteção dos laços de sangue e de adultos cuidadores, ou por menor saber, acabam por oferecer-se como instrumentos dessas violências.

CARACTERÍSTICAS DOS AGRESSORES

Menina, 11 anos. Quando internada pela última vez, a pediatra escuta a mãe, habitualmente muito gentil com a filha, ser muito grosseira com a menina e ameaçá-la para que não comesse o que estava no prato, mas, sim, o mesmo mingau que trazia de casa para ela todos os dias. E a pediatra escuta a menina dizer que queria morrer, pois não aguentava mais comer todos os dias a mesma coisa, nem ser tão doente, nem ter que fazer tantos exames e todos os remédios que precisava tomar. Estranhando as atitudes agressivas da genitora com a filha e a manifestação de desejo de morte da criança, a pediatra pede para falar com a menina sozinha. A mãe reage com grande agressividade também com a profissional, tentando impedir que a filha ficasse longe de seu controle. Foi levantado o histórico médico da menina, que era atendida por 8 especialidades do mesmo hospital, além de ser levada a outros centros de saúde em sua cidade de origem. Pouco frequentava a escola. Não brincava com outros de sua idade. Era mantida fechada em quarto de sua casa, "para não pegar nenhuma infecção".

Os agressores, habitualmente do sexo feminino, com maior frequência mães, avós e cuidadoras, costumam trazer, com insistência e demonstração de grande angústia e dedicação extremada para com a criança, sinais e sintomas variados, de patologia em vários aparelhos ou sistemas, não consistentes ou não compatíveis com as doenças habituais ou conhecidas, com os resultados negativos das avaliações clínicas e laboratoriais. Fazem uso de um saber acumulado pela grande frequência a ambientes de saúde, seja de consultórios, ambulatórios ou em internamentos hospitalares, para inventar, simular ou até produzir sintomas, descritos muitas vezes com um linguajar médico, independentemente de seu nível de escolaridade, a desafiar o saber do profissional e equipe de saúde. Utilizam-se destes profissionais para que cometam as violências física e psíquica na criança, com base na crença em seus relatos.

Os agressores têm plena ciência de seus atos invasivos e limitantes contra a criança ou adolescente e também das consequências das violências praticadas, tanto que, quando suas incoerências e insistências em convencer o médico e outros que atuam na área da infância e adolescência começam a ser questionadas, passam a criticar esses profissionais e serviços e buscam outros, para o início de outro ciclo de violências.

Sendo cientes do mal que provocam em suas vítimas e de suas consequências, não podem ser classificados como doentes mentais incapazes de responderem por seus atos, pois têm pela consciência dos atos praticados e dos efeitos lesivos buscados, bem como de caracterizarem estes uma forma gravíssima de violência social e legalmente não permitida.

Costumam manter seus atos violentos e a escravidão de suas vítimas enquanto existirem, se não impedidos e a vítima tratada, como se tivessem o direito pleno de lidar e decidir a todo tempo sobre a vida e a morte da criança ou adolescente. Não rara, a morte da vítima ocorre habitualmente como consequência de um erro ou exagero da violência pelo agressor/a, pois necessitam de sua vítima para a continuidade de sua satisfação perversa, ou quando conseguem outra vítima para colocar no lugar desta, como o próximo filho ou próxima criança à sua disposição.

Quando descobertos, com frequência os agressores tentam buscar o apoio da sociedade, como da família, igrejas ou mesmo das mídias sociais, tentando substituir o prazer de praticar suas violências contra a criança, para o maltratar profissionais envolvidos nesta denúncia e proteção da vítima, colocando-se eles como vítimas de uma suposta injustiça e incompreensão dos que barraram seus comportamentos perversos.

Da descrição inicial da SMPP, é possível identificar que a agressora ou o agressor (mais raro), sempre busca alguma vantagem nos quadros de doença que cria para a criança ou adolescente, como alguns apresentados no Quadro 1.

Os praticantes da produção de doenças na criança e no adolescente, seja pela criação dos sinais e sintomas, seja pela submissão a tratamentos e privações totalmente sem necessidade, têm pleno saber do que fazem bem como ampla consciência de seus atos, não podendo ser enquadrados em critérios de inimputabilidade. Buscam estes agressores um álibi perfeito e, ainda, gozam de grande prestígio em suas comunidades, inclusive na médica, apresentando-se como abnegados que abandonam suas vidas para buscar tratamento e a salvação da criança, que não passa de um objeto de sua crueldade.

Quadro 1 Vantagens dos agressores na SMPP

- Ser um/uma praticante de violências gravíssimas, de forma crônica e progressiva, que pode manter sua vítima em constante risco de morte, às vistas de todos, família, comunidade, meios de proteção e justiça e da equipe médica, sem que lhe seja imputada qualquer culpa ou punição.
- Receber atenção diferenciada das equipes de saúde, além de elogios pela sua teórica abnegação e dedicação ao "difícil" filho/a ou dependente, bem como lugar privilegiado de admiração e oferta de benesses pela família e comunidade.
- Justificar sua inércia ou improdutividade diante da luta pela vida e do cuidar do/a filho/a ou dependente, pelo tempo ocupado com sua vítima em ambulatórios e internamentos hospitalares.
- Usar a doença criada em seu dependente como fonte de benesses a serem ofertadas pela família, comunidade e sociedade, a obter a admiração, atenção e fontes de vantagens e sustento de outros, como se o mundo devesse a eles/as.
- Cometer as piores formas de violência, podendo chegar ao homicídio, ou filicídio, com a causa da violência ou morte velada pelo diagnóstico de doença crônica, de causa desconhecida associada à queixa de não terem recebido a atenção médica necessária, buscada contínua e insistentemente por eles suposta busca de tratamento. Assim, é preciso que sejam atualizados os conceitos e definições sobre a SMPP, havendo que considerá-la uma forma de violência física e psíquica gravíssima, muitas vezes também química. Continuam os agressores a agredir, sem medo das consequências de suas violências, tendo formado, segundo suas estratégias perversas se não diagnosticadas, o melhor álibi para não serem acusados do crime de prática de violência gravíssima, com risco de morte, contra uma criança ou um adolescente.

Costumam ser muito insistentes na busca de novas avaliações, exames e tratamentos para as supostas patologias que fabricam nas crianças e adolescentes, aumentando progressivamente as privações e outras formas de violência a que submetem suas vítimas, a chegar no extremo da dependência total e até mesmo a morte. Entre os comportamentos frequentes destas mães ou outros agressores, tem-se os apresentados no Quadro 2.

CARACTERÍSTICAS DAS VÍTIMAS

Às vítimas, reféns permanentes de seus agressores, são impostas várias limitações de qualquer forma de evolução saudável e de outros maus-tratos, apresentados como formas de abnegação e dedicação extrema. É criada assim, em suas mentes e no desenvolvimento de suas personalidades, uma dívida impagável com suas agressoras ou seus agressores, que declaram e apregoam estarem a abandonar suas vidas para se dedicar ao cuidar em tempo integral das supostas doenças daqueles de quem têm a guarda.

Crescem em meio a várias privações, como pessoa frágil e cronicamente doente, impedidos parcial ou totalmente das atividades próprias da infância, como o brincar, o lazer, o relacionamento com seus pares e, por vezes, até com a família extensa, do aprender e evoluir, de alimentos necessários ao seu desenvolvimento, enfim, do mínimo necessário ao bem viver.

Quadro 2 Características do/a agressor/a

- Não apresentam doença mental que justifique seus atos cruéis para com a criança ou adolescente, sendo cientes de seus atos e de suas consequências.
- Não costumam apresentar alterações ou sinais de transtornos mentais detectáveis pelo exame psiquiátrico. Portanto, uma avaliação clínica e psiquiátrica tida como normal do/da agressor/a não afasta o diagnóstico das violências que pratica na SMPP.
- Tem maior frequência de histórico de queixas de doenças crônicas na infância e ou adolescência. Não são raros os casos de hipocondria ou síndrome de Münchausen entre os agressores ou em seus responsáveis.
- Trazem o filho ou dependente com insistentes queixas de doenças variadas, ou mesmo de doença recidivante ou multifacetada, não responsiva aos tratamentos indicados, que não coadunam com os resultados de exames de imagens e laboratoriais.
- Apresentam-se como "abnegados" que abandonam suas vidas para cuidar do filho ou dependente cronicamente "doente".
- Colocam-se como muito sedutores com a equipe de saúde ao início das avaliações e enquanto dominarem o direcionamento das condutas médicas, especialmente com os de maior poder decisório.
- Tornam-se agressivos quando percebem que o médico assistente começa a questionar suas condutas e queixas, ou duvidar das descrições das supostas doenças de seu dependente, não aceitando seus direcionamentos.
- Criticam as equipes de saúde anteriores, dizendo da incapacidade de encontrarem o diagnóstico da "doença" da criança, trazendo para os profissionais atuais a ideia de confiança maior em seus trabalhos.
- Estão sempre a questionar o saber médico, colocando o profissional numa posição de faltante com seus deveres de diagnóstico e tratamento diante daquele paciente
- Solicitam sempre mais exames e procedimentos, mesmo os mais invasivos, novos tratamentos, encaminhamentos a outras especialidades, sem se preocuparem com o sofrimento da criança ou adolescente.
- Usam termos técnicos, da medicina, para descrever os sinais e sintomas das supostas doenças, independentemente de seu nível cultural.
- Ao filho ou dependente que fazem adoecer, impõem uma série de limitações, desde alimentares, como ao brincar e se divertir, manter relacionamentos com seus pares, à escola e outros, sendo muito gentis na presença de outros e extremamente duros na imposição de suas condutas e supostos tratamentos à sua vítima.
- Sempre se mantêm muito próximos da criança ou adolescente, não aceitando deixá-los sozinhos com os profissionais da saúde, a impedir uma abordagem mais direta de sua vítima.
- Os sinais e sintomas que descrevem, na SMPP pela mentira e fabulação, ou mesmo por indução, costumam ser descritos ou acontecem apenas em sua presença.
- Longe do olhar de outros, são bastante agressivos com suas vítimas, crianças e adolescentes, e a "doçura" e abnegação para com estes, demonstradas frente aos profissionais, desaparecem.

Nas formas mais graves, a busca constante de serviços de saúde faz com que a criança passe boa parte de sua vida em atendimentos médicos, em internamentos hospitalares, em laboratórios de imagens ou análises clínicas, ou em salas de espera, como o caso descrito.

Sem nenhuma preocupação com o sofrimento da criança, pelas queixas de sinais e sintomas trazidos pelo agressor, é submetida a exames invasivos e dolorosos, medicamentos desnecessários, internamentos hospitalares frequentes e inconclusivos, que reforçam a imagem e o lugar de doente em que estão colocados.

Além dos danos à estruturação de sua personalidade e imagem, bem como pelas limitações que lhes são impostas, em alguns casos, desde o início de suas vidas, sofrem de múltiplas formas as vítimas na SMPP, tanto pela violência direta, como pela consequência dos rótulos que lhes são impostos. São mantidos sob o domínio e dependência de seus violadores, sob os efeitos da ingestão forçada de medicações desnecessárias ou outras substâncias tóxicas, anulados de suas existências reais.

Como uma doença simulada ou provocada, terá uma evolução crônica, em muitos casos até a idade adulta, ou mesmo durante toda ela, na dependência da gravidade da violência e crueldade do/a agressor/a. Pelas privações que a criança e o adolescente são submetidos e pela dependência criada com o/a agressor/a, é possível encontrar alguns sinais, sintomas e comportamentos comuns nas vítimas, como descritos no Quadro 3.

DIAGNÓSTICO[4-6]

O diagnóstico da SMPP ou produzida por terceiros é médico, preferencialmente com a participação da equipe de saúde interdisciplinar, dado pela análise do histórico de busca frequente e continuada de atendimentos médicos e em serviços de saúde, com queixas de doenças de difícil tratamento trazidas pelos responsáveis. É possível identificar, precocemente, a incoerência das queixas do/a responsável agressor/a com o quadro clínico apresentado pela criança, ou com seus exames, associados à falta de resultado aos tratamentos habitualmente indicados.[4] Somam-se a estes sinais a insistência do/a responsável agressor/a em provar a existência de uma doença no seu dependente, ou várias, sem que demonstre qualquer sentimento de pena ou sofrimento pela sua vítima.

Não há exame isolado do/a agressor/a que possa afastar ou confirmar o diagnóstico de SMPP, nem mesmo psiquiátrico, como por vezes é solicitado em processos judiciais para definição da denúncia e acusação. Trata-se de uma violência dirigida a um objeto, que é a criança, com a prática crônica de atos de crueldade progressiva, ligados a impedimentos ao desenvolvimento, e danos físicos e psíquicos ligados aos instrumentos obtidos com os profissionais da área da saúde. É o conjunto do histórico de queixas constantes e insistentes pelo/a responsável ou cuidador/a de sinais e sintomas variados, tentando impor diagnósticos de doenças frequentes, ou múltiplas, habitualmente envolvendo órgãos e sistemas diversos, com resultados de exames negativos ou não compatíveis com as queixas e ineficiência dos tratamentos da criança é que se tem o diagnóstico das violências a que ela vem sendo submetida.

Da parte do adulto agressor/a nada há de específico na avaliação psíquica que possa trazer o diagnóstico, sendo o seu comportamento para com os outros próximos considerado habitualmente normal e até mesmo merecedor da admiração de muitos, pela falsa apresentação de absoluta dedicação à criança.

Quadro 3 Sinais e sintomas na criança ou adolescente na SMPP

- Palidez de pele e mucosas, decorrentes da má nutrição causada pelas grandes restrições alimentares e falta de exposição ao sol, quando mantidos em ambientes isolados e dentro de suas casas.
- Hipotrofias musculares pela pouca atividade física.
- Atraso de desenvolvimento físico e neuropsicomotor.
- Comportamento apático e submisso às ordens da agressora/agressor e dos adultos em geral.
- Dificuldades de relacionamento com seus pares pelo distanciamento.
- Inabilidade de brincar e estar em grupos de sua idade.
- Pouca convivência com outros familiares e em meios sociais.
- Histórico de dificuldades de aprendizagem, com maior frequência provocada pelas faltas e impedimento da escolaridade.
- Aceitação do papel do doente crônico e incurável, muitas vezes como poliqueixosos e incorporando os sintomas descritos pelo/a agressor/a como realmente seus.
- Submissão passiva aos procedimentos médicos, mesmo que invasivos, induzidos por falsas queixas e sintomas, tanto de investigações laboratoriais como de tratamento.
- Demonstração de satisfação em falar de suas supostas doenças e ter atenção da equipe de saúde e dos que são permitidos que deles se aproximem.
- São totalmente dependentes dos agressores, acreditando muitas vezes que estão vivos por causa dos seus "cuidados".
- Pacientes de várias especialidades, nem sempre correlatas (grandes prontuários).

Muito cuidado deve ter o especialista em saúde mental, especialmente o psicólogo e o psiquiatra, quando são convocados a emitir parecer sobre a possibilidade daquele adulto praticar a até agora reconhecida como SMPP, pois os sinais, sintomas e dano estão com a vítima e não com o agressor. Um atestado de sanidade mental não anula o diagnóstico da prática por este adulto de violências físicas e psíquicas gravíssimas contra sua vítima, com o uso dos profissionais e equipamentos de saúde induzidos a erros diagnósticos.

A violência praticada e a SMPP não devem nunca ser deixadas para um diagnóstico de exclusão, mas sim diferencial, quando os sinais de alerta surgem. Na linha do diagnóstico de exclusão, incorreta desde o início pela frequência não rara da SMPP, o médico, habitualmente o pediatra, irá submeter a vítima a exames e tratamentos progressivamente mais invasivos, até esgotar suas possibilidades técnico-profissionais. Isso pode representar anos de submissão da criança a várias formas de violências provocadas pelos procedimentos invasivos que o profissional determinou, com a perturbação global de seu desenvolvimento. O médico passa a ser o instrumento da agressão, sendo bastante comum o uso do diagnóstico e os tratamentos por ele efetuado, a justificar os "erros" dos agressores nas defesas judiciais, nos poucos processos que são instituídos diante dessa forma complexa de violência, que pode ser fatal.

A afirmação e defesa mais comuns dos/as agressores/as, mães, avós e outros/as cuidadores, quando a SMPP é diagnosticada ou precisam responder pelos seus atos na justiça, é que eles não entendem de medicina e todos os exames e tratamentos que fizeram para sua vítima foram determinados por médicos, e que eles apenas seguiram a conduta indicada, na tentativa de trazer o profissional como o responsável pela violência.[4]

Portanto, há muito a se questionar da descrição inicial da síndrome, pois não se trata apenas de uma mentira, simbolizada com o nome do Barão de Münchausen, figura clássica do folclore alemão do século XVIII, que ficou famoso por suas histórias espetaculares e de muita mentira e imaginação sobre as batalhas que dizia ter participado. Das formas de violências já reconhecidas atualmente, que vão desde a mentira descrita por Meadow à criação dos sinais e sintomas, como colocar sangue de outra origem na urina da criança que vai ser analisada em laboratório, até a provocação de danos diretos à saúde da vítima, como visto em intoxicações por fármacos e outras substâncias. O arsenal da maldade humana pode ser imenso!

CONCLUSÕES

A menina contou que vivia fechada no seu quarto, que era o mesmo da mãe, onde tinha muitos brinquedos que ganhava de pessoas que não conhecia. Só saía dali para ir a médicos e hospitais. Comia todos os dias duas vezes o mesmo mingau, porque a mãe dizia que outras comidas poderiam matá-la. Nada mais. A mãe a salvou de morrer muitas vezes, mas era um pouco brava e ela, a menina, estava cansada de viver.

Após ser afastada da mãe e da avó, no acolhimento, passou a comer de tudo que as outras crianças comiam, com muita vontade e prazer. Na primeira vez que jogou bola ao ar livre com outras crianças, ria e caía muito, pois não sabia como correr. Maravilhava-se a cada refeição e em poder brincar.

Retiradas gradualmente as medicações para asma e epilepsia, bem como as receitadas para as relatadas crises alucinatórias, visto não ter tido nenhum desses sintomas no acolhimento, nem lembrar de tê-los tido, não apresentou qualquer alteração. Todos ficaram surpresos pelo seu comportamento de obediência absoluta – não questionava nenhuma ordem, não tinha iniciativa para nada, aguardava sempre uma ordem para seguir.

Com o tratamento psicoterapêutico e a sua retirada pelo acolhimento do lugar de doente, foi aprendendo a brincar e a questionar. Não chamava pela mãe nem pela avó. Sobre uma fala da coordenadora do Lar, como observação das suas mudanças de comportamento, como ter começado com algumas pequenas desobediências, diz: "Eu tenho direito de brincar muito, até eu ficar adulta, porque eu só aprendi como era ser criança quando vim para esta casa, aos 11 anos" *(a instituição de acolhimento).*

As definições iniciais da SMPP precisam ser atualizadas, pois as que trazem a ideia de ser consequência de doença mental do agressor sem que busque vantagens evidentes para si têm sido utilizadas por muitas mães e cuidadores extremamente cruéis com seus filhos ou dependentes, para encobrir seus atos violentos e buscar sua continuidade, sob o olhar de todos, mesmo após o levantamento deste diagnóstico, como se não fossem cientes e responsáveis pelas suas atitudes.

O mito de que a mãe ou outros que, pelos laços de descendência ou de sangue, fariam sempre o melhor pelos seus filhos, netos ou dependentes, tem sustentado esta preconcepção internalizada por muitos e precisa ser banido de qualquer avaliação médica e de profissionais que prestam assistência à criança e ao adolescente.

- É preciso que se leve em conta que o cuidado de uma criança ou adolescente em que exista o real vínculo de bom afeto e proteção de sua família deveria ser o normal esperado, não cabendo ser a sua existência, além do dever e querer cuidar, prova de maior amor ou de proteção absoluta. De responsáveis que tentam sustentar uma imagem de extrema abnegação e de insuperável dedicação para com seus dependentes, é preciso pensar que algo do normal e saudável entre os vínculos esperados entre estes adultos e as crianças ou adolescentes se perdeu.
- A apresentação de crianças ou adolescentes como cronicamente doentes e necessitados de atenção em tempo integral como uma forma de extrema dedicação, apresentada como se a vida do adulto responsável fosse direcionada apenas pelo seu cuidar, sem coerência das queixas ou sintomas, ou composta por queixas de sinais e

sintomas de múltiplos sistemas, sempre progressivos e a determinar privações importantes na vida do paciente, deve indicar a SMPP como diagnóstico diferencial.[5]

- O maior engodo, vantagem e também a grande satisfação perversa dos agressores na SMPP é ter do médico a produção direta das violências físicas e psíquicas consequentes à busca das doenças inexistentes ou pelos agressores fabricadas, bem como a justificativa para todas as violências outras que praticam. Assim são as privações alimentares, de relacionamentos, de lazer, aprendizado e da evolução física e mental que impõem às suas vítimas, com a perda irrecuperável da infância e adolescência que poderiam ter, que permanecem veladas e impunes, sob o olhar de todos.
- Do lado das vítimas, o encontro de situação em que a criança e o adolescente são trazidos com histórico interminável de doenças, submetidos a vários tratamentos e acompanhamento de várias especialidades, com privações das ocupações habituais para a idade, com queixas de doenças que não se enquadram nos resultados das investigações laboratoriais, o diagnóstico diferencial de violência gravíssima deve ser colocado em pauta.[5]
- O internamento hospitalar e observação direta da criança, se possível afastada do/a provável agressor/a, permitem concluir o diagnóstico, que é sempre médico, preferencialmente do pediatra, apoiado por equipe interdisciplinar, diagnóstico este que não pode ser de exclusão, pois as investigações das outras possibilidades diagnósticas, sob a ignorância pelo médico da possibilidade da SMPP, estarão a deixar seus danos na vítima.
- Frente a esse diagnóstico, medidas de denúncia e proteção legal devem ser desencadeadas, com base não simplesmente no diagnóstico da SMPP definida por Meadow em 1977, que pode tornar inimputável o agressor/a e manter a vítima sob sua violência, mas, sim, com ressalte nas violências observadas e nos danos propositais causados à saúde física e mental da vítima. São esses danos e o sofrimento da vítima que importam para se definir o risco de sua permanência, ou não, em contato com o/a agressor/a.
- Não é, portanto, da psiquiatria isolada o diagnóstico da SMPP, nem sua invalidação por parecer médico ou da área da psicologia de que o agressor preencheria critérios de sanidade mental e por isto não seria capaz de praticar a violência desvelada.
- O diagnóstico de ausência de doença mental do/a agressor/a apenas reforça a sua intenção consciente e a sua responsabilidade moral, ética e legal das violências que pratica e dos danos que provoca, de maior gravidade por ser imposta a crianças e adolescentes reféns físicos e psíquicos de seus cuidados.
- É o histórico das queixas, sinais e sintomas trazidos pelos agressores, bem como o conjunto de suas posturas e atuações, comparado às avaliações das vítimas e das investigações laboratoriais iniciais, que vão trazer as incoerências clínicas e as características das violências praticadas que determinarão a suspeita e o diagnóstico final da SMPP atual.
- Não são raros os casos de anulação da infância e adolescência das vítimas e até de morte como sequência da violência imposta pelos agressores na SMPP.[6]
- Pelas mesmas razões, não são raras as mortes por suicídio na adolescência ou idade adulta jovem das vítimas da SMPP,[5] como forma de suposta libertação do lugar do doente incapaz e dependente de seu agressor/a, na desistência de uma vida de sofrimentos intermináveis, sem nenhuma esperança de vida normal e feliz.

REFERÊNCIAS BIBLIOGRÁFICAS

1. Meadow R. ABC of child abuse. Münchausen Syndrome by proxy. The hinterland of child abuse. Lancet. 1977;2(8033):343-4.
2. World Health Organization (WHO). The ICD-10 Classification of Mental and Behavioural Disorders. Diagnostic criteria for research. Geneva: WHO; 1993.
3. American Psychiatric Association (APA). Transtorno factício. Manual diagnóstico e estatístico e transtornos mentais DMS-5. 5. ed. Porto Alegre: Artmed; 2013.
4. Fraser MJ. A mother's investment in maintaining illness in her child: a perversion of mothering and of women's role of "caring"? J Soc Work Practice. 2008;22(1):169-80.
5. Pfeiffer L. Síndrome de Münchausen por Procuração. Pronap. Sociedade Brasileira de Pediatria. Barueri: Manole; 2014.
6. Bhandari. Münchausen Syndrome By Proxi. Medically Reviewed. Web MD. 6. 2020. Disponível em: https://www.webmd.com/mental-health/münchausen-by-proxy. Acessado 30 de agosto de 2021.

CAPÍTULO 5.8.1

VIOLÊNCIA QUÍMICA: VIOLÊNCIA CONTEMPORÂNEA QUE ENVOLVE O PEDIATRA

Luci Pfeiffer

AO FINAL DA LEITURA DESTE CAPÍTULO, O PEDIATRA DEVE ESTAR APTO A:

- Identificar os sinais de alerta de simulação, ou fabulação, ou mesmo criação de sinais e sintomas de supostas doenças orgânicas e/ou transtornos mentais por responsáveis para a criança ou adolescente.
- Suspeitar, conforme a epidemiologia, de sofrimento por violência intra ou extrafamiliar em todas as avaliações de atraso de DPM sem causa orgânica aparente, alterações ou transtornos de comportamento e/ou de humor, distúrbios de aprendizagem e autoagressão.
- Identificar nas queixas de crianças e adolescentes as críticas do mundo adulto a seu respeito, avaliando as condições de cuidado, orientação, estímulo e proteção que recebem, se adequadas ou denotam sinais de desamparo ou de outras violências.
- Recusar a repetição de receitas de medicação psicoativa próprias ou vindas de outros profissionais sem a escuta e avaliação completa da criança e do adolescente.
- Identificar casos cujos responsáveis buscam profissionais médicos em diversos espaços, seja de emergência, unidades de pronto atendimento, ambulatórios, internamentos hospitalares e consultórios privados, entre outros, à procura de receitas de tratamentos já iniciados, ou de novos diagnósticos e mais medicações, especialmente em saúde mental.
- Suspeitar de intoxicação medicamentosa intencional praticada pelos responsáveis, ou no mínimo de omissão do cuidar, diante de quadros agudos neurológicos induzidos por superdosagem de psicoativos e outras medicações, ou por seus efeitos colaterais.
- Notificar, acompanhar, tratar e garantir os meios de proteção para a criança e o adolescente vítimas de agressões físicas e psíquicas praticadas pelos efeitos nocivos da administração de medicações, especialmente psicoativas, cuja indicação foi induzida ou conduzida por responsáveis pela descrição de falsos sinais e sintomas da criança ou adolescente, atos nomeados pela autora como violência química.

INTRODUÇÃO

M., menina de 6 anos, foi atendida pelo serviço de emergência por ter "dormido" na sala de aula até o final do período da manhã, quando a professora não conseguiu acordá-la. Não reagia a sons, nem ao toque. Foi levada à unidade de terapia intensiva (UTI) pediátrica, necessitou de intubação orotraqueal e medidas de suporte de vida por 36 horas. A professora relata que muitas vezes M. dormia em sala de aula, mas que ultimamente estava bastante agitada, falando muito, tanto que não conseguia controlar a saliva que escorria de sua boca. Informou que ela fazia tratamento com psiquiatra, por apresentar problemas mentais desde os 2 anos de idade, segundo informações da avó, que tinha sua guarda. Seu irmão, J., de 5 anos, nesse mesmo dia, algumas horas depois, queixou-se de enjoos e muito sono. Foi levado à unidade de pronto atendimento (UPA) e depois ao mesmo hospital que a irmã. Da mesma forma evoluiu para coma, mas não necessitou de intubação orotraqueal.

A avó foi chamada. Uma senhora aparentemente muito gentil, de 65 anos, apresentou-se como solteira e relatou que trabalhava muito, como governanta em casa de família, e que por isto não pôde vir antes ao chamado do hospital. Explicando sobre a origem dos netos sob sua guarda, declarou que tempos atrás "pegou para criar" uma menina de 11 anos de idade, filha de uma colega de trabalho que não a queria mais. A menina cuidava da casa enquanto ela trabalhava. Não quis estudar. Envolveu-se com drogas tempos depois e desde os 15 anos morava nas ruas. Da rua ela trouxe a primeira filha, M., aos 16 anos e depois J., aos 17, que ela, a avó, então "cria".

Relatou que M. sempre teve problemas de saúde, era muito chorona e irrequieta, foi ficando agressiva sem nenhuma justificativa, mas acreditava que foi pelos efeitos das drogas que a mãe usou na gravidez, e também porque era igual à mãe, que nunca a obedecera. Aos 2 anos levou M. a um médico psiquiatra, que lhe receitou Haldol® gotas, por ser incontrolável. Continuou a trabalhar todos os dias das 8 da manhã às 8 da noite, inclusive finais de semana. Pagava para uma vizinha ficar com as crianças enquanto estava fora de casa e acreditava que ela cuidava bem desses que chamava de netos. Nos últimos meses, como M. estava muito agitada e irrequieta, foi a outro psiquiatra, que lhe receitou também carbamazepina, duas vezes ao dia. J. sempre foi "normal".

A violência química pode ser definida como forma gravíssima de violência contemporânea, cometida contra crianças e adolescentes e outros vulneráveis, pelo uso intencional de medicações e outras drogas, especialmente psicoativas, pelo adulto cuidador ou responsável, com o intuito de manter controle, submissão a seus mandos, ou ainda, anular a presença, a colocar nos filhos ou dependentes amarras, não apenas do corpo, mas também de suas mentes, por meio dos efeitos químicos dessas substâncias em sistema nervoso central. Criam assim para as vítimas o rótulo de portadores de transtornos mentais, como originários de seus próprios sintomas, a encobrir todas as violências que praticam.[1]

FORMAS E NÍVEIS DE GRAVIDADE DA VIOLÊNCIA QUÍMICA

Da parte da unidade de educação infantil, foi informado ao pediatra responsável pelo atendimento que M. dormia em sala de aula com frequência, e acreditavam que era pelo problema neurológico que a avó dizia que tinha, como sua mãe, que a fazia precisar dar remédios fortes a ela também.

M., nas últimas semanas, apresentava-se confusa na sala de aula e não conseguia em certos dias articular corretamente as palavras, nem segurar a saliva. Informaram que também J. dormia algumas vezes até durante as atividades e, ambos tinham várias faltas, que a avó dizia acontecerem por dificuldades dela em trazê-los, pela sua idade, na época com 65 anos. Quando acordados, participavam das atividades com prazer e se relacionavam muito bem com os colegas de turma e professores. Nunca presenciaram nenhum ato de agressividade de M. ou J., ou comportamento diferente dos demais de suas idades.

J., quando consegue recuperar a consciência, 12 horas depois, percebe a "avó" a seu lado e se cala. Nada pergunta, não chora, não se queixa. Indagada sobre o uso de medicação psicoativa, essa senhora conta dos muitos diagnósticos de M., mas não consegue explicar a situação de J. Logo em seguida acusa J. de ter pego a medicação da irmã e que provavelmente teria tomado, sem saber informar quanto nem como ele conseguiu, visto ter afirmado anteriormente que cuidava muito bem dos remédios de M., pois sabia que eram perigosos.

Durante o internamento M. e J. conseguem dizer que pouco viam a avó, pois ficavam a maior parte do tempo na escola ou na vizinha. Às vezes até dormiam lá e era bom, porque, quando a avó os levava para casa, não tinha comida e eles tinham de ir dormir sem jantar. Sobre as medicações, M. diz que a avó dava muitos remédios para ela e o irmão. Um deles às vezes era de gotas, mas, quando ela estava mais cansada, ou mais "braba", dava esse remédio no copinho. A menina acha que era por causa disso que não conseguiam acordar no outro dia, nem iam para a escola...

Sobre sua mãe, J. diz que não sabe, que a avó disse que ela não os quis. Acha que a avó era "brava" com ela que nem é com ele e com a irmã. Bate com o fio de luz, mas não coloca de castigo mais. Dá até remédio para que eles durmam bem.

Da prática do uso de substâncias psicoativas como forma de violência a dominar a mente e o corpo de crianças e adolescentes, é possível identificar duas formas principais, nas quais se tem a violência física e psíquica diretamente imposta pela administração das substâncias psicoativas, a ser considerada primária, e aquela em que o domínio psíquico da criança é buscado como nova forma de violência, a encobrir outras já praticadas, a ser considerada secundária, como explicitado na sequência.

Violência química primária

Consiste na administração de psicofármacos sem indicação adequada, de forma progressiva e crescente a crianças e adolescentes, obtidos do médico, que é induzido a fazer diagnósticos em saúde mental com base nas queixas de sinais e sintomas trazidos pelo adulto responsável, por este exacerbados, inventados ou produzidos, sem que as vítimas tenham real patologia que justifique o tratamento, como forma de controle, submissão, contenção ou anulação da presença. Constitui violência física e psíquica gravíssima com risco de morte.

Os agressores costumam ser pais ou responsáveis pelo cuidar da criança ou adolescente, que passam a buscar fontes de medicação psicoativa por intermédio de serviços de saúde ou com profissionais escolhidos, que envolvem em suas falsas queixas, pela exacerbação negativa das atitudes normais da infância e adolescência, pela fabulação, ou ainda pela indução de sinais e sintomas de transtornos de comportamento, de aprendizagem ou de qualquer outra forma de desequilíbrio mental. Usando da credibilidade oferecida a pais e responsáveis, tida ainda como natural pelo médico, esses agressores criam laços de sedução e convencimento sobre sua suposta preocupação com o bem-estar da criança, e com o sofrimento dos sintomas que fabulam ou produzem em suas vítimas. Assim justificam o pedido ou indicação da medicação psicoativa, fazendo com que, num primeiro momento, o profissional de saúde menos atento possa não enxergar o engodo.

Assim, costumam manter acesso a vários centros de saúde e profissionais diversos ao mesmo tempo, fazendo substituições sempre que suas queixas sobre insuficiência do tratamento e pedidos de aumento de doses e de maior estoque de medicação começam a ser questionadas pelo médico sobre que tipo de administração está sendo feito.

Utilizam as ações do psicofármaco em sistema nervoso central para controlar e submeter as vítimas a seus desejos, ou a sustentar seu desinteresse ou falta de cuidado pelos seus dependentes. Assim, aumentam os períodos de sono, inibem as reações e atitudes próprias da infância e adolescência, manipulam suas ações e reações, como se a criança ou adolescente em seu estado normal de consciência não fosse suportável aos agressores, como amarras, mas não mais com a necessidade de cordas e confinamento.

Com a progressão da violência química, que acaba por ter a participação não percebida do médico, os agressores, com maior frequência pais ou responsáveis, passam a manter sua vítima sedada boa parte do tempo, ou pouco reativa, e, consequentemente totalmente controlada. Não levam os agressores em conta os riscos que a manipulação e a escolha leiga de dosagem dessas substâncias possam trazer à criança ou adolescente, como se fossem donos da vida e da morte de seus dependentes.

Pecam os profissionais de saúde pela credibilidade dada aos que trazem essas queixas de sinais e sintomas que não se comprovam como orgânicos, como um diagnóstico ainda não descoberto. Pecam ainda pelos efeitos deletérios da condenação diagnóstica de um transtorno mental inexistente e, com os danos que essa violência está a causar ao desenvolvimento físico, psíquico, moral e social das vítimas.

Violência química secundária

Caracteriza-se pela administração de medicação psicoativa a crianças e adolescentes, habitualmente pelos pais ou responsáveis praticantes de outros tipos de violências, por meio da indução diagnóstica de serem os filhos ou dependentes portadores de transtornos mentais, a justificar os sinais e sintomas de sofrimento que apresentam nos meios que frequentam, como na escola e entre vizinhos e parentes, pelos efeitos das agressões físicas, psíquicas e ou sexuais que praticam.

Nessa forma de violência química, os agressores são responsáveis, familiares ou pessoas agressoras que buscam no meio médico um diagnóstico de transtornos mentais que justifique os sinais e sintomas das violências que praticam, estes já colocados em capítulos anteriores, deixando para suas vítimas a suposição de serem a origem e a causa do que sofrem.

Assim, vistos como doentes, com diagnósticos firmados por profissional médico totalmente crédulo na palavra dos responsáveis, as crianças e adolescentes vítimas de violências, têm sua culpa injustamente assumida, duplicada. Tanto se culpam e castigam por se acharem insuficientes para despertar o amor e o cuidado de seus responsáveis que os maltratam, concluindo eles que seriam, então, merecedores das violências e dos tratamentos pelas doenças mentais de que supostamente são portadores. Com rótulos de doenças mentais, seguem eles a ser medicalizados por seus agressores, que passam a utilizar as drogas psicoativas de várias espécies como amarras químicas a impedir as manifestações de revolta, de sofrimento ou de denúncia de suas vítimas, a impor seu poder de forma absoluta, em um controle não apenas de seus corpos, mas também de suas mentes.

Nas duas formas de violência química têm-se algumas semelhanças com a síndrome de Münchausen por procuração, também apresentada nesta seção. No entanto, na violência química, o meio médico é buscado especificamente para obter o instrumento de sua violência, a controlar a mente da criança ou adolescente, habitualmente filho ou dependente. Não se trata de um desafio dos agressores ao médico, seja ao pediatra, neurologista ou ao psiquiatra da SMPP, quando os agressores praticam as mais cruéis violências no produzir os sinais de doenças a serem investigadas e distorcidamente tratadas de forma invasiva e dolorosa para a vítima. Na SMPP, a busca é por outro indivíduo, o médico, que maltrate a criança ou adolescente por meio das investigações laboratoriais e dos tratamentos a patologias irreais. Na violência química, a especificidade está na obtenção da medicação psicoativa pelo agressor para que possa administrar e controlar parte do funcionamento mental de suas vítimas, de acordo com seu desejo de anulação da criança ou adolescente, ou a necessidade de encobrimento das outras violências que pratica.

As intoxicações por superdosagens ou por associações múltiplas de medicação psicoativa costumam ser frequentes, bem como de sinais e sintomas decorrentes de descontrole em sua administração, sem que se preocupem com seus atos.

SINAIS DE ALERTA PARA A VIOLÊNCIA QUÍMICA

Com a introdução das substâncias psicoativas no rol de tratamentos para a infância e adolescência, a famosa frase "Muito bom ter filhos e crianças ao redor, mas o problema é que eles não têm o botão de desligar" já tem resposta e solução. O controle das atividades físicas e mentais de uma criança tem sido feito como forma de violência por muitos adultos, por meio do uso de medicações de ação no sistema nervoso central, obtidas legalmente por intermédio do receituário médico, pelas queixas sobre os filhos que não assumiram o cuidar, ou que querem mais maltratar.

Buscam formas de anular seus dependentes, como se essa dependência não fosse esperada, como se gestar e parir encerrasse o dever para com a filiação, e o bem cuidar passasse a ser uma opção do lado dos genitores e uma dívida do lado dos filhos.

Assim, em vários níveis de gravidade crianças e adolescentes vêm sendo submetidos a uma nova forma de violência, encoberta pela busca de profissionais de saúde que forneçam, inadvertidamente, a seus agressores os instrumentos para seu controle, submissão e anulação, com diagnósticos desviados da causa real dessa busca, ou dos sinais e sintomas de sofrimento apresentados por seus filhos ou dependentes.

Os sinais de alerta dessa falta de vínculos saudáveis entre pais ou cuidadores e seus dependentes estão relacionados no Quadro 1.

Nos casos mais graves da violência química tem-se a busca da legalização das ações violentas dos adultos responsáveis pela medicalização sem causa, pela fabulação ou

Quadro 1 Sinais de alerta para pais e responsáveis que praticam violências contra seus filhos ou dependentes, inclusive a química

- Demonstração de pouco interesse em saber sobre as etapas de desenvolvimento de seus filhos para melhor acompanhá-los e estimulá-los.
- Queixas de que as ações próprias da infância e da adolescência são um excesso, um peso ou um empecilho, para os quais é necessário dispor de meios para serem controlados de acordo com o nível, baixo, de tolerância de seus responsáveis.
- Acompanhamento falho ou de desinteresse das questões de saúde e educação.
- Desvalorização da criança ou adolescente sob seus cuidados, apresentando sempre a imagem de que têm problemas e dificuldades crescentes e sem solução.
- Não inclusão dos filhos em planos rotineiros de diversão e lazer, dizendo dos maus comportamentos e da dificuldades de manejo.
- Terceirização do cuidar em várias áreas, sem a supervisão necessária, inclusive para as telas do mundo virtual.
- Depreciação dos esforços dos filhos em cumprir o que se espera deles.
- Insatisfação constante com o agir, pensar e ser da criança ou adolescente.
- Apresentação da criança e do adolescente como "diferentes", "esquisitos", "de comportamentos estranhos", "malcriados", como se estranhos a eles, e como pessoas que fogem dos padrões da normalidade, muitas vezes desde o nascimento.

Quadro 2 Condutas e comportamentos comuns dos agressores na violência química

- Exacerbação das atitudes próprias da idade da criança e adolescente, a tentar transformá-las em sinais de excesso ou faltas, fora da normalidade.
- Queixas de sinais e sintomas que possam enquadrar a criança ou adolescente em algum transtorno mental, muitas vezes buscado em páginas da internet e por isso apresentados em uma sequência lógica.
- Encobrimento de histórico de violência intrafamiliar, com a indução de diagnósticos que tornam o filho portador de algum distúrbio do desenvolvimento e do comportamento, quando, na verdade, os sinais e sintomas da criança e do adolescente decorrem dessa violência.
- Busca de centros de saúde e médicos diversos, com a queixa de grande preocupação com a doença mental do filho, a fim de obter fontes de medicação para seu controle de dose e superdosagens.
- Queixas progressivas de distúrbios de comportamento, que se somam aos de aprendizagem, depois aos de humor e seguem a buscar novos diagnósticos, que serão trazidos ao próximo médico, não como uma preocupação, mas como uma lista a ser admirada e tratada.
- Relato de vários diagnósticos em saúde mental, muitas vezes conflitantes entre si, apontando a dificuldade em descobrir o "grave" problema e tratamento adequado da criança ou adolescente.
- Solicitação de medicação extra, para emergências, de efeito imediato ou mais potente, para uso em crises relatadas como de descontrole da criança ou do adolescente, com grande dificuldade de contenção, queixa esta não compatível com a idade, o tamanho e a força física do filho em relação aos responsáveis.
- Relatos de internamento em clínicas de saúde mental da criança ou adolescente, trazidas como um pedido do filho, mesmo pequeno e incapaz de saber e assumir essas decisões, quando esse responsável estivesse apenas a cumprir um mando, ou decisão da criança ou do médico, como se não fosse desejo seu, sem demonstrar preocupação com a qualidade e especificidade desse local para a faixa etária.

provocação de sinais e sintomas de desvios do comportamento ou em outras áreas do desenvolvimento, ou, ainda, para trazer um rótulo de doença para a vítima que apresenta sinais e sintomas decorrentes das violências físicas, psíquicas e/ou sexuais que sofrem. As condutas e os comportamentos comuns entre os agressores na violência química podem ser apontados como descrito no Quadro 2.

Assim, o profissional de saúde passa a ser utilizado como o que fornece o instrumento da violência química contra crianças e adolescentes, disponibilizando aos agressores um "botão de desligar" na hora desejada por estes, ou a serem contidos e anulados em suas potencialidades. Para as vítimas resta o papel de doentes e responsáveis pelas violências que sofrem, com a sustentação, mesmo que não intencional, do pediatra ou médico responsável pelo atendimento e prescrição do instrumento de violência dos agressores.

DA PARTE DA CRIANÇA OU DO ADOLESCENTE[2,3]

Apesar da tradição de que uma pessoa se transforma em adulto quando tem um filho, ou de que os filhos são os que asseguram a continuidade de uma relação em família, nem sempre esse desejo cultural e natural segue ao desejo de ser mãe ou pai e de exercer essas funções. Tem-se novamente um tempo de infância invisível, no qual até mesmo as características de uma atividade normalmente mais acelerada e intensa que a do adulto, o desejo de descobrir o mundo, ainda desconhecido, de ter a atenção e cuidado dos que seriam seus responsáveis, fundamentais para sua subsistência, muitas vezes são tomadas pelo mundo adulto como uma exigência acima do suportável, em todas as classes socioculturais.

Não bastasse a involução dos relacionamentos que deveriam constituir uma família e um ninho para um bebê que precisará de cuidado e atenção até o final de seu desenvolvimento na adolescência, também os critérios da medicina para acompanhamento da saúde infantojuvenil se tornaram mais impacientes. A proposta de diagnóstico e tratamento para respostas rápidas, do controle dos sintomas que incomodam o mundo adulto, tem sido escolhida por muitos, mesmo que se cronifique a demanda, ainda que não se resolva a causa.

Dos conceitos trazidos por Iriart e Iglesias Rios Collares, Moisés e Ribeiro,[2] a medicalização de um paciente se concentra no adoecimento, na enfermidade, no cuidado e na reabilitação do indivíduo, enquanto o que nominam como biomedicalização foca a saúde como um mandato moral que internaliza o autocontrole, a vigilância e a transformação individual – como se estar ou parecer saudável seja o único aceitável para o mundo moderno.

Esse tem sido o lugar dado a muitas crianças e adolescentes: serem ou parecerem saudáveis, a se adaptarem ao que o mundo adulto lhes oferece, que, mesmo que insuficiente ou hostil, deve ser absorvido sem queixas ou sintomas.

A medicalização da criança e do adolescente tem se iniciado nos campos da aprendizagem, mas, atualmente, muito mais no campo do comportamento, ao se inventar "as doenças do não aprender e as doenças do não se comportar".[3]

Dessa parcela da sociedade adulta que não admite mais as diferenças e necessidades da infância e adolescência como naturais e necessárias, bem como os efeitos do meio em que vive, e é "criada" para viver com um outro e em coletividade, com o seu muito ou pouco valor, sobressaem novas formas de violência, como a química, aqui exposta.

Para alguns, as condições de vida, a atenção que recebem, ou não, de estímulo a seu desenvolvimento, mesmo quando sabidas como precárias, em todas as classes socioculturais, têm sido transformadas em doenças, imputando à criança a razão de seus males – uma mente que não funciona bem, ou que não produz o esperado.

Assim, de crianças e adolescentes passam a doentes, em discursos patologizantes, a pacientes e depois a portadores de distúrbios e transtornos, sem que se busque ou se queira reconhecer que muitas situações intrafamiliares de todos os tipos e níveis de gravidade de violência podem estar a provocar aqueles sintomas, de real sofrimento.

Invisíveis em suas faltas, passam a sofrer novas violências no meio escolar, que lhes deveria oferecer um lugar de proteção e apoio. Deles são exigidos comportamentos e produção adequados à sua idade cronológica, independentemente de sua maturidade psíquica e disponibilidade mental para o aprender. Se não acompanham o todo esperado, o diagnóstico apontado com frequência não é de imaturidade psíquica, nem de bloqueios do aprender por questões de violências intrafamiliares, não de erros pedagógicos, mas sim de transtornos mentais, rótulos pesados que passam a carregar, talvez para toda a vida, a encobrir todos os erros do mundo adulto, intra e extrafamiliar.

A solicitação de medicamentos a controlar essa mente que não se adéqua ao exigido, mesmo ainda em tempo de formação, na qual as diferenças individuais fazem parte de seu legado familiar e da maravilha que é o único de cada um no desenvolvimento humano, tem sido uma rotina para vários pais, responsáveis e escolas.

Com base em questionários-padrão, como se todo ser humano em desenvolvimento devesse ter o mesmo comportamento e condição psíquica, a serem preenchidos muitas vezes por adultos violentos que são a razão daqueles sintomas, ou por professores que não avaliam as razões das dificuldades de seu aluno, muitos diagnósticos têm-se apresentado para crianças e adolescentes, a justificar e encobrir as falhas do mundo adulto com a infância e a adolescência.

Nessas situações é possível identificar sinais e sintomas de alerta para crianças e adolescentes vítimas de violência química, como descrito no Quadro 3.

Quadro 3 Sinais e sintomas de alerta em crianças e adolescentes vítimas de violência química, quando sob efeitos das substâncias psicoativas

- Atrasos no desenvolvimento neuropsicomotor.
- Dificuldades de aprendizagem, atraso na entrega de tarefas, mesmo de seu interesse.
- Faltas escolares frequentes e nas atividades de lazer.
- Isolamento, afastamento de seus pares.
- Sonolência diurna, dificuldades de concentração.
- Alienação quanto ao que ocorre à sua volta.
- Comportamentos extremos de apatia ou indiferença e agressividade.
- Sinais de autoagressão.
- Apresentação como pessoa diferente, esquisita, com baixa autoestima, de pouco valor.
- Relatos de ser portador de transtornos mentais como justificativa para seus fracassos e perdas.
- Uso dos rótulos de doenças mentais variadas e progressivamente de pior prognóstico como forma de desvalorização e impossibilidade de bem evoluir, como um destino a ser cumprido.
- Escravidão e dependência em relação ao agressor, que os convence das doenças mentais, da fragilidade psíquica e se coloca como seu especial cuidador.

A criança e o adolescente sempre precisam ser ouvidos! Não há como fazer diagnósticos de um paciente sem escutar suas queixas, analisar os sintomas que traz e, no caso de crianças e adolescentes, avaliar o que tem sido oferecido a eles, como cuidado, educação, proteção e bom ou mau afeto por parte de seus genitores, família e pelos ambientes que frequentam, como a escola.

O PAPEL DO PEDIATRA NO DIAGNÓSTICO DE VIOLÊNCIA QUÍMICA[4-8]

Muito se evoluiu no aspecto do controle das doenças mentais dos adultos, e boa parte desse conhecimento tem sido trazido para a infância e a adolescência, com excelentes resultados quanto aos problemas neurológicos e a certos transtornos do desenvolvimento. Também os avanços da farmacologia trouxeram à medicina uma larga quantidade de psicofármacos, com grande frequência sem as experimentações laboratoriais para uso seguro na infância e adolescência, cada vez mais divulgados quanto a suas ações no controle das doenças, mas também, e não sem riscos, nos sentimentos e comportamentos.

A psicofarmacologia passou a ser também propagandeada pelos meios digitais e redes sociais, muitas vezes com a ideia do efeito mágico, daquilo que teria o controle dos sofrimentos, das ansiedades, angústias, frustrações ou da felicidade e paz.

Tabela 1 Óbitos por causas externas – por agressões, 2022

Idade	Quantidade de óbitos
< 1 ano	64
1 a 4 anos	83
5 a 9 anos	64
10 a 14 anos	278
15 a 19 anos	4.843
Total	5.332

Fonte: adaptada de de Brasil, Datasus, 2022.[2]

nal, e assim o são, por exemplo, os envenenamentos e intoxicações, não têm registro no Datasus que os diferencie como mortes por violência letal.[2]

DEFINIÇÕES E CONCEITOS[3]

De acordo com a idade das vítimas e o grau de parentesco com os seus agressores, os crimes de provocar a morte de uma criança ou adolescente são classificados como infanticídio, filicídio e homicídio.

O infanticídio é definido pelo artigo 123 do Código Penal Brasileiro, como forma atenuada de assassinato de crianças recém-nascidas até o sétimo dia de vida, por ser considerado o "estado puerperal" o desencadeante da passagem ao ato de matar o filho.[3]

> Art. 123. Matar, sob a influência do estado puerperal, o próprio filho, durante o parto ou logo após.

No entanto, para tal razão de homicídio haveria que entender o estado puerperal como psicose puerperal, patologia materna relacionada ao nascimento e primeiras semanas de vida de uma criança, capaz de desencadear a passagem ao ato de levar à morte o filho, pelos delírios e alucinações que caracterizam a psicose, em que a criança é vista como algo paranormal ou ameaçador à vida da genitora ou de outros.

Segundo definições contidas no DSM-5, o infanticídio está mais frequentemente associado a episódios psicóticos após o parto, que são caracterizados por alucinações com vozes de comando para matar o bebê ou delírios de que o bebê está possuído pelo mal, embora sintomas psicóticos possam também ocorrer em episódios de transtorno de humor graves após o parto, sem tais delírios ou alucinações específicos.[4]

No entanto, não se pode considerar que as alterações hormonais do puerpério, fisiológicas e esperadas, justifiquem o assassinato do recém-nascido, como pode ser entendido pelo enunciado do artigo 123. Não seria apenas o "estado puerperal", pelo qual passarão todas as mulheres que derem nascimento a um filho, a razão de um desejo incontrolável de sua morte. Muitas outras situações de violência e extrema crueldade podem estar envolvidas no assassinato de um ser totalmente frágil e indefeso como é o recém-nascido. Outras avaliações do histórico de saúde mental da genitora, bem como sobre as condições que a levaram a engravidar, o desejo de ter um filho, o relacionamento do casal parental e de convivência, bem como da possibilidade de existência de outras situações de violência precisam ser feitas. Da mesma forma, as condições de cuidado e proteção com os outros filhos dos genitores, se houver, precisam ser muito bem avaliadas, para descartar ou confirmar situações de risco de violência.

Quando da definição do óbito como infanticídio, ter-se-á um crime de morte com atenuantes ou, nos erros diagnósticos, como encobridora de uma violência fatal, praticada de forma consciente e intencional.

Filicídio[5,6]

O filicídio, do latim (*filius* – filho e *cidium/cide* – morte),[5] é definido como o assassinato do filho por um dos pais (ou ambos), não importando a idade da vítima. Na infância e adolescência os crimes de morte contra os descendentes costumam ser resultado de atos repetitivos de extrema crueldade, não sendo possível definir um perfil específico para os filicidas, a não ser a predominância da prática crônica de violências, não ligada necessariamente à doença mental.[6] As mulheres são as que mais frequentemente são apontadas como autoras da morte de filhos, embora muitos assassinatos consequentes a espancamentos brutais sejam cometidos pelo pai, padrasto ou alguém convivente com a vítima, independentemente do sexo.

Os filicidas costumam negar seus atos cruéis e não apresentam arrependimento, tentando encobrir sua culpa com histórias de traumas acidentais, com manifestações muitas vezes exuberantes de suposto sofrimento, na tentativa de levar a erro ou engano o médico assistente, na busca de uma declaração de óbito que encubra a real causa da morte. Assim evidenciam a consciência do ato que praticaram e o saber de suas consequências, tanto morais como legais, frente à família, sociedade e Justiça, não podendo, portanto, serem diagnosticados como doentes mentais que não responderiam por seus atos cruéis.

Homicídio na infância e adolescência[7,8]

Caracteriza-se como homicídio a morte intencional de uma criança ou adolescente quando a pessoa praticante do crime não tem laço de maternidade ou paternidade com a vítima, sendo que na infância e início da adolescência é mais frequentemente praticado por familiares, como avós, tios, parentes próximos ou por pessoas conviventes, como padrastos, madrastas e outros. Segundo a United Nations International Children's Emergency Fund (Unicef), no Brasil, todos os dias, 32 crianças e adolescentes morrem assassinados.[7]

Na adolescência, no Brasil, segundo o Atlas da Violência, 2020, os homicídios são a principal causa de mortalidade de jovens (pessoas entre 15 e 29 anos). Foram 30.873 jovens vítimas de homicídios no ano de 2018, o que significa uma taxa de 60,4 homicídios a cada 100 mil jovens e 53,3% do total de homicídios do país, em que a desigualdade sociocultural é fator preponderante nas razões do risco maior de morrer de forma violenta a partir dos 15 anos de idade.[8]

FORMAS DE MORTES MAIS COMUNS, DE ACORDO COM A FAIXA ETÁRIA[9]

Nos primeiros anos de vida, a síndrome do bebê sacudido costuma ser a primeira causa de morte intencional por violência física, seguida da síndrome da criança espancada até idades maiores, tendo pais ou aqueles que ocupam seu lugar como os mais frequentes agressores.

Reféns de seus violadores, o que possibilita a repetição da violência, as crianças e os adolescentes dependem do diagnóstico médico da intencionalidade do trauma, desde os primeiros sinais de violência intrafamiliar. A falta desse diagnóstico e do desencadeamento imediato de medidas para a interrupção da violência, do tratamento da doença intrafamiliar que é a violência, bem como das ações de proteção e Justiça, traz para as pequenas vítimas, a cada nova agressão ou prática de outros atos de violência, maiores chances para o óbito.

Pelos registros do Datasus, 2019, 54.022 crianças e adolescentes menores de um ano até 19 anos de vida, foram atendidos pelo sistema de saúde por violência de repetição, significando uma falha no diagnóstico pelos equipamentos de saúde que lhes prestaram assistência ao episódio de violência anterior ou dos meios de acompanhamento da rede de proteção, como saúde, ação social, educação, segurança e Justiça, que não impediram a continuidade da violência já diagnosticada.[9]

Em faixas etárias acima de 4 a 5 anos predominam como causa da morte intencional os traumas cranioencefálicos e os toracoabdominais, provocados por socos, pontapés, pisoteamento e outros, que podem levar à ruptura de vísceras maciças, de vísceras ocas como alças intestinais comprimidas contra a estrutura óssea de coluna vertebral, ou a hemorragias de mesentério e rompimento de vasos sanguíneos de grosso calibre, como a aorta.

As intoxicações com medicamentos simples de ação analgésica, antitérmica ou anti-inflamatória em altas dosagens ou com drogas psicoativas na infância exigem o diagnóstico diferencial entre a negligência ou tentativa de homicídio e, na adolescência, também de suicídio.

Os envenenamentos, intoxicações, queimaduras, afogamentos e sufocações são outras formas não raras de levar à morte a criança ou adolescente em meio intrafamiliar ou doméstico.

Após os 15 anos de idade, predominam as violências extrafamiliares, nas quais o homicídio por arma de fogo ocupa um lugar de destaque.

MORTE POR SUICÍDIO PROVOCADO OU INDUZIDO[10]

Especial atenção há que se ter na ideação suicida em crianças e adolescentes. O desejo de morte, em fase tão precoce da vida, indica a necessidade de avaliação criteriosa das condições de vida intrafamiliar da criança e do adolescente, haja vista a grande possibilidade de o desejo de morte ser consequência de violências graves em todas as suas apresentações.

Na violência psíquica grave e gravíssima intrafamiliar é possível encontrar o desejo velado ou declarado de morte vindo dos pais ou responsáveis, que irão agir indiretamente na determinação da morte pela indução ou facilitação ao suicídio. Muitas vezes esses atos ou atitudes são praticados de forma crônica e repetitiva, como pais ou responsáveis que dão à criança ou adolescente a certeza de ser um incomodo, um atrapalho, sem lugar em suas vidas, sendo a morte vista como a solução daquele "que não deveria ter nascido". É possível identificar uma atuação direta, no oferecimento de ideias, motivações ou mesmo instrumentos para a prática do ato suicida, como manter acessíveis medicações psicoativas, após tentativa de suicídio anterior com essas medicações. Essas atitudes são consideradas como crime pelo Código Penal Brasileiro, artigo 122.[10] Precisam ser acompanhadas pelo pediatra em parceria com profissionais da área da psicologia ou psicanálise para que este desejo de morte do outro seja elaborado. Sendo uma forma de violência psíquica gravíssima, mesmo que de mera suspeita, deve ser também notificada ao Conselho Tutelar e às Varas de Proteção à infância e Adolescência.

> Artigo 122 do Decreto-lei n. 2.848 de 7 de dezembro de 1940
> Induzir ou instigar alguém a suicidar-se ou a praticar automutilação ou prestar-lhe auxílio material para que o faça.

O MÉDICO DIANTE DA MORTE DE UMA CRIANÇA OU ADOLESCENTE[11,12]

O Código de Ética do Conselho Federal de Medicina determina, em seus artigos 83 e 84, que não se ateste óbito que não tenha verificado pessoalmente ou quando não tenha prestado assistência ao paciente. Para pacientes já em atendimento pelo médico, anteriormente à morte, existe a obrigatoriedade de fornecer o atestado de óbito se a patologia que requeria a assistência o justificasse, sempre verificando o óbito pessoalmente, pois há de haver o cadáver identificado. Não está autorizado o médico a fornecer o atestado de óbito, no entanto, quando mesmo em situações de pacientes por ele acompanhado houver suspeitas ou sinais de violências.

> Código de Ética Médica, 2010[11]
> Art. 83. É vedado ao médico: "Atestar óbito quando não o tenha verificado pessoalmente, ou quando não o tenha prestado assistência ao paciente salvo, no último caso, se o fizer como plantonista, médico substituto ou em caso de necrópsia e verificação médico-legal".
> Art. 84. É vedado ao médico: "Deixar de atestar óbito de paciente ao qual vinha prestando assistência, exceto quando houver indícios de morte violenta".

Apesar de atestado e declaração serem consideradas palavras sinônimas segundo interpretação apenas da língua portuguesa, usadas como o ato de atestar ou declarar, no sentido da documentação e registro de uma morte, têm funções diferentes. Assim, "Declaração de Óbito" é o nome dado ao formulário oficial no Brasil em que o médico atesta a morte, e a "Certidão de Óbito" é o documento jurídico fornecido pelo Cartório de Registro Civil após o registro do óbito.

A Declaração de Óbito é o documento-base do Sistema de Informações sobre Mortalidade do Ministério da Saúde (SIM/MS). É composta de três vias autocopiativas, pré-numeradas sequencialmente, fornecida pelo Ministério da Saúde e distribuída pelas Secretarias Estaduais e Municipais de Saúde conforme fluxo padronizado para todo o país.

A emissão da Declaração de Óbito é ato médico, segundo a legislação do país. Portanto, ocorrida uma morte, o médico tem obrigação legal de constatar e atestar o óbito, usando para isso o formulário oficial "Declaração de Óbito".

É considerado óbito por causa natural aquele cuja razão da morte foi uma doença ou um estado mórbido quando o médico assistente do paciente ou que acompanhou sua morte assim atestar. O médico, ciente e certificado do diagnóstico, pode e deve fazer a Declaração de Óbito.

O óbito por causa externa é o que decorre de uma lesão provocada por violência (homicídio, suicídio, acidente), qualquer que seja o tempo decorrido entre o evento e o óbito.[12]

O médico intervencionista, quando acionado em situação de óbito não assistido, não sendo o que acompanhou e teria o diagnóstico da causa da morte, deverá obrigatoriamente constatá-lo, mas não o atestar. Nesse caso, deverá comunicar o fato ao médico regulador, que acionará as polícias civil, militar ou o Serviço de Verificação de Óbito, para que tomem as providências legais cabíveis, como o encaminhamento do corpo para o Instituto Médico Legal (IML).

Portanto, mesmo frente a situações de extrema comoção psíquica, como é o óbito de uma criança ou adolescente, o médico e em especial o pediatra, caso não tenha como certa a *causa mortis*, como quando são trazidos em morte para um possível atendimento de emergência, não pode se deixar envolver pelas manifestações dos pais ou responsáveis. Uma parte das vezes poderá estar frente a um real desespero pela morte de causa consequente a uma doença ou trauma não intencional.

Porém, mesmo no caso de suposto trauma trazido como não intencional, ou acidente, não está autorizado o médico a fazer a Declaração de Óbito com base apenas nos relatos de quem diz ter acompanhado o óbito. O filicídio e o homicídio de crianças e adolescentes não são raros e há que se ter em mente que os acidentes e a violência são as maiores causas de morte de 1 a 19 anos de idade, como bem demostrado na sessão anterior sobre morbimortalidade das violências, sendo sempre necessária a avaliação do médico perito do IML em mortes não naturais. Quanto menor a idade da criança ou adolescente, maior a probabilidade de as mortes violentas serem provocadas por violência intrafamiliar em nosso país.

Assim, diante da suspeita de uma morte provocada, em que a vítima é trazida para um suposto atendimento médico, a polícia militar deve ser convocada, para que o flagrante seja avaliado por quem é de função.

ALERTA

Especial atenção é necessária nas situações em que se levanta a hipótese de morte súbita no berço. Esse deve ser sempre um diagnóstico de exclusão e somente levantado por meio do exame de corpo de delito feito pelo Instituto Médico Legal, responsável por esse laudo. Caso seja positivo para violência, irá desencadear as medidas de justiça e, especialmente, de proteção a outras crianças e adolescentes que porventura sejam dependentes deste que se provou como um ou uma homicida.

CONCLUSÃO

A assistência à morte é o episódio mais angustiante e triste da profissão médica. Mais difícil ainda quando se trata de uma vida perdida em seu começo e por uma causa evitável. É preciso lembrar sempre, no atendimento de uma criança ou adolescente, que o desejo de ter um filho não se acompanha obrigatoriamente do desejo de ser mãe ou pai, e exercer plenamente essas funções.

O mito de que pai e mãe, bem como os que mantêm laços de sangue com a criança e o adolescente, como os avós, garantiria sempre o melhor para seus descendentes e os conceitos sobre violência nessa faixa etária precisam ser revistos e atualizados.

O médico, em especial o pediatra, tem papel fundamental na prevenção, assistência e proteção das crianças e adolescentes, inclusive da morte provocada por um outro.

REFERÊNCIAS BIBLIOGRÁFICAS

1. Reinach S, Barros BW. O aumento da violência contra crianças e adolescentes no Brasil em 2022. In: Fórum Brasileiro de Segurança Pública. 17° Anuário Brasileiro de Segurança Pública. São Paulo: Fórum Brasileiro de Segurança Pública, p. 188-203, 2023. Disponível em: https://forumseguranca.org.br/wp-content/uploads/2023/07/anuario-2023.pdf. Acesso em: 28/02/24-..
2. Brasil. Ministério da Saúde. Óbitos por causas externas segundo faixa etária. Tabnet. Datasus. MS, 2022. Disponível em: http:// tabnet.datasus.gov.br/cgi/tabcgi.exe?sim/cnv/ext10uf.def. Acessado em 28/02/2024.
3. Brasil. Artigo 123 Código Penal Brasileiro. DF.1940. Disponível em: http://www.planalto.gov.br/ccivil_03/decreto-lei/del2848compilado.htm. Acessado 30 de Agosto de 2021.
4. American Psychiatric Association. Transtorno bipolar e transtorno relacionado não especificado. Manual diagnóstico e estatístico de transtornos mentais. DSM-5. Porto Alegre: Artmed, 2014. p.151-2.

5. Infopédia. Filicídio. Dicionários. Porto Editora. Disponível em: https://www.infopedia.pt/dicionarios/lingua-portuguesa/gnatic%C3%ADdio?intlink=true. Acessado: 30 de agosto de 2021.
6. Dornelles F. Pais homicidas e inimputabilidade: um estudo transdisciplinar. Tese de Mestrado em Ciências Criminais. Faculdade de Direito. PUCRS. Porto Alegre, 2009.
7. Unicef. Homicídios de crianças e adolescentes no Brasil. Disponível em: https://www.unicef.org/brazil/homicidios-de-criancas-e-adolescentes. Acessado em: 30 de agosto de 2021.
8. Instituto de Pesquisa Econômica Aplicada – Ipea. Atlas da Violência. Diretoria de Estudos e Políticas do Estado, das Instituições e da Democracia – Fórum Brasileiro de Segurança Pública. 2020. Disponível em: https://www.ipea.gov.br/atlasviolencia/publicacoes/62/atlas-da-violencia-2020-principais-resultados. Acessado 30 de Agosto de 2021.
9. Datasus MS. Violência de repetição segundo faixa etária. Ministério da Saúde/SVS - Sistema de Informação de Agravos de Notificação – Sinan. DF. 2019. Disponível em: http://tabnet.datasus.gov.br/cgi/tabcgi.exe?sinannet/cnv/violebr.def. Acessado 30 de Agosto de 2021.
10. Brasil. Artigo 122 Código Penal Brasileiro. Lei n. 13.968, de 26 de dezembro de 2019. Disponível em: http://www.planalto.gov.br/ccivil_03/_ato2019-2022/2019/lei/L13968.htm. Acessado 30 de agosto de 2021.
11. CFM. Artigos 83 e 84. Código de Ética Médica. Conselho Federal de Medicina – Brasília: 2010.
12. CFM. Artigo 23. Óbito por causa externa. Conselho Federal de Medicina. Resolução 2110, set/2014.
13. CFM. Óbito por causa externa. Conselho Federal de Medicina. Resolução 2139; fev/16.

CAPÍTULO 6

SÍNDROME DA ALIENAÇÃO PARENTAL, FALSA DENÚNCIA OU ENCOBRIMENTO DE VIOLÊNCIA?

Luci Pfeiffer

AO FINAL DA LEITURA DESTE CAPÍTULO, O PEDIATRA DEVE ESTAR APTO A:

- Orientar os casais que se encontram em processo de separação conjugal para que não façam de seus filhos objeto de maltrato ao outro ou de barganha de medidas sociais, financeiras e legais que serão necessárias para a finalização do pacto de união.
- Reconhecer as condutas de pais e família extensa que possam caracterizar a alienação parental, tanto do aspecto legal, como e principalmente o dano que estão a causar na criança ou adolescente.
- Identificar os sinais e sintomas de crianças e adolescentes submetidos ao processo de alienação parental ou de falsa denúncia.
- Abordar o tema com seus pacientes, crianças e adolescentes, a fim de retirá-los do lugar de instrumento de batalha entre os pais, para que não se coloquem como os julgadores ou justiceiros de um processo de término da sociedade conjugal, da qual não decidiram nem pelo início ou fim desta relação, muito menos por seu nascimento.
- Fazer o diagnóstico diferencial entre a síndrome da alienação parental (SAP), da violência por falsa denúncia ou de violência real encoberta como SAP.
- Denunciar para os meios de proteção legal as violências causadas na infância e adolescência por SAP, falsa denúncia ou em situações de encobrimento de violência.
- Acompanhar e encaminhar para tratamento psicoterapêutico individual as crianças e adolescentes vítimas de alienação parental, falsa denúncia ou violência direta e os genitores ou que ocupam lugar de autoridade parental, quando passíveis de tratamento.

COMPORTAMENTOS ALIENANTES E SUA GRADUAÇÃO

Em toda evolução dos relacionamentos de casais que evoluem para a parentalidade, é possível identificar alguns comportamentos alienantes entre o par de genitores, muitas vezes baseados em preconceitos vindos da cultura intergeracional de cada um. É esse enxoval de conceitos sobre a infância e adolescência e o papel dos adultos cuidadores que definiu o modo com que foram "criados" e viram seus pais e avós se tratarem que será repassado aos filhos, nunca o mesmo, nunca totalmente igual para aqueles que escolhem ser pai e mãe.

Os filhos são a oportunidade de um novo ciclo de formação de indivíduos, por essa combinação de dois, completamente diferentes por suas origens, mas dos quais se espera que semelhanças de pensar e agir os tenham unidos, a permitir uma convivência amorosa de respeito, admiração e de metas comuns, especialmente quanto ao que desejam ensinar e repassar a seus dependentes.

Na fundação de um relacionamento que se estende para a parentalidade, é esperada a formação de uma nova família, a usar parte do enxoval de conceitos e valores que trazem da sua, mas que seja única em sua constituição de uma nova geração, independente da anterior. Um fator primordial nessa decisão de constituir uma família seria a avaliação se aquele homem ou aquela mulher, além de escolhidos como parceiros de uma união que deveria ser estável, seriam também escolhidos para pai e mãe dos filhos que ambos desejam ter.

Muitos casais, mesmo sem pensamentos de separação, a partir dos filhos, se perdem nas inseguranças de como bem cuidar de sua prole e passam a utilizar o modelo com o qual cresceram, certamente diverso entre o pai e a mãe atuais, como o único aceitável. Ignoram a visão, o direito e a importância da outra parte em participar das decisões e definições de condutas e cuidados a serem tomados com os que chamam de seus. Outros não se preocupam em fazer um filtro do que realmente admiraram e constituíram um bom cuidar nas atitudes de seus genitores, para que pudessem definir em conjunto, os seus próprios valores e, especialmente, novos conceitos comuns a repassar às suas crianças e seus adolescentes. Outros trazem para a relação conjugal a violência, fazendo dos filhos a testemunha de suas agressões, ou novas vítimas, sejam elas físicas, verbais, de atitudes, morais, éticas, financeiras e tantas mais.

O pediatra deve estar atento a este diagnóstico, que não chega a se enquadrar na síndrome da alienação parental (SAP), mas se trata de um processo alienante e de uso da criança e adolescente como objeto de posse unilateral ou instrumento de desvalorização ou desafio ao outro.

Para os filhos, o desejo de que os pais fiquem juntos e mantenham a família sob o mesmo teto, se mantém por muito tempo, às vezes por toda a vida, mesmo que num relacionamento infeliz, situação difícil para uma criança e adolescente avaliarem, se não viveram de outra forma. Em avaliações de pessoas que podem ser consideradas idosas pela idade, muitas vezes se encontra como queixa e razão do início de seus sofreres, a fala de que são filhos de pais separados e que nunca tiveram uma família que deles cuidou, como um mal irreparável a causar dano por toda a vida.

Frente a este diagnóstico, é preciso colocar em discussão o tema junto ao casal parental ou aos adultos alienante e alienado, antes que as consequências desses atos e atitudes causem prejuízos aos filhos, levando ao diagnóstico de maus-tratos, nem sempre percebidos como tal. Uma criança ou adolescente nunca deve ser colocado a escolher, decidir ou julgar sobre uma atitude de pai ou mãe, nem como par confidente ou como o "amigo" dos adultos ditos responsáveis a falar mal do outro.

A depreciação ou formação de falsa imagem do outro no par parental, imagem boa ou má, sendo irreal, pode destruir o modelo de homem e mulher que a criança precisa ter para formar sua personalidade e seus caminhos para bem se desenvolver em todos os aspectos, inclusive, em sua moral, ética e sexualidade. "Puxou pelo pai" ou "Puxou pela mãe", tanto pode ser uma fala trazida como um elogio injusto por ser espelhado em um só, como, se negativa a "herança", configurar uma crítica dupla e determinante de um comportamento, a ser considerado pela criança uma obrigatoriedade e forma herdada, e, portanto, imutável de ser.

DO AMOR QUE VIRA ÓDIO OU DO AMOR QUE NUNCA EXISTIU

As relações conjugais nem sempre são de sucesso e, para algumas, não se sobressaem delas apenas pequenas arestas. Das pequenas às grandes violências, quando a relação de um casal não chegou a se constituir como uma sociedade fundada no amor e respeito, ou, se este amor acaba de forma não consensual, o ódio que a substitui em muitos casos, pode levar ao desejo implacável e incoercível de provocar danos ao outro e a tudo que representar esta união, como o seu fruto e bem maior que são os filhos. Parece sequência comum que também os progenitores e família extensa passem a assumir a defesa de sua parte, às vezes até de forma independente, ou mais intensa que o praticado pelo casal que se desfaz, sem se importarem com os danos que produzem nas crianças e adolescentes envolvidos. Podem seguir numa tentativa de trazer para si os netos, como uma segunda chance de paternidade e juventude, e ainda o filho ou filha de volta, anteriormente mais afastado pela ligação com a família que formou.

Assim, maiores danos se acumulam para a criança e adolescente, não apenas pelo processo de perda real da presença e da figura que havia formado do genitor afastado, depreciado, desvalorizado e atacado de todas as formas, como também perde o outro genitor, que volta à função de filho, dependente dos valores, conceitos e regras de seus avós. A criança e o adolescente veem destruída a família que tinham como suas e passam a ser usados como instrumento de dano ao outro genitor, e, não raramente, são colocados como objeto de posse das relações mal resolvidas também entre o genitor alienante e sua família de origem.

Da mesma forma, não é rara a situação em que ambos os genitores ocupam o lugar de alienantes e de alienados, numa guerra em que os filhos são os que sofrerão os maiores prejuízos, pois ainda estão a constituir suas personalidades e a desenvolver suas potencialidades, que serão marcadas por cada ato e atitude de violência a que são submetidos.

A ALIENAÇÃO PARENTAL SEGUNDO A LEI BRASILEIRA[1]

A Lei n. 12.318, em seu artigo segundo, define como ato de alienação parental a interferência na formação psicológica da criança ou do adolescente promovida ou induzida por um dos genitores, pelos avós ou pelos que tenham a criança ou adolescente sob a sua autoridade, guarda ou vigilância, para que repudie genitor ou que cause prejuízo ao estabelecimento ou à manutenção de vínculos com este.

Nesta Lei estão especificados o que pode caracterizar a alienação parental, quando o alienante mantém atitudes e pratica ações de modo a impedir e anular a imagem e a relação da criança ou adolescente com o alienado. Da parte dos danos à criança ou ao adolescente que sofre o processo de alienação, tem-se a destruição progressiva dos vínculos, da imagem, dos exemplos, da cultura e dos valores do genitor alienado. É uma forma de violência psíquica que vai se agravando com o afastamento progressivo do pai ou mãe alienados, sem que o alienante se preocupe ou se importe com os danos causados aos filhos ou dependentes, transformando-os nas maiores vítimas do fracasso conjugal.

LEI N. 12.318, DE 26 DE AGOSTO DE 2010[1].
Dispõe sobre a alienação parental e altera o art. 236 da Lei n. 8.069, de 13 de julho de 1990.

Art. 1º Esta Lei dispõe sobre a alienação parental.
Art. 2º Considera-se ato de alienação parental a interferência na formação psicológica da criança ou do adolescente promovida ou induzida por um dos genitores, pelos avós ou pelos que tenham a criança ou adolescente sob a sua autoridade, guarda ou vigilância para que repudie genitor ou que cause prejuízo ao estabelecimento ou à manutenção de vínculos com este.
Parágrafo único. São formas exemplificativas de alienação parental, além dos atos assim declarados pelo juiz ou constatados por perícia, praticados diretamente ou com auxílio de terceiros:
I – realizar campanha de desqualificação da conduta do genitor no exercício da paternidade ou maternidade;
II – dificultar o exercício da autoridade parental;
III – dificultar contato de criança ou adolescente com genitor;
IV – dificultar o exercício do direito regulamentado de convivência familiar;
V – omitir deliberadamente a genitor informações pessoais relevantes sobre a criança ou adolescente, inclusive escolares, médicas e alterações de endereço;
VI – apresentar falsa denúncia contra genitor, contra familiares deste ou contra avós, para obstar ou dificultar a convivência deles com a criança ou adolescente;
VII – mudar o domicílio para local distante, sem justificativa, visando a dificultar a convivência da criança ou adolescente com o outro genitor, com familiares deste ou com avós.
Art. 3º A prática de ato de alienação parental fere direito fundamental da criança ou do adolescente de convivência familiar saudável, prejudica a realização de afeto nas relações com genitor e com o grupo familiar, constitui abuso moral contra a criança ou o adolescente e descumprimento dos deveres inerentes à autoridade parental ou decorrentes de tutela ou guarda.
Art. 4º Declarado indício de ato de alienação parental, a requerimento ou de ofício, em qualquer momento processual, em ação autônoma ou incidentalmente, o processo terá tramitação prioritária, e o juiz determinará, com urgência, ouvido o Ministério Público, as medidas provisórias necessárias para preservação da integridade psicológica da criança ou do adolescente, inclusive para assegurar sua convivência com genitor ou viabilizar a efetiva reaproximação entre ambos, se for o caso.
Parágrafo único. Assegurar-se-á à criança ou adolescente e ao genitor garantia mínima de visitação assistida, ressalvados os casos em que há iminente risco de prejuízo à integridade física ou psicológica da criança ou do adolescente, atestado por profissional eventualmente designado pelo juiz para acompanhamento das visitas.

Da parte da Justiça, a Lei n. 12.318, determina providências para averiguação da verdade sobre os comportamentos das partes, para a definição de quem pratica os atos de alienação parental, como colocado no artigo 5º e determina medidas de controle e tratamento para o casal, pois, em muitas situações, os comportamentos alienantes vêm das duas partes, como apresentado no seu artigo 6º, transcritos na sequência.

Lei n. 12.318:
Art. 5º Havendo indício da prática de ato de alienação parental, em ação autônoma ou incidental, o juiz, se necessário, determinará perícia psicológica ou biopsicossocial.
§ 1º O laudo pericial terá base em ampla avaliação psicológica ou biopsicossocial, conforme o caso, compreendendo, inclusive, entrevista pessoal com as partes, exame de documentos dos autos, histórico do relacionamento do casal e da separação, cronologia de incidentes, avaliação da personalidade dos envolvidos e exame da forma como a criança ou adolescente se manifesta acerca de eventual acusação contra genitor.
§ 2º A perícia será realizada por profissional ou equipe multidisciplinar habilitados, exigido, em qualquer caso, aptidão comprovada por histórico profissional ou acadêmico para diagnosticar atos de alienação parental.
§ 3º O perito ou equipe multidisciplinar designada para verificar a ocorrência de alienação parental terá prazo de 90 (noventa) dias para apresentação do laudo, prorrogável exclusivamente por autorização judicial baseada em justificativa circunstanciada.
Art. 6º Caracterizados atos típicos de alienação parental ou qualquer conduta que dificulte a convivência de criança ou adolescente com genitor, em ação autônoma ou incidental, o juiz poderá, cumulativamente ou não, sem prejuízo da decorrente responsabilidade civil ou criminal e da ampla utilização de instrumentos processuais aptos a inibir ou atenuar seus efeitos, segundo a gravidade do caso:
I – declarar a ocorrência de alienação parental e advertir o alienador;
II – ampliar o regime de convivência familiar em favor do genitor alienado;
III – estipular multa ao alienador;
IV – determinar acompanhamento psicológico e/ou biopsicossocial;
V – determinar a alteração da guarda para guarda compartilhada ou sua inversão;

> VI – determinar a fixação cautelar do domicílio da criança ou adolescente;
> VII – declarar a suspensão da autoridade parental.
> Parágrafo único. Caracterizado mudança abusiva de endereço, inviabilização ou obstrução à convivência familiar, o juiz também poderá inverter a obrigação de levar para ou retirar a criança ou adolescente da residência do genitor, por ocasião das alternâncias dos períodos de convivência familiar.
> Art. 7º A atribuição ou alteração da guarda dar-se-á por preferência ao genitor que viabiliza a efetiva convivência da criança ou adolescente com o outro genitor nas hipóteses em que seja inviável a guarda compartilhada.
> Art. 8º A alteração de domicílio da criança ou adolescente é irrelevante para a determinação da competência relacionada às ações fundadas em direito de convivência familiar, salvo se decorrente de consenso entre os genitores ou de decisão judicial.

A Lei da Alienação Parental é muito clara e detalhada em descrever várias formas de alienação praticadas pelos genitores ou responsáveis contra a convivência e preservação de vínculos com seus filhos. Preocupou-se em garantir aos filhos o contato com ambos os genitores em igualdade de direitos dos adultos e de definição de sua guarda.

No entanto, a lei não prevê o diagnóstico de violência direta e intencional quando os filhos são utilizados como objetos de batalha contra o outro, sem que este/a genitor/a se preocupe com as consequências de seus atos para o psiquismo e desenvolvimento global da criança ou adolescente. Essa constatação deveria fazer voltar os olhos para as maiores vítimas no processo que enxerga alienante e alienado, que são as crianças e adolescentes violentados de várias formas e, sempre a se sentirem culpados por qualquer posicionamento que sejam obrigados a aceitar frente à guerra insana do ex-casal, lamentavelmente seus pais. Essa constatação deveria se constituir automaticamente em crime de maus-tratos ou violência intrafamiliar, a transformar o processo onde se discute o direito de convivência e preservação de vínculos entre pais e filhos, em processo de imediata proteção às crianças e aos adolescentes. Este diagnóstico da violência praticada contra a criança e o adolescente, às vezes até por ambos os genitores e famílias extensas, seu nível de gravidade e possíveis danos precisam ser levados à justiça pelo pediatra, como razão principal das condutas legais a serem tomadas em tempo hábil para preservar o desenvolvimento físico e mental saudável de seus pacientes.

A SÍNDROME DA ALIENAÇÃO PARENTAL SEGUNDO A SAÚDE FÍSICA E MENTAL DA CRIANÇA E DO ADOLESCENTE[2]

Da parte da saúde, tem-se a definição da SAP, com sinais e sintomas apresentados pela criança que levam ao diagnóstico, e, da parte da Lei e Justiça, tem-se o crime de alienação parental. Ambas as definições trazem poucas características diferentes, mas as concepções ali firmadas admitem atitudes ditas como alienantes dos genitores desde a desvalorização e depreciação do outro, até a implantação de falsas memórias e falsas denúncias de crimes graves, como de violência sexual. No entanto, esse diagnóstico que indica uma falta de vínculos saudáveis da parte do genitor/a com seus filhos ou quando a Lei indica as condutas a serem tomadas com o suposto alienante, estas parecem não terem sido definidas pela gravidade quanto aos danos da criança ou adolescente, nem pela capacidade do/a responsável em ser cruel com seus dependentes, independentemente dos laços de sangue ou afeto.

Neste texto, está proposto que essa violência pela falsa denúncia quanto à capacidade da prática de violência do que a produz e suas consequências para a criança envolvida, que extrapola o processo de reações a um fracasso de uma relação conjugal, seja vista de forma específica, pelos danos que causa e mecanismo de sua prática, a não ser considerando como de alienação parental apenas.

Da síndrome descrita por Gardner,[2] SAP, tem-se como obrigatória a participação da criança na efetivação da síndrome, não apenas pelos sintomas de sofrimento, mas assumindo ela o ônus de uma suposta cumplicidade, talvez consciente, na prática das atitudes agressivas impostas pelo genitor dito alienante. Parece ser esta uma visão sobre a infância do século passado, dos anos 80, a ser revista. Se assim fosse, a agressão contra o outro lhe traria também satisfação e não uma série de sinais e sintomas de insatisfação e sofrimento. Neste processo a criança e o adolescente só têm a perder e são reféns, escravos da palavra dos adultos que têm por referência, vítimas de suas decisões e não teriam autonomia nem para agir, e, com o tempo, nem para pensar diferente.

Quando se está frente à denúncia de violências graves praticadas pelo genitor que é colocado como o alienado, que vão levar à necessidade de investigação e avaliações específicas na dependência da acusação, outro leque de possibilidades de condutas agressivas precisa ser aberto, que não somente o de alienação parental. A situação de violência grave contra a criança ou adolescente está imposta, seja pela prática direta, seja pela prática indireta na falsa denúncia, como detalhado na sequência.

TRÊS DIAGNÓSTICOS A SEREM PENSADOS

Há que se fazer o diagnóstico diferencial entre a SAP das situações de violência direta ou indireta por parte dos genitores, diagnóstico este comumente entrelaçado nas defesas sociais e legais daquele que vai além de maltratar o outro adulto do ex-casal. Assim, é possível, e esta hipótese deve ser sempre muito bem avaliada, que, frente a esta suposição diagnóstica se possa estar diante de uma acusação de crime de alienação parental por um genitor contra outro, mas que está a denunciar a prática real de variados tipos de violência contra os filhos e dependentes. Assim, o primeiro tenta se defender das acusações e evidências trazidas pelos sinais e sintomas de sofrimento da própria criança que está sendo violentada de forma direta, seja por violência física, psíquica ou sexual, com a acusação de prática de alienação parental para aquele que o denuncia.

Por outro viés, é possível que se esteja frente a outra forma de violência gravíssima, quando um genitor cruel e sem vínculos de bom afeto para com os seus descendentes ou dependentes, os usa para obter vantagens sobre o outro genitor, seja pelo prazer perverso de causar extrema dor e sofrimento ao outro, seja de obter vantagens financeiras e sociais, nas situações de falsa denúncia.

Nas duas apresentações da prática de violência contra os filhos e dependentes, tem-se sofrimentos e sequelas físicas, psíquicas e ou sexuais que não estão ligadas somente a um processo de fracasso de relacionamento conjugal ou de SAP.

Nestas, tem-se ou a violência direta e ligada à crueldade do mais forte sobre o mais fraco, como crianças e adolescentes dependentes, ou o uso da criança e adolescente como instrumento de barganha e batalha por falsa denúncia, sendo encobertas por um desvio de atenção para a SAP. São situações onde não importam ao agressor/a os danos físicos e mentais que causam a seus dependentes, com possibilidade de deturpação dos conteúdos psíquicos fundantes de suas personalidades, através da implantação de memórias convenientemente escolhidas a encobrir as de bons valores existentes.

Tem-se, nestas situações, muito mais que um processo de alienação, mas sim a prática de atos de extrema crueldade contra a criança e adolescente, por vezes desestruturantes de personalidade pelos conflitos gerados em suas mentes, do que tem como vivido e do que lhe é dito como acontecido.

A indiferença com o sofrimento causado às crianças e adolescentes para atingir propósitos individuais e egoístas evidencia a falta de vínculos mínimos de parentalidade saudável, com necessidade de medidas de cuidado e proteção legais e à saúde das vítimas, que ultrapassam a simples definição de guarda, mesmo que até a sua perda, e tratamento psicoterapêutico, como no caso da Lei da Alienação Parental.

O mito de que o laço de sangue e de descendência garanta o desejo e a busca do melhor para a criança e o adolescente precisa ser revisto. O direito dos pais à convivência com os filhos deve ser garantido para aqueles que realmente têm com os filhos laços e vínculos de amor, respeito e proteção. O direito de bom cuidado e ao desenvolvimento saudável de uma criança e adolescente, livre de violências, deve ser sempre superior ao direito da família em tê-los sob sua guarda.

Portanto, diante de sinais e sintomas de sofrimento de uma criança e adolescente envolvidos em processo de litígio ou de separação dos genitores, tem-se três diagnósticos possíveis:

Síndrome da alienação parental[2]

Descrita a primeira vez por Richard Gardner, em 1985, psiquiatra infantil da Universidade de Columbia, EUA, definindo-a como: "um distúrbio em que as crianças programadas pelo alegado genitor amado embarcam em uma campanha de difamação do alegado genitor odiado". Considerou Gardner que a colaboração da criança seria fundamental para definição da síndrome. Afirmou ainda que as crianças apresentam pouca ou nenhuma ambivalência sobre seu ódio que, muitas vezes, se espalha para a família do genitor supostamente desprezado.[2]

No entanto, com o saber de hoje sobre a evolução psíquica do ser humano desde a concepção, como dizer de uma criança como colaboradora num processo de difamação de um dos genitores, aquele de quem foi separada, se passa a ouvir de forma insistente e repetitiva por parte do genitor ou responsável alienante, dos muitos males que aquele distante supostamente lhe causou?

Gardner defendeu, à sua época, que seriam os comportamentos agressivos e difamantes contra o genitor repudiado que caracterizariam a síndrome da alienação parental, dizendo ser praticada com maior frequência pela mãe, visto ser a ela a quem era dada, e talvez ainda seja, a guarda dos filhos num primeiro movimento de separação. Porém, a alienação ainda continua possível pelo genitor, desde que os contatos sejam mantidos, independentemente do local de moradia dos filhos.

Ainda, muito se tem de situações de alienação por parte do genitor, com construções de difamação e destruição da figura materna a ponto de conseguir para si a guarda unilateral dos filhos, nem sempre com o interesse de oferecer o melhor cuidado à sua prole, mas sim causar um sofrimento ao outro, uma falta irrecuperável, no caso, à mãe, numa igualdade de comportamentos e danos.

Sinais e sintomas da síndrome da alienação parental em tempos atuais[3]

É possível definir a síndrome da alienação parental como um conjunto de sinais e sintomas de sofrimento psíquico apresentados por crianças e adolescentes utilizados por um ou ambos os genitores, como meio de causar danos e prejuízos ao outro, em situações de fracasso do relacionamento e em processos de separação conjugal ou divórcio.

Nos consultórios e outros atendimentos de pediatria e hebiatria, é comum que sejam trazidas as dificuldades no manejo e cuidado do filho, queixas envolvidas em críticas como algo vindo do outro, seja pelo não cuidar, seja pelo não participar, seja por um comportamento diferente do reconhecido como o correto por este que coloca somente no outro a responsabilidade do possível erro.

Estranhamente, na evolução, ou involução de alguns relacionamentos, o anteriormente par ideal começa a encontrar e cultivar arestas entre si, e o filho é colocado como o depositário da insatisfação de um pelo outro, restando à criança ou ao adolescente pensar ser o motivo das desavenças entre seus pais, sem conseguir saber o que esperam deles, e até porque este par não consegue mais desejar o mesmo.

Esta dupla e conflitante demanda, de amar a um e odiar ao outro, e vice-versa, colocada abertamente ao filho ou dependente, frequentemente trazida ao pediatra, vai levar a situações de extrema angústia e sofrimento a criança e o adolescente, ainda maiores e acrescidas de culpas, quando convocados por pai e mãe a que escolham um dos lados.

Segundo Bénédict Goudard, a SAP é um problema da infância que surge quase que exclusivamente num contexto de disputa sobre o direito da guarda da criança, onde a criança se exprime inicialmente por uma campanha de destituição e difamação contra um dos genitores sem que tenha justificativas para isto.[3] Este é um sinal de alerta importante e de diagnóstico de estar o filho a ser usado pelo genitor alienante, mas não pode ser interpretado como ato de cumplicidade consciente ou escolhida, como induz a definição. Goudard diz ainda que a SAP é resultado da combinação de uma programação do genitor alienante com a contribuição da criança com a difamação do genitor alienado. No entanto, alerta para que, se existem sinais de negligência ou outras violências contra os filhos, não se trata de SAP.[3] Parece que conceitos genéricos que esta colocação do filho como difamador e até também alienante do outro genitor não se tratar de uma violência e um dano psíquico imensurável à sua infância e adolescência têm sido mantidos, mesmo pela ciência e é preciso que sejam revistos.

O uso dos filhos ou dependentes para causar dano e sofrimento ao outro genitor, envolvidos em um processo de separação não consensual, seja por desvalorização, depreciação, afastamento, impedimento de contato, imputação de condutas inadequadas com e outras agressões, tem um efeito deletério duplo à criança ou adolescente. Não apenas rompe com a relação de convivência, dependência e amor que a criança e adolescente mantinham com o genitor alienado, como os obriga a tomar atitudes agressivas contra aquele do qual não tinham razões próprias para querer agredir.

Carregam o sofrimento pelo afastamento e da necessidade de anular seus bons sentimentos em relação ao genitor alienado, se existentes, mesmo contra seus desejos, e, ainda, é lhes dada a obrigação de incriminá-lo, muitas vezes sem saber as consequências de seus atos.

Porém, mais cedo ou mais tarde, as inconsistências das memorias se farão presentes e podem ter um efeito desestruturante para a criança ou adolescente, bem como o entendimento posterior de que seus atos confirmando violências não acontecidas por lado do genitor a ser odiado, lhes deixará uma culpa impagável. Estarão condenados a doenças psíquicas de vários níveis, sendo a autoagressão a mais possível, visto a busca do castigo pelo que estão sendo levados a fazer.

Há que se considerar sinais e sintomas da SAP na infância e adolescência, que passaram a ser evidentes em meio ao início da relação conflituosa dos genitores (Quadro 1).

Quadro 1 Sinais e sintomas iniciais na síndrome de alienação parental

Sinais gerais de sofrimento psíquico:
• Desaceleração do desenvolvimento neuropsicomotor
• Deslocamento de atenção e déficit de aprendizagem
• Dificuldades de concentração
• Dificuldades de relacionamento entre seus pares
• Irritabilidade, crises de choro aparentemente desmotivadas
• Comportamentos extremos de agressividade e apatia
• Sinais de ansiedade e angústia
• Irregularidade do sono
• Sentimento de culpa e inadequação
• Autoagressão

Com a separação do casal e afastamento da criança ou adolescente do genitor alienado, outros sinais e sintomas podem surgir, bem como alterações de comportamento dos filhos em relação ao casal parental, tanto maiores quanto mais pessoas estiverem envolvidas no processo de alienação, como avós, tios, parentes próximos e amigos. A gravidade dos danos à criança e adolescente dependerá ainda de sua idade e laços que mantinha com o/a genitor/a alienado. Quanto mais imatura a criança, mais facilmente se adaptará aos comandos do alienador e mais rápida a sua perda da imagem e vínculos com o alienado. Quanto maior o tempo de convivência e laço de bom afeto com o genitor a ser rejeitado, maiores os conflitos psíquicos e o sofrimento dos filhos.

A prática da alienação parental costuma ser um processo crônico e progressivo, que pode levar a criança e adolescente a sintomas de sofrimento psíquico intenso, como já descritos em capítulo anterior da violência psíquica, mas também alterações de comportamento como (Quadro 2).

A criança e o adolescente serão sempre as maiores vítimas

Há que se rever estas definições nos tempos atuais, no sentido de colocar a criança ou adolescente não mais como cúmplice, mas sim refém indefesa do genitor que promove o ódio contra o outro alienado, do qual, quanto mais tempo é mantida distanciada, mais frágeis serão as suas boas e reais memórias.

Se não interrompido este processo de destruição da figura materna ou paterna alienada, chegará um momento em que, o que vem sendo dito à criança e adolescente pelos que lhe prestam cuidados e proclamam o amor que supostamente a protegeriam de seu ou seu agressor/a, passam a ser a sua verdade. Gardner chamou este fato de "lavagem cerebral" e, realmente, a implantação de falsas memórias acontece, a ponto de a criança ou adolescente dizer como reais e acontecidas as acusações a que foi induzida a confirmar para muitos.

Quadro 2 Alterações progressivas de comportamento da criança e do adolescente na síndrome da alienação parental

- Demonstrações de dúvidas crescentes quanto ao desejo de estar com o genitor alienado
- Não aceitação de atividades comuns, antes prazerosas
- Manifestações de mal-estar e culpa, com sentimento de traição a ambos os genitores, porque inicialmente não consegue odiar o alienado e se sente bem em sua companhia e, na sequência, por não conseguir satisfazer o genitor alienante
- Afastamento progressivo do genitor alienado e família extensa
- Aproximação maior com o genitor alienante e família extensa
- Substituição progressiva das boas memórias em relação ao genitor/a alienado por falas e relatos distorcidos destas memórias a serem transformadas como desagradáveis ou de acusação
- Demonstrações de medo e desconfiança diante do genitor alienado, manifestações anteriores de alegria e bom afeto com o contato
- Repetição de falas e atitudes do genitor e outros alienantes, com palavras adultas, além de queixas que se repetem de forma pontual, como acusações progressivamente mais sérias, em relatos incompletos ou sem entorno, por serem emprestados de um outro
- Reações e falas de desmerecimento e desvalor sobre o alienado
- Aumento da dependência com o genitor alienante e com família extensa, quando envolvida na alienação
- Sinais e movimentos de rejeição e repúdio do alienado
- Recusa do contato
- Acusações de fatos e atitudes agressivas por parte do alienado, sem sustentação própria
- Aumento da gravidade das acusações anteriormente feitas, para tentar piorar a denúncia
- Alterações de comportamento relacionadas à culpa dos atos que se vê obrigado a praticar contra o genitor alienado, embora passe a assumi-los como de desejos seus
- Apresentação de outras figuras de referência, introduzidas em sua vida e pensar pelo alienante, na tentativa de substituir o alienado, como avós, tios, parentes, novos companheiros/as

Porém, a criança é sempre a vítima principal, apesar de ser obrigada a também odiar e querer o mal ao outro genitor, que, em consequência, por ignorância das fragilidades psíquicas de um ser em desenvolvimento, pode passar a rejeitá-la, julgando-a capaz de estar a decidir por suas atitudes agressivas e de suposto desamor.

Portanto, de todas as formas, os filhos ou dependentes serão maltratados por ambos os genitores, cegos pelo desejo de mal ao outro, um por ação direta alienante, outro por ignorar os efeitos da escravidão dos filhos a esta alienação. Trata-se de situação de violência gravíssima, tão mais intensa quanto maior o laço anterior com a parte alienada, quanto menor a idade da criança e o tempo de convivência com aquele/a a ser odiado/a e quanto mais tempo estiver presa a essa situação.

Situação de violência grave por uso da criança ou adolescente para falsa denúncia[4]

Nem sempre num processo de separação ou divórcio se tem danos aos filhos pela inversão do amor pelo ódio, pois, nem sempre, existe a garantia que este amor um dia existiu. Nessas duas possibilidades ter-se-á os filhos de um amor que se perdeu ou que nunca existiu, e, por isso, nem sempre serão crianças e adolescentes desejados e amados. Nessa hipótese, o caminho para que estes não desejados ou amados sejam utilizados, sem restrições ou cuidados, como objetos de barganha e vantagens unilaterais é muito curto e não se estará apenas diante de uma alienação parental!

O nível de gravidade da falsa denúncia vai demonstrar o valor dado ao filho ou dependente pelo até então tido como alienante. Quanto mais grave e fantasiosa a acusação, mais invasivos os processos de averiguação da verdade e mais danosas as tentativas de implantações de falsas memórias na criança ou adolescente, que estão a ser tratados como simples objetos dos intentos cruéis do genitor que promove a denúncia.

Nos casos de diagnóstico primário do crime de alienação parental com falsa denúncia, é preciso que se avalie se realmente a criança está sendo usada como instrumento a causar sofrimento ao outro por um desequilíbrio do alienante pelo ódio, ou vingança de um amor falido, ou se existe alguma vantagem buscada por este genitor além do maltrato, como sociais ou financeiras.

Assim, o diagnóstico diferencial da capacidade da prática de atos cruéis de um dos genitores em implantar falsas e destruidoras memórias nos filhos, e até mesmo produzir neles sinais e sintomas a comprovar suas farsas, precisa sempre ser feito.

A Lei é bastante clara quanto ao Crime de Denunciação Caluniosa, definido pelo artigo 339 do Código Penal Brasileiro, 2020:[4]

> Art. 339. Dar causa à instauração de investigação policial, de processo judicial, instauração de investigação administrativa, inquérito civil ou ação de improbidade administrativa contra alguém, imputando-lhe crime de que o que sabe inocente:
> Pena: reclusão de dois a oito anos, e multa.

A escravidão aos discursos forjados, utilizados para provocar danos ao outro genitor, não deixa saída de equilíbrio mental para suas maiores vítimas, que são as crianças e adolescentes. A busca de vantagem simples, como um novo relacionamento do alienante a ser socialmente aceito, ou, mais complexas, como de pérfida vingança ou vantagens financeiras, o diagnóstico que se tem não será de alienação parental, onde, pela lei, está pressuposto que existiria tratamento e controle para o adulto agressor.

Este nível de crueldade aqui tratado e a busca de vantagens financeiras ou sociais indicam que o laço com o filho é totalmente pervertido, com indiferença pelos danos já lhe causados e que continuarão a ser produzidos, sendo impossível qualquer tratamento dos agressores que garanta a mudança deste quadro e a proteção da criança e do adolescente.

Ao contrário, na falsa denúncia, tem-se o diagnóstico da violência simulada como real, mesmo que de forma indireta. Como exemplo, na falsa denúncia de violência sexual, a criança será submetida a escuta e à obrigação de dizer de assuntos sexuais que não seriam próprios para sua idade, bem como ao saber que poderia ser objeto sexual de pai ou mãe. Ainda, será ela submetida a procedimentos extremamente invasivos, necessários para apuração da denúncia, constituindo-se numa violência sexual praticada indiretamente pelo genitor, indiferente aos danos que está a causar.

O crime da falsa denúncia é de violência física, psíquica e/ou sexual, violências estas que se não diagnosticadas pelo médico, de preferência com apoio de equipe interdisciplinar e interlocução com os sistemas de proteção e justiça, como Conselho Tutelar e Ministério Público, serão veladas pelo manto de alienação.

Violência física, psíquica ou sexual praticada por um dos genitores, que se defende dizendo-se como alienado em processo de SAP

Desde o enquadramento dos atos identificados como de alienação parental pela Lei, que inclui a falsa denúncia, muitos pais e mães que violentam diretamente seus filhos, física, psíquica e/ou sexualmente, têm se utilizado dessa acusação contra o outro genitor que os denuncia, como forma de fugirem das acusações do mal que praticam.

Especial atenção deve ser dada a todos os casos tidos como de alienação parental, visto sempre terem como principal vítima a criança e o adolescente.

O diagnóstico da possibilidade de não ser um caso de alienação parental, mas sim uma denúncia como medida de proteção e cuidado de um dos genitores contra a violência direta praticada pelo outro genitor, deve sempre ser aventado, e esta avaliação, pelos sinais de alerta e indicativos de maus-tratos, precisa ser feita.

Todo processo de separação de um casal com filhos tem história anterior das razões que levaram ao rompimento. Escutar sempre a criança ou adolescentes sobre essas razões e avaliar como eram as relações familiares e, especialmente, de cada um dos genitores para com eles, pode iluminar os caminhos para o diagnóstico final de desestruturação familiar por situação de violência. Nesses casos, têm-se sinais e sintomas de sofrimento da criança, além daqueles apresentados como decorrentes da sua necessidade de rejeitar o genitor alienado, anteriores ao tempo que envolve as discussões e decisão da separação do casal parental e direcionados aos de violência psíquica e/ou física ou sexual.

Mediante constatação, ou suspeita de que a queixa de alienação parental esteja sendo feita para encobrir situações de violência do genitor que se diz alienado, a notificação aos meios de proteção legal deve ser feita, e a indicação de maior avaliação por equipe interdisciplinar indicada. O médico, em especial o pediatra, deve conduzir esta avaliação da doença violência, então praticada por um dos genitores que violenta também o genitor que tenta proteger os filhos com a alegação, muitas vezes na justiça, de alienação parental. O estudo dos sinais e sintomas apresentados pelas vítimas, a anamnese cuidadosa quanto ao tempo de início dos primeiros sintomas e sinais de alerta, bem como de outros prejuízos ao desenvolvimento que surgem nos casos de violências físicas, psíquicas e sexuais são fundamentais para o diagnóstico diferencial, entre SAP e violência intrafamiliar direta. O acompanhamento do par parental e da criança por profissionais diferentes, da saúde mental é peça chave para o diagnóstico e a definição das medidas de tratamento, para a vítima e genitor que protege, e para o/a agressor/a que violenta, estes quando passíveis de tratamento.

DA PARTE DO PEDIATRA OU MÉDICO ASSISTENTE

O pediatra que acompanha esta família pode ser peça fundamental na proteção da criança ou adolescente, seja na orientação e prevenção para que os processos de separação conjugal não caminhem para estas condutas.

Os casos graves de alienação parental indicam o diagnóstico de violência praticada pelo adulto alienador, que deve ser notificada e sua vítima tratada. São adultos que transferem suas reações de ódio para o fruto da união fracassada, colocando os filhos ou dependentes no lugar daquele que considera a causa do seu mal, o alienado.

Cabe ao médico ainda, em especial ao pediatra, preferencialmente apoiado por equipe interdisciplinar, a notificação da suspeita aos meios de proteção e o diagnóstico diferencial entre síndrome da alienação parental e situações de prática de violências graves e gravíssimas. Estas se dão por parte do adulto que se diz alienante, através de falsa denúncia e implantação de memórias encobridoras para sustentar essa acusação indevida, seja pela existência de prática de violência por parte do adulto que se diz vítima de alienação parental como forma de escapar da denúncia feita devidamente pelo outro genitor.

Especial atenção há que se ter nas solicitações de pareceres e laudos sobre a saúde mental da criança e adolescente, bem como de atestados sobre sinais e sintomas não observados, quando se procedeu uma avaliação apenas inicial da criança ou adolescente. Não se teria base para a elaboração de laudo ou parecer sobre a síndrome da alienação parental baseada nas queixas de um dos genitores, mesmo que inicialmente reafirmada pela criança ou adolescente. Essa é uma situação que exige uma escuta criteriosa e detalhada da criança e do adolescente, bem como de ambos os genitores em separado, para que o diagnóstico diferencial acima explicitado seja feito.

A escuta de apenas de uma das partes do casal parental, seja do que se mostra como alienante ou do que se diz alienado, poderá levar a desvios diagnósticos de acordo aos interesses de cada um, não necessariamente os de proteção à criança ou adolescente. Um parecer desviado do diagnóstico real poderá ser transformado em mais um instrumento a manter ou agravar o maltrato à criança e ao adolescente, pois poderão ser utilizados pelo alienante como instrumento a comprovar uma violência supostamente praticada pelo outro e inexistente, ou, pelo que se diz alienado, a esconder a possibilidade de ser esta a parte que violenta.

CONCLUSÕES[5-7]

Toda criança tem a necessidade de acreditar que nasceu de uma relação de amor, para fundar suas bases de um ser desejado a desejar viver. Segundo Jacques Miller, 1997, na fabricação da criança existe a necessidade de um "*made in love*", que seja feita e nascida do amor.[5]

Com esse legado, a criança se desenvolve, então, na dependência do estímulo à vida, trazido pelo amor e cuidado dos pais. Com o cuidar, a criança se apaixona pelos pais e estes por ela, sendo este período inicial da vida fundamental para sua constituição psíquica. São laços que precisam ser mantidos, construídos e reconstruídos a todo tempo, e um processo de desamor entre os pais não deveria se estender ao amor pelos filhos, nem a história que levou ao nascimento da criança e adolescente que deveria ser de desejo por eles, destruída pelo ódio ou rancor.[6]

Esse caminho que coloca a criança em meio ao desmoronamento de uma união de homem e mulher vai retirar dela o lugar do ser desejado, e pode levá-la para o lugar de não desejar viver, se se sentir causa única de seu próprio nascimento, porque se lhe dizem que ninguém a desejava, quem é o responsável pela sua existência?

Assim se constitui uma das formas mais perversas de violência contra um filho, que poderá levar para o resto da vida se não retirado deste lugar. O pediatra poder esclarecer aos pais que nunca poderão dizer da falta de desejo por aquele filho, ou pior, colocá-lo como se sua gravidez tivesse sido a causa da união do casal, então fracassada, abre caminhos para que os filhos possam suportar o desmanche da família que queriam ter, sem se colocar como razão da infelicidade de todos.

A Lei brasileira define em seu artigo 22 da Lei n. 8.069, transcrita abaixo, do Estatuto da Criança e do Adolescente, atualizada pela Lei n. 13.257, de 2016, os deveres dos pais como:[7]

> Art. 22. Aos pais incumbe o dever de sustento, guarda e educação dos filhos menores, cabendo-lhes ainda, no interesse destes, a obrigação de cumprir e fazer cumprir as determinações judiciais.
>
> Parágrafo único. A mãe e o pai, ou os responsáveis, têm direitos iguais e deveres e responsabilidades compartilhados no cuidado e na educação da criança, devendo ser resguardado o direito de transmissão familiar de suas crenças e culturas, assegurados os direitos da criança estabelecidos nesta Lei.

Assim se dispõem as obrigações do casal parental pela Lei, inclusive no compartilhamento do cuidado e educação dos filhos e de suas crenças e culturas.

No entanto e acima de tudo, independentemente da relação do casal parental, toda criança tem direito a um relacionamento estável com seus pais. Do encontro de um homem e uma mulher, que um dia acreditaram num amor comum e decidiram por um filho, se acontecer o fim do amor, o filho marcará esta união para sempre, com metade da sua carga genética vinda de cada um e assim constituirão eles o melhor investimento que fizeram em suas vidas, que é a sua continuidade. Carregará o filho uma porcentagem de estruturação de personalidade de cada genitor, proporcional ao tempo e à qualidade de cuidado, importância e bom afeto que cada genitor foi capaz de lhe oferecer. O filho poderá passar estes genes à sua descendência e marcará a formação de personalidade de seus filhos com parte do enxoval de cultura, costumes e exemplos que recebeu dos pais. E, assim, esta mulher e este homem estarão sempre juntos nos filhos que constituíram, numa sociedade que não poderá ser nunca anulada. Nada mudará esta realidade.

Porém, quando o contato ou a permanência da criança e do adolescente em meio a esta sociedade que não escolheu, nem nunca será a causa da união ou separação, lhes traz danos e prejuízos ao desenvolvimento, devem ser eles poupados das violências em que estão sendo colocados.

Situações de violência poderão surgir no rompimento desses laços de amor e respeito que uniu o casal parental e os levou à constituição de uma sociedade permanente através dos filhos.

Ou a ocorrência de atos e atitudes de violência por características cruéis da pessoa que se tornou pai ou mãe, que vão incluir como vítimas os próprios filhos ou dependentes, podem estar na razão deste rompimento e o pediatra terá papel fundamental neste diagnóstico e proteção da criança e adolescente.

Caso as queixas digam respeito a situações reais de violência de uma das partes, ou de ambas, é preciso que se avalie o nível de gravidade da situação para que se defina as providências de tratamento necessárias e, além da notificação obrigatória aos meios de proteção legal, bem como dos outros procedimentos para o tratamento e de medidas de interrupção da violência devem ser tomadas.

Nessas situações, fica claro que o laço de sangue e de descendência não garantem a busca do melhor para seus filhos quando o poder familiar deixa de ser de proteção e passa a ser de violação. Assim, todos os meios de tratamento, denúncia e proteção devem ser garantidos às vítimas, que levará os traços físicos de seus genitores, mas não podem ser condenadas a levar as marcas das violências praticadas pelos que teriam o dever do bem cuidar e proteger, numa relação doentia de violência que precisa ser rompida.

Assim, poder o médico, em especial o pediatra, orientar genitores quanto à prevenção das violências não percebidas por eles, como sobre os reflexos negativos da depreciação, desvalorização ou de acusações de desinteresse quando direcionados aos filhos pode levar a caminhos de continuidade de um bom cuidar, como forma de prevenção de muitos desvios do desenvolvimento psíquico da criança e do adolescente. É preciso lembrar que tais atos constituem-se numa violência psíquica, mesmo em casos em que não se tem um processo de separação constituído, que pode levar a danos ao desenvolvimento neuropsicomotor e também na formação dos valores morais e do que diz respeito às funções materna e paterna do ser humano.

Nos casos que evoluem para separação ou divórcio, especial orientação precisa ser dada no sentido de que os genitores não usem os filhos ou dependentes como objeto de maltrato ao outro. Dissolução de uma união conjugal é ato de adultos, como todas as suas consequências.

Mediante sinais de sofrimento psíquico, físico e até mesmo da esfera sexual de uma criança ou adolescente, ao médico, em especial ao pediatra, caberá o diagnóstico diferencial entre a situação de violências provocadas pela SAP, ou por falsa denúncia, ou, ainda, por prática de violências encobertas pela acusação do genitor agressor de prática de alienação parental pelo genitor que se coloca a proteger os filhos.

REFERÊNCIAS BIBLIOGRÁFICAS

1. Brasil. Lei n. 12.318: Alienação Parental. Código Penal Brasileiro. DF. 2010.
2. Gardner R. Recommendations for dealing with parentes who induce parental alienation Syndrome in their children. In: Journal of Divorce and Remarriage. 1998;28:1-5.
3. Goudar B. Le Syndrome D'aliénation Parentale. Thèse de doctorat. Faculté de Médicine, Université Claude Bernard-Lyon1. Lyon, France. 2008. Disponível em: https://www.village-justice.com/articles/Syndrome-Alienation-Parentale,4857.html.
4. Brasil. Artigo 339: Crime de Denunciação Caluniosa. Código Penal Brasileiro. DF. 2020. Disponível em: https://www.emagis.com.br/area-gratuita/que-negocio-e-esse/denunciacao-caluniosa-versus-comunicacao-falsa-de-crime-falta-de-indiciamento-e-repercussoes/.
5. Miller JA. Lacan Elucidado. Zatar Editores. Rio de Janeiro, 1997.
6. Pfeiffer L. Desvinculação pais e filhos e maus-tratos. In [Gediel P, Mercer V. Violências, paixão e discursos: o avesso dos silêncios]. Porto Alegre: CMC Editora, 2008. p. 75-6.
7. Brasil. Artigo 22: Lei 13.257. Estatuto da Criança e do Adolescente. DF. 2016. Disponível em: http://www.planalto.gov.br/ccivil_03/leis/l8069.html.

CAPÍTULO 7.1

VÍTIMAS E AGRESSORES

Marco Antônio Chaves Gama
Luci Pfeiffer

AO FINAL DA LEITURA DESTE CAPÍTULO, O PEDIATRA DEVE ESTAR APTO A:

- Prover informações acerca do risco de agressores praticarem crimes muito graves pelos meios virtuais.
- Elencar meios e ferramentas usuais de agressores virtuais.
- Reconhecer os tipos mais frequentes de violências no mundo virtual.
- Descrever o marco digital e sua importância.
- Identificar os sintomas mais frequentes das vítimas.
- Conduzir os casos de vítimas de violências praticadas pela internet.

CONCEITOS

- Agressores: aqueles que violentam outra pessoa, por meio de comportamentos, com a intenção de causar danos físicos, psíquicos e/ou sexuais.
- Vítima: o termo vem do latim *victus* e *victimia*, que significam "dominado" e "vencido". No sentido originário da palavra, vítima era a pessoa sacrificada aos deuses. Atualmente, a palavra se estende por vários sentidos, como pessoa ferida, executada, torturada ou violentada, que sofre um dano causado por outro.

INTRODUÇÃO

Nos tempos atuais, muitas violências existentes no mundo real vêm sendo praticadas pela internet, com um potencial muito maior de disseminação e danos às vítimas, por agressores que se sentem protegidos pelo suposto anonimato do mundo virtual. Pela falta da aplicação das leis nacionais e ausência das leis gerais de proteção à infância e adolescência internacionais a reger este mundo, e de instituições que apurem esses crimes, não impedidos pelos operadores da internet, continuam impunes e a multiplicar os seus danos na infância e adolescência.

Características dos agressores virtuais de crianças e adolescentes

Quando se fala de agressores no mundo virtual tem-se um conjunto de pessoas capazes de praticar as violências já conhecidas do mundo real, acrescidas de outras facilitadas pelos meios da internet.

Há assim pessoas de todas as idades, sexo, etnias, credos e condição sociocultural a causar danos de todas as espécies a infância e adolescência e suas famílias, violências estas que deixarão suas marcas a repercutirem nas ações e bloqueios da vítima para a sociedade em geral.

Assim, com acesso muito mais fácil a crianças e adolescentes desprotegidos, a navegarem no mundo virtual sem orientação ou supervisão, muitas vezes escolhidos como alvo pela busca das informações postadas nas redes sociais, os agressores virtuais reproduzem através das telas as violências que praticariam na vida real. Com muito maior alcance de vítimas e danos.

Os agressores sexuais, pedófilos, perversos, sádicos e outros praticantes de crimes, como as ameaças e extorsões, têm criado novas formas de acercamento das vítimas e imposição da violência, como os que praticam *cyberbulliyng*, ameaças, extorsões, os *groomers*, os *stalkers*, estupradores virtuais têm caminhado livremente pelas vias do mundo virtual a captar e submeter suas vítimas às suas maldades.

Os **agressores virtuais** de crianças e adolescentes costumam usar como ferramenta para atingir suas vítimas na internet alguns aplicativos, plataformas, mídias sociais e outros meios de comunicação virtual, através de envio de mensagens de textos difamatórios, com conteúdo de ameaças diversas ou sexuais, bem como de divulgação de fotos e vídeos sem autorização, inclusive com imagens comprometedoras reais ou manipuladas.

Por não haver contato físico e a visão direta dos efeitos das suas violências em grande parte dos casos, os agressores não sentem o impacto nem a noção da dimensão do sofrimento que seus atos estão a causar na vida das vítimas. Colocam-se distantes da repercussão e resposta imediata da agressão, como acontece na violência presencial, tal como no *bullying*, o que pode favorecer a que agressores ajam de forma mais fria, violenta e repetitiva, sem arrependimentos ou culpa.

Imaginar o sofrimento do outro não lhe importa, mas, ao contrário, lhe dá prazer, sendo este um desvio de comportamento a ser diagnosticado e tratado pelo pediatra quando surge na infância ou adolescência.[1] Na idade adulta, a falta de arrependimento ou culpa já indica um desvio de personalidade, com grandes dificuldades de qualquer resposta terapêutica.

Os que compartilham a violência cometida

Outros usuários das redes sociais que recebem ou acessam esses conteúdos enviados pelo agressor deveriam interromper a divulgação de material que cause danos a um outro, pois quando gravam e compartilham, ou ainda acrescentam novos comentários negativos da vítima e, portanto, de apoio ao agressor, multiplicam a violência cometida e seus impactos, mostrando-se como coniventes ou também agressores.

Não existe anonimato real na internet

Alguns agressores se escondem em perfis falsos nas vias da internet, acreditando ter assim suas identidades totalmente protegidas. Mas existem mecanismos de rastreamento de qualquer usuário da internet, inclusive dos que praticam crimes de violência contra crianças e adolescentes, maiores que no mundo real.

Todos os dispositivos digitais têm um número de registro próprio e único, o "Internet Protocol" ou IP, que permite a identificação do aparelho origem de qualquer tipo de mensagem.

No entanto, apesar de existirem meios que podem dificultar essa identificação, como os usados nas redes de pedofilia, que demandam profissionais especializados nessa busca e até um sistema de investigação internacional, para que esses crimes possam ser desvelados, visto se alastrarem por todos os continentes. As violências podem ocorrer a qualquer momento e em qualquer lugar, a ser observada por muitas pessoas e um número indefinido de vezes.

A tecnologia tornou a comunicação mais rápida, porém fez também possível a disseminação e multiplicação da violência por um meio do qual ainda não se tem um bom controle ou mando, o meio virtual.

O agressor e a legislação pertinente[2]

Os tipos mais frequentes de violência no mundo real são encontrados com as mesmas características no mundo virtual e, portanto, susceptíveis às mesmas leis quando se constituem em um crime. Como exemplos:[2]

- Molestar alguém ou perturbar-lhe a tranquilidade: Art. 65. Por acinte ou por motivo reprovável.
- Calúnia: *Art. 138. Caluniar alguém, imputando-lhe falsamente fato definido como crime.*
- Difamação: Art. 139. Difamar alguém, imputando-lhe fato ofensivo à sua reputação:
- Injúria: Art. 140. Injuriar alguém, ofendendo-lhe a dignidade ou o decoro.
- Constrangimento ilegal: Art. 146. Constranger alguém, mediante violência ou grave ameaça, ou depois de lhe haver reduzido, por qualquer outro meio, a capacidade de resistência, a não fazer o que a lei permite, ou a fazer o que ela não manda.
- Ameaça: Art. 147. Ameaçar alguém, por palavra, escrito ou gesto, ou qualquer outro meio simbólico, de causar-lhe mal injusto e grave.
- Falsa identidade: Art. 307. Atribuir-se ou atribuir a terceira falsa identidade para obter vantagem, em proveito próprio ou alheio, ou para causar dano a outrem.

Os crimes cibernéticos podem ser definidos como qualquer atividade ilegal que usa a internet, em rede pública ou privada, que desencadeiam efeitos para o agressor também na esfera cível, dentre elas, a obrigação de reparar os danos morais ou materiais proporcionados pelos autores das ofensas, conforme preceitua o artigo 159 do Código Civil Brasileiro. Neste, aquele que por ação ou omissão voluntária, negligência, imperícia ou imprudência, violar o direito ou causar prejuízo a outrem fica obrigado a reparar o dano.[3]

- Art. 159. Aquele que, por ação ou omissão voluntária, negligência, ou imprudência, violar direito, ou causar prejuízo a outrem, fica obrigado a reparar o dano.

VÍTIMAS DE VIOLÊNCIA DO MEIO VIRTUAL[4]

As vítimas dos crimes cibernéticos são escolhidas pelos agressores de várias formas, desde as trazidas do mundo real, na passagem do *bullying* para o *cyberbullying*, ou pela própria internet, ao acaso, por busca de dados pessoais ou ainda pelo uso da inteligência artificial com uso de algoritmos.

Segundo Patrão et al., a utilização problemática da internet (UPI) é definida pelo "envolvimento em atividades não essenciais através da internet, de forma persistente e intensa, resultando em estreitamento do campo de interesses e consequências emocionais e sociais negativas", que alteram as rotinas e diminuem contatos sociais e convivência familiar.[4] A internet passou a ser para os adolescentes uma extensão do mundo real e das suas ruas, podendo conduzir a múltiplas trajetórias de riscos, mas, no real, os perigos das ruas são inferiores aos que seguem as vias do mundo virtual.

Algumas características da vítima na infância e adolescência a transformam em alvo de fácil acesso como a vulnerabilidade e poucos recursos de defesa pela própria imaturidade psíquica, estar em períodos de maior fragilidade pessoal, apresentar baixa autoestima, limitações nas atividades comuns e relacionamentos, situações de desarranjos familiares, além de passividade e pouca habilidade para reagir e agir em sua defesa, entre outras.

SINAIS E SINTOMAS COMUNS DAS VÍTIMAS DA VIOLÊNCIA VIRTUAL

Alguns sintomas físicos e psíquicos que as crianças e adolescentes que sofrem violências pela internet são os mesmos já apresentados nos textos sobre as violências do mundo real, visto que as agressões são semelhantes, aplicadas por outras vias e acesso às vítimas.

Somam-se àqueles alguns sinais próprios da violência que acaba sendo praticada pela própria vítima como indução ou submissão aos agressores, por exemplo, nos desafios perigosos: de acordo a cada proposta de autoagressão, minimizada como "desafios", é possível encontrar sinais e sintomas específicos aos danos praticados, como sinais de sufocação, de aspiração de substâncias, queimaduras, lesões em genitália e outros.

É importante lembrar que a violência que vem pelos meios virtuais atinge a criança e o adolescente de forma velada e é causa de muitas formas de autoagressão, que podem chegar ao suicídio. Assim, o pediatra precisa incluir em sua anamnese frente a uma criança e adolescente que se apresentam com esses sintomas a possibilidade de estarem sendo vítimas de violência pelo mundo virtual. Essa abordagem é fundamental para a definição diagnóstica e do tratamento, que incluirá o desencadeamento das medidas de proteção que necessitam, a evitar que o desespero da continuidade da violência que não tem meios para impedir, os levem a acabar com sua vida como forma de saírem do sofrimento.

O PEDIATRA NO CUIDADO DAS VÍTIMAS

Algumas famílias podem reagir mal quando descobrem a violência, culpando a criança e o adolescente, sem entenderem todo o processo de acercamento, sedução e de ameaças a que vinham sendo submetidos, nem levam em conta o desamparo em que estavam colocados. Alguma razão pode ter existido nesse meio familiar para propiciar a fragilidade da vítima e a sua dificuldade em pedir orientação e ajuda.

Muitas vezes irá se encontrar uma distância entre as competências digitais dos pais e filhos, que somada a um acompanhamento distante ou, como relatam algumas crianças e adolescentes, de pouco saber sobre suas preferências, escolhas e até atividades diárias. As demonstrações de interesse e deste saber para as vítimas, oferecido pelos agressores, criam laços de identificação e os tornam facilmente atraentes e supostamente confiáveis para aqueles que dizem se interessar.

Diante de assuntos ofensivos às vítimas, a sua maioria não diz nada a ninguém, o que favorece ainda mais a agressão e suas consequências. O pediatra pode ter o papel de favorecer a interlocução entre pais e filhos, para que encontrem juntos melhores formas de relacionamento, apoio, denúncia da violência sofrida, tratamento e defesa da criança e do adolescente.

PREVENÇÃO DAS VIOLÊNCIAS NO MUNDO VIRTUAL

Segundo Martinez, há uma necessidade de que as políticas digitais mudem a ênfase no acesso para um foco no desenvolvimento de habilidades digitais, alfabetização e cidadania digital.[5]

A internet especialmente a utilizada em casa das famílias impõe aos pais um papel fundamental na orientação, definição da forma como deve ser utilizada e suas restrições, bem como a monitorização de seu uso, pois são eles os responsáveis pela educação e proteção dos seus filhos.[6]

Existe a necessidade emergencial de sensibilizar e alertar os pais e educadores para os riscos da utilização da internet, uma vez que, tanto a presença dos computadores como o uso da internet em outros dispositivos digitais, como os *smartphones*, têm se tornado inevitáveis no quotidiano das crianças e adolescentes.

Capacitar alunos, professores, pais e todos que se relacionam com crianças e adolescentes a respeito da internet e do seu bom uso, e também esclarecer os perigos e as consequências da violência virtual, são passos fundamentais na prevenção de danos gravíssimos ao desenvolvimento global da criança, bem como da preservação de sua sanidade física e mental.

CONCLUSÃO

Faz-se necessário que o pediatra tenha o conhecimento das violências e crimes cometidos pelo mundo virtual, que tem encoberto e deixado na impunidade os agressores e causado uma série de males às vítimas, especialmente na infância e adolescência.

Da mesma forma, incluir em seu saber sobre sinais e sintomas de doenças, os da violência, seja no mundo real ou no mundo virtual, vai possibilitar a prevenção e o diagnóstico precoce dessas violências.

Conhecer os encaminhamentos pertinentes a cada caso, seja na saúde física e mental da vítima, bem como das atitudes para interromper a violência, que incluem procedimentos legais, acolhendo e orientando os pais em relação aos cuidados com as vítimas será fundamental para diminuir e tratar das marcas desta violência.

Cada vez mais o pediatra tem de estar atento à dinâmica digital da família e suas relações afetivas, pois em famílias com uso excessivo de internet pelos pais, pouco monitoramento do uso de telas, terceirização do cuidar e com baixa relação de afetividades, os filhos podem estar caminhando para uma separação progressiva dos pais, tornando assim "presas" fáceis para perversos e pedófilos.

Quanto aos sintomas, o pediatra deve pensar em diagnóstico diferencial de violência quando crianças ou adolescentes apresentarem alterações de comportamento e emocionais repentinas, ou tiveram algum tratamento nesta área sem resposta, e em violência que pode ser até pelos meios virtuais. Também incluir no diagnóstico diferencial algumas queixas clínicas, por exemplo, perda de peso.

REFERÊNCIAS BIBLIOGRÁFICAS

1. Bender D, Losel F. Bullying at school as a predictor of delinquency, violence and outher anti-social behaviour in adulthood. Crim Behav Ment Health. 2011;21(2):99-106.
2. Brasil. Artigos 65, 138, 139, 140, 146, 147, 307 Código Penal Brasileiro. DF. Disponível em: http://www.planalto.gov.br/ccivil_03/decreto-lei/del2848compilado.htm. Acesso em: 12 de junho de 2021.
3. Brasil. Artigo 159. Código Civil. DF. Disponível em: https://www.jusbrasil.com.br/topicos/11482313/artigo-159-da-lei-n-3071-de-01-de-janeiro-de-1916. Acesso em: 12 de junho de 2021.
4. Patrão I, et al. Avaliação e intervenção terapêutica na utilização problemática da internet (UPI) em jovens: revisão da literatura. Revista de Psicologia da Criança e do Adolescente. 7:1-2 (janeiro-dezembro 2016) 221-243.
5. Martínez AL, Adib L, Senne F, Pérez R, Torres D. (2020). Contexto educativo: Uso escolar e mediação docente. In [D. Trucco & A. Palma, Infância e Adolescência na Era Digital: um Relatório Comparativo dos Estudos Kids Online] Brasil, Chile, Costa Rica e Uruguai (p. 23-39).
6. Maidel S, Vieira M. Mediação parental do uso da internet pelas crianças. Psicologia em Revista. 2015;21(2):293-313.

CAPÍTULO 7.2

NEGLIGÊNCIA CONTRA CRIANÇAS E ADOLESCENTES NO MUNDO VIRTUAL

Marco Antônio Chaves Gama

AO FINAL DA LEITURA DESTE CAPÍTULO, O PEDIATRA DEVE ESTAR APTO A:

- Apresentar a definição de puericultura digital.
- Orientar os pais sobre influências do mundo virtual.
- Descrever a importância no desenvolvimento psíquico do olhar e atenção da mãe.
- Orientar os pais sobre os cuidados do uso das novas tecnologias.
- Introduzir como diagnóstico diferencial nos atrasos de desenvolvimento e distúrbios de comportamentos o uso inadequado das telas por pais, crianças e adolescentes.

NEGLIGÊNCIA E RISCO PARA PAIS E FILHOS NO USO DO MUNDO VIRTUAL

Negligência, palavra originária do latim *negligentia*, expressa falta de cuidado, desatenção.

Com a era da internet, mães e pais, desde a gravidez, parto e no cuidar do filho, passaram a ter acesso e a buscar orientações também no mundo digital, através de *sites* e aplicativos, encontrando conteúdos de todas as espécies e qualidades.

Assim, acabam por ser influenciados pelas mais variadas informações, a maioria produzida por leigos e sem fundamentos baseados na ciência, afastados da participação da pediatria sobre o que é recomendado do ponto de vista técnico-científico para o cuidar de seus filhos. Alguns desses conteúdos chegam a conter absurdos e riscos para a saúde física e psíquica do recém-nascido, lactente, criança, adolescente e até dos pais.

Com o nascimento, a variedade das sugestões e orientações encontradas na internet, através dos aplicativos, *sites*, *blogs* e outros, de como interpretar as reações do bebê e tratar as situações habituais do seu processo evolutivo e do seu cuidar, como a forma de amamentar, do vestir, do sono, do choro, do posicionamento do berço, da segurança, e outras, são impostas como verdade.

Essa exposição sem controle de qualidade e de veracidade de conteúdos sobre a criança e suas necessidades de desenvolvimento podem trazer riscos para toda a família, com consequências negativas, especialmente para a criança e adolescente.

Com a pressa e o modo de viver do mundo contemporâneo, algumas pessoas passaram a fazer a supressão do pensamento do paradigma: Impulso-Pensamento-Ação para Impulso-Ação. Com isso, algumas desinformações do mundo digital conseguem avançar com mais facilidade.

O psicanalista francês Lacan, no seu texto sobre o tempo lógico, diz que existem um tempo de ver (a percepção), um tempo de compreender e um tempo de realizar o ato (ver/compreender/concluir).[1]

Alguns pais acabam por aderir a grupos vistos como de apoio nas redes sociais, que se colocam como entendidos em determinados assuntos simplesmente porque já passaram por aquela experiência, como ter filhos, ou porque têm a capacidade de criar e defender critérios aleatórios, sem bases teórico-científicas sobre muitos assuntos. Muitas vezes adotam tendências radicais, que podem levar a situações de ansiedade, insegurança e a muitos erros no cuidar da sua criança.

Ao consultarem, por exemplo, o que chamam de "Dr. Google", os pais recebem prontamente as respostas para as dúvidas mais frequentes para aquela situação e, em outras vezes, são induzidos a perguntas nem pensadas por eles. Ao começar a digitar uma questão, o sistema escreve o restante, levando a outro assunto de interesses diversos daqueles buscados pelos pais, até mesmo comerciais.

Justamente por conviverem diariamente com a missão de superar os medos que envolvem a criação dos filhos e promover adequadamente seu desenvolvimento, alguns pais têm buscado mais informações na internet pelo acesso imediato, preterindo a consulta ao pediatra. Isso acontece de uma forma natural para muitos, pois suas vidas e suas decisões passaram a depender do crivo da internet, por já estarem acostumados com as orientações determinadas pelos algoritmos e inteligência artificial (IA) do mundo virtual. Mas está se falando de uma criança, um ser humano em desenvolvimento acelerado, com características individuais e não máquinas, com uma variável infinita de possibilidades e potencialidades de evolução.

É preciso que se leve em conta o que está por trás do oferecido como orientação e indicação para resolução das dúvidas buscadas na internet. As respostas são dadas por uma programação baseada em algoritmos e inteligência artificial.

Algoritmos são a base do processo de desenvolvimento de *softwares* e fazem parte das ferramentas pelas quais programadores criam estratégias para fracionar problemas em etapas e processos, que podem ser traduzidos computacionalmente.

No processo digital, as decisões são tomadas de forma automática, por meio de uma programação prévia, sendo os algoritmos os responsáveis por determinar quais conteúdos e quais páginas aparecerão primeiro para o usuário, na linha do tempo de suas respectivas contas nos aplicativos, de acordo com seu perfil ou outros interesses da rede.

A IA é um ramo da ciência da computação que se propõe a elaborar dispositivos que simulem a capacidade humana de raciocinar, perceber, tomar decisões e resolver problemas. Ela se propõe a desenvolver máquinas que tenham a habilidade de "pensar e agir como seres humanos agiriam", as máquinas inteligentes.

Para pais nativos digitais, os que nasceram a partir de 1980, é comum o hábito de, mesmo conhecendo determinados assuntos, sempre fazer uma checagem sobre o tema na internet. Isso se transformou numa forma natural de vida diária e diante de algo que poucos conhecem, procurar informação no mundo digital é o mais frequente.

Assim os usuários, no caso os pais, conseguem respostas para tentar aliviar o seu problema, sem necessariamente ser a melhor solução para a criança, já que isso demanda conhecimento científico de aplicabilidade individual.

Segundo Carole Cadwalladr, quanto mais confiamos no Google para obter respostas, tanto mais diminui nossa aptidão para buscar informação por nós mesmos. Já hoje em dia, a "verdade" é definida pelos resultados principais da busca pelo Google.[2]

Por outro lado, as exigências dos *sites*, *blogs*, redes sociais, muitas vezes desmedidas e sem fundamentos, podem levar à impossibilidade dos pais em cumpri-las, criando situações de ansiedade intensa, especialmente para as mães com a insegurança no cuidar do bebê. Podem evoluir para quadros de angústia e até de depressão, situações que requerem atenção do pediatra e o levam a avaliar a possibilidade dessa origem dos sintomas maternos.

PRINCIPAIS PROBLEMAS PARA AS CRIANÇAS

Até na busca de fazer o melhor e confiando no que vem do mundo digital como mais moderno e apropriado, alguns pais podem passar a tratar seus filhos com base em orientações e indicações prejudiciais à saúde física e psíquica da criança, como o uso dos chamados "ruídos brancos" para indução do sono.

Os chamados "ruídos brancos", que propõem a semelhança aos sons ouvidos pelo feto intraútero, como os da água saindo de uma torneira aberta, os ruídos do secador de cabelo, aspirador de pó, máquina de lavar roupa, televisão ou rádio fora de sintonia, de ventilador, até mesmo o barulho constante do ar-condicionado, são colocados para o bebê, muitas vezes, colados no seu ouvido. O efeito costuma levar o bebê a se desligar do ambiente e supostamente dormir, mas não se sabe claramente com qual qualidade, nem todos os danos que podem advir dessa conduta.

Nesses casos, fazem uso de um sinal sonoro que contém todas as frequências na mesma potência, e esse ruído faz com que o limiar auditivo atinja seu nível máximo, o que significa que, na presença desse tipo de som, os estímulos auditivos normais como da voz humana e do ambiente, ou qualquer outro, não serão captados. O sistema auditivo está saturado. Em nada tem a ver com provocar um bem-estar do bebê por se assemelhar ao som do útero.

Dessa forma, o córtex cerebral fica saturado e incapacitado de receber outros estímulos sonoros, isolando o bebê do mundo externo e especialmente do humano.

Essa distorção já tomou grandes proporções a ponto de existir um comércio voltado à obtenção dos chamados ruídos brancos em aplicativos específicos ou por compra de equipamentos eletrônicos fabricados com essa finalidade, com a promessa de que os recém-nascidos e bebês vão dormir rapidamente.

Outro exemplo de atitudes agressivas ao bebê é a técnica de prender os seus movimentos (charutinho) e fazer um som bastante alto e repentino em seu ouvido, como de uma repreenda, um chiado forte. Funcionaria quase da mesma forma que os ruídos brancos, como um som incompreensível e rude, trazido pela figura de afeto do adulto cuidador como uma ameaça ou perigo. Pode levar à sensação real de medo do indecifrável, que vai fazer o bebê paralisar o seu pedido de atenção às suas necessidades e as reações normais ao desconforto, como de cansaço, sono ou estranhamento.

Importante é saber que para bebês de três meses de idade em diante, as áreas linguísticas do córtex temporoparietal e frontal inferior são ativadas pela fala normal, mas não por sons desconexos.[3]

As habilidades auditivas vão se desenvolvendo dia a dia, à medida que as experiências sonoras acontecem, segundo

Bevilacqua & Formigoni.[4] São divididas em etapas, entre elas, o reconhecimento auditivo que identifica o som e o objeto que o produziu, como a voz da mãe, e, por último, a compreensão do estímulo sonoro.

Alterações da percepção auditiva podem causar problemas no desenvolvimento da fala, na socialização e no psiquismo.[5]

É preciso ressaltar que o recém-nascido é introduzido no viver humano por meio da linguagem, do olhar, do toque e do afeto. Os usos dos sons mecânicos ou rudes para o bebê, além dos riscos à sua audição, pelos altos decibéis que comportam, vão afastar o bebê do contato e dos estímulos humanos que precisa para seu desenvolvimento psíquico normal, constituindo-se ainda em bloqueio à vinculação pais e filho.

USO EXCESSIVO DE TELAS PELOS PAIS

Por sua vez, seja pela busca de orientações, seja pelo hábito frequente do uso de telas, muitos pais têm desviado a sua atenção para com seus filhos pelo mundo virtual, alguns desde o nascimento.

Não é raro presenciar mães amamentando seus bebês, como se fosse num "modo automático", com o olhar e atenção fixos nos seus celulares ou em outras telas. Ou mesmo colocando os celulares para que a criança fixe seu olhar e atenção neles até mesmo durante as mamadas. Isso poderá ter sérias consequências para o psiquismo do bebê em acelerado desenvolvimento.

Segundo René Spitz, pediatra, o olhar da mãe durante a amamentação tem importância na formação do afeto e depois do sorriso.[6] Jacques Lacan, psicanalista, preconiza que antes de aprender a olhar, precisamos ser olhados, apontando para a importância da vinculação mãe/bebê desde os primeiros dias de vida.[7]

A relação mãe-filho é construída num diálogo da forma de um ciclo sequencial de ação-reação-ação. É esse ciclo que torna o recém-nascido capaz de transformar estímulos sem significado em signos significativos, segundo Spitz.[8]

Nos casos mais graves da troca de atenção ao filho pelo mundo virtual, ter-se-ão crianças que crescem com pouco ou sem estímulo afetivo, sem a palavra, sem o olhar e com o sentimento de falta de um lugar de importância na vida dos pais. Costumam responder a essas faltas e consequente sofrimento, através de alterações de seu comportamento, como reações de irritabilidade, choro frequente, inapetência, dificuldades de sono e atraso de desenvolvimento neuropsicomotor.

USO PRECOCE DE TELAS PELOS BEBÊS

A introdução precoce do mundo virtual com o oferecimento pelos pais do uso de *smartphones* e outras telas para crianças abaixo de dois anos pode prejudicar seu desenvolvimento global. Interferirá na forma natural de o ser humano descobrir a si mesmo e ao mundo à sua volta, com suas cores, sabores, cheiros, formas, consistência e sons diferentes, na velocidade e modo que ele escolhe entre o que lhe é apresentado pelo mundo adulto.

Quando oferecem à criança uma tela com imagens e sons vibrantes e repetitivos, em uma única dimensão, muitas vezes usados como terceirização do cuidar atual, tiram dela a chance de explorar, descobrir, entender e fazer a imagem do mundo que a rodeia por seus próprios sentidos, nas três dimensões do que é o real.

Por essas razões e para a proteção do desenvolvimento físico e psíquico saudáveis da criança, a orientação da SBP quanto ao uso de equipamentos do mundo virtual recomenda que crianças de 0 a 2 anos de idade não tenham nenhum uso de telas.[9]

Essa recomendação não exclui o uso eventual e útil que as ferramentas de comunicação trazidas pela internet, para facilitar o contato da criança com familiares distantes, seja feito.

Segundo Erick Kandel, a plasticidade neuronal é a capacidade dos neurônios de formarem conexões. O cérebro não está pronto ao nascer e os estímulos dos pais são fundamentais para o seu desenvolvimento.[10]

A maneira que os adultos têm de falar espontaneamente com as crianças cria conexões, ligando o percebido à sua representação, a palavra à coisa, fazendo com que esse, que não seria percebido, passe a ter um sentido definido pela pessoa de afeto.

Muitos dos sons que o bebê vai perceber após o nascimento serão conhecidos desde a gravidez pela escuta da voz materna e a conexão e o sentido se faz após o nascimento. Em um segundo momento, permitirá relacionar o som da voz dos pais com o sentido do afeto, de negação e da nomeação do existente em seu entorno. Nos primeiros anos de vida da criança, principalmente de 0 a 2 anos, são fundamentais para amadurecimento e aprendizagem cerebral. O uso precoce de tela priva de certas vivências e estímulos essenciais para o seu desenvolvimento cerebral, podendo ser muito difícil a recuperação desta perda.[11]

NEGLIGÊNCIA QUANTO AO USO DAS TELAS POR CRIANÇAS E ADOLESCENTES

Quanto às crianças maiores e adolescentes, a negligência dos pais atua de outras formas, desde a oferta precoce e não supervisionada de dispositivos para acesso da internet, estímulo ao uso, atitude espelho, não acompanhamento dos tipos de conteúdo acessados, bem como com qual desconhecido podem estar interagindo. Alguns pais estimulam crianças abaixo de dois anos ao uso precoce das telas como uma forma de terceirização do cuidar. Com essas atitudes inicia-se esse novo hábito, podendo levar à desvinculação progressiva entre pais e filhos.

Dessa forma, a criança passa a usar cada vez mais a internet, bem como aumentar o tempo do uso, com prejuízo do desenvolvimento de suas habilidades motoras, sociais e cognitivas pertinentes à faixa etária.

Depois de um tempo de estímulo ao uso das telas do mundo virtual, a criança chega à fase de alfabetização e passa a ter a necessidade de uma rotina e tempo para se dedicar ao estudo. Nesse momento, a criança começa a ter dois conflitos para o seu entendimento, primeiro porque sempre foi estimulada e ensinada ao uso de telas e depois lhe é cobrado que está usando demais e que vai ter de diminuir ou até suspender o uso. Junto a essa evolução, vem a situação espelho, quando os pais que usam de maneira excessiva suas telas viram modelo para os seus filhos, que querem usar para ficar iguais a eles.

Esse número de horas em frente às telas, que tem a tendência de ser progressivo, afeta a criança e o adolescente de várias formas, desde o comprometimento do tempo de estudar, de brincar e de lazer, que comprometem o desenvolvimento de habilidades físicas, psíquicas, cognitivas e sociais. A desvinculação entre pais e filho causada pelo uso precoce de telas e/ou pelo uso excessivo dos pais é uma doença que está em grande crescimento e progressivo. Começa desde as crianças de baixa idade evoluindo na infância, chegando até a adolescência. Crianças com pouco ou nenhum afeto vão sentir trocas pelas telas e pela internet, podendo comprometer o seu desenvolvimento e até aumentando seu comportamento de risco para ser notado. Quanto esta doença chega aos adolescentes, eles podem já estar sem nenhum vínculo com pais, tornando-se presa fáceis para as violências da internet e outros problemas desencadeados pelo mau uso das telas, além de poder causar comorbidades psíquicas, principalmente transtorno de ansiedade e depressão.

O uso excessivo e não supervisionado das telas implica na diminuição de horas de sono, com prejuízo do descanso físico e mental, além de alterar a produção de vários hormônios importantes para o desenvolvimento da criança e do adolescente.

Na adolescência, essa negligência dos pais em relação ao mundo virtual pode ter consequências diversas.

A continuação desse modo de uso excessivo das novas tecnologias desde a infância até a adolescência, sem regras claras dos limites e segurança do seu uso, pode evoluir para situações de riscos e de danos, até a sua dependência. Nesta, o uso pode se transformar em obsessivo, com supressão de qualquer outro interesse ou atividades, que não sejam os jogos ou outros usos da internet.

Além do descrito, existem outros perigos pelo uso solitário, sem acompanhamento de um adulto, crianças e adolescentes podem ter acesso a *sites*, *blogs*, redes sociais e outros com grande de risco de acesso às drogas, assédios sexuais, pornografia, dentre outros.

ATUAÇÃO DO PEDIATRA – PUERICULTURA DIGITAL

Mediante a participação e a influência cada vez mais crescentes do mundo digital na vida de todos, é importante que o pediatra fique atento às consequências nos comportamentos e decisões dos pais sobre seus filhos, de modo a orientá-los, fazer diagnósticos pertinentes às condutas de uso não adequadas para a saúde e desenvolvimento físico e psíquico pleno das crianças e adolescentes.

> É possível definir a puericultura digital como uma extensão e atualização da puericultura tradicional no cuidado da criança, destinada a orientar gestantes, mães e pais sobre as influências das novas tecnologias do mundo virtual, que hoje permeiam boa parte dos relacionamentos entre pessoas e que podem trazer danos importantes na vinculação pais e filhos, bem como na saúde física e psíquica da criança.

Por essas razões, o autor propõe uma expansão da puericultura, com o complemento de atualização de uma puericultura digital. Dessa forma, a puericultura digital seria mais uma forma de orientação, prevenção, diagnóstico e tratamento do pediatra para os pais sobre essa nova tecnologia, levando a uma mudança definitiva no modo de vida familiar. É preciso que o pediatra leve em conta as influências do mundo digital na dinâmica familiar e seus impactos, tanto quanto aos benefícios, quanto aos danos a seus filhos.

Após a anamnese com os pais e o exame físico de rotina, é importante que o pediatra tenha uma conversa sobre o uso de novas tecnologias e de como as informações do mundo digital estão sendo recebidas pelos pais e colocadas em prática na vida dos filhos.

É importante que essa conversa não tenha um tom de crítica ou censura, mas sim de um acolhimento aos pais, se estiverem passando por pressões de informações e desinformações do mundo digital, tipo *sites*, aplicativos e redes sociais.

O pediatra tem de estar atento para orientar sobre os problemas mais comuns dos primeiros anos de vida, como sinais de alerta para dificuldades na formação de vínculos entre pais e filhos, sobre o sono, alimentação, tipos estímulos para um desenvolvimento normal tanto físico quanto o psíquico. Da mesma forma, prevenir ou interromper as más práticas advindas das desinformações da internet, como nos exemplos acima dos "ruídos brancos", "charutinho" e outras condutas de soluções pontuais que se cronificam como uma forma de cuidar.

Estar atento à possibilidade de danos ao desenvolvimento pelo uso precoce e depois excessivo das telas, seja de televisão ou da internet, como diagnóstico diferencial para sinais e sintomas de atrasos e distúrbios de comportamento.

Cabe ao pediatra um primeiro diagnóstico do uso excessivo das telas pelos pais, como forma de abandono, ou o oferecimento precoce delas à criança como forma de terceirização do cuidar, sem a preocupação dos danos que possam causar à criança, sinais importantes de desvinculação já existentes entre pais e filhos.

No primeiro diagnóstico, de pais inseguros procurando informações de forma aleatória na internet, o papel do pediatra é fundamental para oferecer a eles a correta orientação e até a indicação de *sites*, como o da SBP, que tenham bases científicas para seus conteúdos sobre as crianças e seu bem cuidar. No segundo caso, ocorrem sinais de desvinculação e abandono progressivo das funções materna e paterna para com o filho e o uso das telas para terceirizar o cuidado. A orientação do pediatra continua a ser fundamental, bem como o acompanhamento mais frequente do desenvolvimento da criança.

O encaminhamento a profissionais da saúde mental se faz necessário quando diagnosticado o risco de quebra dos laços de afeto e de importância do cuidar entre os pais e o filho.

A puericultura digital tem como objetivo trazer um novo conceito e uma nova ferramenta para o pediatra, a incluir na sua avaliação as informações e os problemas do mundo digital, em relação aos pais e seus filhos, no tocante da evolução da criança, assim como sua saúde física e mental.

ANAMNESE SOBRE O USO DE TELAS POR CRIANÇAS, ADOLESCENTES E FAMÍLIA OU ANAMNESE DIGITAL

Esta é uma ferramenta valiosa para a pediatria, como uma sequência da puericultura digital. É importante que esta anamnese busque informações tanto sobre o uso digital pelas crianças e adolescentes como também, e principalmente, sobre o uso de telas e internet pelos pais, para que o pediatra saiba da dinâmica digital da família e possa diagnosticar os problemas causados por seu mau uso.

CONCLUSÃO

O mundo virtual tem trazido desenvolvimento importante em vários aspectos na vida humana, como na área da saúde, com novas técnicas para melhoria de diagnósticos baseados em exames laboratoriais, de imagem, cirurgias robóticas de alta precisão, medicações, vacinas desenvolvidas e produzidas em alta escala além do repasse e troca de conhecimento. Todos esses usos requerem um profissional técnica e cientificamente preparado.

No entanto, quando as orientações e direcionamentos de condutas passam a vir de definições baseadas em algoritmos e inteligência artificial, a serem interpretados por uma pessoa sem informações técnicas especializadas e avançadas, como a maioria dos pais, crianças e adolescentes, tem-se uma situação de grande risco. Com estas ferramentas, puericultura digital e anamnese sobre o uso de telas de crianças, adolescentes e família ou anamnese digital, é possível o pediatra conhecer o uso e a dinâmica das telas e internet na família, podendo fazer diagnóstico, prevenção, orientação e tratamento das doenças produzidas por este mau uso de telas e internet.

É importante e é tempo de que os pediatras ocupem mais este espaço do mundo virtual, com acolhimento, informação e orientação correta para o bem-estar da família e principalmente das crianças. A internet e o mundo digital modificaram o modo de vida de todos e continuarão a fazê-lo cada vez mais, com o avanço da tecnologia nos meios de comunicação.

Mas não se pode permitir que o trazido pela evolução tecnológica se sobreponha ao que se tem no mundo real e às formas naturais de relacionamento e interações entre pessoas, especialmente entre pais e filhos. Que toda a inovação tecnológica possa ser usada em benefício das crianças e adolescentes, acrescentando e não reduzindo os conhecimentos e relacionamentos humanos afetivos.

As coisas que acontecem no início da vida de uma criança têm consequências!

REFERÊNCIAS BIBLIOGRÁFICAS

1. Lacan J. [1945] O tempo lógico e a asserção da certeza antecipada In: Escritos. Jacques Lacan. Rio de Janeiro: Jorge Zahar Ed., 1998. p. 200, 204.
2. Cadwalladr C. Google, Democracy and the truth about internet search. The Guardian, 4 dez. 2016). Disponível em: https://www.theguardian.com/technology/2016/dec/04/google-democracy-truth-internet-search-facebook. Acesso em: 6 set. 2017.
3. Kuhl P, Rivera-Gaxiola M. Neural substrates of early language acquisition. Annu Rev Neurosci. 2008;31:511-534.
4. Bevilacqua MC, Formigoni GMP. O desenvolvimento das habilidades auditivas. In: Bevilacqua MC, Moret ALM. Deficiência auditiva: conversando com familiares e profissionais de saúde. São José dos Campos: Pulso, 2005. p. 179-201.
5. Northern JL, Downs MP. Audição na infância. 5. ed. Rio de Janeiro: Guanabara Koogan, 2005.
6. Spitz RA. O primeiro ano de vida: um estudo psicanalítico do desenvolvimento normal e anômalo das relações objetais. 4. ed. São Paulo: Martins Fontes, 1987. p. 51, 65.
7. Lacan J. O seminário, livro 11: os quatro conceitos fundamentais da psicanálise (1964). Texto estabelecido por Jacques-Alain Miller. Tradução de Magno MD. Rio de Janeiro: Zahar, 1985. (Campo Freudiano no Brasil)
8. Spitz, RA. O primeiro ano de vida: um estudo psicanalítico do desenvolvimento normal e anômalo das relações objetais. 4. ed. São Paulo: Martins Fontes, 1987(1963b). p. 43.
9. Sociedade Brasileira de Pediatria [Internet]. Rio de Janeiro: SBP; [data desconhecida; acesso em 15 nov 2019]. Manual de orientação: saúde de crianças e adolescentes na era digital. Disponível em: https://www.sbp.com.br/fileadmin/user_upload/2016/11/19166dMOriet-Saude-Crian-e-Adolesc.pdf.
10. Kandel ER. Em busca da memória: o nascimento de uma nova ciência da mente. São Paulo: Companhia das Letras; 2009. p. 418.
11. Beuriat PA, Cristofori I, Richard N, Bardi L, Loriette C, Szathmari A, et al. Cerebellar lesions at a young age predict poorer long-term functional recovery. Brain Commun. 2020 Mar 6;2(1):fcaa027.

CAPÍTULO 7.3.1

BULLYING E *CYBERBULLYING*

Renata Dejtiar Waksman
Tania Maria Russo Zamataro
Aramis Antonio Lopes Neto (*in memoriam*)

AO FINAL DA LEITURA DESTE CAPÍTULO, O PEDIATRA DEVE ESTAR APTO A:

- Suspeitar da ocorrência de *bullying* ou *cyberbullying*.
- Reconhecer e diagnosticar, por meio de sinais e sintomas clínicos.
- Conversar com a criança ou adolescente sobre a vida escolar e uso de telas.
- Estimular que pais e educadores participem do reconhecimento e explicar por que as condutas devem ser tomadas com a participação de todos os envolvidos.
- Colaborar nos programas de prevenção das duas modalidades.

BULLYING – COMPORTAMENTO AGRESSIVO ENTRE ESTUDANTES[1-3]

Bullying compreende todas as atitudes agressivas, intencionais e repetidas, que acontecem sem motivação evidente, adotadas por um ou mais estudantes contra outro(s), causando dor e angústia, executadas dentro de uma relação desigual de poder. Essa assimetria de poder costuma ser consequente à diferença de idade, tamanho, desenvolvimento físico ou emocional ou do maior apoio dos demais estudantes.

Quando se aborda a violência contra crianças e adolescentes e a ela são vinculados os ambientes de sua ocorrência, a escola surge como um espaço ainda pouco explorado, principalmente com relação ao comportamento agressivo existente entre os próprios estudantes.

Para a compreensão deste fenômeno é necessário analisar seus diferentes contextos: individual, interpessoal, escolar e social, que podem influenciar em seu crescimento ou redução.

O *bullying* escolar não deve ser visto como comportamento agressivo praticado por alguns poucos estudantes, trata-se de um grave problema social, mediado por questões familiares, sociais e da própria escola, que varia em gravidade de acordo com as atitudes individuais e coletivas e do contexto onde ocorre.

Para que o *bullying* ocorra, há conjunção de diversas peças e é montado um cenário favorável: um ambiente permissivo e tolerante, no qual a convivência entre as partes é frequente e duradoura, local onde coexistem crianças ou adolescentes de um lado agressivos e, de outro, submissos e solitários; por fim, adultos negando ou negligenciando os atos de *bullying*.

Classificação e formas de expressão[1,2]

O *bullying* é classificado como **direto** quando as vítimas são atacadas diretamente; **indireto**, quando estão ausentes. São considerados diretos os atos de apelidar, de agredir fisicamente, ameaçar, roubar, ofender verbalmente ou expressões e gestos que geram mal-estar nos alvos - são utilizados com uma frequência quatro vezes maior entre os meninos. A forma indireta compreende atitudes de indiferença, isolamento, difamação e negação aos desejos e são mais adotados pelas meninas.

As modalidades de violência do *bullying*, segundo Rosa Serrate (2009), são 4: física (bater, empurrar, dar pontapés, maltratar a vítima para tirar os seus pertences), que constitui comportamento direto; verbal (insultar, xingar, salientar aspectos físicos, desprezar em público) é a mais comum e praticada de forma direta; psicológica, que está implícita em todas as formas de maus-tratos e é um tipo de comportamento indireto (o agressor manipula a vítima emocionalmente, fazendo com que ela fique dependente dele por meio de chantagens e ameaças), mais frequente entre as meninas; social, também um tipo de comportamento indireto, trata-se de ações baseadas em comentários, rumores, insultos, atitudes de ignorar a vítima, persegui-la – inclui a violência racial, religiosa e discriminação entre gêneros e minorias étnicas.

Considerando-se que a maioria dos atos de *bullying* ocorre fora da visão dos adultos e que grande parte das vítimas não reage nem fala sobre a agressão sofrida, pode-se entender por que pais e professores têm pouca percepção do que está ocorrendo, subestimam a sua prevalência e atuam de forma insuficiente para a redução e a interrupção dessas situações.

Papéis das crianças e adolescentes[1,2]

Crianças e adolescentes podem ser identificados como: alvos (vítimas), autores (agressores), alvos/autores (vítimas/agressores) e testemunhas, de acordo com sua atitude diante das situações nas quais ele ocorre. Não há evidências que permitam prever que papel adotará cada aluno, uma vez que sua postura pode ser alterada de acordo com as circunstâncias.

- Alvo: em geral não dispõe de recursos, *status* ou habilidade para reagir ou fazer cessá-lo; geralmente é pouco sociável, tem poucos amigos, é passivo, retraído, inseguro, infeliz e desesperançado quanto à possibilidade de adequação ao grupo. Sua baixa autoestima é agravada por críticas dos adultos, dificultando a possibilidade de ajuda e medo de retaliações, sofre com a vergonha, medo, depressão e ansiedade. Pode ter comprometido seu desenvolvimento acadêmico, pode evitar a escola e o convívio social e, mais raramente, apresentar atitudes autodestrutivas ou se sentir compelido a adotar medidas drásticas, como atos de vingança, reações violentas, portar armas ou cometer suicídio.

  Modelo familiar pode ser facilitador: superproteção, tratamento infantilizado e o papel de "bode expiatório" da família, sofrendo críticas sistemáticas e sendo responsabilizado pelas frustrações dos pais.

  Seu silêncio só é interrompido quando sente que será ouvido, respeitado e valorizado.
- Autor: é popular; pode ter atitudes agressivas (que acredita serem qualidade), inclusive com os adultos; tem opiniões positivas sobre si mesmo; é geralmente mais forte que o alvo; sente prazer e satisfação em dominar, controlar e causar danos e sofrimentos a outros; além disso, com essas atitudes pode obter ganhos sociais e materiais.

  O modelo familiar, com algumas condições adversas, parece favorecer o desenvolvimento da agressividade nas crianças: desestruturação familiar, relacionamento afetivo pobre, excesso de tolerância ou de permissividade e a prática de maus-tratos físicos ou explosões emocionais, como afirmação de poder dos pais.

  Fatores individuais também podem influenciar na adoção de comportamentos agressivos: hiperatividade, impulsividade, distúrbios comportamentais, observando-se uma tendência maior para adotar comportamentos de risco (consumo de drogas lícitas e ilícitas, portar armas, envolver-se em brigas) e transgressões criminais mais tardias.
- Assistentes ou seguidores: o autor pode manter um pequeno grupo de colegas em torno de si que atuam como auxiliares em suas agressões ou são indicados para agredir o alvo; esses alunos raramente tomam a iniciativa da agressão, são inseguros ou ansiosos e se subordinam à liderança do autor para se proteger ou pelo prazer de pertencer ao grupo dominante.
- Testemunhas: representam a maioria dos alunos, sentem simpatia pelos alvos, tendem a não os culpar pelo ocorrido, condenam o comportamento dos autores, não se envolvem diretamente nos atos de *bullying*, mas testemunham as agressões e se calam por medo de serem a "próxima vítima", por não saberem como agir, por desejar que os professores intervenham de forma mais efetiva e por não acreditarem nas atitudes da escola.

  Esse clima de silêncio pode ser interpretado pelos autores como afirmação de seu poder e acoberta a prevalência desses atos, transmitindo uma falsa tranquilidade aos adultos.

  Ao testemunharem estes atos, acabam acreditando que o uso de comportamentos agressivos contra os colegas é o melhor caminho para alcançarem a popularidade e o poder e tornam-se autores, outros podem apresentar prejuízo no aprendizado; receio de serem relacionados à figura do alvo, perdendo seu *status* e tornando-se alvos também; ou aderir por pressão dos colegas.

  Quando as testemunhas interferem e tentam cessar o *bullying*, suas ações mostram-se efetivas na maioria dos casos. Portanto, é importante incentivar o uso desse poder advindo do grupo, fazendo com que os autores se sintam sem o apoio social necessário.
- Alvos/autores: cerca de 20% dos autores também sofrem *bullying*, sendo chamados de alvos/autores. A combinação de baixa autoestima com atitudes agressivas e provocativas faz pensar em alterações psicológicas ou psiquiátricas, merecendo atenção especial. Eles podem ser depressivos, ter pensamentos suicidas, inseguros e inoportunos, procurando humilhar os colegas para encobrir suas limitações. Diferenciam-se dos alvos clássicos por serem impopulares e pelo alto índice de rejeição entre seus colegas e, por vezes, pela turma toda.

PRINCIPAIS MITOS RELACIONADOS AO *BULLYING*[4-6]

Muitas das nossas crenças podem estar erradas, sendo consideradas mais mitos do que fatos, como achar que envolve apenas os alvos e autores, que só acontece nas escolas e que sem a intervenção de um adulto não se resolve; consequentemente, muitas das abordagens acabam sendo erradas ou inadequadas e podem piorar o problema.

Existem muitos mitos a respeito do *bullying*, e alguns deles podem banalizá-lo ou sugerir que o alvo está dando importância irreal a nada, quando na verdade não é bem assim.

Os mitos citados no Quadro 1 podem ser úteis como pontos de discussão para aumentar a conscientização de crianças e jovens.

Quadro 1 Principais mitos do *bullying*

- Os autores sofrem de insegurança e baixa autoestima
- Os agressores estão procurando atenção – ignore-os e irão parar
- Você consegue identificar um agressor pela aparência e pelo modo de agir
- Os autores são rejeitados por seus colegas e não têm amigos
- Crianças podem ser cruéis com as diferenças
- Os alvos precisam aprender a se defender e lidar com a situação
- Ser alvo é bom, constrói o caráter
- Muitos alvos na infância tornam-se violentos na adolescência
- Ocorre mais em escolas grandes e turmas com muitos alunos
- A maior parte dos casos ocorre fora da escola
- Afeta apenas um pequeno número de alunos
- Os professores sabem que é um problema em suas aulas
- O *bullying* é uma parte normal da infância e você deve simplesmente ignorá-lo
- Não há problema em bater em alguém que está te incomodando
- Os autores nascem assim, está em seus genes
- Se o *bullying* é tão ruim, por que não existem leis sobre isso?
- Denunciar um agressor tornará as coisas piores
- É fácil detectar os sinais de *bullying*

Fonte: adaptado de Ten Myths About Bullying,[4] Bullying myths and facts,[5] Some Myths and Facts about Bullies and Victims.[6]

Consequências físicas e emocionais[1,2,5-7]

Para alvos e autores:

- Alvos: são mais propensos a sofrer depressão e baixa autoestima quando adultos.
- Autores: quanto mais jovem for a criança com comportamento agressivo, maior o risco de comportamentos antissociais na vida adulta e perda de oportunidades, como instabilidade no trabalho e relacionamentos afetivos pouco duradouros.

Alvos, autores e testemunhas enfrentam consequências de curto e de longo prazo, que podem levar a dificuldades acadêmicas, sociais, emocionais e legais. Evidentemente, as crianças e os adolescentes não são acometidos de maneira uniforme, mas existe uma relação direta com a frequência, a duração e a gravidade dos atos de *bullying*.

Prejuízos financeiros e sociais atingem também as famílias, as escolas e a sociedade em geral. As crianças e os adolescentes que sofrem e/ou praticam *bullying* podem vir a necessitar de múltiplos serviços, como: saúde mental, educação especial, programas sociais e envolvimento dos órgãos de justiça da infância e adolescência.

O comportamento dos pais dos alunos-alvos pode variar da descrença ou indiferença a reações de ira ou inconformismo contra si mesmos e a escola.

Efeitos, sinais e sintomas clínicos[1,2]

Os efeitos raramente são evidentes, sendo pouco provável que a criança ou o adolescente procurem o pediatra com a clara compreensão de serem autores ou alvos.

Sofrer *bullying* pode ser um fator predisponente importante para a instalação e a manutenção de sinais e sintomas clínicos (Quadro 2). A identificação de algumas dessas queixas pode ser indicativa de maus-tratos perpetrados por colegas e demonstra a necessária atenção dos profissionais de saúde.

Quadro 2 Sinais e sintomas clínicos

- Neurológicos: dor de cabeça
- Emocionais: irritabilidade, ansiedade, histeria, pânico, agressividade, isolamento, depressão, medos, tristeza, anorexia, bulimia, enurese, queixas visuais, hiperventilação, paralisias
- Digestórios: dor abdominal/epigástrica, vômitos, síndrome do intestino irritável
- Outros: distúrbios do sono, dor em membros, atos de autoagressão, tentativa de suicídio

Os alvos têm chance maior de desenvolver problemas psicossomáticos e psicológicos quando comparados aos que não sofrem *bullying*; por sua vez, crianças com quadro de depressão e ansiedade têm probabilidade maior de se tornarem alvos.

Não há métodos diagnósticos que indiquem a existência do comportamento agressivo como fator predisponente a alguma alteração comportamental ou psicossomática. Cabe ao pediatra avaliar a evolução escolar de seus pacientes, sua capacidade de aprender e o desenvolvimento de habilidades relacionadas ao convívio social e, para isso, deve perguntar diretamente à criança (ou adolescente) como se sente na escola, se tem amigos, se testemunha ou é alvo e/ou autor de agressões físicas ou morais.

Sinais de alerta para buscar avaliação psiquiátrica e/ou psicológica: agressividade intensa, alterações de personalidade, distúrbios de conduta ou se mantenham, por longos períodos, na figura de alvo, autor ou alvo/autor.

Prevenção/programas anti-*bullying*[7,8]

Os programas que enfatizam as capacidades sociais e a aquisição de competências parecem estar entre as estratégias mais eficazes para a prevenção da violência juvenil, sendo mais efetivos em escolas de educação infantil e de ensino fundamental. Um exemplo de programa de desenvolvimento social que utiliza técnicas comportamentais em sala de aula é aquele implantado para evitar o comportamento prepotente agressivo.

O Programa de Prevenção de *Bullying* criado por Dan Olweus é considerado o mais bem documentado e mais efetivo na redução do *bullying*, na diminuição significativa de comportamentos antissociais e em melhorias importantes no clima social entre crianças e adolescentes, com a adoção de relacionamentos sociais positivos e maior participação nas atividades escolares.

Os melhores resultados são obtidos por meio de intervenções precoces que envolvam pais, alunos e educadores. O diálogo, a criação de pactos de convivência, o apoio e o estabelecimento de elos de confiança e informação são instrumentos eficazes, não devendo ser admitidas, em hipótese alguma, ações violentas.

Legislação[9]

Nos últimos anos o Brasil tem adotado medidas, como:

- Lei n. 13.185/2015 (Lei de Combate à Intimidação Sistemática – *Bullying*).
- Projeto de lei da Câmara (PLC) n. 171/2017 e incluiu dois incisos ao art. 12 da Lei de Diretrizes e Bases da Educação Nacional (LDB - Lei n. 9.394/1996), que obrigam todos os estabelecimentos de ensino a criarem ações para diminuir a violência, com destaque para a "intimidação sistemática no âmbito das escolas".
- Lei n. 13.663/2018, exige que as escolas promovam medidas de conscientização e combate de todos os tipos de violência, inclusive a prática de *bullying*.

Comentários finais[7]

Reduzir a prevalência de *bullying* nas escolas pode ser uma medida de saúde pública altamente efetiva para o século XXI. A sua prevalência e sua gravidade compelem os pesquisadores a investigarem os riscos e os fatores de proteção, associados com a iniciação, manutenção e interrupção desse tipo de comportamento agressivo.

A instalação de programas anti *bullying* efetivos pode ser vista como uma estratégia precoce para a prevenção da violência juvenil e da criminalidade.[7]

As instituições de saúde e educação, assim como seus profissionais, devem reconhecer a extensão da prática de *bullying* e o impacto por ela gerado entre estudantes e desenvolverem medidas para reduzi-la rapidamente. Aos pediatras, é recomendável que estejam capacitados para diagnosticar, investigar, adotar as condutas adequadas e prevenir estas situações de violência que envolvem crianças e adolescentes, tanto na figura de autor como nas de alvo ou testemunha.

No entanto, é possível identificar os pacientes de risco, aconselhar as famílias, rastrear possíveis alterações psiquiátricas e incentivar a implantação de programas anti *bullying* nas escolas.

O *bullying* pode ser entendido como um balizador para o nível de tolerância da sociedade com relação à violência. Portanto, enquanto a sociedade não estiver preparada para lidar com esta situação, serão mínimas as chances de se reduzirem as outras formas de comportamentos agressivos e destrutivos.

CYBERBULLYING[10,11]

A internet configura-se como um espaço de liberdade e manifestação sem precedentes, com informação, diversão e encontro de pares e grupos. A comunicação *on-line* se tornou uma peça central na vida social das pessoas, principalmente dos mais jovens, os chamados "nativos digitais". Cerca de um em cada três adolescentes prefere a comunicação *on-line* à comunicação "face a face" para falar sobre assuntos íntimos, como amor, sexo e coisas das quais eles se envergonham. Nesse contexto, nasce o *cyberbullying*, que apesar de manter características em comum com o *bullying* presencial, apresenta outras próprias como o anonimato, o perfil do agressor (deixa de ser exclusivamente o indivíduo mais forte fisicamente) e suas consequências, tornando-se um sério problema de saúde pública.

Definição[11]

A terminologia *cyberbullying* é utilizada em sua versão na língua inglesa predominante no mundo da informática. Entretanto, no idioma português adota-se a expressão "assédio virtual". Parece não haver consenso ainda sobre a definição, embora diferentes versões geralmente incluam o uso de tecnologia para repetidamente hostilizar, molestar e agredir uma vítima, podendo ser perpetrado por um ou mais agressores. Implica violência psicológica intencional, envolvendo mentiras, ameaças, insultos, difamação, intimidação, provocação, exclusão, por meio da utilização de ferramentas de comunicação, redes sociais, aplicativos de mensagens, salas de bate papo etc.

No Brasil, a Lei n. 13.185/2015 que instituiu o "Programa de Combate à Intimidação Sistemática" trata de *cyberbullying* no parágrafo único do artigo 2:

> "há intimidação sistemática (*cyberbullying*) na rede mundial de computadores, quando se usarem os instrumentos que lhe são próprios para depreciar, incitar violência, adulterar fotos e dados pessoais com o intuito de criar meio de constrangimento psicossocial".

No Quadro 3 estão os principais agentes envolvidos e suas características.

Prevalência[12]

Um problema comum, mas preocupante na literatura de *cyberbullying*, é a ampla gama de taxas de prevalência. Essa variabilidade deve-se, em grande parte, a discrepâncias na definição do *cyberbullying*: termos diferentes são usados para se referir ao mesmo conceito e o mesmo termo com diferentes significados. No entanto, grandes estudos de escala e avaliações colocam a taxa média anual entre 14% e 21%, com variações conforme a idade.

Características

No *cyberbullying* tanto a vítima quanto o agressor podem ser a mesma pessoa em contextos diferentes, ocasionando inversões de papéis entre os envolvidos. As principais modalidades de *cyberbullying* estão descritas no Quadro 4.

Além das redes sociais, o *cyberbullying* também ocorre em jogos *on-line* com múltiplos jogadores (*multiplayers games*).

Quadro 3 Os agentes envolvidos no *cyberbullying* e suas características

Agente no *cyberbullying*	Sexo prevalente	Características	
Agressor ou *cyberbullies*	Meninos e meninas na mesma proporção Meninas começam mais precocemente* A maioria conhece a vítima pessoalmente	Inseguros, muitas vezes vítimas em outro contexto Dificuldade de relacionamento, sociopatas, manipuladores Poder deriva da proficiência tecnológica	Muitas vezes anônimo Fazem coisas incapazes de fazer "face a face" Desinibição Muitas vezes não tomam consciência da extensão de seu ato
Agressor/vítima/ *cybervictim-bullies*	Sexo feminino mais prevalente (?)**	Vingativos	Menor empatia Maior ideação suicida em relação a só os agressores ou só as vítimas
Vítimas/ *cybervictim*	Meninos e meninas na mesma proporção (alguns autores colocam maior incidência em meninas) Adolescentes mais velhos (em torno de 15 anos)	Crianças e adolescentes inseguros, tímidos, com dificuldade de comunicação, ótimos alunos (causam inveja), sofrem em silêncio por vergonha	Depressão, uso de drogas, ideação suicida e suicídio, estresse, solidão e ansiedade, com consequências psiquiátricas que afetam a saúde mental e o desenvolvimento escolar
Espectadores	Público *on-line* infinito	Têm potencial de alterar a situação ao intervir, mas a maioria das testemunhas permanece passiva	Determinam o potencial de extensão que um episódio de *cyberbullying* pode ter ao compartilhar, curtir, comentar um ato de violência

* Buelga S, Martínez–Ferrer B, & Cava M. (2017).
** Fahy AE, Stansfeld SA, Smuk M, Smith NR, Cummins S, & Clark C. (2016).

Quadro 4 Principais modalidades do *cyberbullying*

Expressão original	Explicação
Namecalling	Apelidar alguém de modo rude
Flamings	Discussões calorosas *on-line*, interações agressivas e hostis. Quando a troca de insultos entre os envolvidos começa a tomar proporções maiores do que a informação originalmente considerada foco da discussão
Fakenames	Fingir ser outra pessoa *on-line*
Outing	Publicar fotos, mensagens de texto ou outras informações embaraçosas ou humilhantes de alguém sem consentimento
Harassment	Envio de mensagens repetitivas e com conteúdo ofensivo
Doxxing	Publicar informações pessoais de alguém sem consentimento, possivelmente permitindo o roubo de identidade
Imping ou fraping	Fazer-se passar por outra pessoa para humilhá-la ou para destruir sua imagem perante os outros, ao fazê-la parecer racista ou homofóbica, por exemplo
Trickery	Ganhar e abusar da confiança de alguém para fazer com que revele informações embaraçosas
Denigrating or dissing	Espalhar fofocas ou boatos sobre alguém
Exclusion	Deixar alguém deliberadamente de fora de um tópico, atividade ou evento para o qual seus amigos ou outros membros do grupo são convidados
Cyberstalking	Monitorar eletronicamente as atividades e o paradeiro de alguém, fazer falsas acusações e/ou ameaçá-lo com danos físicos
Digital self-harm	Autoagressão: alguns jovens admitiram enviar a si mesmos mensagens de *cyberbullying*, discurso de ódio e ameaças de morte. Alguns se suicidaram depois

São considerados fatores de potencialização para agredir ou ser vítima no ciberespaço: ter computador em ambiente privado, ter o próprio celular, conhecer mais sobre tecnologia que os pais, falta de supervisão no ciberespaço.

Os fatores de risco e proteção estão na Figura 1.

Consequências[12]

O anonimato, um maior impacto causado pela grande audiência de espectadores e pelo fato de a vítima poder ser atingida em qualquer lugar e a qualquer momento; a facilidade na prática de perpetrar, ao dispensar a presença física dos envolvidos; o fato de uma única postagem ser ampla e repetidamente visualizada e pela grande dificuldade em tirar as difamações da rede virtual fazem com que, para vários autores, as consequências do *cyberbullying* sejam mais intensas do que no *bullying* presencial, mesmo porque tudo o que é publicado nos meios eletrônicos deixa de estar sob o controle: pode ser copiado e divulgado nos pa-

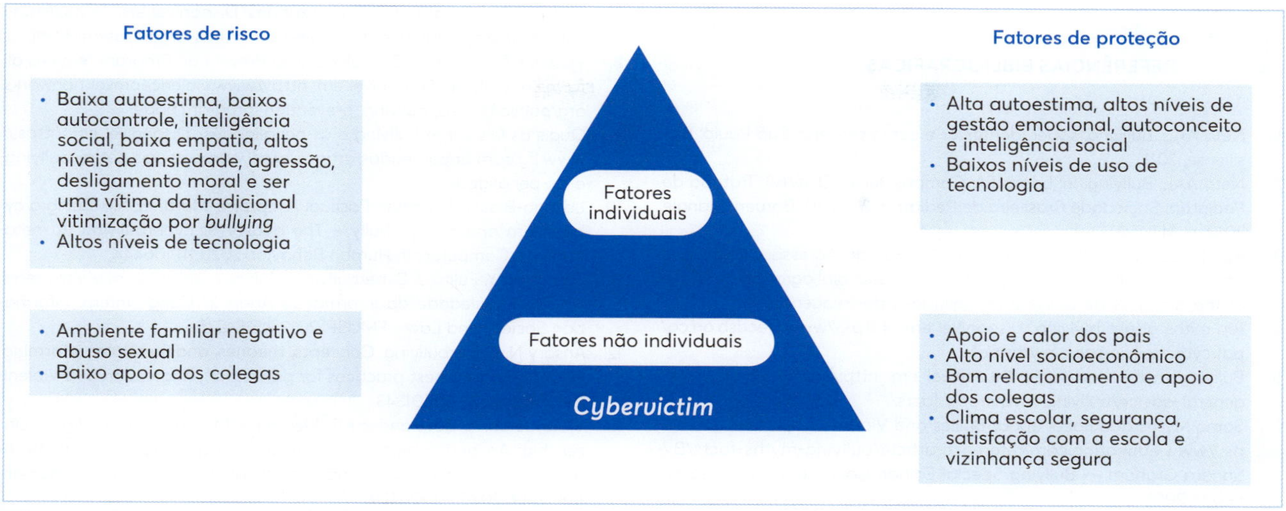

Figura 1 Fatores de risco e de proteção no *cyberbullying*.
Fonte: arquivo da autora.

drões originais do autor ou em padrões totalmente discrepantes da informação original. Há divergências em literatura quanto ao sexo mais envolvido. Como consequências diretas tem-se sintomas como ansiedade, depressão, ideação suicida e tentativas de suicídio (se o indivíduo for vítima de *bullying* + *cyberbullying*, há 5 vezes maior probabilidade de suicídio), queixas somáticas e saúde física comprometida, sintomas de transtorno de estresse pós-traumático e dificuldades acadêmicas.

Prevenção[12,13]

Os programas de prevenção foram concebidos, basicamente, como extensão dos programas do *bullying* e baseiam-se em fatores de risco isolados, sem uma visão holística do problema. A avaliação da eficácia desses programas é dificultada por diferenças conceituais, de amostragem, de *design* e medição entre eles. Algumas metanálises foram realizadas e concluiram que os modelos de programas vigentes apresentam uma baixa eficácia. Apesar disso, o que se tem certeza sobre o assunto é que prevenção é o melhor caminho e deve ser iniciada nas escolas, em parceria com a família e com a comunidade, por meio da criação de oportunidades de discussão da temática.

As formas de atuação dos pais estão descritas no Quadro 5.

Quadro 5 Dimensões parentais positivas e suas ações

	Pontos a serem abordados	Justificativas
PAIS	Discutir o *cyberbullying* com os filhos: o que é, como reconhecê-lo e por que é errado se envolver nele	Explicar que eles não devem espalhar informações prejudiciais ou fofoca, porque isso pode torná-los um *cyberbully* e alvo de retaliação e que pode haver consequências legais
	Incentivar a comunicação com seus filhos e ouvi-los Checar e monitorar o que o filho faz *on-line*	Se criança/adolescente não sentir que podem contar coisas ou fazer perguntas por causa das reações de seus pais, elas não o farão (por exemplo, por medo de perder o acesso à tecnologia)
	Ensinar cidadania e segurança digital	Não compartilhar nomes de usuário ou senhas; não fornecer informações pessoais em perfis, salas de bate-papo e outros fóruns; não responder a mensagens ameaçadoras e notificar um adulto imediatamente; desligar a tecnologia se uma mensagem ameaçadora for recebida; orientar para não enviar fotos pessoais ou inadequadas de si mesmo ou de outros
	Os pais devem imediatamente bloquear o potencial *cyberbully* de qualquer comunicação posterior e comunicar o ocorrido à gestão do meio social utilizado	Evidências sugerem que envolver a criança/adolescente que intimida em mais comunicação *on-line* sobre o incidente agrava o problema

REFERÊNCIAS BIBLIOGRÁFICAS

1. Neto AAL. Bullying: saber identificar e como prevenir. São Paulo: Brasiliense, 2011.
2. Neto AAL. Bullying. In: Lopes FA, Campos Júnior D. (eds.). Tratado de Pediatria: Sociedade Brasileira de Pediatria. 2. ed. v.1. Barueri: Manole, 2010. p. 147-150.
3. Bullyingout. Diga stop ao Bullying. Formas de Agressão. Disponível em: https://bullyingout.wordpress.com/revisao-bibliografica-ou-state-of-the-art/tipos-de-bullying-modalidades-de-frequencia/.
4. Ten miths about bullying. Disponível em: https://www.wecdsb.on.ca/pdf/cyberbullying/ten_myths.pdf.
5. Bullying myths and facts. Disponível em: http://www.bullying.co.uk/general-advice/bullying-myths-and-facts/.
6. Some Myths and Facts about Bullies and Victims. Disponível em: https://www.education.com/reference/article/bullying-myths-facts/By-Sandra Graham — Bullying Special Edition Contributor. Updated on Feb 11, 2009.
7. Anti-Bullying Programs & Organizations. Disponível em: https://study.com/academy/popular/anti-bullying-programs-organizations.html.
8. Violence Prevention. Olweus Bullying Prevention Program reduces all forms of bullying. Disponível em: http://www.violencepreventionworks.org/public/olweus_bullying_prevention_program.page.
9. Quais as leis sobre bullying e as penalidades? Disponível em: https://www.lfg.com.br/conteudos/artigos/geral/quais-as-leis-sobre-bullying-e-as-penalidades.
10. Lozano-Blasco R, Cortes-Pascual A, Latorre-Martínez MP. Being a cybervictim and a cyberbully – The duality of cyberbullying: A meta-analysis. Computers in Human Behavior. 2020;111:106444.
11. Zamataro Y, Fujita J. Cyberbullying: violência virtual com efeitos reais na atual sociedade da informação Anais 2° Congr. Intern. Information Society and Law - FMUSP. 2019;2:518-535.
12. Ansary N. Cyberbullying: Concepts, theories, and correlates informing evidence-based best practices for prevention. Aggression and Violent Behavior. 2020;50:101343.
13. Vlaanderen A, Bevelander KE, Kleemans M. Empowering digital citizenship: An anti-cyberbullying intervention to increase children's intentions to intervene on behalf of the victim. Computers in Human Behavior. 2020;112:106459.

CAPÍTULO 7.3.2

DEPENDÊNCIA DE INTERNET

Marco Antônio Chaves Gama

AO FINAL DA LEITURA DESTE CAPÍTULO, O PEDIATRA DEVE ESTAR APTO A:

- Saber o que é dependência de internet.
- Identificar as situações facilitadoras.
- Adotar critérios de diagnóstico.
- Saber quais as situações preditoras de dependência de internet.
- Identificar os riscos de danos físicos e psíquicos do uso excessivo de internet.
- Orientar sobre o uso excessivo de internet e tratar sua dependência.

CONCEITO

Dependência de internet manifesta-se como uma impossibilidade do indivíduo em controlar o uso e o seu envolvimento crescente com a internet, uso este que passa a tomar conta de suas horas, com o abandono das outras atividades diárias de estudo, trabalho e lazer, levando à perda progressiva do contato com o mundo real.

INTRODUÇÃO

Esse termo foi inicialmente proposto em 1995, pelo psiquiatra norte-americano Ivan Goldberg, que criou grupos de ajuda para indivíduos que apresentavam a sintomatologia característica de dependência com o uso (Wallis, 1997). Com a finalidade de estabelecer uma classificação diagnóstica para esta nova doença, Kimberly Young empregou 8 dos 10 critérios de diagnósticos para jogo patológico e adicionou o item "Permanecer *on-line* mais tempo que o pretendido" (Young, 1999).

Existem algumas tendências atuais em minimizar o quadro drástico de dependência dos jogos online e do uso da internet, vício que leva crianças e adolescentes à perda do contato com seus pares e o mundo real, e, na verdade, com suas infâncias e adolescências, nomeando este quadro como "uso excessivo da internet". Este é de fato um passo para a dependência, que se define como um quadro de transtorno similar às dependências de substâncias psicoativas.

Segundo Young, a dependência de internet (DI) está ligada aos processos dos neurotransmissores dopaminérgicos da via mesolímbicas e do centro de recompensa do cérebro. Sendo assim, o vício das tecnologias digitais produz uma dessensibilização dos receptores de dopamina, provocando uma maior exposição para obtenção de prazer, determinando um reforço do comportamento e a sustentação da dependência.

Na nova Classificação Estatística Internacional de Doenças e Problemas Relacionados à Saúde, CID-11, consta a inclusão do uso abusivo de jogos eletrônicos (a chamada *gaming disorder*) na seção de transtornos que podem causar vício, havendo que ser considerado mais que excessivo. Ou seja, a dependência dos jogos de videogames *on-line* e *off-line* passou a ser entendida como doença. Essa classificação entrará em vigor em 1º de janeiro de 2022.

CRITÉRIOS DIAGNÓSTICOS[1]

Os critérios diagnósticos para este transtorno estão baseados em duas linhas de avaliação, o *Internet Addiction Diagnostic Questionnaire* (IADQ) e o teste de dependência de internet ou *Internet Addiction Test* (IAT).[2]

O IADQ foi a primeira medida de avaliação desenvolvida para diagnóstico,[2] por meio de oito critérios:

1. Preocupação excessiva com a internet.
2. Irritabilidade e/ou depressão mediante restrição da internet.
3. Permanência mais prolongada na internet.
4. Necessidade de aumentar o tempo conectado (on-line) para ter a mesma satisfação.
5. Esforços repetitivos para diminuir o tempo de uso de internet.
6. Mentira a respeito da quantidade de horas conectada.
7. Desvalorização da escola e das relações familiares e sociais pelo uso de internet.
8. Labilidade emocional (internet como forma de regulação emocional), mediante restrição do uso de internet.

Com os dados acima, o processo diagnóstico segue dois aspectos: o quantitativo relacionado à resposta sim a pelo menos cinco ou mais perguntas ao longo de um período de seis meses e o qualitativo, representado pela resposta dos itens 6, 7 e 8 correspondentes à capacidade dos usuários de tecnologias digitais lidar com situações presentes no cotidiano e seu funcionamento global preservado.

Por sua vez, o IAT[1] é uma medida fidedigna que abrange as características do uso patológico da internet. O teste avalia o comportamento de dependência em termos de prejuízo leve, moderado e grave, podendo ser utilizado para avaliação ambulatorial e de internação. O IAT foi validado para o Brasil por Conti et al. (2012).

O paciente não deve considerar o tempo de trabalho e ou estudo de uso da internet em suas respostas, mas apenas o uso recreativo. É um instrumento autoaplicável, composto por 20 questões em forma de escala *Likert* de cinco pontos variando de:

Não aplicável (0); raramente (1); às vezes ou ocasionalmente (2); frequentemente (3); muito frequentemente ou geralmente (4); sempre (5).

As questões abrangem o comportamento do indivíduo em relação à internet. Quanto maior a pontuação, maior a gravidade da dependência, que pode variar de 0 a 100 pontos, com resultados categorizados em: normal (0-30 pontos); leve (31-49 pontos); moderada (50-79) e grave (80-100).

O processo de diagnóstico deverá seguir critérios bem definidos para detectar com êxito os principais quadros relativos à dependência digital. O profissional deve se ater a três aspectos cruciais para identificar o quadro do indivíduo: o primeiro relativo ao tempo de exposição do sujeito ao ambiente digital; o segundo referente aos processos funcionais; e o terceiro às características da estruturação psíquica e outros transtornos associados, o que, segundo King e Nardi (2014) e Young (2011), são fatores que facilitam o desenvolvimento da dependência tecnológica.

O questionário e o teste desenvolvidos pela Dra. Kimberly Young continuam em uso em vários serviços para diagnóstico da DI.

SITUAÇÕES FACILITADORAS

Algumas situações de falhas nas relações intrafamiliares e de dificuldades ambientais podem levar a criança ou adolescentes a buscar saídas para seus sofrimentos no mundo virtual, e, de acordo com o que recebe de cuidado e proteção, esta busca pode se transformar em um excesso de uso e evoluir para uma dependência a tentar preencher o que lhe falta.

São características que podem ser encontradas nas anamneses dos pacientes com DI:

- Falta de laços afetivos fortes.
- Sentimento de solidão e baixa da autoestima.
- Falta de atividades diárias bem definidas (tempo ocioso).
- Possibilidade de anonimato, ou mesmo de assumir outra identidade no mundo virtual.
- Timidez e dificuldade no estabelecimento de relações interpessoais.
- Tentativa e fuga de situações de desajustes ou violências intrafamiliares.

SITUAÇÃO PREDITORA

Existem variáveis encontradas nas características de crianças e adolescentes que podem ser preditivas de que sejam levados à dependência da internet, como:

- Baixo repertório de habilidades sociais.
- Baixa assertividade.
- Pouca afetividade.
- Idade em anos.
- Tempo diário de uso de internet.
- Imaturidade.

O baixo repertório de habilidades social para brincar, se divertir e para outras formas de lazer e entretenimento no mundo real de crianças e adolescentes, pode ser consequente à falta de estímulo dos adultos responsáveis. O uso da internet vem como terceirização do cuidar e, sem outra opção, seguem para o uso, o excesso e depois o vício. A baixa assertividade reflete a pouca objetividade e autoestima, fazendo com que o mundo virtual se torne mais atrativo.

O afeto é a representação de apego de uma pessoa para outra, importante desde as primeiras horas de vida, porém, cada vez mais crianças estão sendo estimuladas para uso precoce das telas, com uma terceirização do cuidar e, desta forma, o hábito do uso começa cedo e vai substituir a construção dos laços afetivos reais.

Do fator idade em anos, parece lógico que, quanto mais cedo começar a exposição à internet, maior será a possibilidade de desenvolver DI, por vários fatores, dentre eles o não desenvolvimento de habilidades para viver no mundo real.

Com relação ao tempo diário de internet, quanto mais a criança e o adolescente usam os meios virtuais, mais querem usar e acabam por perder a noção de quanto tempo estão online. A imaturidade dos sistemas cerebrais monoaminérgicos cortical frontal e subcortical leva a impulsividade ser um traço de comportamento transitório típico da criança e principalmente do adolescente. Isso ajuda a entender por que o adolescente tem menos habilidades em controlar o entusiasmo por algo que lhe desperta interesse, estando mais susceptíveis ao DI.[1]

RISCOS À SAÚDE CAUSADOS PELO USO EXCESSIVO DAS TELAS E PELA DEPENDÊNCIA DE INTERNET

Riscos à saúde física

- Auditivos: a exposição crônica de ruídos acima de 85 decibéis de forma repetitiva e por longo período pode levar à perda auditiva induzida pelo ruido (PAIR).
- Oftalmológico: o uso prolongado de tempo de internet sem interrupção diminui o piscar e a lubrificação de conjuntiva, favorecendo a síndrome do olho seco. O uso prolongado, com tempo dependente para cada faixa etária, em média acima de 40 a 50 minutos, sem relaxamento das estruturas intraoculares, pode levar à miopia ou agravar a existente, em tempo tanto mais rápido quanto menor o tamanho da tela.
- Transtornos de alimentação pela falta de rotina alimentar, impedida pelo uso das telas, bem como a baixa qualidade dos alimentos escolhidos para possibilitar a ingestão dos sem interrupção dos jogos, o comer sem perceber, os desvios alimentares influenciados pelos meios digitais, junto à negligência dos responsáveis, fazem com que a má nutrição se mantenha e com isto todas as suas consequências, como a desnutrição, avitaminoses, anemias, obesidade, esta facilitada pelo sedentarismo.
- Transtornos digestórios, como flatulência, dores abdominais, obstipação.
- Sedentarismo progressivo, por falta de atividade física, perda de habilidades motoras.
- Osteoarticulares: situações posturais não adequadas durante o uso do equipamento para acesso à internet podem desenvolver: cervicalgia e cervicobraquialgia e cefaleias persistentes, lombalgia, e, atualmente, com maior frequência, a tendinite no polegar e tenossinovite das mãos.
- Neuromusculares: pela inatividade e mau uso do corpo, parestesias, dormências, especialmente em membros superiores.
- Cerebrais: cefaleias persistentes, crises de enxaqueca, alterações do sono, irritabilidade, agressividade.

Riscos à saúde mental[4]

- Timidez – é um processo psicológico comportamental inibidor de ações em um indivíduo, o que propicia seu isolamento no mundo virtual. As crianças e adolescentes com este quadro têm de ser diagnosticadas não só para ajudá-las a vencer este processo, mas para interromper o uso excessivo e o vício de internet. A timidez, além de atrapalhar a formação dos repertórios de habilidade social, pode se cronificar e evoluir para fobia social.
- Alteração do sono, com a diminuição de horas de sono, afeta a produção de vários hormônios como: melatonina, cortisol, hormônio do crescimento, leptina, responsável pela sensação de saciedade, interleucina, que ajuda o organismo a se defender de infecções, e a insulina, que processa a glicose e previne a obesidade e diabetes.
- Transtorno de ansiedade caracterizada pela presença de sintomas como medos e preocupação exagerada em relação a situações diversas, mesmo que comuns. Os adolescentes apresentam queixas somáticas sem causa aparente e sinais de hiperatividade autonômica, tais como palidez, sudorese, taquicardia, taquipneia, fadiga fácil, dificuldade de concentração ou sensação de "branco" na mente (frequente durante a realização de provas) e irritabilidade. O uso de internet pode começar como uma forma de aliviar as tensões e com tempo vai aumentando podendo chegar à DI.
- Transtorno obsessivo-compulsivo (TOC) aparece às vezes na infância e adolescência, que tentam ocultar os seus sintomas, mas podem prejudicar o aprendizado e o desenvolvimento de amizades. As compulsões são comportamentos repetitivos compensatórios a desviar a atenção de um problema central nem sempre consciente. A forma compulsiva de se ocupar com os jogos, redes sociais, vídeos pode evoluir para um quadro de DI.
- Depressão é caracterizada pela alteração do humor e da psicomotricidade associada a distúrbios somáticos e neurovegetativos. Alguns trabalhos mostram a associação da DI com a depressão, mas, em determinadas situações, não se sabe se os usuários se tornam deprimidos pelo uso excessivo de internet ou passam a ter DI pela depressão. A DI pode piorar muito esta comorbidade, principalmente pelo uso de redes sociais.
- Suicídio – alguns trabalhos mostram a DI dos adolescentes parece estar associada a ideação e planejamento, mediado pela depressão. Algumas causas como *cyberbullying* e crimes sexuais virtuais podem influenciar esta ação. O suicídio-net é um pacto de suicídio em dois ou mais indivíduos, frequente na adolescência na prática dos desafios ditos como perigosos, quando adolescentes fazem acordo de se suicidarem juntos, em local predeterminado e em tempo combinado.

TRATAMENTO

A maneira de tratar a dependência de jogos e de internet vai depender de vários fatores, especialmente os que favoreceram o desenvolver deste transtorno, por isso necessita de um formato individualizado e abordagem por equipe interdisciplinar, em que o pediatra tem papel principal no diagnóstico e nas orientações.

É preciso levar em conta a faixa etária em que se fez o diagnóstico e que se percebeu a mudança de forma do uso de internet. Trata-se de um vício e dependência, por isso de grande sofrimento para o doente e de grande dificuldade em abandonar o uso compulsivo da internet. Algumas crianças e adolescente podem, além da DI, apresentar comorbidades psíquicas e vão necessitar de terapia e/ou uso medicação de acordo com a gravidade psíquica apresentada.

Não estaria indicada a interrupção total imediata do uso digital, especialmente por dois motivos:

1. Por se tratar de uma dependência, a sua interrupção total pode levar a surto de abstinência, com crises de agressividade e alteração do comportamento da criança e ou adolescente, pois diante de uma situação em que a sua forma de viver está no mundo virtual, a sua retirada abrupta pode significar uma falta insuportável.
2. A dificuldade de, no século XXI, viver sem um meio de comunicação virtual. Em muitas atividades do dia a dia do adolescente está incluído o uso de dispositivos eletrônicos, como em escolas, e os contatos entre pares e com pessoas afetivamente importantes assim se fazem.

A qualidade do relacionamento familiar e o uso da tecnologia digital precisam ser sempre avaliados.

CONCLUSÃO

Do uso excessivo e da DI se vê a importância da prevenção. O pediatra deve orientar a evitar o uso precoce, observando as orientações da SBP,[5] seja pela terceirização do cuidar e atitude espelho.

O pediatra deveria:

- Estimular os pais a promover nos filhos o desenvolvimento de habilidades sociais e a importância do afeto, bem como na monitorização dos pais no uso de telas por crianças e adolescentes.
- Conversar sobre os cuidados do uso das redes sociais e estar atento às influências dos algoritmos e da inteligência artificial no direcionamento e indução de escolhas, que podem despertar no adolescente a decisão de não se deixar levar pelo consumo e comércio, ou pelos agressores da internet.
- Estar atento ao diagnóstico do mau uso da internet e da dependência, para poder prevenir suas diversas repercussões nocivas físicas e mentais para a criança e o adolescente.
- Ter o conhecimento do que as ferramentas e comportamentos dos meios digitais e novas tecnologias podem fazer com a saúde física e psíquica de crianças e adolescentes.
- Promover a união de informações com as das escolas e uma atuação positiva e determinada dos pais, podendo ter assim uma utilização saudável da internet com diminuição dos riscos para crianças e adolescentes.

A importância da prevenção começa do não uso precoce de telas, terceirização do cuidar e construir o afeto. Estimular o brincar, prática de esporte para desenvolvimento de habilidades e ocupar melhor o tempo disponível para não ser usado só para acesso à internet.

REFERÊNCIAS BIBLIOGRÁFICAS

1. Young K. Dependência de internet: manual e guia de avaliação e tratamento. Porto Alegre: Artmed; 2011.
2. Young KS. Internet addiction: The emergence of a new clinical desorder. CyberPsychology & Behavior; 1998b. p. 237-244.
3. Terroso LB, de Lima A, Iracema I. Dependência de internet e habilidades sociais em adolescentes Estudos e Pesquisas em Psicologia, 2016;16(1):200-219. Universidade do Estado do Rio de Janeiro, Brasil.
4. Gama M. Vivendo esse mundo digital; Porto Alegre: Artmed; 2013. p.126-31.
5. Sociedade Brasileira de Pediatria -2019. #MENOS TELAS #MAIS SAÚDE Disponível em: https://www.sbp.com.br/imprensa/detalhe/nid/menos-telas-mais-saude/. [Acesso out 2021.].

CAPÍTULO 7.3.3

DESAFIOS PERIGOSOS

Marco Antônio Chaves Gama

AO FINAL DA LEITURA DESTE CAPÍTULO, O PEDIATRA DEVE ESTAR APTO A:

- Definir os desafios perigosos da internet.
- Identificar os tipos mais frequentes e orientar pais e adolescentes sobre essa prática.
- Explicar por que podem induzir o outro a se autoagredir e até levá-lo à morte.
- Informar que se trata de uma violência hétero infligida, mascarada como jogo ou brincadeira, com o risco de provocar danos à criança e ao adolescente, em série.
- Alertar pais, crianças e adolescentes em relação à prevenção da prática dos desafios perigosos e aos riscos envolvidos.
- Chamar a atenção para a banalização e normalização da violência de todos os tipos contida em alguns jogos eletrônicos.
- Prevenir sobre a possibilidade de mensagens subliminares ou diretas, que induzem a pensamentos distorcidos ou diferentes dos valores e cultura da família nos jogos da internet.

CONCEITOS

- Desafios perigosos: levando em conta os significados contidos no título dado à indução à prática de atos e atitudes de extremo risco para quem é levado a experimentá-los, disseminados pelas plataformas e aplicativos do mundo virtual, consideram-se os seguintes conceitos:
  - Desafio: é a ação ou o efeito de desafiar, um verbo que faz referência a competir, incitar ou provocar alguém para que faça algo de escolha do desafiante. Um desafio pode ser, por conseguinte, uma competição, em que é evidenciada uma rivalidade ou uma necessidade de se sobrepor ao outro, por meio de uma disputa, duelo, jogo, partida, confronto, combate, peleja, contenda. Ou, como no caso, a mascarar uma violência por tentar induzir o outro a causar dor a si mesmo ou em seus pares.
  - Perigoso: sinônimo de arriscado, inseguro, incerto, grave, crítico.
  - Mortal: sujeito à morte; que causa, provoca a morte.
  - Brincadeira: ação de brincar, divertir, entreter, distrair. Geralmente são jogos livres que têm a finalidade de encenar e utilizar objetos lúdicos.
  - Violência: para a Organização Mundial da Saúde, caracteriza-se pelo uso intencional da força física ou do poder, real ou em ameaça, contra si próprio, contra outra pessoa, contra um grupo ou uma comunidade, que resulte ou tenha a possibilidade de resultar em lesão física, dano psicológico e morte.[1]

Desafios perigosos significam, então, uma provocação para um combate ou disputa, em que o critério de sua proposta é ser arriscada e insegura. No entanto, os chamados desafios perigosos disseminados pela internet têm critérios a mais, que são provocar mal-estar e dor no próprio desafiado ou que ele venha a causar no outro, e que têm levado muitas crianças e adolescentes a sequelas irreversíveis e até a morte. Não há como classificá-los como brincadeiras, nem jogos, nem apenas desafios, pois o mal-estar e riscos à saúde física e mental os acompanham.

Trata-se de uma forma de **violência em série**, com objetivos sádicos de maltratar outros, com fins de satisfação da crueldade de quem os cria e com parceria por igualdade de objetivo ou por não se avaliar o mal pelo compartilhamento. Com as visualizações obtidas, podem se transformar ainda, espantosamente, em fontes de lucro, oferecidas pelos meios de divulgação da internet, sem que haja preocupação com as consequências dessa disseminação e as tragédias que têm causado para crianças e adolescentes e suas famílias.

INTRODUÇÃO[2-5]

Alguns *sites* afirmam que os conteúdos sobre desafios perigosos começaram a circular na internet por volta de 2005. Um deles cita o desafio da camisinha como sendo um dos primeiros a serem publicados na plataforma que publica vídeos. Outros marcam as primeiras filmagens das experiências feitas ao ingerir uma colher cheia de canela em pó sem ajuda de líquido (desafio da canela).[2]

Os desafios perigosos têm sido apresentados como forma de entretenimento, ditos como "brincadeiras", sem considerar seus riscos, o sofrimento que provocam e a possibilidade de causar danos permanentes à saúde e até a morte. Por volta do ano 2000, os casos de jogos de asfixia ou não oxigenação começaram a ficar populares nos EUA e na França, e alguns óbitos passaram a ser divulgados pelas mídias. Eram praticados por crianças e adolescentes de forma individual ou coletiva, com técnicas de apneia, de estrangulamento ou de compressão do peito a fim de obter um breve estado de euforia, envolvimento da cabeça em sacos plásticos, chegando ao desmaio, às vezes letal.[3] No Brasil há registro de óbito por esse desafio em 2014. Segundo Monteiro, Marôpo e Sampaio, o Brasil era o segundo país em consumo do YouTube, a maior plataforma de postagens e armazenamento de vídeos da internet, dentre os 100 canais mais populares, 48 tinham conteúdos voltados para crianças (0-12 anos), mostrando presença expressiva de crianças nessa plataforma.[4] Alguns fatores têm ajudado a aumentar a popularidade dos desafios entre os adolescentes, como estimulados pela impulsividade, a pressão dos pares e a busca por testar limites, uma ilusória percepção de onipotência, características dessa fase da vida.

Pela imaturidade, as crianças e adolescentes ainda não têm um senso crítico para avaliar os riscos dessas condutas tão violentas. Dessa forma, tem-se a importância da orientação, supervisão próxima dos pais ou adulto responsável, sobre esses desafios.[5] Há também os casos da "baleia azul", que levou adolescentes a se mutilarem ou até mesmo cometerem o suicídio em frente às câmeras, levando o pânico a muitas famílias.

EXEMPLOS DE DESAFIOS PERIGOSOS DISPONÍVEIS NA INTERNET E SUAS CONSEQUÊNCIAS

1. Desafio/jogo do desmaio: tem a proposta de reduzir a oxigenação cerebral e divulga a promessa de sensações de tontura e euforia rápida. A essas sensações, se acontecerem, segue a perda da consciência e, se a causa da asfixia continuar, leva a danos cerebrais e morte. São muitas as formas divulgadas pela internet, por meio de vídeos, como envolver a cabeça com saco plástico ou camisinhas, estrangulamento por outro, enforcamento com lenços, cordas, cintos, soco na base do tórax e outros. Praticam em grupos ou de forma isolada, ou em frente às telas, em que o desafio é quem suporta mais tempo a asfixia.

Sinais de alerta:
Olhos vermelhos
Crises de tontura e confusão mental
Marcas no pescoço pelos instrumentos utilizados
Petéquias no rosto e no pescoço
Cefaleia
Sonolência diurna
Irritabilidade

2. Desafio da camisinha: proposta de aspirar o preservativo pelo nariz e retirá-lo pela boca, com grande risco de sufocamento e morte, pelo puro desafio de suportar as sensações de náuseas e da sufocação. Nesses casos, lesões de narinas e de orofaringe podem ser encontradas, causadas pela introdução do preservativo e depois pelo desespero em retirá-lo pelo cavum.
3. Desafio do fogo: atear fogo após derramar álcool no corpo para depois buscarem formas de apagar, habitualmente feitos frente a outros ou a câmeras de vídeo. Leva a queimaduras de diversas intensidades, provocando sequelas irreversíveis e muitas vezes morte extremamente dolorosa.
4. Desafio do desodorante *spray*: na modalidade inalação, com risco de morte por asfixia ou lesão da boca e garganta por congelamento e na modalidade na qual o aerossol é aplicado o maior tempo possível na pele há risco de queimaduras. Os sinais de alerta são o consumo exagerado de desodorantes *spray*, o colecionamento das embalagens vazias, a provar para o grupo a intensidade da prática e as queimaduras de forma arredondada, em locais do corpo onde as mãos conseguem alcançar.
5. Desafio da canela e da pimenta: aspiração de canela em pó ou pimenta, que pode levar a crises de tosse intensa, prolongada, sufocação, edema de mucosas e morte. Nos casos mais leves, o depósito permanente do pó nos pulmões pode ocasionar uma pneumonite química irreversível.
6. Desafio do gelo e sal: colocam na pele, com o desafio em grupos presenciais ou *on-line*, de quem suporta mais tempo as queimaduras que vão acontecendo. O sal potencializa a baixa temperatura do gelo e diminui o tempo para as queimaduras, com possibilidade de deixar sequelas irreversíveis, especialmente quando ficam a segurar o gelo e sal nas mãos. Os sinais de alerta são as inexplicáveis e habitualmente múltiplas queimaduras, pois o tempo para cada ciclo de desafio é rápido, no formato das pedras de gelo.

7. Desafio da cola instantânea: usam a cola para grudar os lábios e fechar as narinas, levando à asfixia, ou colar coisas no corpo, nos cabelos, com risco de lesões graves de mucosa e pele, além do efeito tóxico do produto.
8. Desafio dos *selfies* perigosos: tirar *selfies* em lugares altos ou de grande risco, como em meio a estradas, alto de prédios, janelas, pontes, perto de animais ferozes, e as consequências muitas vezes são consideradas acidentais.

CONSEQUÊNCIAS

Alguns desses desafios viralizam nas redes sociais e são postados e mantidos sem nenhum filtro sobre suas consequências nas plataformas e aplicativos, mesmo que já tenham deixado sequelas definitivas ou levado à morte crianças e adolescentes.

Buscam a audiência de crianças e adolescentes, que, de meros curiosos e espectadores, passam a ser os protagonistas, a tentar um número crescente de visualizações que os tornem populares. Alguns o fazem apenas para tentar mostrar maior coragem ou força no seu grupo ou a qualquer um, quando, na verdade, mostram a pouca valorização de sua vida e de si mesmos. Outros tentam ganhar dinheiro através de muitas visualizações ou *likes* nas plataformas que, para aumentarem seus lucros, monetizam até essas atitudes de risco de morte de crianças e adolescentes.

O aumento da audiência, comentários incentivando o "desafio", o número das curtidas acabam sendo um estímulo para criação e colocação em atos novos e mais arriscadas formas de auto e heteroagressão, sequência que muitas vezes só é interrompida após alguma tragédia, se um adulto responsável não interromper esse ciclo. A construção dos vídeos de desafios é transformada pelos seus autores como um *show*, em que explicam o passo a passo para realizar o fato, habitualmente com objetos e produtos comuns de uma casa, sem levar em conta os seus riscos, danos e sofrimentos para conseguirem a aprovação pública com curtidas e compartilhamentos.

Assim, ensinam outros e criam formas de autoagressão em série, disseminadas como exemplos nas plataformas, aplicativos e mídias sociais, com a ilusória busca de fama e lucros.

No início dos anos 2000, aconteceram os primeiros registros na França e nos EUA de óbitos pelo desafio da asfixia. No Brasil, os primeiros registros de óbitos identificados como consequentes de um desafio mortal surgiram em 2014. Até os dias de hoje, continuam na internet, com acesso irrestrito. Isso demonstra que, pelo menos por 21 anos, esses desafios estiveram e permanecem nas redes da internet, deixando clara a falta de proteção que crianças e adolescentes têm de algumas plataformas e empresas que comercializam a internet.

CONCLUSÕES

Conhecer os desafios perigosos para prevenir os pais, orientar crianças e adolescentes sobre a incoerência de sua prática e da violência que está sendo ali propagada é uma importante ação do pediatra. Alertar sobre as mentes cruéis que estão por trás da criação dessas proposições de dor e sofrimento para crianças e adolescentes, poder retirar a ideia viralizada de que se trata de jogos e brincadeiras. Muitos carregam as sequelas de terem caído nessas armadilhas, muitos perderam a vida. Desafio perigoso, apesar deste nome, é um quadro de violência física e/ou psíquica. É uma violência que se caracteriza como autoagressão e/ou agressão a outras pessoas. Infelizmente, pessoas, principalmente adultos, ganham dinheiro e fama com essa prática de violência via internet. Até momento não há uma legislação que proíba ou puna seus estimuladores. Crianças e adolescentes muitas vezes não têm amadurecimento para avaliar o risco da violência sugerida e induzida, querendo mostrar coragem, e fazem isso sem acompanhamento de um adulto responsável. O pediatra deve estar atendo a crianças e adolescentes com baixa autoestima ou pouco sucesso em suas habilidades, seja esportiva e/ou escolares, famílias pouco estruturadas, com acesso fácil à internet; sem supervisão de um adulto responsável, o risco de ser vítima dessa violência é grande. Alertar os pais sobre essa opção de risco na internet.

Daí a importância de o pediatra estar sempre informado dos novos "desafios" para reconhecer seus sinais e sintomas. Da mesma forma, faz-se necessária a avaliação das razões pessoais e intrafamiliares que possam estar favorecendo ou conduzindo a criança ou o adolescente a essas formas de autoagressão e sua capacidade de agredir o outro.

REFERÊNCIAS BIBLIOGRÁFICAS

1. World Health Organization. Global consultation on violence and health. Violence: a public health priority. Geneva: WHO; 1996.
2. Miranda L. Desafios perigosos do YouTube: considerações sobre o risco transformado em espetáculo. Universidade Federal do Ceará. Ceará. 2020. Disponível em: http://www.repositorio.ufc.br/handle/riufc/53098. Acesso em: 14 jun 21.
3. Guilheri J, Andronikof A, Yazigi L. "Brincadeira do desmaio": uma nova moda mortal entre crianças e adolescentes. Características psicofisiológicas, comportamentais e epidemiologia dos "jogos de asfixia". Ciênc Saúde Colet. 2017;22(3):867-878.
4. Marôpo L, Sampaio IV, Miranda NP. Meninas no YouTube: participação, celebrização e cultura do consumo, Estudos em comunicação. 2018. Disponível em: http://ojs.labcom-ifp.ubi.pt/index.php/ec/article/view/402. Acesso em: 14 jun 21.
5. Suzuki FTI, et al. Uso dos videogames, jogos de computador e internet por uma amostra de universitários da Universidade de São Paulo. J Bras Psiquiatr. 2018;58(3).

CAPÍTULO 7.4

VIOLÊNCIA SEXUAL NO MUNDO VIRTUAL

Luci Pfeiffer
Marco Antônio Chaves Gama

AO FINAL DA LEITURA DESTE CAPÍTULO, O PEDIATRA DEVE ESTAR APTO A:

- Descrever os novos comportamentos da sexualidade infantojuvenil no mundo virtual e seus riscos.
- Identificar as apresentações das violências sexuais do mundo virtual.
- Alertar pais e filhos sobre a necessidade de regras, supervisão e prevenção dos riscos e crimes sexuais no uso da internet.
- Reconhecer os sinais de alerta, sinais e sintomas da violência sexual virtual.
- Orientar sobre as condutas a serem tomadas diante do comportamento de exposição sexual nas redes sociais, aplicativos e plataformas do meio virtual.
- Prevenir, diagnosticar e tratar a violência sexual virtual.
- Notificar esta violência aos meios de proteção à infância e à adolescência.
- Ensinar aos pais as medidas necessárias de denúncia e proteção intrafamiliar e legal.

INTRODUÇÃO

No aspecto da população de países incluídos na internet desde a década dos anos 90 ou 2000, há grande grupo de pais de crianças e adolescentes nativos do mundo digital, o que deveria ser um fator a igualar o conhecimento entre essas gerações. No entanto, desde o início da internet tem havido uma explosão de avanços da tecnologia trazida para as vidas das pessoas sem que tivessem o mínimo de informação sobre os bons e maus usos dessa ferramenta, bem como das suas vantagens e riscos. Parece que, mesmo três décadas depois, essas informações, os riscos e as possibilidades de práticas violentas disseminadas no mundo virtual ainda não foram expostos de forma clara e ética.

Os governos assistiram seu universo ser invadido por uma tecnologia sem limites, em que empresas, poucas e de todas as intenções, se instalaram, sem que houvesse um controle de sua produção e da qualidade de seus produtos, nem de suas armas de *marketing* e indução ao consumo e, ao pensamento, mesmo envolvendo crianças e adolescentes.

A Lei de Decência nas Comunicações de 1996, CDA, uma parte da Lei de Telecomunicações de 1996, foi a primeira tentativa do Congresso dos EUA de proteger as crianças na internet contra a pornografia.[1] A CDA proibiu enviar ou exibir material indecente para menores por meio do computador, definido como:

> "qualquer comentário, solicitação, sugestão, proposta, imagem ou outra comunicação que, no contexto, retrate ou descreva, em termos de manifestamente ofensivo conforme medido pelos padrões da comunidade contemporânea, atividades ou órgãos sexuais ou excretores".

No entanto, até os dias de hoje, esse contexto continua não apenas acessível a todos, como vem sendo oferecido e até mesmo imposto de forma subliminar ou direta a crianças e adolescentes.

Muitos usam a tecnologia digital de forma primitiva nos tempos atuais, senão limitada e desprotegida e, em consequência, não adquirem capacidade de ensinar a geração que os segue, especialmente sobre como obter o melhor da internet, que, a todo tempo, cria bons caminhos para a humanidade, mas também os maus.

Seria importante que se definisse inicialmente qual o saber sobre a internet e o mundo virtual seria o fundamental necessário para se poder fazer uso destes, antes de repassá-los à infância e à adolescência. Essa orientação do pediatra aos pais e responsáveis poderia reduzir os riscos e o mau uso das novas tecnologias.

Deveriam ser preocupações elementares na proposta de universalização da internet, como um direito de toda a humanidade, que seja acompanhada de leis básicas universais de proteção à pessoa, especialmente crianças e adolescentes, além do ensino em como utilizar essa tecnologia também de forma universal e protegida.

Sinais e sintomas de violência psíquica na violência sexual virtual
Ansiedade deslocada à razão de fatores desencadeantes mínimos
Crises de angústia, geralmente acompanhada de alterações físicas e de comportamento, como a exacerbação de medos, sentimento de insuficiência ou incapacidade, imposições de autolimites rigorosos
Irritabilidade, intolerância com os próximos
Alterações dos horários de sono, pelo uso da internet durante a madrugada, período em que há falta de supervisão
Atenção voltada às chamadas pela internet
Desinteresse pelo aprender e diminuição do rendimento escolar
Busca de castigos por meio de provocações ou comportamento desafiador a pessoas hierarquicamente superiores ou de maior poder ou força
Impossibilidades de bem interagir com o outro e seus pares, a provocar o fracasso nos seus relacionamentos no mundo real e afastamento
Recusa de atividades de lazer saudáveis
Impossibilidade de se afastar de seus dispositivos digitais ou deixá-los disponíveis aos pais
Isolamento, perda progressiva do desejo e prazer em estar com a família e com seus pares
Reclusão no meio virtual
Comportamentos progressivamente mais graves de autoagressão
Desejo de morte

Na evolução dos comportamentos de exposição sensual dos *nudes* ao *sexting* e depois para as violências diretas, como o *grooming*, sextorsão e estrupo virtual, isto que pode ser um excesso, ou um início de escolha não definida pela criança ou adolescente irá desencadear uma série de atitudes e atos pela erotização, muitas vezes precoce e distorcida, bem como sinais e sintomas do que se tornou uma violência.

A erotização e a atividade sexual induzida, ou mesmo determinada sob ameaça, podem ter várias consequências nestes que não têm ainda sua sexualidade desenvolvida completamente, nem a orientação sobre práticas sexuais saudáveis. Suas consequências vão se fazer notar nas alterações psíquicas mencionadas e também no processo de sexualização da criança e do adolescente. A curiosidade pelo não sabido e o encontro de algumas satisfações nos atos sexuais inicialmente sugeridos, depois exigidos, vão se misturar ao constrangimento, à invasão de seus corpos e ao horror crescente das ameaças e dependência de seus agressores do mundo virtual.

As vítimas dos crimes sexuais pelas vias da internet têm agressores sem rosto, identificação, sem contato direto, nem localização, o que dá às vítimas a certeza de que estariam a vigiá-las a todo tempo, e em muitos casos estão, através destas mesmas vias. Assim, crianças e adolescentes permanecem submetidos aos mandos de pessoas perversas e sádicas, a buscar o lucro da satisfação de seus desejos sexuais pervertidos, ou lucros financeiros, sem se importarem com os danos e sequelas que estão a deixar em suas vítimas.

Como sintomas das práticas sexuais compartilhadas ou em frente às telas, há inicialmente os sinais de alerta para pais e responsáveis de isolamento, busca de lugares e horários livres da supervisão adulta, passar tempo prolongado trancados no banheiro ou em seus quartos, especialmente em locais que possam contar com espelhos, e a desenvolver atitudes ligadas ao auto e heteroerotismo.

Sinais de alerta e sintomas ligados aos atos sexuais
Sinais de erotização e de comportamento sensual progressivos
Preocupação aumentada com a aparência, com busca de aspecto adulto e sexualizado
Solicitação aumentada de roupas íntimas, com conotação de sensualidade
Uso de maquiagens, habitualmente exageradas e marcantes, mesmo depois de estarem isolados em seus quartos ou banheiro
Posse de objetos que podem estar sendo usados nos atos sexuais exigidos pelos agressores/as
Busca de *sites, blogs* e outras formas de pesquisa sobre a prática de atos sexuais
Demonstração de curiosidade por assuntos sexuais
Masturbação frequente, que passa a ser compulsiva por vício
Infecções urinárias de repetição
Vulvovaginites
Lesões anais sem causa orgânica que as justifiquem

SELFIES, NUDES, PORNOGRAFIA

Incentivo ao risco

Entre os maus usos da internet, criaram-se modelos de relacionamentos e de exposição pessoal sem levar em conta que, tudo o que for depositado na internet, ali permanecerá, disponível e ser utilizado por um número infindável de pessoas e de objetivos.

Assim, a imagem que hoje parece ser divertida, ou que traria uma marca de diferença a buscar comentários positivos de pessoas aleatórias, ou *likes* de conhecidos e de desconhecidos, em futuro bem próximo pode se transformar num obstáculo para uma amizade, formação acadêmica, profissão, emprego ou relacionamento. Ainda ali permanecerá mesmo que postada em um tempo de adolescência e juventude, até um tempo em que os filhos destes que se tornaram adultos poderão encontrá-las e se sentirem constrangidos ou envergonhados com o que veem. São realidades que já estão a acontecer com os adultos que se colocam neste tipo de comportamento.

Da parte da adolescência, em meio ao incentivo do consumo e da observação e monitoramento permanente dos usuários pelas plataformas e aplicativos da internet através dos enquadramentos feitos pelos algoritmos e compartilhamento de dados pessoais, muitos comportamentos de autoproteção e cuidado *online* têm sido negligenciados, tanto por seus responsáveis como por parte do adolescente.

Perfis, atividades e postagens *online* dos usuários da internet formam conteúdos facilmente catalogados por algoritmos e inteligência artificial, e, cada vez mais, a distribuição do privado, do íntimo, a qualquer um, tem se tornado ato banal. O compartilhamento de fotos, vídeos e informações pessoais tem sido incentivado, senão induzido ou automaticamente feito pelos meios virtuais, independentemente da idade do internauta. Assim, o que deveria ser uma possibilidade de escolha analisada e consciente, para muitos, incluindo crianças e adolescentes pouco orientados e mal supervisionados, passou a ser uma rotina e obrigatoriedade de comportamento dentro de alguns grupos não delimitados de pessoas.

Selfies

Palavra inglesa incorporada no vocabulário internacional dos ativistas da internet, criada para representar fotos tiradas pela própria pessoa que aparece na foto, a ser compartilhada na *web*. O neologismo que ganhou a rede tem origem no termo *self-portrait,* ou autorretrato, leva uma cultura do espelho, ou do espelhamento independente, sem a necessidade de um outro para sua execução nem para o compartilhamento com pessoas escolhidas ou em diversas redes sociais.

Muitos adultos, inclusive pais, expõem as crianças e adolescentes em seus *selfies* colocados em redes sociais não exclusivas, a formatar um comportamento, sem avaliarem o que poderia ser feito com essas imagens ou com o que seus filhos produzirão com base em seus exemplos. Alguns pais são praticantes desse comportamento de exposição excessiva nas redes sociais e, sem perceber, estimulam as crianças, muito mais vulneráveis e suscetíveis a abordagens maliciosas e mal-intencionadas do mundo virtual.

Essas imagens podem trazer um paradoxo entre a imagem virtual, a realidade e a busca de uma aparência ou atitude que possa receber aprovações, mesmo que de pessoas totalmente desconhecidas e que nunca farão parte de suas vidas, trazendo à criança ou ao adolescente uma distorção de valores, objetivos e, ainda, se tornar um vício.

Compulsão e vício

Está proposta aos classificadores internacionais de doenças, a síndrome do *selfie*, quando tirar fotos de si de forma compulsiva e continuada e compartilhá-las com as redes sociais de todas as espécies passa a ser uma das principais ocupações da pessoa, inclusive superando os contatos e relacionamentos diretos com seus pares. A postagem dos *selfies* nessa forma distorcida de dependência da exposição contínua por uma pessoa pode chegar a um número superior a 200 por dia, que se segue da ansiedade, senão angústia, em esperar a repercussão do exposto, na busca compulsiva de novos *likes* e elogios.

Como no mundo virtual, o indivíduo pode criar várias identidades, sem que tenha que se submeter às regras preestabelecidas, nem aos comportamentos sociais ou etiqueta, nem mesmo que correspondam à sua realidade e conduta fora da *web*.

Assim, na infância e adolescência muitas vezes o olhar do outro tem muita importância, podendo levar à dependência psíquica de aceitação do outro, mesmo desconhecido, com variações de humor constantes do internauta, na dependência dos comentários que recebe a partir de suas postagens.

Como todo vício, essa atividade passa a tomar conta de seus dias, com prejuízo de todas as áreas de seu desenvolvimento e de relacionamento consigo mesmo, com a família e seus pares.

É preciso alertar os pais e adolescentes praticantes de *selfies* sobre os cuidados a serem tomados, e a criança não deveria ter esta possibilidade, para não divulgar seus hábitos, suas localizações, sua moradia e detalhes de sua vida e da família para qualquer pessoa, bem como dos outros que, por acaso ou escolha, também estejam nas fotos.

Grande ameaça no envio dos *selfies* é a exposição que leve a alguma implicação com pessoas mal-intencionadas e o constrangimento público não controlável.

Algumas crianças e adolescentes, dependentes das redes sociais e com distorções de seus valores pessoais e morais, podem adotar comportamentos desviantes de agressividade com o outro e de autoagressão frente ao não sucesso ou aceitação de suas *selfies* nas redes sociais. Passam a sentimentos de rejeição, ansiedade, angústia e de graves repercussões no relacionamento consigo mesmos e com os outros.

As limitações do cotidiano e os estímulos da própria internet com seus influenciadores digitais podem fazer parecer a vida virtual ilusoriamente mais interessante. No entanto, quando essas fantasias não conseguem ser sustentadas e a realidade de cada um vem à tona, as dificuldades de viver com sua própria vida e modo de ser no mundo real podem se tornar insuportáveis.

Deve chamar a atenção geral e, especialmente do pediatra, famílias que adotam o hábito de expor as crianças e adolescentes em mídias sociais abertas. A orientação de que, se têm o hábito de enviar fotos por aplicativos, bloqueiem o armazenamento de suas mídias na "nuvem" é uma prevenção básica para que essas imagens não se tornem públicas e para qualquer utilização.

Da mesma forma é de extrema importância que o pediatra oriente os pais sobre *selfies* de criança e adolescente

Quadro 1 Alguns tipos de *selfies*, segundo adolescentes

Beardie	Destaque é a barba de alguma forma diferenciada ou esdrúxula
Bedstagram	Da hora do sono, da "cara amassada", colocando-se na posição do ridículo
Belfies	Focada em parte do corpo, habitualmente nádegas, sem o rosto, utilizadas no *sexting*
Braggies	Demonstrações de ostentação; acabam por oferecer detalhes da condição de vida, de alto risco para sequestros e sextorsão
Drelfie	Enaltecimento da condição de estar alcoolizado, estar "bêbado" como piada e exposição de si mesmo ou modelo de felicidade
Foodfie	Mostras da refeição ou do ato de comer, comum no vício de *selfies*, em que postam detalhes das atividades de seus dias, como a buscar a aprovação ou admiração de seus atos a todo tempo
Nudeself	Exposições do corpo ou partes dele, habitualmente de natureza sensual ou erótica, utilizadas para o *sexting* e que podem ser utilizadas na sextorsão, redes de pornografia e estupro virtual
Petfie	Apresentações de animais de estimação, que trazem detalhes da casa ou do ambiente
Dangerous sefies	Fotos e vídeos feitos em lugares de alto risco, como parapeito do último andar de edifícios altos e famosos, na busca de desafios que superem os já postados nas mídias sociais ou aplicativos que estimulam essa prática, muitas vezes mortal

em posses sensuais ou com pouca roupa, que poderão ser recortadas por pedófilos e outros agressores sexuais e serem usadas para satisfação sexual própria ou negociadas para *sites* de pornografia infantojuvenil.

Ainda, o *nude selfie* tem sustentado novas formas de exigências de relacionamentos entre pares, em que o risco de escape dessas imagens para meios não seguros já justificaria o questionamento do que vem sendo propagado entre jovens e adultos. No entanto, outros riscos se somam a esta prática, como serão colocados na sequência.

Nudes

Consiste no envio de fotos pessoais, do corpo desnudo ou com roupas íntimas, ou de partes do corpo, em atitudes sensuais ou eróticas, habitualmente no estilo *selfie*, com conotação sexual, em relacionamentos apresentados como de intenção amorosa, mas também em grupos ou como resposta a táticas de sedução e engano.

É considerado um fenômeno surgido por volta de 2014, especialmente com o domínio do *smartphone* e o lançamento do *Snapchat*, que uniu a facilidade de produzir fotos, registrar imagens e vídeos, à possibilidade de envio rápido e teoricamente de pouca duração de exposição. A ideia de que as imagens estariam disponíveis por apenas alguns segundos passou a estimular o envio de imagens pessoais por muitos que se levassem em conta que uma vez na internet, sempre na internet, talvez não tivessem iniciado essa prática. Mas a proposta e sensação de que somente com muita atenção e rapidez esses materiais poderiam ser vistos pelo destinatário acabou por criar uma nova forma de exposição pessoal.

O *nude* tornou-se uma prática frequente entre os adolescentes, com motivações das mais variadas. As imagens são transmitidas pelas redes sociais, os adolescentes atualmente já não se preocupam tanto com o tempo em que ficará exposta. O *Snapchat* continue a ser utilizado por expor a imagem recebida por cerca de 60 segundos, porém tempo suficiente para ser feito um *print* da tela e o reenvio das imagens.

Em geral essas fotos são focadas em partes do corpo como mamas, genitália ou nádegas, não mostram o rosto, mas se a pessoa tem alguma marca, cicatriz ou tatuagem, pode ser reconhecida. Também o ambiente onde foi feita a foto ou vídeo pode identificar a origem das imagens, o que nem sempre é desejado pelo autor. Outros querem ser reconhecidos e usam o *nude* como uma ferramenta do *sexting*, sem avaliar bem suas consequências. Com frequência, seja pela falta de orientação, imaturidade e impulsividade, muitos adolescentes expõem seus corpos, como forma de suposta prova de amor, por "moda atual", comportamento do grupo no qual querem ser aceitos, narcisismo, sedução ou por pouco valor pessoal.

Apesar de estar sendo considerada por alguns como forma de manifestação da sexualidade atual, é preciso lembrar dos muitos usos e destinos de todas as espécies que as imagens pessoais podem ter, especialmente de crianças e adolescentes, havendo que se ressaltar que a internet é um espaço público e um potencial meio de disseminação viral.

Alguns dados nacionais[2]

O Unicef lançou um projeto de parceria com a SaferNet e outras organizações nacionais em 2018, para entender melhor a relação das meninas com o *nude* e o *sexting*, discutir o tema e os riscos de compartilhamento de imagens, bem como compreender o que elas sabem sobre os riscos do vazamento de imagens íntimas na rede e as alternativas para proteção de si mesmas. Um dos principais objetivos é de promover mudança de comportamento ao romper o ciclo de compartilhamento de conteúdo que vise ferir a honra e a reputação de pessoas, o que deveria ser uma meta de toda a sociedade em proteção das crianças e adolescentes.

Aproveitando a base de contatos do Projeto Caretas, foram realizadas análises específicas, voltadas a adolescentes do sexo feminino. Na pesquisa, em novembro de 2018, foi feita uma análise qualitativa dos diálogos completos de 100 meninas com uma personagem fictícia e uma análise quantitativa de um questionário aplicado a 14 mil participantes.[2]

Considerando por que enviaram o *nude*, 70% das meninas não souberam responder. Do restante de 30% desta amostra, 45% responderam que foi por vontade própria, 34% porque o parceiro(a) pediu e 13% sentiram-se pressionadas e os enviaram,[2] identificando que apenas uma pequena parcela das adolescentes enviou fotos íntimas suas por vontade própria.

Da indagação sobre como teriam se sentido após a descoberta que tinham enviado *nudes* por causa de complicações, 80% sentiram-se culpadas, 30% disseram ter se sentido tristes e sozinhas, 27% pensaram em acabar com a própria vida, 26% cogitaram fazer algum tipo de automutilação.[2] Esses dados indicam que o sofrimento existiu para todas e em mais da metade delas o desejo de autoagressão foi declarado como existente, e, em mais de um quarto, a autoagressão era por desejo de morte.

Assim estão expostas atitudes que muitas vezes os adolescentes fazem por indução do grupo e pela propaganda que existe em torno do ato para sua normalização, inclusive nas mídias sociais, a ponto de a maior parte dessas adolescentes, que participaram da pesquisa, terem enviado fotos suas de nudez sem conseguirem dar razão para seu ato. Todas que tiveram complicações com essa prática se sentiram culpadas, infelizes e com desejo de castigo e até de suicídio.

Pornografia infantil pelos meios virtuais[3,4]

Define-se pornografia infantil qualquer representação, por qualquer meio, de uma criança envolvida em atividades sexuais, reais ou simuladas, ou qualquer representação dos órgãos sexuais de uma criança para fins primordialmente sexuais, segundo o artigo 2º do Protocolo Facultativo à Convenção sobre os Direitos da Criança referente à venda de crianças, à prostituição infantil e à pornografia infantil, adotado em Nova York em 25 de maio de 2000 e ratificado pelo Brasil pelo Decreto n. 5.007, de 8 de março de 2004.[3]

A procura e utilização da pornografia infantil virtual faz parte dos comportamentos de parafilia, nos desvios da sexualidade, e representa grande parte da razão da exploração e violência sexual contra crianças na produção deste material. Como fonte de lucro incalculável, visto não se ter o número de adeptos à pornografia infantil no mundo e o comércio que existe em torno dessa violência, a busca por crianças para a exploração sexual, uma das piores formas de violência sexual, é contínua. Da mesma forma são permanentes as escolhas de fotos, imagens e vídeos postados nas mídias sociais comuns, a serem adaptadas a atitudes e posições sexuais, ou em composições de atos sexuais.

Dados da SaferNet de 15 anos de acompanhamento na sua central de denúncias demonstram que foram recebidas e processadas, no período de 2006 a 2020, 1.759.354 denúncias anônimas de pornografia infantil provenientes de 429.665 páginas distintas (URL), das quais 340.005 foram removidas. Estavam hospedadas em 59.177 domínios diferentes, conectados por 64.921 IPs diferentes, atribuídos a 101 países nos 6 continentes.[4]

A disseminação universal da pornografia infantil está claramente demonstrada nesses números, bem como o compartilhamento dessas páginas, em 10 idiomas distintos.[4] Essas que corriam livremente na internet e estariam lá até os dias de hoje, como material a alimentar a lascívia de portadores/as de transtornos sexuais que sustentam a violência sexual infantil direta, se não tivessem feito as denúncias e não fossem retiradas da internet a partir delas, por uma organização não governamental, ato este que deveria ser de resultado de controle automático obrigatório das empresas que propiciam a veiculação desses materiais.

Com a internet, o material de pornografia infantil, antes distribuído por meio de livretos, catálogos e publicações comercializadas às escondidas por estarem ligadas ao ilícito e com maior possibilidade de controle e menor potencial de divulgação, hoje é compartilhado, sem controle prévio, entre milhões.

Formaram-se redes de pedofilia do mundo virtual, com grupos estruturantes que se relacionam com as redes de pedofilia e de exploração sexual infantil do mundo real, bem como com os produtores desse material e que os compartilham especialmente de forma livre na chamada *deep* ou *dark web*. E é estranho que se tenha na *web* e seja permitido por todos uma parte da internet intencionalmente escondida, como as organizações dos crimes do mundo real, para que seus usuários não sejam identificados, usadas para vários propósitos, inclusive ilícitos, como a pornografia infantil.

Muitos dos usuários da *dark* ou *deep web* se colocam no anonimato, pelo uso de máscaras digitais chamadas de avatares, o que dificulta a ação da polícia em romper com as redes de pedofilia.

São formações ou grupos muito favorecidos pelos meios da internet aberta, com existência reconhecida por muitos, inclusive da segurança e justiça, mas nem sempre por pais e responsáveis, mantidas como fonte de muitas violências contra crianças e adolescentes.

Ao pediatra, cabe o diagnóstico e a denúncia de violência sexual direta e a do mundo virtual, bem como a praticada nos casos de exploração sexual de crianças. Da mesma forma, medidas simples de orientação e alerta aos pais se fazem fundamentais para a prevenção desses crimes, como para que não coloquem fotos e imagens dos filhos na internet aberta, ou a depositem na "nuvem", nem as enviem nos grandes grupos das mídias sociais. Depois de colocadas na internet, ninguém poderá assegurar um bom destino a essas imagens.

Conclusões

O compartilhamento de imagens íntimas é um tema a ser incluído na consulta do pediatra com os adolescentes e seus responsáveis, a questionar que razões se teriam para uma exposição pessoal intensa que não agrega nenhum valor a quem o pratica, colocando-se eles em situação de extremo risco e de escravidão a este histórico e com as pessoas que receberam os *nudes*.

A abordagem pelo pediatra sobre a existência deste novo comportamento apresentado como manifestação atual da sexualidade adolescente e suas implicações em sua vida atual e futura vai trazer para o seu paciente a chance de reavaliar estes conceitos e fazer suas escolhas conscientes, para o uso seguro da internet.

Do cuidado com as crianças, o alerta aos responsáveis sobre este risco crescente e da necessidade de que devem estar sempre totalmente protegidas dos riscos do mundo virtual, com o ensino do uso, supervisão e limitação do acesso à internet.

Orientar os pais na sua responsabilidade de educar e acompanhar os filhos no seu desenvolvimento físico, psíquico e sexual e, no caso de acontecer um envio de *nudes* gerando outros problemas, para saberem como proteger seus filhos. É preciso ressaltar que o maior culpado do problema é aquele que divulgou as imagens íntimas do adolescente, que se deixou levar pela impulsividade, necessidade de pertencimento a seus grupos de pares e à pouca responsabilidade, própria de sua faixa etária, não a vítima. A falta de apoio dos pais neste momento pode ter consequências graves para o adolescente que estará sem condições de elaborar suas decepções e perdas, além de superar a angústia das consequências de seus atos. Todos na família devem rever suas formas de relacionamento e avaliar falhas ou faltas de cuidados, orientações, apoio, presença e supervisão.

REFERÊNCIAS BIBLIOGRÁFICAS

1. USA. S.314 - Communications Decency Act of 1995. 104th Congress (1995-1996). Disponível em: https://www.congress.gov/bill/104th-congress/senate-bill/314/ Acesso em: 20/05/21.
2. Unicef. Adolescentes e o risco de vazamento de imagens íntimas na internet. Projeto Caretas. 11/2018. Disponível em: https://www.unicef.org/brazil/relatorios/adolescentes-e-o-risco-de-vazamento-de-imagens-intimas-na-internet Acesso em: 20/05/21.
3. Brasil. Decreto n. 5.007. Promulgação do Protocolo Facultativo à Convenção sobre os Direitos da Criança referente à venda de crianças, à prostituição infantil e à pornografia infantil. Brasília, DF. 2004. Disponível em: http://www.planalto.gov.br/ccivil_03/_ato2004-2006/2004/decreto/d5007.htm Acesso em: 20/05/21.
4. SaferNet. Indicadores da Central de Dados de Denúncias de Crimes Cibernéticos. Brasil. 2006-2020. Disponível em: https://new.safernet.org.br/sites/default/files/content_files/cartilha-infancia-e-internet-v4.pdf Acesso em: 22/05/21.

GROOMING

Definição

Grooming é o assédio sexual praticado pela internet, baseado em estratégia de identificação do alvo, pesquisa de suas rotinas e preferências, acercamento, criação de laços de identificação para chegar na sedução.

Groomers são pessoas que praticam o assédio sexual pelas vias da internet, inclusive contra crianças e adolescentes, baseado em pesquisa dos dados pessoais de suas vítimas, bem como de suas atividades e preferências. Os dados são pesquisados em plataformas, aplicativos, mídias sociais que compartilham informações dos usuários e por aqueles depositados na "nuvem", bem como pelos interesses demonstrados na internet; o conhecimento obtido servirá para a construção de uma estratégia de aproximação dirigida, com intuito de buscar benefícios de todas as formas, especialmente sexuais. Dependendo do uso feito das redes sociais pelas crianças e adolescentes, ou seus responsáveis, os *groomers* conseguem fotos e detalhes do perfil da vítima escolhida, bem como informações ou indícios de dificuldades de relacionamentos, problemas familiares, falta de supervisão e orientação, que demonstram a fragilidade psíquica de seu alvo e a maior facilidade de acercamento.

Com base no histórico, pelo uso de elogios e lisonja e a criação de traços de identificação, os/as agressores/as fazem com que as vítimas aceitem a aproximação e até a busquem, como forma de compensar as faltas que sofrem.

Em geral, os *groomers* se fazem passar por pessoa com a idade próxima à da vítima, com a utilização de perfil falso nas redes sociais, que se assemelhe ao apresentado como tendências ou preferências das vítimas, já colocadas na internet pelo seu histórico na rede. Ainda, escolhem aqueles que demonstram menor conhecimento da existência dessas formas de acercamento e que permanecem tempo prolongado nas telas, ou em horários inadequados, como nas madrugadas, indicando a ausência de um adulto a controlar o uso da internet.

Solicitam sigilo desta "amizade" para as crianças e adolescentes, como um segredo divertido ou de algo que poderá não ser aceito pelos pais ou responsáveis, num convite de contravenção das regras familiares, quando existentes. Assim conseguem acumular informações de todas as espécies de suas vítimas e, inclusive, dos pais e familiares.

Grooming e seus efeitos na infância e adolescência[1]

A possibilidade de ocorrência do *grooming* é para qualquer criança ou adolescente que tenha acesso, não suficientemente assistido pelo adulto responsável, às telas do mundo virtual. Basta que a vítima navegue pela internet e tenha uma *webcam* no equipamento que estiver usando para se comunicar com estranhos entre os 4,6 bilhões de internautas nos tempos atuais. A Unesco afirma que as crianças e adolescentes já representam um terço de todos os usuários da internet e prevê que até 2022 mais de um bilhão e duzentos milhões de usuários serão somados a esse número.[1]

Depois de estabelecido o contato entre vítima e agressores, o *fisching*, estes passam a solicitar os dados pessoais da família e imagens sexualizadas para incitar ou tornar normal esses comportamentos. Quando descobrem um elemento ou os meios para fazer chantagem, passam a buscar benefícios sexuais. Com frequência a vítima não consegue contar para os pais ou adulto responsável para pedir ajuda, podendo sofrer durante muito tempo essa violência sexual.

Por detrás dos *groomers* existem pessoas portadoras de parafilias, em que muitas vezes a atividade que envolve a sexualidade de suas vítimas basta, ou são os exploradores do material obtido para o comércio da pornografia, inclusive a infantojuvenil. Quando dirigidos com preferência pela infância, têm-se os pedófilos, homens e mulheres.

A vítima em geral demora para perceber que está sendo enganada de várias formas e que aquele com quem pensa estar a receber uma atenção que talvez falte em sua família, em realidade, não existe. Como parte desse contexto facilitador da aproximação dos agressores e assédio, muitas crianças e adolescentes encontram grande dificuldade em pedir ajuda e proteção aos pais ou adultos responsáveis, o que as tornam progressivamente mais vulneráveis para seus agressores.

Progressão do *grooming*

Alguns *groomers* seguem etapas para conseguir seu objetivo, como:

1. Escolha de crianças e adolescentes vulneráveis.
2. Busca de informações e material na internet para aproximação de suas vítimas.
3. Criação de um personagem que cause interesse para a vítima.
4. Aproximação e criação de vínculos com a vítima.
5. Instituição de um relacionamento.
6. Imposição de sigilo e exclusividade.
7. Solicitação dos dados pessoais e de material ligado à sexualidade, habitualmente para prazer pessoal, como trocar ou tirar a roupa, expor partes protegidas do corpo, como mamas, nádegas, genitais, prática de atos e atitudes sexuais, como toque, masturbação, penetração digital ou com objetos, atividades sexuais extremas, humilhantes, entre outras, ou vão negociar o obtido da vítima como forma de exploração sexual.

SEXTING E SEXTORÇÃO

Sexting[1,2]

Trazido pela junção da palavra *sex* (sexo) com *texting* (mensagem de texto), tem origem inglesa e surgiu quando a internet tinha menor alcance, antes do 3G, e as pessoas enviavam para as outras mensagens de texto por SMS (*short message service*) de caráter sexual erótico, que se transformou em MMS (*multimedia message service*) com o mesmo teor.

Sexting é o nome dado aos atos de envio e compartilhamento de textos, fotografias ou vídeos de conteúdo sensual ou erótico, que são enviados através da internet por meio de plataformas, aplicativos, redes sociais ou e-mail, para pessoa do relacionamento próximo, grupos ou de forma aleatória.

A forma inicial de *sexting*, que ainda permanece, é o compartilhamento de mensagens de texto eróticas, com convites e insinuações sexuais, considerada por alguns como nova forma de expressão da sexualidade humana, sem ser enquadrado em crime ou em qualquer forma depreciativa do ato em si.

No entanto, tem sido considerado por especialistas na área da infância e adolescência como um comportamento arriscado e comum entre jovens com menos de 18 anos, que contribuem com 25% dos recebimentos desse tipo de material íntimo, de acordo com pesquisa do Pediatrics, 2019.[1]

A possibilidade de ter os textos ou imagens sensuais ou eróticas pessoais compartilhadas sem permissão está associada a sérios riscos à saúde física e mental. Estudo de Pampati et al., publicado no Jama Pediatrics de 2020, chama a atenção de que a prevalência para o que definiram como "*Sexting* não consensual" é importante. Conclui que ter uma foto sexual compartilhada sem permissão foi associado a todas as experiências de violência interpessoal, incluindo a violência sexual sem contato físico, bem como a sentimentos persistentes de tristeza ou desesperança e suicídio.[2]

O desenvolvimento da sexualidade humana e o impacto das novas tecnologias

Existe uma importante evolução e amadurecimento do desenvolvimento psíquico do ser humano e de sua sexualidade, que acontece desde antes do nascimento até a maturidade adulta, que tem seu tempo para acontecer. Essa evolução fisiológica necessita de amparo, orientação sem preconceitos, atenção e cuidados, a serem oferecidos pelos pais e responsáveis, preferencialmente que tenham sua sexualidade madura atingida e bem resolvida. A escola também poderia ter importante papel no ensino e orientação dessas etapas do desenvolvimento, desde que a partir de conceitos laicos e privados de tendências ou posicionamentos individuais.

A sexualidade está presente em todo o desenvolvimento do indivíduo, com características diferentes em cada etapa da vida, numa evolução que faz com que suas manifestações na infância e adolescência sejam muito diferentes daquelas da idade adulta.[3] É preciso ter consciência da importância de haver diálogo sobre sexualidade entre pais e filhos desde a infância, sem repressão, com esclarecimento e orientação adequados, a favorecer o desenvolvimento natural e a valorização de cada um, não podendo ser o sexo considerado uma moeda de troca para a atenção ou amor de um outro.

Poder o pediatra explicar aos pais e, quando possível, às crianças e aos adolescentes que sexualidade e sexo têm significados diversos, é extremamente importante para que possam perceber as diferenças sobre o desenvolvimento fisiológico normal esperado e os direitos sexuais do ser humano, sem confundir o que está acontecendo com seus corpos e mentes.

É possível definir sexo como uma das expressões da sexualidade já amadurecida, que envolve a escolha de um(a) parceiro(a) a acontecer com o desenvolvimento da puberdade, acompanhado de maturidade psicológica suficiente para sustentar um relacionamento saudável entre um par e de respeito mútuo, que poderá incluir a prática sexual.

Prevalência[3-5]

Além dos estudos sobre prevalência no Brasil já apontados no texto sobre *nude* e *selfies*, pesquisa desenvolvida com 647 adolescentes espanhóis de escolas secundárias em Valência, demostrou que 61% dos adolescentes tinham participado de pelo menos um caso de *sexting*. Destes, 24% relatam ter enviado, 58% receberam e 18% encaminharam um *sexting*.[3] Esse estudo mostra que bem mais que a metade dos adolescentes da pesquisa já haviam enviado ou recebido alguma foto ou vídeo íntimo de outro adolescente.

Outra pesquisa sobre *sexting* com 3.223 adolescentes espanhóis de idade de 12 a 17 anos, sendo 49,9% feminino, com idade média de 14,06 anos, não demonstrou diferença de incidência deste comportamento entre os sexos. A prevalência geral de *sexting* foi de 13,5%, sendo de 3,4% aos 12 anos e de 36,1% aos 17 anos, mostrando um aumento com a idade cronológica, que supera um terço dos adolescentes da pesquisa praticando o *sexting* a partir dos 17 anos de idade.[4]

De uma metanálise em grande escala que resumiu estatisticamente 39 estudos publicados antes de 2017 com 110.380 indivíduos de estudos de vários países (22 nos Estados Unidos, 12 na Europa, 2 na Austrália, 1 no Canadá, 1 na África do Sul e 1 na Coreia do Sul) tem-se que os dispositivos móveis foram a tecnologia mais comum envolvida. Da prevalência foi encontrado: envio de um *sext* (14,8%), receber um *sext* (27,4%), encaminhar um *sext* sem consentimento (12,0%) e ter um *sext* encaminhado sem consentimento (8,4%). A maioria dos estudos dessa metanálise examinou *sexting* pelo compartilhamento de imagens (28% de todos os estudos) ou imagens e/ou vídeos (36%), enquanto outros examinaram *sexting* por meio do compartilhamento de imagens, vídeos e/ou mensagens de texto explícitas (36%).[5]

Limites entre *sexting* e pornografia

Para muitas crianças e alguns adolescentes, a descoberta da sexualidade e a prática sexual têm acontecido, precoce e distorcidamente, nas redes sociais, nas respostas encontradas nos buscadores e conversas feitas com pessoas que encontram no mundo virtual.

Dessa forma, que indica a falta de orientação sobre a sexualidade e as práticas sexuais por pais, responsáveis e professores, a internet passou a ser um meio de consulta aleatória e sem critérios confiáveis de direcionamento saudável para o desenvolvimento psicossexual da criança ou adolescente. Ao contrário, essa busca pode ser captada e se tornar um identificador de um novo alvo para os/as agressores/as do mundo virtual, além do efeito direto de indução a todos os tipos de comportamentos sexuais e da definição de escolhas da sexualidade.

Preocupa sobremaneira crianças e adolescentes desassistidos na internet e que acabam por ser envolvidos em práticas sexuais encobertas pelo anunciado e propagado como novas expressões normais da sexualidade humana.

Mas, além da exposição pessoal do corpo, até onde estaria o limite cada vez mais amplo e mais estimulado entre o compartilhar uma imagem sensual ou erótica e a criança e o adolescente estarem sendo colocados a serviço da pornografia? Até que ponto o estímulo geral disseminado pela internet e pelos próprios adolescentes sobre o "direito" de uma suposta nova forma de relacionamento entre pessoas está a serviço de uma maior liberdade individual ou a serviço da satisfação da lascívia de outro?

Da corte americana vem a preocupação de como estipular esta diferença e como chegar a um consenso sobre a definição do que seriam condutas sexuais explícitas, a serem classificadas então como de pornografia, quando a criação e distribuição desse material é crime, preocupação esta datada de 1986.[6]

Consequências

A busca de crianças e adolescentes em orientações sobre sua sexualidade e práticas sexuais indica o quão pouco de informações recebem de seus pais e responsáveis. Da mesma forma, parece que a escola não tem conseguido incluir de forma natural e responsável o ensino sobre o desenvolvimento físico, psíquico e sexual para crianças e adolescentes.

Partindo desse saber, como poderia se considerar saudável incluir nas suas práticas e explorações de sua sexualidade uma nova forma de exposição de seus corpos e de suas partes ditas como íntimas, se ainda não deram conta dos princípios de seu desenvolvimento sexual normal esperado e dos conflitos que estão a lhes causar?

Somente aquele que dominar um saber mínimo sobre as relações saudáveis entre pares e em grupo, que incluem as ligadas à sexualidade, bem como de seus direitos de escolha e de proteção poderia ser considerado com capacidade de discernir sobre o que lhe é agradável e que lhe faz se sentir mal, embora este saber não garanta a resistência a todos os meios de aliciamento e acercamento dos/as agressores/as do lado perverso do mundo virtual.

Em metanálise de 23 estudos envolvendo 41.723 participantes sobre as consequências do *sexting* na saúde mental de jovens, com média de idade de 14,9 (11,9-16,8) anos, sendo 52,1% dos adolescentes do sexo feminino, foram encontradas associações significativas entre *sexting* e comportamentos de risco. Entre eles, a atividade sexual (16 estudos; OR, 3,66; IC de 95%, 2,71-4,92), a escolha de múltiplos parceiros sexuais (5 estudos; OR, 5,37; IC de 95%, 2,72-12,67), falta de uso de anticoncepcionais (6 estudos; OR, 2,16; IC de 95%, 1,08-4,32), comportamento delinquente (3 estudos; OR, 2,50; IC de 95%, 1,29-4,86), sintomas de ansiedade/depressão (7 estudos; OR, 1,79; IC de 95%, 1,41-2,28), uso de álcool (8 estudos; OR, 3,78; IC de

95%, 3,11-4,59), uso de drogas psicoativas (5 estudos; OR, 3,48; IC de 95%, 2,24-5,40) e uso de cigarros (4 estudos; OR, 2,66; IC de 95%, 1,88-3,76).[7]

Esta metanálise apontou que o *sexting* entre os adolescentes está significativamente associado à atividade sexual, múltiplos parceiros sexuais, falta de uso de anticoncepcionais, comportamento delinquente, problemas de internalização e uso de substâncias, tanto mais intensos quanto menor a idade.[7]

Conclusões

A introdução das novas tecnologias na vida da maioria das famílias, com todos os seus avanços para a humanidade, trouxe também os riscos com novas formas de rede de violência para a infância e adolescência, das quais não se tem ainda a dimensão e o poder de dano.

Diante dessa realidade, o pediatra passa a ter mais um papel fundamental na orientação e proteção da criança e do adolescente, desde a gravidez e o nascimento, incluindo em suas recomendações e conversas com os pais ou responsáveis, juntamente com crianças e adolescentes, as informações sobre o bom uso e os riscos da internet. Poder falar sobre a necessidade de respeitar a idade adequada para a introdução das telas do mundo virtual na vida das crianças, segundo as normas da Sociedade Brasileira de Pediatria, do tempo e horário de uso, bem como orientar sobre os perigos do mundo virtual é a melhor forma de prevenção.

Em referência ao *sexting*, é preciso se adiantar à possibilidade da banalização pelos pais e filhos dessa prática, que tem se disseminado em todo o mundo. Vários fatores podem colaborar com esta minimização dos riscos de postar na internet, seja por qualquer dos seus meios, imagens de exposição do corpo sensualizadas voltadas à erotização. O acesso à internet sem supervisão e o uso precoce dos *smartphones*, que favorecem a execução das imagens de fotos ou vídeos sem participação de um outro, e o envio de imagens e textos em qualquer hora e lugar fez a expansão de todas as formas de compartilhamentos e também de violências.

A falta de orientação dos pais e das escolas sobre o desenvolvimento da sexualidade da criança e do adolescente faz com que busquem essas orientações com seus pares e na internet, onde os conteúdos têm grande chance de serem deturpados.

O pediatra pode chamar a atenção para essa realidade e orientar aos pais sobre a necessidade de diálogo, porque as evoluções hormonais vão acontecer e, com elas, a busca de compreensão para as mudanças do corpo e das novas sensações na esfera sexual serão inevitáveis.

O alerta de que a exposição dos *selfies*, *nudes* e *sexting* vai ficar para sempre na internet, e que isso poderá prejudicar desde a vida escolar, as amizades, as reações familiares e profissionais em qualquer tempo são de extrema importância.

A ponderação com pais e filhos de que essas imagens e textos poderão ser encontradas por outros numa época em que, quem enviou o *nude* ou o *sexting*, talvez tenha esquecido ou minimizado seus atos, trazendo uma realidade não antes imaginada, mas que ainda poderá causar efeitos deletérios em sua vida, de dimensões não mais controláveis.

Ainda, é preciso ressaltar que o material compartilhado pode ser a ferramenta principal para perversos e pedófilos cometerem os crimes de sextorsão, *cyberbullying* e estupro virtual, nas mãos dos quais as vitímas terão grandes chances de vir a sofrer durante anos, com danos materiais e psíquicos imensuráveis, a ponto de os levar ao desejo de morte.

É preciso lembrar que a infância e adolescência são períodos de formação e transição, que não podem ser conduzidos por escolhas precoces, aceleradas ou não bem avaliadas, por falta de orientação e atenção dos adultos responsáveis. Ou, ainda, por decisões baseadas num comportamento induzido ou normalizado de exposições pessoais difundidas como tal, pelos meios da internet, que ultrapassam as margens do privado, do íntimo, a poder levar como marcas negativas para a etapa seguinte da vida, que é a idade adulta.

Não será a prática de atividades sexuais programadas e disseminadas pelas mídias sociais e outros meios da internet como dentro de uma nova normalidade que irá transpor o tempo necessário da evolução neuropsicomotora e sexual da criança e do adolescente. Esse tempo precisa ser respeitado e protegido.

Nisso que está sendo difundido como um avanço dos meios de expressão da sexualidade das pessoas, tem-se crianças e adolescente a oferecerem seus corpos como o preço a pagar para a inclusão em grupo ou conceito a ser estabelecido como normal, como de evolução e direito.

A sexuação humana, que é o desenvolvimento da sexualidade de cada criança, tem suas etapas e seu tempo, a serem orientados e garantidos pelos pais, como também pelo pediatra. Para atos e atuações sexuais frente a um outro ou vários, é preciso saber sobre o que estão a fazer e ter a capacidade de discernimento sobre o que é saudável e o que é violência, para não se tornarem vítimas de escolhas induzidas e, especialmente, destes outros.

De toda esta rápida disseminação do *sexting*, há que se perguntar – a quem mais interessa e de quem está sendo o maior lucro ou vantagem na multiplicação de imagens de crianças e adolescentes desnudos, de suas partes genitais e em atitudes eróticas? E por que tantas crianças e adolescentes se veem na obrigação desta prática, sem nem saberem ao certo o que será feito com as imagens do que é o mais íntimo seu, segundo nossa cultura e costumes há séculos, e sem avaliarem o risco do mau uso e disseminação deste conteúdo?

Oferecer aos pais das crianças e adolescentes que compartilharam imagens íntimas a orientação da necessidade do acolhimento, que nem sempre acontece, favorecerá que a culpa seja discutida e minimizada, e asssim, também controlará as formas de autoagressão bastante frequentes quando da decepção de um compartilhamento não consentido ou da pornografia de vingança e da vergonha pela exposição.

Este sim é mais um momento para esclarecer os riscos dessa prática e levar os pais e responsáveis a pensar sobre que outras situações suas podem ter favorecido as atitudes de fragilidade da criança e do adolescente, bem como a orientação sobre o monitoramento e supervisão de seu filho ou filha, além da indicação dos passos de denúncia e proteção que se fazem necessários.

Sextorsão

Consiste na chantagem feita por meio da ameaça de divulgação de imagens explícitas, íntimas ou embaraçosas de natureza sexual de uma pessoa, sem o seu consentimento, ou por fraude, praticada através dos meios virtuais, para a extorsão financeira.

A origem do termo provém da língua inglesa, *sextortion* e indica um neologismo ao propor a junção entre as palavras *sex* e *corruption*, apontando para uma relação de poder a fim de obter vantagens voltadas à área sexual da vítima. Não se trata de uma nova modalidade de crime, mas sim de novo meio de praticar uma violência e um delito, que é o crime de extorsão através dos meios da internet.

Muitas vezes a chantagem inicial é dirigida à obtenção de maior número de imagens de exposição sexual da vítima, ou, na fraude, quando por meio de uma falsa afirmação de terem a posse de conteúdos íntimos das vítimas, feita ao acaso para muitos, acabam por conseguir as primeiras, com exigências progressivamente mais constrangedoras, até de atos sexuais em todas as formas de desvios, para arrecadar material consistente para as ameaças e coerção financeira continuada.

O agressor/a ou perpetrador/a após obter conteúdo privado, entre os quais imagens ou vídeos com conteúdo sexual, utiliza-o para fazer chantagens e obter maiores lucros financeiros, mesclados ao sadismo da prática das ameaças e exposições.

Sinais de alerta na infância e na adolescência[8]

Dessa forma de violência sexual inicialmente de exposição entre vítima e violador, passam à exploração sexual, à qual a vítima se submete com a ilusão de estar assim a evitar a sua exposição na internet.[8] Quanto menor a idade da criança e do adolescente e a atenção e proteção dos pais, mais rapidamente se tornam vítimas dos chantageadores.

Ainda, no horror de pensarem na descoberta de seus atos pelos pais, família e colegas, se não perceberem o crescente envolvimento na armadilha da extorsão e com o apoio de um responsável, vão cedendo às exigências, entrando num ciclo crescente de exposição e ameaças. Passam a ter uma série de sinais e sintomas físicos e psíquicos como manifestações de angústias, como apontados nos capítulos anteriores sobre violência psíquica e sexual do mundo real.

Em alguns casos, os agressores/as passam a comercializar essas imagens nas redes de pornografia e pedofilia, para aumentar seus lucros.

Muitos dos agressores usam de um ou mais perfis falsos para se aproximarem das vítimas, especialmente das crianças e dos adolescentes, chamados de *catfish*.

Do *sexting* à sextorção

Existem muitas formas de os chantagistas conseguirem material para a sextorsão, até mesmo de maneira consentida inicialmente, por mensagens e trocas de nudes ou de imagens erotizadas no *sexting*, ou, de forma não consentida, em buscas feitas através da inteligência artificial ou por *hackers* e até mesmo por composições de imagens tiradas das mídias sociais. Em alguns casos, para conseguir este material, os agressores iniciam uma sedução nas redes sociais com perfis falsos, para enganar as vítimas usando técnicas de exploração emocional, como no *grooming*.

Prevalência[8-11]

A exposição de imagens íntimas sem consentimento lidera o *ranking* das principais violações contra direitos digitais, de acordo com a SaferNet Brasil, organização não governamental que atua na orientação e denúncia dos cibercrimes. Segundo o levantamento desta organização, as mulheres são as que mais tiveram fotos expostas sem consentimento na rede, representando 55% das vítimas. Em outros tipos de infração, o público feminino também é o que mais busca a organização para pedir ajuda, como nos casos que envolvem encontros virtuais (86%), *cyberstalking* (85%), aliciamento sexual infantil *online* (80%), divulgação de conteúdo de ódio ou violência (69,7%) e *cyberbullying* (61,5%).[8]

Segundo estudos nos EUA, 2018, Induja e Patchin, sobre a prevalência de comportamentos de sextorsão entre uma amostra de 5.568 estudantes do ensino médio daquele país, aproximadamente 5% dos estudantes relataram que eles tinham sido vítimas de sextorsão, enquanto 3% admitiram terem ameaçado outros que haviam compartilhado confidencialmente imagens com eles, restando um grupo para a pesquisa de 276 adolescentes.[9]

Entre os casos que envolvem apenas vítimas menores de idade, a manipulação de mídia social ou deturpação, também conhecido como *catfishing*, 91% estiveram envolvidas na maioria dos incidentes, enquanto a invasão de computadores ou outros dispositivos dos alvos ocorreu em 9%.[2]

Segundo relatos de vítimas, as principais razões pelas quais passaram as imagens sexuais para seus agressores foram:[9]

1. Acreditavam estar em um relacionamento amoroso.
2. Foram enganadas.
3. Sentiram-se ameaçadas, pressionadas.
4. Entenderam que se tratava de proposta de trabalho e esperavam ser remuneradas pelas imagens enviadas, pensando que seriam usadas para concursos de modelos ou para publicidade.

Em uma minoria de casos, as imagens foram obtidas pelos agressores sem o conhecimento ou consentimento das vítimas, por exemplo, hackeando um computador, gravando imagens de *webcam* ou tirando-as de um telefone celular sem permissão.[9]

Algumas das ameaças feitas neste grupo poderiam ser caracterizadas com mais precisão como pornografia de vingança.

Muitos adolescentes mantêm a extorsão em segredo, tanto pela culpa de terem se expostos nas redes sociais, bem como pelo distanciamento dos adultos que deveriam ser suas referências. Temem pela falta de confiança nos adultos e na reação destes, seja de vergonha ou de retaliação.

Numa pesquisa feita com 1.631 jovens nos EUA pela Thorn em parceria com Hampshire Crimes Against Children Research Center, 1 a casa 3 vítimas de sextorção não procura ajuda por vergonha e 45% dos agressores concretizaram suas ameaças.[10]

Pesquisadores de ameaças da Avast bloquearam globalmente, em janeiro de 2021, mais de 500 mil ataques de golpistas que aproveitaram o crescimento do uso de aplicativos de videoconferência e o medo das pessoas de ter momentos íntimos expostos. No Brasil, a companhia bloqueou 16.444 ataques de extorsão visando brasileiros entre 12 de janeiro a 12 de fevereiro de 2021.[11]

Consequências

Os efeitos traumáticos nas vítimas crianças e adolescentes que são ameaçadas de exposição de conteúdos sexuais no mundo virtual podem ser muito graves e chegar até ao suicídio, quando não conseguem escapar de seus violadores, nem da progressão das ameaças. Vítimas mais jovens às vezes ficam paralisadas pelas potenciais repercussões sociais da sextorsão e de sua fragilidade frente ao agressor e ao poder de disseminação fora de controle na internet.

Muitas das vítimas de sextorsão praticaram o *sexting* anteriormente às ameaças, tirando fotos e fazendo vídeos pessoais para enviarem a pessoas que tinham como colegas ou mesmo namorados, havendo assim dupla violência, a da sedução e fraude e a da extorsão.

Mesmo que não aconteça o contato físico com os agressores, ou com outros do mundo real que estes determinaram, o trauma e a escravidão às ameaças de maior exposição sexual deixarão suas marcas ao psiquismo e à sexualidade da criança ou do adolescente. Se não contarem com um adulto em que confiem, para pedir ajuda, o processo de extorsão poderá durar anos e a saída dessa situação pelo suicídio pode ser uma opção escolhida pela vítima.

Formas de abordagem dos agressores

O *sexting* pode ser uma forma inicial de aproximação dos agressores, que simulam um relacionamento afetivo para conseguirem as primeiras imagens para a extorsão.

Outros podem conseguir imagens íntimas através da invasão de contas e dispositivos, bem como de conteúdo de mídias sociais, ou até mesmo por uso de parte de imagens pessoais postadas em aplicativos e mídias colocadas em outras de contexto sexualizado, erótico ou pornográfico.

Ainda, a abordagem de vítimas escolhidas por estarem desprotegidas em ambientes públicos, ou em ambientes públicos virtuais, com supostas ofertas de emprego em agências de modelos, com pedido de fotos e vídeos íntimos, tem convencido muitas crianças e adolescentes a entrarem nessas armadilhas.

As ameaças são de várias espécies, desde a divulgação online dirigida a pessoas do relacionamento próximo da criança ou adolescente, como pais, colegas de escola, professores, até em ambiente aberto da internet.

O medo de que as ameaças sejam colocadas em prática por estes que são invisíveis e ao mesmo tempo possuidores do mais íntimo seu acaba por tomar conta dos dias e noites das vítimas, que vão cedendo às exigências até níveis inimagináveis.

Responsabilidade legal[12]

A Lei n. 11.829 de 2008 altera os artigos 240 e 241 do Estatuto da Criança e do Adolescente quanto ao produzir, reproduzir, dirigir, fotografar, filmar ou registrar, cena de sexo explícito ou pornográfica, envolvendo criança ou adolescente. No detalhamento do artigo 241, está especificado como crime, considerado grave, a disseminação de fotos, vídeos ou imagens de crianças e adolescentes em situação de sexo explícito ou pornográfica, redação dada pela Lei n. 11.829, de 2008, bem como comercializar este material, como:[12]

> Art. 240. Produzir, reproduzir, dirigir, fotografar, filmar ou registrar, por qualquer meio, cena de sexo explícito ou pornográfica, envolvendo criança ou adolescente:
>
> Art. 241. Vender ou expor à venda fotografia, vídeo ou outro registro que contenha cena de sexo explícito ou pornográfica envolvendo criança ou adolescente: (Redação dada pela Lei n. 11.829, de 2008).
>
> Art. 241-A. Oferecer, trocar, disponibilizar, transmitir, distribuir, publicar ou divulgar por qualquer meio, inclusive por meio de sistema de informática ou telemático, fotografia, vídeo ou outro registro que contenha cena de sexo explícito ou pornográfica envolvendo criança ou adolescente: (Incluído pela Lei n. 11.829, de 2008).

Destes artigos tem-se a responsabilização dos que asseguram ou fornecem os meios para armazenamento deste material e o acesso por rede de computadores, bem como o responsável legal pela prestação do serviço que deixar de desabilitar o acesso ao conteúdo ilícito, se oficialmente notificado. Estariam incluídos no crime todas as empresas de exploração dos meios da internet, as responsáveis pelas mídias sociais, bem como os veiculadores e plataformas virtuais, responsabilização essa pouco apresentada e discutida ou levada a sério.[12]

> § 1º Nas mesmas penas incorre quem:
>
> I – assegura os meios ou serviços para o armazenamento das fotografias, cenas ou imagens de que trata o caput deste artigo;

II – assegura, por qualquer meio, o acesso por rede de computadores às fotografias, cenas ou imagens de que trata o caput deste artigo.

§ 2 º As condutas tipificadas nos incisos I e II do § 1 º deste artigo são puníveis quando o responsável legal pela prestação do serviço, oficialmente notificado, deixa de desabilitar o acesso ao conteúdo ilícito de que trata o caput deste artigo.

Conclusão

Todo uso da internet na infância e adolescência sem regras claras de tempo, horário e segurança, orientação sobre o uso e os conteúdos a serem visitados e compartilhados, e, especialmente sem supervisão, pode levar a vários tipos de riscos e a diversas formas de violência, deixando danos para as vítimas mesmo em se tratando de uma simples *selfie*.

O controle dos genitores desde a idade de acesso, a orientação e a supervisão sempre serão os melhores caminhos para o bom uso da internet e as melhores ações de prevenção de possíveis danos à infância e à adolescência.

Evitar o acesso à internet e o uso desassistido de *smartphones* antes dos 13 anos não apenas possibilitará formas saudáveis e concretas de relacionamento e brincadeiras entre pares, como também o desenvolver de outras habilidades, outras formas de diversão e a formação de repertórios diversificados no seu desenvolvimento.

Os riscos desse uso inadequado podem trazer consequências graves.

Os criminosos virtuais contra crianças e adolescentes contam com a alta frequência da impunidade, não em decorrência do anonimato, visto ser possível identificar qualquer dispositivo ligado à internet, mas pela falta de aparato de segurança e justiça para investigar e julgar estes crimes. Assim, resta a falsa sensação de um anonimato que o ambiente virtual proporcionaria em nosso país.

A troca de imagens íntimas e os *nudes* podem deixar sempre o que se expõem nas mãos daquele que as recebe, como uma ameaça permanente, pois muitos destes compartilhamentos podem acabar numa exposição infinita e incontrolável na internet, na transformação dos atos tidos como de relação amorosa, ou de exposição permitida em pornografia de vingança ou de crueldade e sadismo. Em maior ou menor grau as vítimas sofrerão danos emocionais graves a gravíssimos deste tipo de violência virtual, além dos materiais. A impunidade dos crimes cometidos por meio da internet, que não teria razão de existir, propicia a prática de crimes.

A curiosidade sobre um assunto ainda pouco falado nas famílias e nas escolas faz com que a busca desses conteúdos seja feita pela criança e adolescente em plataformas diversas, onde os agressores buscam seus alvos e futuras vítimas.

Da mesma forma, poucos pais e filhos sabem sobre a existência dessas formas de violência na internet e subestimam o número de pessoas cruéis e pervertidas sexualmente que fazem parte deste mundo virtual.

É muito importante o conhecimento do pediatra na orientação da prevenção do *grooming*, *sexting* e sextorção junto aos pais e adolescentes, bem como devem proceder se esta prática já tiver ocorrido.

REFERÊNCIAS BIBLIOGRÁFICAS

1. Strasburger V, Zimmerman H, Temple J, Madigan S. Teenagers, sexting, and the law. Pediatrics. 2019 May;143(5):e20183183. Disponível em: https://pediatrics.aappublications.org/content/143/5/ Acesso em: 18/07/21.
2. Pampati S, Lowry R, Megan A, et al. Having a sexual photo shared without permission and associated health risks: A snapshot of nonconsensual sexting. JAMA Pediatrics. 2020;174(6):618-619. Disponível em: https://jamanetwork.com/journals/jamapediatrics/fullarticle/ Acesso em: 18/07/21.
3. González E, Losilla M. Sexting prevalence and socio-demographic correlates in Spanish secondary school students. Sexuality Research and Social Policy. Vol. 18, p. 97-111. Disponível em: https://link.springer.com/article/10.1007/s13178-020-00434-0.
4. Guadix M, Santiesteban P, Resett S. Sexting among Spanish adolescents: prevalence and personality profiles. Universidad Autónoma de Madrid and Universidad Nacional de Entre Ríos. Psicothema. 2017;29(1):29-34. Disponível em: http://www.psicothema.com/psicothema.asp?id=4359 Acesso em: 19/07/21.
5. Madigan S, Ly A, Rash C, Ouytsel J, Temple JR. Prevalence of multiple forms of sexting behavior among youth: a systematic review and meta-analysis. JAMA Pediatr. 2018;172(4):327-335. Disponível em: https://pubmed.ncbi.nlm.nih.gov/29482215/ Acesso em: 19/07/21.
6. Justia US Law. U.S. District Court for the Southern District of California - 636 F. Supp. 828. (S.D. Cal. 1986) June 12, 198. Disponível em: https://law.justia.com/cases/federal/district-courts/FSupp/636/828/1757784/ Acesso em: 15/07/2.
7. Mori C, Temple R, Browne D, Madigan S. Association of Sexting With Sexual Behaviors and Mental Health Among Adolescents: A systematic review and meta-analysis. JAMA Pediatr. 2019;173(8):770-779. Disponível em: https://jamanetwork.com/journals/jamapediatrics/fullarticle/2735639 Acesso em: 15/07/21.
8. Gois D, Bruno G. Exposição de imagens íntimas sem consentimento na internet. O Globo. Publicação online 17/10/2020. Disponível em: https://g1.globo.com/sp/santos-regiao/educacao/noticia/2020/10/17/exposicao-de-imagens-intimas-sem-consentimento-lidera-ranking-de-violacao-de-direitos-na-internet.ghtml Acesso em: 13/05/21.
9. Patchim J, Induja S. Sextortion among adolescents: results from a national survey of US youth. Sage Journals. PubMed. 2018. Disponível em: https://journals.sagepub.com/doi/full/10.1177/ Acesso em: 13/05/2021.
10. Thorn. Sextortion. Summary findings from a 2017 survey of 2,097 survivors. Disponível em: https://www.thorn.org/wp-content/uploads/2019/12/Sextortion_Wave2Report_121919.pdf Acesso em: 13/05/2021.
11. AVAST. Golpes de sextorsão surgem durante pandemia. 17/02/2021. Disponível em: https://press.avast.com/pt-br/golpes-de-sextorcao-surgem-durante-a-pandemia Acesso em: 14/05/2021.
12. Brasil. Artigos 240, 241. Lei 11.829/2008. Estatuto da Criança e do Adolescente. DF. 2008. Disponível em: http://www.planalto.gov.br/ccivil_03/leis/l8069.htm.

ESTUPRO VIRTUAL

Introdução

É possível definir "estupro virtual" como constranger alguém, independentemente da idade, mediante ameaças e extorsões, a praticar atos sexuais diversos a serem vistos e ou registrados por meio da internet e seus diversos dispositivos, para satisfação sexual dos/as agressores/as ou o comércio deste material. Trata-se de uma forma contemporânea de violência sexual gravíssima, com a possibilidade de ser a vítima infinitamente exposta pelos meios virtuais.

Parece estranho que se fale de estupro sem que se tenha a imagem da força física a controlar a vítima e sem que haja o clássico da violência sexual que é a conjunção carnal forçada. No entanto, na infância e adolescência até a justiça já reconhece que qualquer ato sexual, seja de toques, manipulação de genitália ou atitudes de erotização precoce, ou ainda ser colocado a presenciar atos sexuais de outros, configura uma violência. Ainda, se reconhece que a imposição da sexualidade adulta, ou à violência ligada ao sexo, para pessoas vulneráveis, incapazes de decidir por aceitar ou não estes atos, como os portadores de incapacidade física e mental, o que inclui as crianças e os adolescentes em respeito à atividade sexual, consiste em crime de estupro, mesmo que não haja a conjunção carnal.

O estupro virtual de crianças e adolescentes constitui-se em qualquer tipo de indução ou coerção à prática de atos sexuais de todas as espécies, diante de câmeras das telas conectadas à internet, ou pelo envio de imagens, a serem assistidos como forma de satisfação sexual perversa dos agressores, que buscam suas vítimas nas vias do mundo virtual.

Os meios da internet, através da busca ativa ou dos algoritmos, têm propiciado as formas de encontrar alvos fáceis para a sedução, assédio sexual, a sextorsão e o estupro, sem que haja qualquer contato físico direto do/a agressor/a com a vítima. No estupro virtual, que não costuma ter por finalidade a extorsão financeira direta, tem-se a busca do prazer sexual distorcido dos agressores/as, caracterizando um quadro de parafilia, em que a pulsão escópica, do olhar, e do sadismo e domínio do outro, irá satisfazer os seus desejos sexuais pervertidos, independentemente dos danos que causem às suas vítimas.

Inicialmente as vítimas, especialmente as crianças e adolescentes que são deixados sem orientação, supervisão e controle de tempo e horário na internet, imaturas física e psiquicamente, podem entender o processo de erotização e os convites sexuais como curiosos, depois como prazerosos, e um meio de ter atenção dita como privilegiada de alguém.

Crime de estupro virtual

Assim, criança e o adolescente são induzidos e depois obrigados, por meio de ameaças e coerções, a praticar atos sexuais dos mais diversos em frente às telas, a serem assistidas ou enviadas aos estupradores. Estes passam à exigência da prática de atos sexuais cada vez mais invasivos, até de pornografia e de parafilias, como de masturbação, introdução de objetos em partes genitais, atos sexuais em grupo, com animais e outros, dentro das mais bizarras manifestações pervertidas sexuais.

Essa prática configura o crime de estupro, definido pelo Código Penal Brasileiro, em seus artigos 213 e 215:

> Estupro[1]
> Art. 213. Constranger alguém, mediante violência ou grave ameaça, a ter conjunção carnal ou a praticar ou permitir que com ele se pratique outro ato libidinoso:
> Pena – reclusão, de 6 (seis) a 10 (dez) anos.
> § 1º Se da conduta resulta lesão corporal de natureza grave ou se a vítima é menor de 18 (dezoito) ou maior de 14 (catorze) anos:
> Pena – reclusão, de 8 (oito) a 12 (doze) anos.
> § 2º Se da conduta resulta morte:
> Pena – reclusão, de 12 (doze) a 30 (trinta) anos.
>
> Violação sexual mediante fraude
> Art. 215. Ter conjunção carnal ou praticar outro ato libidinoso com alguém, mediante fraude ou outro meio que impeça ou dificulte a livre manifestação de vontade da vítima:
> Pena – reclusão, de 2 (dois) a 6 (seis) anos.
> Parágrafo único. Se o crime é cometido com o fim de obter vantagem econômica, aplica-se também multa.

Quando a vítima escolhida no estupro virtual for menor de 14 anos, a Lei n. 12.015 de 2009 do Código Penal Brasileiro, que trata de Crimes contra Dignidade Sexual e do Estupro de Vulnerável, define como crime a prática de qualquer ato sexual, como explicitado nos artigos 217-A, 218 e 218-A:[1]

> CAPÍTULO II
> DOS CRIMES SEXUAIS CONTRA VULNERÁVEL
> Estupro de vulnerável
> Art. 217-A. Ter conjunção carnal ou praticar outro ato libidinoso com menor de 14 (catorze) anos:
> Satisfação de lascívia mediante presença de criança ou adolescente
> Art. 218. Induzir alguém menor de 14 (catorze) anos a satisfazer a lascívia de outrem:
> Pena - reclusão, de 2 (dois) a 5 (cinco) anos.
> Art. 218-A. Praticar, na presença de alguém menor de 14 (catorze) anos, ou induzi-lo a presenciar, conjunção carnal ou outro ato libidinoso, a fim de satisfazer lascívia própria ou de outrem:
> Pena - reclusão, de 2 (dois) a 4 (quatro) anos.

A especificidade do uso dos meios do mundo virtual para a prática de crimes sexuais determinou a necessidade de novas leis, como a Lei n. 12.737, de 2012, que trata da invasão de dispositivo informático para obtenção de imagens e especialmente inclui no crime aquele que produz, oferece, distribui, vende ou difunde dispositivo ou programa de computador com o intuito de permitir estes atos.

> LEI N. 12.737, DE 30 DE NOVEMBRO DE 2012.[2]
>
> Dispõe sobre a tipificação criminal de delitos informáticos; altera o Decreto-Lei n. 2.848, de 7 de dezembro de 1940 – Código Penal; e dá outras providências. Invasão de dispositivo informático:

> Art. 154-A. Invadir dispositivo informático alheio, conectado ou não à rede de computadores, mediante violação indevida de mecanismo de segurança e com o fim de obter, adulterar ou destruir dados ou informações sem autorização expressa ou tácita do titular do dispositivo ou instalar vulnerabilidades para obter vantagem ilícita:
> Pena – detenção, de 3 (três) meses a 1 (um) ano, e multa.
> § 1º Na mesma pena incorre quem produz, oferece, distribui, vende ou difunde dispositivo ou programa de computador com o intuito de permitir a prática da conduta definida no *caput*.
> [...]
> § 3º Se da invasão resultar a obtenção de conteúdo de comunicações eletrônicas privadas, segredos comerciais ou industriais, informações sigilosas, assim definidas em lei, ou o controle remoto não autorizado do dispositivo invadido:
> Pena - reclusão, de 6 (seis) meses a 2 (dois) anos, e multa, se a conduta não constitui crime mais grave.
> § 4º Na hipótese do § 3º, aumenta-se a pena de um a dois terços se houver divulgação, comercialização ou transmissão a terceiro, a qualquer título, dos dados ou informações obtidas.

No que diz respeito ao registro não autorizado da intimidade sexual, a Lei n. 13.772 de 2018, em seu artigo 216-B, define como crime, os atos praticados na sextorsão e no estupro virtual.[3]

> Capítulo I-A: Incluído pela Lei n. 13.772, de 2018
> Da Exposição da Intimidade Sexual
> Registro não autorizado da intimidade sexual
> Art. 216-B. Produzir, fotografar, filmar ou registrar, por qualquer meio, conteúdo com cena de nudez ou ato sexual ou libidinoso de caráter íntimo e privado sem autorização dos participantes.
> Pena – detenção, de 6 (seis) meses a 1 (um) ano, e multa.
> Parágrafo único. Na mesma pena incorre quem realiza montagem em fotografia, vídeo, áudio ou qualquer outro registro com o fim de incluir pessoa em cena de nudez ou ato sexual ou libidinoso de caráter íntimo.

Sextorsão e estupro virtual[4]

Ambas as formas de violência sexual costumam seguir uma sequência de abordagens e de intimidade progressiva, até que o/a agressor/a consiga o domínio psicológico sobre a vítima.

Segundo Lucchesi e Hernandez, a utilização do uso de ameaça de divulgação de material privado para obtenção de vantagem econômica caracteriza o crime de extorsão.[4] Dessa forma, sob o aspecto jurídico, não seria adequada a aplicação do termo "sextorsão" quando o indivíduo exige de sua vítima a prática de atos sexuais para satisfação pessoal, mesmo que use de ameaças de evitar a divulgação das imagens, mas não exige vantagem econômica nem comercializa este material. Nesses casos tem-se a descaracterização do crime de extorsão, mas incide o crime de estupro, neste caso, virtual.

Nesses crimes, as ameaças não se restringem à divulgação das imagens de exposição da vítima, mas também voltadas à sua segurança e de sua família, visto a facilidade de se encontrar dados pessoais daqueles que expõem suas vidas na internet, ou pelo compartilhamento dessas informações pelas redes sociais, ou pelos aplicativos de ofertas de consumo e por raqueamento.

Conclusões

Muitos adultos ainda hoje utilizam a tecnologia digital de forma primitiva, limitada e desprotegida, sem avaliar os riscos de um mundo com mais de 4,6 bilhões de internautas. Consequentemente não conseguem obter o melhor da internet e são incapazes de ensinar a geração que lhes segue, para o uso de um instrumento que cria, numa velocidade não possível de ser acompanhada, novos bons avanços para a humanidade a todo tempo, mas também os piores.

A programação de várias plataformas e aplicativos da internet possibilitam a identificação do IP do aparelho de origem de qualquer postagem ou ação, sendo possível portanto a identificação da origem de boa parte dos conteúdos que podem causar danos físicos, psíquicos e sexuais à infância e adolescência, numa forma bem mais simples que a busca de um/a agressor/a no mundo real.

No estupro virtual, as testemunhas são as máquinas. Os computadores, *smartphones* e outros equipamentos das novas tecnologias vão depor com aquilo que ficou neles registrado, como os textos, fotos e filmagens.

Assim, seria esperado que o postado na internet que poderia ter efeitos prejudiciais à infância e à adolescência tivesse origem identificada rapidamente, bem como os conteúdos nocivos deveriam ser reconhecidos pelos algorítimos e retirados automaticamente da rede de internet.

No entanto, ainda a preocupação com o bem-estar e adequado desenvolvimento da infância e adolescência não se tornou prioridade, nem de importância, a não ser para induzir ao consumo e lucro financeiro para muitas empresas multinacionais de serviços *online* e *softwares*, plataformas e redes sociais.

Somente as companhias que exploram e controlam a internet podem banir os conteúdos que têm destruído crianças e adolescentes de todo o mundo de forma sistemática e imediata. No entanto, as formas de como se cortar, a dose do remédio por quilo de peso que mata, como fazer um nó para enforcamento, os desafios mortais, a sextorsão, o estupro virtual e outros *cyber* crimes continuam na internet. O acesso do lado perverso dessas companhias e mídias à criança e adolescente parece cada vez maior e seus conteúdos cada vez mais elaborados para captar suas vítimas.

Enquanto leis universais não contiverem essa expansão do lado cruel e destrutivo da internet, os riscos para a infância e adolescência somente crescerão e o médico, especialmente o pediatra, tem um papel importantíssimo na orientação dos pais, responsáveis e das crianças e adolescentes sobre o bom uso da internet e seus riscos.

As violências praticadas por pessoas escondidas atrás das telas, sem rostos reais e sem identidade reconhecida, a serem pulverizadas pela internet, têm o mesmo efeito ou pior das violências do mundo real, pelo dano psíquico que causam, sem tempo para acabar na sua perpetuação pela internet. São responsáveis por várias formas de autoagressão e até do desejo de morte e o suicídio de jovens adolescentes.

REFERÊNCIAS BIBLIOGRÁFICAS

1. Brasil. Artigos 213-218, Lei n. 12.015. Código Penal Brasileiro. DF. 2009. Disponível em: http://www.planalto.gov.br/ccivil_03/_ato2007-2010/2009/lei/l12015.htm.
2. Brasil. Lei n. 12.737. Código Penal Brasileiro. DF. 2012. Disponível em: http://www.planalto.gov.br/ccivil_03/_ato2011-2014/2012/lei/l12737.htm.
3. Brasil. Artigo 216-B. Lei n. 13.772. DF. 2018. Disponível em: https://www.meuvademecumonline.com.br/legislacao/codigos/3/codigo-penal-decreto-lei-n-2-848-de-7-de-dezembro-de-1940/artigo_216.
4. Lucchesi AT, Hernandez EF. Crimes virtuais: ciberbullying, revenge porn, sextortion, estupro virtual. Revista Officium: estudos de direito – v.1, n.1, 2. semestre de 2018. Disponível em: https://docplayer.com.br/115980551-Revista-officium-estudos-de-direito-v-1-n-1-2-semestre-de-2018.html.

ORIENTAÇÕES A PAIS E RESPONSÁVEIS SOBRE CONDUTAS DIANTE DE VIOLÊNCIA SEXUAL DO MUNDO VIRTUAL

Cuidem, protejam e deem bom exemplo

1. Conheçam, aprendam a usar e controlem todos os recursos das novas tecnologias ligadas à internet, antes de oferecê-las à criança e ao adolescente.
2. Não exponham detalhes de suas vidas pessoais, como rotinas, hábitos e preferências na internet aberta, tendo especial cuidado no compartilhamento de fotos e vídeos pessoais, principalmente quando se trata de imagens de crianças e adolescentes, mesmo nas mídias ditas como sociais.
3. Caso envie imagens de crianças e adolescentes para pessoas próximas por plataformas e aplicativos, lembrem de desabilitar o armazenamento na "nuvem".
4. Criem rotinas e horários de uso das telas, bem como normas gerais de proteção, como o impedimento de manuseio dos *smartphones* e outros aparelhos de acesso à internet de forma isolada, em horários de outras rotinas saudáveis, como de alimentação, lazer e sono, ou na madrugada, fora da supervisão, a serem seguidas também pelos adultos da casa.
5. Decidam com bases científicas, como da SBP, sobre os recursos tecnológicos que são adequados para cada faixa etária e aprenda a utilizá-los da melhor forma, antes de apresentar o tema e oferecer esses recursos à criança ou ao adolescente.
6. Definam áreas livres de tela na casa e em ambientes externos, como sala de refeições, quartos, passeios e atividades comuns.
7. Aprendam os recursos e como usar de forma saudável as telas e a tecnologia do mundo digital.
8. Deem bom exemplo do uso adequado e útil da internet e novas tecnologias, seguindo as regras que propõem, dando sempre prioridade à atenção às crianças e adolescentes.

Direcionem o uso saudável e protegido da internet

1. Busquem alternativas de jogos, brincadeiras e esporte fora da internet para estar com seus filhos.
2. Naveguem com seus filhos na internet, de maneira que eles possam mostrar o que já conhecem, seus interesses, suas redes sociais, os *sites* e jogos que gostam e vocês possam mostrar atividades e pesquisas que estimulem a criatividade e o saber saudável.
3. Conversem com seus filhos e escutem o que têm a dizer, para construir uma relação de confiança e poder conversar sobre os riscos nos casos de compartilhamento de dados, imagens e bate-papos com desconhecidos.
4. Diante de um fato adverso, como o saber do *nude* ou escape de uma imagem íntima, é fundamental que os pais se posicionem para proteger os filhos. Um comportamento não acolhedor ou agressivo pode afastar as crianças e os adolescentes de pedirem ajuda, aumentando sua culpa e tornando-se alvo mais fácil para os agressores.

Orientem sobre

1. O bom e mau uso da internet, bem como sobre seus riscos.
2. Os danos à saúde física e mental quando do uso excessivo e vício do uso e/ou pelos conteúdos da internet.
3. A importância da manutenção das atividades de lazer e de relacionamento direto com família e pares, no mundo real.
4. A valorização daquilo que vem de bom e de real afeto dos que estão próximos, como família e amigos reais.
5. A ausência de valores dos meios encontrados nos aplicativos e *sites* para estimular o uso e o consumo pelos meios virtuais, como os *likes* e a monetização dos conteúdos postados nas plataformas e redes sociais.

Acompanhem, controlem, supervisionem

1. Mantenham filtros de controle dos aplicativos e *sites* de risco, em todos os equipamentos eletrônicos, minimizando o acesso aos não adequados ou de risco.
2. Controlem, quanta vezes forem necessárias, o uso da internet em todos os locais que a criança e o adolescente frequentam.
3. Conheçam e acompanhem as escolhas de jogos e atividades *on-line*, evitando os que preconizam a violência como meio de solução de problemas, ou que contêm valores culturais, ético e morais, explícitos ou subliminares, diferentes dos familiares.
4. Estejam em alerta para os sinais e sintomas de:

- Uso excessivo e do vício e dependência da internet.
- Alterações de saúde física e mental devido ao uso excessivo e de risco da internet.

- Prática de autoagressão estimulada, ensinada e ou compartilhada pela internet, inclusive das violências trazidas pelos chamados "desafios mortais".
- Violências físicas, psíquicas e sexuais que podem ser praticadas contra a criança e o adolescente.

Escutem e estejam sempre acessíveis

1. Fiquem por perto da criança e do adolescente.
2. Apresentem alternativas saudáveis de atividades, metas e planos para o tempo gasto com as telas e o que vem dos meios virtuais.
3. Naveguem junto às crianças e adolescentes, como forma de lazer e também de apresentação do lado bom e útil da internet, a orientar pesquisas, a fazer um filtro dos conteúdos confiáveis e não confiáveis, a mostrar os riscos e a possibilidade de serem enganados e maltratados.
4. Escutem o que as crianças e adolescentes têm a dizer, perguntem sobre seus dias e interesses, além das produções escolares e de outras atividades formais, pois, muitas vezes, aqueles que os encontram na internet sabem muito mais deles que seus próprios pais e família.
5. Coloquem-se à disposição para que possam contar de suas dúvidas, dificuldades e mesmo de violências das quais podem ser vítimas.

Amparem, acolham

1. Diante da suspeita de que a criança e o adolescente estão envolvidos em alguma atividade de risco ou sendo vítimas de violência, escutem o que têm a dizer, sem pré-julgamentos ou acusações – algo falhou no seu cuidado e eles precisam de ajuda coerente e bem direcionada para o problema, não para outra violência intrafamiliar.
2. Desculpabilizem a vítima. Os mecanismos de acercamento, convencimento e coerção são poderosos em todos os sentidos, desde o convencimento da compra ou valorização e um produto ou conceito, até as práticas de qualquer tipo de violência.
3. Acolham as angústias e sofrimentos da criança e do adolescente, muitas vezes guardados por eles por bastante tempo até terem a "coragem" ou a possibilidade de pedir ajuda.
4. Reorientem, ensinem normas de proteção e cuidado.
5. Protejam as informações e conteúdos de risco ou diretamente violentos e de crime dos equipamentos e mídia.
6. Avisem os pais e responsáveis das outras crianças e adolescentes que podem estar envolvidos, como vítimas ou como agressores.
7. Protejam de novas abordagens e busquem as falhas no cuidado e proteção da criança e adolescente que facilitaram terem sido escolhidos e permanecido como vítimas, para que o problema raiz que originou a sua fragilidade e exposição aos riscos da internet.

Denunciem, responsabilizem

1. Em caso de conteúdos de risco e de crime, façam a denúncia em delegacia, preferencialmente as especializadas na infância e adolescência e em crimes cibernéticos.
2. Exijam a retirada do material *online* postado e veiculado pelas plataformas ou mídias sociais.
3. Responsabilizem os meios virtuais utilizados para a veiculação de conteúdos prejudiciais à saúde física e psíquica da criança e do adolescente, seja por estimulação a atividades de risco, ou de incitação à autoagressão e suicídio, bem como das imagens e mensagens que comprometem a moral, a dignidade e o bem-estar psíquico e sexual da criança ou adolescente.
4. Acompanhem a resolução do problema, sem transformá-lo no objetivo maior nem no principal motivo dos contatos e relacionamento com a criança e o adolescente.
5. Responsabilizem os agressores, não as vítimas.

Conduta imediata para pais e responsáveis diante de um crime cibernético
1. Sejam rápidos nas ações de proteção e denúncia.
2. Orientem, acolham, não culpem a vítima.
3. Protejam as informações dos equipamentos e mídias.
4. Denunciem! Procurem delegacia especializada, Ministério Público, Disque 100, SaferNet.
5. Avisem os responsáveis de outras crianças que possam estar envolvidas como vítimas.
6. Exijam a retirada do material *online* para as empresas responsáveis por sua postagem.
7. Responsabilizem os agressores e os meios utilizados para a obtenção dos dados da criança e do adolescente, bem como pela divulgação dos conteúdos obtidos por compartilhamento não consentido ou por violência direta.
8. Levem a criança ou adolescente para avaliação e acompanhamento pediátrico e psicológico.
9. Monitorem e protejam a vítima de novos ataques.
10. Avaliem o que pode ter existido no relacionamento familiar com a criança ou adolescente que a levou a ser vítima.

CAPÍTULO 8

PAPEL DO MÉDICO PEDIATRA DIANTE DE SUSPEITA OU DIAGNÓSTICO DE VIOLÊNCIA: DEVERES LEGAIS

Fernanda Nagl Garcez

AO FINAL DA LEITURA DESTE CAPÍTULO, O PEDIATRA DEVE ESTAR APTO A:

- Difundir a relevância de suas funções protetivas para resguardo de seus pacientes.
- Ponderar sobre o diagnóstico diferencial de violências em todas as avaliações clínicas.
- Explicar por que a comunicação de suspeitas ou confirmação de castigo físico, de tratamento cruel ou degradante, violência psíquica ou sexual e de outras formas de maus-tratos a crianças e adolescentes agiliza a intervenção oportuna das autoridades, evita a cronificação desse estado mórbido e contribui para retirar as crianças e adolescentes das situações de risco pessoal ou social ensejadoras das violências e maus-tratos.
- Explicar por que a comunicação de suspeitas ou confirmação de violências e maus-tratos a pacientes crianças e adolescentes não caracteriza violação de sigilo, por ser dever legal e ético.
- Efetuar a comunicação às autoridades sempre que considerar a hipótese diagnóstica de violência (suspeita), desde o momento em que reconhecer os achados clínicos compatíveis, não esperando a definição do diagnóstico (confirmação).
- Comunicar suspeitas ou maus-tratos contra crianças e adolescentes de forma segura, eficiente e célere.

INTRODUÇÃO

Com o advento da Constituição Federal de 1988,[1] crianças e adolescentes deixaram de ser objetos de intervenção dos pais e do Estado e tornaram-se sujeitos de direitos:

> "Art. 227. É dever da família, **da sociedade** e do Estado assegurar à criança, ao adolescente e ao jovem, com absoluta prioridade, o direito à vida, à saúde, à alimentação, à educação, ao lazer, à profissionalização, à cultura, à dignidade, ao respeito, à liberdade e à convivência familiar e comunitária, além de colocá-los a salvo de toda forma de negligência, discriminação, exploração, violência, crueldade e opressão". (Grifo dos autores.)

Nesse novo paradigma, adveio a Lei n. 8.069, de 13 de julho de 1990, o Estatuto da Criança e do Adolescente (ECA),[2] que definiu que essa absoluta prioridade compreende (art. 4º, parágrafo único, *a* e *b*):

> "primazia de receber proteção e socorro em quaisquer circunstâncias" e "de precedência de atendimento nos serviços públicos ou de relevância pública".

Então, proteger a vida e a saúde de crianças e adolescentes não é dever apenas dos pais e das autoridades públicas, mas também de toda a sociedade – o que inclui os profissionais de saúde e, por excelência, os da medicina.

Pelo art. 5º do ECA,

> "Nenhuma criança ou adolescente será objeto de qualquer forma de negligência, discriminação, exploração, violência, crueldade e opressão, punido na forma da lei qualquer atentado, por ação ou omissão, aos seus direitos fundamentais".

Com esse desiderato é que o art. 18 desta Lei reiterou, como cláusula geral de proteção, que

> "É dever de **todos** velar pela dignidade da criança e do adolescente, pondo-os a salvo de qualquer tratamento desumano, violento, aterrorizante, vexatório ou constrangedor". (Grifo dos autores.)

Como cláusula específica protetiva, o art. 13 do ECA estabeleceu então que

> "Os casos de suspeita ou confirmação de castigo físico, de tratamento cruel ou degradante e de maus-tratos contra criança ou adolescente serão obrigatoriamente comunicados ao Conselho Tutelar da respectiva localidade, sem prejuízo de outras providências legais".

Então, proteger a vida e a saúde das crianças e adolescentes não é dever apenas dos pais e das autoridades públicas, mas também de toda a sociedade – o que inclui os profissionais de saúde e, por excelência, os da Medicina.

A preocupação aumentou em 2021, depois da morte evitável da criança Henry Borel, levando à promulgação da Lei n. 14.344, de 24.02.2022, que reforçou o dever de comunicação às autoridades:

> "Art. 23. Qualquer pessoa que tenha conhecimento ou presencie ação ou omissão, praticada em local público ou privado, que constitua violência doméstica e familiar contra a criança e o adolescente, tem o dever de comunicar o fato imediatamente ao serviço de recebimento e monitoramento de denúncias, ao Disque 100 da Ouvidoria Nacional de Direitos Humanos do Ministério da Mulher, da Família e dos Direitos Humanos, ao Conselho Tutelar ou à autoridade policial, os quais, por sua vez, tomarão as providências cabíveis".

A violação a esse dever tornou-se crime pelo art. 26 dessa mesma Lei:

> "Deixar de comunicar à autoridade pública a prática de violência, de tratamento cruel ou degradante ou de formas violentas de educação, correção ou disciplina contra criança ou adolescente ou o abandono de incapaz: Pena – detenção de 6 (seis) meses a 3 (três) anos."

FUNÇÃO PROATIVA DO PEDIATRA

A partir da Constituição de 1988, a medicina não pode servir apenas diagnosticar e prescrever terapêuticas, mas também a atuação protetiva e proativa: sempre que observar suspeitas de castigo físico, de tratamento cruel ou degradante, violência psíquica, ou sexual e de outras formas de maus-tratos contra um paciente, cabe ao médico fazer a comunicação para as autoridades competentes.

Hoje, o pediatra é muito mais do que um prestador de serviço, sendo também um profissional com importante encargo protetivo a seu paciente. Não se limita a receber as crianças e adolescentes com os pais ou responsável e apenas tratar formalmente do agravo de saúde reportado pelos adultos.

Muito mais do que anamnese formal, exames clínicos de praxe, requisição de exames laboratoriais e de imagem, prescrição de medicamentos: exige-se do pediatra dinâmica de atenção cautelosa aos relatos, muitas vezes silenciosos, de seus pacientes crianças e adolescentes, jamais dispensando o diagnóstico diferencial de violências.

IMPORTÂNCIA DO DIAGNÓSTICO DIFERENCIAL DE VIOLÊNCIA

O diagnóstico médico diferencial de violência é hoje um dos instrumentais mais importantes para prevenção de violação de direitos e para resguardo de crianças e adolescentes em situação de risco pessoal ou social.

O pediatra não deve restringir sua investigação diagnóstica às queixas dos pais, responsáveis e/ou cuidadores. As reclamações das crianças e adolescentes não podem ser esquecidas, mas sempre levadas em consideração, especialmente dentro do contexto familiar e ambiental. Uma boa anamnese em pediatria não pode excluir a escuta atenta dos relatos do paciente, a observação cautelosa do comportamento dele, de sua aparência, de seu olhar e do tom de sua voz. São dados relevantes para um bom diagnóstico diferencial de violência, em especial para agressões que não deixam vestígios materializados em lesões, ferimentos nem outros marcadores objetivos.

Não são poucos os casos que chegam ao Ministério Público de crianças e adolescentes que viviam por meses ou anos em violência intrafamiliar, de onde saíram apenas por intervenções extremas de terceiros (ou mesmo só depois de mortos, estampando as manchetes policiais). Eram crianças e adolescentes que, durante anos, entraram e saíram de consultórios de médicos em geral e também de pediatras em clínica geral e em especialidades, sem que nenhum desses médicos tenha efetuado comunicação às autoridades dos maus-tratos, que, com certeza, eram as causas dos sintomas apresentados ou, no mínimo, comorbidades associadas.

É assim que a falta de um diagnóstico médico diferencial para violência pode ser desastrosa no destino de crianças e adolescentes. Pode impedir que sejam retiradas daquela situação de risco em tempo oportuno para não gerar sequelas irreversíveis, e favorecer a intervenção precoce do sistema de justiça, para o resguardo e proteção.

Redobrada atenção se deve dar às queixas de sintomas relacionados a agitações psicomotoras intensas, comportamentos "rebeldes", desatentos ou agressivos das crianças e adolescentes. Não raro podem ser manifestações de sofrimento psíquico, de estresse tóxico ou reações desesperadas de traumas psicológicos. Podem ser muito mais consequência de maus-tratos do que sintomas de transtornos de origem orgânica.[3]

Há vários casos, documentados em processos judiciais, baseados em registros em prontuários médicos de serviços de saúde mental infantojuvenil, de crianças e adolescentes que durante anos foram ali atendidos, com diagnósticos de transtorno de déficit de atenção e hiperatividade, transtorno opositivo desafiador, transtornos de conduta e assemelhados. Mas viviam esses pacientes em ambientes cruéis, recebendo castigos físicos e psicológicos torturantes, dados por óbvio jamais revelados pelos responsáveis em nenhuma anamnese. Tivessem recebido o diagnóstico diferencial da violência no tempo oportuno, com a consequente comunicação às autoridades, os trágicos cursos das vidas desses pacientes vulneráveis poderiam ter sido mudados, antes das evoluções desfavoráveis para psicoses, suicídios e homicídios.

COMUNICAÇÃO OBRIGATÓRIA DE SUSPEITAS E CONFIRMAÇÕES DE VIOLÊNCIAS

É tamanha a importância da função protetiva do médico que o ECA, além de exigir comunicar às autoridades sempre que houver suspeita ou confirmação de violências e maus-tratos, ainda pune a omissão desse dever, no art. 245:

> "Deixar o médico, professor ou responsável por estabelecimento de atenção à saúde e de ensino fundamental, pré-escola ou creche, de comunicar à autoridade competente os casos de que tenha conhecimento, envolvendo suspeita ou confirmação de maus-tratos contra criança ou adolescente: Pena – multa de três a vinte salários de referência, aplicando-se o dobro em caso de reincidência".

A Lei não contém palavras inúteis.

Este dispositivo legal ampara o médico em sua denúncia, pois a Lei determina que a faça, não cabendo penalidade nenhuma, muito menos interpretação de quebra de sigilo quando assim defender os pacientes crianças e adolescentes.

Mesmo quando apenas tiver suspeitas de castigo físico, de tratamento cruel ou degradante, violência psíquica, ou sexual, e de outras formas de maus-tratos, contra o paciente criança ou adolescente, o médico deve comunicar ao Conselho Tutelar (ou também ao Ministério Público).

Essa suspeita equivale à hipótese diagnóstica de qualquer uma das formas de violência, incluídas na Classificação Internacional de Doenças (CID-10) – seja como doença de base ou comorbidade associada.

Mesmo nas queixas aparentemente mais singelas, é recomendável incluir a hipótese de violência na investigação diagnóstica. Nessa avaliação, é comum que essa hipótese não seja descartada – mesmo que não se tenha fechado o diagnóstico de violência. Portanto, se ao longo da apuração diagnóstica permanecem achados clínicos apenas compatíveis com determinada forma de violência (cumulados ou não com evidências de outros agravos ou patologias), está caracterizada a suspeita prevista no art. 13 do ECA.

É exatamente nesse momento que o médico deve proceder à comunicação dessa hipótese diagnóstica de violência, na condição de suspeita.

O pediatra não deve, em tempo nenhum, esperar fechar o diagnóstico de violência (confirmação), para somente então efetuar a comunicação, não só porque a Lei determina que o faça desde que exista a hipótese diagnóstica, mas também porque o tempo corre em desfavor das crianças e adolescentes. Diagnósticos fechados podem exigir dias, meses ou anos, pois são pacientes em especial condição de desenvolvimento físico e psíquico.

E bastam as suspeitas, porque servirão para dar conhecimento à rede de proteção local, de que aquela criança ou adolescente pode se encontrar numa situação de risco e que careça de uma medida protetiva por parte do Conselho Tutelar, e, muitas vezes, também de uma investigação policial sobre a possível ocorrência mesmo de um crime.

Não será o médico o responsável por comprovar que a violência ensejadora daquele estado mórbido tenha acontecido. A polícia apurará e o Ministério Público é quem deverá comprovar, em processos contra os pais, responsáveis e/ou contra os autores da violência, a prática dessas violações de direitos.

O médico será apenas o deflagrador dessa engrenagem, para desencadear medidas protetivas para os pacientes crianças e adolescentes. Cabe-lhe apenas fazer chegar até as autoridades o conhecimento desse fato e em continuar em suas funções de assistência médica. Na sequência de atendimento a caso de suspeita de violência, caberão as medidas diagnósticas, de orientação, tratamento e acompanhamento do caso, para que assegure a saúde física e psíquica da criança ou adolescente, bem como a eficácia dos meios de proteção.

Relevante frisar que a comunicação às autoridades não dispensa o médico de seguir na assistência médica ao paciente criança ou adolescente nos termos necessários para a continuidade do esquema terapêutico mandatório ao caso concreto (como reconsultas, prescrições de medicamentos, exames e outras terapêuticas, orientações e monitoramentos de praxe).

MANUTENÇÃO DE SIGILO PROFISSIONAL NA COMUNICAÇÃO ÀS AUTORIDADES

Em nenhuma dessas comunicações às autoridades, de suspeitas e confirmações de violências ou maus-tratos, o médico viola o dever de sigilo, pois todas elas são apenas o exercício de dever legal, previsto no art. 73 do atual Código de Ética Médica (Resolução CFM n. 2.217/2018):[4]

> *"É vedado ao médico: Art. 73. Revelar fato de que tenha conhecimento em virtude do exercício de sua profissão, <u>salvo por motivo justo, dever legal ou consentimento, por escrito, do paciente</u>"*. (Grifo dos autores.)

Como visto, o dever legal emerge dos arts. 13 e 245 do ECA e dos artigos 23 e 25 da Lei n. 14/344/2022 ("Lei Henry Borel"), razão pela qual o médico sempre estará respaldado quando efetuar denúncia às autoridades, de suspeitas ou confirmações de violências e maus-tratos contra seus pacientes crianças e adolescentes.

Ao proceder a comunicação às autoridades, basta ao médico descrever os fatos de que teve conhecimento nos atendimentos ao paciente (os achados clínicos de suas investigações diagnósticas) e a conclusão a que chegou (de hipótese diagnóstica de violência como suspeita ou de diagnóstico fechado de violência como confirmação).

OS MEIOS PARA A COMUNICAÇÃO DE SUSPEITAS E CONFIRMAÇÕES DE VIOLÊNCIA

A comunicação pode ser feita pelo médico através do preenchimento e envio do formulário padrão da Notificação Obrigatória de Agravos do Ministério da Saúde,[5] ou por relatório médico descritivo, direcionado ao Conselho Tutelar local ou ao Ministério Público.

Para evitar quebra de vínculos na atenção ao paciente, é sempre desejável que a comunicação seja subscrita e assinada pela direção do estabelecimento de saúde, a quem recai o dever exigido pelo art. 245 do ECA.

Quando isso não for possível, como se passa nos consultórios isolados de pediatria, pode e deve o próprio médico assistente fazê-lo. Em algumas dessas hipóteses, pode ser considerado fundado o risco para a segurança do pediatra ou do próprio paciente vítima de possível violência suspeita ou confirmada.

Mesmo nessas circunstâncias, subsiste o dever legal e ético ao médico, de fazer chegar esse fato ao conhecimento das autoridades.

Quando se tratar de atendimento em que o médico considere temerária a liberação da criança ou adolescente ao acompanhante responsável, é recomendável que busque o contato pessoal e direto com o Conselho Tutelar. Em todos os municípios brasileiros há pelo menos um Conselho Tutelar[6] com quem o médico poderá fazer contatos, inclusive telefônicos, a qualquer momento, apresentando os fatos, para que esse órgão adote as providências urgentes necessárias para proteção imediata da criança ou adolescente.

Nos demais casos, em que entender viável a liberação do paciente ao adulto responsável, mas com riscos importantes de segurança na formalização da denúncia, é então prudente que o médico leve fatos diretamente ao conhecimento do Ministério Público. Em todos os municípios brasileiros há pelo menos um promotor de justiça[7] com atribuições locais para a defesa da infância e juventude, com quem o médico poderá fazer contatos, inclusive telefônicos e virtuais, relatando os fatos e, em conjunto, traçar as melhores estratégias para a formalização da comunicação de maneira a resguardar o paciente e o próprio médico. Essas atuações integradas e protetivas, entre os agentes do Ministério Público e os profissionais de saúde, são rotineiras e produtivas.

Apenas em última e excepcional hipótese de fundados riscos importantes de segurança (pela quebra de vínculo), em que não haja tempo hábil para contatar diretamente o Ministério Público), mas em que considere viável liberar o paciente criança ou adolescente ao adulto responsável ao término do atendimento, é que o médico poderá fazer a comunicação pela via anônima (ao Disque 100 da Ouvidoria Nacional de Direitos Humanos).

Mas, mesmo nessa hipótese excepcional de comunicação anônima, é desejável que, em paralelo, o médico busque efetuar contatos com o Conselho Tutelar e/ou Ministério Público, para esclarecer sobre as circunstâncias que o levaram àquela denúncia anônima. Esse contato posterior é cautela de extrema importância que pode qualificar ou acelerar a intervenção dessas autoridades, resguardando as crianças e adolescentes de maneira mais eficaz e segura.

Não obstante, quando o médico se deparar com aquelas situações de violência gravíssimas contra crianças e adolescentes (p. ex., intoxicações intencionais, lesões corporais graves, tentativas de filicídio ou abusos sexuais), é salutar que a comunicação se dê também (e imediatamente ao atendimento médico) mediante pronto registro por boletim de ocorrência (BO) na delegacia de polícia especializada em delitos contra crianças e adolescentes (ou, na falta desta, na delegacia mais próxima).[8] Se não houver condições práticas no momento desse registro, deverá ser o fato comunicado por via telefônica à Central 191, da Polícia Militar local.

Contudo, em qualquer forma de denúncia às autoridades, não basta a comunicação isolada. O médico deve sempre continuar a prestar assistência terapêutica ao seu paciente criança ou adolescente em suspeita ou confirmação de violência ou maus-tratos.

Quadro 1 Comunicação de suspeita ou de confirmação de violências durante o atendimento médico

Sem lesões graves e sem risco emergencial de segurança ao paciente	1) Notificar SINAN (Ficha de Notificação Individual) 2) Continuidade do tratamento médico ambulatorial
Suspeita ou confirmação de violência com risco emergencial de segurança ao paciente	1) Notificar SINAN (Ficha de Notificação Individual) 2) Acionamento Imediato do Conselho Tutelar 3) Continuidade do tratamento médico
Lesões gravíssimas com ou sem confirmação com risco emergencial de segurança ao paciente	1) Notificar SINAN (Ficha de Notificação Individual) 2) Acionamento imediato do Conselho Tutelar 3) Acionamento imediato da Polícia Militar 4) Continuidade do tratamento médico

Reconhecida a hipótese diagnóstica de violências = suspeita
Diagnóstico fechado de violência = confirmação

SINAN: Sistema de Informação de Agravos de Notificação.

REFERÊNCIAS BIBLIOGRÁFICAS

1. Brasil. Constituição da República Federativa do Brasil, de 5 de dezembro de 1988. Disponível em: http://www.planalto.gov.br/ccivil_03/constituicao/constituicaocompilado.htm.
2. Brasil. Presidência da República. Estatuto da Criança e do Adolescente (ECA). Lei n. 8.069, de 13 de julho de 1990. Disponível em: http://www.planalto.gov.br/ccivil_03/LEIS/L8069.htm.

3. Cardoso de Mello ACMP, Jardim GC. Violência psicológica. In: Waksman RD, Hirschheimer MR, Pfeiffer L (coords.). Manual de atendimento às crianças e adolescentes vítimas de violência. 2. ed. Brasília: Conselho Federal de Medicina, 2018. p. 106.
4. Perry BD, Szalavitz M. O menino criado como cão: o que as crianças traumatizadas podem nos ensinar sobre perda, amor e cura. São Paulo: nVersos, 2020. p. 60, 119 e 235.
5. Brasil. Presidência da República. Estatuto da Criança e do Adolescente (ECA). Lei n. 8.069, de 13 de julho de 1990. Disponível em: http://www.planalto.gov.br/ccivil_03/LEIS/L8069.htm.
6. Resolução n. 2.217, de 27 de setembro de 2018, do Conselho Federal de Medicina. Disponível em: https://portal.cfm.org.br/images/PDF/cem2019.pdf.
7. Ficha de Notificação Individual de "Violência Interpessoal/Autoprovocada", do Sistema Nacional de Informação de Agravos de Notificação (SINAN). Disponível em: https://portalarquivos2.saude.gov.br/images/pdf/2015/julho/02/Ficha-Viol-5.1-Final_15.06.15.pdf.
8. Cadastro Nacional dos Conselhos Tutelares. Disponível em: https://www.gov.br/mdh/pt-br/centrais-de-conteudo/crianca-e-adolescente/cadastro-nacional-dos-conselhos-tutelares.pdf/view.
No Paraná, disponível em: https://mppr.mp.br/modules/conteudo/conteudo.php?conteudo=7912.
9. Em São Paulo, disponível em: http://www.mpsp.mp.br/portal/page/portal/Promotorias_de_Justica/emails promotorias. Nos demais Estados da Federação, nos sítios eletrônicos dos respectivos Ministérios Públicos Estaduais.

SEÇÃO 7

TOXICOLOGIA E SAÚDE AMBIENTAL

COORDENADOR

Carlos Augusto Mello da Silva
Especialista em Toxicologia Aplicada pela Pontifícia Universidade Católica do Rio Grande do Sul (PUC-RS). Pediatra com área de atuação em Toxicologia Médica pela SBP e AMB. Presidente do DC de Toxicologia e Saúde Ambiental da SBP. Membro da Comissão de Toxicologia Médica da AMB. Médico do Centro de Informação Toxicológica da Secretaria Estadual da Saúde de Porto Alegre.

AUTORES

Carlos Augusto Mello da Silva
Especialista em Toxicologia Aplicada pela Pontifícia Universidade Católica do Rio Grande do Sul (PUC-RS). Pediatra com área de atuação em Toxicologia Médica pela SBP e AMB. Presidente do DC de Toxicologia e Saúde Ambiental da SBP. Membro da Comissão de Toxicologia Médica da AMB. Médico do Centro de Informação Toxicológica da Secretaria Estadual da Saúde de Porto Alegre.

Marilyn Urrutia-Pereira
Professora Adjunta de Medicina da Universidade Federal do Pampa (Unipampa). Secretária do Departamento Científico de Toxicologia e Saúde Ambiental da Sociedade Brasileira de Pediatria (SBP). Vice-coordenadora do Departamento Científico de Polución de la Sociedad Latinoamericana de Alergia, Asma e Inmunología (SLaai). Coordenadora do Programa Infantil de Prevenção de Asma (Pipa).

Milena De Paulis
Doutora e Mestre pela Faculdade de Medicina da USP. Especialista em Emergências Pediátricas pela SBP e Abramede. Coordenadora dos residentes de primeiro ano de Pediatria e de Medicina de Emergência do HC-FMUSP no estágio de Pronto-Socorro Infantil do Hospital Universitário da Universidade de São Paulo. Médica da Unidade de Primeiro Atendimento do Hospital Israelita Albert Einstein. Membro do Departamento de Emergência da Sociedade de Pediatria de São Paulo (SPSP).

Rinaldo Fábio Souza Tavares
Professor-assistente de Toxicologia Clínica da Faculdade de Medicina da Universidade Federal Fluminense (UFF). Médico Pediatra e Neonatologista do Hospital Universitário Antônio Pedro da UFF. Membro do Departamento Científico de Toxicologia e Saúde Ambiental da Sociedade Brasileira de Pediatria (SBP).

CAPÍTULO 1

INTOXICAÇÕES EXÓGENAS AGUDAS

Milena De Paulis

AO FINAL DA LEITURA DESTE CAPÍTULO, O PEDIATRA DEVE ESTAR APTO A:

- Interrogar os dados importantes de anamnese na suspeita de intoxicação.
- Reconhecer os sinais e sintomas das principais toxíndromes.
- Estabelecer as prioridades para a abordagem inicial do atendimento da criança com intoxicação.
- Recomendar os métodos de descontaminação, suas indicações e contraindicações.
- Identificar os principais antídotos disponíveis e suas indicações.
- Identificar as drogas letais em dose única e o seu manejo.

INTRODUÇÃO

As intoxicações exógenas são uma importante causa de morbidade no mundo todo, logo, são também importante problema de saúde pública. Na faixa etária pediátrica, sobretudo antes dos 6 anos de idade, as intoxicações não intencionais são frequentes, em virtude da curiosidade da criança em explorar o ambiente. Nas crianças maiores e adolescentes, predominam as intoxicações intencionais e drogas de abuso.[1]

No Brasil, por causa da subnotificação dos Centros de Intoxicação e Assistência Toxicológica (CIAT), o Sistema Nacional de Informações Tóxico-farmacológicas (Sinitox) registrou cerca de 76.000 casos de intoxicações exógenas no ano de 2017, sendo que, destes, 16% ocorreram em crianças menores de 4 anos de idade; as principais substâncias envolvidas foram medicamentos, domissanitários e venenos de animais peçonhentos (escorpiões, serpentes, aranhas e outros). Nos adolescentes até 20 anos, os medicamentos continuaram como principal causa de intoxicação, seguidos pelas drogas de abuso e venenos de animais peçonhentos (principalmente escorpiões).[2]

Programas de prevenção são importantes para minimizar a exposição da criança às substâncias tóxicas e conscientizar sobre os efeitos deletérios e, por vezes, fatais do contato com tais substâncias. O reconhecimento precoce dos sinais e sintomas das síndromes tóxicas (toxíndormes) e a instituição da terapêutica adequada são essenciais para o prognóstico favorável no atendimento da criança vítima de intoxicação.

DEFINIÇÃO

O termo intoxicação exógena refere-se às consequências clínicas e/ou bioquímicas decorrentes da exposição aguda a substâncias encontradas no ambiente (água, ar, alimentos, plantas, animais peçonhentos, etc.) ou isoladas (pesticidas, medicamentos, produtos de uso industrial ou domiciliar, entre outros).[3]

QUADRO CLÍNICO

A história de intoxicação nem sempre é clara. Na grande maioria das vezes, é comum os pais negarem a possibilidade da ingestão acidental de alguma substância.

A anamnese é importante para direcionar os acontecimentos e reconhecer os sinais e sintomas das toxíndromes. Questionar sobre todos os medicamentos ou substâncias potencialmente tóxicos disponíveis em casa, local de armazenamento, hábitos diários e condição de saúde da criança e dos seus cuidadores fornece informações que corroboram a suspeita da intoxicação.

Geralmente, a criança, previamente hígida, inicia de forma súbita e inexplicada, sinais e sintomas progressivos que podem acometer os vários sistemas: neurológico, respiratório, cardiovascular, gastrintestinal e metabólico.

Quando o tóxico for conhecido é importante estimar a quantidade ingerida, o tempo decorrido do contato com a substância, a sintomatologia inicial, quais medidas foram tomadas até a chegada ao serviço de emergência e se foram feitas manobras de reanimação.

Sinais e sintomas semelhantes causados por doses tóxicas de substâncias químicas diferentes caracterizam as toxíndromes, e o seu reconhecimento precoce otimiza o atendimento inicial.

A seguir, serão descritas as toxíndromes mais comuns, seus mecanismos de ação, quadro clínico e substâncias causais.

Anticolinérgica

Resulta da inibição das fibras parassimpáticas pós-ganglionares que liberam a acetilcolina, e das fibras autônomas pré-ganglionares, das placas mioneurais do músculo esquelético e de certas sinapses do sistema nervoso central (SNC). Predominam os efeitos parassimpatolíticos, manifestados pelo quadro clínico: rubor facial, mucosas secas, hipertermia, taquicardia, midríase, retenção urinária, agitação psicomotora, alucinações e delírios.

Principais agentes: atropina, anti-histamínicos, antiparkinsonianos, antidepressivos tricíclicos, antiespasmódicos, midriáticos, planta da família Solanaceae (popularmente conhecida como saia branca).

Anticolinesterásica

Ocorre inibição da enzima acetilcolinesterase, levando a um acúmulo da acetilcolina nos receptores colinérgicos muscarínicos (sistema autônomo periférico e central) e nicotínicos (músculos esqueléticos), desencadeando uma série de sintomas parassimpaticomiméticos: sudorese, lacrimejamento, salivação, aumento das secreções brônquicas, diarreia, miose, bradicardia, fibrilações e fasciculações musculares.

Principais agentes: inseticidas organofosforados (inibidores irreversíveis da acetilcolinsterase), inseticidas carbamatos (inibidores reversíveis da acetilcolinesterase), fisostigmina (parassimpaticomimético), algumas espécies de cogumelos, veneno de cobra.

Simpatomimética

Resulta da estimulação de nervos simpáticos (alfa e beta-adrenérgicos) mediada pelas catecolaminas noradrenalina e adrenalina. Observa-se ação excitatória periférica (vasos sanguíneos da pele, mucosas e glândulas salivares sanguíneos) e ação inibitória periférica (músculo liso da parede intestinal, árvore brônquica e vasos da musculatura esquelética); ação cardíaca excitatória; ações metabólicas (aumento da glicogenólise); ações endócrinas (modulação da secreção de insulina, renina e hormônios hipofisários) e excitação do SNC. O quadro clínico resulta em: midríase, hiper-reflexia, distúrbios psíquicos, hipertensão, taquicardia, piloereção, hipertermia, sudorese e convulsão.

Principais agentes: cocaína, anfetamínicos, descongestionantes nasais (efedrina/pseudoefedrina), cafeína e teofilina.

Narcótica

Resulta da ação dos opioides (morfina e correlatos) em receptores do SNC (medula, pupilas, centro respiratório do tronco cerebral), dos sistemas cardiovascular, gastrintestinal, geniturinário e pele.

Quadro clínico: depressão respiratória, depressão neurológica, miose, bradicardia, hipotermia, hipotensão e hiporreflexia.

Principais agentes: opiáceos, elixir paregórico, difenoxilato e loperamida.

Depressiva

Resulta da interferência na função adrenérgica do SNC, principalmente nos neurônios noradrenérgicos centrais. Como manifestação clínica, tem-se: depressão neurológica (sonolência, torpor, coma), depressão respiratória, cianose, hiporreflexia, hipotensão, miose, hipotermia e bradicardia.

Principais agentes: barbitúricos, benzodiazepínicos e etanol.

Extrapiramidal

Resulta do aumento da ação da acetilcolina nas sinapses muscarínicas e do antagonismo da dopamina no SNC. Observam-se distúrbios do equilíbrio, distúrbios do movimento, hipertonia, distonia orofacial, mioclonias, trismo, opistótono e parkinsonismo.

Principais agentes: fenotiazínicos, butirofenona, fenciclidina (PCP ou pó de anjo), lítio e metoclopramida.

EXAME FÍSICO

A avaliação da criança vítima de intoxicação deve ser minuciosa e abranger os diversos sistemas:

- Pele e mucosas: temperatura, coloração, odor, hidratação.
- Boca: hálito, lesões corrosivas.
- Olhos: conjuntiva, pupila, movimentos extraoculares.
- SNC: nível de consciência, estado neuromuscular.
- Sistema cardiocirculatório: frequência e ritmo cardíaco, ausculta cardíaca, pressão arterial, perfusão periférica.
- Sistema respiratório: frequência respiratória, movimentos respiratórios, ausculta pulmonar.

DIAGNÓSTICO LABORATORIAL

Exames laboratoriais devem ser solicitados de acordo com a história e os achados de exame físico. Inicialmente, dosagem da glicemia, avaliação de eletrólitos e dos distúrbios ácido-básicos e realização de eletrocardiografia podem revelar informações que otimizam a abordagem inicial.

O exame qualitativo da urina, à procura da substância tóxica, é inespecífico e não fornece informações confiáveis em relação ao tempo de exposição à droga. Sua interpretação deve ser criteriosa e, portanto, não deve ser realizado de rotina. A detecção da droga ou de seus metabólitos pode não indicar a ingestão aguda, pois muitas substâncias podem ser detectadas dias após o seu uso.[4,5]

A dosagem sérica das drogas tóxicas não influencia no tratamento e também não deve ser realizada de rotina, salvo em algumas exceções, como na ingestão de paracetamol, salicilatos, etanol, ferro e lítio.[4]

Alguns marcadores sanguíneos podem indicar intoxicação, como a atividade da colinesterase sanguínea superior a 50%, altamente sugestiva de intoxicação por organofosforados, e a dosagem de meta-hemogobinemia superior a 15%.

TRATAMENTO

O atendimento inicial da criança vítima de intoxicação objetiva o suporte e a estabilização das funções cardiorrespiratórias e a correção dos distúrbios graves que podem representar risco de morte. A sequência do atendimento sistematizado ABCDE deve ser seguida:

- A – Via aérea: retificação da via aérea, aspiração de secreções, utilização de dispositivos para permeabilizar a via aérea, como cânula oro ou nasofaríngea.
- B – Via respiratória: oferecer oxigênio quando necessário e otimizar a sua liberação por meio de cânulas nasais, máscaras, ventilação com pressão positiva ou intubação orotraqueal.
- C – Via circulatória: oferecer volume na forma de cristaloide (20 mL/kg em *bolus*) de acordo com os sinais hemodinâmicos de frequência cardíaca, perfusão periférica, pulso e pressão arterial. Tratar arritmias cardíacas. Quando necessário, infundir drogas vasoativas.
- D – Neurológico: otimizar a oxigenação e a circulação cerebral. Tratar convulsões com benzodiazepínicos de curta duração.
- E – Exposição: avaliar possíveis lesões corporais associadas ao quadro de intoxicação, principalmente trauma.

Juntamente com a estabilização inicial, é de fundamental importância:

1. Reconhecer a toxíndrome e identificar o agente causal.
2. Realizar manobras de descontaminação.
3. Realizar manobras de eliminação.
4. Utilizar antídotos quando a substância tóxica permitir.

DESCONTAMINAÇÃO

Corresponde ao conjunto de medidas cujo objetivo é diminuir a exposição do organismo ao tóxico. Pode ser realizada por via gástrica, respiratória ou cutânea.

Descontaminação gástrica

Carvão ativado

Tem uma capacidade de adsorção muito grande e previne a recirculação êntero-hepática e enteroentérica da substância tóxica. Seu benefício é maior quando iniciado dentro de 1 hora da ingestão, no entanto, não há evidências que o seu uso melhore o prognóstico.[4,5] A Academia Americana de Toxicologia Clínica não recomenda o seu uso de rotina, reservando para pacientes que ingeriram dose potencialmente tóxica ou letal dentro de 1 hora, principalmente nos casos de substâncias de absorção lenta. Nos pacientes assintomáticos, o uso do carvão ativado não tem indicação quando o atendimento de emergência for feito horas após a ingestão.

A dose habitual é de 1 a 2 g/kg (máximo 50 g), e o uso concomitante de laxantes não é indicado.

O benefício clínico de múltiplas doses para substâncias como digoxina, carbamazepina, fenobarbital e teofilina também é controverso e nunca foi provado. O que se sabe é que pode aumentar o risco de aspiração e de obstrução intestinal.

O carvão ativado não se liga a metais pesados (mercúrio, ferro, zinco), a eletrólitos (sódio, potássio, cálcio, magnésio), lítio, ácidos e álcalis.

O seu uso está contraindicado na ingestão de corrosivos, hidrocarbonos, álcool, na obstrução ou perfuração intestinal e na diminuição do nível de consciência.

Lavagem gástrica

Embora a prática tenha sido muito difundida, atualmente, não há evidências que demonstrem benefícios na sua indicação. A lavagem gástrica não deve ser realizada de rotina. Complicações potenciais foram relatadas na sua realização, como aspiração do conteúdo gástrico, estímulo vagal, hipóxia, arritmias cardíacas e perfuração gástrica.[1,4]

Sua indicação, ainda com ressalvas, deve ser considerada nos pacientes que procuram o serviço de emergência dentro de 1 hora após a ingestão de ferro e lítio e de substâncias em quantidade potencialmente letais.

Está contraindicada nos pacientes em coma (pois eles não têm o reflexo para proteção das vias aéreas) e na ingestão de substâncias corrosivas (cáusticos).

Irrigação intestinal

Tem por objetivo impulsionar a substância tóxica através do trato gastrintestinal antes de ser totalmente absorvida. É útil nos casos de substâncias com revestimento entérico, metais pesados ou cápsulas de drogas ilegais.

A solução utilizada é a de polietilenoglicol, a qual é osmoticamente equilibrada, não é absorvida e não causa desequilíbrio hidreletrolítico. Pode ser administrada por via oral (VO) ou infundida via sonda nasogástrica até obter a eliminação da substância tóxica. Nas crianças, o volume utilizado é de 25 mL/kg/h até 500 mL/h, e, nos adolescentes, 1.000 mL/h.[4,5]

Pode causar vômitos, cólicas e distensão abdominal e pneumonite por aspiração. São contraindicações: coma, íleo ou obstrução intestinal, hemorragia ou perfuração gastrintestinal.

Descontaminação respiratória

Deve ser realizada quando o tóxico é inalado ou aspirado. Para tanto, o socorrista também deve ter o cuidado de se proteger para não ser afetado. As medidas a serem tomadas são: ventilar o ambiente contaminado, remover a vítima do local, despi-la e fazer a lavagem corporal com água corrente, quando necessário.

Descontaminação cutânea

Deve ser realizada nos casos de exposição cutânea, por meio da lavagem corporal com água corrente abundante, com especial atenção a cabelos, orelhas, axilas, região umbilical, genital e subungueal.

É indispensável nas intoxicações por organofosforados.

ELIMINAÇÃO

Consiste nas medidas que objetivam promover a excreção do tóxico, já absorvido pelo organismo, de forma mais rápida e eficaz. Sua prática está indicada nos pacientes hemodinamicamente instáveis ou com falência de órgãos apesar das medidas de suporte.

Os principais métodos de eliminação utilizados são: diurese forçada, alcalinização da urina e métodos dialíticos, como diálise peritoneal, hemodiálise, hemoperfusão, hemofiltração, exsanguineotransfusão e circulação extracorpórea (ECMO).

Diurese forçada

Substâncias tóxicas, de eliminação renal, podem ter a sua excreção maximizada pelo aumento do débito urinário com o uso de medicamentos específicos (diuréticos) e hiper-hidratação.

O medicamento mais utilizado é a furosemida na dose 1 a 3 mg/kg VO ou 0,5 a 1,5 mg/kg via endovenosa (EV).

A hiper-hidratação é feita com um volume 20 a 30% maior que o recomendado para a faixa etária e condição clínica.

Alcalinização da urina

Tem por objetivo alterar o pH para dificultar a passagem do tóxico através das membranas biológicas, diminuindo a reabsorção pelo túbulo renal e aumentando a sua excreção. Geralmente é feita com a administração, em 3 a 4 horas, de bicarbonato de sódio na dose de 1 a 2 mEq/kg. O pH urinário deve ser controlado a cada hora e mantido em torno de 7,5 ou mais. Os gases e eletrólitos sanguíneos devem ser monitorados.

Esta prática está indicada nas intoxicações por fenobarbital, salicilatos e antidepressivos tricíclicos.

Métodos dialíticos

Constituem a hemodiálise, a hemofiltração, a hemoperfusão e a ECMO. O uso destes métodos está indicado quando existe exposição a altas concentrações da substância tóxica com risco de morte ou quando as medidas convencionais de descontaminação e eliminação não são suficientes para a melhora do paciente.

DROGAS LETAIS EM DOSE ÚNICA OU PEQUENAS DOSES

Algumas drogas podem ser letais mesmo quando ingeridas em dose única ou em pequenas quantidades, principalmente sulfonilureias, bloqueadores do canal de cálcio, betabloqueadores, etanol, antidepressivos tricíclicos, imidazólicos, opioides e salicilatos.[6,7] O reconhecimento precoce dos sinais e sintomas da ingestão dessas substâncias tóxicas letais é de fundamental importância para instituir o tratamento adequado o mais rápido possível, minimizando o mau prognóstico. A Tabela 1 lista alguma das drogas com a dose minimamente letal e suas manifestações clínicas.

Tabela 1 Drogas com suas doses minimamente fatais e manifestações clínicas

Droga	Dose fatal mínima estimada	Manifestações clínicas
Betabloqueador	Desconhecido	Convulsão, hipoglicemia, bradicardia, hipotensão
Bloqueador do canal de cálcio	< 40 mg/kg	Bradicardia, hipotensão
Derivados de imidazolina	Desconhecido	Letargia, miose, hipotensão, bradicardia, depressão respiratória, choque
Sulfonilureia	< 1 mg/kg	Hipoglicemia
Antidepressivo tricíclico	15 mg/kg	Convulsão, arritmia, hipotensão
Metilsalicilato	200 mg/kg	Convulsão, acidose, instabilidade hemodinâmica
Opioide	Desconhecido	Miose, depressão de SNC e respiratória
Metanol, etilenoglicol	0,3 mL/kg	Depressão de SNC
Teofilina	15 mg/kg	Convulsão, arritmia, hipotensão
Metadona	5 mg/kg	Depressão de SNC, depressão respiratória
Lindano	6 mg/kg	Convulsão, depressão de SNC
Benzocaína	< 20 mg/kg	Convulsão, meta-hemoglobinemia

SNC: sistema nervoso central.

ANTÍDOTOS

Os antídotos são indicados para reduzir ou reverter os efeitos tóxicos de uma substância por meio de vários mecanismos: diminuição da absorção, ligação direta ao receptor, antagonismo dos efeitos nos órgãos-alvo e inibição da conversão para metabólitos tóxicos.[5]

A Tabela 2 mostra alguns dos antídotos mais comumente utilizados na prática diária.

INTOXICAÇÃO POR CIANETOS

A intoxicação por cianeto é potencialmente fatal e ocorre por várias formas de exposição:

- Inalatória: pela combustão de produtos contendo carbono e nitrogênio (lã, seda, poliuretano, plásticos, borracha sintética, entre outros). Muito comum em incêndios domésticos.

Tabela 2 Antídotos, suas indicações e doses

Antídoto	Indicação	Dose
Octreotide	Sulfonilureia	4-5 mcg/kg/dia a cada 6 horas, SC (máximo de 50 mcg a cada 6 h)
Naloxona	Intoxicação aguda por opioide	Para RN e criança até 20 kg: 0,1 mg/kg, EV Crianças > 20 kg: mínimo 2 mg, EV Pode ser administrado IM
N-acetilcisteína	Paracetamol	VO: ataque 140 mg/kg; manutenção 70 mg/kg por 3 dias EV: 150 mg/kg em 15 min, seguido de 50 mg/kg em 4 horas e 100 mg/kg em 16 horas
Flumazenil	Benzodiazepínicos	0,01-0,02 mg/kg, máximo de 0,2-0,3 mg, EV, em 15 s. Em seguida, 0,01 mg/kg, máximo de 0,1 mg a cada 1 min até melhora do paciente
Gliconato de cálcio e cloreto de cálcio 10%	Bloqueador do canal de cálcio	Gliconato: 100-200 mg/kg, EV Cloreto: 20 a 30 mg/kg, EV; repetir se necessário
Etanol 10%	Metanol, etilenoglicol	Dose de ataque: 10 mg/kg, EV ou VO, seguida de manutenção 1-2 mL/kg/h, EV ou VO
Glucagon	Betabloqueador/ bloqueador do canal de cálcio	0,15 mg/kg, EV em *bolus*, seguido de 0,1 mg/kg/h, titulando
Bicarbonato de sódio	Antidepressivos tricíclicos, cocaína, salicilatos	1-2 mEq/kg, EV em *bolus*; titular e repetir até melhora do QRS e pH 7,55

EV: endovenoso; IM: intramuscular; RN: recém-nascido; VO: via oral.

- Alimentos: amêndoa amarga, cereja laurel, damasco, ameixa, pêssego, ervilha, maçã, mandioca brava, broto de bambu, soja, entre outros.
- Drogas: antineoplásicos, nitroprussiato de sódio.
- Contato com a derme.

Vários são os mecanismos fisiopatológicos envolvidos na intoxicação por cianeto:

- Inibição da fosforilação oxidativa: o ATP passa a ser produzido pelo metabolismo anaeróbico.
- Acidose metabólica com ânion *gap* aumentado: por aumento da produção do ácido lático e diminuição do bicarbonato sérico.
- Hipóxia: por inibição da cadeia transportadora de elétrons (as células não conseguem aproveitar a oferta de oxigênio) e pela formação da ciano-hemoglobina, a qual não transporta oxigênio.
- Aumento dos radicais livres: por inibição das enzimas antioxidantes (catalase, glutationa redutase e superóxido dismutase).
- Risco de convulsões: por inibição da glutamato descarboxilase (enzima responsável pela produção do GABA).

Os sinais e sintomas dependem da via, da duração e da quantidade da exposição, sendo perceptíveis em concentrações de cianeto superiores a 40 mcmol/L. As disfunções cardiovasculares e do SNC são as mais importantes. No sistema cardiovascular, destacam-se a taquicardia e a hipertensão iniciais, seguidas de bradicardia e hipotensão; também podem ser evidenciados bloqueio atrioventricular e arritmias ventriculares. No SNC, os sintomas mais comuns são cefaleia, ansiedade, confusão, vertigem, coma e convulsão. Outros sistemas acometidos são:

- Respiratório: taquipneia seguida de bradipneia, edema pulmonar.
- Gastrintestinal: vômitos, dor abdominal.
- Pele: cor vermelho-cereja, cianose, dermatite (prurido, eritema, edema, vesículas).
- Renal: insuficiência renal.
- Hepático: insuficiência hepática.
- Rabdomiólise.

Por conta da baixa utilização de oxigênio pelos tecidos, a concentração da oxi-hemoglobina venosa é alta, o que confere uma coloração avermelhada para o sangue venoso. Desta forma, apesar dos sinais de insuficiência cardiorrespiratória, a cianose não estará presente.

A investigação laboratorial deve incluir:

- Glicemia de ponta de dedo para descartar hipoglicemia como causa de alteração do estado de consciência.
- Eletrocardiografia.
- Sódio, potássio, cloro, bicarbonato e gasometria arterial.
- Lactato.
- Nível serico de carboxi-hemoglobina e meta-hemoglobina.

Os pacientes intoxicados por cianeto por inalação ou exposição tópica devem ser removidos do local e suas roupas retiradas e descartadas. A pele deve ser lavada com água e sabão. Na ingestão oral, a descontaminação deve ser realizada, imediatamente, com carvão ativado dose única de 1 g/kg (máximo de 50 g). A lavagem gástrica está indicada quando houver ingestão de grandes quantidades.

O suporte ventilatório e hemodinâmico são essenciais no manejo da intoxicação por cianeto. As convulsões, quando presentes, devem ser tratadas com benzodiazepínicos.

A hidroxicobalamina é o antídoto de escolha e deve ser administrada precocemente. Seu mecanismo de ação é a ligação direta com o cianeto, formando a cianocobalamina (molécula estável de excreção renal). A dose é de 70 mg/kg até 5 g EV. Geralmente, sua administração se faz em associação ao tiossulfato de sódio 25% na dose 1,65 mL/kg por via EV (máximo 50 mL), cuja função é transformar o cianeto em tiocianeto, que é excretado pelo rim. Se a hidroxicobalamina não estiver disponível, administrar nitrito de sódio 6 até 300 mg/kg em infusão EV lenta, associado ao tiossulfato de sódio. O nitrito de sódio induz a formação de meta-hemoglobina, que, ao se ligar com o cianeto, forma a cianometa-hemoglobina, que é menos tóxica.[8,9]

Quando houver contraindicação ao uso do nitrito de sódio, utilizar somente o tiossulfato de sódio.

INTOXICAÇÃO POR ORGANOFOSFORADOS E CARBAMATOS

A exposição aos organofosforados e carbamatos pode ocorrer via pele, inalação ou ingestão. Os sintomas podem iniciar horas ou dias após, dependendo do tipo de exposição e da característica do agente (mais ou menos lipofílico). Quando houver ingestão ou inalação, os sintomas podem ocorrer nas primeiras 3 horas; já na absorção via pele, podem ser tardios (em até 12 horas).

A intoxicação aguda inibe a acetilcolinesterase, o que aumenta a acetilcolina nas sinapses neuronais e na junção neuromuscular, estimulando tanto os receptores colinérgicos muscarínicos (sistema nervoso autônomo periférico e central) quanto os nicotínicos (músculos esqueléticos e SNC). Assim, os sintomas de estimulação dos receptores muscarínicos compreendem a bradicardia, a miose, o lacrimejamento, a sudorese, o broncoespasmo, a salivação, o aumento da secreção respiratória, a diarreia e as náuseas. Os sintomas dos receptores nicotínicos manifestam-se como fasciculação, fraqueza muscular, convulsão, letargia e coma.

A síndrome neurológica intermediária está relacionada com a intoxicação por organofosforados altamente lipossolúveis e seus achados neurológicos são característicos: fraqueza na flexão do pescoço, diminuição dos reflexos tendinosos profundos, alterações dos nervos cranianos, fraqueza muscular proximal e insuficiência respiratória. Estas manifestações podem ocorrer 24 a 96 horas após a exposição.[10]

O diagnóstico da intoxicação por organofosforados e carbamatos é baseado na história de exposição e, também, pelo odor característico de petróleo e alho de alguns organofosforados. Quando a história não for clara, mas os sintomas forem sugestivos de intoxicação, administrar atropina (0,01 a 0,02 mg/kg) e observar a evolução. Se houver melhora, é provável a intoxicação pelos organofosforados ou carbamatos.

O diagnóstico laboratorial pode ser feito pela dosagem da atividade da acetilcolinesterase, que indica gravidade da intoxicação. A dosagem seriada pode ser útil no acompanhamento da eficácia do antídoto.

O tratamento visa a descontaminação e a manutenção das funções cardiovasculares e respiratórias. Nos casos de exposição tópica, a descontaminação da pele deve ser realizada com água, de forma abundante, as roupas devem ser removidas e a vítima deslocada para uma área arejada. A lavagem gástrica não está indicada. O carvão ativado pode ser realizado até 1 hora após a ingestão, e o vômito não deve ser provocado.

O suporte ventilatório com 100% de oxigênio e a intubação orotraqueal podem ser necessários, dada a deterioração do sistema respiratório e a depressão do SNC. A succinilcolina não deve ser utilizada se for optado por sequência rápida de intubação, pois haverá prolongamento do seu tempo de ação, uma vez que a sua metabolização é feita pela acetilcolinesterase.

A reposição volêmica com cristaloide deve ser indicada quando houver repercussão hemodinâmica.

Nas intoxicações moderadas e graves, o uso da atropina previne a ação colinérgica por competir com a acetilcolina nos receptores muscarínicos. A dose inicial é de 0,05 mg/kg EV. Se não houver melhora dos sintomas respiratórios (diminuição da secreção e do broncoespasmo), a dose deve ser dobrada e repetida a cada 3 ou 5 minutos. Nos casos graves, muitas vezes, são necessárias doses excessivas de atropina em *bolus*, seguida de infusão contínua durante vários dias.[11,12]

A pralidoxima deve ser utilizada quando houver sintomas neuromusculares, uma vez que a atropina não se liga aos receptores nicotínicos e não melhora a disfunção neuromuscular. Sua função é estimular a colinesterase, diminuindo os efeitos parassimpaticomiméticos. Deve ser administrada sempre em associação com a atropina. Dependendo da gravidade da intoxicação, a dose recomendada é de 25 a 50 mg/kg EV em 30 minutos, seguida de infusão contínua de 10 a 20 mg/kg/h.[13]

INTOXICAÇÃO POR DOMISSANITÁRIOS

O termo domissanitários refere-se aos produtos destinados à limpeza domiciliar. Geralmente são agentes cáusticos que abrangem tanto os produtos alcalinos quanto os ácidos. Compreendem: detergentes, alvejantes, desinfetantes, desodorizantes, água sanitária, entre outros. São importante causa de lesões graves e complicações, principalmente relacionadas ao esôfago, mas também podem ocasionar lesão em lábios, orofaringe, estômago e vias aéreas superiores.

A lesão devida a produtos cáusticos ocorre por vários mecanismos de acordo com o tipo do agente envolvido:[14]

- Agente alcalino: pH > 11,5 causa necrose de liquefação com consequente desintegração da mucosa e perfuração. A gravidade da lesão depende da concentração e do tempo que o agente permaneceu em contato com a mucosa.
- Agente ácido: pH < 2 causa necrose de coagulação. A lesão da mucosa tende a ser menor e a perfuração menos comum, quando comparada ao agente alcalino. O coágulo que se forma na superfície mucosa impede a penetração da substância. Por outro lado, a lesão das vias aéreas é mais comum na ingestão desses agentes em virtude do estímulo de engasgo causado pelo gosto ruim e tentativa de cuspir a substância ingerida.

A evolução da lesão, principalmente no esôfago, pode ocorrer semanas após a exposição ao agente cáustico. Após o 10º dia, forma-se o tecido de granulação e a fraqueza da parede esofágica, o que aumenta a probabilidade de perfuração. Por volta de 3 semanas, a fibrinogênese se instala, dando lugar à constrição da mucosa no processo final.[14]

Quadro clínico

Os sintomas podem ocorrer imediatamente após a ingestão de cáusticos ou horas após. São eles:

- Sistema gastrintestinal: o sintoma mais comum é a disfagia; há também salivação, queimadura oral, dor retroesternal ou abdominal e hematêmese. Nas lesões mais graves, pode-se ter a evolução para mediastinite e fístula traqueoesofágica.
- Vias aéreas superiores: geralmente ocorre lesão da epiglote causando estridor, batimento de asa de nariz e desconforto respiratório. Pode ocorrer tosse, broncoespasmo e cianose.

Tratamento

A estabilização das funções respiratórias e cardiovasculares é prioridade no atendimento inicial.

A indução do vômito está contraindicada pela possibilidade de agravar a lesão esofágica inicial. A lavagem gástrica e o carvão ativado também não devem ser realizados, bem como o uso de agentes neutralizantes ou de substâncias diluentes, como leite e água[14].

Os pacientes assintomáticos, sem evidência de lesão oral, disfagia, vômitos ou outros sintomas, podem ser observados por 2 a 4 horas. Após este período, oferecer líquidos e, se houver boa ingesta e não houver sintomas, podem ser liberados sem necessidade de endoscopia digestiva alta (EDA). Exceção se faz para os pacientes assintomáticos que ingeriram substâncias extremamente cáusticas, como desentupidor líquido ou limpador de forno.[14]

Para os pacientes sintomáticos, a internação está indicada. No comprometimento da via aérea, a intubação pode ser necessária. A EDA deve ser realizada nas primeiras 24 horas para avaliar a extensão da lesão e, se necessário, a colocação de sonda nasogástrica ou gastrostomia.

O uso de antibiótico profilático não é bem estabelecido, mas é comum usar cefalosporina de 3ª geração para os casos de perfuração e de necrose da mucosa do esôfago evidenciados na endoscopia.[14]

O uso de corticosteroide não apresenta benefícios e, muitas vezes, pode ser prejudicial.

INTOXICAÇÃO POR PLANTAS

A grande maioria das intoxicações por plantas tóxicas são acidentais, principalmente pela curiosidade da criança em explorar o ambiente. Dados da Fiocruz de 2017 mostram que 48% destas intoxicações ocorrem em crianças menores de 9 anos de idade.[2]

Plantas potencialmente tóxicas estão presentes tanto dentro como fora do domicílio. Muitas vezes, plantas ornamentais, consideradas inofensivas, podem ser tóxicas dependendo das substâncias que as compõem: alcaloides, glicosídeos, terpenos, fenóis e fenilpropanoides. A Tabela 3 mostra algumas plantas tóxicas com suas manifestações clínicas.

O quadro clínico da intoxicação pode ser variável, dependendo da espécie da planta envolvida, de qual parte foi consumida (raiz, caule, flores, frutas), do método de consumo (infusão, mastigação) e do estágio de desenvolvimento da planta.

Para as crianças assintomáticas após exposição, pode ser feita uma observação clínica acompanhando a ocorrência dos sintomas sugestivos de intoxicação. Não há necessidade de coleta de exames.

Tabela 3 Plantas, suas substâncias tóxicas e sinais clínicos

Planta	Substância tóxica	Sinais clínicos de intoxicação
Tinhorão, comigo-ninguém-pode, copo de leite	Oxalato de cálcio	Queimação, edema de lábios, boca e língua, náuseas, vômitos, diarreia, salivação abundante, dificuldade de engolir e asfixia. O contato com os olhos pode provocar irritação e lesão da córnea
Saia branca	Alcaloides beladonados (atropina, escopolamina, hioscina)	Boca seca, pele seca, taquicardia, dilatação das pupilas, rubor da face, agitação, alucinação, hipertermia. Nos casos mais graves, morte
Bico de papagaio, coroa de cristo	Látex irritante	Lesão em pele e mucosas, edema de lábios, boca e língua, irritação nos olhos, lacrimejamento, edema das pálpebras e dificuldade de visão, náuseas, vômitos e diarreia
Urtiga	Histamina, acetilcolina, serotonina	O contato causa dor imediata, com inflamação, vermelhidão cutânea, bolhas e coceira
Espirradeira, chapéu de napoleão	Glicosídeos cardiotóxicos	Dor em queimação na boca, salivação, náuseas, vômitos intensos, cólicas abdominais, diarreia, tonturas, distúrbios cardíacos que podem levar à morte
Mandioca brava	Alcaloides neurotóxicos	Aumento da salivação, náuseas, vômitos, cólicas abdominais, diarreia intensa, depressão do sistema nervoso central
Mamona, pinhão roxo	Toxalbumina	Náuseas, vômitos, cólicas abdominais, diarreia mucosa e até sanguinolenta, dispneia, arritmia e parada cardíaca

Para os pacientes sintomáticos, manter a estabilidade respiratória e hemodinâmica e contatar o centro de intoxicação regional.

CONSIDERAÇÕES FINAIS

A prevenção é a melhor forma para evitar a ocorrência das intoxicações e suas consequências, por vezes letais. Programas de educação familiar são fundamentais para alertar sobre os riscos da exposição a substâncias tóxicas.

A suspeita clínica de intoxicação exógena deve sempre fazer parte dos diagnósticos diferenciais, principalmente quando a criança apresenta um quadro clínico não compatível com a história. O reconhecimento precoce de sinais e sintomas sugestivos de intoxicação e a instituição do tratamento adequado minimizam os desfechos desfavoráveis da exposição à substância tóxica. Manter as funções cardiovasculares e respiratórias são essenciais no manejo da criança vítima de intoxicação. Conhecer os antídotos, diminuir a exposição ao produto tóxico, consultar base de dados (Micromedex) e entrar em contato com centros de referência de intoxicação (Sinitox e Centro de Controle de Intoxicações – CCI) são passos que otimizam o prognóstico da criança intoxicada.

REFERÊNCIAS BIBLIOGRÁFICAS

1. Velez LI, Shepherd JG, Goto CS. Approach to the child with occult toxic exposure [Internet]. UptoDate 2020 May [cited 2021 March 10]. Disponível em: https://www.uptodate.com/contents/approach-to-the--child-with-occult-toxic-exposure?search=Approach%20to%20the%20child%20with%20occult%20toxic%20exposure&source=search_result&selectedTitle=1~150&usage_type=default&display_rank=1; acessado em junho/2021.
2. Brasil. Ministério da Saúde. Fundação Oswaldo Cruz (Fiocruz). Sistema Nacional de Informações Tóxico-farmacológicas (Sinitox). Tabela 7. Casos registrados de intoxicação humana por agente tóxico e faixa etária. Brasil, 2017. Disponível em: https://sinitox.icict.fiocruz.br/sites/sinitox.icict.fiocruz.br/files//Brasil7_1.pdf; acessado em: março/2021.
3. Schvartsman C, Schvartsman S. Intoxicações exógenas agudas. J P. (Rio J). 1999;75(Supl. 2):S244-S250.
4. Calello DP, Henretig F. Pediatric toxicology. Specialized approach to the poisoned child. Emerg Med Clin N Am. 2014;32:29-52.
5. Barrueto F, Gattu R, Mazer-Amirshahi M. Updates in the general approach to the pediatric poisoned patient. Pediatr Clin N Am. 2013;60:1203-20.
6. Sztajnkrycer MD. Deadly pediatric poisons: nine common agents that kill at low doses. Emerg Med Clin N Am. 2004;22:1019-50.
7. Henry K, Harris CR. Deadly ingestions. Pediatr Clin N Am. 2006;53:293-315.
8. Morocco AP. Cyanides. Crit Care Clin. 2005;21:691.
9. Hall AH, Rumack BH. Hydroxycobalamin/sodium thiosulfate as a cyanide antidote. J Emerg Med. 1987;5:115.
10. Karalliedde L, Baker D, Marrs TC. Organophosphate-induced intermediate syndrome: aetiology and relationships with myopathy. Toxicol Rev. 2006;25:1.
11. Konickx LA, Bingham K, Eddleston M. Is oxygen required before atropine administration in organophosphorus or carbamate pesticide poisoning? A cohort study. Clin Toxicol (Phila). 2014;52:531.
12. Eddleston M, Roberts D, Buckley N. Management of severe organophosphorus pesticide poisoning. Crit Care. 2002;6:259.
13. Johnson MK, Jacobsen D, Meredith TJ, Eyer P, Heath AJ, Ligtenstein DA, et al. Evaluation of antidotes for poisoning by organophosphorus pesticides. Emerg Med. 2000;12:22.
14. Fishman DS, Jensen C, Hoppin AG. Caustic esophagy injury in children [Internet]. UptoDate 2020 Sept [cited 2021 March 11]. Disponível em: https://www.uptodate.com/contents/caustic-esophageal--injury-in-children?search=Caustic%20esophagy%20injury%20in%20children&source=search_result&selectedTitle=1~150&usage_type=default&display_rank=1.

CAPÍTULO 2

SAÚDE AMBIENTAL EM PEDIATRIA

Marilyn Urrutia-Pereira
Rinaldo Tavares
Carlos Augusto Mello da Silva

AO FINAL DA LEITURA DESTE CAPÍTULO, O PEDIATRA DEVE ESTAR APTO A:

- Reconhecer a saúde ambiental como área de estudo na pediatria.
- Identificar ameaças ambientais à saúde da criança e do adolescente.
- Identificar as "janelas de vulnerabilidade" para as agressões por agentes presentes no ambiente.
- Identificar os principais agentes apontados como prejudiciais à saúde ambiental pediátrica.
- Realizar a anamnese ambiental.
- Definir o papel do pediatra na prevenção da saúde ambiental.

INTRODUÇÃO

A saúde ambiental pediátrica é um ramo da pediatria que estuda a influência do meio ambiente na saúde infantil. Tem raízes históricas na toxicologia, epidemiologia e medicina ocupacional, cresceu substancialmente nas últimas décadas e tornou-se um componente cada vez mais visível e importante da medicina pediátrica.[1]

A saúde ambiental pediátrica engloba as medidas teóricas e práticas para avaliar, corrigir, controlar e prevenir fatores ambientais que poderiam afetar de forma adversa a saúde das gerações presente e futuras.[1] De acordo com a Organização Mundial da Saúde (OMS), as condições ambientais são responsáveis pela morte de aproximadamente 3 milhões de crianças com até 5 anos de idade em todo o mundo por ano, impondo custos econômicos substanciais, principalmente nos países em desenvolvimento.[2]

Na América Latina, 100.000 crianças menores de 5 anos morrem a cada ano por conta de perigos ambientais. A mortalidade proporcional de crianças com idade abaixo de 14 anos relacionada a más condições ambientais é de 33% para doenças respiratórias, 32% para doenças diarreicas, 26% para lesões e 7% para câncer.[3]

Nos últimos anos, há o reconhecimento crescente da suscetibilidade especial das crianças às ameaças ambientais. O feto, a criança e o adolescente podem ser expostos a ameaças ambientais durante períodos cruciais chamados de "janelas de suscetibilidade", que impactam no crescimento e no desenvolvimento por meio de mecanismos semelhantes aos que respondem pelas consequências duradouras da privação nutricional precoce e/ou estresse psicossocial.[1]

Essas ameaças ambientais podem também desencadear defeitos congênitos (criptorquidia, hipospádia, micropênis), nascimentos prematuros, distúrbios do neurodesenvolvimento (dislexia, transtorno de déficit de atenção/hiperatividade, autismo), aumento na incidência de leucemia infantil, alguns tipos de câncer e aumento da prevalência de obesidade infantil.[1]

Foi relatado também um aumento de doenças não transmissíveis em crianças expostas a fatores ambientais perigosos[4] com posterior impacto na saúde na sua vida adulta[5], tudo isso favorecido pelas características fisiológicas e comportamentais que as crianças apresentam, que as condicionam a serem as principais afetadas pelo impacto do meio ambiente.[6]

1. Imaturidade biológica: desde o período embrionário, há diferentes estágios de maturação, tanto anatômicos, dado o rápido crescimento celular, quanto fisiológicos, dada a imaturidade do sistema imunológico. Essas características implicam um sistema de detoxificação celular menos desenvolvido, o que dificulta o metabolismo de componentes que podem colocar a saúde em risco.[6]
2. Crescimento pulmonar: o pulmão fetal em desenvolvimento, assim como o pulmão de crianças maiores, é mais suscetível a lesões por agentes tóxicos, que incluem poluentes do ar em dose menor que as doses consideradas

sem efeito para adultos. Existem pontos críticos durante o desenvolvimento pulmonar pré e pós-natal, quando essa suscetibilidade é maior do que em outras ocasiões. Por esta razão, a idade no momento da exposição a contaminantes inalados desempenha um papel importante no padrão de lesão ou reparo.[6]

3. Maior energia e consumo metabólico: em razão do rápido crescimento e desenvolvimento, as necessidades basais na infância condicionam maior necessidade de oxigênio e nutrientes. Portanto, as crianças consomem mais alimentos, bebem mais líquidos e respiram mais ar por quilo de peso corporal do que os adultos. Nos primeiros 10 anos de vida, inalam, ingerem e absorvem através da pele mais substâncias tóxicas por quilo de peso do que um adulto. Tudo isso somado à menor capacidade de neutralizar, desintoxicar e eliminar contaminantes externos provoca efeitos adversos que serão mais intensos e persistentes.[6]
4. Comportamento social: o comportamento natural e inato das crianças está associado à maior espontaneidade, curiosidade e confiança em seu ambiente, causando maior desamparo diante de agressões ambientais e sinais de alerta do que nos adultos. As crianças engatinham, rastejam, levam objetos constantemente à boca, ficando mais expostas a potenciais contaminantes de poeira, solo, componentes de brinquedos ou produtos domésticos de limpeza, entre muitos outros. Além disso, por causa de sua altura, principalmente nos 2 primeiros anos de vida, respiram compostos orgânicos voláteis mais densos e pesados que o ar do que os adultos, que inalam tais compostos em menor grau por serem mais altos.[6]
5. Maior expectativa de vida: como as crianças têm mais anos potenciais de vida pela frente, podem desenvolver efeitos de médio e longo prazos diante de exposições crônicas a poluentes ambientais, ainda que em doses baixas.[6]
6. Nenhuma capacidade de decisão: as crianças não têm capacidade para opinar sobre questões ambientais. Elas não podem decidir entre ficar ou não expostas a fatores poluentes dentro das suas casas ou escolas. Assim, quanto mais cedo sua exposição, mais longa será a possível doença ou deficiência crônica. Esse tipo de exposição cumulativa à poluição do ar pode se tornar uma sentença de vida, imposta quando a vida está apenas começando.[6]

Os problemas de saúde ambiental pediátrica sofrem o impacto da interação de diversos fatores, principalmente de origem social e econômica, que apresentam contrastes importantes em nível global. O local de nascimento determina muitos desses fatores. Nos países em desenvolvimento, os problemas de saúde são maiores em função das dificuldades de acesso à água potável, combustíveis mais limpos, boas práticas de higiene pessoal, saneamento básico e serviços médicos e também a alta morbimortalidade secundária a doenças infecciosas, como tuberculose, cólera ou malária, poluição, contaminação derivada do lixo eletrônico ou da presença de metais pesados.[3]

Assim, as crianças ficam expostas a diferentes fatores de riscos ambientais que estão presentes e coexistem nos locais onde passam a maior parte do seu tempo.

QUALIDADE DA ÁGUA

Em todo o mundo, cerca de três em cada 10 pessoas (2,1 bilhões) não têm acesso a água potável em suas residências. A OMS estima que cerca de 60% da população mundial ainda não tem saneamento seguro, sobretudo em zonas rurais. A exposição a más condições de saneamento básico e dificuldade de acesso à água potável implica contaminação por agentes biológicos, incluindo bactérias, vírus e protozoários, e também a agentes químicos, como efluentes domésticos e ambientais. A frequência de cada agente etiológico é variável conforme o local da exposição, dependendo das doenças infecciosas, endêmicas locais, condições de saneamento, fiscalização da qualidade da água e atividades industriais realizadas na área.[6]

QUALIDADE DO AR AMBIENTE

A poluição intradomiciliar advém de lareiras/fogões a lenha, fogões a gás mal instalados ou aquecedores com pouca manutenção, além de poluentes externos que se infiltram no ambiente fechado proveniente do tráfego, de atividades industriais ou agrícolas.[7]

A queima doméstica de combustíveis (carvão, carvão vegetal, madeira, resíduo agrícola, esterco animal e querosene, entre outros) é uma das principais fontes de poluentes domiciliares. Vários poluentes danosos à saúde são liberados durante a queima, incluindo material particulado com diâmetro inferior a 2,5 mcm ($PM_{2,5}$), carbono negro e monóxido de carbono.[7]

A falta generalizada de acesso à energia limpa para uso doméstico tem consequências trágicas em larga escala: em 2016, a poluição do ar doméstico foi responsável por 3,8 milhões de mortes prematuras, 41% da população mundial estava exposta a cozimento com combustíveis e tecnologias poluidoras, o que determinou mais de 400.000 mortes de crianças menores de 5 anos de idade.[7]

Considerando que as populações mais pobres têm maior probabilidade de ter doenças crônicas, isso as coloca em maior risco de mortalidade associada à Covid-19.[8] Assim, é mandatório que sejam conhecidos os principais poluentes intradomiciliares, bem como as suas principais fontes.

A esses poluentes, podem somar-se os seguintes:

1. Compostos orgânicos voláteis (COV): os níveis médios de diversos componentes orgânicos no ar ambiente são de 2 a 5 vezes maiores do que no ar exterior. Muitas fontes podem gerar ou ressuspender quantidades abundantes de partículas de aerossol no ar interno, incluindo atividades envolvendo a combustão.[9]
   - Cozimento: em ambientes internos, cozinhar é reconhecido como uma fonte produtora de aerossóis. Durante as atividades de cozimento, em ambientes livres

de fumantes, documentou-se aumento dos níveis de $PM_{2,5}$ que atingiram 160 mcg/m³ na cozinha e 60 mcg/m³ na sala. Na dependência do método de cozimento empregado (vapor, fervura, fritura), o que utilizou óleo gerou mais aerossóis. O azeite de oliva e o óleo de amendoim foram os associados a maior emissão de $PM_{2,5}$ em comparação aos óleos de coco, soja, milho e canola.[9]

- Fumaça do tabaco: o fumo é uma das fontes mais comuns de emissões de aerossol interno. O fumo passivo representa um importante fator de risco para crianças, gestantes e outros indivíduos não fumantes. Sem ventilação natural adequada, fumar pode elevar as concentrações de aerossol em ambientes internos e edifícios. O tabagismo passivo é responsável por muitos problemas causados à criança. As crianças cujas mães são fumantes têm cerca de 70% mais problemas respiratórios e maior número de hospitalizações ao longo do primeiro ano de vida. O tabagismo intrauterino aumenta a mortalidade infantil em até 80%.[9]
- Queima de velas: usadas para fins estéticos e religiosos (meditação, memoriais e cerimônias), geralmente em ambientes internos, a queima é fonte de emissão de partículas. A geração de partículas ultrafinas pela queima de velas é maior do que a gerada por fumar, fritar carne, cozinhar com fogão elétrico, entre outras fontes de emissão de partículas. Essas partículas ultrafinas depositam-se, em sua maioria, na região alveolar.[9]
- Queima de espirais/incensos: a queima de espirais ("mata-mosquitos") é muito empregada como repelente de insetos no verão. Em geral, são queimados lentamente em ambientes fechados e geram altas concentrações de PM. O mesmo ocorre com a queima de incensos em ambientes fechados, outra fonte importante de PM com diâmetro inferior a 10 mm (PM_{10}) e $PM_{2,5}$.[9]
- Aspiradores de pó: também são fontes geradoras de partículas aerotransportadas por sua capacidade de liberar ou ressuspender grandes quantidades de pequenas partículas no ar interno.[9]
- Impressora a *laser*: pode ser fonte principal de aerossóis em escritórios ou em lares que tenham esse tipo de impressora, e é maior com as coloridas.[9]
- Produtos de limpeza doméstica: os desinfetantes mais potentes têm tido seu uso mais estimulado para reduzir as taxas de infecção viral, causando superexposição dos indivíduos a agentes químicos deles liberados, proporcionando riscos não intencionais para a saúde humana. O mesmo deve ser lembrado com relação aos produtos de beleza sob a forma de *spray*.[10]

2. Alérgenos domésticos: os ácaros da poeira, o pelo e urina de animais de estimação, insetos e roedores, pólen de plantas interiores e o mofo são conhecidos como os mais importantes alérgenos domésticos. Os principais depósitos de ácaros são carpetes, travesseiros, bichos de pelúcia, roupas de cama e colchões. A exposição ao ácaro ocorre tanto pela proximidade da mucosa nasofaríngea com os depósitos de ácaros quanto pelo aumento da quantidade de ácaros no ar durante a limpeza da casa.[11]

POLUENTES EXTERNOS (ATMOSFÉRICOS)

A poluição do ar tem amplo impacto sobre a saúde e a sobrevivência das crianças. A exposição à poluição atmosférica contribui com mais da metade das mortes, decorrentes de infecções respiratórias agudas em crianças menores de 5 anos em países de baixa e média rendas, e está direta ou indiretamente relacionada a riscos ambientais, o que a torna uma das principais causas de morte infantil em todo o mundo.[2]

Os níveis de poluentes num determinado local são bastante influenciados por condições meteorológicas, das quais as mais importantes são as inversões térmicas, a baixa velocidade dos ventos e as queimadas. Os poluentes atmosféricos provêm de várias fontes, e cada um apresenta características diferentes dependendo da composição e condições sob as quais foram produzidos. A exposição à poluição do ar ambiente começa a influenciar no útero materno e pode prejudicar o desenvolvimento placentário, provocando diminuição do tamanho da placenta, do transporte de oxigênio e de nutrientes e estresse oxidativo. Quando o feto é exposto a estímulos nocivos, a programação fetal é alterada provocando diferentes alterações, como remodelamento das células pulmonares, predisposição a malformações, baixo peso ao nascer e alterações no sistema imunológico. A poluição relacionada com o tráfego é um assunto de preocupação generalizada. A exposição a dióxido de nitrogênio, $PM_{2,5}$ e PM_{10} durante a gravidez e durante o 1º ano de vida foi associada a autismo, alterações na função cognitiva, psicomotora e problemas comportamentais, além de maior prevalência de crianças com função pulmonar anormal e desenvolvimento de asma. A exposição pré-natal à poluição do ar está relacionada ao trânsito e o risco de infecção respiratória (incluindo pneumonia, bronquiolite e crupe) no início da vida.[2,12]

Estudos recentes fornecem importantes evidências sobre a relação entre poluição do ar e letalidade por Sars-CoV-2, demonstrando a associação entre poluentes ambientais e a suscetibilidade à infecção viral, sugerindo que indivíduos expostos a níveis elevados de poluição atmosférica poderiam cronicamente apresentar maior suscetibilidade à infecção por Sars-CoV-2.[13]

PRODUTOS QUÍMICOS: INTERFERENTE OU "DISRUPTOR" ENDÓCRINO

São definidos como agentes que provocam efeitos danosos à saúde de um organismo intacto e/ou à sua descendência, consequente a alterações em suas funções endócrinas. Os interferentes endócrinos atuam de diversas maneiras: podem mimetizar um hormônio (como os fitoestrógenos que ocorrem naturalmente em certos vegetais) ou podem dificultar ou bloquear a interação dos hormônios com seus receptores.

Ao alterarem as funções endócrinas, os interferentes produzem efeitos adversos sobre o crescimento, a capacidade reprodutiva e o sistema imunológico, podendo também afetar o desenvolvimento normal do sistema nervoso.[14]

Ao interferir sobre o metabolismo energético e a estrutura do tecido adiposo, alguns agentes químicos podem estar relacionados ao aumento da obesidade entre crianças e adolescentes e suas consequências na vida adulta.[14]

Bisfenol A (BPA)

Produto químico industrial utilizado na fabricação de plásticos, resinas, frascos ou embalagens utilizadas para alimentos e bebidas. Está presente em resinas epóxi, que faz parte do revestimento de latas de conservas, tampas de garrafas e tubulações de água. O uso de policarbonato com BPA em mamadeiras para bebês e em embalagens metálicas de alimentos infantis foi banido em vários países há algum tempo. O BPA teria efeitos sobre a capacidade reprodutiva e sobre a adipogênese, podendo contribuir para obesidade, resistência à insulina, doença policística, diabetes tipo 2 e disfunção tireoidiana.[14,15]

Ftalatos

São denominados agentes plastificantes, utilizados na fabricação de plásticos mais resistentes e flexíveis. Também aparecem na produção de brinquedos, mordedores plásticos, recipientes de alimentos, cateteres, cápsulas com revestimento entérico, adesivos, pisos plásticos, óleos lubrificantes, peças automotivas e produtos de higiene pessoal, como sabonetes, xampus, esmalte de unhas e *sprays* para os cabelos.

As rotas de exposição de ftalatos incluem ingestão direta e indireta, contato dérmico e inalação. Estudos relacionam os ftalatos com alterações na produção e na qualidade dos espermatozoides. A exposição a ftalatos na gestação provocariam danos na tireoide do feto, com risco de distúrbios mentais e cognitivos, redução do quociente de inteligência (QI), hiperatividade, dificuldades de atenção e pior comunicação social.[14,15]

PESTICIDAS

Os agrotóxicos são amplamente usados tanto no meio rural como nas áreas urbanas. No meio rural, os agrotóxicos são aplicados nas lavouras e na pecuária. Dentro das áreas urbanas, eles são empregados para combater vetores de doenças transmissíveis, principalmente a dengue.[11] Eles também têm um amplo uso doméstico contra mosquitos, insetos, roedores e outros pragas, geralmente sem informações adequadas sobre os perigos que provocam.[3]

A exposição crônica em crianças pode ocorrer via ar, solo, poeira, alimentos e pela exposição direta a produtos agrícolas residenciais, de jardim ou resíduos de produtos. O maior risco é para as crianças e mulheres grávidas que moram em áreas agrícolas ou vivem com agricultores. Contato com sujeira, solo potencialmente contaminado, atividade mão-boca, caminhadas, brincadeiras na fazenda, tudo são possíveis meios de exposição em crianças.[15]

Alguns pesticidas podem alterar a ação dos hormônios comportando-se como desreguladores endócrinos. A exposição a pesticidas antes ou durante a gravidez foi associada a alterações na reprodução, aumento de infertilidade, risco de morte perinatal, aborto espontâneo, nascimento prematuro, crescimento fetal retardado e malformações congênitas.[3] Exposições durante períodos de rápido crescimento do cérebro, especialmente no período intrauterino e no início da infância, podem produzir efeitos sutis e permanentes na estrutura e na função do cérebro. Os pesticidas também podem provocar toxicidade imunológica, genética e neurológica com risco aumentado de certos tipos de câncer, anormalidades do neurodesenvolvimento, transtorno de déficit de atenção/hiperatividade, asma e crescimento fetal prejudicado.[16]

METAIS PESADOS

As exposições a metais pesados durante o período de crescimento intrauterino e na primeira infância são particularmente deletérias para as crianças, não apenas pelos efeitos imediatos, mas também como consequência das deficiências que podem produzir no desenvolvimento das crianças, em riscos aumentados de doenças crônicas, como asma, diabetes, câncer, distúrbios do neurodesenvolvimento, anomalias congênitas, obesidade, doenças cardiovasculares e problemas de saúde mental. A determinação da causa-efeito de relações entre essas doenças e exposições aos metais pesados é difícil por vários fatores de confusão envolvidos no desenvolvimento infantil.[15]

Chumbo (Pb)

Em muitos países em desenvolvimento o chumbo ainda é encontrado na gasolina, em processos industriais, medicinais, em tintas e canos de vivendas antigas, em brinquedos infantis de cloreto de polivinila (PVC), na fabricação de manilhas (peça em aço para unir ou fixar cabos), tintas, cosméticos, acumuladores elétricos, na fabricação de baterias automotivas e, principalmente, em empresas de economia informal que reciclam baterias de chumbo de carros. Assim, o chumbo continua sendo um grande problema de saúde pública que tem atraído a atenção da comunidade internacional.[17]

Os efeitos especialmente deletérios do chumbo para crianças, em comparação com adultos, decorrem de uma série de fatores:[17]

- Crianças menores têm mais contato com poeiras contaminadas com chumbo em seu ato de engatinhar e de levar mãos, objetos e brinquedos à boca, o que contribui com 35% da exposição nessa população.
- Crianças absorvem muito mais chumbo que os adultos (cerca de 4 vezes mais). Tal aumento de absorção pode ser incrementado ainda mais pela carência nutricional de ferro ou cálcio nesta faixa etária.

- As crianças podem ter maior aporte de chumbo pela ingestão de água e alimentos contaminados, 50% se for pós-prandial e até 100% em jejum.
- Nas crianças, o sistema de detoxificação do fígado é biologicamente imaturo e a barreira hematoencefálica, principalmente nas crianças pequenas, é mais "permeável", facilitando a penetração de chumbo absorvido ao SNC. O cérebro em desenvolvimento estabelece conexões neurais progressivas, expõe janelas de potencial deletério ao desenvolvimento normal, com sequelas em longo prazo em várias funções cerebrais mais complexas.
- Crianças encontram-se vulneráveis a várias privações durante o seu desenvolvimento, às quais o chumbo se soma, levando a implicações socioeconômicas, educacionais e comportamentais que limitam o potencial final que pode ser alcançado por elas.
- Crianças imigrantes, refugiadas ou adotadas de países com maior exposição ao chumbo endêmico podem ter níveis elevados desse metal e devem ser consideradas de alto risco.
- Exposição de gestantes ao chumbo também põe o feto em risco. O chumbo atravessa a placenta e se acumula no tecido fetal, com riscos pré e pós-natais que provocam importante comprometimento de seu crescimento e desenvolvimento, além de visão, audição e aprendizado.

As fontes de contaminação em crianças são: ingestão ou inalação de poeira ou lascas de tinta antigas em mau estado de conservação ou durante as atividades de lixamento ou reformas, canos de água com chumbo nas residências antigas, enlatados com chumbo em sua composição, panelas com chumbo em suas soldas, brinquedos, giz-de-cera e enfeites feitos com chumbo, reciclagem de baterias de carros contendo chumbo, móveis reformados, medicamentos caseiros e cosméticos.[17]

Os principais sistemas acometidos nas intoxicações pelo chumbo são: sistema nervoso central e periférico, hematológico, renal e cardiovascular. Até pequenos níveis sanguíneos estão associados a perda no QI, alterações neurocomportamentais e de conduta, habilidade de atenção e desempenho acadêmico. Estes efeitos deletérios do chumbo são cumulativos e irreversíveis e, com frequência, passam inadvertidos, o que aumenta a importância das medidas de prevenção de exposição em crianças. A Unicef alerta que a intoxicação subclínica de crianças em todo o mundo, especialmente em países subdesenvolvidos e em desenvolvimento, continua de forma massiva e numa escala largamente negligenciada, pelo desconhecimento desses efeitos.[17]

LIXO ELETRÔNICO

A exposição ao lixo eletrônico é um processo complexo em que muitas rotas e fontes de exposição, diferentes tempos de exposição e possíveis efeitos inibitórios, sinérgicos ou aditivos de muitas exposições químicas são variáveis importantes a serem consideradas.[18]

As rotas de exposição podem variar dependendo da substância e do processo de reciclagem; o mais provável é que as pessoas entrem em contato com substâncias tóxicas do lixo eletrônico por meio do ar (queima aberta), solo (descarte), água via ingestão (contaminação das cadeias alimentares decorrente dos processos de descarte e reciclagem primitiva), inalação e absorção dérmica (poeira e exposição de trabalhadores de áreas de reciclagem primitiva e suas famílias).[18]

A ingestão é considerada a via de exposição mais importante dos contaminantes do lixo eletrônico e inclui ingestão alimentar, água potável ou ingestão direta de solo ou poeira, mas deve-se considerar que a baixa ingestão diária de metais pesados não equivale necessariamente a um baixo risco de efeitos adversos à saúde, pois a maioria dos metais se acumula no corpo humano, e a ingestão crônica de baixos níveis pode se acumular a níveis tóxicos ao longo do tempo.[18]

Os métodos primitivos de reciclagem (trituração mecânica e queima aberta) para remover o isolamento plástico de cabos de cobre podem liberar produtos químicos altamente tóxicos que representam uma ameaça ao meio ambiente, à cadeia alimentar e à saúde humana.[18]

As crianças são um grupo particularmente sensível por causa de rotas adicionais de exposição (exposição à amamentação e placentária), comportamentos de alto risco (atividades de mão-na-boca nos primeiros anos e comportamentos de alto risco na adolescência) e suas mudanças fisiológicas (alta ingestão de ar, água e alimentos e baixas taxas de eliminação de toxinas). Filhos de trabalhadores de reciclagem de lixo eletrônico também enfrentam contaminação com a roupa e a pele de seus pais e exposição direta (doméstica) em alto nível, se houver reciclagem em suas casas.[18]

Altos níveis de poluentes de lixo eletrônico nas matrizes de água, ar, solo, poeira, peixes, vegetais e humanos (sangue, urina, leite materno) indicam que os trabalhadores de lixo eletrônico, os residentes a uma distância específica das áreas de reciclagem de lixo eletrônico e as gerações futuras estão expostos a importantes riscos ambientais.[18]

A crescente prevalência e exacerbações de muitas doenças alérgicas, autoimunes, metabólicas e neurodegenerativas, tem sido associada a danos à camada epitelial decorrente da exposição a agentes infeciosos, alérgenos, partículas de diesel, gases de exaustão, fumaça de cigarro, detergentes e abrilhantadores para lavanderia e lava-louças, produtos de limpeza doméstica, pasta de dente, xampus, microplásticos, nanopartículas, ozônio, aditivos alimentares processados e emulsificantes. Algumas destas substâncias podem atuar sinergicamente para danificar as barreiras epiteliais cutâneas, respiratórias e gastrointestinais, permitindo a passagem de alérgenos, contaminantes, toxinas e micróbios, causando disbiose, inflamação e hiper-reatividade do sistema imunológico.[19]

DETERGENTES

A exposição a componentes do detergente, como o dodecilsulfato de sódio (SDS), induz a disfunção da barreira epitelial e inflamação eosinofílica no esôfago. A exposição experimental ao SDS em ratos provoca aumento da largura esofágica, alteração da integridade da barreira esofágica e estimulação da produção de interleucina (IL)-33; isto aponta que os detergentes podem ser um gatilho ambiental chave na patogênese da esofagite eosinofílica (EoE).[20]

O álcool etoxilado, ingrediente do abrilhantador usado em máquinas de lavar louça causa citotoxicidade celular e prejudica diretamente a integridade da barreira epitelial intestinal, provocando morte celular nas diluições de 1:10.000 e abertura da barreira epitelial em diluições de 1:40.000.[21]

EMULSIFICANTES

Os emulsificantes alimentares têm como função aumentar a capacidade de retenção da água e proteger contra a rancidez oxidativa. São comumente utilizados na indústria alimentícia, nos setores de panificação, laticínios, carnes e peixes. Entre eles, destacam-se o polissorbato 80 (P80) e a carboximetilcelulose (CMC). Estudos demonstram serem os mesmos capazes de alterar a microbiota intestinal, facilitar a translocação de lipopolissacarídeos do lúmen intestinal para a corrente sanguínea e promover inflamação intestinal de baixa intensidade. Ogulur et al. demonstraram que polissorbato 20 (P20) e P80 causam dano à barreira epitelial e inflamação epitelial de maneira dose-dependente e prejudicam diretamente a microbiota e a integridade da barreira do epitélio intestinal. A síndrome metabólica induzida por P80 foi associada a invasão da microbiota, composição alterada de espécies e aumento do potencial pró-inflamatório.[22]

MICROPLÁSTICOS

Os microplásticos (MPs) e os nanoplásticos (NPs) são poluentes emergentes em diferentes compartimentos ambientais (ar, solo e água) e podem induzir diversos efeitos ecotoxicológicos nos organismos e sobre a microbiota. De acordo com a origem, podem ser classificados como primários se forem liberados intencionalmente no meio ambiente (usados na indústria e em produtos de higiene pessoal), e secundários se forem liberados indiretamente no meio ambiente, e sofrerem degradação progressiva decorrente de processos de foto e termo-oxidação.[23]

Os MiPs podem atuar como transportadores de poluentes coexistentes na atmosfera, ampliando a compreensão dos perigos e riscos dos MiPs/NPs atmosféricos e seus impactos, capacidade de cotransporte e interação com o meio ambiente.[23]

Os MiPs servem de substrato para organismos, chamados PLATISPHERE (comunidades que evoluíram para viver em ambientes plásticos feitos pelo homem, incluindo fungos, bactérias, algas e vírus) e podem atuar como dispersores desses organismos para outros ambientes, com graves consequências para a saúde do planeta.[24]

A ingestão de MiP atua sobre o microbioma intestinal e está associada a disbiose, perda de resiliência, surtos frequentes de patógenos e distúrbios metabólicos locais e sistêmicos, com o desenvolvimento de uma microbiota intestinal positivamente associada a doenças do trato digestivo, como *Bifidobacterium*, *Streptococcus* e *Sphingomonas*, e uma redução da microbiota intestinal benéfica para a saúde (*Ruminococcus*, *Fusobacterium*, *Coprococcus*).[25]

RADÔNIO

O radônio é um gás radioativo incolor, inodoro e insípido de ocorrência natural que pode ser encontrado em altas concentrações em espaços internos, como residências e locais de trabalho. É produzido pela decomposição radioativa natural do urânio presente em solos, rochas e na água. O radônio é facilmente liberado do solo para o ar, onde se decompõe e emite outras partículas radioativas. Ao inspirar, as partículas são inaladas e depositadas nas células que revestem as vias aéreas, onde podem danificar o DNA e levar ao câncer de pulmão.[26]

Minas, grutas e estações de tratamento de água são alguns dos locais onde se registam os níveis mais elevados. A exposição ao radônio ocorre principalmente em casas; a concentração em edifícios depende de: características geológicas do local (p. ex., o conteúdo de urânio e a permeabilidade de rochas e solos onde fica o edifício); os caminhos que o radônio pode encontrar para se infiltrar no solo das casas; e sua emanação de materiais de construção.[26]

ASBESTO/AMIANTO

O amianto é uma fibra mineral natural que se apresenta em diferentes formas: crisotila (amianto branco), amosita (amianto marrom), crocidolita (amianto azul), antofilita, actinolita e tremolita. Todos são igualmente perigosos. Sua alta resistência à tração, flexibilidade, resistência ao fogo, durabilidade e utilidade como isolamento químico, térmico e acústico tornaram-no um material de construção amplamente utilizado. Todos os tipos de amianto foram classificados como cancerígenos do Grupo 1.[27]

O perigo das fibras de amianto diminui quando são encapsuladas em cimento ou cola. No entanto, quando a sua integridade é alterada (por exemplo, o item que contém amianto é cortado, perfurado, esmagado ou partido), as fibras de amianto são libertadas no ar ou na água em dimensões que podem ser mais finas do que 1/700 de um fio de cabelo humano. A inalação de amianto pode causar doenças relacionadas ao amianto (ARDs), que incluem mesotelioma da pleura, peritônio e pericárdio, câncer de pulmão, brônquios, laringe e ovário, bem como asbestose.[28]

A exposição ambiental ao asbesto ocorre entre trabalhadores ou pessoas que não manuseiam diretamente asbesto/amianto, ou resíduos e entulhos que contenham amianto. Eles estão indiretamente expostos por estarem dentro ou perto de um ambiente de trabalho, natural ou residencial, contaminado com asbesto/amianto. A exposição doméstica ocorre entre membros da família que estão expostos a fibras de asbesto/amianto, que muitas vezes são trazidas para casa como contaminantes de roupas ou superfícies corporais de trabalhadores fortemente expostos. Estudos recentes demostram que crianças que combinaram exposição ambiental na infância e exposição ocupacional subsequente tiveram um risco significativamente aumentado de câncer de pulmão (mesotelioma maligno), e aqueles com exposição domiciliar adicional por um parente tiveram um risco aumentado para câncer de faringe.[29] Os novos casos diagnosticados são cada vez mais frequentes, devidos a poluição ambiental por asbesto, exposição a materiais deteriorados contendo asbesto (em residências, escolas, oficinas, antigas fábricas, trens, navios, veículos antigos, aterros) ou ao manuseio das famílias de material de demolição de prédios, sem o equipamento de proteção adequado, resultante de guerras ou terremotos.[30]

FORMALDEÍDO

O formaldeído pode ser encontrado em vários tipos de materiais de construção, especialmente em produtos compostos de madeira e materiais isolantes. A exposição a este gás pode causar efeitos adversos no sistema respiratório, irritação pulmonar, olhos e pele. Estudos recentes relacionam o diagnóstico de doenças alérgicas diagnosticadas na infância, principalmente asma a exposição a móveis novos e redecoração com divisórias no domicílio durante o período pré-natal e nos primeiros anos de vida.[31]

EMISSÕES RELACIONADAS COM GÁS DE COZINHA

O principal poluente de preocupação para a saúde, emitido exclusivamente pelo gás de cozinha (e não fogão eléctrico), é o nitrogênio, mas os produtos da combustão incompleta do gás natural incluem hidrocarbonetos aromáticos policíclicos, formaldeído, monóxido de carbono e partículas ultrafinas. Os óxidos de nitrogênio são gases irritantes que podem causar broncoconstrição, hiper-responsividade das vias aéreas e inflamação das vias aéreas, com risco aumentado de exacerbações de asma, bronquite e sibilância.[32]

ANAMNESE AMBIENTAL

Em muitos países em desenvolvimento, os pediatras carecem de treinamento sobre o reconhecimento clínico, a gestão e a prevenção de doenças ligadas ao meio ambiente. Poucos pediatras rotineiramente obtêm informações sobre a casa, a escola ou o *playground* como parte da história demográfica e social ou relatam encontrar doenças prováveis causadas por exposições ambientais, mas a maioria carece de conforto no diagnóstico e tratamento dessas condições.[4]

A maioria dos pediatras recebe pouca educação, seja na graduação ou durante sua residência, sobre as doenças provocadas pelos problemas ambientais e poucos centros de saúde acadêmicos têm especialização sobre esses assuntos, não encaminham seus profissionais de saúde para capacitações ou carecem de programas de treinamento em saúde ambiental pediátrica.[4]

A preocupação com a saúde ambiental das crianças brasileiras fez surgir, em 2019, pelo Departamento Científico de Toxicologia e Saúde Ambiental da Sociedade Brasileira de Pediatria (SBP), a Carta de Porto Alegre. Neste manifesto, expressa-se a necessidade de proteção do ambiente como meio de garantir o melhor crescimento e desenvolvimento das crianças.

A preocupação com a saúde ambiental deve ser obrigatória para os pediatras, porque eles ocupam posição privilegiada e têm um papel-chave na detecção de ameaças ambientais presentes nos locais onde crianças e adolescentes vivem, aprendem, brincam e estudam, lembrando sempre que essas ameaças são maiores em populações de baixa renda e comunidades marginalizadas.[33]

Pela anamnese ambiental, o pediatra pode identificar riscos de exposição a que a criança está exposta, solicitar os métodos de triagem necessários para confirmar as suas suspeitas e, assim aconselhar pais, professores e comunidades sobre como prevenir ou reduzir o impacto desses riscos ambientais e recomendar ações pertinentes para os legisladores.[34]

A incorporação da anamnese ambiental pediátrica nas consultas ou revisões apresenta-se como uma ferramenta pela qual os pediatras podem aprender e aplicar os conceitos básicos de saúde ambiental e permitir ao pessoal de saúde e aos familiares das crianças reconhecer, avaliar, controlar e prevenir as doenças relacionadas com o meio ambiente.[34]

Assim, o aumento dos conhecimentos sobre a saúde ambiental e a incorporação da anamnese ambiental pediátrica no dia a dia do pediatra permitirão:[4,34]

- Aumentar a conscientização, entre os cuidadores, sobre condições e situações domésticas potencialmente perigosas às quais as crianças podem estar expostas.
- Melhorar o entendimento sobre os efeitos nocivos dessas condições para a saúde e o desenvolvimento das crianças.
- Aumentar as informações e preocupações com a saúde ambiental entre famílias, professores, comunidade e autoridades competentes.
- Aumentar a comunicação e a troca de experiências com outros centros engajados na saúde ambiental pediátrica.
- Estimular a criação de espaços verdes nas comunidades.
- Estimular a criação de ambientes domésticos mais saudáveis para pacientes pediátricos com câncer.
- Envolver as entidades responsáveis pela fiscalização dos serviços de saúde ambiental para obter uma perspectiva mais forte sobre as barreiras e lacunas à aplicação.
- Aperfeiçoar os estudos de pesquisa cooperativas com centros nacionais e internacionais.
- Estimular a realização e a publicação de pesquisas sobre a lista crescente de benefícios positivos para a saúde das crianças, decorrentes da exposição a ambientes naturais.
- Estimular a implantação de programas de treinamento para que pediatras e profissionais de saúde atualizem seus conhecimentos.

REFERÊNCIAS BIBLIOGRÁFICAS

1. Landrigan PJ. Children's environmental health: a brief history. Acad Pediatr. 2016;16(1):1-9.
2. World Health Organization (WHO). Air polluition and child health prescribing clean air. Disponível em: https://www.who.int/publications/i/item/air-pollution-and-child-health; acessado em: janeiro/2021.
3. Froes Asmus CI, Camara VM, Landrigan PJ, Claudio L. a systematic review of children's environmental health in Brazil. Ann Glob Health. 2016;82(1):132-48.
4. Landrigan PJ, Braun JM, Crain EF, Forman J, Galvez M, Gitterman BA, et al. Building capacity in pediatric environmental health: the Academic Pediatric Association's Professional Development Program. Acad Pediatr. 2019;19(4):421-7.
5. Neira M, Gore F, Marie-Noel B, Espina C, Rodriguez LM, Pronczuk J. Salud infantil y medio ambiente: iniciativas de la Organización Mundial de la Salud. Bol Peditr. 2010;50(Supl. 1):4-10
6. López FC, Ortega-García JA. Pediatría ambiental: la salud de los niños y el medio ambiente. Pediatr Integral. 2018;22(3):155.e1-155.e6.
7. Rosario Filho NA, Urrutia-Pereira M, D'Amato G, Cecchi L, Ansotegui IJ, Galán C, et al. Air pollution and indoor settings. World Allergy Organization Journal. 2021;14:100499.
8. Urrutia-Pereira M, Mello da Silva CA, Solé D. Household pollution and Covid-19: irrelevant association? Allergol Immunopathol (Madr). 2021;49(1):146-9.
9. Chen B, Jia P, Han J. Role of indoor aerosols for Covid-19 viral transmission: a review. J.Environ Chem Lett. 2021;13:1-18.
10. Li D, Sangion A, Li L. Evaluating consumer exposure to disinfecting chemicals against coronavirus disease 2019 (Covid-19) and associated health risks. Environ Int. 2020;145:106108.
11. Galappaththi H. Sri Lanka: report on its children's environmental health. Rev Environ Health. 2020;35(1):65-70.
12. Urrutia-Pereira M, Simon L, Rinelli P, Sole D. Air pollution: our daily cigarette. Arq Asma Alerg Imunol. 2018;2(4):427-33.
13. Urrutia-Pereira M, Mello da Silva CA, Solé D. COVID-19 and air pollution: a dangerous association? Allergol Immunopathol (Madr). 2020;48(5):496-9.
14. Mello-da-Silva CA, Fruchtengarten L. Riscos químicos ambientais à saúde da criança. J Ped (Rio J). 2005;81(5 Supl):S205-S211.
15. World Health Organization (WHO). Inheriting a sustainable world: atlas on children's health and the environment. Disponível em: https://www.who.int/ceh/publications/inheriting-a-sustainable-world/en/; acessado em: janeiro /2021.
16. McClafferty H. Environmental health: childrens health, a clinicians dilemma. Curr Probl Pediatr Adolesc Health Care. 2016;46(6):184-9.
17. United Nations International Children's Emergency Fund (Unicef). The toxic truth: children's exposure to lead pollution undermines a generation of future potential. Disponível em: www.unicef.org/reports/toxic-truth-childrens-exposure-to-lead-pollution-2020; acessado em: janeiro/2021.
18. Grant K, Goldizen FC, Sly PD, Brune MN, Neira M, van den Berg M, et al. Health consequences of exposure to e-waste: a systematic review. Lancet Glob Health. 2013;1(6):e350-61.
19. Pawankar R, Akdis CA. Climate change and the epithelial barrier theory in allergic diseases: A One Health approach to a green environment. Allergy. 2023. Nov;78(11):2829-34.
20. Doyle AD, Masuda MY, Pyon GC, Luo H, Putikova A, LeSuer WE, et al. Detergent exposure induces epithelial barrier dysfunction and eosinophilic inflammation in the esophagus. Allergy. 2023;78(1):192-201.
21. Ogulur I, Pat Y, Aydin T, Yazici D, Rückert B, Peng Y, et al. Gut epithelial barrier damage caused by dishwasher detergents and rinse aids. J Allergy Clin Immunol. 2023;151(2):469-84.
22. Ogulur I, Yazici D, Pat Y, Bingöl EN, Babayev H, Ardicli S, et al. Mechanisms of gut epithelial barrier impairment caused by food emulsifiers polysorbate 20 and polysorbate 80. Allergy. 2023 Sep;78(9):2441-55.
23. Ortega DE, Cortés-Arriagada D. Atmospheric microplastics and nanoplastics as vectors of primary air pollutants. A theoretical study on the polyethylene terephthalate (PET) case. EnvironPollut. 2023;318,120860.
24. Ormsby M, Akinbobola A, Quilliam RS. Plastic pollution and fungal, protozoan, and helminth pathogens – A neglected environmental and public health issue? Sci of The Total Environ. 2023; 882:163093.
25. Zhang X, Wang H, Peng S, Kang J, Xie Z, Tang R, et al. Effect of microplastics on nasal and intestinal microbiota of the high-exposure population. Front Public Health. 2022; 28;10:1005535.
26. World Health Organization (WHO). Radon and health. Disponível em: https://www.who.int/news-room/fact-sheets/detail/radon-and-health; acessado em: fevereiro/2021.
27. Pragmatic Guidance for Emergency Repairs of Structures That May Contain Asbestos in Ukraine. Miyamoto internacional 2023. Disponível em: http://www.ibasecretariat.org/ukraine-miyamoto-ukr-pragmatic-asbestos-manual-mar-2023.pdf Acessado em outubro de 2023.
28. Tarrés J, Diego C, Alberti-Casas C. Mesothelioma: An Ongoing problem. Arch. Bronconeumol. 2023, 59(9):603-4.
29. Bayram H, Rastgeldi Dogan T, Şahin ÜA, Akdis CA. Environmental and health hazards by massive earthquakes. Allergy. 2023;78(8):2081-4.
30. Dalsgaard SB, Würtz ET, Hansen J, Røe OD, Omland. Cancer Incidence and Risk of Multiple Cancers after Environmental Asbestos Exposure in Childhood-A Long-Term Register-Based Cohort Study. Int J Environ Res Public Health. 2021;27;19(1):268.
31. Chan L, Liu Z, Yang W, Liao H, Liu Q, Li Q. Early life exposure to outdoor air pollution and indoor environmental factors on the development of childhood allergy from early symptoms to diseases. Environ Res. 2023;216(2)114538.
32. Lewis AC, Jenkins D, Whitty CJ. Hidden harms of indoor air pollution – five steps to expose them. Nature. 2023,614:102.
33. Ortega-García JA, Tellerías L, Ferrís-Tortajada J, Boldo E, Campillo-López F, van den Hazel P, et al. Amenazas, desafíos y oportunidades para la salud medioambiental pediátrica en Europa, América Latina y el Caribe. Anales de Pediatria. 2019;90(2):124.e1-124.e11.
34. Mello-da-Silva CA, Fruchtengarten LV, Dall'Agnese RM. Anamnese ambiental em pediatria. Departamento Científico de Toxicologia e Saúde Ambiental. Sociedade Brasileira de Pediatria (SBP), N.02, Maio de 2019. Disponível em: https://www.sbp.com.br/fileadmin/user_upload/_21802d-DC_-_Anamnese_Ambiental_em_Pediatria.pdf; acessado em: janeiro/2021.

SEÇÃO 8

DROGAS E VIOLÊNCIA

COORDENADOR

João Paulo Becker Lotufo
Doutor em Pediatria pela Universidade de São Paulo (USP). Representante da Sociedade Brasileira de Pediatria (SBP) nas ações de combate ao álcool, tabaco e drogas. Coordenador/Presidente do Grupo de Trabalho (GT) no Combate ao Uso de Drogas por Crianças e Adolescentes na Sociedade de Pediatria de São Paulo (SPSP). Membro da Comissão de Combate ao Tabagismo da Associação Médica Brasileira (AMB). Responsável pelo Projeto Antitabágico do Hospital Universitário (HU) da USP. Responsável pelo Projeto Dr Bartô e os Doutores da Saúde – Projeto de Prevenção de Drogas no Ensino Fundamental e Médio.

AUTORES

Alberto José de Araújo

Pneumologia. Médico em Saúde Pública e Pediatria. Ex-Coordenador do Núcleo de Estudos e Tratamento do Tabagismo do Instituto de Doenças do Tórax da Universidade Federal do Rio de Janeiro (NETT/IDT-UFRJ). Membro da Comissão de Combate ao Tabagismo da AMB. Membro do GT sobre Drogas e Violência da SBP. Membro da SBP, Sociedade Brasileira de Pneumologia e Tisiologia (SBPT), Asociación Latinoamericana de Tórax (ALAT) e European Respiratory Society (ERS).

Ana Márcia Guimarães Alves

Título de Especialista em Pediatria pela SBP. Qualificação Acadêmica em Psiquiatria Infantil pelo Departamento de Saúde Mental da Faculdade de Medicina da Universidade Federal de Goiás (UFG) e pela Santa Casa de Misericórdia do Rio de Janeiro. Membro do Conselho Científico do Departamento Científico (DC) de Pediatria do Desenvolvimento e Comportamento da SBP.

Ana Maria Cavalcante Melo

Especialista em Pediatria e em Neonatologia pela SBP. Mestre em Saúde da Criança e do Adolescente pela Universidade Federal de Pernambuco (UFPE). Professora Colaboradora da Disciplina de Metodologia Aplicada do Curso de Pós-graduação de Ensino em Saúde da Universidade Federal de Alagoas (UFAL). Médica Preceptora da Residência de Pediatria e Responsável pelo Método Canguru no Hospital Universitário Professor Alberto Antunes da UFAL.

Beatriz Elizabeth Bagatin Veleda Bermudez

Pediatra. Doutora em Saúde da Criança e do Adolescente pela Universidade Federal do Paraná (UFPR). Especialista em Medicina do Adolescente, Síndrome de Down, Medicina Paliativa em Pediatria e Ensino Médico. Professora do Departamento de Medicina Integrada da UFPR. Membro do DC de Adolescência da Sociedade Paranaense de Pediatria (SPP) e do DC de Dor e Cuidados Paliativos e GT de Drogas e Violência da SBP.

Darci Vieira da Silva Bonetto

Título de Especialista em Pediatria pela SBP. Título de Atuação em Adolescência pela SBP. Mestre em Saúde ambiental pela Universidade Positivo (UP). Presidente do DC de Adolescência da SPP. Membro do DC de Adolescência da SBP. Professora da Faculdade de Medicina da Pontifícia Universidade Católica do Paraná (PUC-PR). Responsável pelo Ambulatório de Adolescência do Hospital Pequeno Príncipe (HPP).

Elizabeth Alt Parente

Mestre em Saúde Coletiva pela Universidade Federal Fluminense (UFF). MBA Executivo em Saúde pelo Instituto de Pós-graduação e Pesquisa em Administração (COPPEAD) da UFRJ. Pós-graduação em Saúde Pública pela Escola Nacional de Saúde Pública Sérgio Arouca da Fundação Oswaldo Cruz (ENSP–FIOCRUZ). Professora de Saúde da Criança, Saúde da Família e Seminários Integrados (produção científica) da Universidade Estácio de Sá (UNESA) – *Campus* Città. Presidente do GT de Ligas Acadêmicas da Sociedade de Pediatria do Estado do Rio de Janeiro (SOPERJ). Coordenadora de Ligas Acadêmicas da UNESA – *Campus* Città.

Ilana Rodrigues Santos

Médica Pediatra com Atuação na Área de Medicina do Adolescente pela SBP e ABM. Mestre em Assistência Materno-Infantil pela Universidade Federal da Bahia (UFBA). Médica do Ambulatório de Adolescência do Hospital Universitário Professor Edgar Santos (EBSERH/UFBA). Analista Junguiana pelo Instituto de Psicologia Analítica da Bahia (IPABA) e Membro Didata da Associação Junguiana do Brasil (AJB) e da International Association for Analytical Psychology (IAAP).

Isabel Carmen Fonseca Freitas

Médica Pediatra com Atuação na Área de Medicina do Adolescente pela SBP e ABM. Professora Associada de Pediatria da Faculdade de Medicina da Bahia /Universidade Federal da Bahia (FMB/UFBA) e da Escola Bahiana de Medicina e Saúde Pública (EBMSP). Mestre e Doutora em Medicina e Saúde pela UFBA. Responsável pelos Ambulatórios de Adolescência do Hospital Universitário Professor Edgard Santos (EBSERH/UFBA). Coordenadora do Núcleo de Estudos em Medicina e Adolescência da FMB/UFBA.

João Paulo Becker Lotufo

Doutor em Pediatria pela USP. Representante da SBP nas ações de combate ao álcool, tabaco e drogas. Coordenador/Presidente do GT no Combate ao Uso de Drogas por Crianças e Adolescentes na SPSP. Membro da Comissão de Combate ao Tabagismo da AMB. Responsável pelo Projeto Antitabágico do HU-USP. Responsável pelo Projeto Dr Bartô e os Doutores da Saúde – Projeto de Prevenção de Drogas no Ensino Fundamental e Médio.

Marluce Barbosa Abreu Pinto

Médica Plantonista do Hospital Unimed de Maceió e do Hospital Universitário Prof. Alberto Antunes.

Renata Vieira Amorim
Residência Médica em Pediatria pelo Hospital das Clínicas da Universidade Federal de Minas Gerais (UFMG). Título de Especialista em Pediatria pela SBP. Mestre em Ciências pelo Programa de Pós-graduação em Saúde da Criança e do Adolescente da Faculdade de Medicina de Ribeirão Preto (FMRP-USP). Professora Assistente da Escola Superior de Ciências da Saúde (ESA) da Universidade do Estado do Amazonas (UEA). Especialista em Ensino Médico (USP/UEA). Preceptora do Programa de Residência Médica em Pediatra da UEA. Preceptora do Programa de Residência Médica em Medicina de Família e Comunidade da Escola de Saúde Pública do Município de Manaus (ESAP/SEMSA).

Suzana Maria Ramos Costa
Professora Adjunta de Pediatria da UFPE. Mestre em Genética pela UFPE. Doutora em Saúde da Criança e do Adolescente pela UFPE. Chefe do Serviço de Proteção às Crianças e Adolescentes contra Violência do Hospital das Clínicas da UFPE. Responsável pelo Ambulatório de Adolescente do Hospital das Clínicas da UFPE. Preceptora da Residência Médica em Pediatria do Hospital das Clínicas da UFPE.

Zelma José dos Santos
Médica Pediatra e Acupunturista, titulada pela SBP/AMB e pelo CMA/AMB. Professora da Cadeira de Pediatria do Centro Universitário Instituto Master de Ensino Presidente Antônio Carlos (IMEPAC). Responsável pelos Ambulatórios de Adolescência e Crianças com Necessidades Especiais do IMEPAC/Araguari. Mestranda do PPGAT na Área de Saúde Coletiva pela Universidade Federal de Uberlândia (UFU).

CAPÍTULO 1

O QUE O PEDIATRA PRECISA SABER SOBRE DROGAS

Renata Vieira Amorim
Ana Márcia Guimarães Alves
Beatriz Elizabeth Bagatin Veleda Bermudez
Darci Vieira da Silva Bonetto
Grupo de Trabalho sobre Drogas e Violência da SBP

AO FINAL DA LEITURA DESTE CAPÍTULO, O PEDIATRA DEVE ESTAR APTO A:

- Cumprir seu papel na prevenção, identificação e abordagem do uso de drogas lícitas e ilícitas na infância e adolescência.
- Aplicar e interpretar instrumento de triagem para o uso de álcool e drogas na adolescência.
- Diagnosticar o transtorno de uso de substâncias.
- Descrever as substâncias psicoativas mais utilizadas para fins recreativos.
- Descrever o mecanismo de ação e reconhecer as manifestações clínicas das principais substâncias psicoativas.
- Reconhecer as bases para a prevenção e as modalidades de tratamento para o uso abusivo de drogas.

INTRODUÇÃO[1-5]

A adolescência é a fase da passagem da infância para vida adulta, caracterizada por mudanças biológicas, emocionais e sociais. São marcantes o espírito de curiosidade, novas experiências e aventuras, busca da independência, espírito de rebeldia e conflitos, sendo, portanto, período de grande vulnerabilidade, o que propicia a experimentação de drogas. O encontro do adolescente com a droga é um fenômeno muito frequente e, em razão da complexidade da adolescência, difícil de ser abordado. Além disso, há muitas variáveis que devem ser consideradas tanto na avaliação do risco quanto para a abordagem no uso de drogas entre crianças e adolescentes.

A Pesquisa Nacional de Saúde do Escolar (PeNSE) de 2015 mostrou que 55,5% dos estudantes no 9º ano do ensino fundamental já consumiram bebida alcoólica e 9% já havia experimentado drogas ilícitas. O consumo excessivo de álcool é responsável por 3 milhões de mortes por ano no mundo (Organização Mundial da Saúde, 2019). Segundo o Relatório Mundial das Drogas da Organização das Nações Unidas para Drogas e Crimes,[3] 269 milhões de pessoas no mundo já usaram drogas; entre estas, os jovens representam a maior parcela, o que é preocupante, uma vez que são os mais vulneráveis à drogadição. O uso ou não de drogas depende de fatores de risco ou fatores de proteção (Tabela 1).

Tabela 1 Fatores de risco e de proteção para uso de drogas em adolescentes e jovens

Categoria	Fatores de risco
Individuais	Fatores genéticos Início precoce do uso de substâncias Percepção minimizada do risco de uso de substâncias Pares usuários de drogas Estresse emocional ou agressividade persistente ou de início precoce Transtorno psiquiátrico
Familiares	Uso indevido de substâncias Práticas parentais com pouco afeto/participação e com regras pouco claras e inconsistentes Família disfuncional, abusiva, conflituosa ou negligente Pais ou responsáveis que aprovam ou são favoráveis ao uso de drogas
Escola	Baixo desempenho acadêmico O aluno não vê a escola como recompensadora ou significativa Falta de compromisso com a escola Percepção de que o uso de drogas entre colegas é alto Baixo controle sobre o consumo de drogas na escola
Comunidade	Baixo *status* socioeconômico Disponibilidade e custo de drogas e álcool Normas da comunidade favoráveis ao uso de álcool e drogas

(continua)

Tabela 1 Fatores de risco e de proteção para uso de drogas em adolescentes e jovens (*continuação*)

Categoria	Fatores de proteção
Individuais	Resiliência Autoeficácia Espiritualidade Habilidades interpessoais, incluindo sociais, emocionais e cognitivas Tratamento de transtorno psiquiátrico
Família, escola e comunidade	Apego à família, escola e comunidade Envolvimento significativo com a família, a escola ou a comunidade O comportamento positivo é reconhecido Normas na família, escola e comunidade de que o uso indevido de drogas não é aceitável Estar em um relacionamento sério ou casamento com um parceiro que não usa drogas Oportunidade para realizar atividades extracurriculares

Fonte: adaptada de Volkow et al., 2019.[4]

O pediatra precisa conhecer os dados referentes a uso e abuso de drogas e capacitar-se no assunto para melhor abordar os pacientes e suas famílias.

SUBSTÂNCIAS PSICOATIVAS[6]

O transtorno de uso de substâncias (TUS) e o transtorno induzido por substâncias (TIS), categorizados na última edição do Manual Diagnóstico e Estatístico de Transtornos Mentais 5.ed. (DSM-5),[6] incluem o distúrbio no consumo do álcool, do tabaco e da *Cannabis*, além de outras substâncias descritas neste capítulo, e se caracterizam por sintomas cognitivos, comportamentais e fisiológicos. O pediatra tem um papel fundamental na detecção precoce e na prevenção de consequências deletérias ao desenvolvimento e à funcionalidade do indivíduo em formação. O transtorno pressupõe a dificuldade de controlar o uso da substância; a frequência exagerada de consumo; o tempo de uso continuado; a dificuldade do jovem em controlar o uso, apesar do esforço; a repercussão nas atividades de vida diária, como o prejuízo das atividades produtivas da criança e do adolescente; tentativas fracassadas nas medidas de evitar o uso; repercussão negativa nas relações sociais, como brigas, mudança para hábitos não saudáveis e isolamento social; perda de grupos de amigos e aumento de comportamentos de risco; além dos sintomas fisiológicos e na saúde da criança e do adolescente. O quadro descrito caracteriza a drogadição ou dependência química à substância psicoativa, sendo fundamental que o pediatra identifique precocemente as primeiras manifestações e, dessa forma, possa intervir de forma rápida para garantir a qualidade de vida e preservar a saúde da criança e do adolescente. A Tabela 2 apresenta a classificação do usuário de drogas quanto à frequência do uso.

Tabela 2 Classificação do usuário de drogas quanto à frequência do uso

Categoria de usuário	Definição
Experimentador	Desejo de novas experiências, cede à pressão de grupo
Recreativo	Uso ocasional, depende da disponibilidade da droga e do local
Habitual ou funcional	Usuário de forma controlada
Dependente ou disfuncional	Relação de exclusividade com a substância psicoativa, rompendo vínculos afetivos e familiares

Fonte: adaptada de Lima, 2010.[5]

Álcool[7,8]

Segundo o *Monitoring the Fature Survey* (MTF), o álcool representa um problema crescente para crianças e adolescentes, tornando-se uma doença pediátrica. Até dois terços dos alunos do ensino médio relatam ter bebido mais que o tolerável e mais vezes que deveriam. A prevalência de embriaguez em algum momento da vida permanece em torno de 11% entre os alunos do 8º ano e 50% entre os alunos do ensino médio. O pediatra deve aproveitar-se da consulta para indagar sobre o uso de álcool pelo adolescente. No estudo do SAMHSA, cerca de 1 em cada 9 adolescentes com idade entre 12 e 17 anos eram usuários atuais de álcool, cerca de 1 em cada 5 usaram *binge drinking*, que consiste no uso pesado e episódico do álcool, deixando a pessoa vulnerável a outros tipos de problemas, como sexo desprotegido, gravidez indesejada, doença sexualmente transmissível, bebês vítimas de síndrome alcoólica fetal, violência de todos os tipos, brigas, homicídios, acidentes de trânsito, além de facilitar o uso de outras substâncias psicotrópicas.

Tabaco[4,9]

A substância psicoativa do tabaco é a nicotina, que demonstrou causar dependência significativa nos usuários; em 70% dos casos, desenvolve-se antes dos 18 anos, sendo o tabagismo considerado uma doença pediátrica. O tabaco já esteve em proporções mais altas de consumo entre crianças e adolescentes, mas ainda é um grave problema de saúde pública, causando comorbidades agudas e crônicas, como asma, problemas cardiovasculares e câncer de boca, laringe e pulmão. Em um estudo de 2014, a prevalência de uso de cigarros ao longo da vida foi de 14% no 9º ano e 34% no ensino médio. Os produtos disponíveis de tabaco incluem cigarro comum, tabaco mascado, rapé, charutos, narguilé, cachimbo, cigarro eletrônico e tabaco aquecido, causando doenças em curto, médio e longo prazos, além de serem porta de entrada para o uso de outras classes de drogas.

Maconha[8,10,11]

A experimentação da *Cannabis* (maconha) possui a importante característica de aumentar o risco para o uso de outras substâncias, além de ser a droga ilícita mais usada entre os adolescentes do mundo todo. Em contraste ao álcool e ao tabaco, que registraram diminuição, a experimentação de maconha aumentou na última década, chegando a atingir 33% dos alunos do ensino médio, o que parece estar diretamente relacionado às mudanças recentes nas políticas de uso medicinal da maconha, resultando em aumento do consumo e diminuição do risco percebido pelos adolescentes.

O princípio ativo da maconha é o delta-9-tetraidrocanabinol (delta-9-THC), que se liga ao receptor canabinoide (CCNR1), presente em todo o tecido do sistema nervoso central (SNC). Estudos demonstram que o uso persistente da maconha na adolescência está associado a perda de memória, redução do processamento de informações, disfunções executivas e declínio do QI, prejuízos que não foram recuperados após a cessação do uso da substância. Evidências crescentes sugerem que o uso da maconha seja um fator causal no desenvolvimento de esquizofrenia, pensamentos e ideação suicidas e outros quadros psicóticos, o que pode determinar comprometimento permanente na vida adaptativa e produtiva do adolescente, causando disfuncionalidade para sua vida.

Cocaína e *crack*[2-4,7,12-15]

A cocaína é derivada das folhas de *Erythroxylum coca*, uma planta originária da região andina da América do Sul; pode ser extraída na forma de um sal cloridrato (em pó) ou na forma de base livre (pedra). A forma em pedra é chamada de *crack*, tem menor custo de produção, pode ser fumado e possui rápida ação no SNC. Como a cocaína e o *crack* têm vias de absorção diferentes, o início e a duração dos efeitos variam de acordo com a via de uso (Tabela 3). Quanto mais rápido e intenso o pico de ação, maior é o risco de drogadição.

A cocaína age bloqueando a recaptação de dopamina e serotonina em circuitos cerebrais de recompensa, de controle do impulso e inibição, por isso, os usuários experimentam sintomas de euforia. O aumento da norepinefrina decorrente do uso da substância estimula receptores adrenérgicos causando uma resposta de vasoconstrição sistêmica e elevação da pressão arterial.

Segundo o relatório mundial sobre drogas,[3] o Brasil tem cerca de 1,5 milhão de usuários de cocaína e *crack*, sendo considerado o maior mercado dessa droga na América do Sul. A pesquisa PeNSE[2] identificou que cerca de 13 mil escolares do 9º ano do ensino fundamental já haviam experimentado *crack*. É importante ressaltar que os usuários de cocaína e *crack* são mais sujeitos a se envolverem em situações de violência, criminalidade, comportamento sexual de risco e, portanto, apresentam maior risco de gravidez não intencional e prevalência de infecções sexualmente transmissíveis, como HIV/Aids. A exposição a cocaína/*crack* durante a adolescência pode afetar o desenvolvimento do córtex pré-frontal e as vias mesolímbicas da dopamina, modificando o sistema de recompensa cerebral, o processamento socioemocional e a cognição. Além disso, pode comprometer a memória operacional, gerar distúrbios ansiosos e aumentar o risco de dependência química na idade adulta.

Os sintomas da intoxicação com cocaína são multissistêmicos. No tratamento da intoxicação aguda, deve ser oferecido suporte cardiorrespiratório, fluidoterapia venosa e vasodilatadores, se necessário (Tabela 4). O teste de imunoensaio detecta um metabólito da cocaína na urina, a benzoilecgonina, até 2 a 3 dias após o último uso. Efeitos de longo prazo incluem desnutrição, acidente vascular cerebral, convulsões e distúrbios psiquiátricos.

Opioides e heroína[17-23]

O termo opioides refere-se a substâncias naturais, semissintéticas ou sintéticas que interagem com receptores opioides neuronais. Por terem forte efeito analgésico, são especialmente úteis para manejo da dor intensa, contudo, por serem potencialmente viciantes, devem ser usados com cautela. Os opioides naturais ou opiáceos são extraídos da planta *Papaver somniferum*, popularmente conhecida no Oriente como papoula. A morfina e a codeína são extraídas a partir do látex da papoula ou ópio. Diferente dos opiáceos, os opioides sintéticos são produzidos artificialmente em laboratório, e, em geral, são mais potentes que os naturais; dentre eles, cita-se o fentanil, o tramadol e a meperidina. Os opioides semissintéticos resultam de modificações parciais das substâncias naturais, por exemplo, a heroína e o dextrometorfano (DXM), que são obtidos a partir da morfina. O DXM é um antitussígeno que, em altas doses, pode ter efeitos alucinógenos.

A heroína é uma substância psicoativa ilícita, geralmente utilizada com finalidade recreativa; apresenta-se em forma de pó na cor branca ou marrom, e a via de uso pode ser inalatória ou intravenosa. Nas últimas décadas, houve aumento da produção de opioides de alta potência especialmente em formulação oral, o que gerou mais oportunidades de uso ilícito dessas medicações restritas à prescrição médica controlada. O mau uso e abuso de opioides controlados é cerca de 10 vezes mais frequente que o uso de heroína pelos jovens, sendo os primeiros

Tabela 3 Toxicocinética da cocaína pelas principais vias de exposição

Via de exposição	Início do efeito	Pico da ação	Duração da ação
Intranasal	1-5 min	20-30 min	60-120 min
Respiratória/fumo	< 1 min	3-5 min	30-60 min
Intravenosa	< 1 min	3-5 min	30-60 min
Gastrintestinal	30-60 min	60-90 min	Desconhecida

Fonte: Hoffman et al., 2014.[16]

uma porta de entrada para iniciação da heroína. A progressão da experimentação à drogadição aos opioides é mais rápida quando comparada com outras substâncias psicoativas. Além disso, os adolescentes são particularmente mais vulneráveis que os adultos aos opioides, uma vez que o cérebro ainda em desenvolvimento sofre modificações nos centros de recompensa e formação de hábito. De acordo com o Instituto Nacional em Abuso de Droga (NIDA),[20] em 2018, nos Estados Unidos, 70% das mortes por *overdose* foram por opioides. Em 2020, constatou-se que 0,5% dos adolescentes norte-americanos na 8ª ano do ensino fundamental já haviam usado heroína alguma vez na vida. Segundo o III Levantamento Nacional sobre o Uso de Drogas (ICICT/Fiocruz),[21] em 2017, 2,41% da população são dependentes de opioides. Os opioides têm ação agonista no receptor opioide μ que estão concentrados em regiões cerebrais responsáveis pela resposta de recompensa, emoções, dor e regulação respiratória. Usos agudo e crônico de opioides associam-se a déficits de atenção, concentração e memória, além de prejuízos nas habilidades visuoespaciais e psicomotoras. A síndrome de intoxicação por opioide inclui depressão sensorial, hipoventilação e miose. Testes de imunoensaio da urina podem detectar metabólitos da codeína, heroína e morfina. O antagonista de opioides, naloxona, pode ser administrado no tratamento (Tabela 4).

Outras substâncias[23]

Dentre as substâncias psicoativas usadas por adolescentes, incluem-se inalantes, anestésicos dissociativos e alucinógenos (Tabela 5). Às vezes, o consumo ocorre de maneira eventual em festas *raves* e clubes noturnos, as chamadas "drogas de balada". Tanto o flunitrazepam quanto o ácido gama-hidroxibutírico (GHB), além do uso recreativo, têm sido utilizados dissolvidos em bebidas para fins de roubo e violência sexual.

Tabela 4 Conduta clínica das intoxicações por substâncias psicoativas

Substância	Sinais e sintomas	Tratamento
Álcool	Agudos: sedação, perda de equilíbrio, inquietação, fala arrastada, diminuição da frequência cardíaca e redução da PA Emergência: aumento da frequência cardíaca e da PA, temperatura elevada, vômitos e diarreia, sudorese, confusão mental, convulsões, delírio e/ou psicose Crônicos: dependência física e psicológica, fissura e lapso	Hidratar, ambiente calmo e sem estímulos Administrar tiamina EV nos alcoolistas crônicos desnutridos Flumazenil 0,2 mg EV, para recuperar a consciência no pronto-socorro* Monitorar sinais vitais e medidas de suporte Dissulfiram 250-500 mg; iniciar, no mínimo, 12 horas após a última ingestão de álcool* Naltrexona 50 mg/dia* Acamprosato 1 a 4 g/dia**
Tabaco	Agudos: compulsão por fumar (fissura), irritabilidade, dificuldade de concentração, ansiedade e humor deprimido Crônicos: predisposição ao uso de outras drogas, doenças respiratórias, cardiovasculares e oncológicas	Bupropiona 150-300 mg Adesivo de nicotina Goma ou pastilha de nicotina
Maconha	Agudos: efeitos sedativos, analgésicos, alucinógenos e ansiolíticos	Descontinuar o uso Tratamento das condições associadas
	Crônicos: irritabilidade, raiva, ansiedade, distúrbios do sono, inquietação e humor deprimido	
Cocaína/*crack*	Agudos: euforia, agitação, irritabilidade, insônia, dilatação da pupila, taquicardia, arritmia, dor torácica, hipertensão, hipertermia	Agitação: benzodiazepínicos Hipertermia: compressa gelada, descontinuar uso da substância psicoativa
	Emergência: infarto agudo do miocárdio, crise hipertensiva, convulsão	Medidas de ressuscitação Na crise hipertensiva: betabloqueadores, nitroprussiato Convulsão: benzodiazepínicos e/ou anticonvulsivantes
	Crônicos: (uso nasal: inflamação da mucosa, erosão do septo nasal), confusão, alucinações sensoriais, paranoia, depressão	Psicose: medicação neuroléptica
Opioides (morfina, codeína, meperidina, fentanil, tramadol, DXM, heroína)	Agudos: euforia, constrição da pupila, taquicardia, depressão respiratória, bradicardia, hipotensão e constipação	Proteção de via aérea e avaliação de uso de naloxona (antagonista de opioides)
	Emergência: *overdose* e risco de morte em decorrência de depressão respiratória	Entubação e ventilação Naloxona (EV, IM, SC, ET) 0,1 mg/kg/dose até 20 kg. Acima de 20 kg: 2 mg/dose
	Crônicos: complicações com a via intravenosa: hepatite B, HIV, endocardite bacteriana, abscessos cerebrais	Descontinuar o uso Tratamento das condições infecciosas associadas

*Aprovado pelo FDA para dependência de álcool em adultos; ** Eficácia semelhante em adolescentes.
DMX: dextrometorfano; EV: endovenoso; HIV: imunodeficiência humana adquirida; IM: intramuscular; PA: pressão arterial; SC: subcutâneo.
Fonte: adaptada de Sanchez-Samper e Knight, 2009[13]; Niederhofer e Staffen, 2003.[24]

Tabela 5 Substâncias psicoativas usadas por adolescentes

Substância	Nomes populares	Categorias	Vias de exposição	Efeitos
LSD (dietilamida do ácido lisérgico)	Doce, papel, ácido	Alucinógeno semissintético	Inalatória	Efeito alucinógeno, percepções distorcidas
25I-NBOMe 2-(4 iodo-2,5-dimetoxifenil)-N-[(2-metoxifenil)metil] etamina	*N-bomb, 25I, smiles, solaris, wizard*	Alucinógeno sintético	Inalatória; respiratória (fumo ou vaporização); intravascular	Efeitos similares ao LSD, porém com maior duração Alto risco de *overdose*
MDMA (3,4-metilenodioxi--metanfetamina)	*Ecstasy*, MD, Michael Douglas, Molly, bala	Anfetamina sintética	Oral	Desinibição e alterações sensoriais
Metilfenidato	Rita, cristal	Anfetamina	Inalatória (nasal)	Estimulante do SNC, diminui sonolência, agitação e alucinação
Gama hidroxibutírico (GHB)	Líquido X, *ecstasy* líquido	Depressor do SNC sintético	Oral	Euforia, desinibição, sedação e analgesia
Flunitrazepam	"Boa noite cinderela", pílula do "me esqueça"	Sedativo-hipnótico	Oral	Diminui ansiedade, relaxamento muscular e amnésia
Cetamina	K	Anestésico dissociativo	Respiratória (fumo); intravascular	Distorções perceptivas (som; visão e desconexão: ambiente e corpo). Doses altas: amnésia e catatonia
Salvia divinorum	Sálvia	Planta	Respiratória (fumo ou vaporização)	Sensação de sair do corpo e flutuação
Canabinoides sintéticos	*Spice*, K2, incensos herbais (vendidos como incensos)	Droga sintética	Oral (engolido ou preparado com chá); respiratória (fumo)	Alucinação e agitação
Cationas sintéticas	Sais de banho	Droga sintética (similar arbusto Khat)	Oral (engolido ou preparado com chá)	Estimulante do SNC, euforia e estado de alerta

Fonte: adaptada de Williams e Lundahl, 2019.[25]

ABORDAGEM DAS DROGAS NA CONSULTA DO ADOLESCENTE[5,22]

Na consulta do adolescente, é fundamental estabelecer relação mútua de confiança. Para tanto, o pediatra deve garantir sigilo, privacidade e confiabilidade; ser claro e sincero em suas colocações para que o adolescente perceba isso durante a consulta. O sigilo somente será quebrado se houver risco de morte, e tudo que for informado aos pais deverá antes ser comunicado ao adolescente. O protocolo HEEADSSS (Tabela 6), associado a outro instrumento muito usado CRAFFT/CESARE (Figura 1), são úteis na abordagem do adolescente. Uma pontuação de 2 ou mais na triagem para uso de álcool de drogas CRAFFT/CESARE indica avaliação especializada adicional (Figura 2). Durante a anamnese, o pediatra deve introduzir a investigação sobre o uso de drogas, conforme sugestões de indagação (Tabela 6).

Tabela 6 Abordagem do protocolo HEEADSSS conforme a sigla, significado e indagações sugeridas

Sigla e significado	Indagações sugeridas
H (*home*) – Casa	Onde você mora? Quem reside na casa com você? O ambiente é calmo ou "agitado"? Quem briga mais na sua casa?
E (*education/employment*) – Educação/emprego	Sabe ler e escrever? Atualmente estuda? Em que ano? Você trabalha? Em quê? Horário – carteira assinada. Interfere nos estudos?
E (*eating disorders*) – Distúrbios alimentares	Já fez dieta? Gosta de seu corpo? Está contente com seu peso e altura?
A (*activities*) – Atividades	O que você faz além da escola? Pratica esporte? Qual? Quantas vezes por semana? Utiliza celular? Joga videogame? Quanto tempo passa entre celular, games, TV, computador, telas em geral?
D (*drugs*) – Drogas lícitas/ilícitas	Você bebe? Com que frequência? Quando foi seu último porre? Onde costuma beber: em casa/bar/festas? Já experimentou kit (vodca + energético)? Já ficou de porre? Quando foi a última vez? Fuma tabaco? Início, quantidade de cigarros/dia. Usou/usa outra droga? Qual, início, frequência, intoxicações/*overdose*?
S (*sexuality*) – Sexualidade	Já ficou? Está apaixonado/a? Divide sua intimidade corporal com alguém? Já teve relações sexuais? Com pessoas de sexo oposto, mesmo sexo, ou tanto faz?

(continua)

Tabela 6 Abordagem do protocolo HEEADSSS conforme a sigla, significado e indagações sugeridas (*continuação*)

Sigla e significado	Indagações sugeridas
S (*security*) – Segurança	Já sofreu algum tipo de violência? Onde? Por quem? Assalto? *Bullying*? Já causou violência em alguém? Consequências?
S (*suicide*) – Suicídio	O que você faz quando se sente triste: fica quieto? Chora? Já pensou em desaparecer/se machucar? Já tentou?

Fontes: adaptada de: SBP, 2019.[22]

TRATAMENTO[13]

O transtorno de uso abusivo de drogas (TUS) é uma doença complexa que pode afetar cada aspecto do funcionamento de um adolescente na família, na escola e na comunidade com consequências generalizadas mesmo na vida adulta. O início precoce do uso de substâncias está significativamente correlacionado ao risco de desenvolver dependência de álcool mais tarde na vida. Os principais fatores que contribuem para a escolha de um adolescente selecionar uma droga em vez de outra são: disponibilidade, grau percebido de aprovação social relacionado ao seu uso e percepção do risco da droga. Fortes evidências mostram que o CRAFFT é um método válido e confiável de triagem médica de adolescentes para abuso de substâncias, estando validado no Brasil (Figuras 1 e 2).

CRAFFT – Perguntas para triagem

Responda, por favor, a todas as perguntas honestamente.
Garantimos a confidencialidade de suas respostas

Parte A

Nos últimos 12 meses:	Não	Sim
1. Bebeu álcool (mais do que alguns golinhos)?	☐	☐
2. Fumou maconha?	☐	☐
3. Usou qualquer outra coisa para ficar alto? "Qualquer outra coisa" inclui drogas ilegais, qualquer remédio e inalantes.	☐	☐

Não: Se você respondeu Não a TODAS (A1 e A2 e A3), responda somente B1

Sim: Se você respondeu Sim a alguma delas (A1 a A3), responda de B1 a B6

Parte B

	Não	Sim
1. Você já andou em um CARRO dirigido por alguém (inclusive você mesmo/a) que estava "alto" ou que tivesse bebido álcool ou usado droga?	☐	☐
2. Você já ESQUECEU coisas que fez enquanto bebia ou usava droga?	☐	☐
3. Sua família ou AMIGOS já lhe disseram que você devia beber ou usar menos droga?	☐	☐
4. Você já bebeu ou usou droga SOZINHO?	☐	☐
5. Você já se meteu em ENCRENCA enquanto estava usando droga ou bebendo?	☐	☐
6. Você já usou droga ou bebeu para RELAXAR, sentir-se melhor ou para se enturmar?	☐	☐

Figura 1 Versão para autoaplicação em português original do CRAFFT/CESARE.
Fonte: Pereira, 2014.[26]

Apenas para profissional clínico

Pontuação CRAFFT: para cada resposta "sim" na Parte B, assinale 1 ponto

Triagem positiva: soma de 2 ou mais pontos indica necessidade de avaliação adicional

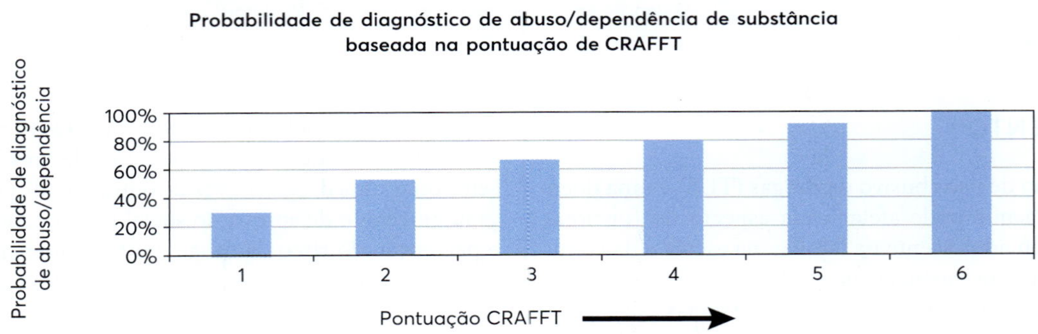

Figura 2 Instruções para pontuação do CRAFFT/CESARE e risco de uso/abuso de substâncias

Fonte: Pereira, 2014.[26]

Transtornos psiquiátricos como transtorno unipolar ou bipolar, depressão, ansiedade, transtorno de conduta e transtorno de déficit de atenção e hiperatividade (TDAH) são mais frequentes em usuários de substâncias psicoativas, por isso, a avaliação psiquiátrica é mandatória. O tratamento do TUS é mais eficaz quando a abordagem inclui a terapia familiar. Outra opção interessante é o incentivo da participação de grupos de apoio como Alcoólicos Anônimos (AA) ou Narcóticos Anônimos (NA).

Os programas de tratamento devem ser individualizados para aumentar o engajamento dos adolescentes e maximizar os resultados. Os serviços devem ser abrangentes e interdisciplinares com cuidado continuado no pós-tratamento. Conforme o grau de envolvimento com as drogas, o tratamento envolve várias etapas: reabilitação, aconselhamento, terapia comportamental, psicofarmacologia, gestão de casos, terapia familiar e outros tipos de serviços (Tabelas 7 e 8).

A farmacoterapia pode ser usada tanto para controlar o desejo compulsivo pela substância quanto os sintomas de abstinência.

PREVENÇÃO[22,27,28]

A prevenção do uso indevido de drogas deve ser feita sistematicamente, no ambiente familiar, escolar e comunitá-

Tabela 7 Tratamento do uso abusivo de drogas na adolescência – Parte 1: formas de terapia

Formas de terapia	Indicações e características
Tratamento ambulatorial	Base do tratamento do abuso de substâncias Pacientes estáveis do ponto de vista médico e comportamental Terapia individual, de grupo, familiar ou combinadas Programas ambulatoriais intensivos, tratamento diurno ou hospitalização parcial Transição da internação ou necessita de maior supervisão Conselheiros certificados em abuso de drogas, médicos, psicólogos, enfermeiras, assistentes sociais
Terapia cognitivo--comportamental (TCC)	Projetada para ensinar aos pacientes habilidades específicas para manter a abstinência Identifica e modifica pensamentos e sentimentos que precedem o uso de drogas O reconhecimento repetido de situações de alto risco auxilia na tomada de decisão para mudança por outros comportamentos que não o uso de drogas ou evitar as situações de alto risco Registro diário de eventos associados, sentimentos, pensamentos e comportamento Questiona suposições ou hábitos de pensamentos que poderiam ter sido evitados para novas maneiras de se comportar e reagir Relaxamento, distração, autoajuda e reforço Abordagem pode ser feita individualmente ou em grupos
Terapia de melhoramento motivacional	Mudança dinâmica e flutuante com afirmações de automotivação Princípios da entrevista motivacional para plano de mudança em estágios (pré-contemplação, contemplação, preparação, ação, manutenção, recaída) Terapeutas em estreita colaboração com pacientes no estabelecimento de equilíbrio de decisão (os prós e contras da mudança), fortalece autoeficácia, identifica tentações situacionais Analisa estratégias de cessação, monitora mudanças e continua a encorajar o compromisso com mudança ou abstinência sustentada

(continua)

Tabela 7 Tratamento do uso abusivo de drogas na adolescência – Parte 1: formas de terapia *(continuação)*

Formas de terapia	Indicações e características
Terapia de grupo	Oferece ambiente seguro onde as preocupações com a pressão dos colegas, relacionamentos, prevenção de recaídas e outras questões de tratamento podem ser abordadas Cenário para o crescimento interpessoal e intrapessoal; diferem da dinâmica desenvolvida em interações um a um com um terapeuta individual Reunião com pares que compartilham lutas semelhantes Econômica, contanto que os membros do grupo sejam selecionados cuidadosamente para garantir a adequação entre eles
Doze passos em grupo	Apoio de pares em 12 passos, como Alcoólicos Anônimos (AA) e Narcóticos Anônimos (NA) Pode iniciar na hospitalização e continuar na alta Pesquisas são necessárias para entender quais pacientes têm mais probabilidade de benefícios Evidências sugerem que programas AA/NA lideram os níveis mais elevados de compromisso com crescente abstinência Êxito associado a tratamento prévio, amigos que não usavam drogas, menos envolvimento dos pais e mais sentimentos de desesperança (depressão) Adolescentes devem participar de reuniões com padrinho que conheça os 12 passos
Terapia familiar	Várias formas: terapia familiar funcional, terapia familiar estratégica breve, terapia de sistemas familiares, terapia familiar multidimensional (MDFT) e multissistêmica (MST) Mais comuns são MDFT e MST: • MDFT: adolescentes com uso abusivo de substâncias e problemas de comportamento. Baseada em manual com sessões individuais e familiares até 4 vezes/semana, juntamente com contato telefônico e defesa intensiva com a escola do adolescente e o sistema judiciário, quando pertinente • MST: programa intensivo de 4 meses para adolescentes em alto risco de encarceramento ou orfanato. Terapeutas trabalham junto aos pais para identificar os objetivos do tratamento, averiguar as causas do transtorno de substância e implementar soluções. Inclui psiquiatria e serviços de saúde que tratam abuso de substâncias (CAPS-AD), com sessões na casa da família
Tribunal de drogas (*drug court*)	Juizado de delitos juvenis na gestão de casos de dependência química com claro delineamento das consequências rapidamente aplicadas por violação de diretrizes do programa e reforço para conformidade Reduz reincidência, uso de substâncias, prisões e comportamento criminoso, com melhora desempenho escolar e profissional
Gerência de contingência	Reforços sistemáticos para modificar comportamentos em ambiente de apoio positivo baseado na recompensa, visando à repetição no futuro Amostras de urina aleatórias pelo menos 1 vez/semana e resultado negativo para drogas recebe *vouchers* para serem trocados por itens de interesse para adolescentes Estudos comprovaram sua eficácia Faltam pesquisas em adolescentes para avaliar a redução do uso de substâncias, atendimento em grupo e adesão aos medicamentos
Farmacoterapia	Há tratamento medicamentoso para adultos para abuso de opioides e álcool, como metadona, naloxona e buprenorfina na dependência de opioides Não aprovado pelo FDA (Food and Drug Administration dos Estados Unidos) para adolescentes

Fonte: adaptada de Sanchez-Samper e Knight, 2009.[13]

Tabela 8 Tratamento do uso abusivo de drogas na adolescência – Parte 2: outros tipos de abordagem terapêutica

Outros tipos de abordagem	Indicações e características
Cuidados de internação e detoxificação	Desintoxicação em um hospital deve ser consideradao para todos que atendem aos critérios de: • Dependência para álcool, opioide ou sedativo-hipnótico • Sintomas de abstinência na retirada dessas substâncias
Hospitalização psiquiátrica e residencial aguda	Deve ser garantida para adolescentes que lutam com transtorno psiquiátrico concomitante e uso de substâncias Estrutura de 24 horas de tratamento psiquiátrico engloba avaliação em consulta, psicofarmacologia, terapia familiar e recomendações de referências para acompanhamento Alta pode ser para uma fase de tratamento residencial agudo, com estreita colaboração com pais e adolescentes para bom relacionamento interpessoal, autoconhecimento por meio de grupos, experiência em sala de aula e reforço de comportamentos emergentes alternativos saudáveis para gerenciar sentimentos e impulsos, em vez do uso de substâncias até retorno à comunidade Avaliação adicional para abordar preocupações específicas, como traumas na infância, distúrbios alimentares, dificuldade de aprendizagem e conflitos na escola
Tratamento residencial de longo prazo	Sessões terapêuticas diárias: individuais, grupo e terapia familiar Duração: 6 a 12 meses Adolescentes com transtornos psiquiátricos Não conseguiram parar de usar substâncias Autolesão Tentativa de suicídio Não indicados para os jovens em maior risco

(continua)

Tabela 8 Tratamento do uso abusivo de drogas na adolescência – Parte 2: outros tipos de abordagem terapêutica *(continuação)*

Outros tipos de abordagem	Indicações e características
Comunidades terapêuticas	Grave dependência química e dificuldade comportamental Falha em tratamentos menos intensivos Incapacidade de viver casa Duração (18 a 24 meses)
Escolas terapêuticas	São projetadas para atender às necessidades acadêmicas e terapêuticas de adolescentes que têm uma variedade de problemas de saúde mental e comportamento Podem ser residenciais ou funcionar apenas como uma escola diurna, com adolescentes que vivem em casa
Terapia selvagem	Atende adolescentes que têm uma variedade de problemas comportamentais com resistência a mudá-los Promove convivência em grupo em ambiente desconhecido, aplicação de habilidades de vida ao ar livre e desafios físicos como meio para impulsionar a responsabilidade pessoal e social com crescimento emocional Associado ou não a tratamento medicamentoso Dura de 3 a 8 semanas Apesar de sua popularidade, faltam estudos Nem todos são licenciados

Fonte: adaptada de Sanchez-Samper e Knight, 2009.[13]

rio, identificando seus fatores de proteção e de risco (ver Tabela 1). As primeiras interações das crianças ocorrem na própria família, podem ser positivas ou negativas e são provavelmente as mais importantes, pois afetam o seu desenvolvimento. Muitos comportamentos problemáticos e de risco são ativados na adolescência, incluindo abuso de substâncias e comportamentos que podem levar a doenças sexualmente transmissíveis, HIV/Aids, acidentes rodoviários, afogamentos e outros desfechos negativos. É um momento em que os transtornos psiquiátricos e a incidência de suicídio aumentam drasticamente e quando experiências de *bullying*, violência interpessoal e exclusão muitas vezes deixam uma marca de longo prazo no indivíduo, o que é exacerbado quando vivem em ambientes de estresse crônico, com conflitos armados, violência e pobreza extrema.

No início da adolescência (10 a 14 anos), há uma janela de oportunidade única para prevenção e intervenção precoce, períodos em que muitos resultados negativos para a saúde física e mental começam a se manifestar. A plasticidade neural que ocorre durante a puberdade cria a possibilidade de influenciar as trajetórias comportamentais e de desenvolvimento positivas e negativas. Entender as interações entre esses processos fornece *insights* para reduzir as vulnerabilidades para espirais negativas que são difíceis de mudar. Contudo, é crucial entender que a adolescência é também uma fase favorável para espirais positivas – estabelecer padrões saudáveis de comportamento e de aprendizagem socioemocional – que podem aumentar as trajetórias positivas de desenvolvimento.

Proporcionar uma experiência chave positiva e de aprendizagem durante o período de desenvolvimento cerebral que ocorre no início da puberdade pode influenciar significativamente as trajetórias de desenvolvimento neural. Essas experiências de aprendizado exigem apoio saudável dos pais ou responsáveis, como os 12 passos na família (Quadro 1), escola e comunidade confiáveis, para deslocar as tendências das trajetórias de risco negativas e

Quadro 1 Doze passos para educação de crianças e adolescentes em família

1. Família unida e com limites
2. Estimular o diálogo em família
3. Refeição com a família unida
4. Ter conhecimento do que as crianças fazem no tempo livre
5. Supervisionar os deveres de casa dos filhos
6. Demonstrar orgulho dos filhos
7. Incentivar atividades artísticas, culturais e esportivas
8. Envolvimento em atividades sociais
9. Praticar a espiritualidade
10. Estimular boas amizades
11. Não fumar e não beber em excesso
12. Ser um bom exemplo em todos os sentidos

Fonte: adaptado de Lotufo, Araujo e Silva, 2020.[29]

para exploração e aprendizado saudáveis – essenciais para adquirir habilidades e conhecimentos relevantes para assumir novos papéis e responsabilidades –, que levam a capacidades de adultos.

Assim, ambientes que apoiem o progresso e a aprendizagem durante esses períodos de rápido crescimento e desenvolvimento pode ter grandes impactos e efeitos duradouros.

ESTRATÉGIAS DE INTERVENÇÃO: PRESENTE E FUTURO[28,30]

Há 1,2 bilhão de adolescentes entre 10 e 19 anos no mundo. O investimento da sociedade na saúde e no bem-estar dessa população determinará o futuro não apenas para eles, mas para toda a humanidade. A neurociência da primeira infância tem sido proativa no desenvolvimento de programas para crianças nessa faixa etária, com foco em nutrição, proteção, atividades lúdicas, cognição, etc. Contudo, estes avanços e investimentos devem ser continuados para a segunda década de vida, principalmente no início da adolescência (10 a 14 anos).

A adolescência é um período que apresenta uma miríade de resultados negativos de saúde física e mental, incluindo taxas aumentadas de acidentes, suicídios, homicídios, transtornos mentais, abuso de substâncias, transtornos alimentares, infecções sexualmente transmissíveis e gravidez indesejada – resultados que podem levar a trajetórias negativas ao longo da vida. Estudos funcionais com ressonância magnética mostraram as mudanças que se operam no cérebro envolvido em tarefas cognitivas, como o raciocínio e a motivação. Os aspectos básicos da cognição estão presentes no início do desenvolvimento, mas as capacidades para envolver esses sistemas, de forma controlada e confiável, se fortalecem ao longo da adolescência:

- Interromper comportamento impulsivo (controle inibitório: escolha de lanche saudável).
- Reter e processar informações para orientar o comportamento (memória de trabalho: lembrar número de telefone).
- Alternar com flexibilidade os processos cognitivos (mudança de demandas de tarefas).
- Seguir regras e executar um raciocínio ideal.

Revisão sistemática avaliou 13 artigos, com qualidade forte ou moderada, sobre intervenções para prevenir o uso de substâncias e comportamento sexual de risco em adolescentes. Os autores concluíram que há algumas evidências, embora limitadas, de que programas para reduzir múltiplos comportamentos de risco em escolares podem ser eficazes, sendo os programas mais promissores aqueles que abordam múltiplos domínios de influência sobre comportamentos de risco. Intervir nos anos escolares do meio da infância pode ter um impacto no comportamento de risco posterior, mas mais pesquisas são necessárias para determinar a eficácia dessa abordagem.

Experiências mal adaptativas durante a adolescência podem perturbar trajetórias normativas e estabelecer comportamento de risco, como o uso de drogas e suas consequências, como a criminalidade. No entanto, também é um momento em que as trajetórias podem mudar com base em experiências positivas, como reabilitação e treinamento. Finalmente, uma questão de relevância na educação em saúde é a hipersensibilidade nas regiões do cérebro responsáveis pela motivação quando há uma recompensa, impulsionando os sistemas cerebrais a responder de forma impulsiva com um pico na disponibilidade de dopamina.

REFERÊNCIAS BIBLIOGRÁFICAS

1. Sapienza G, Pedromônico MRM. Risk, protection and resilience in the development of children and adolescents. Psicol. em Estudo. 2005;10(2):209-16.
2. Brasil. Instituto Brasileiro de Geografia e Estatística (IBGE). Pesquisa Nacional de Saúde do Escolar 2015 – PeNSE 2015. Rio de Janeiro: IBGE; 2016. Disponível em: https://biblioteca.ibge.gov.br/visualizacao/livros/liv97870.pdf.
3. World Drug Report 2020 [Internet]. United Nations: World Drug Report 2020. [citado 2021 Jan 21]. Disponível em: https://wdr.unodc.org/wdr2020/index.html.
4. Volkow ND, Jones EB, Einstein EB, Wargo EM. Prevention and treatment of opioid misuse and addiction: a review. JAMA Psychiatry. 2019;76(2):208-16.
5. Lima MEA. Dependência química e trabalho: uso funcional e disfuncional de drogas nos contextos laborais. Rev Bras Saúde Ocup. 2010 [citado 2021 Feb 22];35(122):260-8.
6. American Psychiatric Association. DSM-5: Diagnostic and statistical manual of mental disorders. 5.ed. Washington, DC: APA; 2013.
7. Johnston LD, O'Malley PM, Miech RA, Bachman JG, Schulenberg JE. Monitoring the Future – National survey results on drug use, 1975-2014: overview, key findings on adolescent drug use [Internet]. Ann Arbor, Institute for Social Research, The University of Michigan, 2015. Disponível em: https://deepblue.lib.umich.edu/bitstream/handle/2027.42/137913/mtf-overview2014.pdf?sequence=1&isAllowed=y.
8. Center for Behavioral Health Statistics and Quality. Behavioral health trends in the United States: Results from the 2014 National Survey on Drug Use and Health (HHS Publication No. SMA 15-4927, NSDUH Series H-500) [Internet]. SAMHSA, 2015. Disponível em: https://www.samhsa.gov/data/sites/default/files/NSDUH-FRR1-2014/NSDUH-FRR1-2014.pdf.
9. Murray CJ, Lopez AD. Measuring the global burden of disease. N Engl J Med. 2013;369(5):448-57.
10. Cerdá M, Wall M, Keyes KM, Galea S, Hasin D. Medical marijuana laws in 50 states: investigating the relationship between state legalization of medical marijuana and marijuana use, abuse and dependence. Drug Alcohol Depend. 2012;120(1-3):22-7.
11. Grigsby TM, Hoffmann LM, Moss MJ. Marijuana use and potential implications of marijuana legalization. Pediatr Rev. 2020;41(2):61-72.
12. Ryan SA. Cocaine use in adolescents and young adults. Pediatr Clin North Am. 2019;66(6):1135-47.
13. Sanchez-Samper X, Knight JR. Drug abuse by adolescents: general considerations. Pediatr Rev. 2009;30(3):83-92; quiz 93. Erratum in: Pediatr Rev. 2009;30(9):369.
14. Salmanzadeh H, Ahmadi-Soleimani SM, Pachenari N, Azadi M, Halliwell RF, Rubino T, et al. Adolescent drug exposure: a review of evidence for the development of persistent changes in brain function. Brain Res Bull. 2020;156:105-17.
15. Carvalho HB, Seibel SD. Crack cocaine use and its relationship with violence and HIV. Clinics (Sao Paulo). 2009;64(9):857-66.
16. Hoffman RS, Howland MA, Lewin NA, Nelson LS, Goldfrank LR. Goldfrank's toxicologic emergencies. 10. ed. (e-book). McGraw Hill Professional; 2014.
17. Wang GS, Hoyte C. Common substances of abuse. Pediatrics in Review. 2018;39(8):403-14.
18. Yaster M, McNaull PP, Davis PJ. The opioid epidemic in pediatrics: a 2020 update. Curr Opin Anaesthesiol. 2020;33(3):327-334.
19. Sharma B, Bruner A, Barnett G, Fishman M. Opioid use disorders. Child Adolesc Psychiatr Clin N Am. 2016;25(3):473-87.
20. U. S. Department of Health and Human Services. National Institutes of Health. National Institute on Drug Abuse [NIDA]. Stats & trends in teen drug use with interactive chart: monitoring the future: Annual Survey of Teen Drug Use [Internet]. [citado 2021 Jan 22]. Disponível em: https://teens.drugabuse.gov/teachers/stats-trends-teen-drug-use.
21. Instituto de Comunicação e Informação Científica e Tecnológica em Saúde (ICICT/FIOCRUZ). III Levantamento Nacional sobre o uso de drogas pela população brasileira [Internet]. ICICT/FIOCRUZ; 2017 [citado 2021 Jan 20]. Disponível em: https://www.arca.fiocruz.br/handle/icict/34614.
22. Sociedade Brasileira de Pediatria (SBP). Consulta do adolescente: abordagem clínica, orientações éticas e legais como instrumentos ao pediatra [Internet]. SBP, 2019 [citado 2021 Feb 4]. Disponível em: https://www.sbp.com.br/imprensa/detalhe/nid/consulta-do-adolescente-abordagem-clinica-orientacoes-eticas-e-legais-como-instrumentos-ao-pediatra/.

23. Lundqvist T. Imaging cognitive deficits in drug abuse. Curr Top Behav Neurosci. 2010;3:247-75.
24. Niederhofer H, Staffen W. Acamprosate and its efficacy in treating alcohol dependent adolescents. Eur Child Adolesc Psychiatr. 2003;12(3):144-8.
25. Williams JF, Lundahl LH. Focus on adolescent use of club drugs and "other" substances. Pediatr Clin North Am. 2019;66(6):1121-34.
26. Pereira BA de AX. Avaliação da versão brasileira da escala CRAFFT/CESARE de triagem de adolescentes para uso de álcool e outras drogas, 2014. Disponível em: http://repositorio.unicamp.br/jspui/handle/REPOSIP/313016
27. U. S. Department of Health and Human Services. National Institutes of Health. National Institute on Drug Abuse [NIDA]. Preventing drug use among children and adolescents: a research-based guide for parents, educators, and community leaders. 2.ed. [Internet]. Bethesda: NIDA; 2003. p.49. Disponível em: https://d14rmgtrwzf5a.cloudfront.net/sites/default/files/preventingdruguse_2_1.pdf; acessado em: 22/1/2021.
28. United Nations Children's Fund (UNICEF), Nikola B, Banati P (org.). The adolescent brain: a second window of opportunity – A compendium [Internet]; UNICEF Office of Research – Innocenti, 2017. Disponível em: https://www.unicef-irc.org/publications/pdf/adolescent_brain_a_second_window_of_opportunity_a_compendium.pdf.
29. Lotufo JPB, Araujo AJ, Silva RYR (org.). Os doze passos para educação de crianças e adolescentes em família. Rio de Janeiro: Sociedade Brasileira de Pediatria (SBP); 2020. Disponível em: https://www.sbp.com.br/especiais/pediatria-para-familias/adolescencia/12-passos-para-pais-prevenirem-o-uso-de-drogas-na-adolescencia/.
30. Jackson C, Geddes R, Haw S, Frank J. Interventions to prevent substance use and risky sexual behaviour in young people: a systematic review [Internet]. Addiction. 2012;107(4):733-47. [citado 2021 Jan 20].

CAPÍTULO 2

ACONSELHAMENTO BREVE

Ana Maria Cavalcante Melo
João Paulo Becker Lotufo
Alberto José de Araújo *(in memory)*
Marluce Barbosa Abreu Pinto
Grupo de Trabalho de Drogas e Violência da SBP

AO FINAL DA LEITURA DESTE CAPÍTULO, O PEDIATRA DEVE ESTAR APTO A:

- Reconhecer o impacto médico-social do uso abusivo de substâncias psicoativas na adolescência.
- Aplicar técnicas de aconselhamento breve e intervenção breve.
- Explicar o papel prevencionista do pediatra no aconselhamento de pais, crianças e adolescentes em relação ao uso de substâncias psicoativas.
- Descrever as evidências sobre os fatores de prevenção e outras formas de intervenção no uso de substâncias.
- Identificar as implicações do consumo de álcool, tabaco e outras drogas na gestação e no período de aleitamento materno.
- Aplicar o fluxograma de decisão de apoio na intervenção breve.

INTRODUÇÃO[1-3]

O uso de substâncias psicoativas na adolescência e as consequências de sua morbimortalidade acarretam grande impacto direto e indireto na saúde de crianças e adolescentes, desde a exposição pré-natal e desfechos complicados de gravidez até a significativa morbidade e mortalidade entre adolescentes; e contribuem, ao longo do tempo, o desenvolvimento de muitos outros problemas de saúde e graves transtornos por uso abusivo de substâncias.

Embora seja comum na sociedade contemporânea que adolescentes e adultos jovens experimentem substâncias psicoativas, é importante que essa experimentação não seja tolerada, facilitada ou banalizada pelos adultos, particularmente os pais. Mesmo o primeiro uso de uma substância psicoativa pode resultar em consequências trágicas, como por exemplo, acidentes com ferimentos, vitimização ou mesmo eventos fatais com terceiros.

No Brasil, a Pesquisa Nacional de Saúde do Escolar (PeNSE, 2015) com alunos do 9º ano do ensino fundamental revelou que, nos 30 dias anteriores à pesquisa, 5,6% haviam usado cigarros e 23,8% haviam consumido bebida alcoólica, enquanto 9% haviam experimentado drogas ilícitas alguma vez na vida (Figura 1).

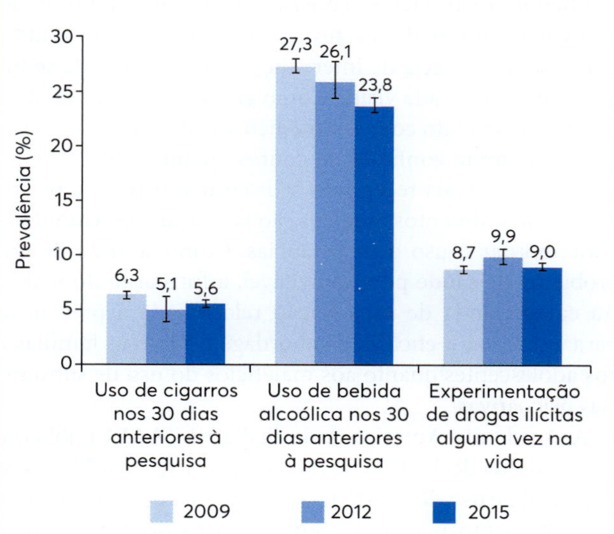

Figura 1 Prevalência e evolução do consumo de substâncias (tabaco, álcool e outras drogas) por escolares do 9º ano do ensino fundamental por ano de realização da pesquisa. Pesquisa Nacional de Saúde do Escolar (PeNSE), Brasil, 2009, 2012, 2015.

Fonte: Malta et al., 2018.[4]

O período da adolescência (dos 12 aos 20 anos) caracteriza-se por intensa modelagem e maturação do neurodesenvolvimento, o que confere maior vulnerabilidade em uma fase em que os comportamentos de risco são mais prevalentes. Os adolescentes são particularmente suscetíveis a lesões relacionadas aos riscos, incluindo aquelas associadas ao uso de álcool e outras drogas.

A maioria das consequências do uso de álcool e drogas durante a adolescência deve ser atribuída ao fato de que todo uso de substância confere certo risco. O uso de substâncias está correlacionado com a assunção sexual de riscos e pode complicar a gravidez na adolescência; por outro lado, a vulnerabilidade ao uso de substâncias pode aumentar nos jovens com doença crônica ou deficiência intelectual. As mudanças no neurodesenvolvimento durante a adolescência conferem particular vulnerabilidade aos vícios. A idade do primeiro uso de substância está inversamente correlacionada com a incidência ao longo da vida de desenvolver um transtorno por uso de substância.

Os pediatras desempenham um papel único no aconselhamento a adolescentes e pais, e se encontram em uma posição destacada para empoderar o conhecimento e propor as mudanças no comportamento que assegurem o bem-estar de seus pacientes adolescentes. As orientações quanto ao uso de substâncias psicoativas podem ser oferecidas de várias formas: prevenir ou retardar o início do uso de substâncias em pacientes de baixo risco, desencorajar o uso contínuo e reduzir os danos em pacientes de risco intermediário e encaminhar pacientes que desenvolveram transtornos por uso de substâncias que requerem tratamento como medida para salvar suas vidas.

Quanto mais claras, consistentes e diretas forem as mensagens do pediatra no aconselhamento em saúde, maior será a eficácia da intervenção, principalmente se forem repetidas a cada visita. Como grande parte dos adolescentes tem contato com seu médico anualmente e os considera uma fonte confiável de conhecimento sobre álcool e drogas e são mais receptivos a discutir o uso de substâncias, os atendimentos médicos são janelas de oportunidade para abordar o uso de substâncias. Como se trata de um problema de saúde pública evitável, a formação do pediatra carece ainda de capacitação relacionada à prevenção para aumentar a eficácia da abordagem junto às famílias e aos adolescentes quanto aos malefícios do uso de substâncias psicoativas.

A Academia Americana de Pediatria (AAP) publicou, em 2016, sua declaração de recomendação para a "Triagem universal de uso de substâncias, intervenção breve e/ou encaminhamento para tratamento para os pediatras", apresenta os fundamentos básicos para os pediatras oferecerem orientação clínica, baseada em evidências, para triagem de uso de substâncias de abuso e os procedimentos de intervenção. Os adolescentes são a faixa etária com maior risco de sofrer consequências agudas e crônicas para a saúde relacionadas ao uso de substâncias.

ACONSELHAMENTO BREVE E INTERVENÇÃO BREVE[5-9]

Aconselhamento breve (AB) nada mais é do que "gastar" alguns minutos da consulta médica tratando sobre a questão do tabaco e outras drogas, atuando na prevenção para não usuários. A intervenção breve (IB) é uma conversa mais dirigida para os usuários de droga. Esta é um pouco mais elaborada e leva um pouco mais de tempo e dedicação. As intervenções geralmente assumem a forma de uma conversa e podem incluir *feedback* sobre o uso de drogas, informações sobre malefícios e conselhos sobre como reduzir o consumo. As intervenções breves podem incluir aconselhamento para mudança de comportamento. A maioria das intervenções é realizada em contextos de clínicas ou de emergência.

No consultório

O diagnóstico de possíveis drogas lícitas ou ilícitas presentes nos lares é fundamental para o preparo de um plano de atendimento sobre estas questões normalmente negligenciadas, em todas as consultas do paciente. Recomenda-se incluir o risco relativo de drogas para aquela família no questionário de primeira consulta e nos retornos, além dos tradicionais temas de puericultura (crescimento, estado nutricional, desenvolvimento, alimentação e vacinação), ou seja, é importante que fique registrado de forma clara se:

- Há pais ou avós fumantes?
- Há uso abusivo de álcool por familiares?
- Há uso de outras drogas?
- Há doenças respiratórias na família? (Serão agravadas pelo tabagismo ativo ou passivo.)
- Há doenças psiquiátricas na família? (Uso precoce da maconha pode antecipar e exacerbar as doenças psiquiátricas.)

A partir destas informações, devem-se investir alguns minutos para informar e aprimorar a discussão sobre tabaco ou outras drogas utilizadas em casa. Além disto, deve-se distribuir material adequado para a faixa etária sobre o tema escolhido para debate naquela consulta. Por exemplo, os livretos do *Dr. Bartô*, projeto implantado no Hospital Universitário da Universidade de São Paulo (www.drbarto.com.br – livretos). No caso do tabaco, há um livreto falando de maneira lúdica sobre tabagismo passivo e outro sobre tabagismo ativo, que atingem tanto crianças como adultos. Para adolescentes, há material sobre tabaco em narguilé, maconha e álcool.

Quanto mais intenso e repetitivo for o aconselhamento, maior o alcance do objetivo: tolerância zero para o tabaco, tolerância zero para a maconha e para outras drogas ilícitas e tolerância zero para a bebida alcoólica antes dos 18 anos (melhor seria até os 21 anos, idade para desenvolvimento quase total do cérebro). Qualquer droga utilizada antes desta idade, a chance de dependência e de problemas é maior. Vale lembrar que a maconha produz os mesmos malefícios que o cigarro a nível respiratório, além de ter 50% mais substâncias cancerígenas do que o tabaco. Contudo, o consumo diário é bem menor do que o do tabaco.

O tempo gasto no aconselhamento breve em nossa experiência foi em torno de 2 a 4 minutos (96,5%). A opinião dos pais é que esta orientação foi bastante eficaz e a maioria se mostrou disposta a conversar novamente sobre estes temas (98,8%). Autoavaliação – escala *Likert*, com notas de 0 a 10 – atribuída pelos pais a estes aconselhamentos foi de 81,7% (nota = 10) e 9,75% (nota = 9). Assim, considera-se que o pediatra deveria adotar as intervenções ou aconselhamentos breves sobre drogas em sua rotina. A principal característica do AB é a continuidade por parte de todos que se envolvem com um programa de prevenção, sendo importante anotar detalhadamente a conversa desenvolvida naquela consulta no prontuário e retomar o tema nas consultas posteriores. Palestras únicas são pouco ou nada efetivas, mas um programa contínuo e repetitivo pode ser eficaz.

Tanto o AB quanto a IB devem ser realizados com a presença dos pais na consulta, pois eles também demonstram interesse e dificuldade em lidar com o assunto. Desta forma, se pais e crianças ouvirem juntos o que foi conversado, poderão reverberar posteriormente em casa o que foi discutido. Algumas recomendações são importantes para essa dinâmica funcionar de uma forma mais adequada: na presença dos pais, não se pergunta ao adolescente se ele usa alguma droga, pois só gerará constrangimento e respostas imprecisas. Para introduzir o assunto, basta perguntar se ele conhece "o risco das drogas". Depois do AB, pode ser realizada uma intervenção mais aprofundada com o adolescente usuário sem a presença dos pais.

Fatores de prevenção ao uso de drogas e outras formas de intervenção

As organizações não governamentais (ONG) que trabalham com o tratamento de dependentes de drogas já são reconhecidas pelo Ministério da Cidadania. Os Alcoólicos Anônimos (AA) e os Narcóticos Anônimos (NA) utilizam os 12 passos reconhecidos mundialmente para o dependente abandonar as drogas. O projeto *Dr. Bartô e os Doutores da Saúde* (www.drbarto.com.br) têm os 12 passos para que filhos, pacientes ou alunos não se inicie m nas drogas (Quadro 1 e Tabelas 1 a 3).

Quadro 1 Doze passos para evitar que seus filhos caminhem para as drogas

1. Manter a família unida e com limites
2. Fazer as refeições com os filhos, dentro do possível
3. Saber o que seus filhos fazem nas horas vagas
4. Acompanhar os deveres escolares dos filhos
5. Investir na qualidade do relacionamento familiar
6. Elogiar boas atitudes dos filhos e não os criticar ou corrigir em excesso
7. Não fumar e não beber em excesso
8. Incentivar atividades culturais e esportivas
9. Envolver-se nas atividades sociais dos filhos
10. Praticar a espiritualidade
11. Estimular boas amizades
12. Dar o exemplo: ser bom modelo de comportamento para os filhos

Fonte: adaptado de Lotufo, 2021.[10]

É importante que o aconselhamento comece ainda no período pré-escolar. Se não for feito desde a primeira infância, dificilmente será feito na adolescência. A presença de discussão aliada a trocas de ideias (diálogo) com a família foi o único fator positivo na diminuição da experimentação de drogas pelos jovens, superando a presença de espiritualidade, esportes, atividades culturais ou sociais em levantamento realizado em 10 escolas na região do Distrito do Butantã na cidade de São Paulo nos anos de 2013 e 2014 (Tabela 4).

Tabela 1 Associação entre variáveis demográficas e socioeconômicas com o uso de substâncias ilícitas na vida em escolares do 9º ano no Brasil

Variáveis	Distribuição (%)	Prevalência % (IC95%)	Análise ajustada RP (IC95%)
Sexo			***p* < 0,001**
Feminino	48,7	9,5 (8,9–10,1)	1
Masculino	51,4	8,5 (8,0–9,1)	0,88 (0,82–0,95)
Etnia			***p* = 0,20**
Branca	36,2	9,1 (8,4–9,7)	1
Preta	13,4	10,3 (9,2–11,4)	1,05 (0,92–1,19)
Amarela	4,1	8,5 (7,2–9,9)	0,98 (0,82–1,17)
Parda	43,1	8,6 (8,0–9,3)	0,92 (0,83–1,02)
Indígena	3,3	7,7 (6,2–9,5)	0,86 (0,67–1,09)

(continua)

Tabela 1 Associação entre variáveis demográficas e socioeconômicas com o uso de substâncias ilícitas na vida em escolares do 9° ano no Brasil *(continuação)*

Variáveis	Distribuição (%)	Prevalência	Análise ajustada
		% (IC95%)	RP (IC95%)
Escolaridade materna			*p = 0,007**
Sem escolaridade	7,4	8,6 (7,4–10,0)	1
Ensino Fundamental	35,3	8,8 (8,2–9,5)	1,04 (0,88–1,23)
Ensino Médio	32,9	9,2 (8,5–10,0)	1,10 (0,93–1,31)
Ensino Superior	24,4	9,4 (8,6–10,3)	1,21 (1,01–1,46)
Tipo de escola			*p < 0,001*
Pública	85,5	9,3 (8,8–9,9)	1
Privada	14,5	6,8 (6,1–7,6)	0,74 (0,64–0,85)
Mora com os pais			*p < 0,001*
Não	5,7	13,1 (11,7–14,7)	1
Só pai	30,6	11,6 (10,8–12,4)	0,90 (0,78–1,05)
Só mãe	4,4	12,6 (10,7–14,7)	0,94 (0,77–1,16)
Ambos os pais	59,4	7,0 (6,5–7,5)	0,54 (0,47–0,62)

IC95%: intervalo de confiança de 95%; RP: razão de prevalência; *valor p de tendência; modelos ajustados para todas as variáveis incluídas na tabela (nível 1).
Fonte: Horta et al., 2018.[11]

Tabela 2 Associação entre variáveis de trabalho, idade e coesão familiar com o uso de substâncias ilícitas na vida em escolares do 9° ano, no Brasil, PeNSE – 2015

Variáveis	Distribuição (%)	Prevalência	Análise ajustada
		% (IC95%)	RP (IC95%)
Trabalho remunerado[+]			*p < 0,001*
Não	87,8	8 (7,5–8,5)	1
Sim	12,2	16,1 (14,9–17,3)	1,72 (1,56–1,89)
Idade (anos)[+]			*p < 0,001**
11-13	18,3	4,7 (4,7–5,3)	1
14	51,1	7,3 (6,8–7,9)	1,51 (1,24–1,84)
15	19,7	13,5 (12,5–14,6)	2,75 (2,27–3,35)
16-19	10,9	15,7 (14,4–17,0)	3,14 (2,55–3,86)
Frequência de refeições com o responsável[++]			*p < 0,001*
Todos os dias	70,7	7,4 (6,9–8,0)	1
Raramente	19,2	14 (13,0–15,0)	1,26 (1,13–1,40)
Frequência que pais sabem o que faz no tempo livre[++]			*p < 0,001**
Nunca	10,9	14,6 (13,3–16,0)	1
Raramente	8,7	17,1 (15,6–18,7)	1,20 (1,05–1,37)
Sempre	41,0	4,7 (4,3–5,1)	0,48 (0,42–0,56)
Pais verificam os deveres do aluno[++]			*p < 0,001**
Nunca	25,2	13,6 (12,7–14,5)	1
Raramente	19,1	10 (9,2–10,8)	0,88 (0,79–1,00)
Sempre	19,8	5,4 (4,7–6,1)	0,60 (0,51–0,70)
Agressão familiar nos últimos 30 dias[++]			*p < 0,001*
Não	85,5	7,4 (7,0–7,9)	1
≥ 12	1,4	20,6 (17,0–24,7)	2,19 (1,76–2,73)

IC95%: intervalo de confiança de 95%; RP: razão de prevalência; *valor p de tendência; [+]ajustados entre si (nível 2) e pelas variáveis do nível 1 (sexo, escolaridade materna, tipo de escola, morar com os pais); [++]ajustadas entre si (nível 3) e por variáveis dos níveis 1 e 2.
Fonte: Horta et al., 2018.[11]

Tabela 3 Associação entre hábitos de vida individuais com o uso de substâncias ilícitas na vida em escolares do 9° ano no Brasil, PeNSE – 2015

Variáveis	Distribuição da amostra (%)	Prevalência % (IC95%)	Análise ajustada RP (IC95%)
Fumo			***p* < 0,001**
Nunca	81,7	2,4 (2,1–2,6)	1
Alguma vez na vida	12,7	29,8 (28,2–31,5)	5,48 (4,74–6,34)
Fumo atual	5,6	58,0 (55,2–60,8)	7,84 (6,71–9,16)
Álcool			***p* < 0,001**
Nunca	47,1	1,0 (0,8–1,2)	1
Alguma vez na vida	29,6	8,8 (8,1–9,6)	3,81 (2,97–4,90)
Álcool atual	23,3	25,3 (24,1–26,6)	5,53 (4,26–7,18)
Atividade física (n° de dias/semana)			***p* = 0,29**
Nenhum	34,4	9,8 (9,1–10,5)	1
1	16,0	6,7 (5,9–7,6)	0,88 (0,78–0,99)
2	13,0	8,0 (7,1–8,9)	1,00 (0,88–1,13)
3	10,0	8,7 (7,7–9,8)	0,99 (0,86–1,13)
4	6,3	9,4 (8,0–10,9)	1,08 (0,91–1,29)
≥ 5	20,3	10,0 (9,2–10,9)	1,00 (0,90–1,11)
Número de parceiros sexuais na vida			***p* < 0,001***
Nunca	72,6	3,5 (3,2–3,8)	1
1	10,1	17,3 (15,5–19,4)	1,93 (1,69–2,21)
2	5,4	20,9 (18,9–22,9)	2,05 (1,79–2,34)
3 a 5	7,0	26,4 (24,4–28,5)	2,21 (1,94–2,52)
> 5	5,0	34,1 (31,7–36,7)	2,30 (2,00–2,65)

IC95%: intervalo de confiança de 95%; RP: razão de prevalência; +modelos ajustados para todas as variáveis incluídas na tabela (nível 6) e variáveis dos níveis 1, 2, 3, 4 e 5 (sexo, escolaridade materna, tipo de escola, morar com os pais, idade, trabalho, frequência de refeições com o responsável, frequência que pais sabem o que o aluno faz no tempo livre, pais verificam os deveres do aluno, agressão familiar, *bullying*, faltou às aulas sem os pais saberem nos últimos 30 dias, não conseguiu dormir nos últimos 30 dias, número de amigos próximos); *valor p de tendência.
Fonte: Horta et al., 2018.[11]

Dez estudos voltados ao uso de tabaco poderiam ser agrupados, representando 13.706 jovens em 220 escolas. A metanálise demonstrou que as chances de tabagismo foram menores entre aqueles que receberam a intervenção em comparação com o controle (OR = 0,78). O agrupamento de 6 estudos representando 1.699 indivíduos em 66 escolas demonstrou que as intervenções também estavam associadas em relação ao uso de álcool (OR = 0,80), enquanto 3 estudos (n = 976 alunos em 38 escolas) sugeriram associação com menores chances de uso de *Cannabis* (OR = 0,70).

Um estudo controlado randomizado foi realizado com 1.504 adolescentes de 9 escolas secundárias alemãs, com idades entre 11 e 15 anos nas séries 6 a 8, das quais 718 (47,74%) foram identificáveis para a amostra prospectiva aos 12 meses de acompanhamento. Os grupos de estudo consistiram em 40 turmas randomizadas que receberam a intervenção padronizada do EAT (dois módulos interativos liderados por estudantes de medicina levando 120 minutos no total) e 34 turmas de controle nas mesmas escolas (sem intervenção). A intervenção parece impedir o fumo, especialmente em mulheres e estudantes com baixa escolaridade, mas não parece iniciar o abandono, por isso, a importância da prevenção. É fundamental o trabalho de prevenção durante a gravidez e o pós-parto, pois, nesta fase, as mães ou cessam ou diminuem o consumo do tabaco e outras drogas, inclusive o álcool. Se nada for feito em termos de AB, a recaída será muito elevada.

Uma estratégia que vem ganhando força é o fornecimento de aplicativos testados e reconhecidos pelas evidências científicas para complementar a oferta atual de serviços de cessação do tabagismo. Metanálise da Cochrane Review (2019) demonstrou evidências de certeza moderada de que as intervenções baseadas em mensagens de texto resultam em maiores taxas de abandono do que o suporte mínimo para cessação do tabagismo. Há evidências de certeza moderada do benefício das intervenções de mensagens de texto, além de outro suporte para a cessação, comparado ao suporte isolado. Durante a pandemia do coronavírus, o ambulatório antitabágico do HU-USP se manteve via WhatsApp e mensagens pelo celular, com boa eficácia. O apoio à cessação do tabagismo, entregue pelo SMS, pode aumentar as taxas de cessação.

Tabela 4 Estudo sobre fatores que influenciaram a experimentação de álcool, tabaco e outras drogas em 3.500 alunos do Ensino Fundamental (anos finais) e Ensino Médio, em 10 escolas da rede pública no entorno do Hospital Universitário da Universidade de São Paulo

Substância psicoativa	Sexo (%)			Pais vivem juntos (%)			Diálogo no relacionamento familiar (%)			Reprovação escolar anterior (%)			Atividade extra escolar (%)			Atividade esportiva (%)			Frequência a atividade religiosa (%)		
	M	F	p	Sim	Não	p	Sim	Não	p	Sim	Não	p	Sim	Não	P	Sim	Não	p	Sim	Não	p
Álcool	23,3	26,0	ns	22,0	27,4	ns	22,0	33,8	***<0,05***	37,0	23,0	ns	27,0	20,0	ns	25,0	24,0	ns	22,0	25,0	ns
Cigarro	7,0	6,9	ns	5,3	9,0	ns	5,3	12,5	***<0,05***	14,2	5,7	ns	7,6	5,8	ns	5,9	7,6	ns	5,8	7,0	ns
Maconha	5,3	3,9	ns	3,9	5,2	ns	3,5	8,1	***<0,05***	11,3	3,4	ns	5,0	3,4	ns	4,9	4,4	ns	4,1	4,6	ns
Crack	2,2	1,7	ns	1,5	2,2	ns	1,3	4,2	***<0,05***	2,9	1,7	ns	2,0	1,7	ns	1,6	2,1	ns	2,1	1,9	ns

M: masculino; F: feminino; p: significância estatística; ns: estatisticamente não significativa.
Fonte: Lotufo, 2021.[10]

Outra forma de intervenção é viabilizar o encontro com a "natureza" nas cidades modernas, desafio possível de ser alcançado no planejamento urbano, na conservação de bosques, habitação saudável, arranjos de tráfego, produção de energia e, principalmente, para o fornecimento e a distribuição de alimentos, tornando as cidades mais saudáveis para o convívio humano. A relação com a natureza deve fazer parte do cotidiano e especialmente enfatizada no cuidado de crianças e idosos. Ações contra os conhecidos fatores de risco respiratório, poluição do ar e tabagismo devem ser tomadas simultaneamente. Uma só atividade não muda comportamentos, mas a união de vários modelos pode fazê-lo. Revisões sistemáticas com foco no tabagismo/uso de tabaco, uso de álcool, uso de drogas e abuso combinado de substâncias sugerem que as intervenções em programas de prevenção escolar e intervenções intensivas familiares são eficazes na redução do tabagismo.

Campanhas em massa de mídia também são eficazes, dado que estas foram de intensidade razoável durante longos períodos. Entre as intervenções voltadas ao abuso combinado de substâncias, os programas de prevenção primária escolar são eficazes. É fundamental que os pediatras invistam alguns minutos de suas consultas fazendo o AB ou a IB, qualquer que seja a área ou instituição em que atuem.

ACONSELHAMENTO PARA GESTANTES E NUTRIZES[12-18]

O nascimento de uma criança mobiliza forças maternas de autocuidado e proteção. É um momento precioso que deve ser aproveitado para intervenções, e há evidências de maiores chances de sucesso. As mulheres em idade fértil, além da condição biológica de conceber e amamentar, do contexto socioeconômico e cultural de sua comunidade, incluem-se entre os consumidores de substâncias psicoativas, o que envolve complexas questões de uso abusivo dessas substâncias, drogadição e síndrome de abstinência neonatal, afetando o binômio gestante-feto, e a seguir, durante a fase de lactação, o binômio mãe-filho.

O pediatra deve estar atento para o diagnóstico e o manejo clínico adequado da ocorrência desses quadros nas maternidades, embora, pelo risco gestacional aumentado, muitas vezes terminem sendo encaminhadas e acompanhadas em hospitais de maior complexidade. As crianças podem nascer prematuras e/ou com baixo peso, ou mesmo com alguma outra morbidade que as façam permanecer na Unidade Neonatal, como consequência do consumo de diversas drogas lícitas (tabaco, álcool) e ilícitas (cocaína, *crack*, maconha, etc.). Trata-se de uma situação que mobiliza o pediatra e a equipe de cuidados imediatos ao recém nato e a parturiente, não existindo ainda consenso sobre o melhor manejo. É importante seguir buscando caminhos, criar estratégias e consolidar práticas que possam atender, da melhor forma possível, o neonato no contexto da díade mãe-bebê, favorecendo o desempenho do pediatra.

O estigma que as usuárias dessas substâncias sofrem se amplifica por não se enquadrarem num ideal de mãe e por ser um problema que põe em risco sua saúde e a de seu filho. A crença em abordagem do tipo moralizante que muitas instituições de saúde praticam contribui para criar barreiras, gerando agravamento de suas condições de saúde, e aqui se encontra o papel de orientação baseado na ciência, seja no AB e/ou na IB.

Implicações do consumo de tabaco e estratégias de cessação

O tabagismo na gestação, seja ativo ou passivo, associa-se ao aumento do número de partos prematuros, descolamento de placenta, hemorragias por placenta prévia, abortamento, neonatos prematuros e/ou com baixo peso ao nascer, alterações no desenvolvimento neuropsicomotor, disfunções cardiorrespiratórias e até morte neonatal. Portanto, um olhar mais atento para as gestantes é necessário. O tabagismo passivo também precisa ser considerado porque a corrente lateral, que não é filtrada pela coluna de tabaco, compõe 85% da fumaça total no ambiente onde se está fumando. Portanto, mãe e bebê recebem ainda mais nicotina, alcatrão e monóxido de carbono, além de mais de 7 mil substâncias tóxicas.

As mulheres que seguem fumando durante a gestação geralmente expressam tristeza, vergonha, culpa, omissão e esgotamento físico. Cabe também ao pediatra aliviar esses sentimentos desconfortáveis por meio de uma postura que desperte confiança, não julgamento, equilíbrio: atendimento humanizado, mas não permissivo, e acolhimento com escuta. Para avaliar o grau de dependência à nicotina, é utilizado o teste de Fagerström (Figura 2) composto por 6 perguntas objetivas, sendo classificada, de acordo com a pontuação, em: muito baixa (0-2), baixa (3-4), moderada (5), elevada (6-7) e muito elevada (8-10).

Para gestantes e nutrizes, é indicado somente o aconselhamento cognitivo-comportamental, sem utilizar nenhum tratamento medicamentoso, conforme recomenda o Protocolo Clínico e Diretrizes Terapêuticas do Tabagismo (Conitec/MS, 2020). Fumar no 1º trimestre da gravidez está associado a malformações no feto. Estudos pré-clínicos sugerem que a nicotina sozinha interfere com o desenvolvimento do feto. Em razão destes achados, deve ser evitado o uso de algum tipo de terapia de reposição de nicotina (TRN), especialmente no 1º trimestre da gestação. Revisão Cochrane[17] com evidência de baixa qualidade sugere que a TRN combinada com suporte comportamental pode ajudar as mulheres a parar de fumar no final da gravidez mais do que apenas suporte comportamental; não houve evidência de que os adesivos de nicotina ou goma de mascar/pastilha fossem mais eficazes do que o outro.

Evidências de baixa qualidade sugerem que a bupropiona não seja mais eficaz do que o placebo para ajudar as gestantes a parar de fumar. Até o momento, a segurança e a eficácia da farmacoterapia e dos cigarros eletrônicos para a cessação em gestantes são desconhecidas.

1. Quanto tempo após acordar você fuma seu primeiro cigarro?	
(3) Dentro de 5 minutos	
(2) Entre 6 e 30 minutos	
(1) Entre 31 e 60 minutos	
(0) Mais de 60 minutos	
2. Você tem dificuldade para ficar sem fumar em locais proibidos como igrejas, bibliotecas, cinemas, ônibus, etc.?	
(1) Sim	
(0) Não	
3. Qual o cigarro do dia traz mais satisfação?	
(1) O primeiro da manhã	
(0) Outros	
4. Quantos cigarros você fuma por dia?	
(0) 10 ou menos	
(1) De 11 a 20	
(2) De 21 a 30	
(3) Mais de 30	
5. Você fuma mais frequentemente pela manhã?	
(1) Sim	
(0) Não	
6. Você fuma mesmo doente, quando precisa ficar na cama a maior parte do tempo?	
(1) Sim	
(0) Não	
Total de pontos	
Grau de dependência: 0-2: muito baixa; 3-4: baixa; 5: moderada; 6-7: alta; 8-10: muito alta.	

Figura 2 Teste de dependência à nicotina de Fagerström.
Fontes: adaptada de Fagerström, 1978;[19] Carmo e Pueyo, 2002.[20]

As recomendações também devem incluir atividade física em ambientes tranquilos, alimentação saudável, relaxamento e rede familiar de apoio pelas condições de vulnerabilidade da saúde mental de uma gestante tabagista. Todas têm se revelado excelentes instrumentos a favor da promoção de sua saúde. Aqui cabe também o pilates, as práticas integrativas e complementares de saúde, como acupuntura e meditação, e o desenvolvimento da espiritualidade.

Do mesmo modo, são absolutamente contraindicadas formas alternativas de consumo de tabaco, como o uso de narguilé, cigarros eletrônicos, tabaco aquecido ou produtos de baixo teor de nicotina como substitutos do cigarro convencional, pois só postergam a decisão de deixar o vício e também fazem mal. Em contrapartida, as maternidades devem seguir a recomendação do Ministério da Saúde de manter o ambiente livre de cigarro. A Figura 3 ilustra um fluxograma de apoio à decisão para a IB no uso de substâncias.

Implicações do consumo de álcool no aleitamento materno

Há evidências consistentes de que não existe dose segura para consumo de álcool na gestação e esta informação deve ser um dos pilares no aconselhamento na gestação, particularmente para prevenir a grave síndrome alcoólica fetal (SAF). A fase do ciclo gravídico-puerperal torna-se uma janela ideal no aconselhamento para interrupção do uso de álcool, em função dos fatores físicos e psíquicos envolvidos no período de gravidez, parto e amamentação, e pela maior suscetibilidade, neste momento tão especial, a aceitar cuidados protetivos à saúde do binômio mãe-filho.

O uso de bebidas alcoólicas durante a amamentação é uma prática crescente e está associada a riscos para o lactente e para a produção do leite materno. O álcool possui baixo peso molecular, ausência de ligação às proteínas plasmáticas, elevada constante ácida e alta biodisponibilidade oral, propriedades que facilitam a sua excreção pelo leite materno.

Evidências científicas mostram os efeitos danosos do álcool sobre a produção láctea e sobre o bebê. Mesmo com uma exposição a pequenas quantidades de álcool no leite materno, há perturbação dos padrões de sono da criança. Isso pode levar a mãe a iniciar a alimentação com fórmulas lácteas e interromper a amamentação neste momento crítico, em um esforço para acalentar a criança. Em segundo lugar, o álcool diminui a ejeção de leite por meio da inibição da ocitocina, o que também pode aumentar a insatisfação com a amamentação. Em terceiro lugar, as mães podem ser cautelosas com os riscos à saúde do filho associados ao uso de álcool e optar em suspender a amamentação.

No esforço para reduzir os riscos para o bebê e continuar a consumir álcool, as nutrizes podem voluntariamente interromper o aleitamento. Finalmente, deve-se considerar que as mães que fazem uso abusivo do álcool são geralmente mais propensas a fazer piores escolhas sobre a saúde e o estilo de vida, e que uma intervenção, para ser efetiva na saúde, vai depender da mobilização de seus recursos motivacionais relacionados ao consumo do álcool, uma estratégia a ser aprendida. Revisão sistemática demonstrou que, após 6 meses de aplicação das IB em serviços de atenção primária que realizavam o acompanhamento pré-natal da gestante, com entrevista de avaliação pré e pós, com o objetivo de identificar possíveis riscos à gestação, houve uma significativa redução das doses e no número de dias de consumo de bebida alcoólica.

Os testes CAGE e AUDIT são recomendados para avaliar o consumo do álcool. O CAGE aborda aspectos do uso de álcool em toda a vida, é de fácil aplicação com 4 perguntas e tem boas sensibilidade e especificidade; duas ou mais respostas positivas caracterizam maior chance de dependência alcoólica (Quadro 2). Já o AUDIT é indicado para detecção precoce dos transtornos do álcool; consiste de 10 perguntas, sendo classificado, de acordo com a pontuação em: uso de baixo risco (0-7), uso de risco (8-15), uso nocivo (16-19) e provável dependência (20-40) (Quadro 3).

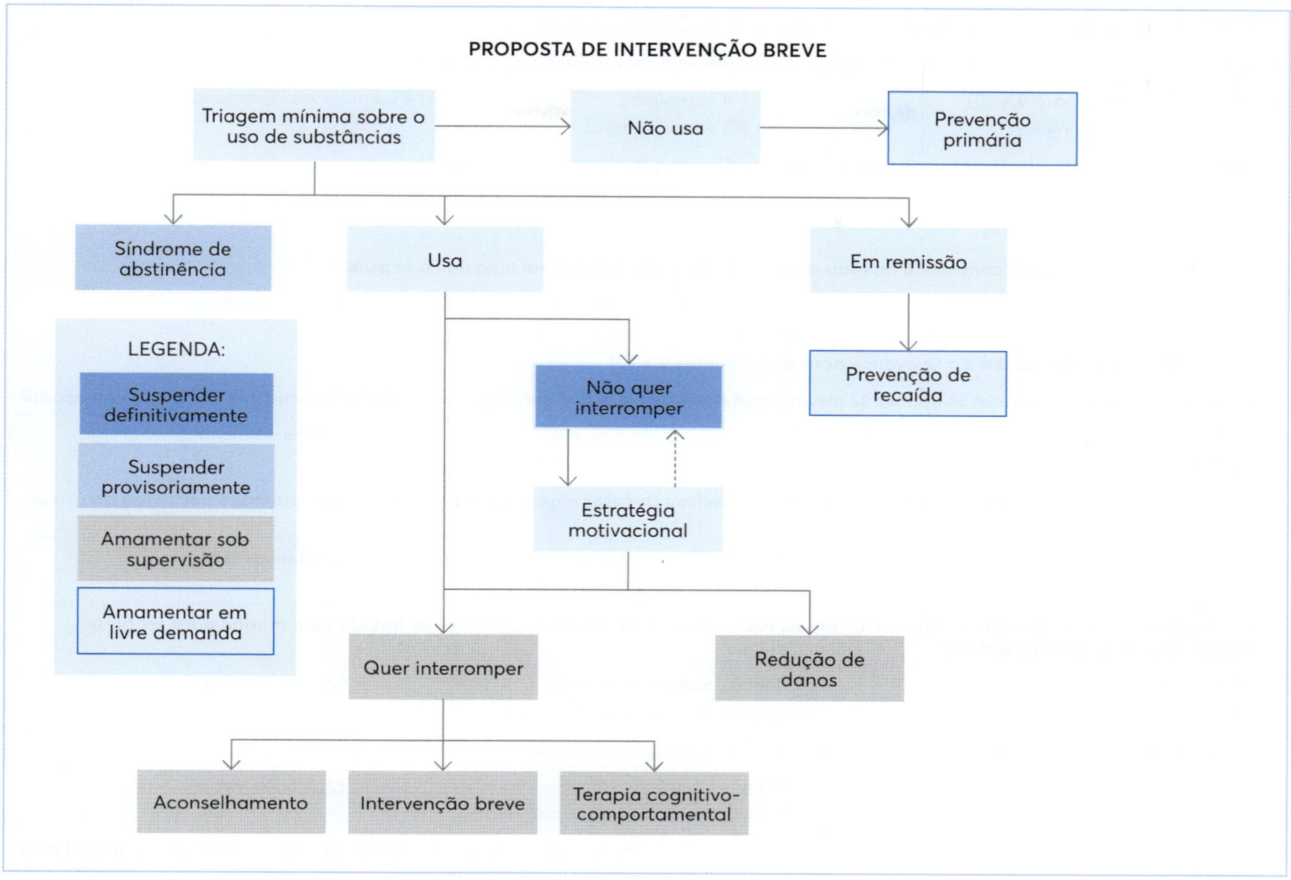

Figura 3 Fluxograma de apoio à decisão de amamentar na intervenção breve.

Fonte: elaborado pela autora Ana Maria Cavalcante.

A pouca conscientização dos profissionais de saúde acerca dos transtornos de uso do álcool, como relevante questão de saúde pública, os leva a estigmatizar os usuários abusivos e a não se envolver com estratégias de enfrentamento, como as IB, em suas rotinas.

Quadro 2 Teste de avaliação do uso abusivo do álcool (CAGE)

1. Alguma vez sentiu que deveria reduzir a quantidade de bebida ou parar de beber?	
☐ 0 – Não	☐ 1 – Sim
2. Alguma vez alguém pediu para que não bebesse tanto ou criticou seu modo de beber?	
☐ 0 – Não	☐ 1 – Sim
3. Alguma vez você se arrependeu ou teve sentimento de culpa por ter bebido?	
☐ 0 – Não	☐ 1 – Sim
4. Tem tido vontade de beber ao acordar, mesmo que seja para não tremer as mãos?	
☐ 0 – Não	☐ 1 – Sim
Interpretação da pontuação: 0 = sem problemas com álcool; 1 = suspeita de problemas com álcool; 2-4 = provável dependência.	

Fonte: adaptado de Masur e Monteiro, 1983.[21]

Aconselhamento do pediatra no pré-natal

A consulta pré-natal, pelo pediatra, no 3º trimestre de gestação inclui a identificação e a antecipação de riscos por meio da coleta de dados sobre a saúde do bebê e dos pais e hábitos de vida da família, visando a estabelecer estratégias para contorná-las precocemente. A detecção de situações e comportamentos modificáveis da gestante, por meio de adequadas intervenções obstétricas, familiares e psicossociais, é uma boa prática clínica que levará a criança a ser um adulto mais saudável. [1]Na atualidade, diferentes serviços e áreas profissionais da saúde vêm desenvolvendo habilidades de aconselhamento para melhorar a efetividade das ações. Contudo, é necessário implementar treinamentos, pesquisas e práticas adequadas em aconselhamento para essas demandas emergentes da Pediatria, pois já provaram que são uma boa prática para o crescimento, saúde e bem-estar humanos submetidos a qualquer situação de adversidade. Alguns casos podem ser encaminhados já no momento da detecção: pacientes com suspeita de comorbidade psiquiátrica; que não melhoraram com os recursos disponíveis; ou que relatam múltiplas tentativas de abstinência sem sucesso.

Quadro 3 Teste de avaliação do consumo de bebidas alcoólicas (AUDIT)

1. Com qual frequência você consome bebidas alcoólicas (cerveja, vinho, cachaça, vodca etc.)?

[0] Nunca **[avance para 9 e 10]**
[1] Uma vez/mês ou menos
[2] 2-4 vezes/mês
[3] 2-3 vezes/semana
[4] 4 ou mais vezes/semana

2. Quantas doses, contendo álcool, você consome em um dia em que normalmente bebe?

[0] 1-2
[1] 3-4
[2] 5-6
[3] 7-9
[4] 10 ou mais

3. Com qual frequência você consome 6 ou mais doses de bebidas alcoólicas em uma única ocasião?

[0] Nunca
[1] Menos que mensalmente
[2] Mensalmente
[3] Semanalmente
[4] Diariamente ou quase todo dia

[Se a soma das perguntas 2 e 3 = 0, avance para as perguntas 9 e 10]

4. Com qual frequência, durante os últimos 12 meses, você percebeu que não conseguia parar de beber uma vez que havia começado?

[0] Nunca
[1] Menos que mensalmente
[2] Mensalmente
[3] Semanalmente
[4] Diariamente ou quase todo dia

5. Com qual frequência, durante os últimos 12 meses, você deixou de fazer algo ou atender a algum compromisso por causa do uso de bebidas alcoólicas?

[0] Nunca
[1] Menos que mensalmente
[2] Mensalmente
[3] Semanalmente
[4] Diariamente ou quase todo dia

6. Com qual frequência, durante os últimos 12 meses, você precisou de uma primeira dose de bebida pela manhã para sentir-se melhor depois de uma bebedeira?

[0] Nunca
[1] Menos que mensalmente
[2] Mensalmente
[3] Semanalmente
[4] Diariamente ou quase todo dia

7. Com qual frequência você se sentiu culpado ou com remorso depois de beber?

[0] Nunca
[1] Menos que mensalmente
[2] Mensalmente
[3] Semanalmente
[4] Diariamente ou quase todo dia

8. Com qual frequência, durante os últimos 12 meses, você não conseguiu lembrar-se do que aconteceu na noite anterior porque havia bebido?

[0] Nunca
[1] Menos que mensalmente
[2] Mensalmente
[3] Semanalmente
[4] Diariamente ou quase todo dia

9. Você ou outra pessoa já se machucou por causa de alguma bebedeira sua?

[0] Nunca
[2] Sim, mas não nos últimos 12 meses
[4] Sim, nos últimos 12 meses

10. Algum parente, amigo, médico ou outro profissional de saúde mostrou-se preocupado com seu modo de beber ou sugeriu que você diminuísse a quantidade?

[0] Nunca
[2] Sim, mas não nos últimos 12 meses
[4] Sim, nos últimos 12 meses

Pontuação:
0-7: uso de baixo risco
8-15: uso de risco
16-19: uso nocivo
20-40: provável dependência

Fonte: adaptado de Babor et al., 2001;[22] Lima et al., 2005.[23]

O Sistema Único de Saúde (SUS) oferece assistência por meio dos Centros de Atenção Psicossocial em Álcool e Outras Drogas (CAPS-AD) e de programas de cessação do tabagismo nas unidades de saúde. Na manutenção do tratamento, além dos CAPS-AD, é possível contar com grupos de autoajuda, como Alcoólicos Anônimos (AA), Narcóticos Anônimos (NA) e grupos para familiares. Os recursos disponibilizados pelo Sistema Único de Assistência Social (SUAS) são muito importantes para os usuários de substâncias em situação de vulnerabilidade social. Alguns hospitais públicos disponibilizam ambulatórios especializados para atender os usuários de substâncias psicoativas. Algumas regiões contam com os Consultórios de Rua, que realizam abordagens com usuários de álcool e outras drogas no próprio local onde existe este consumo. Além disso, alguns locais disponibilizam Centros de Convivência em Saúde Mental, principalmente em localidades que já contam com uma forte rede de atendimento a esta população, lembrando o importante papel da terapia ocupacional e da arte para o desenvolvimento de habilidades.

A instrumentalização do pediatra para realizar a consulta pré-natal lhe propiciará introduzir práticas preventivas em sua rotina assistencial, além de espaço para ensino, pesquisa e extensão, diante dessa vulnerabilidade ainda bastante presente em nosso meio durante a gestação. Para uma abordagem eficaz, sempre que possível em equipe, é imprescindível uma boa escuta e acolhimento à gestante/mãe usuária de drogas, a disponibilidade de uma avaliação psicossocial e ter sistematizadas abordagens e estratégias de intervenção, de acordo a situação enfrentada. Seja no consultório ou em instituição pública, é preciso lançar mão de uma linha de cuidados, protocolo clínico e rede de apoio na família e na comunidade para a tomada de condutas protetivas, ágeis e concretas (endereços, contatos telefônicos, retaguarda de especialidades, etc.) construídos em equipe e flexíveis, de acordo com as necessidades singulares do universo de cada díade mãe-bebê.

Estratégias para o aconselhamento durante o ciclo gravídico-puerperal

A orientação no aleitamento materno deve acontecer de acordo com o desejo da mãe, em conformidade com cada situação clínica e o compromisso em não usar drogas, ou pela estratégia de minimização de danos, por meio do uso da droga somente quando não interferir com o momento da amamentação, e sempre dito de forma empática, mas não permissiva. Cabe aos pediatras orientar as nutrizes que fazem uso abusivo de drogas com o apoio de toda a equipe (psiquiatras, psicólogos e assistentes sociais) para, via instrumentos Ecomapa* e Genograma,** acionarem redes de apoio e centros de assistência psicossocial de referência para sua comunidade (Figura 3). O uso dessas ferramentas favorece explicar e analisar a experiência com o uso da droga, torna visível e inteligível o modo de organização familiar para o cuidado, assim como a busca empreendida junto a serviços e profissionais de saúde, as respostas obtidas e sua efetividade.

Recomenda-se identificar o tipo da droga de abuso materno e realizar a abordagem de acordo com o tipo de exposição pré-natal do bebê ao álcool (de assintomático até a SAF); ao *crack* ou cocaína (*crack baby*) e a outras drogas; ou ainda, se ocorreu *síndrome* de abstinência neonatal, etc. Logo que o quadro clínico permita, todos os esforços da equipe serão para que a criança seja levada ao seio materno, com as devidas medidas de segurança e de organização requeridas para a amamentação (silêncio, pouca luminosidade, aconchego).

A alta hospitalar do recém-nascido deve ser programada após concluídos os testes de triagem neonatal, preenchimento da caderneta da criança, administração das primeiras vacinas e agendamento para consulta pediátrica. Além disso, o pediatra deve assegurar-se da retaguarda familiar, do acompanhamento pela Atenção Básica de Saúde e dos encaminhamentos da Assistência Social, inclusive Conselho Tutelar, quando necessário. É fundamental compreender que todos esses recursos devem ser utilizados para garantir que a criança permaneça com a mãe. Além disso, a presença da criança pode mobilizar forças para investir também nos cuidados à saúde materna.

A experiência tem mostrado que o mais provável é que não haja procura do serviço indicado em uma primeira orientação. A busca por um atendimento especializado para tratamento de algum transtorno por abuso de substâncias faz parte de um processo no qual, em um primeiro momento, pode-se encontrar muita resistência. Dessa forma, é fundamental que o pediatra agende retorno para avaliar a díade mãe-bebê e sempre indague se a mãe buscou atendimento e, caso contrário, continue orientando quanto à necessidade do tratamento. Existem diversos meios para se tratar este tipo de situação, sendo a escolha definida pelo recurso disponível e pela indicação clínica. No sistema de atenção primária à saúde é que se dá a continuidade da intervenção.

CONSIDERAÇÕES FINAIS

Não de modo intuitivo, mas de forma consciente, o pediatra, uma vez capacitado, pode ser capaz de desenvolver tanto a técnica de aconselhamento quanto a de intervenção breve, atribuindo à mãe a capacidade de iniciativa e responsabilidade por suas escolhas (princípio bioético da autonomia), aconselhar de forma focal e objetiva sobre a questão do uso abusivo ou de risco de substâncias psicoati-

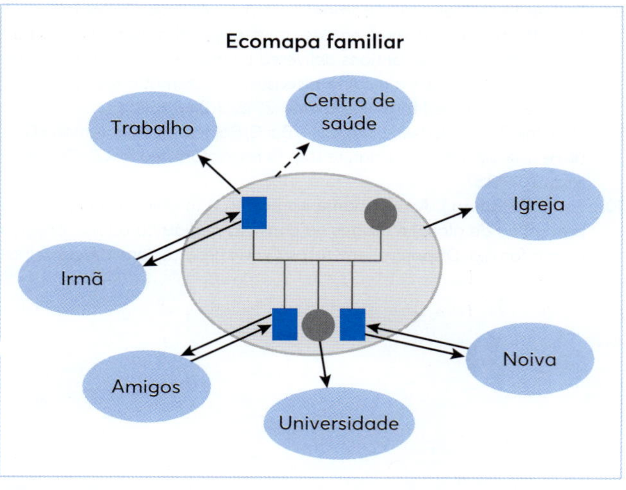

Figura 4 Exemplo de ecomapa familiar: ferramenta para analisar a experiência com o uso da droga psicoativa.
Fonte: adaptada de Bonecutter e Gleeson, 1995.[24]

* Ecomapa: ferramenta usada para estudar a estrutura da família de um indivíduo. Também serve para descobrir como essa família se relaciona com uma possível rede de apoio extrafamiliar.

** Genograma: representação simbólica das relações entre os membros de uma família. Além dos graus de parentesco (árvores genealógicas), apontam os padrões de comportamento, atitudes e doenças físicas e psíquicas.

vas e saber encaminhar para serviços especializados, disponibilizando de forma concreta e imediata uma rede de alternativas para referências.

Quanto à sua criatividade, não se duvida de que haverá sempre uma estratégia, a disponibilidade de um material informativo adequado para cada situação e a empatia no menu de opções para propor uma modificação de comportamento cujo objetivo é despertar na díade mãe-bebê condições promissoras de desenvolvimento humano, sem os riscos advindos do uso de drogas.

Droga, a quem rogas? Então, para que drogar-se? Quando o amor segue sendo uma fonte inesgotável de prazer, alegria, compaixão, empatia e acolhimento que nos faz mais humanos.

REFERÊNCIAS BIBLIOGRÁFICAS

1. Levy SJ, Williams JF, Committee on substance use and prevention. Substance use screening, brief intervention, and referral to treatment. Pediatrics. 2016;138(1):e20161211.
2. Hingson RW, Zha W. Age of drinking onset, alcohol use disorders, frequent heavy drinking, and unintentionally injuring oneself and others after drinking. Pediatrics. 2009;123(6):1477-84.
3. Weitzman ER, Nelson TF. College student binge drinking and the "prevention paradox": implications for prevention and harm reduction. J Drug Educ. 2004;34(3):247-65.
4. Malta DC, Machado IE, Felisbino-Mendes MS, Prado RR, Pinto MAS, Oliveira-Campos M, et al. Uso de substâncias psicoativas em adolescentes brasileiros e fatores associados: PeNSE 2015. Rev Bras Epidemiol. 2018;21(Suppl 1):e180004.
5. Georgie JM, Sean H, Deborah MC, Matthew H, Rona C. Peer-led interventions to prevent tobacco, alcohol and/or drug use among young people aged 11-21 years: a systematic review and meta-analysis. Addiction. 2016;111(3):391-407.
6. Brinker TJ, Owczarek AD, Seeger W, Groneberg DA, Brieske CM, Jansen P, et al. A medical student-delivered smoking prevention program, education against tobacco, for secondary schools in Germany: randomized controlled trial. J Med Internet Res. 2017;19(6):e199.
7. Lee M, Miller SM, Wen KY, Hui SA, Roussi P, Hernandez E. Cognitive--behavioral intervention to promote smoking cessation for pregnant and postpartum inner-city women. J Behav Med. 2015;38(6):932-43.
8. Palmer M, Sutherland J, Barnard S, Wynne A, Rezel E, Doel A, et al. The effectiveness of smoking cessation, physical activity/diet and alcohol reduction interventions delivered by mobile phones for the prevention of non-communicable diseases: a systematic review of randomised controlled trials. PLoS One. 2018;13(1):e0189801.
9. Haahtela T, von Hertzen L, Anto JM, Bai C, Baigenzhin A, Bateman ED, et al. Helsinki by nature: the nature step to respiratory health. Clin Transl Allergy. 2019;9:57.
10. Lotufo JPB (org.). Aconselhamento breve ou intervenção breve para prevenção de álcool e drogas na consulta pediátrica ou na conversa com a família. Disponível em: https://www.drbarto.com.br/aconselhamento-breve-ou-intervencao-breve-para-prevencao-de-alcool-e--drogas-na-consulta-pediatrica-ou-na-conversa-com-a-familia/
11. Horta RL, Mola CL, Horta BL, Mattos CNB, Andreazzi MAR, Oliveira--Campos M, et al. Prevalência e condições associadas ao uso de drogas ilícitas na vida: Pesquisa Nacional de Saúde do Escolar 2015. Rev Bras Epidemiol [Internet]. 2018;21(Suppl 1):e180007.
12. Das JK, Salam RA, Arshad A, Finkelstein Y, Bhutta ZA. Interventions for adolescent substance abuse: an overview of systematic reviews. J Adolesc Health. 2016;59(4S):S61-S75.
13. Brasil. Ministério da Saúde. Secretaria de Atenção à Saúde, Departamento de Ações Programáticas Estratégicas. Atenção humanizada ao recém-nascido: Método Canguru: manual técnico. 3. ed. Brasília: Editora do Ministério da Saúde; 2017. p.113-39.
14. França NPS. A consulta pediátrica no pré-natal: um guia para antecipar consultas preventivas. Rio de Janeiro: Atheneu; 2018. p.7-12.
15. Pereira MO, Anginoni BM, Ferreira NC, Oliveira MAF, Vargas D, Colvero LA. Efetividade da intervenção breve para o uso abusivo de álcool na atenção primária: revisão sistemática. Rev Bras Enferm. 2013;66(3):420-8.
16. Brasil. Ministério da Justiça. Secretaria Nacional de Políticas sobre Drogas (SENAD). Intervenção Breve: módulo 4 – 6. 7. ed. Brasília: SENAD; 2014. Disponível em: https://www.supera.org.br/wp-content/uploads/2016/03/SUP7_Mod4.pdf; acessado em: 13/1/2021.
17. Claire R, Chamberlain C, Davey M, Cooper SE, Berlin I, Leonardi-Bee J, et al. Pharmacological interventions for promoting smoking cessation during pregnancy. Cochrane Database of Systematic Reviews. 2020;3:CD010078.
18. Souza IP, Bellato R, Araújo LFS, Almeida KBB. Genograma e ecomapa como ferramentas para a compreensão do cuidado familiar na doença crônica do jovem. Texto Contexto – Enferm [Internet]. 2016;25(4):e1530015.
19. Fagerström KO. Measuring degree of physical dependence to tobacco smoking with reference to individualization of treatment. Addict Behav. 1978;3(3-4):235-41.
20. Carmo JT, Pueyo AA. A adaptação ao português do Fagerström test for nicotine dependence (FTND) para avaliar a dependência e tolerância à nicotina em fumantes brasileiros. Rev Bras Med. 2002;59(1/2):73-80.
21. Masur J, Monteiro MG. Validation of the "CAGE" alcoholism screening test in a Brazilian psychiatric inpatient hospital setting. Brazilian J Med Biol Res. 1983;16(3):215-8.
22. Babor TF, Higgins-Biddle JC, Saunders JB, Monteiro MG. AUDIT: the alcohol use disorders identification test. Guidelines for use in primary health care. 2. ed. Department of Mental Health and Substance Dependence. Geneva: World Health Organization; 2001.
23. Lima CT, Freire ACC, Silva APB, Teixeira RM, Farrell M, Prince M. Concurrent and construct validity of the audit in an urban Brazilian sample. Alcohol Alcoholism. 2005;40(6):584-9.
24. Bonecutter FJ, Gleeson JP. Achieving permanency for children in kinship foster care: a training manual. Administration for Children. Youth and Families, U.S. Department of Health and Human Services, and Illinois Department of Children and Family Services, 1995.

BIBLIOGRAFIA

1. Laslett AM, Room R, Kuntsche S. Frames and benefits of alcohol-related harm to others research: a response to Strizek. Drugs: Education, Prevention and Policy. 2021;28(1):104-6.

CAPÍTULO 3

A VIOLÊNCIA NA ATUALIDADE DENTRO E FORA DE CASA

Elizabeth Alt Parente
Isabel Carmen Fonseca Freitas
Suzana Maria Ramos Costa
Zelma José dos Santos
Grupo de Trabalho sobre Drogas e Violência da SBP

AO FINAL DA LEITURA DESTE CAPÍTULO, O PEDIATRA DEVE ESTAR APTO A:

- Explicar o conceito de violência e sua epidemiologia.
- Identificar os diversos tipos de violência intra/extrafamiliar.
- Reconhecer os sinais de alerta que indicam violência.
- Conhecer as leis que protegem crianças e adolescentes vítimas da violência.
- Realizar notificação de casos suspeitos ou confirmados de violência.
- Acolher e orientar crianças e adolescentes e seus familiares.

INTRODUÇÃO[1-3]

A violência é um fenômeno antigo, e os estudos mostram que a maior parte dos casos de violência contra crianças e adolescentes acontece no ambiente familiar, contrapondo-se ao entendimento de proteção que a família deveria exercer. O antigo conceito de violência como algo biológico, intrínseco à natureza humana, não é mais aceitável. Todo ato de violência é racional, intencional e representa um fenômeno multifatorial, biopsicossocial complexo e dinâmico. Nesta concepção sistêmico-complexa, conceitua-se a relação de poder como uma relação de desigualdade entre dois sujeitos, em que apenas o lado mais forte se impõe como "legítimo" e o lado mais fraco é desqualificado, transformado em "coisa", o que fortalece, para o opressor, a legitimação da relação de violência. Os atos de violência não escolhem classe social ou etnia, ideologias políticas ou crenças religiosas, contudo, as denúncias geralmente são efetuadas pela e para as classes menos favorecidas. A Tabela 1 descreve os tipos de violência na infância e adolescência. Os fatores de risco para a exploração sexual são classificados nas seguintes categorias: familiares, individuais, socioeconômicos e culturais e ciberpedofilia (Tabela 2).

O Estatuto da Criança e Adolescente (ECA) consagrou o princípio do direito à cidadania, de vida digna à criança e ao adolescente, representando um marco fundamental na sua proteção no Brasil. A partir de 2011, a notificação de violências passou a integrar a lista de notificação compulsória, sendo obrigatória no país. As denúncias também podem ser feitas de modo anônimo, com detalhes que possi-

Tabela 1 Natureza da violência na infância e adolescência

Natureza	Descrição
Negligência	Omissão dos pais ou responsáveis, inclusive organizações institucionais, em prover as necessidades básicas para o desenvolvimento
Violência física	Ato violento com uso de força física, intencional e não acidental, que deixa também marcas psíquicas, frequentemente praticada por pais, familiares ou cuidadores
Violência psicológica	Manifesta-se de várias maneiras ligadas à rejeição, ao temor, à corrupção e ao ignorar o outro e seu sofrimento, e causa agravos irreversíveis
Violência sexual	Todo ato ou jogo sexual em que crianças ou adolescentes são usados para a gratificação sexual de um adulto ou adolescente mais velho, com base em relação de poder. É o ato mais atroz, que destrói a esperança e, às vezes, o desejo de viver

Fonte: adaptada de Brasil, 2018.[2]

Tabela 2 Fatores de risco para a exploração sexual

Categorias	Fatores de risco
Familiares	Famílias disfuncionais, negligência e baixo vínculo parental; histórico de abusos físicos e sexuais; parentes usuários de álcool e drogas ou vinculados à prostituição
Individuais	História prévia de abusos; baixa autoestima; uso de álcool e drogas, etc.
Socioeconômicos e culturais	Famílias de baixa renda; sexismo; erotização do corpo infantojuvenil pela mídia; consumismo; residência em comunidades violentas ou situação de rua

(continua)

Tabela 2 Fatores de risco para a exploração sexual (*continuação*)

Categorias	Fatores de risco
Ciberpedofilia	Uso de tecnologia de informação e comunicação para obter, armazenar ou transmitir conteúdo erótico e/ou pornográfico envolvendo crianças

Fonte: adaptada de Azevedo e Reato, 2019.[4]

bilitem a identificação da vítima e o atendimento multiprofissional, garantindo-se sempre o sigilo e a proteção social. O procedimento de notificação envolve preencher ficha em 3 vias: original para o Serviço de Vigilância em Saúde/Epidemiológica da Secretaria de Saúde do Município; a segunda via para o Conselho Tutelar e o Ministério Público (Varas de Infância e Juventude); e a terceira via deve permanecer nos arquivos da unidade de saúde. A Tabela 3 apresenta os principais canais para denúncias de violência na infância e adolescência no Brasil.

Tabela 3 Canais de denúncia de violência na infância e adolescência disponíveis no Brasil

Recursos	Definição
Disque 100	Serviço de atendimento telefônico gratuito que recebe denúncias sobre violações dos direitos humanos em todo o território nacional
Conselho Tutelar	Região de moradia da suposta vítima
Vara da Infância e Juventude	Região de moradia da suposta vítima
Ministério Público	Artigos 13 e 245 do Estatuto da Criança e do Adolescente
Sistema de Informação de Agravos de Notificação (SINAN)	Ficha de Notificação/Investigação Individual de Violência Doméstica, Sexual e Outras Violências (Portaria GM/MS n.104/2011)

Fonte: adaptada de Brasil, 2010.[3]

VIOLÊNCIA DOMÉSTICA[5-7]

A violência doméstica engloba uma variedade de abusos, incluindo econômicos, físicos, sexuais, psicológicos e negligência contra crianças e adolescentes. Esses comportamentos que resultam em danos ou ameaças de danos caracterizam-se por atos abusivos de pais, tutores ou cuidadores, que afetam crianças e adolescentes que vivem no mesmo ambiente.

A violência doméstica está associada a: fatores estressores (problemas conjugais, econômicos, desemprego, abuso de álcool e outras drogas, pandemia); dificuldades dos adultos em assumir cuidados com as crianças; a priorização, pela mulher, da permanência da figura masculina, na casa, mesmo sendo ela de risco para o desenvolvimento de crianças e adolescentes. A violência, via de regra, é subnotificada, levando à piora da qualidade de vida, da saúde física e/ou psíquica e costuma ser reproduzida pelas vítimas, devendo ser prevenida e investigada.

Este capítulo enfatiza três condições difíceis de identificar em razão da escassez ou ausência de outros sinais físicos de abuso: o traumatismo craniano abusivo (tipo de abuso físico); a síndrome de Münchhausen por procuração e a alienação parental induzida (tipos de abuso psicológico).

Traumatismo craniano abusivo (TCA)

Atualmente, a "síndrome do bebê sacudido" é uma das principais causas evitáveis de traumas cranianos fatais em crianças menores de 2 anos. Trata-se de lesão craniana e/ou de estruturas intracranianas em menores de 5 anos decorrentes de sacudidas violentas e/ou impacto abrupto que envolve impacto e/ou esmagamento das estruturas cerebrais da criança causada por aceleração, desaceleração e força de rotação. O diagnóstico precoce é essencial; o sinal de alerta mais importante é a inconsistência entre a história clínica e o exame físico.

Os achados físicos mais frequentes são: hematoma subdural, hemorragias na retina e fraturas cranianas, de costelas e outras. O diagnóstico diferencial deve incluir traumatismo cranioencefálico acidental, diátese hemorrágica, malformação arteriovenosa, acidente vascular cerebral, neoplasias, distúrbios metabólicos, dentre outros. O tratamento é de suporte com manutenção dos sinais vitais. As consequências do TCA são: morte, lesões neurológicas diversas e/ou danos psíquicos. O prognóstico do paciente se correlaciona com a extensão da lesão

Síndrome de Münchhausen por procuração

Esta síndrome envolve a falsificação de sinais/sintomas ou indução de lesão/doença em uma criança, fabricada e/ou induzida por um dos pais, geralmente a mãe. Os perpetradores muitas vezes têm conhecimento médico, podem sofrer de doenças psiquiátricas ou visam a obter ganhos secundários sociais ou econômicos. Os sinais/sintomas induzidos podem levar a criança a receber cuidados desnecessários e potencialmente prejudiciais. As crianças dependem de ajuda externa para sair dessa situação patológica que pode resultar em danos significativos, inclusive a morte. O diagnóstico diferencial da síndrome é feito com transtorno factício imposto a outro (TFIA). Deve-se suspeitar de TFIA se o cuidador inventar uma história de doença, exagerar uma doença real ou subnotificar sinais/sintomas, mas não tiver intenção de obter vantagem secundária. Em ambos os casos, o principal papel do pediatra é identificar e reduzir os danos à criança ou ao adolescente.

Alienação parental induzida (API)

Trata-se de uma forma grave de abuso psicológico cujos danos psíquicos e físicos podem ser transmitidos por gerações. Este tipo de abuso ocorre, geralmente, durante separações tumultuadas com disputa pela custódia dos filhos. Nesta situação, a criança é usada como arma por um dos genitores (alienante) contra o outro genitor (alienado/alvo). Alguns comportamentos são sinalizadores: presença de rejeição infundada do genitor rejeitado e de toda a sua família, justificativas absurdas para uma atitude de rejeição, falta de ambivalência normal (idealização de um dos pais e demonização do outro), tomar partido do genitor alienante, negação de sentimento de culpa sobre a crueldade para com o genitor alienado, adoção de "cenários emprestados" (mesmas alegações feitas pelo genitor alienante).

O diagnóstico de API baseia-se no comportamento da criança e da dinâmica familiar, com a identificação da(s) pessoa(s) manipuladora(s). O papel do genitor alienado e sua parte no processo de alienação também devem ser esclarecidos com precisão, a fim de evitar diagnósticos errados. Devem ser investigadas as principais técnicas de alienação, que são: retrato negativo que distorce a realidade do outro genitor, interrupção de contato, desinformação direcionada, influência sugestiva e/ou transmissão de mensagens duplas e confusas, violência psicológica direta (como ameaças de privação de amor e/ou suicídio) e violência física. API não tratada pode levar a efeitos psicossomáticos, psiquiátricos e físicos de longo prazo; por isso, recomenda-se realizar intervenção precoce.

VIOLÊNCIA DOMÉSTICA NA PANDEMIA[8,9]

Em março de 2020, o mundo foi surpreendido pela declaração da Organização Mundial da Saúde (OMS) sobre a situação de pandemia pelo novo coronavírus, o SARS-Cov-2, causador da Covid-19 (*coronavirus disease* 2019), iniciada na China. Mediante tal quadro, diversos governos adotaram medidas como o isolamento social, o fechamento temporário de estabelecimentos, dentre eles as escolas, e a transição do trabalho e do ensino para a modalidade remota com o uso de tecnologias digitais. Crianças e adolescentes foram afetados direta ou indiretamente pela Covid-19, com impactos negativos diversos, como fome, socioeconômicos, riscos à saúde, interrupção na educação e maior exposição à violência doméstica.

A pandemia pelo SARS-Cov-2 e as medidas de isolamento social instituídas, em sua consequência, trouxeram um risco ainda maior para violência de diversas naturezas, considerando-se as fragilidades dos lares das crianças e dos adolescentes, que perderam contato com possíveis observadores da violência doméstica (professores, vizinhos, outros familiares, pediatra e/ou unidades de saúde), pois ficaram confinados com seus pais/responsáveis, estes muitas vezes sobrecarregados pelos afazeres domésticos e o trabalho remoto, com dificuldades em cuidar dos filhos em período integral, estresse oriundo de ausência de emprego e renda, adoecimento ou perda de parentes e inúmeras dúvidas diante do futuro.

Segundo a Ouvidoria Nacional de Direitos Humanos, dos quase 160 mil registros feitos pelo Disque-100 em 2019, 86,8 mil (55%) tratavam de violações contra crianças ou adolescentes, sendo elas: negligência (39%), violência psicológica (23%), física (17%), patrimonial (8%), sexual (6%) e institucional (5%), que juntas somam quase 100% do total das violações. Isto representou um aumento de 14% em relação a 2018. Mais da metade (52%) dessas violações ocorreram na casa da vítima, enquanto 20% foram praticadas na casa do suspeito. O pai e a mãe aparecem em 58% das denúncias como suspeitos das violações, sendo que a mãe figura em 40% das ocorrências como a responsável pelos atos violentos, dos quais o principal é a negligência, que costuma ter como característica social a responsabilização da mãe em detrimento de outros familiares.

Durante a pandemia, eleva-se a preocupação com a subnotificação das denúncias, uma vez que as crianças estão longe das escolas e de ambientes comunitários, os principais observadores, e grande parte das agressões é registrada em ambiente familiar, praticadas por pessoas próximas (mãe, pai ou padrasto, tio/tia).

A intensificação do tempo de uso de dispositivos digitais, que se tornaram um meio disponível para interações sociais e atividades remotas de trabalho e educação, por grande parcela da população também é fator de preocupação. As redes sociais geram riscos adicionais, entre eles: aliciamento sexual, pornografia, pedofilia, indução de autoagressões por meio de desafios virtuais, *cyberbullying* e outras situações.

A Lei Federal n. 14.022/2020 assegurou o funcionamento, durante a pandemia de Covid-19, de órgãos de atendimento a mulheres, crianças, adolescentes, pessoas idosas e cidadãos com deficiência vítimas de violência doméstica, considerando-se o atendimento às vítimas como serviço essencial, que não pode ser interrompido enquanto durar o estado de calamidade pública.

VIOLÊNCIA URBANA[1-3,10]

A violência urbana é um dos grandes problemas de saúde pública da atualidade e um desafio à proposição de ações preventivas, estratégias de enfrentamento e reabilitação, considerando-se que crianças e adolescentes representam os grupos mais vulneráveis aos seus desfechos. Imprecisa no seu conceito, face à grande extensão dos limites fora do domicílio, tornou-se causa importante de mortalidade na faixa etária pediátrica. Segundo relatório do Fundo das Nações Unidas para a Infância (Unicef), em 2015, a cada 7 minutos morre, no mundo, uma criança ou adolescente vítima de homicídio ou de violência coletiva (guerras, terrorismo).

A América Latina apresenta as taxas mais elevadas deste fenômeno social, cerca de 4 vezes maior que a média global. O Brasil ocupa a 5ª colocação (59 homicídios/100.000 adolescentes). Nos grandes centros urbanos brasileiros, registra-se o aumento progressivo das taxas de homicídios envolvendo crianças e jovens, em particular os adolescentes (15 a 19 anos) do sexo masculino, negros, de baixa escolaridade e moradores de zonas periféricas.

O fenômeno da desorganização social e econômica do país contribuiu para o fenômeno da urbanização não planejada, gerando processos migratórios da zona rural e das regiões mais pobres, promovendo a construção de cidades com poucos espaços de lazer e afastamento progressivo da natureza, favorecendo a aglomeração em grandes centros urbanos e, ao mesmo tempo, sensações de anonimato e não pertencimento a uma comunidade, com pouco espaço para o aprofundamento da solidariedade humana.

O não exercício adequado do poder público priva os indivíduos de direitos comuns, dificulta a acessibilidade aos serviços de saúde, às boas escolas e a melhores oportunidades de profissionalização, facilitando o trabalho infanto-juvenil e contribuindo indiretamente para o crescimento do tráfico de drogas. O poder paralelo acelera o processo plural e ecológico da violência urbana, com constante clima de guerra entre a polícia, o tráfico e as comunidades, o que é reforçado pela disponibilidade crescente de armas de fogo para o cidadão comum, indivíduos em situação de rua e a grande discriminação associada a questões religiosas, raciais e de gênero.

A forma como o indivíduo se relaciona com o mundo exterior depende da sua história de vida, de mecanismos biológicos e comportamentais, que podem conferir risco ou proteção. A precariedade dos vínculos familiares e o aumento da violência nas comunidades influenciam, de forma negativa, o desenvolvimento psicossocial de crianças e adolescentes e estimulam a segregação, o medo crescente ou a indiferença aos atos violentos. A cultura doméstica do abuso físico ou psicológico contribui para perpetuar o ciclo da violência, levando os indivíduos à banalização desta, à desintegração das regras sociais e à prática de atos infratores, o que pode resultar em situações de conflitos com a lei.

As escolas, locais de novas possibilidades de aprendizados e de estímulo à formação de um cidadão responsável e comprometido com a sociedade, também podem se constituir em cenários de violência, onde crianças e adolescentes são vítimas e também autores. A violência escolar envolve *bullying*, danos ao patrimônio e crimes diversos, que atingem também os educadores.

O *bullying* se caracteriza por atos intencionais de prejudicar o outro, repetidos, baseados em uma relação de desigualdade de poder e que ocorrem sem motivação. As ações podem ser diretas ou indiretas, físicas, verbais, escritas, psicológicas, materiais e via *cyberbullying* (utilização de mídia eletrônica, por intermédio de e-mails, postagens, imagens ou vídeos). Mesmo não sendo repetido e muitas vezes sendo anônimo, este último pode alcançar um grande número de pessoas e causar danos psicológicos ainda maiores.

Conhecer os protagonistas no *bullying* é importante para entender a abordagem. Os autores são indivíduos com grande capacidade de externalizar os sentimentos, costumam sofrer violência doméstica e/ou são portadores de morbidades psíquicas, incluindo o consumo de drogas. Os alvos costumam apresentar vulnerabilidades físicas ou sociais, com grande capacidade de internalização. Os observadores testemunham os fatos, podendo ter uma ação estimuladora, opositora ou indiferente. Os estudos mostram que é cada vez maior o número de indivíduos que se tornam autores/alvos, ressaltando a importância do monitoramento e do apoio psicossocial a todos os envolvidos. As Leis Federais n. 13.663/2018 e 13.185/2015 são os diplomas legais que regem o processo de combate à intimidação sistêmica no Brasil.

A tarefa de prevenção da violência urbana é árdua e envolve uma grande rede colaborativa e transdisciplinar, embasada em políticas públicas atualizadas. Alguns passos, no entanto, podem ser implementados pelos pediatras e podem ajudar a construir um futuro melhor para o país e estão resumidos no Quadro 1.

Quadro 1 Orientações do pediatra para prevenção da violência urbana

Estimular o diálogo sobre violência com as famílias, as crianças e os adolescentes
Acolher e qualificar o atendimento dos adolescentes com a prevenção e a abordagem adequadas dos comportamentos de risco
Promover ações de sensibilização para a cultura da paz, segurança digital, estímulo ao lazer saudável, às artes, à atividade física, ao contato e ao respeito à natureza
Colaborar com o programa da escola promotora de saúde e adotar posturas mais proativas
Orientar a profissionalização legal e supervisionada em programas como o "jovem aprendiz"
Realizar as notificações necessárias e acionar os recursos jurídicos para o cumprimento adequado dos dispositivos legais

Fonte: adaptado de Brasil, 2010.[3]

VIOLÊNCIA SEXUAL[2,3,11,12]

A violência sexual contra crianças e adolescentes costuma ser crônica, banalizada, invisível e constitui grave violação dos seus direitos humanos. O aumento da visibilidade sobre o tema oportuniza melhor resposta do sistema de saúde, considerando-se que crianças e adolescentes são considerados juridicamente como hipossuficientes, em processo de desenvolvimento físico e psicológico, carentes de cuidado e proteção.

O Ministério dos Direitos Humanos define violência sexual como "todo ato ou jogo sexual com intenção de estimular sexualmente a criança/adolescente, visando utilizá-lo para obter satisfação sexual, em que os autores da violência estão em estágio de desenvolvimento psicossexual mais adiantado". A violência sexual inclui: relações homo ou heterossexuais; estupro; incesto; assédio; exploração sexual; pornografia; pedofilia; exibicionismo; voyeurismo; jogos sexuais e práticas eróticas não consentidas; imposição de intimidades, manipulação de genitália, mamas e ânus, até o ato sexual com penetração.

Durante a infância, 1 em cada 4 crianças sofre maus-tratos físicos, sendo que 1 em cada 13 meninos e 1 em cada 5 meninas são vítimas de abuso sexual. Portanto, é prioritário estabelecer amplo debate sobre o tema, a fim de se pensar estratégias que revertam este dramático cenário e suas consequências.

O estupro contra vulnerável, ou seja, pessoa menor de 14 anos ou que não tenha o discernimento para práticas do ato sexual em razão de enfermidades ou deficiência mental, ou que por algum motivo não possa se defender, é considerado um crime, segundo a Lei Federal n. 12.015/2009. O abuso sexual infantil refere-se ao envolvimento de uma criança em atividade sexual que ela não compreende completamente, sendo, portanto, incapaz de dar consentimento. Este ato violento é um fenômeno social crescente e seriamente preocupante. A Tabela 4 apresenta as principais formas de estupro.

Tabela 4 Conceituação das formas de estupro

Formas de estupro	Definição
Assédio sexual	Proposta de contato sexual, em geral mantendo posição de poder do agente sobre a vítima
Exploração sexual	Inserção de crianças e adolescentes no mercado do sexo. Negociação de atos sexuais em "moeda de troca", seja dinheiro ou não (alimentos, abrigo, proteção, drogas, etc.): • Trabalho escravo com transporte entre fronteiras • Turismo sexual: pessoas que se deslocam de outras regiões ou países para manter relações com crianças e/ou adolescentes • Pornografia: produção e distribuição de material com conteúdo sexual envolvendo crianças e adolescentes
Incesto	Quando há vínculo familiar, direto ou indireto, ou mesmo relação de responsabilidade
Sedução	Estimulação sexual da vítima visando à obtenção de consentimento para o ato sexual

Fonte: adaptada de Azevedo e Reato, 2019.[4]

Os fatores de risco para a violência sexual estão relacionados a: baixos níveis de educação, exposição a maus-tratos infantis, experiência de violência familiar, transtorno de personalidade antissocial, uso abusivo do álcool pelos agressores, presença de múltiplos parceiros, banalização da violência por parte dos autores. As consequências do abuso sexual são classificadas como imediatas ou tardias, e envolvem desde síndrome de estresse pós-traumático, drogadição, maior risco de infecções sexualmente transmissíveis (IST) e de suicídio (Tabela 5).

Tabela 5 Consequências do abuso sexual

Imediatas	Tardias
Ansiedade, amnésia psicogênica	Abuso de álcool e outras drogas
Síndrome do estresse pós-traumático	Comportamento sexual de risco
Baixa autoestima, isolamento social	Maior risco de IST/aids
Depressão, síndrome do pânico	Negligência com a saúde sexual e reprodutiva
Medo, vergonha, culpa, raiva	Maior frequência de gestação indesejada
Agressividade, hipersexualização	Risco de suicídio
Déficit de aprendizado, memória e concentração	Maior risco de revitimização na vida adulta
Comportamento regressivo: encoprese, enurese	
Transtornos alimentares	
Queixas somáticas, insônia, pesadelos	
Reações autodestrutivas; fugas do lar; drogadição	
Risco de suicídio	

IST: infecções sexualmente transmissíveis.
Fonte: adaptada de Azevedo e Reato, 2019.[4]

A abordagem do abuso sexual contra crianças e adolescentes implica em muitos tabus ainda nos dias de hoje. Isto demanda iniciativa consistente por parte do poder público, no sentido de assegurar o combate e denúncia deste crime, com serviços adequadamente estruturados e articulados. A estruturação da rede deve incluir diversos atores sociais e instituições, dentre as quais os Conselhos de Direito, Conselhos Tutelares, Promotoria e Juizado da Infância e Adolescência, escolas, postos de saúde, hospitais e abrigos.

Em casos de abuso sexual, uma das primeiras medidas a serem tomadas é ouvir a criança e adolescente, valorizando sua fala, o que promoverá velocidade na interrupção da exposição aos abusos. A denúncia e a notificação, quanto mais precoces forem, implicarão em melhores resultados, prevenindo ou reduzindo danos. Lembrar que a vítima jamais deve ser culpabilizada.

O abortamento legal é previsto nos casos de violência sexual conforme previsto no artigo 128, inciso II do Código Penal Brasileiro (Decreto-Lei n. 2.848/1940), desde que a idade gestacional seja menor que 20 semanas ou o peso do concepto menor que 500 g e/ou comprimento menor que 16,5 cm, que caracterizam tecnicamente o aborto segundo a Federação Brasileira de Ginecologia (Febrasgo). O Quadro 2 sumariza as atitudes que devem ser recomendadas pelo pediatra à família, de forma preventiva. A Tabela 6 resume a conduta profissional diante de situação de abuso.

Quadro 2 Orientações do pediatra à família

Olhe seu filho(a), converse, observe o comportamento, o corpo, a reação diante dos adultos que convivem com ele(a), pois muitos pedófilos são conhecidos das crianças abusadas
Observe adultos que fazem muita questão de cuidar de crianças, sendo prestativo demais, muito atenciosos e sedutores, gostam de fazer "amizade", falam de igual para igual e têm sempre presentinhos, guloseimas, etc.

(continua)

Quadro 2 Orientações do pediatra à família *(continuação)*

Faça perguntas a seu filho(a), estimule-o(a) a falar tudo a você. Enfatize que ninguém pode tocar suas partes íntimas. Instrua a criança com vídeos educativos
Se deixar seu filho aos cuidados de alguém, faça visitas fora do horário comum, chegue sem avisar (mostre que está atento)
Deixe um celular ou microcâmera instalados em algum lugar oculto e veja como foi a rotina da criança

Fonte: adaptado de Brasil, 2010.[3]

Tabela 6 Condutas recomendadas diante do abuso sexual

Atendimento por equipe multiprofissional, funcionamento durante 24 horas	Guardar sigilo e segredo profissional
Exame físico obrigatório, porém, o menos traumático possível. Ter respaldo de outro profissional de saúde durante o exame	Solicitação de exames: teste rápido para HIV, hepatites B e C, sífilis e beta-HCG (vítimas em idade fértil); VDRL, TPHA/FTA-ABS, sorologia para HIV (após consentimento informado) e sorologias para hepatite B e C
Exame forense: essencial para identificar o agressor	Coleta: *swab* estéril de material vaginal, anal ou oral, sangue, esperma, pelo ou cabelo na pele ou vestimentas da vítima. Aguardar a secagem completa por 20 minutos em temperatura ambiente. Colocar em papel filtro e armazenar dentro de envelope devidamente identificado e datado (nome completo, data de nascimento e número do prontuário). O material deve estar à disposição da justiça por, pelo menos, 20 anos, de acordo com o fluxo estabelecido pelo IML. Em caso de secreção escassa, injetar 1 mL de soro fisiológico no fundo de saco vaginal e coletar o material logo em seguida
Prescrição de medicamentos	Para vítimas de estupro que tiveram contato, confirmado ou suspeito, com secreções do agressor nas últimas 72 horas. As profilaxias para as infecções sexualmente transmissíveis encontram-se nos Anexos do capítulo
Registro (boletim) de ocorrência deve ser incentivado, após o adequado atendimento da vítima	A vítima deve ser encaminhada para atendimento ambulatorial em unidade de saúde de referência

Fonte: adaptado de Azevedo e Reato, 2019.[4]

No Brasil, a Lei Federal n. 13.431/2017 normatiza e organiza o sistema de garantia de direito da criança e do adolescente vítima ou testemunha de violência e cria mecanismos para coibir a violência. Esta lei instituiu o depoimento especial, que é uma sala especial, sem a presença do agressor, onde um profissional capacitado, com ponto no ouvido (e o juiz em outra sala), colhe um único depoimento, o qual é suficiente para iniciar o processo e para o tempo que este durar. Outra novidade é o Sistema VIVA de Saúde, integrado ao SUS/MS, sistema de vigilância de violência e acidentes. Outros projetos na mesma perspectiva incluem:

- Programa Na Mão Certa – parceria entre o Governo Federal e Childhood Brasil, envolvendo diversas empresas, o qual permitiu o engajamento de caminhoneiros na prevenção da exploração sexual.
- Programa Mapear – parceria entre Governo Federal, Childhood Brasil, Polícia Rodoviária Federal (PRF), Organização Internacional do Trabalho (OIT) e Ministério Público Federal (MPF) para mapeamento da prática de exploração sexual nas rodovias brasileiras.

A constante vigilância é de suma importância para combate às drásticas consequências. Por lei, a vítima tem o direito garantido ao atendimento e acompanhamento psicológico por tempo indeterminado, com o objetivo de reduzir as sequelas físicas ou psicológicas deixadas no período de agressão. O acompanhamento contribui para a escrita de uma vida com dignidade e possibilidade de futuro.

REFERÊNCIAS BIBLIOGRÁFICAS

1. Sociedade Brasileira de Pediatria (SBP). Manual de Orientação - Departamento Científico de Segurança da Criança e do Adolescente N° 2, setembro de 2018.
2. Brasil. Ministério dos Direitos Humanos. Secretaria Nacional de Proteção dos Direitos da Criança e Adolescente. Violência contra crianças e adolescentes: análise de cenários e propostas de políticas públicas; Moreschi MT (org.) [Internet]. Brasília: MDH; 2018, 494 p. Disponível em: https://www.gov.br/mdh/pt-br/centrais-de-conteudo/crianca-e-adolescente/violencia-contra-criancas-e-adolescentes-analise-de-cenarios-e-propostas-de-politicas-publicas-2.pdf; acessado em: 6/2/2021.
3. Brasil. Ministério da Saúde. Secretaria de Atenção à Saúde. Departamento de Ações Programáticas Estratégicas. Linha de cuidado para a atenção integral à saúde de crianças, adolescentes e suas famílias em situação de violências: orientação para gestores e profissionais de saúde [Internet]. Brasília: Ministério da Saúde; 2010, 104 p. Disponível em: https://bvsms.saude.gov.br/bvs/publicacoes/linha_cuidado_criancas_familias_violencias.pdf; acessado em: 6/2/2021.
4. Azevedo AEI, Reato LFN (orgs.). Manual de Adolescência da Sociedade Brasileira de Pediatria (SBP). Barueri: Manole; 2019.
5. Hung KL. Pediatric abusive head trauma. Biomed J. 2020;43(3):240-50.
6. Walters IC, MacIntosh R, Blake KD. A case report and literature review: factitious disorder imposed on another and malingering by proxy. Paediatr Child Health. 2019;25(6):345-8.
7. von Boch-Galhau, W. Parental alienation (syndrome) – Eine ernst zu nehmende Form von psychischer Kindesmisshandlung. Neuropsychiatr. 2018;32,133-48.
8. End Violence Against Children. Protecting children during the COVID-19 outbreak: resources to reduce violence and abuse, 2020 [Internet]. Disponível em: https://www.end-violence.org; acessado em: 12/1/2021.
9. Brasil. Ministério da Família e dos Direitos Humanos (MFDH). Indicadores. Brasília: MFDH, 2020. Disponível em: https://ouvidoria.mdh.gov.br/portal/indicadores; acessado em: 12/1/2021.
10. United Nations Children's Fund. A familiar face: violence in the lives of children and adolescents [Internet]. New York: Unicef; 2017, 100 p. Disponível em: https://www.unicef.org/media/48671/file/Violence_in_the_lives_of_children_and_adolescents.pdf; acessado em 19/1/2021.
11. World Health Organization (WHO). Global plan of action to strengthen the role of the health system within a national multisectoral response to address interpersonal violence, in particular against women and girls, and against children. Geneva: WHO; 2016, 16 p. Disponível em: https://apps.who.int/iris/bitstream/handle/10665/252276/9789241511537-eng.pdf?sequence=1; acessado em: 31/1/2021.
12. Brasil. Ministério da Saúde. OPAS/OMS – Debate sobre a violência contra crianças e adolescentes [Internet]. Brasília: Ministério da Saúde; 2017. Disponível em: http://www.blog.saude.gov.br/index.php/52929-opas-oms-apresenta-estrategia-para-acabar-com-violencia-contra-criancas-e-adolescentes; acessado em: 31/1/2021.

ANEXOS

Anexo 1 – Profilaxia das infecções sexualmente transmissíveis (IST) bacterianas

Profilaxia das IST bacterianas	Medicação	Apresentação	Posologia	
			Peso < 45 kg	Peso > 45 kg
Sífilis	Penicilina G benzatina	600.000 UI ou 1.200.000 UI	50 mil UI/kg IM - máx. 2,4 milhões UI/dose	1,2 milhões UI em cada glúteo (total 2,4 milhões UI)
Gonorreia	Ceftriaxona	250 mg (diluente 2 mL)	125 mg IM (dose única)	250 mg IM (dose única)
Chlamydia sp. e cancro mole	Azitromicina	600 mg/15 mL; 900 mg/22,5 mL; 500 mg/comp.	20 mg/kg VO (máx. 1 g) dose única	2 comp. 500 mg (1 g) dose única
Tricomoníase	Metronidazol	250 mg comp.; 40 mg/mL (frascos: 80, 100, 120, 200 mL)	15 mg/kg/dia VO a cada 8 h, 7 dias (máx. 2 g)	2 g VO dose única (8 comp. de 250 mg)

Fontes: adaptado de Brasil, 2018;[1] Azevedo et al., 2018.[2]

Anexo 2 – Profilaxia da hepatite B

Situação da vítima	Situação do agressor		
	Hepatite B não reagente	Hepatite B reagente	Situação desconhecida
Não vacinada	Iniciar esquema de vacinação	Imunoglobulina humana anti-hepatite B e iniciar esquema de vacinação	
Vacinada com menos de 3 doses	Completar esquema de vacinação	Imunoglobulina humana anti-hepatite B e completar esquema de vacinação	
Vacinada com 3 doses	Nenhuma medida específica	Nenhuma medida específica	

Preferencialmente, a vacina e a imunoglobulina devem ser aplicadas nas primeiras 24 horas até 14 dias após a ocorrência. Se a vítima tiver esquema completo de vacinação, porém com anti-HBs não reagente, considerar dose adicional da vacina e verificar resposta (anti-HBs > 10 mL U/mL). A dose de imunoglobulina humana anti-hepatite B é 0,06 mL/kg, IM, aplicada em extremidade diferente da vacina. Se ultrapassar 5 mL, dividir em duas extremidades.
Fontes: adaptado de Brasil, 2018;[1] Azevedo et al., 2018.[2]

Anexo 3 – Profilaxia do tétano

Profilaxia do tétano	Ferimento limpo, superficial, sem corpo estranho e sem tecido desvitalizado		Ferimento de alto risco: queimaduras, ferida puntiforme, por arma branca ou de fogo, fratura exposta, politraumatismo, mordedura	
História de vacinação	**Vacina**	**SAT ou IGHAT**	**Vacina**	**SAT ou IGHAT**
Menos de 3 doses	Sim (esquema)	Não	Sim (esquema)	Sim
3 doses, última < 5 anos	Não	Não	Não	Não
3 doses, última entre 5 e 10 anos	Não	Não	Sim (1 dose)	Não
3 doses, última > 10 anos	Sim (1 dose)	Não	Sim (1 dose)	Não

SAT: 5000 UI IM após teste de sensibilidade. Para alérgicos, IGHAT: 250 UI dose única. Esquema de vacinação: < 12 meses (pentavalente); 1 a 7 anos (DTP ou DT); > 7 anos (dT ou dTpa).
IGHAT: imunoglobulina humana antitetânica; SAT: soro antitetânico.
Fontes: adaptado de Brasil, 2018;[1] Azevedo et al., 2018.[2]

Anexo 4 – Profilaxia do HPV

2 doses com intervalo de 6 meses, de acordo com o Programa Nacional de Imunizações (PNI)

Fontes: adaptado de Brasil, 2018;[1] Azevedo et al., 2018.[2]

Anexo 5 – Profilaxia do HIV

Agressor com sorologia desconhecida ou [HIV+] e virgem de tratamento		
Faixa de idade	**Esquema recomendado**	**Posologia**
< 2 anos	AZT + 3TC + LPV/r	• AZT: de 9-30 kg = 9 mg/kg a cada 12 h (dose máx. 150 mg a cada 12 h); > 30 kg = 300 mg, a cada 12 h • 3TC: 4 mg/kg a cada 12 h (dose máx. 150 mg, a cada 12 h) • RAL: 14 a < 20 kg = 100 mg a cada 12 h; 20 a < 28 kg = 150 mg a cada 12 h; 28 a < 40 kg = 200 mg a cada 12 h; 40 kg ou + = 300 mg a cada 12 h • LPV/r = 200 mg/50 mg; 2 comp. 2 x/dia
2-12 anos	AZT + 3TC + RAL	
Adolescentes (> 12 anos)	TDF + 3TC + DLG	• TDF/3TC = 300 mg/300 mg, 1 comp./dia + DTG = 50 mg, 1 comp./dia
Adolescentes grávidas	TDF + 3TYC + RAL	• TDF/3TC = 300 mg/300 mg, 1 comp./dia + RAL = 400 mg. 1 comp. a cada 1 2h
Agressor com sorologia [HIV+] em tratamento antirretroviral		

- Iniciar protocolo
- Discutir com o infectologista o melhor esquema, conforme TARV e carga viral do agressor.

O uso de ranitidina é recomendado. Em caso de diarreia, recomenda-se dieta constipante.LPV/r: esquema alternativo em razão da toxicidade (intolerância gastrintestinal e aumento do risco cardiovascular). Contraindicações: AZT: Hb < 8g% e/ou neutrófilos < 500/mm³ e/ou plaquetas< 50.000/mm³; TDF: insuficiência renal. Esquemas alternativos: LPV/r contraindicado: AZT + 3TC + NVP; RAL contraindicado: AZT + 3TC + LPV/r (em gestantes substituir LPV/r por ATV/r); TDF contraindicado: AZT + 3TC + DLG (em gestantes substituir DLG por RAL); DLG contraindicado: TDF + 3TC + ATV/r.
AZT: azitromicina; 3TC: lamivudina; ATV/r: atazanavir/ritonavir; DLG: dolutegravir; LPV/r: lopinavir/ritonavir; NVP: nevirapina; RAL: raltegravir; TARV: tratamento antirretroviral; TDF: tenofovir.

Fontes: adaptado de Brasil, 2018;[1] Azevedo et al., 2018.[2]

Anexo 6 – Anticoncepção hormonal de emergência

Medicamento	Posologia
Levonorgestrel (comp. 1,5 e 0,75 mg) 1ª escolha	1,5 mg, via oral, em dose única
Anticoncepcionais orais com 0,05 mg de etilenoestradiol + 0,25 mg de levonorgestrel	4 comp., via oral, em dose única
Anticoncepcionais orais de média dosagem com 0,03 mg de etilenoestradiol + 0,15 mg de levonorgestrel	8 comp., via oral, em dose única
Em caso de vômitos até 1 h após a ingestão, deve-se repetir a dose	

Fontes: adaptado de Brasil, 2018;[1] Azevedo et al., 2018.[2]

REFERÊNCIAS BIBLIOGRÁFICAS

1. Brasil. Ministério da Saúde. Protocolo clínico e diretrizes terapêuticas para profilaxia pós-exposição (PEP) de risco à infecção do HIV, IST e hepatites virais. Brasília: Ministério da Saúde; 2018.
2. Azevedo AEBI, Eisenstein E, Bermudez BEBV, Fernandes EC, Oliveira HF, Hagel LD, et al. Guia prático de atualização – Infecções sexualmente transmissíveis. Rio de Janeiro: Sociedade Brasileira de Pediatria; 2018.

CAPÍTULO 4

ABUSO DE ÁLCOOL

Isabel Carmen Fonseca Freitas
Ilana Rodrigues Santos
Grupo de Trabalho sobre Drogas e Violência da SBP

AO FINAL DA LEITURA DESTE CAPÍTULO, O PEDIATRA DEVE ESTAR APTO A:

- Descrever o uso nocivo de álcool, sua epidemiologia e consequências.
- Reconhecer o padrão de consumo de álcool e os aspectos clínicos/metabólicos correlatos.
- Identificar os fatores de risco para abuso de álcool e os sinais de alerta que indicam dependência.
- Acolher e orientar o tratamento do abuso de álcool, agudo e crônico, com ênfase nas estratégias preventivas.

INTRODUÇÃO[1,2]

Na contemporaneidade, a transição epidemiológica do perfil de morbimortalidade populacional aponta como estratégia preventiva ao adoecimento a adoção de comportamentos saudáveis. Em direção oposta a este processo, encontra-se o consumo de álcool, cada vez mais precoce.

O álcool é uma substância psicotrópica, com ampla divulgação e fácil acesso, considerada a droga lícita mais consumida no mundo. Existem quatro padrões habituais de consumo: o moderado, o arriscado (pode trazer prejuízos), o nocivo (traz prejuízos) e o *binge* (grande quantidade de uma única vez). O abuso de álcool é um termo geral para qualquer nível de risco e está associado a disfunções sociais e prejuízos à saúde, mesmo na ausência de dependência química.[2]

EPIDEMIOLOGIA[1-4]

O *Global Status Report on Alcohol and Health* mostrou que cerca de 1 em cada 20 mortes no mundo ocorre pelo uso nocivo de álcool, representando cerca de 5% do adoecimento global, particularmente na Europa e nas Américas. Os homens são os mais afetados. De todas as mortes atribuíveis ao álcool, 28% são resultado de lesões, como as causadas por acidentes de trânsito, autolesão e violência interpessoal; 21% se devem a distúrbios digestivos; 19% a doenças cardiovasculares, e o restante por doenças infecciosas, câncer, transtornos mentais e outras condições de saúde.[1]

No Brasil, dados de alguns estudos mostraram que, na faixa de 10 a 18 anos, quase 100% dos adolescentes relataram experimentação de álcool e 21,4% dos escolares relataram algum episódio de embriaguez na vida; a idade média do primeiro episódio de consumo de álcool é de 12,5 anos, sendo mais comum entre os alunos de escolas públicas (56,2%). Quando comparados com o levantamento anterior, de 2012, observa-se que a experimentação precoce de bebidas alcoólicas aumentou (de 50,3% para 55,5%) e o relato de episódio de embriaguez manteve-se estável, porém, elevado (21,8%).[3,4] O consumo precoce de álcool pode associar-se ao uso nocivo de álcool[2], de acordo com a presença de fatores de risco biopsicossociais listados na Tabela 1.

Tabela 1 Fatores de risco para uso nocivo de álcool em jovens

Características individuais	Características sociais
Baixa resiliência	Acessibilidade à substância
Baixo desempenho escolar e/ou profissional	Ausência de suporte parental
Comportamentos de risco: sexual, distúrbios de conduta, uso de outras substâncias	Estímulo ao consumo: família, mídia, redes sociais
Envolvimento com *bullying*	Políticas públicas inadequadas
Morbidades neuropsíquicas	Pressão de grupo
Violência doméstica	Uso de álcool e outras drogas por familiares

Fonte: elaborada pelas autoras.

TOXICODINÂMICA E TOXICOCINÉTICA DO ÁLCOOL[2,5,6]

Grande parte do consumo de álcool se dá pelo etanol obtido das bebidas alcoólicas, em particular cerveja, vinho e destilados. A Organização Mundial de Saúde (OMS) estabelece que 1 unidade de bebida ou dose padrão contém aproximadamente de 10 a 12 g de álcool puro, o equivalente a uma lata de cerveja (330 mL) ou uma dose de destilados (30 mL) ou ainda a uma taça de vinho (100 mL).[2] O etanol é um nutriente e tem valor calórico (cerca de 7 kcal/g).[5]

A OMS estabelece que o consumo aceitável de álcool é de até 15 doses/semana para homens e 10 doses/semana para mulheres.[2] O equilíbrio do álcool dentro de um tecido depende do conteúdo de água, da taxa de fluxo sanguíneo e da massa adiposa. Parte do álcool ingerido por via oral não entra na circulação sistêmica e alguns fatores alteram a sua absorção, como a quantidade consumida, a presença de alimentos no estômago, o esvaziamento gástrico e a taxa de oxidação.[5]

O processo de oxidação do etanol ocorre principalmente no nível do estômago e do fígado, de acordo com a forma esquemática mostrada na Tabela 2.[5]

Tabela 2 Processo de oxidação do etanol

Via de oxidação	Processo químico
1ª via	Ocorre pela ação da enzima álcool desidrogenase (ADH): etanol + NAD^+ → acetaldeído + NADH + H^+
2ª via	Ocorre por ação das enzimas do sistema MEOS (*microsomal ethanol-oxidizing system*) ligadas ao citocromo P450: etanol + NADPH + H^+ + O_2 → acetaldeído + NADP+ 2 H_2O
3ª via	Ocorre por ação da enzima catalase com uma participação pequena: etanol + H_2O_2 → acetaldeído + $2H_2O$

O acetaldeído é a substância chave propulsora da dependência química, e sua produção é aumentada pelo consumo crônico de álcool, em razão do fenômeno de adaptação metabólica.[5,6] Existe uma variabilidade na taxa de eliminação do álcool por vários fatores, genéticos e ambientais, a saber:

1. Sexo: a eliminação é mais lenta no sexo feminino.
2. Idade: os extremos da vida apresentam menores expressão e ativação enzimáticas.
3. Jejum: metabolismo mais lento em decorrência dos menores níveis de ADH e menor capacidade de transporte do substrato para a mitocôndria.
4. Período: maior eliminação acontece à noite.
5. Medicamentos/drogas: por inibição ou competição com ADH, inibição da cadeia mitocondrial ou da eliminação do acetaldeído.

Há pouca regulação hormonal no controle da eliminação do álcool e o tipo de bebida não parece influenciar neste processo.[6]

MANIFESTAÇÕES CLÍNICAS[1,2,5,7-9]

O álcool é uma substância com ação depressora no sistema nervoso central e age diretamente em fígado, estômago, coração, vasos sanguíneos e pâncreas. O quadro clínico varia com o padrão de consumo (quantidade e frequência).[5]

É importante destacar que quanto mais precoce for o uso do álcool, maior será o seu impacto. Considera-se que o não desenvolvimento pleno do córtex pré-frontal e os prejuízos no sistema dopaminérgico e límbico acarrete alterações emocionais e comportamentais, com consequente perda de habilidades que deveriam ser desenvolvidas na adolescência.[7]

Nas gestantes, o consumo de álcool é sempre nocivo e pode associar-se a distúrbios do espectro alcoólico fetal (FASD) ou síndrome alcoólica fetal (SAF), que apresenta as seguintes características principais: retardo de crescimento intrauterino, dismorfias faciais e disfunções do sistema nervoso central, ocorrendo nos Estados Unidos na proporção de 9/1.000 nascidos vivos.[7]

O abuso de álcool pode ocorrer de forma aguda ou crônica, de forma inicial ou persistente. O abuso agudo, também chamado de *binge drinking* ou beber pesado episódico (BPE), corresponde a ingestão de 60 g ou mais de álcool, o que equivale a 5 ou mais doses, no sexo masculino e 4 ou mais doses, no sexo feminino, na mesma ocasião.[1] Grande parte do consumo de álcool em indivíduos de 15 a 24 anos ocorre desta forma, em particular, pelo aumento do consumo de destilados.[2,8]

O abuso agudo causa alterações comportamentais que favorecem a exposição moral, comportamento sexual de risco, agressividade e diminuição do julgamento crítico, o que prejudica o funcionamento social e ocupacional, promove alterações no afeto e na linguagem e associa-se com frequência a acidentes e violências, principalmente domésticas.[8] As manifestações clínicas guardam relação com os níveis de alcoolemia, conforme descrito na Tabela 3.[8]

Tabela 3 Associação entre nível de alcoolemia e quadro clínico de intoxicação alcoólica

Valor da alcoolemia	Quadro clínico
Até 50 mg%	Euforia, excitabilidade, redução da atenção, discretas alterações na coordenação motora, alterações do humor e do comportamento
De 50-100 mg%	Incoordenação motora grave, ataxia, convulsões, redução da concentração e dos reflexos sensitivos
Acima de 100 mg%	Piora da ataxia, convulsões, náuseas, vômitos, agitação psicomotora, sonolência, coma, prejuízos nas funções cardiorrespiratórias

Fonte: Adaptada de AMB, 2012.[8]

O abuso crônico ou beber pesado (BP) é descrito como o consumo acima do moderado, ou seja, acima de 2 doses diárias para os homens e de 1 dose para mulheres, ou o consumo de qualquer quantidade por 20 ou mais dias consecutivos; está associado a violência, acidentes, hepatotoxicidade, danos pancreáticos, diabetes melito, prejuízos nutricionais, câncer, aumento dos riscos cardiovasculares e alterações neurológicas diversas.[2,8] Diferente da dependência química, fora dos episódios de consumo, não se observa compulsão ou comportamento de busca pela substância ou síndrome de abstinência, e, muitas vezes, o usuário fica semanas ou mesmo meses sem consumir a substância.[9]

Quadro 1 Sinais de alerta para dependência química ao álcool

Alterações de humor
Diminuição do interesse em *hobbies*
Baixo desempenho social, profissional ou acadêmico
Envolvimento com situações de violência, principalmente doméstica
Beber com frequência, inclusive pela manhã
Envolvimento em acidentes de trânsito
Dificuldades para gerenciar as responsabilidades
Negação do uso excessivo de álcool

Fonte: adaptado de Andrade, 2020.[2]

TESTES E CRITÉRIOS DIAGNÓSTICOS[7,9-12]

Existem vários questionários para serem usados pelos médicos em relação ao consumo de álcool e sua possível relação com o uso nocivo. Os mais utilizados são:

- CAGE: *Cutdown, Annoyed, Guilty, Eye-opener.*
- CRAFT: *Care, Relax, Alone, Family, Friends, Trouble.*
- AUDIT: *Alcohol Use Disorders Identification Test.*
- ASSIST: *Alcohol Smoking and Substance Screening Test.*

Em qualquer dos instrumentos utilizados, recomenda-se um clima empático e colaborativo visando a caracterizar o tipo de bebida, a frequência e o horário de uso, a relação com a substância e os prejuízos sociais. A avaliação de outros transtornos mentais associados deve ser incluída no diagnóstico diferencial.[9] A Tabela 4 e o Quadro 2 apresentam os tradicionais questionários CAGE e AUDIT, respectivamente, ambos validados no Brasil, e as interpretações dos resultados.[10-12]

É imperativo lembrar que, para os adolescentes, os critérios de tolerância e abstinência não se aplicam adequadamente, o que pode dificultar o diagnóstico de dependência e a busca por ajuda terapêutica.[7]

Os critérios diagnósticos para definir uma intoxicação por álcool incluem:[8]

1. Ingestão recente de álcool.
2. Alterações comportamentais diversas.
3. Presença de um dos seguintes sinais: alteração na linguagem, incoordenação motora, alteração de marcha, nistagmo, comprometimento da atenção ou da memória, alteração do nível de consciência.

AVALIAÇÃO COMPLEMENTAR[13-16]

O teste do etilômetro e o teste rápido de urina mostram-se como opções interessantes para uso na emergência, dada a rapidez do resultado e por identificarem o consumo recente de álcool e outras substâncias psicoativas. Avaliação glicêmica, eletrolítica, função renal, perfil hepático, amilase e gasometria arterial são úteis na condução terapêutica da intoxicação alcoólica. Incluir radiografia de tórax na suspeita de aspiração pulmonar, eletrocardiografia (ECG) em casos graves e tomografia computadorizada (TC) de crânio e de coluna cervical diante de alterações neurológicas graves e/ou sinais de trauma central.[10-13]

ABORDAGEM TERAPÊUTICA[9,13-16]

A abordagem requer um atendimento individualizado numa atitude de escuta acolhedora e receptiva, evitando o julgamento crítico. Sempre considerar os princípios ABCDE da reanimação. A intoxicação alcoólica aguda costuma apresentar-se em 3 fases:

Tabela 4 Teste de CAGE

Pergunta	Não	Sim
Alguma vez sentiu que deveria reduzir a quantidade de bebida ou parar de beber?	0	1
Alguma vez alguém pediu para que não bebesse tanto ou criticou seu modo de beber?	0	1
Alguma vez você se arrependeu ou teve sentimento de culpa por ter bebido?	0	1
Tem tido vontade de beber ao acordar, mesmo que seja para não tremer as mãos?	0	1
Total de pontos (respostas afirmativas):		

Número de pontos apurados (escore) e interpretação	
0	Sem problemas com o álcool
1	Suspeita de problemas com o álcool
2-4	Provável dependência

Fonte: Masur e Monteiro, 1983.[12]

Quadro 2 Teste de avaliação do consumo de bebidas alcoólicas – AUDIT TEST

1. Com qual frequência você consome bebidas alcoólicas (cerveja, vinho, cachaça, vodca, etc.)?		
[0] Nunca	[2] 2-4 vezes/mês	[4] 4 ou mais vezes/semana
[1] 1 vez/mês ou menos	[3] 2-3 vezes/semana	
2. Quantas doses, contendo álcool, você consome num dia em que normalmente bebe?		
[0] 1-2	[2] 5-6	[4] 10 ou mais
[1] 3-4	[3] 7-9	
3. Com qual frequência você consome 6 ou mais doses de bebidas alcoólicas em uma única ocasião)?		
[0] Nunca	[2] Mensalmente	[4] Diariamente ou quase todo dia
[1] Menos que mensalmente	[3] Semanalmente	
4. Com qual frequência, durante os últimos 12 meses, você percebeu que não conseguia parar de beber uma vez que havia começado?		
[0] Nunca	[2] Mensalmente	[4] Diariamente ou quase todo dia
[1] Menos que mensalmente	[3] Semanalmente	
5. Com qual frequência, durante os últimos 12 meses, você deixou de fazer algo ou atender a algum compromisso em virtude do uso de bebidas alcoólicas?		
[0] Nunca	[2] Mensalmente	[4] Diariamente ou quase todo dia
[1] Menos que mensalmente	[3] Semanalmente	
6. Com qual frequência, durante os últimos 12 meses, você precisou de uma primeira dose de bebida pela manhã para sentir-se melhor depois de uma bebedeira?		
[0] Nunca	[2] Mensalmente	[4] Diariamente ou quase todo dia
[1] Menos que mensalmente	[3] Semanalmente	
7. Com qual frequência você se sentiu culpado ou com remorso depois de beber?		
[0] Nunca	[2] Mensalmente	[4] Diariamente ou quase todo dia
[1] Menos que mensalmente	[3] Semanalmente	
8. Com qual frequência, durante os últimos 12 meses, você não conseguiu lembrar-se do que aconteceu na noite anterior porque havia bebido?		
[0] Nunca	[2] Mensalmente	[4] Diariamente ou quase todo dia
[1] Menos que mensalmente	[3] Semanalmente	
9. Você ou outra pessoa já se machucou por causa de alguma bebedeira sua?		
[0] Nunca	[2] Sim, mas não nos últimos 12 meses	[4] Sim, nos últimos 12 meses
10. Algum parente, amigo, médico ou outro profissional de saúde mostrou-se preocupado com seu modo de beber ou sugeriu que você diminuísse a quantidade?		
[0] Nunca	[2] Sim, mas não nos últimos 12 meses	[4] Sim, nos últimos 12 meses
Número de pontos apurados (escore):		
0-7	Uso de baixo risco	
8-15	Uso de risco	
16-19	Uso nocivo	
20-40	Provável dependência	

Fontes: WHO, 2001[10]; Lima et al., 2005.[11]

1. Ressaca: sensação de mal-estar após embriaguez.
2. Excitatória: níveis de alcoolemia atingem de 75 a 200 mg%.
3. Depressora: níveis de alcoolemia acima de 200 mg%. Esta requer hospitalização imediata em centro de tratamento intensivo, pois há risco de morte.[13]

Vale destacar a importância de se observar sinais de trauma, abuso crônico (desnutrição, hepatopatia crônica), instabilidade hemodinâmica, nível de consciência e quadros infecciosos.

O tratamento da intoxicação aguda por álcool deve ser focado no nível de alcoolemia, quando possível, e na correção das complicações clínicas apresentadas: hipotermia, desidratação, hipoglicemia, hipomagnesemia, hipopotassemia, hipofosfatemia, acidose lática, além da agitação psicomotora.

Casos leves

Podem ser monitorados em relação aos dados vitais e receber tratamento sintomático. Caso não apresentem hipoglicemia ou vômitos, podem ser liberados para o domicílio sob vigilância e com recomendações para hidratação oral.

Casos moderados/graves

O paciente deve ser hospitalizado e mantido em um local seguro, evitando a ocorrência de quedas, com monitoração dos dados vitais. De imediato, recomenda-se o acesso venoso, fazer glicemia capilar e a infusão de cristaloide na dose de 20 mL/kg, com posterior uso de solução isotônica com cloreto de sódio. No caso de uso crônico de álcool, antes da infusão de glicose, recomenda-se o uso da tiamina (100 mg, por via endovenosa, diluída em 100 mL de soro fisiológico, por 30 minutos, 3 vezes/dia, durante 3 dias).[9-12]

Para a agitação grave ou violência física, devem-se preferir antipsicóticos típicos, como o haloperidol (2 a 5 mg, a cada 4 a 8 horas, por via intramuscular), por menor chance de interação com álcool. A contenção mecânica deve ser um último recurso a ser considerado, sem esquecer de atentar sempre para o risco de depressão respiratória. Assegurar a proteção e a garantia de vias aéreas, a depender do grau de sedação do paciente. Na ocorrência de convulsões e tremores, recomenda-se o uso de benzodiazepínicos (diazepam: 5 a 20 mg, via endovenosa, lento, sem diluição), que se mostrou superior a outros anticonvulsivantes.[10,13]

A prevenção da aspiração do conteúdo gástrico deve ser buscada com o decúbito lateral e a administração de antieméticos, de preferência a ondansetrona. A lavagem gástrica não costuma ser indicada, por causa da rápida absorção do álcool.[11,12] Alguns estudos mostraram efeito benéfico da metadoxina, em adultos, para aceleração do metabolismo do álcool e diminuição do tempo de intoxicação na dose única de 900 mg, por via endovenosa. Não há estudos de metadoxina para esse fim na população pediátrica.[10]

Em jovens e mulheres, a intoxicação por álcool tende a ser rápida e mais grave. Não esquecer de rastrear este diagnóstico em casos de acidentes e violências.

O Quadro 3 alerta para procedimentos terapêuticos que não devem ser feitos em casos de intoxicação alcoólica aguda.

Quadro 3 O que não se deve fazer na intoxicação alcoólica aguda

Hidratação parenteral indiscriminada
Uso de anticonvulsivantes preventivos
Uso de benzodiazepínico endovenoso, na ausência de suporte ventilatório
Aplicação de glicose sem a utilização prévia de tiamina, no caso de abuso crônico

Fonte: adaptado de FHEMIG, 2013.[16]

A abordagem multiprofissional é essencial nos casos de abuso crônico, associada ao suporte parental e à terapia cognitivo-comportamental. O envolvimento com o autocuidado, a recuperação da autoestima, a redução dos danos e a reinserção social são essenciais para o êxito terapêutico.

Alguns medicamentos já foram liberados pelo Food and Drug Administration (FDA) para uso no tratamento do abuso crônico e da dependência do álcool (dissulfiram, naltrexona e acamprosato) e pelo European Medicine Agency (EMA), como gama-hidroxibutirato e nalmefeno. Algumas substâncias são usadas *off-label*: ondansetrona, baclofeno, topiramato, inibidores seletivos da recaptação de serotonina (ISRS) e os benzodiazepínicos.[11]

Uma revisão integrativa feita por Carvalho, Carvalho e Costa[14] mostrou que 82% dos artigos em contexto nacional e internacional (2005-2020) citam a naltrexona como fármaco de primeira linha no tratamento do alcoolismo (25 a 50 mg/dia, por 12 semanas).

As classes de fármacos mais citadas utilizadas no tratamento de recaídas foram os inibidores de recaptação de noradrenalina e dopamina (IRND) representado pela bupropiona, os ISRS, representados pela fluoxetina, e os antagonistas opioides, em especial, a naltrexona.[11]

PREVENÇÃO[2,7,14-16]

Nas consultas médicas, algumas estratégias preventivas para o abuso de drogas tornam-se necessárias. O aconselhamento breve necessita apenas de alguns minutos da consulta para falar de drogas e reconhecer o risco relativo para o uso dessas substâncias.

A intervenção breve, indicada para aqueles que já são usuários, representa um diálogo mais elaborado e requer mais preparo, tempo e dedicação dos profissionais. Baseia-se em uma avaliação clara da situação do uso não seguro do álcool, encorajamento de reflexões sobre o uso e não uso (motivações e barreiras), ajuda para traçar metas, projetos e busca pela ampliação do suporte social positivo, além da oferta de material educativo.[7,13]

O redimensionamento psicossocial do indivíduo é o mais importante a ser considerado, pois antecede e favorece muitas vezes a abstinência. A abordagem do sistema familiar é fundamental e influencia na prevenção e no tratamento.[11]

No caso de adolescentes em situação de abuso de álcool, a quebra do sigilo é recomendada, considerando-se o risco de morte e visando a aumentar a rede de suporte social.

Nas situações de abuso de álcool, a morte imediata é um acontecimento raro, mas a ideação e a tentativa suicida, acidentes no trânsito e outras formas de violência são experiências mais frequentes e podem ser reduzidas com a responsabilização e participação familiar. Os pais devem ser estimulados a indagar seu próprio consumo de álcool e acompanhar o processo dos filho.[12]

Algumas ações sociais preventivas devem ser estimuladas: distribuição de material educativo adequado à faixa etária, divulgação de projetos exitosos (no Brasil, destaca-se o projeto *Doutor Bartô*), o envolvimento dos jovens em ações culturais e sociais, esportes e espiritualidade. O apoio da mídia, inclusive digital, e as políticas públicas são essenciais para o êxito deste processo.[11]

As mudanças e a fiscalização do cumprimento das legislações vigentes influenciam no comportamento da população e precisam ser implementadas, pois o comportamento dos jovens é um reflexo do que ocorre na sociedade em geral.[2,7]

REFERÊNCIAS BIBLIOGRÁFICAS

1. World Health Organization. Global Status Report on Alcohol and Health 2018. World Health Organization. Geneva: WHO; 2018, 450 p. Disponível em: https://apps.who.int/iris/handle/10665/274603; acessado em: 4/2021.
2. Andrade AG (org.). Álcool e a saúde dos brasileiros: panorama 2020. São Paulo: Centro de Informações sobre Saúde e Álcool (CISA); 2020. Disponível em: https://cisa.org.br/Panorama_Alcool_Saude_CISA2020; acessado em: abril de 2021.
3. Coutinho ESF, França-Santos D, Magliano ES, Bloch KV, Barufaldi LA, Cunha CF, et al. ERICA: padrões de consumo de bebidas alcoólicas em adolescentes brasileiros. Rev Saúde Públ. 2016;50(Suppl. 1):8s.
4. Brasil. Instituto Brasileiro de Geografia e Estatística (IBGE). Pesquisa Nacional de Saúde do Escolar - PeNSE - 2015. Rio de Janeiro: IBGE; 2016. Disponível em: https://biblioteca.ibge.gov.br/visualizacao/livros/liv97870.pdf; acessado em: 4/2021.
5. Maisto AS, Galizio M, Connors G. Drug use and abuse. 8.ed. Boston: Cengage; 2019.
6. Cederbaum AI. Metabolismo do álcool. Clin Liver Dis. 2012;16(4):667-85.
7. Lotufo JPB (org.). Álcool, tabaco e maconha: drogas pediátricas. São Paulo: Dr Bartô; 2016.
8. Associação Médica Brasileira (AMB). Projeto Diretrizes. Abuso e dependência de álcool. São Paulo: AMB; 2012. Disponível em: https://diretrizes.amb.org.br/_BibliotecaAntiga/abuso_e_dependência_de_alcool; acessado em: 4/2021.
9. Araujo MR, Laranjeira R. Evolução do conceito de dependência. In: Gigliotti A, Guimarães A (org.). Dependência, compulsão e impulsividade. 2.ed. Rio de Janeiro: Rubio; 2016.
10. World Health Organization (WHO). Department of Mental Health and Substance Dependence. 2.ed. AUDIT: the alcohol use disorders identification test. Guidelines for use in primary health care., Geneva: WHO; 2001.
11. Lima CT, Freire ACC, Silva APB, Teixeira RM, Farrell M, Prince M. Concurrent and construct validity of the audit in an urban Brazilian sample. Alcohol Alcoholism. 2005;40(6):584-9.
12. Masur J, Monteiro MG. Validation of the "CAGE" alcoholism screening test in a Brazilian psychiatric inpatient hospital setting. Braz J Med Biol Res. 1983;16(3):215-8.
13. Pianca TG, Sordi AO, Hartmann TC, Von Diemen L. Identification and initial management of intoxication by alcohol and other drugs in the pediatric emergency room. Pediatr (Rio J). 2017;93(s1):46-52.
14. Carvalho CSL, Carvalho GS, Costa NC. Avanços no tratamento farmacológico do alcoolismo: revisão integrativa. Brazilian Journal of Development. 2021;7(1):11271-83.
15. Silva TF, Scivoletto S. Uso, abuso e dependência de substâncias. In: Polanczyk GV, Lamberte MTMR (orgs.). Psiquiatria da infância e adolescência. Barueri: Manole; 2016.
16. Fundação Hospitalar do Estado de Minas Gerais (FHEMIG). Diretrizes Clínicas, Protocolos Clínicos. Protocolos de cuidados na intoxicação alcoólica aguda - 034. FHEMIG, última atualização em 13/8/2013. Disponível em: https://www.researchgate.net/publication/299432955; acessado em: 4/2021.

CAPÍTULO 5

COMBATE AO TABAGISMO NA ADOLESCÊNCIA

Alberto José de Araújo
João Paulo Becker Lotufo
Beatriz Elizabeth Bagatin Veleda Bermudez
Grupo de Trabalho sobre Drogas e Violência da SBP

AO FINAL DA LEITURA DESTE CAPÍTULO, O PEDIATRA DEVE ESTAR APTO A:

- Reconhecer o tabagismo como uma doença pediátrica e saber por que a indústria do tabaco foca seu *marketing* no jovem.
- Identificar os principais efeitos do uso do tabaco na adolescência e a dependência a nicotina.
- Conhecer as influências sociais, o papel dos pais e do grupo, mídias e do cinema no tabagismo na infância e adolescência.
- Conhecer as estratégias para prevenir a iniciação do tabagismo na infância e adolescência.
- Como abordar o tabagismo em adolescentes na prática clínica.
- Conhecer as técnicas de cessação do tabagismo para jovens fumantes.
- Como aplicar e interpretar o teste de nicotina-dependência de Fagerstrom.

APRESENTAÇÃO[1-7]

O tabaco no formato de cigarros, a sua mais difundida apresentação, tornou-se o primeiro produto consumido universalmente no mundo, antecedendo em décadas a globalização dos mercados que viria a ocorrer no final do século XX. Fumar é a principal causa de morte evitável nos países desenvolvidos, e rapidamente vem se tornando a causa mais importante de morte nos países em desenvolvimento.

O tabagismo é reconhecido pela Organização Mundial da Saúde (OMS) como doença pediátrica, pois se inicia nesta fase da vida, com a experimentação, a fase de iniciação tabágica, e, a seguir, o uso regular leva à tolerância e dependência. A nicotina, substância psicoativa que as indústrias tabageiras durante longo tempo negaram ser adictiva, é uma das mais de 7 mil substâncias presentes na fumaça do tabaco, cujo consumo leva rapidamente ao quadro de dependência química, com componentes físicos, psicológicos e comportamentais.

As crianças se iniciam no consumo em resposta às influências sociais. Os pais fumantes geram modelo de comportamento e frequentemente favorecem a iniciação ao deixarem o cigarro disponível no interior das casas e nos carros. Uma vez que as crianças comecem a experimentar o cigarro, a maioria rapidamente perde a autonomia sobre o comportamento. Os jovens podem ser atraídos pelo tabaco após fumar apenas alguns cigarros.

Apesar da restrição imposta pela Convenção Quadro de Controle do Tabaco da OMS (2003), a mídia ainda exerce considerável influência no tabagismo. Estima-se em 10 bilhões de dólares/ano o gasto em campanhas de publicidade de tabaco nos EUA, porém ainda chega a ser forte a modelagem de comportamento induzida por ídolos no cinema, jogos eletrônicos, televisão e redes sociais.

A indústria do tabaco busca 11 mil novos fumantes a cada dia para substituir aqueles que morrem por doenças tabaco-relacionada. Todos os dias, entre 82 mil e 99 mil adolescentes, muitos ainda crianças, começam a consumir ou a mascar tabaco.

Os adultos, tendo acesso a informação suficiente, podem fazer suas próprias escolhas, mas crianças e adolescentes não podem fazê-lo. Mais de 80% dos fumantes, na maioria dos países, iniciam o consumo do tabaco antes dos 18 anos. Quando eles percebem que a nicotina é viciante, já é tarde demais.

Em países subdesenvolvidos, as populações carentes vivem sob diferentes pressões, como baixa escolaridade, desemprego, pouca oportunidade de inserção social, violência, desnutrição, desagregação familiar, além de outros fatores estressores. Esse regime de tensão, comum às comunidades de baixa renda, pode ser um estímulo ao tabagismo, seja como fuga ou como estratégia de enfrentamento. Entre os moradores de rua, o tabagismo pode alcançar 90% dos indivíduos.

O II Levantamento Nacional de Álcool e Drogas (Lenad/2012) mostrou redução na prevalência de fumantes entre os adolescentes com idade entre 14 e 17 anos, passando de 6,2% para 3,4%, sendo maior entre meninos (5,2%) do que entre meninas (1,6%), em comparação com a pesquisa realizada em 2006. Esta pesquisa apontou que, entre os adultos fumantes, a média de idade de experimentação do tabaco foi de 16,5 anos.

A Pesquisa Nacional de Saúde do Escolar (PeNSE) realizada pelo IBGE e pelo Ministério da Saúde (MS), em 2015, mostrou que 1 de cada 5 estudantes do 9º período já havia experimentado cigarros. A taxa de experimentação nos meninos (19,4%) foi superior à das meninas (17,4%); nas escolas públicas, foi superior (19,4%) à das escolas privadas (12,6%). Contudo, a frequência de escolares que experimentou cigarro alguma vez na vida reduziu de 24,2%, em 2009, para 19%, em 2015.

Estudos de prevalência têm revelado o ingresso cada vez mais precoce de jovens na habituação tabágica, especialmente com o uso dos novos dispositivos eletrônicos para fumar. Nos EUA, a Pesquisa Nacional de Tabaco na Juventude (2016), mostrou que o uso exclusivo de cigarros eletrônicos nos últimos 30 dias ultrapassou, pela primeira vez, o uso exclusivo de cigarros convencionais nos últimos 30 dias.

Um grupo especial de adolescentes é duplamente afetado pelo tabagismo: a adolescente grávida, situação cada vez mais comum nos países em desenvolvimento, inclusive no Brasil. Estudo caso-controle realizado em Porto Alegre, com 431 adolescentes na faixa de 14 a 16 anos, mostrou que o uso de tabaco, álcool e outras drogas se associou à gravidez na adolescência e duplicou a chance de experimentar tabaco neste grupo.

Entre os jovens, as campanhas antitabágicas que se ocupam apenas de informação surtem pouco resultado. Os efeitos das campanhas de massa na mídia sobre o comportamento de fumar em jovens têm evidência muito baixa, por questões metodológicas dos estudos incluídos, com inconsistência tanto no desenho quanto nos resultados dos estudos. Já as campanhas educacionais que orientam os adolescentes a resistir às pressões sociais que os levam a fumar são mais custo-efetivas.

Os programas educativos contra o tabaco nas escolas oferecem benefícios discretos na redução do tabaco em curto prazo, entre 6 meses a 2 anos, porém tal impacto perde-se com o tempo, e avaliações 4 anos após, não mostraram benefícios dessa estratégia.

Há evidências limitadas de que o apoio comportamental ou a medicação aumentem a proporção de jovens que param de fumar no longo prazo. Nos países desenvolvidos, os programas contra o tabaco estabelecidos em escolas, focando os aspectos sociais, têm mostrado resultados mais convincentes.

Os conselhos breves e reiterados durante as consultas pelos pediatras podem exercer impacto na cessação do tabagismo, principalmente quando se dirigem aos jovens com doenças relacionadas ao tabaco. O aconselhamento breve como estratégia de intervenção para adolescentes e adultos jovens nos EUA demonstrou evidências limitadas.

EFEITOS DO USO DO TABACO NA SAÚDE DE PESSOAS JOVENS[8-17]

O tabagismo ativo, e também o passivo, em jovens tem sido associado a significativos problemas de saúde durante a infância e a adolescência e como fator de aumento de risco de doenças na vida adulta. O adolescente fumante tem a taxa de crescimento pulmonar reduzida e o nível máximo de alcance da função pulmonar limitado. Os níveis de aptidão física são inversamente proporcionais à duração e à intensidade de fumar. Os problemas bucais já são percebidos nesta fase, como gengivite, periodontite, formação de placas bacterianas e má conservação dentária.

Fumar ou vaporizar cigarros durante a infância e a adolescência representa um risco claro para sintomas e problemas respiratórios já nesta fase da vida, como maior chance de ocorrer crises de asma brônquica e de se desenvolver a doença EVALI (síndrome de angústia respiratória associada ao consumo de cigarro eletrônico e vaporizadores).

O tabagismo que se inicia na adolescência é fator de risco para o desenvolvimento de outras condições crônicas na vida adulta, incluindo doença pulmonar obstrutiva crônica (DPOC), as quais requerem um maior período de latência para se manifestarem.

As doenças cardiovasculares (DCV) representam principal a causa de morte entre adultos no mundo ocidental. O tabagismo em crianças e adolescentes se associa com risco aumentado de placas ateroscleróticas precoces e fator de risco aumentado para as doenças cardiovasculares. Se o tabagismo permanecer durante a vida adulta, estes padrões aumentam de modo significativo o risco para o desenvolvimento precoce de DCV.

O uso de tabaco, fumado e mascado, é associado com halitose, câncer oral e efeitos danosos precoces para a saúde do adulto, porque leva a degeneração periodontal, lesões de tecidos moles e alterações sistêmicas gerais. O tabaco sem fumaça também causa dependência tanto para pessoas jovens como para os adultos, e os usuários de tabaco sem fumaça podem migrar e se tornar fumantes de cigarros com maior probabilidade do que os não fumantes.

Outra preocupação emergente é o uso crescente de narguilé e de outras formas de uso de tabaco, como o de palha e o orgânico, entre jovens universitários. Estudo transversal com estudantes de medicina em São Paulo encontrou elevada taxa de experimentação de narguilé, 47,32% entre alunos do 3º ano e 46,75% entre alunos do 6º ano, apesar do conhecimento dos efeitos nocivos à saúde. Esses achados enfatizam a necessidade de melhores programas de educação preventiva em universidades para proteger a saúde dos futuros médicos e para ajudá-los a enfrentar esse novo desafio epidêmico.

O relatório do *Surgeon General* dos EUA (2014) aponta que 9 entre 10 fumantes adultos começaram a fumar antes dos 18 anos de idade. A Sociedade Americana de Pediatria classifica o tabagismo como uma doença pediátrica. A Classificação Estatística Internacional de Doenças e Problemas Relacionados à Saúde, em sua 10ª revisão (CID-10), enquadra os distúrbios comportamentais relacionados ao tabaco na categoria F17.

Os jovens que tentaram deixar o tabaco referiram sintomas de síndrome de abstinência similar àqueles informados por adultos, por exemplo, a "fissura" (necessidade física da nicotina). Por outro lado, os adolescentes são difíceis de recrutar para programas formais de cessação do tabaco e, quando são inscritos, têm dificuldade de permanecer nos programas.

O tabaco em forma de cigarros geralmente é a primeira droga usada pelos jovens, em uma sucessão que pode incluir o álcool, a maconha e outras drogas ilícitas. Este padrão de consumo não implica que o uso de tabaco tenha uma relação de causa e efeito com o uso de outra droga, mas é bastante conhecido que o uso de outra droga raramente acontece antes do uso de tabaco.

EPIDEMIOLOGIA DO TABAGISMO ENTRE PESSOAS JOVENS[18-23]

O instrumento mais aceito para avaliar o tabagismo na adolescência é fazer a seguinte pergunta: "você tem fumado uma ou mais vezes nos últimos 30 dias?".

A prevalência historicamente mais alta de tabagismo entre os meninos vinha caindo, de forma gradativa, a partir da década de 1970, o que coincidia com a estratégia da indústria do tabaco focada na comercialização de cigarros para as jovens adolescentes e as mulheres adultas. No entanto, a partir da década de 1990, houve um recrudescimento das taxas de fumantes entre os jovens, fator atribuído a uma campanha promocional maciça e bilionária, focada em crianças e adolescentes, como a exploração da imagem simpática do camelo (logotipo de uma famosa marca de cigarros) em brindes, personagens na mídia e outros artefatos que cativaram as crianças em 1 década de publicidade, nos EUA.

Os progressos alcançados na redução do tabagismo na adolescência podem estar relacionados a uma variedade de intervenções, como aumento de preço, restrição legal de venda a menor de idade, proibição da propaganda, políticas mais rígidas de restrição ao fumo em escolas, proibições de fumar em outros lugares públicos e campanhas nacionais de publicidade contra o tabaco. Contudo, a partir de 2007, os cigarros eletrônicos entraram no mercado dos EUA e, desde 2014, têm sido o produto do tabaco mais usado pelos jovens; entre estudantes dos ensinos médio e superior, aumentou 900% de 2011 a 2015, e, entre os universitários, aumentou 78% de 2017 a 2018. Em 2016, um terço dos estudantes norte-americanos dos ensinos médio e superior que usava cigarros eletrônicos já tinha usado estes dispositivos com maconha.

Em 2018, 1 em cada 5 estudantes de nível superior e 1 em cada 20 do ensino médio consumia cigarros eletrônicos nos EUA. Entre os adultos, houve aumento de 2,8% para 3,2% entre 2017 e 2018. Entretanto, na faixa etária de 18 a 24 anos, o consumo cresceu mais do que nos adultos maiores de 25 anos, de 5,2% a 7,6% entre 2017 e 2018.

Os jovens de famílias com baixo *status* socioeconômico e os adolescentes que moram com pais separados apresentam elevado risco de se tornarem fumantes. Entre os fatores ambientais, a influência dos colegas ou do grupo parece ser particularmente forte nos estágios iniciais de uso do tabaco; as primeiras tentativas de experimentar cigarros ou de tabaco sem fumaça ocorrem frequentemente com o grupo de amigos ao qual pertence, pode prover expectativas, reforço e sugestões subsequentes para experimentação e continuação do hábito. Aqueles que percebem que os cigarros são facilmente acessíveis e geralmente disponíveis são mais prováveis de começar a fumar do que aqueles que têm mais dificuldade para obter os cigarros.

Não ter a confiança para ser capaz de resistir às ofertas de tabaco feitas pelos pares parece ser um fator de risco importante para a iniciação tabágica. A intenção de usar tabaco e a experimentação atual também são fortemente preditoras do uso regular subsequente.[28]

As pessoas jovens são um mercado estrategicamente importante para a indústria de tabaco. Nos documentos da indústria do tabaco tornados públicos pela sentença da juíza Gladys Kessler contra a indústria do tabaco, em 2006, nos EUA, foram encontradas as seguintes frases:

1. "Eles [as crianças e os jovens] representam o negócio de cigarros do amanhã."
2. "À medida que o grupo etário de 14 a 24 anos amadurece, ele se torna parte chave do volume total de cigarros nos próximos 25 anos."
3. "À medida que o simbolismo psicológico perde a força, o efeito farmacológico assume o comando para manter o hábito.»
4. "A propaganda não é dirigida aos jovens; a pressão dos amigos é o fator mais importante para o tabagismo infantil."
5. "Atingir os jovens pode ser mais eficiente, ainda que os custos para isso sejam maiores, pois eles desejam experimentar, têm mais influência entre os pares de sua idade e são muito mais leais à primeira marca escolhida."

A cada ano, novos contingentes são recrutados entre os jovens para substituir os muitos consumidores que deixaram de fumar e os mais de 8 milhões que morreram de doenças relacionadas ao tabaco.

Apesar das restrições impostas à comercialização para menores e à publicidade do tabaco, crianças e adolescentes continuam sendo expostas ao cigarro por meio de inúmeros pontos de venda, inclusive próximos a escolas, e do contrabando que disponibiliza o produto no mercado informal, a preços mais acessíveis e a varejo. Em 2020, o tema do Dia Mundial sem Tabaco foi "Proteger os jovens da manipulação da indústria, impedindo do uso de tabaco e nicotina".

As atividades promocionais, ainda que restritas na mídia, ainda permanecem de forma indireta nos programas da televisão, no acesso irrestrito a sites na internet, no calendário de algumas corridas automobilísticas e na poderosa indústria cinematográfica norte-americana, a qual tem uma estreita aliança com a indústria do tabaco, garantindo, desta forma, a invasão dos lares, à revelia de toda a legislação restritiva existente.

Ao apresentar imagens atraentes de fumantes nos pontos de venda, os anúncios estimulam alguns adolescentes com baixa autoestima a adotarem o tabaco como meio para melhorar a própria imagem do ego.

INFLUÊNCIAS SOCIAIS NO TABAGISMO NA INFÂNCIA E NA ADOLESCÊNCIA

O papel do grupo[24,25]

Os jovens se tornam progressivamente influenciados pelo grupo de amigos ao qual pertencem à medida que se aproximam do ensino médio. Estudos revelam que jovens não fumantes cujos amigos fumam têm probabilidade 2 vezes maior de iniciarem o consumo de cigarros em 1 ou 2 anos.

A despeito de muita publicidade e de programas que chamam a atenção para o conceito de "pressão de grupo", os adolescentes raramente se descrevem como sendo pressionados para experimentar um cigarro. Em vez disso, os jovens voluntariamente transformam o tabaco em um esforço para ajustar-se e ganhar aceitação dentro do grupo.

Os amigos que fumam juntos desenvolvem uma cultura social ao redor do tabaco. Os pais devem ser instruídos a monitorar o estado do tabagismo dos colegas de seus filhos e a guiar seus filhos para a escolha de caminhos diferentes daqueles tomados pela juventude que fuma.

O papel dos pais[26-28]

O hábito de fumar na família pode estar relacionado a fatores genéticos, influências sociais ou acesso fácil a tabaco. O efeito do tabagismo familiar é mais forte durante o ensino fundamental. Este efeito reduz-se em adolescentes mais velhos e não é um forte preditor de que eles venham a se tornar fumantes entre os que se iniciam no ensino médio. As crianças cujos pais mantêm o ambiente de casa livre do tabaco são menos prováveis de se tornarem fumantes, independentemente se o pai ou a mãe é fumante.

Os esforços de prevenção para enfraquecer as associações intergeracionais devem considerar o uso prolongado de cigarros pelos pais, bem como o comportamento de irmãos mais velhos de fumar dentro de casa. Em contraste com o tabagismo dos pais, algumas práticas de paternidade responsável têm uma associação moderadamente forte com crianças que mantêm um estado de não fumantes ao longo de adolescência. Crianças com pais responsáveis têm taxas mais baixas de uso de tabaco e de outras substâncias psicoativas.

A atitude dos pais diante do tabaco parece ser mais importante que o comportamento dos pais fumantes. Os pais podem "ser ensinados a conscientizar as crianças para não fumar". A partir da perspectiva de pai responsável, o processo de conscientização contra o fumo deve envolver os passos relacionados no Quadro 1. Os pais que fumam devem manter o tabaco em um local onde crianças e adolescentes não tenham acesso.

Pediatras, médicos de família e odontopediatras, especialmente aqueles que atuam em programas de saúde escolar, devem aproveitar a oportunidade para comunicar, em linguagem simples e direta, os elementos fundamentais da conscientização dos efeitos do tabaco a todos os pais de crianças no momento em que elas estejam entrando no ensino fundamental, e deveriam trabalhar com eles, ao longo do tempo, para consolidar estas práticas de aconselhamento parental.

Quadro 1 Sete regras de ouro para a prevenção da iniciação do tabagismo pelos pais

1. **Perceber** que há algo que você pode fazer para reduzir a probabilidade de seu filho fumar
2. **Discutir** sua própria história de tabagismo (ou a de alguém próximo) e explicar a dependência
3. **Falar** sobre as consequências negativas que ocorrerão se o filho se tornar fumante
4. **Reforçar** de forma positiva a importância do ambiente do lar livre de tabaco
5. **Ensinar** a criança/jovem sobre como resistir aos apelos da mídia
6. **Preparar** a criança/jovem para responder aos apelos de seus pares para fumar
7. **Monitorar** se o seu filho está começando a fumar

Fonte: adaptado de Jackson e Dickinson, 2003.[28]

A influência da mídia: filmes, televisão, internet e redes sociais[29-31]

Os meios de comunicação de massa e a mídia se transformaram em forte instrumento de publicidade do tabaco ao seu público-alvo – a criança e o adolescente –, com inserções envolvendo celebridades e ídolos fumando. Os pais devem limitar a exposição das crianças a mídia de adulto (p. ex., observar a classificação dos filmes) e aproveitar o tempo familiar de assistir televisão para conversar sobre como as representações de fumar exibidas na tela afetam o comportamento do adolescente.

Estudos vêm mostrando um aumento nas inserções de cenas com fumantes em filmes dirigidos ao público jovem, nas últimas décadas. Os filmes classificados para jovens em 2018 (G, PG, PG-13) incluíam mais fumantes do que no ano anterior. As inserções de tabaco por filme aumentaram 34%. De 2017 a 2018, a maioria das produtoras aumentou a quantidade de fumantes em seus filmes classificados para jovens em até 263%.

A influência da propaganda[32-35]

As companhias de tabaco gastam enormes somas na publicidade de seus produtos, e a relação entre o tabaco comercializado e a tabagismo na juventude é uma área intensiva de estudos. Os anúncios de tabaco fazem o cigarro parecer atraente, o que pode aumentar o desejo dos adolescentes de fumar. As jovens mulheres também são alvo da indústria do tabaco, e estas empresas continuam a produzir marcas especificamente para mulheres. O marketing para as mulheres é dominado por temas de desejo social, empoderamento e independência, que são veiculados por anúncios que apresentam modelos magros, atraentes e atléticos.

Somente a publicidade de carros supera a do tabaco. Em 2018, as empresas de cigarros e tabaco sem fumaça gastaram US$ 9,06 bilhões em publicidade e promoção apenas nos Estados Unidos.

PREVENÇÃO DO TABAGISMO NA INFÂNCIA E NA ADOLESCÊNCIA[36,37]

A teoria da aprendizagem social afirma que as crianças adotam comportamentos, em parte, pela observação. As influências sociais no mundo contemporâneo se referem a fatores ambientais que oferecem às crianças, de forma repetitiva, um quadro de como fumar e o que elas poderiam ganhar ao fazê-lo.

As crianças imitam o comportamento dos pais, pares e de seus ídolos, especialmente aqueles com os quais se identificam ou admiram, que se tornam "modelos" a serem seguidos.

A mídia tem sido identificada como um fator de aprendizagem social importante que influencia o comportamento de fumante. Pessimismo, dificuldades para resolver tarefas, falta de afeto, depressão, desempenho escolar fraco e sensação de busca são fatores de risco associados com o aumento do risco para o uso de tabaco. Reconhecer tais fatores pode ajudar os médicos a identificar adolescentes que estão sob alto risco para desenvolverem o comportamento/hábito de fumar, conforme mostra a Tabela 1.

Os esforços da sociedade para reduzir o uso do tabaco tornam-se mais efetivos a partir de medidas mais abrangentes, como:

- Aumento do preço dos cigarros e derivados do tabaco de modo geral.
- Proibição da venda de tabaco a menores.
- Proibição da venda de cigarros a varejo.
- Obrigação das escolas de adotar políticas de proibição ao uso de tabaco.
- Determinação de que lugares públicos sejam livres do fumo.

Tabela 1 Fatores associados com a iniciação do tabagismo

Ambientais	Sociodemográficos	Comportamentais e/ou individuais
Ambiente familiar Amigos fumantes Atitudes dos pais Atitudes e regras do grupo Irmãos fumantes Pais fumantes	Etnia Idade Situação financeira pessoal Situação socioeconômica dos pais	Atitudes para fumar Autoestima Estresse Estilo de vida Desempenho escolar Preocupações com a saúde

Fonte: adaptada de National Health System, 1999.[37]

Programas com base na escola[38-40]

A escola é um espaço privilegiado para a discussão de práticas voltadas para uma vida saudável e para a construção da personalidade do indivíduo, do despertar de sua consciência crítica e da busca de seu lugar no mundo.

A Coordenação Nacional de Prevenção do Tabagismo do INCA/MS, por meio do programa "Saber Saúde", elaborou material específico para o treinamento de professores e realizou pesquisas sobre prevalência nos escolares. A Tabela 2 mostra os dados da Pesquisa Vigescola (2009) entre estudantes de 13 a 15 anos, em 3 capitais, de prevalência de consumo de outros produtos de tabaco, com destaque para o uso de narguilé.

Inúmeros estudos têm sido conduzidos, especialmente no Canadá, Reino Unido e EUA, sobre a efetividade dos programas com base na escola. Revisão dos resultados de programas de alta qualidade, em 12 meses de acompanhamento, mostrou que houve um aumento de 8 a 15% de não fumantes nos grupos de intervenção comparados aos controles. Todos os programas proveram informações sobre o tabagismo e suas consequências, e todos enfatizaram as habilidades ou estratégias para tomar a decisão de não fumar com o treinamento das habilidades para resistir ou recusar cigarros.

Os programas baseados nas escolas que tenham ambiente livre do fumo e que tenham por base as abordagens de influência social são aqueles com melhor evidência disponível para prevenir a iniciação tabágica nos jovens. Como a redução da idade de iniciação do tabagismo tem sido demonstrada em estudos de prevalência, as futuras pesquisas poderiam envolver crianças mais jovens, por exemplo, entre 4 e 10 anos de idade.

Abordagens de prevenção do tabagismo no ambiente escolar, como o ASSIST – *An informal School-based peer-led intervention for smoking prevention in adolescence* –, que é um tipo de abordagem liderada por pares, visando a redes sociais dentro das escolas, mostraram-se promissores.

Tabela 2 Prevalência (%) do consumo de outros produtos de tabaco fumado entre adolescentes de 13-15 anos nas cidades de Campo Grande (MS), São Paulo (SP) e Vitória (ES) – Vigescola, 2009.

	Campo Grande	São Paulo	Vitória
Prevalência de consumo de outros produtos de tabaco fumado	18,3	22,1	4,3
Narguilé	87,3	93,3	66,6
Cigarro de cravo/Bali	7,7	3,0	24,6
Cigarro enrolado à mão	2,9	2,3	-
Cigarrilha	1,4	0,8	8,8
Charuto, charuto pequeno	0,7	-	-
Cigarro indiano/Bidis	-	0,6	-

Fonte: Szklo et al., 2011.[39]

Ambientes livres de tabaco[41-43]

A maior parte da exposição ao tabagismo passivo entre crianças ocorre dentro de casa ou do carro. Vários estudos demonstraram que a prevalência de uso de tabaco é mais baixa em escolas que adotam políticas para proibir o tabaco e que obrigam ao cumprimento estrito de tais políticas. Em outro estudo, as taxas de fumantes foram reduzidas em 40% pela firme aplicação de uma política de ambiente livre de tabaco. As restrições ao tabaco em lugares públicos também estão associadas com uma baixa prevalência de tabagismo entre os adolescentes.

Restrição do tabaco nos lares[27,42,44]

A proibição de fumar no ambiente domiciliar remete a uma mensagem de que fumar é insalubre tanto para o fumante como para a família. A proibição do fumo nos lares está associada com um risco diminuído de tabagismo para os jovens.

O banimento do tabaco em casa gera uma situação de inconveniência para os adolescentes fumantes e facilita a cessação. É difícil para os adolescentes deixarem de fumar enquanto seus pais fumam diante deles.

Programas de educação em saúde[45,46]

Os programas de educação de saúde podem ser efetivos em produzir uma pequena redução na captação de novos usuários de tabaco, mas normalmente requerem uma abordagem multicomponente intensiva. Estudo de revisão sistemática com metanálise concluiu que os programas de prevenção do tabagismo em adolescentes, com base na escola, devem considerar a adoção de intervenções com reforço social, normas sociais ou orientação para o desenvolvimento. O efeito comportamental representa o objetivo fundamental dos programas de prevenção do uso de tabaco em adolescentes.

Intervenções no nível da comunidade[37,43,46]

Revisão com metanálise mostrou que há alguma evidência para apoiar a eficácia das intervenções comunitárias na redução do consumo de tabaco em jovens, porém a evidência não é forte e os estudos contêm uma série de falhas metodológicas.

Intervenções abrangentes na comunidade, que incorporam uma série de atividades de controle do tabaco, demonstram ser mais eficazes do que apenas a intervenção escolar. Por outro lado, há evidências limitadas para a eficácia de intervenções familiares.

Intervenções baseadas na restrição ao mercado de cigarros[47-49]

Em muitos países, como o Brasil, a venda de cigarros é proibida a menores de 18 anos. Existem muitos pontos de venda no mercado informal, vários deles no entorno das escolas, que vendem inclusive cigarros a varejo, também proibidos por lei. Nove em cada 10 adolescentes fumantes que tentaram comprar cigarros obtiveram sucesso. Cerca de 45% de fumantes brasileiros entre 13 e 17 anos de idade referiram comprar regularmente os próprios cigarros sem serem impedidos, e, desses, 80% compraram em lojas/botequins *versus* vendedores ambulantes.

Há evidência de que a existência de legislação rigorosa, com aplicação e fiscalização contínuas, são medidas eficazes para dificultar ao máximo o acesso ao consumo de cigarros e outros produtos de tabaco para jovens menores de 18 anos.

ABORDAGEM DO TABAGISMO EM ADOLESCENTES NA PRÁTICA CLÍNICA[48,50-52]

Com base em alguns dos preditores mais importantes do tabagismo na adolescência, o médico, o odontólogo ou outro profissional da equipe de saúde pode desenvolver um perfil de risco com as respostas para 10 perguntas (Tabela 3).

As respostas positivas para quaisquer das primeiras 3 perguntas relacionam a exposição a 3 influências sociais importantes no tabagismo. As perguntas seguintes, de 4 a 7, remetem à relação com os pais em torno do uso de tabaco. A questão 8 se relaciona ao papel da escola e finalmente, as duas últimas determinam a suscetibilidade individual.

Tabela 3 Avaliação do risco de fumar do adolescente

Fator de risco	Pergunta
Amigo fumante	1. Algum de seus amigos fuma?
Pais fumantes	2. Seus pais fumam?
Supervisão: programas de mídia	3. Seus pais lhe permitem ver filmes com limite de idade?
Conscientização contra o tabagismo	4. Seus pais têm conversado sobre regras para fumar?
	5. Seus pais ficariam aborrecidos se você fumasse?
	6. Se você tentasse fumar, acha que seria flagrado fumando?
	7. Seus pais o têm felicitado por permanecer sem fumar?
Desempenho escolar	8. Qual o seu grau de aproveitamento na escola?
Atitude de suscetibilidade	9. Você pensa que poderia fumar no próximo ano?
	10. Se seu amigo lhe oferecer um cigarro, você fumaria?

Alternativas para as respostas das questões:
1 a 7: sim ou não.
8: excelente; médio; abaixo da média.
9 e 10: definitivamente não; provavelmente não; provavelmente; definitivamente sim.

Fonte: adaptada de U.S. Department of Health and Human Services, 1994.[48]

Os informativos devem ser dispensados com aconselhamento breve, e deve ser projetado para favorecer um diálogo entre pais e filhos (p. ex., em torno de expectativas relativas ao uso de tabaco) ou motivar uma mudança de comportamento (p. ex., motivar o pai para limitar a exposição a filmes com limite de idade para crianças).

Os materiais podem ficar na sala de espera, tanto nos ambulatórios quanto nos consultórios médico e odontológico, enquanto os pais ou as crianças aguardam pelo atendimento, assim como podem ser fornecidos durante as visitas domiciliares pela equipe de saúde da família.

Os adolescentes são, em geral, mais motivados a deixar de fumar do que os adultos e costumam fazer maior esforço nesse sentido. Entretanto, as recaídas também são comuns, por isso, é necessário manter o aconselhamento constante. A Tabela 4 mostra, de forma didática, os passos para operacionalizar um programa de prevenção do tabagismo.

No nível de recomendações aos fumantes adolescentes, destaca-se que conselhos breves e reiterados durante consultas nos serviços de saúde podem exercer impacto na cessação do tabagismo, principalmente se as consultas são direcionadas a jovens com doenças estreitamente relacionadas com o fumo, por exemplo, a asma.

A abordagem mínima dura entre 3 e 5 minutos, e representa uma excelente oportunidade para sensibilizar o adolescente a fazer uma tentativa para deixar de fumar. Do mesmo modo, programas educativos nas escolas oferecem benefícios discretos na diminuição do consumo do tabaco no curto prazo, isto é, entre 6 meses e 2 anos, porém tal impacto perde-se com o tempo, e avaliações após 4 anos não constataram benefícios com essa estratégia.

Premissas para abordagem da cessação em jovens[53-56]

As premissas práticas a serem consideradas são mais baseadas na opinião de especialistas do que nos ensaios clínicos de avaliação de eficácia e são apresentadas a seguir, sendo importante assumir que:

- Os adolescentes fumantes têm interesse em parar de fumar.
- O jovem fumante ocasional pode se tornar dependente, refletindo o início precoce da dependência.
- Fumantes jovens não conhecem tudo sobre a dependência à nicotina ou sobre a abstinência.
- O jovem não sabe como formular uma estratégia de cessação do tabaco.
- A cessação do tabaco não é mais fácil para os jovens fumantes leves do que é para os adultos fumantes pesados.

Aconselhamento do jovem a parar de fumar[57]

O aconselhamento na cessação do tabagismo já no período da adolescência é um desafio que se impõe nos dias atuais. O pediatra, o médico de família e o clínico geral podem fazer a diferença e causar um significativo impacto em um usuário de tabaco. A Academia Americana de Pediatria recomenda uma sucessão de passos no aconselhamento aos adolescentes usuários de tabaco, bem como o momento e o modo de fazê-lo, que são apresentados a seguir.

Razões para o médico aconselhar a cessação do tabagismo dos pais[57]

- O tabagismo dos pais é a principal fonte de exposição infantil ao fumo passivo.
- Quando os pais deixam de fumar, a probabilidade de as crianças e os adolescentes experimentarem e se tornarem fumantes no futuro é reduzida.
- Os pediatras têm contato direto com cerca de 25% dos fumantes por meio das consultas para a saúde da criança e do adolescente.
- O aconselhamento dos pais pelo médico da criança aumenta as taxas de tentativas de abandono dos pais.
- A maioria dos pais vê o médico cuidador do filho com mais frequência que o seu próprio, com uma média de 10 visitas nos 2 primeiros anos de vida da criança.
- Os médicos pediatras podem ser sua única fonte disponível de aconselhamento.

Momento para o médico aconselhar a cessação do tabagismo[57]

- Se o adolescente e/ou seus pais fumam, devem ser aconselhados a parar de fumar.
- Se pais ou outros familiares fumam, devem ser aconselhados a prevenir e reduzir a exposição das crianças ao fumo passivo, tornando o ambiente da casa livre do tabaco.
- Se a nutriz é fumante atual ou ex-fumante, deve-se ajudá-la a evitar recaídas após a gravidez.
- Se a criança ou adolescente é não fumante, deve-se aconselhá-lo a evitar o início do uso de qualquer produto derivado do tabaco.

Técnicas de cessação do tabagismo para jovens fumantes[58-61]

A maioria das técnicas de cessação que funcionam com pacientes adultos tem somente limitado sucesso com adolescentes. Isto remete necessariamente à busca de uma abordagem diferenciada para ajudar os jovens que querem parar de fumar. Até que se conheçam novos métodos para apoiar os jovens a interromper sua dependência à nicotina, é recomendável que os médicos sigam os passos do clássi-

Tabela 4 Planejamento de um programa de prevenção do tabagismo

Quando	O que	Como	Quem
Antes do uso	Atividades prazerosas, criativas e educativas	Educação para a saúde, como exercício de cidadania	Adolescentes, pais, educadores, profissionais de saúde, policiais e comunidade envolvida
Durante o uso	Diálogo e relacionamento educativo-terapêutico	Educação para a saúde, como exercício de cidadania, auxiliando a pedir ajuda	Adolescentes, pais, educadores, profissionais de saúde
Durante o tratamento	Ações que evitem as recaídas e engajamento na escola e na vida social	Educação para a saúde, como exercício de cidadania, auxílio para não interromper o processo	Adolescentes, pais, educadores, profissionais de saúde e comunidade envolvida

Fonte: adaptada de Boneto, 2001.[50]

co programa de abordagem "PAAPA", que também é indicado para adultos fumantes (Quadros 2 e 3).

Quadro 2 Sumário da abordagem PAAPA

P – Perguntar ao jovem sobre o uso de tabaco
A – Avaliar o grau de motivação do jovem para deixar de fumar
A – Aconselhar todos os jovens fumantes a parar
P – Preparar o jovem para a cessação do tabagismo (ajudar a formular um plano)
A – Acompanhar o jovem que tenta parar, avaliar a necessidade de aconselhamento adicional e encorajamento

Fonte: adaptado de Harvey e Chadi, 2016.[61]

Quadro 3 Perguntas e conselhos sugeridos na abordagem PAAPA

Perguntar sobre o uso de tabaco a todos os adolescentes, a cada visita e sem a presença dos pais
Você já fumou cigarros comuns ou cigarros eletrônicos?
Quantas vezes você fuma?
Quantos cigarros você fumou ontem/semana passada/mês passado?
Por que você acha que seria uma ideia boa/ruim parar de fumar?
Você usa outras formas de tabaco (narguilé, tabaco mascado, palha)?
Aconselhar todos os jovens a parar de fumar, porque o tabaco causa dependência e piora a qualidade de vida
Você sabia que parar de fumar é (uma das) coisas mais importantes que você pode fazer para proteger sua saúde e a saúde das pessoas ao seu redor?
Avaliar o estágio de prontidão para deixar de fumar, avaliando a vontade de tentar nos próximos 30 dias (determinado); dentro dos próximos 6 meses (contemplativo) e além de 6 meses (pré-contemplativo)
Você estaria pronto para parar de fumar nos próximos 30 dias? Nos próximos 6 meses?
Você já tentou parar? O que você acha que o fez voltar a fumar?
Preparar e ajudar o jovem a traçar estratégia pessoal para parar (farmacoterapia quando indicado), marcar data, direcionar a materiais ou grupos de apoio. Aconselhar sobre riscos associados a maconha ou outras formas de tabaco
Quando você acha que seria uma boa hora/dia para parar de fumar?
Você tem amigos ou familiares que podem apoiá-lo quando as coisas ficarem difíceis?
Acompanhar para revisar o progresso e reavaliar o uso e os problemas da farmacoterapia, conforme apropriado
Quando podemos nos encontrar novamente para conversar sobre seu progresso?

Fonte: adaptado de Harvey e Chadi, 2016.[61]

Avalianção do grau de dependência[62,63]

- Muitos jovens fumantes desenvolvem sintomas de dependência de nicotina antes que eles percebam que já estão "dominados" pelo tabaco.
- Para aferir a intensidade da dependência da nicotina, utiliza-se o teste de Fagerström, que deve ser aplicado a todos os jovens fumantes (Quadro 4).
- O teste consiste em 6 perguntas objetivas com escore final que varia de 0 a 10 pontos. A dependência é classificada em muito baixa (0 a 2 pontos); baixa (3 a 4 pontos); moderada (5 pontos); elevada (6 a 7 pontos) e muito elevada (8 a 10 pontos).

Fatores que impactam a cessação do tabagismo[61,64,65]

Estudos vêm demonstrando que a maioria dos adolescentes fumantes gostaria de parar de fumar. Existem muitos fatores que afetam o sucesso nas tentativas de cessação do tabagismo em adolescentes. Vários fatores precisam considerados na escolha da melhor estratégia para ajudá-los a interromper o uso de tabaco (Tabela 5).

ESTRATÉGIAS DE TRATAMENTO[65-68]

Médicos, odontólogos e outros profissionais de saúde, em qualquer nível de assistência, devem encorajar e apoiar a cessação em todos os fumantes, especialmente os pais de crianças e adolescentes, pelo duplo impacto que esta atitude representa, tanto no tratamento dos pais quanto na prevenção do tabagismo ativo e passivo nas crianças. O método de abordagem mínima deve fazer parte da abordagem do jovem fumante, a cada consulta.

Aconselhamento individual[66]

Segundo a revisão Cochrane (2013), as intervenções com maior nível de evidência para apoiar a cessação do tabagismo em jovens são a terapia cognitivo-comportamental (TCC), o aconselhamento individual e a intervenção motivacional.

Terapia cognitivo-comportamental (TCC)[67,69-71]

A TCC é um tipo de abordagem terapêutica individualizada e estruturada que pode ser aplicada por médicos, psicólogos, odontólogos, enfermeiros ou outros profissionais de saúde treinados, com evidências de boa eficácia em adolescentes.

A terapia geralmente é focada no problema e baseada na ação, engajando ativamente os jovens na mudança de seus próprios hábitos e comportamentos de fumar. Tanto as sessões estruturadas, para acompanhamento em grupo terapêutico, como o atendimento individual devem seguir as orientações gerais aprovadas no novo Protocolo Clínico e Diretrizes Terapêuticas do Tabagismo do Inca/MS (2020):

- Periodicidade: semanal no 1º mês (4 sessões) e, a seguir, quinzenal até o 3º mês; posteriormente, acompanhamento mensal até completar 1 ano de tratamento.
- Duração da sessão: 90 minutos em grupo terapêutico e 30 minutos a cada visita individual.
- Número ideal de participantes no grupo terapêutico: até 8 jovens.

Uma razão pela qual os adolescentes podem não responder prontamente à cessação é que eles podem ser dependentes da nicotina, mesmo antes de se tornarem regulares ou fu-

Quadro 4 Escala de nicotino-dependência de Fagerström

1. Durante quanto tempo, logo após acordar, você fuma o 1º cigarro?				Pontos
[3] Em 5 min	[2] Entre 6-30 min	[1] Entre 31-60 min	[0] Após 60 min	[ ]
2. Para você, é difícil não fumar em lugares proibidos?				
[1] Sim	[0] Não			[ ]
3. Qual dos cigarros que fuma durante o dia lhe dá mais satisfação?				
[1] O primeiro da manhã	[2] Os outros			[ ]
4. Quantos cigarros você fuma por dia?				
[0] Menos de 10	[1] De 11-20	[2] De 21-30	[3] Mais de 31	[ ]
5. Você fuma mais frequentemente pela manhã?				
[1] Sim	[0] Não			[ ]
6. Você fuma mesmo doente, quando precisa ficar na cama a maior parte do tempo?				
[1] Sim	[0] Não			[ ]
Total de pontos:				
[0-2] Muito baixa [3-4] Baixa [5] Moderada [6-7] Elevada [8-10] Muito elevada				

Fonte: adaptado de Fagerström e Schneider, 1989.[63]

Tabela 5 Fatores que afetam o sucesso de adolescentes que tentam parar de fumar

Maior probabilidade de parar	Menor probabilidade de parar
Adolescente mais velho	Dependência da nicotina
Sexo masculino	Condições de saúde mental, incluindo transtorno de déficit de atenção e hiperatividade
Gravidez e paternidade na adolescência	Uso de álcool e/ou outras drogas
Sucesso escolar	Portador de doença crônica
Participação em atividade esportiva coletiva	Estresse familiar
Apoio de pares e familiares para a cessação	Uso de tabaco entre pares e familiares
Metabolizador lento da nicotina (CYP2A6)	Excesso de peso ou preocupação com o peso
	Impulso para experimentar
	Medo da rejeição de colegas
	Percepção de falta de privacidade e autonomia

Fonte: adaptada de Harvey e Chadi, 2016.[61]

mantes diários. Os jovens fumantes manifestam preferência pela flexibilidade organizada em torno de grupos de amizade e podem relutar em procurar ajuda dos fornecedores, expressando uma preferência por serviços não escolares.

Utilização da farmacoterapia[66,67,72,73]

A terapia farmacológica de primeira linha em adultos inclui terapia de reposição de nicotina (TRN), bupropiona e vareniclina. Na última atualização da revisão da Cochrane (2013), que resume as evidências para intervenções de cessação do tabagismo em jovens, os dados eram insuficientes para recomendar qualquer tipo de tratamento farmacológico para jovens fumantes. Contudo, algumas diretrizes incentivam o uso de TRN em adolescentes fumantes regulares, mas não em fumantes ocasionais, principalmente com base em dados de adultos. Os inaladores de nicotina, que, diferentemente dos cigarros eletrônicos, fornecem vapor de nicotina lento e sem aquecimento, não são recomendados para adolescentes, dada a falta de evidência de eficácia.

Alguns estudos analisaram os efeitos da bupropiona e da vareniclina em adolescentes fumantes, com resultados promissores. No entanto, pelo pequeno número de sujeitos testados e pelos dados conflitantes ou não significativos de ensaios, as recomendações sobre o uso desses medicamentos ainda se baseiam na opinião de especialistas. Além disso, os médicos devem estar cientes das contraindicações para esses medicamentos (p. ex., um distúrbio alimentar ou de convulsão no caso da bupropiona).

Cigarros eletrônicos[74-76]

Globalmente, a prevalência do uso de cigarros eletrônicos entre adolescentes varia, mas é substancialmente alta em algumas regiões. Uma revisão sistemática revelou que a prevalência de uso atual de e-cigarettes entre adolescentes está em torno de 11%, globalmente. Nos Estados Unidos, por exemplo, em 2022, cerca de 14,1% dos estudantes do ensino médio relataram usar e-cigarettes atualmente.

O uso de *vapes*, ou cigarros eletrônicos, durante a adolescência pode causar uma série de danos à saúde, que incluem tanto efeitos imediatos quanto a longo prazo. Aqui estão alguns dos principais riscos:

1. Dependência de nicotina: muitos líquidos de *vape* contêm nicotina, uma substância altamente viciante. O uso de nicotina durante a adolescência pode prejudicar o desenvolvimento do cérebro, afetando áreas responsáveis pelo controle de atenção, aprendizagem e humor.
2. Problemas respiratórios: o vapor dos e-cigarettes pode irritar os pulmões, causando sintomas como tosse, falta de ar e dor no peito. A exposição a longo prazo pode levar a doenças respiratórias crônicas, como bronquite e asma.
3. Risco de lesões pulmonares: há casos documentados de lesões pulmonares graves associadas ao uso de *vapes*, muitas vezes referidas como EVALI (E-cigarette or Vaping product use-Associated Lung Injury). Esses casos podem ser fatais e frequentemente requerem hospitalização.
4. Substâncias tóxicas e cancerígenas: embora muitas pessoas acreditem que os *vapes* são uma alternativa mais segura aos cigarros convencionais, os dispositivos de vaporização ainda expõem os usuários a várias substâncias tóxicas e potencialmente cancerígenas, como formaldeído e acetaldeído.
5. Impacto no desenvolvimento cerebral: o uso de nicotina pode interferir no desenvolvimento do cérebro em adolescentes, uma fase crítica para a formação de circuitos neurais. Isso pode levar a problemas cognitivos e comportamentais, incluindo maior propensão a transtornos de atenção e maior suscetibilidade a outras dependências.
6. Efeitos cardiovasculares: a exposição à nicotina pode aumentar a pressão arterial e a frequência cardíaca, além de contribuir para o desenvolvimento de doenças cardiovasculares a longo prazo (BioMed Central) (Academic OUP).

Os *vapers*, embora muitas vezes percebidos como menos nocivos que os cigarros tradicionais, apresentam riscos significativos para a saúde dos adolescentes. Portanto, é crucial que haja uma conscientização contínua e regulamentações adequadas para prevenir o uso desses dispositivos entre os jovens.

Medidas para reduzir o uso de *vapers* entre adolescentes incluem:

1. Educação e conscientização: campanhas educativas sobre os riscos associados ao uso de *vapers*, especialmente focando nos efeitos a longo prazo e na adição de nicotina.
2. Regulamentação estrita: proibições de venda de dispositivos e líquidos de *vape* para menores de idade, além de restrições rigorosas sobre a publicidade e promoção desses produtos.
3. Ambientes livres de fumo e *vape*: ampliação das zonas livres de fumo para incluir os cigarros eletrônicos, reduzindo a normalização do uso desses dispositivos.
4. Apoio à cessação: programas de apoio para jovens que desejam parar de usar *vapers*, incluindo acesso a recursos e aconselhamento especializado.

ADOLESCENTES GRÁVIDAS[77-80]

Nos Estados Unidos, entre 10 e 35% das adolescentes grávidas fumam. Fumantes grávidas são mais propensas a ter bebês pequenos para a idade gestacional em comparação com não fumantes. A exposição intraútero ao tabagismo materno tem sido associada ao aumento da incidência de sibilância em lactentes e de asma diagnosticada por médicos em crianças.

A gravidez precoce pode ser um momento oportuno para intervir entre as gestantes fumantes. Adolescentes grávidas podem ser aconselhadas de que parar de fumar reduz substancialmente o risco de ter um bebê pequeno para a idade gestacional ou com baixo peso.

CONSIDERAÇÕES FINAIS

A criança, nas diversas etapas de seu desenvolvimento, é uma vítima indefesa do consumo de tabaco pelos adultos, em vários ambientes que frequenta, a começar, em muitos casos, *in utero*, configurando-se no tabagismo passivo o primeiro e flagrante desrespeito aos direitos essenciais da criança, o direito à saúde e o direito à vida.

Os adolescentes têm direito a ser ouvidos e a participar de questões que lhes afetam e nas quais têm interesse, conforme sua idade e grau de maturidade. O grau de aceitação e o engajamento em programas de saúde se dão na medida em que modelos direcionados a adultos não lhes sejam impostos, e também diante da garantia de espaço aberto para os questionamentos, a começar da própria construção e execução do programa que lhes for apresentado.

A participação dos adolescentes em programas especialmente desenhados para eles e em atividades mais gerais da comunidade, por exemplo, tendo como cenário o espaço da escola, da cultura e dos esportes, é uma oportunidade para desenvolver seus talentos, espírito crítico, reforçar a confiança e a identidade, assim como contribuir para as mudanças e as transformações sociais para as quais se sente convocado nesta fase da vida.

A redução do número de pessoas jovens que começam a fumar é um desafio para as autoridades de saúde em todo o mundo, e de seu êxito dependem as mudanças no sentido de impactar a prevalência de tabagismo na vida adulta. Assim, considera-se que os recursos destinados a programas de combate ao tabagismo deveriam investir de forma mais intensa e focar seu olhar na prevenção ao tabagismo nos jovens.

A indústria do tabaco, já há muito tempo, concentrou seus esforços publicitários no jovem, gerando novos consumidores a cada ano, com seus apelos dirigidos a valores, crenças e comportamentos típicos desta fase da vida. Por isso, é fundamental redirecionar as estratégias e as táticas na luta contra o tabaco. Este esforço requer a conjugação de todas as forças da sociedade, a começar da célula familiar, como um compromisso indelével de mudança deste cenário cruel, de uma epidemia cujos efeitos devastadores superam, em muito, as perdas de vidas humanas decorrentes da violência atual, da aids, da tuberculose e dos acidentes de trânsito.

É, portanto, são tarefas de relevância social o envolvimento e a incorporação de médicos, odontólogos, familiares, professores, juristas, legisladores, artistas, comunicadores, etc. nas campanhas de conscientização dos riscos de fumar e de orientação às vítimas do tabaco. Cada um precisa atender a esta convocação e contribuir, seja técnica ou voluntária, no sentido de construir uma sociedade mais justa, alicerçada em bons princípios ético-valorativos, na qual não haja espaço para qualquer tipo de droga, seja lícita ou ilícita.

REFERÊNCIAS BIBLIOGRÁFICAS

1. Jha P, Chaloupka FJ. Curbing the epidemic: governments and the economics of tobacco control [Internet]. The International Bank for Reconstruction and Development / The World Bank, 1999. Disponível em: http://documents1.worldbank.org/curated/pt/914041468176678949/pdf/multi-page.pdf; acessado em: 5/2021.
2. II Levantamento Nacional de Álcool e Drogas (LENAD) – 2012. Ronaldo Laranjeira (Supervisão) [et al.], São Paulo: Instituto Nacional de Ciência e Tecnologia para Políticas Públicas de Álcool e Outras Drogas (INPAD), UNIFESP. 2014 [Internet]. Disponível em: http://inpad.org.br/wp-content/uploads/2014/03/Lenad-II-Relat%C3%B3rio.pdf; acessado em: 5/2021.
3. Instituto Brasileiro de Geografia e Estatística (IBGE). Pesquisa Nacional de Saúde do Escolar: 2015 [Internet]. Rio de Janeiro: IBGE; 2016. Disponível em: https://biblioteca.ibge.gov.br/visualizacao/livros/liv97870.pdf; acessado em: 5/2021.
4. Faler CS, Câmara SG, Aerts DRGC, Alves GG, Béria JU. Family psychosocial characteristics, tobacco, alcohol, and other drug use, and teenage pregnancy. Cadernos de Saúde Pública, 2013;29(8):1654-63.
5. Carson KV, Ameer F, Sayehmiri K, Hnin K, van Agteren JE, Sayehmiri F, et al. Mass media interventions for preventing smoking in young people. Cochrane Database of Systematic Reviews 2017;6:CD001006.
6. Villanti AC, West JC, Klempeer EM, Graham AL, Mays D, Mermelstein RJ, et al. Smoking-cessation interventions for U.S. young adults: updated systematic review. Am J Prev Medicine. 2020;59(1):123-36.
7. Fanshawe TR, Halliwell W, Lindson N, Aveyard P, Livingstone-Banks J, Hartmann-Boyce J. Tobacco cessation interventions for young people. Cochrane Database of Systematic Reviews. 2017, Issue 11. Art. No.: CD003289.
8. National Center for Chronic Disease Prevention and Health Promotion (US) Office on Smoking and Health. Preventing tobacco use among youth and young adults: a report of the surgeon general. Atlanta: Centers for Disease Control and Prevention; 2012.
9. Centers for Disease Control and Prevention. Smoking and tobacco use; electronic cigarettes. outbreak of lung injury associated with the use of e-cigarette, or vaping, products [Internet]. Centers for Disease Control and Prevention. 2020. Disponível em: https://www.cdc.gov/tobacco/basic_information/e-cigarettes/severe-lung-disease.html; acessado em: 5/2021.
10. McGeachie MJ. Childhood asthma is a risk factor for the development of chronic obstructive pulmonary disease. Curr Opin Allergy Clin Immunol. 2017;17(2):104-9. 8
11. Jee Y, Jung KJ, Lee S, Back JH, Jee SH, Cho S-I, et al. Smoking and atherosclerotic cardiovascular disease risk in young men: the Korean Life Course Health Study. BMJ Open. 2019;9:e024453.
12. National Center for Chronic Disease Prevention and Health Promotion (US) Office on Smoking and Health. The health consequences of smoking – 50 years of progress: a report of the surgeon general [Internet]. Atlanta: Centers for Disease Control and Prevention; 2014. Disponível em: https://www.ncbi.nlm.nih.gov/books/NBK294323/; acessado em: 5/2021.
13. Asthana S, Labani S, Kailash U, Sinha DN, Mehrotra R. Association of smokeless tobacco use and oral cancer: a systematic global review and meta-analysis. Nicotine Tob Res. 2019;21(9):1162-71.
14. Muthukrishnan A, Warnakulasuriya S. Oral health consequences of smokeless tobacco use. Indian J Med Res. 2018;148(1):35-40.
15. Martins SR, Paceli RB, Bussacos MA, Fernandes FLA, Prado GF, Lombardi EMS, et al. Experimentação e conhecimento sobre narguilé entre estudantes de medicina de uma importante universidade do Brasil. Jornal Brasileiro de Pneumologia. 2014;40(2):102-10.
16. Kandel ER, Kandel D. A molecular basis for nicotine as a gateway drug. N Engl J Med. 2014;371:932-43.
17. Committee on Environmental Health, Committee on Substance Abuse, Committee on Adolescence, and Committee on Native American Child Health. Tobacco use: a pediatric disease. Pediatrics. 2009;124;1474.
18. Office of Surgeon General. Surgeon general's advisory on e-cigarette use among youth: the e-cigarette epidemic among youth [Internet]. Surgeon General. 2018. Disponível em: https://e-cigarettes.surgeongeneral.gov/documents/surgeon-generals-advisory-on-e-cigarette-use-among-youth-2018.pdf.
19. Centers for Disease Control and Prevention. Tobacco product use and cessation indicators among adults – United States, 2018 [Internet]. CDC, MMWR. 2019;68(45).
20. Freiberg M. (org.). Tobacco Control Legal Consortium. The verdict is in: findings from United States v. Philip Morris, the hazards of smoking [Internet]. Tobacco Control Legal Consortium, 2006. Disponível em: https://www.publichealthlawcenter.org/sites/default/files/resources/tclc-verdict-is-in.pdf http://www.tobaccolawcenter.org/dojlitigation.html; acessado em: 5/2021.
21. Charlesworth A, Glantz SA. Smoking in the movies increases adolescent smoking: a review. Pediatrics. 2005;116(6):1516-28.
22. Sargent JD, Tanski SE, Gibson J. Exposure to movie smoking among US adolescents aged 10 to 14 years: a population estimate. Pediatrics. 2007;119(5):1167-76.
23. World Health Organization. WHO Report on the Global Tobacco Epidemic, 2019 [Internet]. Geneva: WHO; 2019. Disponível em: https://apps.who.int/iris/bitstream/handle/10665/326043/9789241516204-eng.pdf?ua=1; acessado em: 5/2021.
24. Brown BB, Lohr MJ, McClenahan EL. Early adolescents' perceptions of peer pressure. J Early Adolesc. 1986;6:139-54.
25. Simons-Morton B, Farhat T. Recent findings on peer group influences on adolescent substance use. J Prim Prev. 2010;31(4):191-208.
26. Farkas AJ, Gilpin EA, White MM, Pierce JP. Association between household and workplace smoking restrictions and adolescent smoking. JAMA. 2000;284:717-22.
27. Vuolo M, Staff J. Parent and child cigarette use: a longitudinal, multigenerational study. Pediatrics. 2013;132(3):e568-e577.
28. Jackson C, Dickinson D. Can parents who smoke socialise their children against smoking? Results from the Smoke-free Kids intervention trial. Tob Control. 2003;12(1):52-9.
29. World Health Organization (WHO). Smoke-free movies: from evidence to action [Internet]. Geneva: WHO; 2009.
30. Sargent JD, Tanski S, Stoolmiller M. Influence of motion picture rating on adolescent response to movie smoking [Internet]. Pediatrics. 2012:130:1-9.

31. Tynan MA, Polansky JR, Driscoll D, Garcia C, Glantz SA. Tobacco use in top-grossing movies — United States, 2010–2018 [Internet]. MMWR Morb Mortal Wkly Rep. 2019;68:974-8.
32. Centers for Disease Control and Prevention (CDC). Smoking & tobacco use: tobacco industry marketing – Fact sheet [Internet]. 2020.
33. Perks SN, Armour B, Agaku IT. Cigarette brand preference and pro-tobacco advertising among middle and high school students—United States, 2012–2016 [Internet]. Morbidity and Mortality Weekly Report. 2018;67(4):119-24.
34. U.S. Department of Health and Human Services. Women and smoking: a report of the surgeon general [Internet]. Atlanta: Centers for Disease Control and Prevention, National Center for Chronic Disease Prevention and Health Promotion, Office on Smoking and Health; 2001.
35. National Cancer Institute. The role of the media in promoting and reducing tobacco use [Internet]. Bethesda (MD): U.S. Department of Health and Human Services, National Institutes of Health, National Cancer Institute; 2008.
36. Heath L, Bresolin LB, Rinaldi RC. Effects of media violence on children: a review of the literature. Arch Gen Psychiatry. 1989;46:376-9.
37. National Health System. Centre of Reviews and Dissemination. Preventing the uptake of smoking in young people. Effective Health Care. 1999;5(5):1-12.
38. Instituto Nacional de Câncer (Inca). Vigescola. Vigilância de Tabagismo em escolares: dados e fatos de 12 capitais brasileiras. Rio de Janeiro: Inca; 2004, 37 p.
39. Szklo AS, Sampaio MMA, Fernandes EM, Almeida LM. Perfil de consumo de outros produtos de tabaco fumado entre estudantes de três cidades brasileiras: há motivo de preocupação? Cadernos de Saúde Pública. 2011;27(11):2271-75.
40. Cooreman J, Perdrizet S. Smoking in teenagers: some psychological aspects. Adolescence. 1980;15:581-8.
41. Pinilla J, Gonzalez B, Barber P, Santana Y. Smoking in young adolescents: an approach with multilevel discrete choice models. J Epidemiol Community Health. 2002;56:227-32.
42. Wakefield MA, Chaloupka FJ, Kaufman NJ, Orleans CT, Barker DC, Ruel EE. Effect of restrictions on smoking at home, at school, and in public places on teenage smoking: cross sectional study. BMJ 2000; 321:333-7. CA Cancer J Clin. 2003;53:102-23.
43. Glynn TJ. Essential elements of school-based smoking prevention programs. J Sch Health. 1989;59:181-8.
44. Dalton MA, Ahrens MB, Sargent JD, Mott LA, Beach ML, Tickle JJ, et al. Relation between parental restrictions on movies and adolescent use of tobacco and alcohol. Eff Clin Pract. 2002;5:1-10.
45. Bruvold WH. A meta-analysis of adolescent smoking prevention programs. Am J Public Health. 1993;83(6):872-80.
46. Carson KV, Brinn MP, Labiszewski NA, Esterman AJ, Chang AB, Smith BJ. Community interventions for preventing smoking in young people. Cochrane Database of Systematic Reviews 2011; Issue 7. Art. No.: CD001291.
47. Szklo AS, Cavalcante TM. Descumprimento da lei que proíbe a venda de cigarros para menores de idade no Brasil: uma verdade inconveniente. J Bras Pneumol. 2018;44(5):398-404.
48. U.S. Department of Health and Human Services. Preventing tobacco use among young people: a report of the surgeon general [Internet]. Atlanta: US Dept of Health and Human Services, Public Health Service, CDC, National Center for Chronic Disease Prevention and Health Promotion, Office on Smoking and Health; 1994.
49. Brasil. Câmara dos Deputados. Lei N° 10.702, de 14/7/2003: proíbe a venda a menores de dezoito anos.
50. Boneto D. Tabagismo em pediatria. In: Achutti A (org.). Guia nacional de prevenção e tratamento do tabagismo. Rio de Janeiro: Vitrô; 2001. p.81-90.
51. Sowden AJ, Arblaster L. Mass media interventions for preventing smoking in young people (Cochrane Review). Cochrane Library. Chichester: John Wiley and Sons; 2004.
52. Pbert L, Moolchan ET, Muramoto M, Winickoff JP, Curry S, Lando H, et al. The state of office-based interventions for youth tobacco use. Pediatrics. 2003;111:650-60.
53. Hansen WB. Behavioral predictors of abstinence: early indicators of a dependence on tobacco among adolescents. Int J Addict. 1983;18:913-20.
54. McNeill AD, West RJ, Jarvis M, Jackson P, Bryant A. Cigarette withdrawal symptoms in adolescent smokers. Psychopharmacology. 1986;90:533-6.
55. Stone SL, Kristeller JL. Attitudes of adolescents toward smoking cessation. Am J Prev Med 1992; 8:221-5.
56. Pierce JP, Gilpin E. How long will today new adolescent smoker be addicted to cigarettes? Am J Public Health. 1996;86(2):253-6.
57. American Academy of Pediatrics. Counseling about smoking cessation – Fact Sheet. AAP, updated 2020. Disponível em: https://www.aap.org/en-us/advocacy-and-policy/aap-health-initiatives/Richmond-Center/Pages/Counseling-About-Smoking-Cessation.aspx; acessado em: 5/2021.
58. Sussmann S, Lichtman K, Ritt A, Pallonen UE. Effects of thirty-four adolescent tobacco use cessation and prevention trials on regular users of tobacco products. Subst Use Misuse. 1999;34:1469-503.
59. U.S. Department of Health and Human Services Treating tobacco use and dependence: 2008 update. Practice guideline executive summary [Internet]. Disponível em: www.ncbi.nlm.nih.gov/books/NBK63956/; acessado em: 5/2021.
60. DiFranza JR, Rigotti NA, McNeill AD, Ockene JK, Savageau JA, St Cyr D, et al. Initial symptoms of nicotine dependence in adolescents. Tob Control. 2000;9:313-9.
61. Harvey J, Chadi N. Canadian Paediatric Society, Adolescent Health Committee. Preventing smoking in children and adolescents: recommendations for practice and policy. Paediatr Child Health. 2016;21(4):209-21.
62. Glod CA, Lynch A, Flynn E, Berkowitz C, Baldessarini RJ. Open trial of bupropion SR in adolescent major depression. J Child Adolesc Psychiatr Nurs. 2003;16:123-30.
63. Fagerström KO, Schneider NG. Measuring nicotine dependence – A review of the Fagerström tolerance questionnaire. Journal of Behavioral Medicine. 1989;12:159-82.
64. Reid JL, Hammond D, Rynard VL, Burkhalter R. Tobacco use in Canada: patterns and trends. 2015 edition. Waterloo: Propel Centre for Population Health Impact, University of Waterloo; 2015. Disponível em: www.tobaccoreport.ca/2015/TobaccoUseinCanada_2015.pdf; acessado em: 5/2021.
65. Pbert L, Farber H, Horn K, Lando HA, Muramoto M, O'Loughlin J, et al. State-of-the-art office-based interventions to eliminate youth tobacco use: the past decade. American Academy of Pediatrics, Julius B. Richmond Center of Excellence Tobacco Consortium. Pediatrics. 2015;135(4):734-47.
66. Stanton A, Grimshaw G. Tobacco cessation interventions for young people. Cochrane Database Syst Rev. 2013;8:CD003289.
67. Brasil. Ministério da Saude. Secretaria de Atenção Especializada à Saúde. Secretaria de Ciência, Tecnologia, Inovação e Insumos Estratégicos em Saúde. Portaria conjunta SCTIE/SAES N° 10, de 16 de abril de 2020: Protocolo Clínico e Diretrizes Terapêuticas do Tabagismo [Internet]. Brasília: Ministério da Saúde; 2020. Disponível em: http://conitec.gov.br/images/Relatorios/2020/Relatrio_PCDT_Tabagismo_520_2020_FINAL.pdf; acessado em: 5/2021.
68. Morean ME, Kong G, Camenga DR, Cavallo DA, Carroll KM, Pittman B, et al. Contingency management improves smoking cessation treatment outcomes among highly impulsive adolescent smokers relative to cognitive behavioral therapy. Addict Behav. 2015;42:86-90.
69. Prochaska JO, DiClemente CC. Stages and processes of self-change of smoking: toward an integrative model of change. J Consult Clin Psychol. 1983;51(3):390-5.
70. Mermelstein R. Teen smoking cessation. Tobacco Control. 2003;12(Suppl 1):i25-34.
71. MacDonald S, Rothwell H, Moore L. Getting it right: designing adolescent-centred smoking cessation services. Addiction. 2007;102:1147-50.
72. Ministry of Health. New Zealand smoking cessation guidelines. Wellington: 2007. Disponível em: nihi.auckland.ac.nz/sites/nihi.auckland.ac.nz/files/pdf/addictions/nz-smoking-cessation-guidelines-v2-aug07.pdf.
73. Steinberg MB, Zimmermann MH, Delnevo CD, Lewis MJ, Shukla P, Coups EJ, et al. E-cigarette versus nicotine inhaler: comparing the

perceptions and experiences of inhaled nicotine devices. J Gen Intern Med. 2014;29(11):1444-50.

74. Tehrani H, Rajabi A, Ghelichi-Ghojogh M et al. The prevalence of electronic cigarettes vaping globally: a systematic review and meta-analysis. Arch Public Health. 2022;80:240.
75. Rotermann M, Gilmour H. Correlates of vaping among adolescents in Canada. Health Reports. 2019;33:7.
76. Miech R. Changes in U.S. Adolescent Nicotine Vaping Prevalence From 2022 to 2023: The Role of Reduced Initiation Three Years Earlier During the Onset of the Pandemic, Nicotine & Tobacco Research, 2024, ntae090.
77. Cornelius MD, Goldschmidt L, DeGenna N, Day NL. Smoking during teenage pregnancies: effects on behavioral problems in offspring. Nicotine Tob Res. 2007;9:739.
78. Mollborn S, Woo J, Rogers RG. A longitudinal examination of US teen childbearing and smoking risk. Demogr Res. 2018;38:619.
79. Gilliland FD, Li YF, Peters JM. Effects of maternal smoking during pregnancy and environmental tobacco smoke on asthma and wheezing in children. Am J Respir Crit Care Med. 2001;163:429.
80. Wang C, Salam MT, Islam T, et al. Effects of in utero and childhood tobacco smoke exposure and beta2-adrenergic receptor genotype on childhood asthma and wheezing. Pediatrics. 2008; 122:e107.

SEÇÃO 9

ALEITAMENTO MATERNO

COORDENADORA

Rossiclei de Souza Pinheiro
Médica Especialista em Pediatria com Habilitação em Neonatologia pela SBP/AMB. Presidente do Departamento Científico de Aleitamento da SBP (2022-2024). Doutora em Pediatria pela Universidade Estadual Paulista (Unesp-Botucatu). Professora Associada da Disciplina de Saúde da Criança no Departamento de Saúde Materno-Infantil do Curso de Medicina da Universidade Federal do Amazonas (Ufam). Pediatra do Ambulatório de Seguimento do Prematuro na Maternidade Estadual Balbina Mestrinho. Membro da Diretoria Executiva do Programa de Reanimação Neonatal/SBP.

AUTORES

Ana Luiza Velloso da Paz Matos
Especialista em Pediatria e Neonatologia pela Sociedade Brasileira de Pediatria (SBP) e Associação Médica Brasileira (AMB). Mestre em Medicina Interna pela Universidade Federal da Bahia (UFBA). Pós-graduada em Psicologia Analítica pelo Instituto Junguiano da Bahia/Escola Bahiana de Medicina e Saúde Pública (EBMSP) e Psiquiatria pela Universidade Estácio de Sá. Responsável Médica pelo Banco de Leite Humano do Instituto de Perinatologia da Bahia (Iperba). Professora do Curso de Medicina da EBMSP. Vice-presidente da Sociedade Baiana de Pediatria (Sobape). Consultora Internacional de Lactação pelo International Board of Lactation Consultant Examiners (IBLCE).

Elsa Regina Justo Giugliani
Doutora em Pediatria pela FMRP-USP. Professora Titular do Departamento de Pediatria e Puericultura da Faculdade de Medicina da Universidade Federal do Rio Grande do Sul (UFRGS). Consultora em Lactação pelo International Board of Lactation Consultant Examiners (IBLCE). Pesquisadora 1B do CNPq.

Graciete Oliveira Vieira
Professora Titular/Plena da Universidade Estadual de Feira de Santana (UEFS). Mestre em Saúde Coletiva pela UEFS. Doutora em Medicina e Saúde pela Universidade Federal da Bahia. Especialista em Pediatria e Gastroenterologia Pediátrica pela SBP e Associação Médica Brasileira (AMB). Coordenadora do Núcleo de Pesquisa em Saúde (NUPES). Membro da Academia de Medicina da Bahia.

Joel Alves Lamounier
Especialista em Pediatria pelo Hospital das Clínicas da Universidade Federal de Minas Gerais (UFMG) e pela SBP, em Nutrologia pela SBP e em Nutrição pela FMUSP. Mestre em Bioquímica pela UFMG. Doutor em Saúde Pública pela Universidade da Califórnia (UCLA), EUA. Professor Titular de Pediatria da Faculdade de Medicina da UFMG e da Universidade Federal de São João del-Rei (UFSJ).

Keiko Miyasaki Teruya
Especialista em Pediatria pela Faculdade de Medicina da Universidade Federal do Paraná (UFPR) e em Aleitamento Materno pelo Wellstar San Diego Lactation Program. Doutora em Medicina Preventiva pela USP. Professora Aposentada da Disciplina de Pediatria da Fundação Lusíada. Membro do Comitê Nacional de Aleitamento Materno e consultora em Aleitamento Materno do Ministério da Saúde. Membro do Departamento Científico de Aleitamento Materno (DCAM) da Sociedade de Pediatria de São Paulo (SPSP) e coordenadora da Rede de Amamentação da Costa da Mata Atlântica.

Leandro Meirelles Nunes
Médico Pediatra e Neonatologista. Mestre e Doutor em Saúde da Criança e do Adolescente pela UFRGS. Professor Adjunto do Departamento de Pediatria da Faculdade de Medicina da UFRGS. Preceptor da Residência Médica em Pediatria e Neonatologia do Hospital de Clínicas de Porto Alegre. Consultor em Lactação pelo International Board of Lactation Consultant Examiners (IBLCE). Membro do Departamento Científico de Aleitamento da SBP.

Luciano Borges Santiago
Presidente do Departamento Científico de Aleitamento Materno da Sociedade Brasileira de Pediatria (2010-2015 e 2019-2021). Doutor em Pediatria pela Faculdade de Medicina de Ribeirão Preto da Universidade de São Paulo (FMRP-USP). Professor Associado do Departamento de Pediatria da Universidade Federal do Triângulo Mineiro (UFTM) e da Universidade de Uberaba (Uniube).

Maria Beatriz Reinert do Nascimento
Médica Neonatologista. Doutora em Ciências (Pediatria) pela Universidade de São Paulo (USP). Mestre em Medicina (Pediatria) pela USP. Profissional Sênior do Curso de Medicina da Universidade da Região de Joinville (Univille). Consultora em Lactação Aposentada pelo International Board of Lactation Consultant Examiners (IBLCE). Membro do Departamento Científico de Aleitamento Materno da Sociedade Catarinense de Pediatria (SCP).

Maria José Guardia Mattar
Médica Pediatra e Neonatologista. Especialista em Ciências da Saúde pelo Hospital Maternidade Leonor Mendes de Barros da Secretaria de Estado da Saúde de São Paulo. Membro do Departamento Científico de Aleitamento Materno (DCAM) da Sociedade de Pediatria de São Paulo (SPSP). Coordenadora da Comissão Estadual de Banco de Leite Humano (BLH) da Secretaria de Estado da Saúde de São Paulo. Consultora da Rede Brasileira de BLH e da Rede Global de BLH/MS/Fiocruz. Professora de Internato na Neonatologia da Universidade Cidade de São Paulo no Hospital Maternidade Leonor Mendes de Barros. Colaboradora do Portal de Boas Práticas do IFF/Fiocruz. Membro da Comissão de Especialidade de Aleitamento Materno da Febrasgo.

Roberto Gomes Chaves

Especialista em Pediatria pela Santa Casa de Belo Horizonte e pela SBP e em Nutrologia Pediátrica pela SBP e pela Associação Brasileira de Nutrologia (Abran). Doutor em Pediatria pela UFMG. Professor Titular do Curso de Medicina da Universidade de Itaúna. Membro do Comitê de Departamento Científico de Imunizações da Sociedade Mineira de Pediatria (SMP).

Rossiclei de Souza Pinheiro

Médica Especialista em Pediatria com Habilitação em Neonatologia pela SBP/AMB. Presidente do Departamento Científico de Aleitamento da SBP (2022-2024). Doutora em Pediatria pela Universidade Estadual Paulista (Unesp-Botucatu). Professora Associada da Disciplina de Saúde da Criança no Departamento de Saúde Materno-Infantil do Curso de Medicina da Universidade Federal do Amazonas (Ufam). Pediatra do Ambulatório de Seguimento do Prematuro na Maternidade Estadual Balbina Mestrinho. Membro da Diretoria Executiva do Programa de Reanimação Neonatal/SBP.

Valdenise Martins Laurindo Tuma Calil

Médica Pediatra e Neonatologista. Especialista em Pediatria, Neonatologia e Nutrologia Pediátrica pela SBP. Mestre e Doutora em Pediatria pela FMUSP. Coordenadora Médica do Centro Neonatal e do Banco de Leite Humano do Instituto da Criança e do Adolescente do Hospital das Clínicas da Faculdade de Medicina da Universidade de São Paulo (ICr-HC-FMUSP).

Vilneide Maria Santos Braga D. Serva

Médica Pediatra. Mestre em Saúde Materno-infantil pela Universidade de Londres. Professora dos Cursos de Medicina da Faculdade Pernambucana de Saúde (FPS) e da Universidade de Pernambuco (UPE). Coordenadora do Centro de Referência para Bancos de Leite Humano de Pernambuco, BLH/CIAMA/IM. Membro da IBFAN. Presidente do DCAM – SOPEPE.

Yechiel Moises Chencinski

Pediatra. Membro da Rede IBFAN. Membro do Departamento Científico de Aleitamento Materno da SPSP. Coordenador do livro "Aleitamento Materno na Era Moderna. Vencendo Desafios", da SPSP. Multiplicador de Curso Oficial do Ministério da Saúde para equipes de saúde da "Avaliação do frênulo lingual em recém-nascido".

CAPÍTULO 1

TÓPICOS BÁSICOS EM ALEITAMENTO MATERNO

Elsa Regina Justo Giugliani

AO FINAL DA LEITURA DESTE CAPÍTULO, O PEDIATRA DEVE ESTAR APTO A:

- Fornecer orientações embasadas cientificamente a mulheres/pais/famílias em aspectos básicos da amamentação, como tempo recomendado, frequência e duração das mamadas, técnicas de amamentação, riscos do uso de suplementos, chupetas e mamadeiras, entre outras.
- Argumentar sobre a superioridade da amamentação sobre as outras formas de alimentação de crianças nos primeiros 2 anos.
- Identificar os principais determinantes de menor duração do aleitamento materno.
- Explicar o processo de síntese do leite pela mama.
- Avaliar criticamente a técnica de amamentação.
- Praticar a técnica de aconselhamento em amamentação.
- Incentivar o desmame natural e apoiar mãe/bebê/família no processo de qualquer tipo desmame.

INTRODUÇÃO

Amamentar é muito mais que alimentar a criança, pois tem impacto positivo na saúde, economia, meio ambiente e qualidade de vida. Na medida em que a amamentação é cada vez mais valorizada, aumenta a responsabilidade do pediatra de promover, proteger e apoiar essa prática. Este capítulo aborda aspectos básicos do aleitamento materno (AM), cujo conhecimento é indispensável para a boa atuação do pediatra nessa área.

DEFINIÇÕES

Diz-se que uma criança está em AM quando ela recebe leite humano (direto da mama ou dela extraído, incluindo de doadoras), independentemente de estar recebendo ou não outros alimentos; em AM exclusivo (AME) quando recebe somente leite humano, sem quaisquer outros sólidos ou líquidos, exceto medicamentos, suplementação com vitaminas e/ou minerais e sais de reidratação oral; e em AM misto, quando recebe, além do leite humano, leite de outras espécies, incluindo fórmulas infantis.[1]

RECOMENDAÇÕES QUANTO À DURAÇÃO DO AM

A Organização Mundial da Saúde (OMS), o Ministério da Saúde do Brasil (MS) e a Sociedade Brasileira de Pediatria (SBP) recomendam AM por 2 anos ou mais, sendo de forma exclusiva nos primeiros 6 meses.

Informações coletadas em sociedades primitivas modernas, referências em textos antigos e evidências bioquímicas de sociedades pré-históricas sugerem duração média de 2 a 3 anos para a amamentação na espécie humana, com variação para mais ou para menos.[2]

Com relação à duração do AME, existem evidências de que não há vantagens em oferecer alimentos complementares a crianças menores de 6 meses, podendo, inclusive, haver prejuízos à saúde da criança, como maior chance de adoecer por infecção intestinal e hospitalização por doença respiratória.[3] Além disso, a introdução precoce dos alimentos complementares diminui a duração do AM, interfere na absorção de nutrientes importantes nele existentes, como o ferro e o zinco, e reduz a eficácia da lactação na prevenção de novas gestações.

Apesar da tendência ascendente nas taxas de AM no Brasil, a maioria das mulheres ainda está longe de praticar a duração recomendada da amamentação. A última pesquisa sobre a situação do AM no Brasil, o Estudo Nacional de Alimentação e Nutrição Infantil – ENANI, finalizada em 2020, encontrou os seguintes indicadores de AM:[4]

- AME em menores de 6 meses – 45,7%, sendo o percentual mais elevado na região Sul (53,1%) e o menor na região Nordeste (38%).
- Prevalência de AM continuado aos 12 meses (crianças de 12 a 15 meses) – 53,1%, sendo mais frequente na região Nordeste (61,1%) e menos na região Sul (35%).
- Prevalência do AM continuado em crianças entre 20 e 23 meses – 43,6% sendo mais frequente na região Nordeste (51,8%) e menor na região sul (37,8%).

Com este cenário, o Brasil precisa intensificar os esforços para atingir as metas estipuladas pela OMS/UNICEF para 2030 de aleitamento materno exclusivo (70%), amamentação continuada até pelo menos 1 ano (80%) e amamentação continuada até pelo menos 2 anos (60%).[5]

EVIDÊNCIAS DA SUPERIORIDADE DA AMAMENTAÇÃO

É consenso que a amamentação é a melhor forma de alimentar a criança no início da vida e é inigualável. As evidências da superioridade da amamentação sobre outras formas de alimentar a criança são abundantes. Estima-se que aproximadamente 823.000 mortes anuais de crianças menores de 5 anos, correspondendo a 13,8% das mortes de crianças menores de 2 anos de idade, seriam evitadas em 75 países de renda baixa e média em 2015 se a amamentação fosse praticada em níveis quase universais. Foi estimado também que a amamentação como praticada atualmente evita 19.464 mortes por câncer de mama e poderia salvar mais 22.216 vidas por ano se a duração da amamentação fosse aumentada dos níveis atuais para 12 meses por criança em países de alta renda e 2 anos por criança nos países de média e baixa rendas.[6]

Um aspecto pouco conhecido é a proteção do AM ao meio ambiente. O leite materno é um alimento natural, sustentável, produzido e levado ao consumidor sem poluição e desperdícios, não causando nenhuma ameaça aos recursos naturais e à biodiversidade do planeta. A fabricação dos substitutos do leite materno causa degradação ao meio ambiente por causa dos processos de produção, embalagem, distribuição e preparação, prejudicando a sustentabilidade do planeta.

O Quadro 1 sumariza as vantagens do aleitamento materno sobre outras formas de alimentação da criança. É importante que o pediatra se familiarize com o seu conteúdo para que possa argumentar com famílias, colegas e população em geral a recomendação inquestionável de amamentação.

Quadro 1 Argumentos em favor do aleitamento materno

Para a criança
Redução da mortalidade
Redução da incidência e da gravidade de diarreia
Redução da incidência e da gravidade de infecções respiratórias
Redução de morbidade por otite média aguda
Redução de morbidade por rinite alérgica
Redução de morbidade por asma ou sibilância
Redução de sobrepeso e obesidade
Redução de diabetes tipos 1 e 2
Redução de leucemia
Redução de maloclusão dentária
Promoção do desenvolvimento cognitivo
Promoção do desenvolvimento orofacial
Para a mulher
Aumento do período de amenorreia lactacional
Redução do risco de câncer de mama
Redução do risco de câncer de ovário
Redução do risco de câncer de endométrio
Redução do risco de diabetes tipo 2
Redução do risco de depressão pós-parto
Outros
Promoção do vínculo mãe-filho
Menor custo para a família
Menor custo para o Estado
Preservação do meio ambiente

PRINCIPAIS DETERMINANTES DE MENOR DURAÇÃO DO AM/AME

A prática do AM é influenciada por diversos fatores de ordem socioeconômica, étnica, cultural e psicológica. Podem ser individuais ou contextuais. Os fatores listados no Quadro 2 devem ser pesquisados em todas as mães/famílias em AM, pois podem aumentar a chance de menor duração do AM e/ou AME. É interessante destacar que alguns determinantes da duração do AM não coincidem com os determinantes do AME, e que os determinantes da manutenção do AM por 2 anos ou mais podem ter algumas particularidades. Por exemplo, há indícios de que a presença do pai em casa pode diminuir a chance de manutenção do AM por 2 anos ou mais.[7] Esse dado é mais um argumento da importância de se envolver o pai da criança nas consultas com o pediatra.

COMO O LEITE É PRODUZIDO

Para entender como a mama sintetiza o leite, é necessário ter conhecimentos básicos sobre anatomia e fisiologia da mama.

Quadro 2 Fatores comumente associados com menor duração do AM e/ou AME

Mães adolescentes
Primigesta
Gemelaridade
Menor escolaridade materna para o AME
Prematuridade e/ou baixo peso de nascimento
Experiência prévia desfavorável com amamentação
Trabalho materno fora de casa
Uso de chupeta

As mulheres adultas possuem de 15 a 25 lobos mamários (glândulas túbulo-alveolares), constituídos, cada um, por 20 a 40 lóbulos. Esses, por sua vez, são formados por 10 a 100 alvéolos. Envolvendo os alvéolos, encontram-se as células mioepiteliais e, entre os lobos mamários, os tecidos adiposo, conjuntivo, linfático, nervoso e vascular.

O leite é secretado nos alvéolos por uma camada única de células epiteliais altamente diferenciadas (lactócitos) e conduzido até o exterior por uma rede de ductos. Durante as mamadas, enquanto o reflexo de ejeção do leite está ativo, os ductos sob a aréola se enchem de leite e se dilatam, formando o que antes se chamava, equivocadamente, de seios lactíferos.

Na gravidez, a mama é preparada para a lactação sob a ação de diferentes hormônios. Os mais importantes são o estrogênio, responsável pela ramificação dos ductos lactíferos, e o progestogênio, pela formação dos lóbulos. Outros hormônios também estão envolvidos na aceleração do crescimento mamário, como lactogênio placentário, prolactina e gonadotrofina coriônica. A secreção láctea ocorre a partir da 16ª semana de gravidez. Calcula-se que aproximadamente 30 mL de colostro podem ser secretados diariamente durante a gestação, que são reabsorvidos pelo organismo.

Após a fase de iniciação secretora (lactogênese I), que se inicia na 2ª metade da gravidez e se estende até 2 a 3 dias após o parto, inicia-se a ativação secretora (lactogênese II), cujo início corresponde à "descida do leite" ou apojadura. A síntese do leite após o nascimento da criança é controlada basicamente pela ação hormonal, e a "descida do leite", que costuma ocorrer entre o 2º e 3º dia após o parto, ocorre mesmo sem a sucção da criança ao seio.

Em seguida, em torno do 7º ao 10º dia pós-parto, inicia-se a fase de manutenção da lactação, também denominada galactopoiese. Essa fase, que persiste por toda a lactação, é de controle autócrino e depende primordialmente do esvaziamento da mama, de preferência pela sução da criança. Qualquer fator materno ou da criança que limite a retirada do leite das mamas pode causar diminuição na síntese do leite, por inibição mecânica e química. A remoção contínua de peptídios supressores da lactação (*feedback inhibitor of lactation* – FIL) do leite contribui para a reposição do leite removido. Outro mecanismo local que regula a produção do leite, ainda não bem elucidado, envolve os receptores de prolactina na membrana basal do alvéolo. À medida que o leite se acumula nos alvéolos, a forma das células alveolares fica distorcida e a prolactina não consegue se ligar aos seus receptores, criando, assim, um efeito inibidor da síntese de leite.

Grande parte do leite de uma mamada é produzida enquanto a criança mama, sob o estímulo da prolactina, que é liberada graças à inibição da liberação de dopamina, que é um fator inibidor da prolactina. A liberação de prolactina e ocitocina é regulada pelos reflexos de produção e ejeção do leite, respectivamente, ativados pela estimulação dos mamilos, sobretudo pela sucção da criança. A liberação da ocitocina também ocorre em resposta a estímulos condicionados, como visão, cheiro e choro da criança, e a fatores de ordem emocional, como motivação, autoconfiança e tranquilidade. Por outro lado, dor, desconforto, estresse, ansiedade, medo, insegurança e falta de autoconfiança podem inibir o reflexo de ejeção do leite, prejudicando a lactação.

A secreção de leite é pequena nos primeiros dias, aumentando gradativamente: em média, de 0 a 5 mL de colostro na 1ª mamada, 40 a 50 mL no primeiro dia, 395 a 868 mL do 2º ao 6º dia. Com 1 mês, a ingestão média diária de um bebê em AME é de 750 a 800 mL. Entre 1 e 6 meses de idade, o volume de leite ingerido pela criança em AME é relativamente constante (entre 710 e 803 mL/dia), com uma grande variação entre as crianças com crescimento adequado, de 440 a 1.220 mL. O volume que uma criança mama em cada mamada em um período de 24 horas também varia bastante, de 30 a 135 mL, em média. Habitualmente, a capacidade de produção de leite pela mãe é maior que a demanda de seu filho. Uma mama nunca é esvaziada completamente, permanecendo, em média, 30 mL de leite após as mamadas.

COMPOSIÇÃO E ASPECTO DO LEITE MATERNO

Apesar da enorme diversidade entre os povos de todo o mundo, o leite materno é surpreendentemente homogêneo quanto à sua composição. Apenas as mulheres com desnutrição grave podem ter o seu leite afetado tanto qualitativa como quantitativamente.

O leite maduro só é secretado por volta do 10º dia pós-parto. Nos primeiros dias, a secreção láctea é chamada de colostro, que contém mais proteínas e menos lipídios do que o leite maduro, e é rico em imunoglobulinas, em especial a IgA. O leite de mães de recém-nascidos pré-termo difere do de mães de bebês a termo. A Tabela 1 apresenta os principais componentes do leite materno maduro e do colostro, em mães de bebês nascidos a termo e pré-termo.

A água contribui com quase 90% da composição do leite materno, o que garante o suprimento das necessidades hídricas de uma criança em AME, mesmo em climas quentes e áridos.

O principal carboidrato do leite materno é a lactose, e a principal proteína é a lactoalbumina. As gorduras são o com-

Tabela 1 Composição do colostro e do leite materno maduro de mães de crianças nascidas a termo e pré-termo

Nutriente	Colostro (3 a 5 dias)		Leite maduro (26 a 29 dias)	
	A termo	Pré-termo	A termo	Pré-termo
Calorias (kcal/dL)	48	58	62	70
Lipídios (g/dL)	1,8	3	3	4,1
Proteínas (g/dL)	1,9	2,1	1,3	1,4
Lactose (g/dL)	5,1	5	6,5	6

Fonte: adaptada de Riordan, 2005.[8]

ponente mais variável do leite materno, e são responsáveis por suprir até 50% das necessidades energéticas da criança pequena. Os ácidos graxos poli-insaturados de cadeia longa são essenciais no desenvolvimento cognitivo e visual, e na mielinização dos neurônios.

A concentração de gordura no leite (e consequentemente o teor energético) costuma aumentar no decorrer de uma mamada, havendo mais gordura no leite do final da mamada (leite posterior), saciando melhor a criança quando ela ingere esse leite; daí a importância de a criança retirar bastante leite de uma mama antes de passar para outra. O maior teor de gordura no leite posterior se deve à liberação de glóbulos de gordura adsorvidos nos lactócitos com o esvaziamento da mama e às forças geradas pela expusão do leite dos alvéolos. O esvaziamento dos alvéolos altera a forma dos lactócitos, que passa de escamosa para colunar, diminuindo, assim, a área para adsorção dos glóbulos de gordura. Assim, quando a mama está cheia, parte da gordura fica depositada nas células alveolares e vai sendo liberada com o progredir da mamada; porém, se a mama não estiver tão cheia, como ocorre por exemplo em intervalos muito curtos entre as mamadas, a diferença entre os leites anterior e posterior quanto ao teor de gordura é menor.

O leite humano tem vários fatores imunológicos específicos e não específicos que conferem proteção ativa e passiva contra infecções às crianças amamentadas. A IgA secretória é a principal imunoglobulina, que atua contra microrganismos que colonizam ou invadem superfícies mucosas. A especificidade dos anticorpos IgA no leite humano é um reflexo dos antígenos entéricos e respiratórios da mãe, o que proporciona proteção à criança contra os agentes infecciosos prevalentes no meio em que ela está inserida. A concentração de IgA no leite materno diminui ao longo do 1º mês, permanecendo relativamente constante a partir de então.

Outros fatores de proteção que se encontram no leite materno são: leucócitos, que matam microrganismos; lisozima e lactoferrina, que atuam sobre bactérias, vírus e fungos; fator bífido, que favorece o crescimento do *Lactobacilus bifidus*, uma bactéria saprófita que acidifica as fezes, dificultando a instalação de bactérias que causam diarreia, como *Shigella*, *Salmonella* e *Escherichia coli*; oligossacarídios (mais de 200 compostos), que previnem ligação da bactéria na superfície mucosa e protegem contra enterotoxinas no intestino, ligando-se à bactéria, e estimulam as células intestinais a produzir proteínas que "selam" o intestino e anti-inflamatórios que modulam o sistema imunológico. Os olissacarídeos não são absorvidos pelo intestino da criança, mas, ao serem degradados no intestino, liberam metabólicos que nutrem a célula intestinal e alimentam a microbiota intestinal saudável, promovendo o desenvolvimento cerebral.[9] Os oligossacarídeos do leite materno variam dependendo da genética da mulher, paridade, dieta, estilo de vida, exposição ao tabaco/drogas, saúde em geral.

Alguns dos fatores de proteção do leite materno são total ou parcialmente inativados pelo calor, razão pela qual o leite humano pasteurizado (submetido a uma temperatura de 62,5 °C por 30 minutos) não tem o mesmo valor biológico que o leite cru.

Há outros componentes biotivos no leite materno além dos fatores de proteção, como a lipase, que facilita a digestão da gordura, e o fator de crescimento epidérmico, que estimula a maturação das células intestinais, melhorando a digestão e a absorção de nutrientes.

Mais recentemente, descobriu-se que a mama produz exossomos, que são microvesículas contendo micro-RNAs que, uma vez ingeridos pela criança, são absorvidos intactos pelas células intestinais alcançando a circulação sistêmica e, uma vez nos tecidos, têm o poder de modular a expressão dos genes na criança.[10]

O leite materno não é estéril; ele contém comunidades bacterianas complexas originadas da pele da mulher e do próprio leite, vindas do intestino materno pela via enteromamária.[11]

A cor e o aspecto do leite humano variam ao longo da mamada em decorrência das variações na sua composição e também de acordo com a dieta da mãe. Por exemplo, o leite é mais amarelado quando a mulher tem uma dieta rica em betacaroteno, e esverdeado em dietas ricas em riboflavinas.

No início da mamada, o teor de água e a presença de constituintes hidrossolúveis confere ao leite coloração de água de coco; no meio da mamada, com o aumento da concentração de caseína, o leite tende a ter uma coloração branca opaca; e, no final da mamada, em virtude da concentração dos pigmentos lipossolúveis, o leite costuma ser mais amarelado.

DINÂMICA DA TRANSFERÊNCIA DO LEITE DA MAMA PARA A CRIANÇA

A técnica de amamentação, em especial o posicionamento da dupla mãe-bebê e a pega/sucção do lactente, é importante para a retirada efetiva do leite pela criança e proteção dos mamilos.

Uma posição inadequada da mãe e/ou do bebê dificulta o posicionamento correto da boca da criança em relação ao mamilo e à aréola, podendo resultar em uma pega inadequada. Esta, por sua vez, interfere na dinâmica de sucção e extração de leite, dificultando a transferência do leite da mama para a criança, com consequente diminuição da produção do leite e ganho de peso insuficiente do lactente, apesar de, muitas vezes, ele permanecer longo tempo no peito. Muitas vezes, a criança com pega inadequada é capaz de obter o leite anterior, mas tem dificuldade de retirar o leite posterior, em geral rico em gorduras. Além disso, a pega inadequada favorece traumas mamilares. Estudos ultrassonográficos mostram que quando a criança tem pega adequada, o mamilo fica posicionado na parte posterior do palato, protegido de fricção e compressão, prevenindo traumas mamilares.

O melhor posicionamento é aquele em que a mulher e a criança se sentem confortáveis, sem nenhum obstáculo para o bebê abocanhar tecido mamário suficiente (p. ex., dedos em forma de tesoura), retirar o leite efetivamente e deglutir e respirar livremente. A mãe deve estar relaxada e segurar com firmeza a criança completamente voltada para si. É importante enfatizar que quando a criança é amamentada de forma adequada, a mãe não deve sentir dor.

Toda dupla mãe/criança em AM deve ser avaliada por meio de observação completa de uma mamada. A OMS destaca 4 pontos-chave para posicionamento e 4 para pega, que caracterizam uma técnica adequada (Quadro 3).[12]

Quadro 3 Pontos-chave para uma boa técnica de amamentação

Posicionamento
Rosto da criança de frente para a mama, com nariz em oposição ao mamilo
Corpo da criança próximo ao da mãe
Criança com cabeça e tronco alinhados (pescoço não torcido)
Criança bem apoiada
Pega
Aréola um pouco mais visível acima da boca da criança
Boca bem aberta
Lábio inferior virado para fora
Queixo tocando a mama

Fonte: World Health Organization, 2020.[12]

Os seguintes sinais são indicativos de técnica inadequada de amamentação: bochechas da criança encovadas a cada sucção, ruídos da língua, mama aparentando estar esticada ou deformada durante a mamada, mamilos com estrias vermelhas ou áreas esbranquiçadas ou achatadas quando a criança solta a mama e dor durante a amamentação.

ACONSELHAMENTO EM AMAMENTAÇÃO

Além de conhecimentos básicos atualizados e habilidades técnicas em AM, o profissional de saúde precisa ter competência para se comunicar com eficiência, o que se consegue mais facilmente usando a técnica do aconselhamento em amamentação.[13] Aconselhamento, neste caso, não significa dar conselhos. Em vez disso, essa técnica usa recursos que ajudam a mulher/família a tomar decisões, após informações e discussão dos prós e contras das opções. É importante que as mulheres/famílias sintam o interesse do profissional para adquirirem confiança e se sentirem apoiadas e acolhidas. O Quadro 4 contém os princípios básicos do aconselhamento em amamentação.

Quadro 4 Princípios básicos do aconselhamento em amamentação

Praticar comunicação não verbal, mostrando interesse (balançar a cabeça afirmativamente, sorrir), prestando atenção, dedicando tempo para ouvir e tocando na mulher, quando apropriado
Fazer perguntas abertas, dando mais espaço para a mãe/nutriz se expressar
Mostrar empatia, ou seja, mostrar à mãe que os sentimentos dela são compreendidos
Evitar palavras que soam como julgamentos, por exemplo, certo, errado, bem, mal
Aceitar os sentimentos e as opiniões da mãe, sem, no entanto, precisar concordar ou discordar do que ela pensa
Reconhecer e elogiar o que a mãe e a criança estão fazendo de maneira adequada; isso aumenta a confiança da mãe, encoraja-a a manter práticas saudáveis e facilita que ela aceite sugestões
Oferecer poucas informações em cada aconselhamento; selecionar as mais importantes para o momento
Usar linguagem simples e acessível
Fazer sugestões em vez de dar ordens
Conversar com a mãe sobre as suas condições de saúde e da criança, explicando-lhes todos os procedimentos e condutas

Fonte: World Health Organization, 2018.[13]

ORIENTAÇÕES BÁSICAS QUE DEVEM SER REPASSADAS ÀS MÃES/FAMÍLIAS

É dever de todo pediatra repassar as seguintes informações básicas sobre AM a todas as lactantes/famílias, utilizando preferencialmente a técnica de aconselhamento.

Início da amamentação

A amamentação deve ser iniciada tão logo quanto possível após o parto. A OMS e o MS recomendam contato pele a pele ininterrupto na 1ª hora de vida, sempre que as condições de saúde da mãe e do recém-nascido permitirem. A maioria dos bebês suga na 1ª hora de vida, se lhe for dada oportunidade. O início da amamentação na 1ª hora de vida reduz o risco de hemorragia pós-parto, ao liberar ocitocina, e de icterícia no recém-nascido, por aumentar a motilidade gastrintestinal.

Os primeiros dias após o parto são cruciais para o sucesso da amamentação. É um período de intenso aprendizado para mãe, pai, bebê e demais pessoas que convivem com a família. Nesse período, o pediatra não deve poupar esforços para garantir que mães/bebês/pais/famílias sejam assistidos de acordo com as suas necessidades.

Frequência das mamadas

Habitualmente, o recém-nascido mama com frequência, sem regularidade quanto a horários. É comum a criança em

AME sob livre demanda mamar de 8 a 12 vezes/dia. Muitas mães, em especial as inseguras e com baixa autoestima, costumam interpretar esse comportamento como sinal de fome da criança, leite fraco ou insuficiente, culminando, quando não assistidas adequadamente, com a introdução de suplementos.

O tamanho das mamas da mãe pode exercer alguma influência na frequência das mamadas. As mulheres com mamas maiores têm maior capacidade de armazenamento de leite, e por isso podem ter mais flexibilidade com relação ao padrão de amamentação. Já as mulheres com mamas pequenas podem necessitar amamentar com mais frequência dada a sua pequena capacidade de armazenamento de leite. No entanto, o tamanho da mama não tem relação com a produção do leite.

Toda criança experimenta períodos de aceleração do crescimento, o que se manifesta por um aumento da demanda por leite. Esse período, que dura de 2 a 3 dias, pode ser equivocadamente interpretado como incapacidade da mãe em produzir leite suficiente para o seu bebê, induzindo à suplementação com outros leites. Esses períodos podem ser antecipados, diminuindo a ansiedade das mães e preparando-as para uma maior demanda. Em geral, ocorrem 3 episódios de aceleração do crescimento antes dos 4 meses: o primeiro entre 10 e 14 dias de vida, outro entre 4 e 6 semanas e um 3º em torno dos 3 meses. Bebês prematuros podem experimentar vários períodos de aceleração do crescimento nos primeiros meses.

Duração das mamadas

O tempo de permanência na mama em cada mamada não deve ser pré-estabelecido, pois o tempo necessário para a transferência adequada do leite da mama para a criança varia entre os lactentes e, numa mesma criança, pode variar dependendo da fome, do intervalo transcorrido desde a última mamada e do volume de leite armazenado na mama, entre outros fatores. Independentemente do tempo necessário, é importante que a criança fique o tempo suficiente na mama para ter acesso ao leite posterior, por conter mais calorias e saciar a criança.

Uso de suplementos

Água, chás e, sobretudo, outros leites devem ser evitados, pois há evidências de que o seu uso está associado com desmame precoce e aumento da morbimortalidade infantil.[5] A mamadeira, além de ser importante fonte de contaminação, pode ter efeito negativo sobre o AM, pois algumas crianças desenvolvem preferência por bicos de mamadeira, apresentando dificuldade para amamentar ao seio. Alguns autores atribuem esse comportamento à "confusão de bicos".

Uso de chupeta

O uso de chupeta tem sido desaconselhado por diversas razões, entre as quais a possibilidade de interferir com o AM.[13] Crianças que usam chupetas, em geral, são amamentadas menos frequentemente, o que pode prejudicar a produção de leite. Embora não haja dúvidas quanto à associação entre uso de chupeta e desmame precoce, ainda não está esclarecida a relação causa/efeito. É possível que o uso da chupeta seja um sinalizador de que a mãe está tendo dificuldades na amamentação ou de que tem menor disponibilidade para amamentar.

Além de interferir com o AM, o uso de chupeta afeta negativamente a formação do palato. A comparação de crânios de pessoas que viveram antes do advento dos bicos de borracha com crânios mais modernos sugerem o impacto negativo dos bicos na formação da cavidade oral. Recentemente foi descrita associação entre uso de chupeta e menor QI.[15]

DESMAME

O desmame não deve ser encarado como uma ruptura. Na realidade, ele representa uma mudança de forma de comunicação entre mãe e criança, um avanço na relação.

Considerando o desmame uma fase do desenvolvimento da criança, o ideal seria que ele ocorresse naturalmente (desmame natural), na medida em que a criança, sob a liderança da mãe, vai adquirindo competência para tal. Esse tipo de desmame proporciona transição amamentação/desmame mais tranquila, menos estressante para a mãe e a criança, preenche as necessidades da criança (fisiológicas, imunológicas e psicológicas) até elas estarem maduras para tal e, teoricamente, fortalece a relação mãe-filho. O desmame abrupto deve ser desencorajado, pois não dá chance à mãe e à criança de vivenciarem o luto, podendo ser vivenciado como uma ruptura. Se a criança não está pronta, ela pode se sentir rejeitada pela mãe, gerando insegurança e, muitas vezes, rebeldia.

No desmame natural, a criança se autodesmama gradualmente, o que pode ocorrer em diferentes idades, em média entre 2 e 4 anos, e, raramente, antes de 1 ano. A mãe tem participação ativa no processo, sugerindo passos quando a criança estiver pronta para aceitá-los e impondo limites adequados à idade. Há vários indicativos de que a criança pode estar pronta para iniciar o desmame: idade maior que 1 ano, menos interesse nas mamadas, aceita bem outros alimentos, é segura na sua relação com a mãe, aceita outras formas de consolo, aceita não ser amamentada em certas ocasiões e locais, às vezes dorme sem mamar no peito, mostra pouca ansiedade quando encorajada a não mamar e, às vezes, prefere brincar ou fazer outra atividade com a mãe em vez de mamar.

Há uma forma intermediária entre o desmame abrupto e o desmame natural: desmame guiado ou conduzido.[16] Em geral, é por desejo ou necessidade da mulher. É um desmame gradual, gentil e respeitoso, vivenciado por cada família a seu tempo. Ele é bem-sucedido quando o desenvolvimento da criança permite o seu entendimento sobre os passos a serem seguidos. Inicia-se organizando as mamadas, ou seja, a amamentação deixa de ser em livre demanda, eliminando as mamadas noturnas. Após essas fases, se for o desejo da mulher, ela pode retirar gradativamente as mamadas que restaram. Várias técnicas podem ser utilizadas para isso, como adiamento e encurtamento das mamadas e distração.[15]

Deve-se estar atento para não confundir autodesmame natural com a chamada "greve de amamentação" da criança, que ocorre principalmente em crianças menores de 1 ano. De início súbito e inesperado, a criança parece insatisfeita e, em geral, é possível identificar uma causa: doença, dentição, diminuição do volume ou sabor do leite, estresse e excesso de mamadeira ou chupeta. Essa condição usualmente não dura mais que 2 a 4 dias.

Cabe a cada dupla mãe-bebê e sua família a decisão de manter a amamentação até o desmame natural ou interrompê-la em um determinado momento. Muitos são os fatores envolvidos nessa decisão: circunstanciais, sociais, econômicos e culturais. Cabe ao pediatra ouvir os interessados e ajudá-los a tomarem uma decisão, pesando os prós e os contras. A decisão, principalmente da mulher, deve ser respeitada e apoiada.

REFERÊNCIAS BIBLIOGRÁFICAS

1. World Health Organization, United Nations Children's Fund. Indicators for assessing infant and young child feeding practices: definitions and measurement methods. Geneva: World Health Organization and the United Nations Children's Fund (UNICEF), 2021. Disponível em: https://apps.who.int/iris/bitstream/handle/10665/340706/9789240018389-eng.pdf?sequence=1&isAllowed=y. Acessado em: 21 junho 2021.
2. Kennedy GE. From the ape's dilemma to the wealing's dilemma: early weaning and its evolutionary context. J Hum Evol. 2005;48:123-45.
3. Kramer MS, Kakuma R. Optimal duration of exclusive breastfeeding Cochrane Database Syst Rev. 2012;8:CD003517.
4. Universidade Federal do Rio de Janeiro (UFRJ). Estudo Nacional de Alimentação e Nutrição Infantil – ENANI-2019: Resultados preliminares – Indicadores de aleitamento materno no Brasil. Rio de Janeiro: UFRJ; 2020. Disponível em: https://enani.nutricao.ufrj.br/index.php/relatorios/.
5. UNICEF. World Health Organization. Global breastfeeding scorecard. 2022. Disponível online: https://www.globalbreastfeedingcollective.org/media/1921/file. Acessado em 23 agosto 2024.
6. Victora CG, Bahl R, Barros AJD, França GVA, Horton S, Krasevec J, et al. Breastfeeding in the 21st century: epidemiology, mechanisms, and lifelong effect. Lancet. 2016;387(10033):2089-90.
7. Martins EJ, Giugliani ERJ. Which women breastfeed for 2 years or more? J Pediatr (Rio J). 2012;88:67-73.
8. Riordan J. The biological specificity of breastmilk. In: Riordan J (ed.). Breastfeeding and human lactation. 3.ed. Boston: Jones and Bartlett Publishers; 2005. p.97-136.
9. Smith PA. The tantalizing links between gut microbes and the brain. Nature. 2015;526(7573):312-4.
10. Melnik BC, Schmitz G. MicroRNAs: milk's epigenetic regulators. Best Pract Res Clin Endocrinol Metab. 2017;31:427-42.
11. Jost T, Lacroix C, Braegger CP, Rochat F, Chassard C. Vertical mother--neonate transfer of maternal gut bactéria via breastfeeding. Environ Microbiol 2014;16:2891-904.
12. World Health Organization (WHO). Baby-friendly hospital initiative training course for maternity staff: participant's manual. Geneva: WHO; 2020.
13. World Health Organization (WHO). Guideline: counselling of women to improve breastfeeding practices. Geneva: WHO; 2018.
14. Buccini GS, Pérez-Escamilla R, Paulino LM, Araújo CL, Venancio SI. Pacifier use and exclusive breastfeeding interruption: systematic review and meta-analysis. Matern Child Nut. 2016;13:e12384.
15. Giugliani ERJ, Gomes E, Santos IS, Matijasevich A, Camargo-Figuera FA, Barros AJD. All day-long pacifier use and intelligence quotient in childhood: a birth cohort study. Paediatr Perinat Epidemiol. 2021;35(4):511-8.
16. Balassiano B. Desmame gradual: como dar um final feliz à sua história de amamentação. Rio de Janeiro: Mapa Lab; 2020.

CAPÍTULO 2

O PAPEL DO PEDIATRA NO ALEITAMENTO MATERNO

Luciano Borges Santiago
Elsa Regina Justo Giugliani
Leandro Meirelles Nunes
Yechiel Moises Chencinski

AO FINAL DA LEITURA DESTE CAPÍTULO, O PEDIATRA DEVE ESTAR APTO A:

- Reconhecer sua importância na promoção, proteção e apoio ao aleitamento materno (AM), desde o período pré-natal até o final da amamentação.
- Reconhecer os principais atributos necessários para promover, proteger e apoiar o AM.
- Explicar os direitos trabalhistas da mulher trabalhadora que amamenta.
- Conhecer os principais itens da lei que regulamenta a comercialização de alimentos para lactentes e crianças de primeira infância e produtos de puericultura correlatos (NBCAL/Lei n. 11.265/2006).
- Fornecer orientações úteis às mulheres trabalhadoras para que elas consigam manter o AM.

A IMPORTÂNCIA DO PEDIATRA NO ALEITAMENTO MATERNO NO BRASIL

A proximidade de um profissional com conhecimentos, atitudes e habilidades em AM pode fazer toda a diferença para crianças, mulheres e famílias que vivenciam a amamentação. Saber promover, proteger e apoiar o AM é ferramenta importante na superação de dificuldades do início da amamentação e sua manutenção até os 2 anos ou mais, se este for o desejo da mulher. Nesse sentido, o pediatra encontra-se em lugar de destaque, pois, além do seu prestígio junto aos familiares da criança, ele é o profissional de saúde mais próximo dos pais desde o nascimento de um filho. É ele, com frequência, a referência para a família nos cuidados de saúde da criança e do adolescente, e até mesmo dos adultos. Entretanto, muitos pediatras ainda não possuem atributos necessários para atuar positivamente no AM, em parte porque este tema em geral é pouco abordado em sua formação acadêmica e não existe cobrança por essa capacitação nos serviços de saúde.

O número de horas dedicadas ao ensino do AM nos cursos de Medicina e em Residências Médicas de Pediatria costuma ser insuficiente. Um estudo norte-americano mostrou que os residentes de pediatria recebem aproximadamente 3 horas de treinamento em amamentação por ano. Além disso, os programas de residência nem sempre implementam as recomendações da Academia Americana de Pediatria (AAP) para apoiar a amamentação no local de trabalho.[1]

Além do conhecimento atualizado e embasado cientificamente em AM e competências clínicas, o pediatra precisa ter habilidade para comunicar-se eficientemente com a mulher e sua família. Assim, é importante que ele esteja familiarizado e pratique o aconselhamento em amamentação,[2] técnica que, por meio do diálogo, ajuda a mulher/pai/família a tomar decisões, além de desenvolver sua autoconfiança e confiança no profissional (ver o capítulo anterior – Tópicos Básicos em Aleitamento Materno).

A maioria dos pediatras afirma apoiar/incentivar o AM; no entanto, algumas atitudes desses profissionais não são coerentes com essa afirmativa.

As mulheres que estão amamentando querem suporte ativo (incluindo-se o emocional), bem como informações acuradas (escritas e verbais) para se sentirem confiantes, mas o suporte oferecido pelos pediatras não capacitados, muitas vezes, é mais passivo, reativo. Portanto, o pediatra deve estar ciente do tipo de apoio, informação e interação que as mulheres/famílias precisam, desejam ou esperam dele.

O PEDIATRA COMO PROMOTOR, PROTETOR E APOIADOR DO AM

A seguir, são abordados alguns aspectos fundamentais para que o pediatra desempenhe eficientemente o seu papel de promotor, protetor e apoiador do AM.

Capacitação em AM

Para desempenhar eficientemente o seu papel de incentivador do AM, o pediatra precisa manter-se atualizado nos diversos aspectos do AM. Para isso, deve recorrer aos cursos de manejo e aconselhamento da Organização Mundial da Saúde (OMS) e aos diversos cursos/congressos oferecidos por diversas universidades, órgãos governamentais e entidades científicas e associativas, em especial a Sociedade Brasileira de Pediatria (SBP) e suas filiadas. Além disso, estão disponíveis documentos, artigos de revisão e manuais de AM bastante abrangentes e elucidativos (ver, ao final deste capítulo, em "A Sociedade Brasileira de Pediatria e o AM").[3,4]

Consulta pediátrica pré-natal

As consultas do acompanhamento pré-natal são excelentes oportunidades para motivar as futuras mães a amamentar segundo as recomendações quanto ao padrão e à duração do AM. O pediatra pode contribuir para isso, abordando, de maneira simples e objetiva, já na gestação, os seguintes tópicos, entre outros: impacto positivo da amamentação na saúde da mulher e da criança; importância do leite materno (colostro e leite maduro); desvantagens do uso precoce dos leites de outras espécies; importância do AME nos primeiros 6 meses; noções de anatomia e fisiologia da glândula mamária; técnicas adequadas de amamentação; leis que protegem a amamentação. Também é importante dialogar com as gestantes sobre os tabus e mitos da amamentação.

Atendimento individual, face a face, com aconselhamento

O aconselhamento individual em AM é uma importante estratégia de apoio e assistência a lactantes.[2] Nesse sentido, cabe ao pediatra acolher a mulher, seu filho e sua família, ouvi-los com empatia, opinar, dar informações objetivas e apropriadas para o momento e ajudá-los, sobretudo a mulher, na tomada de decisões. Além disso, o pediatra deve estar preparado para avaliar criticamente a transferência do leite da mãe para a criança (técnica de amamentação) e manejar adequadamente as eventuais dificuldades relativas à amamentação.

Práticas hospitalares

Várias práticas hospitalares podem interferir negativamente no AM, como ausência de contato pele a pele no período pós-parto imediato, atraso na primeira mamada, separação física mãe-filho, mamadas em horários preestabelecidos, uso desnecessário de leites industrializados e uso de bicos/chupetas e mamadeiras.

A Iniciativa Hospital Amigo da Criança foi concebida pelo Unicef e pela OMS, em 1989, com o objetivo de implementar nas maternidades práticas que efetivamente favoreçam o AM. O conjunto dessas práticas é conhecido como "Os dez passos para o sucesso do aleitamento materno", que foram revisados e atualizados em 2018[6]. Entretanto, no Brasil continuam valendo os 10 passos tradicionais (Quadro 1). É fundamental que o pediatra atue de acordo com esses passos e estimule colegas e outros profissionais de saúde a adotar essas práticas. Além disso, o pediatra ocupa papel de destaque na conscientização e capacitação dos profissionais para implementar normas e rotinas hospitalares favoráveis ao AM.

Quadro 1 Dez passos para o sucesso do aleitamento materno

Ter uma política de aleitamento materno escrita, que seja rotineiramente transmitida para toda a equipe de cuidados de saúde
Capacitar toda a equipe de cuidados de saúde nas práticas necessárias para implementar essa política
Informar todas as gestantes sobre os benefícios e o manejo do aleitamento materno
Ajudar as mães a iniciar o aleitamento materno na primeira meia hora após o nascimento*
Mostrar às mães como amamentar e como manter a lactação, mesmo se separadas dos seus filhos
Não oferecer aos recém-nascidos bebida ou alimento que não seja o leite materno, a não ser que haja indicação médica
Praticar o alojamento conjunto – permitir que mães e bebês permaneçam juntos 24 h/dia
Incentivar o aleitamento materno em livre demanda
Não oferecer bicos artificiais ou chupetas a crianças amamentadas
Promover grupos de apoio à amamentação e encaminhar as mães a esses grupos na alta da maternidade

* Interpreta-se como: colocar os bebês em contato pele a pele com suas mães imediatamente após o parto por, no mínimo, 1 hora e encorajar as mães a reconhecerem quando seus bebês estão prontos para serem amamentados, oferecendo ajuda, se necessário.
Fonte: Brasil, 2009.[5]

Contato pele a pele após o parto

Um dos dez passos a ser ressaltado é o passo 4, que implica colocar os recém-nascidos em contato pele a pele com suas mães imediatamente após o parto, por no mínimo 1 hora, e encorajar as mães a reconhecerem quando seus filhos estão prontos para serem amamentados, oferecendo ajuda, se necessário. Hoje há evidências robustas sobre os benefícios dessa prática[7], listados no Quadro 2. Tentando diminuir as inconsistências na definição e nas práticas do contato pele a pele após o parto, recentemente foram elaboradas diretrizes para nortear os profissionais de saúde na execução dessa ação[7]. Na elaboração dessas diretrizes, ficou evidenciado o seguinte com relação ao contato pele a pele após o parto:

Quadro 2 Benefícios do contato pele a pele após o parto

Para a criança

- Melhor adaptação ao ambiente extrauterino (temperatura, saturação de O2, batimentos cardíacos, glicemia)
- Possibilita o uso da programação inata (instintos) para alcançar a mama enquanto coordena os cinco sentidos: visão, audição, tato, olfato e paladar
- Desenvolve comportamento para mamar, autorregulação e ligação precoce aos pais
- Diminui o risco de reinternação
- Diminui o risco de necessidade de cuidados intensivos
- Diminui o risco de infeção grave
- Diminui o risco de morte inesperada nos primeiros 6 dias
- Menor mortalidade no primeiro mês em prematuros muito pequenos (1.000-1.799 g)
- Menor mortalidade infantil
- Benefícios no neurodesenvolvimento no longo termo em recém-nascido a termo e prematuros

Para a mulher

- Melhor compreensão do comportamento e competências da criança
- Melhores cuidados com a criança
- Maior ligação com a criança
- Início mais tranquilo da amamentação à medida que os reflexos da criança se desenvolvem naturalmente
- Promove a autoconfiança materna
- Menor duração do terceiro estágio do parto
- Menor uso de ocitocina sintética
- Menos dor na sutura da episiotomia
- Menos estresse pós-traumático em partos complicados
- Diminui depressão pós-parto e ansiedade

Para ambos

- Favorece o início e continuidade do aleitamento materno
- Melhora o vínculo

Fonte: Brimdyr et al., 2023.[7]

- É apropriado para todas as mães e recém-nascidos (a partir de 1.000 g/28 semanas de gestação) do mundo, se as condições de saúde da mãe e da criança permitirem.
- É apropriado para todos os tipos de parto (vaginal e cesáreo).
- Deve ser iniciado imediatamente após o nascimento, colocando-se o recém-nascido diretamente sobre o peito/abdome nu da mãe, após ter o seu corpo secado e antes do clampeamento do cordão.
- Deve ser contínuo, ou seja, o recém-nascido nu permanece pele a pele no tórax/abdome da mãe, sem interrupções. Ele não deve ser removido para cuidados de rotina ou transferido para outro leito ou enfermaria.
- O recém-nascido e a mãe devem ter momentos tranquilos durante o contato pele a pele; devem ser observados sem serem perturbados pela família ou pela equipe.
- Os cuidados de rotina, como pesagem, gotas oftalmológicas e exames detalhados podem ser adiados com segurança após a primeira hora. Avaliação dos sinais vitais e pontuação de Apgar devem ser realizados durante o contato pele a pele.

É importante salientar que o contato pele a pele é considerado uma prática segura, desde que haja a presença de profissional capacitado para monitorar, supervisionar e atuar, se necessário. A duração do contato pele a pele deve ser de no mínimo até o recém-nascido mamar e completar os nove estágios de Widström8 relativos aos comportamentos instintivos do recém-nascido, a saber: (1) choro, (2) relaxamento, (3) despertar, (4) atividade, (5) descanso, (6) rastejamento até a mama, (7) familiarização com a mama (lambedura dos mamilos), (8) sucção da mama e, por fim, (9) adormecimento. Em geral, a criança passa por todos esses estágios na primeira hora de vida.

Avaliação do freio lingual

O exame do freio lingual deve fazer parte, sempre, do exame geral do recém-nascido, habitualmente feito pelo pediatra, nos primeiros dias de vida, ainda antes da alta hospitalar. Considerando o estágio atual do conhecimento científico, o Ministério da Saúde, por meio de notas técnicas, indica a aplicação do Protocolo de Bristol.[9]

Para se interpretar este protocolo, as pontuações obtidas para os quatro itens do Protocolo Bristol são somadas e podem variar de 0 a 8. Escore 8 indica uma função típica da língua; escores 6 e 7 são considerados limítrofes, sendo recomendada a abordagem "espere e siga", com suporte para amamentação (pega e posicionamento); escores 4 e 5 sugerem comprometimento duvidoso da função da língua, que pode ou não ter efeito sobre a amamentação; e escores de 0 a 3 indicam redução mais grave da função lingual e potencial comprometimento da amamentação. Ressalta-se que, independentemente do resultado da avaliação, é fundamental realizar o acompanhamento contínuo da amamentação na Atenção Primária à Saúde (APS).

O Protocolo de Observação e Avaliação da Mamada, proposto pela OMS/UNICEF, também deve ser realizado em todos os recém-nascidos e serve como complementação da avaliação de uma possível interferência na técnica de amamentação de uma eventual anquiloglossia. Essa análise deve ser feita preferencialmente por equipe interdisciplinar que tenha experiência na avaliação da motricidade oral. O trabalho conjunto do pediatra com fonoaudiólogo e odontopediatra é fundamental na melhor decisão terapêutica, que pode variar desde o monitoramento e manejo das dificuldades na amamentação nas primeiras semanas de vida, até uma possível indicação de procedimento cirúrgico. Portanto, o acompanhamento não se encerra na maternidade e a avaliação do freio lingual conjuntamente com a observação da mamada continuam a ser fundamentais após a alta, durante as consultas de puericultura subsequentes, sempre com atenção direcionada às informações e aos relatos que cada mãe traz a respeito da sua experiência com a amamentação.

No sítio https://www.gov.br/saude/pt-br/centrais-de-conteudo/publicacoes/notas-tecnicas/2023/nota-tecnica-

-conjunta-no-52-2023-cacriad-cgaci-dgci-saps-ms-e-cgsb-desco-saps-ms é possível encontrar todas as ferramentas necessárias para o diagnóstico e manejo da anquiloglossia: (1) ferramenta de avaliação de anquiloglossia em bebês amamentados (Bristol Tongue Assessment Tool [BTAT]), (2) formulário de observação da mamada proposto pelo UNICEF e (3) fluxograma de atenção aos lactentes para avaliação e abordagem da anquiloglossia na Rede de Atenção à Saúde.

Padrão e duração do AM

Novos conhecimentos sobre AM e alimentação complementar tornaram obsoletos alguns conceitos e recomendações que fizeram parte da prática pediátrica por muito tempo. Nas últimas décadas, vêm se acumulando evidências científicas que fundamentam a importância da amamentação exclusiva, sob livre demanda, nos primeiros 6 meses, e da manutenção do AM até os 2 anos de idade ou mais. Apesar desses conhecimentos, alguns pediatras continuam a prescrever desnecessariamente fórmulas infantis com o objetivo de suplementar o leite materno, recomendam a introdução dos alimentos complementares antes dos 6 meses e não valorizam o desmame natural, que costuma ocorrer entre 2 e 3 anos de vida da criança (ver capítulo anterior – Tópicos Básicos em Aleitamento Materno). Alguns, inclusive, recomendam o desmame após o primeiro ano de vida.

Legislação

Este tópico abordará conhecimento, cumprimento e monitoração da legislação que regulamenta a comercialização de alimentos para lactentes e crianças de primeira infância e produtos de puericultura correlatos (NBCAL e Lei n. 11.265/2006).

A OMS estabeleceu as seguintes metas para 2030: elevar para 70% a taxa de aleitamento materno exclusivo em menores de 6 meses e para 80% e 60% as prevalências de crianças amamentadas aos 12 e 24 meses, respectivamente.[10] Entre as estratégias para atingir essas metas, a OMS recomenda inibir o marketing abusivo de fórmulas infantis e a proteção da mulher trabalhadora.[10] Assim, a divulgação, o cumprimento e a monitoração do Código Internacional de Comercialização de Substitutos de Leite Materno e, aqui no Brasil, da Norma Brasileira de Comercialização de Alimentos para Lactentes e Crianças de Primeira Infância, Bicos, Chupetas e Mamadeiras (NBCAL), que originou a Lei n. 11.265/2006, regulamentada em 2015, são ações significativas para atingir esse objetivo.[11] A Lei n. 11.265/2006[8] (Quadro 3) regulamenta a comercialização de alimentos para lactentes e crianças de primeira infância e também a de produtos de puericultura correlatos.

Todo pediatra deve conhecer, cumprir e divulgar o conteúdo da NBCAL/Lei n. 11.265/2006 como prática básica de promoção, proteção e apoio ao aleitamento.

O objetivo da lei consta em seu artigo 1º: "contribuir para a adequada nutrição dos lactentes e das crianças de primeira infância", e, para isso, propõe:

1. Regulamentação da promoção comercial e do uso apropriado dos alimentos para lactentes e crianças de primeira infância, bem como do uso de mamadeiras, bicos e chupetas.
2. Proteção e incentivo ao aleitamento materno exclusivo nos primeiros 6 meses de idade.
3. Proteção e incentivo à continuidade do aleitamento materno até os 2 anos de idade ou mais após a introdução de novos alimentos na dieta dos lactentes e das crianças de primeira infância.

Quadro 3 Itens selecionados da Lei n. 11.265/2006, que regulamenta a comercialização de alimentos para lactentes e crianças de primeira infância e produtos de puericultura correlatos

Art. 4° É vedada a promoção comercial dos produtos a que se referem os incisos I, V e VI* do *caput* do art. 2° desta Lei, em quaisquer meios de comunicação, conforme se dispuser em regulamento.
Art. 5° A promoção comercial de alimentos infantis referidos nos incisos II, III e IV* do *caput* do art. 2° desta Lei deverá incluir, em caráter obrigatório, o seguinte destaque, visual ou auditivo, consoante o meio de divulgação. I – Para produtos referidos nos incisos II e III do *caput* do art. 2° desta Lei os dizeres "O Ministério da Saúde informa: o aleitamento materno evita infecções e alergias e é recomendado até os 2 (dois) anos de idade ou mais". II– Para produtos referidos no inciso IV do *caput* do art. 2° desta Lei os dizeres "O Ministério da Saúde informa: após os 6 (seis) meses de idade continue amamentando seu filho e ofereça novos alimentos".
Art. 6° Não é permitida a atuação de representantes comerciais nas unidades de saúde, salvo para a comunicação de aspectos técnico-científicos dos produtos aos médicos-pediatras e nutricionistas.
Art. 7° Os fabricantes, distribuidores e importadores somente poderão fornecer amostras dos produtos referidos nos incisos I a IV* do *caput* do art. 2° desta Lei a médicos-pediatras e nutricionistas por ocasião do lançamento do produto, de forma a atender ao art. 15 desta Lei. Parágrafo 3° – É vedada a distribuição de amostras de mamadeiras, bicos, chupetas e suplementos nutricionais indicados para recém-nascidos de alto risco.
Art. 8° Os fabricantes, importadores e distribuidores dos produtos de que trata esta Lei somente poderão conceder patrocínios financeiros e/ou materiais às entidades científicas de ensino e pesquisa ou às entidades associativas de pediatras e de nutricionistas, reconhecidas nacionalmente, vedada toda e qualquer forma de patrocínio a pessoas físicas.
Art. 19. Todo material educativo e técnico-científico, qualquer que seja a sua forma, que trate de alimentação de lactentes e de crianças de primeira infância, atenderá aos dispositivos desta Lei e incluirá informações explícitas sobre os seguintes itens: I – Os benefícios e a superioridade da amamentação; II – A orientação sobre a alimentação adequada da gestante e da nutriz, com ênfase no preparo para o início e a manutenção do aleitamento materno até 2 (dois) anos de idade ou mais; III – Os efeitos negativos do uso de mamadeira, bico ou chupeta sobre o aleitamento natural, particularmente no que se refere às dificuldades para o retorno da amamentação e aos inconvenientes inerentes ao preparo dos alimentos e à higienização desses produtos;

(continua)

Quadro 3 Itens selecionados da Lei n. 11.265/2006, que regulamenta a comercialização de alimentos para lactentes e crianças de primeira infância e produtos de puericultura correlatos (*continuação*)

IV – As implicações econômicas da opção pelos alimentos usados em substituição ao leite materno ou humano, ademais dos prejuízos causados à saúde do lactente pelo uso desnecessário ou inadequado de alimentos artificiais;
V – A relevância do desenvolvimento de hábitos educativos e culturais reforçadores da utilização dos alimentos constitutivos da dieta familiar.
Parágrafo 1º – Os materiais educativos e técnico-científicos não conterão imagens ou textos, incluídos os de profissionais e autoridades de saúde, que recomendem ou possam induzir o uso de chupetas, bicos ou mamadeiras ou o uso de outros alimentos substitutivos do leite materno.
Parágrafo 2º – Os materiais educativos que tratam da alimentação de lactentes não poderão ser produzidos ou patrocinados por distribuidores, fornecedores, importadores ou fabricantes de produtos abrangidos por esta Lei.

Art. 20. As instituições responsáveis pela formação e capacitação de profissionais de saúde incluirão a divulgação e as estratégias de cumprimento desta Lei como parte do conteúdo programático das disciplinas que abordem a alimentação infantil.

Art. 21. Constitui competência prioritária dos profissionais de saúde estimular e divulgar a prática do aleitamento materno exclusivo até os 6 (seis) meses e continuado até os 2 (dois) anos de idade ou mais.

* I – fórmulas infantis para lactentes e fórmulas infantis de seguimento para lactentes; II – fórmulas infantis de seguimento para crianças de primeira infância; III – leites fluidos, leites em pó, leites modificados e similares de origem vegetal; IV – alimentos de transição e alimentos à base de cereais indicados para lactentes e/ou crianças de primeira infância, bem como outros alimentos ou bebidas à base de leite ou não, quando comercializados ou de outra forma apresentados como apropriados para a alimentação de lactentes e de crianças de primeira infância; V – fórmula de nutrientes apresentada ou indicada para recém-nascido de alto risco; VI – mamadeiras, bicos e chupetas.
Atualmente (2020), a NBCAL é composta pelos seguintes atos normativos: Portaria MS n.2051 de 8/11/2001, RDC n.221 de 5/08/2002, RDC n.222 de 5/08/2002, Lei n. 11.265 de 3/01/2006 e Decreto n. 9579 de 22/11/2018 consolidando os atos normativos.

Fonte: Brasil, 2006.[11]

Orientações a mães que são trabalhadoras formais

Diante de situações que exigem a separação física entre mãe e filho (especialmente a volta ao trabalho), é dever do pediatra oferecer as seguintes recomendações:

1. Estimular familiares a compartilhar com a mulher as tarefas domésticas e cuidados com os filhos.
2. Oferecer informações úteis para a manutenção do AM antes e após o retorno da mulher ao trabalho, incluindo técnicas de extração e armazenamento do leite (Quadros 4 e 5).[12]
3. Demonstrar ao responsável pelos cuidados da criança na ausência da mãe como oferecer o leite materno ordenhado em copinho,[13] xícara ou colher (Quadro 6). A mamadeira deve ser evitada.
4. Informar as mulheres sobre as leis que protegem a amamentação em vigência no Brasil.[12] São elas:
   - Estabilidade de emprego, desde a concepção até que a criança complete 5 meses de idade (CLT, artigo 391, seção V).
   - Licença-paternidade (CLT, capítulo II, artigo 7ª, XIX) – a licença é de 5 dias para pais em regime CLT, podendo ser ampliada para 20 dias. Para ter direito ao período ampliado, o pai deve ser servidor público federal ou a empresa empregadora estar vinculada ao Programa Empresa Cidadã (Lei n. 11.770/2008).
   - Licença-maternidade de 120 dias (CLT, no artigo Art. 392) – a empregada gestante tem direito à licença-maternidade de 120 dias, sem prejuízo do emprego e do salário. Redação dada pela Lei n. 10.421/2002 (vide Lei n. 13.985/2020).

     § 1º A empregada deve, mediante atestado médico, notificar o seu empregador da data do início do afastamento do emprego, que poderá ocorrer entre o 28º dia antes do parto e ocorrência deste. (Redação dada pela Lei n. 10.421, 15.4.2002.)
     § 2º Os períodos de repouso, antes e depois do parto, poderão ser aumentados de 2 semanas cada um, mediante atestado médico. (Redação dada pela Lei n. 10.421/2002.)

   - Após os 120 dias, a mulher ainda pode contar com dois intervalos de 30 minutos no seu horário de trabalho (até 6 meses pós-parto).

     Art. 396, Seção V – Para amamentar o próprio filho, até que este complete 6 meses de idade, a mulher terá direito, durante a jornada de trabalho, a 2 descansos especiais, de meia hora cada um.
     Parágrafo único – Quando o exigir a saúde do filho, o período de 6 (seis) meses poderá ser dilatado, a critério da autoridade competente.

   - Garantia de local/creche para deixar seu filho (empresas com mais de 30 mulheres com mais de 16 anos), CLT, art. 389, Direito à creche seção IV / Portaria n. 3.296, de 3/9/1986, art. 1º – Creche ou reembolso-creche:

     § 1º Os estabelecimentos em que trabalharem pelo menos 30 mulheres com mais de 16 anos de idade terão local apropriado onde seja permitido às empregadas guardar sob vigilância e assistência os seus filhos no período da amamentação. (Incluído pelo Decreto-lei n. 229/1967.)
     § 2º A exigência do § 1º poderá ser suprida por meio de creches distritais mantidas, diretamente ou mediante convênios, com outras entidades públicas ou privadas, pelas próprias empresas, em regime comunitário, ou a cargo do SESI, do SESC, da LBA ou de entidades sindicais. (Incluído pelo Decreto-lei n. 229/1967.)

   - Licença-maternidade de 6 meses (Lei n. 11.770/2008 regulamentada pelo Decreto n. 7.052/2009) – essa lei é conhecida como "Empresa Cidadã". Por meio de incentivos fiscais, as empresas prorrogam a licença-maternidade para 180 dias. A lei é obrigatória para servidoras federais, mas facultativa para servidores estaduais, municipais e para o setor privado.

– Salas de apoio à amamentação: regulamentadas pela Portaria da Anvisa n. 193, de 23 de fevereiro de 2010 (Nota Técnica Conjunta n. 1/2010 Anvisa e MS). Lei facultativa que orienta instalação de salas de apoio à amamentação em empresas públicas ou privadas e a fiscalização desses ambientes pelas vigilâncias sanitárias locais.

O Ministério da Saúde disponibiliza cartilha que orienta a mulher trabalhadora a manter a amamentação após o retorno ao trabalho, além de informá-la sobre os seus direitos.[11]

Quadro 4 Orientações úteis para a manutenção do aleitamento materno por mães que trabalham fora do lar

Antes do retorno ao trabalho
Praticar o aleitamento materno exclusivo
Conhecer as facilidades para a retirada e o armazenamento do leite no local de trabalho (privacidade, geladeira, horários)
Praticar a extração do leite (de preferência manualmente) e congelar o leite para usar no futuro. Iniciar o estoque de leite 15 dias antes do retorno ao trabalho
Após o retorno ao trabalho
Amamentar com frequência quando estiver em casa, inclusive à noite
Evitar mamadeiras. Oferecer a alimentação com copo e colher
Durante as horas de trabalho, esvaziar as mamas preferencialmente por meio de extração manual e guardar o leite na geladeira. Levar para casa e oferecer à criança no mesmo dia, no dia seguinte ou congelar. Leite cru (não pasteurizado) pode ser conservado em geladeira por 12 horas, e no *freezer* ou congelador, por 15 dias
Para alimentar a criança com leite extraído da mama e congelado, este deve ser descongelado, de preferência dentro da geladeira. Uma vez descongelado, o leite deve ser aquecido em banho-maria, fora do fogo. Antes de oferecer o leite à criança, o leite deve ser agitado suavemente para homogeneizar a gordura

Fonte: Brasil, 2015.[12]

Quadro 5 Informações úteis sobre a extração manual do leite

Lavar cuidadosamente mãos e antebraços. Não há necessidade de lavar as mamas frequentemente
Secar mãos e antebraços com toalha limpa ou de papel
Procurar um local tranquilo para esgotar o leite
Usar touca ou lenço no cabelo
Usar máscara ou evitar falar, espirrar ou tossir enquanto estiver extraindo o leite
Procurar estar relaxada, sentada ou em pé, em posição confortável; pensar na criança pode auxiliar na ejeção do leite
Curvar o tórax sobre o abdome para facilitar a saída do leite e aumentar o fluxo lácteo
Massagear delicadamente toda a mama com movimentos circulares da base em direção à aréola. Esse procedimento deve ser feito preferencialmente pela lactante, que assim poderá localizar os pontos mais dolorosos

(continua)

Quadro 5 Informações úteis sobre a extração manual do leite (*continuação*)

Dispor de vasilhame de vidro esterilizado para receber o leite, preferencialmente vidros de boca larga com tampas plásticas, que possam ser submetidos à fervura durante mais ou menos 20 minutos
Ter à mão pano úmido limpo e lenços de papel para limpeza das mãos
Posicionar o recipiente em que será coletado o leite materno (copo, xícara, caneca ou vidro de boca larga) próximo à mama
Com os dedos da mão em forma de C, colocar o polegar na aréola ACIMA do mamilo e o dedo indicador ABAIXO do mamilo na transição aréola-mama, em oposição ao polegar; sustentar a mama com os outros dedos
Usar preferencialmente a mão esquerda para a mama esquerda e a mão direita para a mama direita, ou usar as duas mãos simultaneamente (uma em cada mama ou as duas juntas na mesma mama – técnica bimanual)
Pressionar suavemente o polegar e o dedo indicador, um em direção ao outro, e levemente para dentro, em direção à parede torácica. Evitar pressionar demais, pois pode bloquear os ductos lactíferos
Pressionar e soltar, pressionar e soltar. A manobra não deve doer se a técnica estiver correta. A princípio, o leite pode não fluir, mas depois de pressionar algumas vezes, o leite começa a pingar. Pode fluir em jorros, se o reflexo de ocitocina estiver ativo
Desprezar os primeiros jatos; isso melhora a qualidade do leite pela redução dos contaminantes microbianos
Mudar a posição dos dedos ao redor da aréola para esvaziar todas as áreas
Alternar a mama quando o fluxo de leite diminuir e repetir a massagem e o ciclo várias vezes. Lembrar que extrair leite adequadamente leva mais ou menos 20 a 30 minutos, em cada mama, especialmente nos primeiros dias, quando apenas uma pequena quantidade de leite pode ser produzida
Pode-se extrair leite simultaneamente das duas mamas em um único vasilhame de boca larga ou em dois vasilhames separados, colocados um embaixo de cada mama

Fonte: Brasil, 2015.[12]

Quadro 6 Como oferecer, em copinho, leite materno extraído

Aquecer o leite materno previamente extraído e refrigerado
Posicionar a criança confortavelmente, cuidando para que seus braços não derrubem o copo. Ela deve estar tranquila e não deve estar chorando
Colocar o leite aquecido em um copo de 30 mL até a marca de 20 mL. O copo deve ser vertido com cuidado. Aumentar progressivamente o volume a ser administrado, de acordo com a habilidade adquirida pela criança
Segurar a criança no colo em posição elevada e encostar gentilmente o copo em seus lábios
Inclinar o copo de maneira que o leite toque o lábio. Nunca jogar o leite na cavidade oral da criança. Ela colocará a língua para fora e realizará movimentos de "lamber" o leite. Crianças a termo podem chegar a "sorver" o leite
Conversar com a criança, assim como se faz durante o aleitamento materno
Deixar a criança sugar de acordo com seu próprio ritmo e sempre retirar a inclinação do copo nos momentos de pausa

(continua)

Quadro 6 Como oferecer, em copinho, leite materno extraído (*continuação*)

Colocar a criança para eructar da mesma forma como se faz na alimentação por outros métodos. Continuar oferecendo no copo até que ela mostre sinais de saciedade (p.ex., começar a dormir, parar de tomar o leite)
Lembrar que a aprendizagem da criança é um fator importante para o sucesso no aleitamento por copo

Fonte: Kuehl, 1997.[13]

REDE DE APOIO

A prática da amamentação é fortemente influenciada pelo meio em que a mulher está inserida. Para uma amamentação bem-sucedida, são necessários constantes incentivo e suporte, não só dos profissionais de saúde, mas das suas famílias e da comunidade. Há evidências de que alguns membros da família, em especial o pai e as avós, exercem papel importante no estabelecimento e na manutenção do AM.[14] As avós da criança, quando presentes, costumam ter peso nas decisões das famílias, incluindo aquelas relacionadas com a alimentação infantil. Portanto, é fundamental que o pediatra envolva nas suas consultas as pessoas que convivem com a mãe e as incentive a compartilharem as tarefas domésticas e cuidados com as crianças.

Atuação do pediatra em redes sociais, grupos de mães e demais mídias

Os últimos 20 anos trouxeram e desenvolveram uma nova forma de comunicação e informação, mais ágil, mais "democrática", com menos filtros para as famílias e para os profissionais de saúde: a internet. É grande a quantidade de mulheres que acessam diariamente a internet em busca de melhores condições para o cuidado de seus filhos, especificamente no que diz respeito à amamentação; essa procura, algumas vezes, pode ser encarada como uma afronta ao conhecimento do profissional de saúde. Esse é um desafio para o qual o pediatra precisa se preparar e acolher a ansiedade e a angústia das mães.

Em razão do prestígio que o pediatra tem na sociedade, é importante que ele, sempre que possível, aproveite as oportunidades, envolvendo-se em *lives*, entrevistas (nos vários canais da mídia) e campanhas publicitárias de promoção do AM (entre outras). Nessas oportunidades, a comunicação por meio de técnicas de acolhimento (escuta ativa, empatia e sem julgamentos) pode trazer melhores resultados junto ao público em geral.

A SOCIEDADE BRASILEIRA DE PEDIATRIA E O AM

A preocupação dos pediatras com o declínio das taxas de AM no Brasil é antiga. Já no final da década de 1960, a SBP reuniu um pequeno grupo de pediatras inquietos com as práticas alimentares das crianças pequenas da época. Em 1980, surgiu o Grupo de Incentivo ao Aleitamento Materno, coordenado nacionalmente pelos Drs. José Martins Filho e José Dias Rego no âmbito do Rio de Janeiro. Em 1998, chegou-se à atual denominação de Departamento Científico de Aleitamento Materno (DCAM).

A SBP, por meio do DCAM, tem uma importante atuação nas atividades da Semana Mundial do Aleitamento Materno (SMAM), incorporando a figura da já tradicional "madrinha da SMAM" nas campanhas desde 1999. A partir de 2007, a SBP e o MS, por meio de parceria oficial, vêm desenvolvendo atividades conjuntas na SMAM (1ª semana de agosto).

O "SBP AmamentAção" (edições anuais a partir de 2005) é uma publicação com o objetivo de divulgar o trabalho desenvolvido pelo DCAM (publicações, *lives* e outras), durante todo o mês de agosto "dourado" no site da SBP e ações de AM das filiadas.

Nos Congressos Brasileiros de Pediatria, além de inserir cursos pré-congresso e o "Simpósio de AM" (desde 2017), o DCAM tem participado de mesas redondas, em que o AM é inserido de forma interdisciplinar, contribuindo para debates, aprendizado e trocas de experiências sobre o tema entre os pediatras. Por todo o Brasil, também ocorrem encontros com temas específicos de AM, sempre com o apoio e a participação de membros do DCAM.

O blog "Pediatria para Famílias" disponibiliza material relativo ao AM em formato de perguntas e respostas, com linguagem simples para fácil entendimento e assimilação dos pais e cuidadores de crianças.

Por fim, a SBP disponibiliza em seu site (espaço do DCAM) cursos (ensino a distância – EAD), documentos científicos, artigos relevantes, manuais, guias alimentares, entre outros, para que o pediatra sócio da SBP seja provido de material científico de AM de qualidade.

DEFINIÇÃO DO "PEDIATRA AMIGO DA AMAMENTAÇÃO"

O pediatra é uma figura central na promoção, proteção e apoio ao aleitamento materno. Entretanto, para cumprir esse papel, esse profissional deve ter conhecimentos atualizados e embasados cientificamente, atitudes pró-aleitamento materno e habilidades específicas, inclusive habilidades de comunicação. A seguir, são listadas algumas características que se espera de um pediatra que efetivamente promove, protege e apoia a amamentação:

- Tem uma visão ampliada da amamentação, acreditando que amamentar é muito mais que alimentar a criança.
- Mantém-se atualizado em amamentação.
- Respeita as escolhas da mulher/família, sem julgamentos.
- Pratica o aconselhamento em aleitamento materno.
- Conhece e divulga os direitos da mulher que amamenta.
- Incentiva e realiza, sempre que possível, aconselhamento pré-natal em amamentação.
- Oportuniza o contato pele a pele do recém-nascido com a mãe imediatamente após o parto, se este for o desejo da mulher.

- Facilita a amamentação na 1ª hora de vida da criança, se houver condições e desejo da mulher.
- Orienta a mulher como iniciar e manter a amamentação.
- Realiza com competência a observação de mamada antes da alta do recém-nascido da maternidade e sempre que necessário.
- Incentiva a amamentação em livre demanda, sobretudo nos primeiros 6 meses.
- Incentiva a amamentação por 2 anos ou mais, sendo de forma exclusiva nos primeiros 6 meses.
- Realiza de rotina o exame de detecção de anquiloglossia.
- Discute com a família os prós e os contras do uso de chupeta e mamadeira.
- Valoriza a rede de apoio da mulher, incentivando o apoio físico, por meio de compartilhamento das tarefas domésticas e cuidados com as crianças, e o apoio emocional.
- Não indica fórmulas infantis sem que haja uma indicação médica.
- Tem competência para ajudar as duplas mãe/bebê e as famílias a superarem as dificuldades de amamentação até o seu término.
- Orienta as mulheres como manter a amamentação após o retorno ao trabalho.
- Apoia as mulheres no desmame, quando pertinente.
- Conhece, cumpre e divulga a NBCAL/Lei n. 11.265/2006.
- Participa, sempre que possível, de ações de promoção da amamentação (mídia, Semana Mundial do Aleitamento Materno, Agosto Dourado etc.).
- Recomenda a alimentação complementar saudável e oportuna com a continuidade da amamentação.
- Entende que a amamentação pode requerer uma abordagem multiprofissional e trabalha em equipe quando necessário.

REFERÊNCIAS BIBLIOGRÁFICAS

1. Osband YB, Altman RL, Patrick PA, Edwards KS. Breastfeeding education and support services offered to pediatric residents in the US. Acad Pediatr. 2011;11(1):75-9.
2. World Health Organization (WHO). Guideline: counselling of women to improve breastfeeding practices. Geneva: WHO; 2018. Disponível em: https://iris.who.int/bitstream/handle/10665/280133/9789241550468-eng.pdf?sequence=1. Acessado em: 29 ago 2024.
3. Sociedade Brasileira de Pediatria. Dez passos para o pediatra fazer a diferença no aleitamento materno (e-book). Disponível em: https://www.sbp.com.br/fileadmin/user_upload/SBP_Ebook_1125x2000px_Agosto_Dourado_2021_Aprovado.pdf. Acessado em: 20 ago 2024.
4. Brasil. Ministério da Saúde. Secretaria de Atenção Primária à Saúde. Departamento de Promoção da Saúde. Guia alimentar para crianças brasileiras menores de 2 anos. Brasília. Versão resumida. Brasília: Ministério da Saúde; 2021. Disponível em: https://portaldeboaspraticas.iff.fiocruz.br/wp-content/uploads/2022/07/guia_alimentar_crianca_brasileira_versao_resumida.pdf. Acessado em: 29 ago 2024.
5. Brasil. Ministério da Saúde. Iniciativa Hospital Amigo da Criança: revista, atualizada e ampliada para o cuidado integrado. Módulo1. Brasília: Ministério da Saúde, 2009. Disponível em: https://portaldeboaspraticas.iff.fiocruz.br/wp-content/uploads/2017/12/7.-FUNDO-DAS-NA%C3%87%C3%95ES-UNIDAS-PARA-A-INF%C3%82NCIA.-m%C3%B3dulo-1.pdf. Acessado em: 29 ago 2024.
6. World Health Organization, United Nations Children's Fund. Protecting, promoting and supporting breastfeeding in facilities providing maternity and newborn services: implementing the revised Baby-friendly Hospital Initiative 2018. Geneva: World Health Organization, 2018. Licence: CC BY-NC-SA 3.0 IGO. Disponível em: https://iris.who.int/bitstream/handle/10665/272943/9789241513807-eng.pdf?sequence=19. Acessado em: 29 ago 2024.
7. Brimdyr K, Stevens J, Svensson K, Blair A, Turner-Maffei C, Grady J, et al. Skin-to-skin contact after birth: Developing a research and practice guideline. Acta Paediatr. 2023 Aug;112(8):1633-43.
8. Widstrom AM, Lilja G, Aaltomaa-Michalias P, Dahllöf A, Lintula M, Nissen E. Newborn behaviour to locate the breast when skin-to-skin: A possible method for enabling early self-regulation. Acta Paediatr. 2011;100(1):79-85.
9. Brasil. Ministério da Saúde, Secretaria de Atenção Primária à Saúde, Departamento de Gestão do Cuidado Integral, Coordenação-Geral de Articulação do Cuidado Integral, Coordenação de Atenção à Saúde da Criança e do Adolescente, Departamento de Saúde da Família e Comunidade, Coordenação-Geral de Saúde Bucal. NOTA TÉCNICA CONJUNTA Nº 52/2023-CACRIAD/CGACI/DGCI/SAPS/MS E GSB/DESCO/SAPS/MS. Identificação precoce da anquiloglossia em recém-nascidos, bem como estabelecer o fluxo de atendimento dessa população na rede de atenção à saúde no âmbito do Sistema Único de Saúde. Disponível em: https://www.gov.br/saude/pt-br/centrais-de-conteudo/publicacoes/notas-tecnicas/2023/nota-tecnica-conjunta-no-52-2023-cacriad-cgaci-dgci-saps-ms-e-cgsb-desco-saps-ms. Acessado em: 29 ago 2024.
10. World Health Organization (WHO), United Nations International Children's Emergency Fund (Unicef). The extension of the 2025 maternal, infant and young child nutrition targets to 2030. Geneva: WHO/ Unicef; 2018. Disponível em: https://iris.who.int/bitstream/handle/10665/348546/WHO-HEP-NFS-21.45-eng.pdf?sequence=1. Acessado em: 29 ago 2024.
11. Brasil. Lei n. 11.265, de 3 de janeiro de 2006. Regulamenta a comercialização de alimentos para lactentes e crianças de primeira infância e produtos de puericultura correlatos. Diário Oficial da União, Brasília, 4 de janeiro de 2006, Seção 1. p.1. Disponível em: https://www2.camara.leg.br/legin/fed/lei/2006/lei-11265-3-janeiro-2006-540144-normaatualizada-pl.html. Acessado em: 29 ago 2024.
12. Brasil. Ministério da Saúde. Secretaria de Atenção à Saúde. Departamento de Ações Programáticas Estratégicas. Cartilha para a mulher trabalhadora que amamenta. 2. ed. Brasília: Ministério da Saúde; 2015. Disponível em: https://www.gov.br/saude/pt-br/assuntos/saude-de-a-a-z/s/saude-da-crianca/publicacoes/cartilha-para-a-mulher-trabalhadora-que-amamenta-2013-2a-edicao/view. Acessado em: 29 ago 2024.
13. Kuehl J. Cup feeding the newborn: what you should know. J Perin Neo Nurs. 1997;11(2):56-60.
14. Susin LRO, Giugliani ERJ. Influência das avós na prática do aleitamento materno. Rev Saúde Pública 2005;39:141-7.

CAPÍTULO 3

AMAMENTAÇÃO EM SITUAÇÕES ESPECIAIS

Valdenise Martins Laurindo Tuma Calil
Keiko Miyasaki Teruya
Maria José Guardia Mattar

AO FINAL DA LEITURA DESTE CAPÍTULO, O PEDIATRA DEVE ESTAR APTO A:

- Identificar situações que dificultam a amamentação.
- Apoiar mãe/família para estabelecer e manter a amamentação exclusiva, utilizando o aconselhamento em amamentação.
- Orientar a manutenção da lactação às mães de recém-nascidos e lactentes em situações especiais, principalmente se estes estiverem impossibilitados de ser alimentados diretamente no seio.
- Explicar por que o leite materno e a amamentação são importantes para os lactentes em situações especiais.
- Orientar as mães sobre os recursos técnicos para alimentar recém-nascidos e lactentes em situações especiais, para que essas crianças consigam retirar de suas mães todo o alimento de que necessitam.
- No caso de necessidade de banco de leite humano, discutir com a equipe qual o melhor leite a ser prescrito para atender às necessidades do receptor, de acordo com sua fase de desenvolvimento.

INTRODUÇÃO

Sabe-se que a amamentação é fundamental para a sobrevivência infantil com qualidade de vida; entretanto, existem inúmeras situações em que é bastante difícil conduzir a amamentação, como no recém-nascido pré-termo (RNPT), em recém-nascidos (RN) gemelares, RN ou lactentes portadores de malformações orofaciais, cardiopatias congênitas, distúrbios neurológicos e erros inatos do metabolismo, entre outras.

APOIO À AMAMENTAÇÃO EM SITUAÇÕES ESPECIAIS

O pediatra deve estar preparado para agir desde seu primeiro contato com o binômio, encorajando a mãe, com a ajuda da família, a estabelecer e manter a amamentação exclusiva.[1,2] Dar apoio e buscar o apoio dos familiares, sobretudo do pai, é mais importante do que o incentivo ao aleitamento, evitando que a primeira opção seja a suspensão da amamentação.

Importância do leite materno (LM) e da amamentação para RN e lactentes com necessidades especiais

O LM é a melhor fonte de nutrientes para RN e lactentes. Destaca-se por ser espécie-específico e conter mais de 400 fatores bioativos de proteção comprovados, bem como fatores de crescimento e um complexo imune composto por substâncias antimicrobianas (lactoferrina, lisozima, complemento, mucinas, oligossacarídios e leucócitos), anti-inflamatórias (ascorbato, ácido úrico, betacaroteno, prostaglandinas, cortisol e acetil-hidrolase do fator ativador de plaquetas – PAF) e ainda imunomoduladoras (citosina interleucina 1-beta, citosina interleucina IL-6 e fator de necrose tumoral).[1-3] A utilização do LM resulta em um "*imprinting* metabólico" capaz de promover alterações no número e/ou no tamanho dos adipócitos, levando à redução do risco de obesidade; o mesmo ocorre com relação ao risco de artrite reumatoide.[3]

A amamentação favorece ainda o desenvolvimento do sistema sensório-motor-oral, evitando problemas futuros de mastigação, oclusão dentária, fala e apneia do sono, entre outros. São relatados também os efeitos calmante e analgésico do aleitamento materno. Quanto ao desenvolvimento neurológico, estudos recentes demonstram relação entre amamentação prolongada e maiores níveis de inteligência, escolaridade e renda financeira na idade adulta. Destaca-se ainda o papel da amamentação no estreitamento do vínculo mãe-filho, reduzindo a ocorrência de abuso, negligência e abandono das crianças.[1]

A utilização do leite cru da própria mãe resulta em efeitos benéficos inigualáveis para o RNPT, a saber:

- Maior concentração de proteínas do soro em relação à caseína (60:40), que melhora a qualidade dos aminoácidos lácteos.
- Elevada quantidade de ácidos graxos essenciais (linoleico e alfalinolênico) e de cadeia muito longa (ômega 3 e ômega 6), com importantes repercussões no crescimento e nas funções visual e cognitiva.
- Presença dos oligossacarídios exclusivos do LH que, em sinergismo com a pequena quantidade de lactose não absorvida na luz intestinal, induzem a proliferação de flora bacteriana não patogênica e inibem a adesão bacteriana às superfícies epiteliais.
- Capacidade de provocar esvaziamento gástrico mais rápido, que reduz a intolerância alimentar.
- Presença de fatores imunomoduladores, que estimulam o desenvolvimento do sistema de defesa próprio do RNPT, conferindo elevada proteção contra a enterocolite necrosante e ainda contra a sepse neonatal, quando a ingestão diária de LM ultrapassa 50 mL/kg durante 4 semanas. Esse efeito protetor contra sepse e enterocolite necrosante pode ser explicado, na verdade, por um conjunto de fatores, como melhor qualidade dos nutrientes do LM, maior maturação da barreira intestinal em RNPT alimentados com LM, presença de fatores de defesa, fatores de crescimento, nucleotídeos, glutamato e inibidores de citocinas pró-inflamatórias.
- Presença de substâncias com propriedades antioxidantes que, juntamente com os ácidos graxos ômega 3, fornecem documentada proteção contra a retinopatia da prematuridade, reduzindo sua frequência e gravidade, bem como contra a displasia broncopulmonar, com efeito dose-dependente.
- Proteção contra doenças atópicas, alérgicas e autoimunes (diabetes melito insulino-dependente, doença de Crohn, retocolite ulcerativa e leucemia), por proporcionar menor exposição a proteínas heterólogas.
- Proteção contra obesidade e doenças cardiovasculares futuras, como hipertensão arterial, hipercolesterolemia e doença cardíaca isquêmica.[1-3]

Composição do leite produzido por mães de RN de termo (LMT) e de RN pré-termo (LMPT)

A análise da composição do leite humano (LH) no decorrer do primeiro mês de lactação, seja ele de mães de RN de termo (RNT) ou de RNPT, mostra que a concentração total de proteínas diminui, enquanto a de gorduras se eleva consideravelmente.[2] Por outro lado, o nível de lactose aumenta em ambos os leites, ao mesmo tempo em que o total de minerais decai com o passar das semanas. É interessante notar que o aumento da lactose e da gordura lácteas acompanha paralelamente o desenvolvimento do intestino e a elevação concomitante das atividades da lipase e da lactase.[2]

O LMPT possui, nas primeiras 2 a 4 semanas de lactação, maiores concentrações de nitrogênio, proteínas nutritivas e com função imunológica, lipídios totais, ácidos graxos de cadeia média e polinsaturados de cadeia longa, fosfolipídios e colesterol, vitaminas A, D e E, sódio, cloro e energia em relação ao leite de mães de RN de termo (LMT). Alguns estudos mostraram quantidades pouco maiores de cálcio e zinco no LMPT, mas menores quantidades de fósforo e lactose. Quanto maior o grau de prematuridade, maiores os teores proteico e lipídico. Existem junções paracelulares entre as células alveolares da glândula mamária que só se fecham por volta de 40 semanas de gestação, deixando passar substâncias do plasma para o leite antes de sua total oclusão; essa é a teoria mais aceita para explicar as diferenças observadas entre LMPT e LMT no início da lactação.[2,3]

Seleção do leite humano (LH) de acordo com as características do receptor

Uma das prioridades da Rede Brasileira de Bancos de Leite Humano (rBLH-Br) é a de atender às mães de RNPT e de RN de baixo peso (RNBP) internados em unidade de cuidados intensivos (UTI) e de cuidados intermediários neonatais, provendo LM ou LH para sua alimentação e nutrição e permitindo maior sobrevida. Como são RN muito vulneráveis, é necessário que o LH fornecido a eles tenha um eficiente controle de qualidade.[4] Para alimentar e nutrir o RN com LM e/ou LH pasteurizados, é necessário conhecer as especificidades da prematuridade e as condições clínicas em que o RN se encontra. As evidências apontam que o melhor alimento para o RNPT é o leite da própria mãe, fresco ou pasteurizado, por apresentar elevadas concentrações proteico-calóricas, de imunoglobulinas (IgA secretora), de sódio e de cloro e baixa concentração de lactose, comportando-se por 4 a 6 semanas como colostro. As mães em contato pele a pele com seus RN ou presentes na unidade neonatal colonizam-se com bactérias hospitalares, possuindo no seu leite anticorpos contra essas bactérias (produção pelos sistemas enteromamário e broncomamário). Há relatos de diminuição dos índices de infecção hospitalar em UTI neonatal com o uso de leite materno ordenhado (LMO) de mães de RNPT, principalmente fresco.[5]

Na falta do LM, pode ser utilizado o LH pasteurizado, selecionado de acordo com as características do receptor e de sua fase de desenvolvimento. Todo o processo de pasteurização e controle de qualidade do LH em banco de leite humano (BLH) é bastante rigoroso, levando em conta as necessidades nutricionais, imunológicas, físico-químicas e microbiológicas do RNPT e do RN de risco.[4] O leite humano ordenhado (LHO) e pasteurizado (LHOP) conserva a maioria das características nutricionais e cerca de 75% das propriedades imunológicas, tendo ainda a vantagem de eliminar o risco de transmissão de agentes infecciosos.[4] O LH, em BLH, é classificado de acordo com a fase de lactação (colostro, transição e maduro), com a idade gestacional (prematuro e termo), com a acidez titulável e com o valor calórico, quantificado rotineiramente pelo método do crematócrito.[4,5] Com relação à acidez titulável, um dos critérios de seleção em BLH, seu valor é considerado normal entre 2 e 8 °D (graus Dornic), faixa na qual ocorre maior aproveitamento de caseína, cálcio e fósforo. A recomendação atual da rBLH-Br é, portanto, a liberação de leites para RNPT com acidez menor ou igual a 4 °D. A utilização de LHOP com acidez baixa reduz a possibilidade de osteopenia da prematuridade.[4]

O método do crematócrito é importante para ajustar a oferta do leite da própria mãe às necessidades inerentes à fase de desenvolvimento do RNPT. Para isso, é necessário o trabalho integrado entre o BLH e os neonatologistas. Independentemente da idade gestacional ao nascimento, o primeiro leite a ser ofertado ao RN é o colostro; caso não haja colostro no BLH, utiliza-se o leite com menor teor calórico (< 500 kcal/L) e grande quantidade de fatores de proteção. Estes contribuem para a aceleração das funções fisiológicas, endocrinológicas e maturidade metabólica do trato gastrintestinal (TGI), permitindo a transição mais rápida para a dieta enteral. Conforme ocorre a progressão alimentar, as funções fisiológicas do TGI amadurecem e maior quantidade de nutrientes pode ser ofertada. Durante a dieta de transição, utiliza-se crematócrito entre 500 e 700 kcal/L e, ao se atingir a nutrição enteral plena, deve-se aumentar a oferta calórica para mais de 700 kcal/L.

Existem critérios de prioridade, estabelecidos pela rBLH-Br, segundo a RDC n. 171/2006 e de acordo com o estoque do BLH:

- RNPT ou RNBP que não suga.
- RN infectado, especialmente com enteroinfecções.
- RN em nutrição trófica.
- RN portador de imunodeficiência.
- RN portador de alergia a proteínas heterólogas.
- Casos excepcionais, a critério médico.

Recomenda-se não retardar o início da amamentação ou desprezar a fase colostral, uma vez que as principais funções do colostro incluem a proteção do organismo e a adaptação do TGI à nutrição extrauterina. Ao se considerar a imunobiologia do LH, a colonização do TGI do RN e a urgência imunológica em que os RNPT se encontram, configura-se uma estratégia clínica que pretende contemplar a questão imunológica: a imunoterapia com colostro, ou colostroterapia, que utiliza o colostro com um fim diferente do nutricional, ou seja, um verdadeiro suplemento imunológico com características imunomoduladoras e anti-inflamatórias. Ela deve ser iniciada nas primeiras 4 a 6 horas de vida, tendo como objetivo revestir a mucosa imatura com IgA e permitir que as citocinas e os fatores de crescimento epitelial, os agentes antioxidantes e todos os agentes anti-infecciosos cumpram sua função no organismo destes RN tão vulneráveis. O colostro precoce favorece a colonização com uma flora saprófita, dificultando o supercrescimento bacteriano e a translocação bacteriana. O uso de 0,2 mL (7 gotas) de colostro fresco ou refrigerado, administrado na orofaringe a cada 2 ou 3 horas e durante 48 horas, iniciado nas primeiras 48 horas de vida, mostrou ser uma medida fácil, barata e bem tolerada pelos RN de muito baixo peso (RNMBP), ou seja, aqueles com peso de nascimento inferior a 1.500 g.

Há outros protocolos na literatura, que preconizam volumes e duração um pouco maiores. Deve-se utilizar, idealmente, o colostro fresco da própria mãe. Nos casos de RN com peso inferior a 1.000 g e idade gestacional inferior a 28 semanas, o desconhecimento do perfil sorológico materno para citomegalovírus (CMV) ou o contato prévio com o CMV (CMV imune) determinam a utilização de colostro pasteurizado.[5] Os RNPT que receberam a colostroterapia apresentaram menos complicações gastrintestinais, inclusive enterocolite necrosante, menos infecções por translocação bacteriana e progressão mais rápida para nutrição trófica e plena, com significativa redução do período de internação.[3]

Durante ou após a colostroterapia, deve-se introduzir a alimentação enteral mínima ou nutrição trófica, cuja função é somente o trofismo da mucosa, utilizando-se concomitantemente a nutrição parenteral. Se o RN apresentar sucção fraca e não rítmica, na ausência da mãe, faz-se estimulação oral digital; já na presença da mãe, deve-se optar por sucção da mama concomitante ao uso da sonda (translactação). Ao redor da 32ª a 34ª semana de idade gestacional corrigida, intensifica-se a sucção da mama, com controle da produção do LM e diminuição paulatina do volume oferecido via sonda, até que o prematuro consiga receber toda a oferta necessária pela sucção. Segundo Aprile, em 2010, os RNMBP alimentados com leite de BLH selecionado apresentam, em relação ao p50, ganho ponderal de 15,8 g/dia, aumento de 1,02 cm/semana no comprimento e de 0,76 cm/semana no perímetro cefálico. Faz-se necessário, nesse momento, o acompanhamento da curva de crescimento, pelos maiores gastos energéticos com a sucção no seio materno. Este é um momento crítico, em que as variáveis de volume ofertado por sonda, produção de LM e ganho de peso vão determinar a retirada da sonda e o estabelecimento das mamadas no seio materno em livre demanda.

Outra forma de manter a produção de LM é a extração láctea conduzida em local próximo ao RN, de preferência durante ou imediatamente após o contato pele a pele do Método Canguru, que está associada com a retirada de maiores volumes. A Nota Técnica 47 de 2018 da Rede Global de Bancos de Leite Humano, sobre "Uso de Leite Humano Cru Exclusivo em Ambiente Neonatal", normatiza a prática, que também colabora para a manutenção do aleitamento da mãe do RNPT.[4] A progressão da dieta com volumes entre 30 e 40 mL/kg/dia para RNMBP não aumenta o risco de enterocolite ou morte.

Recentemente, foi desenvolvido em Ribeirão Preto/SP um aditivo à base de leite humano que pode ser o ideal para a nutrição dos RNMBP. Uma pesquisa do BLH do Hospital das Clínicas local elaborou um concentrado liofilizado com LH para ser acrescido ao próprio LH do BLH. Foi determinado o perfil lipídico deste concentrado, observando-se um predomínio de lipídios totais em relação ao LH do BLH, sem mudanças significativas quando armazenado. O concentrado com LH liofilizado traz benefícios para o RNMBP, principalmente pela preservação dos nutrientes presentes apenas no LH, mas outros estudos clínicos ainda precisam ser realizados. Em setembro de 2020, a equipe de Ribeirão Preto apresentou os resultados da fase 1, nos quais foi verificado que o LH liofilizado é seguro e tolerável entre os RNMBP hemodinamicamente estáveis.[6]

A nutrição e o crescimento do RNPT constituem desafios para o neonatologista, e as equipes das unidades neonatais devem estar preparadas para manter o aleitamento materno. Diante dos benefícios do LM e do LH para a nutrição do prematuro, a Rede Cegonha, por meio da Portaria n. 930/2012, orienta que toda unidade neonatal deve possuir um BLH ou posto de coleta de leite humano, garantindo a oferta de LHOP na ausência do leite da própria mãe.

ASSISTÊNCIA A RN/LACTENTES EM SITUAÇÕES ESPECIAIS

Alimentação

O leite materno é o alimento ideal, padrão-ouro, para todos os RN e lactentes. No caso dos RN, especialmente os RNPT, ele desempenha papel fundamental em sua sobrevivência, tanto por seu valor nutritivo como pelo suporte imunológico, ao desenvolvimento e ao crescimento dos órgãos.[1,7]

É tarefa difícil conseguir que estas crianças sejam alimentadas com LH, pois a separação mãe-filho exige a extração e o esvaziamento do seio materno pelo menos 8 vezes/dia para a manutenção da lactação. Ademais, a nutriz precisa ser incentivada a ter livre acesso a seu filho, permanecer junto dele e participar dos cuidados durante toda a internação, para reforçar o vínculo e favorecer a ejeção láctea e sua extração.

Embora haja consenso de que a nutrição dos RN em situações especiais deve ser iniciada o mais breve possível, alguns deles necessitam da nutrição parenteral e podem se beneficiar da colostroterapia.

A transição da alimentação orogástrica/copinho para a sucção diretamente na mama pode ser realizada pelo método da translactação (a mesma técnica da relactação). Recomenda-se observar o ganho ponderal, em especial nesse momento de transição. Durante todo esse processo, caso o RN apresente dificuldade para pegar a mama, outra opção é empregar a técnica de "sucção do dedo" (*finger-feeding*). Uma sonda número 4 acoplada a uma seringa sem êmbolo contendo LM, com a extremidade proximal adaptada ao dedo mínimo da mãe ou de profissional habilitado, é colocada na boca do RN para que ele sugue. Uma vez alcançada a coordenação sucção/deglutição/respiração, o LM pode ser dado em copinho. A oferta láctea por copinho/xícara é mais indicada quando a mãe não estiver presente para oferecer a mamada ou para finalizá-la ou, ainda, se a sucção do dedo for muito lenta.[2,3,7]

Método Canguru

Quando o RNPT estabiliza sob os aspectos respiratório e hemodinâmico, o contato entre mãe e criança deve ser incentivado, por meio do Método Canguru.

Trata-se de uma Política Nacional de Saúde que integra um conjunto de ações voltadas para a qualificação do cuidado à mãe e à criança, sendo desenvolvido em três etapas conforme Portaria GM/MS n. 1.683 (12/7/2007). Tem como pilares:

- Acolhimento ao bebê e sua família.
- Respeito às individualidades.
- Promoção do contato pele a pele precoce.
- Envolvimento da mãe nos cuidados do filho.

As vantagens do método são:

- Redução do tempo de separação.
- Aumento do vínculo pai-mãe-criança-família.
- Melhor relacionamento família/equipe.
- Maior confiança e competência dos pais. Estimulação sensorial positiva. Organização postural. Estímulo ao aleitamento materno. Diminuição de infecção hospitalar. Controle e alívio da dor.[2,3,7]

Como amamentar

Para o sucesso da amamentação em situações especiais, sugere-se que as mães experimentem as várias posições que possam favorecer uma sucção eficaz. Ao se escolher a melhor posição para o binômio, devem-se observar os seguintes pontos-chave:[2]

- Mãe em posição confortável e relaxada.
- Posicionamento *mãe/criança:* cabeça e tronco alinhados; corpo da criança próximo ao corpo da mãe; boca do RN/lactente de frente à região areolomamilar; nádegas apoiadas, se a criança for pequena.
- Pega pelo lactente: mais aréola visível acima da boca; boca bem aberta; lábio inferior virado para fora; queixo tocando a mama.

CARACTERIZAÇÃO DOS RN/LACTENTES EM SITUAÇÕES ESPECIAIS

RN pré-termo (RNPT)

Cerca de 12% dos RN brasileiros nascem com idade gestacional inferior a 37 semanas completas. A imaturidade fisiológica do RNPT, associada ao aumento da morbidade, risco de mortalidade e ausência ou incoordenação do reflexo de sucção-deglutição-respiração, resulta em dificuldades para amamentação. A melhor opção para sua nutrição é o LH, principalmente quando de sua própria mãe, ou LH homólogo.[3,7]

RN/lactentes gemelares

Existem taxas crescentes e variáveis de nascimentos múltiplos em todo o mundo em virtude do uso de técnicas reprodutivas. Entretanto, com o aperfeiçoamento das técnicas assistidas, as taxas de nascimentos múltiplos (3 ou mais bebês) têm diminuído. A cada 40 crianças nascidas no mundo, uma é gemelar. A mulher tem condições fisiológicas de amamentar mais de um lactente ao mesmo tempo, dependendo da sucção aplicada regularmente às mamas, com consequente esvaziamento destas. Tem-se observado que as taxas de amamentação em mulheres mães de RN gemelares são menores do que naquelas mães de um único filho, assim como os gemelares são amamentados mais que múltiplos.

As causas de dificuldades estão associadas a: nascimento prematuro, admissão na UTI, restrição de crescimento intrauterino, anomalias congênitas, demandas extras sobre a mãe, diferentes métodos de alimentação, coordenação das necessidades de mais de um RN, necessidade de extração e esvaziamento frequentes, entre outras. O apoio da família e da equipe multidisciplinar é fundamental para o sucesso da amamentação, bem como o descanso entre as mamadas, a amamentação de ambos os RN ao mesmo tempo e a alternância das mamas para cada RN.[2]

RN/lactentes portadores de malformações orofaciais

Existem algumas variedades anatômicas de malformações orofaciais, sendo as principais a fissura somente labial (incidência 1/1.000) e a fissura labiopalatal (incidência 1/2.500). Com relação à assistência, deve-se refletir sobre a dificuldade em se aceitar os "diferentes", a importância da aceitação daquela criança para a família e o significado da amamentação nesse contexto. O caminho é a construção, com os pais, da compreensão de cada caso, mostrando a eles a possibilidade de reconstituição total e oferecendo-lhes o apoio da equipe multidisciplinar.

É importante ressaltar as vantagens da amamentação para a correção cirúrgica e empoderar as mães quanto à sua capacidade de amamentar, mostrando-lhes posições e técnicas que facilitem a mamada, como a posição de cavaleiro e a técnica de Dancer (apoiar o queixo em C com o indicador e dedo médio, deixando o dedo indicador livre para estimular quando o lactente parar de mamar).[2,8]

RN/lactentes portadores de cardiopatias congênitas

As cardiopatias congênitas ocorrem em torno de 1% dos nascidos vivos, constituindo a malformação congênita mais frequente. Estes RN/lactentes apresentam maior risco de enterocolite necrosante, quilotórax, dificuldades de alimentação e falha de crescimento, motivos que justificam o aleitamento materno como uma intervenção médica. Evidências científicas têm demonstrado maior estabilidade fisiológica, melhor oxigenação e maior estabilidade pós-prandial nas mamadas com sucção direta da mama. Demonstrou-se também nítida interação entre a mãe e seu filho durante a amamentação, que resulta em alterações na atividade autonômica do coração e vasos, reduzindo o trabalho cardíaco. As propriedades imunológicas do LH também otimizam a evolução dessas crianças frente a quadros infecciosos.

O suporte da equipe multiprofissional é fundamental para amparar as mães nos momentos de maior tensão e ansiedade. Recomenda-se explicar-lhes que o crescimento não é só avaliado pelo ganho ponderal (que, por vezes, é demorado), mas também pelo aumento do comprimento. Em casos de baixo ganho ponderal, orientá-las a extrair o leite anterior e oferecê-lo no copinho após a mamada, o que representa menor esforço para a criança.[2]

RN/lactentes portadores de distúrbios neurológicos

Os distúrbios neurológicos estão presentes em RN que sofreram asfixia perinatal grave, naqueles portadores de síndromes genéticas, de infecções congênitas, de malformações do sistema nervoso central e outras entidades afins. Essas crianças apresentam, muitas vezes, hipotonia da musculatura da mandíbula, faringe posterior, epiglote e língua, como consequência do controle anormal ou pouco desenvolvido das estruturas orofaríngeas, contribuindo para dificuldades na deglutição, na sucção ou mesmo na coordenação de ambas com a respiração. O refluxo gastresofágico pode também ocorrer e costuma ser frequente.

Esses distúrbios constituem obstáculos importantes ao crescimento, à alimentação enteral e, particularmente, à amamentação. É fundamental orientar a mãe sobre a importância do LM nestas situações, recomendando-se ofertá-lo por via oral, de preferência por sucção direta na mama com acompanhamento fonoaudiológico, ou ainda ordenhá-lo e administrá-lo por sonda orogástrica ou gastrostomia. Sugere-se amamentar na posição de cavaleiro e utilizar a técnica de Dancer. É fundamental transmitir confiança à mãe quanto à sua capacidade de amamentar.[9]

RN/lactentes portadores de erros inatos do metabolismo (EIM)

Os RN/lactentes portadores de erros inatos do metabolismo (EIM) possuem distúrbios de natureza genética, que geralmente correspondem a um defeito enzimático capaz de acarretar a interrupção de uma via metabólica. Sua incidência é em torno 1: 1.000 nascidos vivos. Dos 500 EIM conhecidos, 125 apresentam manifestações no período neonatal. No início, os sinais geralmente são inespecíficos e podem incluir diminuição da atividade, alimentação inadequada, dificuldade respiratória, letargia, convulsões ou deterioração neurológica progressiva. A confirmação precoce do diagnóstico, com instituição da terapia adequada, é obrigatória para prevenir a morte e melhorar as complicações de muitos EIM.

A seguir, são feitos comentários sobre algumas dessas patologias e a conduta em relação ao aleitamento materno, embora haja controvérsias na literatura.

A doença da urina de xarope de bordo, também conhecida como leucinose, é um EIM causado pela deficiência da atividade do complexo da desidrogenase dos alfacetoácidos de cadeia ramificada dependente de tiamina. Ocorre, assim, elevação dos níveis dos aminoácidos de cadeia ramificada leucina, valina e isoleucina nos fluidos fisiológicos, o que afeta principalmente o sistema nervoso central. Dessa forma, o RN somente pode ingerir LM caso os níveis de leucina, valina e isoleucina sejam monitorados; se isso não ocorrer, é necessária uma fórmula especial livre desses aminoácidos.

A fenilcetonúria é uma doença geneticamente determinada decorrente da inativação ou diminuição da atividade da enzima fenilalanina hidroxilase, responsável por transformar a fenilalanina em tirosina. Com esse defeito enzimático, a fenilalanina não é transformada corretamente e acumula-se no organismo, podendo seu excesso causar transtornos que levam à redução da capacidade intelectual e a distúrbios do comportamento. Se os níveis de fenilalanina forem monitorados, pode-se utilizar o leite materno sob rigoroso controle; em caso contrário, será necessária uma fórmula especial isenta desse aminoácido.

Lawrence e Howard (1999) afirmaram ser a galactosemia (defeito do metabolismo da galactose) o único erro inato que contraindica completamente o aleitamento materno, uma vez que o RN não pode receber galactose, que é um dos dois açúcares que compõem lactose, açúcar presente no leite materno.

Os EIM trazem muita insegurança, dúvidas e frustação, razão pela qual as crianças com tal diagnóstico necessitam de acompanhamento multiprofissional especializado, com aconselhamento para tratamento da fase aguda da doença e para seguimento em longo prazo, monitoramento cuidadoso do crescimento, dieta, ingestão calórica e de nutrientes, tratamento de complicações, sequelas e reabilitação.[9,10]

REFERÊNCIAS BIBLIOGRÁFICAS

1. Victora CG, Bahl R, Barros AJD, Franca GVA, Horton S, Krasevec J, et al. Breastfeeding in the 21st century: epidemiology, mechanisms, and lifelong effect. Lancet. 2016;387:475-90.
2. Calil VMLT, Teruya KM, Mattar MJG. Amamentação em situações especiais. In: Burns DAR, Campos Júnior D, Silva LR, Borges WG, eds. Tratado de Pediatria: Sociedade Brasileira de Pediatria. 4. ed. Barueri: Manole; 2017. p.328-33
3. Quintal VS, Falcão MC, Calil VMLT. Nutrição enteral no recém-nascido pré-termo. In: Carvalho WB, Diniz EMA, Ceccon MEJR, Krebs VLJ, Vaz FAC (eds.). Neonatologia. 2.ed. Série Pediatria Instituto da Criança Hospital das Clínicas. Barueri: Manole; 2020. p.35-57.
4. Brasil. Fundação Osvaldo Cruz. Rede Global de Bancos de Leite Humano. Disponível em: www.redeblh.fiocruz.br; acessado em: fev. 2021.
5. Mattar MJG. Banco de leite humano. In: Segre CAM, Costa HPF, Lippi UG (eds.). Perinatologia. Fundamentos e Prática. 3.ed. São Paulo: Sarvier; 2015. p.795-811.
6. Camelo Jr. JS, Achcar MC, Carnevale-Silva A, Mussi MM, Carmona F, Aragón DC, et al. Project LioNeo: nutrition of very low birth weight newborns using a concentrate with human milk lyophilisate – Phase 1 Study for Safety and Tolerability Depart. Pediatrics – Ribeirão Preto Medical School – University of São Paulo – Brazil. Am J Perinatol. 2020;37(S02):S89-S100.
7. Taylor SN. Solely human milk diets for preterm infants. Semin Perinatol. 2019;43(7):151158.
8. Boyce JO, Reilly S, Skeat J, Cahir P; Academy of Breastfeeding Medicine. ABM Clinical Protocol #17: Guidelines for breastfeeding infants with cleft lip, cleft palate, or cleft lip and palate-Revised 2019. Breastfeed Med. 2019;14(7):437-44.
9. Thomas J, Marinelli KA. Academy of Breastfeeding Medicine. ABM Clinical Protocol 16: Breastfeeding the hypotonic infant, revision 2016. Breastfeed Med. 2016;11(6):271-6.
10. EBSERH-Hospitais Universitários Federais. Manual de investigação e manejo inicial de erros inatos do metabolismo. Versão 1/2020. Unidade de Cuidados Intensivos Pediátrica e Neonatal – UCIPED.

CAPÍTULO 4

PROBLEMAS COM A MAMA PUERPERAL: PREVENÇÃO, DIAGNÓSTICO E TRATAMENTO

Graciete Oliveira Vieira
Elsa Regina Justo Giugliani

AO FINAL DA LEITURA DESTE CAPÍTULO, O PEDIATRA DEVE ESTAR APTO A:

- Explicar a importância da prevenção, do diagnóstico precoce e do tratamento adequado de problemas mamários relacionados à lactação.
- Identificar os fatores que aumentam o risco das mulheres desenvolverem as complicações da lactação abordadas neste capítulo.
- Diagnosticar em tempo oportuno os principais problemas com a mama puerperal.
- Tratar adequadamente essas condições.

INTRODUÇÃO

Alguns problemas enfrentados pelas mulheres durante o aleitamento materno (AM), se não forem precocemente identificados e tratados, podem ser importantes causas de interrupção da amamentação. Por isso, deve-se preveni-los, sempre que possível. Este capítulo aborda a prevenção, o diagnóstico e o tratamento dos principais problemas com a mama puerperal.

DOR/TRAUMA MAMILAR

Muitas mulheres experimentam dor moderada ou intensa nos mamilos na primeira semana após o parto, atribuída à sucção do mamilo e da aréola.[1,2] Na ausência de complicações, a dor costuma ser transitória e não deve persistir além desse período. A causa mais comum de dor persistente nos mamilos é o trauma mamilar, que se manifesta por fissuras, bolhas, escoriações, equimoses e/ou crostas.

Trauma mamilar é a dificuldade mais frequente enfrentada pelas lactantes no período pós-parto imediato, ocorrendo em mais metade das parturientes.[2] Acredita-se que a causa mais comum de dor e trauma mamilar seja técnica inadequada de amamentação.[2]

Entre os fatores que predispõem ao trauma mamilar estão pouca idade materna, primiparidade, mamilos curtos/planos ou invertidos, disfunções orais na criança, anquiloglossia, sucção não nutritiva prolongada, uso impróprio de bombas de extração de leite, tração do mamilo na interrupção da mamada, uso de cremes, óleos ou loções que causem reações alérgicas nos mamilos, exposição a forros ou conchas que mantenham os mamilos úmidos, uso de bicos e chupetas pelas crianças (pode alterar a dinâmica oral e determinar confusão de bicos) e limpeza excessiva da mama e mamilos com sabões ou agentes de limpeza que removem a proteção natural da pele da aréola e dos mamilos e podem provocar alergia ou irritação da pele.

Os traumas mamilares podem localizar-se em diferentes posições em relação ao mamilo, inclusive na inserção mamilo-areolar. O quadro clínico caracteriza-se por dor intensa e desconforto para amamentar. Com frequência, a mulher interrompe ou reduz o número de mamadas por causa da dor. Quando há contaminação das lesões por bactéria, nota-se vermelhidão, pus ou secreção amarelada.

Prevenção e tratamento

Existe consenso de que a base da prevenção e do tratamento das dores e traumas de mamilos é a correção da técnica de amamentação, quando inadequada.[2,3]

Para a prevenção de traumas mamilares, recomendam-se, além de técnica adequada de amamentação, as seguintes medidas:

- Manter os mamilos secos, expondo-os ao sol e trocando com frequência os forros absorventes, quando usados, se houver vazamento de leite.
- Não usar produtos que retiram a proteção natural da pele da aréola e dos mamilos, como álcool, sabões e produtos secantes.

- No momento da mamada, extrair um pouco de leite para que a aréola fique mais macia (facilitando a pega), quando estiver tensa e ingurgitada.
- Na interrupção da mamada, quando necessária, introduzir o dedo mínimo na boca da criança pela comissura labial, para romper o vedamento labial; assim, ela solta o peito sem traumatizar o mamilo.

Muitos tratamentos têm sido utilizados ou recomendados para traumas mamilares. Entretanto, sua eficácia não tem sido avaliada de forma adequada e, por isso, não há evidências científicas robustas para as diferentes recomendações.[1]

As medidas mais comumente recomendadas são:

- Iniciar a mamada pela mama menos afetada, para que o reflexo de ejeção já ativado facilite a descida do leite na mama contralateral.
- Amamentar em diferentes posições para reduzir as pressões nos pontos dolorosos.
- Se os mamilos grudarem nas vestes ou forros por causa de secreções das lesões, umidecê-los antes de tentar desgrudar, para não traumatizar ainda mais os mamilos.
- Para evitar contato dos mamilos machucados com as vestes, a mulher pode, se achar útil, utilizar rolinho feito com uma fralda ou paninho de tecido como se fosse uma rosquinha e colocá-lo ao redor da aréola, para proteger o mamilo do atrito com a roupa, ou sutiã até as lesões regredirem. Durante o período de sono, é preciso ter cuidado para que o rolinho não se desloque e entre em contato com os mamilos feridos.
- Passar o próprio leite da lactante nos mamilos após as mamadas.
- Aplicar pomada com antibióticos (mupirocina a 2%), quando houver suspeita de infecção bacteriana. A poli-hexanida biguanida a 0,1% (PHMB) também vem sendo utilizada, e tem a vantagem de ser um antisséptico com amplo espectro microbicida e baixa toxicidade, em diversas apresentações: solução, gel, pomada, spray e bandagem.[4]
- Utilizar analgésico por via oral, se necessário.

Recente revisão sistemática e metanálise sobre tratamento da dor mamilar, que incluiu 19 ensaios clínicos randomizados, concluiu que as evidências sobre qualquer tipo de tratamento da dor mamilar são frágeis. Não há nenhuma evidência robusta provando que um tratamento é superior aos demais. A pomada de lanolina foi a mais estudada: houve pouco ou nenhum efeito dessa substância quando comparada com aplicação de leite materno, pomada de dextropantenol ou loção de mentol; quando comparada a nenhum tratamento, mostrou tempo mais prolongado de cura das lesões, mas melhor satisfação das mulheres após 12 semanas de tratamento; o seu efeito foi inferior ao do gel de aloe vera (babosa) e da loção de beldroega após 7-8 dias de tratamento; quando comparada com curativo de hidrogel apresentou maior frequência de infecção após 12 dias de tratamento. O gel de aloe vera, curativo com milefólio (milenrama, erva-dos-carpinteiros, feiteirinha ou mil-folhas), loção de mentol e pomada de pistácia atlântica (uma espécie de pistache) mostraram-se superior à aplicação do leite materno na redução da dor e na cura das lesões. A loção de jujuba não mostrou diferença com relação à aplicação do leite materno. E, por fim, a fotobiomodulação (laser) mostrou pouca ou nenhuma diferença ao ser comparada com placebo. Outra conclusão importante do estudo foi que todas as intervenções citadas mostraram-se seguras, pois não foram encontrados efeitos adversos. É importante ressaltar que essa revisão foi feita apenas com ensaios clínicos randomizados, que são os estudos com o melhor nível de evidência.[5]

O bico de silicone é utilizado em fissuras mamilares para melhorar o conforto durante as mamadas. No entanto, é preciso cautela na sua recomendação, pois a sua eficácia não está comprovada,[4] e o seu uso foi associado à menor transferência de leite materno para o lactente, podendo ter como consequência menor produção de leite e maior risco para interrupção do AM exclusivo.[5]

No tratamento da dor e de traumas mamilares, os aspectos psicossomáticos devem sempre ser levados em consideração, pois trata-se de uma condição muito dolorosa e, por vezes, traumatizante. A rede de apoio é muito importante.

CANDIDÍASE

A associação entre *Candida* e infecção mamilar permanece controversa. Alguns autores encontraram correlação entre a presença de *Candida albicans* e manifestações de infecção e outros, não.[6]

Tradicionalmente, considera-se que a infecção mamilar causada por *Candida albicans* é comum e geralmente transmitida pela criança, mesmo sendo assintomática. Mulheres com infecções por *Candida* apresentam dor no mamilo, prurido, sensação de queimadura (ardor) e "fisgadas", que se irradiam para o interior da mama e persistem após a mamada. A pele dos mamilos e da aréola pode apresentar-se avermelhada, brilhante ou apenas irritada ou com aspecto friável e fina descamação;[3] raramente observam-se placas esbranquiçadas.

Uso de mamadeiras e chupetas, fissura de mamilos e consumo de antibióticos pela mãe ou criança são fatores de risco para candidíase mamilar.[3]

O diagnóstico da candidíase mamária é difícil porque frequentemente se baseia em sintomas subjetivos. Os exames histopatológicos, micológico direto e cultura podem revelar *Candida albicans* como o agente etiológico, mas são frequentemente inconclusivos.[7] Desse modo, o diagnóstico de infecção mamilar por *Candida* costuma ser feito apenas pela história e exame clínico, não sendo necessárias culturas do leite ou da pele. Um maior grau de suspeição dessa infecção por parte dos profissionais de saúde é necessário para o diagnóstico e o tratamento adequados, aumentando a probabilidade de a mulher continuar amamentando.[7]

Prevenção e tratamento

Como medidas preventivas da candidíase mamilar estão: manter os mamilos ventilados e secos, e expô-los à luz solar por alguns minutos ao dia, quando possível; e evitar o uso de chupetas e bicos de mamadeiras pelas crianças (fontes importantes de contaminação e reinfecção). Quando esses artefatos são utilizados, eles devem ser fervidos pelo menos uma vez/dia por 20 minutos.

O tratamento medicamentoso consiste na aplicação local de pomada ou creme de clotrimazol ou miconazol durante uma semana ou mais. O clotrimazol ou miconazol deve ser aplicado ao mamilo após cada mamada ou a cada 3 a 4 horas.

Uma pomada com esteroides pode ser considerada em casos de lesões maiores e um claro componente inflamatório. Qualquer excesso de creme deve ser cuidadosamente removido antes da mamada seguinte. A mãe e a criança devem ser tratadas por 1 semana ou mais. O gel oral não é formulado para aplicação na pele e é menos eficaz no tratamento da *Candida* nos mamilos do que o creme.

Ao tratamento tópico com antifúngico, pode ser acrescentada pomada antibiótica de mupirocina quando houver fissura dos mamilos com pouca melhora com a terapia antifúngica.[8]

Deve-se tratar simultaneamente a mãe e a criança, mesmo que uma delas não apresente sintomas clínicos evidentes. Para o tratamento da criança, recomenda-se nistatina suspensão oral ou miconazol gel oral. Alternativamente, pode-se usar a violeta de genciana (0,25%), 4 vezes/dia, na boca da criança, mamilos e região areolar[3], por 5 dias ou até 3 dias após a cura das lesões.[3] Se o tratamento local não for efetivo, recomenda-se, para a mãe, fluconazol por 14 a 18 dias, por via oral. A combinação de tratamento medicamentoso e medidas não farmacológicas está associada com melhores resultados. Entre as medidas não farmacológicas, está manter os mamilos ventilados e secos.

FENÔMENO DE RAYNAUD

Um desequilíbrio entre vasoconstrição e vasodilatação, comandado pelo sistema nervoso autônomo e, em parte, por fatores metabólicos locais e interações celulares, com predominância da vasoconstrição, é o evento central na fisiopatologia do fenômeno de Raynaud. Essa isquemia intermitente pode acometer os mamilos provocando palidez, dor intensa característica (pode durar segundos, minutos ou até horas) e sensação de fisgadas ou queimação. Geralmente, ocorre em resposta à compressão anormal do mamilo na mamada, trauma mamilar, exposição ao frio ou estresse, mas, com frequência, não se identifica a causa.

O fenômeno de Raynaud do mamilo é uma condição subdiagnosticada que afeta as mulheres tanto no período pré-natal quanto no pós-parto. É importante que pediatras, obstetras, ginecologistas e clínicos incluam o fenômeno de Raynaud no diagnóstico diferencial de dor no mamilo.[9]

Prevenção e tratamento

Sempre que possível, deve-se identificar e tratar a causa básica que está contribuindo para a isquemia do mamilo e melhorar a técnica de amamentação (pega), quando esta for inadequada.

O tratamento visa melhorar a dor; quando leve, recomenda-se amamentar em um ambiente aquecido, aplicar compressas mornas e diminuir a exposição do mamilo ao ar frio após a amamentação. O ibuprofeno pode ser útil no controle da dor, além de vitamina B6 (200 mg/dia, 1 vez/dia, por 4 a 5 dias, e depois 50 mg/dia por mais 1 a 2 semanas), suplementação com cálcio (2.000 mg/dia) e suplementação com magnésio (1.000 mg/dia).

Embora não haja estudos que embasem o uso específico de fármacos no tratamento do fenômeno de Raynaud, alguns autores recomendam nifedipina (5 mg, 3 vezes/dia, por 1 a 2 semanas), indicados por seu efeito vasodilatador e por ser seguro para os lactentes. A maioria dos obstetras sente-se confortável ao prescrever esse medicamento como anti-hipertensivo. Deve-se alertar as mulheres quanto a possíveis efeitos colaterais, como hipotensão, rubor, cefaleia e palpitações. A nifedipina ajuda a aliviar os sintomas rapidamente, o que é fundamental para a continuação da amamentação.[9]

INGURGITAMENTO MAMÁRIO

O ingurgitamento mamário fisiológico (peito cheio) é comum no início do período de ativação secretora da mama (descida do leite ou apojadura), entre o 3º e o 5º dia após o parto, como resultado do aumento do volume de leite e da circulação linfática.[3,10]

A mama fica cheia, pesada, com discreto aumento de temperatura, porém sem sinais de hiperemia ou edema. O leite flui facilmente, não necessitando de intervenção, pois a condição resolve-se em poucos dias, assim que ocorrer o ajuste da produção do leite ao consumo da criança.[3]

A doença ingurgitamento mamário, em geral, começa por volta do 3º ao 7º dia após o parto e envolve dois componentes: a remoção ineficiente do leite e o aumento do fluxo de sangue para as mamas, com consequente congestão e edema.[3] Como resultado, a mama fica difusamente edemaciada, firme, dolorida e o leite não drena facilmente.[3] Costuma haver aumento da viscosidade do leite. O ingurgitamento é geralmente bilateral, podendo envolver toda a mama ou somente a região areolar ou o corpo da mama. Quando ocorre envolvimento da região areolar, com frequência dificulta a pega, comprometendo o esvaziamento da mama e aumentando a possibilidade de traumas mamilares. Muitas vezes, a lactante apresenta febre, grande desconforto e mal-estar, necessitando de intervenção.[3] Se o ingurgitamento mamário não for tratado adequadamente, pode progredir para outras condições do espectro da mastite, como mastite bacteriana, fleimão ou galactocele.[14-16]

A remoção ineficiente de leite pode ocorrer por separação entre mãe e criança, mamadas muito espaçadas, técnica inadequada de amamentação, sucção ineficiente e atraso da primeira mamada.[3]

Prevenção e tratamento

O ingurgitamento mamário é uma condição que pode ser prevenida mediante técnica adequada de amamentação exclusiva e em livre demanda, mamadas frequentes e, sobretudo, remoção efetiva do leite.[10]

Para o alívio da mulher com ingurgitamento mamário e resolução do problema, recomendam-se as seguintes condutas:

- Manter a amamentação.
- Amamentar com mais frequência e em livre demanda.
- Retirar o excesso de leite por meio de extração manual ou mecânica. O esvaziamento regular da mama melhora o fluxo venoso e linfático e mantém a produção de leite.
- Massagear gentilmente com movimentos circulares, toda a mama e particularmente as regiões com ingurgitamento mais intenso, onde o leite está "empedrado". A massagem facilita a fluidificação do leite e estimula a síntese de ocitocina, facilitando a retirada do leite da mama.
- Extrair um pouco de leite antes da mamada, se a aréola estiver tensa.
- Manter medidas de suporte, como: repouso, sutiãs confortáveis, com alças firmes e largas para manter as mamas elevadas e alívio da dor.
- Usar analgésicos sistêmicos, se necessário. Recomenda-se o ibuprofeno, que tem efeito analgésico e anti-inflamatório; como alternativa, pode-se prescrever o paracetamol.
- Utilizar compressas frias nas mamas, após as mamadas ou nos intervalos. A hipotermia diminui a produção do leite, pela vasoconstrição provocada e consequente diminuição de oferta de substratos necessários à produção do leite. Em situações de maior gravidade, pode ser aplicada a cada 2 horas. Contudo, o tempo de aplicação das compressas frias não deve ultrapassar 15 minutos, por causa do efeito rebote, ou seja, um aumento de fluxo sanguíneo para compensar a redução da temperatura local.
- Antes das mamadas, tomar banho morno acompanhado de massagens delicadas na mama, o que ajuda na liberação do leite. O uso de compressas mornas antes ou durante as mamadas pode ser indicado, desde que seja possível o seu uso cuidadoso ou supervisão de profissional de saúde, para evitar queimaduras.
- Considerar drenagem linfática para aliviar o edema intersticial.[16]
- Estudos não comprovaram que o uso tópico de folhas de repolho sejam mais eficazes que o gelo, indicando que a resposta terapêutica está mais relacionada à vasoconstrição causada pelo frio do que pelas características do próprio repolho. Além disso, o repolho pode carregar a bactéria Listeria.[16]

Embora acupuntura, uso tópico de folhas de repolho e enzimas proteolíticas possam ser promissoras no tratamento do ingurgitamento mamário, até o momento não há evidências suficientes para justificar a implementação disseminada desses tratamentos.[10]

DUCTOS LACTÍFEROS BLOQUEADOS

O bloqueio de ductos lactíferos ocorre quando o leite produzido numa determinada área da mama não é drenado adequadamente em razão de mamadas infrequentes, pega inadequada, roupas apertadas, trauma na mama ou espessamento do leite.[3] Essa condição manifesta-se por nódulos localizados em um quadrante específico da mama, sensíveis e dolorosos, acompanhados de dor, vermelhidão e calor na área envolvida. Habitualmente, a febre não faz parte do quadro clínico. Às vezes, podem-se notar pequenos pontos brancos na ponta do mamilo, muito dolorosos durante as mamadas. As tentativas de extrusão desse "tampão" de leite apertando ou massageando agressivamente a mama são ineficazes e resultam em trauma tecidual.[16]

Essa condição geralmente é autolimitada e resolve-se com medidas conservadoras, como aumento da frequência das mamadas e massagem.

As medidas preventivas dos ductos bloqueados são as mesmas do ingurgitamento mamário, assim como o tratamento, o qual deve ser instituído precoce e energicamente, para que o processo não evolua para mastite. Obstrução ductal recorrente ou persistente que não se resolve com medidas conservadoras é indicação para diagnóstico por imagem.

MASTITE

É um processo inflamatório da mama, podendo acompanhar-se ou não de infecção; quando ocorre durante a lactação, denomina-se mastite lactacional ou puerperal. É uma complicação da lactação muito comum, podendo atingir um terço das mulheres.[11] Atualmente, a mastite não mais é considerada uma entidade patológica única na mama lactante. Há evidências de que a mastite abrange um espectro de condições resultantes de inflamação ductal e edema estromal: estreitamento ductal, mastite inflamatória, mastite bacteriana, fleimão, abscesso, galactocele e mastite subaguda.[16]

A estagnação do leite na mama tem sido postulada como um fator primordial para a instalação do espectro da mastite; embora múltiplos fatores contribuam para o seu desenvolvimento, como hiperlactação, perda da diversidade bacteriana do microbioma do leite, e fatores médicos devido à prescrição de antibióticos.[13] Neste sentido, qualquer condição que leve à estase do leite favorece o desenvolvimento de mastite[8], como bloqueio de ductos, produção excessiva de leite, pega inadequada, sucção ineficiente, esvaziamento insatisfatório da mama, restrição da frequência e duração das mamadas,[3,8] horários regulares de mamadas e longos períodos de sono da criança, entre outras. Também são relatados como fatores predisponentes para essa afecção: uso de chupetas e mamadeiras, primiparidade, trabalho materno fora do lar, fadiga materna, episódios prévios de mastite, fissura de mamilos e freio lingual curto.

Quando a estase do leite não é resolvida e se esgotam os mecanismos de proteção da lactante contra infecção, o processo inflamatório e o crescimento bacteriano se instalam. A presença de bactérias no leite não indica necessariamente infecção e nem sempre está associada a manifestações clínicas.

Várias espécies de microrganismos têm sido associadas à mastite puerperal e ao abscesso mamário, destacando-se o

Staphylococcus aureus como o agente mais comum da mastite lactacional infecciosa. As portas de entrada mais frequentes são os poros mamilares e os ductos lactíferos, mas as vias linfática e hematogênica também podem estar envolvidas.

Quadro clínico e diagnóstico

A mastite lactacional geralmente tem início na 2ª ou 3ª semana pós-parto, podendo, no entanto, ocorrer em qualquer estágio da lactação.[3] Acontece, na maioria das vezes, unilateralmente, em área localizada ou em vários pontos da mama.

As manifestações clínicas podem variar desde inflamação local, com repercussões sistêmicas mínimas, até sinais e sintomas de abscesso e septicemia.[11] A área atingida da mama apresenta-se vermelha, quente, edemaciada e dolorida, e a mulher refere febre e sintomas semelhantes à síndrome gripal,[11] acompanhados, algumas vezes, de náuseas e vômitos. Os sintomas costumam ter grande impacto nas atividades diárias da mulher.

Habitualmente, procedimentos diagnósticos não são necessários rotineiramente, pois o diagnóstico é feito com base nos achados clínicos, o que torna a anamnese e o exame físico fundamentais na investigação.[8] O hemograma revela leucocitose com desvio à esquerda. A cultura do leite não é uma prática rotineira para o diagnóstico de mastite e pode não ser elucidativa, por ser inevitável a colonização bacteriana do leite pelas bactérias presentes na pele da mama e até mesmo nos ductos lactíferos. A presença de bactérias no leite não indica necessariamente mastite, pois o leite materno não é estéril.[8] Deve-se, sempre que possível, enviar amostra de leite ao laboratório nos seguintes casos: ausência de resposta ao tratamento com antibióticos em até 2 dias, alergia ao tratamento com antibióticos, infecções mamárias recorrentes, infecções adquiridas no hospital, casos graves e incomuns ou mastites epidêmicas.

A ultrassonografia é um recurso que auxilia na diferenciação entre mastite e outras doenças, como abscesso, galactocele e tumorações. Havendo a possibilidade de câncer de mama, deve-se indicar biópsia guiada por ultrassonografia para o diagnóstico diferencial. A mamografia tem valor limitado na avaliação aguda de mastite e abscessos mamários, por ser um procedimento muito doloroso e pelos achados mamográficos serem inespecíficos.[11]

Prevenção e tratamento

Uma vez diagnosticada, a mastite deve ser prontamente tratada, pois maior tempo entre o aparecimento dos sintomas e o tratamento adequado está associado com mastites recorrentes e abscessos mamários.[3,8,11]

Os principais componentes do tratamento da mastite incluem manejo da amamentação, tratamento farmacológico e medidas de suporte.

Manejo da amamentação

A manutenção da amamentação é importante no tratamento da mastite[11]; inclusive recomenda-se que as mulheres amamentem com mais frequência. Na presença de dor intensa, a amamentação pode ser temporariamente interrompida na mama afetada. Apesar de a mastite não se constituir em uma indicação de interrupção da amamentação e de não haver evidência de risco para a criança saudável nascida a termo de continuar sendo amamentada,[3,11] a decisão da mulher de interromper temporária ou definitivamente a amamentação deve se respeitada. Algumas crianças podem recusar a amamentação devido à diminuição da produção de leite no seio afetado, uma característica da mastite, ou devido a uma mudança no gosto do leite. A mastite afeta a composição bioquímica do leite e, como resultado, o leite se torna mais salgado. As mulheres que decidirem não continuar a amamentar na mama afetada ou devido à recusa da criança ou por qualquer outro motivo devem extrair o leite da mama manualmente ou com bomba de extração, pois a interrupção repentina da amamentação leva ao risco de desenvolvimento de abscesso[11]. Se a internação hospitalar for necessária, a mãe e a criança devem ser mantidas juntas em alojamento conjunto e a amamentação mantida.[16]

Tratamento farmacológico

O tratamento farmacológico consiste no uso de analgésicos e antibióticos. A dor interfere no reflexo de ejeção do leite e, portanto, a mulher deve ser encorajada a tomar analgésicos. Como o ibuprofeno tem propriedades anti-inflamatórias além de analgésicas, ele tem vantagem sobre o paracetamol. O ibuprofeno, em doses de até 1,6 g/dia, é considerado seguro para a amamentação.[8] A antibioticoterapia está indicada nas seguintes situações: quadro clínico significativo desde o início; ausência de melhora dos sintomas após 12 a 24 horas da instituição de medidas não farmacológicas;[8] fissura mamilar visível; e contagem de células e cultura da secreção láctea indicando infecção. Vale lembrar que o uso de antibióticos para mastite inflamatória altera o microbioma mamário e aumenta o risco de evolução para mastite bacteriana. O emprego de antibióticos profilaticamente não demonstrou ser eficaz na prevenção da mastite infecciosa, apesar de as mulheres relatarem alívio com o seu uso, dada as propriedades anti-inflamatórias de muitos antibióticos e medicamentos antifúngicos.[16]

As principais opções de antibióticos recaem sobre aqueles cujo espectro de ação inclua o *Staphylococcus aureus*.[3,8,11] A amoxicilina sem clavulanato não é uma opção adequada de tratamento, dado seu alto grau de resistência ao *Staphylococcus aureus*.[8] O uso de antibióticos sem as medidas de suporte não é suficiente para o tratamento da mastite.[3,8] A Tabela 1 resume os antibióticos habitualmente usados no tratamento da mastite.[8]

O uso de probióticos deve ser considerado, tanto para a prevenção15 como para o tratamento da mastite, com cepas de *Limosilactobacillus fermentum* (anteriormente classificado como *Lactobacillus fermentum*) ou, preferencialmente, *Ligilactobacillus salivarius* (anteriormente classificado como *Lactobacillus salivarius*).[16] Está também demonstrado que os probióticos não alteram a composição do microbioma do leite humano.[16]

Tabela 1 Antibióticos comumente usados no tratamento da mastite

Antibiótico	Dose	Notas
Cefalexina	500 mg, 4 vezes/dia	Não é adequado em caso de alergia à penicilina com sensibilidade às cefalosporinas ou com reação anafilática à penicilina (alergia grave)
Amoxicilina--clavulanato	875 mg, 2 vezes/dia	
Dicloxacilina	500 mg, 4 vezes/dia	
Clindamicina	300 mg, 4 vezes/dia	Pode ser eficaz no caso de *Staphylococcus aureus* resistente à meticilina. Uma opção apropriada em caso de alergia grave à penicilina
Sulfametoxazol + Trimetoprima	800-160 mg, 2 vezes/dia	Pode ser eficaz no caso de *Staphylococcus aureus* resistente à meticilina. Evitar em crianças menores de 1 mês de idade, com icterícia, prematuras, doentes ou com deficiência de G6PD

Medidas de suporte

- Drenagem linfática: nos últimos anos, a drenagem linfática no tratamento da mastite tem sido valorizada. Para promover a drenagem de fluidos em direção aos linfonodos axilares, a área dolorida deve ser massageada em direção ao mamilo, assim como a superfície da pele desde a aréola até a axila, para ajudar a drenar a mama de maneira adequada.
- Aplicação de calor úmido: com o objetivo de facilitar a drenagem do leite, deve ser realizada com cuidado, para evitar queimaduras. Compressas mornas ou banho morno imediatamente antes das mamadas podem facilitar a liberação do leite da mama e alívio da dor.
- Aplicação de compressas frias: para alívio da dor e diminuição da produção do leite, podem ser utilizadas entre as mamadas, em intervalos regulares de até 1-2 horas, por, no máximo, 15 minutos.
- Orientação para não "esvaziar" completamente as mamas, manualmente ou por meio de bombas de extração, pois o volume de leite depende de um mecanismo (*feedback*) pelo qual o aumento da remoção de leite aumenta a produção. A extração do leite deve ser a necessária para aliviar o desconforto, até que a produção de leite diminua e se ajuste à demanda da criança.[16]
- Orientação quanto a minimizar o uso de bomba de extração de leite, pois esse dispositivo estimula a produção de leite e não proporciona a troca bacteriana entre a boca da criança e o seio materno, o que contribui para a disbiose (desequilíbrio na flora do leite materno); além de poder provocar traumas pela sucção alta ou uso por um período excessivo de tempo.[16]
- Considerar o uso de ultrassom terapêutico. Essa terapia que utiliza energia térmica pode ser útil para reduzir a inflamação e aliviar o edema das patologias do espectro da mastite. Pode ser realizada diariamente sob a supervisão de um médico ou fisioterapeuta treinado até que o alívio seja alcançado.[16]
- Outras medidas, como repouso, ingestão abundante de líquidos, uso de sutiã com alças firmes e largas, início da mamada pela mama não afetada e, sobretudo, medidas que facilitem a drenagem do leite, como ordenha precedida por movimentos vibratórios da mama (sacudidelas) e massagens circulares delicadas na mama, são etapas importantes que podem auxiliar no processo de recuperação. Vale lembrar que massagem profunda e vigorosa pode provocar aumento da inflamação, edema tecidual e lesões microvasculares. Deve ser evitado, também, o uso de escovas elétricas ou aparelhos comerciais vibratórios ou de massagem. A conduta mais adequada assemelha-se à drenagem linfática manual com varredura leve da pele em vez de massagem profunda dos tecidos.[16]
- Rede de apoio: com frequência, a mastite gera mal-estar, desânimo, angústia, depressão, choro, insegurança e preocupação quanto à manutenção da amamentação. Fortalecimento da rede de apoio para dar suporte físico e emocional à mulher é fundamental no tratamento da mastite.

Mastite inflamatória

Os sinais e sintomas apresentados pela mastite inflamatória são semelhantes aos da mastite bacteriana; ambas apresentam vermelhidão, calor local, edema e dor em uma região da mama e sintomas sistêmicos de resposta inflamatória, como febre, calafrios e taquicardia, que podem ocorrer mesmo na ausência de infecção. Quando há infecção, é frequente achados semelhantes à síndrome gripal, como febre alta (acima de 38°C), calafrios, cefaleia, dores musculares e indisposição importante.[16]

O uso uso de antibióticos deve ser considerado somente nos casos de mastite bacteriana, pois interfere no microbioma mamário com perda da diversidade bacteriana, disbiose e aumento de bactérias patogênicas, fator que aumenta o risco de progressão da mastite inflamatória para mastite bacteriana. Além disso, o uso de antibióticos profiláticos pode favorecer o desenvolvimento de bactérias resistentes e não demostrou eficácia na prevenção da mastite bacteriana.[16]

Mastite subaguda

A mastite subaguda é uma inflamação na glândula mamária, que se manifesta por sinais e sintomas mais leves do que os da mastite aguda. As mulheres podem ter sinais de hiperlactação não resolvida e/ou apresentar áreas recorrentes de endurecimento ou congestão, dor leve ou moderada, queimação em forma de agulhadas e vermelhidão discreta ou difusa nas mamas, febre baixa ou ausente.

Está implicada em sua patogênese o estreitamento dos ductos mamários por biofilmes bacterianos provocado pela disbiose mamária devido ao desequilíbrio na composição quantitativa e qualitativa das bactérias que compõem o microbioma da mama. Além disso, quando a disbiose acontece há perda da diversidade bacteriana e aumento do crescimento de bactérias patogênicas.[16]

Vale lembrar que, em condições fisiológicas, a glândula mamária possui uma microbiota específica que ajuda a proteger contra infecções, composta pelos estafilococos coagulase-negativos e os estreptococos viridans, que formam finos biofilmes que revestem o epitélio dos ductos mamários, permitindo um fluxo normal de leite. Na presença de disbiose, essas espécies se proliferam e formam biofilmes espessos no interior dos ductos, com resposta inflamatória levando a dor, edema e outros sintomas associados à mastite subaguda. Os estafilococos coagulase-negativos e os estreptococos viridans não produzem toxinas responsáveis pela mastite bacteriana aguda; portanto, na mastite subaguda, as manifestações sistêmicas são incomuns e as locais são mais leves do que nas da mastite aguda.[16]

Fatores que alteram o microbioma do leite podem estar associados à mastite subaguda como: história prévia de mastite bacteriana, uso de antibióticos, cesariana, uso de bomba para extração de leite e uso de bico de silicone.[16]

ABSCESSO MAMÁRIO

Uma complicação grave da mastite é o abscesso mamário, definido como coleção de pus localizada dentro da mama e protegida por uma cápsula. Ocorre com maior frequência nas 6 primeiras semanas após o parto e pode acometer até 11% das mulheres com quadro clínico de mastite. Geralmente é secundário à mastite não devidamente tratada. A infecção inicial é geralmente localizada em um único segmento da mama; a extensão para outro segmento é um sinal tardio. O leite humano é rico em lactose, fornecendo um ambiente de crescimento bacteriano ideal, com fácil dispersão bacteriana para o segmento vascular. O processo patológico é semelhante a qualquer evento inflamatório agudo, embora a natureza da arquitetura da mama em lactação, com seu parênquima solto, e a estagnação do leite em um segmento ingurgitado podem permitir que a infecção se espalhe rapidamente, tanto dentro do estroma quanto através dos dutos de leite.[11] Do mesmo modo que na mastite, o agente etiológico mais frequente é o *Staphylococcus aureus*.[3,8,11]

O diagnóstico é feito com base em parâmetros clínicos, que incluem dor intensa, febre, mal-estar, calafrios e presença de áreas de flutuação à palpação no local do abscesso. Geralmente, só uma das mamas é acometida.

A ultrassonografia é um procedimento importante para o diagnóstico precoce dessa afecção, devendo ser utilizada em todos os casos suspeitos.[11] No diagnóstico diferencial do abscesso, deve-se considerar galactocele, fibroadenoma e carcinoma da mama. A mamografia deve ser evitada, por causa do desconforto do procedimento e por não trazer dados conclusivos.[11]

Prevenção e tratamento

O aspecto mais importante para a prevenção do abscesso mamário é a instituição precoce do tratamento da mastite.

O abscesso exige intervenção rápida, com drenagem cirúrgica, de preferência sob anestesia, com coleta de secreção purulenta para cultura e antibiograma. Quando possível, devem-se fazer pequenas incisões ou aspirações com agulha guiada por ultrassonografia para preservar o tecido mamário.[3,11]

São recomendadas antibioticoterapia e demais condutas indicadas no tratamento da mastite. A amamentação pode ser mantida dependendo da localização do abscesso. Há vários estudos que demonstram que a amamentação é segura para a criança, mesmo na presença de *Staphylococcus aureus*. Havendo necessidade de interromper a lactação na mama afetada, esta deve ser esvaziada regularmente, e a amamentação mantida na mama sadia.[3] O uso de fármacos que determinem a supressão da lactação não está indicado nos casos em que as mães desejem continuar a amamentação.

Os abscessos mamários não adequadamente tratados podem evoluir para drenagem espontânea, necrose e perda do tecido mamário.

CONSIDERAÇÕES FINAIS

Problemas com a mama puerperal são comuns, e os profissionais de saúde devem estar preparados para diagnosticar em tempo oportuno e tratar adequadamente, além de orientar a sua prevenção.

Alguns pontos abordados neste capítulo devem ser ressaltados:

- A maioria dos problemas mamários relacionados à lactação é evitável.
- Uma técnica inadequada de amamentação é o evento inicial de muitas complicações da lactação.
- O esvaziamento adequado da mama, além de garantir boa produção de leite, previne complicações da mama puerperal.
- O tratamento em tempo oportuno e adequado dos problemas mamários é fundamental para o prognóstico da condição e para a manutenção do aleitamento materno.
- Suporte físico e emocional da rede de apoio é fundamental no manejo dos problemas com a mama puerperal.

REFERÊNCIAS BIBLIOGRÁFICAS

1. Dennis CL, Jackson K, Watson J. Interventions for treating painful nipples among breastfeeding women. Cochrane Database Syst Rev. 2014;(12):CD007366.
2. Niazi A, Rahimi VB, Soheili-Far S, Askari N, Rahmanian-Devin P, Sanei-Far Z, et al. A systematic review on prevention and treatment of nipple pain and fissure: Are they curable? J Pharmacopuncture. 2018;21(3:139-50.
3. World Health Organization (WHO). Infant and young child feeding: model chapter for textbooks for medical students and allied health professionals. Geneva: WHO; 2009.
4. Coentro VS, Perrella SL, Lai CT, Rea A, Murray K, Geddes DT. Impact of nipple shield use on milk transfer and maternal nipple pain. Breastfeed Med. 2021;16(3):222-9.

5. Chow S, Chow R, Popovic M, Lam H, Merrick J, Ventegodt S, et al. The use of nipple shields: a review. Front Public Health. 2015;3:236.
6. Berens P, Eglash A, Malloy M, Steube AM. ABM Clinical Protocol #26: persistent pain with breastfeeding. Breastfeed Med. 2016;11(2):46-53.
7. Merad Y, Derrar H, Belkacemi M, Drici A, Belmokhtar Z. Candida albicans mastitis in breastfeeding woman: An under recognized diagnosis. Cureus. 2020;12(12):e12026.
8. Pevzner M, Dahan A. Mastitis while breastfeeding: prevention, the importance of proper treatment, and potential complications. J Clin Med. 2020;9:2328.
9. Jansen S, Sampene K. Raynaud phenomenon of the nipple. An under--recognized condition. Obstet Gynecol. 2019;133:975-7.
10. Zakarija-Grkovic I, Stewart F. Treatments for breast engorgement during lactation. Cochrane Database of Systematic Reviews. 2020; Issue 9. Art. No.: CD006946.
11. Boakes E, Woods A, Johnson N, Kadoglou N. Breast infection: a review of diagnosis and management practices. Eur J Breast Health. 2018;14:136-43.
12. Crepinsek MA, Taylor EA, Michener K, Stewart F. Interventions for preventing mastitis after childbirth. Cochrane Database of Systematic Reviews. 2020;Issue 9. Art. No.: CD007239.

CAPÍTULO 5

MEDICAMENTOS E AMAMENTAÇÃO

Graciete Oliveira Vieira
Joel Alves Lamounier
Luciano Borges Santiago
Roberto Gomes Chaves

AO FINAL DA LEITURA DESTE CAPÍTULO, O PEDIATRA DEVE ESTAR APTO A:

- Descrever os princípios básicos para uso de fármacos durante a lactação.
- Selecionar os medicamentos de menor risco de uso durante a lactação.
- Orientar a nutriz sobre o uso de medicamentos, drogas de abuso e cosméticos.

INTRODUÇÃO

O uso de medicamentos e outras substâncias, como cosméticos, drogas e vacinas, durante a amamentação é um tema de grande importância, pois é frequente o uso dessas substâncias pela nutriz e a associação de seu uso com a interrupção do aleitamento materno.

O risco de dano do medicamento à saúde do lactente, as informações não científicas contidas nas bulas, o receio das mães sobre um possível dano à criança causado pelo medicamento e, sobretudo, o desconhecimento dos profissionais de saúde sobre o tema são fatores que contribuem para o desmame.

Na realidade, raros são os medicamentos incompatíveis com a amamentação. O médico deve ter conhecimentos básicos para que possa selecionar os medicamentos de menor risco para serem usados durante a lactação.

O avanço do conhecimento científico proporcionou avaliar melhor os extraordinários benefícios do aleitamento materno quanto aos aspectos nutricionais, imunológicos, biológicos, cognitivos, afetivos ou econômicos. A recomendação da Organização Mundial da Saúde (OMS), de amamentação exclusiva nos primeiros 6 meses e complementada até os 2 anos de vida ou mais, ainda não é plenamente praticada no Brasil.[1]

Alguns fatores estão envolvidos com o não início da amamentação ou a interrupção precoce do aleitamento materno, dentre os quais o uso de medicamentos ou outras substâncias pelas nutrizes.[2] O uso de medicamentos durante a lactação é uma prática muito frequente e considerada uma causa importante de interrupção do aleitamento materno. Além da existência de medicamentos sabidamente contraindicados para uso durante a lactação, outros fatores também contribuem para o desmame, como: carência de informações sobre muitos fármacos, recomendações não científicas em bulas dos medicamentos, desinformação e desinteresse dos médicos sobre o tema e receio materno de um possível dano para a saúde do filho.[3] Felizmente, muitas mães estão se conscientizando dos enormes benefícios da amamentação e, simplesmente, se recusam a seguir a recomendação médica de interrupção da amamentação.[4]

O pediatra é consultado com frequência para opinar sobre a segurança do uso de medicamentos e outras substâncias durante a amamentação, apesar de raramente prescrever medicamentos para a nutriz. Torna-se fundamental, portanto, a constante atualização sobre o tema, visando a racionalizar o uso de medicamentos nesse período e proteger o aleitamento materno. A indicação criteriosa do tratamento materno e a seleção cuidadosa dos medicamentos geralmente permitem que a amamentação continue sem interrupção e com segurança.[2]

CLASSIFICAÇÃO DOS FÁRMACOS PARA USO DURANTE A AMAMENTAÇÃO

Os fármacos citados neste capítulo são os mais frequentemente utilizados na prática clínica. Recomenda-se realizar busca nas fontes Hale,[4] Lactmed,[5] American Academy of Pediatrics,[6] World Health Organization[7] e E-lactancia[8] em caso de necessidade sobre uso de fármacos não citados nesse capítulo.

A Tabela 1 mostra os fármacos classificados quanto à segurança de seu uso na lactação em seguros, provavelmen-

Tabela 1 Classificação de risco para uso de fármacos durante a amamentação

Classes farmacológicas	Classificação de risco para uso durante a lactação			
	Compatíveis	Possivelmente compatíveis	Possivelmente perigosos	Perigosos
Fármacos que atuam no sistema nervoso central				
Antidepressivos	Amitriptilina Amoxapina Brexanolona Citalopram Clomipramina Desipramina Estacilopram Fluoxetina Fluvoxamina Imipramina Nortriptilina Paroxetina Sertralina Trazodona Venlafaxina	Bupropiona Desvenlafaxina Duloxetina Esquetamina Levomilnacipram Maprotilina Milnacipram Mirtazapina Sulpirida Vilazodona Vortioxetina	Moclobenida Nefazodona	Doxepina
Antiepiléticos	Carbamazepina Fenitoína Fosfenitoína Gabapentina Lamotrigina Levetiracetam	Canabidiol Clonazepam Brivaracetam Etotoína Lacosamina Oxcarbazepina Pregabalina Tiagabina Topiramato Vigabatrina	Ácido valproico Etossuximida Felbamato Fenobarbital Primidona Trimetadiona Zonizanida	
Hipnóticos e ansiolíticos	Lormetazepam Midazolam Nitrazepam Oxazepam Propofol Quazepam Zaleplona Zopiclona	Alprazolam Brexpiprazol Buspirona Butalbital Butabarbital Clobazam Clonazepam Clorazepato Clordiazepóxido Diazepam Estazolam Eszoplicona Halazepam Lorazepam Meprobamato Hidrato de cloral Pentobarbital Ramelteona Suveroxante Temazepam Triazolam Zolpidem	Cariprazina Flunitrazepam Flurazepam Oxibato de sódio Secobarbital	Ácido gama- -aminobutírico
Neurolépticos	Olanzapina Quetiapina Risperidona Ziprasidona	Asenapina Aripiprazol Clorpromazina Clozapina Flufenazina Flupentixol Haloperidol Iloperidona Lurasidona Paliperidona Perfenazina Zuclopentixol	Carbonato de lítio Loxapina Mesoridazina Pimozida Tioridazina Tiotixeno Trifluoperazina	
Analgésicos e anti-inflamatórios				
Analgésicos e/ou antipiréticos	Ácido acetilsalicílico Paracetamol	Nefopam	Dipirona	

(continua)

Tabela 1 Classificação de risco para uso de fármacos durante a amamentação (*continuação*)

Classes farmacológicas	Classificação de risco para uso durante a lactação			
	Compatíveis	Possivelmente compatíveis	Possivelmente perigosos	Perigosos
Analgésicos e anti-inflamatórios				
Analgésicos opioides	Alfentanil Buprenorfina Butorfanol Fentanil Metadona Nalbufina Propoxifeno	Codeína Hidromorfona Hidroxicodona Morfina Oxicodona Oximorfona Pentazocina Remifentanil Tapentadol Tramadol Trolamina	Meperidina	
Anti-inflamatórios não hormonais (AINH)	Celecoxibe Cetoprofeno Cetorolaco Diclofenaco Fenoprofeno Flurbiprofeno Ibuprofeno Piroxicam	Diflusal Etodolaco Indometacina Meclofenamato Meloxicam Mesalamina Nabumetona Naproxeno Nepafenaco Olsadazina Oxaprozina Parecoxibe Salicilamida Sulfasalazina Tolmetina	Salsalato Nimesulida	Leflunomida
Corticosteroides	Beclometasona Budesonida Hidrocortisona Metilprednisolona Prednisona Prednisolona	Betametasona Ciclesonida Clobetasol Dexametasona Difluprednato Fludocortisona Fluocinolona Flunisolina Fluticasona Loteprednol Mometasona Prednicarbato Triancinolona		
Fármacos usados na enxaqueca		Almotriptano Eletriptano Frovatriptano Isometepteno Naratriptano Rizatriptano Sumatriptano Ubrogepante Zolmitriptano	Ergotamina Flunarizina	
Anestésicos e indutores anestésicos	Benzocaína Bupivacaína Halotano Lidocaína Propofol Ropivacaína	Articaína Benoxinato Dibucaína Diclonina Etomidato Quetamina Mentol Mepivacaína Metoexital Óxido nitroso Pramoxina Procaína Sevoflurano Tiopental	Fenol	

(continua)

Tabela 1 Classificação de risco para uso de fármacos durante a amamentação (*continuação*)

Classes farmacológicas	Classificação de risco para uso durante a lactação			
	Compatíveis	**Possivelmente compatíveis**	**Possivelmente perigosos**	**Perigosos**
Analgésicos e anti-inflamatórios				
Relaxantes musculares	Baclofeno	Carisoprodol Ciclobenzaprina Cisatracúrio Metaxalona Metocarbamol Mivacúrio Orfenadrina	Clorzoxazona Dantroleno Tizanidina	
Anti-histamínicos	Carbinoxamina Cetirizina Desloratadina Dimenidrinato Difenidramina Fexofenadina Hidroxizina Levocetirizina Loratadina Olopatadina Triprolidina	Alcaftadina Azelastina Bronfeniramina Cetotifeno Clorfeniramina Ciproeptadina Dexbronfeniramina Dexclorfeniramina Doxilamina Epinastina Levocabastina Feniramina Feniltoloxamina Prometazina Pirilamina	Clemastina Trimeprazina Tripelenamina	
Anti-infecciosos				
Antibióticos	Amicacina Amoxicilina Amoxicilina + clavulanato de potássio Ampicilina Ampicilina + sulbactam Azitromicina Aztreonam Bacitracina Carbenicilina Cefadroxil Cefazolina Cefdinir Cefditoreno Cefepima Cefixima Cefoperazona Cefotaxima Cefotetano Cefoxitina Cefpodoxima Cefprozil Ceftazidima Ceftizoxima Ceftriaxona Cefalexina Cefalotina Cefapirina Ceftibuteno Cefuroxima Cilastatina Claritromicina Clindamicina Cloxacilina Daptomicina Dicloxacilina Gentamicina Imipenem Levofloxacino Metronidazol Mupirocina	Cefaclor Ceftarolina Cilastatin Ciprofloxacino Cloreto de benzalcônio Dalbavancina Dalfoprostina + quinupristina Doripenem Doxiciclina Enoxacina Eritromicina Estreptomicina Fidaxomicina Fosfomicina Gatifloxacino Gemifloxacino Gramicidina Hidroxiquinolina Imipenem Lefamulina Linezolida Lomefloxacino Meropenem Metenamina Meticilina Minociclina Moxifloxacino Neomicina Netilmicina Norfloxacino Omadaciclina Retapamulina Rifaximina Sefiderocol Sulfadiazina de prata Sulfametoxazol Tedizolida Telavancina Telitromicina Tetraciclina Tinidazol	Cloranfenicol Clorexedina Dapsona Omadaciclina Sareciclina Tigeciclina Trovafloxacino	

(continua)

Tabela 1 Classificação de risco para uso de fármacos durante a amamentação (*continuação*)

Classes farmacológicas	Classificação de risco para uso durante a lactação			
	Compatíveis	**Possivelmente compatíveis**	**Possivelmente perigosos**	**Perigosos**
Anti-infecciosos				
Antibióticos	Nitrofurantoína Nafcilina Ofloxacino Oxacilina Penicilina G Piperacilina Polimixina B Sulfisoxazol Tazobactam Ticarcilina Tobramicina Trimetoprim Vancomicina			
Antifúngicos	Cetoconazol Clotrimazol Fluconazol Miconazol Nistatina Violeta genciana	Ácido undecilênico Anfotericina B Anidulafungina Butenafina Butoconazol Capsofungina Ciclopirox olamina Econazol Epinaconazol Griseofulvina Itraconazol Micafungina Naftifina Posaconazol Sulconazol Tavaborole Terbinafina Terconazol Tioconazol Tolnaftato Voriconazol	Flucitosina	
Antivirais	Aciclovir Oseltamivir Valaciclovir Zanamivir	Alvimopam Amantadina Baloxavir Docosanol Dolutegravir Elbasvir Famciclovir Ganciclovir Grazoprevir Ledipasvir Penciclovir Remdesivir Rimantadina Simeprivir Sofosbuvir Telbivunida Valganciclovir	Adefovir Boceprevir Entecavir Interferon alfa 2B Ribavirina	Abacavir* Delavirdina* Didanosina* Efavirenz* Entricitabina* Estavudina* Etravirina* Foscarnet Indinavir* Lamivudina* Lopinavir* Nevirapina* Raltegravir* Ritonavir* Saquinavir* Tenofovir* Zidovudina*
Anti-helmínticos	Albendazol Praziquantel	Ivermectina Mebendazol Nitaxozanida Pirantel Tiabendazol		
Antiprotozoários	Metronidazol	Atovaquona Nitaxozanida Pentamidina	Secnidazol	
Tuberculostáticos	Rifampicina	Ácido aminosalicílico Etambutol Isoniazida Pirazinamida	Cicloserina Etionamida	

(continua)

Tabela 1 Classificação de risco para uso de fármacos durante a amamentação (*continuação*)

Classes farmacológicas	Classificação de risco para uso durante a lactação			
	Compatíveis	**Possivelmente compatíveis**	**Possivelmente perigosos**	**Perigosos**
Anti-infecciosos				
Antimaláricos	Cloroquina Hidroxicloroquina Mefloquina Primaquina Quinina	Artesunato Proguanil + atcvaquona	Pirimetamina	
Fármacos cardiovasculares				
Antiarrítmicos	Adenosina Disopiramida Mexiletina Propafenona	Dronedarona Flecainida Isoproterenol Procainamida Quinidina	Encainida Tocainida	Amiodarona
Antilipêmicos**	Colesevelam Colestipol	Atorvastatina Ezetimiba Fenofibrato Fluvastatina Genfibrozila Lovastatina Pravastatina Rosuvastatina Sinvastatina		
Anti-hipertensivos	Benazepril Captopril Enalapril Hidralazina Labetalol Mepindolol Metildopa Metoprolol Nicardipina Nifedipina Nimodipina Quinapril Propranolol	Acebutolol Aliskireno Anlodipino Atenolol Betaxolol Bisoprolol Candesartana Carteolol Carvedilol Clonidina Diltiazem Doxazosina Eprosartana Esmolol Felodipina Fenoldopam Fosinopril Iloproste Guanfacina Irbesartana Isradipina Lisinopril Losartana Minoxidil Nebivolol Nisoldipina Nitrendipina Olmesartana Perindopril Pindolol Prazosina Ramipril Tandolapril Valsartana	Ambrisentana Bosentana Macitentana Nadolol Reserpina Sotalol Telmisartana Terasozina	
Cardiotônicos	Digoxina	Digitoxina		
Adrenérgicos e vasopressores	Adrenalina (epinefrina) Desmopressina Dobutamina Dopamina Metilergonovina	Dextroanfetamina Fenilefrina Midodrina Mirabegrona Ritodrina Vasopressina	Atomoxetina Dexmedetomidina Efedrina	

(*continua*)

Tabela 1 Classificação de risco para uso de fármacos durante a amamentação (*continuação*)

Classes farmacológicas	Classificação de risco para uso durante a lactação			
	Compatíveis	**Possivelmente compatíveis**	**Possivelmente perigosos**	**Perigosos**
Fármacos cardiovasculares				
Diuréticos	Acetazolamida Hidroclorotiazida Espirolonactona	Ácido etacrínico Amilorida Bumetamida Clorotiazida Eplerenona Furosemida Indapamida Manitol Torsemida Triantereno	Bendroflumetazida Clortalidona Pamabrona	
Vasodilatadores		Dinitrato de isossorbida Mononitrato de isossorbida Sildenafil Treprostinil	Milrinona Nitroglicerina Nitroprussiato	
Fármacos hematológicos				
Anticoagulantes	Dalteparina Enoxaparina Heparina Varfarina	Ácido tranexâmico Fondaparinux Lepirudina Rivaroxabana Tinzaparina	Apixabana Argatrobana Ticagrelor	
Antiagregantes plaquetários	Ácido acetilsalicílico	Clopidrogrel Dabigratana Dipiridamol Eptifibatida	Pasugrel Ticlodipina	
Fármacos para o aparelho respiratório				
Antiasmáticos	Brometo de ipatrópio Cromoglicato de sódio Isoproterenol Levalbuterol Neodocromil Salbutamol Salmeterol Terbutalina	Arformoterol Benralizumabe Difilina Formoterol Pirbuterol Teofilina Zafirlucaste Zileutona	Montelucaste	
Antitussígenos, mucolíticos e expectorantes		Alfadornase Dextrometorfano Guaifenesina Pectina	Benzonatato Iodeto de potássio	Carbetapentano
Descongestionantes nasais		Eucalipto (extrato) Fenilefrina Nafazolina Oxitemazolina Pseudoefedrina Tetraidrozolina		Propilexedrina
Fármacos para o trato digestório				
Antiácidos e antissecretores ácidos	Cimetidina Deslanzoprazol Esomeprazol Famotidina Hidróxido de alumínio Hidróxido de magnésio Lansoprazol Nizaditina Omeprazol Pantoprazol Ranitidina Sucralfato	Bromido de clidinio Carbonato de cálcio Hiosciamina Rabeprazol Sais de cálcio		Acorus calamus

(*continua*)

Tabela 1 Classificação de risco para uso de fármacos durante a amamentação (*continuação*)

Classes farmacológicas	Classificação de risco para uso durante a lactação			
	Compatíveis	Possivelmente compatíveis	Possivelmente perigosos	Perigosos
Fármacos para o trato digestório				
Antieméticos e gastrocinéticos	Metoclopramida Ondasetrona	Aprepitanta Cinarizina Ciclizina Dolasetrona Domperidona Droperidol Granisetrona Meclizina Nabilona Palonosetrona Proclorperazina Prometazina Trimetobenzamida Tropisetrona	Dronabinol Cisaprida	
Antiespasmódicos		Benzitropina Escopolamina Glicopirrolata Hioscina Metaescopolamina	Diciclomina	
Laxantes	Bisacodil Docusato Psilium Laxantes osmóticos Hidróxido de magnésio Meticelulose Policarbófilo de cálcio Sulfato de magnésio	Dextrina de trigo Glicerina Lactulose Laxantes salinos Óleo de rícino Óleo mineral Polietilenoglicol Prucaloprida Sena		
Hormônios e antagonistas				
Antidiabéticos orais e insulina	Colestipol Insulinas Glipizida Gliburida Metformina Miglitol	Acarbose Clorpropamida Exenatida Linagliptina Liraglutida Nateglinida Pioglitazona Pranlintida Repaglinida Rosiglitazona Sitagliptina Tolbutamida Vildagliptina	Canaglifozina Dulaglutida Glimepirida	
Hormônios tireoidianos e antagonistas	Levotiroxina Liotironina Metimazol Propiltiouracil Tirotropina	Carbimazol	Sais de iodo	
Contraceptivos	Levonorgestrel	Desogestrel Dienogesto Dinoprostona Drospirenona Etinilestradiol Etonogestrel (implante) Levonorgestrel Medroxiprogesterona Mestranol Nonoxinol 9 (espermicida) Norelgestromina Noretindrona Noretinodrel		

(continua)

Tabela 1 Classificação de risco para uso de fármacos durante a amamentação (*continuação*)

Classes farmacológicas	Classificação de risco para uso durante a lactação			
	Compatíveis	Possivelmente compatíveis	Possivelmente perigosos	Perigosos
Hormônios e antagonistas				
Contraceptivos		Norgestimato Progesterona Ulipristal		
Imunossupressores e antineoplásicos	Dimetil fumarato	Azatioprina Ciclosporina Glatiramer Ifosfamida Interferon alfa 2b Mercaptopurina Ofatumumabe Toremifeno Tacrolimo	Aldescleucina Alentuzumabe Altretamina Asparginase Bleomicina Cetuximabe Fluorouracil Flutamida Gencitabina Hidroxiureia Imatinibe Ioflupana I-123 Lapatinibe Metotrexato Imatinibe Nilotinibe Ofatumumabe Sirolimo Sorafenibe Sunitinibe Talidomida Teniposida Toremifena	Aminopterina Anastrozol Asparaginase Busulfano Cactinomicina Capecitabina Carboplatina Carmustina Ciclofosfamida Cisplatina Citarabina Cladribina Clorambucil Cloridato de estrôncio-89 Dacarbazina Dactinomicina Daunorrubicina Docetaxel Doxorrubicina Epirrubicina Erlotinibe Etoposida Everolimo Exemestane I-123, 125 e 131 Ixabepilona Mefalam Micofenolato Mitomicina Mitoxantrona Oxalipatina Paclitaxel Pazopanibe Pentostatina Temozolomida Tiotepa Vimblastina Vincristina/Vinorelbina
Fármacos para pele e mucosa				
Escabicidas e pediculicidas	Benzoato de benzila Deltametrina Enxofre Permetrina	Extrato de piretrum Ivermectina Malationa Piperonil Spinosad	Lindano	
Antiacneicos	Peróxido de benzoíla	Ácido azelaico Adapaleno Resorcinol Tretinoína	Acetato de ciproterona	Isotretinoína (oral)
Anti-inflamatórios	Pimecrolimo Tacrolimo			
Antisseborreicos		Piritionato de zinco Sulfato de selênio		
Antipruriginosos	Calamina Óxido férrico	Cânfora	Doxepina creme	
Antipsoriáticos	Coaltar	Alefacepte Antralina Calcipotriena Tazarotena		Acitretina

(continua)

Tabela 1 Classificação de risco para uso de fármacos durante a amamentação (*continuação*)

Classes farmacológicas	Classificação de risco para uso durante a lactação			
	Compatíveis	**Possivelmente compatíveis**	**Possivelmente perigosos**	**Perigosos**
Fármacos para pele e mucosa				
Clareadores		Hidroquinona		
Fármacos para uso oftalmológico	Olopatadina Sulfacetamina sódica	Ciclopentolato Fluoresceína Hidroxianfetamina Trifluridina Tropicamida Verteporfina		
Antiglaucoma	Dipivefrin Timolol	Bimatoprost Brimonidina Brinzolamida Dorzolamida Lapatinibe Latanoprost Levobunolol Pilocarpina		
Vitaminas e análogos	Ácido ascórbico (C) Ácido fólico (B9) Ácido pantotênico (B5) Cianocobalamina (B12) Fitonadiona (K) Piridoxina (B6) Riboflavina (B2) Tiamina (B1) Vitamina D Vitamina E	Betacaroteno Biotina (B7) Calcitriol (D) Coenzima Q10 DHA Doxercalciferol (D) Leucovorina L-metilfolato Multivitamínicos Niacina (B3) Paricalcitol (D) Vitamina A		
Agentes diagnósticos	11C-WAY 100635 ou 11C-raclloprida Ácido iopanoico Diatrizoato Gadopentato Diatrizoato Dimeglumina Gadopentetato Índigo carmim Ioexol Metirapona Metrizamida Metrizoato PPD (teste tuberculínico) Scan Hida Sulfato de bário Xenônio	Ácido ioxitalâmico Gadobenato Gadobutrol Gadodiamida Gadoterato Gadoteridol Gadoversetamida Gadoxetato Gadoterato dissódico Histamina Indocianina verde Inulina Iodamida Iodipamida Iodipamida Iodixanol Iopamidol Iopentol Iopromida Iotalamato Ioversol Ioxaglato Ioxilan Ipodato Mangafodipir Metacolina Perflutren tipo A Tecnécio 99M Tiopanoato Trissódio de mangafodipir Xenônio 133	Azul de isossulfano Azul de metileno Cobalto 57 Fludeoxiglicose -F18 Índio 110 Índio 111 Índio 11 Octreotida Ragadenosona Tálio 201	Gálio 67 Scan de Treoide
Vacinas	Caxumba Coqueluche Covid-19 Difteria Hepatite B	Antrax BCG Cólera Encefalite japonesa Febre tifoide	Febre amarela Varíola	

(continua)

Tabela 1 Classificação de risco para uso de fármacos durante a amamentação (*continuação*)

Classes farmacológicas	Classificação de risco para uso durante a lactação			
	Compatíveis	**Possivelmente compatíveis**	**Possivelmente perigosos**	**Perigosos**
Vacinas	*Influenza* Pneumocócicas (conjugada e polissacárides) Rubéola Sarampo Tétano Varicela	Hepatite A HPV Poliomielite Raiva Zóster		

* Fármacos antirretrovirais: a amamentação deve ser suspensa em caso de mãe com HIV.
** Colesterol é essencial para o desenvolvimento do lactente; não está claro se os fármacos antilipêmicos podem reduzir os níveis séricos de colesterol no lactente. Recomenda-se cautela para o seu uso pela nutriz.
Fonte: Hale, 2021;[4] incluindo alguns fármacos extraídos das fontes Lactmed[5] e E-lactancia.[8]

te seguros, possivelmente perigosos e contraindicados. As classificações são detalhadas a seguir.

- Seguros: quando não apresentam efeitos adversos descritos sobre o lactente ou sobre o suprimento lácteo.
- Provavelmente seguros: quando existe risco teórico ou concreto de dano à saúde do lactente ou à produção láctea. Esses medicamentos devem ser utilizados levando-se em conta a relação risco/benefício, quando fármacos mais seguros não estão disponíveis ou são ineficazes. Os medicamentos que apresentam maior risco de efeitos indesejáveis sobre o lactente foram destacados com um asterisco (*). Recomenda-se utilizar esses medicamentos durante o menor tempo e na menor dose possível, observando os efeitos sobre o lactente.
- Possivelmente perigosos: existem evidências de risco para o lactente ou para a produção láctea, mas seu uso pode ser aceitável após a avaliação da relação riscos *versus* benefícios.
- Contraindicados: quando existem evidências de danos significativos à saúde do lactente. Nesse caso, o risco do uso do medicamento pela nutriz claramente é maior que os benefícios do aleitamento materno. Esses fármacos exigem a interrupção da amamentação.

A classificação sobre a segurança de drogas de abuso e cosméticos também foram incluídas neste capítulo.

Mães usuárias regulares de drogas de abuso não devem amamentar seus filhos. Mães usuárias ocasionais devem suspender a amamentação por um período variável, dependendo da droga em questão (Tabela 2). Mulheres inseridas em programas de tratamento de abuso de drogas devem ser alertadas para não utilizar essas drogas e apoiadas a amamentar durante a abstinência.[7]

A busca por produtos cosméticos e procedimentos estéticos pela mulher aumenta após o parto. Muitas lactantes procuram conselho sobre a segurança das substâncias e procedimentos juntos aos pediatras. A Tabela 3 apresenta informações sobre o tema.

Tabela 2 Recomendações para interrupção da amamentação de acordo com o tipo de droga

Drogas	Período de interrupção da amamentação
Álcool (etanol)	2 h para cada dose consumida*
Anfetamina e *ecstasy*	24-36 h
Cocaína e *crack*	24 h
Fenciclidina	1-2 semanas
Heroína e morfina	24 h
LSD	48 h
Maconha	24 h

* Uma dose corresponde a 340 mL de cerveja, 141,7 mL de vinho, 42,5 mL de bebidas destiladas.
Fonte: adaptado de Hale, 2005.[9]

Tabela 3 Uso de substâncias presentes em procedimentos estéticos durante a amamentação

Tinturas para cabelo	Produtos que contenham chumbo são contraindicados durante a amamentação, pois não há estudos sobre sua segurança para uso nesse período. Produtos com amônia são compatíveis com amamentação
Escovas progressivas	Podem ser realizadas desde que não contenham formol
Clareamento de manchas na pele	A hidroquinona deve ser usada com cautela durante a amamentação. Evitar aplicação no mamilo ou na aréola, bem como por longos períodos, pois acumula-se no leite humano
Toxina botulínica	A toxina botulínica do tipo A é considerada provavelmente segura com a amamentação
Tatuagens	Não é recomendado realizar tatuagens no complexo aréolo-mamilar durante a amamentação, pelo risco teórico de excreção de pigmentos das tintas no leite materno. Mesmo as tatuagens com tintas tipo *henna* devem ser evitadas, pois estão frequentemente associadas à dermatite local

Fonte: Sociedade Brasileira de Pediatria, 2017.[10]

PRINCÍPIOS BÁSICOS PARA USO DE FÁRMACOS DURANTE A AMAMENTAÇÃO

O princípio fundamental da prescrição de medicamentos para mães lactantes baseia-se, sobretudo, na avaliação dos riscos e dos benefícios. A amamentação ao seio somente deve ser interrompida ou desencorajada se existir evidência substancial de que o fármaco usado pela nutriz é nocivo para o lactente ou quando não houver informações a respeito e o fármaco não puder ser substituído por outro sabidamente mais seguro. Caso o uso de medicamentos seja realmente necessário, deve-se optar por um fármaco já estudado, que seja pouco excretado no leite materno ou que não tenha risco aparente para a saúde da criança.

A seguir, são mencionados alguns aspectos práticos para tomada de decisões pelo profissional de saúde, adaptados e modificados das normas básicas para prescrição de fármacos às mães durante a lactação das últimas revisões sobre o tema da Academia Americana de Pediatria.[6]

- Avaliar a necessidade da terapia medicamentosa. Nesse caso, um contato entre o pediatra e o obstetra ou o clínico é muito útil. O fármaco prescrito deve ter benefício reconhecido para a condição indicada.
- As orientações acerca da segurança dos fármacos para uso durante a gestação diferem para uso na lactação.
- Preferir um fármaco já estudado e sabidamente seguro para a criança, que seja pouco excretado no leite humano.
- Preferir fármacos que já são liberados para uso em recém-nascidos e lactentes.
- Preferir terapia tópica ou local e oral à parenteral, quando possível e indicado.
- Preferir o uso de medicamentos com um só fármaco, evitando combinações de fármacos.
- Programar o horário de administração do fármaco à mãe, evitando que o pico do medicamento no sangue e no leite materno coincida com o horário da amamentação. Em geral, a exposição do lactente ao fármaco pode ser diminuída se a mãe utilizar o fármaco imediatamente antes ou logo após a mamada.
- Quando possível, dosar o fármaco na corrente sanguínea do lactente se houver risco para a criança, como nos tratamentos maternos prolongados, a exemplo do uso de anticonvulsivantes.
- Escolher medicamentos que alcancem níveis mínimos no leite. Por exemplo, os antidepressivos sertralina e paroxetina apresentam níveis lácteos bem mais baixos que a fluoxetina.
- Utilizar o medicamento pelo menor tempo possível. Os riscos do uso de uma única dose ou de um tratamento por curto período são, sabidamente, menores que uma terapia de longo prazo.
- Orientar a mãe para observar a criança com relação a possíveis efeitos colaterais, como alteração do padrão alimentar, hábitos de sono, agitação, tônus muscular e distúrbios gastrintestinais.
- Evitar fármacos de ação prolongada pela maior dificuldade de ser excretados pelo lactente.
- Orientar a mãe para retirar seu leite com antecedência e estocar em congelador, por no máximo 15 dias, para alimentar o bebê no caso de interrupção temporária da amamentação. Sugerir também ordenhas periódicas para manter a lactação.
- As bulas dos medicamentos não são fontes confiáveis de informação sobre a segurança dos fármacos para uso na lactação.
- Recomenda-se consulta de uma base de dados para proceder à prescrição ou às orientações para a nutriz. Por exemplo, Lactmed: base de dados sobre medicamentos e amamentação da National Library of Medicine dos EUA, na língua inglesa.[8]

CONSIDERAÇÕES FINAIS

Uma avaliação cuidadosa da real necessidade e da escolha dos medicamentos garantirá, em mulheres que fazem uso deles, a manutenção da amamentação, na maioria das vezes.

REFERÊNCIAS BIBLIOGRÁFICAS

1. Brasil. Ministério da Saúde. Secretaria de Atenção à Saúde. Departamento de Ações Programáticas e Estratégicas. II Pesquisa de Prevalência de aleitamento materno nas capitais brasileiras e no Distrito Federal. Brasília: Ministério da Saúde; 2009.
2. Brasil. Ministério da Saúde. Secretaria de Atenção à Saúde. Departamento de Ações Programáticas e Estratégicas. Amamentação e uso de medicamentos e outras substâncias. 2.ed. Brasília: Editora do Ministério da Saúde; 2010.
3. Chaves RG, Lamounier JA, César CC. Medicamentos e amamentação: atualização e revisão aplicadas à clínica maternoinfantil. Rev Paul Pediatr. 2007;25(3):276-88.
4. Hale TW. Medications and mothers milk 2021. New York: Springer Publishing Company. Disponível em: https://www.medsmilk.com/; acessado em: 20 fev. 2021.
5. LactMed: A Toxnet Database. Drugs and Lactation Database (LactMed). Disponível em: https://www.ncbi.nlm.nih.gov/books/NBK501922/; acessado em: 20 fev. 2021.
6. American Academy of Pediatrics. Sachs HC and Committee on drugs. The transfer of drugs and therapeutics into human breast milk: an update on select topics. Pediatrics. 2013;132(3):e796-e809. Disponível em: https://pediatrics.aappublications.org/content/pediatrics/132/3/e796.full.pdf; acessado em: 12 fev. 2021.
7. World Health Organization (WHO). Department of Child and Adolescent Health and Development. Breastfeeding and maternal medication. Recommendations for drugs in the 11th WHO model list of essential drugs. Geneva: WHO; 2002.
8. Asociación para la Promoción e Investigación científica y cultural de la Lactancia Materna. E-lactancia [Internet]. Disponível em: http://www.e-lactancia.org/; acessado em: 20 fev. 2021.
9. Hale TW. Drug therapy and breastfeeding. In: Riordan J (ed). Breastfeeding and human lactation. 3.ed. Boston: Jones and Barlett Publishers; 2005.
10. Sociedade Brasileira de Pediatria (SBP). Departamento Científico de Aleitamento Materno. Boletim Científico. Uso de medicamentos e outras substâncias pela mulher durante a amamentação, 2017. Disponível em: https://www.sbp.com.br/fileadmin/user_upload/Aleitamento_-__Uso_Medicam_durante_Amament.pdf; acessado em: 20 fev. 2021.

CAPÍTULO 6

BANCO DE LEITE HUMANO NA PRÁTICA CLÍNICA

Ana Luiza Velloso da Paz Matos
Maria Beatriz Reinert do Nascimento
Rossiclei de Souza Pinheiro
Vilneide Maria Santos Braga Diégues Serva

AO FINAL DA LEITURA DESTE CAPÍTULO, O PEDIATRA DEVE ESTAR APTO A:

- Explicar a importância dos bancos de leite humano.
- Compreender a captação e a triagem das doadoras.
- Descrever a rotina de funcionamento de um banco de leite humano.
- Identificar as diferenças entre o leite humano cru e o pasteurizado.
- Escolher o leite que melhor atenda às necessidades do neonato pré-termo.

INTRODUÇÃO

O leite humano (LH) possui uma composição única de nutrientes e fatores bioativos, além de células vivas e uma rica variedade de bactérias probióticas comensais, que ajudam a criar um microambiente ideal para maturação do intestino, modulação da resposta imune e prevenção contra infecções.[1] Está bem estabelecido que o aleitamento materno (AM) é a forma preferida e mais segura de alimentação para o recém-nascido (RN), por atender suas necessidades nutricionais, favorecer seu desenvolvimento e garantir proteção durante os estágios iniciais da vida.[1]

Muitos neonatos pré-termo ou com baixo peso ao nascer podem estar impedidos temporariamente de mamar após o nascimento, mas podem ser beneficiados pela utilização do leite fresco ordenhado de suas próprias mães.[2] Entretanto, como o leite materno nem sempre está disponível em quantidades suficientes para uso nas unidades neonatais, o LH doado e processado no banco de leite humano (BLH) é uma alternativa benéfica para a saúde de neonatos vulneráveis, especialmente por diminuir o risco de enterocolite necrosante e melhorar a tolerância alimentar.[1,2]

BANCO DE LEITE HUMANO

O BLH é um estabelecimento especializado, vinculado a um serviço de saúde de assistência materna e/ou infantil, que tem um papel crítico em garantir dieta exclusiva de LH aos RN pré-termo (RNPT).[2,3] É responsável pela coleta do leite de nutrizes saudáveis que se dispõem a doar o excedente de sua produção láctea, bem como pelo seu processamento, controle de qualidade e distribuição, especialmente nas instituições que atendem ao RN sob internação hospitalar.[2,3]

No Brasil, os BLH assumem também o papel de centros de apoio à lactação, o que é particularmente importante para as mães de neonatos hospitalizados, que recebem ajuda no estabelecimento de uma rotina de ordenha mamária para manutenção da produção láctea, o que acaba por permitir o fornecimento do próprio leite para seus filhos e a continuação do aleitamento natural após a alta hospitalar.[1-3]

A Rede Brasileira de BLH (rBLH-BR), uma das iniciativas do eixo estratégico de AM e Alimentação Complementar Saudável da Política Nacional de Atenção Integral à Saúde da Criança definida pelo Ministério da Saúde, é muito bem estruturada e dispõe do maior número de unidades de processamento de LH no mundo.[4,5] Os BLH brasileiros seguem a Resolução da Diretoria Colegiada (RDC) n. 171/2006, da Agência Nacional de Vigilância Sanitária (Anvisa), que estabelece as normativas para o funcionamento dos BLH e norteia gestores e profissionais na implantação desses serviços, desde a adequação da estrutura física e aquisição de equipamentos, até a qualificação de recursos humanos e uniformização dos procedimentos.[3] Os BLH podem contar com Postos de Coleta de Leite Humano (PCLH), vinculados tecnicamente a eles, e ambos devem possuir documentação com a descrição da estrutura organizacional, dos cargos e funções dos colaboradores, e com a definição da qualificação e das responsabilidades sobre o processo de trabalho.[3] Há necessidade de licença de funcionamento por meio da liberação de alvará sanitário, expedido pelos serviços de Vigilância Sanitária estadual, municipal ou do Distrito Federal, a quem compete a fiscalização do cumprimento das exigências para manipulação do LH. É vedada a comercialização dos produtos coletados, processados e distribuídos pelos BLH e PCLH.[3]

Com intuito de garantir atendimento de excelência e segurança alimentar, a direção do serviço de saúde, a coordenação e o responsável técnico dos BLH ou PCLH devem planejar a implantação de protocolos rigorosos de boas práticas, incluindo desde rotinas de treinamento da equipe de saúde até ferramentas de gestão de qualidade.[2,3] Recrutamento de doadoras, coleta, rotulagem, armazenamento, transporte, descongelamento, reenvase, pasteurização, análises, fracionamento e distribuição do LH devem ocorrer de forma criteriosa, para assegurar que o produto final atenda às necessidades e ofereça um mínimo de risco aos neonatos prematuros e/ou de baixo peso.[2,3] Além do mais, um sistema de gerenciamento de processos, para padronização e registro dos procedimentos realizados nestes locais, assegura a rastreabilidade do LH e permite o monitoramento dos indicadores de qualidade.[2,3]

Captação, triagem e orientação de doadoras

A captação de doadoras é o grande desafio dos BLH. Receber doações é essencial para a sua sustentabilidade, e eles dependem da ação solidária e generosa de mulheres que doem o seu excedente lácteo.[2] Toda lactante saudável, que esteja amamentando ou extraindo leite para o próprio filho e apresente exames compatíveis com a doação de leite pode ser uma doadora.[3,5,6] Além disso, não deve fumar mais que 10 cigarros/dia nem utilizar medicamentos incompatíveis com a amamentação, álcool ou drogas ilícitas.[3,5,6]

Entre as medidas para captação de doadoras, destacam-se a informação da possibilidade de futura doação desde o pré-natal e durante a internação na maternidade, via disponibilização de material escrito sobre a prática e os benefícios do AM, bem como sobre retirada, armazenamento e conservação do LH.[2] A abordagem durante o cuidado à mulher no puerpério e ao RN, seja em consultórios privados ou na Atenção Primária à Saúde, é um momento privilegiado no sentido de orientar sobre a doação de leite materno.[2] Campanhas em rádio, televisão e, mais recentemente, nos meios de comunicação digital e pelas redes sociais parecem ser estratégias de vital importância para encorajar novas doadoras a fazerem contato com o BLH.[2]

Em geral, a candidata a doadora procura o BLH por telefone, quando um profissional treinado faz o acolhimento e preenchimento do formulário de cadastro que deve conter, além dos dados pessoais e da história mórbida pregressa e atual, aqueles relativos às intercorrências no pré-natal e parto.[3] Além de hemograma completo e exames sorológicos, como VDRL, FTA-ABS, HbsAg, anti-HIV e anti-HTLV, outras análises laboratoriais podem ser efetivadas conforme perfil epidemiológico local ou necessidade individual da doadora.[2,3]

Para garantir a qualidade, os profissionais de saúde precisam oferecer informações verbais e/ou por escrito para as doadoras sobre as melhores práticas para a ordenha e a manipulação do LH, que incluem utilizar gorros e máscaras, lavar as mãos com água e sabão, limpar as mamas com água potável, massagear as mamas e desprezar os primeiros jatos de leite.[3,6] A retirada do LH pode ser realizada por extração manual ou por bombas extratoras, e o volume coletado mantido a cerca de 2 cm abaixo da capacidade do frasco de coleta, para evitar rompimento pela expansão do líquido após o congelamento.[6]

Procedimentos operacionais

O processamento do LH compreende uma série de procedimentos, análises e processos, que estão ilustrados na Figura 1.

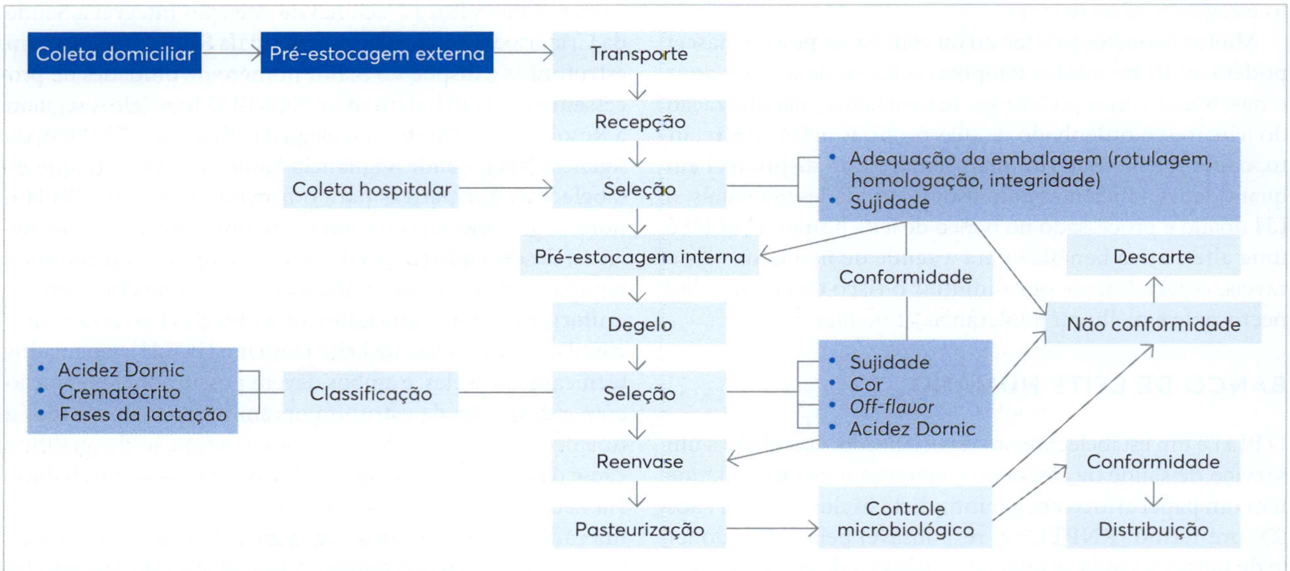

Figura 1 Fluxograma de processamento e controle de qualidade do leite humano.

A coleta do leite, em frasco estéril de vidro (material que não libera substâncias e não absorve odores), de boca larga com tampa plástica rosqueável (Figura 2) e rótulo para indicar o conteúdo do recipiente, ocorre em ambiente hospitalar, no PCBLH ou no domicílio da doadora.[3,5,6] Imediatamente após a extração na residência, é realizado o armazenamento temporário ou pré-estocagem externa, colocando o frasco bem vedado, na posição vertical e resguardado do contato com outros alimentos, sempre nas prateleiras internas do *freezer* ou congelador, e nunca nas portas, onde a variação da temperatura é maior.[3,5,6]

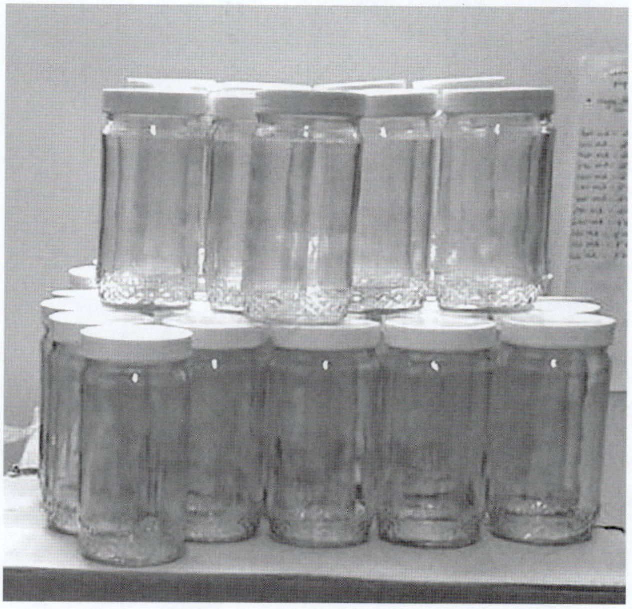

Figura 2 Frascos de vidro com tampa plástica rosqueável para acondicionamento do leite humano.

Vale destacar que o LH cru ou pré-pasteurização pode ser armazenado em refrigerador por 12 horas, a uma temperatura de até 5 °C, e em congelador ou *freezer* por 15 dias, a uma temperatura de –3 °C ou menos.[3,5]

Para o transporte ao BLH, o leite cru congelado precisa ser acondicionado em caixas isotérmicas com gelo reciclável, na proporção de 3 partes de gelo reciclável para cada parte de LH congelado, para manter a cadeia de frio com temperatura de –3 °C ou inferior, o que é indispensável para minimizar possíveis perdas de qualidade do leite.[3,5]

Na chegada ao BLH, é realizada a verificação das condições da embalagem, do rótulo e da presença de sujidades, seguida da sanitização, com álcool 70%, de cada frasco de leite considerado adequado e armazenamento em *freezer* (pré-estocagem interna).[3,5]

Durante o preparo para a pasteurização, após o degelo em banho-maria, são realizadas a análise sensorial e a avaliação físico-química, com a observação da cor do leite, de sujidades e de aroma não conforme com o original (*off-flavor*), bem como a determinação da acidez titulável expressa em Graus Dornic, para seleção do LH cru.[3,5]

A coloração normal do LH oscila entre tonalidades de água de coco até amarelo intenso, podendo também ser de cor azulada, esverdeada ou branca opaca. Algumas mudanças na cor do leite não o tornam inadequado para uso e têm sido atribuídas ao consumo de pigmentos em alimentos ou à ingestão de medicamentos. No entanto, tons de vermelho ao marrom ou verde-escuro podem ser, respectivamente, indicativos da presença de sangue ou de contaminação por bactérias do gênero *Pseudomonas*, e são consideradas em desacordo com a normalidade.[3,5] O LH também não pode conter corpos estranhos no momento da sua avaliação.[3,5] O sabor do leite é delicadamente adocicado no início, mas tende para um padrão ligeiramente salgado com o evoluir da lactação. Um odor secundário, diferente de seu aroma original e denominado *off-flavor*, é anormal e pode aparecer no LH em decorrência da incorporação de substâncias químicas voláteis provenientes do meio externo, ou por alteração em sua composição resultante do crescimento microbiano.[3,5]

A acidez original do LH, que se encontra entre 1 e 4 °D, imediatamente após a ordenha, é influenciada por seus constituintes naturais, que são caseína, sais minerais e ácidos orgânicos, mas pode ocorrer também uma acidez desenvolvida, após a acidificação do meio, decorrente da fermentação da lactose pelo crescimento bacteriano.[3,5,7] A acidez Dornic, com a utilização do acidímetro (Figura 3), é o teste tradicional utilizado como medida indireta do grau de contaminação do leite extraído, ajudando a identificar amostras associadas a crescimento bacteriano quando tiver valor ≥ 8 °D.[3,5,7] Todo produto que não preenche as especificações determinadas pelos parâmetros de normalidade, neste momento de seleção, é considerado impróprio para consumo e precisa ser descartado.[3,5]

Quando aprovado, o leite doado é submetido ao processo de reenvase em frascos de mesmo tipo e volume, ao controle físico-químico pelo crematócrito e à pasteurização.[3,5]

O cálculo estimado do valor calórico do LH doado é realizado com o método conhecido como crematócrito (Figura 4), adaptado da técnica analítica do hematócrito capilar.[3,5,8] Esta é uma ferramenta de baixo custo, fácil realização, com análise em tempo real do componente lipídico e boa precisão, sendo útil para aferir se existe energia adequada para atender às necessidades nutricionais dos pacientes em ambiente neonatal.[3,5,8]

O método Holder de pasteurização consiste em aquecer o LH cru a uma temperatura de 62,5 °C por 30 minutos após o tempo de pré-aquecimento, seguido de rápido resfriamento a 5 °C, com a inativação de 100% dos microrganismos patogênicos eventualmente presentes por contaminação primária ou secundária, além de 99,99% da microbiota saprófita.[3,5] Com o foco na segurança alimentar, o controle sanitário do LH pasteurizado (LHP) é obtido por experimento microbiológico, com cultura em caldo verde-bile brilhante (Figura 5) para pesquisa do índice de coliformes totais em todos os

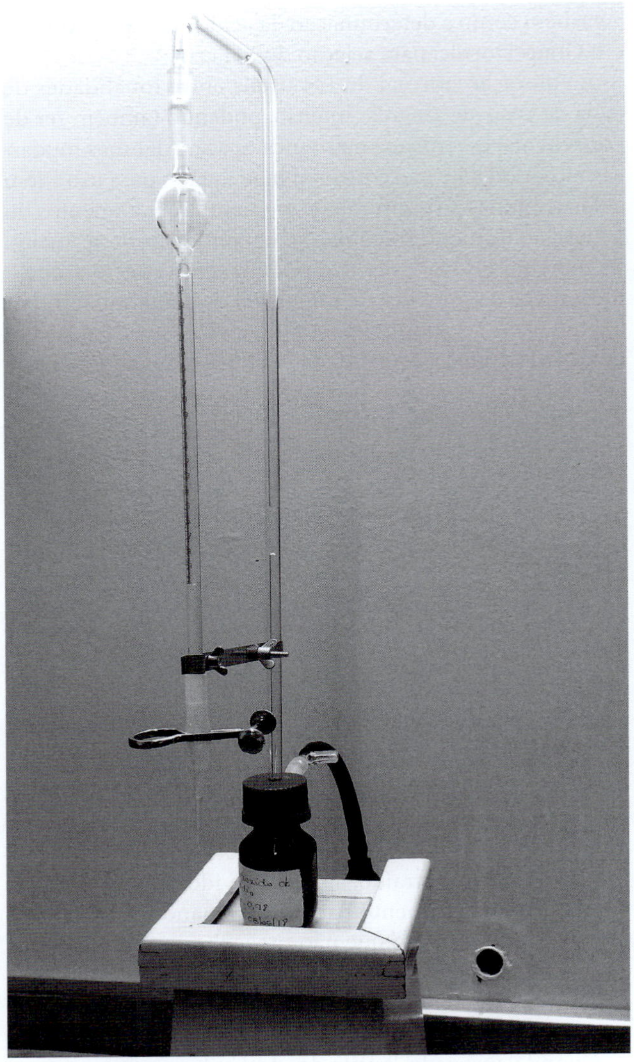

Figura 3 Acidímetro de Dornic.

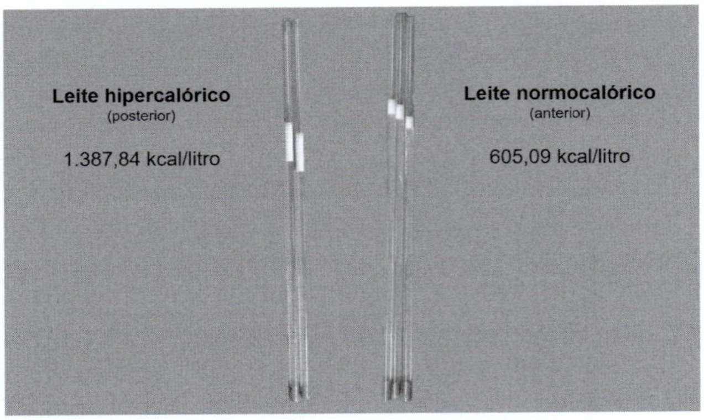

Figura 4 Crematócrito.

frascos pasteurizados.[3,5] A presença de grupo coliforme em amostras de LHP demostra a falta de emprego de medidas higiênico-sanitárias adequadas durante a coleta e manipulação do leite, ou na pasteurização.[3,5]

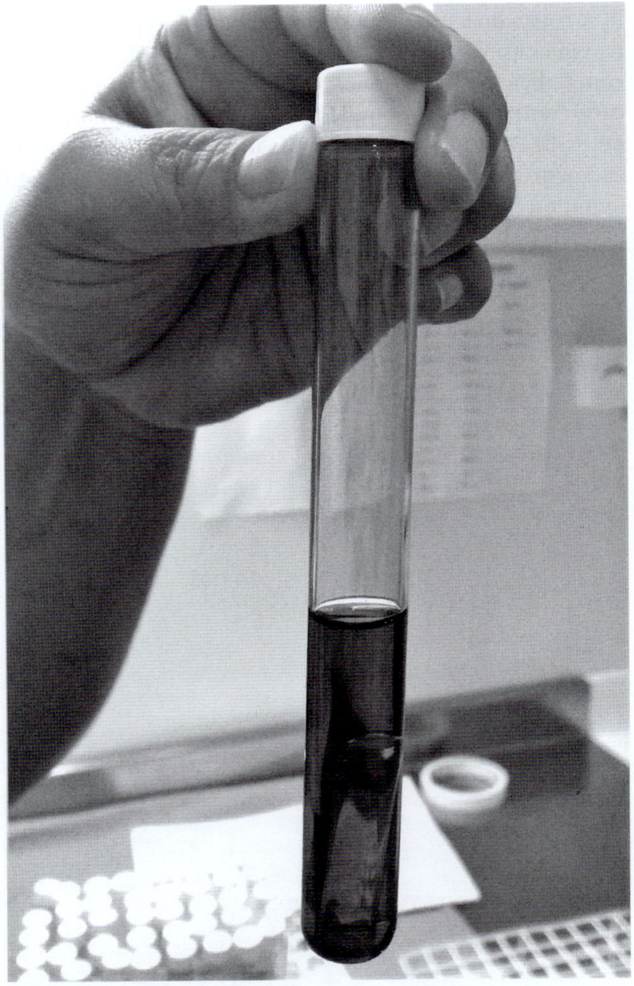

Figura 5 Controle de qualidade microbiológico.

Os frascos de LHP não aprovados no controle microbiológico devem ser desprezados. Os aprovados são estocados sob congelamento a uma temperatura de – 10 °C ou menos, por um período máximo de 6 meses. Na geladeira, a uma temperatura de até 5 °C, ele pode ser conservado por 24 horas.[3,5]

A distribuição do LHP é realizada mediante prescrição médica, após o porcionamento cauteloso e de acordo com a classificação, que será detalhada posteriormente.[3,5]

Efeito do processamento na composição do LH

Embora existam muitos estudos estimando as implicações do processamento na composição nutricional e de fatores bioativos do LH, os resultados são bastante diferentes ou mesmo contraditórios.[1,9] É sabido que mudanças de recipiente, ciclos adicionais de congelamento e descongelamento, além da pasteurização e o armazenamento, resultam em diminuição de alguns de seus elementos, bem como da sua capacidade bactericida, mas não impedem completamente a sua atividade biológica.[1,9] O tratamento térmico elimina os componentes celulares do leite e a imunoglobulina (Ig) M e reduz moderadamente a concentração de IgA e IgA secretora (20 a 30%), bem como a de IgG (34%).[9] As quantidades de lactoferrina e lisozima são reduzidas em 35 a 90% e 20 a 85%, respectivamente, após a pasteurização.[9] Existem graus diversos de resistência térmica para os diferentes fatores de crescimento e citocinas e, surpreendentemente, a atividade da interleucina-10, com seu papel decisivo na homeostase intestinal do neonato, é mantida, assim como a do fator de crescimento transformador beta (TGF-beta) na promoção da tolerância oral e no reparo da mucosa intestinal. Os oligossacarídeos, glicosaminoglicanos e gangliosídeos também não são afetados pelo método Holder.[9] No que diz respeito à composição nutricional, embora haja menor impacto da pasteurização tanto sobre os macronutrientes quanto sobre os micronutrientes, pesquisas sugerem uma redução potencial no teor de gordura, proteína e energia do LHP. Os carboidratos não são significativamente influenciados pelo tratamento térmico. Apesar desses efeitos determinados pelo processamento, o leite pasteurizado de doadoras ainda é superior à fórmula infantil, pois os seus componentes bioativos não podem ser replicados industrialmente.

A parceria pediatra–banco de leite

O pediatra, como profissional responsável pelo cuidado com a criança e pela orientação de seus cuidadores imediatos, também no que diz respeito a melhor maneira de alimentá-la, tem a oportunidade de incentivar e acolher a mãe que deseja amamentar.[6] Ao promover o AM desde a consulta pré-natal e durante o acompanhamento de puericultura, identificando as dificuldades e ajudando na solução dos problemas, é possível estender o período de prática da amamentação e, por consequência, aumentar as doações para os BLH.[2]

Para que os RNPT possam se beneficiar das vantagens do LHP, é importante que os neonatologistas conheçam alguns aspectos das características físico-químicas do produto, que dizem respeito ao seu valor nutricional, antes de prescrever aquele que melhor atenda às necessidades de seus pequenos pacientes.[5]

A classificação do LH pode ser baseada nas fases da lactação em colostro, leite de transição e leite maduro, lembrando que o primeiro, sendo rico em elementos de defesa, poderia ser indicado para iniciar a alimentação trófica do RNPT.[3,5]

Fundamentado no seu valor energético, determinado pela técnica do crematócrito, também é possível classificar o LH em hipocalórico (menos que 580 kcal/L), normocalórico (entre 580 e 711 kcal/L) e hipercalórico (mais que 711 kcal/L) (Figura 4), embora não haja consenso na literatura sobre estes limites.[8] Idealmente, um leite de baixo aporte energético, com mais elementos bioativos, poderia ser utilizado para a fase de introdução da dieta enteral, enquanto um leite hipercalórico seria mais adequado para alimentar RNPT em nutrição enteral plena, para promover um melhor ganho de peso.[5,8]

Com base nos graus de acidez Dornic, o LH pode ser classificado em leite com qualidade máxima (< 4 °D) e qualidade intermediária (4-7 °D).[7] Considerando que quanto mais ácido o leite, maior é a desestabilização de proteínas e a osmolaridade, e menor a biodisponibilidade de cálcio e fósforo, o LH que apresente menor alteração de sua acidez original, ou seja, com qualidade máxima, é considerado mais adequado para o RN de muito baixo peso, com maior risco de doença metabólica óssea da prematuridade, para melhor atender às necessidades de mineralização óssea desses pacientes.[5,7]

CONSIDERAÇÕES FINAIS

Há vantagens no uso de LH pasteurizado para os RNPT internados nas unidades neonatais, e os BLH oferecem um produto seguro até que a mãe possa fornecer seu próprio leite para o filho. Os pediatras têm papel importante em apoiar as mulheres para que atinjam sucesso na amamentação e em estimular as lactantes saudáveis a fazerem doações para garantir estoques ao BLH. Dessa forma, será possível promover um acesso seguro e equitativo ao leite pasteurizado para os vulneráveis neonatos prematuros hospitalizados.

REFERÊNCIAS BIBLIOGRÁFICAS

1. Family Larsson-Rosenquist Foundation. Breastfeeding and breast milk – From biochemistry to impact: a multidisciplinary introduction. Stuttgart: Georg Thieme Verlag; 2018.
2. PATH. Strengthening human milk banking: a global implementation framework. Version 1.1. Seattle, Washington, USA: Bill & Melinda Gates Foundation Grand Challenges initiative, PATH; 2013.
3. Brasil. Agência Nacional de Vigilância Sanitária (Anvisa). Banco de leite humano: funcionamento, prevenção e controle de riscos. Brasília: Anvisa; 2008. 160 p.
4. Brasil. Ministério da Saúde. Secretaria de Atenção à Saúde. Departamento de Ações Programáticas Estratégicas. Política Nacional de Atenção Integral à Saúde da Criança: orientações para implementação. Brasília: Ministério da Saúde; 2018. 180 p.
5. Guilherme JP, Nascimento MBR, Mattar MJG. O banco de leite humano na prática do pediatra. In: Santiago LB. Manual de aleitamento materno. Barueri: Manole; 2013. p.257-84.
6. Sociedade Brasileira de Pediatria. Departamento Científico de Aleitamento Materno. Serva VMSBD. Doação de leite humano: o que o pediatra precisa saber? In: Guia prático de aleitamento materno [online]. Rio de Janeiro: SBP; 2020; 11:20-3. Disponível em: https://www.sbp.com.br/fileadmin/user_upload/22800f-GUIAPRATICO-GuiaPratico_de_AM.pdf.
7. Escuder-Vieco D, Vázquez-Román S, Sánchez-Pallás J, Ureta-Velasco N, Mosqueda-Peña R, Pallás-Alonso CR. Determination of acidity in donor milk. J Hum Lact. 2016;32(4):NP73-NP75.
8. Moraes PS, Oliveira MMB, Dalmas JC. Perfil calórico do leite pasteurizado no banco de leite humano de um hospital escola. Rev Paul Pediatr. 2013;31(1):46-50.
9. O'Connor DL, Ewaschuk JB, Unger S. Human milk pasteurization: benefits and risks. Curr Opin Clin Nutr Metab Care. 2015;18(3):269-75.

SEÇÃO 10

NEONATOLOGIA

COORDENADORAS

Maria Albertina Santiago Rego
Professora Doutora em Medicina, com Área de Atuação em Pediatria Neonatal, da Faculdade de Medicina da Universidade Federal de Minas Gerais (FM-UFMG). Presidente dos DC de Neonatologia da SBP e da Sociedade Mineira de Pediatria (SMP). Membro da Câmara Técnica de Ginecologia e Obstetrícia do Conselho Federal de Medicina (CFM). Consultora Técnica para a Rede de Atenção à Saúde Materno-Infantil – CONASS – Brasil.

Lilian dos Santos Rodrigues Sadeck
Doutora em Medicina, com Área de Concentração em Pediatria, pela Universidade de São Paulo (USP). Médica Assistente do Centro Neonatal do Instituto da Criança e do Adolescente (ICr) do Hospital das Clínicas (HC) da Faculdade de Medicina (FM) da USP. Diretora de Cursos e Eventos da Sociedade Brasileira de Pediatria (SBP). Secretária do Departamento Científico (DC) de Neonatologia da SBP. Segunda Secretária da Sociedade de Pediatria de São Paulo (SPSP).

AUTORES

Alexandre Lopes Miralha
Professor Adjunto III e Coordenador do Laboratório de Habilidades e Simulação Realística da Faculdade de Medicina da Universidade Federal do Amazonas (Ufam). Membro do DC de Neonatologia da SBP. Instrutor do Programa de Reanimação Neonatal da SBP.

Carla Taddei de Castro Neves
Doutora em Ciências e Pós-doutorado em Bacteriologia. Professora Doutora da Escola de Artes, Ciências e Humanidades e Professora Colaboradora do Departamento de Análises Clínicas e Toxicológicas da Faculdade de Ciências Farmacêuticas da USP. Membro da Sociedade Brasileira de Microbiologia.

Celso Moura Rebello
Doutor em Medicina (Pediatria) pela Universidade da Califórnia (UCLA) e USP. Médico Pesquisador do Centro de Pesquisa Clínica do Instituto Israelita de Ensino e Pesquisa. Médico Neonatologista do Hospital Israelita Albert Einstein (HIAE). Membro do DC de Neonatologia da SBP.

Clécio Piçarro
Professor Associado do Departamento de Cirurgia da FM-UFMG. Coordenador do Serviço de Cirurgia Pediátrica do Hospital das Clínicas da UFMG. Mestre e Doutor em Cirurgia pela UFMG. Pós-doutorado pela Universidade de Toronto, Canadá.

Daniela Marques de Lima Mota Ferreira
Professora Adjunta do Departamento de Pediatria da Faculdade de Medicina da Universidade Federal de Uberlândia (UFU). Doutora em Ciências da Saúde pela UFU. Chefe do Serviço de Neonatologia do Hospital de Clínicas da UFU.

Danielle Cintra Bezerra Brandão
Professora Assistente do Departamento de Pediatria da Universidade Federal de Pernambuco (UFPE). Mestre em Ciências da Saúde pela Escola Paulista de Medicina da Universidade Federal de São Paulo (EPM-Unifesp).

Gabriel Fernando Todeschi Variane
Coordenador da UTI Neonatal Neurológica do Serviço de Neonatologia do Departamento de Pediatria da Santa Casa de São Paulo. Fundador do Instituto Protegendo Cérebros Salvando Futuros. Neonatologista do Grupo Santa Joana. Co-Chair Communication and Networking Committee, Newborn Brain Society.

Gislayne Castro e Souza de Nieto
Professora de Pediatria das Faculdades Pequeno Príncipe (FPP) e Universidade Positivo (UP), Curitiba. Mestre em Ciências da Saúde pela FPP.

Jamil Pedro de Siqueira Caldas
Professor Doutor do Departamento de Pediatria da Faculdade de Ciências Médicas da Universidade Estadual de Campinas (FCM-Unicamp). Diretor do Serviço de Neonatologia do Hospital da Mulher Prof. Dr. José Aristodemo Pinotti – Centro de Atenção Integral à Saúde da Mulher (CAISM) da Unicamp.

Joana S. Machry
Fellow American Academy of Pediatrics, *Section on Neonatal-Perinatal Medicine* (SONPM). *Assistant Professor of Pediatrics*, Johns Hopkins School of Medicine. *Program Director Neonatal-Perinatal Medicine Fellowship*, Johns Hopkins All Childrens Hospital. *Full time board certified neonatologist by the* American Board of Pediatrics.

João César Lyra
Doutor em Ciências (Pediatria) pela USP. Professor Assistente Doutor da Disciplina de Neonatologia do Departamento de Pediatria da Faculdade de Medicina de Botucatu da Universidade Estadual Paulista (FMB-Unesp). Membro do DC de Neonatologia e do Grupo Executivo do Programa de Reanimação Neonatal da SBP.

João Henrique Carvalho Leme de Almeida
Mestre em Saúde da Criança e Doutorando em Pesquisa Aplicada pelo Instituto Nacional de Saúde da Mulher, da Criança e do Adolescente Fernandes Figueira da Fundação Oswaldo Cruz (IFF-Fiocruz). Neonatologista e Coordenador da Residência Médica do IFF-Fiocruz. Membro do DC de Neonatologia da SBP e da Sociedade de Pediatria do Estado do Rio de Janeiro (Soperj).

Jorge Yussef Afiune
Diretor da Divisão de Cardiologia Pediátrica e Cardiopatias Congênitas no Adulto do Instituto de Cardiologia do Distrito Federal. Doutor em Medicina, Área de Concentração em Pediatria, pela USP.

José Roberto de Moraes Ramos
Doutor em Ciências e em Saúde da Mulher e da Criança pelo IFF/ Fiocruz. Chefe do Departamento de Neonatologia do IFF/Fiocruz. Membro do DC de Neonatologia da SBP.

José Henrique S. Moura
Doutor em Saúde da Criança e do Adolescente. Membro do DC de Neonatologia e do Grupo Executivo do Programa de Reanimação Neonatal da SBP.

Jucille do Amaral Meneses
Doutora em Saúde Materno-infantil pelo Instituto de Medicina Integral Prof. Fernando Figueira (IMIP). Professora Adjunta da Disciplina de Pediatria da UFPE. Membro da Departamento Científica de Neonatologia da SBP Instrutora do Programa de Reanimação Neonatal da SBP.

Leila Denise Cesário Pereira
Mestre em Ciências Médicas pela Universidade Federal de Santa Catarina (UFSC). Coordenadora do Serviço de Neonatologia da Maternidade Santa Helena de Florianópolis. Membro do DC de Neonatologia e do Grupo Executivo do Programa de Reanimação Neonatal da SBP.

Leni Márcia Anchieta
Professora Associada do Departamento de Pediatria da FM-UFMG. Membro do Grupo Executivo do Programa de Reanimação Neonatal da SBP.

Lícia Maria Oliveira Moreira
Professora Titular de Neonatologia da Universidade Federal da Bahia (UFBA). Coordenadora da UTI Neonatal do Hospital Santo Amaro/FJS. Membro do Núcleo Gerencial do DC de Neonatologia e do Núcleo Executivo do Programa de Reanimação da SBP. Membro do Comitê Estadual de Prevenção do Óbito Infantil e Fetal. Membro da Academia Brasileira de Pediatria e da Academia de Medicina da Bahia.

Ligia Maria Suppo de Souza Rugolo
Professora Adjunta do Departamento de Pediatria da FMB-Unesp. Membro do DC de Neonatologia da SPSP. Membro do Grupo Executivo do Programa de Reanimação Neonatal da SBP e do Conselho Executivo da Rede Brasileira de Pesquisas Neonatais.

Lilian dos Santos Rodrigues Sadeck
Doutora em Medicina, com Área de Concentração em Pediatria, pela USP. Médica Assistente do Centro Neonatal do ICr-HCFMUSP. Diretora de Cursos e Eventos da SBP. Secretária do DC de Neonatologia da SBP. Segunda Secretária da SPSP.

Márcia Gomes Penido Machado
Professora Associada do Departamento de Pediatria da FM-UFMG. Membro do Grupo Executivo do Programa de Reanimação Neonatal da SBP e da SMP.

Marcial Francis Galera
Pediatra pelo Hospital de Clínicas da Universidade Federal do Paraná (UFPR). Mestre em Morfologia/Genética e Doutor em Pediatria pela Unifesp. Professor Associado I do Departamento de Pediatria da Faculdade de Medicina da Universidade Federal do Mato Grosso (UFMT). Membro da Câmara Técnica de Doenças Raras do CFM. Vice-presidente da Sociedade Brasileira de Genética Médica (SBGM).

Maria Albertina Santiago Rego
Professora Doutora em Medicina, com Área de Atuação em Pediatria Neonatal, da FM-UFMG. Presidente dos DC de Neonatologia da SBP e da SMP. Membro da Câmara Técnica de Ginecologia e Obstetrícia do CFM. Consultora Técnica para a Rede de Atenção à Saúde Materno-Infantil – CONASS – Brasil.

Maria Augusta Bento Cicaroni Gibelli
Doutora em Medicina, Área de Concentração em Pediatria, pela USP. Neonatologista do Centro Neonatal do ICr-HCFMUSP.

Maria Auxiliadora de Souza Mendes Gomes
Doutora em Saúde da Criança e da Mulher pelo IFF/Fiocruz. Professora e Pesquisadora do Programa de Pós-Graduação em Saúde da Criança e da Mulher do IFF/Fiocruz. Coordenadora de Ações Nacionais e de Cooperação do IFF/Fiocruz.

Maria Elisabeth Lopes Moreira
Pesquisadora da Fiocruz. Doutora em Saúde da Criança e da Mulher pela Faculdade Medicina de Ribeirão Preto (FMRP-USP). Neonatologista da Clínica Perinatal/Rede D'Or.

Maria Fernanda Branco de Almeida
Professora Associada da Disciplina de Pediatria Neonatal do Departamento de Pediatria da EPM-Unifesp. Coordenadora do Programa de Reanimação Neonatal da SBP. Membro do International Liaison Committee on Resuscitation Neonatal Life Support Task Force.

Maria Regina Bentlin
Livre-docente em Neonatologia e Professora Associada da FMB-Unesp. Chefe da UTI Neonatal e do Departamento de Pediatria da FMB-Unesp. Presidente do DC de Neonatologia da SPSP.

Marina Carvalho de Moraes Barros
Doutora em Medicina pela Unifesp. Professora Afiliada da Disciplina de Pediatria Neonatal da EPM-Unifesp.

Marisa Márcia Mussi-Pinhata
Mestre e Doutora em Medicina – Pediatria – pela USP. Pós-doutora pelo Departamento de Imunologia e Infecção da University of Miami School of Medicine, EUA. Professora Associada Titular da FMRP-USP. Coordenadora do Núcleo de Estudos sobre Infecção Materna, Perinatal e Infantil (NEIMPI) da FMRP-USP.

Marynea Silva do Vale
Chefe da Unidade Neonatal do Hospital Universitário da Universidade Federal do Maranhão (HU-UFMA). Supervisora da Residência em Neonatologia do HU-UFMA. Membro do DC de Neonatologia e do Grupo Executivo do Programa de Reanimação Neonatal da SBP. Consultora Nacional do Ministério da Saúde para o Método Canguru.

Milton Harumi Miyoshi
Docente da Unifesp. Membro do DC de Neonatologia da SBP.

Paulo de Jesus Hartmann Nader
Doutor em Biologia Celular e Molecular pela Universidade Luterana do Brasil (Ulbra). Professor da Disciplina de Pediatria do Curso de Medicina da Ulbra. Chefe do Serviço de Pediatria do HU-Canoas. Coordenador da Residência de Pediatria do HU-Canoas.

Priscila Pinheiro Ribeiro Lyra
Doutora pela USP. Professora Adjunta de Neonatologia da FM-UFBA. Presidente do DC de Neonatologia da Sociedade Baiana de Pediatria (Sobape). Membro do DC de Neonatologia da SBP.

Raquel Boy
Professora Adjunta da Faculdade de Ciências Médicas da Universidade do Estado Rio de Janeiro (FCM-UERJ).

Renato Soibelmann Procianoy
Professor Titular de Pediatria da Universidade Federal do Rio Grande do Sul (UFRGS). Neonatologista do Hospital de Clínicas de Porto Alegre (HCPA).

Rita de Cássia dos Santos Silveira
Professora Associada de Pediatria da UFRGS. Neonatologista do HCPA.

Rosa Maria Graziano
Oftalmopediatra Especialista em Retina Clínica e Cirúrgica pela USP. Doutora em Oftalmologia pela FMUSP. Médica Assistente Aposentada da Clínica Oftalmológica do HCFMUSP.

Roseli Calil
Doutora em Pediatria pela FCM-Unicamp. Médica da Divisão de Neonatologia do CAISM. Gerente de Risco no CAISM – Rede Hospitais Sentinela/Anvisa. Coordenadora do Núcleo de Segurança do Paciente do CAISM/Unicamp. Consultora em Neonatologia para a Coordenação Geral de Saúde da Criança e Aleitamento Materno junto à Secretaria de Atenção à Saúde/Ministério da Saúde/Brasília, DF. Membro do DC de Neonatologia da SBP.

Rubens Feferbaum
Professor Livre-docente em Pediatria da FMUSP. Especialista em Neonatologia e Nutrologia pela SBP e Nutrição Parenteral e Enteral pela Braspen. Presidente dos DC de Suporte Nutricional da SBP e de Nutrição da SPSP.

Ruth Guinsburg
Professora Titular da Disciplina de Pediatria Neonatal do Departamento de Pediatria da EPM-Unifesp. Coordenadora do Programa de Reanimação Neonatal da SBP. Membro do International Liaison Committee on Resuscitation Neonatal Life Support Task Force.

Salma Saraty Malveira
Doutora em Pediatria e Ciências Aplicadas à Pediatria pela Unifesp. Professora Assistente da Universidade Federal do Pará (UFPA). Membro/Líder do Grupo de Pesquisa do Hospital Santa Casa de Misericórdia do Pará. Professora Assistente da Universidade do Estado do Pará (UEPA). Membro do DC de Neonatologia da SBP.

Sérgio Tadeu Martins Marba
Professor Titular do Departamento de Pediatria da FCM-Unicamp e da Divisão de Neonatologia do CAISM/Unicamp. Membro do Grupo Executivo do Programa de Reanimação Neonatal da SBP. Assessor para Políticas Públicas da SBP. Consultor Nacional em Neonatologia e do Método Canguru do Ministério da Saúde e do Portal de Boas Práticas do IFF/Fiocruz. Membro do Conselho Superior da Rede Brasileira de Pesquisas Neonatais (RBPN).

Silvana Salgado Nader
Membro do DC de Neonatologia da SBP. Professora de Pediatria do Curso de Medicina da Ulbra. Coordenadora da Residência em Neonatologia do HU-Canoas. Responsável pelo Centro de Referência para o Método Canguru no Rio Grande do Sul.

Walusa Assad Gonçalves-Ferri
Professora do Departamento de Puericultura e Pediatria da FMRP-USP. Doutora pelo Programa de Saúde da Criança e do Adolescente da FMRP-USP. Pós-doutorado pela Universidade Autônoma de Barcelona, Espanha. Membro do DC de Neonatologia da SBP. Instrutora do Programa de Reanimação Neonatal da SBP.

CAPÍTULO 1

INTEGRAÇÃO DO CUIDADO PERINATAL: DO MODELO EM REDE DE ATENÇÃO À SAÚDE MATERNO-FETAL AOS MICROPROCESSOS NAS UNIDADES PERINATAIS

Maria Albertina Santiago Rego
Marina Carvalho de Moraes Barros
Joana S. Machry
Maria Auxiliadora de Souza Mendes Gomes
Marcial Francis Galera
João Henrique Carvalho Leme de Almeida
Lilian dos Santos Rodrigues Sadeck

AO FINAL DA LEITURA DESTE CAPÍTULO, O PEDIATRA DEVE ESTAR APTO A:

- Compreender o cuidado neonatal no *continuum* do percurso perinatal.
- Utilizar fundamentos epidemiológicos na organização dos macro e microprocessos do cuidado neonatal, integrados em rede.
- Aplicar conhecimentos epidemiológicos na atenção neonatal individualizada.
- Conhecer os fundamentos e princípios da qualidade e segurança do cuidado neonatal.
- Aplicar ferramentas da ciência da qualidade no cuidado neonatal.
- Aplicar os indicadores de saúde perinatal, no monitoramento do cuidado, em rede.
- Implementar práticas clínicas efetivas neonatais que integrem a família.
- Implementar estratégias da qualidade para integração do ensino colaborativo e pesquisas clínicas, com foco na melhoria da qualidade do cuidado.
- Integrar o programa de residência médica aos programas de pesquisa e ensino, com foco na qualidade do cuidado.

CONTEXTO EPIDEMIOLÓGICO DA SAÚDE PERINATAL NO BRASIL

A maior parte dos óbitos em crianças nos primeiros 5 anos de vida concentra-se no primeiro ano, sobretudo no primeiro mês, desde a década de 1990. Há uma elevada participação das causas perinatais como a prematuridade, o que evidencia a importância dos fatores ligados à gestação, ao parto e nascimento e ao período neonatal, preveníveis, em potencial, com estratégias de cuidados essenciais à saúde. O monitoramento desse indicador, entre os Objetivos de Desenvolvimento do Milênio para o período 1990-2015 e entre os Objetivos de Desenvolvimento Sustentável para o período posterior até 2030, evidenciou redução importante das taxas médias de mortalidade neonatal e na infância, mantendo, porém, taxas ainda altas quando comparadas aos de países de renda alta e com importantes desigualdades entre as regiões, com muito piores resultados onde falta sistematização dos fluxos assistenciais perinatais integrados de acordo com o risco gestacional e para o parto e nascimento.[1]

Existe uma discrepância histórica e atual, entre as taxas muito baixas de mortalidade neonatal nos países de renda alta, e por causas remanescentes de difícil prevenção, cerca de 3 óbitos para cada mil nascidos vivos, e as taxas inaceitavelmente altas quanto 20 óbitos por mil nascidos vivos nos países de baixa e média rendas, e com inequidades dentro de um mesmo país.[2] Se a velocidade atual de redução nas taxas de mortalidade neonatal for mantida em torno de 5%

ao ano, só alcançaremos os valores aceitáveis daqueles países em torno da década de 2040.[3]

As principais causas de mortes na infância são a prematuridade, que ocupa o primeiro lugar, seguida de malformações congênitas, asfixia e infecções, com mais de 2/3 delas evitáveis, conforme a Figura 1.[1]

Esses dados epidemiológicos, concomitantes à análise dos altos índices de morbidade grave e mortalidade materna, indicam a necessidade de um programa abrangente de investimentos coordenados e integrados na saúde perinatal e neonatal, com revisão dos macroprocessos de gestão na rede de atenção materno-infantil até a implementação de estratégias da qualidade para melhoria dos microprocessos nas unidades perinatais.[4,5,6] A Figura 2 sumariza integração, abrangência e continuidade dos períodos críticos do ciclo da vida, para fundamentar a organização do cuidado perinatal.

A redução da taxa global de mortalidade neonatal (TMN), no Reino Unido e nos EU, de 40 para menos de 15 óbitos por mil nascidos vivos, ocorreu em anos anteriores à ampliação da terapia intensiva neonatal (década de 1980), e foi associada à melhoria de cuidados obstétricos com a institucionalização do parto e nascimento e cuidados neonatais es-

Causas de morte	Brasil	Rondônia	Acre	Amazonas	Roraima	Pará	Amapá	Tocantins	Maranhão	Piauí	Ceará	Rio Grande do Norte	Paraíba	Pernambuco	Alagoas	Sergipe	Bahia	Minas Gerais	Espírito Santo	Rio de Janeiro	São Paulo	Paraná	Santa Catarina	Rio Grande do Sul	Mato Grosso do Sul	Mato Grosso	Goiás	Distrito Federal
		Norte							Nordeste									Sudeste				Sul			Centro-Oeste			
Prematuridade	1	2	1	2	1	1	1	1	1	1	1	1	2	2	1	1	1	1	2	2	2	2	2	2	2	2	1	2
Anomalias congênitas	2	1	2	1	2	2	2	2	3	2	2	2	1	1	2	2	2	2	1	1	1	1	1	1	1	1	2	1
Asfixia e trauma no nascimento	3	3	4	4	4	5	4	3	2	4	4	3	5	3	3	3	3	4	3	3	4	3	4	3	3	4	4	3
Septicemia	4	5	5	5	6	4	3	6	6	6	3	4	4	6	4	6	4	3	6	5	3	6	3	4	5	3	3	5
Infecções do trato respiratório inferior	5	4	3	3	3	3	5	4	4	5	5	5	3	5	5	4	6	6	5	6	6	5	5	6	4	5	5	6
Outras desordens neonatais	6	6	7	6	5	6	6	5	5	3	6	6	6	4	7	5	5	5	4	4	5	4	6	5	6	6	6	4
Doenças diarreicas	7	7	6	7	7	7	7	7	7	7	7	7	7	7	6	7	7	7	7	10	9	8	7	9	7	7	8	8
Meningite	8	10	9	9	10	9	10	10	9	10	8	9	9	9	10	9	9	8	9	8	8	9	9	10	10	11	7	9
Desnutrição	9	9	8	8	8	8	8	8	8	8	10	8	8	8	8	8	8	11	8	11	14	11	12	12	8	9	11	11
Aspiração de corpo estranho	10	11	13	13	17	12	15	11	11	13	12	11	13	10	15	11	10	9	11	7	7	7	10	8	9	8	10	7

Figura 1 Ordenação dos estados por taxas específicas de mortalidade por causas em menores de 5 anos. Brasil, 2015.
Fonte: França et al., 2017.[1]

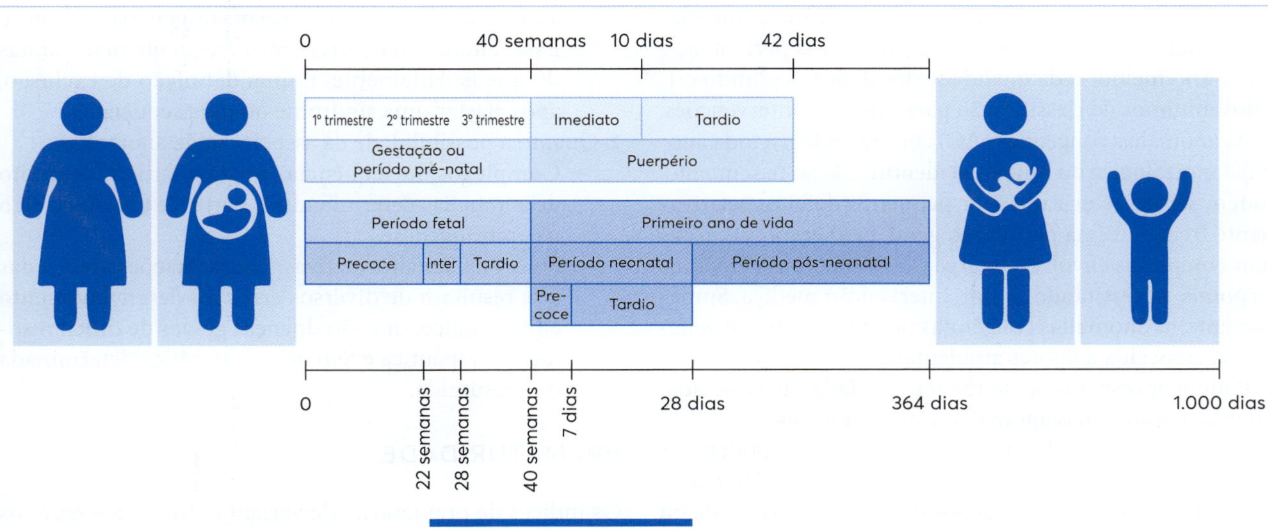

Figura 2 Cuidado perinatal: integração e continuidade do percurso clínico.
Fonte: Rego e Matos, 2009.[6]

senciais, como prevenção da hipotermia, práticas de suporte nutricional enteral, estratégias de prevenção de infecções e gestão de casos complexos.

A terapia intensiva neonatal passou a ser crítica somente a partir dos resultados perinatais então alcançados com consequente aumento do escopo dos cuidados neonatais. Cerca de 80% dos recém-nascidos (RN) demandam cuidados essenciais, e os cuidados complementares com o uso de tecnologias mais sofisticadas são necessários para os 20% restantes de RN, com complicações mais graves.

O cuidado neonatal demanda perfilização das unidades perinatais integradas à atenção gestacional estratificada por riscos para pronta assistência ao nascimento de acordo com o risco materno-fetal e neonatal, sistematizado em microssistemas de cuidado, com pronta assistência ao nascimento para prevenção da hipotermia neonatal, prevenção e abordagem de infecções, gestão de casos com suporte ventilatório, cardiocirculatório e nutricional, com proteção neural.

Os países que atualmente têm as menores taxas de mortalidade materna e neonatal fizeram investimentos importantes na regionalização do cuidado perinatal, do pré-natal à atenção hospitalar, com distribuição das unidades perinatais perfilizadas pela capacidade de resposta às demandas clínicas da gestante e RN.[7]

ANOMALIAS CONGÊNITAS

Estima-se que cerca de 2-5% do total de RN apresenta algum tipo de anomalia congênita.[8] No Brasil, os dados epidemiológicos são obtidos pelo registro nos campos específicos 4 e 6 da declaração de nascido vivo – DNV, sistematizados no sistema de informação correspondente, Sinasc, disponível no Datasus, para consulta direta em estatísticas vitais. No ano de 2019, a proporção de anomalias congênitas, conforme informação registrada, foi de 1,1%, indicando possível subnotificação.[9] Para sistematização dos fluxos assistenciais, durante a vida intrauterina para centros de medicina materno-fetal e após o nascimento, para centros perinatais, é necessário melhoria da qualidade dos dados, seguindo critérios mínimos de classificação para possíveis intervenções.

As anomalias congênitas (AC) correspondem a toda anomalia morfológica ou funcional identificada ao nascimento. Podem ser caracterizadas por pequenos defeitos relativamente frequentes na população geral, bem como situações mais complexas envolvendo órgãos, sistemas ou segmentos corporais, necessitando, assim, intervenção médica. Sumariamente, as anomalias congênitas podem ter origem genética ou associada a fatores ambientais.[8]

Podem apresentar-se de maneira isolada ou associada, quando duas ou mais anomalias estão presentes.

Quanto à morbidade com repercussão clínica, podem ser descritas como menores, as alterações estruturais frequentes que não produzem alterações significativas na saúde ou comprometimento social, e maiores, quando trazem consequências médicas e sociais, necessitam de intervenção e, geralmente, deixam sequelas.

Quanto à fisiopatogenia, as AC podem ser classificadas como:[10]

- Malformação: defeito morfológico de um órgão ou parte de órgão, resultante de um processo de desenvolvimento intrinsecamente anormal. O defeito ocorre nos primórdios do desenvolvimento, que pode ser menor ou maior, por exemplo, atresia de esôfago, fenda labial, fenda palatina.
- Disrupção ou ruptura: um tipo de anomalia que ocorre como efeito de uma interferência externa sobre um processo de desenvolvimento originalmente normal. Exemplos dessas anomalias são as secundárias às infecções congênitas, radiações e outros agentes teratogênicos.
- Deformidade: alteração estrutural, também inicialmente normal, que sofreu ação de forças mecânicas, levando à alteração da forma ou da posição. Como exemplo têm-se as assimetrias faciais por compressão uterina (mioma), durante a gestação.
- Displasia: anormalidade da organização das células ao formarem os tecidos, ou seja, defeito da histogênese. Como exemplo, uma displasia esquelética, a acondroplasia.

1. Quanto à embriogênese:
   - Defeito de campo de desenvolvimento: um padrão de anomalias causado pela perturbação de uma região do embrião que se desenvolve em um espaço físico contíguo. Essa região é conhecida como um campo de desenvolvimento.
   - Sequência: várias anomalias associadas originadas a partir de um defeito inicial (de origem diversa). Exemplo: a sequência do oligoâmnio.
   - Síndromes: conjunto de anomalias que apresentam origem patogenética comum. Exemplo: as características clínicas da síndrome de Down, causadas pela trissomia do cromossomo 21.
   - Associação: ocorrência, não aleatória, de duas ou mais anomalias que não têm a mesma origem patogenética. Essas anomalias ocorrem mais frequentemente juntas do que isoladamente. É uma definição de exclusão, após afastar uma síndrome ou uma sequência.
2. Quanto à possibilidade de associação de anomalias:
   - Complexos ou sequências malformativas: conjunto de anomalias determinadas a partir de um único erro na embriogênese.
   - Síndromes malformativas: malformações associadas que resultam de diversos erros do desenvolvimento embriológico, que são doenças graves de difícil resolução terapêutica e têm origem genética determinada ou presumida.

PREMATURIDADE

Os índices de prematuridade variam entre 5-18% entre os nascidos vivos de 184 países da Organização das Nações Unidas.[2] No Brasil, a taxa estimada é de 11,5%,[11] entre os 10 países com maior número de crianças prematuras, acarretando alta carga de doenças atribuída ao nascimento prematuro. A maioria dos RN pré-termo, mais de 80% deles, apresenta-se ao nascimento com idade gestacional de 32-36 semanas. Cerca de 75% das mortes de prematuros podem ser evitadas sem cuidados intensivos, assegurados cuidados essenciais: assistência ao nascimento, controle térmico, suporte ventilatório básico (CPAP), práticas nutricionais com leite materno, controle de infecções.[2,3,7,12]

As desigualdades nas taxas de sobrevivência em todo o mundo são gritantes, com sobrevida de RN com IG = 24 semanas em países de alta renda, mas em locais de baixa renda metade dos RN com 32 semanas de IG ao nascer (2 meses antes) continua a morrer devido à falta de cuidados essenciais.[7] Nas unidades neonatais universitárias brasileiras, a sobrevida está em torno de 26 semanas, conforme dados apresentados no 3º *Workshop* da Rede Brasileira de Pesquisas Neonatais (RBPN), realizado em setembro de 2021.[13] Faltam dados sistematizados disponíveis de outros serviços que atendem ao fluxo de alto risco perinatal. A cobertura universal de terapia intensiva neonatal no Brasil, perfilizada por níveis de abrangência, poderia reduzir pela metade a mortalidade neonatal, com taxa atual média, de 12 óbitos por mil nascidos vivos.[1,7]

CUIDADO NEONATAL EM REDE DE ATENÇÃO À SAÚDE PERINATAL

Cuidado integrado em rede de atenção à saúde perinatal tem o objetivo de facilitar, potencializar e qualificar o acesso ao cuidado, desenvolvendo, fortalecendo e definindo relações de comunicação, parceria e colaboração, regionalmente. A regionalização da atenção perinatal prevê fluxos assistenciais sistematizados entre atenção primária à saúde (APS), atenção ambulatorial especializada (AAE) e atenção hospitalar (AH), apoiada pela regulação em saúde e transporte obstétrico e neonatal, com sistema de comunicação em rede, por meio, dentre outros, de diretrizes clínicas nos macroprocessos de gestão clínica e microprocessos nos pontos de atenção (APS, AAE e AH), integrados.[14]

Os hospitais-maternidades devem ter definição clara de suas capacidades de resposta às demandas clínicas materno-fetal e neonatal, da população de gestantes e RN à qual presta assistência. A transferência de gestantes e de RN para unidades perinatais de maior complexidade assistencial, em situações eletivas ou de emergência, deve obedecer a critérios e protocolos estabelecidos e compartilhados, de acordo com os perfis assistenciais das unidades distribuídas regionalmente.

O cuidado perinatal apropriado ao risco é uma estratégia desenvolvida para sistematizar os fluxos assistenciais, distribuídos regionalmente, para assegurar o cuidado perinatal no lugar certo, na hora certa e por equipes assistenciais capacitadas para aquele nível de competência, conforme a Portaria Ministerial n. 4.279, de 2010, que estabelece diretrizes das redes temáticas, incluindo a rede de atenção materno-infantil.

AVALIAÇÃO DE NÍVEIS DE CUIDADO PERINATAL: PERFILIZAÇÃO DAS UNIDADES PERINATAIS

As definições e o monitoramento dos níveis de atenção variam amplamente entre os países.

Para diagnóstico do perfil assistencial das unidades perinatais e avaliação dos níveis de cuidado perinatal, está disponível o CDC *Levels of Care Assessment Tool (LOCATe)*, com critérios alinhados de resposta às demandas da parturiente e do RN.[15]

No Brasil, um instrumento de diagnóstico das unidades perinatais, desenvolvido por pediatras clínicos e consultores de políticas públicas, foi disponibilizado para uso em todo o país.[4] O formulário, sistematizado em módulos de estrutura, processos clínicos e adequação das equipes assistenciais, tem como diretriz o percurso perinatal da parturiente e do RN. A lista de verificação consiste em uma autoavaliação, com resultados disponibilizados em tempo real para cada unidade perinatal, fundamentado em processos essenciais do cuidado, para cada nível de complexidade definido pela instituição.[14,16,17] Esse conhecimento da Unidade Perinatal pode ser considerado o primeiro componente do ciclo de qualidade, com a pergunta maior: qual modelo assistencial queremos desenvolver na nossa unidade neonatal?[16-19]

O diagnóstico pode ser combinado com dados de vigilância de saúde pública, incluindo registros vitais e dados de alta hospitalar, para análises mais detalhadas que apoiam a compreensão de:

- Resultados de saúde materna e infantil por nível de atenção;
- Relação entre o volume de serviços prestados por um estabelecimento e os resultados de saúde materno-infantil;
- Comunicação entre profissionais da gestão e da assistência, criando oportunidades para potencializar a qualidade do cuidado oferecido, direcionando investimentos. Exemplos: programas de qualidade em rede, coordenados pela gestão estadual; associações de hospitais que trabalham com cuidados maternos e neonatais.

Recomenda-se considerar diretrizes essenciais na organização do cuidado perinatal:[14,16,17-20]

- Um sistema de regionalização perinatal, para qualificar o cuidado materno e neonatal integrados, precisa assegurar respostas às demandas clínicas de ambos, fundamentados na estratificação de risco durante a gestação, para potencializar o cuidado de qualidade no local do parto e sem demoras na provisão do cuidado. Assim, o perfil assistencial precisa ser definido a partir da condição de saúde materno-fetal e neonatal, em níveis básico, especializado e subespecializado, com centros perinatais regionalizados. Esse sistema complexo de regionalização do cuidado demanda governança da gestão dos níveis nacional, estadual e municipal. Os critérios organizacionais aumentam a utilização de recursos locais, com menos deslocamento e, ao mesmo tempo, assegurando acesso em níveis de complexidade mais altos, quando necessário;

- Unidades perinatais com definições claras, com revisão de critérios bem definidos e com descrição padronizada da capacidade de resposta às demandas clínicas da gestante, parturiente, puérpera e RN, em nível regional;
- Desenvolvimento de relações colaborativas entre os hospitais de diferentes níveis de complexidade assistencial, na região de saúde e regiões ampliadas de saúde, para assegurar respostas efetivas para o cuidado em situações inesperadas de emergências obstétricas;
- Para reduzir a necessidade de transporte em situações de emergência, a estratificação de risco precisa ser aplicada com critérios bem estabelecidos, com pronto apoio por teleconsultoria e apoio logístico da regulação e transporte efetivos;
- A programação (leitos necessários e leitos disponíveis) precisa ser revista regionalmente e de acordo com a rede suplementar, com ajustes;
- Hospitais que oferecem ampla diversidade de especialidades e subespecialidades respondem melhor às necessidades de mulheres e RN com complicações complexas, como prematuridade extrema e malformações graves. As condições maternas mais comumente associadas a morbidades graves e mortalidade incluem doença cardiovascular, infecções e complicações obstétricas comuns como hemorragias, e portanto devem estar vinculadas para o parto às instituições com maior densidade tecnológica e equipes compostas e qualificadas para aquele nível de cuidados;
- Mulheres com risco extremo de morbidades graves, como acidente vascular cerebral, insuficiência cardiopulmonar ou hemorragia maciça, se em hospitais de menor complexidade, precisam ser identificadas oportunamente (sem demora) e transferidas para instituições de maior complexidade assistencial para o parto em hospital de nível adequado. Incluem-se aquelas com suspeita de distúrbios do espectro da placenta acreta ou aquelas com doença cardíaca grave, como malformações cardíacas complexas e hipertensão pulmonar, doença arterial coronariana ou cardiomiopatia. Outras condições maternas menos previsíveis, mas de alta acuidade, incluem pré-eclâmpsia com hipertensão de difícil controle e hemólise, enzimas hepáticas elevadas e síndrome de baixa contagem de plaquetas (HELLP);
- Embora protocolos clínicos para algumas dessas condições venham sendo instituídos (profilaxia de tromboembolismo e abordagem da hemorragia e das síndromes hipertensivas), o sistema de atenção perinatal em níveis de cuidado materno precisa ser aperfeiçoado. Estudo internacional multicêntrico coordenado pela Universidade de Oxford mostrou que o risco de mortalidade materna, controlados outros fatores, é maior em países onde há demora em procurar os serviços de saúde, chegar ao lugar que responde às necessidades demandadas e ser assistida por equipe competente foi maior – países onde a regionalização é frágil (Villar et al. JAMA Pediatr. 2021;175(8):817-26);
- Devido ao grande número de maternidades com baixo número de partos, é preciso integração do cuidado pré-natal com avaliação contínua do risco gestacional e para o parto, para definição do melhor nível de cuidado e transferência, quando necessário, da gestante em tempo certo;
- No nível hospitalar, definir a estruturação de equipes mínimas capacitadas para o cuidado, comunicação ágil e estabelecida entre os hospitais de diferentes níveis de cuidados;
- Alojamento conjunto em maternidades de todos os níveis de cuidados, para assistir mães e RN potencialmente saudáveis, com estrutura mínima e processos essenciais para o parto e nascimento de baixo risco, sistematizadas na Iniciativa Hospital Amigo da Criança, desenvolvida pela Unicef – OMS, e segundo a Portaria Ministerial n. 2.068, de 2016, que institui diretrizes para a organização da atenção integral à mulher e RN no AC;
- Unidade neonatal de cuidados especiais, em maternidades de risco habitual, para estabilização de RN com complicações no período neonatal imediato, até transferência para unidade de maior complexidade assistencial;
- Unidade neonatal de cuidados progressivos, perfilizadas na capacidade de resposta às demandas clínicas, cirúrgicas, suporte laboratorial e de imagem e equipes assistenciais, diferenciando riscos para prematuridade extrema e a presença de malformações graves.

O cuidado perinatal requer sinergia em recursos institucionais para a mulher e o feto ou RN.[5] Os níveis de cuidados maternos e neonatais podem não corresponder dentro das instalações. Por isso, a gestante deve ser cuidada no estabelecimento que melhor atenda às suas necessidades e às necessidades de seu RN.

Consistente com os níveis de cuidado neonatal publicados pela Academia Americana de Pediatria, cada nível de cuidado materno reflete as capacidades mínimas exigidas, instalações físicas e pessoal médico e de apoio. Cada nível superior de complexidade assistencial inclui e se baseia nas capacidades dos níveis inferiores.

Todas as maternidades devem ter o apoio institucional necessário, incluindo financeiro, para atender às necessidades de cuidados maternos adequados, incluindo composição de equipes, estrutura e relações de colaboração com hospitais perinatais em sua região.

QUALIDADE E SEGURANÇA NO CUIDADO NEONATAL

A melhoria da qualidade, no contexto da saúde perinatal, pode ser definida como a experiência, potencialmente melhor, proporcionada à criança e à família e o alcance de melhores resultados por meio de mudanças no comportamento dos profissionais de saúde e da organização, com estratégias de mudanças sistemáticas no cuidado neonatal e materno oferecido.[21]

Essas mudanças podem ocorrer em níveis diferenciados e complementares, como na estrutura, e sistemas de apoio e logística na unidade perinatal; nos microprocessos clínicos e gerenciais nas unidades neonatais; na composição e *expertise* da equipe; e na sistematização dos macroprocessos na rede de atenção à saúde perinatal. Esses componentes do cuidado integrado criança-mãe-família têm impacto direto na qualidade do cuidado individualizado e na redução das taxas de morbimortalidade neonatal, quando implementados na população, em políticas públicas.

No Reino Unido e nos EUA, no final do século passado, observou-se redução expressiva das taxas de mortalidade de RN de muito baixo peso ao nascer, atribuída à introdução de intervenções específicas como indicação de corticosteroides antenatal (materno) na iminência de parto prematuro, padronização de procedimentos de reanimação neonatal, ampliação e adensamento tecnológico das unidades neonatais de terapia intensiva, técnicas alternativas de reposição do surfactante pulmonar exógeno, diferentes estratégias ventilatórias e melhoria de práticas nutricionais. A partir do início do século atual, observou-se nova aceleração na redução das taxas de mortalidade neonatal, entretanto agora de grande relevância, não associada à introdução de tecnologias estritamente médicas. Os resultados alcançados estão atribuídos principalmente à introdução de programas de melhoria da qualidade do cuidado nas unidades neonatais,[22] que serão discutidos a seguir.

Conceitos

A qualidade da assistência à saúde é conceituada pelo Institute of Medicine (IOM) dos EUA como o "grau em que os serviços de saúde aumentam a probabilidade de obter os resultados esperados e consistentes dos processos de saúde para os indivíduos e a comunidade, bem como reduzem a probabilidade de resultados indesejados no atual estado do conhecimento científico".[23] Em 2018, essa mesma organização definiu os objetivos da qualidade em saúde, que incluem melhorar a experiência do paciente no atendimento, melhorar a saúde da população e alcançar os dois primeiros objetivos com o menor custo possível para o sistema de saúde.[24]

Paralelamente ao conceito de qualidade em assistência à saúde, os programas de qualidade passaram a abordar com ênfase a segurança do paciente. De acordo com a OMS, a segurança do paciente é obtida com a redução dos riscos de danos desnecessários, associados à assistência em saúde, até um mínimo aceitável.[23] O mínimo aceitável deve ser determinado diante do conhecimento atual, dos recursos disponíveis e do contexto em que a assistência foi realizada.

No contexto da abordagem da qualidade e da segurança da assistência em saúde, o Institute of Medicine publicou em 2001, por meio do relatório *Crossing the quality chams* (Cruzando o abismo da qualidade), os 6 atributos da qualidade da assistência: a segurança, a efetividade, o foco no paciente, a otimização, a eficiência e a equidade.[25] De modo análogo no Brasil, o Projeto de Avaliação do Desempenho do Sistema de Saúde (Proadess) definiu 8 atributos para a avaliação da qualidade da assistência: acesso, eficiência, respeito aos direitos das pessoas, aceitabilidade, continuidade, adequação e segurança.[26] Esses atributos devem ser considerados em todas as estratégias de melhoria da qualidade da assistência em saúde.

Gestão da qualidade da assistência em saúde

A gestão da qualidade nos serviços de saúde vem ganhando cada vez mais espaço. Nos EUA, instituições de saúde passam a receber incentivos de acordo com o desempenho e a qualidade do cuidado prestado, do uso eficiente de recursos e da relação custo-benefício. Além disso, a transparência em relação à qualidade da assistência aumenta a responsabilidade dos hospitais, uma vez que ela passa a ser considerada na escolha das instituições de saúde pelos pacientes.[27]

Para a implantação de um sistema de gestão da qualidade é fundamental a participação da liderança da instituição com o compromisso de fornecer os recursos humanos, financeiros e de tecnologia da informação necessários. Deve-se criar uma equipe específica para o gerenciamento da melhoria da qualidade, de forma que todas as partes estejam representadas, além de ser possível o acionamento de consultores. Nessa equipe deve-se nomear um líder que será responsável pela manutenção e aprimoramento da gestão da qualidade e pela emissão dos relatórios de indicadores. Os indicadores devem ser selecionados de acordo com as lacunas da qualidade em que há potencial de melhora.[27]

A melhoria da qualidade na assistência à saúde pode ser obtida por meio de um processo contínuo, envolvendo ciclos sequenciais de melhoria, objetivando níveis cada vez mais elevados de qualidade. A melhor ferramenta para a implantação dessa estratégia é o ciclo PDCA (*Plan, Do, Check, Act*). O ciclo PDCA foi criado por William Edwards Deming, na década de 1950, para a melhoria dos processos produtivos, inicialmente na indústria automobilística, objetivando a diminuição da variabilidade na execução dos processos. Posteriormente, passou a ser aplicado nas empresas de serviços, podendo também ser aplicado nas instituições de saúde.[28]

Para iniciar o ciclo PDCA, é necessário fazer o diagnóstico da situação atual da qualidade da assistência na unidade neonatal. Para tanto, de acordo com Donabedian, um estudioso de qualidade em saúde, os gestores e profissionais da assistência devem avaliar continuamente 3 dimensões: a estrutura, os processos e os resultados.[29] A dimensão estrutura inclui os recursos disponíveis, tais como a infraestrutura, os equipamentos, os insumos, as pessoas e o orçamento. A dimensão processo avalia como as pessoas utilizam os recursos disponíveis para a execução da assistência em saúde. Por fim, a dimensão resultado indica se os objetivos da assistência à saúde foram alcançados. Assim, os indicadores de infraestrutura avaliam os recursos, os de processo apoiam a melhoria da qualidade e os indicadores de resultados são os utilizados para avaliar os serviços. Nesse contexto, a criação de indicadores com base nessas 3 dimensões permitirá não só a obtenção do diagnóstico inicial, mas também a avaliação das respostas às ações implementadas visando à melhoria dos processos.[30]

Em neonatologia, os indicadores de infraestrutura avaliam sobretudo os recursos humanos (disponibilidade e capacitação e desempenho de médicos, equipe de enfermagem, fisioterapeutas e fonoaudiólogos, entre outros), de capacidade instalada (número de leitos), equipamentos (ventiladores, monitores, bombas de infusão), insumos (materiais e medicamentos) e orçamentários. Como exemplos de indicadores de processo temos o uso materno antenatal de corticosteroides, o tempo de atendimento, a higienização das mãos, a saturação de oxigênio de neonatos em suporte respiratório e o aporte calórico, entre outros. Por fim, em relação aos indicadores de resultado são aferidos, por exemplo, os índices de mortalidade, sepse precoce ou tardia, infecção de corrente sanguínea associada a cateter, retinopatia da prematuridade, displasia broncopulmonar, enterocolite necrosante, hemorragia peri-intraventricular, tempo de internação, crescimento e desenvolvimento e avaliação da satisfação da família quanto à qualidade do cuidado.[27]

Os indicadores são índices numéricos, geralmente constituídos por um numerador e um denominador, que têm a finalidade de retratar a situação da unidade e ser úteis para a tomada de decisão. Dessa forma, o indicador deve ter o maior grau de certeza possível, e, para tanto, para sua criação, deve-se ter como norte os atributos de um bom indicador:[31-34]

- Disponibilidade: dados de fácil obtenção.
- Confiabilidade: dados fidedignos.
- Validade: dados que reflitam o que se quer medir.
- Simplicidade: cálculo fácil.
- Discriminatoriedade: os dados devem refletir diferentes níveis epidemiológicos ou operacionais, mesmo em áreas diferentes.
- Sensibilidade: capacidade de distinguir variações ocasionais de tendências de um problema.
- Abrangência: deve sintetizar o maior número de condições ou fatores diferentes que afetam a situação que se quer descrever.
- Objetividade: objetivo claro do que se quer avaliar; custo (baixo custo para sua obtenção).
- Utilidade: útil para a tomada de decisão.

Uma vez feito o diagnóstico inicial da qualidade da assistência por meio dos indicadores, é possível identificar os problemas e elencar os prioritários que deverão ser inicialmente abordados. Para essa seleção, pode-se utilizar a ferramenta GUT (Gravidade, Urgência e Tendência). E para cada uma dessas 3 dimensões é atribuído um escore de 1 a 3:

- Gravidade: 1 (sem gravidade); 2 (gravidade média); 3 (gravidade alta).
- Urgência: 1 (sem pressa para a resolução); 2 (resolução mais rápido possível); 3 (necessária ação imediata).
- Tendência: 1 (não vai piorar, podendo até melhorar); 2 (vai piorar em médio prazo); 3 (se nada for feito, a situação vai piorar rapidamente).

O escore global é dado pelo produto dos escores das 3 dimensões, sendo os problemas com maiores pontuações os que devem ser preferencialmente abordados.[35]

Tendo sido definido o problema que se quer abordar, objetivando a melhoria da qualidade da assistência por meio do indicador, o próximo passo é definir a meta, ou seja, o padrão de assistência que se quer alcançar. Os padrões de assistência podem ser empíricos, ou seja, definidos com base na prática da assistência, ou normativos, baseados em literatura científica. As metas definidas empiricamente têm maior credibilidade e aceitabilidade, facilitando a aderência das pessoas ao processo de busca pela melhoria da qualidade.[36]

A etapa seguinte consiste na identificação das causas das inadequações do processo. A correta identificação das causas é fundamental para que ações assertivas sejam praticadas e que se consiga a melhoria contínua do processo de assistência em saúde. Uma maneira sistematizada para a identificação das causas é a utilização do diagrama de causa e efeito ou diagrama de Ishikawa, desenvolvido por Kaoru Ishikawa. O diagrama também é conhecido por diagrama de espinha de peixe, pois para sua construção, a partir de uma linha que representa a espinha do peixe, criam-se ramificações que englobam as causas potenciais segundo grupos – máquinas, matéria-prima, mão de obra, método, medição e meio ambiente (Diagrama 6M), ou política, procedimentos, pessoal e planta (Diagrama 4P).[37] Para a identificação da causa é recomendada a participação de todas as pessoas envolvidas no processo. A utilização do diagrama de Pareto permite identificar qual é a causa mais frequentemente atribuída ao problema.[38]

O próximo passo consiste no planejamento das ações a serem implementadas visando à melhoria da qualidade da assistência. Segundo Berwick, para o alcance da qualidade em saúde é necessário o seu gerenciamento, que envolve o planejamento, o controle e a melhoria da qualidade.[39] Para esse planejamento, pode-se utilizar a ferramenta Plano de Ação 5W2H, que especifica de modo detalhado o que deve ser realizado. No plano de ação devem ser descritos o que dever ser feito (*what*), quem deve fazer (*when*), onde deve ser feito (*where*), quando deve ser feito (*when*), por que deve ser feito (*why*), como deve ser feito (*how*) e qual será o custo, envolvendo todos os recursos necessários (*how much*).[40]

As ações a serem implementadas, geralmente definidas a partir de uma análise de causa e efeito, são amplas e envolvem diversos aspectos da gestão: mudanças na infraestrutura, aquisição ou manutenção de equipamentos, substituição de insumos, criação ou alteração de processos e/ou procedimentos, revisão do quadro de colaboradores, sensibilização da equipe ao problema, capacitação e motivação das equipes, estratégias efetivas de comunicação e interlocução com outros setores da instituição, entre outros.

Várias das medidas a serem adotadas para a melhoria contínua da qualidade da assistência envolvem a equipe de colaboradores. Assim, é fundamental a realização de reuniões periódicas das lideranças com as equipes, não só para a comunicação de informes, ações e resultados, mas sobretudo para ter a equipe como um agente do processo de melhoria da qualidade. As reuniões devem seguir um modelo de *brainstorming*, uma técnica de levantamento de ideias por todos, sem julgamento, com o objetivo de se obter o maior número de opiniões, para que ao fim, estabeleçam-se consensos entre os membros da equipe.[40]

Para a capacitação dos colaboradores, tem-se utilizado as técnicas de simulação. A simulação é uma técnica de aprendizado do adulto, na qual os participantes realizam uma série de atividades diante de cenários realistas em um ambiente simulado, aprimorando seus conhecimentos, suas competências técnicas e suas habilidades comportamentais, além da comunicação entre os membros da equipe.[41] O treinamento em simulação tem sido utilizado em eventos raros que não ocorrem com a frequência necessária para o aprendizado prático. Na simulação, em um cenário de surpresa, os profissionais desenvolvem estratégias mentais que lhes permitem priorizar e tomar decisões com rapidez e sucesso, sem pânico e de modo organizado.

Destaque deve ser dado às técnicas de *briefing* e *debriefing*, que também têm sido utilizadas com o objetivo de aprimorar as competências comportamentais dos profissionais em saúde. No *briefing*, a ser realizado antes de um evento, por exemplo, o nascimento ou o procedimento de inserção de cateter central, deve-se criar um modelo mental para a equipe do que ocorrerá durante o evento, de forma a assegurar a prontidão da atuação da equipe. No momento do *briefing*, deve-se definir os papéis dos membros da equipe, bem como o seu líder. O *debriefing* deve ser realizado após o evento e deve ser conduzido por um facilitador, que motiva os membros da equipe a um pensamento reflexivo, construindo um *feedback* sobre a atuação da equipe e identificando o que foi realizado corretamente, bem como os possíveis equívocos que se constituirão em oportunidades de melhoria.

O *debriefing* tem como objetivo facilitar a assimilação das competências técnicas e das habilidades comportamentais, de forma que elas sejam utilizadas em situações futuras.[42] As habilidades comportamentais dos membros de uma equipe são tão importantes quanto o conhecimento e as competências técnicas para o sucesso da atuação das equipes em saúde.

O processo de treinamento em simulação deve incluir o conhecimento do ambiente; a utilização da informação disponível; a antecipação e o planejamento (*briefing*), com o conhecimento da situação clínica, a definição dos papéis e responsabilidades de cada membro da equipe e a discussão de ações no caso de complicações; a identificação do líder da equipe; o estabelecimento de uma comunicação efetiva; a delegação do trabalho de forma organizada; a alocação de sua atenção de maneira sábia; a utilização de todos os recursos disponíveis; a solicitação de ajuda, quando necessário, e o estabelecimento de um comportamento profissional.[43] O líder da equipe deve ser definido, uma vez que exerce diferentes funções na realização de um procedimento. Cabe ao líder articular os objetivos de modo claro, delegar as atividades enquanto monitora a distribuição do trabalho, incluir outros membros da equipe na avaliação e no planejamento, pensar em voz alta, manter o conhecimento da situação e entregar a liderança para outro membro da equipe, se for necessário envolver-se no procedimento.[43]

Após a implementação das ações definidas para a melhoria da qualidade da assistência em saúde, segue outra etapa do PDCA, a etapa de verificação, que tem como objetivo avaliar se as ações estão sendo executadas conforme o planejamento, bem como sua eficácia na resolução dos problemas. Para essa etapa do ciclo, pode-se utilizar o *checklist*, que deve considerar em sua elaboração todas as etapas das ações. Com a orientação do *checklist* é possível verificar detalhadamente se as ações estão sendo realizadas corretamente. Além do *checklist*, a auditoria é outro modo de checar se as ações implementadas estão sendo executadas conforme previsto. Elas devem ser realizadas por profissionais conhecedores do processo, mas que não estejam atuando na unidade naquele momento. Por fim, os indicadores são a outra forma de avaliar a implementação das ações, sobretudo quanto a sua eficácia no alcance da meta e na resolução do problema. Enfatizamos ainda que os indicadores devem ser avaliados periodicamente, o que possibilita a identificação de desvios em relação à meta e possibilita a correção das ações.

A última fase do ciclo do PDCA, o *Act*, refere-se às ações que devem ser definidas e implementadas para a correção dos desvios identificados na fase anterior.

Uma vez atingida a meta, encerra-se o ciclo do PDCA, mas não a gestão da melhoria contínua da qualidade da assistência. Pode-se definir novas metas buscando cada vez mais alcançar patamares mais elevados da excelência em assistência à saúde ou desenvolver outros ciclos PDCA com foco em outros problemas.

Um grande desafio na gestão da qualidade é a manutenção das iniciativas de sucesso, ao longo do tempo, que por vezes pode ser até mais difícil que o alcance da meta. A não manutenção do nível de qualidade da assistência atingida com os ciclos de melhoria implica desperdício de tempo e recursos e pode aumentar a resistência a planos futuros, por perda de credibilidade por parte da equipe no processo de melhoria contínua da qualidade.

É fundamental que a equipe perceba o valor agregado à assistência para a manutenção das iniciativas da qualidade. Para combater essas barreiras, a sustentabilidade dos programas de melhoria da qualidade deve ser incluída em seu planejamento inicial. Para tanto, deve haver o envolvimento da liderança da instituição, o alinhamento dos resultados com os objetivos da instituição, a disponibilidade dos recursos necessários, a integração dos processos de mudança com o trabalho padrão e uma atitude positiva da equipe em relação à melhoria da qualidade.[44]

Indicadores selecionados obstétricos e neonatais

O Fórum Nacional da Qualidade (NQG) é uma organização não governamental que tem como objetivo analisar indicadores de qualidade da assistência em saúde, indicadores que podem ser utilizados para avaliar a qualidade em uma instituição de saúde ou no âmbito da saúde pública, ou mesmo para definir as estratégias de pagamento ou pagamento de acordo com o desempenho da instituição. O NQG recomenda uma série de indicadores de avaliação da qualidade da assistência, incluindo a assistência perinatal, cujos principais estão listados no Quadro 1.[45]

Quadro 1 Indicadores obstétricos e de resultados neonatais, por componente do período perinatal, recomendados pelo Fórum Nacional de Qualidade de 2016

Período pré-natal e periconcepção
Prevalência de tabagismo
Período intraparto e pós-parto
• Profilaxia adequada para trombose venosa profunda, em mulheres submetidas ao parto cesárea
• Profilaxia com antibiótico 1 hora antes de parto cesárea
• Antibioticoterapia intraparto para infecção por estreptococo do grupo B
• Incidência de episiotomia
• Nascimentos por parto cesárea
• Cesárea eletiva
• Uso materno antenatal de corticosteroides
• Nascimento de recém-nascidos com muito baixo peso
• Uso de imunoglobulina em gestantes Rh negativas não sensibilizadas
• Complicações não esperadas em recém-nascidos a termo
Período neonatal
• Vacina para hepatite B antes da alta hospitalar
• Aleitamento materno exclusivo
• Necessidade de reinternação
Período neonatal, para recém-nascidos de muito baixo peso ao nascer
• Sepse tardia ou meningite
• Infecção de corrente sanguínea
• Infecção de corrente sanguínea associada à assistência
• Triagem para retinopatia da prematuridade

Fonte: adaptado de Lorch, 2017.[45]

A seleção dos indicadores a serem utilizados para monitorar e acompanhar a implementação de programas de melhoria da qualidade deve ser customizada para cada instituição. A Disciplina de Pediatria Neonatal da Escola Paulista de Medicina – Universidade Federal de São Paulo desenvolve um Programa de Melhoria Contínua da Qualidade da assistência neonatal, com monitoramento do desempenho dos processos por meio de indicadores e implementação de ações desde 2015. Listam-se a seguir alguns indicadores monitorados de acordo com os diferentes processos no percurso clínico neonatal:

- Assistência na sala de parto: hipotermia na admissão na UTI; uso de oxigênio a 100% em RN ventilados.
- Assistência no transporte da sala de parto para a UTI neonatal (UTIN): intercorrências com dispositivos e equipamentos durante o transporte.
- Assistência respiratória: hiperóxia/hipóxia em prematuros com suporte respiratório com fração inspirada de oxigênio maior que 0,21 nas primeiras 72 horas de vida; falha na utilização da pressão contínuas de distensão das vias aéreas em prematuros; extubação não planejada.
- Assistência hemodinâmica: uso de drogas vasoativas em prematuros nas primeiras 72 horas de vida; persistência do canal arterial com tratamento cirúrgico.
- Assistência hematológica: transfusão de concentrado de hemácias em prematuros na primeira semana de vida.
- Assistência vascular: cateteres umbilical arterial e venoso inseridos com sucesso; cateter central de inserção percutânea inserido com sucesso; retirada não eletiva de cateter central.
- Assistência infecciosa: infecção de corrente sanguínea associada a cateter; suspensão da antibioticoterapia no risco infeccioso antes de 72 horas de vida; uso de vancomicina.
- Assistência nutricional: início da nutrição parenteral em prematuros nas primeiras 24 horas de vida; início da dieta enteral nas primeiras 24 horas de vida; aporte calórico de 100 cal/kg/dia no quinto dia de vida em prematuros; transição da dieta para via oral antes de 37 semanas de idade pós-conceptual; alta hospitalar de prematuros em aleitamento materno.
- Assistência neurológica: hemorragia peri-intraventricular (HPIV), HPIV grave e leucomalácia periventricular cística.
- Geral: óbitos evitáveis.

Enfatiza-se que, nos programas de melhoria contínua da qualidade da assistência, os indicadores são mutáveis, bem como sua meta. Uma vez alcançada a meta e esta mantendo-se estável, pode-se alterar a meta ou mesmo suspendê-la se se entender que a excelência da qualidade da assistência em determinado processo já foi alcançada.

Gestão da segurança na assistência em saúde

A segurança é um dos principais atributos da qualidade da assistência em saúde e passou a ser amplamente discutida após a publicação, pelo Institute of Medicine, de *To err is human: building a safer health system*[46] e publicações sobre as taxas elevadas de erros e eventos adversos causados aos pacientes na assistência à saúde.[47]

Os erros em assistência à saúde estão associados a maior morbimortalidade, a maior tempo de internação, a sequelas em longo prazo e a maiores custos econômico e sociais. Nesse contexto, os erros devem ser abordados como forma de aprendizado para as equipes, visando à diminuição de sua ocorrência. Esse aprendizado é desencadeado pelos líderes, que devem criar uma cultura de aprendizagem na instituição.

Alguns conceitos relativos à segurança do paciente foram definidos pela OMS e compõem a Classificação Internacional de Segurança do Paciente. O erro é caracterizado por uma falha não intencional em executar uma ação ou mesmo por uma omissão. Falhas intencionais são denominadas violações. Incidente é um evento que poderia ter resultado, ou resultou, em um dano desnecessário ao paciente. O incidente, quando não atinge o paciente, é denominado *near miss*, e quando atinge pode ser sem ou com dano ao paciente, sendo este último também denominado evento adverso. Perigo é qualquer fenômeno que tenha potencial de causar ruptura no processo, ou danos às pessoas e ao ambiente. Risco é a probabilidade de ocorrência de um evento que afete a integridade do paciente, da equipe de saúde ou da comunidade.[48]

Diversos fatores contribuem para a ocorrência de incidentes, incluindo aqueles ligados ao profissional, ao ambiente, aos processos, aos equipamentos e insumos e ao paciente. Fatores ligados aos profissionais de saúde incluem a sobrecarga de trabalho ou o trabalho sob pressão e o estresse gerado por essa sobrecarga, ou mesmo pelas relações interpessoais. Os erros ligados aos profissionais podem ser secundários a falhas de raciocínio ou de atenção, sono ou fadiga e lapsos de memória. Não se pode organizar os serviços de saúde sem considerar que os profissionais vão errar. Cabe ao sistema criar mecanismos para evitar que o erro atinja o paciente.[49]

As falhas de comunicação são causas frequentes de incidentes e decorrem da deficiência de registros ou da transmissão inadequada de informações entre os profissionais, comprometendo a continuidade do cuidado ao paciente. Atenção especial também deve ser dada à comunicação do profissional de saúde com o paciente. Fatores relativos ao ambiente incluem as inadequações quanto à ergonomia, iluminação, ruído, temperatura, limpeza e sinalização que podem comprometer a execução dos procedimentos de assistência e acarretar dano ao paciente. No tocante aos processos e procedimentos, a falta ou a inadequação da sua descrição podem incorrer em incidentes pela sua execução não correta.

Os profissionais que executam os processos ou procedimentos devem ser envolvidos na sua descrição, e ao término, eles devem ser validados, antes de serem implementados. Em relação aos equipamentos e insumo, deve-se atentar para a atualização do parque tecnológico e sua manutenção, além do treinamento dos usuários em seu manuseio. Por fim, no tocante ao paciente, deve-se buscar sua participação no processo de tratamento, com a adesão aos cuidados definidos pela equipe de assistência.

Diante dessa multiplicidade de possibilidades associadas à ocorrência de incidentes, é fundamental que sejam adotadas barreiras de segurança, para que não atinjam o paciente e não incorram em dano. As barreiras de segurança devem ser criadas nas diversas etapas do processo ou procedimento.[50]

Diante da grande variedade de causas que podem resultar em incidentes e danos ao paciente, é imprescindível que se faça a gestão de riscos, que envolve sua identificação, análise, avaliação, comunicação e controle de riscos e eventos, que afetam a segurança do paciente, do profissional e do ambiente, por meio da adoção de medidas preventivas.[51] O processo de gerenciamento de riscos pode ser realizado no momento do planejamento dos processos e procedimentos, ou após a ocorrência de incidentes. Na primeira situação, deve-se identificar os perigos, avaliar os riscos de esses perigos ocorrerem, mitigar os riscos por meio da adoção de barreiras de segurança, capacitar as equipes e avaliar a eficácia das ações preventivas adotadas. No entanto, na maioria das vezes, o gerenciamento de riscos é realizado após a ocorrência de incidentes. Para que o gerenciamento ocorra, é fundamental que o incidente seja notificado, realize-se a análise da causa-raiz, definam-se as ações corretivas, visando prevenir sua recorrência, capacite-se a equipe e avalie-se a eficácia das ações adotadas. Portanto, deve haver um fluxo de notificação e análise de incidentes e todos os profissionais devem ser estimulados a registrá-los. Destaque deve ser dado à análise da causa-raiz, que deve focar principalmente os processos e procedimentos e seus recursos e não o desempenho das pessoas.

Uma das maneiras de realizar a investigação e a análise de incidentes clínicos é por meio do Protocolo de Londres. Esse protocolo consiste na análise da causa-raiz de um incidente. Ele considera que um incidente pode ser o resultado de uma série de eventos e vários fatores contribuintes, relacionados ao paciente, à equipe, aos equipamentos, aos processos, ao ambiente de trabalho, ou mesmo a fatores individuais relativos aos profissionais de saúde, além de fatores organizacionais e gerenciais.[52]

Na gestão de riscos, após a notificação do incidente, deve-se realizar a investigação, sendo necessária a criação de uma equipe que envolva pessoas com *expertise* em investigação e pessoas que conheçam o processo. Essa equipe trabalhará na coleta de informações sobre o incidente e determinará a ordem cronológica na qual ocorreram os fatos que culminaram com o incidente. A partir das informações levantadas é possível identificar as falhas que ocorreram na assistência, suas causas e os fatores contribuintes que serão fundamentais para a elaboração de um plano de ação visando a sua não recorrência.

Para a obtenção de um cuidado seguro, duas premissas devem ser seguidas: a cultura de segurança e o sistema de aprendizado. Compõem a cultura de segurança a segurança psicológica, que se refere ao registro do incidente, sem punições para o profissional que o relata; a responsabilidade de todos na promoção do cuidado seguro, com o desenvolvimento de estratégias para a prevenção da recorrência do incidente; o trabalho em equipe, com a realização do *briefing*, possibilitando a transmissão das preocupações com a segurança do paciente à equipe; a definição de uma referência de comunicação que possa ser acionada em situações de segurança, por exemplo, um comitê de segurança; e a negociação, que consiste na identificação de defensores da segurança e em sua atuação junto aos colegas que apresentem resistência ou discordância das ações de segurança.[53]

Na constituição do sistema de aprendizado, deve-se considerar a liderança, que se deve posicionar como solucionadora de problemas e não como defensora; a transparência com *as* famílias, que devem ser informadas sobre o paciente quanto às intercorrências e ao planejamento da assistência, bem como participar das decisões; a confiabilidade, que consiste na assistência ao paciente sem erros; a melhoria dos processos e a medição dos erros, para verificar se as ações tomadas foram efetivas na redução de sua ocorrência; e o aprendizado contínuo, por meio de troca de experiências com outras unidades ou instituições, na busca das boas práticas de segurança.[53]

Redes colaborativas

As redes colaborativas, que incluem inúmeras unidades neonatais, também têm contribuído para a melhoria da qualidade na assistência neonatal. Essas iniciativas proporcionam a todos os profissionais que prestam assistência a RN o acesso às práticas de assistência e aos desfechos de inúmeras UTIN no mundo. A partir desses dados é possível fazer o *benchmarking* e identificar os *gaps* da qualidade da assistência nos diferentes centros, ponto importante para identificar as oportunidades de melhoria nos processos da assistência neonatal. Além disso, algumas redes promovem programas de melhoria da qualidade da assistência. Vários exemplos foram publicados na literatura.

O Pediatrix Medical Group (MEDNAX, Inc.), do qual participam cerca de 25% das UTI norte-americanas, mostrou um declínio na mortalidade neonatal em 48.875 prematuros com peso ao nascer entre 501-1500 g, de 2,8% no ano de 2000 para 1,4% em 2014, com o projeto "100.000 Babies Campaign". O projeto teve como objetivo melhorar os desfechos neonatais por meio do aprimoramento dos cuidados nas UTIN, especificamente com ações de promoção do aleitamento materno; melhorar o uso das medicações, de forma a maximizar seus efeitos benéficos; minimizar os efeitos colaterais e as interações medicamentosas e diminuir o custo e os erros de medicação; reduzir as infecções associadas a cateter central; diminuir o uso da ventilação mecânica; e diminuir a hipotermia na admissão de prematuros na UTIN. A fase de planejamento incluiu a identificação dos processos com impacto nos desfechos, a definição das iniciativas e sua adaptação às diferentes UTI, o estabelecimento de um método eletrônico de coleta de dados, a avaliação prévia da UTI quanto aos desfechos, conhecimentos e atitudes, a construção de uma matriz de priorização dos projetos e a definição das equipes multidisciplinares do projeto.

O processo de mudança da cultura da qualidade ocorreu por meio de seminários periódicos, oficina com a realização de exercícios de aplicação de ferramentas para a melhoria da qualidade visando à solução de problemas, apresentação da abordagem de problemas e destaques das UTI com alto desempenho, e comparação dos processos e desfechos entre as UTI participantes. As ações adotadas incluíram aspectos relativos à nutrição (aumento do uso de leite humano, adoção de protocolos de alimentação e administração precoce de proteínas na solução parenteral); medicações (redução do uso de bloqueadores de H2, cefotaxima, metoclopramida e dexametasona, monitoramento do uso de antibióticos e otimização do uso de oxigênio); cuidado com cateter central (*bundles* para inserção e manutenção de cateter central); cuidado respiratório (aumento da utilização do CPAP nasal e diminuição do uso de ventiladores); e cuidado na sala de parto (controle da temperatura na sala de parto).[54]

Algumas estratégias foram utilizadas na fase de planejamento, implementação e manutenção do projeto. Na fase de planejamento criou-se junto à equipe uma situação de urgência mediante o *benchmarking* de dados, evidenciando o abismo da qualidade; criou-se uma equipe de liderança com representantes locais e regionais; e construiu-se uma visão com base na situação anterior e na melhoria desejada. Na fase de implementação foram realizados encontros da qualidade para a comunicação do projeto e sua visão; implantadas estratégias para a remoção de obstáculos, como a flexibilidade na participação e a coleta de dados automatizada; e a comemoração das vitórias em curto prazo. Por fim, na fase de manutenção, criou-se a cultura de mudança com a apresentação dos resultados dos projetos para os pares, comemoração do sucesso, reconhecimento da qualidade da melhoria e a provisão de infraestrutura para apoiar as mudanças. Com as ações implementadas, conseguiu-se, no período de 2007 a 2013, redução das infecções associadas a cateter, da sepse tardia, da enterocolite clínica e cirúrgica, da displasia broncopulmonar, da retinopatia graus 3 a 5 e da retinopatia tratada cirurgicamente, da hipotermia na admissão na UTIN, do uso de antibióticos nos primeiros 3 dias de vida, do uso de ampicilina por mais de 3 dias quando a hemocultura foi negativa, do uso e da duração da ventilação mecânica, além do maior uso de leite materno e de maiores taxas de aleitamento materno na alta hospitalar. Esses resultados culminaram com diminuição da mortalidade neonatal e aumento da sobrevida de prematuros sem hemorragia peri-intraventricular grave, retinopatia da prematuridade graus 3-5, enterocolite necrosante clínica ou cirúrgica e displasia broncopulmonar.[54]

Outro exemplo de programa de melhoria da qualidade em rede foi publicado pela Vermont Oxford Network, uma rede que reúne dados de prematuros com menos de 1.500 g de mais de 1.200 unidades neonatais. Nesse estudo, que envolveu 408.164 prematuros de 695 centros, os autores verificaram o percentual de centros que em 2014 atingiram desempenho semelhante ao das melhores unidades em 2005, ou seja, unidades com índices entre os percentis 10-25 para algumas doenças. Nesse período, a mortalidade intra-hospitalar caiu de 14% para 10,9%. No tocante ao percentual de unidades que em 2014 atingiram o melhor quartil do desempenho global no ano de 2005, foi de 99% para a mortalidade intra-hospitalar, 97,6% para sepse tardia, 81,9% para retinopatia grave, 88,2% para hemorragia peri-intraventricular grave, 76% para enterocolite necrosante e 41,3% para displasia broncopulmonar. Foram necessários 3 anos para que 75% dos centros alcançassem o melhor quartil do desempenho de 2005 para óbito intra-hospitalar, 5 anos para a sepse tardia, 6 anos para a retinopatia da prematuridade e hemorragia peri-intraventricular grave e 8 anos para a enterocolite necrosante, não se observando melhora para as taxas de displasia broncopulmonar ao longo do período estudado.[55]

Em um estudo prospectivo envolvendo 18 UTIN no Estado de Nova York, com mais de 200 mil pacientes-dia e 55 mil cateter central-dia, os autores verificaram a evolução das taxas de infecção associada a cateter central entre o período de 2007 (pré-intervenção) e 2009 (pós-intervenção). A intervenção constituiu-se na aplicação de *bundles* para a inserção de cateter central e a utilização de *ckecklist* para monitorar sua manutenção. Os autores observaram uma redução de 40% nas taxas de infecção associada a cateter, no entanto com grande variabilidade entre os centros.[56]

Em outro estudo, também envolvendo infecção, os autores avaliaram a efetividade da utilização de um algoritmo para estimar o risco de sepse precoce em prematuros tardios e neonatos a termo, quanto ao uso de antibióticos. O estudo envolveu 204.485 RN da rede Kaiser Permanente Northern California, que engloba 39 hospitais em vários estados norte-americanos, no período de 2010 a 2015. Os autores avaliaram os desfechos em 3 períodos, basal, fase de aprendizado e posteriormente a intervenção. Comparando-se o período basal e o período pós-intervenção, os autores observaram uma redução de 14,5 para 4,9% na realização de hemoculturas, de 50 para 2,6% no uso empírico de antibióticos nas primeiras 24 horas de vida, sem diferença no uso de antibióticos entre 24-72 horas, na taxa de sepse confirmada com hemocultura, ou reinternação por sepse.[57]

Essas iniciativas também começaram a ser realizadas em países de renda média e baixa. Recente revisão sistemática envolvendo 28 estudos, com 65.642 RN, avaliou programas de melhoria da qualidade nesses países e verificou a segurança e a eficiência de alguns desfechos. Com a adoção de diferentes medidas nos vários estudos, 8 de 16 estudos mostraram redução nas taxas de mortalidade, 4 de 10 estudos evidenciaram diminuição do tempo de internação, 3 de 8 estudos indicaram redução nas taxas de sepse e 7 de 9 estudos mostraram decréscimos das taxas de outras infecções, como pneumonia associada a ventilador e infecção associada a cateter central.[58]

As principais barreiras relatadas pelos estudos para a implementação das ações de melhoria foram equipe sobrecarregada, falta de equipamentos, alta rotatividade de colaboradores, falta de conhecimento da equipe sobre os processos, equipe desmotivada, financiamento insuficiente, disponibilidade de atendimento inferior à demanda e realocação de colaboradores, entre outros. As ações mais frequentemente utilizadas para promover a melhoria da qualidade incluíram a motivação das equipes, o monitoramento contínuo, a colaboração interdisciplinar, o abandono de práticas desnecessárias, a adaptação dos protocolos aos centros, o suporte no local, programas de atualização, treinamentos em métodos de melhoria da qualidade, o baixo custo da intervenção e a alta qualidade dos dados coletados, entre outros.[58]

No Brasil, a Rede Brasileira de Pesquisas Neonatais (RBPN), criada em 1999, dispõe de um banco de dados de prematuros com peso de nascimento inferior a 1.500 g de 20 centros neonatais universitários e públicos que tem como objetivos desenvolver uma base de dados, estudar as práticas, os resultados e os custos dos diferentes serviços e suas variações, estudar a incorporação de novas tecnologias e sua efetividade, implementar protocolos colaborativos e produzir normas operacionais e clínicas que possam servir como elemento de educação e planejamento. A RBPN anualmente disponibiliza relatórios de cada centro com o objetivo de estimulá-los a promover a melhoria contínua da qualidade da assistência neonatal.[13]

O CUIDADO NAS UNIDADES NEONATAIS

As características biológicas e a complexa interação entre genética e ambiente coloca a criança em situação de extrema vulnerabilidade e dá suporte científico para a implementação de estratégias de neuroproteção, concomitante à abordagem das complicações agudas das afecções perinatais.

A presença da mãe nas unidades neonatais está ancorada por vasto conhecimento, acumulado ao longo dos últimos 50 anos de estudos do neurodesenvolvimento: o cuidado da criança em ambiente protetor, com a presença da mãe, pai e família, aumenta as chances de sobrevida e reduz eventos crônicos em desenvolvimento desde a vida fetal. Começando no período pré-natal, continuando no início de vida pós-natal e estendendo-se pela infância, o desenvolvimento é impulsionado por uma interação contínua e multinível entre biologia (predisposições genéticas) e ecologia (ambiente social e físico).

Identificar as origens das doenças dos adultos e abordá-las no início da vida são etapas críticas para mudar nosso sistema de saúde atual de um modelo de "assistência à doença" para um modelo de "proteção e promoção à saúde".

Os avanços nas ciências básicas, nas subespecialidades clínicas e intervenções médicas de alta tecnologia, isoladamente, não respondem às complexas influências sociais, econômicas, culturais, ambientais e de desenvolvimento, que levam às disparidades populacionais de saúde e suas consequências.

DIREITOS UNIVERSAIS, JURÍDICOS E NORMATIVOS

O Brasil assumiu na Constituição Federal de 1988 a garantia do direito universal à saúde com a criação do Sistema Único de Saúde (SUS), em 1990. A Proteção Integral da Criança, com o advento do Estatuto da Criança e Adolescente (ECA), reafirmou os mais importantes pactos, tratados e convenções internacionais sobre os direitos humanos da criança.

O ECA, Lei n. 8.069/90, em seu artigo 12, estabelece que os estabelecimentos de atendimento à saúde, inclusive as unidades neonatais, de terapia intensiva e de cuidados intermediários, deverão proporcionar condições para a permanência em tempo integral de um dos pais ou responsável, nos casos de internação de criança ou adolescente. (Redação dada pela Lei n. 13.257, de 2016.)

Em 1990, a declaração de Innocenti, sobre a proteção, promoção e apoio ao aleitamento materno, reconheceu que o leite materno como alimento próprio do lactente desde os primeiros dias de vida, isoladamente, reduz a morbimortalidade infantil, pela promoção de nutrição de alta qualidade para a criança, redução da incidência de infecções, e, para a mulher, redução de alguns tipos de câncer, dentre outros benefícios. Como ações estratégicas, foram estabelecidos 10 passos da Iniciativa Hospital Amigo da Criança, pela Unicef-OMS, e adotada pelo Ministério da Saúde do Brasil. Importante registrar que essa iniciativa, de grande impacto, de baixo custo e não exigindo novos investimentos financeiros nos resultados perinatais, não foi adotada universalmente no Brasil.

No Brasil, desde 2005, foi instituída a Lei federal n. 11.108/2005, que, em seu artigo 19, determina que "Os serviços de saúde do Sistema Único de Saúde – SUS, da rede própria ou conveniada, ficam obrigados a permitir a presença, junto à parturiente, de um acompanhante durante todo o período de trabalho de parto, parto e pós-parto imediato".[1]

A Portaria GM/MS n. 1.683/2007 regulamenta o método mãe canguru, como um conjunto de práticas de atenção neonatal com foco no desenvolvimento infantil e fortalecimento do aleitamento materno e outras como assistência na sala de parto, com as evidências científicas disponíveis. Essa prática em saúde perinatal, que estava normatizada desde o ano 2000, em 2016, com a Portaria GM/MS n. 2.068, reforça o método no alojamento conjunto mãe-filho para crianças potencialmente saudáveis.

A Resolução n. 36, de 2008, MS-Anvisa, dispõe sobre regulamentação técnica para funcionamento dos serviços de atenção obstétrica e neonatal, normatiza processos de trabalho e reforça o método mãe-canguru nas unidades de saúde que assistem o parto e nascimento.

A Portaria n. 930, MS/GM, de 2012, no artigo 20, normatiza que as unidades neonatais de cuidados intermediários canguru (UCINCa) são serviços em unidades hospitalares cuja infraestrutura física e material permita acolher mãe e filho para prática do método canguru, para repouso e permanência no mesmo ambiente nas 24 horas do dia, até a alta hospitalar.

Ressalta-se também, de grande relevância para os RN prematuros e suas famílias, a definição jurídica do início da licença-maternidade a partir da alta hospitalar da criança prematura (e que permanece mais de 2 semanas no hospital), e não mais a partir da data do parto ou data anterior.

O documento científico *Nascimento Seguro da Sociedade Brasileira de Pediatria* sistematiza recomendações para atenção perinatal no percurso em saúde desde o pré-natal ao período neonatal, relativas à estrutura mínima das unidades perinatais, composição de equipes, processos de trabalho e monitoramento da qualidade da assistência perinatal em rede.

PRINCÍPIOS DE ÉTICA E BIOÉTICA

A presença dos pais durante toda a internação de seu filho, independentemente do setor em que está internado, contempla dois princípios da bioética:

- Beneficência: refere-se à obrigação ética de maximizar o benefício e minimizar o prejuízo. O profissional deve ter a maior convicção e informação técnica possíveis que assegurem ser o ato médico benéfico ao paciente (ação que faz o bem).
- Não maleficência: a ação do médico sempre deve causar o menor prejuízo ou agravos à saúde do paciente (ação que não faz o mal). Corresponde a não prejudicar (no sentido de contrariar, frustrar ou pôr obstáculos aos interesses de alguém) e a não impor riscos de dano.

Os princípios bioéticos são corroborados por estudos científicos com evidências robustas dos benefícios e de minimizar os danos para a criança e seus pais, com suas presenças na unidade neonatal com as crianças.

O PREMATURO NA UNIDADE NEONATAL

O truncamento da preparação física e emocional dos pais para uma gravidez a termo aumenta ainda mais o desafio de enfrentarem a realidade do parto e nascimento prematuro. O nascimento de um RN pré-termo representa um momento de crise para a família, podendo ocorrer desequilíbrio e/ou confusão, durante o qual os pais podem ficar temporariamente incapazes de estabelecer vínculo com seu filho. Isso ocorre principalmente quando os pais são privados de ver seu filho logo após o nascimento e podem apresentar dificuldade em demonstrar um sentimento caloroso e espontâneo em relação à criança, comprometendo a interação afetiva entre pais e filho.[59]

O afastamento das famílias da convivência com o RN com complicações da prematuridade aumenta as dificuldades de desenvolvimento posteriores, incluindo de aprendizagem específicas, redução nos quocientes de inteligência, distúrbios da função executiva e atenção, limiares reduzidos de fadiga, alta incidência de deficiências motoras, distúrbios de processamento espacial, compreensão da linguagem e problemas de fala, vulnerabilidades emocionais e dificuldades com autorregulação e autoestima.[60]

Esses resultados ressaltam a urgência de assegurar um ambiente favorável para prevenir algumas das más adaptações vivenciadas durante a permanência hospitalar. Cabe à equipe facilitar o contato dos pais com o RN, permitindo sua presença 24 horas por dia, orientando-os para tocar, falar e cantar para seu filho, respeitando o tempo mais adequado para cada pai/mãe/família.[60] Desde o primeiro contato com seu filho na UTIN, os pais devem ser apoiados por um profissional da equipe neonatal que os acolha para melhorar os resultados perinatais.

A garantia dos pais como os principais "nutridores" de seus filhos é crucial para o resultado de desenvolvimento do RN. O apoio e a sensibilização dos pais para o comportamento do filho e seu significado são essenciais para a implementação adequada desse modelo de cuidado. Por exemplo, o espaço do hospital para a criança com longa permanência hospitalar deve ser reconhecido como a extensão da casa da criança e dos pais. Pais e RN precisam de ambientes de respeito, apoio, profissionalismo que os ajudem a crescer em seu papel como pais competentes e potencializar os pilares fundamentais do desenvolvimento humano.[60]

A nutrição do prematuro com o leite da própria mãe na unidade neonatal

O leite materno ou leite humano da própria mãe está amplamente evidenciado pela literatura científica como o alimento essencial para o desenvolvimento pleno da criança desde seu primeiro dia de vida e exclusivamente durante os primeiros 6 meses de idade. Para o estabelecimento com sucesso da lactação é fundamental o estímulo à produção do leite pelo processo da amamentação e, na impossibilidade, da ordenha das mamas de maneira sistemática, em ambiente facilitador, para a suficiência do leite materno fresco, o alimento que melhor responde às necessidades da criança prematura ou doente.

O leite armazenado ou de banco de leite não tem os mesmos fatores protetores na sepse e enterocolite necrosante, fundamentais para a sobrevida no período inicial de vida da criança, prevenindo essas doenças devastadoras. Muitos outros fatores de proteção em curto e longo prazo provido pelo leite da própria mãe estão muito bem reconhecidos pelas evidências atuais do conhecimento científico.[61]

Cuidados clínicos neuroprotetores

Grande parte da atenção neonatal tem se concentrado em reduzir os riscos de mortes e sequelas graves em RN cada vez mais prematuros e em RN com outras afecções perinatais, usando tecnologias médicas cada vez mais sofisticadas.

No entanto, os pais de RN internados em terapia intensiva neonatal frequentemente relatam que se sentem como visitantes e observadores dos cuidados de seus filhos.

O foco no desenvolvimento deve ser priorizado durante o cuidado de alta complexidade, com estratégias que promovem o desenvolvimento da criança e o acolhimento da família, na UTIN. Algumas dessas estratégias são fatores "protetores" para todos os RN, por exemplo, adaptação do ambiente físico, com redução de luz e barulho nas unidades neonatais.[62] Outros são individualizados de acordo com a condição, o estágio de desenvolvimento e as características do RN e as circunstâncias da família. Todo esse percurso do cuidado depende de profissionais e de os pais compreenderem o comportamento da criança, estando prontos ou atentos para compreender o comportamento interativo da criança.[62]

Para que os RN pré-termo otimizem seu desenvolvimento, devem ser cuidados em um ambiente adequado, com iluminação redimensionada com segurança e a sombra fornecida com coberturas de incubadora e dosséis do berço; o ruído reduzido por meio da engenharia acústica, diminuindo o volume dos alarmes e incentivando a equipe a trabalhar e falar silenciosamente; ninhos e camas macias podem ser usados para apoiar o RN em uma posição confortável e organizada.[62]

Todas as atividades e procedimentos de cuidado podem ser adaptados para que proporcionem oportunidades para um diálogo gentil entre o RN e o cuidador. RN em terapia intensiva são frequentemente acordados para cuidados e procedimentos, exames e medicações, com impacto potencial no desenvolvimento. A criança precisa ser cuidada com uma abordagem gradual, começando pela voz, antes de tocá-la dando um tempo para ajustes fisiológicos.[63] A presença da mãe e do pai ao lado do RN é extremamente importante para tornar esse ambiente mais adequado. Eles são perfeitamente capazes de proporcionar conforto à criança, ajudando-a a encontrar uma situação mais próxima da estabilidade.

Os pais podem aprender, em seu próprio ritmo e com normas e diretrizes claras, as competências necessárias para atender os aspectos menos técnicos do cuidado. Esse modelo foi pioneiro no Canadá e adotado na Austrália, Nova Zelândia e Reino Unido. Mostrou melhorar o crescimento, reduzir o estresse parental e o tempo de internação.

Por fim, o cuidado integrado reconhece que a criança é considerada parte do núcleo familiar, nunca isolado, pois a família é fundamental para seu bem-estar. Esse conceito abrangente do cuidado visa garantir que os pais possam cumprir seu papel parental, tornando-se os principais cuidadores de seus bebês. Isso implica uma mudança de paradigma na cultura de todos os profissionais de saúde.

Uma das principais barreiras da implementação desse modelo de cuidados é a falta de espaço e de acomodação adequada para os pais na instituição.

Sem essa abrangência do cuidado, o melhor cuidado médico pode garantir a sobrevivência, mas põe em risco o potencial de longo prazo da criança e priva os pais de seu papel crítico. A troca do útero pelo ambiente da UTIN em um momento de rápido crescimento do cérebro compromete o desenvolvimento inicial de RN prematuros, aumentando o risco de problemas de saúde física e mental de longo prazo e deficiências de desenvolvimento.

Os procedimentos de cuidado, como troca de fralda e punção no calcanhar com tornozelos elevados, ausculta etc., estão cada vez mais sendo implicados em tais alterações inadvertidas do fluxo sanguíneo. A incidência aumenta com a redução da idade gestacional. O ambiente centrado na tarefa, no protocolo e na programação e nos ritmos de prestação de cuidados da UTIN tradicional apresenta sobrecarga sensorial e ausência de ritmos neurobiológicos. Ele está em total incompatibilidade com as expectativas do sistema nervoso em desenvolvimento durante esse período extremamente sensível de rápido desenvolvimento do cérebro. Estados de sono difuso prolongado, choro inconsolável, posição supina, manuseio excessivo de rotina, som ambiente alto e níveis de luz, falta de oportunidade para sugar e as interações sociais e de cuidado muitas vezes mal cronometradas e os muitos procedimentos dolorosos realizados diariamente, todos exercem efeitos deletérios sobre o cérebro imaturo e alteram seu desenvolvimento subsequente.

Programa NIDCAP e método canguru

O *The Newborn Individualized Developmental Care and Assessment Program* (NIDCAP)[63] e o método canguru,[62] modelos complementares, têm como premissa a participação dos pais no cuidado individualizado da criança e centrado no papel da família como "nutridores" naturais do seu filho. Por meio da educação, a equipe multidisciplinar de saúde pode treinar e orientar os pais para que se tornem os cuidadores centrais no percurso de seus filhos, em ambiente que, por mais ajustado, apresenta muitos fatores estressores, como suporte ventilatório e procedimentos dolorosos e frequentes.

A implementação desses modelos[62-64] de cuidado neonatal considera que a participação dos pais, com ações coordenadas da equipe assistencial, dá suporte à organização do cérebro imaturo durante esse período de rápido crescimento e desenvolvimento, em ambiente com múltiplos fatores externos estressores.

Tornou-se claro que compreender o comportamento do RN prematuro como uma comunicação significativa redireciona os cuidados intensivos tradicionais aos RN para uma estrutura conceitual e de práticas potencialmente melhores no cuidar para potencializar o neurodesenvolvimento, cerne da estratégia do cuidado método canguru.

Método canguru

No Brasil, a atenção humanizada ao RN de baixo peso, nominada método canguru, preconiza a presença da mãe junto à criança 24 horas por dia e 7 dias na semana, enquanto a criança estiver hospitalizada, no período ao redor do nascimento, e como tal está definida na política nacional de atenção integral à saúde da criança do Ministério da Saúde.[62]

No Segundo Workshop Internacional de Método Canguru foi declarado que "o cuidado mãe-canguru é um direito básico do RN e deve ser parte integrante dos cuidados ao nascer de baixo peso e ao RN a termo, em todos os ambientes, em todos os níveis de atenção e em todos os países".[64]

INTEGRAÇÃO DE ASSISTÊNCIA, ENSINO E PESQUISA NOS PROCESSOS CLÍNICOS NA UNIDADE NEONATAL E PERINATAL

Apesar dos avanços obtidos na medicina pediátrica neonatal, RN submetidos aos cuidados intensivos ainda apresentam alta morbidade e mortalidade, principalmente nos países de baixa e média renda, como é o caso do Brasil.[65] Em grandes centros acadêmicos em países desenvolvidos, onde os recursos disponíveis e as práticas são em geral similares, observa-se uma variação inexplicável de resultados, levando à busca constante das redes de colaboração neonatal por melhorias mais uniformes.[66] Atualmente não basta a sobrevida; busca-se a minimização das sequelas decorrentes do período neonatal e melhor qualidade de vida durante a infância e na fase adulta.[67-71] Dessa forma, o neonatologista, que já participa dos cuidados individuais na beira do leito, pode ainda exercer papel fundamental de impacto populacional. O estabelecimento da responsabilidade do neonatologista como gerador de conhecimento, líder de equipes colaboradoras para melhorias em suas unidades locais ou redes regionais ou de disseminador do conhecimento para as gerações subsequentes deve ser desenvolvido e cultivado.

É importante descrever a atividade profissional do pediatra na área de atuação neonatal como pesquisador, líder clínico e educador, de modo a contribuir para a integração do conhecimento científico existente e a prática clínica na beira do leito, bem como levantar os desafios e questionamentos clínicos que vão conduzir a investigação científica.

O neonatologista gerador de conhecimento científico

Os cuidados em saúde pediátrica, em especial aos RN, evoluíram muito nos últimos 50 anos. Descobertas experimentais, estudos epidemiológicas e de observações clínicas possibilitaram o aumento do conhecimento de modo exponencial sobre fisiologia e patologia neonatal, trazendo o fim da abordagem empírica e abrindo espaço para práticas da medicina moderna baseadas em evidências científicas, no campo da neonatologia.[72] A administração de surfactante exógena, descoberta em laboratório, testada em animais e depois em um pequeno número de prematuros, possibilitou sua disseminação na prática clínica durante os anos 1990, resultando em possibilidade de sobrevida a RN pré-termos e melhor entendimento sobre a fisiopatologia da doença da membrana hialina, atualmente denominada síndrome do desconforto respiratório.[73-75] Também, o uso terapêutico do surfactante exógeno resultou em aprendizado sobre doenças decorrentes da prematuridade extrema e observações sobre as consequências do desenvolvimento humano, ainda imaturo, fora do útero. Estudos pré-clínicos utilizando hipotermia proporcionaram melhoras no desenvolvimento neuropsicomotor e sobrevida de muitos RN com quadro de encefalopatia hipóxico-isquêmica moderada ou grave ao nascimento, trazendo a hipotermia como opção terapêutica para encefalopatia neonatal em RN termo.[76]

O progresso contínuo da medicina depende de questionamentos e *insights* sobre mecanismos de doenças e seus determinantes genéticos, que são obtidos mediante processo rigoroso e preciso, seguido dentro da metodologia científica. O desenvolvimento e a sustentação de carreira para médicos cientistas é desafiador e requer estratégias específicas dentro das instituições acadêmicas e seus hospitais afiliados. Estruturas de financiamento à pesquisa, suporte profissional ao médico e treinamento em pesquisa devem ser formulados dentro das instituições, sejam elas públicas ou privadas.[77,78]

Diretrizes sobre como incorporar o treinamento e a educação em pesquisa como parte do treinamento de pediatras na especialidade da neonatologia também estão disponíveis e devem ser consideradas na elaboração de currículos de residência médica em neonatologia.[79]

O neonatologista como facilitador da implementação dos conhecimentos científicos na prática clínica diária dentro da UTI neonatal

O principal objetivo de qualquer equipe profissional ou organização gerenciando uma UTI neonatal é proporcionar assistência médica e cirúrgica de alta qualidade e segurança para todos os RN. Advogar por melhorias nos cuidados de todos os RN é tarefa complexa, requer compaixão, dedicação e exige um time de alta qualificação e treinamento, capaz de traduzir as necessidades dos pacientes e suas famílias. Embora haja abundância de dados sobre morbidade e mortalidade neonatal, a evidência é válida para um grupo estudado, não necessariamente para um indivíduo em particular. Dessa maneira, o papel do neonatologista é liderar e coordenar equipes de assistência de modo a avaliar a aplicabilidade das práticas preconizadas pela ciência dentro da circunstância e do ambiente de sua UTIN. A metodologia de qualidade disponibiliza as ferramentas necessárias para aplicar a evidência científica de maneira sistemática, possibilitando a identificação de problemas locais e estratégias viáveis para sua solução.

A última década marcou o desenvolvimento acelerado na incorporação de projetos de qualidade em serviços de neonatologia locais, regionais ou em colaboração entre redes nacionais, trazendo progresso no conhecimento no campo de qualidade e segurança dentro da especialidade.[80] Embora nem todos os projetos de qualidade implementados resultem em melhorias de resultados, no campo da neonatologia existem múltiplos exemplos de trabalhos de qualidade demonstrando melhoras efetivas em processos e resultados que podem ser reproduzidos.[81] No entanto, intervenções similares executadas em circunstâncias similares, em diferentes unidades, com culturas e equipes específicas e diversas, frequentemente produzem resultados heterogêneos, ficando a dúvida sobre que fatores interferem nessa variabilidade.

Que fatores contribuem para o sucesso ou o fracasso de programas de intervenção? Aspectos pouco tangíveis incluem ambiente e cultura da UTI, liderança, trabalho em equipe, participação multidisciplinar e estrutura organizacional da instituição. Apenas quando esses fatores recebem atenção e peso apropriado e obstáculos a mudança são satisfatoriamente atendidos é que se pode antecipar resultados em curto e longo prazo mais duradouros. A avaliação e a abordagem de elementos específicos de cada equipe de atuação e seu respectivo ambiente podem iluminar soluções-chave para o sucesso das melhorias.[80]

Inúmeros projetos de qualidade bem-sucedidos têm sido demonstrados em todo o mundo, em centros isolados ou colaborações multicêntricas. O denominador comum para o sucesso parece incluir a participação de uma equipe multidisciplinar, revisão de dados locais basais, identificação de um problema local relevante e real e a determinação dos *key drivers*. A evidência científica, combinada ao conhecimento preciso da realidade local e barreiras a mudanças de comportamentos e práticas individuais, bem como da cultura organizacional, pode levar à identificação de medidas efetivas que resultem em melhorias de cuidados e resultados.[81]

Certas características são fundamentais para a execução de projetos de qualidade eficientes em que os esforços da equipe sejam canalizados para ações eficientes que produzam melhorias genuínas, evitando conclusões falsas. O comprometimento das lideranças organizacionais é necessário para proporcionar os recursos humanos, financeiros e suporte tecnológico para coleta e análise dos dados; o comprometimento dos membros da equipe em assegurar a participação e a execução dos processos de maneira consistente e com a *expertise* necessária, de modo que todos os participantes tenham voz ativa e contribuam para o planejamento e a execução do projeto; a seleção adequada das "métricas", em que a seleção das áreas clínicas a serem medidas tenha relevância, sejam baseadas em evidência científica e se identifique uma oportunidade de melhora em áreas nas quais os profissionais atuantes tenham controle dos mecanismos para melhorar os cuidados; a articulação clara de objetivos com a seleção de medidas cuja implementação tenha mínima chance de produzir consequências indesejadas; o planejamento específico das medidas, população-alvo, determinação de ajuste de riscos, fonte de coleta de dados, extração e documentação dos dados coletados; e, por fim, a certeza da confiabilidade, a precisão da interpretação e o reporte dos dados para os membros participantes da equipe, garantindo a transparência do processo e dando oportunidade para ajustes e ações diante dos achados.[82]

Atualmente, em vários países, o contexto da prática dos profissionais envolvidos na saúde neonatal exige uma *performance* robusta e demanda de serviços de alta qualidade a custo viável. Em publicação do Instituto de Medicina dos EUA em 2001, a diretriz para o "Novo sistema de saúde do século XXI" prioriza o alinhamento de incentivos financeiros para as instituições por meio da implementação de melhores práticas baseadas em evidência e o alcance de resultados mensuráveis de parâmetros de saúde para os pacientes. Exemplos incluem medidas redutoras de infecções hospitalares, como as associadas a cateteres venosos centrais ou urinários, tempo de admissão hospitalar e uso de antibióticos. Outro fator contribuinte para o foco em melhorias de qualidade é a estratégia das organizações hospitalares de promover informação transparente aos consumidores sobre índices e resultados de tratamentos ou cirurgias para que o paciente possa fazer suas escolhas de forma consciente.[82] Há evidência de que a informação pública sobre *performance* individual dos profissionais leva a mudanças em sua prática clínica e a melhorias nas métricas de qualidade coletiva.[83]

Critérios robustos para processos de cuidados de saúde utilizados para fins de acreditação e reporte público ou suporte financeiro das instituições foram propostos por Chassin et al.:[84]

1. Evidência clara de que o processo de cuidados leva a melhorias de resultados para as pessoas.
2. A medida captura acuradamente se o processo de cuidados baseado em evidências foi realmente aplicado à pessoa.
3. A medida leva em consideração processos que possuem interferência mínima de outros processos necessários para que a ocorrência do resultado final seja atingida.
4. As medidas implementadas apresentam mínima chance de induzir efeitos adversos indesejados.[85]

Algumas sociedades profissionais regulatórias, como a American Board of Pediatrics, equivalente à Sociedade Brasileira de Pediatria, também já têm medidas de *performance* de qualidade incorporadas ao programa de manutenção de certificação de especialistas desde 2006. A renovação a cada 5 anos exige a participação intelectual e ativa em um projeto de qualidade na capacidade de líder do projeto e/ou implementador de intervenção, com participação em reuniões de planejamento, revisão da coleta dos dados e análise dos resultados (https://www.abp.org/content/maintenance-certification-moc).

O modelo desenvolvido por Langly, Nolan et al., inicialmente desenhado para a área da manufatura e indústria, aplica-se facilmente a qualquer processo de saúde. O modelo de melhoria se firma nas perguntas-chave:

1. O que se está tentando atingir?
2. Como saber se a mudança proposta significa melhoria?
3. Que mudança pode ser feita que resultara em melhoria?

A partir desse modelo, um ciclo de planejamento seguido de ação, estudo do resultado e ajuste para novas ações se estabelece. Rapidamente, com análise de resultados de curto prazo, mudanças sistemáticas e subsequentes podem ser estudadas validando ou negando o efeito desejado.[21] Como no exemplo apresentado na Figura 3:[86]

O neonatologista educador: o ensino da neonatologia para o estudante de medicina, pediatra geral ou especialista

A educação médica tem passado por uma mudança de paradigmas nas últimas décadas. Fatores como avanços tecnológicos, mudanças nos sistemas de saúde, expectativas dos pacientes, novas modalidades educacionais, maior conhecimento sobre o aprendizado, aumento do custo da medicina, necessidade de incorporar parâmetros de qualidade, responsabilidade e *performance* das equipes, bem como o desenvolvimento de relações de trabalho interdisciplinares, globalização e efeito da internet, redes sociais e acesso dos pacientes ao conhecimento, têm contribuído para uma reformulação do que se ensina para o médico em formação.

O novo paradigma traz o conceito do "objetivo triplo", no qual o foco da medicina se volta para melhorar a saúde da população, melhorar a experiência do paciente dentro do sistema de saúde e diminuir os custos *per capita* dos cuidados médicos. Também, melhor entendimento sobre a neurobiologia do aprendizado adulto e novas expectativas de uma geração de estudantes voltados para a tecnologia contribuem para novas necessidades de ensino.[87,88] Dentro dessa realidade, o entendimento sobre o processamento e a condução do aprendizado adulto são fundamentais para guiar o profissional especialista na transferência de seus conhecimentos para as futuras gerações.[89]

Além da educação tradicional sobre a fisiopatologia e o manejo de condições neonatais seja por meios tradicionais em sala de aula ou à beira do leito, currículos inovadores têm se mostrado efetivos utilizando ferramentas focadas na aprendizagem prática ou experimental. Exemplos em neonatologia incluem a utilização de simulação[90,91] e a participação em projetos de qualidade pelo estudante da graduação ou pós-graduação. Publicações descrevendo a implementação e a eficácia de currículos de qualidade e segurança estão disponíveis. Os benefícios desses currículos apontam para o caminho do sucesso combinando atividades didáticas com participação ativa em projetos locais, currículos longitudinais e integração de profissionais em times interdisciplinares.[92-94]

O ambiente da UTIN requer a participação de profissionais de múltiplas áreas. Além das subespecialidades médicas

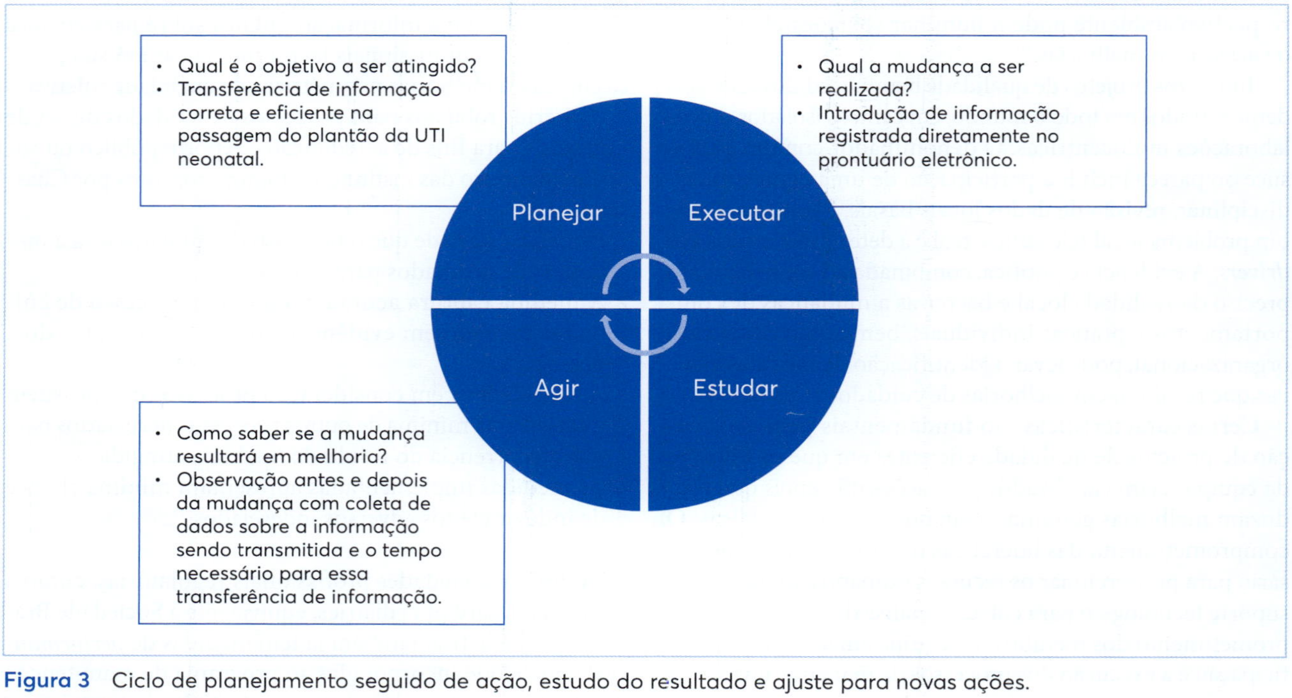

Figura 3 Ciclo de planejamento seguido de ação, estudo do resultado e ajuste para novas ações.
Fonte: Nickel et al., 2020.[86]

que dão suporte ao neonatologista, como cardiologia, genética, neurologia e outras, ainda se conta com fisioterapeutas respiratórios, terapeutas físicos e ocupacionais, fonoaudiologia, farmácia, enfermagem, técnicos de radiologia e muitos outros. Saber trabalhar em equipe e coordenar essas equipes multidisciplinares é fundamental para o sucesso dos resultados em longo prazo para os RN mais vulneráveis. Educação continuada de todos os profissionais, conhecimento sobre técnicas de liderança e coordenação de equipes multidisciplinares são necessários. Modelos de currículos de liderança para médicos[95] e educação interprofissional[96] também têm sido descritos e testados em circunstâncias diversas e se mostram promissores para a aplicação na especialidade da neonatologia, possivelmente melhorando a comunicação e a integração entre os profissionais.

Por fim, é importante estar ciente de que o desenvolvimento e a sustentação da integração entre assistência, ensino e pesquisa na unidade neonatal/perinatal é um processo contínuo. Modificações e adaptações são necessárias constantemente na trajetória rumo a quaisquer melhorias. Trabalho em equipe, persistência e paciência são fundamentais para o sucesso.

EDUCAÇÃO CONTINUADA EM PEDIATRIA NEONATAL COM FOCO NA RESIDÊNCIA MÉDICA

Histórico

Registros anteriores à década de 1940 sobre assistência neonatal em geral, e aos pré-termos em particular, atestam que os cuidados clínicos eram realizados por pediatras ou psicólogos nos históricos berçários, sem sistematização das ações de intervenção.[97] O atendimento ao nascimento, na sala de parto, era prestado por obstetras, anestesistas e enfermeiros, prática clínica que sofreu mudanças significativas a partir da década de 1980.

Entre 1940 e 1960, paralelamente à queda da mortalidade de RN pré-termo, surgiram as complicações iatrogênicas pelo uso excessivo de oxigenioterapia e antibióticos como as sulfonamidas para prevenir ou tratar infecções neonatais.[98]

Com a ampliação da terapia intensiva neonatal em países como EUA e Canadá na década de 1960 houve necessidade de estruturação de programas de capacitação específica de profissionais nessa área de atuação.[99]

A Residência Médica em Pediatria foi introduzida no Brasil pelo Dr. Luís Torres Barbosa no Hospital dos Servidores do Estado no Rio de Janeiro em 1948. No Brasil os primeiros programas de treinamento para médicos-pediatras voltados exclusivamente para o cuidado com o RN em geral surgiram na década de 1980, muitos ainda sem credenciamento pelo Ministério da Educação e oferecidos na rede pública e privada como cursos de especialização ou de pós-graduação.

Atualmente o programa de Residência na Área de Atuação em Neonatologia tem como pré-requisito a Residência Médica em Pediatria em programa credenciado pela Comissão Nacional de Residência Médica (CNRM), conforme a Resolução n. 2, de 2006. Para ingressar em qualquer programa credenciado deverá haver obrigatoriamente processo seletivo público organizado por comissão designada para tal, devendo incluir conhecimentos em pediatria em nível de pós-graduação *lato sensu*. Nessa seleção poderão ser incluídas ainda prova prática, entrevista e avaliação de histórico escolar, além do *curriculum vitae*.[100]

O programa vigente na área de Atuação em Neonatologia consiste em 2 anos de treinamento em serviço, em período integral, com carga horária de 60 horas semanais, totalizando 2.880 horas por cada ano, incluindo atividades teóricas, atividades práticas, plantões e folgas semanais obrigatórias pós-plantão.[100,101]

Em 2021, o Departamento de Neonatologia da Sociedade Brasileira de Pediatria (SBP) participou da atualização da matriz de competências proposta para os programas de residência médica em pediatria da área de atuação em neonatologia.[102]

Objetivos gerais do programa

O programa nacional de residência médica na área de atuação em neonatologia prevê treinamento e capacitação dos profissionais para atender o RN em todo o seu percurso perinatal: na vida fetal, durante o pré-natal, com consultas e intervenções pediátricas necessárias compartilhadas com a atenção obstétrica; assistência ao nascimento para cuidados preventivos e reanimação nos casos indicados; promoção do aleitamento materno e intervenções de prevenção de doenças com testes de triagem, no alojamento conjunto, para RN potencialmente saudáveis; cuidados especializados, incluindo terapia intensiva, em unidades neonatais; transporte neonatal seguro; e seguimento ambulatorial de RN de risco.[100,102]

Segundo as diretrizes da SBP, "a capacitação para atuar e/ou coordenar um serviço de neonatologia tem como componente imprescindível os cuidados intensivos neonatais, que necessita do treinamento mínimo de 12 meses em período integral". O desenvolvimento pelo médico-residente de habilidades cognitivas, afetivas e psicomotoras ocorrerá por meio do exercício da prática clínica diária.[100,102]

Em relação à área cognitiva, o objetivo ao final do programa é que o residente desenvolva a habilidade de identificar os RN de risco; conhecer a morbimortalidade perinatal, etiologia, fisiopatologia e diagnóstico dos distúrbios neonatais; indicar e interpretar exames complementares (laboratoriais e de imagem); realizar prescrições médicas, incluindo nutrição enteral e parenteral; identificar patologias cirúrgicas e suas complicações; capacitar-se para o seguimento ambulatorial do RN de risco, promover e apoiar a amamentação, o vínculo mãe-filho e o método canguru, no atendimento perinatal; implementar o cuidado neonatal integrado na família; informar e orientar os pais sobre o quadro clínico, evolução e intervenções necessárias; desenvolver o plano de alta hospitalar, compreendendo a assistência neonatal integrada em rede.

Em relação à área afetiva, o objetivo é capacitar o residente para assistência integral ao RN e sua família, estimular o aleitamento materno e a presença dos pais na unidade, trabalhar de forma integrada com a equipe multidisciplinar, conhecer e discutir os dilemas bioéticos em neonatologia e buscar atualização científica permanente e interesse pela pesquisa clínica.

Em relação à área psicomotora, o objetivo é que o residente aprenda sobre o exame físico do RN, manobras de reanimação neonatal e procedimentos como intubação traqueal, ventilação manual com pressão positiva, cateterismo umbilical, coleta de sangue, drenagem torácica, punção lombar etc.; realizar transporte neonatal intra e inter-hospitalar; manipular todos os equipamentos relacionados à assistência neonatal (incubadora, monitor cardíaco, oxímetro de pulso, respiradores, fototerapia etc.); receber treinamento para atendimento adequado em sala de parto de acordo com as diretrizes do Programa de Reanimação Neonatal da SBP. O treinamento em serviço deverá contemplar as tecnologias mais recentes incorporadas à terapia intensiva neonatal, como terapia com óxido nítrico, ventilação de alta frequência e hipotermia terapêutica.

A ampliação do programa da Residência Médica em Pediatria Neonatal para 2 anos de duração permitiu reestruturar e aperfeiçoar o treinamento nessa especialidade. Atualmente se preconiza que as atividades a serem desenvolvidas sejam distribuídas da seguinte forma:[100,102]

- Primeiro ano: assistência ao RN na sala de parto, alojamento conjunto, cuidados intermediários e intensivos neonatais e seguimento ambulatorial de RN a termo, de risco e baixo peso.
- Segundo ano: assistência ao RN de risco em terapia intensiva neonatal com patologias de maior complexidade; acompanhar pós-operatórios, exames de imagem e transportes inter e intra-hospitalares; atividades de supervisão e acompanhamento ambulatorial do RN de risco e muito baixo peso.

A instituição deverá possuir um Regimento Interno da Residência Médica no qual estão discriminados os deveres e direitos dos médicos residentes, assim como é imprescindível a existência e atuação da Comissão de Residência Médica (Coreme), colegiado composto por um coordenador e pelos supervisores de programa, que deverá também ter representação obrigatória e desejável dos médicos residentes. A Coreme deverá se reunir periodicamente para discussão e deliberação de questões relativas aos programas de residência médica.[101]

Estrutura física e equipamentos

O Programa de Residência Médica na área de atuação em Neonatologia deve ser oferecido em maternidade ou em hospital geral com maternidade que esteja regularizado junto aos órgãos de vigilância sanitária municipal ou estadual e que realize pelo menos 1.500 partos por ano. As instalações físicas da unidade materno-infantil deverão estar de acordo com as normas do Ministério da Saúde para estabelecimentos de saúde e deverá disponibilizar os seguintes espaços assistenciais (Quadro 2).[103,104]

Quadro 2 Instalações físicas necessárias nas unidades perinatais que oferecem Programa de Residência Médica na Área de Atuação em Neonatologia

Sala de parto e centro cirúrgico
Alojamento conjunto
Unidade neonatal de cuidados intensivos
Unidade neonatal de cuidados intermediários convencionais
Unidade neonatal de cuidados intermediários canguru
Ambulatório de acompanhamento de recém-nascidos de baixo risco
Ambulatório de assistência integral ao desenvolvimento de recém-nascidos de risco e de muito baixo peso

Fonte: Anvisa, 2002;[103] Ministério da Saúde, 2012.[104]

A instituição de ensino deverá oferecer no próprio local, em regime de 24 horas, laboratório clínico para exames de urgência, radiologia e agência transfusional. Deverá dispor, no local ou em outra unidade conveniada, de laboratório de bacteriologia, ultrassonografia, eletrocardiografia, ecocardiograma com Doppler, exames de imagem (tomografia computadorizada, ressonância magnética, exames contrastados e cintilografia), eletroencefalografia, além de banco de leite humano e de serviço de terapia nutricional enteral e parenteral. Faz-se necessária também a existência de serviço de anatomia patológica e verificação de óbito.

O Quadro 3[103,105] descreve as especialidades médicas e não médicas exigidas para o atendimento de pacientes internados nas unidades neonatais, disponíveis na própria unidade ou em instituições conveniadas.

Quadro 3 Especialidades médicas e não médicas necessárias para o atendimento de recém-nascidos nas unidades neonatais

Cirurgia pediátrica	Neurocirurgia
Cardiologia	Cirurgia cardíaca
Neurologia	Endocrinologia
Oftalmologia	Nefrologia
Infectologia	Hematologia
Genética	Fisioterapia
Anatomia patológica	Odontologia
Ortopedia	Serviço social
Psicologia	Terapia ocupacional
Nutrição	Fonoaudiologia

Fonte: Ministério da Saúde, 2000;[105] Ministério da Saúde, 2012.[104]

As maternidades e instituições que possuem unidades neonatais devem oferecer ainda, obrigatoriamente, no próprio local ou em locais conveniados, os exames de triagem neonatal, como triagem metabólica ("teste do pezinho"), auditiva ("teste da orelhinha" ou emissões otoacústicas), ocular (teste do reflexo vermelho) e cardiológica ("teste do coraçãozinho").[106]

Recursos humanos

A supervisão presencial permanente e contínua é pré-requisito indispensável no treinamento em serviço oferecido por qualquer programa de residência médica.[11] A coordenação geral do programa deve ser exercida por médico neonatologista com certificação pela SBP e Associação Médica Brasileira (AMB) por meio do título de Especialista em Pediatria com Área de Atuação em Neonatologia (TEN). A supervisão constante e preceptoria do médico residente durante seu treinamento é realizada por médicos diaristas e plantonistas exclusivos para a assistência neonatal, e 70% deles deverão possuir certificação pelo TEN da SBP.[4,11]

Avaliação do treinamento em serviço

A avaliação da *performance* do médico residente é realizada com base no controle de frequência das atividades teóricas (mínimo 80%) e práticas (100%) e utilizando uma escala de atitudes que inclui assiduidade, pontualidade, responsabilidade, iniciativa, habilidades adquiridas, comportamento ético, interesse científico, relacionamento com a equipe multidisciplinar e com a família e participação nas atividades teórico-práticas. O supervisor, preceptor ou docente responsável deverá realizar e registrar essa avaliação no mínimo a cada 3 meses em ficha própria e com consenso e ciência pelo residente avaliado.[100]

Recomenda-se ainda a aplicação de avaliações dissertativas com frequência trimestral durante os 2 anos do treinamento; ao final do programa são opcionais, mas com frequência exigidas por muitas instituições, a elaboração e apresentação de um trabalho de conclusão de curso (TCC).[100,102] Ao final do programa e cumpridas todas as exigências do treinamento, o médico residente fará jus ao certificado de conclusão de curso devidamente registrado no Ministério de Educação.

Finalizando, o programa de residência médica em neonatologia e outros programas de educação em serviço precisam, obrigatoriamente, estar integrados, com foco no melhor resultado perinatal para a criança e a família, de acordo com a qualidade e a segurança do cuidado, garantindo a autonomia da família.

REFERÊNCIAS BIBLIOGRÁFICAS

1. França EB, Lansky S, Rego MAS, Malta DC, França JS, Teixeira R, et al. Principais causas da mortalidade na infância no Brasil, em 1990 e 2015: estimativas do estudo da Carga Global de Doenças. Rev Bras Epidemiol. 2017(Suppl 1):46-60.
2. Unicef. Levels & trends in child mortality: Report. 2020. Disponível em: https://www.unicef.org/media/79371/file/UN-IGME-child-mortality-report-2020.pdf.pdf (acesso 2 de fevereiro de 2021).
3. Lawn JE, Blencowe H, Oza S, You D, ACC L, Waiswa P, et al. Every newborn: progress, priorities, and potential beyond survival. Lancet. 2014;384:189-205.
4. Rego MAS. Programa de Qualificação da Assistência Perinatal do Estado de Minas Gerais; Módulos I, II e III. Faculdade de Ciências Médicas de Minas Gerais; Belo Horizonte: FCMMG, 2014.
5. Rego MAS. Programa de Qualificação da Assistência Perinatal do Estado de Minas Gerais; Assistência Interdisciplinar ao Recém-Nascido de risco na atenção secundária. Faculdade de Ciências Médicas de Minas Gerais; Belo Horizonte: FCM-MG, 2014.
6. Rego MAS, Matos MAB. Curso de Especialização em Atenção Hospitalar ao Neonato. Manual do curso. Belo Horizonte: FCM, 2009.
7. March of Dimes, PMNCH, Save the Children, WHO. Born Too Soon: The Global Action Report on Preterm Birth. Howson CP, Kinney MV, Lawn JE (eds.). World Health Organization. Geneva, 2012.
8. Bacino CA. Birth defects: epidemiology, types, and patterns. Post TW, ed. UpToDate. Waltham, MA: UpToDate Inc. Disponível em: https://www.uptodate.com (acesso 3 de março de 2021).
9. Datasus – Departamento de Informática do Sistema Único de Saúde. Disponível em: http://tabnet.datasus.gov.br/cgi/tabcgi.exe?sinasc/cnv/nvuf.def (acesso 4 de abril de 2021).
10. Bonilha EA, Brunoni D, Barbuscia DM, Vico ESR, Ferreira FR, Bourroul MLM, et al. Manual de aperfeiçoamento no diagnóstico de anomalias congênitas. São Paulo: Centro de Genética Médica da Universidade Federal de São Paulo; 2012. Disponível em: http://www.prefeitura.sp.gov.br/cidade/secretarias/upload/saude/arquivos/sinasc/SINASC_ManualAnomaliasCongenitas_2012.pdf (acesso 5 de agosto de 2017).
11. Barros FC, Papageorghiou AT, Victora C, Noble JA, Pang Ryan, Iams J, et al. International Fetal and Newborn Growth Consortium for the 21st Century: The distribution of clinical phenotypes of preterm birth syndrome: implications for prevention. JAMA Pediatr. 2015 Mar;169(3):220-9.
12. Rego MAS. Avaliação do sistema de informação perinatal (SIP-CLAP/OPS) no monitoramento da assistência hospitalar perinatal em Minas Gerais [Tese]. Belo Horizonte, 2008.
13. Rede Brasileira de Pesquisas Neonatais [internet]. 2021. Disponível em: https://www.redeneonatal.fiocruz.br/index.php (acesso 21 de setembro de 2021).
14. Mendes EV. As redes de atenção à saúde. ESP/ MG. Belo Horizonte, 2009.
15. CDC Levels of Care Assessment Tool (LOCATe). Disponível em: https://www.cdc.gov/reproductivehealth/maternalinfanthealth/cdc-locate/index.html.
16. The American College of Obstetricians and Gynecologists. Society for Maternal-Fetal Medicine. Obstetric care consensus: levels of maternal care. Obstetrics & Gynecology. 2019;134(2).
17. Conass. Planificação da Atenção à Saúde: um instrumento de gestão e organização da RAS. Cadernos de Informação Técnica 31. Brasília, 2018.
18. American Academy of Pediatrics, American College of Obstetrics and Gynecologysts. Guidelines for perinatal care. 8.ed. Supported by March of Dimes, 2017.
19. SBP. Departamento Científico de Neonatologia: Documento Científico – Nascimento Seguro. 2017
20. Spitzer A, Ellsbury DL. Quality improvement in neonatal and perinatal medicine. Clinics in Perinatology. 2010;37:1.
21. Ovretveit J, Appleby J. Does improving quality of care save money? BMJ. 2009;339:b3678.
22. Spitzer AR. Has quality improvement really improved outcomes for babies in the neonatal intensive care unit? Clin Perinatol. 2017;44:469-83.
23. World Health Organization. The conceptual framework for the international classification for patient safety. Version 1.1. Geneva: WHO; 2009. Disponível em: https://www.who.int/patientsafety/implementation/taxonomy/ICPS-report/en/ (acesso 2 de fevereiro de 2021).
24. Berwick DM, Nolan TW, Whittington J. The triple aim: care, health and cost. Health Aff. 2008;27(3):759-69.
25. Institute of Medicine. Crossing the quality chasm: a new health system for the 21st century. Washington DC: National Academies Press; 2001.
26. Fundação Oswaldo Cruz. Proadess: avaliação do desempenho do sistema de saúde [internet]. Rio de Janeiro: Fiocruz; 2012. Disponível em: http://www. https://www.proadess.icict.fiocruz.br/ (acesso 2 de fevereiro de 2021).
27. Hagadorn JI, Johnson KR, Hill D, Sink DW. Improving the quality of quality metrics in neonatology. Sem Perinatol. 2020;44:151244.
28. Deming WE. Qualidade: a revolução da administração. Rio de Janeiro: Marques-Saraiva; 1990.
29. Donabedian A. An introduction to quality assurance in health care. New York: Oxford University Press; 2003.
30. Malik AM. Qualidade e avaliação nos serviços de saúde: uma introdução. In: D'Innocenzo M (coord.). Indicadores, auditorias e certificações: ferramentas de qualidade para gestão em saúde. 2. ed. São Paulo: Martinari; 2010. p.21-36.

31. Bittar OJN. Indicadores de qualidade e quantidade em saúde. RAS. 2001;3:12.
32. Kluck M, Guimarães JR, Ferreira J, Prompt CA. A gestão da qualidade assistencial do Hospital de Clínicas de Porto Alegre: implementação e validação de indicadores. RAS. 2002:16.
33. Escrivão Jr A. Uso de indicadores de saúde na gestão de hospitais públicos da região metropolitana de São Paulo [relatório de pesquisa]. São Paulo: FGV; 2004.
34. Fazenda NRR, Feldman LB, Ruthes RM. Programa Saúde da Família: indicadores para a saúde da criança. In: D'Innocenzo M (coord.). Indicadores, auditorias e certificações: ferramentas de qualidade para gestão em saúde. 2.ed. São Paulo: Martinari; 2010. p.181-94.
35. Ramos MLT, Bohomol E, Santos M. Reestruturação do transporte interno de pacientes: relato de experiência. In: Anais V Entec: instrumento para o exercício profissional. São Paulo: V Entec; 1996. p.103-5.
36. D'Innocenzo M. Indicadores organizacionais. In: D'Innocenzo M (coord.). Indicadores, auditorias e certificações: ferramentas de qualidade para gestão em saúde. 2.ed. São Paulo: Martinari; 2010. p.89-97.
37. Ishikawa K. Controle de qualidade total: à maneira japonesa. Rio de Janeiro: Campus; 1993.
38. Sales M, Peres M. Diagrama de Pareto [internet]. Bogotá: GestioPolis; 2005. Disponível em: https://www.gestiopolis.com/diagrama-de-pareto/ (acesso 6 de fevereiro de 2021).
39. Malik AM, Schiesari LMC. Qualidade na gestão local de saúde e ações de saúde. São Paulo: Universidade de São Paulo; 1998.
40. Tajra SF. Gestão estratégica na saúde: reflexões e práticas para uma administração voltada para a excelência. São Paulo: Érica; 2006.
41. Grogan EL, Stiles RA, France DJ, Speroff T, Morris JA Jr, Nixon B, et al. The impact of aviation-based teamwork training on the attitudes of health-care professionals. J Am Coll Sur. 2014;199:843-8.
42. Johnson-Russell J, Bailey C. Facilitated debriefing. In: Nehring WM, Lashley FR (eds.). High-fidelity patient simulation in nursing education. Boston: Jones & Bartlett; 2010. p.369-85.
43. Weiner GM, Zaichkin J. Textbook of neonatal resuscitation (NRP). 7.ed. American Academy of Pediatrics and Heart Association, 2016.
44. Chartier L, Vaillancourt S, Cheng A, Stang A. Quality improvement primer part 3: evaluating and sustaining a quality improvement project in the emergency department. CJEM. 2019;21(2):261-8.
45. Lorch SA. National quality measures in perinatal medicine. Clin Perinatol. 2017;44:485-509.
46. Institute of Medicine. To err is human: building a safer health system. Washington: National Academies Press; 2000.
47. Leappe LL, Brennan TA, Laird NM, Lawthers AG, Locadio AR, Barnes AB, et al. The nature of adverse events in hospitalized patients: results of the Harvard medical practice study II. N Engl J Med. 1991;324:3077-84.
48. Runciman W, Hibbert P, Thomson R, Schaaf TV, Sherman H, Lewalle P. Towards an international classification for patient safety: key concepts and terms. Int J Qual Health Care. 2009;21:18-26.
49. Brasil. Ministério da Saúde. Documento de referência para o Programa Nacional de Segurança do Paciente / Ministério da Saúde; Fundação Oswaldo Cruz; Agência Nacional de Vigilância Sanitária. Brasília: Ministério da Saúde; 2014.
50. Oliveira RM, Leitão IMTA, Silva LMS, Figueiredo SV, Sampaio RL, Gondim MM. Estratégias para promover segurança do paciente: da identificação dos riscos às práticas baseadas em evidências. Esc Anna Nery. 2014;18(1):122-9.
51. Ministério da Saúde. Agência Nacional de Vigilância Sanitária. Resolução RDC n. 36, de 25 de julho de 2013.
52. Taylor-Adams S, Vincent C. Systems analysis of clinical incidents. The London Protocol. [Internet]. Disponível em: https://www.imperial.ac.uk/media/imperial-college/medicine/surgery-cancer/pstrc/londonprotocol_e.pdf (acesso 6 de fevereiro de 2021).
53. Panagos PG, Pearlman SA. Creating a highly reliable neonatal intensive care unit through safer systems of care. Clin Perinatol. 2017;44:645-62.
54. Ellsbury DL, Clark RH, Ursprung R. Handler DL, Dodd ED, Spitzer AR. A multifaceted approach to improving outcomes in the NICU: the pediatrix 100000 babies campaign. Pediatrics. 2016;137:e20150389.
55. Horbar JD, Edwards EM, Greenberg LT, Morrow KA, Soll RF, Buus-FranK ME, et al. Variation in performance of neonatal intensive care units in the United States. JAMA Pediatr. 2017;171:e164396.
56. Schulman J, Stricof R, Stevens TP, Horgan M, Gase K, Holzman IR, et al. Statewide NICU central-line-associated bloodstream infection rates decline after bundles and checklists. Pediatrics. 2011;127:436-44.
57. Kuzniewicz MW, Puopolo KM, Fischer A, Walsh EM, Li S, Newman TB, et al. A quantitative, risk-based approach to the management of neonatal early-onset sepsis. JAMA Ped. 2017;171(4):365-71.
58. Zaka N, Alexander EC, Manikam L, Norman ICF, Akhbari M, Moxon S, et al. Quality improvement initiatives for hospitalised small and sick newborns in a low- and middle-income countries: a systematic review. Implem Sci. 2018;13:20.
59. Klaus MH, Kennel JH, Klaus P. Vínculo: construindo as bases para um apego seguro e para a independência. Porto Alegre: Artes Médicas; 2000.
60. McKechnie L et al. Family integrated care in neonatology at a glance: Lissauer T, Fanaroff AA, Fanaroff J. John Wiley & Sons; 2020.
61. Larsson G, Larsson M. Breastfeeding and breast milk: from bioquemistry to impact. Larsson-Rosenquist Foundation, 2018
62. Brasil. Ministério da Saúde. Secretaria de Atenção à Saúde. Departamento de Ações Programáticas Estratégica. Atenção humanizada ao recém-nascido: método canguru. 3.ed. Brasília, 2017
63. Als H, McAnulty GB. The newborn individualized developmental care and assessment program (NIDCAP) with kangaroo mother care (KMC): Comprehensive care for preterm infants. Curr Womens Health Rev. 2011 Aug;7(3):288-301. doi:10.2174/157340411796355216.
64. Charpak N, Figueiroa de Calume Z, Ruiz JG. Workshop. Report: "The Bogotá Declaration on Kangaroo Mother Care": conclusions at the second international workshop on the method. Act Paediatric. 2000;89:1137-40.
65. Guinsburg R, de Almeida MF, de Castro JS, et al. Death or survival with major morbidity in VLBW infants born at Brazilian neonatal research network centers. J Matern Fetal Neonatal Med. 2015:1-5.
66. Rysavy MA, Li L, Bell EF, et al. Between-hospital variation in treatment and outcomes in extremely preterm infants. N Engl J Med. 2015;372(19):1801-11.
67. Lund LK, Vik T, Lydersen S, et al. Mental health, quality of life and social relations in young adults born with low birth weight. Health Qual Life Outcomes. 2012;10:146-7525-10-146.
68. Husby IM, Skranes J, Olsen A, Brubakk AM, Evensen KA. Motor skills at 23 years of age in young adults born preterm with very low birth weight. Early Hum Dev. 2013;89(9):747-54.
69. Doyle LW, Anderson PJ. Adult outcome of extremely preterm infants. Pediatrics. 2010;126(2):342-51.
70. Saigal S, Stoskopf B, Pinelli J, et al. Self-perceived health-related quality of life of former extremely low birth weight infants at young adulthood. Pediatrics. 2006;118(3):1140-8.
71. Zwicker JG, Harris SR. Quality of life of formerly preterm and very low birth weight infants from preschool age to adulthood: a systematic review. Pediatrics. 2008;121(2):e366-76.
72. Borghesi A, Manzoni P, Maragliano R, Massa M, Stronati M. From the lab to the bedside: the present of research, i.e. the future of neonatology. Early Hum Dev. 2011;87(Suppl 1):S23-5.
73. Obladen M. History of surfactant up to 1980. Biol Neonate. 2005;87(4):308-16.
74. Fujiwara T, Maeta H, Chida S, Morita T, Watabe Y, Abe T. Artificial surfactant therapy in hyaline-membrane disease. Lancet. 1980;1(8159): 55-9.
75. Fujiwara T, Konishi M, Chida S, Okuyama K, Ogawa Y, Takeuchi Y. Surfactant replacement therapy with a single postventilatory dose of a reconstituted bovine surfactant in preterm neonates with respiratory distress syndrome: final analysis of a multicenter, double-blind, randomized trial and comparison with similar trials. The Surfactant-TA Study Group. 1990;86(5):753-64.
76. Shankaran S, Laptook AR, Ehrenkranz RA, et al. Whole-body hypothermia for neonates with hypoxic-ischemic encephalopathy. N Engl J Med. 2005;353(15):1574-84.
77. Christou H, Dizon ML, Farrow KN, et al. Sustaining careers of physician--scientists in neonatology and pediatric critical care medicine: formulating supportive departmental policies. Pediatr Res. 2016;80(5):635-40.
78. Oishi PE, Klein OD, Keller RL, University of California San Francisco Neonatology and Pediatric Critical Care Early Faculty Development Committee. Developing physician-scientists in the fields of neonato-

logy and pediatric critical care medicine: an effort to formulate a departmental policy. J Pediatr. 2013;163(3):616-7.e1.

79. Ariagno RL, Van Marter LJ, Higgins R, Raju TN, National Institute of Child Health and Human Development, American Academy of Pediatrics. Neonatology research for the 21st century: executive summary of the national institute of child health and human development-american academy of pediatrics workshop. part II: training issues. Pediatrics. 2005;115(2):475-9.
80. Fanaroff AA, Fanaroff JM. Advocacy in neonatology. Am J Perinatol. 2019;36(S 02):S9-S12.
81. Ellsbury DL, Clark RH. Does quality improvement work in neonatology improve clinical outcomes? Curr Opin Pediatr. 2017;29(2):129-34.
82. Hagadorn JI, Johnson KR, Hill D, Sink DW. Improving the quality of quality metrics in neonatology. Semin Perinatol. 2020;44(4):151244.
83. Hibbard JH, Stockard J, Tusler M. Hospital performance reports: impact on quality, market share, and reputation. Health Aff (Millwood). 2005;24(4):1150-60.
84. Chassin MR, Loeb JM, Schmaltz SP, Wachter RM. Accountability measures: using measurement to promote quality improvement. N Engl J Med. 2010;363(7):683-8.
85. Langley GJ. The improvement guide: a practical approach to enhancing organizational performance. San Francisco: Jossey-Bass; 1996:370.
86. Nickel N, Amin D, Shakeel F, Germain A, Machry J. Handoff standardization in the neonatal intensive care unit with an EMR-based handoff tool. J Perinatol. 2020.
87. Frenk J, Chen L, Bhutta ZA, et al. Health professionals for a new century: transforming education to strengthen health systems in an interdependent world. Lancet. 2010;376(9756):1923-58.
88. Irby DM, Cooke M, O'Brien BC. Calls for reform of medical education by the carnegie foundation for the advancement of teaching: 1910 and 2010. Acad Med. 2010;85(2):220-7.
89. Schumacher DJ, Englander R, Carraccio C. Developing the master learner: applying learning theory to the learner, the teacher, and the learning environment. Acad Med. 2013;88(11):1635-45.
90. Sawyer T, Stavroudis TA, Ades A, et al. Simulation in neonatal-perinatal medicine fellowship programs. Am J Perinatol. 2020;37(12):1258-63.
91. Anderson JM, Warren JB. Using simulation to enhance the acquisition and retention of clinical skills in neonatology. Semin Perinatol. 2011;35(2):59-67.
92. Gupta M, Ringer S, Tess A, Hansen A, Zupancic J. Developing a quality and safety curriculum for fellows: lessons learned from a neonatology fellowship program. Acad Pediatr. 2014;14(1):47-53.
93. Neumeier A, Levy AE, Gottenborg E, Anstett T, Pierce RG, Tad-Y D. Expanding training in quality improvement and patient safety through a multispecialty graduate medical education curriculum designed for fellows. MedEdPortal. 2020;16:11064-8265.11064.
94. Vachani JG, Mothner B, Lye C, Savage C, Camp E, Moyer V. Impact of a longitudinal quality improvement and patient safety curriculum on pediatric residents. Pediatr Qual Saf. 2016;1(2):e005.
95. Hopkins J, Fassiotto M, Ku MC, Mammo D, Valantine H. Designing a physician leadership development program based on effective models of physician education. Health Care Manage Rev. 2018;43(4):293-302.
96. Bridges DR, Davidson RA, Odegard PS, Maki IV, Tomkowiak J. Interprofessional collaboration: three best practice models of interprofessional education. Med Educ Online. 2011;16:10.3402/meo.v16i0.6035.
97. Hess JH. Experiences gained in a thirty year study of prematurely born infants. Pediatrics. 1953;11:425-34.
98. Lubchenco LO, Dekivoria-Papadoulos M, Butterfield LJ, French JH, Metcalf D, Hix IE, et al. Long term follow-up studies of prematurely born infants. I. Relationship of handicaps to nursery routines. J Pediatr. 1972;80:501-8.
99. Hack M. Neonatology fellowship training in research pertaining to development and follow-up. Journal of Perinatology. 2006;26:S30-S33. doi:10.1038/sj.jp.7211524.
100. Documento científico do Departamento de Neonatologia da Sociedade Brasileira de Pediatria: Residência Médica em Neonatologia. 2010. Disponível em: www.sbp.com.br.
101. Comissão Nacional de Residência Médica – CNRM: Resolução n. 2, de 17/05/2006. Dispõe sobre requisitos mínimos de Programas de Residência Médica e dá outras providências.
102. Diário Oficial da União. Resolução CNRM n. 57, de 02/09/2021. Matriz de competência do Programa de Residência Médica para área de atuação em neonatologia. Publicado em 03/09/2021, edição n. 168, Seção 1. p.50.
103. Ministério da Saúde – RDC Anvisa n. 50, de 21/02/2002 – Normas para projetos físicos de estabelecimentos de saúde.
104. Ministério da Saúde – Portaria GM n. 930, de 10/05/2012 – Define diretrizes e objetivos para a organização da atenção integral e humanizada do recém-nascido grave ou potencialmente grave e os critérios de classificação e habilitação de leitos de Unidade Neonatal no âmbito do SUS.
105. Ministério da Saúde – Portaria GM n. 693, de 05/07/2000 – Norma de atenção humanizada ao recém-nascido de baixo peso. Método mãe canguru.
106. Ministério da Saúde – Portaria GM n. 822, de 06/06/2001. Implantação do Programa de Triagem Neonatal.

CAPÍTULO 2

SEMIOLOGIA NO PERÍODO NEONATAL

Leila Denise Cesário Pereira
Lícia Maria Oliveira Moreira
Priscila Pinheiro Ribeiro Lyra
Silvana Salgado Nader

AO FINAL DA LEITURA DESTE CAPÍTULO, O PEDIATRA DEVE ESTAR APTO A:

- Obter a história materna e perinatal, identificando os fatores de risco para a evolução de quadros clínicos ou presença de anormalidades que necessitem de intervenção.
- Realizar exame físico do recém-nascido e identificar possíveis alterações.
- Classificar o recém-nascido de acordo com a terminologia perinatal.
- Identificar os recém-nascidos em risco de hiperbilirrubinemia, sepse precoce e distúrbios metabólicos e aplicar protocolos de triagens.
- Instituir o plano de cuidados individualizados hospitalar.
- Preparar o plano de cuidados à alta.

HISTÓRIA MATERNA E PERINATAL

A história materna e perinatal tem como principal objetivo identificar os fatores de risco que possam interferir na transição fisiológica da vida intrauterina para a extrauterina e detectar precocemente anormalidades que demandam intervenções.

O diálogo com a mãe e/ou pai é componente fundamental da história perinatal registrada com base no pré-natal, complementada com os dados do parto e do puerpério imediato. A história perinatal, com dados ecobiopsicossociais, tem participação de toda a equipe do cuidado perinatal.

Dados sociodemográficos familiares

- Nome do recém-nascido;
- Nome da mãe;
- Nome do pai;
- Endereço completo;
- Telefone (contato);
- Idade materna;
- Escolaridade (materna e paterna);
- Situação conjugal;
- Ocupação (materna e paterna).

Os determinantes sociodemográficos orientam estratégias de vigilância, promoção e educação em saúde, pela equipe interdisciplinar e multiprofissional.

Condições clínicas e obstétricas materna

A história perinatal traz informações relevantes sobre o risco do RN desenvolver, nas primeiras horas e dias de vida, condições passíveis de abordagem preventiva e terapêutica, conforme sumarizado no Quadro 1.

Quadro 1 Dados maternos

Idade, escolaridade, profissão	
Antecedentes obstétricos	Idade gestacional
	Número de gestações, partos e abortamentos
	Início do pré-natal
	Número de consultas no pré-natal
	Intercorrências durante a gestação e parto
	Sorologias
	Pesquisa para estreptococo do grupo B
Antecedentes médicos	Tipagem sanguínea
	Doenças prévias
	Uso de medicações
	Tabagismo
	Etilismo
	Drogas ilícitas
	Contato com animais
	Exposição à radiação
	História de transfusão de sangue

Fonte: Lyra e Moreira, 2009.[2]

Situações clínicas a serem identificadas:

- Gestação espontânea ou fertilização *in vitro*.
- Data da última menstruação e realização de ultrassonografia obstétrica para idade gestacional confiável.
- Adesão ao pré-natal, com controle de saúde materno-fetal.
- Estratificação de risco gestacional e para o parto: fluxos especiais (malformações fetais e prematuridade extrema).

- Doenças prévias ou desenvolvidas durante a gestação: obesidade, desnutrição, síndromes hipertensivas, diabete melito anterior à gestação ou gestacional, cardiopatias, doenças hematológicas, depressão materna, infecções.
- Antecedentes obstétricos: gestações anteriores, abortos, natimortos, número de filhos vivos, história de baixo peso e prematuridade.
- Situação vacinal.
- Uso de medicamentos, procedimentos e intervenções cirúrgicas.
- Hábitos alimentares e estilos de vida.

Avaliação dos exames laboratoriais

- Mãe: grupo sanguíneo, fator Rh e pesquisa de anticorpos irregulares; sorologias: sífilis, toxoplasmose, hepatites B e C, rubéola, citomegalovírus, herpes e vírus da imunodeficiência humana (HIV) e, nos Estados que têm maior prevalência, arbovirose e vírus linfotrópico de células T humanas (HTLV); cultura vaginal e retal para pesquisa do estreptococo do grupo B;
- Pai: grupo sanguíneo e sorologia para sífilis.

Parto

- Presença de febre materna, rotura da bolsa amniótica antes do trabalho de parto, tempo de rotura da bolsa amniótica e características do líquido amniótico (p. ex., claro, sanguinolento, meconial ou odor fétido).
- Tipo de parto: vaginal ou cesariana (Quadro 1).

EXAME CLÍNICO DO RECÉM-NASCIDO

Algumas características anatômicas e funcionais são peculiares ao período neonatal e precisam de um examinador capacitado para a sua identificação.[2-4]

Exame físico sumário

O pediatra, após a estabilização do RN ainda na sala de parto, deverá realizar o exame físico sumário, monitorando a adaptação cardiorrespiratória e verificando a presença de anomalias congênitas externas e de lesões traumáticas ocorridas durante o parto. Com base nessa avaliação inicial, será definido o setor para o qual o RN deverá ser encaminhado: alojamento conjunto mãe-filho, unidade neonatal de cuidados especiais (de transição ou de cuidados intermediários nas maternidades de risco habitual) e unidade neonatal de cuidados progressivos, UTIN ou UCINco (nas maternidades de alto risco).

Classificação do recém-nascido

Todo RN deve ser classificado, ao nascer, de acordo com os seguintes critérios: peso ao nascer, idade gestacional (IG), de acordo com níveis e fenótipos de maturidade, e adequação do crescimento intrauterino (proporcionalidade do peso, da estatura e do perímetro craniano em relação à IG, medidos nas 12 primeiras horas de vida) (Tabelas 1 a 3).

Tabela 1 Classificação quanto à idade gestacional

Classificação	Idade gestacional
RN pós-termo	≥ 42 semanas
RN termo tardio	41 sem 0 dia a 41 sem e 6 dias
RN termo completo	39 sem 0 dia a 40 sem e 6 dias
RN termo precoce	37 sem 0 dia a 38 sem e 6 dias
RN pré-termo tardio	34 sem 0 dia a 36 sem e 6 dias
RN pré-termo moderado	32 sem 0 dia a 33 sem e 6 dias
RN muito prematuro	28 sem 0 dia a 31 sem e 6 dias
RN pré-termo extremo	< 28 sem

RN: recém-nascido.
Fonte: Engle e Kominiarek, 2008;[5] Stewart e Barfield, 2019.[6]

Tabela 2 Classificação quanto ao peso ao nascer

Classificação	Peso ao nascer
RN com peso insuficiente	2.500-2.999 g
RN baixo peso	1.500-2.499 g
RN muito baixo peso	1.000-1.499 g
RN extremo baixo peso	< 1.000 g

RN: recém-nascido.
Fonte: Puffer e Serrano, 1987;[7] March of Dimes, 2012.[8]

Tabela 3 Classificação quanto ao peso e idade gestacional ao nascer

Classificação	Percentil
RN grande para a idade gestacional (GIG)	> p90
RN adequado para a idade gestacional (AIG)	Entre p10 e 90
RN pequeno para a idade gestacional (PIG)	< p10

RN: recém-nascido.
Fonte: https://undocs.org/en/A/RES/70/1.

As medidas do RN devem ser plotadas em curvas-padrão de crescimento intrauterino (obtidas com medidas do crescimento ao nascer, nas várias idades gestacionais, de gestações de baixo risco), para estimar os riscos de evolução desfavorável, apoiando a definição de condutas iniciais de acordo com o risco estimado das complicações.[10]

A Sociedade Brasileira de Pediatria recomenda a utilização das curvas-padrão de crescimento fetal para RNT e curvas de referência de crescimento fetal para RN pré-termo, desenvolvidas nos estudos Intergrowth 21st. Para o monitoramento do crescimento pós-natal de RNT, devem-se utilizar as curvas da OMS e, para os RNPT, as curvas-padrão de crescimento pós-natal de pré-termos dos estudos Intergrowth-21st, detalhadas no capítulo correspondente (Figuras 1 a 4).[10]

Fatores adversos, maternos, placentários ou fetais, podem resultar em RN pequenos para a idade gestacional (PIG), com peso ao nascer abaixo do percentil 10. Quando esses fatores ocorrem desde o início da gestação, podem resultar em RN com comprometimento do peso, comprimento e perímetro craniano, chamados PIG simétricos. Quando se iniciam ou intensificam no final do segundo e/ ou terceiro trimestres da vida intrauterina, os RN apresentam-se emagrecidos ao nascimento, com perda de tecido subcutâneo, pregas dos membros verticalizadas, perímetro craniano desproporcionalmente maior em relação ao peso e à estatura, chamados PIG assimétricos. Uma parcela de RN PIG, na ausência de fatores de risco, pode estar consti-

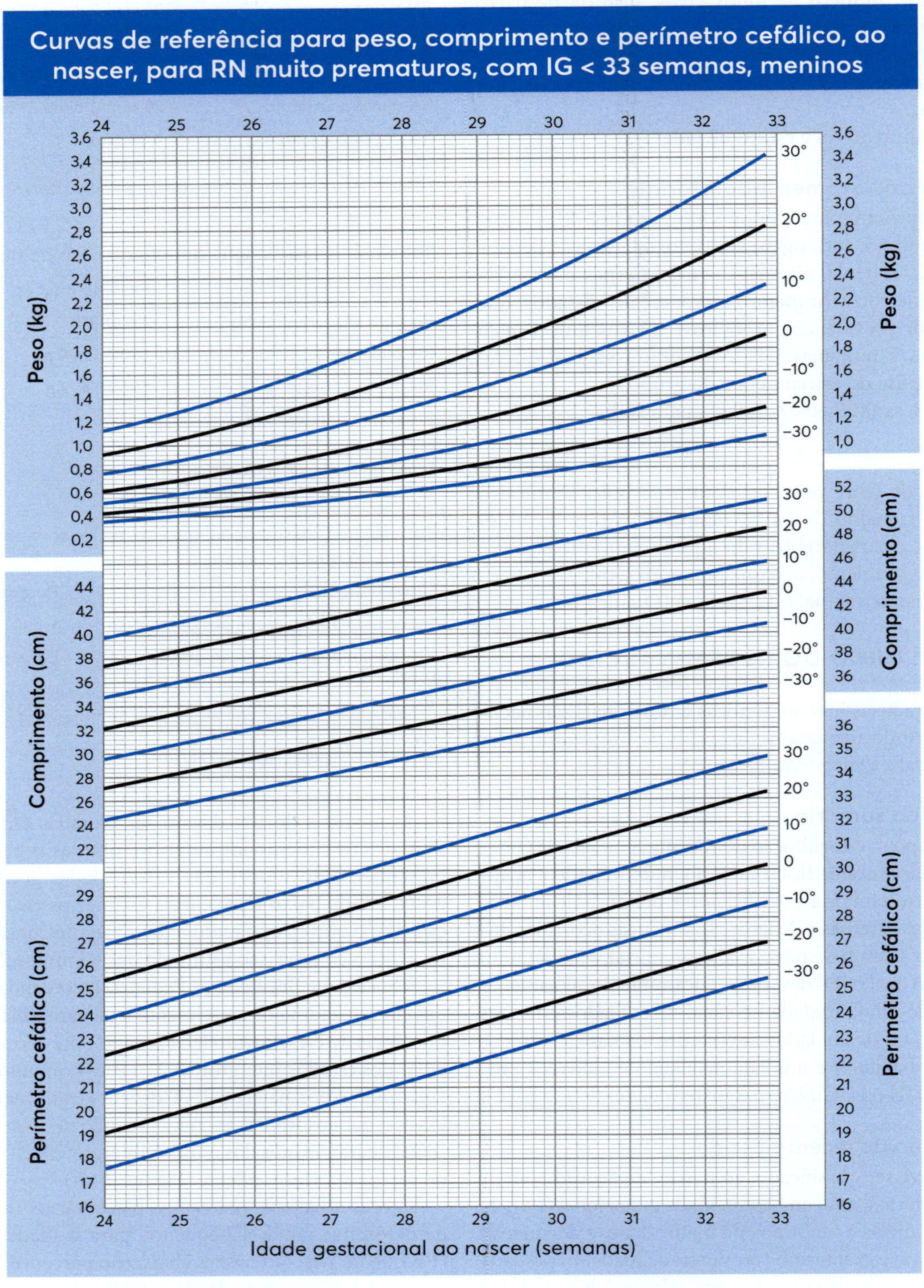

Figura 1 Curvas de referência para peso, comprimento e perímetro cefálico, ao nascer, para RN muito prematuros, com IG < 33 semanas, meninos.

Fonte: Estudos Intergrowth 21st, Villar et al., 2016.[11]

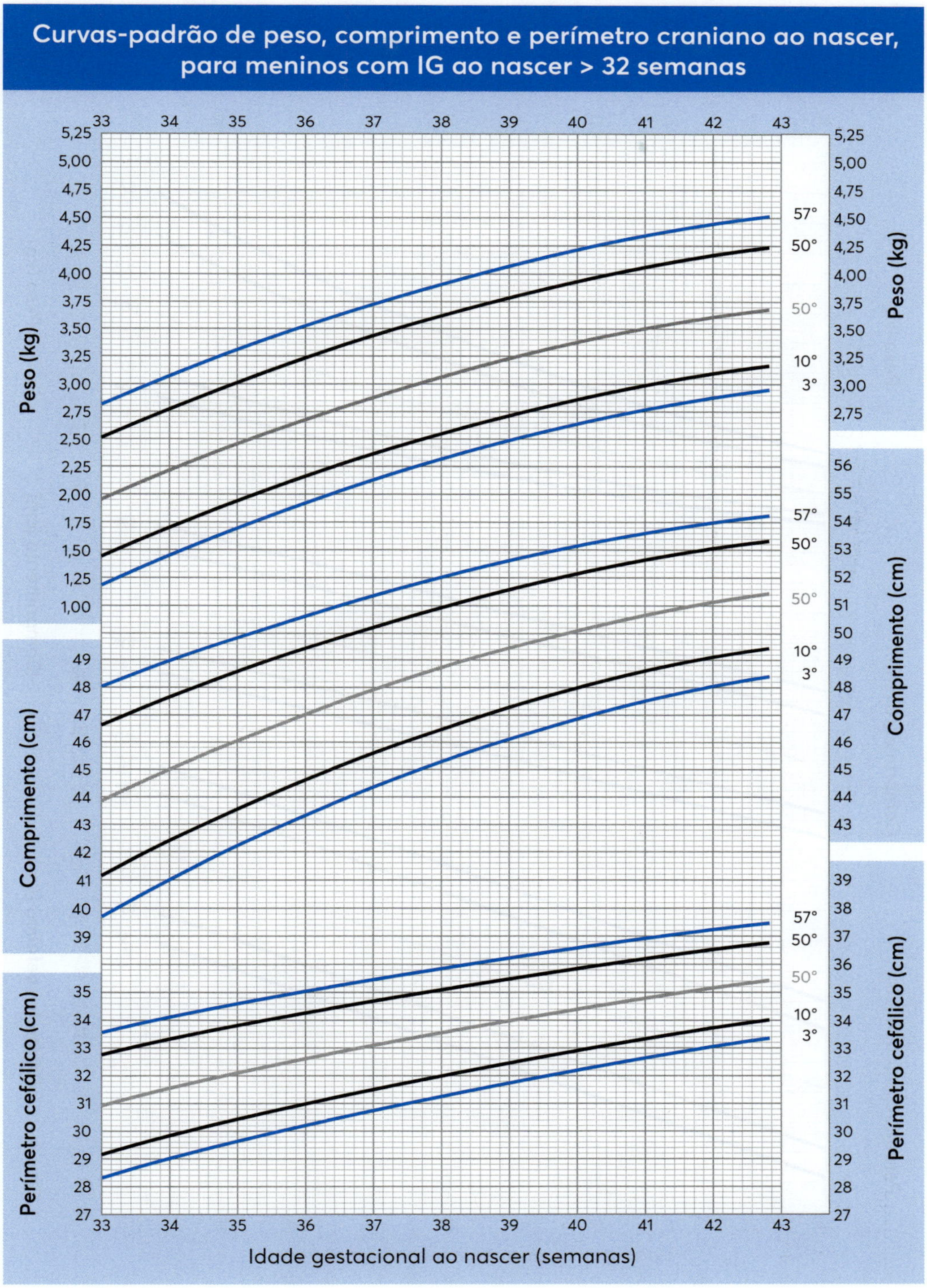

Figura 2 Curvas-padrão de peso, comprimento e perímetro craniano ao nascer, para meninos com IG ao nascer > 32 semanas.

Fonte: Estudos Intergrowth 21st; Villar et al., 2014.[10]

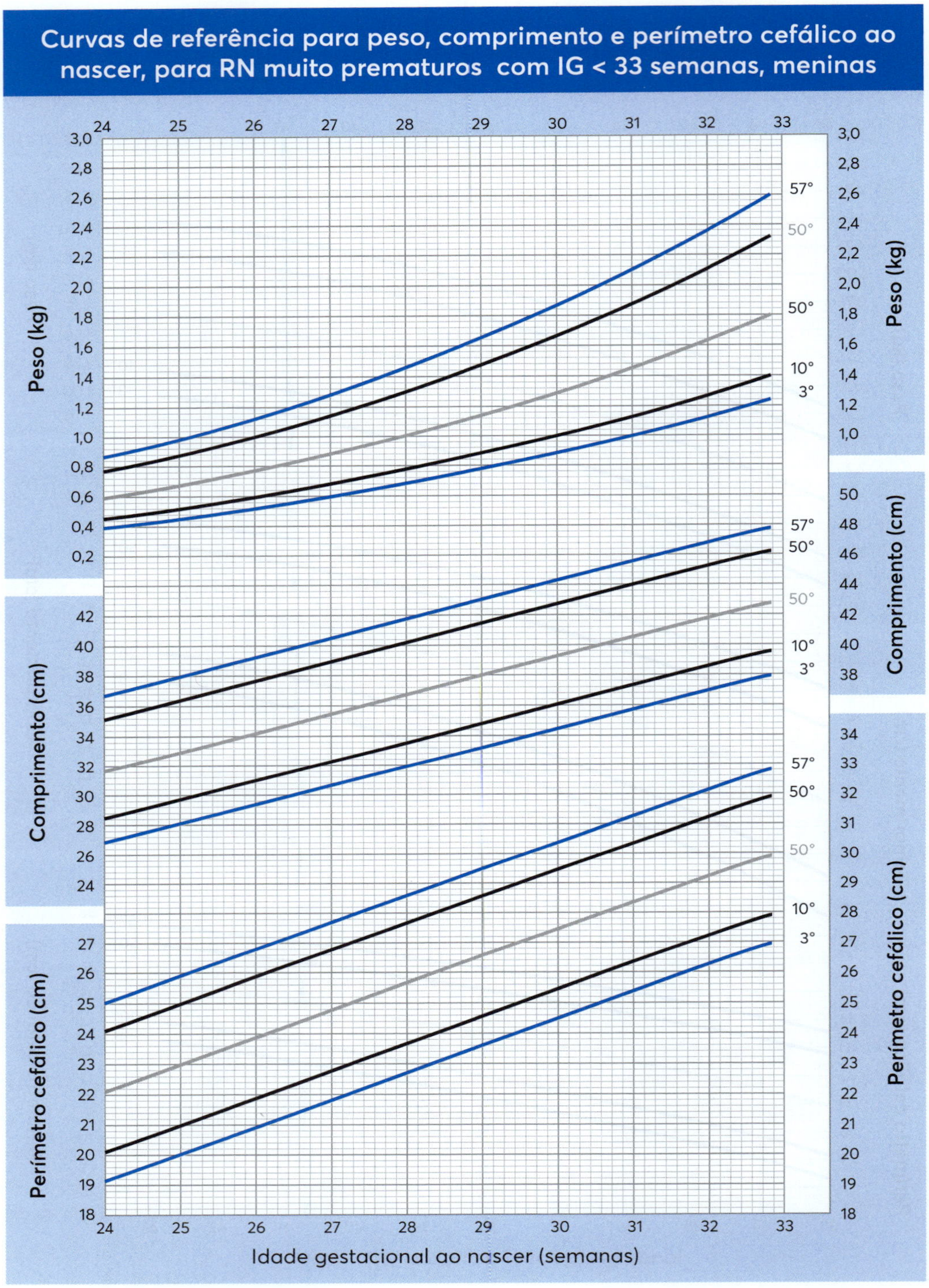

Figura 3 Curvas de referência para peso, comprimento e perímetro cefálico ao nascer, para RN muito prematuros com IG < 33 semanas, meninas.

Fonte: Estudos Intergrowth 21st; Villar et al., 2016.[11]

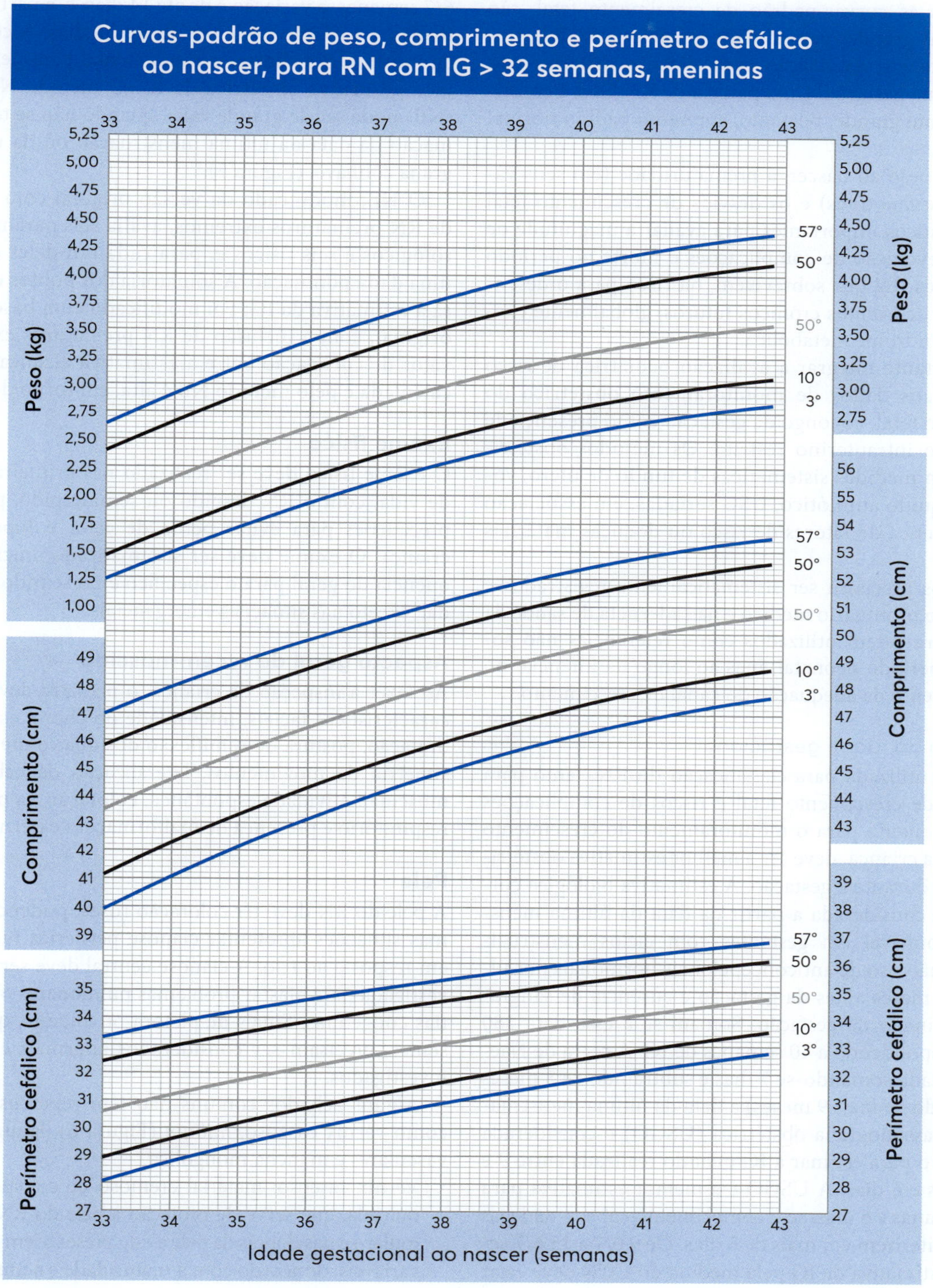

Figura 4 Curvas-padrão de peso, comprimento e perímetro cefálico ao nascer, para RN com IG > 32 semanas, meninas.

Fonte: Estudos Intergrowth 21st; Villar et al., 2014.[10]

tucionalmente dentro dos padrões normais de crescimento. As crianças classificadas acima do percentil 90, quando comparadas às curvas-padrão de crescimento fetal, são consideradas grandes para a idade gestacional (GIG), frequentemente em associação com diabete materno não controlado na gestação. Uma parcela de RN GIG é constitucionalmente grande, portanto, apresenta padrão normal de crescimento.

O baixo peso ao nascer, a prematuridade (em seus vários níveis e fenótipos) e os desvios de crescimento fetal são diagnósticos importantes para avaliar a magnitude de risco para evolução de complicações e morte no período neonatal; nos RN que sobrevivem, há risco para o desenvolvimento de eventos crônicos futuros, globalmente chamados de síndrome metabólica.

É importante integrar a avaliação pediátrica de risco ao nascer aos dados de monitoramento obstétrico do crescimento fetal, ao longo da gestação como presença de crescimento intrauterino restrito. Os métodos obstétricos incluem medidas sistemáticas de fundo de útero, volume de líquido amniótico, USG seriadas, em associação com a presença de fatores de risco ou doenças maternas instaladas.

Os dados precisam ser sistematicamente registrados e anotados no prontuário médico e na caderneta de saúde da criança, para serem utilizados como referências não somente no período neonatal, mas ao longo da infância, no monitoramento da adequação do canal de crescimento.

Estimativa da idade gestacional

A IG a ser utilizada para classificação do RN, tanto para estimativa de crescimento fetal e riscos de complicações perinatais, quanto para o monitoramento do crescimento pós-natal da criança, deve ser a melhor estimativa obstétrica definida durante a gestação. A estimativa biológica corresponde à considerada a partir da data da última menstruação, confiável em gestantes com ciclos menstruais regulares, não uso de anticoncepcionais hormonais nos últimos dois meses antes da gestação e ausência de sangramento no início da gestação. Somam-se a essa data 280 dias, correspondendo a 40 semanas de IG. A regra de Naegele é utilizada somando-se 7 dias e subtraindo-se 3 meses (ou somando-se mais 9 meses) à data da última menstruação. A ultrassonografia obstétrica (USGO) é considerada padrão-ouro para estimar a IG quando realizada entre 9 e 13 semanas e 6 dias. A USGO é a melhor estimativa para IG < 8 semanas e 6 dias, se o comprimento cabeça-nádegas e a DUM diferirem em mais de 5 dias. De 9 0/7 a 15 6/7 semanas, a estimativa da IG pela medida do CCN deve estar dentro de 7 dias da IG verdadeira. Após 14 semanas, as medidas do diâmetro biparietal (DBP), perímetro cefálico (PC), circunferência abdominal (CA) e comprimento do fêmur fetal (CFF) estimam melhor a IG, na falta de DUM confiável. Critérios padronizados de medidas aumentam a precisão da estimativa. Devido à variabilidade biológica normal, a precisão da IG estimada pela biometria diminui com o aumento da IG. Para medidas feitas entre 16 0/7 a 21 6/7 semanas, a variação é de até 10 dias; de 22 0/7 a 27 6/7 semanas, a variação é de até 14 dias; e, a partir de 28 semanas, a variação pode ser de até 21 dias. A combinação de informações clínicas é fundamental para definir a melhor estimativa obstétrica da IG. O método New Ballard (NB) pode ser de grande valia, quando não se tem a informação da data da última menstruação ou da ultrassonografia confiável (Figura 5).[12,13]

O NB, modificado da versão original com a inclusão de RN prematuros extremos, avalia seis parâmetros neurológicos e seis físicos e, para cada um deles é atribuída uma dada pontuação. A somatória dos pontos determinará a estimativa da IG. Foi modificado com base na versão original, com a inclusão de RN prematuros extremos. O valor de correlação entre a estimativa alcançada pela IG calculada e pelo método NB é alta, em torno de 0,97%

Exame físico

O exame físico deve ser realizado nas primeiras 12 horas de vida, com o RN despido ou semidespido, porém com precauções para evitar perda de calor e hipotermia da criança. O exame deve ser sistematizado, iniciando a sequência do geral para o específico e no sentido craniocaudal, exceto nas situações emergenciais.

Aspecto geral do recém-nascido

Ao fazer a inspeção da criança, o pediatra deve observar: características faciais, intensidade do choro, estado de hidratação, postura de semiflexão dos quatro membros com simetria de movimentos, lateralização da cabeça, tônus muscular, atividade espontânea, coloração da pele, padrão respiratório e presença de malformações externas.

Pele

A pele do RN deve ter coloração rósea, podendo em algumas situações apresentar cianose periférica (acrocianose) em resposta ao frio. A cianose central deve ser sempre investigada para afastar problemas pulmonares ou cardiopatias congênitas. Sinais de pletora ou anemia, quando presentes, precisam ser considerados anormais e devem ser investigados.

Alguns achados comuns não têm repercussão clínica, como vérnix caseoso, *milium* (Figura 6), lanugo, máculas vasculares e mancha mongólica.

- Vérnix caseoso: material cremoso de coloração esbranquiçada, que serve de proteção à pele do RN. Pode acumular-se nas dobras da pele e está presente em quantidades variáveis, de acordo com a maturidade e a nutrição fetal.
- *Milium* sebáceo: acúmulo de queratina nos folículos pilosos, geralmente localizado no nariz e no queixo, que desaparece espontaneamente em algumas semanas.
- Lanugo: denominação dada aos pelos finos que costumam recobrir a região do ombro e da escápula, encontrados de forma mais abundante nos RN prematuros, e que desaparecem em alguns dias.

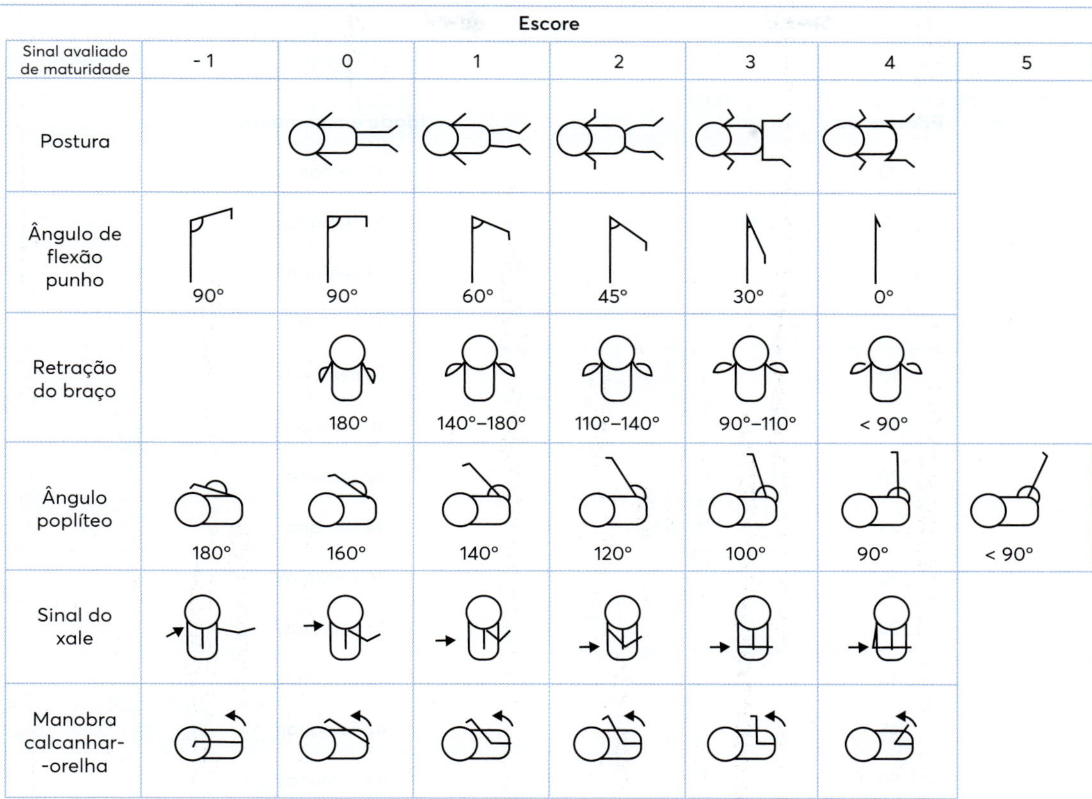

	-1	0	1	2	3	4	5
Pele	Pegajosa Friável Transparente	Gelatinosa Vermelha Translúcida	Homogeneamente rósea Veias visíveis	Rash ou descamação superficial Poucas veias visíveis	Descamação grosseira Áreas de palidez Raras veias visíveis	Apergaminhada Fissuras profundas Sem vasos visíveis	Enrijecida e enrugada Fissuras profundas
Lanugo	Nenhum	Esparso	Abundante	Lanugo fino	Áreas com pelos	Praticamente ausente	
Superfície plantar	40-50 mm: -1 < 40 mm: -2	> 50 mm sem marcas	Marcas tênues	Marcas de superfície anterior	Marcas nos 2/3 anteriores	Marcas cobrem toda a superfície plantar	
Glândula mamária	Imperceptível	Pouco perceptível	Aréola plana sem glândula	Aréola parcialmente elevada 1-2 mm de glândula	Aréola borda elevada 3-4 mm de glândula	Borda elevada 5-10 mm de glândula	
Olhos Orelhas	Pálpebras parcialmente fundidas: -1 Pálpebras fundidas: -2	Pálpebras abertas Pavilhão auricular plano e dobrado	Pavilhão auricular parcialmente recurvado, macio com recolhimento lento	Pavilhão auricular bem curvado, macio, com recolhimento rápido	Pavilhão auricular firme, bem formado, recolhimento instantâneo	Cartilagem grossa e orelha firme	
Genital masculino	Escroto plano e liso	Testículos fora da bolsa escrotal sem rugas	Testículos no canal superior e raras rugas	Testículos descendo e poucas rugas	Testículos na bolsa escrotal e com rugas	Bolsa escrotal pendular com rugas profundas	
Genital feminino	Clitóris proeminente Lábios planos	Clitóris proeminente Lábios menores pequenos	Clitóris proeminente Lábios menores evidentes	Lábios menores e maiores igualmente proeminentes	Lábios maiores cobrem parcialmente pequenos lábios e clitóris	Lábios maiores recobrem o clitóris e os lábios menores	

Figura 5 Estimativa da idade gestacional pelo método *New Ballard*.

Fonte: Ballard et al., 1991.[12]

Pontuação	Idade em semanas
−10	20 semanas
−5	22 semanas
0	24 semanas
5	26 semanas
10	28 semanas
15	30 semanas
20	32 semanas
25	34 semanas
30	36 semanas
35	38 semanas
40	40 semanas
45	42 semanas
50	44 semanas

Escore de maturidade estimada (soma das pontuações de maturidade física e neuromuscular) pelo método de estimativa da idade gestacional *New Ballard*.

Fonte: Ballard et al., 1991.[12]

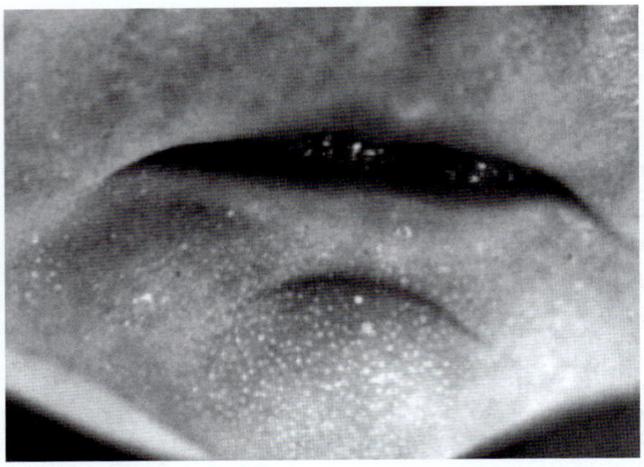

Figura 6 *Milium*.

Acervo das autoras.

- Máculas vasculares ou hemangiomas capilares: manchas de cor salmão que desaparecem sob pressão e estão presentes principalmente na região occipital, na pálpebra superior e na glabela. Podem estar presentes em cerca de 30 a 40% dos RN e desaparecem geralmente ao longo do primeiro ano de vida.
- Manchas mongólicas: manchas azul-acinzentadas, localizadas preferencialmente no dorso e nas regiões glútea e lombossacra. São mais comuns nas raças negra e oriental e regridem nos primeiros 4 anos de idade.

Achados que necessitam de avaliação quanto ao diagnóstico diferencial e, eventualmente, intervenção: eritema tóxico, equimoses, petéquias, hemangiomas:

- Eritema tóxico: pápulas amarelo-esbranquiçadas com hiperemia marginal, com caráter benigno, presentes em cerca de 50 a 70% dos RN. Geralmente, aparecem em 24-48 horas após o nascimento e desaparecem em torno de 10-14 dias. Acredita-se que sejam reação de hipersensibilidade da pele ao ambiente externo.
- Equimoses: sobretudo nos RN pré-termos, são manchas comuns cuja localização depende da apresentação e dos traumas, especialmente durante o parto.
- Petéquias: quando restritas à face, não são motivo de preocupação, pois estão relacionadas à apresentação. Quando generalizadas, o quadro clínico precisa ser investigado.
- Hemangiomas: são formas vasculares mais extensas e elevadas que podem ter significado patológico. Por

exemplo, quando localizadas em segmento cefálico e face, com coloração vinhosa, podem estar associadas a angiomas das leptomeninges (síndrome de Sturge-Weber), estando relacionadas a convulsões e hemiplegias.
- Hemangioma cavernoso: elementos vasculares maduros e grandes que, na maioria dos casos, crescem durante o primeiro ano de vida, regredindo a partir daí.

EXAME DETALHADO

Segmento cefálico

O valor medido do perímetro craniano (PC), obtido por meio de fita métrica inextensível, passando pela glabela e proeminência occipital, deve ser plotado no gráfico de crescimento, para determinar o percentil, de acordo com a IG.
- Macrocrania: quando o PC se encontra acima do percentil 90.
- Microcrania: quando o PC está abaixo do percentil 10.

Na maioria das vezes, as alterações do PC estão relacionadas a alguma situação patológica, como infecções congênitas e síndromes genéticas. No parto vaginal, os RN podem apresentar cavalgamento dos ossos do crânio, que se resolve espontaneamente nos primeiros dias e pode falsear a medida do PC.

Face: verificar simetria, tamanho, formato e *fácies* típica de alguma síndrome. Avaliar se existe deformidade e malformação ou se simplesmente trata-se de aparência familiar.
- Fontanelas: avaliar o tamanho (medido em centímetros nas diagonais), tensão, abaulamentos ou depressões e pulsações. A fontanela anterior pode ter tamanho variável, entretanto, caso esteja muito ampla, significa atraso na ossificação, o que pode estar associado a hipotireoidismo congênito, trissomias, desnutrição intrauterina, raquitismo e osteogênese imperfeita. Se a fontanela estiver abaulada e/ou com aumento da tensão, devem-se investigar hidrocefalia, hemorragia intracraniana e meningite. A fontanela posterior é geralmente pequena (meio a um centímetro), podendo às vezes não ser palpável.
- Craniotabes: é a presença de uma região depressível da tábua óssea, de consistência semelhante a de uma bola de pingue-pongue, desaparecendo nos primeiros meses. Eventualmente, pode estar relacionada à sífilis congênita.
- Bossa serossanguínea ou *caput succedaneum*: corresponde ao edema de couro cabeludo causado por pressão no segmento cefálico durante o parto. A característica fundamental é que ultrapassa suturas ósseas e a reabsorção é rápida.
- Céfalo-hematoma: decorrente do rompimento de vaso subperiostal secundário ao traumatismo do parto. Sua consistência é de conteúdo líquido e restringe-se ao limite do osso, geralmente o parietal, não ultrapassando as linhas de sutura. A reabsorção ocorre de maneira mais lenta, podendo durar semanas ou evoluir para calcificação. O RN pode apresentar anemia ou icterícia pela sua reabsorção.

Olhos

- Edema periorbitário: transitório e próprio do RN, podendo ser exacerbado pelo uso de colírio para prevenção de conjuntivite gonocócica.
- Hemorragia conjuntival: relacionada ao parto, sendo reabsorvida em torno de duas semanas.
- Microftalmia: associada a infecções congênitas, como toxoplasmose, citomegalovírus, rubéola congênita e Zika ou síndromes genéticas.
- Catarata: presença de opacificação do cristalino, que pode ser suspeitada no exame de triagem do reflexo vermelho.
- Estrabismo: é um achado comum em RN normais, podendo persistir até o terceiro mês de vida.
- Pavilhão auricular: observar implantação, forma, posição, simetria. Verificar a existência do canal auricular pérvio. A presença de apêndice pré-auricular pode estar associada a malformações renais. O sinus pré-auricular é uma formação geralmente de caráter benigno e com fundo cego, mas, em raras situações, pode haver comunicação com ouvido médio e com sistema nervoso central.
- Nariz: verificar a integridade do septo nasal, a presença de desvios e malformações. Pode-se observar a presença de obstrução nasal leve, geralmente causada por edema de mucosa nasal e por secreção; em casos graves de insuficiência respiratória, afastar atresia de coanas.
- Cavidade oral: a inspeção da orofaringe é necessária para afastar malformações. O palato deve ser visualizado, inclusive posteriormente para afastar fenda palatina posterior. A úvula deve ser sempre visualizada.
- Pérolas de Epstein: pequenos cistos de retenção epitelial de coloração esbranquiçada localizados na linha média do palato duro, que irão desaparecer em dias a semanas (Figura 7).
- Rânula: formação cística decorrente da retenção mucoide localizada no assoalho da cavidade oral, que, em geral, não necessita de intervenção.
- Salivação excessiva: afastar atresia de esôfago.

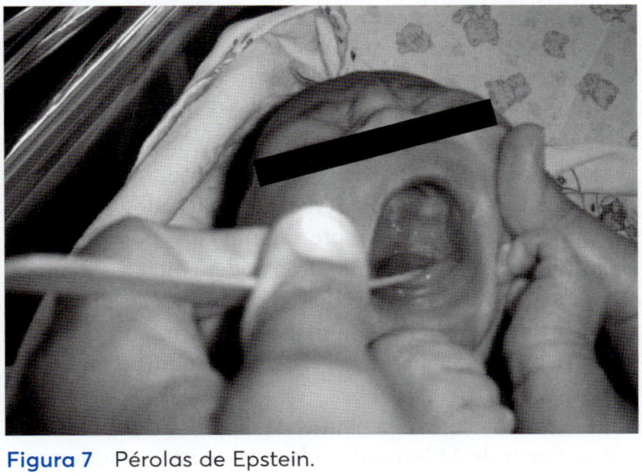

Figura 7 Pérolas de Epstein.
Acervo das autoras.

- Lábios: observar a presença de lábio leporino com ou sem fenda palatina.
- Língua: macroglossia pode sugerir hipotireoidismo e síndrome de Beckwith-Wiedmann. O frênulo lingual varia em tamanho; em alguns casos, pode ser observada a anquiloglossia, de apresentação incomum.

Pescoço

O pescoço do RN é curto, e o seu exame visa à avaliação de mobilidade, presença de massas, cistos, desvios e assimetrias. A palpação do esternoclidomastóideo pode mostrar hematoma.

Tórax

A forma do tórax é cilíndrica, sem abaulamentos ou retrações, e a respiração é do tipo toracoabdominal.

- Clavículas: é mandatória a palpação de clavículas para afastar fraturas, um dos mais comuns tocotraumatismos. A presença de crepitação na palpação faz o diagnóstico, podendo ser confirmada com a radiografia.
- Mamas: avaliar o tamanho (mede mais ou menos 1 cm) e a implantação dos mamilos, que no RNT são protrusos. As aréolas apresentam contornos nítidos. É comum encontrar ingurgitamento mamário, tanto em meninas quanto em meninos, podendo existir saída de pequena quantidade de secreção clara semelhante ao colostro, decorrente da ação dos hormônios maternos.
- Aparelho respiratório: a frequência respiratória varia de 40 a 60 incursões respiratórias por minuto, podendo haver variações durante o sono e estado de alerta. O murmúrio vesicular é audível em todo o tórax. Gemido, retrações intercostais, batimentos de aletas nasais e aumento da frequência respiratória indicam desconforto respiratório, com necessidade imediata de intervenção. A aplicação do boletim de Silverman-Anderson é uma das estratégias clínicas de monitoramento da evolução da síndrome respiratória.
- Aparelho cardiovascular: a ausculta cardíaca deve ser avaliada com relação a ritmo, frequência e presença de sopros. A frequência cardíaca geralmente oscila entre 120 e 160 batimentos por minutos, sendo menor durante o sono e maior durante o choro. Os sopros cardíacos podem ser fisiológicos e desaparecem na maioria dos casos em 48 a 72 horas. Entretanto, em algumas situações, podem significar cardiopatias congênitas e, neste caso, radiografia de tórax e ecocardiograma devem ser solicitados. Os pulsos femorais devem ser sempre examinados, pois tanto sua ausência quanto sua diminuição podem estar associadas à coarctação de aorta. A avaliação da pressão arterial, que é em torno de 80 x 40 mmHg com variação de +/- 12 mmHg, deve ser aferida nos quatro membros (Figura 8).

O teste da triagem da oximetria de pulso deve ser realizado a partir de 24 horas de vida, para afastar grande parte das cardiopatias congênitas críticas.

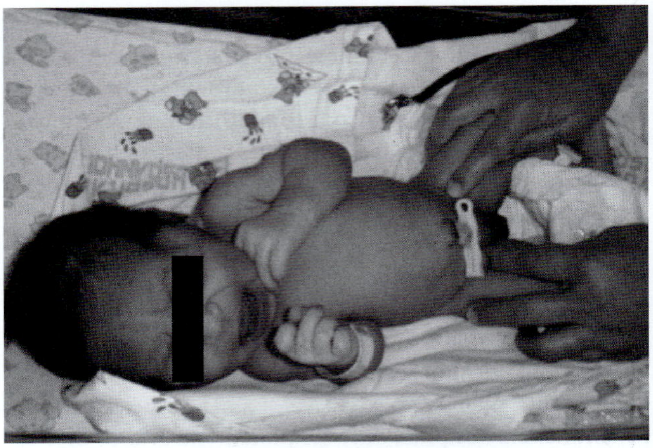

Figura 8 Palpação de pulsos femorais.
Acervo das autoras.

Abdome

O abdome é discretamente globoso e flácido e, quando ao nascimento apresenta-se escavado, deve-se suspeitar de hérnia diafragmática. O fígado pode ser palpável 1 a 2 cm do rebordo costal direito e apêndice xifoide, enquanto o baço habitualmente não é palpável. Os rins, especialmente o direito, podem ser palpáveis nas primeiras 48 horas de vida. O cordão umbilical é gelatinoso e possui duas artérias e uma veia. Importante verificar a presença de sangramentos ou sinais de onfalite. A mumificação do umbigo ocorre nos primeiros dias, e a queda ao redor do 7º ao 14º dia de vida. Podem existir defeitos de fechamento da parede abdominal: gastrósquise e onfalocele. Hérnia umbilical é frequente, e a sua resolução espontânea pode ocorrer nos primeiros dois anos de vida (Figura 9).

- Genitália masculina: os testículos devem ser palpáveis na bolsa escrotal, mas podem se apresentar no canal inguinal. Devem-se avaliar a consistência e a coloração. Hidrocele é o acúmulo de líquido em bolsa escrotal, sendo frequente ao nascimento com involução posterior. A maioria dos RN apresenta fimose ao nascimento. Hipospadia e epispadia devem ser avaliadas e podem estar associadas às malformações renais, quando presentes. O

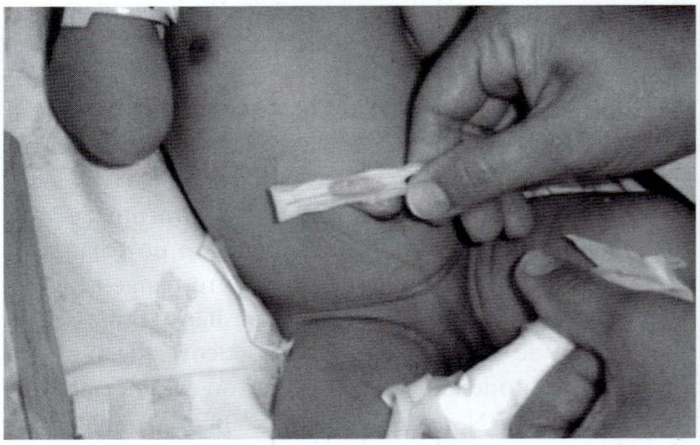

Figura 9 Avaliação do coto umbilical.
Acervo das autoras.

pênis deve ser medido, afastando-se o tecido gorduroso. No caso de ser menor que 2,5 cm, necessita de avaliação.

- Genitália feminina: a presença de edema de grandes e pequenos lábios é frequente. Pode existir secreção vaginal esbranquiçada e, posteriormente, sanguinolenta secundária à alteração hormonal. O hímen deve ser sempre visualizado, podendo existir prolapso himenal (Figura 10), considerado normal.
- Genitália ambígua: quando existir suspeita clínica, deve ser realizado cariótipo.

Ânus

O orifício anal deve ser examinado quanto a sua permeabilidade, localização, tamanho (10 mm), presença de pregas e fístulas.

Extremidades

A presença de malformações de extremidades é habitualmente observada em sala de parto. Verificar sempre o número dos dedos das mãos e dos pés, a presença de sindactilia e polidactilia.

- Pés: avaliar a presença de pé torto postural, diferenciando-o do pé torto congênito, que necessita de intervenção.
- Articulação do quadril: as articulações devem ser examinadas para afastar a presença de displasia do desenvolvimento do quadril. Com o RN em decúbito dorsal, com os joelhos flexionados e o quadril formando um ângulo de 90º com o abdome, devem ser feitos movimentos de abdução das coxas, com leve pressão nos joelhos (manobra de Ortolani – Figura 11). Quando existe instabilidade coxofemoral, a manobra de Ortolani faz com que a cabeça do fêmur se encaixe no fundo do acetábulo, percebido nas mãos como um "click". A manobra de Barlow é realizada, aduzindo-se o quadril e avaliando-se o deslocamento da cabeça do fêmur sobre o acetábulo. A movimentação do ligamento sobre o acetábulo pode ser sentida como um "click", que deve ser investigado, mas na maioria dos casos não tem repercussão clínica. A pesquisa de assimetria de pregas de membros inferiores e região glútea deve ser realizada, pois complementa o exame (Figura 12).

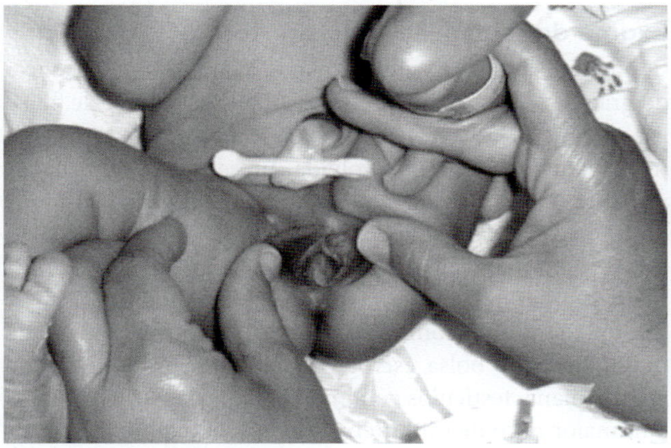

Figura 10 Prolapso himenal.
Acervo das autoras.

Região dorsal

O RN deve ser avaliado em decúbito ventral, examinando-se a coluna em toda a extensão. Verificar a região sacral, para avaliar a presença de fossetas e cisto pilonidal para diagnóstico de defeitos de fechamento da linha média (mielomeningocele).

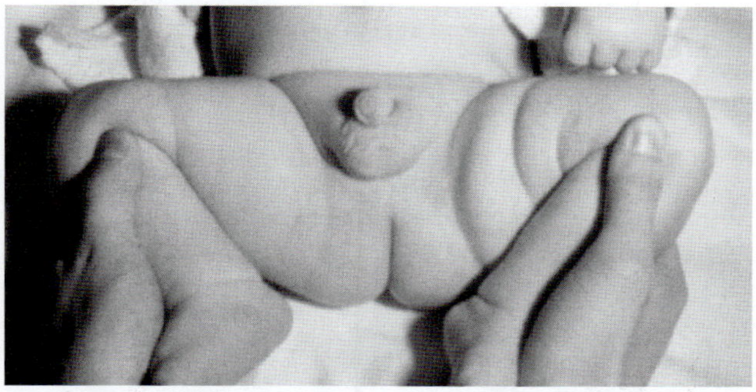

Figura 11 Manobra de Ortolani.
Acervo das autoras.

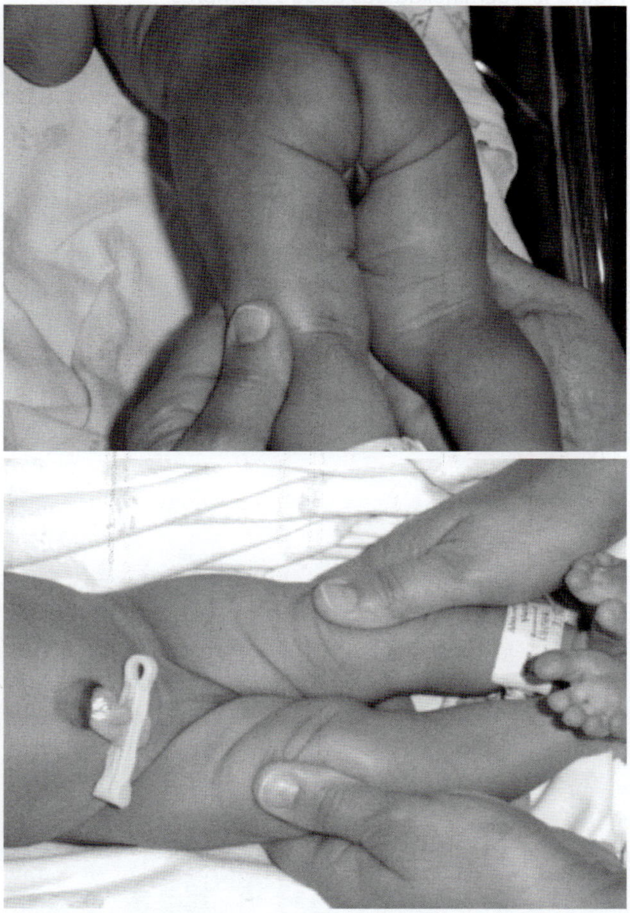

Figura 12 Avaliação de pregas.
Acervo das autoras.

Exame neurológico

Avaliar postura (lateralização de cabeça, semiflexão de extremidades), atividade, tônus, simetria de movimentos e força muscular (Figura 13).

Devem ser pesquisados os reflexos primitivos de sucção, preensão palmar e plantar (Figura 14), Moro (Figura 15), marcha reflexa (Figura 16), busca, propulsão, reflexo cutaneoplantar em extensão e Magnus-De-Kleijn (esgrimista).

Na Figura 17, encontram-se sintetizados os principais aspectos do exame físico do RN.

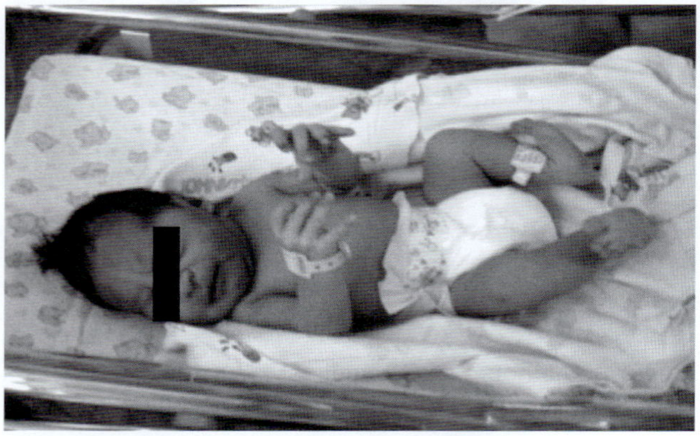

Figura 13 Semiflexão dos quatro membros.
Acervo das autoras.

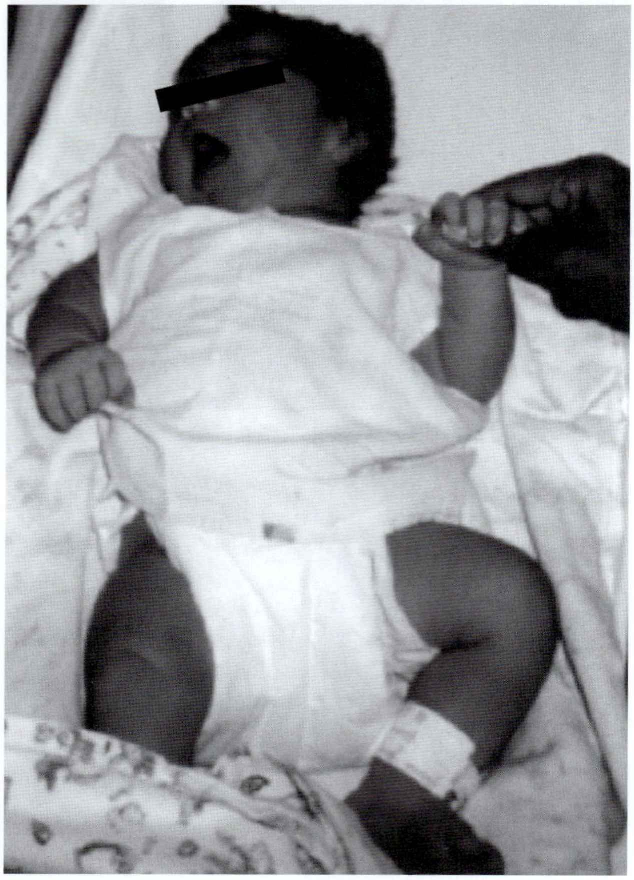

Figura 14 Preensão plantar.
Acervo das autoras.

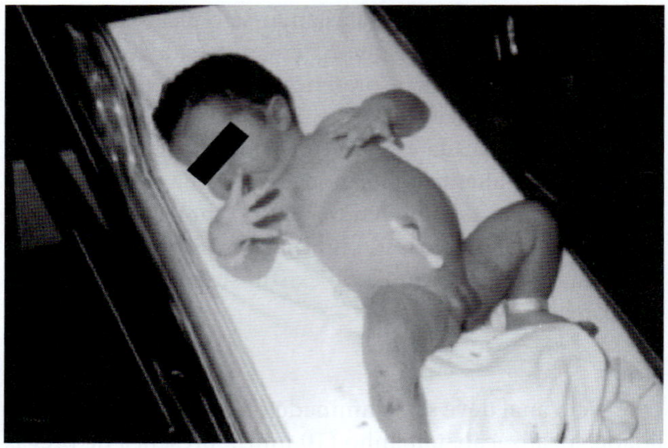

Figura 15 Moro.
Acervo das autoras.

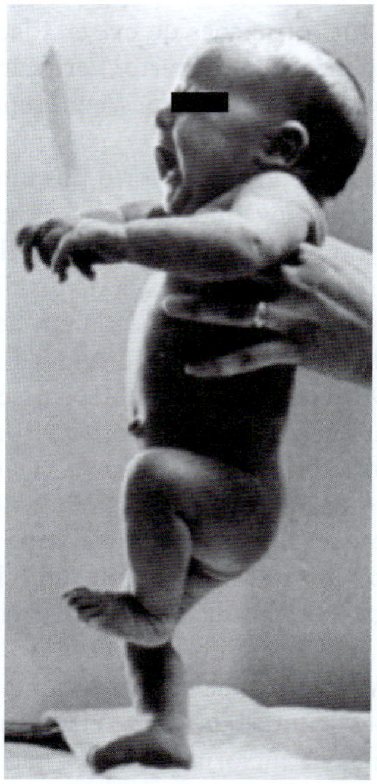

Figura 16 Marcha reflexa.
Acervo das autoras.

Exame do recém-nascido pré-termo

O prematuro tem características peculiares em decorrência do grau de sua imaturidade, apresentando-se com pele fina e lisa, recoberta por vérnix caseoso, tecido adiposo escasso, musculatura pouco desenvolvida, presença de edema nas primeiras horas de vida, tônus muscular e reflexos diminuídos. A cabeça é relativamente grande quando comparada ao tórax, com fontanelas amplas. Glândula mamária bem diminuída ou não palpável, tórax depressível. Abdome globoso, genitália feminina com lábios menores protrusos, genitália masculina com bolsa escrotal mais lisa, sem definição de rafe mediana, testículos geralmente não palpáveis. Apresentam maior risco de evoluírem com hérnia inguinal, caracterizando um quadro agudo emergencial particularmente os do sexo masculino com IG ao nascer abaixo de 30 semanas.

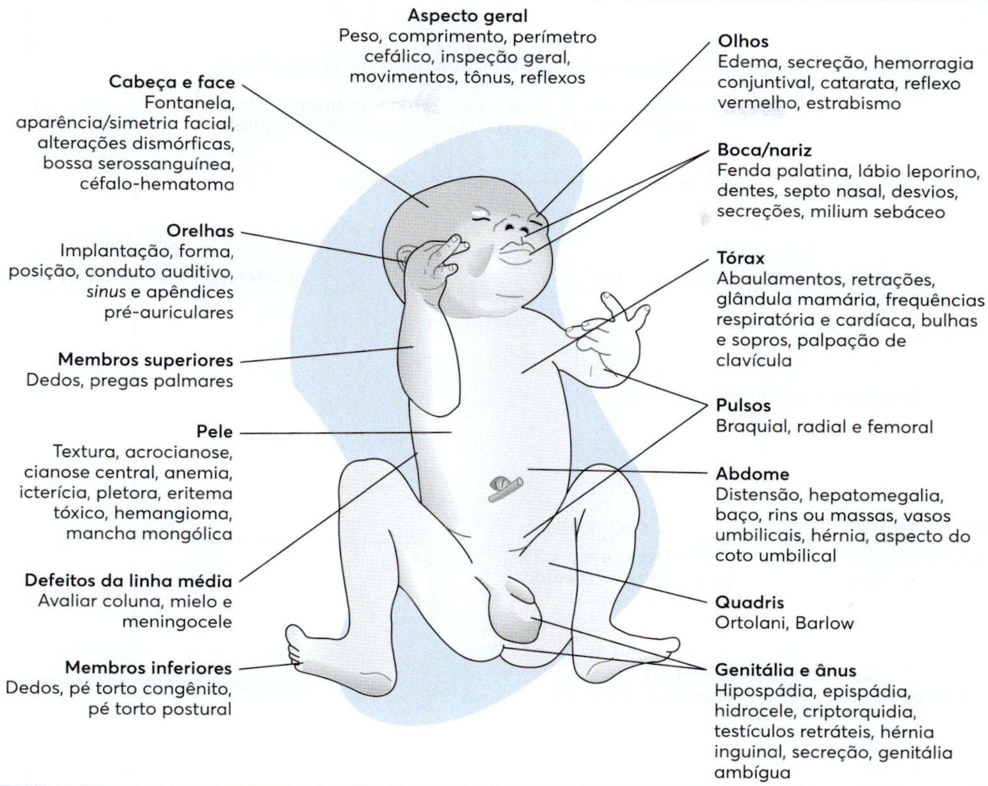

Figura 17 Principais aspectos do exame físico do recém-nascido.

Fonte: adaptada de Lissauer, 2015.[16]

A evolução e o monitoramento clínico e de exames laboratoriais e de crescimento variam com o grau de maturidade.[14]

TRIAGENS NEONATAIS

Deve-se garantir a realização das triagens neonatais universais durante o período de internação hospitalar: teste do reflexo vermelho, oximetria de pulso, triagem auditiva e triagem biológica (esta pode ser realizada após a alta).[15]

O teste do reflexo vermelho (TRV), ou "teste do olhinho", é um exame rápido, indolor, realizado pelo pediatra, usando um oftalmoscópio simples, para triagem precoce de problemas oftalmológicos congênitos que comprometem a transparência dos meios oculares e que podem impedir o desenvolvimento visual cortical. A cor vermelha do reflexo decorre da vasculatura da retina e coroide e do epitélio pigmentário, em resposta à luz. A luz normalmente refletida pela retina varia de vermelho até amarelo ou amarelo-alaranjado. As principais causas de TRV alterado são catarata congênita, glaucoma congênito, retinoblastoma, inflamações intraoculares da retina e vítreo, na presença de quaisquer opacidades dos meios oculares. Recomenda-se ainda que o teste seja repetido durante as visitas pediátricas regulares. Em caso de alteração, o RN deverá ser encaminhado para o oftalmologista.[17]

O teste da oximetria (teste do coraçãozinho) deve ser feito a partir de 24 horas de vida e tem como objetivo afastar cardiopatias críticas.[18] Pode ser realizado no alojamento conjunto, colocando-se o sensor do oxímetro na mão direita e no membro inferior esquerdo ou direito. Qualquer medida da saturação de oxigênio menor que 95% ou diferença igual ou maior que 3% entre as medidas do membro superior direito e membro inferior obriga a uma nova aferição após 1 hora. Se persistir alterado, o ecocardiograma deverá ser realizado, dentro das próximas 24 horas (Figura 18).

A triagem auditiva neonatal universal (TANU), conhecida também como teste da orelhinha, deve ser realizada em todos os RN antes da alta hospitalar, no máximo no seu primeiro mês de vida. Na maternidade, recomenda-se a realização dos procedimentos de emissões otoacústicas evocadas (EOA) em crianças sem indicadores de risco para a deficiência auditiva (IRDA) e do potencial evocado auditivo de tronco encefálico automático (PEATE-A) em crianças com indicadores de risco, em especial naquelas que permaneceram na UTI neonatal por mais de 5 dias. Caso ocorra falha na TANU antes da alta hospitalar, recomenda-se que seja realizado um reteste após 15 dias da alta hospitalar. Caso esta falha permaneça, deve-se realizar o encaminhamento para diagnóstico médico e audiológico, com o objetivo de confirmar a existência ou não da perda auditiva.[19]

O teste de triagem neonatal biológica ("teste do pezinho") é realizado em sangue armazenado em papel filtro, colhido entre o terceiro e quinto dia de vida e repetido em situações especiais em RN internados em UTI neonatal. O

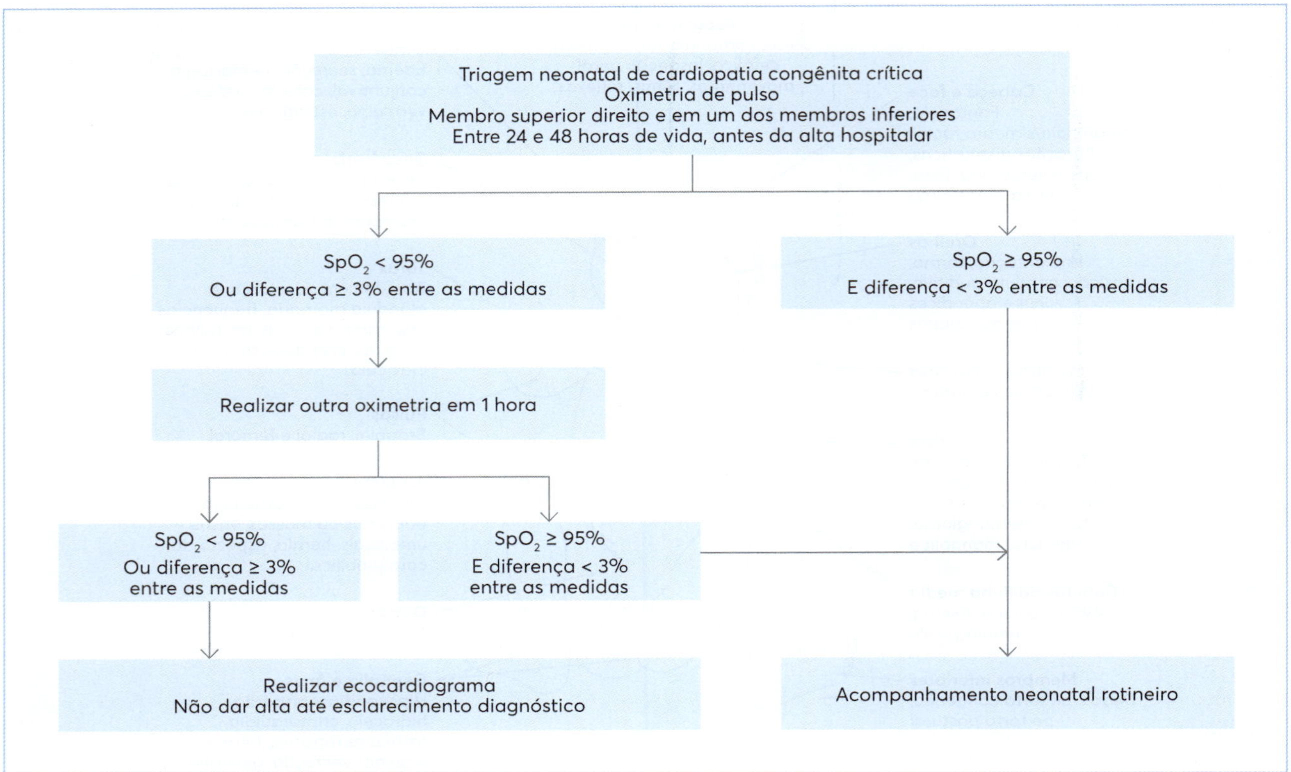

Figura 18 Triagem neonatal para cardiopatias congênitas críticas.

Fonte: Sociedade Brasileira de Pediatria, 2011.[18]

teste básico disponibilizado pelo SUS é capaz de detectar até seis tipos de doenças (fenilcetonúria, hipotireoidismo congênito, fibrose cística, anemia falciforme, hiperplasia adrenal congênita e deficiência de biotinidase), com incorporação de outros testes dependendo do Estado da Federação.[20] Foi aprovada em maio de 2021 a ampliação do teste do pezinho em todo o território brasileiro pelo SUS, com o qual será possível detectar até 50 doenças raras. A implantação está prevista para maio de 2022, incluindo além da triagem das doenças anteriores citadas, galactosemia, deficiência de G-6-PD, aminoacidopatias, doenças lisossômicas, imunodeficiências primárias, atrofia muscular espinhal, toxoplasmose congênita, sífilis congênita, HIV, rubéola congênita, herpes congênito, doença do citomegalovírus congênito e doença de Chagas, implementada em etapas. Existe disponibilidade desses exames em laboratórios privados, parcialmente cobertos pela saúde suplementar.

Situações clínicas específicas

Hiperbilirrubinemia

Cerca de 60% dos RN a termo e 80% dos pré-termos apresentam icterícia na primeira semana de vida. Na maioria das vezes, trata-se de adaptação fisiológica e autolimitada do metabolismo da bilirrubina, sem necessidade de intervenção, mas pode ser decorrente de processos patológicos e, em alguns casos, atingir concentrações elevadas com comprometimento neurológico, caracterizando quadro de encefalopatia bilirrubínica aguda podendo evoluir para *kernicterus*.[21]

Três princípios norteiam a estratégia de prevenção da ocorrência de hiperbilirrubinemia significante (>15-17 mg/dL) e suas sequelas: avaliação sistemática do risco antes da alta hospitalar, acompanhamento da evolução clínica da icterícia e intervenção imediata, quando indicada.[22]

Nos RN com IG ≥ 35 semanas, os fatores de risco para hiperbilirrubinemia significante são identificados por história clínica perinatal, exame físico e exames laboratoriais.[22] Diante do aparecimento de icterícia, devem-se investigar fatores de risco, estimar o nível de bilirrubina total (transcutânea) e, se necessário, dosar o nível de bilirrubina sérica total e frações e avaliar o risco de apresentar hiperbilirrubinemia significante segundo o nomograma de Buthani.[23] O aparecimento de icterícia antes de 24-36 horas de vida ou de níveis de bilirrubina total (BT) >12 mg/dL, independentemente da idade pós-natal, alerta para a necessidade de investigação da etiologia, que depende de IG e idade pós-natal. Sempre que houver fatores de risco para hiperbilirrubinemia significante, é preciso ponderar risco e benefício da alta hospitalar, com o objetivo de evitar comprometimento neurológico em decorrência da progressão da icterícia. Reinternação, muitas vezes, é necessária quando na alta esses critérios não são verificados (Quadro 2).[22]

Abordagem detalhada da hiperbilirrubinemia é apresentada no Capítulo 12.

Quadro 2 Fatores de risco para hiperbilirrubinemia significante em recém-nascidos com idade gestacional ≥ 35 semanas

- Icterícia nas primeiras 24 horas de vida
- Incompatibilidade Rh, ABO, antígenos irregulares
- Idade gestacional de 35 ou 36 semanas
- Dificuldade para o estabelecimento do aleitamento materno
- Perda de peso superior a 7% do peso de nascimento
- Céfalo-hematoma ou equimoses
- Irmão com icterícia tratado com fototerapia
- Descendência asiática
- Deficiência de G6PD
- BT pré-alta na zona de alto risco (> percentil 95) ou intermediária superior (percentis 75 a 95) para a idade em horas segundo o nomograma do Buthani

BT: bilirrubina total; G6PD: glicose-6-fosfato desidrogenase.
Fonte: modificado de American Academy of Pediatrics, 2004.[22]

Sepse neonatal precoce

A sepse neonatal precoce é assim definida porque ocorre nas primeiras 48 horas de vida. Está associada a fatores gestacionais e/ou do período periparto, sendo uma das principais causas de morbidade e mortalidade neonatais em todo o mundo, particularmente entre RN pré-termos.[24]

A letalidade é alta quando o tratamento não é prontamente instituído. O grande desafio consiste em identificar os RN com risco aumentado para desenvolver sepse precoce e definir a abordagem diagnóstica e terapêutica. A identificação de fatores de risco obstétricos pré-natais e intraparto e a avaliação clínica do RN por exame físico seriado permitem intervir antes que eles se tornem criticamente enfermos.[24]

Nos RN com IG ≥ 35 semanas, o risco de sepse precoce é baixo, mesmo diante de fatores de riscos maternos. A condição clínica ao nascer e as primeiras 12-24 horas de vida são fortes preditores para o diagnóstico. O exame físico seriado é seguro como critério diagnóstico inicial e para a indicação de antibiótico empírico (Quadro 3).[24]

Quadro 3 Abordagem diagnóstica de sepse precoce em recém-nascido com idade gestacional ≥ 35 semanas

Condição clínica do RN	Conduta
Sinais clínicos de sepse	Solicitar hemocultura e cultura de líquor
Assintomático	Se colonização materna confirmada ou desconhecida para EGB + profilaxia intraparto inadequada ou sinais de corioamnionite → observar sinais de sepse por 48 horas
	Se colonização materna confirmada ou desconhecida para EGB + profilaxia intraparto adequada → cuidados rotineiros
	Se colonização materna negativa para EGB → cuidados rotineiros

EGB: estreptococo beta-hemolítico do grupo B; RN: recém-nascido.
Fonte: Puopolo et al., 2018.[24]

As manifestações clínicas de sepse são inespecíficas, como hipoatividade, letargia, palidez, dificuldade respiratória, apneia, taquicardia e/ou bradicardia, instabilidade térmica, instabilidade hemodinâmica e intolerância alimentar. A confirmação diagnóstica é feita por cultura positiva em sangue ou liquor. Anormalidades isoladas de hemograma e/ou proteína C-reativa não têm valor diagnóstico.[24]

A abordagem detalhada da sepse neonatal precoce é apresentada no Capítulo 10.1.

Distúrbios metabólicos[25,26]

Hipoglicemia

Logo após o nascimento, os níveis sanguíneos de glicose dos RN caem para cerca de 30 mg/dL com 1 a 2 horas de vida e, logo após, aumentam para mais de 45 mg/dL, estabilizando em níveis médios de 65 a 70 mg/dL no primeiro dia de vida. Em RN saudáveis, os níveis de glicose no sangue são mantidos na faixa apropriada se a amamentação é iniciada logo após o nascimento (Figura 19).

A hipoglicemia é um dos problemas metabólicos mais comuns em RN doentes e naqueles saudáveis, mas com fator de risco para hipoglicemia, como pré-termos tardios (PTT), PIG, filhos de mãe diabética (FMD) e GIG, que devem ser monitorizados desde o nascimento. Embora dados sobre o momento e intervalos para a monitorização da glicose sejam limitados, nas situações de risco associadas a diminuição de reserva ou causas mistas (PTT e PIG), recomenda-se dosar a glicemia usando fita com 3, 6, 12, 24, e 48 horas de vida, enquanto nas associadas a hiperinsulinismo (FMD e GIG) a medida da glicemia está indicada com a idade pós-natal de 1, 2, 4, 8, 12 horas. A triagem pode ser modificada de acordo com os resultados.

Em geral, a hipoglicemia é transitória, responde prontamente ao tratamento e possui excelente prognóstico. No entanto, quando sintomática e prolongada, está associada a alto risco de anormalidades do neurodesenvolvimento. RN com hipoglicemia persistente, além do terceiro dia de vida, devem ser investigados.

O manejo diagnóstico e terapêutico da hipoglicemia não deve basear-se apenas no valor da glicemia, mas considerar o contexto clínico, contemplando a existência ou não de sintomas, fatores de risco e idade pós-natal. A recomendação é ter como alvo o nível de glicose > 45 mg/dL em sangue total (medida com glicosímetro), que equivale a aproximadamente um valor plasmático de 50 mg/dL (medida em laboratório).

Hipocalcemia

A partir do nascimento ocorre queda dos níveis plasmáticos de cálcio, seguida de estabilização por volta de 24-48 horas de vida, com valor de cálcio total de 7-8 mg/dL para o RN a termo. Um total de 50% do cálcio total está presente na forma ionizada, que é a única forma biologicamente disponível.

No RN a termo e em prematuros ≥ 1.500 g, considera-se hipocalcemia níveis plasmáticos de cálcio total inferio-

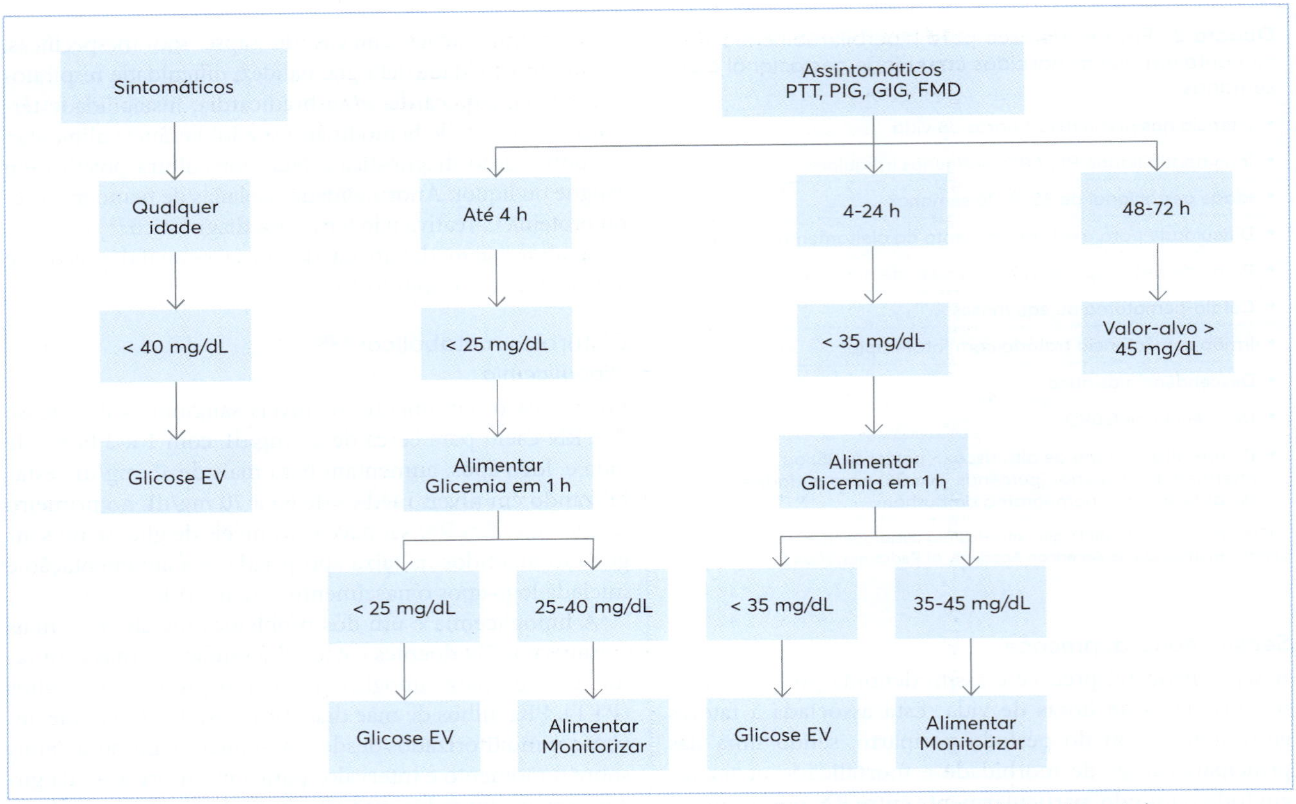

Figura 19 Triagem e manejo da hipoglicemia segundo condição clínica do recém-nascido e idade pós-natal.

EV: via endovenosa; FMD: filho de mãe diabética; GIG: grande para a idade gestacional; PIG: pequeno para a idade gestacional; PTT: pré-termo tardio.
Fonte: American Academy of Pediatrics, 2011.[26]

res a 8 mg/dL ou de cálcio iônico inferiores a 4,4 mg/dL. Recomenda-se a monitorização dos níveis de cálcio iônico com 12, 24 e 48 horas de vida nos RN que sofreram asfixia e filhos de mães diabéticas mal controladas.

A hipocalcemia habitualmente é assintomática, não deixa sequelas e resolve-se sem tratamento com o início precoce da alimentação. No entanto, o RN pode apresentar apneia, tremores, irritabilidade, hiper-reflexia, clônus e crises convulsivas. Pode ser necessária a correção via oral ou enteral e, quando há crise convulsiva suspeita ou confirmada, a administração endovenosa de cálcio está indicada.

Em vigência de hipocalcemia persistente, deve-se investigar hipomagnesemia.

Hipomagnesemia

Considera-se hipomagnesemia quando o nível plasmático de magnésio for inferior a 1,5 mg/dL. Os principais fatores de risco são asfixia e restrição do crescimento intrauterino. O quadro clínico é similar ao da hipocalcemia, e o prognóstico é bom, sem sequelas neurológicas. Devem ser tratados os RN sintomáticos e com níveis séricos de magnésio inferiores a 1,2 mg/dL.

PLANO DE ALTA HOSPITALAR

Devem-se assegurar os critérios elencados no documento científico da Sociedade Brasileira de Pediatria (SBP): as re-

Quadro 4 Cuidados diários no alojamento conjunto

- Realizar exame clínico diariamente
- Avaliar e documentar a presença de diurese e eliminação de mecônio
- Avaliar diariamente FC, FR e temperatura axilar (36,5 a 37,4 °C)
- Orientar os cuidados de higiene: cordão umbilical (limpeza com água e sabão, manter coto seco e uso de álcool etílico a 70% ou clorexidina em concentrações de 0,5% a 4%), higiene das pregas e períneo e troca frequente de fraldas; o banho pode ser espaçado desde que os cuidados de higiene sejam observados
- Avaliar a família e identificar fatores de risco social: abuso de drogas ilícitas, alcoolismo, fumo, antecedentes de negligência com irmãos, violência doméstica, doença mental, ausência de residência fixa. Nessas situações, o serviço social e a psicologia desempenham papel importante para definir estratégias de apoio e integração a atenção primária à saúde
- Orientar os pais na prevenção da SMSL: o RN deve dormir na posição supina, manter o ambiente livre de fumo e não pode compartilhar o leito com os pais
- Orientar a prática do aleitamento materno, quando não houver contraindicação clínica, por meio da observação das mamadas e da aplicação do protocolo de Bristol para avaliar o frênulo lingual. Observar a coordenação da sucção, a deglutição e a respiração enquanto o RN é amamentado, pelo menos por duas vezes, com sucesso. É importante verificar a "saciedade" do RN, pela presença de estado de alerta calmo e/ou sono após a mamada, sem sinais de exaustão ou esforço. O relato materno de dor ou fissura na mama aponta para técnica incorreta e demanda correção envolvendo principalmente posição da mãe e do RN. A presença de fissura mamilar pode postergar a alta para prevenir desmame precoce

FC: frequência cardíaca; FR: frequência respiratória; RN: recém-nascido; SMSL: síndrome da morta súbita do lactente.

comendações para a alta hospitalar do RN a termo potencialmente saudável[27] e a normatização da Portaria Ministerial n. 2068, de 2016, que institui cuidados ao RN no AC. Dentre os critérios de acompanhamento clínico da criança, salientam-se importância do estabelecimento do aleitamento materno, identificação de fatores de risco maternos e neonatais para sepse neonatal e revisão das sorologias maternas para risco de infecção congênita neonatal.[27-29]

O recém-nascido pré-termo tardio

Os RN PTT representam uma população de risco e não devem ser conduzidos como RN a termo pois, muitas vezes, necessitam de maior período para a adaptação fisiológica à vida extrauterina. Durante a hospitalização, podem apresentar instabilidade térmica, hipoglicemia, dificuldade respiratória, apneia, hiperbilirrubinemia, sepse e dificuldades de alimentação. Possuem maior risco de reinternação na primeira semana e no primeiro mês de vida por dificuldade alimentar, hipotermia, apneia, icterícia e infecção.

No plano de alta hospitalar, além das recomendações descritas anteriormente, devem-se reforçar as seguintes orientações:

- Reavaliar o estabelecimento do aleitamento materno, evolução clínica e estado de hidratação.
- Fornecer aos pais informações escritas e verbais sobre icterícia neonatal.
- Ressaltar a importância da vigilância do desenvolvimento por se tratar de população de risco para comprometimento no desenvolvimento a longo prazo.

A primeira consulta deve ser agendada dentro de 24 a 48 horas após a alta para todos os RN.[6]

Quadro 5 Plano de alta hospitalar

- Conferir os sinais vitais (FC, FR e temperatura axilar), a presença de diurese e a eliminação de mecônio
- Conferir a administração de vitamina K, a prevenção da oftalmia neonatal, a vacina anti-hepatite B e a aplicação do BCG ID
- Conferir a realização das triagens neonatais universais e anotar na caderneta da criança: teste de oximetria de pulso, teste do reflexo vermelho, triagem auditiva e triagem biológica para os RN que permanecerem no hospital após 48 horas
- Orientar os pais para evitar a exposição do RN às pessoas com infecções ativas do trato respiratório superior ou outras infecções virais
- Avaliar a perda de peso. O RN pode perder, nos primeiros dias de vida, até 7% do peso ao nascer
- Registrar na caderneta da criança peso, comprimento e perímetro cefálico medidos ao nascer, peso na ocasião da alta hospitalar e tipagem sanguínea do RN, quando realizado
- Revisar o monitoramento clínico e laboratorial (quando recomendado), do RN com risco ao nascer para desenvolvimento de sepse neonatal precoce

(continua)

Quadro 5 Plano de alta hospitalar (*continuação*)

- Revisar os riscos e condições clínicas para hiperbilirrubinemia, de acordo com a história perinatal, exames laboratoriais, gráficos de indicação de fototerapia e nomograma de Buthani para predição da evolução da icterícia. Especificar os sinais de alerta a serem monitorados no acompanhamento ambulatorial
- Orientar os pais para verificação da cor das fezes, nas primeiras semanas de vida, de acordo com a caderneta da criança.
- Orientar a família sobre a importância da continuidade da vacinação
- Reforçar as orientações dadas anteriormente para a prevenção da SMSL
- Orientar aspectos de segurança infantil, como assento apropriado para o carro, conforme o padrão federal de segurança de veículo motorizado
- Agendar consulta ambulatorial com pediatra em 48 a 72 horas após a alta, para reavaliação das condições clínicas e de saúde do RN e da mãe, e dar continuidade ao plano de cuidados na consulta do 5º dia. A equipe assistencial da maternidade deve participar da transição do cuidado, durante o período neonatal, no modelo de atenção em rede

FC: frequência cardíaca; FR: frequência respiratória; RN: recém-nascido; SMSL: síndrome da morta súbita do lactente.

REFERÊNCIAS BIBLIOGRÁFICAS

1. Lomax A (ed). Examination of the newborn: an evidence-based guide. 2.ed. Preston: Wiley Blackwell; 2016.
2. Lyra PR, Moreira LMO. Semiologia do recém-nascido normal. In: Silva LR (ed.). Diagnóstico em pediatria. Rio de Janeiro: Guanabara-Koogan; 2009. p.202-9.
3. Ramos JLA, Corradini HB, Vaz FAC. Exame físico do recém-nascido. In: Marcondes E, Vaz FAC, Ramos JLA, Okay Y (eds.). Pediatria básica: pediatra geral e neonatal. 9.ed. São Paulo: Sarvier; 2002. p.330-5.
4. Fanaroff AA, Martin RJ (eds). Neonatal-perinatal medicine. Disease of de fetus and infant. 10.ed. Philadelphia: Mosby; 2015.
5. Engle WA, Kominiarek M. Late preterm infants, early term infants, and timing of elective deliveries. Clin Perinatol. 2008;35(2):325-41.
6. Stewart DL, Barfield WD. Committee on Fetus and Newborn. American Academy of Pediatrics. Updates on an at-risk population: late-preterm and early-term infants. Pediatrics. 2019;144(5)e20192760.
7. Puffer RR, Serrano CV. Patterns of birthweights. Washington (DC): Pan American Health Organization; 1987.
8. March of Dimes, PMNCH, Save the Children, WHO. Born Too Soon: The Global Action Report on Preterm Birth. Eds CP Howson, MV Kinney, JE Lawn. World Health Organization. Geneva; 2012.
9. United Nations. Transforming our World: the 2030 Agenda for Sustainable Development. Resolution adopted by the General Assembly on the 25 September 2015. Available: https://undocs.org/en/A/RES/70/1.
10. Villar J, Ismail LC, Victora CG, Ohuma EO, Bertino E, Altman DG et al. International standards for newborn weight, length, and head circumference by gestational age and sex; the Newborn Cross-Sectional Study for the INTERGROWTH-21st Project. Lancet. 2014;384(9946):857-68.
11. Villar J, Giuliani F, Fenton TR, Ohuma EO, Ismail LC, Kennedy SH; INTERGROWTH-21st Consortium. INTERGROWTH-21st very preterm size at birth reference charts. Lancet. 2016;387(10021):844-5.
12. Dukhovny S, Wilkins-Haug LE. Fetal assessment and prenatal diagnosis. In: Cloherty and Stark's Manual of Neonatal Care. 8.ed. Philadelphia: Wolters Klumer; 2017. p.1-14.
13. Ballard JL, Khoury JC, Wedig K, Wang L, Eilers-Walsman BL, Lipp R. New Ballard Score, expanded to include extremely premature infants. J Pediatr. 1991;119(3):417-23.

14. Moreira LMO, Lyra PPR. Semiologia do recém-nascido prematuro. In: Silva LR (ed.). Diagnóstico em pediatria. Rio de Janeiro: Guanabara--Koogan; 2009. p.210-17.
15. Brasil. Ministério da Saúde. Portaria n. 2.068, de 21 de outubro de 2016. Institui diretrizes para a organização da atenção integral e humanizada à mulher e ao recém-nascido no alojamento conjunto. Diário Oficial da União. 24 out 2016; Seção 1:120.
16. Lissauer T. Physical examination of the newborn. In: Fanaroff AA, Martin RJ (eds.). Neonatal-perinatal medicine: diseases of the fetus and infant. 9th ed. Philadelphia: Mosby; 2015. p.391-406.
17. Sociedade Brasileira de Pediatria. Grupo de Trabalho em Oftalmologia Pediátrica. Documento Científico: Teste do reflexo vermelho, setembro 2018. Disponível em: https://www.sbp.com.br/imprensa/detalhe/nid/teste-do-reflexo-vermelho/. [Acessado em: 17 de março de 2021.]
18. Sociedade Brasileira de Pediatria. Departamentos de Cardiologia e Neonatologia. Documento Científico: Diagnóstico precoce de cardiopatia congênita crítica: oximetria de pulso como ferramenta de triagem neonatal, novembro 2011. Disponível em: https://www.sbp.com.br/fileadmin/user_upload/2015/02/diagnostico-precoce-oximetria.pdf. [Acessado em: 17 de março de 2021.]
19. Comitê Multiprofissional em Saúde Auditiva – COMUSA. Nota Técnica: Triagem auditiva neonatal universal em tempos de pandemia, maio 2020. Disponível em: https://www.sbfa.org.br/portal2017/pdf/cvd19-nota-tecnica-comusa.pdf. [Acessado em: 17 de março de 2021.]
20. Brasil. Ministério da Saúde. Secretaria de Atenção a Saúde, Departamento de Atenção Especializada e Temática. Triagem neonatal biológica: manual técnico. Brasília: Ministério da Saúde; 2016. Disponível em: https://bvsms.saude.gov.br/bvs/publicacoes/triagem_neonatal_biologica_manual_tecnico.pdf. [Acessado em: 17 de março de 2021.]
21. Mitra S, Rennie J. Neonatal jaundice: etiology, diagnosis and treatment. Br J Hosp Med (Lond). 2017;78:699-704.
22. American Academy of Pediatrics. Subcommittee on Hyperbilirubinemia. Management of hyperbilirrubinemia in the newborn infant 35 or more weeks of gestation. Pediatrics. 2004;114:297-316.
23. Bhutani VK, Johnson L, Sivieri EM. Predictive ability of a predischarge hour-specific serum bilirubin for subsequent significant hyperbilirubinemia in healthy-term and near-term newborns. Pediatrics. 1999;103:6-14.
24. Puopolo KM, Benitz WE, Zaoutis TE. Management of neonates born at > 35 0/7 weeks gestation with suspected or proven early-onset bacterial sepsis. Pediatrics. 2018;142(6):e20182894.
25. Eichenwald EC, Hansen AR, Martin CR, Stark AR. Cloherty and Stark's manual of neonatal care. 8.ed. New Delhi: Wolters Kluwer; 2021.
26. American Academy of Pediatrics. Committee on Fetus and Newborn. Postnatal glucose homeostasis in late-preterm and term infants. Pediatrics. 2011;127(3):575-9.
27. Sociedade Brasileira de Pediatria. Departamento Científico de Neonatologia. Documento Científico: Recomendações para alta hospitalar do recém-nascido termo potencialmente saudável, agosto 2020. Disponível em: https://www.sbp.com.br/fileadmin/user_upload/22649c--DC_ _Recom_Alta_hospitalar_RN_TermoPotenc_Saudavel.pdf. [Acessado em: 13 de fevereiro de 2021.]
28. Sociedade Brasileira de Pediatria. Departamento Científico de Neonatologia. Documento Científico: Nascimento Seguro, n. 3, abril 2018. Disponível em: https://www.sbp.com.br/fileadmin/user_upload/Neonatologia_-_20880b-DC_-_Nascimento_seguro__003_.pdf. [Acessado em: 13 de fevereiro de 2021.]
29. Sociedade Brasileira de Pediatria. Departamento Científico de Dermatologia. Documento Científico: Consenso de Cuidados com a pele do RN. 23 de janeiro de 2015. Disponível em https://www.sbp.com.br. [Acessado em 13 de fevereiro de 2021.]

BIBLIOGRAFIA

1. American Academy of Pediatrics [and] the American College of Obstetricians and Gynecologists. Guidelines for Perinatal Care. 8.ed. Washington: AAP and ACGO; 2017.

CAPÍTULO 3

ASSISTÊNCIA AO NASCIMENTO NA SALA DE PARTO

Maria Fernanda Branco de Almeida
Ruth Guinsburg
Márcia Gomes Penido Machado
Leni Marcia Anchieta

AO FINAL DA LEITURA DESTE CAPÍTULO, O PEDIATRA DEVE ESTAR APTO A:

- Descrever a importância do preparo para a assistência ao recém-nascido na sala de parto.
- Conduzir a assistência ao recém-nascido a termo com boa vitalidade ao nascer.
- Conduzir a assistência ao recém-nascido que necessita de procedimentos de estabilização e/ou reanimação.
- Conhecer os passos iniciais da estabilização, da reanimação e da avaliação do recém-nascido.
- Escolher os equipamentos e as interfaces para ventilar o recém-nascido.
- Conhecer as indicações e as técnicas da ventilação com pressão positiva, intubação traqueal, massagem cardíaca e administração de medicações na reanimação.
- Identificar se os procedimentos aplicados na reanimação do recém-nascido são efetivos e orientar como corrigir possíveis falhas.
- Conduzir a reanimação prolongada do recém-nascido na sala de parto.

INTRODUÇÃO

No Brasil, nascem perto de 3 milhões de crianças ao ano, das quais 99% em hospitais ou estabelecimentos de saúde.[1] Sabe-se que a maioria delas nasce com boa vitalidade, entretanto manobras de reanimação podem ser necessárias de maneira inesperada, o que torna essenciais o conhecimento e a habilidade em reanimação neonatal para todos os profissionais que atendem ao recém-nascido (RN) em sala de parto, mesmo quando há expectativa do nascimento de pacientes hígidos sem hipóxia ou asfixia ao nascer.

A asfixia perinatal é um importante problema de saúde pública no Brasil, detectando-se doze mortes evitáveis de RN associadas à asfixia perinatal a cada dia, 5-6 delas com peso de nascimento ≥ 2.500 g.[2] Na maioria dos estados brasileiros em 2015, a asfixia perinatal é relatada como terceira ou quarta causa de morte na infância, sendo suplantada apenas por prematuridade e anomalias congênitas.[3]

Ao nascimento, um em cada dez RN necessita de ventilação com pressão positiva (VPP) para iniciar e/ou manter movimentos respiratórios efetivos; um em cada cem neonatos precisa de intubação e/ou massagem cardíaca; e um em cada mil requer intubação traqueal, massagem cardíaca e medicações, desde que a ventilação seja aplicada de modo adequado.[4]

Estudo da Rede Brasileira de Pesquisas Neonatais evidencia que entre os RN com idade gestacional entre 23 e 33 semanas e de muito baixo peso ao nascer (< 1.500 g), 67% necessitam de ventilação com pressão positiva ao nascimento e 6% deles precisam de ventilação com massagem cardíaca e/ou medicações.[5]

Estima-se que, no país, a cada ano, 300 mil crianças necessitem de ajuda para iniciar e manter a respiração ao nascer e cerca de 24 mil prematuros de muito baixo peso precisem de assistência ventilatória na sala de parto.

A ventilação pulmonar é o procedimento mais importante e efetivo na reanimação em sala de parto e, quando necessária, deve ser iniciada no primeiro minuto de vida, denominado "minuto de ouro" *(golden minute)*. Ressalta-se que o risco de morte ou morbidade aumenta em 16% a cada 30 segundos de demora para iniciar a ventilação com pressão positiva (VPP) até o 6º minuto após o nascimento, de modo independente do peso ao nascer, da idade gestacional ou de complicações na gravidez ou no parto.[6]

As práticas da reanimação em sala de parto baseiam-se nas recomendações publicadas pelo International Liaison Committee on Resuscitation (ILCOR) *Neonatal Life Support Task Force*. Este grupo inclui especialistas dos cinco continentes, com representantes brasileiros, responsáveis por revisar as melhores evidências científicas disponíveis no que concerne aos procedimentos recomendados para a reanimação. O texto a seguir foi construído com base nas diretrizes do Programa de Reanimação Neonatal da Sociedade Brasileira de Pediatria (PRN-SBP) de 2016 atualizadas de acordo com as recomendações publicadas pelo ILCOR em 2020.[7-9]

O fluxograma da assistência ao RN ao nascimento com os procedimentos de reanimação neonatal encontra-se na Figura 1.

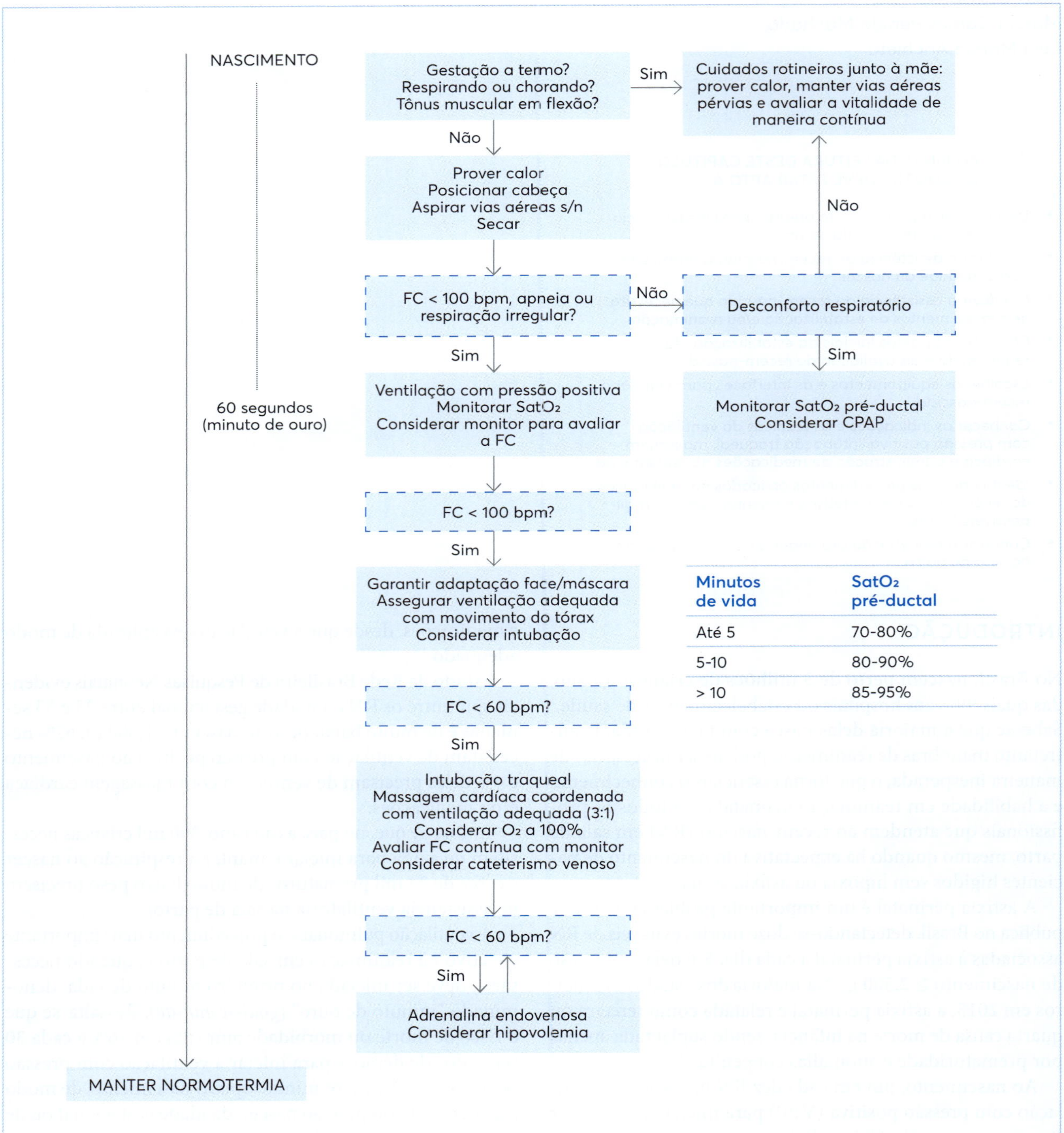

Minutos de vida	$SatO_2$ pré-ductal
Até 5	70-80%
5-10	80-90%
> 10	85-95%

Figura 1 Fluxograma da reanimação neonatal do Programa de Reanimação Neonatal da Sociedade Brasileira de Pediatria.[7,8]

bpm: batimentos por minuto; CPAP: pressão positiva contínua de vias aéreas; FC: frequência cardíaca; $SatO_2$: saturação de oxigênio.

PREPARO PARA A ASSISTÊNCIA

O preparo para atender o RN na sala de parto consiste na realização de anamnese materna, na disponibilização do material necessário e de equipe treinada em reanimação neonatal. Condições clínicas maternas, intercorrências na gravidez, no trabalho de parto ou parto e problemas com a vitalidade fetal chamam a atenção para a possibilidade de a reanimação ser necessária (Tabela 1).

Tabela 1 Condições associadas à necessidade de reanimação ao nascer[7]

Fatores antenatais	
Idade < 16 anos ou > 35 anos	Idade gestacional < 39 ou > 41 semanas
Diabetes	Gestação múltipla
Síndromes hipertensivas	Rotura prematura das membranas
Doenças maternas	Polidrâmnio ou oligoâmnio
Infecção materna	Diminuição da atividade fetal
Aloimunização ou anemia fetal	Sangramento no 2º ou 3º trimestre
Uso de medicações	Discrepância de idade gestacional e peso
Uso de drogas ilícitas	Hidropsia fetal
Óbito fetal ou neonatal anterior	Malformação fetal
Ausência de cuidado pré-natal	
Fatores relacionados ao parto	
Parto cesáreo	Anestesia geral
Uso de fórcipe ou extração a vácuo	Hipertonia uterina
Apresentação não cefálica	Líquido amniótico meconial
Trabalho de parto prematuro	Prolapso ou rotura de cordão
Parto taquitócico	Nó verdadeiro de cordão
Corioamnionite	Uso de opioides nas 4 horas anteriores ao parto
Rotura de membranas > 18 horas	Descolamento prematuro da placenta
Trabalho de parto > 24 horas	Placenta prévia
Segundo estágio do parto > 2 horas	Sangramento intraparto significativo
Padrão anormal de frequência cardíaca fetal	

Todo material necessário para a reanimação deve ser preparado, testado e estar disponível, em local de fácil acesso, antes do nascimento. Cada mesa de reanimação deve dispor do material completo. Este material é destinado a manutenção da temperatura, avaliação dos sinais vitais, aspiração de vias aéreas, ventilação, intubação e administração de medicações e está regulamentado pela Portaria do Ministério da Saúde n. 371/2014 (Tabela 2).[10]

Tabela 2 Material necessário para a reanimação neonatal na sala de parto[7,8]

Sala de parto e/ou de reanimação com temperatura ambiente de 23-26°C
• Mesa de reanimação com acesso por três lados
• Fontes de oxigênio umidificado e de ar comprimido, com fluxômetro
• *Blender* para mistura oxigênio/ar
• Aspirador a vácuo com manômetro
• Relógio de parede com ponteiro de segundos
Material para manutenção de temperatura
• Fonte de calor radiante
• Termômetro ambiente digital
• Campo cirúrgico e compressas de algodão estéreis
• Saco de polietileno de 30 x 50 cm para prematuro
• Touca de lã ou algodão
• Colchão térmico químico 25 x 40 cm para prematuro < 1.000 G
• Termômetro clínico digital
Material para avaliação
• Estetoscópio neonatal
• Oxímetro de pulso com sensor neonatal
• Monitor cardíaco de três vias com eletrodos
• Bandagem elástica para fixar o sensor do oxímetro e os eletrodos
Material para aspiração
• Sondas: traqueais n. 6, 8 e 10 e gástricas curtas n. 6 e 8
• Dispositivo para aspiração de mecônio
• Seringas de 10 mL
Material para ventilação
• Reanimador manual neonatal (balão autoinflável com volume máximo de 750 mL, reservatório de O_2 e válvula de escape com limite de 30-40 cmH_2O e/ou manômetro)
• Ventilador mecânico manual neonatal em T com circuitos próprios
• Máscaras redondas com coxim n. 00, 0 e 1
• Máscara laríngea para recém-nascido n. 1
Material para intubação traqueal
• Laringoscópio infantil com lâmina reta n. 00, 0 e 1
• Cânulas traqueais sem balonete, de diâmetro interno uniforme 2,5, 3,0, 3,5 e 4,0 mm
• Material para fixação da cânula: fita adesiva e algodão com SF
• Pilhas e lâmpadas sobressalentes para laringoscópio
• Detector colorimétrico de CO_2 expirado
Medicações
• Adrenalina 1/10.000 em 1 seringa de 5 mL para administração única endotraqueal
• Adrenalina 1/10.000 em seringa de 1 mL para administração endovenosa
• Expansor de volume (soro fisiológico) em 2 seringas de 20 mL

(continua)

Tabela 2 Material necessário para a reanimação neonatal na sala de parto[7,8] (*continuação*)

Material para cateterismo umbilical
• Campo fenestrado esterilizado, cadarço de algodão e gaze
• Pinça tipo kelly reta de 14 cm e cabo de bisturi com lâmina n. 21
• Porta agulha de 11 cm e fio agulhado mononylon 4.0
• Cateter umbilical 3,5F, 5F e 8F de PVC ou poliuretano
• Torneira de três vias
Outros
• Luvas e óculos de proteção individual para os profissionais de saúde
• Gazes esterilizadas e álcool etílico
• Cabo e lâmina de bisturi
• Tesoura de ponta romba e clampeador de cordão umbilical

Considerando-se a frequência de RN que precisam de algum procedimento de reanimação e a rapidez com que tais manobras devem ser iniciadas, é fundamental que pelo menos um profissional capaz de iniciar de forma adequada a reanimação neonatal esteja presente em todo parto, de preferência o pediatra. A única responsabilidade desse profissional deve ser o atendimento ao RN. Quando se antecipa o nascimento de um concepto de alto risco, dois a três profissionais treinados e capacitados a reanimar o RN de maneira plena, rápida e efetiva, pelo menos um deles pediatra, devem estar presentes na sala de parto. No caso do nascimento de gemelares, é importante dispor de material e equipe próprios para cada criança. A Sociedade Brasileira de Pediatria recomenda a presença do pediatra em todo nascimento.

A divisão de tarefas e responsabilidades de cada membro da equipe, com a definição de quem será o líder antes do nascimento, permite a atuação coordenada e a comunicação efetiva em alça fechada, o que confere atendimento com qualidade e segurança ao RN. Ao final de cada ação, devem-se comunicar as ações realizadas a todos os membros da equipe.

Nesse contexto, a conversa prévia do pediatra com a gestante e seus familiares torna-se essencial a fim de estabelecer um vínculo de respeito e confiança, facilitando a comunicação sobre as condições do RN após o nascimento e os procedimentos necessários para o estabelecimento de sua vitalidade. Assim, após o *briefing*, a anamnese materna, o preparo dos equipamentos e materiais e da própria sala de parto e a conversa com a família, a equipe estará pronta para atender o nascimento.

Para a recepção do RN, utilizar as precauções-padrão que compreendem a higienização das mãos e o uso de luvas, aventais, máscaras ou proteção facial para evitar o contato do profissional com material biológico do paciente. No caso de assistência ao RN na sala de parto de mãe com *Coronavirus Disease* 2019 (Covid-19) suspeita ou confirmada, as recomendações quanto ao uso de equipamentos de proteção individual encontram-se em documento específico do PRN-SBP.[11]

AVALIAÇÃO DA VITALIDADE DO RECÉM-NASCIDO

Logo após a extração completa do concepto da cavidade uterina, avalia-se se o RN começou a respirar ou chorar e se o tônus muscular está em flexão. Após essa avaliação inicial, a vitalidade do RN passa a ser determinada por avaliação simultânea da frequência cardíaca (FC) e da respiração, sendo a FC o principal norteador da decisão de indicar as diversas manobras de reanimação. Logo após o nascimento, o RN deve respirar de maneira regular, suficiente para manter a FC acima de 100 bpm.

A FC deve ser avaliada inicialmente por meio da ausculta do precórdio com estetoscópio. Se há necessidade de qualquer procedimento de reanimação, a avaliação da FC é feita por meio do monitor cardíaco com três eletrodos.[7-9] A ausculta precordial, a palpação do cordão e o sinal de pulso na oximetria podem subestimar a FC.

Quanto ao boletim de Apgar, este não é indicado para determinar o início da reanimação nem as manobras a serem instituídas no decorrer do procedimento. No entanto, sua aplicação permite avaliar a resposta do RN às manobras realizadas e a eficácia dessas manobras (Tabela 3).[12] Se o escore é inferior a 7 no quinto minuto, recomenda-se realizá-lo a cada 5 minutos, até 20 minutos de vida.

Assistência ao recém-nascido a termo com boa vitalidade ao nascer

Se, ao nascimento, o RN é de termo, está respirando ou chorando, com tônus muscular em flexão, independentemente do aspecto do líquido amniótico, ele não necessita de nenhuma manobra de reanimação. Nesse caso, o RN é colocado junto à mãe, com atenção a normotermia (36,5-37,5°C), manutenção das vias aéreas pérvias e avaliação da vitalidade de maneira contínua (Figura 1).[7,8]

Recomenda-se que, no RN a termo, saudável e com boa vitalidade ao nascer, o clampeamento do cordão umbilical seja realizado no mínimo 60 segundos após a extração do concepto do útero materno. O clampeamento tardio do cordão, quando comparado ao clampeamento imediato, é benéfico com relação à concentração de hemoglobina nas primeiras 24 horas após o nascimento e à concentração de ferritina nos primeiros 3 a 6 meses, embora possa elevar a frequência de policitemia.[9] Desse modo, cuidado deve ser dirigido ao aparecimento e ao acompanhamento da icterícia nos primeiros dias de vida.

No RN de termo com boa vitalidade ao nascer, é fundamental proporcionar o contato pele-a-pele com a mãe. O contato íntimo evoca comportamentos que preenchem as necessidades fisiológicas básicas e iniciá-lo imediatamente ao nascimento permite o seu estabelecimento em período neurossensorial importante para a programação fisiológica e o comportamento futuro.[13] Revisão sistemática de 38 ensaios clínicos com 3.472 mulheres e RN de 32 países concluiu que o contato pele-a-pele ao nascimento promove o aleitamento materno. Os RN de mães que realizam contato pele-a-pele,

Tabela 3 Boletim de Apgar ampliado[12]

Idade gestacional: ___________

Sinal	0	1	2	1 min.	5 min.	10 min.	15 min.	20 min.
Frequência cardíaca	Ausente	< 100 bpm	> 100 bpm					
Respiração	Ausente	Irregular	Regular/ choro forte					
Tônus muscular	Flacidez total	Alguma flexão	Movimentos ativos					
Irritabilidade reflexa (resposta ao estímulo tátil)	Ausente	Careta	Choro ou movimento de retirada					
Cor	Cianose/ palidez	Corpo róseo Extremidades cianóticas	Corpo e extremidades róseos					
			TOTAL					
Comentários:			**Reanimação**					
			Minutos	1	5	10	15	20
			O_2 suplementar					
			VPP com máscara					
			VPP com cânula					
			CPAP nasal					
			Massagem cardíaca					
			Adrenalina/expansor					

bpm: batimentos por minuto; CPAP: pressão positiva contínua nas vias aéreas; VPP: ventilação com pressão positiva com balão/ventilador manual.

quando comparados àqueles sem esse contato, recebem aleitamento materno em maior frequência por 1-4 meses após o parto [risco relativo (RR) 1,24: IC 95% 1,07-1,43; 887 participantes em quatro estudos] e a primeira mamada tem maior probabilidade de ocorrer com sucesso (RR 1,32; IC 95% 1,04-1,67; 575 participantes em cinco estudos).[14] De acordo com o passo 4 da Iniciativa Hospital Amigo da Criança, o contato pele-a-pele do RN com a mãe deve ser realizado imediatamente após o nascimento durante pelo menos por 1 hora e as mães devem ser auxiliadas para iniciar a amamentação nos primeiros 30 minutos após o nascimento.[15] Adicionalmente, a Organização Mundial da Saúde recomenda que a amamentação seja iniciada na primeira hora de vida, pois se associa a maior duração da amamentação, melhor interação mãe-bebê e menor risco de hemorragia materna.[16]

Ressalta-se que o contato pele-a-pele com a mãe imediatamente após o nascimento deve ser sempre realizado com o cuidado de se evitar hipotermia (< 36,5°C), cobrindo-se o RN com campos ou toalhas pré-aquecidos durante todo o procedimento.

Quanto à assistência ao RN com boa vitalidade ao nascer, as diretrizes do Ministério da Saúde preconizam: não realizar a aspiração de orofaringe ou nasofaringe sistemática do RN saudável; não realizar a passagem sistemática de sonda nasogástrica e nem retal para descartar atresias no RN saudável; realizar a profilaxia da oftalmia neonatal em até 4 horas após o nascimento; evitar a separação mãe-filho na primeira hora após o nascimento para procedimentos rotineiros, como pesar, medir e dar banho, a não ser que os procedimentos sejam solicitados pela mãe ou sejam realmente necessários para o cuidado imediato do RN; estimular o início precoce do aleitamento materno, idealmente na primeira hora de vida; registrar temperatura corporal, peso, comprimento e circunferência cefálica após a primeira hora de vida; realizar exame físico inicial para detectar qualquer anormalidade física maior e para identificar problemas que possam requerer transferência.[17-19]

PASSOS INICIAIS DA ESTABILIZAÇÃO/ REANIMAÇÃO

Neonatos com idade gestacional diferente do termo (< 37 semanas ou ≥ 42 semanas) e aqueles de qualquer idade gestacional que não iniciam movimentos respiratórios regulares e/ou aqueles em que o tônus muscular está flácido precisam ser conduzidos à mesa de reanimação, indicando-se a realização dos seguintes passos: prover calor, posicionar a cabeça em leve extensão, aspirar boca e narinas, se necessário, e secar a cabeça e o corpo. Tais passos devem ser executados em, no máximo, 30 segundos.[7,8] Vale a observação que, imediatamente após o nascimento, se o neonato com idade gestacional entre 34 e 36 semanas ou ≥ 42 semanas está respirando ou chorando com tônus muscular em flexão, indica-se clampear o cordão tardiamente, depois de 60 segundos, para, a seguir, realizar os passos iniciais da estabilização acima descritos.

O primeiro passo consiste em manter a temperatura corporal entre 36,5 e 37,5°C. Para diminuir a perda de calor, é importante pré-aquecer a sala de parto e a sala onde serão realizados os procedimentos de reanimação, mantendo temperatura ambiente de 23-26°C. Após o clampeamento do cordão, o RN é recepcionado em campos aquecidos e colocado sob calor radiante.

Nos neonatos com idade gestacional ≥ 34 semanas, após a colocação sob fonte de calor radiante e a realização das medidas para manter as vias aéreas pérvias, secar o corpo e a região da fontanela e desprezar os campos úmidos. Cuidado especial deve ser dirigido no sentido de evitar a hipertermia, pois pode agravar a lesão cerebral em pacientes asfixiados.

Em pacientes com idade gestacional < 34 semanas, recomenda-se o uso do saco plástico transparente de polietileno de 30 x 50 cm. Assim, logo depois de posicionar o RN sob fonte de calor radiante e antes de secar, introduz-se o corpo, exceto a face, dentro do saco plástico e, a seguir, realizam-se as manobras necessárias. Tal prática deve ser suplementada pelo emprego de touca dupla (plástico e lã/algodão) para reduzir a perda de calor na região da fontanela.

A fim de manter a permeabilidade das vias aéreas, posiciona-se a cabeça do RN com leve extensão do pescoço. Evitar a hiperextensão ou a flexão exagerada dele. Por vezes, é necessário colocar um coxim sob os ombros do neonato para facilitar o posicionamento adequado da cabeça. Na sequência, se houver excesso de secreções nas vias aéreas, a boca e depois as narinas são aspiradas delicadamente com sonda traqueal conectada ao aspirador a vácuo, sob pressão máxima aproximada de 100 mmHg. A aspiração da hipofaringe deve ser evitada, pois pode causar atelectasia, trauma e prejudicar o estabelecimento de uma respiração efetiva.

Uma vez realizados os passos iniciais da reanimação, avaliam-se a FC e a respiração. Se houver vitalidade adequada, com FC > 100 bpm e respiração rítmica e regular, o RN deverá receber os cuidados rotineiros na sala de parto.

Se o paciente, após os passos iniciais, não apresenta melhora, indicam-se a VPP e a colocação dos eletrodos do monitor cardíaco e do sensor neonatal do oxímetro de pulso.[7,8]

LÍQUIDO AMNIÓTICO MECONIAL

Como a presença de líquido amniótico meconial pode indicar sofrimento fetal e aumentar o risco de necessidade de reanimação, a equipe responsável pelos cuidados ao RN deve incluir um médico apto a realizar a intubação traqueal, presente no momento do nascimento.

Na vigência de líquido amniótico meconial, independentemente de sua viscosidade, a aspiração de orofaringe e nasofaringe ao desprendimento do polo cefálico do concepto não deve ser realizada.[9] Logo após o nascimento, se o RN é de termo, está respirando ou chorando e com tônus muscular em flexão, ele apresenta boa vitalidade e deve continuar junto de sua mãe depois do clampeamento do cordão. Se o RN com líquido amniótico meconial é pré-termo tardio ou pós-termo ou não iniciou movimentos respiratórios regulares ou o tônus muscular está flácido, é necessário levá-lo à mesa de reanimação e realizar os passos iniciais, sendo prudente incluir a aspiração de vias aéreas superiores. Ou seja: prover calor, posicionar o pescoço em leve extensão, aspirar boca e narinas suavemente com sonda traqueal n. 10 e secar o neonato. Tais passos devem ser executados em, no máximo, 30 segundos. A seguir, se a avaliação mostra que o RN está com respiração espontânea regular e FC >100 bpm, sempre que possível, ainda na sala de parto, deixá-lo em contato pele-a-pele com a mãe, coberto com tecido de algodão seco e aquecido. De maneira continuada, observar a atividade, o tônus muscular e a respiração/choro.

No RN com líquido amniótico meconial de qualquer viscosidade levado à mesa de reanimação para os passos iniciais, que apresenta apneia, respiração irregular e/ou FC < 100 bpm, é fundamental iniciar a VPP com máscara facial e ar ambiente nos primeiros 60 segundos de vida. A laringoscopia direta imediata com ou sem aspiração traqueal não deve ser realizada. Raramente, o RN necessita de intubação e aspiração traqueal para desobstruir a traqueia.[9,20]

VENTILAÇÃO COM PRESSÃO POSITIVA

O ponto crítico para o sucesso da reanimação neonatal é a ventilação pulmonar adequada, com a finalidade de inflar os pulmões do RN e, com isso, levar à dilatação da vasculatura pulmonar e à hematose apropriada. Assim, após os cuidados para manter a temperatura e a permeabilidade das vias aéreas, a presença de apneia, respiração irregular e/ou FC < 100 bpm indica a VPP. Esta precisa ser iniciada nos primeiros 60 segundos de vida ("minuto de ouro"). A ventilação pulmonar é o procedimento mais simples, importante e efetivo na reanimação do RN em sala de parto.

Para discutir a VPP, é necessário entender qual a concentração de oxigênio suplementar a ser utilizada, como controlar a oferta de oxigênio, quais os equipamentos disponíveis para a ventilação efetiva e qual a técnica recomendada.

Oxigênio suplementar

Para ventilar o RN, é necessário decidir a concentração de oxigênio a ser ministrada. Metanálise indica que neonatos com idade gestacional de 35 semanas ou mais e ventilados com ar ambiente, comparados aos ventilados com oxigênio a 100%, iniciam a respiração espontânea e revertem a bradicardia mais rapidamente, além de haver redução relativa de 27% da mortalidade hospitalar.[21] Assim, após os passos iniciais, se o RN ≥ 34 semanas apresentar apneia, respiração irregular e/ou FC < 100 bpm, deve-se iniciar a ventilação com ar ambiente.[7-9]

Uma vez iniciada a ventilação, monitorar a oferta do oxigênio suplementar pela oximetria de pulso. Aplicar o sensor neonatal na região do pulso radial do membro superior direito e, a seguir, conectá-lo ao cabo do oxímetro. A leitura confiável da saturação de oxigênio ($SatO_2$) demora 1 a 2 minutos após o nascimento, desde que haja débito cardíaco suficiente, com perfusão periférica. Os valores desejáveis de $SatO_2$ variam de acordo com o tempo de vida (Figura 1). A concentração de oxigênio oferecida deve ser ajustada por meio de um *blender*, de acordo com a $SatO_2$ desejável. Quando o RN ≥ 34 semanas não melhora e/ou não atinge os valores desejáveis de $SatO_2$ com a VPP em ar ambiente, recomenda-se, em primeiro lugar, rever a técnica da ventilação. A necessidade de oxigênio suplementar em RN ≥ 34 semanas é excepcional se a VPP é feita com a técnica adequada.

Em relação aos RN pré-termo, as pesquisas ainda não responderam qual a concentração de oxigênio ideal para iniciar a reanimação, entretanto a maioria dos RN ≤ 32 semanas precisa de oxigênio suplementar.[22] Se, por um lado, o uso de ar ambiente na ventilação de prematuros, durante a reanimação em sala de parto, pode não ser suficiente para que tais pacientes atinjam uma oxigenação adequada, o emprego de oxigênio a 100% pode ser excessivo e deletério, contribuindo para lesões inflamatórias em pulmões e sistema nervoso central. Recomenda-se, atualmente, utilizar a concentração inicial de 30%, aumentando-a ou reduzindo-a por meio de um *blender*, de modo a manter a FC > 100 bpm nos minutos iniciais de vida e a $SatO_2$ nos limites demonstrados na Figura 1. Só aumentar a oferta de oxigênio depois de certificar-se de que a técnica da ventilação está adequada.[7-9]

Equipamentos para a ventilação e interfaces

Os equipamentos empregados para ventilar o RN em sala de parto compreendem, na prática clínica, o balão autoinflável e o ventilador mecânico manual em T.

O balão autoinflável não necessita de fonte gás para funcionar, tratando-se de equipamento de baixo custo, que permite a ventilação efetiva do RN em sala de parto. A quantidade de escape de ar entre face e máscara e a complacência pulmonar são pontos críticos na efetividade da ventilação com balão autoinflável e máscara facial. A pressão inspiratória máxima a ser administrada é limitada pela válvula de escape, ativada em 30 a 40 cmH_2O para evitar o barotrauma. Dentre as desvantagens do equipamento, ressaltam-se a impossibilidade de fornecer um pico de pressão inspiratória, a ativação variável da válvula de segurança e a falta de pressão expiratória final positiva (PEEP) confiável. No balão autoinflável, o uso do manômetro ajuda a monitorar a pressão inspiratória oferecida ao RN, mas o controle dessa pressão deve ser feito manualmente pelo profissional de saúde. Além disso, o balão autoinflável fornece concentração de oxigênio apenas de 21% (ar ambiente, quando não está conectado ao oxigênio e ao reservatório) ou de 90 a 100% (conectado à fonte de oxigênio a 5 L/minuto e ao reservatório). A oferta de concentrações intermediárias de oxigênio varia de acordo com o fluxo de oxigênio, a pressão exercida no balão, o tempo de compressão, a frequência aplicada e o fabricante do balão. De qualquer maneira, o balão autoinflável deve estar sempre disponível em toda sala de parto.

O ventilador mecânico manual em T tem sido empregado de maneira crescente na reanimação neonatal. Trata-se de dispositivo controlado a fluxo e limitado a pressão. Para o funcionamento do ventilador, há necessidade de uma fonte de gás comprimido. A concentração de oxigênio ao paciente pode ser titulada quando o equipamento está ligado ao *blender* que, por sua vez, está conectado às fontes de ar comprimido e de oxigênio. Além de seu manuseio ser relativamente fácil, o ventilador mecânico manual em T permite administrar pressão inspiratória e PEEP constantes, ajustáveis de acordo com a resposta clínica do RN.

Desde 2020, o ILCOR recomenda o uso do ventilador mecânico manual em T para todos os RN, desde que a sala de parto/recepção tenha gás pressurizado disponível. Estudos em animais sugerem benefício no uso de dispositivos que fornecem níveis controlados de PEEP e pressão inspiratória de pico (PIP) para auxiliar no estabelecimento da capacidade residual funcional pulmonar durante a transição intrauterina para extrauterina e reduzir a lesão pulmonar secundária ao barotrauma. Já estudos experimentais e em manequins demonstram pressões e volumes correntes mais consistentes ao usar o ventilador mecânico manual em T que o balão autoinflável. Além disso, a redução na incidência de displasia broncopulmonar sugere que o uso do ventilador mecânico manual em T pode ter maior benefício para RN prematuros.[5,8,23]

Quanto à interface entre o equipamento para ventilação e o paciente, pode-se utilizar a máscara facial, a cânula traqueal ou a máscara laríngea.

A máscara facial deve ser constituída de material maleável transparente ou semitransparente, borda acolchoada e planejada para possuir um espaço morto < 5 mL. As máscaras faciais estão disponíveis em três tamanhos: para o RN a termo, prematuro e prematuro extremo. O emprego de máscara de tamanho adequado, de tal forma que cubra a ponta do queixo, a boca e o nariz, é fundamental para obter um ajuste correto entre face e máscara e garantir o sucesso da ventilação.

Já as cânulas traqueais devem ser de diâmetro uniforme sem balão, com linha radiopaca e marcador de corda vocal. A Tabela 4 mostra o diâmetro da cânula traqueal conforme a idade gestacional e o peso estimado.

Uma via alternativa à intubação traqueal é a inserção da máscara laríngea.[7] Embora existam vários modelos de máscara laríngea, de maneira geral elas são constituídas de uma cânula curta conectada a uma máscara pequena e flexível, com o coxim inflável. A máscara é inserida pela boca do RN e avançada até que a sua ponta quase atinja o esôfago. A insuflação da máscara nesse momento permite que ela recubra a glote, de tal maneira que a ventilação feita pelo balão autoinflável ou pelo ventilador mecânico manual em T na cânula conectada a essa máscara é direcionada predominantemente à traqueia. Não há necessidade de visualização da laringe ou o uso de equipamentos para a sua inserção. A máscara laríngea é uma alternativa interessante para RN em que a ventilação com balão e máscara não foi efetiva, antes da intubação traqueal, ou para aqueles em que a intubação não foi conseguida ou quando não há profissionais com *expertise* para a intubação em sala de parto. O seu uso é recomendado para RN ≥ 34 semanas com peso > 2.000 g.[7] Ape-

Tabela 4 Material para intubação traqueal de acordo com idade gestacional ou peso estimado ao nascer[7,8]

Idade gestacional (semanas)	Peso estimado (g)	Cânula traqueal (mm)	Sonda traqueal (F)	Lâmina reta (n.)
< 28	< 1.000	2,5	6	00
28-34	1.000-2.000	3,0	6 ou 8	0
34-38	2.000-3.000	3,5	8	1
> 38	> 3.000	3,5 ou 4,0	8	1

sar de ser uma alternativa interessante, é preciso lembrar que as máscaras laríngeas para uso neonatal não estão facilmente disponíveis e têm custo elevado no mercado brasileiro.

VENTILAÇÃO COM PRESSÃO POSITIVA COM BALÃO AUTOINFLÁVEL E MÁSCARA FACIAL

O emprego da VPP com balão e máscara, na reanimação neonatal em sala de parto, deve ser feito na frequência de 40 a 60 movimentos/minuto, de acordo com a regra prática "*aperta/solta/solta...*". Quanto à pressão a ser aplicada, esta deve ser individualizada para que o RN alcance e mantenha FC > 100 bpm. De modo geral, iniciar com pressão inspiratória ao redor de 20 cmH_2O, podendo raramente alcançar 30 a 40 cmH_2O naqueles pacientes com pulmões muito imaturos ou muito doentes. É obrigatória a monitoração da pressão oferecida pelo balão por meio de manômetro.

Extensa revisão sistemática com metanálise evidencia que o uso de insuflação sustentada, maior do que 5 segundos, em RN pré-termo durante a VPP ao nascimento, não mostra benefícios e sugere prejuízo potencial, com aumento do risco de morte hospitalar em RN < 28 semanas de idade gestacional.[24] Com base nesses dados, para RN prematuros que recebem VPP ao nascimento, não está indicado o uso rotineiro de insuflação sustentada inicial superior a 5 segundos, sendo esta considerada apenas no contexto da pesquisa. Já no RN a termo ou no prematuro tardio que recebe VPP para bradicardia ou respiração ineficaz ao nascimento, não é possível recomendar nenhuma duração específica para iniciar as insuflações.[9]

Durante a VPP, devem-se observar a adaptação da máscara à face do RN, a permeabilidade das vias aéreas e a expansibilidade pulmonar. A ventilação efetiva produz a elevação da FC e, depois, o estabelecimento da respiração espontânea. Se, após 30 segundos de VPP, o paciente apresentar FC >100 bpm e respiração espontânea e regular, suspender o procedimento.

É importante ressaltar que, de cada 10 RN que recebem VPP com balão autoinflável e máscara facial ao nascer, nove melhoram e não precisam de outros procedimentos de reanimação.

Considera-se falha se, após 30 segundos de VPP, o RN mantém FC < 100 bpm ou não retoma a respiração espontânea rítmica e regular. Nesse caso, verificar o ajuste entre a face e a máscara, a permeabilidade das vias aéreas (posicionando a cabeça, aspirando secreções e mantendo a boca do RN aberta) e a pressão no balão, corrigindo o que for necessário. Se o RN, após a correção da técnica da ventilação, não melhorar, está indicado o uso da cânula traqueal como interface para a VPP. Recomenda-se, durante períodos prolongados de ventilação, a inserção de uma sonda orogástrica para diminuir a distensão gástrica.

VENTILAÇÃO COM PRESSÃO POSITIVA COM BALÃO AUTOINFLÁVEL E CÂNULA TRAQUEAL

As situações mais frequentes para a indicação de ventilação por cânula traqueal em sala de parto incluem: ventilação com máscara facial não efetiva, ou seja, se após a correção de possíveis problemas técnicos relacionados ao seu uso, não há melhora clínica do RN; ventilação com máscara facial prolongada, ou seja, se o paciente não retoma a respiração espontânea; e necessidade de massagem cardíaca. Além dessas situações, a ventilação com cânula traqueal e a inserção imediata de sonda gástrica são indicadas nos pacientes portadores de hérnia diafragmática que necessitam de VPP.[7,8]

A indicação da intubação no processo de reanimação depende da habilidade e da experiência do profissional responsável pelo procedimento. Em mãos menos experientes, existe elevado risco de complicações, como hipoxemia, apneia, bradicardia, pneumotórax, laceração de tecidos moles, perfuração de traqueia ou esôfago, além de maior risco de infecção. Vale lembrar que cada tentativa de intubação deve durar, no máximo, 30 segundos. Em caso de insucesso, o procedimento é interrompido e a VPP com balão e máscara é iniciada, sendo realizada nova tentativa de intubação após estabilizar o paciente.

A confirmação da posição da cânula é obrigatória, podendo ser realizada por meio da inspeção do tórax, ausculta das regiões axilares e gástrica e observação da FC. Entretanto, o método preferencial para confirmar a posição da cânula é a detecção de dióxido de carbono (CO_2) exalado, por ser objetivo e rápido. A técnica colorimétrica é a mais utilizada, com o detector pediátrico posicionado entre o conector da cânula e o balão/ventilador. A única situação em que tal técnica apresenta resultados falso-negativos ocorre quando há má perfusão pulmonar. Infelizmente, os detectores colorimétricos de CO_2 não são facilmente disponíveis no mercado brasileiro.

Após a intubação, inicia-se a ventilação com balão autoinflável na mesma frequência e pressão descritas para a ventilação com balão e máscara. Considera-se que houve melhora se o RN apresentar FC > 100 bpm e movimentos respiratórios espontâneos e regulares. Nessa situação, a ventilação é suspensa e o RN extubado. Há falha se, após 30 segundos de VPP com balão e cânula traqueal, o RN mantém FC < 100 bpm ou não retoma a respiração espontânea. Nesse caso, verificar a posição da cânula, a permeabilidade das vias aéreas e a pressão no balão, corrigindo o que for necessário. A Tabela 5 mostra a profundidade de inserção da cânula traqueal conforme a idade gestacional, ou seja, a marca, em centímetros, a ser fixada no lábio superior. Se o RN mantém a FC < 60 bpm, estão indicadas a oferta de oxigênio suplementar e a massagem cardíaca.

Tabela 5 Profundidade de inserção da cânula traqueal conforme a idade gestacional[7,8]

Idade gestacional (semanas)	Marca no lábio superior (cm)
23-24	5,5
25-26	6,0
27-29	6,5
30-32	7,0
33-34	7,5
35-37	8,0
38-40	8,5
41 ou mais semanas	9,0

VENTILADOR MECÂNICO MANUAL EM T COM MÁSCARA FACIAL OU CÂNULA TRAQUEAL

Para o uso do ventilador mecânico manual em T, deve-se fixar o fluxo gasoso em 5-15 L/minuto, limitar a pressão máxima do circuito em 30-40 cmH_2O, selecionar a pressão inspiratória a ser aplicada em cada ventilação, em geral ao redor de 20-25 cmH_2O, e ajustar a PEEP ao redor de 5 cmH_2O. A concentração de oxigênio inicial depende da idade gestacional: em RN < 34 semanas ajustar em 30% e, nos ≥ 34 semanas, começar com O_2 a 21% (ar ambiente). O ajuste da concentração de O_2 necessária deve ser guiado pela oximetria de pulso. Ventilar com frequência de 40 a 60 movimentos por minuto (*ocluuui-solta-solta*..., sendo o "*ocluuui*" relacionado à oclusão do orifício da peça T). A conduta diante da melhora ou não do paciente está descrita nos itens anteriores.[7,8]

VENTILADOR MECÂNICO MANUAL EM T E APLICAÇÃO DE PRESSÃO POSITIVA CONTÍNUA NAS VIAS AÉREAS

Uma vez feitos os passos iniciais da reanimação, se o RN ≤ 34 semanas apresentar respiração espontânea e FC >100 bpm, mas mostrar desconforto respiratório e/ou $SatO_2$ abaixo da esperada na transição normal, indica-se o uso de pressão positiva contínua de vias aéreas (CPAP).[7-9]A aplicação de CPAP pode ser feita por meio da máscara conectada ao circuito do ventilador mecânico manual em T, com pressão de 4-6 cmH_2O e fluxo gasoso de 5-15 L/minuto, estando a máscara firmemente ajustada à face do paciente. A quantidade de oxigênio a ser ofertada deve ser a menor possível para manter a $SatO_2$ dentro dos limites estabelecidos na Figura 1. Vale lembrar que não é possível aplicar CPAP por meio do balão autoinflável e que o uso de prongas nasais na sala de parto, como interface para a aplicação de CPAP, é possível, mas de difícil fixação.[8]

MASSAGEM CARDÍACA

A asfixia pode desencadear vasoconstrição periférica, hipoxemia tecidual, diminuição da contratilidade miocárdica, bradicardia e, eventualmente, parada cardíaca. A ventilação adequada reverte esse quadro na maioria dos pacientes. A massagem cardíaca só é iniciada se o RN persistir com FC < 60 bpm, após 30 segundos de VPP com técnica adequada e uso de oxigênio 60-100%. Como a massagem cardíaca diminui a eficácia da ventilação, as compressões só devem ser iniciadas quando a expansão e a ventilação pulmonares estiverem bem estabelecidas.

A compressão cardíaca é realizada no terço inferior do esterno por meio da técnica dos dois polegares, com os polegares sobrepostos posicionados logo abaixo da linha intermamilar, poupando-se o apêndice xifoide. As palmas das mãos e os outros dedos devem circundar o tórax do RN.[7-9] O profissional de saúde que vai executar a massagem cardíaca se posiciona atrás da cabeça do RN, enquanto aquele que ventila se desloca para um dos lados. Comprimir um terço da dimensão anteroposterior do tórax, de maneira a produzir um pulso palpável. É importante permitir a expansão plena do tórax após a compressão para que ocorra o enchimento das câmaras ventriculares e das coronárias; no entanto, os dedos não devem ser retirados do terço inferior do tórax. As complicações da massagem cardíaca incluem a fratura de costelas, com pneumotórax e hemotórax, e a laceração de fígado.

No RN, a ventilação e a massagem cardíaca são realizadas de forma sincrônica, mantendo-se uma relação de 3:1, ou seja, três movimentos de massagem cardíaca para um movimento de ventilação, com uma frequência de 120 eventos por minuto (90 compressões e 30 ventilações por minuto).[7-9] A massagem deve continuar enquanto a FC estiver < 60 bpm. A VPP, durante a massagem cardíaca, deve ser aplicada por cânula traqueal e oxigênio a 100%. É importante manter a qualidade das compressões cardíacas (localização, profundidade e ritmo), interrompendo a massagem apenas para oferecer a ventilação. Deve-se manter a massagem cardíaca coordenada com a ventilação por 60 segundos, antes de reavaliar a FC, pois este é o tempo mínimo para que a massagem cardíaca efetiva possa restabelecer a pressão de perfusão coronariana.

A melhora é considerada quando, após a VPP acompanhada de massagem cardíaca, o RN apresenta FC > 60 bpm. Nesse momento, interrompe-se apenas a massagem cardíaca. Caso o paciente apresente respirações espontâneas regulares e a FC atinja valores > 100 bpm, a ventilação também é suspensa. A oferta de O_2 deve ser titulada de acordo com a oximetria de pulso. Em geral, quando o paciente recebeu massagem cardíaca na sala de parto, é prudente transportá-lo intubado à unidade de terapia intensiva neonatal em incubadora de transporte, com concentração de oxigênio suficiente para manter a $SatO_2$ nos limites desejáveis (Figura 1), sendo a extubação decidida de acordo com a avaliação global do RN na unidade.

Considera-se a falha do procedimento se, após 60 segundos de VPP com cânula traqueal e oxigênio a 100% acompanhada de massagem cardíaca, o RN mantém FC < 60 bpm. Nesse caso, verificar a posição da cânula traqueal, a permeabilidade das vias aéreas e a pressão de ventilação, além da técnica da massagem cardíaca propriamente dita, corrigindo o que for necessário. Se, após a correção da técnica da VPP e massagem, não houver melhora, considera-se o cateterismo venoso umbilical de urgência e indica-se a adrenalina.

ADMINISTRAÇÃO DE ADRENALINA E EXPANSOR DE VOLUME

A bradicardia neonatal é, em geral, resultado da insuflação pulmonar insuficiente e/ou de hipoxemia profunda. A ventilação adequada é o passo mais importante para corrigir a bradicardia. Quando a FC permanece < 60 bpm, a despeito de ventilação efetiva por cânula traqueal com oxigênio a 100% acompanhada de massagem cardíaca adequada por no mínimo 60 segundos, o uso de adrenalina e, eventualmente, do expansor de volume está indicado. A diluição, o preparo, a dose e a via de administração estão descritos na Tabela 6. Bicarbonato de sódio não é recomendado na reanimação do RN ao nascimento.[7-9]

O cateterismo venoso umbilical de urgência é o procedimento indicado para administrar adrenalina endovenosa por ser de acesso fácil e rápido. Nos casos em que o cateterismo umbilical não é possível ou quando os profissionais que estão reanimando o RN não estão habilitados a cateterizar a veia umbilical, uma alternativa para a administração de medicações é a via intraóssea. Para a punção intraóssea, é necessário material adequado e profissional apto a realizar o procedimento. Vale lembrar que existem relatos de graves complicações em RN submetidos à punção intraóssea.[9] Ou seja, o cateterismo venoso umbilical é o procedimento de eleição para garantir um acesso venoso central, quando as medicações estão indicadas na reanimação neonatal.

O cateter venoso umbilical deve ser inserido apenas 1 ou 2 cm após o ânulo, mantendo-o periférico, de modo a evitar sua localização em nível hepático. Também é preciso cuidado na manipulação do cateter para que não ocorra embolia gasosa.

Enquanto o acesso venoso é obtido, pode ser administrada a adrenalina por via traqueal, uma única vez, na dose de 0,05-0,10 mg/kg, pois a absorção da medicação por via pulmonar é lenta, imprevisível e com resposta, em geral, insatisfatória.[7-9]

A adrenalina está indicada quando a ventilação adequada e a massagem cardíaca efetiva não elevaram a FC acima de 60 bpm. O RN asfíxico apresenta, em geral, uma acidose metabólica grave, o que promove vasodilatação e resistência vascular sistêmica muito baixa. Acredita-se que a administração de adrenalina induza à vasoconstrição periférica, com aumento da resistência vascular sistêmica e da pressão e fluxo sanguíneo coronariano. Recomenda-se sua administração por via endovenosa na dose de 0,01-0,03 mg/kg. Doses elevadas de adrenalina (> 0,1 mg/kg) não devem ser empregadas, pois levam a hipertensão arterial grave, diminuição da função miocárdica e piora do quadro neurológico. Quando não há reversão da bradicardia com o uso da adrenalina, pode-se repeti-la a cada 3-5 minutos (sempre por via endovenosa) e considerar uso do expansor de volume caso o paciente esteja pálido ou existem evidências de choque.

O expansor de volume pode ser necessário em RN com hipovolemia. A suspeita é feita se há perda de sangue e/ou se existem sinais de choque hipovolêmico, como palidez, má perfusão e pulsos débeis, e não houve resposta adequada da FC às outras medidas de reanimação. Entretanto, deve-se

Tabela 6 Medicações para reanimação do recém-nascido na sala de parto[7,8]

	Adrenalina endovenosa	Adrenalina endotraqueal	Expansor de volume
Diluição	1:10.000 1 mL adrenalina 1:1.000 em 9 mL de SF	1:10.000 1 mL adrenalina 1:1.000 em 9 mL de SF	SF
Preparo	1 mL	5 mL	2 seringas de 20 mL
Dose	0,1-0,3 mL/kg	0,5-1 mL/kg	10 mL/kg EV
Peso ao nascer			
1 kg	0,1-0,3 mL	0,5-1 mL	10 mL
2 kg	0,2-0,6 mL	1-2 mL	20 mL
3 kg	0,3-0,9 mL	1,5-3 mL	30 mL
4 kg	0,4-1,2 mL	2-4 mL	40 mL
Velocidade e precauções	Infundir rápido na veia umbilical seguido por 0,5-1 mL de SF	Infundir na cânula traqueal e ventilar. USO ÚNICO	Infundir na veia umbilical lentamente, em 5 a 10 minutos

ressaltar que, quando não há história de perda de sangue, não há evidências de benefícios com o uso de expansor de volume em RN submetidos à reanimação prolongada e que não responderam às manobras de reanimação avançada.[7-9]

A expansão de volume é feita com soro fisiológico a 0,9% na dose de 10 mL/kg, que pode ser repetida a critério clínico. Administrar o volume lentamente, em especial nos prematuros, pois a expansão rápida da volemia se associa à hemorragia intracraniana. Com o uso do expansor, são esperados o aumento da pressão arterial e a melhora dos pulsos e da palidez. Se não houver resposta, verificar a posição da cânula traqueal, a técnica da ventilação e da massagem e a permeabilidade da via de acesso vascular.

Vale lembrar que apenas um em cada mil neonatos requer procedimentos avançados de reanimação (intubação traqueal, massagem cardíaca e/ou medicações), quando a VPP é aplicada de maneira rápida e efetiva.

REANIMAÇÃO PROLONGADA E ASPECTOS ÉTICOS

A falha em atingir o retorno da circulação espontânea no RN após 10-20 minutos de procedimentos de reanimação avançada está associada a elevado risco de óbito e à presença de sequelas moderadas ou graves do desenvolvimento neurológico dos sobreviventes. Entretanto, não há evidências de que qualquer duração específica dos esforços de reanimação possa predizer, de modo consistente, o óbito ou as sequelas graves ou moderadas nos sobreviventes.[9]

O índice de Apgar de 0 ou 1 aos 10 minutos é forte preditor de morbidade, especialmente neurológica, e de mortalidade. Contudo, estudos recentes mostram desfechos favoráveis em alguns RN com assistolia aos 10 minutos de vida, especialmente se submetidos à hipotermia terapêutica. Os dados são mais limitados quando se trata dos sobreviventes que receberam 20 minutos ou mais de reanimação avançada, porém as poucas publicações mostram que 38% de 39 RN reanimados acima de 20 minutos sobreviveram e que 6 (40%) desses 15 sobreviventes não possuíam lesão neurológica moderada ou grave.[25]

Assim, se, apesar da realização de todos os procedimentos de reanimação neonatal recomendados, o RN continua a necessitar de reanimação avançada de modo continuado, sugere-se a discussão a respeito da interrupção dos procedimentos entre a equipe que está atendendo o RN e com a família. Um tempo razoável para essa discussão é ao redor de 20 minutos depois do nascimento.[9]

A conversa com os familiares torna-se imprescindível a fim de informar sobre a gravidade do caso e o alto risco de óbito e tentar entender seus desejos e expectativas. Assim, a decisão de iniciar e prolongar a reanimação avançada deve ser individualizada e considerar fatores como a idade gestacional, a presença de malformações congênitas, a duração da agressão asfíxica, se a reanimação foi feita de modo adequado e o desejo familiar, além da disponibilidade de recursos humanos e de equipamentos técnicos para os cuidados pós-reanimação.[9]

Outro ponto de discussão relaciona-se à presença da família no ambiente em que as manobras avançadas de reanimação neonatal estão ocorrendo. Uma revisão sistemática recente não encontrou estudos de grande qualidade metodológica no contexto da reanimação em sala de parto. A análise da evidência disponível sugere ser razoável a presença da família durante os procedimentos de reanimação, desde que existam condições institucionais e vontade da família. Há necessidade de mais estudos sobre a interferência da presença da família no desempenho dos profissionais de saúde.[24]

Qualquer decisão quanto à reanimação neonatal tomada em sala de parto deve ser relatada de modo fidedigno no prontuário materno e/ou do RN.

CONSIDERAÇÕES FINAIS

O nascimento de uma criança representa a mais dramática transição fisiológica da vida humana. A ventilação pulmonar é o procedimento mais simples, importante e efetivo na reanimação em sala de parto e, quando necessária, deve ser iniciada no primeiro minuto de vida ("Minuto de Ouro"). O risco de morte ou morbidade aumenta em 16% a cada 30 segundos de demora para iniciar a VPP até o 6º minuto após o nascimento, de modo independente do peso ao nascer, da idade gestacional ou de complicações na gravidez ou no parto.[6]

Estudo que buscou identificar as dez prioridades até 2025 na agenda global em pesquisa para promover a saúde neonatal mostrou que o tema mais importante é a implementação e a disseminação em larga escala de intervenções para melhorar a qualidade da assistência durante o parto e o nascimento, sendo cinco delas relacionadas à reanimação neonatal. O nascimento seguro e o início de vida saudável são o coração do capital humano e do progresso econômico de um país.[26]

REFERÊNCIAS BIBLIOGRÁFICAS

1. Brasil. Ministério da Saúde. Portal da Saúde. Datasus: Estatísticas vitais. Disponível em: http://www2.datasus.gov.br/DATASUS. [Acessado em: 03 de abril de 2021.]
2. de Almeida MFB, Kawakami MD, Oliveira LMO, dos Santos RMV, Anchieta LM, Guinsburg R. Intrapartum-related early neonatal deaths of infants ≥ 2500 g in Brazil: 2005-2010. J Pediatr (Rio J). 2017;93(6):576-84.
3. França EB, Lansky S, Rego MAS, Malta DC, França JS, Teixeira R, et al. Leading causes of child mortality in Brazil, in 1990 and 2015: estimates from the Global Burden of Disease study. Rev Bras Epidemiol. 2017;20Suppl 01(Suppl 01):46-60.
4. Perlman JM, Risser R. Cardiopulmonary resuscitation in the delivery room. Associated clinical events. Arch Pediatr Adolesc Med. 1995;149(1):20-5.
5. Guinsburg R, de Almeida MFB, de Castro JS, Gonçalves-Ferri WA, Marques PF, Caldas JPS, et al. T-piece versus self-inflating bag ventilation in preterm neonates at birth. Arch Dis Child Fetal Neonatal Ed. 2018;103(1):F49-F55.
6. Ersdal HL, Mduma E, Svensen E, Perlman JM. Early initiation of basic resuscitation interventions including face mask ventilation may reduce birth asphyxia related mortality in low-income countries: a prospective descriptive observational study. Resuscitation. 2012;83(7):869-73.
7. De Almeida MFB, Guinsburg R. Reanimação do recém-nascido ≥ 34 semanas em sala de parto: Diretrizes 2016 da Sociedade Brasileira de Pediatria. Programa de Reanimação Neonatal. Disponível em: http//www.sbp.com.br/reanimacao. [Acessado em: 03 de abril de 2021.]

8. Guinsburg R, De Almeida MFB. Reanimação do prematuro < 34 semanas em sala de parto: Diretrizes 2016 da Sociedade Brasileira de Pediatria. Programa de Reanimação Neonatal. Disponível em: http//www.sbp.com.br/reanimacao. [Acessado em: 03 de abril de 2021.]
9. Wyckoff MH, Wyllie J, Aziz K, de Almeida MF, Fabres J, Fawke J, et al; on behalf of the Neonatal Life Support Collaborators. Neonatal Life Support: 2020 International Consensus on Cardiopulmonary Resuscitation and Emergency Cardiovascular Care Science with Treatment Recommendations. Circulation. 2020;142(suppl 1):S185-S221.
10. Brasil. Ministério da Saúde. Diretrizes para a organização da atenção integral e humanizada ao recém-nascido (RN) no Sistema Único de Saúde (SUS). Portaria SAS/MS 371; 2014. Disponível em: http://bvsms.saude.gov.br/bvs/saudelegis/sas/2014/prt0371_07_05_2014.html. [Acessado em: 03 de abril de 2021.]
11. Sociedade Brasileira de Pediatria. Programa de Reanimação Neonatal. Recomendações para assistência ao recém-nascido na sala de parto de mãe com COVID-19 suspeita ou confirmada – Atualização 2. Mai 2020. Disponível em: http//www.sbp.com.br/reanimacao. [Acessado em: 03 de abril de 2021.]
12. American Academy of Pediatrics Committee on Fetus and Newborn; American College of Obstetricians and Gynecologists Committee on Obstetric Practice. The Apgar score. Pediatrics. 2015;136(4):819-22.
13. Widstrom AM, Lilja G, Aaltomaa-Michalias P, Dahllof A, Lintula M, Nissen E. Newborn behaviour to locate the breast when skin-to-skin: a possible method for enabling early self-regulation. Acta Paediatr. 2011;100(1):79-85.
14. Moore ER, Bergman N, Anderson GC, Medley N. Early skin-to-skin contact for mothers and their healthy newborn infants. Cochrane Database Syst Rev. 2016;11(11):CD003519.
15. WHO. UNICEF. Baby-friendly hospital initiative, revised updated and expanded for integrated care. Geneva: WHO press, World Health Organization; 2009.
16. World Health Organization. E-Library of Evidence for Nutrition Actions (eLENA): Early initiation of breastfeeding. Disponível em: http://www.who.int/elena/titles/early_breastfeeding/en/. [Acessado em: 03 de abril de 2021.]
17. Brasil. Ministério da Saúde. Secretaria de Ciência, Tecnologia e Insumos Estratégicos, Departamento de Gestão e Incorporação de Tecnologias em Saúde. Diretrizes nacionais de assistência ao parto normal. Brasília: Ministério da Saúde; 2017. Disponível em: http://bvsms. saude.gov.br/bvs/publicacoes/diretrizes_nacionais_assistencia _parto_ normal.pdf. [Acessado em: 03 de abril de 2021.]
18. Sociedade Brasileira de Pediatria. Departamento de Neonatologia. Profilaxia da oftalmia neonatal por transmissão vertical. Dez 2020. Disponível em: http//www.sbp.com.br. [Acessado em: 03 de abril de 2021.]
19. Sociedade Brasileira de Pediatria. Departamento de Aleitamento Materno. Guia prático de aleitamento materno. Nov 2020. Disponível em: http//www.sbp.com.br. [Acessado em: 03 de abril de 2021.]
20. Trevisanuto D, Strand ML, Kawakami MD, Fabres J, Szyld E, Nation K, et al; International Liaison Committee on Resuscitation Neonatal Life Support Task Force. Tracheal suctioning of meconium at birth for non-vigorous infants: a systematic review and meta-analysis. Resuscitation. 2020;149:117-26.
21. Welsford M, Nishiyama C, Shortt C, Isayama T, Dawson JA, Weiner G, et al; International Liaison Committee on Resuscitation Neonatal Life Support Task Force. Room air for initiating term newborn resuscitation: a systematic review with meta-analysis. Pediatrics. 2019;143(1):e20181825.
22. Welsford M, Nishiyama C, Shortt C, Weiner G, Roehr CC, Isayama T, et al; International Liaison Committee on Resuscitation Neonatal Life Support Task Force. Initial oxygen use for preterm newborn resuscitation: a systematic review with meta-analysis. Pediatrics. 2019;143(1):e20181828.
23. Trevisanuto D, Roehr CC, Davis PG, Schmölzer GM, Wyckoff MH, Rabi Y, et al. Devices for administering PPV at birth (NLS#870 [Internet] Brussels, Belgium. International Liaison Committee on Resuscitation (ILCOR) Neonatal Life Support Task Force. Disponível em https://costr.ilcor.org. [Acessado em: 03 de abril de 2021.]
24. Kapadia VS, Urlesberger B, Soraisham A, Liley HG, Schmölzer GM, Rabi Y, et al; International Liaison Committee on Resuscitation Neonatal Life Support Task Force. Sustained lung inflations during neonatal resuscitation at birth: a meta-analysis. Pediatrics. 2021;147(1):e2020021204.
25. Foglia EE, Weiner G, de Almeida MFB, Wyllie J, Wyckoff MH, Rabi Y, Guinsburg R. Duration of resuscitation at birth, mortality, and neurodevelopment: a systematic review. Pediatrics. 2020;146(3):e20201449.
26. Lawn JE, Blencowe H, Oza S, You D, Lee AC, Waiswa P, et al. Every newborn: progress, priorities, and potential beyond survival. Lancet. 2014;384(9938):189-205.

CAPÍTULO 4

TRANSPORTE NEONATAL

Sérgio Tadeu Martins Marba
Jamil Pedro de Siqueira Caldas
Marynea Silva do Vale
Paulo de Jesus Hartmann Nader

AO FINAL DA LEITURA DESTE CAPÍTULO, O PEDIATRA DEVE ESTAR APTO A:

- Compreender o transporte neonatal como um componente logístico da regionalização da atenção perinatal.
- Conhecer e aplicar as indicações do transporte do recém-nascido de alto risco.
- Realizar transporte neonatal de maneira sistematizada segundo as normas preconizadas internacionalmente e pela SBP.
- Detectar e abordar as complicações decorrentes do transporte neonatal.

INTRODUÇÃO

O modelo de atenção perinatal em rede permite que gestantes tenham acesso aos serviços de pré-natal e atenção ao parto, de acordo com a estratificação do risco gestacional, em hospitais-maternidades que respondam ao nível de complexidade do cuidado que parturientes, puérperas e recém-nascidos demandam, com equipes interdisciplinares devidamente capacitadas e processos de trabalho definidos. A regionalização do cuidado perinatal é essencial principalmente para a organização do cuidado ao recém-nascido pré-termo (RNPT) e para os portadores de malformações congênitas graves. O cuidado perinatal em rede permite que a transferência de cuidados para um sistema de maior complexidade seja assegurada previamente ao nascimento, durante a gestação, ancorado no sistema de regulação da assistência. O transporte intraútero é recomendável mesmo em situações de risco, quando as condições fisiológicas do feto são melhores que na transferência após o nascimento.[1]

A falha ou o atraso na identificação da condição de risco materno-fetal ou a ocorrência de uma emergência obstétrica, em proporção significativa de casos, exige a prontidão das unidades perinatais de menor complexidade, na assistência ao nascimento, estabilização do RN e transporte, mesmo em países em que a regionalização está definida. Resultados de estudos científicos disponíveis mostram associação com maior risco de morte e aumento das complicações no transporte neonatal.[2-4]

O transporte pode aumentar a gravidade inerente à doença de base do RN e/ou complicações da prematuridade e, para minimizar os riscos, o transporte neonatal deverá ser feito de modo padronizado e com equipe devidamente treinada. Estudo da Canadian Neonatal Network verificou que RN transportados de modo seguro não têm piores desfechos clínicos neurológicos quando comparados com aqueles nascidos no centro especializado.[5] O transporte intra-hospitalar segue as mesmas normas de segurança e de efetivação que aquele realizado entre unidades hospitalares.

INDICAÇÕES DE TRANSFERÊNCIA INTER-HOSPITALAR

A Sociedade Brasileira de Pediatria (SBP)[6], por meio do *Manual de Recomendações do Transporte de Recém-nascidos de Alto Risco*, estabelece critérios gerais quando no local de nascimento não é possível prestar assistência para as seguintes condições:

1. Prematuridade: idade gestacional (IG) < 34s e/ou peso ao nascer (PN) < 1.500 g.
2. Síndromes respiratórias evoluindo com necessidade de uso de fração inspirada de O_2 > 0,4 ou uso de pressão positiva contínua em vias aéreas (CPAP) ou ventilação mecânica.
3. Asfixia perinatal grave com repercussões sistêmicas e/ou neurológicas, incluindo aqueles com indicação de hipotermia terapêutica.
4. Quadros convulsivos de difícil controle ou a esclarecer.
5. Sepse viral ou bacteriana ou infecções com acometimento do sistema nervoso central (SNC) (meningite ou encefalite), em RN instáveis.

6. Necessidade de tratamento cirúrgico.
7. Distúrbios hemorrágicos e da coagulação.
8. Hiperbilirrubinemia com risco de necessidade de exsanguineotransfusão.
9. Hipoglicemia persistente ou outros distúrbios metabólicos que necessitem investigação e tratamento especializado.
10. Cardiopatia congênita complexa ou RN com sinais de choque.
11. Anomalias congênitas complexas que necessitam avaliação diagnóstica e/ou terapêutica especializadas.

Assegurar e garantir: todas as instituições de saúde, hospitais-gerais e maternidades, incluídas as que atendem ao parto e nascimento de baixo risco (ou risco habitual), precisam assegurar condições de estrutura e de processos assistenciais para estabilização do RN no local de nascimento, antes que o transporte para o hospital de maior complexidade assistencial seja realizado.

CONDUÇÃO DO TRANSPORTE

O transporte neonatal compreende escolha do veículo, definição da equipe, adequação de materiais e equipamentos, fase da estabilização do RN pré-transporte, o próprio transporte e admissão no serviço de referência.

Escolha do veículo para o transporte

A escolha do tipo de veículo a ser utilizado para o transporte neonatal, seja terrestre, aéreo ou náutico, depende da gravidade clínica do RN, da geografia local e da distância entre os hospitais.[6,7]

Os veículos usados podem ser ambulâncias do tipo D, aeronaves de asa fixa, aeronaves de asa móvel (helicóptero) e lanchas adaptadas. Algumas condições são importantes para que esses veículos sejam adequados para o transporte:

- Altura interna suficiente para comportar a incubadora de transporte e a altura média de um adulto.
- Trava para fixação dos rodízios da incubadora.
- Armários para material e suprimentos rotineiros.
- Espaço interno para permitir manuseio da criança e conforto da equipe.
- Iluminação interna adequada para visualização do RN e realização de procedimentos.
- Fontes múltiplas de energia elétrica e com tomadas apropriadas para os equipamentos.
- Controle térmico (condicionador de ar).
- Estoque de oxigênio e ar comprimido com reserva para cerca de duas vezes o tempo de transporte.
- Bancos ergonômicos para equipe e com cintos de segurança.

As ambulâncias mais modernas devem ter chassis apropriados e bom desempenho para diminuir o impacto de aceleração, frenagem, ruídos e vibração. As características dos veículos motorizados aquaviários são as mesmas da ambulância.[6]

Os veículos mais comumente usados, isoladamente ou em combinação com lanchas ou aeronaves, são as ambulâncias de transporte tipo D, bastante eficientes para distâncias pequenas (até 160 km). A autonomia desses veículos pode ser comprometida em distâncias maiores. Elas podem ser personalizadas, permitindo melhor distribuição harmônica dos equipamentos, bancos, armários e incubadoras.

As aeronaves de asas móveis, helicópteros, são úteis para transporte nos quais a remoção precisa ser realizada com rapidez em razão da gravidade clínica do RN, em locais de difícil acesso por veículos terrestres ou condições de trânsito complexo, nas grandes cidades e aglomerados urbanos. São úteis para remoção de pacientes em distâncias de até 160 a 240 km. Distâncias maiores podem comprometer a autonomia de voo e a segurança do processo de transporte.

Apresentam as seguintes desvantagens:

- Custo elevado.
- Espaço interno reduzido, acomodando menor número de profissionais.
- Níveis de ruído e vibração significativos.
- Risco de hipotermia em função da queda de cerca de 2ºC para cada 300 metros de altitude, com necessidade de cuidados redobrados para manutenção da normotermia.
- Risco de hipertermia, com exposição à luz solar pelas janelas e superaquecimento do ambiente e da incubadora de transporte, necessitando de ajustes térmicos.
- Queda na pressão atmosférica dependendo da altitude alcançada, por causa da não pressurização da cabine, podendo ser necessárioa maior oferta de oxigênio suplementar de acordo com a monitorização da oxigenação.[6-9]

As aeronaves para transporte médico tipo E são utilizadas para os transportes de longa distância. Do aeroporto até o hospital, e vice-versa, pode haver uma parte terrestre do transporte, por ambulância. Como no caso do transporte de helicóptero, o custo elevado, os cuidados com a manutenção da normotermia e a autonomia de voo devem ser considerados na sua indicação.

Outros aspectos importantes a serem considerados:

- O processo de aceleração na decolagem e de desaceleração no pouso podem, em tese, ocasionar alteração no fluxo sanguíneo cerebral e a imobilização correta da cabeça se impõe.
- Aumento da necessidade de oxigênio pelo RN quando a pressão barométrica se reduz em mais de 25% na altitude de voo de cruzeiro.
- Tendência à expansão de gases, com piora de síndromes de escape de ar torácico, e expansão do conteúdo gasoso das alças intestinais, com risco de isquemia intestinal.[8,9]

Formação da equipe

A formação da equipe pode variar em sua composição. Na América do Norte e na Europa, as equipes de transporte são compostas por médicos, enfermeiros e terapeutas respiratórios, com treinamento intensivo e especializado no manuseio de crianças criticamente doentes.[4,7]

No Brasil, de acordo com normas do Conselho Federal de Medicina, o transporte de pacientes graves ou de risco deverá ser sempre acompanhado de equipe mínima composta por um médico, um profissional de enfermagem e um motorista.[10] As diretrizes da SBP para o transporte do RN de alto risco orienta que o transporte só deve ser feito por médico apto a realizar todos os procedimentos para dar assistência ao RN gravemente doente, preferencialmente um pediatra ou neonatologista, acompanhado por profissional de enfermagem familiarizado com o cuidado de RN, incluindo uso dos equipamentos, medicações, administração de fluidos e que tenha a capacidade de rapidamente detectar situações de riscos de morte e atuar de modo imediato.

O treinamento adequado das equipes de transporte é essencial no seu sucesso e na manutenção de boas condições clínicas do RN antes, durante e após o transporte.[4,6,7] Nesse sentido, o Programa de Reanimação Neonatal da SBP mantém continuamente um curso padronizado de treinamento de transporte de RN de alto risco, para os profissionais de saúde.

Seleção dos materiais e equipamentos para o transporte

Em consonância com as normas do RN criticamente grave e conforme as recomendações mundiais e da SBP, as características imprescindíveis dos materiais e equipamentos necessários para o transporte neonatal são: peso leve para permitir carregá-los sem dificuldades; portáteis, compactos, duráveis e capazes de resistir à força de aceleração e desaceleração durante a movimentação; fáceis de limpar; manutenção simples; resistentes à vibração, à força gravitacional, à interferência eletromagnética e às variações da temperatura ambiental.

É importante frisar que os equipamentos eletrônicos devem ter sua bateria com autonomia de funcionamento de, no mínimo, o dobro do tempo do transporte, e ser recarregáveis, com alarmes visuais e sonoros que permitam a detecção de problemas de funcionamento no ambiente do transporte em curso.[6,7]

A lista dos materiais e equipamentos mínimos para o transporte do RN de alto risco pode ser encontrada no Quadro 1. Em relação à monitorização cardiorrespiratória, o oxímetro de pulso fornece informações mais confiáveis de frequência cardíaca e saturação de oxigênio do que o monitor multiparamétrico, que sofre interferências da vibração provocada pelo deslocamento do veículo de transporte (alterações no traçado eletrocardiográfico, falha na mensuração da pressão arterial).

No tocante aos medicamentos e soluções parenterais, eles devem ser acondicionados de modo apropriado em uma maleta, em compartimentos separados, e identificados com nome e prazo de validade. As medicações utilizadas para a reanimação, notadamente adrenalina e solução fisiológica, devem estar previamente preparadas antes do início do transporte, pois precisam estar prontas para uso, se indicadas. De acordo com o seu propósito de uso e conforme sugestão das

Quadro 1 Lista de equipamentos e materiais necessários para o transporte neonatal

Manutenção da temperatura	Incubadora de dupla parede
	Filme transparente de PVC ou saco plástico transparente de polietileno
	Touca dupla de plástico e lã ou malha tubular
Monitoração	Termômetro digital
	Estetoscópio neonatal
	Aparelho de glicemia capilar
	Oxímetro de pulso
	Monitor cardíaco (ver observação no texto)
Aspiração	Sonda de aspiração traqueal (n. 8 e 10) e gástricas n. 6, 8 e 10
	Seringa de 20 mL para aspiração ou, se disponível, aspirador portátil acoplado à ambulância
Oxigenoterapia	Extensões de plástico para conexão às fontes gasosas
	Cilindros de oxigênio e ar comprimido de 0,5 ou 1 m^3 e fluxômetro acoplados à incubadora
	Halo/capuz/capacete de O_2
	Cateter nasal de O_2 modelo infantil
Suporte ventilatório na reanimação	Balão autoinflável com volume máximo de 750 mL com reservatório, válvula de escape de 30 a 40 cmH_2O e manômetro
	Ventilador manual mecânico com peça em T
	Máscaras faciais transparentes ou semitransparentes com coxim n. 00, 0 e 1, redondas para RNPT e anatômicas para RNT
Ventilação mecânica	Ventilador mecânico eletrônico
	Umidificador aquecido ou umidificador condensador higroscópico neonatal (HME)
Permeabilidade de vias aéreas	Compressa branca ou fralda para coxim
	Travesseiro de gel ou ar
	Cânulas de Guedel n. 0 e 1
	Máscara laríngea n. 1
Entubação traqueal	Laringoscópio com lâmina reta n. 00/0 e 1 e pilhas sobressalentes
	Cânulas traqueais sem balonete n. 2,5, 3,0, 3,5 e 4,0
	Bandagem elástica adesiva
Drenagem torácica	Dreno tubular torácico n. 10/12
	Caixa de material cirúrgico estéril
	Válvula de Heimlich
Administração de fluidos	Bomba de infusão perfusora
	Seringas (5, 10-20 e 50 mL)
	Tubo extensor

(continua)

Quadro 1 Lista de equipamentos e materiais necessários para o transporte neonatal (*continuação*)

Acesso vascular	Cateter intravenoso agulhado (escalpe) n. 25 e 27 e cateter intravenoso flexível n. 22 e 24
	Cateter umbilical n. 3,5 e 5
	Campos estéreis e cadarço de algodão ou gaze estéril
	Caixa com material cirúrgico estéril
	Torneira de 3 vias
	Fita métrica
Acesso intraósseo	Agulha para punção intraóssea ou agulha espinhal n. 18G ou agulha hipodérmica ou escalpe n. 18G
	Torneira de 3 vias
	Tala para fixação do membro
Miscelânea	Agulhas 25/7 e 20/5
	Seringas de 1, 3, 5 e 10 mL
	Tubo seco, frasco com EDTA e frasco de hemocultura
	Saco coletor de urina infantil
	Caixa de isopor
	Frasco de álcool etílico 70% ou de clorexedina
	Fita adesiva microporosa e esparadrapo
	Algodão e gaze estéril
	Luvas de procedimentos e estéreis
	Pulseira de identificação
	Tesoura

Fonte: adaptado de SBP 2017[6] e Marba et al.,2006.[11]

diretrizes do transporte do RN de alto risco da SBP, os medicamentos e soluções são:

- Reanimação cardiorrespiratória: adrenalina, soro fisiológico.
- Suporte hidreletrolítico: cloreto de sódio 10% e 20%, cloreto de potássio 19,1%, gluconato de cálcio 10%, soro fisiológico 0,9% e soro glicosado 5% e 10%.
- Medicações de efeito cardiovascular: dopamina, dobutamina, adrenalina, milrinona, alprostadil, adenosina e amiodarona.
- Drogas de efeito no SNC: fenobarbital, fenitoína, midazolam e fentanil.
- Antibióticos: de acordo com o caso clínico.
- Miscelânea: hidrocortisona, vitamina K, heparina, aminofilina, água destilada para diluição, surfactante pulmonar.

Procedimentos de preparo para o transporte do RN

Uma vez indicado o transporte neonatal e garantida toda a logística para sua realização dentro das normas de segurança, incluindo veículos, medicações, materiais e equipamentos, é essencial que haja comunicação entre as equipes assistenciais da unidade que solicita o transporte, da equipe do transporte propriamente dito e da equipe do hospital de destino, com a finalidade de garantir o sucesso no cuidado prestado ao RN. Essa comunicação deve ser estabelecida desde o chamado inicial para o transporte, entre profissionais ou entre profissionais e sistemas de regulação de vagas existentes, e continuar por meio de relatório médico detalhado com história de nascimento, condições clínicas e possíveis procedimentos e tratamento medicamentoso realizados, avaliação de risco, assim como conversa com a família e sua autorização para realização do transporte.[12] A autorização da família poderá ser dispensada em algumas situações, como doença psiquiátrica materna, risco de morte ou quando não for possível identificar a localização de familiares.[6]

Os dois passos na avaliação inicial da criança são a avaliação de risco e a estabilização ainda no hospital de origem. Para o transporte inter-hospitalar, um dos escores de risco denomina-se Ca-TRIPS – *Transport Risk Index of Physiologic Stability*: ele avalia itens de sinais clínicos do RN, a qualidade do transporte e associa a um aumento de risco com a ocorrência de óbito em até 7 dias após o transporte.[13] O escore de risco para o transporte intra-hospitalar neonatal, chamado ERTIH-Neo, considera aumento de intercorrências clínicas durante o transporte, como bradicardia, cianose, distermia e dessaturação de O_2, de acordo com a pontuação obtida.[14]

Considerando que o objetivo do transporte é a redução de agravos que levem à mortalidade neonatal, ele só deve ser iniciado quando houver estabilidade clínica do RN. A estabilidade deve ser conferida de forma sistemática em termos de aspectos respiratórios, da estabilidade hemodinâmica, da avaliação de quadros infeciosos, da manutenção da normotermia e do equilíbrio eletrolítico e avaliação de dor e desconforto.[6] É importante destacar que não deve haver aceleração do processo de estabilização e o julgamento de iniciar ou não o transporte propriamente dito é da competência da equipe de transporte em discussão com a equipe do hospital de origem e a família.

Uma vez iniciado o transporte, uma série de cuidados deve ser realizada, conforme pode ser visto no Quadro 2 e em consonância com as diretrizes da SBP.

Cuidados no transporte propriamente dito

Um dos passos mais importantes para o sucesso do transporte neonatal é a estabilização prévia da criança ainda no hospital de origem. A seguir, o RN é cuidadosamente colocado na incubadora e na ambulância de transporte, e este é um momento crítico para não haver extubação traqueal, perda de acesso vascular, de sonda gástrica e outros dispositivos. Antes da partida para o transporte propriamente dito, conferir toda a documentação, verificar o termo de autorização para a transferência, a autorização da central reguladora, se for o caso, bem como telefonar para o hospital de destino, informando as condições clínicas da criança e a previsão de chegada. Essas informações são importantes pois o hospital receptor se prepara de acordo com a gravidade da situação.

Quadro 2 Relação de cuidados durante o transporte e os equipamentos e materiais relacionados

Cuidado	Equipamento/material	Observações
Manutenção da temperatura	Incubadora aquecida Touca de lã ou de malha em RNPT ou portadores de hidrocefalia Saco plástico poroso de polietileno em RNPT	Manter a pele sem secreções Não utilizar bolsas térmicas ou luvas com água aquecida – risco de queimaduras Só iniciar o transporte com temperatura axilar entre 36,6 e 37,1°C
Permeabilidade de vias aéreas	Coxim sob as escápulas Travesseiro de gel ou ar sob a cabeça – diminuir impacto sobre o colchão Sonda gástrica aberta para evitar distensão abdominal Considerar uso de cânula de Guedel ou máscara laríngea – obstrução de vias aéreas superiores	Manter a cabeça do RN em leve extensão Aspirar excesso de secreção em vias aéreas
Oxigenoterapia	Capuz de O_2 Cateter nasal de O_2 Uso de peça nasal para pressão positiva contínua em vias aéreas (CPAP)	Oxigenoterapia inalatória: padrão respiratório regular, necessidade baixa de oxigênio e gasometria com pH > 7,25, $PaCo_2$ < 50 mmHg e PaO_2 entre 50 e 70 mmHg com fração inspiratória de O_2 em 0,4 CPAP: RNPT com respiração regular e necessidade de fração inspirada de O_2 < 0,4 antes do transporte. O principal inconveniente é a manutenção da peça nas narinas e possibilidade de hipoxemia
Ventilação mecânica	Balão autoinflável Ventilador mecânico manual com peça em T Ventilador mecânico	Via preferencial de entubação: nasotraqueal Indicações de entubação traqueal: suspeita de obstrução de vias aéreas; ritmo respiratório irregular ou episódios recorrentes de apneia há menos de 12 horas; necessidade de fração inspiratória ≥ 0,4 para manter saturação de O_2 entre 88 e 93%; $PaCO_2$ > 50 mmHg; peso ao nascer < 1000 g; uso de opioide para analgesia
Acesso vascular	Se criança estável: um acesso periférico calibroso e outro de reserva Acesso venoso central: se sinais de choque ou acesso venoso periférico inadequado	Modos: cateterização umbilical, por flebotomia ou punção percutânea, PICC Acesso intraósseo: considerado acesso central Confirmação radiológica da extremidade é obrigatória
Estabilização metabólica e eletrolítica	Manter glicemia entre 50-100 mg/dL nas primeiras 48 horas de vida e entre 60-100 mg/dL após as 48 horas de vida Gasometria: não iniciar se pH < 7,25	Administração de fluidos preferencialmente por bomba de infusão do tipo perfusora Contraindicado o uso de bombas tipo peristálticas e uso de equipo de microgotas Evitar infusão de gluconato de cálcio em vaso periférico por causa do risco de extravasamento e necrose cutânea
Estabilização hemodinâmica	Monitor multiparamétrico Oxímetro de pulso Coletor de diurese	Se sinais de choque: correção com expansão volumétrica e drogas vasoativas, conforme o caso Não iniciar transporte com RN bradicárdico (exceto se a bradicardia é o motivo da transferência) Alprostadil – se cardiopatia congênita dependente de fluxo pelo canal arterial
Avaliação da dor	Escala de dor – *Neonatal Infant Pain Scale*	Se houver indicação de uso de opioide, pode ser necessária a entubação traqueal por causa do risco de apneia

Fonte: SBP, 2017.[6]

É importante ressaltar que os pais ou familiares podem acompanhar o transporte da criança e podem ir em condução própria ou, caso desejem e haja espaço adequado na ambulância, eles podem ir junto ao RN.[6]

Alguns cuidados são primordiais durante o transcurso do transporte propriamente dito: incubadora aquecida devidamente fixada no trilho; verificar o funcionamento adequado dos equipamentos e dispositivos, incluindo ventiladores, bombas de infusão e monitores; observar o posicionamento correto da criança ao leito, incluindo o uso dos cintos de segurança, e verificar as condições do acesso vascular. A temperatura axilar deve ser verificada a cada 30 minutos e a glicemia capilar medida antes do transporte, a cada 60 minutos e ao final do transporte.[6]

Intercorrências clínicas graves durante o transporte não são infrequentes, com uma estimativa de 1 em 5 transportes. São possíveis de ocorrer, dentre as mais importantes: extubação não planejada, pneumotórax, parada cardiorrespiratória, obstrução de vias aéreas e perda de acesso vascular. Como são situações que demandam tratamento imediato e cuidados, é imperativo parar a ambulância em local adequado, com a devida sinalização – triângulo e luzes de sinalização.

Um fato importante no transporte neonatal é a não necessidade de velocidades excessivas de deslocamento, sem trafegar na contramão, sem realizar ultrapassagens perigosas ou desrespeito à sinalização de semáforos. Acelerar o processo de transporte foi associado a acidentes e lesão dos condutores, sem diminuir significativamente o tempo de transporte. A velocidade de 60 km/h parece ser uma velocidade suficientemente segura.[4,6,11]

Ao chegar ao hospital de destino, o transporte só é finalizado à beira do leito, e o relatório do transporte deverá ser preenchido, assinado e anexado ao prontuário da criança. Em caso de óbito durante o transporte ou à chegada ao hospital de destino, o médico transportador é o responsável pelo encaminhamento ao serviço de verificação de óbitos.[6]

REFERÊNCIAS BIBLIOGRÁFICAS

1. Okoroh EM, Kroelinger CD, Lasswell SM, Goodman DA, Williams AM, Barfield WD. United States and territory policies supporting maternal and neonatal transfer: review of transport and reimbursement. J Perinatol. 2016 Jan;36(1):30-4.
2. McNamara PJ, Mak W, Whyte HE. Dedicated neonatal retrieval teams improve delivery room resuscitation of outborn premature infants. J Perinatol. 2005 May;25(5):309-14.
3. Lasswell SM, Barfield WD, Rochat RW, Blackmon L. Perinatal regionalization for very low-birth-weight and very preterm infants: a meta-analysis. JAMA. 2010 Sep 1;304(9):992-1000.
4. Canadian Pediatric Society. The interfacility transport of critically ill newborns. [Internet]. Acesso em 17/12/2021. Disponível em:https:www.cps.ca/en/documents/position/interfacility-transport-of-critically-ill-newborns. Atualizado em 21/01/2021.
5. Redpath S, Shah PS, Moore GP, Yang J, Toye J, Perreault T, Lee KS; Canadian Neonatal Transport Network and Canadian Neonatal Network Investigators. Do transport factors increase the risk of severe brain injury in outborn infants < 33 weeks gestational age? J Perinatol. 2020 Mar;40(3):385-93.
6. Sociedade Brasileira de Pediatria. Transporte do recém-nascido de alto risco: diretrizes da sociedade brasileira de pediatria. 2.ed. Rio de Janeiro: Sociedade Brasileira de Pediatria; 2017. 48p.
7. American Academy of Pediatrics. Section on Transport Medicine. 4.ed. Elk Grove Village: American Academy of Pediatrics; 2016. 488p.
8. Bossley C, Balfour-Lynn IM. Is this baby fit to fly? Hypoxia in aeroplanes. Early Hum Dev. 2007 Dec;83(12):755-9.
9. Schierholz E. Flight physiology: science of air travel with neonatal transport considerations. Adv Neonatal Care. 2010 Aug;10(4):196-9.
10. Conselho Federal de Medicina. Transporte inter-hospitalar: Resolução CFM n. 1.672/2003. DOU.003 Jul (144 Seção 1):78.
11. Marba STM, Guinsburg R, Almeida MFB. Transporte neonatal seguro. In: Procianoy RS, Leone CR (eds.). PRORN: programa de atualização em neonatologia. Porto Alegre: Panamericana; 2006. p.9-47.
12. Coe KL, Jamie SF, Baskerville RM. Managing common neonatal respiratory conditions during transport. Adv Neonatal Care. 2014 Oct;14 Suppl 5:S3-10.
13. Gould JB, Danielsen BH, Bollman L, Hackel A, Murphy B. Estimating the quality of neonatal transport in California. J Perinatol. 2013 Dec;33(12):964-70.
14. Vieira AL, Santos AM, Okuyama MK, Miyoshi MH, Almeida MF, Guinsburg R. Predictive score for clinical complications during intra-hospital transports of infants treated in a neonatal unit. Clinics (Sao Paulo). 2011;66(4):573-7.

CAPÍTULO 5

INTERAÇÃO CARDIORRESPIRATÓRIA: CONCEITOS FISIOLÓGICOS PARA MONITORAMENTO E ESTRATÉGIAS DO CUIDADO NA PREMATURIDADE

João César Lyra
Ligia Maria Suppo de Souza Rugolo
Lilian dos Santos Rodrigues Sadeck

AO FINAL DA LEITURA DESTE CAPÍTULO, O PEDIATRA DEVE ESTAR APTO A:

- Compreender a relevância do período crítico de transição da vida fetal à neonatal.
- Compreender a fisiologia do desenvolvimento pulmonar e cardiovascular fetal.
- Compreender os processos de adaptação fisiológica respiratória (pulmonar) e hemodinâmica (cardiocirculatória) na transição da vida fetal à neonatal.
- Compreender as principais condições clínicas que interferem na estabilidade respiratória e hemodinâmica nos primeiros dias de vida.
- Conhecer a fisiologia do canal arterial durante a vida fetal e após o nascimento.
- Fundamentar na fisiologia, na fisiopatologia e nas melhores evidências a abordagem da persistência do canal arterial nos recém-nascidos prematuros.
- Definir e interpretar parâmetros de monitoramento respiratório e cardiocirculatório no recém-nascido muito pré-termo no período neonatal precoce.
- Compreender o conceito de choque transicional.
- Individualizar a investigação diagnóstica em recém-nascidos com maior risco de choque transicional.
- Instituir abordagem protetora ou terapêutica do choque transicional.

INTRODUÇÃO

A transição da vida intrauterina para a extrauterina exige adaptações fisiológicas complexas que devem ocorrer em um período relativamente curto de tempo. Enquanto a maioria das modificações ocorre nos primeiros momentos após o nascimento, as mudanças nos sistemas cardiocirculatório e pulmonar continuam por até 4 a 6 semanas de vida.

O nascimento é um período crítico de grande vulnerabilidade para o recém-nascido (RN) e requer monitoramento pela equipe da assistência perinatal e neonatal. A maioria dos RN termos alcança a homeostase fisiológica sem dificuldades, mas a avaliação cuidadosa de todas as etapas, como as condições maternas, placentárias, do feto e a evolução do trabalho de parto, é indispensável para assegurar que o feto faça a transição à vida pós-natal suavemente e sem complicações. A diferenciação entre os RN que estão evoluindo com uma transição adequada daqueles que estão apresentando sinais de comprometimento permite que a equipe do cuidado pela recepção responda prontamente às demandas clínicas desses RN e de maneira efetiva forneça o melhor atendimento. Assim, na transição fisiológica, importante não fazer intervenções desnecessárias e, nas crianças com sinais de dificuldade adaptativa, iniciar intervenções clínicas e do cuidado oportunamente, para prevenir ou minimizar complicações e efeitos em curto, médio e longo prazos.

FISIOLOGIA DO DESENVOLVIMENTO PULMONAR FETAL

Durante o desenvolvimento fetal, o pulmão passa por diversas fases de maturação do ponto de vista estrutural e funcional. À medida que as vias respiratórias se desenvolvem e se diferenciam, o sistema circulatório acompanha esse crescimento. O tecido pulmonar gradualmente se desenvolve, até que a superfície de troca gasosa esteja apta a realizar o processo de respiração ao nascimento. O Quadro 1 apresenta as principais fases do desenvolvimento pulmonar.[1]

Quadro 1 Fases do desenvolvimento pulmonar fetal

Idade gestacional (semanas)	Fase	Características
3-6	Embrionária	Período de organogênese, com início da ramificação das vias respiratórias a partir do tubo laringotraqueal
7-16	Pseudoglandular	Ramificação das vias aéreas de condução, formação de brônquios e bronquíolos, sem superfície de troca
17-26	Canalicular	Início do desenvolvimento das unidades respiratórias; diferenciação celular com aparecimento dos pneumócitos tipo II
26-36	Sacular	Início da síntese de surfactante; septação alveolar; diferenciação da rede capilar
36-3 anos	Alveolar	Sistema surfactante maduro e formação de alvéolos verdadeiros

O desenvolvimento intrauterino dos vasos sanguíneos pulmonares ocorre mediante estímulos angiogênicos e vasogênicos, que começam a atuar na fase embrionária. O tronco arterioso se origina dos ventrículos e se divide, subsequentemente, em aorta ascendente e tronco pulmonar. Durante o estágio pseudoglandular, o crescimento das artérias e das veias acompanha o processo de ramificação das vias aéreas, até o desenvolvimento completo das arteríolas pré-acinares, em torno de 17 semanas de gestação (Figura 1). Na fase canalicular, a quantidade de capilares aumenta, ampliando progressivamente a área de superfície de troca gasosa. Ao nascimento, o padrão de ramificação da circulação é semelhante ao do adulto, embora de tamanho inferior. Como a alveolarização do pulmão continua após o nascimento, o leito capilar acompanha esse desenvolvimento, aumentando em torno de vinte vezes do nascimento até a vida adulta.[2]

CARACTERÍSTICAS DA CIRCULAÇÃO FETAL

A circulação fetal é caracterizada por:

- Presença de três *shunts*, por meio dos ductos venoso (DV) e arterioso ou canal arterial (CA) e forame oval (FO).
- Alta resistência vascular pulmonar (RVP) resultante do ambiente pulmonar com hipoxemia relativa, que mantém o leito vascular vasoconstrito.
- Baixa resistência vascular sistêmica (RVS), em decorrência da placenta, que apresenta grande leito vascular de baixa resistência.

Esse circuito é denominado de circulação em paralelo e é mostrado na Figura 2.

Sendo a placenta o órgão responsável pelas trocas gasosas durante a vida fetal, o pulmão em desenvolvimento recebe uma fração pequena do débito cardíaco (DC), que corresponde de 5% até 25% do DC do ventrículo direito. O sangue oxigenado é entregue da placenta para o feto através da veia umbilical. Parte desse sangue perfunde o fígado, enquanto o resto do sangue contorna o sistema hepático por intermédio do primeiro *shunt* fetal, o ducto venoso, estabelecendo conexão entre a veia umbilical e

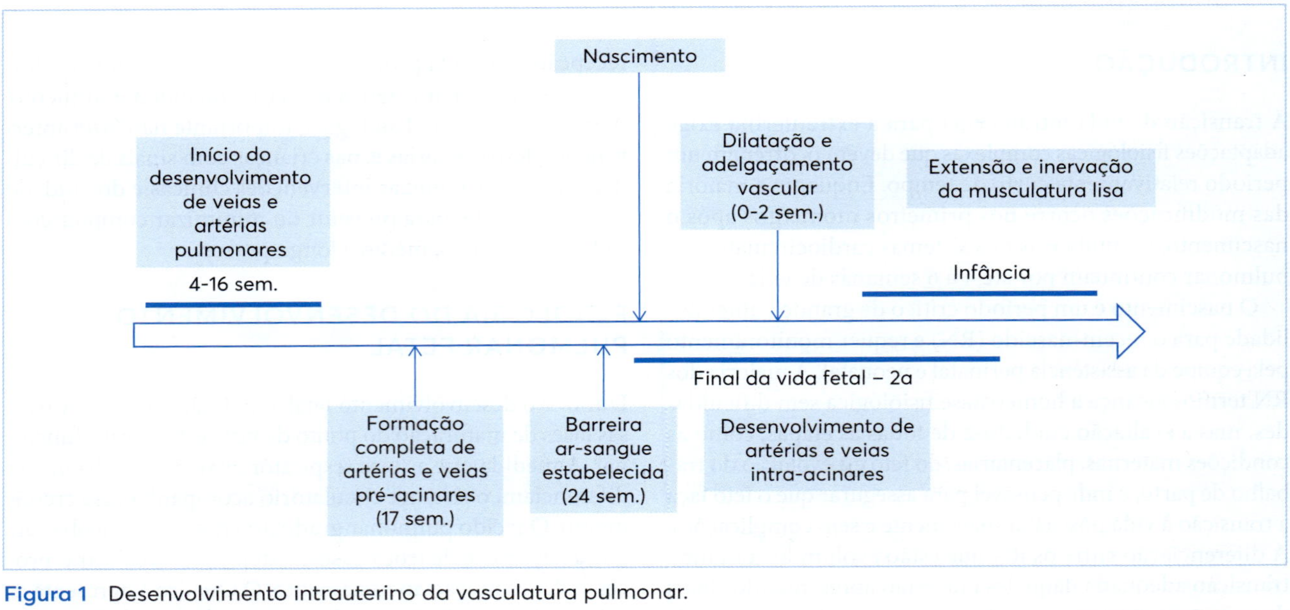

Figura 1 Desenvolvimento intrauterino da vasculatura pulmonar.

Fonte: adaptada de Morton e Brodsky, 2016.[2]

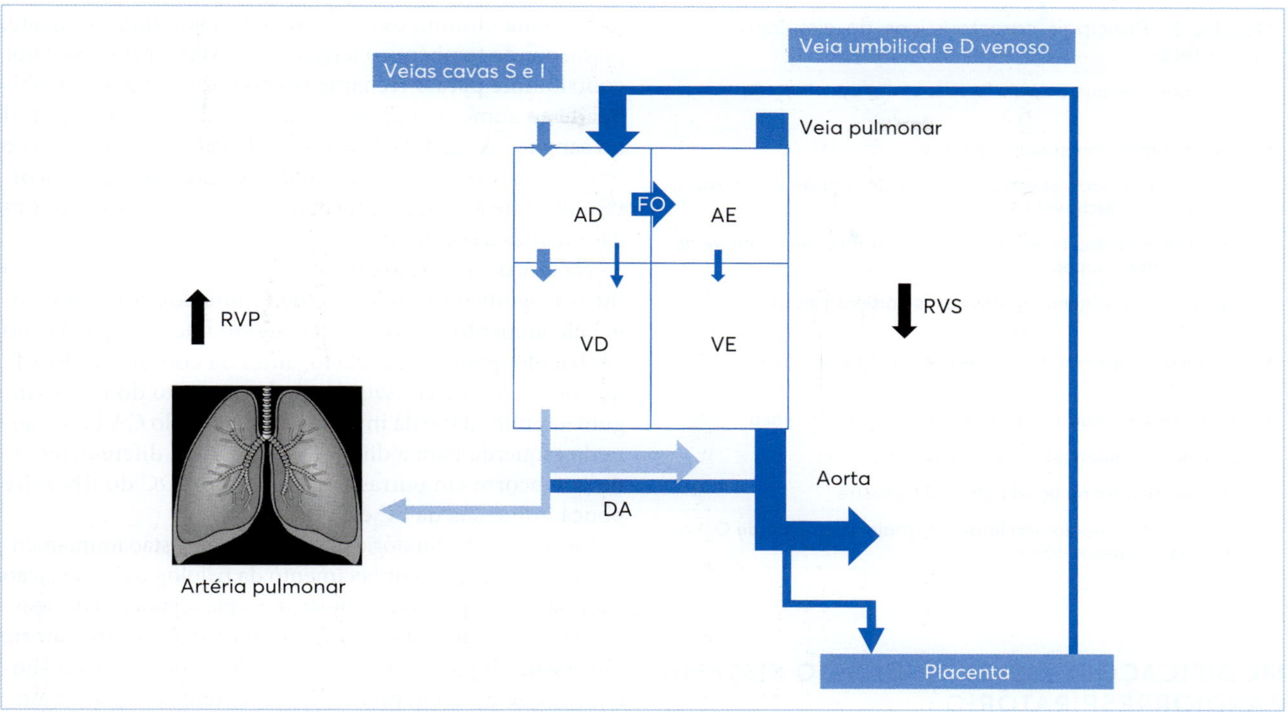

Figura 2 Representação esquemática da circulação fetal em paralelo.

AD: átrio direito; AE: átrio esquerdo; DA: ducto arterioso; D venoso: ducto venoso; FO: forame oval; RVP: resistência vascular pulmonar; RVS: resistência vascular sistêmica; veias cavas S e I: veias cavas superior e inferior; VD: ventrículo direito; VE: ventrículo esquerdo.
Fonte: os autores.

a veia cava inferior (VCI). O sangue oxigenado que vem da placenta segue pelo ducto venoso e alcança a VCI. Na VCI, o sangue oxigenado do DV encontra-se com sangue desoxigenado da parte inferior do corpo, embora o sangue oxigenado tenda a permanecer em um fluxo relativamente separado. Quando o fluxo de sangue oxigenado entra no átrio direito (AD), cerca de 50-60% é direcionado através do FO para o átrio esquerdo (AE) pela valva de eustáquio (um retalho de tecido na junção VCI-AD). O FO é uma estrutura *flaplike* entre o AD e o AE, que age como uma válvula unidirecional. O sangue flui através do FO, porque a alta resistência vascular pulmonar mantém a pressão no AD maior que o do AE. Dessa forma, o fluxo sistêmico é mantido com sangue oxigenado que flui do AE diretamente para o ventrículo esquerdo (VE) e, posteriormente, para a aorta (Ao), de onde partem, na região pré-ductal, as coronárias, o tronco braquiocefálico direito e a carótida esquerda, enquanto a artéria subclávia esquerda geralmente sai após a inserção do CA. Essa distribuição propicia a melhor oxigenação dos órgãos, como coração e cérebro, e membro superior direito.[3]

A veia cava superior (VCS) drena sangue desoxigenado da cabeça e extremidades superiores para o AD. Esse sangue entra no ventrículo direito (VD), passa para o tronco da artéria pulmonar e, novamente, o aumento da resistência nos vasos pulmonares faz com que 90% deste sangue seja desviado, através do CA, para a aorta. O fluxo dessa mistura de sangue oxigenado e desoxigenado continua na aorta descendente e é drenado das ilíacas para a placenta pelas artérias umbilicais. Os 10% restantes do sangue proveniente do VD perfunde o tecido pulmonar para suprir as necessidades metabólicas e retorna ao AE pelas veias pulmonares. O sangue que realmente atinge os pulmões representa cerca de 8% do DC fetal.[3]

A pressão parcial de oxigênio do sangue arterial fetal é em torno de 17 a 19 mmHg, com saturação de oxigênio em torno de 50-60%. Esse ambiente, fisiologicamente hipoxêmico, favorece a liberação de mediadores vasoconstritores e inibe a liberação de agentes vasodilatadores, como óxido nítrico e prostaciclina, o que mantém o baixo fluxo de sangue ao pulmão. No final da gestação, a pressão parcial de oxigênio (PaO_2) aumenta até 24-46 mmHg, permitindo aumento do fluxo sanguíneo pulmonar, preparando o pulmão do feto para o nascimento, quando esse órgão assumirá seu papel de troca gasosa.[3,4]

Não apenas os vasos pulmonares possuem peculiaridades durante a vida fetal, mas outros fatores agem conjuntamente para que essa circulação apresente comportamento único e específico. O coração fetal possui menor capacidade inotrópica em razão da menor quantidade de miofibrilas por volume de tecido e da relativa imaturidade dos mecanismos contráteis regulados pelo cálcio. Além disso, a presença da hemoglobina fetal configura um padrão diferenciado na captação, no transporte e na transferência de oxigênio para os tecidos.[5] O Quadro 2 resume as principais características da circulação fetal.

Quadro 2 Principais características da circulação pulmonar fetal

- *Shunt* direita-esquerda pelo forame oval e canal arterial patentes
- Ambiente relativamente hipoxêmico
- Maior parte do lado esquerdo do coração suprido pelo fluxo sanguíneo do ducto venoso
- Maior parte do débito ventricular direito proveniente das veias cavas inferior e superior
- Diferencial na oxigenação dos vasos aórticos pré e pós-ductais
- Circulação pulmonar de alta resistência e baixo fluxo sanguíneo
- Capacidade limitada de regulação do débito cardíaco
- Acúmulo de líquido nas vias aéreas fetais
- Eritropoiese fetal no fígado até o 3º trimestre
- Presença de hemoglobina fetal com maior captação de O_2 no leito vascular placentário

Fonte: os autores.

MODIFICAÇÕES FISIOLÓGICAS DO SISTEMA CARDIORRESPIRATÓRIO

A transição para a vida extrauterina requer uma eficiente, complexa e bem organizada sucessão de acontecimentos que permitem a sobrevida do RN. Ao nascer, as limitações anatômicas e funcionais do sistema cardiorrespiratório, características do RN pré-termo, conferem a ele maior chance de falha para o estabelecimento da respiração espontânea e dificuldades para realizar os processos de adaptação à vida extrauterina, com frequente necessidade de suporte ventilatório.[6]

Ao nascimento, o clampeamento do cordão umbilical retira a placenta da circulação, causando aumento na RVS e consequente elevação da pressão arterial (PA) sistêmica, assim como uma queda do volume de sangue que chega no AD. À medida que o oxigênio entra nos pulmões, o leito vascular pulmonar se dilata, aumentando o fluxo sanguíneo para os pulmões. O aumento do retorno venoso pulmonar ao AE e o menor fluxo sanguíneo para o AD fazem com que o volume de AE exceda o do AD, resultando em fechamento funcional do forame oval.[2] Após o fechamento, o sangue é direcionado do átrio direito para o ventrículo direito e para os pulmões. O desvio de sangue da artéria pulmonar pelo CA até a aorta ocorre como resultado de alta RVP. Após o nascimento, a RVS sobe e a RVP cai, causando uma reversão do fluxo sanguíneo por meio do canal e um aumento de 8-10 vezes no fluxo sanguíneo pulmonar.[2] No útero, a patência do CA é mantida por altos níveis de prostaglandinas e o baixo PaO_2 fetal. As prostaglandinas são secretadas pela placenta e metabolizadas nos pulmões. Volumes menores de sangue passando pelos pulmões fetais resultam em níveis elevados de prostaglandina circulante, que caem após o nascimento à medida que mais sangue flui para os pulmões.[7] A remoção da placenta diminui os níveis de prostaglandina circulante, predispondo também ao fechamento. Mas o principal fator contribuinte para o fechamento do CA é a maior sensibilidade ao aumento das concentrações de oxigênio arterial no sangue.[7] À medida que o nível de PaO_2 aumenta após o nascimento, o CA começa a contrair. Essas alterações ocorrem durante a gestação, tornando-se mais eficazes após as 34 semanas de gestação.

Na fase de transição cardiorrespiratória do RN, o DC e o fluxo sanguíneo sistêmico são determinados principalmente pelo aumento da pré-carga (pressão que o sangue faz no ventrículo quando está cheio, antes da contração) do VE, que ocorre como consequência do aumento do fluxo sanguíneo pulmonar e da inversão do *shunt* pelo CA indo agora da esquerda para a direita. Dessa forma, diferentemente do que ocorre em outras faixas etárias, o DC do RN sofre pouca influência da FC e da PA.

Os sistemas respiratório e cardiovascular estão intimamente relacionados, e o conhecimento da fisiologia de transição é fundamental para o diagnóstico e o planejamento da assistência. As peculiaridades da função cardíaca e circulatória são essenciais para o entendimento dos processos fisiopatológicos que ocorrem no RN, especialmente em pré-termo.

O Quadro 3 apresenta as principais características do coração do pré-termo na fase de transição.

Quadro 3 Peculiaridades do coração do prematuro na fase de transição

- Contratilidade miocárdica comprometida:
  - Pequeno número de miofibrilas
  - Imaturidade do retículo sarcoplasmático e dos túbulos T
  - Alterações na disponibilidade e uso do cálcio
  - Baixos níveis de troponina C
  - Altos níveis de troponina T
- Disfunção diastólica e frequência cardíaca basal mais elevada:
  - Limitação da capacidade de ajuste do débito cardíaco apenas pelo aumento da frequência cardíaca
  - Encurtamento do tempo de enchimento diastólico ventricular, com consequente diminuição do volume sistólico e do débito cardíaco

Fonte: os autores.

Pré-termos com insuficiência respiratória podem apresentar efeitos diretos na função cardiovascular. O aumento da resistência vascular pulmonar com redução do fluxo sanguíneo pulmonar promove diminuição do DC e aumento ou persistência do *shunt* direita-esquerda pelo CA. Nos pacientes em ventilação assistida, o efeito compressivo da pressão positiva dificulta a função do ventrículo esquerdo, causando também impacto negativo sobre o DC. Consequentemente, podem ocorrer alterações no fluxo sanguíneo sistêmico, causando flutuações no fluxo cerebral, cujos mecanismos de autorregulação estão pouco desenvolvidos.[8]

Uma das principais ferramentas para o planejamento de adequada assistência ao RN pré-termo é a monitorização do sistema cardiorrespiratório. A inter-relação entre respiração, função cardíaca e circulação de transição do RN pré-termo exige que os métodos de monitoração dessas variáveis sejam realizados de forma conjunta e interligada (Quadro 4), sendo os principais objetivos o reconhecimento das características fisiológicas do RN no período de transição; a identificação precoce das manifestações das doenças e suas complicações; a instituição rápida de terapêutica apropriada e avaliação da resposta ao tratamento proposto.

Quadro 4 Principais métodos de monitoração respiratória e cardiovascular no período de transição

Método	Avaliação
Exame físico	Cor da pele, perfusão, tempo de enchimento capilar, débito urinário
Monitoração convencional	Frequência cardíaca, pressão arterial, saturação de oxigênio
Gasometria arterial	Gases sanguíneos, estado acidobásico, dosagem de lactato
Monitoração específica	Ecocardiografia e NIRS

NIRS: *Near Infrared Spectroscopy*.
Fonte: os autores.

A avaliação contínua do exame físico, da PA, da frequência cardíaca (FC) e da oxigenação (saturação de oxigênio) é fundamental, porém pode não ser suficiente para oferecer as informações necessárias para iniciar ou adequar as intervenções e os ajustes da ventilação mecânica e do suporte hemodinâmico. Dessa forma, a monitoração da função cardíaca (DC) e da oxigenação tecidual é bastante útil para a avaliação mais acurada da integridade tecidual.

A seguir, serão abordados alguns aspectos importantes sobre os métodos de monitoração mais utilizados na prática clínica.

MONITORAÇÃO DE PARÂMETROS CLÍNICOS E ANÁLISE DA GASOMETRIA ARTERIAL

São utilizados rotineiramente para avaliação da perfusão tecidual do RN, porém o valor de predição desses parâmetros é baixo, quando interpretados de forma isolada, mas são mais úteis se avaliados em conjunto e de forma seriada ao longo do tempo.[2]

MONITORIZAÇÃO DA OXIGENAÇÃO SANGUÍNEA

Oximetria de pulso

A saturação de O_2 é um ótimo indicador do conteúdo arterial desse gás, pois calcula o O_2 ligado à hemoglobina, que é o componente que mais contribui para o conteúdo desse gás no sangue. Seu funcionamento baseia-se nas diferenças em relação à capacidade da hemoglobina de absorver a luz infravermelha em diversas frequências. A luz emitida passa através do tecido e é absorvida de maneira diferente entre a hemoglobina saturada e não saturada, e o cálculo da saturação é feito por meio das diferenças na absorção da luz durante a sístole e a diástole. Como desvantagem, os valores medidos podem sofrer interferência da luz ambiente e da movimentação do paciente e devem ser interpretados com cautela quando a perfusão periférica estiver comprometida, como no choque e na presença de edema importante.

Medida da pressão parcial de oxigênio

A pressão parcial de oxigênio (PaO_2) representa a menor porção do conteúdo arterial de O_2 no sangue, mas permite a avaliação objetiva da oxigenação do paciente por meio da medida do oxigênio dissolvido no plasma. Sua aferição é realizada preferencialmente no sangue arterial pós-ductal coletado pelo cateter arterial umbilical. Na ausência do cateter, a coleta é realizada através de punção das artérias radial, ulnar, temporal, tibial posterior ou pediosa. Porém, esse procedimento se associa com maior dificuldade técnica, desconforto e dor para o paciente, podendo causar erros na avaliação da PaO_2.

MONITORIZAÇÃO DA PERFUSÃO TECIDUAL E DA OFERTA DE OXIGÊNIO

Em RN com comprometimento respiratório ou cardiovascular, a diminuição da oferta de oxigênio (DO_2) é compensada com aumento da extração de oxigênio (VO_2) tecidual. A avaliação do balanço entre oferta e consumo de oxigênio agrega informações sobre mudanças precoces do fluxo sanguíneo e da extração tecidual de oxigênio. A manutenção do balanço entre DO_2 e VO_2 é um grande desafio durante o período de transição do pré-termo, no qual mudanças importantes ocorrem na pré-carga, na contratilidade miocárdica, na resistência vascular e nos fluxos sistêmico e pulmonar.

Avaliação da saturação venosa de oxigênio

Pode ser útil para a avaliação da extração tecidual de oxigênio, porém esse valor não apresenta relação linear com o DC ou com o fluxo sanguíneo sistêmico do RN pré-termo.

Espectroscopia de luz próxima ao infravermelho[9]

O NIRS (*Near Infrared Spectroscopy*) é um método não invasivo de monitoração contínua que oferece estimativa do fluxo sanguíneo e da oxigenação tecidual e, quando associado à medida simultânea da saturação de oxigênio, permite avaliação da fração de extração de oxigênio tecidual em nível regional (cérebro, rim e intestino). Essas informações são úteis para avaliação das mudanças fisiológicas do período de transição, assim como oferece subsídios na condução dos casos de hipotensão e choque, principalmente com informações sobre a condição de perfusão cerebral. Estudos observacionais mostram resultados promissores em relação à aplicabilidade desse tipo de monitoração na UTI neonatal, e um estudo recente mostrou que a monitoração com NIRS foi capaz de detectar períodos de baixa oxigenação e alterações da autorregulação cerebral, auxiliando na identificação do risco de morte ou de lesão neurológica em pré-termo extremos. Como desvantagens desse método, citam-se custo elevado do equipamento, número de estudos ainda reduzidos e com resultados heterogêneos, com acurácia e precisão questionáveis e dependentes da técnica de aferição, do processamento do sinal e dos diferentes algoritmos utilizados pelos diversos equipamentos.

MONITORAÇÃO DA FUNÇÃO CARDÍACA

Ecocardiografia funcional

A ecocardiografia realizada à beira do leito é uma técnica não invasiva e útil para avaliação mais precisa da função miocárdica. Permite a estimativa confiável do DC e do fluxo sistêmico e pulmonar, oferecendo ainda informações sobre a presença de *shunts* intra e extracardíacos e sobre o estado volêmico do paciente. A medida do fluxo da veia cava superior pode ser utilizada para avaliação do fluxo sistêmico da porção superior do corpo, fornecendo, ainda que de forma indireta, informações sobre o fluxo sanguíneo cerebral. Apresenta como desvantagens o fato de as medidas não serem realizadas de forma contínua, havendo necessidade premente de treinamento e prática por parte do examinador. São descritas variabilidade das avaliações intra e interobservador, com uma porcentagem de erro em torno de ± 30%.[10]

ABORDAGEM DO CANAL ARTERIAL

A persistência do canal arterial (PCA) em pré-termos é decorrente do desbalanço entre fatores de vasoconstrição e vasodilatação do canal. Nas duas primeiras semanas de vida, o nível elevado de prostaglandina PGe2 parece ser o fator mais importante para a manutenção do canal aberto.[11] Os RN pré-termo que nascem com idade gestacional abaixo de 34 semanas, pela imaturidade, podem demorar mais para fechar e, em alguns casos, podem não fechar, como está demonstrado no Quadro 5.[12]

Uma dessas situações se refere aos RNPT com idade gestacional ao nascer abaixo de 29 semanas. Cerca de 70% dos casos apresentaram fluxo pelo CA da aorta para a artéria pulmonar, antes do final da primeira semana de vida.[12] Isso poderá resultar em hiperfluxo e congestão pulmonar, acompanhados de hipofluxo sistêmico, com hipoperfusão dos órgãos cuja irrigação situa-se após o ducto.

Quadro 5 Taxa de fechamento espontâneo do canal arterial de acordo com a idade gestacional ao nascer e dias de vida

Idade gestacional (semanas)	Até 4 dias	Até 7 dias
≥ 29	90%	98%
27-8	22%	36%
25-26	20%	32%
24	8%	13%

Fonte: modificado de Clyman et al., 2012.[12]

PCA está associada com um leque de morbidades e maior risco de mortalidade. Entretanto, a relação de causa e efeito entre sua presença e os desfechos em curto ou longo prazo não está completamente esclarecida. O que se sabe é que o CA pérvio é decorrente da imaturidade, portanto, se puder evitar ou minimizar as repercussões clínicas, aguardar o seu fechamento espontâneo torna-se a melhor conduta. Em uma proporção significativa de RN, quando o fechamento espontâneo do CA não ocorre, a evolução pode ser desfavorável, com descompensação cardíaca. Na Figura 3, é apresentada a fisiopatologia da PCA, com base na queda da resistência pulmonar e elevação da resistência vascular sistêmica.[13] Quanto mais imaturo o RN, maior o risco de evoluir rapidamente nessa cascata e apresentar os sinais clínicos mostrados no Quadro 6.[13]

Os RNPT com CA pérvio, que evoluem com repercussões clínicas, apresentam pior prognóstico e, consequentemente, maior espectro de morbidades e risco de mortalidade. O canal com repercussão hemodinâmica aumenta o risco de insuficiência cardíaca, prolonga o tempo de ventilação mecânica,

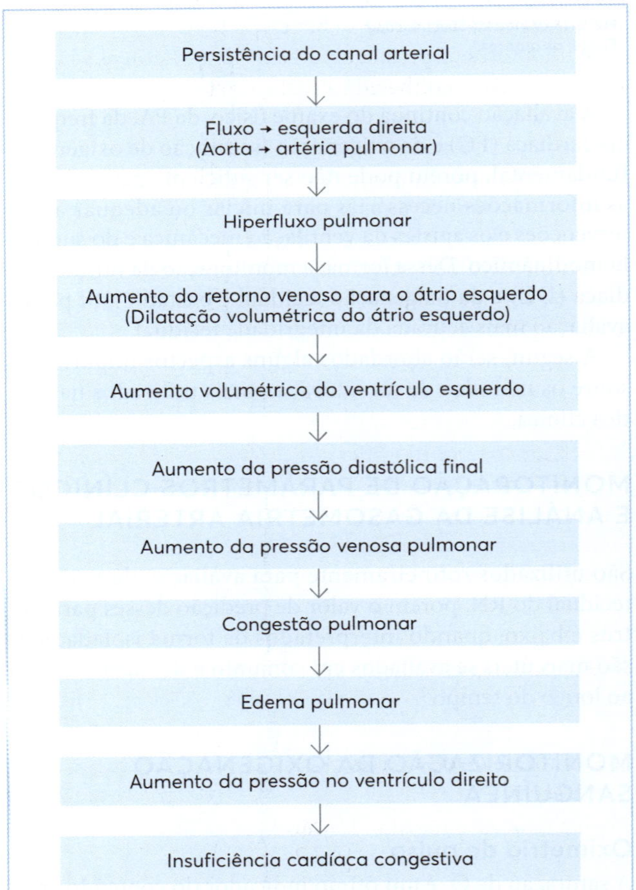

Figura 3 Fisiopatologia da descompensação hemodinâmica, decorrente da persistência de canal arterial e hiperfluxo pulmonar.

Fonte: Sadeck, Rosseto, 2020.[13]

Quadro 6 Manifestação clínica em recém-nascidos pré-termo

• Taquicadia, taquipneia e pulsos amplos
• Precórdio hiperdinâmico com *ictus* visível e palpável
• Piora da insuficiência respiratória ou não melhora em RN com suporte ventilatório
• Edema agudo de pulmão sem outras manifestações de ICC grave
• Sopro cardíaco variável
• Rebaixamento de fígado

Fonte: modificado Sadeck e Rosseto, 2020.[13]

aumenta a ocorrência de hemorragia peri-intraventricular (HPIV), de displasia broncopulmonar (DBP), de enterocolite necrosante (ECN) e, em consequência, óbito. Embora outros fatores possam influenciar o prognóstico do RNPT, detecção e intervenção do CA naqueles que apresentam descompensação clínica e ecocardiográfica pode diminuir morbidade e mortalidade e tempo de internação.[14] O maior desafio é identificar quais os RN que não poderão aguardar o fechamento espontâneo e que se beneficiarão de um tratamento com inibidores da prostaglandina ou de fechamento cirúrgico. Ainda não é conhecida a melhor estratégia de avaliação e tratamento. O impacto das várias abordagens terapêuticas na morbidade e na mortalidade não está claro na literatura, o que explica parcialmente a grande variedade de condutas entre os serviços de terapia intensiva neonatal.[15]

Até alguns anos atrás, a indicação de tratamento medicamentoso era bem mais ampla, com estratégias de tratamento profilático e pré-sintomático, considerando-se que o início precoce de drogas inibidoras de prostaglandinas propicia maior sucesso de fechamento, menor risco de reabertura e menor necessidade de ligadura cirúrgica. Mas as análises mais recentes mostraram que o fechamento precoce do CA não parece modificar os desfechos tanto nos índices de mortalidade quanto na displasia broncopulmonar ou desenvolvimento neurológico em longo prazo. Esses achados incentivaram os pesquisadores a serem mais restritivos nas indicações terapêuticas.[12,14]

A decisão de qual a conduta mais adequada para o RN deve basear-se em dados como: fatores que aceleram o fechamento do canal (uso de corticoide antenatal e restrição de crescimento intrauterino) e fatores que retardam, por exemplo, idade gestacional abaixo de 28 semanas, presença de síndrome de desconforto respiratório, uso de surfactante, infecção. Além disso, deve-se considerar a presença de sinais clínicos e achados ecocardiográficos de descompensação hemodinâmica.[13]

TRATAMENTO CONSERVADOR

A abordagem conservadora objetiva tratar as repercussões clínicas, possibilitando que o CA feche espontaneamente. Para isso, deve ser instituído tratamento de suporte nos casos que evoluem com insuficiência cardíaca. No Quadro 7, estão descritas as medidas que devem ser instituídas, quando indicadas.[13]

Quadro 7 Medidas de suporte

• Restrição hídrica: restringir 20% da necessidade básica
• Diuréticos: furosemida, 1 a 4 mg/kg/dia
• Droga inotrópica
• Dobutamina, 5 a 20 mg/kg/min
• Manutenção da oxigenação adequada
• Manutenção do transporte de O_2, Ht > 40%
• Monitorização hidreletrolítica
• Correção dos distúrbios hidreletrolíticos e acidobásicos

Fonte: os autores.

TRATAMENTO MEDICAMENTOSO

Atualmente, a maior parte dos autores considera a abordagem medicamentosa somente para os RNPT com idade gestacional menor ou igual a 28 semanas, com PCA com repercussão hemodinâmica significativa (PCAhs), com manifestações clínicas e alterações ecocardiográficas.

A definição de PCAhs inclui idade gestacional ao nascimento, sinais e sintomas clínicos e vulnerabilidade dos órgãos, considerando avaliação de hiperfluxo para os pulmões e hipofluxo sistêmico, circulação cerebral, renal e mesentérica. Os autores Shepherd e Noori[16] sugerem uma sistematização para a definição de PCAhs, conforme mostrado no Quadro 8.

O tratamento medicamentoso se baseia em drogas inibidoras das prostaglandinas, considerando que a PCA em pré-termo é consequência do nível sérico elevado de tais substâncias. Dentre os inibidores de prostaglandinas, as drogas mais estudadas para o fechamento do CA em RN pré-termos são a indometacina e o ibuprofeno lysine, liberados pelos órgãos nacionais reguladores. Atualmente, estão sendo publicados estudos com o uso de paracetamol, mas ainda de forma *off label*.

O Quadro 9 sumariza a abordagem medicamentosa para fechamento do CA, salientando que, para a via oral, é necessário que o RN já tenha recebido alguma dieta enteral, mesmo que apenas a nutrição trófica ou nutrição enteral mínima.[13] As contraindicações de cada droga, apresentadas no Quadro 10, precisam ser consideradas anteriormente à introdução da medicação e reavaliadas ao longo do tratamento. Nos casos de falha de fechamento do CA, isto é, a manutenção dos sinais clínicos e ecocardiográficos de PCAhs, pode-se indicar novo ciclo da mesma medicação ou de outra, assegurando as contraindicações.

TRATAMENTO CIRÚRGICO

A indicação atual de ligadura cirúrgica da PCA inclui: RNPT com idade gestacional menor do que 28 semanas, com sinais

Quadro 8 Avaliação ecocardiográfica e clínica da persistência do canal arterial com repercussão hemodinâmica significativa

Avaliação	PCA com repercussão hemodinâmica
Achados ecocardiográficos	
Aspectos do canal arterial	
Diâmetro	≥ 1,5 (IG ≤ 26 semanas) ≥ 2 (IG ≤ 30 semanas)
Direção do *shunt*	Esquerda – direita
Aspecto do *shunt*	Crescente ou pulsátil
Grau da hiperfluxo pulmonar	
Relação átrio esquerdo/aorta	≥ 1,4
Debito de ventrículo esquerdo	> 300 mL/kg/min
Magnitude do hipofluxo sistêmico	
Fluxo para sistema nervoso central, rins e mesentério	Ausente ou reverso na diástole
Achados clínicos	
Uso de vasopressores e/ou inotrópicos	
Suporte ventilatório	
Intolerância alimentar	
Insuficiência renal com aumento de creatinina sérica	
Idade gestacional (semanas)	
Alto risco	≤ 25 semanas
Médio risco	26-28 semanas e 29-30 semanas sem corticoide antenatal
Baixo risco	> 30 semanas

IG: idade gestacional; PCA: persistência do canal arterial.
Fonte: adaptado de Shepherd e Noori, 2019.[16]

Quadro 9 Tratamento medicamentoso do PCAhs, drogas, via de administração e esquema

Droga	Via de administração	Esquema
Indometacina	EV	Peso ao nascimento > 1.250 g ou idade pós-natal > 7 dias de vida 1ª, 2ª e 3ª doses 0,2 mg/kg com intervalo de 24 horas
		Peso ao nascimento < 1.250 g e idade pós-natal < 7 dias de vida 1ª dose 0,2 mg/kg, 2ª e 3ª doses 0,1 mg/kg com intervalo de 24 horas
Ibuprofeno lysine	EV	1ª dose 10 mg/kg, 2ª e 3ª doses de 5 mg/kg cada 24 horas
	Oral	1ª dose 10 mg/kg, 2ª e 3ª doses de 5 mg/kg cada 24 horas
Paracetamol	EV	Dose: 15 mg/kg, 6/6 h, por 3 a 5 dias
	Oral	Dose: 15 mg/kg, 6/6 h, por 3 a 5 dias

EV: endovenoso; PCAhs: persistência de canal arterial com repercussão hemodinâmica.
Fonte: os autores.

Quadro 10 Contraindicações para uso de inibidores de prostaglandina

Drogas	Contraindicações
Indometacina e ibuprofeno	Oligúria: débito urinário ≤ 0,6 mL/h nas 8 h precedentes
	Plaquetopenia < 100.000 plaquetas/mm³
	Ureia ≥ 60 mg/dL e/ou creatinina ≥ 1,6 mg/dL
	Diástese hemorrágica
	Sinais clínicos ou radiológicos de enterocolite necrosante
	Hemorragia peri-intraventricular ativa
Paracetamol	Alteração da função hepática Controle de enzimas hepáticas e bilirrubinas totais e frações

Fonte: os autores.

ecocardiográficos de repercussão hemodinâmica e dependência de ventilação mecânica após o 14º dia de vida, com contraindicação ou insucesso de tratamento farmacológico.

O fechamento cirúrgico a céu aberto do CA não deve ser a primeira opção, pois está associado a várias complicações em curto prazo e longo prazos.[13] Entre as complicações, diretas e indiretas, logo após o procedimento, encontram-se: paralisia de corda vocal, hipertensão arterial sistêmica ou pulmonar, pneumotórax, infecção do sítio cirúrgico, dentre outros. Observou-se também que os RN que realizaram correção cirúrgica antes de 10 dias de vida apresentaram piores resultados neurológicos na avaliação aos 18 e 36 meses de idade corrigida para a prematuridade.[13]

Mais recentemente, a técnica transcateter, utilizando diversos dispositivos, está descrita em estudos de coorte de RN pré-termos com PCAhs. A comparação com técnicas cirúrgicas convencionais revelou impacto positivo no desfecho pulmonar pós-procedimento. Essa técnica inovadora está sendo adotada em número crescente de centros em todo o mundo, porém mais experiência é necessária. Embora os estudos de acompanhamento reportem excelentes desfechos de curto e médio prazos, ainda são necessários ensaios clínicos prospectivos, controlados e randomizados, comparando os resultados das diferentes abordagens medicamentosa e cirúrgica. Há necessidade premente de estudos e registros multicêntricos para melhor esclarecer os resultados, o tempo ideal para esse procedimento e estudo dos desfechos de curto e longo prazos antes que isso possa ser considerado terapia alternativa de primeira linha.[17]

Diante do exposto, a PCA em pré-termo ainda é um grande desafio, merecendo muitas investigações para estabelecer diretrizes na sua abordagem.

ESTABILIZAÇÃO HEMODINÂMICA NOS PRIMEIROS DIAS DE VIDA

Os RN, especialmente os pré-termo, apresentam alto risco para distúrbios hemodinâmicos, e diversos fatores contribuem para esse risco aumentado, como mostra o Quadro 11.

Nesse contexto, o neonatologista enfrenta grandes desafios no diagnóstico e na conduta. Os recursos disponíveis para monitorização hemodinâmica são limitados, e os estudos clínicos sobre o tema são escassos e com pequenas casuísticas, limitando a forças das evidências nas recomendações que se baseiam, geralmente, na opinião de especialistas.[18] Daí o dilema: quem, quando e como tratar?

As principais causas de distúrbios hemodinâmicos nos primeiros dias de vida são:

- Falha na circulação de transição e baixo fluxo sistêmico no pré-termo extremo, que pode evoluir com hipotensão e choque transicional (Figura 4).
- Disfunção do miocárdio e baixo fluxo sistêmico no RN asfíxico, podendo evoluir com hipotensão e choque cardiogênico.
- Hipotensão do pré-termo.
- Choque séptico.

O entendimento da fisiopatologia do quadro clínico é fundamental para a tomada de decisão e a escolha da opção terapêutica. Nesse sentido, é importante considerar a evolução desde o seu início, como mostrado no Quadro 12.[19]

Hipotensão é a principal indicação de suporte hemodinâmico no RN. A incidência de hipotensão e a frequência de uso de drogas vasoativas nos primeiros dias de vida são elevadas e muito variáveis atingindo cifras ≥ 50% em pré-termo de muito baixo peso.[20] Essa variabilidade se justifica pela falta de consenso na definição de hipotensão e falta de *guidelines* baseados em evidências para unificar a conduta.

Várias definições de hipotensão têm sido adotadas, e não há evidências de que os pontos de corte usados sejam adequados e seguros: pressão arterial média (PAM) < idade gestacional (semanas) é uma das mais utilizadas principalmente nos primeiros 2 dias; e a partir do 3º dia de vida PAM < 30 mmHg (é considerado o limite crítico para perda da autorregulação cerebral). Atualmente, tem sido proposta a avaliação da pressão sistólica e diastólica conforme os percentis das curvas de referência para a idade gestacional, valorizando-se os valores abaixo do percentil 3, como mostra o Quadro 13.[21] Essa avaliação parece refletir melhor a condição do fluxo sistêmico e norteia o raciocínio clínico, pois a PA sistólica traduz a contratilidade e o débito de VE e, quando baixa, sugere aumento na pós-carga (dificuldade

Quadro 11 Fatores que aumentam o risco de distúrbios hemodinâmicos em recém-nascidos

Fatores	Mecanismo das alterações hemodinâmicas
Imaturidade do miocárdio	↓ Contratilidade do miocárdio; ↓ DC; < efeito de catecolaminas
Tônus vascular imaturo	Predomínio de receptores alfa; < expressão dos beta (tendência a vasoconstrição)
Ducto arterioso patente	*Shunt* E-D ou D-E; alteração do DC
Clampeamento precoce de cordão/ perda sanguínea	↓ Volemia, ↓ capacidade de transporte de O_2 e DC
Doença respiratória: SDR, HPP	↑ RVP, *shunt* D-E, hipóxia
Ventilação mecânica	↓ Enchimento cardíaco e DC
Hipotermia terapêutica	↑ RVS, ↓ FC, ↓ DC
Hipóxia	Alteração da RVS e da RVP, ↓ contratilidade
Sepse	Alteração da RVS e da RVP, ↓ contratilidade, ↓ volume intravascular

DC: débito cardíaco; FC: frequência cardíaca; HPP: hipertensão pulmonar persistente; RVP: resistência vascular pulmonar; RVS: resistência vascular sistêmica; SDR: síndrome do desconforto respiratório.
Fonte: adaptado de Schwarz e Dempsey, 2020.[18]

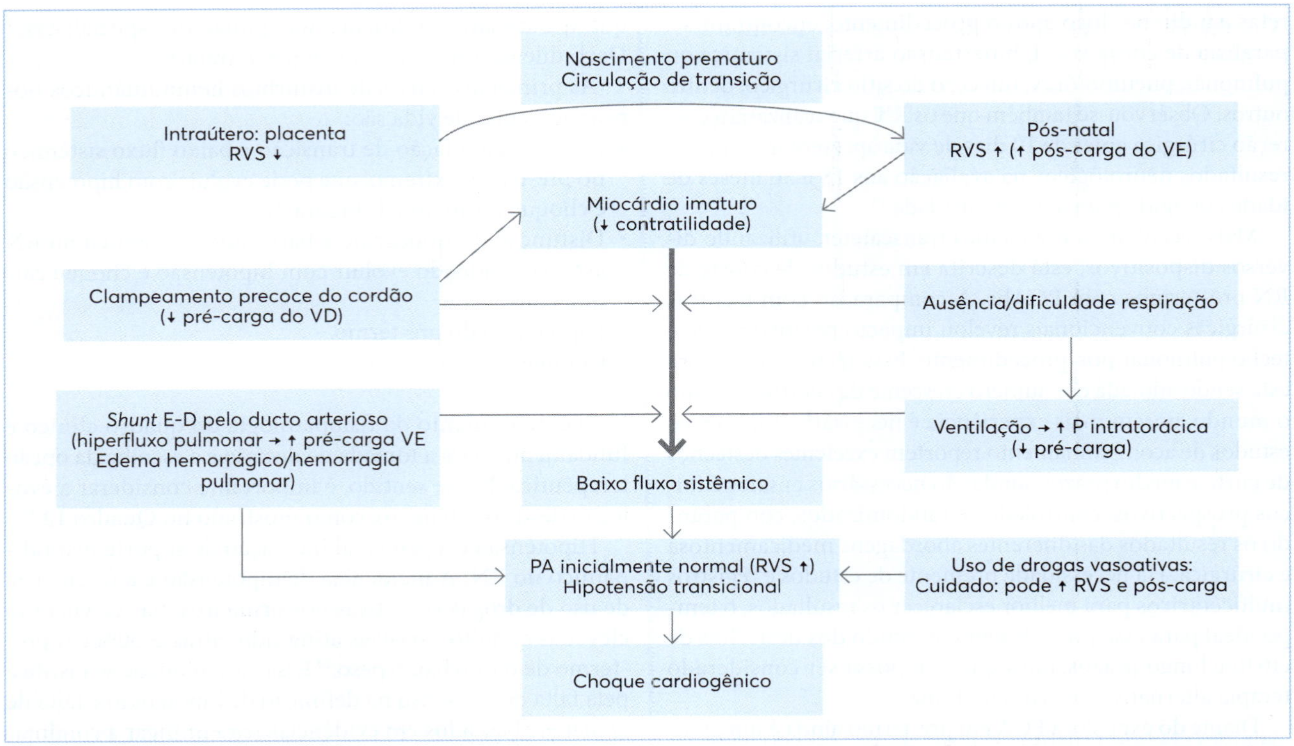

Figura 4 Fatores que contribuem para a falha na circulação de transição, o baixo fluxo sistêmico e o choque transicional.
PA: pressão arterial; RVS: resistência vascular sistêmica; VD: ventrículo direito; VE: ventrículo esquerdo.
Fonte: adaptada de Kluckow, 2018.[25]

Quadro 12 Principais causas de distúrbios hemodinâmicos e alterações cardiovasculares nos primeiros dias de vida

Tempo de manifestação	Causa	Alterações cardiovasculares
1º dv	Falha na circulação de transição	↓ Contratilidade do miocárdio PCA grande BFS PA normal ou ↓
	Asfixia perinatal	↑ RVS, disfunção do miocárdio ↓ Débito do VE e BFS PA ↓ ou normal
	Sepse por estreptococo do grupo B	↑ RVS, disfunção do miocárdio Hipertensão pulmonar
≥ 2º dv	Hipotensão do prematuro	↓ Tônus vascular → ↓ PA
	Insuficiência adrenal transitória do prematuro extremo	Hipotensão refratária
	PCA com repercussão hemodinâmica	*Shunt* E-D com ↓ fluxo sistêmico (↓ PA diastólica) ↑ Fluxo pulmonar e pré-carga do VE Disfunção do VE (↓ PA sistólica e diastólica)
	Sepse/enterocolite necrosante	↓ Tônus vascular→ ↓ PA Disfunção do VE

BFS: baixo fluxo sistêmico; dv: dia de vida; PA: pressão arterial; PCA: persistência do canal arterial; RVS: resistência vascular sistêmica; VE: ventrículo esquerdo.
Fonte: os autores.

da realização do esvaziamento ventricular, sendo assim a tensão na parede muscular cardíaca durante a sístole). A PA diastólica relaciona-se com a resistência vascular sistêmica e a volemia e, quando baixa, sugere diminuição da pré-carga (pressão que o sangue faz no ventrículo quando está cheio antes da contração).[19,22,23]

A indicação de tratamento na instabilidade cardiovascular geralmente se baseia na presença de hipotensão. Entretanto, há que se considerar que a avaliação da PA isoladamente tem baixa acurácia e a monitorização hemodinâmica do RN deve incluir parâmetros clínicos, laboratoriais, função cardiocirculatória e de órgãos, como mostra o Quadro 14.[18,24,25]

Quadro 13 Percentil 3 dos valores de pressão arterial em prematuros

Idade gestacional (semanas)	Pressão sistólica (mmHg)	Pressão diastólica (mmHg)	Média (mmHg)
24	32	15	26
25	34	16	26
26	36	17	27
27	38	17	27
28	40	18	28
29	42	19	28
30	43	20	29
31	45	20	30
32	46	21	30
33	47	22	30
34	48	23	31
35	49	24	32
36	50	25	32

Fonte: McNamara et al., 2016.[21]

Quadro 14 Parâmetros da avaliação hemodinâmica neonatal

- Clínicos: PA, FC, TEC, pulsos
- Laboratoriais: pH, lactato, ureia e creatinina
- Função de órgãos: diurese, estado de consciência, tônus muscular
- Função cardiovascular: ecocardiografia funcional

FC: frequência cardíaca; PA: pressão arterial; TEC: tempo de enchimento capilar.

Fonte: os autores.

Dentre os parâmetros clínicos e laboratoriais, a associação do tempo de enchimento capilar (≥ 4 segundos) e do lactato sérico (> 4 mmol/L) apresenta a maior acurácia no diagnóstico de instabilidade cardiovascular.

A justificativa para tratar o RN hipotenso é o risco aumentado da diminuição de perfusão de órgãos vitais e lesão cerebral. Vários estudos alertam para o pior prognóstico de pré-termos hipotensos, com maior risco de hemorragia peri-intraventricular, paralisia cerebral, atraso no neurodesenvolvimento e perda auditiva neurossensorial, além de maior risco de vida. A duração e a gravidade da hipotensão têm sido associadas a pior prognóstico, sem, entretanto, estar estabelecido se é a hipotensão ou seu tratamento que determina o prognóstico. Há estudos que mostram pior prognóstico nos pré-termos hipotensos tratados, outros nos não tratados e, ainda, alguns sugerem que o tratamento não influencia no prognóstico. Uma possibilidade é que o tratamento reflita maior gravidade dos pré-termos hipotensos. Há necessidade de estudos clínicos randomizados para esclarecer se o tratamento tem impacto no prognóstico, se é útil ou prejudicial.[26,27]

É questionável se o RN pré-termo deve ser tratado em função do valor baixo da PA como um parâmetro isolado. Além de ser influenciada por diversos fatores, a PA varia em função da idade gestacional e da idade pós-natal, aumentando progressivamente nos primeiros dias de vida, principalmente nas primeiras 24 horas de vida.[23] Estudo com RN pré-termos extremos mostrou que, no primeiro dia de vida, a PA diminui nas primeiras 3 horas atingindo valores mínimos entre 4-5 horas e, em seguida, aumenta 0,2 mmHg/hora. Um achado importante nesse estudo foi que o aumento da PA ocorreu de forma similar nos RN pré-termos tratados e não tratados para hipotensão.[28]

Há que se considerar também que, nos primeiros dias, há pouca correlação entre PA e fluxo sanguíneo sistêmico, o que pode ser entendido considerando-se que o fluxo sanguíneo é dependente de dois fatores: PA e resistência vascular sistêmica (RVS) conforme a fórmula: débito cardíaco = PA/resistência. Assim, um pré-termo hipotenso pode ter adequado fluxo sanguíneo sistêmico (FSS) se a resistência vascular for baixa; e, por outro lado, mesmo com a PA normal, o fluxo sanguíneo pode estar diminuído se a resistência vascular estiver aumentada. Por esse motivo, a avaliação do FSS, por meio da ecocardiografia funcional pode nortear a conduta terapêutica, principalmente no primeiro dia de vida, quando a RVS está aumentada, acarretando aumento na pós-carga de VE, que pode não ser tolerada pelo coração imaturo e evoluir com baixo fluxo sistêmico.[19,20]

Um aspecto relevante é que pré-termos criticamente instáveis apresentam limitada capacidade de autorregulação do fluxo sanguíneo cerebral, que se torna pressão-passivo, por isso são bastante vulneráveis às flutuações na PA, com risco de lesão por isquemia-reperfusão. Daí a importância de se garantir a estabilidade hemodinâmica e usar criteriosamente as drogas vasoativas, pois o objetivo na assistência aos pré-termo nos primeiros dias de vida não é simplesmente manter a PA normal, mas sim garantir adequado fluxo sanguíneo e boa perfusão de órgãos, especialmente o cérebro.[20,25]

Atualmente, tem sido adotada a conduta conservadora de tratar apenas o pré-termo hipotenso se houver sinais de má-perfusão (TEC > 3 segundos, pulsos periféricos finos, diurese ↓, lactato ↑), conduta chamada de hipotensão permissiva. Entretanto, não se pode afirmar que esta seja a conduta ideal para todos os pré-termo, pois a fisiopatologia da instabilidade hemodinâmica no primeiro dia de vida é complexa e o estudo EPIPAGE2 sugere que pré-termo extremos tratados em função de hipotensão isolada, sem sinais de má perfusão, tiveram menos lesão cerebral e maior chance de alta sem sequelas.[18,29]

A opção terapêutica no tratamento do RN pré-termo hipotenso é outro dilema, pois há pouca evidência para que se possa afirmar qual a melhor droga vasoativa, com condutas bastante variadas entre os serviços. Dopamina, dobutamina e adrenalina são as mais utilizadas. Sabe-se que a dopamina é efetiva e segura no tratamento da hipotensão, enquanto a dobutamina é mais efetiva em aumentar o fluxo sistêmico.

A adrenalina é tão efetiva quanto a dopamina no aumento da PA, porém aumenta a glicemia e o lactato.[18-20,30,31]

Uma boa proposta é adotar conduta individualizada e baseada na fisiopatologia do distúrbio e na avaliação ecocardiográfica, conforme mostra o Quadro 15.[30] Para o sucesso do tratamento, este deve ser indicado no momento certo e com a droga adequada, mas, mesmo assim, ainda não está claro se o tratamento melhora a perfusão cerebral.

Nesse cenário de incertezas, a melhor proposta é investir em medidas preventivas para redução dos distúrbios hemodinâmicos, destacando-se o uso de corticoide antenatal, o tempo adequado de clampeamento do cordão umbilical (idealmente após o início da respiração) e estratégias não agressivas de assistência ventilatória, que contribuem para facilitar a circulação de transição do pré-termo.[32]

Quadro 15 Condições associadas ao choque transicional, achados ecocardiográficos e sugestão de conduta

Condição	Achados na ecocardiografia funcional	Conduta sugerida
Hipotensão transicional do pré-termo extremo	Normal ↓ Contratilidade do miocárdio *Shunt* pelo canal arterial	Observação Dobutamina (2ª opção: adrenalina, dose baixa); se > 24 h, dopamina
Asfixia ou hipotermia terapêutica	↓ Contratilidade do miocárdio ↑ Pressão da artéria pulmonar	Dobutamina (2ª opção: adrenalina)
Hipertensão pulmonar	Hipotensão ↓ Função do ventrículo direito	Adrenalina Dobutamina (milrinone, se PA normal)
Disfunção cardíaca na sepse precoce	↓ Contratilidade do miocárdio ↑ Pressão da artéria pulmonar	Dobutamina (2ª opção: adrenalina)

PA: pressão arterial.
Fonte: modificado de Dempsey e Rabe, 2019.[30]

CHOQUE TRANSICIONAL E O PAPEL DO ECOCARDIOGRAMA FUNCIONAL

O baixo fluxo sanguíneo sistêmico em decorrência de falha na circulação de transição é frequente em pré-termos menores que 30 semanas de idade gestacional, acometendo cerca de um terço deles no primeiro dia de vida, com maior frequência quanto menor a idade gestacional. Nesses pré-termos, caracteristicamente, o baixo fluxo ocorre nas primeiras horas de vida (3-12 horas), mas o diagnóstico baseado nos recursos tradicionais de monitorização pode ser tardio, pois a PA inicialmente é normal (fase compensada do choque).[25,33] Por isso é importante o reconhecimento dos RN de risco e é fundamental a contribuição da ecocardiografia funcional para o diagnóstico precoce, bem como o entendimento da fisiopatologia do distúrbio hemodinâmico e a adequação da conduta.[25,33] Os principais fatores de risco para baixo fluxo sistêmico e choque transicional no pré-termo estão apresentados no Quadro 16.

Quadro 16 Fatores de risco para falha na circulação de transição, baixo fluxo sistêmico e choque transicional

• Prematuridade extrema
• Ventilação com pressão elevada
• Ducto arterioso de grande calibre
• Resistência periférica aumentada
• Ausência de corticoide antenatal

A representação esquemática dos eventos envolvidos no baixo fluxo sistêmico e choque transicional encontra-se na Figura 1.

Além dos pré-termos extremos, outros RN podem apresentar comprometimento cardiovascular com baixo fluxo sistêmico nos primeiros dias de vida:[33,34]

- RN asfíxicos, que podem ter disfunção do miocárdio e hipertensão pulmonar e evoluir com choque cardiogênico.
- RN com síndrome do desconforto respiratório grave e hipertensão pulmonar (↑RVP com ↑pós-carga VD e ↓fluxo sanguíneo pulmonar → ↓pré-carga VE e ↓fluxo sistêmico).
- RN com sepse precoce (principalmente estreptococo do grupo B), que evolui geralmente com disfunção do miocárdio e hipertensão pulmonar.
- Os RN com baixo fluxo sistêmico evoluem com oligúria e hipercalemia e apresentam risco aumentado de hemorragia peri-intraventricular e pior prognóstico de neurodesenvolvimento.[25,33]

Ecocardiografia na avaliação da falha na circulação transicional[26,34]

O uso da ecocardiografia funcional tem aumentado nos últimos anos e tem sido muito útil nos cuidados aos RN. A avaliação ecocardiográfica à beira-leito, junto com outros parâmetros clínicos, fornece informação anatômica e funcional em tempo real, que auxilia no entendimento dos componentes da homeostasia cardiovascular e da fisiopatologia envolvida na falha de transição e assim permite tratamento específico e individualizado e evita o tratamento desnecessário. Pode-se dizer que, atualmente, é o melhor recurso disponível para detectar o baixo fluxo sistêmico na fase compensada do choque transicional.

O Quadro 17 apresenta de forma resumida a contribuição da ecocardiografia funcional na avaliação da hemodinâmica neonatal.[22,26]

A avaliação ecocardiográfica inicial deve ser feita por ecocardiografista experiente, analisando toda a estrutura do coração para descartar a possibilidade de cardiopatia congênita como causa da falha de transição.

No pré-termo extremo, os componentes mais importantes da falha na circulação de transição avaliados pelo ecocardiograma são: contratilidade ventricular, função e DC; tamanho e direção do *shunt* pelo CA.

Quadro 17 Contribuição da ecocardiografia funcional na avaliação hemodinâmica do recém-nascido

- Avaliar de forma objetiva a função e o débito cardíaco
- Estimar a pré e a pós-carga
- Avaliar o tamanho e a direção do *shunt* do canal arterial
- Distinguir se a disfunção é secundária à condição de carga ou ao comprometimento do miocárdio
- Avaliar o efeito das drogas vasoativas no débito cardíaco
- Estimar o fluxo sistêmico pela medida do fluxo na veia cava superior

Fonte: adaptado de Barrington et al., 2020.[26]

A ecocardiografia auxilia também na detecção da hipertensão pulmonar, que pode ser uma das causas associadas à falha de transição nos RN hipoxêmicos e com prejuízo da função cardíaca.

As principais condições associadas a baixo fluxo sistêmico e choque transicional no pré-termo e os achados ecocardiográficos que podem nortear a conduta já foram apresentados no Quadro 15.

Conduta no choque transicional

A conduta no choque transicional[18-20,22,30,31] é muito variável entre os serviços, pois não há evidência suficiente para afirmar qual a melhor conduta. Também não está claro se o tratamento melhora o prognóstico à longo prazo. A preocupação atual é que muitos pré-termos podem estar sendo tratados sem necessidade ou com medicamentos inadequados e que o tratamento pode prejudicar a sequência de adaptações fisiológicas que ocorrem nos primeiros dias de vida.[18,20] Assim, a seguir, são feitas algumas considerações em relação ao tratamento do choque transicional.

Expansão

O uso de expansor no RN deve ser criterioso. Expansão volêmica não deve ser usada rotineiramente no tratamento da hipotensão do pré-termo, pois não há evidências de benefício com o uso rotineiro e a sobrecarga de volume pode piorar a disfunção cardíaca. Se houver sinais de choque, recomenda-se a expansão com 10 mL/kg de soro fisiológico.

Inotrópicos/vasopressores

O uso de inotrópicos justifica-se pela fisiopatologia do distúrbio transicional, que envolve: disfunção do miocárdio e baixo fluxo sistêmico, com resistência vascular sistêmica aumentada. Assim, a dobutamina (5-20 mcg/kg/min) pode ser usada como primeira opção (↑ volume sistólico, débito cardíaco e fluxo sistêmico) e se houver hipotensão a próxima opção pode ser adrenalina em dose baixa (0,001-0,1 mcg/kg/min).

Muitos serviços utilizam dopamina (5-20 mcg/kg/min) como primeira opção no tratamento da hipotensão do pré-termo, e a maioria dos RN apresenta boa resposta com dose ≤ 10 mcg/kg/min. O efeito inotrópico/vasopressor da dopamina é dose-dependente e muito variável nos pré-termos, daí a preocupação com seu uso no primeiro dia de vida quando o efeito vasopressor pode prejudicar o débito cardíaco.

Hidrocortisona

Seu uso pode ser considerado terapia de resgate na hipotensão refratária do pré-termo extremo, atribuída à insuficiência adrenal transitória.

CONCLUSÃO

Para minimizar os distúrbios na circulação de transição, vários cuidados integrados são necessários: conhecimento da história clínica, avaliação clínica, monitoramento fisiológico convencional (PA, FC, $SatO_2$), marcadores clínicos e laboratoriais de perfusão e avaliação cardiocirculatória pela ecocardiografia funcional. Todas essas informações, corretamente interpretadas, auxiliam na tomada de decisão terapêutica individualizada e baseada na fisiopatologia do distúrbio. Boas práticas na assistência perinatal (corticoide antenatal, clampeamento oportuno de cordão umbilical, adequada assistência ao nascimento, ventilação não agressiva) facilitam a transição cardiopulmonar e circulatória ao nascimento e contribuem para reduzir os distúrbios hemodinâmicos dos pré-termos nos primeiros dias de vida.

REFERÊNCIAS BIBLIOGRÁFICAS

1. Goldsmith JP, Karotkin EH, Keszler MS, Suresh G. Assisted ventilation of the neonate: an evidence-based approach to newborn respiratory care. 6th ed. Philadelphia: Elsevier; 2017.
2. Morton SU, Brodsky D. Fetal physiology and the transition to extrauterine life. Clin Perinatol. 2016;43(3):395-407.
3. Suresh K, Shimoda LA. Lung circulation. Compr Physiol. 2016;6(2):897-943.
4. Keszler M, Abubakar K. Physiologic principles. In: Goldsmith JP, Karotkin EH, Keszler M, Suresh Gk (eds.). Assisted ventilation of the neonate: an evidence-based approach to newborn respiratory care. 6.ed. Philadelphia: Elsevier; 2017.
5. Di Fiore JM, Poets CF, Gauda E, Martin RJ, MacFarlane P. Cardiorespiratory events in preterm infants: etiology and monitoring technologies. J Perinatol. 2016;36(3):165-71.
6. Lakshminrusimha S, Saugstad OD. The fetal circulation, pathophysiology of hypoxemic respiratory failure and pulmonary hypertension in neonates, and the role of oxygen therapy. J Perinatol. 2016;36 Suppl 2:S3-S11.
7. Clyman RI. Mechanisms regulating closure of the ductus arteriosus. In: Polin RA, Fox WW, Abman SH (eds.). Fetal neonatal physiology. Philadelphia: Saunders; 2004.
8. Vrancken SL, van Heijst AF, de Boode WP. Neonatal hemodynamics: from developmental physiology to comprehensive monitoring. Front Pediatr. 2018;6:87.
9. Chock VY, Kwon SH, Ambalavanan N, Batton B, Nelin LD, Chalak LF, et al. Cerebral oxygenation and autoregulation in preterm Infants (Early NIRS Study). J Pediatr. 2020;227:94-100.e1.
10. Kluckow M, Seri I, Evans N. Echocardiography and the neonatologist. Pediatr Cardiol. 2008;29:1043-7.
11. El Khusffash AF, McNamara PJ, Noori S. Diagnosis, evaluation, and monitoring of patente ductus arteriosus in the very preterm infant. In: Seri I, Kluckow M, Polin RA (eds.). Hemodymamics and cardiology: neonatology questions and controvesies. 3.ed. Philadelphia: Elsevier; 2019.

12. Clyman RI, Couto J, Murphy GM. Patent ductus arteriosus: are current neonatal treatment options better or worse than no treatment at all? Semin Perinatol. 2012;36(2):123-9.
13. Sadeck LSR, Rosseto LES. Persistência do canal arterial em recém-nascidos pré-termo. In: Carvalho WB, Diniz EMA, Ceccon MEJR, Krebs VLJ (coords.). Neonatologia. Barueri: Manole; 2020. p.258-72: Schvartsman BGS, Maluf Jr PT, Carneiro-Sampaio M, eds. Coleção Pediatria do Instituto da Criança e do Adolescente do HCFMUSP.
14. El Khuffash A, Weisz DG, McNamara PJ. Reflections of the changes in patente ductus arteruiosus management during the last 10 years. Arch Dis Child Fetal Neonatal. 2016;101(5):F474-8.
15. Benitz WE. Patent ductus arteriosus. In: Goldsmith, 2015. Cap 14:212-229.
16. Shepherd JL, Noori S. What is a hemodynamically significant PDA in preterm infants? Congenit Heart Dis. 2019;14(1):21-6.
17. Fraisse A, Bautista-Rodriguez C, Burmester M, Lane M, Singh Y. Transcatheter closure of patent ductus arteriosus in infants with weight under 1,500 grams. front. Pediatr. 2020;8:558256.
18. Schwarz CE, Dempsey EM. Management of neonatal hypotension and shock. Semin Fetal Neonatal Med. 2020;25(5):101121.
19. Rugolo LMSS, de Luca AKC. Uso de medicamentos vasopressores em neonatologia. PRORN. 2018;3:9-59.
20. Wu TW, Noori S. Recognition and management of neonatal hemodynamic compromise. Pediatr Neonatol. 2021;62 Suppl 1:S22-S29.
21. McNamara PJ, Weisz DE, Giesinger RE, Jain A. Hemodynamics. In: MacDonald MG, Seshia MMK, et al. (eds.). Avery's neonatology: pathophysiology and management of the newborn. Philadelphia: Wolters Kluwer; 2016. p.457-86.
22. Giesinger RE, McNamara PJ. Hemodynamic instability in the critically ill neonate: an approach to cardiovascular support based on disease pathophysiology. Semin Perinatol. 2016;40(3):174-88.
23. Batton B. Neonatal blood pressure standards: what is "normal"? Clin Perinatol. 2020;47(3):469-85.
24. Rabe H, Rojas-Anaya H. Inotropes for preterm babies during the transition period after birth: friend or foe? Arch Dis Child Fetal Neonatal Ed. 2017;102:F547-50.
25. Kluckow M. The pathophysiology of low systemic blood flow in the preterm infant. Front Pediatr. 2018;6:29.
26. Barrington K, El-Khuffash A, Dempsey E. Intervention and outcome for neonatal hypotension. Clin Perinatol. 2020;47(3):563-74.
27. Gogcu S, Washburn L, O'Shea TM. Treatment for hypotension in the first 24 postnatal hours and the risk of hearing loss among extremely low birth weight infants. J Perinatol. 2020;40(5):774-80.
28. Batton B, Li L, Newman NS, Das A, Watterberg KL, Yoder BA, et al. Evolving blood pressure dynamics for extremely preterm infants. J Perinatol. 2014;34:301-5.
29. Durrmeyer X, Marchand-Martin L, Porcher R, Gascoin G, Roze JC, Storme L, et al. Hemodynamic EPIPAGE 2 Study Group. Abstention or intervention for isolated hypotension in the first 3 days of life in extremely preterm infants: association with short-term outcomes in the EPIPAGE 2 cohort study. Arch Dis Child Fetal Neonatal Ed. 2017;102(6):490-6.
30. Dempsey E, Rabe H. The use of cardiotonic drugs in neonates. Clin Perinatol. 2019;46(2):273-90.
31. Phad N, de Waal K. What inotrope and why? Clin Perinatol. 2020;47(3):529-47.
32. Evans K. Cardiovascular transition of the extremely premature infant and challenges to maintain hemodynamic stability. J Perinat Neonatal Nurs. 2016;30(1):68-72.
33. Osborn DA. Diagnosis and treatment of preterm transitional circulatory compromise. Early Hum Dev. 2005;81:413-22.
34. Singh Y, Tissot C. Echocardiographic evaluation of transitional circulation for the neonatologists. Front Pediatr. 2018;6:140.

CAPÍTULO 6

ASFIXIA PERINATAL E ENCEFALOPATIA HIPÓXICO-ISQUÊMICA

Renato Soibelmann Procianoy
Rita de Cássia dos Santos Silveira
Gabriel Fernando Todeschi Variane
Salma Saraty Malveira

AO FINAL DA LEITURA DESTE CAPÍTULO, O PEDIATRA DEVE ESTAR APTO A:

- Reconhecer que encefalopatia hipóxico-isquêmica (EHI) resulta de hipoperfusão e baixa oxigenação tecidual.
- Reconhecer que é a principal causa de crise convulsiva no recém-nascido a termo e o monitoramento eletroencefalográfico é necessário para o diagnóstico.
- Saber que é uma causa importante de déficit do desenvolvimento neuropsicomotor.
- Assistir o recém-nascido na sala de parto, segundo normas recomendadas internacionalmente, para reduzir o risco de EHI e sequelas.
- Reconhecer a hipotermia terapêutica como, no momento, a mais efetiva terapêutica neuroprotetora para os recém-nascidos com EHI.

INTRODUÇÃO

O momento do nascimento envolve um sentimento de satisfação plena e de bem-estar de uma família que passa nove meses planejando a chegada da criança e a melhor forma de recebê-la, com amor, carinho e atenção. Contudo, globalmente, um em cada dez recém-nascidos (RN) não apresenta movimentos respiratórios ao nascer, demandando procedimentos da reanimação para prevenir a asfixia. A asfixia perinatal é a terceira maior causa de óbito nos primeiros 5 anos de vida e sua principal complicação é a encefalopatia hipóxico-isquêmica (EHI), com perda de potencialidade de vida da criança, com grande impacto familiar e social. O reconhecimento e a pronta abordagem da asfixia perinatal e da EHI são mandatórios para minimizar a injúria cerebral. A EHI pode resultar em sequelas graves nas crianças sobreviventes.

O manejo da EHI, que antes se limitava ao suporte de vida, atualmente inclui a hipotermia terapêutica, considerada efetiva para reduzir o sofrimento cerebral desses neonatos, melhorando o prognóstico de uma parcela significativa deles, quando instalada nas primeiras seis horas após o insulto.

A asfixia perinatal desenvolve-se quando há hipoperfusão tecidual significativa e diminuição da oferta de oxigênio decorrente das mais diversas etiologias durante o período periparto. É a principal causadora da EHI. Há dois a quatro recém-nascidos com EHI para cada mil RN a termo (RNT), e a taxa de mortalidade dos RN asfixiados que desenvolvem encefalopatia varia de 15 a 25%. Dentre os sobreviventes, 25 a 30% apresentam como sequela mais importante a paralisia cerebral, além de retardo mental, déficit de aprendizagem em níveis variados e epilepsia.

ETIOLOGIA

Causas de asfixia no período perinatal:

- Interrupção do fluxo sanguíneo umbilical, p.ex., compressão de cordão umbilical.
- Perfusão placentária inadequada do lado materno, p.ex., hipotensão materna ou descolamento da placenta.
- Feto comprometido que não tolera o estresse do trabalho de parto, p.ex., crescimento intrauterino restrito.
- RN comprometido com infecção (sepse congênita), malformações.

Todas as situações adversas que podem evoluir com hipóxia e hipoperfusão tecidual pré-natal, perinatal ou pós-natal, são fatores etiológicos de síndrome hipóxico-isquêmica.

Observações clínicas mostraram que 20% das EHI ocorrem por insulto anteparto (p.ex., parada cardíaca materna, hemorragia materna levando à hipotensão e acometimento das trocas transplacentárias); 35% por problemas maternos, como diabete, restrição de crescimento intrauterino e infecção sem sinais clínicos de sofrimento fetal durante o trabalho de parto e sem conhecimento do momento do insulto fetal; 10% por problemas pós-natais; e somente 35% das EHI são decorrentes de problemas reconhecidos durante o trabalho de parto (p.ex., descolamento prematuro de placenta, ruptura uterina, parto traumático). Portanto, pelo menos em 65% dos casos de EHI em RNT, dificuldades do período intraparto não explicam a presença de encefalopatia.

FISIOPATOLOGIA[3]

O insulto hipóxico intraútero ou logo após o nascimento determina uma sequência de eventos no RN.

O processo de asfixia causa redistribuição do débito cardíaco com o objetivo de preservar a perfusão do sistema nervoso central (SNC), do coração e das glândulas suprarrenais. Essa é a forma que o organismo encontra para preservar a função dos órgãos considerados mais nobres. Entretanto, quando o processo hipóxico-isquêmico se torna muito intenso, o SNC, o coração e as glândulas suprarrenais também são acometidos, surgindo manifestações clínicas decorrentes de suas disfunções.

Os mecanismos fisiopatológicos que envolvem hipóxia-isquemia e reperfusão cerebral ocorrem em três níveis básicos inter-relacionados: nível bioquímico, nível celular, que constitui alterações morfológicas no citoplasma e no núcleo celular, e nível celular-humoral, principalmente citocinas e resposta inflamatória.

Durante a hipóxia-isquemia, inicialmente, ocorre uma inativação sináptica decorrente da redução do aporte cerebral de fosfatos de alta energia, ocasionando lesão celular irreversível. A energia disponível não é suficiente para manter as bombas ATPase-dependentes, responsáveis pela distribuição dos íons através das membranas, resultando na despolarização das membranas e maior entrada de cálcio para o meio intracelular. O aumento do íon cálcio no meio intracelular ativa a liberação de neurotransmissores excitatórios, como o glutamato e o aspartato, que têm suas ações mediadas principalmente pelo receptor NMDA (N-metil-D-aspartato). O receptor NMDA é responsável, ainda, pela maior permeabilidade celular ao cálcio, instalando um mecanismo de retroalimentação. O cálcio aumentado no espaço intracelular, associado à reperfusão, inicia vários eventos bioquímicos, como a ativação de enzimas de degradação (endonucleases, proteases e fosfolipases). A reperfusão, com o aporte de oxigênio às células lesadas pela hipóxia-isquemia, leva à geração de radicais livres e ativação da óxido-nítrico sintetase, com síntese de óxido nítrico que se combina com radicais livres para formar peroxinitrito. A geração de radicais livres pode acionar a liberação de quantias adicionais de neurotransmissores excitatórios e influenciar também a ativação do receptor NMDA.

O cálcio aumentado no meio intracelular promove:

- Ativação da fosfolipase A2, causando maior geração de radicais livres pelas vias da cicloxigenase e lipoxigenase.
- Ativação da enzima óxido-nítrico sintetase, que estimula a formação de NO e este se combina com radicais livres, formando peroxinitrito.
- Ativação de proteases que convertem xantina-desidrogenase em xantina-oxidase, gerando radicais livres.
- Ativação da fosfolipase C, que resulta no aumento dos estoques de cálcio intracelular.

O acúmulo do cálcio citosólico é o principal fator dentre as múltiplas lesões e a cascata de eventos irreversíveis que causam a morte celular induzida pela hipóxia-isquemia e reperfusão. Há alterações morfológicas observadas na deterioração da célula nervosa, que sofre a agressão hipóxico-isquêmica. São alterações que envolvem o núcleo e o citoplasma. A ação desses fenômenos celulares desencadeados pela lesão de hipóxia-isquemia-reperfusão leva a duas formas bem distintas de morte da célula nervosa: necrose e apoptose.

Na sequência do processo de necrose ocorre lesão da membrana celular, reação inflamatória intensa e ruptura de organelas, ocasionando edema no meio intracelular e, consequentemente, ruptura celular, extravasamento do conteúdo do citoplasma para o meio extracelular e fagocitose desse material. O processo é irreversível e sem consumo de energia.

Na apoptose, o mecanismo de morte neuronal é completamente diferente. A célula encolhe decorrente de dois fenômenos: o núcleo torna-se pequeno e denso devido à maior condensação de cromatina e fragmentação do DNA e, ao mesmo tempo, ocorre invaginação da membrana plasmática com vacuolização do citoplasma. O processo finaliza com a célula separando-se em corpos apoptóticos múltiplos e pequenos que são fagocitados por células vizinhas saudáveis. É um processo celular ativo que requer vias bioquímicas específicas, consumo de energia e transcrição genética. A apoptose neuronal é regulada principalmente pelas caspases (proteases cisteína aspartato específicas), em particular 3 e 9, que agem especificamente nas células apoptóticas. O Quadro 1 resume as diferenças básicas entre os dois tipos de morte do neurônio.

A hipóxia-isquemia-reperfusão no SNC também aciona uma reação inflamatória caracterizada pelo influxo de leu-

Quadro 1 Morte da célula nervosa

Necrose	Apoptose
Fratura da membrana celular	Condensação da cromatina, fragmentação do DNA, núcleo pequeno/denso
Rompimento das organelas	Invaginação da membrana plasmática
Edema intracelular	Vacuolização do citoplasma
Célula rompida	Célula separada em múltiplos corpos apoptóticos
Saída de citoplasma extracelular	Fagocitose de células vizinhas saudáveis
Fagocitose do material	Ação de citocinas (TNF-alfa) e caspases 3 e 9
Sem consumo de energia	

cócitos, incluindo polimorfonucleares e monócitos e ativação da micróglia, mediada pelas citocinas, especialmente as moduladoras da apoptose neuronal. As principais que atuam no SNC são: TNF-alfa, IL-1-beta e IL-6. A ativação de caspases promove a produção de citocinas inflamatórias que podem induzir resposta local e aumentar o número de neurônios apoptóticos.

Em situação de isquemia ou presença de endotoxina, ocorre ativação endotelial, potencializada pela ação dos monócitos que estimulam a produção de TNF-alfa, que promove maior ativação endotelial e, por meio de diversas interações, ocorre produção de IL-6, IL-1-beta, IL-8 e fator ativador plaquetário (PAF). Por meio de ações de receptores solúveis, IL-6, IL-1-beta e TNF-alfa aumentam a expressão das moléculas de adesão, principalmente a Icam-1 (molécula de adesão intercelular), nas células endoteliais e nos astrócitos, facilitando a infiltração e recrutamento de leucócitos, com promoção da resposta inflamatória sistêmica como resultado final. Além disso, induzem a enzima óxido-nítrico sintetase, que, juntamente com TNF-alfa e IL-1-beta, promove efeitos neurotóxicos.

Os eventos bioquímicos que levam à agressão hipóxico-isquêmica são muito mais conhecidos que a via inflamatória. Por isso, as estratégias neuroprotetoras disponíveis atualmente estão baseadas no bloqueio dos eventos bioquímicos que podem causar a morte neuronal.

DIAGNÓSTICO DE ASFIXIA PERINATAL

O uso isolado do escore de Apgar para o diagnóstico de asfixia perinatal é falho. Recém-nascidos prematuros apresentam escores de Apgar baixos sem desenvolver acidemia. A idade gestacional (IG) influencia o escore de Apgar, havendo correlação significativa entre IG e escores de Apgar no 1º e no 5º minuto de vida, ou seja, quanto mais prematuro o RN, maior a probabilidade de apresentar escores de Apgar baixos com pH arterial de sangue de cordão umbilical dentro de uma faixa de normalidade.

Em RNT, o escore de Apgar também não é um dado fidedigno para o diagnóstico de asfixia perinatal. Thorp et al. mostraram frequência de 77,8% de pH arterial umbilical > 7,10 entre RNT deprimidos (escores de Apgar no 1º ou no 5º minuto de vida < 7).[1] Entretanto, o uso da gasometria de sangue de cordão umbilical como único critério para o diagnóstico de asfixia perinatal não é confiável. King et al. compararam dois grupos de RNT ou próximo do termo (acidêmicos com pH ≤ 7 e controles com pH ≥ 7,20) com escores de Apgar ≥ 7 no 5º minuto de vida. A frequência de alterações clínicas decorrentes da asfixia em ambos os grupos foi semelhante, demonstrando que a utilização de apenas o pH de sangue arterial umbilical não é suficiente para o diagnóstico de asfixia perinatal.[2] Há a necessidade da presença de outros sinais para confirmar a suspeita de asfixia perinatal, como disfunção orgânica multissistêmica e manifestações neurológicas.

MANIFESTAÇÕES CLÍNICAS

Sistema nervoso central

A extensão e a distribuição da lesão isquêmica cerebral são determinadas pela maturidade cerebral e a gravidade e duração do insulto. No RNPT, a identificação clínica da asfixia é mais difícil que no RNT, devido à imaturidade cerebral, ou seja, alguns achados normais e comuns ao prematuro indicam depressão do SNC no RNT.

A EHI consiste na manifestação clínica da asfixia perinatal mais estudada e descrita na literatura. Os achados clínicos são inespecíficos e, para distinguir de outras causas de lesão cerebral, é importante a história perinatal. Sarnat e Sarnat estabeleceram critérios para a classificação da EHI, resumidos no Quadro 2.[4]

O quadro clínico agrava-se durante os primeiros 3 dias de vida e o óbito é comum entre 24 e 72 horas de vida.

A EHI representa a principal causa de crises convulsivas em RN, 40 a 60% da etiologia de crises em RNT.[3] Metodologias de monitoramento cerebral contínuo que permitem a avaliação precisa da atividade elétrica cerebral de base e o reconhecimento de crises convulsivas são parte fundamental da avaliação precisa do RN com EHI. Para isso, o uso de eletroencefalografia (EEG) contínua na UTI, que pode ser associada ao eletroencefalograma de amplitude integrada (aEEG), mostrou ser uma metodologia segura e eficaz.

Merece destaque o fato de que cerca de 80% das crises epilépticas e até mesmo estados de mal epiléptico no período neonatal são completamente subclínicos.[5] A presença de crises epilépticas é fator isolado de risco para atraso no neurodesenvolvimento e seu reconhecimento e tratamento imediato reduz a sua duração, tendo associação com melhor prognóstico neurológico.[6]

Crises epilépticas estão relacionadas à injúria cerebral e podem ser interpretadas em tempo real, permitindo ações mais rápidas e assertivas em relação ao quadro clínico vigente (Figura 1). O monitoramento eletroencefalográfico, com EEG em terapia intensiva e/ou aEEG, está indicado desde o início do resfriamento corpóreo (preferencialmente desde o nascimento) até 24 horas após reaquecimento. Mesmo durante a hipotermia terapêutica, os RN podem apresentar crises convulsivas, sendo particularmente mais comuns no primeiro dia de vida e durante o reaquecimento corpóreo. Alterações eletroencefalográficas persistentes em mais de 48 horas de vida e elevada carga de crises convulsivas estão associadas a atraso no neurodesenvolvimento.[7]

Adicionalmente, o edema cerebral pode ser um achado precoce da EHI grave, resultando em áreas de necrose cerebral irreversível, principalmente de lobo temporal, com consequente paralisia cerebral. Clinicamente, o aumento da pressão intracraniana do RN manifesta-se muito tardiamente na evolução do edema cerebral, observando-se fontanela abaulada e tensa, hipertermia de origem central, convulsões e demais manifestações neurológicas observadas no processo inicial da EHI, e, nesses casos, já existe necrose cerebral extensa.

Quadro 2 Estágios da encefalopatia hipóxico-isquêmica

Estágio	Estágio 1 (leve)	Estágio 2 (moderada)	Estágio 3 (grave)
Nível de consciência	Hiperalerta	Letargia	Torpor, coma
Controle neuromuscular	Super-reativo	Movimentos espontâneos diminuídos	Movimentos espontâneos diminuídos ou ausentes
Tônus muscular	Normal	Hipotonia leve	Flácido
Postura	Flexão distal suave	Flexão distal forte	Descerebração intermitente
Reflexos tendinosos	Super-reativo	Super-reativo, desinibido	Diminuído ou ausente
Mioclonia segmentar	Presente ou ausente	Presente	Ausente
Reflexos complexos	Normal	Suprimido	Ausente
Sucção	Ativa ou pouco fraca	Fraca ou ausente	Ausente
Moro	Vivo	Fraco, limiar alto	Ausente
Oculovestibular	Normal	Exacerbado	Fraco ou ausente
Tonicocervical	Leve	Forte	Ausente
Funções autonômicas	Simpáticas generalizadas	Parassimpáticas generalizadas	Ambos os sistemas deprimidos
Pupilas	Midríase, reativas	Miose, reativas	Médias, pouco reativas, anisocoria
Respirações	Espontâneas, regulares	Periódicas	Periódicas, apneias
Ritmo cardíaco	Normal ou taquicardia	Bradicardia	Variável, bradicardia
Secreções em vias aéreas	Escassas	Profusas	Variáveis
Motilidade gastrintestinal	Normal ou diminuída	Aumentada, diarreia	Variável
Convulsões	Ausentes	Frequentes: focal ou multifocal	Frequentes: descerebração
Eletroencefalograma (EEG)	Normal (desperto)	Baixa voltagem, padrão periódico (desperto)	Periódico, com fase isoelétrica ou totalmente isoelétrica
Duração dos sintomas	< 24 horas	2 a 14 dias	Horas a semanas
Seguimento	100% normal	80% normal, anormal se sintomas por mais de 5 a 7 dias	50% óbito; o restante, sequelas graves

Fonte: Sarnat e Sarnat.[3]

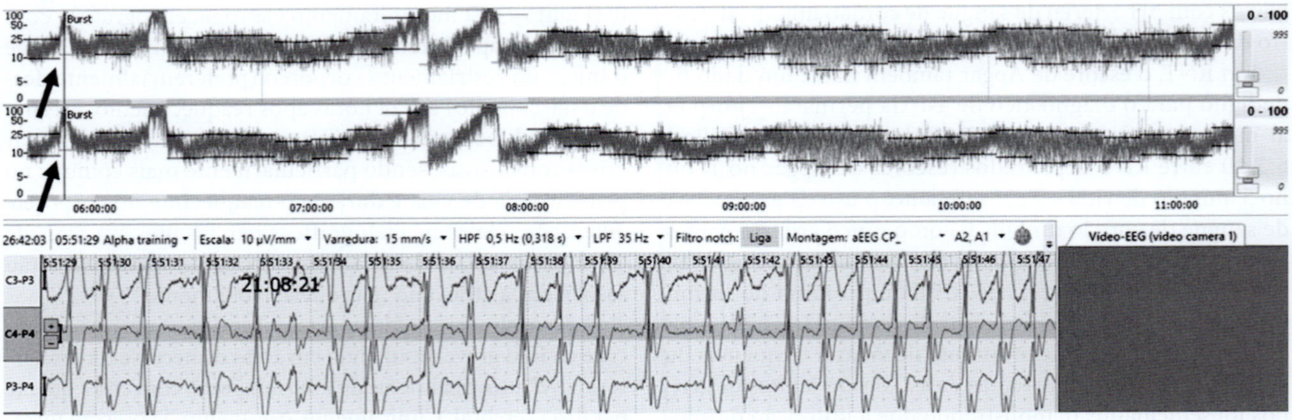

Figura 1 Representação gráfica de aEEG de dois canais (C3-P3; C4-P4) associado ao EEG bruto. Na região superior da figura é visualizada aEEG com crise epiléptica (setas pretas) com representação desse traçado ao EEG bruto no padrão de atividade contínuo ritmada espícula-onda, com duração superior a 10 segundos.

A ressonância magnética (RM) de crânio é o método de imagem de escolha para avaliação de EHI e sua realização tem melhor valor prognóstico quando realizada entre o 4º e 14º dia de vida. Alterações são comumente detectadas no tálamo e gânglios da base, trato corticoespinhal, substância branca e córtex. RN com histórico de evento sentinela comumente apresentam alterações no tálamo e gânglios da base, podendo estar associadas a anormalidades no braço posterior da cápsula interna (PLIC).[8]

Sistema cardiovascular

A resposta circulatória inicial após a lesão hipóxico-isquêmica envolve redistribuição do débito cardíaco aos tecidos do organismo, aumento do trabalho da fibra miocárdica já sob efeito de isquemia, podendo ocorrer infarto agudo do miocárdio, insuficiência miocárdica de gravidade variável, inclusive com miocardiopatia, e necrose do músculo papilar da válvula tricúspide. O ventrículo direito do RN é o mais sujeito à lesão isquêmica porque a pressão vascular pulmonar se eleva em decorrência da hipóxia e acidose. Esse fato hemodinâmico leva a sofrimento da perfusão do ventrículo direito com consequente isquemia ou necrose. Laboratorialmente, manifesta-se por aumento da CK-MB sérica. No EEG, há alterações compatíveis com lesão isquêmica ou necrose miocárdica e, na cintilografia miocárdica, há manifestações isquêmicas.

Inicialmente, ocorre taquicardia sinusal seguida de bradicardia e insuficiência cardíaca. O RN apresenta hiperatividade precordial, pulsos alterados com déficit de perfusão periférica e edema generalizado. É possível auscultar sopro cardíaco (decorrente da necrose do músculo papilar) e arritmias.

Sistema respiratório

É frequente a associação de asfixia e hipertensão pulmonar persistente (HPP) do RN. Na asfixia, pode ocorrer necrose dos músculos papilares da válvula tricúspide, promovendo regurgitação valvar tricúspide e aumento da pressão no átrio direito, causando *shunt* direito-esquerda durante a sístole ventricular. Além disso, a redistribuição do fluxo sanguíneo no organismo após um evento hipóxico-isquêmico e acidose metabólica promovem aumento da resistência vascular pulmonar e consequente elevação da pressão na artéria pulmonar. O *shunt* da direita para a esquerda de sangue não oxigenado através do forame oval e do canal arterial patente é responsável pela hipoxemia sistêmica grave. Dessa forma, há uma somatória de efeitos clínicos de uma isquemia tecidual generalizada. É uma situação grave que requer suporte intensivo e manejo imediato na tentativa de reverter o quadro clínico.

O ecocardiograma com mapeamento em cores permite a visualização do jato de regurgitação tricúspide e do jato no forame oval, além da aferição da pressão na artéria pulmonar e da avaliação da função ventricular direita. Na ausência de ecocardiografia, a diferença entre oxigenação pré-ductal, avaliada pela PaO_2 (na artéria radial direita) ou pela saturação arterial de oxigênio pré-ductal (no membro superior direito), e oxigenação pós-ductal (na artéria umbilical ou membros inferiores), com oxigenação maior no membro superior direito que nos membros inferiores, confirma o diagnóstico de HPP, se o *shunt* for predominantemente pelo canal arterial.

A síndrome de aspiração de mecônio e HPP são quadros frequentemente associados à asfixia e EHI.

Distúrbios metabólicos

Inicialmente, há hiperglicemia por aumento na liberação de catecolaminas e cortisol, seguido de hipoglicemia causada pelo consumo excessivo dos depósitos de glicogênio hepático e, em alguns casos, por hiperinsulinismo tardio.

A hipocalcemia precoce (cálcio sérico total < 7 mg/dL ou cálcio iônico < 4 mg/dL, nas primeiras 72 horas de vida) é secundária à insuficiência renal e à redução transitória da secreção de hormônio da paratireoide.

Distúrbios hidreletrolíticos acontecem secundariamente à insuficiência renal aguda ou à síndrome da secreção inapropriada de hormônio antidiurético (SSIHA). Hiponatremia e aumento da natriurese ocorrem na fase de recuperação da necrose tubular aguda, e hipercalemia, na insuficiência renal mais prolongada.

Aparelho gastrintestinal

Aumento dos níveis séricos de amônia podem ser detectados por insuficiência hepática, que raramente evolui para necrose.

A insuficiente perfusão sanguínea visceral pode causar isquemia das alças intestinais, predispondo a um quadro de enterocolite necrosante, especialmente nos RNPT.

Aparelho renal

Oligúria (diurese inferior a 1 mL/kg/hora) ou anúria é comum no RN que sofreu asfixia. SSIHA, necrose tubular aguda (NTA) ou desidratação são causas de oligúria e merecem diagnóstico diferencial.

A SSIHA ocorre por disfunção hipofisária secundária à agressão isquêmica.[29] Os pacientes com SSIHA reabsorvem grande quantidade de água livre no nível de túbulo distal e desenvolvem oligúria, edema e hiponatremia.

A NTA consequente da lesão isquêmica renal cursa com redução do débito urinário e insuficiência renal aguda que persiste por vários dias ou semanas.

O diagnóstico diferencial dessas situações patológicas que causam oligúria encontra-se no Quadro 3.

Alguns RN com asfixia desenvolvem bexiga neurogênica e retenção urinária, não relacionada à doença parenquimatosa renal. No diagnóstico diferencial da oligúria e anúria no RN com asfixia, é importante realizar a palpação da bexiga para constatar se há distensão vesical secundária à bexiga neurogênica.

Distúrbios hematológicos

Coagulação intravascular disseminada (CIVD) é frequente em RN com asfixia perinatal e está associada às situações de hipóxia-isquemia tecidual.

Quadro 3 Diagnóstico diferencial da oligúria

	Densidade urinária	Ureia e creatinina	Sódio sérico	FENa	Peso	Exame de urina
SSIHA	↑	N	↓	< 2,5	↑	N
NTA	↓	↑	N / ↓	> 2,5	↑	A
Desidratação	↑	N / ↑	N / ↑	< 2,5	↓	N

FENa (fração de excreção de sódio) = [(Na urinário/Na sérico)/(ureia urinária/ureia sérica)] x 100; SSIHA: síndrome da secreção inapropriada de hormônio antidiurético; NTA: necrose tubular aguda; ↑: aumentado; ↓: diminuído.
Fonte: Procianoy RS et al.[14]

A CIVD manifesta-se, clinicamente, por sangramento em locais de venopunção e presença de equimoses, hematomas, petéquias, hematúria, hemorragia digestiva e melena. Esses achados são acompanhados pelas manifestações clínicas de choque hipovolêmico, variáveis com a gravidade. O diagnóstico laboratorial revela prolongamento dos tempos de tromboplastina parcial ativada (TTPA), protrombina (TP) e trombina (TT). A contagem de plaquetas pode ser normal ou reduzida.

TRATAMENTO

Primeiro passo: intervenção pós-natal imediata

Ocorre na sala de parto, onde é fundamental a reanimação efetiva e rápida do RN asfixiado.

Segundo passo: suporte vital

Devem ser tomadas medidas de suporte vital, como manutenção da oxigenação, da perfusão e da temperatura corpórea; equilíbrio metabólico (glicose), hidreletrolítico (especialmente os íons cálcio, sódio e potássio) e acidobásico; medidas para evitar ou minimizar edema cerebral e tratamento das convulsões.[9]

Ventilação/oxigenação

Deve-se tentar manter os níveis de PaO_2 e $PaCO_2$ o mais próximos do normal. Evitar que a PaO_2 ultrapasse o valor de 100 mmHg e a $PaCO_2$ se situe abaixo de 35 mmHg. A hiperóxia pode promover redução no fluxo sanguíneo cerebral (FSC) ou potencializar a lesão de reperfusão causada pelo acúmulo de radicais livres. A hiperventilação também é contraindicada, pois a hipocapnia excessiva ($PaCO_2$ < 25 mmHg) pode reduzir o FSC. A EHI, frequentemente, é acompanhada de síndromes pulmonares. A síndrome de aspiração de mecônio e a hipertensão pulmonar persistente devem ser tratadas, quando ocorrem, para evitar agravamento do processo hipóxico cerebral.

Perfusão

É importante manter a pressão de perfusão cerebral (PPC), que consiste na diferença entre a pressão arterial média sistêmica (PAM) e a pressão intracerebral (PIC) (PPC = PAM – PIC). A PIC do RN com EHI não é, habitualmente, monitorada na prática clínica. A perda da autorregulação cerebrovascular faz com que a PPC seja reflexo direto da PAM, sendo necessário manter PAM no mínimo entre 45 e 50 mmHg, para assegurar PPC. A oxigenação do SNC depende da PaO_2 e da perfusão tecidual. A cardiopatia isquêmica decorrente da lesão asfíxica causa diminuição da contratilidade e débito cardíacos. Para que o débito cardíaco seja mantido em níveis adequados e que se tenha uma pressão de perfusão efetiva, o uso de drogas vasoativas é necessário. No paciente asfixiado, a droga mais indicada é a dobutamina, que aumenta a contratilidade cardíaca e tem efeito de vasodilatação periférica. A dose inicial indicada é 7,5 mcg/kg/minuto endovenosa (EV). Protocolos clínicos locais são necessários para monitoramento desse quadro clínico tão complexo.

Glicose

A glicemia deve ser mantida em níveis fisiológicos, ou seja, 50 a 80 mg/dL.

A hipoglicemia é uma condição agravante, pois além de reduzir reservas energéticas (ATP) e iniciar a cascata de eventos bioquímicos, pode potencializar os aminoácidos excitatórios (aspartato e glutamato) com aumento do tamanho da área de hipóxia-isquemia cerebral. Por outro lado, não adianta manter níveis de glicemia elevados como estratégia terapêutica. A hiperglicemia pode causar elevação do lactato cerebral, aumento da lesão celular e do edema intracelular e vários distúrbios na regulação do tônus vascular cerebral.

Balanço hidreletrolítico

- Cálcio: os níveis plasmáticos de cálcio total devem ser mantidos entre 7 e 11 mg/dL. Hipocalcemia é uma alteração metabólica comum nos RN asfixiados. Como os mecanismos que promovem lesão neuronal na EHI estão relacionados com o aumento do cálcio intracelular, a utilização de bloqueadores dos canais de cálcio para manter calcemia abaixo de valores fisiológicos foram estudados. Contudo, a hipocalcemia resultante causou comprometimento da contratilidade miocárdica e maior risco de crises convulsivas.
- Sódio e potássio: a monitoração desses eletrólitos e sua correção, quando alterados (descrito nos itens correspondentes), são necessárias.

Edema cerebral

O RN que sofre uma agressão hipóxico-isquêmica tem predisposição à sobrecarga hídrica, principalmente em função da redução do débito urinário (oligúria). SSIHA e NTA devem ser manejadas com restrição hídrica (oferta de 60 mL/kg/dia).

No entanto, a expansão volumétrica com soro fisiológico para manutenção da PAM e da PPC, pode ser necessária.

Tratamento de convulsões

Ocorrem precocemente na evolução clínica da EHI; são focais ou multifocais. RN que apresentam pH < 7 no sangue de cordão umbilical e mantêm acidose metabólica por pelo menos duas horas após o nascimento têm risco aumentado de apresentarem crises convulsivas nas primeiras 24 horas de vida. As crises convulsivas aumentam o metabolismo cerebral que ocorre na EHI, piorando a evolução imediata do quadro clínico. Conforme explanado previamente neste capítulo, dada a alta incidência de crises epilépticas nessa população, em sua maioria em caráter subclínico, somado à dificuldade da distinção clínica entre convulsões multifocais e movimentos mioclônicos rítmicos segmentares, o monitoramento com EEG ou aEEG é fundamental. Os barbitúricos, especialmente o fenobarbital, apresentam-se como primeira escolha terapêutica, porque reduzem o metabolismo cerebral, promovendo a preservação de energia. Inicia-se com dose de ataque de 20 mg/kg de fenobarbital seguida de manutenção de 3 a 5 mg/kg/dia. Se as convulsões persistirem, recomenda-se repetir a dose de ataque (20 mg/kg) e, se ainda assim, não houver controle das crises convulsivas, será necessária associação de fenitoína, com 20 mg/kg dose de ataque e manutenção de 4 a 8 mg/kg/dia. As convulsões são difíceis de controlar nos estágios precoces da EHI (primeiras 72 horas), devendo-se atingir o nível máximo terapêutico do fenobarbital, quando necessário. O monitoramento sérico do fenobarbital é mandatório no período agudo da doença.

Terceiro passo: hipotermia terapêutica

A hipotermia terapêutica tem como objetivo inibir, reduzir e melhorar a evolução da lesão cerebral e das sequelas neurológicas decorrentes da EHI. Duas técnicas são utilizadas: hipotermia seletiva da cabeça e hipotermia corpórea total. A temperatura do RN > 35 semanas e PN > 1.800 g, em ambas as técnicas, deve ser mantida em 33,5°C (entre 33 e 34°C), por 72 horas, avaliada por temperatura esofágica ou retal. Temperaturas inferiores a 32°C são menos neuroprotetoras e nas abaixo de 30°C foram observados efeitos adversos sistêmicos graves. A hipotermia terapêutica deve ser iniciada dentro das primeiras 6 horas após o nascimento, pois os modelos experimentais evidenciam que esta é a janela terapêutica da agressão hipóxico-isquêmica. Um ensaio clínico multicêntrico, randomizado e controlado, mostrou que os resultados da hipotermia iniciada entre 6 e 24 horas de vida, comparados aos de RN não submetidos ao resfriamento, apresentou 76% de chance de alguma redução na mortalidade e melhora de sequelas aos 18 e 22 meses. Baseado nesse estudo, justifica-se iniciar a hipotermia terapêutica após 6 e até 24 horas após o insulto cerebral, por falta de definição de critérios de inclusão ou RN transferidos, nas primeiras 6 horas de vida.[10] Vários estudos, incluindo metanálises, evidenciam que o uso da hipotermia terapêutica diminui a mortalidade e melhora o prognóstico com relação ao neurodesenvolvimento futuro de RN com EHI, especialmente nos quadros moderados.[11-13]

O Quadro 4 apresenta os critérios para indicação de hipotermia terapêutica.[14]

Quadro 4 Critérios para indicação de hipotermia terapêutica

1. Evidência de asfixia perinatal
Gasometria arterial de sangue de cordão ou na primeira hora de vida com pH < 7,0 ou EB < -12
ou
História de evento agudo perinatal (descolamento abrupto de placenta, prolapso de cordão)
ou
Escore de Apgar de 5 ou menos, no décimo minuto de vida
ou
Necessidade de ventilação mecânica além do décimo minuto de vida
e
2. Evidência de encefalopatia moderada a grave antes de 6 horas de vida:
Convulsão, nível de consciência, atividade espontânea, postura, tônus, reflexos e sistema autonômico

Fonte: Procianoy et al. Sociedade Brasileira de Pediatria. [online] Hipotermia terapêutica; 2020. Disponível em: https://www.sbp.com.br/departamentos-cientificos/neonatologia/ Acesso em 20 de fevereiro 2021.

O resfriamento corpóreo submete o RN à situação de desconforto e estresse. Estudos em modelos animais sugerem que o estresse secundário a tremores e sensação de frio pode reduzir o efeito neuroprotetor da hipotermia terapêutica, sendo de fundamental importância realizar avaliação rigorosa em relação à presença de dor.

É comum o uso na prática de opioide, como fentanil ou morfina, para alívio da dor durante a hipotermia terapêutica. No entanto, em estudo prospectivo e multicêntrico, Liow et al. sugeriram que essa medicação pode resultar em hipotensão, sem qualquer benefício de neuroproteção. O nível sérico da morfina deve ser monitorado e mais estudos são necessários para estabelecer a melhor sedação e cuidado de suporte durante a hipotermia.[15] O uso descontínuo da morfina, baseado em escores de avaliação de dor, tem sido preconizado em alguns serviços. O resfriamento corpóreo pode influenciar a metabolização da droga por meio da supressão da via do citocromo P450. Portanto, as doses elevadas devem ser evitadas. Além disso, os RN com EHI frequentemente são alvos de múltiplas terapias farmacológicas, sendo necessário avaliar possíveis interações medicamentosas, reforçando a necessidade de cautela com a escolha e a dosagem da medicação analgésica a fim de evitar intoxicação.[15,16]

PROGNÓSTICO

Estudos prévios ao tratamento com hipotermia terapêutica associam EHI com alto risco de comprometimento neurológico em longo prazo. Robertson et al. estudaram 145 crianças que tiveram EHI (56 leves, 84 moderados e 5 graves) aos 8 anos de idade e compararam com um grupo-controle de 155 crianças. Dos pacientes com EHI, 16% apresentaram acometimento grave definido por paralisia cerebral, cegueira, atraso de desenvolvimento, doença convulsiva e déficit auditivo. Os que tiveram encefalopatia moderada e grave tiveram desempenho intelectual, integração visuomotora, escores de vocabulário e de aritmética significativamente inferiores aos de pacientes com encefalopatia leve e aos controles.[17]

O uso de hipotermia terapêutica provou reduzir de forma significativa o risco de sequelas neurológicas e morte em pacientes com EHI moderada ou grave.[13] Entretanto, merece destaque que RN com EHI grave ainda apresentam risco muito elevado de atraso no neurodesenvolvimento. Achados de eletroencefalografia nos primeiros dias de vida, ressonância magnética de crânio e evolução neurológica durante a internação na UTI neonatal estão relacionados ao prognóstico.

CONCLUSÃO

A asfixia perinatal representa doença grave que se desenvolve quando há hipoperfusão tecidual significativa e diminuição da oferta de oxigênio, decorrente das mais diversas etiologias durante o período periparto. Entre os mecanismos fisiopatológicos, há redução do aporte cerebral de fosfatos de alta energia, falta progressiva de energia tecidual, entrada de cálcio para o meio intracelular, liberação de aminoácidos neuroexcitatórios e produção no SNC de citocinas neurotóxicas.

As manifestações clínicas podem ser de natureza neurológica (convulsões e coma), cardiovascular (choque e cardiopatia isquêmica), respiratória (hipertensão pulmonar persistente e síndrome de aspiração de mecônio), metabólica (hipoglicemia e hipocalcemia), renal (insuficiência renal aguda e síndrome de secreção inapropriada de hormônio antidiurético), gastrintestinal (enterocolite necrosante) e hematológica (coagulação intravascular disseminada).

O tratamento deve ser precoce e consiste em adequado atendimento do RN na sala de parto e cuidados com ventilação, perfusão, distúrbios metabólicos, distúrbios hidreletrolíticos e controle das crises convulsivas. A hipotermia terapêutica deve ser iniciada dentro das primeiras seis horas de vida com eficácia comprovada em diminuir o risco de sequelas decorrentes da EHI e o monitoramento eletroencefalográfico contínuo tem grande importância para diagnóstico correto de crises convulsivas.

A despeito dos importantes avanços terapêuticos, a evolução prognóstica de RN com EHI grave ainda é preocupante.

REFERÊNCIAS BIBLIOGRÁFICAS

1. Thorp JA, Sampson JE, Parisi VM, Creasy RK. Routine umbilical cord blood gas determinations? Am J Obstet Gynecol. 1989;161:600-5.
2. King TA, Jackson GL, Josey AS, Vedro DA, Hawkins H, Burton KM, et al. The effect of profound umbilical artery acidemia in term neonates admitted to a newborn nursery. J Pediatr. 1998; 132:624-9.
3. Volpe J, Inder T, Darras B, de Vries L, du Plessis A, Neil J, et al. Volpe's Neurology of the newborn. 6.ed. Elsevier; 2017.
4. Sarnat HB, Sarnat MS. Neonatal encephalopathy following fetal distress: a clinical and eletroencephalographic study. Arch Neurol. 1976;33:696-705.
5. Murray DM, Boylan GB, Ali I, Ryan CA, Murphy BP, Connolly S. Defining the gap between electrographic seizure burden, clinical expression and staff recognition of neonatal seizures. Arch Dis Child Fetal Neonatal. 2008;93(3):F187-91.
6. Srinivasakumar P, Zempel J, Trivedi S, Wallendorf M, Rao R, Smith B, et al. Treating EEG Seizures in Hypoxic Ischemic Encephalopathy: A Randomized Controlled Trial. Pediatrics. 2015;136(5):e1302-9.
7. Del Rio R, Ochoa C, Alarcon A, Arnáez J, Blanco D, García-Alix A. Amplitude Integrated Electroencephalogram as a Prognostic Tool in Neonates with Hypoxic-Ischemic Encephalopathy: A Systematic Review. PLoS One. 2016;11(11):e0165744.
8. Rutherford M, Biarge MM, Allsop J, Counsell S, Cowan F. MRI of perinatal brain injury. Pediatr Radiol. 2010;40(6):819-33.
9. Variane GFT, Magalhães M. Sociedade Brasileira de Pediatria. [online] Monitoramento do Recém-Nascido com Asfixia Perinatal; 2020. Disponível em: https://www.sbp.com.br/departamentos-cientificos/neonatologia/ Acesso em 20 de fevereiro 2021.
10. Laptook AR, Shankaran S, Tyson JE, Munoz B, Bell EF, Goldberg RN, et al. Effect of Therapeutic Hypothermia Initiated After 6 Hours of Age on Death or Disability Among Newborns With Hypoxic-Ischemic Encephalopathy A Randomized Clinical Trial. JAMA. 2017 Oct 24;318(16):155060.
11. Silveira RC, Procianoy RS. Hypothermia therapy for newborns with hypoxic ischemic encephalopathy. J Pediatr (Rio J). 2015;91(6 Suppl 1):S78-83.
12. Procianoy RS, Corso AL, Schoenardie BO, de Oliveira GPF, Longo MG, et al. Outcome and Feasibility after Seven Years of Therapeutic Hypothermia in Southern Brazil. Am J Perinatol. 2020 Jul;37(9):955-961.
13. Tagin MA, Woolcott CG, Vincer MJ, Whyte RK, Stinson DA. Hypothermia for neonatal hypoxic ischemic encephalopathy: an updated systematic review and meta-analysis. Arch Pediatr Adolesc Med. 2012;166:558-66.
14. Procianoy RS, Moreira E, Sadeck LRS. Sociedade Brasileira de Pediatria. [online] Hipotermia terapêutica; 2020. Disponível em: https://www.sbp.com.br/departamentos-cientificos/neonatologia/ Acesso em 20 de fevereiro 2021.
15. Liow N, Montaldo P, Lally PJ, Teiserskas J, Bassett P, Oliveira V, et al. Preemptive Morphine During Therapeutic Hypothermia After Neonatal Encephalopathy; A Secondary Analysis. Ther Hypothermia Temp Manag. 2020;10(1):45-52.
16. Róka A, Melinda KT, Vásárhelyi B, Machay T, Azzopardi D, Szabó M. Elevated morphine concentrations in neonates treated with morphine and prolonged hypothermia for hypoxic ischemic encephalopathy. Pediatrics. 2008;121(4):e844-9.
17. Robertson CMT, Finer NN, Grace MGA. School performance of survivors of neonatal encephalopathy associated with birth asphyxia at term. J Pediatr. 1989;114:753-60.

CAPÍTULO 7

ABORDAGEM PREVENTIVA E TERAPÊUTICA DE COMPLICAÇÕES DA PREMATURIDADE

Sérgio Tadeu Martins Marba
Celso Moura Rebello
Rosa Maria Graziano

AO FINAL DA LEITURA DESTE CAPÍTULO, O PEDIATRA DEVE ESTAR APTO A:

- Compreender a relevância de estratégias de proteção neurológica para a sobrevida e prevenção de sequelas em RN prematuros.
- Implementar estratégias de proteção neurológica no periparto, período pós-natal imediato e período neonatal no RN prematuro.
- Fazer abordagem diagnóstica e terapêutica das principais condições neurológicas dos RN prematuros.
- Compreender os mecanismos mutiníveis da fisiopatologia da displasia broncopulmonar com foco na prevenção, integrando processos do cuidado da sala de parto à alta hospitalar.
- Implementar estratégias de prevenção da retinopatia da prematuridade, considerando sua etiologia multifatorial.
- Implementar plano de cuidados para abordagem diagnóstica e terapêutica da ROP, de acordo com o protocolo oftalmológico nas várias idades gestacionais.

ABORDAGEM PREVENTIVA E TERAPÊUTICA DA HEMORRAGIA PERI-INTRAVENTRICULAR E LEUCOENCEFALOMALÁCIA PERIVENTRICULAR

O nascimento prematuro pode acarretar importante comprometimento neurológico no período neonatal, com repercussões ao longo da vida da criança. Apesar dos grandes avanços na assistência perinatal, 25-50% dos recém-nascidos pré-termo (RNPT) sobreviventes podem apresentar distúrbios cognitivos e de comportamento e déficit de atenção. Alterações motoras ocorrem com maior frequência em crianças prematuras, com evolução para paralisia cerebral em até 10% delas. Nos pré-termos com peso ao nascer inferior a 1.000 g, as taxas de comprometimento neurológico podem atingir até 70%.[1]

A maioria dos processos que levam a alterações cerebrais advém das hemorragias peri-intraventriculares (HPIV), leucoencefalomalácias periventriculares (LPV) e decorrentes da maturação do sistema nervoso central no ambiente da unidade de terapia intensiva neonatal (UTIN).

A HPIV tem como origem o sangramento na rede capilar que irriga a região embrionária denominada matriz germinativa, fonte de neuroblastos para a formação cerebral e de glioblastos que darão origem às células de sustentação cerebral, representada pelos astrócitos e oligodendrócitos. A matriz germinativa é altamente vascularizada em virtude da elevada demanda metabólica ligada à intensa proliferação celular, e seus vasos, imaturos, são frágeis, irregulares, com reduzida camada muscular e propensos à rotura.[2]

Os mecanismos que levam à HPIV são multifatoriais, destacando, pela relevância clínica, flutuações do fluxo sanguíneo cerebral (FSC). Nos pré-termos, principalmente os extremos e muito prematuros, a autorregulação do FSC é imatura, com pequena capacidade de se manter estável em face de variações da pressão arterial, comum nos prematuros clinicamente instáveis principalmente nos primeiros dias de vida e expostos, com frequência, ao excesso de estímulos ambientais, ventilação mecânica, comprometimento hemodinâmico e em uso de drogas vasoativas, fatores agravantes. Somam-se a isso flutuações na pressão venosa cerebral; a presença de citocinas e de fatores vasoativos e angiogênicos; e distúrbios de coagulação e plaquetários. São descritos também fatores genéticos ligados à gênese da HPIV.[2]

O quadro clínico da HPIV é muitas vezes silencioso e se confunde com outras manifestações clínicas do RNPT.

É importante o diagnóstico da HPIV mediante o rastreamento com ultrassonografia transfontanelar. Através desse exame de imagem, feito à beira-leito, de forma rápida, simples e efetiva, pode-se observar diferentes graus da doença segundo a gravidade.[2]

A LPV é um infarto isquêmico da substância branca cerebral com necrose focal acompanhada da perda dos componentes celulares, com formação cística. Pode haver ainda uma lesão mais difusa dos pré-oligodendrócitos com a presença de astrocitose e microgliose, mais recentemente denominada encefalopatia da prematuridade. Sua origem também é multifatorial, compreendendo fatores vasculares e hipofluxo cerebral, diferenciação dos oligodendrócitos e envolvimento da via inflamatória aguda.[3]

O comprometimento cerebral do RNPT é inversamente proporcional à idade gestacional, e suas formas de apresentação são a cística e a difusa. Essas lesões causam redução do crescimento do córtex cerebral e da substância branca, incluindo o tálamo, o hipocampo e o cerebelo, alterando funções cognitivas, de linguagem e visuais.

Como na HPIV, é importante seu diagnóstico por imagem utilizando a ultrassonografia transfontanelar ou a ressonância magnética, podendo evidenciar lesões extensas desde a região frontal até a região parieto-occipital. Pode-se verificar também a ventriculomegalia secundária à necrose da substância branca no seu componente difuso.[4]

Por fim, as alterações cerebrais do RNPT podem estar associadas ao fato de que grande parte da organização cerebral, que deveria ocorrer dentro do útero, acontece em um ambiente diferente daquele para o qual foi programado. Na UTIN o nível sonoro é elevado, a iluminação é forte e contínua, a presença da gravidade impede o recém-nascido (RN) de executar movimentos necessários ao seu desenvolvimento e a falta de limites impede posturas em flexão. A criança é submetida a um manuseio excessivo, muitas vezes dolorosos e que na maior parte das vezes não respeita o seu estado de sono e vigília. Esse novo ambiente, então, é capaz de alterar o processo de organização cerebral em seus componentes de desenvolvimento sináptico, diferenciação dendrítica e axonal, morte celular e apoptose, proliferação dos astrócitos e mielinização.[5]

Dessa forma, pode-se oferecer ao RNPT um pacote de medidas neuroprotetoras e reduzir os agravos relacionados às alterações cerebrais. Classicamente, pode-se dividir essas medidas em estratégias antenatais e pós-natais.[6] A abordagem antenatal inclui intervenções nutricionais com suplementação materna de folatos e de vitaminas C e E, e a administração de medicamentos: corticoide, sulfato de magnésio, hormônio tireoidiano, melatonina, entre outros, quando indicados. Importante atuar em programas de prevenção da prematuridade com uso de cerclagem, pessário vaginal, uso de progesterona e administração de tocolíticos como bloqueadores de canal de cálcio, antagonistas de receptores de ocitocina e beta simpaticomiméticos. Por fim, o manejo adequado da amniorrexe prematura, incluindo a vigilância e o tratamento das infecções maternas e a escolha da melhor via de parto.[7]

O uso de corticoide antenatal talvez seja uma das principais abordagens, e o pediatra da área neonatal deve atuar junto à equipe obstétrica para assegurar essa prática, quando indicada. Estudo realizado com 7.774 gestantes e 8.158 RN mostrou que seu uso esteve associado à redução de Apgar abaixo de 7 no quinto minuto e à redução de HPIV em 45% principalmente em suas formas graves.[8]

O sulfato de magnésio também tem se constituído um elemento importante na neuroproteção, prevenindo a lesão excitotóxica com o bloqueio dos receptores N-metil-D-aspartato (NMDA) e mediante sua ação no cálcio tanto na placa motora terminal quanto na membrana celular do neurônio.[9]

O nascimento deve ocorrer em locais cujas competências respondem às necessidades clínicas da mãe e do RN, em um sistema de saúde regionalizado, evitando o transporte do RN em ambiente extrauterino. O nascimento deve ser assistido por uma equipe de profissionais competente, com foco na normotermia e em técnicas que atendam às especificidades fisiológicas do RNPT, segundo as recomendações do programa de reanimação da SBP.[10] O clampeamento oportuno do cordão umbilical (1 minuto para RN < 32 semanas, com boa vitalidade) foi associado ao menor risco de mortalidade e de ocorrência de HPIV, sem associação significativa nas formas graves.[11] As recomendações técnicas do transporte intra-hospitalar também precisam ser seguidas, após a estabilização da criança ao nascimento.

Após a admissão do RNPT, na unidade de terapia intensiva neonatal, é fundamental manter a pressão arterial dentro dos limites da normalidade e oferecer uma ventilação mecânica gentil. O uso de ventilação não invasiva (CPAP), ventilação sincronizada ou assistida/controlada é uma estratégia desejada visando ao controle da oxigenação alvo e pressão parcial de gás carbônico. Além disso, deve-se evitar o uso excessivo de sódio, bicarbonato de sódio e expansão de volume.[12]

A nutrição neurotrófica também deve ser considerada, priorizando o uso precoce do leite da própria mãe, extraído à beira do leito. O uso do leite materno na nutrição do pré-termo foi associado a um maior volume cerebral correspondente à substância cinzenta ao termo, além de maiores escores de QI, memória funcional e motora em longo prazo.[13] Nos RN muito pré-termo ou nos pré-termos instáveis, deve-se associar a nutrição parenteral. O enfoque na neuronutrição permite que cada nutriente desempenhe sua ação específica na diferenciação e maturação neuronal, com destaque para os aminoácidos glutamina e taurina, ácidos graxos poli-insaturados de cadeia longa (LC-Pufa), zinco e prebióticos.[14]

Quanto aos medicamentos, uma série de drogas foi utilizada para a prevenção da HPIV, dentre elas, fenobarbital, vitamina K, etansilato, vitamina E, pancurônico, ibuprofeno e indometacina, sem evidências científicas robustas que sustentem o uso rotineiro.[15]

A cafeína se mostrou inicialmente associada à redução da paralisia cerebral e à redução de comprometimento cognitivo aos 18 e aos 21 meses. No acompanhamento dessas crianças com 5 e 11 anos essas associações se tornaram menos robustas, o que desencorajou, de certa forma, o seu uso profilático.[16] O mesmo ocorreu com a eritropoietina, que não mostrou uma significância estatística necessária para sua indicação de forma rotineira até o momento.[17]

O controle ambiental é um dos pontos-chave para a diminuição das alterações neurológicas do RNTP. A esse conjunto de medidas chama-se de "manuseio mínimo" que inclui a redução do nível sonoro e da luminosidade, permitindo que a criança tenha seus ciclos de sono e vigília. Deve-se proporcionar a aproximação e o toque dos pais até que eles possam realizar o contato pele a pele, mesmo que estejam recebendo suporte ventilatório quando estáveis. Elaborar um plano terapêutico singular para a realização de procedimentos tais como troca de fralda, avaliação da diurese, banho, peso e avaliação de sinais vitais. Evitar manobras fisioterápicas e aspiração traqueal ou orofaringe desnecessárias. Colocar o RN em ninhos em posição neutra e em flexão. Observar a presença da dor e instituir tratamentos não farmacológicos e farmacológicos, se necessários. Avaliar a real necessidade de punção lombar na sepse precoce.

Essas estratégias devem ser enfatizadas em RNPT com idade gestacional abaixo de 32 semanas e nas primeiras 72 horas de vida, quando 90% das HPIV podem ocorrer.[18] O cuidado individualizado, centrado na criança e na família, consiste em atitudes simples e de baixo custo que podem transformar a UTIN em um ambiente próximo ao uterino e permitir que o cérebro da criança continue a se desenvolver conforme o programado.[19-20]

ABORDAGEM PREVENTIVA E TERAPÊUTICA DA DISPLASIA BRONCOPULMONAR

Definição da displasia broncopulmonar

Embora a displasia broncopulmonar (DBP) tenha sido descrita há mais de 50 anos por Northway et al.,[21] as características da doença se modificaram ao longo do tempo em decorrência de uma série de fatores, particularmente a maior sobrevida de RN cada vez mais prematuros, portanto em fases mais precoces do desenvolvimento pulmonar. Além disso, nas últimas três décadas observou-se uma revolução no atendimento aos RN prematuros, incluindo maior adesão aos protocolos clínicos de indicação de corticoide antenatal, terapêutica com surfactante exógeno após o nascimento na insuficiência respiratória, implementação de melhores práticas nutricionais, uso em larga escala de ventilação não invasiva como estratégia ventilatória inicial incluindo nos pré-termos extremos. Finalmente, o aprimoramento dos equipamentos e técnicas de ventilação mecânica invasiva permitiu o desenvolvimento do conceito de ventilação protetora no período neonatal, fundamental para a modificação da displasia broncopulmonar (DBP) em relação ao descrito inicialmente.

As definições e as classificações da DBP utilizadas inicialmente passaram a não mais contemplar todas as situações clínicas encontradas nas UTIN, por exemplo, RN em uso de ventilação não invasiva, CPAP nasal ou a cânula nasal de alto fluxo. Além disso, as classificações utilizadas não demostram a gravidade da doença, nem apresentam valores preditivos adequados tanto para a evolução pulmonar em longo prazo como para o neurodesenvolvimento. Considerando a abrangência e a complexidade da doença e utilizando como fundamento as práticas atuais de cuidado neonatal, um grupo de especialistas desenvolveu uma proposta mais abrangente, contemplando múltiplos fatores associados.[22] O esquema proposto para uma definição revisada considera os RN com IG < 32 semanas e os modos mais novos de ventilação não invasiva, que não foram incluídos nas definições anteriores e classificando a gravidade por graus I, II e III (substituindo leve, moderado e grave), a fim de diminuir a subjetividade na interpretação individual. Além disso, acrescentou a categoria das crianças que morrem de insuficiência respiratória entre 2 semanas de vida e 36 semanas de idade gestacional corrigida (grau IIIA).

Recentemente, Isayama et al.[23] analisaram fatores preditores de morbidade respiratória grave e comprometimento do neurodesenvolvimento aos 18-21 meses, em RN com diagnóstico de DBP. O uso de oxigênio ou a necessidade de suporte respiratório às 40 semanas de idade gestacional corrigida tiveram maior valor preditivo de um pior prognóstico respiratório e neurológico futuro. Finalmente, Jensen et al.[24] estudaram 18 definições pré-especificadas de DBP, relacionando-as com a evolução para morbidade respiratória grave aos 18-26 meses de idade pós-natal. A DBP foi então classificada em grau I, necessidade de cânula nasal de baixo fluxo (< 2 L/min); grau II, cânula nasal de alto fluxo (≥ 2 L/min) ou pressão positiva não invasiva das vias aéreas; e grau III, necessidade de ventilação mecânica invasiva, independentemente da suplementação de oxigênio.

Embora a definição ideal da DBP para uso clínico, que permita identificar critérios preditores em fases iniciais da doença para medidas terapêuticas precoces na UTIN, ainda não tenha sido estabelecida, pode-se dizer que, neste momento, o uso da idade gestacional corrigida de 36 semanas é adequado, e a suplementação de oxigênio é menos importante que o regime pressórico em uso.

Fatores predisponentes e estratégias de prevenção

A prevenção da DBP inclui uma série de medidas de maior ou menor eficácia, que podem ser listadas desde antes do nascimento de um pré-termo extremo e portanto sob a responsabilidade do obstetra, até intervenções realizadas na sala de reanimação e na UTIN, sob a responsabilidade do neonatologista. Entre essas medidas estão a prevenção da restrição de crescimento intrauterina (RCIU) e a da corioamnionite.[25] Ambas as situações se associam e potencializam os agravos pós-natais que resultam na evolução para a DBP. Por outro lado, o uso antenatal de corticosteroides para a indução da maturidade pulmonar fetal, embora reduza a incidência e a gravidade da síndrome do desconforto respiratório do recém-nascido (SDR) e de uma série de complicações da prematuridade, não reduziu a incidência de DBP, definida como doença pulmonar crônica (ou dependência de oxigênio às 36 semanas de idade gestacional corrigida) com RR – 0,86 e IC95% [0,41-1,79].[26]

Assistência ventilatória na sala de parto

As intervenções na reanimação incluem o uso de oxigênio, a realização da ventilação com pressão positiva e a estratégia ventilatória inicial. As práticas da reanimação em sala de parto baseiam-se nas diretrizes publicadas pelo International Liaison Committee on Resuscitation (ILCOR), que conta com especialistas dos cinco continentes, incluindo representantes brasileiros. O Programa de Reanimação Neonatal da Sociedade Brasileira de Pediatria publicou um texto que foi construído com base nas recomendações do ILCOR adaptadas à realidade brasileira,[27] discutidos em detalhes no capítulo XX. Os efeitos dos radicais livres oriundos do oxigênio sobre os tecidos do RNPT, particularmente pulmões e retina, são bem conhecidos, pois o pré-termo é particularmente vulnerável à toxicidade pelo oxigênio em decorrência de sua reduzida defesa antioxidante, intra e extracelular. O uso de oxigênio em excesso determina uma desorganização na deposição das fibras elásticas, com prejuízo da formação das cristas secundárias, resultando em bloqueio do desenvolvimento pulmonar da fase canalicular para a sacular.[28] De forma semelhante, a ventilação manual com uso de volume-corrente excessivo, mesmo em poucas ventilações, já é suficiente para desencadear uma resposta inflamatória que se associa ao desenvolvimento da DBP.[29] O ventilador manual em T (ou peça-T) pode minimizar esses danos, reduzindo a possibilidade de ocorrência de volutrauma e permitindo a aplicação eficaz de PEEP, na reanimação ao nascimento.[30]

Assistência ventilatória na UTI neonatal

O uso precoce do CPAP nasal, evitando a ventilação mecânica como estratégia ventilatória inicial, está associado à redução na incidência da DBP.[31] Já entre os RN que necessitam de intubação e ventilação mecânica, o único modo ventilatório fortemente associado a uma redução na lesão pulmonar com menor incidência de DBP é a ventilação com volume-alvo.[32] Por outro lado, há evidências de que o modo ventilatório conhecido como NAVA (*neurally adjusted ventilatory assist*), por permitir maior sincronia entre o RN e o ventilador mecânico, com ajuste automático ciclo a ciclo da pressão inspiratória, tempo inspiratório e frequência respiratória, resulta em melhor eficiência da ventilação na DBP grave em relação aos modos ventilatórios tradicionais.[33]

Prevenção farmacológica da displasia broncopulmonar

Cafeína

Em 2006 foi publicado o *Caffeine for apnea of prematurity* [CAP] *trial*,[34] no qual foi observada uma redução na incidência da DBP nos pré-termos tratados com cafeína. Em outro estudo usando dados do Pediatrix Medical Group, o uso de cafeína precoce, antes de 3 dias de vida, foi associado a menor incidência de DBP em comparação com o uso posterior (em ou após 3 dias de vida).[35]

Terapêutica com surfactante exógeno: embora não haja um consenso na literatura, três revisões sistemáticas publicadas em 2020 compararam resultados da administração do surfactante utilizando os métodos INSURE (intubação – surfactante – extubação) e MIST (*minimally invasive surfactant therapy*) ou LISA (*less invasive surfactant therapy*). Foi verificada redução da incidência de DBP com o uso do MIST/LISA.[36-38]

Esses dados ainda necessitam de uma confirmação com a inclusão de mais estudos avaliando MIST ou LISA para o tratamento de recém-nascidos com SDR.

Vitamina A

Uma metanálise reunindo 11 estudos mostrou que a suplementação de vitamina A resultou em uma pequena redução no desfecho combinado de morte e DBP,[39] porém sem modificar o desfecho neurológico daquelas crianças. Um estudo posterior, incluindo 196 RN com muito baixo peso ao nascer (MBP), também relatou um benefício modesto com grandes doses de vitamina A oral na redução da DBP, porém com redução na mortalidade global, com RR = 0,44, com IC 95% [0,23-0,84]; NNT = 7.[40]

Diuréticos

Foi demonstrado que o uso de diuréticos na DBP pode estar associado a uma melhora de curto prazo da mecânica respiratória e oxigenação, porém seu uso em longo prazo não se mostrou eficiente e pode estar associado a complicações metabólicas, ototoxicidade e nefrocalcinose. Por esse motivo não é recomendado como rotina na DBP. Pode ser usado em casos selecionados, particularmente quando há congestão pulmonar associada, e por um pequeno período. Em metanálise reunindo 6 estudos, foi verificado que o tratamento por 4 semanas com hidroclorotiazida e espironolactona melhorou a complacência pulmonar de forma transitória e reduziu a necessidade de furosemida.[41]

Broncodilatadores

RN com DBP grave apresentam hiper-reatividade brônquica. Como a hipóxia pode aumentar ainda mais a resistência de vias aéreas, a aplicação de broncodilatadores pode ser necessária em casos selecionados. Seu uso deve ser restrito a curtos períodos e quando ocorrer exacerbação de episódios de broncoconstrição. Não existem evidências da eficácia do uso prolongado de broncodilatadores na DBP.

Corticoterapia

Dexametasona, hidrocortisona e budesonida: uma das terapêuticas mais estudadas para o tratamento da DBP nas últimas décadas foi o uso pós-natal de corticosteroides. A dexametasona tem sido estudada desde a década de 1980, e inicialmente foi associada a complicações neurológicas em longo prazo, assim como hipertensão arterial, hiperglicemia e complicações gastrointestinais (sangramento e perfuração). Esses achados tornaram seu uso muito reduzido na UTIN para prevenção ou tratamento da DBP. No entanto, estudos posteriores demostraram que a utilização da dexametasona após a primeira semana de vida, por períodos curtos (até 10 dias de uso) e em doses relativamente baixas, tem o potencial de facilitar a extubação de recém-nascidos com alta chance de desenvolver DBP e ainda dependentes de ventilação mecânica.[42]

Como a DBP grave em si também se associa a um pior prognóstico neurológico, foram desenvolvidas calculadoras com o objetivo de avaliar o risco de desenvolvimento de quadros graves de DBP para facilitar a decisão de prescrição da dexametasona (https://neonatal.rti.org). Mais recentemente a hidrocortisona tem sido investigada como alternativa à dexametasona para prevenção ou tratamento da DBP grave. Em um estudo reunindo pré-termos de 21 hospitais na França com idade gestacional de $24^0/_7$ a $27^6/_7$ semanas, a hidrocortisona foi utilizada mostrando uma redução limítrofe na incidência da DBP (P = 0,04).[43] O mesmo resultado foi encontrado em uma metanálise envolvendo 12 estudos, sem comprometimento do neurodesenvolvimento, porém com maior risco de perfuração intestinal.[44] Finalmente, a budesonida tem sido estudada como alternativa na prevenção da DBP. Em estudo reunindo 863 RN o uso precoce da budesonida (até 24 horas após o nascimento) reduziu a incidência da DBP (RR: 0,74; IC 95% [0,60-0,91]; P = 0,004), porém aumentou a mortalidade de 13,6% (grupo controle) para 16,9% (grupo budesonida), P = 0,03.[45] Já a budesonida aplicada associada ao tratamento com surfactante exógeno demonstrou reduzir a inflamação pulmonar em prematuros de muito baixo peso,[46] porém seu uso é ainda experimental.

Conclusão

Com o aumento da sobrevida dos pré-termos extremos, a DBP persiste sendo um grande desafio para o neonatologista. Porém, recentes avanços no conhecimento da doença permitiram novas técnicas de prevenção, incluindo a assistência ventilatória na sala de parto, o uso de cafeína, novas técnicas de administração de surfactante e de ventilação mecânica, associadas ao uso adequado de corticosteroides, que tem o potencial de minimizar a incidência das formas graves da doença.

ABORDAGEM PREVENTIVA E TERAPÊUTICA DA RETINOPATIA DA PREMATURIDADE

A retinopatia da prematuridade (ROP) é uma doença neurovascular potencialmente evitável, de etiologia multifatorial, que compromete a vascularização normal da retina imatura dos RNPT.

No processo de vascularização da retina vários fatores estão envolvidos; os mais conhecidos são o fator de crescimento do endotélio vascular (VEGF) e o fator de crescimento *insulin-like*-1 (IGF-1). O VEGF é um importante fator angiogênico no desenvolvimento da vasculatura, na manutenção de capilares recém-formados e na homeostase da vasculatura já desenvolvida. O nível do IGF1 aumenta no último trimestre da gestação, promovendo a ativação do VEGF e a vascularização normal da retina.

A vascularização da retina na vida intrauterina ocorre em condições de hipóxia fisiológica. Quando o RN nasce prematuramente, especialmente nos menores que 34 semanas de idade gestacional, ao serem colocados em suporte ventilatório inadvertidamente em hiperóxia, a diminuição dos fatores angiogênicos pode dar início à fase 1 da ROP. Nesse período de hiperóxia, quando a vascularização normal da retina é interrompida, parte dos vasos já formados regride, levando à hipóxia e à falta de nutrientes para a retina periférica. A fase 2, que ocorre no período de hipóxia, inicia-se com a neovascularização da retina. As abordagens de intervenção para evitar ROP na fase inicial envolvem a proteção dos vasos já formados e a promoção de um crescimento vascular normal. Na fase 2 o objetivo é regredir a neovascularização retiniana presente e evitar o descolamento de retina.[47,48] A estratégia clínica é evitar tanto a hiperóxia quanto a hipóxia.

O período neonatal do RNPT é caracterizado por problemas de adaptação à vida extrauterina, deficiências nutricionais, infecções, hiperglicemia, baixo IGF-I sérico e oxigenação não fisiológica com períodos de hiperóxia e hipóxia. A neutralização desses efeitos determinará a prevenção no desenvolvimento da ROP.[47-49]

Durante a gestação, as concentrações circulantes de IGF-I fetal dependem do suprimento de nutrientes da mãe e aumentam durante o terceiro trimestre, sendo deficiente nos que nascem pré-termos. Níveis baixos persistentes de IGF-1 sérico estão associados a baixo crescimento geral e baixo crescimento do cérebro, bem como morbidades neonatais, como hemorragia intraventricular, ROP, displasia broncopulmonar e enterocolite necrosante.[49]

Principais fatores de risco

A hiperóxia e a imaturidade retiniana determinada pela idade gestacional (IG) e pelo peso ao nascer (P) são fatores necessários para o desenvolvimento da doença e podem ser modificadas por outros fatores de risco (FR), como estresse oxidativo, hipóxia intermitente e dessaturação, inflamação, infecção, desnutrição, deficiências ou excessos do VEGF e IGF1, fatores genéticos. A Figura 1 esquematiza a história natural da ROP.

Quando examinar o recém-nascido pré-termo

Nas Diretrizes Brasileiras para a prevenção e abordagem da ROP (DBROP),[50] os fatores de risco considerados foram síndrome do desconforto respiratório, sepse, transfusões sanguíneas, gestação múltipla e hemorragia peri-intraventricular.

Ficou definido como critério de exame de triagem examinar RN ≤ 1.500 g e ou IG ≤ 32 semanas. Porém, Zin[51] sugeriu a utilização de diferentes critérios de exame de acordo com a qualidade de assistência neonatal, refletida pela sobrevida de RN < 1.500 g, até que outros critérios baseados em evidências se tornem disponíveis. Naquelas unidades neonatais onde a sobrevida é menor que 80%, o critério deverá ser o de examinar os RN ≤ 1.500 g e ≤ 35 semanas. Se as taxas de sobrevivência podem ser usadas como um *proxy*

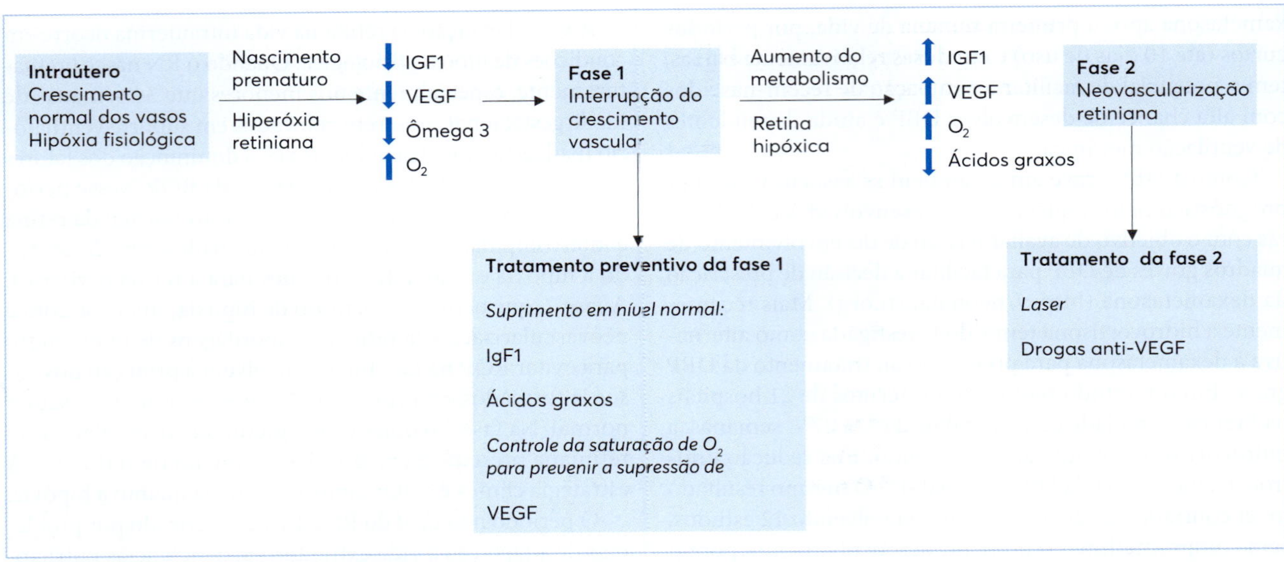

Figura 1 História natural da retinopatia do prematuro.
Fonte: adaptada de Hellstrom et al., 2016.[49]

para indicar critérios de triagem requer uma investigação mais aprofundada.

O primeiro exame realizado pelo oftalmologista deve ser feito entre 4-6 semanas de vida e repetido a cada 1 ou 2 semanas, conforme o achado do exame.

Condutas preventivas

- Para a gestante: pré-natal de boa qualidade e uso de esteroides antes do parto melhoram a sobrevida do RN e reduzem as complicações da ROP.
- Para o RN: equipe neonatal competente, multiprofissional, com protocolos clínicos para assegurar a manutenção do RN aquecido desde a sala de parto, confortável e estável, diminuindo o estresse e evitando ruídos e luz brilhante; modalidades de suporte ventilatório minimamente invasivos e monitoramento de oximetria (constante) para evitar flutuações na saturação de oxigênio (O_2); controle de infeção e abordagem da sepse, quando presente; método canguru e controle da dor, evitando procedimentos dolorosos ou que sejam minimizados com o uso de leite materno, glicose e analgésicos orais.

A saturação de O_2 foi motivo de inúmeros trabalhos para estabelecer nível ideal para evitar ROP e não trazer complicações clínicas. A orientação de maior consenso recomenda saturação de O_2 entre 90-94%. Para a indicação de transfusão de sangue ou seus derivados, recomenda-se utilizar critérios restritos, pois a hemoglobina do adulto libera oxigênio nos tecidos de forma muito mais intensa que a hemoglobina fetal com o aumento de estímulo oxidativo.[47-49,52,53]

Um dos pontos importantes é manter os RNPT em equilíbrio energético positivo, fornecendo nutrientes e energia suficientes; isso trará benefício em seu crescimento, neurodesenvolvimento e diminuição da incidência de ROP. A melhor forma de conseguir esse resultado é a nutrição parenteral precoce com alto teor de nutrientes [IGF-1 recombinante e sua proteína de ligação (rhIGFBP-3), ácidos graxos poli-insaturados ômega 3 e 6, proteínas] combinada com a alimentação enteral precoce pelo leite materno da própria mãe.[47-49,52,53]

Terapias promissoras, mas que requerem mais estudos[47,48,52,53]

1. Betabloqueadores são drogas interessantes, pois modulam o processo de vasoproliferação retiniana. Quando em uso sistêmico, diminuem a produção de VEGF da retina em hipóxia, mas não inibem a expressão do VEGF em cérebro, pulmão e coração. Foram observados efeitos adversos (hipotensão, displasia broncopulmonar, enterocolite necrosante e mortalidade), mostrando a necessidade de estudos de longo prazo para quantificar a dose e os efeitos adversos.
2. O inositol promove a maturação de vários componentes do surfactante e pode desempenhar um papel crítico na vida fetal e neonatal precoce. Estudam-se doses que diminuam os efeitos adversos.
3. Estudos genéticos e o uso de células-tronco ou células progenitoras (colhidas do sangue do cordão umbilical, medula óssea ou sangue periférico) para reparar a vasculatura retiniana danificada têm sido motivo de estudos experimentais.
4. O comprometimento visual cerebral é motivo de grande preocupação; estudos em curso com o uso de eritropoetina e derivados, como a darbepoietina, não melhoraram o desfecho para ROP, mas mostraram neuroproteção.

5. O uso de aplicativos, inteligência artificial e plataformas digitais associados a retinógrafos de baixo custo ou celulares permitirá uma triagem universal dos RNPT.

REFERÊNCIAS BIBLIOGRÁFICAS

1. Beaino G, Khoshnood B, Kaminski M, Pierrat V, Marret S, Matis J, et al. Predictors of cerebral palsy in very preterm infants: the EPIPAGE prospective population-based cohort study. Dev Med Child Neurol. 2010;52(6):e119-25.
2. Inder TE, Perlman JM, Volpe JJ. Preterm Intraventricular Hemorrhage/ Posthemorrhagic Hydrocephalus. In: Volpe JJ. Neurology of the newborn. 6ª ed. Philadelphia: Elsevier; 2018. p.267-698.
3. Back SA, Volpe JJ. Encephalopathy of prematurity: pathophysiology. In: Volpe JJ. Neurology of the newborn. 6. ed. Philadelphia: Elsevier; 2018. p.405-24.
4. Neil JJ, Volpe JJ. Encephalopathy of prematurity: clinical-neurological features, diagnosis, imaging, prognosis, therapy. In: Volpe JJ. Neurology of the newborn. 6a ed. Philadelphia: Elsevier; 2018. p.424-57.
5. Lamy ZC, Morsch DS, Marba STM, Lamy Filho F. O método canguru nos dias atuais. In: Sociedade Brasileira de Pediatria; Procianoy RS, Leone CR (orgs.). PRORN – Programa de Atualização em Neonatologia: Ciclo 14. Porto Alegre: Artmed Panamericana; 2017. p.11-41 (Sistema de Educação Continuada a Distância, v.3).
6. Silveira RC, Procianoy RS. Neuroproteção no recém-nascido pré-termo. In: Sociedade Brasileira de Pediatria; Procianoy RS, Leone CR (orgs.). PRORN – Programa de Atualização em Neonatologia: Ciclo 15. Porto Alegre: Artmed Panamericana; 2018. p.97-127 (Sistema de Educação Continuada a Distância, v.2).
7. Caldas JPS, Bicalho GG. Neuroproteção antenatal e seus efeitos sobre o recém-nascido. In: Sociedade Brasileira de Pediatria; Procianoy RS, Leone CR (orgs.). PRORN – Programa de Atualização em Neonatologia: Ciclo 18. Porto Alegre: Artmed Panamericana; 2020. p.125-51 (Sistema de Educação Continuada a Distância, v.1).
8. McGoldrick E, Stewart F, Parker R, Dalziel SR. Antenatal corticosteroids for accelerating fetal lung maturation for women at risk of preterm birth. Cochrane Database Syst Rev. 2020;12.
9. Jayaram PM, Mohan MK, Farid I, Lindow S. Antenatal magnesium sulfate for fetal neuroprotection: a critical appraisal and systematic review of clinical practice guidelines. J Perinat Med. 2019;47(3):262-9.
10. Wyckoff MH, Wyllie J, Aziz K, Almeida MF, Fabres J, Fawke J, et al. Neonatal Life Support: 2020 International Consensus on Cardiopulmonary Resuscitation and Emergency Cardiovascular Care Science with Treatment Recommendations. Circulation. 2020;142:S185-S221.
11. Rabe H, Gyte GM, Díaz-Rossello JL, Duley L. Effect of timing of umbilical cord clamping and other strategies to influence placental transfusion at preterm birth on maternal and infant outcomes. Cochrane Database Syst Rev. 2019;9.
12. dos Santos AMN, Meneguel JF, Guinsburg R. Hemorragia peri-intraventricular em recém-nascidos pré-termo extremo: uma complicação prevenível?. In: Sociedade Brasileira de Pediatria; Procianoy RS, Leone CR (orgs.). PRORN – Programa de Atualização em Neonatologia: Ciclo 9. Porto Alegre: Artmed Panamericana; 2011. p.67-121 (Sistema de Educação Continuada a Distância, v.1).
13. Belfort MB, Anderson PJ, Nowak VA, Lee KJ, Molesworth CH, Thompson DK, et al. Breast milk feeding, brain development, and neurocognitive outcomes: a 7-year longitudinal study in infants born at less than 30 weeks' gestation. J Pediatr. 2016;177:133-9.
14. Phang M, Ross J, Raythatha JH, Dissanayake HU, McMullan RL, Kong Y, et al. Epigenetic aging in newborns: role of maternal diet. Am J Clin Nutr. 2020;111(3):555-61.
15. Marba ST, Caldas JP, Vinagre LE, Pessoto MA. Incidence of periventricular/intraventricular hemorrhage in very low birth weight infants: a 15-year cohort study. J Pediatr (Rio J). 2011;87(6):505-11.
16. Schmidt B, Roberts RS, Caffeine for Apnea of Prematurity (CAP) Trial Group. Academic Performance, Motor Function, and Behavior 11 Years After Neonatal Caffeine Citrate Therapy for Apnea of Prematurity: an 11-year follow-up of the CAP randomized clinical Trial. JAMA Pediatr. 2017;171(6):564-72.
17. Juul SE. A Randomized trial of erythropoietin for neuroprotection in preterm infants. N Engl J Med. 2020;382(3):233-43.
18. McLendon D. Implementation of potentially better practices for the prevention of brain hemorrhage and ischemic brain injury in very low birth weight infants. Pediatrics. 2003;111(4 Pt 2):e497-503.
19. Brasil. Ministério da Saúde, Secretaria de Atenção à Saúde. Departamento de Ações Programáticas Estratégicas. Atenção Humanizada ao Recém-Nascido: Método Canguru: manual técnico. 3ª ed. Brasília, 2017.
20. Conde-Agudelo A, Díaz-Rossello JL. Kangaroo mother care to reduce morbidity and mortality in low birthweight infants. Cochrane Database of Systematic Reviews 2016.
21. Northway WH Jr, Rosan RC, Porter DY. Pulmonary disease following respiratory therapy of hyaline-membrane disease: bronchopulmonary dysplasia. N Engl J Med. 1967;27:356-68.
22. Higgins RD, Jobe AH, Koso-Thomas M, Bancalari E, Viscardi RM, Hartert TV, et al. Bronchopulmonary dysplasia: executive summary of a workshop. J Pediatr. 2018 Jun;197:300-8.
23. Isayama T, Lee SK, Yang J, Lee D, Daspal S, Dunn M, Shah PS; Canadian Neonatal Network and Canadian Neonatal Follow-Up Network Investigators. Revisiting the definition of bronchopulmonary dysplasia: effect of changing panoply of respiratory support for preterm neonates. JAMA Pediatr. 2017 Mar 1;171(3):271-9.
24. Jensen EA, Dysart K, Gantz MG, McDonald S, Bamat NA, Keszler M, et al. The diagnosis of bronchopulmonary dysplasia in very preterm infants: an evidence-based approach. Am J Respir Crit Care Med. 2019 Sep 15;200(6):751-9.
25. Mataloun MM, Leone CR, Mascaretti RS, Dohlnikoff M, Rebello CM. Effect of postnatal malnutrition on hyperoxia-induced newborn lung development. Braz J Med Biol Res. 2009 Jul;42(7):606-13.
26. Roberts D, Dalziel S. Antenatal corticosteroids for accelerating fetal lung maturation for women at risk of preterm birth. Cochrane Database Syst Rev. 2006 Jul 19;(3):CD004454. Update in: Cochrane Database Syst Rev. 2017 Mar 21;3:CD004454.
27. Available: https://www.sbp.com.br/fileadmin/user_upload/Site-PRN--Manual-Pos-Reanimacao-1out2018.pdf.
28. Mascaretti RS, Mataloun MM, Dolhnikoff M, Rebello CM. Lung morphometry, collagen and elastin content: changes after hyperoxic exposure in preterm rabbits. Clinics (Sao Paulo). 2009;64(11):1099-104.
29. Björklund LJ, Ingimarsson J, Curstedt T, John J, Robertson B, Werner O, Vilstrup CT. Manual ventilation with a few large breaths at birth compromises the therapeutic effect of subsequent surfactant replacement in immature lambs. Pediatr Res. 1997 Sep;42(3):348-55.
30. Szyld E, Aguilar A, Musante GA, Vain N, Prudent L, Fabres J, Carlo WA; Delivery Room Ventilation Devices Trial Group. Comparison of devices for newborn ventilation in the delivery room. J Pediatr. 2014 Aug;165(2):234-9.
31. Subramaniam P, Ho JJ, Davis PG. Prophylactic nasal continuous positive airway pressure for preventing morbidity and mortality in very preterm infants. Cochrane Database Syst Rev. 2016 Jun 14;(6):CD001243.
32. Klingenberg C, Wheeler KI, McCallion N, Morley CJ, Davis PG. Volume--targeted versus pressure-limited ventilation in neonates. Cochrane Database Syst Rev. 2017 Oct 17;10(10):CD003666.
33. Jung YH, Kim HS, Lee J, Shin SH, Kim EK, Choi JH. Neurally adjusted ventilatory assist in preterm infants with established or evolving bronchopulmonary dysplasia on high-intensity mechanical ventilatory support: a single-center experience. Pediatr Crit Care Med. 2016 Dec;17(12):1142-6.
34. Schmidt B, Roberts RS, Davis P, Doyle LW, Barrington KJ, Ohlsson A, Solimano A, Tin W; Caffeine for Apnea of Prematurity Trial Group. Caffeine therapy for apnea of prematurity. N Engl J Med. 2006 May 18;354(20):2112-21.
35. Smith PB, Anand R, Payne EH. Safety and efficacy of caffeine citrate in premature infants [Internet]. Bethesda (MD): National Institute of Child Health and Human Development (US); 2018 Mar 14. 2, Synopsis. Available: https://www.ncbi.nlm.nih.gov/books/NBK564953/.
36. Cao ZL, Pan JJ, Shen X, Zhou XY, Cheng R, Zhou XG, Yang Y. Less invasive surfactant administration in preterm infants with respiratory distress syndrome-an updated meta-analysis. J Chin Med Assoc. 2020 Feb;83(2):170-9.

37. Panza R, Laforgia N, Bellos I, Pandita A. Systematic review found that using thin catheters to deliver surfactant to preterm neonates was associated with reduced bronchopulmonary dysplasia and mechanical ventilation. Acta Paediatr. 2020 Nov;109(11):2219-25.
38. Huo MY, Mei H, Zhang YH, Liu CZ, Hu YN, Song D. [Efficacy and safety of less invasive surfactant administration in the treatment of neonatal respiratory distress syndrome: a meta analysis]. Zhongguo Dang Dai Er Ke Za Zhi. 2020 Jul;22(7):721-7.
39. Darlow BA, Graham PJ, Rojas-Reyes MX. Vitamin A supplementation to prevent mortality and short- and long-term morbidity in very low birth weight infants. Cochrane Database Syst Rev. 2016 Aug 22;2016(8):CD000501.
40. Basu S, Khanna P, Srivastava R, Kumar A. Correction to: oral vitamin A supplementation in very low birth weight neonates: a randomized controlled trial. Eur J Pediatr. 2019 Aug;178(8):1255-65.
41. Stewart A, Brion LP, Ambrosio-Perez I. Diuretics acting on the distal renal tubule for preterm infants with (or developing) chronic lung disease. Cochrane Database of Systematic Reviews 2011, Issue 9. Art. No.: CD001817. doi:10.1002/14651858.CD001817.pub.
42. Doyle LW, Davis PG, Morley CJ, McPhee A, Carlin JB; DART Study Investigators. Low-dose dexamethasone facilitates extubation among chronically ventilator-dependent infants: a multicenter, international, randomized, controlled trial. Pediatrics. 2006 Jan;117(1):75-83.
43. Baud O, Maury L, Lebail F, Ramful D, El Moussawi F, Nicaise C, et al.; PREMILOC trial study group. Effect of early low-dose hydrocortisone on survival without bronchopulmonary dysplasia in extremely preterm infants (PREMILOC): a double-blind, placebo-controlled, multicentre, randomised trial. Lancet. 2016 Apr 30;387(10030):1827-36.
44. 44.Morris Ian Paul, Goel Nitin, Chakraborty Mallinath Efficacy and safety of systemic hydrocortisone for the prevention of bronchopulmonary dysplasia in preterm infants: a systematic review and meta-analysis. European Journal of Pediatrics (2019). 178:1171-84.
45. Bassler D, Plavka R, Shinwell ES, Hallman M, Jarreau PH, Carnielli V, et al.; Neurosis Trial Group. Early inhaled budesonide for the prevention of bronchopulmonary dysplasia. N Engl J Med. 2015 Oct 15;373(16):1497-506.
46. McEvoy CT, Ballard PL, Ward RM, Rower JE, Wadhawan R, Hudak ML, et al. Dose-escalation trial of budesonide in surfactant for prevention of bronchopulmonary dysplasia in extremely low gestational age high--risk newborns (SASSIE). Pediatr Res. 2020 Oct;88(4):629-36.
47. Hellstrom A, Lena Hard A. Screening and novel therapies for retinopathy of prematurity: a review. Early Human Development. 2019 Nov;138:104846.
48. Hartnett ME. Advances in understanding and management of retinopathy of prematurity. Surv Ophthalmol. 2017 May/Jun;62(3):257-76. doi:10.1016.
49. Hellstrom A, Ley D, Hansen-Pupp I, Hallberg B, Ramenghi LA, et al. IGF-I in the clinics: use in retinopathy of prematurity Growth Hormone & IGF Research. 2016 Oct/Dec;30-31:75-80.
50. Zin A, Florêncio T, Fortes JB, Nakanami CR, Gianini, Graziano RM, et al. Proposta de diretrizes brasileiras do exame e tratamento de retinopatia da prematuridade. Arq Bras Oftalmol. 2007;70(5):875-83.
51. Zin AA, Moreira ME, Bunce C, Darlow BA, Gilbert CE. Retinopathy of prematurity in 7 neonatal units in Rio de Janeiro: screening criteria and workload implications. Pediatrics. 2010 Aug;126(2):e410-7. doi:10.1542/peds.2010-0090. Epub 2010 Jul 26.
52. Deorari A, Darlow BA. Preventing sight-threatening ROP: a neonatologist's perspective. Community Eye Health Journal. 30(issue 99):50-2.
53. Preventing and treating retinopathy of prematurity: evidence from Cochrane Systematic Reviews. Conference begins at 12 Noon EST December 18, 2017 Supported by: Vermont Oxford Network.

CAPÍTULO 8

NUTRIÇÃO E CRESCIMENTO DO RECÉM-NASCIDO PRÉ-TERMO

Carla Taddei de Castro Neves
Rubens Feferbaum
Daniela Marques de Lima Mota Ferreira
Maria Elisabeth Lopes Moreira
Maria Albertina Santiago Rego

AO FINAL DA LEITURA DESTE CAPÍTULO, O PEDIATRA DEVE ESTAR APTO A:

- Fundamentar a importância do leite materno como fonte natural de prebióticos e probióticos que colonizam de forma balanceada e saudável o intestino do recém-nascido (RN).
- Reconhecer o papel da modulação da microbiota intestinal pelo leite materno na prevenção da enterocolite necrosante.
- Reconhecer que o jejum, a permanência na UTI neonatal, o uso de antibióticos e outras medicações são disruptores da microbiota intestinal do RN.
- Apoiar a mãe para a ordenha do colostro desde o primeiro dia de vida do RN pré-termo (RNPT).
- Prescrever nutrição enteral de acordo com recomendações, consensos e evidências científicas disponíveis.
- Prescrever nutrição parenteral de acordo com recomendações, consensos e evidências científicas disponíveis.
- Compreender os conceitos de crescimento intraútero e pós-natal do RNPT.
- Utilizar curvas padrão de crescimento fetal para avaliar o risco de morbidades e de morte, no período neonatal, avaliadas no contexto integral da saúde feto-neonatal.
- Compreender a avaliação do crescimento pós-natal do RNPT considerando a nutrição proporcionada pelo leite materno e no contexto familiar e social da criança.
- Utilizar curvas padrão de crescimento pós-natal de pré-termo para avaliar a normalidade ou desvios de crescimento pós-natal do pré-termo, no contexto integral de saúde da criança.

MICROBIOTA, MICROBIOMA E LEITE MATERNO

Desenvolvimento

A microbiota do recém-nascido (RN) começa a ser estabelecida ainda no período da concepção. A composição da microbiota materna é importante para a manutenção da saúde do organismo materno e, consequentemente, para o RN. Estudos demonstram a presença de bactérias no líquido amniótico, membranas uterinas e mecônio, utilizando metodologias de sequenciamento de DNA. Especula-se que células dendríticas do intestino materno "sequestrem" bactérias da microbiota intestinal e as carreguem, por via circulatória, para o ambiente uterino, atravessando a barreira placentária. Bactérias do gênero *Enterococcus*, *Streptococcus*, *Bifidobacterium* e *Lactobacillus*, frequentemente encontradas na microbiota intestinal materna, foram descritas nos tecidos uterinos, além de mecônio.[1]

Porém, apesar das evidências de colonização intraútero, sabe-se que a carga microbiana que o RN recebe na hora do parto é fundamental para o estabelecimento de um microbioma saudável, iniciado precocemente, e ao longo da sua vida. RN de parto vaginal apresenta um microbioma predominantemente relacionado com o microbioma vaginal materno, como *Lactobacillus* e *Prevotella*, e os nascidos de parto cesáreo apresentam um microbioma predominantemente associado ao ambiente, com bactérias encontradas na pele, como *Staphylococcus* e *Propionebacterium*. Assim, os nascidos de parto cesáreo estão mais suscetíveis a interferências do ambiente hospitalar, apresentando um microbioma não tão saudável como aquele apresentado pelos nascidos de parto vaginal.[2]

De maneira geral, as bactérias anaeróbias facultativas, como *E. coli, E. faecalis* e *E. faecium*, são as primeiras a colonizar o trato gastrointestinal (TGI) do RN, nas primeiras horas após o parto, devido ao elevado teor de oxigênio que existe inicialmente no lúmen intestinal. À medida que essas bactérias consomem o oxigênio, o meio se torna mais adequado para as bactérias anaeróbias estritas (*Bifidobacterium, Bacteroides* e *Clostridium*), que intensificam sua colonização em 7-10 dias após o parto. Observa-se um aumento da diversidade bacteriana na colonização intestinal do RN, principalmente por bactérias anaeróbias. A evolução da colonização nesses primeiros meses de vida parece estar relacionada à amamentação e ao ambiente no qual o RN está inserido.[3]

Fatores condicionantes da microbiota intestinal do recém-nascido

Aleitamento materno

O leite materno (LM) é a principal fonte de carboidratos, proteínas, imunoglobulinas, oligossacarídeos, fatores de crescimento e citocinas, entre outros componentes benéficos ao recém-nascido, incluindo bactérias. O principal carboidrato (CHO) do LM é a lactose (5,3-7 g/dL, que consiste em 70% dos CHO), responsável por 50% do conteúdo energético, mas também da grande oferta de pré e probióticos ao RN.

A colonização do leite humano (LH) tem diferentes origens. Inicialmente, acreditava-se que as bactérias do leite eram provenientes da microbiota oral dos RN, porém essa via de colonização não explicava a diversidade bacteriana encontrada no LH. Dessa forma, o eixo enteromamário foi proposto, no qual células dendríticas da mucosa intestinal da mãe engolfam bactérias e as levam via circulação até as glândulas mamárias, onde então são liberadas. Portanto, a colonização do leite tem mais de uma via, sendo a principal o eixo enteromamário.[4]

A composição do leite materno é variável, existindo uma intervariabilidade, vista também na microbiota intestinal. A composição bacteriana do leite tem sido amplamente estudada ao longo dos últimos anos, e os principais gêneros que colonizam as glândulas mamárias são: *Staphylococcus, Streptococcus, Lactobacillus* e *Bifidobacterium*. No entanto, um grupo de 9 gêneros bacterianos é encontrado em todas as amostras de LH testados, podendo ser encontrados em diferentes graus de abundância. São esses: *Streptococcus, Staphylococcus, Serratia, Pseudomonas, Corynebacterium, Ralstonia, Propionibacterium, Sphingomonas* spp. e membros da família *Bradyrhizobiaceae*.[5] A intervariabilidade do microbioma do LM pode ser atribuída a fatores genéticos, idade, tipo de parto, saúde e dieta materna. Esses fatores estão também envolvidos na modulação do microbioma intestinal, oral e vaginal, maternos.

A maturação do leite humano ocorre durante as primeiras semanas de vida do RN, sendo dividido em colostro, leite de transição e leite maduro. Sabe-se que o colostro, produzido entre o primeiro e terceiro dia de lactação, possui altas concentrações de componentes específicos, quando comparado ao leite maduro. O colostro apresenta maior diversidade bacteriana, e maior abundância de bactérias de diversos *phylum* bacterianos.[5] O tipo de parto exerce influência significativa na composição do microbioma do leite. Maior diversidade e maior prevalência de *Bifidobacterium* e *Lactobacilus* são encontradas no leite de mulheres que tiveram parto vaginal. A idade gestacional (IG) também é um importante fator na modulação do LH, uma vez que a composição do LM é diferente em mães de RNPT e termo, conferindo maior proteção ao RN. O colostro de mães de pré-termo possui maior prevalência de *Enterococcus*, e o leite dessas mesmas mães apresenta menor abundância de *Bifidobacterium* sp. quando comparadas com o colostro e o leite de mães de RN a termo.[6]

A Organização Mundial da Saúde (OMS) preconiza a amamentação com LM exclusivo até os 6 meses de idade. Essa idade relaciona-se com o desenvolvimento da capacidade motora da criança em deglutir alimentos não líquidos. Porém, sabe-se que, durante a amamentação com LM exclusivo, as junções oclusivas das células epiteliais da mucosa intestinal estão afrouxadas, permitindo maior eficiência na absorção de macromoléculas do LM, como as imunoglobulinas, por exemplo. Além disso, por esse tempo, a microbiota intestinal do RN é modulada pela microbiota do LM, bem como pela fermentação dos oligossacarídeos do leite. A introdução de alimentos não líquidos nesse período pode afetar esse equilíbrio, interferindo na modulação benéfica da microbiota do lactente.[7]

Acredita-se que o leite materno pode promover um estado de inflamação fisiológica importante para o equilíbrio e a interação dos microrganismos com o epitélio intestinal do RN. A importância dos *Lactobacilos* e dos *Bifidobacterium* no microbioma intestinal consiste na inibição competitiva com outras bactérias, pela adesão à mucosa intestinal, e na síntese de compostos que inibem ou destroem bactérias patogênicas. Seus efeitos na imunomodulação da mucosa intestinal ocasionam aumento na atividade das células *natural-killer* e na produção de macrófagos que ativam fagócitos, promovendo a secreção da IgA. A permeabilidade intestinal diminui, assim como possíveis reações de hipersensibilidade.[3]

Crianças amamentadas ao seio materno têm maiores quantidades de *Lactobacilos* e *Bifidobacterium* nas fezes. RN amamentados com fórmulas infantis possuem reduzida colonização de bactérias lácticas, como *Lactobacillus* e *Bifidobacterium*, e predominância de *Clostridium difficile, C. perfringes, Bacteroides* e enterobactérias.[3] RN amamentados com LH têm maior prevalência de *Bifidobacterium longum* subsp *infantis*, descritos como fermentadores de oligossacarídeos do LH. O efeito simbionte do LH, com bactérias e os oligossacarídeos, exerce um papel importante na modulação da microbiota intestinal do RN.

Oligossacarídeos do leite humano

A lactose, principal carboidrato do LH, contribui com aproximadamente 70% dos açúcares presentes nesse leite. Outra fração de carboidrato, bastante importante nesse contexto, são os oligossacarídeos complexos, denominados oligossacarídeos do leite humano (*human milk oligosaccharides* – HMO).[8] Os HMO são glicanos sintetizados a partir de 5 monossacarídeos (glicose, galactose, N-acetil-glicosamina, fucose e ácido siálico) e que são encontrados exclusivamente no LH em quantidades significativas (ver Figura 1).

As maiores concentrações desses oligossacarídeos são encontradas no colostro (20 g/L), e, após 2 semanas, no leite maduro, observa-se uma redução desses açúcares (cerca de 12-14 g/L). Outros tipos de leite, como o de vaca e as fórmulas infantis, não possuem ou apresentam quantidades muito pequenas de HMO quando comparados com o LH (cerca de 1 g/L).[9]

A composição de HMO durante a lactação pode ser diferente em virtude de variações genéticas presentes na mãe. Uma dessas variações ocorre no processo de fucosilação dos HMO, que é integralmente dependente da expressão de 2 genes, o secretor, que codifica a enzima FUT2 (alfa 1-2 fucosil transferase), e o do grupo sanguíneo de Lewis, que codifica a enzima FUT3 (alfa 1-3/4 fucosil transferase). Desse modo, é possível estabelecer 4 grupos a partir dos genótipos: $FUT2^{+}/FUT3^{+}$ (secretora e Lewis positivo); $FUT2^{-}/FUT3^{+}$ (não secretora e Lewis positivo); $FUT2^{+}/FUT3^{-}$ (secretora e Lewis negativo); e $FUT2^{-}/FUT3^{-}$ (não secretora e Lewis negativo). A depender do genótipo da mãe, são sintetizados diferentes oligossacarídeos, e a ausência de alguns componentes pode acarretar consequências funcionais à microbiota dos lactentes.[10]

No LH existem três principais categorias de HMO: os fucosilados, que correspondem a 35-50% do total de oligossacarídeos; os siliados, perfazendo 12-14%, e, por fim, os não fucosilados neutros, com uma proporção de 42-55% desses compostos.[11] A importância biológica dos HMO provenientes do LH para o lactente está relacionada com sua ação prebiótica, na modulação do tecido linfoide intestinal (GALT), na permeabilidade intestinal, na redução de patógenos (efeito antiadesivo) e na formação de ácidos graxos de cadeia curta.[10]

Os oligossacarídeos do LH podem atuar tanto de forma direta como indireta no sistema imune, de maneira sistêmica e, mais especificamente, na mucosa dos lactentes. O mecanismo de modulação dos HMO no sistema imune pode ocorrer no nível do lúmen intestinal, onde esses oligossacarídeos atuam como prebióticos, promovendo o crescimento de bactérias como as dos gêneros *Bifidobacteria*, *Lactobacillus* e *Bacteroides*, na promoção de efeito antiadesividade de patógenos intestinais, na formação de ácidos graxos de cadeia curta, que também promovem o crescimento de bactérias benéficas, e na conjugação de bactérias por meio do ácido siálico. Na mucosa intestinal, os HMO reduzem a proliferação das células da cripta intestinal e aumentam a maturação das células intestinais e a função de barreira por meio de uma camada protetora de glicoproteínas do muco ou de mucinas, que são produzidas por células caliciformes. Além disso, observa-se uma diminuição da permeabilidade intestinal e a modulação do tecido linfoide intestinal por

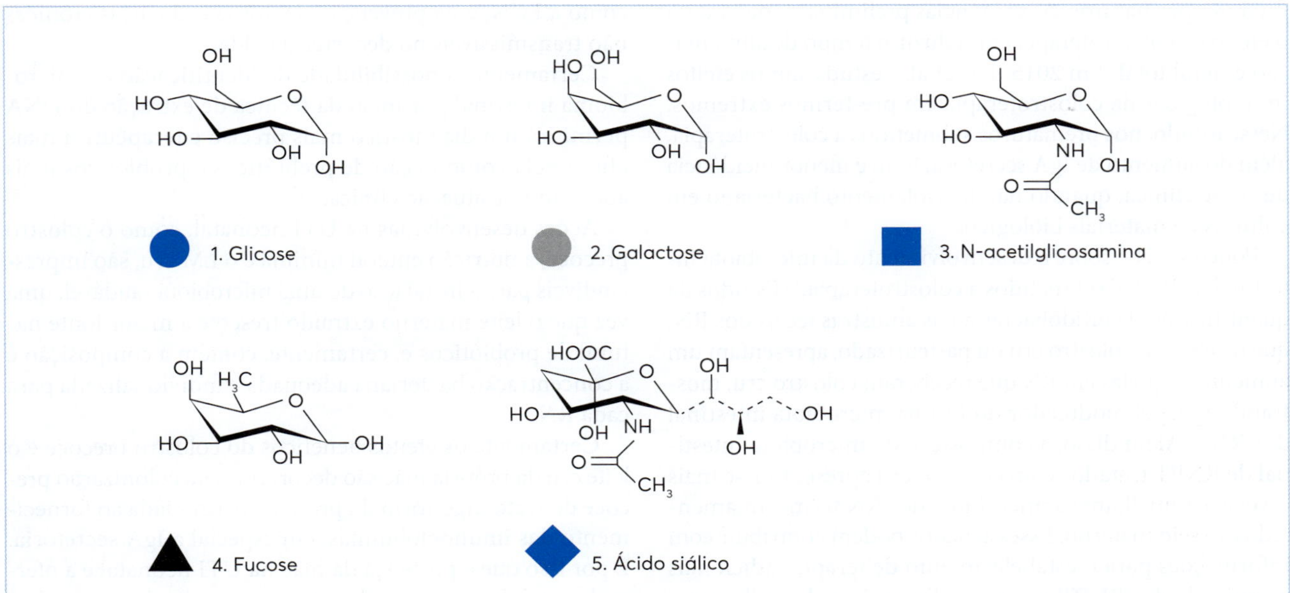

Figura 1 Estrutura molecular dos 5 monossacarídeos que compõem os HMO (glicose, galactose, N-acetil-glicosamina, fucose e ácido siálico).

Fonte: adaptada de Bode e Jantscher-Krenn, 2012.[10]

meio das placas de Peyer. Por fim, a atividade sistêmica desses oligossacarídeos os diferencia dos prebióticos atualmente utilizados. Esses compostos são absorvidos pela corrente sanguínea e atuam na modulação da atividade inflamatória, influenciando tanto a ligação de monócitos, linfócitos e neutrófilos às células endoteliais como a formação de complexos plaquetas-neutrófilos.[11,12]

A importância do colostro, da colostroterapia, do leite materno, da amamentação e do leite humano na modulação da microbiota intestinal do recém-nascido

Diversos trabalhos descrevem a importância do LH, principalmente, para RN pré-termo, na prevenção do desenvolvimento de doenças,[13,14] como displasia broncopulmonar, enterocolite necrosante (ECN), redução da incidência de sepse em unidades de cuidados intensivos neonatais (UCIN) e da mortalidade neonatal e na infância.

A presença de *Bifidobacterium* e *Lactobacillus* na microbiota intestinal inicial do RN é reconhecidamente importante na modulação e manutenção de uma microbiota saudável. Esses gêneros são capazes de ativar a produção de imunoglobulinas A (IgA), madiante a fermentação de oligossacarídeos provenientes do LM e da produção de ácidos graxos de cadeia curta, os quais auxiliam na manutenção da barreira intestinal, composta por células epiteliais, camada de muco, microbiota e sistema imune.[3]

Constituintes do colostro são capazes de promover maturação das células intestinais, instalação de gêneros benéficos na microbiota intestinal e células de defesa contra bactérias patogênicas.[15,16] Diante dos benefícios imunológicos do colostro materno, para sua administração foram adotadas técnicas alternativas, dentre elas a colostroterapia. A colostroterapia é uma prática segura, viável e bem tolerada até mesmo pelos menores prematuros. As evidências preliminares defendem o efeito da colostroterapia em reduzir o tempo de alimentação enteral total. Em 2015, Lee et al.[15] estudaram os efeitos imunológicos da colostroterapia em pré-termos extremos. Nesse estudo, nos prematuros submetidos a colostroterapia, além do aumento de IgA secretora, houve menor incidência de sepse clínica, quando não há isolamento bacteriano em culturas de materiais biológicos.

Pouco se sabe sobre o desenvolvimento da microbiota intestinal de RNPT submetidos à colostroterapia.[15] Estudos da quantificação de bifidobactéria nas amostras fecais dos RN, que receberam colostro cru ou pasteurizado, apresentam um aumento daquelas em RN que receberam colostro cru, mostrando o papel modulador do LM na microbiota intestinal dos RN.[16] Além disso, a composição da microbiota intestinal de RNPT tratados com colostro cru apresentou-se mais diversa e semelhante à microbiota dos RN termo amamentados ao seio materno. Esses achados podem contribuir com informações para o estabelecimento de terapias adicionais no cuidado dos RNPT, visando à diminuição de antibioticoterapia profilática e de intercorrências clínicas como sepse.

Aplicação clínica dos probióticos e HMO na UTI neonatal

A prematuridade, por si só, é uma condição que aumenta a probabilidade do desenvolvimento de um quadro de ECN. Estudos epidemiológicos sugerem que a causa da ECN é multifatorial, incluindo a imaturidade intestinal, o aumento da reação inflamatória, o uso de antibióticos ocasionando a disbiose intestinal devido a uma colonização microbiana anormal no intestino e consequências inflamatórias em mucosa intestinal imunologicamente imatura e altamente permeável.[13] Uma das indicações mais promissoras do uso de probióticos é a prevenção da ECN em prematuros, com diversas metanálises mostrando seu potencial na prevenção do desenvolvimento da doença. No entanto, ressalte-se que não existe consenso quanto à indicação e ao probiótico específico ou associações que apresentem melhor eficácia na diminuição da ECN. A revisão ESPGHAN 2019, sobre o uso de probióticos na prevenção dessa doença, não concluiu qual a indicação do probiótico mais apropriado para a prevenção dessa grave complicação da condição da prematuridade.[17] Várias abordagens para prevenção da ECN estão sendo estudadas, dentre elas os HMO do LH. Estudo realizado em animais prematuros mostrou que o uso dos HMO pode ocasionar diminuição da reação inflamatória intestinal. Extrapolando os resultados para humanos, esses oligossacarídeos poderiam ser utilizados na prevenção ou tratamento da ECN em RNPT, e dentre eles os HMO sializados DSLNT (disial lacto-N-tetraose) e 2'FL (2'-fucosil lactose).[14]

Sumário e conclusões

O estudo do microbioma intestinal no início da vida abre um importante campo no conhecimento da fisiopatologia e terapêutica de diversas patologias intestinais graves do RN, como a ECN, e na prevenção de diversas doenças crônicas não transmissíveis no decorrer da vida.

Certamente, a possibilidade de identificação do microbioma intestinal por meio da técnica de extração do DNA permitirá um diagnóstico mais preciso e terapêutica mais eficaz pela combinação de prebióticos e probióticos mais adequados à situação clínica.

Ações desenvolvidas na UTI neonatal, como o colostro precoce, a nutrição enteral mínima e o LM cru, são imprescindíveis para a instalação de uma microbiota saudável, uma vez que o leite materno extraído fresco é a maior fonte natural de probióticos e, certamente, contém a composição e a concentração bacteriana adequada e individualizada para cada RN.

Certamente os efeitos benéficos do colostro precoce e o leite cru da própria mãe são decorrentes da colonização precoce do trato digestório do pré-termo associada ao fornecimento das imunoglobulinas, em especial a IgA secretória. É por isso que a presença da mãe na UTI neonatal e a oferta do seu leite à criança devem ser incentivadas por toda a equipe multiprofissional.

PRÁTICAS NUTRICIONAIS

Nutrição enteral no recém-nascido pré-termo

A nutrição adequada é essencial para o crescimento do RNPT. As recomendações nutricionais atuais baseiam-se no objetivo de atingir a taxa de crescimento e a composição corporal de um feto normal da mesma idade pós-menstrual. No entanto, esse objetivo é muitas vezes difícil de alcançar devido às limitações fisiológicas da prematuridade.[18-20]

A restrição do crescimento extrauterino (RCEU) é, portanto, uma complicação importante e está associada ao comprometimento do desenvolvimento neuropsicomotor, em longo prazo. A incidência da RCEU é elevada e varia de 43-97% nas diversas unidades neonatais.[18-20]

Dessa forma, o manejo nutricional para garantir o crescimento ótimo do RNPT constitui uma emergência e é um grande desafio na prática clínica.

Princípios da nutrição enteral

A Academia Americana de Pediatria (AAP) e o Comitê de Nutrição da Sociedade Europeia de Pediatria, Gastroenterologia, Hepatologia e Nutrição (ESPGHAN) recomendam a ingestão de energia de 105-130 kcal/kg/dia e 110-135 kcal/kg/dia, respectivamente, para os RNPT.[20]

Com relação à ingestão proteica a recomendação é de 3,5-4 g/kg/dia, podendo chegar a 4,5 g/kg/dia nos RNPT de extremo baixo peso ao nascer (< 1.000 g). A falha em fornecer a quantidade proteica adequada pode resultar em efeitos adversos em longo prazo. Cada grama adicional de ingestão de proteína para os RNPT de muito baixo peso ao nascer (< 1.500 g) está associado a ganho ponderal adicional de 6,5 g/dia e aumento do perímetro cefálico de 0,4 cm/semana.[20]

Além disso, é importante uma relação proteína/calorias não proteica que assegure o potencial de crescimento, com incremento de massa corporal magra e limitação dos depósitos de gordura.[20]

As necessidades nutricionais do RNPT estão descritas na Tabela 1.[20,21]

Tabela 1 Necessidades nutricionais dos recém-nascidos pré-termo

Nutrientes	Recomendações (kg/dia)
Calorias	110-135 kcal
Proteínas	3,5-4,5 g
Gordura	4,8-6,6 g
Carboidratos	11,6-13,2 g
Cálcio	120-200 mg
Fósforo	60-140 mg

Fonte: adaptada de Kim, 2016;[20] Brune e Donn, 2018.[21]

Leite humano

A AAP considera o leite humano (LH) a dieta enteral ideal para todos os RN, incluindo os RNPT. O aleitamento materno é reconhecido por promover melhores resultados nutricionais, imunológicos e no desenvolvimento dos RNPT, além de reduzir complicações frequentes como a displasia broncopulmonar (BDP), a ECN e a retinopatia da prematuridade (ROP), sendo seu efeito dose-dependente.[19,22]

O LH contém inúmeros fatores bioativos que melhoram a imunidade pelos efeitos antibacterianos, antivirais e anti-inflamatórios e, consequentemente, favorecem o crescimento e o desenvolvimento do RNPT. Além disso, o alto teor de oligossacarídeos do LH, com seu efeito prebiótico e antiadesivo, promove o crescimento de uma microbiota intestinal mais saudável e a colonização, principalmente, por bifidobactérias e lactobacilos. Assim, o LH determina a maturação do trato gastrointestinal, resultando em melhora da motilidade, melhor tolerância alimentar e redução da permeabilidade intestinal. As enzimas do LH permitem ainda melhor digestão e absorção de gorduras.[23]

Os RNPT estão expostos a elevado risco de infecções devido à imaturidade do sistema imunológico. Eles apresentam redução na quantidade de células T circulantes, com percentual elevado de células T imaturas, menor quantidade de neutrófilos armazenados na medula óssea e atividade reduzida das células imunológicas (macrófagos, neutrófilos, células *natural killers*, linfócitos B e T), com menor capacidade de produção de citocinas e complemento.[23]

Dentro desse contexto de maior suscetibilidade às infecções, o LH fornece os benefícios imunológicos para o RNPT por meio de dois mecanismos principais:[23]

1. Proteção direta por inúmeros componentes bioativos como lactoferrina, lisozima, células e diversas citocinas.
2. Estímulo para o crescimento do sistema imunológico devido à quantidade elevada de fatores de crescimento e nucleotídeos.

O Quadro 1 destaca as principais vantagens do uso do LH na alimentação do RNPT a partir de vários estudos realizados.[19]

O consenso científico aponta o leite materno como o melhor alimento e a primeira opção na nutrição enteral do RNPT. A ênfase é para sua utilização como produto cru, da mãe para o próprio filho, garantindo a segurança alimentar. A Rede Global de Bancos de Leite Humano (BLH) elaborou uma norma técnica sobre o uso do LH cru exclusivo em ambiente neonatal (NT 47.18).[24]

Aditivos do leite humano para os pré-termo extremos

O LM é a escolha ideal para a nutrição enteral do RNPT. Entretanto, com a limitação do volume ingerido, pela própria prematuridade, alguns nutrientes podem não atender às necessidades de nutrientes para o crescimento de recém-nascidos muito pré-termo, como de cálcio, fósforo e proteínas.[22,23,25,26] Uma estratégia para aumentar o aporte de nutrientes é o uso de aditivos ao LH comercialmente disponíveis, para aqueles RN.[22,23,25,27]

Esses aditivos são na maioria produtos à base de proteína de leite bovino, que, apesar de proporcionarem crescimento

Quadro 1 Vantagens da alimentação com leite humano para o recém-nascido pré-termo

Gerais
• Melhor tolerância alimentar.
• Menor risco de ECN e sepse tardia.
• Redução do tempo de internação hospitalar e do risco de reinternação.
Microvasculatura
• Papel protetor na prevenção da retinopatia da prematuridade.
Cardiovasculares
• Menor risco de hipertensão e aterosclerose na idade adulta.
• Melhora do volume final diastólico dos ventrículos esquerdo e direito, com resultados cardiovasculares benéficos em longo prazo.
Ósseas
• Aumento significativo do conteúdo mineral ósseo.
Neurológicas
• Melhora do desenvolvimento nos anos subsequentes.
• Aumento significativo do QI, mesmo quando ajustado para o QI materno.
• Melhora da linguagem aos 3 anos e QI verbal e não verbal aos 7 anos.
• Melhora significativa da microestrutura da substância branca, com melhora na performance cognitiva, comportamental e acadêmica.
• Aumento significativo do volume cerebral e da substância branca, com aumento significativo do QI verbal, especialmente no sexo masculino.
• Melhora do desenvolvimento mental e psicomotor além dos escores comportamentais.

ECN: enterocolite necrosante; QI: quociente de inteligência.
Fonte: adaptado de Kumar et al., 2017.[19]

para os RNPT, alteram parcialmente a qualidade imunológica do LH, aumentam a osmolaridade e o risco de sensibilização por proteína heteróloga, bem como a ocorrência de ECN. Mais recentemente, aditivos à base de LH foram formulados e estudos mostram as vantagens de seu uso, como melhora nas taxas de morbimortalidade, menor incidência de ECN, diminuição do tempo de internação hospitalar e melhora do crescimento. No entanto, o custo do produto e as questões éticas relacionadas a sua comercialização dificultam a utilização em unidades de terapia intensiva neonatal (UTIN).[19,22,23,25,26] No Brasil, estudo inovador e promissor realizado por pesquisadores da USP Ribeirão Preto investiga o uso de liofilizado do LH como alternativa aos aditivos artificiais para aumentar os níveis de macro e micronutrientes utilizando dieta exclusiva de LH.[27]

Aditivar nutrientes no LH é desafiador. O aditivo pode não atender às necessidades de suplementação pelas diferenças individuais na composição do LM relacionadas à IG, ao estágio da lactação, à duração da lactação e ao método de expressão do leite.[22,23,25,26] Estratégias mais recentes propõem a aditivação ajustável ou individualizada com base na dosagem sérica de ureia e na análise dos macronutrientes do leite, respectivamente. Entretanto, essas estratégias ainda enfrentam limitações para uso na prática clínica, pois são muito trabalhosas e requerem equipamento específico para a análise do leite.[22,23,25,26]

A fortificação do LH com os aditivos disponíveis comercialmente, em geral, deve ser iniciada quando o volume de LH na dieta enteral atingir 100 mL/kg/dia. A concentração inicial deve ser 1:50 nos primeiros 2 dias e a seguir aumentada para 1:25, se boa tolerância.[28]

Leite humano de doadoras

Embora o LM seja a dieta enteral recomendada, apenas 30% das mães dos RNPT de MBPN "produzem" leite suficiente para fornecer o volume total necessário para a alimentação dos seus filhos.[26] A dificuldade na aplicação do conhecimento na prática clínica está, em grande parte, relacionada ao modelo fragmentado do cuidado perinatal, e com pouca participação da mãe no cuidado ao pré-termo na UNCI, não inserida efetivamente nos processos do cuidado e pouco informada da relevância do LM para a saúde do prematuro, no período neonatal e ao longo da vida.

O LH de doadora proveniente do bancos de leite humano (LHB), após a pasteurização, é frequentemente usado como alternativa à fórmula, mas as preocupações com relação a seu conteúdo nutricional ainda permanecem, já que a grande maioria das doadoras é formada por mães de recém-nascidos termo (RNT), em estágios mais avançados da lactação. Em comparação com o leite de mães de RNPT, o leite de mães de RNT contém menos proteínas, lipídeos e calorias totais, e essas concentrações diminuem com o progredir da lactação. Além disso, existem os efeitos da pasteurização sobre os componentes bioativos do LH, tais como imunoglobulina A secretória (IgA) e a lactoferrina. Estudos mostram que a pasteurização pode reduzir 67-100% da atividade da IgAs e 27-43% da atividade da lactoferrina. Além disso, a lipase lipoproteica, importante para a digestão dos triglicerídeos, é completamente inativada pela pasteurização.[26] Ainda assim, o LHB permanece como a segunda melhor opção para alimentação do RNPT, na indisponibilidade do leite da própria mãe.

Fórmulas para recém-nascidos pré-termo

As fórmulas para RNPT podem ser utilizadas quando não houver disponibilidade de LH da própria mãe ou de doadoras, constituindo, portanto, a terceira opção para a nutrição enteral do RNPT.[19,20]

Em geral, elas contêm todos os nutrientes essenciais e foram especificamente designadas para atender às necessidades nutricionais dos RNPT. São predominantemente constituídas por proteína de soro de leite, polímeros de glicose, triglicerídeos de cadeia média, cálcio e fósforo, e são, variavelmente, enriquecidas com minerais, vitaminas e oligoelementos para garantir as taxas de acréscimo de nutrientes semelhantes às intrauterinas.[19,20]

No mercado brasileiro elas fornecem em torno de 80 kcal/100 mL e 2,4 g/100 mL de proteínas (Tabela 2).

Tabela 2 Composição nutricional do leite humano e fórmulas para recém-nascidos pré-termo[20,21]

Por 100 mL	Kcal	Proteína (g)	Gordura (g)	Carboidrato (g)	Ca (mg)	P (mg)
LHppmãe	67	1,4	3,8	6,5	24,4	12,5
LHB	65-67	0,9-1,2	3,2-3,6	7,2-7,8	24,4	12,5
Fórmula RNPT	80	2,4	4-4,3	8,1-8,7	130-143	66-79

Fonte: adaptada de Kim, 2016;[20] Brune e Donn, 2018.[21]

Início e progressão da nutrição enteral

A alimentação enteral trófica ou mínima corresponde à oferta de pequeno volume (10-20 mL/kg/dia) de LM (primeira opção), ou LH para acelerar a maturidade gastrointestinal, endócrina e metabólica do RNPT. Evidências atuais de estudos randomizados indicam que, em RNPT com muito baixo peso ao nascer (MBPN) clinicamente estáveis, a nutrição enteral precoce está associada a menor risco de sepse tardia e ECN. Portanto, a dieta enteral trófica deve ser iniciada o mais precocemente possível, preferencialmente nas primeiras 24 horas de vida, com progressão antes do quarto dia de vida. Uma boa estratégia é o início e progressão com 15-20 mL/kg/dia nos menores de 1.000 g e, se houver boa tolerância, nos primeiros 2-3 dias, aumentar para 20-25 mL/kg/dia. Para os maiores de 1.000 g o início e a progressão podem ser com 20-30 mL/kg/dia nos primeiros dias, e, se boa tolerância, manter o incremento diário de 30 mL/kg.[19,28,29]

A dieta enteral trófica deve ser interrompida apenas nos casos suspeitos de obstrução intestinal. É importante reforçar que situações frequentes, relacionadas à prematuridade, como asfixia perinatal, desconforto respiratório, sepse, hipotensão, distúrbios da glicose, necessidade de suporte ventilatório e cateteres vasculares umbilicais, não constituem contraindicações para o início da dieta enteral.[28] Nos RNPT pequenos para a idade gestacional (PIG) com ou sem história de alteração do fluxo umbilical diastólico final, se o exame abdominal é normal, a dieta enteral deve ser iniciada nas primeiras 24 horas de vida. Não existem evidências de que o retardo no início da nutrição tenha qualquer efeito sobre a redução de ECN nesse grupo. Sugere-se, entretanto, que nos primeiros 10 dias de vida a progressão seja mais lenta e que seja priorizado o uso de LH, especialmente nos abaixo de 29 semanas.[28]

Tempo para alcançar a dieta enteral completa

O avanço mais precoce e rápido da alimentação também pode conferir benefícios em termos de alcance mais rápido da alimentação enteral plena e consequente redução no tempo de nutrição parenteral e tempo de uso de cateteres vasculares centrais.[29] O objetivo é de alcançar a dieta enteral plena (150-180 mL/kg/dia) em 2 semanas para os RNPT EBP e em 7-10 dias para os RNPT com muito baixo peso ao nascer (MBP).[28]

Tolerância às dietas e resíduos gástricos

O resíduo gástrico não é um preditor confiável de intolerância alimentar e de maior risco de ECN, como se acreditou anteriormente. A recomendação atual é de não verificar rotineiramente a presença de resíduos gástricos nos RNPT. Se o exame abdominal é normal e o RNPT não apresenta vômitos, a dieta enteral deve progredir.[19,28]

Deve-se valorizar a ocorrência de resíduos hemorrágicos, de vômitos biliosos e distensão abdominal, que podem indicar quadros de obstrução intestinal e íleo. Sempre que possível, considerar a redução do volume de dieta, a administração mais lenta (ao redor de 1 hora), antes de interromper completamente a administração.[11] Apesar de muitos estudos clínicos que comparam a administração das dietas em *bolus* com a administração contínua não demonstrarem diferenças significativas quanto ao tempo para alcançar a dieta enteral completa, quanto ao crescimento e à incidência de ECN,[12] outros estudos mostram menor incidência de intolerância alimentar, maior ganho de peso e alta mais precoce com a administração contínua.[2] Alguns autores sugerem ainda um aumento na resistência pulmonar e do fluxo aéreo, instabilidade respiratória e diminuição da perfusão cerebral com a administração em *bolus*, sugerindo que a administração contínua pode ser uma boa estratégia, especialmente nos RNPT EBP.[19]

Promoção do aleitamento materno na unidade neonatal

Considerando o uso do LH na nutrição do RNPT, a primeira e, provavelmente, maior dificuldade é a obtenção do colostro. Em geral, mães de crianças nascidas prematuramente não se encontram em boas condições de saúde após o parto e apresentam-se frequentemente apreensivas. Além disso, muitas mulheres podem demorar alguns dias para apresentar um aumento na produção de leite.[30]

Os RNPT, especialmente aqueles de muito baixo peso ao nascer ou nascidos muito prematuramente, não estão aptos a receber o colostro diretamente do peito, havendo necessidade da utilização de sondas para o estabelecimento da alimentação enteral. Por isso, há necessidade de garantir a ordenha, armazenamento, processamento e distribuição do colostro com segurança.[31,32]

A falta de rotinas hospitalares que propiciem maior contato da mãe com seu RN, mesmo aqueles que estejam internados em UTIN, podem repercutir negativamente na produção e manutenção da produção do colostro/leite.[33] O mesmo ocorre com a ausência de normas e rotinas claras, de fácil acesso ao profissional de saúde das UTIN, que orientem quanto à utilização do colostro e LH da própria mãe ou de doadoras para essas crianças. Portanto, ter rotinas estabelecidas com base em evidências científicas e discutidas periodicamente são medidas eficazes para a garantia do sucesso na obtenção e utilização do colostro/leite.[32]

Outra dificuldade é a falta de estrutura e de equipamentos para ordenha, distribuição e armazenamento, de forma segura, do colostro da própria mãe. A existência de posto de coleta de leite humano ou BLH reduz essas dificuldades.

Algumas situações como a perda da mãe, a ausência de produção de leite e a presença de condições consideradas contraindicações ao uso do LH da própria mãe, como as infecções pelo HIV e pelo HTLV, reforçam a importância dos BLH, que, de forma segura, dispensam o LH doado pasteurizado, que, apesar de não contar com todos os benefícios do leite da própria mãe cru, é hoje considerado a segunda escolha para os RNPT.[34]

Estratégias para a obtenção e utilização do colostro

A implementação da Iniciativa Hospital Amigo da Criança é uma estratégia proposta pela OMS que institui ações baseadas nos 10 passos para o sucesso da amamentação, que resultam em efeitos positivos para o estabelecimento e a manutenção do aleitamento materno, não só para crianças nascidas termo, mas também, e atualmente com ênfase, para as nascidas prematuramente.

No Brasil essa estratégia é estimulada pelo Ministério da Saúde (MS), com o objetivo de apoiar os hospitais-maternidades na implementação de estratégias e ações de promoção ao aleitamento materno, no período neonatal imediato para os recém-nascidos termo, e enquanto hospitalizados, para os pré-termo, a fim de reduzir o risco de desmame precoce.[35]

Outra iniciativa que contribui, de forma particular, para a disponibilização do colostro e do leite maduro e para o estabelecimento do aleitamento materno para os RNPT é a adoção do método canguru, um modelo de assistência perinatal com foco na melhoria integrada da qualidade do cuidado e com participação da mãe e da família. O método está detalhado no *Manual de atenção ao recém-nascido: método canguru*, compondo as políticas de atenção perinatal da Área Técnica de Saúde da Criança e Aleitamento Materno do MS.[33]

Ressalta-se, porém, que, mesmo naquelas unidades hospitalares que prestam atendimento ao RNPT e ainda não certificadas nos programas citados, é necessário assegurar estratégias que tenham como objetivo a obtenção e a utilização do colostro da própria mãe nos primeiros dias de vida da criança e, sequencialmente, a disponibilização do leite maduro da própria mãe, evitando o uso de fórmulas lácteas.

As mães dos RNPT devem receber informações, verbais e por escrito, o mais rápido possível, após o parto, sobre os benefícios do colostro para seu filho. Elas devem ordenhar o peito frequentemente, durante as 24 horas do dia, com tempo cumulativo em torno de 100 minutos (5 vezes ao dia por 20 minutos), para que consigam ótima produção de leite. No período em que o RNPT recebe o colostro (colostroterapia) e o LM ou de doadora por meio de sonda, o contato pele a pele entre a mãe e o RN, na posição canguru, contribui para o aumento do vínculo mãe-filho, com consequente aumento da produção do leite e para o sucesso do aleitamento exclusivo.[30,32]

As unidades neonatais devem ter protocolos bem estabelecidos para a ordenha, estocagem e utilização do colostro e do LH para que sejam garantidas a qualidade e a segurança do colostro e do leite que serão utilizados. Esses protocolos devem destacar:[34]

- A ordenha deve ser iniciada tão logo as condições da puérpera permitam.
- A mãe deve ser informada sobre a importância do colostro e de todos os procedimentos da ordenha.
- O ambiente para a ordenha deve ser tranquilo e confortável.
- Antes da ordenha a mãe deve ser orientada a higienizar as mãos e massagear delicadamente a mama.
- Deve-se iniciar a ordenha por expressão manual da mama. Entretanto, na condição particular de parto prematuro e início precoce da ordenha, pode haver dificuldade na obtenção do colostro, sendo possível, nesses casos, a expressão mediante a utilização de bomba elétrica.
- A ordenha deve ser realizada pelo menos 5 vezes nas 24 horas, permitindo descanso ininterrupto por 6 horas durante a noite.
- Todo o material utilizado no processo de ordenha deve ser previamente esterilizado.
- Deve-se usar luvas se a ordenha não for realizada pela própria mãe.
- Ao término da ordenha o frasco deve ser identificado e datado. Ao ser oferecido, deve seguir a ordem da coleta.
- Caso o colostro cru não seja usado imediatamente, deve ser mantido em temperatura não superior a 5 °C e consumido em até 12 horas. O volume excedente deve ser encaminhado ao BLH ou, caso não haja um, deve ser congelado e armazenado por até 15 dias em local apropriado.

Os BLH são serviços especializados responsáveis por ações de promoção, proteção e apoio ao aleitamento materno e pela execução de atividades de coleta, seleção, classificação, processamento, controle de qualidade e distribuição do LH. Os RNPT são beneficiados pelo BLH, que pode garantir o LH para sua nutrição, tanto da própria mãe quanto do leite de doadoras. As UTIN que contam com BLH têm um aliado importante para a promoção do aleitamento materno no RNPT.[34]

O Quadro 2 apresenta os 10 passos para o suporte nutricional do RNPT.[36]

Finalmente, uma estratégia que possibilita a utilização do colostro nos RNPT, que, frequentemente, enfrentam limitações para o início precoce da alimentação enteral, é a

Quadro 2 Dez passos para o suporte à nutrição do recém-nascido pré-termo

1. Ter uma norma na UTIN para a nutrição com o LH.
2. Educar todas as mães e profissionais de saúde nos 10 passos.
3. Educar as famílias sobre a melhor forma de nutrir o RNPT.
4. Prevenir a restrição do crescimento extrauterino.
5. Padronizar os processos para a alimentação enteral.
6. Ter como objetivo a nutrição com 100% de LH.
7. Aumentar a produção de leite pelas mães.
8. Otimizar os padrões de segurança e qualidade de uso do LH.
9. Incentivar o contato pele a pele e a amamentação.
10. Fornecer um plano de nutrição e lactação após a alta da UTIN.

LH: leite humano; RNPT: recém-nascido pré-termo; UTIN: unidade de terapia intensiva neonatal.
Fonte: adaptado de Kim et al., 2013.[36]

administração orofaríngea do colostro, também chamada de colostroterapia.[37]

Colostroterapia

Apesar de todas as evidências dos benefícios do LH na nutrição do RNPT, na prática clínica a alimentação enteral é muitas vezes postergada, em especial nos RNPT MBP, em decorrência de várias situações clínicas.[37]

Considerando os benefícios do uso do LH da própria mãe e na dificuldade para o início precoce (< 48 horas de vida) da dieta enteral, métodos alternativos para a administração do colostro têm sido investigados, tais como administração orofaríngea de colostro, lavagem gástrica com colostro e higiene oral com colostro em RN em ventilação mecânica, com indícios de que seriam seguros e viáveis para realização em RNPT MBP internados na UTIN, nas primeiras horas de vida.[37]

O líquido amniótico e o leite da própria mãe são dois fluidos corporais imunoprotetores que entram em contato direto com a orofaringe do feto e do recém-nascido.[37]

Na vida intrauterina, o líquido amniótico, ao ser continuamente deglutido, expõe a orofaringe do feto a fatores biológicos protetores, que estimulam o sistema imunológico e promovem a maturação intestinal. Em uma gravidez a termo, a exposição a esses fatores ocorre até por volta de 40 semanas de gestação. Após o nascimento, o LM obtido por meio da amamentação mantém o fornecimento dos vários componentes biológicos protetores que entram em contato com a mucosa orofaríngea.[37]

Considerando o nascimento pré-termo, a exposição ao líquido amniótico é interrompida de forma precoce e abrupta, e após o nascimento, além do retardo no início da alimentação, que acontece com frequência, o leite é administrado por sonda nasogástrica. Dessa forma, a mucosa orofaríngea nos RNPT é privada do contato direto com os fatores imunoprotetores do líquido amniótico e do LM e de seus efeitos moduladores sob o sistema imunológico, deixando-os mais predispostos às infecções e à ECN.[37]

A administração orofaríngea de colostro corresponde à administração de pequenas quantidades de colostro diretamente na mucosa oral, na expectativa de que os fatores imunológicos protetores presentes no colostro sejam absorvidos pela mucosa orofaríngea e possam estimular o sistema imune.[37]

Alguns mecanismos têm sido sugeridos para a proteção contra infecções e ECN nos RNPT com a administração orofaríngea de colostro da própria mãe, sendo eles:[37]

- Interação das citocinas presentes no colostro com as células do sistema imune presentes na orofaringe.
- Absorção de fatores bioativos pela mucosa orofaríngea.
- Formação de uma barreira de proteção contra os patógenos.
- Efeitos locais e sistêmicos dos oligossacarídeos presentes no colostro, com modulação da microbiota intestinal.
- Efeitos antioxidantes protetores.

Apesar de os estudos ainda não serem conclusivos quanto aos efeitos da administração orofaríngea do colostro na função imune dos RNPT MBP e consequente redução de morbidades associadas e da mortalidade neonatal, à medida que mais estudos são publicados esses efeitos positivos são cada vez mais evidenciados, sugerindo que a prática deve ser estimulada.

Além disso, os resultados demonstrados sobre o melhor desempenho nutricional, com menores taxas de intolerância alimentar, menor tempo para alcançar dieta enteral plena, menor tempo de internação, maior ganho ponderal e maiores taxas de aleitamento materno, tornam essa prática ainda mais promissora.[37,38]

NUTRIÇÃO PARENTERAL TOTAL

O objetivo da nutrição parenteral total (NPT) é corrigir ou prevenir deficiências nutricionais quando o início da nutrição enteral adequada não é possível por comprometimento ou imaturidade da função gastrointestinal.

A NPT visa atender à taxa de crescimento do feto saudável da mesma IG e produzir a mesma composição corporal do feto saudável em termos de crescimento de órgãos, componentes de tecidos e número de células, estrutura e função.[39]

Indicações para nutrição parenteral neonatal e recomendações do tempo de início[40]

- Para RNPT, com IG < 31 semanas ao nascer (antes de 31 + 0 semanas), iniciar a nutrição parenteral o mais rápido possível, de preferência na primeira prescrição.
- Para RNPT, com IG ≥ 31 semanas ao nascer, iniciar a nutrição parenteral nas primeiras 72 horas após o nascimento, se não houver perspectiva de progressão adequada da alimentação enteral.
- Iniciar NPT se a alimentação enteral precisar ser suspensa por mais de 48 horas.

Recomendações gerais da ESPGHAN[41,42]

- A NPT é uma função para um time multiprofissional.
- Em pediatria, a monitorização do RN em NPT baseada na antropometria é mandatória.
- A frequência da avaliação laboratorial deve ser baseada na condição clínica da criança, de 1 vez ao dia até 2-3 vezes por semana.
- Todas as soluções de NP devem ser administradas com controle de fluxo preciso; o sistema de infusão deve estar sob inspeção visual regular; as infusões periféricas devem ser verificadas frequentemente quanto a sinais de extravasamento ou sinais de infecção; a bomba deve ter prevenção de fluxo livre se for aberta durante o uso e ter configurações traváveis.
- As soluções NP devem ser administradas através de um filtro terminal: as emulsões lipídicas (ou misturas *all-in-one*) podem ser passadas através de um filtro com tamanho de poro de membrana de 1,2-1,5 mm; soluções aquosas podem ser passadas por um de 0,22 mm.
- A alimentação enteral deve ser iniciada, mesmo que em pouquíssimo volume, assim que possível, e o leite materno é o alimento de escolha por ser o mais adequado.
- O desmame da NPT é condicionado à aceitação da alimentação enteral. Se fórmulas tiverem sido escolhidas, na ausência do leite materno, elas não devem ser diluídas.

Devido às altas necessidades nutricionais diárias, continua a ser um desafio fornecer consistentemente nutrição adequada para RNPT, especialmente logo após o nascimento, quando o suporte nutricional é amplamente dependente de nutrição intravenosa e muitas vezes é complicada por intolerância à glicose e a lipídeos. Durante esse período, grande parte dos déficits nutricionais, em particular déficits de proteínas, pode rapidamente se acumular em RNPT. Em tais crianças, o balanço proteico pode ficar até 2% negativo, e a perda proteica é tão maior quanto menor for a IG do recém-nascido.

Proteína[43]

O componente nutricional mais importante para o crescimento é a ingestão de proteínas por via enteral, e, se não for possível, por via parenteral. A massa corporal magra, que consiste principalmente em proteínas, responde por 90% do crescimento no terceiro trimestre de gestação. Sem proteína suficiente, a replicação celular, a hipertrofia e o desenvolvimento não ocorrerão em quantidade, qualidade e velocidade necessárias para o crescimento adequado. As quantidades de aminoácidos recomendadas variam de 2,5-3,5 g/kg/dia, e, quanto menor a IG do pré-termo, maior é a quantidade necessária.

O perfil de aminoácidos usado atualmente para o estabelecimento das necessidades diárias é baseado no perfil de aminograma plasmático de RN alimentado com LM, e deve conter os aminoácidos considerados condicionalmente essenciais para os pré-termo (taurina, cisteína, glutamina e tirosina). As soluções disponíveis no Brasil são a 10%, e nessa faixa etária devem conter taurina.

Recomendações da ESPGHAN[43]

- Em RNPT, a oferta de aminoácidos deve começar no primeiro dia pós-natal, com pelo menos 1,5 g/kg/dia, para atingir um estado anabólico.
- Em RNPT, os aminoácidos por via parenteral, a partir do segundo dia pós-natal, devem estar entre 2,5-3,5 g/kg/dia e devem ser acompanhados da ingestão de calorias não proteicas > 65 kcal/kg/dia e da ingestão adequada de micronutrientes.
- A glutamina não deve ser suplementada em RN e crianças até a idade de 2 anos.
- A taurina deve fazer parte das soluções de aminoácidos para RN e crianças.
- A suplementação de arginina pode ser usada para a prevenção de ECN em RNPT.

Lipídeos[44]

A infusão intravenosa de lipídeos deve ser iniciada dentro de 24 horas após o nascimento e avançar de 2 a 3-3,5 g/kg/dia conforme tolerado, geralmente em 2-3 dias. Os lipídeos intravenosos fornecem carbono essencial para o metabolismo oxidativo. Também fornecem gorduras essenciais, ácidos que promovem a formação de membranas, particularmente no cérebro, mas também em todas as células do corpo. Excesso de taxas de infusão de lipídeos, no entanto, comumente produz hipertrigliceridemia (arbitrariamente definida como concentrações de triglicerídeos > 150 mg/dL no plasma). As soluções de lipídeos a 20% têm um conteúdo menor de fosfolipídeos, possibilitando melhor deposição dos triglicerídeos e menor acúmulo de colesterol. Os lipídeos devem ser administrados em um período de 24 horas e aumentados progressivamente até no máximo 3,5-4 g/kg/dia, dependendo da tolerância do paciente.

Recomendações da ESPGHAN para administração de lipídeos[44]

- Em RNPT, as emulsões lipídicas podem ser iniciadas imediatamente após o nascimento e no máximo no segundo dia de vida. Para aqueles nos quais a alimentação enteral foi suspensa, elas podem ser iniciadas no momento do início da NP.
- Para prevenir a deficiência de ácidos graxos essenciais (AGE) em RNPT, pode ser administrada uma dosagem de emulsão lipídica que forneça uma ingestão mínima de ácido linoleico (AL) de 0,25 g/kg/dia. Essa dosagem de emulsão lipídica garante uma ingestão adequada de ácido linolênico (ALN) com todas as emulsões lipídicas atualmente registradas para uso pediátrico.
- Em RNPT, recém-nascidos e crianças mais velhas em NPT de curto prazo, as emulsões lipídicas (EL) de óleo de soja puro (OS) podem fornecer uma nutrição menos balanceada do que os EL compostos. As emulsões lipídicas compostas, com ou sem óleo de peixe (OP), devem ser a primeira escolha de tratamento.
- A doença hepática associada à insuficiência intestinal (IFALD), também chamada de doença hepática associada

à nutrição parenteral (PNALD) ou colestase relacionada à nutrição parenteral, reflete uma lesão hepática heterogênea que consiste em colestase, esteatose, fibrose e até cirrose. A figura mais comum em pacientes pediátricos é a colestase. A doença hepática colestática pode evoluir para fibrose e cirrose.

- A alimentação enteral mínima é a melhor estratégia para lidar com a colestase. Revisão sistemática realizada pela ESPGHAN não mostrou superioridade no uso do SMOF (30% óleo de soja, 30% TCM, 25% óleo de oliva e 15% óleo de peixe), em relação à incidência de colestase.

Glicose

Glicose e água em quantidades adequadas também devem ser fornecidas para assegurar taxas de crescimento adequadas. A glicose é essencial para o metabolismo normal de todas as células, sendo o principal substrato de energia do feto normal. Portanto, no bebê prematuro a glicose é necessária para apoiar o crescimento, particularmente a síntese de proteínas a partir de aminoácidos.

Em estudos fetais, por exemplo, a redução no suprimento de glicose e nas concentrações de glicose no plasma pode levar à falha de crescimento. Entretanto, o excesso de glicose pode resultar em hiperglicemia. A glicose deve ser infundida na velocidade de 4-6 mg/kg/min e aumentada gradualmente, de acordo com a tolerância do RN. Os RN de extremo baixo peso, apropriados para a IG, costumam não tolerar grandes infusões de glicose. Alguns autores recomendam o uso de insulina nesses casos. Entretanto, na prática clínica, o uso da insulina é complicado e difícil, sendo muito importante a monitorização rigorosa.

- Iniciar 5-7 mg/kg/minuto após o nascimento e tentar atingir 10 mg/kg/minuto.
- Ajustar a TIG (taxa de infusão de glicose) para manter uma glicemia > 60 e < 120.
- Glicemias altas (> 200-250 mg/dL) devem ser tratadas com uma redução da infusão de glicose primeiro (8 → 6 → 4).
- Uma boa alternativa para o manuseio da hiperglicemia é fornecer altas concentrações de aminoácidos (3-4 g/kg/dia). Altas concentrações de aminoácidos plasmáticos aumentam a secreção de insulina.
- A infusão de baixas doses de insulina (0,03 U/kg/hora) raramente pode ser necessária em hiperglicemias graves (> 300 mg/dL), principalmente se houver também hiperpotassemia. Nesses casos, deve-se adicionar 1 mL de albumina a 5% para cada 10 Ml de solução.
- Não há evidências de que a adição de insulina, para melhorar o aporte de glicose na NPT e melhorar a oferta calórica, seja benéfica. Pelo contrário, essa abordagem pode ser prejudicial.

Os outros nutrientes a serem ofertados são: sódio, potássio, cálcio, fósforo, vitaminas e oligoelementos

Vitaminas

As necessidades diárias de vitaminas para o RNPT costumam ser altas, pois na maioria das vezes a passagem transplacentária das vitaminas se dá no terceiro trimestre, levando, portanto, à escassez de estoques no período fetal. Entretanto, há uma ausência de soluções adequadas no mercado que contemplem todas as vitaminas lipo e hidrossolúveis.

Recomendações da ESPGHAN para uso de vitaminas[45]

- RN e crianças recebendo NP devem receber vitaminas por via parenteral.
- Sempre que possível, água e vitaminas lipossolúveis devem ser adicionadas à emulsão lipídica ou a uma mistura contendo lipídeos para aumentar a estabilidade da vitamina.
- As vitaminas devem ser administradas diariamente, se possível. As vitaminas lipossolúveis devem ser administradas simultaneamente às emulsões lipídicas; uma exceção é a vitamina K, que pode ser administrada semanalmente.
- Doses ideais e condições de infusão de vitaminas em RN e crianças não foram estabelecidas e baseiam-se principalmente na opinião de especialistas.
- O monitoramento de rotina das concentrações de vitaminas (exceto vitamina D) não é recomendado devido à falta de evidências de benefícios adequados.
- RNPT em NP devem receber 700-1.500 UI/kg/dia (ou 227-455 mcg/kg/dia) de vitamina A, RN termo 150-300 mcg/kg/dia [ou 2.300 UI (697 mcg)/dia], e crianças maiores 150 mcg/dia.
- Há perdas substanciais de vitamina A quando administrada com uma solução solúvel em água; portanto, vitaminas lipossolúveis parenterais devem ser administradas com o emulsão lipídica sempre que possível.
- RNPT em NP devem receber 200-1.000 UI/dia (ou 80-400 UI/kg/dia) de vitamina D, RN a termo até 12 meses de idade 400 UI/dia (ou 40-150 UI/kg/dia), e crianças mais velhas 400-600 UI/dia.
- As vitaminas do complexo B são hidrossolúveis e devem ser administradas seguindo as recomendações diárias.

Recomendações da ESPGHAN para oligoelementos

- Zinco e selênio são necessários desde o primeiro dia de NPT.
- Os outros oligoelementos podem ser adicionados após a segunda semana de NPT.
- O cobre e manganês precisam ser retirados da NPT nos casos de colestase.
- O crômio é um contaminante de NPT, por isso as quantidades costumam ser suficientes.
- O zinco é um cofator de mais de 300 processos metabólicos e de grande importância na síntese proteica, função imune, expressão gênica e crescimento.
- 2/3 das quantidades de zinco são transferidos no último trimestre da gravidez.
- As soluções disponíveis comercialmente têm pouco zinco e não contêm selênio.
- O selênio é um componente da glutationa peroxidase e protege contra radicais livres. A dose recomendada é 3 mcg/kg/dia.[44]

Descontinuidade da NPT[46]

Deve ser considerado para interromper a nutrição parenteral:

- A tolerância do RN à alimentação enteral.
- A quantidade de nutrição fornecida pela alimentação enteral (volume e composição).
- A contribuição relativa da nutrição parenteral e a nutrição enteral para a necessidade nutricional total do bebê.
- O benefício da ingestão nutricional enteral/oral em comparação com o risco de sepse por cateter venoso.
- A taxa de infusão de glicose deve ser diminuída gradativamente antes da suspensão da NPT para evitar hipoglicemia.

As circunstâncias particulares de cada RN. Por exemplo, um RN com necessidades complexas, como síndrome do intestino curto, aumento da perda estomacal ou crescimento lento, pode precisar de nutrição parenteral de longo prazo.

Complicações da NPT

Complicações ligadas ao acesso venoso:

- Infecção.
- Tromboses.
- Insuficiência venosa em NPT prolongada.

Complicações ligadas à composição:

- Colestase.
- Hiper e hipoglicemia.
- Cuidado com a osmolaridade da solução (se em veia periférica, manter < 900 mosmol/L).

Precipitações na solução: fosfato e cálcio

- O fosfato deve ser adicionado a uma forma de ligação orgânica para evitar o risco de precipitação de fosfato de cálcio (GPP, forte recomendação).
- Cuidado ao usar a linha de NPT para medicações.

MONITORAMENTO DO CRESCIMENTO DO PRÉ-TERMO

O crescimento é um indicador global de bem-estar desde a vida fetal e por todo o período da infância e adolescência, especialmente em crianças que nasceram prematuramente. As medidas antropométricas mais utilizadas na avaliação do crescimento são o peso (P), o comprimento (C) e o perímetro cefálico (PC), por serem de fácil obtenção e não invasivas. Para crianças nascidas termo com peso apropriado para sua IG há um relativo consenso sobre como deve ser a alimentação e cuidados, e as curvas internacionais de crescimento, prescritivas e longitudinais, produzidas pela OMS já foram adotadas em mais de 125 países, incluindo o Brasil. Para as crianças que nasceram prematuras, especialmente as muito prematuras, embora todos estejam de acordo que o ganho de peso deve ser aquele que propicie as melhores condições de crescimento físico e desenvolvimento, não existem consensos sobre a melhor avaliação da nutrição e o melhor padrão de crescimento a ser considerado.[47]

O conceito amplamente difundido, a partir da década de 1970, de que o crescimento de RNPT deveria manter o ritmo de crescimento intrauterino até 40 semanas de vida pós-natal, vem sendo progressivamente substituído, fundamentado pelas evidências do desenvolvimento precoce da síndrome metabólica, com manifestações na adolescência e na vida adulta. Assim, as recomendações de práticas nutricionais e de avaliação do crescimento da criança que nasceu prematura vêm sendo reformuladas com base em parâmetros, ainda em desenvolvimento, de composição corpórea e de valores fisiológicos de nutrientes fornecidos pelo LM, avaliados principalmente por meio do peso, comprimento e perímetro craniano, ao longo da infância.[48]

Avaliação do peso, estatura e perímetro craniano nas primeiras 12 horas após o nascimento: avaliação do crescimento intrauterino

As medidas de peso, comprimento e perímetro craniano, obtidas ao nascer, sumarizam o crescimento fetal no ambiente intrauterino. Constituem marcadores biológicos no *continuum* da vida da criança, estimados na transição da vida fetal à neonatal, nas primeiras horas após o nascimento, tornando-se a base somática para a classificação do risco e definição de padrões de morbidades no período neonatal, fundamentando o plano inicial de cuidados hospitalares.[49]

Para essa classificação são utilizadas curvas padrão de crescimento intrauterino, recomendando-se as curvas de tamanho do RN ao nascer (publicadas no original como *size at birth*) desenvolvidas pelos estudos do *Intergrowth-21st*.[49] Os percentis 10 e 90 (mais ou menos dois desvios padrão da média para as diferentes IG) são considerados pontos de corte limítrofes para considerar o crescimento fetal avaliado ao nascimento em adequado para a idade gestacional (AIG), PIG e grande para a idade gestacional (GIG).[50] Os percentis de peso, estatura e perímetro craniano devem ser comparados entre si, para avaliação da proporcionalidade do crescimento fetal, em simétrico e assimétrico. A classificação de risco é realizada logo após o nascimento, com o objetivo de direcionar ações do cuidado. Para intepretação dos resultados encontrados, é importante integrar a avaliação obstétrica do crescimento fetal, durante a evolução da gestação, por ultrassonografia e métodos complementares, principalmente para o crescimento fetal restrito.

Os gráficos de crescimento intrauterino,[51] de meninos e meninas, estão apresentados nas Figuras 2 a 5.

O Quadro 3 apresenta a nomenclatura conceitual de peso e IG ao nascer, independentemente de padrão de crescimento, como marcadores de risco isolados.[52]

Monitoramento do crescimento extrauterino: crescimento pós-natal do pré-termo

Para a avaliação do crescimento pós-natal do RNPT, recomenda-se utilizar as curvas padrão *Intergrowth-21st* de crescimento pós-natal de pré-termo, iniciando o monitoramento do peso, estatura e perímetro craniano a partir do final da primeira semana de vida pós-natal (após a perda inicial do peso seguida da estabilização), em semanas de IG até alcançar 64 semanas.[47,48,53] Esses gráficos, de peso, comprimento e perímetro craniano, estão disponíveis na Caderneta da Criança[54,55] (Figuras 6 e 7).

O crescimento pós-natal de pré-termo não deve ser acompanhado em curvas de crescimento fetal, uma estratégia histórica diante das evidências de associações de eventos crônicos futuros ao crescimento acelerado (*catch up*) do pré-termo nos primeiros anos de vida. Além de não ser plausível biologicamente, pode levar a condutas clínicas

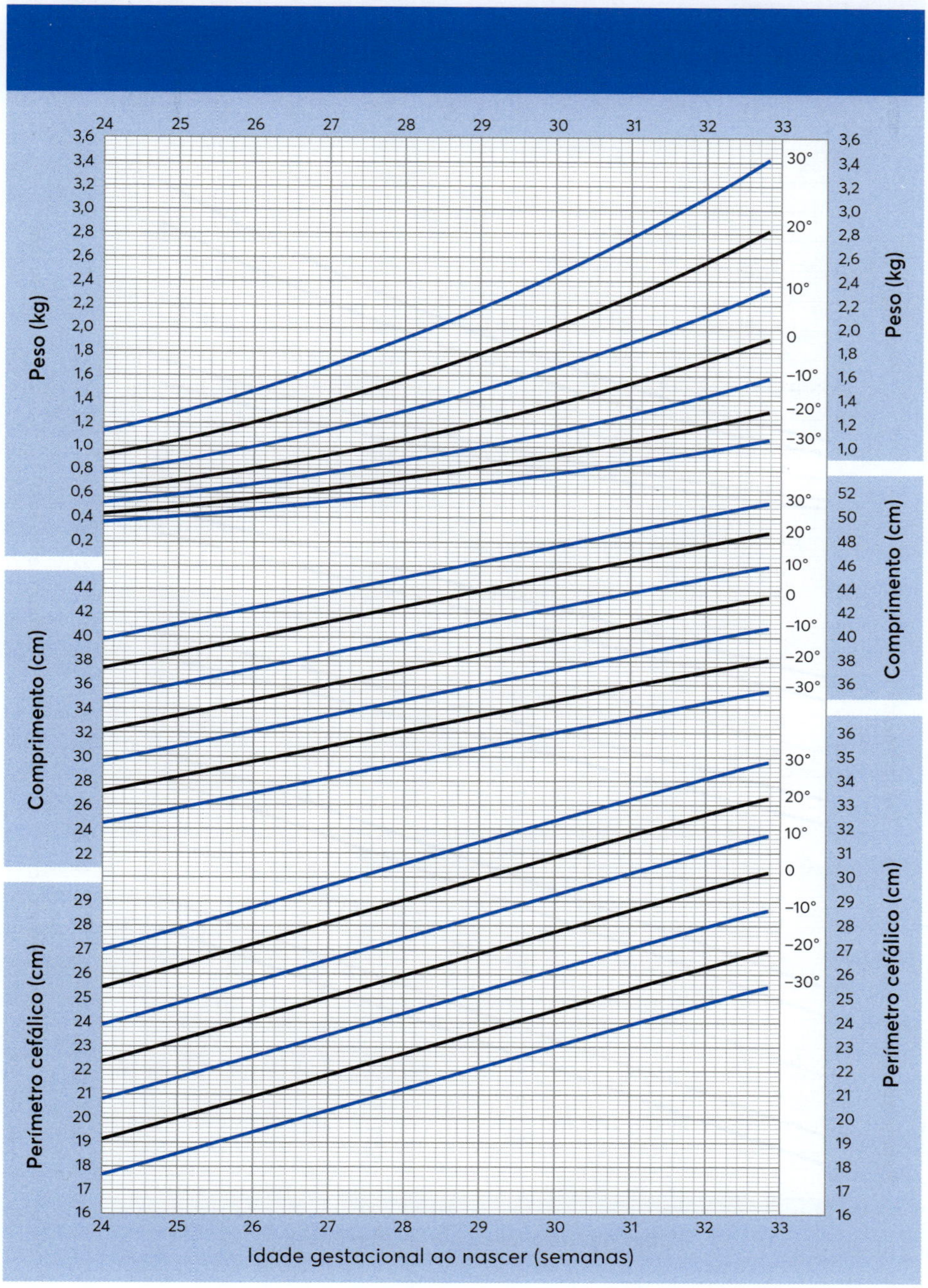

Figura 2 Curvas de referência para peso, comprimento e perímetro cefálico, ao nascer, para RN muito prematuros, com IG < 33 semanas, meninos.[51]

equívocas, como o desmame, com introdução desnecessária de complementos lácteos.[48]

A definição da adequação do crescimento da criança prematura, para intervenções, precisa considerar as várias medições (peso, estatura e perímetro craniano e suas relações), do crescimento até o momento da avaliação. O crescimento adequado corresponde a uma curva paralela à curva padrão comparativa, representada nos gráficos de peso, estatura e perímetro craniano. É preciso considerar a história clínica perinatal, a evolução clínica na unidade neonatal, a presença e a evolução de complicações da prematuridade, as práticas nutricionais e a história familiar, social e ambiental, para interpretação dos resultados e tomada de decisões clínicas. Os desvios devem ser investigados.

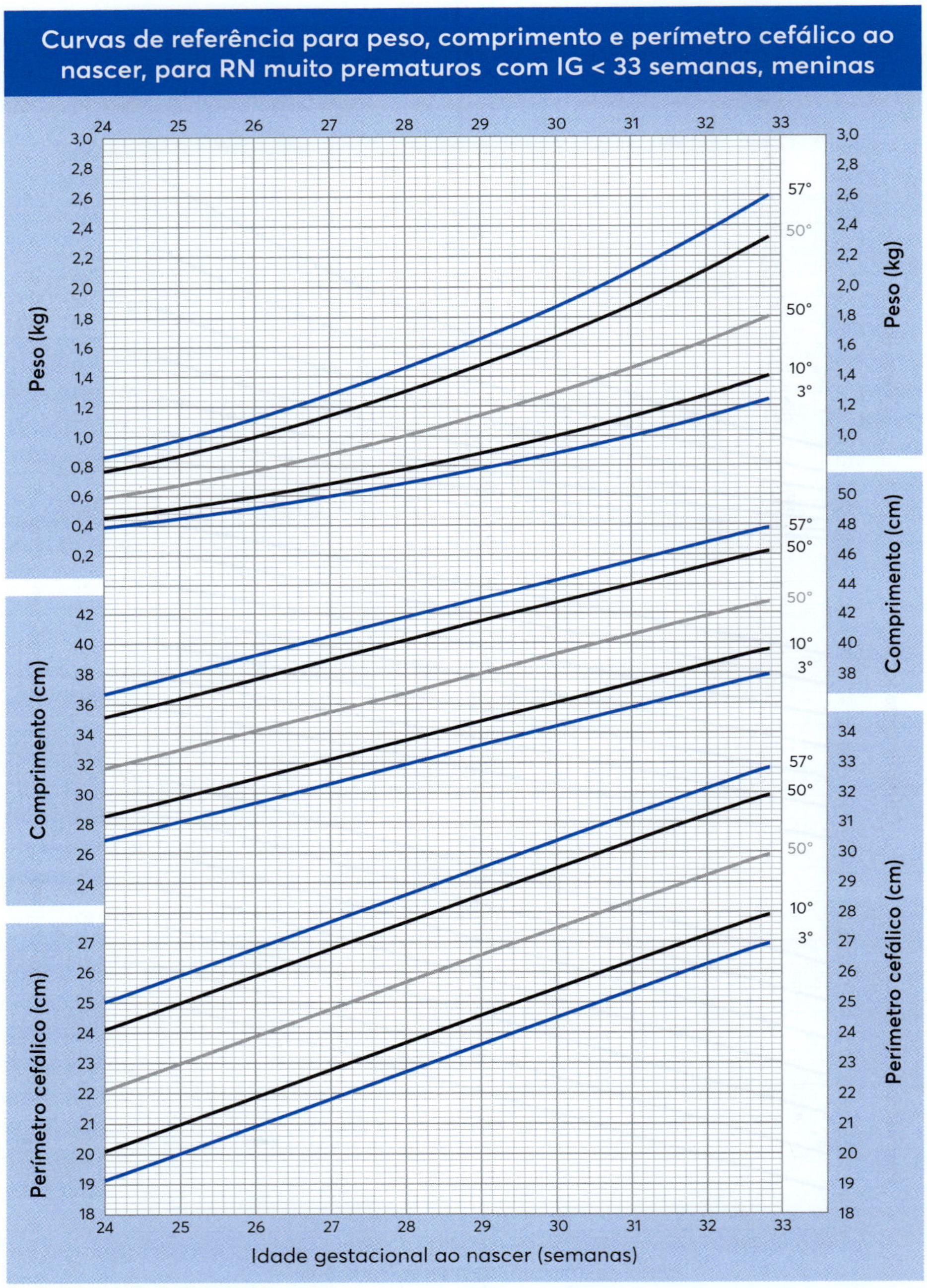

Figura 3 Curvas de referência para peso, comprimento e perímetro cefálico, ao nascer, para RN muito prematuros, com IG < 33 semanas, meninas.[51]

Quadro 3 Classificação do recém-nascido pré-termo de acordo com o peso ao nascer e a idade gestacional

Recém-nascido pré-termo		
Peso ao nascer	Baixo peso ao nascer	< 2.500 g
	Muito baixo peso ao nascer	< 1.500 g
	Extremo baixo peso ao nascer	< 1.000 g
IG	Pré-termo extremo	IG < 28 semanas
	Muito pré-termo	IG 28-31 semanas
	Pré-termo moderado	IG 32-33 semanas
	Pré-termo tardio	IG 34-36 semanas
Proporcionalidade entre peso ao nascer e idade gestacional	Adequado para a idade gestacional	
	Pequeno para a IG	Crescimento simétrico
		Crescimento assimétrico
	Grande para a IG	

IG: idade gestacional.
Fonte: OMS, adaptado de Born too Soon, 2012.[52]

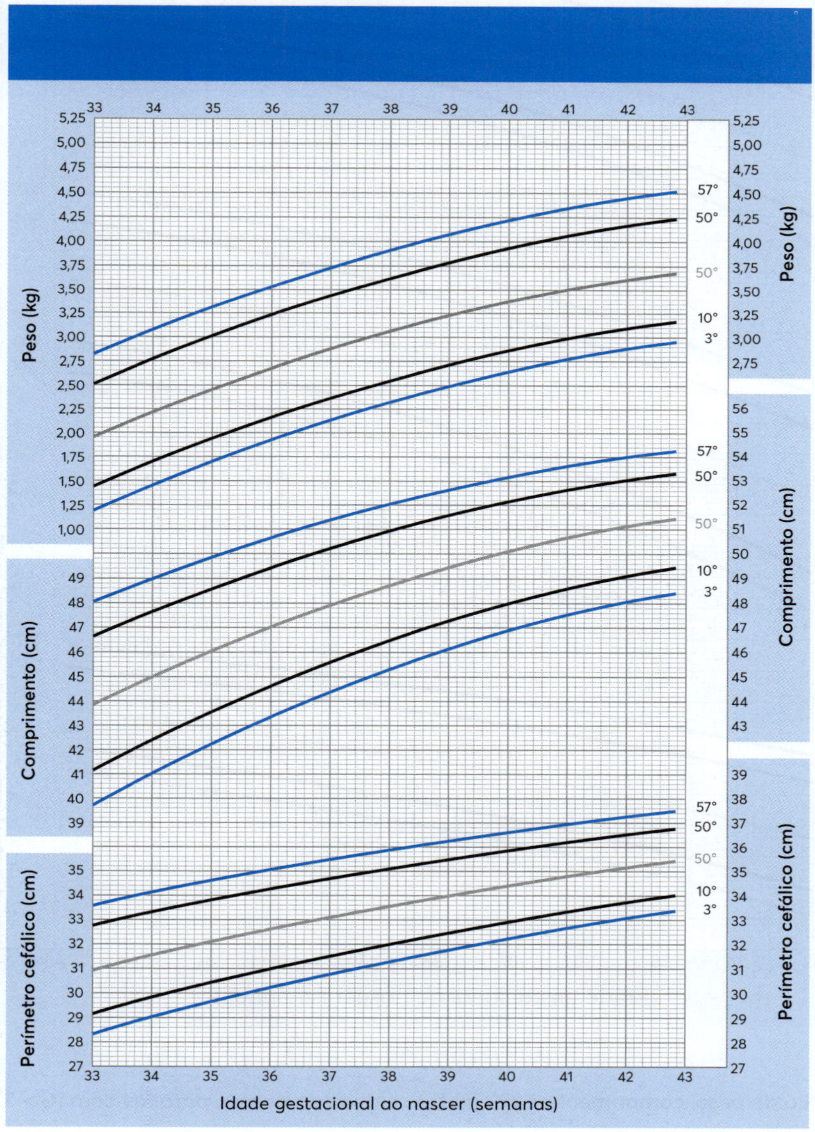

Figura 4 Curvas-padrão de peso, comprimento e perímetro craniano ao nascer, para meninos com IG ao nascer > 32 semanas.[51]

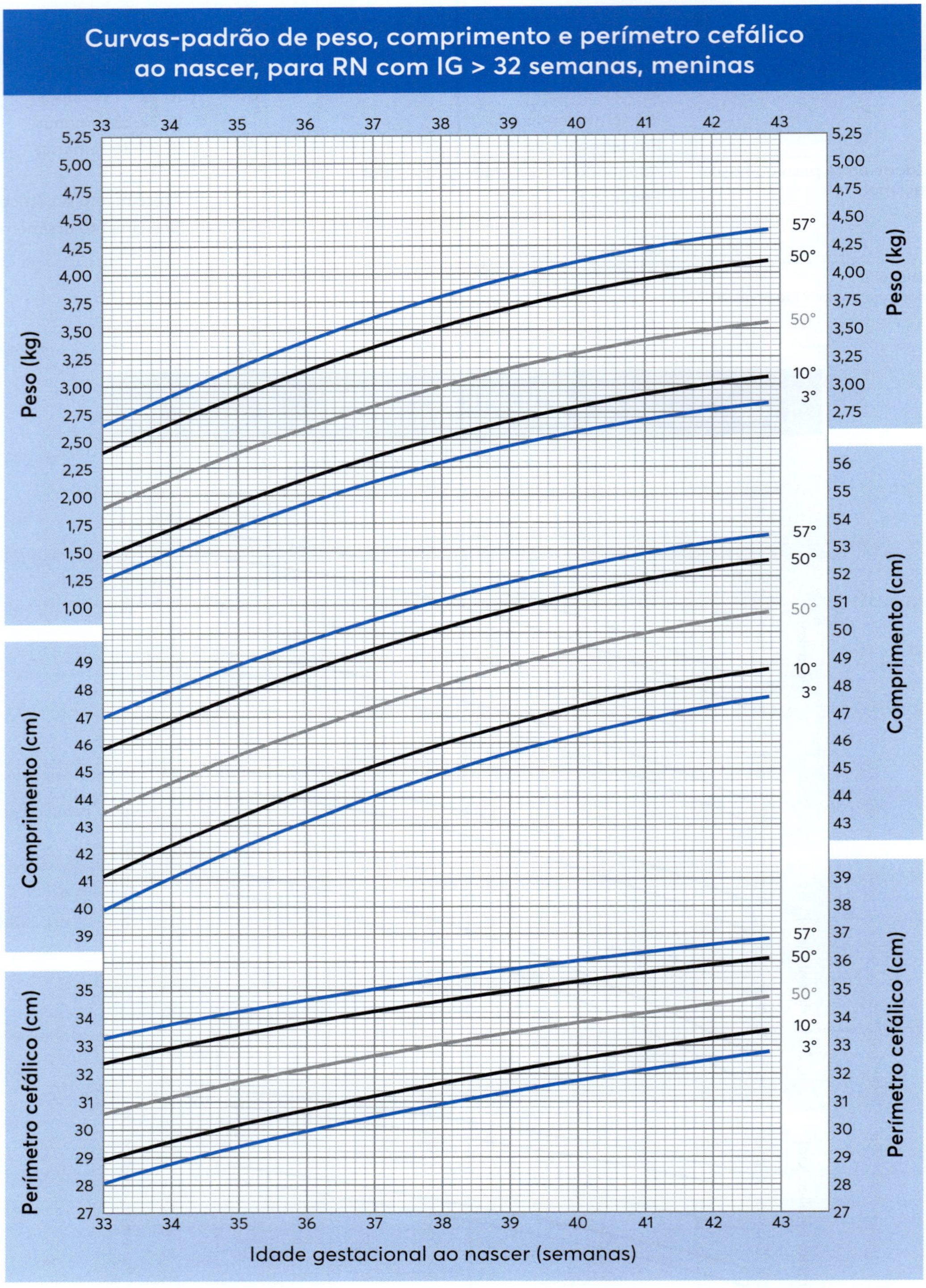

Figura 5 Curvas-padrão de peso, comprimento e perímetro cefálico ao nascer, para RN com IG > 32 semanas, meninas.[51]

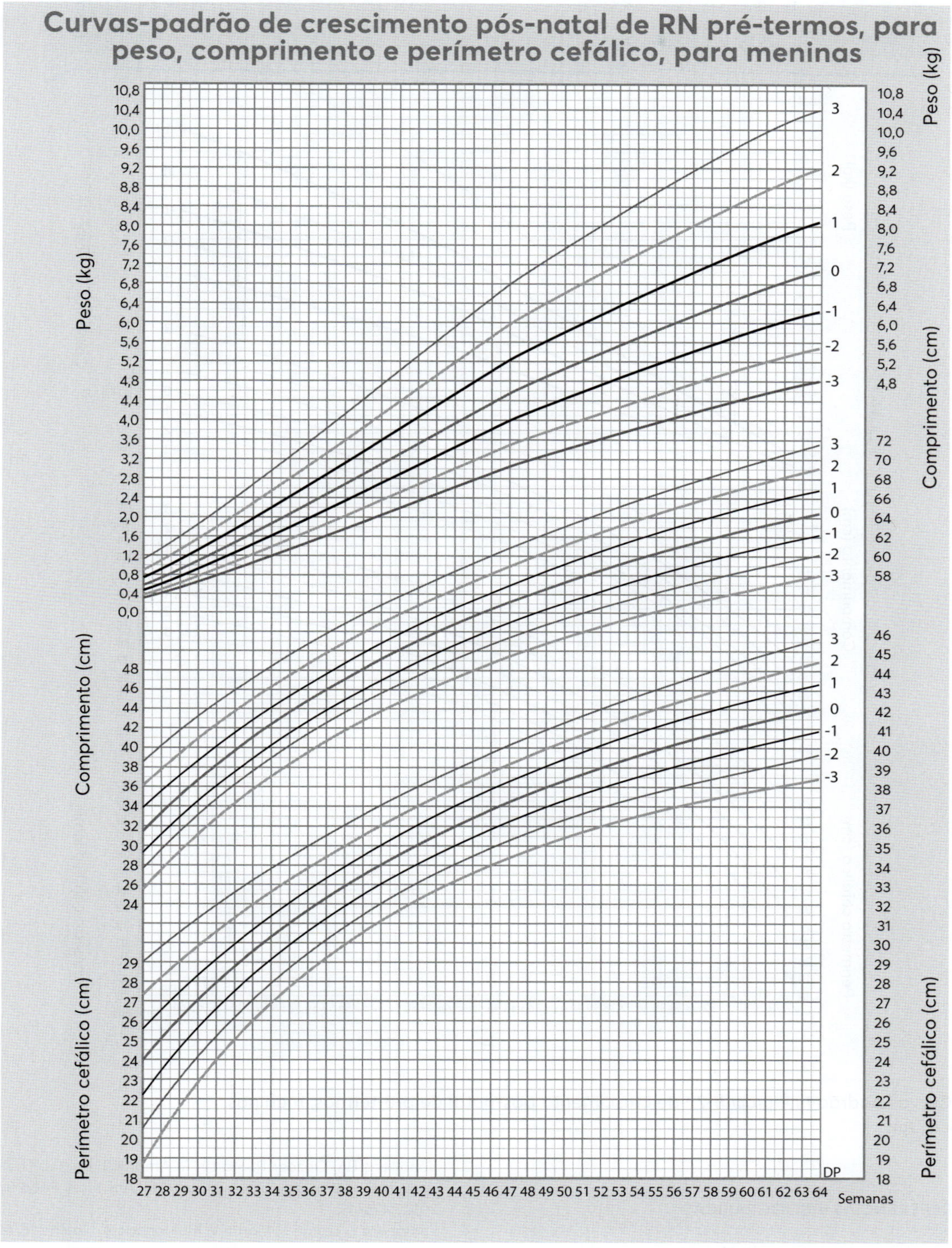

Figura 6 Curvas padrão *Intergrowth-21st* de crescimento pós-natal de pré-termos, meninas.

Fonte: Villar et al., 2015.[9]

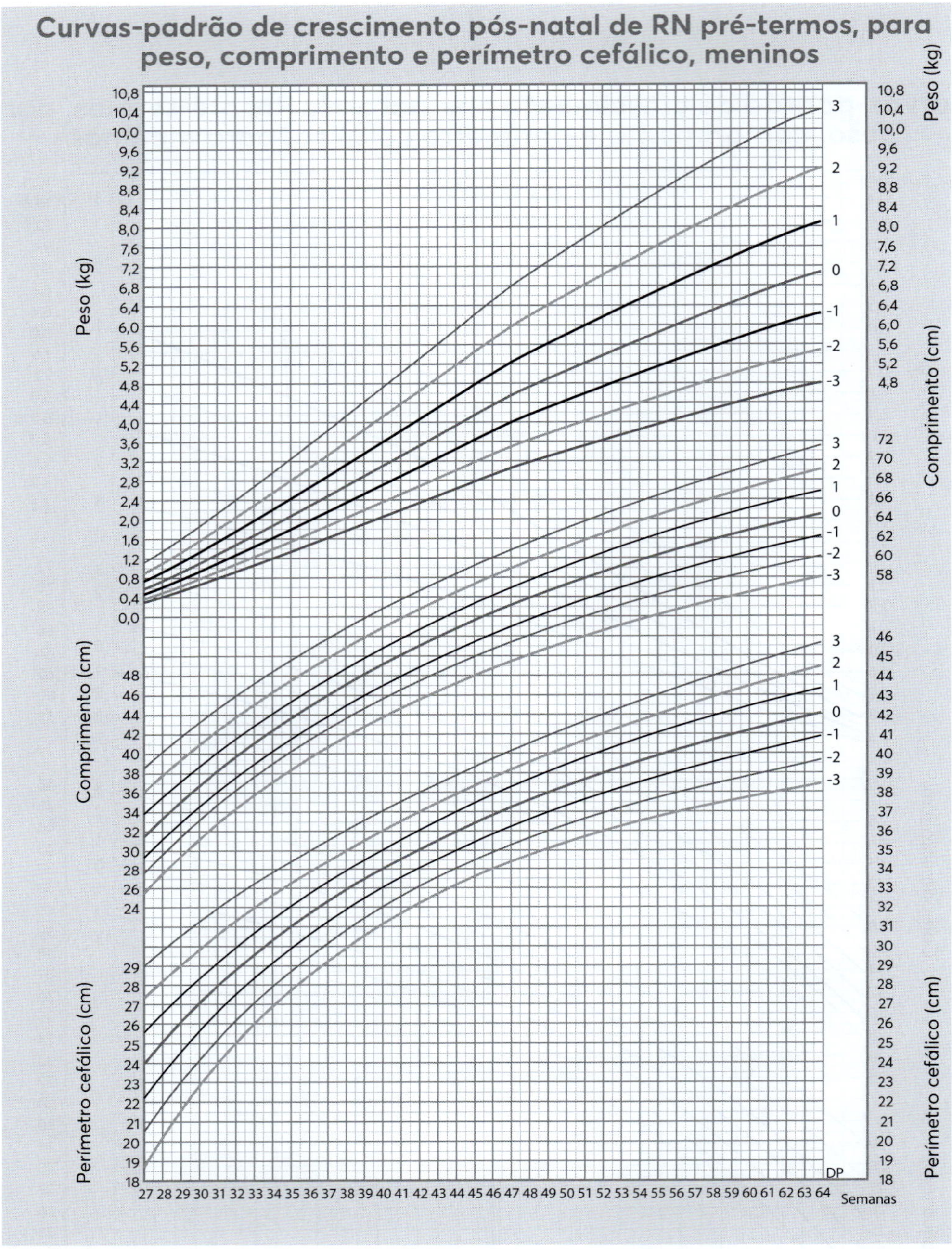

Figura 7 Curvas padrão *Intergrowth-21*ˢ de crescimento pós-natal de pré-termos, meninos.

Fonte: Villar et al., 2015.[9]

REFERÊNCIAS BIBLIOGRÁFICAS

1. Funkhouser LJ, Bordenstein SR. 2013. Mom knows best: the universality of maternal microbial transmission. PLoS Biol, 11, e1001631. Microbiology. 2019;10:1124.
2. Dominguez-Bello MG, Costello EK, Contreras M, Magris M, Hidalgo G, Fierer N, et al. Delivery mode shapes the acquisition and structure of the initial microbiota across multiple body habits in newborn. PNAS. 2010;107:11971-5.
3. Scholtens PA, Oozeer R, Martin R, Amor KB, Knol J. The early settlers: intestinal microbiology in early life. Annu Rev Food Sci Technol. 2012;3:425-47.
4. Fernández L, Langa S, Martín V, Maldonado A, Jiménez E, Martín R, et al. The human milk microbiota: origin and potential roles in health and disease. Pharmacological Research. 2013;69(1):1-10.
5. Gomez-Gallego C, I Garcia-Mantrana, S Salminen, MC Collado. The human milk microbiome and factors influencing its composition and activity. Seminars in Fetal & Neonatal Medicine. 2016;21:400e405.
6. Khodayar-Pardo P, Mira-Pascual L, Collado MC, Martínez-Costa C. Impact of lactation stage, gestational age and mode of delivery on breast milk microbiota. J Perinatol. 2014;34(8):599-605.

7. World Health Organization. Indicators for assessing infant and young child feeding practices. Part I: definition. Geneva: World Health Organization, 2008.
8. Barile D, Rastall RA. Human milk and related oligosaccharides as prebiotics. Current Opinion in Biotechnology. 2013;24:214-9.
9. Coppa GV, Bruni S, Morelli L, Gabrielli O. The first prebiotics in humans: human milk oligosaccharides. Journal of Clinical Gastroenterology. 2004;38:S80-S83.
10. Bode L, Jantscher-Krenn E. Structure-function relationships of human milk oligosaccharides. Advances in Nutrition. 2012;3(3):383S-391S.
11. Donovan SM, Comstock SS. Human milk oligosaccharides influence neonatal mucosal and systemic immunity. Annals of Nutrition and Metabolism. 2016;69(Suppl 2):41-51.
12. Martin R, Makino H, Cetinyurek YA, Ben-Amor K, Roelofs M, Ishokawa E, et al. Early-life events, including mode of delivery and type of feeding, siblings and gender, shape the developing gut microbiota. PLoS ONE. 2016;11(6):e0158498.
13. Neu J, Walker WA. Necrotizing enterocolitis. N Engl J Med. 2011 Jan 20;364(3):255-64.
14. Good M, Sodhi CP, Yamaguchi Y, Jia H, Lu P, Fulton WB, et al. The human milk oligosaccharide 2'-fucosyllactose attenuates the severity of experimental necrotising enterocolitis by enhancing mesenteric perfusion in the neonatal intestine. Br J Nutr. 2016 Oct;116(7):1175-87.
15. Lee J, Kim HS, Jung YH, Choi KY, Shin SH, Kim EK, et al. Oropharyngeal colostrum administration in extremely premature infants: an RCT. Pediatrics. 2015;135(2):e357-66.
16. Moreira LN, Godoy RC, Fernandes A, CM Neto, Hoffman DJ, Feferbaum R, et al. Colostrum therapy modulates preterm newborn's gut microbiome. Dados em publicação 2019.
17. van den Akker, van Goudoever JB, Szajewska H, Embleton ND, Hojsak I, Reid D, et al. Probiotics for preterm infants: a strain specific systematic review and network meta-analysis. Journal of Pediatric Gastroenterology and Nutrition. 2018 Jul;67(1):103-22.
18. Su BH. Optimizing nutrition in preterm infants. Pediatrics & Neonatology. 2014 Feb 1;55(1):5-13.
19. Kumar RK, Singhal A, Vaidya U, Banerjee S, Anwar F, Rao S. Optimizing nutrition in preterm low birth weight infants: consensus summary. Frontiers in Nutrition. 2017 May 26;4:20.
20. Kim MJ. Enteral nutrition for optimal growth in preterm infants. Korean Journal of Pediatrics. 2016 Dec;59(12):466.
21. Brune KD, Donn SM. Enteral feeding of the preterm infant. NeoReviews. 2018 Nov 1;19(11):e645-53.
22. Radmacher PG, Adamkin DH. Fortification of human milk for preterm infants. InSeminars in Fetal and Neonatal Medicine 2017 Feb 1;22(1):30-5.
23. Mangili G, Garzoli E. Feeding of preterm infants and fortification of breast milk. La Pediatria Medica e Chirurgica. 2017 Jun 28.
24. Rede Global de Bancos de Leite Humano. Normas Técnicas: Uso do leite humano cru exclusivo em ambiente neonatal. v.1, n.47, 2018 Jun.
25. Rochow N, Landau-Crangle E, Fusch C. Challenges in breast milk fortification for preterm infants. Current Opinion in Clinical Nutrition and Metabolic Care. 2015 May 1;18(3):276-84.
26. McNelis K, Fu TT, Poindexter B. Nutrition for the extremely preterm infant. Clinics in Perinatology. 2017 Jun 1;44(2):395-406.
27. Oliveira MM, Aragon DC, Bomfim VS, Trevilato TM, Alves LG, Heck AR, et al. Development of a human milk concentrate with human milk lyophilizate for feeding very low birth weight preterm infants: a preclinical experimental study. PloS ONE. 2019 Feb 20;14(2):e0210999.
28. Dutta S, Singh B, Chessell L, Wilson J, Janes M, McDonald K, et al. Guidelines for feeding very low birth weight infants. Nutrients. 2015 Jan;7(1):423-42.
29. Dorling J, Gale C. Early enteral feeding in preterm infants. InSeminars in Perinatology 2019 Nov 1;43(7):151159.
30. Tudehope DI. Human milk and the nutritional needs of preterm infants. J Pediatr. 2013;162(3):S17-S25.
31. Swanson V, Nicol H, McInnes R, Cheyne H, Mactier H, Callander E. Developing maternal self-efficacy for feeding preterm babies in the neonatal unit. Qual Health Res. 2012;22(10):1369-82.
32. Meier PP, Engstron JL, Patel AL, Jegier BJ, Bruns NE. Improving the use of human milk during and after the NICU stay. Clin Perinatol. 2010;37(1):217-45.
33. Brasil. Ministério da Saúde. Área Técnica da Saúde da Criança e Aleitamento Materno. Atenção humanizada ao recém-nascido de baixo peso: método canguru. Brasília, 2013.
34. Brasil. Agência Nacional de Vigilância Sanitária. Banco de leite humano: funcionamento, prevenção e controle de riscos. Série Tecnologia em Serviços de Saúde. Brasília, 2008
35. Brasil. Ministério da Saúde. Organização Mundial da Saúde. Fundo das Nações Unidas para a Infância. Iniciativa hospital amigo da criança: revista, atualizada e ampliada para o cuidado integrado. Módulo 3: promovendo e incentivando a amamentação em um hospital amigo da criança. Curso de 20 horas para equipes de maternidade. Brasília, 2009.
36. Kim JH, Chan CS, Vaucher YE, Stellwagen LM. Challenges in the practice of human milk nutrition in the neonatal intensive care unit. Early Hum Dev. 2013;89:35-8.
37. Ferreira DMLM, Abdallah VOS, Camelo Júnior JS. Colostroterapia em recém-nascidos pré-termo: uma visão atual. In: Sociedade Brasileira de Pediatria; Procianoy RS, Leone CR (orgs.). PRORN – Programa de Atualização em Neonatologia. Ciclo 18. Porto Alegre: Artmed Panamericana; 2020. p.33-56 (Sistema de Educação Continuada a Distância, v.1).
38. Mohammed AR, Eid AR, Elzehery R, Al-Harrass M, Shouman B, Nasef N. Effect of oro-pharyngeal administration of mother's milk prior to gavage feeding on gastrin, motilin, secretin, and cholecystokinin hormones in preterm infants: a pilot crossover study. Journal of Parenteral and Enteral Nutrition. 2020 May 26.
39. AAP American Academy of Pediatrics, Committee on Nutrition: Nutritional needs of low-birth-weight infants[J]. Pediatrics. 1985;75(5):976-85.
40. Hay WH. Optimizing nutrition of the preterm infant. Chin J Contemp Pediatr. 2017;19(1):1-19.
41. Neonatal Parenteral Nutrition. Nice Guideline. February 2020. Available: https://www.nice.org.uk/guidance/ng154.
42. Puntis JWL. ESPGHAN/ESPEN/ESPR/CSPEN guidelines on pediatric parenteral nutrition: Organizational aspects. Clinical Nutrition 2018. Available: https://www.espghan.info/published-guidelines/index.html.
43. van Goudoever J, ESPGHAN/ESPEN/ESPR/CSPEN guidelines on pediatric parenteral nutrition: Amino acids 2018. Clinical Nutrition. Available: https://www.espghan.info/published-guidelines/index.html.
44. Lapillonne et al. ESPGHAN/ESPEN/ESPR/CSPEN guidelines on pediatric parenteral nutrition: Lipids. Clinical Nutrition 2018. Available: https://www.espghan.info/published-guidelines/index.html.
45. Bronsky J et al. ESPGHAN/ESPEN/ESPR/CSPEN guidelines on pediatric parenteral nutrition: Vitamins. Clinical Nutrition 2018. Available: https://www.espghan.info/published-guidelines/index.html.
46. Koletzko B, Poindexter B, Uauy R (eds.). Basel, Switzerland: Karger Ed.; 2014. 314.
47. Sociedade Brasileira de Pediatria (SBP). Monitoramento do crescimento de RN pré-termos. Departamento Científico de Neonatologia. Available: https://www.sbp.com.br/fileadmin/user_upload/2017/03/Neonatologia-Monitoramento-do-cresc-do-RN-pt-270117.pdf.
48. Villar J, Giuliani F, Barros F, et al. Monitoring the postnatal growth of preterm infants: a paradigm change. Pediatrics. 2018;141(2):e20172467.
49. Villar J, Ismail LC, Victora CE, Ohuma EO, Bertino E, Altman DG, et al. International standards for newborn weight, length, and head circumference by gestational age and sex: the Newborn Cross-Sectional Study of the Intergrowth-21st Project. Lancet. 2014 Sep 6;384(9946):857-68.
50. Nações Unidas. Transforming our world: the 2030 Agenda for Sustainable Development. Resolution adopted by the General Assembly on 25 September 2015. Available: https://undocs.org/en/A/RES/70/1.
51. Curvas padrão Intergrowth-21st de crescimento intrauterino: boys and girls. Available: https://intergrowth21.tghn.org/newborn-size-birth/#ns1.
52. March of Dimes, PMNCH, Save the Children, WHO. Born Too Soon: The Global Action Report on Preterm Birth. Howson CP, Kinney MV, Lawn, JE (eds.). World Health Organization. Geneva, 2012.
53. Postnatal growth standards for preterm infants: the Preterm Postnatal Follow-up Study of the INTERGROWTH-21st Project
54. Brasil. Ministério da Saúde. Caderneta da Criança, Meninas, 2020. Available: http://bvsms.saude.gov.br/bvs/publicacoes/caderneta_crianca_menina_2ed.pdf.
55. Brasil. Ministério da Saúde. Caderneta da Criança, Meninos, 2020. Available: http://bvsms.saude.gov.br/bvs/publicacoes/caderneta_crianca_menino_2ed.pdf.

CAPÍTULO 9

DISTÚRBIOS RESPIRATÓRIOS DO RECÉM-NASCIDO

Leila Denise Cesário Pereira
José Roberto de Moraes Ramos
José Henrique S. Moura

AO FINAL DA LEITURA DESTE CAPÍTULO, O PEDIATRA DEVE ESTAR APTO A:

- Identificar recém-nascidos que demandam suporte respiratório a partir do nascimento ou durante a evolução neonatal.
- Identificar recém-nascidos que necessitam de transferência para centro perinatal de maior complexidade.
- Identificar fatores de risco para definir o diagnóstico mais provável do quadro respiratório em evolução.
- Reconhecer e abordar as causas mais comuns de síndromes de dificuldade respiratória neonatal.
- Reconhecer situações clínicas com quadros superpostos ou que determinam o quadro respiratório: prematuridade, asfixia, infecções ou malformações congênitas.
- Definir propedêutica laboratorial e de imagem no contexto do diagnóstico global do recém-nascido.
- Definir o cuidado ventilatório e de outras complicações concomitantes (prematuridade, asfixia, infecção ou malformações congênitas).
- Monitorar o quadro clinicolaboratorial e de imagem, em evolução, e interpretar os exames solicitados.
- Sistematizar o cuidado com base na etiologia, evolução e gravidade do quadro respiratório.

INTRODUÇÃO[1,2]

As síndromes e doenças respiratórias, transitórias ou em progressão, estão entre as condições neonatais que mais frequentemente demandam admissão em unidade neonatal de cuidados progressivos (intensivos e intermediários), principalmente relacionadas a prematuridade, infecções (sepse e pneumonia), síndrome hipóxico-isquêmica e malformações pulmonares e cardíacas complexas.

Atraso ou incapacidade do recém-nascido (RN) para realizar a transição fisiológica da vida intrauterina à extrauterina resulta em síndromes respiratórias, assim sumarizadas:

- Retardo na reabsorção do líquido alveolar e deficiência relativa de surfactante: taquipneia transitória do RN.
- Deficiência de surfactante: síndrome da angústia respiratória.
- Infecção: pneumonia ou sepse precoce.
- Pressão pulmonar persistentemente alta: hipertensão pulmonar persistente.
- Compressão pulmonar externa: síndrome de escape de ar.
- Pulmões hipoplásicos: hérnia diafragmática ou oligodrâmnio prolongado a partir do segundo trimestre.

Os resultados da melhoria da qualidade do cuidado perinatal obstétrico e neonatal, particularmente relacionados ao controle de condições adversas na gestação (infecções, síndromes hipertensivas, diabetes, síndromes hemorrágicas) e ao uso de corticoide antenatal na iminência de parto pré-termo, e no período neonatal, a instituição de suporte respiratório (assistência ao nascimento, CPAP precoce, otimização da estratégia ventilatória), monitoramento cardiorrespiratório clínico e eletrônico, nutrição, abordagem das complicações das afecções perinatais (prematuridade, asfixia, infecções), como abordagem farmacológica (surfactante, óxido nítrico, xantinas, prostaglandinas) e abordagem cirúrgica de malformações, reduziram significativamente o risco de morte. No entanto, as complicações do cuidado neonatal continuam um desafio na assistência principalmente dos recém-nascidos pré-termo (RNPT), como doença pulmonar crônica da prematuridade, retinopatia da prematuridade, enterocolite necrosante, dentre muitas, relacionadas em grande extensão à qualidade do cuidado.

INTEGRALIDADE DO CUIDADO PERINATAL[3]

Na abordagem de RN com distúrbio respiratório é fundamental agregar o conceito da integralidade e abrangência do cuidado, utilizando ferramentas da qualidade e segurança da criança, integrada na família, provendo suporte respiratório, cardiocirculatório, nutricional, abordagem e controle de infecções, do estresse e da dor, pelo pediatra e equipe multiprofissional, com programas de melhoria da qualidade do cuidado monitorados com indicadores de processos clínicos.

ABORDAGEM DO RECÉM-NASCIDO COM SÍNDROMES RESPIRATÓRIAS[3-8]

A maioria das causas de síndromes respiratórias no período neonatal é de origem pulmonar, mas no diagnóstico diferencial deve-se sempre considerar causas extrapulmonares como infecções, cardiopatias congênitas, causas metabólicas, hipoglicemia, policitemia, hematológicas e causas de origem do sistema nervoso central (SNC), como síndrome hipóxico-isquêmica e hemorragias.

A formulação de um diagnóstico específico deve ser fundamentada nas causas mais comuns de síndromes de dificuldade respiratória, na idade gestacional (IG) ao nascer (termos e pré-termos), história perinatal e evolução do quadro clínico.

A Figura 1 mostra as causas de síndromes respiratórias com apresentação clínica no período neonatal, em RNT, e na Figura 2, em RNPT.

Anamnese

Para o diagnóstico diferencial, considerar:

- Fatores mais frequentemente associados aos quadros de síndromes respiratórias:
  - Prematuridade (níveis).
  - RN grande para idade gestacional, filho de mãe diabética (GIG-FMD).
  - Não uso de corticoide antenatal em situações indicadas.
  - Colonização vaginal e retal pelo *Streptococcus* do grupo B.
  - História de perda de filho anterior com sofrimento respiratório.
  - Cesárea eletiva sem indicação médica.
  - Bolsa rota por período maior que 18 horas.

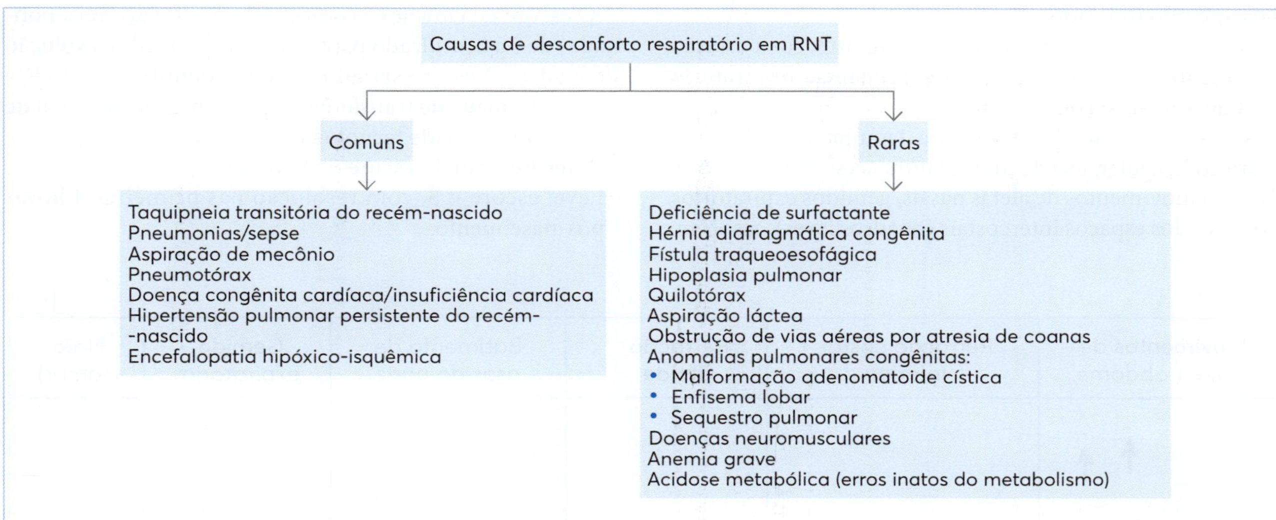

Figura 1 Causas de desconforto respiratório em recém-nascidos termo (RNT).
Fonte: adaptada de Donn e Crowley, 2020.[5]

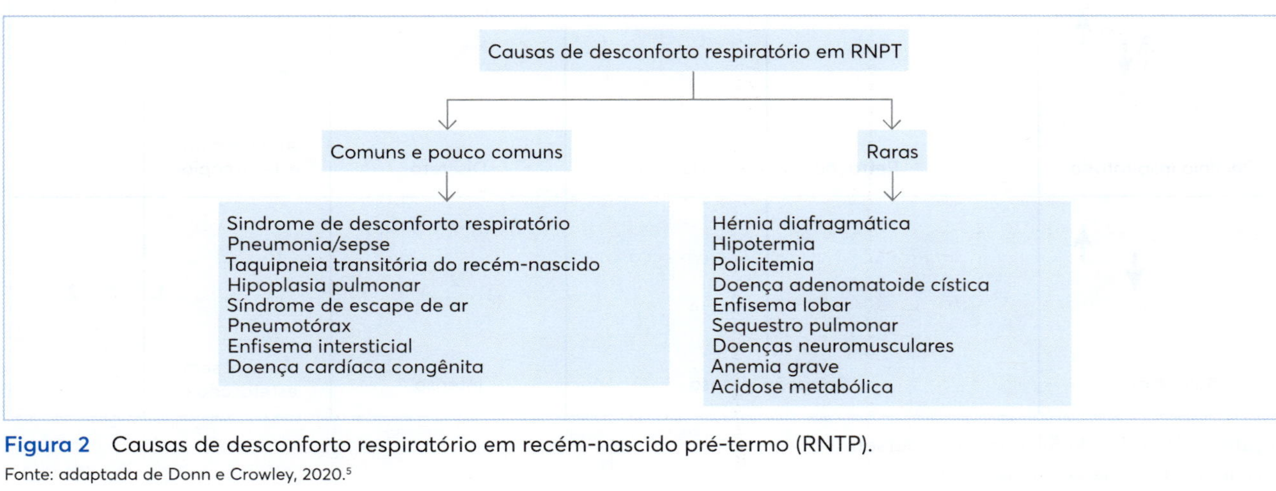

Figura 2 Causas de desconforto respiratório em recém-nascido pré-termo (RNTP).
Fonte: adaptada de Donn e Crowley, 2020.[5]

  - Corioamnionite (taquicardia materna, taquicardia fetal, febre materna, dor suprapúbica, líquido amniótico fétido).
  - Crescimento intrauterino restrito.
  - Sofrimento fetal agudo.
  - Líquido amniótico meconial.
- Início dos sinais clínicos.
- Evolução do quadro respiratório e sistêmico.

Exame físico

O exame físico, inicial e evolutivo, é fundamental para todos os RN para definir e monitorar a evolução da doença. O exame físico fornece informação imediata do estado clínico da criança e sua resposta às intervenções. O atraso dos exames laboratoriais e de imagem não devem postergar as condutas terapêuticas indicadas. O exame clínico e os complementares podem apresentar variação de acordo com a IG.

Monitoramento de sinais vitais: saturação de oxigênio (avaliação contínua), frequência respiratória, frequência cardíaca, pressão arterial, temperatura corporal, gases arteriais, quando indicado.

Observação do estado da criança: conforto, cor, perfusão, movimentos, esforço respiratório, frequência respiratória, nível de interação com o ambiente.

Sinais de dificuldade respiratória: taquipneia, padrão respiratório irregular, uso de musculatura acessória da respiração com movimentos de aletas nasais, gemidos expiratórios, retrações dos espaços intercostais (quadros leves), associando-se subcostal (moderados) e esternal (graves), movimentos respiratórios paradoxais e *gaspings*.

Podem-se usar os escores de Silverman-Anderson (Figura 3) ou de Downes (Quadro 1) para monitorar a evolução da doença e da gravidade.

O escore de Silverman-Andersen é feito a partir da soma dos valores atribuídos a cada um dos cinco parâmetros avaliados. Cada parâmetro recebe uma pontuação de zero a dois, conforme apresentado na Figura 3. Escore zero indica ausência de retrações, e 10, o grau máximo de retrações torácicas. Escore acima de 4 indica dificuldade respiratória moderada-grave. A pontuação superior a 8 indica insuficiência respiratória grave, necessitando de conduta urgente devido à iminência de falência respiratória. O escore é instrumento valioso na orientação da tomada de decisão diante de RN com desconforto respiratório. A avaliação inicial e sequencial possibilita acompanhar a evolução do quadro e a resposta clínica às intervenções terapêuticas. É um método fácil, de baixo custo, não invasivo, de aplicação rápida e que oferece informação confiável.

O escore de Downes é composto por seis variáveis, pontuadas de 0 a 2, utilizado para avaliar a gravidade e evolução do quadro. O escore seriado é útil na identificação do RN com necessidade de transferência para unidade neonatal de maior complexidade tecnológica.

Interpretação do escore de Downes:

- Leve: escore < 5, com resolução nas primeiras 4 horas pós-nascimento.

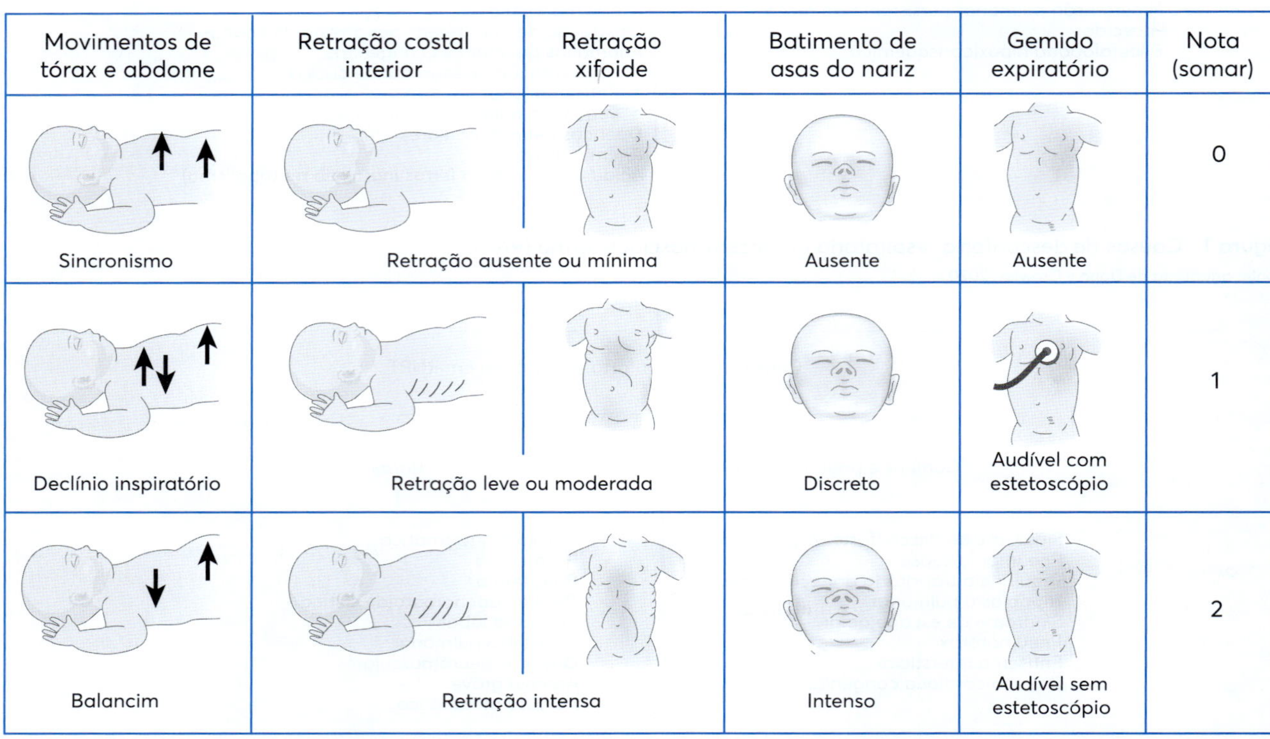

Figura 3 Boletim de Silverman-Andersen.
Fonte: adaptada de Sadeck e Leone, 2002.[7]

Quadro 1 Escore respiratório de Downes

Escore	0	1	2
FR	40-60/min	60-80/min	> 80/min
Demanda de oxigênio (FiO_2)	Ar ambiente	≤ 50%	> 50%
Retrações	Ausente	Leve a moderada	Grave
Gemidos	Ausente	Pós-estímulo	Contínuo
Sons respiratórios à ausculta	Presente difusamente	Diminuído	Audível com dificuldade
Prematuridade	> 34 s	30-34 s	< 30 s

Fonte: adaptada de Downes et al., 1970.[8]

- Moderado: escore de 5 a 8, início ao nascimento ou poucas horas após, sem resolução nas primeiras 4-6 horas de vida. Essas crianças têm risco de evoluírem com piora do quadro e é preciso incluir infecção no diagnóstico diferencial.
- Grave: escore > 8, episódios de apneia. Esses RN provavelmente já estão em suporte ventilatório. Na ausência da prematuridade, outras causas precisam ser descartadas.

Avaliação radiológica e laboratorial

A radiografia de tórax é fundamental e deve ser interpretada juntamente com os outros componentes do diagnóstico, citados anteriormente. É importante salientar que as intervenções não devem ser postergadas pela demora do exame radiológico.

Os exames laboratoriais devem ser solicitados de acordo com os diagnósticos diferenciais. As alterações radiológicas estão descritas na apresentação de cada doença.

SÍNDROME DO DESCONFORTO RESPIRATÓRIO[5,9-15]

Introdução

É a principal causa de morbidade e mortalidade associada à prematuridade, especialmente com o aumento da sobrevida dos RNPT extremos. É também chamada doença da deficiência do surfactante. A incidência aumenta quanto maior o grau de prematuridade: 60%, em RNPT < 28 semanas; 30%, nos de 28 a 34 semanas; e menos de 5%, nos nascidos > 34 semanas.

O principal fator de risco é a prematuridade porque o surfactante é produzido somente a partir do final do segundo trimestre ou início do terceiro trimestre da gestação. Outros fatores de risco incluem diabete melito materno, sepse, hipoxemia, acidemia e hipotermia. Acomete com maior frequência o sexo masculino.

Etiologia e fisiopatologia

O principal fator envolvido no desenvolvimento da síndrome do desconforto respiratório (SDR) é a imaturidade pulmonar, caracterizada por deficiência quantitativa e qualitativa de surfactante e desenvolvimento estrutural incompleto do pulmão.

A síntese de surfactante pelos pneumócitos tipo II do epitélio alveolar inicia e aumenta progressivamente a partir da 20ª semana de gestação, atingindo o pico por volta da 35ª semana. O surfactante é constituído basicamente por lipídios (90%) e proteínas (10%). A fosfatidilcolina saturada (dipalmitoilfosfatidilcolina) é o principal componente tensoativo e tem a função de diminuir a tensão superficial alveolar durante a expiração. As apoproteínas SP-A, SP-B, SP-C e SP-D são fundamentais para sua estrutura, função e metabolismo. A deficiência ou inativação do surfactante ocasiona aumento da tensão superficial e atelectasia alveolar progressiva, diminuição da capacidade residual funcional e da complacência pulmonar, prejuízo na relação ventilação/perfusão com *shunt* intrapulmonar, resultando em hipoxemia, hipercapnia e acidose. Hipoxemia e acidose levam a vasoconstrição e hipoperfusão pulmonar, aumento da pressão nas artérias pulmonares com *shunt* direito-esquerdo pelo canal arterial e/ou forame oval, agravando a hipóxia e a acidose.

Os portadores de SDR possuem pulmões estruturalmente imaturos, em geral no estágio canalicular ou sacular do desenvolvimento pulmonar. Ainda não existem os verdadeiros alvéolos e as vias aéreas terminais são tubulares, com paredes espessas e distantes dos capilares; o interstício é abundante e com pequena quantidade de tecido elástico e conectivo; e, a área de superfície para troca gasosa é limitada. Como a membrana alvéolo-capilar ainda é muito permeável, ocorre extravasamento de líquido e proteínas para o interstício e para a luz alveolar, o que provoca inativação do surfactante e contribui para hipoxemia, hipercapnia e acidose (Figura 4).

Diagnóstico clínico, laboratorial e radiológico

Os RN apresentam sinais de prematuridade e manifestam, ao nascer ou imediatamente após, desconforto respiratório progressivo caracterizado por gemência, retrações, taquipneia, batimento de asa de nariz, cianose, aumento do requerimento de oxigênio e apneia. A evolução da doença é modificada por corticoterapia materna antenatal, assistência ao nascimento e uso precoce de suporte ventilatório (CPAP precoce), e surfactante exógeno.

A gasometria arterial mostra hipercapnia, hipóxia e, eventualmente, acidose metabólica.

A radiografia de tórax caracteriza-se por infiltrado reticulogranular difuso, em geral homogêneo e simétrico, resultante de atelectasia alveolar e componente de edema pulmonar associado. Imagens de vidro fosco com broncogramas

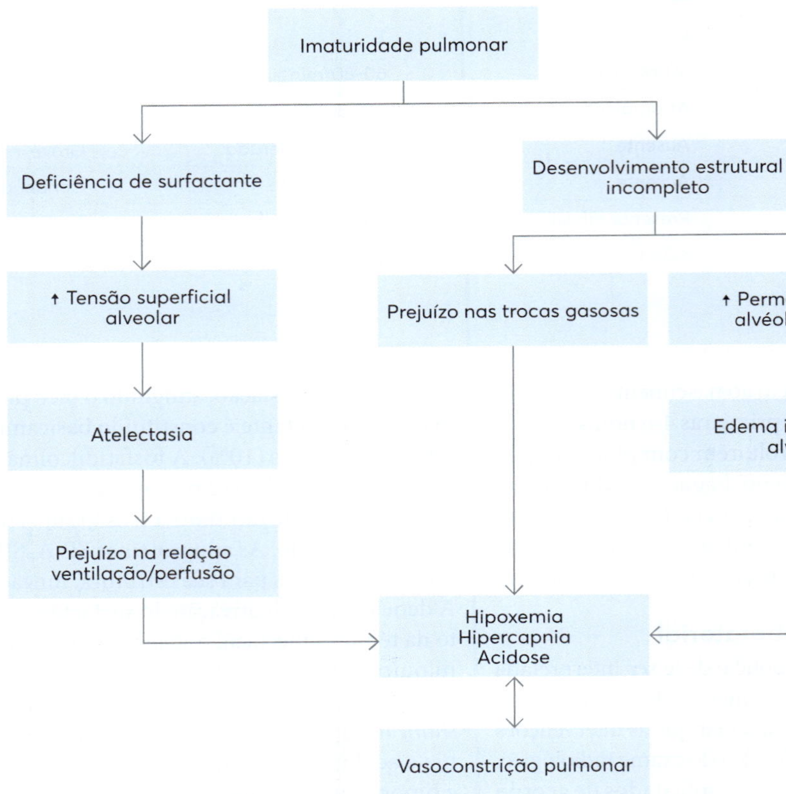

Figura 4 Fisiopatologia da síndrome do desconforto respiratório.
Fonte: Martin et al., 2011.[12]

aéreos são raramente observadas em razão do uso precoce de pressão positiva contínua de vias aéreas (CPAP) e uso de surfactante, quando indicado.

Tratamento e prognóstico

A assistência em sala de parto consiste em dar suporte à transição cardiorrespiratória, evitando intervenções que possam causar danos. É importante preservar a função dos pulmões como órgão de troca gasosa, otimizando a ventilação e a perfusão sanguínea por meio da implementação de um conjunto de cuidados: clampeamento tardio do cordão umbilical nos pré-termos vigorosos; utilização de CPAP precoce; emprego de ventilação com pressão positiva gentil, se indicada; uso racional de oxigênio para atingir a saturação desejável; prevenção de entubação traqueal, sempre que possível; e instituição de medidas para prevenir a hipotermia. O suporte ventilatório, a terapia adjuvante e a administração de surfactante serão abordados no Capítulo 9 desta seção.

O aumento progressivo da sobrevida dos RNPT, decorrente de avanços na abordagem preventiva e terapêutica da SDR, não foi acompanhado da redução das complicações, com aumento na incidência de displasia broncopulmonar, que é um desfecho grave e associado a anormalidades do neurodesenvolvimento.

Prevenção

Devem-se identificar precocemente as gestações de alto risco e tratar as causas potencialmente evitáveis de prematuridade. Nos casos de risco, providenciar o transporte seguro da gestante para hospital-maternidade que responda às suas demandas clínicas e do futuro RN. A administração de corticosteroide em mulheres com risco aumentado de parto pré-termo aumenta a sobrevida e reduz a incidência de SDR e outras complicações da prematuridade, sem efeitos adversos maternos ou fetais significativos, em curto prazo, com o uso de protocolos atualmente recomendados. É recomendada a realização de um ciclo a partir da IG considerada potencialmente viável, entre 24 e 34 semanas, pelo menos 24 horas antes do nascimento, considerado o melhor tempo para otimizar seus benefícios. Se necessário, repetir no máximo um ciclo, após 2 semanas do primeiro. Os ciclos repetidos estão associados com leucomalácia peri-intraventricular no RN.

SÍNDROME DE ASPIRAÇÃO DE MECÔNIO[4,16-20]

Introdução

A presença de mecônio no líquido amniótico ocorre em 10 a 15% das gestações, mais frequentemente em idades gestacionais pós-termo, alcançando 30 a 40% às 42 semanas.

A presença de sofrimento fetal e condições intrauterinas adversas, como insuficiência placentária de diversas causas (p.ex., síndromes hipertensivas), interrupção do fluxo placentário fetal (prolapso, nó verdadeiro de acordo e compressão de cordão umbilical), aumentam o risco de relaxamento do esfíncter anal em resposta à hipóxia, liberação de mecônio, *gasping* e aspiração pulmonar meconial, antes do nascimento ou no processo do nascimento. A incidência de SAM diminuiu, ao longo do tempo, acometendo atualmente cerca de 1% dos RN com líquido amniótico meconial, consequente a melhores práticas obstétricas.

Etiologia e fisiopatologia

Tanto a etiologia quanto a fisiopatologia da síndrome de aspiração de mecônio (SAM) são complexas, multifatoriais e com vários processos fisiopatológicos encadeados. A asfixia grave induz movimentos respiratórios fetais do tipo *gasping* e aspiração de líquido amniótico contendo mecônio, podendo causar obstrução completa ou parcial das vias aéreas. A obstrução completa acarreta atelectasia da área pulmonar distal, e a obstrução parcial gera um mecanismo de válvula que permite a entrada de ar, mas dificulta sua saída, resultando em áreas de hiperinsuflação. Ocorre prejuízo na relação ventilação/perfusão, com consequente hipóxia, hipercapnia e acidose. Por outro lado, há evidências de que o mecônio é um ativador potente de mediadores inflamatórios, incluindo citocinas, complemento e prostaglandinas, determinando um processo inflamatório sistêmico, com consequente inibição da síntese e da atividade do surfactante, bem como apoptose das células epiteliais pulmonares. A hipóxia fetal e neonatal e a liberação de fatores humorais vasoconstritores provocam vasoconstrição das artérias pulmonares, resultando em hipertensão pulmonar (Figura 5).

Diagnóstico clínico, laboratorial e radiológico

Em geral, os RN nascem deprimidos, exibem sinais físicos de pós-maturidade e possuem pele, unhas, cordão umbilical e vérnix caseoso impregnados por pigmento amarelo esverdeado. Apresentam dificuldade respiratória de graus variados, a partir do nascimento, com cianose, gemência, retrações, taquipneia importante e aumento do diâmetro anteroposterior do tórax. Na ausculta pulmonar pode haver estertores e roncos.

A gasometria arterial revela hipoxemia de grau variável. Nos casos leves, a hiperventilação pode levar a alcalose respiratória, e, nos casos graves, observa-se acidose respiratória e metabólica.

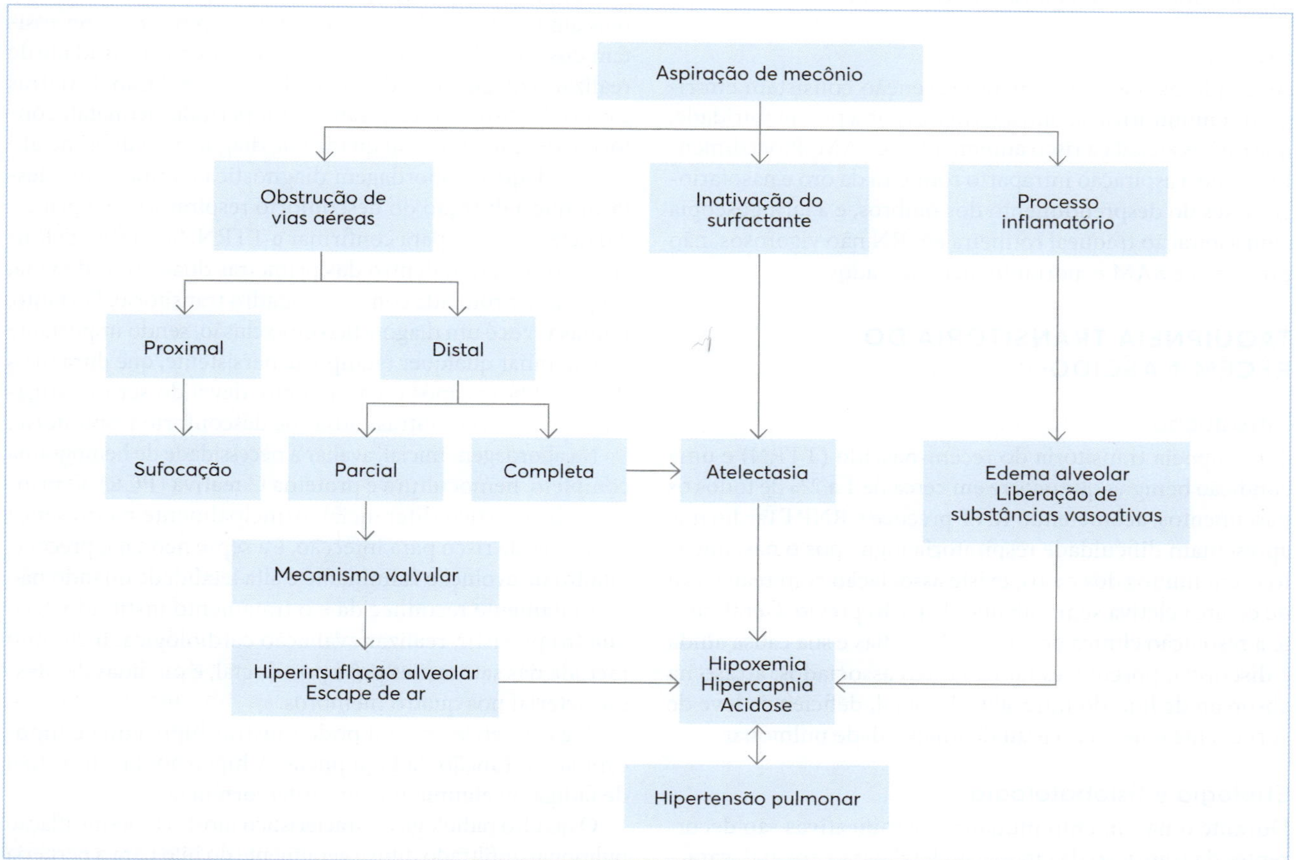

Figura 5 Fisiopatologia da síndrome de aspiração meconial.
Fonte: Lindenskov et al., 2015.[16]

Na radiografia de tórax, tipicamente se observam áreas de atelectasia com aspecto nodular, grosseiro e irregular, contrastando com áreas de hiperinsuflação. Pode haver envolvimento pulmonar difuso, e, nos casos mais graves, opacificação quase total dos pulmões. Pneumotórax ocorre em 15 a 30% dos casos, podendo haver também pneumomediastino. O desaparecimento das imagens radiológicas pode levar dias a semanas.

Tratamento e prognóstico

As medidas gerais consistem em fornecer suporte cardiovascularsretrações, taquipnéa 1, manter a temperatura corporal normal, garantir a homeostase eletrolítica, corrigir a anemia e considerar o uso de analgésicos e sedativos. O uso de antibióticos é controverso, mas recomendado nos casos graves, até que a possibilidade de infecção seja descartada. O suporte ventilatório, a terapia adjuvante e a administração de surfactante serão abordados no Capítulo 9 desta desta seção.

A taxa de mortalidade varia amplamente, de 5 a 40%. O prognóstico não depende somente da doença pulmonar, mas da gravidade e da duração da asfixia perinatal. Podem ocorrer complicações como encefalopatia hipóxico-isquêmica (46%), disfunção miocárdica (22%), choque (22%) e hipertensão pulmonar (17%). Crianças que sobrevivem à SAM grave podem apresentar hiper-reatividade brônquica e anormalidades do neurodesenvolvimento.

Prevenção

As condutas obstétricas para prevenção consistem em rigorosa monitorização intraparto e evitar a pós-maturidade, que está associada a risco aumentado de SAM. Procedimentos como a aspiração intraparto rotineira da oro e nasofaringe, antes do desprendimento dos ombros, e a laringoscopia com aspiração traqueal rotineira em RN não vigorosos, não previnem a SAM e, portanto, não indicados.

TAQUIPNEIA TRANSITÓRIA DO RECÉM-NASCIDO[21,22]

Introdução

A taquipneia transitória do recém-nascido (TTRN) é uma condição benigna que ocorre em cerca de 1 a 2% de todos os nascimentos, acometendo RNT precoce e RNPT tardio que apresentam dificuldade respiratória logo após o nascimento e, em muitos dos casos, existe associação com realização de cesárea eletiva sem trabalho de parto prévio. Geralmente a resolução clínica ocorre em 3 a 5 dias e sua causa ainda é discutida, porém três fatores estão associados: atraso na absorção de líquido intra-alveolar fetal, deficiência leve de surfactante e pequeno grau de imaturidade pulmonar.

Etiologia e fisiopatologia

Durante o nascimento mudanças significativas são decorrentes da transição da circulação fetal para neonatal, caracterizadas pela absorção de líquido pulmonar e sua substituição por ar ambiente. A absorção do líquido inicia-se antes do nascimento, ocorrendo durante o trabalho de parto e por mecanismos ainda pouco conhecidos. Estima-se que 60 a 70% sejam reabsorvidos antes do nascimento, 5 a 10% no canal de parto e o restante é absorvido nas primeiras horas de vida pelos capilares pulmonares.

Os fatores de risco maternos incluem parto antes da conclusão das 39 semanas de gestação, cesárea eletiva sem trabalho de parto, diabetes gestacional e asma materna. Alguns autores chamam atenção de que o risco de TTRN aumenta 2 a 6 vezes ao se comparar os nascidos de parto normal com os nascidos de cesárea eletiva, principalmente quando há hipotensão no pré-parto.

A incidência é inversamente proporcional à IG e afeta aproximadamente 10% dos RN entre 33 e 34 semanas, aproximadamente 5% entre 35 e 36 semanas e menos de 1% em RNT.

Diagnóstico clínico, laboratorial e radiológico

O quadro inicia-se dentro dos primeiros minutos após o nascimento e os achados do exame físico podem incluir sinais de desconforto respiratório, como: taquipneia (frequência respiratória superior a 60 por minuto), batimento de asa do nariz, gemência, retrações intercostais, subcostais e supraesternais, crepitações, diminuição e murmúrio vesicular, ou, ainda, podem apresentar ausculta respiratória normal.

Geralmente apresenta evolução benigna e autolimitada, mas alguns RN evoluem com fadiga respiratória e necessitam dos cuidados intensivos. Muitas vezes há necessidade de realizar o diagnóstico diferencial, com a exclusão de outras causas de distúrbio respiratório no período neonatal, conforme demonstrado no quadro de diagnóstico diferencial.

Na adequada abordagem diagnóstica é importante destacar que a duração do desconforto respiratório é o principal determinante para confirmar a TTRN. Se os sinais clínicos se resolverem dentro das primeiras duas horas de vida, ela pode ser rotulada como um quadro transitório. Portanto, muitas vezes é um diagnóstico de exclusão, sendo importante acompanhar qualquer taquipneia persistente, que dura mais de 6 a 12 horas após o nascimento, devendo ser investigada para descartar outras causas de desconforto respiratório.

Na abordagem inicial, avaliar a necessidade de hemograma completo, hemocultura e proteína C reativa (PCR). O principal diagnóstico diferencial, principalmente na presença de fatores de risco para infecção, é a sepse neonatal precoce, quadro de evolução fulminante e alta letalidade quando não é prontamente reconhecida e o tratamento instituído. Se o quadro persistir, realizar avaliação cardiológica, incluindo medida das saturações pré e pós-ductal, e medidas de pressão arterial nos quatro membros.

A gasometria arterial pode mostrar hipoxemia e hipocapnia em função da taquipneia. A hipercapnia é um sinal de fadiga ou alguma possível intercorrência.

O quadro radiológico característico mostra hiperinsuflação pulmonar, infiltrado difuso geralmente do hilo para a periferia (estrias peri-hilares proeminentes), leve a moderado aumento de área cardíaca, presença de líquido nas fissuras interlobares ("cisurite"), marcas proeminentes da vasculatura pulmonar, inversão da cúpula diafragmática, herniação intercostal e derrame pleural. O ecocardiograma pode ser considerado para descartar defeitos cardíacos congênitos em pacientes com cianose ou taquipneia persistente por mais de 3 a 4 dias.

Outro diagnóstico diferencial importante é a SDR, com evolução progressiva do quadro, necessidades crescentes de oxigênio, edema pulmonar de origem cardíaca ou linfática, com alterações cardíacas e dos vasos da base concomitantes.

Na presença de líquido meconial, pneumonia de aspiração meconial precisa ser descartada. Outras síndromes aspirativas, na ausência de mecônio, podem ocorrer.

Tratamento e prognóstico

O tratamento inicial do RN com síndrome de dificuldade respiratória, incluindo o período de diagnóstico, prevê suporte respiratório (ventilação não invasiva), sempre que necessário, em unidade neonatal de cuidados progressivos. A criança deve ser mantida em ambiente térmico neutro, com controle de glicemia e sob manipulação mínima, porém, com monitoramento clínico e eletrônico mínimos, incluindo oximetria de pulso.

O suporte hídrico e nutricional será de acordo com o quadro respiratório. Se a frequência respiratória for maior que 80 irpm ou houver aumento do trabalho respiratório, deve-se considerar jejum oral e início de hidratação venosa. O início da dieta deve ser o mais precoce possível, de acordo com as condições clínicas e hemodinâmicas.

A necessidade de ventilação mecânica é rara e, quando ocorre, devem-se excluir outros diagnósticos como sepse e pneumonias, SDR e cardiopatias congênitas canal-dependentes, que demandam o início emergencial de prostaglandina.

Em algumas situações clínicas, a TTRN torna-se difícil de distinguir da sepse neonatal precoce e da pneumonia, justificando coleta de exames e antibioticoterapia empírica, quando necessário.

Ensaios clínicos randomizados que estudaram a eficácia da furosemida ou da adrenalina racêmica na TTRN não mostraram diferença significativa na duração da taquipneia ou no tempo de internação em comparação aos controles, não justificando, portanto, o uso dessas drogas.

O prognóstico é, em geral, muito bom, com a maioria dos sintomas resolvendo dentro de 48 a 72 horas após o início. Estudos longitudinais preliminares mostraram a possibilidade de associação entre TTRN e subsequente desenvolvimento de sibilância no futuro.

PNEUMONIA NEONATAL[23,24]

Introdução

O maior risco de morte por pneumonia na infância é no período neonatal. Muitas vezes, as pneumonias congênitas e neonatais são difíceis de serem identificadas e tratadas e são caracterizadas por apresentações clínicas eventualmente inespecíficas. Em muitas ocasiões, as defesas do sistema respiratório podem estar comprometidas no feto e no RN, levando a um aumento da suscetibilidade à infecção, e os pulmões representam o sítio mais comum da sepse neonatal.

Etiologia e fisiopatologia

A etiologia e a epidemiologia das pneumonias congênitas e neonatais dependem do cenário clínico e da população a que o RN pertence, do estágio no período perinatal, da IG ao nascer e da definição de pneumonia. A fisiopatologia está diretamente relacionada ao dano direto do patógeno ou toxinas produzidas por ele ou ainda devido às respostas inflamatórias do hospedeiro.

Pneumonia bacteriana congênita

Caracterizada por transmissão vertical (mãe-feto), por via transplacentária (hematogênica) ou periparto (infecção ascendente ou aspiração de líquido amniótico infectado).

Na infecção ascendente do trato genital, valorizar ruptura de membrana de 18 horas ou mais, antes do parto. Não esquecer que pode ocorrer ascensão bacteriana e passagem de bactérias do canal de parto para o feto mesmo na integridade das membranas; mas a colonização bacteriana geralmente ocorre no momento da passagem no canal de parto. O estreptococo do grupo B é o patógeno mais importante no que se refere à pneumonia neonatal e sua transmissão é adquirida pelo trato genital durante o trabalho de parto. Recém-nascidos de mães colonizadas, principalmente os RNPT, são cerca de 10 a 15 vezes mais suscetíveis a desenvolver a doença invasiva precoce. Entretanto, somente 1 a 2% dos filhos de mulheres com cultura vaginal e/ou retal positiva apresentam sepse neonatal precoce e/ou pneumonia. É importante ressaltar que a pneumonia pelo estreptococo B, muitas vezes, radiologicamente e clinicamente, é indistinguível da SDR. *Escherichia coli*, prevalente nas infecções de trato urinário materno, é causa importante de sepse neonatal precoce, quando a gestante apresenta infecção urinária e/ou pielonefrite no período próximo ao parto.

Pneumonia adquirida pós-natal

O risco de pneumonia adquirida após admissão na UTIN será determinado pelas taxas de infecção nosocomial e pelas práticas clínicas de cada unidade.

As infecções nosocomiais são um importante problema enfrentado pelos pré-termos em assistência ventilatória devido à SDR, com longa permanência hospitalar e separados de suas mães. O barotrauma e a hiperóxia necessários no tratamento desses pacientes são responsáveis pela perda da capacidade ciliar das vias aéreas, diminuição da capacidade bactericida dos macrófagos alveolares e pela progressão da metaplasia escamosa observada ao longo da via aérea, alterando os mecanismos de defesa do pulmão e facilitando a colonização bacteriana secundária e as infecções relacionadas à assistência à saúde.

Outros agentes

Pneumonias virais não são frequentes no período neonatal, à exceção dos surtos sazonais de bronquiolite, em que o vírus sincicial respiratório é o principal responsável. Alguns vírus do grupo TORCH podem ser responsáveis por ocasionar alterações no parênquima pulmonar e pneumonia, e merecem apenas ser lembrados como diagnóstico diferencial.

Diagnóstico clínico, laboratorial e radiológico

A natureza inespecífica da apresentação faz da suspeita clínica a chave para o diagnóstico precoce. A presença de taquipneia, cianose e outros sinais de desconforto respiratório sinalizam para o quadro pulmonar, devendo suspeitar de pneumonia em RN com sintomas inespecíficos como instabilidade térmica, icterícia, distensão abdominal e apneia. O exame radiológico pode apresentar bastante diversidade, incluindo desde áreas de opacificação uni ou bilateral até um padrão reticulogranular difuso com broncogramas aéreos semelhantes ao observado na SDR. Os critérios para diagnóstico de pneumonia clínica no período neonatal são:

- Piora do padrão respiratório, aumento da necessidade de oxigênio ou dos parâmetros ventilatórios.
- Associado a três ou mais dos achados a seguir:
  - Taquipneia (RN < 37 semanas de IG até 40 semanas de IG corrigida – frequência respiratória (FR) > 75 incursões por minuto. RN ≥ 37 semanas de IG – FR > 60 incursões por minuto).
  - Instabilidade térmica (temperatura axilar > de 37,5°C ou < 36°C) sem outra causa conhecida.
  - Leucocitose com desvio à esquerda (considerar leucocitose se ≥ 25.000/mm^3 ao nascimento; ≥ 30.000/mm^3 entre 12 e 24 horas, e com ≥ 48 horas de vida > 21.000/mm^3).
  - Leucopenia (< 5.000/mm^3).
  - Mudança do aspecto da secreção traqueal, aumento da secreção respiratória ou aumento da necessidade de aspiração e surgimento de secreção purulenta. Mudança de aspecto da secreção traqueal em amostra isolada não deve ser considera como definitiva. Valorizar a persistência da observação por mais de 24 horas. Alguns autores consideram como secreção purulenta quando no exame citológico ≥ 25 leucócitos por campo e ≤ 10 células epiteliais escamosas por campo.
  - Sibilância e/ou roncos.
  - Bradicardia (< 100 bpm) ou taquicardia (> 160 bpm).
- Radiografia de tórax: devem ser realizados exames seriados, comparando os exames realizados até três dias antes da suspeita diagnóstica e até três dias após o quadro instalado. A confirmação radiológica é feita com pelo menos um dos achados a seguir:
  - Infiltrado persistente, novo ou progressivo.
  - Consolidação.
  - Cavitação.
  - Pneumatocele.
- Nos casos de diagnóstico de pneumonia conforme critérios anteriores em RN sob ventilação mecânica (VM) ou até 48 horas de extubação, considerar e classificar como pneumonia associada à ventilação mecânica. Não há tempo mínimo de permanência da VM para considerá-la como associado à pneumonia.
- As pneumonias de aparecimento precoce (até 48 horas) não devem ser computadas como associadas a dispositivo mesmo se o RN estiver em uso de VM.

Tratamento

O tratamento das pneumonias consiste em antibioticoterapia, suporte respiratório e hidreletrolítico, quando necessário. Geralmente se utilizam ampicilina e um aminoglicosídeo nos casos precoces de início até 72 horas; em de pneumonias de início tardio, o tratamento deve ser adaptado para cada unidade neonatal, de acordo com a microbiota prevalente de cada local. É imprescindível correlacionar os resultados das culturas e demais exames laboratoriais, de acordo com a evolução clínica do paciente. Eventualmente, em casos raros, pode ser necessária drenagem de efusões ou de ar em cavidade pleural.

HIPERTENSÃO ARTERIAL PULMONAR DO PRÉ-TERMO E DO RECÉM-NASCIDO A TERMO[25-27]

Introdução

A hipertensão arterial pulmonar do recém-nascido (HAPRN) é uma síndrome caracterizada por alta resistência na circulação pulmonar, *shunt* da direita para a esquerda (pelo canal arterial e/ou forame oval) e cianose. Pode ser decorrente de uma forma primária quando há alteração intrínseca nos vasos ou de uma forma secundária a várias patologias, ocasionando o aumento da resistência vascular. A manifestação clínica pode ser aguda, decorrente de alterações na transição fisiológica da vida intra para a extrauterina, ou crônica, cujo quadro clínico depende da etiologia.

A incidência varia entre 1 e 2 por mil nascidos vivo e a mortalidade chega a ser 10% em países desenvolvidos. Os recursos tecnológicos disponíveis para o tratamento são determinantes na taxa de mortalidade.

A HAPRN pode acometer especialmente os RNT, mas RNPT também podem ser acometidos.

Etiologia e fisiopatologia

A HAPRN ocorre pelo aumento da pressão vascular pulmonar, que pode ser secundária a uma redução da luz vascular por hiperplasia ou hipertrofia da camada muscular, pelo aumento do tônus vascular (vasoconstrição) ou pelo número insuficiente de arteríolas, resultando no aumento da resistência ao fluxo na artéria pulmonar.

A má adaptação, a remodelação da vasculatura pulmonar e a diminuição do número das arteríolas sugerida por Gueggel e Reid, associada a patologias com obstrução do fluxo, orientam para o melhor entendimento das diversas patologias que desencadeiam a síndrome (Quadro 2).

Má adaptação

Ocorre em função de uma vasoconstricção da rede arterial pulmonar, com estrutura anatômica normal. Trata-se de um fenômeno funcional encontrado em várias situações clínicas, que liberam mediadores que interferem na contração e relaxamento das arteríolas. Por ser uma alteração funcional, é reversível, na maioria das vezes.

Remodelação da vasculatura pulmonar

Observa-se uma muscularização aumentada se estendendo à zona das arteríolas intra-acinar, que compreende os vasos que acompanham os bronquíolos respiratórios e ductos alveolares, e dependendo da gravidade da doença, pode atingir os da parede alveolar. A remodelação ocorre durante a gestação, e a transição natural com o relaxamento vascular esperado ao nascimento não é evidenciado. Nesse grupo, encontram-se também as cardiopatias congênitas de hiperfluxo pulmonar, que se não corrigidas, irão progredir para aumento da camada muscular das artérias e arteríolas pulmonares, em meses ou anos.

Artérias em número diminuído

É observado nos quadros de hipoplasia pulmonar ou hérnia diafragmática, nos quais o desenvolvimento da vasculatura pulmonar está diminuído. Presente nas compressões mecânicas e na má formação da rede capilar alveolar.

Obstrução ao fluxo

Presente nos quadros de aumento da viscosidade sanguínea e nas malformações cardíacas com hipofluxo sanguíneo pulmonar.

Diagnóstico clínico, laboratorial e radiológico

A HAPRN é uma síndrome clínica que ocorre associada com diversas doenças cardiorrespiratórias, como aspiração de mecônio, sepse, pneumonia, SDR, asfixia perinatal, hérnia diafragmática congênita e hipoplasia pulmonar. Os sinais clínicos podem ser decorrentes das patologias de base, mas os sinais clássicos são cianose e taquipneia secundária ao aumento da resistência vascular. Na ausculta cardíaca, é possível observar hiperfonese de segunda bulha, secundária ao fechamento da valva tricúspide contra pressão pulmonar aumentada e sopro proveniente do refluxo pela válvula tricúspide. Os RN apresentam sinais de sofrimento respiratório comum a várias patologias, podendo ser logo após o nascimento ou ao longo dos dias subsequentes. Para ser instituído o tratamento, é importante a avaliação do nível dessa resistência e, em paralelo, a avaliação da patologia associada.

A radiografia de tórax tem apresentação variada de acordo com patologia que desencadeia a HAPRN.

O ecocardiograma com dopplerfluxometria tanto auxilia no diagnóstico de anomalias cardíacas quanto no diagnóstico da HAPRN, sendo útil também na condução do tratamento. As principais informações que a ecografia demonstra são sobre o refluxo pela válvula tricúspide que fornece uma estimativa da pressão pulmonar. A velocidade com que o sangue reflui pela válvula é colocada em uma fórmula, chegando à quantificação da pressão pulmonar, e quando a válvula é competente não se observa a presença de refluxo. Importante salientar que, no período neonatal, a HAPRN não é definida por uma pressão específica da circulação pulmonar, pois estão ocorrendo as adaptações da circulação fetal para neonatal. Assim, o exame ecocardiográfico é de grande ajuda, pois fornece sinais indiretos da HAPRN, que são caracterizados pela relação do tempo de aceleração pelo tempo de ejeção (TAC/TEJ). Os valores abaixo de 0,2 são considerados HAPRN grave e entre 0,2 e 0,3, HAPRN moderada. O fluxo pela artéria pulmonar pode ser quantificado pela velocidade de tempo integral (VTI), e quanto menor o VTI, menor o fluxo para a rede arterial pulmonar.

O *shunt* da direita para a esquerda deve ser avaliado pelo ecocardiografista. Caso ocorra predominantemente, através do canal arterial (50% dos casos), pode-se confirmar pela diferença de saturação pré-ductal (oxímetro de pulso no membro superior direito) e pós-ductal (membros inferiores) acima de 5% ou pela diferença de pO_2 pré-ductal e pós-ductal maior ou igual a 20 mmHg, avaliada pela gasometria. Em casos em que o *shunt* acontece pelo forame oval, não é possível detectar diferença nas saturações pré e pós-ductal, avaliadas pela oximetria de pulso.

A gasometria coletada no braço direito (pré-ductal) e na região pós-ductal (cateter arterial umbilical ou em membros inferiores) é uma técnica mais agressiva e sujeita a interpretações errôneas, principalmente pelo estresse ao RN gerado na coleta.

Quadro 2 Fisiopatologias das doenças pulmonares que cursam com hipertensão pulmonar persistente

Má adaptação (estresse perinatal agudo)	Remodelação da vasculatura pulmonar	Artérias e arteríolas pulmonares em número reduzido	Obstrução ao fluxo sanguíneo
• Asfixia • Aspiração de mecônio • Infeções bacterianas • Sepse/pneumonia • TTRN • SDR • Acidose	• Estresse intrauterino crônico e hipóxia • Fechamento do canal arterial intraútero (uso de anti-inflamatórios não hormonais pela gestante) • Cardiopatias de hiperfluxo pulmonar (meses após o nascimento)	• Hérnia diafragmática • Hipoplasia pulmonar (síndrome de Potter) • Displasia alvéolo-capilar	• Policitemia • Hipertensão venosa pulmonar • Estenose das veias pulmonares • Drenagem de veias pulmonares total • Coartação da aorta • Estenose mitral

SDR: síndrome do desconforto respiratório; TTRN: taquipneia transitória do recém-nascido.
Fonte: adaptada de Geggel e Reid, 1984.[27]

Tratamento

A estratégia de tratamento visa a diminuir a resistência vascular pulmonar, manter a pressão arterial sistêmica adequada e garantir a liberação de oxigênio aos tecidos. Deve abranger o suporte geral, cardiorrespiratório, incluindo a abordagem das patologias associadas e o tratamento específico da hipertensão pulmonar.

Cuidados gerais

Os cuidados básicos são fundamentais para estabilizar o RN e favorecer a ação das terapias específicas. Hidratação, cuidados com a temperatura e evitar exposição ao estresse devem ser priorizados. A ecologia ambiental com menos ruídos e menos estímulos de luz também devem ser observados.

O tratamento das patologias associadas, quando realizados adequadamente, podem reverter o quadro de hipertensão pulmonar, sem necessidade de medidas mais agressivas.

No cuidado clínico, evitar hipóxia e hiperóxia. Corrigir a anemia, mantendo hematócrito acima de 40%, mas evitar hematócrito acima de 55%, que pode levar a aumento da hiperviscosidade. Esses pacientes se caracterizam por serem clinicamente muito lábeis. Geralmente, são muito expostos a procedimentos dolorosos que liberam substâncias vasoconstritoras. Portanto, deve ser muito criteriosa a indicação de medicamentos de sedação e analgesia. Não esquecer que o abuso desses medicamentos pode ser prejudicial e que a equipe deve ter o conhecimento de que o equilíbrio entre medidas farmacológicas e manuseio mínimo desses pacientes ajuda na diminuição do estresse, favorecendo a recuperação.

Cuidados respiratórios

Dentro do possível, não instituir ventilação com parâmetros agressivos. O objetivo é manter os parâmetros da gasometria: pH entre 7,30 e 7,45; PaO_2 pré-ductal entre 45 e 70 Torr (saturação pré-ductal entre 90 e 95% e pós-ductal acima de 70%); e $PaCO_2$ não superior a 45 a 50 Torr. Evitar acidemia, mas lembrar que a alcalinização não é uma abordagem segura. Esses parâmetros gasométricos podem ser mantidos com o uso da CPAP, porém, em várias situações, é necessária a ventilação invasiva convencional com parâmetros específicos para cada patologia de origem. O surfactante está indicado nos casos de SDR ou SAM. Como terapia de resgate, pode-se utilizar a ventilação de alta frequência, porém ela não disponível na maioria dos centros de terapia intensiva no Brasil

Abordagem hemodinâmica

Deve-se manter a perfusão sanguínea e a pressão arterial, corrigindo eventual hipotensão arterial sistêmica. A avaliação hemodinâmica deve ser realizada cuidadosamente. Os sinais de instabilidade são: frequência cardíaca < 120 bpm ou > 160 bpm, pulsos finos, tempo de enchimento capilar > 3 segundos, pressão arterial média baixa (< IG em semanas em RNPT), débito urinário < de 1 mL/kg/hora e lactato ≥ 30 mg/dL.

A ecocardiografia funcional proporciona informações da contratilidade ventricular, fluxo sanguíneo pulmonar, débito cardíaco direito e esquerdo, pressão da artéria pulmonar, além da avaliação dos *shunts*, que são fornecidas pelo exame ecocardiográfico e norteiam para o uso de drogas.

O suporte hemodinâmico deve ser iniciado nos casos com repercussões clínicas e pode ser orientado pela ecocardiografia funcional, sendo necessário para a manutenção do débito cardíaco e da pressão arterial sistêmica, evitando a administração excessiva do volume.

1. Reposição de volume intravascular: o expansor de volume mais usado é o soro fisiológico com 10 a 20 mL/kg administrado em 30 a 60 minutos. Mas deve ser dado com cautela, pois pode provocar um aumento adicional da pressão atrial direita, o que poderia levar ao agravamento do desvio da direita para a esquerda através do forame oval e da função sistólica ventricular direita.
2. Drogas inotrópicas:
   - Dobutamina é utilizada na hipotensão arterial na dose de 7,5 a 15 mcg/kg/min (máximo 15 mcg/kg/min).
   - Milrinona pode ser utilizada quando ocorre comprometimento na contratilidade cardíaca, estando o RN com pressão sistólica e diastólica normais. É utilizada na dose de manutenção de 0,3 a 0,7 mcg/kg/min. Está contraindicada em caso de hipotensão, insuficiência renal aguda e plaquetopenia (< 50.000/mm^3).
   - Epinefrina na dose de 0,05 a 0,3 mcg/kg/min é opção para a hipotensão.
   - Norepinefrina na dose de 0,1 a 1 mcg/kg/min e vasopressina na dose de 0,0001 a 0,0012 UI/kg/min podem ser usadas na hipotensão refratária.
   - Dopamina tem uso cauteloso pela ação vasoconstritora pulmonar, aumentando a pós-carga do ventrículo direito. Dose: 5 a 10 mcg/kg/min.
3. Avaliar a necessidade do uso da hidrocortisona na dose de 1 mg/kg/dose de ataque e 0,5 mg/kg/dose de 8 a 12 horas na falha da milrinona e/ou dobutamina e/ou epinefrina.
4. Uso de vasodilatador pulmonar:
   - Óxido nítrico inalatório (NOi): na evolução clínica desfavorável caracterizada pela resposta inadequada à estabilização hemodinâmica e persistência da hipóxia, o NOi tem papel fundamental para a melhora desses RN. É indicado em RNT e RNPT tardios; nos RNPT com IG < 34 semanas tem efeitos limitados, trazendo benefícios em situações específicas. Trata-se de um gás com ação vasodilatadora pulmonar específica e com pouco efeito na circulação sistêmica. O gás é instalado na ventilação mecânica e em alguns relatos na cânula nasal. É utilizado na insuficiência respiratória com hipóxia grave, avaliada pelo índice de oxigenação (OI), calculado pela fórmula ($OI = MAP \times FiO_2 \times 100/PaO_2$ pré-ductal), com OI entre 15 e 25. A resposta pode falhar em 30% dos casos, podendo ser secundária a disfunção cardíaca importante, hipotensão refratária, problemas estruturais da arquitetura pulmonar, displasia alvéolo-pulmonar,

entre outras, e cardiopatias congênitas não diagnosticadas. Seu uso é contraindicado nos casos de cardiopatia que necessite do desvio de sangue da direita para a esquerda, como estenose aórtica e síndrome do coração esquerdo hipoplásico. É necessário ecocardiograma prévio não só para avaliar a hipertensão pulmonar, mas também para avaliação estrutural do coração. É importante ajustar previamente a ventilação para melhorar o recrutamento alveolar. O uso do surfactante, o ajuste da pressão expiratória positiva e a utilização da ventilação de alta frequência, quando disponível, podem melhorar a resposta ao NOi. Deve ser usado na concentração de 20 partes por milhão (ppm) e geralmente utilizado por 3 a 5 dias. Doses acima de 20 ppm aumentam o risco de metemoglobinemia e não apresentam benefícios ao RN. Para descontinuar o tratamento, a redução se inicia quando a necessidade de FiO_2 estiver em 60% e hemodinamicamente estável. Reduzir de 2 a 5 ppm a cada 4 horas até atingir 5 ppm, quando a redução é de 1 ppm a cada 4 horas. Para prevenir um possível efeito rebote, a FiO_2 pode ser aumentada momentaneamente, assim como a utilização do sildenafil.

- Sildenafil: medicação que atua também na vasodilatação pulmonar. Pode ser usado isoladamente, quando o NOi não estiver disponível, mas também em associação ao NOi na dosagem de 0,25 a 0,5 mg/kg/dose até o máximo de 2 mg/kg/dose a cada 8 horas.
- Bosentan: vasodilatação pulmonar, mas pouco estudada na neonatologia.
- Prostaciclina: vasodilatador pulmonar que também apresenta poucos estudos.

5. *Extracorporeal membrane oxygenation* (ECMO): adaptação do *bypass* cardiopulmonar; é indicado quando medicamentos agressivos e suporte ventilatório não conseguem manter oxigenação e perfusão aceitáveis. O sistema de circulação extracorpórea é realizado em poucos centros neonatais, em centros perinatais, fora do escopo deste Tratado.

REFERÊNCIAS BIBLIOGRÁFICAS

1. Bhutani VK, Silvieri EM. Clinical use of pulmonary mechanics and waveform graphics. Clin Perinatol. 2001;28(3):487-503.
2. O'Brodovich HM, Mellins NS. BPD: Unresolved neonatal acute lung injury. Am Rev Respir Dis. 1985;132(3):694.
3. Principais questões sobre monitoramento e qualidade no cuidado neonatal. Disponível em: https://portaldeboaspraticas.iff.fiocruz.br/atencao-recem-nascido/principais-questoes-sobre-monitoramento-e-qualidade-no-cuidado-neonatal/. Acessado em 06/09/21.
4. Warren JB, Anderson JM. Newborn respiratory disorders. Pediatr Res. 2010;31:487-96.
5. Donn S, Crowley MA. Respiratory distress in term infants. In: Lissauer T, Fanaroff A, Miall L, Fanaroff J. Neonatology at a Glance. 4.ed. John Wiley & Sons; 2020.
6. Shepherd EG, Nelin LD. Physical examination. In: Goldsmith, Karotkin, Keszler, Suresh (eds). Assisted Ventilation of the Neonate. 6.ed Philadelphia: Elsevier; 2017.
7. Sadeck LSR, Leone CR. Diagnóstico diferencial da insuficiência respiratória no período neonatal. In: Marcondes E, Vaz FAC, Ramos JLA, Okay Y. Pediatria Básica. 9.ed. São Paulo: Savier; 2002.
8. Downes JJ, Vidyasagar D, Boggs TR, Morrow GM. Respiratory distress syndrome of newborn infants. Clin Ped. 1970;9(6):325-31.
9. Cuna AC, Carlo WA. Respiratory Distress Syndrome. In: Polin R, Yoder M. Workbook in Practical Neonatology. 6.ed. Elsevier; 2020.
10. Warren JB, Anderson JM. Core concepts: respiratory distress syndrome. NeoReviews. 2009;10:351-61.
11. Hermansen CL, Mahajan A. Newborn Respiratory Distress. Am Fam Physician 2015;92(11):994-1002.
12. Martin RJ, Fanaroff AA, Walsh MC. Neonatal-Perinatal Medicine: diseases of the fetus and infant. 9.ed. St Louis: Elsevier-Mosby; 2011.
13. Warren JB, Anderson JM. Newborn respiratory disorders. Pediatr Rev. 2010;31:487-96.
14. Sweet DG, Carnielli V, Greisen G, Hallman M, Ozek E, te Pas A et al. European Consensus Guidelines on the Management of Respiratory Distress Syndrome – 2019 Update. Neonatology. 2019;115:432-50.
15. Voller SMB. Neurologic Status of Survivors of Neonatal Respiratory Distress Syndrome. J Pediatr. 2018;200:239.
16. Lindenskov PHH, Castellheim A, Saugstad OD, Mollnes TE. Meconium Aspiration Syndrome: Possible Pathophysiological Mechanisms and Future Potential Therapies. Neonatology. 2015;107:225-30.
17. Shaikh M, Waheed KAI, Javaid S, Gul R, Hashmi MA, Fatima ST. Detrimental complications of meconium aspiration syndrome and their impact on outcome. J Ayub Med Coll Abbottabad. 2016;28(3):506-9.
18. Ward C, Caughey AB. The risk of meconium aspiration syndrome (MAS) increases with gestational age at term. J Matern Fetal Neonatal Med. 2020;31:1-6.
19. Vain NE, Szyld EG, Prudent LM, Wiswell TE, Aguilar AM, Vivas NI. Oropharyngeal and nasopharyngeal suctioning of meconium-stained neonates before delivery of their shoulders: multicentre, randomised controlled trial. Lancet. 2004;364:597-602.
20. Trevisanuto D, Strand M, Kawakami MD, Fabres J, Szyld E, Nation K, et al. Tracheal suctioning of meconium at birth for non-vigorous infants: a systematic review and meta-analysis. Resuscitation. 2020;149:117-26.
21. Morrison JJ, Rennie JM, Milton PJ. Neonatal respiratory morbidity and mode of delivery at term: influence of timing of elective caesarean section. Br J Obstet Gynaecol. 1995 Feb;102(2):101-6.
22. Kao B, Stewart de Ramirez SA, Belfort MB, Hansen A. Inhaled epinephrine for the treatment of transient tachypnea of the newborn. J Perinatol. 2008 Mar;28(3):205-10.
23. Puopolo KM, Lynfield R, Cummings JJ. Management of infants at risk for Group B Streptococcal Disease. Committe on Fetus and Newborm and Committe of Infections Disease. Pediatrics. 2019;14(2):144.
24. Critérios Diagnósticos de Infecções Relacionadas à Assistência à Saúde Neonatologia: Disponível em http://bvsms.saude.gov.br/bvs/publicacoes/critérios diagnósticos infeccoes assistencia saude neonatologia.pdf.
25. de Boode WP, Singh Y, Molnar Z, Schubert U, Savoia M, Sehgal A, et al. Application of Neonatologist Performed Echocardiography in the assessment and management of persistent pulmonary hypertension of the newborn. Pediatric Research. 2018;84:S68-S77.
26. Geggel RL, Reid LM. The structural basis of PPHN. Clin Perinatol. 1984; 11(3):525-49.
27. Dhillon R. The management of neonatal pulmonary hypertension. Arch Dis Child Fetal Neonatal. 2012 May;97(3):F223-8.

CAPÍTULO 10

SUPORTE RESPIRATÓRIO E HEMODINÂMICO NO RECÉM--NASCIDO TERMO E PRÉ-TERMO

Jucille Meneses
Milton Harumi Miyoshi
Walusa Assad Gonçalves-Ferri
Ligia Maria Suppo de Souza Rugolo

AO FINAL DA LEITURA DESTE CAPÍTULO, O PEDIATRA DEVE ESTAR APTO A:

- Identificar recém-nascidos que demandam suporte respiratório a partir do nascimento ou durante a evolução neonatal.
- Valorizar as estratégias ventilatórias na abordagem do recém-nascido com insuficiência respiratória.
- Indicar o uso da ventilação não invasiva e da ventilação invasiva.
- Dominar a técnica dos modos de ventilação não invasiva e invasiva.
- Dominar o uso do surfactante e as várias técnicas de administração.
- Identificar a instabilidade hemodinâmica e choque de acordo com a fisiopatologia.
- Compreender o conceito de choque e implementar práticas clínicas do suporte hemodinâmico de acordo com os processos fisiológicos da imaturidade e fisiopatológicos de doenças associadas.

INTRODUÇÃO

Os distúrbios respiratórios representam significativa morbidade neonatal e, em países em desenvolvimento, contribuem também para a mortalidade neonatal, principalmente na população de recém-nascidos pré-termo (RNPT). Apesar do conhecimento crescente e dos avanços tecnológicos, principalmente com a utilização do surfactante pulmonar endógeno na síndrome do desconforto respiratório (SDR) do RNPT e as novas modalidades de estratégias ventilatórias, o manejo desses recém-nascidos (RN) continua a ser grande desafio.

VENTILAÇÃO NÃO INVASIVA

Apesar da incontestável importância da ventilação mecânica invasiva (VMI) na assistência ventilatória do RN, sabe-se que sua utilização pode estar associada ao aumento de lesão pulmonar induzida pela ventilação pulmonar, caracterizada por volutrauma, barotrauma, atelectrauma e biotrauma, com consequentes desfechos desfavoráveis que se estendem até a infância. Dentre eles, destaca-se a displasia broncopulmonar (DBP), caracterizada pelo comprometimento do desenvolvimento normal do pulmão em decorrência de múltiplos fatores, entre os quais o estresse oxidativo e a injúria pulmonar induzida pela ventilação mecânica. A busca para diminuir essa morbidade que apresenta repercussões a curto e longo prazos levou ao surgimento de modos de VMI.

Na intenção de minimizar os efeitos nocivos da ventilação mecânica, estratégias ventilatórias não invasivas vêm sendo amplamente implementadas, por não necessitarem de intubação traqueal.[1] Entre esses modos de suporte ventilatório, destacam-se:

- Ventilação com pressão positiva contínua nasal (CPAPn).
- Ventilação com pressão positiva intermitente nasal (VPPIn).
- Cânula ou cateter nasal de alto fluxo (CNAF).

As indicações da VMI têm sido ampliadas nos últimos anos, de modo que ela pode ser aplicada desde a sala de parto para estabilização do RNPT até como suporte ventilatório na unidade neonatal de cuidados intensivos (UTI neonatal), para os diversos distúrbios respiratórios, com destaque para SDR do RNPT, pneumonias, taquipneia transitória do RN e síndrome de aspiração meconial, além de suporte ventilatório prolongado nos RN com evolução para DBP. Também vem sendo indicada em casos de apneia do prematuro, após extubação traqueal e em RN estáveis, durante transporte intra e inter-hospitalar.[2]

Modalidades de ventilação não invasiva

Ventilação com pressão positiva contínua nasal

Inicialmente descrita por Gregory, em 1971, a CPAPn vem se tornando o principal suporte ventilatório em RN, principalmente nos RNPT. Seus efeitos fisiológicos no sistema respiratório se caracterizam por aumentar a capacidade residual funcional, aumentar a relação ventilação/perfusão, prevenir o colapso alveolar, preservar a função do surfactante pulmonar endógeno, diminuir a resistência das vias aéreas e estabilizar a caixa torácica, consequentemente melhorando a oxigenação pulmonar.[3]

Os resultados de grandes ensaios clínicos têm demonstrado que a CPAPn é eficaz em reduzir a necessidade de ventilação mecânica, a incidência de DBP, assim como o desfecho composto DBP e morte. A CPAPn é um sistema que oferece um fluxo de gás aquecido e umidificado, com diferentes frações inspiradas de oxigênio (FiO_2) a partir de 21%, com pressão positiva contínua em vias aéreas, por meio de uma interface, prongas nasais ou máscara, durante a respiração espontânea do RN. No Brasil, os aparelhos mais utilizados são os de fluxo constante, com pressão gerada pelo ventilador mecânico convencional ou por meio de um circuito com o ramo expiratório submergido em um recipiente com água, chamado CPAP de bolhas ou *bubble* CPAP. As interfaces que conectam a CPAPn ao RN podem ser duplas prongas nasais curtas, que devem preencher totalmente as narinas e são as mais utilizadas ou, então, a máscara nasal. Deve-se tomar o cuidado de escolher a interface mais apropriada, com tamanho correto para o RN, com fixação adequada para evitar lesões cutaneomucosas, principalmente do septo nasal com o uso de prongas. Os parâmetros ventilatórios iniciais preconizados para o CPAPn estão no Quadro 1.

Quadro 1 Parâmetros ventilatórios iniciais preconizados para CPAPn

Fluxo de gás	8 L/min aquecido (36 °C) e umidificado
PEEP	Iniciar com +5 a +6 cmH_2O, podendo aumentar até 8 cmH_2O
FiO_2	Iniciar com FiO_2 0,30 e aumentar de acordo com gasometria ou oximetria contínua (manter SpO_2 > 90%)

CPAPn: ventilação com pressão positiva contínua nasal; FiO_2: fração inspirada de oxigênio; PEEP: *positive end-expiratory pressure*; SpO_2: saturação arterial de oxigênio pelo oxímetro de pulso.

Após instalar a CPAPn, o desconforto respiratório do RN deve ser clinicamente monitorizado, além de serem necessárias radiografia de tórax e gasometria, sempre verificando o funcionamento adequado do sistema ventilatório. De acordo com esses fatores, será realizado o ajuste dos parâmetros ventilatórios. Deve-se também avaliar a necessidade de terapias adicionais para o distúrbio respiratório, como indicação de surfactante e uso da cafeína. Existem diversas maneiras de desmamar a CPAPn, mas nenhuma se mostrou superior a outra. Na prática, o desmame é feito gradualmente até que se atinja PEEP +5 e FiO_2 0,21 para, então, haver a retirada do suporte ventilatório.

Ventilação com pressão positiva intermitente nasal

Alguns neonatos, contudo, principalmente os mais imaturos e os de extremo baixo peso, apresentam falha terapêutica com a CPAPn, tornando necessária a VMI. Na tentativa de evitar a ventilação mecânica e complicações associadas, têm surgido outros tipos de suporte ventilatório não invasivo, como a VPPIn. Este tipo de assistência ventilatória caracteriza-se por fornecer, além de uma pressão expiratória contínua no final da expiração, uma pressão positiva inspiratória em determinada frequência de ciclagem, com tempo inspiratório predeterminado. Os estudos demonstram que os RN nessa modalidade apresentam maior volume-corrente, maior volume-minuto, menor frequência respiratória, resultando em menor esforço respiratório, quando comparado aos RN em CPAP nasal, portanto, oferecendo benefício adicional.

Esse modo de suporte ventilatório não invasivo é realizado por meio de ventilador mecânico convencional, sendo possível, em alguns ventiladores específicos que possuem sensores de fluxo, realizar a sincronização entre o ciclo ventilatório e a respiração espontânea do RN. No entanto, esses aparelhos são mais encontrados na Europa; no Brasil, por sua vez, o modo não sincronizado é a modalidade mais utilizada. Embora alguns estudos tendem a demonstrar maior vantagem com o VPPIn de modo sincronizado em relação ao não sincronizado, ainda não existe suficiente evidência para essa prática. A interface utilizada é a mesma da CPAPn, sempre tentando obter boa vedação para melhor transmissão das pressões e funcionamento da modalidade ventilatória.[4] Os parâmetros ventilatórios iniciais preconizados para IPPVn estão mostrados no Quadro 2.

Quadro 2 Parâmetros ventilatórios iniciais preconizados para VPPIn

Fluxo	Manter fluxo entre 8 e 10 L/min
PIP	15-20 cmH_2O, podendo aumentar para 25 cmH_2O
PEEP	+5 a +6 cmH_2O, podendo aumentar para 8 cmH_2O
FR	20 cpm, podendo aumentar gradativamente até 40 cpm
TI	0,4 – 0,5 s
FiO_2	Suficiente para manter $SatO_2$ 91-95%

FiO_2: fração inspirada de oxigênio; FR: frequência respiratória; cpm: ciclos por minuto; PEEP: *positive end-expiratory pressure*; PIP: pico de pressão inspiratória; SpO_2: saturação arterial de oxigênio pelo oxímetro de pulso; TI: tempo inspiratório; VPPIn: ventilação com pressão positiva intermitente nasal.

O desmame da VPPIn é feito de modo gradual, diminuindo os parâmetros uniformemente e acompanhando a evolução clínica do RN. O sucesso da VPPIn consiste em manter o funcionamento adequado dos parâmetros pelo ventilador. É preciso lembrar sempre que a ventilação não invasiva (VNI), tanto por CPAPn quanto por VPPIn, é modo alternativo de suporte ventilatório ao RN e não substituto da VMI.

CPAPn versus VPPIn

Revisão da biblioteca Cochrane de 2016, avaliando dez ensaios clínicos envolvendo 1.061 RNPT com desconforto respiratório, demonstrou redução significativa na necessidade de intubação traqueal e ventilação invasiva utilizando o VPPIn como suporte ventilatório inicial, quando comparado à CPAPn nasal. No entanto, não houve diferença na incidência de DBP entre os dois grupos. Os autores concluem que a VPPIn como suporte ventilatório inicial mostrou ser superior ao CPAP nasal na redução da necessidade de ventilação mecânica em RNPT, mas que ainda são necessárias recomendações bem estabelecidas para esse modo ventilatório.

Quanto ao sucesso da extubação traqueal, a revisão da biblioteca Cochrane de 2017 concluiu que a VPPIn mostrou ser superior à CPAPn na redução da incidência de falha na extubação e na necessidade de reintubação dentro do período de até 1 semana.

Já na apneia da prematuridade, parece que a VPPIn diminui os episódios de apneia quando comparada à CPAPn. No entanto, a revisão contou com apenas três estudos incluindo 54 pacientes, por isso os autores afirmam que são necessários mais estudos.

Cateter nasal de alto fluxo

O cateter ou cânula nasal de alto fluxo (CNAF) é uma modalidade de suporte não invasivo que vem sendo bastante utilizado nas UTI neonatais nos últimos 10 anos. O sistema consiste em oferecer alto fluxo de gás com a grande vantagem de ser adequadamente aquecido e umidificado, mantendo o tônus da musculatura faríngea, promovendo a lavagem e reduzindo o espaço morto nasofaringe, reduzindo a resistência inspiratória e diminuindo, assim, o trabalho respiratório.

Existe controvérsias sobre qual a pressão efetivamente gerada pelo CNAF. Sabe-se que ela depende do fluxo de gás oferecido e das perdas por vazamento do gás, no entanto, com os dispositivos disponíveis atualmente, não é possível medir nem regular a pressão gerada. Uma das grandes vantagens do CNAF é sua interface mais simples, que deve ocluir 50% do diâmetro das narinas, trazendo melhor tolerância e conforto ao paciente, e parece trazer menores taxas de lesão nasal quando comparado à CPAPn. Os parâmetros ventilatórios iniciais preconizados para CNAF estão mostrados no Quadro 3.

Quadro 3 Parâmetros ventilatórios iniciais preconizados para cateter nasal de alto fluxo

Fluxo	Iniciar com 5-6 L/min, aumentando 1 L/min por vez Oferecer o gás aquecido (37°C) e umidificação à 100%
FiO_2	Necessária para manter $SatO_2$ 91-95%

FiO_2: fração inspirada de oxigênio; SpO_2: saturação arterial de oxigênio pelo oxímetro de pulso.

CPAPn versus CNAF

Os diversos estudos têm demonstrado que a CPAPn é superior ao CNAF como suporte ventilatório inicial em RNPT com desconforto respiratório.[5] Quanto a indicação pós-extubação, o CNAF mostrou ser não inferior à CPAPn e pode ser indicado desde que o sistema CPAPn esteja disponível para resgate. Até o momento, não existe evidência para a indicação da CNAF em RNPT ≤ 28 semanas de idade gestacional. Nos pacientes RNPT estáveis e que apresentam lesão nasal decorrente do VNI, o CNAF pode ser opção terapêutica.

Considerações relevantes

1. A VNI com suas diferentes modalidades diminui a necessidade de intubação traqueal e VM na estratégia ventilatória do RN, mas ainda não conseguiu reduzir efetivamente a incidência de DBP.
2. Existem várias modalidades de VNI, como CPAPn, VPPIn e CNAF, mas são necessários conhecimento e *expertise* na indicação e no manejo dessas estratégias ventilatórias.
3. Os estudos sugerem que a VPPIn parece ser mais efetiva que a CPAPn para suporte ventilatório inicial do RNPT – e este último mais efetivo que a CNAF.
4. A VPPIn apresenta maior sucesso na extubação traqueal quando comparada à CPAPn, enquanto o CNAF mostrou ser não inferior à CPAPn.

VENTILAÇÃO INVASIVA

A assistência ventilatória neonatal, no século XXI, continua sendo um grande desafio. Nessa era de suporte respiratório não invasivo, a maioria dos neonatos que recebe ventilação invasiva é muito menor e mais imatura que aqueles ventilados no passado.[6] No entanto, observa-se, ainda, grande diversidade no perfil dos bebês, por exemplo, ampla variação do peso de nascimento de 0,5 a 4,0 kg. Considerando um volume-corrente (VC) médio a ser ofertado de 5 mL/kg, o ventilador deverá ter uma faixa ótima de trabalho para fornecer volumes entre 2,5 mL e 20 mL, ou seja, uma variação de 800%. Isso exige um equipamento de alto desempenho com mínima margem de erro. Já que uma margem de erro mínima de 1,0 mL pode representar quase 50% do VC ofertado. Nesse sentido, os novos ventiladores controlados por microprocessadores apresentam recursos cada vez melhores para medição precisa de pequenos VC, sincronização das respirações, ajustes para vazamentos de gás em volta da cânula traqueal e automação dos níveis de pressão e concentração de oxigênio inspirados. Além disso, fornecem ciclo-a-ciclo curvas de pressão, fluxo e volume, além dos *loops* pressão × volume e fluxo × volume, ampliando os modos de ventilação e a capacidade de monitoração. Porém, a interface com o usuário tornou-se mais complexa. É fato que a curva de aprendizagem de como otimizar o uso desses equipamentos pelo usuário ainda encontra-se em ritmo mais lento que a da inovação tecnológica.

Em um cenário de maior complexidade do bebê ventilado complicado pela disponibilidade de muitos modos, técnicas e equipamentos diferentes, o grande desafio atual na rotina da UTI neonatal é a busca de maior segurança nas tomadas de decisões nas tentativas de adequação do suporte ventilatório. Já que o erro humano é o responsável por grande parte dos acidentes médicos, sendo a maioria considerada evitável.

1. Pontos-chave:
   - Familiarize-se com o equipamento. O uso do ventilador nunca foi tão seguro, mas também nunca foi tão complicado. Cada ventilador funciona de maneira diferente e é apenas uma ferramenta nas mãos do profissional, uma ferramenta que pode ser bem utilizada ou não. Assim, é fundamental que o usuário esteja familiarizado com as características específicas de seu equipamento. Lembre-se de que o melhor ventilador é aquele que você dispõe na unidade, então oriente-se pelos manuais dos respectivos equipamentos.
   - Procure individualizar a escolha dos modos ventilatórios e os ajustes dos parâmetros, considerando sempre a fisiopatologia subjacente e sua evolução potencial ao longo do tempo.
   - Estabeleça um plano de metas da ventiloterapia, implementando a estratégia de proteção do pulmão que vise à otimização do volume pulmonar, evitando tanto a hiperinsuflação (volutrauma) como a sequência colapso-reinsuflação das vias aéreas (atelectrauma), tolerando a hipercapnia moderada ($PaCO_2$ 40 a 60 mmHg) e mantendo os valores de oxigenação arterial dentro de limites estritos (SpO_2 90 a 95%), além de adotar uma atitude agressiva para reduzir o suporte ventilatório, tendo sempre em mente a extubação traqueal.
2. Escolha dos modos de ventilação:
   - Para maioria dos recém-nascidos que necessita de suporte ventilatório invasivo, bastam os recursos da ventilação convencional. Reservar a ventilação de alta frequência oscilatória (VAFO) como estratégia de resgate para as situações de falha da ventilação convencional.
   - Recomenda-se como primeira opção na ventilação convencional o modo assistido-controlado (A/C). O aparelho fornece um suporte ventilatório com picos de pressão (Pinsp) e tempos inspiratórios (Tinsp) pré-ajustados em resposta a todos os esforços respiratórios espontâneos (ciclos assistidos). A princípio, é o paciente quem comanda a frequência. Se, no entanto, o paciente não realiza esforço inspiratório em um determinado tempo, o equipamento fornece ventilações mecânicas controladas na frequência pré-ajustada (FRaj). Dessa forma, os VC ofertados são mais uniformes e, como todos os ciclos espontâneos são assistidos, há redução do trabalho respiratório.[7] Procurar ajustar os níveis de Pinsp e Tinsp de acordo com o VC desejado e as características da mecânica respiratória. Manter os valores de FRaj, mesmo na fase de retirada da ventilação, 5 a 10 abaixo da frequência respiratória total do paciente. Desde que a ventilação não prolongue por mais de 2 semanas, pode-se manter nesse modo até a extubação traqueal.
   - O uso isolado da ventilação mandatória sincronizada (SIMV) não é recomendado. Visto que nesse modo o aparelho só libera as ventilações assistidas nas FRaj, ocorrendo grande oscilação no VC ofertado e, por causa da carga resistiva imposta pela cânula traqueal, há aumento do trabalho respiratório pelos ciclos espontâneos não assistidos.[8] Como alternativa, pode-se lançar mão do uso combinado da SIMV com a ventilação pressão de suporte (PS).[9] Nesta estratégia, a SIMV mantém as ventilações assistidas nas FRaj, enquanto a PS auxilia as respirações espontâneas, diminuindo a carga resistiva durante a inspiração. Os ciclos assistidos, no número de vezes da FRaj, seguem o mesmo padrão da A/C. Os esforços respiratórios restantes recebem o suporte de pressão positiva pré-ajustada. Diferentemente dos ciclos assistidos, na PS o ciclo é finalizado quando o fluxo inspiratório atinge um valor predeterminado, em geral, 15% do pico de fluxo inspiratório. Dessa forma, os Tinsp dos ciclos da PS são variáveis dependendo da velocidade de queda do fluxo inspiratório.
   - Evidências crescentes demonstram vantagens da ventilação "volume-alvo" em relação a "pressão-alvo", destacando-se o volume garantido (VG).[10] No VG, o usuário escolhe o VC desejado (VC-alvo) e, de acordo com os valores da monitoração do VC exalado, o equipamento ajusta os níveis de Pinsp para alcançar o VC-alvo. O VG pode ser utilizado em combinação com os modos A/C, SIMV ou PS. Sobre o uso do VG no modo combinado SIMV + PS, deve-se lembrar que os autoajustes da Pinsp acontecem somente nos ciclos assistidos e controlados, não atuando nos ciclos da PS.
3. Indicações: pela ampla variedade de condições clínicas, pesos e idades gestacionais dos pacientes neonatais, não existe nenhuma fórmula simples para definir as indicações para início da VMI. É preciso ajustar as indicações apresentadas no Quadro 4 conforme as condições de infraestrutura, equipamentos, laboratório, diagnóstico por imagem e recursos humanos disponíveis.

Quadro 4 Avaliação dos ajustes da ventilação mecânica invasiva, de acordo com as condições de infraestrutura de equipamentos, laboratório, diagnóstico por imagem e de recursos humanos disponíveis

Esforço respiratório inadequado/ausente	• Esforço respiratório espontâneo irregular, débil ou ausente • Apneias recorrentes (> 6 eventos/h) ou ≥ 2 apneias com necessidade de VPP • Encefalopatia hipóxico-isquêmica moderada ou grave
Aumento do trabalho respiratório em CPAP ou VNI (relativo)	• Desconforto respiratório grave (boletim Silverman & Andersen > 7) • Taquipneia grave persistente (FR > 100/min)

(continua)

Quadro 4 Avaliação dos ajustes da ventilação mecânica invasiva, de acordo com as condições de infraestrutura de equipamentos, laboratório, diagnóstico por imagem e de recursos humanos disponíveis (*continuação*)

Necessidade de altas concentrações de oxigênio	• FiO_2 > 0,40 a 0,60 em CPAP pressão ≥ 6 cmH_2O para manter SpO_2 90 a 95%
Acidose respiratória grave	• pH < 7,10 na primeira hora e pH < 7,20 nas horas subsequentes • $PaCO_2$ > 65 mmHg até 3° dia de vida e $PaCO_2$ > 70 mmHg após o 3° dia
Dificuldade respiratória moderada ou grave e contraindicações para o suporte não invasivo	• Obstrução intestinal, perfuração intestinal, cirurgia gastrointestinal recente, íleo paralítico, hérnia diafragmática congênita
Obstrução de vias aéreas superiores	• Micrognatia grave, massa orofaríngea, atresia de coanas
Período pós-operatório	• Depressão central por agentes anestésicos, laparotomia
Instabilidade hemodinâmica grave	• Bradicardia persistente (FC < 60 bpm), choque

CPAP: pressão positiva contínua de vias aéreas; FiO_2: fração inspirada de oxigênio; $PaCO_2$: pressão parcial de dióxido de carbono arterial; SpO_2: saturação arterial de oxigênio pelo oxímetro de pulso; VNI: ventilação não invasiva; VPP: ventilação com pressão positiva.

4. Ajuste dos parâmetros ventilatórios: direcionar a escolha e o ajuste dos parâmetros ventilatórios considerando três situações-padrão: diminuição da complacência pulmonar – comprometimento alveolar difuso (p. ex., SDR, pneumonias congênitas, edema e hemorragia alveolar e hipoplasia pulmonar); aumento da resistência de vias aéreas – doenças pulmonares obstrutivas e/ou de comprometimento heterogêneo (p. ex., síndrome de aspiração de mecônio – SAM, síndrome do pulmão úmido ou taquipneia transitória, DBP grave) e alterações no controle da respiração (p. ex., apneia da prematuridade, encefalopatia hipóxico-isquêmica, drogas depressoras do sistema nervoso central, malformações neurológicas, entre outras). O Quadro 5 reúne algumas considerações sobre a escolha do suporte ventilatório de acordo com fisiopatologia subjacente.[11,12]

A busca de melhores desfechos nos cuidados de bebês ventilados exige empenho e requer vigilância constante. Em ambientes tão complexos como numa UTI neonatal, altamente dependentes de ação multidisciplinar, as inúmeras transferências de informações entre os profissionais são inerentes. Combinadas com uma rotina de trabalho baseada em turnos, as falhas de comunicação com perdas de informações críticas são ocorrências comuns que resultam em decisões inoportunas e inapropriadas. Assim, a correção dos processos voltados para o aprimoramento do trabalho em equipe, com foco em comunicação efetiva, compartilhamento de informações, cooperação e otimização dos recursos disponíveis, pode reduzir eventos inesperados, como extubação não planejada, pneumonia associada à ventilação, pneumotórax, episódios intermitentes de hipóxia e hiperóxia e prolongamento do tempo de exposição à ventilação invasiva e ao oxigênio.

INDICAÇÃO E MÉTODOS DE ADMINISTRAÇÃO DE SURFACTANTE

O surfactante foi utilizado pela primeira vez, em 1980, em prematuros com SDR. Desde então, ele tem sido amplamente usado para o tratamento da SDR, entretanto, indicação e modo de administração ainda têm sido estudados.[13]

Os efeitos pulmonares da administração de surfactante:[14]

- Aumento da oxigenação, permitindo redução nas concentrações de oxigênio inspirado (resposta imediata).
- Melhora da complacência, permitindo o uso de menor pressão inspiratória para manter VC adequado (resposta progressiva e posterior à oxigenação).
- Redução da heterogeneidade pulmonar, diminuindo as áreas de atelectasia (atelectrauma) e hiperdistensão (volutrauma), reduzindo a injúria pulmonar.

Diante de um prematuro menor que 34 semanas com SDR, o uso de surfactante deve ser aventado e as principais perguntas a serem respondidas à beira-leito são:

1. Esse paciente tem SDR?
2. Pacientes com ventilação não invasiva (CPAP) devem receber surfactante?
3. Qual surfactante deve ser escolhido?
4. Que dose deve ser realizada?
5. Com quanto tempo de vida o surfactante deve ser realizado?
6. Qual o parâmetro para a indicação de surfactante em pacientes com VNI (CPAP)?
7. Qual é a indicação de realização de surfactante para pacientes intubados?
8. Qual a indicação de retratamento, com qual dose e até qual tempo de vida?
9. Qual a melhor forma de administração de surfactante para os pacientes intubados?
10. Qual a melhor forma de administração de surfactante para os pacientes em VNI?

Considerações sobre as questões

1) Esse paciente tem síndrome do desconforto respiratório?

Talvez a principal dúvida na prática clínica diária seja se a instabilidade ventilatória do paciente é atribuída à doença da membrana hialina (falta de surfactante) ou ao fato de o paciente ser prematuro, com caixa torácica instável.

Para essa resposta, deve ser considerada principalmente a manifestação clínica do paciente, uma vez que a SDR moderada é caracterizada clinicamente por necessidade de suporte ventilatório, invasivo ou não invasivo, e aumento da dependência de oxigênio. Esses sinais e sintomas já caracterizam instabilidade pulmonar, *shunt* pulmonar e consumo aumentado de surfactante, que associada à prematuridade, caracteriza-se por diminuição da produção de surfactante, ocasionando necessariamente um desbalanço entre produção e consumo de surfactante.

Quadro 5 Suporte ventilatório conforme a base fisiopatológica

	Bases fisiopatológicas	Pontos-chave
RNPT com SDR associada ou não à pneumonia	• ↓ Complacência, resistência e constante de tempo cura • ↓ Relação V/Q (atelectasia) e ↑ *shunt* intrapulmonar • ↑ Complacência da caixa torácica • ↑ Risco para lesão pulmonar	• Otimizar o volume pulmonar e utilizar menor FiO_2 possível: – Manobra de recrutamento pulmonar: ajustar a PEEP para alcançar uma $FiO_2 \leq 0{,}40$, mantendo SpO_2 pré-ductal entre 90 e 95% – Considerar terapia com surfactante • A/C + VG (preferência) ou SIMV + PS + VG • PEEP: 5 a 8 cmH_2O • VC: 4 a 5 mL/kg. (Obs.: em RNPT < 800 g, 6 mL/kg) • Tinsp curto: 0,30 a 0,35s • FR alta: 40 a 60 cpm • PS: suficiente para alcançar 50 a 75% do VC dos ciclos assistidos da SIMV • Considerar VAFO se ISO > 10 (ISO = MAP x FiO_2/SpO_2 pré-ductal) e/ou $PaCO_2$ > 70 mmHg: MAP 1 a 2 cmH_2O acima da convencional; FR 10 a 12 Hz e amplitude para manter VC entre 1,5 e 2,0 mL/kg
RNPT ou termo com edema pulmonar hemorrágico (persistência do canal arterial ou asfixia grave ou choque)	• Inativação do surfactante • ↓ Complacência, resistência e constante de tempo curta • Edema intersticial e alveolar • ↓ Relação V/Q e ↑ *shunt* intrapulmonar • ↑ Risco para lesão pulmonar	• Otimizar o volume pulmonar e utilizar menor FiO_2 possível: – Manobra de recrutamento pulmonar: ajustar a PEEP para manter $FiO_2 \leq 0{,}40$, com SpO_2 pré-ductal 90 a 95% – Considerar altas doses de surfactante (≅ 200 mg/kg) • A/C + VG • PEEP: 8 a 10 cmH_2O, podem ser necessários valores maiores para tamponar o extravasamento alveolar • VC: 4 a 6 mL/kg (obs.: em RNPT < 800 g, 6 mL/kg) • Tinsp variável, podem ser necessários tempos longos (0,5 a 0,6 s) para o recrutamento alveolar • Otimizar a função do ventrículo esquerdo. Se necessário, iniciar dobutamina ou adrenalina ou milrinona (se pressão arterial normal) • Não utilizar vasodilatadores pulmonares (NOi) até a adequação da função cardíaca • Considerar VAFO se ISO > 10 (ISO = MAP x FiO_2/SpO_2 pré-ductal) e/ou $PaCO_2$ > 70 mmHg: MAP 1 a 2 cmH_2O acima da convencional; FR 6 a 8 Hz (RNT) e 10 a 12 Hz (RNPT) e amplitude para manter VC entre 1,5 e 2,0 mL/kg
Hipoplasia pulmonar por oligoâmnio prolongado e hérnia diafragmática congênita	• ↓ Complacência relacionada ao baixo volume pulmonar e constante de tempo curta • Hipertensão pulmonar por remodelamento vascular e ↓ do leito vascular • ↑ Risco para hiperinsuflação pulmonar e lesão pulmonar (SEAr e DBP)	• Evitar hiperinsuflação pulmonar e hiperventilação. Manter volume pulmonar na radiografia de tórax entre 7 e 8 costelas posteriores e $PaCO_2$ entre 40 e 60 mmHg • A/C + VG • PEEP: 4 a 6 cmH_2O • VC: 4 a 5 mL/kg • Considerar vasodilatador pulmonar: NOi (só se função do VE adequada) e/ou milrinona e/ou sildenafil • Otimizar a função do VD e do VE: adrenalina e/ou milrinona. Se canal arterial fechado ou restrito, iniciar PGE_2 para manter o canal aberto e diminuir a pós-carga do VD. Não utilizar dopamina > 5 mcg/kg/min. Se hipotensão arterial, iniciar vasopressina (de preferência) ou noradrenalina • Considerar VAFO se Pinsp > 25 cmH_2O, ISO >10 (ISO = MAP x FiO_2 / SpO2 pré-ductal) e/ou $PaCO_2$ > 70 mmHg: MAP igual ou abaixo da convencional; FR 6 a 10 Hz e amplitude para manter VC entre 1,5 e 2,0 mL/kg
SAM	• Comprometimento pulmonar heterogêneo • ↑ Resistência e ↓ complacência e constante de tempo prolongada • Insuflação e esvaziamento pulmonar heterogêneos • ↑ Risco para hiperinsuflação e atelectasia regional e SEAr • Hipertensão pulmonar	• Evitar hiperinsuflação dos segmentos pulmonares não acometidos (auto-PEEP) e atentar para insuficiência de múltiplos órgãos decorrente da asfixia perinatal • A/C + VG; se predomínio de áreas de hiperinsuflação, preferir SIMV + PS + VG • PEEP: 4 a 5 cmH_2O. Valores maiores, se acometimento alveolar difuso • VC: 5 a 6 mL/kg. Podem ser necessários valores maiores, de 6 a 8 mL/kg pelo ↑ do espaço morto • Ti: 0,5 a 0,6 s e SIMV com FR < 30 cpm. Procurar manter Te > 0,5 s para evitar o auto-PEEP. Ajustar os níveis de PS para alcançar 50 a 75% do VC dos ciclos assistidos • Considerar VAFO se Pinsp > 25 cmH_2O ou ISO > 10 ou $PaCO_2$ > 70 mmHg • Considerar vasodilatador pulmonar: NOi e/ou milrinona • Considerar altas doses de surfactante (≅ 200 mg/kg). Critérios de retratamento variável, avaliar caso a caso

(continua)

Quadro 5 Suporte ventilatório conforme a base fisiopatológica (*continuação*)

	Bases fisiopatológicas	Pontos-chave
RNPT com DBP grave	• ↓ Número de alvéolos e capilares e ↑ espaço morto (traqueobroncomegalia) • Comprometimento pulmonar heterogêneo, alterações da mecânica respiratória variáveis com predomínio de ↑ resistência. Constante de tempo prolongada • Insuflação e esvaziamento pulmonar heterogêneos (áreas de atelectasia e hiperinsuflação) • Vias aéreas centrais com tendência ao colapso no final da expiração (traqueobroncomalácia) • Hipertensão pulmonar por remodelamento e ↓ da rede vascular	• Ajustar o suporte ventilatório para manter troca gasosa efetiva (SpO_2 93 a 97%) com menor FiO_2 (< 0,40) e trabalho respiratório (respiração confortável e ↓ crises de hipoxemia), além de priorizar o esvaziamento de todos os segmentos pulmonares • Evitar hiperóxia (SpO_2 > 97%), pois a formação de radicais livres inibe ação das medicações vasodilatadoras • Após alcançar a combinação adequada dos parâmetros ventilatórios, não reduzir a PEEP e o VC, mesmo que o bebê se encontre estável e confortável. Priorize a oferta nutricional visando à recuperação da lesão pulmonar e planeje caso a caso o momento da descontinuidade do suporte invasivo • Dar preferência ao modo SIMV + PS + V • PEEP: 8 a 12 cmH_2O. Podem ser necessários valores maiores, dependendo do grau de malácia das vias aéreas centrais para mantê-las abertas ao final de expiração. Ajustar os valores da PEEP para otimizar o fluxo expiratório por meio da curva fluxo x volume e fluxo x tempo • VC: 8 a 10 mL/kg. Podem ser necessários valores maiores pelo ↑ do espaço morto • PS: ajustar os valores de PS para obter um VC cerca de 75% do VC-alvo • Tinsp: 0,6 a 0,8 s para permitir o enchimento de todos os segmentos pulmonares • Texp > 0,6 s para permitir o esvaziamento todos os segmentos pulmonares • FR < 20 cpm. É fundamental atingir essa meta para manter o Texp longo • Considerar vasodilatador pulmonar: NOi e/ou milrinona/sildenafil se hipertensão pulmonar • Indicar VAFO com parcimônia, pois pode haver piora das trocas gasosas e do estado hemodinâmico por agravamento do auto-PEEP
SEAr grave	RNPT com enfisema intersticial: compressão das vias aéreas pelo gás no interstício, ↓ complacência, ↑ resistência e hipertensão pulmonar RNPT ou termo com pneumotórax com fístula de alto débito: compressão pulmonar pelo aumento da pressão intrapleural, fuga de gás pela fístula e hipertensão pulmonar	Aceitar hipercapnia ($PaCO_2$ 60 a 70 mmHg), evitar VC alto e manter o volume pulmonar A/C + VG PEEP: 4 a 6 cmH_2O. Ajustar os valores para manter o volume pulmonar. Evitar PEEP baixos, pois pode propiciar o aparecimento de atelectasias com maior necessidade de PIP Tinsp: 0,2 a 0,3 s VC: 4 a 5 mL/kg Considerar VAFO precoce: MAP igual ou abaixo da convencional; FR 10 Hz e amplitude para manter VC entre 1,5 e 2,0 mL/kg
Alterações no controle da respiração: apneia da prematuridade; doenças neuromusculares (encefalopatia hipóxico--isquêmica, miastenia *gravis*)	↓ *Drive* respiratório por imaturidade, função pulmonar normal	Manter suporte ventilatório mínimo, evitando a lesão pulmonar. Evitar hiperinsuflação e hiperventilação. Atentar para não ofertar altos VC, pois os pulmões não apresentam alterações da complacência A/C + VG ou SIMV + PS + VG PEEP: 4 a 5 cmH_2O VC: 4 a 5 mL/kg Tinsp: 0,5 a 0,6 s

A/C: assistido/controlado; CPM: ciclos por minuto; DBP: displasia broncopulmonar; FR: frequência respiratória; ISO: índice de saturação de oxigênio; MAP: pressão média de vias aéreas; NOi: óxido nítrico inalatório; PEEP: positive end-expiratory pressure; PGE2: prostaglandina E2; PS: pressão de suporte; RNPT: recém-nascido pré-termo; SAM: síndrome de aspiração de mecônio; SDR: síndrome do desconforto respiratório; SEAr: síndrome de escape de ar; SIMV: ventilação mandatória sincronizada; Texp: tempo expiratório; VAFO: ventilação de alta frequência oscilatória; VC: volume-corrente; VD: ventrículo direito; VE: ventrículo esquerdo; VG: volume garantido; V/Q: relação ventilação-perfusão.

Portanto, pacientes abaixo de 34 semanas que apresentem necessidade de suporte ventilatório devem ser considerados pacientes com SDR e candidatos à terapia de reposição do surfactante.[14]

2) Pacientes com ventilação não invasiva (CPAP) devem receber surfactante?

Pacientes menores que 34 semanas que necessitarem de VNI devem receber surfactante quando houver indicação.

Revisões sistemáticas indicam que o uso de CPAP associado a surfactante diminui a necessidade de ventilação mecânica, a incidência de DBP e a ocorrência de pneumotórax, quando comparado com apenas o uso de CPAP.[15]

3) Qual o tipo e qual a dose de surfactante a ser utilizado na síndrome do desconforto respiratório?

Ensaios clínicos controlados foram agrupados em revisões sistemáticas e demonstram benefício dos surfactantes naturais.

Sobre os tipos de produtos de origem animal (natural), metanálises e revisões sistemáticas da literatura compararam surfactante de extrato de pulmão bovino e porcino e diferentes doses. Observou-se que a dose de 200 mg/kg de surfactante natural comparada com a dose de 100 mg/kg de surfactante natural apresentou redução na mortalidade antes da alta, morte ou necessidade de oxigênio com 36 semanas e menor necessidade de retratamento.[16]

Portanto, os pacientes prematuros, com sinais de SDR, devem receber surfactante natural na dose de 200 mg/kg.

4) Qual o tempo ideal para ser administrado e que parâmetros indicam necessidade da terapia de reposição do surfactante para pacientes em ventilação não invasiva?

Tempo de administração

Em relação ao tempo de administração de surfactante, uma revisão Cochrane de 2012 demonstrou que administrar surfactante antes de 2 horas de vida está relacionado com diminuição da mortalidade, da ocorrência de pneumotórax, enfisema pulmonar intersticial e DBP, evitando provavelmente a lesão pulmonar.[17]

Entretanto, a administração profilática não é recomendada, ou seja, antes de evidências clínicas que sugiram desconforto respiratório.[18]

Indicação para a realização de surfactante

A necessidade de terapia de reposição do surfactante atualmente é indicada pela presença de sinais de SDR, associada à necessidade elevada de oxigênio. Entretanto, essas medidas à beira-leito podem não ser tão precisas, sendo um marcador tardio de *shunt*-pulmonar, ou seja, quando a FiO_2 aumenta, comprometimento pulmonar importante já ocorreu, como áreas de atelectasia e hiperinsuflação, como demonstrado pelos recentes trabalhos sobre ultrassonografia pulmonar na SDR. Portanto, atualmente, outras possibilidades estão sendo testadas, como a já citada ultrassonografia pulmonar e o teste do aspirado gástrico.[19]

Entretanto, o parâmetro mais prático e aplicável para determinar a necessidade de terapia de reposição de surfactante à beira-leito é a elevação da necessidade de oxigênio. Atualmente, estudos observacionais sugerem que a necessidade de oxigênio maior que 30% em fases precoces da SDR está relacionada a piores desfechos, em todas as faixas gestacionais, principalmente falha da VNI e consequente necessidade de ventilação mecânica, portanto sendo indicação de reposição de surfactante exógeno. Também, os *guidelines* europeus recomendam a indicação para terapia de reposição de surfactante com necessidade de oxigênio maior que 30% para todas as idades gestacionais.[20]

Portanto, a terapia de reposição de surfactante deve ser realizada antes de 2 horas de vida, quando a necessidade de oxigênio for superior a 30% em VNI.

5) Qual tempo e que parâmetros indicam necessidade da terapia de reposição do surfactante para pacientes em ventilação mecânica invasiva?

Se o paciente menor que 34 semanas necessita de intubação na sala de parto em decorrência de desconforto respiratório e necessidade elevada de oxigênio, o surfactante exógeno deve ser administrado imediatamente para evitar a necessidade de manutenção na VNI e consequente lesão pulmonar. Estudos demonstram que a administração de surfactante em pacientes em VNI pode diminuir o tempo de ventilação mecânica e evitar a DBP. Pelo grande potencial lesivo da ventilação mecânica, o surfactante deve ser realizado o mais rápido possível, uma vez que poucos minutos de pressão positiva podem ocasionar grande inflamação pulmonar, portanto, a ventilação mecânica, *per si*, já é indicação robusta para a reposição de surfactante exógeno.

Portanto, pacientes menores que 34 semanas com evidência de SDR em ventilação mecânica por causas respiratórias devem receber terapia de reposição de surfactante exógeno, imediatamente após a intubação, independentemente da necessidade de oxigênio.[20,21]

6) Que parâmetros indicam necessidade de retratamento na terapia de reposição do surfactante para pacientes menores que 32 semanas com evidência de síndrome do desconforto respiratório?

Após 6 horas da administração de terapia com surfactante, a necessidade de oxigênio pode continuar elevada e outras doses subsequentes podem ser necessárias.

Em 2009, em uma metanálise, os autores concluíram que uma política de múltiplas doses em relação a uma única dose do surfactante natural resultou em melhorias na oxigenação, nas necessidades ventilatórias, na diminuição da incidência de pneumotórax e tendência ao aumento da sobrevida.[22]

Os RN que apresentam uso persistente ou recorrente de oxigênio e/ou mantêm necessidades ventilatórias antes das 72 horas de vida devem receber repetidas doses de surfactante, 100 mg/kg, com intervalo de 6 horas entre elas, sugerido pela bula da medicação, mas sem evidências científicas sobre o intervalo ideal entre as doses. Mesmo o paciente estando na VNI, as indicações de retratamento são as mesmas. A administração de mais de 3 doses não indicou benefícios.

Portanto, pacientes menores que 32 semanas com evidência de SDR devem receber retratamento com surfactante natural, na dose de 100 mg/kg, se necessidade de oxigênio maior que 30%, para manter saturação maior que 90%, até 72 horas de vida, não ultrapassando 3 doses.[21,22]

7) Qual o melhor modo de administrar surfactante em pacientes em ventilação invasiva?

Para a administração de surfactante são requisitos fundamentais: ser feito por um profissional experiente com habilidades no preparo do surfactante para a aplicação e também com *expertise* em intubação e capacidade de fornecer ventilação mecânica ao paciente.

A maioria dos ensaios clínicos com surfactantes no RN intubado recomenda que a administração seja feita em *bolus* com distribuição de surfactante usando VPPIn, manualmente ou com um ventilador, seguido de desmame da ventilação mecânica após a melhora da complacência pulmonar. O surfactante nos pacientes intubados deverá ser feito sem despressurizar o pulmão, por isso é sugerida a utilização da cânula com ejetor lateral.[20]

Entretanto, para a realização de surfactante em VNI, há diferentes técnicas.

A técnica minimamente invasiva foi desenvolvida na última década, propondo a administração de surfactante por meio de cateter fino colocado no traqueia sob vizualização direta ou videolaringoscopia, com a criança em respiração espontânea mantendo o CPAP, evitando, assim, o procedimento de intubação e a exposição à ventilação com pressão positiva.

Outro método para administração do surfactante em pacientes em VNI é o INSURE, quando o paciente é retirado do CPAP, sedado, intubado com a cânula orotraqueal pertinente, submetido à pressão positiva e extubado. Entranto, há riscos de falha da extubação em decorrência da sedação.

Revisão Cochrane 2021 sugere que a técnica de administração de surfactante com cateter fino é superior à técnica INSURE em termos de redução da necessidade de VM e o resultado combinado de morte ou DBP.[23]

Portanto, técnicas de administração de surfactante por meio de cateteres finos são preferíveis para pacientes com respiração espontânea em CPAP, de modo que se recomenda aos médicos o treinamento para a realização dessa técnica (B2). Se optar por realizar a técnica INSURE, até treinamento adequado da equipe, recomenda-se que o paciente seja ventilado com ventilador manual em T, com PEEP 6 cmH_2O, para manter o recrutamento pulmonar.

Pontos-chave

- Pacientes menores que 34 semanas com necessidade de suporte ventilatório devem ser avaliados para a terapia de reposição de surfactante.
- A terapia de reposição de surfactante deve ser realizada nas primeiras 2 horas de vida, quando a FiO_2 for maior que 30%, para manter saturação > 90%.
- O surfactante a ser usado deve ser o natural, na dose de 200 mg/kg.
- Pacientes menores que 34 semanas em CPAP ou NIPPV devem receber surfactante.
- A técnica de administração de surfactante com cateter fino é a forma preferencial de administração para pacientes em ventilação espontânea.
- Pacientes menores que 34 semanas em VMI devem receber surfactante nas primeiras 2 horas de vida, independentemente da necessidade de oxigênio.
- O retratamento com surfactante deve ser realizado até 72 horas de vida, não ultrapassando 3 doses, com surfactante natural, usando nas doses de retratamento 100 mg/kg, com intervalo de 4 a 6 horas entre as doses.

CHOQUE E SUPORTE HEMODINÂMICO (VER O CAPÍTULO 6 DESTA SEÇÃO)

Choque é uma síndrome clínica complexa caracterizada por falência circulatória aguda com inadequada perfusão e oxigenação tecidual, resultando em disfunção de órgãos e alta taxa de mortalidade.[24,25]

O choque neonatal é motivo de grande preocupação, pois é frequente, grave e há várias limitações e dificuldades em sua abordagem. Os estudos em RN são escassos e a conduta é norteada por consenso de especialistas, com pouca evidência sobre as melhores práticas.[25,26]

O Quadro 6 apresenta os tipos de choque no RN.[27]

Quadro 6 Tipos de choque, mecanismos etiopatogênicos e principais causas

Tipo	Mecanismo etiopatogênico	Principais causas
Distributivo	Alteração no tônus do leito vascular (vasodilatação)	Sepse, enterocolite necrosante
Cardiogênico	Falha na bomba (disfunção do miocárdio)	Asfixia, falha na circulação de transição, cardiopatia congênita, arritmias
Hipovolêmico	Inadequada volemia	Sangramento agudo (placenta prévia, descolamento prematuro de placenta), prolapso de cordão
Obstrutivo	Restrição ao fluxo sanguíneo	Pneumotórax, tamponamento cardíaco, hipertensão pulmonar
Dissociativo	Inadequada liberação de oxigênio	Metemoglobinemia, anemia grave

Fonte: adaptado de Singh et al.[4]

A sepse é a principal causa de choque no período neonatal, e sua incidência é inversamente proporcional à idade gestacional, acometendo 20-25% dos pré-termos de muito baixo peso. A maior preocupação com pré-termos justifica-se porque estes são mais expostos a situações de risco, apresentam limitados mecanismos de defesa e seu sistema cardiovascular é imaturo, daí a associação frequente de sepse com disfunção cardiovascular, propiciando a evolução para choque séptico.[28,29]

O choque séptico precoce (≤ 72 horas) tem como principais agentes: estreptococo do grupo B (EGB) em RN de termo ou prematuros tardios, e *E. coli* nos pré-termos extremos. Na sepse tardia os agentes mais frequentes são Gram-positivos (especialmente o estafilococo coagulase negativa), mas o choque séptico tardio é causado predominantemente pelos Gram-negativos.[28,29]

A fisiopatologia do choque séptico é pouco estudada. Modelos experimentais com EGB mostram diminuição do débito cardíaco e aumento da resistência vascular sistêmica e pulmonar, caracterizando o choque frio, enquanto o choque por Gram negativo caracteriza-se como um quadro de síndrome da resposta inflamatória sistêmica com vasodilatação periférica (choque quente).[29] Entretanto, essa diferenciação nem sempre ocorre, pois várias peculiaridades do RN alteram sua resposta hemodinâmica, incluindo a fisiologia da circulação de transição, a imaturidade do miocárdio, o canal arterial patente, a presença de asfixia e a insuficiência adrenal transitória do pré-termo extremo.[25,26,30]

O maior dilema é diagnosticar o choque no primeiro dia de vida, pois pode ser devido à sepse, ou à asfixia, ou à falha na transição, ou até mesmo a cardiopatia. A presença de fatores de risco para infecção (trabalho de parto prematuro; rotura prematura de membranas > 18 horas; febre materna intraparto ou corioamnionite; colonização materna por EGB), a idade gestacional e a condição clínica do RN nas primeiras horas de vida, analisadas em conjunto, norteiam para a hipótese de sepse precoce.[28,29,31]

O choque séptico precisa ser diagnosticado rapidamente, pois cada hora de atraso aumenta em 2 vezes a chance de óbito. O problema é que não existe um marcador acurado suficiente para ser usado isoladamente. Assim, é recomendada a avaliação conjunta de parâmetros:[26,30]

A. Clínicos (indicativos de ↓ perfusão): pele fria, pulsos finos, tempo de enchimento capilar > 3 segundos, hiporreatividade, letargia, oligúria.
B. Hemodinâmicos: hipotensão (presente na fase descompensada).
C. Laboratoriais: acidose e ↑ lactato. Recomenda-se a dosagem seriada do lactato (a rápida diminuição dos valores está associada à menor mortalidade).

Dentre os recursos tecnológicos atualmente disponíveis para monitorização do RN, destaca-se a ecografia funcional, um adjuvante muito útil na avaliação e condução do choque neonatal, permitindo o diagnóstico mais precoce, na fase de choque compensado em que a pressão arterial ainda está normal, mas o débito cardíaco está diminuído. Além de melhorar a acurácia diagnóstica, fornece informações sobre a fisiopatologia, permite afastar cardiopatia congênita (importante no choque do primeiro dia de vida), ajuda a monitorar a resposta ao tratamento e a evitar tratamento desnecessário.[32]

O tratamento do choque inicia-se com cuidados básicos, incluindo: obter acesso vascular, garantir a ventilação, identificar e corrigir distúrbios metabólicos e anemia, iniciar antibióticos na suspeita de choque séptico, pois o atraso no início da antibioticoterapia pode favorecer a evolução para a disfunção de múltiplos órgãos.[29]

O tratamento específico inclui: expansão e suporte hemodinâmico, com foco em dois aspectos da fisiopatologia do choque: diminuição do tônus vascular e disfunção do miocárdio.[29]

A conduta no choque séptico do recém-nascido de termo baseia-se nos *guidelines* do Colégio Americano de Medicina Intensiva, que são periodicamente atualizados com base nas evidências disponíveis, e, na última atualização (2017), tanto para expansão como para o suporte hemodinâmico, o grau de evidência para a recomendação é moderado.[33]

Para o choque séptico no pré-termo, não há recomendações específicas das sociedades de medicina intensiva, e a conduta baseia-se na proposta do RN de termo com algumas modificações em função das limitações dos pré-termo, especificamente: expansão mais lenta (30 minutos) e possibilidade de usar hidrocortisona no choque resistente às catecolaminas.[29]

A expansão no choque séptico justifica-se pela vasodilatação, com diminuição do volume intravascular (pré-carga); entretanto, deve ser criteriosa. Questiona-se atualmente qual o volume e a velocidade de infusão ideais, pois estudos sugerem que a fluidoterapia liberal aumenta a mortalidade de crianças com choque séptico. Em RN a expansão volêmica tem sido associada com maior risco de hemorragia peri-intraventricular em pré-termos.[25]

Em relação às drogas vasoativas, a dopamina é a primeira opção, embora a escassez de ensaios randomizados no choque neonatal não permita afirmar qual a opção ideal. A adrenalina é tão efetiva quanto a dopamina, porém apresenta mais efeitos adversos (hiperglicemia, acidose e aumento do lactato).[25,26]

A Figura 1 apresenta algoritmo de conduta no choque séptico do RN de termo, e a Figura 2 mostra a conduta para o choque séptico no pré-termo.

O Colégio Americano de Medicina Intensiva recomendou, em 2017, que cada instituição elabore seus protocolos/*bundles* de conduta, que permitam o reconhecimento precoce do choque séptico (sinais clínicos + fatores de risco) e a rápida estabilização do paciente (otimizando a conduta na primeira hora). Além de ter protocolos, é importante que estes sejam seguidos pela equipe e periodicamente atualizados com incorporação de boas práticas.[33]

Finalizando: a conduta no choque neonatal deve ser individualizada e baseada na fisiopatologia do distúrbio. É importante valorizar os dados da história, exame físico e exames laboratoriais, complementados com a avaliação ecocardiográfica. Há que investir na prevenção da sepse e ter como meta não apenas a normalidade hemodinâmica, mas principalmente a melhora da sobrevida e do prognóstico dos RN.

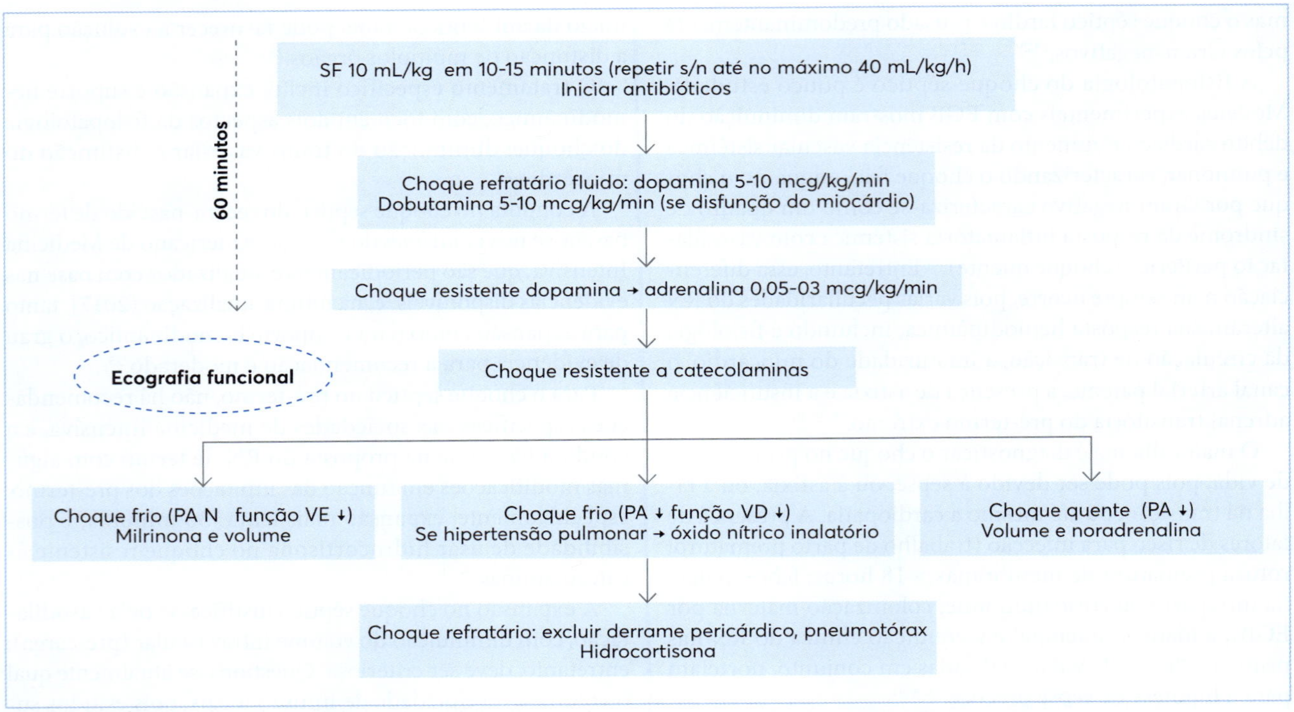

Figura 1 Conduta no choque séptico do recém-nascido de termo.

Fonte: adaptada de Davis et al., 2017.[33]

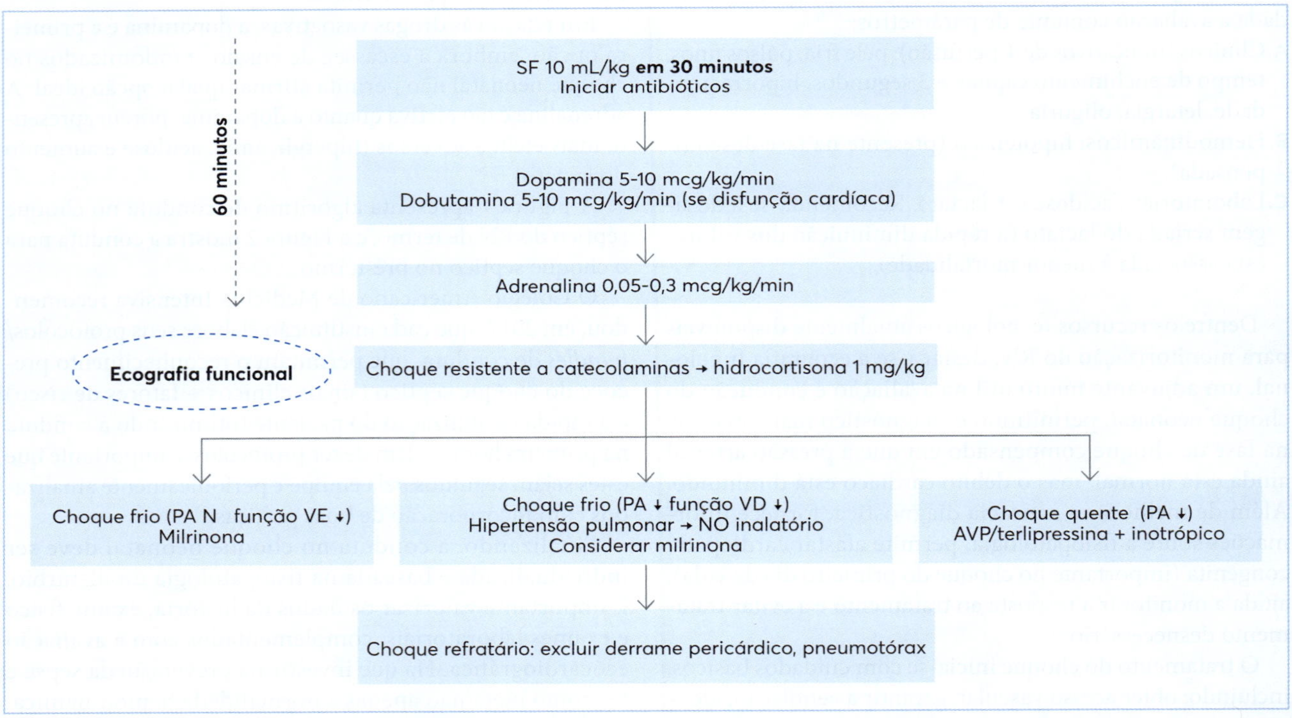

Figura 2 Conduta no choque séptico do recém-nascido pré-termo.

Fonte: adaptada de Wynn e Wong, 2010.[29]

REFERÊNCIAS BIBLIOGRÁFICAS

1. Claure N, Bancalari E. The evidence for non invasive ventilation in the preterm infant. Arch Dis Child Fetal Neonatal Ed. 2013;98(2):F98-F102.
2. Meneses J, Basto CA, Sa Leitao ML. Ventilação não invasiva do recém-nascido pré-termo: quando indicar. PRORN. 2014;Ciclo 12(1):9-36.
3. Gupta S, Donn SM. Continuous positive airway pressure: physiology and comparison of devices. Semin Fetal Neonatal Med. 2016;21(3)204-11.
4. Ekhaguere O, Patel S, Kirpalani K. Nasal intermitente mandatory ventilation versus nasal continuous positive airway pressure before and after invasive ventilatory support. Clin Perinatol. 2019;46(3):517-36.
5. Hodgson KA, Manley BT, Davis PG. Is nasal high flow inferior to continuous positive airway pressure for Neonates? Clin Perinatol. 2019;46(3):537-51.
6. Hatch LD III, Clark RH, Carlo WA, Stark AR, Ely EW, et al. Changes in use of respiratory support for preterm infants in the US, 2008-2018. JAMA Pediatr. 2021;e211921.
7. Vervenioti A, Fouzas S, Tzifas S, Karatza AA, Dimitriou G. Work of breathing in mechanically ventilated preterm neonates. Pediatr Crit Care Med. 2020;21(5):430-6.
8. Keszler M. Time to abandon your comfort zone? Pediatr Crit Care Med. 2020;21(5):495-6.
9. Osorio W, Claure N, D'Ugard C, Athavale K, Bancalari E. Effects of pressure support during an acute reduction of synchronized intermittent mandatory ventilation in preterm infants. J Perinatol. 2005;25(6):412-6.
10. Keszler M. Volume-targeted ventilation: one size does not fit all. Evidence-based recommendations for successful use. Arch Dis Child Fetal Neonatal Ed. 2019;104(1):F108-F112.
11. Miyoshi MH. Suporte ventilatório na neonatologia. In: Valiatti JLS, Amaral JLG, Falcão LFR (eds.). Ventilação mecânica – fundamentos e prática clínica. 2.ed. Rio de Janeiro: Guanabara-Koogan; 2021. p.338-67.
12. Sindelar R, Shepherd EG, Agren J, Panitch HB, Abman SH, et al. Established severe BPD: is there a way out? Change of ventilatory paradigms. Pediatr Res. 2021.
13. Fujiwara T, Maeta H, Chida S, Morita T, Watabe Y, Abe T. Artificial surfactant therapy in hyaline membrane disease. Lancet. 1980;1:55-9.
14. Goldsmith LS, Greenspan JS, Rubenstein SD, Wolfson MR, Shaffer TH. Immediate improvement in lung volume after exogenous surfactant: alveolar recruitment versus increased distention. J Pediatr. 1991;119(3):424.
15. Isayama T, Iwami H, McDonald S, Beyene J. Association of noninvasive ventilation strategies with mortality and bronchopulmonary dysplasia among preterm infants: a systematic review and meta-analysis. JAMA. 2016;316(6):611-24.
16. Singh N, Halliday HL, Stevens TP, Suresh G, Soll R, Rojas-Reyes MX. Comparison of animal-derived surfactants for the prevention and treatment of respiratory distress syndrome in preterm infants. Cochrane Database Syst Rev. 2015;(12):CD010249.
17. Bahadue FI, Soll R. Early versus delayed selective surfactant treatment for neonatal respiratory distress syndrome. Cochrane Database Syst Rev. 2012;11(11):CD001456.
18. Royas-Reyes MX, Morley CJ, Soll R. Prophylatic versus selective use of surfactante in preventing morbidity and mortality in preterm infants. Cochrane Database Syst Rev. 2012;3:CD000510.
19. De Martino L, Yousef N, Ben-Ammar R, Raimondi F, Shankar-Aguilera S, De Luca D. Lung ultrasound score predicts surfactante need in extremely preterm neonates. Pediatrics. 2018;142(3):e20180463.
20. Sweet DG, Carnielli V, Greisen G, Hallman M, Ozek E, Te Pas A, et al. European consensus guidelines on the management of respiratory distress syndrome – 2019 Update. Neonatology. 2019;115(4):432-50.
21. Banerjee S, Fernadez R, Fox GF, GOSS KCW, Mactier H, Reynolds P, et al. Surfactant replacement therapy for respiratory distress syndrome inpreterm infants: United Kingdom national consensus. Pediatr Res. 2019;86(1):12-14.
22. Soll R, Ozek E. Multiple versus single doses of exogenous surfactant for the prevention or treatment of neonatal respiratory distress syndrome. Cochrane Database Syst Rev. 2009;1:CD000141.
23. Abdel-Latif ME, Davis PG, Wheeler KI, De Paoli AG, Dargaville PA. Surfactant therapy via thin catheter in preterm infants with or at risk of respiratory distress syndrome. Cochrane Database Syst Rev. 2021;5(5):CD011672.
24. Bhat BV, Plakkal N. Management of shock in neonates. Indian J Pediatr. 2015;82(10):923-9.
25. Schwarz CE, Dempsey EM. Management of neonatal hypotension and shock. Semin Fetal Neonatal Med. 2020;25(5):101121.
26. Rugolo LMSS, Luca AKC. Uso de medicamentos vasopressores em neonatologia. In: Sociedade Brasileira de Pediatria; Procianoy RS, Leone CR (orgs.). PRORN – Programa de Atualização em Neonatologia: Ciclo 15. v.3. Porto Alegre: Artmed Panamericana; 2018. p.11-61.
27. Singh Y, Katheria AC, Vora F. Advances in diagnosis and management of hemodynamic instability in neonatal shock. Front Pediatr. 2018;6:2. doi: 10.3389/fped.2018.00002. eCollection 2018. Review.
28. Procianoy RS, Silveira RC. The challenges of neonatal sepsis management. J Pediatr (Rio J). 2020;96(S1):80-6.
29. Wynn JL, Wong HR. Pathophysiology and treatment of septic shock in neonates. Clin Perinatol. 2010;37(2):439-79.
30. El-Khuffash A, McNamara PJ. Hemodynamic assessment and monitoring of premature infants. Clin Perinatol. 2017;44(2):377-93.
31. Puopolo KM, Lynfield R, Cummings JJ; Committee on Fetus and Newborn; Committee on Infectious Diseases. Management of infants at risk for group B Streptococcal disease.
32. de Boode WP, van der Lee R, Horsberg Eriksen B, Nestaas E, Dempsey E, Singh Y, et al. European Special Interest Group "Neonatologist Performed Echocardiography" (NPE). The role of neonatologist performed echocardiography in the assessment and management of neonatal shock. Pediatr Res. 2018;84(Suppl 1):57-67.
33. Davis AL, Carcillo JA, Aneja RK, Deymann AJ, Lin JC, Nguyen TC, et al. The American College of Critical Care Medicine Clinical. Practice parameters for hemodynamic support of pediatric and neonatal septic shock. Crit Care Med. 2017;45(6):1061-93.

CAPÍTULO 11.1

SEPSE PRECOCE

Roseli Calil
Leila Denise Cesário Pereira

AO FINAL DA LEITURA DESTE CAPÍTULO, O PEDIATRA DEVE ESTAR APTO A:

- Conhecer a patogênese e os agentes etiológicos mais comuns da sepse precoce.
- Identificar os fatores de risco para sepse precoce.
- Conhecer as manifestações clínicas da sepse precoce e interpretar o resultado dos exames diagnósticos.
- Descrever as indicações de antibioticoterapia empírica e os critérios para suspensão e manutenção do tratamento.
- Listar as principais medidas de prevenção da sepse precoce.

INTRODUÇÃO

O termo sepse neonatal é usado para designar uma condição sistêmica de origem bacteriana, fúngica ou viral que está associada a alterações hemodinâmicas e a outras manifestações clínicas.[1]

Considerando que 60 a 80% dos casos de sepse neonatal precoce têm manifestação clínica nas primeiras 24 horas, para fins de definição epidemiológica, o Center for Disease Control and Prevention dos Estados Unidos (CDC) e a Agência Nacional de Vigilância Sanitária do Brasil (Anvisa)[2-4] consideram sepse neonatal como precoce (provável origem materna) os casos cuja evidência diagnóstica clínica/laboratorial/microbiológica ocorre até em 48 horas completas de vida; por outro lado, a Academia Americana de Pediatria (AAP) e redes de pesquisas nacionais e internacionais (Rede Brasileira de Pesquisas Neonatais, Rede Vermont) mantêm o ponto de corte de até 72 horas de vida. Especificamente para a infecção por *Streptococcus agalactiae* (estreptococo beta-hemolítico do grupo B), a infecção é considerada precoce quando o diagnóstico ocorre em até 7 dias de vida.[5]

A definição microbiológica de sepse considera o crescimento de patógeno em cultura de sangue ou líquido cefalorraquidiano (LCR).[6] Considerando que as características clínicas podem ser decorrentes da ação de potentes citocinas pró-inflamatórias, o termo síndrome da resposta inflamatória sistêmica também tem sido usado para descrever a sepse neonatal, seja precoce ou tardia.[1]

A sepse neonatal precoce caracteriza-se por comprometimento multissistêmico e está relacionada diretamente a fatores gestacionais e/ou do período periparto.[1,3]

A sepse precoce continua a ser uma doença grave e muitas vezes fatal entre recém-nascidos prematuros (RNPT), particularmente naqueles com menor idade gestacional (IG). Atualmente, em grande parte dos serviços de neonatologia, os RN com muito baixo peso ao nascer são tratados empiricamente com antibióticos diante de fatores de risco para sepse precoce, por períodos prolongados, na ausência de infecção confirmada por cultura. Estudos retrospectivos revelaram que a exposição aos antibióticos após o nascimento está associada a resultados adversos subsequentes entre RNPT, tornando incerta a relação risco/benefício da antibioticoterapia. A IG é o preditor individual mais forte de sepse precoce. A maioria dos nascimentos prematuros ocorre no contexto de outros fatores associados ao risco de sepse precoce, dificultando a aplicação de estratégias de estratificação de risco aos RNPT. Os exames laboratoriais, por si só, possuem valor preditivo insatisfatório na avaliação de sepse precoce, especialmente no RNPT, o que dificulta sua aplicabilidade, tornando cada vez mais importante a valorização do quadro clínico associado aos resultados de culturas como padrão-ouro para o diagnóstico[7] Para RNPT tardio ou a termo, com identificação de algum risco para infecção precoce, porém sem sintomas de infecção, a observação clínica detalhada, sem triagem infecciosa e uso empírico de antibióticos, é considerada atualmente uma boa prática no cuidado neonatal.[6]

EPIDEMIOLOGIA

Incidência

A incidência de sepse precoce nos RN a termo (RNT) diminuiu ao longo dos últimos 25 anos, como resultado da implementação da antibioticoterapia intraparto para a prevenção da infecção perinatal pelo estreptococo beta-hemolítico do grupo B (EGB). No entanto, o impacto da antibioticoterapia intraparto para a prevenção de infecção precoce por EGB nos RNPT não é claro, particularmente naqueles com IG mais baixas.[7] Estudo norte-americano envolvendo 34.636 prematuros de 22 a 28 semanas, nascidos de 1993 a 2012, não observou mudança significativa nas taxas de infecção precoce ao longo do período do estudo.[8]

Nos Estados Unidos, a incidência geral de sepse precoce reduziu de 3 a 4 casos para cerca de 0,8 casos por 1.000 nascidos vivos (NV). Essa taxa é de 0,5/1.000 NV no RNT e aumenta à medida que a IG diminui (34-36 semanas: 1; < 34 semanas: 6; < 29 semanas: 20; 22-24 semanas: 32).[6,7,9]

Morbidade e mortalidade

Cerca de 60% dos RNT e 95% dos RNPT com sepse precoce são internados em unidades de cuidado intensivo neonatal por dificuldade respiratória e/ou necessidade de suporte hemodinâmico.[6]

A mortalidade associada à sepse precoce é inversamente proporcional à IG, variando de 1,6% em RN ≥ 37 semanas, 2 a 3% em RN ≥ 35 semanas, 30% de 25 a 28 semanas, até 50% de 22 a 24 semanas.[6-9] A mortalidade também aumenta com a redução do peso ao nascer (≥ 1.500 g: 3,5%; < 1.500 g: 35%).[9]

Na sepse precoce por EGB, a mortalidade também é maior entre os RNPT (19,2%) quando comparada à mortalidade dos RNT (2,1%).[5]

A associação entre corioamnionite materna e resultados neonatais tem sido foco de investigação entre pesquisadores da área perinatal.[1] A corioamnionite parece estar associada a leucomalácia periventricular cística nos RNPT, a encefalopatia nos RNT e a paralisia cerebral em ambos.[10] A corioamnionite histológica aumenta o risco de doença pulmonar crônica nos RNPT.[11] Acredita-se que esses desfechos adversos cerebrais e pulmonares resultem da exposição à inflamação e liberação de citocinas no útero, levando a aumento da susceptibilidade a insultos perinatais e pós-natais subsequentes.[10,11]

ETIOPATOGENIA

Vias de transmissão

O feto pode ser colonizado ou infectado no ambiente intrauterino através da placenta ou por via ascendente, nos casos de rotura prematura de membrana, quando o parto não acontece imediatamente. A transmissão pode ocorrer durante a passagem pelo canal do parto, por corioamnionite ou por disseminação hematogênica.[2]

Entre os RNT, a transmissão da sepse precoce geralmente ocorre durante o trabalho de parto, mais comumente por via ascendente, a partir da colonização e infecção do compartimento uterino pela flora gastrintestinal e geniturinária materna, com subsequente colonização e infecção fetal e/ou aspiração de líquido amniótico infectado pelo feto. Mais raramente, no feto a termo ou próximo do termo da gestação, a sepse precoce pode ter início antes do trabalho de parto. Além disso, a criança pode ser infectada pela exposição a patógenos durante a passagem pelo canal do parto ou via hematogênica, através da placenta. Tanto a infecção adquirida via hematogênica quanto a que ocorre via ascendente podem levar a óbito fetal no terceiro trimestre de gestação.[6]

Nos RNPT, a patogênese é mais complexa; a infecção intra-amniótica acontece antes do início do trabalho de parto, e, em cerca de 25% dos casos, é a causa do trabalho de parto prematuro e da rotura prematura de membranas, particularmente quando ocorre em IG mais baixas. Evidências sugerem que o processo inflamatório materno induzido pelos patógenos pode desencadear o trabalho de parto e provocar a resposta inflamatória fetal. A infecção intra-amniótica pode ser causa de óbito fetal no segundo e terceiro trimestre de gestação.[7] A taxa de corioamnionite histológica é inversamente proporcional à IG ao nascimento e diretamente relacionada à duração da rotura das membranas.[1]

As Figuras 1 e 2 ilustram como a infecção ou inflamação intra-amniótica pode ocorrer durante a gestação e como pode promover a rotura de membranas.

Agentes causais

Os patógenos mais comumente associados à sepse precoce são EGB, *Escherichia coli,* bacilos entéricos Gram-negativos, enterococos e *Listeria monocytogenes.*[2]

A infecção por EGB é responsável por aproximadamente 45% de todos os casos de sepse precoce confirmada por cultura nos RNT e por cerca de 25% de todos os casos de sepse precoce que ocorrem em RN com muito baixo peso ao nascer.[5] Estudo prospectivo que incluiu quase 400 mil nascimentos vivos ocorridos em centros neonatais universitários dos Estados Unidos, de 2006 a 2009, observou que 43% das sepses precoces foram causadas por EGB e 29% por *E. coli.* A maioria dos RN infectados por EGB era nascida a termo (73%) e, entre os infectados por *E. coli*, 81% eram prematuros. Os autores concluíram que, embora o EGB continue sendo o agente mais frequentemente isolado na sepse neonatal precoce, a *E. coli* se tornou o patógeno mais prevalente entre prematuros de muito baixo peso ao nascer.[12]

A *L. monocytogenes*, que geralmente é transmitida da mãe para o feto por via transplacentária, por disseminação hematogênica, antes do início do trabalho de parto, é causa infrequente mas importante de sepse precoce.[6] *Ureaplasma parvum* e *Ureaplasma urealyticum*, ambos micoplasmas genitais, são as bactérias mais comumente isoladas de placentas com corioamnionite histológica e a partir do líquido amniótico. *Neisseria meningitidis*, *Ureaplasma* spp. e *Mycoplasma hominis* também têm sido associados à sepse precoce.[1]

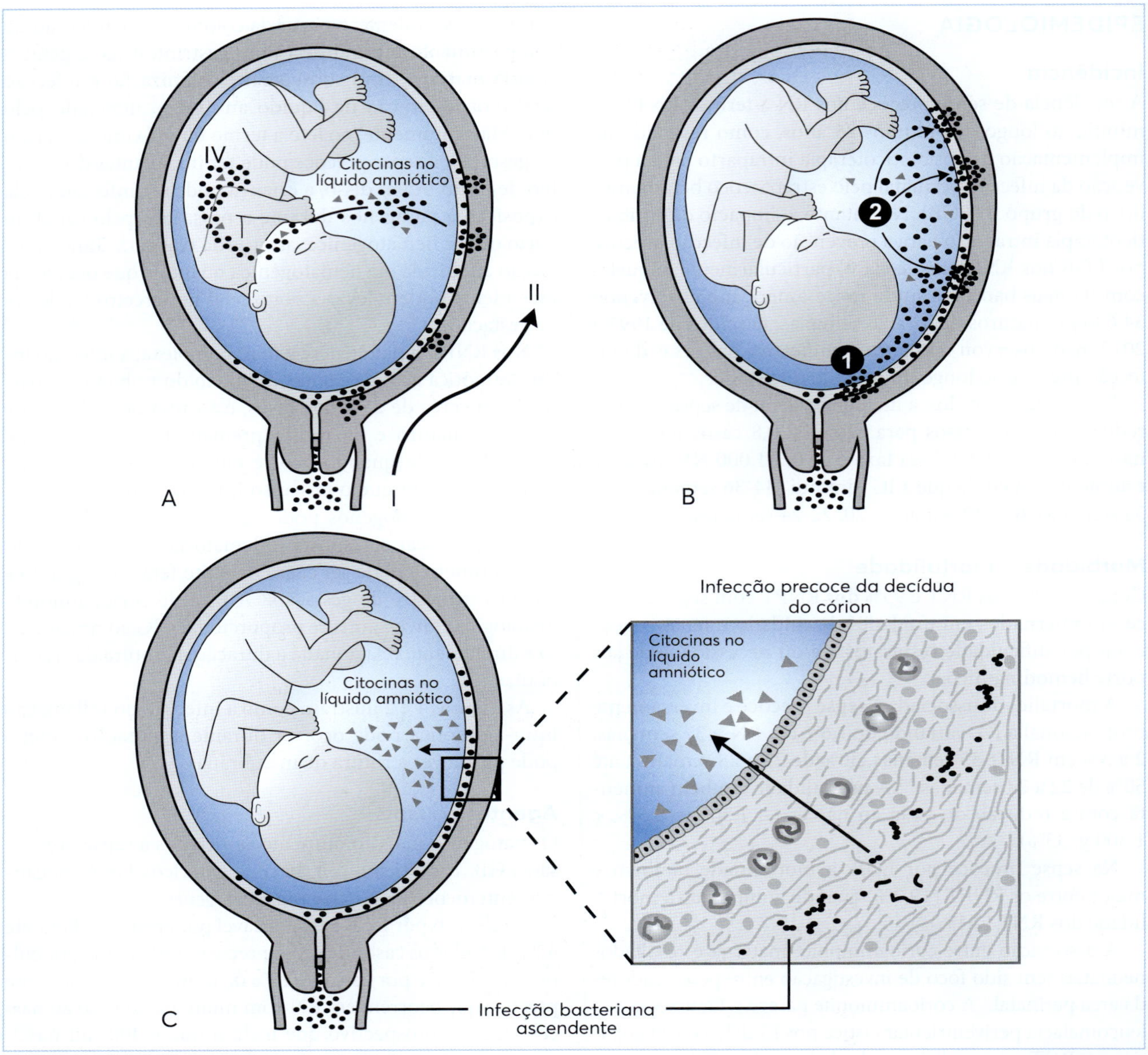

Figura 1 Vias de transmissão da infecção ou inflamação intra-amniótica durante a gestação. A: a infecção da decídua e do córion ocorre a partir do crescimento de patógenos da vagina e colo uterino (estágio I), que avançam até as membranas amnióticas (estágio II) e invadem a cavidade amniótica (estágio III). O feto se infecta por aspiração de líquido amniótico ou via cordão umbilical (estágio IV). B: as bactérias invadem (passo 1), disseminam-se pelo líquido amniótico (passo 2) e posteriormente colonizam o córion e o âmnion. C: infecção transitória ou limitada da decídua e do córion pode não resultar em colonização do líquido amniótico, mas levar à produção de citocinas que invadem o líquido amniótico, com potencial de induzir trabalho de parto.

Fonte: adaptada de Romero e Major, 1988.[13]

Fatores de risco

São considerados fatores de risco para sepse precoce:[3]

- Trabalho de parto antes de 37 semanas de gestação.
- Rotura de membranas por tempo ≥ 18 horas.
- Colonização pelo EGB em gestante sem quimioprofilaxia intraparto, quando indicada.
- Corioamnionite.
- Febre materna nas últimas 48 horas.
- Cerclagem ou pessário vaginal.
- Procedimentos de medicina fetal nas últimas 72 horas.
- Infecção do trato urinário materno sem tratamento ou em tratamento a menos de 72 horas.

A contribuição específica e independente de cada fator de risco não é conhecida. Em 97% dos RNPT de muito baixo peso com sepse precoce ocorre alguma combinação de

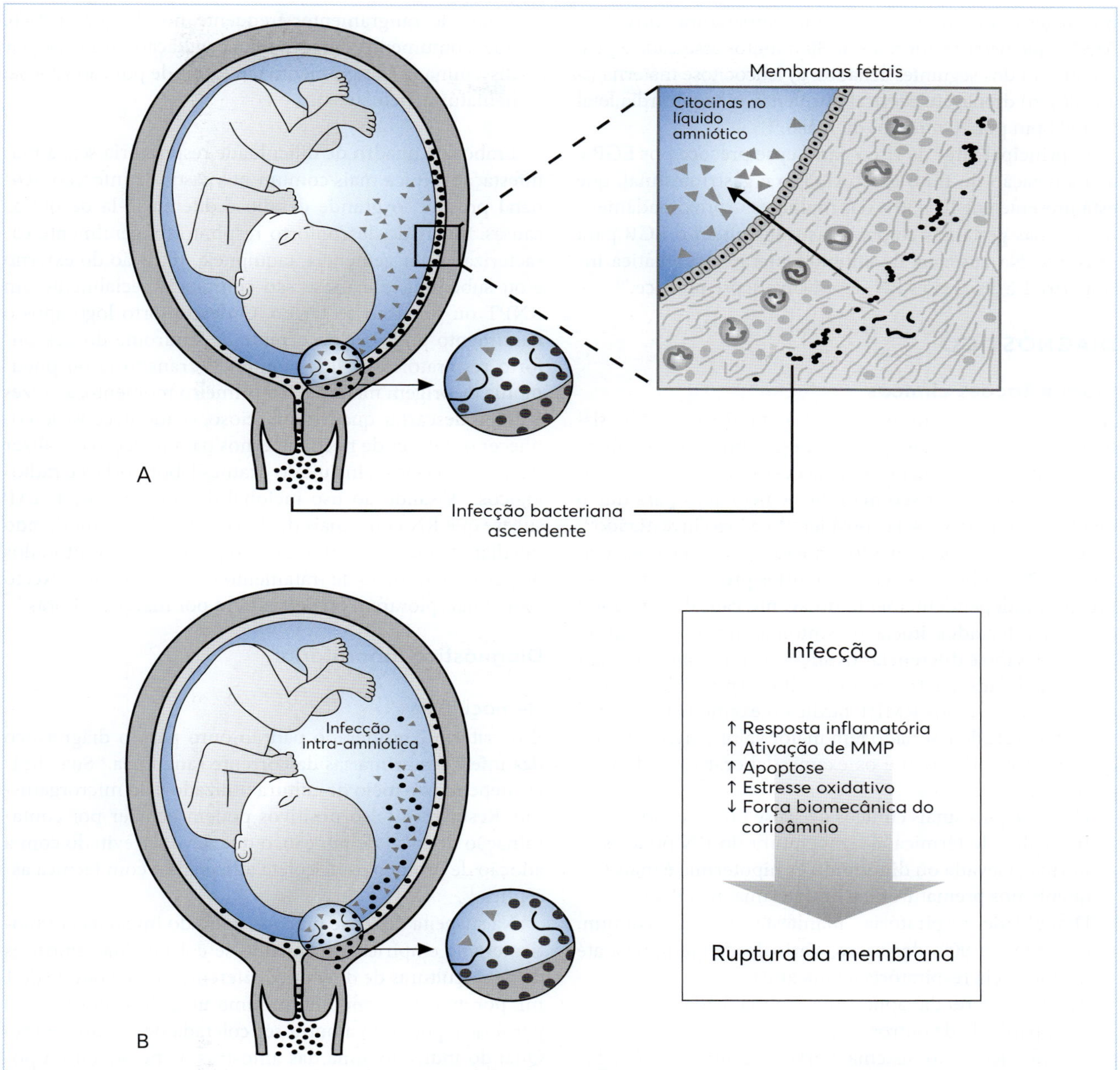

Figura 2 Papel da infecção ou inflamação intra-amniótica na patogênese da rotura de membranas. A: a infecção da decídua e do córion próxima ao colo do útero e o processo inflamatório associado comprometem a integridade e rotura das membranas amnióticas. B: outra possibilidade é que os patógenos primeiro invadam a cavidade amniótica próximo ao colo uterino e secundariamente colonizem outros sítios das membranas amnióticas, disseminem-se pela cavidade amniótica e aumentem o processo inflamatório, levando ao enfraquecimento das membranas amnióticas. A rotura das membranas ocorre como resultado da resposta inflamatória, por ação de proteases ou por ação direta dos patógenos.

Fonte: adaptada de Romero e, Major, 1988.[13]

rotura prolongada de membranas, trabalho de parto prematuro ou suspeita de infecção intra-amniótica.[7] Nos RNT e prematuros tardios a utilidade dos fatores de risco para o diagnóstico de sepse precoce é menor.[14]

Corioamnionite ou infecção intra-amniótica está fortemente associada a sepse precoce em prematuros.[6] De acordo com o American College of Obstetricians and Gynecologists (ACOG), a confirmação diagnóstica de corioamnionite é feita por resultado bacteriológico positivo na coloração pelo Gram ou cultura do líquido amniótico, ou pelo exame histopatológico da placenta. Trata-se de uma informação diagnóstica clara, mas que raramente estará disponível no momento do parto. Para o manejo do RN é aceitável o critério de suspeita clínica de corioamnionite, caracterizada por febre materna intraparto ≥ 39°C ou temperatura entre 38 e 38,9°C que persiste por mais de 30 minutos associada a pelo menos um dos seguintes achados: a) leucocitose materna (> 15.000); b) drenagem cervical purulenta; c) taquicardia fetal (> 160 bpm por 10 minutos ou mais).[15]

O principal fator de risco para sepse precoce por EGB é a colonização do trato geniturinário e gastrintestinal, que está presente em 10 a 30% das mulheres. Aproximadamente 50% das gestantes colonizadas transmitem o EGB para seus RN. Na ausência de antibioticoterapia profilática intraparto, 1 a 2% desses RN desenvolve sepse precoce.[16]

DIAGNÓSTICO

Manifestações clínicas

As manifestações clínicas de infecção no RN são multissistêmicas e inespecíficas, podendo estar presentes também em causas não infecciosas. É necessário que se investiguem os fatores de risco maternos e neonatais para que o diagnóstico de sepse seja considerado e logo investigado.[17] As condições de nascimento e a evolução clínica nas primeiras 12 a 24 horas de vida são fortes preditores de sepse precoce, independentemente do agente causal. A maioria dos RN infectados inicia os sintomas nesse período. O grande desafio é diferenciar os sinais de infecção dos sinais de instabilidade da transição cardiorrespiratória ao nascer.[6] Nos RNT e nos RMPT tardios o exame físico objetivo, sistematizado e seriado tem maior valor diagnóstico do que os fatores de risco e os exames laboratoriais de triagem infecciosa.[14]

Os principais sinais clínicos de sepse precoce são:[2,3,17]

- Instabilidade térmica: a temperatura do RN pode estar normal, elevada ou diminuída. A hipotermia é mais frequente nos prematuros e a hipertermia, nos RNT.
- Dificuldade respiratória: manifestação mais comum, presente em 90% dos casos. Varia desde taquipneia até insuficiência respiratória aguda grave.
- Apneia: difere da apneia da prematuridade por ser acompanhada de outros sinais clínicos.
- Manifestações do sistema nervoso central (SNC): hipoatividade, hipotonia, convulsões, irritabilidade e letargia.
- Manifestações gastrintestinais: observadas em 35 a 40% dos casos; recusa alimentar, vômitos, resíduos gástricos, distensão abdominal, hepatomegalia e diarreia.
- Instabilidade hemodinâmica: além de taquicardia e hipotensão, o choque pode manifestar-se com palidez cutânea, má perfusão periférica, extremidades frias, redução do débito urinário e letargia. Ocorre principalmente na sepse por EGB.
- Intolerância à glicose: hiperglicemia ocorre especialmente em prematuros sépticos, traduzindo resposta inadequada à insulina.
- Icterícia: elevação da bilirrubina direta ocorre em até um terço dos casos, sobretudo na infecção por germe Gram-negativo.
- Sinais de sangramento: frequente no choque séptico, que comumente cursa com coagulação intravascular disseminada (sangramento em locais de punção venosa, hematúria, petéquias).

Embora o quadro de dificuldade respiratória seja a manifestação clínica mais comum nos casos de infecção neonatal precoce, o grande desafio é diferenciá-la de outras causas. Sinais de desconforto respiratório, geralmente caracterizado por gemência, taquipneia, retração do externo e/ou subcostal, e cianose são comuns especialmente em RNPT ou próximo ao termo. O desconforto logo após o nascimento pode ser decorrente de síndrome do desconforto respiratório (SDR), taquipneia transitória ou pneumonia de origem materna. No primeiro momento, às vezes é difícil descartar quadro infeccioso, sendo necessário conhecer os fatores de risco maternos para infecção e realizar triagem infecciosa, incluindo exames laboratoriais e radiológicos.[2] Visando ao uso racional de antibióticos, a AAP sugere que RN com sinais de desconforto leve a moderado imediatamente após o nascimento podem ser monitorados de perto, sem início de tratamento com antibiótico, exceto se os sinais piorarem ou persistirem por mais de 6 horas.[14]

Diagnóstico laboratorial

Hemocultura

É o critério considerado padrão-ouro para o diagnóstico das infecções primárias da corrente sanguínea.[3] Sua eficácia depende do meio de cultura utilizado e do microrganismo. Resultados falso-positivos podem ocorrer por contaminação do local de punção, o que deve ser evitado com a adoção de protocolos de coleta adequada e com técnica asséptica.[17]

Na suspeita de sepse precoce, antes do início da antibioticoterapia empírica, recomenda-se coletar duas amostras de hemoculturas de dois sítios diferentes, com volume de 1 mL por amostra, sendo no mínimo uma delas por punção periférica, podendo a outra ser coletada de acesso central. Quando indicado, uma das amostras de hemocultura poderá ser coletada no momento da inserção do cateter umbilical. Importante solicitar, junto com as hemoculturas, o teste de sensibilidade aos antibióticos.[2,3] Considerar como agente etiológico a positividade das amostras de hemoculturas nas primeiras 48 horas de incubação. Lembrar que 94% das bactérias causadoras de infecção crescem em cultura dentro de 48 horas;[18] o crescimento após esse período sugere contaminação na coleta.[3]

Análise e cultura de LCR

Embora a incidência de meningite na sepse precoce seja baixa, esse diagnóstico é importante porque define aspectos do tratamento, como dose, tipo e duração da antibioticoterapia, além do prognóstico. A análise do LCR inclui bacterioscopia, cultura, teste de sensibilidade aos antibióticos, bioquímica, contagem total e diferencial de células. A punção lombar deve ser realizada desde que o RN tenha condições clínicas para o procedimento.[17] Quando não for possível a coleta de LCR antes do início do antibiótico, ele deverá ser coletado o mais breve possível, especialmente se houver crescimento de patógeno na hemocultura. Vale ressaltar que 38% das meningites podem cursar com hemocultura negativa; portanto, diante de forte suspeita de infecção, especialmente se houver manifestações de alteração do SNC, recomenda-se coletar LCR, mesmo que o antibiótico já tenha sido iniciado.[2] O Quadro 1 apresenta os valores normais do LCR no RN.

Testes hematológicos e imunológicos

Não são específicos, uma vez que avaliam apenas a resposta inflamatória produzida pelo agente causal.[17]

Os exames mais comumente utilizados na triagem infecciosa são hemograma e proteína C reativa (PCR).

Na análise do hemograma, vários fatores clínicos podem afetar a contagem total e diferencial dos leucócitos, incluindo IG ao nascer, sexo e tipo de parto. A depressão da medula óssea atribuída à pré-eclâmpsia ou à insuficiência placentária, bem como a reação inflamatória associada à rotura prematura de membranas, com frequência resultam em valores anormais na ausência de infecção, que podem se manter alterados nas primeiras 72 horas de vida. As evidências disponíveis não encontraram correlação entre contagem total e diferencial de leucócitos e sepse precoce confirmada por cultura.[6] Embora a sensibilidade seja baixa, os achados do hemograma que costumam ser mais valorizados são a contagem total de leucócitos < 5.000, a relação de neutrófilos imaturos sobre neutrófilos totais (I/T) > 0,3 e o número absoluto de neutrófilos < 2.000.[19] Na tentativa de melhorar a acurácia diagnóstica do hemograma, Rodwell et al. desenvolveram um escore hematológico que mostrou que pontuações ≥ 3 possuíam sensibilidade de 96%, porém com especificidade de somente 78%, e que pontuações ≤ 2 possuíam valor preditivo negativo de 99%.[20] A interpretação dos valores de neutrófilos no RN é apresentada no Quadro 2.[3]

A PCR, assim como o hemograma, também é um exame que auxilia na exclusão do diagnóstico de infecção bacteriana pelo seu elevado valor preditivo negativo (98%). Sua elevação ocorre 24 horas após o início da infecção, atinge o pico máximo em 2 a 3 dias, permanece elevada até o controle da infecção e retorna ao normal com 5 a 10 dias de tratamento adequado. Em geral, o valor é considerado anormal quando superior a 1 mg/dL ou 10 mg/L.[17] Para a triagem de sepse precoce, o valor de PCR aumentado, isoladamente, possui baixa sensibilidade e especificidade e não deve ser utilizado como critério diagnóstico de infecção, já que causas não infecciosas podem levar à elevação, como rotura prematura de membranas, asfixia perinatal, SDR, hemorragia intraventricular, aspiração de mecônio, pneumotórax, defeitos de parede abdominal e outros processos inflamatórios.[3,6] Do ponto de vista prático, quando a

Quadro 1 Valores normais de líquido cefalorraquidiano em recém-nascidos

Parâmetros do líquor	Pré-termo	Termo
Leucócitos (/mm³) ± DP	9 ± 8	8 ± 7
Limite de variação do normal	0-29	0-32
Proteína (mg/dL)	115	90
Limite de variação do normal	65-150	20-170
Glicose (mg/dL)	> 30	> 30

Fonte: Volpe J, 2008.

Quadro 2 Valores de neutrófilos (em mm³) em recém-nascidos

	Neutropenia		Neutrofilia		↑ Imaturos	
	PN < 1,5 kg	PN > 1,5 kg	PN < 1,5 kg	PN > 1,5 kg	Imaturos	Totais
Nascimento	< 500	< 1.800	> 6.300	> 5.400	> 1.100	> 0,16
12 horas	< 1.800	< 7.800	> 12.400	> 14.500	> 1.500	> 0,16
24 horas	< 2.200	< 7.000	> 14.000	> 12.600	> 1.280	> 0,16
36 horas	< 1.800	< 5.400	> 11.600	> 10.600	> 1.100	> 0,15
48 horas	< 1.100	< 3.600	> 9.000	> 8.500	> 850	> 0,13
60 horas	< 1.100	< 3.000	> 6.000	> 7.200	> 600	> 0,13
72 horas	< 1.100	< 1.800	> 6.000	> 7.000	> 550	> 0,13
120 horas	< 1.100	< 1.800	> 6.000	> 5.400	> 500	> 0,12
4° ao 28° dia	< 1.100	< 1.800	> 6.000	> 5.400	> 500	> 0,12

PN: peso ao nascer.
Fonte: Manroe et al., 1979; Mouzinho et al., 1994.

PCR coletada no momento da triagem infecciosa é normal e os exames seriados assim se mantêm até 2 a 3 dias do início do quadro, a chance de um quadro infeccioso é bastante reduzida (2%). PCR inicial alterada, com normalização em 48 a 72 horas, ou PCR seriada normal, com evolução clínica satisfatória e hemocultura negativa, são sugestivas de ausência de infecção bacteriana.[2]

A procalcitonina aumenta naturalmente nas primeiras 24 a 36 horas após o nascimento e nos processos infecciosos, mas isoladamente não tem valor diagnóstico, pois possui baixa sensibilidade e especificidade. Citocinas (interleucinas 2, 6 e 8), fator de necrose tumoral e CD64 são marcadores de inflamação, mas não estão disponíveis na prática diária. Portanto, não estão indicados como rotina para a triagem de infecção no período neonatal.[6,17]

Apesar das limitações, a utilização de associação dos exames de hemograma e PCR pode ser útil, especialmente por seu valor preditivo negativo, podendo auxiliar na exclusão do diagnóstico de infecção.[17,21] Na suspeita de sepse, uma vez tomada a decisão de iniciar a antibioticoterapia logo após o nascimento, deve ser priorizada a coleta de hemoculturas, podendo ser aguardadas pelo menos 6 a 12 horas antes de solicitar a contagem total e diferencial de leucócitos, já que as alterações dos neutrófilos maduros e imaturos requerem uma resposta inflamatória estabelecida.[21] Essa prática, recomendada pela AAP e adotada em muitas unidades de neonatologia, pode melhorar a sensibilidade do hemograma sem necessariamente melhorar a especificidade, uma vez que suas alterações, assim como da PCR, relacionadas aos eventos periparto, podem permanecer até 48 a 72 horas de vida. O melhor momento para a coleta desses exames, para auxiliar no diagnóstico de sepse precoce, não tem consenso na literatura; portanto, com base nas evidências atuais, a Anvisa orienta que hemograma e PCR devem ser coletados preferencialmente entre 12 e 24 horas de vida.[3]

Diagnóstico radiológico

Realizar radiografia de tórax nos casos de desconforto respiratório, visando ao diagnóstico diferencial de pneumonia. Para confirmação desse diagnóstico são necessários exames seriados, devendo ser descartadas especialmente SDR, taquipneia transitória e aspiração de mecônio. O diagnóstico de pneumonia é importante porque define a duração da antibioticoterapia.[2,3]

Definição epidemiológica dos sítios de infecção

Os sítios mais frequentes de infecção neonatal precoce são: infecção primária de corrente sanguínea, pneumonia e meningite. Para melhor entendimento de pediatras e neonatologistas, cabe ressaltar algumas particularidades dessas definições epidemiológicas.

- Infecção primária de corrente sanguínea: de acordo com a definição epidemiológica,[3,4] considera-se infecção primária de corrente sanguínea confirmada laboratorialmente (IPCSL) os casos que preenchem sinais clínicos de sepse com resultado positivo de hemoculturas, sem sinais de localização (pneumonia ou meningite). Os casos de infecção primária de corrente sanguínea clínica sem confirmação microbiológica (IPCSC), também denominada sepse clínica, depende da avaliação dos critérios clínicos compatíveis com sepse sem outra causa possível, associado a exames laboratoriais de hemograma e PCR, que são apresentados no Quadro 3.[3]
- Quando a manifestação clínica da IPCS ocorre com idade ≤ 48 horas é considerada precoce (provável origem materna) e, nesse caso, mesmo que o RN tenha a presença de um cateter central, não serão classificadas como IPCS associada a cateter.[3]
- Meningite: para efeito de notificação, exame quimiocitológico de LCR alterado, coletado antes do início ou durante o tratamento de sepse precoce, mesmo com cultura negativa ou com hemoculturas positivas, é considerado meningite.[3] Em caso de LCR alterado com cultura negativa e hemoculturas positivas, poderá ser considerado como agente etiológico dessa meningite o microrganismo identificado em hemoculturas.[3]
- Pneumonia: considera-se pneumonia se preenche critérios clínicos e possui uma ou mais radiografias de tórax seriadas com infiltrado persistente, novo ou progressivo, caracterizado por consolidação, cavitação ou pneumatocele.[3] Para finalidade de notificação de sítio de infecção, é considerada pneumonia neonatal precoce (provável origem materna) se RN possui critério clínico e sinal radiológico seriado compatível com pneumonia de início precoce (≤ 48 horas), com hemocultura positiva ou negativa. Nesse caso, mesmo que em ventilação mecânica desde o nascimento, não será considerada pneumonia associada à ventilação mecânica (PAV).[3]

Quadro 3 Critérios para o diagnóstico de sepse precoce clínica

Pelo menos um dos seguintes sinais e sintomas sem outra causa reconhecida
• Instabilidade térmica
• Apneia
• Bradicardia
• Intolerância alimentar
• Piora do desconforto respiratório
• Intolerância à glicose
• Instabilidade hemodinâmica
• Hipoatividade/letargia
E todos os seguintes critérios
• Hemograma com 3 ou mais parâmetros alterados (ver escore hematológico de Rodwell) e PCR quantitativa seriada elevada
• Hemocultura não realizada ou negativa
• Ausência de evidência de infecção em outro sítio
• Terapia antimicrobiana instituída e mantida pelo médico assistente

Fonte: adaptado de Anvisa, 2017.[3]

TRATAMENTO

Antibioticoterapia empírica

Uma vez estabelecida a suspeita clínica de sepse precoce, está indicada a realização da triagem infecciosa priorizando a coleta de hemoculturas e o início imediato de antibiótico empírico de amplo espectro dirigido para as causas mais comuns de sepse precoce.[1,2]

O esquema empírico de tratamento da sepse precoce tem por base o conhecimento dos agentes etiológicos mais prevalentes e o perfil de resistência desses microrganismos,[2] sendo que o esquema mais comum nos Estados Unidos é ampicilina e gentamicina, em que dados nacionais revelaram a predominância do EGB e da *E. coli* como agentes de sepse precoce, e mais de 90% desses microrganismos isolados são sensíveis a um desses antibióticos.[12,18]

Portanto, o uso de ampicilina ou penicilina G cristalina associado a gentamicina ou amicacina é a primeira escolha, pois em geral oferece cobertura eficaz contra EGB, outros estreptococos, enterococos e *L. monocytogenes*.[1,6,7] A gentamicina tem ação sinérgica com a ampicilina contra EGB e é, em geral, adequada para bacilos Gram-negativos entéricos. A *L. monocytogenes* costuma ser suscetível a ampicilina e gentamicina.[1,16] No Brasil, a ocorrência de infecção por *Listeria* é muito rara,[22] sendo adotado por alguns serviços o esquema empírico com penicilina G cristalina e aminoglicosídeo por serem o EGB e a *E. coli* os microrganismos mais prevalentes.[23]

Os antibióticos devem ser suspensos em 36 a 48 horas, quando o diagnóstico de infecção for descartado,[6] seguindo critérios de evolução clínica e de exames realizados para a triagem infecciosa (hemoculturas, cultura de LCR, hemograma, PCR).[2] Embora os efeitos benéficos dos antibióticos no cenário de infecção sejam incontestáveis, o uso empírico prolongado e de amplo espectro em RN sem infecção documentada está associado ao aumento do risco de sepse tardia, enterocolite necrosante e morte.[10,24]

A continuidade do tratamento a partir de 48 horas deve ter por base especialmente os critérios clínicos associados à presença de resultado positivo de hemoculturas e LCR ou sinais de localização como pneumonia ou meningite, mesmo sem agente isolado. A continuidade do tratamento de sepse precoce com base em critérios clínicos associado a alterações de hemograma e PCR seriada (infecção primária de corrente sanguínea sem agente etiológico isolado/sepse clínica), embora ainda muito aplicada nas unidades neonatais, deve se tornar gradativamente uma condição de exceção dentro do contexto das boas práticas do cuidado neonatal e uso racional de antibióticos.[10,14,23,24]

Antibioticoterapia específica

Quando a sepse precoce é confirmada por hemocultura, deve ser realizada punção lombar, caso não tenha sido feita anteriormente.[6,7]

Sempre que possível, optar por monoterapia de espectro estreito e direcionada ao agente causal, a partir dos resultados das culturas e sensibilidade aos antimicrobianos.[2,6,7]

Sempre que houver suspeita ou confirmação de meningite por Gram-negativo, recomenda-se o uso de cefalosporina de terceira ou quarta geração (cefotaxima ou cefepima).[1] Quando as condições do RN não permitirem a coleta de LCR, o exame deve ser postergado e o tratamento iniciado com dose de antibiótico adequada para cobertura de SNC.[2]

Para finalidade de tratamento de meningite em vigência de cultura de LCR negativa, bem como para tratamento de pneumonia, o agente etiológico identificado em hemoculturas e seu respectivo perfil de resistência poderão orientar a adequação do uso de antibiótico.[25,26]

Existem poucas evidências que corroborem uma recomendação quanto à duração exata da terapia antimicrobiana.[1] São geralmente utilizados como critérios para definição do tempo de tratamento o resultado da cultura do LCR e hemoculturas, a existência de outros sítios de infecção, a evolução clínica e o resultado das culturas de controle.[6,7] De um modo geral, orientam-se 5 a 7 dias para infecção primária da corrente sanguínea (IPCS) sem agente isolado (sepse clínica), 10 a 14 dias para IPCS com agente isolado em hemocultura, 14 dias para pneumonia, 14 dias para meningite por Gram-positivo, 21 dias para meningite por Gram-negativo,[1] 3 a 4 semanas em caso de infecção osteoarticular e pelo menos 4 semanas se houver ventriculite.[5]

Terapia geral e adjuvante

As medidas gerais são voltadas ao manejo dos distúrbios causados pela infecção e são fundamentais para a estabilização do RN. Consistem em controle térmico, suporte hemodinâmico e respiratório, manutenção da homeostase hidreletrolítica e metabólica, correção dos distúrbios de coagulação, suporte nutricional, correção da anemia e monitorização rigorosa.

Terapias que aumentam o número ou melhoram a função dos neutrófilos foram estudadas, incluindo transfusão de granulócitos, fator estimulador de colônias de granulócitos (GM-CSF e G-CSF) e imunoglobulina intravenosa, porém não foi demonstrado efeito benéfico sobre morbidade ou mortalidade. Portanto, não devem ser utilizadas como rotina no tratamento.[1]

CONDUTA NO RECÉM-NASCIDO COM RISCO DE SEPSE PRECOCE

Até 2018, as diretrizes da AAP recomendavam o início de tratamento com antibiótico empírico para todos os RN expostos à corioamnionite materna, independentemente dos sintomas clínicos, com reavaliação clínica em 48 horas, visando à permanência ou suspensão do tratamento.[27]

No entanto, considerando o impacto negativo do uso de antibióticos na primeira semana de vida, levando ao aumento do risco de sepse tardia, enterocolite e morte,[10,24] associado à importância de se evitar admissão de RN em terapia intensiva, interrupção do vínculo mãe-filho e aumento dos custos de hospitalização, muitos médicos, sociedades de pediatria e serviços de neonatologia em vários países, incluindo o Brasil, têm estudado esse assunto e defendido mudanças nessa abordagem de conduta em RN aparentemente bem e assintomáticos. Sendo assim, cada vez mais tem sido valorizada a observação clínica em detrimento do uso de exames laboratoriais de triagem infecciosa e tratamento empírico com antibióticos.[14,23,27-29]

Igualmente preocupada com o impacto do uso de antibióticos na primeira semana de vida, a AAP, a partir de 2018, passou a modificar a orientação da conduta em RN com risco de infecção, sendo esta diferenciada entre dois grupos de acordo com a IG (≤ 34 6/7 semanas e ≥ 35 0/7 semanas), com destaque para as seguintes orientações:[5-7]

- Para RN com IG ≤ 34 6/7 semanas, não está indicado o uso de antibiótico nos casos de cesárea eletiva por indicação materna com bolsa amniótica íntegra.
- Para RN com IG ≤ 34 6/7 semanas, filhos de mãe com sinais de corioamnionite ou trabalho de parto sem causa, orienta-se o início de antibiótico precedido pela coleta de hemoculturas e reavaliação em 36 a 48 horas.
- Valorizar o diagnóstico de sepse precoce com base em culturas (hemocultura e cultura de LCR).
- Não valorizar resultados de hemograma e PCR e outros marcadores inflamatórios para diagnóstico e continuidade do tratamento da sepse precoce.
- Nos casos de RN sintomáticos ou com IG ≤ 34 6/7 semanas, quando iniciado antibiótico por fator de risco, reavaliar evolução clínica e resultado de culturas em 36 a 48 horas; suspender antibiótico se culturas negativas, exceto se demonstrado infecção localizada. A Figura 4 sintetiza a conduta em RN com IG ≤ 34 6/7 semanas.
- Para RN ≥ 35 0/7 semanas aparentemente bem, orienta-se a valorização da observação clínica, com investigação completa e início de tratamento somente para aqueles que desenvolverem sintomas sugestivos de infecção, com reavaliação em 36 a 48 horas.
- Com relação às possibilidades de abordagem na conduta em RN com IG ≥ 35 0/7 semanas com risco para sepse precoce, na Figura 5, a opção A demonstra a conduta semelhante à orientação de 2011 pela AAP;[27] a opção B mostra a opção de uso da calculadora de risco para sepse neonatal precoce;[30] e a opção C é a que recomenda observação clínica aprimorada no RN assintomático e coleta de culturas e início de antibióticos somente se evoluir com sinais clínicos de infecção.

ESTRATÉGIAS PREVENTIVAS

As diretrizes de consenso sobre a prevenção da infecção perinatal pelo EGB vêm sendo revisadas e atualizadas periodicamente, desde 1996, pelo CDC, ACOG e AAP. Essas diretrizes incluem as seguintes recomendações:[16]

- Triagem universal das gestantes para EGB por cultura vaginal e retal coletada com 36 0/7 a 37 6/7 semanas de gestação. Está indicada também a triagem em gestantes que apresentam trabalho de parto prematuro e/ou rotura de membranas antes de 37 semanas de gestação.
- Antibioticoterapia intraparto, iniciada idealmente 4 horas ou mais antes do nascimento, sendo a penicilina cristalina endovenosa a droga de primeira escolha, e a ampicilina, uma opção aceitável. A alternativa considerada efetiva para a proteção do feto em mulheres alérgicas a penicilina é a cefazolina. O uso de clindamicina é reservado somente para a profilaxia intraparto em mulheres com antecedentes de anafilaxia grave associada a penicilina.

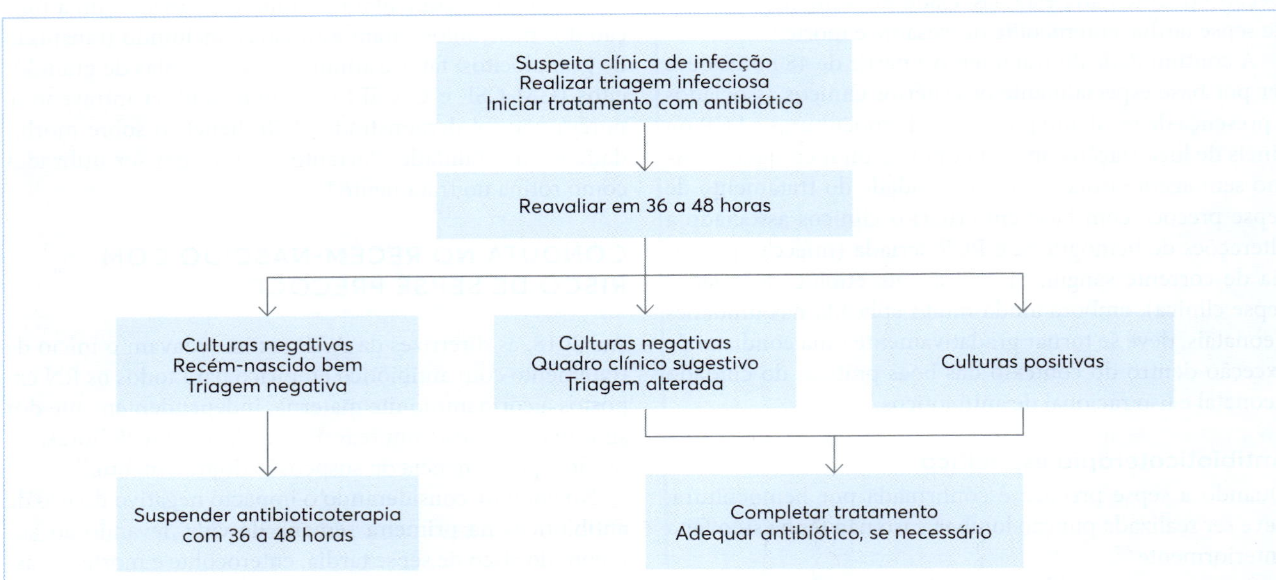

Figura 3 Conduta clínica do recém-nascido com suspeita de sepse precoce.
Fonte: adaptada de OPAS, 2016;[2] AAP 2018.

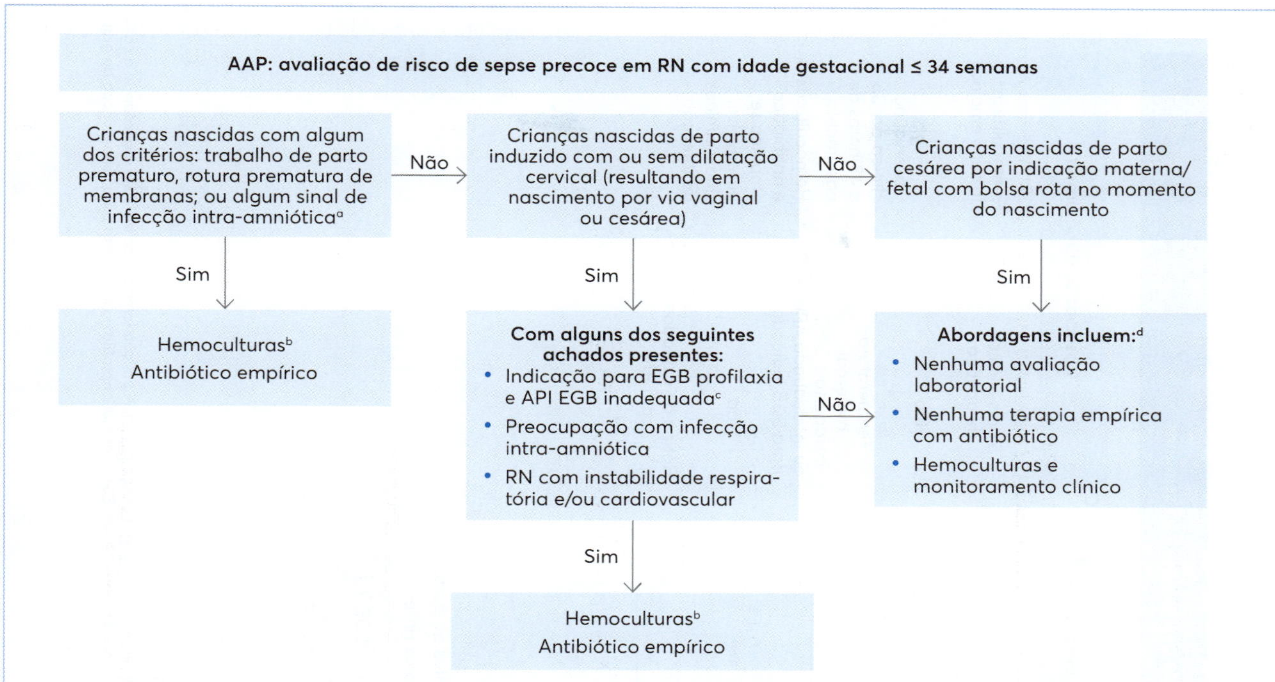

Figura 4 Conduta no risco de infecção em recém-nascido (RN) com idade gestacional < 34 6/7 semanas.

API EGB: antibioticoprofilaxia intraparto para estreptococo do grupo B.
[a] Infecção intra-amniótica deve ser considerada quando uma gestante apresenta movimentos fetais diminuídos inexplicáveis e/ou testes fetais inadequados repentinos e inexplicáveis. [b] A punção lombar e a cultura do LCR devem ser realizadas antes do início dos antibióticos empíricos para RN com maior risco de infecção, a menos que o procedimento comprometa a condição clínica do RN. Os antibióticos devem ser administrados imediatamente e não devem ser adiados em função de atrasos no procedimento. [c] A API SBG inadequada é definida como a administração de penicilina G, ampicilina ou cefazolina ≤ 4 horas antes do parto. [d] Para RN que não melhora após a estabilização inicial e/ou aqueles que apresentam instabilidade sistêmica grave, a administração de antibióticos empíricos pode ser razoável, mas não é obrigatória.

As indicações de antibioticoterapia intraparto para a prevenção de sepse precoce por EGB são apresentadas no Quadro 4.

Quadro 4 Indicações de antibioticoterapia intraparto para a prevenção de sepse precoce por EGB

História materna
• Filho de gestação anterior com diagnóstico de doença invasiva por EGB
Gestação atual
• Triagem para colonização por EGB com cultura positiva (exceto se cesárea fora de trabalho de parto + membranas amnióticas íntegras)
• Bacteriúria assintomática ou infecção urinária por EGB, mesmo que tratada nessa gestação
Intraparto
Cultura para EGB não realizada ou desconhecida na presença de pelo menos uma das seguintes situações:
• Idade gestacional < 37 semanas
• Rotura de membranas > 18 horas
• Temperatura materna > 38°C
• NAAT* intraparto positivo para EGB
• NAAT* intraparto negativo para EGB + fator de risco (idade gestacional < 37 semanas e/ou rotura de membranas > 18 horas e/ou temperatura materna > 38°C)
• Cultura positiva para EGB em gestação anterior

*Teste de amplificação de ácido nucleico.
Fonte: adaptado de ACOG, 2020.[16]

A triagem universal das gestantes para colonização por EGB combinada com a antibioticoterapia intraparto, quando indicada, constituem a estratégia mais efetiva para a prevenção da sepse precoce.[5] Quando não existe triagem para EGB na gestação atual ou o resultado não está disponível, a profilaxia deverá ser indicada de acordo com os fatores de risco (Quadro 4). Mulheres com colonização por EGB em gestação anterior têm risco estimado de 50% de colonização em gestação subsequente.[5] Portanto, as recomendações atualizadas da ACOG em 2020 orientam que se houver história prévia de colonização sem resultado na gestação atual, deve ser considerado o uso de profilaxia intraparto.[16]

Para atingir esse objetivo, é importante a boa comunicação entre equipe médica e de enfermagem em obstetrícia e neonatologia, visando ao início o mais breve possível da profilaxia intraparto, para que se alcance o tempo mínimo de 4 horas entre a dose de antibiótico e o nascimento, assim como a conduta clínica adequada do RN.[16]

Visando à prevenção de sepse precoce por EGB, são consideradas drogas adequadas para a profilaxia intraparto: penicilina cristalina, ampicilina e cefazolina, sendo esta indicada para os casos leves de alergia a penicilina. O uso de clindamicina é reservado somente para gestantes com indicação para profilaxia para EGB com história de anafilaxia grave a penicilina;[16] no entanto, essa droga não protege o RN pela baixa passagem transplacentária e pela existência de ce-

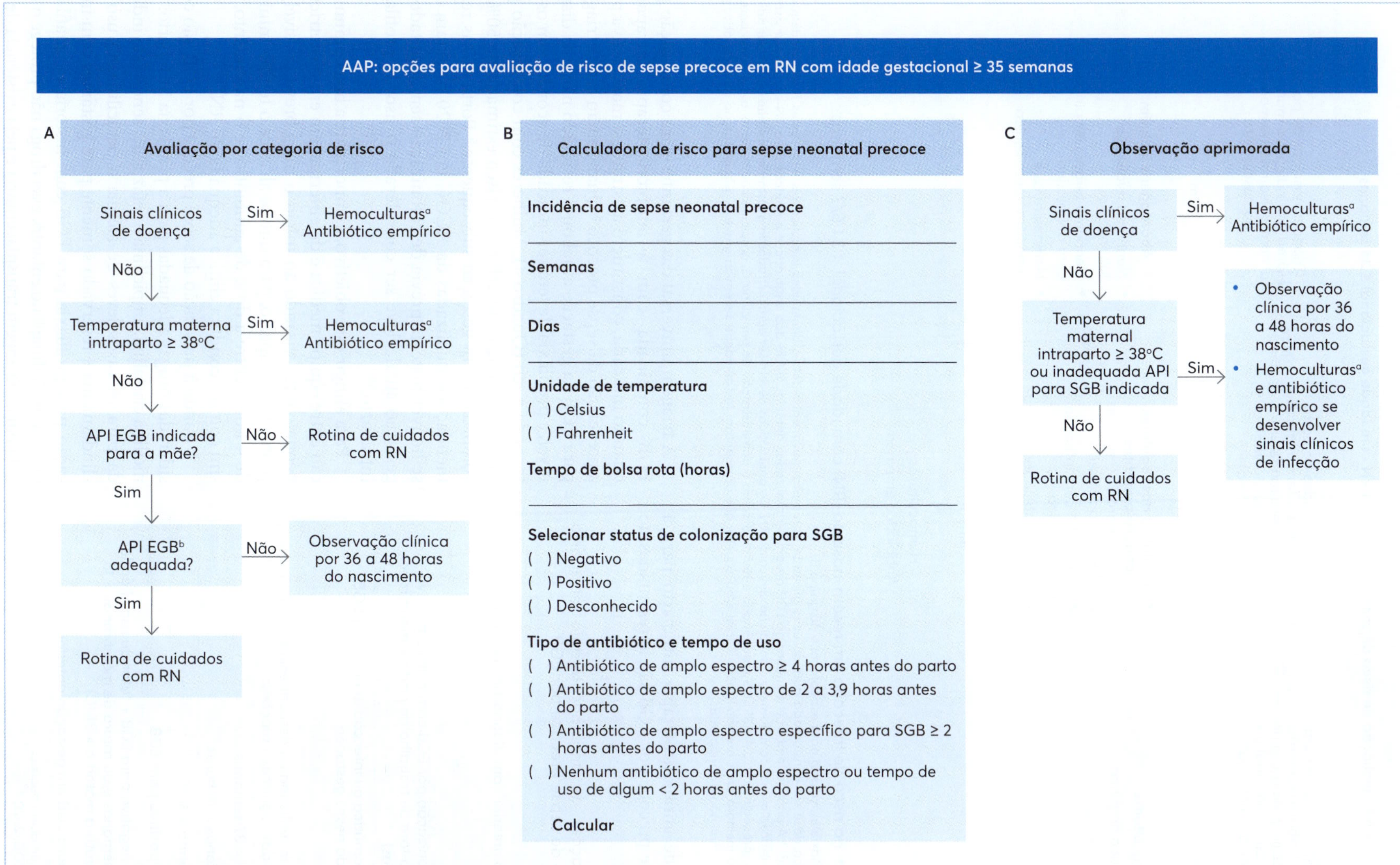

Figura 5 Conduta no risco de infecção em recém-nascido (RN) com idade gestacional ≥ 35 0/7 semanas.

[a] Considere a punção lombar e a cultura do LCR antes do início de antibióticos empíricos para RN com maior risco de infecção, especialmente aqueles com doença crítica. A punção lombar não deve ser realizada se a condição clínica do RN estiver comprometida, e os antibióticos devem ser administrados prontamente e não adiados em função de atrasos no procedimento. [b] A API EGB (antibioticoprofilaxia intraparto para estreptococo do grupo B) adequada é definida como a administração de penicilina G, ampicilina ou cefazolina ≥ 4 horas antes do parto.

pas resistentes na comunidade, podendo não proteger também a mulher de uma possível infecção puerperal.[5]

Profilaxia intraparto para EGB

É considerada profilaxia adequada para finalidade de prevenção de colonização e infecção precoce por EGB no RN o uso na gestante, durante o trabalho de parto, de penicilina cristalina, ampicilina ou cefazolina EV na dose correta e por tempo $\geq$ 4 horas.

Além das estratégias para a prevenção de infecção por EGB com profilaxia intraparto, visando à prevenção de sepse precoce, é importante o diagnóstico e o tratamento da gestante em tempo oportuno de infecção de trato urinário e bacteriúria assintomática se o número de unidades formadoras de colônias for $\geq$ 105/mL, além de outras infecções que possam resultar em quadros de bacteremia, desencadeando trabalho de parto prematuro e rotura prematura de membranas. O uso criterioso de procedimentos diagnósticos invasivos é outra estratégia a ser considerada.[5,16]

CONCLUSÕES

- Indicação obstétrica da antibioticoprofilaxia intraparto adequada, em tempo oportuno, além da identificação de sinais clínicos de coriamnionite e outras infecções maternas são efetivas para prevenir a sepse precoce, sendo importante a boa comunicação entre equipes (neonatologia e obstetrícia).
- O diagnóstico etiológico de sepse precoce é definido com base em culturas (hemocultura e cultura de LCR).
- RN que apresentam quadro clínico persistente, progressivo ou moderadamente grave a grave consistentes de sepse precoce devem receber antibioticoterapia empírica após obtenção dos exames de cultura.
- RN com quadro respiratório leve podem aguardar até 6 horas de observação antes de indicar investigação e tratamento com antibióticos.
- Não valorizar resultados alterados de hemograma, PCR e outros marcadores inflamatórios para diagnóstico de sepse precoce e continuidade de tratamento por mais que 48 horas, especialmente em RN aparentemente bem com resultado de culturas negativas.
- Em RN assintomáticos, não iniciar antibiótico e realizar observação clínica criteriosa especialmente até 48 horas de vida.
- Quando iniciado antibiótico empírico com base em quadro clínico e fator de risco, reavaliar em 36 a 48 horas e suspender tratamento se culturas negativas, exceto se houver evidência de infecção localizada.

REFERÊNCIAS BIBLIOGRÁFICAS

1. Shane AL, Sánchez PJ, Stoll BJ. Neonatal sepsis. Lancet 2017;390:1770-80.
2. Organização Pan-Americana da Saúde. Centro Latino-Americano de Perinatologia, Saúde da Mulher e Reprodutiva. Prevenção de infecções relacionadas à assistência à saúde em neonatologia. Montevidéu: CLAP/SMR-OPS/OMS, 2016.
3. Agência Nacional de Vigilância Sanitária – Anvisa. Gerência de Vigilância e Monitoramento em Serviços de Saúde (GVIMS), Gerência Geral de Tecnologia em Serviços de Saúde (GGTES). Critérios Diagnósticos de Infecção Associada à Assistência à Saúde - Neonatologia. Série Segurança do Paciente e Qualidade em Serviços de Saúde, 2017.
4. Centers for Disease Control and Prevention. Prevention of Perinatal Group B Streptococcal Disease. CDC – MMWR, v.59 (RR10), 2010.
5. Puopolo KM, Lynfield R, Cummings JJ. American Academy of Pediatrics, Committee on Fetus and Newborn, Committee on Infectious Diseases. Management of infants at risk for Group B Streptococcal Disease. Pediatrics. 2019;144(2):e20191881.
6. Puopolo KM, Benitz WE, Zaoutis TE. Committee on Fetus and Newborn; Committee on Infectious Diseases. Management of neonates born at ≥ 35 0/7 weeks' gestation with suspected or proven early-onset bacterial sepsis. Pediatrics. 2018;142(6):e20182894.
7. Puopolo KM, Benitz WE, Zaoutis TE. Committee on Fetus and Newborn; Committee on Infectious Diseases. Management of neonates born at ≤ 34 6/7 weeks' gestation with suspected or proven early-onset bacterial sepsis. Pediatrics. 2018;142(6):e20182896.
8. Stoll BJ, Hansen NI, Bell EF, Walsh MC, Carlo WA, Shankaran S, et al. Eunice Kennedy Shriver National Institute of Child Health and Human Development Neonatal Research Network. Trends in care practices, morbidity, and mortality of extremely preterm neonates, 1993-2012. JAMA. 2015;314(10):1039-51.
9. Schrag SJ, Farley MM, Petit S, Reingold A, Weston EJ, Pondo T, et al. Epidemiology of invasive early onset neonatal sepsis, 2005 to 2014. Pediatrics. 2016;138(6):e20162013.
10. Raymond SL, Rincon JC, Wynn JL, Moldawer LL, Larson SD. Impact of early-life exposures to infections, antibiotics and vaccines on perinatal and long-term health and disease. Front Immunol. 2017;8:729.
11. Dessardo NS, Mustac E, Dessardo S, Banac S, Peter B, Finderle A, et al. Chorioamnionitis and chronic lung disease of prematurity: a path analysis of causality. Am J Perinatol. 2012;29(2):133-40.
12. Stoll BJ, Hansen NI, Sánchez PJ, Faix RG, Poindexter BB, Meurs KPV, et al. Eunice Kennedy Shriver National Institute of Child Health and Human Development Neonatal Research Network. Early onset neonatal sepsis: the burden of group B streptococcal and E. coli disease continues. Pediatrics. 2011;127(5):817-26.
13. Romero R, Major M. Infection and preterm labor. Clin Obst Gynecol 1988;31:553-84.
14. Benitz WE, Wynn JL, Polin RA. Reappraisal of Guidelines for Management of Neonates with Suspected Early-Onset Sepsis. J Pediatr. 2015;166(4):1070-4.
15. Higgins RD, Saade G, Polin RA, Grobman WA, Buhimschi IA, Watterberg K, et al; Chorioamnionitis Workshop Participants. Evaluation and management of women and newborns with a maternal diagnosis of chorioamnionitis: summary of a workshop. Obstet Gynecol. 2016;127(3):426-36.
16. American College of Obstetricians and Gynecologists. Prevention of group B Streptococcal early-onset disease in newborns: ACOG Committee Opinion, number 797. Obstet Gynecol. 2020;135(2):e51-e72.
17. Ministério da Saúde. Atenção à Saúde do Recém-Nascido: Guia para os Profissionais de Saúde. 2.ed. v.2. Brasília: 2014; p.59-77.
18. Mukhopadhyay S, Sengupta S, Puopolo KM. Challenges and Opportunities for Antibiotic Stewardship Among Preterm Infants. Arch Dis Child Fetal Neonatal. 2019;104(3):F327-F332.
19. Newman TB, Puopolo KM, Wi S, Draper D, Escobar GJ. Interpreting complete blood counts soon after birth in newborns at risk for sepsis. Pediatrics. 2010;126(5):903-9.
20. Rodwell RL, Leslie AL, Tudehope DI. Early diagnosis of neonatal sepsis using a hematologic scoring system. J Pediatr. 1988;112(5):761-7.
21. Polin RA. Committee on Fetus and Newborn. Management of Neonates With Suspected or Proven Early-Onset Bacterial Sepsis. Pediatrics. 2012;129;1006-15.
22. Procianoy RS, Silveira RC. The challenges of neonatal sepsis management. J Pediatr (Rio J). 2020;96(S1):80-6.
23. Caldas JP, Montera LC, Calil R, Marba STM. Temporal trend in early sepsis in a very low birth weight infants' cohort: an opportunity for a rational antimicrobial use. J Pediatr (Rio J.). 2021;97(4).

24. Cotten CM, Taylor S, Stoll B, Goldberg RN, Hansen NI, Sánchez PJ, et al. NICHD – Neonatal Research Network. Prolonged duration of initial empirical antibiotic treatment is associated with increased rates of necrotizing enterocolitis and death for extremely low birth weight infants. Pediatrics. 2009;123(1):58-66.
25. Nizet V, Klein JO. Sepse e meningite bacterianas. In: Remington, Klein (eds.). Doenças infecciosas do feto e do recém-nascido. 8.ed. Rio de Janeiro: Elsevier; 2017. p.217-58.
26. Barnett ED, Jerome OK. Infecções bacterianas do trato respiratório. In: Remington, Klein (eds.). Doenças infecciosas do feto e do recém-nascido. 8.ed. Rio de Janeiro: Elsevier; 2017. p.259-74.
27. Baker CJ, Byington CL, Polin RA. Committee on Infectious Diseases and Committee on Fetus and Newborn. Policy statement – Recommendations for the prevention of perinatal group B streptococcal (GBS) disease. Pediatrics. 2011;128(3):611-6.
28. Cantoni L, Ronfani L, Da Riol R, Demarini S. Perinatal Study Group of the Region Friuli-Venezia Giulia. Physical examination instead of laboratory tests for most infants born to mothers colonized with group B Streptococcus: support for the Centers for Disease Control and Prevention's 2010 recommendations. J Pediatr. 2013;163(2):568-73.
29. Jan AI, Ramanathan R, Cayabyab RG. Chorioamnionitis and Management of Asymptomatic Infants ≥ 35 Weeks Without Empiric Antibiotics. Pediatrics. 2017;140(1):e20162744. Erratum in: Pediatrics. 2017;140(4):null.
30. Kaiser Permanente Division of Research. Neonatal early-onset sepsis calculator. Disponível em: https://neonatalsepsiscalculator.kaiserpermanente.org; acessado em: 17 de julho de 2021.

CAPÍTULO 11.2

SEPSE TARDIA

Maria Regina Bentlin
Salma Saraty Malveira

AO FINAL DA LEITURA DESTE CAPÍTULO, O PEDIATRA DEVE ESTAR APTO A:

- Descrever a relevância da sepse na morbidade e na mortalidade peri e neonatais.
- Identificar os principais fatores de risco associados.
- Compreender os desafios no diagnóstico clínico e laboratorial.
- Reconhecer o recém-nascido séptico.
- Tratar prontamente a sepse.
- Promover medidas para prevenção da sepse tardia.

INTRODUÇÃO

A sepse é uma das síndromes mais antigas e complexas da medicina, está em debate há séculos e continua sendo um problema frequente e grave. Em neonatologia, os avanços evidenciados nas últimas décadas propiciaram o aumento da sobrevida de recém-nascidos (RN) com idade gestacional (IG) e peso de nascimento cada vez menores, atingindo cifras de até 70% naqueles com mais de 25 semanas de IG.[1] Com o aumento da sobrevida desses pequenos prematuros, outro desafio começa a fazer parte do dia a dia de todos os profissionais que se dedicam aos cuidados desses pacientes: a redução da morbidade com a consequente melhora na qualidade de vida. Nesse contexto, a sepse tardia surge como uma das grandes responsáveis pelo aumento de morbidade e mortalidade neonatais, especialmente em prematuros, prolongando o tempo de internação, elevando os custos sociais e econômicos e comprometendo o seu prognóstico.[2]

EPIDEMIOLOGIA

A incidência da sepse tardia, ou seja, daquela que ocorre após 48 horas de vida (critérios do *Center for Disease Control* e da Agência Nacional de Vigilância Sanitária), ou 72 horas de vida (critérios de Redes Internacionais de Pesquisas e da Rede Brasileira de Pesquisas Neonatais), é variável e depende de características dos RN, como peso de nascimento, IG, pós-natal e condições de assistência de cada unidade.[1-3]

Estudo do NICHD (*National Institute of Child Health and Human Development*) avaliou as tendências na morbidade e na mortalidade de prematuros extremos de muito baixo peso ao nascer ao longo de 19 anos, de 1993 a 2012. A coorte foi composta por mais de 34 mil RN, com IG entre 22 e 28 semanas, que sobreviveram por mais de três dias. A sepse tardia confirmada foi inversamente proporcional à imaturidade, ocorrendo em 20% dos prematuros com 28 semanas ao nascimento e alcançando 61% naqueles com IG de 22 semanas. Entre 2005 e 2012, a incidência de sepse tardia diminuiu em cada faixa de IG com redução de 54% para 40%, às 24 semanas; 37% para 27%, às 26 semanas e de 20% para 8%, às 28 semanas.[1]

Os estudos internacionais se baseiam no diagnóstico da sepse com hemocultura positiva (sepse confirmada), mas a sepse clínica (sem identificação do agente) é um problema em nosso meio. Estudo de coorte, realizado em oito centros neonatais da Rede Brasileira de Pesquisas Neonatais (RBPN), com 1.507 RN de muito baixo peso ao nascer (PN < 1.500 g), verificou incidência média de sepse tardia confirmada de 23,7%, com mortalidade de 26,6% desses RN. O mesmo estudo destacou alta incidência e mortalidade associada à sepse clínica, 22,9% e 34,2%, respectivamente.[4] Outro estudo, também da RBPN, realizado em 20 hospitais universitários distribuídos por todo o país, avaliou quase 12 mil RN prematuros de muito baixo peso ao nascer, entre 2009 e 2017. A incidência média de sepse tardia foi de 42,5%, sendo 23% de sepse confirmada e 19,5% de sepse clínica. A mortalidade atingiu cifras de 24% na sepse confirmada e 29% na clínica, ou seja, não houve mudança nos últimos anos.[5]

ETIOLOGIA

A etiologia da sepse tardia difere em cada serviço, mas os microrganismos Gram-positivos costumam responder por até 70% dos casos de infecção, e, dentre estes, o estafilococo coagulase-negativa (ECN) é o mais frequente (48%), seguido do *Staphylococcus aureus*.[6] No estudo da RBPN, o ECN foi isolado em 60% dos casos, as bactérias Gram-negativas em 15%, o *Staphylococcus aureus* em 12%, e os fungos em 9%.[4] A mortalidade relacionada à infecção por bactérias Gram-positivas é menor entre os patógenos, variando de 6% a 18%. As bactérias Gram-negativas associam-se à maior mortalidade, especialmente nos casos de multirresistência. As mais encontradas são *Escherichia coli*, *Klebsiella* sp., *Pseudomonas* sp., *Enterobacter* sp., *Serratia* sp., entre outras. Os fungos acometem os prematuros extremos em até 18% dos casos de sepse, e a *Candida albicans* é a mais prevalente, com alta mortalidade (22 a 52%).[4,6]

FATORES DE RISCO

A sepse tardia relaciona-se às características do RN, às práticas assistenciais, à distribuição e à composição dos recursos humanos e à estrutura da unidade e do hospital (Tabela 1).

Tabela 1 Fatores de risco para sepse tardia

Neonatais	Práticas assistenciais	Infraestrutura
Prematuridade	Procedimentos: cateteres vasculares, nutrição parenteral, intubação traqueal, ventilação mecânica, drenagens e cirurgias	Superlotação das unidades
Baixo peso ao nascer	Exposição a antibióticos: precoce (nas primeiras 72 horas de vida) e prolongada	Recursos humanos insuficientes
Sexo masculino	Uso pós-natal de: corticoides, bloqueadores de H_2	Manuseio inadequado de equipamentos
Comprometimento imunológico	Jejum prolongado	Falta de insumos
Barreiras naturais imaturas	Higienização inadequada das mãos	
Infecções prévias		

No estudo da RBPN, com mais de 1.500 prematuros de muito baixo peso ao nascer, os principais fatores de risco encontrados foram aqueles relacionados às práticas assistenciais, como o uso de cateter venoso central, que aumentou o risco de sepse clínica e confirmada em quatro vezes (OR 4,0 – IC 95% 2,22-7,14), ventilação mecânica, que aumentou o risco em 63% (OR 1,63 – IC 95% 1,14-2,13), uso de antibióticos nas primeiras 72 horas de vida (OR 1,21 – IC 95% 1,05-1,40) e uso em dias de nutrição parenteral (OR 1,10 – IC 95% 1,08-1,12).[4]

As técnicas de inserção de cateteres e principalmente os cuidados na manutenção dos acessos vasculares centrais estão entre os procedimentos de maior preocupação para prevenção de contaminação e consequente infecção. A intubação traqueal e o uso da ventilação mecânica atuam como porta de entrada para patógenos, e a ventilação prolongada, além de aumentar o risco de sepse, aumenta também morbidades que comprometem a qualidade de vida, como a displasia broncopulmonar. A nutrição parenteral pode aumentar o risco de infecção por contaminação durante seu preparo, armazenamento ou distribuição, além de necessitar de acesso vascular para seu uso. O atraso no início da dieta enteral e a lenta recuperação do peso de nascimento aumentam o tempo de uso de nutrição parenteral e de cateter vascular e perpetuam o ciclo vicioso da infecção. O uso de antibióticos de forma inadvertida e precoce pode levar à alteração do microbioma intestinal, além de alterar os mecanismos de resistência, selecionando germes multirresistentes, aumentado o risco de sepse tardia e de enterocolite necrosante.[6]

DIAGNÓSTICO

O diagnóstico inicial baseia-se na suspeita clínica de sepse associada aos fatores de risco já mencionados. O diagnóstico definitivo é um desafio para os neonatologistas na ausência de um marcador ideal da infecção, na inespecificidade das manifestações clínicas e laboratoriais, em proporção significativa de culturas microbiológicas negativas de fluidos corporais estéreis na presença de sepse e, finalmente, a não disponibilidade de testes de biologia molecular (*polymerase chain reaction* em tempo real) que também identificam o agente, na prática clínica diária.[7,8]

Diagnóstico clínico

Os sinais e os sintomas são inespecíficos até mesmo nos quadros de meningite e vão desde hipoatividade e letargia até quadros graves de disfunção cardiovascular e de múltiplos órgãos e sistemas. Apneia, distermia, dificuldade respiratória e aumento do suporte ventilatorio estão entre as manifestações mais frequentes, incluindo também manifestações gastrointestinais, como intolerância alimentar, distensão abdominal e presença de sangue nas fezes. Mais recentemente, a monitorização contínua da frequência cardíaca mostrou que a redução da sua variabilidade e as desacelerações podem ser sinais precoces de infecção e sepse, ocorrendo até 24 horas do início do quadro.[9,10]

Deve-se atentar para os sinais de má perfusão tecidual, como alteração do estado de consciência (p. ex., irritabilidade, choro inconsolável ou sonolência, hiporreatividade), hipotensão arterial, tempo de enchimento capilar prolongado > 3 segundos, oligúria, debito urinário < 1 mL/kg/hora), que alertam para o choque.[8,11,12]

Diagnóstico laboratorial

O marcador ideal de sepse seria aquele exame rápido, realizado com pequenas amostras de fluido corporal, de baixo custo, altamente sensível e específico que permitisse o diagnóstico e o tratamento precoces. Infelizmente, esse marcador não existe, mas a utilização em conjunto de testes rotineiros pode melhorar a acurácia diagnóstica.[7]

Exames inespecíficos[7,9,13]

- Hemograma: exame muito utilizado, com alto valor preditivo negativo.
- Contagem de leucócitos, isoladamente, apresenta baixo valor preditivo positivo.
- Neutropenia tem boa especificidade (> 85%).
- Índices leucocitários: a relação entre formas imaturas e neutrófilos totais (I/T) pode ter valor preditivo negativo de 99%, porém com valor preditivo positivo baixo, de 25%.
- Contagem plaquetária é pouco sensível e específica e pode ser um sinal tardio de sepse.
- Os escores hematológicos podem ser úteis, especialmente na exclusão da sepse, por terem alto valor preditivo negativo. O escore de Rodwell é um dos mais utilizados[14] (Tabela 2).
- Reagentes de fase aguda: são exames complementares ao hemograma, mas que se alteram, entretanto, em outras condições inflamatórias.
- A proteína C-reativa (PCR) é um biomarcador específico, porém tardio, produzido no fígado após estímulo da IL-6. No início da sepse, a PCR está positiva em apenas 16% dos casos e, com 24 horas, a positividade aumenta para 92%. O pico máximo de concentração ocorre entre o segundo e terceiro dias de evolução do quadro e, a partir de então, cai com o controle da infecção. Apresenta sensibilidade variável, entre 41% e 96% e especificidade entre 72% e 100%. Isoladamente, não é útil para diagnóstico de infecção, mas é importante na exclusão da infecção, se persistentemente negativa, e no controle de cura.
- A procalcitonina (PCT) é um precursor da calcitonina, sintetizado nas células C da tireoide e também nos hepatócitos e monócitos em resposta à liberação de citocinas e lipopolissacarides de membranas bacterianas. Pode ser detectada precocemente entre 2 e 4 horas do diagnóstico de infecção, tem seu pico de concentração em até 24 horas e meia-vida entre 25 e 30 horas, de acordo com a IG. Apresenta sensibilidade entre 70 e 90% e especificidade entre 38 a 70%. Isoladamente, também não é considerada bom marcador de infecção.

Tabela 2 Escore de Rodwell

• Leucocitose ou leucopenia – considerar leucocitose ≥ 25.000/ mm³ ao nascimento, ≥ 30.000/ mm³ entre 12 e 24 horas de vida ou acima de 21.000/mm³ ≥ 48 horas; considerar leucopenia ≤ 5.000/mm³
• Neutrofilia ou neutropenia
• Elevação de neutrófilos imaturos
• Índice neutrofílico aumentado
• Razão dos neutrófilos imaturos sobre os segmentados ≥ 0,3
• Alterações degenerativas dos neutrófilos com granulações tóxicas e vacuolizações
• Plaquetopenia < 150.000/mm³

Escore ≥ 3: sensibilidade 96%; especificidade 78%; valor preditivo negativo 99%.
Fonte: modificada de Rodwell et al., 1988.[14]

- Outros exames inespecíficos, embora não disponíveis na prática diária, como as citocinas, podem ser úteis no diagnóstico da sepse, entre eles: TNF-α, considerado iniciador da resposta inflamatória, apresenta elevação precoce e associa-se ao choque; IL-6 aumenta precocemente, mas apresenta meia-vida curta, por isso sugere-se que sua dosagem seja associada a reagentes de fase aguda, como PCR ou PCT; IL-8 tem meia-vida mais longa que a IL-6 e pode ser dosada em associação com a IL-6 e reagentes de fase aguda, com a vantagem de ser detectada em outros fluidos corporais, como liquor, urina e lavado broncoalveolar.[7]

Exames específicos

O isolamento em fluidos corporais estéreis é considerado o padrão-ouro na confirmação diagnóstica da sepse.

A hemocultura deve ser obtida preferencialmente por punção venosa ou arterial, evitando-se a coleta por cateter. Duas amostras devem ser obtidas, em sítios diferentes, com técnica asséptica, antes do início dos antibióticos e com volume mínimo de 1 mL. Volumes menores que 1 mL podem mostrar resultados falsos-negativos em mais de 50% dos casos, em função do reduzido número de unidades formadoras de colônias (< 4 UFC) presente em RN. Outro aspecto importante é a diferenciação entre contaminação e infecção. Tempo de crescimento bacteriano menor que 48 horas (para a grande maioria dos agentes) e isolamento do mesmo agente bacteriano em mais de uma amostra de sangue são critérios sugestivos de infecção. A obtenção de duas amostras é importante, porque agentes contaminantes da pele, especialmente os ECN, podem crescer em apenas uma das amostras coletadas ou apenas naquelas obtidas de cateteres centrais.[3,7,9,13]

Outra forma de identificação do agente é por meio da urocultura. A infecção urinária ocorre em 0,5% a 1% dos RN a termo e em até 5% dos prematuros. A urina deve ser coletada preferencialmente por punção suprapúbica ou por sondagem vesical. O saco coletor pode ser utilizado como exame de triagem, mas não para diagnóstico, pelo alto risco de contaminação e falsos-positivos, que podem chegar a 50%.[7,9]

A punção lombar é fundamental no diagnóstico de meningite, que pode ocorrer em até 25% dos casos de sepse tardia. A punção deve ser realizada desde que não haja contraindicações, como instabilidade hemodinâmica e condições que predispõem a sangramentos. O padrão-ouro no diagnóstico de meningite é a identificação do agente no liquor, que pode ocorrer mesmo sem alterações liquóricas bioquímicas e de celularidade, o que dificulta muito o diagnóstico, uma vez que as manifestações clínicas também são inespecíficas. Recomenda-se a repetição da punção após 48 horas do início do tratamento para controle evolutivo. A persistência de positividade em cultura associa-se a pior prognóstico neurológico.[7,9,13]

A *polymerase chain reaction* em tempo real é outro exame promissor. Metanálise com RN sépticos comparou a análise molecular com a cultura microbiana na identificação do agente. A análise molecular mostrou sensibilidade e especificidade superiores a 90%, além de ser um exame com resultado rápido. A desvantagem ocorre pela necessidade de laboratórios e equipamentos específicos para sua realização.[15] Entretanto, até o momento, a cultura de fluidos corporais, especialmente a hemocultura é insubstituível, em função da necessidade de isolados puros para realização da sensibilidade microbiana, importante para o uso correto de antibióticos.

CHOQUE SÉPTICO NO RECÉM-NASCIDO

Classicamente, o choque é definido como síndrome clínica caracterizada por falência circulatória aguda com inadequada perfusão de tecidos e órgão, com consequentes redução da entrega de oxigênio e nutrientes, disfunção e morte celular. Entretanto, no período neonatal, não há medidas objetivas de perfusão tecidual e entrega de oxigênio. Assim, torna-se importante a avaliação de marcadores de débito cardíaco e perfusão tecidual. Dentre eles, destacam-se:[8,11,12]

- Frequência cardíaca: taquicardia e desacelerações podem ser sinais precoces, e bradicardia é encontrada na fase terminal do choque.
- Tempo de enchimento capilar prolongado > 3 segundos.
- Nível de consciência alterado caracterizado por hiporresponsividade, torpor e até coma.
- Débito urinário baixo: < 1 mL/kg/hora.
- Hipotensão arterial, que habitualmente é um sinal tardio de choque.
- Acidose metabólica.
- Aumento do lactato, que se associa a pior prognóstico (disfunção orgânica e morte), quando não se normaliza a despeito da terapêutica ou quando persiste com valores > 4 mmol/L.

A avaliação circulatória no choque também pode ser realizada através do ecocardiograma funcional, que analisa a *performance* miocárdica, o débito cardíaco e o fluxo da veia cava superior, entre outros parâmetros. O NIRS (*Near Infrared Spectroscopy*) também parece promissor na avaliação da microcirculação.[8]

Diagnóstico diferencial

Uma vez que as manifestações clínicas e laboratoriais de sepse são inespecíficas, é importante diferenciá-la de outros quadros, considerando as informações de história clínica, o início de aparecimento dos sinais e dos sintomas, a evolução e os fatores de risco associados.

Os principais diagnósticos diferenciais são:[9]

- Infecções virais: arboviroses, herpes simples, influenza, vírus sincicial respiratório.
- Distúrbios hemodinâmicos: cardiopatias congênitas, persistência do canal arterial.
- Insuficiência adrenal.
- Erros inatos do metabolismo.
- Febre de etiologia não infecciosa: desidratação, uso de medicamentos (prostaglandinas).

Tratamento

Diagnosticar e tratar precocemente são fundamentais para a boa evolução do quadro séptico.

Medidas de suporte

As medidas gerais incluem monitorização contínua dos sinais vitais, pressão arterial e diurese e manutenção da normotermia, do controle glicêmico, da oferta hídrica e eletrolítica e do suporte nutricional. A nutrição é imprescindível, uma vez que a sepse é doença hipercatabólica. A via enteral deve ser utilizada assim que houver estabilidade clínica e hemodinâmica, sempre dando-se preferência ao leite materno.[9,12]

A assistência ventilatória é essencial não só para a oxigenação, mas para a estabilização de caixa torácica e o controle das apneias, que são frequentes em prematuros sépticos. Pode ser utilizado o suporte não invasivo, como o CPAP nasal ou a ventilação nasal com pressão positiva intermitente. A decisão de intubar deve ser baseada na clínica de esforço respiratório, na instabilidade hemodinâmica e na hipoxemia. A saturação-alvo situa-se entre 90 e 94%.[12]

Antibioticoterapia

A antibioticoterapia empírica deve ser iniciada precocemente, logo após a coleta de hemocultura, e direcionada aos agentes mais prevalentes da unidade. Deve abranger a cobertura de microrganismos Gram-positivos, como os ECN, e Gram-negativos. É considerada boa prática a utilização da oxacilina associada a aminoglicosídeo (amicacina), uma vez que são antibióticos potentes, com menor potencial de resistência, facilmente encontrados e de baixo custo. Nos casos de meningite sem isolamento do agente, a recomendação é o uso de cefalosporinas de terceira ou quarta gerações, de acordo com o perfil microbiológico da unidade.[3,9,13]

Após o conhecimento do agente e do seu antibiograma, é preciso realizar, sempre que possível, o descalonamento antimicrobiano. Deve-se também evitar o uso empírico de vancomicina e cefalosporinas de terceira e quartas gerações, por induzirem à emergência de bactérias multirresistentes e fungos. A vancomicina pode ser utilizada de forma empírica em unidades com alta prevalência de *S. aureus* resistentes à meticilina/oxacilina, mas deverá ser suspensa se o resultado da hemocultura indicar o crescimento de outro agente ou descalonada para oxacilina se o *S. aureus* for sensível à oxacilina.[3,9,13]

O *S. epidermidis,* o principal representante dos ECN, em geral apresenta sensibilidade reduzida à oxacilina. Entretanto, sua apresentação clínica é insidiosa, com baixa prevalência de choque séptico (8,5%) e morte (7 a 11%).[7] Sendo assim, mesmo nessas situações, é recomendado o uso da oxacilina e, uma vez identificado o agente e confirmado a sua resistência, proceder o escalonamento. Corroborando para essa conduta, estudo retrospectivo avaliou a ocorrência de sepse fulminante e o impacto da restrição ao uso empírico da vancomicina em UTI neonatal, em um período de 10 anos.

Embora os ECN tenham sido os agentes mais frequentes de sepse, a frequência de sepse fulminante foi de 1%, enquanto para agentes Gram-negativos foi de 56%. A mudança do esquema terapêutico de vancomicina e cefotaxima para oxacilina e amicacina não modificou o percentual de morte, e a sepse fulminante por ECN permaneceu em 1%, reforçando a recomendação de que é possível aguardar o resultado de culturas para iniciar a vancomicina.[16]

Tempo de tratamento

O tempo de tratamento deve ser o menor possível (5 a 10 dias) dependendo da clínica e das culturas, sendo prolongado nos casos de meningite (14 a 21 dias) conforme o agente etiológico e a evolução clínica e laboratorial. Lembrar que o uso prolongado de antibióticos, especialmente em prematuros, aumenta a incidência de novas infecções, além de contribuir para resistência microbiana e de alterar o microbioma.[3,9,13]

Peculiaridade no tratamento do choque séptico

Nos casos de choque, além das medidas de suporte já citadas e do início precoce de antibióticos, inicia-se a reposição volêmica, preferencialmente com solução cristaloide isotônica, 10 mL/kg (em 30 minutos no prematuro e em 5-10 minutos no RN a termo), observando a ocorrência de hepatomegalia ou aumento do esforço respiratório, que, se ocorrerem, determinarão a suspensão da expansão. O estudo FEAST (*Fluid Expansion as Supportive Therapy*) mostrou aumento da mortalidade em crianças que receberam expansões de solução salina ou de albumina, no volume de 40 mL/kg, quando comparada a crianças que não receberam volume em *bolus*. Outro estudo comparou volumes de 40 mL/kg e 20 mL/kg em crianças sépticas, não mostrando diferença entre eles quanto à mortalidade, mas as crianças que receberam maiores volumes apresentaram mais frequentemente sobrecarga hídrica e descompensação cardíaca.[8,12] Assim sendo, a expansão deve ser criteriosa, especialmente em RN prematuros, entre os quais a maioria das hipotensões ocorre com volume circulante normal. A recomendação é que seja utilizada com cautela, não mais que duas vezes, exceto em situações de hipovolemia, uma vez que nesses pacientes a sobrecarga hídrica pode associar-se a hemorragia peri-intraventricular, persistência do canal arterial, displasia broncopulmonar e até mesmo morte.[11,12]

Após a expansão, se o RN ainda encontrar-se hipotenso, com tempo de enchimento capilar prolongado, alteração do estado de consciência, oligúrico (< 1 mL/kg/hora), está indicado o uso de drogas que aumentem a resistência vascular periférica. Diferentemente de crianças e adultos, a dopamina ainda é a primeira opção, na dose inicial de 5 mcg/kg/min, titulando de acordo com a resposta. Caso os sinais de choque persistam, associa-se a adrenalina em doses baixas, com predomínio do efeito inotrópico beta (0,05 a 0,3 mcg/kg/min).[8,11] Ensaio clínico randomizado comparando dopamina e adrenalina em 40 RN com choque séptico não mostrou diferença entre as drogas quanto ao tempo de reversão do choque, estabilidade hemodinâmica nas primeiras 2 horas do choque e mortalidade com 28 dias de vida. Entretanto, até o momento, o uso de adrenalina como primeira escolha em vez de dopamina em RN com choque séptico apresenta recomendação fraca, com qualidade de evidência baixa, em função dos poucos estudos clínicos.[8,12]

PREVENÇÃO DA SEPSE TARDIA

O combate à sepse tardia tem ênfase global por constituir grave problema de saúde pública reconhecidamente prevenível. As estratégias de controle e prevenção das infecções se baseiam em ações educativas, voltadas para a equipe multiprofissional, com foco na higienização adequada das mãos, incluindo o uso do álcool gel 70%, a utilização de equipamentos de proteção individual ao realizar procedimentos invasivos, como inserção e manipulação de cateter central, além do uso racional de antibióticos.

A higienização das mãos, mais especificamente o uso do álcool gel, é considerada ferramenta mais importante e de baixo custo no combate a infecções e à sepse tardia. Além disso, considera-se a contaminação ambiental um risco adicional, à medida que objetos e superfícies próximos ao paciente possam ser colonizados com agentes patogênicos, incluindo os multirresistentes. Ao tocarem tais objetos, os profissionais de saúde podem carrear germes e transmiti-los a RN internados, se o padrão de higienização das mãos for inadequado.[3,17]

Com o objetivo de promover o controle da sepse tardia, a Organização Mundial da Saúde desenvolveu estudos cuja meta era a segurança do paciente e a redução das infecções relacionadas à assistência, elegendo as práticas de higienização das mãos como medida prioritária nas ações de combate à infecção. Elaborou-se um guia prático contendo recomendações, como indicações e técnicas da lavagem das mãos com água e sabão, utilização de álcool gel a 70%, uso de luvas durante os procedimentos invasivos e manipulação de secreções contaminadas, além dos cinco momentos para a higienização das mãos durante os cuidados com os pacientes. O manual foi avaliado na ocasião da campanha: "Salve Vidas: Lave suas Mãos", com o propósito de ser definido como padrão-ouro e reproduzido em vários países.[17,18]

A precaução no contato com RN com diagnóstico de infecção por bactérias, como o *Staphylococcus aureus* meticilino-resistente ou *Enterococcus* vancomicino-resistente, é uma ação de controle para prevenir o elevado impacto desses germes sobre a evolução da doença. Além disso, a monitoração dessa ação provoca mudanças no comportamento assistencial da equipe, consequentemente mais segurança para os pacientes.[17]

Ao longo dos anos, muitos grupos colaborativos têm mostrado que é possível reduzir as taxas de infecções hospitalares, com programas educativos que estimulem mudanças na rotina e na atitude dos profissionais de saúde. Os grupos têm o objetivo de melhorar a qualidade na assistência com a adoção de boas práticas clínicas e diminuir a morbidade e a mortalidade neonatais. Schulman et al. (2009), no período de 2006 e 2007, reuniram 19 Centros Regionais de Pesquisas Perinatais dos Estados Unidos e instituíram a aplicação de *Bundle*, que consiste em um pacote de cuidados práticos, específicos e essenciais para prover a assistência segura para um grupo definido de pacientes. Tais cuidados, quando executados em conjunto, resultam em desfecho clínico muito melhor que quando executados individualmente.[19]

Atualmente, *Bundle* direcionado ao cateter venoso central é o mais utilizado, uma vez que as infecções de corrente sanguínea associada a cateter central têm grande influência sobre a taxa global de infecção em unidades de cuidado intensivo neonatal. As ações aplicadas simultaneamente compreendem: a organização de equipe treinada para inserção e acompanhamento do cateter; técnicas adequadas de higienização das mãos; assepsia da pele com álcool a 70% no local de inserção e utilização de barreira máxima de proteção; cuidado com o curativo do cateter, que deve ser transparente e não deve ser trocado diariamente, salvo se sua integridade estiver comprometida; utilização do cateter somente para infusões contínuas e, se necessário, para outras medicações; limpeza da entrada do cateter com clorexidina antes e depois da infusão da medicação e discussão diária sobre a necessidade do cateter.[19]

Quanto aos antibióticos, eles constituem as prescrições de maior frequência em unidade neonatal. O seu uso indiscriminado tem sido associado com desfechos ruins em RN, especialmente em prematuros de muito baixo peso, entre eles displasia broncopulmonar, enterocolite necrosante, sepse tardia e infecção fúngica. São inquestionáveis os benefícios da antibioticoterapia para o tratamento de infecções bacterianas, porém o tempo de tratamento muitas vezes se baseia no risco infeccioso e não em cultura positiva. Evidências mostram que o uso prolongado de antibióticos maior que 5 dias em unidade neonatal chega a 26% dos antibióticos prescritos, mesmo com cultura negativa. O desafio para o manejo de antibióticos em unidades neonatais é desenvolver estratégias de controle que reduzam o uso abusivo desse medicamento e diminuam seus efeitos adversos.[20,21]

Outras estratégias incluem: parto humanizado, com o acolhimento familiar e formação de vínculo mãe-filho; início precoce da dieta enteral ou colostroterapia com seu efeito imunomodulador; e método canguru para o RN prematuro de muito baixo peso, pois, além de promover estabilidade no seu metabolismo, contribui para a colonização neonatal precoce com microbiota materna favorável, otimiza o aleitamento materno, melhora o ganho de peso e reduz o tempo de permanência hospitalar. Essas práticas são consideradas intervenções acessíveis, de baixo custo e de grande impacto na prevenção de sepse tardia.[22-24]

REFERÊNCIAS BIBLIOGRÁFICAS

1. Stoll BJ, Hansen NI, Bell EF, Walsh MC, Carlo WA, Shankaran S, et al. Trends in care practices, morbidity, and mortality of extremely preterm neonates, 1993-2012. JAMA. 2015;314:1039-51.
2. Hornik CP, Fort P, Clark RH, Watt K, Benjamin DK Jr, Smith PB, et al. Early and late onset sepsis in very-low-birth-weight infants from a large group of neonatal intensive care units. Early Hum Dev. 2012;88:S69-S74.
3. Agência Nacional de Vigilância Sanitária. Critérios diagnósticos de infecções relacionadas à assistência à saúde em neonatologia. Brasília: Anvisa; 2017:65 p.
4. De Souza Rugolo LM, Bentlin MR, Mussi-Pinhata M, de Almeida MF, Lopes JM, Marba ST, et al. Late-onset sepsis in very low birth weight infants: a Brazilian Neonatal Research Network Study. J Trop Pediatr. 2014;60:415-21.
5. Rugolo LMSS, Bentlin MR, Rede Brasileira de Pesquisas Neonatais. Impacto da sepse tardia no prognóstico em curto prazo de prematuros de muito baixo peso na Rede Brasileira de Pesquisas Neonatais. Natal: 24° Congresso Brasileiro de Perinatologia; 2018.
6. Stoll BJ, Hansen N, Fanaroff AA, et al. Late-onset sepsis in very low birth weight neonates: the experience of the NICHD Neonatal Research Network. Pediatrics. 2002;110:285-91.
7. Bentlin MR, Rugolo LMSS. Late-onset sepsis: epidemiology, evaluation and outcome. NeoReviews. 2020;11:426-35.
8. Schwarz CE, Dempsey EM. Management of neonatal hypotension and shock. Semin Fetal Neonatal Med. 2020;25(5):101121.
9. Sola A, Mir R, Lemus L, Farina D, Ortiz J, Golombek S, et al. Neoreviews 2020;21(8):e505-e534.
10. Fairchild KD, O'Shea TM. Heart rate characteristics: physiomarkers for detection of late-onset sepsis. Clin Perinatol. 2020;37:581-98.
11. Davis AL, Carcillo JA, Aneja RK, Deymann AJ, Lin JC, Nguyen TC, et al. American College of Critical Care Medicine Clinical Practice Parameters for Hemodynamic Support of Pediatric and Neonatal Septic Shock. Crit Care Med. 2017;45:1061-93.
12. Weiss SL, Peters MJ, Alhazzani W, Augus MSD, Flori HR, Inwald DP, et al. Surviving sepsis campaign international guidelines for the management of septic shock and sepsis-associated organ dysfunction in children. Intensive Care Medicine. 2020;46(S1):S10-67.
13. Organização Panamericana de Saúde, Centro Latino Americano de Perinatologia, Saúde da Mulher e Reprodutiva. Prevenção de infecções relacionadas à assistência a saúde em neonatologia. Montevideu: CLAP/SMR-OPS/OMS;2017: p.111.
14. Rodwell RL, Leslie A, Tudehope D. Early diagnosis of neonatal sepsis using a hematologic scoring system. J Pediatr. 1988;112:761-7.
15. Pammi M, Flores A, Versalovic J, Leeflang MM. Molecular assays for the diagnosis of sepsis in neonates. 2017;25;2:CD011926.
16. Karlowicz MG, Buescher ES, Surka AE. Fulminant late-onset sepsis in a neonatal intensive care unit, 1988-1997, and the impact of avoiding empiric vancomycin therapy. Pediatrics. 2000;106:1387-90.
17. Dettenkofer M, Ammon A, Astagneau P, Dancer SJ, Gastmeier P, Harbarth S, et al. Infection control: a European research perspective for the next decade. J Hosp Infect. 2011;77(1):7-10.
18. Pittet D, Allegranzi B, Boyce J. The World Health Organization guidelines on hand hygiene in health care and their consensus recommendations. Infect Control Hosp Epidemiol. 2009;30(7):611-22.
19. Schulman J, Stricof RL, Stevens TP, Holzman IR, Shields EP, Angert RM, et al.; New York State Regional Perinatal Centers; New York State Department of Health. Development of a statewide collaborative to decrease NICU central line-associated bloodstream infections. J Perinatol. 2009;29(9):591-9.
20. Shane AL, Sanchez PJ, Stoll BJ. Neonatal sepsis. Lancet. 2017;390(10104):1770-80.
21. Aleem S, Wohlfarth M, Cotten CM, Greenberg RG. Infection control and other stewardship strategies in late onset sepsis, necrotizing enterocolitis, and localized infection in the neonatal intensive care unit. Semin Perinatol. 2020;44(8):151326.
22. Popescu CR, Cavanagh MMM, Tembo B, Chiume M, Lufesi N, Goldfarb DM, et al. Neonatal sepsis in low-income countries: epidemiology, diagnosis and prevention. Expert Rev Anti Infect Ther. 2020;18(5):443-52.
23. Khan J, Vesel L, Bahl R, Martines JC. Timing of breastfeeding initiation and exclusivity of breastfeeding during the first month of life: effects on neonatal mortality and morbidity – a systematic review and meta-analysis. Matern Child Health J. 2015;19(3):468-79.
24. Brasil. Ministério da Saúde. Secretaria de atenção à Saúde, Departamento de Ações Programáticas. Atenção humanizada ao recém-nascido, método canguru – manual técnico. Brasília: Ministério da Saúde; 2017.

CAPÍTULO 12

INFECÇÕES CONGÊNITAS PERINATAIS

Lícia Maria Oliveira Moreira
Alexandre Lopes Miralha
Marisa Márcia Mussi-Pinhata

AO FINAL DA LEITURA DESTE CAPÍTULO, O PEDIATRA DEVE ESTAR APTO A:

- Compreender aspectos gerais da epidemiologia de infecções congênitas e perinatais entre nós.
- Identificar quais agentes microbianos são causas relevantes dessa modalidade de infecção na população brasileira.
- Dominar o potencial de transmissão, a necessidade de rastreamento pré-natal e intervenções aplicáveis à mulher grávida e ao recém-nascido para prevenção de diferentes agentes etiológicos.
- Conhecer as diferentes apresentações clínicas imediatas e tardias das infecções congênitas e perinatais segundo agentes etiológicos.
- Reconhecer que proporção de crianças infectadas poderia ser identificada como sintomáticas ao nascer devido a infecções congênitas, segundo o agente etiológico.
- Conhecer as modalidades diagnósticas das infecções congênitas e perinatais, incluindo quando e quais amostras clínicas devem ser obtidas para definição do diagnóstico segundo o agente.
- Avaliar e indicar tratamento, necessidade de monitoramento e prognóstico em longo prazo de crianças acometidas por infecções congênitas e perinatais.

INTRODUÇÃO

As infecções transmitidas durante a gestação (congênitas) e no trabalho de parto e/ou parto e até 3 semanas do período pós-natal (perinatais) podem ser causadas por uma variedade de microrganismos, afetam 0,5-2,5% de todos os fetos e mais de 10% dos recém-nascidos (RN) apresentam infecções no primeiro mês de vida, com elevada morbimortalidade infantil e impacto médico social e econômico na população, atingindo emocionalmente toda a família. A infecção por citomegalovírus (CMV) é um grande exemplo, levando ao custo anual nos EUA de 3 bilhões de dólares.

Nem sempre que a mulher tenha infecção ativa ou adquirida durante a gestação haverá transmissão para o feto e/ou RN, pois fatores como seu estado imunitário, as características do agente, a idade gestacional e a defesa placentária influenciarão tanto a ocorrência da infecção quanto suas consequências. Quando são transmitidas, essas infecções podem causar perda fetal ou neonatal, ou até mesmo levar à disfunção de vários órgãos. Geralmente as infecções cursam oligossintomáticas nas gestantes e não são de fácil diagnóstico na mãe ou no RN.

A infecção transmitida intraútero (congênita) é resultante da infecção materna clínica ou subclínica por vários desses agentes, e sua transmissão é hematogênica, via transplacentária para o feto, em qualquer período gestacional. As infecções perinatais ocorrem por exposição a sangue, mucosas, pele ou secreções maternas, durante a passagem pelo canal de parto vaginal e exposição a lesões cutaneomucosas. Também pode haver transmissão pós-natal, por meio do aleitamento e contatos próximos com a mãe por gotículas provenientes de vias aéreas.

A incidência de infecções congênitas e perinatais, também denominadas transmissão vertical, é variável em diferentes populações, sendo que sua ocorrência dependerá de aspectos epidemiológicos populacionais e especialmente das condições de saúde e exposição de mulheres grávidas, como hábitos, profissão, habitação, coinfecções, vacinação, atenção pré-natal, entre outras. Os Quadros 1 e 2 apresentam aspectos gerais da transmissão vertical de infecções durante a gestação e os períodos perinatal e neonatal, segundo o agente etiológico.[1,2]

A transmissão da infecção via transplacentária pode ocorrer em qualquer período da gestação. Quando ocorre precocemente, no primeiro trimestre gestacional, o microrganismo poderá interferir no desenvolvimento embrionário, sendo que o agente pode ser tolerado pelo feto e modificar a programação celular, causando malformações variadas perceptíveis ao nascer. No entanto, como a transmissão intrauterina é mais comum nos últimos trimestres gestacionais,

Quadro 1 Agentes infecciosos de transmissão vertical: potencial de transmissão, rastreamento e intervenções relacionadas à mãe/gestante

Agente etiológico	Soroprevalência média em gestantes brasileiras	Rastreamento pré-natal sistemático		Momento e risco de transmissão vertical			Intervenções para reduzir transmissão vertical			
		Clínico	Laboratorial	Congênita (intrauterina, hematogênica, transplacentária)	Perinatal (exposição a secreções cervicovaginais e sangue materno no parto)	Pós-natal (aleitamento materno, contatos próximos)	Imunização materna	Prevenção infecção gestacional	Tratamento gestacional	Prevenção intraparto
Toxoplasma (*T. gondii*)	55-80%	Maioria assintomática	IgG/IgM (primeiro trimestre e final gestação nas soronegativas) seguida por avidez IgG, se necessário	++ 17% – 1º trimestre 35% – 2º trimestre 65% – 3º trimestre	Não há	Não há	Não há	Evitar jardinagem, areia contaminada com fezes de gato, ingestão de carne malcozida; higienizar alimentos crus	Sulfadiazina e pirimetamina	Não há
Citomegalovírus (CMV)	80-95%	Maioria assintomática	Não	++ 30-50% (inf. materna primária) 1-2% (inf. materna recorrente)	++ 30-50% (raro acometimento clínico no RN)	++ 30-50% (raro acometimento clínico no RN)	Não há	• Lavagem de mãos • Evitar contato com urina e secreções do bebê/da criança • Sexo seguro	• Não aprovado • Em estudos	Não há
Sífilis (*T. pallidum*)	2,1%	• Úlcera genital • Roséola sifilítica • Maioria assintomática	VDRL/RPR, testes treponêmicos (início, final gestação e no parto)	++ 90-100% (recente) 10-30% (tardia)	Raro	Raro	Não há	Sexo seguro/ preservativos	Penicilina G iniciada até 30 dias antes do parto	Penicilina G para mãe se não tratada na gestação
Vírus da imunodeficiência humana (HIV)	1%	Maioria assintomática	Anticorpos anti-HIV no início, final da gestação e no parto (se não testada antes)	± 20-25% (na ausência de profilaxia)	++ 35-50% (na ausência de profilaxia)	+ 25-30% (na ausência de profilaxia)	Não há	• Sexo seguro/ preservativo • Profilaxia com antirretrovirais pré e pós-exposição	Terapia antirretroviral combinada	• Cesárea eletiva > 38 semanas se CV desconhecida ou ≥ 1.000 cps/mL ≥ 34ª semana • CV < 1.000 cps/mL = via obstétrica de parto • ZDV EV 3 horas antes parto para ambas as condições
Vírus da rubéola	92,3-99,5%*	Erupções cutâneas rosáceas	IgG e IgM antivírus rubéola em mulheres de risco para indicar vacinação pós-natal nas negativas	++ 60-90% – 1º trimestre 20-40% – 2º trimestre 70% – 3º trimestre	Não há	Raro	• Sim. • Vacina pré-concepcional • (≥ 3 meses antes)	Evitar contato próximo com infectados	Não há	Vacinar no pós-parto se soronegativa na gestação

(continua)

Quadro 1 Agentes infecciosos de transmissão vertical: potencial de transmissão, rastreamento e intervenções relacionadas à mãe/gestante (*continuação*)

Agente etiológico	Soroprevalência média em gestantes brasileiras	Rastreamento pré-natal sistemático		Momento e risco de transmissão vertical			Intervenções para reduzir transmissão vertical			
		Clínico	Laboratorial	Congênita (intrauterina, hematogênica, transplacentária)	Perinatal (exposição a secreções cervicovaginais e sangue materno no parto)	Pós-natal (aleitamento materno, contatos próximos)	Imunização materna	Prevenção infecção gestacional	Tratamento gestacional	Prevenção intraparto
Vírus linfotrópico para células T humanas tipo I (HTLV-I)	0,88%	> assintomática	IgM e IgG no primeiro e terceiro trimestres em áreas de alta prevalência	Rara	Raro	Aleitamento 10-28%	Não há	Sexo seguro/ preservativo	Não há	Não há
Vírus herpes simples (VHS)	80,2 – > 90%**	Lesões orais ou genitais típicas	Somente nas sintomáticas	±	++ 25-50% (inf. materna primária) 3% (inf. materna recorrente)	+ (contatos próximos)	Não há	Sexo seguro/ preservativo	Aciclovir nos casos graves	Parto cesárea programado na presença de lesões genitais ativas
Vírus da hepatite B (VHB)	Variável conforme a área de prevalência (alta, média ou baixa endemicidade#)	Não há (rara)	AgHBs no início da gestação e no final da gestação nas negativas	± 5%	++ 95%	+/–	Sim	Vacinar após o primeiro trimestre gestantes não vacinadas ou completar esquema vacinal durante a gestação	Antiviral tenofovir (avaliar HBeAg e carga viral)	Reduzir a exposição do RN a sangue e secreções maternas (evitar amniorrexes e procedimentos invasivos)
Vírus da hepatite C (VHC)	0,1-1,3%##	Não há (rara)	Anticorpos anti--VHC em mulheres de risco (usuárias de drogas EV, múltiplos parceiros)	±	++ 2-5% Mães coinfectadas pelo HIV: 19%	–/–	Não há	Evitar o uso de drogas injetáveis e sexo seguro (uso de preservativos)	Antivirais se indicados	Reduzir a exposição do RN a sangue e secreções maternas (evitar amniorrexes e procedimentos invasivos)
Parvovírus B19	Variável nos surtos epidêmicos***	Somente nas sintomáticas	Somente nas sintomáticas	++	–	–	Não há	Evitar contato com crianças em momentos de surtos/ epidemias em escolas/creches	Não há transfusão para fetos anêmicos	Não há
Vírus Zika (ZIKV)	Variável nos surtos epidêmicos	• Erupções cutâneas, febre • > assintomáticos	Somente nas sintomáticas (IgM, IgG, RNA por PCR)	++	–	–	Não há	Ação ambiental contra o mosquito *Aedes*, uso de repelentes e roupas de proteção	Não há	Não há
Vírus Chikungunya (CHIKV)	Variável nos surtos epidêmicos	Manifestações hemorrágicas neurológicas, febre	Somente nas sintomáticas (IgM, IgG, RNA por PCR)	Raro	Raro	Raro	Não há	Ação ambiental contra o mosquito *Aedes*, uso de repelentes e roupas de proteção	Não há	Não há

(*continua*)

Quadro 1 Agentes infecciosos de transmissão vertical: potencial de transmissão, rastreamento e intervenções relacionadas à mãe/gestante (*continuação*)

Agente etiológico	Soroprevalência média em gestantes brasileiras	Rastreamento pré-natal sistemático		Momento e risco de transmissão vertical			Intervenções para reduzir transmissão vertical			
		Clínico	Laboratorial	Congênita (intrauterina, hematogênica, transplacentária)	Perinatal (exposição a secreções cervicovaginais e sangue materno no parto)	Pós-natal (aleitamento materno, contatos próximos)	Imunização materna	Prevenção infecção gestacional	Tratamento gestacional	Prevenção intraparto
Vírus da dengue (DENV)	Variável nos surtos epidêmicos	• Maioria oligossintomátic • Sinais sistêmicos, erupções cutâneas, febre	Somente nas sintomáticas (antígeno IgM, IgG, RNA viral por PCR)	Raro	Raro	Raro	Vacina	Ação ambiental contra o mosquito *Aedes*, uso de repelentes e roupas de proteção	Não há	Não há
Vírus SARS-CoV-2 (covid-19)	Variável nos surtos epidêmicos	Febre, sinais respiratórios/ sistêmicos ou assintomática	Somente nas sintomáticas (IgM, IgG, RNA por PCR)	Raro	Raro	++ e pós-natal	Não há	Isolamento social, uso de máscaras, lavagem das mãos	Sintomático	Não há

CV: carga viral; RN: recém-nascido.

* Rubéola – Nobrega YKM et al., 2017 (no Distrito Federal, após campanha de vacinação iniciada em 2008), 95,4% de grávidas com IgG para rubéola; Feresin RI et al., 2013 (Noroeste do Paraná/avaliação no primeiro semestre de 2010), 99,6% de grávidas com IgG para rubéola; Guerra AB et al., 2018 (em Belém/PA, grávidas adolescentes entre os anos de 2009/2010), 92,3%.

** Herpes simples – Lima LRP et al., 2020 (avaliação feita entre 2015/2016, grávidas no RJ), 80,2% IgG para VHS; Warneck JM et al., 2020 (no Brasil, em mulheres em idade fértil) > 90% de IgG para VHS.

*** Parvovirose B19 – Warneck JM et al., 2020 (no Brasil, em 160 mulheres em idade fértil), 31,7% de IgG para parvovírus B19; da Silva AR et al., 2006 (172 mulheres em idade fértil na cidade do RJ), 71,6% de IgG para parvovírus B19; Barros de Freitas R. et al. (Belém/PA, entre 300 grávidas), 84,3%, com IgG para parvovírus B19.

\# Hepatite B (área de alta endemicidade > 8%; média endemicidade: 2-8%; baixa endemicidade < 2%).

\#\# Hepatite C – Pinto CS et al., 2011 – MTS (Centro-Oeste), entre 2005/2007 (1,07 caso/1.000) entre 115.386 mulheres grávidas; Barros MMO et al., 2018 (estudo retrospectivo entre 2006 e 2013 no ambulatório de pré-natal do Hospital Antônio Pedro, RJ. N = 635 grávidas [1,3% anti-HCV]); Fernandes CNS et al., 2014 (909 mulheres grávidas na faixa etária de 21-30 anos no estado de Goiás = 0,1%.

Quadro 2 Doenças infecciosas de transmissão vertical: rastreamento e intervenções relacionadas ao recém-nascido

Agente etiológico	Rastreamento neonatal sistemático ou seletivo		Prevenção/tratamento		Aleitamento materno	
	Sinais mais comuns no RN com infecção sintomática	Diagnóstico laboratorial de infecção	Profilaxia neonatal	Tratamento específico	Risco de transmissão?	Indicada amamentação?
Toxoplasma (*T. gondii*)	Retinocoroidite, hidrocefalia, calcificações cerebrais	• IgM e IgA anti-*T. gondii* • Teste do pezinho – IgM • Persistência de anticorpos séricos IgG anti-*T. gondii* > 12 meses de idade	Não	Pirimetamina/ sulfadiazina/ácido folínico para todos infectados	Não	Sim
Citomegalovírus (CMV)	Microcefalia, malformações do SNC, calcificações cranianas	Detecção do DNA-CMV (saliva ou urina) até 3 semanas de idade confirmam infeção congênita	Não	Ganciclovir/ valganciclovir em RN com doença moderada a grave	Sim (30-50%)	Sim
Sífilis (*T. pallidum*)	Pênfigo palmoplantar, rinite serossanguínea, periostite	• Teste do campo escuro em lesões. • VDRL/RPR e testes treponêmicos comparados aos da mãe e seriados	Não	Penicilina G de acordo com histórico clínico	Raro	Sim
Vírus da imunodeficiência humana (HIV)	Raros	• Detecção do RNA viral ou DNA proviral por PCR • Persistência de anticorpos IgG anti-HIV > 18 meses de idade	• Aspiração oral/nasal cuidadosas para não lesar mucosas • Limpeza imediata do sangue e secreções maternas por meio do banho • Injeções IM somente após banho • Iniciar antirretrovirais na sala de parto	Antirretrovirais combinados	Sim (25-35%)	Não
Vírus da rubéola	Microftalmia, catarata, lesões ósseas, surdez	• IgM antivírus da rubéola • Cultura viral	Não	Não	Não	Sim
Vírus linfotrópico para células T humanas tipo I (HTLV-I)	Raros	• Detecção do RNA viral (sangue) por PCR • Persistência de anticorpos > 18 meses de idade	Não	Não	Sim (10-28%)	Não
Vírus herpes simples (VHS)	• Mucocutânea • Meningoencefalite • *Sepsis-like*	Detecção de DNA viral por PCR em lesões, sangue e LCR ou cultura viral	Não	Aciclovir de acordo com o quadro clínico	Raro (lesões mamárias)	Sim (evitar lesões cutâneas)
Vírus da hepatite B (VHB)	Raros	AgHBs positivo antes da administração da vacina contra VHB	• Vacina anti-VHB (primeiras 12 horas do RN) • Imunoglobulina hiperimune VHB	Antivirais em crianças maiores, quando indicado	Não	Sim

(continua)

Quadro 2 Doenças infecciosas de transmissão vertical: rastreamento e intervenções relacionadas ao recém-nascido (*continuação*)

Agente etiológico	Rastreamento neonatal sistemático ou seletivo		Prevenção/tratamento		Aleitamento materno	
	Sinais mais comuns no RN com infecção sintomática	Diagnóstico laboratorial de infecção	Profilaxia neonatal	Tratamento específico	Risco de transmissão?	Indicada amamentação?
Vírus da hepatite C (VHC)	Raros	• Dois testes de detecção do RNA VHC > 3 meses de idade com intervalo de 6-12 meses • Pode haver clareamento viral (25-40%) < 12 meses de idade • Dois testes RNA-VHC negativos excluem infecção • Persistência de anticorpos IgG anti-VHC > 15-18 meses de idade confirmam infecção	• Aspiração oral/nasal cuidadosas para não lesar mucosas • Limpeza imediata do sangue e secreções maternas por meio do banho • Injeções IM somente após banho	Antivirais em crianças maiores, quando indicado	Raro	Sim (evitar lesões cutâneas sangrantes em mulheres com alta carga viral)
Parvovírus B19	Anemia grave, miocardite, hidropisia	IgG e IgM para o parvovírus B19	Não	Não	Desconhecido	Sim
Vírus Zika (ZIKV)	Microcefalia, desproporção craniofacial, protrusão occipital, lesões no SNC	PCR, IgM e IgG	Não	Não	Não bem estimado	Sim
Vírus Chikungunya (CHIKV)	Febre, erupção cutânea, edema, meningoencefalite	PCR, IgM e IgG	Não	Não	Não bem estimado	Sim
Vírus da dengue (DENV)	Meningoencefalite e discrasia sanguínea	PCR, IgM e IgG	Não	Não	Não bem estimado	Sim
Vírus SARS-CoV-2 (Covid-19)	Maioria assintomática, manifestações respiratórias e sistêmicas	RT PCR, IgM e IgG se a genitora tiver infecção há mais de 14 dias	Não	Não	Não bem estimado	Sim

IM: intramuscular; LCR: líquor cefalorraquidiano; RN: recém-nascido; SNC: sistema nervoso central.

devido principalmente à diminuição da função de barreira da placenta com o passar da gestação, a maioria dos fetos infectados já estará em fase avançada de desenvolvimento, será capaz de reconhecer o agente como estranho e os sinais típicos de prejuízo do desenvolvimento embrionário não serão evidentes ao nascer, mas ainda assim poderá haver sinais tardios e sequelas.

A Figura 1 apresenta a estimativa proporcional de crianças nascidas vivas portadoras de infecção congênita por diferentes agentes, segundo a presença ou não de sinais ao nascer, devendo-se observar que a maioria será assintomática. A Figura 2 mostra que, quando a infecção congênita é sintomática, diferentes sinais clínicos podem ocorrer, sendo que sinais gerais (baixo peso ao nascer, hepatomegalia, esplenomegalia, icterícia, púrpura, pneumonite) são comuns a vários agentes e sinais relativos a alguns órgãos específicos (olhos, sistema nervoso central, coração, ossos) podem ser mais frequentes e peculiares em diferentes agentes. Quanto às infecções perinatais, não se percebem manifestações ao nascer, pois não houve interferência no desenvolvimento fetal. Algumas crianças poderão apresentar doença aguda nos primeiros dias de vida, características de sepse viral ou bacteriana (letargia, irritabilidade, hipo/hipertermia, distúrbios respiratórios, vômitos, hepatoesplenomegalia, icterícia, lesões cutâneas e outros), como na infecção pelo vírus herpes simples ou pelo estreptococo beta hemolítico do grupo B. Outras infecções podem permanecer assintomáticas por anos ou mesmo só se manifestar na idade adulta, tais como as infecções pelo vírus da hepatite B e C. Os exames sorológicos disponíveis para o concepto, sobretudo no grupo Torchs, nem sempre contribuem para o diagnóstico, devido à transferência de anticorpos maternos da classe IgG, daí a necessidade de uma boa anamnese materna, com enfoque em sua história social, exame clínico acurado, exame da placenta e avaliação laboratorial do binômio, com exames mais específicos e de maior sensibilidade.[3]

Os aspectos principais das infecções congênitas e perinatais causadas pelos patógenos mais comuns serão discutidos neste capítulo e compreendem o grupo denominado síndrome Torchs, cuja sigla compreende infecções como toxoplasmose, rubéola, CMV, herpes e sífilis. Também será abordada a infecção pelo vírus linfotrópico de células T tipo I (HTVL-I), considerando sua prevalência elevada na população de gestantes em algumas regiões do Brasil. Mais recentemente as arboviroses, particularmente a infecção congênita pelo vírus Zika com suas graves sequelas, têm levado a população médica a um alerta para seu diagnóstico e abordagem precoce. No último ano, o mundo inteiro foi surpreendido com a infecção pelo coronavírus (SARS-CoV 2), sendo que a infecção congênita e perinatal por esse vírus tem sido descrita desde abril/maio de 2020.[1,3]

TOXOPLASMOSE CONGÊNITA

Estima-se que ao nascimento a prevalência de toxoplasmose congênita em populações brasileiras seja de 1-3/1.000 nascidos vivos. É majoritariamente resultante da infestação pelo *T. gondii* durante a gestação em mulheres soronegativas e eventualmente decorrente de reinfecção materna por parasitas mais agressivos ou de reagudização em mães imunodeprimidas. O alto risco de sequelas tardias indica a relevância de identificação e tratamento das crianças com toxoplasmose congênita (TC).

O diagnóstico na gestante é confirmado quando há soroconversão. A infecção materna é classificada como provável em qualquer idade gestacional na presença de: a) IgM anti-*T. gondii* (IgM+) em mulher sintomática; b) IgG anti-*T. gondii* (IgG+) e baixo índice de avidez ou c) aumento progressivo

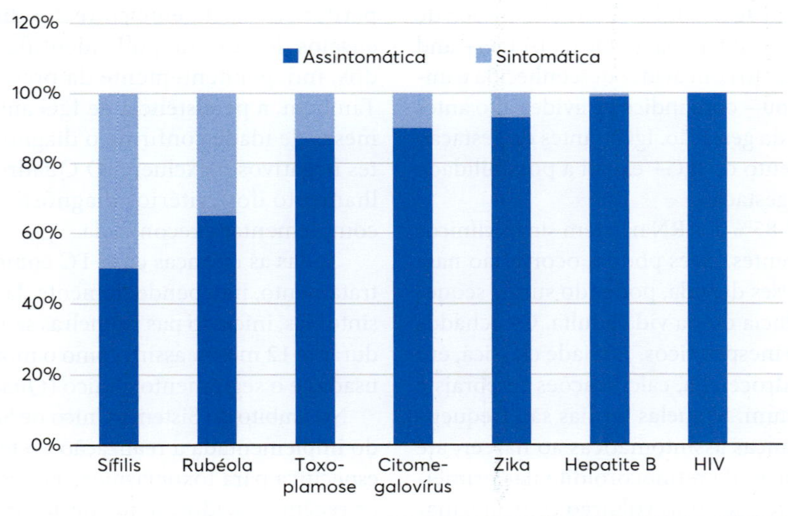

Figura 1 Frequência relativa de sinais clínicos em recém-nascidos portadores de infecção congênita por diferentes agentes.

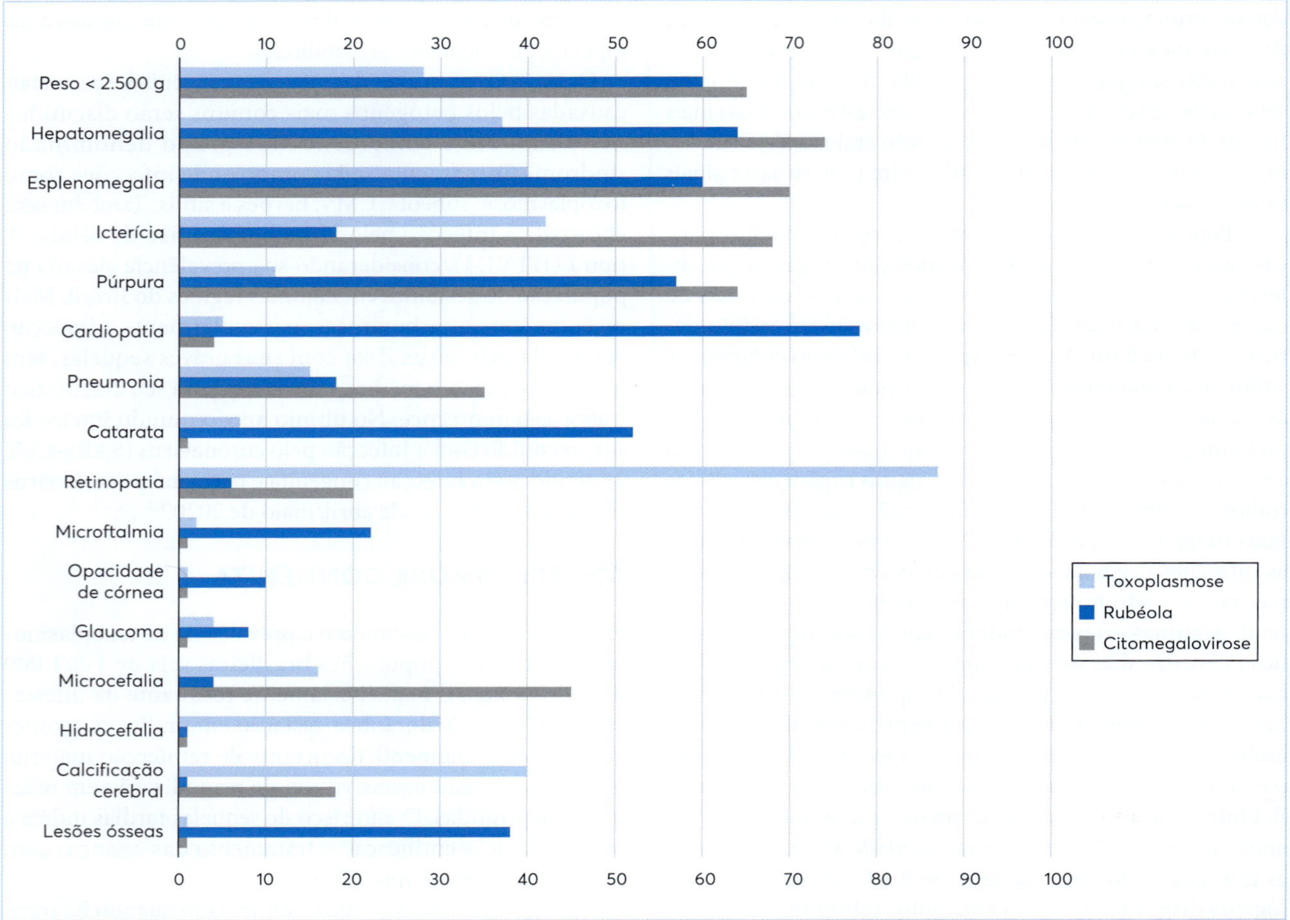

Figura 2 Frequência percentual relativa de manifestações clínicas ao nascer em crianças com rubéola, citomegalovirose e toxoplasmose congênitas, quando a infeção congênita é passível de identificação ao nascer devido à presença de sinais detectáveis.

de títulos IgG e IgM. O diagnóstico materno categoriza-se como possível quando: a) IgG+, IgM+ com alto índice de avidez após 12 semanas do início da gestação; b) IgG+ and IgM+ em qualquer momento com avidez desconhecida e improvável se IgG+, IgM+ ou – com índice de avidez alto antes de 12 semanas do início da gestação. IgG+ antes da gestação ou IgM+ sem aparecimento de IgG+ exclui a possibilidade de infestação durante a gestação.

Aproximadamente 70-85% dos RN não têm sinais clínicos evidentes. Quando presentes, estes podem ocorrer ao nascer ou nos primeiros meses de vida, podendo surgir sequelas somente na adolescência ou na vida adulta. Os achados neonatais são diversos e inespecíficos. A tríade clássica, em que há associação de hidrocefalia, calcificações cerebrais e retinocoroidite, é incomum. Sequelas tardias são frequentes, mesmo entre as crianças assintomáticas ao nascer; até 85% apresentarão cicatrizes de retinocoroidite nas primeiras décadas de vida, e cerca de 50% evoluirão com anormalidades neurológicas.

A detecção de IgM e/ou IgA anti-*T. gondii* em sangue periférico, idealmente entre 2-5 dias de vida por meio de ensaios de captura, pode identificar até 75% dos infectados, independentemente da presença de sinais clínicos. Também, a persistência de IgG anti- *T. gondii* além de 12 meses de idade confirma o diagnóstico, e dois desses testes negativos o excluem. O Quadro 3 mostra maior detalhamento dos critérios diagnósticos de TC e a avaliação complementar preconizada.

Todas as crianças com TC comprovada devem receber tratamento, independentemente da presença de sinais e/ou sintomas, iniciado nas primeiras semanas de vida e mantido durante 12 meses, assim como o monitoramento das drogas usadas e o seguimento clínico (Quadro 4).

No âmbito do Sistema Único de Saúde brasileiro está sendo implementada a realização do teste de detecção de IgM específica para toxoplasmose no teste do pezinho de todos os recém-nascidos, o que permitirá realizar a triagem em larga escala da TC.

Quadro 3 Critérios diagnósticos e exames complementares indicados para crianças com toxoplasmose congênita confirmada ou suspeita

Critérios diagnósticos de toxoplasmose congênita	Exames complementares para portadores de toxoplasmose congênita ou cujas mães têm infestação gestacional confirmada ou provável
• DNA-*T. gondii* (+) por PCR líquido amniótico • IgM anti-*T. gondii* (+) com 2 dias a 6 meses idade • Persistência de IgG anti-*T. gondii* (+) > 12 meses idade • Aumento títulos IgG anti-*T. gondii* após a suspensão do tratamento • Presença de sinais e/ou sintomas sugestivos de toxoplasmose congênita, mães IgG anti-*T. gondii* (+), após exclusão de outras possíveis etiologias (sífilis, citomegalovirose, rubéola)	Sistêmica* – hemograma completo, IgG e IgM anti-*T. gondii* mãe e RN pelo mesmo método SNC – exame neurológico, LCR (bioquímica e celularidade), ultrassonografia transfontanelar ou ressonância magnética do cérebro Olhos – fundoscopia ocular indireta Audição – otoemissões acústicas (OEA) e potencial evocado auditivo do tronco cerebral (PEATE)

SNC: sistema nervoso central; LCR: líquor cefalorraquidiano.
* Variável segundo as manifestações clínicas, deve incluir avaliação de enzimas hepáticas em sintomáticos, além da exclusão de outras infecções congênitas.

Quadro 4 Tratamento, monitoramento e acompanhamento para recém-nascidos com toxoplasmose congênita

Medicamentos (via oral)	Apresentação*	Posologia	Indicação
Sulfadiazina	Cp 500 mg (diluir 100 mg/mL)	100 mg/kg/dia, 12/12 horas	Todos os RN
Pirimetamina	Cp 25mg (diluir 2 mg/mL)	1 mg/kg/dia, 1 x/dia; 2-6 meses A seguir, 1 mg/kg/dia, 1 x/dia, 3 x/semana até completar 1 ano	Todos os RN
Ácido folínico	Cp 15 mg (diluir 5 mg/mL)	10 mg 1 x/dia, 3 vezes por semana	Todos os RN
a) Prednisona ou b) Prednisolona	a) Cp 5mg. b) Xarope 1 mg/mL ou 3 m/mL	1 mg/kg/dia divididos em 2 doses diárias	RN com retinocoroidite ou proteinorraquia > 1.000 mg/mL Retirada gradual após estabilização do processo inflamatório
Efeitos adversos	Neutropenia (em até 58% dos RN, secundária à pirimetamina), anemia (frequentes), trombocitopenia, hiperbilirrubinemia, hipersensibilidade, intolerância gastrintestinal, cristalúria		
Monitoramento dos efeitos adversos	• Hemograma completo semanal durante 2 meses, espaçar para 15 dias a seguir se houver estabilização por 2 meses e mensalmente até o final do tratamento: – < 1.000 neutrófilos/mm³ – aumentar ácido folínico para 20 mg diários – < 500 neutrófilos/mm³ – suspender pirimetamina por 2 semanas e passar ácido folínico 20 mg diários • Quando ictérico – monitorar bilirrubina cuidadosamente (sulfadiazina)		
Acompanhamento	Avaliação oftalmológica individualizada se houver retinocoroidite em atividade (a cada 15 dias) ou a cada 6 meses até a idade escolar e anuais a seguir		

Cp: comprimido; RN: recém-nascido.
* Medicamentos disponíveis apenas sob a forma de comprimidos. Podem ser produzidas soluções em farmácias de manipulação nas diluições indicadas.
Fonte: adaptado de Mussi-Pinhata et al., 2011.[1]

Medidas preventivas incluem orientações a todas as gestantes, principalmente àquelas sabidamente soronegativas:

- Não ingerir carnes cruas ou malpassadas.
- Não consumir água não filtrada ou fervida.
- Lavar bem as frutas e verduras antes do consumo e os utensílios de cozinha antes e depois do uso.
- Evitar contato com fezes de gato.
- Evitar manipular areia, terra, jardins e preparo de carnes ou utilizar luvas para realizar essa tarefas.
- Higienizar bem as mãos após manipular alimentos, terra e antes de comer; controlar o acesso de insetos à cozinha.[1,17]

SÍFILIS CONGÊNITA

A sífilis congênita (SC), causada pelo *Treponema pallidum*, é importante problema de saúde pública no Brasil, considerada evento sentinela da alta prevalência de sífilis na gestante e da qualidade do pré-natal. Estima-se que sua incidência em nosso país seja de 5-10/1.000 nascidos vivos.

Considerando que a sífilis no adulto é frequentemente assintomática em suas diferentes fases (sífilis primária – lesão genital indolor; sífilis secundária após semanas ou meses – lesões cutaneomucosas e/ou alterações sistêmicas transitórias;

sífilis terciária – estágio latente, assintomática), é essencial que sejam realizados testes sorológicos no primeiro trimestre, em torno de 28 semanas de gestação e no parto, para a identificação e o tratamento da gestante. A transmissão da mãe para o feto pode ocorrer em qualquer fase da sífilis. O tratamento materno com penicilina pode curar também a infecção fetal, pois alcança os tecidos placentários e fetais.

Pelo menos metade dos RN com sífilis congênita é assintomática ou pouco sintomática, sendo a história materna fundamental para determinar o risco de infecção. Quando sintomático, o RN pode apresentar sinais gerais (prematuridade, restrição do crescimento intrauterino, hepatoesplenomegalia, adenomegalia, icterícia, edema, hidropisia, pneumonite, anemia) e outros mais específicos de SC [lesões cutaneomucosas: pênfigo palmoplantar, exantema maculopapular, rinite serossanguinolenta; lesões ósseas: periostite, osteíte ou osteocondrite acompanhadas de dor e pseudoparalisia de membros (pseudoparalisia de Parrot) e meningoencefalite assintomática]. Os sinais podem aparecer ao nascimento ou nos primeiros meses de vida (SC precoce) ou após 2 anos de vida na criança não tratada (SC tardia). Quando não tratada, sucedem-se lesões ósseas, articulares, neurológicas e oculares que comprometem gravemente o desenvolvimento da criança.

A Figura 3 mostra os passos para o manejo de crianças nascidas de mães com diagnóstico de sífilis (expostas à sí-

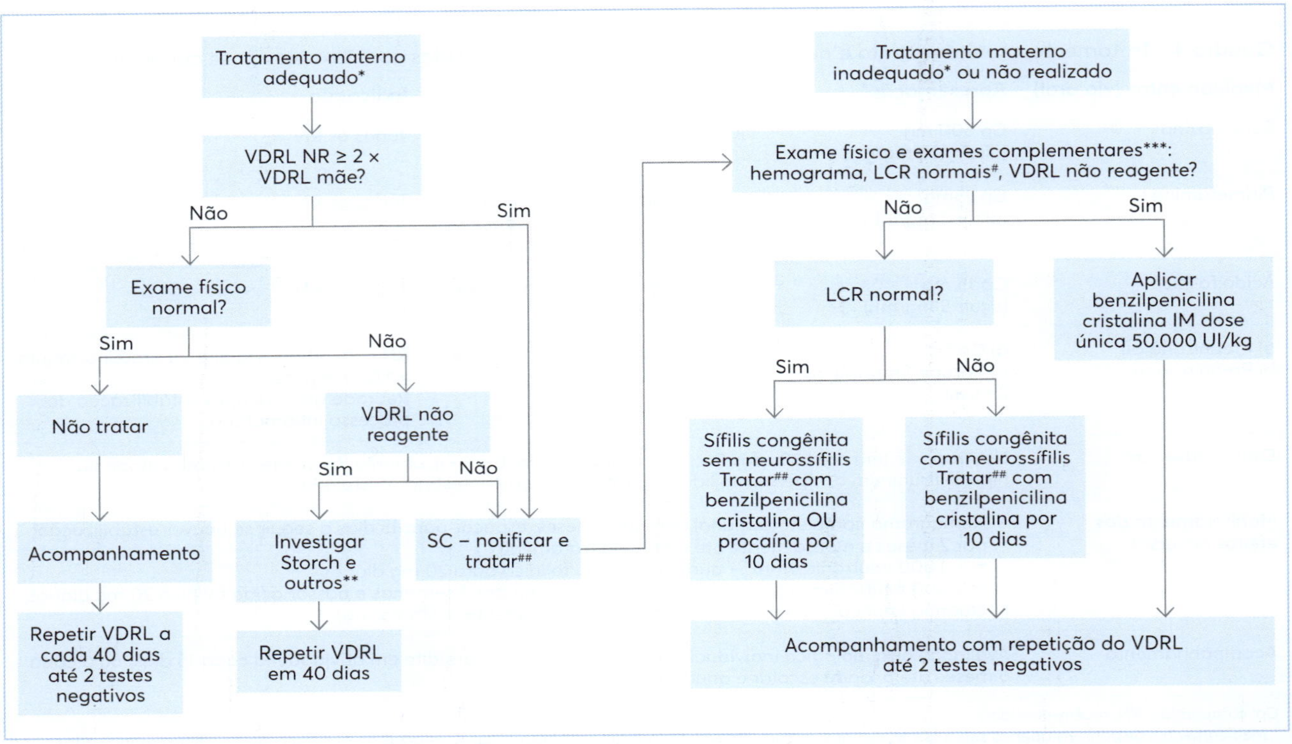

Figura 3 Fluxograma para avaliação e manejo de recém-nascido exposto à sífilis ou portadores de sífilis congênita.

CMV: citomegalovírus; SC: sífilis congênita; RN: recém-nascido; LCR: líquor cefalorraquidiano.

* Tratamento completo para o respectivo estágio clínico da sífilis, com penicilina benzatina com a primeira dose realizada pelo menos 4 semanas antes do parto. Sífilis recente (primária, secundária ou latente recente com até 2 anos de evolução): benzilpenicilina benzatina 2,4 milhões UI, dose única. Sífilis tardia (> 2 anos de evolução ou duração ignorada ou terciária): benzilpenicilina benzatina 2,4 milhões UI, uma vez por semana, por três semanas.

** Possíveis diagnósticos diferenciais: toxoplasmose, rubéola, citomegalovírus, herpes simples, sepse neonatal, hidropsia fetal, outros.

*** Exames complementares: teste não treponêmico quantitativo (VDRL, RPR), hemograma completo com plaquetas, LCR, de acordo com avaliação clínica (raio x de ossos longos e de tórax, enzimas hepáticas, avaliação oftalmológica, auditiva, neuroimagem etc.).

Celularidade e proteinorraquia adequadas para a idade gestacional e a idade pós-natal. Teste não treponêmico (VDRL ou outro) negativo.

Opções de tratamento:

- Benzilpenicilina potássica/cristalina 50.000 UI/kg, intravenosa, de 12/12 horas na primeira semana de vida, de 8/8 horas após a primeira semana de vida, por 10 dias. Necessário reiniciar o tratamento se houver atraso de mais de 24 horas na dose.
- Benzilpenicilina procaína 50.000 UI/kg, intramuscular, uma vez ao dia, por 10 dias. Necessário reiniciar o tratamento se houver atraso de mais de 24 horas na dose.
- Benzilpenicilina benzatina 50.000 UI/kg, intramuscular, dose única.

Observações:

- RN de mulheres diagnosticadas com sífilis antes da gestação atual, com histórico documentado de tratamento adequado, com documentação da queda da titulação em pelo menos duas diluições e que durante a gestação atual se mantiverem com títulos de teste não treponêmico baixos e estáveis, não são consideradas crianças expostas à sífilis, e não precisam coletar VDRL no momento do parto.
- Crianças diagnosticadas com sífilis congênita após 1 mês de idade e aquelas com sífilis adquirida deverão ser tratadas com benzilpenicilina potássica/cristalina.
- Crianças classificadas como portadoras de SC e tratadas devem ser acompanhadas para confirmação da cura, por meio de testes sorológicos repetidos para documentação da negativação. Se houver alterações liquóricas, deve-se demostrar sua normalização.
- Avaliações odontológicas, oftalmológicas e audiológicas semestrais por 2 anos são recomendadas para crianças com SC.

Fonte: adaptada de Brasil, 2019.[2]

filis) e daquelas diagnosticadas com sífilis congênita. Deve-se observar que as crianças classificadas como portadoras de sífilis congênita e tratadas devem ser acompanhadas para confirmação da cura, por meio de testes sorológicos repetidos para documentação da negativação. Se houver alterações liquóricas, deve-se demostrar sua normalização. Além disso, avaliações odontológicas, oftalmológicas e audiológicas semestrais por 2 anos são recomendadas.[4,12]

CITOMEGALOVÍRUS

O citomegalovírus (CMV) é a causa mais comum de infecção congênita em todo o mundo, com prevalência em torno de 5-20/1.000 nascimentos. É mais comum em populações de menor nível socioeconômico e maior soroprevalência entre mulheres em idade fértil. Estima-se que a infecção congênita por CMV (CMVc) afete 5-10:1.000 RN brasileiros. A transmissão fetal pode ocorrer tanto de mulheres com infecção primária quanto de mulheres com infecção pregressa, por meio da reativação de infecção latente ou reinfecção com nova cepa viral (infecção não primária).

Independentemente do tipo de infecção materna, aproximadamente 10-15% dos recém-nascidos infectados terão doença aparente ao nascer (sintomáticos). Os achados variam de leve, isolados e transitórios a moderados ou graves, com envolvimento multissistêmico (trombocitopenia, petéquias, anemia, hepatite, hepatoesplenomegalia, pneumonite, restrição do crescimento intrauterino, microcefalia, calcificações intracerebrais, ventriculomegalia, malformações corticais e/ou cerebelares, coriorretinite e perda auditiva). O restante 85-90% de RN com CMVc será assintomático e não reconhecido no período neonatal. No entanto, as sequelas, principalmente a perda auditiva neurossensorial, poderão ocorrer em 6-23% dos RN assintomáticos e em 22-95% dos sintomáticos, podendo ser detectáveis ao nascer ou nos primeiros 24 meses de vida.

O diagnóstico definitivo do CMVc é feito exclusivamente pela detecção do vírus ou de seu DNA por meio do teste de PCR em urina ou saliva até 3 semanas de idade. Esses fluidos contêm altos títulos virais, diferentemente do sangue, que pode resultar falso-negativo. A detecção de IgM anti-CMV é pouco sensível para diagnosticar CMVc. Como a infeção pelo CMV é frequentemente transmitida no período peri e pós-natal (secreções vaginais e aleitamento materno), a detecção do DNA-CMV após 3 semanas poderá refletir a infecção perinatal e não a congênita. Contrastando com a CMVc, a perinatal geralmente não causa manifestações ou repercussões clínicas, e quando ocorrem são manifestações transitórias.

Segundo o consenso atual, RN com CMVc assintomáticos ou levemente sintomáticos (presença de uma ou duas manifestações que aparecem isoladas e são transitórias) não devem ser tratados. Também, ainda não há evidências robustas que indiquem tratamento para RN com perda auditiva isolada. O tratamento é atualmente preconizado para crianças com CMVc e doença moderada a grave (multissistêmica e/ou alteração SNC) e está indicado no Quadro 5.[3,4,14]

Quadro 5 Tratamento para recém-nascidos com infecção congênita por citomegalovírus que apresentem doença moderada a grave

Que antiviral?	Valganciclovir – oral – 16 mg/kg/dose; 2x/dia. Alternativa para uso inicial endovenoso: ganciclovir 10 mg/kg/dia, 2 x/dia, por 14-21 dias, seguido por valganciclovir
Quando iniciar?	Até o primeiro mês de vida
Durante quanto tempo?	6 meses
Como monitorar?	Contagem de neutrófilos: 1x/semana por 6 semanas; com 8 semanas e mensalmente após. Transaminases mensalmente
Como acompanhar?	• Avaliação oftalmológica inicial e seguimento, se houver lesões • Avaliação auditiva a cada 6 meses por 3 anos e anual até 10-19 anos • Avaliação do desenvolvimento neuromotor e cognitivo

Fonte: adaptado de Rawlinson et al., 2017.[3]

A prevenção por meio da higiene deve ser praticada por todas as grávidas, independentemente de sua soropositividade anterior. Especial atenção deve ser dada aos contatos com crianças pequenas, mesmo que sejam seus filhos, como mostrado no Quadro 6.

Quadro 6 Prevenção da infecção gestacional por citomegalovírus

NÃO COMPARTILHAR (boca a boca)
Alimentos
Utensílios para alimentação
Escovas de dente
Saliva (evite saliva ao beijar, beije na testa e não próximo à boca)
Chupeta
SIM
Lave as mãos com água e sabão por 15-20 segundos (troca de fraldas, secreções nasais, saliva, alimentação)
Limpe brinquedos e superfícies contaminadas com saliva ou urina

VÍRUS HERPES SIMPLES

Os vírus herpes simples 1 (VHS-1) e 2 (VHS-2) são dois dos oito vírus que fazem parte da família dos Vírus Herpes humanos, distribuídos universalmente. São transmitidos através das mucosas, com migração para tecidos nervosos, onde persistem latentes. Tradicionalmente, o VHS-1 tem predominância em lesões orofaciais, sendo encontrado nos gânglios trigêmeos. O VHS-2 é comumente encontrado nos gânglios lombossacrais. No entanto, ambos podem causar lesões genitais, sendo a infecção pelo VHS-2 sexualmente transmissível e muito prevalente. Tanto VHS-1 quanto VHS-2 podem causar doença localizada na pele, globo ocular, boca e produzir viremia. Entretanto, em torno de 2/3 das gestantes apresentam infecções assintomáticas e/ou subclínicas.

A soroprevalência geral de anticorpos anti-VHS em gestantes é geralmente alta, variando em diferentes populações. Tanto a primoinfecção quanto a infecção recorrente (reinfecção ou reativação de infecção latente) podem ser transmitidas pela grávida para seu filho. Essa transmissão se faz principalmente no período perinatal (80-90%), podendo ainda haver transmissão pós-natal. Em torno de 30-50% dos bebês adquirem o VHS na vigência de primoinfecção materna próxima ao parto, enquanto < 1% será infectado por gestantes com soropositividade anterior. Estima-se que a incidência de infecção perinatal por esse vírus seja em torno de 1/3.000 a 1/20.000 nascidos anualmente nos EUA, sendo mais comum em mães jovens, com infecção recente, idade gestacional < 32 semanas, parto vaginal, com lesões ativas em mucosas vulvovaginais e naquelas com amniorrexe precoce.

O diagnóstico materno baseia-se na detecção de anticorpos contra os herpes simples 1 e 2, além da detecção do DNA viral por PCR ou paraisolamento viral nas lesões genitais. Também no RN, os testes de detecção de DNA viral são úteis para rastrear a presença viral em mucosas, pele, sangue e LCR.

Recém-nascidos infectados são raramente sintomáticos ao nascer, manifestando sinais de doença com 7-12 dias de idade, podendo apresentá-la de três maneiras: a) mucocutânea localizada: pele, olhos e/ou boca, b) sistema nervoso central (encefalite) com ou sem lesões mucocutâneas, e c) doença disseminada (*sepsis-like*), a qual pode ser letal em > 80%, se não tratada. Sequelas graves podem advir mesmo em crianças tratadas. Recorrências são comuns após o tratamento, devendo-se fazer uso de antiviral por 6 meses a 2 anos para controlá-las. O tratamento está sumarizado no Quadro 7.

A prevenção da transmissão vertical e doença do RN requer o manejo adequado da grávida, incluindo diagnosticar se a infecção é primária ou recorrente, se há lesões ativas em região genital, se haveria indicação de tratamento materno e decidir pelo tipo de parto. O manejo de RN assintomáticos expostos à infecção materna é complexo e está sumarizado na Figura 4. A prevenção pós-natal consiste em evitar o contato com as lesões maternas e lavar adequadamente as mãos durante o manuseio do RN. A amamentação só deve ser evitada caso haja lesões nas mamas. Se houver herpes labial, a puérpera deverá usar máscara.[1,2,4]

VÍRUS DA IMUNODEFICIÊNCIA HUMANA

O vírus da imunodeficiência humana (HIV) é um retrovírus com genoma RNA, pertencente à família Retroviridae, subfamília Lentivirinae. Na criança, a principal via de transmissão é a vertical, que ocorre durante a gestação, parto ou pós-parto, através da amamentação. A transmissão intrauterina ocorre mais no final da gestação, no terceiro trimestre, provavelmente decorrente de quebra na integridade vascular da placenta. Essa forma é responsável por 20-25% das infecções, sendo definida quando há teste de reação em cadeia da polimerase (PCR) positivo no sangue nas primeiras 72 horas de vida da criança. A transmissão periparto é a mais frequente, responsável por 35-50% dos casos, e é definida por PCR negativo ao nascimento com posterior detecção nas primeiras semanas de vida. A transmissão pós-parto, geralmente decorrente da amamentação, responde por 25-35% das infecções e é confirmada quando o PCR é negativo ao nascimento e nas primeiras 6 semanas de vida e se torna positivo.

Crianças infectadas pelo HIV costumam ser assintomáticas ao nascimento, podendo passar períodos prolongados sem manifestações importantes de doença. Na presença de sinais ou sintomas inespecíficos de infecção congênita, como baixo peso ao nascimento, hepatoesplenomegalia ou colestase, outras coinfecções devem ser investigadas, como sífilis, toxoplasmose e CMV. O diagnóstico em menores de 18 meses pode ser feito pelos seguintes métodos diretos (identificação do vírus ou de seus componentes): cultivo viral ou detecção quantitativa do RNA viral plasmático (carga viral – CV) ou detecção do DNA pró-viral ou do antígeno p24. A CV é o método mais utilizado, permitindo o diagnóstico precoce, e determina qual o momento da infecção. Para o diagnóstico, é fundamental testar pelo menos duas cargas virais. A primeira ao nascer, antes de iniciar a profilaxia antirretroviral (ARV), repetindo-se aos 14 dias de vida, 2 semanas após o término da profilaxia com ARV, 8 semanas após o término da profilaxia e aos 12 meses. Se qualquer CV resultar > 5.000 cópias/mL, esta deve ser repetida imediata-

Quadro 7 Tratamento para crianças com infeção documentada por vírus herpes simples

Tipo de doença	Dose inicial (endovenosa)	Dose supressora posterior (oral)
Localizada (pele, olhos e/ou boca)	Aciclovir EV/14 dias 60 mg/kg/dia a cada 8 horas	Aciclovir VO 300 mg/m²/dose, 3x/dia, em um período de 6 meses (até 2 anos)
Sistema nervoso central ou sistêmica	Aciclovir EV/ ≥ 21 dias (monitorar LCR com HSV-DNA) 60 mg/kg/dia a cada 8 horas	
Monitorar	Neutrófilos a cada 15 dias no primeiro mês da dose supressiva e mensalmente durante 6 meses. Se < 500/mm³, suspender até a normalização	
	Neurodesenvolvimento	

EV: endovenoso; VO: via oral; LCR: líquor cefalorraquidiano.

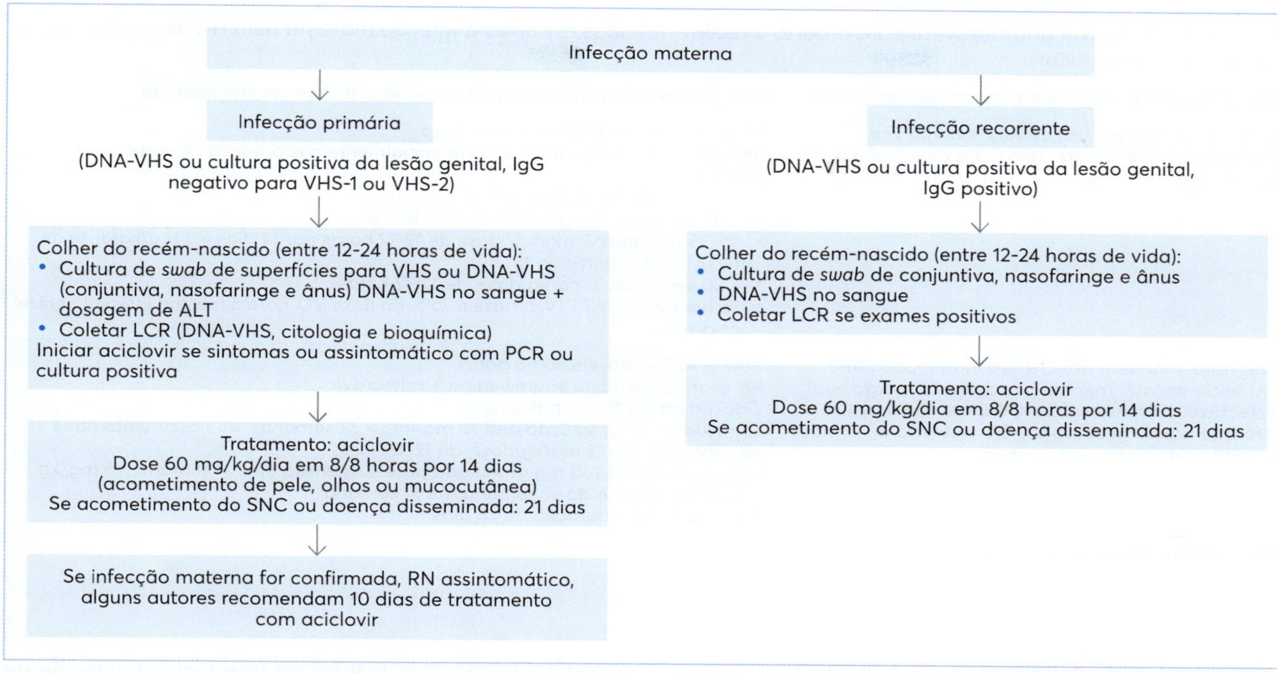

Figura 4 Manejo do recém-nascido de mães com lesões ativas por vírus herpes simples na região genital.
LCR: líquor cefalorraquidiano; RN: recém-nascido; SNC: sistema nervoso central; VHS-1 ou VHS-2: vírus herpes simples 1 ou 2.

mente para confirmação. Se os resultados entre a primeira e a segunda CV forem discordantes, uma terceira amostra deverá ser coletada imediatamente. A criança será considerada infectada pelo HIV caso haja dois resultados consecutivos de CV-HIV > 5.000 cópias/mL e não infectada caso os dois resultados consecutivos de CV sejam indetectáveis. O Quadro 8 apresenta os cuidados imediatos para o RN exposto. Logo após essas medidas, ele deve ser colocado junto à mãe para o contato pele a pele precoce, contraindicando-se a amamentação. Para a definição do esquema profilático com antirretrovirais, a criança deverá ser classificada conforme o risco de exposição (Quadro 9).[5,6,14,17]

VÍRUS LINFOTRÓPICO PARA CÉLULAS T HUMANAS TIPO I

Trata-se de um retrovírus que prevalece em determinadas populações do Japão, África, Austrália, Alasca, Caribe e América do Sul. Estima-se que 10-20 milhões de indivíduos estão infectados no mundo. Em Salvador, Bahia, a positividade em gestantes varia de 0,70-0,88%.

A transmissão vertical ocorre predominantemente através do leite materno, e a frequência varia de 4-14% em crianças que só usaram leite industrializado, sendo de 10-28% quando amamentadas pela mãe. Em áreas endêmicas, 7-42% das crianças alimentadas com leite materno adquirem essa infecção.

Ao nascer, a criança é assintomática, podendo manifestar nos primeiros anos de vida eczemas e alterações neurológicas variadas (parestesias, hiper-reflexias, disfunção vesical, obstipação, fraqueza e dor nos membros inferiores, entre

Quadro 8 Cuidados na sala de parto e no pós-parto imediato com recém-nascidos expostos à infeção materna pelo HIV

1. Sempre que possível, realizar o parto empelicado, com a retirada do neonato mantendo as membranas corioamnióticas íntegras
2. Clampear imediatamente o cordão após o nascimento, sem qualquer ordenha
3. Imediatamente após o nascimento (ainda na sala de parto), realizar o banho, preferencialmente com chuveirinho, torneira ou outra fonte de água corrente. Limpar com compressas macias todo sangue e secreções visíveis. A compressa deve ser utilizada de forma delicada, com cuidado ao limpar as secreções, para não lesar a pele delicada da criança e evitar uma possível contaminação
4. Se necessário, aspirar delicadamente as vias aéreas do RN, evitando traumatismos em mucosas
5. Aspirar delicadamente o conteúdo gástrico de líquido amniótico (se necessário) com sonda oral flexível, evitando traumatismos. Se houver presença de sangue, realizar lavagem gástrica com soro fisiológico
6. Colocar o RN junto à mãe o mais brevemente possível
7. Iniciar a primeira dose de AZT solução oral (preferencialmente ainda na sala de parto), logo após os cuidados imediatos ou nas primeiras 4 horas após o nascimento
8. Quando indicado, administrar 3TC e RAL o mais precocemente possível, antes das primeiras 48 horas de vida
9. Orientar a não amamentação e inibir a lactação com medicamento (cabergolina). Orientar a substituir o leite humano por fórmula láctea até 6 meses de idade. O aleitamento misto também é contraindicado. Pode-se usar leite humano pasteurizado proveniente de banco de leite credenciado pelo Ministério da Saúde (p. ex., RN pré-termo ou de baixo peso). Se, em algum momento do seguimento, a prática de aleitamento for identificada, suspender o aleitamento e solicitar exame de CV para o RN

RN: recém-nascido; CV: carga viral.

Quadro 9 Profilaxia antirretroviral para o parto e recém-nascidos expostos à infeção materna pelo HIV segundo o risco de transmissão vertical

Classificação do risco de transmissão materno	Recomendações de antirretrovirais para mãe e recém-nascido
Baixo risco: mãe em uso de ARV e carga viral indetectável 3° trimestre, sem falha de adesão à medicação	MÃE – manter antirretrovirais em uso RN usará zidovudina. (Iniciar preferencialmente nas primeiras 4 horas após parto) Zidovudina (AZT) solução oral 10 mg/mL: • > 35 semanas: 4 mg/kg/dose, 12/12 horas • 30-35 semanas: 2 mg/kg/ dose de 12/12 horas por 14 dias e 3 mg/kg/dose de 12/12 horas a partir do 15° dia • < 30 semanas: 2 mg/kg/dose, de 12/12 horas • Se necessário, AZT IV, a dose é 75% da dose VO, com o mesmo intervalo entre as doses
Alto risco: mãe sem uso OU uso inadequado ARV, OU início após 2ª metade gestação, OU carga viral detectável 3° trimestre, OU CV desconhecida, OU infecção aguda gestacional, OU teste rápido positivo no parto sem tratamento prévio	MÃE – AZT endovenoso no parto RN usará zidovudina + lamivudina + raltegravir Zidovudina (AZT): ver baixo risco Lamivudina (3TC) solução oral 10 mg/mL: > 32 semanas: do nascimento até 4 semanas de vida: 2 mg/kg/dose, de 12/12 horas Raltegravir (RAL) 100 mg granulado para suspensão oral: 1ª semana: 1,5 mg/kg 1x por dia; a partir da 2ª semana até 4ª semana: 3 mg/kg 2 x/dia; duração de 28 dias

ARV: antirretroviral; CV: carga viral; VO: via oral.

outros). Quando adultos (geralmente > 50 anos), os quadros neurológicos e hematológicos mais graves podem advir.

O diagnóstico de infecção baseia-se na detecção do RNA viral por PCR aos 2 e 6 meses de idade e pela persistência da detecção de anticorpos (Elisa e Western Blot) até 18 meses de idade.

No Japão, as seguintes medidas preventivas têm reduzido essa transmissão em quase 80%:

- Testagem de mulheres de áreas endêmicas, usuárias ou parceiras de usuários de drogas ilícitas, receptoras de transfusão não controlada.
- Evitar amniorrexe > 4 horas em mulheres infectadas, banhar precocemente seus RN, realizar lavagem gástrica se deglutir sangue materno, não permitir aleitamento materno.

Deve-se realizar a monitoração neurológica e a evolução da doença viral nas crianças infectadas e tratar a dermatite quando presente.[7,17]

RUBÉOLA

O vírus da rubéola, um vírus RNA envelopado, é transmitido por gotículas respiratórias, causando, em sua maioria, doença leve em crianças. Em adultos, é uma doença autolimitada caracterizada por erupção cutânea ou infecção assintomática (25-50%).

A transmissão da mãe para o feto é frequente (50%) quando a infecção materna ocorre no primeiro trimestre, mas é < 1% após 12 semanas gestacionais. Óbito fetal ou abortamento ou as anomalias da síndrome da rubéola congênita (SRC) ocorrem quando a infecção materna se dá no primeiro trimestre da gestação.

O diagnóstico da infecção materna deve ser feito por testes de detecção de anticorpos específicos das classes IgG e IgM. O diagnóstico de infecção fetal inclui a detecção de IgM fetal após 22-24 semanas de gestação ou cultura viral do líquido amniótico.

Desde a disponibilidade da vacina contra rubéola, na década de 1960, junto com a implementação da triagem universal pré-natal e a vacinação de mulheres pré-gravidez e pós-parto, a incidência de rubéola congênita diminuiu substancialmente em várias partes do mundo. O Brasil cumpriu a meta de eliminação da rubéola e da SRC até o ano de 2010. Entre 2010 e 2014 não foram mais registrados casos da doença. A Figura 5 mostra as estratégias de controle e a incidência anual de rubéola no Brasil entre os anos de 1992 e 2014. Pelos esforços realizados para a prevenção da doença, especialmente relacionadas à estratégia de vacinação, o Brasil é considerado um país sem circulação da doença desde 2015. No mesmo ano, as Américas foram consideradas a primeira região livre da transmissão endêmica da rubéola.[13,14,17]

ARBOVIROSES

As arboviroses são transmitidas por insetos, sendo endemoepidêmicas, originárias da África, com ampla distribuição mundial, predominando nos países tropicais da África, Ásia e Américas. O vírus da dengue (DENV) e o vírus da Zika (ZIKV) pertencem a uma mesma família, e o vírus da Chikungunya (CHIKV) é de uma família próxima, todos transmitidos por mosquitos do gênero Aedes. O *Aedes aegipty* predomina nas áreas urbanas, enquanto o *Aedes albopictus* é encontrado nas áreas urbanas, suburbanas, rurais e silvestres. Ambos já com alta densidade e amplamente distribuídos pelo território nacional. As medidas governamentais implementadas no Brasil no combate aos insetos, quase que exclusivamente baseadas em campanhas educativas voltadas à população para não permitir a existência de água livre acumulada nas residências, têm se mostrado insuficientes para

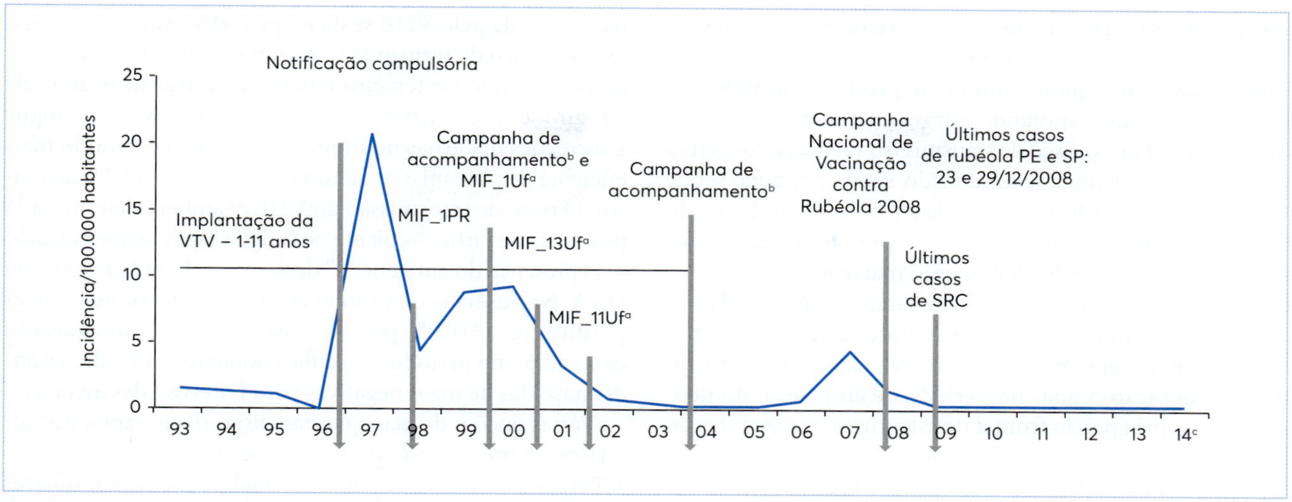

Figura 5 Estratégias de controle e incidência anual de rubéola no Brasil de 1992 a 2014.

[a] MIF_XXUF: vacinação em mulheres em idade fértil e número de Unidade Federativa Implantada.
[b] Vacina dupla viral e vacina tríplice viral.
[c] Dados atualizados em 23/05/2014.
Fonte: Brasil, 2016.[4]

resolver esse grave problema de saúde pública, considerando as repetidas epidemias de dengue desde a década de 1980 e as recentes presenças de Chikungunya e Zika. A patologia humana é diversificada, portanto o mesmo agente pode produzir lesões de diferentes intensidades nos vários órgãos ou tecidos, revelando as variações clínicas observadas.

Devido à reação cruzada em testes de detecção de anticorpos contra diferentes arbovírus, o diagnóstico laboratorial não é de fácil execução. Há testes disponíveis de ensaios imunoenzimáticos para diferentes vírus e testes de detecção de ácidos nucleicos, com utilidade ainda subótima.

Para prevenção das arboviroses, as gestantes, quando em áreas endêmicas, devem proteger-se quanto a picadas de insetos. Crianças infectadas devem fazer seguimento com equipe multiprofissional para estimular o desenvolvimento, visando minimizar as possíveis sequelas.[3,14,17]

Vírus da dengue

O Brasil é detentor do maior registro de casos da infecção no mundo, e a partir de 2010 após a introdução em nosso território do vírus da dengue 4, apresenta circulação ampla dos quatro tipos do vírus: DEN 1, DEN 2, DEN 3 e DEN 4, o que torna possível que os indivíduos possam vir a ser acometidos em quatro episódios distintos.

Tem sido descrita a transmissão intrauterina do vírus da dengue (DENV) por meio da identificação do vírus no feto e em amostra do sangue do cordão umbilical. No entanto, a transmissão vertical não é um modo comum de transmissão da dengue; a probabilidade de transmissão vertical é baixa quando a mãe é infectada. Ainda, não têm sido registrados casos de dengue congênita relacionados à infecção materna no início da gravidez, sendo mais frequente no final desta. A possível justificativa é que no fim da gestação não haveria tempo de produção de anticorpos para transferir e proteger o RN, conferindo imunidade passiva. Em consequência, a viremia materna pode ser transferida para o feto desprotegido. Há registros de diferentes evoluções no RN, desde assintomáticos até o óbito. A prevenção deve ser feita orientando as gestantes para se proteger de picadas de insetos, evitar a presença no ambiente de reservatórios com o Aedes e por meio do uso da vacina nas áreas endêmicas. Entretanto, essa vacina de vírus vivos atenuados tetravalente não apresenta ainda uma resposta ideal; busca-se uma outra, segura para crianças e adultos.[8]

Vírus Chikungunya

Há ainda poucas informações sobre a transmissão congênita do vírus Chikungunya (CHIKV), estando mais relacionada à infeção materna no último trimestre. Apesar de a infecção intrauterina do CHIKV ser rara no início da gestação, ela aumenta para aproximadamente 50% quando mães apresentam viremia na semana que antecede o parto, sendo esse o momento de maior risco de transmissão.

Os RN são geralmente assintomáticos, mas podem desenvolver febre, dor, erupção cutânea e edema. Aqueles infectados durante o período intraparto podem também desenvolver doenças neurológicas (p. ex., meningoencefalite, lesões de substância branca, edema cerebral e hemorragia intracraniana), sintomas hemorrágicos e doença do miocárdio. Até a presente data não existem relatos de transmissão vertical pelo leite materno. Seu diagnóstico é feito pelo PCR no sangue e sorologia do binômio.[9]

Vírus Zika

O vírus Zika (ZIKV) é do gênero Flavivirus (família Flaviviridae). Além da transmissão pela picada do mosquito *Aedes aegipty*, pode ocorrer transmissão por via sexual, sanguínea, fluidos corporais e hematogênica intrauterina. Anomalias congênitas ocorrem em até 15% das crianças cujas mães foram expostas ao vírus no primeiro trimestre. O RNA viral foi detectado no líquido amniótico, produtos de abortos e em cérebros fetais, apoiando a transmissão materno-fetal desse vírus. O exato risco de transmissão vertical e congênita ainda não está totalmente esclarecido, sendo estimado ser de aproximadamente 20%. Apesar de a partícula viral ter sido isolada no leite materno, não há, até a presente data, evidência de transmissão pelo aleitamento materno.

Apesar de não causar resposta inflamatória maciça placentária, o tropismo viral pelos progenitores de células neurais interfere no desenvolvimento cerebral, causando interrupção da migração celular no período de ampliação do neocortex e da progressão frontal de estruturas importantes do sistema nervoso central, causando lesões irreversíveis nos fetos gravemente afetados. Em consequência, nas crianças com síndrome congênita do vírus Zika são identificados microcefalia, desproporção craniofacial, colapso do crânio (depressão biparietal com protrusão occipital), couro cabeludo enrugado e graves alterações neurológicas, tais como irritabilidade excessiva, convulsões, *clonus* exacerbado, sintomas piramidais e extrapiramidais, disfagia, persistência de reflexos primitivos, artrogripose, entre outros. Achados de neuroimagem incluem calcificações cranianas, corticais e subcorticais, ventriculomegalia, hipoplasia cerebelar, hipoplasia do corpo caloso, atrofia cortical e subcortical e retardo na mielinização. Alterações oculares são comuns.

Os RN podem, inicialmente, não apresentar alterações neurológicas, mas evoluir com significativo e progressivo comprometimento neurológico. Exames de imagem do SNC são indicados para rastreamento de alterações e planejamento do seguimento da criança com equipes multidisciplinares para apoio ao desenvolvimento. O diagnóstico é sorológico; entretanto, quando a genitora foi infectada próximo ao parto, o PCR pode ajudar no diagnóstico do RN.[14,17]

VIRAL

Vírus da hepatite B

O vírus da hepatite B (VHB) é a causa mais comum de hepatite crônica, cirrose e/ou hepatocarcinoma em todo o mundo. Estima-se que mais de 1/3 da população mundial já tenha sido infectada, com mais de 1 milhão de mortes por ano. Os portadores crônicos podem transmitir a doença por muitos anos antes de se tornarem sintomáticos. A contaminação se faz por meio de exposição a hemoderivados contaminados, fluidos corporais ou contato sexual. A infecção pelo VHB também ocorre com muita frequência na primeira infância, após exposição à mãe portadora de infecção ativa, principalmente em áreas com alta prevalência da infecção e na falta de diagnóstico pré-natal. O principal fator associado à evolução para cronicidade da infecção pelo vírus da hepatite B é a faixa etária da infecção, sendo mais frequente quanto menor a idade.

Mulheres portadoras de infecção primária ou crônica na gestação podem transmitir para o feto ou RN. Quando a infecção aguda pelo VHB se dá no primeiro trimestre da gestação, o risco de transmissão ao RN é < 10%. Porém, quando no segundo ou terceiro trimestres, a transmissão pode atingir > 60% dos casos. No entanto, a exposição ao sangue e secreções maternas no momento do parto é o modo mais eficiente de transmissão, sendo responsável por 95% dos casos. O risco de transmissão do VHB é também determinado pelo nível de vírus circulante no sangue materno e é indicado pela presença do antígeno "e" desse vírus (HBeAg) ou de seu DNA. Na ausência de profilaxia, crianças nascidas de mães positivas para HBeAg possuem risco de 70-90% de aquisição de infecção no período perinatal, enquanto 0-19% das crianças nascidas de mães negativas para HBeAg a desenvolvem.

Várias opções de manejo estão disponíveis para diminuir o risco de transmissão perinatal, como segue:

A. Para a grávida: a triagem universal de todas as mulheres grávidas permite a identificação de mulheres positivas para o antígeno de superfície da hepatite B (HBsAg), o que é feito rotineiramente no Brasil (pelo menos 1 vez no terceiro trimestre de gravidez). Mais recentemente, tem sido recomendada a profilaxia com o antiviral tenofovir para mulheres grávidas com altas cargas virais ou na presença de HBeAg positivo ou de cirrose visando reduzir o risco de exposição no momento do parto para o RN.

B. Para o RN: todos os RN de mães HBsAg e HBeAg+ ou apenas HBsAg+ devem receber imunização passiva e ativa com imunoglobulina específica contra VHB (IgVHB: 0,5 mL IM preferencialmente nas primeiras 12 horas até no máximo 48 horas) e a vacina contra VHB (em grupo muscular diferente da IgVHB) dentro das primeiras 12 horas após o parto. O uso combinado de IgVHB e vacina confere eficácia protetora de 85-95%, e o uso isolado de vacina de 70-85%. A amamentação não é contraindicada. O esquema vacinal contra VHB deve ser completado com mais duas doses vacinais posteriores.[1,14-16]

Vírus da hepatite C

O vírus da hepatite C (VHC) é considerado uma das principais causas de hepatite crônica (não A e não B), cirrose e carcinoma hepatocelular em todo o mundo, havendo 71 milhões de pessoas infectadas. Sua aquisição está relacionada principalmente ao uso de drogas intravenosas (60%), sexual (10-20%), transfusões de sangue (< 6%), exposições ocupacionais e desconhecidas. A infecção no adulto é pouco sintomática, aproximadamente 40% se recuperam e os demais se tornam portadores crônicos. Desses, até 20% desenvolvem carcinoma hepático.

Mulheres cronicamente infectadas com VHC podem ter gestações sem intercorrências, embora a transmissão vertical seja a maior preocupação. Nos EUA e em outras nações industrializadas, devido a programas de vacinação contra a hepatite B, o VHC tornou-se a principal causa de hepatite viral crônica em crianças, com a transmissão vertical tornando-se a principal fonte de infecção. O mecanismo da transmissão vertical ainda é pouco compreendido. No geral, a taxa de transmissão parece ser inferior a 2%, quando ajustada para certas variáveis clínicas. A coinfecção com HIV resulta em maior risco, aumentando a taxa de transmissão para aproximadamente 19%. Durante a gravidez, as gestantes devem ser acompanhadas para o monitoramento da função hepática e carga viral. Durante o trabalho de parto, a ruptura prolongada de membranas deve ser evitada, bem como procedimentos obstétricos invasivos, a exemplo do que deve ocorrer com outras doenças de potencial transmissão perinatal. O parto cesáreo deve ser reservado para as indicações obstétricas usuais. A amamentação não é contraindicada, pois a transmissão do VHC pelo aleitamento materno não está comprovada. Entretanto, se existirem fissuras na mama que propiciem a passagem de sangue, deve-se evitar amamentar até que as lesões se cicatrizem.[1,14,17]

Parvovírus B19

O parvovírus B19, agente causador do eritema infeccioso, infecta entre 1-5% das gestantes, que são geralmente assintomáticas e com transcurso normal da gravidez, podendo a prevalência da infecção ser maior durante surtos epidêmicos (3-34%). Esse vírus é transmitido por meio do contato com secreções respiratórias e sangue ou derivados e por transmissão vertical.

Por não ser um vírus teratogênico, são raras as anomalias congênitas entre os filhos de mães infectadas. No entanto, essa infecção congênita pode ocasionar danos significativos e, em raras situações, anomalias cerebrais e lesões neurológicas, especialmente se a infecção ocorrer nas primeiras 20 semanas de gravidez. Pelo seu tropismo por eritrócitos, eritroblastos, megacariócitos, células endoteliais, placenta, hepatócitos e células do coração fetal, a infecção pelo parvovírus B19 pode afetar muitos órgãos fetais e geralmente causa anemia grave, miocardite, insuficiência cardíaca e hidropisia.

Não é possível cultivar o vírus, mas detectar seu DNA, embasando o diagnóstico na mulher e no RN. A determinação dos níveis de IgM e IgG específicos contra o vírus também é uma opção prática e aceitável.

Não há tratamento disponível para essa infecção. A transfusão fetal intrauterina é comumente usada para o tratamento da anemia fetal grave, com taxas de sobrevida de 75-90% e redução significativa da morbidade fetal.[14,17]

COVID-19 (SARS-COV-2)

A síndrome respiratória aguda grave causada pelo coronavírus tipo 2 (SARS-CoV-2), um beta coronavírus, surpreendeu o mundo a partir de 2020. O Brasil tem sido bastante impactado por essa pandemia, com mais de 500 mil mortes e milhões de cidadãos acometidos, levando a um caos na saúde e na economia do país. Em maio desse mesmo ano foi feito o primeiro registro de possível transmissão intrauterina viral. No entanto, apesar de a transmissão vertical ser possível, não está muito claro qual é o momento mais frequente, se intraútero, intraparto ou pós-parto. Também, até o momento, não se conhece se há risco de síndromes congênitas ou desfechos adversos perinatais de acordo com o momento da infecção. De forma geral, a transmissão vertical mais frequentemente relatada é a que ocorre no período pós-natal, pelo contato direto com a mãe, através da transmissão por gotículas de saliva expelidas durante a fala e/ou tosse, mas também pode ocorrer por meio do contato com outras pessoas (incluindo cuidadores, familiares e até mesmo membros da equipe de saúde).

Deve-se suspeitar de infeção no RN sintomático adquirida da mãe quando esta possuir histórico de infecção pelo Covid, entre 14 dias antes e 28 dias após o nascimento, ou de mães com histórico de contatos próximos com uma pessoa com infecção provável ou confirmada para SARS-CoV-2. Os achados clínicos são inespecíficos (hipo/hipertermia, taquipneia, dispneia, insuficiência respiratória, tosse, taquicardia, manifestações gastrointestinais e sistêmicas variadas). Poderão ser identificados infiltrados pulmonares em exames de imagem do tórax, alterações hematológicas (leucopenia, linfopenia, trombocitopenia), enzimáticas (creatina quinase, fosfatase alcalina, ALT, AST, lactato desidrogenase) e das funções hepática e renal.

O diagnóstico é confirmado pela pesquisa do RNA do SARS-CoV-2 em secreções respiratórias ou sangue por meio da técnica de RT-PCR. Há testes de detecção de antígenos, e de anticorpos específicos de classes IgM e IgG. Ainda não se conhece bem o desempenho desses testes no RN, estimando-se haver sensibilidade entre 85-90% e especificidade entre 90-95%. Um ou mais resultados negativos não descartam a possibilidade de infecção por esse vírus. Deve-se também investigar o vírus *influenza* (H1N1) e o vírus sincicial respiratório (VSR).

O tratamento é sintomático e de suporte, não havendo medicação específica até o momento. Preconiza-se o suporte ventilatório invasivo ou não invasivo, com uso de filtro tipo HEPA, acoplado ao circuito expiratório, uso de surfactante pulmonar e antibióticos quando houver infecção bacteriana associada. Quando não houver comprovação diagnóstica, na fase inicial deve-se avaliar a indicação do uso de fosfato de oseltamivir para vírus *influenza* (H1N1).

As medidas para prevenção da infeção por esse vírus são essenciais. Medidas educativas, especialmente a orientação a gestantes, evitando exposição comunitária (lavagem das mãos, uso de máscaras e isolamento social). O parto hospitalar deve ser realizado com o menor número possível de pessoas na sala, sendo a equipe devidamente paramentada, com clampeamento oportuno do cordão e atendimento em outra sala ou no mínimo a 2 m de distância da mãe. O RN não deve ser posicionado no abdome ou tórax materno durante esse período.

Não está indicado o contato pele a pele entre RN e mãe nesse momento. A amamentação e o contato pele a pele devem ser adiados para o momento em que os cuidados de higiene e as medidas de prevenção da contaminação do RN possam ser adotados. A mãe deve receber um banho no leito, trocar máscara, touca, camisola e lençóis. O banho do RN não precisa obrigatoriamente acontecer na primeira hora, pois seu papel na proteção é controverso.

A mãe assintomática pode ficar com seu filho no alojamento conjunto, devidamente orientada, permanecendo pelo menos 2 m separada do RN, lavando rigorosamente as mãos em água corrente, usando álcool gel e máscara antes de fornecer cuidados à criança. Quanto ao aleitamento materno, pode-se recomendar que a mãe, assintomática ou oligossintomática, amamente, com as precauções respiratórias (máscara e higiene das mãos e mamas). Em outras situações, o leite materno pode ser ordenhado nas mães sintomáticas que assim o desejarem e oferecido por outro cuidador. A genitora deve estar usando máscara, avental, com higiene rigorosa das mamas. Tanto o transporte intra-hospitalar quanto o inter-hospitalar devem ser realizados em incubadora de transporte. Os profissionais responsáveis pelo transporte devem usar equipamentos de cuidados individuais. A incubadora e o veículo de transporte devem, obrigatoriamente, passar por desinfecção após o término do procedimento.[1,10-12]

REFERÊNCIAS BIBLIOGRÁFICAS

1. Brasil. Ministério da Saúde. Secretaria de Vigilância em Saúde. Departamento de Doenças de Condições Crônicas e Infecções Sexualmente Transmissíveis. Protocolo Clínico e Diretrizes Terapêuticas para Atenção Integral às Pessoas com Infecções Sexualmente Transmissíveis (IST) – Brasília: Ministério da Saúde, 2019.
2. Kourtis AP, Read JS, Jamieson DJ. Pregnancy and infection. N Engl J Med. 2014;370:2211-8.
3. Kadambari S, Pollard AJ, Goldacre MJ, Goldacre R. Congenital viral infections in England over five decades: a population-based observational study. The Lancet Infectious Diseases. 2020;20(2):220-9. doi.org/10.1016/S1473-3099(19)30416-5.
4. Rawlinson WD, Boppana SB, Fowler KB, Kimberlin DW, Lazzarotto T, Alain S, et al. Congenital cytomegalovirus infection in pregnancy and the neonate: consensus recommendations for prevention, diagnosis, and therapy. The Lancet Infectious Diseases. Lancet Publishing Group. 2017 Jun. https://doi.org/10.1016/S1473-3099(17)30143-3.
5. Conitec – Protocolo Clínico e Diretrizes Terapêuticas para prevenção da transmissão vertical de HIV, Sífilis, Hepatites Virais. agosto de 2020, MS, Brasília.
6. Brasil. Ministério da Saúde. Nota Informativa 2/2021 DCCI/SVS/MS. Dispõe sobre recomendação do medicamento Raltegravir 100 mg (RAL) granulado para suspensão oral no tratamento de crianças expostas ou vivendo com HIV. 15 de janeiro de 2021. MS.
7. Bittencourt A. Vertical transmission of HTLV-I/II: a review. Rev Inst Med Trop. 1998 Jul/Aug;40(4):245-51.
8. Carroll ID, Toovey S, Van Gompel A. Dengue fever and pregnancy: a review and comment. Travel Med Infect Dis 2007;5:183-8.
9. Lyra PR, Campos GS, Sardi S. Infecção pelo vírus Chikungunya in Moreira LMO et al. Infecções congênitas e perinatais, Salvador: EDUFBA; 2020. p.197-214.
10. Vivanti A et al. Transplacental transmission of SARS-CoV-2 infection. Nature Research subject Areas Maternal & Fetal Medicine, May 2020.
11. Sociedade Brasileira de Pediatria. Recomendações para Assistência ao Recém-Nascido na sala de parto de mãe com Covid-19 suspeita ou confirmada. Available: https://www.sbp.com.br/fileadmin/user_upload (acesso 30 mar 2020).
12. Stonoga ETS, et al. Intrauterine transmission of SARS-COV2. Emerg Infect Dis. 2021;27(2):638-41.
13. Wilson CB, Nizet V, Maldonado YA, Remington JS, Klein JO. Rubella. In: Remington and Klein's infectious diseases of the fetus and newborn infants. 8ª ed. Philadelphia: Saunders; 2016;29:898-936.
14. Silasi M, Cardenas I, Kwon JY, Racicot K, Aldo P, Mor G. Viral infections during pregnancy. Am J Reprod Immunol. 2015;73(3):199-213.
15. Miralha AL. Transmissão vertical da hepatite B. In: Chermont AG, Miralha AL, Brasil LMB, Sadeck, LS (eds.). Guia prático de neonatologia. Atheneu; 2019. p.305-12.
16. World Health Organization. Prevention of Mother-to-Child Transmission of Hepatitis B Virus: Guidelines on Antiviral Prophylaxis in Pregnancy. Geneva, 2020;1-58. Available: https://www.ncbi.nlm.nih.gov/books/NBK561127/.
17. Cloherty J, Eichenwald E, Stark A. Manual de neonatologia. 7ª ed. Rio de Janeiro: Guanabara Koogan; 2015.

CAPÍTULO 13

ICTERÍCIA NEONATAL

Danielle Cintra Bezerra Brandão
Gislayne Castro e Souza de Nieto

AO FINAL DA LEITURA DESTE CAPÍTULO, O PEDIATRA DEVE ESTAR APTO A:

- Conhecer o conceito, a prevalência e a classificação da icterícia neonatal.
- Ter noções sólidas da fisiopatologia da icterícia.
- Identificar os fatores de risco para reinternação hospitalar e encefalopatia, consagrados nos casos de icterícia, e sua aplicabilidade na conduta a ser adotada em cada caso.
- Reconhecer no nomograma de Bhutani os riscos de cada caso e entender a sua predição para indicações de tratamento da icterícia, observação ou alta hospitalar no seguimento.
- Saber quando e como investigar a icterícia, compreendendo o conceito de icterícia fisiológica.
- Utilizar com propriedade as curvas e tabelas de indicação de fototerapia ou exsanguinotransfusão.
- Valorizar os casos de icterícia com aumento da fração direta de bilirrubinas.
- Adotar adequada postura ante os pais, explicando a icterícia do RN, o seu significado e a necessidade do acompanhamento pós-alta.

IMPORTÂNCIA DA ICTERÍCIA NEONATAL

Os níveis séricos de bilirrubinas em recém-nascidos (RN) são crescentes logo após o nascimento. Aproximadamente 60% dos RN a termo e 80% dos pré-termos apresentam hiperbilirrubinemia clinicamente visível na primeira semana de vida.[1]

Na maioria das situações, o quadro de icterícia pode ser considerado benigno. No entanto, o aumento além dos níveis considerados normais da bilirrubinemia pode ocasionar a encefalopatia bilirrubínica aguda (EBA). A rápida identificação da hiperbilirrubinemia grave nos RN ≥ 35 semanas de idade gestacional (IG), definida como bilirrubina total (BT) maior que 20 mg/dL, é importante para prevenção de quadros potencialmente graves.[1-3]

A encefalopatia bilirrubínica aguda ocorre em todos os continentes, principalmente em países de média e baixa rendas, configurando problema grave de saúde pública global. Os primeiros sinais da EBA nos RN ≥ 35 semanas de IG são insidiosos e inespecíficos, com dificuldades na sucção e letargia. Quando ela não é identificada e tratada com urgência, o RN progride para quadro de irritabilidade, opistótono, choro agudo e convulsões, muitas vezes evoluindo para o óbito. As crianças sobreviventes geralmente desenvolvem sequelas neurológicas em longo prazo com disfunção neurológica denominada *kernicterus*.[3] Em correlação direta, quanto maior o nível de BT no RN, maior a chance de sequelas e/ou óbito.[3]

A EBA em RN pré-termos de muito baixo peso ao nascer (RN-PTMBP) pode ser sutil e se manifestar, principalmente, como eventos apneicos recorrentes. Prematuridade é condição de vulnerabilidade ao *kernicterus*, mesmo com níveis séricos considerados baixos de BT, pela imaturidade do sistema nervoso central (SNC) e pelas condições clínicas adversas.[2]

Para quantificar a gravidade de EBA, sistemas de pontuação numérica para avaliação da disfunção neurológica induzida por bilirrubina, sigla do inglês *bilirubin-induced neurologic dysfunction* (BIND), têm sido validados.[4] Essa pontuação pode ser uma ferramenta clínica útil na identificação de EBA nos RN (Tabela 1).[4]

Entender o metabolismo e a história natural da evolução da bilirrubina no período neonatal facilita a abordagem e o acompanhamento da hiperbilirrubinemia neonatal.[1]

METABOLISMO DA BILIRRUBINA E ICTERÍCIA FISIOLÓGICA

A bilirrubina resulta do catabolismo das proteínas do heme. Cerca de 75% da produção diária da bilirrubina provém da destruição de hemácias no sistema reticuloendotelial. Os outros 25% são consequentes à eritropoiese ineficaz e à destruição de eritrócitos imaturos. No primeiro passo da degradação, heme é convertido em biliverdina na presença da enzima hemeoxigenase, produzindo monóxido de carbono (CO) e Fe^{2+}. Uma molécula de CO é produzida para cada molécula de heme catabolizada em bilirrubina. Assim, quanto maior a hemólise, maior a produção de CO, marcador que pode ser utilizado para diagnóstico.[1-3]

A bilirrubina não conjugada, chamada bilirrubina indireta, circula, na sua maioria, ligada à albumina até ser captada pelo hepatócito, no qual é conjugada por meio da glicuroniltransferase, tornando-se bilirrubina direta e, então, excreta-

Tabela 1 Escore clínico de BIND para disfunção neurológica induzida pela bilirrubina

Gravidade	Escore	Estado mental	Tônus muscular	Tipo de choro
Nenhum	0	Normal	Normal	Normal
Leve	1	Sonolento e sucção débil	Hipotonia ou hipertonia	Choro agudo
Moderado	2	Letárgico, irritado	Pescoço arqueado com distonia cervical (retrocolis)	Choro estridente
Grave	3	Comatoso, convulsões	Tórax arqueado, em opistótono	Inconsolável

- Escore 1-3: leve.
- Escore 4-6: moderada; requer ação urgente para redução da bilirrubina.
- Escore 7-9: grave; requer tomada de decisão e ação imediatas para redução da bilirrubina com risco de sequelas e de evolução para morte.

Fonte: adaptada de Johnson et al., 2009.[5]

da para o intestino.[1-3] Com a deficiência relativa de enzimas bacterianas no intestino do RN, ocorre desconjugação de parte da bilirrubina direta, com consequente reabsorção de bilirrubina indireta pela circulação enterro-hepática, contribuindo para o aumento da bilirrubinemia (Figura 1).[1-3]

Além disso, outros fatores contribuem para o aumento do nível da bilirrubina no RN, como maior volume de glóbulos vermelhos circulantes, menor tempo de sobrevida da hemoglobina fetal, captação deficiente da bilirrubina do plasma e diminuição da conjugação hepática.[1,2]

A bilirrubina do feto é metabolizada pela placenta. Logo após o clampeamento do cordão umbilical, o RN assume a função da degradação da bilirrubina. Consequentemente, há hiperbilirrubinemia transitória, reflexo da combinação dos efeitos de produção, conjugação e circulação enterro-hepática no período neonatal. Essa manifestação clínica, denominada icterícia fisiológica, ocorre após 24 horas de vida com bilirrubinemia acima de 5 mg/dL[1]. Nos RN a termo, a hiperbilirrubinemia indireta pode atingir níveis em torno de 12 mg/dL, em torno de

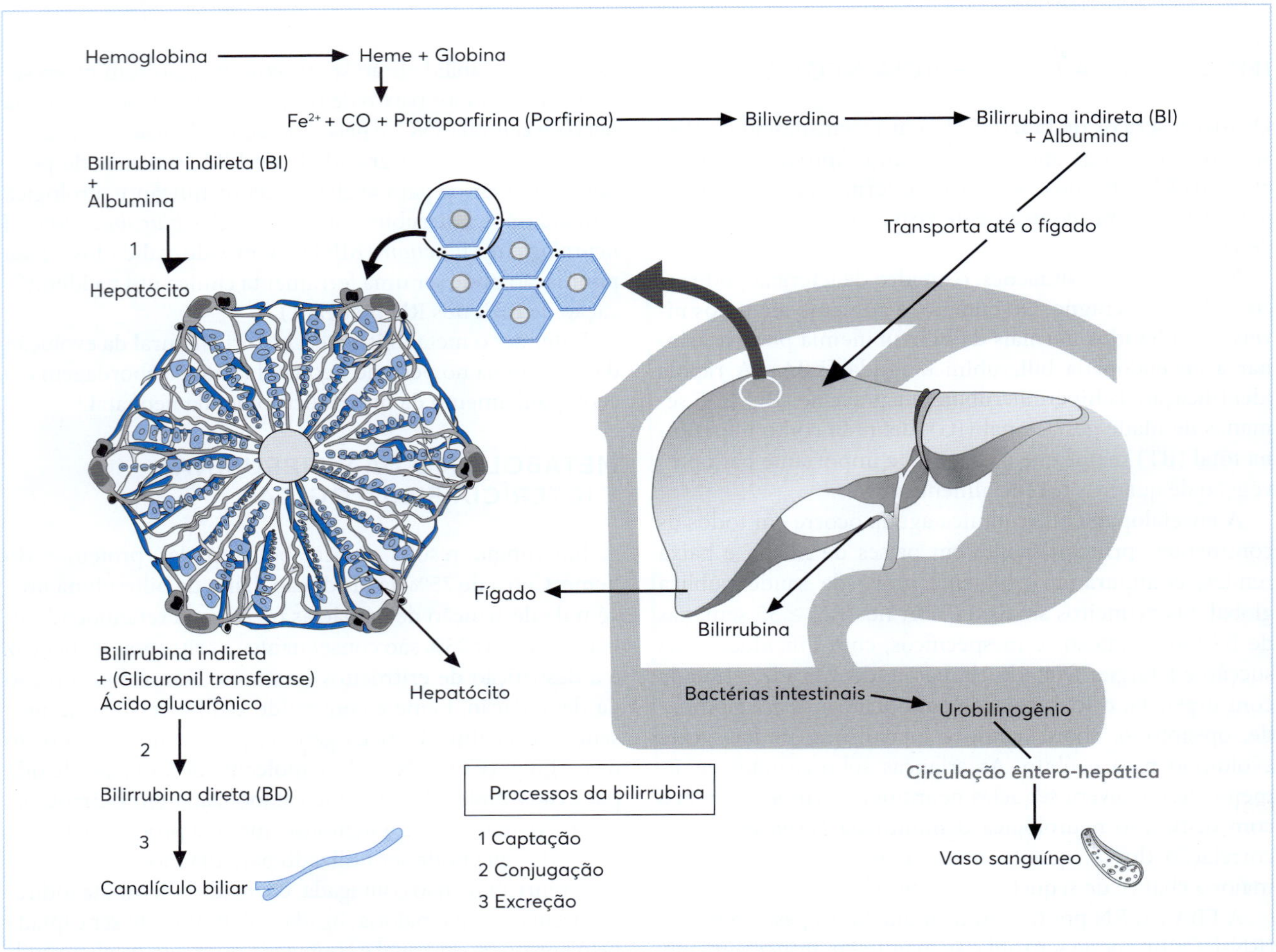

Figura 1 Vias de produção, transporte e metabolismo da bilirrubina.

72 horas. Em estudo de coorte, realizado em hospital-escola no Brasil, com 223 RN a termo potencialmente saudáveis e em aleitamento materno exclusivo, verificou-se a média de BT transcutânea (BTc) ao redor de 5,5 mg/dL, em torno do terceiro dia de vida.[6] Os autores ressaltam que o aleitamento materno bem-sucedido foi fator protetor, com diminuição dos níveis de BTc.

Os níveis de BT transcutânea foram acompanhados em 44.392 RN ≥ 35 semanas de IG de doze países, resultando no desenvolvimento de nomograma com níveis distribuídos nos percentis 25, 50, 75 e 95, considerado padrão para a história natural da BT. O pico foi detectado em torno do terceiro dia de vida, com média de BT de 9,6 e 11,1 nos percentis 50 e 75, respectivamente.[7]

Nos RN pré-termos com IG < 35 semanas, a icterícia é mais intensa e prolongada quando comparada à do RN a termo, atingindo pico mais elevado de BT entre 5 e 6 dias de vida e com permanência da hiperbilirrubinemia, muitas vezes, até 3 semanas de vida.[8]

Quando a evolução da hiperbilirrubinemia neonatal difere da denominada icterícia fisiológica, deve ser prontamente investigada, com definição terapêutica para a prevenção do *kernicterus*.[1-3]

HIPERBILIRRUBINEMIA NO RECÉM-NASCIDO

Para a definição etiológica da hiperbilirrubinemia, é importante desenvolver raciocínio fundamentado na história clínica, considerando fatores de risco, IG, idade pós-natal e nível de BT com frações. A maior parte dos RN desenvolve a hiperbilirrubinemia indireta na primeira semana de vida, podendo evoluir com níveis de BT críticos, sendo imprescindíveis detecção precoce, intervenção oportuna e tratamento efetivo da hiperbilirrubinemia. O diagnóstico diferencial das causas de hiperbilirrubinemia indireta compreende aquelas decorrentes da sobrecarga de bilirrubina ao hepatócito ou da conjugação hepática deficiente.[1-3]

Além da etiologia da hiperbilirrubinemia indireta, é necessário investigar a icterícia colestática, quando BT > 1,0 mg%. A icterícia presente por mais de 14 dias constitui indicador de alerta para diagnóstico da colestase. A principal causa a ser afastada é atresia de vias biliares, que demanda pronto diagnóstico e cirurgia de Kasai, de preferência antes de 30 dias de vida. Na investigação clínica, a anamnese precisa ser criteriosa e sempre indagar sobre colúria e hipo/acolia, em urina e fezes de RN aparentemente saudáveis. A hipocolia pode demorar a surgir, após 7-10 dias de vida, para, posteriormente, as fezes tornarem-se acólicas. São necessários exames complementares de função hepática, estudos radiológicos com ultrassonografia e, por vezes, a biópsia hepática para estadiamento da doença.[1-3] A diferenciação entre os dois tipos de hiperbilirrubinemia pode ser difícil nas primeiras duas semanas de vida, mas o diagnóstico precoce da hiperbilirrubinemia direta é fundamental.[2]

A Tabela 2 aborda as principais etiologias da hiperbilirrubinemia indireta e direta de acordo com os mecanismos fisiopatológicos, podendo em algumas situações ter etiologia mista.[1]

Pela frequência da hiperbilirrubinemia indireta, ressalta-se a importância do conhecimento dos fatores de risco relacionados à hiperbilirrubinemia indireta neonatal. Como a IG influencia na história natural da bilirrubina, dividem-se em dois grupos: RN ≥ 35 semanas de IG e < 35 semanas de IG.

Hiperbilirrubinemia indireta em recém-nascidos ≥ 35 semanas de idade gestacional

Fatores de risco para neurotoxicidade bilirrubínica

Uma das grandes preocupações é o desenvolvimento da icterícia neonatal nas primeiras 24 horas de vida pós-natal e que deve ser detalhadamente abordada clínica e laboratorialmente. Nesse caso, deve-se considerar a doença hemolítica a principal etiologia.[1]

Doença hemolítica do RN é causada por incompatibilidade sanguínea materno-fetal decorrente da aloimunização por diferentes sistemas sanguíneos. As principais doenças relacionadas à doença hemolítica são incompatibilidade sanguínea materno-fetal Rh (D), ABO e outros sistemas de subgrupos (antígenos irregulares).[1-3]

Doença hemolítica Rh

O mecanismo fisiopatológico da doença hemolítica Rh com manifestação clínica no RN ocorre por passagem para a circulação fetal de anticorpos anti-D presentes no plasma de mães sensibilizadas, desencadeando hemólise decorrente da destruição de eritrócitos do feto e posteriormente do RN Rh positivos. Com a destruição das hemácias, há liberação de ferritina, bilirrubina e CO. Alguns estudos sugerem que a dosagem do CO pode auxiliar na abordagem da doença hemolítica.[1-4] O feto desenvolve um mecanismo compensatório de produção de eritropoetina e hemácias, com elevação de reticulócitos e eritroblastos, e intensa eritropoiese extramedular. A contagem de reticulócitos pode atingir valores de 30-40% nos casos mais graves. Quando a destruição eritrocitária é muito importante, anemia e hiperbilirrubinemia com icterícia se manifestam precocemente, nas primeiras horas de vida, assim que se inicia o processo intraútero. Nos casos mais graves, o feto pode evoluir com hidropsia, insuficiência cardíaca e/ou óbito.

A Tabela 3 apresenta referências para valores hematológicos fisiológicos nos primeiros dias de vida para apoiar a análise clinicolaboratorial dos quadros.[1-3]

Presença simultânea de diferenças antigênicas do sistema ABO e Rh parece conferir certa proteção à doença hemolítica Rh, com a ocorrência de destruição mais rápida de hemácias fetais (A ou B) no sangue materno tipo O.[1]

A gravidade do acometimento fetal é progressiva nas gestações subsequentes de fetos Rh positivos. Para realizar o diagnóstico durante o pré-natal, deve-se detectar a presença de anticorpos séricos anti-D maternos, detectáveis no teste indireto da antiglobulina, o teste de Coombs indi-

Tabela 2 Hiperbilirrubinemia neonatal de acordo com mecanismo fisiopatológico

Mecanismo	Etiologia
	Hiperbilirrubinemia indireta
Formação da bilirrubina com hemólise	Hereditária: • Imune: incompatibilidade Rh (antígeno D), ABO ou antígenos irregulares (c, e, E, Kell e outros) • Enzimática: deficiência de G6PD, piruvatoquinase, hexoquinase • Membrana eritrocitária: esferocitose, eliptocitose • Hemoglobinopatia: alfatalassemia • Adquirida: infecção bacteriana ou viral
Formação da bilirrubina sem hemólise	Coleções sanguíneas extravasculares: • Céfalo-hematoma, hematomas, equimoses • Hemorragia intracraniana, pulmonar, gastrintestinal Policitemia: • Recém-nascido pequeno para a idade gestacional • Recém-nascido de mãe diabética • Transfusão feto-fetal ou materno-fetal • Clampeamento de cordão umbilical tardio Circulação êntero-hepática aumentada de bilirrubina: • Anomalias gastrintestinais: obstrução, estenose hipertrófica do piloro • Jejum oral ou baixa oferta enteral • Icterícia por baixa ingestão de leite materno
Defeito na captação ou conjugação da bilirrubina	• Hipotireoidismo congênito • Síndrome da icterícia pelo leite materno • Síndrome de Gilbert • Síndrome de Crigler-Najjar tipos 1 e 2 • Síndrome de Lucey-Driscoll • Inibição enzimática por drogas e pregnanediol
	Hiperbilirrubinemia direta
Alterações dos ductos biliares na excreção da bilirrubina	• Atresia de vias biliares • Síndrome de Alagille • Cisto de colédoco e estenose extra-hepática • Tumores de fígado e do trato biliar
Distúrbios hepatocelulares na excreção da bilirrubina	• Hepatites primárias causadas por infecção congênita (sífilis, rubéola, citomegalovirose e outras) • Hepatite tóxica por septicemia, obstrução intestinal, nutrição parenteral prolongada • Doenças metabólicas: galactosemia, tirosinemia, frutosemia, doença de Niemann-Pick, doença de Gaucher, trissomia do 18, fibrose cística, hemocromatose

G6PD: glicose-6-fosfato desidrogenase.
Fonte: adaptada de Fanaroff e Martins, 2015.[9]

Tabela 3 Parâmetros hematológicos fisiológicos, nas primeiras 72 horas, de RNT e RN-PTMBP

Parâmetros hematológicos*	RNT (cordão umbilical)	RN-PTMBP (terceiro dia vida)
Hemoglobina (g/dL)	14-20	14-17,1
Hematócrito (%)	43-63	43-53
Reticulócitos (%)	3-7	7,1-12

*Há diminuição dos valores hematológicos no decorrer das semanas de vida, principalmente nos RN-PTMBP.
RNT: recém-nascido a termo; RN-PTMBP: recém-nascido pré-termo de muito baixo peso ao nascer.
Fonte: adaptada de Fanaroff e Martins, 2015.[9]

reto (CI). Faz necessário o monitoramento da gravidez para intervenção clínica obstétrica e pediátrica, feto-neonatal. Quanto ao neonato, a tipagem sanguínea (ABO, D e D^{fraco}) e o teste direto da antiglobulina, Coombs direto (CD), devem ser realizados logo após o nascimento. O CD positivo indica que as hemácias estão recobertas com anticorpos maternos. Após o advento da imunoglobulina anti-D administrada à gestante e à mãe, a incidência da eritroblastose fetal diminuiu drasticamente, e a causa atual mais frequente de doença hemolítica é a incompatibilidade ABO.[1,3]

Doença hemolítica por incompatibilidade ABO

Doença hemolítica do RN por incompatibilidade ABO ocorre em cerca de 20% das mães O e feto A ou B, e em apenas 2% daqueles, os RN evoluem com icterícia precoce. Vale ressaltar que a doença hemolítica por incompatibilidade ABO é limitada ao RN tipo A ou B filho de mãe tipo O – e a anemia hemolítica é mais intensa quando o RN é do grupo B. Genitoras do grupo A ou B com RN do grupo B ou A, respectivamente, produzem anticorpos anti-A ou anti-B predominantemente da classe IgM que não atravessam a barreira transplacentária, o que não causa destruição eritrocitária.

A icterícia aparece nas primeiras 24-36 horas de vida, evolui de forma gradual e persistente nas duas primeiras semanas de vida, com pico da hiperbilirrubinemia em torno do quinto dia de vida. O valor sérico de BI pode alcançar 20 mg/dL com risco de evolução para quadros de encefalopatia bilirrubínica, muito frequentemente diagnosticada após a alta hospitalar. É importante o acompanhamento da evolução clínica e dos resultados dos exames laboratoriais para o diagnóstico confirmatório da doença hemolítica. Os níveis de hemoglobina e hematócrito podem estar discretamente diminuídos com alteração da morfologia das hemácias, com presença de esferócitos na análise em lâmina do sangue periférico. A dosagem dos reticulócitos pode variar entre 10 e 30% no sangue periférico. A realização de CD não contribui para o esclarecimento da gravidade e do diagnóstico da doença hemolítica, diferentemente da incompatibilidade Rh. O CD é positivo em apenas em 20 a 40% dos casos, porém a positividade não se associa à gravidade da hemólise por incompatibilidade ABO. A detecção de anticorpos anti-A ou anti-B no sangue de cordão ou sangue periférico do RN, o teste do eluato, indica a existência de anticorpos acoplados às hemácias, sem associação com a gravidade da doença.[1,2]

Doença hemolítica por antígenos atípicos

As incompatibilidades provocadas por antígenos atípicos do sistema Rh (Cc, Ee), do sistema Kell (Kk), Duffy (Fya), Kidd (Jka, Jkb), MNS (M, N, S e s), apesar de extremamente raras, ocasionam quadros graves de doença hemolítica perinatal ou morte intrauterina. Há suspeição da doença quando não existe incompatibilidade materno-fetal ABO ou Rh (antígeno D) e o sangue do RN apresenta CD positivo. O RN apresenta sinais clinicolaboratoriais de doença hemolítica grave, de modo semelhante à doença hemolítica Rh.[1-3] Nesses casos, há necessidade de investigação diagnóstica com solicitação do painel de hemácias no RN.

Outras fatores de risco

Dentre as enzimopatias, a deficiência de glicose-6-fosfato desidrogenase (G6PD) é uma causa de doença hemolítica não imune, com incidência variada entre diferentes áreas geográficas. Trata-se de doença genética associada ao cromossomo X que pode afetar ambos os sexos. A forma aguda ocasiona hemólise grave em RN após exposição a substâncias e/ou agentes como antimaláricos, naftalina, certos alimentos, dentre outros. Outra manifestação da doença é a forma hemolítica leve associada ao polimorfismo genético com expressão reduzida da glicuroniltransferase e conjugação limitada da bilirrubina, sem a presença de anemia no RN.[1-3]

Outro fator de risco importante para o desenvolvimento da hiperbilirrubinemia grave é o RN pré-termo tardio. Os RN de 35 semanas e 36 semanas, assistidos em alojamento conjunto, apresentam com frequência dificuldade de sucção e/ou coordenação sucção-deglutição-respiração. Dessa maneira, pode ocorrer, nos primeiros dias de vida, interferência no aleitamento materno com perda de peso acentuada e aumento da circulação entero-hepática, além da capacidade diminuída da conjugação da bilirrubina pela imaturidade hepática. RN com IG de 36 semanas apresentam risco oito vezes maior de desenvolver níveis de BT ≥ 20 mg/dL, comparados aos RN de 41 semanas de IG.[1,2,8] O apoio efetivo ao aleitamento materno é estratégia importante para a prevenção da hiperbilirrubinemia neonatal significativa com diminuição dos casos de reinternação hospitalar.[2,10]

Outras causas de aumento de bilirrubina indireta incluem fatores étnico-raciais, como descendência asiática, irmão com icterícia neonatal tratado com fototerapia, filho de mãe diabética, presença de cefalo-hematoma e equimoses.[1] Além dessas condições, deve-se lembrar que o clampeamento de cordão umbilical após 60 segundos do nascimento pode estar associado à hiperbilirrubinemia, um tema ainda controverso relativo à significância clínica.[1-3]

Outro fator associado à hiperbilirrubinemia neonatal, que surge na primeira semana de vida e persiste por algumas semanas, muitas vezes com níveis de BT elevados, é a denominada icterícia do leite materno. Neste caso, o RN encontra-se bem, com evolução de peso e crescimento adequados e eliminações fisiológicas normais. Acredita-se que os mecanismos para aumento da bilirrubina indireta nessa situação são inibição da atividade da glicuroniltransferase e o tipo de ácidos graxos encontrados no leite materno. O diagnóstico deve ser de exclusão, e ressalta-se que não há indicação de suspender o leite materno exclusivo.[1,2]

Na Tabela 4, encontram-se os fatores de risco clinicoepidemiológicos identificados em RN ≥ 35 semanas de IG.

Tabela 4 Fatores de risco epidemiológicos e clinicolaboratoriais identificados nas primeiras 48 horas após o nascimento, para evolução de hiperbilirrubinemia com níveis séricos de BT > 17 mg/dL em recém-nascidos ≥ 35 semanas de idade gestacional

- Incompatibilidade materno-fetal Rh (antígeno D), ABO ou antígenos irregulares
- Icterícia nas primeiras 24-36 horas após o nascimento
- IG de 35, 36 e 37 semanas
- Clampeamento de cordão umbilical, 60 segundos após o nascimento
- Dificuldade do aleitamento materno ou perda de peso > 7-8% em relação ao peso de nascimento, nos primeiros dias de vida
- Presença de céfalo-hematoma ou equimoses
- Mãe diabética
- Sexo masculino
- Irmão com icterícia neonatal tratado com fototerapia
- Descendência asiática

Fonte: modificada de American Academy of Pediatrics, 2004.[11]

Métodos clinicolaboratoriais de triagem

O método clinicolaboratorial de triagem do RN pode ser realizado mediante inspeção visual, avaliação da bilirrubina transcutânea e/ou dosagem sérica da BT e frações.

Classicamente em RN termo, a constatação de icterícia na pele e/ou nas mucosas (mais comumente esclera), expressão clínica da bilirrubinemia, pode variar de acordo com os níveis de BT séricos. A Figura 2 mostra as delimitações das cinco zonas de icterícia visíveis na pele do RN, com base em imagens e estudos de Krammer.[12]

Entretanto, a identificação de icterícia no RN sofre influência de vários fatores, como luminosidade do ambiente, pigmentação de sua pele e experiência do profissional. Estimativa clínica isoladamente não é suficiente para detectar a icterícia no RN, sendo necessária a avaliação criteriosa da história perinatal, verificando fatores de riscos e, em alguns casos, a medida da BT. Dessa maneira, pode-se utilizar o método não invasivo pela bilirrubina transcutânea (BTc).[13]

O método transcutâneo de estimativa de bilirrubina (BTc) é rápido e prático; é realizado pela colocação do dispositivo na região do esterno do RN, como método de triagem e acompanhamento. Estudos recentes avaliam a possibilidade do uso de aplicativo no *smartphone* através de imagens das escleras e/ou da pele como futuro método de acompanhamento da icterícia.[13]

O exame padrão-ouro para identificar a hiperbilirrubinemia no RN é a dosagem sérica da BT, com utilização de técnicas laboratoriais com coleta do sangue realizada com proteção do frasco.[1,13]

Para o acompanhamento da hiperbilirrubinemia do RN ≥ 35 semanas de IG, foi desenvolvido o nomograma norte-americano de Bhutani et al. (Figura 3) com os percentis 40, 75 e 95 de acordo com os níveis de BT e as horas de vida do RN. Com base nos percentis, o RN é avaliado quanto ao risco de evoluir para bilirrubina sérica > 17,5 mg/dL. Nos percentis acima de 75, há maior probabilidade de fototerapia, nesse caso, o RN deve ser avaliado e/ou tratado.[14]

Hiperbilirrubinemia indireta em RN < 35 semanas de idade gestacional ao nascer

Prematuros com IG < 35 semanas apresentam, comumente, hiperbilirrubinemia indireta. Além disso, situações especiais, principalmente em RN pré-termos com complicações da prematuridade, elevam o risco de neurotoxicidade bilirrubínica. Na Tabela 5, estão listados os principais fatores de risco para possível impregnação bilirrubínica cerebral no RN pré-termo.[3]

Boas condições de nascimento, assegurando processos fisiológicos de transição da vida intrauterina à extrauterina durante a *golden hour* e primeiras horas de vida, com estabilidade térmica, suporte respiratório, cardiocirculatório e metabólico, nutrição enteral e parenteral, são práticas clínicas efetivas de prevenção das complicações induzidas pela bilirrubina na primeira semana do RN pré-termo.[3]

O tempo ideal para determinar a BT no RN < 35 semanas não está bem estabelecido, recomendando-se em geral a primeira dosagem entre 24 e 36 horas de vida com acompanhamento a cada 24 horas até a estabilidade da bilirrubina. Quanto menor a IG, maior a frequência de indicação de tratamento da hiperbilirrubinemia. A indicação da fototerapia profilática em RN pré-extremo (< 28 semanas) não é consenso na literatura. O início da fototerapia nesses RN deve ser precoce, assim que for detectada a icterícia.[3]

Para diagnóstico e conduta da icterícia neonatal, exames laboratoriais mais específicos são importantes para esclarecimento da etiologia da hiperbilirrubinemia neonatal, resumidos na Tabela 6.[1-3,8]

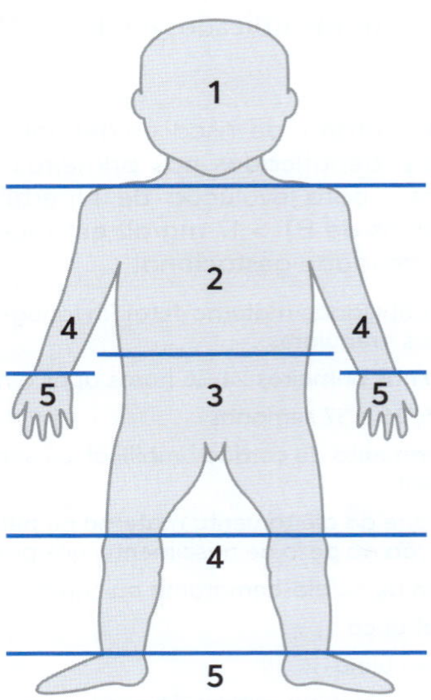

Zona 1	Cabeça e pescoço	BT 4-8 mg/100 mL
Zona 2	Tronco até a cicatriz umbilical	BT 5-12 mg/100 mL
Zona 3	Cicatriz umbilical até os joelhos	BT 8-16 mg/100 mL
Zona 4	Braço, antebraço e região entre o joelho e tornozelo	BT 11-18 mg/100 mL
Zona 5	Região de mãos e pés inclusive palmar e plantar	BT 15 mg/100 mL ou mais

Figura 2 Zonas de progressão cefalocaudal da icterícia neonatal, segundo Kramer.

Fonte: Kramer, 1969.[12]

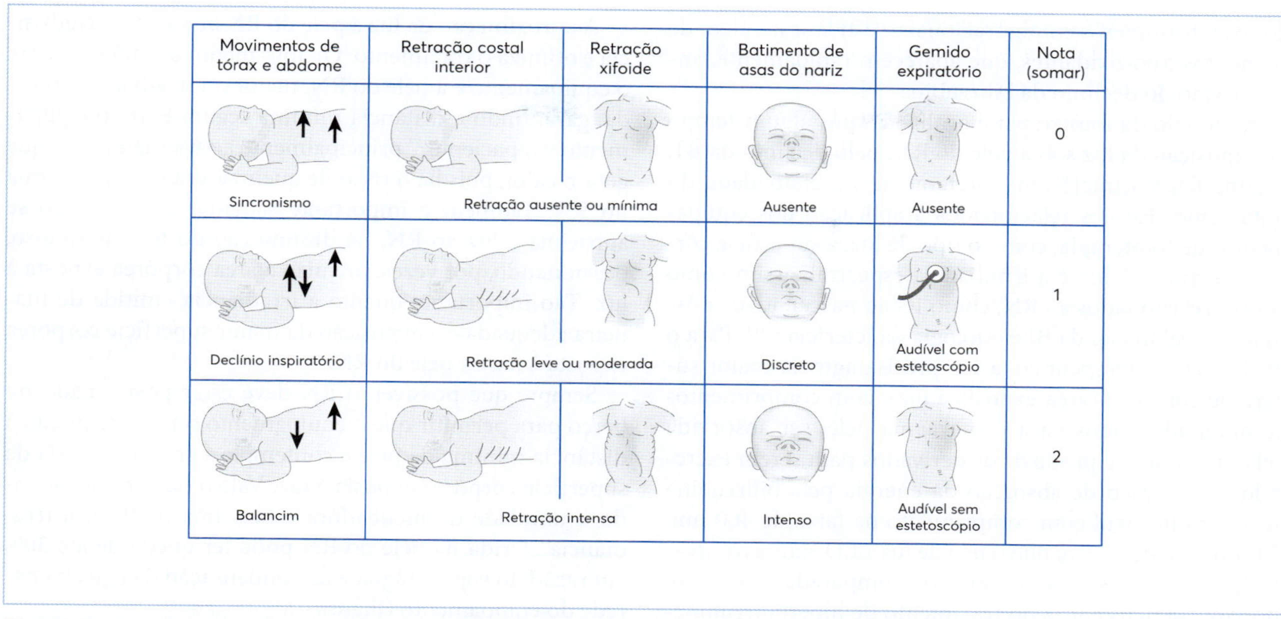

Figura 3 Nomograma com percentis 40, 75 e 95 de bilirrubinemia sérica total, segundo a idade pós-natal em horas, em RN ≥ 35 semanas e peso ao nascer ≥ 2.000 g.

Fonte: Bhutani et al., 1999.[14]

Tabela 5 Exames laboratoriais para investigar a etiologia da hiperbilirrubinemia indireta no recém-nascido

• Bilirrubina total e frações
• Hemoglobina e hematócrito com morfologia de hemácias, reticulócitos e esferócitos
• Tipo sanguíneo da mãe e recém-nascido para sistemas ABO e Rh (antígeno D)
• Coombs direto no sangue de cordão ou do recém-nascido
• Pesquisa de anticorpos anti-D (Coombs indireto) se mãe Rh (D) negativo
• Pesquisa de anticorpos anti-A ou anti-B, se mãe tipo O (teste do eluato)
• Pesquisa de anticorpos maternos para antígenos irregulares (anti-c, anti-e, anti-E, anti-Kell e outros) se mãe multigesta/transfusão sanguínea anterior e RN com Coombs direto positivo
• Dosagem sanguínea quantitativa de G6PD
• Dosagem sanguínea de hormônio tireoidiano e TSH (exame do pezinho)
• Ultrassonografia cerebral em recém-nascido pré-termo

G6PD: glicose-6-fosfato desidrogenase; TSH: hormônio tireoestimulante.
Fonte: modificado de American Academy of Pediatrics, 2004.[11]

Tabela 6 Fatores de risco para neurotoxicidade da bilirrubina em recém-nascidos pré-termos

• Peso ao nascer < 1.000 g • Apgar < 3 no 5° minuto • Pressão arterial de oxigênio < 40 mmHg por > 2 horas • pH < 7,15 por mais de 1 hora • Temperatura corpórea < 35 °C por > 4 horas • Albumina sérica < 2,5 g/dL • Sepse • Rápido aumento de BT, sugerindo doença hemolítica • Deterioração clínica, apneia e bradicardia, ventilação ou hipotensão com necessidade de tratamento nas últimas 24 horas
O cuidado integrado e abrangente do recém-nascido, desde a sala de parto, para evitar asfixia, hipotermia, acidose e tocotraumatismo é decisivo para evitar danos cerebrais, diante desses fatores de risco para neurotoxicidade por hiperbilirrubinemia

Fonte: adaptada de Draque e Almeida, 2017.[6]

TRATAMENTO DA HIPERBILIRRUBINEMIA INDIRETA

A terapêutica padrão-ouro é a fototerapia, uma intervenção frequente e eficaz, sendo raramente necessário associá-la à exsanguineotransfusão (EST). Há 60 anos, a fototerapia é utilizada na neonatologia e, com os avanços tecnológicos dos equipamentos, houve mudança relevante na história do tratamento das hiperbilirrubinemias críticas.[15]

Fototerapia

Mecanismo de ação e efetividade do tratamento

A fototerapia atua nos capilares e nos espaços intersticiais superficiais da pele e do tecido subcutâneo, tornando a BI (bilirrubina não conjugada) hidrossolúvel. Dessa maneira, esse composto pode ser excretado na urina e na bile sem ser necessária a formação da bilirrubina conjugada pelo fígado.[2,16,17] Sob a ação da luz, em especial no espectro de onda azul e verde, após a reação fotoquímica, são formados os fotoisômeros configuracionais e estruturais, além de elementos foto-oxidantes, que aparecem rapidamente, antes mesmo do declínio da bilirrubina.[16,17]

A eficácia da fototerapia é avaliada, após algum tempo de exposição da luz sob a pele do RN, pelo declínio da BT. Alguns fatores interferem diretamente na efetividade do tratamento. Fatores relacionados à aplicação dos equipamentos de fototerapia, como o tipo de luz, a superfície corpórea exposta à luz e a irradiância espectral, assim como fatores relacionados ao RN, como IG ao nascer, idade pós-natal, nível inicial da BI e etiologia da icterícia.[2,16,17] Para o melhor efeito terapêutico, a luz precisa agir na maior superfície corpórea (área exposta à luz), com comprimentos de onda adequados para penetrar na pele, ser absorvida pela bilirrubina e produzir os derivados para serem excretados.[16,17] O pico de absorção da energia pela bilirrubina ocorre na luz azul com comprimento na faixa de 460 nm. Estudo recente sugere que o uso de luz LED azul-esverdeada (pico de emissão em 480 nm) comparada à luz azul mostrou-se mais eficaz no tratamento de hiperbilirrubinemia neonatal.[18] Assim, a área de superfície corpórea exposta à luz associada ao comprimento de onda ideal (luz azul) está diretamente relacionada à velocidade de declínio da bilirrubinemia.[16-18] Na prática clínica, uma forma de ampliar a área da pele exposta à luz é utilizar fontes adicionais de fototerapia, para emitir luz na maior área corpórea, por exemplo, nas superfícies anterior e dorsal da pele do RN, concomitantemente.[13,14] A irradiância é a potência da luz recebida em um centímetro quadrado de área exposta e responsável pela formação de fotoisômeros estruturais irreversíveis. Na prática clínica, o parâmetro da fototerapia utilizado é a irradiância espectral ($\mu W/cm^2/nm$).[16] O radiômetro, também conhecido como fotodosímetro, é utilizado na aferição da irradiância espectral emitida no intervalo de comprimento de onda de 400 a 550 nm.[16,17]

A aproximação da luz à pele do RN aumenta a irradiância e otimiza o tratamento. Quanto menor a distância entre o equipamento e a pele do RN, maior é a irradiância emitida, garantindo a distância mínima segura entre o equipamento e o paciente,[17] principalmente ao usar lâmpadas que geram calor, pois há o risco de queimadura ou hipertermia no RN. Também é importante salientar que, quando se aproxima a luz ao RN, há diminuição do foco luminoso, ocasionando, por vezes, prejuízo à área corpórea exposta à luz. Tão importante quanto a irradiância emitida de maneira adequada é a exposição da maior superfície corpórea exposta à luz da pele do RN.

Sempre que possível, o RN deve estar posicionado no berço para permitir que o equipamento seja posicionado à distância mínima da pele e contemple a área necessária da superfície corpórea exposta à luz. Vale ressaltar que, quando a umidade da incubadora está acima de 90%, a irradiância aferida na pele do RN pode ter queda de até 30% em razão do vapor d'água e da condensação da água na parede do equipamento (Figura 4).[16]

O aparelho de fototerapia com irradiância-padrão emite irradiância de 8 a 10 $\mu W/cm^2/nm$ e o de fototerapia intensiva, de 30 $\mu W/cm^2/nm$. A irradiância da luz emitida pelas lâmpadas diminui conforme o tempo de uso. Assim, é recomendada a monitorização regular da irradiância emitida pelas lâmpadas com o fotodosímetro para verificar se a irradiância está adequada ao tratamento proposto ao RN e, quando a irradiância é inferior a 8 $\mu W/cm^2/nm$, as lâmpadas devem ser substituídas.[16]

A maioria dos equipamentos de fototerapia apresenta distribuição heterogênea da irradiância no campo de iluminação. Portanto, é importante realizar a medida não apenas em um ponto central, mas de pontos distintos do foco de luz disposto na altura da pele do RN, com objetivo de ter uma medida estimada da irradiância espectral. A

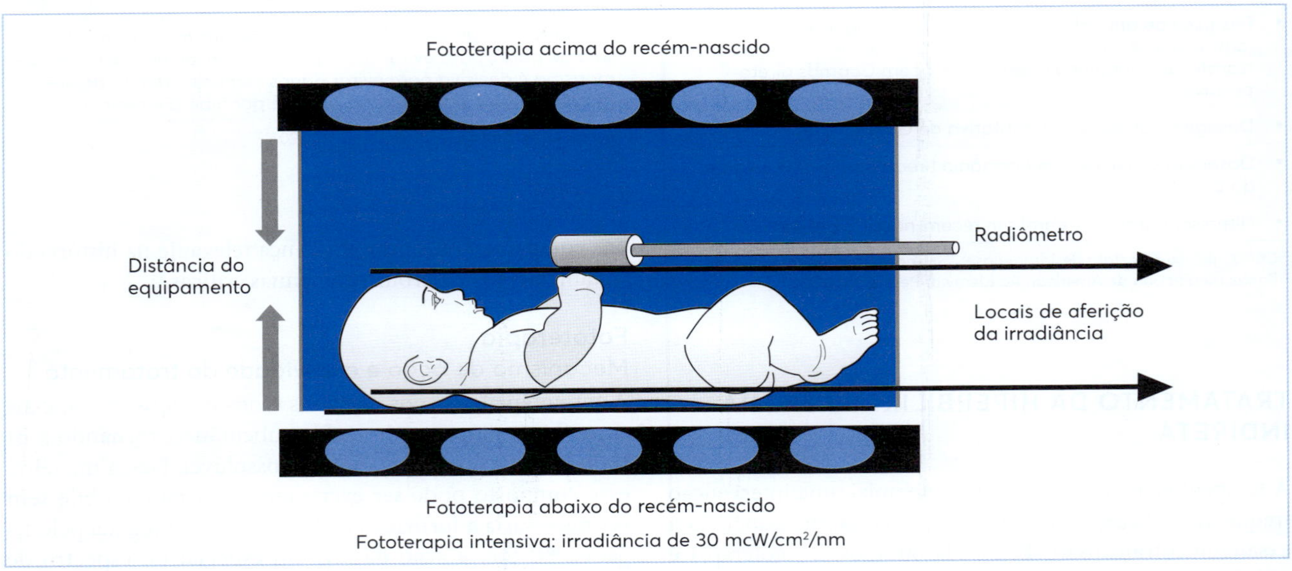

Figura 4 Otimização da fototerapia com aferição da irradiância no nível da pele do recém-nascido.

Associação Brasileira de Normas Técnicas define a área irradiada efetiva como a superfície de tratamento que é iluminada pela luz da fototerapia e usa 60 x 30 cm como tamanho de superfície irradiada-padrão, técnica utilizada para RN com peso acima de 2.000 g. Mede-se a irradiância nos quatro pontos (superiores direita e esquerda, inferiores direita e esquerda) e ao centro do retângulo.[17]

Na aferição, o sensor do radiômetro deve ser posicionado ao nível da pele do RN, sendo a irradiância emitida proporcional ao número de lâmpadas. Portanto, é necessário verificar se todas as lâmpadas estão acesas ao realizar as medições.[17]

Equipamentos de fototerapia

Na atualidade, estão disponibilizados pela indústria brasileira diferentes tipos de aparelhos de fototerapia com lâmpadas LED registrados na Agência de Vigilância Sanitária (Anvisa). Equipamentos com lâmpadas fluorescentes brancas e/ou azuis e os *spotz* de lâmpadas halógenas não são mais fabricados.[16-19]

Os aparelhos com as lâmpadas LED possuem vantagens inerentes à lâmpada, como geração mínima de calor, alta irradiância, vida útil prolongada da lâmpada, intervalo de comprimento de onda preciso, ausência de irradiações ultravioleta e infravermelha, baixo consumo de energia e possibilidade de escolha da intensidade da luz.[16-18] Esses aparelhos permitem regular a irradiância desejada, por intermédio de um dispositivo, porém, por ser uma lâmpada que não gera calor, os RN podem apresentar hipotermia como evento adverso. Aferir regulamente a temperatura do RN e manter a temperatura ambiente em torno de 25 graus são estratégias que evitam a hipotermia no RN.[17]

Os modelos de fototerapia com lâmpada LED disponíveis no mercado brasileiro, com irradiância heterogênea ou homogênea, emitem irradiância superior a 30 $\mu W/cm^2/nm$ a uma distância de 30 cm do paciente.[17] Alguns deles são posicionados acima do RN e fornecem área irradiada efetiva retangular apropriada para RN com peso maior que 2.000 g e outros, uma área elíptica compatível para RN pré-termos.[17]

No aparelho de fototerapia reversa, a luz emitida fica posicionada abaixo do RN, em berço de acrílico (transparente), cuja emissão de luz ultrapassa também um colchão de gel (transparente). A irradiância atinge valores superiores a 30 $\mu W/cm^2/nm$, dependendo da adequação da irradiância desejada por meio do dispositivo e do tempo de uso das lâmpadas. Para aumentar a eficácia, utiliza-se emissão de luz com a associação de outro equipamento de fototerapia localizado acima do berço. Dessa maneira, dobra-se a área de superfície corporal exposta à luz. A Figura 5 demonstra os aparelhos de fototerapia, com fonte de luz LED dispostas acima e abaixo da criança, com as características dos equipamentos registrados na Anvisa (Tabela 7).[19]

Resumidamente, a Tabela 8 mostra as características dos equipamentos com lâmpadas LED de acordo com a sua posição em relação ao RN.[17]

Para otimizar o uso da fototerapia, a checagem diária dos equipamentos e os cuidados elencados ao longo do texto precisam ser assegurados (Tabela 9).[17]

Indicação e suspensão da fototerapia

A IG é um parâmetro importante na análise clínica da icterícia pela imaturidade dos órgãos envolvidos no surgimento da hiperbilirrubinemia. Dessa maneira, dividem-se as indicações e a suspensão da fototerapia em dois grupos:

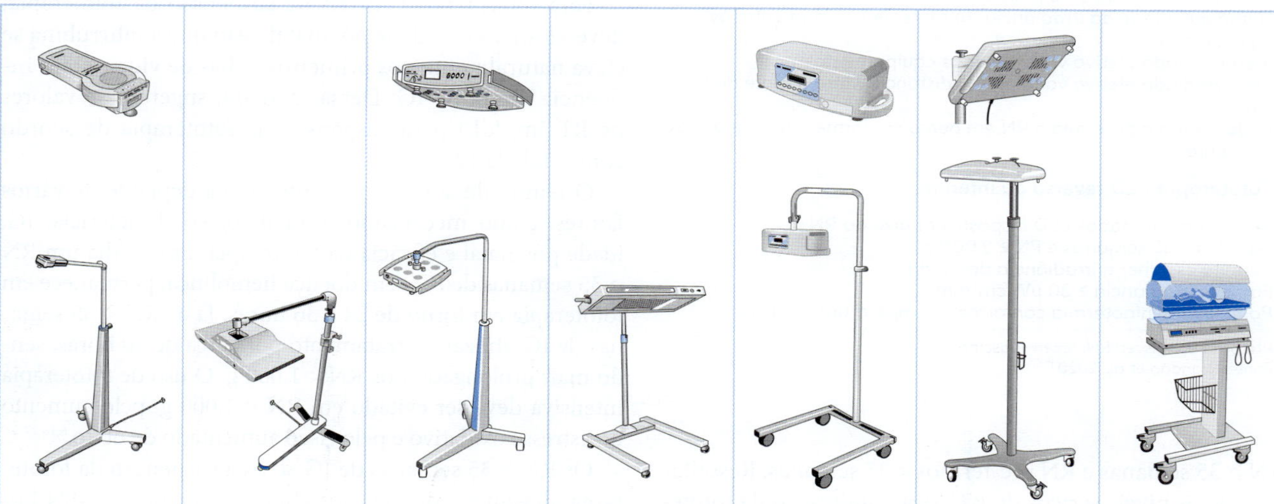

Bilitron® 3006 - Fanem	Bilitron® Plenum 6006 - Fanem	Bilitron SKY® 5006 Fanem	CTI XHZ 90L® - Ningbo	Led-Photo® - Olidef	Lullaby led PT® - GE Healthcare	Bilitron bed 4006® - Fanem

Figura 5 Equipamentos de fototerapia com lâmpadas de LED localizadas acima do recém-nascido e de fototerapia reversa, registrados na Anvisa (2020).

Fonte: adaptada de Brandão et al., 2020.[17]

Tabela 7 Equipamentos de fototerapia com lâmpada de LED registrados na Anvisa (2020)

Modelo	Fabricante	Vida útil da lâmpada (h)	Largura da banda de luz (nm)	Pico (nm)	Distância mínima (cm)	Distância do R (cm)	Área irradiada efetiva (cm²)	Irradiância (μW/cm²/nm)
Fototerapia superior								
Bilitron® 3006	Fanem	50.000	400-550	~ 460	30	30	14 x 7	52 ± 25%
						50	18 x 9	24 ± 25%
Bilitron® Plenum 6006	Fanem	50.000	400-550	~ 455	30	30	28 x 22	35 ± 25%
						50	42 x 30	20 ± 25%
Bilitron® Sky 5006	Fanem	50.000	400-550	~ 460	30	30	27,4 x 12,7	52 ± 25%
						50	34,9 x 20,2	24 ± 25%
CTI XHZ 90L®	NINGBO	5.000	400-500	465	40	40	30 x 20	N.I.
Led-Photo®	Olidef	20.000	400-550	~ 465	30	30	40 x 30	56 ± 8%
						50	40 x 30	47 ± 8%
Lullaby LED PT®	Ohmeda	50.000	400-550	450-465	35	35	50 x 30	45 ± 25%
						50	50 x 30	31
Fototerapia reversa								
Bilitron Bed 4006®	Fanem	50.000	400-550	N.I.	-	Contato	32 x 20*	32,6*

Valores informados pelo fabricante nos manuais dos equipamentos registrados na Anvisa (2021). Distância mínima: entre a fonte e o recém-nascido; irradiância: equipamento configurado para intensidade máxima; N.I.: não informado no manual disponível na Anvisa; vida útil da lâmpada: antes da queda de 20% a 30% da irradiância.
*Valores coletados no site do fabricante.
Fonte: Brandão et al., 2020.[17]

Tabela 8 Características dos equipamentos de acordo com o posicionamento do recém-nascido

Fototerapia LED localizada acima do RN
Uso sobre berços e incubadoras
Permite escolher a irradiância desejada
Fornece irradiância ≥ 30 μW/cm²/nm
Homogeneidade da irradiância da fonte de luz varia entre os equipamentos
Área irradiada efetiva varia entre os equipamentos
Área irradiada efetiva varia com a distância entre a fonte de luz e o RN
Pode levar à hipotermia o RN em berço conforme a temperatura ambiente
Fototerapia LED reversa ou inferior
Berço com lâmpadas LED dispostas abaixo do RN
Para RN ≥ 35 semanas e PN ≥ 2.000 g
Permite escolher a irradiância desejada
Fornece irradiância ≥ 30 μW/cm²/nm
Pode levar à hipotermia conforme a temperatura ambiente

PN: peso ao nascer; RN: recém-nascido.
Fonte: Brandão et al., 2020.[17]

RN ≥ 35 semanas e RN pré-termos < 35 semanas. Ressalta-se que os níveis séricos de BT para a indicação da fototerapia e EST em RN não são considerados de maneira uniforme pelos autores. Além da IG, analisam-se também a dosagem da BT, a idade pós-natal, além das condições agravantes da lesão bilirrubínica neuronal, como acidose, infecção, asfixia e hipoalbuminemia. As Figuras 6 e 7 evidenciam os valores de BT em RN com IG ≥ 35 semanas para indicação de fototerapia intensiva e de EST, segundo as diretrizes da Academia Americana de Pediatria publicadas em 2004. As Tabelas 10 e 11 demonstram os valores de BT para indicação de fototerapia e EST em RN ≥ 35 semanas de IG[14] e naqueles < 35 semanas,[8,20] respectivamente.

Para interpretar os níveis de suspensão da fototerapia, deve-se analisar a idade pós-natal visto que a bilirrubina se eleva naturalmente nos primeiros 5 dias de vida e sofre influência direta da IG. Dessa maneira, sugerem-se valores de BT (mg/dL) para suspensão da fototerapia de acordo com a Tabela 12.[17]

O tempo de aplicação da fototerapia depende de vários fatores, como mecanismo fisiopatológico da icterícia, IG, idade pós-natal e eficácia da fototerapia. Em média um RN ≥ 35 semanas de IG, sem doença hemolítica, permanece em fototerapia em torno de 24 a 36 horas. Já os RN < 35 semanas de IG utilizam o tratamento por cerca de 50 horas, sendo mais prolongado nos RN < 1.000 g. O uso de fototerapia intensiva deve ser evitado em RN < 1.000 g, pelo aumento do estresse oxidativo e pelo risco aumentado de óbito.[8,16,17]

Os RN ≥ 35 semanas de IG, após a suspensão da fototerapia, devem ser observados clinicamente por 12 a 24 horas, de preferência internados.[17]

Eventos adversos

O RN submetido à fototerapia pode apresentar eventos adversos ao tratamento. A interferência física e emocional na formação do vinculo mãe-criança é também relatada como

Tabela 9 Medidas práticas para efetividade e segurança da fototerapia no recém-nascido

Equipamento e ambiente

- Verificar o funcionamento das lâmpadas
- Aferir a irradiância espectral no local de posicionamento do RN e calcular a média de 5 pontos
- Prescrever a dose de irradiância adequada para o RN
- Verificar a distância mínima entre a luz e o RN
- Maximizar a área corpórea para fototerapia intensiva com equipamento superior e inferior (berço de acrílico)
- Manter limpas a superfície de acrílico da incubadora e a proteção do dispositivo da fototerapia
- Manter temperatura ambiente adequada ao redor de 25 °C para evitar hipotermia e/ou hipertermia e desconforto térmico para o RN e a família

Recém-nascido

- Proteger os olhos com cobertura radiopaca por meio de camadas de veludo negro ou papel carbono negro envolto em gaze
- Verificar a temperatura corpórea a cada 3 horas para detecção de hipotermia ou hipertermia
- Verificar o peso diariamente
- Posicionar o RN adequadamente para maximizar a exposição à luz
- Usar fraldas cortadas adequadamente para cobertura da genitália
- Cobrir a solução parenteral e o equipo com papel alumínio ou uso de extensores impermeáveis à luz
- Descontinuar a fototerapia durante a amamentação, inclusive com retirada da cobertura dos olhos, desde que a bilirrubinemia não esteja próxima de valor de risco para neurotoxicidade
- Estimular o contato da mãe-filho para melhorar o v ínculo afetivo na hora da amamentação
- Evitar uso de mantas ao redor do RN
- Evitar luvas e meias
- Evitar fraldas grandes
- Evitar retirar o RN do equipamento, exceto para cuidados rápidos e amamentação
- Evitar distância acima de 30 cm do equipamento em relação ao RN

RN: recém-nascido.
Fonte: Brandão et al., 2020.[17]

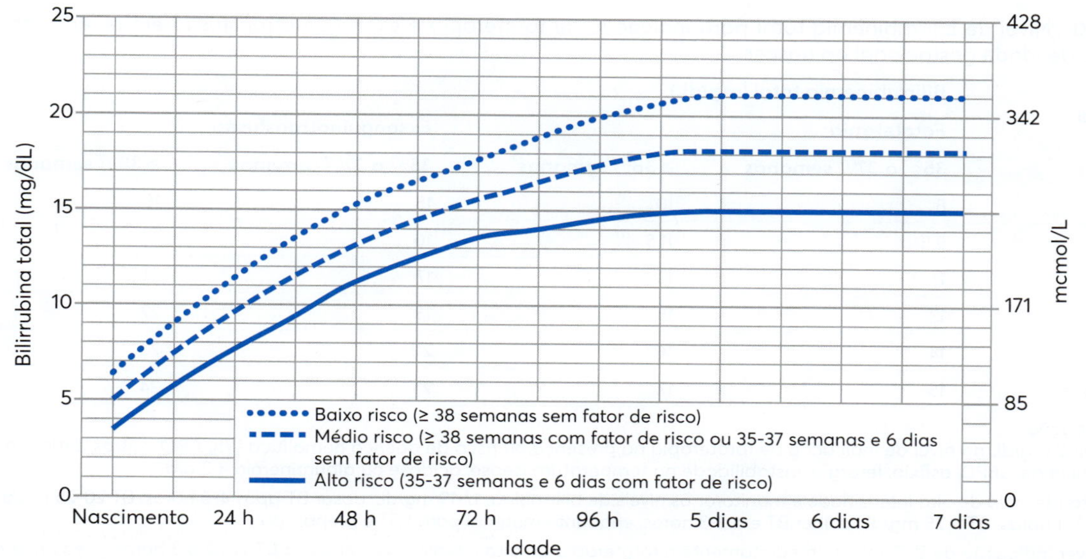

Usar bilirrubina total, não descontar a bilirrubina direta.
Fatores de risco: doença hemolítica isoimune; deficiência de G6PD; asfixia; letargia; instabilidade térmica; sepse; acidose; albumina menor que 3 g/dL.

Figura 6 Nível de bilirrubinemia total (mg/dL) para indicação de fototerapia intensiva em recém-nascido ≥ 35 semanas de idade gestacional ao nascer.

Fonte: American Academy of Pediatrics, 2004.[11]

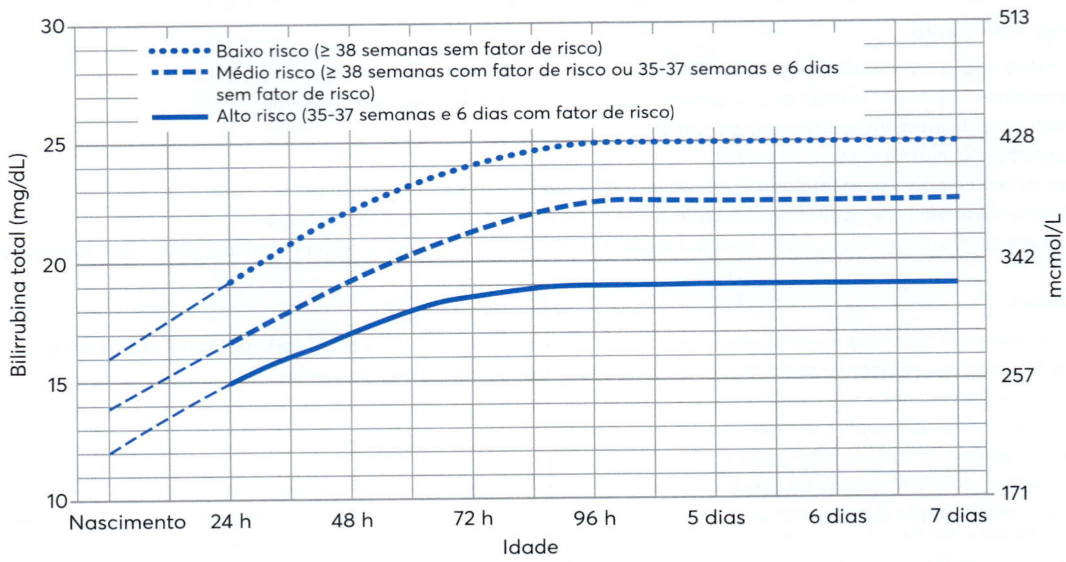

Usar bilirrubina total, não descontar a bilirrubina direta.
Fatores de risco: doença hemolítica isoimune; deficiência de G6PD; asfixia; letargia; instabilidade térmica; sepse; acidose; albumina < 3 g/dL.
Exsanguinotransfusão imediata deve ser realizada se houver sinais de kernicterus (hipertonia, opistótono, febre ou choro neurológico) ou bilirrubina total ≥ 5 mg/dL acima da linha correspondente.

Figura 7 Nível de bilirrubinemia total (mg/dL) para indicação de exsanguinotransfusão em recém-nascido ≥ 35 semanas de idade gestacional ao nascer.

Fonte: American Academy of Pediatrics, 2004.[11]

Tabela 10 Nível de bilirrubinemia total para indicação de fototerapia e exsanguinotransfusão em recém-nascido ≥ 35 semanas de idade gestacional ao nascer

Idade pós-natal	Bilirrubinemia total (mg/dL)			
	Fototerapia		Exsanguinotransfusão	
	$35^{0/7}$ a $37^{6/7}$ semanas	≥ $38^{0/7}$ semanas	$35^{0/7}$ a $37^{6/7}$ semanas	≥ $38^{0/7}$ semanas
24 horas	8	10	15	18
36 horas	9,5	11,5	16	20
48 horas	11	13	17	21
72 horas	13	15	18	22
96 horas	14	16	20	23
5 a 7 dias	15	17	21	24

Recomendações:

- Diminuir 2 mg/dL no nível de indicação de fototerapia na presença ou risco de doença hemolítica (Rh, ABO, outros antígenos), deficiência de G6PD, asfixia, letargia, instabilidade na temperatura, sepse, acidose ou albuminemia < 3 g/dL.
- Iniciar fototerapia de alta intensidade e monitorar os níveis de bilirrubina: 17-19 mg/dL, dosar BT após 4-6 horas; BT 20-25 mg/dL, dosar BT em 3-4 horas; BT > 25 mg/dL, colher BT em 2-3 horas, enquanto material para EST é preparado.
- Se houver indicação de EST, iniciar imediatamente a fototerapia de alta intensidade, repetir a BT em 2 a 3 horas e reavaliar a indicação de EST.
- A EST deve ser realizada imediatamente se houver sinais de encefalopatia bilirrubínica ou se BT 5 mg/dL acima dos níveis mencionados.

BT: bilirrubina total; EST: exsanguinotransfusão; G6PD: glicose-6-fosfato desidrogenase.
Fonte: American Academy of Pediatrics, 2004.[11]

Tabela 11 Bilirrubinemia total para indicação de fototerapia e exsanguinotransfusão em recém-nascido < 35 semanas de idade gestacional

IG corrigida (semanas)	Bilirrubinemia total (mg/dL)	
	Fototerapia	Exsanguinotransfusão
< 28	5-6	11-14
$28^{0/7}$-$29^{6/7}$	6-8	12-14
$30^{0/7}$-$31^{6/7}$	8-10	13-16
$32^{0/7}$-$33^{6/7}$	10-12	15-18
$34^{0/7}$-$34^{6/7}$	10-12	17-19

- Aplicar os valores inferiores para RN pré-termo com: doença hemolítica (Rh, ABO, outros antígenos), deficiência de G6PD; albumina sérica < 2,5 g/dL; rápido aumento da BT; instabilidade clínica com ≥ 1 critério: pH < 7,15; ventilação mecânica; sepse/meningite ou apneia/bradicardia com necessidade de ventilação ou drogas vasoativas nas últimas 24 horas antes do início da fototerapia ou EST.
- Indicar EST se: apesar da fototerapia de alta intensidade na maior superfície corporal, a BT continua a aumentar; houver sinais de encefalopatia bilirrubínica; BT 5 mg/dL acima dos níveis acima mencionados.
- Se RN ≤ 1.000 g ou IG ≤ 2 6 semanas, indicar fototerapia profilática até 12 horas após o nascimento com irradiância espectral-padrão 8-10 mW/cm²/nm; se elevação da BT, aumentar a superfície corporal submetida à fototerapia; e, se BT continuar aumentando, elevar a irradiância espectral. Evitar irradiância de alta intensidade em extremo baixo peso ao nascer.

BT: bilirrubina total; EST: exsanguinotransfusão; G6PD: glicose-6-fosfato desidrogenase; IG: idade gestacional; RN: recém-nascido.
Fonte: Maiselset al., 2012.[20]

Tabela 12 Níveis de bilirrubina total para suspensão de fototerapia de acordo com a idade gestacional e o tempo de vida

Dias de vida	IG e BT (mg/dL)
Até o quinto dia de vida	• RN ≥ 38 semanas de IG, suspender se BT ≤ 11,5 mg/dL • RN entre 35 e 37 semanas de IG, suspender se BT ≤ 9,5 mg/dL • RN < 35 semanas de IG, suspender se valor de BT de 2 mg/dL for inferior ao nível de indicação de fototerapia
A partir do quinto dia de vida	• RN ≥ 35 semanas de IG, suspender se BT ≤ 14 mg/dL • RN < 35 semanas de IG, suspender se valor de BT de 2 mg/dL for inferior ao nível de indicação de fototerapia para a IG pós-menstrual atual

BT: bilirrubina total; IG: idade gestacional; RN: recém-nascido.
Fonte: Brandão e Portela, 2020.[17]

evento indesejado do tratamento com fototerapia.[17] Os efeitos tóxicos da fototerapia concentram-se nas flutuações da temperatura e na perda de líquido corporal, além do dano à retina, assim como o surgimento do eritema cutâneo e da síndrome do bebê bronzeado. Com o uso da lâmpada LED, a hipotermia torna-se evento adverso importante.[15-17]

A emissão da luz durante a fototerapia pode causar estresse oxidativo, dano na membrana eritrocitária e dano no DNA em linfócitos. Estudos relatam o aumento de mortalidade em RN pré-termos com peso ao nascer de 500 a 750 g em ventilação mecânica e instabilidade hemodinâmica, que receberam fototerapia intensiva.[15,16]

Apesar de raras, possíveis complicações são relatadas em estudos observacionais, como desenvolvimento de doenças alérgicas e diabete tipo 1. Outro possível efeito colateral em estudo concentra-se na associação do desenvolvimento de melanoma e/ou câncer de pele e/ou câncer pediátrico. Entretanto, há muita incerteza em relação a essa associação, por isso mais estudos precisam ser realizados para esclarecimento científico.[15-17]

Exsanguinotransfusão

Atualmente, a maioria dos casos de hiperbilirrubinemia indireta é controlada pela fototerapia, sendo a doença hemolítica grave por incompatibilidade Rh a principal indicação de EST. No entanto, existem indicações precisas quando há sinais de encefalopatia bilirrubínica aguda e/ou níveis críticos de hiperbilirrubinemia indireta sem resposta à fototerapia intensiva.[11]

Os objetivos da EST são diminuir os níveis de bilirrubina para reduzir o risco de encefalopatia bilirrubínica, além de substituir hemácias sensibilizadas e reduzir anticorpos circulantes. Com a técnica, há a remoção das hemácias com anticorpos ligados e/ou circulantes, redução da bilirrubina e correção da anemia. O procedimento necessita de acesso fácil, calibroso e exclusivo, preferencialmente central, que infunda e reflua bem, geralmente a veia umbilical. No entanto, o coto umbilical precisa estar em boas condições e ter assegurada a assepsia criteriosa. Não usar artéria umbilical, exceto em casos selecionados. O cateter em artéria umbilical pode ser utilizado para retirada de sangue, nunca para infusão. A escolha do sangue tem critérios definidos. Quando o RN tem estabilidade hemodinâmica e hemoglobina maior que 10 g/dL, são realizadas as trocas no procedimento de duas volemias (2 × 80 mL/kg), sendo dois terços de concentrado de hemácias e um terço de plasma fresco congelado. Recomenda-se a utilização de concentrado de hemácias colhido há menos de 7 dias (filtrado e irradiado), reconstituído em plasma fresco congelado, obedecendo os seguintes requisitos: na incompatibilidade de Rh, usar sangue O negativo submetido à contraprova com sangue materno; na incompatibilidade ABO, usar hemácias O positivo reconstituídas em plasma AB ou receptor compatível; na doença hemolítica por outros anticorpos eritrocitários, optar por sangue compatível com o do RN e submetido à contraprova com o sangue da mãe; na hiperbilirrubinemia não hemolítica, usar sangue total compatível com o do RN e com contraprova obrigatória.[21]

Após a introdução da fototerapia de alta intensidade, a indicação de EST tornou-se rara e, atualmente, é considerada evento indesejado no atendimento neonatal. Ressalta-se que a estratégia pode ser associada à elevada morbidade, com complicações metabólicas, hemodinâmicas, infecciosas, vasculares, hematológicas, além da possibilidade de reações pós-transfusionais e enxerto-hospedeiro. Portanto, deve-se ter cautela na indicação e na realização da EST, sempre revisando a real necessidade da técnica.[15-17,21]

Vale salientar que, nas hiperbilirrubinemias extremas por doenças hemolíticas imunes, alguns autores sugerem o uso da imunoglobulina. Entretanto, metanálise recente concluiu que os resultados são limitados pela baixa qualidade das evidências. Dessa maneira, mais estudos são necessários para que o uso dessa imunoterapia seja recomendado de modo usual no tratamento da doença hemolítica do RN.

TRANSIÇÃO DO CUIDADO HOSPITALAR-AMBULATORIAL, ACOMPANHAMENTO AMBULATORIAL E CONSIDERAÇÕES FINAIS

A melhor estratégia preventiva da hiperbilirrubinemia indireta com níveis séricos significativos inclui triagem universal antes da alta hospitalar com acompanhamento ambulatorial.[1-3,22] A avaliação da icterícia pré-alta e a verificação da BT segundo o nomograma de Bhutani são úteis no plano de alta do RN.[2-4,13,15]

As principais causas associadas ao aumento na chance de readmissão hospitalar por hiperbilirrubinemia indireta incluem RN pré-termo tardio (IG entre 34 e 36 semanas), RN termo precoce (IG de 37-38 semanas), presença de icterícia nos primeiros dias de vida, dificuldade com o estabelecimento da lactação e do aleitamento materno com acentuada perda de peso e tempo de permanência hospitalar < 48 horas.[2,3] O acompanhamento ambulatorial é necessário até que exista segurança da diminuição da BT e do estabelecimento da amamentação. Em RN com hiperbilirrubinemia importante, deve-se realizar a investigação auditiva por meio do potencial evocado auditivo de tronco encefálico (PEATE).

O acompanhamento ambulatorial de RN com doença hemolítica por incompatibilidade Rh e/ou ABO deve ser compartilhado na atenção primaria à saúde (APS) e na atenção ambulatorial especializada (AAE), em razão de icterícia e/ou anemia. Essa anemia pode estar presente ao nascimento (anemia precoce) e progredir nos primeiros meses de vida. Estudo no Brasil verificou que a doença hemolítica Rh ainda está presente no nosso meio com significativa heterogeneidade no conhecimento da doença pelos profissionais do cuidado em saúde. Dessa maneira, a educação continuada é fundamental para prevenir a doença hemolítica do RN e suas consequências em longo prazo.[22]

Estratégias preventivas de hiperbilirrubinemias significativas podem minimizar os problemas relacionados aos desfechos biológicos da disfunção induzida pela bilirrubina. Resumidamente, a seguir, estão relacionadas as principais ações em saúde para reduzir o risco de hiperbilirrubinemia indireta significativa:

- Avaliar o risco clinicoepidemiológico do RN e mensurar a BT quando indicado.
- Instituir abordagem propedêutica e terapêutica nos casos indicados de acordo com o item anterior.
- Promover apoio, assistência e supervisão contínua ao aleitamento materno desde o nascimento, durante a permanência hospitalar e no cuidado ambulatorial no primeiro mês de vida.
- Não dar alta hospitalar precoce, antes da revisão dos critérios que asseguram a alta hospitalar segura.
- Consultar médico pediatra ambulatorial, 48 a 72 horas após a alta hospitalar, coincidindo na maioria das vezes com a consulta do quinto dia.
- Orientar pais e equipes do cuidado quanto à conduta da icterícia neonatal com elaboração de folhetos, palestras, cursos, entre outros.
- Incentivar treinamento e capacitação da equipe da unidade básica de saúde.

Quando há falha na prevenção e reinternações de RN com níveis críticos de bilirrubinemia, a rápida atuação terapêutica com fototerapia intensiva na maior superfície corpórea pode prevenir o *kernicterus*.[23]

Nos pré-termos < 35 semanas de IG, o tratamento instituído precocemente pode evitar o uso de fototerapia com irradiâncias, altas em especial naqueles de extremo baixo peso ao nascer, PN < 1.000 g.[20]

A encefalopatia bilirrubínica crônica, denominada de *kernicterus*, é prevenível! A hiperbilirrubinemia significativa é prevenível e tratável. Medidas de educação continuada, implantação de protocolos para o atendimento dos casos de icterícia e o tratamento eficiente com fototerapia são estratégias de baixo custo e que evitam os danos causados pela hiperbilirrubinemia neonatal em RN termos e prematuros.[15-17]

REFERÊNCIAS BIBLIOGRÁFICAS

1. Kaplan M, Wong RJ, Sibley E, Stevenson DK. Neoantal jaundice and liver disease. In: Martin RJ, Fanaroff AA, Walsh MC (eds.). Neonatal-perinatal medicine. Disease of the fetus and infant. 10.ed. Philadelphia: Elsevier Saunders; 2015. p.1618-73.
2. Mitra S, Rennie J. Neonatal jaundice: aetiology, diagnosis and treatment. Br J Hosp Med (Lond). 2017;78(12):699-704.
3. Du L, Ma X, Shen X, Bao Y, Chen L, Bhutani VK. Neonatal hyperbilirubinemia management: clinical assessment of bilirubin production. Semin Perinatol. 2021;45(1):151351.
4. Hameed NN, Hussein MA. BIND score: a system to triage infants readmitted for extreme hyperbilirubinemia. Semin Perinatol. 2021;45(1):151354.

5. Johnson L, Bhutani VK, Karp K, Sivieri EM, Shapiro SM. Clinical report from the pilot USA Kernicterus Registry (1992 to 2004). J Perinatol. 2009;29 Suppl 1:S25-45.
6. Draque CM, Sañudo A, de Araujo Peres C, de Almeida MF. Transcutaneous bilirubin in exclusively breastfed healthy term newborns up to 12 days of life. Pediatrics. 2011;128:e565-71.
7. Kaplan M, Maisels MJ. Natural history of early neonatal bilirubinemia: a global perspective. J Perinatol. 2021;41(4):873-8.
8. Draque CM, Almeida MFB. Análise crítica das características da icterícia no recém-nascido pré-termo e seu tratamento. In: Sociedade Brasileira de Pediatria; Procianoy RS, Leone CR, orgs. PRORN. Porto Alegre: Artmed/Panamericana; 2017. p.61-85.
9. Fanaroff AA, Martins R. Neonatal-perinatal medicine. Diseases of fetus and newborn. 10.ed. Philadelphia: Elsevier Saunders; 2015
10. Hudson JA, Charron E, Maple B, Krom M, Heavner-Sullivan SF, Mayo RM, et al. Baby-friendly hospital initiative is associated with lower rates of neonatal hyperbilirubinemia. Breastfeed Med. 2020;15:176-82.
11. American Academy of Pediatrics. Subcommittee on Hyperbilirubinemia. Management of hyperbilirrubinemia in the newborn infant 35 or more weeks of gestation. Pediatrics. 2004;114:297-316.
12. Kramer LI. Advancement of dermal icterus in the jaundiced newborn. Am J Dis Child. 1969;118:454-8.
13. Okwundu CI, Saini SS. Noninvasive methods for bilirubin measurements in newborns: a report. Semin Perinatol. 2021;45(1):151355.
14. Bhutani VK, Johnson L, Sivieri EM. Predictive ability of a predischarge hour-specific serum bilirubin for subsequent significant hyperbilirubinemia in healthy term and near-term newborns. Pediatrics. 1999;103(1):6-14.
15. Hansen TWR, Maisels MJ, Ebbesen F, Vreman HJ, Stevenson DK, Wong RJ, et al. Sixty years of phototherapy for neonatal jaundice – from serendipitous observation to standardized treatment and rescue for millions. J Perinatol. 2020;40:180-93.
16. Maisels MJ, McDonagh AF. Phototherapy for neonatal jaundice. N Engl J Med. 2008;358:920-8.
17. Brandão DCB, Portela NM, Almeida MFB. Fototerapia: eficácia, indicações e eventos adversos. In: Sociedade Brasileira de Pediatria; Procianoy RS, Leone CR (orgs.). PRORN. Vol. 4. Porto Alegre: Artmed/Panamericana; 2020. p.49.
18. Ebbesen F, Vandborg PK, Donneborg ML. The effectiveness of phototherapy using blue-green light for neonatal hyperbilirubinemia - Danish clinical trials. Semin Perinatol. 2021;45(1):151358.
19. Brasil. Agência de Vigilância Sanitária (Anvisa). Consultas: produtos para saúde. Disponível em: https://consultas.anvisa.gov.br/#/saude/. [Acesso em set 2021]
20. Maisels MJ, Watchko JF, Bhutani VK, Stevenson DK. An approach to the management of hyperbilirubinemia in the preterm infant less than 35 weeks of gestation. J Perinatol. 2012;32:660-4.
21. Rosen O, Angert R. Exchange transfusion simulation models: a technical report. Cureus. 2019;11(8):e5317.
22. Variane GF, Sant'Anna GM. Rhesus disease in Brazil: a multi-professional national survey. Semin Perinatol. 2021;45(1):151357.
23. Musacchia G, Hu J, Bhutani VK, Wong RJ, Tong ML, Han S, et al. Frequency-following response among neonates with progressive moderate hyperbilirubinemia. J Perinatol. 2020;40:203-11.

CAPÍTULO 14

ABORDAGEM CLÍNICA DAS PRINCIPAIS MALFORMAÇÕES CONGÊNITAS

Raquel Boy
Maria Augusta Bento Cicaroni Gibelli
Jorge Yussef Afiune
João Henrique Carvalho Leme de Almeida
Lilian dos Santos Rodrigues Sadeck
Clécio Piçarro

AO FINAL DA LEITURA DESTE CAPÍTULO, O PEDIATRA DEVE ESTAR APTO A:

- Abordar as malformações congênitas durante o pré-natal.
- Abordar os recém-nascidos portadores de malformações congênitas elegíveis para cuidados paliativos.
- Estabelecer o plano de cuidados para recém-nascidos com cardiopatias congênitas com diagnósticos pré e pós-natal.
- Identificar e abordar as cardiopatias congênitas críticas.
- Identificar e abordar os recém-nascidos com malformações congênitas neurológicas, urológicas e cirúrgicas.

ABORDAGEM PERINATAL DAS MALFORMAÇÕES CONGÊNITAS

Com o avanço nos cuidados pré e perinatais e maior controle das doenças infectocontagiosas e imunopreveníveis, as malformações congênitas (MFC) têm emergido no cenário mundial e se tornado a principal causa de mortalidade na infância. No Brasil, as MFC representam a segunda causa de mortalidade na infância na maioria das regiões, com importante morbidade a curto e longo prazos em cerca de 3 a 5% do total de recém-nascido (RN) vivos.[1]

As MFC são alterações morfológicas e/ou funcionais, bastante heterogêneas em suas manifestações clínicas. Podem variar desde dismorfias leves, altamente prevalentes na população, a complexos defeitos de órgãos ou segmentos corporais, extremamente raros. Esses defeitos podem apresentar-se isolados ou associados, compondo síndromes de causas genéticas e/ou ambientais ou de causas desconhecidas.[2] Em cerca de 40%, fatores genéticos estão envolvidos, como cromossômicos, monogênicos ou multifatoriais, sendo que nestes últimos o componente genético poligênico está associado a fatores ambientais. Os fatores ambientais, como infecções congênitas, exposição a medicamentos, álcool e drogas ilícitas, respondem por 7% dos casos e estão entre os principais agentes teratogênicos estudados no Brasil. Os restantes 40-50% das MFC permanecem ainda sem causa estabelecida, fato que não invalida a investigação adequada para a tomada de decisões no aconselhamento genético familiar, a provisão de melhores cuidados para a criança, a promoção de sua qualidade de vida e a adequada inserção na comunidade.[3]

Para o diagnóstico perinatal das MFC, os métodos de imagem juntamente com as técnicas diagnósticas laboratoriais evoluíram consideravelmente nas últimas décadas. Abordagens invasivas e não invasivas, com aplicação de métodos laboratoriais bioquímicos e moleculares, têm permitido diagnósticos mais precisos. O Quadro 1 apresenta técnicas selecionadas e métodos diagnósticos pré-natais, o período adequado de realização, indicações e limitações.

O diagnóstico de MFC, no feto ou no RN, além de ser motivo de grande estresse e sofrimento materno e familiar, demanda desafios técnicos e éticos, fluxos assistenciais definidos e centro perinatal de excelência com equipe multidisciplinar, para prover os melhores cuidados.

No Brasil, a Declaração de Nascido Vivo (DN), que alimenta o banco de dados do Sistema de Informação sobre Nascidos Vivos (SINASC), quando adequadamente preenchida no Campo 34, correspondente às MFC, permite conhecer e medir a natureza e a frequência dos eventos e elaborar in-

Quadro 1 Métodos diagnósticos pré-natais invasivos e não invasivos, período adequado de realização e indicações

Exame	Material e método	IG	Indicação
NIPT	DNA fetal circulante – coleta de sangue materno	A partir de 9 semanas de gestação	Rastreamento de um grupo de aneuploidias
Translucência nucal	Ultrassonografia de prega nucal	Entre 11 e 13 semanas de gestação	Rastreamento de cardiopatias, malformações linfáticas, possíveis causas infecciosas, monogênicas, cromossômicas
Testes bioquímicos de 1º trimestre	Sangue materno – análise de PAP-A, estriol	1º trimestre	Avaliação do risco de anomalias cromossômicas e efeitos de fechamento de tubo neural
Biópsia de vilo corial	Vilo coriônico	Entre 11 e 13 semanas de gestação	Rastreamento de anormalidades cromossômicas e outras doenças genéticas
Amniocentese	Líquido amniótico	A partir de 15 semanas de gestação	Rastreamento de anormalidades cromossômicas e outras doenças genéticas
Cordocentese	Sangue fetal	A partir de 18 semanas de gestação	Rastreamento de anormalidades cromossômicas e outras doenças
Testes bioquímicos de 2º trimestre: AFP, μE3, β-hCG	Sangue materno		
Ultrassonografia morfológica		2º trimestre	Identificação de algumas doenças (p. ex., infecções congênitas, anemia aloimune) e malformações congênitas
Ecocardiografia fetal		Entre 14 e 20 semanas de gestação	Identificação das cardiopatias congênitas
Ressonância magnética fetal		2º trimestre	Complemento da ultrassonografia

μE3: estriol não conjugado; β-hCG: fração livre do hormônio gonadotrofina coriônica humana; AFP: alfafetoproteína; IG: idade gestacional; NIPT: teste pré-natal não invasivo; PAP-A: proteína plasmática A associada à gravidez.

dicadores de saúde, embasando os sistemas municipais de vigilância, dentre outras ações.[2]

Plano de cuidados no pré-natal

A antecipação dos cuidados no pré-natal permite a melhor conduta do feto e do RN e da gestante e da parturiente por equipe multidisciplinar, neonatologista e obstetra com experiência em perinatologia, com interlocução com radiologistas, patologistas, cirurgiões e, em especial, geneticistas clínicos, em centros secundários ou terciários dependendo do padrão malformativo. Os cuidados envolvem desde intervenções fetais (p. ex., administração materna de antiarrítmicos em casos de arritmia fetal e colocação de *shunts* vesicoamnióticos em casos de válvula de uretra posterior) a planejamento adequado do nascimento (p. ex., local, momento, tipo de parto e equipe assistencial). Investigações diagnósticas complementares e condutas clinicocirúrgicas apropriadas ao nascimento fazem parte do plano terapêutico. Revisão recente elenca diversos grupos de malformações e seus cuidados respectivos.[4] Algoritmos têm sido desenvolvidos, mas sua execução depende de estruturas técnica e humana disponibilizadas em cada centro, com aumento da sobrevivência infantil e a longo prazo.

Ao nascimento

Na abordagem da criança, salienta-se a importância da anamnese com detalhamento dos dados gestacionais e familiares e, no exame físico, descrição dos dados morfológicos e antropométricos (Quadro 2).

Quadro 2 Dados de anamnese e exame físicos dirigidos

- História familiar: consanguinidade parental, idade dos progenitores, abortamentos ou natimortos, recorrência na família de quadro semelhante ou idêntico ao do propósito
- História gestacional: uso de medicamentos, exposição a poluentes ambientais ou a irradiações, doenças maternas (p. ex., diabete, epilepsia, rubéola, toxoplasmose, doenças reumatológicas) e tratamentos associados. Uso de álcool, cremes dermatológicos à base de ácido retinoico
- Dados antropométricos: perímetro cefálico, peso e estatura
- Exame físico detalhado com descrição de dismorfias. Atentar para sinais menores, como baixa implantação de orelhas, pregas epicânticas, prega única de flexão palmar, hemangiomas, assimetrias, desproporções

As MFC se classificam em maiores e menores. As anomalias maiores são as que apresentam risco de vida ou incapacidade funcional, por exemplo, cardiopatias congênitas, defeitos de fechamento de tubo neural (p. ex., espinha bífida, anencefalia e encefalocele), fendas palatinas com ou sem fenda labial, malformações renais, dentre outras. As malformações menores não levam ao comprometimento funcional ou estético na maioria das vezes, como polidactilia, prega ocular epicântica, apêndice pré-auricular, hemangiomas capilares, prega única de flexão palmar, calcâneos proeminentes, dentre outras, isoladamente.[5]

No exame físico, a presença de pelo menos três sinais menores é importante indicativo da ocorrência de malformação maior ou de síndrome malformativa apontando para a necessidade de ampliar o rastreamento, incluindo ultrassonografia transfontanelar e abdominal e ecocardiograma (inicialmente) antes da alta da criança.[5] São muito importantes a descrição dos achados morfológicos e a tentativa de reconhecimento de um padrão malformativo ou erro de morfogênese (Quadro 3), para a condução diagnóstica e a definição etiológica, passos fundamentais para o aconselhamento genético dos progenitores.

Entende-se por aconselhamento genético todo o processo de comunicação de informações relativas à ocorrência ou ao risco de ocorrência de determinada doença ou condição genética de uma família, com base no diagnóstico preciso (incluindo métodos e técnicas diagnósticas apropriadas), para orientar o melhor tratamento e as opções reprodutivas em contexto multidisciplinar.[6] A documentação radiológica em caso de desproporção de segmentos corporais ou deformidades esqueléticas e a obtenção de fotografias da criança, mediante autorização dos responsáveis, também devem ser realizadas.

Em caso de óbito fetal ou neonatal sem causa esclarecida, estudo anatomopatológico deve ser solicitado, por se tratar de importante ferramenta diagnóstica para o aconselhamento genético e para o possível diagnóstico pré-natal de próximas gestações em casais de risco.[7] O feto ou RN com hidropisia fetal não imune, mesmo com prognóstico reservado, também demanda investigação complementar ampliada considerando a heterogeneidade de causas detectáveis em ao menos 45% dos casos. Considerar cariótipo, análise de hemoglobinopatias; sorologia para infecções congênitas perinatais incluindo parvovirose; ensaios enzimáticos para doenças lisossomais (causas metabólicas), radiografias de corpo inteiro (displasias esqueléticas) e rasopatias (análise de DNA).[8]

Não postergar: 1) o exame do cariótipo em sangue periférico (tubos com heparina) na presença de MFC, diante da possibilidade de anomalia cromossômica detectável pela técnica do bandeamento G; 2) a obtenção de amostras biológicas, no sangue em EDTA ou em papel filtro, para extração de DNA.

O resultado normal do cariótipo não exclui a possibilidade de tratar-se de síndrome cromossômica, quando a técnica do *microarray CGH* deverá ser indicada. Novas técnicas de sequenciamento para investigação de alterações gênicas, como os painéis *NGS* ou o sequenciamento completo de todas as sequências codificantes do genoma (exoma), devem ser empregadas sob a orientação de geneticista clínico.

Alguns erros inatos do metabolismo também são responsáveis por MFC, em especial do sistema nervoso central, como: disgenesias do corpo caloso, na deficiência de piruvato desidrogenase, hiperglicinemia não cetótica e PKU materna; defeitos de migração neuronal, na doença dos peroxissomas e defeitos de oxidação de ácidos graxos; e holoprosencefalia, nas alterações do metabolismo do colesterol.[9] Nessas situações, amostras de plasma e urina devem ser congeladas e, subsequentemente, bem investigadas nessas circunstâncias.

Considerações éticas

A abordagem pré-natal das MFC, ainda que os desfechos não possam vir a ser totalmente determinados, pode impactar positivamente os resultados para a criança e para a família.[4] Devem-se discutir a natureza das MFC, os potenciais tratamentos, o prognóstico relativo à sobrevivência da criança, as possíveis deficiências a longo prazo e a evolução quando da ausência de tratamentos. Atualmente, em diversas situações, não existe abordagem curativa, com consequente e importante comprometimento da qualidade de vida da criança, além da sobrecarga emocional, social e financeira para a mãe, família e sociedade. Nesse contexto, o melhor interesse da criança (beneficência) deve ser ponderado em função da não maleficência e da autonomia materna, observados os preceitos da legislação brasileira vigente. A possibilidade de cuidados paliativos deve ser discutida em situações de prognóstico reservado, com a participação da equipe multidisciplinar, a observação dos valores culturais e religiosos familiares e o consentimento por escrito dos responsáveis.[10] Quando há algum dilema ou conflito, a comissão de ética hospitalar pode ser acionada.

CUIDADOS PALIATIVOS

Segundo a definição da Organização Mundial da Saúde (OMS), as anomalias congênitas ou MFC envolvem amplo espectro de alterações da estrutura ou da função de órgãos, presentes desde a vida fetal. As alterações estruturais maiores são as que têm consequências médicas, sociais ou estéti-

Quadro 3 Erros de morfogênese

Malformação	Disrupção	Deformação	Displasia
Alteração intrínseca no desenvolvimento tecidual	Quebra no tecido normal	Forças extrínsecas no tecido normal	Organização anormal das células no tecido
Múltiplo malformado	Banda amniótica	Pé torto deformacional	Displasias ósseas
Única	Disrupções vasculares		
Cardiopatia congênita; fenda palatina			
Sequência malformativa			
Mielomeningocele			

Fonte: Jones, 1997.[5]

cas e que requerem intervenção clínica ou cirúrgica. Trata-se de alterações que levam frequentemente à diminuição da expectativa de vida e/ou ao comprometimento da função normal do órgão acometido.[11-13] A evolução clínica é resultante de multifatores, como os biológicos e os avanços no conhecimento nas práticas clínicas efetivas. Muitas vezes, ocorrem doenças raras com poucas informações disponíveis com relação à mortalidade após a intervenção proposta e sequelas em longo prazo. No Brasil, segundo dados do DATASUS, nos anos de 2015 a 2017, ocorreram 110.074 óbitos infantis, dos quais 22,5% foram associados a MFC, deformidades e anomalias cromossômicas do Capítulo XVII da CID-10. Em 2018, a proporção aumentou para 23,2%.[14]

Feudtner propôs a seguinte definição de doença pediátrica crônica complexa (DPCC): "Qualquer condição médica para a qual se possa esperar sobrevida pelo menos pelos próximos doze meses (a menos que a morte ocorra) e que comprometa vários órgãos e sistemas ou um órgão com gravidade suficiente para requerer cuidados pediátricos especializados e provavelmente períodos de hospitalização em centros de cuidado terciários".[15] Nas crianças com MFC, que se encaixam na definição de DPCC, o acesso aos cuidados paliativos perinatais e neonatais se faz necessário para alinhar as expectativas da família com os tratamentos disponíveis sem aumentar o sofrimento, garantindo o cuidado proporcional mais indicado para cada criança e núcleo familiar, em cada etapa de evolução da doença.

Antes do nascimento, algumas perguntas norteiam a discussão durante o pré-natal:[15]

A. Qual o diagnóstico provável e qual a certeza do diagnóstico fetal?
B. Qual a probabilidade de sobrevida além do período neonatal quando medidas de suporte artificial de vida são instituídas?
C. Qual a sobrevida global quando medidas de suporte artificial de vida são instituídas?
D. Quais as deficiências físicas e cognitivas esperadas, quando o RN sobrevive?
E. Qual é o impacto do tratamento necessário para manter o RN vivo?

Estas perguntas são importantes para dar subsídios para as equipes multiprofissionais e interdisciplinares responsáveis pela condução do caso clínico com formação de consensos de acordo com o conhecimento disponível aplicado à prática clínica, propondo abordagem individualizada para aquela criança. O sofrimento das equipes é intenso e compartilhar as possibilidades com a família, apesar de ser doloroso quando se fala de fim de vida, dá suporte para a tomada de decisões pelos profissionais envolvidos nas diferentes etapas do cuidado. Decisões acerca de via de parto e cuidados a serem oferecidos ao nascimento, por exemplo, podem ser abordadas.

Ao nascimento, inicia-se com a comunicação da notícia aos pais de uma criança com MFC crítica, devendo ser entendida como ato terapêutico, realizado de maneira delicada e respeitosa, isenta de prognósticos em longo prazo ou concepções deterministas. Deve-se ter em mente que a adaptação psicológica dos pais à notícia é um processo que leva um tempo bastante variável, no qual a equipe assistencial apoia os pais e a família no entendimento do problema, na elaboração do luto, na aceitação da criança e na adesão aos tratamentos necessários. Na unidade neonatal, a continuidade dos cuidados à criança e à família é essencial para assegurar a melhor evolução para a condição apresentada.

A seguir, são relacionadas as definições utilizadas para os cuidados paliativos neonatais e pediátricos:[16]

- Doença que limita a vida: condição em que a morte prematura é frequente, embora não necessariamente iminente.
- Doença potencialmente fatal ou que ameaça a vida: aquela na qual há grande probabilidade de morte prematura, mas também hipótese de sobrevivência em longo prazo até a vida adulta.
- Condição de risco de vida: doenças ou condições que representam grave ameaça de mortalidade para crianças para os quais o tratamento pode resultar em cura, mas falhar.
- Condições de encurtamento da vida: doenças ou condições para as quais não há cura, sendo extremamente provável que resultem em morte em algum momento durante a infância ou a idade adulta jovem.
- Condições limitantes para a vida: aquelas para as quais há expectativa razoável de cura e pelas quais as crianças morrerão. Algumas doenças determinam uma deterioração progressiva que condiciona dependência crescente de seus pais e cuidadores.
- Cuidados de fim de vida: aqueles oferecidos no momento próximo à morte; são dirigidos aos pacientes que estão morrendo nos minutos, nas horas e até mesmo nos dias que precedem esse momento.

A comunicação de má notícia é um desafio para os profissionais de saúde, e alguns roteiros podem ser adotados, como o SPIKES (anagrama de *Setting up; Perception, Invitation, Knowledg, Emotions, Strategies and Summary*). Escuta empática, acolhimento, validação das emoções e assimilação dos valores de cada família são as principais ferramentas para garantir o melhor cuidado àquele núcleo familiar.[15]

Deve-se assegurar a conduta de sintomas, como dor, convulsões e controle de secreções, para conforto do RN. A internação na UTI neonatal pode ser o único momento em que os pais poderão exercer a maternagem ou paternagem, e pequenos gestos como colocar no colo, permitir fotografias, visitas de irmãos ou outros parentes têm extrema importância para que a família inclua a criança nas suas vivências e consiga construir memórias.

ABORDAGEM DAS CARDIOPATIAS CONGÊNITAS

Cardiopatias congênitas são defeitos estruturais do coração e grandes vasos presentes desde a vida fetal, ocorrendo em 6 a 10 a cada mil nascidos vivos, representando cerca de 30% de todas as MFC.[17] É um grupo de doenças bastante heterogêneo, compreendendo desde cardiopatias simples e sem repercussão clínica até cardiopatias complexas e de extrema gravidade, responsável pela maioria dos óbitos decorrentes de MFC e por cerca de 10% dos óbitos infantis.[18] A maioria das cardiopatias congênitas ocorre de forma isolada, porém cerca de 20 a 30% dos bebês cardiopatas podem apresentar também outras anomalias extracardíacas.[19]

Os RN portadores de cardiopatias congênitas representam um grupo de alto risco para morbidade e mortalidade neonatais e na infância. Entretanto, a probabilidade de sobrevida torna-se muito alta quando o diagnóstico e o tratamento especializados são instituídos em momentos oportunos. O diagnóstico dessas cardiopatias pode ser feito na vida fetal, através da ecocardiografia fetal, ou após o nascimento, mediante o exame clínico, teste de triagem pela oximetria, confirmado pela ecocardiografia após o nascimento. As cardiopatias que se manifestam no período neonatal geralmente são muito graves e necessitam de rápido diagnóstico. Neonatologistas e pediatras têm papel fundamental na identificação de RN com risco de cardiopatia congênita grave e na aplicação de medidas emergenciais necessárias para estabilização do quadro clínico até a confirmação do diagnóstico e plano de cuidados estabelecido pela equipe da cardiologia clínica e cirúrgica.

Do ponto de vista fisiopatológico, as principais cardiopatias congênitas podem ser classificadas da seguinte maneira:

- Cardiopatias com fluxo pulmonar dependente do canal arterial: neste grupo, encontram-se cardiopatias que apresentam obstrução anatômica ao fluxo pulmonar – atresia da valva pulmonar ou estenose pulmonar de grau acentuado. As principais cardiopatias deste grupo são: atresia pulmonar com septo ventricular íntegro, atresia pulmonar com comunicação interventricular, estenose pulmonar valvar crítica, tetralogia de Fallot com atresia pulmonar, atresia tricúspide ou ventrículo único com atresia pulmonar ou estenose pulmonar de grau acentuado. Geralmente, são cardiopatias cianóticas, pois apresentam uma mistura intracardíaca do fluxo da direita para a esquerda e redução do fluxo pulmonar, dependente do canal arterial. O RN geralmente nasce bem, mas, após algumas horas de vida, começa a apresentar cianose em repouso e às mamadas, que progride rapidamente, o que ocorre pelo fechamento do canal arterial e pela redução gradativa do fluxo pulmonar. O quadro clínico principal é o de cianose progressiva, estando a saturação periférica geralmente abaixo de 80%. Geralmente, não há sinais de baixo débito sistêmico ou de desconforto respiratório significativo e o uso de oxigênio por intermédio de máscara ou mesmo após intubação traqueal não resulta em melhora significativa da saturação periférica, o que ajuda a fazer o diagnóstico diferencial com doenças ventilatórias no período neonatal. Na radiografia de tórax, observa-se uma trama vascular pulmonar bastante diminuída, sem velamentos pulmonares significativos, podendo ou não haver cardiomegalia.
- Cardiopatias com fluxo sistêmico dependente do canal arterial: neste grupo, encontram-se cardiopatias nas quais se observa uma obstrução anatômica ao fluxo sistêmico, podendo haver atresia ou estenose crítica da valva aórtica ou obstrução no arco aórtico. As principais cardiopatias que se encontram neste grupo são: síndrome de hipoplasia do coração esquerdo, estenose aórtica crítica, coarctação de aorta e interrupção do arco aórtico. Do ponto vista fisiopatológico, essas cardiopatias apresentam o fluxo sistêmico dependente do canal arterial. O RN geralmente nasce bem, mas, após algumas horas de vida, começa a apresentar sinais de baixo débito sistêmico e congestão venosa pulmonar, quadro este caracterizado inicialmente por taquidispneia progressiva, que culmina com sinais de choque (má perfusão periférica, taquicardia, palidez cutânea, redução da amplitude dos pulsos arteriais, hipotensão, acidose metabólica e falência cardiopulmonar). O quadro pode decorrer da redução do fluxo sistêmico causado pelo fechamento progressivo do canal arterial, mas também por um desequilíbrio entre os fluxos pulmonar e sistêmico, havendo grande aumento do fluxo pulmonar pela redução da resistência vascular pulmonar pós-natal e consequente redução do fluxo sistêmico. O quadro clínico principal é o de taquipneia e baixo débito sistêmico. Cianose clínica é pouco frequente, entretanto a saturação periférica geralmente fica entre 90 e 95%. O exame cardiológico mostra um precórdio hiperdinâmico com impulsões palpáveis, hiperfonese de bulhas (principalmente da 2ª bulha na área pulmonar), podendo ou não apresentar algum sopro cardíaco. A radiografia de tórax mostra uma cardiomegalia discreta com aumento significativo da trama vascular pulmonar, o que dificulta o diagnóstico diferencial com doenças pulmonares no período neonatal.
- Cardiopatias com circulação em paralelo: neste grupo, encontram-se as cardiopatias que mantêm uma circulação em paralelo mesmo após o nascimento, sendo a transposição das grandes artérias a cardiopatia mais importante desse grupo. Nessa doença, o retorno venoso sistêmico é direcionado do ventrículo direito para a aorta, enquanto o retorno venoso pulmonar é direcionado do ventrículo esquerdo para a artéria pulmonar, mantendo-se assim uma circulação em paralelo. A manifestação clínica principal é a cianose precoce (1º dia), associada a certo grau de taquipneia e desconforto respiratório. Nesse tipo de cardiopatia, é obrigatório haver alguma comunicação entre os átrios (forame oval ou comunicação interatrial) ou entre os ventrículos (comunicação interventricular) para que haja mistura sanguínea entre as circulações sistêmica e pulmonar. Apesar desta cardiopatia não ser considerada canal-dependente, a manutenção do canal arterial aberto é importante para que haja aumento do fluxo pulmonar e do retorno venoso pulmonar para o átrio esquerdo e a partir daí aumente a mistura de sangue entre os átrios esquerdo e direito, fazendo assim com que aumente o fluxo de sangue oxigenado para o ventrículo direito e a aorta.

Portanto, esta cardiopatia poderia ser considerada "CIA" dependente. O diagnóstico diferencial principal desta cardiopatia se faz com a hipertensão pulmonar persistente no RN, cujo quadro clínico é muito semelhante. O exame físico não mostra sopros cardíacos, porém chama a atenção a hiperfonese da 2ª bulha na área pulmonar. A radiografia de tórax mostrará uma área cardíaca normal ou um pouco aumentada com aumento da trama vascular pulmonar.

- Cardiopatias com *shunt* misto: neste grupo de cardiopatias, encontram-se aquelas nas quais ocorre mistura intracardíaca mista, ou seja, *shunt* esquerda-direita além de *shunt* direita-esquerda. Os principais exemplos deste grupo são a conexão anômala total de veias pulmonares, o tronco arterial comum além dos diversos tipos de ventrículo único. O quadro clínico apresentado será o de taquidispneia e insuficiência cardíaca decorrente do grande *shunt* esquerda-direita e hiperfluxo pulmonar, além de discreto grau de cianose decorrente do *shunt* direita-esquerda. Os sinais se tornam mais exuberantes após a 2ª semana de vida, ocasião em que o fluxo pulmonar estará muito aumentado pela redução da resistência vascular pulmonar. O exame físico geralmente mostra um precórdio hiperdinâmico, bulhas hiperfonéticas (principalmente a 2ª bulha na área pulmonar), não havendo sopros cardíacos significativos. A cianose pode ocorrer, porém é bem discreta, e a saturação periférica geralmente está entre 85 e 95%. Em geral, não há sinais de baixo débito sistêmico. A radiografia de tórax mostrará área cardíaca aumentada e aumento da trama vascular pulmonar. Estas cardiopatias não são consideradas do tipo canal-dependente.
- Cardiopatias com *shunt* esquerda-direita: neste grupo de cardiopatias, encontram-se os defeitos septais cuja característica principal é a presença de grande *shunt* esquerda-direita com hiperfluxo pulmonar. Os principais exemplos deste grupo são: comunicação interventricular, defeito do septo atrioventricular, persistência do canal arterial e janela aortopulmonar. O quadro clínico apresentado será o de taquidispneia e insuficiência cardíaca, não havendo nenhum grau de cianose. Os sintomas tornam-se mais exuberantes após a 2ª semana de vida quando a resistência vascular pulmonar está mais baixa e a magnitude do fluxo pulmonar estará bem aumentada. O exame físico geralmente mostra precórdio hiperdinâmico, hiperfonese da 2ª bulha na área pulmonar, havendo geralmente algum sopro cardíaco presente. A saturação periférica é normal (maior que 95%) e, em geral, não há sinais de baixo débito sistêmico. A radiografia de tórax mostrará área cardíaca aumentada e aumento da trama vascular pulmonar. Estas cardiopatias não são consideradas do tipo canal-dependente.

Diagnóstico clínico das cardiopatias congênitas no recém-nascido

Os RN portadores de cardiopatias graves ou críticas podem manifestar o quadro clínico nos primeiros dias de vida, ainda internados, e a manifestação clínica principal será de hipoxemia, choque ou edema pulmonar. O diagnóstico diferencial principal deve ser feito com doenças neonatais pulmonares, como pneumonia e persistência do padrão fetal, ou sepse neonatal precoce. Entretanto, grande parte dos RN com essas cardiopatias, mesmo canal-dependente, pode estar assintomática e apresentar exame físico "aparentemente normal" nas primeiras 24 a 48 horas de vida, podendo receber alta hospitalar sem o diagnóstico. Como na maioria dessas cardiopatias existe algum grau de hipoxemia mesmo sem cianose clínica, a utilização da oximetria de pulso como ferramenta de "triagem" neonatal para sua detecção antes da alta hospitalar tem sido utilizada com sucesso desde o início dos anos 2010. Oximetria de pulso aferida após 24 horas de vida menor ou igual a 95% ou uma diferença maior ou igual a 3% entre as oximetrias aferidas na mão direita e em uma das pernas apresenta sensibilidade de 76% e especificidade de 99% para o diagnóstico de cardiopatia congênita grave no RN.[20] Por meio dessa estratégia, pode-se evitar que RN com cardiopatias graves recebam alta sem o diagnóstico da cardiopatia.

Nos casos de RN que apresentam cianose precoce, pode-se realizar um teste de hiperóxia com o objetivo de fazer o diagnóstico diferencial entre cardiopatia congênita e doenças pulmonares neonatais. Por um lado, caso ocorra aumento significativo da PO_2 (> 250 mmHg) ou da SpO_2 (> 97%) após o RN receber O_2 a 100%, pode-se excluir a possibilidade de cardiopatias congênitas críticas do tipo atresia pulmonar ou transposição das grandes artérias. Por outro lado, se a PO_2 ficar < 100 mmHg ou a SpO_2 < 85%, a probabilidade de cardiopatia é muito alta.

Alguns outros aspectos do exame físico cardiológico do RN podem sugerir o diagnóstico de cardiopatia congênita, e os principais são os seguintes: alterações significativas da frequência cardíaca, como bradicardia (FC < 90 bpm) ou taquicardia (FC > 180 bpm); presença de impulsões precordiais visíveis ou palpáveis (decorrentes de dilatação ventricular direita ou esquerda), hiperfonese de bulhas cardíacas, principalmente da 2ª bulha em foco pulmonar (decorrente de hipertensão pulmonar ou de alteração da posição das valvas arteriais); presença de sopros cardíacos patológicos (sopro sistólico +++ ou maior, sopro contínuo); redução da amplitude ou da assimetria dos pulsos arteriais (sinais de baixo debito sistêmico ou de possível coarctação de aorta). Na presença de algum desses sinais, a presença de cardiopatia congênita torna-se muito provável.[21]

Confirmação do diagnóstico da cardiopatia congênita

O ecocardiograma com mapeamento de fluxo em cores é o método de escolha para se realizar o diagnóstico de cardiopatia congênita no feto e no RN. O diagnóstico fetal, cada vez mais frequente, é muito importante para otimizar o atendimento perinatal dos RN. No RN que apresenta quadro clínico sugestivo de cardiopatia ou que apresenta alteração no teste de triagem de oximetria de pulso, o ecocardiograma é um exame de realização obrigatória. Entretanto, a abordagem terapêutica nesse RN não pode ser postergada até a realização do ecocardiograma, visto que o tempo de espera pode ser determinante para evolução desfavorável, incluindo o óbito, em algumas situações. Na hipótese clínica de cardiopatia congênita crítica do tipo fluxo pulmonar ou fluxo sistêmico dependente de canal arterial, deve-se iniciar imediatamente o uso de prostaglandina E1 (PGE1), mesmo sem a realização do ecocardiograma.

Conduta inicial do recém-nascido com cardiopatia congênita

Diante da suspeita de cardiopatia congênita grave em um RN, várias medidas necessitam ser tomadas de forma rápida para se evitar deterioração clínica da criança. Devem-se seguir os protocolos clínicos habituais, no que se refere à condução do choque e da falência respiratória e cardiorrespiratória.[21] A estabilização ventilatória e hemodinâmica deve ser realizada pelo neonatologista, para que o RN possa receber o tratamento cardiológico específico para cada situação. Na grande maioria das cardiopatias, haverá necessidade de cirurgia cardíaca ou cateterismo intervencionista ainda no período neonatal. Os aspectos principais para o manuseio inicial do RN com cardiopatia grave estão apresentados a seguir:

- Uso de PGE1: no RN, modificou dramaticamente os resultados no tratamento dessas cardiopatias. O uso apropriado de PGE1, além de ser imprescindível para manter a vida do RN, permite que haja melhor estabilização clínica do RN, além de se ganhar tempo para a confirmação diagnóstica adequada e o planejamento do tratamento definitivo. Diante de qualquer RN com suspeita de cardiopatia congênita grave, deve-se iniciar imediatamente o uso de PGE1. Existem duas situações típicas: quando o RN apresenta cianose acentuada não responsiva ao uso de oxigenoterapia (teste de hiperóxia negativo) e quando o RN se apresenta com quadro de choque que não responde bem às medidas iniciais de tratamento. Em qualquer uma dessas situações, a utilização de PGE1 deve ser feita imediatamente, mesmo antes da confirmação diagnóstica com ecocardiograma. Após a confirmação, a prostaglandina deverá ser continuada nos seguintes diagnósticos: cardiopatias congênitas com fluxo pulmonar dependente do canal arterial (p. ex., atresia pulmonar), cardiopatias com fluxo sistêmico dependente do canal arterial (p. ex., síndrome de hipoplasia do coração esquerdo) e cardiopatias congênitas com circulação em paralelo (p. ex., transposição das grandes artérias).[22]
- Oxigenoterapia: em RN com cardiopatia congênita com fluxo pulmonar dependente do canal arterial ou com circulação em paralelo e que apresenta saturação menor que 80%, oxigênio deve ser oferecido de forma imediata para tentar melhorar, um pouco, o transporte de oxigênio aos tecidos. Por sua vez, nas cardiopatias com fluxo sistêmico dependente do canal arterial (p. ex., síndrome de hipoplasia do coração esquerdo ou de ventrículo único sem estenose pulmonar), o uso de oxigênio poderá acarretar excessiva vasodilatação pulmonar com consequente aumento do fluxo pulmonar e redução do fluxo sistêmico, o que agravará ainda mais o quadro de baixo débito sistêmico nessas situações. Pode-se dizer que, para a maioria das cardiopatias congênitas graves ou críticas no RN, a saturação periférica-alvo estará entre 85 e 90%. Situações em que a saturação estiver acima de 95% devem ser evitadas, pois geralmente significam desbalanço entre fluxo pulmonar e o sistêmico.
- Ventilação mecânica: nas cardiopatias congênitas que se manifestam preferencialmente com cianose e que estejam mantendo boa ventilação e débito sistêmico adequado, a ventilação mecânica não trará nenhum benefício significativo na oxigenação. Entretanto, em situações em que a saturação periférica fica persistentemente abaixo de 60%, a ventilação mecânica deverá ser utilizada.[22] Por sua vez, nos RN com cardiopatias que cursam com baixo débito sistêmico ou insuficiência cardíaca, a ventilação mecânica é frequentemente necessária e benéfica, visto que por intermédio dela obtém-se acentuada redução do trabalho respiratório, com consequente redução do consumo de oxigênio, melhorando a perfusão tecidual. De forma geral, ao se colocar um RN com cardiopatia congênita em ventilação mecânica, deve-se procurar como alvo terapêutico a saturação periférica em torno de 85% para a maioria das cardiopatias. Com essa estratégia, pode-se evitar o uso de parâmetros ventilatórios exagerados, que podem ser deletérios. Vale lembrar, entretanto, que nas cardiopatias com *shunt* exclusivamente esquerda-direita, como os defeitos septais (CIV), a saturação-alvo deverá ser mais elevada (maior que 92%).
- Oferta de fluidos: muita atenção deve ser dada ao estado de hidratação de um RN com cardiopatia congênita, bem como ao seu adequado débito urinário. Na maioria das vezes, as necessidades de volume, glicose e eletrólitos são semelhantes às de qualquer outro RN nas primeiras 48 horas de vida. Entretanto, o estado de volemia intravascular e a necessidade hídrica podem mudar drasticamente de acordo com a cardiopatia. Naquelas cardiopatias que evoluem com insuficiência cardíaca ou baixo débito sistêmico (p. ex., CIV, tronco arterial comum, ventrículo único funcional sem estenose pulmonar e obstrução ao fluxo aórtico), observa-se progressivo aumento do fluxo pulmonar com retenção de sódio e água, podendo haver até mesmo hiponatremia dilucional. Nesta situação, indicam-se a redução da oferta hídrica diária e o uso de diuréticos. Já nas cardiopatias com fluxo pulmonar canal dependente, o quadro clínico predominante é o de cianose, com fluxo pulmonar e volemia intravascular reduzidos, consequentemente com maior liberdade na oferta de líquidos.
- Transporte do RN com cardiopatia congênita: após a estabilização inicial, o RN com cardiopatia congênita frequentemente necessitará ser transportado para um centro especializado em cardiologia pediátrica. O transporte apropriado depende fundamentalmente da comunicação adequada entre três equipes: a do hospital de origem, a

de transporte e a do hospital de referência. O transporte do RN pode acarretar um desequilíbrio hemodinâmico e ventilatório tão acentuado que pode comprometer a vida do RN. Os pontos mais importantes a serem observados para o transporte são a presença de um acesso venoso e via aérea segura. O acesso vascular deverá ser utilizado para o uso de PGE1 e inotrópicos, que não poderão ser descontinuados durante o transporte. Muita atenção deve ser dada ao padrão respiratório do RN e, caso ele apresente algum grau de desconforto respiratório, poderá ser melhor transportá-lo intubado. A ventilação deverá ser feita em ventilador pediátrico ou, em alguns casos, por intermédio de ventilação manual com bolsa, porém, nesta última situação, muito cuidado deve ser tomado pelo alto risco de barotrauma. A equipe responsável pelo transporte deve ser composta por indivíduos com experiência e competência para tratar RN graves, principalmente que tenham habilidade para proceder à intubação e à obtenção de acesso vascular durante o transporte, caso sejam necessárias. Durante o transporte, o bebê deve ser monitorizado continuadamente por meio de monitor cardíaco com traçado eletrocardiográfico, além de oximetria de pulso, e o nível de saturação periférica desejável para o RN deverá ser previamente discutido com a equipe de cardiologia pediátrica para cada caso especificamente.

Os cuidados a serem tomados durante o transporte devem ser iguais àqueles já tomados na unidade de terapia intensiva neonatal. Não se pode, em hipótese nenhuma, subestimar os riscos do transporte neonatal, tampouco ser menos exigente com sua qualidade e eficiência. Em algumas situações, poderá ser melhor retardar o transporte por algumas horas até que se tenha a equipe e o equipamento ideais, a fim de evitar o transporte em condições inadequadas.

O Quadro 4 mostra de forma resumida as principais cardiopatias congênitas com a apresentação clínica e tratamento iniciais.

ABORDAGEM DOS RECÉM-NASCIDOS COM MALFORMAÇÕES CONGÊNITAS DO SISTEMA NERVOSO CENTRAL

As principais MFC do sistema nervoso central abordadas neste capítulo são: hidrocefalia congênita e defeitos de fe-

Quadro 4 Principais cardiopatias congênitas

Tipo de cardiopatia	Principais cardiopatias	Período de vida	Apresentação clínica inicial	Tratamento inicial
Cardiopatias com fluxo pulmonar canal-dependente	• Síndrome de hipoplasia do coração direito (atresia pulmonar) • Atresia pulmonar com CIV • Estenose pulmonar crítica • Tetralogia de Fallot • Atresia tricúspide com estenose pulmonar • Ventrículo único com estenose ou atresia pulmonar	1ª semana de vida	• Cianose acentuada • SpO_2: < 80% • Taquidispneia discreta ou ausente	• Prostaglandina E_1 • Oxigenoterapia
Cardiopatias com fluxo sistêmico canal-dependente	• Síndrome de hipoplasia do coração esquerdo (atresia aórtica) • Coarctação de aorta ou interrupção do arco aórtico • Estenose aórtica crítica • Ventrículo único com coarctação ou interrupção do arco aórtico	1ª semana de vida	• Cianose discreta • SpO_2: 85 a 97% • Taquidispneia acentuada • Sinais de baixo débito sistêmico	• Prostaglandina E_1
Cardiopatias com circulação em paralelo	• Transposição das grandes artérias	1ª semana de vida	• Cianose acentuada • SpO_2: < 80% • Taquidispneia moderada	• Prostaglandina E_1 • Oxigenoterapia
Cardiopatias com *shunt* misto	• Tronco arterial comum • Conexão anômala total de veias pulmonares • Ventrículo único sem estenose pulmonar	2ª semana de vida	• Cianose discreta • SpO_2: 85 a 97% • Taquidispneia acentuada	• Diurético
Cardiopatias com *shunt* esquerda-direita exclusivo	• CIV grande • Defeito total do septo atrioventricular total • Persistência do canal arterial • Janela aortopulmonar • Origem anômala de artéria pulmonar da aorta	2ª semana de vida	• Cianose ausente • SpO_2: > 95% • Taquidispneia acentuada	• Diurético

CIV: comunicação interventricular; SpO_2: saturação periférica de oxigênio.

chamento do tubo neural. Tais malformações podem ocorrer de forma isolada ou em conjunto, caracterizando a síndrome de Arnold-Chiari tipo II.

Hidrocefalia congênita

A hidrocefalia congênita é uma condição comum causada por obstrução física ou funcional do fluxo do líquido cefalorraquidiano, que leva à dilatação ventricular progressiva.[23] A patogênese é heterogênea e complexa, o que propicia a existência de várias definições e classificações na sua abordagem clínica.

A hidrocefalia tem sido amplamente definida como o acúmulo de liquor dentro do crânio, incluindo edema cerebral e aumento do tamanho dos ventrículos, causando crescimento acelerado do perímetro cefálico e que pode necessitar de intervenção cirúrgica.[24] A definição mais abrangente é a proposta pelo *International Hydrocephalus Working Group*, que descreve "distensão ativa do sistema ventricular resultando na passagem inadequada de líquido cefalorraquidiano desde o seu local de produção dentro dos ventrículos cerebrais até o local de absorção dentro da circulação sistêmica".[25] Com base nesta definição, é importante ressaltar a noção de hidrocefalia como processo progressivo, mas não necessariamente rápido o suficiente para causar sintomas ou demandar correção cirúrgica.[23]

A prevalência estimada varia conforme a definição e a população estudada e oscila entre 1 e 32 por 10 mil nascimentos. Estudos populacionais amplos sobre prevalência de hidrocefalia infantil idiopática nos últimos 30 anos revelaram uma taxa estimada de 1,1 para mil lactentes com menos de 1 ano de idade.[26]

Em relação à fisiopatologia, segundo o modelo clássico do fluxo cerebroespinhal, o liquor é produzido primariamente no plexo coroide, que é uma estrutura secretora presente nos 3º, 4º e ventrículos laterais. O liquor circula unidirecional e lentamente por meio do sistema ventricular até o espaço subaracnóideo, no qual é absorvido pelas granulações aracnoides e drenado para os seios venosos e circulação sistêmica. Nesse modelo, a hidrocefalia é consequência da obstrução anatômica ou funcional dentro do sistema ventricular, do espaço subaracnóideo ou dos seios venosos. Dentro do sistema ventricular, uma malformação obstrutiva ou gliose pode causar bloqueio do fluxo liquórico, assim como inflamação e fibrose subaracnóideo e pressões elevadas dentro dos seios venosos.[23]

Há diversas formas de classificação das hidrocefalias. A hidrocefalia presente ao nascimento, sem causa extrínseca identificada, é chamada de congênita, intrínseca ou de desenvolvimento, porém diversas formas genéticas podem somente não estar presentes ao nascimento e somente se desenvolver com o tempo. Hidrocefalias extrínsecas ou adquiridas estão relacionadas a infecções, hemorragias e neoplasias, lembrando que infecções e hemorragias também podem ocorrer ainda no período intrauterino. Outra classificação utilizada separa as formas obstrutivas das formas comunicantes, em que não há nenhum ponto definido de obstrução. Além disso, a hidrocefalia congênita pode ser sindrômica ou não sindrômica, conforme a presença ou não de outras malformações associadas.[23,27]

A hidrocefalia pode resultar de causa extrínseca agindo em um cérebro normal, como a hemorragia intraventricular da prematuridade, ou fazer parte de alguma síndrome molecular ou genética identificáveis. Mais comumente, a hidrocefalia congênita é idiopática, mas pode estar relacionada também à presença de infecções intrauterinas como enterovírus, toxoplasmose e citomegalovirose.[23,27] Outras possíveis causas estão relacionadas ao uso de determinadas medicações durante a gestação, notadamente misoprostol, metronidazol e antidepressivos, como a isotretinoína.[27]

Quando se exclui uma causa extrínseca, é importante avaliar sinais clínicos e exames de imagem para identificar uma síndrome genética específica. Na maioria dos estudos, isso só ocorre na minoria de casos, limitando o conhecimento das causas dessa malformação. Isso pode ser verificado pela forte evidência de agregação familiar da hidrocefalia congênita, o que sugere contribuição de fatores genéticos ainda desconhecidos.[23,26]

O quadro clínico da hidrocefalia congênita progressiva engloba, além do aumento expressivo do perímetro cefálico, da diástase de suturas, do alargamento das fontanelas anterior e posterior e do olhar de "sol poente", sinais e sintomas neurológicos diversos, como hipotonia, convulsões, atraso significativo do desenvolvimento motor e cognitivo, além de paralisias ou paresias diversas e deficiência visual e auditiva. Pode haver prejuízo dos reflexos de sucção e deglutição com dificuldade nos processos de alimentação e crescimento ponderoestatural.[23,26,27]

Atualmente, a hidrocefalia congênita é tratada mediante uma das seguintes abordagens:[26,28]

1. Derivação liquórica extracraniana por *shunts* ventriculares. Os *shunts* extracranianos têm sido a abordagem terapêutica nas últimas 2 décadas desde que os *shunts* funcionais foram inicialmente desenvolvidos e inseridos com sucesso.
2. Derivação liquórica intracraniana interna usando métodos endoscópicos. Os princípios desses métodos internos se tornaram claros para os neurocirurgiões após a compreensão da natureza da hidrocefalia. Contudo, esse método só se tornou prático e utilizado em larga escala após o recente desenvolvimento da neuroendoscopia. Atualmente, os métodos endoscópicos para tratamento cirúrgico da hidrocefalia congênita têm sido mais utilizados, principalmente a ventriculostomia endoscópica do 3º ventrículo.

Disrafismo espinhal e mielomenigocele

O disrafismo espinhal é uma MFC que resulta em uma estrutura anormal na coluna vertebral, que inclui a medula espinhal, as raízes nervosas e a estrutura óssea. A mielomeningocele é um disrafismo espinhal em que ocorrem herniação e exposição da medula espinhal e seu conteúdo mediante um defeito ósseo posterior no processo espinhoso, na maioria dos casos.[29] De modo geral, essas malformações são causadas por defeitos no desenvolvimento dos tecidos ectodérmico, mesodérmico e neuroectodérmico. Os principais tipos de disrafismo espinhal estão baseados na aparência, ou seja, se a lesão é visível ou oculta. As manifestações mais comuns de disrafismo estão apresentadas no Quadro 5.[29,30]

Quadro 5 Manifestações mais comuns de disrafismo espinhal

- Meningocele
- Mielomeningocele
- Lipomeningocele
- Lipomielomeningocele
- Mielosquise
- Raquisquise

Fonte: adaptado de Ifikhtar e De Jesus, 2021;[29] Venkataramana, 2011.[30]

A mielomeningocele é um defeito grave que pertence à categoria dos defeitos abertos do tubo neural, sendo a apresentação mais comum de disrafismo espinhal (80% dos casos) e com alta taxa de mortalidade.[31]

A etiologia da mielomeningocele é multifatorial, incluindo fatores raciais e genéticos, destacando-se que a ingesta de ácido fólico durante a gestação reduz sua incidência de forma significativa. Normalmente, em RN com mielomeningocele, não há história materna prévia de defeito congênito do tubo neural, mas, quando ele ocorre, há risco 10 a 20 vezes maior de reincidência em gestações subsequentes. Anomalias cromossômicas podem estar presentes, assim como há relatos da associação entre diabete pré-gestacional e disrafismo espinhal.[29-31]

A deficiência nutricional, incluindo ácido fólico e zinco, é o fator de risco mais comum associado com qualquer tipo de disrafismo medular, sendo responsável por mais de 50% dos casos. Ingesta excessiva ou deficiência de vitamina A também podem estar associadas com defeitos do tubo neural, e algumas medicações como o valproato de sódio, droga usada na epilepsia, podem causar a formação de mielomenigocele, quando utilizadas durante a gestação em 1 a 2% dos casos.[32]

A incidência de todas as formas de disrafismo espinhal (aberto ou oculto) é de 0,5 a 8 por mil nascidos vivos, com variações geográficas e maiores taxas nos países em desenvolvimento, conforme esperado.[33] Contudo, a incidência tem caído ao longo do tempo com a melhora do *status* nutricional das gestantes e da utilização do ácido fólico antes e durante a gravidez. A mielomeningocele ocorre em aproximadamente 1 em 1.220-1.400 nascimentos, sem diferenças entre grupos étnicos, mas com incidência ligeiramente maior no sexo feminino.[32,33]

Em relação à fisiopatologia, o disrafismo medular ocorre quando há migração e diferenciação celular anormal do tubo neural durante o primeiro trimestre da gestação. No caso da mielomeningocele, ocorre falha no fechamento do tubo neural durante o processo de neurulação primária, produzindo uma massa cística de elementos neuronais, incluindo dura-máter, aracnoide, medula espinhal, raízes nervosas e liquor, por meio do defeito ósseo e da pele.[34]

Na maioria dos casos, a mielomeningocele e os defeitos do tubo neural são diagnosticados intraútero ou ao nascimento, e os sinais e os sintomas podem variar. Caso não seja diagnosticado durante o pré-natal, pode haver ruptura do revestimento cutâneo da massa cística durante o parto, já que a pele não está totalmente desenvolvida, com consequente vazamento de liquor e exposição do conteúdo da lesão, aumentando o risco de infecções, principalmente meningite.[29,34]

Os sinais clínicos de espinha bífida ou mielomeningocele incluem letargia, irritabilidade, dificuldade de sucção e amamentação, estridor, incoordenação motora ocular e/ou atraso no desenvolvimento neurológico. Além disso, com a evolução do quadro em lactentes e pré-escolares, pode haver alterações comportamentais e cognitivas, diminuição da força muscular, aumento da espasticidade, mudanças nas funções urinária e intestinal, disfunção dos nervos cranianos, dor lombar e piora das deformidades vertebrais e das extremidades.[35]

No exame físico, deve ser realizada a avaliação de disfunções motoras e sensitivas, com foco na força muscular segmentar relacionada às raízes nervosas específicas. A deficiência motora pode ser assimétrica e não corresponder ao nível sensorial. O exame neurológico pode mostrar perda da força muscular, déficit sensorial nos membros inferiores e diminuição do tônus anal.[29,35]

Vários testes diagnósticos podem ser necessários e devem ser realizados na investigação de disrafismo espinhal, principalmente no caso de espinha bífida oculta, pois o diagnóstico precoce é importante para minimizar as disabilidades permanentes. Durante o pré-natal, os exames fundamentais que devem ser realizados, na suspeita de disrafismo, incluem dosagem de alfafetoproteína, que, quando elevada no líquido amniótico, pode sugerir a presença de defeito de tubo neural. Além disso, exames como ultrassonografia morfológica fetal confirmam o diagnóstico, mostrando ainda alterações ventriculares e das estruturais cerebrais, que podem estar associadas à mielomeningocele.[36]

Após o nascimento, serão necessários exames como tomografia computadorizada e ressonância magnética do crânio e da coluna vertebral para definição da lesão e na detecção de anormalidades associadas, como hidrocefalia (síndrome de Arnold-Chiari tipo II) e medula ancorada.[36]

O diagnóstico diferencial de mielomeningocele inclui outras MFC, relacionadas no Quadro 6.

A abordagem terapêutica inicial do RN com mielomeningocele inclui antibioticoterapia venosa, correção neurocirúrgica do defeito o mais cedo possível, de preferência nas primeiras 24 horas após o nascimento, para prevenir infecções e futuras complicações e a colocação de *shunt* ventriculoperitoneal, se o paciente apresentar hidrocefalia associada. Caso a pele esteja íntegra, o reparo da mielomeningocele pode ser executado de forma eletiva.[35,37]

O procedimento é realizado com anestesia geral e ventilação mecânica após intubação traqueal. O cuidado

Quadro 6 Diagnóstico diferencial de meningomielocele

• Teratoma sacrococcígeo
• Teratoma benigno
• Lipoma subcutâneo
• Linfangioma
• Teratoma cístico
• Abscesso espinhal peridural
• Massa da medula espinhal
• Cisto pilonidal
• Inclusão dermoide
• Síndrome da regressão caudal

Fonte: adaptado de Ifikhtar e De Jesus, 2021.[29]

pós-operatório é fundamental para o sucesso da cirurgia e inclui antibioticoterapia profilática, analgesia e nutrição adequada. O paciente deverá ser mantido em posição prona para evitar deiscência da lesão e broncoaspiração. Após a cirurgia corretiva, o acompanhamento clínico requer equipe multidisciplinar por período prolongado e praticamente durante toda a vida do indivíduo.[37] Muitas crianças com hidrocefalia necessitarão de revisão do *shunt* ventriculoperitoneal periodicamente e por toda a vida, e pacientes com síndrome de Arnold-Chiari tipo II podem requerer descompressão suboccipital.[37]

Recentemente, centros especializados iniciaram a realização da correção do defeito do tubo neural ainda no período fetal. Esse procedimento reduz o desenvolvimento de hidrocefalia associada à mielomeningocele, mas pode haver maior risco de complicações pré-natais e maior incidência de parto prematuro e infecção relacionada ao procedimento.[35,37]

O prognóstico dos disrafismos medulares varia de caso a caso e depende de múltiplos fatores, como extensão do defeito neurológico, presença de outras MFC, tempo até o tratamento cirúrgico e nível de cuidado. Normalmente, lesões mais baixas e menos graves costumam apresentar resultados melhores em comparação com lesões altas com hidrocefalia.[35] A maioria dos pacientes com mielomeningocele apresenta inteligência normal, embora 60% deles possuam dificuldades de aprendizado.[29,32]

A expectativa de vida de pacientes com disrafismo espinhal depende do tamanho da lesão, sendo assim pacientes com defeitos complexos vivem menos. De 40 a 50% das crianças com defeitos graves morrem ainda na infância. A causa mais comum de morte entre esses pacientes é insuficiência renal.[32] A maioria dos pacientes permanece dependente de seus pais e cuidadores mesmo na vida adulta, e, atualmente, grande número de pacientes com mielomeningocele têm expectativa de vida quase perto do normal, caso não desenvolvam complicações sistêmicas.[29]

As principais complicações em médio e longo prazos estão descritas no Quadro 7.

Quadro 7 Principais complicações em curto e longo prazos

Disfunção vesical com incontinência urinária, muitas vezes necessitando de cateterismo vesical intermitente e estimulação vesical para melhorar o esvaziamento da bexiga e reduzir infecções
Disfunção intestinal com incontinência do esfíncter anal
Imobilidade decorrente de fraqueza muscular, dificuldade de deambulação e paraplegia
Infecções não só do trato urinário, mas também dos *shunts* ventriculoperitoneais, que podem ser cutâneas ou intraperitoneais, já que muitos pacientes são submetidos a múltiplos procedimentos abdominais

Fonte: adaptado de Ifikhtar e De Jesus, 2021;[29] e Farmer et al., 2018.[37]

ABORDAGEM DOS RECÉM-NASCIDOS COM MALFORMAÇÕES CONGÊNITAS NEFROUROLÓGICAS

As MFC de rins e vias urinárias referem-se a um grupo heterogêneo e variado de alterações morfológicas ou funcionais que envolvem os rins e/ou o trato urinário, correspondendo a 20-30% de todas as MFC detectadas no período pré-natal, responsáveis por 40 a 50% dos casos de doença renal crônica em idade pediátrica. Elas englobam amplo espectro de fenótipos e de gravidade, desde o curso benigno de hidronefrose transitória até casos de disfunções graves incompatíveis com a vida extrauterina, como a agenesia renal bilateral. A principal alteração intrauterina encontrada é a dilatação do sistema pielocalicial em 1% a 5% dos exames ultrassonográficos obstétricos.[38]

Os conhecimentos fisiopatológicos das malformações urinárias vêm se desenvolvendo rapidamente nas últimas décadas, permitindo maior compreensão das enfermidades das vias urinárias, assim como do desenvolvimento de técnicas diagnósticas e tratamento precoce[38] com grandes benefícios para os pacientes. O conhecimento das anomalias, tanto anatômicas como funcionais, já no período fetal, possibilita avaliar o comprometimento da função e, inclusive, realizar intervenções na tentativa de se prevenir a displasia dos rins, preservar a função renal e evitar a hipoplasia pulmonar, frequentemente associada com o oligoâmnio grave. Deve-se salientar que o diagnóstico precoce de tais anomalias diminui a morbidade das crianças, principalmente do ponto de vista infeccioso, pois o conhecimento prévio da malformação pelo neonatologista/pediatra pode minimizar a recorrência de infecções, evitando maior agressão ao parênquima renal.

Esses fatos justificam que toda gestante faça, durante o acompanhamento pré-natal, pelo menos um exame ultrassonográfico morfológico realizado em condições satisfatórias e por profissional habilitado, para afastar possíveis malformações nefrourológicas. Caso haja suspeita de tais malformações, o acompanhamento deve ser mais cuidadoso e, após o parto, é necessária a avaliação criteriosa, com o intuito da confirmação diagnóstica pós-natal.[39]

Na maioria dos casos de malformações nefrourológicas, não se observam sinais clínicos no nascimento, portanto a suspeita pré-natal é de extrema importância e o neonatologista deve sempre ser informado dos exames pré-natais.[38]

Após o nascimento, é muito importante avaliar a primeira micção e procurar massas palpáveis no abdome. Se houver história antenatal e/ou suspeita clínica no nascimento, é realizada a avaliação urológica, que consiste, inicialmente, na realização precoce de ultrassonografia de abdome para confirmar o achado intrauterino. A ultrassonografia pós-natal deve ser realizada quando o RN está bem hidratado, e isso geralmente ocorre após 48 a 72 horas de vida. Deve ser feita a avaliação morfológica completa, com medida da espessura do parênquima renal, quantificação da dilatação pielocalicial e avaliação dos ureteres, da bexiga e da uretra.[40]

Se confirmada a existência de alteração morfológica renal e/ou do trato urinário, deve-se prosseguir a investigação, seguindo-se um roteiro preestabelecido de exames complementares, para a realização de tratamento eficaz, paliativo ou definitivo, no menor prazo possível.

Roteiro dos exames subsidiários[38,40]

1. Com 48 horas de vida, é necessária a dosagem sérica de ureia, creatinina e eletrólitos (sódio, potássio e fósforo).
2. Com 1 semana de vida, deve-se realizar *clearance* de creatinina, que pode ser calculado pela dosagem sérica e urinária de creatinina, colhida em um período mínimo de 6 horas, ou por meio da fórmula: sendo K = 0,33 para RNPT e 0,45 para RNT.
3. Com 1 semana de vida, é preciso colher urocultura, inicialmente por saco coletor, após assepsia adequada. Se positiva, deve ser confirmada por meio de coleta de urina por punção suprapúbica ou sonda uretral.
4. Com cerca de 1 mês de vida, deve-se realizar a cintilografia renal em duas etapas: a primeira com tecnésio 99m-diethylenetriaminepentacitíco ácido (99mTc-DTPA), com o objetivo de se avaliar a função renal, e a segunda com outro marcador, 99mTc-dimeracaptosuccínico ácido (99mTc-DMSA), que avalia a morfologia renal. Este exame é considerado padrão-ouro no diagnóstico de defeitos do parênquima renal. Os exames cintilográficos devem ser realizados mais tardiamente, para afastar possível imaturidade da função tubular. Caso seja observado acúmulo anormal de contraste que sugira processo obstrutivo de vias urinárias, o exame deve ser complementado com a administração intravenosa de furosemida, com o objetivo de se diferenciar obstrução mecânica de dilatação primária. A cintilografia renal estática com DMSA (ácido dimercaptossuccínico) é considerada o exame padrão-ouro no diagnóstico de defeitos do parênquima renal. O exame é realizado após o primeiro mês de vida e, habitualmente, recomendado para crianças com menos de 3 anos e infecção do trato urinário (ITU) atípica ou recorrente. O objetivo do exame é identificar cicatrizes renais, que ocorrem em até 5% das crianças como resultado de ITU. O exame também permite avaliação da função renal: após a injeção intravenosa, o radioisótopo (tecnécio-99m) é concentrado no túbulo proximal e sua distribuição correlaciona-se com o parênquima renal funcionante.
5. Em todos os casos, especialmente naqueles cuja ultrassonografia mostrou dilatação ureteral ou alterações de bexiga, é imprescindível a realização da uretrocistografia miccional para adequada exploração anatômica e funcional, inclusive para afastar componente de refluxo vesicoureteral, duplicação ureteropiélica, ureterocele e válvula de uretra posterior.
6. A urografia excretora para avaliar a morfologia renal está em desuso. Apesar de oferecer grande número de informações, há risco na utilização de contraste hiperosmolar, pois predispõe à trombose de veia renal ou à necrose tubular aguda, enquanto outros exames já fornecem as mesmas informações, por isso se tornou menos indicado.
7. A ressonância magnética ajuda a avaliação de variações anatômicas complexas renais e do trato urinário, suspeita de obstrução do trato urinário, planejamento operatório e avaliação pós-operatória, quando exames de imagem convencionais, como ultrassonografia e uretrocistografia miccional, não fornecerem informações suficientes para diagnóstico.

Todos estes exames apresentam vantagens e desvantagens e são complementares, pois, quando analisados conjuntamente, fornecem dados anatômicos e funcionais, que auxiliam a obtenção de diagnóstico mais preciso da malformação urológica e, portanto, propiciam a escolha do procedimento mais adequado em cada caso. Quando existe comprometimento renal bilateral por processos obstrutivos, tem sido indicada a cirurgia ainda no período neonatal, seja paliativa (nefrostomia ou pielostomia) ou mesmo definitiva (ureteropieloplastia).[38,40] Nos casos em que o comprometimento é unilateral, ou a dilatação não é decorrente de processo obstrutivo, a conduta tem sido conservadora, com acompanhamento ambulatorial, por meio de uroculturas mensais, avaliação periódica da função renal, repetição da ultrassonografia de abdome e cintilografia.

Dentre as várias malformações do sistema renal e das vias urinárias, deve-se ressaltar a hidronefrose, que é a mais frequentemente detectada intraútero. A descrição precisa do grau de dilatação do trato urinário é importante, porque sua gravidade está relacionada ao prognóstico pós-natal. Por um lado, a dilatação grave do trato urinário fetal é comumente associada à uropatia substancial após o nascimento, muitas vezes requerendo cirurgia. Por outro lado, a dilatação leve ou moderada do trato urinário fetal raramente demanda cirurgia, mas pode ser um fator de risco para dilatação progressiva e/ou refluxo vesicoureteral, com risco de evoluir para deterioração da função renal ao longo do tempo. Por conseguinte, a vigilância renal pós-natal é geralmente recomendada para qualquer criança com diagnóstico pré-natal de dilatação do trato urinário, a fim de orientar o tratamento cirúrgico em casos de dilatação grave e melhorar a detecção de pacientes em risco de desenvolver insuficiência renal.[40]

Outro ponto a ser considerado de maior risco são os casos que apresentam dilatações importantes bilaterais, dilatações em rim único ou quando há suspeita de obstrução vesical, como nos casos de válvula de uretra posterior e anomalias complexas. Essas condições exigem investigação e tratamento urgentes, devendo ser realizados os exames pertinentes nos primeiros dias de vida, ainda durante a internação.

O Quadro 8 apresenta as principais MFC dos rins e vias urinárias.[38,40-42]

A abordagem das malformações urológicas deve ser interdisciplinar, incluindo a participação e o aconselhamento dos pais, que necessitam de entendimento mais amplo da fisiopatologia da uropatia, bem como da história natural dos casos não tratados. A disponibilidade e os potenciais benefícios das diferentes modalidades de tratamento pré e pós-natais e os riscos e as possíveis complicações de tais terapias também devem ser exaustivamente discutidos.

DIRETRIZES DA ABORDAGEM CIRÚRGICA EM RECÉM-NASCIDOS COM MALFORMAÇÕES CONGÊNITAS

Como já citado anteriormente, segundo a OMS, as malformações estão entre as principais causas de mortalidade e morbidade globais.[43] Além do grande sofrimento das crianças e de suas famílias, acarretam grande custo ao sistema de saúde.[44] Faltam registros adequados dessas malformações nos países em desenvolvimento,[45] para o planejamento do atendimento dos casos. Em nosso meio, também falta hierarquização do sistema de saúde (tanto público como

Quadro 8 Principais malformações congênitas do sistema renal e do trato das vias urinárias

Malformações congênitas	Descrição
Estenose da JUP	É uma das principais causas de hidronefrose e obstrução ao fluxo urinário em idade pediátrica. Em 50% das crianças com JUP, é possível identificar outras alterações urológicas. Trata-se de bloqueio, que pode ser total, parcial ou intermitente, do fluxo de urina na inserção do ureter na pelve renal. O curso natural da obstrução de JUP é variável. Muitos pacientes terão função renal estável e melhora no grau de hidronefrose durante os primeiros meses ou anos de vida, permitindo conduta expectante. No entanto, outros poderão evoluir com aumento da hidronefrose e deterioração da função renal, por isso necessitarão de correção cirúrgica[40]
Estenose da JUV (megaureter primário)	O megaureter é definido como qualquer dilatação anormalmente excessiva do uretero (diâmetro igual ou superior a 7 mm), por vezes acompanhada de alongamento e/ou tortuosidade do seu trajeto. Se a dilatação resulta de alterações intrínsecas ao ureter ou à JUV, ele é classificado como primário. É caracterizado por dilatação significativa aquém de um segmento ureteral aperistáltico, geralmente situado na sua porção justavesical. Ocorre desarranjo histológico nesse segmento com deficiência nas fibras musculares da JUV, hipertrofia de feixes da camada circular proximal ao segmento adinâmico, aumento do depósito de colágeno entre a lâmina própria e os feixes musculares do ureter distal
Duplicidade ureteropiélica e ureterocele	Duplicidade refere-se a um rim com dois sistemas pielocalicinais, geralmente definidos como unidades superior e inferior. Se o rim tem dois ureteres que se conectam separadamente na bexiga, tem-se a duplicidade completa. Em contraste, em duplicidade parcial ou incompleta (duplicação Y), um único ureter comum entra na bexiga. O ureter da parte inferior é frequentemente afetado pelo RVU, enquanto o ureter da parte superior está associado à ureterocele (dilatação cística dos segmentos distal dos ureteres), portanto pode obstruir a saída da urina
VUP	É a forma mais grave de afecção obstrutiva congênita do trato urinário distal fetal e perinatal e a causa mais comum de insuficiência renal crônica na infância. Afetam exclusivamente o sexo masculino (1:5.000 a 8.000). As VUP são causadas por uma suboclusão fetal precoce da uretra proximal, na altura do verumontanum, e afetam diretamente a função vesical ("bexiga de válvula"), a integridade dos sistemas uroexcretores (p. ex., utero-hidronefrose e RVU) e do parênquima renal (p. ex., displasia, hipoplasia cortical, déficit de função tubular com poliúria)
RVU	Trata-se da passagem retrógrada da urina da bexiga para o trato urinário superior. A importância clínica do RVU consiste em sua associação com pielonefrite e sua contribuição para a cicatrização renal
Displasia renal	É caracterizada pela presença de elementos de tecido renal malformados. O rim displásico apresenta tamanho variável, mas a maioria é menor que o normal e sem função. Pode ser uni ou bilateral
Agenesia renal	É a ausência congênita de tecido parenquimatoso renal. Pode ser uni ou bilateral. No caso de ser bilateral, a gestação cursa com oligo ou anidrâmnio e é incompatível com a vida
Doença renal policística autossômica recessiva ou tipo infantil	É marcada pela precocidade do desenvolvimento dos cistos renais, que já estão presentes na fase pré-natal, e o paciente evolui bem cedo com doença renal crônica[41]
RDM	É a mais frequente anomalia cística detectada no período intrauterino por meio da ultrassonografia fetal e a segunda causa mais frequente de massa abdominal palpável em recém-nascidos e lactentes. Até meados da década de 1980, a abordagem de pacientes portadores de RDM consistia em nefrectomia. Atualmente, o tratamento conservador é opção segura, uma vez que a prevalência de complicações é pequena e a maioria das unidades afetadas apresenta involução parcial ou completa à ultrassonografia Pode ser uni ou bilateral. Os casos de comprometimento bilateral são incompatíveis com a vida[42]

JUP: junção ureteropiélica; JUV: junção ureterovesical; RDM: rim displásico multicístico; RVU: refluxo vesicoureteral; VUP: válvula de uretra posterior.

privado) para programação e encaminhamento pré-natal e tratamento adequado após o nascimento dessas crianças.

Na suspeita de malformações fetais, as gestantes devem ser acompanhadas em centros perinatais especializados em medicina fetal e neonatal, para diagnósticos mais precisos e plano de cuidados para a abordagem da criança. Em boa parte das malformações, pela necessidade do tratamento adequado e precoce do RN, o parto deveria já ser feito no centro de referência, com toda estrutura necessária. Em situações específicas quando indicado, deve-se realizar o tratamento cirúrgico intrauterino. Crianças com malformações complexas, como atresia de vias biliares, extrofia de bexiga e de vias aéreas, requerem centros ultraespecializados, com pessoal treinado e todos os recursos tecnológicos necessários. Por haver poucos casos e dificuldade de acesso ao aprimoramento da equipe de cirurgia pediátrica (e de outras especialidades afins), só se consegue bons resultados nos centros de excelência, que acumulam experiência e possuem recursos financeiros. Um bom exemplo disso é o tratamento de crianças com extrofia de bexiga no Reino Unido, onde todos os casos são encaminhados para apenas dois únicos centros, nos quais há maior experiência e melhores resultados, precoces e tardios.[46] Um caso primariamente mal conduzido de extrofia vesical acarretará maiores complicações, com pouca chance de haver continência urinária, maior número de intervenções cirúrgicas, maior sofrimento da criança e maior custo para o sistema de saúde. Outra doença emblemática com relação à repercussão tardia se for mal conduzida são as uropatias obstrutivas, que constituem a principal causa de doença renal terminal e, consequentemente, de transplante renal. A criança com diagnóstico tardio de alguma uropatia obstrutiva ou que for malconduzida pode apresentar evolução desfavorável, o que poderia não acontecer (ou pelo menos ser retardado), se fosse conduzida em centro de excelência.

Já algumas malformações do RN podem ser encaminhadas para o centro de referência regional da especialidade de cirurgia pediátrica, não necessariamente para centros de excelência. Alguns exemplos seriam atresia de esôfago, defeitos da parede abdominal, atresias intestinais e anomalia anorretal. Trata-se de doenças mais comuns, por isso cirurgiões pediátricos e pediatras treinados e com boa estrutura hospitalar têm mais possibilidade de obter bons resultados. É importante ressaltar o valor de equipes coesas e bem formatadas, multidisciplinares, com rotinas bem definidas. Não convém operar um RN em centro periférico, sem os recursos necessários.

O Quadro 9 relaciona algumas malformações da especialidade de cirurgia pediátrica que devem ou não ser encaminhadas para centros de excelência. Se houver o diagnóstico pré-natal, essas crianças já devem nascer em tais centros.

Para melhorar o resultado do tratamento desses RN, deve-se investir e incentivar a formação de especialistas. Outro investimento inestimável é na organização das diversas equipes, médica e de outros profissionais. Mesmo em situações em que se padece de recursos tecnológicos (p. ex., na ausência de ECMO na hérnia diafragmática), com equipe de cirurgia pediátrica composta por membros bem treinados, com grupo coeso, rotinas bem definidas e vigilância ativa, é possível haver melhores resultados no tratamento das malformações no RN.

Deve-se também unificar o sistema de saúde, com criação de centros de excelência de malformações incomuns (p. ex., extrofia e hérnia diafragmática), pois isso melhoraria os resultados e otimizaria custos, além de, principalmente, evitar o sofrimento das crianças e de sua família.

Quadro 9 Malformações em cirurgia pediátrica

Malformações	Centros a serem encaminhados
Hidronefrose	Centros de excelência no tratamento destas doenças
Hérnia diafragmática congênita	
Extrofia de bexiga	
Atresia de vias biliares	
Gastrósquise e onfalocele	
Anomalia anorretal	Centros de referência regional de cirurgia pediátrica
Atresia intestinal	
Atresia de esôfago	

REFERÊNCIAS BIBLIOGRÁFICAS

1. Horovitz DD, Llerena Jr JC, Mattos RA. Birth defects and health strategies in Brazil: an overview. Cad Saude Publica. 2005;21:1055-64.
2. Secretaria Municipal da Saúde. Coordenação de Epidemiologia e Informação – CEInfo. Declaração de Nascido Vivo: Campo 34 – Manual de anomalias congênitas. São Paulo: Secretaria Municipal da Saúde; 2008. 50p.
3. Schüler-Faccini L, Leite JC, Sanseverino MT, Peres RM. Evaluation of potential teratogens in Brazilian population. Cienc Saude Coletiva. 2002;7:65-71.
4. Sewell KE, Keene S. Perinatal care of infants with congenital birth defects. Clinics in Perinatology. 2018;45(2):213-30.
5. Jones KL. Smith's recognizable paterrns of human malformations. 5.ed. WB Saunders Company; 1997.
6. Genetic couseling. Am J Hum Genet. 1975;27(2):240-2.
7. Pushpa B, Subitha S, Lokesh Kumar V. Study on various congenital anomalies in fetal autopsy. Int J Med Res Rev. 2016;4(9):1667-74.
8. Sparks TN, Thao K, Lianoglou BR, Boe NM, Bruce KG, Datkhaeva I, et al.; University of California Fetal–Maternal Consortium (UCfC). Nonimmune hydrops fetalis: identifying the underlying genetic etiology. Genet Med. 2019;21(6):1339-44.
9. Nissenkorn A, Michelson M, Ben-Zeev B, Lerman-Sagie T. Inborn errors of metabolism: a cause of abnormal brain development. Neurology. 2001;56:1265-72.
10. Fadel HE. Ethical aspects of prenatal diagnosis of fetal malformations. J IMA. 2011;43(3):182-8.
11. WHO/CDC/ICBDSR. Birth defects surveillance: a manual for programme managers. Geneva: World Health Organization; 2014.
12. EUROCAT-European Surveillance of Congenital Anomalies. Disponível em: https://eu-rd-platform.jrc.ec.europa.eu/eurocat/eurocat-network/eurocat-network-overview_en#inline-nav-2. [Acesso em 11 set 2021.]
13. Nelson K, Holmes LB. Malformations due to presumed spontaneous mutations in newborn infants.N Engl J Med. 1989;320(1):19-23.
14. Brasil. Ministério da Saúde. Informações da Saúde – Tabnet. Estatísticas vitais. Disponível em: http://tabnet.datasus.gov.br/cgi/deftohtm.exe?sim/cnv/obt10uf.def. [Acesso em 11 set 2021.]

15. Gibelli MABC. Cuidados paliativos em recém-nascidos: quem são esses pacientes? In: Sociedade Brasileira de Pediatria; Procianoy RS, Leone CR, orgs. PRORN. Programa de Atualização em Neonatologia: Ciclo 17. Porto Alegre: Artmed Panamericana; 2020 p77-101. (Sistema de Educação Continuada a Distância, v. 3.)
16. Barbosa SMM. Definições e princípios. In: Barbosa SMM, Zoboli I, Iglesias SOB. Cuidados paliativos: na prática pediátrica. Rio de Janeiro: Atheneu; 2019. p.11-13.
17. Zaidi S, Brueckner M. Genetics and genomics of congenital heart disease. Circ Res. 2017;120:923-40.
18. Wren C, Reinhardt Z, Khawaja K. Twenty-year trends in diagnosis of life-threatening neonatal cardiovascular malformations. Arch Dis Child Fetal Neonatal Ed. 2008;93(1):F33-5.
19. Massin MM, Astadicko I, Dessy H. Noncardiac comorbidities of congenital heart disease in children. Acta Paediatr. 2007;96:753.
20. Plana MN, Zamora J, Suresh G, Fernandez-Pineda L, Thangaratinam S, Ewer AK. Pulse oximetry screening for critical congenital heart defects. Cochrane Database Syst Rev. 2018;3(3):CD011912.
21. Marino BS, Bird GL, Wernovsky G. Diagnosis and management of the newborn with suspected congenital heart disease. Clin Perinatol. 2001;28:91.
22. Akkinapally S, Hundalani SG, Kulkarni M, Fernandes CJ, Cabrera AG, Shivanna B, et al. Prostaglandin E1 for maintaining ductal patency in neonates with ductal-dependent cardiac lesions. Cochrane Database Syst Rev. 2018;2(2):CD011417.
23. Tully HM, Dobyns WB. Infantile hydrocephalus: a review of epidemiology, classification and causes. Eur J Med Genet. 2014;57(8):359-68.
24. Raimondi AJ. A unifying theory for the definition and classification of hydrocephalus. Childs Nerv Syst. 1994;10(1):2-12.
25. Rekate HL. The definition and classification of hydrocephalus: a personal recommendation to stimulate debate. Cerebrospinal Fluid Res.2008;5:2.
26. Munch TN, Rostgaard K, Rasmussen MLH, Wohlfahrt J, Juhler M, Melbye. Familial aggregation of congenital hydrocephalus in a nationwide, cohort. Brain. 2012;135(Pt 8):2409-15.
27. McAllister II JP. Pathophysiology of congenital and neonatal hydrocephalus. Sem Fetal Neonatal Med. 2021;17(5):285-94.
28. Cochrane Central Register of Controlled Trials. A study comparing two treatments for infants with hydrocephalus. Disponível em: https://www.cochranelibrary.com/central/doi/10.1002/central/CN-02041936. [Acesso em 11 set 2021.]
29. Ifikhtar W, De Jesus O. Spinal dysrafism and myelomeningocele. In: StatPearls. Treasure Island: StatPearls Publishing; 2021. Disponível em: https://www.ncbi.nlm.nih.gov/books/NBK557722/. [Acesso em 11 set 2021.]
30. Venkataramana NK. Spinal dysraphism. J Pediatr Neurosci. 2011;6(Suppl 1):S31-40.
31. Sahni M, Alsaleem M, Ohri A. Myelomeningocele. Treasure Island: StatPearls Publishing; 2020.
32. Netto JM, Bastos NA, Figueiredo AA, Pérez LM. Spinal dysraphism: a neurosurgical review for the urologist. Rev Urol. 2009;11(2):71-81.
33. Holmes LC, li V. Occult spinal dysraphism. Pediatr Rev. 2019;40(12):650-52.
34. Eagles ME, Gupta N. Embriology of spinal dysraphism and its relationship to surgical treatment. Can J Neurol Sci. 2020;47(6):736-46.
35. Akalan N. Myelomeningocele (open spina bífida) – surgical treatment. Adv Tech Stand Neurosurg. 2011;(37):113-41.
36. Wilson RD, SOCG Genetics Commitee. Prenatal screening, diagnosis and pregnancy management of fetal neural tube deffects. J Obstet Gynaecol Can. 2014;36(10):927-39.
37. Farmer DL, Thom EA, Brock 3rd JW, Burrows PK, Johnson MP, Howell LJ, et al. Management of myelomeningocele study investigators. The Management of Myelomeningocele Study: full cohort 30-month pediatric outcomes. Am J Obstet Gynaecol. 2018;218(2):256.e1-256.e13.
38. Sadeck LSR, Leone CR, Baunwart DC. Abordagem neonatal de malformações congênitas. In: Zugaib M, Bunduki V, Pereira D, eds. Medicina fetal. 2.ed. São Paulo: Atheneu; 1998. p.663-72.
39. Balthazar A, Herndon A. Prenatal urinary tract dilatation. In: Urologic Clinics of North America; 4.ed. p.641-57. Capítulo 45.
40. Calado A, Rondon AV, Netto JMB. Bresolin NL, Barroso Jr RMU. Manual de uropediatria: guia para pediatras. SBP-SBU; 2020. Disponível em: https://www.sbp.com.br/fileadmin/user_upload/Manual_Uropediatria--Final.pdf. [Acesso em 11 set 2021.]
41. Dias NF, Lanzarini V, Onuchic LF, Koch VHK. Aspectos clínicos da doença renal policística autossômica recessiva DRPAR. J Bras Nefrol. 2010;32(3):263-7.
42. Rabelo EAS, Oliveira EA, Silva JMP, Bouzada MCF, Sousa BC, Almeida MN, et al. Tratamento conservador do rim displásico multicístico: curso clínico e ultrassonográfico. J Pediatr (Rio J). 2005;81(5):400-4.
43. World Health Organization. Congenital anomalies: fact sheet n. 370; 2012.
44. Murray CJ, Vos T, Lozano R, Naghavi M, Flaxman AD, Michaud C, et al. Disability-adjusted life years (DALYs) for 291 diseases and injuries in 21 regions, 1990-2010: a systematic analysis for the Global Burden of Disease Study 2010. Lancet. 2012;380(9859):2197-223.
45. Christianson A, Howson C, Modell B. Global Report on Birth Defects. The Hidden Toll of Dying and Disabled Children. White Plains, New York: March of Dimes. Birth Defects Foundation; 2006.
46. Cuckow PM, Cao KX. Meeting the challenges of reconstructive urology – where are we now? J Pediatr Surg. 2019;54(2):223-8.

CAPÍTULO 15

INTEGRAÇÃO DO CUIDADO HOSPITALAR AO AMBULATORIAL

Maria Albertina Santiago Rego
Silvana Salgado Nader
Marynea Silva do Vale
Lilian dos Santos Rodrigues Sadeck
Rita de Cassia dos Santos Silveira
Rosa Maria Graziano

AO FINAL DA LEITURA DESTE CAPÍTULO, O PEDIATRA DEVE ESTAR APTO A:

- Conhecer os componentes do cuidado ao recém-nascido pré-termo (RNPT), integrados em rede.
- Compreender a relevância da integração e compartilhamento do cuidado ao pré-termo e apoio à família no período de transição do cuidado hospitalar ao ambulatorial, nos resultados ao RNPT.
- Desenvolver o plano de alta hospitalar do RNPT, individualizado e multiprofissional.
- Estabelecer e orientar práticas nutricionais pós-alta hospitalar para alcançar crescimento fisiológico.
- Monitorar o crescimento do RNPT, em gráficos de crescimento padrão pós-natal de RNPT.
- Distinguir os desvios nutricionais que podem interferir no crescimento.
- Compreender o desenvolvimento neurológico do RNPT e reconhecer os desvios da normalidade.
- Monitorar a retinopatia da prematuridade, quando presente, juntamente com o oftalmologista.
- Monitorar o desenvolvimento oftalmológico, com apoio do oftalmologista para testes diagnósticos.
- Orientar particularidades do esquema vacinal no RNPT.

CONTEXTUALIZAÇÃO

Um dos componentes relevantes da atenção à saúde do RNPT é a transição do cuidado hospitalar ao cuidado domiciliar e ambulatorial, principalmente para aquelas crianças que permanecem em unidades neonatais por período prolongado e que, após a alta hospitalar, dependem, em um processo interativo, da adaptação familiar às suas necessidades de cuidados, e concomitantemente, de cuidados específicos por complicações crônicas da prematuridade.

O segundo componente da atenção ao RNPT pós-alta hospitalar e após a fase crítica de transição adaptativa é o monitoramento, ao longo dos primeiros meses e anos de vida, do seu crescimento, desenvolvimento e inserção familiar e social, com foco no alcance de suas potencialidades.

A integração do cuidado, em rede, da atenção hospitalar à atenção primária à saúde – APS e à atenção ambulatorial especializada – AAE, desde o período de internação hospitalar da mãe e criança na unidade de cuidados canguru, é fundamental para alcançar os resultados previstos no parágrafo anterior.[1]

PREPARANDO A ALTA HOSPITALAR DO RECÉM-NASCIDO PRÉ-TERMO

A maioria dos RNPT encontra-se em condições de alta hospitalar quando alcança idade pós-natal entre 36-37 semanas, com estabilidade cardiorrespiratória, sucção-deglutição-respiração coordenadas, em processo de crescimento, e complicações crônicas da prematuridade não agudizadas (controladas). Entretanto, principalmente para os recém-nascidos muito pré-termo, esses processos podem alcançar estabilidade mais tarde, em torno de 39-40 semanas, interferindo ou repercutindo nos processos de estabilidade fisiológica e postergando os cuidados no nível ambulatorial.[2-5]

O Quadro 1 sumariza critérios básicos (essenciais) a serem assegurados pré-alta hospitalar, para a terceira etapa do método canguru, no nível ambulatorial, sob a coordenação do cuidado (da criança e família) pela APS, e inclui: criança clinicamente estável, família sentindo-se segura e apoia-

Quadro 1 Critérios para alta hospitalar do recém-nascido pré-termo, com foco em sua estabilidade clínica, na segurança da família e na garantia do cuidado pós-alta

Criança (estabilidade clínica)	Mãe-família (segurança)	Equipe (competências)
Avaliação favorável do crescimento, com monitoramento em curvas de crescimento pós-natal de pré-termos.	Mãe sensibilizada, com apoio familiar, com autonomia e motivada.	Avaliar o risco ecobiopsicossocial e emocional da mãe e da família.
Em aleitamento materno exclusivo, para a maioria das situações. Em situações de exceção, mãe e família habilitadas a realizar a complementação com fórmulas lácteas.	Segura em relação à amamentação.	Apoiar a amamentação, com observação da mamada, orientações e esclarecimentos de dúvidas.
Manutenção adequada da temperatura corporal nos últimos 3-5 dias, aferida com RN totalmente vestido em berço comum e com temperatura ambiente entre 20-25 °C.	Mãe e familiares aptos para os cuidados com o RN, incluindo identificação de sinais de alerta, prevenção de acidentes, prevenção de infecções e higiene. Orientações para prevenção de morte súbita (posição no berço, poluentes no ambiente, práticas alimentares, dentre outros).	Orientar a mãe para colocação da criança em posição supina para dormir (no berço), manter hábitos higiênicos, manter o ambiente livre de fumo e ações de prevenção de infecções respiratórias.
Função cardiorrespiratória estável por um período de 5-7 dias sem o uso de xantinas.	Habilitados a reconhecer situações de risco como hipotermia, alteração do padrão de sucção, alteração do padrão respiratório, apneia, palidez e cianose.	Revisar e treinar a família na administração de medicações mantidas ou iniciadas após a alta.
Imunizações administradas de acordo com a idade cronológica.	Família comunicada das imunizações realizadas.	Revisar imunizações programadas, antes da alta.
Realizadas triagens neonatais universais.	Família ciente da realização das triagens.	Conferir a realização dos testes de triagem universal.
Estado hematológico avaliado; medicamentos prescritos, quando indicados. Outras avaliações de acordo com complicações da prematuridade.	Família apta a administrar medicamentos e cuidados indicados.	Revisar a realização de testes diagnosticados indicados e encaminhamentos.
Avaliação auditiva e fundoscopia realizadas e monitoradas.	Família ciente dos resultados.	Comunicar os resultados à família e orientar o acompanhamento com data, local e nome do responsável no plano de alta.
Correção de hérnia inguinal, quando for o caso.	Família orientada quanto aos sinais de aparecimento de hérnia inguinal.	Esclarecer a família quanto aos sinais de aparecimento de hérnia e complicações caso não seja abordada oportunamente.
Exames de triagem e, quando indicados, de diagnóstico para abordagem de hemorragia cerebral ou outra alteração neurológica.	Orientação em relação aos cuidados domiciliares e quadro clínico evolutivo.	Conferir a avaliação neurológica e exames de imagem. No plano de alta, detalhar os cuidados.
Transporte automotivo.	Família orientada em relação ao assento adequado para o transporte automotivo.	Orientar o uso de assento apropriado para o carro, observando o padrão federal para veículos motorizados.
Recém-nascido	**Mãe-família**	**Equipe (função)**
Avaliação favorável do crescimento, com monitoramento em curvas de crescimento pós-natal do pré-termo.	Mãe sensibilizada, com apoio familiar, com autonomia e motivada.	Avaliar o risco ecobiopsicossocial e emocional da mãe e da família.
Em aleitamento materno exclusivo, para a maioria das situações. Em situações de exceção, especiais, mãe e família habilitadas a realizar a complementação ou aleitamento artificial.	Segura em relação à amamentação.	Prestar "aconselhamento" para a amamentação, com observação da mamada, apoio e esclarecimentos de dúvidas.
Manutenção adequada da temperatura corporal nos últimos 3-5 dias, aferida com RN totalmente vestido em berço comum e com temperatura ambiente entre 20-25 °C.	Mãe e familiares aptos nos cuidados do RN, orientados para sinais de alerta, prevenção de acidentes, prevenção de infecção e higiene. Orientações para prevenção de morte súbita (posição no berço, poluentes no ambiente, práticas alimentares, dentre outros).	Orientar posição supina para dormir, higiene, puericultura, ambiente livre de fumo e a prevenção de infecções respiratórias.

(continua)

Quadro 1 Critérios para alta hospitalar do recém-nascido pré-termo, com foco em sua estabilidade clínica, na segurança da família e na garantia do cuidado pós-alta (*continuação*)

Recém-nascido	Mãe-família	Equipe (função)
Função cardiorrespiratória estável por um período de 5-7 dias sem o uso de xantinas.	Habilitados a reconhecer situações de risco como hipotermia, alteração do padrão de sucção, alteração do padrão respiratório, apneia, palidez e cianose.	Revisar e treinar a família na administração de medicações mantidas ou iniciadas após a alta.
Imunizações administradas de acordo com a idade cronológica.	Família comunicada das imunizações realizadas.	Revisar imunizações programadas, antes da alta.
Realizadas triagens neonatais universais.	Família ciente da realização da triagem.	Conferir a realização dos testes de triagem universal.
O estado hematológico foi avaliado e a terapia apropriada foi instituída, se indicada.	Família apta a administrar medicamentos e cuidados indicados.	Revisar a realização de testes diagnosticados indicados.
Avaliação auditiva e fundoscopia realizadas e monitoradas.	Família ciente dos resultados.	Comunicar os resultados à família e orientar o acompanhamento com data, local e nome do responsável no plano de alta.
Correção de hérnia inguinal, quando for o caso.	Família orientada dos sinais de aparecimento de hérnia inguinal.	Esclarecer a família quanto aos sinais de aparecimento de hérnia e complicações caso não seja abordada oportunamente.
Exames de triagem e, quando indicados, de diagnóstico para abordagem de hemorragia cerebral ou outra alteração neurológica.	Orientação em relação aos cuidados domiciliares e quadro clínico evolutivo.	Conferir a avaliação neurológica e exames de imagem. No plano de alta, detalhar os cuidados futuros.
Transporte automotivo.	Família orientada em relação ao assento adequado para o transporte automotivo.	Orientar o uso de assento apropriado para o carro, observando o padrão federal para veículos motorizados.

RN: recém-nascido.
Fonte: adaptado de Brasil, 2017.[5]

da para os cuidados da criança e garantia do seguimento compartilhado entre atenção hospitalar, APS e AAE, com atribuições definidas do cuidado.[5]

Os recém-nascidos com peso ao nascer < 1.500 g e idade gestacional < 34 semanas apresentam risco aumentado de agudização de processos crônicos da prematuridade durante o período crítico da transição do cuidado e, portanto, demandam vigilância e monitoramento específico, com agenda compartilhada estendida, conforme recomendado e sistematizado na Nota Técnica da Criança na APS e AAE.[2]

Plano de cuidados à alta para integração da atenção hospitalar ao cuidado ambulatorial

O plano de cuidados para a alta hospitalar é uma ferramenta clínica de compartilhamento do cuidado na integração da atenção hospitalar[1] à APS e AAE. Desenvolver o plano compartilhado de cuidados para cada criança demanda, portanto, abordagem integrada dos processos de atenção à criança, de acordo com sua singularidade, inserida no núcleo familiar e social.

A agenda de cuidados contidos no plano de alta inclui:

- Integração da equipe da estratégia saúde da família (eESF) com a equipe da assistência hospitalar, durante a permanência da criança e mãe na unidade neonatal.
- Sistematização (registro e cronograma com ações de cuidado) das condições crônicas da prematuridade no plano de alta, com definições das competências na integração e continuidade dos cuidados.
- Revisão e registro no plano de cuidados das condições de risco ambiental, social e psicológico da mãe e da família.
- Primeira visita domiciliar nas primeiras 24 horas pós-alta hospitalar da criança.
- Avaliação da criança e família pela eESF na APS nas primeiras 48-72 horas pós-alta hospitalar.
- Estratificação de risco da criança de acordo com condições biológicas, familiares e sociais, com atualização do plano de cuidados a partir do plano de alta hospitalar.
- Monitoramento compartilhado da estabilidade clínica da criança no período crítico de transição do cuidado hospitalar ao ambulatorial.
- Monitoramento pela APS do plano de cuidados na AAE.
- Monitoramento das práticas nutricionais com foco no aleitamento materno exclusivo do RNPT.
- Agenda de monitoramento auditivo e visual.
- Agenda de testes de triagem e diagnósticos, de análises clínicas e de imagem, conforme definido, para condições crônicas da prematuridade.

A participação da família, integrada nos cuidados ao RN desde o nascimento, potencializa os bons resultados perinatais, com menor período de permanência hospitalar, menor risco de reinternação nos dias que seguem à alta com melhor adaptação fisiológica (temperatura, padrão respiratório, sucção) e no processo da amamentação.[1]

A transição do cuidado hospitalar para o domiciliar é, em potencial, um fator estressor para a criança e para a família. O preparo da família para a alta, de forma integrada e coordenada pela equipe, com oportunidades de assimilar as orientações e o uso de recursos disponíveis em casa e na comunidade, é um dos principais determinantes do sucesso da alta, com promoção de saúde, prevenção do desmame precoce e prevenção de reinternações por agudização de processos crônicos, como displasia broncopulmonar. Essas estratégias, além dos efeitos protetores diretos na saúde da criança, reduzem os temores dos pais ao levar para casa seu filho prematuro.

Assim, no momento da alta, a equipe da APS estará familiarizada com o plano de alta individualizado, de acordo com as demandas clínicas, familiares e sociais da criança. Na APS deverá ser indicado um profissional que seja responsável pelo acompanhamento do RN para assegurar o cumprimento das ações do plano de cuidado. A integração com AAE é de responsabilidade e coordenada pela APS, que farão também a comunicação, articulada com as Secretarias Municipais de Saúde.[1,5]

Documentos preparados e entregues aos pais à alta hospitalar, com oportunidades para esclarecimentos e orientações[2-5]

- Relatório de alta hospitalar com história perinatal incluindo dados sociodemográficos maternos, histórico da saúde materna e familiar, história social e familiar, registro das intercorrências no pré-natal, história do parto e nascimento, história da evolução neonatal, práticas nutricionais e crescimento, curvas de crescimento pós-natal do pré-termo para peso, estatura e perímetro craniano, identificação de problemas crônicos, exame físico completo com antropometria à alta.
- Dados registrados na caderneta da gestante e da criança, conforme solicitados em itens específicos.
- Caderneta da Criança, devidamente preenchida, incluindo o crescimento semanal a partir da primeira semana, com peso, comprimento e perímetro craniano, preenchidos nos gráficos correspondentes de crescimento pós-natal do pré-termo.
- Disponibilizar aos pais os exames de imagem realizados durante a hospitalização.
- Indicar os locais aonde devem se dirigir em situações de urgência.
- Entregar todas as medicações prescritas com posologia, data de início e término e assegurar que estão aptos para administrar as medicações.

Agenda e plano de cuidados no acompanhamento ambulatorial, coordenado pela APS compartilhado com AAE

- Planejar as ações de cuidado, com definição das atividades, periodicidade, responsabilidade e os recursos necessários para cada criança.
- Organizar a agenda de atendimentos da APS e AAE.
- Vincular a criança aos serviços certos para o acompanhamento, indicando as consultas com especialistas e avaliações periódicas do crescimento, desenvolvimento, acompanhamento oftalmológico da retinopatia do prematuro (ROP), avaliação auditiva sequencial e exames laboratoriais.
- Manter protocolos clínicos atualizados para o cuidado de qualidade à criança.
- Avaliar o risco da criança em todas as visitas programadas, identificando fatores de risco (biológicos ou sociais) ou diagnósticos que se apresentem.
- Identificar fatores protetores para reforçá-los ou fatores de risco, para abordar os efeitos em potencial.
- Esclarecer os pais sobre a situação de saúde da criança e oferecer apoio necessário de toda a equipe.
- Ordenar a agenda de acompanhamento longitudinal da criança, a partir da situação de saúde da criança (crescimento, desenvolvimento, estabilidade clínica de complicações da prematuridade), de maneira compartilhada pelas equipes da APS e AEE.
- A frequência e a intensidade do acompanhamento aumentam nos momentos de maior risco de instabilização de complicações da prematuridade.
- Favorecer, por toda a equipe, a participação e o envolvimento da família em todas as ações do cuidado, oferecendo aos pais e cuidadores o apoio para todas as situações que se apresentarem.
- Promover orientações individuais e em grupo, para fortalecimento da participação da família na promoção da saúde da criança.
- Monitorar o plano de cuidados elaborado pela equipe especializada e complementado pela equipe de APS.
- Assegurar ações educacionais e de vigilância por meio de visitas domiciliares, adequadas para as diferentes idades e riscos das crianças.
- Agendar as visitas segundo o plano de cuidados, adequando de acordo com a avaliação de risco evolutiva, em cada visita de avaliação da criança.
- Toda visita (consulta) inclui: abordagem da criança e sua família; história clínica atual: situação atual da criança e da família; alimentação e práticas nutricionais da família e da criança; sono da criança; desenvolvimento (percebido pelos pais); vacinação; internações; situações de urgência; vigilância do desenvolvimento; revisão dos sistemas (exame clínico e físico) e avaliação do crescimento; diagnóstico, tratamento e monitoramento de doenças crônicas, com foco na estabilização clínica; registro no prontuário; atualização da Caderneta da Criança; atualização do plano de cuidados detalhado em cada item considerado.

Dentre as ações de vigilância e monitoramento do crescimento e desenvolvimento da criança, no acompanhamento conforme agenda de cuidados atualizada, destacam-se:

- Monitorar o crescimento e o desenvolvimento em gráficos padrão de crescimento pós-natal.
- Reavaliar a situação de risco ambiental e social da criança inserida na família.
- Vigilância contínua (em toda visita na unidade básica de saúde) do comportamento dos pais e familiares para negligências e abusos.

- Programar as imunizações conforme o calendário vacinal do Ministério da Saúde.
- Indicar a administração do anticorpo monoclonal (palivizumabe) quando indicado.[6]
- Estimular o aleitamento materno como o melhor alimento para o RNPT e, nas situações especiais, entregar por escrito a forma de preparo e administração da fórmula láctea indicada.

MONITORAMENTO DO CRESCIMENTO DO RECÉM-NASCIDO PRÉ-TERMO

Para analisar os padrões de crescimento, é preciso considerar a história clínica perinatal, a evolução clínica pós-natal, as práticas nutricionais e a história familiar, social e ambiental, para abordagem global na interpretação dos resultados. A avaliação do crescimento deve considerar sempre as práticas alimentares e situação global de saúde da criança e da família.[7,8]

Para avaliação do crescimento dos RNPT, utilizar as curvas padrão *Intergrowth-21st* de crescimento pós-natal de pré-termos, iniciando o monitoramento com a idade gestacional (IG) ao nascer e até alcançar 64 semanas.[7] Esses gráficos para acompanhamento do peso, comprimento e perímetro craniano estão disponíveis na Caderneta da Criança e nas Figuras 1 e 2.[9] Após 64 semanas, a criança passa a ser acompanhada no gráfico de peso, comprimento e perímetro craniano da Organização Mundial da Saúde – OMS (disponíveis na Caderneta da Criança), considerando sua idade cronológica.

Para os RN muito prematuros, a trajetória de crescimento "fisiológica" não é conhecida e o monitoramento em gráficos de crescimento atualmente disponíveis passa a ser uma referência e não um padrão a ser comparado. Para essas crianças, marcadores biológicos de composição corpórea poderão ser complementares na avaliação do crescimento. O período de correção da idade cronológica para o nível de prematuridade para monitorar o crescimento dos prematuros muito pequenos não está estabelecido.

É indispensável plotar os parâmetros antropométricos mensuráveis nas curvas selecionadas, de forma sequencial, para avaliação do formato (curvatura) da curva de crescimento, se ascendente, paralela ou descendente às curvas padrão, de comparação. Esses dados sequenciais são os parâmetros clínicos mais importantes, prontamente disponíveis, para vigilância do crescimento, permitindo detectar desvios para intervenção oportuna.[8]

A Figura 3 sistematiza a terminologia para as diferentes idades do período perinatal, recomendada pela American Academy of Pediatrics: idade gestacional, idade pós-menstrual, idade cronológica, idade corrigida, dentre outras.[10]

NUTRIÇÃO PÓS-ALTA

A criança que nasceu pré-termo apresenta uma taxa de crescimento muito acelerada, com rápido crescimento físico e desenvolvimento, dependendo de boa nutrição para suprir e responder a essas demandas fisiológicas.[11]

Durante as primeiras 2-6 semanas, a alimentação, o sono e o crescimento ocupam visivelmente a maior parte da vida da criança. O ritmo mais rápido de crescimento ocorre entre o nascimento e os 6 meses, seguido pelo período de 6-9 meses e de 9-12 meses, com crescimento rápido, mas em ritmo menos acelerado. Esses perfis de crescimento estão retratados nas curvas de crescimento, que devem ser interpretadas com cuidado, juntamente com a história perinatal e nutricional e das condições familiares, ambientais e sociais, nunca dissociada delas.

São fundamentais o apoio e a promoção e proteção ao aleitamento materno, desde a gestação, no cuidado hospitalar, na transição do cuidado hospitalar ao ambulatorial e nas práticas nutricionais e alimentares nos primeiros 2 anos de vida. É recomendável que todo hospital-maternidade implemente os 10 passos de promoção e apoio ao aleitamento materno e prevenção do desmame precoce da Iniciativa Hospital Amigo da Criança –Unicef/OMS, regulamentada no Brasil. Do mesmo modo, todo hospital-maternidade que assiste o parto de alto risco deve assegurar a oferta do leite materno para o pré-termo internado em unidades neonatais, estimulando também o método canguru.

Leite humano da própria mãe é o alimento de escolha para os recém-nascidos prematuros ou doentes internados na unidade neonatal, sendo o leite fresco ou cru a primeira opção para nutrição enteral, seguido do leite materno congelado e, na falta, leite humano de doadoras.

O leite humano da própria mãe reduz o risco e a gravidade de múltiplas morbidades e sequelas em pré-termos. Seus componentes atuam sinergicamente na proteção e crescimento dos diversos órgãos, protegendo a criança de estressores da unidade, incluindo inflamação, estresse oxidativo e nutrição inadequada. A ação é diretamente dependente e proporcional à quantidade do leite recebido[12] (Quadro 2).

O aumento dramático, a partir dos anos mais recentes, de sobrepeso e obesidade infantil tem chamado a atenção dos pais e profissionais de saúde. Os estudos científicos evidenciam que a prevenção desses eventos crônicos começa "na incubadora", colocando a mãe do pré-termo nas unidades neonatais, à beira do leito do seu filho, para oferecer o leite materno, desde os primeiros dias de vida pós-natal.

Alimentação complementar

A alimentação complementar é constituída pelos alimentos a serem introduzidos aos lactentes a partir dos 6 meses de idade, com variações de acordo com o nível de prematuridade, em complementação ao aleitamento materno. O pediatra deve orientar a introdução dessa alimentação, destacando a importância de nutrientes adequados, assim como conservação e higiene. O início da alimentação complementar para os RNPT que nasceram com IG menor que 34 semanas deve observar o desenvolvimento digestório, imunológico e neurológico do lactente.[13]

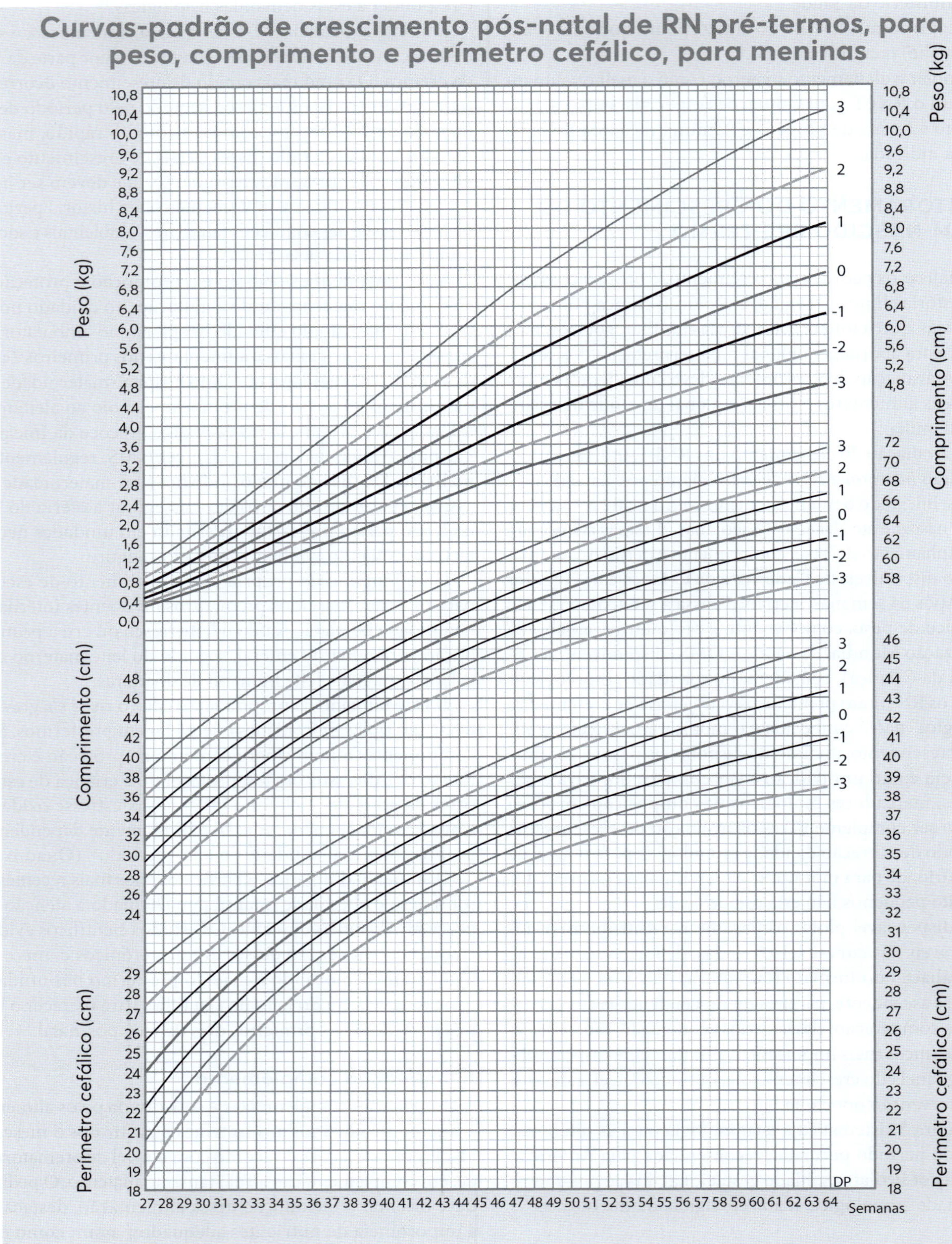

Figura 1 Curvas padrão *Intergrowth-21st* de crescimento pós-natal de pré-termos, meninas.

Fonte: Villar et al., 2015.[9]

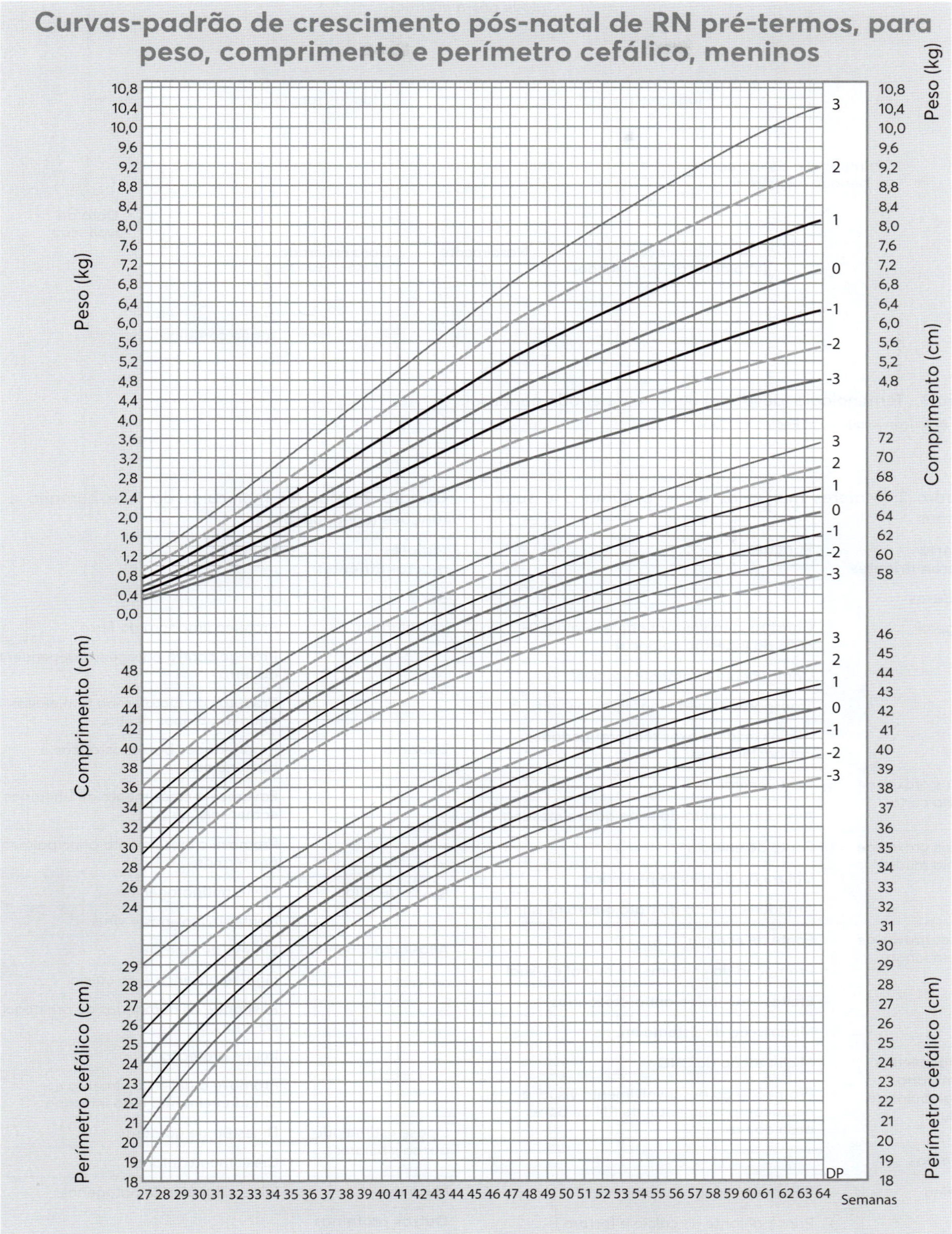

Figura 2 Curvas padrão *Intergrowth-21*[s] de crescimento pós-natal de pré-termos, meninos.

Fonte: Villar et al., 2015.[9]

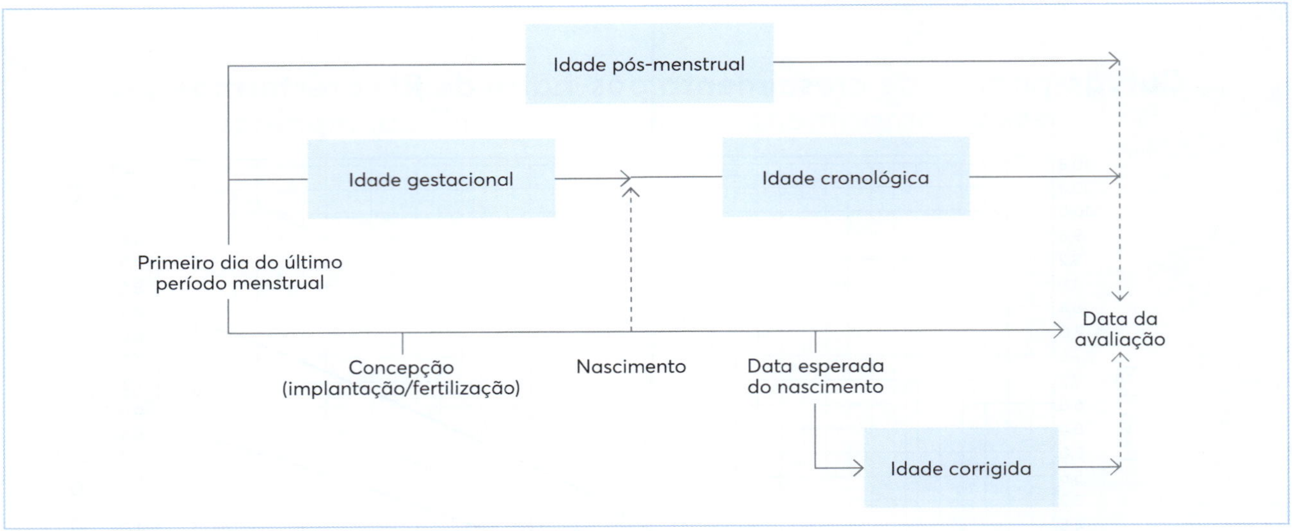

Figura 3 Terminologia (de idade) durante o período perinatal.
Fonte: American Academy of Pediatrics, 2004.[10]

Quadro 2 Maiores moléculas do leite humano e suas funções

Maiores macronutrientes	Funções
Gorduras	
Em geral	Constitui a maior fonte de energia (50-60% da ingestão calórica)
	Componente altamente variável
	Transporte de vitaminas lipossolúveis
	Alguns ácido graxos têm propriedades antibacterianas
Ácidos graxos de cadeia curta	Fonte energética
	Amadurecimento do trato gastrointestinal
Ácidos graxos de cadeia média	Fonte de energia
	Utilização de glicose periférica
	Amadurecimento do trato gastrointestinal
Ácidos graxos de cadeia longa	Fonte de energia
	Promoção do crescimento neural e visual
	Efeitos antivirais e antiprotozoários
	Modulação do sistema imune
Esfingomielina (membrana dos glóbulos de gordura)	Mielinização do SNC
	Promoção do desenvolvimento visual e neurocomportamental de RN de baixo peso ao nascer
Proteínas	
Caseína	Fator nutricional dos aminoácidos
	Principal fonte de cálcio e fosforo
	Promove trânsito gástrico rápido
Peptídeos (derivados da digestão da caseína)	Efeitos antimicrobiano, imunomodulador, antitrombótico, anti-hipertensivo

(continua)

Quadro 2 Maiores moléculas do leite humano e suas funções (*continuação*)

Maiores macronutrientes	Funções
Soro	
Lactoferrina	Proteína limadora do ferro
	Protege contra patógenos dependentes do ferro
	Produtos da lactoferrina têm efeitos antimicrobianos diretos
Lisozima	Propriedades bacteriostáticas e bactericidas
	Favorece o crescimento de bactérias comensais
	Promove o crescimento principalmente de pré-termos
IgA secretória	Efeito antipatogênico
	Neutraliza toxinas e vírus
Alfa-lacto albumina	Síntese de lactose
	Liga-se ao zinco e ao cálcio
	Responde às demandas de aminoácidos da criança
	Imune proteção
	Promove o desenvolvimento e amadurecimento e do intestino
Lipase estimulada por sais biliares	Digestão de gorduras
	Crescimento infantil
Mucinas	Inibe a ligação de patógenos
Outras proteínas	
Osteopontina	Função de barreira intestinal
	Resposta imune
Amilase	Digestão de oligo e polissacarídeos
	Funções antibacterianas

(continua)

Quadro 2 Maiores moléculas do leite humano e suas funções (*continuação*)

Maiores macronutrientes	Funções
Outras proteínas	
Haptocorrina	Absorção de vitamina B12
	Atividade antimicrobiana
Citocinas	Ação anti-inflamatória: reduz a gravidade das infecções
	Composição corpórea
Fatores de crescimento	Estimula o crescimento celular
	Importante para o crescimento intestinal
	Participa da regulação de múltiplos órgãos
	Propriedades anti-inflamatórias
Carboidratos	
Lactose	30-40% do total energético
	Absorção de cálcio
	Probiótico para a colonização intestinal
Oligossacarídeos (HMO)	Protege contra infecção, com antimicrobianos e fatores antiaderentes, e altera a resposta celular do hospedeiro
	Importante para o desenvolvimento cerebral
	Prebióticos para a colonização intestinal

RN: recém-nascido; SNC: sistema nervoso central.
Fonte: Geddes e Kakulas F, 2018.[12]

Deve-se ressaltar que a introdução da alimentação complementar deve ser gradual, sob a forma de papas, oferecida com colher de tamanho adequado e de silicone, plástico ou metal emborrachado. Também se deve estimular a interação com a comida, evoluindo de acordo com o desenvolvimento do lactente.[14]

Em relação aos prematuros, preconiza-se o início da alimentação complementar após 6 meses de idade cronológica e entre 4-6 meses de idade corrigida para a prematuridade, tanto em prematuros em aleitamento materno quanto em uso de fórmulas lácteas.[13,14]

Para determinar qual o melhor momento de iniciar essa alimentação, deve ser individualizado e baseado no desenvolvimento neurológico. O lactente que nasceu pré-termo deve apresentar tônus e postura adequados, permitindo que fique sentado, ser capaz de rolar para trás os alimentos, em forma de papa, colocados na porção anterior da língua, apresentar movimentos mastigatórios, além de ter controle da abertura da boca para dar entrada à colher.[13]

Os alimentos devem ter consistência de papa, amassados com colher. Deve-se permitir que o prematuro explore com as mãos as diferentes texturas dos alimentos, pois faz parte de seu aprendizado sensoriomotor.[15]

O Quadro 3 mostra a introdução da alimentação complementar em lactentes pré-termo.

Quadro 3 Esquema de introdução da alimentação complementar em lactentes pré-termo

Idade corrigida para a prematuridade	Tipo de alimento
Até 6 meses	Aleitamento materno exclusivo e/ou fórmula láctea
6º mês	Papa de frutas Primeira papa principal
7º ao 8º mês	Segunda papa principal
12º mês	Alimentação da família

Suplementação

A vitamina D atua em um grande número de processos fisiológicos, como função neuromuscular e mineralização óssea. As ações dependentes do receptor intestinal de calcitriol [1,25(OH)2D] são críticas para a absorção ideal de cálcio, e as vias de absorção e metabolismo de vitamina D são totalmente operacionais em bebês < 28 semanas de gestação. No entanto, os requisitos para um crescimento ideal em RNPT com baixo peso ao nascer ainda são assuntos a serem discutidos.[16]

A Academia Americana de Pediatria (AAP)[17] recomenda suplementar 400 UI/dia, enquanto a ESPGHAN[18] indica 800-1.000 UI/dia durante os primeiros meses de vida.

Pode-se indicar que a dose de 400 UI/dia é suficiente para a saúde óssea se a oferta de minerais for adequada.[17] Caso a mãe seja deficiente e o recém-nascido tenha baixo estoque, pode ser usada dose maior. Vale lembrar que excesso de vitamina D pode causar hipercalciúria e nefrocalcinose.

A deficiência de vitamina A pode levar a infecções recorrentes e a um risco aumentado de displasia broncopulmonar.[19]

A dose preconizada, portanto, pode variar entre 400-1.000 UI/dia.

Em relação ao ácido fólico, vários estudos da década de 1980 detectaram níveis significativamente mais baixos de folato no soro de RNPT nos primeiros 2-3 meses de vida. Por isso a suplementação de ácido fólico de rotina foi recomendada para prevenir o desenvolvimento da deficiência de folato.[20] No entanto, atualmente, com a disponibilidade de novos produtos nutricionais parenteral e enteral contendo ácido fólico, sua suplementação tornou-se controversa.[21] A suplementação de ácido fólico na gestação, no leite materno e o desenvolvimento de fórmulas lácteas de RNPT diminuiu a necessidade de suplementação para os RNPT.

Foi realizado um estudo[21] para estabelecer a necessidade de suplementação de ácido fólico em RN com IG menor ou igual a 32 semanas, medindo os níveis de folato de soro até 45 dias de vida de acordo com o tipo de dieta enteral, leite materno exclusivo (LME), leite humano com fortificante (LHF) e fórmula láctea de prematuro (FLPT). Nesse estudo observou-se que, no geral, o nível de folato de soro variou entre 11,5-71,7 ng/mL e a deficiência (< 3 ng/mL) não foi observada em nenhuma das amostras obtidas com 14, 28 dias de vida e 36 semanas de IG. Os que receberam LME tiveram níveis mais baixos quando comparados com os alimentados com LHF e FLPT. No entanto, RNPT alimentados desde o nascimento com LM ou fórmula láctea com baixo teor de ácido fólico podem estar em risco de deficiência de folato, especialmente quando as mães são fumantes e/ou não receberam a suplementação de ácido fólico durante a gravidez.[21] Portanto, a suplementação de ácido fólico deve ser avaliada caso a caso, e de acordo com a ESPGHAN[18] a recomendação é 35-100 mcg/kg/dia.

Suplementação de ferro

A OMS recomenda que a suplementação profilática de ferro para lactentes seja realizada de maneira universal.[22]

Para prematuros o critério de suplementação é baseado no peso de nascimento, conforme o Quadro 4.[23]

Quadro 4 Suplementação de ferro em prematuros conforme o peso de nascimento

Peso de nascimento	Recomendação
Recém-nascidos pré-termo com peso de nascimento entre 2.500 e 1500 g	2 mg/kg/dia a partir de 30 dias durante 1 ano, após 1 mg/kg/dia por mais 1 ano
Recém-nascidos pré-termo com peso de nascimento entre 1.500 e 1.000 g	3-4 mg/kg/dia a partir de 15-30 dias durante 1 ano, após 1 mg/kg/dia por mais 1 ano
Recém-nascidos pré-termo com peso de nascimento inferior a 1.000 g	4 mg/kg/dia a partir de 15-30 dias durante 1 ano, após 2 mg/kg/dia por mais 1 ano

Fonte: adaptado de Sociedade Brasileira de Pediatria, 2021.[23]

Zinco

O zinco (Zn) é um elemento que atua como cofator em mais de 300 metaloenzimas, sendo indispensável para o crescimento adequado, a manutenção de tecidos, a cicatrização de feridas e o funcionamento do sistema imunológico.[24] A deficiência prejudica os processos fisiológicos, levando a consequências clínicas que incluem falha no crescimento, lesões cutâneas periorificiais e dificuldade de cicatrização das feridas. Podem ocorrer deficiências leves, que não são clinicamente claras ainda, mas podem causar consequências, como a suscetibilidade à infecção e o baixo crescimento.

O armazenamento fetal do Zn ocorre durante o terceiro trimestre de gestação, o que predispõe os RNPT, especialmente os que nascem com IG menor do que 34 semanas e/ou peso de nascimento abaixo de 1.500 g, ao risco de deficiência devido aos baixos estoques ao nascer.[25] Além dessa limitação, é importante salientar que o rápido crescimento pós-natal, o trato gastrointestinal imaturo, altas perdas endógenas e a ingestão variável desse mineral acrescentam aos RNPT um risco adicional para deficiência.

A partir da literatura existente, ainda não está claro se os benefícios presumidos poderiam ser obtidos com a suplementação de Zn durante um período definido de algumas semanas ou se os efeitos positivos poderiam ser aumentados proporcionalmente com o aumento do tempo da intervenção ao longo de várias semanas ou meses.[26] Embora os suplementos de zinco sejam considerados relativamente seguros, a administração enteral tem o potencial de influenciar negativamente a absorção de cobre e ferro no trato gastrointestinal.[26] A revisão sistemática e a metanálise, publicada em 2021, com os objetivos de avaliar a eficácia e a segurança da suplementação de Zn enteral *versus* nenhuma intervenção ou placebo sobre morbidade, crescimento e desenvolvimento neurológico entre RNPT, concluíram que a suplementação enteral de Zn em RNPT comparada com placebo ou nenhuma suplementação pode diminuir moderadamente a mortalidade e, provavelmente, favorecer o melhor ganho de peso e o crescimento linear em curto prazo, mas em relação às morbidades comuns da prematuridade pode ter pouco ou nenhum efeito. Esse estudo não encontrou dados que avaliem o efeito da suplementação de Zn no neurodesenvolvimento em longo prazo.[26]

Segundo a AAP, recomenda-se suplementação de Zn enteral até os 6 meses de idade para RNPT que recebem leite humano exclusivo.[27] Observa-se que a biodisponibilidade do Zn do leite materno é maior do que a do leite de vaca.

Em relação às doses a AAP recomenda 1-3 mg/kg/dia[26,27] e a ESPGHAN[18] indica 1,1-2 mg/kg/dia. Na prática, para os RNPT que nasceram com IG abaixo de 32 semanas a suplementação de Zn pode ser feita com 0,5-1 mg/kg/dia de sulfato de Zn (formulado 10 mg/mL).[28] Iniciar com 36 semanas e manter até 64 semanas de idade pós-natal (6 meses de idade corrigida para 40 semanas).[28]

AVALIAÇÃO DO DESENVOLVIMENTO NEUROLÓGICO

Como visto anteriormente, a prematuridade envolve um contexto de vulnerabilidade associado à imaturidade em geral. Sendo assim, o acompanhamento sistematizado em nível ambulatorial deve atender a todas as demandas, incluindo adequado acompanhamento do desenvolvimento. A questão fundamental para o pediatra que é responsável pelo acompanhamento de uma criança nascida pré-termo é como se deve suspeitar de atraso do desenvolvimento precocemente para planejar intervenções e estímulos adequados. Começa com a observação atenta na consulta médica, desde a entrada da criança em sala e de sua família e cuidadores, seguida da anamnese e exame físico criteriosos, testes de triagem do desenvolvimento, e em alguns momentos se usam escalas de avaliação do desenvolvimento. A história clínica detalhada será fundamental para orientar a avaliação do desenvolvimento do prematuro, pois possibilitará a identificação dos fatores de risco para atraso no desenvolvimento e sinais de alerta precoces.[28,29]

No exame físico são avaliados todos os marcos de neurodesenvolvimento nos primeiros meses após a alta, a postura, tônus e presença de reflexos primitivos e demais reflexos. O exame físico é realizado na sequência craniocaudal conforme a aquisição motora e orientado para a avaliação diagnóstica. Entretanto, independentemente da habilidade e conhecimento de quem o realize, esse exame é insuficiente para detecção precoce de atraso no neurodesenvolvimento do prematuro. São necessárias avaliações sistemáticas por meio de testes de triagem do desenvolvimento e escalas de avaliação especificamente empregadas de acordo com as diversas faixas etárias.[29]

Avaliação do desenvolvimento

A idade corrigida para a prematuridade (ICP) é usada para adequar a avaliação à imaturidade da criança, pois a correção reflete a necessidade de ajuste da idade cronológica em função do grau de prematuridade, uma vez que o neurodesenvolvimento depende fundamentalmente da idade gestacional. Em outras palavras: quanto maior o grau de prematuridade, maior o atraso esperado. Com isso, para a correta avaliação faz-se necessária a subtração da idade cronológica às semanas que faltaram para a idade gestacional atingir 40 semanas (termo equivalente).

Não há consenso acerca de durante quanto tempo deve ser corrigida a idade do prematuro. A maioria dos autores utiliza a ICP até 2 anos de vida, nos testes de triagem e na aplicação das escalas de avaliação.[28]

O déficit motor geralmente aparece mais cedo que o déficit cognitivo. Paralisia cerebral (PC), desordem da coordenação do desenvolvimento (DCD) e outros distúrbios do movimento podem ser percebidos no primeiro ano de idade corrigida. As dificuldades cognitivas e comportamentais em geral somente são observadas após o primeiro ano, sendo a qualidade da assistência nas consultas de seguimento o maior determinante da suspeita diagnóstica precoce.

A observação atenta do comportamento da criança e da família pelo pediatra nas consultas e a aplicação do teste de Denver, embora seja apenas de triagem para desenvolvimento, auxiliam na suspeita de atraso do desenvolvimento.[28]

O teste de Denver é o mais utilizado para triagem de atrasos porque é considerado de fácil execução; oferece um manual para treinamento e orientações quanto à sua utilização, podendo ser aplicado por vários profissionais da saúde, inclusive sem prolongar muito a consulta pediátrica. O resultado da avaliação é distribuído em 3 faixas: normal, suspeito ou atraso. Na avaliação de pré-termos de muito baixo peso a limitação do uso do teste de Denver é a discrepância de resultados conforme a idade considerada para avaliação: se empregada a idade cronológica, há elevado índice de falso-positivo para anormalidade; por outro lado, a idade corrigida poderá superestimar a normalidade.[28]

Uma forma de qualificar a avaliação pelo Denver é buscar sinais de alerta para o componente motor de atraso, que pode indicar de forma muito precoce alterações existentes. Nos primeiros 12 meses de idade corrigida, está dividido em trimestres para facilitar a monitorização.[28]

1. Primeiros três meses de idade corrigida: pouco interesse aos estímulos visuais e auditivos; ausência do reflexo de fuga; mãos cerradas e polegar incluso na palma da mão de forma persistente; exagero da hipertonia flexora dos membros superiores e inferiores, com muita dificuldade para a movimentação desses segmentos; hipotonia dos membros superiores e inferiores, com ausência de resistência durante a movimentação desses segmentos; cotovelos dirigidos excessivamente para trás na postura sentada e em prono; e reflexos exacerbados, ausentes ou com respostas assimétricas.[28]
2. De 4 a 6 meses de idade corrigida (segundo trimestre): pode ser observada a não ocorrência do controle cefálico e a presença de hipertonia persistente dos membros, que impede a exploração normal de seu corpo e a movimentação antigravitacional. O prematuro com comprometimento significativo não brinca ou segura os pés aos 5-6 meses de idade corrigida, nem consegue rolar, passando de decúbito lateral para prono e vice-versa. Ausência de desenvolvimento do controle flexor completo até o final do sexto mês de IC significa atraso motor. A presença de reflexos primitivos em geral aos 6 meses é preocupante, assim como a criança que não interage com o meio social.[28]
3. De 7 a 9 meses de idade corrigida (terceiro trimestre): o controle pobre do tronco é um sinal de alerta importante para atraso motor nessa fase, uma vez que a aquisição deve ser obtida entre 7-9 meses de idade corrigida. Na avaliação do controle motor, queda do tronco para a frente sugere um quadro de hipotonia axial; e queda para trás sugere desequilíbrio do tônus axial e hipertonia dos membros inferiores. As reações de proteção dos membros superiores surgem quando a postura sentada é adquirida e podem ser avaliadas deslocando lateralmente e de forma brusca o ombro da criança. A ausência ou o retardo na resposta extensora, ou ainda assimetria na resposta direita-esquerda, pode ser sinal de algum dano neurológico. De forma geral, os sinais de alerta para atraso no final do terceiro trimestre são: controle pobre de tronco (queda exagerada para a frente ou para trás), ausência ou assimetria de respostas na reação de paraquedas (extensão protetora dos membros superiores), ausência de respostas na reação de Landau (combinação de reação de retificação com reflexos tônicos) e persistência de reflexos primitivos.[28]
4. De 10 a 12 meses de idade corrigida (quarto trimestre): ausência de interesse na exploração do ambiente, observada naquela criança com dificuldade de mobilidade (engatinhar) e que aceita pouco os estímulos e brincadeiras (não busca brinquedos fora de seu alcance), e ausência de linguagem simbólica são sinais de alerta não apenas para atraso motor, mas também cognitivo, e alertam para dificuldades na linguagem que podem estar associadas a problemas de audição. Dificuldade na transferência de peso para os membros inferiores quando posicionado em pé e a presença de um padrão reflexo de apoio dos membros inferiores e de marcha são sinais para atraso motor grave, além da clássica "marcha em tesoura", muito característica de sequela de hemorragia cerebral grave. Qualquer sinal de hipertonia, distonias ou outras alterações de tônus pode se tornar mais evidente nesta fase.[28]

A seleção do tipo de escala que pode ser empregada na monitorização do neurodesenvolvimento do prematuro deve ser apropriada à idade da criança a fim de estimar e/ou diagnosticar os déficits o mais precocemente possível. TIMP (*test of infant motor performance*), AIMS (*Alberta infant motor scale*), GM (*general movements*) e GMFCS (*gross motor function classification system*) são exemplos de testes/escalas exclusivamente motores, sendo a escala AIMS a mais usada na prática clínica, após triagem por Denver.[28,30]

Entre as escalas mais usadas em estudos de neurodesenvolvimento estão as escalas Bayley-III, que avalia amplamente os domínios motor, cognitivo e da linguagem nos 3 primeiros anos de idade. Entretanto, os pontos de corte que identificam atraso aos 2 anos têm uma sensibilidade baixa para predizer atraso cognitivo aos 4 anos. Embora existam instrumentos específicos para avaliação da linguagem, a aquisição da linguagem e de seus marcos pré-verbais é avaliada de forma consistente pelas escalas Bayley III e mais recentemente pela quarta versão (BSDI-IV, *Bayley scales of infant and Toddler development screening test*), que apresenta uma versão atualizada com teste de triagem.[31,32]

A *Wechsler intelligence scale for children* (WISC) III é uma escala empregada a partir de 6 anos de idade. A versão infantil permite avaliar as habilidades cognitivas e intelectuais até os 16 anos. Adolescentes com histórico de prematuridade apresentam baixa *performance* na WISC, piores funções executivas e de memória que aqueles adolescentes nascidos ao termo.[28,30] A avaliação do desfecho cognitivo nos anos pré-escolares pode ser difícil, pois as crianças menores são naturalmente mais imaturas, menos colaborativas e costumam apresentar capacidade de atenção limitada. Além disso, nas escala de avaliação o que é "média" com base na distribuição normal observada em uma população em geral não pode ser "média" para a população de crianças nascidas prematuramente.[33]

Diferentes testes e escalas são aplicados para avaliações de áreas do desenvolvimento infantil. Independentemente do teste empregado para seu diagnóstico, o atraso motor da criança prematura está relacionado aos fatores biológicos envolvidos com a prematuridade, tais como menor IG, mais baixo peso de nascimento, lesão da substância branca cerebral, hemorragia cerebral, presença de convulsões, retinopatia, perda auditiva, infecções, entre outras morbidades associadas com prematuridade. Assim, ambas as avaliações, das funções motoras e cognitivas, devem fazer parte da rotina ambulatorial sistemática.[31,33]

As principais anormalidades neurocognitivas conforme a faixa etária estão resumidas no Quadro 5.[34]

Quadro 5 Anormalidades neurocognitivas em crianças nascidas pré-termo e de muito baixo peso

Até 2 anos	Idade escolar
Dificuldades alimentares	Comprometimento cognitivo
Distonias transitórias	Distonia na coordenação motora
Atraso na linguagem	Alteração na percepção visoespacial
Surdez	TDAH
Cegueira	TBH
Baixo escore nos testes	Alterações auditivas e oftalmológicas, estrabismo
Paralisia cerebral	Necessidade de educação especial

TBH: transtorno bipolar do humor; TDAH: transtorno do déficit de atenção e hiperatividade.
Fonte: adaptado de Marlow, 2004.[34]

Os modernos métodos de neuroimagem permitem, pela ressonância cerebral, definir alterações estruturais cerebrais que eram impensáveis anos atrás (Quadro 6). A chance de não completar o ensino médio nas meninas e nos meninos é maior em qualquer faixa de prematuridade. A dificuldade escolar, especialmente para habilidades matemáticas na

Quadro 6 Consequências neurológicas da prematuridade

Alterações estruturais cerebrais	Déficit motor e paralisia cerebral	Alterações na neurocognição	Alterações neurossensoriais
Redução do volume do hipocampo e região frontotemporal	PC em 16-80% (IG menores)	EPIPAGE-31% déficits cognitivos aos 8 anos	Visão: ROP, função visual – controle motor visual, percepção espacial (feixe dorsal)
Afilamento do corpo caloso	Morbidades: HPIV grave LPV	Dificuldades de aprendizagem (corrigidas para QI)	Audição (estruturas auditivas > 25 semanas); atraso na linguagem
Padrão giral, cerebelo, substância cinzenta	Ambiente da UTI limita aquisições motoras	TDAH, problemas atencionais	Olfato e gustação (> 24 semanas); dificuldades alimentares
Atraso na mielinização	Disfunções motoras menores – coordenação motora fina e ampla	Desordens psiquiátricas: ansiedade, depressão, TBH, dificuldades sociais Autismo; prevalência de 7% entre 23-27 semanas, comparado a 1,5% na população dos EUA	Estímulos dolorosos: > cortisol em período crítico somatossensorial

IG: idade gestacional; hemorragia peri-intraventricular; LV: leucomácia periventricular; PC: paralisia cerebral; QI: quociente de inteligência; ROP: retinopatia do prematuro; TBP: transtorno bipolar do humor; TDAH: transtorno do déficit de atenção e hiperatividade; UTI: unidade de terapia intensiva.
Fonte: adaptado de Ream, 2018.[29]

infância precoce, é um sinal de alerta para problemas de desempenho no trabalho na vida adulta da criança nascida prematura. O nível socioeconômico, em especial a escolaridade materna, é fundamental para o desempenho cognitivo e educacional dos pré-termos.[29,33]

O nascimento prematuro desafia o desenvolvimento do controle motor, e, como resultado, uma das mais frequentes sequelas é a falta de um controle postural adequado durante as atividades motoras, o que irá impactar diretamente nas habilidades cognitivas, no comportamento e nas emoções dessa criança.

Assim, é fundamental que o pediatra esteja vigilante aos diferentes fatores de risco e aos sinais de alerta precoce, de modo a detectar os desvios precocemente e encaminhar a criança e sua família para intervenção.[29,33] O acompanhamento sistemático permite definir as necessidades individuais e deve ser realizado de forma multidisciplinar e antecipatória.

ACOMPANHAMENTO OFTALMOLÓGICO DA CRIANÇA PREMATURA

Os RNPT no período neonatal podem desenvolver a fase aguda da ROP e mais tardiamente apresentar baixa acuidade visual (AV) por sequelas neurológicas ou retinianas da ROP, comprometimento de nervo óptico e vias ópticas, estrabismo, erros refrativos, defeitos de campo visual e alteração do contraste. Glaucoma e descolamento de retina podem ocorrer na adolescência. O seguimento ambulatorial das crianças prematuras ao longo dos anos é fundamental para detectar e tratar as possíveis complicações, promovendo melhor qualidade de vida. O pediatra é um importante parceiro da oftalmologia na prevenção à cegueira infantil, permitindo a detecção e o tratamento precoce dessas doenças. A ROP será apresentada em outros dois capítulos; neste trataremos do segmento ambulatorial do prematuro.

Quem avaliar e quando realizar exame oftalmológico em RNPT?

Todos os RNPT, com ou sem sequelas neurológicas e/ou oculares, devem ser avaliados aos 6 e 12 meses e a seguir a cada 1 ou 2 anos até a adolescência, conforme a evolução/necessidade da criança. Há inúmeros trabalhos apontando a maior frequência de doenças neuro-oftalmológicas e que justificam esses exames em todos os RNPT.[35]

Nesse exame o oftalmologista deve avaliar a AV, exame externo e/ou exame em lâmpada de fenda, pesquisa dos reflexos fotomotores (RFM) e motilidade extraocular; cálculo da refração com cicloplegia e mapeamento de retina sob midríase (MR). Conforme os achados, podem ser solicitados outros exames.

Se não for possível fazer exames frequentes no grupo de RNPT, que não apresentaram ROP nem alterações neurológicas, sugere-se que pelo menos sejam realizados exames entre 6-12 meses e 3-5 anos. No exame com 3-5 anos a refração já está estabilizada e tem melhor valor preditivo que o exame aos 6-12 meses para detectar estrabismo, AV e erros refrativos que podem trazer consequências se não tratados.

Vale lembrar que crianças tratadas com drogas anti-VEGF devem ser seguidas por longo tempo após a aplicação do medicamento, pois geralmente se observa uma involução da ROP nas primeiras semanas, mas uma alta taxa de recorrência da doença após alguns meses da aplicação.

Acuidade visual: nos primeiros meses de vida se avalia o comportamento visual da criança. O Quadro 7 mostra o comportamento esperado do bebê. Posteriormente a AV pode ser avaliada com cartões de Teller, optótipos de Lea Hyvärinen. O potencial evocado visual e eletrorretinograma pode ser usado em crianças que não respondam aos testes anteriores.

Nos primeiros meses de vida é difícil diferenciar o retardo do desenvolvimento visual do comprometimento visual definitivo. Nesses casos em que a criança apresenta baixa AV, deve-se avaliar as condições da retina e, na ausência de lesões cicatriciais da ROP, solicitar angiotomografia de coerência óptica da mácula para avaliar sua estrutura e exames de imagem para afastar alterações neurológicas.

Quadro 7 Desenvolvimento visual adaptado de Lea Hyvarinen

Idade	Comportamento
0-1 mês	Gira a cabeça na direção da luz Contato visual em 6-8 semanas, segue objetos
2-3 meses	Contato visual intenso Interesse em móbiles e na face humana
3-6 meses	Descobre as próprias mãos Pega objetos Troca fixação Observa brinquedos
7-10 meses	Percepção de pequenos objetos Primeiro toca, depois "pinça" os objetos Reconhece objetos parcialmente escondidos
11-12 meses	Orientação visual em casa Reconhece pessoas e figuras Brinca de esconde-esconde
18 meses	Pode montar quebra-cabeças simples Interesse por livros e figuras Pode reconhecer figuras que representam objetos reais Gosta de escutar histórias Pode reconhecer objetos e figuras como maçã, casa, bola
24 meses	É capaz de reconhecer que figuras podem ter diferentes tamanhos e ser a mesma coisa É capaz de arrumar figuras semelhantes em grupos É capaz de informar acuidade visual com figuras simples É capaz de olhar pequenas figuras de forma semelhante com os dois olhos

Fonte: http://www.lea-test.fi/.

Lesões retinianas e comprometimento visual cortical (CVC) por ROP: estudos recentes com ressonância magnética, tomografia e angiotomografia de coerência óptica sugerem que a ROP pode não ser apenas uma doença vascular, mas neurovascular, fazendo parte de um espectro que inclui o desenvolvimento patológico tanto na interfase neurovascular retiniana quanto cerebral.[36]

Durante o processo de desenvolvimento, o sistema visual pode estar sujeito a lesões devido a sua proximidade com a substância branca periventricular, um local de predileção para lesão cerebral prematura. O nervo óptico e a camada interna da retina do RNPT podem sofrer diretamente com a hipóxia retiniana e indiretamente por lesões das radiações geniculocalcarinas causadas por hipóxia ou hemorragia intraventricular.

O CVC pode ser devido a lesões das radiações ópticas geniculocalcarinas ou do córtex visual e representam a maior causa de baixa acuidade visual no RNPT. Geralmente estão associadas a outras alterações neurológicas, e seu diagnóstico é feito pela presença de baixa AV, RFM preservados e MR sem lesões detectadas. Os exames de imagem confirmam o diagnóstico por mostrar o comprometimento do sistema nervoso central (SNC).

- Lesões cicatriciais da retina: as lesões cicatriciais da retina secundárias à fase aguda da ROP podem se caracterizar por desde discreta tração da retina envolvendo a mácula até o descolamento de retina.
- Lesões da mácula em RNPT < 30 semanas: durante a vida fetal, a malha vascular macular, bem como as camadas neurais retinianas internas, retraem na região da fóvea (centro da mácula), contribuindo para a formação de uma zona avascular que permite que a luz acesse diretamente os fotorreceptores, o que é importante para boa AV. No RNPT < 30 semanas essa migração não ocorre, indicando uma parada ou atraso no desenvolvimento normal do tecido neurovascular retiniano, formando uma fóvea mais espessa com uma zona avascular menor. Anormalidades foveais em prematuros com e sem ROP prévia foram demonstradas em imagens de tomografia de coerência óptica (OCT) e ângio-OCT, e há pior AV quando presente.[36-38]
- ROP e desenvolvimento cognitivo e motor:[36] Muitos estudos em crianças pequenas, em idade pré-escolar e no início da adolescência sugerem que ROP e lesão cerebral podem ocorrer ao mesmo tempo. No *Estudo de recém-nascidos com idade gestacional extremamente baixa* (ELGAN), crianças com ROP eram mais propensas do que seus pares a ter desenvolvimento cognitivo e psicomotor abaixo da média esperada aos 2 anos de idade; a ROP pré-limiar era fator de risco para transtorno de déficit de atenção e hiperatividade (TDAH) aos 10 anos. No estudo *Caffeine for apnea prematurity*,[39] a ROP grave foi associada a um risco 3-4 vezes maior de deficiência motora, cognitiva e auditiva aos 5 anos.

Existem relatos de atraso na maturação da substância cinzenta e branca e índices de volume cerebral mais baixos na ressonância magnética em crianças com ROP em idade equivalente a termo.

Existem evidências de que regiões do cerebelo, substância branca e tecido neural da retina compartilham uma vulnerabilidade e podem ser lesadas por uma causa comum durante o desenvolvimento. Os mais aceitos são a depleção de fatores tróficos, como o fator de crescimento semelhante à insulina-1 (IGF-1) e/ou inflamação, mas fatores ambientais como cuidados no período neonatal, estrutura familiar e ambiente doméstico podem modificar esses fatores de risco.

Spittle et al.,[40] em revisão sistemática com metanálise, avaliaram 25 trabalhos, comparando as intervenções em RNPT, de estimulação precoce (primeiros 12 meses) após a alta hospitalar com o seguimento tradicional. Embora exista muita variabilidade entre os programas, destacam que existem evidências de que as intervenções fisioterapêuticas baseadas nos princípios da terapia neurodesenvolvimental inicial melhoram os resultados cognitivos até a idade pré-escolar, mas fazem pouca diferença nos resultados motores e cognitivos em longo prazo.

- Estrabismo: o estrabismo tem uma etiologia não bem esclarecida, mas provavelmente está relacionada em parte à ROP, ao aumento do erro refrativo e a alterações neurológicas. Crianças com hemorragia intraventricular têm maior risco para apresentar estrabismo presumivelmente por lesão nas radiações ópticas e córtex estriado. O estrabismo associado à prematuridade ocorre em geral mais precocemente, e sua resolução cirúrgica é mais frequente que os casos de estrabismo em crianças de termo. O tratamento do estrabismo visa restaurar a visão binocular, além de melhorar o aspecto estético.
- Erros refrativos: maior incidência de erros refrativos é observada em RNPT, independentemente de terem desenvolvido ROP, no entanto as crianças que trataram a ROP apresentam incidência maior. Trabalhos de longa evolução mostram que os erros refrativos estão relacionados ao tipo de tratamento que receberam para tratar a ROP grave. O RNPT tratado com crioterapia tem no desenvolvimento maior erro refrativo médio que os tratados com *laser*, e os prematuros tratados com antiangiogênicos apresentam menor erro refrativo que os tratados com *laser*.
- A miopia no RNPT pode se apresentar de três formas: ao nascer o prematuro apresenta uma miopia fisiológica para sua idade gestacional. É consequência de a criança apresentar as características do olho intrauterino com curvatura corneana elevada com alto poder refrativo e comprimento axial pequeno quando comparado com as crianças de termo. A segunda forma de miopia presente no RNPT é devida ao não desenvolvimento do segmento anterior do olho e não depende da ROP. Esses olhos têm comprimento axial pequeno, câmara anterior rasa e cristalino de maior espessura. O terceiro grupo de míopes é consequência da ROP grave. Além de miopia, podem apresentar anisometropia e astigmatismos associados. Cada caso deve ser avaliado isoladamente e levar em conta, além do erro refrativo, a presença de anisometropia e a idade da criança.
- Hipermetropia e astigmatismo também estão presentes no seguimento dos RNPT independentemente de terem apresentado ROP ou não.
- A ambliopia por deprivação do estímulo visual em sistema óptico sem lesões orgânicas é observada nos casos

de erro refrativo não corrigido, estrabismo não tratado e remoção do cristalino em casos cirúrgicos. O tratamento precoce deve ser iniciado e na maior parte dos casos tem bom resultado.

- Sensibilidade de contraste, campo visual retraído e visão de cores geralmente se encontram comprometidos nos RNPT, porém mais frequentes nos casos cirúrgicos.
- Catarata: pode ser observada em casos de ROP grave não tratada e nos casos tratados com *laser* em RNPT nos quais a persistência da membrana pupilar e cristalino embrionário absorvem parte da energia do *laser* aplicado.
- Glaucoma e descolamento de retina tardio ocorrem na adolescência de forma geral e merecem reconhecimento e tratamento precoce.

ESQUEMA VACINAL

Os RNPT apresentam maior morbidade em face de doenças que podem ser prevenidas com a imunização.[41] Apesar de sua imaturidade imunológica, os prematuros geralmente respondem bem às vacinas.[42] Desde que estejam clinicamente estáveis e não haja contraindicações à vacinação, os pré-termos devem receber vacinas de acordo com sua idade cronológica, sem correção para prematuridade.[43,44] Porém, geralmente eles apresentam uma defasagem de seu esquema vacinal.[45] Os pais, e às vezes alguns profissionais de saúde, preferem aguardar um tempo antes de iniciar as vacinas, mesmo que o RN esteja estável, por considerá-lo mais frágil, por não responder adequadamente ou pelo risco dos efeitos adversos.[46] Nenhum desses fatores justifica atrasar o esquema vacinal.

A Sociedade Brasileira de Imunização[43] e a Sociedade Brasileira de Pediatria[44] recomendam seguir o calendário vacinal de acordo com a idade cronológica, com algumas exceções. As doses das vacinas devem ser as mesmas indicadas para as crianças que nasceram a termo. Embora alguns estudos tenham mostrado uma diminuição da resposta imune para certas vacinas em RNPT abaixo de 32 semanas de idade gestacional ao nascer, com o aumento do número de doses a produção de anticorpos é suficiente para prevenir a doença.[42,46]

A vacina de hepatite B deve ser dada nas primeiras 12 horas de vida nos prematuros que apresentem estabilidade hemodinâmica, mas é necessário completar o esquema com 4 doses no total, se o peso de nascimento for abaixo de 2.000 g. No caso de filho de mãe com HBs Ag positiva, deverá ser dada a vacina e imunoglobulina hiperimune para hepatite B (HBIg) dentro das primeiras 12 horas de vida, independentemente do peso de nascimento, IG ou condições hemodinâmicas.[43,44]

A BCG intradérmica deve ser aplicada após o RNPT ter atingido 2.000 g. Essa é a recomendação do Programa Nacional de Imunizações (PNI) do Ministério da Saúde do Brasil, e segue a norma internacional. Deve ser dada no momento da alta hospitalar, se tiver peso adequado.[43,44]

A vacina antipoliomielite deve ser iniciada aos 2 meses de idade cronológica, em seguida aos 4 e aos 6 meses, conforme preconizada para os RN nascidos a termo, com a poliomielite injetável inativada (Salk ou VIP) nas 3 doses.[43,44]

A vacina tríplice bacteriana (difteria, tétano e Pertussis) deve ser aplicada aos 2 meses de idade cronológica, mesmo que ainda esteja internado, com as doses subsequentes aos 4 e aos 6 meses. Especialmente para as crianças que nasceram com IG menor que 32 semanas e/ou que desenvolveram displasia broncopulmonar, deve-se indicar a vacina combinada com o componente Pertussis acelular, pois apresenta menos risco de desencadear crises de apneia, bradicardia ou convulsão febril. Atualmente estão disponíveis nos centros de referência de imunobiológicos especiais (CRIE) as vacinas combinadas: difteria, tétano e Pertussis acelular (DTPa), pentavalente acelular (DTPa + *Haemophilus influenza* + VIP) e hexavalente acelular (DTPa + *Haemophilus influenza* + VIP + hepatite B). Para as outras 2 doses e o reforço, continuar com as vacinas com o componente Pertussis acelular.[43,44,47]

A vacina de rotavírus monovalente (disponível no PNI) deve ser oferecida conforme esquema preconizado para os RN nascidos a termo, porém não pode ser dada se estiver internado, adiando até que receba alta hospitalar. Consiste em 2 doses, a primeira com 2 meses (podendo receber até 3 meses e 1 semana) e a segunda com 4 meses (podendo receber até 5 meses e 1 semana). A vacina está contraindicada nos casos de crianças que apresentaram alterações gastrointestinais, como malformações ou enterocolite necrosante. A vacina de rotavírus pentavalente, disponível em clínicas privadas, consiste em 3 doses, com 2, 4 e 6 meses de idade. Tem as mesmas contraindicações da monovalente e também não deve ser dada para a criança internada em unidade neonatal.

Em relação à vacina pneumocócica conjugada (10 ou 13 valente), deve ser administrada a primeira dose com 2 meses de idade cronológica, mesmo que a criança esteja internada, seguida por mais 2 doses, aos 4 e aos 6 meses de idade, e a dose de reforço entre 12-15 meses.

As vacinas meningocócica C e meningocócica B devem ser administradas conforme o calendário vacinal dos RNT, isso é, a primeira dose aos 3 meses de idade cronológica, mesmo estando internado, seguida por mais uma dose, aos 5 meses de idade, e a dose de reforço entre 12-15 meses. Atualmente o PNI já incorporou a vacina meningocócica C ao calendário vacinal para todas as crianças abaixo de 2 anos de idade.

Os RNPT são de alto risco para as complicações da infecção pelo vírus *Influenza* e devem receber a vacina da gripe, na sazonalidade, sendo a primeira dose aplicada a partir de 6 meses de idade cronológica. No caso de ser a primeira vez que é imunizado para *Influenza*, é necessário aplicar 2 doses com 1 mês de intervalo entre elas. É recomendável que a gestante receba durante a gestação ou no puerpério, assim como os demais contatos domiciliares do RN prematuro, a vacina contra a *Influenza*.

O anticorpo monoclonal contra o vírus sincicial respiratório (VSR) está indicado para profilaxia de casos graves de infecção pelo vírus em RN prematuros e em crianças menores de 2 anos com doença pulmonar crônica. Nesses casos observou-se que o uso profilático do medicamento, com aplicação mensal, durante a estação prevalente do vírus, que varia entre as regiões do Brasil (Quadro 8), uma diminuição das internações por VSR, internações em UTI e nos dias de oxigenioterapia.[6,43,44]

Quadro 8 Distribuição dos meses de sazonalidade pelo vírus sincicial respiratório de acordo com a região e o período de aplicação do palivizumabe

Região	Sazonalidade	Período de aplicação
Norte	Fevereiro a junho	Janeiro a junho
Nordeste	Março a julho	Fevereiro a julho
Centro-Oeste	Março a julho	Fevereiro a julho
Sudeste	Março a julho	Fevereiro a julho
Sul	Abril a agosto	Março a agosto

Fonte: Diretrizes VSR. SBP, 2017.[6]

O Ministério da Saúde, em 2013, estabeleceu as indicações da aplicação do palivizumabe para os três grupos de risco: RN com idade gestacional ao nascimento menor que 29 semanas até o primeiro ano de vida, portadores de doença pulmonar crônica da prematuridade até 2 anos de idade, se medicado nos últimos 6 meses antes do início da sazonalidade do VSR e naqueles com cardiopatia congênita grave, em uso de medicação para insuficiência cardíaca congestiva. A dose a ser aplicada é de 15 mg/kg por mês, via intramuscular na face anterolateral da coxa, nos meses de prevalência do vírus. O palizumabe deve ser aplicado nos RN dos grupos de risco, tanto internados como ambulatorialmente.[6]

CONSIDERAÇÕES FINAIS

A integração das equipes multiprofissionais responsáveis pelos cuidados hospitalares e ambulatoriais é de extrema importância para manter a continuidade e a qualidade da atenção ao RNPT. Essa interação irá proporcionar melhores resultados no desenvolvimento e na qualidade de vida na maioria das crianças e jovens nascidos prematuramente.

A equipe hospitalar é responsável por compartilhar as informações sobre o RN, incluindo as complicações ocorridas durante a internação, as repercussões tardias e os riscos de transtornos de desenvolvimento, para a equipe que fará o seguimento ambulatorial e para os pais.

Em relação aos pais, desde a internação, devem receber todas as informações de acordo com as circunstâncias individuais de seu filho, levando em conta as necessidades potenciais de desenvolvimento, seu nível de educação, suas necessidades de assistência social, suas crenças culturais, espirituais ou religiosas. Os pais devem desenvolver as habilidades e a confiança de que precisam para cuidar de seu filho em casa e para apoiar as necessidades de desenvolvimento deste, levando em conta que eles provavelmente estarão ansiosos para cuidar de seu bebê após a alta.

Durante o acompanhamento ambulatorial, a equipe deve observar a interação com o bebê, a gestão da alimentação, os padrões de sono, posicionamento físico do bebê, incluindo dormir seguro, e o impacto no dia a dia do isolamento social por causa do medo da infecção.

REFERÊNCIAS BIBLIOGRÁFICAS

1. Rego MAS, Matos MAB, Lopes PRR. Nota técnica para organização da rede de atenção à saúde com foco na atenção primária à saúde e na atenção ambulatorial especializada – saúde da criança. / Sociedade Beneficente Israelita Brasileira Albert Einstein. São Paulo: Hospital Israelita Albert Einstein: Ministério da Saúde; 2021.
2. Brasil. Ministério da Saúde: Secretaria da Atenção à Saúde. Departamento de Ações Programáticas Estratégicas. Manual do Método Canguru: seguimento compartilhado entre a atenção hospitalar e a atenção básica / Ministério da saúde. Secretaria de Atenção à Saúde. Departamento de Ações Programáticas Estratégicas. Brasília: Ministério da Saúde; 2015.
3. American Academy of Pediatrics, Committee on Fetus and Newborn. Hospital discharge of the high-risk neonate. Pediatrics. 2008;122(5): 1119-26.
4. Jefferies AL. Going home: facilitating discharge of the preterm infant. Canadian Paediatric Society, Fetus and Newborn Committee. Paediatr Child Health. 2014 Jan;19(1).
5. Brasil. Ministério da Saúde: Secretaria da Atenção à Saúde. Departamento de Ações Programáticas Estratégicas. Atenção humanizada ao recém-nascido: método canguru: manual técnico /Ministério da saúde. Secretaria de Atenção à Saúde. Departamento de Ações Programáticas estratégicas. 3.ed. Brasília: Ministério da Saúde; 2017.
6. Diretrizes para o manejo da infecção causada pelo vírus sincicial respiratório (VSR) – 2017. Sociedade Brasileira de Pediatria. Departamentos Científicos de Cardiologia, Imunizações, Infectologia, Neonatologia e Pneumologia. Disponível em: https://www.sbp.com.br/fileadmin/user_upload/Diretrizes_manejo_infeccao_causada_VSR2017.pdf.
7. Villar J, Giuliani F, Barros F, et al. Monitoring the postnatal growth of preterm infants: a paradigm change. Pediatrics. 2018;141(2):e20172467.
8. Sociedade Brasileira de Pediatria (SBP). Monitoramento do crescimento de RN pré-termos. Departamento Científico de Neonatologia. Disponível em: https://www.sbp.com.br/fileadmin/user_upload/2017/03/Neonatologia-Monitoramento-do-cresc-do-RN-pt-270117.pdf.
9. Villar J, Giuliani F, Bhutta ZA, Bertino E, Ohuma EO, Ismail LC, et al. Postnatal growth standards for preterm infants: the Preterm Postnatal Follow-up Study of the Intergrowth-21st Project. Lancet Glob Health. 2015;3(11):e681-e691.
10. American Academy of Pediatrics. Policy Statement. Committee on Fetus and Newborn: age terminology during the perinatal period / policy statement / organizational principles to guide and define the child health care system and/or improve the health of all children. Pediatrics. 2004;114:5.
11. Brasil. Ministério de Saúde. Secretaria da Atenção Primária à Saúde. Guia alimentar para crianças brasileiras abaixo de dois anos. Brasília: Ministério da Saúde; 2019.
12. Geddes D, Kakulas F. Human milk: bioactive components and their effects on the infant and behond. Breastfeeding and breast milk from biochemisty to impact. Ed Family Larsson-Rosenquist Foundation; 2018.
13. Barachetti R, Villa E, Barbarini M. Weaning and complementary feeding in preterm infants: management, timing and health outcome. Pediatr Med Chir. 2017;22;39(4):181.
14. Lapillonne A et al.; ESPGHAN Committee on Nutrition. Feeding the Late and Moderately Preterm Infant: a position paper of the European Society for Paediatric Gastroenterology, Hepatology and Nutrition Committee on Nutrition. J Pediatr Gastroenterol Nutr. 2019;69(2):259-70.
15. Fewtrell M et al. Complementary feeding: a position paper by the European Society for Paediatric Gastroenterology, Hepatology, and Nutrition (ESPGHAN) Committee on Nutrition. J Pediatr Gastroenterol Nutr. 2017;64(1):119-32.

16. Yang Y, Li Z, Yan G, Jie Q, Rui C. Effect of different doses of vitamin D supplementation on preterm infants: an updated meta-analysis. J Matern Fetal Neonatal Med. 2018;31:3065-74.
17. Abrams SA; Committee on Nutrition. Calcium and vitamin D requirements of enterally fed preterm infants. Pediatrics. 2013;131:e1676-83.
18. Agostoni C, Buonocore G, Carnielli VP, De Curtis M, Darmaun D, Decsi T, et al. Enteral nutrient supply for preterm infants: commentary from the European Society of Paediatric Gastroenterology, Hepatology and Nutrition Committee on Nutrition. J Pediatr Gastroenterol Nutr. 2010;50(1):85-91.
19. Basu S, Khanna P, Srivastava R et al. Oral vitamin A supplementation in very low birth weight neonates: a randomized controlled trial. Eur J Pediatr. 2019;178:1255-65.
20. Conrad A. Post-discharge nutrition for the preterm infant. Journal of Neonatal Nursing. 2013;19(Issue 4):217-22.
21. Oncel MY, Calisici E, Ozdemir R, Yurttutan S, Erdeve O, Karahan S, et al. Is folic acid supplementation really necessary in preterm infants ≤ 32 weeks of gestation? J Pediatr Gastroenterol Nutr. 2014;58:188-92.
22. World Health Organization. The global prevalence of anaemia in 2011. Geneva: World Health Organization; 2015. p.43.
23. Sociedade Brasileira de Pediatria. Departamento Científico de Nutrologia. Nutrologia pediátrica: temas da atualidade em nutrologia pediátrica – 2021. São Paulo: SBP; 2021. Disponível em: https://www.sbp.com.br/fileadmin/user_upload/Manual_de_atualidades_em_Nutrologia_2021_-_SBP_SITE.pdf.
24. Livingstone C. Zinc: physiology, deficiency, and parenteral nutrition. Nutrition in Clinical Practice. 2015;30(3):371-82.
25. Finch CW. Review of trace mineral requirements for preterm infants: what are the current recommendations for clinical practice? Nutr Clin Pract. 2015;30(1):44-58.
26. Staub E, Evers K, Askie LM. Enteral zinc supplementation for prevention of morbidity and mortality in preterm neonates. Cochrane Database of Systematic Reviews. 2021(Issue 3). Art. No.: CD012797. doi:10.1002/14651858.CD012797.pub2 (acesso 18 de setembro de 2021).
27. Kleinman RD. Pediatric nutrition handbook. 6.ed. Elk Grove, IL: American Academy of Pediatrics; 2009.
28. Manual da Sociedade Brasileira de Pediatria: seguimento do prematuro de risco. Available: www.sbp.com.br/documentos cientificos/manuais.
29. Ream MA, Lehwald L. Neurologic consequences of preterm birth. Curr Neurol Neurosci Rep. 2018 Jun 16;18(8):48. doi:10.1007/s11910-018-0862-2. PMID: 29907917.
30. Fuentefria RDN, Silveira RC, Procianoy RS. Motor development of preterm infants assessed by the Alberta infant motor scale: systematic review article. J Pediatr (Rio J). 2017;93(4):328-42.
31. Baumann N, Tresilian J, Bartmann P, Wolke D. Early motor trajectories predict motor but not cognitive function in preterm- and term-born adults without pre-existing neurological conditions. Int J Environ Res Public Health. 2020 May 7;17(9):3258. doi:10.3390/ijerph17093258. PMID: 32392779; PMCID: PMC7246453.
32. Bayley N, Aylward GP. Bayley Scales of Infant and Toddler Development™, 4.ed. (Bayley-4). 2019.
33. Rogers EE, Hintz SR. Early neurodevelopmental outcomes of extremely preterm infants. Semin Perinatol. 2016;40(8):497-509.
34. Marlow N. Neurocognitive outcome after very preterm birth. Arch Dis Child Neonatal Ed 89: F224-F228, 2004.
35. Holmstrom G, Larsson E. Long-term follow-up of visual functions in prematurely born children: a prospective population-based study up to 10 years of age. Jounal of AAPOS. 2008(2):157-62.
36. Morken TS, Dammann O , Skranes J, Austeng D. Retinopathy of prematurity, visual and neurodevelopmental outcome, and imaging of the central nervous system. Semin Perinatol. 2019 Oct;43(6):381-89. doi:10.1053 / j.semperi.2019.05.012. Epub 2019.
37. Mintz-Hittner HA, Knight-Nanan DM, Satriano DR, Kretzer FL. A small foveal avascular zone may be an historic mark of prematurity. Ophthalmology. 1999;106(7):1409-13.
38. Nonobe N, Kaneko H, Ito Y, Takayama K, Kataoka K, Tsunekawa T, et al. Optical coherence tomography angiography of the foveal avascular zone in children with a history of treatment-requiring retinopathy of prematurity. Retina. 2019;39:111
39. Schmidt B, Anderson PJ, Doyle LW, Dewey D, Grunau RE, Asztalos EV, et al. Survival without disability to age 5 years after neonatal caffeine therapy for apnea of prematurity. JAMA. 2012;307:275-82 [PMID: 22253394 doi:10.1001/jama.2011.2024].
40. Spittle A, Orton J , Anderson PJ, Boyd R. Early developmental intervention programmes provided post hospital discharge to prevent motor and cognitive impairment in preterm infants. Cochrane Database Syst Rev. 2015 Nov 24;(11):CD005495. doi:10.1002/14651858.CD005495.pub4.
41. Steiner L. Risk of infection in the first year of life in preterm children: an Austrian observational study. PLoS One. 2019;14(12):e0224766.
42. Bonhoeffer J, Siegrist CA, Heath PT. Immunization of premature infants. Archives of Disease in Childhood. 2006;91:929-35.
43. SBIm. Available: https://sbim.org.br/images/calendarios/calend-sbim--prematuro.pdf.
44. Sociedade Brasileira de Pediatria. Guia prático de Atualização: vacinação em pré-termos. 2018.
45. Hofstetter et al. Early childhood vaccination status of preterm infants: early childhood vaccination status of preterm infants. Pediatrics. 2019;144(3):e20183520.
46. Sisson H. Vaccinating preterm infants: why the delay?. Infant. 2014;10(Issue 3).
47. Brasil. Ministério da Saúde. Informe técnico. Disponível em: https://sbim.org.br/images/files/notas-tecnicas/informe-incorporacao-penta-hexa--acelulares-210104.pdf.

SEÇÃO 11

ADOLESCÊNCIA

COORDENADORA

Alda Elizabeth Boehler Iglesias Azevedo
Médica Especialista em Pediatria com Área de Atuação em Medicina da Adolescência pela Sociedade Brasileira de Pediatria (SBP), Associação Médica Brasileira (AMB) e Pontifícia Universidade Católica do Paraná (PUC-PR). Mestre em Saúde Coletiva pelo Instituto de Saúde Coletiva da Universidade Federal do Mato Grosso (UFMT). Professora Adjunta do Departamento de Pediatria da Faculdade de Medicina da UFMT. Presidente do Departamento Científico (DC) de Medicina do Adolescente da SBP. Membro do Grupo de Estudos de Codajic-Brasil.

AUTORES

Alexandre Massashi Hirata
Professor Assistente da Disciplina de Hebiatria do Departamento de Pediatria do Centro Universitário Faculdade de Medicina do ABC (FMABC). Professor do Curso de Medicina da Universidade Municipal de São Caetano do Sul (USCS). Mestre e doutorando do Programa de Pós-graduação em Pediatria e Ciências Aplicadas à Pediatria da Escola Paulista de Medicina da Universidade Federal de São Paulo (EPM-Unifesp). Secretário Geral do Departamento Científico (DC) de Adolescência e de Segurança da Criança e do Adolescente da Sociedade de Pediatria de São Paulo (SPSP).

Andrea Hercowitz
Pediatra e Hebiatra. Coordenadora da Pós-graduação de Medicina do Adolescente do Hospital Israelita Albert Einstein. Membro do Departamento de Adolescência, do Núcleo de Estudos dos Direitos da Criança e do Adolescente e Coordenadora do GT de Fase de Transição para a Vida Adulta da Sociedade de Pediatria de São Paulo. Coordenadora do Espaço Transcender do CSEB da FMUSP.

Beatriz Elizabeth Bagatin Veleda Bermudez
Pediatra. Doutora em Saúde da Criança e do Adolescente pela Universidade Federal do Paraná (UFPR). Especialista em Medicina do Adolescente, Síndrome de Down, Medicina Paliativa em Pediatria e Ensino Médico. Professora do Departamento de Medicina Integrada da UFPR.

Carla Cristiane da Silva
Especialista em Interação Nutrição, Exercício Físico e Medicina na Promoção da Saúde pela Faculdade de Medicina de Botucatu da Universidade Estadual Paulista (FMB-Unesp). Mestre em Pediatria pela FMB-Unesp. Doutora em Educação Física pela Universidade Estadual de Londrina (UEL). Programa de Pós-Graduação Mestrado em Ciência do Movimento Humano da Universidade Estadual do Norte do Paraná (UENP). Professora Adjunta do Departamento de Estudos do Movimento Humano (EMH) da UEL.

Carmen Lucia de Almeida Santos
Especialista em Pediatria com Área de Atuação em Adolescência pela FMABC. Mestre em Medicina do Adolescente pela FMABC. Professora Assistente da Disciplina Pediatria do Departamento de Pediatria da Universidade Federal da Grande Dourados.

Darci Vieira da Silva Bonetto
Médica com Título de Especialista em Pediatria. Pós-graduação em Adolescência. Título de Atuação na Área da Adolescência. Mestre em Saúde Ambiental pela Universidade Positivo (UP). Professora de Faculdade de Medicina da PUC-PR. Presidente do DC de Adolescência da SPP. Membro do DC de Adolescência da SBP. Coordenadora de Pediatria da Região Sul-SBP. Revisora da Revista Científica do Hospital Israelita Albert Einstein. Revisora do Conselho Editorial da Revista *Adolescência e Saúde*.

Elizabeth Cordeiro Fernandes (Betinha)
Médica Pediatra e Psicoterapeuta Analítica. Doutora em Saúde Materno-Infantil pelo Instituto de Medicina Integral Prof. Fernando Figueira (Imip). Mestre em Pediatria pela Universidade Federal de Pernambuco (UFPE). Professora Doutora do Departamento Materno-Infantil do Hospital das Clínicas da UFPE (aposentada). Multiplicadora da Saúde do Adolescente pela Faculdade de Saúde Pública da Universidade de São Paulo. Especialista em Medicina do Adolescente pela SBP. Coordenadora da Disciplina Saúde Integral de Adolescentes da Faculdade de Medicina UniNassau, Recife. Coordenadora da Disciplina Cidadania e Saúde LGBTQIA+ da UniNassau, Recife. Médica de Acolhimento do Grupo Mães da Resistência de Pernambuco. Membro do Comitê Técnico de Saúde LGBTQIA+ de Pernambuco.

Elizete Prescinotti Andrade
Pediatra com Habilitação em Medicina do Adolescente. Médica Colaboradora do Ambulatório de Adolescentes da Universidade Estadual de Campinas (Unicamp). Mestre em Saúde da Criança e do Adolescente pela Unicamp. Presidente do Departamento de Adolescência da SPSP.

Fernanda Garanhani de Castro Surita
Professora Associada do Departamento de Tocoginecologia da Faculdade de Ciências Médicas (FCM) da Unicamp.

Gabriela Crenzel
Psiquiatra de Crianças e Adolescentes. Mestre em Saúde da Criança pelo Instituto Fernandes Figueira da Fundação Oswaldo Cruz (IFF/Fiocruz). Presidente do Comitê de Saúde Mental da Sociedade de Pediatria do Estado do Rio de Janeiro (Soperj).

Gianny Cesconetto

Especialista em Pediatria pela AMB. Especialização em Hebiatria pela Unifesp, com Certificado na Área de Atuação Medicina do Adolescente pela SBP. Mestre em Ciências Médicas e Biológicas pela Unifesp. Professora da Universidade Federal de Santa Catarina (UFSC) e da Universidade do Sul de Santa Catarina (Unisul). Presidente do Departamento de Adolescência da Sociedade Catarinense de Pediatria (SCP). Membro da SBP.

Juliana Kessar Cordoni

Psicóloga. Mestre e Doutora em Ciências da Saúde pelo Centro Universitário FMABC. Especialista em Psicologia do Trânsito pelo Conselho Federal de Psicologia e em Terapia Sexual pelo Instituto Brasileiro Interdisciplinar de Sexologia e Medicina Psicossomática (ISEXP-SBRASH). Coordenadora do Setor de Psicologia do Centro de Referência ao Atendimento do Adolescente do Instituto de Hebiatria. Professora Auxiliar do Centro Universitário FMABC.

Lígia de Fátima Nóbrega Reato

Médica Pediatra com Área de Atuação em Medicina do Adolescente, Certificada pela AMB/SBP. Doutora em Medicina pela FMUSP. Professora Titular e Livre-docente da Disciplina de Hebiatria do Departamento de Pediatria do Centro Universitário FMABC. Membro do DC de Adolescência da SBP e SPSP.

Lilian Day Hagel

Especialista em Pediatria, com Área de Atuação em Medicina do Adolescente pela SBP/AMB e em Clínica Médica pela Sociedade de Clínica Médica (SCM)/AMB. Mestre em Pediatria pela Faculdade de Medicina da Universidade Federal do Rio Grande do Sul (UFRGS). Coordenadora do Serviço de Adolescente do Grupo Hospitalar Conceição (GHC-MS). Médica Aposentada da Unidade de Adolescente do Serviço de Pediatria do Hospital de Clínicas de Porto Alegre (HCPA-UFRGS). Preceptora do Programa de Residência Médica em Pediatria do GHC-MS. Coordenadora do Comitê de Adolescente da Sociedade de Pediatria do Rio Grande do Sul (SPRS).

Maria Inês Ribeiro Costa Jonas

Especialista em Pediatria e Medicina do Adolescente pela AMB/SBP. Delegada da Associação Médica de Minas Gerais. Membro da Sociedade Mineira de Pediatria (SMP) e SBP. Membro do Comitê Científico do DC de Adolescência da SBP.

Maria Sylvia de Souza Vitalle

Professora Adjunta Doutora e Chefe do Setor de Medicina do Adolescente do Departamento de Pediatria da EPM-Unifesp. Professora Permanente do Programa de Pós-graduação em Educação e Saúde na Infância e Adolescência do Departamento de Educação da Escola de Filosofia, Letras e Ciências Humanas da Unifesp. Membro do Departamento de Adolescência da SPSP. Delegada do Brasil na Confederación de Adolescencia y Juventud de IberoAmerica, Italia y El Caribe. Membro da International Association for Adolescent Health (IAAH). Líder do Grupo de Pesquisa Atenção Integral e Interdisciplinar ao Adolescente, registrado no Diretório de Pesquisa do CNPq.

Marilucia de Almeida Picanço

Especialista em Saúde Mental pela Universidade de Brasília (UnB). Mestre em Saúde da Criança pelo IFF-Fiocruz. Doutora em Pediatria pela EPM-Unifesp. Pós-doutora em Psiquiatria da Infância e Adolescência pelo Hôpital Pitié Salpêtrière, Paris VI. Professora Adjunta de Pediatria da UnB. Coordenadora da Residência Médica em Medicina do Adolescente do Hospital Universitário da UnB.

Tamara Beres Lederer Goldberg

Professora Titular do Programa de Pós-graduação em Tocoginecologia e da Disciplina de Medicina do Adolescente do Departamento de Pediatria da FMB-Unesp. Mestre e Doutora em Pediatria pela FMUSP. Livre-docente em Medicina do Adolescente pela FMB-Unesp. Título de Especialista em Pediatria e em Medicina do Adolescente pela SBP/AMB. Membro do DC de Adolescência da SPSP e SBP. Membro da Comissão Científica do Programa do Adolescente da Secretaria de Estado da Saúde de São Paulo.

CAPÍTULO 1

O ATENDIMENTO MÉDICO DO ADOLESCENTE, ASPECTOS ÉTICOS E ROTEIRO SEMIOLÓGICO

Lilian Day Hagel
Maria Inês Ribeiro Costa Jonas
Maria Sylvia de Souza Vitalle

AO FINAL DA LEITURA DESTE CAPÍTULO, O PEDIATRA DEVE ESTAR APTO A:

- Detectar, conhecer e compreender os possíveis impactos da abordagem adequada do adolescente em consulta.
- Detectar fatores de risco e proteção.
- Orientar o adolescente e sua família quanto à abordagem com o objetivo de criar e fortalecer o vínculo médico-paciente.
- Identificar fatores para a quebra de sigilo.
- Orientar a promoção à saúde e sua adesão às orientações.
- Promover a autonomia do adolescente sobre seu autocuidado.
- Tornar o adolescente visível na sociedade e valorizar a importância de seu atendimento integral e completo para as gerações futuras.
- Favorecer e facilitar seu acesso aos diferentes níveis de atenção à saúde.

INTRODUÇÃO

A adolescência representa um período de intensas e significativas modificações, com repercussões dinâmicas nos níveis físico, psicológico, cognitivo, sexual e social. Dessa forma, a abordagem do adolescente difere da abordagem da criança, pois, além de exigir do profissional conhecimento técnico-científico específico, requer habilidade em promover a participação ativa do adolescente na entrevista, no exame e nos encaminhamentos, assim como em permitir o entrosamento da família/cuidadores, facilitando a adesão à proposta terapêutica.[1,2]

O importante é que o profissional, pediatra com a titulação em área de atuação em adolescência ou não, esteja capacitado para acolhê-lo como figura principal do atendimento, reconhecendo todas as características próprias do período, sejam elas físicas, sociais, éticas ou emocionais.[3-5]

ATENÇÃO INTEGRAL À SAÚDE DO ADOLESCENTE

Só no século XX começou, efetivamente, a atenção à saúde na segunda década de vida, após o termo "adolescência" ter sido usado pela primeira vez no livro do psicólogo Stanley Hall, o qual se referia ao conhecimento desses *adolescentes*, em todas as áreas de transformação física, motora, sexual e comportamental.

De acordo com a Organização Mundial da Saúde (OMS), a adolescência corresponde ao período entre 10-19 anos, mas na prática esses limites não são rígidos e variam de acordo com o órgão ou serviço de atendimento.

No Brasil, o Ministério da Saúde (MS), seguindo a mesma linha da OMS, promulgou o programa de saúde do adolescente por intermédio da Portaria nº 980 de 21 de fevereiro de 1989, demarcando a adolescência entre os 10 anos completos e os 20 anos incompletos. De acordo com o Instituto Brasileiro de Geografia e Estatística (IBGE) para o Brasil em 2022, havia 207.750.291 pessoas, das quais 16% eram constituídas por adolescentes entre 10 e 19 anos.

O Programa Governamental "Saúde do Adolescente" (PROSAD), por essa portaria, foi o primeiro programa criado para intervir na prevenção de doenças e promoção da saúde de todos os adolescentes de idade entre 10 e 19 anos.

O Estatuto da Criança e do Adolescente (Lei 8.069, 13/07/1990): regulamenta o artigo 227 da Constituição Brasileira. Na legislação brasileira, de forma clara e precisa, o Estatuto da Criança e do Adolescente (ECA), sancionado pela Lei N° 8.069, de 13/07/90 é o conjunto de normas do ordenamento jurídico que tem como objetivo a proteção integral da criança e do adolescente e define, sem qualquer dúvida, a faixa etária que deve ser considerada:

> Art. 2° - Considera-se criança, para os efeitos desta Lei, a pessoa com até 12 (doze) anos de idade incompletos, e adolescentes aquela entre doze e dezoito anos de idade incompletos
> Parágrafo único - Nos casos expressos em lei, aplica-se excepcionalmente este Estatuto às pessoas entre 18 (dezoito) e 21 (vinte e um) anos de idade. (de acordo com o Doc da SBP Atualização do documento – SBP – Consulta do adolescente: abordagem clínica, orientações éticas e legais como instrumento ao pediatra. N° 10, janeiro de 2019).

É um ciclo de vida que apresenta grandes mudanças no desenvolvimento global do ser humano. Aqui se pode detectar e prevenir o agravamento de doenças do adulto, em todas as esferas, como: redução da vulnerabilidade e dos riscos à saúde física e emocional; de doenças decorrentes à alimentação inadequada, atividade sexual desprotegida, dependência digital, problemas de escolaridade, violências, doenças crônicas não transmissíveis, transtornos musculoesqueléticos e outras.[1]

É dever do Estado promover a atenção integral à saúde de adolescentes, de 10-20 anos incompletos, considerando as questões de gênero, a orientação sexual, a raça/etnia, o meio familiar, as condições de vida, a escolaridade e o trabalho, visando à promoção da saúde, à prevenção de agravos e à redução da morbimortalidade.[4-7]

O Programa Governamental "Saúde do Adolescente" (Prosad), instituído pela Portaria do Ministério da Saúde n. 980/GM em 21/12/1989, foi o primeiro programa criado para intervir na prevenção de doenças e na promoção da saúde de todos os adolescentes de idade entre 10-19 anos.

Adolescência e puberdade são termos com implicações diferentes. A puberdade refere-se às mudanças físicas e à maturação sexual com variações individuais, mas únicas e universais, um processo que dura entre 2-5 anos. A adolescência, por sua vez, relaciona-se ao processo de passagem da vida infantil para a adulta e se baseia principalmente na psicologia, sociologia e questões sócio-histórico-culturais, que variam de acordo com épocas, classes sociais e cultura.[1,3,8]

Existem três grandes desafios no exercício da medicina do adolescente. Propiciar (1) tanto ao adolescente típico como ao cronicamente doente o máximo em termos de crescimento e desenvolvimento; (2) detecção precoce das doenças crônicas da vida adulta, pois isso propiciará o melhor enfrentamento; (3) responsabilidade por educar os adolescentes e jovens, que serão os adultos de amanhã, para que tenham recursos físicos, emocionais e sociais para usar e cuidar de seus corpos, mente e intelecto de forma sadia e correta.[8]

A anamnese é um momento único para avaliação, lembrando que as doenças nos adolescentes são preveníveis e que é prioritária a detecção precoce de comportamentos de risco antes de constituir problemas graves.[9]

ASPECTOS ÉTICOS E LEGAIS DA CONSULTA NA ADOLESCÊNCIA

Autonomia, privacidade, sigilo e confidencialidade são aspectos a serem considerados na consulta na adolescência e que estão descritos em profundidade na Seção 1 Bioética.

1. Adolescentes a partir dos 12 anos de idade podem ser atendidos sem a presença dos pais ou responsáveis, sendo-lhes garantidos o sigilo, a confidencialidade e a execução dos procedimentos diagnósticos e terapêuticos necessários, desde que sejam capazes de avaliar seu problema e de conduzir-se por meios próprios para solucioná-los. A privacidade é o direito que os adolescentes têm, independentemente da idade e do sexo, de serem atendidos sem a presença de pais ou responsáveis, sendo reconhecidas sua autonomia e individualidade.
2. A confidencialidade é direito dos adolescentes, reconhecido no art. 74 do CEM.[6] A participação da família no processo de atendimento de adolescentes é altamente desejável, no entanto os limites desse envolvimento devem ficar claros para a família e para os jovens já na primeira consulta. Os adolescentes devem ser incentivados a envolver a família em seu acompanhamento médico, devendo o profissional oferecer auxílio para mediar a conversa com seus responsáveis.
3. A quebra do sigilo, também prevista no mesmo artigo, quando se fizer necessária, deverá ser realizada com o conhecimento dos(as) adolescentes, expondo-se os motivos para essa atitude e registrando-os no prontuário do(a) paciente.
4. Situações que podem levar à quebra de sigilo: presença de qualquer tipo de violência (emocional, maus-tratos, sexual, *bullying* e outras situações delicadas), uso escalonado de álcool e outras drogas; sinais de dependência química, autoagressão, ideações suicidas ou de fuga de casa; tendência homicida; gravidez com ou sem o intuito de interrupção; abortamento, sorologia positiva de HIV (neste caso, além dos familiares, também os parceiros sexuais serão informados); não adesão a tratamentos, deixando o adolescente ou terceiros em risco; diagnóstico de doenças

graves, quadros depressivos, outros transtornos do campo mental e outras situações que se façam necessárias.

5. A contracepção pode e deve ser indicada para adolescentes, respeitando-se os critérios de elegibilidade médica da OMS para o uso de contraceptivos, inclusive para menores de 14 anos de idade (Lei do Planejamento Familiar, Lei n. 9.263/96). O sigilo nessa situação deve ser preservado, desde que o método contraceptivo não seja invasivo (dispositivo intrauterino [DIU] ou implante), quando será necessário o consentimento dos pais e/ou responsáveis.
6. Nas situações em que o profissional tomar ciência de qualquer modalidade de violência sexual relatada, evidenciada ou constatada, a notificação para o Conselho Tutelar da localidade de moradia do adolescente e/ou outra autoridade competente (como Delegacia de Proteção da Criança e do Adolescente ou Ministério Público) será obrigatória (arts. 13 e 245 do Estatuto da Criança e do Adolescente [ECA], Lei n. 8.069/90).
7. No atendimento de adolescentes menores de 14 anos de idade com atividade sexual consentida em relacionamento afetivo, é aconselhável que o médico avalie o contexto no qual está inserida a relação.

A Federação Brasileira das Associações de Ginecologia e Obstetrícia (Febrasgo), a Associação Brasileira de Obstetrícia e Ginecologia da Infância e Adolescência (Sogia-BR) e a Sociedade Brasileira de Pediatria (SBP) reafirmam e manifestam sua preocupação com as consequências da iniciação sexual precoce, em especial das meninas menores de 14 anos de idade, em que a gravidez mais frequentemente está associada à violência sexual.[10]

O médico deve valer-se da sua percepção, juízo crítico e registro minucioso em prontuário dos fatos que tenha apurado durante a consulta, respeitando o sigilo garantido aos adolescentes no Código de Ética Médica (art. 74), Código Penal (art. 154), Código de Processo Penal (art. 207) e Código de Processo Civil (art. 406).

ACOMPANHAMENTO MÉDICO NA ADOLESCÊNCIA

Em grande parte das consultas, o adolescente não procura espontaneamente o serviço de saúde, mas é levado e acompanhado por responsáveis, frequentemente contra sua vontade. Assim, é comum deparar-se com um paciente assustado, ansioso, inseguro e até mesmo assumindo uma atitude de enfrentamento. Importante desde cedo estabelecer a atitude de confiança entre o médico, o paciente e sua família ou acompanhante a partir de uma atitude acolhedora, sensível e empática.[1,2,4,11]

O atendimento do adolescente implica um desafio para a prática médica, pois o profissional deverá avaliar também seus sentimentos, para que não interfiram no acompanhamento, e possa, assim, dar a melhor assistência possível diante de preconceitos, estigmas, padrões morais e pessoais, opiniões da sociedade que o profissional tem introjetado e que podem levar a atitudes opressoras e comprometer a capacidade de perceber os mutáveis estilos de vida individuais.[1-8] Além disso, existe uma particularidade especial entre a consulta pediátrica e a do adulto, que deve ser evidenciada: o adolescente é o protagonista (não é mais seu acompanhante) e começa a responsabilizar-se por sua própria saúde.[11]

Algumas peculiaridades são importantes de serem conhecidas, reconhecidas e avaliadas no acompanhamento e fazem toda a diferença na qualidade do que se oferece no atendimento daqueles que apresentam características e necessidades específicas, por exemplo, doenças crônicas, variabilidade de gênero, transtornos psiquiátricos e adolescentes com comprometimento físico, sensorial ou cognitivo.

O profissional que atende/acompanha o adolescente deve ser empático e acolhedor, perguntando, no início da consulta: Como você gostaria de ser chamado? Gostaria de começar a consulta sozinho ou acompanhado? Posteriormente, perguntar o motivo da consulta, para ele e para o familiar, pois por diversas vezes poderá ser totalmente diferente para um e para o outro. Lembrando que não se esgotam todas as informações na primeira consulta e nem toda a avaliação será feita nesse primeiro momento, priorizando sempre o motivo da consulta. Importante valorizar, sempre, as queixas, mesmo que não pareçam graves no primeiro momento, pois elas representam de alguma forma um impacto na vida daquele adolescente.[2,3]

Como tópicos importantes para a consulta é necessário estar atento para a linguagem corporal (olhar com interesse para o paciente, ser afetuoso), pois o corpo se expressa por meio de gestos, expressões corporais e/ou faciais, códigos sonoros, sinais, imagens, códigos, gestos e reações do corpo a diversos estímulos gerados no ambiente de consulta.

Imprescindível lembrar que os profissionais da saúde, além de exercer a função de educadores e de fazer a promoção de saúde, são formadores de opinião e devem servir de bons modelos e exemplos para adolescentes e jovens, sem perder de vista que não é correto usar a linguagem do adolescente como tentativa de aproximação. Importante ter claro o papel do profissional: sempre amistoso, cordial, empático, próximo, técnico e de confiança absoluta, diferente da relação de amizade, que é uma relação entre pares. Muitas vezes, com a intenção de oferecer o melhor no atendimento se provoca o malefício no atendimento com confusão de papéis.[1,4,11]

A consulta médica do adolescente, apesar de seguir os critérios de anamnese, exame físico e exames laboratoriais, quando necessários, coloca ao mesmo tempo a chance de investigar como está se sentindo em relação à sua "adolescência". Esse papel compete também aos pais, educadores, psicólogos, técnicos esportivos e mentores espirituais, ou seja, a todos aqueles que de alguma forma acompanham e cuidam de adolescentes e jovens.[1]

O atendimento poderá ser realizado individualmente ou em grupos (atividades de orientação específicas) com os seguintes objetivos:[1]

- Acompanhar o crescimento físico e o desenvolvimento.
- Promoção da saúde e prevenção das doenças mais comuns nessa faixa etária e do adulto.
- Cobertura vacinal.
- Saúde oral.
- Promoção da educação alimentar e da nutrição.
- Desenvolvimento puberal, menarca e espermarca/semenarca, ciclos menstruais.
- Saúde sexual e reprodutiva, com foco na prevenção.
- Segurança e prevenção de acidentes.
- Higiene física e mental.
- Lazer e liberação da prática de esportes de acordo com a etapa de desenvolvimento puberal.
- Detectar, notificar e proteger contra violências de qualquer tipo.
- Detectar o uso e abuso de drogas e medicamentos lícitos ou não, e de situações de risco de qualquer natureza.
- Auxiliar na socialização, estimulação cultural e adaptação do adolescente em seu meio social.
- Acompanhar o desempenho acadêmico e detectar alterações.
- Verificar a existência de um projeto de vida.

Para que se tenha a chance de direcionar o atendimento ao adolescente, sugere-se que a consulta aconteça em três tempos ou mais, dependendo do serviço, embora existam outras formas eficazes de ser conduzida:[1]

1. Atendimento do adolescente junto à família, quando se colhem os dados de que o responsável adulto tem mais conhecimento, como antecedentes pessoais, fisiológicos e patológicos, familiares, queixas e história da moléstia atual, mostrados sob a ótica da família.
2. Atendimento apenas do adolescente com o médico, se assim for acordado, e o adolescente se sentir confortável. Completa-se a anamnese, agora obtendo informações de algumas questões pessoais e sigilosas, de acordo com a demanda do paciente; faz-se o exame físico, que pode ou não ser presenciado por um auxiliar ou por um familiar; elaboram-se as hipóteses diagnósticas e o plano terapêutico, que deverá ser discutido com o adolescente e acordado com ele o que será "contado" da consulta para seus pais/responsáveis.
3. Atendimento com os pais ou responsáveis, que retornam à consulta para que sejam também esclarecidos o diagnóstico e tratamento, guardando-se sigilo de questões pessoais reveladas pelo adolescente, desde que não sejam de risco para ele ou para terceiros, como serão abordadas em outro momento.

O pediatra ou outro médico que esteja se propondo a atender o adolescente deve estar atento a alguns princípios:[1]

O adolescente como centro da relação paciente-médico.

- Respeitar sempre o sigilo médico, para que o adolescente se sinta seguro do caráter confidencial da consulta.
- Saber ouvir com atenção e interesse o que o adolescente tem a dizer. Muitas vezes o que é dito não é o que realmente deseja. É preciso sempre estar atento ao "não dito" ou falado com outras palavras, pois podem existir assuntos extremamente importantes ao diagnóstico e condução do tratamento.
- O atendimento ao adolescente exige tempo e paciência, mas consultas muito longas podem ser improdutivas.
- A interação médico-paciente é uma relação de confiança e respeito, devendo-se evitar julgamentos ou comportamentos semelhantes aos de seus pais ou colegas.
- A atenção à família, que deverá se sentir acolhida em suas angústias, mas fazendo-a entender que o foco principal será sempre o adolescente, não deixando que se transfira ao médico toda a dificuldade que tem com esse novo desafio.
- O adolescente deverá ser respeitado como sujeito em formação, e durante todo o seu atendimento deve-se respeitar os princípios da ética médica, que serão discutidos em outro capítulo, sobre aspectos éticos.[1,4]

ANAMNESE

Fundamental, sempre que possível, avaliar:[1,4,12,13]

- Os marcos do desenvolvimento familiar (estatura dos pais, irmãos, desenvolvimento pubertário materno e paterno e idade de ocorrência da menarca na mãe e avós, quando possível ter a informação).
- O dia a dia do adolescente, seus hábitos e costumes, desde as atividades que realiza durante o dia, o uso e o tempo que emprega com telas (televisão, *smartphones*, computadores, *videogames*); atividades físicas regularmente (quais, desde quando, por quanto tempo, quantos dias na semana) de forma recreativa ou competitiva; o que faz nos seus momentos de folga e lazer.
- Sobre os relacionamentos, vivência com jovens do mesmo sexo, do sexo oposto, as diversas relações sociais (namoro, "ficar", amizade, relacionamento sexual, brincadeiras sexuais); pesquisar também sobre com quem se informa sobre suas dúvidas e conhecimentos sobre sexualidade, práticas masturbatórias, prazer e prevenção de infecções sexualmente transmissíveis (IST).
- Uso de drogas lícitas (álcool, tabaco e uso de medicamentos, *kit* – vodca com energético) e ilícitas e o convívio com usuários ou experimentadores, incluindo familiares, a regularidade com a qual faz uso.
- Os relacionamentos que estabelece com os integrantes dos familiares.
- Sobre trabalho, desde quando, se com carteira assinada (registro) ou não, quantas horas por dia, se não interfere nos estudos, remuneração e o que faz com ela (importante lembrar que o ECA, nos seus arts. 60 a 69, proíbe o trabalho a menores de 14 anos, salvo na condição de aprendiz).
- Os hábitos alimentares e o sono.
- Escolaridade, idade da alfabetização, repetências, abandono/evasão, dificuldades escolares, aproveitamento escolar.
- Vacinação; solicitar a comprovação da situação vacinal.

- Uso de medicamentos, sobre o acesso (está disponível na Unidade Básica de Saúde, quem compra, quem lhe dá o dinheiro para comprar, onde guarda), qual, há quanto tempo, por quais motivos, horários, se faz uso regular ou se esquece de tomar, que estratégias usa para não esquecer.
- Opinião que o adolescente tem sobre si, seu temperamento, imagem corporal, autoestima, objetivos e perspectivas que têm ou não para o futuro, o que pensa em fazer, ou o que está fazendo para realizar seu projeto de vida.
- As condições socioeconômicas familiares, de saneamento básico e renda familiar

MÉTODO HEEADSSS

Com o intuito de obter adequada história psicossocial, o mais completa possível, como valioso auxiliar na anamnese e para facilitar a memorização de todas as áreas importantes na abordagem do adolescente, foi criado o mnemônico HEEADSSS, pelo Dr. Henry S. Berman, em 1971, instrumento com questões estruturadas e abertas, que foram se modificando ao longo do tempo até a forma atualmente proposta e que se propõe a potencializar a comunicação, diminuindo, portanto, o estresse durante a consulta médica.[4,14-16] Cada letra representa uma área a ser avaliada e apresenta sugestões sobre como perguntar e avaliar cada área (Quadro 1).

EXAME FÍSICO

O exame físico seguirá os protocolos de exame do adulto, completo e detalhado, com dados antropométricos, cintura abdominal, cálculo do índice de massa corporal (IMC) e tensão arterial, colocados sempre nas curvas de crescimento da OMS, além de avaliar os marcos do desenvolvimento puberal de Tanner (Figura 1). Deverá acontecer em ambiente devidamente preparado para que o paciente se sinta tranquilo, à vontade e com privacidade.[1,3,4,17]

O adolescente deverá ser preparado quanto à necessidade desse exame, inclusive dos genitais, como fundamental para o acompanhamento de seu desenvolvimento físico e puberal. Usar biombos, lençóis e um tom de voz mais baixo para buscar o máximo de privacidade possível.[1,4]

Deve-se aproveitar esse momento para abordar novamente o motivo da consulta, perguntar se o adolescente tem algo para comentar. O exame físico deverá ser o mais completo possível, mas nem sempre necessita ser realizado na primeira consulta a não ser em situações de risco, seja por urgência médica física, como dor abdominal ou emocional, como sinais de *cutting*.[11,18] Cuidado especial deverá ser tomado em hospitais e ambulatórios acadêmicos e públicos, onde a privacidade poderá estar comprometida.

O adolescente deverá decidir se quer ser examinado ou não na presença de seu acompanhante, de outros profissionais ou apenas com a presença do médico, e isso deverá ser acordado entre todos.[1,5]

O exame físico deverá acontecer de maneira completa, no sentido craniocaudal (cabeça, pescoço, membros superiores, tórax, abdome e membros inferiores). Nem sempre é imprescindível se despir completamente, podendo ser realizado por partes e mantendo as vestimentas, ou se necessário usar aventais próprios.[1,5]

Destaca-se avaliar:[1,12]

- Hidratação e saúde oral.
- Exame da pele para detectar a presença de lesões, acne, tatuagens, *piercings* e lesões compatíveis com autoagressão ou violência.

Quadro 1 Método HEEADSSS

Sigla e significado	Indagações sugeridas
H (*Home*) Casa	Onde você mora? Quem reside na casa com você? O ambiente é calmo ou agitado? Quem briga mais na sua casa?
E (*Education/employment*) Educação/emprego	Sabe ler e escrever? Atualmente estuda? Em que ano? Você trabalha? Em quê? Em qual horário? É registrado? Interfere nos estudos?
E (*Eating disorders*) Distúrbios alimentares	Já fez dieta? Gosta do seu corpo? Está contente com seu peso e altura?
A (*Activities*) Atividades	O que faz além da escola? Pratica esporte? Qual, quantas vezes por semana? Utiliza celular? Você joga *videogame*? Quanto tempo passa entre celular, *games*, TV, computador, telinhas em geral?
D (*Drugs*) Drogas lícitas/ilícitas	Você bebe? Com que frequência? Quando foi seu último porre? Onde costuma beber: em casa/bar/festas? Já experimentou *kit* (vodca + energético)? Já ficou de porre? Quando foi a última vez? Fuma tabaco? Início, quantidade de cigarros/maços. Usou/usa outra droga? Qual, início, frequência, intoxicações/*overdose*.
S (*Sexuality*) Sexualidade	Já ficou? Está apaixonado/a ? Divide sua intimidade corporal com alguém? Já teve relações sexuais? Com pessoas de sexo oposto, do mesmo sexo ou tanto faz?
S (*Security*) Segurança	Já sofreu algum tipo de violência? Onde? Por quem? Assalto? *Bullying*? Já praticou violência em alguém? Consequências?
S (*Suicide*) Suicídio	O que faz quando se sente triste: Fica quieto? Chora? Já pensou em desaparecer/se machucar? Já tentou?

Fonte: adaptado de Azevedo et al.[4]

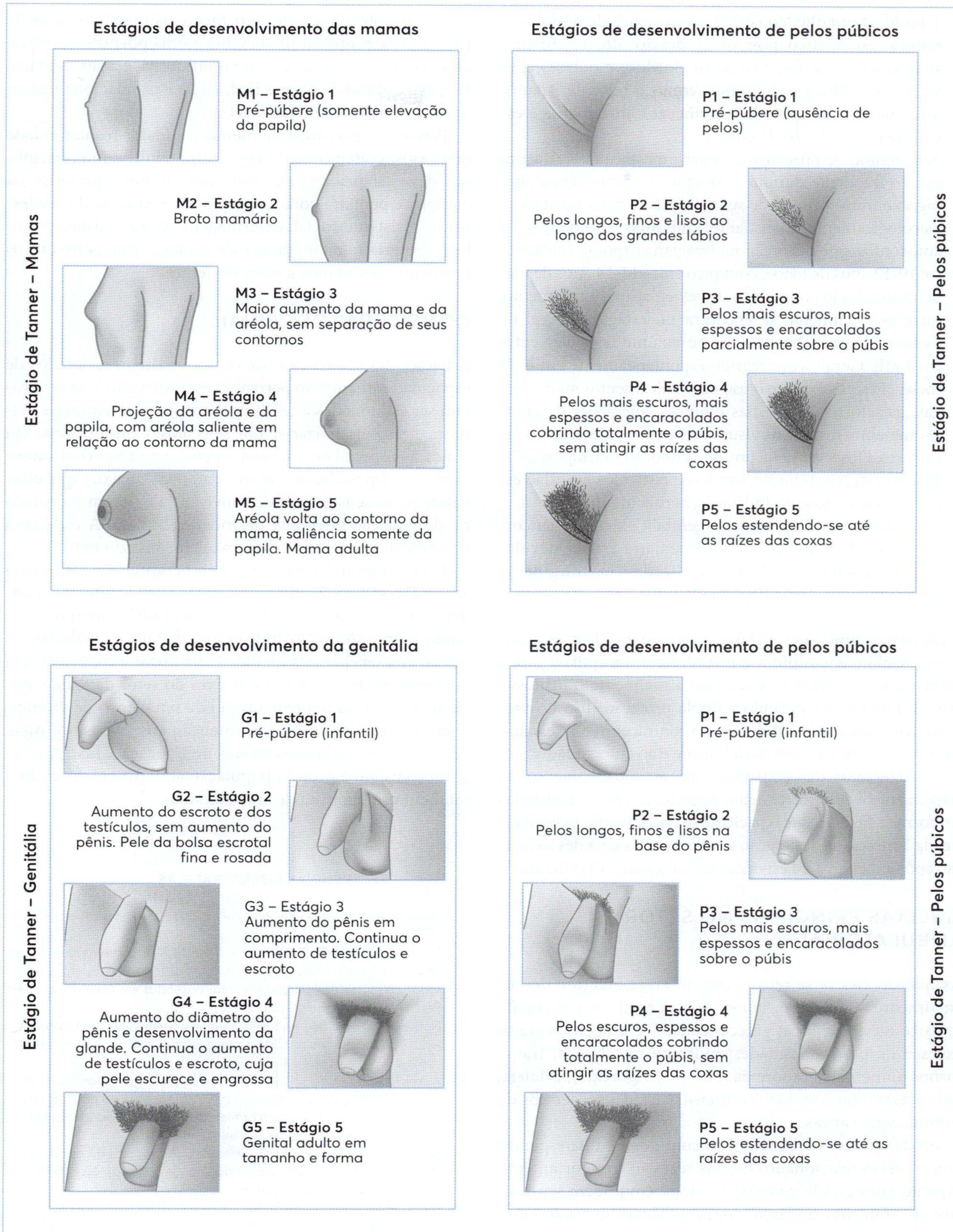

Figura 1 Estadiamento sexual feminino e masculino.

Fonte: SBP.

- Tireoide: tamanho, consistência, presença de nódulos.
- Sistema esquelético, pois vários desvios do crescimento se iniciam nessa fase (escoliose, lordose e outros) com avaliação estática e dinâmica, como o teste de Adams, uma maneira simples de reconhecer clinicamente a escoliose com a flexão da coluna.
- No menino: a presença de ginecomastia puberal é um evento frequente durante o desenvolvimento sexual, benigno e transitório. Pode ser fisicamente desconfortável e psicologicamente angustiante, causando diminuição na autoconfiança e distorção na imagem corporal. Inicia entre 10-12 anos de idade, com pico entre 13-14 anos de idade, coincidindo com o pico de velocidade de crescimento, quando usualmente se encontra no estágio puberal de Tanner 3 para pelos pubianos e volume testicular entre 8-10 mL. Geralmente regride espontaneamente em 6-24 meses. Pesquisar sobre o uso de medicamentos ou de drogas, galactorreia, moléstias crônicas, alterações de comportamento, distúrbios visuais, cefaleia e antecedentes familiares. Observar se há fimose, criptorquidia, hipospadia, IST, orquite, epididimite, torção de testículos e cordão espermático, varicocele, hidrocele, hérnia inguinal.
- Na menina: avaliar mamas, genitais externos, leucorreia. Caso haja indicação, se o pediatra estiver devidamente capacitado, poderá ser realizado o exame ginecológico, com coleta de Papanicolau.

Após o exame físico, esclarecer sobre o uso de preservativo (masculino e feminino) e métodos contraceptivos para a prevenção de gravidez e infecções sexualmente transmissíveis (IST)/Aids, enfatizando a dupla proteção (uso do preservativo associado a outro método contraceptivo). Ressalta-se a necessidade de atenção à higiene e ao autocuidado.[4]

Os intervalos das consultas para acompanhamento do crescimento e desenvolvimento puberal devem ser realizados conforme a fase em que o paciente se encontra: na puberdade a cada 3 meses, na aceleração a cada 4 meses e na desaceleração após a menarca e a espermarca/semenarca 1 vez ao ano.[1,4]

QUEIXAS PRINCIPAIS NO SETOR AMBULATORIAL[1,2,4]

As queixas físicas se relacionam ao crescimento e desenvolvimento normal e variantes – baixa estatura, puberdade precoce ou antecipada, ginecomastia – e a doenças como excesso de peso, obesidade, síndrome metabólica, transtornos alimentares (anorexia, bulimia, vigorexia), cefaleia, dores recorrentes, distúrbios menstruais, acnes, desvios de coluna, entre outras.

As dificuldades escolares e os conflitos familiares, entre outros, estão relacionados muitas vezes ao comportamento esperado nesse ciclo de vida, mas também podem ser indícios de situações de risco, como violência nos diferentes aspectos, por exemplo, transtornos de aprendizagem ou psiquiátricos, como depressão, fobias, ansiedade, autoagressão/*cutting* e ideação suicida.

Importante sempre ter em mente as oportunidades de prevenção e propiciar uma escuta e uma postura receptiva, especialmente quanto à saúde reprodutiva e à sexualidade, IST, uso e abuso de drogas lícitas e ilícitas, relacionamentos abusivos, inclusive no namoro.

Para o bom acompanhamento e a maior resolutividade dos casos, o atendimento em equipe multi e interdisciplinar deve ser priorizado, sendo importante a presença na equipe de pediatra com formação em medicina do adolescente, assistente social, enfermagem, nutricionistas, psicólogo, psiquiatra da infância e da adolescência, entre outros profissionais voltados a esses pacientes.

CONSIDERAÇÕES FINAIS

Adolescentes são sujeitos de deveres e direitos, dotados de capacidade atuante em permanente construção, que necessitam ser estimulados a ter discernimento para expressar opiniões e responsabilizar-se por seus atos. Como pessoas em condição especial de desenvolvimento, vão adquirindo autonomia, independência e maturidade nas relações que estabelecem em seus grupos de convivência e devem ter garantia de proteção integral e prioridade absoluta. A caderneta de saúde do adolescente é um excelente instrumento.[4,9]

É fundamental registrar que a garantia dos direitos a adolescentes (10-19 anos) nos serviços de saúde, independentemente da anuência de seus responsáveis, vem se revelando como elemento indispensável para a melhoria do acesso aos serviços, da qualidade da prevenção, assistência e promoção da saúde. No contexto do setor da Saúde, pode-se intervir na implementação de um elenco de direitos, aperfeiçoando as políticas de atenção aos jovens por meio de ações articuladas aos setores de Educação, Justiça e Segurança e com a própria população adolescente, fazendo-a também protagonista de seus cuidados.

REFERÊNCIAS BIBLIOGRÁFICAS

1. Azevedo AEBI, Reato LFN. Manual de adolescência. Barueri: Manole; 2019.
2. Feijó RB, Hagel LD, Costa MCO, Cruz NLA. Problemas comuns de saúde na adolescência. In: Duncan BB et al. (orgs.). Medicina ambulatorial: condutas de atenção primária baseadas em evidências. 4ª ed. Porto Alegre: Artmed; 2013. p.320-31.
3. Neistein L. The office visit and interview techniques. In: Lawrence S (ed.). Adolescent health care: a practical guide. 4th ed. Lippincott Williams & Wilkins; 2002. p.45-56.
4. Azevedo AEBI, et al. SBP: consulta do adolescente: abordagem clínica, orientações éticas e legais como instrumentos ao pediatra. Available: https://www.sbp.com.br/fileadmin/user_upload/21512c-MO_-_ConsultaAdolescente_-_abordClinica_orientEticas.
5. Ferreira RA, Guimarães, EMB, Grillo CFC. A consulta do adolescente. In: Martins MA, et al. Semiologia da criança e do adolescente. Rio de Janeiro: MedBook; 2010. P.101-8
6. Brasil. Ministério da Saúde. Secretaria de Atenção à Saúde. Departamento de Ações Programáticas Estratégicas. Diretrizes nacionais para a atenção integral à saúde de adolescentes e jovens na promoção, proteção e recuperação da saúde. Brasília: Ministério da

Saúde; 2010. Available: https://www.nescon.medicina.ufmg.br/biblioteca/imagem/3442.pdf (acesso 30 mar 2021).

7. Brasil. Estatuto da Criança e do Adolescente. Lei n. 8.069. Available: http://www.planalto.gov.br/ccivil_03/leis/l8069.htm (acesso 30 mar 2021).
8. Barnes HV. Medicina do adolescente. Clínica Médica da América do Norte. Rio de Janeiro: Ed. Interamericana do Brasil; 1975. v.59, n.6.
9. Glasner J, Baltag V Ambresin AE. Previsit multidomain psychosocial screening tools for adolescents and young adults: a systematic review. Journal of Adolescent Health. 2021;68:449-59.
10. Federação das Associações de Ginecologia e Obstetrícia (Febrasgo). Associação Brasileira de Obstetrícia e Ginecologia da Infância e Adolescência (Sogia). Sociedade Brasileira de Pediatria (SBP) – Atendimento de adolescentes abaixo de 14 anos de idade: alerta de esclarecimento – Lei Federal n. 12.015/2009. Defesa e Valorização Profissional. Femina. 2021;49(1):25-8.
11. Hagel LD, Cardoso LC, Severo LV, Amaral PC. Adolescentes: abordagem do adolescente. In: Manual de atendimento multidisciplinar à criança e adolescente. HCC. Porto Alegre: Hospital Nossa Senhora da Conceição; 2016.
12. Vitalle MSS, Silva FC. A consulta do adolescente. In: Vitalle MSS, Silva FC, Pereira AML, Weiler RME, Niskier SR, Schoen TH. Medicina do adolescente: fundamentos e prática. Atheneu; 2019. p.27-31.
13. Vitalle MSS, Fisberg M, Silva FC, Niskier SR. Particularidades da consulta do adolescente. In: Prado FC, Ramos JR, Valle JR. Atualização terapêutica: diagnóstico e tratamento. 26ª ed. São Paulo: Artes Médicas; 2018. p.450-3.
14. Berman H. Talking HEADS. HMO practice. Clinical Practice v.1 n.1, 1987;1(1):3-11.
15. Goldenring J, Cohen E. Getting into adolescent HEADSS. Contemporary Pediatrics. 1988;5:75e90.
16. Goldenring J, Rosen D. Getting into adolescent HEADSS: an essential update. Contemporary Pediatrics. 2004;21:64e86.
17. Johnson R, Tanner NM. Approaching the adolescent patient. In: Hofmann A, Greydanus D. Adolescent medicine. 3rd ed. California: Appleton & Lange; 2004. p.21-32.
18. Souza RP, Hagel LD. Urgências na adolescência: problemas agudos. In: Prática pediátrica de urgências. 4ª ed. Rio de Janeiro: Ed. Médica Científica; 1991. p.327-32.
19. Brasil. Ministério da Saúde. Proteger e cuidar da saúde do adolescente na atenção básica, MS 2016. Available: https://bvsms.saude.gov.br/bvs/publicacoes/caderneta_saude_adolescente_feminina.pdf;
20. http://bvsms.saude.gov.br/bvs/publicacoes/caderneta_saude_adolescente_masculino.pdf.

CAPÍTULO 2

DESENVOLVIMENTO PSICOSSOCIAL NA ADOLESCÊNCIA

Juliana Kessar Cordoni
Lígia de Fátima Nóbrega Reato

AO FINAL DA LEITURA DESTE CAPÍTULO, O PEDIATRA DEVE ESTAR APTO A:

- Diferenciar os conceitos de adolescência e puberdade.
- Discernir as etapas do desenvolvimento psicossocial na adolescência de forma evolutiva.
- Compreender o processo da crise adolescente e a construção da identidade sob perspectivas diversificadas.
- Reconhecer as especificidades dos aspectos psicossociais do desenvolvimento na transição da infância para a idade adulta.
- Distinguir normalidade de anormalidade no comportamento adolescente.

INTRODUÇÃO

O termo "adolescência", originário do latim *adolescere,* está relacionado ao significado de crescer em sentido amplo e abrange tanto as transformações físicas como as psicológicas e sociais. Já "puberdade", termo comumente associado à adolescência, deriva do latim *pubertas* e *pubescere* e diz respeito à ideia de maturidade baseada exclusivamente em componentes biológicos, fisiológicos e sexuais. Ou seja, a puberdade constitui-se no marcador biológico da adolescência, enquanto a adolescência abrange toda a gama de mudanças frenéticas e dinâmicas na passagem da infância para a idade adulta.[1]

Sob a perspectiva multi ou interdisciplinar, a adolescência pode ser compreendida de diferentes formas. Como etapa de desenvolvimento, pressupõe vulnerabilidade, e enquanto período de transição implica o estabelecimento de novas relações do adolescente consigo mesmo, com sua imagem corporal e com o meio social e familiar. São profundas transformações biopsicossociais que remetem o adolescente a um campo desconhecido.[2]

DESENVOLVIMENTO PSICOSSOCIAL EVOLUTIVO

No contexto geral que inclui o desenvolvimento físico, cognitivo e psicossocial na fase da adolescência, Papalia e Feldman[3] utilizam como referencial cronológico a idade entre 11-20 anos e especificam os principais elementos que a caracterizam, conforme descrito no Quadro 1.

Quadro 1 Desenvolvimento humano na adolescência

Faixa etária	Desenvolvimento físico	Desenvolvimento cognitivo	Desenvolvimento psicossocial
Adolescência 11-20 anos	• O crescimento físico e outras mudanças são rápidos e profundos. Ocorre a maturidade reprodutiva. • Os principais riscos para a saúde emergem de questões comportamentais, como transtornos da alimentação e abuso de drogas.	• Desenvolve-se a capacidade de pensar em termos abstratos e de usar o raciocínio científico. • O pensamento imaturo da infância persiste em algumas atitudes e comportamentos. • A educação concentra-se na preparação para a faculdade ou para a profissão.	• A busca pela identidade, incluindo a identidade sexual, torna-se central. • O relacionamento com os pais geralmente é conflituoso. • Os amigos podem exercer influência positiva ou negativa.

Fonte: Papalia e Feldman.[3]

De forma complementar e didática, pode-se desmembrar a adolescência em três etapas para destacar seus elementos mais significativos.[4] Desse modo, a fase inicial da adolescência (10-13 anos) é marcada pela construção da independência, manifestada na diminuição do interesse pelas relações parentais, em detrimento da aproximação com outros grupos, em geral amigos do mesmo gênero.[5] Surgem também as primeiras preocupações com a aparência advindas do processo de mudanças puberais e o amadurecimento dos órgãos reprodutores como ovários, tubas uterinas, útero, clitóris e vagina nas meninas e os testículos, pênis, saco escrotal, vesículas seminais e próstata nos meninos, associado ao aparecimento dos caracteres sexuais secundários, alteração na voz e textura da pele.[3]

No contexto da identidade, ainda na fase inicial, ocorre o desenvolvimento de aspectos relacionados à inteligência e se instalam mecanismos de fantasia, idealização, aumento da necessidade de privacidade e impulsividade. Trata-se de um período de muitas descobertas, questionamentos e criatividade, desencadeados principalmente pelas influências dos grupos de apoio.[4,5]

Na adolescência média (14-16 anos) se acentuam as relações de conflito, em especial com os pais. A percepção corporal se volta para mecanismos de aceitação e preocupação em ser atraente e geralmente começam as primeiras experiências sexuais. As relações sociais se tornam mais fortes e os comportamentos em grupos, as habilidades intelectuais acentuam-se, sobressaindo-se a experimentação e os comportamentos de risco.[4,5]

Na adolescência final (17-20 anos) os vínculos afetivos voltam a se fortalecer nas relações parentais. Com o término do processo biológico de crescimento ocorre naturalmente a aceitação das mudanças corporais. As relações íntimas passam a ser mais valorizadas, e a percepção torna-se mais prática e realista, ocorrendo amadurecimento de princípios e valores morais no que tange, por exemplo, à sexualidade e à religião, podendo desenvolver habilidades centradas em compromissos com a compreensão de fronteiras e limites.[4,5]

A maturidade nos aspectos psicológico, físico, sexual, emocional, cognitivo e social ganha destaque durante esses sucessivos ciclos da adolescência, na qual a puberdade configura-se como marco preliminar a ser encarado como um processo natural, involuntário e universal.[5]

Quanto ao término, a demarcação do encerramento da adolescência é tão complexa quanto seu começo, particularmente no que tange aos limites etários, visto que cada organismo responde de forma particular aos estímulos recebidos, de acordo com o ambiente em que vive.[5]

A emancipação social e sua vinculação com o mundo, associada à maturação psíquica, consistem, em suma, nos marcos para o início da vida adulta.[6]

Entretanto, a dificuldade para definir quando se encerra essa etapa evolutiva na atualidade perpassa pelas exigências sociais para considerar um indivíduo independente e maduro. Nos meios mais desenvolvidos, isso se expressa no acréscimo de anos de estudo, na inserção tardia no mercado de trabalho e/ou no adiamento para constituição de uma família. Por conseguinte, nas famílias de classes média e alta, é comum identificar-se um prolongamento da adolescência, enquanto nas menos favorecidas a inclusão escolar fica limitada pela necessidade de incorporação do adolescente ao mercado de trabalho, frequentemente em condições desfavoráveis.[4]

A complexidade da adolescência exige também exercício de compreensão em, no mínimo, 5 domínios, no que tange aos aspectos físico, cognitivo, emocional (que juntos constituem a base do domínio psicológico), além dos fatores relacionados ao campo social e de percepções morais e de valores, sabendo-se que essas mudanças ocorrem de forma simultânea e conectada.[7]

Na dimensão psicológica a especificidade dos aspectos cognitivos ocorre pela aceleração neurológica propiciada pelo surgimento de novas células cerebrais, da poda neural e do fortalecimento de conexões sinápticas, implicando diretamente os elementos emocionais, afetivos, tomada de decisão e resolução de problemas.[2]

Papalia e Feldman[3] observam que o cérebro jovem responde de forma diferente de um adulto, principalmente porque a ativação neuronal ocorre em partes diversas. Assim, os autores acreditam que, no período entre 11-13 anos, as respostas emocionais são advindas da amígdala, que fica na região do lobo temporal, e estão mais associadas às emoções e ao instinto. Progressivamente, entre 14-17 anos, os mecanismos ficam mais refinados, por meio do uso do lobo frontal, responsável pelo raciocínio, planejamento, modulação emocional e controle dos impulsos. Como os sistemas corticais frontais ainda estão em desenvolvimento na adolescência e considerando sua importância nos esquemas de motivação e impulsividade, considera-se essa hipótese para explicar o porquê de os adolescentes terem dificuldades em seu autocontrole.[2]

Todas essas especificidades tornam o adolescente mais suscetível ao aparecimento de, por exemplo, transtornos mentais, sobretudo se o cenário de desenvolvimento for agravado por traumas advindos de situações de abuso, violência ou negligência.[7]

O domínio das emoções no contexto da adolescência é descrito como uma capacidade crescente de percepção, avaliação e controle que o adolescente desenvolve na medida em que aprende a compreender e gerenciar seus sentimentos. Entretanto, vale ressaltar que as emoções são indissociáveis das alterações hormonais comuns nessa fase, assim como de eventos estressores, por exemplo, as exigências de adequação social e as expectativas familiares, que por sua vez impactam significativamente nas variações de humor.[7]

No conceito social e para fins de direito, o Estatuto da Criança e do Adolescente (ECA) enquadra o adolescente na idade entre 12-18 anos. Tal definição se aplica sobretudo porque a ECA acompanha o ordenamento jurídico brasileiro, por meio do Código Civil, que, por sua vez, delimita a maioridade penal em 18 anos.[1]

Ampliando-se a contextualização legal, sabe-se que o desenvolvimento psicológico na adolescência perpassa incontestavelmente pelos aspectos sociais como em qualquer outra etapa do desenvolvimento humano.[3] Todavia, nesse período da vida, as questões emocionais ganham uma dimensão mais intensa, dado que adolescentes constroem suas percepções sobre si mesmo e seu valor a partir da perspectiva e aprovação de amigos e familiares. Assim, elementos como a autoestima e a construção da identidade saudável resultam de uma combinação positiva nas relações interpessoais.[7]

Nesse sentido, a dimensão do desenvolvimento social na adolescência advém de um ciclo mais amplificado. Os círculos sociais se tornam maiores e para além dos muros familiares; as relações com amigos e possíveis mentores em ambiente escolar se tornam tão significativas quanto os laços formados na família de origem. Os papéis sociais também passam a ter outros significados nessa etapa, quando ocorre o desenvolvimento do raciocínio lógico e o senso de responsabilidade passa a ser maior. São comuns os engajamentos em grupos no ambiente escolar, em centros religiosos, e é também nessa fase que acontecem as primeiras relações amorosas.[7]

A partir das considerações apontadas, verifica-se que a adolescência não pode ser concebida como um processo linear, mas sim como um percurso dinâmico em uma fase do desenvolvimento humano em que a dimensão e intensidade das mudanças propiciam inconstância na estabilidade emocional e comportamental.[3]

CRISE ADOLESCENTE E CONSTRUÇÃO DA IDENTIDADE

Vários teóricos e pensadores estudaram o processo evitar repetição na adolescência. Adicionalmente, diversas teorias no campo da psicologia caracterizam o modo como elementos essenciais aos ciclos de desenvolvimento humano, sobretudo na adolescência, impactam na construção da personalidade.[8]

Uma das primeiras linhas psicológicas a discorrer sobre o desenvolvimento psíquico na infância e adolescência foi a da perspectiva psicanalítica. Sigmund Freud propôs em sua obra *Ensaios sobre a sexualidade*, escrita em 1905, compreender o desenvolvimento humano por meio dos conteúdos inconscientes, que começam a se construir ainda na infância. Assim, o autor expõe sua teoria das fases psicossexuais do desenvolvimento, que se baseia na maturação do sujeito e na construção da personalidade, caracterizada como id (impulsos – princípio do prazer), ego (razão – princípio da realidade) e superego (consciente pautado em valores e regras).[8]

As 5 fases psicossexuais ocorrem de forma gradativa, sendo a primeira a fase oral (do nascimento até 1 ano), na qual a libido está direcionada para a amamentação; a segunda a fase anal (1-3 anos), caracterizada pelo conflito entre mundo interior x exterior, expressada por meio do autocontrole corporal; a terceira fase (3-6 anos, chamada de fálica), na qual ocorre a consciência corporal e os mecanismos de medo, raiva, ciúme, se delineiam nos conceitos do complexo de Édipo e complexo de Electra. A quarta fase é denominada latência (dos 6 anos até a puberdade), refletida pela dialética entre impulsos e repressões. Por fim, a fase genital (da puberdade à fase adulta) envolve a maturação sexual e a legitimidade da identidade.[3,8]

Já Anna Freud acreditava que a relação entre as principais instâncias da mente (id, ego, superego) passa pelas mudanças qualitativas durante a puberdade, em que podem ocorrer possíveis desequilíbrios e conflitos entre essas instâncias. Seria a etapa de perturbações transitórias entre os mundos psicológicos relativamente estáveis da infância e da idade adulta.[9]

Outra perspectiva psicológica foi proposta pelo psicólogo Alfred Adler (1870-1937), forte influenciador das teorias de base humanista, que enfatizou aspectos acerca da importância das fases da infância e adolescência, principalmente no que tange aos fatores sociais e não biológicos como constructos determinantes na constituição da personalidade. Sua teoria destaca os mecanismos individuais do sujeito, por exemplo, os complexos de inferioridade e superioridade, para aferir sobre estilos de vida, mecanismos de aceitação e motivação, concepções sobre si e o mundo e interesses sociais.[8]

Ainda no constructo da personalidade, a busca pela identidade foi tema amplamente investigado por Erik Erikson (1902-1994) e descrito em sua teoria do *self*. Nessa conjuntura, destaca-se a importância do desenvolvimento cognitivo na adolescência, que, em suma, caracteriza-se por elementos de valores e crenças que constroem a capacidade de confiança, autonomia e iniciativa, base fundamental para o enfrentamento dos desafios na vida adulta.[3] Segundo Erikson, a adolescência corresponde a uma *crise normativa*, um processo de evolução caracterizado pela organização do indivíduo. A aquisição do sentimento de identidade, como a consciência que a pessoa tem de si mesma, é o aspecto mais importante do desenvolvimento psicológico do adolescente. Por isso, considera-se que a denominada crise da adolescência é, fundamentalmente, uma crise de identidade.[4,5]

Naturalmente o ciclo da adolescência traz consigo a dialética entre a crise de identidade, que envolve a escolha pela ocupação, a construção e valores de vida e a identidade sexual, versus a confusão de identidade que diz respeito à autoconsciência[3].

Etimologicamente, a palavra "crise" significa ato de distinguir, escolher, decidir, e atualmente se reconhece essa expressão como um aspecto inerente ao desenvolvimento, seja ele individual ou institucional. Para Osório, a adolescência é uma crise vital, como outras pelas quais o ser humano passa durante seu processo evolutivo. A impulsividade, típica do adolescente seria a externalização da crise de identidade.[5,10]

CARACTERÍSTICAS E ESPECIFICIDADES

Em uma perspectiva sociocultural e fenomenológica, Aberastury e Knobel[11] discutem o conceito de normalidade e patológico do ponto de vista emocional e comportamental na adolescência.

Esses autores consideram que a busca pela identidade adulta requer do jovem a vivência de luto por três grandes perdas:

1. Perda do corpo infantil: período de adaptação até a aceitação das modificações corporais.
2. Perda dos pais da infância: manifesta-se por meio de relações conflituosas com as figuras parentais.
3. Perda da identidade e do papel infantil: renúncia à dependência infantil e aceitação de responsabilidades.

A elaboração dessas perdas se manifesta por meio de atitudes comportamentais e emocionais que Aberastury e Knobel denominaram síndrome da adolescência normal (SAN), constituída de 10 características descritas no Quadro 2.[5,11]

A ocorrência da "síndrome normal da adolescência" pode ser explicada pela interação de sinais que expressam a desestabilização nas esferas biológicas, psicológicas e sociais.[5]

A externalização se dá tanto por meio da oscilação de humor quanto no comportamento de separação das relações parentais em favor da independência e autonomia, assim como pela necessidade de fantasiar e imaginar, utilizando para isso mecanismos como as redes sociais.[5]

A urgência e o comportamento impulsivo, por sua vez, advêm da dificuldade em manter um planejamento e de estabelecer-se no espaço de forma temporal, e as condutas de risco, por exemplo, o comportamento violento, o sexo sem proteção, o uso de drogas podem ser explicadas como um mecanismo de atitude social reivindicatória de espaço e reconhecimento.[5]

NORMALIDADE E ANORMALIDADE NO COMPORTAMENTO ADOLESCENTE

Os elementos anteriormente citados fazem parte de uma compreensão holística e contemporânea sobre a adolescência acerca da sua inerente necessidade de adaptação e construção da personalidade.[5]

Não obstante, é importante frisar que cada sujeito vai desenvolver suas respostas ao meio de forma subjetiva, sendo essencial diferenciar o que são elementos naturais ao cenário da adolescência e quando esses sintomas passam a ser indicativos de comprometimento significativo para o curso de um desenvolvimento saudável.[3,4]

Para profissionais de saúde que lidam com essa faixa etária, a principal questão a ser respondida é: qual deve

Quadro 2 Síndrome da adolescência normal

Característica	Descrição
Busca de si mesmo e da identidade	Um processo psicológico contínuo com foco na maturidade. Ocorre desde o nascimento, por meio de esquemas progressivos de desenvolvimento em uma integração de elementos temporal e espacial.
Tendência grupal	Funciona como um mecanismo de defesa por meio da uniformidade, como uma busca por segurança e estima pessoal. A identificação com grupos estabelece uma quebra na identidade até então apenas por meio de vínculos parentais e familiares.
Necessidade de intelectualizar e fantasiar	Um esquema dialético para enfrentamento de situações de perdas e lutos como subterfúgios internos para lidar com a angústia e a frustração.
Crises religiosas	Modelos de projeção sobre crises internas acerca dos medos da morte dos pais ou da sua própria. Nessa esfera, o esquema pode se revelar de forma polarizada: ou o adolescente se mostra como um ateu exacerbado ou um místico fervoroso.
Deslocalização temporal	Processo psicodinâmico no qual o adolescente sai de um ciclo de dependência vivido na infância e entra em conflito com questões de diferenciação temporal (presente, passado e futuro) pensando na relação entre tempo vivencial, experimental e conceitual.
Evolução sexual	Começo dos exercícios genitais por meio da masturbação, como mecanismo de exploração e preparação para a vida adulta. Percebe-se que os adolescentes geralmente encaram o sexo como um processo dissociativo do próprio corpo e não como parte dele.
Atitude social reivindicatória	Uma complementariedade do mecanismo iniciado e expresso na tendência grupal. Aqui o adolescente transfere e projeta nas relações e no meio social suas incertezas e inseguranças acerca das mudanças e do senso de falta de apoio e relações protetivas.
Contradições sucessivas nas manifestações de conduta	Resulta de um período em que a personalidade se estabelece em projeções e introjeções que em suma são reflexos frequentes intensos e variáveis. Uma fragilidade da organização interna, que se expressa em condutas ilógicas e circunstanciais.
Separação progressiva dos pais	O processo de enfrentamento das perdas se revela pelo modo como os vínculos e laços afetivos se formaram ainda na infância. Assim, as relações de parentalidade e a definição de papéis permitem maior ou menor firmeza na passagem para a maturidade.
Constantes flutuações do humor e do estado de ânimo	Revelam-se por meio da qualidade e quantidade de lutos e perdas, sobretudo afetivas, vivenciadas na adolescência, que deixam o adolescente suscetível a uma flutuação dinâmica de sentimentos como medo, frustrações e raiva.

Fonte: Aberastury e Knobel.[11]

ser a conduta diante de uma queixa de alteração comportamental e quando encaminhar para um especialista em saúde mental?

A crise de identidade do adolescente externa-se por meio de alterações comportamentais que refletem o conflito do adolescente com o meio. Então, como reconhecer quando elas se tornam patológicas?

Um parâmetro a ser adotado é a análise da apresentação dessas crises, uma vez que manifestações da adolescência normal, quando exacerbadas, originam os chamados distúrbios de conduta.[5,10]

Para o discernimento entre normalidade e psicopatologia na adolescência pode-se avaliar as variáveis do *sintoma* no que se refere a: intensidade, duração, persistência ou transitoriedade, significado regressivo e polimorfismo. Um exemplo simples: o normal, no comportamento adolescente é a ocorrência das flutuações do humor; a permanência por tempo prolongado e a intensidade de uma manifestação de tristeza, afetando atividades rotineiras, dificultando relacionamentos e interferindo nas condições habituais de vida, é indicativo de patologia.[5,10]

Alguns critérios descritos por Cordoni[12] são apontados como indicadores práticos de um funcionamento não saudável do adolescente:

- Excessos ou insuficiências: considera-se um comportamento patológico quando sua frequência e/ou intensidade diferem dos demais adolescentes.
- Infração às normas: quando os comportamentos não correspondem a determinadas expectativas para a faixa etária, sejam elas escolares, familiares ou sociais.
- Atraso ou defasagem no desenvolvimento: podem aparecer na adolescência comportamentos que atrasam ou dificultam o desenvolvimento em determinadas habilidades afetivas e sociais.
- Entrave ao funcionamento adaptativo: o surgimento de algum comportamento que perturbe o desenvolvimento habitual do adolescente que possa causar sofrimento no jovem e se estender à família.

De modo geral, a potencialidade para recuperar a saúde ou a possibilidade de reversibilidade é a que mais se aproxima da definição de normal enquanto processo.[4,10]

Ademais, é importante destacar que um comportamento adolescente que atende a todas as expectativas em suas diversas facetas também foge do esperado, pois a adolescência é um período de grandes transições, e ser "comportado demais" pode ser uma forma de funcionamento não saudável.[12]

CONSIDERAÇÕES FINAIS

A adolescência é um período em que há uma complexa construção e reconstrução de ciclos, no que tange a todos os aspectos sistêmicos da vida. O adolescente vivencia um momento progressivo de abstrações e generalizações no modo como se relaciona com o mundo, com os outros e sobretudo consigo mesmo.Essa interlocução entre a fantasia e a percepção do mundo real constitui-se em uma fonte para desencadear crises e conflitos constantes, em seus desejos de liberdade e aceitação.[3]

Adolescentes se caracterizam como um grupo de alto risco para demandas de políticas públicas nas esferas social e de saúde. Como os comportamentos de risco são mais acentuados nessa fase do que em outras do desenvolvimento humano, é essencial identificar o estresse na adolescência como um gatilho para maior suscetibilidade ao suicídio, à dependência química e a transtornos mentais como depressão, ansiedade, transtorno de estresse pós-traumático (TEPT), dentre outros.[7]

Todavia, há indicadores que, uma vez identificados, podem ajudar a prever a ocorrência desses distúrbios. São considerados sinais preditivos para a ocorrência de transtornos de humor e/ou de conduta na adolescência: irritabilidade constante, alteração nos hábitos de sono e alimentação, mudança repentina e significativa de comportamento, isolamento frequente, fatores estes que podem ainda ser potencializados caso o adolescente esteja exposto a um contexto de vulnerabilidade social.[7]

A perspectiva neuropsicológica compreende que na fase da adolescência a propensão aos comportamentos de risco e às explosões emocionais ocorre porque a rede neural desenvolvida na puberdade é suscetível a estímulos emotivos e a relacionamentos interpessoais. De modo semelhante, a rede neural de controle cognitivo que atua na regulação de estímulos recebidos tem seu desenvolvimento amadurecido gradativamente até chegar à vida adulta.[2]

Assim, os aspectos emocionais, incontestavelmente, são impactados por fatores dinâmicos que envolvem a convivência familiar, os aspectos culturais, o nível socioeconômico, a predisposição genética e as relações sociais. Consequentemente, na adolescência, funções cognitivas como atenção, memória, funções executivas e de linguagem refletem essa combinação plural de elementos.[2]

Concluindo, a construção da identidade adulta, principal tarefa da adolescência, está intrinsecamente relacionada ao desenvolvimento como um todo e sofre influência direta do meio no qual o indivíduo encontra-se inserido.

A rede de apoio ao adolescente, que se configura por meio da família e amigos, além do suporte de profissionais na área da saúde e educação, deve concentrar esforços para promover condições favoráveis ao desenvolvimento saudável, nesta que é uma fase de mudanças tão significativas.[7]

O papel da rede de apoio deve ser de suporte e orientação para que, nesse processo de descobertas, o adolescente consiga aprender sobre si mesmo e adquira, além da identidade (conhecimento de si mesmo), intimidade (capacidade para relacionar-se de forma madura, tanto emocional como sexual), integridade (aptidão para assumir atitudes e comportamentos socialmente responsáveis) e independência.[4,5,13]

Nesse sentido, algumas medidas são consideradas essenciais: o fortalecimento da comunicação por meio da ampliação da rede de relacionamentos, provendo escuta acolhedora e compreensiva sobretudo das demandas emocionais; promoção de habilidade para gerenciamento de crise e estresse; minimizar exposição a situações de risco; estabelecer condições para desenvolvimento da autorregulação de emoções e comportamentos e principalmente estar atento aos sinais de fatores de risco que indiquem um transtorno ou desregulação em nível psicopatológico.[6,7]

REFERÊNCIAS BIBLIOGRÁFICAS

1. Queiroz LB. A medicina de adolescentes no estado de São Paulo de 1970 a 1990: uma dimensão histórica. 2011. Available: https://www.teses.usp.br/teses/disponiveis/5/5137/tde26052011145846/publico/LigiaBruniQueiroz.pdf (acesso 25 jan 2021).
2. Salles JF, Haase VG, Malloy-Diniz LF. Neuropsicologia do desenvolvimento: infância e adolescência. Porto Alegre: Artmed; 2016.
3. Papalia DE, Feldman RD. Desenvolvimento humano. 12ª ed. Porto Alegre: AMGH; 2013.
4. Neinstein LS, Juliani MA, Shapiro J. Psychosocial development in normal adolescents. In: Neinstein LS (eds.). Adolescent health care: a pratical guide. 3rd ed. Baltimore: Williams & Wilkins; 1996.
5. Hagel LD, Reato LFN, Picanço MRA. Desenvolvimento psicossocial na adolescência. In: Burns DAR. Tratado de pediatria. 4ª ed. São Paulo: Manole; 2017.
6. Machado MC. Adolescentes. Lisboa: Fundação Francisco Manuel dos Santos; 2016.
7. US Department of Health and Human Services, Office of Adolescent Health, Adolescent Development Explained. Adolescent development explained. Washington, DC: US. 2018. Available: https://opa.hhs.gov/sites/default/files/2020-08/opa-adolescent-development-explained-download.pdf (acesso 4 fev 2021).
8. Campos LAM. Psicologia da personalidade. Rio de Janeiro: SESES; 2016.
9. Freud A. O ego e os mecanismos de defesa. 7ª ed. Rio de Janeiro: Civilização Brasileira; 1983.
10. Osório LC. Adolescente hoje. Porto Alegre: Artmed; 1992.
11. Knobel M. A síndrome da adolescência normal. In: Aberastury A, Knobel M. Adolescência normal. 10ª ed. São Paulo: Artes Médicas; 1992.
12. Cordoni JK, Seri LF, Reato LFN. Desenvolvimento psicológico na adolesceria: limites entre normalidade e anormalidade. In: Azevedo AEBI, Reato LFN. Manual de adolescência SBP. Barueri: Manole; 2019. p.135-42.
13. Garcia ANM, Rosell AB. Desarrollo psicológico del adolescente. In: Alacán PI, Aliño SM, Álvarez ACZ, Acrez PR, Bandera RA, Bello M (eds.). Manual de prácticas clínicas para la atención integral a la salud en la adolescencia. Habana: Minisap; 2002

CAPÍTULO 3

A CONSTRUÇÃO E O EXERCÍCIO DA SEXUALIDADE

Alda Elizabeth Boehler Iglesias Azevedo
Gianny Cesconetto

AO FINAL DA LEITURA DESTE CAPÍTULO, O PEDIATRA DEVE ESTAR APTO A:

- Abordar a sexualidade, entendida a partir de um enfoque amplo e abrangente, considerando o contexto histórico, social e cultural em que vivem os jovens, não restringindo a sexualidade apenas a sua dimensão reprodutiva.
- Compreender a sexualidade como parte do indivíduo, presente tanto na relação consigo mesmo como com as outras pessoas, relações construídas e manifestadas em todas as fases do desenvolvimento humano, desde a concepção, passando pela infância e adolescência.
- Reconhecer que as etapas da adolescência, inicial, média e final, apresentam grande transformação biológica, e que o comportamento sexual depende das mudanças físicas, tanto nas características puberais quanto na remodelação cerebral.
- Entender que o comportamento sexual começa na infância, nas atitudes e curiosidades, decorrentes das necessidades de satisfações instintivas que exigem gratificações eróticas e que os relacionamentos, o equilíbrio emocional e a manifestação de sentimentos do indivíduo dependem de uma boa evolução do desenvolvimento da sexualidade.
- Compreender que os adolescentes têm dificuldade de conversar com adultos, principalmente com os pais, e que o pediatra é o profissional que deve abordar as questões da sexualidade com propriedade e embasamento científico.

INTRODUÇÃO

A sexualidade é algo que se constrói e aprende, sendo parte do desenvolvimento da personalidade, capaz de interferir no processo de aprendizagem, na saúde mental e física do indivíduo.[1]

As transformações dessa fase da vida fazem com que o adolescente queira descobrir intensamente sua sexualidade, por ser algo novo, pois tem em questão seu *status* no meio em que vive, correndo o risco de práticas sexuais desprotegidas, de falta de informação e ausência de diálogo com os pais.[2,3]

A sociedade, em crescente mudança de valores, padrões culturais e comportamentais, está convivendo com a realidade de uma iniciação sexual (sexarca) mais precoce entre os jovens, havendo heterogeneidades nas prevalências de iniciação sexual e uso de métodos contraceptivos entre os adolescentes brasileiros, a depender de sua idade, de onde vivem e do tipo de escola que frequentam.

Fatores familiares, que levem a um menor controle parental e um relacionamento pais e filhos ruim, podem levar a antecipação da primeira relação sexual em cerca de 1 ano, preocupando assim profissionais de saúde e professores em decorrência da falta de conhecimentos sobre prevenção em saúde.[2,3]

Na adolescência ocorrem as escolhas de novos laços sociais e afetivos. Nesse momento, o grupo de iguais exerce enorme influência, impondo normas e regras sob forma de modelos, comportamentos, costumes, leis e práticas diversas.[3,4]

Dessa forma, os pediatras que se propõem a trabalhar com adolescentes sabem que a questão que emerge com grande significado é a saúde sexual e reprodutiva, marcada por dúvidas, medos, receios e incertezas. Deve ser tema de diálogo entre pais, educadores e pediatras a iniciação sexual com responsabilidade e segurança.[2]

Considerando que esse tipo de abordagem é pouco explorado nos estudos sobre a sexualidade na adolescência e que os preconceitos e as dificuldades sobre o tema podem ser intensificados de acordo com o contexto social e cultural, justifica-se a inserção deste assunto nesta seção, dedicada à adolescência.

SEXUALIDADE

O termo "sexualidade" engloba a genitalidade como um de seus elementos, mas a transcende, sobrepõe-se aos limites do impulso genital, somando afetividade, emoção, comunicação, fantasia e respeito ao parceiro. Então, sexualidade é uma forma de comunicação construída e aprendida, que envolve reflexão, planejamento, muitas vezes, adiamento e o desenvolvimento de valores morais e tomadas de decisões, sendo controlada e dominada pela consciência, vontade e liberdade.[4]

Representa um conjunto de valores e práticas corporais culturalmente legitimados na humanidade. Mais do que pertinente à atividade sexual e sua dimensão biológica, diz respeito a uma dimensão íntima e relacional, que compõe a subjetividade das pessoas e suas relações corporais com seus pares e com o mundo.[5]

Para abordar a sexualidade, entendida a partir de um enfoque amplo e abrangente, é imperativo considerar o contexto histórico, social e cultural em que vivem os jovens, não restringindo a sexualidade a sua dimensão reprodutiva. Deve-se compreendê-la como fazendo parte do indivíduo integral, presente tanto na relação consigo mesmo como do indivíduo com as outras pessoas, relações estas manifestadas em todas as fases do desenvolvimento humano. A complexidade da interação entre adolescentes e sexualidade requer atenção e compreensão especial dos pediatras.[1,5]

DESENVOLVIMENTO DA SEXUALIDADE DA INFÂNCIA À ADOLESCÊNCIA

Os relacionamentos, o equilíbrio emocional e a manifestação de sentimentos do indivíduo dependem de uma boa evolução da sexualidade durante as etapas da infância à adolescência.[1,5]

A construção da sexualidade começa na infância, nas atitudes e curiosidades, decorrentes das necessidades de satisfações instintivas que exigem gratificações eróticas.[1,5]

A fase da adolescência é marcada pelo desenvolvimento da sexualidade, desde as mudanças no corpo e nos comportamentos até o início dos relacionamentos sociais, como o namoro e outros compromissos afetivos, inclusive sexuais, até o acasalamento e a possibilidade de reprodução.[6]

A socialização e a sexualização são interdependentes durante este período e passam por processos cerebrais, mentais e neuro-hormonais que se expressam nos desejos, buscas, dúvidas, ansiedades, intimidades, medos, vacilos, incertezas e muitas encruzilhadas, confrontos e riscos na escolha das opções sexuais.[6]

De acordo com as etapas do desenvolvimento, o indivíduo localiza em determinadas regiões do corpo, chamadas zonas erógenas, o interesse libidinoso. As fases do desenvolvimento da sexualidade não têm limites de idade definidos. Esse é um dos aspectos do desenvolvimento da personalidade humana e da socialização na adolescência, com a incessante e difícil busca do encontro de si mesmo e do par amoroso.[6]

Porém, didaticamente, pode-se dividir as fases da manifestação da sexualidade conforme mostrado no Quadro 1.

Os três componentes da identidade sexual são: identidade de gênero, papel de gênero e orientação sexual. A identidade sexual é um dos elementos fundamentais da identidade geral, sendo composta pelo componente genético e psicológico-social, ou seja, delineada desde os primeiros momentos da vida e definida na adolescência, compreendendo a interação com os pais, fatores morais, culturais, sociais, religiosos, entre outros.

A identidade de gênero é a convicção íntima de cada um quanto ao sexo a que pertence (masculino-feminino), independentemente da forma do corpo. O papel de gênero é a expressão da feminilidade ou masculinidade de cada um, de acordo com as normas sociais estabelecidas. É um dos atributos sociais que o indivíduo interioriza no processo de socialização e refere-se ao desempenho do comportamento específico de acordo com o sexo biológico. A orientação sexual é a preferência da atração sexual da pessoa para estabelecer vínculos eróticos com o sexo oposto ou com mesmo sexo ou outras formas de se relacionar. A genitalidade refere-se apenas ao sexo biológico, ou seja, genitália feminina e masculina, e satisfações eróticas.[7]

Identidade sexual

Na adolescência é que se solidifica a identidade sexual, a qual é uma das categorias fundamentais da identidade geral e permite o reconhecimento e a atuação como um ser sexual e sexuado.[5]

O desenvolvimento da identidade sexual pode ser entendido como uma forma de se sentir e se comportar, erótica e sexualmente, como macho e fêmea (instintivamente) e como os modelos masculino e feminino internalizados desde a infância, dependentes e influenciados pelo ambiente externo e pela sociedade.[4]

A identidade sexual só é consolidada no final da adolescência, com a passagem para a idade adulta. Dessa forma, compreende-se que a identidade sexual é construída e, por isso, evolui com o desenvolvimento do ser humano. Dependerá das primeiras experiências e de todas as oportunidades afetivas vivenciadas pela criança até a fase adulta.

Identidade de gênero

Identidade de gênero refere-se à autoidentificação de um indivíduo como mulher ou homem ou a alguma categoria

Quadro 1 Características da manifestação da sexualidade

Fases	Características
Oral (0-18 meses)	O psiquismo e a vida afetiva estão ligados aos processos instintivos. O recém-nascido tem necessidades básicas, que precisam ser atendidas para propiciar-lhe prazer e estabelecer estreita relação afetiva com a mãe ou com quem o alimenta. O hábito de chupar o dedo ou a chupeta, a necessidade de colocar tudo na boca, quando já tem coordenação motora para isso, e o desejo de morder são representativos do prazer que o bebê sente na região oral.
Anal (18 meses a 3 anos)	A libido polariza-se no polo inferior do intestino, região anal e perineal. A criança já consegue andar e explorar melhor o ambiente em que vive. Já tem, potencialmente, maturidade neurológica para conter os esfíncteres, quando está desperta. Com o treinamento, a criança concentra grande parte de sua energia na aprendizagem desse controle esfincteriano e fica atenta à manipulação de seu corpo. Nessa etapa, ocorrem também as primeiras perguntas sobre a diferença entre os sexos. Ocorre a construção da determinação da identidade sexual e do papel de gênero.
Genital (3-5 anos)	As crianças descobrem de fato seus órgãos genitais, há a polarização da libido na região da genitália. Percebem as diferenças que existem entre meninos e meninas. A manipulação dos genitais é prazerosa, muitas vezes exibicionista. É uma idade de grande aprendizagem e de exploração do mundo à sua volta. Há identificação com as figuras parentais, preferindo o genitor do sexo oposto e hostilizando o do mesmo sexo (complexo de Édipo/Electra).
Latência (6 anos à puberdade)	As crianças já estão na escola, iniciando seu aprendizado formal. O pensamento é do tipo lógico-concreto. A energia sexual, ou seja, o prazer, está voltado para o aprendizado formal e para atividades que estimulem o cérebro, como leitura, música, teatro, dança e esportes. Há maior curiosidade a respeito de assuntos que envolvam reprodução, gravidez, nascimento e ocorre nítida diferenciação dos sexos biológicos.
Adolescência inicial (10-12 anos)	É grande a transformação biológica, em que o comportamento sexual depende das mudanças físicas. Surgem as fantasias sexuais, que podem ser motivo de sentimento de culpa, assim como a masturbação. As relações, geralmente, são platônicas e sem contato físico com o outro, através de leitura de contos eróticos, séries românticas, acessos indevidos pornográficos. Os adolescentes usam linguagem obscena e têm dificuldade de conversar com adultos, principalmente com os pais.
Adolescência média (13-15 anos)	O desenvolvimento puberal está completo ou quase completo. Há uma aceitação maior das transformações físicas, resultando em um corpo com capacidade reprodutiva. A identificação é reforçada com o grupo de amigos do mesmo sexo, com normas e características próprias, oportunizando-se as experiências homoafetivas. O namoro ou o "ficar" com alguém, geralmente, se inicia nessa fase, e costuma ser de natureza exploratória e egoísta, com relações casuais, acompanhadas ou não de carícias extragenitais e/ou genitais.
Adolescência final (16-19 anos)	A maturação física está completa, o comportamento sexual costuma ser mais expressivo e menos exploratório e as relações, mais íntimas e compartilhadas. A maior estabilidade afetiva favorece a busca de um sujeito amoroso único. Predomina maior consciência dos riscos e necessidade de proteção. A sexualidade contribui com a autoestima e faz parte da formação da identidade geral do adolescente. Durante essa fase, a construção da identidade sexual se consolida.

Fonte: Vitalle e Medeiros.[4]

diferente do masculino ou feminino. Pessoas cujas identidades de gênero não correspondem aos sexos biológicos atribuídos ao nascimento são nomeadas como transgêneros ou transexuais. Trata-se de um fenômeno heterogêneo que pode ganhar diferentes coloridos de acordo com a realidade psíquica, social e cultural de cada um.[8]

Na maioria das pessoas existe uma conformidade entre o sexo biológico (características genitais presentes ao nascimento) e a identidade de gênero (a experiência emocional, psíquica e social de uma pessoa enquanto feminina, masculina ou andrógina definida pela cultura de origem). Entretanto, em alguns indivíduos existe incongruência entre o sexo biológico e a identidade de gênero. O estresse, o sofrimento e o desconforto causados por essa discrepância entre o corpo e o sentir, "sente que seu corpo não pertence a si mesmo", é chamado de disforia de gênero (abordado no Capítulo 4).[8]

Nos adolescentes, a inconformidade com o sexo biológico, evidenciada com as mudanças corporais da puberdade, desencadeia problemas psicossociais. Dependendo do grau da incongruência e da forma como ela é socialmente acolhida, o quadro pode estar associado a manifestações como ansiedade, depressão, tentativa de suicídio, automutilação e isolamento social. Estudos têm mostrado que tais sintomas podem apresentar-se como transtornos psiquiátricos maiores, que influenciam negativamente o prognóstico. Daí a importância de identificar o início dessas alterações e solicitar o acompanhamento psicológico e psiquiátrico conjunto.[8]

Orientação sexual

Trazendo à memória que o desenvolvimento da sexualidade é evolutivo, isto é, é construído ao longo de toda a vida do ser humano, a expressão da sexualidade na adolescência em específico manifesta-se de diversas maneiras.[7]

A preferência sexual com afeto é o posicionamento que demonstra postura mais integrada diante da sexualidade. Uma das situações mais conflitantes para o adolescente, de ambos os gêneros, é reconhecer em si traços de homossexualidade latente ou expressa. Teme as pressões familiares e grupais, angustia-se ao prever as reações dos outros. É importante que o pediatra acolha com tranquilidade esse adolescente, aumentando sua autoestima e autorreferência, promovendo condições para que seja respeitado em suas características de emoção, desejo e amorosidade, procurando esclarecer familiares, membros da comunidade e outros adolescentes.

A aprovação dos pais, ou de um grupo, para o comportamento homossexual é desafiador, porque os pais e o grupo precisam encarar a própria sexualidade e, muitas vezes, está mal resolvida, isto é, comportam-se com padrões sociais e estereótipos culturais e morais. Em se tratando dos familiares, em especial o pai, o sofrimento costuma vir acompanhado de perplexidade, revolta, pouca aceitação e muita dor. Portanto, o profissional deve evitar confrontar-se com os sentimentos da família, e sim acolhê-los. É necessário ter sabedoria para conduzir os primeiros momentos da descoberta da homossexualidade, até que haja respeito de todos e aceitação do próprio adolescente.

É uma fase de experimentação sexual, que contribui para a construção da identidade sexual na vida adulta futura. Pode tratar-se de homoerotismo passageiro, já que, na adolescência, é comum a ambiguidade referencial, o que vale dizer que nem toda relação homoafetiva na adolescência significará homossexualidade na vida adulta.[4]

A moda unissex mostra a ambivalência da definição sexual, que é própria na adolescência. Por meio da roupa, do cabelo, das atitudes, das mídias sociais, pode-se ver como o jovem expressa as conquistas e conflitos de identificação sexual.

A sociedade na qual o adolescente está inserido cobra um papel de gênero e o obriga a determinadas posturas individuais e coletivas. É necessário trabalhar a homofobia, pois costuma vir "recheada" de equívocos, dificultando o desenvolvimento da cidadania.

Cumpre lembrar que não há "cura" para a homossexualidade, já que não se trata de doença, conforme a Organização Mundial da Saúde (OMS). Na homossexualidade, a identidade sexual e o papel de gênero não apresentam distorção, e estão relacionados à orientação sexual, sendo importante não confundir homossexualidade com outras condições em que ocorrem incongruência da identidade sexual (transexualidade) e anormalidades de desenvolvimento da genitália externa (intersexualidade), a qual se verifica no capítulo a seguir.[3]

VIVÊNCIAS DA SEXUALIDADE NA ADOLESCÊNCIA

A primeira fase do desenvolvimento e vivências da sexualidade, que seria o despertar do interesse sexual, ocorre devido ao estímulo hormonal e às mudanças corporais, com o aparecimento da primeira menstruação, menarca, nas meninas e da primeira ejaculação, semenarca, nos meninos. Durante essa época, as reações emocionais são as mais variadas possíveis, com rápidas fugas da realidade por meio das fantasias e devaneios, e episódios de autoestímulo, como a masturbação e de desejos inconscientes a "sujeitos de amor proibido", bissexuais e ambivalentes.

A segunda fase, da experimentação sexual, envolve a prática de iniciar um relacionamento amoroso com outra pessoa com incertezas, pois o adolescente precisa vencer o desafio de treinar a imagem pública que quer demonstrar de si e começar os jogos de sedução. Essa fase é transformada na construção de *blogs*, redes de relacionamentos e encontros entre "amigos" via internet ou presencial, e todos querem ser o foco da atenção.

Na terceira fase, da escolha do par sexual, e do amadurecimento das inter-relações afetivas, ocorre o início de relações mais duradouras e o adolescente começa a aceitar melhor o papel sexual escolhido e a se sentir mais confortável com sua sexualidade, decidindo sobre seus valores de vida, aprofundando os aspectos íntimos de sua feminilidade/masculinidade, intensificando sua autoestima e consolidando sua identidade sexual.[6]

Didaticamente, pode-se dividir as etapas de evolução da identidade sexual durante a adolescência em 4 fases, conforme mostrado no Quadro 2.[4]

Na adolescência, a vivência da sexualidade é como um caminho no qual a evolução e a maturidade vão determinar o itinerário. Enfatizar que o exercício da própria sexualidade envolve duas pessoas para as quais o ato sexual tem caráter íntimo e privado e ambas devem estar de acordo para realizá-lo, e que, portanto, estão prontas para assumir as responsabilidades dele advindas.

A prática masturbatória apresenta diferenças marcantes em relação ao sexo, sendo mais comum no sexo masculino. Essa diversidade de comportamento, ocasionada principalmente por influências culturais ou sociais, também é determinada, segundo alguns pesquisadores, pela localização dos estímulos sexuais, centrada nos órgãos genitais no caso dos homens e, nas mulheres, distribuída pelo corpo de forma generalizada.[7]

Em relação à frequência da masturbação na adolescência, apesar de se saber que a prática não é medida numericamente, deve-se ficar atento para aqueles casos em que é muito grande, pois, na tentativa de descarregar as tensões internas angustiantes, a prática pode interferir nas condições habituais de vida do adolescente e trazer prejuízos em áreas da aprendizagem, dos relacionamentos afetivos, íntimos, com familiares e sociais com os pares de amigos.[7]

Quanto à relação sexual propriamente dita, o início tem acontecido cada vez mais cedo entre os jovens, como decorrência da influência de diversos fatores como: precocidade do amadurecimento biológico, curiosidade, necessidade de autoafirmação, dificuldade para dizer não, mídias sociais, modismos, revolução dos costumes. No caso de adolescentes que já tenham atividade sexual genital, ou estejam prestes a iniciá-la, não se pode perder a oportunidade de orientar e desmitificar o uso de anticoncepção e prevenção de infecções sexualmente transmissíveis.[7]

Crianças e adolescentes que apresentam discordância entre o sexo biológico e a identidade de gênero, ou seja, incongruência de gênero, podem ser alvo de *bullying*, rejeição, violência física ou verbal e isolamento social, repercutindo negativamente na qualidade de vida e no bem-estar psicológico. A família, frequentemente, é alvo de críticas e rejeição, necessitando também da atenção do pediatra.[8]

Quadro 2 Evolução da identidade sexual na adolescência

Fases	Características
Autoerótica (9-11 anos)	Descoberta da possibilidade de produzir descargas sexuais prazerosas com o próprio corpo, sem a necessidade de parceiro, ou seja, autoconhecimento das sensações prazerosas por meio da masturbação. Ocorre com estímulos por meio de fantasias ou mesmo imagens virtuais.
Homoafetiva (11-13 anos)	Nessa fase, a menarca para garotas e a semenarca para os garotos possibilitam formas de sentir o próprio corpo em transformação. Surgimento da ligação mais próxima e íntima com "o/a melhor amigo/a", proporcionando a conexão com o mesmo sexo. Há a fusão da parte feminina para a garota e incorporação da parte masculina para o garoto.*
Transição (14-17 anos)	Caracterizada pela primeira atração erotizada pelo outro sexo, isto é, geradora de "tesão". É quando há o aparecimento das "paixões", ou seja, a identificação com o/a primeiro/a namorado/a, e, proporcionando a conexão com a parte feminina interna no garoto e masculina interna na garota.
Heterossexual (17-19 anos)	Ambos, garotos e garotas, estabelecem a própria identidade sexual, composta tanto pela identidade feminina e masculina existente no mundo interno de cada um. Nessa relação com o outro, independente do sexo biológico, experimentam uma sensação intensa de intimidade e cumplicidade na interação sexual.

Fonte: Vitalle e Medeiros.[4]
*Salienta-se que essa fase evolutiva da identidade sexual não significa a orientação homossexual ou homoafetiva (o interesse homoerótico nessa fase do desenvolvimento não necessariamente leva ao comportamento homossexual na idade adulta), pois esta será definida com o processo de desenvolvimento da sexualidade.

SEXUALIDADE NA ERA DIGITAL

Atualmente, têm sido observadas algumas manifestações de conduta decorrentes das tecnologias de comunicação e informação que têm criado novas modalidades de interação social, ou seja, na maneira como se aprende e manifesta a sexualidade, inclusive nas redes sociais.

No isolamento e no anonimato de seu computador em seu quarto ou numa *lan house*, o adolescente inicia seu conhecimento sexual e seus relacionamentos com informações obtidas livremente de outras pessoas de todos os tipos e idades, porém cuja identidade real é desconhecida. Relaciona-se de modo simultâneo e superficial e espera a "repercussão virtual" de sua imagem, muitas vezes transmitida via *webcam* em tempo real ou vídeo. Observa-se uma busca por experiências sexuais, que alguns sociólogos denominam de pansexualidade, onde tudo é possível na mídia social.[6]

O *sexting* é um termo utilizado para designar a produção e o envio de mensagens de conteúdo sexual pela internet. Constituem *sexting* o encaminhamento de *nudes*, textos, fotos sexualmente sugestivas ou explícitas via plataformas sociais.[7]

A prática do *sexting* é, particularmente, problemática entre os adolescentes, uma vez que estes não estão totalmente capacitados em relação à tomada de decisões e ao reconhecimento das consequências do compartilhamento de conteúdo sexual em longo prazo, devido ao fato de estar ocorrendo a remodelação no córtex pré-frontal, área cerebral responsável por essas habilidades cognitivas.

Apesar de o *sexting* ser apontado como uma maneira de expressão e comunicação íntima em relações amorosas, está associado a problemas como comportamento sexual de risco, proliferação de pornografia infantil e maior probabilidade de vitimização *on-line,* e permanece também como uma divisória, que cada vez mais fica desequilibrada entre a saúde e os riscos de doenças futuras.[6,7]

PESSOAS COM DEFICIÊNCIAS ESPECÍFICAS

A primeira pergunta é quase sempre como se deve atender as pessoas com deficiência. Por que será que ela é tão recorrente? A resposta é simples, porque os médicos em geral e, em particular, também os pediatras não aprenderam a lidar com essas questões.

Para conseguir abordar as questões de todas as pessoas, independentemente de deficiência, o pediatra necessita habilitar-se e tratar as pessoas livrando-se dos preconceitos e analisando, internamente, como olha e percebe as pessoas com deficiências, evitando o capacitismo. Entende-se por capacitismo a opressão do corpo deficiente, a indiferença com que a sociedade trata as pessoas com deficiência. Já a indiferença é a discriminação contra pessoas com deficiência, tratadas como incapazes.[9]

O culto ao corpo perfeito, belo e saudável inibe as pessoas com deficiência e constrange os "normais". A mulher com deficiência foge das características corporais que socialmente, em sociedades ocidentais contemporâneas, se esperam de uma mulher, enquanto objeto sexual. Os próprios deficientes, além disso, constroem uma espécie de "gradação" dos defeitos que coloca alguns em relação de superioridade/inferioridade com referência a outros. O principal critério dessa classificação parece ser quão próximo ele está (ou consegue parecer) da normalidade. Quem consegue passar por "normal" ou tem deficiência ocultáveis ocupa em geral os "melhores lugares" na classificação. Essa categorização é reforçada pelos familiares e demais pessoas com quem o deficiente convive.[9]

As questões relacionadas à sexualidade das pessoas com deficiência representam um grande desafio, pois se confrontam com os valores e conceitos ocidentais dominantes. Há uma grande intolerância social em relação à sexualidade das pessoas com deficiência. A representação da pessoa com deficiência como ser assexuado ou dotado de hipersexualidade reforçou o surgimento de mitos e estereótipos quanto a suas possibilidades como sujeitos desejantes.[9]

Diante das reflexões postas anteriormente, a sexualidade de adolescentes com deficiência passa a ser tratada ainda com mais negligência, pois silencia e faz de conta que as pessoas não a apresentam ou manifestem. Ainda, esquece de respeitar os desejos da pessoa humana e tende a limitar o exercício da sexualidade, independentemente de uma ampla avaliação das condições cognitivas e de qualquer que seja a área da deficiência.

A deficiência é uma experiência corporal significada social e culturalmente, destacando-se nesse processo o recorte de gênero. A deficiência não é nunca a prova de que a sexualidade não existe. Pelo contrário, a deficiência, sempre inesperada, é a demonstração de que a subjetividade, e com ela a sexualidade, nunca é aquele lugar ideal, seguro e estável. Justamente por isso as pessoas com deficiência são também pessoas desejantes. A pessoa com deficiência, tenha a deficiência que tenha, sempre é diferente da deficiência em si, e essa diferença se joga em sua subjetividade.[9]

Importante, então, abordar as questões para qualquer pessoa que deseja entender melhor o funcionamento do próprio corpo e necessita sentir prazer com ele, principalmente para o autoconhecimento, que gera melhora da autoestima e autoconfiança. Os adolescentes com deficiência são adolescentes como seus pares sem deficiência, e desejam ser felizes, ter uma profissão, independência, serem aceitos pelos outros e acreditados em sua capacidade em casa, na escola, no trabalho e por toda sociedade.[9,10]

É preciso agir solicitando à pessoa o que ela deseja, simples e bem prático. A pessoa sabe o que é necessário para ela, dessa forma a postura de quem atende é escutar e propiciar a solução. Ouvir o que esses adolescentes e jovens têm a falar e participar positivamente para que seus projetos se tornem realidade é essencial ao pleno desenvolvimento.[9,10]

Conclui-se, dessa forma, que a sexualidade impõe abertura e imparcialidade, ou seja, o não julgamento do profissional que esclarecerá as dúvidas e angústias advindas das vivências, ou não, sexuais.

ABORDAGEM DA SEXUALIDADE NO AMBULATÓRIO OU CONSULTÓRIO

Existem preocupações características das diversas fases da adolescência, inicial, média e final, cada uma com suas peculiaridades. É frequente considerar que a abordagem da sexualidade é responsabilidade exclusiva da família ou da escola, e não competência também do pediatra.

Outras vezes os pediatras querem atuar, mas falta-lhes a capacitação específica nessa área, transmitindo valores e experiências pessoais. Estabelecer, com adolescentes, um diálogo franco favorece o clima necessário de confiança e respeito para tratar dos temas. A existência da transversalidade e a interdisciplinaridade permitem uma ação educativa afetivo-sexual.

Descobrir se há algum problema na área da sexualidade do adolescente é importante, entretanto é fato de que lidar com questões relativas à sexualidade é também mobilizar sentimentos e experiências do próprio profissional envolvido. Dessa forma, a orientação não pode ser preconceituosa, fazendo-se papel de juiz, nem carregada de códigos morais ou religiosos, e sim com terminologias próprias, mas compreensíveis para os jovens.[3]

É necessário orientar o adolescente e sua família sobre as transformações que ocorrem em seu corpo, sobre as sensações sexuais, o caráter esperado da masturbação, da curiosidade sexual, do tamanho dos órgãos genitais e sobre o ato sexual propriamente dito e suas possíveis consequências desejadas ou indesejadas.

Perguntar, genericamente, sobre as atividades de rotina de sua vida como a escola, atividades nas horas de lazer, sobre amigos, sobre pensamentos, opiniões próprias, orientação sexual recebida em casa, namoro, amigos, ídolos, projeto de vida, gravidez precoce, entre outros.

A partir daí já se tem um quadro desenhado sobre o adolescente, e o profissional pode estabelecer vínculo com o jovem, tendo empatia com as demandas trazidas, sem invadir ou ferir a timidez de alguns, e obter respostas mais sinceras, perguntando-lhe como se sente em relação ao sexo, quais as experiências já teve, prazerosas ou não, traumáticas ou não, e que consequências ele identifica para sua vida.[3]

Dentre as dificuldades no dia a dia do ambulatório, predominam itens a serem salientados, como:

- Iniciação precoce por necessidade de imitar os pares.
- Sentimento de culpa em relação aos pais.
- Crenças culturais e religiosas limitantes.
- Falta de experiência e ausência de diálogo entre os parceiros.
- Falta de proteção anticoncepcional e negociação para sexo seguro.
- Uso inadequado dos métodos anticoncepcionais por mitos errôneos.
- Necessidade do uso de drogas para manter os relacionamentos.
- Ausência de autoconhecimento com a masturbação e o orgasmo.
- Impotência e ejaculação precoce.
- Ausência de locais apropriados para as relações sexuais.
- Remodelação do córtex pré-frontal para melhores decisões e escolhas.
- Ausência de afeto nas relações como forma de banalização do sexo.[5]

Cabe ao pediatra a habilidade de perceber por meio das informações ou atitudes do paciente e encontrar o momento propício de abordar as questões. Não raro, após várias entrevistas sobre outros aspectos relacionados ao paciente, encontra-se o momento apropriado para abordar a questão da sexualidade.

Pode ocorrer de o próprio adolescente revelar suas preocupações, quando, na etapa média de seu desenvolvimento, procure orientação específica quanto à iniciação sexual, como preparar-se e comportar-se diante da primeira relação sexual, ou para discutir dificuldades decorrentes de uma experiência já obtida. Na maior parte das vezes, entretanto, o problema não é colocado tão explícita e claramente. É comum que o jovem refira manifestações somáticas, por exemplo, insônia, por dificuldade em lidar com as frustrações ou conflitos de natureza sexual.[5]

O diálogo destina-se mais a esclarecer até que ponto as dificuldades são verdadeiras ou fantasiosas, se fazem parte de um conflito adquirido durante o desenvolvimento ou se são apenas dúvidas e desconhecimentos próprios da idade. Os esclarecimentos precisam partir de fatos relacionados com o adolescente e com base em dados científicos.

As informações inadequadas, recebidas por meio dos pares, dos educadores, dos próprios pais ou das mídias sociais, precisam ser corrigidas com habilidade. Grande número de casos constitui falta de esclarecimento, tipo de educação familiar, ambiente em que vive preconceituoso, assuntos que o pediatra pode amenizar resultando no alívio das tensões pessoais e familiares.

PRINCÍPIOS ÉTICOS, BIOÉTICOS E LEGAIS

As especificidades concernentes ao atendimento médico dos adolescentes são cada vez mais valorizadas, evidenciadas e reconhecidas, justamente porque os médicos que trabalham diariamente com esse público estão expostos a diversas controvérsias éticas, sociais e legais que são, na maioria das vezes, de complexa resolução.

Um grande dilema bioético é a confidencialidade definida como um elo entre o paciente e os profissionais de saúde, no qual as informações geradas a partir da consulta, orientação ou entrevista não devem ser repassadas para outras pessoas sem seu consentimento explícito: nesse caso específico, em se tratando de adolescentes, a seus pais e/ou responsáveis. Dessa forma, a confidencialidade fundamenta-se em regras da ética médica, na ideia da autonomia e em princípios morais.[11]

Portanto, manter a confidencialidade é de fundamental importância no cuidado e na promoção da saúde de adolescentes, tendo em vista que a ausência desta pode ser um grande bloqueio para que os jovens procurem cuidar de sua saúde e, também, busquem os serviços médicos.[11,12]

Torna-se dever dos profissionais de saúde oferecer todas as alternativas de informação de forma clara, fácil e acessível, enfatizando os conceitos de liberdade de escolha, de dupla proteção, projeto de vida e autocuidado como parte de políticas públicas de saúde para os adolescentes.[12]

O atual Código de Ética Médica (arts. 24 e 74) é de grande auxílio sobre o direito da autonomia, privacidade e confidencialidade do adolescente, quando atribui o direito de decisão do paciente sobre seu corpo e seu bem-estar, seu pudor.[11,12]

No atendimento aos adolescentes, questões de caráter sexual devem ser resolvidas sob a ótica dos princípios bioéticos da beneficência e da não maleficência, contribuindo para o exercício da sexualidade segura, além de respeitar a confidencialidade dos questionamentos e de preservar o sigilo.

De modo geral, os adolescentes devem ser orientados e incentivados a envolver os pais ou responsáveis em seus tratamentos médicos; qualquer exigência, como a obrigatoriedade da presença de um responsável para acompanhamento no serviço de saúde, constitui lesão ao direito maior a uma vida saudável.[11,12]

CONSIDERAÇÕES FINAIS

A saúde dos adolescentes está diretamente relacionada à promoção do protagonismo juvenil e do exercício da cidadania, ao fortalecimento dos vínculos familiares e comunitários, aos projetos de vida e à educação sexual.

A sexualidade ocupa um espaço essencial na formação da identidade de todos os adolescentes e, também culturalmente nos grupos sociais, porque tem relevância para a continuidade evolutiva e o poder reprodutivo, além da busca do prazer do corpo, da imaginação e das fantasias. Por tudo isso, ressalta-se a importância do respeito às necessidades e atitudes individuais e coletivas, mas também a busca por informações básicas sobre o que acontece a cada momento nas percepções de cada um e nas trocas dos saberes que são realizadas, por meio das redes sociais e das pressões familiares.[6]

O pediatra tem lugar de destaque na promoção da sexualidade saudável do adolescente, seja de forma explícita, no transcurso de atividades de educação para a saúde, seja colaborando em cursos nos centros educativos, na própria sociedade e nos núcleos familiares onde esses adolescentes constroem seus conceitos e compreensões sobre a sexualidade, pois a partir dessas esferas serão determinadas sua vida e saúde sexual.[10]

Esse processo educativo deve propiciar que, no fim da adolescência, o indivíduo tenha incorporado elementos básicos de sua identidade sexual, em um processo intimamente vinculado à socialização e à construção de sua identidade.

Para promover a educação sexual de forma adequada, é necessário que o pediatra tenha bom nível de conhecimento sobre determinados conceitos e características da sexualidade humana.[10]

As peculiaridades da adolescência determinam uma postura diferenciada aos profissionais e aos serviços que atendem esses jovens, rompendo os limites da propedêutica médica por meio dos diversos campos do conhecimento.

Essa conduta não tem respostas prontas, mas entende-se que encaminhar o adolescente às discussões que incorporem questionamentos e ampliem seus conhecimentos possibilita-lhe condições de fazer suas próprias escolhas.[11]

Nesse sentido, as recomendações para a abordagem ao adolescente, com valorização do trabalho em equipe multiprofissional e da interdisciplinaridade, propiciam uma educação sexual efetiva.[6]

Para complementação do conteúdo deste texto sugere-se a leitura do Capítulo 4 desta seção "Diversidade sexual e de gênero".

REFERÊNCIAS BIBLIOGRÁFICAS

1. Taquette SR; Ministério da Saúde. Sexualidade na adolescência. Available: http://www.bntusina.seed.pr.gov.br/redeescola/escolas/8/240/60/arquivos/File/equipe%20multi/7%20encontro/Asaudedeadolescente-sejovens.pdf (acesso 25 fev 2015).
2. Santos D, Campos MPA, Santos AMD. Sexuality in adolescence: between desire and fear. Scientia Plena. 2012;8(9).
3. Brêtas JR, Ohara VS, Jardim DP, Aguiar Junior W, Oliveira JRO. Aspects of sexuality in adolescence. Ciência & Saúde Coletiva. 2011;16(7):3221-8.
4. Vitalle MSS, Medeiros EHGR. Guia de adolescência: uma abordagem ambulatorial. Barueri: Manole; 2008. 505-15.
5. Rabin EG, Waterkemper R, Caregnato RCA, Souza EM. Falando sobre sexualidade na adolescência: relato de experiência. Rev Bras Ext Univ. 2014; 5(1):7-11.
6. Eisenstein E. Desenvolvimento da sexualidade da geração digital. Adolesc Saude. 2013;10 (Supl.1):61-71.
7. Azevedo AEBI, Reato LFN. Manual de adolescência. Barueri: Manole: 2019. p.167-73.
8. Azevedo AEBI, et al. Sociedade Brasileira de Pediatria. Incongruência/Disforia de Gênero. Atualizado e revisado. Guia prático do departamento científico de adolescência. N. 16, março de 2020. Doc base: Disforia de Gênero. N. 4, junho de 2017. Available: https://www.sbp.com.br/fileadmin/ user_upload/19706c-GP_-_Disforia_de_Genero.pdf.
9. Mello AG, Nuernberg AH. Corpo, gênero e sexualidade na experiência da deficiência: algumas notas de campo. III Seminário Internacional Enlaçando Sexualidades. UEB. Salvador, 2013.
10. Azevedo AEBI, Bermudez BEBV, Bozelli FAN. Sexualidade dos adolescentes com déficit cognitivo. Manual de adolescência. Barueri: Manole; 2019. p.184-92.
11. Código de Ética Médica: Resolução CFM n. 2.217, de 27 de setembro de 2018, modificada pelas Resoluções CFM n. 2.222/2018 e 2.226/2019 / Conselho Federal de Medicina – Brasília: Conselho Federal de Medicina, 2019.
12. Azevedo AEBI; Sociedade Brasileira de Pediatria. Estatuto da Criança e do Adolescente. In: Campos Junior D, Burns DAR, Lopez FA (coords.). Tratado de pediatria. 3ª ed. Manole: Barueri; 2014. p.55-63.

CAPÍTULO 4

DIVERSIDADE SEXUAL E DE GÊNERO

Andrea Hercowitz
Elizabeth Cordeiro Fernandes
Gabriela Crenzel

AO FINAL DA LEITURA DESTE CAPÍTULO, O PEDIATRA DEVE ESTAR APTO A:

- Compreender que orientação afetivo-sexual e a identidade de gênero são traços do comportamento humano e devem ser respeitadas em todas as suas apresentações. Sua gênese está relacionada com a interação de fatores biológicos, psicológicos e socioculturais.
- Despatologizar a diversidade de gênero, entendendo que a CID-11 modificou a antiga denominação "transtorno de identidade de gênero" e a retirou do capítulo de "transtornos mentais", incluindo-a no de "condições relacionadas à saúde sexual". A categorização permanece na CID para possibilitar os cuidados à saúde, acompanhamento médico e procedimentos.
- Reconhecer as repercussões psicossociais provocadas pelo sofrimento associado à estigmatização e ao preconceito vivenciados diariamente e suas repercussões na saúde mental, como isolamento, apatia, irritabilidade, baixa autoestima, ansiedade, dificuldades de sono, alimentação, sintomas depressivos, baixo rendimento escolar, entre outros.
- Entender a importância e o papel do pediatra na equipe de saúde, nos cuidados a crianças e adolescentes com diversidade sexual e de gênero.
- Orientar familiares, escolas e outros locais que as crianças e adolescentes frequentem sobre a importância do acolhimento em sua saúde física e mental.
- Assimilar a noção de que os médicos devem ser livres de prejulgamentos normativos rígidos, para compreender as diversas formas de identificação e de subjetivação, objetivando o benefício das crianças e adolescentes.

INTRODUÇÃO

Embora simule um tema emergente, a diversidade sexual acompanha a história da humanidade, havendo inúmeros registros sobre comportamentos sexuais variados em todo o mundo. A medicina, a psicologia e a psicanálise, as ciências sociais e a educação e outras descortinam cada vez mais a rede de fatores relacionados à diversidade desses comportamentos, entre os quais se encontram a variabilidade de gênero e de orientação afetivo-sexual.

John Money, psicólogo e sexólogo neozelandês radicado nos Estados Unidos da América, criou o termo "gênero" nos anos 1950, indicando que o comportamento da sexualidade pode diferir do determinismo genital, o que contribuiu para ampliar as pesquisas para além da binaridade homem-mulher.[1]

Esse tema é de primordial importância, sendo necessário que o pediatra o aborde de forma científica, empática e ética, garantindo os direitos à saúde e protagonizando o bem-estar de crianças e adolescentes.

EPIDEMIOLOGIA

A prevalência de pessoas com gênero diverso não é bem determinada devido a fatores culturais e metodológicos. No entanto, a 5ª versão do Manual de Diagnóstico e Estatística de Transtornos Mentais da Associação Americana de Psiquiatria (DSM-5, 2013) indica que a prevalência de indivíduos masculinos que se identificam como femininos varia de 1:11.900 a 1:45.000, e, para pessoas ditas do sexo feminino ao nascer e que se identificam com gênero masculino, a prevalência se alterna entre 1:30.400 e 1:200.000. Ainda conforme o DMS-5, a proporção de IG entre meninos e meninas é 2:1 a 4,5:1 na infância e 1:1 a 6,1:1 na adolescência.[2]

DEFINIÇÕES

Profissionais da saúde devem reconhecer as variabilidades das orientações afetivo-sexuais e de identidades de gênero como parte das características dos seres humanos, respeitando a autodeterminação de cada um e conhecendo os termos utilizados para se referir a elas. No Quadro 1 encontram-se as definições das variáveis relacionadas à sigla LGBTQIAPN+, a mais inclusiva utilizada atualmente.

Orientação afetivo-sexual

Entende-se por orientação afetivo-sexual a presença ou ausência de atração ou desejo sexual ou afetivo e a quem esse desejo se direciona. São consideradas pessoas heterossexuais aquelas que têm atração ou desejo por pessoas de outro gênero. As demais orientações estão explicadas no Quadro 1.

Identidade de gênero

Entende-se por identidade de gênero a percepção que cada pessoa tem em relação a seu gênero, que pode estar de acordo ou não com aquele que lhe foi designado ao nascimento. Pessoas cisgêneras são aquelas cuja identidade de gênero está de acordo com o gênero que lhe foi designado ao nascimento. Já a pessoa transgênero é aquela que tem a identidade de gênero diferente daquela que lhe foi designada quando nasceu. Travesti é uma identidade de gênero feminina tipicamente brasileira, que foi marginalizada por décadas e que vem ganhando força atualmente. Não tem relação com a vontade de realizar ou não modificações corporais.[3]

Diversidade de corpos

Alguns indivíduos nascem com características anatômicas e/ou reprodutivas, que não se enquadram na noção de masculinas ou femininas, tendo formas variantes do aparelho reprodutivo. A diferença de desenvolvimento do sexo (DDS) pode ocorrer desde a vida intrauterina até a puberdade. As pessoas que têm genitálias atípicas são conhecidas como pessoas intersexo.

GÊNESE

A formação das orientações afetivo-sexuais e das identidades de gênero não está totalmente determinada, porém se sabe que resultam da interação entre fatores biológicos, psicológicos e socioculturais. O estudo de sua gênese justifica-se pela busca de maior compreensão do comportamento humano, jamais como forma de patologizar a diversidade.[3]

Orientação afetivo-sexual

Aspectos biológicos

Evidências mostram que diversos eventos biológicos que ocorrem nas primeiras semanas de vida intrauterina influenciam a orientação afetivo-sexual. Genes e hormônios agem em conjunto na estruturação de áreas cerebrais que determinam a orientação sexual de uma pessoa. Atualmente se tem demonstrado também a influência epigenética e de aspectos imunológicos maternos nessa gênese.[4]

Aspectos psicológicos e socioculturais

Apesar de cada vez mais se acreditar na importância dos fatores biológicos na gênese da orientação afetivo-sexual, a forma como esta será construída sofre influência de aspectos socioculturais, a depender da sociedade onde se vive, da família, das crenças religiosas, da personalidade do indivíduo, entre outros. As experiências de vida empenham importante papel no modo de ser e de se expressar de cada um.[3]

Identidade de gênero

Aspectos biológicos

Assim como a orientação sexual, a gênese da identidade de gênero está relacionada a uma ação conjunta de fatores genéticos, hormonais e cerebrais. Genes e hormônios

Quadro 1 Definições e significados da sigla LGBTQIAPN+

L	Lésbicas	Mulheres que sentem atração afetivo-sexual por mulheres
G	*Gays*	Homens que sentem atração afetivo-sexual por homens
B	Bissexuais	Pessoas que sentem atração afetivo-sexual por mais de um gênero
T	Pessoas transexuais e travestis	Pessoas que se identificam com um gênero diferente do que lhes foi designado ao seu nascimento
Q	*Queer*	Pessoas que não se identificam como cisgêneras ou heterossexuais
I	Intersexo	Pessoas que nascem com atipia genital (DDS)
A	Assexuais	Pessoas que sentem pouca ou nenhuma atração/desejo sexual por outras pessoas
P	Pansexuais	Pessoas que sentem atração por pessoas, independentemente do gênero
N	Pessoas não binárias	Pessoas que se identificam com um gênero diferente do que lhes foi designado ao nascimento, fora da binariedade masculino ou feminino
+	Outras identidades	Pessoas que não se identificam com nenhuma das identidades acima

DDS: diferenças do desenvolvimento do sexo.

atuam na formação do cérebro, conferindo-lhe características estruturais e funcionais tidas como tipicamente femininas ou masculinas.

A diferenciação genital dos seres humanos ocorre no primeiro trimestre da gestação, enquanto a cerebral ocorre no segundo. Por acontecerem em momentos diferentes, corpo e identidade de gênero podem ser diversos, possibilitando o surgimento da incongruência de gênero.[3]

Aspectos psicológicos e socioculturais

As regras de uma sociedade estabelecem os comportamentos esperados para cada gênero dentro de sua cultura. As experiências da pessoa, sua aprendizagem social e a capacidade de interpretação dos códigos sociais de gênero colaboram na construção da identidade de gênero do indivíduo, assim como em seus estereótipos comportamentais.[3] Um exemplo prático que vem aos poucos sendo revisto é a expectativa, por parte das escolas, de aulas extracurriculares "para meninas", como balé, e "para meninos", como futebol.

CRITÉRIOS DIAGNÓSTICOS PARA INCONGRUÊNCIA DE GÊNERO

A identidade de gênero é autorreferida, ou seja, somente a própria pessoa pode dizer como se identifica em relação ao seu gênero, seja ela trans ou cisgênero. Existem critérios diagnósticos na Classificação Estatística Internacional de Doenças e Problemas Relacionados com a Saúde (CID),[5] que podem ser usados como ferramentas para a compreensão da vivência de variabilidade de gênero em crianças e adolescentes por profissionais de saúde e familiares. Usaremos aqui o termo "incongruência de gênero", pois é assim está descrito nesse manual.

O diagnóstico de IG deve ser realizado tomando por base indicadores aceitos pelas comunidades científicas. A Organização Mundial da Saúde (OMS), na 11ª edição da CID,[5] em vigor no Brasil a partir de 1º de janeiro de 2022, retirou "transexualidade" da categoria de transtornos mentais, como constava na versão anterior, de 1990, para integrar o grupo de "condições relacionadas à saúde sexual". Muda, portanto, a antiga denominação "transtorno de identidade de gênero" (CID 10-F64)[6] para "incongruência de gênero na infância" (CID11 - HA61)[5] e "incongruência de gênero na adolescência e vida adulta" (CID 11 - HA60).[5] Há ainda um terceiro tópico, intitulado "incongruência de gênero sem especificação" (CID 11 - HA6Z).[5] Os critérios adotados pela CID-11 mudam conforme o período de vida da pessoa, e se encontram no Quadro 2.

Recomenda-se avaliação por equipe multidisciplinar qualificada que trabalhe em sintonia, observando as particularidades objetivas e subjetivas próprias de cada criança ou adolescente.[1,3]

É importante compreender a variabilidade na expressão social da identidade de gênero, no que tange a preferências por brinquedos, cores e roupas – que de forma isolada não designam gênero nem orientação afetivo-sexual – e até mesmo na preferência de nome e pronomes. Essa fluidez é natural do processo de descoberta de cada pessoa, mais ainda em se tratando de indivíduos em pleno desenvolvimento físico e psicossocial.[1,3]

Psiquiatra e psicoterapeuta da equipe têm a função de avaliar a presença ou não de disforia de gênero (sofrimento psíquico causado pela diversidade de gênero, que pode ser consequência da rejeição e de violências sofridas), os conflitos subjetivos e diferenciação entre gênero diverso e outras situações que podem influir no comportamento sexual, especialmente na adolescência.[1]

Existem também os critérios utilizados no DSM-5,[2] com pequenas diferenças em relação à CID-11,[5] porém os mesmos significados, que podem ser facilmente consultados no site da instituição.[2]

Do ponto de vista da saúde pública, a mudança de classificação objetiva reduzir estigmas, porém é necessário manter os codificadores porque indicam situações que requerem atendimentos em saúde, o que pode estimular a busca dos centros de referência.[6] Não se faz diagnóstico de

Quadro 2 Critérios de incongruência de gênero por período de vida conforme a CID-11

Período	Infância	Adolescência e vida adulta
Critérios	1. Verbalização persistente de forte desejo de ser de gênero diferente ao que lhe foi reconhecido ao nascer. 2. Forte rejeição pela própria anatomia sexual ou por características sexuais secundárias antecipadas que correspondam ao gênero reconhecido ao nascer. 3. Forte desejo antecipado pelas características sexuais primárias e/ou secundárias do gênero contrário. 4. Brincadeiras, vestes ou fantasia, brinquedos, jogos ou atividades e companheiros de brincadeiras que são típicos do gênero de identificação e não do sexo atribuído. 5. A incongruência deve persistir por no mínimo 2 anos. 6. Comportamentos isolados ou passageiros não são base para atribuir o diagnóstico.*	A incongruência marcada e persistente leva ao desejo de: 1. Mudar as características físicas para as consideradas do sexo oposto. 2. Vivenciar experiências e ter aceitação da sociedade como pessoa do gênero oposto. 3. Utilizar tratamento hormonal e procedimentos cirúrgicos para que o corpo se alinhe com o do gênero de identificação, na medida do possível. 4. O diagnóstico não pode ser atribuído antes do início da puberdade. 5. As preferências ou variações do comportamento sexual não são, isoladamente, base para atribuir o diagnóstico.**
Codificação	**HA61**	**HA60**

Fonte: WHO. ICD-11 for Mortality and Morbidity Statistics, 20196 (tradução livre das autoras).
* Preferências por brinquedos, vestes ou brincadeiras atribuídas socialmente ao gênero oposto, de forma isolada e passageira.
** Comportamentos não normativos, que não são considerados necessariamente patológicos.

relação afetivo-sexual nem da identidade de gênero, pois é a pessoa que se autodefine, baseando-se em suas vivências e sentimentos, que devem ser respeitados.[3]

MANEJO DA EQUIPE MULTIPROFISSIONAL

Crianças e adolescentes LGBTQIAPN+, assim como suas famílias, podem precisar de apoio de equipe multiprofissional. O pediatra costuma ser o primeiro profissional de saúde a recebê-los, e deve considerar se existe alguma demanda para indicação de outras avaliações e orientações.

No caso de pessoas transgêneras, a Resolução n. 2.265/2019 do Conselho Federal de Medicina (CFM) orienta que seja realizado acompanhamento com equipe formada por pediatra, psiquiatra, endocrinologista, ginecologista, urologista e cirurgião plástico, sem prejuízo de outras especialidades médicas e de acordo com a decisão conjunta de equipe, familiares e paciente.[7]

Quando paciente, familiares e equipe estiverem de acordo, conforme a resolução mencionada, o bloqueio poderá ser iniciado a partir do início da puberdade, em locais com protocolo de pesquisa; a hormonização a partir dos 16 anos; e os procedimentos cirúrgicos a partir dos 18 anos.[7] Já pelo Processo Transexualizador do SUS, a hormonização poderá ser iniciada após 18 anos de idade e os procedimentos cirúrgicos a partir de 21 anos.[8] Em alguns locais do Brasil, por exemplo no município de São Paulo, já é possível iniciar a hormonização, pelo SUS, aos 16 anos de idade.[9]

O cuidado tem início desde o primeiro contato com o paciente e sua família. Seja qual for a questão que os traz à consulta, cada encontro deve ter caráter terapêutico, ao oferecer acolhimento, confiança e empatia. O objetivo principal da abordagem deve ser sempre a redução do sofrimento, e cada situação irá exigir uma articulação distinta entre os diversos profissionais envolvidos. A equipe precisa estar qualificada para cuidar de pessoas com uma escuta sem preconceitos e despojada de estereótipos, eliminando qualquer juízo de valor. Deve-se buscar as estratégias mais adequadas, que serão tanto mais complexas quanto mais difíceis forem as situações a serem enfrentadas. É necessário ouvir com atenção o que a criança e/ou o adolescente tem a dizer, tanto ao lado dos pais como em separado, e que o paciente se sinta protegido, confiante e possa falar de assuntos íntimos ou embaraçosos, tendo a garantia do sigilo médico (com exceção, obviamente, de temas que envolvam riscos iminentes à vida ou à segurança).

Em muitos casos, será também preciso dialogar com a escola, que é uma parceira potencial no cuidado de intervenção precoce, redução de fatores de risco e no aumento dos fatores protetores.

Promover o cuidado integral em saúde envolve necessariamente cuidados interdisciplinares e transdisciplinares, visando a atenuação do impacto dos problemas, à ampliação dos laços sociais e ao combate ao estigma. Praticar cuidado é tomar medidas de forma ativa, para todos.

REPERCUSSÕES NA SAÚDE PSICOSSOCIAL[10]

Toda criança e adolescente está sujeito a momentos de sofrimento emocional, que pode ser muito intenso, independentemente de suas questões de gênero e de orientação afetivo-sexual. Mas, para compreender as possíveis repercussões na saúde emocional e interações sociais com seus pares e com os adultos, é necessária uma reflexão rigorosa, do ponto de vista ético, da bioética, jurídico e social. Na maioria dos casos, o sofrimento é decorrente do constante confronto com várias questões de natureza existencial. Do sofrimento intenso e duradouro podem surgir sintomas, mais ou menos persistentes, como isolamento, apatia, irritabilidade, baixa autoestima, ansiedade, dificuldades de sono, alimentação, sintomas depressivos, baixo rendimento escolar, entre outros.

Não se deve perder de vista em que contexto sociocultural esses sintomas aparecem e que dentre as causas do sofrimento destacam-se as experiências decorrentes de uma percepção de não pertencimento aos grupos de convívio ou ao seu próprio corpo.

Crianças e adolescentes que expressam sua orientação afetivo-sexual e/ou identidade de gênero diversas frequentemente passam por privação do apoio da família e no ambiente escolar, não recebendo respeito e acolhimento. Por vezes enfrentam dificuldades e constrangimentos, que culminam na impossibilidade de permanência na escola e, em alguns casos, chegam a ser expulsas de casa. Em situações extremas, a alternativa de sobrevivência é recorrer à prostituição. O sofrimento também pode acarretar o uso intensivo e a dependência de álcool e outras drogas e aumenta a exposição ao risco do suicídio.

Muitas vezes há necessidade de tratamento psiquiátrico, psicoterapia individual, grupal ou familiar, tanto para tratamento específico de acordo com o quadro desenvolvido quanto no intuito de diminuir o sofrimento e melhorar a comunicação e o manejo dos conflitos.

Dentre as repercussões mais comuns citam-se: transtornos de ansiedade, transtornos alimentares, abuso de substâncias, depressão, autolesão não suicida ou até mesmo suicídio.

Para maior aprofundamento, recomenda-se a leitura da seção "Saúde mental" deste tratado.

O PAPEL DOS PEDIATRAS

A participação do pediatra é referida como necessária na Resolução n.2.265/2019 do CFM, devendo ser partícipe das decisões terapêuticas, considerando também a proteção e os direitos das crianças e adolescentes.[7] Ressalta-se sua importância desde o acolhimento, de forma ética e sem preconceitos, atentando ao fato de que estes podem ser expressos não apenas em palavras, mas também nas atitudes, comunicação gestual ou pelo olhar.[1]

Ampliar os conhecimentos sobre o tema é essencial para desenvolver a escuta com tranquilidade, assim como para orientar os familiares sobre a importância no acolhimento de seus filhos com diversidade sexual e/ou de gênero. É preciso conhecer os passos do processo transexualizador, lembrando que na infância se limitam a intervenções psicossociais e que existem normativas para hormonização e modificações corporais, com equipe multidisciplinar criteriosa e em centros de referência.[3]

Os familiares precisam ser ouvidos e apoiados desde o início do acompanhamento. Devem receber orientações sobre os ambientes seguros para o processo de transição (especialmente escola e grupo de pares) e a melhor forma de comunicar para outras pessoas do cotidiano.[1]

Crianças e adolescentes também devem ser escutados sem os familiares, preservando o sigilo e a confidencialidade, pois muitas vezes os conflitos com os pais ou outras pessoas próximas são o núcleo de muitas questões.[1]

O pediatra deve estar sempre atento à violência institucional, pautada na postura inadequada de profissionais, incluindo médicos, educadores etc., atuar no enfrentamento dessas atitudes inadmissíveis e promover eventos para disseminar os conhecimentos científicos, base para mudar atitudes negativas.[1]

O PAPEL DAS ESCOLAS

O ambiente escolar é de fundamental importância, não apenas em função do aprendizado, mas também pela construção de vínculos sociais e pelo fortalecimento de autoestima e autonomia. Infelizmente, esse pode ser o primeiro local de exclusão das crianças e adolescentes LGBTQIAPN+, seja pelo despreparo de educadores e coordenação e/ou por preconceito destes ou dos alunos. Quando identificadas situações de constrangimento e violência, a vítima deve ser acolhida, mas também o agressor, no intuito de evitar a proliferação desse comportamento.[3]

A violência nas instituições educacionais gera maior risco de desenvolver transtornos de saúde mental. Escolas que não têm um cuidado com a inclusão dos alunos LGBTQIAPN+ apresentam altos índices de evasão escolar, agravando o impacto na saúde mental e física desses jovens. Como consequência, a inserção no mercado de trabalho se torna mais difícil, assim como a perspectiva de um futuro com melhor qualidade e expectativa de vida.[3]

Abordar a diversidade sexual, de gênero e de corpos nas aulas e normalizar sua existência diminui a violência física e emocional sofrida por alunos LGBTQIAPN+.

As aulas de Ciências ou Biologia devem mostrar que os corpos atípicos são variações da normalidade e não aberrações ou doenças, a fim de reduzir o preconceito em relação à população intersexo. As aulas de educação física devem evitar a padronização sexista típica (p. ex., dança para as meninas e judô para os meninos).

Pessoas transexuais, travestis e não binárias devem ter seu nome social e pronomes respeitados, garantido o direito à participação nas atividades físicas nas quais se sintam confortáveis e ao uso do banheiro de acordo com o gênero vivenciado. Importante lembrar que as travestis são identidades femininas e devem ser tratadas sempre no feminino: a travesti, ela, dela.

A presença de professores, funcionários, coordenadores e diretores que façam parte das minorias sexuais e de gênero faz com que os estudantes LGBTQIAPN+ se sintam representados, além de serem referência para toda a comunidade escolar.[3]

O PAPEL DAS FAMÍLIAS

A família desempenha papel fundamental na saúde de pessoas LGBTQIAPN+. Se por um lado as relações familiares podem ser protetoras na presença de compreensão, afeto e comunicação positiva, por outro podem ser deletérias quando da ausência desses fatores, podendo ocasionar danos à saúde mental e física dessas crianças e adolescentes. As vivências na infância e na adolescência repercutem também na vida adulta, sendo mais negativas quanto maior for a rejeição familiar, observando-se, por exemplo, maior incidência de IST/Aids e uso de substâncias.[11] Muitos adolescentes e adultos jovens que tentaram o suicídio associam o evento às memórias que trazem de suas experiências após a revelação de sua diversidade sexual e/ou de gênero.[11]

Os pediatras têm o papel de estimular o acolhimento e fortalecer as relações familiares. Devem criar um ambiente seguro, que estimule o diálogo entre os membros da família, escutar as angústias dos pais, ajudá-los a compreender os efeitos negativos da rejeição parental e ajudar crianças e adolescentes a entenderem as preocupações de seus responsáveis.[11]

CONSIDERAÇÕES FINAIS

A identidade de gênero e a orientação afetivo-sexual são aspectos do comportamento humano, expressando-se de forma diversa e individual. Como parte de uma minoria, crianças e adolescentes LGBTQIAPN+ merecem um olhar cuidadoso dos profissionais de saúde, em sua maioria formados dentro de uma lógica fundamentada na cis-heteronormatividade e no binarismo de gênero. O papel do pediatra não é definir ou desconstruir gênero ou orientação afetivo-sexual, mas acompanhar o processo de cada pessoa de se autoconhecer.

Cabe a esse profissional atuar no ambiente de atendimento, com as famílias, as escolas e outros cenários, de forma a favorecer um desenvolvimento adequado a essa população. Além disso, deve ampliar sua intervenção em debates na comunidade científica, na sociedade civil e com outras autoridades, contribuindo para que as políticas públicas relativas às questões da sexualidade sejam disponibilizadas, desde a infância até o final da adolescência.

Em sua prática diária, os médicos devem ser livres de prejulgamentos normativos rígidos, a fim de compreender as diversas formas de identificação e de subjetivação, objetivando o benefício das crianças e adolescentes.

REFERÊNCIAS BIBLIOGRÁFICAS

1. Azevedo AEBI, et al. Sociedade Brasileira de Pediatria, SBP. Departamento Científico de Adolescência (2019-2021). Incongruência/disforia de gênero. Atualizado e revisado. Guia Prático de Atualização n. 16, março de 2020. Available: https://www.sbp.com.br/fileadmin/user_upload/Adolescencia_-_16_-_22373c-GPA_-_Incongruencia-Disforia-Genero.pdf (acesso 21 fev 2021).
2. American Psychiatric Association. Diagnostic and Statistical Manual of Mental Disorders: DSM-5. 5th ed. Arlington: American Psychiatric Association; 2013.
3. Ciasca SV, Hercowitz A, Junior AL. Saúde LGBTQIA+: práticas de cuidado transdisciplinar. Santana do Parnaíba: Manole; 2021.
4. Fisher AD, Ristori J, Morelli G, Maggi M. The molecular mechanisms of sexual orientation and gender identity. Molecular and Cellular Endocrinology. 2018 May 15;467:3-13.
5. World Health Organization (WHO). ICD-11 for Mortality and Morbidity Statistics, 2019. Available: https://icd.who.int/browse11/lm/en#/http%3a%2f%2fid.who.int%2ficd%2fentity%2f411470068 (acesso 19 fev 2021).
6. CID-10 Capítulo V: Transtornos mentais e comportamentais. Available: https://pt.wikipedia.org/wiki/CID10_Cap%C3%ADtulo_V:_Transtornos_mentais_e_comportamentais#(F90F98)_Transtornos_do_comportamento_e_transtornos_emocionais_que_aparecem_habitualmente_durante_a_inf%C3%A2ncia_ou_a_adolesc%C3%AAncia (acesso 21 fev 2021).
7. Diário Oficial da União. Resolução n. 2.265, de 20 de setembro de 2019. Dispõe sobre o cuidado específico à pessoa com incongruência de gênero ou transgênero e revoga a Resolução CFM n. 1.955/2010. Available: https://www.in.gov.br/en/web/dou/-/resolucao-n-2.265-de-20-de-setembro-de-2019-237203294#:~:text=%C2%A7%201%C2%BA%20Considera%2Dse%20identidade,que%20se%20identificam%20como%20mulher (acesso 19 fev 2021).
8. Brasil. Ministério da Saúde. Portaria n. 1.707, de 18 de agosto de 2008. Publicada no DOU n. 159, de 19 de agosto de 2008, Seção 1, p.43.
9. https://www.prefeitura.sp.gov.br/cidade/secretarias/upload/saude/Protocolo_Trans_Travesti_Viv_variab_genero_2a_ed2023.pdf (acesso 19 nov 2023).
10. Almeida RS, Lima RC, Crenzel G, Abranches CD. Saúde mental da criança e do adolescente. Série Pediatria Soperj. 2ª ed. Barueri: Manole; 2019.
11. Rafferty J; Committee on Psychosocial Aspects of Child and Family Health. Ensuring comprehensive care and support for transgender and gender-diverse children and adolescents. Pediatrics. 2018 Oct 1;142(4).

CAPÍTULO 5

GRAVIDEZ NA ADOLESCÊNCIA: PREVENÇÃO, CONTRACEPÇÃO E PARTICULARIDADES DO PRÉ-NATAL

Alexandre Massashi Hirata
Darci Vieira da Silva Bonetto
Elizete Prescinotti Andrade
Fernanda Garanhani de Castro Surita

AO FINAL DA LEITURA DESTE CAPÍTULO, O PEDIATRA DEVE ESTAR APTO A:

- Compreender a complexidade de fatores que levam à gravidez na adolescência.
- Conhecer os métodos contraceptivos.
- Auxiliar a adolescente a escolher o método contraceptivo mais adequado e efetivo para ela.
- Conhecer os principais aspectos do pré-natal em adolescentes e as ações a serem tomadas.

INTRODUÇÃO: GRAVIDEZ NA ADOLESCÊNCIA E AÇÕES PREVENTIVAS

Em quase todo o mundo, especialmente nos países em desenvolvimento, a gravidez na adolescência tem sido considerada um problema de saúde pública, com repercussões clínicas, emocionais e sociais, especialmente em menores de 15 anos.

A taxa de fertilidade total na América Latina e no Caribe diminuiu substancialmente nos últimos 30 anos. O declínio foi associado às mudanças nas condições macroeconômicas, incluindo o aumento no desenvolvimento econômico na região. Entretanto, a taxa de fertilidade em adolescentes de 15-19 anos apresentou um declínio mais lento em comparação às mulheres adultas, e houve uma tendência à elevação em adolescentes com menos de 15 anos.[1]

No Brasil, em 2022, foram totalizados 315.605 nascidos vivos de adolescentes de 10 a 19 anos, representando 12,3% dos registros no Sistema de Informações sobre Nascidos Vivos (SINASC). Apesar de a proporção de recém-nascidos de mães de 15 a 19 anos ter diminuído em 34,3% no período entre 2017 e 2022, a gravidez, o parto e o puerpério mantiveram-se como as principais causas de internações (respectivamente, 58,5 e 53%).[2,3]

Uma pesquisa nacional publicada em 2015, conduzida pelo Instituto Brasileiro de Geografia e Estatística (IBGE) e pelo Ministério da Saúde, revelou que 27,5% dos escolares do nono ano do ensino fundamental já tiveram relação sexual alguma vez. Com relação à gravidez, dentre as meninas que tiveram relações sexuais (19,5%), 9% declararam já ter engravidado alguma vez, o que representa um total de 23.620 meninas.[4]

Globalmente, ocorrem cerca de 5,6 milhões de abortos por ano entre mulheres de 15-19 anos, e pelo menos metade pode ser classificada como aborto inseguro. Há poucos dados sobre a magnitude do aborto provocado no Brasil, principalmente em decorrência do contexto restritivo legal. Em um estudo realizado em Maceió, das 559 adolescentes de 12-19 anos com vida sexual ativa, 32,4% relataram ter engravidado e 26,7% informaram ter provocado aborto.

A desinformação sobre a sexualidade e sobre os direitos sexuais e reprodutivos, juntamente com as questões emocionais, psicossociais e contextuais, são os principais fatores para a ocorrência da gravidez na adolescência, dificultando o acesso ao sistema de saúde, incluindo os métodos contraceptivos. Cabe ainda a reflexão sobre a qualidade dos programas de educação sexual nas escolas, os tabus e o preconceitos religiosos sobre a sexualidade, a falta de diálogo entre os jovens com seus pais, familiares e professores, e a falta de informações sobre o próprio corpo.

A educação, tanto individual quanto coletiva, é um dos maiores fatores de prevenção, tratando a sexualidade e a saúde reprodutiva com abordagem científica, não somente quanto aos eventos biológicos, mas também em relação ao convívio de respeito entre os pares, atividades sexuais com responsabilidade e respeito, assim como a proteção contra gravidez inoportuna, prevenção de infecções sexualmente transmissíveis e defesa contra a violência sexual.[5]

Em 3 de janeiro de 2019 foi publicada a Lei n. 13.798, que acrescenta o artigo 8º-A ao Estatuto da Criança e do Adolescente (ECA), no qual "fica instituída a Semana Nacional de Prevenção da Gravidez na Adolescência, a ser realizada anualmente na semana que incluir o dia 1º de fevereiro, com o objetivo de disseminar informações sobre medidas preventivas e educativas que contribuam para a redução da incidência da gravidez na adolescência. [...] ficarão a cargo do poder público, em conjunto com organizações da sociedade civil, e serão dirigidas prioritariamente ao público adolescente".

O Departamento Científico de Adolescência da Sociedade Brasileira de Pediatria (SBP) publicou no Guia Prático de Atualização, de forma resumida, os guias metodológicos e operacionais de educação sexual elaborados pelas organizações internacionais. Destaque-se que a educação sexual não deve ser direcionada somente para a perspectiva de problemas ou consequências negativas da sexualidade, sendo de fundamental importância oferecer oportunidades para o protagonismo juvenil e abordar os relacionamentos familiares, de amizades e reflexões sobre a própria sexualidade.[5]

CONTRACEPÇÃO NA ADOLESCÊNCIA

Como aconselhar os adolescentes sobre a escolha da melhor estratégia contraceptiva

A orientação deve sempre iniciar e ser conduzida tendo como meta a dupla proteção; isso implica fornecer aos adolescentes informações sobre infecções sexualmente transmissíveis (IST). O profissional de saúde que irá fazer a orientação sobre contracepção deve estabelecer uma relação com o adolescente baseada no respeito pela escolha informada, na privacidade e confidencialidade, bem como nas crenças culturais e religiosas desse adolescente. Deve possibilitar a escolha entre uma ampla variedade de métodos e fornecer informações baseadas em evidências sobre a eficácia, riscos e benefícios dos diferentes métodos anticoncepcionais.

Como proceder durante o aconselhamento[6]

Seja acolhedor

- Usar linguagem e material amigável para adolescentes.
- Reconhecer a necessidade de confidencialidade.
- Permanecer imparcial e sem julgamentos.

O que perguntar

- Histórico reprodutivo e sexual, incluindo uso anterior e atual de contracepção.
- Histórico médico, incluindo quaisquer condições médicas específicas ou medicamentos que possam ser contraindicações para o uso de anticoncepcionais.
- Seus relacionamentos atuais, parceiros e se tem alguma preocupação.
- O que está fazendo atualmente para evitar a gravidez.
- Até que ponto é importante evitar a gravidez atualmente.
- Sua capacidade e motivação para usar anticoncepcionais regular e corretamente.
- Suas necessidades e expectativas de um método contraceptivo.
- O nível de apoio que tem em casa ou de seu parceiro(a).
- Se precisa esconder o uso de anticoncepcionais.
- Prefere ou não menstruar.
- Se gostaria que o(a) parceiro(a) participasse das orientações sobre contracepção.

Certifique-se de verificar

- Conhecimento sobre os métodos e se já tem preferência.
- A precisão de seu conhecimento.
- Foram discutidos métodos que correspondem às suas necessidades e expectativas?
- As opções potenciais identificadas são aceitáveis?
- Como, onde e como vai adquirir a contracepção?
- A triagem de IST é apropriada?
- Tem algum medo ou preocupação?
- Gostaria de mais algum esclarecimento?

O que dizer

Como funciona o método, quão eficaz é, como usá-lo de forma consistente e correta, o que fazer se faltar/atrasar uma dose e quando procurar atendimento médico.

- Como isso afetará seu ciclo menstrual.
- Quais são os benefícios não anticoncepcionais.
- Efeitos colaterais potenciais e o que fazer se eles ocorrerem.
- Perguntar se o parceiro quer participar das orientações.
- Se colocar à disposição para novas orientações.
- Quando retornar para uma consulta de acompanhamento. Muitas organizações internacionais recomendaram apresentar de acordo com a eficácia, iniciando orientação pelos contraceptivos reversíveis de longa duração (LARC), tomando cuidado para não ser muito direto ou coercitivo, particularmente em populações vulneráveis. Em uma estrutura de planejamento familiar baseada em direitos, a escolha da contracepção deve ser feita em colaboração com cada adolescente, levando em consideração a segurança, eficácia, acessibilidade, respeitando suas crenças pessoais, cultura, preferências e capacidade de adesão.

Critérios de razoabilidade de que uma mulher não está grávida:

- ≤7 dias após o início de uma menstruação normal.
- Não teve relações sexuais desde o primeiro dia da última menstruação normal.
- Tem usado um método confiável de contracepção de forma consistente e correta.
- ≤7 dias após o aborto (espontâneo ou induzido).
- < 4 semanas após o parto.
- Está amamentando exclusivamente, amenorreica < 6 meses pós-parto.

De modo geral, recomenda-se iniciar um método no primeiro dia da menstruação ou realizar um teste rápido de urina, para descartar a gravidez, e sempre documentar no prontuário.

TIPOS DE ANTICONCEPCIONAIS[6,7]

Preservativo externo e interno

São os únicos métodos que previnem as IST/Aids e gravidez, devendo ser usado todas as vezes, quando associados aos anticoncepcionais orais (ACO) ou LARC a proteção alcança 100%. Deve ser colocado antes de qualquer contato com o pênis, vagina, ânus ou com a mucosa oral.

Anticoncepcional oral

Existem dois tipos principais de contraceptivos orais:

1. Progestágeno isoladamente (a pílula só com progestágeno).
2. Combinações de estrógeno com progestágeno (pílula combinada).

De acordo com a dosagem, podem ser:

- Monofásicos: têm a mesma dosagem de estrogênio e progesterona.
- Bifásicos: contêm doses diferentes
- Trifásicos: três doses diferentes.

Os progestagênios variam na ação androgênica. Os produtos compostos de ciproterona apresentam indicação nos distúrbios andrógeno-dependentes que não responderam a outras medicações

Benefícios dos anticoncepcionais hormonais orais

Além de prevenir a gravidez, esses anticoncepcionais podem também regular o ciclo menstrual, sendo coadjuvantes no tratamento do ovário policístico e da acne e na melhora da tensão pré-menstrual. Podem ser utilizados para indução da amenorreia quando utilizados de modo contínuo.

Anticoncepcionais hormonais injetáveis (mensais ou trimestrais)

A primeira injeção deve ser feita a qualquer tempo, desde que a paciente não esteja grávida, nos 7 primeiros dias de início do sangramento, ou depois, se houve abstinência sexual ou uso de outro método contraceptivo, pós-parto ou uso imediato trimestral para permitir aleitamento materno e após aborto imediato.

- Mensal: é uma combinação dos hormônios estrogênio e progestogênio, que agem inibindo a ovulação e tornando o muco cervical mais espesso, impedindo assim que os espermatozoides cheguem ao útero. Uma boa opção para adolescentes que não tenham disciplina para tomar a pílula diariamente ou apresentam intolerância gástrica à via oral.
- Trimestral: mais comum é o acetato de medroxiprogesterona, que provoca espessamento do muco cervical, altera o endométrio e inibe a ovulação. Pode ocasionar mastalgia, depressão e alterações no fluxo menstrual.

Vantagens

A principal vantagem é a eficácia, pois os anticoncepcionais hormonais injetáveis são de fácil administração, longa duração e induzem amenorreia. Indicados, além da promoção de anticoncepção ou da suspensão do ciclo menstrual, para pacientes com necessidades especiais (deficiência física e/ou mental) sem condições de autocuidado, usuárias de drogas antiepilépticas e diabéticas sem doença vascular.

Desvantagens

Alterações menstruais (*spotting*) e amenorreia, aumento do peso corporal (entre 1-5 kg) e elevação da glicemia e da insulinemia.

Anticoncepcionais hormonais não orais

- Adesivo anticoncepcional: funciona como a pílula tradicional, mas nesse caso os hormônios estrogênio e progestogênio são absorvidos através da pele. Protege até 99% contra a gravidez, desde que seja usado corretamente.
- Anel vaginal: é um anel fino e flexível que deve ser colocado na vagina durante 3 semanas. O anel vaginal contém hormônios como estrogênio e progesterona, que são absorvidos na circulação e levam à inibição da ovulação, durante 3 semanas.

Contraceptivo de emergência

Tem indicação após uma relação sexual sem proteção, em vítimas de violência sexual, quando há falha no uso do contraceptivo, se a mulher não está usando nenhum outro método, ou falha no uso do preservativo. Se usado até 72 horas, reduz a possibilidade de gravidez em 75% das vezes, mas pode ser utilizado até o quinto dia da relação sexual desprotegida.

O mecanismo de ação depende da fase do ciclo em que é utilizado:

- Na primeira fase do ciclo menstrual, impede a ovulação.
- Se o uso é na segunda fase, atua principalmente pelo espessamento do muco cervical.

O endométrio torna-se hostil ao transporte do esperma, havendo alteração da motilidade tubária e inibição da capacitação do espermatozoide.

Sugerem-se comprimidos de levonorgestrel contendo etinilestradiol (método Yuzpe) ou o uso isolado de levonorgestrel (dose única de 1,5 mg), sendo este mais efetivo e sem os efeitos adversos do estrogênio. Caso ocorram vômitos no período de até 3 horas após a tomada, deve-se oferecer um antiemético e então repetir a dosagem. Quanto mais precoce o uso, maior a eficácia.

INTERAÇÃO MEDICAMENTOSA

Fármacos e drogas barbitúricos, carbamazepina, rifampicina, ampicilina, tetraciclina teofilina, corticosteroides, anticoagulantes e anticonvulsivantes podem interagir com os contraceptivos orais por meio de alteração na ligação a proteínas séricas e de aumento do metabolismo hepático pela indução das enzimas do citocromo P-450, podendo diminuir a eficácia do outro e vice-versa como barbitúrico, fenobarbital, primidona, carbamazepina, oxcarbazepina, fenitoína e topiramato. Isso não ocorre com o ácido valproico, o levetiracetam e outros.

GRUPO DOS LARC (*LONG-ACTING REVERSIBLE CONTRACEPTION*)

Dispositivo intrauterino (DIU)

- DIU com cobre: não é hormonal e também é conhecido como T380A. Segundo recomendação da Organização Mundial da Saúde (OMS), mesmo nos casos de diagnóstico de doença inflamatória pélvica (DIP) após a inserção do DIU, inicialmente não se faz necessária a retirada do dispositivo, sendo o tratamento apenas medicamentoso. O DIU de cobre ou T380A está disponível na rede pública e pode ser utilizado por adolescentes, independentemente de paridade.
- DIU com hormônio (sistema intrauterino de levonorgestrel, SIU-LNG): trata-se de um dispositivo que libera um hormônio, o levonorgestrel (progesterona). Esse hormônio previne a gravidez por dois mecanismos: impede a liberação do óvulo e espessa o muco cervical.
- Implante subdérmico de etonorgestrel (ISE): compõe o grupo dos Larc e é um método também de alta eficácia contraceptiva. Trata-se de uma haste flexível com 4 cm de extensão, de etileno vinil com acetato de etonorgestrel, um progestágeno, que deve ser implantado sob anestesia local na camada subdérmica da porção medial do braço, por um profissional treinado.[6,7]

Por se tratar de métodos invasivos, a implantação dos Larc necessitam da autorização de um responsável.

PARTICULARIDADES DA ASSISTÊNCIA PRÉ-NATAL EM ADOLESCENTES

A gravidez precoce pode trazer consequências para o bem-estar biológico e psicossocial da adolescente e pode ser considerada de alto risco, especialmente em adolescentes com menos de 15 anos, que muitas vezes nem constam dos dados estatísticos. Entre as complicações clínicas mais re-

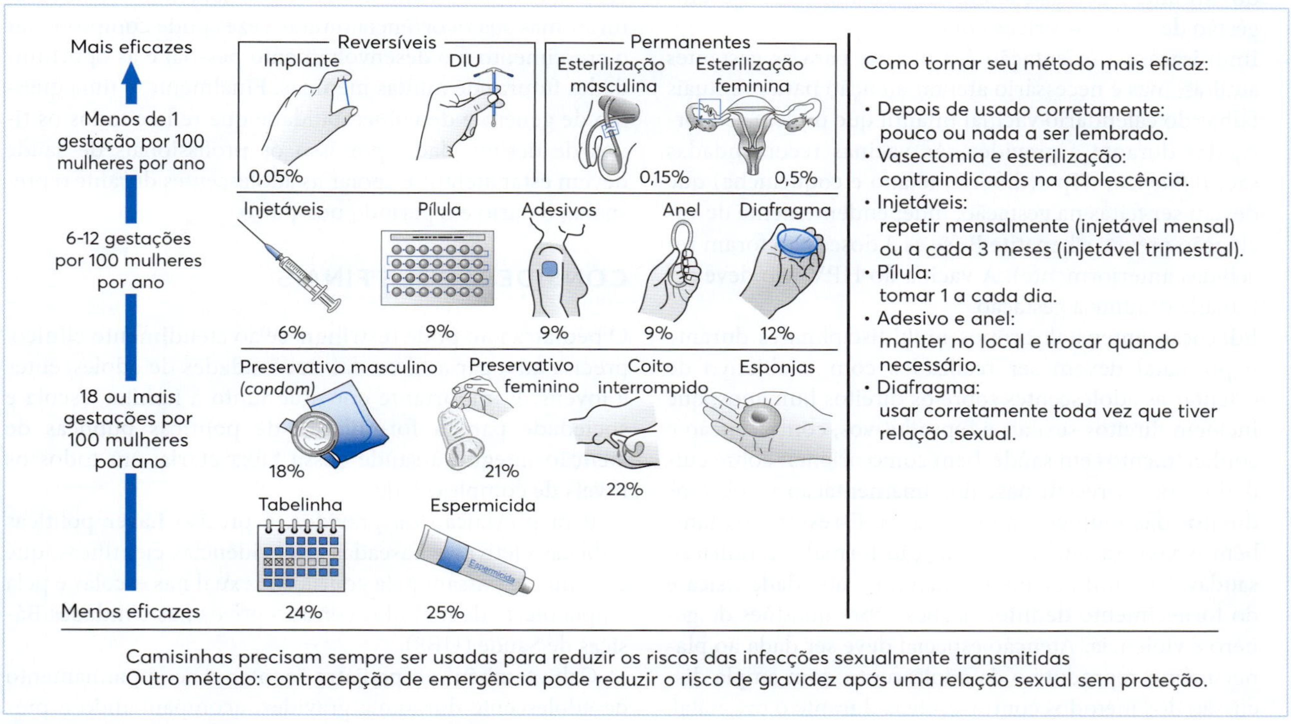

Figura 1 Eficácia dos métodos contraceptivos.

Fonte: CDC Recommendations and Reports.[8]

correntes, estão anemia, pré-eclâmpsia, prematuridade e baixo peso ao nascer, além de questões associadas aos fatores psicossociais, que tendem a se apresentar com maior força nessa faixa etária.

As complicações da gravidez e o parto são as principais causas de hospitalização e morte entre adolescentes nos países em desenvolvimento.[9]

Os cuidados durante o pré-natal são os mesmos das gestantes adultas, com especial atenção para o diagnóstico das complicações acima referidas. Em resumo, deve-se ter atenção especial para:

1. Aspectos nutricionais: são considerados um problema na associação da gestação com a adolescência, pois são dois períodos de grandes transformações metabólicas. Adolescentes em geral apresentam aumento acelerado do metabolismo, muitas vezes têm hábitos nutricionais e escolhas alimentares inadequados, comportamento que gera deficiências na ingestão de alguns micronutrientes, maiores taxas de sobrepeso e obesidade, além de maior frequência de transtornos alimentares patológicos, como bulimia e anorexia.[9]
2. A anemia é extremamente frequente (ocorre em mais de 40% das gestantes adolescentes). Há recomendação de suplementação de ferro elementar em todas as gestantes e tratamento da anemia sempre que a hemoglobina estiver abaixo de 11 mg/dL, em qualquer idade gestacional.[10]
3. O déficit de cálcio na alimentação também é muito frequente e associado a hábitos alimentares inadequados, como não tomar café da manhã. Assim, recomenda-se suplementação de cálcio durante toda a gestação, além do estímulo à adequação dos hábitos alimentares e à ingestão de alimentos ricos em cálcio.[11]
4. Imunização: a orientação é a mesma para as gestantes adultas, mas é necessário atentar atenção para eventuais falhas do calendário vacinal infantil que podem ser corrigidas durante a gravidez. As vacinas recomendadas são: *influenza*, dTpa (difteria, tétano e coqueluche) que devem ser feitas na gestação, independentemente de vacinação prévia, e hepatite B (se as 3 doses não foram recebidas anteriormente). A vacina do HPV não deve ser tomada durante a gestação.[12]
5. Educação antenatal: grupos multidisciplinares durante o pré-natal devem ser realizados com o objetivo de orientar as adolescentes sobre os direitos humanos, que incluem direitos sexuais e reprodutivos, contracepção e conhecimentos em saúde, bem como orientar sobre cuidados com o recém-nascido, amamentação e sobre os direitos das mulheres após o parto. Esses grupos também devem incentivar a educação formal e a nutrição saudável além do aconselhamento de atividade física e do fornecimento de informações sobre questões de gênero e violência. Atenção especial deve ser dada ao planejamento reprodutivo da adolescente, com ampla discussão dos métodos contraceptivos durante o pré-natal, sua eficácia e desmistificação de medos, equívocos e preconceitos sobre todos eles, incluindo métodos de início no pós-parto imediato. As adolescentes também devem ser orientadas sobre o uso do preservativo como dupla proteção.[13] Toda essa atenção educacional durante o pré-natal contribui muito para a prevenção de uma possível segunda gestação não planejada.

CRIAÇÃO DE ESPAÇOS ESPECÍFICOS PARA ADOLESCENTES

Sempre que possível, recomenda-se um espaço específico para o atendimento das adolescentes durante o pré-natal e o período pós-parto, para evitar preconceito e estigmas. Parece complexo, mas por vezes, dentro de um serviço já estruturado, separar um período por semana para esse grupo pode ser simples e trazer resultados surpreendentes. As adolescentes passam a se encontrar e a trocar experiências e os profissionais de saúde se envolvem mais com o tema.

Além dos riscos médicos, a gravidez na adolescência aumenta o risco social relacionado à dependência física, emocional, econômica e social dessas meninas. Existe também maior risco de violência, em todas as suas formas, associado à falta de autonomia dessas mães na tomada de decisões. A falta de autonomia pode comprometer os aspectos relacionados à evolução da gestação, bem como várias questões da vida futura da mãe. Exemplos dessa condição incluem o início tardio do acompanhamento pré-natal e a maior prevalência de "atrasos" no cuidado obstétrico.[9]

Os cuidados pré-natais na adolescência requerem visão crítica e muito acolhimento. A gestação na adolescência é um problema de saúde pública e apresenta dimensões diversas como fenômeno humano e social em diferentes culturas, mas sua ocorrência muitas vezes pode comprometer o crescimento e o desenvolvimento pessoal e as oportunidades futuras de muitas meninas. Finalmente, é uma questão de gênero e de vulnerabilidade que reflete todos os tipos de desigualdade, por isso os profissionais de saúde devem estar atentos e apoiar as adolescentes durante o pré-natal, o parto e o período pós-parto.

CONSIDERAÇÕES FINAIS

O pediatra não pode restringir-se ao atendimento clínico; precisa advogar a favor das necessidades de adolescentes e jovens. É importante que atue junto à família, escola e sociedade para a formulação de políticas públicas de atenção integral à saúde dessa faixa etária, em todos os níveis de complexidade.

Para prevenção da gravidez, é preciso haver políticas públicas efetivas e baseadas em evidências cientificas, que certamente passam pela educação sexual nas escolas e pela ampla oferta de métodos contraceptivos nas Unidades Básicas de Saúde (UBS).

Cabe também ao pediatra manter o acompanhamento da adolescente durante a gravidez, acompanhando o pré-natal e sanando dúvida sobre o parto, a amamentação e os cuidados com filho recém-nascido. Outra ação muito importante é tentar conjugar as consultas da mãe adolescente com as de puericultura de seu filho. Avaliar sempre o método contraceptivo utilizado por ela no pós-parto, se a utilização está correta e se há adesão a esse método. O apoio à mãe adolescente acarretará maior adesão à amamentação, melhora do vínculo mãe-bebê e também pode prevenir uma segunda gestação não planejada.

REFERÊNCIAS BIBLIOGRÁFICAS

1. Pan American Health Organization (PAHO). Accelerating progress toward the reduction of adolescent pregnancy in Latin America and the Caribbean. Washington: Pan American Health Organization, 2016. Available: https://iris.paho.org/bitstream/handle/10665.2/34493/9789275119761-eng.pdf?sequence=1&isAllowed=y&ua=1.
2. Departamento de Informática do Sistema Único de Saúde (Datasus). Sistema de Informações sobre Nascidos Vivos, 2019. Dados da declaração de nascidos vivos. Brasília: Ministério da Saúde. Available: http://tabnet.datasus.gov.br/cgi/tabcgi.exe?sinasc/cnv/nvuf.def.
3. Departamento de Informática do Sistema Único de Saúde (Datasus). Sistema de Informações Hospitalares do SUS, 2019. Brasília: Ministério da Saúde. Available: http://tabnet.datasus.gov.br/cgi/tabcgi.exe?sih/cnv/niuf.def.
4. Instituto Brasileiro de Geografia e Estatística (IBGE). Coordenação de População e Indicadores Sociais. Pesquisa Nacional de Saúde do Escolar: 2015. Rio de Janeiro: IBGE; 2016. Available: https://biblioteca.ibge.gov.br/visualizacao/livros/liv97870.pdf.
5. Azevedo AEBI, et al. Departamento Científico de Adolescência. Prevenção da gravidez na adolescência: guia prático de atualização, 2019, n.11.
6. Hirata AM, Andrade EP, Di Sarno MTC, Goldberg TBL. Anticoncepção na adolescência. In Desafios atuais para a saúde e bem-estar dos adolescentes. Rio de Janeiro: Atheneu, 2024.
7. Bouzas I. Prevenção da gravidez não planejada na adolescência. Revista Adolescência Saúde. 2012:9(1).
8. Centers for Disease Control and Prevention. MMWR – Morbidity and Mortality Weekly Report. US Selected Practice Recommendations for Contraceptive Use, 2016. CDC Recommendations and Reports. 2016:65(4).
9. Pinto E Silva JL, Surita FG. Pregnancy in adolescence: a challenge beyond public health policies. Rev Bras Ginecol Obstet. 2017;39(2):41-3.
10. Pinho-Pompeu M, Surita FG, Pastore DA, Paulino DSM, Pinto E Silva JL. Anemia in pregnant adolescents: impact of treatment on perinatal outcomes. J Matern Fetal Neonatal Med. 2017;30(10):1158-62.
11. Pinho-Pompeu M, Paulino DSM, Surita FG. Influence of breakfast and meal frequency in calcium intake among pregnant adolescents. Matern Child Nutr. 2020;16(4):e13034.
12. Lajos GJ, Fialho SCAV, Kfouri RA, Robial R, Roteli-Martins CM. Vaccination in pregnant and postpartum women. Rev Bras Ginecol Obstet. 2020;42(12):851-6.
13. Borovac-Pinheiro A, Jesus EAR, Surita FG. Empowering adolescent mothers in the choice of contraceptive methods at the postpartum period: avoiding a subsequent pregnancy. Rev Bras Ginecol Obstet. 2019;41(10):607-12.
14. Herter DL, Acceta GS. Anticoncepção e gestação na adolescência. Jornal de Pediatria. 2001:77(2):174-8.

CAPÍTULO 6

ANSIEDADE, DEPRESSÃO E IDEAÇÃO SUICIDA

Alda Elizabeth Boehler Iglesias Azevedo
Carmen Lucia de Almeida Santos
Marilucia de Almeida Picanço

AO FINAL DA LEITURA DESTE CAPÍTULO, O PEDIATRA DEVE ESTAR APTO A:

- Reconhecer os principais aspectos dos comportamentos autolesivos com ou sem intenção suicida.
- Reconhecer os principais aspectos do comportamento de ideação suicida.
- Identificar e conduzir o problema na atenção integral à saúde de adolescentes e jovens.

INTRODUÇÃO

Os transtornos mentais na infância e adolescência são ainda pouco estabelecidos, tendo em vista a baixa especificidade de sintomas nessa faixa etária, por exemplo, irritabilidade e agressividade. Alguns transtornos comuns da infância podem ter início somente na adolescência. Ainda, quando os sintomas são leves, apesar de terem se iniciado na infância, podem ser diagnosticados apenas na adolescência. Os sintomas podem modificar-se ao longo do tempo, e nesse sentido a avaliação deve sempre considerar o estágio de desenvolvimento, além da idade cronológica.[1]

Portanto, o diagnóstico de transtornos mentais na infância e adolescência deve ser realizado de maneira criteriosa e cuidadosa. A identificação é fundamental para que se possa estabelecer uma terapêutica precoce visando ao melhor prognóstico e menor impacto para a vida do adolescente.[1]

Todos os indivíduos, no período da infância e adolescência, estão suscetíveis a experimentar emoções desagradáveis e momentos de inquietações, favorecendo a presença de flutuações do humor e de mudanças expressivas de conduta. Alguns podem desenvolver quadros depressivos transitórios, com sentimento de descontentamento, solidão, incompreensão e atitudes de rebeldia. A adolescência é um período vulnerável à instalação de sintomas de ansiedade e depressão, por ser uma fase de reorganização emocional, já que o adolescente se encontra inserido em um mundo marcado por ambiguidades, instabilidades e contradições. Esse cenário pode facilitar o surgimento de psicopatologias,[2] como comportamento agressivo e ideação suicida.

O objetivo deste capítulo é discorrer sobre os transtornos de ansiedade e depressivos que podem resultar em ideação suicida. O pensamento suicida e a autoagressão na adolescência são problemas de saúde pública, pois atingem não somente as famílias dos envolvidos, mas também a sociedade como um todo, incluindo os profissionais de saúde.[3,4]

Nesse sentido, ressalta-se a importância de os profissionais da saúde estarem capacitados para identificar e atuar diante dos comportamentos de transtorno de ansiedade, depressão e ideação suicida, além dos diagnósticos diferenciais clínicos e da condução dos casos que envolvam adolescentes.

EPIDEMIOLOGIA

Os transtornos de ansiedade estão entre as condições psiquiátricas mais prevalentes em crianças e adolescentes. Nos EUA afetam 15% dos jovens. No entanto, na população pediátrica, esses transtornos são frequentemente subdiagnosticados e não tratados.[5] De acordo com a pesquisa realizada pelo Departamento de Psiquiatria da Faculdade de Medicina da Universidade de São Paulo (FMUSP), aproximadamente 10% de todas as crianças e adolescentes têm ou terão algum tipo de ansiedade.[6]

Entre crianças e adolescentes, apresentam-se com estimativas de prevalência ao longo da vida de qualquer transtorno de ansiedade na juventude com amostras na faixa de 15-20% desses distúrbios. O transtorno de ansiedade de separação (TAS) é um dos mais frequentes na infância; estudos estimaram sua prevalência entre os jovens de 2,8-8%.[7]

A depressão aparece em terceiro lugar entre todas as doenças no mundo; nos países de renda mais alta, é a principal causa de incapacidade.[8] A prevalência de depressão aumenta substancialmente durante a adolescência, ainda que seja baixa entre a população infantil.

Vários fatores poderiam explicar o aumento na fase pós-puberal durante a adolescência. Destaca-se o período de grande desenvolvimento, caracterizado por mudanças biológicas, psicológicas e sociais.

A depressão pode levar ao suicídio, causa da morte de quase 800 mil pessoas todos os anos. Em relação aos jovens, o suicídio é a segunda principal causa de morte entre 15-29 anos.[4,9]

ANSIEDADE

A ansiedade é uma emoção básica normal e necessária, sem a qual a sobrevivência individual seria impossível.[10] Os transtornos de ansiedade diferem do medo ou da ansiedade adaptativos por serem excessivos ou persistirem além de períodos apropriados ao nível de desenvolvimento. Eles se diferenciam por serem persistentes, em geral durando 6 meses ou mais, sendo às vezes de duração mais curta em crianças.[11]

O medo é um conjunto de respostas neurovegetativas e comportamentais desenvolvidas pelo indivíduo em situações de ameaça a seu bem-estar, sua integridade física ou à própria sobrevivência. Tem raízes filogenéticas, genéticas e epigenéticas, descritas como reações de defesa diante de desafios e perigos a serem vencidos.[12]

A ansiedade patologicamente aumentada pode surgir não apenas nos transtornos de ansiedade em si, mas também na maioria de outros tipos de doenças mentais. Para qualquer paciente que se apresente com ansiedade aumentada patologicamente, uma avaliação psiquiátrica e somática completa é necessária, a fim de que uma doença pulmonar, cardiovascular, neurológica ou endócrina subjacente (p. ex., da glândula tireoide) possa ser descartada. A ansiedade é considerada uma doença que requer tratamento quando surge na ausência de qualquer ameaça, ou em relação desproporcional a uma ameaça, e impede o indivíduo afetado de levar uma vida normal.[4]

Neurobiologia do transtorno de ansiedade

Avanços consideráveis foram feitos na compreensão da neurobiologia dos transtornos de ansiedade pediátricos na última década. Em geral, esses estudos implicam disfunção em circuitos baseados na amígdala pré-frontal, embora uma miríade de estudos de neuroimagem funcionais e estruturais revele disfunções (ou anormalidades) em redes de modo padrão e estruturas posteriores, incluindo cíngulo posterior, pré-*cuneus* e *cuneus*.

Entre as estruturas mais e implicadas na fisiopatologia dos transtornos de ansiedade pediátricos, a amígdala – que é responsável pelo início das respostas de medo central – é frequentemente superativada em estudos de ressonância magnética funcional (fMRI) de jovens com base no medo e em transtornos de ansiedade. No entanto, a implicação da disfunção baseada na amígdala se estende além de sua atividade e da capacidade de resposta funcional para sua conectividade.[13]

Redes de conectividade funcional intrínseca, incluindo conectividade ao córtex pré-frontal medial, córtex cingulado anterior, ínsula e cerebelo, foram descritas. Além da amígdala, o córtex pré-frontal ventrolateral foi examinado em vários estudos de jovens com transtornos de ansiedade baseados no medo.[13]

Essa estrutura regula a atividade da amígdala e desempenha um papel fundamental na extinção no contexto do condicionamento do medo e responde em conjunto com a amígdala às sondagens emocionais. É ainda digno de nota o fato de que essa estrutura pode exercer uma função fundamental em transtornos de ansiedade pediátricos. Como tal, o córtex pré-frontal ventrolateral (VLPFC, sigla do inglês *ventrolateral prefrontal cortex*) não é apenas hiperativado em jovens com transtornos de ansiedade, mas o grau de ativação é inversamente proporcional à gravidade dos sintomas de ansiedade, consistente com a noção de que o VLPFC desempenha papel compensatório em jovens com ansiedade.

Também consistente com essa noção, a fluoxetina e a terapia cognitivo-comportamental (TCC) estão associadas a aumentos na atividade dessa estrutura em adolescentes com ansiedade.

Finalmente, o córtex cingulado, que circunda o sistema límbico e subsidia a motivação e o controle cognitivo, é hiperativado em jovens com transtornos de ansiedade, e esse tônus glutamatérgico dentro do córtex cingulado anterior se correlaciona diretamente com a gravidade da ansiedade em adolescentes com transtorno de ansiedade generalizada (TAG).[13]

Classificação da ansiedade

Muitos dos transtornos de ansiedade se desenvolvem na infância e tendem a persistir se não forem tratados. A maioria ocorre com mais frequência em indivíduos do sexo feminino do que no masculino (proporção de aproximadamente 2:1). Cada transtorno de ansiedade é diagnosticado somente quando os sintomas não são consequência dos efeitos fisiológicos do uso de uma substância/medicamento ou de outra condição médica, ou não são mais bem explicados por outro transtorno mental.[11]

A classificação dos transtornos de ansiedade segundo o DSM-5 pode ser visualizada no Quadro 1.

DEPRESSÃO

O transtorno depressivo é um problema de saúde mental muito comum na adolescência que cresce em todo o mundo, configurando-se como um problema de saúde pública. Dentre os transtornos do humor e afetivos, a depressão é sempre o mais presente.[14] Estima-se que cerca de 25% da população mundial venha a sofrer de depressão e que poderá ser clinicamente prejudicial à saúde e ao desempenho

Quadro 1 Classificação dos transtornos de ansiedade segundo o DSM-5

Tipo de transtorno	Critérios diagnósticos de acordo com o DSM-5
Transtorno de ansiedade de separação	A – Medo e ansiedade impróprios em relação ao estágio de desenvolvimento, envolvendo a separação daqueles a quem o indivíduo tem apego, evidenciados por três ou mais dos seguintes aspectos: • Sofrimento excessivo e recorrente ante a ocorrência ou previsão de afastamento de casa ou de figuras importantes de apego. • Preocupação persistente e excessiva acerca da possível perda ou de perigos envolvendo figuras importantes de apego, tais como doença, ferimentos, desastres ou mortes. • Preocupação persistente e excessiva de que um evento indesejado leve à separação de uma figura importante de apego (p. ex., perder-se ou ser sequestrado). • Relutância persistente ou recusa em sair, afastar-se de casa, ir para a escola, o trabalho ou qualquer outro lugar. • Temor persistente e excessivo ou relutância em ficar sozinho ou sem as figuras importantes de apego em casa ou em outros contextos. • Relutância ou recusa persistente em dormir longe de casa ou sem estar próximo a uma figura importante de apego. • Pesadelos repetidos envolvendo o tema separação. • Repetidas queixas de sintomas somáticos quando a separação de figuras importantes de apego ocorre o é prevista.
	B – O medo, a ansiedade ou a esquiva é persistente, durando pelo menos 4 semanas em crianças e adolescentes e geralmente 6 meses ou mais, quando em adultos.
	C – A perturbação causa sofrimento clinicamente significativo ou prejuízo no funcionamento social, acadêmico, profissional ou em outras áreas importantes na vida do indivíduo.
	D – A perturbação não é mais bem explicada por outro transtorno mental.
Mutismo seletivo	A – Fracasso persistente em falar em situações sociais específicas nas quais existe expectativa, apesar de falar em outras situações.
	B – A perturbação interfere na realização educacional ou profissional ou na comunicação social.
	C – A duração mínima da perturbação é 1 mês (não limitada ao primeiro mês de escola).
	D – O fracasso em falar não se deve a um desconhecimento ou desconforto com o idioma exigido pela situação social.
	E– A perturbação não é mais bem explicada por um transtorno de comunicação, transtorno do espectro autista, esquizofrenia ou outro transtorno psicótico.
Fobia específica	A – Medo ou ansiedade acentuados acerca de um objeto ou situação.
	B – O objeto ou situação fóbica quase invariavelmente provoca uma resposta imediata de medo ou ansiedade.
	C – O objeto ou situação fóbica é ativamente evitado ou suportado com intensa ansiedade ou sofrimento.
	D – O medo ou ansiedade é desproporcional em relação ao perigo real imposto pelo objeto ou situação específica e ao contexto sociocultural.
	E – O medo, ansiedade ou esquiva é persistente, geralmente com duração mínima de 6 meses.
	F – O medo, ansiedade ou esquiva causa sofrimento clinicamente significativo ou prejuízo no funcionamento social, profissional ou em outras áreas importantes da vida do indivíduo.
	G – A perturbação não é mais bem explicada pelos sintomas de outro transtorno mental.
Transtorno de ansiedade social (fobia social)	A – Medo ou ansiedade acentuados de cerca de uma ou mais situações sociais em que o indivíduo é exposto a possível avaliação por outras pessoas. Em crianças, incluídos contextos que envolvam seus pares.
	B – O indivíduo teme agir de forma a demonstrar sintomas de ansiedade que serão avaliados negativamente.
	C – As situações sociais quase sempre provocam medo ou ansiedade.
	D – As situações sociais são evitadas ou suportadas com intenso medo ou ansiedade.
	E – O medo e a ansiedade são desproporcionais à ameaça real.
	F – O medo, ansiedade ou esquiva é persistente, geralmente durando mais de 6 meses.
	G – O medo, ansiedade ou esquiva causa sofrimento clinicamente significativo ou prejuízo no funcionamento social, profissional ou em outras áreas importantes da vida do indivíduo.
	H – O medo, ansiedade ou esquiva não é consequência dos efeitos fisiológicos de uma substância ou de outra condição médica.
	I – O medo, ansiedade ou esquiva não é mais bem explicado pelos sintomas de outro transtorno mental.
	J – Se outra condição médica está presente, o medo, ansiedade ou esquiva é claramente não relacionado.

(continua)

Quadro 1 Classificação dos transtornos de ansiedade segundo o DSM-5 (continuação)

Tipo de transtorno	Critérios diagnósticos de acordo com o DSM-5
Transtorno de pânico	Ataques de pânico recorrentes e inesperados durante os quais ocorrem quatro (ou mais) dos seguintes sintomas: • Sudorese. • Tremores ou abalos. • Sensações de falta de ar ou sufocamento. • Sensação de asfixia. • Dor ou desconforto torácico. • Palpitação, coração acelerado, taquicardia. • Náusea ou desconforto abdominal. • Sensação de tontura, instabilidade, vertigem ou desmaio. • Calafrios ou ondas de calor. • Parestesias (anestesia ou sensação de formigamento). • Desrealização (sensações de irrealidade) ou despersonalização (sensação de estar distanciado de si mesmo). • Medo de perder o controle ou "enlouquecer". • Medo de morrer.
Agorafobia	Medo ou ansiedade marcantes de cerca de duas (ou mais) das cinco situações seguintes: • Uso de transporte público. • Permanecer em espaços abertos. • Permanecer em locais fechados. • Permanecer em uma fila ou ficar em meio a uma multidão. • Sair de casa sozinho.
	O medo, ansiedade ou esquiva é persistente, geralmente durando mais de 6 meses e sendo desproporcional ao perigo real.
Transtorno de ansiedade generalizada (TAG)	A – Ansiedade e preocupações excessivas (expectativa apreensiva), ocorrendo na maioria dos dias por pelo menos 6 meses com diversos eventos ou atividades.
	B – O indivíduo considera difícil controlar a preocupação.
	C – A ansiedade e a preocupação estão associadas com três ou mais dos seguintes sintomas (em crianças, apenas um item é exigido): • Inquietação ou sensação de estar com os nervos à flor da pele. • Fatigabilidade. • Dificuldade de concentrar-se ou sensação de "branco" na mente. • Irritabilidade. • Tensão muscular. • Perturbação do sono (dificuldade em conciliar ou manter o sono, ou sono insatisfatório e inquieto).
Transtorno de ansiedade induzido por substância/ medicamento	Ataques de pânico ou ansiedade proeminente predominam no quadro clínico e desenvolvem-se durante ou logo após a intoxicação ou abstinência de substância ou após exposição a um medicamento.
Transtorno de estresse pós-traumático (TEPT)	Exposição a episódio concreto ou ameaça de morte, lesão grave ou violência sexual nas seguintes formas: • Vivenciar diretamente o evento traumático. • Testemunhar pessoalmente o evento traumático ocorrido com outras pessoas. • Saber que o evento traumático ocorreu com um familiar ou amigo próximo. • Ser exposto de forma repetida ou extrema a detalhes aversivos do evento traumático. • Presença de sintomas intrusivos associados ao evento traumático. • Lembranças intrusivas angustiantes, recorrentes ao evento traumático e pesadelos. • Reações fisiológicas intensas a sinais internos ou externos que se assemelhem a ou simbolizem o evento traumático. • Esquiva persistente a estímulos associados ao evento traumático e/ou esforços para evitar recordações. • Sofrimento psicológico intenso ou prolongado ante a exposição a sinais internos ou externos ao evento. • Alterações negativas em cognições e no humor associado ao evento traumático e outros.

DSM-5: Manual diagnóstico e estatístico de transtornos mentais, 5ª edição.

do indivíduo, e pelo menos metade desses episódios tem início na adolescência.[3]

A doença, na adolescência, tem características clínicas e padrões de atividade neural semelhantes aos encontrados nos adultos. Sua ocorrência está associada à genética e à história familiar do transtorno.[14]

A depressão em crianças pré-púberes é menos comum do que em adolescentes ou adultos e parece diferir desses transtornos no que diz respeito a algumas características causais, epidemiológicas e prognósticas.[14]

Há uma diferença entre a depressão unipolar e o transtorno bipolar, por isso o DSM-5 dispôs em capítulos distintos os transtornos depressivos e o transtorno bipolar.[11] Com a finalidade de limitar questões referentes ao potencial de diagnóstico e tratamento excessivos do transtorno bipolar em crianças, um novo diagnóstico (transtorno disruptivo da desregulação do humor) tem sido adotado para identificar crianças que apresentam irritabilidade persistente e comportamentos descontrolados extremos, tendo sido acrescentado aos transtornos depressivos para crianças até 12 anos de idade pelo DSM-5.[11]

A depressão em adolescentes é frequentemente esquecida em seu diagnóstico possivelmente devido à prevalência de outros comportamentos, como irritabilidade, reatividade do humor e sintomas flutuantes, decorrentes muitas vezes das mudanças ocorridas nessa fase. Também pode passar despercebida se os principais problemas apresentados forem sintomas físicos inexplicáveis, distúrbios alimentares, ansiedade, recusa em ir à escola, declínio no desempenho acadêmico, uso indevido de substâncias ou outros problemas comportamentais.[14]

As características mais comuns dos transtornos depressivos são a presença de humor triste, vazio ou irritável, acompanhada de alterações somáticas e cognitivas que afetam significativamente a capacidade de funcionamento do indivíduo, com duração de 4-12 meses, quando não tratado. O diagnóstico requer pelo menos três dos seguintes sintomas:

- Sono perturbado.
- Apetite perturbado, diminuído ou aumentado.
- Impulso sexual diminuído.
- Agitação psicomotora.
- Retardo de ações e do pensamento.
- Dificuldade de concentração.
- Indecisão.
- Sentimentos de incompetência, culpa.
- Pensamentos pessimistas.
- Pensamentos sobre morte e suicídio.[4]

Sentimentos depressivos podem ser caracterizados como respostas normais a situações de estresse vivenciadas pelos adolescentes. Consideram-se psicopatológicos quando se estendem demasiadamente ou quando são desproporcionais ao evento causador. Nesse sentido, a depressão difere das reações de luto, que podem durar até 2 anos e em geral não manifestam inibição psicomotora e sentimento de culpa inapropriada.

O luto pode provocar grande sofrimento, mas não costuma induzir a um episódio de transtorno depressivo maior. A depressão relacionada ao luto tende a ocorrer em pessoas com outras vulnerabilidades a transtornos depressivos, e a recuperação pode ser facilitada pelo tratamento adequado.[4]

O uso de substâncias de abuso, alguns medicamentos e diversas condições médicas como o hipotireoidismo podem estar associados a fenômenos semelhantes à depressão. Esse fato é reconhecido nos diagnósticos de "transtorno depressivo induzido por substância ou medicamento" e de "transtorno depressivo devido a outra condição médica" segundo a DSM-5.[11] Uma forma mais crônica de depressão, o transtorno depressivo persistente ou distimia, pode ser diagnosticada quando a perturbação do humor continua por pelo menos 2 anos em adultos e 1 ano em crianças e adolescentes.[2]

Sintomas e diagnóstico da depressão

Os principais sintomas depressivos configuram-se em quatro conjuntos de sinais e sintomas clínicos, tais como:

1. Indicadores emocionais: tristeza, isolamento social, apatia, crises de choro, perda da capacidade de sentir prazer, sentimentos de desvalia e culpa e variação de humor.
2. Indicadores cognitivos: distração, diminuição da capacidade de tomada de decisão, superestimação das perdas, pessimismo e falta de esperança.
3. Indicadores motivacionais: indiferença diante de novos desafios, desinteresse por quaisquer atividades, perda de afeição pelas pessoas e baixo rendimento escolar.
4. Indicadores vegetativos ou motores: fadiga constante, retardo psicomotor, alterações do apetite ou do peso, insônia e perda da libido.[2,8]

Na adolescência, a depressão pode ser mascarada por sintomas como agitação psicomotora, ataques de raiva, comportamentos delinquentes, hostilidade, autoagressão, constante exposição a situações de risco, uso de drogas, queixas proeminentes de dor crônica, obesidade e letargia. Importante dar atenção a todos esses episódios e pensar em depressão.[8]

Na depressão, estudos de tomografia por emissão de pósitrons (PET) e imagens de ressonância magnética funcional (fMRI) definem a possível anormalidade anatômica desde o córtex pré-frontal ventral até o joelho do corpo caloso, em que aparece diminuição das atividades nessa região em pacientes depressivos, tanto nos casos unipolar como nos bipolares. Esse quadro parece ser devido à redução de volume (45%) da substância cinzenta dessa parte do lobo pré-frontal.[8]

Em contraste, nos pacientes com doença bipolar, essa região apresenta aumento na atividade na fase maníaca da doença. A importância desse estudo está no fato de que essa região apresenta conexões extensas com outras regiões envolvidas no comportamento emocional, como a amígdala, o hipotálamo, o núcleo *accumbens* e os sistemas noradrenérgico, dopaminérgico e troncoencefálico.[8]

A depressão está associada também a outros distúrbios, e o mais conhecido é relacionado à hipersecreção do hormônio adrenocorticotrófico (ACTH) pela hipófise, que leva ao aumento de secreção do cortisol pelo córtex adrenal. O eixo hipotálamo-hipófise-suprarrenal encontra-se hiperativo em cerca de metade desses pacientes.

A alteração associada será uma resistência do receptor glicocorticoide, e a etiopatogenia da depressão pode ser diferente dependendo ou não da presença dos fatores externos, como o estresse.[4,15]

Quimicamente, a depressão é causada também por um defeito nos neurotransmissores responsáveis pela produção de hormônios, como a serotonina e a endorfina. Se existe algum problema nesses neurotransmissores, o indivíduo pode apresentar sintomas como desânimo, tristeza, automutilação, perda da libido e falta de disposição para as atividades mais simples. Na depressão ocorre uma diminuição na quantidade desses neurotransmissores; embora a enzima e a bomba de recaptação dos neurotransmissores continuem trabalhando normalmente, ocorre uma redução na captação de serotonina. Assim sendo, o sistema nervoso funciona com menos neurotransmissores do que normalmente precisaria em condições normais.[15] A classificação e os critérios diagnósticos dos transtornos depressivos segundo o DSM-5[11] podem ser visualizados no Quadro 2.

COMPORTAMENTO OU IDEAÇÃO SUICIDA E SUICÍDIO

O comportamento suicida é uma ação destinada a ferir a própria pessoa e inclui gestos suicidas, tentativas de suicídio e o suicídio consumado. A ideação suicida compreende pensamentos e planos sobre suicídio. Tentativas de suicídio são atos de autolesão desde murros e cortes que podem resultar em morte até enforcamento ou afogamento.[16]

De acordo com a OMS, o suicídio é um ato intencional de um indivíduo em qualquer idade praticado para extinguir a própria vida.

O suicídio é raro em crianças antes da puberdade e é um problema que ocorre geralmente na adolescência, sobretudo entre 15-19 anos de idade e na idade adulta. Porém, crianças na pré-puberdade também cometem suicídio, e esse problema não deve ser ignorado.[16]

Constitui importante questão de saúde pública no mundo inteiro. Estima-se que mais de 1,5 milhão de pessoas tenham cometido suicídio até 2019. Nos Estados Unidos da América, essa é a segunda ou terceira principal causa de morte de adolescentes, resultando em 2 mil óbitos por ano. Também é provável que algumas das mortes atribuídas a acidentes, como aquelas causadas por automóveis e armas de fogo, sejam na verdade suicídios.[16]

No Brasil, as regiões Sul e Centro-Oeste apresentam as maiores taxas de suicídios registradas, sendo a ideação suicida a mais prevalente (17,1%) seguida da estruturação de planos (4,8%) e das tentativas de suicídio (2,8%). As tentativas de suicídio são mais significativas entre mulheres e jovens, sendo a intoxicação por medicamentos o método mais utilizado.[17]

Destaque para o alerta de que tentativas de suicídio não são uma maneira de chamar a atenção.[17] As tentativas de suicídio frequentemente envolvem pelo menos alguma ambivalência quanto ao desejo de morte e podem ser um pedido de ajuda.

Quadro 2 Classificação dos transtornos depressivos (DSM-5)

Transtorno disruptivo da desregulação do humor	• Explosões de raiva recorrentes e graves manifestadas pela linguagem (p. ex., violência verbal) e/ou pelo comportamento (p. ex., agressão física a pessoa ou propriedade), que são consideravelmente desproporcionais em intensidade ou duração à situação ou provocação.
	• O humor entre as explosões de raiva é persistentemente irritável na maior parte do dia.
	• As explosões de raiva são inconsistentes com o nível de desenvolvimento.
	• A idade de início dos sintomas é antes dos 10 anos.
Transtorno depressivo maior	• Humor deprimido na maior parte do dia, quase todos os dias, por relato subjetivo ou por observação de outras pessoas.
	• Perda ou ganho significativo de peso sem estar fazendo dieta.
	• Insônia ou hipersonia; agitação ou retardo psicomotor; fadiga ou perda de energia; sentimentos de inutilidade ou culpa excessiva ou inapropriada; dificuldade para pensar ou se concentrar ou indecisão; pensamentos recorrentes de morte, ideação suicida.
	• Os sintomas causam significativo prejuízo no funcionamento social, profissional ou em outras áreas importantes da vida do indivíduo.
	• O episódio não é atribuível aos efeitos fisiológicos de uma substância ou a outra condição médica.
	• Nunca houve um episódio maníaco ou um episódio hipomaníaco.
Transtorno depressivo persistente (distimia)	• Humor deprimido na maioria dos dias, por relato subjetivo ou por observação de outras pessoas, pelo período mínimo de 2 anos.
	• Em crianças e adolescentes, pode ser humor irritável.
	• Apetite diminuído ou alimentação em excesso.
	• Insônia ou hipersonia; baixa energia ou fadiga; baixa autoestima; concentração pobre ou dificuldade em tomar decisões; sentimentos de desesperança; pensamentos recorrentes de morte, ideação suicida recorrente, sem um plano específico para cometer suicídio.
	• Os sintomas causam sofrimento clinicamente significativo ou prejuízo no funcionamento social, profissional ou em outras áreas importantes da vida do indivíduo.

(continua)

Quadro 2 Classificação dos transtornos depressivos (DSM-5) *(continuação)*

Transtorno disfórico pré-menstrual	Na maioria dos ciclos menstruais, cinco dos seguintes sintomas devem estar presentes na semana final antes do início da menstruação e tornam-se mínimos ou ausentes na semana pós-menstrual:
	• Labilidade afetiva acentuada.
	• Irritabilidade acentuada nos conflitos interpessoais.
	• Humor deprimido.
	• Ansiedade acentuada.
	• Letargia, fadiga fácil.
	• Sintomas físicos de inchaço das mamas, dor articular ou muscular, ou ganho de peso.
	• Hipersonia ou insônia.
	• Sentir-se fora de controle.
	• Comer em demasia, ou avidez por alimentos específicos.
	Os sintomas estão associados a sofrimento significativo, a interferência no trabalho, na escola e em atividades sociais.
Transtorno depressivo induzido por substância/medicamento	• Humor depressivo ou diminuição acentuada de interesse ou prazer em todas ou quase todas as atividades após intoxicação ou abstinência de substância ou após exposição a medicamento capaz de produzir esses sintomas.
	• Existem evidências da exposição a drogas, a partir da história, do exame físico ou de achados laboratoriais.
	• Álcool, drogas ilícitas ou tratamento prescrito para um transtorno mental ou outra condição médica; agentes antivirais (efavirenz), agentes cardiovasculares (clonidina, guanetidina, metildopa, reserpina), derivados do ácido retinoico (isotretinoína), antidepressivos, anticonvulsivantes, agentes antienxaqueca (triptanos), antipsicóticos, agentes hormonais (corticosteroides, contraceptivos orais, agonistas do hormônio liberador de gonadotrofina, tamoxifeno), agentes de cessação do fumo (vereniclina) e agentes imunológicos (interferon).

DSM-5: Manual diagnóstico e estatístico de transtornos mentais, 5ª edição.

Fatores de risco

Os fatores de risco podem ser:

- Transtornos de personalidade, especialmente a limítrofe (antiga *borderline*) e a esquizofrenia.
- Associação de várias condições, como depressão e alcoolismo.
- Coexistência de depressão e ansiedade.
- Tentativas anteriores de suicídio.
- Ausência de apoio social.
- Histórico de suicídio na família.
- Morte de um ente querido.
- Suicídio na escola ou em outro grupo de adolescentes.
- Perda de um namorado ou namorada.
- Mudança de um ambiente familiar (como o da escola ou o da vizinhança) ou de amigos.
- Humilhação por familiares ou amigos.
- Sofrer *bullying* na escola, principalmente os alunos do grupo de lésbicas, *gays*, bissexuais e transgêneros (LGBTQIA+).
- Insucesso na escola.
- Problemas com a lei.
- Forte ideação suicida.
- Base social deficiente, com desemprego e baixo nível educacional.[16,17]

Local e formas de êxito

O lar é o cenário mais frequente na ocorrência de suicídios (51%), seguido pelos hospitais (26%). Os principais meios utilizados por homens são enforcamento (58%), arma de fogo (17%) e envenenamento por pesticidas (5%). Entre as mulheres, enforcamento (49%), seguido de fumaça/fogo (9%), precipitação de altura (6%), arma de fogo (6%) e envenenamento por pesticidas (5%).[17]

Autoagressão/autolesão

Considerando a alta prevalência do comportamento autolesivo na adolescência e suas consequências, e o fato de que comportamentos ocorridos nessa faixa etária podem estender-se à vida adulta, estudar a autolesão em adolescentes fomenta estratégias de intervenção e prevenção mais eficazes.[17]

"Autolesão" é um termo que se refere a um grupo de agressões provocadas no próprio corpo de forma deliberada, propositalmente, uma prática atual que frequentemente se manifesta na adolescência e na fase de adulto jovem com manifestação de autolesão com pretensão final de suicídio e autolesão sem ideação suicida (ALNS).[17]

Consiste na atitude consciente de se autoferir, em geral praticada solitariamente (80%), por sofrimento psíquico, configurando-se como sintoma de alguns transtornos depressivos.

Fatores de risco

Os fatores que influenciam na predisposição às autolesões podem ser didaticamente divididos em individuais, familiares e sociais (Quadro 3), embora muitas vezes atuem de forma conjunta e superponível.

No campo da saúde mental, reduzir comportamentos a causas biológicas é simplificar demais e ignorar os fatores psicossociais. Assim, estudos mostram que a ALNS se relaciona a sintomas depressivos e ansiosos que poderiam contribuir para o aumento da tensão corporal e consequentemente pre-

Quadro 3 Fatores de risco ou predisponentes às práticas autolesivas em adolescentes

Características pessoais	Falta de mecanismo de adaptação
	Pessimismo
	Insegurança
	Distorção da imagem corporal
	Baixa autoestima
	Instabilidade emocional
	Impulsividade
	Autodepreciação
Transtornos psiquiátricos	Transtorno de personalidade limítrofe
	Transtornos alimentares
	Ansiedade
	Depressão
	Transtorno de uso de substâncias e outros transtornos
Problemas relacionados à infância	Negligência
	Abusos e maus-tratos: sexual, físico e emocional
	Dificuldade de apego
	Doença grave ou cirurgias na infância
	Estresse emocional precoce
	Mais riscos e episódios de acidentes
Social	*Bullying* e *cyberbullying*
	Colegas e conhecidos que se autoagridem
	Informações sobre autolesão pela mídia no mundo digital
	Dificuldade de relacionamento
	Isolamento
Família	Separação conflituosa dos pais ou abandono afetivo pelo pai e/ou pela mãe
	Desvalorização, rejeição por parte da família
	Violência familiar
	Dependência de álcool ou drogas
	Relação familiar disfuncional
	Depressão de um dos pais ou ambos

Fonte: Azevedo e Reato.[12]

cipitar os episódios autolesivos. Muitos sujeitos com essa prática são mais propensos à ideação e à tentativa suicida.[18]

A ALNS não deve ser menosprezada, pois atualmente é considerada um fator preditivo de comportamento suicida, já que não se pode esquecer a existência simultânea de diversas psicopatologias ou comorbidades, por exemplo, depressão, ansiedade, dependência química, estresse pós-traumático e transtornos alimentares.[18]

Lesões

A motivação e a forma como a pessoa busca se ferir também fazem parte da psicopatologia. Os pacientes frequentemente se autolesionam várias vezes em uma única sessão, criando múltiplas lesões no mesmo local, normalmente em uma área visível e/ou acessível (p. ex., antebraços, frente das coxas). O comportamento é muitas vezes repetido, resultando em padrões extensos de cicatrizes. Ao exame físico, devem ser observadas partes do corpo que ficam escondidas por roupas – glúteos, axilas, ombros e dorso. Esses atos acabam gerando cicatrizes visíveis e invisíveis – "escondidas" pelos atos disfarçados, negados e ocultados.[18]

As técnicas, os mecanismos e os instrumentos utilizados são variados e parecem fruto de uma criatividade inesgotável (Quadro 4).

Quadro 4 Mecanismos e instrumentos utilizados na prática de autolesão e automutilação

Autolesão	Automutilação
Arrancar crostas que pode causar infecções (comuns em crianças pequenas). Coçar até sangrar. Arranhar-se. Manusear feridas até reabrir (dermatotilexomania ou dermatotilomania). Roer unhas (onicofagia) até sangrar ou arrancar as peles periungueais. Introduzir caroços ou grãos em fossa nasal ou conduto auditivo. Ingerir produtos impróprios como agentes corrosivos, alfinetes, agulhas, pregos, parafusos. Cortes com estiletes, facas, lâminas de barbear, cacos de vidros, agulhas, pregos ou ponta de compasso. Esmurrar-se, morder-se na boca ou nos membros superiores, beliscar-se ou bater a cabeça. Autoflagelação (tão preconizada por algumas religiões, como utilizar chicotes). Queimar a pele (tipicamente com cigarro) ou com produtos químicos. Brincadeiras perigosas como de enforcar-se, utilizar objetos que provocam dor, muitas vezes com exibição na internet. Socar paredes, vidros ou materiais rígidos que causem ferimentos Arrancar os cabelos (tricotilomania). Não ter adesão a tratamento que possa aliviar a dor.	Enucleação (retirada dos próprios olhos). Castração (amputação de órgãos genitais, especialmente masculinos). Amputação de membros e dedos – encontrada em quadros de psicose delirante e/ou intoxicação.

Fonte: Azevedo e Reato.[12]

A seriedade de uma tentativa de suicídio pode ser medida por diversos fatores, incluindo os seguintes:[16]

- Se a tentativa foi cuidadosamente planejada em vez de espontânea (deixar uma mensagem de suicídio indica uma tentativa planejada).
- Se medidas foram tomadas para impedir a descoberta da tentativa.
- O tipo de método usado (usar uma arma tem maior probabilidade de causar a morte do que engolir pílulas).
- Se uma lesão foi de fato provocada.
- Qual era o estado mental da criança ou adolescente quando houve a tentativa de suicídio.

Se a hospitalização não for necessária, as famílias das crianças que retornam para casa devem assegurar-se de que armas de fogo sejam removidas da casa e que medicamentos (incluindo medicamentos sem receita) e objetos pontiagudos sejam removidos ou trancados em um local protegido. Mesmo com essas precauções, a prevenção do suicídio pode ser muito difícil, e não há medidas com garantia de sucesso.[16]

Caso o suicídio ocorra

Familiares de crianças e adolescentes que cometeram suicídio têm reações complicadas ao evento, incluindo pesar, culpa e depressão. Eles podem se sentir sem propósito, afastados das atividades diárias e amargas. Podem achar difícil continuar com suas vidas. A terapia pode ajudá-los a entender o contexto psiquiátrico do suicídio, refletir e reconhecer as dificuldades da criança ou adolescente antes do suicídio, podendo entender que não aconteceu por culpa deles.[16]

Depois de um suicídio, pode haver um aumento no risco de suicídio por outras pessoas na comunidade, especialmente amigos e colegas de turma da pessoa que cometeu o suicídio. Existem recursos, como um *kit* para escolas disponíveis para ajudar instituições de ensino e comunidades depois de um suicídio. Os administradores da escola e da comunidade podem tomar providências para disponibilizar profissionais de saúde mental que possam prestar informações e consultas.[16]

Prevenção

Necessária a identificação precoce dos sinais de alerta e o correto encaminhamento a profissionais de saúde mental. A tentativa prévia de suicídio ou ideias suicidas são os fatores de risco mais importantes, e deve-se sempre investigar essa possibilidade em casos de intoxicação e acidentes, especialmente com histórico de repetição ou casos de suicídio em familiares.[17]

ORIENTAÇÃO E TRATAMENTO

Um plano de tratamento com objetivos bem definidos, a partir do diagnóstico da ansiedade em crianças e adolescentes, deve incluir a gravidade e a especificidade do quadro clínico. O tratamento deve ser psicoterápico e psicofarmacológico, muitas vezes combinados. Nas formas leves, evita-se o uso de medicamentos e utiliza-se o suporte familiar e emocional, associando-se a terapia cognitivo-comportamental (TCC).[13]

O tratamento medicamentoso da ansiedade deve ser realizado com drogas, como antidepressivos e ansiolíticos, que são as classes de medicações mais estudadas e utilizadas para tratamento de transtornos de ansiedade. Antipsicóticos, betabloqueadores, anticonvulsivantes e anti-histamínicos constituem opções, e seu uso tem sido preconizado como tratamento coadjuvante que, somado a psicoterapias, apresenta efeito ansiolítico. Os mais utilizados são os antidepressivos tricíclicos e os inibidores seletivos de recaptação de serotonina (ISRS) associados aos inibidores de noradrenalina. O tempo de utilização e as doses desses medicamentos dependem da avaliação clínica e psiquiátrica do paciente, assim como da resposta individual ao tratamento.[13]

O tratamento da depressão na adolescência consiste na utilização de psicofármacos e psicoterapia combinados. As drogas antidepressivas mais utilizadas são os tricíclicos e os inibidores seletivos de serotonina. O tempo de utilização e as doses desses medicamentos estarão na dependência da avaliação do médico psiquiatra e/ou do médico hebiatra capacitado em saúde mental, com escuta ativa dos sintomas do paciente e observação da resposta individual ao tratamento.[19]

Atualmente, o interesse no campo da farmacogenômica (PGx) se expandiu exponencialmente, e os avanços na incorporação de PGx nos tratamentos propicia outro olhar sobre a medicina personalizada. O interesse nos testes da farmacogenética na psiquiatria advém da observação clínica e da compreensão de que alguns pacientes respondem a determinados medicamentos e determinadas doses bem melhor do que a outros. No tratamento da depressão, estudiosos têm observado frequentemente esse comportamento e essas variabilidades, o que demonstra a busca de identificação de marcadores genéticos para prever a resposta ao tratamento, bem como os efeitos colaterais que possam ser reduzidos para cada paciente e sua individualidade.[16]

No caso da ideação suicida, a avaliação criteriosa e o encaminhamento para atendimento especializado e multidisciplinar é importante. Quanto mais cedo for iniciado, maiores as chances de interromper essa prática.[20]

Conjugam-se medicamentos com psicoterapia de preferência psicodinâmica (analítica), mas também do tipo cognitivo-comportamental; a doença de base deve ser tratada – transtornos de ansiedade e do estresse, transtornos do humor bipolar, episódio depressivo, uso de álcool e outras drogas, psicoses – e também as comorbidades, condições simultâneas e frequentes em saúde mental. Nos casos graves pode ser indicada internação hospitalizar, objetivando ambiente seguro e tratamento mais intensivo até ultrapassar a fase aguda do quadro.[18]

CONSIDERAÇÕES FINAIS

Ansiedade e transtornos depressivos são os transtornos mentais mais comuns em adolescentes, mas apenas uma minoria de jovens com esses transtornos tem acesso a orientação profissional. Somente 2/3 dos adolescentes com ansiedade ou transtornos depressivos procuram e acessam qualquer ajuda profissional, e uma minoria tem acesso a um especialista em suporte de saúde mental.[18,20]

O tratamento precoce na infância e o acompanhamento das crianças e adolescentes formam uma estratégia importante para reduzir o sofrimento e os prejuízos causados por essas condições, assim como na prevenção secundária de transtornos mentais na vida adulta, especialmente para outros transtornos ansiosos, por exemplo, depressão e abuso/dependência de álcool e outras substâncias.[18,20]

REFERÊNCIAS BIBLIOGRÁFICAS

1. Vitalle MSS, Silva, FC, Pereira AML, Weiler RME, Niskier SR, Schoen TH. Medicina do adolescente: fundamentos e prática. Rio de Janeiro: Atheneu; 2019.
2. Grolli V, Wagner MF, Dalbosco SNP. Sintomas depressivos e de ansiedade em adolescentes do ensino médio. Rev Psicol Imed. 2017;9(1):87-103.
3. American Psychiatric Association. Manual diagnóstico e estatístico de transtornos mentais. 5ª ed. Porto Alegre: Artmed; 2014.
4. Clayton PJ. Comportamento suicida. Manual MSD. 2019. Available: http://www.msdmanuals.com/pt-br/casa/distúrbios-de-saúde-mental/comportamento-suicida-e-automutilação/comportamento-suicida.
5. Mossman SA, Luft MJ, Schroeder HK, Varney ST, Fleck DE, Barzman DH, et al. Generalized anxiety disorder 7-item scale in adolescents with generalized anxiety disorder: signal detection and validation. Ann Clin Psychiatry. 2017 Nov;29(4):227-34A.
6. Ansiedade poderá afetar 10% de crianças e adolescentes. Jornal da Universidade de São Paulo. 2018. Available: https://jornal.usp.br/atualidades/10-das-criancas-e-adolescentes-poderao-sofrer-de-ansiedade/ (acesso 10 fev 2021).
7. Sackl-Pammer P, Popow C, Schuch B, Aigner M, Friedrich M, Huemer J. Affiliations expand: psychopathology among parents of children and adolescents with separation anxiety disorder. Neuropsychiatr. 2015;29(1):23-8. doi:10.1007/s40211-014-0133-7. Epub 2015 Jan 21.
8. Garber J, Hollon SD, Clarke GN, et al. Prevenção da depressão em adolescentes em risco: preditores e moderadores de efeitos agudos. J Am Acad Child Adolesc Psychiatry. 2016 Mar;55(3):219-26.
9. Sociedade Brasileira de Pediatria. Aumento da depressão na infância e adolescência preocupa pediatras. Agosto de 2019. Available: http://www.sbp.com.br/imprensa/detalhe/nid/aumento-da-depressao-na-infancia-e-adolescencia-preocupa-pediatras/.
10. Ströhle A, Gensichen J, Domschke K. The diagnosis and treatment of anxiety disorders. Dtsch Arztebl Int. 2018 Sep 14;155(37):611-20. doi:10.3238/arztebl.2018.0611.
11. Manual diagnóstico e estatístico de transtornos mentais (DSM-5). Porto Alegre: Artmed; 2014. p.189-234.
12. Azevedo AEBI, Reato LFN. Manual de adolescência. Barueri: Manole; 2019.
13. Wehry AM, Beesdo-Baum K, Hennelly MM, Connolly SD, Strawn JR. Assessment and treatment of anxiety disorders in children and adolescents. Curr Psychiatry Rep. 2015 Jul;17(7):52. doi:10.1007/s11920-015-0591-z.
14. Thapar AK, Collishaw S, Pine SD. Depression in adolescence. Lancet. 2012 Mar; p.1056-67.
15. Kandel ER, Schwartz JH, Jessel TM. Princípios da neurociências. Rio de Janeiro: Manole; 2003.
16. Elia J. Comportamento suicida em crianças e adolescentes. Manuais MSD para profissionais. 2019. Available: https://www.msdmanuals.com/pt br/casa/problemas-de-sa%C3%BAde-infantil/dist%C3%BArbios-da-sa%C3%BAde-mental-em-crian%C3%A7as-e-adolescentes/comportamento-suicida-em-crian%C3%A7as-e-adolescentes.
17. Azevedo AEBI, et al. Autolesão na adolescência: como avaliar e tratar. Guia prático de atualização. Sociedade Brasileira de Pediatria. Departamento Científico de Adolescência. 2019;(12):1-14.
18. Radez J, Reardor T, Creseswell C, Orchard F, Waitel P. Adolescents' perceived barriers and facilitators to seeking and accessing professional help for anxiety and depressive disorders: a qualitative interview study. European Child & Adolescent Psychiatry. 2021. Available: https://doi.org/10.1007/s00787-020-01707-0.
19. Stahl SM. Psicofarmacologia: base neurocientífica e aplicações práticas. 2ª ed. Rio de Janeiro: MEDSI; 2002.
20. Polanczyk GV, Lamberte MTMR. Psiquiatria da infância e adolescência. Coleção Pediatria – Instituto da Criança HC-FMUSP. Barueri: Manole; 2012. p.207.

CAPÍTULO 7

TRANSTORNOS ALIMENTARES E DISTORÇÃO DA IMAGEM CORPORAL

Carla Cristiane da Silva
Elizabeth Cordeiro Fernandes
Tamara Beres Lederer Goldberg

AO FINAL DA LEITURA DESTE CAPÍTULO, O PEDIATRA DEVE ESTAR APTO A:

- Reconhecer a importância do diagnóstico precoce e a epidemiologia dos transtornos alimentares entre adolescentes.
- Analisar os múltiplos fatores envolvidos na patogênese dessas doenças.
- Relembrar as recomendações e os critérios diagnósticos para os transtornos alimentares segundo o Manual diagnóstico e estatístico de transtornos mentais (DSM-5).
- Realizar criteriosa avaliação clínico-laboratorial segundo as necessidades específicas de cada caso.
- Conhecer as particularidades de sua evolução e possíveis complicações.
- Considerar o papel do pediatra no acolher e cuidar de forma individualizada, e sempre que possível articular com equipe inter e multidisciplinar.

INTRODUÇÃO

Na sociedade atual, na qual se cultuam corpos delgados e esculpidos com destaque aos músculos, as pessoas cujas silhuetas não correspondem a esse ideal podem apresentar conflitos com a autoimagem. Dentre esses emergem os transtornos alimentares (TA), reconhecidos como doenças complexas, com graves consequências psicossociais e físicas, afetando milhões de indivíduos ao redor do mundo.

Embora pareçam forjadas na era da globalização digital, as publicações sobre TA, especificamente sobre anorexia nervosa (AN), conhecida como o quadro relacionado a intenso medo de ganhar peso, remontam aos anos 1930, com descrições de séries de casos incluindo mais de 20 pacientes na época.

Em períodos anteriores, apesar de os autores utilizarem a mesma terminologia AN, os aspectos ascético-místicos motivados por ideias religiosas dominavam o entendimento. O jejum visava purificar o espírito, ainda que mortificando e subjugando o corpo, tornando-o menos vulnerável aos prazeres.

Em contraste com a AN, a bulimia foi formalmente nomeada em 1979, em artigo clássico de Gerald Russell, surgindo como entidade independente da AN no ano seguinte, no Manual diagnóstico e estatístico de transtornos mentais (*Diagnostic and statistical manual of mental disorders* – DSM-III, 1980). Alcançou evidência recente, tendo sido diagnosticada entre os anos 1960-1970.

Entretanto, o termo "bulimia" já era utilizado entre hebreus e gregos, mencionado no Talmude como uma "fome voraz". Entre os romanos aristocráticos da Roma Antiga, descrevia-se o empanturrar e o vomitar, comportamentos precursores da bulimia, sem associação à preocupação com a forma e o peso corporal.

Nas últimas quatro décadas surgiu uma nova categoria de adoecimento na qual se incluem os transtornos que não se apresentam exatamente segundo os critérios propostos para a AN, bem como para a bulimia ou outros TA, critérios esses que serão apresentados no decorrer deste capítulo. Dentro dessa categoria, foram propostos os ED-NOS (*eating disorders not otherwise especified* – DSM-III-R), nomeados de forma diversa em edições subsequentes, como no atual DSM-5.[1] Nesta última edição são apresentados como "outro transtorno alimentar especificado" (*other specified feeding or eating disorders* – EDOS/OSFED).

EPIDEMIOLOGIA

Deve-se destacar que alguns fatores dificultam reconhecer a real incidência dos transtornos: as mudanças dos critérios de classificação dos TA a cada publicação dos DSM são doenças secretas e negadas, sua detecção dependendo da suspeição familiar e do profissional, além da possibilidade de muitas pacientes terem sucesso acadêmico e nas demais atividades que desempenham e serem perfeccionistas, mascarando a realidade.

Por outro lado, nuances foram introduzidas na última versão do DSM para favorecer o diagnóstico precoce, antecipar o tratamento e, assim, melhorar o resultado dos desfechos.

Estudos sobre anorexia e bulimia nervosa realizados nos últimos 40 anos revelam aumento do número de casos, com possível estabilidade na última década. Entretanto, muitos profissionais evidenciam aumento do número de pacientes com TA frequentando ambulatórios e clínicas privadas. Estudos populacionais realizados nos Estados Unidos da América indicam prevalência de AN de 0,6%, enquanto pesquisa realizada na Finlândia, utilizando critérios do DSM-5, indica prevalência de 4,2%.

Analisando-se especificamente o grupo etário de 15-19 anos entre americanas, a prevalência manteve-se ao redor de 0,5%. Quando se considera a segunda década de vida, estudos apontam prevalência de 1%. A prevalência evidenciada no sexo masculino é 10 vezes inferior à do sexo feminino.

Quanto à bulimia, a prevalência observada é de 2% em estudo realizado com adultos de 14 países, incluindo da América Latina.[2] As taxas observadas em adolescentes são inferiores às descritas entre universitárias, com prevalência de 1,6% entre elas e de 0,8% entre adolescentes. Essas pacientes apresentam outras psicopatologias. Em estudo realizado entre americanas, 79% delas tinham ao menos uma desordem psiquiátrica e 49% pelo menos três ou mais desordens. Os demais TA (OSFED – AN atípica, bulimia atípica, transtorno de compulsão alimentar, transtorno de purgação) ocorrem em 5-10% das mulheres entre 15-30 anos. Importante destacar que talvez menos de 20% do contingente de pacientes com TA procure cuidados.

Nos países ocidentais desenvolvidos, o desejo do corpo "perfeito" se tornou obsessivo, sendo fator de risco para TA. Mídias multiplicam dietas ou exercícios para trabalhar grupos musculares, e as celebridades exibem corpos com padrões inatingíveis naturalmente. Tais mensagens se tornam alvo de intenso desejo para adolescentes, que também postam fotos nas redes sociais, em busca de aprovação. Assim, os transtornos alimentares podem iniciar-se por prescrições inadequadas ou tentativas de se adequar aos padrões a qualquer custo.[3]

A influência desse contexto foi verificada em estudo longitudinal com 10 anos de duração, com inclusão de adolescentes até se tornarem adultos jovens. Os resultados demonstraram que por volta de 50% das adolescentes e 25% dos adolescentes controlavam a ingestão de alimentos e que 8,4% delas aos 12,8 ± 0,7 anos e 2,2% deles aos 15,9 ± 0,8 anos relatavam outros comportamentos extremos, como induzir vômito, usar laxativos, diuréticos etc. A prevalência aumentou para 20,4% entre elas aos 23,2 ± 1 anos e para 7,3% entre eles aos 26,2 ± 0,9 anos, indicando serem comportamentos preditivos e de alto risco quando detectados entre adolescentes.

Não se deve esquecer de jovens transgêneros/as, que podem estar particularmente em risco para TA, como evidenciado em pesquisa com quase 300 mil estudantes universitários americanos. Quase 16% das mulheres transgêneras relataram ter sido diagnosticados com TA, especialmente do tipo compensatório (uso de pílulas dietéticas, laxantes ou vômitos), em comparação com 1,85% das mulheres heterossexuais cisgêneras.[4]

PATOGENIA

Os vários textos consultados sobre os TA indicam não haver consenso sobre a exata etiologia, e inúmeras pesquisas se encontram em andamento. Entretanto, pode-se afiançar que se relacionam a uma combinação de fatores: psicológicos, biológicos, familiares, genéticos, ambientais e sociais.

O envolvimento genético se vincula ao fato de que jovens que apresentam familiares de primeiro grau com esses transtornos são 6-10 vezes mais propensas a desenvolver alterações semelhantes. Observa-se alta concordância na expressão de TA em gêmeas monozigóticas, o mesmo não sendo evidenciado nas dizigóticas. Em metanálise publicada em 2017, os autores incluíram 3.495 mulheres com AN diagnosticada em alguma fase de suas vidas e evidenciaram associação de um lócus no cromossomo 12 com o transtorno alimentar, confirmando a importância do fator genético.[5]

Desordens psiquiátricas são evidenciadas em parentes de pacientes com TA: depressão, transtorno de ansiedade e transtornos obsessivo-compulsivos estão sobrerrepresentados nessas famílias. Entre as próprias pacientes com TA observam-se altas taxas de transtornos de ansiedade, transtornos obsessivo-compulsivos, transtornos dismórficos corporais, transtornos de estresse pós-traumático, transtornos depressivos, desordens de conduta e transtornos de personalidade.

Os TA também se associam a desordens do neurodesenvolvimento, por exemplo, o transtorno de compulsão alimentar (*binge*) associado ao transtorno do déficit de atenção e hiperatividade. Entre as bulímicas, observa-se maior prevalência de uso de drogas lícitas e ilícitas, e o consumo de bebidas alcoólicas por elas é superior ao observado entre anoréxicas do subtipo restritivo. Entre anoréxicas, surge o temor de desenvolver seus caracteres sexuais secundários, em uma tentativa de "controlar" seus corpos a estágios pré-pubertários, ambivalência entre crescer ou retornar à fase anterior, talvez reflexo de um sentimento de não se sentirem tão abandonadas e sós.

No tocante à família, não parece haver um protótipo específico. Entretanto, algumas são detentoras de alta expectativa quanto ao desempenho e apresentação de seus filhos, apresentam dificuldade no manejo de conflitos e se observa pouca comunicação entre seus membros, principalmente no tocante a sentimentos e envolvimentos, além de conflitos e da redução das relações de afeto e companheirismo entre os pais. Tais famílias apresentam dificuldade para responder às demandas emocionais de seus filhos, além de realizarem críticas em relação ao peso, à forma corporal e à ingestão de alimentos.

Algumas atividades artísticas e modalidades esportivas em que a forma esbelta é enfatizada se associam à maior incidência de TA, como bailarinas, ginastas e fisiculturistas. Deve haver destaque especial à "tríade da atleta", quando se detecta TA, osteoporose e amenorreia.

Na busca de identificar fatores relacionados à patogênese dos TA, não se pode esquecer o papel do sistema nervoso central (SNC), por meio dos neurotransmissores. No tocante à AN, a redução dos níveis de norepinefrina pode ser responsabilizada pela evidência de bradicardia e hipotensão, identificadas nessas pacientes. Em relação à dopamina, serotonina e seus metabólitos, são reconhecidas suas atuações sobre o apetite, o centro da saciedade, recompensas e regulação do humor.

Estudos de imagem utilizando a ressonância nuclear magnética (RNM) demonstraram, em anoréxicas, alteração de estruturas e da função do SNC, dos circuitos córtico-límbicos,[6] redução da irrigação da ínsula anterior direita,[7] enquanto se evidenciou em bulímicas aumento da irrigação, estruturas essas relacionadas à decodificação da fome e da saciedade, resultando em comprometimento de sua sensação.

CRITÉRIOS PARA O DIAGNÓSTICO DE ANOREXIA NERVOSA

Embora a AN seja caracterizada pela perda do apetite, não é exatamente o que expressam as portadoras de AN. O apetite existe, mas é restringido de forma punitiva, resultando em sofrimento. De acordo com o Manual diagnóstico e estatístico de transtornos mentais (DSM-5) adaptado pela Associação de Psiquiatria Americana, são listados três critérios essenciais para o diagnóstico da AN:

1. Restrição da ingestão calórica em relação às necessidades, levando a um peso corporal significativamente baixo no contexto de idade, gênero, trajetória do desenvolvimento e saúde física. Peso significativamente baixo é definido como um peso inferior ao mínimo normal ou, no caso de crianças e adolescentes, menor que o minimamente esperado.
2. Medo intenso de ganhar peso ou de engordar, ou comportamento persistente que interfere no ganho de peso, mesmo estando com peso significativamente baixo.
3. Perturbação no modo como o próprio peso ou a forma corporal são vivenciados, influência indevida do peso ou da forma corporal na autoavaliação ou ausência persistente de reconhecimento da gravidade do baixo peso corporal atual.

Da edição anterior do DSM (versão IV), um critério foi removido quando se compara à atual versão, DSM-5.[1] Era necessária ao diagnóstico de AN a ausência de ciclos menstruais ou amenorreia (acima de três ciclos), e sua remoção contemplou muitas adolescentes que eram anoréxicas, mesmo antes de terem apresentado a menarca.

Estudos psicanalíticos revelam que as adolescentes se afastam inconscientemente de desejos orais ou sexuais. Suas exigências não são adequadamente preenchidas, validadas e se mostram perdidas em como decodificar suas necessidades emocionais e responder às pressões e demandas. A possibilidade de poderem controlar seu corpo contribui para que se sintam melhor e reforcem o comportamento. Talvez o controle de sua imagem corporal a qualquer custo seja mantido, inclusive com a morte.

Ressalta-se que algumas adolescentes podem estar com peso abaixo de 15% daquele considerado ideal, em relação à idade e estatura, sem história de perda de peso, apenas não ganhando quantidade suficiente durante a aceleração do crescimento. O medo de incorporar peso ou de ter sobrepeso/ser obesa manifesta-se pela preocupação obsessiva e não aliviada pela perda de peso, com inquietação crescente ainda que o peso continue a se reduzir.

Para adolescentes, preconiza-se que o cálculo do índice de massa corporal (IMC) seja confrontado com as curvas de IMC por idade. Estando abaixo do quinto percentil, já se realiza o diagnóstico de baixo peso (diagnóstico do estado nutricional da criança e do adolescente). Entretanto, mesmo que o IMC se situe acima do quinto percentil, o importante é analisar a evolução diante do canal em que se localizava anteriormente. Para mulheres adultas, a classificação de gravidade da AN é realizada segundo o IMC, sendo leve quando o cálculo se situa entre 17 kg/m^2 ou mais, moderada de 16-16,99 kg/m^2, grave com IMC de 15-15,99 kg/m^2 e extrema quando < 15 kg/m^2.

Há dois subtipos de AN: restritiva e de purgação/expurgo. Na forma restritiva, as adolescentes restringem sua ingestão de alimentos ou aderem a regras restritivas em relação à escolha de alimentos, e muitas ainda realizam exercícios físicos de maneira intensa e desproporcional ao que lhes seria prescrito, comportamentos reconhecidos como de não purgação.

Na forma de purgação, as pacientes se utilizam de ingestão compulsiva (*binge*) e/ou de purgação, por meio de vômitos autoinduzidos, laxantes, diuréticos, enemas etc. Estudos prospectivos de adolescentes anoréxicas sugerem que algumas iniciam com AN restritiva e, na sequência, podem desenvolver ingestão compulsiva e purgação, demonstrando uma migração de subtipos. Possivelmente mais de 40% das pacientes anoréticas apresentarão fases de ingestão compulsiva/purgação durante a evolução ou na fase de recuperação.

CRITÉRIOS PARA O DIAGNÓSTICO DE BULIMIA

Os sintomas que se associam à bulimia nervosa ainda desencadeiam vergonha e estigmatização em seus portadores, por isso muitos continuam a negá-los, dissimulá-los e minimizá-los. Existe um intervalo entre o surgimento dos sintomas e sua revelação ou a busca de cuidados a serem dispensados pelos profissionais de saúde. De acordo com o Manual diagnóstico e estatístico de transtornos mentais (DSM-5) adaptado pela Associação de Psiquiatria Americana, são listados três critérios essenciais para o diagnóstico da bulimia:

1. Episódios recorrentes de compulsão alimentar. Um episódio de compulsão alimentar é caracterizado pelos seguintes aspectos:
   A. Ingestão, em um período de tempo determinado (p. ex., dentro de cada período de 2 horas), de uma quantidade de alimento definitivamente maior do que a maioria dos indivíduos consumiria no mesmo período sob circunstâncias semelhantes.
   B. Sensação de falta de controle sobre a ingestão durante o episódio (p. ex., sentimento de não conseguir parar de comer ou controlar o que e o quanto se está ingerindo).
   C. Na sequência, comportamentos compensatórios inapropriados recorrentes a fim de impedir o ganho de peso, como vômitos autoinduzidos.
   D. Uso indevido de laxantes, diuréticos ou outros medicamentos.
   E. Jejum.
   F. Exercício em excesso.
2. A compulsão alimentar e os comportamentos compensatórios inapropriados ocorrem, em média, no mínimo 1 vez por semana durante 3 meses.
3. A autoavaliação é indevidamente influenciada pela forma e pelo peso corporais.

Os critérios presentes no DSM-5 são muito próximos a como se apresentavam na edição anterior, destacando-se que, naquela versão, para o efetivo diagnóstico eram necessários episódios de compulsão e comportamentos compensatórios no mínimo 2 vezes por semana nos últimos 3 meses, o que na atual edição foi contemplado com 1 vez por semana durante 3 meses.

Além disso, o DSM-5 detalha o grau de gravidade pelo número de eventos de expurgo, sendo leve quando ocorrem 1-3 episódios por semana, moderado quando ocorrem 4-7 episódios por semana, grave com 8-13 episódios por semana e extremamente grave quando se observam 14 ou mais episódios por semana.

CRITÉRIOS PARA O DIAGNÓSTICO DE OUTRO TRANSTORNO ALIMENTAR ESPECIFICADO

O diagnóstico de outro transtorno alimentar especificado (OSFED) é utilizado quando o transtorno evidenciado é significante, com padrões aberrantes de ingestão e manejo de peso, porém não contempla os critérios específicos de, por exemplo, AN, bulimia, transtorno de compulsão alimentar, transtorno alimentar restritivo, transtorno de ruminação e outros que não serão abordados neste capítulo, entretanto podem ser consultados no DSM-5.

Estudos apontam que um grande contingente de pacientes ambulatoriais com TA pode ser classificado como apresentando OSFED e, ainda que, incluído nessa categoria, apresenta comorbidades, com comprometimento psicossocial e risco de óbito, evidenciando-se também para esses a necessidade de cuidado especial.

Relacionam-se a seguir alguns exemplos específicos presentes no DSM-5:[1]

1. Anorexia nervosa atípica: todos os critérios para anorexia nervosa são preenchidos, exceto que, apesar da perda de peso significativa, o peso do indivíduo está dentro ou acima da faixa normal.
2. Bulimia nervosa (de baixa frequência e/ou duração limitada): todos os critérios para bulimia nervosa são atendidos, exceto que a compulsão alimentar e comportamentos compensatórios indevidos ocorrem, em média, menos de 1 vez por semana e/ou por menos de 3 meses.
3. Transtorno de compulsão alimentar (de baixa frequência e/ou duração limitada): todos os critérios para transtorno de compulsão alimentar são preenchidos, exceto que a hiperfagia ocorre, em média, menos de 1 vez por semana e/ou por menos de 3 meses.
4. Transtorno de purgação: comportamento de purgação recorrente para influenciar o peso ou a forma do corpo (p. ex., vômitos autoinduzidos; uso indevido de laxantes, diuréticos ou outros medicamentos) na ausência de compulsão alimentar.
5. Síndrome do comer noturno: episódios recorrentes de ingestão noturna, manifestados pela ingestão ao despertar do sono noturno ou pelo consumo excessivo de alimentos depois de uma refeição noturna. Há consciência e recordação da ingesta. A ingestão noturna não é mais bem explicada por influências externas, como mudanças no ciclo de sono-vigília do indivíduo, ou por normas sociais locais. A ingestão noturna causa sofrimento significativo e/ou prejuízo no funcionamento. O padrão desordenado de ingestão não é mais bem explicado por transtorno de compulsão alimentar ou outro transtorno mental, incluindo uso de substâncias, e não é atribuível a outro distúrbio médico ou ao efeito de uma medicação.

RECOMENDAÇÕES NA AVALIAÇÃO CLÍNICA

Na infância e na adolescência, é essencial o estabelecimento de comportamentos e hábitos saudáveis de vida para o adequado crescimento e desenvolvimento. Ainda durante a adolescência, um estado nutricional aquém do desejável pode causar atraso pubertário e agravo indelével no crescimento físico. Destaque-se que adolescentes apresentam aceleração do crescimento, acompanhada por mudanças na composição corporal, por aquisição exponencial de sua massa óssea, e, para a efetivação desses processos, necessitam de aporte adequado de macro e micronutrientes.

Essa época coincide com mudanças no comportamento dos adolescentes, que buscam independência, valorizam a aceitação pelos pares e têm intensa preocupação com a autoimagem. Tais particularidades podem contribuir para o comportamento alimentar não saudável, elevando a incidência de transtornos alimentares nessa fase.[8]

Assim, na avaliação de paciente com TA recomenda-se anamnese cuidadosa, incluindo hábito alimentar na infância e atual, comportamento geral, rendimento escolar (não esquecer a possibilidade de *bullying* relacionado ao aspecto corporal), sono, sensação de fraqueza e tontura, além do histórico de perdas e ganhos ponderais. Importa também indagar sobre identidade de gênero e comportamento afetivo-sexual[4] e ainda investigar a saúde mental geral na família nuclear, peculiaridades familiares relativas à alimentação ou casos semelhantes, incluindo parentes em primeiro grau (primos).

O exame físico deve ser completo, incluindo os sinais vitais, a frequência cardíaca, a pressão sanguínea em posição ortostática e em decúbito dorsal e a temperatura (pode estar diminuída). Avaliar peso e estatura, calcular o IMC e verificar o valor em percentil e em escore Z (gráfico conforme idade e sexo); analisar o canal de crescimento.

A pele e as extremidades devem ser avaliadas em busca de pele seca, lanugo e coloração, pois o paciente pode apresentar hipercarotenemia e, portanto, tonalidade amarelada. Observar calosidades e lesões nas mãos, nas articulações interfalangianas proximais (sinal de Russell – lesão pela introdução oral repetitiva para provocar vômitos), autolesões como queimaduras e cortes.

Na avaliação cardiovascular pode haver bradicardia, arritmia e sopro cardíaco compatível com prolapso mitral. Realizar o exame do abdome e o neurológico de forma rigorosa, para que sejam excluídas outras causas que resultem em vômito e perda de peso.

Nas pacientes bulímicas, observar as glândulas salivares, que podem estar aumentadas bilateralmente, principalmente as parótidas, e erosão do esmalte dentário, resultante da exposição crônica ao ácido clorídrico pelos vômitos.

AVALIAÇÃO LABORATORIAL

A avaliação laboratorial pode apresentar resultados dentro da normalidade em pacientes com TA, podendo falsamente tranquilizar familiares e profissionais, e, na sequência, surgirem as descompensações. Por outro lado, o perfil laboratorial pode indicar a intensidade da doença e apontar complicações médicas.

A avaliação inicial deve incluir hemograma completo, painel metabólico contendo eletrólitos séricos, cálcio, magnésio, fósforo, provas de função hepática, ureia, creatinina, avaliação da função tireoidiana e exame de urina tipo I. Nas pacientes amenorreicas, deve-se solicitar a dosagem do hormônio betagonadotrofina coriônica humana (beta-HCG) para afastar uma possível gravidez, além das dosagens de hormônio folículo-estimulante (FSH), hormônio luteinizante (LH) e prolactina. Caso a amenorreia seja superior a 6 meses, sugere-se avaliar a densidade mineral óssea. Em pacientes que apresentem excesso de peso, solicitar também o perfil lipídico, insulina de jejum e glicemia de jejum, que podem colaborar na detecção de comorbidades metabólicas.

AVALIAÇÃO CARDIOVASCULAR

O eletrocardiograma deve ser realizado quando as pacientes apresentam bradicardia, frequência cardíaca inferior a 50 batimentos/minuto, quando apresentam ritmo anormal, queixas de palpitações ou dor torácica, além de alterações eletrolíticas importantes. O eletrocardiograma pode evidenciar voltagem baixa, resultante de coração acometido por desnutrição, com consequente redução da massa muscular cardíaca.

COMPLICAÇÕES MÉDICAS

Nos estados de inanição/desnutrição, o organismo se adapta reduzindo seu metabolismo e as necessidades de energia, o quanto possível. Na cronicidade do processo, o corpo torna-se incapaz de manter as funções de forma adequada e surgem complicações em cada um dos sistemas, que podem resultar em morte. Pacientes com TA apresentam taxa de mortalidade superior a todos os demais transtornos mentais.

As alterações cardíacas resultam em bradicardia, hipotensão ortostática, falência cardíaca, tanto nas pacientes com AN típica quanto na AN atípica. Pode haver prolongamento do intervalo QT, que pode ser um marcador para a evidência de arritmias. Prolapso de válvula mitral pode estar presente em 30% dos casos, enquanto na população geral sua prevalência oscila entre 2,5-6%.

As pacientes com AN subtipo com purgação e as com bulimia podem apresentar alterações hidroeletrolíticas intensas que podem causar ou contribuir para as complicações cardíacas. Entre as bulímicas, observa-se hipocalemia, hipocloremia e alcalose metabólica. A hipocalemia pode resultar em comprometimento da função renal e em arritmia cardíaca, com aumento da mortalidade dessas pacientes.

Adolescentes com AN revelam disfunções do aparelho gastrointestinal com redução da motilidade, disfagia orofaríngea, esvaziamento gástrico lentificado, constipação intestinal, sintomas de náusea e empachamento, queimação retroesternal e diarreia, entre outros sinais e sintomas. Pacientes com AN subtipo purgação podem realizar aspiração de material regurgitado e desenvolver pneumonias. A aspiração também pode ser consequente à disfagia. Entre bulímicas, observam-se dor abdominal, empachamento, refluxo laringofaríngeo, dismotilidade do esôfago, doença do refluxo gastroesofágico, constipação, prolapso retal etc.

O acometimento do sistema endócrino entre anoréxicas resulta em níveis baixos de LH, FSH, amenorreia secundária, deficiência estrogênica e infertilidade, por acometimento do eixo hipotálamo-hipófise-ovariano. Os ciclos menstruais podem ser reassumidos com retorno ao peso que apresentavam antes das alterações menstruais. Entretanto, entre 10-20% podem permanecer com a alteração menstrual em consequência a outros comportamentos comuns nessas adolescentes, como exercícios físicos intensos, e pelo estresse.

Embora o hormônio do crescimento (GH) esteja elevado naquelas com AN, o fator de crescimento semelhante à insulina tipo 1 (IGF-1) está reduzido, indicando um estado de resistência ao GH, consequente à desnutrição. níveis de hormônio tireoestimulante (TSH) e tiroxina (T4) podem estar normais ou baixos.

Pacientes com AN apresentam grave acometimento da massa óssea, que resulta em aumento da reabsorção e falha da formação óssea. Estudo realizado com pacientes consideradas adultas jovens revelou que 90% delas apresentavam osteopenia e 40% atingiam critérios para osteoporose, com aumento do risco de 4-7 vezes para a evidência de fraturas.[9]

Atrofia cerebral pode ser evidenciada por exames de neuroimagem, identificando redução da substância cinza e branca e aumento dos ventrículos. Com a recuperação nutricional, a atrofia pode ser revertida.

TRATAMENTO

Os cuidados são focados, de imediato, nos desequilíbrios hidroeletrolíticos, nas complicações pela desnutrição, recuperação nutricional, equilíbrio de situações psíquicas críticas – depressão, ansiedade, comportamento suicida etc. Pode ser realizado de forma ambulatorial (maioria dos casos), formato de hospitalização-dia ou internação, para casos especiais e mais críticos. A reinserção social, escolar e a integração familiar também fazem parte do esquema terapêutico.[10]

Os pediatras e médicos de adolescentes desempenham importante papel desde o diagnóstico, articulação com a equipe de saúde mental, nutricionistas, clínicos e outros, gerenciando as complicações agudas e de longo prazo, orientando pacientes e familiares com educação em saúde.[10]

Equipe de nutrição para restabelecimento de padrões alimentares, reintroduzindo gradativamente três refeições e lanches frequentes ao dia. Um multivitamínico com minerais pode auxiliar na recuperação dos déficits em micronutrientes. Estratégias nutricionais são também de escolha para constipação, ou uso de osmóticos (polietilenoglicol 3350) ou laxantes formadores de massa, preferidos aos laxantes estimulantes (diminuem riscos de desarranjo eletrolítico e evitam a "síndrome do cólon catártico", por abuso desses estimulantes intestinais). Consulta com odontólogo para as alterações dentárias, que se resolvem quase sempre com uso de fluoração tópica. A equipe de saúde mental avaliará condições psíquicas, manejo de psicotrópicos, terapia individual familiar, indicação de terapeuta acompanhante diurno.[10]

Embora a maioria dos casos apresente êxito com tratamento ambulatorial, é preciso conhecer os indicadores para eventual internação e cuidados contínuos:

1. IMC ≤ 75% para idade e sexo (cálculo: IMC do paciente/IMC 50º percentil para idade e sexo na população de referência × 100).
2. Desidratação com ou sem alterações eletrolíticas (hipocalemia, hiponatremia, hipofosfatemia).
3. Alterações cardíacas – eletrocardiograma com prolongamento de QT, bradicardia grave (FC < 50 bpm durante o dia; < 45 bpm à noite); hipotensão (90/45 mmHg); aumento ortostático no pulso (> 20 batimentos por minuto) ou diminuição na PA (> 20 mmHg sistólica ou > 10 mmHg diastólica).
4. Hipotermia (temperatura corporal < 35,6 °C).
5. Parada do crescimento ou desenvolvimento puberal.
6. Recusa aguda de alimentos.
7. Compulsão alimentar ou purgação incontrolável.
8. Complicações agudas de desnutrição (síncope, convulsões, insuficiência cardíaca, pancreatite etc.).
9. Condição psiquiátrica (depressão grave, ideação suicida, transtorno obsessivo-compulsivo etc.) ou clínica que limita ou impede o tratamento ambulatorial adequado, como diabete melito tipo 1.
10. Falha ou tratamento ambulatorial não exitoso.[11]

CONSIDERAÇÕES FINAIS

TA são doenças graves, potencialmente fatais, com impacto especial na adolescência, podendo ocorrer na infância. Os pediatras devem estar atentos aos sinais, muitas vezes sutis, para acionar a rede de cuidados, atuando na maestria da equipe multidisciplinar. Essa função pode ser mais capilarizada, por meio de educação em saúde, identificação precoce de conflitos familiares e comportamentos dos pacientes, participação na elaboração de programas que incluam esse tema, visando à integralidade da saúde e ao bem-estar das gerações de crianças e adolescentes sob seus cuidados.

REFERÊNCIAS BIBLIOGRÁFICAS

1. Manual diagnóstico e estatístico de transtornos mentais [recurso eletrônico]: DSM-5 /[American Psychiatric Association; tradução: Maria Inês Corrêa Nascimento et al.]; Revisão técnica: Aristides Volpato Cordioli [et al.]. 5ª ed. Dados eletrônicos. Porto Alegre: Artmed; 2014.
2. Kessler RC, Berglund PA, Chiu WT, Deitz AC, Hudson JI, Shahly V, et al. The prevalence and correlates of binge eating disorder in the World Health Organization – World Mental Health Surveys. Biol Psychiatry. 2013;73(9):904-14.
3. Neumark-Sztainer D, Wall M, Larson NI, Eisenberg ME, Loth K. Dieting and disordered eating behaviors from adolescence to young adulthood: findings from a 10-year longitudinal study. Am Diet Assoc. 2011;111(7):1004-11.
4. Diemer EW, Grant JD, Munn-Chernoff MA, Patterson DA, Duncan AE. Gender identity, sexual orientation, and eating-related pathology in a national sample of college students. J Adolesc Health. 2015;57(2):144-9.
5. Duncan L, Yilmaz Z, Gaspar H, Walters R, Goldstein J, Anttila V, et al. Significant locus and metabolic genetic correlations revealed in genome-wide association study of anorexia nervosa. Am J Psychiatry. 2017;174(9):850-8.
6. Phillipou A, Rossell SL, Castle DJ. The neurobiology of anorexia nervosa: a systematic review. Aust N Z J Psychiatry. 2014;48(2):128-52.
7. Oberndorfer TA, Frank GK, Simmons AN, Wagner A, McCurdy D, Fudge JL, et al. Altered insula response to sweet taste processing after recovery from anorexia and bulimia nervosa. Am J Psychiatry. 2013;170(10):1143-51.
8. Silva CC, Fiorelli LNM, Silva VN, Goldberg TBL. Necessidades nutritivas e orientação nutricional. In: Azevedo AEBI, Reato LFN (orgs.). Manual da adolescência. São Paulo: Manole; 2019. p.77-90

9. Grinspoon S, Thomas E, Pitts S, Gross E, Mickley D, Miller K, et al. Prevalence and predictive factors for regional osteopenia in women with anorexia nervosa. Ann Intern Med. 2000;133(10):790-4.
10. Hornberger LL, Lane MA, Committee on Adolescence. Identification and management of eating disorders in children and adolescents. Pediatrics. 2021;147(1):e2020040279.
11. Golden NH, Katzman DK, Sawyer SM, Ornstein RM, Rome ES, Garber AK, et al. Society for Adolescent Health and Medicine. Position Paper of the Society for Adolescent Health and Medicine: medical management of restrictive eating disorders in adolescents and young adults. J Adolesc Health. 2015;56(1):121-5.

CAPÍTULO 8

ADOLESCENTES COM DOENÇA CRÔNICA E AMBULATÓRIO DE TRANSIÇÃO

Beatriz Elizabeth Bagatin Veleda Bermudez
Darci Vieira da Silva Bonetto
Lilian Day Hagel

AO FINAL DA LEITURA DESTE CAPÍTULO, O PEDIATRA DEVE ESTAR APTO A:

- Conhecer características do adolescente com doença crônica e de sua família.
- Compreender a importância do papel do pediatra no acompanhamento de adolescentes até sua transferência ao ambulatório dos adultos.
- Saber conduzir a consulta de adolescentes com doença crônica com enfoque integral.
- Auxiliar adolescentes a desenvolverem habilidades e competências para a vida adulta.
- Orientar cuidados de saúde, autonomia e responsabilidade no ambulatório de transição.
- Propiciar seu engajamento na rede de cuidados para que implementem seus projetos de vida e autocuidado, assegurando qualidade de vida como seus pares sem agravos crônicos.

INTRODUÇÃO[1,2]

A adolescência é um período essencial e inevitável do desenvolvimento durante a qual é formada a identidade adulta. É marcada fisicamente pela puberdade e por alterações físicas, em que ocorrem concomitantemente a independência emocional, física e cognitiva, aprofundando o desenvolvimento pessoal e perspectivas (Quadro 1). É a segunda janela de oportunidades, comparada à primeira dos mil primeiros dias de vida, devido ao intenso desenvolvimento cerebral.[1]

Essa fase intensa e tão importante em adolescentes sem doenças pode ficar mais intensa e impactante quando associada a uma doença crônica, que representa parte significativa da prática médica devido aos progressos técnico-científicos nas últimas décadas, com aumento da sobrevida. Para doenças que antes eram fatais, agora, com tratamento, um número crescente desses pacientes vai alcançar a adolescência e a vida adulta.[2]

DOENÇAS CRÔNICAS[3-5]

As doenças crônicas compõem o conjunto de condições relacionadas a causas múltiplas, caracterizadas por início gradual, de prognóstico usualmente incerto, com longa ou indefinida duração. Apresentam curso clínico que muda ao longo do tempo, com possíveis períodos de agudização, podendo gerar incapacidades. Requerem intervenções com o uso de tecnologias, associadas a mudanças de estilo de vida, em um processo de cuidado contínuo que nem sempre leva à cura.[3,4]

As doenças crônicas podem ser classificadas em transmissíveis, como as hepatites e HIV/Aids e, mais recentemente, as sequelas da Covid-19, e as não transmissíveis, como neoplasias, doenças respiratórias crônicas e metabólicas, neuropsiquiátricas e cardiovasculares, obesidade, anemia falciforme.[3,4]

Segundo Steiner, além das limitações de funções e de atividades, intensificam-se os conflitos relacionados à área física, social, emocional, cognitiva e de crescimento e desenvolvimento, comprometendo a qualidade de vida. O impacto da doença crônica no paciente e em sua família está determinado em grande parte por fatores que não se enquadram em uma categoria diagnóstica particular nem são intrínsecos a cada doença crônica.[5]

O manejo da doença crônica na adolescência deve ser baseado no entendimento e na resposta às interações da doença e nos problemas característicos do desenvolvimento dessa faixa etária.[6] O enfoque médico tende a focar somente as concentrações de tecnologia de alta complexidade e a ignorar

Quadro 1 Fases da adolescência

	Físico (Tanner)	Autonomia (Gilligan)	Identidade (Erikson)	Cognição (Piaget; Elkind)	Espiritualidade (Fowler; Puchalski)
Adolescência inicial (10-14 anos)	Desenvolvimento puberal. Mudanças físicas podem levar a autoconsciência, constrangimento ou ansiedade.	Dependência.	Sou normal? Comparação com pares e evolução de autoestima.	Concreto operacional (preto e branco) e desenvolvimento do uso de lógica.	Mítico/literal; extrínseco. Religiosidade. Significado literal é dado a símbolos religiosos e histórias. Segue o sistema de crenças religiosas em torno deles (família).
Adolescência média ou intermediária (15-16 anos)	Meninas amadurecem antes. Desenvolvimento precoce ou tardio pode causar impacto psicológico.	Independência. Um estágio de experimentação, com teste de limites e comportamento de risco.	Quem sou eu? Forma-se o *self*: o que quer fazer ou ser.	Estágio de transição Fábula pessoal: crença de que ninguém tem meus pensamentos ou experiências. Eu faço... pode levar a sentimentos de invencibilidade. Imaginário: crença de que todo mundo está prestando atenção em mim.	Sintético/convencional. Conformidade com a mesma religião da família ou dos pares.
Adolescência final ou tardia (17-19 anos)	Aparência física do adulto.	Interdependência Crescente reconhecimento de confiança e responsabilidade para com o outro.	Quem sou eu em relação aos outros? Sensação de compromisso, segurança e cuidado dentro relacionamentos.	Formal e operacional. Pensamento abstrato ou hipotético.	Religiosidade intrínseca. Reflexão mais profunda Sobre a crença religiosa.

Idades de acordo com a Organização Mundial da Saúde.

as capacidades funcionais, bem como variações importantes. Para que o paciente e sua família possam enfrentar a doença crônica de maneira competente é essencial o desenvolvimento de habilidades compensatórias e de capacidades adequadas.[5]

DEFINIÇÃO E PREVALÊNCIA[7,8]

As doenças crônicas são aquelas que provocam no indivíduo uma invalidez permanente ou residual, uma alteração patológica irreversível ou aquela que requer períodos de supervisão, atenção e/ou reabilitação prolongada. Mais de 60% das enfermidades crônicas provocam incapacidade motora; destas, 41% são permanentes, e 12-15% dos casos são graves.[7]

Nos Estados Unidos da América, cerca de 14% da população apresenta uma doença crônica e 9,6%, duas ou mais (National Survey of Children's Health, 2013). No Brasil é semelhante: 9,1% das crianças de 0-5 anos; 9,7% de 6-13 anos e 11% dos adolescentes de 14-19 anos do total geral da população nessa faixa etária tem doença crônica (Censo Brasileiro, 2008). Há 45.606.048 brasileiros, ou seja, 23,9% da população total, com algum tipo de deficiência – visual, auditiva, motora ou intelectual –, aumentando com a idade (Censo Brasileiro, 2010).[8]

CARACTERÍSTICAS DO ADOLESCENTE COM DOENÇA CRÔNICA[5,8,9-15]

As doenças crônicas variam na idade de início, curso, visibilidade, presença ou não de uma deficiência. A adolescência não é um período homogêneo. McAnarney (2011) dizia que o desenvolvimento psicossocial normal pode constituir um verdadeiro desafio para o adolescente com doença crônica. O impacto dessas alterações pode trazer problemas em diferentes áreas, como cumprimento do tratamento, isolamento social, dependência, perda de autocontrole, depressão e até suicídio. São condutas frequentes: aceitação com compreensão, negação, regressão, projeção, deslocamento, agir por impulso, compensação e intelectualização.[9]

Pesquisas mostram que os adolescentes com doenças crônicas são mais propensos a assumir comportamentos de risco do que seus pares saudáveis e que devem receber a mesma orientação antecipatória nesse sentido,[10] inclusive a não adesão ao tratamento, que pode apresentar-se de vários modos:

- Omissões de doses.
- Doses incorretas.
- Intervalos inadequados entre as doses.
- Resistência a ingerir os medicamentos.
- Interrupção precoce.
- Não aquisição de medicamentos.
- Recusa a participar de programas de cuidados de saúde.
- Demora ao retornar à consulta.

Não compreensão e seguimento das orientações da equipe de saúde e muitas vezes o desejo de morrer para acabar com a frustração e o adoecimento.[5,8,15]

Quando a doença é diagnosticada na fase inicial da adolescência, os adolescentes requerem principalmente a opção de domínio e controle, mobilidade física e segurança sobre a integridade da imagem corporal em face do desenvolvimento puberal. Conflitos em relação à dependência--independência e identidade sexual assumem um papel importante na fase intermediária da adolescência, quando devem ser abordados fornecendo oportunidades para autodeterminação, exercício de escolha (mesmo quando restritas e limitadas, como o horário do banho) e comportamentos de identidade de gênero. Para os adolescentes mais velhos, o enfoque do planejamento é enfatizar as preocupações em torno do papel funcional, autonomia e intimidade.

Independentemente de ter ou não uma doença, é importante que seja realizada uma abordagem de saúde integral.[11]

Existem instrumentos que são fáceis e rápidos de serem usados e que fornecem dados importantes sobre adolescência. É o caso do HEEADSSS, acrômio desenvolvido no qual cada letra representa uma área de avaliação que deve ser abordada com perguntas abertas:

- H (*home*): com quem e onde mora, quem está acompanhando o paciente na consulta.
- E (educação): desempenho escolar, evasão, repetência, frequência.
- E (*eating*): hábitos, dieta, percepção do corpo.
- A (atividades): interesses, amizades, trabalho, cursos, planos para o futuro.
- D (drogas): uso e abuso de substâncias psicoativas, tabaco e/ou álcool pelo paciente, familiares ou amigos.
- S (sexualidade): relações sexuais, entendimento sobre sexo protegido.
- S (suicídio): já pensou em morrer? O que faz quando fica triste?
- S (segurança): histórico de violência, exposição a situações de risco (p. ex., dirigir embriagado).[11-13]

CARACTERÍSTICAS DAS FAMÍLIAS E CUIDADORES[6,14]

Os familiares experimentam uma variedade de conflitos que devem ser acolhidos com empatia para o controle, pois podem trazer um impacto negativo para um filho com doença crônica. Pode ser o sentimento de culpa de terem propiciado a doença; ambivalência elevada sobre a separação iminente do adolescente; medo de não serem competentes para manejar a doença; recursos internos oprimidos e sentimentos de raiva, ressentimento e frustração.[6]

- A essas famílias deve ser lembrado que o objetivo é:
- Controle médico ótimo.
- Autonomia do adolescente em seu tratamento.
- Compreensão da doença.
- Adaptação do paciente e de sua família.
- Obtenção do máximo potencial funcional, educativo, recreativo e físico possível.
- Boa autoestima e confiança em si mesmo.
- Desenvolvimento biopsicossocial para uma etapa adulta autônoma.
- Estilo de vida adequado.
- Aceitação do diagnóstico e consequências posteriores.
- Sociabilidade.[14]

TRANSIÇÃO[4,8,15,16]

A transição foi definida pela Sociedade Americana de Medicina do Adolescente como "um movimento intencional, planejado, de adolescentes e adultos jovens com problemas médicos crônicos, de um centro de cuidado centrado na infância para o sistema de saúde dos adultos". É um processo importante, tanto para adolescentes saudáveis como para aqueles com problemas de saúde, já que faz parte do processo de desenvolvimento.[15,16]

A época exata para o começo e o fim dessa transição não está bem definida. Alguns serviços iniciam o processo de transição com os adolescentes ao redor de 12-13 anos, com duração até a adolescência final. Algumas recomendações são importantes para uma transição efetiva:

- Um profissional de saúde treinado para organizar e coordenar a transição de cada paciente.
- Identificar os conhecimentos e as necessidades do paciente para a transição e promover aprendizado.
- Preparar e manter um resumo de seu histórico.
- Plano de transição com os pais/profissionais de saúde deve ser iniciado precocemente.
- Os pacientes devem continuar a receber os mesmos cuidados primários que os adolescentes da população em geral.

A transição é importante também para adolescentes hígidos em seus cuidados de saúde, com o objetivo de diminuir a incidência de doenças crônicas não transmissíveis. A transferência para o serviço dos adultos deve ocorrer quando for atingida a aptidão para seguir seu tratamento de modo responsável e autônomo, além do controle da sua doença (Quadro 2).[4,8]

Quadro 2 Requisitos para transição de adolescentes da clínica pediátrica ao serviço de adultos

1. Revelação de seu diagnóstico com entendimento e capacidade de descrever sua doença, sintomas e complicações.
2. Capacidade de saber informar sobre sua medicação e exames.
3. Consciência das implicações em longo e curto prazo da condição da doença em sua vida como um todo (prevenção de infecções, aspirações escolares, acadêmicas e vocacionais).
4. Compreensão dos efeitos de sua doença na saúde sexual e reprodutiva, incluindo:
   - Efeito da gestação em seu bem-estar.
   - Escolha do método contraceptivo e uso de preservativo.
   - Qualquer efeito teratogênico de sua medicação.
   - Papel do aconselhamento genético e risco de recorrência de sua doença.
5. Demonstração do senso de responsabilidade em sua própria condição de saúde:
   - Conhecer todos os nomes, as indicações e dosagens de sua medicação.
   - Conseguir solicitar a renovação de suas receitas.
   - Preparar sua própria medicação.
   - Agendar exames e consultas.

(continua)

Quadro 2 Requisitos para transição de adolescentes da clínica pediátrica ao serviço de adultos *(continuação)*

- Saber comunicar-se com seu provedor de saúde se necessário, mesmo em uma situação de emergência, incluindo saber o número do telefone e endereço do serviço de saúde (unidade de saúde, pronto atendimento, hospital).
- Habilidade de fazer, conservar o calendário e seguir com seus cuidados.

6. Avaliação periódica da prontidão para transição e autonomia em prover seus principais cuidados.

Fonte: Manual de adolescência, 2019.

ENFOQUE INTEGRAL E CONSIDERAÇÕES FINAIS[1-4,8,14,17]

O pediatra tem o papel muito relevante de estimular desenvolvimento e autonomia, assim como a promoção à saúde, com um estilo de vida saudável desde a infância, prolongando-se e sendo essencial na adolescência para gerações mais saudáveis.[1-4,8,14,17]

- Entender as dificuldades vivenciadas pelos adolescentes atuando com uma postura que inspire confiança, para ajudá-los em suas necessidades médicas, anseios, esclarecimentos, sonhos, projetos de vida, ansiedades, oferecendo sempre acolhimento adequado.
- Esclarecer sobre a doença, o tratamento e incentivá-los a assumir gradualmente a responsabilidade pelo seu tratamento e cuidados de saúde, entendendo que a revelação diagnóstica e a adesão ao tratamento são processos contínuos e devem ser abordados em todas as consultas.
- Fornecer a Caderneta de Saúde do Adolescente a partir de 10 anos de idade.
- Oportunizar para o adolescente esclarecer todas as dúvidas, como riscos e benefícios do tratamento, como vai interferir nos hábitos diários e em quais situações poderá ser interrompido.
- Investigar resistência à insulina (HOMA IR = glicemia × insulinemia de jejum/405). Se maior de 2,9, indicar alimentação com baixo carboidrato (até 150 g/dia). Se houver esteatose hepática, hipertensão arterial, síndrome de ovários policísticos: 20-40 g/dia, além do tratamento medicamento que for necessário.[18]
- Orientar os adolescentes com doença crônica e seus familiares na prevenção de comportamentos de risco, prevenindo acidentes, violência, suicídio, autoagressão, gravidez, infecções sexualmente transmissíveis (IST), tabaco, álcool e uso de outras drogas ilícitas, utilização excessiva de telas e suas consequências.
- Discutir questões de saúde sexual e reprodutiva com adolescentes com doenças crônicas. A sexualidade é inerente a todas as pessoas, e seu exercício independe da presença ou ausência de doença crônica ou deficiência.
- Manter o calendário vacinal atualizado.
- Supervisionar e encaminhar para serviço odontológico na rotina e/ou tratamento de agravos à saúde bucal.
- Orientar cuidados de prevenção para doenças infecciosas emergentes e as novas, como a pandemia da Covid-19.
- Lidar com o luto, as perdas e a frustração.

Estudos científicos têm evidenciado que o bom entrosamento da rede de cuidados dispensados aos adolescentes com doenças crônicas possibilita e promove que tenham projetos de vida e autocuidado, bem como qualidade de vida, muitas vezes mais consistentes que seus pares da população geral.[3,4]

REFERÊNCIAS BIBLIOGRÁFICAS

1. Brasil. Sociedade Brasileira de Pediatria. Transição do paciente pediátrico em cuidados paliativos para o ambulatório de adultos. Rio de Janeiro: Departamento Científico de Adolescência; 2020 (Diretrizes).
2. Korin D. Enfermedades crónicas de los pacientes adolescentes. In: Silber et al. Manual de medicina de la adolescencia. OPS/OMS, 1992.
3. Brasil. Ministério da Saúde, Secretaria de Atenção à Saúde, Departamento de Atenção Básica, 2013. Diretrizes para o cuidado das pessoas com doenças crônicas nas redes de atenção à saúde e nas linhas de cuidado prioritárias.
4. Brasil. Sociedade Brasileira de Pediatria. Manual de orientação: adolescência: doença crônicas e ambulatórios de transição [Internet], 2020.
5. Steiner SA, Torres MRF, Penna FJ, Barros de Melo MC. Adherence to treatment of chronic diseases in pediatrics: a critical literature review. Rev Méd Minas Gerais. 2013;23(Supl.2).
6. Hofmann AD, Gabriel HP. Managing chronic illness in adolescence: a paradigm in adolescence medicine. Hofmann AD Greydanus D, Appleto & Lange California, 2004.
7. Neinstein LS. Adolescent health care: a practical guide. Lawrence S (ed.). 4th ed. Lippincott Williams & Wilkins Publishers; 2002.
8. Bermudez BEBV, Silva CLO, Hagel LD, Scheid VP. Adolescente com doença crônica e a transição para medicina de adultos. In: Azevedo AEBI, Reato LFN. (Org.). Manual de adolescência. Barueri: Manole; 2019. p.369-83.
9. McAnarney, ER. Foreward. In: Fisher MM, Alderman EM, Kreipe RE, Rosenfeld WD (eds.).Textbook of adolescent health care. American Academy of Pediatrics 2011. Elk Grove Village, IL, 2011.
10. Suris J-C, Parera N. Sex, drugs and chronic illness: health behaviours among chronically ill youth. European Journal of Public Health. 2005;15(5): 484-8.
11. Cohen E, Gandhi S, Toulany A, et al. Health care use during transfer to adult care among youth with chronic conditions. Pediatrics. 2016;137(3):e20152734.
12. Berman H. Talking HEADS: HMO practice. Clinical Practice. 1987;1(1):3-11.
13. Hagel LD. Brief report: accuracy of a 16-item questionnaire based on the HEADSS approach (QBH-16) in the screening of mental disorders in adolescents with behavioral problems in secondary care. J Adolesc. 2009;32(3):753-61. doi:10.1016/j.adolescence.2008.08.009. Epub 2009 Jan 29.
14. Kaufmann M. Role of adolescent development in the transition process. Prog Transpl. 2006;15(4):286-90.
15. American Academy of Pediatrics., American Academy of Family Physicians, American College of Physicians-American Society of Internal Medicine. A consensus statement on health care transitions for young adults with special health care needs. Pediatrics. 2002;110 (6 Pt 2):1304-6.
16. Blum R, White PH, Gallay L. Moving into adulthood for youth with disabilities and serious health concerns. Policy brief. Network on transition to adulthood, 1993.
17. Azevedo AEBI, et al. Sociedade Brasileira de Pediatria. Manual de orientação: consulta do adolescente: abordagem clínica, orientações éticas e legais como instrumentos ao pediatra. (Diretrizes), 2019 (Internet).
18. Ebbeling CB, Knapp A, Johnson A, Wong JMW, Greco KF, Ma C, Mora S, Ludwig DS. Effects of a low-carbohydrate diet on insulin-resistant dyslipoproteinemia-a randomized controlled feeding trial. Am J Clin Nutr. 2022 Jan 11;115(1):154-162.

SEÇÃO 12

ALERGIA

COORDENADOR

Herberto José Chong Neto
Professor Associado II de Pediatria da Universidade Federal do Paraná (UFPR). Pós-doutor em Saúde da Criança e do Adolescente pela UFPR. Coordenador do Programa de Residência em Alergia e Imunologia Pediátrica do Complexo Hospital de Clínicas da UFPR. Presidente do Departamento Científico (DC) de Alergia da Sociedade Brasileira de Pediatria (SBP).

AUTORES

Adriana Azoubel-Antunes
Especialista em Pediatria, Alergia e Imunologia Clínica. Doutora em Saúde da Criança e do Adolescente pela Universidade Federal de Pernambuco (UFPE). Professora Adjunta do Departamento de Pediatria da UFPE. Membro do DC de Alergia da SBP.

Antonio Carlos Pastorino
Doutor em Ciências pela Faculdade de Medicina da Universidade de São Paulo (FMUSP). Chefe da Unidade de Alergia e Imunologia do Instituto da Criança e do Adolescente (ICr) do Hospital das Clínicas (HC) da FMUSP. Membro do DC de Alergia da SBP.

Arnaldo Carlos Porto Neto
Mestre e Doutor em Saúde da Criança e do Adolescente pela Universidade Federal do Rio Grande do Sul (UFRGS). Professor Adjunto do Departamento de Pediatria da Faculdade de Medicina da Universidade de Passo Fundo (UPF). Supervisor da Residência em Alergia e Imunologia Pediátrica do Hospital de Clínicas de Passo Fundo/Universidade Federal da Fronteira Sul (HCPF/UFFS).

Cristine Secco Rosário
Especialista em Alergia e Imunologia pela Associação Brasileira de Alergia e Imunologia (ASBAI). Mestre em Saúde da Criança e do Adolescente pela UFPR.

Débora Carla Chong-Silva
Pneumopediatra. Doutora em Saúde da Criança e do Adolescente pela UFPR. Professora Associada I de Pediatria da UFPR e da Pontifícia Universidade Católica do Paraná (PUC-PR). Secretária do DC de Pneumologia da SBP.

Dirceu Solé
Professor Titular, Livre-docente da Disciplina de Alergia, Imunologia Clínica e Reumatologia do Departamento de Pediatria da Escola Paulista de Medicina da Universidade Federal de São Paulo (EPM-Unifesp). Coordenador dos Departamentos Científicos da SBP. Diretor de Pesquisa da ASBAI.

Emanuel Sávio Cavalcanti Sarinho
Supervisor da Residência Médica em Alergia e Imunologia Clínica. Coordenador da Pós-graduação em Saúde da Criança e do Adolescente da UFPE. Professor Titular de Pediatria da UFPE.

Fabio Chigres Kuschnir
Professor Associado do Departamento de Pediatria da Universidade do Estado do Rio de Janeiro (UERJ). Coordenador da Disciplina de Alergia e Imunologia da UERJ. Coordenador do Curso de Especialização em Alergia e Imunologia da UERJ. Membro do DC de Alergia da SBP.

Fausto Y. Matsumoto
Doutorando e Mestre em Ciências pelo Curso de Pós-graduação em Pediatria e Ciências Aplicadas à Pediatria da EPM-Unifesp. Especialista em Alergia e Imunologia e Membro do DC de Rinite da ASBAI.

Gustavo Falbo Wandalsen
Mestre e Doutor em Ciências pela Unifesp. Professor Adjunto da Disciplina de Alergia, Imunologia Clínica e Reumatologia do Departamento de Pediatria da EPM-Unifesp. Secretário do DC de Alergia da SBP.

Herberto José Chong Neto
Professor Associado II de Pediatria da UFP. Pós-doutor em Saúde da Criança e do Adolescente pela UFPR. Coordenador do Programa de Residência em Alergia e Imunologia Pediátrica do Complexo Hospital de Clínicas da UFPR. Presidente do DC de Alergia da SBP.

Jose Dirceu Ribeiro
Professor Titular do Departamento de Pediatria da Faculdade de Ciências Médicas da Universidade Estadual de Campinas (FCM-Unicamp). Coordenador da Disciplina de Pneumologia Pediátrica e do Laboratório de Fisiologia Pulmonar (LAFIP) da Unicamp. Membro do DC de Pneumologia da SBP. Membro Fundador do Grupo Brasileiro de Estudos em Fibrose Cística.

Lucila Camargo Lopes de Oliveira
Professora Adjunta da Disciplina de Alergia, Imunologia e Reumatologia da Unifesp. Especialista em Alergia e Imunologia pela ASBAI e Academia Europeia de Alergia e Imunologia Clínica (EAACI). Membro do DC de Alergia Alimentar da ASBAI.

Luis Felipe Ensina
Coordenador do Centro de Referência e Excelência em Urticária (UCARE) e Pesquisador Associado da Disciplina de Alergia, Imunologia Clínica e Reumatologia do Departamento de Pediatria da EPM-Unifesp. Mestre em Ciências (Imunologia) pela USP. Doutor em Pediatria e Ciências Aplicadas à Pediatria pela EPM-Unifesp. Secretário Científico da Sociedade Latinoamericana de Alergia, Asma e Imunologia. Coordenador do Departamento de Urticária da ASBAI.

Maria Cecilia Barata dos Santos Figueira
Alergista e Imunologista pelo HC-UFPE e Especialista pela ASBAI. Mestre em Saúde da Criança e do Adolescente pela UFPE. Tutora da Faculdade Pernambucana de Saúde. Professora Substituta de Pediatria da UFPE.

Marisa Lages Ribeiro
Pediatra, Alergologista e Pneumologista Infantil. Doutora em Saúde da Criança e do Adolescente pela Universidade Federal de Minas Gerais (UFMG). Membro do DC de Alergia da SBP e do DC de Alergia Pediátrica da ASBAI.

Nelson Augusto Rosário Filho
Professor Doutor Titular de Pediatria da UFPR. Especialista em Alergia pela State University of New York at Buffalo, EUA. *International Distinguished Fellow* da American College of Allergy Asthma and Immunology. Coordenador da Residência em Alergia e Imunologia Pediátrica da UFPR. Membro da Academia Brasileira de Pediatria (ABP). Presidente Vitalício da ASBAI.

Renata Rodrigues Cocco
Doutora em Ciências pela Unifesp. Professora Assistente da Disciplina de Pediatria da Faculdade Israelita de Ciências da Saúde Albert Einstein.

Ronney Corrêa Mendes
Residência em Alergia e Imunopatologia na Santa Casa de São Paulo. Membro do DC de Alergia da SBP. Membro do DC de Imunizações da ASBAI.

Vânia Oliveira Carvalho
Doutora em Saúde da Criança e do Adolescente pela UFPR. Professora Associada do Departamento de Pediatria da UFPR. Presidente do DC de Dermatologia da SBP. Coordenadora do Programa de Pós-graduação em Saúde da Criança e do Adolescente da UFPR.

CAPÍTULO 1

AVALIAÇÃO DA IgE ESPECÍFICA: TESTES *IN VIVO* E *IN VITRO*

Lucila Camargo Lopes de Oliveira
Herberto José Chong Neto

AO FINAL DA LEITURA DESTE CAPÍTULO, O PEDIATRA DEVE ESTAR APTO A:

- Compreender que positividade nos testes alérgicos tanto *in vivo* quanto *in vitro* indica sensibilização alérgica, e não necessariamente alergia.
- Escolher os alérgenos a serem testados de forma contextualizada, conforme a exposição e a história clínica do paciente.
- Avaliar a sensibilização do paciente pela determinação de IgE alérgeno-específica *in vitro*, evitando o risco de reações adversas.
- Fazer o diagnóstico considerando componentes, a fim de determinar se a sensibilização é cruzada ou genuína.
- Avaliar resultados de testes não intercambiáveis obtidos por diferentes métodos.

INTRODUÇÃO

A investigação de sensibilização alergênica mediada por imunoglobulina E (IgE) é a pedra angular da avaliação diagnóstica em várias condições alérgicas, incluindo rinite alérgica, asma, dermatite atópica e alergia a alimentos, medicamentos e venenos de insetos[1]. Este capítulo fornece uma avaliação crítica completa e atualizada dos testes diagnósticos *in vivo* e *in vitro* usados com mais frequência na prática clínica, abordando as indicações, as limitações e a interpretação de diversas condições alérgicas.

O teste cutâneo de leitura imediata continua sendo a abordagem de primeira linha na maioria dos casos para a investigação da sensibilização por IgE, enquanto a dosagem de IgE sérica específica para alérgenos é utilizada principalmente em situações com contraindicações ou limitações, como risco de anafilaxia, doença cutânea generalizada, asma grave, dermografismo e uso contínuo de medicamentos que interferem nos testes cutâneos. A dosagem de IgE sérica total é um método auxiliar no diagnóstico de doenças atópicas e tem indicação precisa na prescrição do omalizumabe.

Ao longo desta leitura, o leitor deve ter em mente a relevância da diferenciação entre sensibilização e alergia; esta última implica não apenas sensibilização alérgica, mas também sintomas clinicamente relevantes desencadeados pelo alérgeno responsável. As doenças alérgicas são diagnosticadas e tratadas de acordo com a história clínica e o exame físico. A investigação da sensibilização alérgica é um instrumento útil para corroborar a suspeita clínica.

SÍNTESE DA IMUNOGLOBULINA E

A IgE é secretada como monômero e desempenha papel fundamental nas respostas a infecções parasitárias e reações de hipersensibilidade do tipo I, isto é, as alergias. Normalmente não é observada em altos níveis circulantes e está elevada com maior frequência em pessoas atópicas[2].

Após a introdução de antígenos por via inalatória, exposição cutânea ou parenteral, há a interação de vários tipos de células do sistema imunológico, resultando na síntese da IgE. Uma vez absorvido pelas células apresentadoras de antígeno, ele é processado e apresentado às células T auxiliares, as quais secretam subsequentemente várias citocinas que causam proliferação de linfócitos B e, em alguns casos, produzem anticorpos IgE específicos para alérgenos. Essas IgE específicas ligam-se aos receptores Fcε em várias células, particularmente mastócitos teciduais e basófilos circulantes, criando um estado de sensibilização. A exposição subsequente ao alérgeno faz com que o anticorpo IgE ligado à superfície dos mastócitos seja reticulado, levando ao aumento do cálcio intracelular e à liberação de mediadores pré-formados (por exemplo, histamina e proteases) e derivados de lipídios recém-sintetizados (por exemplo leucotrienos e prostaglandinas). Esses mediadores induzem alterações fisiológicas e anatômicas que causam sintomas alérgicos[1].

TESTE CUTÂNEO DE LEITURA IMEDIATA

Também conhecido como *prick-test,* foi primeiramente descrito por Lewis e Grant, em 1924, e modificado por Pepys, em 1970. Está indicado para investigar o agente causal de reações de hipersensibilidade do tipo I[1,3] e permite identificar a presença de IgE específica *in vivo* de maneira rápida, sem grandes inconvenientes e com baixo custo. Consiste na aplicação, em sua maioria, de extratos alergênicos, preferencialmente na região volar do antebraço, após limpeza com álcool. Com a ajuda de um puntor ou uma lanceta, realiza-se o estímulo da pele com o extrato a ser investigado, mas sem causar sangramentos. A técnica correta exige a separação dos extratos a uma distância de 2 cm e também a 2 cm do punho e 3 cm da fossa cubital. Nos indivíduos sensibilizados, ocorrem pápula e eritema no local estimulado. Após 15 a 20 minutos, mede-se o maior diâmetro da pápula e o diâmetro perpendicular a este. A média encontrada, quando maior que 3 mm em relação ao controle negativo, indica um resultado positivo. Concomitantemente, realiza-se o mesmo procedimento com controles positivo (histamina 10 mg/mL) e negativo (solução salina) para a validação do resultado. Os extratos são cuidadosamente removidos após a puntura, para que não se misturem.

O teste deve ser realizado em ambiente equipado e por profissional habilitado para o manejo de anafilaxias, embora estas sejam raras. A qualidade e a validade do extrato, assim como a boa técnica na execução do teste, são detalhes importantes para se evitar resultados falso-negativos[1,3].

O procedimento não deve ser realizado sobre uma pele comprometida (dermatoses extensas, tatuagens, dermografismo, queimadura solar) ou sob interferência de alguns medicamentos para os quais se faz necessária a interrupção pré-teste (Tabela 1). Pela reatividade cutânea diminuída abaixo dos 2 anos, a interpretação deve ser contextualizada nessa faixa etária[3].

Tabela 1 Recomendação geral para medicamentos que podem interferir no teste cutâneo

Anti-histamínicos H1 (anti-H1)	Interromper medicação de acordo com a meia-vida (maioria 4 a 5 dias, idealmente 7 dias antes)
Anti-histamínicos H2	Interromper 24 h antes
Antidepressivos com ação anti-H1	Interromper 7 dias antes (com anuência do prescritor)
Corticosteroides tópicos de alta potência	Preferencialmente, evitar uso prévio no local do teste por 3 semanas

Adaptada de Ansotegui IJ et al.[3]

Em algumas situações especiais, principalmente no contexto da alergia alimentar, quando não há extrato alergênico disponível comercialmente ou quando se suspeita que o alérgeno envolvido na manifestação clínica seja instável e, portanto, pouco representado nos extratos comerciais, pode-se realizar a mesma técnica já descrita para alimentos frescos. No caso de sólidos, o estímulo da pele é realizado depois de inserir o puntor ou a lanceta no alimento[3].

TESTE INTRADÉRMICO

Tem sua indicação considerada quando há forte suspeita de reação mediada por IgE com teste cutâneo de leitura imediata negativo. É mais comumente utilizado para avaliação de hipersensibilidade a fármacos e veneno de himenópteros[3].

Neste procedimento, cerca de 0,01 a 0,05 mL de extrato alergênico é aplicado via intradérmica, formando uma pápula. Pelo maior potencial de reação, os extratos são 10 a 1.000 vezes mais diluídos. Após 15 a 20 minutos, mede-se o incremento da pápula. Titulações de diferentes concentrações do extrato podem ser usadas para estabelecer a menor concentração capaz de causar reação[1,3].

As contraindicações são as mesmas do teste cutâneo de leitura imediata, acrescentando-se como restrições relativas asma instável ou mal controlada, gestação e faixa etária infantil, pelo risco maior de anafilaxia e dificuldade na execução do teste[3].

DOSAGEM DE IGE SÉRICA TOTAL

Em 1967, foi descrito o primeiro ensaio imunológico em fase sólida para a medição da IgE total e específica. A quantidade de IgE total foi considerada nos primeiros estudos como a maneira mais simples de identificar indivíduos alérgicos, mas logo ficou evidente que os níveis elevados de IgE sérica total não eram capazes identificar todos os indivíduos alérgicos, assim como ocorria em outras condições clínicas. Contudo, a quantidade de IgE total pode ser utilizada como um marcador do *status* de atopia[3].

Níveis de IgE significativamente mais altos que o limiar normal costumam estar associados a distúrbios atópicos, mas também a outras condições. Por outro lado, valores baixos ou normais não excluem a presença de doenças mediadas por IgE. Como consequência, os níveis totais de IgE devem ser cuidadosamente interpretados e considerados um parâmetro auxiliar para o diagnóstico de doenças alérgicas[3].

A concentração sérica de IgE é dependente da idade. Níveis muito baixos de IgE são encontrados no soro do cordão umbilical (< 4,8 ng/mL), com aumento progressivo observado até os 15 anos de idade, semelhante à IgA sérica. A IgE sérica total diminui da segunda até a oitava década de vida[3].

Níveis muito altos de IgE são observados em infestações, raramente em pacientes com mieloma múltiplo produtores de IgE e em algumas imunodeficiências primárias, como as síndromes IPEX (desregulação imunológica, poliendocrinopatia e enteropatia ligada ao cromossoma X), de Omenn, de Wiskott-Aldrich, de Comel-Netherton, de hiper-IgE e de Di George completa atípica[3].

A aspergilose broncopulmonar alérgica (ABPA) é a única condição clínica descrita até o momento em que a presença de altos níveis de IgE está estritamente relacionada à gravidade da doença. Níveis séricos elevados de IgE também podem ser observados em uma parcela de fumantes[3].

No passado, os níveis totais de IgE eram determinados a partir de uma série de imunoensaios utilizando anticorpos para IgE humana como captura e/ou reagentes de detecção. Esses anticorpos, na vasta maioria dos casos, são conjugados em fase sólida (anticorpo de captura) e/ou diretamente marcados com radionuclídeo, enzima ou fluoróforo. Plataformas automatizadas melhoraram significativamente a precisão e a reprodutibilidade, aumentando também a especificidade e a sensibilidade. Ensaios disponíveis comercialmente foram padronizados para um padrão IgE humano primário comum (WHO 11/234). Os valores totais de IgE são atualmente expressos em unidades internacionais de IgE por volume (UI/mL); às vezes, é aplicado um fator de conversão (1 UI 1⁄4 2,42 ng). Atualmente, é muito comum relatar sua equivalência em kU/L[4].

DETERMINAÇÃO DE ANTICORPOS SÉRICOS IgE ESPECÍFICOS PARA ALÉRGENOS

Os testes *in vitro* oferecem inúmeras vantagens, como quantificação precisa, ausência de interferência medicamentosa, segurança e armazenamento de amostras em longo prazo.

Os anticorpos IgE específicos para alérgenos são medidos na presença de outros anticorpos do mesmo isotipo e de diferentes isotipos, ainda que específicos para o mesmo alérgeno. Isso requer reconhecimento específico dos locais de ligação ao alérgeno (Fab) e dos epítopos específicos do isotipo (Fc). Todos os desenhos de ensaios incluem, portanto, uma fase sólida para a separação de anticorpos IgE ligados e não ligados. Os materiais de origem alergênica usados no ensaio devem ser bem caracterizados, e alérgenos críticos não devem ser perdidos durante a produção de reagentes; isso fornece dados precisos e reprodutíveis na investigação clínica de alergias[5].

O reagente de alérgeno em fase sólida (alergosorbente) ou líquida é o principal componente do teste e confere especificidade ao teste de anticorpos IgE. É o reagente mais complexo e altamente variável dos ensaios de anticorpos IgE, em parte devido à heterogeneidade da maioria dos extratos de alérgenos e às diferentes substâncias químicas usadas para insolubilizar ou rotular as proteínas alergênicas. Em uma tentativa de melhorar a capacidade antiligação do corpo do disco de papel, uma variedade de alergo-sorbentes à base de carboidratos (que não Sephadex™ e papel), como celulose microcristalina e agarose, foram usados em pesquisas. O avanço mais significativo em ensaios clínicos, no entanto, foi o desenvolvimento de um polímero transportador hidrofílico encapsulado ao qual o alérgeno foi covalentemente acoplado. Este polímero foi configurado na forma de um copo pequeno e chamado de CAP. Sua capacidade de ligação às proteínas alergênicas era superior à do disco de papel e mais amigável do que as partículas de agarose ou celulose. Seu uso no sistema Pharmacia CAP melhorou a capacidade geral de ligação a anticorpos do alergo-sorbente, o que proporcionou uma cinética de ensaio mais rápida e sensibilidade aprimorada[6].

No momento, existem cinco ensaios utilizados clinicamente para detectar IgE específica de alérgenos no soro humano. Com base nos dados da Pesquisa de Proficiência em Alergias do *College of American Pathologist*, três deles, o ensaio quimioluminescente da Hitachi Chemical Diagnostics (formalmente MAST), o Hycor Hy-Tech EIA (formalmente o Ventrex RAST) e o Thabest IgE, são tecnologias de primeira geração raramente utilizadas e que relatam resultados qualitativos (positivo-negativos) ou semiquantitativos (classe-classe). O sistema Pharmacia CAP e a *Diagnostic Products Corporation Alastat* são ensaios de segunda geração que atingiram alto grau de quantificação, semiautomação e bom desempenho analítico. Nos últimos anos, esses dois testes passaram para sistemas autônomos de terceira geração automatizados, com botão de pressão, conhecidos como Pharmacia UniCAP e sistemas Immulite da *Diagnostic Products Corporation*, respectivamente. A qualidade das medições de anticorpos IgE específicos para alérgenos relatada pelos laboratórios de diagnóstico clínico de alergia não é uniformemente equivalente[5,6].

É importante que todos os laboratórios informem qual é o sistema utilizado, uma vez que resultados nas mesmas unidades por diferentes métodos não significam que sejam intercambiáveis[7].

Deve haver cuidado na aplicação de valores de corte para diagnóstico de IgE em outras populações que não a estudada, visto que podem levar a erros[8,9].

Ensaio de plataforma simples

Mensuram a IgE específica para uma fonte alergênica, como o leite de vaca ou o *Dermatophagoides pteronyssinus*, ou para um componente (fração proteica), como a caseína do leite ou o componente número um do *D. pteronyssinus*.

Há um grande número de sistemas de diagnóstico de plataforma simples no mundo e cada um com características e *performances* específicas. Como afirmado anteriormente, as características específicas de cada método devem ser bem conhecidas pelo solicitante. Então, pelo menos em acompanhamento (particularmente na idade pediátrica), o uso de diferentes métodos pode, às vezes, gerar resultados difíceis de interpretar e/ou conduzir.

A sensibilidade das medições específicas de anticorpos IgE séricos pode ser considerada comparável à obtida com teste cutâneo para alergia respiratória e alimentar, mas apenas complementar ao teste intradérmico para diagnóstico de alergia a fármacos e venenos. A precisão e a reprodutibilidade dos modernos sistemas totalmente automatizados, fornecendo medidas quantitativas confiáveis, levaram os investigadores de avaliar a possível relação entre os níveis séricos de anticorpos IgE específicos para alérgenos e o risco clínico de uma reação adversa (avaliação de risco baseada em probabilidade), especialmente no campo da alergia alimentar. Maior risco de reações adversas aos alimentos, avaliado pelo padrão de referência para o diagnóstico de alergia alimentar, com provocação oral duplo-cega controlada com placebo, foi associado a níveis de corte de diagnóstico definidos de anticorpo IgE específico para alimentos. Infelizmente, resultados conflitantes foram obtidos em estudos semelhantes realizados por outros pesquisadores que tentaram replicar esses achados, provavelmente porque os valores preditivos devem ser cuidadosamente definidos para cada população específica[9,10].

Nos últimos anos, com o desenvolvimento contínuo de métodos moleculares, tornou-se possível realizar ensaios de plataforma simples com o uso de alérgenos recombinantes ou purificados (isto é, não apenas com extratos alergênicos), aumentando a sensibilidade, a especificidade e a precisão do diagnóstico. A escolha do uso de recombinantes de diagnóstico em plataforma simples, em vez de múltipla, é feita caso a caso (considerando histórico e perfil clínico anteriores) e de maneira dependente de alérgenos (ou seja, fonte de alérgenos e disponibilidade de recombinantes únicos)[3].

O uso de extratos alergênicos e componentes moleculares têm seus respectivos prós e contras. A sensibilidade dos componentes moleculares, quando comparada à dos alérgenos inteiros, pode ser inferior para alguns alérgenos, uma vez que um único componente representativo da sensibilização pode não ser o sensibilizante em todos os indivíduos alérgicos.

Em certas situações, o uso de alérgenos recombinantes é mais útil e conveniente, em comparação com os extratos de alérgenos inteiros, como em casos de múltiplas sensibilizações de IgE, principalmente ao avaliar:

- Risco clínico potencial e gravidade das manifestações alérgicas.
- Presença de reatividades cruzadas.
- Sensibilização IgE primária.
- Polissensibilização de difícil interpretação.

Atualmente, estão disponíveis imunoensaios de anticorpos IgE qualitativos, semiquantitativos e/ou quantitativos. Um ensaio qualitativo gera apenas resultados negativos ou positivos. Não fornece medida da concentração de IgE, mas é definido pela presença do analito acima de um determinado nível de limiar positivo do ensaio. Se os níveis estiverem próximos do ponto de corte do sistema, podem ser considerados "limítrofes"[3].

Um ensaio semiquantitativo produz uma série de classes crescentes (por exemplo, de I a VI), definindo assim a quantidade da resposta. Esses ensaios não são caracterizados por linearidade, recuperação de diluição ou paralelismo de ensaios quantitativos[3].

Os exames em sangue específicos para IgE são imunoensaios que incluem ensaios imunoabsorventes ligados a enzimas (ELISA), imunoensaios enzimáticos fluorescentes (FEIA), ensaios quimioluminescentes ou ensaios radioalergo-sorbentes (RAST). Desde 2010, o Instituto Nacional de Saúde dos Estados Unidos (NIH) recomenda a descontinuação do RAST como ferramenta de diagnóstico para alergias, preferindo ensaios marcados com enzimas de fluorescência mais sensíveis, nos quais um anticorpo fluorescente liga-se à IgE do paciente e a quantidade de IgE presente é calculada a partir da quantidade de fluorescência. Com mais de 4.000 artigos científicos mostrando seu valor clínico, o ImmunoCAP é atualmente reconhecido como "padrão de referência" para testes de IgE *in vitro*. No entanto, a presença desse anticorpo prova apenas sensibilização, e não alergia, que é a sensibilização no contexto de sintomas clínicos desencadeados por exposição ao alérgeno[3].

A técnica de "inibição de CAP" é uma variação do RAST direto: o soro alérgico (contendo sIgE) é primeiramente misturado ao alérgeno solúvel desconhecido; depois, adiciona-se uma quantidade padrão do alérgeno em fase sólida (imobilizado). A inibição da CAP é importante para avaliar a atividade alergênica total de um extrato diagnóstico ou terapêutico. Além disso, ainda é realizado para distinguir múltiplas sensibilizações de sensibilidades reativas cruzadas, em particular como uma ferramenta de diagnóstico na alergia a venenos de *Hymenoptera*; no entanto, o desenvolvimento de diagnósticos moleculares em alergia reduziu significativamente a necessidade do desempenho da inibição da CAP[3].

Os ensaios ELISA podem representar uma alternativa válida aos FEIA, por serem relativamente simples e baratos para a avaliação da IgE total e específica do soro para vários alérgenos comuns. Sua utilidade é muito mais apreciada quando o ImmunoCAP não está disponível. Os centros médicos acadêmicos podem ser capazes de fornecer testes de alergia *in vitro* em áreas sem o ImmunoCAP. Vários sistemas atualmente utilizados na avaliação de IgE específica para alérgenos têm alérgenos substanciais por discordância alérgica, especialmente na extremidade inferior da faixa de ensaios de IgE específicos para alérgenos. Provavelmente, isso ocorre devido à variação nos alérgenos empregados nesses sistemas[1,3].

Ensaio de plataforma múltipla

Neste exame, pequenas quantidades de alérgenos ou componentes alergênicos de diversas fontes encontram-se dispostos em uma plataforma fixa em formato de microarranjo.

Há alguns anos, a primeira versão do microarranjo ISAC ficou disponível comercialmente. Havia 74 proteínas alergênicas diferentes detectadas no teste (ISAC74). O número de alérgenos imobilizados nesse microarranjo está crescendo e uma versão com 112 alérgenos (ISAC112i) está atualmente disponível. O uso de moléculas naturais recombinantes e altamente purificadas permite o emprego de pequena quantidade de material para o processo de identificação (de 0,1 a 1 ng)[3].

Um estudo comparou os testes ImmunoCAP sIgE *singleplex* e o ensaio ISAC112 IgE *multiplex* em 101 pacientes sensibilizados ao pólen de gramíneas. O teste *multiplex* ISAC correlacionou-se bem com os resultados do ImmunoCAP *singleplex*, com concordância percentual positiva (PPA) e negativa (NPA) dos alérgenos correspondentes, variando entre 60 e 100% para PPA e 78 e 97% para NPA. Curiosamente, uma análise mais profunda das características do ISAC112 também demonstrou que é um método altamente reprodutível e preciso, podendo ser considerado um único ensaio de analito na visão do procedimento de acreditação EN ISO 15189[3].

A tecnologia de microarranjo está melhorando progressivamente, como mostra o chip MeDALL, desenvolvido pelo projeto europeu MeDALL (Mecanismos de Desenvolvimento da Alergia), baseado em 170 alérgenos relevantes. O chip fornece novas informações para alguns alérgenos, mas no momento não parece diferir significativamente do ImmunoCAP sIgE nem do teste cutâneo em termos de detecção de sensibilização alérgica, pelo menos em indivíduos com rinite ou asma aos 10 ou 16 anos de idade[3].

Mais recentemente, uma ferramenta diferente, denominada ALEX (ALlergen EXplorer), foi desenvolvida pela MacroArrayDX em Viena, Áustria. O teste ALEX é realizado usando uma variedade de alérgenos detectados em fase sólida por meio de nanopartículas, e contém 282 reagentes (157 extratos de alérgenos e 125 moléculas recombinantes ou altamente purificadas). Portanto, neste chip, estão disponíveis diagnósticos de segundo nível (representados por alérgenos do extrato) e de terceiro nível (representados por moléculas únicas). Considerando o número muito grande de alérgenos e componentes e a complexidade significativa da interpretação dos resultados (pelo menos para alergistas moleculares não profissionais), o ALEX foi vinculado a uma nova versão do sistema especialista *Allergenius*, originalmente desenvolvido para a interpretação dos resultados do ISAC. Em sua forma atual, o ALEX parece ser um bom método para a estratégia "de baixo para cima" de diagnóstico de alergias[3].

Outro grupo é representado pelos testes simultâneos de múltiplos alérgenos (MAST) – imunotransferência, como o EUROLINE, um teste comercialmente disponível para o diagnóstico de alergias resolvidas por componentes com base na técnica de imunotransferência. Uma "linha *blot*" consiste em vários chips de membrana contendo componentes alérgenos revestidos em linhas únicas. O princípio dos chips de membrana permite condições de revestimento otimizadas dos respectivos componentes. Devido à determinação simultânea de sIgE para diferentes componentes de alérgenos, um perfil de sensibilização pode ser gerado em uma única execução de teste, utilizando baixas quantidades de soro. Essa técnica permite a detecção rápida e eficiente de IgE específica pelo uso de tiras de imunotransferência contendo combinações otimizadas de componentes alérgenos relevantes. Cada perfil é adaptado a uma indicação específica: vários perfis específicos de indicação para diagnóstico de alergia molecular já estão disponíveis para alérgenos inalantes, venenos de insetos e alérgenos alimentares. Quando comparada ao ImmunoCAP, foi observada concordância substancial entre o MAST e o ImmunoCAP para alérgenos inalantes, alimentares e venenos, representando uma alternativa diagnóstica válida[3].

Algumas críticas surgiram contra a abordagem *multiplex*, incluindo pouca flexibilidade na lista de alérgenos e a possível falta de alérgenos relevantes. O solicitante é forçado a testar todo o conjunto de moléculas no produto comercial, e não é possível testar um conjunto de moléculas "personalizadas para o paciente". Apesar disso, a abordagem baseada na matriz de alérgenos está alinhada com o conceito moderno de "medicina de precisão"[1,3,11]. Uma importante vantagem é a análise de dezenas de componentes simultaneamente, mas com pequena quantidade de soro, o que pode ser interessante para pacientes pediátricos quando a história clínica sugere polissensibilização e a investigação de várias fontes se faz necessária.

Interpretação de ensaios de alergia *in vitro multiplex*

A interpretação dos resultados de um ensaio com 112 alérgenos pode ser desafiadora mesmo para um profissional experiente e treinado. Alguns pontos devem ser cuidadosamente considerados.

A detecção de sIgE é indicativa de sensibilização, e não de alergia. Assim, uma resposta positiva da sIgE na ausência de histórico de sintomas alérgicos ou provocação negativa deve ser referida como clinicamente irrelevante.

Diferenças foram descritas entre extratos de alérgenos e componentes moleculares. Às vezes, essas discrepâncias são quantitativas e os níveis de sIgE no extrato de alérgeno são mais baixos do que nos alérgenos individuais quando os componentes estão em baixa abundância no extrato. Nos casos em que a IgE ao extrato de alérgeno é positiva, mas seus componentes genuínos são negativos, deve ser descartada

Tabela 2 Extratos alergênicos e componentes moleculares disponíveis de diferentes fontes comerciais para o diagnóstico de alergia em plataforma simples (*singleplex*)

Produtor	Número total de alérgenos disponíveis	Número de extratos alergênicos	Número de componentes moleculares	Método laboratorial
Thermofisher	566	460	106 (dos quais 28 N e 78 R)	Enzimaimunoensaio
Siemmens	439	413	26 (dos quais 20 N e 6 R)	Quimioluminescência
Hycor	79	69	10	Quimioluminescência
Euroimmun (em 92 tiras)	316	285	31 (dos quais 11 N e 20 R)	Dot Blot

Adaptada de Ansotegui IJ et al.[3]

a sensibilização a moléculas alergênicas menores ou determinantes do CCD responsáveis pela reatividade cruzada. É importante ressaltar a recente sugestão de introdução de um inibidor do CCD no diluente da amostra, a fim de reduzir o sinal relacionado à reatividade ao CCD, que é rotineiramente usada no novo alérgeno Array ALEX. Isso parece ser relevante quando componentes altamente purificados, derivados de extratos naturais e, por esse motivo, caracterizados pela presença de uma glicosilação pós-traducional, são utilizados, proporcionando resultados falso-positivos.

Isso introduz outro ponto relevante, representado por diferenças geográficas na sensibilização. Por exemplo, o *Ole e 1* seria um marcador de sensibilização genuína ao pólen de oliveira no sul da Espanha, mas um marcador de sensibilização genuína ao freixo no norte da França.

Diferenças em marcadores de alto ou baixo risco e combinações de componentes criam diferenças na interpretação dos fenótipos de risco. Geralmente, alérgenos resistentes ao calor e à digestão, como proteínas de estocagem de sementes ou proteínas de transferência lipídica, desencadeiam reações alérgicas mais graves e têm sido propostos como marcadores de reações graves. Novamente, a relevância específica de cada um desses marcadores de gravidade variará de acordo com os perfis moleculares locais (por exemplo, nos Estados Unidos e no norte da Europa, o *Ara h 2* é o melhor marcador preditivo para reações graves ao amendoim, enquanto na região do Mediterrâneo é o *Ara h 9*). Por outro lado, os homólogos e perfis de *Bet v-1* são alérgenos lábeis, que normalmente induzem sintomas locais, como síndrome da alergia oral, e têm sido propostos como marcadores de reações leves.

No entanto, o clínico precisa estar ciente de que pode haver exceções a essa regra em situações nas quais grandes quantidades de alérgenos são consumidos, cofatores estão associados ou em regiões com grandes quantidades de exposição a pólen. Exemplos disso são reações anafiláticas graves relatadas em pacientes monossensibilizados aos homólogos *Bet v 1* ao beber suco de maçã após realização de exercício ou reações graves em pacientes monossensibilizados à profilina em áreas com superexposição ao pólen de grama. Além de considerar os marcadores individuais de reações alérgicas graves, combinações de componentes podem definir fenótipos com diferentes expressões clínicas. Recentemente, foi relatado que, em uma coorte italiana, a sensibilização para mais de cinco LTP não específicas (nsLTPs) dos oito presentes no ImmunoCAP ISAC® está relacionada a uma maior incidência de reações sistêmicas induzidas por alimentos, enquanto a cossensibilização ao PR-10 ou à profilina pan-alérgenos está associada a sintomas mais leves. Assim, a avaliação da sensibilização da IgE aos três alérgenos principais – homólogos *Bet v 1*, LTP específica (LTPs) – é de suma importância para a interpretação do diagnóstico molecular de frutas e vegetais, especialmente na região do Mediterrâneo.

Uma vantagem da análise *multiplex* também é uma de suas principais armadilhas: a geração de um extenso perfil de sensibilização por IgE, detectando IgE a alérgenos inesperados, às vezes pode induzir confusão se não houver histórico clínico sugestivo no pré-teste. Esse é frequentemente o caso da alergia ao veneno de insetos. Devido à alta prevalência de sensibilização ao veneno de insetos em aproximadamente 25% da população, a triagem inespecífica geraria uma abundância de resultados clinicamente irrelevantes e serviria apenas para desestabilizar pacientes e seus médicos. Atualmente, não há recomendações disponíveis sobre como gerenciar efetivamente esses casos, mas parece razoável agir da mesma maneira que com outras sensibilizações clinicamente irrelevantes a alérgenos alimentares ou respiratórios que não precisam de qualquer intervenção além de acompanhar o paciente para detectar possíveis reações futuras. Por outro lado, a detecção de sensibilidades silenciosas pode dar ao alergista a chance de investigar outras hipersensibilidades e alertar o paciente sobre possíveis riscos. No caso de sensibilização a alérgenos responsáveis por síndromes reativas de pólen-alimentos, o clínico deve interrogar novamente o paciente quanto a sintomas após o consumo de alimentos que contenham esses alérgenos. No entanto, a sensibilização em si não deve orientar medidas de prevenção. É importante ressaltar que, de acordo com as diretrizes atuais, a indicação de uma dieta de eliminação deve ser recomendada apenas se a alergia alimentar decorrente de reações cruzadas se basear em uma história clara ou em observação clínica após testes de provocação oral.

Uma abordagem adicional pode ser baseada em algumas regras simples da proteômica. Foi definido que uma reação cruzada pode ocorrer se a homologia entre dois ou mais alérgenos moleculares for superior a 70%. Essa é uma regra muito simples e que pode ser facilmente verificada comparando-se as sequências de dois componentes que se suspeita estarem relacionados. É evidente que os componentes pertencentes à mesma família (como o PR-10) são altamente homogêneos, como *Lei c 8* (kiwi verde), *Ara h 8* (amendoim), *Aspa o 17kD* (*Asparagus officinalis*), *Cas s 1* (castanha), *Fag s 1* (*Fagus sylvatica*), *Fic c 1* (*Ficus carica*), *Jarro 5* (noz), *Mor a 1* (amoreira branca), *Ost c 1* (*Ostrya carpinifolia*), *Rub i 1* (*Rubus idaeus*), *Sol al 4* (tomate), *Tri fg 4* (*Trigonella foenum-graecum*), *Vig r 1* (*Vigna radiata*) etc. Nesses casos, a presença de reações cruzadas deve sempre ser considerada. Outras situações podem ser diferentes. Por exemplo, na presença de fraca positividade para *Ambrosia a.*, a presença de uma forte reação de IgE à *Artemisia v.* deve ser verificada, devido à presença de uma proteína semelhante à *Ambrosia a.* em *Artemisia v.* Finalmente, uma exceção bem conhecida é representada pela LTP do *Par j 2* (*Parietaria judaica*), que, quando comparado com o *Pru p 3* (ns-LTP), presente no pêssego, compartilha identidade de 26% e positividade de 52%; enquanto o *Pru p 3* comparado com o *Mal d 3* (outra nsLTP), presente na maçã, tem identidade de 77% e positividade de 83%, justificando claramente a presença de uma reação cruzada.

REFERÊNCIAS BIBLIOGRÁFICAS

1. Chong Neto HJ, Rosário NA. Studying specific IgE: in vivo or in vitro. Allergol Immunopathol. 2009;37:31-5.
2. Schroeder Jr HW, Cavacini L. Structure and function of immunoglobulins. J Allergy Clin Immunol. 2010;125(Suppl.2):S41-52.
3. Ansotegui IJ, Melioli G, Canonica GW, Caraballo L, Villa E, Ebisawa M, et al. IgE Allergy diagnostics and other relevant tests in Allergy, a World Allergy Organization position paper. World Allergy Organ J. 2020;13:100080.
4. Thorpe SJ, Heath A, Fox B, Patel D, Egner W. The 3rd International Standard for serum IgE: international collaborative study to evaluate a candidate preparation. Clin Chem Lab Med. 2014;52(9):1283-89.
5. Yunginger JW, Ashlstedt S, Eggleston PA, Homburger HA, Nelson HS, Ownby DR, et al. Quantitative IgE antibody assays in allergic diseases. J Allergy Clin Immunol. 2000;105:1077-84.
6. Hamilton RG, Adkinson NF. In vitro assays for the diagnosis of IgE- mediated disorders. J Allergy Clin Immunol. 2004;114:213-25.
7. Wood RA, Segall N, Ahlstedt S, Willians PB. Accuracy of IgE anti-body laboratory results. Ann Allergy Asthma Immunol. 2007;99:34-41.
8. Wang J, Godbold J, Sampson HA. Correlation of serum allergy (IgE) tests performed by different assay systems. J Allergy Clin Immunol. 2008;121:1219-24.
9. Lopes de Oliveira LC, Aderhold M, Brill M, Schulz G, Rolinnck-Werninghaus C, Clare Mills EM, et al. The Value of Specific IgE to Peanut and Its Component Ara h 2 in the Diagnosis of Peanut Allergy. J Allergy Clin Immunol: In Practice. 2013;1:394-8.
10. Eigenmann PA. Are specific immunoglobulin E titres reliable for prediction of food allergy? Clin Exp Allergy. 2005;35:247-9.
11. Cocco RR, Chong Neto HJ, Aun MV, Pastorino AC, Wandalsen GF, Moraes LSL, et al. Aplicações práticas de uma plataforma multiplex para detecção de IgE específica por componentes alergênicos em doenças alérgicas. Arq Asma Alerg Imunol. 2018;2:83-94.

CAPÍTULO 2

DERMATITE ATÓPICA

Adriana Azoubel-Antunes
Vânia Oliveira Carvalho

AO FINAL DA LEITURA DESTE CAPÍTULO, O PEDIATRA DEVE ESTAR APTO A:

- Revisar a fisiopatologia e a epidemiologia da doença.
- Diagnosticar dermatite atópica nas diferentes faixas etárias.
- Identificar e tratar as complicações da doença.
- Compreender as medidas de controle de surtos
- Entender as bases do tratamento das diferentes fases da doença.
- Conhecer os novos tratamentos-alvo para a doença moderada e grave.

INTRODUÇÃO

A dermatite atópica (DA) é uma dermatose inflamatória de curso crônico e recidivante, de etiologia desconhecida e início precoce, caracterizada por prurido, xerose e lesões eczematosas. Também conhecida por eczema atópico, é a dermatose mais frequente na infância, podendo ter uma apresentação clínica heterogênea[1]. Apresenta um impacto significativo na qualidade de vida e capacidade laboral dos pacientes acometidos e seus familiares. Ocorre predominantemente em famílias com outras manifestações atópicas (asma e/ou rinoconjuntivite alérgica)[2], apresentando uma prevelência ao longo da vida estimada em 15-28% nos países desenvolvidos.

Os pacientes com DA compartilham as características de xerodermia (pele seca) e limiar diminuído para prurido. O eczema ocorre de maneira cíclica durante a infância, podendo prolongar-se até a idade adulta[3]. Em alguns pacientes, o prurido é constante e incontrolável, sendo um dos fatores responsáveis pela diminuição da qualidade de vida dos pacientes e de seus familiares[4].

Os indivíduos atópicos apresentam predisposição hereditária para desenvolver resposta de hipersensibilidade imediata mediada por anticorpos da classe imunoglobulina E (IgE). Nesse contexto, a presença de eczemas em topografia característica, prurido, história pessoal ou familiar de asma, rinite alérgica e conjuntivite e/ou DA e o caráter recidivante das lesões durante a infância são os critérios maiores para o diagnóstico[5].

EPIDEMIOLOGIA

A DA é a doença cutânea mais prevalente na infância, acometendo entre 7 e 17% das crianças nos Estados Unidos. No Brasil, o estudo ISAAC (fase III) apontou prevalência de DA em 8,2% das crianças entre 6 e 7 anos e em 5% dos adolescentes. A variação significativa nos critérios de diagnósticos usados para a identificação da DA torna difícil estudar a epidemiologia da doença[2].

A prevalência tem aumentado globalmente nos últimos anos em decorrência da poluição, de infecções e da exposição alergênica, chegando a acometer até 20% das crianças e 10% dos adultos na maioria dos países em todo o mundo[1]. A DA pode ocorrer em qualquer idade, mas normalmente inicia na infância, tipicamente entre 3 e 6 meses de idade. Cerca de 60% dos casos de DA ocorrem no primeiro ano de vida, assumindo forma leve em 80% das crianças acometidas, com melhora gradual até o final da infância em 70% dos casos. Os casos graves podem persistir até a idade adulta. Em aproximadamente 30% dos adultos com DA, a doença tem início nessa faixa etária[2].

A DA é frequentemente a primeira manifestação alérgica do indivíduo atópico, seguida de outras manifestações (conceito da "marcha atópica"), como alergia alimentar, rinoconjuntivite ou mesmo asma, podendo exercer considerável impacto psicossocial. O conceito de marcha atópica refere-se à história natural das doenças alérgicas. Há muito se observa que essas doenças podem se manifestar de forma variável em diferentes períodos da vida em um mesmo paciente. Isso ocorre porque as doenças atópicas compartilham aspectos genéticos e fisiopatológicos, destacando-se a sensibilização a alérgenos e o predomínio de linfócitos Th2[1].

FISIOPATOLOGIA

Os principais fatores envolvidos em sua complexa fisiopatologia incluem alteração da barreira cutânea, alteração do sistema imune e disbiose do microbioma cutâneo, todos influenciados pelas interações genéticas e ambientais.[13]

A história familiar de doença alérgica, particularmente DA, é o principal fator de risco para o desenvolvimento da doença. Existe um relevante componente genético, com evidências de múltiplos mecanismos envolvidos. Mutações de perda de função no gene que codifica a filagrina (FLG) são os mais fortemente e consistentemente relatados; sendo a filagrina uma proteína estrutural importante na epiderme, ocorre disfunção na barreira cutânea[1].

A fisiopatologia da DA envolve uma interação complexa entre uma barreira epidérmica disfuncional, anormalidades do microbioma cutâneo e, predominantemente, desregulação imunológica do tipo Th2[1]. Ocorre uma complexa interdependência entre anormalidades das funções da barreira cutânea, mecanismos de resposta imunológica e alterações genéticas. Esses fatores determinam uma resposta de hipersensibilidade a elementos encontrados no meio ambiente, predominantemente do tipo Th2, podendo-se observar resposta Th1 na fase crônica da doença. Por exemplo, fraqueza da barreira da pele atribuível a uma deficiência de filagrina promove inflamação e infiltração de células T; colonização ou infecção por *Staphylococcus aureus* danifica a barreira da pele e induz a uma resposta inflamatória; e respostas imunes Th2 locais posteriormente diminuem a função de barreira, aumentam o prurido e promovem a disbiose, favorecendo, em particular, a proliferação do *Staphylococcus*, sobretudo o *S. aureus*[1].

Sabe-se ainda que há uma participação também do sistema imune inato, através da ativação das células linfoides inatas através da liberação da linfopoetina estromal tímica (TSLP). À medida que o dano à barreira cutânea evolui, há um aumento da inflamação e maior secreção das citoconas IL-4, IL-31, IL-33, reduzindo a expressão de filagrina nos queratinócitos. Essas mesmas citocinas irão estimular as terminações nervosas, aumentando o prurido e dificultando ainda mais o controle da doença.[14] A Figura 1 ilustra os principais mecanismos envolvidos na imunopatogênese da DA.[15]

Fatores ambientais também estão envolvidos na fisiopatologia da doença, o que justificaria o fato de a prevalência da DA ter se estabilizado em muitos países de alta renda, mas continuado a aumentar em países de baixa e média renda. A chamada hipótese da higiene é frequentemente discutida como uma explicação possível, apoiada por um gradiente socioeconômico inverso e por uma associação com o número de irmãos[2].

A fisiopatologia da DA inclui:

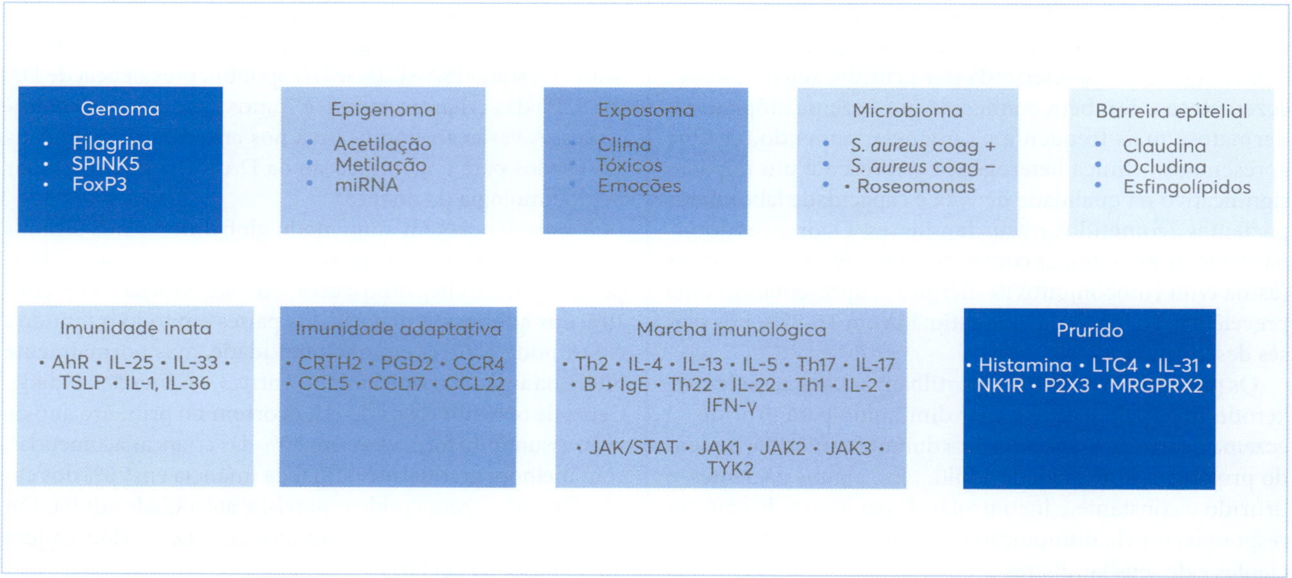

Figura 1 Interação dos fatores genéticos, ambientais e imunológicos no desenvolvimento da dermatite atópica. AhR: receptor aryl hidrocarbono; B: linfócito B; CCR4: C-C Receptor de quimiocina tipo 4; CCL5/17/22: C-Ligante da quimiocina 5/17/22; CRTH2: Receptor homólogo de T2; DAMP: Padrão molecular associado ao dano; Fox p3: Proteína forkhead box3; IFNg: interferon gama; Ig: imunoglobulina; IL: interleucina; JAK: Janus Kinase; LTC4: leucotrieno C4; miRNA: micro RNA; MRGPRX2: Mas-relacionado ao receptor X2 da proteína G; MnSOD: manganês superóxido dismutase; NK1R: Receptor 1 neurocinina; P2X3: P2X Receptor prurino 3; PGD2: prostaglandina D2; SPINK5: Protease sérica inibidor Kazal tipo 5; STAT: sinal de transdução e ativação da transcrição; Th: linfócito T auxiliar; TSLP: linfopoietina estromal tímica; TYK2: tirosina kinase 2.
Fonte: adaptada de Larenas-Linnemann et al.

- Deficiência na função de barreira cutânea em decorrência do metabolismo anormal de lipídios, o que determina a pele seca.
- Disfunção da imunidade cutânea inata (queratinócitos e células de *Langerhans*), com geração de sinais de ativação linfocitária para um desvio Th2 e consequente produção de IgE.
- Alteração na microbiota cutânea: colonização por *Staphylococcus aureus* ou *Malassezia furfur*.
- Influência psicossomática que resulta na alteração do sistema nervoso autônomo, com aumento de diversas células inflamatórias, como eosinófilos e leucócitos.

BASES DO DIAGNÓSTICO DA DERMATITE ATÓPICA

O diagnóstico de DA é essencialmente clínico. O prurido é o principal sintoma e ocorre em todas as faixas etárias. Os surtos iniciam com prurido, mesmo sem lesões visíveis, e, na sequência, surgem eritema, pápulas e infiltração. O eczema recorre em surtos desencadeados por diversos fatores, frequentemente difíceis de detectar[6]. A morfologia do eczema e sua localização variam conforme a faixa etária[2], e podem ser classificadas como:

1. Lactente: as lesões localizam-se na face, poupando o triângulo nasolabial (Figura 2), no couro cabeludo, no tronco e na região extensora dos membros. As lesões de eczema caracterizam-se pela presença de pápulas ou placas eritematosas pruriginosas, com exsudato e crosta hemática[6].
2. Pré-puberal (2 a 10 anos): predomina o eczema subagudo e crônico. A pele é seca e áspera e as lesões localizam-se nas pregas antecubitais e poplíteas (Figura 3), resultando na liquenificação (espessamento das linhas naturais cutâneas) e no aparecimento de placas circunscritas (Figura 4). A exsudação resulta na formação de crostas hemáticas e a infecção secundária por *Staphylococcus* é frequente; as lesões se tronam úmidas, com crostas amareladas denominadas melicéricas[7] (Figura 5).
3. Puberal (adolescente): as lesões tornam-se liquenificadas em decorrência da coçadura crônica e localizam-se nas flexuras dos membros e do pescoço. Pode haver acometimento isolado da face (periocular e perioral), do dorso das mãos e dos pés, punhos e tornozelos[6] (Figura 6).

A maioria dos autores utiliza critérios clínicos para o diagnóstico da DA. Deve haver prurido nos últimos 12 meses associado a pelo menos três dos seguintes critérios[2,7]:

- Pele seca ou história de xerose no último ano.
- História pessoal de rinite ou asma ou história familiar de rinite, asma ou dermatite em crianças menores de 4 anos.

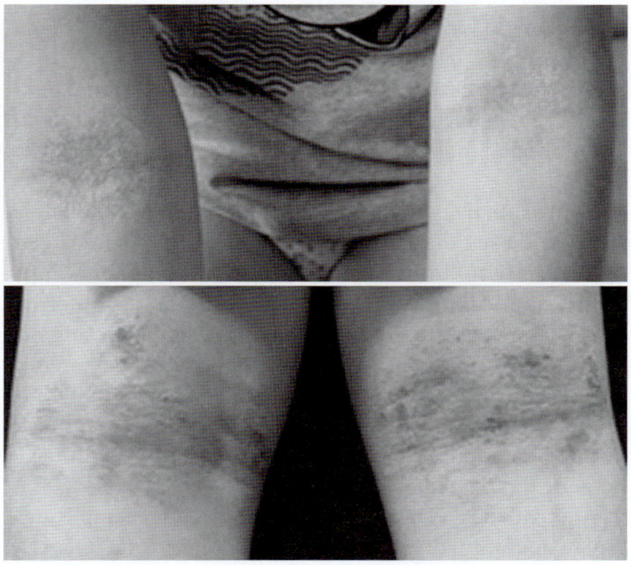

Figura 3 Lesões eritêmato-descamativas nas pregas antecubitais e poplíteas.

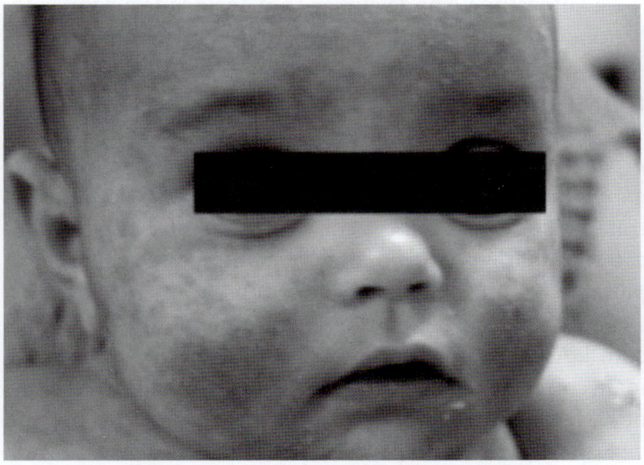

Figura 2 Lactente com lesões eritematosas na face, poupando a região central e a dupla-prega infrapalpebral.

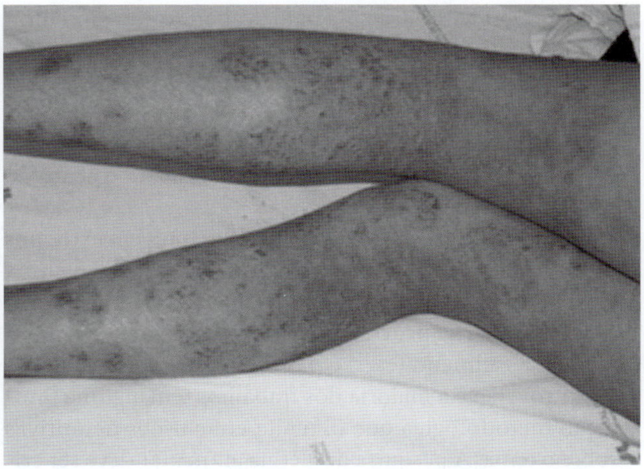

Figura 4 Lesões eritematosas e liquenificadas.

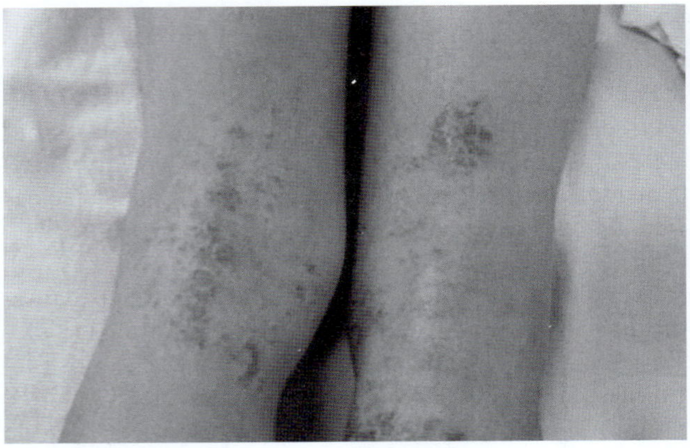

Figura 5 Lesões exsudativas com infecção secundária.

- Idade de início precoce, em geral antes do segundo ano de vida;
- Presença de eczema localizado nas flexuras cubital e poplítea e região anterior dos tornozelos, e nos menores de 4 anos região malar e frontal e face extensora de membros.

Outros sinais podem estar associados à DA e ajudam na suspeita de seu diagnóstico, são eles: xerose, palidez centro-facial, fissura infralobular, prega infrapalpebral dupla ou prega de Dennie-Morgan, hiperpigmentação periorbitária, dermografismo branco, ceratose pilar, eczema de mamilo, infecções cutâneas recorrentes, influência emocional, IgE sérica aumentada e reação ao teste cutâneo de leitura imediata[6]. A associação de ictiose vulgar e hiperlinearidade palmar é um indicador da presença da mutação no gene da filagrina[7].

A gravidade da DA pode ser pontuada, por exemplo, pelo índice denominado *Scoring Atopic Dermatitis* (SCORAD). A avaliação é simples para uso rotineiro em ambulatório. Existem aplicativos de *smartphone* que calculam o valor do índice, incluindo a superfície corporal afetada e a gravidade das lesões e do prurido. Um escore menor que 25 indica doença leve; entre 25 e 50, moderada; e maior que 50, grave. Esse escore pode ser um guia para avaliar evolutivamente a necessidade de modificações terapêuticas[8].

Fatores desencadeantes

- Aeroalérgenos: pacientes com DA são sensíveis à exposição a alérgenos do ambiente, principalmente o ácaro da poeira doméstica.
- Clima: as exacerbações da DA são frequentes em extremos de temperatura. Há pouca tolerância ao calor e o clima seco piora a xerose. A exposição solar tende a melhorar as lesões, mas há prurido nos locais de maior sudorese[2].
- Antígenos alimentares: seu papel na fisiopatologia da DA é controverso e a maioria dos trabalhos têm alguma limitação metodológica que dificulta conclusões definitivas sobre o tema. A pesquisa de alergia alimentar deve ser criteriosa, baseada em uma anamnese completa e sem pesquisas desnecessárias, focada nos alérgenos mais comuns de acordo com a faixa etária e dirigidos pela história clínica[9]. Estima-se que aproximadamente 30% dos pacientes com DA grave apresentam exacerbação da doença desencadeadas por alérgenos alimentares. Os principais responsáveis pela agudização das lesões cutâneas são ovo, leite de vaca, trigo, soja e amendoim[10].

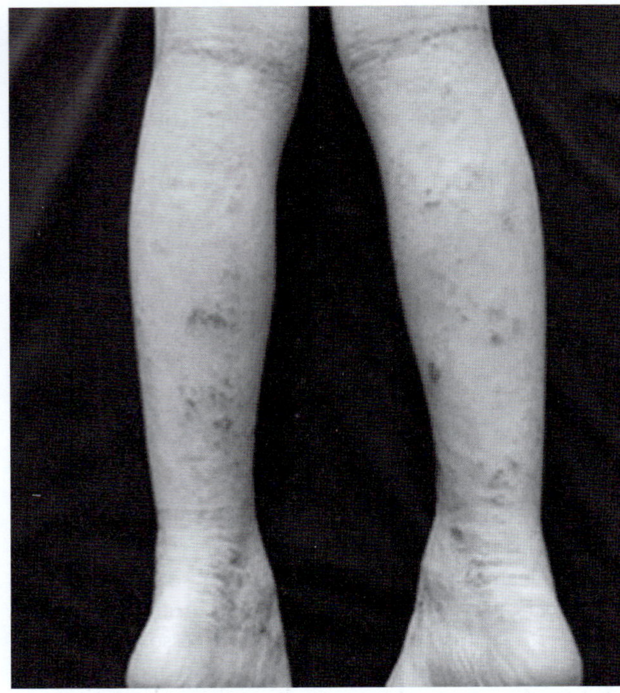

Figura 6 DA em adolescente com acometimento de tornozelos e liquenificação.

- Fatores psicológicos: a participação de fatores emocionais é cada vez mais observada na exacerbação da DA. Metade dos pacientes com DA referem que fatores emocionais desencadeiam crises. A doença impacta em várias dimensões da vida do paciente, altera qualidade de vida e a autoestima e pode cursar com ansiedade e depressão, principalmente naqueles com formas moderadas e graves[2].

COMPLICAÇÕES

A pele do paciente atópico é colonizada com *Staphylococcus aureus,* mas isso não representa infecção clínica, devendo ser tratadas somente crianças com sinais de infecção. A infecção secundária por *S. aureus* é frequente e esse agente causa piora do eczema; por isso, deve ser precocemente tratada[9].

Infecção viral também é mais frequente nos pacientes com DA. Este fato é atribuído às alterações na imunidade inata com defeitos na produção de peptídios antimicrobianos. Nesse contexto, pode ocorrer a erupção variceliforme de Kaposi (eczema herpético), que é a infecção generalizada pelo *herpes simplex virus*, geralmente como infecção primária, mas que pode ser recorrente (Figura 7).[9]

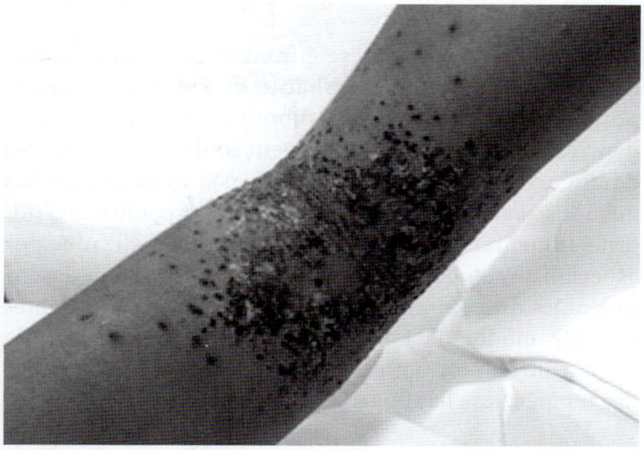

Figura 7 Eczema herpético.

TRATAMENTO

O objetivo do tratamento é manter o paciente sem crises pelo maior tempo possível, utilizando apenas as medidas de controle[10]. Considera-se remissão a ausência de lesões que necessitem do uso de medicamentos por um mínimo de 8 semanas[2]. Para o sucesso terapêutico, a adesão ao tratamento é fundamental, sendo obtida quando o paciente compreende a necessidade de tratamento a longo prazo[10]. As orientações fornecidas ao paciente devem incluir mudanças na sua rotina para evitar os fatores de piora, aprendizado sobre os sinais de agudização e compreensão sobre a natureza crônica e recidivante da DA[2].

EDUCAÇÃO TERAPÊUTICA DO PACIENTE

A abordagem multidisciplinar, com equipe formada por alergologista, dermatologista, pediatra, nutricionista, psicólogo e assistente social, proporciona maior controle da doença e adesão ao tratamento, além de melhora na qualidade de vida do paciente. Informar sobre o caráter crônico e recidivante da doença evita a busca pela cura em consultas a múltiplos especialistas. Ensinar sobre os fatores desencadeantes ajuda a diminuir ou evitar crises.

A importância das orientações na DA foi demonstrada pela melhora no controle da doença e na qualidade de vida das crianças que frequentam atividades educacionais com reuniões para pais organizadas por equipes de médicos e enfermeiros. A qualidade das informações sobre DA fornecidas durante a consulta proporciona conhecimento sobre a doença e enfatiza a importância do tratamento diário mesmo nos períodos intercrises[2]. Uma revisão sistemática demonstrou que a educação terapêutica e o fornecimento de um plano de ação por escrito para o paciente ou seus responsáveis, com medidas de controle e explicação detalhada das exacerbações, ajudam a melhorar a adesão ao tratamento e o controle da DA.[10]

MEDIDAS DE CONTROLE

Hidratação e higienização da pele

No banho, a pele deve ser completamente limpa, mas com suavidade, para não irritar, removendo crostas e eliminando contaminantes bacterianos. Banhos de longa duração foram associados à piora dos sintomas[2].

Os agentes utilizados para limpeza devem ser suaves e hipoalergênicos, preferindo-se os sabonetes *syndets* (sabonetes sintéticos) e aqueles com pH levemente ácido e semelhante ao da pele (entre 5 e 5,5). Os sabonetes líquidos tendem a ter pH mais ácido do que os em barra e permitem manutenção da função de barreira da pele.[2]

Os hidratantes devem ser aplicados com a pele úmida nos primeiros 3 minutos após o banho. Banho de imersão e secar a pele deixando-a ligeiramente úmida, com aplicação de grande quantidade de emoliente em seguida, é uma técnica conhecida "embeber e selar", ou *soak-and-seal*, e demonstrou efetividade em diminuir o ressecamento cutâneo[2].

Essas medidas evitam a desidratação da epiderme. Os emolientes são a base da terapia de manutenção da DA. A pele ficará hidratada com no mínimo duas aplicações diárias de hidratantes com base hidrofílica.[9]

O uso de hidratantes diminui a susceptibilidade da pele a irritantes e possibilita minimizar o uso de corticosteroides. Os hidratantes devem ser utilizados em quantidades suficientes nas crianças com DA em toda a pele diariamente, e nos períodos de crise devem ser rapidamente associados a corticosteroides tópicos (CTC) nas áreas com lesões. Pode haver ardência ou queimação quando aplicados nas áreas inflamadas, e nos meses de inverno recomenda-se aumentar o número de hidratações ao dia[2].

É importante aplicar a quantidade correta de hidratantes por semana, que, para lactentes, crianças e adolescentes, é respectivamente de 150, 200 e 500 gramas.

Evitar fatores desencadeantes

Os principais fatores agravantes para a pele do paciente atópico são: detergentes, alvejantes, sabões, amaciantes, roupas sintéticas e justas, sabonetes inadequados, etiquetas de roupas, cloro de piscinas, materiais abrasivos, fumaça de cigarro, poluentes, produtos químicos, condições extremas de temperatura e umidade, uso de emolientes inadequados, fricção e estresse emocional. As medidas gerais para evitar ou minimizar essas exposições indesejadas devem ser implementadas precocemente[7]. Identificar os fatores desencadeantes em cada paciente é fundamental para o controle da doença.[9]

Na máquina de lavar, recomenda-se usar sabão líquido e com pH neutro. Roupas novas devem ser lavadas previamente ao uso para reduzir a concentração de formaldeído e outros irritantes. O vestuário deve ser leve, evitando-se atrito, e recomenda-se que as roupas em contato com a pele não sejam sintéticas.

A temperatura ambiente do domicílio não deve provocar sudorese. A natação, quando praticada, deve ocorrer em piscinas ionizadas ou com sistema misto com menor quantidade de cloro[6].

Alérgenos ambientais

Os aeroalérgenos, como *Dermatophagoides pteronyssinus* e *D. farinae*, são desencadeantes de surtos de DA, principalmente nas crianças com teste cutâneo alérgico positivo. A ação da fumaça de cigarro e poluição ambiental como desencadeante de crise também é descrita na DA.

É necessário instituir medidas visando a controlar alérgenos ambientais aos quais o paciente tem sensibilidade comprovada. Recomenda-se a utilização de medidas antiácaros no quarto de dormir do paciente, utilizando colchões, edredons e travesseiros de espuma e com capas impermeáveis.

Com relação ao contato com animais de estimação, é aconselhável evitar gatos, mas não cães. Caso haja alergia a animais detectada, a exclusão é necessária[2].

Dermatite de contato pode estar associada à DA porque esses pacientes são mais expostos a possíveis sensibilizantes em decorrência do próprio tratamento. Essa possibilidade deve ser afastada principalmente nas crianças com DA grave, de longa duração e difícil controle, bem como naquelas com lesões localizadas em regiões atípicas de DA.[2]

Alérgenos alimentares

Na realização da anamnese é fundamental averiguar se há sinais clínicos de exacerbação da DA desencadeada por alérgenos alimentares, embora existam poucas evidências sobre o efeito de intervenção dietética no curso da doença[7]. A restrição alimentar está indicada apenas quando existe história clínica compatível e confirmada por teste alimentar e/ou exames laboratoriais realizados por especialistas. A possibilidade de alimentos serem desencadeantes deve ser avaliada principalmente nos pacientes com DA moderada a grave, de início precoce ou quando o controle não for obtido com implementação das medidas terapêuticas habituais[9].

TRATAMENTO DAS CRISES

Os surtos inflamatórios da DA, principalmente nos pacientes com formas leves e moderadas, são controlados pelo uso correto dos medicamentos tópicos[6].

Os CTC são a primeira escolha, e os inibidores tópicos da calcineurina (ITC), como pimecrolimus e tacrolimus, são a segunda, exceto na face e nas pregas, quando os ITC são preferíveis[10].

Os medicamentos tópicos são utilizados de forma reativa ou proativa, conforme a mostra a Figura 8.

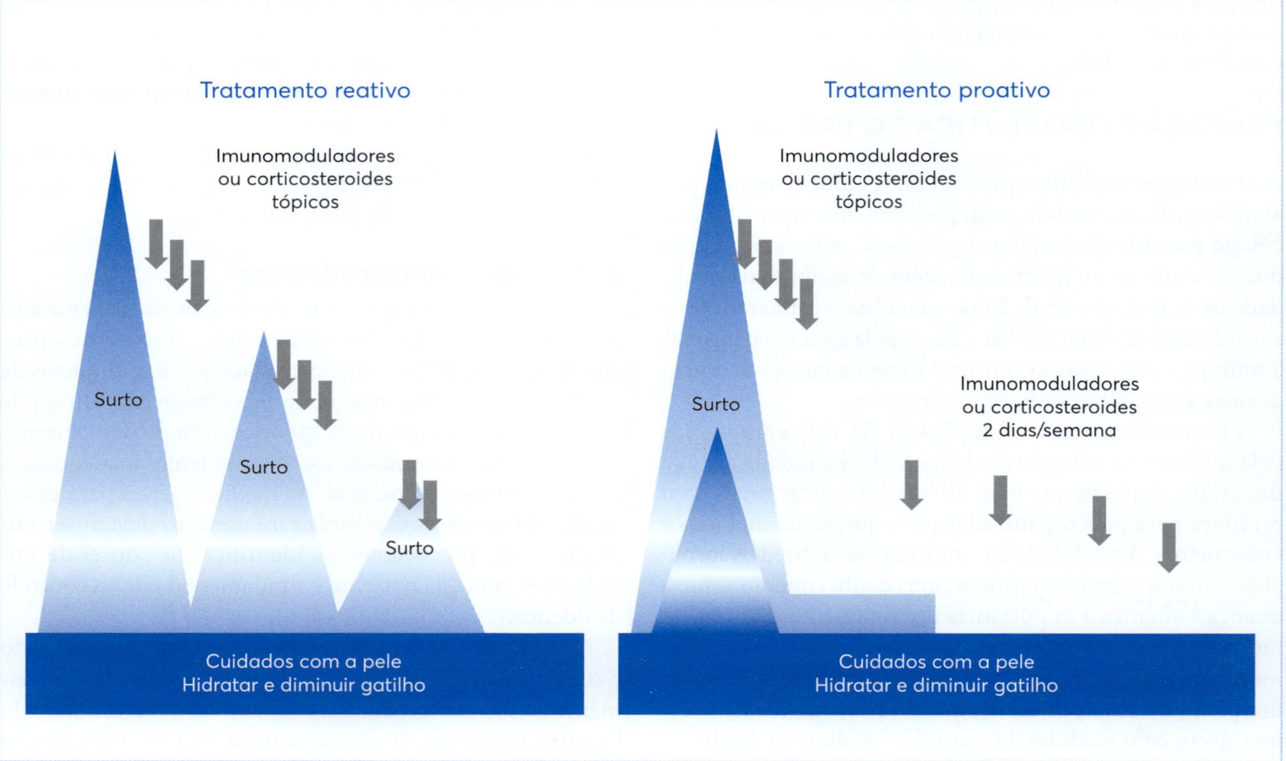

Figura 8 Esquema de tratamento reativo e proativo na DA[6].

O tratamento reativo é indicado aos pacientes que apresentam dermatite leve, e o proativo é necessário naqueles com formas moderadas e graves[10] e pode ser mantido de forma segura por até 3 meses com corticosteroides e até 1 ano com imunomoduladores[2].

Medicamentos tópicos

Os CTC devem ser aplicados uma vez ao dia nas lesões com sinais inflamatórios (eritema, pápulas e escoriação). Devem ser utilizados precocemente nos surtos, assim que o prurido inicia, e sempre ser associados a hidratantes[2]. Os CTC classificados como de baixa potência, como a hidrocortisona, estão indicados para lesões na face e no períneo e para dermatite leve. Os CTC de média potência, como a mometasona, estão indicados para lesões no corpo e nos pacientes com dermatite moderada. Os veículos em creme determinam menor potência do que aqueles em pomada[7].

Existem diversas formas de avaliar a potência dos CTC, sendo a medida da vasoconstrição a mais utilizada em uma escala de sete classes (Tabela 1)[6]. O uso correto dos CTC na DA exerce efeito anti-inflamatório local e a absorção sistêmica é rara. Efeitos colaterais ocorrem pelo uso indevido da medicação, como a aplicação na área coberta pelas fraldas ou em grandes superfícies e por tempo prolongado, o que causa maior absorção e potencial supressão do eixo hipotálamo-hipófise. As áreas de pele mais fina (face) apresentam maior risco de atrofia.

Ao escolher o CTC, deve-se considerar a fase da doença. No eczema agudo, deve-se aplicar veículo em creme ou loção, e no eczema crônico com liquenificação, a pomada é preferível. A idade também influencia na escolha da potência do corticosteroide. Nos lactentes, os corticosteroides de menor potência são os mais indicados (Quadro 1)[7].

Pacientes com lesões agudas, erosivas e exsudativas podem não tolerar o tratamento tópico. Nesse caso, está indicado o uso da técnica denominada *wet wrap therapy*, que consiste na aplicação de compressas úmidas com CTC diluído em hidratante (por exemplo, 1:3 para classe II e 1:5 para classe III) durante um período de 3 a 14 dias. A medicação deve ser aplicada após o banho, seguida de uma camada de bandagem úmida e outra seca, e pode permanecer por períodos de 2 a 10 horas[2]. Esse tratamento permite melhora das crises agudas, mas deve ser bem orientado por profissional treinado e não pode ser utilizado se houver infecção secundária. A técnica também pode ser utilizada apenas com hidratantes, porém apresenta menor eficácia[9].

Inibidores tópicos da calcineurina

Agem por inibição seletiva dos canais de cálcio dos linfócitos T e mastócitos, impedindo a apresentação de antígenos, e inibem a produção de citocinas pró-inflamatórias, controlando a inflamação e o prurido. Promovem menor número de crises agudas, diminuem o prurido rapidamente e não apresentam os efeitos colaterais locais dos corticosteroides, como atrofia cutânea[2]. Devem aplicados duas vezes ao dia nas áreas com lesão ativa e ser sempre associados a hidratantes.

O pimecrolimus creme a 1% é indicado a partir do terceiro mês de vida e é efetivo para os casos de dermatite leve. O tacrolimus pomada a 0,03% está indicado para crianças acima de 2 anos e para os casos de dermatite moderada e grave. Tacrolimus pomada a 0,1% está indicado para pacientes maiores de 16 anos e nas formas graves.[9] O uso *off-label* de tacrolimus em menores de 2 anos tem sido descrito em estudos clínicos.[2]

O pimecrolimus pode ser utilizado como droga de primeira escolha nos casos de doença leve, diante dos primeiros sinais da doença, como tratamento de manutenção nos casos de doença moderada e, sobretudo, nas áreas da pele em que os corticosteroides apresentam maior risco de absorção, como face, axilas e região inguinal[2].

A presença de infecções virais é contraindicação relativa para o uso dessas medicações. Sua vantagem sobre os CTC é o fato de não provocarem atrofia da pele, telangiectasias e pilificação. Por esse motivo são preferidos para áreas de pele fina, como pálpebras, região perioral, axila e região inguinal[9].

Anti-histamínicos

As melhores medidas contra o prurido são o controle dos surtos de DA, a aplicação de emolientes e os curativos úmidos. Embora a histamina seja um mediador do prurido, ela não é o principal na DA. Os anti-histamínicos sedativos podem deixar a criança cansada e sem concentração; os não sedativos, como a cetirizina ou a loratadina, podem ser úteis quando há alguma doença concomitante, como a rinoconjuntivite alérgica. Técnicas de distração, como atividades manuais ou mentais, jogos, contar de histórias e ouvir música, têm demonstrado efetividade[9].

Novas terapias tópicas

São promissoras, como o crisaborole, um inibidor da fosdiesterase 4 (PDE4) já aprovado nos Estados Unidos para uso na DA leve a moderada, com resultados efetivos no prurido[2]. Esse produto ainda não está disponível no Brasil.

Tratamento anti-inflamatório sistêmico

O tratamento tópico possibilita o controle adequado da DA na maioria dos pacientes, e a maior causa de fracasso é a não aderência a ele. Antes de iniciar o tratamento sistêmico, é necessário certificar-se de que o diagnóstico está correto. Os corticosteroides sistêmicos devem ser evitados em virtude da possibilidade de efeito rebote após a suspensão e dos efeitos colaterais, devendo ser utilizados somente nas exacerbações com lesões disseminadas e por curtos períodos. Quando uma nova utilização for necessária em curto espaço de tempo, outras modalidades terapêuticas estão indicadas, em razão do risco de supressão do eixo hipotálamo-pituitária-adrenal[6].

A escolha é pela prednisona ou prednisolona, na dose de 0,5 mg/kg/dia por 5 a 15 dias, com diminuição gradativa

Tabela 1 Escala de classificação dos corticosteroides tópicos conforme a potência

Classe/potência	Droga	Veículo	Dose (%)
I – Muito alta	Propionato de clobetasol	Creme e pomada	0,05
II – Alta	Dipropionato de betametasona	Creme, pomada e solução	0,05
	Desoximetasona	Creme e pomada	0,25
	Desoximetasona	Gel	0,05
	Furoato de mometasona	Pomada	0,1
	Acetonida de triancinolona	Creme e pomada	0,5
III a IV – Média	Furoato de mometasona	Creme	0,1
	Valerato de betametasona	Creme e pomada	0,1
	Desoximetasona	Creme	0,05
	Acetonido de fluocinolona	Creme e pomada	0,025
	Acetonido de triancinolona	Creme e pomada	0,1
V – Média/baixa	Butirato de hidrocortisona	Creme e pomada	0,1
	Probutato de hidrocortisona	Creme	0,1
	Valerato de hidrocortisona	Creme e pomada	0,2
	Prednicarbato	Creme	0,1
	Aceponato de metilprednisolona	Creme	0,1
	Propionato de fluticasona	Creme	0,05
VI – Baixa	Desonida	Creme, gel, espuma e pomada	0,05
	Acetonido de fluocinolona	Creme e solução	0,01
VII – Muito baixa	Dexametasona	Creme	0,1
	Hidrocortisona	Creme, pomada, loção e solução	0,5 a 2,5
	Acetato de hidrocortisona Metilpredinisolona	Creme e pomada Creme e pomada	0,5 a 1 1

* Adaptada de Paller e Mancini.[6]

Quadro 1 Orientações para utilização adequada de corticosteroides tópicos (CTC)

Explicar ao paciente sobre local, número de vezes e tempo de uso
Aplicar o CTC em horário diferente do momento da hidratação (a aplicação do emoliente imediatamente antes ou logo depois do CTC diminui os efeitos desse medicamento)
Orientar sobre efeitos adversos, como acne, estrias, hipopigmentação, telangectasias e atrofia cutânea
Esclarecer que os CTC de baixa e média potência, quando utilizados da maneira correta, dificilmente apresentam efeitos indesejáveis
Na face, recomendar a utilização de CTC de baixa potência (acetato de hidrocortisona a 1%)
Utilizar CTC de alta potência apenas por alguns dias em áreas liquenificadas, evitando face, mamilos e genitália
Utilizar corticosteroides de maior potência por curtos períodos, seguidos por compostos de menor potência por períodos mais longos, quando necessário
A região genital é o local de maior absorção, seguido da face, axilas e virilhas

* Adaptada de Paller e Mancini.[6]

na segunda semana. Na retirada, o efeito rebote é frequente, com piora rápida dos sintomas. O ideal é reavaliar o paciente no início da redução da dose e indicar o uso do CTC assim que iniciarem as lesões[9].

Em pacientes com formas graves e não controladas com medicamentos tópicos, podem ser utilizados ciclosporina e metotrexato. A ciclosporina têm um rápido início de ação e é usada para tratar surtos de DA ou para diminuir o tempo até o início da ação de imunossupressores sistêmicos de ação lenta, como o metotrexate[2,9]. A fototerapia deve ser considerada principalmente para adolescentes, em razão dos riscos decorrentes das doses cumulativas de radiação em crianças.

Tratamento alvo para a doença moderada e grave

Novas descobertas sobre a fisiopatologia da DA permitiram o desenvolvimento de opções terapêuticas alvo para o seu tratamento, como agentes imunobiológicos e inibidores da via JAK/STAT (Tabela 2).[11,12]

Agentes biológicos

Dupilumabe

Dupilumabe é um anticorpo monoclonal do tipo IgG4 totalmente humano, administrado por injeção subcutânea. Reduz os sintomas da doença pela diminuição da inflamação. Há melhora de 75% nos escores clínicos da doença após 4 meses de tratamento em 50% dos pacientes em monoterapia, e 70% dos que usam em combinação com CT. É indicado para o tratamento de crianças com DA grave e moderada não controlada com os tratamentos anteriormente descritos. Indicado a partir de 6 meses de idade. A dose da medicação depende da idade e peso do paciente.[11]

Inibidores de JAK

Upadacitinibe

Trata-se de um inibidor seletivo e reversível da JAK-1 em comprimidos revestidos de liberação prolongada de 15 mg e 30 mg. É absorvido no intestino com concentração plasmática máxima de 2 a 4 horas. O início da resposta ao medicamento pode ser observado na primeira semana de tratamento. Indicado para o tratamento de pacientes com idade igual ou maior a 12 anos e peso corporal maior que 40 kg com DA candidatos à terapia sistêmica. É contraindicado em pacientes com insuficiência hepática grave, hipersensibilidade à substância ativa ou aos excipientes da fórmula, com tuberculose ativa ou infecções graves ativas e gestantes. A dose da medicação será de acordo com a idade e peso do paciente.[12]

Abrocitinibe

É um inibidor seletivo da JAK-1, de ação sistêmica e administração via oral, comprimidos nas apresentações de 50 mg, 100 mg ou 200 mg.

Indicado para o tratamento de DA moderada a grave, em adultos e adolescentes acima de 12 anos, candidatos à terapia sistêmica, podendo ser utilizado com ou sem a associação de terapias tópicas.

É contraindicado em pacientes com hipersensibilidade conhecida ao abrocitinibe ou a qualquer componente da fórmula, na gravidez, lactação ou insuficiência hepática. Os pacientes devem realizar triagem para tuberculose e hepatite viral antes de iniciar a terapia.

Os efeitos adversos mais frequentes são náusea, nasofaringite, cefaleia, IVAS, infecções relacionadas a herpes-vírus (herpes simples, zóster, oral ou eczema herpético) e tendência a plaquetopenia dependente da dose.[12]

Baricitinibe

Inibidor da JAK-1 e 2 na forma de comprimidos revestidos com 2 ou 4 mg. A dose recomendada é de 4 mg, uma vez ao dia.

Nos estudos clínicos foi observado aumento da taxa de infecções, como infecções do trato respiratório superior, e não deve ser administrada a pacientes com tuberculose ativa. Além disso, há casos de reativação viral; em caso de herpes zóster o tratamento deve ser interrompido até que o episódio se resolva.

Estudos de fase 3 demostraram a eficácia do baricitinibe em adultos com DA moderada a grave em monoterapia ou em combinação com CT, nas doses 1 mg, 2 mg e 4 mg ao dia. No estudo em combinação com CT, a porcentagem de pacientes que atingiram EASI-75 e EASI-90 foi de 48% e 24%, respectivamente, mostrando que a associação é efetiva. Foi o primeiro inibidor de JAK aprovado para eczema na Europa, em setembro de 2020.[12]

A Figura 9 ilustra o organograma de tratamento da DA[10].

CONCLUSÃO

É necessário avaliar o paciente com DA de maneira global e multidisciplinar, conhecer seu dia a dia, suas necessidades e seus anseios, com o objetivo de elaborar um tratamento individualizado. O estabelecimento de uma boa relação médico-paciente, o fornecimento de informações adequadas sobre a doença e a escolha da estratégia terapêutica adequada e possível em cada caso em particular resultam em controle adequado e melhor qualidade de vida para o paciente e sua família.

Tabela 2 Imunobiológicos e inibidores da via JAK/STAT para uso na dermatite atópica

Tratamento sistêmico de longo prazo para crianças e adolescentes
Dupilumabe – anti-IL4/IL13Ra, uso a partir dos 6 meses de vida Baricitinibe – JAK-1/JAK2-seletivo, uso a partir dos 18 anos Upadacitinibe – JAK-1-seletivo, uso a partir dos 12 anos Abrocitinibe – JAK-1-seletivo, uso a partir dos 12 anos

Fonte: O autor.

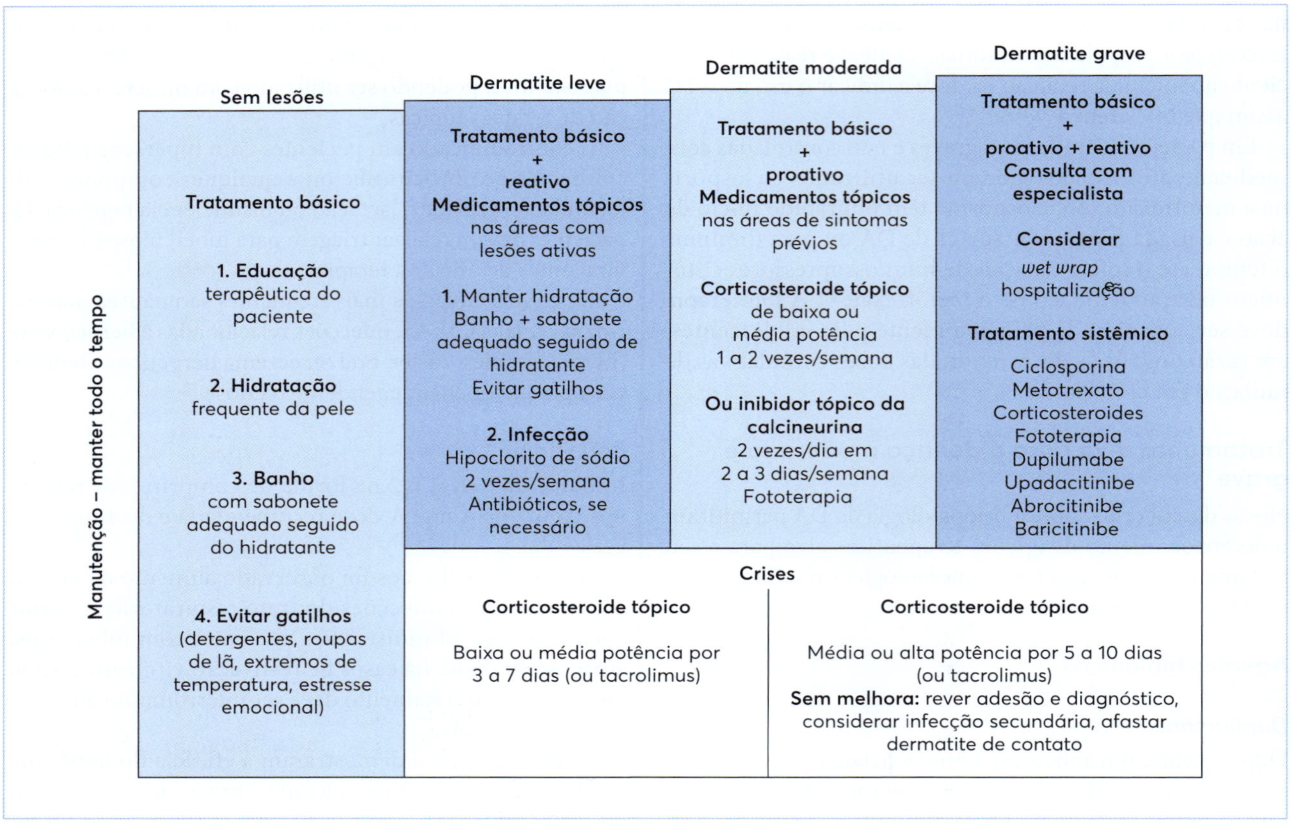

Figura 9 Organograma de tratamento da DA[10].

REFERÊNCIAS BIBLIOGRÁFICAS

1. Langan SM, Irvine AD, Weidinger S. Atopic dermatitis. Lancet. 2020;396(10247):345-60.
2. Wollenberg A, Christen-Zach S, Taieb A, Paul C, Thyssen JP, de Bruin-Weller M, et al. ETFAD/EADV Eczema task force 2020 position paper on diagnosis and treatment of atopic dermatitis in adults and children. J Eur Acad Dermatol Venereol. 2020;34:2717-44.
3. Furue M, Chiba T, Tsuji G, Ulzii D, Kido-Nakahara M, Nakahara T, et al. Atopic dermatitis: immune deviation, barrier dysfunction, IgE autoreactivity and new therapies. Allergol Int. 2017;S1323-8930(16)30171-X.
4. Gonzalez ME, Schaffer JV, Orlow SJ, Gao Z, Li H, Alekseyenko AV, et al. Cutaneous microbiome effects of fluticasone propionate cream and adjunctive bleach baths in childhood atopic dermatitis. J Am Acad Dermatol. 2016;75(3):481-93.
5. Katayama I, Aihara M, Ohya Y, Saeki H, Shimojo N, Shoji S, et al. Japanese guidelines for atopic dermatitis 2017. Allergol Int. 2017;66(2):230-47.
6. Paller AS, Mancini AJ, Hurwitz S. Clinical pediatric dermatology: a textbook of skin disorders of childhood and adolescence. 5. ed. New York: Elsevier; 2016.
7. Hoeger P, Kinsler V, Yan A, Harper J, Oranje A Bodemer C, et al. Harper's textbook of pediatric dermatology. 4. ed. New Jersey: Wiley-Blackwell; 2019.
8. Chopra R, Vakharia PP, Sacotte R, Patel N, Immaneni S, White T, et al. Relationship between EASI and SCORAD severity assessments for atopic dermatitis. J Allergy Clin Immunol. 2017;140(6):1708-10.
9. Brar KK, Nicol NH, Boguniewicz M. Strategies for successful management of severe atopic dermatitis. J Allergy Clin Immunol Pract. 2019;7(1):1-16.
10. Boguniewicz M, Fonacier L, Guttman-Yassky E, Ong PY, Silverberg J, Farrar JR. Atopic dermatitis yardstick: practical recommendations for an evolving therapeutic landscape. Ann Allergy Asthma Immunol. 2018;120:10-22.e2.
11. Paller AS, Siegfried EC, Thaci D, et al. Efficacy and safety of dupilumab with concomitant topical corticosteroids in children 6 to 11 years old with severe atopic dermatitis: a randomized, double-blinded, placebo-controlled phase 3 trial. J Am Acad Dermatol. 2020; 83:1282-93.
12. Prado E, Pastorino AC, Harari DK, Mello MC, Chong-Neto H, Carvalho VO, et al. Dermatite atópica grave: guia prático de tratamento da Associação Brasileira de Alergia e Imunologia e Sociedade Brasileira de Pediatria. Arq Asma Alerg Imonul. 2022:6(4):432-67.
13. Maintz L, Schmitz MT, Herrmann N, et al. Atopic dermatitis: Correlation of distinct risk factors with age of onset in adulthood compared to childhood. Allergy. 2023 Aug;78(8):2181-201.
14. Rapin A, Rehbinder EM, Macowan M, et al. The skin microbiome in the first year of life and its association with atopic dermatitis. Allergy. 2023 Jul;78(7):1949-63.
15. Larenas-Linnemann D, Rincón-Pérez C, Luna-Pech JA, et al. Guía de dermatitis atópica para México (GUIDAMEX): lineamientos usando metodología ADAPTE [Guidelines on atopic dermatitis for Mexico (GUIDAMEX): using the ADAPTE methodology]. Gac Med Mex. 2023 Jan 20;158(Suplement 2):1-116.

CAPÍTULO 3

URTICÁRIA E ANGIOEDEMA

Luis Felipe Ensina
Herberto José Chong Neto

AO FINAL DA LEITURA DESTE CAPÍTULO, O PEDIATRA DEVE ESTAR APTO A:

- Fazer o diagnóstico das urticárias agudas e crônicas com base na história clínica e nas características das lesões.
- Diagnosticar urticárias induzidas com exames específicos.
- Compreender que angioedema adquirido e hereditário são raros e como reconhecê-los.

INTRODUÇÃO

A urticária é uma condição caracterizada pelo desenvolvimento de pápulas (urticária), angioedema ou ambos. Deve ser diferenciada de outras condições médicas em que podem ocorrer pápulas, angioedema ou ambos, como na anafilaxia, em síndromes autoinflamatórias, na vasculite urticariforme e no angioedema mediado por bradicinina, incluindo angioedema hereditário (AEH)[1].

Em pacientes com urticária, a pápula tem três características típicas: inchaço central de tamanho variável, quase invariavelmente circundado por eritema reflexo; sensação de coceira ou queimação; e natureza fugaz, com a pele retornando ao seu aspecto normal geralmente dentro de 30 minutos a 24 horas. Nesses pacientes, o angioedema é caracterizado por um edema eritematoso ou da cor da pele, súbito e pronunciado da derme inferior e subcutâneo ou de membranas mucosas, às vezes com dor em vez de coceira. A resolução é mais lenta que a das pápulas (pode demorar até 72 horas).

A urticária é classificada em aguda espontânea, crônica espontânea e induzida. A urticária aguda espontânea é definida como a ocorrência de pápulas espontâneas, angioedema ou ambos por menos de 6 semanas. A urticária crônica (UC) é definida como a ocorrência de pápulas, angioedema ou ambos por mais de 6 semanas e classificada como espontânea (nenhum fator desencadeante específico envolvido) ou induzida (há um fator desencadeante específico envolvido)[1].

As urticárias induzidas são o dermografismo sintomático, urticária ao frio, de pressão tardia, solar, ao calor, colinérgica, de contato, aquagênica e o angioedema vibratório[1].

EPIDEMIOLOGIA

A urticária aguda ocasionada por infecções virais é a mais comum. Com prevalência ao longo da vida de até 1% na população geral, a UC é frequentemente marcada por um curso prolongado e recorrente. Entre as regiões com as estimativas de prevalência mais altas está a América Latina com 1,5%, sendo mais comum em crianças[2].

A UC é particularmente debilitante em crianças, que experimentam uma perda de aproximadamente 25% na produtividade em sala de aula quando a doença não é tratada ou está mal controlada[3].

O angioedema adquirido por deficiência no inibidor de C1-esterase (C1-INH-AAE) é uma doença rara, com prevalência que varia entre 1:100.000 e 1:500.000.

O AEH com deficiência de inibidor de C1-esterase apresenta prevalência de 1:50.000, e suas manifestações clínicas iniciam na segunda década de vida.

FISIOPATOLOGIA

A urticária é uma doença causada por mastócitos. Histamina e outros mediadores, como fator de ativação de plaquetas (PAF) e citocinas liberadas de mastócitos cutâneos ativados, resultam em ativação do nervo sensorial, vasodilatação e extravasamento de plasma, bem como recrutamento de células para as lesões urticariformes.

Histologicamente, pápulas são caracterizadas por edema da derme superior e média, com dilatação e permeabilidade aumentada de vênulas pós-capilares, bem como vasos linfáticos da derme superior levando a vazamento de soro no tecido. No angioedema, mudanças semelhantes ocorrem principalmente na derme inferior e na região subcutânea. A pele afetada por pápulas quase sempre exibe suprarregulação de moléculas de adesão de célula endotelial, neuropeptídios e fatores de crescimento, além de uma mistura de infiltrado inflamatório perivascular de intensidade variável, consistindo em neutrófilos com ou sem eosinófilos, basófilos, macrófagos e células T, mas sem necrose da parede do vaso, que é uma característica da vasculite urticariforme.

A pele não lesionada de pacientes com urticária espontânea crônica mostra a regulação positiva das moléculas de adesão, infiltrado de eosinófilos e expressão alterada de citocinas. Um aumento leve a moderado no número de mastócitos também foi relatado por alguns autores.

Esses achados confirmam a natureza complexa da patogênese da urticária, que tem muitas características além da liberação de histamina de mastócitos dérmicos. Biomarcadores histológicos mais específicos para diferentes subtipos de urticária e para distingui-la de outras condições têm sido avaliados[1].

MANIFESTAÇÕES CLÍNICAS

A urticária caracteriza-se clinicamente por erupção cutânea pruriginosa, com placas eritematosas elevadas de tamanho variado, únicas ou numerosas e coalescentes, sendo a região central mais pálida (urticas). Pode acometer qualquer parte do corpo, sendo o prurido o sintoma clínico mais importante – sua ausência coloca o diagnóstico de urticária em dúvida. As lesões, individualmente, duram entre 1 e 2 horas, raramente ultrapassando 24 horas; enquanto algumas somem, outras surgem em outros locais. Entretanto, lesões com permanência maior que 48 horas no mesmo local devem ser investigadas para processo vasculítico (urticária vasculite). Nesse caso, as lesões apresentam mais queimação do que prurido durante mais de 24 horas e não desaparecem à digitopressão, podendo, então, estar associadas a púrpuras (Figura 1).

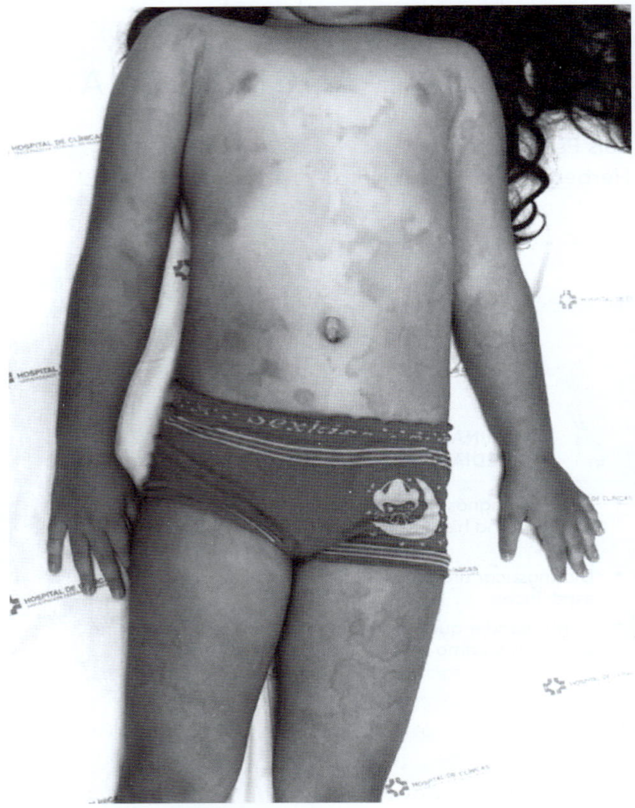

Figura 1 Criança com urticas em tronco e membros.

DIAGNÓSTICO

O diagnóstico das urticárias é baseado na história clínica e nas características das lesões. Não são necessários exames subsidiários para a confirmação do diagnóstico da urticária aguda ou da UCE, embora a biópsia de pele possa ser útil no diagnóstico diferencial das síndromes urticariformes, como apresentado a seguir. Por outro lado, a confirmação diagnóstica das urticárias induzidas é feita por meio de testes específicos para cada uma delas, conforme a Tabela 1[1,4].

Tabela 1 Testes para diagnóstico das urticárias induzidas

Urticárias induzidas	Testes
Urticária ao frio	Provocação com frio (p. ex., teste do cubo de gelo)
Urticária de pressão tardia	Teste de pressão
Urticária ao calor	Provocação com calor
Urticária solar	UV e luz visível com diferentes comprimentos de onda
Dermografismo sintomático	Desencadear o dermografismo (p. ex., *fric test*)
Angioedema vibratório	Teste com vibração (p. ex., vórtex ou mixer)
Urticária aquagênica	Teste de provocação
Urticária colinérgica	Teste de provocação (p. ex., esteira ou ergométrica)
Urticária de contato	Teste de provocação

As diretrizes atuais recomendam a investigação das urticárias agudas apenas quando existe um fator desencadeante suspeito[1,4]. Um exemplo claro é a urticária relacionada a um alimento ou medicamento específico, que pode ser investigado posteriormente após a resolução dos sintomas, ou urticárias que se apresentam com quadros febris – lembrando que a maior parte das urticárias agudas em crianças tem origem viral, quando a sorologia para diferentes vírus pode ajudar no diagnóstico.

Na urticária crônica espontânea (UCE) a investigação deve ser limitada a hemograma e provas de atividade inflamatória, como velocidade de hemossedimentação (VHS) ou proteína C reativa (PCR), que permitem excluir a possibilidade de outras doenças associadas aos quadros urticariformes. A investigação pode ser estendida de acordo com a história clínica do paciente. É importante enfatizar que a UCE não é causada por alimentos ou aditivos alimentares. Assim, a pesquisa de IgE específica para diferentes alimentos ou outros alérgenos não é recomendada[1,4].

Mais recentemente, uma série de biomarcadores relacionados à atividade e à duração da urticária e de respostas aos diferentes tratamentos têm sido descritas. Como exemplos, podem ser citados os D-dímeros, que, em níveis elevados, estão associados a doença mais grave e refratária ao tratamento, ou a dosagem de IgE total, que quanto mais elevada, mais favorável é a resposta ao tratamento com imunobiológicos anti-IgE (omalizumabe)[5].

Nos pacientes que apresentam lesões urticariformes crônicas acompanhadas de sintomas sistêmicos como febre recorrente, dor articular e perda de peso, deve-se considerar a possibilidade de doença autoinflamatória. Embora raras, essas doenças são mais prevalentes na infância e podem evoluir de modo desfavorável se não forem tratadas adequadamente[6]. Em pacientes com lesões com duração maior que 24 horas, deve-se considerar o diagnóstico das vasculites urticariformes, com indicação de biópsia. Angioedema hereditário ou adquirido são formas raras de angioedema isolado, cujos diagnóstico e tratamento serão abordados mais adiante neste capítulo.

Há uma série de ferramentas para a avaliação de atividade, controle e qualidade de vida em pacientes com urticária e angioedema. No entanto, a maior parte delas é validada apenas em adultos, embora adolescentes e crianças maiores também possam utilizá-las. São extremamente úteis para a avaliação inicial do paciente e no seguimento ao longo do tratamento (Tabela 2)[1,4].

Tabela 2 Ferramentas disponíveis no Brasil para avaliação de atividade, controle e qualidade de vida de pacientes com urticária e/ou angioedema

	Urticária	Angioedema
Atividade	UAS7	AAS
Qualidade de vida	CU-Q_2oL	AE-QoL
Controle da doença	UCT	

UAS7: escore de atividade de urticária em 7 dias; AAS: escore de atividade do angioedema; CU-Q2oL: questionário de qualidade de vida em urticária; AE-QoL: questionário de qualidade de vida no angioedema; UCT: teste de controle da urticária.

TRATAMENTO

O objetivo do tratamento é controlar a urticária até que ela entre em remissão. Para isso, devem ser adotadas medidas que incluam a identificação e a eliminação de causas subjacentes, afastamento dos desencadeantes, indução de tolerância e uso de fármacos para prevenir a ativação e/ou liberação de mediadores pelos mastócitos[1,4].

Eliminação de causas subjacentes e dos fatores desencadeantes

Para eliminar uma causa subjacente, é necessário um diagnóstico adequado. Considerando que a maior parte das urticárias agudas na infância está relacionada a infecções, é importante distinguir as de origem viral ou bacteriana e tratá-las de maneira adequada. Muitas vezes, mesmo após a resolução da infecção, os sintomas da urticária persistem por algumas semanas, sendo necessário realizar tratamento farmacológico. Infecções crônicas podem estar associadas à UCE, e, uma vez identificadas, devem ser tratadas[1].

Os alimentos são responsáveis por uma pequena parte dos casos de urticária aguda, e as dietas de eliminação só devem ser indicadas para o alimento suspeito se houver uma evidente relação de causa-efeito na história clínica. Nas UC, as dietas de eliminação não são indicadas, incluindo aquelas livres de pseudoalérgenos ou alimentos liberadores de histamina, uma vez que não há evidência de benefício clínico[1].

Quase todos os medicamentos utilizados na prática clínica podem causar uma reação de hipersensibilidade, embora os anti-inflamatórios não esteroidais (AINE) sejam o principal grupo envolvido nos casos de urticária aguda (incluindo angioedema isolado) em crianças[7]. Se for identificada na história clínica uma clara relação causal entre o medicamento e o início dos sintomas, ele deve ser interrompido e trocado por outro de estrutura química diferente. Nas UC, os AINE podem exacerbar os sintomas em até 30% dos pacientes adultos, e devem ser evitados em crianças cuja exacerbação tenha sido observada com o uso dessas drogas[8]. O paracetamol é uma alternativa segura para tratar dor e febre na maior parte dos pacientes com urticária ou angioedema induzidos por AINE[8].

Indução de tolerância

A indução de tolerância pode ser útil no tratamento de alguns tipos de urticária induzida, como na urticária ao frio, colinérgica e solar. No entanto, a tolerância dura apenas alguns dias, o que exige a exposição contínua para que permaneça por mais tempo, tornando-se impraticável para a maioria dos pacientes de qualquer idade[1].

Tratamento farmacológico sintomático

Anti-histamínicos

O tratamento farmacológico para as urticárias deve ter como princípio o alívio completo dos sintomas. A escolha das medicações a serem utilizadas segue um racional baseado em segurança e eficácia, como proposto no algoritmo da Figura 2[1].

Como a histamina é o principal mediador relacionado aos sintomas das urticárias, os anti-histamínicos modernos de segunda geração devem ser sempre a primeira escolha para o início do tratamento[1,4]. Drogas como loratadina, desloratadina, cetirizina, levocetirizina, ebastina, fexofenadina e bilastina são aprovadas em diferentes apresentações e seu uso deve ser individualizado de acordo com a idade do paciente (Tabela 3).

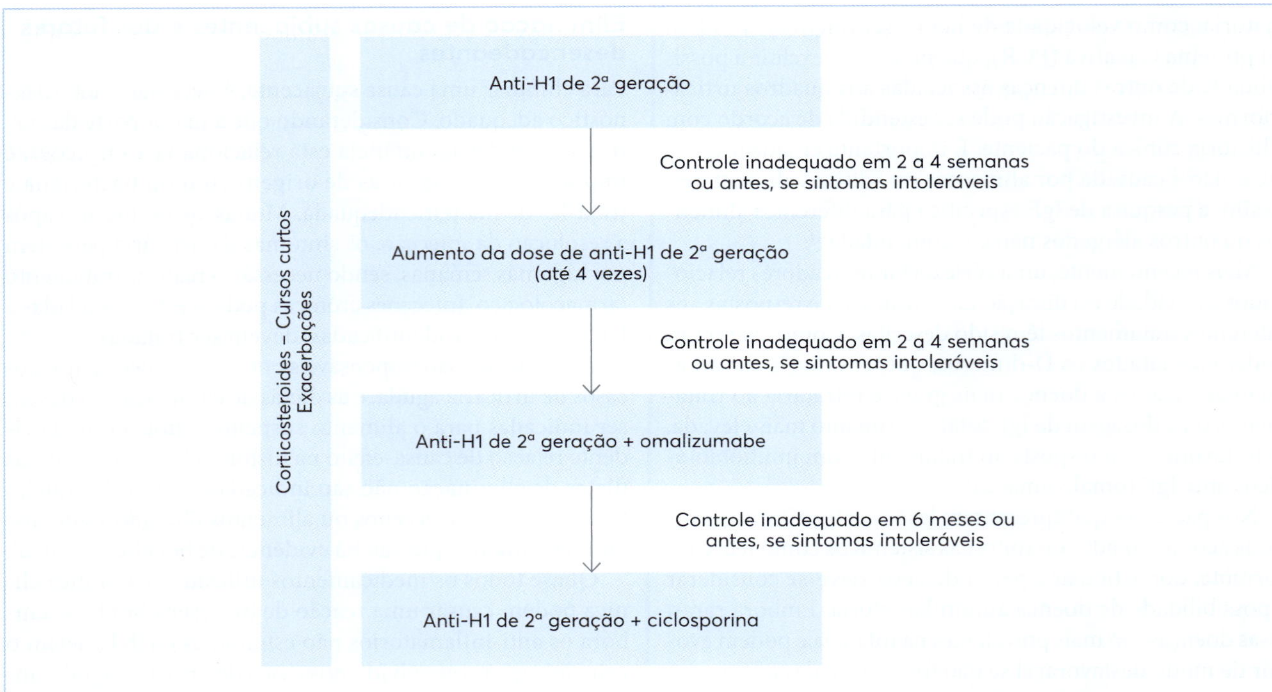

Figura 2 Algoritmo de tratamento das urticárias.

Tabela 3 Anti-histamínicos modernos não sedantes de segunda geração disponíveis no Brasil para tratamento da urticária em crianças

Anti-histamínicos	Idade do paciente
Bilastina	> 12 anos
Desloratadina	> 6 meses
Ebastina	> 2 anos
Fexofenadina	> 6 meses
Levocetirizina	> 2 anos
Loratadina	> 2 anos
Rupatadina	> 12 anos

É importante ressaltar que os anti-histamínicos devem ser usados diariamente, e não apenas quando os sintomas aparecem, pelo tempo que for necessário, até que a urticária entre em remissão[1].

Por outro lado, embora ainda sejam amplamente utilizados, sugere-se evitar os anti-histamínicos sedantes, de primeira geração[1,4]. Esses anti-histamínicos, como a hidroxizina, a prometazina e a dexclorfeniramina, por atravessarem a barreira hematoencefálica e agirem no sistema nervoso central, causam efeitos adversos que vão além da sonolência, como diminuição da qualidade do sono, diminuição da capacidade de concentração e, especialmente nas crianças, irritabilidade e diminuição da capacidade cognitiva e de aprendizado[9].

Cerca de 30% dos pacientes pediátricos controlam os sintomas da urticária com doses licenciadas de anti-histamínicos[10]. Para os pacientes que se mantêm sintomáticos após 2 a 4 semanas de tratamento com essas doses, é sugerido um aumento de até 4 vezes das doses habituais, divididas em duas tomadas pela manhã e à noite[1,11]. Embora não existam estudos controlados avaliando a segurança dos anti-histamínicos em doses elevadas em crianças abaixo de 12 anos, dados retrospectivos mostram poucos efeitos adversos relacionados a desloratadina, levocetirizina, fexofenadina, ebastina e bilastina[10,11].

Não existem evidências de que um anti-histamínico seja superior a outro em termos de controle dos sintomas. Assim, não é recomendado trocar o anti-histamínico em caso de falha terapêutica. Além disso, o uso de dois ou mais anti-histamínicos diferentes combinados é menos eficaz do que um mesmo anti-histamínico em doses mais altas, não sendo recomendado[1]. Apenas cerca de 25 a 35% dos pacientes pediátricos não respondem aos anti-histamínicos em doses licenciadas ou altas, e são candidatos ao tratamento com imunobiológicos (terceira etapa do tratamento)[10].

Anticorpos anti-IgE

Os pacientes com urticária refratária a doses altas de anti-histamínicos têm indicação de tratamento com anticorpos monoclonais anti-IgE[1,4]. O omalizumabe é um anticorpo monoclonal humanizado que se liga à IgE circulante, impedindo a ligação da IgE ao seu receptor de alta afinidade nos mastócitos e diminuindo a expressão desses receptores, o que resulta em menor ativação mastocitária e diminuição da liberação de mediadores, incluindo a histamina[12]. Até o momento, o omalizumabe é o único imunobiológico licenciado para o tratamento da UCE em pacientes acima de 12 anos (embora tenha indicação em bula para crianças asmáticas a partir de 6 anos).

Ensina et al.[13] avaliaram 10 pacientes entre 8 e 14 anos tratados com omalizumabe, demonstrando resposta completa em sete pacientes e parcial em um, o que sugere eficácia semelhante à observada em adultos, que varia entre 75 e 85%[13-15]. Nenhum efeito adverso foi relatado nesses pacientes. Nos estudos clínicos em que a maior parte dos pacientes eram adultos, dor de cabeça, artralgia e reação no local da injeção foram os sintomas mais prevalentes nos pacientes tratados com omalizumabe em relação ao placebo, mas presentes em menos de 20% dos pacientes e de intensidade leve ou moderada. Não foram observados eventos adversos graves durante os estudos clínicos[16,17]. Em crianças, séries de casos em maiores de 12 anos mostraram resultados semelhantes[11].

A dose recomendada para o tratamento com o omalizumabe em pacientes maiores de 12 anos é de 300 mg a cada 4 semanas – cada ampola ou seringa pré-preenchida contém 150 mg da droga. O tratamento deve ser mantido por tempo indeterminado, até que a urticária entre em remissão. Foram observados dois perfis de respondedores nos estudos clínicos, e o mesmo pode ser visto em estudos de vida real: a maior parte dos pacientes apresenta melhora dos sintomas nos primeiros 30 dias após o início do tratamento, enquanto em alguns o tempo de resposta pode ser de até 6 meses[18].

Uma vez que os sintomas estiverem totalmente controlados por pelo menos 6 meses, o espaçamento progressivo entre as doses tem se mostrado uma boa estratégia para a retirada gradual da droga, a fim de verificar se a urticária ainda está ativa[4,18]. O uso de doses mais altas, de 450 mg ou 600 mg, assim como menor intervalo entre as doses (2 ou 3 semanas), pode ser indicado *off-label* nos casos em que há resposta parcial com a dose de 300 mg a cada 4 semanas[18].

Ciclosporina

A ciclosporina é um imunossupressor indicado para o tratamento das urticárias quando não há resposta ao omalizumabe ou na impossibilidade de tratamento com o imunobiológico. A dose a ser utilizada varia de 3 a 5 mg/kg/dia, e é fundamental o monitoramento das funções renal e hepática e da pressão arterial durante todo o tratamento, que, em geral, não passa de 2 anos. Uma revisão sistemática sobre o tratamento da UC em crianças não observou nenhum efeito adverso relacionado à ciclosporina em 18 pacientes tratados, com resposta completa em todos entre 2 dias e 3 meses[15].

Corticosteroides

Não existe indicação sobre uso de corticosteroides tópicos para o tratamento de qualquer tipo de urticária. Corticosteroides sistêmicos são indicados apenas para o tratamento da urticária aguda ou das exacerbações das UC, nunca por um período superior a 5 a 10 dias[1,4].

Outras drogas

Não existem estudos suficientes ou controlados que deem suporte ao uso de drogas como anti-histamínicos H2, dapsona, metotrexate ou outros imunossupressores no tratamento da UC. As evidências atuais indicam ainda que os antagonistas dos leucotrienos, como o montelucaste, são eficazes em menos de 5% das urticárias. Assim, essas medicações só devem ser usadas quando não houver resposta com anti-histamínicos, omalizumabe e ciclosporina. Todos os casos refratários devem ser reavaliados e considerados diagnósticos diferenciais[1].

ANGIOEDEMA MEDIADO POR BRADICININA

O angioedema adquirido por deficiência no inibidor de C1-esterase (C1-INH-AAE) é uma doença rara, com prevalência que varia entre 1:100.000 e 1:500.000. As causas mais frequentemente relacionadas ao C1-INH-AAE são as doenças linfoproliferativas e autoimunes, levando a consumo excessivo do C1-INH ou produção de anticorpos anti-C1-INH, respectivamente. Como consequência, ocorre ativação do sistema calicreína, com aumento da produção de bradicinina, que é o principal mediador desse tipo de angioedema. No entanto, em cerca de 30% dos casos não existe uma associação clara com outras doenças[19].

Clinicamente, as manifestações são semelhantes às do AEH, exceto pela ausência de história familiar e pelo início geralmente mais tardio, a partir da quarta década de vida. O diagnóstico é confirmado por níveis diminuídos de C4, C1-INH quantitativo e qualitativo e C1q, sendo que este último é o que diferencia o C1-INH-AAE do AEH[19].

O tratamento da crise tem como objetivo reduzir a gravidade e a duração dos ataques. O icatibanto e o ecalantide mostraram eficácia em estudos observacionais, enquanto o concentrado de C1-INH não foi eficaz. Por outro lado, o C1-INH é a terapia recomendada para a profilaxia a curto prazo. O C1-INH também é indicado para a profilaxia a longo prazo. Apesar de ter demonstrado eficácia, o ácido tranexâmico deve ser utilizado com cuidado por seus efeitos adversos, especialmente os tromboembólicos. Da mesma forma, os andrógenos atenuados são eficientes, mas seus efeitos colaterais devem ser monitorados de perto. A resolução completa ou parcial dos sintomas geralmente está associada ao tratamento da doença linfoproliferativa ou autoimune subjacente[19].

No AEH, a maioria dos pacientes apresenta sintomas na primeira ou segunda década de vida, com aparecimento variável. Mesmo que os sintomas iniciem na infância, não são comuns na fase pré-púbere[20,21].

No Brasil, a avaliação de 95 crianças e adolescentes (média de idade: 7 anos) acompanhados em 18 centros de referência em diagnóstico e tratamento do AEH demonstrou que 84% eram sintomáticos, com início dos sintomas aos 3,3 anos. Crises de angioedema afetaram extremidades (73,5%), trato gastrointestinal (57%), rosto (50%), os lábios (42,5%), pálpebras (23,7%), órgãos genitais (23,7%), vias aéreas superiores (10%) e língua (6,3%). História familiar estava presente em 84% dos pacientes, e o atraso médio no diagnóstico foi de 3,9 anos. A profilaxia de longo prazo (51/80) foi realizada com ácido tranexâmico (39/80) e andrógenos (13/80); a profilaxia de curto prazo (9/80) foi realizada com ácido tranexâmico (6/80) e danazol (3/80). Terapia sob demanda (35/80) foi prescrita: icatibanto em 7/35, plasma fresco congelado em 16/35, C1-INH derivados do plasma em 11/35 e ácido tranexâmico em 12/35 pacientes[22].

No Reino Unido, 6,3% das crianças com AEH tiveram crises de edema com risco de morte relatado pelos pediatras[23]. Crises fatais são raras nas crianças; em uma série de 70 óbitos, apenas três foram abaixo de 21 anos de idade[24].

O diagnóstico clínico e laboratorial do AEH na criança e no adolescente é semelhante ao do adulto, sendo a dosagem de C4 sérica o exame de triagem e a dosagem quali-quantitativa do C1-INH sérico o exame confirmatório do AEH com déficit de C1-INH[21].

O tratamento na população pediátrica requer algumas observações. Medicações mais antigas, como as derivadas de andrógenos (danazol e stanazolol), devem ser evitadas, pois causam fechamento prematuro da placa de crescimento e consequente diminuição da estatura. Antifibrinolíticos, como o ácido tranexâmico e o ácido épsilon-aminocaproico, são alternativas mais aceitáveis para a profilaxia ao AEH na criança, apesar não terem eficácia comprovada e não serem isentos de eventos adversos, como dor e fraqueza muscular. O plasma fresco congelado pode ser usado nas crises ou na prevenção de sintomas previamente a procedimentos cirúrgicos e odontológicos[20].

Dos novos tratamentos, estão disponíveis no Brasil o icatibanto (inibidor do receptor de bradicinina) e o inibidor de C1 esterase purificado do plasma, aprovados para tratamento da crise a partir dos 2 anos de idade. O icatibanto na dose de 0,4 mg/kg, por via subcutânea, e o inibidor de C1 esterase purificado do plasma na dose de 20 UI/kg, por via intravenosa. Para uso profilático, está aprovado no Brasil o lanadelumabe (inibidor de calicreína) a partir de 12 anos.

REFERÊNCIAS BIBLIOGRÁFICAS

1. Zuberbier T, Aberer W, Asero R, Latiff AHA, Baker D, Ballmer-Weber B, et al. The EAACI/GA2LEN/EDF/WAO guideline for the definition, classification, diagnosis and management of urticaria. Allergy. 2018;73:1393-414.
2. Fricke J, Ávila G, Keller T, Weller K, Lau, S, Maurer M, et al. Prevalence of chronic urticaria in children and adults across the globe: systematic review with meta-analysis. Allergy. 2020;75:423-32.
3. Greaves M. Chronic urticaria. J Allergy Clin Immunol. 2000;105:664-72.
4. Ensina LF, Valle SOR, Campos RA, Agondi RC, Criado P, Bedrikow RB, et al. Guia Prático da Associação Brasileira de Alergia e Imunologia para o diagnóstico e tratamento das urticárias baseado em diretrizes internacionais. Arq Asma Alerg Imunol. 2019;3:382-92.
5. Folci M, Heffler E, Canonica GW, Furlan R, Brunetta E. Cutting Edge: Biomarkers for Chronic Spontaneous Urticaria. J Immunol Res. 2018;2018:1-12.
6. Krause K, Grattan CE, Bindslev-Jensen C, Gattorno M, Kallinich T, Koning HD, et al. How not to miss autoinflammatory diseases masquerading as urticaria. Allergy. 2012; 67:1465-74.
7. Jares EJ, Sánchez-Borges M, Cardona-Villa R, Ensina LF, Arias-Cruz A, Gómez M, et al. Multinational experience with hypersensitivity drug reactions in Latin America. Ann Allergy Asthma Immunol. 2014;113:282-9.
8. Cunha FS, Mambriz APM, Araújo CA, Lacerda AE, Aquino BM, Ensina LFC, et al. Tolerância ao paracetamol em crianças com hipersensibilidade não seletiva aos anti-inflamatórios não-esteroidais. Arq Asma Alerg Immunol. 2019;2:163-7.
9. Church MK, Maurer M, Simons FER, Bindslev-Jensen C, Cauwenberge PV, Bousquet J, et al. Risk of first-generation H1-antihistamines: a GA2LEN position paper. Allergy. 2010;65:459-66.
10. Saini S, Shams M, Bernstein JA, Maurer M. Urticaria and angioedema across the ages. J Allergy Clin Immunol Pract. 2020;8:1866-74.
11. Caffarelli C, Paravati F, Hachem ME, Duse M, Bergamini M, Simeone G, et al. Management of chronic urticaria in children: a clinical guideline. Ital J Pediatr. 2019;45:101.
12. Larenas-Linnemann DES, Parisi CAS, Ritchie C, Cardona-Villa R, Cherrez-Ojeda I, Cherrez A, et al. Update on omalizumab for urticaria: what's new in the literature from mechanisms to clinic. Current Allergy and Asthma Reports. 2018;18:33.
13. Ensina LF, Valle SOR, Juliani AP, Galeane M, Santos RV, Arruda LK, et al. Omalizumab in chronic spontaneous urticaria: a brazilian real-life experience. Int Arch Allergy Imm. 2016;169:121-4.
14. Bernstein JA, Kavati A, Tharp MD, Ortiz B, MacDonald K, Denhaerynck K, et al. Effectiveness of omalizumab in adolescent and adult patients with chronic idiopathic/spontaneous urticaria: a systematic review of 'real-world' evidence. Expert Opin Biol Th. 2018;18:425-48.
15. Cornillier H, Giraudeau B, Munck S, Hacard F, Jonville-Bera A, d'Acremont G, et al. Chronic spontaneous urticaria in children – a systematic review on interventions and comorbidities. Pediatr Allergy Immu. 2018;29:303-10.
16. Kaplan A, Ledford D, Ashby M, Canvin J, Zazzali JL, Conner E, et al. Omalizumab in patients with symptomatic chronic idiopathic/spontaneous urticaria despite standard combination therapy. J Allergy Clin Immun. 2013;132:101-9.
17. Saini SS, Bindslev-Jensen C, Maurer M, Grob JJ, Baskan EB, Bradley MS, et al. Efficacy and safety of omalizumab in patients with chronic idiopathic/spontaneous urticaria who remain symptomatic on H1 antihistamines: a randomized, placebo-controlled study. J Invest Dermatol. 2015;135:67-75.
18. Arnau AG, Santiago AV, Tomás JB, Presa IJ, Horrillo ML, Miquel FM, et al. Therapeutic strategy according to differences in response to omalizumab in patients with chronic spontaneous urticaria. J Invest Allerg Clin. 2019;29:338-48.
19. Otani IM, Banerji A. Acquired C1 inhibitor deficiency. Immunol Allergy Clin. 2017;37:497-511.
20. MacGinnitie AJ. Pediatric hereditary angioedema. Pediatr Allergy Immunol. 2014;25:420-7.
21. Giavina-Bianchi P, Arruda LK, Aun MV, Campos RA, Chong-Neto HJ, Constantino-Silva RN, et al. Diretrizes brasileiras para o diagnóstico e tratamento do angioedema hereditário – 2017. Arq Asma Alerg Imunol. 2017;1:23-8.
22. Araújo-Simões J, Boanova AGP, Constantino-Silva RN, Fragnan NTML, Pinto JA, Minafra FG, et al. The challenges in the follow-up and treatment of brazilian children with hereditary angioedema. Int Arch Allergy Immunol 2021;28:1-7.
23. Read N, Lim E, Tarzi MD, Hildick-Smith P, Burns S, Fidler KJ. Paediatric hereditary angioedema: a survey of UK service provision and patient experience. Clin Exp Immunol 2014;178:483-8.
24. Bork K, Hardt J, Witzke G. Fatal laryngeal attacks and mortality in hereditary angioedema due to C1-INH deficiency. J Allergy Clin Immunol. 2012;130:692-7.

CAPÍTULO 4

ALERGIA OCULAR

Nelson Augusto Rosário Filho
Cristine Secco Rosário

AO FINAL DA LEITURA DESTE CAPÍTULO, O PEDIATRA DEVE ESTAR APTO A:

- Reconhecer os fenótipos de conjuntivite alérgica.
- Descrever os achados epidemiológicos e etiológicos da doença.
- Compreender os mecanismos da alergia ocular.
- Utilizar as formas de tratamento farmacológico e não farmacológico.

INTRODUÇÃO

A associação entre sintomas de asma, rinoconjuntivite alérgica (RCA) e conjuntivite alérgica (CA) é frequente, e sintomas oculares como prurido, lacrimação e hiperemia podem afetar 75% dos pacientes com rinite e 20% dos asmáticos.[1] Embora asma e RCA sejam comumente associadas, a prevalência desta em crianças e os fatores de risco para seu desenvolvimento têm sido menos estudados[2].

A diretriz *Allergic Rhinitis and its Impact on Asthma* (ARIA) considerou a CA uma comorbidade de asma e da rinite alérgica (RA)[2]. A maior parte das informações disponíveis sobre CA é encontrada nos estudos sobre rinoconjuntivite alérgica.

A RCA acomete aproximadamente 400 milhões de pessoas no mundo, principalmente em países desenvolvidos. Embora os sintomas de RCA não sejam muito graves, encontram-se entre as 10 razões mais frequentes de procura aos serviços de atenção primária, com prevalência cada vez maior[3,4].

A CA é um espectro de condições clínicas que varia de formas agudas a crônicas e graves[5].

EPIDEMIOLOGIA

Existem poucos dados internacionais sobre a prevalência de alergia ocular (AO) como entidade independente da RA. A prevalência de sintomas dessa condição é amplamente conhecida em virtude dos numerosos estudos realizados na área. Grande parte dos pacientes apresenta sintomas oculares associados, e muitos dados referentes à epidemiologia das AO são provenientes de estudos sobre RA[6]. Diferentes termos utilizados, como rinoconjuntivite, RA sazonal e febre do feno, dificultam a avaliação de dados epidemiológicos de sintomas oculares[7].

Nos Estados Unidos, estima-se que a AO afete 15 a 20% da população geral[8,9]. Sintomas oculares ocorrem em 30 a 70% dos pacientes com RA[10] e são mais comumente desencadeados por alérgenos intra do que extradomiciliares[11]. Pacientes com RA sintomática apresentam sintomas oculares na maioria dos dias[12]. A provocação nasal com antígeno leva a resposta ipsilateral e reflexo nasonasal contralateral, reduzido pelo tratamento com anti-histamínico H1 tópico, sugerindo que os sintomas oculares são induzidos por reflexo naso-ocular[13].

A CA é frequentemente subdiagnosticada em pacientes com RA e asma, pois os sintomas são pouco valorizados[9].

Um estudo transversal avaliou protocolo padronizado para asma que incluía sintomas de alergia cutânea e respiratória. O diagnóstico de conjuntivite foi registrado pelo médico-assistente em 16% de 1.549 asmáticos (média de idade 4,3 anos). No entanto, 618 (44%) tiveram pelo menos um sintoma ocular que sugeria AO, demostrando a importância secundária que é dada aos sintomas oculares[14].

A frequência de sintomas oculares em meninas é maior do que em meninos. Fatores genéticos, hormonais e uso de cosméticos estão sendo investigados como possíveis causas. Geraldini et al. relataram que todos os sintomas de AO pesquisados foram significativamente mais prevalentes em adolescentes do sexo feminino, incluindo prurido ocular, lacrimação, sensibilidade à luz e sensação de areia nos olhos[1]. As meninas apresentam mais sintomas naso-oculares do que os meninos, porém com menores taxas de sensibilização[15]. Outros estudos mais recentes mostram uma tendência à mudança na prevalência dos sintomas de RCA e CA em relação ao sexo, sendo que na infância são mais frequentes em meninos e, após a puberdade, nas meninas[14,15]. Uma análise realizada em 4.500 crianças brasileiras com idade entre 13 e 14 anos mostrou que as mulheres não apenas tiveram uma prevalência maior de RA em comparação com os homens, como também de RCA, asma, CA e dermatite atópica (DA)[16]. Contrariamente, havia um padrão de sensibilização alérgica maior em meninos do que em meninas. Além disso, também foi observado que a monossensibilização foi mais frequente no sexo feminino, enquanto a polissensibilização foi mais comum no sexo masculino[16].

ETIOLOGIA

O desenvolvimento de RCA depende de fatores genéticos e ambientais. Estudos recentes têm indicado que sexo, história familiar de atopia, sensibilização precoce, alergia alimentar e DA são fatores de risco[17-19].

A inflamação alérgica da conjuntiva pode estar presente em muitas doenças. O termo "alergia ocular" é utilizado para se referir às doenças que cursam com inflamação conjuntival mediada por mecanismo de hipersensibilidade, enquanto o termo "conjuntivite alérgica" é empregado para se referir às duas formas mais comuns de AO, isto é, conjuntivite alérgica sazonal (CAS) e perene (CAP), causadas pela exposição da superfície ocular a alérgenos ambientais, o que induz, em indivíduos previamente sensibilizados, processo inflamatório alérgico[11]. Entretanto, muitas vezes os termos "alergia ocular" e "conjuntivite alérgica" são utilizados como sinônimos.

Existem seis formas clínicas bem definidas de alergia ocular: CAS, CAP, ceratoconjuntivite vernal (CCV), conjuntivite papilar gigante (CPG), ceratoconjuntivite atópica (CCA) e blefaroconjuntivite de contato (BCC)[19,20].

O olho é constituído de quatro camadas envolvidas nas reações imunológicas:

- Porção anterior: composta pelo filme lacrimal e pela conjuntiva, que formam juntos a primeira barreira protetora contra aeroalérgenos, substâncias químicas e agentes infecciosos.
- Esclera: acometida principalmente em doenças do tecido conjuntivo.
- Trato uveal: ricamente vascularizado, é o local de produção do humor aquoso e está envolvido em reações inflamatórias associadas à deposição de complexos imunológicos.
- Retina: funcionalmente, é uma extensão do sistema nervoso central.[20]

As pálpebras são responsáveis pela proteção, umidificação e limpeza da superfície ocular. A conjuntiva é composta por fina camada mucosa que se estende do limbo até a margem das pálpebras. É o tecido com maior reatividade imunológica da parte externa dos olhos e pode sofrer hiperplasia linfoide em resposta a vários estímulos[20]. Anatomicamente, a conjuntiva é dividida em três partes:

- Conjuntiva bulbar: cobre a porção anterior da esclera.
- Conjuntiva palpebral: reveste a superfície interna das pálpebras.
- Fórnix ou saco conjuntival: espaço delimitado pela conjuntiva bulbar e palpebral.

Histologicamente, a conjuntiva apresenta duas camadas: uma camada epitelial e a substância própria. Células inflamatórias, como mastócitos, eosinófilos e basófilos, normalmente não são encontradas no epitélio ocular, mas sim na substância própria.

Em formas crônicas de CA, os mastócitos podem migrar para a camada epitelial, a qual passa a ter extensa capacidade pró-inflamatória, com produção de várias citocinas, como fator de necrose tumoral alfa (TNF-α), interleucina 6 (IL-6) e 10 (IL-10) e moléculas de adesão intercelular 1 (ICAM-1)[21,22].

A secreção de lágrimas tem início em aproximadamente 2 a 4 semanas após o nascimento. A conjuntiva é banhada de uma fina camada de filme lacrimal, composta de parte lipídica externa, uma camada aquosa intermediária e uma camada mucoproteica interna. Células caliciformes produtoras de mucina estão distribuídas por toda a conjuntiva. A mucina é importante na redução da tensão superficial do filme lacrimal, mantendo a superfície da córnea hidrofóbica e umidificada. A camada aquosa contém proteínas imunologicamente ativas, como IgA, IgG, IgM, IgE, triptase, histamina e lactoferrina[20,22].

Os mecanismos imunopatológicos da conjuntiva incorporam as reações de hipersensibilidade de Gell e Coombs. A reação do tipo I, mais frequente, ocorre quando um indivíduo geneticamente predisposto produz IgE específica contra um alérgeno. A IgE tem forte afinidade pelos mastócitos e basófilos, e a ligação cruzada de duas moléculas IgE adjacentes, ocasionada pelos alérgenos, resulta em desgranulação de mastócitos; a liberação de mediadores químicos como histamina, triptase, leucotrienos e prostaglandinas no filme lacrimal induz diversos efeitos biológicos que causam prurido, lacrimação e hiperemia, característicos das AO[22,23].

Reações de hipersensibilidade do tipo II são mediadas por anticorpos das classes IgG e IgM ligados a células ou tecidos específicos, diferindo das reações do tipo III, em que a ligação antígeno-anticorpo ocorre no soro.

O quarto tipo de hipersensibilidade é mediado por células T. Geralmente essa reação tem início 48 horas após o evento inicial. Exemplos de conjuntivites que envolvem esse tipo de reação incluem a ceratoconjuntivite flictenular, a reação de rejeição ao aloenxerto de córnea e a hipersensibilidade a fármacos[22,23].

A desgranulação dos mastócitos e a liberação de histamina são os principais mecanismos nas formas comuns de CAS e CAP, enquanto pacientes com CCA e CCV apresentam infiltrado celular conjuntival composto por linfócitos Th2, mastócitos ativados e eosinófilos. Muitas vezes indivíduos com CCA e CCV apresentam disfunção do filme lacrimal. Pacientes com CAP e CAS têm níveis elevados de IgE no soro e no filme lacrimal. Infiltrado eosinofílico está presente em aproximadamente 25% dos indivíduos acometidos por CAS. Níveis elevados de IgE sérica e lacrimal podem ser demonstrados em aproximadamente 78 e 96% dos pacientes com CAS, respectivamente. Níveis elevados de IgE sérica específica a ácaros podem ser demonstrados em 89% dos pacientes com CAP e em 43% daqueles com CAS. No filme lacrimal, IgE específica aos ácaros pode ser detectada em 78% dos pacientes com CAP, mas raramente está presente naqueles com CAS. Eosinófilos são encontrados em raspados conjuntivais em até 84% dos pacientes com CAP e em 43% daqueles com CAS. Em formas crônicas, podem ser observados nódulos de eosinófilos, os nódulos de Horner-Trantas (Figura 1).

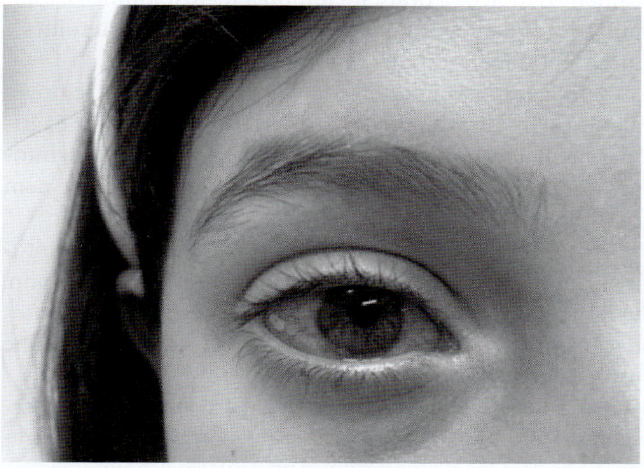

Figura 1 Hiperemia conjuntival, edema em limbo e nódulos de Horner-Trantas.

Reações de fase tardia foram descritas nos pacientes com CAP e CAS, e avaliações histológicas da conjuntiva revelaram infiltrado celular não eosinofílico, incluindo neutrófilos e basófilos. Os achados histopatológicos da CCA demonstram infiltrados de eosinófilos, mastócitos e linfócitos no epitélio conjuntival. Alterações do epitélio, da conjuntiva e da córnea podem ser causados por vários fatores; por exemplo, o efeito direto de mediadores liberados por eosinófilos, a presença de exotoxinas derivadas de *Staphylococcus aureus* e a reduzida concentração de IgA secretora[20,23].

A demonstração de citocinas como IL-2 e IFN-γ embasam a hipótese de que a CCV é resultante de interação patológica entre vários tipos celulares, com menor participação de anticorpos IgE[9]. A CPG tem infiltrado de basófilos, eosinófilos, plasmócitos e linfócitos, com desvio da resposta linfocitária para um padrão Th2. Os polímeros das lentes de contato, o conservante timerosal e depósitos proteicos na superfície das lentes podem participar da patogênese da CPG. Os depósitos proteicos são mais encontrados na superfície da conjuntiva tarsal, e a IgA é a classe de anticorpos mais frequentemente envolvida[20,24].

Pacientes com AO apresentam prurido ocular e periocular, hiperemia, lacrimação, sensação de corpo estranho ocular, sensibilidade à luz e secreções oculares. Na maioria das vezes, os sintomas são bilaterais. O prurido ocular recorrente é o sintoma mais característico, e o diagnóstico de CA é improvável na sua ausência[2,9]. Embora seja leve na maioria dos indivíduos, o prurido ocular pode ser grave e até mesmo incapacitante para algumas atividades. Muitos dos sintomas da AO são inespecíficos, como lacrimação e sensibilidade à luz. Fotofobia, queimação, dor, olho seco, sintomas unilaterais e não associados à rinite sugerem diagnóstico alternativo à CA[25]. No estudo de Chong et al., prurido, lacrimação e hiperemia foram relatados por 38, 20 e 25% dos pacientes, respectivamente[14].

Hiperemia conjuntival geralmente está presente na AO (Figura 2). Embora seja sintoma inespecífico, é frequente e tem amplo diagnóstico diferencial. Hiperemia ocorre por inflamação da conjuntiva e pode ser causada pela exposição a alérgenos, irritação por fatores ambientais inespecíficos (vento, poluição), por agentes infecciosos, disfunção do filme lacrimal (xeroftalmia), medicamentos tópicos, autoimunidade e várias outras doenças sistêmicas[25].

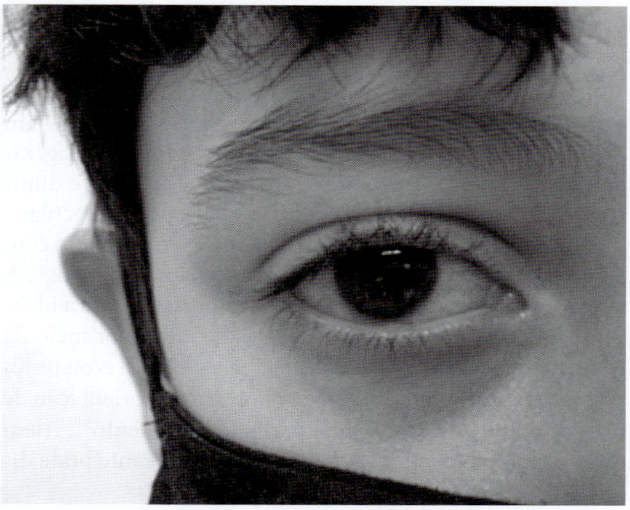

Figura 2 Hiperemia conjuntival em paciente com AO.

A presença de papilas conjuntivais (Figura 3), secreção conjuntival, envolvimento de córnea e sintomas como prurido, fotofobia, lacrimação e xeroftalmia auxiliam no diagnóstico diferencial do olho vermelho. O exame clínico do olho deve incluir a avaliação dos tecidos periorbitais. As pálpebras e os cílios devem ser examinados para verificar presença de eritema da margem palpebral, telangiectasias, edema, espessamento e liquenificação[9,10,25].

Outras doenças oculares, como penfigoide cicatricial, ceratite ulcerativa periférica, episclerite, eclerite e uveíte podem ser mediadas por mecanismos imunológicos, porém apresentam características clínicas e patológicas distintas das AO. Essas doenças têm impacto na qualidade de vida dos indivíduos, embora sejam pouco valorizadas e subtratadas[20-22].

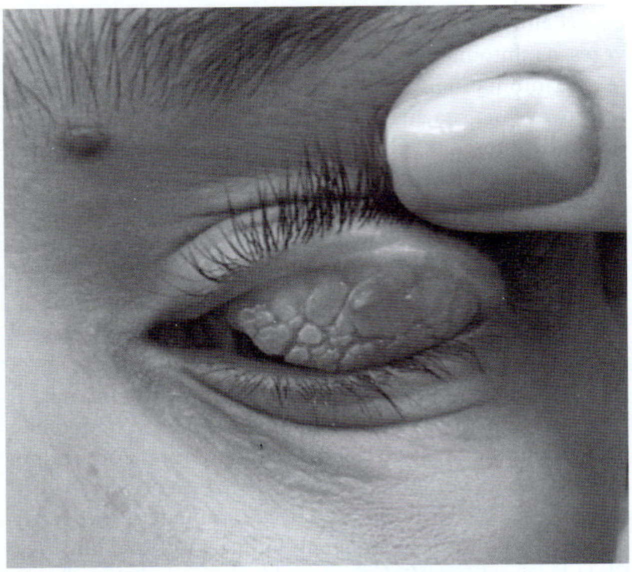

Figura 3 Exame clínico de paciente com AO demonstrando a presença de papilas gigantes na conjuntiva tarsal.

TRATAMENTO

Todo paciente, não importa a gravidade da alergia, deve reduzir a exposição ambiental aos fatores que desencadeiam os sintomas. Compressas frias e medicação tópica refrigerada são auxiliares. Lubrificantes auxiliam a remover e diluir alérgenos que entrem em contato com a superfície ocular.

A maioria dos pacientes com AO inicia o tratamento com automedicação, geralmente com colírios não específicos[26]. A avaliação do especialista em alergia é importante para a identificação de possíveis agentes desencadeantes (por meio de testes alérgicos, dosagem sérica de IgE específica e/ou testes de provocação conjuntival), o que possibilita a orientação de higiene ambiental, que é uma parte do tratamento[5,9]. Além disso, o conhecimento do alérgeno desencadeante pode direcionar o tratamento para imunoterapia alérgeno-específica, seja sublingual, seja subcutânea, ambas com melhora na qualidade de vida dos pacientes com AO. Em alguns estudos com imunoterapia sublingual, houve necessidade do uso de medicações tópicas para controle dos sintomas[27,28]. A eficácia da imunoterapia é mais bem estabelecida para o tratamento de RA do que para sintomas oculares, mas estudos mostram redução nos escores de sintomas oculares e no uso de medicações tópicas, tanto nas formas sazonais quanto nas perenes. Além disso, a imunoterapia aumenta a exposição necessária ao alérgeno para causar reação em testes de provocação conjuntival[9,29].

O tratamento farmacológico das AO compreende medicamentos tópicos e orais, incluindo anti-histamínicos, estabilizadores de membrana de mastócitos, corticosteroides e imunomoduladores[26,30-32] (Tabela 1) .

A irrigação da superfície ocular ajuda a diluir e remover alérgenos, minimizando o efeito destes na conjuntiva. Lágrimas artificiais podem promover alívio imediato dos sintomas, embora não tratem a resposta alérgica subjacente nem modifiquem a atividade dos mediadores da inflamação[5,9,30].

Anti-histamínicos orais podem oferecer alívio dos sintomas de AO, mas seu tempo de início de ação é prolongado. Os antagonistas H1 de segunda geração causam menos sedação e menos efeitos anticolinérgicos (olho seco) do que os de primeira geração[5,12].

Como os pacientes com RA ou CA frequentemente apresentam sintomas de ambas as doenças, corticosteroides intranasais podem ter efeitos positivos no controle dos sintomas[33,34].

Os efeitos do uso crônico a longo prazo de corticosteroides nasais nos sintomas oculares não foram bem estudados; portanto, eles não devem ser usados para o tratamento de AO na ausência de sintomas nasais[9].

Antagonistas dos receptores de leucotrienos são úteis no tratamento da RA e, apesar de ter sido demonstrado que eles podem diminuir os níveis de óxido nítrico na conjuntiva, seu uso para AO é limitado[30,31,35].

Tabela 1 Tratamentos disponíveis no Brasil

Anti-histamínicos		Estabilizadores de mastócitos		Anti-inflamatórios		Corticosteroides		Vasoconstritores tópicos	
Zaditen® Octifen®	Cetotifeno	Maxicrom® 2% e 4% Cromolerg® 2% e 4%	Cromoglicato dissódico	Acular®	Cetorolaco	Loteprol® Alrex®	Loteprednol	Claroft colírio® Legrand®	Nafazolina
Patanol®	Olopatadina	Alomide®	Lodoxamina	Ocufen®	Flurbiprofeno	Pred Fort® Pred Mild® Oftpred®	Prednisolona acetato	Afrin®	Oximetazolina
Lastacaft®	Alcaftadina	Naaxia®	N-acetil-aspartil-glutamato	Still®	Diclofenaco 1 mg/mL			Claril® Cristalin® Visine A®	Feniraminana-fazolina
Emadine®	Edamastina					Decadron colírio® Dexavision®	Dexametasona + neomicina		
						Florate® Flumex® Flutinol®	Fluormetolona		

Descongestionantes tópicos reduzem alguns sinais e sintomas de CA pela vasoconstrição induzida por estimulação α-adrenérgica. Isso resulta em melhora da quemose e da hiperemia, porém eles não antagonizam nenhum dos mediadores da inflamação alérgica. O uso prolongado e a descontinuação desses agentes podem causar hiperemia rebote ("conjuntivite medicamentosa"), devendo ser evitados ou usados pelo menor tempo possível. A combinação de descongestionantes com anti-histamínicos tópicos tem mecanismos de ação diferentes, mas complementares e sinérgicos, e apresenta melhor eficácia do que qualquer um deles isolado[5,9,30,36].

Os estabilizadores de membrana de mastócitos previnem a desgranulação de mastócitos, a liberação de mediadores pré-formados e a síntese de mediadores adicionais[4,30]. Eles bloqueiam as fases inicial e tardia da resposta alérgica da superfície ocular e são mais eficazes quando utilizados previamente ao desencadeamento da reação alérgica (uso profilático). Por necessitarem de maior tempo de uso para benefício ótimo e por terem início de ação tardio, a adesão ao tratamento dos estabilizadores de mastócitos pode ser problemática. Geralmente eles são seguros e provocam efeitos adversos oculares mínimos, embora possam causar sensação de queimação no momento da aplicação. Quando associados a anti-histamínicos tópicos (ação dual), têm início de ação mais rápido (geralmente 30 minutos) e a adesão é maior[5,9,36].

Anti-inflamatórios não hormonais bloqueiam a enzima ciclo-oxigenase e a produção de prostaglandinas do ácido araquidônico. Reduzem sintomas oculares, mas podem provocar reações sistêmicas, desconforto à instilação e, ocasionalmente, perfuração de córnea, de modo que seu uso deve ser monitorado. O cetorolaco é uma apresentação disponível para uso tópico ocular[5,12].

Corticosteroides tópicos são responsáveis pelas respostas terapêuticas mais eficazes, pois reduzem sinais e sintomas de todas as fases e formas de AO por efeitos anti-inflamatórios não específicos[30]. No entanto, seu uso deve ser cauteloso e criterioso devido à ocorrência frequente de efeitos colaterais, como catarata, aumento da pressão intraocular e maior susceptibilidade a infecções[31]. Apresentações mais modernas, como o loteprednol, podem não aumentar a pressão intraocular[32].

Agentes imunomoduladores, como a ciclosporina e o tacrolimus, são aprovados em vários países para o tratamento de AO, principalmente a CCV. No Brasil, o tacrolimus em apresentação de colírio não é comercializado. Pomadas e cremes de tacrolimus são bastante utilizados para o tratamento de dermatite em pálpebras e, às vezes, melhoram sintomas conjuntivais, mas também podem irritar a superfície conjuntival[9,27,29].

Novos estudos estão sendo realizados para o tratamento de AO, inclusive biológicos, como dupilumabe e omalizumabe. O omalizumabe, um anticorpo anti-IgE sistêmico aprovado para asma, tem sido usado em CCV refratária e CCA e relatado em séries de casos. O controle da doença foi parcial ou completo na maioria dos pacientes, mas uma resposta pobre foi observada em alguns com apresentação muito intensa[30,37]. Há uma descrição de paciente com CCV que respondeu por completo a uma única aplicação de 300 mg de omalizumabe[38].

O dupilumabe (anti-IL-4r) é uma intervenção promissora na DA e na asma; no entanto, foi relatada inflamação ocular associada ao dupilumabe, levando a ectrópio cicatricial, o que sugere que esse medicamento pode não ser ideal para o tratamento de CCV com eczema de pálpebra[39].

Os biológicos são terapias altamente eficientes e de custo elevado[40]. Assim, geralmente são justificados apenas em doenças graves e crônicas. Omalizumabe, dupilumabe e mepolizumabe estão aprovados para crianças a partir de 6 anos de idade.

CONCLUSÃO

AO está frequentemente associada a outras doenças atópicas, como asma, RA e DA, e é frequentemente subdiagnosticada e subtratada. Os sintomas mais frequentes são prurido, hiperemia e lacrimejamento. Testes alérgicos podem auxiliar no diagnóstico, identificando possíveis agentes desencadeantes.

Anti-histamínicos são os principais medicamentos utilizados no tratamento de AO. O uso de corticosteroides tópicos é reservado para pacientes com sintomas graves e refratários, sob supervisão do alergista e do oftalmologista. A imunoterapia subcutânea pode aumentar em até 10 a 100 vezes a concentração do alérgeno em estudos com provocação conjuntival; portanto, é recomendada em formas moderadas e graves quando o alérgeno é identificado.

REFERÊNCIAS BIBLIOGRÁFICAS

1. Geraldini M, Chong Neto HJ, Riedi CA, Rosário Filho NA. Epidemiology of ocular allergy and co-morbidities in adolescents. J Pediatr. 2013;89:354-60.
2. Brozek JL, Bousquet J, Cagnani CEB, Bonini S, Canonica WG, Casale TB, et al. Allergic Rhinitis and its Impact on Asthma (ARIA) guidelines: 2010 Revision. J Allergy Clin Immunol. 2010;126:466-76.
3. Asher MI, Montefort S, Bjorksten B, Lai CK, Strachan DP, Weiland SK, et al. Worldwide time trends in the prevalence of symptoms of asthma, allergic rhinoconjunctivitis, and eczema in childhood: ISAAC Phases One and Three repeat multicountry cross-sectional surveys. Lancet. 2006;368(9537):33-43.
4. Wilmer FAP, Maurici R, Nazário CAK, Nazário KCK, Pássaro PFA, Piazza HE, et al. Evolução temporal na prevalência de asma e rinoconjuntivite em adolescentes. Rev Saúde Pública. 2015;49:1-8.
5. Bielory L, Schoenberg D. Emerging therapeutics for ocular surface disease. Curr Allergy Asthma Rep. 2019;19:16.
6. Gradman J, Wolthers OD. Allergic conjunctivitis in children with asthma, rhinitis and eczema in a secondary outpatient clinic. Pediatr Allergy and Immunol. 2006;17:524-26.
7. Rosario NA, Bielory L. Epidemiology of allergic conjunctivitis. Curr Opin Allergy Clin Immunol. 2011;11:471-6.
8. Hesselmar B, Aberg B, Eriksson B, Aberg N. Allergic rhinoconjunctivitis, eczema, and sensitization in two areas with differing climates. Pediatr Allergy Immunol. 2001;12:208-15.
9. Bielory L, Delgado L, Katelaris CH, Leonardi A, Rosario N, Vichyanond P. ICON: Diagnosis and management of allergic conjunctivitis. Ann Allergy Asthma Immunol. 2020;124:118-34.

10. Gelardi M, Leo ME, Quaranta VN, Uannuzzi L, Tripodi S, Quaranta N, et al. Clinical characteristics associated with conjunctival inflammation in allergic conjunctivitis. J Allergy Clin Immunol in Practice. 2015;3:387-91.
11. Leonardi A, Castegnaro A, Valerio ALG, Lazzarini D. Epidemiology of allergic conjunctivitis: clinical appearance and treatment patterns in a population-based study. Curr Opin Allergy Clin Immunol. 2015;15:482-88.
12. Bousquet J, Scheunemann HJ, Togias A, Bachert C, Erhola M, Hellings PW, et al. Next-generation Allergic Rhinitis and Its Impact on Asthma (ARIA) guidelines for allergic rhinitis based on Grading of Recommendations Assessment, Development and Evaluation (GRADE) and real-world evidence. J Allergy Clin Immunol. 2020;145:70-80.
13. Baroody FM, Foster K, Markarian A, de Tineio M, Naclerio R. Nasal ocular reflexes occur after nasal challenge with allergen. J Allergy Clin Immunol. 2007;119:S162.
14. Chong Neto HJ, Rosario NA, Westphal GLC, Riedi CA, Santos HLBS. Allergic conjunctivitis in asthmatic children: as common as underreported. Ann Allergy Asthma Immunol. 2010;105:399-400.
15. Fröhlich M, Pinart M, Keller T, Reich A, Cabieses B, Hohmann C, et al. Is there a sex-shift in prevalence of allergic rhinitis and comorbid asthma from childhood to adulthood? A meta-analysis. Clin Transl Allergy. 2017;7:44.
16. Rosario CS, Cardozo CA, Chong Neto HJ, Rosario NA. Do gender and puberty influence allergic diseases? Allergol Immunopathol (Madr). 2021;49(2):122-5.
17. De Martinis M, Sirufo MM, Suppa M, Di Silvestre D, Ginaldi L. Sex and gender aspects for patient stratification in allergy prevention and treatment. Int J Mol Sci. 2020;21:1535.
18. Keller T, Hohmann C, Santi M, Wjga AH, Gehring U, Melen E, et al. The sex-shift in single disease and multimorbid asthma and rhinitis during puberty – a study by MeDALL. Allergy. 2018;73:602-14.
19. Christiansen ES, Kjaer, HF, Eller E, Bindslev-Jensen C, Host A, Mortz CG, et al. Early childhood risk factors for rhinoconjunctivitis in adolescence: a prospective birth cohort study. Clin Transl Allergy. 2017;7:9.
20. Bielory L. Allergic and immunologic disorders of the eye. Part II: ocular allergy. J Allergy Clin Immunol. 2000;106:1019-32.
21. Leonardi A, Doan S, Fauquert JL, Bozcurt B, Allegri P, Marmouz F, et al. Diagnostic tools in ocular allergy. Allergy. 2017;72:1485-98.
22. Leonardi A, Bogacka E, Fauquert JL, Kowalski ML, Groblewska A, Jderzejczak-Czechowicz M, et al. Ocular allergy: recognizing and diagnosing hypersensitivity disorders of the ocular surface. Allergy. 2012;67:1327-37.
23. Irani AA. Ocular mast cells and mediators. Immunol Allergy Clin North Am. 2008;28:25-42.
24. Bielory L, Bielory B, Wagner RS. Allergic and immunologic eye disease. In: Leung DYM, Sampson HA, Geha RS, Szefler SJ. Pediatric allergy: principles and practice. 3. ed. New York: Elsevier; 2016. p. 482-97.
25. Majmudar PA. Allergic conjunctivitis. Available: https://emedicine.medscape.com/article/1191467-overview (acesso 12 dez 2020).
26. Schmidt S. Ocular allergies: red, itchy eye triggers and OTC ophthalmic treatments. S Afr Pharm J. 2020;87:35-8.
27. Dhami S, Nurmatov U, Arasi S, Khan T, Asaria M, Zaman H, et al. Allergen immunotherapy for allergic rhinoconjunctivitis: a systematic review and meta-analysis. Allergy. 2017;72:1597-631.
28. Roberts G, Pfaar O, Akdis CA, Ansotegui IJ, Durham SR, van Wijk RG, et al. Guidelines on allergen immunotherapy: allergic rhinoconjunctivitis. Allergy. 2018;73:765-98.
29. Bousquet J, Pfaar O, Togias A, Schünemann HJ, Ansotegui I, Papadopoulos NG, et al. The ARIA Working Group. 2019 ARIA Care pathways for allergen immunotherapy. Allergy. 2019;74:2087-102.
30. Leonardi A, Silva D, Perez Formigo D, Bozcurt B, Sharma V, Allegri P, et al. Management of ocular allergy. Allergy. 2019;74:1611-30.
31. Hamrah P, Dana R. Allergic conjunctivitis: management. In: UpToDate, Post TW, editor. Waltham, MA: UpToDate. (acesso 5 dez 2020).
32. Fauquert JL. Diagnosing and managing allergic conjunctivitis in childhood: the allergist's perspective. Pediatr Allergy Immunol. 2019;30:405-14.
33. Naclerio R. Intranasal corticosteroids reduce ocular symptoms associated with allergic rhinitis. Otolaryngol Head Neck Surg. 2008;138:129-39.
34. Fokkens WJ, Jogi R, Reinartz S, Sidorenko I, Sitkauskiene B, van Oene C, et al. Once daily fluticasone furoate nasal spray is effective in seasonal allergic rhinitis caused by grass pollen. Allergy. 2007 ;62:1078-84.
35. Papathanassiou M, Giannoulaki V, Tiligada E. Leukotriene antagonists attenuate late phase nitric oxide production during the hypersensitivity response in the conjunctiva. Inflamm Res. 2004;53:373-6.
36. Abelson MB. A review of olopatadine for the treatment of ocular allergy. Exp Opin Pharmacotherapy. 2004;5:1974-9.
37. Doan S, Amat F, Gabison E, Saf S, Cochereau I, Just J. Omalizumab in severe refractory vernal keratoconjunctivitis in children: case series and review of the literature. Ophthalmol Ther. 2017;6:195-206.
38. Simpson RS, Lee JK. Omalizumab as single-dose therapy for vernal keratoconjunctivitis. Ann Allergy Asthma Immunol. 2019;122:119-20.
39. Barnes AC, Blandford AD, Perry JD. Cicatricial ectropion in a patient treated with dupilumab. Am J Ophthalmol Case Rep. 2017;7:120-2.
40. Eyerich S, Metz M, Bossios A, Eyerich K. New biological treatments for asthma and skin allergies. Allergy. 2020;75:546-60.

CAPÍTULO 5

RINITE ALÉRGICA

Fausto Y. Matsumoto
Dirceu Solé

AO FINAL DA LEITURA DESTE CAPÍTULO, O PEDIATRA DEVE ESTAR APTO A:

- Diagnosticar a rinite alérgica, diferenciando-a de outras formas de rinite e classificá-la conforme sua gravidade.
- Identificar comorbidades associadas à rinite alérgica, bem como a importância da sua abordagem.
- Estabelecer o diagnóstico etiológico da rinite alérgica e suas complicações.
- Orientar sobre o tratamento não farmacológico, reforçando as medidas de controle do ambiente e evitação de alérgenos/irritantes.
- Conduzir o tratamento farmacológico dos pacientes pediátricos de acordo com a intensidade da doença.

INTRODUÇÃO

Rinite é definida como a inflamação e/ou disfunção da mucosa de revestimento nasal e é caracterizada pela presença de sintomas nasais isolados ou associados: obstrução nasal, rinorreia anterior e posterior, espirros, prurido nasal e hiposmia. Esses sintomas, em geral, ocorrem durante 2 ou mais dias consecutivos por mais de 1 hora na maioria dos dias[1].

As rinites podem ser classificadas, de acordo com o agente etiológico, em:

- Infecciosas: agudas, autolimitadas, causadas por vírus e menos frequentemente por bactérias, predominantes no início da vida.
- Alérgicas: forma mais comum, induzida por inalação de alérgeno em indivíduos sensibilizados.
- Não alérgicas e não infecciosas: grupo heterogêneo de pacientes sem sinais de infecção e sem sinais sistêmicos de inflamação alérgica (por exemplos, rinite induzida por fármacos, por irritantes, ocupacional não alérgica, rinite hormonal, entre outras).
- Mista: expressão significativa em pacientes com rinite crônica, com mais de um agente etiológico, conhecido ou não[2].

Na rinite alérgica (RA), a inflamação da mucosa nasal decorre da ação de mediadores inflamatórios liberados durante a reação de hipersensibilidade tipo I entre alérgenos e anticorpos IgE a eles específicos e se acompanha por sintomas característicos: espirros, prurido nasal, rinorreia e obstrução nasal[3].

EPIDEMIOLOGIA

A RA é a doença alérgica respiratória crônica de maior frequência e acomete todas as faixas etárias, desde a criança até o idoso[3]. Estudo epidemiológico realizado em escolas de diferentes municípios no Brasil documentou prevalência média de 12,8% em crianças de 6 a 7 anos e 18% entre adolescentes (13 a 14 anos)[1,3,4]. Estudo de análise temporal em parte dos municípios incluídos em estudo anterior documentou aumento na prevalência de RA após 9 anos de seguimento[5]. Entre lactentes, esses dados são escassos e de maior dificuldade de obtenção, sobretudo pela prevalência elevada de rinite infecciosa, principalmente em crianças que convivem com muitas crianças (creches e/ou irmãos mais velhos). Estudo no Paraná documentou ser de 48,3% a prevalência de sintomas nasais no primeiro ano de vida entre os lactentes avaliados[6].

MANIFESTAÇÕES CLÍNICAS

O diagnóstico de RA inclui história clínica, antecedentes pessoais e familiares de atopia, exame físico e exames complementares. A história clínica deve ser abrangente e buscar, além dos sintomas e sinais relacionados à RA, a idade de início, a intensidade e a frequência dos sintomas, bem como sua evolução, fatores desencadeantes e/ou agravantes, medicamentos em uso, repercussão da doença sobre a qualidade de vida (estudo e/ou trabalho), presença de comorbidades (sinusites e otites de repetição) e outras doenças alérgicas (asma, conjuntivite alérgica e eczema atópico), além da resposta a tratamentos anteriormente instituídos[1-3].

Raramente a RA inicia no primeiro ano de vida, quando predominam as rinites infecciosas. O diagnóstico é basicamente clínico e implica presença de sintomas cardinais: espirros em salva, prurido nasal intenso, coriza clara e abundante e obstrução nasal, além da identificação do possível alérgeno desencadeante por meio de teste cutâneo de hipersensibilidade imediata ou dosagem sérica de IgE específica[1,3].

O prurido nasal pode induzir ao hábito de fricção frequente do nariz com a palma da mão, gesto conhecido como "saudação alérgica". A maior friabilidade da mucosa nasal, episódios de espirros e o ato de assoar o nariz vigorosamente predispõem a criança a apresentar epistaxe recorrente. Alguns pacientes têm sintomas oculares (prurido ocular, hiperemia conjuntival, lacrimejamento, fotofobia e dor local) como predominantes, caracterizando possível rinoconjuntivite alérgica. Prurido no conduto auditivo externo, no palato e na faringe também podem ocorrer[1,3].

A obstrução nasal, queixa frequente, pode ser intermitente ou persistente, bilateral ou unilateral, alternando com o ciclo nasal e, em geral, é mais acentuada à noite. A congestão nasal grave pode interferir com a aeração e a drenagem dos seios paranasais e da tuba auditiva, resultando em cefaleia ou otalgia, além de queixas de diminuição da acuidade auditiva. Respiração oral, roncos, voz anasalada e alterações no olfato também podem estar presentes. Astenia, irritabilidade, diminuição da concentração, anorexia, náuseas e desconforto abdominal podem ocorrer, assim como tosse[1,3].

Dependendo da duração e da intensidade da RA, algumas características faciais típicas podem estar presentes em número significativo de pacientes, como olheiras, dupla linha de Dennie-Morgan e prega nasal horizontal (causada pelo frequente hábito de coçar o nariz com movimento para cima). O exame das cavidades nasais é essencial, mostrando uma mucosa geralmente pálida, edemaciada e com abundante secreção clara ou mucoide. Em casos crônicos, observa-se hipertrofia importante das conchas inferiores[7]

CLASSIFICAÇÃO DE GRAVIDADE

A iniciativa *Allergic Rhinitis and its Impact on Asthma* (ARIA) propôs uma classificação para os pacientes com RA baseada na frequência e na intensidade dos sintomas, sobretudo para padronizar o esquema de tratamento. Segundo a frequência de sintomas, a RA pode ser classificada em intermitente (os sintomas ocorrem menos de 4 dias/semana ou até 4 semanas/ano) e persistente (os sintomas duram mais de 4 dias/semana ou mais de 4 semanas/ano). De acordo com a intensidade, pode ser classificada como leve (sono normal, atividades normais em esporte, lazer, trabalho e escola e os sintomas não incomodam) ou moderada/grave (pelo menos um dos seguintes: sono comprometido, atividades comprometidas em esporte, lazer, trabalho e escola e os sintomas incomodam). Assim, são caracterizados quatro fenótipos de RA: intermitente leve, intermitente moderada/grave, persistente leve e persistente moderada/grave[8].

DIAGNÓSTICO DIFERENCIAL

Várias condições podem mimetizar a rinite. Entre elas, destacam-se: anormalidades anatômicas/estruturais (desvio de septo nasal, insuficiência da válvula nasal, atresia coanal, estenose do orifício piriforme, hipertrofia de concha nasal inferior ou média, perfuração do septo nasal, anomalias craniofaciais e traumáticas – fraturas e sinequias –, síndrome do nariz vazio), hipertrofia de adenoide, rinossinusite, pólipos nasais, discinesia ciliar, defeito primário do muco (fibrose cística), doenças sistêmicas autoimunes (lúpus eritematoso sistêmico, artrite reumatoide, síndrome de Sjögren, policondrite recidivante), doenças granulomatosas (sarcoidose, Wegener), fístula liquórica e outras (tumores nasais ou do sistema nervoso central, corpo estranho)[7].

Atualmente, o mundo vive a pandemia da Covid-19 e, por se tratar de doença com início de sintomas na via respiratória superior (espirros e coriza), impõe-se seu diagnóstico diferencial com a RA. A Covid-19, infecção causada pelo SARS-CoV-2 (*severe acute respiratory syndrome coronavirus 2*) apresenta-se com falta de ar, tosse, febre e mal-estar geral. Alguns pacientes podem relatar perda do olfato e do paladar. As manifestações do trato respiratório superior são descritas como variáveis nas diferentes faixas etárias, o que dificulta a distinção entre as infecções comuns de vias aéreas superiores. Perda do olfato e do paladar, tosse e dispneia são sintomas apontados como capazes de diferenciar pacientes com Covid-19 daqueles com resfriado comum ou RA[9].

Fatores desencadeantes

No Brasil, predominam como os principais agentes etiológicos da RA os ácaros da poeira domiciliar (*Dermatophagoides pteronyssinus, D. farinae* e *Blomia tropicalis*). Na região Sul, tem sido documentado como significativa a sensibilização aos pólens de gramíneas, sobretudo *Lolium multiflorum*. A sensibilização a animais domésticos e a alérgenos de barata também é comum[1,3]. O Quadro 1 reúne os principais agentes envolvidos no desencadeamento e/ou agravamento da RA[10]. Merece destaque a exposição ao fumo, principal poluente inalável que agride diretamente o epitélio nasal, altera o batimento ciliar, induz inflamação nasal eosinofílica não alérgica e pode desencadear/ agravar a RA mesmo em fumantes passivos[1,3,10].

Comorbidades

Entre as comorbidades associadas à RA, destacam-se: rinossinusite aguda e crônica, otite média com efusão, alterações do desenvolvimento craniofacial dos respiradores bucais em crianças, apneia e hipopneia obstrutiva do sono, conjuntivite alérgica e asma. Algumas dessas comorbidades parecem estar intimamente relacionadas à RA, por compartilharem vários aspectos de sua fisiopatogenia[1,7]. Comorbidades como síndrome da apneia, hipopneia obstrutiva do sono (SAHOS) e respiração oral estão mais relacionadas às consequências da obstrução nasal provocada pela RA[1,7].

Quadro 1 Fatores desencadeantes/agravantes de alergias respiratórias[10]

Aerolérgenos	
Ácaros de pó domiciliar	*Dermatophagoides pteronyssinus, Dermatophagoides farinae, Blomia tropicalis*
Baratas	*Blatella germanica, Periplaneta americana*
Fungos	*Aspergillus sp., Clodosporium sp., Alternaria sp., Penicillium natatum*
Animais de pelo	Gato, cão, coelho, cavalo e roedores (*hamster, guinea pig*, furão doméstico, camundongos)
Pólens	Gramíneas – *Lolium multiflorum* (azevém), *Phleum pratense*
Ocupacionais	Trigo, poeira de madeira, detergentes, látex
Poluentes	
Intradomiciliares	Fumaça de cigarro, material particulado (PM 10) e dióxido de nitrogênio (NO_2), derivados da combustão de gás de cozinha ou fogão à lenha
Extradomiciliares	Ozônio, NOx e dióxido de enxofre
Irritantes	
	Odores fortes, perfumes, ar-condicionado, produtos de limpeza

A rinoconjuntivite, presente em mais da metade dos pacientes com RA, é caracterizada por prurido ocular, sensação de queimação, fotossensibilidade, lacrimejamento, vermelhidão e edema palpebral. Lesões da córnea, como ulceração, microerosões e ceratocone, podem ocorrer em virtude da intensidade e continuidade do prurido. O reflexo naso-ocular está frequentemente envolvido na etiopatogenia e justifica a melhora dos sintomas oculares quando os sintomas nasais são tratados[1,7].

Entre as causas mais frequentes de respiração bucal, encontram-se a RA e/ou a hipertrofia adenoamigdaliana. A respiração bucal por tempo prolongado, durante a fase de crescimento facial, pode favorecer o aparecimento da síndrome da face alongada, caracterizada pela maior altura vertical do terço facial inferior, com alturas faciais anterossuperior e total maiores. Também são frequentes o estreitamento alar basal, a incompetência labial e o arco maxilar comprido e estreito, com distância intermolar estreita e ângulo mandibular aumentado com mandíbula retrognata e, por vezes, rodada. Palato em ogiva, assoalho nasal curto, erupção excessiva dos molares e mordida aberta e cruzada também são observados. A RA pode contribuir para a piora do quadro de SAHOS, sendo imprescindível a avaliação do sono desses pacientes[7].

O edema da mucosa nasal presente na RA, sobretudo quando grave, pode acometer as extremidades da tuba auditiva, causando disfunção tubária e favorecendo o aparecimento da otite média com efusão[7].

A associação entre asma e RA é frequente e muitos autores as definem como doença única (*continuum*). A literatura é unânime em apontar que a presença de RA é fator de risco para o aparecimento de asma, e, em pacientes com ambas as condições, a falta de controle da RA aumenta o risco de exacerbações de asma e/ou asma de maior gravidade. É essencial que pacientes com asma sejam investigados quanto à presença de RA e vice-versa[7].

DIAGNÓSTICO

Conforme citado anteriormente, a suspeita clínica para o diagnóstico da RA é frequentemente realizada apenas por anamnese e exame físico. Quando necessário, exames complementares auxiliam no esclarecimento de dois pontos principais: etiologia e anatomia nasal.

Avaliação etiológica

A etiologia da RA pode ser identificada pelos testes cutâneos de hipersensibilidade imediata (*in vivo*) ou pela dosagem de IgE sérica específica (*in vitro*). Ambos, quando positivos, indicam apenas a presença de sensibilização sistêmica, não sendo possível predeterminar a gravidade da doença nem mesmo afirmar se o paciente é, de fato, alérgico às substâncias testadas. Ao realizar o teste cutâneo (acessibilidade maior e custo menor), é imprescindível que sejam utilizados extratos alergênicos padronizados e que o exame seja feito sob a supervisão de um médico devidamente capacitado e em ambiente apropriado a fim de tratar possíveis reações alérgicas sistêmicas graves (anafilaxia). A dosagem da IgE sérica específica tem sensibilidade e especificidade semelhantes às do teste cutâneo e seu resultado não sofre influência de doenças cutâneas, uso de medicamentos e erros na execução do exame[3].

Independentemente do método utilizado, a pesquisa deve ser sempre direcionada para os alérgenos inalatórios específicos do local de residência e/ou exposição ocupacional de cada paciente. A pesquisa de sensibilização para alérgenos alimentares não deve ser realizada de rotina, uma vez que é raro desencadearem reações exclusivamente respiratórias (pulmonares ou nasais). Os sintomas nasais podem estar presentes no contexto de uma reação alérgica aguda grave (anafilaxia), após exposição a algum alérgeno alimentar[3,7].

É importante ressaltar também que os fatores irritativos e não alérgicos, como exposição a poluentes, fumaça de cigarro, medicamentos, emoções e outros desencadeantes químicos e físicos, até o momento, não podem ser mensurados por exames laboratoriais[11].

Teste de provocação nasal

O teste de provocação nasal específico (TPNe) é o único teste que permite estabelecer relação direta entre a exposição aos alérgenos suspeitos e os sintomas clínicos do paciente (definição de alergia, e não apenas sensibilização). É realizado para confirmação diagnóstica da RA quando há alguma discrepância entre a história clínica apresentada pelo paciente e os resultados obtidos pelos testes de sensibilização sistêmica *in vivo* ou *in vitro*[12].

Nos últimos anos, os TPNe receberam maior aplicabilidade clínica, principalmente após a descrição da rinite alérgica local (RAL). Esta modalidade de rinite é clinicamente muito semelhante à RA tradicional, mas sem apresentar evidências de sensibilização alérgica pelos métodos tradicionalmente utilizados, sendo sua identificação feita pelo monitoramento das respostas locais após a realização do TPNe (Figura 1)[3,13].

Outros exames

Concentrações séricas de IgE total mais elevadas e presença de eosinófilos em maior número são indicadores inespecíficos de atopia e têm pouca sensibilidade e especificidade para o diagnóstico de RA[3].

Exames para avaliação de citologia nasal, biópsia nasal, exames bacteriológico/bacterioscópico e testes de avaliação do olfato também não têm relevância no diagnóstico da rinite[3,7].

Avaliação da anatomia nasal

A avaliação da anatomia nasal deve ser feita durante o exame físico, por rinoscopia anterior com espéculo nasal e luz frontal. É parte importante da avaliação do paciente, uma vez que ajuda no diagnóstico diferencial de alguns distúrbios obstrutivos nasais já citados anteriormente.

Nos pacientes que não apresentam melhora ou que têm suspeita de outros diagnósticos associados à falta de resposta ao tratamento da rinite, como quadros tumorais benignos ou malignos e processos infecciosos ou inflamatórios, sugere-se prosseguir com a investigação ou referenciá-los aos especialistas para que o façam.

Assim, exames de imagem como radiografia simples de rinofaringe, tomografia computadorizada e ressonância magnética, e outros testes que auxiliam na avaliação da patência nasal e da porção posterior da cavidade nasal, como endoscopia nasal, rinomanometria, rinometria acústica e pico de fluxo inspiratório nasal, podem ser realizados para a exclusão de outros diagnósticos, mas não para a confirmação da RA[3].

TRATAMENTO

O tratamento da RA tem por objetivos controlar os sintomas e evitar as complicações decorrentes deles. Assim, medidas não farmacológicas e farmacológicas são importantes para alcançá-los. O fluxograma apresentado na Figura 2 resume os principais esquemas de tratamento de pacientes com RA segundo sua intensidade[3].

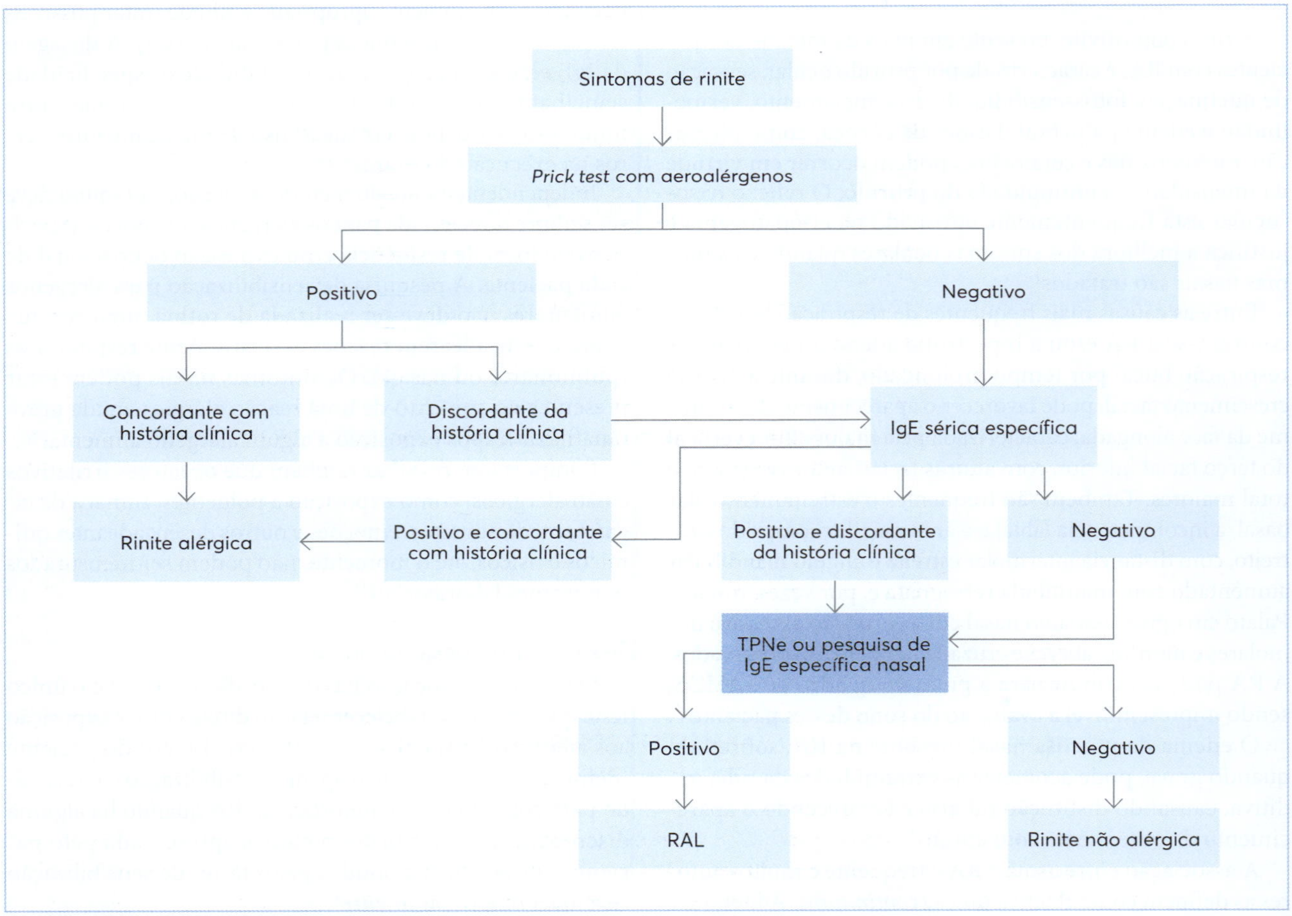

Figura 1 Diagnóstico da rinite, traduzido de Rondón et al.[13].

TPNe: teste de provocação nasal específico; RAL: rinite alérgica local.

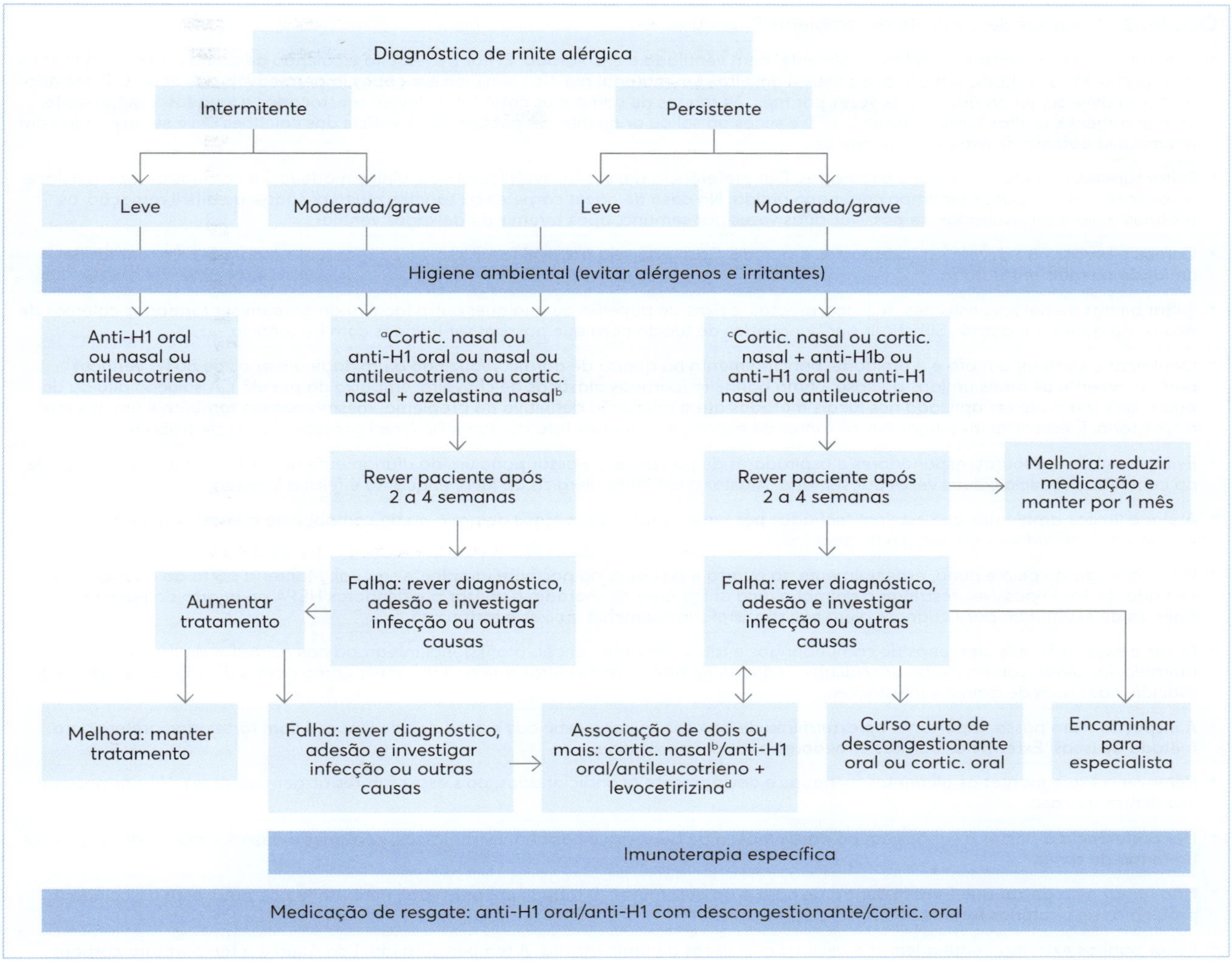

Figura 2 Fluxograma para o tratamento da RA[3].

Anti-H1: anti-histamínico H1; Cortic.: corticosteroide; a: sem ordem de preferência; b: acima de 6 anos; c: em ordem de preferência; d: acima de 18 anos.

Medidas não farmacológicas

Entre as medidas não farmacológicas, destaca-se o controle do ambiente. A redução da exposição aos alérgenos aos quais os pacientes estão sensibilizados é o princípio para a adoção dessa conduta. Embora a literatura médica seja controversa com relação à sua eficácia, a redução de exposição a agravantes e/ou irritantes certamente é eficaz. Deve-se salientar que a adoção conjunta dessas medidas é acompanhada por maiores benefícios. O Quadro 2 reúne as principais medias de controle ambiental nas alergias respiratórias[10].

Medidas farmacológicas

Os seguintes agentes terapêuticos compõem o arsenal terapêutico para a RA: anti-histamínicos H1 (anti-H1, sistêmico, tópico nasal), corticosteroides (CE; tópico nasal, sistêmico), agentes descongestionantes (tópico, sistêmico), brometo de ipratrópio, antileucotrienos, imunoterapia e solução salina[3].

Os anti-H1 são considerados os medicamentos de primeira linha no tratamento da RA. Atuam sobre os receptores H1, importantes na RA, interferem com a ação da histamina (agonistas inversos) sobre eles e controlam de forma eficaz os espirros, o prurido nasal, a rinorreia, os sintomas oculares associados e, parcialmente, a congestão nasal[3,14].

Em uso desde 1940, os anti-H1 têm tido sua eficácia comprovada por muitos estudos, em crianças e adultos, no controle dos sintomas da RA de qualquer intensidade. São classificados em: clássicos ou de primeira geração (sedantes) e não clássicos ou de segunda geração (não sedantes). Os anti-H1 clássicos têm alta lipofilicidade, atravessam a barreira hematoencefálica e apresentam baixa seletividade pelo receptor da histamina, resultando em sedação, além de potenciais efeitos adversos relacionados à sua ligação aos outros tipos de receptores. Em razão dos efeitos colaterais muito acentuados, sobretudo sonolência, não são usados com regularidade no tratamento das doenças alérgicas. A partir dos anos 1970, a introdução dos anti-H1 de segunda geração promoveu grande avanço terapêutico, pois, além de terem menor passagem através da barreira hematoencefá-

Quadro 2 Medidas de controle do ambiente[10]

- O quarto de dormir deve ser, preferencialmente, bem ventilado e ensolarado. Evitar travesseiro e colchão de paina ou pena; utilizar os de espuma, fibra ou látex, sempre que possível envoltos em material plástico (vinil) ou em capas impermeáveis aos ácaros. O estrado da cama deve ser limpo duas a três vezes por mês. As roupas de cama e os cobertores devem ser trocados e lavados regularmente, com detergente, a altas temperaturas (> 55°) e secos ao sol ou ar quente. Se possível, a superfície dos colchões deve ser aspirada com um modelo potente de aspirador doméstico.
- Evitar tapetes carpetes, cortinas e almofadas. Dar preferência a pisos laváveis (cerâmica, vinil e madeiras) e cortinas do tipo persiana ou de material que possa ser limpo com pano úmido. No caso de haver carpetes ou tapetes muito pesados, de difícil remoção, os mesmos devem ser aspirados, se possível, duas vezes por semana, após terem sido deixados ventilar.
- Camas e berços não devem ser justapostos à parede. Caso não seja possível fazer isso, colocá-los junto à parede sem marcas de umidade ou mais ensolarada.
- Evitar bichos de pelúcia, estantes de livros, revistas, caixas de papelão ou qualquer outro local onde possam ser formadas colônias de ácaros no quarto de dormir. Substituir por brinquedos de tecido para que possam ser lavados com frequência.
- Identificar e eliminar o mofo e a umidade, principalmente no quarto de dormir, reduzindo a umidade a menos de 50%. Verificar periodicamente as áreas úmidas da casa, como banheiro (cortinas plásticas de chuveiro, embaixo da pia etc.). A solução diluída de água sanitária pode ser aplicada nos locais mofados até a resolução definitiva do problema, mesmo porque também é um irritante respiratório. É essencial investigar outras fontes de exposição a fungos fora do domicílio (creche, escola, locais de trabalho).
- Evitar o uso de vassouras, espanadores e aspiradores de pó comuns. Passar pano úmido diariamente na casa ou usar aspiradores de pó com filtros especiais duas vezes por semana. Afastar o paciente alérgico do local enquanto é feita a limpeza.
- Arejar e limpar ambientes que estejam fechados por tempo prolongado (casa de praia ou de campo) pelo menos 24 h antes da entrada dos indivíduos com alergia respiratória.
- Evitar animais de pelo e pena, especialmente no quarto e na cama do paciente (ambiente seguro). Manter a porta do quarto sempre fechada. Se for impossível, restringir o animal a uma única área da moradia e utilizar purificadores HEPA no quarto do paciente. Animais de estimação para crianças alérgicas são, preferencialmente, peixes e tartarugas.
- Evitar a exposição aos alérgenos de camundongos e ratos com intervenção profissional integrada aos cuidados de limpeza da moradia, incluindo colocação de armadilhas, vedação de furos e rachaduras que possam servir como portas de entrada e aplicação raticida, nos casos de grandes infestações.
- A inspeção é um passo importante no extermínio de baratas. Evitar inseticidas e produtos de limpeza com forte odor, preferindo o método de iscas. Exterminar baratas e roedores pode ser necessário.
- Remover o lixo e manter os alimentos fechados e devidamente acondicionados, pois esses fatores atraem roedores. Não armazenar lixo dentro de casa.
- Dar preferência a pastas e sabões em pó para limpeza de banheiro e cozinha. Evitar talcos, perfumes e desodorantes, principalmente na forma de *spray*.
- Não fumar nem deixar que fumem dentro de casa e do automóvel. O tabagismo pré-natal, perinatal e pós-natal está associado a problemas respiratórios futuros na prole.
- Evitar banhos extremamente quentes e oscilações bruscas de temperatura. A temperatura ideal da água é a temperatura corporal.
- Preferir a vida ao ar livre. Esportes podem e devem ser praticados, evitando-se dias com alta exposição a pólens ou poluentes em determinadas regiões geográficas.
- Recomendar que pacientes alérgicos a pólen mantenham as janelas de casa e do carro fechadas durante o dia, abrindo-as à noite (menor contagem de pólens). Os sistemas de ventilação da casa e do carro devem ser equipados com filtros especiais para pólens. Máscaras protetoras e óculos são úteis. Os pólens podem ser transportados para dentro de casa nas roupas e nos animais domésticos. Evitar deixar que as roupas sequem ao ar livre, utilizando, se possível, uma secadora automática.
- Evitar atividades externas nos períodos de alta contagem de pólens, entre 5 e 10 h manhã e em dias secos, quentes e com vento.
- Manter os filtros dos aparelhos de ar-condicionado sempre limpos. Se possível, limpá-los mensalmente. Evitar exposição a temperaturas ambientes muito baixas e oscilações bruscas de temperatura. Lembrar que o ar-condicionado é seco e pode ser irritante.

lica, desencadeiam poucos efeitos adversos sobre o sistema nervoso central e têm afinidade com os receptores H1, com pouco ou nenhum efeito anticolinérgico, antidopaminérgico e antisserotoninérgico. Desde então, em decorrência do excelente perfil de segurança e das vantagens terapêuticas no tratamento da RA, os anti-H1 de segunda geração devem ser priorizados em relação aos anti-H1 clássicos[3,14].

Os anti-H1 têm rápido início de ação (entre meia e uma hora) e duração de até 24 horas para os anti-H1 de segunda geração, e variável entre 8 e 12 horas para os de primeira geração. Os anti-H1 de segunda geração são medicamentos para utilização por tempo variável (1 a 4 semanas), podendo também ser usados por tempo prolongado em casos persistentes e moderados ou graves (Tabela 1). Além das formulações orais, atualmente estão disponíveis anti-H1 para uso tópico nasal (azelastina) e ocular (cetotifeno, emadastina, olopatadina, epinastina). Os anti-H1 tópicos têm eficácia similar à dos compostos orais e apresentam como vantagens terapêuticas o início de ação mais rápido e a maior efetividade no controle da obstrução nasal ou dos sintomas oculares. Entretanto, o gosto amargo de alguns anti-H1 tópicos nasais pode dificultar a adesão ao tratamento[3,14].

Tabela 1 Anti-histamínicos H1 não clássicos ou de segunda geração

Nome	Apresentação	Posologia	
		Crianças	Crianças < 12 anos e adultos
Cetirizina	Gotas: 10 mg/mL Comprimidos: 10 mg Solução oral: 1 mg/mL	6 meses a 2 anos> 2,5 mg 1 vez/dia 2 a 6 anos: 2,5 mg a cada 12 h 6 a 12 anos: 5 mg a cada 12 h	10 mg/dia
Levocetirizina	Gotas: 2,5 mg (10 gotas) Comprimidos: 5 mg	2 a 6 anos: 1,25 mg (5 gotas) a cada 12 h > 6 anos: 5 mg/dia (20 gotas ou 1 comprimido)	5 mg/dia
Loratadina	Xarope: 1 mg/mL Comprimidos: 10 mg	> 2 anos: < 30 kg: 5 mg/dia ≥ 30 kg: 10 mg/dia	10 mg/dia
Desloratadina	Xarope: 0,5 mg/mL Gotas: 1,25 mg/mL Comprimidos: 5 mg	6 meses a 2 anos: 1 mg 1 vez/dia (2 mL ou 16 gotas) 2 a 6 anos: 1,25 mg 1 vez/dia (2,5 mL ou 20 gotas) 6 a 12 anos> 2,5 mg 1 vez/dia (40 gotas)	5 mg/dia
Ebastina	Xarope: 1 mg/mL Comprimidos: 10 mg	2 a 6 anos: 2,5 mg 1 vez/dia 6 a 12 anos: 5 mg 1 vez/dia	10 mg/dia
Epinastina	Xarope: 2 mg/mL Comprimidos: 10 ou 20 mg	6 a 12 anos: 5 a 10 mg 1 vez/dia	10 a 20 mg/dia
Fexofenadina	Solução: 6 mg/mL Comprimidos: 30, 60, 120 e 180 mg	6 meses a 2 anos: 15 mg (2,5 mL) a cada 12 h 2 a 11 anos: 30 mg (5 mL) a cada 12 h 6 a 12 anos: 60 mg/dia	60 mg a cada 12 h ou 120 mg 1 vez/dia
Rupatadina	Comprimidos: 10 mg	Não recomendado	10 mg/dia
Bilastina	Comprimidos: 20 mg	Não recomendado	20 mg/dia 1 h antes ou 2 h após refeições

Os descongestionantes são estimulantes adrenérgicos ou adrenomiméticos, têm como ação principal a vasoconstrição e produzem alívio rápido do bloqueio nasal na RA. Podem ser de uso sistêmico ou tópico nasal. Entre os sistêmicos, a pseudoefedrina é o mais utilizado, seguido pela fenilefrina. No Brasil, esses agentes estão disponíveis apenas em formulações fixas em associação com anti-H1. A pseudoefedrina deve ser utilizada com cautela por conta de sua ação psicotrópica e de seus potenciais efeitos colaterais cardiovasculares. Não é recomendada para pacientes menores de 4 anos de idade, pelo maior risco de toxicidade, e as formulações de liberação prolongada não são recomendadas para menores de 12 anos de idade. A associação anti-H1 e descongestionante tem sido usada quando falha o controle da obstrução nasal. Em geral, essas combinações são mais efetivas do que quando os descongestionantes são administrados de modo isolado. A adição do descongestionante a um anti-H1, principalmente de primeira geração, pode causar ou amplificar efeitos colaterais como insônia, cefaleia, boca seca e nervosismo[3,7].

Os descongestionantes tópicos nasais devem ser utilizados por, no máximo, 7 dias, pelo risco de rinite medicamentosa que agrava a RA e muitas vezes é de difícil resolução. Além disso, podem causar efeitos cardiovasculares importantes, assim como no sistema nervoso central, sendo contraindicados em crianças menores de 6 anos de idade. Há três grupos de descongestionantes tópicos nasais: aminas aromáticas (efedrina, fenilefrina), aminas alifáticas (tuaminoeptano) e derivados imidazólicos (nafazolina, oximetazolina, xilometazolina, fenoxazolina). Parada respiratória foi associada ao uso de derivados imidazólicos no primeiro ano de vida por ação em SNC no sistema nervoso central[3,7].

Os CE são anti-inflamatórios potentes e atuam de modo significativo no controle dos sintomas de RA. A administração de CE sistêmico (oral) é medida excepcional no tratamento da RA, sobretudo de sintomas nasais graves ou na presença de doença nasossinusal. Já o uso parenteral de CE, especialmente os de depósito (ação prolongada), são prescritos no manejo da rinite, em particular para crianças e idosos, devido aos efeitos adversos sistêmicos[3,15].

Os corticosteroides tópicos nasais (CEN) são efetivos no controle da RA e de outras formas de rinite não alérgicas. Melhoram todos os sintomas de RA, principalmente a congestão nasal, a alteração do olfato, a coriza, os espirros, o prurido nasal e os sintomas oculares associados. A melhora dos sintomas oculares traduz sua ação no reflexo naso-ocular (rinoconjuntivite alérgica). Os CEN melhoram a qualidade de vida, a qualidade do sono e a concentração diurna, além reduzirem o risco de complicações como a rinossinusite, a otite secretora e a asma. O início da ação dos CEN ocorre em 7 a 12 horas após sua administração, mas os pacientes devem estar cientes de que o efeito terapêutico final pode demorar mais tempo para ser atingido. No Brasil, as formulações de CN disponíveis são: dipropionato de beclometasona (DPB), budesonida (BUD), propionato de fluticasona (PF), furoato de mometasona (FM), furoato de fluticasona (FF), ciclesonida (CIC) e triancinolona acetonida (TA). A Tabela 2 reúne os CEN disponíveis no Brasil, a dose e a idade a partir da qual o uso é liberado[3,7,15].

Tabela 2 Corticosteroides de uso tópico nasal[1,3]

Corticosteroides	Dosagem e administração	Dose mcg/dia	Idade (anos)
Beclometasona	50 e 100 mcg/jato 1 a 2 jatos/narina 1 a 2 vezes/dia	100 a 400	> 6
Budesonida	32, 64, 50 e 100 mcg/jato 1 a 2 jatos/narina 1 vez/dia	64 a 400	> 4
Propionato de fluticasona	50 mcg/jato 1 a 2 jatos/narina 1 vez/dia	100 a 200	> 4
Mometasona	50 mcg/jato 1 a 2 jatos/narina 1 vez/dia	100 a 200	> 2
Ciclesonida	50 mcg/jato 2 jatos/narina 1 vez/dia	200	> 6
Furoato de fluticasona	27,5 mcg/jato 1 a 2 jatos/narina 1 vez/dia	55 a 110	> 2
Triancinolona acetonida	55 mcg/jato 1 a 2 jatos/narina 1 vez/dia	110 a 220	> 2

O efeito terapêutico dos CEN depende da efetividade da substância ativa e da sua deposição na cavidade nasal, que pode ser variável a depender da forma de administração (*spray* ou aerossol). Para se obter maior deposição do produto na mucosa nasal, é recomendável seguir as instruções da bula do produto sobre como utilizá-lo. A atividade de um CEN depende de suas características farmacocinéticas (lipofilia e biodisponibilidade sistêmica) e farmacodinâmicas. A lipofilia avalia a capacidade do CEN de entrar e permanecer na célula, exibindo assim sua ação terapêutica, porém a maior concentração e permanência no tecido nasal aumenta o risco de eventos adversos locais. Define-se por biodisponibilidade sistêmica a velocidade e a extensão da entrada do fármaco na circulação sistêmica. Os CEN são absorvidos da mucosa nasal para a circulação sistêmica em 30 a 50%. Entre 50 e 70% da dose aplicada de CEN é deglutida e absorvida no estômago. Os efeitos sistêmicos dependem da dose absorvida pela mucosa nasal somada à absorvida da porção deglutida e que escapa da metabolização na primeira passagem pelo fígado. Os CEN mais novos, como o FF, o FM e a CIC, são extensamente metabolizados ao passar pelo fígado (> 99%). A porção do CEN disponível na corrente sanguínea liga-se, em sua maior parte, a proteínas plasmáticas, diminuindo a possibilidade de efeitos adversos. A nova geração de CEN exibe alta afinidade de ligação às proteínas plasmáticas: FF, FM e CIC ligam-se em 99%; FP em 90%, BUD em 88% e BDP em 87%, o que afeta sua biodisponibilidade sistêmica. A droga ideal deve apresentar alta lipofilia, baixa disponibilidade sistêmica e *clearance* sistêmico rápido[3,7].

Os CEN são considerados seguros para utilização na faixa etária pediátrica. Devido às suas propriedades farmacocinéticas, o aumento nas doses dos CEN não garante maior eficácia, mas pode elevar o risco de efeitos indesejáveis (índice terapêutico). A Tabela 2 contém as doses recomendadas. Não se deve exceder a dose diária final de 400 mcg (ou 440 mcg). Para pacientes com asma associada, a dose final deve ser a somatória daquelas usadas para o tratamento das duas doenças. São apontados como efeitos colaterais dos CEN:

- Locais: irritação local, sangramento e perfuração septal e
- Sistêmicos: interferência com o eixo hipotálamo-hipófise adrenal, efeitos oculares, efeitos sobre o crescimento, reabsorção óssea e efeitos cutâneos[3,7].

Os principais efeitos colaterais relacionados aos CEN são os locais e dependem da dose empregada e da técnica de aplicação (ver a bula do produto). Após o início do tratamento com um CEN, o paciente deve ser reavaliado em, no máximo, 8 semanas; uma vez estabilizado, a menor dose de CEN suficiente para mantê-lo controlado deverá ser mantida. O tempo de utilização do CEN depende da resposta clínica às reavaliações do paciente[3,7].

Recentemente, foi disponibilizada a associação de CEN e anti-H1 para uso tópico nasal (PF, 50 mcg/jato e cloridato de azelastina, 137 mcg/jato) em dispositivo único para o tratamento da RA. Indicada para pacientes maiores de 6 anos de idade, com sintomas persistentes moderados ou graves e sem controle com anti-histamínicos e/ou CEN, mostrou-se eficaz e segura em crianças com RA persistente ou sazonal e superior à administração dos produtos isolados como monoterapia[3,7,15].

O montelucaste de sódio (MS) é o único antagonista de receptores de leucotrienos (ARLT) disponível no Brasil. Os leucotrienos, produzidos durante a reação inflamatória, provocam vasodilatação, exsudação plasmática e secreção de muco, além de inflamação eosinofílica, com consequente obstrução nasal. Os ARLT atuam no controle da resposta inflamatória na asma e na RA. Embora o MS não seja a primeira escolha para o tratamento da RA, tem sido apontado como uma alternativa terapêutica para os pacientes com asma e RA concomitantes, com dificuldade de adesão aos regimes de tratamento tópico nasal, em rinossinusite crônica com polipose nasal e na doença respiratória exacerbada por aspirina. O MS está disponível nas seguintes apresentações: 4 mg (crianças entre 6 meses e 5 anos), 5 mg (crianças entre 6 e 14 anos) e 10 mg (≥ 15 anos). É bem tolerado; entre os efeitos adversos destacam-se: dor abdominal, cefaleia, sonolência, agitação, entre outros. Tendência de comportamento suicida foi associada ao seu uso em algumas crianças.

Recentemente, foi disponibilizada a associação anti-H1 (levocetirizina 5 mg) e MS (10 mg) em comprimidos para indivíduos maiores de 18 anos, que se mostrou mais efetiva do que na administração de modo isolado[1,3].

A imunoterapia alérgeno específica (ITE) é o único tratamento modificador da evolução natural da doença alérgica, pois proporciona benefícios duradouros após sua descontinuação e previne a progressão da doença, incluindo o desenvolvimento de asma e de novas sensibilizações. Em geral, é indicada para adultos e crianças (> 5 anos) com RA intermitente moderada/grave e em todas as formas persistentes. Deve-se lembrar que a ITE, seja subcutânea, seja sublingual, é atributo do alergologista após comprovação da sensibilização alérgeno-específica (métodos *in vivo* ou *in vitro*) na relevância do(s) alérgeno(s) no desencadeamento de sintomas, na impossibilidade de evitar a exposição ao(s) alérgeno(s) e na disponibilidade de obter extrato alergênico padronizado e comprovadamente eficaz. São contraindicações absolutas da ITE: pacientes com asma não controlada, doença autoimune, neoplasia maligna, gravidez, crianças menores de 2 anos e aids. Já as contraindicações relativas compreendem: asma parcialmente controlada, doença autoimune em remissão, uso de betabloqueadores, doenças cardiovasculares, crianças entre 2 e 5 anos, infecção pelo HIV (classificação A e B; $CD_4 > 200$ cél./mm^3), doenças psiquiátricas, infecções crônicas, pacientes com imunodeficiência ou em uso de imunossupressores[1,7].

Embora seja questionada, a lavagem nasal com soluções salinas tem sido empregada como coadjuvante no tratamento de afecções nasais agudas e crônicas, facilitando a remoção de secreções patológicas e promovendo alívio sintomático aos pacientes. A solução salina isotônica deve ser utilizada uma a duas vezes por dia, sempre como tratamento adjuvante na RA[3,7].

Nos últimos anos, houve a introdução de agentes biológicos na abordagem das doenças imunoalérgicas. Entretanto, para pacientes com RA, seu uso ainda não é indicado, exceto para os adultos com diagnóstico de rinossinusite crônica com polipose nasal[3,15].

REFERÊNCIAS BIBLIOGRÁFICAS

1. Sakano E, Sarinho ESC, Cruz AA, Patorino AC, Tamashiro E, Kuschnir FC, et al. IV Consenso Brasileiro sobre Rinites – 2017. Documento conjunto da Associação Brasileira de Alergia e Imunologia, Associação Brasileira de Otorrinolaringologia e Cirurgia Cérvico-Facial e Sociedade Brasileira de Pediatria. Available: https://www.sbp.com.br/fileadmin/user_upload/Consenso_Rinite_9_-27-11-2017_Final.pdf (acesso 13 jul de 2021).
2. Papadopoulos NG, Bernstein JA, Demoly P, Dykewicz M, Fokkens W, Hellings PW, et al. Phenotypes and endotypes of rhinitis and their impact on management: a PRACTALL report. Allergy. 2015;70(5):474-94.
3. Sakano E, Sarinho ESC, Cruz AA, Pastorino AC, Tamashiro E, Kuschnir F, et al. IV Brazilian Consensus on Rhinitis – an update on allergic rhinitis. Braz J Otorhinolaryngol. 2017:S1808-8694(17)30187-8.
4. Solé D, Camelo-Nunes IC, Wandalsen GF, Rosário Filho NA, Naspitz CK; Brazilian ISAAC's Group. Prevalence of rhinitis among Brazilian schoolchildren: ISAAC phase 3 results. Rhinology. 2007;45:122-8.
5. Solé D, Rosário Filho NA, Sarinho ES, Camelo-Nunes IC, Barreto BAP, Medeiros ML, et al. Prevalence of asthma and allergic diseases in adolescents: nine-year follow-up study (2003-2012). J Pediatr (Rio J). 2015;91(1):30-5.
6. Chong Neto HJ, Rosário NA, Solé D; Latin American ISAAC Group. Asthma and Rhinitis in South America: how different they are from other parts of the world. Allergy Asthma Immunol Res. 2012;4:62-7.
7. Solé D, Prado E, Weckx LLM. Obstrução nasal – o direito de respirar pelo nariz, 2. ed, Rio de Janeiro: Atheneu; 2017. p. 314.
8. Bousquet J, Schünemann HJ, Samolinski B, Demoly P, Baena-Cagnani CE, Bachert C, et al. Allergic Rhinitis and its Impact on Asthma (ARIA): achievements in 10 years and future needs. J Allergy Clin Immunol. 2012;130(5):1049-62.
9. Hagemann J, Onorato GL, Jutel M, Agache I, Zuberbier T, Czarlewski W, et al. Differentiation of COVID-19 signs and symptoms from allergic rhinitis and common cold: an ARIA-EAACI-GA2LEN. Allergy. 2021;10.111/all.14815.
10. Rubini NPM, Wandalsen GF, Rizzo MCV, Aun MV, Chong Neto HJ, Sole D. Guia prático sobre controle ambiental para pacientes com rinite alérgica. Arq Alergia Imunol. 2017;1(1):7-22.
11. Chung HY, Hsieh CJ, Tseng CC, Yiin LM. Association between the first occurrence of allergic rhinitis in preschool children and air pollution in Taiwan. Int J Environ Res Public Health. 2016;13(3):268.
12. 12.Gosepath J, Amedee RG, Mann WJ. Nasal provocation testing as an international standard for evaluation of allergic and nonallergic rhinitis. Laryngoscope. 2005;115(3):512-6.
13. Rondón C, Fernandez J, Canto G, Blanca M. Local allergic rhinitis: concept, clinical manifestations, and diagnostic approach. J Investig Allergol Clin Immunol. 2010;20(5):364-71.
14. Bousquet J, Schünemann HJ, Togias A, Bachert C, Erhola M, Hellings PW, et al. Next-generation Allergic Rhinitis and Its Impact on Asthma (ARIA) guidelines for allergic rhinitis based on Grading of Recommendations Assessment, Development and Evaluation (GRADE) and real-world evidence. J Allergy Clin Immunol. 2020;145(1):70-80.e3.
15. Hellings PW, Scadding G, Bachert C, Bjermer L, Canonica GW, Cardell LO, et al. EUFOREA treatment algorithm for allergic rhinitis. Rhinology. 2020;58(6):618-22.

CAPÍTULO 6

ALERGIA ALIMENTAR IgE MEDIADA

Antonio Carlos Pastorino
Renata Rodrigues Cocco

AO FINAL DA LEITURA DESTE CAPÍTULO, O PEDIATRA DEVE ESTAR APTO A:

- Entender a classificação das diferentes reações adversas a alimentos.
- Diferenciar sensibilização de alergia a alimentos.
- Conhecer a fisiopatologia das alergias alimentares IgE mediadas.
- Conhecer os alérgenos alimentares mais comuns na faixa etária pediátrica.
- Realizar uma anamnese que possa orientar o tipo de reação a alimentos envolvida.
- Reconhecer sinais e sintomas de alergia alimentar IgE mediada.
- Solicitar os exames laboratoriais necessários para auxiliar o diagnóstico de uma alergia alimentar IgE mediada.
- Entender os testes de provocação oral.
- Conduzir o tratamento imediato em reações anafiláticas desencadeadas por alimentos.
- Orientar o tratamento dietético nas alergias alimentares IgE mediadas.
- Promover a prevenção das alergias alimentares IgE mediadas.

INTRODUÇÃO

A alergia alimentar (AA) é uma doença de aparente prevalência mundial, caracterizada por reação adversa imunológica reprodutível a determinado alimento. Diferenças geográficas e temporais sugerem a importância de fatores ambientais, além dos genéticos, no seu desenvolvimento.

Estudos recentes apontam para valores entre 1 e 2 até 10% da população, sendo a AA mais frequente entre crianças[1]. As expressivas diferenças na prevalência podem ser atribuídas às diferentes metodologias utilizadas nos estudos. Questionários de inquéritos epidemiológicos, anamnese associada a exames laboratoriais e/ou testes de provocação oral (TPO) refletem a heterogeneidade dos resultados e confirmam a importância do teste oral para confirmação do diagnóstico (prevalência de 12 a 13% pelas duas primeiras metodologias *versus* 3% com o TPO). Estudo recente na Europa aponta uma incidência de 0,74% de alergia à proteína do leite de vaca (APLV) quando foram realizados TPO para seu diagnóstico[2].

As reações adversas aos alimentos são representadas por qualquer reação anormal à ingestão de alimentos ou aditivos alimentares. Elas podem ser classificadas em imunológicas ou não imunológicas.

As reações não imunológicas decorrem principalmente da substância ingerida (por exemplo, toxinas bacterianas presentes em alimentos contaminados) ou das propriedades farmacológicas de algumas substâncias presentes em alimentos (por exemplo, cafeína no café, tiramina em queijos maturados)[1,3]. Além disso, as reações adversas não imunológicas podem ocorrer pela fermentação e pelo efeito osmótico de carboidratos ingeridos e não absorvidos. O exemplo mais comum desse efeito é a intolerância por má absorção de lactose, mas pode ocorrer também quando relacionado a outros oligossacarídios, dissacarídios ou mesmo monossacarídios[3].

AA é definida como "um efeito adverso à saúde decorrente de uma resposta específica do sistema imunológico que ocorre de forma reprodutível após a exposição a um determinado alimento"[4].

O termo "alergia" é empregado em um sentido mais amplo, que abrange não somente as reações imunológicas mediadas pela IgE, mas também as não mediadas por IgE e as mistas, em que ambos os mecanismos imunológicos podem estar envolvidos. A presença de uma IgE específica a determinado alimento sem sintomatologia pode representar apenas uma sensibilização, não devendo ser considerada AA.

Entre as reações mais graves das AA IgE mediadas, destaca-se a anafilaxia, sendo que os alimentos aparecem como a principal causa tratada em serviços de emergência dos Estados Unidos, principalmente na população mais jovem. Entre 2005 e 2014, Motosue et al.[5] descreveram mais de 7.000 episódios de anafilaxia desencadeados por alimentos em crianças, especialmente entre os menores de 3 anos, com aumento médio de 214% no período e maior aumento entre adolescentes (413%). Amendoim e outras castanhas foram os alimentos mais envolvidos nessa população (6 casos/100.000), seguidos por frutas e vegetais (4 casos/100.000), leite de vaca e ovos atingindo (1 caso/100.000)[5]. Em revisão recente das causas de anafilaxia no mundo, Turner et al.[6] apontaram que muitos casos permanecem sem diagnóstico, por não se apresentarem aos serviços de saúde, de modo que os dados mais confiáveis são aqueles contabilizados nas unidades de emergência. Em relação aos alimentos, os autores mostraram aumento no número de hospitalizações em todas as faixas etárias, com maior elevação entre as crianças, e manutenção e até redução nas taxas de óbitos em todas as faixas[6].

FISIOPATOLOGIA

As AA são desencadeadas essencialmente devido a uma falha no mecanismo de supressão imunológica. Indivíduos não alérgicos apresentam um estado ativo de supressão imunológica denominado tolerância oral, e a predisposição genética incapaz de mantê-la acarreta uma resposta de hipersensibilidade do tipo I com perfil T_H2 e produção de IgE específica para o alimento nas AA mediadas pela IgE[7].

A fase de sensibilização na AA pode ocorrer por três vias: oral, respiratória (por exemplo, síndrome pólen-frutas) ou cutânea.

A IgE específica ao alimento acopla-se principalmente a receptores de alta afinidade presentes em mastócitos e basófilos. Re-exposições posteriores desencadeiam ligação cruzada entre duas IgE específicas localizadas na superfície dessas células, que acabam por elicitar a desgranulação celular e a liberação de mediadores pré e neoformados, entre os quais a histamina apresenta importante papel nos efeitos vasodilatadores e inflamatórios secundários.

PRINCIPAIS ALÉRGENOS ALIMENTARES E SUAS CARACTERÍSTICAS

A alergenicidade dos alimentos depende de características intrínsecas de suas proteínas, conformação estrutural, resistência a processos digestivos e a altas temperaturas e variações de hábitos alimentares. Nesse sentido, um grupo de oito alimentos responde pela grande maioria das reações mediadas por IgE: leite de vaca, ovo, trigo, peixe, amendoim, castanhas, sementes e frutos do mar[1]. A soja, frequentemente associada aos principais alérgenos, é envolvida, em especial, em reações não mediadas por IgE; por isso, foi substituída recentemente pelas sementes (gergelim, sementes de abóbora e girassol) entre os alimentos mais passíveis de reações imediatas. Entre a população brasileira, o milho também aparece como alimento com alta taxa de sensibilização (presença de anticorpos IgE específicos), mas não há dados sobre a real reatividade clínica.

O leite, primeiro alimento introduzido na dieta do lactente, é o principal alimento responsável pelas AA nos primeiros 2 anos de vida. As caseínas e a beta-lactoglobulina são as proteínas mais envolvidas nesse processo. Suas diferenças estruturais refletem-se na história natural da doença: indivíduos com maior sensibilidade às caseínas apresentam persistência mais prolongada da alergia em relação àqueles mais sensíveis às proteínas do soro (beta-lactoglobulina, alfa-lactoalbumina, albumina sérica bovina, lactoferrina). O ovo também apresenta relevância nos quadros de AA observados na infância. É o alimento mais relacionado com o desenvolvimento de doenças atópicas cutâneas (dermatite atópica) e do trato respiratório na fase pré-escolar.

O trigo se destaca pela associação com reações desencadeadas por exercícios físicos – manifestações clínicas, incluindo anafilaxia, são observadas quando a ingestão do alimento é seguida de atividades físicas não reprodutíveis no repouso. O mecanismo fisiopatológico associado a essa situação ainda permanece desconhecido.

Alergia a amendoim e castanhas (castanha de caju, castanha-do-pará, nozes, avelã, amêndoas, pistache, macadâmia), até então especialmente observadas nos Estados Unidos e no Reino Unido, tomam espaço paulatinamente maior entre a população brasileira. As características peculiares de suas proteínas (alto peso molecular e termorresistência) conferem a esses alimentos um grande potencial alergênico e persistência das reações por toda a vida. De forma semelhante, peixes e frutos do mar caracterizam-se pela história natural persistente ao longo da vida do paciente alérgico.

A sensibilização alérgica a alimentos ocorre preferencialmente pela via oral, mas pode ocorrer por inalação ou contato do alimento com a pele, especialmente nos casos de prejuízo da barreira cutânea, como na dermatite atópica.

Outro aspecto importante é que podem ocorrer reações cruzadas entre alérgenos semelhantes, quando diferentes alérgenos alimentares compartilham uma similaridade estrutural ou sequencial com um alérgeno alimentar ou aeroalérgeno diferente, o que pode desencadear uma reação similar àquela desencadeada pelo alérgeno alimentar original. É o que pode acontecer entre diferentes crustáceos, tipos de castanhas e pólens, frutas e vegetais[8].

ANAMNESE DIRECIONADA

Em todas as doenças alérgicas é fundamental que uma boa anamnese seja realizada e, no contexto da AA, os seguintes aspectos devem ser avaliados[4]:

- Idade da introdução do alimento suspeito, que, no caso do leite, pode ocorrer já na maternidade, pela sensibilização ao aleitamento materno.
- Idade de aparecimento dos sintomas: nas APLV, a maior parte das crianças apresenta as manifestações clínicas nos primeiros 2 anos de vida.
- Época de aparecimento dos sintomas: nas alergias mediadas por IgE, os sintomas aparecem em até 2 horas após a introdução do alimento, enquanto com outros mecanismos (linfócitos T) eles podem aparecer mais tardiamente, horas ou dias depois.
- Duração dos sintomas: nas alergias IgE mediadas, os sintomas são desencadeados rapidamente e com pouca duração; nas manifestações que envolvem outros mecanismos, mesmo com a retirada do alimento, os sintomas podem permanecer.
- Repetição do sintoma quando da re-exposição: aspecto significativo para uma AA. É fundamental que haja reprodutibilidade do sintoma cada vez que houver a ingesta do alimento suspeito.
- Quantidade de alimento ingerida: trata-se de um aspecto fundamental, pois pode ser variável entre os pacientes, sendo que alguns deles reagem a pequeníssimas porções (traços do alimento) e outros a porções um pouco maiores. O paradigma de que mínimas quantidades podem desencadear até mesmo graves reações vem se mostrando inadequado, especialmente quando se faz a provocação oral, que pode ser positiva apenas em maiores quantidades do alimento.
- Conhecimento dos hábitos familiares: é importante rever receitas e preparações familiares à procura de ingredientes relacionados à AA.
- Avaliação de crianças com eczema, asma, rinite alérgica, outras alergias e história familiar para doenças alérgicas: esse grupo pode apresentar maior risco para AA.
- Descartar outros diagnósticos que mimetizam AA: reações a medicamentos, insetos e inalantes; reações tóxicas e farmacológicas; intolerância alimentar; síndrome auriculotemporal (síndrome de Frey); rinite gustatória por alimentos apimentados; pânico; e anorexia nervosa[4].

Ao final da anamnese, o médico deve ser capaz de identificar se o sintoma está relacionado à AA, qual é o mecanismo envolvido e quais alérgenos devem ser avaliados, seja para uma pesquisa da presença de IgE específica, seja para indicar o tipo de provocação oral mais adequado para cada paciente.

QUADRO CLÍNICO

As manifestações clínicas das AA IgE mediadas são variadas e abrangem diferentes sistemas – lembrando que os sintomas aparecem em minutos até 2 horas após a ingestão do alimento. A pele é um dos sistemas mais envolvidos nas AA IgE mediadas, apresentando urticárias com ou sem angioedema, vermelhidão, prurido e piora do eczema crônico já existente. Outro sistema muito envolvido é o gastrointestinal, podendo desencadear náuseas, vômitos, dor abdominal, prurido oral (língua, palato, lábios) ou angioedema de laringe. Nos olhos, podem ser observados hiperemia conjuntival, prurido, lacrimejamento e edema periorbitário. O sistema respiratório pode ser envolvido desde o nariz, com prurido, rinorreia e espirros, até a laringe, com edema e rouquidão, além de tosse, sibilos, dor torácica, dispneia e cianose. Vale ressaltar que os sintomas respiratórios, de maneira isolada, são mais raros após a ingestão de alimentos alergênicos. Outros sistemas menos envolvidos, mas não menos importantes quando o desfecho é a anafilaxia, são o cardiovascular, com taquicardia ou bradicardia, hipotensão e choque, e o neurológico, com tontura, sensação de morte iminente e síncope.

Reconhecer as reações mais graves das AA IgE mediadas é fundamental para o adequado tratamento e o encaminhamento ao especialista para confirmação diagnóstica, identificação do agente desencadeante e orientação das formas de prevenção dos possíveis episódios futuros. O profissional deve lembrar que a anafilaxia ocorre como parte de um evento clínico dinâmico. Mesmo os sintomas que não cursam com risco de morte iminente podem progredir rapidamente, a menos que medidas terapêuticas sejam prontamente estabelecidas[3,8].

Em relação aos principais sinais e sintomas de anafilaxia em crianças, pode-se dizer que até 98% dos casos apresentam manifestações na pele, nas submucosas e nas mucosas, seguidas ou associadas a manifestações respiratórias em 70%, do sistema digestório em 56% e, menos comumente, dos sistemas cardiovascular e neurológico[9].

Os critérios diagnósticos para anafilaxia são basicamente clínicos, o que confere sensibilidade de 95% e especificidade de 75%, e baseiam-se nos critérios desenvolvidos por Sampson et al.[10] em 2006 (Quadro 1).

UTILIZAÇÃO DA AVALIAÇÃO LABORATORIAL NO DIAGNÓSTICO

Diante da suspeita de uma reação alérgica mediada por IgE, a mensuração de IgE específica para o(s) alimento(s) considerados pode auxiliar no diagnóstico quando corretamente interpretada à luz da história clínica[11].

A pesquisa da sensibilização (presença de IgE) a alimentos pode ser realizada de duas formas, *in vivo* e/ou *in vitro*, como explicado a seguir.

In vivo (teste cutâneo de hipersensibilidade imediata – TCHI)

Extratos comerciais do alimento são depositados em forma de gotas no antebraço do paciente. A escarificação da epiderme, por meio de um puntor, permite que os mastócitos teciduais entrem em contato com o antígeno e, nos indivíduos predispostos, ocorre a formação de uma pápula, traduzida pela liberação de histamina dessas células. Pápulas maiores do que 3 mm de diâmetro são consideradas positivas.

Quadro 1 Critérios diagnósticos para anafilaxia[10]

Anafilaxia é altamente provável quando qualquer um dos três critérios a seguir estiver presente:
1. INÍCIO AGUDO (MINUTOS A HORAS) DE ENVOLVIMENTO DE PELE, MUCOSAS OU AMBOS (URTICÁRIA GENERALIZADA, PRURIDO, *FLUSHING*, EDEMA DE LÁBIOS, ÚVULA E LÍNGUA) E PELO MENOS UM DOS SEGUINTES: (QUANDO NÃO SE CONHECE O ALÉRGENO)
A. Comprometimento respiratório (dispneia, sibilos, estridor, hipoxemia), redução do PFE
B. Diminuição da PA ou sintomas associados a disfunção de órgão-alvo (hipotonia, síncope, incontinência)
2. DOIS OU MAIS DOS SEGUINTES SINAIS E SINTOMAS, que ocorrem rapidamente após a exposição a um alérgeno provável (minutos a horas)
A. Envolvimento de pele e mucosas (urticária, coceira, rubor, inchaço nos lábios ou na língua)
B. Comprometimento respiratório (dispneia, sibilos, estridor, hipoxemia)
C. Diminuição da PA ou sintomas associados a disfunção de órgão-alvo (hipotonia, síncope, incontinência)
D. Sintomas gastrointestinais persistentes (cólicas/dor abdominal, vômitos)
3. REDUÇÃO DA PA APÓS EXPOSIÇÃO A ALÉRGENO CONHECIDO PARA O PACIENTE (MINUTOS A HORAS)
A. Lactentes e crianças – PA sistólica baixa para a idade ou queda > 30% da PA sistólica*
B. Adultos – PA sistólica abaixo de 90 mmHg ou queda > 30% do basal pessoal

* PA sistólica reduzida: 1 mês a 1 ano: < 70 mmHg; 1 a 10 anos: < 70 + 2 × idade; 11 a 17 anos: < 90 mmHg.

In vitro (IgE sérica específica)

O método por fluorescência enzimática parece apresentar sensibilidade e especificidade melhores, e valores maiores que 0,1 a 0,35 kU/L representam positividade do teste. Em lactentes com baixa reatividade cutânea, pacientes em uso de anti-histamínicos ou que, por lesões cutâneas extensas, não possam proceder ao teste cutâneo, realiza-se a mensuração de níveis de IgE específica no soro. O exame também permite o acompanhamento dos valores absolutos no decorrer do tempo para identificação do melhor momento de reintroduzir o alimento na dieta do paciente.

Em ambos os casos, a determinação de IgE sérica específica a fontes alimentares e/ou seus componentes proteicos apresenta boa sensibilidade, mas baixa especificidade[12]. Valores de corte para diâmetros de pápula e níveis de IgE específica que funcionam como marcadores de reação alérgica foram estudados, mas os resultados não podem ser utilizados universalmente devido à heterogeneidade das populações avaliadas.

Em casos de indisponibilidade de extratos comerciais ou de instabilidade estrutural de algumas proteínas, como as profilinas, alguns alimentos (por exemplo, frutas) podem ser testados *in vivo* pelo método *prick to prick*: procede-se a puntura no braço do paciente após o contato do puntor com o alimento *in natura*. Desse modo, as proteínas do alimento que geralmente são destruídas na elaboração do extrato ainda se mantêm presentes.

O diagnóstico por componentes proteicos (CRD, do inglês *component resolved diagnosis*) possibilita a avaliação das frações proteicas isoladamente, o que permite maiores informações sobre especificidade, sensibilidade, prognóstico, reatividade cruzada, gravidade, entre outros[1,3].

Independentemente do método utilizado, a presença de anticorpos (testes positivos) não significa reatividade clínica. Em outras palavras, teste positivo (cutâneo ou sérico) não implica retirada do alimento da dieta do paciente se não houver história clínica convincente. Os testes laboratoriais devem servir mais como um instrumento para se estabelecer o diagnóstico, nunca avaliados isoladamente. Resultados negativos podem minimizar a presença de alergia (alto valor preditivo negativo), mas a interpretação deve ser sempre realizada com base na história clínica: pacientes com histórias convincentes de reação alérgica devem ser submetidos a testes de provocação oral se os resultados forem negativos para IgE específica.

Testes de mensuração de IgG e IgG4 específicas, cinesiologia e análise capilar não apresentam qualquer evidência científica que justifique sua utilização no diagnóstico de AA[13]. Os testes de ativação de basófilos parecem ser uma opção promissora como adjuvantes aos testes de IgE e encontram-se em andamento quanto à padronização do método.

QUANDO E COMO UTILIZAR OS TESTES DE PROVOCAÇÃO ORAL

O TPO permanece como ferramenta padrão-ouro para o diagnóstico de AA. Basicamente, consiste na oferta do alimento suspeito e/ou placebo em doses crescentes, sob supervisão médica[1,3,14]. Sua utilização na prática clínica é limitada pelos custos envolvidos, pelo tempo necessário para sua realização e pela chance de reações graves. Em caso de dúvidas sobre a gravidade das reações, o procedimento deve ser realizado em ambiente hospitalar, com recursos de emergência disponíveis.

O teste pode ser realizado de três formas:

- Aberto: não há mascaramento do alimento a ser testado; o paciente e sua família, bem como o médico responsável, estão cientes do que será ingerido. Em crianças de até 3 anos, é o teste de escolha pela facilidade de execução.
- Simples cego: o médico está ciente do alimento que será oferecido, mas o paciente e sua família o desconhecem, na tentativa de minimizar possíveis interferências psicológicas.

- Duplo cego e controlado por placebo (DCCP): considerado o padrão-ouro no diagnóstico das AA, é um procedimento mais utilizado para fins de pesquisa e em serviços acadêmicos. Não há conhecimento do alimento a ser ingerido, que deve ser mascarado em cor, forma e sabor, de modo que o paciente não reconheça se ingere o alimento ou placebo (testados em dias diferentes). Apenas uma terceira pessoa (enfermeira ou nutricionista) saberá o conteúdo de cada uma das refeições.

Além do diagnóstico inicial, o TPO pode ser utilizado para averiguar a aquisição de tolerância ao longo do tempo.

RECONHECIMENTO E TRATAMENTO DAS REAÇÕES ANAFILÁTICAS

Uma vez realizado o diagnóstico clínico de anafilaxia[9] em um ambiente de emergência, a avaliação do paciente segue os princípios do guia de Suporte Avançado de Vida Pediátrico (SAVP):

- Avaliar permeabilidade das vias aéreas, respiração, circulação e nível de consciência (estado mental alterado pode sugerir a presença de hipóxia).
- Iniciar imediatamente a ressuscitação cardiopulmonar, se for observada parada cardiorrespiratória.
- Administrar adrenalina (solução 1/1.000) na dose de 0,01 mg/kg (ou 0,01 mL/kg) em crianças (máximo de 0,3 mg em pré-púberes e de 0,5 mg em adolescentes e adultos) por via intramuscular (IM) a cada 5 a 15 minutos, até obter controle dos sintomas e aumento da pressão sanguínea. Até 20% dos casos necessitam de duas doses e mais raramente outra dose. As doses de Adrenalina® autoinjetável são fixas e podem ser aplicadas em crianças a partir de 7,5 até 25 kg na dose de 0,15 mg; naquelas com peso maior ou igual a 25 kg, a dose recomendada é de 0,3 mg[15].
- Se possível, remover o alérgeno que provocou a anafilaxia e chamar auxílio de emergência, quando fora do ambiente hospitalar, ou o grupo de ressuscitação do hospital.
- Colocar o paciente em posição supina com elevação dos membros inferiores, se ele tolerar, e evitar mudanças bruscas de posição.
- Manter as vias aéreas pérvias. Assistência ventilatória pode ser necessária, bem como intubação traqueal ou cricotireoidostomia.
- Considerar o uso de Adrenalina® nebulizada no estridor por edema laríngeo na dose de 2 a 5 ampolas, em adição à Adrenalina® IM.
- Administrar oxigênio a todos os pacientes com anafilaxia que tenham reações prolongadas, hipoxemia prévia ou disfunção miocárdica, àqueles que receberam β2 agonista inalado como parte do tratamento e também àqueles que necessitaram de múltiplas doses de Adrenalina®.
- Acesso venoso para reposição volêmica, preferencialmente com solução salina. Crianças: até 30 mL/kg na primeira hora; adultos: 5 a 10 mL/kg nos primeiros 5 minutos.
- Considerar a administração de difenidramina 1 a 2 mg/kg ou 25 a 50 mg/dose (parenteral) como segunda opção medicamentosa. No nosso meio, indica-se a prometazina 0,5/kg/dose até 25 mg/dose. Os anti-histamínicos nunca devem ser administrados isoladamente no tratamento da anafilaxia.
- Em caso de broncoespasmo resistente a doses Adrenalina®, deve-se considerar o uso de β2 agonista por nebulização.
- Em caso de hipotensão refratária à reposição volêmica e à Adrenalina®, considerar a administração de agentes vasopressores.
- Os glicocorticosteroides endovenosos não são úteis para manifestações agudas, mas ajudam controlar a hipotensão persistente ou o broncoespasmo. A administração oral de prednisona (1 a 2 mg/kg até 75 mg) pode ser útil nos episódios anafiláticos menos graves e prevenir reações bifásicas.

A anafilaxia pode ter um curso bifásico em 11% dos casos, com melhora inicial seguida por recorrência de sintomas em 2 a 4 horas – mais comum nas anafilaxias desencadeadas por picadas de insetos do que naquelas após a ingestão de alimentos[15,16].

Recomenda-se a observação do paciente por no mínimo 4 horas, estendendo-se para 6 a 8 horas se ele apresentar sintomas respiratórios e para 12 a 24 horas em caso de colapso circulatório.

Na alta após episódio de anafilaxia, deve-se fornecer plano de ação escrito de maneira clara e simples aos pacientes e seus familiares, incluindo nome do alérgeno conhecido e cofatores desencadeantes, nome de medicações a serem administradas e doses. No caso de não se conhecer o desencadeante, encaminhar ao especialista para posterior esclarecimento etiológico.

ORIENTAÇÃO DIETÉTICA

Apesar das inúmeras linhas de pesquisa, até o momento, a única forma efetiva de tratamento para evitar reações indesejáveis em pacientes com AA é a exclusão absoluta do alimento responsável, suscetível a transgressões dietéticas. Não obstante, a restrição de qualquer alimento na criança pode acarretar carências nutricionais, prejuízo do crescimento e predisposição a dificuldades alimentares. Por isso, substituições adequadas devem ser minuciosamente explicadas ao paciente e sua família.

A leitura de rótulos de produtos industrializados e o conhecimento de ingredientes de refeições de qualquer natureza devem ser corretamente orientados.

O aleitamento materno deve ser estimulado de forma exclusiva até os 6 meses de vida e mantido até pelo menos os 2 anos como complemento à alimentação sólida, de acordo com as orientações da Organização Mundial da Saúde (OMS). Exclusões da dieta materna só devem ser consideradas se o lactente manifestar sintomas relacionados às proteínas alimentares veiculadas pelo leite materno. Nesses casos, o acompanhamento das necessidades nutricionais da nutriz deve ser rigoroso, para que não haja prejuízo de macro e micronutrientes[17].

Nos casos de impossibilidade de aleitamento materno por qualquer razão, fórmulas de comprovada hipoalergenicidade devem ser instituídas ao lactente de acordo com o tipo de mecanismo imunológico envolvido, a idade, a presença de comprometimento na absorção intestinal, a repercussão sistêmica da doença, o número de alimentos envolvidos e a vigência de anafilaxia.

De acordo com o grau de hidrólise de suas proteínas, as fórmulas são denominadas extensamente hidrolisadas (FEH) ou de aminoácidos (FAA). Fórmulas parcialmente hidrolisadas não devem ser utilizadas como tratamento, uma vez que não são consideradas hipoalergênicas. Leites de outros mamíferos (cabra, ovelha, búfala) também não são opções para o lactente com APLV, por compartilharem extensa similaridade proteica.

Em relação às FEH, encontram-se disponíveis comercialmente as hidrolisadas de leite de vaca e de arroz. As primeiras são consideradas a melhor opção nos casos de alergias ao leite mediadas e não mediadas por IgE[18]. As fórmulas hidrolisadas de proteínas do arroz estão disponíveis em alguns países como alternativa às FEH à base de leite de vaca. No Brasil, essa fórmula ainda não faz parte dos consensos devido ao recente tempo de uso e à necessidade de mais estudos sobre sua segurança[18].

Apesar da isenção completa da alergenicidade, o alto custo das fórmulas de aminoácidos justifica sua utilização essencialmente em casos de refratariedade às opções anteriores, comprometimento ponderal/má absorção intestinal e/ou na necessidade de restrição de múltiplos alimentos. A presença de anafilaxia, especialmente em lactentes menores de 6 meses de vida, enterocolite induzida por proteínas alimentares e esofagite eosinofílica representa uma indicação adicional para o uso de fórmulas de aminoácidos livres[19].

Fórmulas de soja são opções nutricionalmente adequadas e bem toleradas. Por aspectos ainda não completamente esclarecidos sobre sua segurança, sua utilização é preconizada em lactentes maiores de 6 meses de idade com alergias mediadas por IgE e sem alterações na absorção intestinal[18]. Bebidas à base de soja são contraindicadas para lactentes por não suprirem suas necessidades nutricionais. Leites vegetais (arroz, castanhas) devem ser desencorajados em virtude da insuficiência de micronutrientes e de alguns aspectos de segurança[18].

O acompanhamento nutricional da criança em restrição alimentar de qualquer idade é fundamental para a avaliação de seu crescimento e desenvolvimento. Adequações dietéticas devem ser prontamente reparadas para a reposição de nutrientes excluídos por meio de outros alimentos e/ou suplementação exógena.

PREVENÇÃO

Crianças consideradas de risco especial para apresentar doenças alérgicas (parentes de primeiro grau com doença alérgica) podem se beneficiar do aleitamento materno exclusivo até o sexto mês de vida e complementado até os 2 anos de idade com alimentação sólida. O uso de fórmulas hidrolisadas não demonstrou eficácia quando comparado às fórmulas poliméricas[20].

Recomenda-se que a alimentação complementar não seja protelada além do sexto de mês de vida, mesmo para alimentos potencialmente mais alergênicos, como ovo e peixe.

Uma vez que não existem intervenções eficazes para a redução do risco de desenvolvimento de alergias, hábitos saudáveis de estilo de vida e nutrição permanecem como as principais ferramentas para minimizar a probabilidade de quaisquer doenças.

REFERÊNCIAS BIBLIOGRÁFICAS

1. Sicherer SH, Sampson HA. Food allergy: a review and update on epidemiology, pathogenesis, diagnosis, prevention, and management. J Allergy Clin Immunol. 2018;141(1):41-58.
2. Schoemaker AA, Sprikkelman AB, Grimshaw KE, Roberts G, Grabenhenrich L, Rosenfeld L, et al. Incidence and natural history of challenge-proven cow's milk allergy in European children-EuroPrevall birth cohort. Allergy. 2015;70(8):963-72.
3. Solé D, Silva LR, Cocco RR, Ferreira CT, Sarni ROS, Oliveira LC, et al. Consenso Brasileiro sobre Alergia Alimentar: 2018 - Parte 1 - Etiopatogenia, clínica e diagnóstico. Documento conjunto elaborado pela Sociedade Brasileira de Pediatria e Associação Brasileira de Alergia e Imunologia Arq Asma Alerg Imunol. 2018;2(1):7-38.
4. Gupta M, Cox A, Nowak-Węgrzyn A, Wang J. Diagnosis of food allergy. Immunol Allergy Clin North Am. 2018;38(1):39-52.
5. Motosue MS, Bellolio MF, Van Houten HK, Shah ND, Campbell RL. National trends in emergency department visits and hospitalizations for food-induced anaphylaxis in US children. Pediatr Allergy Immunol. 2018;29(5):538-44.
6. Turner PJ, Campbell DE, Motosue MS, Campbell RL. Global trends in anaphylaxis epidemiology and clinical implications. J Allergy Clin Immunol Pract. 2020;8(4):1169-76.
7. Vickery BP, Scurlock AM, Jones SM, Burks AW. Mechanisms of immune tolerance relevant to food allergy. J Allergy Clin Immunol. 2011;127:576-84.
8. Werfel T, Asero R, Ballmer-Weber BK, Beyer K, Enrique E, Knulst AC, et al. Position paper of the EAACI: food allergy due to immunological cross-reactions with common inhalant allergens. Allergy. 2015;70(9):1079-90.
9. Greenhawt M, Gupta RS, Meadows JA, Pistiner M, Spergel JM, Camargo Jr CA, et al. Guiding principles for the recognition, diagnosis, and management of infants with anaphylaxis: an expert panel consensus. J Allergy Clin Immunol Pract. 2019;7(4):1148-56.
10. Sampson HA, Muñoz-Furlong A, Campbell RL, Adkinson Jr NF, Bock SA, Branum A, et al. Second symposium on the definition and management of anaphylaxis: summary report – Second National Institute of Allergy and Infectious Disease/Food Allergy and Anaphylaxis Network symposium. J Allergy Clin Immunol. 2006;117:391-7.
11. Ansotegui IJ, Melioli G, Canonica GW, Caraballo L, Villa E, Ebisawa M, et al. IgE allergy diagnostics and other relevant tests in allergy, a World Allergy Organization position paper. World Allergy Organ J. 2020;13(2):100080.
12. Soares-Weiser K, Takwoingi Y, Panesar SS, Muraro A, Werfel T, Hoffmann-Sommergruber K, et al. The diagnosis of food allergy : a systematic review and meta-analysis. Allergy. 2014;69(1):76-86.
13. Hammond C, Lieberman JA. Unproven diagnostic tests for food allergy. Immunol Allergy Clin North Am. 2018;38(1):153-63.
14. Upton JEM, Bird JA. Oral food challenges: special considerations. Ann Allergy Asthma Immunol. 2020;124(5):451-8.
15. Poowuttikul P, Seth D. Anaphylaxis in children and adolescents. Pediatr Clin North Am. 2019;66(5):995-1005.

16. Sicherer SH, Simons FER. Section on Allergy and Immunology. Epinephrine for first-aid management of anaphylaxis. Pediatrics. 2017;139(3).
17. Rajani PS, Martin H, Groetch M, Järvinen KM. Presentation and management of food allergy in breastfed infants and risks of maternal elimination diets. J Allergy Clin Immunol Pract. 2020;8:52-67.
18. Solé D, Silva LR, Cocco RR, Ferreira CT, Sarni ROS, Oliveira LC, et al. Consenso Brasileiro sobre Alergia Alimentar: 2018 - Parte 2 - Diagnóstico, tratamento e prevenção. Documento conjunto elaborado pela Sociedade Brasileira de Pediatria e Associação Brasileira de Alergia e Imunologia. Arq Asma Alerg Imunol. 2018;2(1):39-82.
19. Meyer R, Groetch M, Venter C. When should infants with cow's milk protein allergy use an amino acid formula? A practical guide. J Allergy Clin Immunol Pract. 2018;6(2):383-99.
20. Koplin JJ, Peters RL, Allen KJ. Prevention of food allergies. Immunol Allergy Clin North Am. 2018;38(1):1-11.

CAPÍTULO 7

ALERGIA A MEDICAMENTOS

Arnaldo Carlos Porto Neto
Marisa Lages Ribeiro
Ronney Corrêa Mendes

AO FINAL DA LEITURA DESTE CAPÍTULO, O PEDIATRA DEVE ESTAR APTO A:

- Suspeitar de reações de hipersensibilidade a fármacos.
- Estratificar a gravidade das reações.
- Buscar diagnóstico adequado para evitar rótulos desnecessários.
- Entender que grandes exclusões de fármacos podem ser evitadas.
- Fornecer opções seguras de fármacos até avaliação por especialista, quando possível.
- Lembrar que as infecções virais podem causar ou participar das reações e são os principais diagnósticos diferenciais em pediatria.

INTRODUÇÃO

Reações adversas a medicamentos (RAM) são definidas pela Organização Mundial da Saúde (OMS) como qualquer evento nocivo, não intencional e indesejado que ocorra durante o curso de medicamentos utilizados na prevenção, no diagnóstico ou no tratamento de doenças[1].

Na população pediátrica, os antibióticos, principalmente os beta-lactâmicos, são os medicamentos mais comumente apontados, seguidos dos anti-inflamatórios não esteroidais (AINE). Quando questionados, até 10% dos pais relatam que seus filhos são alérgicos a medicamentos. No entanto, a investigação clínica das reações suspeitas mostra que esses números são supervalorizados[2].

Estima-se que as RAM respondam por cerca de 3 a 6% de todas as admissões hospitalares e que ocorram em um total de 10 a 15% dos pacientes hospitalizados[3].

CLASSIFICAÇÃO

As RAM são subdivididas entre reações previsíveis (relacionadas a ações farmacológicas das drogas em indivíduos não predispostos) e imprevisíveis (relacionadas à resposta imunológica individual do paciente e, eventualmente, à sua suscetibilidade genética)[4] .

As reações previsíveis geralmente são dose-dependentes, relacionadas às ações farmacológicas da droga, e ocorrem em indivíduos saudáveis. Entre elas estão a toxicidade, os efeitos colaterais, os efeitos secundários e as interações medicamentosas, que respondem por cerca de 80% de todas as RAM.

As RAM devem ser diferenciadas de eventos adversos relacionados às drogas, incluindo erros na administração da medicação e interações medicamentosas ou alimentares, sendo importante o foco na melhoria da segurança do paciente.

REAÇÕES DE HIPERSENSIBILIDADE A DROGAS

O termo "reação de hipersensibilidade a drogas" (RHD) refere-se a sinais e sintomas imprevisíveis, reprodutíveis, iniciados após exposição a droga em dose habitual, normalmente tolerada por indivíduos não hipersensíveis. As reações de hipersensibilidade incluem reações induzidas por mecanismos imunológicos ou células inflamatórias ou são induzidas por mecanismo não imunológico. O termo "alergia medicamentosa" refere-se a reações de hipersensibilidade mediadas imunologicamente[4].

Classificação clínica

As RHD são classificadas clinicamente em imediatas e tardias.

As reações imediatas classicamente iniciam em até 1 hora após a administração, podendo iniciar em minutos. Medicação ingerida com alimentos pode, em alguns casos, provocar reação em até 6 horas. As reações imediatas (mediadas ou não por IgE) podem se apresentar com urticária, prurido cutâneo, angioedema, broncoespasmo, dispneia, edema de laringe, rinorreia, prurido e congestão nasal, edema periorbital, lacrimejamento, taquicardia, hipotensão, sincope, entre outros[4].

As reações tardias podem ser causadas por diversos mecanismos, não envolvendo participação de IgE. Elas aparecem, em geral, em horas a dias após o início do tratamento e, eventualmente, após algumas semanas. Como exemplo, as reações retardadas à amoxicilina iniciam classicamente entre o sétimo e o décimo dia do tratamento ou mesmo em 1 a três 3 após a interrupção da droga. Nessas reações tardias, predominam as manifestações cutâneas, como exantemas maculopapulares e urticárias. Também podem surgir manifestações heterogêneas, como erupções fixas por drogas; reações cutâneas mais graves, como síndrome Stevens-Johnson (STJ) e necrólise epidérmica tóxica (NET); pustolose exematosa generalizada aguda (PEGA); reações a drogas com eosinofilia e sintomas sistêmicos (DRESS); ou ainda doenças envolvendo órgão único, como doença hepática induzida por droga (DHID) ou droga específica, como síndrome de hipersensibilidade a abacavir[4].

Classificação pelo mecanismo imunológico

As RHM podem ser classificadas em alérgicas e não alérgicas, baseadas nos mecanismos envolvidos[4].

As reações alérgicas são mediadas por uma resposta imune específica a uma droga que age como hapteno, podendo levar a todos os tipos de reação imune mediada de Gell e Coombs:

- Tipo I: mediada por IgE produzida por células B.
- Tipo II: citotoxicidade mediada por IgG/IgM.
- Tipo III: imunocomplexos.
- Tipo IV: mediada por células T.

Os tipos mais comuns são o I e o IV (Tabela 1).

Já as reações não alérgicas incluem todas as outras reações sem mecanismo imunológico demonstrado. Elas são clinicamente indistinguíveis das reações alérgicas e ocorrem após a interação da droga com células inflamatórias com mastócitos, basófilos e neutrófilos.

Epidemiologia

As RAM são responsáveis por 3 a 6% de todas as admissões hospitalares e ocorrem em 10 a 15% dos pacientes hospitalizados e até em 25% dos ambulatoriais.

Alergia a drogas é relativamente incomum, correspondendo a menos de 10% de todas as RAM. Alergia medicamentosa ocorre em 1 a 2% de todas as admissões e em 3 a 5% dos pacientes hospitalizados, mas a verdadeira incidência na comunidade, entre crianças e adultos é desconhecida.

Muitas crianças são falsamente diagnosticadas como alérgicas a diversos medicamentos, principalmente antibióticos, e carregam este rótulo até idade adulta. Esses pacientes são frequentemente tratados com medicamentos alternativos que podem ser mais tóxicos, menos efetivos e mais caros, resultando em aumento de morbidade, mortalidade e custo[4].

A incidência verdadeira de anafilaxia induzida por drogas também é desconhecida, e a maioria dos estudos foi baseada em todas as causas de anafilaxia ou em outras causas (alérgicas e não alérgicas) de reação adversa a drogas.

A incidência estimada da síndrome de Steven Johnson (SSJ), que pode ser secundária à RAM, é de 0,4 a 1,2:1 milhão de pessoas por ano, enquanto a incidência estimada de necrólise epidérmica tóxica (NET) é de 1,2 a 6:1 milhão de pessoas por ano. Um aumento de reações adversas graves entre crianças (atingindo 100 casos por ano) tem sido observado, provavelmente devido a programas de fármaco-vigilância[4].

Fatores de risco

Enquanto o desenvolvimento de hipersensibilidade a drogas é impossível de ser predito com alguma certeza, alguns fatores foram elucidados até o momento, aumentando a probabilidade de ocorrência da reação. Esses fatores podem estar associados às drogas ou ao paciente.

Fatores associados às drogas compreendem: natureza das drogas, grau de exposição (dose, duração, frequência, via de administração) e sensibilização cruzada. Uso intermitente e aplicação tópica (principalmente se a pele estiver inflamada) estão mais associados à sensibilização. O uso via oral tende a ser mais seguro do que o parenteral, apesar de também po-

Tabela 1 Mecanismos imunológicos envolvidos nas alergias medicamentosas

Mecanismo		Características clínicas
Tipo I	É composto por reações do tipo imediato pela ativação de mastócitos e basófilos mediadas por anticorpos IgE específicos para o fármaco	Anafilaxia, urticária, angioedema, broncoespasmo, hipotensão
Tipo II	Reações citotóxicas mediadas por anticorpos IgG ou IgM específicos para o fármaco	Anemia hemolítica, trombocitopenia, neutropenia
Tipo III	Reações de imunocomplexo	Doença do soro, reação de Arthur
Tipo IV	Reações de hipersensibilidade do tipo retardado mediadas por mecanismos imunes celulares. Podem ser subdivididas em: • Tipo IVa: mediada por linfócitos TH1 • Tipo IVb: linfócitos TH2 • Tipo IVc: linfócitos T citotóxicos • Tipo IVd: células T	Dermatite de contato, exantema morbiliforme, dermatoses esfoliativas graves (SSJ/NET), DRESS, AGEP, nefrite intersticial, hepatite induzida por droga

SSJ: síndrome de Steven Johnson; NET: necrólise epidérmica tóxica; DRESS: reação cutânea associada a eosinofilia e sintomas sistêmicos; AGEP: pustulose eczematosa generalizada.

der causar reações graves. Uma vez ocorrida a sensibilização a determinada droga, existe probabilidade de reatividade a drogas ou metabólitos de estrutura química similar, sendo impossível a prever a ocorrência.

Fatores associados aos pacientes incluem: idade e sexo, fatores genéticos (HLA, *status* de acetilação), doenças médicas de base (vírus Epstein-Barr, vírus da imunodeficiência humana, asma), reações prévias à droga, síndrome da alergia múltipla. A prevalência de reação adversa a drogas aumenta com a idade, sendo mais graves devido às comorbidades e ao uso de múltiplos medicamentos[4].

Investigação diagnóstica

Primeiramente, deve-se ter em mente que:

- Alergia a drogas ocorre na presença de sensibilização prévia adequada à droga. Entretanto, reações de hipersensibilidade não alérgicas podem ocorrer na primeira dose, já que não requerem sensibilização prévia.
- A hipersensibilidade a drogas pode se manifestar por meio de reação cutânea, sistêmica ou ambas.
- Reações de hipersensibilidade ameaçadoras à vida incluem anafilaxia, STJ e NET.

O diagnóstico de RHD, muitas vezes, é baseado apenas na história clínica detalhada, e os itens imprescindíveis dessas anamneses estão na Tabela 2.

Tabela 2 Itens da investigação de hipersensibilidade a fármacos

1. Razão pela qual o fármaco foi prescrito; infecções virais causam erupções cutâneas
2. A cronologia do surgimento das reações, sua descrição e evolução. Relacionar com o tempo do uso da droga suspeita
3. Qual dose e via da medicação recebida
4. Uso concomitante de outras medicações
5. Exposição prévia ao fármaco. Para as reações imunomediadas, há necessidade de sensibilização prévia. Essa sensibilização pode ocorrer intraútero, pelo leite materno ou por contato
6. Exposição posterior ao fármaco, já que as reações de hipersensibilidade são reprodutíveis, mas, em alguns casos, cofatores como infecção, exercício físico e jejum prolongado, podem facilitar seu surgimento
7. Exposição posterior a fármaco de diferente classe sem novas reações (pode sugerir o mecanismo envolvido)
8. Evolução da doença e tratamentos necessários, bem como possíveis acometimentos sistêmicos e sequelas

É importante questionar a história de febre ou de qualquer outro sintoma de origem infecciosa durante a reação medicamentosa. O principal diagnóstico diferencial da hipersensibilidade a medicamentos em crianças é a infecção viral, pois agentes virais estão entre os principais causadores dos *rashs* cutâneos. Em pediatria, essa investigação pode ser ainda mais desafiadora, já que crianças são menos capazes de se expressar. O uso de fotos deve ser incentivado para se obter melhor descrição das lesões cutâneas na fase aguda[6].

O exame físico detalhado é essencial tanto para reforçar a hipótese diagnóstica de hipersensibilidade quanto para encontrar outras hipóteses que possam justificar os sinais e sintomas relatados. A morfologia e a distribuição das erupções por drogas são importantes na avaliação. A extensão pode ser generalizada (espalhada, acometendo difusamente), disseminada (envolvendo várias regiões) ou localizada (limitada a certa parte do corpo)[4].

Exames laboratoriais e testes específicos podem ser realizados, a depender se reação é IgE ou não IgE mediada.

A seguir, serão abordadas as principais reações de hipersensibilidade na população pediátrica: a penicilinas/beta-lactâmicos e a AINE.

ALERGIA A PENICILINA/BETA-LACTÂMICOS

As penicilinas têm sido a causa mais comum de anafilaxia induzida por drogas nos Estados Unidos e no Reino Unido. No entanto, a taxa de alergia à penicilina IgE mediada tem diminuído, provavelmente devido à redução do uso da penicilina parenteral[7].

As penicilinas podem ser associadas a reações cutâneas mais graves, como reação cutânea associada à eosinofilia e sintomas sistêmicos (DRESS), SSJ e NET, além da anafilaxia.

No entanto, reações cutâneas benignas, como urticária e exantema maculopapular tardio, são as manifestações mais comuns.

Além disso, a maioria das reações cutâneas leves não é verdadeiramente alérgica, ocorrendo, em sua maioria, devido à infecção subjacente ou à interação do medicamento com o agente infeccioso. A rotulagem de alergia a antibióticos é comum e frequentemente realizada pelos responsáveis e até mesmo por profissionais de saúde, devido ao aparecimento do *rash* cutâneo durante a infecção para a qual o medicamento está sendo utilizado, sem que tenham sido realizadas, na maioria das vezes, investigação e confirmação posteriores. É importante que o diagnóstico preciso de hipersensibilidade a antibióticos seja confirmado ou descartado, evitando-se o uso de fármacos alternativos, geralmente mais caros e menos eficazes, que contribuem para o aumento da resistência antimicrobiana. Estima-se que 90% dos diagnósticos de alergia a antibióticos seriam desfeitos com investigação adequada e testes de provocação[7].

Penicilina e beta-lactâmicos

Penicilinas, cefalosporinas, carbapenêmicos, monobactans, oxacefemas e inibidores da beta-lactamase formam o grupo de medicamentos que compartilham o anel beta-lactâmico. Eles, após ligações covalentes com proteínas plasmáticas, geram haptenos que podem ser reconhecidos pelo sistema imunológico (Figura 1)[8].

A maior parte dos produtos do metabolismo da benzilpenicilina (95%) é formada pelo benzilpeniciloil (grupo de determinantes principais ou maiores). Eles são produzidos em maior quantidade e induzem a produção mais acentuada de IgM e IgG do que de IgE. Os determinantes menores ou

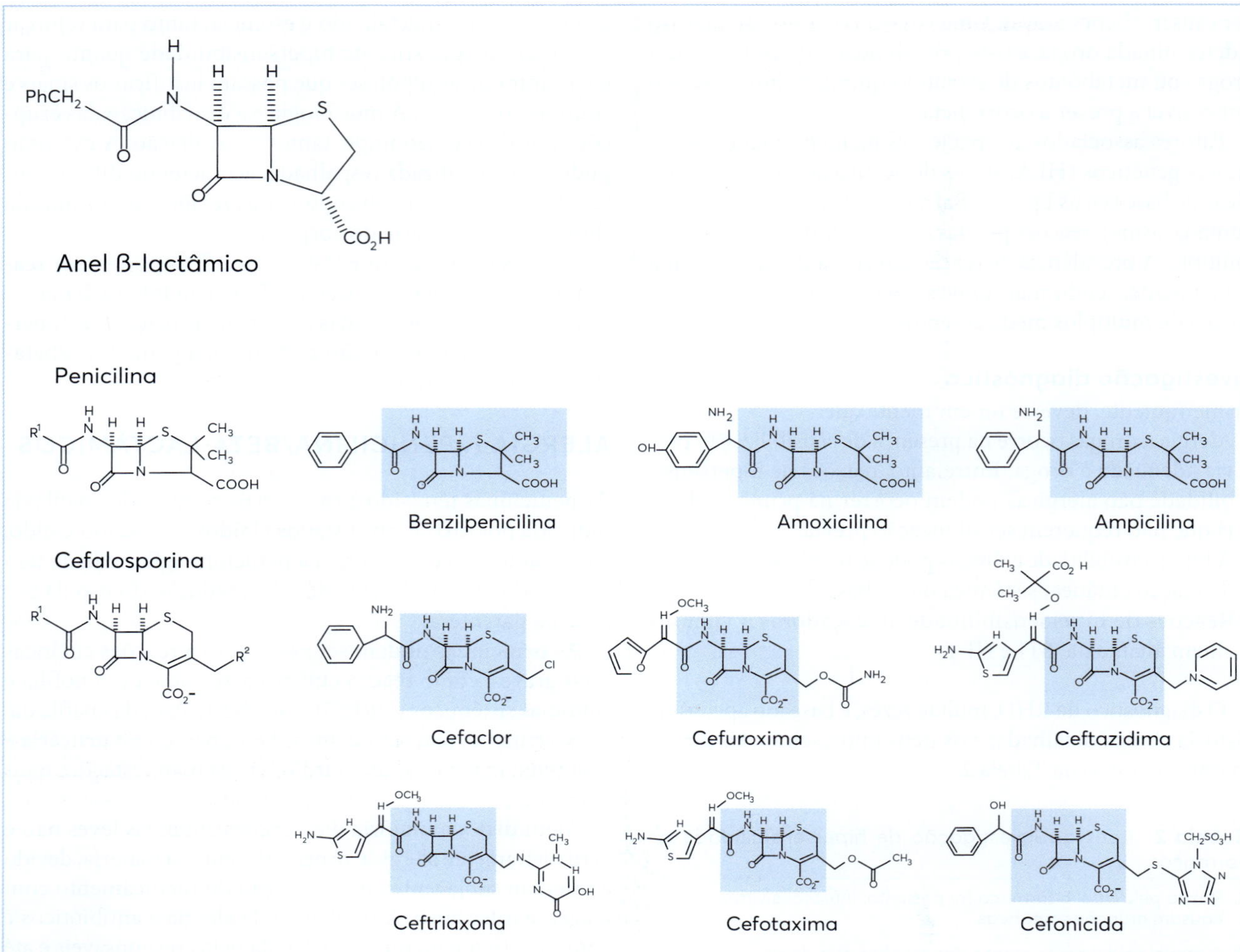

Figura 1 Estrutura do anel beta-lactâmico e antibióticos que contêm esse anel em sua estrutura.

secundários (benzilpeniciloato, benzilpeniloato e benzilpeniciloilamina) representam 5% dos metabólitos das benzilpenicilinas. A estrutura química especial desses metabólitos estimula principalmente a formação de IgE, apresentando, assim, importância nas reações imediatas e anafiláticas. Os metabólitos podem ser derivados de outros antibióticos beta-lactâmicos, havendo a possibilidade de ocorrer reações cruzadas entre eles[7].

As cadeias laterais dos anéis beta-lactâmicos, em especial a cadeia R_1 e, menos frequentemente, a R_2, também são reconhecidamente estimuladoras da formação de IgE, possibilitando a reação sensibilidade de cruzada entre antibióticos que compartilham as mesmas cadeias laterais[7].

Embora se estime que a reação cruzada entre penicilina e cefalosporinas ocorra em cerca de 2% dos casos, esse número pode exceder 30% quando as cefalosporinas administradas apresentam cadeia lateral R_1 idêntica (Tabelas 3 e 4). O valor de 2% baseia-se na estatística de que apenas 10% dos indivíduos com histórico de alergia à penicilina devem ter teste cutâneo positivo, e destes, cerca de 2% desenvolverão reação às cefalosporinas. O mecanismo é desconhecido, mas pode ser secundário a alergia coexistente[7].

As penicilinas estão entre as causas mais comuns de exantemas maculopapulares, e as aminopenicilinas (amoxicilina e ampicilina) são mais frequentemente implicadas. Elas estão associadas a exantemas maculopapulares em até 5 a 10% dos pacientes, principalmente em crianças com infecção viral. O início do exantema tende a ocorrer entre 1 e 2 semanas após o início da terapia. As reações cutâneas tardias desaparecem quando a penicilina é interrompida e, às vezes, mesmo se o antibiótico for continuado. A resolução, em geral, é percebida entre 7 e 14 dias, embora os sintomas possam piorar inicialmente por alguns dias após a interrupção do medicamento[8].

Urticária tardia (às vezes associada a angioedema) é outra apresentação comum de reação cutânea às penicilinas. A presença de outros sintomas associados, como dispneia, broncoespasmo, alteração da voz, vômitos, tontura, alteração do estado mental e hipotensão, sugere anafilaxia. Urticária e angioedema tardios podem iniciar após várias doses ou

Tabela 3 Homologia da cadeia lateral das cefalosporinas (posição C7)*

Cefalosporina	Estrutura R_1	Penicilina	
		R_1 idêntico	R_1 similar
Cefalexina Cefaloglicina Cefaclor Loracarbef		Ampicilina Pivampicilina*† Bacampicilina*‡ Talampicilina*†	Mezlocilina‡ Piperacilina Azlocilina‡
Cefadroxil Cefatrizine Cefprozil		Amoxicilina	Mezlocilina Piperacilina Azlocilina
Cefamandole Cefonicida			Ampicilina Amoxicilina Pivampicilina Bacampicilina Talampicilina
Cefoxitina Cefaloridina Cefalotina			Ticarcilina‡ Temocilina‡
Cefbuperazona			Piperacilina
Cefoperazona§			Piperacilina

Δ: cadeia lateral diferente; "Mesmo": denomina cadeia lateral idêntica; "Similar": indica semelhança próxima (por exemplo, anel benzeno similar à cadeia lateral do fenol, mas diferente do anel imidazólico).
* A estrutura da cadeia lateral não é correlacionada com a classificação reconhecida das cefalosporinas, como primeira, segunda e terceira geração.
Adaptada de Kowalski ML, et al.

Tabela 4 Classificação dos AINE de acordo com o grupo químico

Grupo	Medicamentos
Salicilatos	Ácido acetilsalicílico (ASA), diflunizal
Derivados do paraminofenol	Acetaminofeno
Derivados do ácido acético	Indometacina, salindac, etodolac
N-fenilanatranilatos	Ácido mefenâmico, meclofenamato, tolmetina, cetorolaco, diclofenaco
Derivados do ácido propiônico	Ibuprofeno, naproxeno, fenoprofeno, cetoprofeno, flurbiprofeno, oxaprozina
Derivados do ácido enólico	Piroxicam, meloxicam, nabumetona
Inibidores seletivos COX_2	Celecoxibe, valdecoxibe, parecoxibe, lumiracoxibe, etoricoxilbe
Pirazolonas	Dipirona, propifenazona, fenilbutazona e oxifebutazona
Outros	Apazona, nimesulida

ocorrer imediatamente ou horas após a última administração. Por serem características comuns das reações imediatas mediadas por IgE e anafilaxia, os pacientes com urticária e/ou angioedema isolados devem ser avaliados por especialista[5].

A presença de infecções virais sistêmicas concomitantes pode predispor a reações cutâneas tardias, principalmente em crianças. Como exemplo, observa-se a ocorrência de erupção morbiliforme não pruriginosa em mais de 90% dos pacientes tratados com aminopenicilinas durante infecções agudas pelo vírus Epstein-Barr (EBV). Pacientes com infecção pelo vírus da imunodeficiência humana (HIV) também apresentam taxas elevadas de reações a vários antibióticos, incluindo a amoxicilina. O mecanismo pelo qual as infecções virais modificam as respostas imunológicas aos antibióticos não é claro[4].

Reações cutâneas tardias pouco comuns em crianças incluem DRESS, SSJ, NET e pustulose exantemática generalizada aguda (AGEP).[4]

Manifestações renais, como nefrite intersticial, e hematológicas também podem estar presentes nos quadros de reações adversas a antibióticos beta-lactâmicos.

Anafilaxia é uma reação alérgica grave de início abrupto que pode levar ao óbito. Alguns estudos relatam que a RAM foi causa de anafilaxia em 8% das crianças.

Diagnóstico de hipersensibilidade a beta-lactâmicos

A história clínica detalhada (Tabela 3), com as informações subjetivas e objetivas disponíveis, é essencial, permitindo melhor diferenciação entre reações graves e benignas, imediatas ou não imediatas.

O diagnóstico correto da alergia à penicilina contribui para minimizar o uso de antibióticos alternativos e eventos adversos, como admissões em unidade de terapia intensiva, hospitalizações prolongadas e óbito[8].

Após história clínica detalhada, recorre-se a exames complementares de diagnóstico *in vitro* (pesquisa de IgE específica, quando disponível) e *in vivo* (testes cutâneos e testes de provocação oral). A avaliação alérgica deve ser realizada preferencialmente entre 4 e 6 semanas após a resolução completa dos sintomas[7].

Testes in vitro

O procedimento mais comumente utilizado é a quantificação de anticorpos IgE específicos. Apesar da boa especificidade, tem baixa sensibilidade e há evidências de resultados falso-positivos para penicilina. Na reação anafilática grave envolvendo antibióticos beta-lactâmicos, a dosagem de IgE específica para o fármaco suspeito é recomendada antes do teste cutâneo, quando disponível[6,7].

Teste de ativação de basófilos, dosagem de leucotrienos, teste de transformação de linfócitos, entre outros, são utilizados em pesquisas, ainda sem padronização validada[7].

Testes cutâneos

Os testes cutâneos por puntura (*prick*) são recomendados para estudo inicial por serem simples, rápidos, de baixo custo e elevada especificidade. Os testes intradérmicos são realizados quando teste de puntura é negativo.

Na suspeita de alergia à penicilina, as diretrizes internacionais recomendam testes cutâneos com os reagentes clássicos da penicilina: determinantes maiores ou principais, responsáveis pelas reações de urticária; e determinantes menores ou secundários, responsáveis pelas reações IgE mediadas, como anafilaxia. Os reagentes contendo os determinantes menores não estão amplamente disponíveis. Na impossibilidade destes, pode-se realizar teste cutâneo com penicilina G cristalina diluída na concentração de 10.000 U/mL, acompanhada dos controles positivo e negativo. Entretanto, os testes cutâneos para penicilina G apresentam menor sensibilidade, devendo-se ainda levar em consideração possível fator de irritação local. Na suspeita de alergia às aminopenicilinas, pode-se também realizar teste com ampicilina ou amoxicilina nas concentrações de 3 a 25 mg/mL[6-8].

Testes de provocação

O teste de provocação oral com fármacos é o método padrão-ouro para a identificação do medicamento responsável pela reação. Deve ser realizado por equipe treinada, sob estrita vigilância, em ambiente seguro e com material adequado para tratar eventual reação[6-8].

O objetivo do teste de provocação oral é confirmar ou excluir a relação entre o fármaco e a reação adversa, e apresenta bom valor preditivo negativo. Alguns estudos sugerem a realização do teste de provocação com amoxicilina, supervisionada por médico, sem testes cutâneos prévios, desde que o paciente tenha sido observado na fase aguda por um médico experiente, e este tenha confirmado que a reação não foi grave.

Muitos esquemas de realização do teste têm sido propostos, mas o protocolo ideal ainda é discutível. Os testes de provocação oral podem ser realizados administrando-se quantidades crescentes da droga (por exemplo, um décimo da dose seguido de, após 30 a 60 minutos, uma dose completa) ou uma dose única completa seguida de pelo menos 1 hora em observação. Em reações graves de hipersensibilidade, deve-se utilizar dose inicial mais baixa, como 1:10.000 ou 1:1000 da dose terapêutica, e a dose diária cumulativa não deve ser excedida[8].

Pacientes com risco moderado de alergia à penicilina devem inicialmente ser avaliados com teste cutâneo, que possui valor preditivo negativo superior a 95% e se aproxima de 100% quando combinado com a provocação oral com amoxicilina[8].

Tratamento e orientações

As primeiras medidas a serem tomadas no tratamento de uma reação adversa a droga são sua retirada imediata e o manejo adequado das manifestações clínicas apresentadas. Devem ser fornecidas informações como nome do medicamento, laboratório e outros fármacos em uso concomitante. O médico deve orientar o paciente sobre o uso de medicações opcionais (Figura 2) com a mesma função terapêutica e reforçar a importância de se fazer uso de medicamentos apenas com prescrição médica. É aconselhável, em paciente com risco de reação adversa grave, o uso de cartão informativo com o nome do fármaco ao qual o paciente é sensível e o contato do médico responsável.

O paciente e seus familiares devem ter em mãos um plano de tratamento emergencial em casos de exposição inadvertida ao fármaco, com suas respectivas dosagens, vias de uso e indicações. Eles devem também ser treinados para a administração das drogas contidas nesse plano[8].

Em casos excepcionais, quando o medicamento envolvido em reação alérgica IgE mediada é terapeuticamente necessário para o paciente, pode-se recorrer à dessensibilização em ambiente hospitalar. A dessensibilização está contraindicada em exantema maculopapular, eritema multiforme, SSJ, eritrodermia, doença do soro, anemia hemolítica, citopenia, nefrite intersticial aguda e NET[8].

HIPERSENSIBILIDADE AOS ANTI-INFLAMATÓRIOS NÃO ESTEROIDAIS

Cerca de 10% dos pais acreditam que seus filhos tenham reações de hipersensibilidade aos AINE. Na população geral, porém, a prevalência de reações alérgicas a AINE é de 0,3 a 0,5%[9]. Alguns estudos mostram envolvimento maior dos AINE com reações graves. No entanto, eles são bem tolerados em pediatria.

Classificação

Os AINE antagonizam a inflamação por meio da inibição das enzimas ciclo-oxigenase (COX) e são classificados de acordo com sua estrutura química (Tabela 4) ou de acordo com sua seletividade de inibição na enzima COX e suas isoenzimas (Tabela 5)[10]. A hipersensibilidade a AINE pode ser seletiva ou não, e o tipo de ação farmacológica de um AINE pode auxiliar na condução dos pacientes com essas reações[10].

Apresentações clínicas

Em 2018, a Academia Europeia de Alergia e Imunologia Clínica propôs uma classificação dos espectros clínicos da hipersensibilidade a AINE para crianças[11].

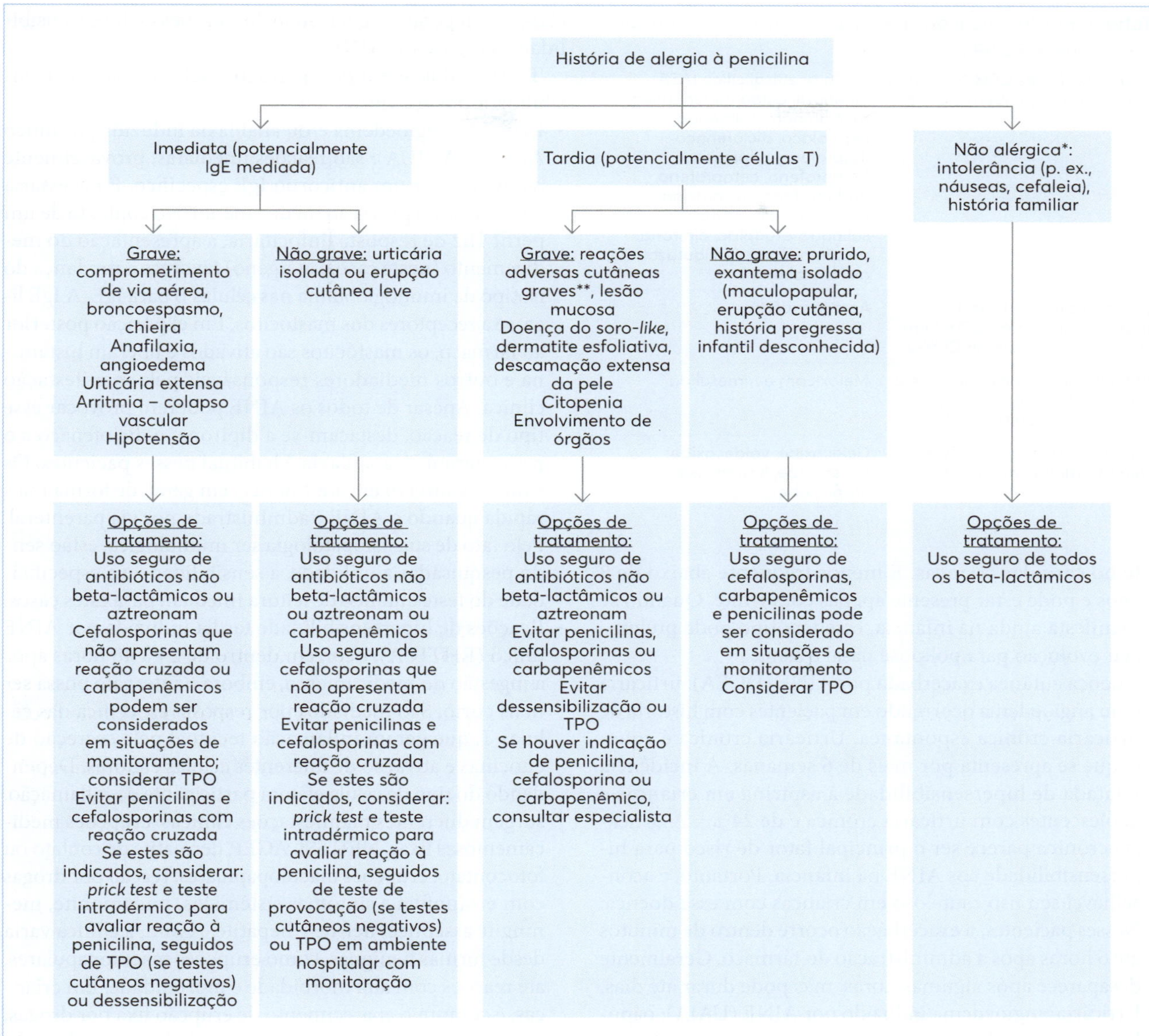

Figura 2 Algoritmo de tratamento para pacientes com história de alergia à penicilina. Esse algoritmo, adaptado da opinião de especialistas, estudos publicados e diretrizes, pode ser usado para identificar como prescrever de maneira ideal os antibióticos beta-lactâmicos de forma aguda para pacientes com história de alergia à penicilina. As reações são divididas entre imediatas ou tardias, com reações subsequentemente agrupadas como graves e não graves.

TPO: teste de provocação oral.
* RAM não mediadas são tipicamente efeitos colaterais previsíveis que não contraindicam o uso de penicilina.
** Reações adversas cutâneas graves incluem DRESS, SSJ, NET e AGEP.

Manifestações clínicas desencadeadas por mais de um grupo de AINE

O termo "reações de intolerância cruzada" (IC) é usado nos casos com manifestações clínicas desencadeadas por mais de uma subclasse de AINE, nos quais os mecanismos farmacológicos são a fisiopatologia suspeita. Uma combinação da inibição da COX-1 com um defeito regulatório intrínseco no metabolismo do ácido araquidônico desencadeia uma cascata bioquímica envolvendo a geração de leucotrienos e a liberação de mediadores derivados de mastócitos e eosinófilos. Os sinais e sintomas podem surgir até 6 horas após o uso do medicamento[9].

Atualmente, existem três fenótipos bem definidos de reações de intolerância cruzada aos AINE:

- Doença respiratória exacerbada por AINE (DREA): obstrução brônquica, dispneia e/ou congestão nasal e rinorreia em pacientes com doença respiratória crônica. Surgem em cerca de 30 minutos a 4 horas após a administração de doses terapêuticas de AINE. Parece existir maior predomínio de DREA em doentes atópicos, principalmen-

Tabela 5 Classificação dos AINE de acordo com a função farmacológica

Inibidores fortes COX-1 – altas concentrações inibem COX-2	Ácido acetilsalicílico (ASA), diflunizal, ácido mefenâmico, meclofenato, tolmetina, cetorolaco, diclofenaco, ibuprofeno, naproxeno, fenoprofeno, cetoprofeno, flurbiprofeno, oxaprozina, piroxicam, indometacina, sulindac, etodolac, dipirona, propifenazona, fenilbutazona e oxifebutazona
Inibidores fracos COX-1 – inibição mínima da COX-1 em altas doses. Sem inibir COX-2	Acetaminofeno
Inibição preferencial de COX-2; em altas concentrações, pode inibir parcialmente a COX-1	Meloxicam e nimesulida
Inibidores seletivos de COX-2 que raramente inibem COX-1	Celecoxibe, valdecoxibe, parecoxibe, lumiracoxibe, etoricoxibe

te no caso das crianças. É menos frequente abaixo de 8 anos e pode estar presente apenas com rinite. Quando se manifesta ainda na infância, esse fenótipo pode prenunciar evolução para polipose nasal e asma.

- Doença cutânea exacerbada por AINE (DCEA): urticária e/ou angioedema ocorrendo em pacientes com história de urticária crônica espontânea. Urticária crônica é aquela que se apresenta por mais de 6 semanas. A incidência relatada de hipersensibilidade à aspirina em crianças e adolescentes com urticária crônica é de 24%[11]. A urticária crônica parece ser o principal fator de risco para hipersensibilidade aos AINE na infância. Portanto, é aconselhável seu uso cauteloso em crianças com essa doença. Nesses pacientes, a exacerbação ocorre dentro de minutos até 6 horas após a administração do fármaco. Geralmente desaparece após algumas horas, mas pode durar até dias.
- Urticária/angioedema induzido por AINE (UAIA): pápulas e/ou angioedema em crianças saudáveis são as reações aos AINE mais comuns na infância. Até 60% dos doentes com UAIA apresentam doenças atópicas associadas. O mais comum em crianças é o aparecimento de angioedema em face (pálpebras, lábios e orelhas) acompanhado de urticária. Em muitos casos, o angioedema surge de forma isolada.

A segunda forma mais comum de apresentação na criança é com urticária e/ou angioedema e sintomas respiratórios ou sistêmicos de anafilaxia. Os sintomas iniciais podem ser respiratórios ou cutâneos. Esta forma tem sido chamada de "reação mista"[11,12].

Manifestações clínicas desencadeadas por apenas um grupo de AINE

O termo "reator seletivo" é empregado nos casos em que a manifestação clínica é devida a uma única droga ou subclasse única de AINE com boa tolerabilidade para outras subclasses. Em geral, esse termo inclui reações de hipersensibilidade alérgica aos AINE.

Existem dois fenótipos de reações seletivas de hipersensibilidade aos AINE:

- Urticária, angioedema e/ou anafilaxia induzida por único AINE (UAAIUA): são reações imediatas, provavelmente mediadas por um anticorpo IgE específico. É necessária sensibilização prévia ao medicamento. No contexto de um perfil Th2 de resposta linfocitária, a apresentação do medicamento (neste caso o alérgeno) favorece a mudança do isotipo da imunoglobulina nas células B para IgE. A IgE liga-se a receptores dos mastócitos. Em exposição posterior ao fármaco, os mastócitos são ativados e liberam histamina e outros mediadores responsáveis pela manifestação clínica. Apesar de todos os AINE poderem provocar esse tipo de reação, destacam-se a dipirona, o diclofenaco e o paracetamol. A anafilaxia é habitual nesses pacientes. Os sintomas surgem em até 1 hora e, em geral, de forma mais rápida quando o AINE é administrado por via parenteral. Pelo fato de sua fisiopatologia ser imunológica, estão sendo pesquisadas a utilidade, a sensibilidade e a especificidade do teste cutâneo de leitura imediata para estes casos.
- Reações de hipersensibilidade tardia induzida por AINE único (RHTIUA): ocorrem dentro de 24 a 48 horas após a ingestão do medicamento, embora o intervalo possa ser mais curto. São mediados por resposta específica das células T, que geram inflamação tecidual pela secreção de citocinas e ativação de diferentes células efetoras. Dependendo do tipo de célula efetora participante da inflamação, surgem diferentes manifestações clínicas: erupções medicamentosas fixas, NET, SSJ, AGEP, dermatite de contato ou fotocontato, erupções maculopapulares, reação por drogas com eosinofilia e sintomas sistêmicos, pneumonite, meningite asséptica, nefrite e hepatite. Assim, a clínica varia desde formas benignas, como erupções maculopapulares, até reações com alta morbidade e mortalidade. Em crianças, é comum o aparecimento de erupção fixa por drogas, que se caracteriza por lesão arredondada, com coloração violácea, podendo ter vesículas ou bolhas, e que reaparece sempre no mesmo local quando o paciente utiliza o fármaco causador da reação. Por seu mecanismo imunológico, os testes de contato e intradérmico têm sido utilizados. No entanto, dados sobre testes cutâneos em crianças não estão disponíveis no momento[10]. Nesses casos, o diagnóstico muitas vezes se baseia na história clínica e, em situações específicas, em exame histopatológico.

Diagnóstico

Os detalhes da história clínica conferem força ou não à hipótese de hipersensibilidade aos AINE (Tabela 6). Dependendo deles, o teste de provocação será indicado ou não, visto que os testes cutâneos não estão validados na faixa etária pediátrica e são dolorosos. O exame físico detalhado é essencial tanto para reforçar a hipótese diagnóstica de hipersensibilidade quanto para encontrar outras hipóteses que possam justificar os sinais e sintomas relatados. Como diagnóstico

Tabela 6 Classificação das RHD causadas por AINE em crianças menores de 10 anos[11,12]

Reatividade cruzada	Tipo de reação	Apresentação clínica	Cronologia	Mecanismo proposto	Influência de cofatores
Intolerância cruzada (não alérgico)	Doença respiratória exacerbada por AINE (DREA) Doença cutânea exacerbada por AINE (DCEA) Urticária e/ou angioedema induzidos por múltiplos AINE (UAIA) Reações mistas (sintomas respiratórios e cutâneos imediatos)	Urticária, angioedema, dispneia, rinite, conjuntivite, anafilaxia.	Imediata Minutos a 6 horas Até 24 horas nas reações mistas	Inibição da COX-1	Possível Infecções, jejum, exercício, atividade da doença de base
Resposta seletiva (alérgico)	Urticária, angioedema e ou anafilaxia induzida por único AINE (UAAIUA):	Urticária, angioedema, anafilaxia	Imediata (< 1 hora)	IgE mediada	Desconhecido
	Reações de hipersensibilidade tardia induzida por AINE único (RHTIUA)	Erupções medicamentosas fixas, necrólise epidérmica tóxica, síndrome de Stevens-Johnson, pustulose exantemática aguda generalizada, dermatite de contato ou fotocontato, Erupções maculopapulares, reação por drogas com eosinofilia e sintomas sistêmicos, pneumonite, meningite asséptica, nefrite e hepatite	Usualmente mais de 24 horas após a exposição	Mediado por células T	Desconhecido

diferencial, sugerem-se doenças infecciosas, autoimunes e autoinflamatórias.

Exames laboratoriais

Ainda não existe nenhum teste *in vitro* que possa ser recomendado. O teste de ativação de basófilo é promissor, mas ainda sem sensibilidade, especificidade e valores preditivos identificados.

Teste de provocação

Podem ser indicados para fazer o diagnóstico, encontrar uma opção de fármaco para o paciente, confirmar ou excluir a reatividade cruzada ou para segurança dos pais em reações não sugestivas de hipersensibilidade. Por exemplo, avaliar a tolerância ao paracetamol em paciente com hipersensibilidade a dipirona e ibuprofeno. Tem valor preditivo negativo e positivo próximo de 100%[9,12].

Não é recomendado em pacientes com histórico de reações tardias graves: NET, SSJ, AGEP, reação por drogas com eosinofilia e sintomas sistêmicos. Nesses casos, o diagnóstico deve basear-se na história clínica e nos dados histopatológicos.

Todos os TPM em crianças devem ser realizados por equipes experientes e em ambiente apropriado, que possa garantir a segurança de pacientes jovens re-expostos a um medicamento potencialmente deletério. Os medicamentos, equipamentos e as instalações de ressuscitação pediátrica devem estar disponíveis e ser mantidos continuamente. Existe uma contraindicação relativa quanto à realização de TPM em pacientes com doença ativa, como asma não controlada. Medicamentos como anti-histamínicos, corticosteroides sistêmicos e antileucotrienos devem ser descontinuados antes da realização do TPM. Na maioria das situações, é adequado começar com uma dose entre 1/10 e 1/4 da dose terapêutica. Doses subsequentes do medicamento são administradas em intervalos de 20 a 60 minutos. O TPM deve ser interrompido, e o tratamento iniciado imediatamente, se houver o diagnóstico de uma resposta alérgica. Adrenalina® intramuscular é indicada em casos de anafilaxia. Para estabelecer um teste negativo, a dose total testada deve ser adequada ao peso da criança. Recomenda-se um período de observação de pelo menos 2 horas ao final de um TPM negativo e bem tolerado.

Tratamento de febre, dor e inflamação em crianças e adolescentes

Uma vez que a dessensibilização é reservada a casos extremamente selecionados, a maior ajuda que se oferece à família são as orientações verbais e por escrito. Medicações identificadas como causadoras ou potencialmente causadoras das reações devem ser listadas para que sejam rigorosamente evitadas pelos pacientes. Condutas seguras e medicamentos liberados pela força da história ou por TPM também devem ser elencados e esclarecidos.

Após o diagnóstico confirmado pela história de hipersensibilidade aos AINE, a classificação da reação deve ser estabelecida, pois os reatores seletivos podem ter melhores opções para medicamentos alternativos em comparação com crianças com reações intolerantes cruzadas. O paracetamol, por ser um inibidor fraco da COX-1 (Tabela 2), costuma ser uma opção segura. Se houver relato de hipersensibilidade a apenas um grupo de fármaco (por exemplo, dipirona), com a provocação com ácido acetilsalicílico (AAS), será identificado se o mecanismo de hipersensibilidade é seletivo ou não. Se não houver relatos de reação ao paracetamol, seja por uso prévio ou mesmo por nunca ter sido utilizado, ele poderá ser administrado como opção segura[12]. Em caso de reação suspeita com uso do paracetamol, este deve ser testado com TPM.

Tratamento alternativo da febre

A maioria das crianças com hipersensibilidade por intolerância cruzada pode tolerar pelo menos doses baixas (antipiréticas) de paracetamol sem que haja uma reação alérgica. Para aquelas que não podem, meios físicos de redução de temperatura, como tomar banho em água morna, diminuir as temperaturas ambientais e manter boa hidratação com líquidos resfriados, podem ser parcialmente eficazes. Os AINE inibidores seletivos da COX-2 (Tabela 5) têm efeito moderado na redução da febre e da dor. No Brasil, porém, eles não estão aprovados em bula para crianças. Até 75% dos pacientes que não toleram paracetamol toleram o etoricoxibe. Em um estudo com 24 crianças com idade média de 13,5 anos (8 a 18 anos) e hipersensibilidade aos AINE com intolerância cruzada, todas, exceto uma, toleraram com o etoricoxibe[11]. Em análise retrospectiva de 41 crianças com hipersensibilidade confirmada aos AINE e com idade superior a 8 anos, todas toleraram a administração de etoricoxibe[11].

Tratamento alternativo para inflamação

Os corticosteroides são medicamentos anti-inflamatórios que podem ser usados juntamente com terapias complementares, como fisioterapia e acupuntura. Em 80% das crianças com intolerância cruzada aos AINE, um ou mais inibidores específicos ou preferenciais para COX-2 podem ser seguros para uso após a realização de TPM. Embora atualmente não haja inibidores específicos da COX-2 aprovados para uso em pacientes com menos de 12 anos de idade, o uso *off-label* desses medicamentos é bastante comum e parece ser seguro em pediatria. Essas evidências, juntamente com protocolos de TPM documentados que visam a estabelecer sua segurança para crianças com hipersensibilidade aos AINE, os tornam a alternativa de escolha para indicações anti-inflamatórias e analgésicas[11,12]. O principal obstáculo ao seu uso em crianças pequenas é a falta de formulações pediátricas apropriadas na maior parte do mundo. Além disso, ainda são necessários estudos para avaliar, especialmente em pediatria, os riscos cardiovasculares dos AINE de inibição seletiva de COX-2 e determinar a duração do uso associada a maior risco[11,12].

Tratamento alternativo para dor (analgesia)

Os opiáceos são aprovados para o uso do controle da dor em situações pós-cirúrgicas em idades muito jovens, mas muito semelhantes ao seu uso como antipiréticos e anti-inflamatórios, os inibidores específicos da COX-2 são a alternativa de escolha na opinião da Academia Europeia de Alergia e Imunologia Clínica[11].

CONSIDERAÇÕES FINAIS

A maioria dos pacientes com hipersensibilidade a medicamentos recebe esse diagnóstico sem confirmação por investigação adequada. Todos os profissionais de saúde, no entanto, podem auxiliar a estratificar os pacientes por meio de anamnese apropriada, identificando aqueles de baixo risco e os que necessitam de avaliação com especialista.

REFERÊNCIAS BIBLIOGRÁFICAS

1. Tanno LK, Calderon MA, Smith HE, Sanchez-Borges M, Sheikh A, Demoly P. Joint Allergy Academies. Dissemination of definitions and concepts of allergic and hypersensitivity conditions. World Allergy Organ J. 2016;9:24.
2. Porto Neto AC, Botan V. Alergia a medicamento In: Tratado de pediatria. Sociedade Brasileira de Pediatria. 4. ed. Barueri: Manole; 2017. p. 436-40.
3. Gomes ER, Brockow K, Kuyucu S, Saretta F, Mori F, Blanca-Lopez N, et al. ENDA/EAACI Drug Allergy Interest Group. Drug hypersensitivity in children: report from the pediatric task force of the EAACI Drug Allergy Interest Group. Allergy. 2016;71(2):149-61.
4. Thong B, Vervloet D, Jaén MJT. Drug allergies. Available: https://www.worldallergy.org/education-and-programs/education/allergic-disease-resource-center/professionals/drug-allergies (acesso 13 jul 2021).
5. Demoly P, Adkinson NF, Brockow K, Castells M, Chiriac AM, Greenberger PA, et al. International Consensus on drug allergy. Allergy. 2014;69(4):420-37.
6. Solensky R, Phillips EJ, Feld AM. Penicillin allergy: immediate reactions. Available: https://www.uptodate.com/contents/penicillin-allergy-immediate-reactions (acesso 13 jul 2021).
7. Castells M, Khan DA, Phillips EJ. Penicillin allergy. N Eng J Med. 2019;381(24):2338-51.
8. Sociedade Brasileira de Pediatria. Manual de orientação. Alergia à penicilina. https://www.sbp.com.br/fileadmin/user_upload/_22311d-ManOrient_-_Alergia_a_Penicilina.pdf (acesso 13 jul 2021).
9. Vasquez AMA, Villa RC. Reações de hipersensibilidade a anti-inflamatórios não esteroides In: Ensina LFC, Nunes ICC, Solé D. Alergia a fármacos: do diagnóstico ao tratamento. 1. ed. São Paulo: Atheneu; 2018. p. 120-8.
10. Gomes ER. Hipersensibilidade por drogas em crianças. In: Ensina LFC, Nunes ICC, Solé D. Alergia a fármacos: do diagnóstico ao tratamento. 1. ed. São Paulo: Atheneu; 2018. p. 39-49.
11. Kidon M, Blanca-Lopez N, Gomez E, Terreehorst I, Tanno L, Ponvert C, et al. Position paper. Diagnosis and management of hypersensitivity reactions to Non-Steroidal Anti-inflammatory drugs in children and adolescents. Pediatr Allergy Immunol. 2018;29(5):469-80.
12. Sociedade Brasileira de Pediatria. Manual de orientação. Alergia aos anti-inflamatórios não esteroidais. Available: https://www.sbp.com.br/departamentos-cientificos/alergia-e-imunologia/documentos-cientificos/.

CAPÍTULO 8

ALERGIA A HIMENÓPTEROS

Cristine Secco Rosário
Nelson Augusto Rosário Filho

AO FINAL DA LEITURA DESTE CAPÍTULO, O PEDIATRA DEVE ESTAR APTO A:

- Conhecer os principais insetos causadores de alergia.
- Identificar casos de alergia a himenópteros.

INTRODUÇÃO

A reação de hipersensibilidade a antígenos da saliva de insetos é conhecida por prurigo estrófulo ou urticária papular. Com um número suficiente de picadas de insetos em indivíduos suscetíveis, desenvolve-se essa condição clínica, caracterizada por uma erupção papular crônica e/ou recidivante, pruriginosa, que ocorre entre o segundo e o décimo ano de vida. É queixa frequente nos consultórios de pediatria, trazendo angústia para aos pais e desconforto às crianças[1,2]. Qualquer tipo de inseto hematófago pode provocar a doença em crianças suscetíveis, sendo que entre os mais comuns estão os dípteros (mosquitos), os sifonápteros (pulgas) e os ixodídeos (carrapatos)[3].

Diferentemente do prurigo estrófulo, a alergia a himenópteros é menos frequente na infância, mas potencialmente mais grave. Os principais insetos causadores de alergia são representados pela ordem *Hymenoptera*, das famílias *Apidae* (abelhas), *Vespidae* (vespas) e *Formicidae* (formigas), mediadas por imunoglobulina E (IgE) e que causam reações locais extensas e/ou sistêmicas, com sinais e sintomas cutâneos, respiratórios e vasculares[4,5]. A taxonomia dos insetos da ordem *Hymenoptera* está descrita na Figura 1.

EPIDEMIOLOGIA

A prevalência de sensibilização aos venenos de insetos em adultos é de 9,3 a 28,7%, verificada por testes cutâneos e ensaios imunológicos (IgE específica), podendo atingir de 30 a 60% dos apicultores, fato não confirmado em outro estudo realizado no Brasil. Reações locais extensas ocorrem em 2,4 a 26,4% da população geral e em até 38% dos apicultores. Nos Estados Unidos, reações sistêmicas variam entre 0,5 e 3,3% dos adultos, e na Europa houve variação de 0,3 a 7,5%, sendo que anafilaxia ocorreu em 0,6 a 42,8% dos casos. Em crianças, as reações sistêmicas ocorrem em 0,15 a 0,8%, sendo que apenas 7% apresentaram identificação de IgE específica por teste cutâneo.

Dados epidemiológicos da anafilaxia na América Latina, verificados por questionário eletrônico preenchido por médicos alergistas, mostraram que as reações ocorreram em 57% dos casos no sexo masculino; destes, 62% desenvolveram reações no domicílio e o agente etiológico foi identificado em 89% dos casos, sendo principalmente picada de inseto (31%), alimentos (29%) e drogas (29%).

A mortalidade por picadas de *Hymenoptera* varia de 0,03 a 0,45/1.000.000 de habitantes, porém esses números podem estar subestimados, já que 40 a 85% das mortes provocadas por picadas de insetos não são notificadas. Nos Estados Unidos, ocorrem cerca de 40 mortes ao ano por picada de insetos, e na França, entre 16 e 38 mortes ao ano.

A sensibilização assintomática, demonstração da presença de IgE específica em teste cutâneo alérgico ou em medidas de níveis séricos sem história de reação alérgica à picada, é frequente. Foram demonstradas taxas entre 15 e 40%[6].

Testes cutâneos e/ou IgE sérica específica para componentes de veneno de himenópteros positivos não se correlacionam com história de picada nem predizem alergia a veneno de inseto em quem não foi picado[7].

A história natural da alergia a insetos é diferente em adultos e crianças. Enquanto a maioria dos adultos mantém a alergia no decorrer da vida, as crianças apresentam altas taxas de resolução e a maior parte dos casos é resolvida. No entanto, até uma em cinco crianças nas quais a reação inicial foi sistêmica (incluindo urticária/angioedema em locais distantes da picada) apresentará outra reação sistêmica se for picada novamente. Em crianças com reação sistêmica inicial que inclui sintomas respiratórios ou cardiovasculares, o risco de anafilaxia subsequente é de cerca de 20%. Já as reações locais intensas tendem a diminuir com o passar do tempo, e o risco de reação sistêmica em novas picadas é muito pequeno[8,9].

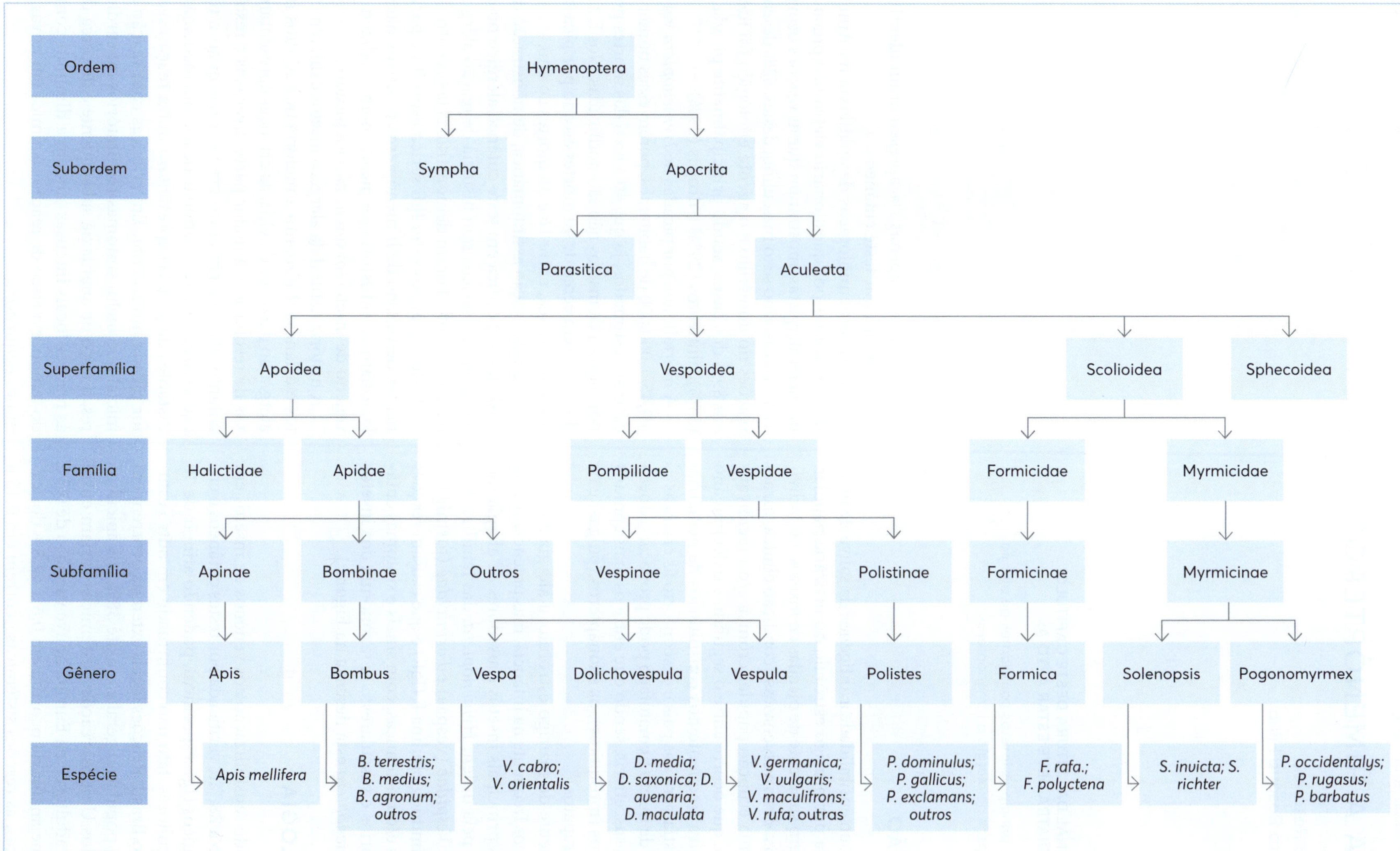

Figura 1 Taxonomia dos insetos da ordem *Hymenoptera*.

A alergia a insetos pode ocorrer em qualquer idade e pode não haver história de reações alérgicas em picadas prévias. Crianças tendem a apresentar reações menos graves, incluindo reações locais grandes e urticária/angioedema em locais distantes da picada, sendo que estas raramente progridem para reações mais graves[10].

FISIOPATOLOGIA

Os alérgenos dos venenos são proteínas, a maioria enzimas (fosfolipase A_2, hialorunidase), com exceção da melitina do veneno de abelha, que é um peptídio. Também estão presentes nos venenos aminas vasoativas, como histamina, epinefrina, acetilcolina, entre outras.

As reações aos venenos de insetos podem ocorrer por mecanismos imunológicos ou não, com a possibilidade de reações cruzadas entre eles. Nessas reações podem estar envolvidos os mecanismos básicos de hipersensibilidade: imediata, com a participação de IgE específica; citotóxica; por deposição de imunocomplexos; tardia ou celular.

A reação de hipersensibilidade imediata tipo I requer a participação de anticorpos IgE específicos fixados a receptores de alta afinidade na membrana de mastócitos e basófilos e a consequente liberação de mediadores pré-formados. O resultado da ação desses mediadores químicos é vasodilatação sistêmica com aumento da permeabilidade capilar, broncoconstrição, hipotensão arterial e choque[5].

MANIFESTAÇÕES CLÍNICAS

O veneno de *Hymenoptera* é uma mistura de vários componentes, incluindo moléculas bioativas, como histamina, serotonina, tiramina, catecolaminas, peptídios de baixo peso molecular (incluindo mastoparanos, cininas e peptídios quimiotáticos) e proteínas de alto peso molecular (incluindo fosfolipase, hialuronidase, melitina), que diferem entre as espécies, podem agir como alérgenos e, em alguns casos, causar reações tóxicas. Do ponto de vista clínico, diferenciam-se entre reações locais, reações locais grandes, reações alérgicas sistêmicas, reações tóxicas sistêmicas e reações atípicas[11].

Na maioria dos casos, as reações locais consistem em prurido, eritema e edema de extensão limitada, que são transitórios e consequências normais da ação vasoativa e inflamatória de alguns componentes do veneno. Nos casos de alergia, reações locais maiores e mais graves podem ocorrer e são caracterizadas por inflamação tardia e prolongada, com edema aumentando em 24 aa 48 horas, que se resolve entre 3 e 10 dias, com extensão média superior a 10 cm de diâmetro.

A prevalência de reações sistêmicas em crianças é baixa, inferior a 1%. De acordo com o European Anaphylaxis Registry, alergia a veneno de *Hymenoptera* é a segunda causa de reações graves em crianças (20,2%), depois de alergia alimentar[12].

Crianças atópicas têm risco significativamente maior de apresentar reações graves do que aquelas não atópicas (36,9% *versus* 24,8%). Portanto, asma, rinite alérgica e dermatite atópica devem ser consideradas fatores de risco para reações de qualquer gravidade[13,14]. Em crianças, reações sistêmicas afetam predominantemente a pele e raramente o sistema cardiovascular. Sintomas de pele são manifestação clínica isolada em 60% dos casos[15].

DIAGNÓSTICO

O diagnóstico de alergia a picada de insetos é realizado fundamentalmente pela história clínica e por comprovação da presença de anticorpos IgE específicos ao veneno do inseto suspeito (Quadro 1).

Quadro 1 Procedimentos diagnósticos para reações a picadas de insetos

Anamnese	Identificação do inseto História prévia de reação sistêmica Gravidade da reação e resposta ao tratamento.
Exame físico	Características da picada Presença do ferrão Sinais e sintomas de doença sistêmica (respiratórios e cardiovasculares)
Testes cutâneos (IgE específica): • Puntura • Intradérmico	História de reação sistêmica
ImmunoCAP (IgE específica)	Menor sensibilidade que os testes cutâneos
IgG específica	Exposição precoce
Triptase sérica	Todos os pacientes com reação sistêmica
IgE/IgG4	IgE negativa + reação sistêmica
Teste de ativação do basófilo	Alto custo; não padronizado
Provocação com o inseto vivo	Pouco utilizado na prática

Embora muitas pessoas sofram picadas de insetos todos os anos, a maioria não apresenta reações significativas que necessitem de cuidados médicos. Pessoas com história de picadas de insetos que tiveram reações sistêmicas requerem avaliação e tratamento. Classificam-se as reações em locais e sistêmicas.

Apesar de difícil, fazer a identificação do inseto e obter informações sobre o comportamento e as características morfológicas dele são etapas cruciais no manejo das reações alérgicas e parte fundamental do diagnóstico, o que ajuda a selecionar a imunoterapia específica adequada[11].

Alguns fatores auxiliam na identificação do inseto, como a atividade e localização do indivíduo no momento da picada, e visualização do inseto nesta hora. Ao exame físico, há presença de ferrão no local da picada, no caso das abelhas, ou de pústula por até 24 horas após uma picada de formiga[16].

Dos testes *in vivo*, a puntura e/ou o teste intradérmico devem ser realizados sempre que houver história de reação sistêmica. Extratos de venenos de abelha e vespa foram introduzidos na década de 1970 para diagnóstico e tratamento das reações alérgicas mediadas por IgE; no entanto, para formiga-de-fogo estão disponíveis comercialmente apenas extratos de corpos do inseto, com menor potência que os extratos de veneno. Os extratos alergênicos de venenos de vespa são para espécies comuns na América do Norte, e diferentes de nossas vespas[17].

Extratos de corpo do inseto contêm pouco ou nenhum veneno e não distinguem pacientes alérgicos de não alérgicos em testes diagnósticos. Exceção interessante se dá com o extrato de corpo da formiga-de-fogo, que apresenta boas sensibilidade e especificidade. Extratos de venenos de *Hymenoptera* estão disponíveis para testes intradérmicos em concentrações que variam de 0,001 a 1 mcg/mL e para testes epicutâneos com concentrações iniciais de 0,01 mcg/mL[18].

Como em uma picada de um simples inseto pode ocorrer sensibilização a múltiplos venenos e há risco de reação cruzada, recomenda-se realizar testes com vários venenos disponíveis, assim como controles positivos (histamina) e negativos (salina). Após alguns dias a semanas da picada do inseto, o teste cutâneo pode ser negativo por um período refratário de "anergia", devendo ser repetido entre 4 e 6 semanas depois do evento[18].

Indivíduos com teste cutâneo negativo e história fortemente sugestiva de anafilaxia por alergia a picada de insetos devem ser pesquisados para a presença de anticorpos IgE específicos com testes sorológicos, e, se ainda negativos, o teste cutâneo deve ser realizado novamente em 3 a 6 meses. Por meio de técnicas de clonagem, estão disponíveis alérgenos recombinantes de venenos de *Hymenoptera* com maiores sensibilidade e especificidade para o diagnóstico das reações mediadas por IgE (Quadro 2)[19].

Testes *in vitro* para detecção de anticorpos IgE específicos no soro para venenos de insetos são promissores, mas apresentam performance variável. A correlação entre testes cutâneos e ensaios de IgE específica no soro não é perfeita. Testes *in vitro* podem ser negativos em até 20% dos indivíduos com testes cutâneos positivos, enquanto teste cutâneo pode ser negativo em até 10% daqueles com níveis elevados de IgE específica no soro.

Após a descoberta da IgE, avanços tecnológicos trouxeram novas ferramentas laboratoriais para a quantificação de anticorpos IgE específicos para alérgenos no soro e nas superfícies de basófilos e mastócitos. Testes *in vitro* oferecem inúmeras vantagens, como quantificação precisa, ausência de interferência de drogas, segurança e possibilidade de avaliar amostras estocadas por longos períodos. Para a determinação sérica de IgE específica, podem ser utilizados radioimunoensaios, métodos imunoenzimáticos e quimioluminescência, que são mais elaborados, caros e menos sensíveis que os testes cutâneos.

Quadro 2 Alérgenos recombinantes de *Hymenoptera*

Espécies	Alérgenos
Apis melífera	
Fosfolipase A2	Api m 1
Hialorunidase	Api m 2
Fosfatase ácida	Api m 3
Melitina protease	Api m 6
Vespula vulgaris	
Fosfolipase A1	Ves v 1
Hialorunidase	Ves v 2
Antígeno 5	Ves v 5
Dolichovespula maculata	
Fosfolipase A1	Dol m 1
Hialorunidase	Dol m 2
Antígeno 5	Dol m 5
Polistes annularis	
Fosfolipase A1	Pol a 1
Hialorunidase	Pol a 2
Antígeno 5	Pol a 5
Solenopsis invicta	
Fosfolipase A1	Sol i 1 Sol i 2 Sol i 3
Antígeno 5	Sol i 4

Em uma análise retrospectiva para sensibilidade, especificidade e valores preditivos positivo e negativo (VPP e VP) de pacientes com história de reação a insetos da ordem *Hymenoptera* (abelha, vespa e formiga), foram utilizados testes cutâneos padrão-ouro para a identificação de IgE específica e comparou-se o resultado com o do método imunoenzimático de radioalergossorbância (RAST). Observou-se que a sensibilidade do RAST foi formiga > abelha > vespa, a especificidade foi vespa > abelha > formiga, o VPP foi vespa > abelha > formiga e o VPN foi abelha > formiga > vespa, em sua quase totalidade com valores baixos.

A ligação cruzada de alérgenos à IgE na superfície de basófilos induz a liberação de mediadores, incluindo histamina e leucotrieno C_4. Os resultados desses testes *in vitro* auxiliam pouco o valor preditivo diagnóstico de testes cutâneos e de provocação. Entretanto, a performance de ensaios de liberação de mediadores varia de acordo com a qualidade dos extratos de alérgeno disponíveis e a técnica utilizada.

Sob provocação com alérgenos específicos, basófilos não somente secretam mediadores bioativos quantificáveis, como também regulam a expressão de diferentes marcadores, os quais podem ser detectados eficientemente por citometria de fluxo usando anticorpos monoclonais. A técnica tem sido aplicada na investigação de alergia mediada por IgE causada por alérgenos inalantes clássicos, alimentos, *Hevea* látex, venenos de *Hymenoptera* e drogas. Também está provado que essas técnicas têm valor no diagnóstico de reações não mediadas por IgE e na detecção de autoanticorpos em algumas formas de urticária crônica[17,20,21].

Provocação com picada de insetos *Hymenoptera* vivos deve ser realizada sob supervisão e por profissionais experientes. Em indivíduos não tratados, com história prévia de reação sistêmica a picada e teste cutâneo positivo, os índices de reação sistêmica variaram entre 21 e 73%. Essa variação é maior com o uso de vespas. Em pesquisas, este exame é utilizado como padrão-ouro para verificar a eficácia da imunoterapia a veneno de insetos, porém de maneira limitada em virtude do risco de desenvolver reações sistêmicas graves após a picada do inseto[19].

TRATAMENTO

O grande risco são as reações sistêmicas. O papel do médico na anafilaxia resume-se a, na fase aguda, reconhecer, tratar e prevenir novos quadros, e a longo prazo, avaliar o risco, educar e reduzir a possibilidade de novos episódios. O tratamento da anafilaxia deve ser instituído imediatamente após a suspeita e o diagnóstico, iniciando com a avaliação do estado de consciência, da manutenção de via aérea e do *status* cardiovascular.

A terapia no quadro agudo é semelhante à de reação anafilática de qualquer etiologia. Injeção de Adrenalina® é o tratamento inicial padrão da reação anafilática. Em solução 1:1000, a Adrenalina® é injetada por via intramuscular na dose de 0,01 mL/kg (10 mcg/kg) para crianças, máximo de 0,3 mL/dose, e para adultos, também por via intramuscular, de 0,3 a 0,5 mL/dose. A mesma dose pode ser repetida após 15 a 30 minutos, se necessário[22,23].

O tratamento de manutenção é complexo e deve ser iniciado brevemente. O médico tem papel fundamental no tratamento preventivo, devendo identificar os pacientes com história anterior e fatores de risco para novos episódios de anafilaxia. Em situações de risco, como a dos apicultores, os profissionais são orientados a trabalhar com vestimenta protetora sobre toda a superfície corporal.

Estudos têm demonstrado que alergia a picada de insetos é um processo autolimitado, com remissão espontânea em grande número de crianças menores de 16 anos. O risco de sensibilidade persistente é para aqueles indivíduos que apresentaram reações sistêmicas, e estes devem receber tratamento em longo prazo.

Uma medida simples é o afastamento do agente etiológico, evitando piqueniques, áreas com lixeiras e pomares. Apicultores e jardineiros devem vestir roupas protetoras.

Kits contendo epinefrina para autoaplicação são comercializados e devem estar disponíveis de maneira fácil e rápida, não somente na residência, mas também em ambiente escolar, de trabalho e no trânsito.

Em todas as consultas, deve ser orientado o uso correto dos dispositivos autoinjetáveis de Adrenalina®. A educação de pacientes, familiares e outros envolvidos no cuidado da doença ajuda a reduzir a apreensão e o medo, devolvendo a segurança ao paciente. A comunidade, incluindo os médicos, deve receber instruções sobre como reconhecer e tratar essa emergência.

O especialista em alergia tem papel fundamental no diagnóstico e no tratamento, e todos os indivíduos com anafilaxia devem ser encaminhados ao alergista para avaliação dos riscos de reações, comorbidades e tratamentos concomitantes e individualização do tratamento visando a reduzir riscos de futuras reações com medidas preventivas e de educação[19-23].

Imunoterapia específica, com a finalidade de dessensibilização para veneno de insetos, está indicada em pessoas que já apresentaram reações sistêmicas a picadas anteriores e teste cutâneo positivo.

Protocolos de imunoterapia são variados; por exemplo, em esquema acelerado, a dose de manutenção é atingida em 3 horas e meia até 2 a 3 dias do início do tratamento. Em geral, são bem tolerados, com 12% das pessoas apresentando reações alérgicas durante a evolução da fase de indução para manutenção.

Na dose de manutenção, com aplicações subcutâneas de 50 mcg do veneno, cada 4 a 6 semanas, os protocolos de imunoterapia atingem 79% de eficácia, e na dose de 100 mcg esse número chega a 98%. O risco de novas reações sistêmicas em indivíduos tratados e com história anterior de reação sistêmica é de 75%.

A imunoterapia pode ser descontinuada após 3 a 7 anos, independentemente dos níveis de anticorpos IgE e IgG específicos para o veneno encontrados no soro ou no teste de provocação com a picada do inseto. Esta decisão deve ser tomada de maneira individual para cada caso, de acordo com a gravidade e a persistência das reações às picadas.

Até o momento, a imunoterapia com alérgenos recombinantes não tem sido utilizada na prática diária, porém perspectivas promissoras estão sendo aguardadas com a clonagem dos venenos de insetos e epítopos peptídicos para os linfócitos T e B, aumentando a precisão e a eficácia no tratamento dessas reações alérgicas.

REFERÊNCIAS BIBLIOGRÁFICAS

1. Lopez FA, Campos D. Tratado de pediatria. 3. ed. Barueri: Manole; 2014.
2. Del Pozzo-Magana BR, Lazo-Langner A, Gutierrez-Castrellon P, Ruiz-Maldonado R. Common dermatoses in children referred to a specialized pediatric dermatology service in mexico: a comparative study between two decades. ISRN Dermatol. 2012;2012:351603.
3. Hernandez RG, Cohen BA. Insect bite-induced hypersensitivity and the SCRATCH principles: a new approach to papular urticaria. Pediatrics. 2006;118(1):e189-96.
4. Biló BM, Ruëff F, Mosbech H, Bonifazi F, Oude-Elberink JNG; EAACI Interest Group on Insect Venom Hypersensitivity. Diagnosis of hymenoptera venom allergy. Allergy 2005;60:1339-49.
5. Golden DB. Insect sting allergy and venom immunotherapy: a model and a mystery. J Allergy Clin Immunol. 2005;115:439-47.
6. Sturm GJ, Schuster C, Kranzelbinder B, Wiednig M, Groselj-Strele A, Aberer W. Asymptomatic sensitization to Hymenoptera venom is related to total immunoglobulin E levels. Int Arch Allergy Immunol. 2009;148(3):261-4.
7. Clifford D, Ni Chaoimh C, Stanley E, O'B Hourihane J. A longitudinal study of hymenoptera stings in preschool children. Pediatr Allergy Immunol. 2019;30:93-8.

8. Tan JW, Campbell DE. Insect allergy in children. Journal of Paediatrics and Child Health. 2013;49:E381–E387.
9. Golden DB, Kagey-Sobotka A, Norman PS, Hamilton RG, Lichtenstein LM. Outcomes of allergy to insect stings in children, with and without venom immunotherapy. N Engl J Med. 2004;351:668-74.
10. Valentine MD, Schuberth KC, Kagey-Sobotka A, Graft DF, Kwiterovich KA, et al. The value of immunotherapy with venom in children with allergy to insect stings. N Engl J Med. 1990;323:1601-3.
11. Biló MB, Pravettoni V, Bignardi D, Bonadonna P, Mauro M, Novembre E, et al. Hymenoptera venom allergy: management of children and adults in Clinical Practice. J Investig Allergol Clin Immunol. 2019;29(3):180-205.
12. Worm M, Moneret-Vautrin A, Scherer K, Lang R, Fernandez Rivas M, Cardona V, et al. First European data from the network of severe allergic reaction (NORA). Allergy. 2014;69:1397-404.
13. Graif Y, Romano-Zelekha O, Livne I, Green MS, Shohat T. Increased rate and greater severity of allergic reactions to insect sting among schoolchildren with atopic diseases. Pediatr Allergy Immunol. 2009;20:757-62.
14. Yavuz ST, Sahiner UM, Buyuktiryaki B, Soyer OU, Sackesen C, Sekerel BE, et al. Clinical features of children with venom allergy and risk factors for severe systemic reactions. Int Arch Allergy Immunol. 2013;160:313-21.
15. Schuberth KC, Lichtenstein LM, Kagey-Sobotka A, Szklo M, Kwiterovich KA, Valentine MD. An epidemiologic study of insect allergy in children. I. Characteristics of the disease. J Pediatr. 1982;100:546-51.
16. Birnbaun J, Vervloet D. Hymenoptera sting allergy. News in diagnosis and treatment. Allergy Clin Immunol International. 2003;15:160-7.
17. Reisman RE. Insect sting anaphylaxis. In: Leung DYM, Sampson HA, Geha RS, Szefler SJ (eds.). Pediatric allergy: principles and practice. 1. ed. Saint Louis: Mosby; 2003.
18. Moffitt JE, Golden DB, Reisman RE, Rufus L, Niklas RN, Freeman T, et al. Stinging insect hypersensitivity: a practice parameter update. J Allergy Clin Immunol. 2004;114:869-86.
19. Bilo BM, Bonifazi F. Advances in hymenoptera venom immunotherapy. Curr Opin Allergy Clin Immunol. 2007;7:567-73.
20. Ownby DR. Pediatric anaphylaxis, insect stings, and bites. In: Kelly KJ. Pediatric allergy and immunology. Immunol Allergy Clin North Am. 1999:19;347-61.
21. Mendes E. Hipersensibilidade a insetos. In E. Mendes. Alergia no Brasil – Alérgenos regionais e imunoterapia. São Paulo: Manole; 1989. p. 113-26.
22. Ruëff F, Bilò MB, Jutel M, Mosbech H, Müller U, Przybilla B. Sublingual immunotherapy with venom is not recommended for patients with hymenoptera venom allergy. J Allergy Clin Immunol. 2009;123:272-3.
23. Golden DBK. Insect sting allergy and venom immunotherapy: a model and a mystery. J Allergy Clin Immunol. 2005;115: 439-47.

CAPÍTULO 9

ANAFILAXIA

Maria Cecilia Barata dos Santos Figueira
Emanuel Sávio Cavalcanti Sarinho

AO FINAL DA LEITURA DESTE CAPÍTULO, O PEDIATRA DEVE ESTAR APTO A:

- Conhecer as principais causas de anafilaxia na infância.
- Diagnosticar um episódio de anafilaxia.
- Entender por que a Adrenalina® intramuscular é o tratamento de escolha na anafilaxia.
- Orientar a família após um episódio de anafilaxia.

INTRODUÇÃO

Anafilaxia é uma reação de hipersensibilidade sistêmica aguda, grave e ameaçadora à vida. Tem apresentação clínica diversa e complexa e seu diagnóstico pode ser um desafio. Por esse motivo, foi realizado em 2004 o primeiro Simpósio de Definição e Manejo de Anafilaxia, ocasião em que foram propostos critérios clínicos para o diagnóstico da anafilaxia, os quais sofreram pequenas modificações e são utilizados pela maioria dos *guidelines* em anafilaxia desde então.

Além da dificuldade no diagnóstico, diversos estudos mostram que a Adrenalina® via intramuscular (IM) ainda é subutilizada no tratamento da anafilaxia. Estudo realizado em conjunto com a Sociedade Brasileira de Pediatria, por meio de questionário eletrônico com 1.674 pediatras, demonstrou que apenas 48,5% dos participantes utilizariam a Adrenalina® no músculo vasto lateral da coxa como primeira medida em um episódio de anafilaxia. É importante conhecer os critérios clínicos diagnósticos de anafilaxia e entender por que a Adrenalina® IM é o tratamento de escolha para prestar um atendimento adequado aos pacientes[1].

EPIDEMIOLOGIA

Os alimentos são os principais desencadeantes de anafilaxia na infância, seguidos por venenos de insetos e drogas. Apesar das diferenças locorregionais, os principais alimentos envolvidos nos episódios de anafilaxia são o leite de vaca e a clara de ovo até os 5 anos, frutas e outros alimentos em escolares e crustáceos em maiores de 10 anos. O amendoim também é um alimento importante em diversas faixas etárias.[5]

No Brasil, estudo com alergistas mostrou que 41,5% dos casos de anafilaxia registrados por esses profissionais ocorreram em menores de 20 anos[3]. Os medicamentos foram os principais desencadeantes em todas as idades.

É difícil determinar a prevalência da anafilaxia, por não haver uma definição amplamente aceita e pela falta de classificação adequada na Classificação Internacional de Doenças (CID-10). Estudos reportam prevalência ao longo da vida entre 0,3 e 5,1% e incidência de 50 a 112 episódios a cada 100.000 pessoas por ano[4]. Revisão sistemática sobre anafilaxia na infância encontrou incidência de 1 a 761 episódios a cada 100.000 pessoas por ano. Apesar de ser uma condição pouco frequente, é importante ressaltar que a frequência de atendimento em emergência e hospitalizações por anafilaxia em crianças e adolescentes vem aumentando a cada ano. A letalidade se mantém estável ou em discreto declínio.

A taxa de letalidade por anafilaxia encontrada em estudo realizado na França entre 1979 e 2014 foi de 1:10 milhões de crianças por ano. O principal desencadeante desses episódios de anafilaxia foi iatrogênico (48,8%), sendo os medicamentos os mais representativos nesse grupo.

FISIOPATOLOGIA

A anafilaxia pode ocorrer por mecanismos imunológicos (dependentes ou não de IgE), não imunológicos ou idiopáticos[5].

O mecanismo IgE-dependente é o classicamente descrito na anafilaxia e ocorre pela ligação da IgE aos receptores de alta afinidade dos mastócitos e basófilos após o contato com o alérgeno implicado. O IgE independente ainda é pouco compreendido, mas parece ocorrer por ativação do complemento, liberação de neuropeptídios, mecanismos citotóxicos, participação de IgG e IgM e de imunocomplexos ou ativação de células T. Como mecanismos não imunológicos, são descritos os físicos (frio, exercício) e algumas drogas (radiocontraste, opioides) que provocam a degranulação de mastócitos e basófilos sem a participação de imunoglobulinas por vias pouco conhecidas.

Todos esses mecanismos levam à ativação de mastócitos e basófilos com liberação de mediadores como histamina e produtos do metabolismo do ácido araquidônico (leucotrienos, tromboxane, prostaglandinas, fator de ativação plaquetário), proteases neutras (triptase, quimase, carboxipeptidase, catepsina G), proteoglicans (heparina e sulfato de condroitina), fatores quimiotáticos (quiomiocinas e fator de quimiotáticos de eosinófilos), fator de necrose tumoral alfa e kappa beta. Esses mediadores causam contração do músculo liso, vasodilatação e aumento da permeabilidade capilar, provocando os sintomas da anafilaxia: urticária, angioedema, *flush*, prurido, sibilância, rinorreia, dispneia, náuseas, vômitos, diarreia, dor abdominal, síncope e hipotensão. Os sintomas cutâneos estão presentes em mais de 90% dos casos de anafilaxia e, em geral, são associados aos sintomas respiratórios, cardiovasculares e/ou gastrointestinais[5].

Alguns pacientes podem evoluir para o choque, que, na anafilaxia, é hipovolêmico e distributivo. O extravasamento vascular causado pelo aumento da permeabilidade capilar provoca hemoconcentração, hipovolemia e diminuição do retorno venoso para o coração. Essa sequência de eventos pode causar a síndrome do ventrículo vazio e a redução do débito cardíaco. A vasodilatação também pode contribuir para a diminuição do retorno venoso. Outros fatores possivelmente envolvidos no choque anafilático são a bradicardia relativa e o aumento da resistência vascular pulmonar, ambos contribuindo para a diminuição do débito cardíaco, e a dilatação arteriolar, podendo promover hipotensão. Há suspeita de componente cardiogênico nesse tipo de choque em virtude da possibilidade de redução da perfusão coronária causada por baixa pressão sanguínea diastólica, espasmo de coronária ou ruptura de placa ateromatosa.

MANIFESTAÇÕES CLÍNICAS E DIAGNÓSTICO

O diagnóstico da anafilaxia é clínico. Os critérios diagnósticos foram elaborados em 2004 e passaram por atualizações ao longo do anos, a última proposta pela Organização Mundial de Alergia em 2020 e traduzida no Quadro 1[6].

Os sintomas cutâneos, como urticária e angioedema, estão presentes em cerca de 80% dos episódios de anafilaxia, mas não são obrigatórios para o diagnóstico. Outros sintomas frequentes são os respiratórios (tosse) e gastrointestinais (vômitos), principalmente em crianças de até 10 anos[2].

Apesar da importância dos critérios para o diagnóstico de anafilaxia, é preciso ressaltar que um episódio pode se apresentar inicialmente com sintomas respiratórios ou cardiovasculares isolados e que essa apresentação pode estar relacionada a desfechos fatais. Por esse motivo, a Organização Mundial de Alergia propôs uma nova definição de anafilaxia: "A anafilaxia é uma reação de hipersensibilidade sistêmica grave que usualmente tem início rápido e que pode causar morte. A anafilaxia grave é caracterizada por comprometimento potencialmente fatal de vias aéreas, respiração e/ou circulação e pode ocorrer sem os sinais e sintomas cutâneos típicos ou choque cardiocirculatório."[4].

Quadro 1 A anafilaxia é um diagnóstico bastante provável se um dos dois critérios são preenchidos:

1. Reação de início agudo (minutos a horas) com envolvimento de pele, mucosas ou ambas (urticária, prurido ou *flushing*, edema de lábios-língua-úvula) acompanhada de ao menos um dos seguintes:
- Comprometimento respiratório (dispneia, sibilância-broncoespasmo, estridor, redução do PFE, hipoxemia) ou
- Redução de PA ou sintomas de disfunção de órgão (hipotonia, colapso, síncope, incontinência) ou
- Sintomas gastrointestinais graves (dor abdominal tipo cólica importante, vômitos repetidos principalmente após exposição a um alérgeno não alimentar)

2. Início súbito de hipotensão* ou broncoespasmo ou envolvimento laríngeo (estridor, alterações vocais, odinofagia) após exposição a um alérgeno conhecido para aquele paciente (minutos a horas) mesmo na ausência de sintomas cutâneos.
- Crianças: PA sistólica baixa pelo percentil por idade ou queda de 30% na PA sistólica*
- Adultos: PA sistólica < 90 mmHg ou queda > 30% na PA sistólica basal do paciente

PFE: pico de fluxo expiratório; PA: pressão arterial; mmHg: milímetros de mercúrio.
*Hipotensão é definida como redução de 30% PA sistólica basal da pessoa ou PA sistólica:
- 1 mês a 1 ano: < 70 mmHg.
- 1 a 10 anos: < (70 mmHg + [2 x idade]).
- Adultos: < 90 mmHg.

A maior parte dos episódios de anafilaxia ocorre em até 30 minutos após a exposição, e cerca de um terço dos pacientes tem história prévia de anafilaxia[2].

Algumas condições podem funcionar como cofatores para o surgimento ou agravamento de um episódio, como em vigência de infecções, uso de anti-inflamatórios não esteroidais, período pré-menstrual, exercício físico etc. Adolescentes, portadores de asma grave ou não controlada, com alergia a amendoim ou nozes e portadores de mastocitose sistêmica apresentam maior risco de um episódio de anafilaxia grave[4].

A anafilaxia é bifásica quando os sintomas recorrem em 1 a 78 horas após a resolução do quadro inicial; isso acontece em menos de 1 a 20% dos episódios de anafilaxia. Uma revisão sistemática encontrou alguns fatores associados à anafilaxia bifásica: apresentação inicial grave/anafilaxia grave, necessidade de mais de uma dose de Adrenalina®, pressão de pulso ampla, anafilaxia de causa desconhecida, anafilaxia por medicamentos em crianças e presença de sintomas cutâneos. O documento sugere que pacientes com esses achados necessitam de maior tempo de observação após a resolução dos sintomas[7].

Exames complementares

O diagnóstico da anafilaxia é clínico, porém a dosagem da triptase sérica durante um episódio pode auxiliar no diagnóstico. A triptase eleva-se 15 a 180 minutos após o início dos sintomas, com pico entre 60 e 90 minutos, e retorna ao seu valor basal em 24 a 48 horas. Valores maiores que 11,4 ng/dL ou maiores que 20% + 2 ng/dL do valor basal são sugestivos de anafilaxia. Esses valores corroboram a hipótese de anafilaxia em episódios desencadeados por medicamentos e venenos de insetos, porém valores normais foram encontrados em anafilaxia por alimentos e em anafilaxia sem hipotensão. Portanto, valores normais de triptase sérica não afastam o diagnóstico de anafilaxia. Pacientes com triptase sérica elevada devem repetir o exame posteriormente, pois um valor basal maior que 20 ng/dL faz diagnóstico diferencial com mastocitose sistêmica[2].

A investigação do desencadeante por IgE sérica e específica, teste cutâneo e/ou teste de provocação deve ser realizada posteriormente pelo alergista.

TRATAMENTO

A Adrenalina® é a droga de escolha na anafilaxia e deve ser a primeira a ser administrada, por ser a única medida capaz de reduzir o internamento e a letalidade. Isso se deve aos seus efeitos alfa-1 adrenérgico (promove vasoconstricção seletiva e diminuição do edema das vias aéreas), beta-1 adrenérgico (efeito inotrópico e cronotrópico positivos) e beta-2 adrenérgico (diminui a liberação de mediadores inflamatórios e promove broncodilatação).

Deve ser administrada IM na porção anterolateral do músculo vasto lateral da coxa, na dose de 0,01 mg/kg da diluição 1:1000 (máximo de 0,3 mg/dose em crianças e de 0,5 mg/dose em adultos). A administração por essa via promove absorção rápida, em razão da grande vascularização que esse músculo apresenta, associada à vasodilatação dos músculos esqueléticos que a Adrenalina® provoca.

Ensaio clínico comparou diversas vias de administração da Adrenalina® em adultos saudáveis e encontrou níveis séricos mais elevados quando administrada no músculo vasto lateral da coxa em relação ao músculo deltoide ou pela via subcutânea (SC)[8] . Esse resultado é semelhante a estudo realizado em crianças saudáveis comparando a administração de Adrenalina® IM *versus* SC e observou níveis séricos maiores e mais precoces com a primeira via administração[9]. Nenhum efeito adverso importante foi registrado nos dois estudos e não há contraindicação absoluta ao uso da Adrenalina®. Efeitos colaterais são raros se utilizada em dose e via corretas.

O uso por via intravenosa (IV) é exceção. Uma coorte realizada nos Estados Unidos evidenciou que a Adrenalina® IM é segura e verificou maior risco de superdosagem (13,3% *versus* 0%) e complicações cardiovasculares (10% *versus* 1,3%) com o uso de com o uso IV em comparação ao IM. A Adrenalina® pode ser utilizada IV se o paciente estiver monitorizado em unidade de terapia intensiva (UTI) e o médico tiver experiência e treinamento na utilização dessa droga[4].

Em relação ao posicionamento do paciente no manejo da anafilaxia, é recomendado o decúbito dorsal, com o objetivo de preservar o volume sanguíneo circulante. O paciente pode adotar a posição sentada caso apresente desconforto respiratório. É importante ressaltar que o paciente não deve assumir posição ortostática ou sentar-se abruptamente, em virtude do risco de síndrome da veia cava vazia e parada cardíaca.

Após a administração da Adrenalina® e o posicionamento adequado do paciente, deve-se considerar a necessidade de suporte de oxigênio, ressuscitação volêmica e beta-2 agonista de curta ação inalado. Os corticosteroides e anti-histamínicos são drogas de segunda ou até terceira linha no tratamento da anafilaxia[4]. Sua utilização pode retardar a administração da Adrenalina®, uma vez que apresentam início de ação lento. Os anti-histamínicos H1 diminuem a permeabilidade capilar (edema), atuam nas terminações nervosas (prurido) e suprimem a secreção de algumas glândulas exócrinas (lacrimejamento e rinorreia). Apesar de provocarem relaxamento da musculatura lisa, quase não apresentam efeito benéfico sobre o broncoespasmo. Quando administrados por via oral (VO), atingem o nível plasmático máximo em 2 a 3 horas.

Os corticosteroides têm efeito anti-inflamatório, porém o início desta ação ocorre apenas em 4 a 6 horas após sua administração. Mesmo diante desses potenciais efeitos benéficos, revisões sistemáticas da Cochrane não encontraram evidências relevantes sobre o uso de corticosteroides ou anti-histamínicos no tratamento da anafilaxia. Assim, até o momento, não há recomendações para indicar ou contraindicar o uso dessas medicações na abordagem terapêutica da anafilaxia[4].

Os corticosteroides e anti-histamínicos podem ser prescritos no momento da alta com o objetivo de prevenir a anafilaxia bifásica, apesar de esta conduta não ser corroborada por evidências científicas.

Após a resolução de todos os sintomas, os pacientes devem permanecer em observação por 4 a 8 horas. Em episódios de anafilaxia grave e em pacientes com fatores de risco para anafilaxia bifásica, doenças cardiovasculares ou dificuldade de acesso à urgência ou à Adrenalina® autoinjetável, esse tempo de observação deve ser prolongado para 12 a 48 horas[7].

ORIENTAÇÕES APÓS UM EPISÓDIO DE ANAFILAXIA

Atualmente, não se dispõe de Adrenalina® autoinjetável comercializada no Brasil. Uma opção tem sido preparar estojo com a dose montada de Adrenalina®. O estojo deve ser opaco e rígido, a fim de proteger o medicamento da luz solar e manter a seringa com a dose prescrita. A seringa deve conter dose e agulha adequadas para o paciente. O estojo com a dose montada de Adrenalina® deve ser conservado em temperatura ambiente, evitando temperatura extremas. Estudos mostram que a seringa deve ser substituída a cada 2 a 3 meses (2 meses em países com altas temperaturas). Essa medida foi testada em outros países e se mostrou uma alternativa eficaz em lugares que não dispõem de Adrenalina® autoinjetável ou para pacientes que não podem adquirir o dispositivo por questões financeiras[4,10].

Todos os pacientes atendidos em razão de anafilaxia devem receber alta hospitalar com encaminhamento para alergista, orientação para evitar contato com o desencadeante do episódio, orientação por escrito (plano de ação) sobre como reconhecer e proceder diante de um novo episódio de anafilaxia e prescrição de Adrenalina®[4].

REFERÊNCIAS BIBLIOGRÁFICAS

1. Figueira M, Sarinho E, Solé D. Manegement of anaphylaxis: knowledge of Brazilian pedriatricians. [Dissertação]. Recife: Universidade Federal de Pernambuco; 2019.
2. Bilò MB, Martini M, Tontini C, Corsi A, Antonicelli L. Anaphylaxis. Eur Ann Allergy Clin Immunol. 2021;53(1):4-17.
3. Bernd LG, Fleig F, Alves MB, Di Gesu GMS, Di Gesu RW, Mario Geller, et al. Anafilaxia no Brasil – levantamento da ASBAI. Rev Bras Alerg Imunopatol. 2010;33(5):190-8.
4. Cardona V, Ansotegui IJ, Ebisawa M, El-Gamal Y, Fernandez Rivas M, Fineman S, et al. World allergy organization anaphylaxis guidance 2020. World Allergy Organ J [Internet]. 2020;13(10).
5. SBP. Anafilaxia: atualização 2021. Guia Prático Atualização, SBP. 2021.
6. Cardona V, Ansotegui IJ, Ebisawa M, El-Gamal Y, Fernandez Rivas M, et al. World Allergy Organization Anaphylaxis Guidance 2020. World Allergy Organ J [Internet]. 2020;13(10).
7. Shaker MS, Wallace DV, Golden DBK, Oppenheimer J, Bernstein JA, Campbell RL, et al. Anaphylaxis – a 2020 practice parameter update, systematic review, and Grading of Recommendations, Assessment, Development and Evaluation (GRADE) analysis. J Allergy Clin Immunol. 2020;145(4):1082-23.
8. Simons FE, Gu X, Simons KJ. Epinephrine absorption in adults: Intramuscular versus subcutaneous injection. J Allergy Clin Immunol. 2001;108(5):871-3.
9. Simons FER, Roberts JR, Gu X, Simons KJ. Epinephrine absorption in children with a history of anaphylaxis. J Allergy Clin Immunol. 1998;101(1):33-7.
10. Pepper AN, Westermann-Clark E, Lockey RF. The high cost of epinephrine autoinjectors and possible alternatives. J Allergy Clin Immunol Pr [Internet]. 2017;5(3):665-8.e1.

CAPÍTULO 10

SIBILÂNCIA RECORRENTE EM LACTENTE E PRÉ-ESCOLAR

Débora Carla Chong-Silva
Gustavo Falbo Wandalsen
Herberto José Chong Neto

AO FINAL DA LEITURA DESTE CAPÍTULO, O PEDIATRA DEVE ESTAR APTO A:

- Reconhecer o sibilante recorrente no universo das crianças com quadros respiratórios crônicos.
- Reconhecer os "sinais de alerta" nos sibilantes recorrentes e conseguir individualizar a investigação conforme a suspeita diagnóstica.
- Entender as questões que envolvem os fenótipos da sibilância recorrente, identificando o fenótipo em questão baseado em exame físico, anamnese, exames complementares e índices de predição.
- Identificar as crianças asmáticas, investigá-las (atopia e funcional) e classificar a intensidade gravidade.
- Iniciar o tratamento farmacológico da criança asmática, bem como adotar medidas de prevenção e de controle de ambiente.

INTRODUÇÃO

Sibilância recorrente ou lactente sibilante são termos que devem ser empregados como indicativos de um diagnóstico sindrômico, apontando a necessidade da busca do diagnóstico etiológico e, assim, a abordagem terapêutica adequada.

A sibilância recorrente em crianças representa um problema significativo de saúde pública, sobretudo em países em desenvolvimento. O resultado da aplicação de um instrumento padronizado em lactentes sobre sibilância e fatores associados (*Estudio Internacional de Sibilancias en Lactantes* – EISL) permitiu, pela primeira, vez conhecer a real dimensão do problema e revelou prevalência cada vez maior da sibilância nessa faixa etária[1]. O EISL é um estudo multicêntrico internacional com participação de países da América Latina (Argentina, Brasil, Chile, Colômbia, México, Peru, Uruguai e Venezuela), da Espanha e da Holanda, e os dados do Brasil apontaram que a prevalência de sibilância alguma vez no primeiro ano de vida oscilou entre 27,1 e 63,6%, a de sibilância recorrente entre 11,8 e 36,3% e a de diagnóstico médico de asma entre 2,6 e 24,0%[1,2]. Embora parcela significativa de lactentes tenha recebido o diagnóstico de asma por médico, a prescrição de medicamentos para controle não foi correspondente, o que explicita a grande dificuldade no entendimento etiológico da sibilância nessa faixa etária[1,2].

Além de a frequência de sibilância entre os lactentes brasileiros chamar atenção, constata-se também elevada morbidade determinada pelo quadro. Isso pode ser verificado pela frequência de idas a serviços de urgência, que oscilou entre 17,3 e 45,0%, e de hospitalização por sibilância, entre 3,8 e 17,6%, valores significativamente mais elevados do que os observados na Europa. Entre os sibilantes recorrentes, a taxa de pneumonias referidas oscilou entre 7,4 e 38,5%[3,4].

DIAGNÓSTICOS DIFERENCIAIS

Existe um grupo considerável de doenças que cursam com sibilância e que deve fazer parte dos diagnósticos diferenciais em pacientes lactentes e pré-escolares[5].

Habitualmente, essas doenças apresentam outros sintomas associados, que devem ser considerados "sinais de alerta" e estar no radar dos pediatras e especialistas. Deve-se questionar o momento do surgimento dos primeiros sintomas, se ocorreram já nas primeiras semanas de vida ou se apareceram mais tardiamente[5,6]. No primeiro caso, deve-se atentar para doenças congênitas, como malformações da via aérea. A história neonatal da criança também deve ser avaliada de forma minuciosa, principalmente em relação ao uso de ventilação mecânica e oxigenoterapia, o que pode levar à suspeita de displasia broncopulmonar. Sibilância persistente e não responsiva a broncodilatadores pode sinalizar anomalias congênitas e outras doenças, como discinesia ciliar ou bronquiolite obliterante pós-infeciosa, sendo esta última geralmente precedida de casos de bronquiolite grave, com sintomas contínuos e uso prolongado de oxigênio (O_2)[5-8]. Tosse durante a alimentação, associada ou não a vômitos ou engasgos, pode ser indicativa de distúrbio da deglutição. Doença do refluxo gastroesofágico (DRGE) pode causar tosse logo após a ingestão alimentar[9]. Em pacientes com tosse crônica produtiva, deve-se investigar doenças pulmonares supurativas associadas a bronquiectasias[5,6].

Qualquer sintoma respiratório associado a esteatorreia e dificuldade de ganho ponderal pode estar relacionado à fibrose cística. Sibilância persistente que apresenta modificação de acordo com o posicionamento do paciente pode ser associada a traqueomalácia ou a anomalias de grandes vasos. Por fim, sibilância associada a cardiopatias congênitas e insuficiência cardíaca pode apresentar-se clinicamente com taquipneia, cianose durante as mamadas e baixo ganho ponderal. Tosse seca noturna pode estar relacionada com asma atópica[6] (Quadro 1).

Na ausência dos sinais de alerta e/ou após investigação adequada, afastando as principais doenças, sugere-se que o pediatra busque o entendimento do possível fenótipo em que o lactente ou pré-escolar se encaixa para, assim, direcionar a abordagem (Figura 1).

FENÓTIPOS DA SIBILÂNCIA

O termo "fenótipo" refere-se às características físicas observáveis de um organismo, incluindo a aparência, o desenvolvimento e o comportamento, baseadas em sinais e sintomas. O fenótipo de um indivíduo é determinado inicialmente pelo genótipo, mas sofre influências ambientais[10].

A descrição de fenótipos de sibilância em crianças foi iniciada por estudos de coorte que avaliaram a ocorrência dos eventos ao longo de vários anos e, de maneira retrospectiva, classificaram os lactentes e pré-escolares sibilantes a partir de 6 anos de idade em sibilantes transitórios, sibilantes de início tardio ou sibilantes persistentes, descrevendo os fatores de risco mais importantes para cada grupo[10].

A Sociedade Europeia de Doenças Respiratórias, em estudo realizado em 2008, propôs simplificar a classificação da sibilância em dois grandes grupos: lactentes e pré-escolares sibilantes após quadros virais ou sibilantes por múltiplos desencadeantes[11]. No primeiro grupo, os sintomas seriam desencadeados pelas infecções virais, permaneceriam assintomáticos ou oligossintomáticos entre as crises e teriam maior chance de reduzir seus sintomas ao longo dos anos. Já no grupo com múltiplos desencadeantes, seria mais sintomático entre as crises e não relacionadas aos vírus e poderiam incluir crianças com fenótipos preditivos de asma[11]. No mesmo ano, foi publicado o consenso PRACTALL sobre diagnóstico e tratamento de asma na criança maior de 2 anos, subdividindo os fenótipos de asma pela idade de aparecimento dos sintomas e pelos agentes desencadeantes[12]. Nessa publicação, o algoritmo para a classificação dos fenótipos se iniciava pela persistência ou não dos sintomas entre as crises[12]. Em seguida, levou-se em conta se os desencadeantes eram apenas os vírus ou exercícios, classificados como intermitentes,

Quadro 1 Diagnósticos diferenciais, sinais de alerta e investigação indicada

Doença	Sinais de alerta	Investigação
Bronquiolite obliterante pós-infecciosa	História de bronquiolite aguda grave com necessidade de oxigenoterapia Sintomas contínuos e persistentes	Radiografia de tórax Tomografia computadorizada de tórax Cintilografia perfusional
Imunodeficiência	Infecções graves, repetidas e em outros locais Mãe com infecção pelo HIV Baixo peso	Hemograma (contagem de linfócitos e neutrófilos) Dosagem de imunoglobulinas Pesquisa de anticorpos específicos ao *Streptococcus pneumoniae* Avaliação da subpopulação de linfócitos Anti-HIV Teste do tetrazólio nitroazul
Fibrose cística	História de íleo meconial História familiar de fibrose cística Esteatorreia Baixo peso/desnutrição Hipocratismo digital	Dosagem de eletrólitos (cloro) no suor Estudo genético
Traqueobroncomalácia	Modifica o som conforme o posicionamento Sintomas contínuos, início precoce (ao nascimento)	Fibrobroncoscopia
Displasia broncopulmonar	Prematuridade Uso de ventilação mecânica e/ou oxigenoterapia no período neonatal	Radiografia de tórax Tomografia computadorizada de tórax
Eventos aspirativos (distúrbios de deglutição, DRGE, fístula traqueoesofágica)	Tosse e engasgos durante e após alimentar-se Pneumonias de repetição	Esofagograma (estudo contrastado esôfago) Videodeglutograma Avaliação fonoaudiológica
Cardiopatias congênitas/ insuficiência cardíaca	Taquipenia associada a cianose às mamadas Baixo peso	Eletrocardiograma Ecocardiograma

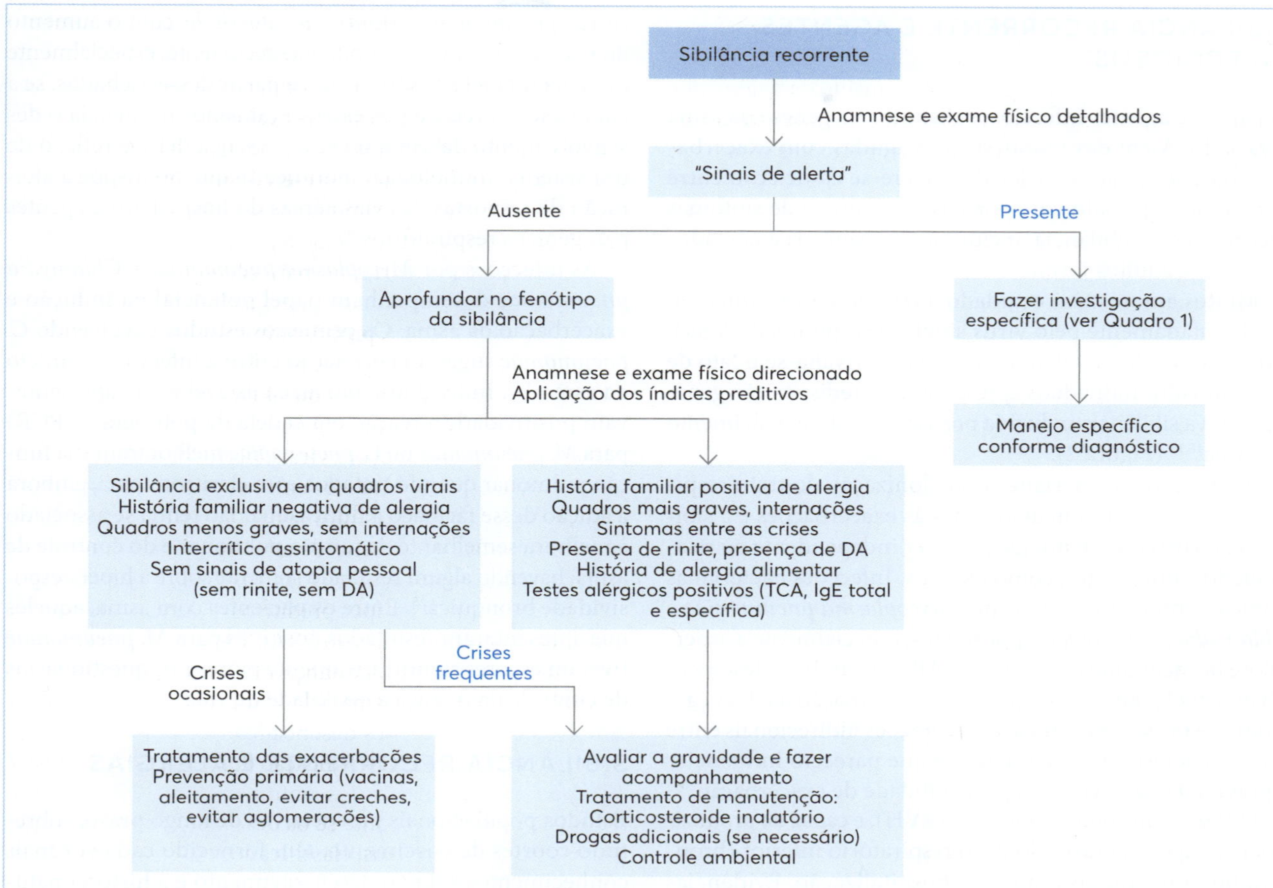

Figura 1 Sugestão de raciocínio diante de sibilância recorrente em lactente e pré-escolar.
DA: dermatite atópica; TCA: teste cutâneo alérgico.

e no grupo persistente, a presença de alérgenos induzindo a sibilância e outro subgrupo de asma com diferentes desencadeantes, sendo que em todos os grupos poderiam existir crianças sensibilizadas e consideradas atópicas[12].

As iniciativas de classificação de sibilantes em grupos levaram ao desenvolvimento de vários índices preditivos de asma que vêm sendo utilizados e adaptados às características populacionais de cada país[13]. A maior desvantagem dessa classificação é o baixo grau de evidência[13]. Estudos longitudinais mostraram que até 80% dos pré-escolares sibilantes tiveram sua classificação modificada ao longo da evolução, com mudanças entre os grupos não sibilantes, sibilantes virais e sibilantes a múltiplos desencadeantes[13].

A Iniciativa Global para Asma (GINA), em sua revisão mais recente, aponta as dificuldades do uso dos índices preditivos na clínica diária e sugere o uso de dados pessoais e familiares de atopia, o acompanhamento de sintomas, a avaliação inicial de atopia e a triagem terapêutica associada ao seguimento atento e regular desses sibilantes como elementos fundamentais para a abordagem completa e intervenções precoces diante das intercorrências[14].

Muito difundidos entre pediatras, os índices preditivos são amplamente utilizados, a exemplo da clássica regra de predição bem-sucedida conhecida como escore de Apgar, ampla e universalmente utilizada há décadas.

Vários índices de predição foram desenvolvidas para auxiliar o clínico no diagnóstico de asma em lactentes e pré-escolares, e a multiplicidade deles revela a dificuldade no desenvolvimento de uma regra de ampla aceitação. Entre esses índices descatam-se: *Predictive Index* (API), os dois fenótipos propostos pela *European Respiratory Society – Practical Allergy* (PRACTALL), *Avon Longitudinal Study of Parents and Children* (ALSPAC), entre outros[15-17].

Vale lembrar que existe uma importante lacuna na definição de um padrão-ouro no diagnóstico da asma no lactente e pré-escolar e que os índices de predição podem ser utlizados como instrumento de triagem diagnóstica (para descartar a asma em determinada população) ou como ferramenta complementar de diagnóstico (para identificar crianças com maior risco de desenvolvimento de asma em uma população).

Os índices de predição da asma atualmente disponíveis são de valor clínico modesto e devem ser utilizados com cautela como critério diagnóstico único, até que surjam novos estudos, reforçando que o julgamento clínico clássico, baseado em anamnese e exame físico rigoroso e aprofundado, é soberano[13,15-17].

SIBILÂNCIA RECORRENTE E AGENTES INFECCIOSOS

O papel de agentes infecciosos distintos na gênese da asma é variado. Além das manifestações agudas com exacerbações da doença já estabelecida, sugere-se associação entre a infecção, especialmente por vírus, e o início de sintomas recorrentes de sibilância, incluindo asma em crianças, adolescentes e adultos jovens[18].

Muitos autores têm estudado a relação entre a infecção viral, notadamente pelo vírus sincicial respiratório (VSR), e o posterior desenvolvimento de asma. Avalia-se o fato de determinados indivíduos apresentarem predisposição genética para a sibilância induzida por vírus e o desenvolvimento da asma[18,19] (Figura 2).

As infecções bacterianas e a colonização do trato respiratório também foram associadas às exacerbações e à sibilância recorrente, efeito que pode ser independente ou relacionado a um cofator, como os vírus. Infecções bacterianas atípicas, como as causadas por *Mycoplasma pneumoniae* e *Chlamydia pneumoniae* e por fungos, especialmente a aspergilose broncopulmonar alérgica (ABPA), também desempenham papel potencial na indução e exacerbação da doença[20]. Comprovou-se a existência de interações bidirecionais entre vírus e bactérias nas vias aéreas e que parecem influenciar a gravidade da doença e a probabilidade de exacerbação[20].

O VSR, bem como o rinovírus (RVH), é capaz de produzir doenças agudas graves do trato respiratório inferior (bronquiolite) que muitas requerem hospitalização. Evidências apontam esses vírus como envolvidos em risco subsequente de sibilância e desenvolvimento de asma[21,22].

Além dos vírus, investigações comprovam a relação entre o microbioma do hospedeiro e o início das crises de sibilância. Estudo mostra associação entre a colonização da hipofaringe neonatal por *Haemophilus influenza*, *Streptococcus pneumoniae* e *Moraxella catarrhalis* com o aumento do risco de desenvolver sibilância recorrente, especialmente asma na infância[20]. Não é claro, a partir desses achados, se a colonização precoce por esses organismos influencia o desenvolvimento da asma ou se a presença deles é reflexo de um sistema imunológico modificado que predispõe à alteração de respostas das vias aéreas do hospedeiro a agentes patogênicos respiratórios[20].

As infecções por *Mycoplasma pneumoniae* e *Chlamydia pneumoniae* desempenham papel potencial na indução e exacerbação da asma. Os primeiros estudos envolvendo *C. pneumoniae* sugerem correlação entre a infecção e o início da asma[23,24]. Indivíduos com asma estável e que apresentavam positividade à reação em cadeia da polimerase (PCR) para *M. pneumoniae* ou *C. pneumoniae* melhoraram sua função pulmonar quando tratados com claritromicina, embora a adição desse fármaco à fluticasona não tenha se associado à melhora semelhante da função pulmonar e do controle de asma, havendo algum resultado somente sobre a hiper-responsividade brônquica[25]. Entre os pacientes com asma, aqueles que apresentaram resultados positivos para *M. pneumoniae* tiveram escores significativamente piores nos questionários de controle da doença e qualidade de vida[25].

SIBILÂNCIA RECORRENTE E ALERGIAS

Estudos populacionais prospectivos de longo prazo, sobretudo coortes de nascimento, têm fornecido cada vez mais conhecimentos sobre o desenvolvimento e a história natural da sibilância e da asma na infância e na adolescência.

A coorte de Tucson mostrou que a história familiar de atopia, principalmente materna, é o fator de risco mais bem definido para o desenvolvimento de sibilância recorrente e, posteriormente, o aparecimento de asma, que persiste ao longo da infância[26].

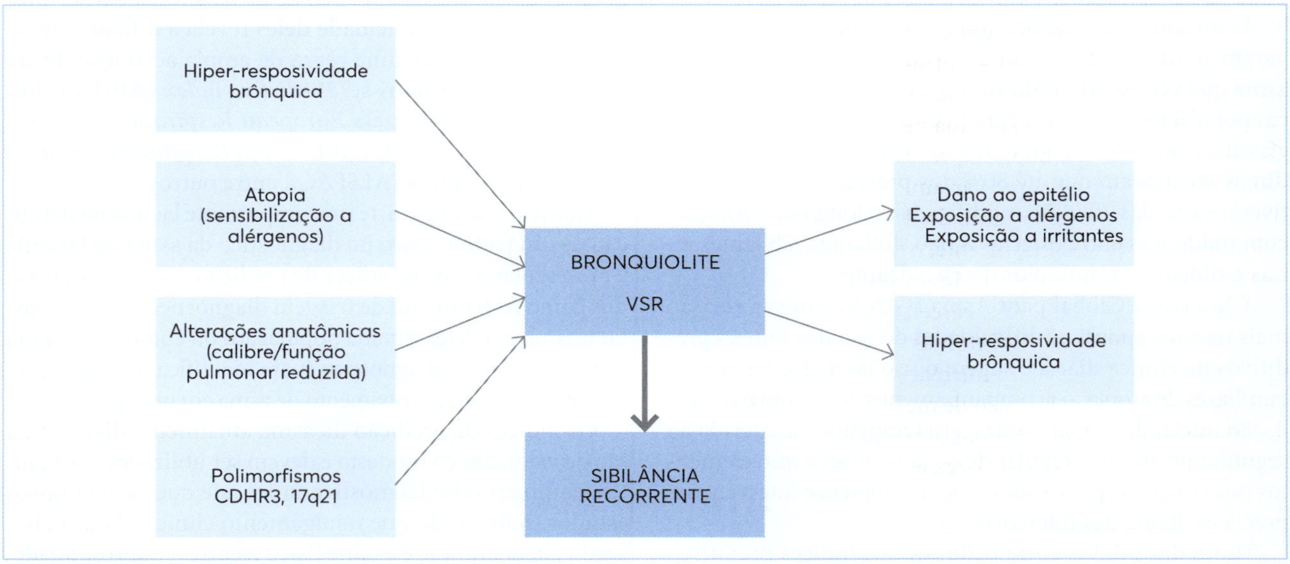

Figura 2 Representação das hipóteses de sibilância recorrente após infecção pelo VSR[18,19,21,22].

Dados de Curitiba, parte do EISL, mostraram que crianças cujos pais e irmãos tinham história de asma apresentaram maior chance de crises de sibilos no primeiro ano de vida do que aquelas sem história familiar, independentemente de outros fatores de risco. Esses resultados ressaltam a importância dos fatores genéticos no desenvolvimento de sibilos em lactentes[27].

Um conjunto de evidências sugere que nos primeiros dois anos de vida é possível que seja comum a progressão de outras doenças alérgicas, como dermatite atópica e alergia alimentar, para asma e sensibilização a alérgenos inalatórios na idade escolar. Estudos mostraram que lactentes com dermatite atópica e sensibilização a ovo e outros alérgenos alimentares têm maior risco para o desenvolvimento posterior de asma, em especial aqueles com mutação dos genes da filagrina[28].

A sensibilização a aeroalérgenos no início da vida também constitui importante fator de risco para o desenvolvimento de asma na infância. Considera-se não simplesmente a presença ou ausência de atopia, mas também o início da sensibilização, a intensidade e o número de aeroalérgenos envolvidos[29].

Além disso, a sensibilização aos aeroalérgenos parece aumentar o risco de sibilância induzida por rinovírus, e a combinação de sensibilização precoce e infecção viral pode ter um efeito sinérgico no risco de asma futura[29].

É importante ressaltar que respostas IgE específicas podem já estar presentes durante os primeiros meses de vida. Desse modo, a realização de testes alérgicos deve ser considerada em lactentes e pré-escolares com sibilância, uma vez que podem ter alto valor preditivo para o desenvolvimento de asma e contribuir para a elucidação diagnóstica e a abordagem precoce da doença[30].

ASMA EM LACTENTE E PRÉ-ESCOLAR

A asma é uma das doenças crônicas de maior frequência na infância e pode causar morbidade significativa (perdas de dias de aula, atendimentos em serviços de pronto-atendimento, hospitalizações, entre outras). É uma doença heterogênea, geralmente caracterizada por inflamação crônica das vias aéreas. A asma é definida pela história de sintomas respiratórios como sibilância, respiração rápida e curta, aperto no peito e tosse, que variam com o tempo e em intensidade, associados à variação do fluxo expiratório[14]. Conforme apresentado anteriormente, o diagnóstico diferencial é extenso e as limitações para a investigação diagnóstica são ainda maiores nos lactentes[5,6]. Parcela significativa das crianças com asma desenvolve sintomas nos primeiros anos de vida, mas nem sempre sua confirmação diagnóstica é fácil. A complexidade para a obtenção de medidas objetivas, como a realização de provas de função pulmonar, também dificulta o diagnóstico de asma nessa faixa etária.

Diagnóstico clínico

Diante da suspeita de asma em lactente e pré-escolar, o raciocínio diagnóstico fundamenta-se em anamnese detalhada e exame físico cuidadoso, formulação do diagnóstico diferencial e monitoramento rigoroso, ou seja, o diagnóstico deve ser feito em bases clínicas (Quadro 2). Como já abordado detalhadamente neste capítulo, os índices preditivos podem ser utilizados inicialmente, levando-se em conta as limitações do instrumento.

Quadro 2 Diagnóstico de asma em lactente e pré-escolar[4,14]

Características sugestivas
1. Três ou mais episódios de sibilância ao ano na ausência de viroses respiratórias
2. Pais e/ou irmãos receberam prescrição e usaram medicação inalatória (broncodilatadores, corticosteroides) em algum momento no passado
3. Dispneia, sibilância e tosse noturna desencadeadas por exercício físico ou gargalhadas, exposição a aeroalérgenos e na ausência de viroses respiratória
4. Resposta a broncodilatador inalatório, acompanhada e comprovada por médico, durante as crises de sibilância
5. Controle dos sintomas após prova terapêutica com corticosteroide inalatório por dois a três meses com subsequente piora após a suspensão

Presença de sibilância, tosse, desconforto respiratório e despertares noturnos de natureza contínua ou recorrente são os achados clínicos principais[4].

Sibilância é o sintoma chave, e o pediatra deve estar atento ao fato de que frequentemente os pais e até mesmo os profissionais de saúde o confundem com roncos e estridor[31].

História de melhora dos sintomas com uso de broncodilatador administrado por via inalatória, bem como antecedentes pessoais de doença alérgica e familiares com asma/alergia auxiliam no diagnóstico. Para determinar resposta positiva a broncodilatador, é necessário levar em conta a dosagem e a forma de administração dos fármacos[14].

Diagnóstico laboratorial

Alergia

Para o diagnóstico de alergia, é necessária a correlação entre história clínica e exposição. Pode-se suspeitar de alergia pela anamnese e pelo exame físico, mas a confirmação deve ser baseada na identificação de IgE específica ao alérgeno suspeito. A presença de IgE específica mostra que há sensibilização ao alérgeno sob investigação, que não obrigatoriamente é a causa dos sintomas[32,33]. O teste cutâneo alérgico (TCA), ou *prick test*, é a ferramenta mais comumente utilizada pelo alergologista para a pesquisa da IgE específica, por apresentar facilidade da técnica, alta sensibilidade, resultado rápido e custo relativamente baixo, além de poder ser realizado ambulatorialmente[32,33].

A determinação da concentração de IgE sérica total tem valor limitado no diagnóstico de alergia, sendo realizada como um exame de triagem. Níveis séricos elevados de IgE total sugerem a possibilidade de sensibilização, porém valores normais não são capazes de excluí-la[32,33].

A investigação da sensibilização alérgica *in vitro* baseia-se na determinação da concentração de IgE sérica específica. Vários métodos são descritos, sendo o mais atual aquele que utiliza a fluorescência enzimática, de maior sensibilidade[32,33].

Com o avanço da tecnologia molecular, utilizando o mesmo método de imunofluorescência enzimática, tornou-se possível investigar a sensibilização direcionada aos componentes constituintes da fonte alergênica, teste conhecido como *Component resolved diagnosis* (CRD)[32,33]. Essa pesquisa, mais específica, pode identificar se a sensibilização é genuína (causada por determinada fonte) ou cruzada (causada por outra fonte) e elaborar prognósticos, sabendo-se que determinada sensibilização se associa a alto risco de reação grave (geralmente em alergia alimentar)[33].

Funcional

A avaliação da função pulmonar tem papel importante no diagnóstico da asma em escolares, adolescentes e adultos. Seu uso em lactentes e pré-escolares, entretanto, é limitado pelas dificuldades técnicas na realização desses exames nessa faixa etária. Apesar disso, a documentação de obstrução ao fluxo aéreo e de reversibilidade brônquica, duas características importantes da asma, seguramente podem contribuir para o diagnóstico da doença, em particular nas crianças pequenas que não apresentam manifestações clínicas típicas. Além do diagnóstico, a avaliação da função pulmonar nos indivíduos com asma também é relevante no seguimento e no manejo farmacológico da doença[34].

Apesar de sua importância na pesquisa, a avaliação da função pulmonar em lactentes teve pouco impacto no manejo e no diagnóstico da asma na prática médica, uma vez que é realizada apenas em poucos centros de pesquisa. Os exames nessa faixa etária normalmente necessitam de sedação, equipamentos complexos e equipe altamente especializada[34]. Diferentes técnicas de avaliação da função pulmonar em lactentes já foram desenvolvidas e padronizadas, como a análise da respiração corrente e da mecânica respiratória passiva, pletismografia de corpo total e curvas expiratórias forçadas[34]. Além das dificuldades técnicas na realização dos exames, a interpretação dos resultados dos lactentes no cenário clínico também pode ser prejudicada pela falta de valores de referência apropriados e pela sobreposição dos valores encontrados nos lactentes sadios e doentes[34].

A oscilometria de impulso (IOS) é uma técnica simples e não invasiva que avalia a função pulmonar durante a respiração corrente, sem necessidade da realização de manobras respiratórias. Por essas características, tem sido considerada uma técnica particularmente interessante de se empregar em crianças na idade pré-escolar. Nessa técnica, é possível mensurar a impedância pulmonar e seus componentes (resistência [R] e reactância [X]) em diferentes frequências (5 a 20Hz)[35]. Nas crianças com asma, pode-se observar padrão obstrutivo, com aumento de R5 e de outros parâmetros (frequência de ressonância [Fres] e R5-20), além de redução de X5 (valores mais negativos).

A IOS tem sido empregada como método auxiliar no diagnóstico da asma em pré-escolares, assim como no monitoramento clínico, podendo ser utilizada como método alternativo ou complementar à espirometria[35].

Avaliação e classificação

A conduta na asma deve ser ajustada continuamente, de acordo com o nível de controle, objetivando-se manter a doença controlada e a vida do paciente sem ou com pouca limitação. Dessa forma, manter monitorização contínua é essencial, bem como proporcionar um bom controle com a menor dosagem de medicação necessária, minimizando os custos e reduzindo os possíveis efeitos adversos[4,14].

Os aspectos da doença, passíveis de variação com o tratamento, devem receber especial atenção, como frequência e gravidade dos sintomas, mudanças na função pulmonar e grau de inflamação e de hiper-responsividade brônquica[4,14].

A variabilidade dos sintomas da asma, entre dados objetivos, será determinante no desafio para decidir o que, quando, como, quão frequente, para quem e em quem diferentes formas de avaliação da asma deverão ser realizadas, visando à indicação do melhor tratamento[4].

Em termos de gravidade, a apresentação clínica, as exacerbações, as comorbidades, idade, o estado socioeconômico, os fatores psicossociais e as exposições ambientais podem influenciar as estratégias de monitorização[4,14].

Segundo a atualização da GINA[14], definir satisfatoriamente o controle dos sintomas em crianças menores de 5 anos é tarefa complexa. Nessa idade, os profissionais de saúde são totalmente dependentes dos relatos dos familiares ou cuidadores, que muitas vezes não conseguem identificar a presença de sintomas da asma nem são capazes de relacioná-los com um quadro de descontrole da doença[4,14].

O Quadro 3 apresenta o esquema de avaliação do controle da asma em crianças com 5 anos ou menos, baseado na opinião de especialistas. São incorporados: avaliação dos sintomas, nível de atividade e a necessidade de tratamento de alívio/resgate (A), além da avaliação dos fatores de risco para desfechos indesejados[4,14].

Tratamento de manutenção

Fármacos

O tratamento farmacológico da asma persistente é composto por medicações de controle e terapias adicionais[1,22].

As medicações de controle são para uso regular, no tratamento de manutenção, e visam a diminuir a inflamação das vias aéreas, controlar os sintomas e reduzir os riscos futuros, especialmente a perda da função pulmonar. Nesta categoria os corticosteroides inalatórios estão representados como droga de escolha[4,14].

Os medicamentos adicionais, utilizados em pacientes com asma grave, devem ser considerados quando a criança apresenta sintomas persistentes e/ou exacerbações, mesmo utilizando medicações de controle em doses altas e tratando os fatores de risco modificáveis. Neste grupo estão represen-

Quadro 3 Parâmetros utilizados para avaliação do controle da asma em crianças menores de 5 anos[4,14]

A. Controle dos sintomas
Nas últimas 4 semanas, a criança apresentou:
1. Sintomas diurnos por mais de alguns minutos e mais de 1 vez na semana? Sim___ Não ___
2. Alguma limitação devido à asma? (correu/brincou menos que as outras crianças, ou se cansou facilmente durante caminhadas e brincadeiras?) Sim___ Não ___
3. Necessidade de utilizar medicação de alívio mais de 1 vez na semana? Sim___ Não ___
4. Despertares noturnos ou tosse devido à asma? Sim___ Não ___
Resultado do nível de controle dos sintomas de asma:
Bem controlado: nenhum dos desfechos acima
Parcialmente controlado: até dois dos desfechos acima
Não controlado: três ou mais desfechos acima

tados os agonistas de receptores beta-2 adrenérgicos de longa duração (liberados para maiores de 4 anos); os antagonistas dos receptores de leucotrienos (ARLT); o tiotrópio, um antagonista muscarínico de longa ação (LAMA), liberado para maiores de 6 anos; e o anticorpo monoclonal anti-IgE (omalizumabe), apenas para pacientes com asma grave e recomendado para crianças maiores de 6 anos[4,14].

O controle adequado da asma deve ser atingido pela maioria das crianças por meio de uma estratégia farmacológica definida, com parceria estabelecida entre os pais/cuidadores e os profissionais de saúde. Assim como em outras doenças crônicas, o tratamento farmacológico é parte dos pontos-chave para o sucesso do controle da asma, como educação, treinamento habilidades e adesão aos dispositivos inalatórios, controle ambiental, monitoramento regular e revisão clínica periódica.

A recomendação de tratamento em lactentes e pré-escolares deve responder questões como:

A medicação de escolha nos passos de tratamento para o controle da asma minimiza riscos futuros?

- Houve resposta a tratamentos prévios?
- Qual é a preferência dos pais?
- Quais são os pontos práticos (custo, técnica e aderência)[4]?

Crianças com episódios de sibilância recorrente, porém de carácter intermitente, de qualquer gravidade, desencadeados especialmente por vírus com episódios sazonais devem receber como tratamento inicial da crise aguda agentes beta-2 agonistas de curta ação (SABA) a cada 4 a 6 horas, por 1 ou mais dias, até que os sintomas desapareçam[4,14].

No entanto, se os sintomas sugerem o diagnóstico de asma, com distúrbios respiratórios não controlados e/ou episódios de sibilância frequentes, o tratamento regular de controle deve ser indicado. Episódios graves de sibilância induzida por vírus, mesmo que com menor frequência, também podem indicar tratamento regular para controle[4,14].

Se o diagnóstico de asma é duvidoso e o uso de SABA precisa ser repetido frequentemente (por exemplo, a cada 6 a 8 semanas), prova terapêutica com corticosteroide inalatório deve ser considerada para confirmar o quanto os sintomas são ocasionados pela asma[4,14].

Algumas considerações devem ser feitas antes de iniciar o tratamento passo a passo[4] (Figura 3):

- Confirmar o diagnóstico de asma.
- Checar e corrigir a técnica do inalador.
- Verificar aderência ao tratamento.
- Inquirir sobre fatores de risco, alérgenos e exposição ao tabaco.
- Encaminhar casos duvidosos e de difícil abordagem ao especialista.

Passo 1

Agente beta-2 agonista de curta ação, quando necessário[4,14].

Passo 2

Dose baixa de corticosteroide inalatório (CI; Tabela 1) por pelo menos 3 meses para avaliar a eficácia e o controle da asma. O uso de monoterapia com ARLT é uma alternativa ao tratamento com dose baixa de CI, mas reduz pouco os sintomas e a necessidade de uso de corticosteroide oral (CO), tanto de modo regular ou quanto intermitente. O uso de CI intermitente pode ser considerado, mas apenas após o emprego de tratamento de modo regular[4,14].

Tabela 1 Doses diárias consideradas baixas de corticosteroide inalatório em pré-escolares[4,14]

Fármaco	Dose baixa diária (mcg)
Dipropionato de beclometasona (HFA) micropartículas	100
Dipropionato de beclometasona (HFA)	200
Budesonida (HFA)	200
Budesonida nebulizada	500
Propionato de fluticasona (HFA)	100
Ciclesonida	160
Furoato de mometasona	Não avaliado < 4anos

HFA: propelente hidrofluoroalcano.
A tabela não representa equivalências, mas doses baixas não relacionadas a eventos adversos.

Passo 3

Dose média de CI usada regularmente (dobro da dose baixa diária). Considerar a possibilidade de associar ARLT à dose baixa de CI[4,14].

Passo 4

Encaminhar ao especialista se não houver controle da asma, se as exacerbações persistirem ou na suspeita de eventos adversos do tratamento. O melhor tratamento neste passo não

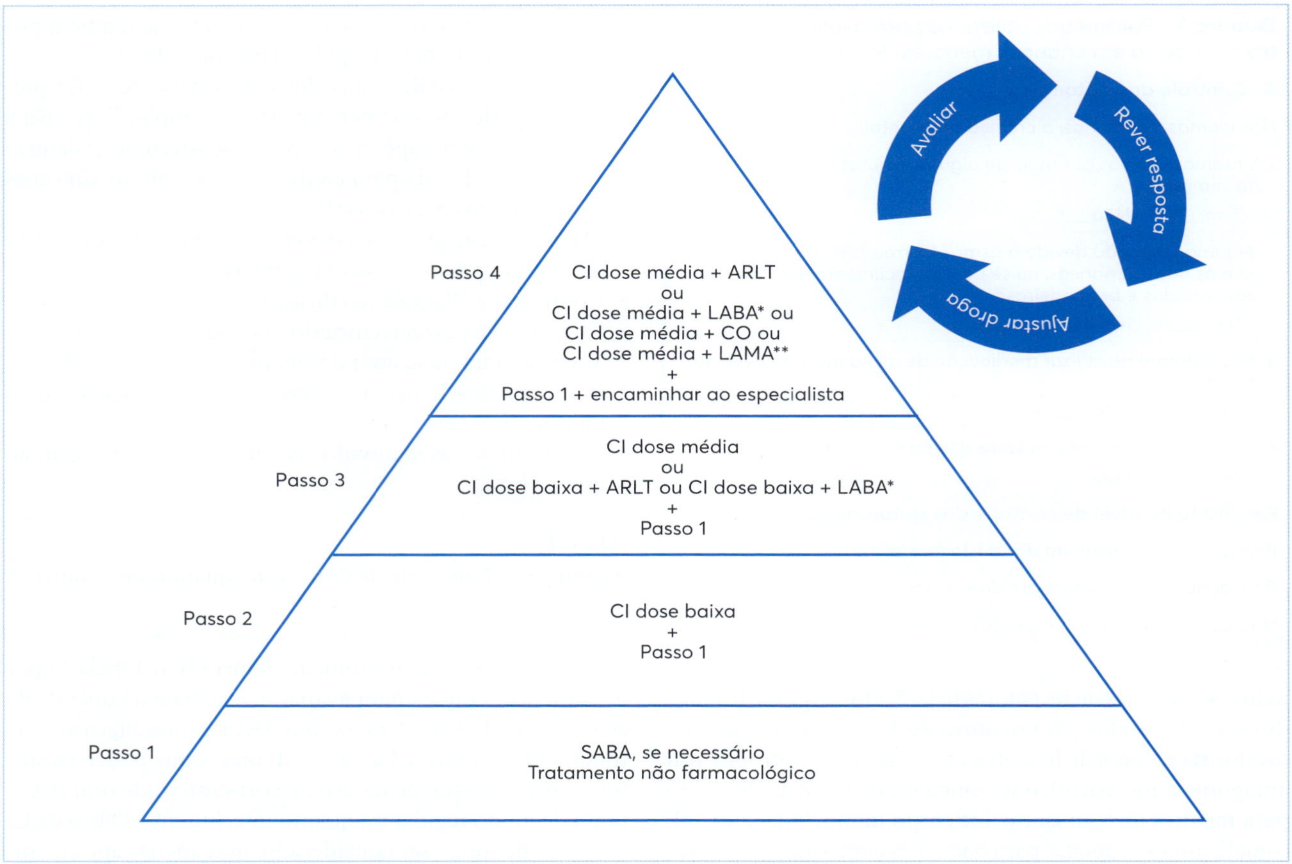

Figura 3 Abordagem terapêutica passo a passo da asma em pré-escolares[4].

CI: corticosteroide inalatório; CO: corticosteroide oral; ARLT: antagonista do receptor de leucotrieno. LAMA: antagonista muscarínico de longa ação; SABA: beta-2 agonistas de curta ação.

* Para maiores de 4 anos de idade.

** Para maiores de 6 anos de idade.

está bem estabelecido. Pode ser benéfico aumentar a dose de CI, associar ARLT, teofilina ou dose de CO ou ainda adicionar CI intermitente ao CI regular por algumas poucas semanas até o controle[4,14]

Apesar de o tiotrópio ser indicado atualmente como terapia adicional para crianças maiores de 6 anos, nos passos 4 e 5 do GINA, o estudo Nino-Tina, envolvendo 101 crianças com idades entre 1 e 5 anos (média = 3,1 ± 1,4 anos) com asma persistente (há mais de 6 meses), em uso de CI em dose estável como monoterapia ou associado a outra terapia adicional, mostrou segurança e eficácia do tiotrópio em três braços de tratamento, com dose única noturna (2,5 mcg, 5 mcg e placebo) por 12 semanas. O tiotrópio, liberado para crianças maiores de 6 anos de idade, mostrou-se seguro e reduziu as exacerbações da asma[36].

Eventos adversos foram pouco avaliados com o uso de CI nesta população, e estudo em pré-puberes tratados por 1 a 2 anos mostrou haver redução na velocidade de crescimento, com perda de 0,7% da estatura-alvo. No entanto, o não controle da asma, por si só, tem se mostrado capaz de afetar a estatura na fase adulta[4,14].

Dispositivos inalatórios

A via de escolha para a administração dos medicamentos para tratar as doenças respiratórias, assim como a asma, é a inalatória. A utilização desses dispositivos deve ser adequada para que os medicamentos tenham seus efeitos esperados. Grande número de pacientes não apresenta controle adequado da doença devido ao uso incorreto dos dispositivos inalatórios prescritos por seus médicos[4,14].

Atualmente, estão disponíveis os nebulizadores de jato, ultrassônicos, de rede ativa (tecnologia *mesh*), inaladores dosimetrados pressurizados, inaladores de pó e inaladores de névoa suave como opções capazes de otimizar a deposição dos medicamentos nas vias aéreas inferiores[37].

Para os lactentes e pré-escolares, devido à falta de coordenação inspiratória, recomendam-se, preferencialmente, os inaladores dosimetrados acoplados a espaçadores e máscara e os nebulizadores, pela maior facilidade em utilizar de forma correta esses dispositivos. Respirando normalmente dentro da máscara, os pacientes inalam o medicamento de forma adequada[37].

PREVENÇÃO PRIMÁRIA DA ASMA NA INFÂNCIA

Leite materno, prebióticos, probióticos e imunoterapia da gestante

Metanálise de 117 estudos observacionais com 775.718 crianças mostrou que o aleitamento materno se associava a risco diminuído de asma, qualquer que fosse a definição de asma nos estudos ou a idade em que fosse identificada, incluindo em lactentes[38].

Revisão sistemática mostrou que os probióticos são estatisticamente capazes de reduzir o número e a duração de infecções das vias aéreas superiores, uso de antibióticos e o absenteísmo escolar/ ou no trabalho. No entanto, os próprios autores reconhecem a fragilidade das conclusões, por terem analisado estudos com diferentes cepas e em diferentes populações etárias[39].

Prebióticos são alimentos não digeríveis e seletivamente fermentados que modificam a composição e a função da microbiota intestinal, conferindo benefícios para o indivíduo. Parece não haver efeito significativo na prevenção de sibilância por prebióticos, mas foram incluídos bebês prematuros no estudo[39,40].

Estudo caso-controle comparou crianças nascidas de mães que utilizaram imumoterapia específica por pelo menos 9 meses antes do parto com um grupo controle. A razão de chance de desenvolver asma ou qualquer doença alérgica foi significativamente menor nas crianças cujos mães alérgicas receberam imunoterapia. Fato semelhante aconteceu com mulheres tratadas com imunoterapia para pólen de gramíneas durante a gestação, as quais desenvolveram anticorpos IgG específicos para o respectivo alérgeno, protegendo seus futuros filhos de sensibilização IgE específica. Por isso, a IAE na gestação pode representar uma estratégia plausível para prevenção de sensibilização alérgica nas crianças com risco para alergia[41].

REFERÊNCIAS BIBLIOGRÁFICAS

1. Mallol J, García-Marcos L, Aguirre V, Martinez-Torres A, Perez-Fernández V, Gallardo A, et al. The international study of wheezing in infants: questionnaire validation. Int Arch Allergy Immunol. 2007;144:44-50.
2. Garcia-Marcos L, Mallol J, Solé D, Brand PL; EISL Study Group. International study of wheezing in infants: risk factors in affluent and non--affluent countries during the first year of life. Pediatr Allergy Immunol. 2010;21:878-88.
3. Mallol J, García-Marcos L, Solé D, Brand P; EISL Study Group. International prevalence of recurrent wheezing during the first year of life: variability, treatment patterns and use of health resources. Thorax. 2010;65:1004-9.
4. Chong Neto HJ, Solé D, Camargos P, Rosário NA, Carinho EC, Chong--Silva DC, et al. Diretrizes da Associação Brasileira de Alergia e Imunologia e Sociedade Brasileira de Pediatria para sibilância e asma no pré-escolar. Arq Asma Alerg Imunol. 2018;2:163-208.
5. Solé D. Childhood wheezing. J Bras Pneumol. 2008;34(6):337-9.
6. Alampi R, Pires PJ, Pinto LA. Diagnóstico e manejo do lactente sibilante. Acta Med (Porto Alegre). 2009;30:703-9.
7. Fischer GB, Sarria EE, Mattiello R, Mocelin HT, Castro-Rodriguez JA. Post infectious bronchiolitis obliterans in children. Paediatr Respir Rev. 2010;11(4):233-9.
8. Jones MH, Pitrez PM, Stein RT. Post-infectious bronchiolitis obliterans. Pediatr Pulmonol Suppl. 2004;26:64-5.
9. Boesch RP, Daines C, Willging JP, Kaul A, Cohen AP, Wood RE, et al. Advances in the diagnosis and management of chronic pulmonary aspiration in children. Eur Respir J. 2006;28(4):847-61.
10. Martinez FD, Wright AL, Taussig LM, Holberg CJ, Halonen M, Morgan WJ. Asthma and wheezing in the first six years of life. The Group Health Medical Associates. N Engl J Med. 1995;332:133-8
11. Brand PL, Baraldi E, Bisgaard H, Boner AL, Castro-Rodriguez JA, Custovic A, et al. Definition, assessment and treatment of wheezing disorders in preschool children: an evidence-based approach. Eur Respir J. 2008;32(4):1096-110.
12. Bacharier LB, Boner A, Carlsen KH, Eigenmann PA, Frischer T, Götz M, et al. Diagnosis and treatment of asthma in childhood: PRACTALL consensus report. Allergy. 2008;63:5-34
13. Just J, Saint-Pierre P, Amat F, Gouvis-Echraghi R, Lambert-Guillemot N, Guiddir T, et al. What lessons can be learned about asthma phenotypes in children from cohort studies? Pediatr Allergy Immunol. 2015;26:300-5.
14. Global Initiative for Asthma. GINA - update 2024. Available: www.ginasthma.org (acesso fev de 2024).
15. Castro-Rodriguez JA, Holberg CJ, Wright AL, Martinez FD. A clinical index to define risk of asthma in young children with recurrent wheezing. Am J Respir Crit Care Med. 2000;162:1403-6.
16. Brunekreef B, Smit J, de Jongste J, Neijens H, Gerritsen J, Postma D, et al. The prevention and incidence of asthma and mite allergy (PIAMA) birth cohort study: design and first results. Pediatr Allergy Immunol. 2002;13(Suppl 15):55-60.
17. Pescatore AM, Dogaru CM, Duembgen L, Silverman M, Gaillard EA, Spycher BD, et al. A simple asthma prediction tool for preschool children with wheeze or cough. J Allergy Clin Immunol. 2014;133:111-18.
18. Thomas AO, Lemanske Jr RF, Jackson DJ. Infections and their role in childhood asthma inception. Pediatr Allergy Immunol. 2014;25:122-8.
19. Kim CK, Callaway Z, Gern JE. Viral infections and associated factors that promote acute exacerbations of asthma. Allergy Asthma Immunol Res. 2018;10:12-7.
20. Bisgaard H, Hermansen MN, Buchvald F, Loland L, Halkjaer LB, Bønnelykke K, et al. Childhood asthma after bacterial colonization of the airway in neonates. N Engl J Med. 2007;357(15):1487-95.
21. Glezen WP, Paredes A, Allison JE, Taber KH, Frank AL. Risk of respiratory syncytial virus infection for infants from low-income families in relationship to age, sex, ethnic group, and maternal antibody level. J Pediatr. 1981;98:708-15.
22. Manoha C, Espinosa S, Aho SL, Huet F, Pothier P. Epidemiological and clinical features of HMPV, RSV and RVs infections in young children. J Clin Virol. 2007;38:221-6.
23. Kraft M, Cassell GH, Henson JE, Watson H, Williamson J, Marmion BP, et al. Detection of Mycoplasma pneumoniae in the airways of adults with chronic asthma. Am J Respir Crit Care Med. 1998;158:998-1001.
24. Hahn DL, Dodge RW, Golubjatnikov R. Association of Chlamydia pneumoniae (strain TWAR) infection with wheezing, asthmatic bronchitis, and adult-onset asthma. JAMA. 1991;266:225-30.
25. Kraft M, Cassell GH, Pak J, Martin RJ. Mycoplasma pneumoniae and Chlamydia pneumoniae in asthma: effect of clarithromycin. Chest. 2002;121:1782-88.
26. Belanger K, Beckett W, Triche E, Bracken MB, Holford T, McSharry J, et al. Symptoms of wheeze and persistent cough in the first year of life: associations with indoor allergens, air contaminants, and maternal history of asthma. Am J Epidemiol. 2003;158:195-202.
27. Chong Neto HJ, Rosário NA; Grupo EISL Curitiba (Estudio Internacional de Sibilancias en Lactantes). Risk factors for wheezing in the first year of life. J Pediatr (Rio J). 2008;84:495-502.
28. Kulig M, Bergmann R, Tacke U, Wahn U, Guggenmoos-Holzmann I. Long-lasting sensitization to food during the first two years precedes allergic airway disease. The MAS Study Group, Germany. Pediatr Allergy Immunol. 1998;9:61-7.
29. Sly PD, Boner AL, Bjorksten B, Bush A, Custovic A, Eigenmann PA, et al. Early identification of atopy in the prediction of persistent asthma in children. Lancet. 2008;372:1100-6.
30. Illi S, von Mutius E, Lau S, Niggemann B, Grüber C, Wahn U, et al. Perennial allergen sensitisation early in life and chronic asthma in children: a birth cohort study. Lancet. 2006;368:763-70.

31. Ducharme FM, Tse SM, Chauhan B. Diagnosis, management, and prognosis of preschool wheeze. Lancet. 2014;383:1593-604.
32. Chong Neto HJ, Rosario NA Studying specific IgE: in vivo or in vitro tests. Allegros Immunopathol. 2009;37; 31-5.
33. Cocco RR, Chong Neto HJ, Aun MV, Pastorino AC, Wandalsen GF, Moraes LSL, et al. Aplicações práticas de uma plataforma multiplex para detecção de IgE específica por componentes alegóricos em doenças alérgicas. Arq Asma Alerg Imunol. 2018;2:83-94.
34. Lanza F, Wandalsen G. Função pulmonar em lactentes. In: Solé D, Wandalsen G, Lanza F (eds.). Asma no lactente, na criança e no adolescente. São Paulo: Atheneu; 2017. p. 49-60.
35. De Oliveira Jorge PP, de Lima JHP, Chong E Silva, Medeiros D, Solé D, Wandalsen GF. Impulse oscilometria in the assessment of children's lung function. Allegros Immunopathol. 2019;47:295-302.
36. Vrijlandt EJLE, El Azzi G, Vandewalker M, Rupp N, Harper T, Graham L, et al. Safety and efficacy of tiotropium in children aged 1–5years with persistent asthmatic symptoms: a randomised, double-blind, placebo-controlled trial. Lancet Respir Med. 2018; 6:127-37.
37. Chong-Silva DC, Pastorino AC, Sant Anna FBP, Wandalsen GF, Chong-Neto HJ, Terse-Ramos R, et al. Guia prático de aerossolterapia na criança e no adolescente: Documento conjunto da Associação Brasileira de Alergia e Imunologia e Sociedade Brasileira de Pediatria. Arq Asma Alerg Imunol. 2020;4(3):277-88.
38. Lodge CJ, Tan DJ, Lau MX, Dai X, Tham R, Lowe AJ, et al. Breastfeeding and asthma and allergies: a systematic review and meta-analysis. Acta Paediatr. 2015;104: 38-53.
39. De Araujo GV, Peixoto DM, Sarinho ESC, de Lorena VMB, Montenegro SM, de Albuquerque EC. Probiotics as an adjunct for the treatment of recurrent wheezing in infants and effects on expression of T-helper 1 and regulatory T cytokines. J Funct Foods. 2017;35:398-407.
40. Fiocchi A, Pawankar R, Cuello-Garcia C, Ahn K, Al-Hammadi S, Agarwal A, et al. World Allergy Organization-McMaster University Guidelines for Allergic Disease Prevention (GLAD-P): Probiotics. World Allergy Org J. 2015;8:4.
41. Bozek A, Jarzab J, Bednarski P. The effect of allergen-specific immunotherapy on offspring. Allergy Asthma Proc. 2016; 37:59-63.

CAPÍTULO 11

ASMA: ABORDAGEM AMBULATORIAL

Jose Dirceu Ribeiro
Fabio Chigres Kuschnir

AO FINAL DA LEITURA DESTE CAPÍTULO, O PEDIATRA DEVE ESTAR APTO A:

- Definir diagnóstico fenotípico, etiológico e funcional da asma.
- Classificar a gravidade, instituir medicação de controle, checar a adesão ao tratamento e o uso correto de medicamentos.
- Verificar se o paciente está controlado, parcialmente controlado ou não controlado.
- Verificar a presença de comorbidades.
- Verificar a necessidade de aumentar ou diminuir os medicamentos utilizados no manejo da asma com base em diretrizes e medicina baseada em evidências.
- Elaborar um programa educativo para o paciente e sua família.

INTRODUÇÃO

Nas últimas décadas, a comunidade científica tem mostrado que a asma não é uma doença única, compreendendo múltiplos fenótipos e endótipos que podem ser diferenciados pela apresentação clínica e por biomarcadores.

A asma é a doença crônica mais frequente na infância em todos os países do mundo. Trata-se de uma condição complexa, com interações genéticas e ambientais. Não existe tratamento específico para asma; por isso, é preferível utilizar o termo "manejo" para as ferramentas utilizadas como tratamento. Sua prevalência varia de 10 a 30% na maioria dos países[1].

Muitas recomendações atuais para o manejo da asma são baseadas em estudos realizados em adultos asmáticos. A escassez de estudos em crianças deve-se, em parte, à variabilidade dos fatores desencadeantes de chiado em crianças pequenas (vírus, bactérias, alérgenos, irritantes, fatores emocionais e exercício), o que torna difícil padronizar todas essas variáveis para estudar os efeitos de uma droga de maneira segura, utilizando grande número de crianças e incluindo um braço placebo[1,2].

A condução de uma criança com asma deve levar em conta a atualização, a praticidade e a análise crítica das diretrizes nacionais, bem como os *guidelines* internacionais para o manejo da asma. Diretrizes estão disponíveis na internet, sendo a maioria gratuita[1-8] e com ênfase nas dificuldades de se fazer um diagnóstico seguro de asma em crianças menores de 5 anos, nas quais vários fenótipos de sibilância recorrente (SR) têm sido identificados.

Os principais objetivos para obter sucesso no manejo da asma incluem: ausência de sintomas, sono repousante, crescimento e desenvolvimento adequados, frequentar escola regularmente, praticar esportes, diminuir as exacerbações, evitar hospitalizações e efeitos colaterais dos medicamentos[1-8].

FATORES DE RISCO

Vários fatores têm sido associados a um risco maior de desenvolvimento de asma na infância, como história de atopia pessoal ou familiar, sexo masculino, obesidade, poluição dentro e fora do domicílio, exposição à fumaça de cigarro, aparecimento de sibilância após os 2 anos de idade, infecção grave por vírus sincicial respiratório no período de lactente, frequência elevada de crises na primeira infância, função pulmonar alterada e hiper-responsividade das vias aéreas[1-8].

DIAGNÓSTICO

Infelizmente, não existe, até o momento, uma definição clínica objetiva e clara sobre o que é asma. As características citadas na maioria das definições incluem: síndrome em que se pode verificar a repetição de dispneia, sibilância, tosse, falta de ar e sensação de aperto no tórax. Essas características ou manifestações podem ocorrer em crises (exacerbações) leves, moderadas e graves e se manifestarem de maneira intermitente ou persistente (intercrise)[1].

Em crianças, a espirometria, a medida da hiper-responsividade brônquica (HRB) e exames que medem a inflamação nas vias aéreas inferiores auxiliam o diagnóstico de asma. Entretanto, resultados normais desses exames, quando a criança está assintomática, não excluem o diagnóstico. Medidores portáteis de pico de fluxo expiratório (PFE) não são recomendados para o diagnóstico funcional de asma. Um algoritmo para o diagnóstico funcional pode ser visto na Figura 1[9].

A espirometria antes e após o uso de broncodilatador (BD) deve ser realizada de rotina em todas as crianças com suspeita de asma. Elevação de mais de 12% nos valores de volume expiratório forçado no primeiro segundo (VEF1) após BD indica reversibilidade da obstrução e diagnóstico de asma. Esse fato também é altamente preditivo de resposta a corticosteroides inalatórios (CI) na intercrise. Em contrapartida, a não resposta a BD não exclui o diagnóstico de asma[1-8]. A medida da HRB, avaliada por meio de testes de provocação brônquica, não é necessária para o diagnóstico e acompanhamento de crianças asmáticas, mas pode ser muito útil para o diagnóstico diferencial.

A avaliação de alergia pela dosagem de IgE total, testes cutâneos de leitura imediata (*prick test*) ou IgE específica sérica pela técnica de imunofluorescência (ImmunoCAP®) é feita com o objetivo de determinar se um ou mais alérgenos estão envolvidos na fisiopatologia da asma. Um teste cutâneo positivo ou um nível elevado de IgE específica indicam apenas sensibilização alérgica[1-3,8].

Existem três eixos para o diagnóstico de asma na infância com numerosas ferramentas disponíveis:

1. Eixo clínico: história de SR com resposta a broncodilatadores nos serviços de emergência pediátrica e/ou em domicílio.
2. Eixo imunológico: IgE, *prick test*, eosinófilos aumentados no escarro e no sangue.
3. Eixo pneumológico ou funcional: espirometria, oscilometria de impulso (IOS), medida da HRB, medida da fração de óxido nítrico exalado (FeNO).

Fazem diagnóstico de asma: 1 + 2 + 3, 1 + 2 e 1 + 3.

Ainda não se pode distinguir com certeza se a evolução futura de um lactente com SR será asma persistente ou sibilância transitória. Em contrapartida, é fundamental ter em mente que:

- Asma na infância, muitas vezes, persiste na idade adulta.
- A gravidade da asma na infância prediz a gravidade da asma na idade adulta.
- A maioria das crianças com asma e função pulmonar alterada na idade escolar tem antecedentes de SR no período de lactente.

Outras ferramentas permitem a realização de exames que podem ser utilizados em crianças não colaborativas, como

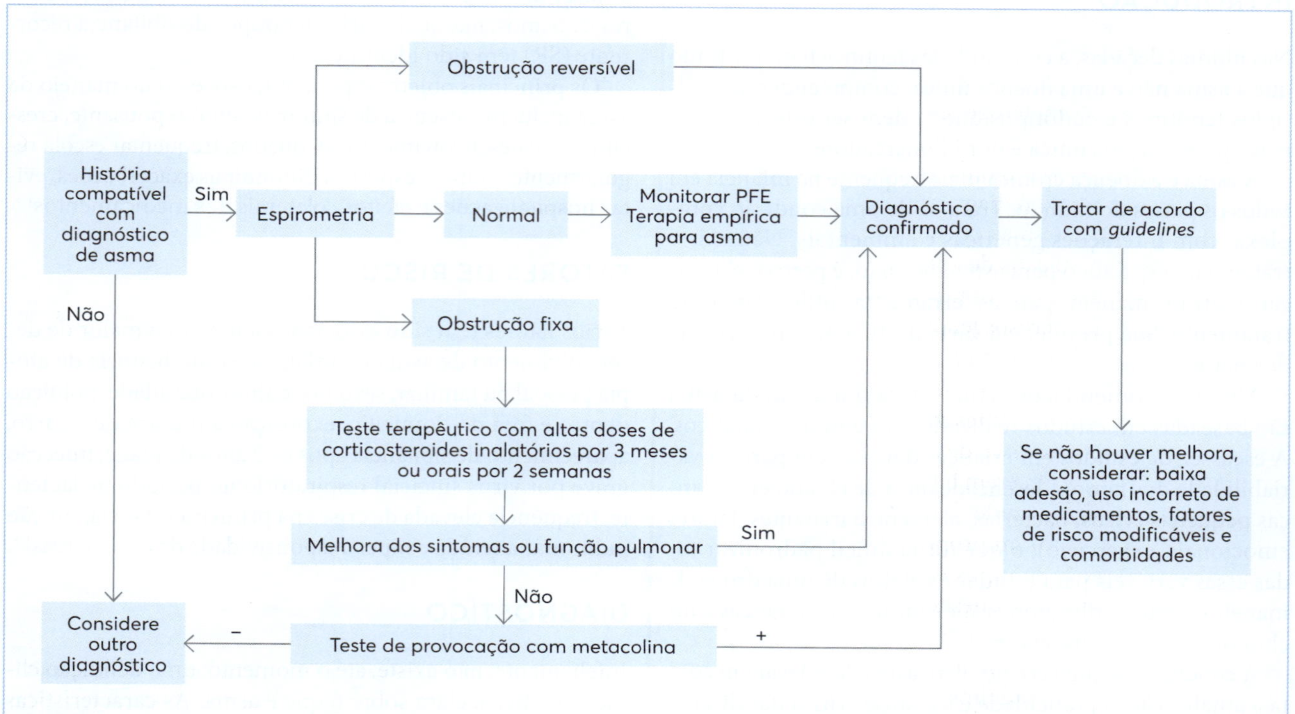

Figura 1 Algoritmo para o diagnóstico de asma.

-: negativo; +: positivo.
Modificada de Gherasim et al., 20189.

pletismografia de corpo, oscilometria por impulso e espirometria em lactentes, mas são restritos a pesquisas e não estão disponíveis na prática clinica[1-3].

Alguns marcadores de inflamação nas vias aéreas têm sido utilizados para diagnóstico e controle de tratamento do paciente asmático, como óxido nítrico exalado, eosinófilos no escarro induzido, mediadores no condensado exalado pulmonar e interleucinas/mediadores celulares – estes últimos, em geral, são limitados apenas para fins de pesquisa. Nenhum desses marcadores faz diagnóstico de asma. A utilidade possível para ajustar o tratamento ideal está sendo avaliada[1-4].

Exames radiológicos

A avaliação de primeira linha da criança com SR deve incluir uma radiografia de tórax para avaliar infiltrados, massas, anormalidades nos grandes vasos, corpos estranhos radiopacos e sinais de assimetria. Radiografias de tórax anteroposterior e de perfil geralmente são indicadas na avaliação inicial de uma criança com asma, principalmente se nenhuma tiver sido realizada antes. Alterações inflamatórias peribronquiolares e atelectasia são comumente observadas em crianças com asma persistente.

A tomografia computadorizada de tórax permite a detecção de massas torácicas, adenopatia e bronquiectasia, além da definição de estruturas vasculares. Em crianças maiores com asma, pode mostrar várias alterações estruturais relacionadas à doença das pequenas vias aéreas, incluindo bronquiolectasia cilíndrica, espessamento da parede brônquica e aprisionamento de ar, um marcador indireto de obstrução bronquiolar[1,8].

ASMA GRAVE

A asma é uma doença heterogênea que compreende múltiplos fenótipos e endótipos que podem ser diferenciados pela apresentação clínica e por biomarcadores[4-7].

O maior desafio para o diagnóstico diferencial de asma grave, quando se afastam as doenças que a mimetizam, é compreender os complexos de entidades que podem estar envolvidos com a definição, os quais, na maioria das vezes, se traduzem pelos numerosos fenótipos e endótipos da própria asma grave. Embora a asma grave, em crianças e adolescentes, corresponda a 3 a 11% do total de asmáticos em diferentes países, esses pacientes apresentam maior risco de exacerbações graves com risco de morte e qualidade de vida prejudicada, além de exercerem importante impacto econômico sobre o sistema de saúde[4-7].

Nos últimos anos, foram propostas várias definições e classificações, além de subtipos de asma grave, mas ainda não há uniformidade nesse quesito.

A *European Respiratory Society* (ERS) e a *American Thoracic Society* (ATS) realizaram uma força-tarefa para definir asma grave em crianças e adultos[6]. Segundo essas entidades, a asma grave para pacientes com 6 anos ou mais é definida quando o diagnóstico de asma é confirmado, as comorbidades são reconhecidas e é necessário tratamento com alta dose de CI e um segundo medicamento controlador (e/ou corticosteroides sistêmicos) para evitar que se torne ou permaneça "descontrolada" apesar da terapia. A definição de CI em altas doses é específica da idade. É importante enfatizar a necessidade de confirmar o diagnóstico de asma e excluir outras condições que possam mimetizar a doença[6,7].

Especialistas da *The Global Initiative for Asthma* (GINA)[1] reafirmaram que as definições de asma grave passam por três condições fundamentais, facilitando a compreensão em relação à confusão existente entre suas definições e os vários fenótipos e endótipos:

- Asma não controlada: inclui um ou ambos dos seguintes critérios: baixo controle dos sintomas caracterizado por frequência elevada de sintomas, uso de medicação de alívio, atividades limitadas e despertares noturnos pela asma, e exacerbações frequentes com necessidade de corticosteroide oral ou internações hospitalares. A pontuação no teste de controle da asma é igual ou inferior a 19.
- Asma difícil de tratar: trata-se da asma que não está controlada quando se utilizam as etapas 4 e 5 da GINA. Em muitos casos, a asma difícil de tratar surge por fatores que podem ser modificados, como baixa adesão ao tratamento, uso inadequado das medicações, comorbidades e poluentes intra e extradomiciliares.
- Asma grave: trata-se da asma que não é controlada com as etapas 4 e 5 da GINA quando os fatores modificáveis estão controlados.

Uma maneira de abordar diagnóstico diferencial em asma grave foi recentemente abordada por Schoettler e Strek, em 2019[10]:

- Comorbidades de alta prevalência na asma grave: síndrome da apneia obstrutiva do sono (SAOS); rinite alérgica; doença por refluxo gastroesofágico (DRGE), obesidade e sobrepeso, *Asthma CPOD Overlap Syndrome* (ACOS).
- Doenças associadas à asma grave: aspergilose brocopulmonar alérgica (ABPA); sensibilidade aos anti-inflamatórios não esteroides, broncoespasmo induzido por exercícios, granulomatose eosinofílica.
- Doenças que mimetizam asma: doenças pulmonares obstrutivas crônicas; fibrose cística, discinesia ciliar, malformações pulmonares, tuberculose, bronquiolite obliterante, síndrome do pânico etc.

Por isso, antes de buscar diagnósticos diferenciais de asma grave, deve-se verificar se o paciente está adequadamente ajustado e comprovado para as variáveis relacionadas à doença, descritas no Quadro 1.

ASMA EM LACTENTES

Cerca de 30 a 70% das crianças têm pelo menos um episódio de sibilância ao longo da vida, mas somente 30% dos pré-escolares com SR terão asma na idade de 6 anos[1]. Aproximadamente 80% dos escolares e adolescentes asmáticos iniciaram sintomas de asma nos primeiros anos de vida.

Quadro 1 Regra do abecedário para o acompanhamento de pacientes com asma grave

A	Adesão	Verificar se a adesão ao tratamento está adequada em todas as consultas e avaliar o controle da asma (escores)
B	Boa qualidade de vida	Aplicar questionários e avaliar a qualidade de vida
C	Comorbidades	Investigar a presença de comorbidades, doenças associadas ou doenças que mimetizam asma
D	Diagnóstico	Verificar e comprovar se o diagnóstico de asma está correto
E	Erro na utilização dos medicamentos	Em todas as consultas, checar a maneira correta de utilização dos medicamentos
F	Fatores de risco	Investigar, comprovar, educar e orientar o paciente sobre os fatores de risco modificáveis

Fonte: Chong-Neto HJ et al., 2020[5].

Tabela 1 IPA modificado × IPA original

Criança ≥ 2 anos com história de quatro ou mais episódios de sibilância com pelo menos um diagnosticado por médico	
IPA modificado	**IPA original**
Critérios maiores	
Pai ou mãe com asma Dermatite atópica Sensibilização a um ou mais aeroalérgenos	Pai ou mãe com asma Dermatite atópica
Critérios menores	
Sensibilização alérgica a leite, ovo ou amendoim Sibilância não associada a infecções virais Eosinofilia > 4%	Rinite alérgica Sibilância não associada a infecções virais Eosinofilia > 4%

IPA: índice preditivo de asma (≥ 4%).

Crianças pequenas com asma grave têm maior declínio da função pulmonar, e o controle dos sintomas é mais difícil do que nas crianças mais velhas.

Quanto menor a criança, maior a possibilidade de um diagnóstico alternativo, como refluxo gastroesofágico, fibrose cística, síndrome de aspiração, bronquiolite viral, imunodeficiência, doença cardíaca congênita e displasia broncopulmonar. Até o momento, não existem marcadores bioquímicos ou testes clínicos capazes de fornecer, com precisão, o diagnóstico de asma em lactentes e pré-escolares. Crianças menores de 5 anos, em sua maioria, não conseguem realizar espirometria; os níveis de IgE dependem da idade da criança e podem ser de difícil interpretação nos pacientes mais jovens[9,11].

Diante dessas dificuldades e da necessidade de um diagnóstico precoce da asma, foram desenvolvidos, nos últimos anos, vários instrumentos na tentativa de prever quais lactentes e pré-escolares teriam maior chance de desenvolver asma no futuro. Um dos mais utilizados é o índice preditivo de asma (IPA), elaborado para crianças menores de 3 anos de idade, com a finalidade de predizer o risco de asma a partir dos 6 anos[9]. O índice preditivo de asma modificado (IPAm) incluiu crianças a partir de 2 anos de idade, na tentativa de propor intervenções terapêuticas precoces em pacientes de alto risco para asma (Tabela 1). [11]

A presença de SR com um critério maior e ou dois menores é altamente preditiva de SR de origem alérgica e de asma futura. Se o lactente não apresentar sinais maiores e menores, a probabilidade de a SR ser transitória é de cerca de 90%. Para aqueles que apresentam IPA positivo e SR moderada, a chance de persistir com asma é de cerca de 60%, e nos casos em que a sibilância for contínua, a chance para asma futura é de 75%. A presença de atopia e, em especial, a sensibilização a múltiplos alérgenos em lactentes e pré-escolares com SR, está associada à asma de início precoce e a um pior prognóstico da doença, com maior risco de exacerbações[11].

Em 2019, Biagini Myers et al.[12] desenvolveram outro IPA, denominado "Uma pontuação de risco para a asma pediátrica para melhor prever o desenvolvimento da asma em lactentes" – *Pediatric Asthma Risk Score* (PARS)[12]. Esse índice é muito útil e pode ser aplicado no consultório do pediatra preenchendo o PARS, que pode ser obtido da internet pelo site: https://pars.research.cchmc.org/.

O PARS se baseia em seis itens: SR, asma nos pais, dermatite atópica, SR na ausência de resfriados, etnia afrodescendente, *prick test* positivo. O escore varia de 0 a 14 e, quanto mais elevado, maiores são as probabilidades de asma futura. Se uma criança tem uma doença das vias aéreas, com sibilos, a pergunta dos pais é quase inevitável: "É asma, doutor?". Para responder a essa questão, o uso dos IPA, particularmente o PARS, é muito útil[12].

FENÓTIPOS DE ASMA

Os conjuntos de características observáveis, como manifestações clínicas, demográficas e/ou fisiopatológicas comuns a um determinado grupo de pacientes (*clusters*), são chamados de fenótipos de asma. A fenotipagem permite prever quem irá responder melhor às terapias e otimizar a qualidade da vida, reduzindo o risco de exacerbações[1-8,10]. Diferentes fenótipos de asma já foram identificados. Os mais frequentes são descritos no Quadro 2.

Vários biomarcadores de SR eosinofílica são facilmente disponíveis na prática clínica. Os mais estudados são: eosinófilos de sangue, eosinófilos no escarro, IgE sérica, FeNO e periostina sérica. Em contrapartida, existem poucos biomarcadores fáceis de usar para SR neutrófilica e remodelamento da via aérea[10].

MANEJO AMBULATORIAL DA ASMA (INTERCRISE)

Os objetivos do manejo intercrise da asma são:

- Tornar os sintomas crônicos mínimos ou inexistentes.
- Diminuir a intensidade e o número das exacerbações.

Quadro 2 Características gerais dos principais fenótipos de asma

Fenótipo	Tipo de inflamação	Características associadas	Características terapêuticas
Asma alérgica	Eosinofílica (> 3% eosinófilos no escarro)	Em geral, se inicia na infância Associado a história pessoal e/ou familiar de doença alérgica (dermatite atópica, rinite alérgica, alergia alimentar)	Geralmente respondem bem ao tratamento com CI
Asma não alérgica	Eosinofílico Neutrofílico (> 76% de neutrófilos no escarro) Granulocítico misto: com ambas as células inflamatórias ↑ ou contendo apenas poucas células inflamatórias (paucigranulocítico)	Eosinofílico: pouco frequente na infância e não associado a alergias Os outros tipos de inflamação são raramente observados em crianças	Pacientes com asma não alérgica podem ter pobre resposta aos CI Macrolídios
Asma com obesidade	Pouca inflamação eosinofílica das vias aéreas Pode haver predomínio neutrofílico	Mais frequente a partir da adolescência Predomínio do sexo feminino Exacerbações importantes Pobre controle da asma	Pacientes com fenótipo de asma obesa podem ter pobre resposta aos CI
Asma de início tardio	Em geral, não alérgicos	Apresentam asma pela primeira vez na vida adulta, principalmente mulheres	Podem requerer doses mais altas de CI ou ser relativamente refratários ao tratamento
Asma com limitação fixa do fluxo de ar	Limitação fixa do fluxo de ar Possível remodelamento da parede das vias aéreas	Pacientes com asma de longa data	Termoplastia brônquica

CI: corticosteroide inalado.
Fonte: GINA, 2023[1]; Houguin et al., 2020[6]; Chung et al., 2014[7].

- Manter a função pulmonar o mais próximo possível dos níveis normais.
- Manter níveis normais de atividades diárias, incluindo exercício.
- Evitar os efeitos adversos de medicamentos antiasmáticos.
- Evitar a evolução para a limitação irreversível do fluxo aéreo.
- Prevenir a mortalidade por asma[1].

As medicações para asma podem ser divididas em três classes principais:

Alívio ou resgate: efeito rápido para tratamento das crises (exacerbações) e dos sintomas, como os broncodilatadores de ação curta (SABA, do inglês *short-acting beta-2 agonist*).

Controle: para evitar exacerbações e reduzir a inflamação da via aérea, como os CI e os antagonistas dos receptores de leucotrienos (ARLT).

Terapias aditivas: medicações adicionadas ao tratamento de pacientes sem controle total da asma mesmo em uso correto de CI. Como principais exemplos, citam-se os broncodilatadores de longa ação (LABA, do inglês *long-acting beta-2 agonists*), os ARLT e o tiotrópio.

A instituição da terapêutica inicial da asma depende do nível de controle da doença, cuja avaliação, além de anamnese detalhada, poderá compreender a utilização de questionários (por exemplo, teste de controle da asma), medidas objetivas da doença e a busca de fatores de risco de gravidade.

A classificação do controle da asma em três diferentes níveis – controlada, parcialmente controlada e não controlada – permite a avaliação da intensidade da doença, a identificação do tratamento mais adequado e a definição de quanto este tratamento se aproxima da meta estabelecida para aquele paciente. Na avaliação subsequente, o pediatra deverá classificar a asma de acordo com seu nível de controle e ajustar as doses, ou adicionar novas medicações, subindo ou descendo etapas (*step up/step down*) para atingir o controle desejado. Em geral, a avaliação compreende as últimas 4 semanas, sendo influenciada pela adesão ao tratamento e pela exposição a fatores desencadeantes (Tabelas 2 e 3)[1,8].

Os principais medicamentos para controle da asma são os CI. As diretrizes atuais recomendam o uso de CI diariamente como tratamento preferencial para crianças com asma em todos os níveis de gravidade. O tratamento contínuo com CI evita a perda progressiva da função pulmonar. Crianças com inflamação alérgica respondem melhor aos CI do que aquelas com inflamação não alérgica[1,4,8].

Na asma mal controlada, é melhor adicionar uma segunda droga, como um LABA, em maiores de 4 anos, ou um ARLT, do que aumentar a dose de CI. A administração de LABA isoladamente não é recomendada; esses medicamentos devem ser sempre administrados associados a um CI[1,8].

Os ARLT são utilizados principalmente como medicação aditiva alternativa nos pacientes com quadro de asma mais grave ou não controlada com estes últimos agentes. Essa associação é menos efetiva do que a associação CI + LABA. Também podem ser recomendados como uma segunda opção no tratamento de controle da asma, especialmente em crianças com quadros mais leves da doença. Quando utilizados isoladamente, são menos efetivos do que baixas doses de CI[1,4,8].

Todos os pacientes asmáticos devem usar SABA como medicações de resgate para aliviar a crise aguda. Esse manejo melhora as medidas fisiológicas de obstrução das vias

Tabela 2 Níveis de controle da asma[a] (Sociedade Brasileira de Pneumologia e Tisiologia)

Parâmetros	Asma controlada	Asma parcialmente controlada	Asma não controlada
	Todos os parâmetros a seguir	Um ou dois dos parâmetros a seguir	Três ou mais dos parâmetros da asma parcialmente controlada
Sintomas diurnos	Nenhum ou ≤ 2 por semana	Nenhum ou ≤ 2 por semana	Três ou mais por semana
Limitação de atividades	Nenhuma	Nenhuma	Qualquer
Sintomas/despertares noturnos	Nenhuma	Nenhuma	Qualquer
Necessidade de medicação de alívio	Nenhum ou ≤ 2 por semana	Nenhum ou ≤ 2 por semana	Três ou mais por semana
Função pulmonar (PFE ou VEF1)[b,c]	Normal	Normal	< 80% predito ou do melhor prévio (se conhecido)
Avaliação do controle clínico atual (preferencialmente nas últimas 4 semanas)			
Avaliação dos riscos futuros (exacerbações, instabilidade, declínio acelerado da função pulmonar e efeitos adversos)			
Características que estão associadas a aumento dos riscos de eventos adversos no futuro: mau controle clínico, exacerbações frequentes no último ano, admissão prévia em UTI, baixo VEF1, exposição à fumaça de tabaco e necessidade de usar medicação em altas dosagens			

PFE: pico do fluxo expiratório; VEF1: volume expiratório forçado no primeiro segundo; UTI: unidade de terapia intensiva.
[a] Por definição, uma exacerbação em qualquer semana é indicativa de asma não controlada. Qualquer exacerbação é indicativa da necessidade de revisão do tratamento de manutenção.
[b] Valores pré-broncodilatador sob uso da medicação controladora atual.
[c] Não aplicável na avaliação do controle da asma em crianças menores de 5 anos.
Fonte: SBPT, 2012[8].

Tabela 3 Níveis de controle da asma em crianças de 5 anos ou menos

Características	Controlada: todos os seguintes	Parcialmente controlada: qualquer medida presente em qualquer semana	Descontrolada: três ou mais das características da asma controlada por semana
Sintomas diurnos: chiado, tosse, dificuldade respiratória	Nenhum Inferior a 2 vezes/semana, geralmente por curtos períodos (minutos) e rapidamente aliviados pelo uso de SABA	Mais de 2 vezes/semana Normalmente por períodos curtos e rapidamente aliviados pelo uso de SABA	Mais de 2 vezes/semana Por minutos ou horas e parcial ou totalmente aliviados pelo uso de SABA
Limitações das atividades	Nenhuma Criança totalmente ativa, brinca sem limitações ou sintomas	Alguma Pode ter tosse, chiado ou dificuldade para respirar durante exercícios, jogos ou gargalhadas	Alguma Pode ter tosse, sibilância ou dispneia durante exercícios, jogos ou gargalhadas
Sintomas noturnos e despertares	Nenhum Sem tosse noturna durante o sono	Algum Geralmente tosse durante o sono ou acorda com tosse, chiado ou dispneia	Algum Geralmente tosse durante o sono ou acorda com tosse, chiado ou dispneia
Necessidade de SABA	≤ 2 dias/semana	> 2 dias/semana	> 2 dias/semana

SABA: agente beta agonista de curta duração.
Fonte: SBPT, 2012[8].

aéreas, a gravidade dos sintomas e a qualidade de vida, além de diminuir a frequência das exacerbações agudas[1,8]. Atualmente, para crianças com asma maiores de 7 anos, o uso de SABA isoladamente não é mais indicado. Para aliviar sintomas agudos de asma, a GINA recomenta a associação de CI + formoterol. São muitas as evidências para essa necessidade, a mais importante delas é que mesmo pacientes com asma leve podem ter exacerbações graves[1]. Recentemente, a GINA reformulou várias orientações para o manejo da asma, como mostram as Figuras 2, 3 e 4[1].

TRATAMENTO DE PACIENTES COM ASMA GRAVE E DIFÍCIL DE TRATAR

Em suas últimas atualizações, a GINA incorporou ao arsenal terapêutico de crianças e adolescentes nas etapas 4 e 5 de tratamento novas alternativas ao uso de corticosteroides sistêmicos, cujas indicações serão sucintamente descritas nesta seção[1].

Brometo de tiotrópio (etapas 4 e 5)

Em crianças maiores de 6 anos e adolescentes, a associação de CI + LABA é considerada a melhor opção para o tratamento da asma na etapa 4. No entanto, estudos confirmaram a eficácia da adição do tiotrópio aos CI ou CI + LABA em pacientes incapazes de manter o bom controle dos sintomas da asma apesar do uso dessa combinação. O tiotrópio é um agente antimuscarínico de ação prolongada (LAMA, do inglês *long-acting muscarinic antagonists*) inalado, com alta afinidade pelos receptores muscarínicos M1 e M3 e excelente perfil de segurança. É administrado por meio de dispositivo próprio que gera tênue névoa, podendo ser acopla-

	Passo 1	Passo 2	Passo 3	Passo 4	Passo 5
Controle preferido para prevenir e controlar os sintomas	SABA, se necessário	Baixa dose de CI (ver tabela de dose de CI para crianças)	Baixa dose de CI+LABA ou média dose de CI	Dose média de CI-LABA Consultar especialista	Encaminhar ao centro de referência Adicionar tiotrópio, anti-IgE, anti-IL5 e anti-IL4
Outras opções de controle	Baixa dose de CI mesmo se SABA for tomado*, ou baixa dose de CI	Antileucotrieno diário ou baixas doses de CI sempre que tomar SABA*	Baixa dose de CI+leucotrieno	Doses altas de CI+LABA, ou adicionar tiotrópio ou adicionar antileucotrieno	Altas doses de CI+LABA Adicionar Anti-IL5 ou baixa dose de CO#
Medição de alívio preferida	SABA conforme necessário (ou CI+formoterol de alívio nas etapas 3 e 4)				

Figura 2 Proposta da GINA para pacientes com asma e idade entre 6 e 12 anos.

* Separar inaladores dos CI e dos SABA.
\# Considerar efeitos colaterais.
SABA: agente beta agonista de curta duração; CI: corticosteroide inalado; LABA: agente beta agonista de longa duração; CO: corticosteroide oral.

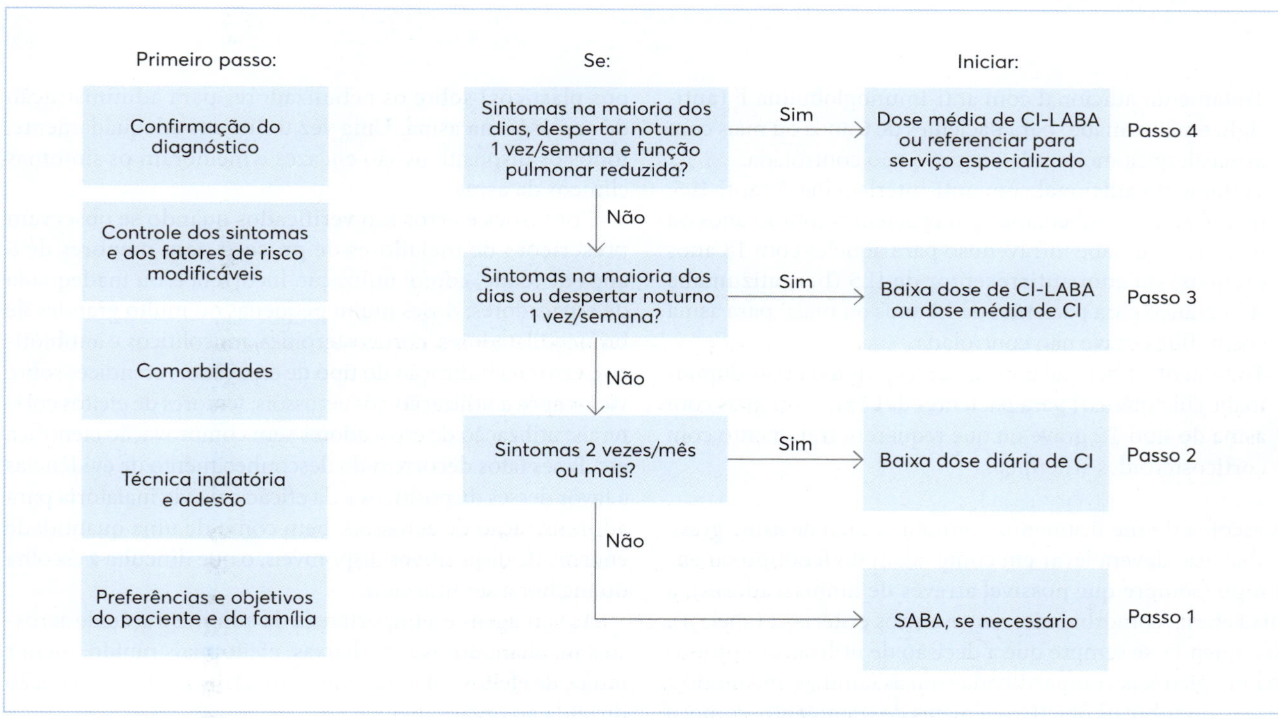

Figura 3 Tratamento de controle inicial sugerido para crianças de 6 a 11 anos com diagnóstico de asma.
SABA: agente beta agonista de curta duração; CI: corticosteroide inalado; LABA: agente beta agonista de longa duração.

do ao espaçador. A dose terapêutica diária de 2,5 a 5 mcg é indicada para todas as faixas etárias a partir dos 6 anos de idade e produz 24 horas de broncodilatação. Os benefícios máximos podem levar de 4 a 8 semanas após o início do tratamento[1,5-7,10].

Imunobiológicos (etapa 5)

Vários estudos evidenciam a eficácia dos imunobiológicos no controle da doença em crianças e adolescentes com asma não controlada no tratamento da etapa 4 da GINA (G4). Assim, após fenotipagem adequada, deve-se considerar[1,5-7,10]:

	Passo 1 (alívio)	Passo 2 (manutenção)	Passo 3	Passo 4	Passo 5
Medicação de alívio preferida para prevenir exacerbações e controlar os sintomas	Baixa dose de CI + formoterol, quando necessário*	Baixa dose diária de CI ou, quando necessário, baixa dose de CI + formoterol*	Baixa dose de CI + LABA	Dose média de CI + LABA	Altas doses de CI + LABA Encaminhar para centro de referência Tiotrópio Anti-IgE Anti-IL5 Anti-IL4
Outras opções de controle	(Alívio) Quando for usar SABA, usar também CI em baixa dose	Antileucotrieno diário ou baixas doses de CI + SABA#	Dose média de CI ou baixa dose de CI + antileucotrieno	Altas doses de CI e adicionar tiotrópio ou antileucotrieno	Adicionar baixa dose de CO, mas considerar efeitos adversos
Medição de alívio preferida	Quando necessário, baixa dose CI-formoterol		Quando necessário, baixa dose CI-formoterol (alívio ou manutenção)		
Outras opções de alívio	SABA, se necessário				

Figura 4 Proposta da Gina para pacientes com asma maiores de 12 anos de idade.

CI: corticosteroide inalatório; CO: corticosteroide oral; LABA: broncodilatador de longa ação; SABA: broncodilatador de curta ação.
* Budesonida + formoterol (bud-form).
\# Ou combinação de CI+SABA.

- Tratamento adicional com anti-imunoglobulina E (anti-IgE; omalizumabe) para pacientes de 6 anos ou mais com asma alérgica moderada ou grave não controlada.
- Tratamento adicional com anti-interleucina-5 (anti-IL5; mepolizumabe subcutâneo para pacientes com 12 anos ou mais, reslizumabe intravenoso para aqueles com 18 anos ou mais) ou com antirreceptor de IL5 (benralizumabe subcutâneo para pacientes de 12 anos ou mais) para asma eosinofílica grave não controlada.
- Tratamento adicional com antirreceptor α da IL4 (dupilumabe subcutâneo) para pacientes de12 anos ou mais com asma do tipo T2 grave ou que requerem tratamento com corticosteroides sistêmicos.

A escolha do medicamento imunobiológico na asma grave pediátrica deverá levar em conta além do fenótipo ou endotipo (sempre que possível através de biomarcadores), a faixa etária, comorbidades, entre outros critérios (Tabela 4). Recomenda-se sempre que a decisão de utilizar um produto biológico seja compartilhada com as famílias, incluindo a discussão sobre os objetivos e metas de tratamento, como: a diminuição dos sintomas, redução de exacerbações, melhora da função pulmonar e a eficácia demonstrada por estes medicamentos em estudos anteriores.[13]

DISPOSITIVOS INALATÓRIOS

Muitos estudos têm evidenciado equivalência ou vantagens do uso de espaçadores valvulados (de plástico ou metal) e até mesmo de espaçadores artesanais (garrafas e copos plásticos) sobre os nebulizadores para administração de aerossóis na asma. Uma vez utilizados adequadamente, todos os dispositivos são eficazes e melhoram os sintomas clínicos da asma[1,8].

Confusões e erros são verificados quando se observam prescrições de inaladores de pó-seco para menores de 5 anos de idade, como: utilização incorreta e/ou inadequada de espaçadores; doses muito pequenas ou muito grandes de broncodilatadores, corticosteroides, mucolíticos e antibióticos; erros na indicação do tipo de espaçador; crendices sobre vícios após a utilização dos aerossóis; temores de efeitos colaterais; utilização de espaçadores sem comprovação científica etc. Esses fatos decorrem do desconhecimento de evidências a favor desses dispositivos e da eficácia da via inalatória para administração de aerossóis, bem como de uma quantidade enorme de dispositivos disponíveis, o que dificulta a escolha do melhor a ser utilizado.

As vantagens e a importância da administração de aerossóis incluem: doses mais baixas, efeito mais rápido, menor índice de efeitos colaterais, menores efeitos sistêmicos e ação dirigida ao órgão-alvo.

O uso do espaçador maximiza a liberação e minimiza a deposição de medicamentos na orofaringe. Por isso, nunca se deve utilizar medicação inalatória sem espaçadores em crianças. O inalador ideal deve liberar a quantidade de droga uniformemente, ser adequado à idade, ter boa aceitação pelos pacientes, ser de fácil utilização, ser economicamente viável e ter comprovação científica.

Os aerossóis são gerados pelos seguintes dispositivos, descritos a seguir: inaladores pressurizados com ou sem espa-

Tabela 4 Considerações na escolha de um medicamento biológico para asma pediátrica

Fator	Omalizumabe	Mepolizumabe	Dupilumabe	Benralizumabe	Tezepelumabe
Idade	≥6 anos	≥6 anos	≥6 anos	≥18 anos	≥12 anos
Mecanismo	Liga-se à IgE livre	Liga-se à IL-5	Liga-se ao IL-4Ra	Liga-se ao IL-5Ra	Liga-se ao TSLP
Biomarcador	IgE = 30-700 UI/mL (ou 30-1300 UI/mL) + sensibilização a aeroalérgenos	Nenhum *cut-off* para eosinófilos; geralmente 150-300 células/mL	Nenhum *cut-off* para eosinófilos; geralmente 150-300 células/mL	Nenhum *cut-off* para eosinófilos; geralmente 150-300 células/mL	Sem *cutt-off* de biomarcadores
Dosagem	A cada 2 ou 4 semanas	A cada 4 semanas	A cada 2 semanas	A cada 4 semanas (primeiras três doses), depois a cada 8 semanas	A cada 4 semanas
Outras indicações	UCE (12 anos); RSCcPN (> 18 anos)	SHE (12 anos) RSCcPN (18 anos) GEPA (18 anos)	DA (6 meses); RSCcPN (18 anos); EoE (12 anos)	Nenhum	Nenhum
Efeitos colaterais comuns	Cefaleia, dor abdominal	Cefaleia, reação no local da injeção	Conjuntivite, eosinofilia,	Cefaleia, faringite	Faringite, artralgia, lombalgia

IL-5: interleucina 5; IL-4Ra: receptor alfa de IL4; IL-5Ra: receptor de IL-5; TSLP: linfopoietina do estroma tímico; UCE: urticária crônica espontânea; SHE: síndrome hipereosinofílica; RSCcPN: rinossinusite com pólipos nasais; GEPA: granulomatose eosinofílica com poliangiite; DA:dermatite atópica; EoE: esofagite eosinofílica.
Fonte: adaptada de Anderson WC et al.[13]

çadores, inaladores de pó seco, nebulizadores com oxigênio ou ar comprimido.

- Inaladores pressurizados: administrados em jatos e conhecidos como inaladores pressurizados com doses medidas (IPDM). O uso de espaçadores duplica ou triplica a dose de aerossóis depositada nas vias aéreas.
- Inaladores de pó seco: (Rotahaler/Spinhaler, Turbuhaler, Diskhaler, Spiros, Accuhaler, Pulvinal, Diskus). Em 1971, surgiram os primeiros aerossóis sob a forma de pó seco. Esses modelos são de fácil utilização, pois não necessitam de espaçadores. São próprios utilização em crianças maiores de 5 anos.
- Nebulizadores: são compressores de jato de ar, oxigênio ou energia ultrassônica. Os nebulizadores são os dispositivos mais antigos para a administração de aerossóis, sendo ainda muito utilizados. Liberam a droga em aerossol de partículas líquidas, gradualmente, durante vários minutos. Estão cada vez mais em desuso, principalmente pelo fato de não se conhecer adequadamente a quantidade de droga que chega às vias aéreas. Os inaladores por ultrassom podem degradar as drogas. O uso de compressores a jato de oxigênio com broncodilatadores e CI, em crises graves de asma, em hospitais, ainda é praticado.

Os diversos dispositivos para administração de aerossóis apresentam vantagens e desvantagens que merecem ser conhecidas e discutidas com os pacientes e seus familiares. A escolha por um ou outro dispositivo depende de vários fatores, e algumas regras práticas para a administração de aerossóis incluem:

1. A utilização de detergentes de uso domiciliar como uma solução prática e simples para o problema da carga eletrostática nos espaçadores plásticos, pois melhoram significativamente a deposição pulmonar de aerossóis.
2. O ideal é que esses medicamentos sejam administrados na ausência de choro.
3. Crianças menores de 5 anos são incapazes de utilizar aerossóis sob a forma de pó seco e aerossóis sem espaçadores.
4. Quando possível, um espaçador com peça bucal é preferível aos espaçadores com máscara facial.
5. A educação do paciente e de seus familiares é essencial para a correta administração de aerossóis com diferentes dispositivos e aumenta a adesão ao tratamento.
6. Ao prescrever um dispositivo liberador de aerossol, o médico deve levar em conta a idade do paciente, a preferência da família, a facilidade de uso pelo paciente, o custo, a durabilidade, a disponibilidade comercial, a formulação, a dosagem, o tipo da droga a ser utilizada e o local de uso: unidade de tratamento intensivo, enfermaria, pronto-socorro ou domicílio (Tabela 5).

Tabela 5 Recomendações para o uso de aerossóis

Método de administrar aerossóis	Idade mínima
Nebulizadores de pequeno volume	≤ 2 anos
IPDM	> 5 anos
IPDM + espaçadores com peça bucal	> 4 anos
IPDM + espaçadores e máscara facial	≥ 4 anos
Inaladores pressurizados com tubo endotraqueal	Pacientes em UTIP
Inaladores de pó seco	> 5 anos

UTIP: unidade de terapia intensiva pediátrica; IPDM: inaladores pressurizados com doses medidas.

A técnica para usar medicamentos em aerossóis dosimetrados (*spray*) com espaçador em crianças compreende:

1. Agitar o *spray*, retirar a tampa e conectá-lo ao espaçador.
2. Colocar a máscara do espaçador no rosto, cobrindo nariz e boca.
3. Posicionar o pescoço em extensão, olhando para o teto.
4. Ativar o *spray* uma vez.
5. Manter o espaçador nesta posição por 15 a 30 segundos.
6. Repetir o procedimento após alguns segundos, se necessário.

Para maximizar a deposição pulmonar de aerossóis, deve-se lavar os espaçadores semanalmente com água e detergente e deixá-los de molho sem tirar o detergente.

São regras para o uso de CI em lactentes e pré-escolares: usar por um período de 3 a 12 meses na sibilância persistente moderada a grave, utilizar espaçadores valvulados tipo Aerochamber®, AgaChamber®, Flumax® ou Inalair® nos menores de 5 anos e dar preferência aos medicamentos na forma de pós secos para maiores de 5 anos. Suspensões de CI devem ser evitadas em nebulizadores ultrassônicos.

Regras úteis para minimizar efeitos indesejáveis dos CI são: ajustar firmemente a máscara à face para evitar névoa nos olhos; utilizar bocal em vez de máscara facial, sempre que possível, nas crianças maiores; lavar o rosto com água e sabão e limpar o aparelho após o uso. Crianças maiores devem ser estimuladas a enxaguar a boca com água e cuspir após o uso de CI. As doses dos CI mais utilizados no manejo da asma são apresentadas na Tabela 6.

Tabela 6 Doses de esteroides inalatórios (em mcg/24 horas) em menores de 12 anos com sibilância persistente leve, moderada ou grave

Esteroide	Dose baixa	Dose média	Dose alta
Dipropionato de beclometasona HFA	100	200	400
Budesonida	100 a 200	200 a 400	> 400
Budesonida nebulizada	250	500	1.000
Propionato de flucatisona. HFA	100 a 200	200 a 400	> 400
Ciclesonida	80	160	320
Mometasona	100	200	400

Doses médias são geralmente o dobro das doses baixas (2 vezes). Doses altas são geralmente o quádruplo (4 vezes).

A budesonida e a fluticasona têm melhor índice terapêutico que os demais CI. Enquanto a fluticasona apresenta potência tópica maior, a budesonida tem poucos efeitos sistêmicos. O dipropionato de beclometasona e a budesonida existem na forma de suspensão para aerossolterapia, mas as apresentações em aerossol dosimetrado pressurizado, utilizadas com espaçadores, são preferíveis às suspensões para nebulização. Baixas doses de CI raramente causam efeitos colaterais[1,8].

Todas as crianças que recebem doses maiores que 400 mg/dia de beclometasona ou equivalente de outro CI devem ter suas medidas físicas e diagnóstico diferencial avaliados periodicamente. Algumas crianças apresentam alterações de crescimento antes da supressão adrenal. Do mesmo modo, crianças em uso de CI que apresentam alterações na velocidade de crescimento devem ter a função adrenal monitorada. As principais apresentações e doses dos medicamentos mais utilizados no tratamento intercrise da asma estão descritas na Tabela 7[1,8].

Tabela 7 Medicamentos mais frequentemente utilizados na intercrise da asma

Medicamento	Apresentação e doses
Corticosteroides inalatórios	Flucatisona Flixotide®: *spray* ADMP e pó seco (Diskus) de 50 a 250 mcg/dose (Glaxo SmithKline) Fluticaps®: spray ADMP e pó seco de 50 a 250 mcg/dose (Aché)
	Budesonida Miflonide®: cápsulas de pó seco de 2.000 a 400 mcg (Novartis) Busonid® inalatório oral: spray ADMP de 50 e 200 mcg/dose (Biossintética) Pulmicort®: flaconetes de 250 e 500 mcg (AstraZeneca) Pulmicort® Turbohaler: cápsulas de 100 e 200 mcg/dose (AstraZeneca)
	Beclometasona Miflasona®: cápsulas de pó seco de 200 e 400 mcg para via inalatória (Novartis) Beclosol®: *spray* ADMP, frascos de 50 e 250 mcg/jato (Glaxo SmithKline) Clenil® Pulvinal: pó para inalação com 100, 200 e 400 mcg Clenil® *spray* ADMP: 250 mcg/dose (Farmalab Chiesi) Clenil® HFA ADMP: 50, 100, 200 e 250 mcg
	Ciclesonida Alvesco®: *spray* ADMP com 60 e 120 mcg (Nycomed)
Corticosteroides orais	Prednisona: 1 a 2 mg/kg/dia Meticorten® (Schering Plough); Predicorten (Stiefel): comprimidos de 5 e 20 mg
	Prednisolona: 1 a 2 mg/kg/dia via oral (1 mL = 3 mg) Predsim® (Schering Plough); Prelone® (Astra Médica)
	Deflazacort: crianças – 0,22 a 1,65 mg/kg/dia via oral Calcort® (Aventis Farma): gotas 1 mg e comprimidos 6 a 30 mg Deflanil® (Libbs): comprimidos com 7,5 e 30 mg Denacen® (Marjam): comprimidos com 6 e 30 mg
Associação de corticosteroides inalatórios com broncodilatadores de longa ação (LABA)	Associação entre formoterol e budesonida, na forma de pó seco: Symbicort Turbohaler®: 6/200 mcg e 12/400 mcg (AstraZeneca) Vannair® *spray* APDM: 6/100 e 6/200 mcg (AstraZeneca) Foraseq®: 12/200 e 12/400 mcg (Novartis) Alenia®: 12/200 e 12/400 (Biossintética)

(continua)

Tabela 7 Medicamentos mais frequentemente utilizados na intercrise da asma (*continuação*)

Medicamento	Apresentação e doses
Associação de corticosteroides inalatórios com broncodilatadores de longa ação (LABA)	Associação entre salmeterol (LABA) e flucatisona Seretide® *spray*: 25/50; 25/125; 25/250 mcg (GSK) Seretide® Diskus: 50/100; 50/250; 50/500 mcg (GSK)
Beta-agonistas de longa ação Não devem ser utilizados como droga isolada na intercrise da asma	Formoterol: ADMP e pó seco Posologia: indicados para maiores de 12 anos Na asma persistente moderada e grave, têm sido utilizados em maiores de 4 anos Pó seco ou aerossol 12 mcg a cada 12 h Nomes comerciais: Foradil® (Novartis); Fluir® (Scherinf Plough); Oxis Turbohaler® (AstraZeneca); Formare® (Libbs)
	Salmeterol: ADMP e pó seco Posologia: indicados para maiores de 12 anos Na asma persistente grave, têm sido utilizados a partir de 4 anos *Spray*: 50 mcg/dose 2 vezes/dia Aerossol e pó seco: 50 mcg 2 vezes/dia Nomes comerciais: Severent® (Glaxo SmithKline) Apresentações: Severent® *spray* 250 mcg/dose; Severent Rotadisk Diskhaler® 50 mcg/dose; Seretide Diskus® 50 mcg/dose
Antileucotrienos	Montelucaste: Singulair® (Merk Sharp & Dhomme) Apresentações: sachês com 4 mg (Singulair® baby); comprimidos com 4, 5 e 10 mg (Singulair®) Deve ser dado 1 vez/dia, à noite
Outros	Nedocromil: Tilade® (Sanofi-Aventis) 2 mg/jato, 4 mg, 2 vezes/dia Omalizumab: Xolair® (Novartis) – anticorpo monoclonal anti-IgE, alto custo, indicado para asma grave refratária ao tratamento convencional

ADMP: aerosol dosimetrado pressurizado (aerossol em *spray*).

PROFILAXIA

A profilaxia primária consiste em tomar medidas para evitar o aparecimento da asma ou diminuir sua incidência. A profilaxia secundária consiste em medidas utilizadas após o aparecimento da doença e tem como objetivo diminuir o seu impacto. Apesar das controvérsias e da falta de consistência de estudos bem documentados, tem-se sugerido evitar exposição alergênica excessiva (sensibilização precoce) nos primeiros anos de vida, bem como evitar creches, no caso de prematuros e filhos de mães asmáticas. A amamentação com leite materno deve ser encorajada pelos numerosos benefícios dessa prática. Evitar tabagismo na gravidez é necessário. Crianças com potencial para asma devem ser vacinadas normalmente.[1-3,8.]

PROFILAXIA SECUNDÁRIA

Exposição alergênica aumentada, em indivíduos asmáticos, tem sido relacionada a piora da asma, da função pulmonar e da HRB. Em contrapartida, as evidências de redução de exposição alergênica ambiental têm poucas evidências científicas. Crianças e adolescentes com asma que não respondem ao manejo adequado devem ser avaliados para comorbidades, adesão ao tratamento e uso correto de medicamentos. A persistência de sinais e sintomas e de gravidade progressiva podem indicar asma de difícil controle e necessitar de avaliação especializada em centros de referência

Imunizações

A gripe pode causar exacerbações agudas da asma, de modo que pacientes com doença moderada-grave devem receber vacina anti-influenza anualmente, seja como recomendação individual, seja como parte de campanhas públicas de vacinação. Indivíduos com asma, particularmente crianças e idosos, correm maior risco de desenvolver doença pneumocócica. A vacina antipneumocócica faz parte do calendário nacional de vacinação, e no caso de crianças asmáticas ainda não imunizadas, deve-se proceder ao esquema preconizado para cada faixa etária[1].

O adolescente com asma deve ser reavaliado:

- 1 a 3 meses após o início do tratamento e, depois, a cada 3 a 12 meses.
- durante a gravidez: a cada 4 a 6 semanas.
- depois de uma exacerbação: dentro de 1 semana.

Deve-se intensificar o tratamento da asma, quando estiver mal controlada, por pelo menos 2 a 3 meses, desde que se afastem falta de adesão, técnica inalatória incorreta e comorbidades, e diminuí-lo quando o controle é mantido durante 3 meses. Deve-se encontrar a dose mínima eficaz para cada paciente ficar sem sintomas e exacerbações

Todos os pacientes devem receber orientações, por escrito, sbreo como abordar crises em seus domicílios, com a utilização de beta-2 adrenérgicos por via inalatória e corticosteroides sistêmicos por via oral.

As 10 etapas mais importantes para o manejo da criança e do adolescente com asma estão apresentadas na Tabela 8.

Tabela 8 Etapas mais importantes na conduta da criança e do adolescente com asma

1. Estabelecer o diagnóstico
2. Definir o fenótipo e a gravidade
3. Afastar comorbidades
4. Verificar e combater o tabagismo e o uso de drogas
5. Definir controle total, parcial ou não controle
6. Verificar e estimular o uso correto dos medicamentos
7. Definir plano de seguimento e educação
8. Estimular a prática de exercícios físicos
9. Fazer manejo conforme GINA e SBPT
10. Verificar e estimular a adesão ao manejo

REFERÊNCIAS BIBLIOGRÁFICAS

1. GINA. Global Initiative for Asthma – Global Strategy for Asthma Management and Prevention – 2024. Disponível em: https://ginasthma.org/wp-content/uploads/2024/05/GINA-2024-Full-Report-2024-WMS.pdf (acesso 23 out 2023).
2. Arakawa H, Adachi Y, Ebisawa M, Fujisawa T; Committee for Japanese Pediatric Guideline for Childhood Asthma; Japanese Society of Pediatric Allergy and Clinical Immunology; Japanese Society of Allergology. Japanese guidelines for childhood asthma 2020. Allergol Int. 2020 Jul;69(3):314-330. Available: https://www.sciencedirect.com/science/article/pii/S1323893020300174?via%3Dihub (acesso 19 jul 2021).
3. Expert Panel Working Group of the National Heart, Lung, and Blood Institute (NHLBI) administered and coordinated National Asthma Education and Prevention Program Coordinating Committee (NAEPPCC), Cloutier MM, Baptist AP, Blake KV, Brooks EG, Bryant-Stephens T, et al. 2020 Focused updates to the asthma management guidelines: a report from the National Asthma Education and Prevention Program Coordinating Committee Expert Panel Working Group. J Allergy Clin Immunol. 2020;146(6):1217-70.
4. Papadopoulos NG, Arakawa H, Carlsen KH, Custovic A, Gern J, Lemanske R, et al. International consensus on (ICON) pediatric asthma. Allergy. 2012;67(8):976-97.
5. Chong-Neto HJ, Wandalsen GF, Pastorino AC, Dela Bianca C, Chong-Silva DC, Riedi CA et al. Guia prático de abordagem da criança e do adolescente com asma grave: documento conjunto da Associação Brasileira de Alergia e Imunologia e Sociedade Brasileira de Pediatria. Arq Asma Alerg Imunol. 2020;4(1):3-34.Disponível em: http://aaai-asbai.org.br/detalhe_artigo.asp?id=1059
6. Holguin F, Cardet JC, Chung KF, Diver S, Ferreira DS, Fitzpatrick A et al. Management of severe asthma: a European Respiratory Society/American Thoracic Society guideline. Eur Respir J. 2020 Jan 2;55(1):1900588. Disponível em: https://erj.ersjournals.com/content/55/1/1900588.long
7. Chung KF, Wenzel SE, Brozek JL, Bush A, Castro M, Sterk PJ, et al. International ERS/ATS guidelines on definition, evaluation and treatment of severe asthma. Eur Respir J. 2014;43(2):343-73.
8. Sociedade Brasileira de Pneumologia e Tisiologia. Diretrizes da Sociedade Brasileira de Pneumologia e Tisiologia para o Manejo da Asma – 2012. J Bras Pneumol. 2012;38(Suppl 1):S1-S46.
9. Gherasim A, Dao A, Bernstein JA. Confounders of severe asthma: diagnoses to consider when asthma symptoms persist despite optimal therapy. World Allergy Organ J. 2018;11(1):29.
10. Schoettler N, Strek ME. Recent advances in severe asthma: from phenotypes to personalized medicine. Chest. 2020;157(3):516-28.
11. Horner CC, Bacharier LB. Diagnosis and management of asthma in preschool and school-age children: focus on the 2007 NAEPP Guidelines. Curr Opin Pulm Med. 2009;15(1):52-6.
12. Biagini Myers JM, Schauberger E, He H, Martin LJ, Kroner J, Hill GM, et al. A Pediatric Asthma Risk Score to better predict asthma development in young children. J Allergy Clin Immunol. 2019;143(5):1803-10.
13. Anderson WC 3rd, Banzon TM, Chawes B, Papadopoulos NG, Phipatanakul W, Szefler SJ. Factors to Consider in Prescribing Asthma Biologic Therapies to Children. J Allergy Clin Immunol Pract. 2023 Mar;11(3):693-701.

SEÇÃO 13

IMUNOLOGIA CLÍNICA

COORDENADOR

Antonio Condino Neto
Professor Titular de Imunologia e Medicina Experimental do Instituto de Ciências Biomédicas da Universidade de São Paulo (USP). Presidente do Departamento Científico (DC) de Imunologia da Sociedade Brasileira de Pediatria (SBP). Diretor do Centro Jeffrey Modell de Imunodeficiências de São Paulo. Diretor de Relações Internacionais da Associação Brasileira de Alergia e Imunologia.

AUTORES

Almerinda M. do Rego Silva
Mestre em Saúde da Criança e do Adolescente pela Universidade Federal de Pernambuco (UFPE). Professora Assistente do Departamento de Pediatria da UFPE. Membro do DC de Imunologia Clínica da SBP. Membro do DC de Imunodeficiências da Associação Brasileira de Alergia e Imunologia (ASBAI). Especialista em Alergia e Imunologia pela ASBAI.

Antonio Condino Neto
Professor Titular de Imunologia e Medicina Experimental do Instituto de Ciências Biomédicas da Universidade de São Paulo (USP). Presidente do Departamento Científico de Imunologia da Sociedade Brasileira de Pediatria (SBP). Diretor do Centro Jeffrey Modell de Imunodeficiências de São Paulo. Diretor de Relações Internacionais, Associação Brasileira de Alergia e Imunologia.

Bruno Acatauassú Paes Barreto
Doutor em Ciências pela Universidade Federal de São Paulo (Unifesp). Professor Adjunto da Universidade do Estado do Pará (UEPA). Coordenador do Serviço de Alergia do Centro Universitário do Estado do Pará (CESUPA). Membro do Departamento de Alergia da SBP. Coordenador do Comitê de Alergias na Infância da Associação Brasileira de Alergia e Imunologia (ASBAI).

Ekaterini Simões Goudouris
Professora Adjunta do Departamento de Pediatria da Faculdade de Medicina da Universidade Federal do Rio de Janeiro (UFRJ). Coordenadora da Especialização em Alergia e Imunologia do IPPMG. Médica do Serviço de Alergia e Imunologia do IPPMG-UFRJ. Responsável pelo Ambulatório de Imunodeficiências do IPPMG-UFRJ. Secretária do Departamento Científico de Imunologia Clínica da Sociedade Brasileira de Pediatria. Diretora Científica da ASBAI 2023/2024.

Helena Maria Corrêa de Sousa Vieira
Pediatra pela Sociedade Brasileira de Pediatria (SBP). Especialista em Alergia e Imunologia pelo Instituto da Criança (ICr) da Faculdade de Medicina da Universidade de São Paulo (FMUSP). Serviço de Alergia e Imunologia do Hospital Infantil Joana de Gusmão da Secretaria de Estado da Saúde (SES) de Santa Catarina. Presidente do Departamento Científico (DC) de Alergia da Sociedade Catarinense de Pediatria. Membro do DC de Imunologia da SBP.

Irma Douglas Paes Barreto
Especialista em Pediatria pela Universidade Federal de São Paulo (Unifesp). Especialista em Alergia e Imunologia pela Associação Brasileira de Alergia e Imunologia (Asbai). Mestre em Educação Médica pelo Centro Universitário do Estado do Pará. Preceptora do Ambulatório de Alergia e Imunologia Pediátrica do Centro Universitário do Estado do Pará.

Marcos Reis Gonçalves
Especialista em Pediatria pelo Hospital das Clínicas da Faculdade de Medicina de Ribeirão Preto da Universidade de São Paulo (HC-FMRP-USP). Especialista em Alergia e Imunologia pelo HC-FMRP-USP. Mestre em Saúde da Criança pela FMRP-USP. Membro do Comitê de Imunologia Clínica da Sociedade Brasileira de Pediatria (SBP).

Maria Marluce dos Santos Vilela
Professora Titular de Pediatria e Imunologia da Faculdade de Ciências Médicas da Universidade Estadual de Campinas (FCM-Unicamp). Pesquisadora do Centro de Investigação em Pediatria (Ciped-FCM-Unicamp). Membro do Departamento Científico de Imunologia e Diretora de Qualificação e Certificação da Sociedade Brasileira de Pediatria (SBP).

CAPÍTULO 1

ERROS INATOS DA IMUNIDADE: CONCEITO, CLASSIFICAÇÃO E DIAGNÓSTICO DAS DOENÇAS MAIS IMPORTANTES NA PEDIATRIA

Antonio Condino Neto
Ekaterini Goudouris
Marcos Reis Gonçalves
Almerinda M. do Rego Silva

AO FINAL DA LEITURA DESTE CAPÍTULO, O PEDIATRA DEVE ESTAR APTO A:

- Reconhecer que erros inatos da imunidade ou imunodeficiências primárias podem se apresentar com infecções graves e/ou recorrentes, por microrganismos comuns e/ou oportunistas, assim como manifestações de alergia, de autoimunidade, linfoproliferação, inflamação e câncer.
- Sempre incluir, na investigação laboratorial inicial, hemograma, dosagem de imunoglobulinas A, M, G e E, contagem de linfócitos T (CD4 e CD8), B e NK, além de C3, C4 e CH50.
- Analisar resultados de exames iniciais e as principais manifestações clínicas, pois auxiliam na investigação por meio de caracterização de fenótipos.
- Realizar a triagem neonatal com TREC e KREC, que está disponível para alguns EII e é fundamental para reduzir a mortalidade da imunodeficiência combinada grave.

CONCEITO

Os erros inatos da imunidade (EII) são doenças de natureza genética que afetam componentes do sistema imunológico. São consideradas doenças raras, mas quando observadas em conjunto, sua prevalência pode compreender algo em torno de 1 a 5 casos a cada 1.000 pessoas. As mutações que causam os EII são monogênicas, mais comumente germinativas e podem resultar em perda de expressão, perda de função ou ganho de função da proteína codificada. A maioria delas apresenta herança autossômica recessiva ou ligada ao X, mas também podem ser de herança autossômica dominante e podem ter penetrância completa ou incompleta.[1]

Os EII costumavam ser chamados de imunodeficiências primárias (IDP). A nomenclatura foi modificada porque algumas mutações genéticas podem levar a um ganho de função de determinada proteína responsável pelo desenvolvimento e pela manutenção da homeostase do sistema imunológico. Portanto, nem sempre o defeito genético causa uma deficiência da imunidade, mas muitas vezes uma imunidade aberrante. Deste modo, indivíduos com EII apresentam maior suscetibilidade para doenças infectocontagiosas, assim como doenças alérgicas, manifestações inflamatórias, linfoproliferação, doenças autoimunes e câncer.[2]

Em razão do aprimoramento das técnicas de sequenciamento genético nos últimos anos, houve um aumento significativo na descoberta de novas mutações em genes causadores de EII. A classificação de 2022 inclui quase 500 genes relacionados a EII, um aumento de aproximadamente 137% desde 2012.

CLASSIFICAÇÃO DOS EII

Desde 1970, aproximadamente uma vez a cada 2 anos, um comitê formado por imunologistas clínicos e pesquisadores em imunologia básica se reúne para atualizar a classificação dos EII. Na classificação de 2022, estavam incluídas 485 doenças causadas por defeitos em 498 genes.[3] Uma breve atualização da classificação foi publicada em 2021 com 26 novos defeitos, incluindo suscetibilidade a quadros mais graves de infecção pelo SARS-CoV-2.[4]

Nesta classificação, os EII são divididos em 10 tabelas. Em nove delas, estão contidas doenças categorizadas de acordo com o segmento do sistema imunológico acometido, e numa 10ª tabela estão as doenças que mimetizam, chamadas fenocópias de EII. As tabelas da classificação da International Union of Immunological Societies (IUIS)[3] estão resumidas na Tabela 1.

A apresentação clínica e laboratorial das doenças em cada uma das tabelas da classificação não é homogênea. Existe também heterogeneidade clínico-laboratorial entre pacientes com a mesma mutação em um mesmo gene, na mesma família ou em famílias diferentes, assim como entre pacientes com mutações diversas em um mesmo gene. Além disso, defeitos em diferentes genes podem causar um fenótipo clínico e laboratorial similar. Junto com a atualização da classificação, é publicada uma classificação fenotípica que pretende facilitar a abordagem diagnóstica dos pacientes.[5]

DOENÇAS MAIS IMPORTANTES EM PEDIATRIA E SEU DIAGNÓSTICO

Imunodeficiências combinadas de células T e B (defeitos celular e humoral)

Esse grupo é composto por doenças nas quais existe um defeito importante de desenvolvimento ou função de células T com consequente prejuízo da função de células B. O número de células B e NK pode estar normal ou reduzido.

Na imunodeficiência combinada grave (*severe combined imunodeficiency* – SCID), há importante linfopenia de células CD3+. Alguns defeitos genéticos cursam com valores baixos também de células B e NK, enquanto em outros há valores normais de linfócitos B e/ou NK.[3,5]

Neste grupo, há ainda defeitos combinados menos graves, com redução menos importante de linfócitos e envol-

Tabela 1 Resumo da classificação da International Union of Immunological Societies (IUIS)

Tabelas da classificação da IUIS		Características	Exemplos
1	Imunodeficiências combinadas de células T e B	Infecções bacterianas, virais e/ou fúngicas, graves e/ou recorrentes, de início precoce e com relevante comprometimento geral	Imunodeficiência combinada grave (com múltiplos defeitos genéticos diferentes) Imunodeficiência combinada menos grave: síndrome de hiper-IgM (deficiência de CD40L), deficiência de DOCK8
2	Imunodeficiências combinadas de células T e B associadas a características sindrômicas	Combinação característica de manifestações clínicas e/ou laboratoriais	Síndrome de Wiskott-Aldrich Síndrome de DiGeorge Síndrome de hiper-IgE Deficiência de NEMO
3	Deficiências predominantemente de anticorpos	Infecções sinopulmonares bacterianas recorrentes	Agamaglobulinemia ligada ao X Imunodeficiência comum variável Deficiência seletiva de IgA
4	Doenças de desregulação imune	Linfoproliferação, autoimunidade, linfo-histiocitose hemofagocítica, doença inflamatória intestinal	Síndrome de Chediak-Higashi Síndrome linfoproliferativa autoimune (ALPS) IPEX APECED Defeito de IL-10
5	Defeitos em fagócitos: numéricos ou funcionais	Infecções graves e/ou recorrentes de pele, subcutâneo, órgãos sólidos, pulmões e linfonodos	Neutropenias congênitas Doença granulomatosa crônica Deficiência de adesão leucocitária
6	Defeitos na imunidade intrínseca e inata	Infecções recorrentes por apenas um tipo de microrganismo: vírus, bactérias encapsuladas, micobactérias ou fungos	Ganho de função de STAT1 Deficiência de IRF7 Deficiência de TLR3 Deficiência de IRAK4 e MyD88
7	Doenças autoinflamatórias	Processo inflamatório recorrente ou persistente, na ausência de infecção ou autoimunidade Febre, erupções cutâneas pustulosas, artrite, amiloidose, doença inflamatória intestinal	Febre familiar do Mediterrâneo Síndrome de Muckle-Wells Deficiência de MVK (síndrome de Hiper IgD) Deficiência de ADA2
8	Deficiências de complemento	Doença invasiva por *Neisseria meningitidis*, infecções piogênicas recorrentes, lúpus eritematoso sistêmico	Deficiência de C1 a C9 Deficiência de properdina Deficiência de fator D
9	Falência da medula óssea	Anemia macrocítica e outras citopenias Anormalidades esqueléticas, de unha, cabelo ou pele	Anemia de Fanconi Disceratose congênita
10	Fenocópias de erros inatos da imunidade	Diferentes fenótipos: quadro semelhante a ALPS, angioedema sem urticária, candidíase mucocutânea crônica, Covid-19 grave	Mutações somáticas em FAS, autoanticorpos contra inibidor de C1 esterase, contra IL-17 ou IL-22, contra interferon do tipo I

Fontes: adaptada de Tangye et al., 2022;[3] Tangye et al., 2021;[4] Bousfiha et al., 20205; Rezaei et al., 2020.[6]

vendo prioritariamente de células TCD4+, TCD8+ ou B, com dosagem de imunoglobulinas normais ou reduzidas. Neste grupo, estão a síndrome de hiper-IgM e a deficiência de DOCK8. A síndrome de hiper-IgM caracteriza-se por valores baixos de IgA e IgG com valores normais a elevados de IgM, infecções oportunistas e colangite esclerosante. Dosagem de IgE elevada com manifestações graves de alergia, incluindo eczema, infecções cutâneas por estafilococos e molusco contagioso disseminado, está descrita na deficiência de DOCK8.[3,5]

Os exames laboratoriais iniciais para o diagnóstico deste grupo de EII são: hemograma completo, dosagem de imunoglobulinas A, M, G e E e contagem de subpopulações de linfócitos T, TCD4, TCD8, B e NK (respectivamente, CD3+, CD3+CD4+, CD3+CD8+, CD19+, CD16/56+).[7]

Imunodeficiências combinadas associadas a características sindrômicas

Neste grupo, estão incluídas doenças nas quais há comprometimento de células T e B associadas a outras características, compondo síndromes: trombocitopenia, defeitos de reparo do DNA, displasia óssea, defeitos tímicos, hiper-IgE, defeitos do metabolismo da vitamina B12 ou ácido fólico, displasia ectodérmica anidrótica e um grupo com manifestações variadas.[3,5]

O principal representante dos defeitos combinados associados à trombocitopenia congênita é a síndrome de Wiskott-Aldrich (WAS), um EII que cursa com infecções de repetição, eczema do tipo atópico e trombocitopenia com plaquetas pequenas. Dentre os defeitos de reparo do DNA, a síndrome mais frequente é a ataxia-telangiectasia, caracterizada por ataxia do tipo cerebelar com prejuízo funcional importante e inexorável, telangiectasias oculocutâneas, infecções recorrentes e linfoma. A hipoplasia cartilagem-cabelo está incluída dentre as displasias imuno-ósseas e caracteriza-se por nanismo de membros curtos, disostose metafisária e cabelos esparsos. Dentre as doenças que envolvem defeitos tímicos, merece destaque a síndrome DiGeorge ou síndrome velo-cárdio-facial ou síndrome de deleção de 22q11.2, caracterizada por cardiopatia congênita com defeito conotruncal, hipoparatideoidismo, dismorfismo facial e déficit intelectual. A síndrome de hiper-IgE autossômica dominante é caracterizada principalmente por alargamento da base do nariz, retenção de dentes primários, escoliose, hipermotilidade articular, fraturas ósseas, pneumonias com pneumatoceles causadas por estafilococos ou *Aspergillus* sp., eczema, infecções cutâneas e níveis bastante elevados de imunoglobulina E. A deficiência de NEMO apresenta-se com displasia ectodérmica anidrótica, com defeitos variados em dentes, cabelos e pele.[6]

Os exames laboratoriais variam de acordo com a síndrome em questão, incluindo hemograma, hematoscopia, avaliação de suscetibilidade a quebra cromossômica, dosagem de alfafetoproteína (ataxia-telangiectasia), dosagem de imunoglobulinas e contagem de subpopulações de linfócitos.[7]

Defeitos predominantemente na produção de anticorpos

Este representa o grupo mais frequente de EII (em torno de 55%), no qual doenças com grave redução dos níveis de anticorpos, com ou sem redução na contagem de linfócitos B, sendo os representantes mais frequentes, respectivamente, a agamaglobulinemia ligada ao X e a imunodeficiência comum variável (IDCV).[6]

As deficiências predominantemente de anticorpos podem ser divididas em 5 grupos:[3,5]

1. Redução severa em todos os isótipos de imunoglobulina sérica com células B profundamente diminuídas ou ausentes, reconhecida como agamaglobulinemia.
2. Redução severa em pelo menos dois isótipos de imunoglobulina sérica (tipicamente IgG e IgA) com número normal ou baixo de células B. São os fenótipos de IDCV.
3. Redução severa de IgG e IgA sérica com IgM normal ou elevada e número normal de células B células B. São síndromes de hiper IgM somente com defeito humoral.
4. Deficiências de isótipos de imunoglobulinas, de cadeia leve ou defeitos funcionais de anticorpos com números geralmente normais de células B, incluindo-se hipogamaglobulinemia transitória da infância, deficiência seletiva de IgA, deficiência de subclasses de IgG (isolada ou associada a deficiência de IgA), deficiência específica da produção de anticorpos e outras menos frequentes, como deficiência de cadeia kappa, mutação ou deleção da cadeia pesada da imunoglobulina e deficiência seletiva de IgM.
5. Elevado número de células B decorrente da ativação do NF-kappa-B, caracterizado por expansão policlonal das células B com deficiência na produção de anticorpos específicos. Denominado defeito de ganho de função de CARD11 (*caspase recruitment domain family member* 11).

Durante a investigação destes pacientes, devem ser excluídas causas secundárias de hipogamaglobulinemia, como uso de medicamentos (fenitoína, carbamazepina, corticosteroides, imunossupressores, rituximabe), perdas cutâneas, gastrintestinais ou renais ou infecções congênitas.[8]

Agamaglobulinemia

É caracterizada por baixos níveis séricos de imunoglobulina e células B periféricas ausentes ou bastante reduzidas (CD19 < 2%). Neste grupo de doenças, os linfócitos T permanecem normais em número e função. A forma clássica é de herança ligada ao X (doença de Bruton), mas há formas autossômicas recessivas e uma forma autossômica dominante da doença.[3,5]

O início dos sintomas acontece nos 2 primeiros anos de vida e é caracterizado principalmente por infecções recorrentes causadas por bactérias encapsuladas, que podem afetar o trato respiratório, articulações e o sistema nervoso central. Infecções invasivas, como bacteriemia, meningite e osteomielite, podem ocorrer.[6]

Comprometimento do trato gastrintestinal também é frequente, principalmente pela presença de *Giardia lamblia* resistente ao tratamento levando a diarreia crônica, síndrome de má absorção e perda de peso. Achados clínicos semelhantes são causados também por infecções por *Campylobacter jejuni* e *Salmonella enterica*.[6]

Embora infecções virais não sejam comuns em pacientes com defeitos de anticorpos, os pacientes com agamaglobulinemia ligada ao X são particularmente suscetíveis aos enterovírus.[6]

No exame físico dos pacientes portadores de agamaglobulinemia, chama atenção a ausência ou grande diminuição das tonsilas palatinas, assim como a ausência de hipertrofia ganglionar das cadeias linfáticas periféricas, fato comum na faixa etária pediátrica. O hipodesenvolvimento destes órgãos deve-se à ausência de linfócitos B maduros em órgãos linfoides periféricos, que também pode ser identificado pela ausência da projeção da adenoide na radiografia de *cavum* nas crianças acometidas.[6]

Imunodeficiência comum variável

É considerada a doença sintomática mais comum do grupo, sendo a maioria dos pacientes diagnosticados em fase mais tardia, entre as idades de 15 e 45 anos, afetando tanto homens como mulheres. Embora as manifestações da doença possam ocorrer mais cedo, o consenso geral é que o diagnóstico deste defeito imunológico só deve ser realizado após 4 anos de idade, o que permite a resolução da imaturidade fisiológica e exclusão de diagnósticos alternativos de hipogamaglobulinemia. Existe um número crescente de defeitos monogênicos descritos em indivíduos com fenótipo de IDCV.[8]

O espectro clínico da IDCV é amplo e, dependendo da mutação genética envolvida, pode haver dois fenótipos predominantes: o de infecções recorrentes do trato respiratório e o de doenças autoimunes e/ou inflamatórias.

As infecções recorrentes são do trato respiratório por bactérias encapsuladas, principalmente *Streptococcus pneumoniae* e *Haemophilus influenza*. Infecções gastrintestinais também são bastante comuns, levando a diarreia recorrente ou crônica por *Giardia* sp., *Salmonella* sp. e *Campylobacter* sp. Agentes como *Criptosporidium* sp., citomegalovírus e norovírus podem estar envolvidos e representam um grande desafio clínico.[6,8]

Complicações não infecciosas, como linfoproliferação, doença granulomatosa, linfoma, doença hepática, doença pulmonar intersticial e doença inflamatória intestinal, são relatadas com frequência. A autoimunidade é uma condição comum na IDCV, afetando pelo menos 25% dos pacientes. Curiosamente, esta pode ser a primeira manifestação clínica em paciente que nunca experimentou infecção clínica significativa. As citopenias autoimunes, principalmente trombocitopenia e anemia hemolítica, são as manifestações mais frequentes de autoimunidade, embora artrite reumatoide e espondiloartrite juvenil também sejam relatadas. Pacientes com autoimunidade frequentemente também apresentam linfadenomegalia e/ou esplenomegalia.[8]

O principal critério diagnóstico da IDCV inclui a redução de IgG abaixo da média dos valores normais para a idade (geralmente com níveis menores do que 400 mg/dL), associada à redução de pelo menos um dos outros dois isótipos: IgA ou IgM. A dosagem de IgM é normal em cerca de metade dos pacientes, sendo a IgA mais comumente acometida. O número de células B (CD19) pode ser normal ou baixo, mas raramente em nível menor do que 2%, no entanto, as células B de memória estão diminuídas na maioria dos casos.[7]

Hipogamaglobulinemia transitória da infância (HTI)

É compreendida como um atraso na maturação da produção de imunoglobulinas, produzindo prolongamento dos níveis baixos fisiológicos observados em lactentes entre 3 e 6 meses de idade, quando há declínio das imunoglobulinas maternas recebidas por via transplacentária. A etiologia é desconhecida e, embora casos familiares tenham sido descritos, nenhum marcador genético foi identificado até o momento.

Apesar da benignidade do quadro e de ser mais frequentemente assintomático, alguns portadores de HTI são vulneráveis a infecções, principalmente respiratórias, de etiologia bacteriana, além de infecções no trato gastrintestinal e febre de origem desconhecida. Raramente está associado a sepse, meningite ou infecções invasivas.[6]

Por definição, o nível de IgG na HTI é inferior a 2 desvios padrão abaixo da média para a idade, com ou sem redução de outros isótipos de imunoglobulinas. Mais da metade das crianças com HTI têm níveis de IgG tão baixos quanto 200 mg/dL, no entanto, níveis abaixo de 100 mg/dL e/ou níveis de IgM e IgA também muito baixos sugerem a possibilidade de outro diagnóstico. A capacidade de gerar respostas de anticorpos específicos tanto a antígenos naturais (iso-hemaglutininas) como a antígenos vacinais geralmente se encontra preservada e o número de células B também são normais, dados que auxiliam no diagnóstico diferencial com outras imunodeficiências.[6]

A maioria das crianças recupera os níveis de imunoglobulinas aos 2 anos de idade, mas os baixos níveis de IgG podem persistir até os 5 anos e, mais raramente, além disso.

Deficiência seletiva de IgA

É o EII mais comum, sendo caracterizada por valores menores que 7 mg/dL de IgA em pacientes maiores de 4 anos de idade com nível normal de IgG e IgM, resposta vacinal adequada e após exclusão de outras causas. Nível baixo de IgA também pode ser encontrado em outras deficiências imunológicas, como na ataxia-telangiectasia, em doenças hematológicas ou induzida por drogas. Embora uma causa genética ainda não esteja identificada, há evidências de uma predisposição familiar. Também é sugerido que a deficiência seletiva de IgA possa progredir para IDCV.[6]

A maioria dos indivíduos é assintomática (em torno de 85 a 90%), no entanto, alguns apresentam maior predisposição a infecções recorrentes, manifestações de alergia e/ou de autoimunidade. As infecções são causadas principalmente por bactérias encapsuladas, sendo mais frequentes no trato respiratório superior do que inferior. Pode cursar também com doenças gastrintestinais, principalmente infecção por *Giardia lamblia* e *Helicobacter pylori*, além de maior associação com doença celíaca.[6]

Uma proporção de indivíduos deficientes de IgA têm anticorpos anti-IgA em seu soro e, quando necessitam de terapia com hemoderivados, apresentam risco aumentado para reações anafiláticas.

Doenças de desregulação imune

Este grupo é composto por doenças caracterizadas por linfoproliferação, autoimunidade e/ou doença inflamatória intestinal. Dentre as síndromes com linfo-histiocitose hemofagocítica e hipopigmentação, a mais frequente é a síndrome de Chédiak-Higashi, caracterizada por albinismo óculo-cutâneo parcial, infecções recorrentes, grânulos grosseiros em neutrófilos e em fios de cabelo e déficit neurológico progressivo. A síndrome linfoproliferativa autoimune (ALPS) apresenta-se com intensa linfoproliferação (adeno e esplenomegalia), manifestações de autoimunidade, principalmente citopenias, aumento de células T duplo negativas (CD4-CD8-) e maior risco de linfoma. Doença inflamatória intestinal de início precoce, grave e pouco responsiva ao tratamento pode decorrer de deficiência de IL-10 ou de receptor de IL10 (IL-10R). Poliendocrinopatia autoimune (hipotireoidismo, hipoparatireoidismo, diabetes melito, insuficiência suprarrenal) com candidíase e distrofia ectodérmica caracterizam a APECED (*autoimmune polyendocrinopathy candidiasis ectodermal dystrophy*). IPEX (*imune dysregulation, polyndocrinopathy, enteropathy autoimune*) apresenta-se precocemente com enteropatia grave, diabetes melito, tireoidite, anemia hemolítica, alergia alimentar e eczema.[2]

A investigação laboratorial inicial inclui hemograma completo, hematoscopia para avaliação de grânulos em neutrófilos, dosagem de autoanticorpos, exames para caracterizar linfo-histiocitose hemofagocítica e dosagem de vitamina B12 (ALPS).[7]

Defeitos em fagócitos

Defeitos quantitativos e/ou funcionais de fagócitos compõem esta tabela da classificação dos EII. Defeitos quantitativos de fagócitos podem ocorrer isoladamente, como na doença de Kostmann, em que há neutropenia grave e persistente, com pouca resposta ao G-CSF; ou podem estar associados a síndromes, como na síndrome de Shwachnman-Diamond, na qual há também insuficiência pancreática.[3,5]

Os defeitos funcionais de fagócitos envolvem a capacidade de digestão intracelular, como na doença granulomatosa crônica (DGC), ou a capacidade de migração, como na deficiência de adesão leucocitária (LAD).[3,5]

Os exames laboratoriais iniciais para investigação deste grupo de doenças são hemograma completo, hematoscopia para avaliação de morfologia de neutrófilos e pesquisa de *burst* oxidativo de neutrófilos por citometria de fluxo (teste da di-hidrorrodamina – DHR).[7]

Defeitos da imunidade inata

Neste grupo, encontram-se doenças nas quais existe predisposição para um único tipo de agente infeccioso. Nos defeitos de IRAK4 e MyD88, há infecções piogênicas recorrentes, com sepse e ausência de febre. Predisposição para infecções fúngicas mucocutâneas ou invasivas e suscetibilidade a infecções por micobactérias caracterizam outros defeitos deste grupo, assim como suscetibilidade ao papilomavírus humano, à encefalite por herpes simples ou a infecções virais graves, inclusive pelo SARS-CoV-2.[3,5]

A avaliação diagnóstica inicial se compõe de exames para descartar outros erros inatos da imunidade, assim como avaliação funcional de alguns receptores da imunidade inata por meio de um teste que avalia a liberação *in vitro* de CD62L após estímulos específicos.[7]

Doenças autoinflamatórias

O termo doenças autoinflamatórias (DAI) está relacionado a condições clínicas que se caracterizam por inflamação espontânea na ausência de autoimunidade ou infecções. São defeitos da regulação da imunidade inata, nos quais há liberação excessiva de citocinas proinflamatórias.

As DAI monogênicas apresentam-se mais comumente na infância com febre e sinais clínicos e laboratoriais de inflamação sistêmica, diferentes tipos de erupções cutâneas e padrões diversos de inflamação estéril em outros órgãos. Os sinais e sintomas costumam ser recorrentes e característicos de cada paciente, envolvendo mais comumente pele e mucosas, trato digestório, sistema musculoesquelético e olhos.[9]

O grupo mais comum de doenças são aquelas com febre recorrente com ou sem manifestações cutâneas. A febre tem curta duração na febre familiar do Mediterrâneo e está associada a dor abdominal, monoartrite, erupção semelhante a erisipela em tornozelos e outras serosites. Na síndrome de hiper-IgD, a febre também é de curta duração, principalmente após imunizações, com adenomegalias, úlceras orais, dor abdominal, vômitos e diarreia e erupção cutânea polimórfica. Febre de duração mais prolongada, muitas vezes iniciada após atividades físicas, associada a miosite, serosites, conjuntivite e lesões urticariformes não pruriginosas de evolução centrípeta acompanhando a mialgia caracterizam a síndrome periódica associada ao receptor de TNF (TRAPS).[9]

Os exames laboratoriais iniciais procuram identificar a presença de processo inflamatório relevante (provas de atividade inflamatória), excluir a presença de autoimunidade (autoanticorpos) ou ainda, identificar acometimento de órgãos alvo (p. ex., histopatologia de lesões de pele, exames de imagem de sistema osteoarticular ou de sistema nervoso central). Entretanto, o diagnóstico definitivo apenas é possível por meio de sequenciamento genético.[5,7]

Deficiências do complemento

Deficiências de proteínas da fase inicial da via clássica do sistema do complemento podem causar maior suscetibilidade ao lúpus eritematoso sistêmico e infecções de repetição por bactérias encapsuladas. As deficiências de proteínas da fase final da via clássica, de fatores reguladores e da via alternativa, em geral, estão relacionadas a infecções de repetição por *Neisseria meningitidis*. Defeitos do inibidor de C1 esterase estão relacionados ao angioedema hereditário, com episódios recorrentes de angioedema sem urticária. Síndrome hemolítico-urêmica também está relacionada a defeitos da via do complemento.[3,5]

A pesquisa laboratorial inicial de doenças deste grupo consiste em dosagem de C3, C4 e CH50.[7]

Falência da medula óssea

Neste grupo, há comprometimento de uma ou mais linhagens hematopoiéticas da medula óssea no decorrer do tempo. Está dividido em dois grandes grupos: anemia de Fanconi e disceratose congênita. A anemia de Fanconi pode ser causada por defeitos em vários genes e está relacionada a malformações cutâneas, cardíacas, esqueléticas, gastrintestinais e urogenitais. Na disceratose congênita, além de falência da medula óssea, há distrofia ungueal, leucoplaquia, microcefalia, fibrose pulmonar e hepática.[3,5]

Os exames laboratoriais iniciais procuram identificar a origem medular de alterações do hemograma, além de identificar malformações associadas.[7]

Fenocópias de EII

Nessa categoria, estão doenças raras na faixa etária pediátrica que mimetizam EII e são causadas por mutações somáticas ou autoanticorpos. São exemplos: quadro semelhante à síndrome linfoproliferativa autoimune (ALPS) por mutações somáticas em FAS, angioedema adquirido por autoanticorpos contra o inibidor de C1 ou infecção grave pelo SARS-CoV-2 por autoanticorpos contra interferon do tipo I.[3,5]

A investigação laboratorial consiste em identificação do autoanticorpo ou da presença de mutação somática (ausente em células germinativas e nos pais).[7]

TRIAGEM NEONATAL

Um sistema de rastreamento aplicado em neonatos com o objetivo de identificar possíveis doenças congênitas, teve sua obrigatoriedade estabelecida pela Portaria GM/MS n. 22, de 15 de janeiro de 1992, no Sistema Único de Saúde (SUS), que exigia apenas a realização dos testes referentes à triagem para fenilcetonúria e hipotireoidismo congênito.[2,3] A criação do Programa Nacional de Triagem Neonatal (PNTN), em 2001, ampliou a triagem neonatal e estabeleceu a necessidade de exames laboratoriais para fornecer aparato terapêutico e acompanhamento aos pacientes identificados com alguma patologia. A triagem neonatal básica preconizada pelo PNTN e disponibilizada na rede pública de saúde do Brasil rastreia 6 doenças congênitas: fenilcetonúria, hipotireoidismo congênito, fibrose cística, anemia falciforme, hiperplasia suprarrenal congênita e deficiência de biotinidase. A Lei Ordinária nº 14.154, de 26 de maio de 2021 ampliou o rol mínimo de doenças a serem rastreadas, prevendo a incorporação ao PNTN da triagem para imunodeficiências primárias, em sua etapa IV.

A identificação precoce de doenças congênitas torna-se mais relevante quando o distúrbio envolvido apresenta elevada morbimortalidade. É o caso da SCID, que torna o indivíduo suscetível a infecções graves e precoces causadas por diversos microrganismos e que, se não tratada adequadamente, pode conduzir à morte dentro do 1º ano de vida. Estudos indicam que, em relação a SCID, o transplante de células tronco hematopoiéticas realizado antes dos 3 meses e meio de vida – anterior às infecções de repetição – promove uma sobrevida maior, acima dos 90% e pode custar até 4 vezes menos daquele efetuado posterior a esta idade, em razão dos custos relacionados ao diagnóstico e a terapêuticas de complicações tardias.

Os testes TREC (*T cell receptor excision circles*) e KREC (*kappa deleting recombination excision circles*) são metodologias de quantificação por PCR em tempo real (RT-qPCR), que utilizam amostras de DNA extraído de sangue seco, coletadas em papel filtro, semelhantes aos cartões de Guthrie usados no "teste do pezinho". Os testes funcionam como excelente indicador do desenvolvimento de linfócitos T e B, o que possibilita estimar a quantidade de pequenos círculos de DNA, chamados de círculos de excisão, formados no processo de rearranjo gênico do TCR (receptor de células T) e do BCR (receptor de células B) no timo, no caso de linfócitos T e na medula óssea, no caso dos linfócitos B. Esse pequeno pedaço de DNA não se multiplica nas divisões celulares, podendo ser utilizado para determinar o número de células emigrantes do timo. Indivíduos com SCID, por exemplo, possuem baixas quantidades de linfócitos T e, por consequência, apresentam baixas concentrações de TREC. Indivíduos com baixa quantidade de linfócitos B, como aqueles com agamaglobulinemia ligada ao X, possuem baixa quantidade de linfócitos B e, portanto, baixos valores de KREC. A inclusão de testes como TREC e KREC na triagem neonatal possibilitou a detecção precoce tanto de indivíduos com SCID clássica (ausência de linfócitos T e/ ou B) como também de outras doenças que produzem linfopenia T e/ou B.[10]

No Brasil, a triagem neonatal para imunodeficiências congênitas foi introduzida em 2012, por meio de estudos piloto realizados pelo Laboratório de Imunodeficiências Humanas (LIH), do Departamento de Imunologia do Instituto de Ciências Biomédicas da Universidade de São Paulo (USP), em parceria com agências de fomento e outros institutos de pesquisa.[10] Desse modo, foi possível estabelecer padronização, implementação parcial e aplicação da tecnologia molecular para a triagem de imunodeficiência congênita na prática clínica, com reconhecimento e validação da Agência Nacional de Vigilância Sanitária (Anvisa) e do Conselho Nacional de Saúde. No momento, a triagem com TREC e KREC está em curso apenas em são Paulo, Minas Gerais e no Distrito Federal.

DIAGNÓSTICO GENÉTICO

Os exames genéticos fornecem o diagnóstico definitivo da maioria dos EII. No entanto, é fundamental que seja feita boa caracterização clínica e imunológica do paciente, além de completo histórico familiar, de modo a definir os principais genes suspeitos e possíveis formas de herança.[1]

Análise cromossômica por *microarray* é uma técnica bastante utilizada, principalmente quando se está diante de um fenótipo sindrômico ou pouco específico. Este exame identifica perdas e ganhos cromossômicos, número de cópias de variantes (*copy number variants* – CNV) em todo o genoma, deleções e duplicações, com maior sensibilidade que o cariótipo. São capazes também de detectar um excesso de homozigose, o que pode auxiliar no direcionamento da busca de mutações por técnicas de sequenciamento. O método é bastante utilizado para identificar deleção de 22q11, relacionado à síndrome de DiGeorge.

O sequenciamento genético pelo método de Sanger é considerado o padrão-ouro no diagnóstico de mutações. No entanto, o sequenciamento de nova geração (*new generation sequencing* – NGS), adotado a partir de 2010, permite investigar muito mais genes simultaneamente e com custo bem menor. O NGS é feito por meio de painéis de genes, escolhidos de acordo com o tipo de doença a investigar, pela avaliação completa do exoma (*whole exome sequencing* – WES), em que se sequencia apenas a parte do genoma que codifica proteínas (éxons), ou ainda pela avaliação completa do genoma (*whole genome sequencing* – WGS). O WGS tem maior abrangência, no entanto, por conta do elevado custo e da dificuldade em manejar um grande número de informações, ainda não é utilizado na prática clínica. O sequenciamento por meio de painéis de genes é mais econômico, mas pode não permitir o diagnóstico em casos mais raros ou de fenótipo incomum. O WES ocupa posição intermediária em termos de custo e quantidade de dados fornecidos e, portanto, tem sido considerado o exame com melhor relação custo-benefício.[1]

REFERÊNCIAS BIBLIOGRÁFICAS

1. Torgerson T. Genetics of primary immunedeficiencies. In: Sullivan KE, Stiehm ER (eds.). Stiehm's immune deficiencies: inborn errors of immunity. 2.ed. London: Elsevier; 2020.
2. Chan AY, Torgerson TR. Primary immune regulatory disorders: a growing universe of immune dysregulation. Curr Opin Allergy Clin Immunol. 2020;20(6):582-90.
3. Tangye SG, Al-Herz W, Bousfiha A, Cunningham-Rundles C, Franco JL, Holland SM, et al. Human Inborn Errors of Immunity: 2022 Update on the Classification from the International Union of Immunological Societies Expert Committee. J Clin Immunol. 2022;42(7):1473-1507.
4. Tangye SG, Al-Herz W, Bousfiha A, Cunningham-Rundles C, Franco JL, Holland SM, et al. The ever-increasing array of novel inborn errors of immunity: an interim update by the IUIS Committee. J Clin Immunol. 2021;41(3):666-79.
5. Bousfiha A, Moundir A, Tangye SG, Picard C, Jeddane L, Al-Herz W, et al. The 2022 Update of IUIS Phenotypical Classification for Human Inborn Errors of Immunity. J Clin Immunol. 2022;42(7):1508-1520.
6. Rezaei N, Vires E, Gambieri E, Meyts I, Haddad E. Common presentations and diagnostic approaches. In: Sullivan KE, Stiehm ER (eds.). Stiehm's immune deficiencies: inborn erros of immunity. 2.ed. London: Elsevier; 2020.
7. Rosenzweig SD, Kobrynski L, Fleisher TA. Laboratory evaluation of primary immunodeficiency disorders. In: Sullivan KE, Stiehm ER (eds.). Stiehm's immune deficiencies: inborn erros of immunity. 2.ed. London: Elsevier; 2020.
8. Cunningham-Rundles C, Warnatz K. Hypogammaglobulinemia and common variable immunodeficiency. In: Sullivan KE, Stiehm ER (eds.). Stiehm's immune deficiencies: inborn erros of immunity. 2.ed. London: Elsevier; 2020.
9. Goldbach-Mansky R, Jesus AA. Classification of genetically defined autoinflammatory diseases. In: Hashkes PJ, Laxer RM, Simon A (eds.). Textbook of autoinflammation. Switzerland: Springer; 2019. p.167.
10. Kanegae MPP, Barreiros LA, Mazzucchelli JTL, Hadachi SM, de Figueiredo Ferreira Guilhoto LM, Acquesta AL, et al. Triagem neonatal para imunodeficiência combinada grave no Brasil. Jornal de Pediatria. 2016;92(4):374-80.

CAPÍTULO 2

ERROS INATOS DA IMUNIDADE: TRATAMENTO DAS DOENÇAS MAIS IMPORTANTES NA PEDIATRIA

Irma Douglas Paes Barreto
Bruno A. Paes Barreto
Helena Maria Corrêa de Sousa Vieira
Maria Marluce dos Santos Vilela

AO FINAL DA LEITURA DESTE CAPÍTULO, O PEDIATRA DEVE ESTAR APTO A:

- Compartilhar com o imunologista a abordagem terapêutica do seu paciente com erros inatos da imunidade.
- Organizar e individualizar as terapias de suporte com reposição da imunoglobulina G, uso de antibióticos profilático e curativo, imunomoduladores, como anticorpos monoclonais ou drogas imunossupressoras, uso de vacinas, além de terapias curativas, como transplantes de células-tronco hematopoiéticas e terapia gênica.

INTRODUÇÃO

As imunodeficiências primárias (IDP), que recentemente passaram a ser denominadas erros inatos da imunidade (EII), são um grupo de mais de 485 entidades heterogêneas de distúrbios monogênicos que afetam o desenvolvimento e/ou a função do sistema imunológico. As manifestações clínicas são multissistêmicas, representadas principalmente por maior suscetibilidade a infecções, autoimunidade, autoinflamação, neoplasias e manifestações alérgicas.[1] Neste contexto, o diagnóstico correto associado ao tratamento precoce são fundamentais para evitar um mau prognóstico, além do desenvolvimento de sequelas muitas vezes incapacitantes. O tratamento adequado depende de cada EII, do defeito específico do sistema imunológico e também da sua gravidade, pois, analisando o cenário completo, pode-se introduzir, além dos cuidados gerais, o uso de farmacoterapia específica, até mesmo iniciar um fluxo para objetivar tratamento curativo, como transplante de medula óssea ou terapia gênica. Neste último caso, são imperativos o encaminhamento para centros de referências e o estímulo de políticas públicas que garantam o tratamento destes pacientes.[2]

CUIDADOS GERAIS

Dentro das medidas de cuidados gerais para os pacientes portadores de EII, a prevenção das infecções se constitui numa das principais ações, já que estas são as manifestações clínicas mais frequentes. Neste sentido, listam-se a seguir as principais medidas referentes aos cuidados gerais para o paciente portador de EII:

- Promover adequada higiene pessoal, como lavar regularmente as mãos, tomar banhos frequentes e escovar os dentes adequadamente, além dos cuidados com lesões cutâneas para se evitar infecções secundárias.
- Ter alimentação equilibrada, de preferência domiciliar, de acordo com a faixa etária, evitando-se alimentos crus.
- Identificar precocemente os focos de doenças infecciosas na escola para se promover o isolamento do paciente. Por isso, a escola deve ter conhecimento da situação do paciente.
- Orientar, sobretudo no período da adolescência, sobre doenças sexualmente transmissíveis e tabagismo.
- Ter atenção com a imunização, especialmente com vacinas de microrganismos vivos atenuados (ver item "Vacinas").

- Realizar tratamento precoce das complicações e não descuidar do controle das comorbidades, como doenças autoimunes e alérgicas.
- Utilizar derivados sanguíneos irradiados para pacientes com defeito de célula T, pois estes podem ter risco de reações fatais, como a reação enxerto *versus* hospedeiro.
- Realizar o aconselhamento genético.
- Fazer o acompanhamento multidisciplinar, como odontologia, fonoaudiologia e psicologia para suporte familiar e psicossocial.[2,3]

USO DE ANTIBIÓTICOS

As infecções de repetição são as principais manifestações dos erros inatos da imunidade (EII) e, dependendo do tipo de alteração presente no mecanismo de resposta imune, seja humoral, celular ou combinado, diferentes microrganismos serão associados ao processo infeccioso. Por isso, o tratamento das infecções geralmente é diferenciado com relação ao tempo e ao espectro de ação dos medicamentos, pois não é raro o aparecimento de infecções por agentes não usuais, os quais não respondem às terapias convencionais, além do fato de nem sempre haver disponibilidade e meios para o isolamento e a identificação do agente suspeito.[4,5] Os pacientes com EII frequentemente são orientados a iniciar antibioticoterapia de resgate, para os quadros agudos ou utilizá-la de maneira preventiva, com objetivo de diminuir a frequência e a severidade das infecções, sobretudo as sinopulmonares causadas por bactérias usuais, mas que interferem muito com sua qualidade de vida.[6]

Excetuando a doença granulomatosa crônica (DGC) e a imunodeficiência combinada grave (SCID, do inglês *severe combined immunodeficiency*), nas quais é imperativa a quimioprofilaxia para determinados agentes infecciosos, ainda existe limitação nas evidências científicas para o uso preventivo de antimicrobianos (antivirais, antifúngicos e antibióticos) para as outras apresentações dos EII. No entanto, na prática, observa-se com muita frequência e efetividade o uso destas estratégias para maioria dos pacientes com EII, sobretudo para aqueles que não se encontram em regime de reposição de imunoglobulina e que apresentam as alterações imunológicas mais comuns, que fazem parte da rotina de muitos pediatras, como a deficiência seletiva de IgA, a hipogamaglobulinemia e a deficiência seletiva de subclasses de IgG, principalmente em algumas épocas do ano, quando há maior incidência das infecções respiratórias.[4,6]

De maneira mais prática e adaptada para o contexto brasileiro e disponibilidade para uso, na Tabela 1, listam-se, ainda de forma não consensual, os antimicrobianos

Tabela 1 Estratégias para o uso profilático de antimicrobianos em pacientes com EII

Provável agente a ser prevenido	Estratégia preferencial	Alternativa
Pneumocystis jirovecii	**Sulfametoxazol-trimetoprim (SXT-TMP)** • Lactentes, pré-escolares e escolares: 5 mg/kg/dia (máx. 160 mg/dia), dose fracionada a cada 12 h, 3 vezes/semana • Adolescentes e adultos: 160 mg/dia, dose única diária, regime diário ou 3 vezes/semana	**Dapsona:** • Crianças: 2 mg/kg/dia (máx: 100 mg/dia), dose única diária • Adolescentes e adultos: 100 mg/dia ou 50 mg 2 vezes/dia **Pentamidina:** • Crianças menores de 5 anos: 9 mg/kg (máx: 300 mg/dose), via inalatória; 1 vez/mês • Crianças maiores de 5 anos, adolescentes e adultos: 300 mg, via inalatória, 1 vez/mês
Staphylococcus spp., Gram-negativo spp.	**Sulfametoxazol-trimetoprim (SXT-TMP)** • Lactentes, pré-escolares e escolares: 5 mg/kg/dia (máx. 160 mg/dia), dose fracionada a cada 12 h, 3 vezes/semana • Adolescentes e adultos: 160 mg/dia, dose única diária, regime diário	**Amoxicilina ou amoxicilina com clavulanato:** • Crianças: 10-20 mg/kg/dia (máx. 875 mg/dia), dose única diária ou fracionada a cada 12 h • Adolescentes e adultos: 875 mg/dia **Ciprofloxacino:** • Crianças: 10 mg/kg/dose (máx. 500 mg), dose fracionada a cada 12 h* • Adultos: 500 mg/dia
Mycoplasma spp., *Streptococcus* spp.	**Azitromicina** • Crianças: 5-10 mg/kg/dose (máx. 250 mg), dose única diária, 3 vezes/semana • Adultos: 250 mg/dia, dose única diária, 3 vezes/semana	
Micobactérias atípicas	**Azitromicina** • Crianças: 20 mg/kg/ dose (máx. 1.200 mg), dose única semanal** • Adolescentes e adultos: 1.200 mg/dia, dose única semanal**	

(continua)

Tabela 1 Estratégias para o uso de antimicrobianos profiláticos em pacientes com EII (*continuação*)

Provável agente a ser prevenido	Estratégia preferencial	Alternativa
Aspergillus spp.	**Itraconazol:** • Crianças: 5 mg/kg/dia (máx. 200 mg), dose única diária • Adolescentes e adultos: 200 mg, dose única diária	**Voriconazol:** • ≤ 50 kg: 8 mg/kg/dose (máx. 350 mg), dose fracionada a cada 12 h • > 50 kg: 4 mg/kg/dose (máx. 400 mg), dose fracionada a cada 12 h
Candida spp.	**Fluconazol:** • Crianças: 6 mg/kg/dia (máx. 400 mg), dose única diária • Adolescentes e adultos: 400 mg/dia, dose única diária	
HSV (herpes--vírus)/VZV (vírus da varicela-zóster)	**Aciclovir:** • Crianças: < 40 kg: 600 mg/dia, dose fracionada a cada 6 h • Crianças: > 40 kg: 800 mg/dia, dose fracionada a cada 6 h • Adultos: 800 mg/dia, dose fracionada a cada 12 h	
Citomegalovírus	**Valganciclovir:** • Crianças: 1 mês a 16 anos: dose (mg) = 7 × superfície corporal × *clearance* de creatinina • Adolescentes ≥ 17 anos e adultos: 900 mg/dose, dose única diária; função renal normal	

* Considerar risco de alterações musculoesqueléticas. ** Pode fracionar em 2 doses de 600 mg (náusea).
Fonte: adaptada de Bundy, Barbieri e Keller, 2020.[3]

mais utilizados nestas estratégias preventivas.[3,4] Ainda dentro da realidade brasileira, os pacientes com diagnóstico efetivado de SCID e que já tenham recebido a vacina BCG devem receber, obrigatoriamente, quimioprofilaxia específica (com exceção da pirazinamida), mesmo que assintomáticos. Já para os sintomáticos, que fizeram BCGíte (reação local) ou BCGose (quadro disseminado), o tratamento deve abranger esquema com: rifampicina, etambutol, isoniazida e claritromicina.[7]

Em conclusão, embora esteja claro que o tratamento preventivo ou curativo das infecções, nos pacientes com EII, não resolve o problema imunológico de base, que muitas vezes requer o manejo especializado, tal estratégia/conhecimento deve fazer parte da rotina dos pediatras gerais, que, na grande maioria das vezes, estão na primeira linha de atendimento destes pacientes. Neste sentido, uma conduta adequada e precoce é fundamental para controlar a infecção, reduzir sequelas e manter a qualidade de vida dos pacientes com EII.

USO DE IMUNOMODULADORES BIOLÓGICOS E DROGAS IMUNOSSUPRESSORAS

Terapia de reposição com imunoglobulina humana

Os produtos para terapia de reposição de imunoglobulina G humana (TRIG) são derivados de 10.000 a 60.000 doadores saudáveis e rastreados para doenças infecciosas como hepatites B e C e HIV. Métodos de fabricação mais recentes para a remoção dos agregados de IgG conseguiram reduzir os eventos adversos sistêmicos causados pelos produtos de imunoglobulina G de uso intravenoso (IGIV).[8] Na última década, a fabricação de produtos para uso subcutâneo (IGSC) cresceu em popularidade, por ter eficácia semelhante à de IGIV e menos eventos adversos sistêmicos. Durante a TRIG, cada paciente possui um nível sérico de IgG que é monitorado por dosagens regulares. Bruton (1952) fez a primeira terapia de reposição com plasma humano em um menino de 8 anos, com sepse recorrente por pneumococos e ausência da fração gamaglobulina na eletroforese de proteínas.[9]

O diagnóstico precoce e a TRIG são o padrão-ouro do tratamento bem-sucedido das deficiências predominantemente de anticorpos (DPA)[9] e daqueles com SCID. Esta terapia diminui a incidência de pneumonias, sinusites, meningites, uso de antimicrobianos, taxa de internações hospitalares, morbidade e mortalidade, associados a complicações pulmonares ou infecções enterovirais crônicas.[8]

Indicações

São 8 indicações aprovadas pela Food and Drug Administration (FDA) dos EUA para TRIG (Quadro 1), embora a maior parte do uso seja *off-label*.[8] As DPA englobam uma miríade de apresentações, variando de infecções e doenças malignas até manifestações relacionadas à desregulação imunológica, como fenômenos de autoinflamação, distúrbios de autoimunidade e alergias.[8-10] Estima-se que as DPA correspondam a mais de 50% dos casos registrados de EII.[9]

Quadro 1 Usos aprovados pela Food and Drug Administration da terapia com IgG

Doença de imunodeficiência primária ou imunodeficiência de anticorpo primário
Púrpura trombocitopênica idiopática
Doença de Kawasaki
Leucemia linfocítica crônica de células B
Transplante de medula óssea
Infecção pelo vírus da imunodeficiência humana pediátrica 1
Polineuropatia desmielinizante inflamatória crônica

A decisão de tratar pacientes pediátricos com deficiências mais leves de anticorpos, como a hipogamaglobulinemia transitória da infância (HTI), é baseada na morbidade das pneumonias recorrentes predispondo à bronquiectasia ou de sinusites bacterianas com baixa resposta à terapia antimicrobiana.[8] Estes pacientes devem ser reavaliados e testados periodicamente quanto às dosagens de IgG após o início da TRIG, para decidir se vai ou não interromper esta reposição. Com raras exceções, a deficiência da subclasse de IgG e a deficiência seletiva de IgA de *per se* não são indicações para terapia de reposição.[8] A TRIG está indicada também nas imunodeficiências de anticorpos secundárias observadas na leucemia linfocítica crônica (LLC), na infecção pediátrica por HIV, na hipogamaglobulinemia após transplante de medula óssea e transplante de órgão sólido, no mieloma múltiplo, nas síndromes genéticas associadas a imunodeficiência e nos pacientes com terapias de depleção de células B.[8]

Dosagem e administração

Imediatamente antes da infusão da imunoglobulina, além da hidratação, avaliar temperatura, frequência cardíaca e pressão arterial. Se há sinais de desidratação, prescrever reposição hidreletrolítica por via intravenosa. A presença de quadro infeccioso agudo contraindica a infusão.

Dose inicial

A maioria das diretrizes nacionais e internacionais sugere uma dose inicial e de manutenção da TRIG de 400 a 600 mg/kg/mês, administrada por via intravenosa (IGIV) ou por via subcutânea (IGSC) facilitada pela hialuronidase a cada 3 a 4 semanas, ou IGSC a 20% com a dose fracionada 1 vez/semana ou a cada 2 semanas.[8,9] O ajuste da dosagem deve ser baseado na condição clínica e no nível sérico de IgG. Níveis mais elevados de IgG (> 800 a 1.000 mg/dL) podem ser necessários em pacientes com doença pulmonar crônica. Pacientes com agamaglobulinemia ou hipogamaglobulinemia grave com IgG sérica ≤ 200 mg/dL podem precisar de uma dose de ataque de 1 g/kg de peso corporal.[8] Na primeira aplicação, deve-se monitorar a taxa de velocidade de infusão, iniciando com 0,5 a 1 mg/kg/minuto e, gradualmente, a cada 30 minutos, aumentar até 3,5 mg sem ultrapassar o máximo 4 mg/kg/minuto em pacientes com risco elevado de insuficiência renal ou trombose. Dependendo da tolerância do paciente e dos eventos adversos, o tempo total de infusão é de 2 a 6 horas. A IGSC pode ser administrada por infusões em bomba de infusão, por *rapid push* com seringa e agulha ou por IGSC facilitada pela hialuronidase. Pode ser aplicada no abdome, coxas, antebraços e regiões laterais do quadril (exceto pelo IGSC com hialuronidadse). A taxa de infusão da IGSC deve ser de 10 a 35 mL/hora/sítio, sendo que a tolerância varia conforme o paciente, idade e produto.[8]

Cada produto tem a sua concentração e parâmetros de velocidades de infusão e, por isso, não são intercambiáveis. As taxas mais lentas de infusão estão associadas a menos efeitos colaterais. Nas prescrições subsequentes, a dose, o intervalo e a velocidade de infusão da imunoglobulina serão individualizadas de acordo com a primeira experiência vivenciada pelo paciente e da sua resposta ao tratamento. Os níveis séricos de IgG são monitorados após a 3ª dose e a cada 6 a 12 meses, ou após mudanças da dose ou do intervalo entre as infusões.[8]

Ajuste da dose

Avaliar regularmente as taxas de infecções e os níveis séricos de IgG. A meia-vida de eliminação fisiológica da IgG varia entre 20 e 60 dias, independentemente da via de aplicação (IV ou SC), com uma média de 23 dias. As doses e os intervalos são ajustados para manter os níveis séricos mínimos de IgG acima de 600 mg/dL e 800 mg/dL para pacientes com doença pulmonar crônica e/ou sinusite refratária crônica.[8] Nos pacientes com XLA que sofrem de meningoencefalite crônica por enterovírus, os níveis mínimos de IgG de 1.000 mg/dL mostraram benefícios. Condições infecciosas específicas podem exigir doses de imunoglobulina ainda mais altas. Ajustes de dose são necessários em indivíduos com ganho de peso, gravidez ou puberdade, pelo rápido crescimento. Se o paciente continuar com infecções e os níveis de IgG permanecerem baixos, pode-se aumentar a dose ou reduzir o intervalo da infusão, ou ainda trocar para IGSC.[8]

Reações adversas da IGIV

Os produtos de IGIV geralmente são bem tolerados. As diferenças dos produtos levam a diferenças individuais nos efeitos colaterais e tolerabilidade. Os eventos adversos variam de leves a graves e acometem 50% dos pacientes. Eventos adversos leves são frequentes, relacionados à taxa de infusão e incluem: dores de cabeça, náuseas, vômitos, rubor, urticária, calafrios, mialgia, artralgia ou dor abdominal e/ou nas costas. Tais eventos remitem com a redução da taxa de infusão e o uso de anti-histamínico ou paracetamol, ou ainda anti-inflamatórios não hormonais (AINH). Outro evento adverso é a flutuação dos níveis de IgG inferiores à metade da concentração do pico ou abaixo do nível de proteção, quando o paciente experimenta os efeitos de desgaste, com aumento das infecções, mal-estar e fadiga (Tabela 2).[8] Eventos adversos tardios (fadiga, cefaleia, mialgias) podem ocorrer até 72 horas após a infusão. O pré e o pós-tratamento dos eventos adversos são realizados com os mesmos medicamentos. Os

Tabela 2 Eventos adversos da terapia com produtos de IgG humana intravenosa

Sistemas	Comum	Raro
Constitucional ou sistêmico	Febre, calafrios, fadiga, mal-estar, rubor, anorexia, dor musculoesquelética, mialgia, artralgia, edema articular, sintomas semelhantes aos da gripe, reações anafilactoides, hipotermia	Anafilaxia total
Neurológico	Dor de cabeça enxaqueca, ansiedade, tontura	Meningite asséptica, dor difusa, disestesia, fraqueza, neurodegeneração progressiva
Respiratório	Dispneia, tosse, broncoespasmo	Derrame pleural, lesão pulmonar aguda relacionada à transfusão
Cardiovascular	Hipertensão cardiovascular, hipotensão, taquicardia, palpitações, dor torácica	Arritmia, infarte do miocárdio, choque
Gastrintestinal	Náuseas, vômitos, cólicas, diarreia	
Renal		Hiponatremia, dano tubular, insuficiência renal aguda
Cutâneo	Urticária, erupção maculopapular inespecífica, prurido, sensação de formigamento	Eritema multiforme, vasculite
Hematológico	Hemólise (clinicamente não significativa), teste de Coombs direto positivo	Eventos tromboembólicos (trombose de veia profunda, acidente vascular cerebral), hiperviscosidade, neutropenia, coagulopatia
Outros		Infecções transmitidas pelo sangue, uveíte, alopecia, doença do soro

eventos adversos agudos moderados e tardios podem exigir a adição de corticosteroides na prescrição dos medicamentos pré e pós-infusão. Reações anafilactoides graves são muito raras e são tratados com epinefrina, anti-histamínicos e corticosteroides.[8] Alguns pacientes com imunodeficiência comum variável (IDCV) com ausência de IgA sérica (< 7 mg/dL) podem desenvolver anticorpos IgG anti-IgA, que podem estar associados a reações anafiláticas.[8] Ocasionalmente, a troca para um produto de IGIV diferente pode aliviar os eventos adversos. Eventos adversos sistêmicos graves de IGIV, como insuficiência renal, eventos tromoboembólicos e hemólise, são raros. As vacinas de sarampo e varicela devem ser adiadas por 8 a 11 meses após terapia com IgG, porque a resposta imune à vacina pode ser atenuada.

Reações adversas da IGSC

A IGSC está ganhando popularidade e é recomendada para pacientes com reações a IGIV ou com difícil acesso venoso. IGSC tem menos eventos adversos e mais reações locais 24 horas após a infusão, como eritema, inchaço e sensibilidade no local; raramente o desconforto é significativo.[8] IGSC permite a autoadministração domiciliar e resulta em níveis séricos de IgG mais estáveis, melhorando, assim, a qualidade de vida e a eficácia clínica. Além disso, a autoadministração de IgG melhora a adesão e a capacitação do paciente. O tempo de infusão da IGSC é mais curto. Após treinamento adequado, a infusão pode ser administrada em casa pelo paciente ou membros da família.[8]

Anticorpos monoclonais (mAbs)

Na última década, houve uma explosão de novos mAbs humanizados, como agentes anticitocinas, antilinfócitos T, anticoestimuladores, anticélulas B, antialérgicos e anti-integrina.[11] Esta abordagem com a medicina de precisão, permite modular a via intracelular específica, com função aumentada ou diminuida resultado de defeito genético. Enquanto a TRIG reduz as infecções nos pacientes com EII, os anticorpos monoclonais têm papel imunomodulador relevante sobre as manifestações de alergia grave, fenômenos autoimunes e de linfoproliferação maligna das imunodeficiências que cursam com grave desregulação da resposta inflamatória e linfoproliferativa.[4,10,11] Contudo, seus efeitos colaterais dependem da sua atividade imunossupressora que leva a maior suscetibilidade às infecções e à malignidade. A seguir, são apresentados alguns produtos já aprovados e licenciados, destacando-se que o prescritor deve consultar sempre a literatura sobre seu uso na faixa pediátrica.

mAbs agentes anticitocinas

mAbs inibidores da Janus quinase (JAK) e da tirosina quinase (PTK)

Neste grupo, estão incluídos tofacitinibe, ruxolitinibe, oclatinibe e baricitinibe, que interferem na sinalização de citocinas.[11]

mAbs agentes anti-TNF[4,11]

Na última década, os mAbs quiméricos ou humanizados anti-TNF têm substituído os mAbs produzidos em murinos. O maior risco no uso destes agentes é o aumento significativo da infecção por tuberculose. Existe ampla experiência com o uso de infliximabe (mAbs quimérico para TNF-alfa). Adalimumabe, golimumabe, certolizumabe e etanercepte (uma proteína de fusão solúvel) ligam-se ao TNF-alfa e TNF-beta e apresentam significativo efeito para desmielinização e imunossupressão.

mAbs para outras citocinas[11]

- Ustekinumabe: mAb contra IL-12 e IL-23, apresenta elevado risco de tuberculose, câncer e reação alérgica.
- Anakinra: mAbs antagonista do receptor IL-1.
- Canakinumabe: mAb humanizado contra IL-1-beta.
- Tocilizumabe: mAb humanizado contra o receptor de IL-6.

mAbs como agentes biológicos antilinfócitos T[11]

- Ruplizumabe anti-CD154 (gp39, ligante de CD40): bloqueia a ligação de CD154 em células T ativadas.
- Basiliximabe mAb IgG1 humanizado: liga-se à cadeia alfa do receptor de IL-2 (CD25) e previne a proliferação de células T.
- Daclizumabe: mAb humanizado que se liga à cadeia gama do receptor da IL- 2 e previne a proliferação de T.

mAbs como agentes biológicos anticoestimuladores[11]

- Abatacepte e belatacepte: proteínas de fusão de CTLA-4 que se liga ao B7 e inibe a coestimulação de células T.
- Pembrolizumabe e nivolumabe: mAbs que inibem os receptores de morte celular programada expressos por células T.
- Atezolizumabe: eficaz contra uma variedade de tumores.

mAbs como agentes anticélulas B[11]

- Alentuzumabe: mAb humanizado anti-CD52 cujo alvo são linfócitos B, linfócitos T, macrófagos, NK e alguns neutrófilos.
- Rituximabe e ofatumumabe: mAbs humanizados anti--CD20, fortemente expressos em células B.
- Belimumabe: mAb humanizado contra o fator de ativação de células B da família do TNF (BAFF).

mAbs como agentes antialérgicos[11]

- Mepolizumabe: mAb humanizado contra IL-5, útil no tratamento de condições hipereosinofílicas.
- Dupilumabe: mAb humanizado contra a cadeia alfa compartilhada dos receptores de IL-4 e IL-13. Demonstrou ser útil no tratamento de eczema atópico e na asma.
- Omalizumabe: mAb humanizado contra a região Fc de IgE que impede a ligação ao receptor de alta afinidade de IgE (FcεR). Foi relatada anafilaxia como evento adverso ao tratamento.

mAbs como agentes anti-integrina[4]

Vários agentes foram produzidos contra integrinas CD11/CD18, mas os resultados foram decepcionantes e associados a efeitos colaterais graves. Vedolizumab é um mAb humanizado contra a integrina alfa-4-beta-7 que inibe o tráfego de linfócitos para o intestino. Eficaz na doença de Crohn e na retocolite ulcerativa.

Agentes diversos[11]

- Eculizumabe: mAb humanizado anti-C5 do sistema complemento, evita sua ativação pela C5 convertase e gera a sequência lítica terminal. Licenciado para o tratamento de hemoglobinúria paroxística noturna e síndrome hemolítico-urêmica.
- Lanadelumabe: anticorpo monoclonal direcionado à calicreína, licenciado para uso profilático em angioedema hereditário (AEH).

Drogas imunossupressoras

A abordagem terapêutica dos EII onde coexistem suscetibilidade às infecções e desregulação imunológica é desafiadora, uma vez que exige um cuidadoso balanço da imunossupressão nos indivíduos com elevado risco para infecção. A coexistência destas manifestações são muito frequentes nos grupos de doenças autoinflamatórias (41 defeitos genéticos relacionados com as interferonpatias do tipo 1 e defeitos relacionados ou não ao inflamassoma) e das doenças da desregulação imunológica (52 defeitos genéticos relativos às síndromes linfo-histiocitárias hemofagocíticas familiar e com hipopigmentação, defeitos de linfócitos T regulatórios, autoimunidade com ou sem linfoproliferação, ALPS e os defeitos genéticos associados às colites e ao EBV).[1,4,12]

Drogas como metotrexato, azatioprina, ciclosporina, tacrolimo, sirolimo (rapamicina) e micofenolato mofetil (MMF) atuam diminuindo o baço e os linfonodos, melhorando a qualidade de vida destes pacientes. Os corticosteroides são necessários em pacientes portadores de EII com asma, pneumonite intersticial linfoide, granulomas, anemia hemolítica, plaquetopenias autoimunes, reações de hipersensibilidades de contato graves e doença enxerto *versus* hospedeiro.[12-14]

Vale destacar que a prescrição dos imunossupressores obedece às particularidades individuais de apresentação clínica em cada paciente e à decisão conjunta de colegas das diferentes áreas de atuação (imunologia, onco-hematologia, nefrologia, gastroenterologia, pneumologia, reumatologia e neurologia) relacionadas com as morbidades do paciente. O manejo das drogas imunossupressoras exige atenção redobrada por parte de médico, do paciente e familiares, para reduzir os efeitos adversos.

Vacinas

As infecções condicionam o prognóstico dos EII exigindo, assim, práticas profiláticas definidas e essenciais para cada tipo de imunodeficiência. A administração de vacinas pode levar a proteção completa ou, em alguns tipos, nenhuma proteção, ou mesmo causar infecções pelas vacinas vivas atenuadas, como BCGite (local), BCGose (sistêmica) e poliomielite vacinal pela vacina Sabin.[1,4,12] O uso de vacinas deve seguir protocolos estabelecidos para as 10 categorias dos EII, com o objetivo de assegurar a proteção possível e evitar os riscos de eventos adversos graves.[1,4,12]

São recomendações gerais do Centro de Controle e Prevenção de Doenças dos (CDC) para os pacientes com EII:[4]

- Individualizar o esquema para cada tipo de imunodeficiência.

- Vacinar, se possível, antes da progressão da doença.
- As vacinas inativadas não representam ameaça à segurança, porém são menos imunogênicas, dependendo do tipo de defeito imunológico.
- Monitorar a resposta induzida pela vacina após 4 a 6 semanas da aplicação.
- Lembrar da necessidade de vacinas adicionais, como pneumococo e meningococo, nas deficiências de complemento, além da vacina *influenza* nos 6 meses de idade.
- Vacinar anualmente os contatos domiciliares com vacinas inativadas (*influenza*, MMR e Salk).

As recomendações das vacinas consideradas indicadas e as contraindicadas para cada paciente portador dos EII estão descritas na Tabela 3.[1,4,15,16] Destaca-se que a eficácia de qualquer vacina é incerta nas imunodeficiências humorais, e o uso de IGIV interfere na resposta às vacinas do sarampo e varicela.[4,12] Antes de qualquer vacinação com vírus vivo atenuado, é necessária uma análise criteriosa da competência imunológica do paciente, especialmente nas imunodeficiências combinadas. A quantificação das subpopulações de linfócitos T, B e NK e as dosagens de IgM, IgG, IgA, IgE são essenciais.[1,4,15] A cobertura vacinal da população assegura a "imunidade de rebanho" com impacto de proteção muito positivo para os pacientes imunodeficientes.[4,15]

TRATAMENTOS CURATIVOS

Transplante de célula-tronco hematopoiética

O transplante de célula-tronco hematopoiética (TCTH) tem sido realizado há mais de 50 anos como tratamento curativo para reconstituir o sistema imune, para vários EII (Tabela 4), já que o defeito genético dessas doenças está justamente neste tipo de célula. Os primeiros TCTH foram realizados para pacientes portadores de SCID e síndrome de Wiskott-Aldrich (SWA). Nos últimos 20 anos, houve grandes avanços, como:

- As técnicas moleculares para tipagem de HLA.

Tabela 3 Uso de vacinas em pacientes portadores de erros inatos da imunidade (EII)

	Tipo de EII	Vacinas contraindicadas	Vacinas especialmente recomendadas
Linfócitos B (imunidade humoral)	Defeitos graves: ALX e ICV	Todas as vacinas vivas, pólio oral, varíola, vacinas vivas atenuadas de *influenza*, febre amarela, vacinas vivas bacterianas e dengue	*Influenza* e pólio inativadas, pneumocócicas (conjugadas VPC10, VPC13 ou VPC15 e PPSV23), HIB
	Defeitos menos graves: deficiência seletiva IgA e deficiência de subclasses de IgG	Vacinas: pólio oral, BCG, febre amarela. Precaução com vírus vivos atenuados	
Linfócitos T e B (celular e humoral)	SCID	Todas as vacinas de vírus (Rota vírua, pólio oral, febre amarela, varicela, SCR-V e dengue) e bactérias (BCG)	Todas as vacinas são provavelmente ineficazes. Recomenda-se as pneumocócicas (conjugadas VPC10, VPC13, VPC15 e PPSV23) e HIB. A eficácia de qualquer vacina depende do grau de imunossupressão.
	Defeitos parciais nas síndromes: DiGeorge, Wiskott-Aldrich e ataxia-telangiectasia	Todas as vacinas de vírus vivos; considerar tríplice viral (MMR) e varicela-zóster nas menos severas	
Deficiências de fagócitos	DGC, defeito de adesão de leucócito, defeito de mieloperoxidase	Vacinas vivas bacterianas (BCG)	Todas as vacinas inativadas são efetivas e seguras. Vacinas de vírus vivos são eficazes
Deficiência de complemento	Defeitos de properdina ou do fator B	Nenhuma	Todas as vacinas da rotina são eficazes. São recomendadas as pneumocócicas (conjugadas VPC10, VPC13, VPC15 e polissacarídica VPP23) e as meningocócicas (MenC ou MenACWY e MenB)
Defeitos da via IFN--gama IL-12	Suscetível à infeção adquirida pela vacina BCG	BCG	Precaução com vacina viva atenuada
Doenças autoinflamatórias		Nenhuma, somente em caso de tratamento com imunossupressores (ver doenças autoimunes na Seção 30)	Todas da rotina são eficazes e recomendadas
Asplenia funcional ou anatômica		Nenhuma	Pneumocócica (conjugada VPC10, VPC13 ou VPC15 e PPSV23), HIB, meningocócica (MenC ou ACWY e MenB

ALX: agamaglobulinemia ligada ao X; DGC: doença granulomatosa crônica; ICV: imunodeficiência comum variável; SCID: imunodeficiência combinada grave (do inglês *severe combined immunodeficiency*).
Fonte: Adaptada de Medical Advisory Comitee of the Imune Deficiency Foundation, 2014; A disponibilidade segue as normas contidas no manual do CRIE (Centro de referência para imunobiológicos especiais). Disponível em: https://www.gov.br/saude/pt-br/vacinacao/arquivos/manual-dos-centros-de-referencia-para-imunobiologicos-especiais_6a-edicao_2023.pdf

Tabela 4 Principais EII com indicação de transplante de célula-tronco hematopoiética

Indicação curativa	Indicação controversa
SCID: indicação absoluta	Defeitos predominantemente de anticorpos – Geralmente não indicadas: imunodeficiência comum variável com imunodesregulação
IC – Depende da severidade: deficiência de CD40L, deficiência de DOCK8, deficiência de MHC, deficiência de PNP	
Síndromes com IC – Depende das manifestações: síndrome de Wiskott-Aldrich, deficiência NEMO	Deficiência de complemento: deficiência de C1q
Deficiências imunodesregulatórias – Indicação para a maioria dos pacientes: linfo-histiocitose hemotafagocítica familiar, doença linfoproliferativa ligada ao X, IPEX	Doenças autoinflamatórias (sem indicação)
Deficiência de fagócitos – Indicação para a maioria dos pacientes: DGC, neutropenia congênita grave, deficiência de adesão leucocitária	
Deficiência da imunidade inata: perda de função STAT 1, deficiência de receptor de IF-gama-1	

DGC: doença granulomatosa crônica; IC: imunodeficiência combinada; SCID: imunodeficiência combinada severa; DOCK8: dedicador de citocinese 8; MHC: complexo maior de histocompatibilidade; NEMO: modulador essencial do fator *kappa* B; STAT1: transdutor de sinal e ativador de transcrição tipo 1; IPEX: imunodesregulação, poliendocrinopatia, enteropatia, ligado ao X.
Fonte: adaptada de Bundy, Barbieri e Keller, 2020;[3] Segundo e Condino-Neto, 2020.[4]

- O aumento do número de registros de doadores de medula óssea e de bancos de sangue de cordão umbilical.
- A melhora dos protocolos de quimioterapia e dos regimes de condicionamento de intensidade reduzida.
- Os cuidados de suporte para se tentar evitar o risco da reação enxerto *versus* hospedeiro, uma das principais complicações do transplante e que, muitas vezes, leva a um desfecho fatal.[3,4,13]

O diagnóstico genético dos EII não é necessário, obrigatoriamente, para indicação do TCTH, entretanto, ele serve para melhor condução e também para evitar possíveis complicações, como o maior risco de rejeição ou complicações inflamatórias, como ocorre na linfo-histiocitose hematofagocítica. Desta maneira, a indicação e o momento de realizar o TCTH devem ser individualizados, dependendo da característica de cada paciente; no entanto, em pacientes portadores de SCID, que são emergências imunológicas, pela grande suscetibilidade à infecção grave e óbito, o TCTH tem indicação absoluta para a cura da doença.[3,4,13]

Terapia gênica

A terapia gênica tem finalidade terapêutica e consiste na substituição de genes alterados (mutados), inserindo-se, por meio vetores retrovirais, um outro gene no núcleo da célula. A grande vantagem deste tratamento é não necessitar de doadores compatíveis, portanto, não se perde tempo procurando o doador, e também não há risco de reações enxerto *versus* hospedeiro. A terapia gênica para EII iniciou-se na década de 1990, entretanto, os primeiros estudos usando vetor retroviral mostraram várias complicações, como o aparecimento de leucemia e mielodisplasia. Atualmente, o uso de vetores lentivirais tem se mostrado mais seguro, e os estudos para SCID (por deficiência de adenosina deaminase – ADA e ligada ao X), SWA e DGC apresentaram boa resposta imunológica, com ausência de complicações.[3,4]

REFERÊNCIAS BIBLIOGRÁFICAS

1. Tangye SG, Al-Herz W, Bousfiha A, Cunningham-Rundles C, Franco JL, Holland SM, et al. Human Inborn Errors of Immunity: 2022 Update on the Classification from the International Union of Immunological Societies Expert Committee. J Clin Immunol. 2022 Oct;42(7):1473-1507.
2. Chapel H, Prevot J, Gaspar HB, Español T, Bonilla FA, Solis L, et al. Editorial board for working party on principles of care atIPOPI. Primary immune deficiencies – Principles of care. Front Immunol. 2014;15(5):627.
3. Bundy V, Barbieri K, Keller M. Uptodate. [cited 26 September 2020]. Primary immunodeficiency: overview of management; 2020. Disponível em: https://www.uptodate.com/contents/primary-immunodeficiency-overview-of-management.
4. Segundo GRS, Condino-Neto A. Treatment of patients with immunodeficiency: medication, gene therapy, and transplantation. J Pediatr (Rio J). 2020: S0021-7557(20)30222-9.
5. McCusker C, Upton J, Warrington R. Primary immunodeficiency. Allergy Asthma Clin Immunol. 2018;14(Suppl 2):61.
6. Sperlich JM, Grimbacher B, Workman S, Haque T, Seneviratne SL, Burns SO, et al. Respiratory infections and antibiotic usage in common variable immunodeficiency. J Allergy Clin Immunol Pract. 2018;6(1):159-68.e3.
7. Bustamante Ogando JC, Partida Gaytán A, Aldave Becerra JC, Álvarez Cardona A, Bezrodnik L, Borzutzky A, et al. Latin American consensus on the supportive management of patients with severe combined immunodeficiency. J Allergy Clin Immunol. 2019;144(4):897-905.
8. Sriaroon P, Ballow M. Immunoglobulin replacement therapy for primary immunodeficiency. Immunol Allergy Clin North Am. 2015;35(4):713-30.
9. Vilela MMDS. Human inborn errors of immunity (HIEI): predominantly antibody deficiencies (PADs): if you suspect it, you can detect it. J Pediatr (Rio J). 2020:S0021-7557(20)30227-8.
10. Cabral-Marques O, Schimke LF, de Oliveira EB Jr, El Khawanky N, Ramos RN, Al-Ramadi BK, et al. Flow cytometry contributions for the diagnosis and immunopathological characterization of primary immunodeficiency diseases with immune dysregulation. Front Immunol. 2019;26(10):2742.
11. Singh S, Kumar NK, Dwiwedi P, Charan J, Kaur R, Sidhu P, et al. Monoclonal antibodies: a review. Curr Clin Pharmacol. 2018;13(2):85-99.
12. Roxo-Junior P, Rodero MR, Dorna MB, et al. Tratamento. In: Rullo VEV, Roxo-Junior P, Vilela MMS. Atualização em alergia e imunologia pediátrica: da evidência à prática. São Paulo: Atheneu; 2016. p.289-307.
13. Ferrara JL, Levine JE, Reddy P, Holler E. Graft-versus-host disease. Lancet. 2009;373(9674):1550-61.
14. Rao VK, Oliveira JB. How I treat autoimmune lymphoproliferative syndrome. Blood. 2011;118(22):5741-51.
15. Vilela MMS. Uso de vacinas. In: Rullo VEV, Roxo-Junior P, Vilela MMS. Atualização em alergia e imunologia pediátrica: da evidência à pratica. São Paulo: Atheneu; 2016. p.259-76.
16. Medical Advisory Committee of the Immune Deficiency Foundation, Shearer WT, Fleisher TA, Buckley RH, Ballas Z, Ballow M, et al. Recommendations for live viral and bacterial vaccines in immunodeficient patients and their close contacts. J Allergy Clin Immunol. 2014;133(4):961-6.

SEÇÃO 14

CARDIOLOGIA

COORDENADOR

Jorge Yussef Afiune
Diretor da Divisão de Cardiologia Pediátrica e Cardiopatias Congênitas no Adulto do Instituto de Cardiologia do Distrito Federal. Doutor em Medicina, Área de Concentração em Pediatria, pela Universidade de São Paulo (USP).

AUTORES

Gisele Leite
Mestre em Ciências da Saúde pela Universidade Federal do Rio Grande do Norte (UFRN). Especialização em Cardiologia Pediátrica pelo Hospital Infantil Pequeno Príncipe. Ecocardiografia Fetal e Pediátrica pelo Instituto de Cardiologia do Rio Grande do Sul. Professora Efetiva da Pediatria Básica/Cardiologia da UFRN. Médica Cardiopediatra do Hospital Universitário Onofre Lopes (HUOL/EBSERH/UFRN).

Jorge Yussef Afiune
Diretor da Divisão de Cardiologia Pediátrica e Cardiopatias Congênitas no Adulto do Instituto de Cardiologia do Distrito Federal. Doutor em Medicina, Área de Concentração em Pediatria, pela USP.

Cristiane Nogueira Binotto
Especialista em Pediatria com Formação em Cardiologia Pediátrica e Ecocardiografia Fetal pelo Hospital Infantil Pequeno Príncipe. Mestre em Cardiologia pelo Hospital de Clínicas da Universidade Federal do Paraná (UFPR). Doutora em Pediatria pela UFPR. Professora da Disciplina Pediatria da Universidade Positivo.

Márcia Fernanda da Costa Carvalho
Especialista em Cardiologia Pediátrica pelo Instituto de Pós-graduação Médica do Rio de Janeiro. Mestre em Clínica Médica – Programa de Saúde da Criança e do Adolescente – pela Universidade Federal do Rio de Janeiro (UFRJ).

Márcio Miranda Brito
Especialista em Cardiologia Pediátrica e Ecocardiografia Pediátrica e Fetal pelo Instituto do Coração do Hospital das Clínicas da Faculdade de Medicina da USP (Incor-HCFMUSP). Título de Especialista em Medicina Intensiva Pediátrica pela Associação de Medicina Intensiva Brasileira (AMIB)/Sociedade Brasileira de Pediatria (SBP). Mestre em Ciências pelo Instituto de Ensino e Pesquisa do Hospital Sírio-Libanês (IEP/HSL). Doutor em Ciências pela FMUSP. Coordenador do Serviço de Cirurgia Cardíaca Pediátrica e UTI Pediátrica do Hospital Municipal de Araguaína.

Maurício Laerte Silva
Cardiologista Pediátrico e Ecocardiografista. Mestre em Ciências Médicas pela Universidade Federal de Santa Catarina (UFSC) e em Epidemiologia pela Universidade Federal do Rio Grande do Sul (UFRGS). Doutor em Ciências Médicas pela UFSC.

Patrícia Guedes de Souza
Pediatra e Cardiologista Pediátrica pela USP. Coordenadora Médica da UTI Pediátrica do Hospital Ana Nery.

CAPÍTULO 1

AVALIAÇÃO CLÍNICA DO SISTEMA CARDIOVASCULAR NA CRIANÇA

Jorge Yussef Afiune

AO FINAL DA LEITURA DESTE CAPÍTULO, O PEDIATRA DEVE ESTAR APTO A:

- Saber que uma avaliação clínica sistematizada do sistema cardiovascular é fundamental para se estabelecer um diagnóstico sindrômico de cardiopatia.
- Coletar adequadamente uma história clínica que focalize os componentes gestacionais e perinatais, como infecções maternas, medicamentos usados na gravidez, doenças maternas, e os componentes pós-natais, considerando que a maioria das cardiopatias na infância se manifesta por cianose, insuficiência cardíaca, baixo débito sistêmico ou a combinação entre eles.
- Entender que as cardiopatias congênitas cianóticas evoluem com mistura (shunt) de sangue do território venoso para o arterial (direita-esquerda).
- Saber que as cardiopatias que cursam com insuficiência cardíaca na criança são geralmente as que apresentam aumento do fluxo pulmonar por defeitos septais, levando à mistura de sangue da esquerda para a direita, assim como aquelas que apresentam disfunção ventricular, como as miocardiopatias.
- Realizar adequadamente o exame físico cardiovascular centrado essencialmente na inspeção e na palpação precordial, na ausculta cardíaca e na avaliação do pulso arterial.
- Saber que a presença de frêmito tem grande valor diagnóstico, e sua localização pode sugerir fortemente a presença de determinadas cardiopatias, como estenose pulmonar valvar e a estenose aórtica.
- Entender que a ausculta cardíaca pode trazer informações importantes para o diagnóstico anatômico e funcional de uma doença cardíaca pediátrica.
- Entender os mecanismos que produzem a 1ª bulha cardíaca, que traduz o fechamento das valvas mitral e tricúspide; da 2ª bulha, que se relaciona ao fechamento das valvas aórtica e pulmonar; o componente diagnóstico de suas principais alterações; e a ausculta da 3ª e 4ª bulhas, bem como o significado patológico de sua presença.
- Inteirar-se de que o sopro cardíaco deve ser identificado de forma sistematizada, considerando sua posição em relação ao ciclo cardíaco (sistólico, diastólico e contínuo), bem como sua intensidade, localização principal e radiação no tórax.
- Conhecer a classificação utilizada para a graduação da intensidade do sopro cardíaco em graus que variam de 1 a 6.
- Descrever as principais modalidades de sopro cardíaco e o significado patológico de que se revestem.
- Entender que uma criança que apresenta pulsos cheios e amplos nos membros superiores e pulsos finos ou ausentes nos membros inferiores é muito provavelmente portadora de coarctação da aorta.
- Conhecer os principais dispositivos tecnológicos para complementar a avaliação clínica do sistema cardiovascular, como o oxímetro de pulso, o tensiômetro e outros.

INTRODUÇÃO

Uma avaliação clínica sistematizada do sistema cardiovascular é fundamental para se estabelecer um diagnóstico sindrômico de cardiopatia e definir como as doenças cardíacas se manifestam na criança e quais são os princípios básicos necessários para se estabelecer um diagnóstico inicial dessa cardiopatia.

A despeito de um grande número de cardiopatias congênitas ou adquiridas que podem acometer as crianças, são poucas as síndromes clínicas em que elas se agrupam e se apresentam do ponto de vista clínico, fisiopatológico e hemodinâmico. O reconhecimento desses distúrbios hemodinâmicos é o pré-requisito para se estabelecer um diagnóstico anatômico da cardiopatia.

Uma história clínica e um exame físico bem realizados continuam sendo fundamentais para um diagnóstico adequado. Entretanto, com o surgimento de novas tecnologias, como a ecocardiografia, há uma tendência em se negligenciar o papel essencial que eles têm na formulação de uma hipótese diagnóstica adequada.

HISTÓRIA CLÍNICA

História gestacional e perinatal

Infecções maternas

Algumas infecções maternas ocorridas durante a gestação frequentemente se associam a cardiopatias congênitas. O exemplo mais conhecido é a rubéola que, se ocorrer no 1º trimestre da gestação, pode resultar em estenose pulmonar e persistência do canal arterial (PCA) no recém-nascido. Outras infecções virais precoces (1º trimestre) podem ser teratogênicas e, se ocorrerem no final da gestação, podem acarretar miocardites no feto e no recém-nascido.[1]

Uso de medicações durante a gestação

Anfetaminas, anticonvulsivantes (p.ex., fenitoínas), progesterona e estrogênios são altamente teratogênicos. Ingesta excessiva de álcool pode acarretar a síndrome alcoólica fetal, que frequentemente se associa a presença de cardiopatias como coagulação intravascular disseminada (CIV), PCA, comunicação interatrial (CIA) e tetralogia de Fallot.

Doenças maternas

Algumas doenças maternas aumentam a prevalência de cardiopatias no recém-nascido. O diabete materno aumenta o risco de transposição das grandes artérias, CIV, PCA e de cardiomiopatia hipertrófica. Lúpus eritematoso sistêmico e outras doenças do colágeno aumentam o risco de ocorrência de bloqueio atrioventricular congênito no feto. Mães portadoras de cardiopatia congênita têm risco elevado de recorrência de cardiopatia nos seus filhos, podendo chegar a 15%, o que é bastante elevado quando se compara a incidência de cardiopatia congênita geral na população, que é de 1%.[1]

História pós-natal

A maioria das cardiopatias apresenta-se na infância por meio de uma das seguintes formas: cianose, insuficiência cardíaca, baixo débito sistêmico ou a combinação entre eles. Outras formas menos frequentes são sopro cardíaco, dor torácica, palpitações e síncope.

Cianose

É sinal clínico caracterizado pela coloração azulada da pele e mucosas e que ocorre quando há uma quantidade de hemoglobina reduzida acima de 5 g/dL no sangue arterial. Esse sinal pode aparecer precocemente no período neonatal, por exemplo nas cardiopatias do tipo atresia pulmonar, ou pode ocorrer de forma progressiva ao longo dos primeiros meses de vida, como na tetralogia de Fallot. A detecção clínica de cianose em geral ocorre quando a saturação periférica está menor que 85%, e pode ser mais dificilmente observada nas crianças de raça negra. Isso explica o fato de ainda se encontrar crianças com cardiopatias congênitas cianóticas cujo diagnóstico é feito de forma tardia.

As cardiopatias congênitas cianóticas apresentam obrigatoriamente uma mistura (*shunt*) de sangue do território venoso para o arterial (direita-esquerda). Além disso, algumas dessas cardiopatias apresentam redução do fluxo pulmonar, pois há estenose pulmonar associada, como é o caso da tetralogia de Fallot. Outras cardiopatias cianóticas poderão apresentar aumento do fluxo pulmonar caso não tenham estenose pulmonar, por exemplo na transposição das grandes artérias com CIV. Nesse último grupo de cardiopatias, a criança apresenta sinais de insuficiência cardíaca associados à cianose.

As cardiopatias cianóticas podem se apresentar por meio de crises de cianose ou também chamadas crises hipoxêmicas. São caracterizadas pelo aparecimento súbito de cianose e acompanhadas de instabilidade hemodinâmica e respiratória e, por vezes, até mesmo torpor e perda de consciência. Geralmente apresentam algum fator precipitante, como choro intenso, febre, esforço para evacuar ou anemia.

Sintomas de insuficiência cardíaca e baixo débito sistêmico

As cardiopatias que cursam com insuficiência cardíaca na criança geralmente são aquelas que apresentam aumento do fluxo pulmonar em decorrência de defeitos septais (p.ex., CIV, PCA) com mistura de sangue da esquerda para a direita, ou aquelas com disfunção ventricular, como as miocardiopatias.

Os principais sintomas de insuficiência cardíaca na criança são aumento do esforço respiratório (taquidispneia), cansaço aos esforços (às mamadas no lactente), taquicardia, sudorese acentuada e aumento do número de infecções respiratórias.

No lactente, as dificuldades para se alimentar, aliadas ao aumento do gasto energético basal que ocorre com a respiração, acarretam baixo ganho ponderal e desnutrição.

Algumas cardiopatias podem cursar com sinais e sintomas de baixo débito sistêmico, que se caracterizam por intolerância aos esforços, palidez e sudorese, pré-síncope ou síncope aos esforços. Fazem parte desse grupo cardiopatias com obstrução ao fluxo aórtico, como estenose aórtica e coarctação de aorta.

EXAME FÍSICO CARDIOVASCULAR

O exame físico deve ser completo e realizado de forma sistematizada. A técnica e a sequência dependem da idade do paciente, sendo que o exame físico realizado em um lactente pode não ser realizado na mesma sequência que em um adolescente, mas ambos devem ser completos. Sugere-se iniciar com a aferição dos sinais vitais. Esses dados devem ser analisados e interpretados levando-se em consideração a idade da criança por meio de tabelas específicas.

Inspeção geral

Deve-se observar o aspecto geral da criança, procurando alterações que possam estar relacionadas a alguma síndrome genética (p.ex., síndrome de Down, Williams, Turner, Noonan, etc.). Estado nutricional, padrão respiratório e cianose devem ser observados.

Nos casos de cianose, deve-se observar se há presença de baqueteamento digital, o que significa estado de hipoxemia crônica, geralmente maior que 6 meses de evolução.

Quanto ao padrão respiratório, deve-se observar se há retrações subcostais e/ou intercostais, além de deformidades torácicas, o que costuma ocorrer nos casos de insuficiência cardíaca em que há aumento do fluxo pulmonar e do trabalho respiratório.

Peso e estatura

Essas informações são importantes, pois permitem determinar se a criança apresenta algum grau de comprometimento no crescimento. Várias cardiopatias podem cursar com graus variados de desnutrição, como as cardiopatias com hiperfluxo pulmonar e insuficiência cardíaca (p.ex., cardiopatias tipo comunicação interventricular).

Sinais vitais principais

Frequência cardíaca (FC)

A aferição da FC deve ser feita pela ausculta direta dos batimentos cardíacos ou da palpação dos pulsos arteriais. É importante conhecer os valores normais de FC para cada faixa etária para que se possa fazer uma interpretação adequada dos valores encontrados. Taquicardia (aumento da FC) pode ser um sinal importante de insuficiência cardíaca ou mesmo de arritmia cardíaca, assim como o achado de FC mais baixa (bradicardia). Os valores esperados de FC em crianças e adolescentes de 0 a 18 anos estão descritos na Tabela 1.[2]

Frequência respiratória (FR)

A aferição da FR deve ser feita pela observação dos movimentos respiratórios da criança e contados ao longo de pelo menos 1 minuto. Crianças geralmente apresentam respiração periódica e, por isso, não se pode aferir a FR em tempo menor que 1 minuto. Assim como para a FC, é importante conhecer os valores normais de FR para cada faixa etária. Taquipneia é um dos sinais clínicos mais frequentes e precoces de insuficiência cardíaca na criança, porém, esse sinal é frequentemente negligenciado durante o exame físico pediátrico. O aumento da FR geralmente antecede o quadro de dispneia, que é mais facilmente detectado ao exame físico. Na Tabela 1, estão descritos os valores normais de FR para crianças e de adolescentes de 0 a 18 anos.[2]

Pressão arterial

Recomenda-se que toda criança tenha sua pressão arterial aferida em algum momento do exame pediátrico ou cardiológico. Em geral, essa aferição não é fácil de ser feita em crianças pequenas, e o examinador deve ter especial atenção para utilizar o manguito adequado. Sugere-se que seja utilizado um manguito cuja largura do *cuff* seja de 50% da circunferência do membro aferido. Devem-se realizar 3 aferições consecutivas e, em geral, descarta-se a primeira aferição. A análise da medida obtida deve ser feita utilizando-se curvas específicas para cada faixa etária.[3]

Oximetria de pulso

Deve fazer parte do exame físico cardiológico pediátrico, pois existem inúmeras cardiopatias que cursam com hipoxemia, sem, entretanto, apresentarem cianose ao exame clínico. O valor considerado normal é maior ou igual a 95%, não podendo haver diferença maior que 3% entre membros superiores e inferiores. Cianose clínica geralmente é percebida quando a saturação periférica é menor que 85%. Crianças que apresentam saturação entre 85 e 95% geralmente não manifestam cianose, mas apresentam hipoxemia, que pode ser decorrente de cardiopatia cianótica. O oxímetro de pulso permite averiguar adequadamente a saturação periférica de oxigênio em crianças com perfusão periférica adequada, porém, em situações de baixo débito sistêmico ou choque, a sua utilização não é recomendada. Nos últimos anos, a oximetria de pulso tem sido utilizada como ferramenta de detecção precoce de cardiopatias críticas no recém-nascido.[4]

Exame cardiovascular específico

Inspeção e palpação precordial

A região precordial de uma criança normal geralmente não apresenta abaulamentos ou impulsões visíveis ou palpáveis. A presença de um precórdio abaulado e hiperdinâmico é característica de cardiopatias com aumento do volume cardíaco, como os defeitos septais (p.ex., CIV) ou grandes regurgitações valvares (p.ex., insuficiência mitral). Durante a palpação do precórdio, devem-se definir a posição do *ictus* e a presença de bulhas palpáveis ou de frêmitos. Impulsões palpáveis na região da borda esternal esquerda podem indicar hipertensão no ventrículo direito, e a presença de 2ª bulha palpável no foco pulmonar pode significar hipertensão pulmonar. A presença de frêmitos tem grande valor diagnóstico, e a sua localização pode sugerir fortemente determinadas cardiopatias, por exemplo, um frêmito sistólico no 2º espaço intercostal esquerdo sugere estenose pulmonar valvar, e frêmito sistólico no 2º espaço intercostal direito e na fúrcula esternal sugere estenose aórtica.

Ausculta cardíaca

A ausculta cardíaca pode trazer informações muito importantes para o diagnóstico anatômico e funcional de doença cardíaca pediátrica. Para tanto, alguns princípios precisam ser lembrados antes da sua realização.

O local de realização do exame deve estar silencioso.

O exame deve ser feito com o paciente tranquilo e colaborativo. Caso isso não ocorra, por exemplo, um lactente muito choroso, deve-se considerar realizar o exame em ou-

Tabela 1 Valores de referência da frequência cardíaca (FC) e da frequência respiratória (FR) em crianças de 0 a 18 anos

		0 a 7 dias	1 mês	1 ano	8 anos	18 anos
FC (bpm)	Percentil 99	170	180	160	120	100
	Percentil 50	130	145	125	90	70
	Percentil 1	90	110	90	60	40
FR (ipm)	Percentil 99		68	55	25	22
	Percentil 50		44	35	20	15
	Percentil 1		25	22	15	10

tro momento ou tomar providência para acalmar o bebê, como alimentá-lo, colocá-lo no colo dos pais ou mesmo aguardar um momento de sono espontâneo.

O estetoscópio deve ser apropriado para a idade e o tamanho da criança. Em geral, crianças não gostam de estetoscópios e devem se familiarizar com eles um pouco antes do exame. Lembre-se de aquecê-lo antes de colocá-lo no tórax da criança. Idealmente, deve ter a campânula e o diafragma para que se possa analisar adequadamente ruídos de baixa frequência (mais audíveis com a campânula) e de alta frequência (mais audíveis com o diafragma).

A ausculta deve ser sistematizada de forma a percorrer toda a região precordial, a região axilar bilateral, o dorso e a região supraesternal. A rotina natural é começar pela região apical (área mitral), depois borda esternal esquerda baixa (área tricúspide), borda esternal esquerda média, borda esternal esquerda alta (área pulmonar) e finalizar na borda esternal direita alta (área aórtica). Em cada foco de ausculta, deve-se analisar inicialmente a 1ª bulha (sístole), a 2ª bulha (diástole) e, somente após isso, os demais ruídos. Quando um sopro está presente, geralmente ele desvia nossa atenção e atrapalha a avaliação inicial das bulhas. É necessário ter disciplina para não permitir que isso ocorra, pois é preciso definir o ciclo cardíaco (1ª e 2ª bulhas) antes de analisar qualquer sopro. Muitos erros ocorrem quando não se segue essa sistematização. Na Figura 1, é possível observar a localização no tórax das principais áreas de ausculta cardíaca.

Ruídos cardíacos

A interrupção súbita do fluxo sanguíneo ocasionado pelo fechamento das valvas cardíacas é responsável pelo surgimento da 1ª e da 2ª bulhas cardíacas. Esses ruídos não são gerados pela coaptação das cúspides valvares, mas, sim, pela interrupção súbita do fluxo de sangue nas valvas fechadas. Isso gera um ruído audível de alta frequência e alta intensidade. O fluxo de sangue que passa normalmente pelo coração tem baixa frequência e não é audível.

- 1ª bulha (B1): está relacionada ao fechamento das valvas mitral e tricúspide, sendo mais audível nos focos mitral (apical) e tricúspide (borda esternal esquerda baixa). Tem dois compon entes, o mitral e tricúspide, sendo que a distância entre esses componentes é pequena, e não é comum observar desdobramentos da 1ª bulha na criança. Em condições normais, a 1ª bulha tem maior intensidade no foco mitral, porém, em algumas situações de hipertensão no ventrículo direito, ela passa a ser mais intensa no foco tricúspide (p.ex., transposição das grandes artérias);
- 2ª bulha (B2): está relacionada ao fechamento das valvas aórtica e pulmonar, sendo mais audível nos focos pulmonar (borda esternal esquerda alta) e aórtico (borda esternal direita alta). O melhor local para se analisar a 2ª bulha é no foco pulmonar. Tem dois componentes, o aórtico (A2) e o pulmonar (P2), sendo que o P2 ocorre um pouco após o A2. A intensidade da 2ª bulha nessa região e a presença de desdobramentos devem ser bem analisadas (Figura 1):
  - desdobramento normal de B2: a 2ª bulha normalmente apresenta um desdobramento variável com o ciclo respiratório, sendo maior na inspiração e diminuindo na expiração (Figura 2);
  - alterações patológicas de B2: as principais alterações estão relacionadas ao desdobramento e à intensidade da B2 no foco pulmonar;

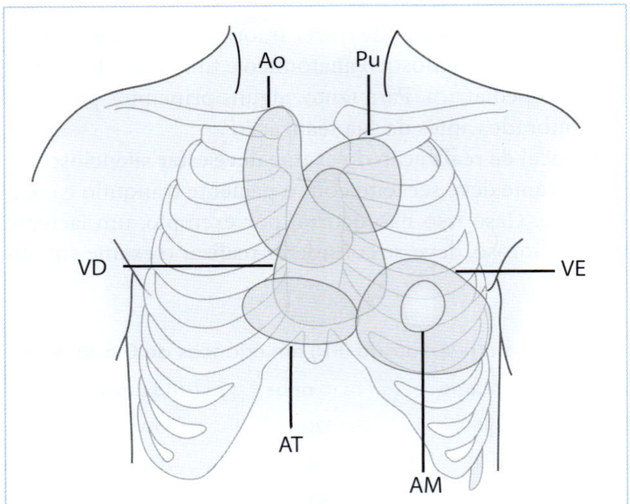

Figura 1 Localização das áreas de ausculta cardíaca: área mitral (AM), área tricúspide (AT), área pulmonar (Pu) e área aórtica (Ao). VD representa a área referente ao ventrículo direito e VE ao ventrículo esquerdo.

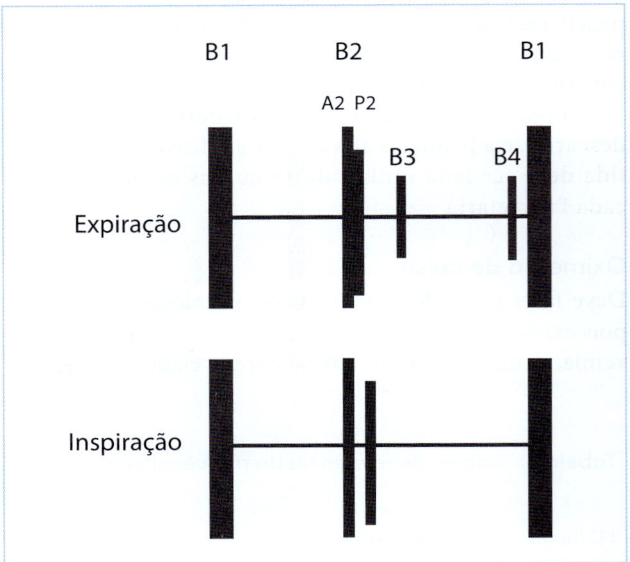

Figura 2 Representação esquemática das bulhas cardíacas ao longo do ciclo cardíaco. B1 representa a 1ª bulha, B2, a 2ª bulha, B3, a 3ª bulha e B4, a 4ª bulha. Observa-se que B2 apresenta 2 componentes, aórtico (A2) e pulmonar (P2), que se distanciam durante a inspiração, ocasionando o desdobramento de B2 (fisiológico).

- desdobramento amplo e fixo de B2 ocorre em situações em que a sístole do ventrículo direito é prolongada, como na comunicação interatrial e no bloqueio de ramo direito;
- B2 única (ausência completa de desdobramento) pode significar hipertensão pulmonar (P2 aproxima-se de A2), presença de apenas uma valva arterial (atresia pulmonar, atresia aórtica, tronco arterial comum), ou quando se ouve apenas o componente A2 por conta de uma má posição da valva pulmonar (p.ex., transposição das grandes artérias, tetralogia de Fallot);
- quanto à intensidade, B2 hiperfonética pode indicar hipertensão pulmonar, enquanto B2 hipofonética ocorre na estenose pulmonar;

• 3ª bulha (B3): ocorre na fase inicial da diástole, quando o fluxo de sangue atrial chega ao ventrículo. Pode ser um achado normal em crianças de 2 a 8 anos, mas está presente em cardiopatias com grande dilatação e redução da complacência do ventrículo esquerdo (p.ex., miocardiopatias, cardiopatias com grande *shunt* esquerda-direita). É um ruído audível, porém de menor intensidade que B1 e B2. Geralmente audível nos focos mitral e tricúspide (borda esternal esquerda baixa);

• 4ª bulha (B4): ocorre na fase final da diástole, após a contração atrial, quando esse fluxo de sangue se choca com um ventrículo dilatado e com alteração de complacência (p.ex., miocardiopatias). É um ruído sempre patológico.

Sopro cardíaco

Os sopros são produzidos em decorrência de um fluxo sanguíneo turbulento que causa uma vibração nas estruturas intracardíacas e vasculares com intensidade suficiente para ser transmitida e ser audível na parede torácica.

O sopro deve ser identificado e analisado de forma sistematizada, devendo-se observar principalmente os seguintes aspectos: intensidade, localização em relação ao ciclo cardíaco (sistólico, diastólico, contínuo), localização principal e irradiação no tórax e intensidade.

1. Intensidade do sopro: a intensidade de um sopro é determinada pelo volume de sangue que se movimenta no local de turbulência de fluxo e o gradiente de pressão existente entre as câmaras cardíacas. Quanto maior o volume de fluxo e o gradiente de pressão, maior a intensidade do sopro. Utiliza-se a seguinte classificação para graduar a intensidade de um sopro:[5]

• grau 1: audível apenas com ausculta cuidadosa;
• grau 2: sopro discreto, porém facilmente audível;
• grau 3: sopro moderado, porém sem frêmito;
• grau 4: sopro intenso, acompanhado de frêmito;
• grau 5: sopro intenso, detectado com o estetoscópio tocando levemente o tórax;
• grau 6: sopro intenso, detectado mesmo sem o estetoscópio estar tocando totalmente o tórax.

2. Classificação quanto à localização no ciclo cardíaco: de acordo com a localização do sopro em relação à 1ª e à 2ª bulhas cardíacas, o sopro é classificado em sistólico, diastólico ou contínuo (Figura 3):

• sopro sistólico: ocorre entre a 1ª e a 2ª bulhas cardíacas e é classificado em sopro de ejeção e de regurgitação, de acordo com o início do sopro em relação à 1ª bulha:
  - sopro sistólico em ejeção: inicia-se após a 1ª bulha e tem caráter crescendo-decrescendo, geralmente terminando antes da 2ª bulha. É geralmente causado

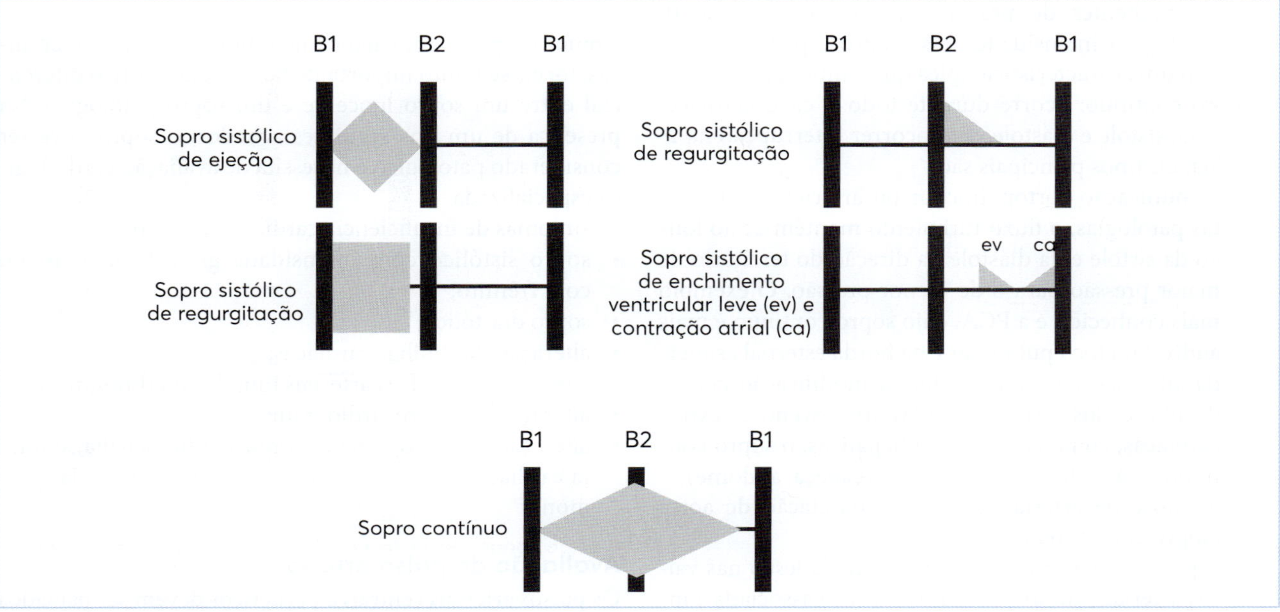

Figura 3 Representação esquemática dos principais tipos de sopro cardíaco e sua classificação quanto a localização no ciclo cardíaco. B1 = 1ª bulha; B2 = 2ª bulha.

pela obstrução ao fluxo sanguíneo nas vias de saída direita ou esquerda (estenótica pulmonar ou aórtica);
  - sopro sistólico em regurgitação: inicia-se junto à 1ª bulha (não há intervalo algum entre a 1ª bulha e o início do sopro) e geralmente tem duração mais longa, podendo ocorrer em toda a sístole (holossistólico). Esse tipo de sopro é sempre patológico e está presente nas seguintes situações: comunicação interventricular, insuficiência tricúspide e insuficiência mitral;
- sopro diastólico: ocorre entre a 2ª bulha e a 1ª bulha e é classificado em 3 tipos, de acordo com o mecanismo hemodinâmico causador do sopro:
  - sopro diastólico em regurgitação: inicia-se junto com a 2ª bulha (protodiastólico) e tem caráter em decrescendo, diminuindo sua intensidade ao longo da diástole até o início da 1ª bulha. É o sopro característico da insuficiência das valvas arteriais. É mais audível na borda esternal esquerda média e geralmente tem irradiação para o foco mitral ou tricúspide. Na insuficiência aórtica, o sopro tem alta intensidade em virtude de um elevado gradiente entre a pressão da aorta e a pressão do ventrículo esquerdo, enquanto na insuficiência pulmonar, a intensidade do sopro será menor, exceto nos casos de hipertensão arterial pulmonar;
  - sopro diastólico de enchimento ventricular: decorre de uma estenose relativa das valvas mitral ou tricúspide em situações de alto fluxo através delas, como ocorre em cardiopatias com grande *shunt* esquerda-direita (p.ex., comunicação interventricular, comunicação interatrial). É mais audível no foco mitral ou tricúspide e geralmente é de pequena intensidade;
  - sopro diastólico pré-sistólico (contração atrial): ocorre no final da diástole, após a contração atrial. É característico da estenose mitral ou tricúspide. Como os gradientes de pressão são pequenos (5 a 10 mmHg), a intensidade desse sopro é pequena, mas tem uma característica típica que lembra um "ruflar";
- sopro contínuo: ocorre durante todo o ciclo cardíaco, ou seja, sístole e diástole, sem ocorrer interrupção na 2ª bulha. Os tipos principais são:
  - comunicação aortopulmonar ou arteriovenosa: nestas patologias, o fluxo turbulento mantém-se ao longo da sístole e da diástole na direção do território de maior pressão para o de menor pressão. O exemplo mais conhecido é a PCA, cujo sopro contínuo é mais audível no foco pulmonar e na borda esternal esquerda alta, não havendo nenhuma modificação com o decúbito. Nos casos de fístulas arteriovenosas extracardíacas, como cerebrais ou hepáticas, o sopro contínuo será audível nessas regiões (cabeça, abdome);
  - estenose de artérias: como na coarctação de aorta (sopro contínuo no dorso);
  - sopro sistodiastólico: decorre de dupla lesão nas valvas arteriais, como na estenose aórtica associada a insuficiência aórtica, ou na estenose pulmonar associada a insuficiência pulmonar. Nessas situações, o sopro será sistólico e diastólico, porém a direção do fluxo sanguíneo não será a mesma ao longo do ciclo cardíaco, o que o diferencia do sopro contínuo da PCA;
  - sopro venoso: decorre de uma discreta turbulência de fluxo na chegada das veias inominadas junto à veia cava superior direita. É um sopro benigno e faz parte do grupo de sopros inocentes. É mais audível na borda esternal direita, estando a criança em posição sentada, e geralmente desaparece na posição supina;
- sopro inocente: a maioria das crianças (70 a 80%) apresenta algum tipo de sopro cardíaco inocente ao longo da infância, sendo mais frequente entre 3 e 5 anos de idade. Esse sopro não é patológico e não está associado à presença de cardiopatia. Eles geralmente são detectados ou se acentuam em situações de elevação do débito cardíaco, como febre ou anemia. Os três principais tipos de sopro inocente são:
  - sopro de Still: é o tipo mais comum de sopro inocente. Trata-se de um sopro sistólico de ejeção de pequena intensidade (grau 1 a 2) localizado na borda esternal esquerda média, com timbre vibratório, cuja explicação fisiopatológica é o aumento da velocidade de fluxo na via de saída do ventrículo esquerdo ou a presença de uma pequena corda tendínea no ventrículo esquerdo;
  - sopro inocente pulmonar: é o segundo tipo mais comum; também um sopro de ejeção de pequena intensidade (grau 1 a 3) localizado na borda esternal esquerda alta. Também decorre de um aumento da velocidade de fluxo sanguíneo na via de saída do ventrículo direito, sendo mais comumente audível em crianças magras com tórax "fino" ou com *pectus excavatum*;
  - sopro venoso contínuo: é o terceiro tipo mais comum, já descrito anteriormente.

Como o sopro é um sinal clínico muito comum em crianças, torna-se muito importante fazer o diagnóstico diferencial entre um sopro inocente e um sopro patológico. Na presença de um dos seguintes achados, o sopro deve ser considerado patológico e necessita de avaliação cardiológica especializada:

- sintomas de insuficiência cardíaca ou cianose;
- sopro sistólico com intensidade grau 3 ou mais, ou com frêmito;
- sopro diastólico;
- alteração das bulhas cardíacas;
- alteração nos pulsos arteriais (amplos ou diminuídos);
- alteração no eletrocardiograma;
- alteração na radiografia de tórax: cardiomegalia, silhueta cardíaca alterada ou alteração da trama vascular pulmonar.

Avaliação do pulso arterial

Os pulsos arteriais centrais e periféricos devem ser palpados nos membros superiores e inferiores (nas 4 extremidades). Deve-se avaliar tanto a presença quanto a intensidade do pulso arterial, procurando-se fazer uma comparação entre o achado nos membros superiores e membros inferiores.

Em uma criança que apresenta pulsos cheios e amplos nos membros superiores e pulsos finos ou ausentes nos membros inferiores, o diagnóstico de coarctação de aorta é praticamente certo.

Pulsos com amplitude aumentada em todas as extremidades demonstram redução da pressão diastólica na aorta, o que ocorre na insuficiência aórtica e na persistência do canal arterial.

Pulsos com amplitude diminuída em todas as extremidades demonstram redução do fluxo aórtico, o que ocorre nas lesões obstrutivas do lado esquerdo (estenose aórtica grave, síndrome de hipoplasia do coração esquerdo), taquiarritmias graves e choque de qualquer etiologia.

REFERÊNCIAS BIBLIOGRÁFICAS

1. Park MK. The pediatric cardiology handbook. 3.ed. Philadelphia: CV Mosby, 2003. p.1-20.
2. Fleming S, Thompson M, Stevens R, Heneghan C, Plüddemann A, Maconochie I et al. Normal ranges of heart rate and respiratory rate in children from birth to 18 years: a systematic review of observational studies. Lancet 2011; 377(9770):1011-18.
3. Park MK, Menard SW, Yuan C. Comparison of blood pressure in children from three ethnic groups. Am J Cardiol 2001; 87:1305-8.
4. Mahle WT, Newbuerger JW, Matherne GP, Smith FC, Hoke TR, Koppel R et al. Role of pulse oximetry in examining newborns for congenital heart disease. A scientific statement from the American Heart Association and American Academy of Pediatrics. Circulation 2009; 120:447-58.
5. Levine SA. The systolic murmur: its clinical significance. JAMA 1933; 101:436-8.

CAPÍTULO 2

PRINCIPAIS CARDIOPATIAS CONGÊNITAS: RECONHECIMENTO E CONDUTA

Cristiane Nogueira Binotto
Patrícia Guedes de Souza

AO FINAL DA LEITURA DESTE CAPÍTULO, O PEDIATRA DEVE ESTAR APTO A:

- Suspeitar de alterações que possam representar uma cardiopatia congênita.
- Reconhecer as enfermidades que necessitam de tratamento com urgência.
- Aplicar a melhor conduta clínica antes de encaminhar o paciente a um centro especializado.

INTRODUÇÃO

Cardiopatia congênita é definida por Mitchell et al.[1] como uma alteração estrutural do coração ou dos grandes vasos da base, apresentando significância funcional real ou potencial. Samánek e Vorisková[2] encontraram 5.030 crianças com cardiopatia congênita entre 816.569 recém-nascidos, o que corresponde a uma prevalência de 6,2:1.000 nascidos vivos. Estudos mais recentes têm encontrado aumento na prevalência de cardiopatias congênitas, principalmente naquelas menos complexas, como a comunicação interventricular (CIV)[3].

A manifestação clínica da cardiopatia congênita ocorre principalmente nos primeiros meses de idade; no entanto, o reconhecimento da doença pode ser feito em qualquer fase da vida, inclusive no período fetal e na fase adulta. É frequente, por exemplo, o diagnóstico de comunicação interatrial (CIA) no paciente adulto.

Na evolução natural da cardiopatia congênita, a mortalidade é extremamente alta. Cerca de 20% das crianças morrem nos primeiros 12 meses de vida, e a sobrevida em 15 anos é de 77%[2].

O pediatra tem função importante na mudança do curso natural da cardiopatia congênita. Ele deve suspeitar dessa alteração, reconhecer as enfermidades que necessitam de tratamento com urgência e saber aplicar a melhor conduta clínica antes de encaminhar o paciente a um centro especializado.

Este capítulo tem o objetivo de orientar o pediatra no diagnóstico e na conduta das cardiopatias congênitas mais frequentes.

ASPECTOS CLÍNICOS E FISIOPATOLÓGICOS

Apesar do número de cardiopatias congênitas ou das associações de defeitos congênitos, os distúrbios fisiopatológicos produzidos são limitados. Muitas lesões complexas com potencial de alta letalidade podem apresentar-se como um processo fisiopatológico simples; por isso, deve-se definir a anatomia e a fisiologia sem hesitação, para direcionar a conduta e evitar consequências desastrosas[4]. Os neonatos e lactentes são encaminhados, geralmente, por quatro alterações clínicas: cianose, insuficiência cardíaca (IC), sopro e arritmia[4]. Em crianças maiores e adolescentes, outros sintomas podem estar associados às anomalias congênitas, como dor precordial, tontura e síncope[5].

Os sintomas dos pacientes são manifestações de distúrbios hemodinâmicos e estão fundamentalmente relacionados às alterações no fluxo pulmonar; por isso, as cardiopatias congênitas são classificadas funcionalmente em: cardiopatia de hipofluxo pulmonar, cardiopatia de hiperfluxo pulmonar e cardiopatia de normofluxo pulmonar.

A história clínica desde o período fetal, incluindo história de cardiopatia congênita na mãe ou em gestações anteriores, exame físico bem detalhado, geral e específico, com medida de pressão arterial em membro superior e inferior e caracterização do sopro, é fundamental na avaliação da criança com suspeita de cardiopatia congênita. A radiografia de tórax e o eletrocardiograma (ECG) são exames mais acessíveis e contribuem para a formulação de uma hipótese de diagnóstico, mas em raras ocasiões indicam uma doença. O ecocardiograma bidimensional com Doppler é o exame mais importante no diagnóstico do defeito anatômico e na avaliação funcional. Há, ainda, outros exames que podem ser importantes no diagnóstico, como estudo hemodinâmico, tomografia computadorizada, angiotomografia e ressonância magnética.

As cardiopatias congênitas podem ser divididas em quatro tópicos: cardiopatias cianóticas, lesões com *shunt* esquerda direita, lesões obstrutivas e miscelâneas[6].

Cardiopatias cianóticas

A cianose da criança com cardiopatia congênita é do tipo central, quase sempre generalizada; entretanto, em alguns casos, ela pode ser evidente no dimídio inferior (membros inferiores) e ausente no dimídio superior (membros superiores e mucosas) e vice-versa, denominada cianose diferencial.

As principais cardiopatias com essa manifestação clínica estão listadas na Tabela 1.

Tabela 1 Frequência das principais cardiopatias congênitas que se manifestam com cianose

Tipo	Frequência (%)[a]
Transposição simples das grandes artérias[b]	5,39
Tetralogia de Fallot	3,36
Dupla via de saída do ventrículo direito com EP[b]	1,37
Ventrículo único com EP[b]	1,33
Tronco arterioso[b]	1,09
Atresia pulmonar com septo interventricular íntegro	1,05
Drenagem anômala total das veias pulmonares[c]	0,80
Atresia tricúspide	0,78
Anomalia de Ebstein[b]	0,04

EP: estenose pulmonar.
[a] Frequência das cardiopatias congênitas[2].
[b] O quadro clínico depende do tipo morfológico; alguns casos apresentam a cianose como manifestação predominante, e outros, a IC.
[c] O quadro clínico predominante é a ICC, com cianose leve.

Há três causas para a cianose: presença de uma lesão obstrutiva direita com *shunt* da direita para esquerda (por exemplo, tetralogia de Fallot), conexão ventrículo-arterial discordante (TGA) e presença de uma mistura comum (por exemplo, ventrículo único).

O aparecimento da cianose ocorre quando a concentração da hemoglobina reduzida no sangue circulante é maior que 5 g/dL, por isso ela pode estar ausente em crianças com anemia. A cianose também pode ser leve ou mesmo ausente nos casos de fluxo pulmonar aumentado e grande mistura arteriovenosa.

A diferenciação entre a cianose de causa cardíaca e a não cardíaca (pulmonar, hematológica e neurológica) pode ser feita de maneira simples e rápida com o auxílio do ecocardiograma, embora a utilização deste método ainda seja restrita em muitos serviços. O teste de hiperoxia pode auxiliar no diagnóstico diferencial entre causa cardíaca e não cardíaca de cianose central. O aumento de pO_2 acima de 160 mmHg após a administração de oxigênio a 100%, por 5 a 10 minutos, sugere ausência de cardiopatia congênita cianótica, mas $pO_2 > 250$ mmHg efetivamente a exclui. O não aumento do pO_2 acima dos níveis citados está fortemente associado a alteração cardiológica.

Após reconhecer a cianose como de origem cardíaca, é imperativa a definição morfológica da anomalia. A cianose jamais deve ser menosprezada ou apenas observada, particularmente se o paciente não estiver com insuficiência respiratória[3]. Em algumas doenças, a criança aparenta estar normal nos primeiros dias, mas pode piorar subitamente e evoluir para óbito em poucas horas. Por isso, recomenda-se que, quando houver suspeita de cardiopatia congênita cianótica, a investigação seja feita em caráter de urgência.

A Tabela 2 apresenta um esquema de raciocínio diagnóstico das principais cardiopatias congênitas cianóticas, utilizando a clínica, a radiografia de tórax e o ECG.

Lesões com *shunt* E-D e lesões obstrutivas

Uma variedade de cardiopatias congênitas pode evoluir com IC, porém as principais são as cardiopatias congênitas de hiperfluxo pulmonar com hipertensão venocapilar pulmonar e as doenças obstrutivas, nas quais predominam as obstruções esquerdas (Tabela 3).

O quadro clínico, em geral, é de IC global, com taquipneia, cansaço e interrupções às mamadas, sudorese, taquicardia, cardiomegalia e hepatomegalia. É rara a descompensação isolada do lado esquerdo ou do lado direito do coração.

Dois fatores são fundamentais para o desencadeamento da IC: o primeiro é o fechamento do canal arterial, que ocorre funcionalmente durante as primeiras horas ou nos dias iniciais de vida; e o segundo, a diminuição da resistência vascular pulmonar, que ocorre ao longo dos primeiros meses de idade.

O débito sistêmico em doenças obstrutivas, como hipoplasia de ventrículo esquerdo, estenose aórtica crítica e coarctação da aorta pré-ductal, depende do fluxo da artéria pulmonar para a aorta através do canal arterial. Com o fechamento do canal, o fluxo sistêmico diminui abruptamente, ocorrendo IC e choque cardiogênico.

O quadro clínico é mais tardio em doenças com *shunt* da esquerda para a direita, como a CIV, a persistência do canal arterial (PCA) e o defeito do septo atrioventricular (DSAV). A passagem de sangue da circulação sistêmica para a circulação pulmonar depende de uma diminuição significativa da resistência vascular pulmonar, o que ocorre a partir do final do primeiro mês de vida. O aparecimento da anemia fisiológica contribui para essa diminuição.

A doença de Ebstein, anomalia da valva tricúspide, pode descompensar mais cedo. Diferentemente dos mecanismos anteriores, sua descompensação depende do grau do comprometimento da valva tricúspide e da resistência vascular pulmonar aumentada, que dificultam a progres-

Tabela 2 Esquema diagnóstico das principais cardiopatias congênitas que se manifestam com cianose

Fluxo pulmonar (radiografia de tórax)	Sintomas	Ausculta	ECG	Diagnóstico
Hipofluxo	Cianose[a]	Sopro sistólico	SVD	Tetralogia de Fallot/DVSVD + EP
		Sopro sistólico	SVE + BAE	Atresia tricúspide
		Sopro contínuo/sopro sistólico	SVE	Atresia pulmonar
Normofluxo[b]	Cianose[c]	Normal	SVD	TGA + FO
Hiperfluxo	Cianose[d], taquipneia, sudorese, cansaço às mamadas	Sopro sistólico	SVD	DATVP
		Normal/sopro sistólico	SBIV	TGA + CIV DVSVD sem EP
		Sopro diastólico e/ou sopro sistólico	SBIV	Tronco arterioso

ECG: eletrocardiograma; SVD: sobrecarga ventricular direita; SVE: sobrecarga ventricular esquerda; HBAE: hemibloqueio anterior esquerdo; SBIV: sobrecarga biventricular; DVSVD + EP: dupla via de saída de ventrículo direito com estenose pulmonar; TGA + FO: transposição das grandes artérias com forame oval; DATVP: drenagem anômala total de veias pulmonares; TGA + CIV: transposição das grandes artérias com comunicação interventricular; DVSVD sem EP: dupla via de saída de ventrículo direito sem estenose pulmonar.
[a] Cianose variável, dependente da quantidade de fluxo pulmonar.
[b] Em geral, o fluxo pulmonar é normal, mas pode estar discretamente aumentado.
[c] A cianose geralmente é importante.
[d] A cianose geralmente é leve.

Tabela 3 Frequência das principais cardiopatias congênitas que se manifestam com IC

Tipo	Frequência (%)[a]
Comunicação interventricular	41,59
Estenose aórtica	7,77
Transposição dos grandes vasos da base[b]	5,39
Coarctação da aorta	5,29
Persistência do canal arterial	5,07
Defeito do septo atrioventricular	4
Síndrome de hipoplasia do ventrículo esquerdo[b]	3,42
Dupla via de saída do ventrículo direito[b]	1,37
Ventrículo único[b]	1,33
Tronco arterioso[b]	1,09
Drenagem anômala total de veias pulmonares[b]	0,80
Doença de Ebstein[b]	0,04
Interrupção do arco aórtico	0,38
Origem anômala da coronária esquerda	0,22

são do sangue para o sistema pulmonar e desencadeiam uma IC predominantemente direita.

Como observado, as manifestações clínicas decorrem das alterações fisiológicas. Assim, a idade do aparecimento da IC pode ser um fator de diferenciação diagnóstica da doença (Tabela 4).

O sopro cardíaco é a maior causa de encaminhamento para a investigação de cardiopatia congênita, e entre esses pacientes, aproximadamente metade apresenta sopro inocente, situação na qual não existe doença cardíaca como causa de sopro. Na presença de cardiopatia congênita, quando o sopro cardíaco é detectado em consulta de rotina, sem outros sintomas cardíacos associados, a cardiopatia normalmente é leve e de bom prognóstico. Nessa categoria, estão as cardiopatias com *shunt* da esquerda para direita e as cardiopatias obstrutivas isoladas. Como mencionado, quando essas doenças apresentam repercussão hemodinâmica, a causa de encaminhamento geralmente é a IC. As principais doenças desse grupo são: CIV, CIA, PCA, estenose pulmonar (EP) e estenose aórtica.

Miscelânea

Cardiopatias congênitas complexas, com presença de arritmia, isquemia e lesões associadas, com repercussão hemodinâmica dependendo do quadro clínico e das lesões presentes, por exemplo: coronária anômala, janela aortopulmonar, transposição corrigida das grandes artérias e anomalia de Ebstein[6].

CARDIOPATIAS CONGÊNITAS CIANÓTICAS

Tetralogia de Fallot

Com prevalência de 10% de todas as cardiopatias congênitas[2,6], é a cardiopatia congênita cianótica mais frequente em crianças.

A tetralogia de Fallot consiste no conjunto de quatro alterações cardíacas: CIV, EP, dextroposição da aorta e hipertrofia ventricular direita. O defeito anatômico fundamental é o desvio anterossuperior do septo infundibular (Figura 1).

Morfologia

O ventrículo direito apresenta dimensões externas aumentadas por causa da hipertrofia. A EP, em geral, é infundíbulo-valvar. A morfologia do infundíbulo (subpulmonar) é de grande importância clínica e cirúrgica, pois ele é a estrutura responsável pela progressão da EP. Em alguns casos, a obstrução da via de saída é total, sendo denominada atresia pulmonar com CIV. Geralmente, a CIV é do tipo perimembra-

Tabela 4 Características clínicas das principais cardiopatias congênitas que evoluem com IC

Idade	Diagnóstico	Outras características clínicas
< 48 h	Doença de Ebstein	Cianose central, cardiomegalia acentuada, BRD
	HVE	Ausência de pulso nos quatro membros, choque, ausência de sopro, SVD, cianose importante com CIA restritiva
1ª semana	EAo grave	Ausência de pulso nos quatro membros, choque, sopro sistólico leve ou ausente, SVE
	DATVP obstrutiva	Cianose central, área cardíaca normal, edema pulmonar, SVD
2ª a 3ª semanas	Coarctação da aorta	Ausência de pulso em membros inferiores, choque, ausência de sopro, SVD
> 3 semanas	TGA + CIV, tronco arterioso, DVSVD sem EP	Cianose central, SBIV
	Cardiopatias de *shunt* (CIV, PCA, DSAVT, OACE, VU sem EP)	Sopro de aparecimento tardio

HVE: hipoplasia de ventrículo esquerdo; EAo grave: estenose aórtica valvar grave; DATVP: drenagem anômala total de veias pulmonares; TGA + CIV: transposição das grandes artérias com comunicação interventricular; DVSVD sem EP: dupla via de saída de ventrículo direito sem estenose pulmonar; CIV: comunicação interventricular; PCA: persistência do canal arterial; DSAVT: defeito do septo atrioventricular total; OACE: origem anômala da artéria coronária esquerda; VU sem EP: ventrículo único sem estenose pulmonar; BRD: bloqueio do ramo direito; SVD: sobrecarga ventricular direita; CIA: comunicação interatrial; SVE: sobrecarga ventricular esquerda; SBIV: sobrecarga biventricular.

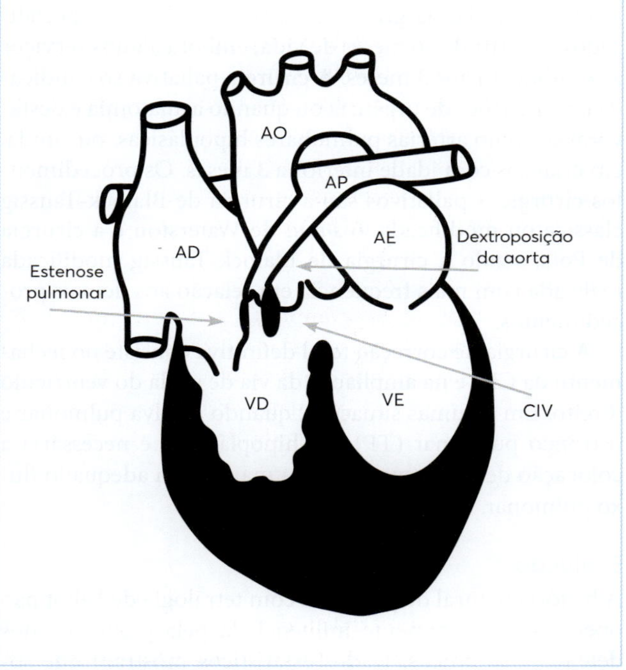

Figura 1 Tetralogia de Fallot.

AD: átrio direito; AE: átrio esquerdo; VD: ventrículo direito; VE: ventrículo esquerdo; AO: aorta; AP: artéria pulmonar; CIV: comunicação interventricular.

nosa, grande e não restritiva. As artérias pulmonares podem ser normais ou apresentar diferentes anormalidades, incluindo alterações de calibre, de confluência e de distribuição.

O cavalgamento ou dextroposição da valva aórtica é uma alteração essencial na tetralogia de Fallot; entretanto, seu grau é bastante variável, de 15 a 50%. Quando é maior que 50%, passa a ser denominada dupla via de saída de ventrículo direito (DVSVD).

A circulação colateral sistêmico-pulmonar é mais comum em pacientes com atresia pulmonar e CIV, podendo ser a única forma de suprimento sanguíneo pulmonar.

Pode ocorrer a associação de várias outras anomalias cardíacas, como CIA, PCA, DSAV, estenose subaórtica fibromuscular, estenose valvar aórtica, anomalias das conexões venosas sistêmicas e pulmonares e coarctação da aorta. O arco aórtico à direita é um achado relativamente comum nesses pacientes.

Fisiologia

Fisiologicamente, a CIV e a estenose subpulmonar são os defeitos mais importantes. A CIV serve, na realidade, como via de saída sistêmica para os ventrículos direito e esquerdo; portanto, é responsável pela equivalência de pressões entre as duas cavidades. A apresentação clínica depende da EP. A quantidade de sangue desviado do ventrículo direito para a circulação sistêmica será maior quanto maior for a EP. Assim, pacientes com EP leve são pouco cianóticos, ou mesmo acianóticos, enquanto aqueles com EP grave apresentam cianose importante[7].

Manifestações clínicas

As manifestações clínicas da tetralogia de Fallot estão diretamente relacionadas à anatomia da doença. Dessa forma, no caso de EP leve, o paciente pode ser acianótico, com sopro cardíaco alto. À medida que a EP progride, aparece a cianose e o sopro vai diminuindo. A cianose é do tipo central, generalizada, atingindo pele e mucosas.

Alguns recém-nascidos exibem cianose intensa desde o nascimento. Nesses casos, uma obstrução grave na via de saída do ventrículo direito está presente, e a circulação pulmonar pode ser dependente da persistência de um canal arterial. Crianças maiores podem apresentar baqueteamento digital e adotar a posição de cócoras para melhora da hipóxia.

A crise de hipóxia é uma manifestação clínica frequente dessa doença. Trata-se de uma situação grave e requer reconhecimento rápido e tratamento adequado, pois pode levar a complicações neurológicas graves. Durante a crise de hipóxia, o paciente apresenta cianose intensa, acompanhada por taquipneia e, frequentemente, alterações de consciência. O sopro tende a diminuir ou mesmo desaparecer, refletindo a queda da passagem de sangue pela valva pulmonar. A crise geralmente ocorre pela manhã, precipitada por atividades como defecar ou chorar. É mais frequente em lactentes entre 2 e 6 meses de idade.

No exame do precórdio, não se observa hiperatividade e pode não haver frêmito. A primeira bulha tem intensidade normal ou pouco aumentada, e a segunda bulha é única. O sopro é sistólico ejetivo e varia de intensidade e de duração, dependendo do grau de EP. O sopro contínuo pode estar presente em recém-nascidos com canal arterial aberto. Sinais de IC raramente estão presentes, a menos que exista uma grande CIV com EP leve ou grande número de colaterais sistêmico-pulmonares.

Exames complementares

A radiografia de tórax apresenta várias alterações na tetralogia de Fallot, mas nenhuma é patognomônica. Cardiomegalia é raramente observada. Em crianças maiores, o coração adquire uma forma bastante sugestiva da doença: sua ponta é desviada superiormente com o bordo esquerdo côncavo, lembrando um "tamanco holandês". A circulação pulmonar, em geral, é diminuída, mas pode estar normal ou aumentada nos casos com EP leve.

Os sinais mais característicos no ECG são desvio do eixo do QRS para a direita e hipertrofia ventricular direita. Por meio do ecocardiograma, todas as características morfológicas da tetralogia de Fallot podem ser exploradas e definidas para uma correta indicação cirúrgica: tamanho e localização da CIV, confluência e tamanho das artérias pulmonares, lateralidade do arco aórtico, suprimento sanguíneo pulmonar, anomalias associadas e origem e trajeto das artérias coronárias.

Angiotomografia e ressonância cardíaca estão indicadas em pacientes nos quais faltam dados clínicos ou ecocardiográficos para a definição de estratégia cirúrgica, como aqueles com hipoplasia importante das artérias pulmonares, além de fornecerem uma boa avaliação das artérias colaterais aorto-pulmonares[8].

Nos dias atuais, o cateterismo cardíaco diagnóstico raramente é indicado na tetralogia de Fallot; em contrapartida, um grande número de procedimentos de intervenção tem sido realizado nesse grupo de pacientes[9].

Tratamento

Tratamento clínico

Consiste em suporte para evitar a piora da cianose e a crise de hipóxia. Para isso, deve-se manter controle rigoroso da hemoglobina, a fim de evitar anemia e policitemia.

Pacientes com crises de cianose em espera para cirurgia podem beneficiar-se do uso de propranolol (1 a 3 mg/kg/dia) para promover relaxamento da musculatura infundibular e, assim, evitar as crises de hipóxia.

A crise de hipóxia tem alto risco de morte e deve ser tratada como emergência utilizando-se[6]:

- Posição joelho-tórax: com o paciente deitado, deve-se colocar os joelhos dele sobre o abdome, aumentando a resistência vascular periférica.
- Oxigenoterapia.
- Sulfato de morfina (0,2 mg/kg): a administração pode ser subcutânea, intramuscular ou endovenosa e visa a suprimir o centro respiratório e abolir a taquipneia.
- Betabloqueadores: na tentativa de relaxar a musculatura infundibular.
- Cetamina (1 a 3 mg/kg) endovenosa: promove sedação e aumento da resistência vascular periférica.
- Bicarbonato de sódio (1 mEq/kg), endovenoso.
- Vasoconstritores: epinefrina (0,01 mg/kg).
- Cirurgia paliativa de derivação sistêmico-pulmonar: indicada quando não houver melhora satisfatória com as medidas clínicas adotadas.

Tratamento cirúrgico

Atualmente, a correção total definitiva dos defeitos vem sendo realizada, na grande maioria dos centros especializados, a partir dos 6 meses de vida, embora alguns serviços já a indiquem aos 3 meses. A cirurgia paliativa só é indicada em situações de urgência ou quando a anatomia é desfavorável, como artérias pulmonares hipoplásicas, ou, ainda, em crianças com idade inferior a 3 meses. Os procedimentos cirúrgicos paliativos são a cirurgia de Blalock-Taussig clássica ou modificada, o *shunt* de Waterston e a cirurgia de Pots, sendo a cirurgia de Blalock-Taussig modificada realizada com mais frequência em relação aos demais procedimentos.

A cirurgia de correção total definitiva consiste no fechamento da CIV e na ampliação da via de saída do ventrículo direito. Em algumas situações, quando a valva pulmonar e o tronco pulmonar (TP) são hipoplásicos, é necessária a colocação de homoenxerto para manter um adequado fluxo pulmonar.

Evolução

A história natural de pacientes com tetralogia de Fallot não operados é diretamente influenciada pela gravidade dos defeitos anatômicos. Dados estatísticos mostram que somente 23% desses pacientes atingem os 10 anos de idade, e cerca de 30% deles morrem no primeiro ano de vida[6]. Os principais fatores de risco para o óbito são embolia paradoxal, trombose cerebral e pulmonar, abscesso cerebral e endocardite infecciosa. A cirurgia modificou a evolução natural desses pacientes, com bom prognóstico pós-operatório. Têm sido descritas complicações após longo tempo de seguimento, como arritmias, disfunção do ventrículo direito, hipertensão pulmonar e morte súbita[6].

A ressonância nuclear magnética é, atualmente, o principal método de imagem para avaliação da função do ventrículo direito no pós-operatório tardio de tetralogia de Fallot que apresenta sintomas e alterações significativas ao ecocardiograma e ao ECG, tendo grande importância para indicação de reoperação. Uma alternativa bem-sucedida para tratamento de pacientes com tetralogia de Fallot operados e que tenham indicação de troca de valva pulmonar é o implante percutâneo (não cirúrgico) de prótese[6].

Os pacientes com tetralogia de Fallot corrigidos cirurgicamente podem ter indicações de diferentes níveis de limitação das atividades físicas, dependendo da presença de defeitos residuais, alteração de função ventricular e arritmias.

Tetralogia de Fallot com agenesia de valva pulmonar[6]

Representa 2 a 6 % dos pacientes com tetralogia de Fallot. Trata-se de uma condição na qual os folhetos da valva pulmonar estão ausentes ou são rudimentares e o anel é estenótico, com dilatação importante do TP, comprimindo a porção inferior da traqueia e dos brônquios em desenvolvimento. Causa obstrução das vias aéreas, pneumonias e atelectasias.

Diferentemente do quadro clássico de tetralogia de Fallot, o paciente apresenta sinais de IC quando a resistência vascular diminui. Um sopro de vaivém ("som de serrar madeira") é característico, a segunda bulha única e hiperfonética e o ventrículo direito é palpável.

O ECG demonstra sinais de sobrecarga do ventrículo direito. A radiografia de tórax exibe dilatação do TP e os campos pulmonares podem ser hiperinsulflados ou com áreas de atelectasia.

A ecocardiografia realiza o diagnóstico, detecta o aneurisma gigante do TP e de seus ramos e o Doppler evidencia estenose e insuficiência pulmonar.

O tratamento indicado é cirúrgico, e o momento da cirurgia depende da gravidade dos sintomas, havendo indicação de reparo precoce nos pacientes com quadro de insuficiência respiratória[10].

Ventrículo único

Em 1984, Anderson et al. introduziram o termo "conexão atrioventricular (AV) univentricular" para descrever corações designados como ventrículo único, nos quais os átrios são unidos a apenas um ventrículo, seja porque uma das conexões entre os átrios e a massa ventricular está ausente (ausência de conexão AV direita ou esquerda), seja porque ambos os átrios estão comprometidos com o mesmo ventrículo (ventrículo com dupla entrada)[11].

Morfologia

No ventrículo único, pode existir uma cavidade dominante e outra hipoplásica, que se ligam por meio de uma CIV, ou, em raras ocasiões, uma única cavidade, que é denominada ventrículo indeterminado. A cavidade dominante pode ser o ventrículo esquerdo ou o direito. Se a cavidade hipoplásica se situa anteriormente à cavidade dominante, caracteriza-se como ventrículo único tipo esquerdo; quando a cavidade hipoplásica estiver de forma posterior, o ventrículo único será do tipo direito[16]. A conexão das cavidades ventriculares com as grandes artérias varia, podendo ser normal (aorta conectada ao ventrículo esquerdo e artéria pulmonar ao ventrículo direito), em transposição (TGA) ou ambos se originarem de um único ventrículo (dupla via de saída). As valvas ventrículo-arteriais podem ser normais, estenóticas ou até atrésicas, e 85% estão presentes com TGA. O mais comum é ventrículo único tipo esquerdo com dupla via de entrada e TGA, na qual a aorta se origina da câmara rudimentar[6].

Fisiopatologia

Os sangues arterial e venoso são misturados na câmara ventricular principal, de forma que a saturação da aorta depende da quantidade de fluxo sanguíneo pulmonar. Nos casos com EP, o fluxo pulmonar é menor, e a mistura na cavidade principal contém mais sangue venoso; consequentemente, a cianose é precoce e mais intensa. Quando não houver EP, o fluxo pulmonar estará aumentado e a mistura conterá uma porção maior de sangue oxigenado e, portanto, ocorrerá menos cianose. Nesses casos, o quadro predominante é de IC.

Manifestações clínicas

O quadro clínico depende das lesões associadas. Na presença de EP, o quadro clínico dominante é a cianose, semelhante à tetralogia de Fallot. Ao exame físico, observa-se segunda bulha única com sopro sistólico de ejeção da EP. Nos casos sem EP, a clínica dominante é de IC e a cianose é discreta. Como na CIV grande, a clínica de IC aparece ao final do primeiro mês, quando a resistência vascular pulmonar diminui.

Ao exame, observam-se taquipneia, segunda bulha hiperfonética e, às vezes, não se auscultam sopros. Esses casos podem evoluir para doença vascular pulmonar, com aparecimento de cianose importante com baqueteamento digital em crianças maiores.

Exames complementares

A radiografia de tórax, nos casos com EP, mostra área cardíaca normal e circulação pulmonar diminuída. Na ausência de EP, há cardiomegalia e aumento da circulação pulmonar.

O ECG é inespecífico, mostrando sinais de hipertrofia ventricular direita ou esquerda. Bloqueio AV de 1° ou de 2° grau pode estar presente.

O ecocardiograma é o exame ideal e de extrema importância na definição de morfologia ventricular, presença de EP ou estenose aórtica, tamanho da CIA, presença de PCA, coarctação da aorta ou interrupção do arco aórtico associados.

Tratamento

Tratamento clínico

O recém-nascido com estenose grave ou atresia pulmonar apresenta quadro de hipóxia importante e deve receber prostaglandina logo após o nascimento; aqueles com sinais de IC podem necessitar de medidas anticongestivas.

Tratamento cirúrgico

Pacientes com fluxo sanguíneo pulmonar diminuído têm indicação de *shunt* sistêmico-pulmonar (cirurgia de Blalock-Taussig) logo depois de confirmado o diagnóstico. Casos com fluxo sanguíneo pulmonar aumentado e IC grave devem ser submetidos à bandagem da artéria pulmonar, a fim de proteger a circulação pulmonar. Posteriormente, os pacientes devem ser submetidos à cirurgia definitiva, que é a cirurgia de Fontan.

Evolução

Sem cirurgia, mais de 50% dos pacientes morrem antes do primeiro ano de vida[2]. Muitas complicações também foram descritas, como arritmia, morte súbita, IC, infarto cerebral, abscesso cerebral e embolia pulmonar[6]. Alguns pacientes operados desenvolvem disfunção miocárdica crônica e arritmias, que podem levar à morte.

Atresia tricúspide

A prevalência da atresia tricúspide é de 1 a 3% de todas as cardiopatias congênitas em bebês[2] e é mais comum no sexo masculino.

Atresia tricúspide é a ausência completa da conexão AV direita, sendo uma das formas de conexão AV univentricular quando não há qualquer comunicação entre átrio direito e ventrículo direito. CIA (ou forame oval patente) e CIV ou PCA são lesões associadas obrigatórias para a manutenção do fluxo pulmonar (Figura 2).

Morfologia

Como a valva tricúspide está ausente, o assoalho do átrio direito é completamente muscular (fechado), e o ventrículo direito, hipoplásico. A CIA necessária para a sobrevida dos pacientes geralmente é do tipo forame oval (FO). Normalmente, a CIV é do tipo perimembranosa ou de mau alinhamento. Em geral, a CIV é restritiva, mas pode ser ampla ou mesmo inexistente. No caso de CIV restritiva, é necessário haver um canal arterial pérvio. O fluxo também pode ser restringido por estenose infundibular ou valvar pulmonar. A conexão ventrículo-arterial mostra vasos normoposicionados (aorta originando-se do ventrículo esquerdo, e artéria pulmonar, do ventrículo direito hipoplásico) na maioria dos casos, ou transpostas em 30%.

A associação com coarctação de aorta ou interrupção de arco aórtico é frequente quando os vasos estão transpostos. O nível de saturação arterial tem relação com a quantidade de fluxo sanguíneo pulmonar[6].

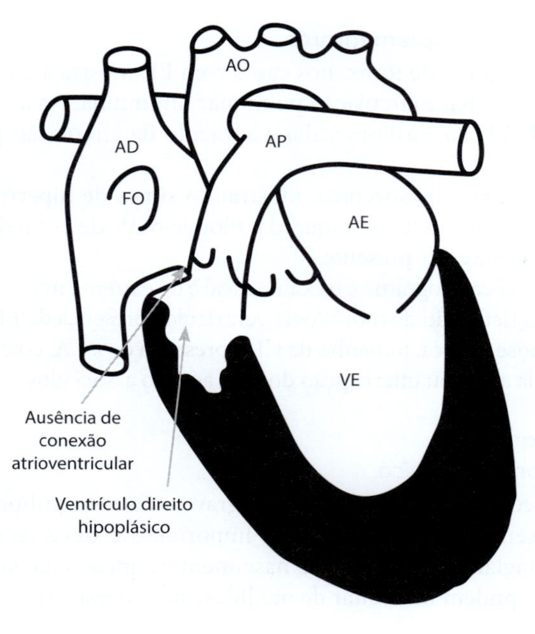

Figura 2 Atresia tricúspide.

AD: átrio direito; AE: átrio esquerdo; VD: ventrículo direito; VE: ventrículo esquerdo; AO: aorta; AP: artéria pulmonar; FO: forame oval.

Fisiologia

Todo o sangue do retorno venoso sistêmico passa para o átrio esquerdo por meio da CIA e mistura-se com o sangue oxigenado proveniente da circulação pulmonar antes de atingir o ventrículo esquerdo. Essa mistura de sangue que chega ao ventrículo esquerdo é direcionada tanto para a circulação sistêmica quanto para a circulação pulmonar.

Nos casos em que os vasos estão normoposicionados, o sangue que alcança a circulação pulmonar passa, obrigatoriamente, pela CIV ou, em sua ausência, pelo canal arterial. O fluxo pulmonar, portanto, depende do diâmetro dessas comunicações e do grau da EP.

Nos casos em que os vasos estão em transposição, o sangue que passa pela CIV alcança a aorta. Se a CIV for restritiva, o paciente apresentará sinais de estenose aórtica. O fluxo pulmonar pode ser controlado exclusivamente pelo grau de comprometimento da valva pulmonar.

O tipo mais frequente apresenta CIV restritiva, EP e vasos da base normoposicionados. Nessa condição, há diminuição do fluxo pulmonar, e o pouco sangue que alcança a circulação pulmonar mistura-se, no átrio esquerdo, com uma quantidade maior de sangue insaturado proveniente do átrio direito; essa mistura chega à circulação sistêmica, determinando o quadro de cianose central do paciente.

Quadro clínico

O principal sintoma é a cianose central, que surge no primeiro dia de vida e está diretamente relacionada com o fluxo sanguíneo pulmonar, sendo mais intensa nos casos com CIV restritiva e EP. Em pacientes com TGA, a cianose é discreta ou mesmo ausente.

Crises hipoxêmicas podem ocorrer em lactentes (em torno dos 6 meses de vida) e têm como causas a diminuição ou o fechamento da CIV, a piora da estenose infundibular ou o fechamento do canal arterial.

Sinais de IC, como taquipneia, cansaço às mamadas, sudorese, palidez e infecções respiratórias, são comuns nos casos de fluxo sanguíneo pulmonar aumentado. É possível surgir policitemia em pacientes maiores.

No exame físico, observa-se cianose; em crianças maiores, também há baqueteamento digital, déficit ponderoestatural e abaulamento precordial. O frêmito sistólico pode estar presente nos casos com EP. A segunda bulha é única e um sopro sistólico de regurgitação ou ejeção é audível em toda a borda esternal; sopro contínuo de PCA ocasionalmente é audível. A hepatomegalia sugere CIA restritiva ou IC grave.

Exames complementares

A radiografia de tórax nos pacientes com fluxo sanguíneo pulmonar diminuído mostra área cardíaca normal ou pouco aumentada. A circulação pulmonar está diminuída. Já nos pacientes com fluxo sanguíneo pulmonar aumentado, a área cardíaca está aumentada e a circulação pulmonar exibe sinais de congestão venosa importante.

O ECG mostra hemibloqueio anterior esquerdo, sobrecarga atrial direita e sobrecarga ventricular esquerda. O ecocardiograma estabelece o diagnóstico definitivo da atresia tricúspide. Além de se observar a ausência da valva tricúspide, é possível avaliar o tamanho do ventrículo direito, as dimensões das CIV e CIA, a relação das grandes artérias, o tamanho e a confluência das artérias pulmonares, a presença do canal arterial e as anomalias associadas, como coarctação da aorta.

A indicação de cateterismo cardíaco é imprescindível antes da correção definitiva, para estudo das pressões. Outra indicação é a realização da atriosseptostomia com cateter-balão nos casos com CIA restritiva, e o exame é realizado antes da cirurgia de Fontan, com o objetivo de obter informações sobre anatomia, pressão e resistência vascular da AP e função do VE[6].

Tratamento

O tratamento de recém-nascidos com atresia tricúspide e cianose grave deve ser imediato. O uso de prostaglandina é fundamental para manter a permeabilidade do canal arterial. Após a confirmação diagnóstica, a atriosseptostomia com cateter-balão (procedimento de Rashind) pode ser necessária nos casos com CIA restritiva.

O tratamento cirúrgico é obrigatório para todos os tipos de atresia tricúspide. Em crianças com menos de 3 meses de vida com hipoxemia importante, indica-se cirurgia paliativa de derivação sistêmico-pulmonar (cirurgia de Blalock-Taussig modificada), que consiste na colocação de um tubo entre a artéria subclávia e a artéria pulmonar direita ou esquerda. Após 3 meses da cirurgia, o paciente deve ser submetido à anastomose da veia cava superior com o ramo direito da artéria pulmonar (cirurgia de Glenn ou Hemi Fontan).

Após 6 a 12 meses da cirurgia de Glenn ou Hemi-Fontan, indica- se a conexão da veia cava inferior com a artéria pulmonar, derivando-se, assim, todo o sangue venoso sistêmico para a circulação pulmonar (cirurgia de Fontan).

Nos pacientes com hiperfluxo pulmonar e IC, a primeira cirurgia a ser realizada é a bandagem da artéria pulmonar, a fim de evitar o desenvolvimento de hipertensão pulmonar, o que inviabiliza as correções futuras.

Cirurgia de Damus-Kaye-Stansel e *shunt* deve ser feita em bebês com AT + TGA+ CIV restritiva, em que o TP é seccionado e a porção distal é suturada. O TP proximal é conectado terminolateralmente à aorta ascendente[6].

Evolução

Raros casos com atresia tricúspide sem cirurgia podem sobreviver por longo período. A sobrevida após o primeiro ano de vida é inferior a 50%[2].

O resultado cirúrgico tem melhorado significativamente, com mortalidade menor que 5% em muitos centros, e a sobrevida prevista para 10 a 15 anos é de 70%[2].

CARDIOPATIAS CONGÊNITAS QUE SE MANIFESTAM COM *SHUNT* DA ESQUERDA PARA DIREITA

Comunicação interatrial

A prevalência da CIA é de 5 a 10% de todas as cardiopatias, e sua frequência é de 8,67% entre os defeitos cardíacos congênitos[2,6]. Existe predomínio no sexo feminino de 2:1. A CIA apresenta-se isoladamente ou associada a outras anomalias congênitas.

Morfologia

São três os tipos anatômicos da CIA (Figura 3):

- CIA *ostium secundum* (OS): é o defeito mais comum e ocorre na região da fossa oval, sendo também conhecido como CIA tipo fossa oval, e corresponde a 50 a 70% das CIAS.

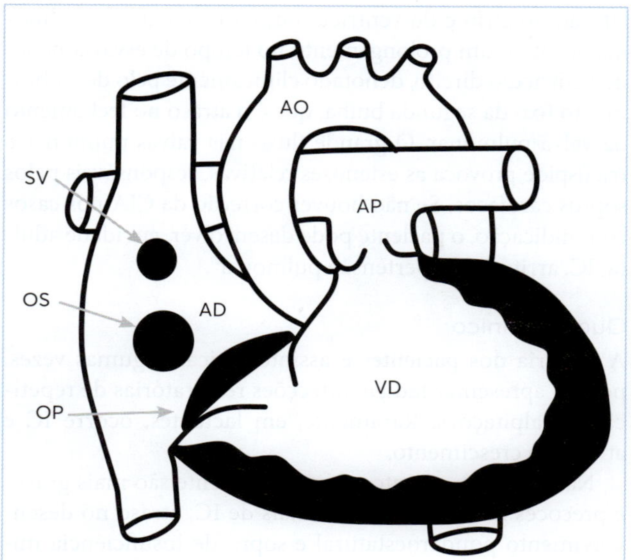

Figura 3 Comunicações interatriais: face direita do septo atrial e ventricular e comunicações interatriais tipo SV, OS e OP.

- CIA *ostium primum* (OP): é conhecida como defeito do septo AV parcial e está localizada junto às valvas atrioventriculares; quase sempre está associada à fenda no folheto anterior da valva mitral, e corresponde a 30% das CIAS.
- CIA seio venoso (SV): está localizada junto à desembocadura da veia cava superior ou veia cava inferior e associada à drenagem anômala parcial de veias pulmonares direitas.

Fisiopatologia

Na CIA, ocorre desvio do sangue do átrio esquerdo para o átrio direito em virtude da maior capacidade de distensão das paredes do átrio direito, da menor resistência vascular pulmonar e da maior complacência do ventrículo direito[7].

No recém-nascido, esse *shunt* ainda é muito leve, em razão da elevada resistência vascular pulmonar e da menor complacência do ventrículo direito. Conforme a pressão diminui e a complacência ventricular direita aumenta, o *shunt* aumenta. Por isso, a ausculta típica é rara nos primeiros meses de vida.

Admite-se que o *shunt* ocorra durante todo o ciclo cardíaco, mas é mais intenso ao final da sístole e no começo da diástole ventricular. Por causa da passagem do sangue da esquerda para a direita pela CIA, há hiperfluxo pulmonar e retorno de sangue aumentado para o átrio esquerdo. Diferentemente da CIV, em que o aumento de volume no átrio esquerdo eleva as pressões dessa cavidade e do capilar pulmonar, na CIA há esvaziamento para o átrio direito e a pressão desse sistema não se eleva. Por isso, os pacientes não apresentam sinais de taquipneia, dispneia aos esforços e interrupções às mamadas – sintomas e sinais típicos de hipertensão venocapilar pulmonar.

Com o volume aumentado nas cavidades direitas, há dilatação do átrio e do ventrículo direito e da artéria pulmonar, além de um prolongamento no tempo de esvaziamento do ventrículo direito, denotado clinicamente pelo desdobramento fixo da segunda bulha, que é o atraso no fechamento da valva pulmonar. O grande fluxo nas valvas pulmonar e tricúspide provoca as estenoses relativas, responsáveis pelos sopros cardíacos. Se não houver correção da CIA nos casos com indicação, o paciente pode desenvolver, em idade adulta, IC, arritmia e hipertensão pulmonar[6].

Quadro clínico

A maioria dos pacientes é assintomática. Algumas vezes, podem apresentar fadiga, infecções respiratórias de repetição e palpitações. Raramente, em lactentes, ocorre IC e atraso no crescimento.

Nas CIA OP, os sintomas normalmente são mais graves e precoces na infância, com sinais de IC, atraso no desenvolvimento ponderoestatural e sopro de insuficiência mitral. A impulsão sistólica do ventrículo direito é palpável na borda esternal esquerda por causa de sua dilatação.

O desdobramento fixo da segunda bulha é típico dessa anomalia e ocorre pelo retardo no esvaziamento do ventrículo direito, o qual apresenta volume sanguíneo aumentado. O sopro sistólico de ejeção em borda esternal esquerda na valva pulmonar (segundo espaço intercostal) em virtude da da estenose relativa da valva. Pelo mesmo motivo, ausculta-se um sopro diastólico precoce ou mesodiastólico na borda esternal esquerda inferior, na valva tricúspide – somente quando a CIA é ampla.

Na CIA OP, além dos sinais anteriores, há presença de sopro holossistólico de insuficiência mitral[6].

Exames complementares

O padrão característico no ECG é a presença de complexo QRS tipo Rsr' (distúrbio de condução do ramo direito) nas derivações precordiais direitas, por sobrecarga ventricular direita, mas o exame pode ser normal no caso de CIA pequena. Em 50% dos pacientes, observa-se mudança na onda P, sugerindo aumento atrial direito.

Na CIA grande, evidenciam-se hipertrofias atrial e ventricular direitas com desvio do eixo para a direita. Na CIA OP, além das alterações já mencionadas, observam-se hemibloqueio anterior esquerdo e sobrecarga ventricular esquerda.

Na radiografia de tórax, nota-se cardiomegalia à custa do átrio e do ventrículo direito e da artéria pulmonar (segundo arco esquerdo proeminente). A circulação pulmonar está aumentada sem sinais de congestão pulmonar (ausência de vasos predominantes na porção apical).

O ecocardiograma confirma o diagnóstico e caracteriza a CIA pela visualização direta. A repercussão pode ser medida pelo aumento das cavidades direitas e pelo fluxo pulmonar, com o cálculo de Qp/Qs (relação do fluxo pulmonar com o fluxo sistêmico, em que o normal é 1:1).

Em alguns pacientes, como crianças obesas e adultos, por vezes, a visualização do defeito é difícil. Nesses casos, a injeção de solução salina em veia periférica e o ecocardiograma transesofágico podem ajudar.

O cateterismo, raramente indicado para diagnóstico, é utilizado quando há suspeita de drenagem anômala parcial das veias pulmonares ou para avaliação de pressões. Atualmente, a indicação maior é com objetivo terapêutico, para fechamento da CIA com dispositivos, nos casos de CIA OS com bordos bem delimitados[6].

Tratamento

O fechamento da comunicação está indicado quando o paciente apresenta uma relação Qp/Qs > 1,5, e pode ser feito por cirurgia ou cateterismo intervencionista em CIA OS. O fechamento percutâneo por meio de cateterismo intervencionista com colocação de prótese se tornou o método de escolha para fechamento, mas só pode ser realizado nas CIA OS e devem seguir algumas regras: CIA com diâmetro > 5 mm e < 25mm e bordas septais suficientes ao redor para o posicionamento adequado da prótese, com uso preferível em crianças com mais de 15 kg[6].

A cirurgia está indicada nos pacientes com CIA SV e OP e algumas CIA OS, devendo ser feita a correção da fenda na valva mitral e das anomalias de drenagem pulmonar, se existirem concomitantemente.

A correção cirúrgica tem de ser realizada eletivamente por volta de 2 a 4 anos de idade, para evitar os efeitos deletérios da dilatação crônica do átrio e do ventrículo direito, que são causa de arritmia e de IC no adulto. O procedimento é simples e com mortalidade menor que 1%, por incisão médio-esternal ou técnica minimamente invasiva.

Evolução

Somente a CIA OS se fecha espontaneamente, e pode ocorrer em 80% dos pacientes com CIA OS de 3 a 8 mm, antes de 1 ano e meio de idade. Com diâmetros maiores que 8 mm, raramente se fecham, sendo improvável após 4 anos de vida. A CIA de repercussão, se não corrigida, pode levar, na segunda ou terceira década de vida, ao desenvolvimento de insuficiência do ventrículo direito, arritmias e hipertensão pulmonar.

Desfechos fatais têm como causas a endocardite bacteriana subaguda e o tromboembolismo cerebral paradoxal. O tratamento cirúrgico tem baixa mortalidade e bom prognóstico em longo prazo. Igual resultado tem sido alcançado com o fechamento por meio do cateterismo cardíaco. A evolução em longo prazo necessita de mais observações, como *shunts* residuais, comprometimento de valvas AV e arritmias.

Não há indicação de restrição de atividade física[6].

COMUNICAÇÃO INTERVENTRICULAR

A CIV é a cardiopatia congênita mais frequente, representando 15 a 20% de todas as cardiopatias congênitas[2]. Não apresenta predileção por sexo e pode ser encontrada de forma isolada ou em associação com outras anomalias.

Morfologia

O septo interventricular compreende de um pequeno septo membranoso e um grande septo muscular que possui três componentes: septo de via de entrada membranoso, septo trabecular (muscular) e septo infundibular e. A CIV perimembranosa é a mais comum, correspondendo a 70%; a trabecular, a 5 a 20%; a infundibular, a 5 a 7%; e a de via de entrada, a 5 a 8%[6] (Figura 4).

A CIV da tetralogia de Fallot é uma CIV grande perimembranosa, não restritiva com extensão para região subpulmonar. A CIV de via de entrada normalmente é observada com defeito do septo atrioventricular. A CIV subarterial infundibular ou supracristal pode estar associada a prolapso da cúspide da valva aórtica através da CIV, resultando em insuficiência aórtica[6].

CIV perimembranosa

É o defeito mais comum (70% dos casos) e envolve os septos membranoso e muscular. Essa denominação deve-se ao fato de que os defeitos são, em geral, maiores do que a porção membranosa do septo ventricular. As margens do defeito são constituídas por estruturas fibrosas das valvas aórtica e tricúspide (continuidade fibrosa aorticotricuspídea) e bordas musculares do septo muscular adjacente. Uma característica anatômica fundamental é que o feixe de Hiss se relaciona com sua borda posteroinferior.

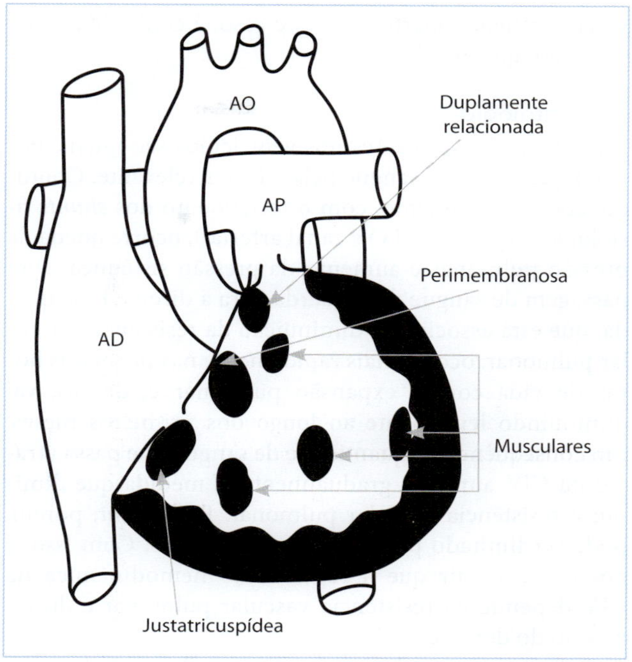

Figura 4 Tipos de comunicação interventricular
AD: átrio direito; AO: aorta; AP: artéria pulmonar.

Esse defeito pode ser subdividido em CIV perimembranosa de via de entrada, de via de saída e de zona trabecular, dependendo da direção de sua extensão. Algumas vezes, em razão do seu tamanho, estende-se para mais de uma região, denominando-se, assim, CIV perimembranosa confluente.

CIV de via de entrada (justatricuspídea)

É o defeito localizado abaixo da valva tricúspide não relacionada com o septo membranoso. Nesse caso, o feixe de Hiss passa na borda anterior do defeito. Suas margens são constituídas pelo anel da valva tricúspide e pelas bordas musculares do septo muscular da via de entrada do ventrículo direito. CIV justa-arterial duplamente relacionada é um defeito relacionado às valvas ventrículo-arteriais (aórtica e pulmonar). Ocorre na ausência ou na deficiência do septo infundibular, que é a porção do septo interventricular que divide a via de saída do ventrículo esquerdo e do ventrículo direito.

CIV muscular

É o defeito cuja margem é totalmente composta por tecido muscular; portanto, sem relação com as valvas cardíacas e o feixe de Hiss. Dependendo de sua localização, divide-se em: CIV muscular de via de entrada, de zona trabecular, apical e de via de saída. A comunicação muscular pode ser única ou múltipla, encontrando-se, em algumas situações, várias pequenas aberturas (nesse caso, é conhecida como CIV tipo "queijo suíço").

Fisiopatologia

Na vida fetal, as pressões nos ventrículos são iguais, por isso a passagem de sangue pela CIV é irrelevante. Contudo, após o nascimento, com o fechamento dos *shunts* fisiológicos (placenta, FO e canal arterial), ocorre queda da pressão pulmonar e aumento da pressão sistêmica, com passagem de sangue da esquerda para a direita. Essa queda, que está associada à diminuição da resistência vascular pulmonar, ocorre mais rapidamente nas primeiras horas de vida com a expansão pulmonar e, depois, vai diminuindo lentamente ao longo dos primeiros meses. Em consequência, a quantidade de sangue que passa através da CIV aumenta gradualmente, à medida que diminui a resistência vascular pulmonar. Esse *shunt*, porém, pode ser limitado pelo tamanho do defeito. Com isso, é possível concluir que a repercussão hemodinâmica da CIV depende da resistência vascular pulmonar e do tamanho do defeito.

O fluxo aumentado na circulação pulmonar chega ao átrio e ao ventrículo esquerdo, dilatando-os e elevando a pressão diastólica e, por conseguinte, aumentando a pressão capilar pulmonar.

O aumento da pressão venocapilar é responsável pelos sintomas de taquipneia, dispneia aos esforços e interrupções às mamadas[7]. Todas as cardiopatias com hiperfluxo pulmonar e aumento da pressão de átrio esquerdo apresentam esse mesmo mecanismo fisiopatológico. A persistência crônica do fluxo pulmonar aumentado e da hipertensão venocapilar provoca uma reação das arteríolas pulmonares, com espessamento e fibrose da média e aumento da pressão da artéria pulmonar e do ventrículo direito.

Se não houver correção da cardiopatia, ocorre a progressão dessa lesão arteriolar, com proliferação da íntima e obstrução total da luz, causando hiper-resistência vascular pulmonar com consequente aumento da hipertensão pulmonar, o que provoca *shunt* invertido pela CIV, da direita para a esquerda, e aparecimento da cianose[7]. Esse estágio, conhecido como síndrome de Eisenmenger, impede definitivamente a correção do defeito.

Quadro clínico

O quadro clínico, que depende da magnitude do *shunt*, geralmente começa a se manifestar no final do primeiro mês de vida, intensificando-se nos dois meses seguintes. A manifestação tardia, após o 6º mês, é muito rara e quase sempre está relacionada a complicações da doença.

Clinicamente, é possível dividir as CIV em pequenas, moderadas e grandes. A divisão baseia-se na relação do fluxo pulmonar (Qp) com o fluxo sistêmico (Qs). No indivíduo normal, essa relação (Qp/Qs) é igual a 1. Na CIV, como existe um hiperfluxo pulmonar, o Qp/Qs sempre será maior que 1.

CIV pequena

A relação Qp/Qs é maior que 1 e menor que 1,5, correspondendo a um pequeno *shunt* da esquerda para a direita. A pressão do ventrículo direito é normal. Geralmente, o paciente é assintomático, com bom desenvolvimento ponderoestatural.

No exame físico, a segunda bulha na área pulmonar é normofonética ou discretamente aumentada e há sopro sistólico de 2 a 5+/+6, holossistólico, melhor audível em bordo esternal esquerdo baixo, e frêmito sistólico pode estar presente. O sopro pode ser atípico na CIV muscular.

CIV moderada

O Qp/Qs encontra-se entre 1,5 e 2. Com esse *shunt*, há aumento das cavidades esquerdas, da pressão venocapilar e da pressão pulmonar. Em geral, a diferença de pressão sistólica é igual ou superior a 20 mmHg entre os dois ventrículos. Os pacientes apresentam dispneia aos esforços, infecções respiratórias de repetição, sudorese cefálica, hipodesenvolvimento ponderoestatural e diminuição da tolerância aos exercícios.

Na ausculta cardíaca, observam-se a segunda bulha hiperfonética na área pulmonar e o sopro sistólico de regurgitação (holossistólico).

Alguns pacientes podem apresentar outros sinais de IC, como taquicardia, palidez e hepatomegalia.

CIV grande

O *shunt* é maior que 2. Em geral, o diâmetro da CIV é igual ou superior ao anel aórtico, sendo também denominada CIV não restritiva. Apresenta grande aumento das cavidades esquerdas, com importante congestão pulmonar e elevada pressão pulmonar. Os sintomas são mais intensos com taquipneia, cansaço, dispneia aos esforços, sudorese cefálica, palidez e déficit no desenvolvimento ponderoestatural.

No exame físico, observa-se aumento do diâmetro anteroposterior do tórax. A segunda bulha na área pulmonar é intensa e o sopro sistólico de regurgitação geralmente está presente. É audível um ruflar diastólico apical, que representa uma estenose relativa da valva mitral causado por grande aumento do retorno venoso ao átrio esquerdo. O quadro clínico geral é típico de IC[6].

CIV com aumento da resistência vascular pulmonar (síndrome de Eisenmenger)

Em um período do desenvolvimento da hipertensão pulmonar, há equalização das pressões entre as duas cavidades ventriculares, com desaparecimento do *shunt* da esquerda para a direita.

O Qp/Qs pode igualar-se a 1, à semelhança da fisiologia normal. Com isso, a criança experimenta alguma melhora nos sintomas por um curto período, inclusive com aumento no desenvolvimento ponderoestatural. A progressão da hipertensão leva à inversão do *shunt*, com o aparecimento da cianose e de sintomas como dispneia, cansaço, tontura e síncope.

Ao exame físico, a cianose é central e generalizada, a segunda bulha na área pulmonar é intensa e palpável, e não se ausculta mais o sopro da CIV. Essas alterações ocorrem em torno de 5 a 10 anos de idade, mas podem ser mais precoces, principalmente em crianças sindrômicas (por exemplo, síndrome de Down).

Exames complementares

A radiografia de tórax na CIV pequena é normal. Na CIV moderada, observa-se aumento da circulação pulmonar com cardiomegalia à custa das cavidades esquerdas. Na CIV grande, há importante aumento da circulação pulmonar, com sinais de hiperfluxo e congestão venosa, e uma cardiomegalia significativa, consequência do aumento das cavidades esquerdas, da artéria pulmonar e do ventrículo direito.

Na hiper-resistência vascular pulmonar, os vasos dos hilos pulmonares ficam proeminentes, com ausência de vasos na periferia, e a área cardíaca pode estar normal ou discretamente aumentada, com grande aumento da artéria pulmonar. É importante notar que na CIV não existe aumento da aorta.

O ECG mostra-se normal na CIV pequena. Na CIV moderada, existe sobrecarga ventricular esquerda; em alguns casos, com predomínio do ventrículo esquerdo.

Na CIV grande, a sobrecarga é biventricular, com predomínio, às vezes, do ventrículo direito. Na hiper-resistência pulmonar, observa-se sobrecarga ventricular direita. Sobrecarga atrial esquerda pode ser visualizada nas CIV moderadas e grandes.

O ecocardiograma é o exame mais importante para a definição diagnóstica e a conduta clínica, devendo ser indicado assim que houver suspeita clínica da lesão. Pode definir também a localização, o tamanho, a repercussão hemodinâmica e a relação do defeito com outras estruturas cardíacas.

O cateterismo cardíaco diagnóstico é reservado para quando há necessidade de estudo das pressões pulmonares ou investigação de anomalias associadas suspeitadas e não definidas pelo ecocardiograma. Alguns serviços utilizam-no para fechamento do defeito.

Tratamento

Tratamento clínico

A terapêutica medicamentosa está indicada para pacientes que apresentam sinais de IC. O uso clássico de diurético provoca uma melhora substancial. Quando necessário, utiliza-se um vasodilatador associado, como o inibidor da enzima conversora da angiotensina (IECA). Alguns serviços preconizam o uso isolado do IECA.

Não é necessária a restrição de atividades físicas na ausência de hipertensão pulmonar.

O fechamento percutâneo com prótese é possível em algumas CIV musculares selecionadas, longes das valvas atrioventriculares e quando o acesso cirúrgico é difícil. Alguns centros fazem o procedimento híbrido, com toracotomia esquerda e fechamento com prótese "perventricular", sem necessidade de circulação extracorpórea[6].

Tratamento cirúrgico

A correção cirúrgica total está indicada em qualquer idade para pacientes que apresentam IC refratária ao tratamento clínico, retardo do desenvolvimento ponderoestatural e desenvolvimento de hipertensão pulmonar.

O tratamento eletivo deve ser feito quando o Qp/Qs for maior que 2,0/1,0, em qualquer idade no paciente sintomático, incluindo o início da vida, e quando existe evidência de aumento da resistência vascular pulmonar, devendo, neste caso, ser o mais breve possível. Também é uma indicação importante quando a CIV se encontra na via de saída, com potencial de desenvolvimento de insuficiência aórtica. Crianças assintomáticas podem ser operadas entre 2 e 4 anos de vida.

O tratamento cirúrgico paliativo, com bandagem da artéria pulmonar, está indicado nos casos em que há múltiplas CIV, ou não existem condições clínicas de correção total, como desnutrição importante e/ou sinais de hipertensão arterial pulmonar importante com muito baixo peso.

Quando a CIV está associada a PCA, pode-se realizar inicialmente o fechamento do canal arterial. Igualmente, na presença de coarctação de aorta (Co Ao) associada, a indicação pode ser de correção da Co Ao e bandagem da artéria pulmonar ou apenas a correção da Co Ao ou de ambos os defeitos[6].

Evolução

Na evolução natural, a CIV pode apresentar fechamento espontâneo em 30 a 40%, sendo mais frequente nas CIV trabeculares pequenas, principalmente no primeiro ano de vida. Os pacientes podem desenvolver EP, progressão da hipertensão pulmonar para síndrome de Eisenmenger, insuficiência aórtica, obstrução da via de saída do ventrículo esquerdo e endocardite infecciosa[8]. Os mecanismos envolvem o tecido da valva tricúspide, a lascínea da valva aórtica, a fibrose muscular e a hipertrofia muscular. As CIV infundibulares e de via de entrada não diminuem de tamanho e não se fecham.

Nos casos de envolvimento da lascínea da valva aórtica, é possível aparecer uma complicação importante: a insuficiência aórtica. Por isso, é fundamental definir a localização do defeito pelo ecocardiograma para prevenir esse tipo de complicação[12]. A evolução pós-correção cirúrgica é boa, mas sequelas e resíduos podem ocorrer, como alterações elétricas, bloqueio atrioventricular total, persistência ou progressão da hipertensão pulmonar e CIV residuais[7].

Persistência do canal arterial

O canal arterial está patente na vida fetal como um curto e largo vaso conectando a artéria pulmonar à aorta descendente, logo abaixo do istmo aórtico. É uma estrutura fundamental na circulação fetal; após o nascimento, seu fechamento funcional costuma ocorrer entre 12 e 15 horas de vida, e o anatômico é completado entre o quinto e o sétimo dia de vida, prolongando-se, em alguns casos, até o 21º dia[6,7].

A prevalência é de 5 a 10% de todas as cardiopatias congênitas, excluindo os bebês prematuros[2]. No prematuro, a constrição do canal pode não ser efetiva, provocando maior incidência quanto menores forem a idade gestacional e o peso do bebê. É mais frequente no sexo feminino, com uma relação de 3:1. Em algumas situações, a PCA é condição obrigatória para a manutenção da vida do paciente – estes casos serão tratados nas doenças específicas[6].

Fisiopatologia

No feto, quase todo débito do ventrículo direito passa pelo canal arterial para a aorta descendente em direção ao dimídio inferior e à placenta, e somente uma pequena porção desse sangue vai para os pulmões. O débito do ventrículo esquerdo direciona-se principalmente ao cérebro. Com o nascimento, eliminam-se os *shunts* fisiológicos (placenta, FO e canal arterial) e a circulação torna-se em série. A pressão sistêmica eleva-se e a pressão pulmonar diminuem progressivamente, atingindo o padrão de adulto em torno de 6 meses de vida.

Se houver PCA, o *shunt* passa a se direcionar da esquerda para a direita, levando a um desequilíbrio hemodinâmico, com aumento do fluxo na circulação pulmonar e nas cavidades esquerdas. De forma semelhante ao que acontece na CIV, o aumento de volume nas cavidades esquerdas provoca elevação das pressões diastólicas e, consequentemente, da pressão capilar, desencadeando todo o processo fisiopatológico descrito na CIV.

A repercussão hemodinâmica dependerá, portanto, do diâmetro do canal arterial e da resistência vascular pulmonar.

Nos prematuros, como a resistência vascular é muito baixa, o *shunt* da aorta para a artéria pulmonar pode ser precoce e acentuado, provocando um quadro clínico muito importante e diferente do que ocorre no recém-nascido a termo.

Assim como na CIV, a persistência crônica da doença é capaz de levar à síndrome de Eisenmenger.

Manifestações clínicas

O quadro clínico da criança nascida a termo assemelha-se ao descrito para a CIV. No exame físico, o sopro típico é contínuo ("em maquinaria"), grau de 1 a 4+/+6, mais audível em borda esternal esquerda superior ou na região infraclavicular esquerda, com segunda bulha hiperfonética. Estalidos múltiplos podem estar presentes, associados ao sopro. Os pulsos periféricos são amplos, lembrando fístulas arteriovenosas. Um canal arterial muito pequeno ou com hipertensão pulmonar importante, em alguns casos, não representa sopro. Com o desenvolvimento da hiper-resistência vascular pulmonar, ou síndrome de Eisenmenger, há inversão do *shunt* no canal arterial, com aparecimento de cianose em membros inferiores (cianose diferencial).

Em prematuros, o canal arterial manifesta-se mais precocemente. A PCA pode estar associada ao quadro da síndrome da angústia respiratória e à piora do padrão respiratório, causando taquicardia, taquipneia e edema pulmonar. Nesses quadros de angústia respiratória, o sopro pode estar ausente. Precórdio hiperdinâmico, pulsos amplos e sinais de edema pulmonar são significativos para o diagnóstico.

Não há restrição para a prática de atividades físicas, exceto nos casos que apresentam hipertensão pulmonar[6].

Exames complementares

A radiografia de tórax no canal arterial pequeno é normal. Quando há repercussão hemodinâmica, observa-se aumento da circulação pulmonar e da área cardíaca, à custa das cavidades esquerdas, da aorta e da artéria pulmonar. O aumento da área cardíaca é semelhante ao que acontece na CIV, exceto o aumento da aorta na PCA.

O ECG é normal na PCA pequena. Nos casos com grande *shunt* da esquerda para a direita, observa-se sobrecarga ventricular esquerda. Com o desenvolvimento de hipertensão pulmonar, ocorre sobrecarga ventricular direita, que predomina com a progressão para a síndrome de Eisenmenger.

O ecocardiograma com Doppler é o exame padrão para o diagnóstico dessa anomalia, pois, além de permitir a visualização do canal, possibilita medir o seu diâmetro, observar a direção do *shunt*, quantificar a repercussão hemodinâmica pelas dimensões das câmaras cardíacas e estimar a pressão na artéria pulmonar.

O cateterismo não está indicado para diagnóstico do PCA; no entanto, em raros casos, como na hipertensão pulmonar, sua realização é importante. Atualmente, é o procedimento de primeira escolha para fechamento em muitos serviços.

Tratamento

Todas as PCA evidentes ao exame físico devem ser fechadas, mesmo as pequenas, em razão da possibilidade de complicações como endocardite infecciosa e baixo risco de fechamento por via tanto percutânea quanto cirúrgica.

Existem vários métodos de fechamento. Em prematuros, a primeira opção para os casos que necessitam de fechamento é o tratamento medicamentoso. Tanto a indometacina quanto o ibuprofeno têm se mostrado úteis nesses pacientes. O tratamento medicamentoso deve ser feito com cuidado, para evitar complicações como falência renal, hemorragia cerebral e enterocolite necrotizante. A cirurgia está indicada quando houver falência no fechamento medicamentoso ou em condições nas quais o prematuro não possa receber a droga.

Em crianças não prematuras, o fechamento está indicado em qualquer idade para IC congestiva. O tratamento eletivo pode ser feito em torno dos 12 meses de vida. A escolha do tipo de procedimento, cirúrgico ou percutâneo, depende fundamentalmente do tipo do canal e da experiência do serviço.

Canal arterial com diâmetro < 4 mm pode ser fechado com *coil* de aço inoxidável Gianturco, e canais maiores, de 4 a 10 mm, podem ser fechados com prótese de Amplatzer. As complicações podem incluir *shunt* residual, embolização do *coil*, hemólise, estenose dos ramos esquerdo da artéria pulmonar e oclusão da artéria femoral. O risco cirúrgico é baixo, mas cresce com o aumento da idade do paciente, e está indicado quando o fechamento percutâneo não é possível, tratando-se de procedimento cirúrgico sem circulação extracorpórea[6].

Evolução

Em prematuros com canais arteriais de repercussão, existe o risco de comprometimento cerebral (hemorragia cerebral), enterocolite necrotizante e displasia broncopulmonar. As complicações em canais não tratados incluem endarterite bacteriana, calcificação do canal, aneurisma, IC e doença obstrutiva vascular pulmonar. Como essas complicações são graves e o risco do tratamento cirúrgico ou por procedimento percutâneo é baixo, todos os canais diagnosticados devem ser fechados[9].

A evolução pós-operatória é excelente. Em relação ao fechamento percutâneo, há necessidade de observações mais longas, embora, até o momento, o prognóstico tenha sido bom[8].

O diagnóstico diferencial deve ser realizado com fístula arteriovenosa (AV) coronariana, fístula AV sistêmica, fístula AV pulmonar, efeitos colaterais sistêmicos pulmonares e janela aortopulmonar[6].

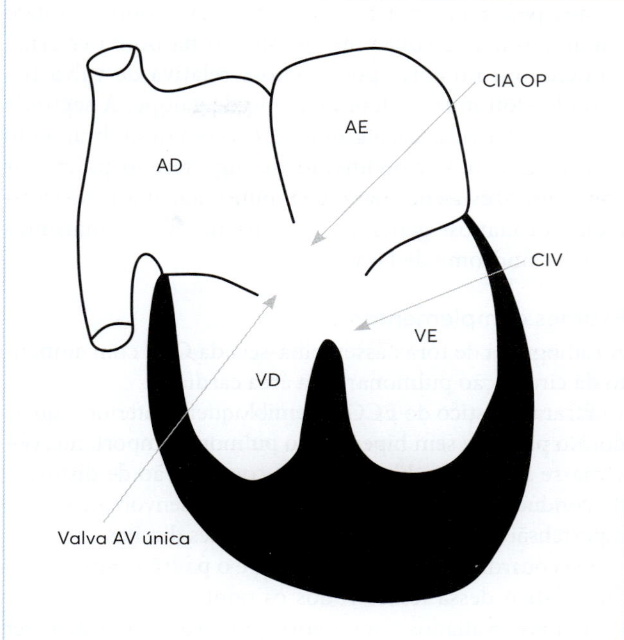

Figura 5 Defeito total do septo atrioventricular (foram excluídas as grandes artérias).

AD: átrio direito; AE: átrio esquerdo; VD: ventrículo direito; VE: ventrículo esquerdo; CIA OP: comunicação interatrial *ostium primum*; CIV: comunicação interventricular; AV: atrioventricular.

Defeito do septo atrioventricular total

A prevalência da doença é de 2% de todas as cardiopatias congênitas e representa 30% das cardiopatias em crianças com síndrome de Down[2].

O DSAV é uma anormalidade do desenvolvimento dos coxins endocárdicos, resultando em CIA OP, CIV de via de entrada e única valva atrioventricular. A doença pode manifestar-se em sua forma completa, com todas as anomalias descritas, ou incompleta – defeito parcial do septo atrioventricular –, que é a CIA OP.

Morfologia

A alteração morfológica básica do DSAV é a presença de uma junção atrioventricular comum. Isso significa que existe uma valva comum entre as cavidades atriais e ventriculares, associada a uma comunicação atrial e a uma CIV (Figura 5).

O defeito completo do septo atrioventricular é classificado, conforme a morfologia da valva atrioventricular, em tipos A, B e C de Rastelli. Pode vir associado a outras alterações anatômicas, como a obstrução da via de saída dos ventrículos direito e esquerdo e o desbalanceamento das cavidades ventriculares (uma hipoplásica em relação à outra), quando o orifício é relacionado a um ventrículo com hipoplasia do outro[6].

Fisiopatologia

O comportamento fisiopatológico assemelha-se aos casos de CIV grande. O *shunt* acontece da esquerda para a direita, seja no átrio, seja no ventrículo, determinado fundamentalmente pela menor resistência vascular pulmonar.

Há também uma passagem de sangue do ventrículo esquerdo para o átrio direito, por causa da incompetência ou anormalidade da valva atrioventricular. O desenvolvimento de hiper-resistência pulmonar pode ocorrer e é mais precoce nos pacientes com síndrome de Down – daí a necessidade de correção o quanto antes.

Pode estar associada a outras cardiopatias, como tetralogia de Fallot, dupla via de saída do ventrículo direito e transposição das grandes artérias[6].

Quadro clínico

O quadro clínico também é semelhante ao da CIV grande com dispneia, baixo desenvolvimento ponderoestatural e infecção respiratória de repetição. Em crianças com insuficiência importante da valva atrioventricular, a IC pode ser mais precoce e, muitas vezes, refratária ao tratamento clínico.

Nas crianças com síndrome de Down, a regressão da pressão pulmonar pode retardar e o paciente não apresenta sinais clínicos, dificultando o diagnóstico da doença. Por essas características e pela alta incidência de cardiopatia congênita na síndrome de Down, é recomendável a realização de ecocardiograma.

No exame físico, em virtude das pressões equilibradas nos átrios e nos ventrículos, o sopro pode ser discreto ou até mesmo ausente. Na presença de regurgitação importante da valva atrioventricular, ausculta-se um sopro sistólico de regurgitação em borda esternal esquerda de 3 a

4+/+6, podendo estar presentes também sopro sistólico em área mitral e ruflar mesossistólico na borda esternal esquerda ou no ápice por estenose relativa de valva tricúspide e/ou mitral, além de ritmo de galope. A segunda bulha é hiperfonética, algumas vezes com desdobramento fixo. Com o desenvolvimento de hipertensão pulmonar com hiper-resistência vascular pulmonar, há o aparecimento de cianose generalizada, cuja alteração é mais precoce na síndrome de Down.

Exames complementares

A radiografia de tórax assemelha-se à da CIV, com aumento da circulação pulmonar e da área cardíaca.

É característico do ECG o hemibloqueio anterior esquerdo. No paciente sem hipertensão pulmonar importante, observa-se sobrecarga biventricular, com padrão de distúrbio de condução do ramo direito. Com o desenvolvimento da hipertensão, há predomínio das cavidades direitas.

O ecocardiograma com Doppler é o padrão-ouro para o diagnóstico dessa lesão. Todos os pontos anatômicos que devem ser avaliados para a correção cirúrgica podem ser obtidos por esse exame: tamanho da CIA, tamanho da CIV, tipo da valva atrioventricular, balanceamento dos ventrículos, via de saída dos ventrículos direito e esquerdo, anomalias da valva atrioventricular e outras anomalias associadas, como a PCA.

O cateterismo está indicado para o estudo das pressões nos pacientes com suspeita de aumento da resistência vascular pulmonar.

Tratamento

O tratamento sempre é cirúrgico. A correção definitiva deve ser feita entre os 4 e 6 meses de vida, principalmente nos pacientes com síndrome de Down, com fechamento da CIA, CIV e reconstrução das valvas AV. A bandagem da artéria pulmonar está indicada em pacientes de baixa idade com IC refratária ao tratamento clínico e em outras situações que não permitem a correção total, como o desbalanceamento dos ventrículos.

Evolução

A evolução do defeito do septo atrioventricular total é semelhante à da CIV grande. O retardo na correção pode levar ao desenvolvimento de doença vascular pulmonar obstrutiva. A correção cirúrgica pode ser realizada com baixa mortalidade e melhora do prognóstico do paciente[11].

Defeito do septo atrioventricular parcial

Tem prevalência de 1 a 2% de todas as cardiopatias congênitas. A CIA está presente na porção inferior do septo atrial, próximo das valvas AV, sem CIV. Os orifícios AV estão separados e fenda mitral é frequente.

A fisiopatologia é semelhante à da CIA OP. Geralmente os pacientes são assintomáticos durante a infância. Os achados clínicos são semelhantes aos da CIA OP, exceto pelo sopro sistólico regurgitante mitral.

O ECG mostra hemibloqueio anterior e bloqueio AV de primeiro grau em 50% dos casos. A radiografia de tórax é semelhante à da CIA OS. O ecocardiograma confirma o diagnóstico.

Não ocorre fechamento espontâneo e arritmias podem estar presentes em 20% dos casos.

Não há restrição de atividades físicas em crianças assintomáticas.

O tratamento clínico pode estar indicado em casos de congestão. A correção cirúrgica é feita com a reconstrução das fendas mitral e tricúspide, realizada entre 2 e 4 anos.

Pode ocorrer disfunção do nó sinusal, com indicação de implante de marcapasso[6].

LESÕES OBSTRUTIVAS

Estenose pulmonar

A prevalência da EP é de 5 a 8% das crianças com cardiopatia congênita[2]. Pode ser infundibular ou subvalvar, valvar (90%) e supravalvar.

Morfologia

A valva pulmonar estenótica clássica apresenta espessamento das lascíneas, com fusão comissural e abertura em cúpula que se projeta para a artéria pulmonar durante a sístole ventricular.

Outra forma de estenose é a displasia da valva, caracterizada por espessamento mucoide, imobilidade da lascínea e ausência de fusão comissural, e geralmente ocorre dilatação pós-estenótica. Essa displasia, com tecido espessado, irregular e imóvel, está frequentemente associada à síndrome de Noonan. A estenose infundibular geralmente está associada à CIV grande, como a tetralogia de Fallot[6].

Fisiopatologia

A EP provoca uma hipertrofia do ventrículo direito, com aumento da pressão nessa cavidade. Existe gradiente através da valva pulmonar, que será maior quanto mais importante for a estenose. O fluxo pulmonar, apesar da estenose, é normal.

Em situações em que a estenose é crítica, pode haver dificuldade no enchimento do ventrículo direito, com elevação da pressão no átrio direito e *shunt* da direita para a esquerda no FO. Nesse caso, o paciente torna-se cianótico com hipofluxo pulmonar. Em alguns casos, a pressão ventricular direita pode exceder a pressão do ventrículo esquerdo.

Em geral, três alterações morfológicas estão presentes: sopro sistólico ejetivo na ausculta, hipertrofia do ventrículo e dilatação pós-estenótica.

Manifestações clínicas

Na maioria dos casos, o paciente é assintomático. Sintomas como dispneia aos esforços, fadiga, dor precordial e síncope são referidos nos casos moderados e graves. Na estenose crítica, pode haver cianose central e ocorrer morte súbita.

O crescimento e o desenvolvimento são normais. A característica da ausculta é o estalido protossistólico, com sopro sistólico de ejeção na borda esternal esquerda alta com segunda bulha hipofonética. Dependendo da intensidade do sopro, palpa-se o frêmito. Quanto mais intenso e duradouro for o sopro, mais grave é a estenose[6].

Exames complementares

A radiografia de tórax mostra área cardíaca normal com circulação pulmonar também normal. A artéria pulmonar é proeminente, em razão da dilatação pós-estenótica. Nos casos com estenose crítica, a área cardíaca pode estar aumentada, e a circulação pulmonar, diminuída.

O ECG pode ser normal nos casos leves. Em geral, mostra sobrecarga ventricular direita. O ecocardiograma demonstra a lesão e a quantifica, além de apontar a restrição da mobilidade sistólica (abertura em cúpula) e a dilatação pós-estenótica. A EP é classificada em leve, com gradiente < 35 a 40 mmHg; moderada, com gradiente entre 40 e 70 mmHg; e grave com gradiente > 70 mmHg (pressão no VD > 75% da pressão no VE)[6].

Tratamento

O tratamento de escolha é a dilatação com cateter-balão, devendo ser indicado a todos os pacientes sintomáticos e assintomáticos quando o gradiente transvalvar for maior que 50 a 60 mmH[12,38]. O resultado pode ser inefetivo nos casos de valva displásica, situação em que o tratamento de escolha é a abertura cirúrgica. Como complicações, observa-se insuficiência pulmonar em 10 a 40% dos casos; na estenose infundibular, pode ocorrer um desfecho raro e fatal chamado "ventrículo direito suicida", sendo indicado o uso de propranolol. A restrição de atividades físicas geralmente não é indicada, exceto nos casos graves.

A valvotomia cirúrgica está indicada em pacientes com EP grave, sem resposta à valvoplastia percutânea com balão, e na estenose infundibular[6].

Evolução

O recém-nascido assintomático deve ser acompanhado clinicamente, pois pode haver diminuição do gradiente. A evolução pós-correção é boa e apresenta bom prognóstico tardio.

Estenose aórtica valvar

A prevalência da estenose aórtica é de 10% de todas as cardiopatias congênitas[2]. Existe predomínio no sexo masculino, na proporção de 4:1. Essa lesão corresponde a 2/3 das obstruções do ventrículo esquerdo.

Anomalias associadas ocorrem em 20% dos casos, sendo as mais comuns a PCA e a coarctação da aorta. Estenose aórtica (obstrução na via de saída do ventrículo esquerdo) pode ocorrer nas regiões subvalvar, valvar e supravalvar. Uma característica importante dessas lesões é que elas podem ser progressivas. O quadro clínico e a fisiopatologia são semelhantes.

A estenose subvalvar mais frequente é a subaórtica fixa, que se manifesta em três tipos: membranosa, fibromuscular e túnel fibroso. Corresponde a 30% das obstruções da via de saída do ventrículo esquerdo.

A estenose supravalvar pode ser localizada ou segmentar e, em geral, está associada à síndrome de Willians. É a mais rara e corresponde a 10% das obstruções. A estenose valvar é a mais frequente, geralmente causada por valva aórtica bicúspide[6].

Morfologia

Na estenose crítica do recém-nascido, existe diminuição do diâmetro do anel, com importante espessamento das lascíneas e, em alguns casos, aspecto mixomatoso.

Em crianças maiores, adolescentes e adultos, a morfologia mais comum é a valva bicúspide, com espessamento nos jovens e calcificação e esclerose nos adultos. Na maioria dos casos, há três seios com três lascíneas e fusão de uma comissura, tornando-a uma valva funcionalmente bicúspide. A calcificação é rara em indivíduos abaixo de 25 a 30 anos de idade.

Fisiopatologia

A estenose importante no período fetal ocasiona hipertrofia concêntrica do ventrículo esquerdo, redução da cavidade e diminuição do débito do ventrículo esquerdo. Se a estenose for crítica, parte do débito necessário para o desenvolvimento cerebral é feita por fluxo retrógrado no istmo aórtico, originado da passagem do sangue pelo canal arterial. Após o nascimento, a criança pode apresentar quadro de IC grave com fechamento do canal arterial, similar ao quadro clínico da síndrome de hipoplasia do ventrículo esquerdo (SHVE).

Na estenose aórtica moderada, a cavidade ventricular esquerda é normal, com hipertrofia e capaz de sustentar um débito sistêmico adequado. O paciente pode ser assintomático, mas, com o crescimento, aparecem sinais de congestão pulmonar e baixo débito sistêmico, em razão da disfunção diastólica. Esta decorre do aumento da hipertrofia, desencadeado pela progressão da estenose. Outros pacientes evoluem sem sintomas por longo período. A estenose aórtica leve com gradiente de pressão ao repouso de até 30 mmHg entre o ventrículo esquerdo e a aorta não provoca distúrbio no desenvolvimento e na tolerância ao exercício físico.

Quadro clínico

O quadro clínico depende do grau da estenose e do período de aparecimento. Na estenose crítica do recém-nascido, é semelhante ao da hipoplasia do ventrículo esquerdo.

Em alguns casos, a IC desenvolve-se mais tarde, no segundo mês de vida, quando há um aumento da demanda para o débito cardíaco. A pressão arterial é normal, mas pode ocorrer pressão de pulsos diminuída na estenose aórtica grave.

O sopro cardíaco pode ser leve ou, em alguns casos, inaudível, em razão do baixo fluxo pela valva. A segunda bulha é hiperfonética.

A estenose aórtica, que não se manifesta clinicamente nos primeiros meses de vida, pode ter boa evolução, sendo, em geral, assintomática.

Algumas crianças podem não apresentar sintomas durante algum tempo, mesmo com gradiente sistólico. Em crianças maiores, podem aparecer sinais de dor precordial, tontura e síncope. O sopro cardíaco sistólico com irradiação para fúrcula e faces laterais de pescoço é o sinal mais importante e que leva os pacientes à investigação cardiológica.

Como alguns são assintomáticos mesmo com lesão grave, a investigação cardiológica é fundamental, pois essa anomalia é uma das causas de morte súbita na infância.

Exames complementares

No recém-nascido com IC, observa-se importante cardiomegalia com congestão pulmonar. O ECG mostra sobrecarga de câmaras direitas com alteração de repolarização (alterações da onda T e do segmento ST). Nos pacientes assintomáticos, a radiografia de tórax é normal.

O ECG também mostra sobrecarga ventricular esquerda, mas pode parecer normal mesmo com gradiente elevado.

O ecocardiograma permite avaliar o local e a natureza da lesão, a morfologia da valva aórtica, a gravidade da obstrução, o tamanho e a espessura do ventrículo esquerdo, o fluxo no canal arterial, as alterações no padrão de fluxo e as lesões associadas. O gradiente obtido ao Doppler é aproximadamente 20% maior do que o gradiente pico a pico obtido no cateterismo e é classificado em: leve, com gradiente < 40 mmHg ou pico a pico < 30 mmHg; moderado, com gradiente entre 40 e 70 mmHg ou pico a pico entre 30 e 50 mmHg; e grave com gradiente > 70 mmHg ou pico a pico > 50 mmHg. Na estenose membranosa, mede-se o comprimento da membrana e sua distância da valva aórtica, e deve-se avaliar também a presença de insuficiência aórtica e outras cardiopatias associadas[6].

Tratamento

No recém-nascido com quadro de IC grave e choque, a conduta inicial deve ser a mesma da síndrome de hipoplasia do ventrículo esquerdo, sendo indicado uso de prostaglandina e agente inotrópico. Dilatação com cateter-balão e cirurgia estão indicadas nos pacientes sintomáticos. Nos assintomáticos, a indicação deve ser feita quando houver fluxo sistêmico canal-dependente ou um gradiente sistólico maior que 60 mmHg.

Nas crianças maiores, a dilatação com balão está indicada como primeira opção quando o gradiente transvalvar for maior que 60 mmHg nos pacientes assintomáticos e maior que 50 mmHg nos sintomáticos ou com alterações eletrocardiográficas.

A cirurgia deve ser realizada quando esse procedimento não for efetivo ou em condições como hipoplasia do anel, displasia da valva e anomalias associadas, que necessitam de correção cirúrgica. Os procedimentos podem ser: comissurotomia, troca de valva ou cirurgia de Ross. Nos casos de estenose subvalvar, a indicação é a ressecção da membrana, podendo haver recidiva em 25 a 30% dos casos, recomendada em gradientes maiores que 50 mmHg, proximidade da valva < 6 mm e extensão para as valvas mitral e aórtica. Apresenta como complicação o bloqueio AV total em 14% dos casos. Na estenose supravalvar, a indicação é gradiente > 50 mmHg, insuficiência aórtica e hipertrofia importante do VE[6].

Evolução

A mortalidade é alta nos recém-nascidos e lactentes com estenose aórtica crítica, mas o tratamento precoce com cateter-balão ou cirurgia melhora o prognóstico.

A estenose aórtica é uma lesão progressiva e com alta mortalidade. As complicações mais comuns são dilatação da aorta ascendente, insuficiência aórtica, endocardite bacteriana e morte súbita[7].

As mortalidades precoce e tardia nos pacientes maiores tratados com cateter-balão são baixas. Como existe a possibilidade de re-estenose e de complicações mesmo com bom resultado imediato do tratamento, os pacientes devem ser seguidos periodicamente.

A endocardite bacteriana é uma complicação importante e o risco aumenta significativamente após o tratamento cirúrgico da lesão.

Em relação às prática de atividades físicas, não há necessidade de restrição na estenose leve, mas pacientes com estenose grave não devem participar de esportes competitivos[6,11].

Coarctação da aorta

A prevalência da coarctação da aorta é de 8 a 10%[2]. Há predomínio no sexo masculino, na proporção de 2:1. A associação com a valva aórtica bicúspide é muito frequente e é a doença cardíaca mais comum na síndrome de Turner (30%).

Morfologia

A coarctação da aorta pode ser localizada ou segmentar e apresentar-se nas regiões pré-ductal, paraductal e pós-ductal[6]. A localização mais comum é entre a subclávia esquerda e a junção aortoductal, ou seja, a região pré-ductal. A coarctação segmentar é mais comum em neonatos e lactentes, e a localizada, nas crianças maiores.

Lesões associadas são frequentes e entre as principais, estão: PCA, CIV, CIA, SHVE, transposição dos grandes vasos da base e dupla via de saída do ventrículo direito. Em 85% dos pacientes, existe associação com valva aórtica bicúspide[6].

A ocorrência de lesões obstrutivas múltiplas esquerdas, associadas à coarctação de aorta, é chamada de síndrome de Shone.

Fisiopatologia

Quando a coarctação da aorta é muito importante, o débito sanguíneo para o dimídio inferior do corpo é feito pelo canal arterial. Com o fechamento do canal, há súbito aumento no retorno venoso pulmonar e na pós-carga do ventrículo esquerdo. Consequentemente, desenvolve-se a falência do ventrículo esquerdo, com aparecimento de sinais de IC grave. Como na hipoplasia do ventrículo esquerdo e na estenose aórtica crítica, o débito sistêmico é dependente do canal arterial. A coarctação não crítica evolui com hipertrofia do ventrículo esquerdo e hipertensão arterial na parte superior do corpo. Se a obstrução se faz gradualmente, desenvolve-se a circulação colateral, com pouco comprometimento do débito para a parte inferior do corpo.

Manifestações clínicas

A idade do paciente, a intensidade da obstrução e as anomalias associadas determinam a clínica da criança.

O neonato com coarctação grave desenvolve clínica de IC e, algumas vezes, choque cardiogênico na segunda ou na terceira semana de vida. Pulsos estão ausentes em membros inferiores e normalmente não se ouve sopro. O quadro clínico pode ser mais precoce e mais intenso quando há associação de CIV.

Crianças maiores podem ser assintomáticas, sendo a suspeita diagnóstica feita pela diferença de pulsos entre os membros superiores e inferiores e pela presença de hipertensão arterial. Outras queixas, como fadiga, cefaleia, epistaxe e dor em membros inferiores, são frequentes. O sopro cardíaco pode ser audível na fúrcula e na região interescapular, mas sua presença no precórdio geralmente é consequência de anomalias associadas. O sopro contínuo da circulação colateral é raro na criança pequena[6].

Exames complementares

Na radiografia de tórax do recém-nascido com IC, há cardiomegalia com congestão pulmonar. O eletrocardiograma mostra, na maioria dos casos, sobrecarga ventricular direita.

Em crianças maiores, a radiografia de tórax pode ser normal, com dilatação da aorta ascendente. Em escolares e adolescentes, observam-se o "sinal de 3" e erosões nas superfícies inferiores das costelas.

O ECG apresenta-se normal ou com sobrecarga ventricular esquerda. O ecocardiograma com Doppler é um exame importante no auxílio diagnóstico. É necessário que a coarctação seja demonstrada na imagem ecocardiográfica, pois o gradiente de pressão pode estar ausente ou subdimensionado nas coarctações graves. A ressonância magnética e a tomografia helicoidal são exames que demonstram com mais clareza o tipo de lesão. Em alguns pacientes, o cateterismo pode ser necessário para confirmação diagnóstica ou para esclarecer outras anomalias associadas, sendo a maior indicação, no entanto, o cateterismo terapêutico, que pode ser feito com dilatação por balão ou aplicação de *stent*.

A reconstrução na ressonância magnética tornou-se o exame de imagem de escolha, tornando desnecessário o cateterismo para avaliação anatômica.

Tratamento

Em neonatos com choque cardiogênico, a conduta inicial é semelhante à da hipoplasia de ventrículo esquerdo com uso de prostaglandina. A indicação para tratamento invasivo (dilatação ou cirurgia) deve ser feita em todos os pacientes sintomáticos e naqueles assintomáticos que apresentarem hipertensão arterial ou sinais de repercussão hemodinâmica nos exames complementares.

O tratamento deve ser de urgência nos recém-nascidos e lactentes com IC, e eletivo nos pacientes assintomáticos ao longo do primeiro ano de vida.

A abertura da coarctação é feita por cateterismo cardíaco, como mencionado anteriormente, ou por cirurgia. No neonato e no lactente, o melhor tratamento é o cirúrgico. A dilatação com balão é mais utilizada em casos de recoarctação ou de coarctação nativa em pacientes maiores. Se associada à CIV, pode ser feita bandagem da artéria pulmonar ou correção total.

O *stent* expansível para o tamanho adulto por balão implantado com angioplastia por ser realizado com sucesso em crianças maiores de 8 a 10 anos. A cirurgia com ressecção do segmento com coarctação e anastomose término-terminal é o procedimento de escolha[6].

Evolução

A mortalidade é alta nas crianças que desenvolvem IC. Pacientes sem reparo ou com correção tardia evoluem normalmente, com hipertensão arterial na vida adulta. Nos pacientes com coarctação importante, assintomáticos ou com poucos sintomas na infância, a evolução natural mostra morte prematura em torno da terceira ou quarta década de vida, tendo como causas: IC, ruptura da aorta, endocardite bacteriana e hemorragia intracraniana[7].

Pacientes tratados podem apresentar complicações e lesões residuais, como hipertensão arterial, recoarctação, aneurisma e endocardite infecciosa.

Crianças maiores geralmente são assintomáticas, exceto por queixas de dor nas pernas, pulsos ausentes em membros inferiores, *click* ejetivo, causado pela valva aórtica bicúspide, audível em ápice e ou na base[6].

MISCELÂNIA

Janela aortopulmonar

Trata-se da presença de um grande defeito entre a aorta ascendente e o tronco pulmonar. Resulta de falha do septo espiral e, diferentemente do tronco arterioso comum, a janela apresenta duas valvas semilunares separadas.

As manifestações clínicas são semelhantes às do tronco arterioso comum, com presença de ICC e hipertensão pulmonar no início da vida, pulsos amplos e sopros sistólico ejetivo na base, não contínuo.

A história é semelhante à de PCA e evolui para hipertensão pulmonar se não corrigida.

O tratamento é o fechamento cirúrgico imediato do defeito, sob circulação extracorpórea. A mortalidade cirúrgica é muito baixa[6].

Transposição congenitamente corrigida das grandes artérias

Prevalência muito menor do que 1% de todas as cardiopatias. A transposição corrigida dos grandes vasos da base é uma cardiopatia rara, na qual as conexões AV e ventrículo-arterial são discordantes. O átrio direito está conectado ao ventrículo esquerdo, que se liga à artéria pulmonar. O átrio esquerdo conecta-se com o ventrículo direito, que, por sua vez, se liga à aorta. Portanto, do ponto de vista funcional, a circulação é normal.

Crianças sem anomalias cardíacas associadas geralmente são assintomáticas. A arritmia cardíaca pode ser a manifestação inicial da doença. Na ausculta, observa-se somente uma segunda bulha hiperfonética em área pulmonar, em virtude do posicionamento anterior da aorta. Em outros pacientes, a suspeita diagnóstica é feita pela manifestação clínica de anomalias associadas, que são frequentes. Entre elas, as principais são CIV (80%) e estenose da via de saída pulmonar (50%). Complicações como insuficiência tricúspide, IC e arritmia são comuns na evolução clínica do paciente e decorrem da disfunção do ventrículo direito, que está conectado com a circulação sistêmica[6].

A B2 é única e hiperfonética, com sopro sistólico rede de 2 a 4+/+6 em bordo esternal esquerdo baixo (CIV) ou alto (EP).

O ECG é típico, com ausência de onda Q em V5 e V6 e/ou onda Q em V4R ou V1, podendo estar presente bloqueio AV total.

A radiografia de tórax mostra cardiomegalia e aumento da trama vascular pulmonar e dextrocardia em 50%.

O ecocardiograma é o principal método diagnóstico na transposição congenitamente corrigida das grandes artérias, além de identificar os defeitos associados.

O tratamento é indicado na IC e nas arritmias, sendo as opções de cirurgia a bandagem da artéria pulmonar (paliativa) ou a cirurgia de Blalock-Taussig, nas EP graves, e a cirurgia corretiva com duplo Switch. Muitos pacientes têm indicação de implante de marcapasso[6].

Anomalia de Ebstein

É uma doença rara, representando menos de 1% de todas as cardiopatias congênitas[2,6]. Trata-se de uma alteração na valva tricúspide (é a anomalia mais comum dessa valva), com deslocamento intraventricular dos folhetos septal e posterior e consequente atrialização de parte da cavidade ventricular direita. A cúspide anterior geralmente é normal. A porção atrializada do ventrículo direito tem parede fina, e a porção distal apresenta parede normal e dimensão variável (Figura 6).

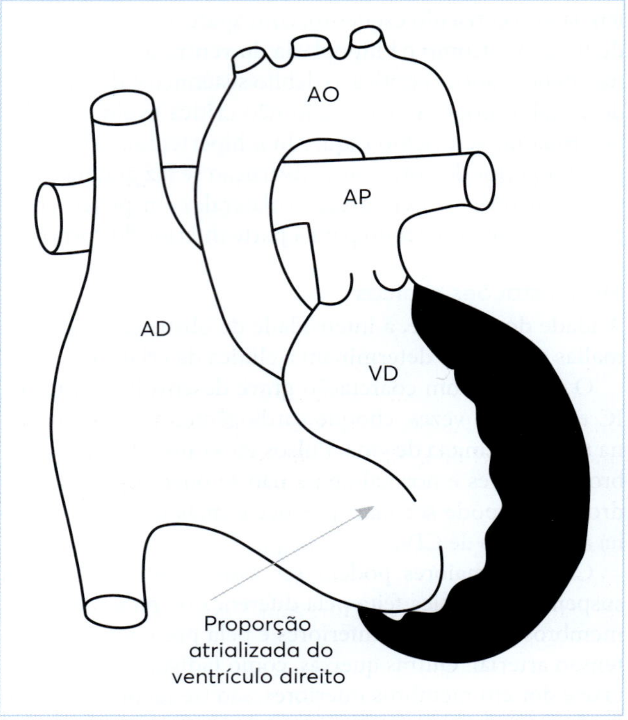

Figura 6 Anomalia de Ebstein.
AD: átrio direito; VD: ventrículo direito; AP: artéria pulmonar; Ao: aorta.

Em recém-nascidos, a clínica pode ser de IC com importante cardiomegalia e cianose central. A cianose diminui à medida que a resistência vascular pulmonar reduz.

Em crianças maiores, os sinais clínicos mais frequentes são dispneia, fadiga, palpitação e cianose. Ainda podem apresentar fraqueza, falta de ar e emagrecimento. Na ausculta, os achados são desdobramento de bulhas, presença de quarta bulha e sopro sistólico em área tricúspide. Arritmia cardíaca é frequente.

A radiografia de tórax mostra cardiomegalia à custa de átrio direito e diminuição da trama vascular pulmonar. No ECG, ocorrem bloqueio do ramo direito, pré-excitação e bloqueio AV de primeiro grau.

O ecocardiograma define o diagnóstico, com o deslocamento da valva tricúspide maior que 8 mm/m^2 de área de superfície corpórea.

O tratamento cirúrgico está indicado para os pacientes com IC, cardiomegalia progressiva, arritmia cardíaca (TSV), disfunção do ventrículo esquerdo com fibrose, acidente vascular cerebral e cianose. O tratamento da TSV pode ser feito com adenosina e betabloqueadores.

O tratamento cirúrgico é feito com *shunt* sistêmico-pulmonar nos recém-nascidos com quadro grave de hipofluxo pulmonar. Se o ventrículo esquerdo estiver "comprimido" pelo ventrículo direito ou por átrio direito dilatado, é possível realizar cirurgia de Starnes (fechamento da valva tricúspide com pericárdio), plicatura do grande ventrículo direito atrializado, dilatação da CIA e *shunt* Blalock-Taussig[6].

A cirurgia corretiva eletiva está indicada nos pacientes com regurgitação importante da valva tricúspide, dilatação das câmaras direitas e sinais de IC. Atualmente, a técnica de escolha é a do cone.

O prognóstico é ruim nos casos graves de apresentação neonatal, com alta mortalidade no primeiro mês de vida. A cirurgia melhorou significativamente a sobrevida dos pacientes com indicação de cirurgia após o período neonatal.

Origem anômala da artéria coronária esquerda da pulmonar (síndrome de Bland-White-Garland)

A artéria coronária esquerda origina-se anormalmente do tronco pulmonar, causando isquemia e infarto do ventrículo esquerdo. A redução pós-natal da pressão arterial resulta em perfusão inadequada da artéria coronária esquerda. Os sintomas aparecem em 2 a 3 meses, com episódios de desconforto respiratório (dor anginosa) e sinais de IC[6].

Exames complementares

A radiografia de tórax mostra cardiomegalia, o ECG indica infarto anterolateral, com onda Q profunda e alargada e onda T invertida e alteração do segmento ST nas derivações I, AVL e precordiais (V2 a V6).

A ecocardiografia mostra a artéria coronária esquerda saindo do TP, o ventrículo esquerdo com dilatação e disfunção sistólica e ecogenicidade aumentada dos músculos papilares e do endocárdio adjacente, sugerindo fibrose e fibroelastose.

A angiotomografia pode demonstrar a anatomia das coronárias, mas a frequência cardíaca alta das crianças, muitas vezes, é um fator limitante para o método, fazendo com que seja necessário submetê-las ao cateterismo cardíaco para estudo adequado das coronárias.

Tratamento

O tratamento da IC é clínico, com uso de inotrópico, vasodilatador e diurético.

O tratamento definitivo é cirúrgico e deve ser feito no momento do diagnóstico pela técnica de Takeuchi, que é um túnel intrapulmonar, sendo o método de escolha o reimplante da coronária na face anterior da aorta ascendente. Há ainda como opção a cirurgia de Tashiro, que é o retalho estreito do tronco pulmonar, incluindo a coronária esquerda anastomosada à aorta[6].

REFERÊNCIAS BIBLIOGRÁFICAS

1. Mitchell SC, Korones SB, Berendes HW. Congenital heart disease in 56,109 births. Incidence and natural history. Circulation. 1971;43:323-32.
2. Samánek M, Vorisková M. Congenital heart disease among 815,569 children born between 1980 and 1990 and their 15-year survival: a prospective Bohemia survival study. Pediatr Cardiol. 1999;20:411-7.
3. Benson LN, Freedom RM. The clinical diagnostic approach in congenital heart disease. In: Fredom RM, Benson LN, Smallhorn JF (eds.). Neonatal heart disease. London: Springer-Verlag; 1992. p. 165-76.
4. Rowe RD et al. Diagnostic approach. In: The neonate with congenital heart disease. Philadelphia: W.B. Saunders; 1981. p. 136-49.
5. Tynan MJ. Clinical presentation of heart disease in infants and children. In: Anderson RH, Baker JB, Redington A, Rigby ML, Penny D, Wernovsky G. Paediatric cardiology. Edinburgh: Churchill Livingstone; 2002. p. 275-83.
6. Park MK, Salmar M. Manual Park de cardiologia pediátrica. 5. ed. Rio de Janeiro: Elsevier; 2016.
7. Lapierre C, Dubois J, Rypens F, Raboisson MJ, Déry J. Tetralogy of Fallot: Preoperative assessment with MR and CT imaging. Diagnostic and Interventional Imaging. 2016;97:531-41.
8. Rahmath MRK, Boudjemlin Y. Tetralogy of Fallot will be treated interventionally within two decades. Pediatric Cardiology. 2020;41:539-45.
9. Rudolph AM. Congenital diseases of the heart: clinical-phisiological considerations. Armonk: Futura Publishing Company; 2001.
10. Roche SL, Greenway SC, Redington AN. Tetralogy of Fallot with pulmonary stenosis, pulmonary atresia, and absent pulmonary valve. In: Allen HD, Shaddy RE, Penny DJ, Cetta F, Feltes F. Moss and Adams' heart disease in infants, children and adolescents. Philadelphia: Wolters Kluwer; 2016.
11. Earing MG, Hagler DJ, Edwards WD. Univentricular atrioventricular connection. In: Allen HD, Shaddy RE, Penny DJ, Cetta F, Feltes F. Moss and Adams' heart disease in infants, children and adolescents. Philadelphia: Wolters Kluwer; 2016.
12. Freedom RM, Yoo SJ, Mikailian H, Williams WG. The natural and modified history of congenital heart disease. New York: Futura; 2004.

CAPÍTULO 3

PRINCIPAIS CARDIOPATIAS COM APRESENTAÇÃO NO PERÍODO NEONATAL

Jorge Yussef Afiune

AO FINAL DA LEITURA DESTE CAPÍTULO, O PEDIATRA DEVE ESTAR APTO A:

- Saber os mecanismos de transição da circulação fetal e neonatal.
- Conhecer a definição de cardiopatias congênitas críticas.
- Identificar os cenários clínicos principais das cardiopatias congênitas críticas.
- Executar e interpretar o teste do coraçãozinho.
- Estabelecer um plano terapêutico para o tratamento inicial das cardiopatias congênitas críticas no recém-nascido.

INTRODUÇÃO

A doença cardíaca congênita (DCC) é a doença congênita mais comum em recém-nascidos[1,2]. Dentro deste grupo, são consideradas DCC críticas as que requerem cirurgia ou intervenção nos primeiros dias ou meses de vida, o que ocorre em aproximadamente 25% dos casos. Essas cardiopatias são as mais importantes no período neonatal e, em geral, dependem da permeabilidade do canal arterial. Diante da gravidade dessas doenças, elas necessitam ser diagnosticadas rapidamente e tratadas já nos primeiros dias ou semanas de vida, evitando-se a deterioração hemodinâmica do bebê. Apesar de muitos recém-nascidos com DCC crítica serem diagnosticados ainda na vida fetal ou logo após o nascimento, alguns bebês não são diagnosticados antes da alta dos berçários, o que eleva muito a morbidade e mortalidade dessa doença[3]. O pediatra e o neonatologista desempenham papel fundamental nesse cenário, pois são eles os responsáveis pelo cuidado inicial ao recém-nascido cardiopata.

O objetivo deste capítulo é fazer uma revisão sobre os aspectos cruciais para o diagnóstico e a conduta nas principais cardiopatias congênitas no período neonatal.

EPIDEMIOLOGIA

A incidência de DCC é de 8:1.000 nascidos vivos, podendo variar de 6 a 20:1.000 nascidos vivos, a depender dos diferentes métodos utilizados para diagnosticar as doenças, como o diagnóstico clínico ou ecocardiográfico[4,5]. Uma boa parte das DCC é considerada grave e tida como uma das principais causas de morte no período perinatal e infantil, chegando a representar cerca de 30% dos óbitos decorrentes de malformações congênitas[6-8].

DEFINIÇÃO DE CARDIOPATIAS CONGÊNITAS CRÍTICAS E CANAL-DEPENDENTES

As cardiopatias congênitas críticas (CCC) são definidas como aquelas que requerem tratamento cirúrgico ou intervencionista (intervenção por cateterismo) ainda no primeiro mês de vida, representando cerca de 25% de todos os casos (aproximadamente 2:1.000 nascidos vivos)[9]. O diagnóstico dessas cardiopatias deve ser feito preferencialmente no período pré ou pós-natal imediato, visto que o risco de morbidade e mortalidade aumenta quando há atraso no diagnóstico[10]. Ao longo das últimas décadas, os resultados obtidos com o tratamento das crianças com CCC melhoraram significativamente, em especial com o avanço das intervenções corretivas e paliativas. Diagnóstico adequado, seguido de uma intervenção oportuna, é essencial para reduzir a mortalidade associada à CCC. Estima-se que cerca de 30% dos pacientes com CCC ainda são diagnosticados apenas após a alta do berçário[11].

As CCC canal-dependentes são definidas como aquelas em que o canal arterial é o responsável pela manutenção de uma das duas circulações, seja pulmonar, seja sistêmica, ou permite uma mistura entre essas circulações em cardiopatias nas quais a circulação neonatal se mantenha em paralelo. O fechamento do canal arterial pode precipitar uma deterioração clínica rápida caracterizada por hipóxia, acidose metabólica, convulsões, choque cardiogênico, parada cardíaca ou lesões de órgãos-alvo, sendo que o risco de morte em crianças com CCC canal-dependente não diagnosticada no berçário pode chegar a 50%[6,11].

As CCC podem ser classificadas em:

- Cardiopatias congênitas com fluxo pulmonar dependente do canal arterial ("atresia pulmonar"):
  - Atresia pulmonar com septo ventricular íntegro, atresia pulmonar com CIV, tetralogia de Fallot com atresia pulmonar, estenose pulmonar crítica, atresia tricúspide com estenose pulmonar crítica, ventrículo único funcional com estenose pulmonar crítica.
- Cardiopatias congênitas com fluxo sistêmico dependente do canal arterial ("atresia aórtica"):
  - Síndrome de hipoplasia do coração esquerdo, estenose aórtica crítica, interrupção do arco aórtico, coarctação de aorta crítica, ventrículo único funcional com estenose aórtica ou coarctação de aorta crítica.
- Cardiopatia congênita com circulação em paralelo e potencialmente dependente do canal arterial:
  - Transposição das grandes artérias (TGA).

Para melhor entendimento da fisiologia dessas cardiopatias, será apresentada a seguir uma breve revisão sobre os principais aspectos da circulação fetal e neonatal.

TRANSIÇÃO DA CIRCULAÇÃO FETAL PARA A NEONATAL

A circulação fetal difere da circulação pós-natal em alguns aspectos fundamentais, a saber[12]:

- Elevada resistência vascular pulmonar e reduzido fluxo pulmonar no feto.
- Reduzida resistência vascular sistêmica decorrente da presença da placenta, que é o local das trocas gasosas na circulação fetal.
- Presença de mistura (*shunt*) ou desvio do sangue mais oxigenado, através do ducto venoso e do forame oval, do átrio direito para o átrio esquerdo e ventrículo esquerdo, e daí para a aorta e o cérebro do feto.
- Presença de mistura (*shunt*) ou desvio do sangue menos oxigenado, através do canal arterial, do ventrículo direito para a aorta descendente do feto.

Na Figura 1, pode-se observar um esquema da circulação fetal normal.

A transição da circulação fetal para a pós-natal envolve a eliminação da circulação placentária, o estabelecimento da circulação pulmonar efetiva e a separação entre as circulações pulmonar e sistêmica, o que ocorre com o fechamento dos locais de mistura entre elas (forame oval, ducto venoso e canal arterial). Os principais aspectos dessa transição são:

- Após o nascimento, ocorrem as primeiras ventilações pulmonares e a resistência vascular pulmonar se reduz rapidamente, havendo, assim, um aumento do fluxo pulmonar efetivo (cerca de 10 vezes).

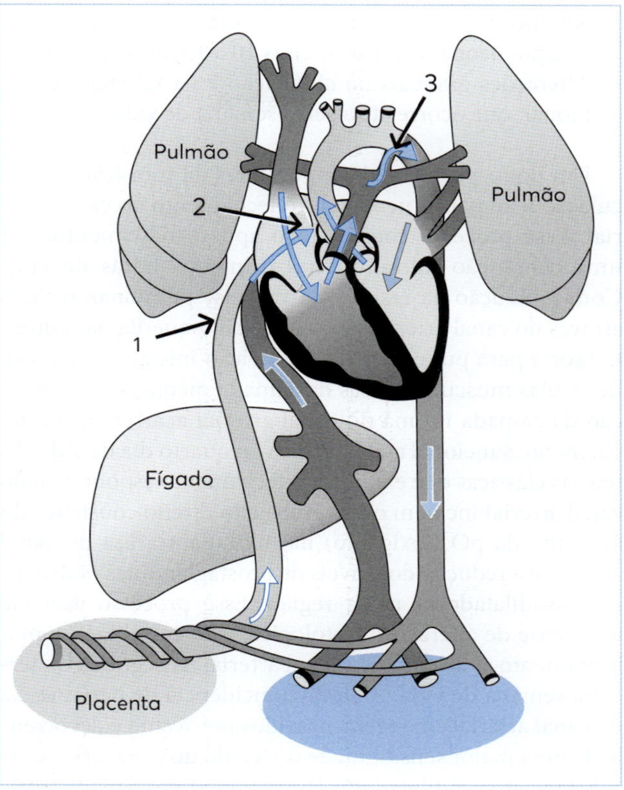

Figura 1 Ilustração mostrando a circulação fetal. Observam-se os locais de misturas entre as circulações: ducto venoso (1), forame oval (2) e canal arterial (3). O fluxo de sangue mais oxigenado é direcionado através do ducto venoso e do forame oval para o átrio esquerdo, o ventrículo esquerdo e a aorta ascendente. Por outro lado, o fluxo de sangue menos oxigenado é direcionado através do canal arterial para a aorta descendente e a placenta, local em que se realizam as trocas gasosas no feto.

- Este aumento de fluxo pulmonar acarreta aumento do retorno venoso para o átrio esquerdo e o fechamento funcional do forame oval.
- Por outro lado, na região do canal arterial ocorre inversão na direção do fluxo, que passa agora a ser da esquerda (aorta) para a direita (pulmonar). O aumento da oxigenação e a redução de mediadores, como as prostaglandinas, na região do canal arterial acarretam constrição e seu fechamento.
- A retirada da placenta e o fechamento dos vasos umbilicais, por sua vez, acarretam aumento da resistência vascular sistêmica do recém-nascido.
- As circulações sistêmica e pulmonar, que funcionavam em paralelo no feto, agora funcionam em série. O ventrículo direito, que no feto trabalhava em um regime de alta resistência, agora passa a ser responsável pela circulação pulmonar, que é de baixa resistência. Por outro lado, o ventrículo esquerdo fica responsável pela circulação sistêmica.

As alterações hemodinâmicas da transição da circulação fetal para a neonatal podem ser divididas em duas fases:

- Alterações perinatais imediatas, que estabelecem a circulação neonatal nas primeiras 10 a 15 horas de vida.
- Alterações graduais na circulação e na resistência pulmonar, que ocorre até a sexta semana de vida.

Um dos aspectos mais importantes da transição da circulação fetal para a neonatal é o fechamento do canal arterial. Esse processo começa logo após o nascimento, por uma constrição inicial, já nas primeiras horas de vida. Com a redução da resistência vascular pulmonar, o fluxo através do canal arterial passa a ser da esquerda para direita (aorta para pulmonar). A constrição inicial, a migração de células musculares lisas da camada média e a proliferação da camada íntima do canal arterial acarretam seu fechamento funcional até o terceiro ou quarto dia de vida. As teorias clássicas que explicam o fechamento espontâneo do canal arterial incluem o possível efeito direito constritor do aumento da pO_2 (oxigênio) na musculatura lisa do canal arterial e a redução dos níveis de prostaglandinas (substância vasodilatadora) nessa região. Esse processo acarreta uma série de alterações histológicas que culminam com o fechamento anatômico do canal arterial na segunda ou terceira semana de vida. A elevada incidência de persistência do canal arterial em recém-nascidos pré-termo é decorrente de uma maior sensibilidade do tecido do canal arterial às substâncias vasodilatadoras (prostaglandinas e óxido nítrico) e de uma menor resposta constritora ao oxigênio.

A presença do forame oval e do canal arterial, bem como do tipo de circulação em paralelo que ocorre nos fetos, permite que a maioria dos bebês com CCC apresente um bom desenvolvimento fetal e chegue até o termo em ótimas condições.

PRINCIPAIS CENÁRIOS CLÍNICOS NAS CARDIOPATIAS CONGÊNITAS CRÍTICAS (CANAL-DEPENDENTES)

Neste grupo de cardiopatias, a persistência das comunicações fetais (forame oval e canal arterial) é essencial para a manutenção das circulações sistêmica e pulmonar pós-natal. As mudanças na circulação pós-natal também ocorrem nos recém-nascidos com cardiopatias canal-dependente, e estes geralmente se apresentarão clinicamente bem nas primeiras horas de vida, porém desenvolverão os sintomas de hipoperfusão pulmonar ou sistêmica após algumas horas, momento em que ocorrerão o fechamento do canal arterial e as mudanças de resistência vascular pulmonar. A apresentação clínica das dessas cardiopatias se dá em três cenários clínicos principais: cianose, choque ou edema pulmonar

Cianose

Geralmente detectada quando a concentração de hemoglobina reduzida é maior que 4 a 5 g/dL. As principais causas de cianose no recém-nascido são as doenças pulmonares, as CCC e a hipertensão pulmonar persistente do recém-nascido (HPPRN). O recém-nascido com doença parenquimatosa pulmonar costuma sofrer desconforto respiratório acentuado que rapidamente necessita de ventilação mecânica, além de apresentar aspectos radiológicos característicos. Aquele que apresenta HPPRN, por sua vez, tem desconforto respiratório discreto ou moderado e história de asfixia perinatal com ou sem aspiração de mecônio. Já o recém-nascido com cardiopatia congênita geralmente tem história perinatal benigna, tendo nascido com peso adequado e índice de Apgar normal. As cardiopatias congênitas que se apresentam com cianose geralmente são aquelas em que o fluxo pulmonar é dependente do canal arterial (por exemplo, atresia pulmonar). O canal arterial, usualmente, manterá um bom fluxo pulmonar e uma adequada mistura sanguínea nas primeiras horas de vida, ocasião em que a cianose não é detectada. Com o passar das horas, inicia-se um quadro de cianose ao choro ou às mamadas. Isso ocorre devido ao aumento do consumo de oxigênio durante esse esforço e à redução concomitante do fluxo pulmonar. A despeito dessa cianose, pode-se não observar desconforto respiratório concomitante (retrações ou gemido ou batimento de aletas nasais), havendo apenas um aumento da frequência respiratória em decorrência da ativação de quimiorreceptores em resposta à hipóxia. À medida que o fluxo pulmonar ou a mistura sanguínea diminuem, o grau de cianose se acentua, podendo ocorrer também um aumento da frequência respiratória.

A melhor forma de se detectar a cianose é por meio da aferição da saturação periférica de oxigênio, o que pode ser facilmente realizado com os oxímetros de pulso disponíveis no mercado. A saturação normal de um recém-nascido após 24 horas de vida é maior ou igual a 95%, e qualquer situação em que isso não ocorra deve ser analisada com atenção. O reconhecimento clínico da cianose no recém-nascido é fácil quando a saturação periférica está abaixo de 80%; entretanto, quando ela se encontra entre 80 e 90%, este reconhecimento é muito difícil, o que torna importante a aferição da saturação periférica por meio da oximetria de pulso. Vale lembrar que o oxímetro de pulso detecta a hipóxia, enquanto o exame clínico detecta a cianose, sinal clínico que ocorre quando saturação periférica está menor que 85%.

O fechamento normal do canal arterial nos primeiros dias de vida pode acarretar o surgimento de cianose nas seguintes cardiopatias:

- Atresia pulmonar ou estenose pulmonar crítica: quando o canal arterial é a única fonte de fluxo sanguíneo pulmonar. Esses pacientes apresentam cianose progressiva à medida que o canal arterial se fecha.
- TGA: quando o canal arterial fornece a mistura entre as circulações pulmonar e sistêmica em uma situação de circulação em paralelo.
- Atresia aórtica ou estenose aórtica crítica: quando o canal arterial fornece a maioria do fluxo sanguíneo sistêmico. Com o fechamento do canal arterial, esses pacientes apresentam diminuição da perfusão periférica e cianose.

Nessas situações, a cianose é uma manifestação de hipoxemia grave e que está associada à acidose metabólica, podendo resultar em disfunção cardíaca e choque cardiogênico. O uso imediato de prostaglandina E1 (PGE1) para reabrir ou manter o canal arterial aberto é fundamental para salvar a vida desses bebês. Sua utilização pode prevenir o desenvolvimento de choque, hipoxemia grave, acidose e danos em outros órgãos.

Vale ressaltar que nem todas as cardiopatias cianóticas são classificadas como canal-dependentes. Em algumas cardiopatias cianóticas, o mecanismo da cianose decorre de uma mistura entre as circulações sistêmica e pulmonar, sem, entretanto, que elas dependam da permeabilidade do canal arterial. São exemplos de cardiopatias cianóticas não dependentes do canal arterial: conexão anômala total das veias pulmonares, tronco arterial comum, cardiopatias com obstrução não crítica na via de saída do coração direito e ventrículo único funcional sem estenose pulmonar.

Baixo débito sistêmico

As CCC que se apresentam com baixo débito sistêmico são as lesões obstrutivas do lado esquerdo, onde o fluxo sistêmico é dependente do canal arterial (por exemplo, atresia aórtica, interrupção ou coarctação de aorta). O diagnóstico diferencial se faz principalmente com sepse neonatal, anormalidades hematológicas (anemia ou policitemia) ou metabólicas (hipocalcemia, hipoglicemia, acidose metabólica). Esses bebês geralmente nascem bem, ficam estáveis durante as primeiras horas de vida e começam a manifestar, de forma relativamente abrupta, os sinais de baixo débito sistêmico a partir das primeiras 24 horas de vida ou até o final da primeira semana. Taquipneia progressiva, cansaço às mamadas, palidez cutânea, sudorese acentuada, taquicardia, redução da amplitude dos pulsos centrais e periféricos e hipotensão arterial sistêmica são os sinais e sintomas principais. Eles surgem em decorrência da redução do fluxo sistêmico que ocorre pelo fechamento do canal arterial ou porque há um grande desvio de fluxo sistêmico para o território pulmonar, o que acontece devido à redução da resistência vascular pulmonar após o nascimento. Nessa situação, há aumento do fluxo pulmonar em detrimento da redução do fluxo sistêmico.

Edema pulmonar

Os sinais clínicos principais de edema pulmonar no recém-nascido são a taquipneia e o aumento do trabalho respiratório. Esses sinais podem aparecer desde os primeiros dias de vida, quando farão parte do quadro de baixo débito sistêmico citado anteriormente, ou podem ser secundários a uma doença pulmonar do recém-nascido. Entretanto, podem ocorrer mais tardiamente (após a segunda semana de vida), em decorrência de um grande aumento do fluxo pulmonar, à medida que a resistência vascular pulmonar e a taxa de hemoglobina diminuem. Bebês com cardiopatia congênita com grande *shunt* esquerda-direita (por exemplo, comunicação interventricular grande, tronco arterial comum, persistência do canal arterial, ventrículo único funcional sem estenose pulmonar) costumam apresentar taquipneia em repouso, que se acentua às mamadas, mas sem outros sinais de baixo débito sistêmico. Essas cardiopatias podem acarretar um quadro clínico também muito grave, porém não são consideradas canal-dependentes. A presença de frequência respiratória acima de 70 irpm na primeira semana de vida deve chamar a atenção do pediatra para a possibilidade de edema pulmonar ou outra pneumopatia neonatal.

Na Tabela 1 encontra-se um esquema mostrando a classificação das cardiopatias canal-dependentes e sua apresentação clínica principal.

COMO FAZER O DIAGNÓSTICO DE CARDIOPATIA CONGÊNITA CANAL-DEPENDENTE

Reconhecimento precoce dos sinais clínicos

Quando a apresentação clínica da cardiopatia se faz por meio de hipóxia grave ou choque, o diagnóstico geralmente é fácil. Entretanto, em boa parte dos casos, a apresentação clínica é silenciosa nos primeiros dias de vida, o que dificulta a realização do diagnóstico precoce. De todos os sinais clínicos apresentados, dois são os mais importantes para a detecção precoce das cardiopatias congênitas graves, principalmente daquelas que são canal-dependente:

- Saturação periférica anormal: $SpO_2 < 95\%$, aferida após 24 horas de vida.
- Taquipneia: frequência respiratória > 70 irpm.

A presença de um desses sinais deve alertar o pediatra para possibilidade de cardiopatia, mesmo que o bebê esteja clinicamente bem.

No grupo das CCC ocorre uma mistura de sangue entre as circulações sistêmica e pulmonar, o que acarreta redução da saturação periférica de O_2. Nesse sentido, a aferição da oximetria de pulso de forma rotineira em recém-nascidos aparentemente saudáveis tem mostrado elevadas sensibilidade e especificidade para detecção precoce dessas cardiopatias[13-15]. Assim, considera-se que a utilização da oximetria de pulso como ferramenta de "triagem" para detecção dessas cardiopatias, antes da alta do berçário, poderá aumentar o diagnóstico precoce e possibilitar um manejo inicial mais adequado, evitando situações de maior gravidade ao bebê.

Em novembro de 2011, os departamentos científicos de cardiologia e neonatologia da Sociedade Brasileira de Pediatria publicaram o primeiro documento científico com orientações para utilização da oximetria de pulso como ferramenta de triagem neonatal dessas cardiopatias (https://www.sbp.com.br/fileadmin/user_upload/2015/02/diagnostico-precoce-oximetria.pdf). A seguir, serão descritos os passos dessa estratégia.

Teste da oximetria de pulso ("teste do coraçãozinho")

A utilização da oximetria de pulso como ferramenta de triagem neonatal para detecção dessas cardiopatias pode ajudar a detectar a hipoxemia, que está presente na maioria, em uma fase em que o exame clínico ainda não conse-

Tabela 1 Classificação das cardiopatias canal-dependentes

Grupo fisiopatológico	Principais cardiopatias	Momento da apresentação clínica	Apresentação clínica inicial			Tratamento inicial
			Cianose (SpO_2 < 90%)	Taquipneia (FR > 60)	Baixo débito sistêmico	
Cardiopatias com fluxo pulmonar canal-dependente	Atresia pulmonar sem CIV, atresia pulmonar com CIV, estenose pulmonar crítica, tetralogia de Fallot, atresia tricúspide com estenose pulmonar, ventrículo único com estenose ou atresia pulmonar	1ª semana de vida	+++	+	Não	Prostaglandina E1
Cardiopatias com fluxo sistêmico canal-dependente	Síndrome de hipoplasia do coração esquerdo (atresia aórtica), coarctação ou interrupção do arco aórtico, estenose aórtica crítica	1ª semana de vida	+	+++	+++	Prostaglandina E1
Cardiopatias com circulação em paralelo	Transposição das grandes artérias	1ª semana de vida	+++	+++	+	Prostaglandina E1
Cardiopatias com *shunt* misto	Tronco arterial comum, conexão anômala total de veias pulmonares, ventrículo único sem estenose pulmonar	2ª semana de vida	+	+++	+	Diuréticos
Cardiopatias com *shunt* esquerda-direita	Comunicação interventricular, defeito total do septo atrioventricular, janela aorto-pulmonar, persistência do canal arterial	2ª semana de vida	Não	+++	Não	Diuréticos

gue detectá-la. Considera-se como normal $SpO_2 \geq 95\%$ e diferença de SpO_2 entre o membro superior direito e um dos membros inferiores menor ou igual a 3%. Alterações dessas medidas mostraram que podem ser utilizadas como ferramenta de triagem para detecção das cardiopatias congênitas críticas no recém-nascido, apresentando sensibilidade de 76% e especificidade de 99%.[16]

Em quem e quando realizar o teste do coraçãozinho?

Deve-se realizar este teste de forma rotineira em todos os RN com idade gestacional ≥ 35 semanas e que se encontram clinicamente bem, assintomáticos, em ambiente de alojamento conjunto.

O teste deve ser feito preferencialmente entre 24 e 48 horas de vida. Esta estratégia mostrou reduzir a taxa de falso-positivo ao mesmo tempo em que não retarda o diagnóstico dos casos patológicos. A taxa de falso-positivo deste teste, quando realizado após 24 horas de vida, é de apenas 0,05%, que é bem menor que a taxa observada quando realizado antes das 24 horas de vida, que é de 0,5%.[17]

O protocolo do teste do coraçãozinho

Deve-se utilizar um equipamento de oximetria de pulso com sensores apropriados para RN e que tenha a tecnologia que permita a leitura adequada da oximetria em situações de baixa perfusão e na presença de movimentos.

As medidas de oximetria devem ser realizadas em dois locais: na mão direita (medida pré-ductal) e em um dos membros inferiores (medida pós-ductal). Os valores obtidos devem ser analisados da seguinte forma:

- Teste negativo: $SpO_2 \geq 95\%$ e a diferença entre as medidas no membro superior direito e o membro inferior deve ser ≤ 3%. Nessa situação, a probabilidade de cardiopatia congênita crítica é pequena e o RN deve seguir os cuidados habituais da maternidade. Vale ressaltar que um teste do coraçãozinho negativo não exclui completamente a presença de cardiopatia congênita. Caso o RN apresente diagnóstico fetal ou sinais clínicos sugestivos de cardiopatia congênita, uma avaliação cardiológica mais detalhada deverá ser realizada.
- Teste positivo: $SpO_2 \leq 89\%$ no membro superior direito ou no membro inferior. Nessa situação, o RN deverá ser reavaliado de forma minuciosa pelo médico pediatra/neonatologista, sendo necessário realizar também uma avaliação cardiológica e ecocardiográfica para confirmação diagnóstica. É importante ressaltar que este RN não deverá receber alta hospitalar antes que seja realizada esta avaliação cardiológica.
- Teste duvidoso: SpO_2 entre 90 e 94% ou uma diferença entre as medidas do membro superior direito e o membro inferior ≥ 4%. Nesta situação, o teste deve ser realizado novamente após uma hora (2º teste). Caso o resultado se mantenha duvidoso, o teste deverá ser feito mais uma vez, após uma hora (3º teste). Caso as medidas de oximetria se mantenham nestes valores mesmo após a

terceira avaliação, o teste será considerado positivo e o RN deverá ser submetido à avaliação cardiológica/ecocardiográfica. A realização do 2º e 3º testes nesta situação mostrou-se importante, pois pode reduzir consideravelmente o número de falsos-positivos com o 1º teste.

Na Figura 2, está representado um fluxograma para interpretação do teste do coraçãozinho.

Teste de hiperóxia

Diante de um recém-nascido com suspeita de cardiopatia congênita, pode-se realizar o teste de hiperóxia com o objetivo de fazer o diagnóstico diferencial entre cardiopatia congênita, pneumopatia neonatal e hipertensão pulmonar persistente no recém-nascido. Oferece-se oxigênio a 100% e coleta-se gasometria arterial das regiões pré-ductal (membro superior direito) e pós-ductal (um dos membros inferiores)[18]. De acordo com o valor da PO_2 encontrada, pode-se concluir que:

- Teste positivo:
  - $PO_2 > 250$ mmHg: excluem-se as CCC.
- Teste negativo:
  - $PO_2 < 100$ mmHg: provável cardiopatia congênita cianótica crítica do tipo fluxo pulmonar canal-dependente (atresia pulmonar) ou circulação em paralelo (TGA).
  - PO_2 entre 100 e 250 mmHg: possível cardiopatia congênita com *shunt* misto (por exemplo, tronco arterial comum, ventrículo único sem estenose pulmonar, síndrome de hipoplasia do coração esquerdo).

Caso ocorra uma diferença maior que 20 mmHg entre a PO_2 pré e pós-ductal, deve-se pensar na possibilidade de hipertensão pulmonar persistente do recém-nascido.

O recém-nascido que apresentar teste de hiperóxia negativo tem alta chance de ser portador de uma cardiopatia com fluxo pulmonar ou sistêmico dependente do canal arterial, e deve receber PGE1 até que se realize o diagnóstico anatômico correto.

Radiografia de tórax

Dois aspectos principais devem ser observados:

- Tamanho da área cardíaca: presença de cardiomegalia aumenta muito a possibilidade de cardiopatia, embora a

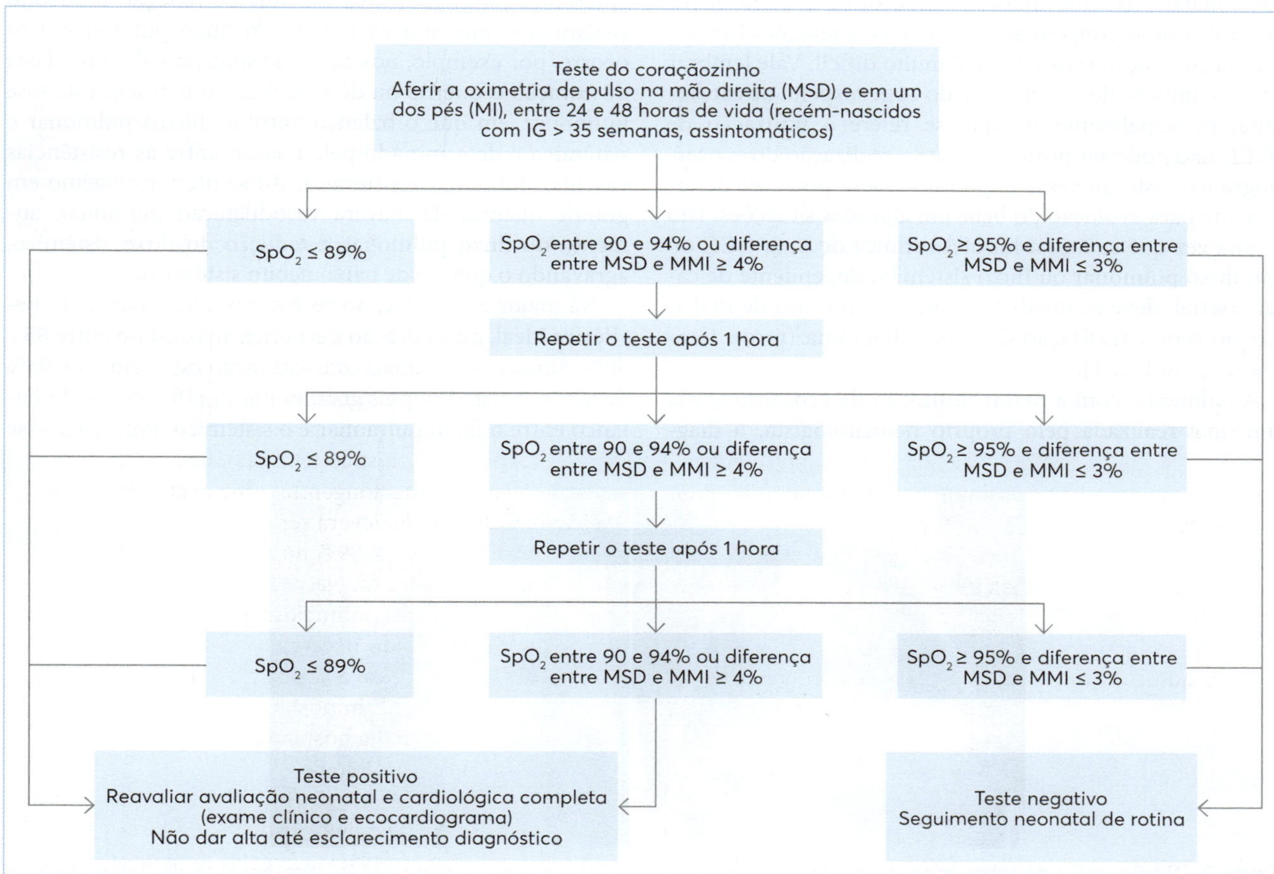

Figura 2 Teste do coraçãozinho. Fluxograma de orientação para aplicação da oximetria de pulso como ferramenta de triagem neonatal de CCC.

Fonte: Manual de orientação SBP: Sistematização do atendimento ao recém-nascido com suspeita ou diagnóstico de cardiopatia congênita – https://www.sbp.com.br/fileadmin/user_upload/23544cMO_Sistemat_atend_RN_cSuspeita_CardCongenita.pdf .

presença de uma área cardíaca normal não exclua este diagnóstico (Figura 3A).

- Avaliação da trama vascular pulmonar:
  - Reduzida: cardiopatias com fluxo pulmonar-dependente do canal arterial (por exemplo, atresia pulmonar; Figura 3A).
  - Aumentada: cardiopatias com fluxo sistêmico dependente do canal arterial, cardiopatias com *shunt* misto e cardiopatias com *shunt* esquerda-direita (Figura 3B).

Ecocardiograma com mapeamento de fluxo em cores

Método de escolha para se realizar o diagnóstico de qualquer cardiopatia congênita no recém-nascido. Este exame fornece informações precisas sobre a anatomia do defeito e da função cardíaca, além de ser não invasivo e de fácil reprodutibilidade, podendo ser feito na própria unidade de tratamento neonatal, sem necessidade de transporte do recém-nascido. Atualmente, considera-se o ecocardiograma um exame de realização obrigatória em qualquer bebê sob suspeita de cardiopatia.

Idealmente, o ecocardiograma deve ser realizado por um profissional familiarizado com as patologias do período neonatal, visto que em várias situações o diferencial entre cardiopatias congênitas estruturais e alterações funcionais da circulação transicional é muito difícil. Vale lembrar que o manuseio do recém-nascido com suspeita de cardiopatia, principalmente no que se refere à utilização de PGE1, não pode ser postergado até a realização do ecocardiograma, visto que esse tempo de espera pode ser determinante para evolução do bebê em algumas situações. Isto é, uma vez que se faça a hipótese clínica de uma CCC do tipo fluxo pulmonar ou fluxo sistêmico dependente de canal arterial, deve-se imediatamente iniciar o uso de PGE1, mesmo sem a realização do ecocardiograma (prova terapêutica com PGE1).

Atualmente, com a maior utilização da ecocardiografia funcional realizada pelo próprio neonatologista, o diagnóstico da maior parte das CCC pode ser realizado de maneira mais rápida e eficiente.

MANEJO INICIAL DAS CARDIOPATIAS CANAL-DEPENDENTES

Assim que surgir a suspeita de cardiopatia congênita em um recém-nascido, várias medidas devem ser tomadas a fim de evitar a deterioração clínica do quadro. A maior parte desses pacientes apresenta quadro clínico muito grave e as medidas iniciais a serem tomadas devem seguir os fluxogramas de atendimento habituais a qualquer outro recém-nascido, principalmente no que se refere ao atendimento do choque e da falência respiratória ou cardiorrespiratória. Entretanto, é necessário discutir alguns pontos críticos para que uma adequada abordagem seja realizada nessas situações[18].

Oxigenoterapia

O uso de oxigênio, assim como qualquer outra terapia instituída, deve ser feito de forma racional e baseada em princípios fisiopatológicos, buscando melhor eficácia e menor toxicidade. A depender do tipo de cardiopatia, recém-nascidos que recebem ofertas elevadas de oxigênio podem apresentar piora clínica em virtude de redução do débito sistêmico e aumento exagerado do fluxo pulmonar. Isso ocorre, por exemplo, nos casos de síndrome de hipoplasia do coração esquerdo ou de ventrículo único sem estenose pulmonar, em que o balanço entre os fluxos pulmonar e sistêmico é determinado pela relação entre as resistências vascular pulmonar e sistêmica. Ao se ofertar oxigênio em grande quantidade, haverá vasodilatação pulmonar, aumento do fluxo pulmonar e redução do fluxo sistêmico, agravando o quadro de baixo débito sistêmico.

Na maioria das CCC no recém-nascido, a saturação periférica ideal, ou saturação periférica alvo, estará entre 85 e 90%. Situações nas quais essa saturação está acima de 95% devem ser evitadas, pois geralmente significam um desbalanço entre o fluxo pulmonar e o sistêmico. Por vezes, esse

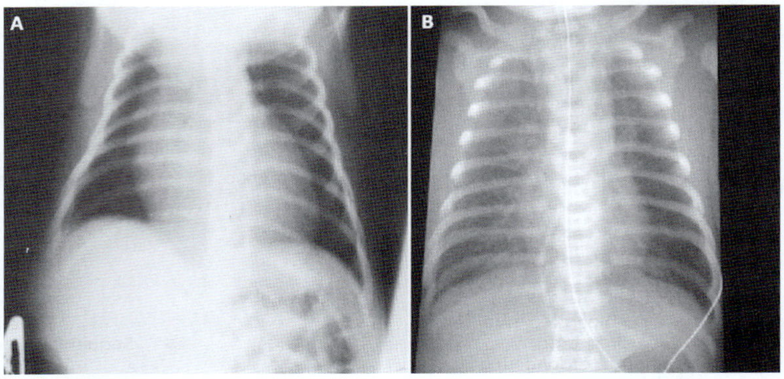

Figura 3 Radiografia de tórax mostrando dois exemplos de CCC no recém-nascido. (A) Recém-nascido de 3 dias de vida com atresia pulmonar com septo ventricular íntegro. Observa-se aumento da área cardíaca, além de redução da trama vascular pulmonar (cardiopatia com fluxo pulmonar dependente do canal arterial). (B) Recém-nascido de 5 dias de vida com síndrome de hipoplasia do coração esquerdo. Observa-se aumento da trama vascular pulmonar decorrente de hiperfluxo e congestão venosa pulmonar (cardiopatia com fluxo sistêmico dependente de canal arterial).

ciclo só poderá ser interrompido se forem tomadas medidas para reduzir o fluxo pulmonar e aumentar o fluxo sistêmico. O simples fato de reduzir a fração de oxigênio ofertada para 21% (ar ambiente) é o primeiro passo para reverter esse processo[18]. É preferível manter a saturação periférica de 85%, porém com boa perfusão, do que uma saturação periférica de 95%, mas com sinais de choque.

Por outro lado, nos bebês com cardiopatia com fluxo pulmonar dependente do canal arterial ou com circulação em paralelo e que apresentam saturação menor que 80%, uma maior oferta de oxigênio deverá ser realizada. Em geral, devem-se utilizar frações inspiradas de oxigênio de até 60%, raramente sendo necessário uso de frações mais elevadas.

Ventilação mecânica

A ventilação mecânica em um recém-nascido com cardiopatia congênita com predomínio de cianose pode não ser necessária. Caso o bebê esteja mantendo boa ventilação e sinais de débito sistêmico adequado, a ventilação mecânica não trará nenhum benefício na oxigenação. Mas deve-se estar atento, pois, em situações de hipoxemia muito acentuada, especialmente quando a saturação periférica fica abaixo de 60%, a ventilação mecânica deverá ser utilizada[18].

Por outro lado, nos recém-nascidos com cardiopatias que cursam com baixo débito sistêmico, a ventilação mecânica é frequentemente necessária e benéfica, visto que por meio dela se obtém uma redução do trabalho respiratório e, consequentemente, do consumo de oxigênio.

Ao se utilizar a ventilação mecânica, deve-se ter sempre em mente que essa estratégia pode ser muito útil no manuseio das resistências vascular sistêmica e pulmonar. Um exemplo é utilizar a estratégia de hipercapnia permissiva, tolerando uma PCO_2 mais alta, quando ocorrerá vasoconstrição pulmonar e, assim, redução do fluxo pulmonar e consequente aumento do fluxo sistêmico. Para muitos recém-nascidos, será necessário usar sedativos e até mesmo relaxantes musculares até conseguir uma ventilação adequada.

De modo geral, na maioria das cardiopatias, ao se colocar um recém-nascido com cardiopatia congênita em ventilação mecânica, deve-se procurar como alvo terapêutico uma saturação periférica em torno de 85%. Com essa estratégia, é possível evitar o uso de parâmetros ventilatórios exagerados que podem ser deletérios. Vale lembrar, entretanto, que, nas cardiopatias com *shunt* exclusivamente esquerda-direita, como os defeitos septais (CIV), a saturação-alvo deverá ser mais elevada (maior que 92%).

Prostaglandina E1

A utilização da PGE1 em recém-nascidos modificou dramaticamente os resultados dos tratamentos dessas cardiopatias. O uso apropriado de PGE1, além de ser imprescindível para manter a vida do recém-nascido, permite uma melhor estabilização clínica do bebê e promove ganho de tempo para uma confirmação diagnóstica adequada e o planejamento do tratamento definitivo, bem como para transferir o bebê para outro centro, caso necessário[19].

Assim, pode-se dizer que, diante de qualquer recém-nascido com suspeita de CCC, deve-se iniciar imediatamente o uso de PGE1. Existem duas situações típicas: a primeira é quando o bebê apresenta cianose acentuada não responsiva ao uso de oxigenioterapia (teste de hiperóxia negativo), e a segunda é quando o recém-nascido se apresenta com quadro de choque que não responde bem às medidas iniciais de tratamento. Em qualquer uma dessas situações, a utilização de PGE1 deve ser feita imediatamente, mesmo antes da confirmação diagnóstica de cardiopatia.

A PGE1 tem ação dilatadora sobre o tecido do canal arterial, e isso ocorre, em geral, até o final da quarta semana de vida. Após esta idade, a resposta à PGE1 é muito pequena. Vale lembrar que a PGE1 tem ação sobre o canal arterial, que se apresenta em constrição recente, de modo que nas situações em que o canal arterial já apresentou fechamento anatômico, ela não será efetiva para abertura do canal.

As cardiopatias congênitas nas quais está indicado o uso de PGE1 são:

- Cardiopatias com fluxo pulmonar dependente do canal arterial (por exemplo, atresia pulmonar).
- Cardiopatias com fluxo sistêmico dependente do canal arterial (por exemplo, atresia aórtica).
- Cardiopatias com circulação em paralelo (por exemplo, TGA).

Dose utilizada

A PGE1 deve ser utilizada em infusão contínua e a dose inicial é de 0,01 mcg/kg/min. Caso não haja resposta adequada, essa dose poderá ser aumentada até 0,1 mcg/kg/min. Quando ocorre uma boa resposta à infusão da PGE1, observa-se melhora clínica após cerca de 30 a 60 minutos de infusão, seja da cianose, seja dos sinais de baixo débito sistêmico.

Via de utilização

Recomenda-se utilizar um acesso venoso profundo e preferencialmente central para a infusão da medicação. O uso dessa medicação em acesso venoso periférico não é recomendado, pois a perda temporária deste acesso e a conseguinte interrupção da infusão da medicação poderão trazer consequências catastróficas para o recém-nascido, já que em alguns minutos poderá haver um novo fechamento do canal arterial, com recrudescimento do quadro clínico inicial.

Efeitos colaterais

Os principais efeitos colaterais são a apneia e a hipotensão, mais frequentes quando doses mais elevadas de PGE1 são utilizadas (acima de 0,05 mcg/kg/min). Outros efeitos colaterais são hipertermia, irritabilidade, edema de mãos e pés e *rash* cutâneo. Sempre que se utilizar a PGE1, deve-se estar preparado para realizar intubação traqueal, pois o risco de apneia é muito elevado[19].

Cateterismo cardíaco

Pode ser feito para definição do diagnóstico ou para a realização de alguma intervenção terapêutica. As principais intervenções no recém-nascido são a atriosseptostomia e a valvoplastia com cateter-balão. Em algumas situações, apesar de terem sido tomadas todas as medidas anteriores para se estabilizar um recém-nascido com cardiopatia congênita, o quadro clínico não melhora; nesses casos, deve-se avaliar a necessidade de realizar um cateterismo cardíaco.

Um dos pontos críticos a ser definido é se o cenário fisiopatológico da cardiopatia apresentada necessita ou não de uma adequada comunicação interatrial. O principal exemplo dessa situação é a TGA, patologia em que o recém-nascido apresenta um quadro de cianose muito acentuada e que, apesar do uso de prostaglandina e de todo o suporte ventilatório, pode não haver melhora do grau de cianose. Nessa situação, uma atriosseptostomia, ou seja, a ampliação de uma comunicação interatrial através de um cateter-balão é imprescindível e deverá ser feita até mesmo de forma emergencial.

Nas cardiopatias do tipo atresia pulmonar com septo ventricular íntegro, síndrome de hipoplasia do coração esquerdo e conexão anômala total de veias pulmonares com CIA restritiva, também pode ser necessário realizar a atriosseptostomia para uma melhor estabilização do recém-nascido antes do tratamento cirúrgico definitivo. Nos casos de estenose pulmonar ou aórtica crítica, a valvoplastia com cateter-balão pode ser realizada como forma de tratamento paliativo ou definitivo do quadro.

Transporte do recém-nascido com cardiopatia congênita

Após a estabilização inicial, o recém-nascido com cardiopatia congênita frequentemente deverá ser transportado para um centro especializado em cardiologia pediátrica. O transporte adequado depende fundamentalmente de uma comunicação eficaz entre a equipe do hospital de origem, a equipe de transporte e a equipe do hospital de referência. Em muitas situações, o transporte do bebê pode acarretar um desequilíbrio hemodinâmico e ventilatório tão acentuado que pode até mesmo comprometer sua vida.

O ponto mais importante a ser observado para esse transporte é a presença de um acesso venoso profundo e de uma via aérea segura. O acesso vascular deverá ser utilizado para o uso de PGE1 e inotrópicos que não poderão ser descontinuados durante o transporte. Muita atenção deve ser dada ao padrão respiratório do bebê; caso ele apresente algum grau de desconforto respiratório, será sempre melhor transportá-lo intubado. A ventilação deverá ser feita em ventilador pediátrico ou, em alguns casos, ventilação manual com bolsa-valva-máscara – nesta última situação, muito cuidado deve ser tomado, em virtude do alto risco de barotrauma.

A equipe que realizará o transporte deve ser composta por indivíduos com experiência e competência para tratar recém-nascidos graves e, principalmente, que tenham habilidade para fazer intubação e obter acesso vascular durante o transporte.

Durante o transporte, o bebê deve ser monitorizado continuadamente por meio de monitor cardíaco com traçado eletrocardiográfico e oximetria de pulso, e o nível de saturação periférica desejável para o bebê deverá ser previamente discutido com a equipe de cardiologia pediátrica para cada caso especificamente.

Os cuidados a serem tomados durante o transporte devem ser iguais àqueles já tomados na unidade de terapia intensiva neonatal. Não se pode, em hipótese alguma, subestimar os riscos do transporte neonatal nem tampouco ser menos exigente com sua qualidade e eficiência. Em algumas situações, pode ser melhor retardar o transporte por algumas horas até que se tenha a equipe e o equipamento ideais do que realizar um transporte em condições inadequadas.

PRINCIPAIS CARDIOPATIAS CONGÊNITAS CANAL-DEPENDENTES

Cardiopatias com fluxo pulmonar dependente do canal arterial

Neste grupo de cardiopatias encontram-se aquelas em que se observa obstrução ao fluxo pulmonar com atresia da valva pulmonar ou estenose pulmonar de grau acentuado. As principais cardiopatias que se encontram neste grupo são a atresia pulmonar com septo ventricular íntegro, a atresia pulmonar com comunicação interventricular, a estenose pulmonar crítica, a tetralogia de Fallot com atresia pulmonar e a atresia tricúspide, além do ventrículo único com atresia pulmonar ou estenose pulmonar de grau acentuado.

Do ponto de vista fisiopatológico, essas cardiopatias apresentam uma mistura de fluxo direita-esquerda intracardíaco associada a uma redução do fluxo pulmonar, que é dependente da permeabilidade do canal arterial. O quadro clínico principal é a cianose progressiva e acentuada, estando a saturação periférica geralmente abaixo de 80%, sem sinais de baixo débito sistêmico ou desconforto respiratório significativo. A oferta de oxigênio por meio de máscara ou mesmo após intubação traqueal não resulta em melhora significativa da saturação periférica, o que ajuda a fazer o diagnóstico diferencial com distúrbios ventilatórios no período neonatal.

A seguir, serão apresentadas as principais cardiopatias pertencentes a este grupo.

Atresia pulmonar com septo ventricular íntegro

Nesta patologia ocorre uma atresia completa da valva pulmonar, sendo que o ventrículo direito pode apresentar vários graus de hipoplasia. Na maioria dos casos ocorre um regime de hipertensão no ventrículo direito, o que acarreta insuficiência da valva tricúspide. Há uma dilatação do átrio direito e a presença de um *shunt* obrigatório do átrio direito para o átrio esquerdo através do forame oval. O fluxo aórtico está preservado e a única fonte de fluxo para as artérias pulmonares é o canal arterial, que apresenta um *shunt* esquerda-direita. A presença de fístulas entre as artérias coronárias e a cavidade ventricular direita é frequente, estando esses bebês sujeitos à ocorrência de isquemia miocárdica ou infarto (Figura 4).

O exame clínico mostra bulhas cardíacas normais ou um pouco aumentadas no foco tricúspide, porém um sopro sistólico em regurgitação na área tricúspide, decorrente da insuficiência tricúspide, e um sopro sistólico ou contínuo na região infraclavicular esquerda, decorrente do fluxo do canal arterial, são os achados mais frequentes.

À radiografia de tórax, observa-se, em geral, cardiomegalia decorrente da dilatação do átrio direito, sendo que a trama vascular pulmonar estará diminuída (Figura 4).

O eletrocardiograma pode mostrar sinais de sobrecarga ventricular direita ou esquerda, a depender do grau de hipoplasia ventricular direita.

O ecocardiograma é o método de escolha para a confirmação diagnóstica, sendo que a estabilização do recém-nascido deve ser feita mesmo antes da confirmação ecocardiográfica do diagnóstico. Em algumas situações, pode ser necessário realizar o cateterismo cardíaco, principalmente quando se pretende definir a anatomia da circulação coronariana ou fazer a atriosseptostomia.

Conduta inicial

As seguintes medidas devem ser tomadas:

- Iniciar imediatamente o uso de PGE1.
- Procurar oferecer ventilação e oxigenação adequadas, não havendo qualquer impedimento para o uso de oxigênio. A saturação periférica de O_2 em torno de 85% é o alvo terapêutico nesta patologia.
- Fazer reposição volêmica adequada, não havendo restrição para infusão de volume nesta situação.
- Corrigir os distúrbios acidobásicos e eletrolíticos.
- Evitar hipotensão arterial sistêmica, podendo ser utilizadas drogas como dopamina e epinefrina em doses baixas. Idealmente, a pressão arterial sistêmica do recém-nascido deve ser mantida acima de 60 mmHg.
- Considerar a realização de atriosseptostomia com balão quando houver uma comunicação interatrial muito pequena e restritiva.

Tratamento definitivo

Nos pacientes com ventrículo direito hipoplásico ou naqueles que apresentam circulação coronariana dependente do ventrículo direito, a melhor opção cirúrgica é a realização de um *shunt* sistêmico pulmonar (operação de Blalock-Taussig modificada), que consiste na colocação de um tubo protético entre uma artéria sistêmica (exemplo: subclávia ou tronco braquicefálico) e a artéria pulmonar.

Nos pacientes cujo ventrículo direito apresenta tamanho normal, deve-se procurar restabelecer a conexão entre o ventrículo direito e as artérias pulmonares por meio de ampliação da via de saída do ventrículo direito e valvotomia pulmonar (cirúrgica) ou mesmo pelo cateterismo cardíaco. Vale ressaltar que, mesmo nessa situação, pode ser necessário realizar um Blalock-Taussig modificado para garantir fluxo pulmonar adequado nos primeiros dias após o procedimento.

Estenose pulmonar valvar crítica

Esta patologia é definida como a presença de uma obstrução acentuada no nível da valva pulmonar associada a uma hipoxemia acentuada decorrente de um fluxo da direita para esquerda através do forame oval. A valva pulmonar não está atrésica e ainda permite a passagem de algum fluxo pulmonar anterógrado, porém essa quantidade

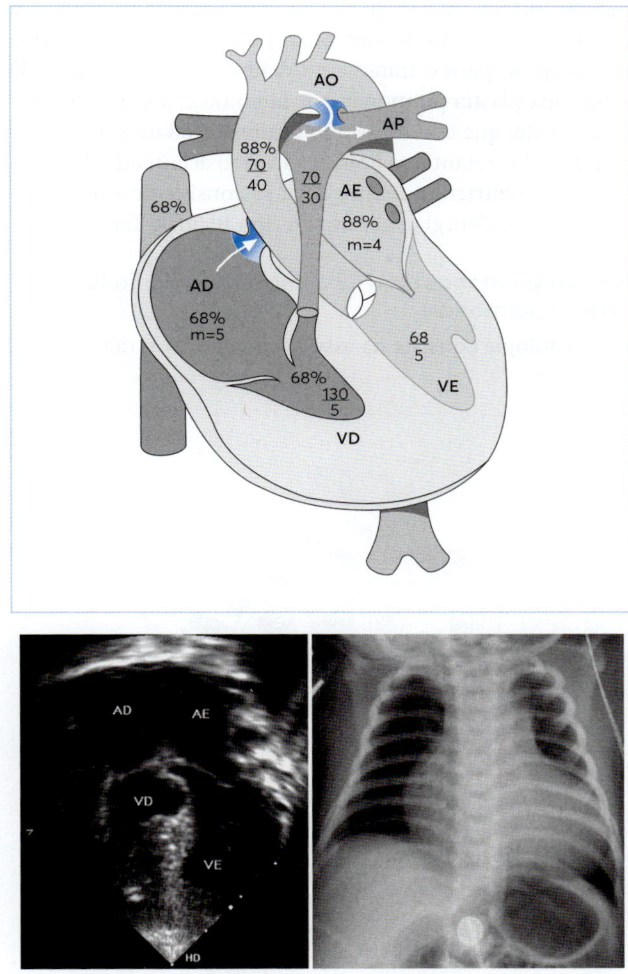

Figura 4 Atresia pulmonar com septo ventricular íntegro: cardiopatia congênita com fluxo pulmonar dependente do canal arterial. No desenho esquemático estão mostradas as oximetrias (%) e as pressões de cada cavidade cardíaca nessa patologia. Observa-se um *shunt* direita-esquerda através do forame oval, que acarreta hipoxemia e cianose. Não existe fluxo pulmonar anterógrado através da valva pulmonar, sendo que o fluxo pulmonar efetivo é mantido pelo *shunt* esquerda-direita no canal arterial. A cavidade ventricular direita é hipertrófica e está reduzida (hipoplásica), o que pode ser observado na imagem ecocardiográfica central. À radiografia de tórax, chama atenção a presença de cardiomegalia decorrente de aumento do átrio direito, além de trama vascular pulmonar diminuída.

de fluxo é muito pequena e o fluxo pulmonar efetivo persiste dependente do canal arterial. Em geral, ocorre uma acentuada hipertrofia do ventrículo direito, que fica sob um regime de pressão muito elevada desde a vida intrauterina, acarretando disfunção diastólica e aumento da pressão do átrio direito, provocando o *shunt* direita-esquerda pelo forame oval e, por consequência, o grau de hipoxemia. Insuficiência tricúspide de graus variados pode ocorrer (Figura 5).

A apresentação clínica desta patologia é muito semelhante à da atresia pulmonar com septo integro, bem como seu manejo clínico inicial, que se baseia na utilização imediata de PGE1 para garantir um fluxo pulmonar efetivo. A primeira opção para o tratamento definitivo é a realização de uma valvoplastia pulmonar por meio de cateterismo intervencionista, que tem mostrado ótimos resultados imediatos e tardios. Entretanto, se houver um grau acentuado de hipoplasia do ventrículo direito, deve-se considerar a opção de realizar uma cirurgia paliativa do tipo Blalock-Taussig.

Atresia pulmonar com CIV (tetralogia de Fallot com atresia pulmonar)

Esta patologia consiste na associação de vários defeitos:

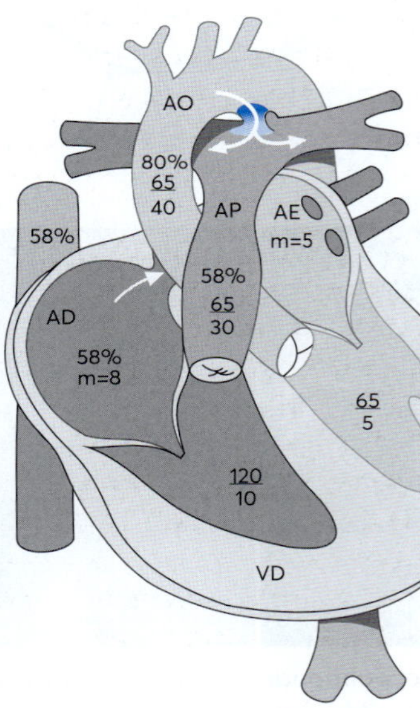

Figura 5 Estenose pulmonar crítica: cardiopatia congênita com fluxo pulmonar dependente do canal arterial. No desenho esquemático estão mostradas as oximetrias (%) e as pressões de cada cavidade cardíaca nesta patologia. Observa-se *shunt* direita-esquerda através do forame oval, que acarreta hipoxemia e cianose. O fluxo pulmonar anterógrado é mínimo, sendo que o fluxo pulmonar efetivo é mantido através do *shunt* esquerda-direita no canal arterial. A cavidade ventricular direita é hipertrófica e está sob um regime de alta pressão (120 mmHg), havendo um gradiente de pressão de 55 mmHg em relação à artéria pulmonar.

- Obstrução na via de saída do ventrículo direito por desvio anterossuperior do septo infundibular.
- Comunicação interventricular subaórtica.
- Cavalgamento da valva aórtica sobre a CIV.
- Hipertrofia ventricular direita.

Quando esta patologia se apresenta no recém-nascido, geralmente a estenose na via de saída do ventrículo direito é muito acentuada ou ocorre uma obstrução total. Nessas condições, o fluxo pulmonar efetivo fica totalmente dependente do canal arterial (Figura 6).

O quadro clínico predominante é o de cianose acentuada. O exame físico geralmente mostra segunda bulha hiperfonética em área pulmonar (devido ao cavalgamento aórtico) e primeira bulha hiperfonética em área tricúspide, podendo ser audível um sopro sistólico ou contínuo na região infraclavicular esquerda (correspondendo ao canal arterial). Por vezes, pode-se ouvir sopro contínuo no dorso (costas), o que corresponde à presença de colaterais sistêmico-pulmonares originários da aorta descendente.

A radiografia de tórax geralmente mostra área cardíaca de tamanho normal, arco médio escavado e trama vascular pulmonar diminuída (Figura 6). O eletrocardiograma, na maioria das vezes, mostra sinais de sobrecarga ventricular direita ou biventricular.

Uma análise anatômica detalhada deve ser feita por meio do ecocardiograma, devendo ser dada especial atenção à anatomia das artérias pulmonares e da fonte do fluxo pulmonar (canal arterial, colaterais sistêmico-pulmonar). Caso esse exame não consiga definir com clareza esses aspectos, deve-se pensar em realizar cateterismo cardíaco.

Conduta inicial

As seguintes medidas devem ser tomadas:

- Iniciar imediatamente o uso de PGE1.
- Oferecer ventilação e oxigenação adequadas, não havendo qualquer impedimento para o uso de oxigênio. A saturação periférica de O_2 em torno de 85% é o alvo terapêutico nesta patologia.
- Fazer reposição volêmica adequada, não havendo restrição para infusão de volume nesta situação.
- Corrigir os distúrbios acidobásicos e eletrolíticos.
- Evitar hipotensão arterial sistêmica, podendo ser utilizadas drogas como dopamina e epinefrina em doses baixas. Idealmente, a pressão arterial sistêmica do recém-nascido deve ser mantida acima de 60 mmHg.

Tratamento definitivo

Após a estabilização inicial do quadro, o recém-nascido deverá ser submetido a uma cirurgia cardíaca para garantir o fluxo pulmonar – a cirurgia paliativa de Blalock-Taussig (Figura 7) modificada, sendo que a correção total da cardiopatia geralmente é feita após o primeiro ano de vida. Em algumas instituições, e a depender da anatomia da cardiopatia, pode-se realizar a correção total logo no período neonatal.

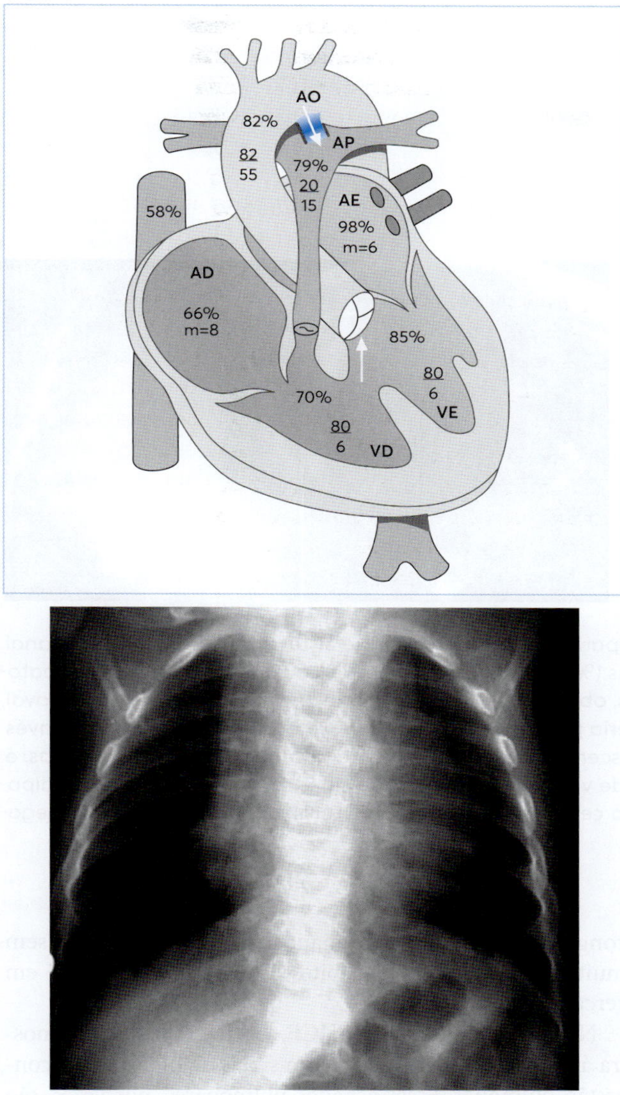

Figura 6 Tetralogia de Fallot com atresia pulmonar: cardiopatia congênita com fluxo pulmonar dependente do canal arterial. No desenho esquemático estão mostradas as oximetrias (%) e as pressões de cada cavidade cardíaca nesta patologia. Observa-se *shunt* direita-esquerda através da CIV, onde o fluxo do ventrículo direito está direcionado para a aorta. Não existe fluxo pulmonar anterógrado através da valva pulmonar, sendo que o fluxo pulmonar efetivo é mantido pelo *shunt* esquerda-direita no canal arterial. À radiografia de tórax, observa-se área cardíaca normal, além de uma trama vascular pulmonar diminuída.

Cardiopatias com fluxo sistêmico dependente do canal arterial

Neste grupo de cardiopatias encontram-se aquelas em que se observa obstrução do fluxo sistêmico, com atresia ou estenose crítica da valva aórtica ou obstrução no arco aórtico. As principais cardiopatias deste grupo são a síndrome de hipoplasia do coração esquerdo, a estenose aórtica crítica, a coarctação de aorta e a interrupção do arco aórtico.

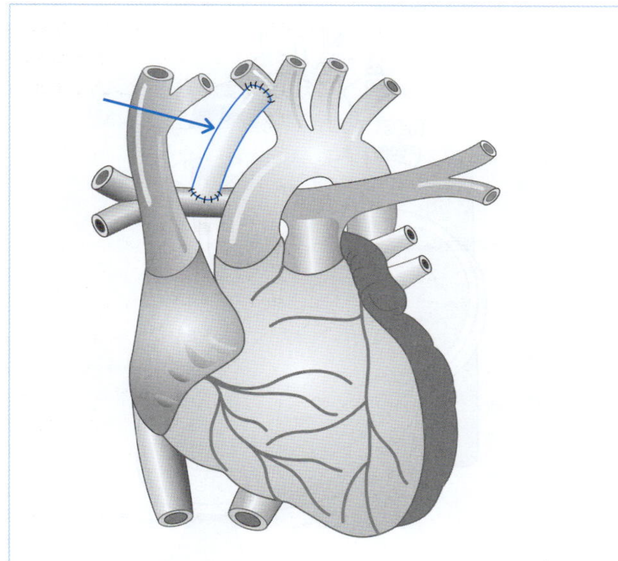

Figura 7 Desenho esquemático mostrando anastomose sistêmico-pulmonar do tipo Blalock-Taussig modificada. Esta cirurgia consiste na colocação de um tubo entre a artéria subclávia direita e a artéria pulmonar direita e é utilizada para o tratamento de CCC com fluxo pulmonar dependente de canal arterial.

Do ponto vista fisiopatológico, essas cardiopatias apresentam uma obstrução do fluxo sistêmico na via de saída do ventrículo esquerdo ou na região do arco aórtico, sendo que o fluxo sistêmico passa a ser dependente da permeabilidade do canal arterial.

Síndrome de hipoplasia do coração esquerdo

A síndrome de hipoplasia do coração esquerdo (SHCE) representa um grupo bastante heterogêneo de malformações anatômicas cuja característica principal é a presença de hipoplasia acentuada das estruturas do coração esquerdo (valva mitral, valva aórtica e ventrículo esquerdo), bem como da aorta ascendente. Nesta situação, o ventrículo direito é o responsável pelo débito cardíaco total, sendo que o fluxo sistêmico dependerá da permeabilidade do canal arterial e também do equilíbrio entre as resistências pulmonar e sistêmica (Figura 8).

Quadro clínico

A apresentação clínica da SHCE depende basicamente de três fatores principais:

- Permeabilidade do canal arterial.
- Resistência vascular pulmonar.
- Tamanho da comunicação interatrial.

Em geral, esses bebês apresentam sinais de choque cardiogênico relativamente súbito já nos primeiros dias de vida, o que coincide com uma constrição do canal arterial e com a redução da resistência vascular pulmonar. Isso reduz drasticamente o fluxo sistêmico das aortas descenden-

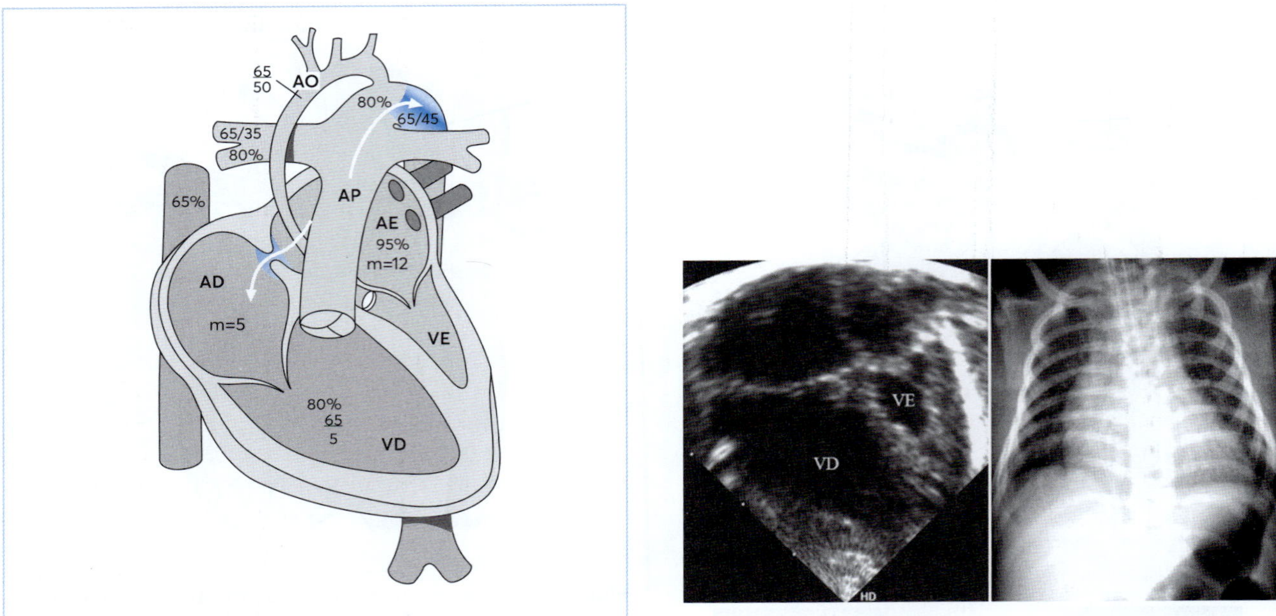

Figura 8 Síndrome de hipoplasia do coração esquerdo: cardiopatia congênita com fluxo sistêmico dependente do canal arterial. No desenho esquemático estão mostradas as oximetrias (%) e as pressões de cada cavidade cardíaca nesta patologia. Diante da hipoplasia acentuada das cavidades esquerdas, observa-se *shunt* esquerda-direita através do forame oval, e todo o débito cardíaco depende do ventrículo direito e da artéria pulmonar. Não existe fluxo aórtico anterógrado através da valva aórtica, sendo que o fluxo sistêmico, tanto da aorta descendente quanto da aorta ascendente e das coronárias, é mantido pelo *shunt* direita-esquerda no canal arterial. A cavidade ventricular esquerda é hipertrófica e está reduzida (hipoplásica), o que pode ser observado na imagem ecocardiográfica central. À radiografia de tórax, observam-se cardiomegalia e aumento da trama vascular pulmonar.

te e ascendente e o fluxo coronariano, havendo uma instalação súbita de sinais de ICC e choque. Os pulsos arteriais ficam com amplitude reduzida e a perfusão renal, hepática, coronariana e do sistema nervoso central é rapidamente comprometida. Paralelamente a isso, o fluxo pulmonar fica muito elevado e sinais de congestão pulmonar também aparecem. Cianose não é frequente nessa situação, pois o fluxo pulmonar elevado faz com que a saturação arterial resultante fique elevada ($SpO_2 > 90\%$). O diagnóstico diferencial principal deve ser feito com sepse neonatal, cuja apresentação clínica é muito semelhante, porém o tratamento é diferente.

O exame clínico desses bebês mostra precórdio hiperdinâmico com hiperfonese acentuada da segunda bulha no foco pulmonar. Pode haver sopro sistólico na área tricúspide, decorrente de algum grau de insuficiência tricúspide, ou ainda sopro sistólico no foco pulmonar, decorrente de hiperfluxo pulmonar. Os pulsos periféricos, em geral, estão globalmente reduzidos.

Em alguns casos de SHCE, a comunicação interatrial é muito pequena e, com isso, o retorno venoso pulmonar tem dificuldades para escoar para o átrio direito e chegar à circulação pulmonar e sistêmica. A resistência vascular pulmonar se mantém muito elevada, de modo que o fluxo arterial pulmonar se reduz e o fluxo sistêmico se mantém. Nesse grupo de pacientes, o quadro clínico principal é de congestão pulmonar com cianose acentuada, porém sem muitos sinais de baixo débito sistêmico. Isso ocorre em cerca de 15% dos casos.

Na maioria dos casos de SHCE, a radiografia de tórax mostra área cardíaca aumentada com sinais de hiperfluxo e congestão pulmonar. Esses achados pulmonares, por vezes, são confundidos com quadros de infecção pulmonar neonatal.

Os achados eletrocardiográficos são de sobrecarga ventricular direita, com potenciais esquerdos bastante reduzidos.

O ecocardiograma confirma o diagnóstico e deve fazer uma análise criteriosa de alguns aspectos fundamentais para o manuseio do paciente, como o canal arterial, o grau de resistência vascular pulmonar, o tamanho da comunicação interatrial, a avaliação da função do ventrículo direito e a função da valva tricúspide.

Conduta inicial

Os principais objetivos do tratamento inicial desta patologia são:

- Manter o canal arterial aberto por meio do uso imediato de PGE1.
- Adotar medidas ventilatórias com o intuito de aumentar a resistência vascular pulmonar e, assim, desviar o fluxo de sangue para o território sistêmico através do canal arterial. Para tanto, deve-se evitar o uso de oxigênio e de hiperventilação, pois essas medidas são vasodilatadoras

pulmonares e acarretam um desvio de sangue da circulação sistêmica para a pulmonar.

- Hipotensão é um sinal comum em bebês com SHCE, porém, na maior parte dos casos, decorre de desequilíbrio entre fluxo pulmonar e sistêmico, e não necessariamente de disfunção ventricular. O uso de drogas inotrópicas e vasoconstritoras pode ser necessário, dando-se preferência a drogas que não acarretem dilatação pulmonar.
- Nos pacientes que apresentam CIA restritiva e acentuado grau de hipoxemia, deve-se considerar a realização de atriosseptostomia com balão (cateterismo intervencionista). Nesses pacientes, as manobras ventilatórias são orientadas para diminuir a resistência vascular pulmonar (hiperventilação), pois o fluxo pulmonar efetivo está reduzido.

Tratamento definitivo

As medidas clínicas são paliativas e um tratamento cirúrgico deve ser feito de forma relativamente rápida.

A opção cirúrgica para o tratamento da SHCE é a operação de Norwood, que se baseia no conceito de ampliar a aorta ascendente e o arco aórtico e conectá-los com o antigo tronco pulmonar, fazendo com que o fluxo do ventrículo direito chegue diretamente à aorta. O fluxo pulmonar passa a ser feito por uma anastomose sistêmico-pulmonar tipo Blalock-Taussig ou de um tubo conectando o ventrículo direito com os ramos pulmonares (Norwood-Sano; Figura 9).

Outra opção para o tratamento cirúrgico inicial da SHCE é um procedimento híbrido entre cateterismo intervencionista e cirurgia cardíaca. Esse procedimento envolve a colocação de um *stent* na região do canal arterial (cateterismo intervencionista), além de bandagem das artérias pulmonares (cirurgia).

As opções cirúrgicas existentes atualmente já mostram acentuada melhora nos resultados, possibilitando uma sobrevida em torno de 70 a 80% dos recém-nascidos com SHCE.

Coarctação de aorta

Caracteriza-se pela presença de um estreitamento anatômico na região do istmo aórtico, bem próximo ao local de inserção do canal arterial. É comum estar associada a outras anormalidades cardíacas, como valva aórtica bivalvular (em até 70% dos casos) e comunicação interventricular (em até 40% dos casos).

Quadro clínico

No feto, o fluxo sistêmico para a aorta descendente é mantido pelo canal arterial. Após o nascimento, ocorre o fechamento do canal arterial e, caso o recém-nascido apresente uma coarctação de aorta crítica, o ventrículo esquerdo passa a ser submetido subitamente a uma grande sobrecarga sistólica e diastólica, o que acarreta um quadro de falência cardíaca e hipoperfusão sistêmica (choque), além de congestão pulmonar acentuada decorrente da disfunção ventricular esquerda e aumento da pressão no átrio esquerdo. Nesta patologia o fluxo da aorta descendente é dependente do canal arterial, porém o fluxo da aorta ascendente é mantido pelo próprio ventrículo esquerdo (Figura 10A).

Conduta inicial

- Uso imediato de PGE1 para manter o canal arterial aberto e permitir que o fluxo para a aorta descendente seja reestabelecido.
- Tratamento da falência respiratória: manejo da via aérea e otimização de ventilação e oxigenação. O uso de PEEP é muito útil para diminuir o edema pulmonar decorrente do aumento da pressão do átrio esquerdo e da pressão diastólica final do ventrículo esquerdo.
- Tratamento imediato dos sinais de choque: acesso vascular e suporte inotrópico, podendo ser usadas drogas como dopamina e dobutamina.

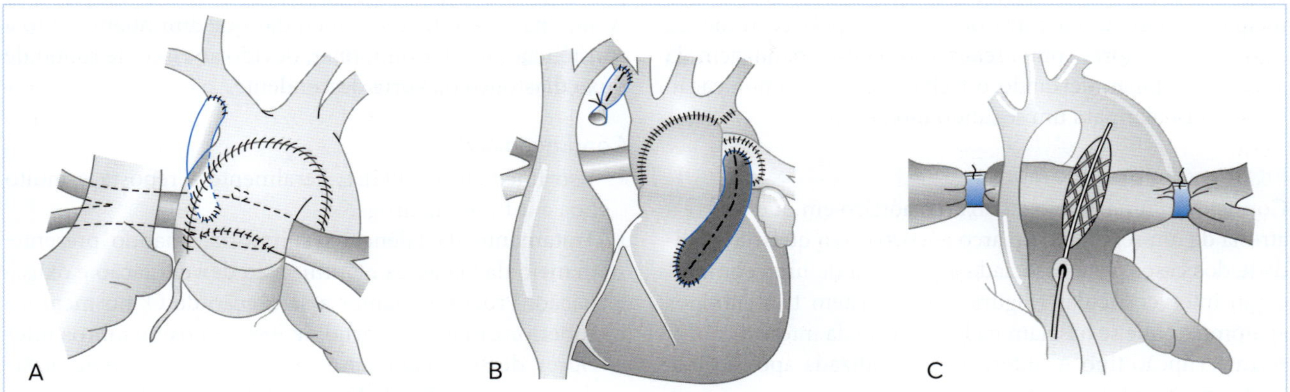

Figura 9 Opções cirúrgicas utilizadas para o tratamento da síndrome de hipoplasia do coração esquerdo: (A) operação de Norwood, primeiro estágio, com Blalock-Taussig; (B) operação de Norwood, primeiro estágio, com tubo entre ventrículo direito e tronco pulmonar (Norwood-Sano). (C) Procedimento híbrido com colocação de *stent* no canal arterial e realização de bandagem seletiva das artérias pulmonares direita e esquerda.

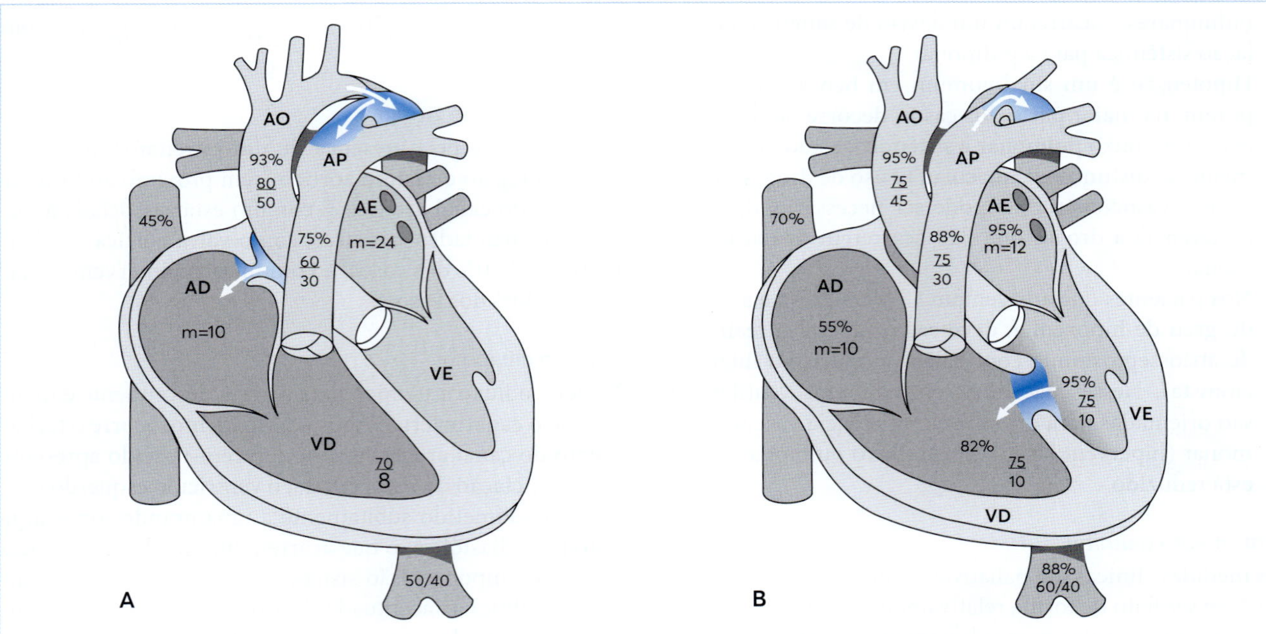

Figura 10 Coarctação de aorta crítica (A) e interrupção do arco aórtico tipo B (B): cardiopatias congênitas com fluxo sistêmico dependente do canal arterial. Na coarctação de aorta observa-se obstrução crítica na região do istmo aórtico, enquanto na interrupção do arco aórtico se observa descontinuidade entre arco aórtico e aorta descendente. No desenho esquemático estão mostradas as oximetrias (%) e as pressões de cada cavidade cardíaca nesta patologia.

- Diuréticos podem ser necessários para melhorar o quadro de edema pulmonar.

Tratamento definitivo

No recém-nascido, a melhor opção para o tratamento da coarctação é a cirurgia. Deve ser feita o mais rápido possível, tão logo se consiga algum grau de estabilização clínica do bebê. Geralmente o procedimento cirúrgico é feito por meio de uma toracotomia lateral esquerda, sem uso de circulação extracorpórea. Nos bebês com coarctação de aorta associada a uma grande comunicação interventricular, pode-se optar pela correção total dos defeitos nesse período (esternotomia mediana e circulação extracorpórea) ou pela correção da coarctação de aorta com a realização de uma bandagem da artéria pulmonar, deixando o fechamento da comunicação interventricular para um segundo momento.

Interrupção do arco aórtico

Consiste em uma patologia do arco aórtico em que ocorre a atresia de um segmento do arco aórtico e, em quase a totalidade dos casos, vem associada à presença de uma comunicação interventricular (Figura 10B). Existem três subtipos anatômicos que se baseiam na localização da interrupção:

- Interrupção tipo A: interrupção localizada após a saída da artéria subclávia esquerda.
- Interrupção tipo B: interrupção localizada entre a artéria subclávia esquerda e a carótida esquerda.
- Interrupção tipo C: interrupção localizada entre o tronco braquiocefálico direito e a carótida esquerda.

O tipo anatômico mais comum é o tipo B.

Quadro clínico

Nestes recém-nascidos o fluxo sistêmico para o segmento inferior do corpo é completamente dependente do canal arterial e proveniente da artéria pulmonar, podendo haver cianose diferencial com saturação de O_2 menor nas pernas do que nos braços. Caso o canal arterial esteja restritivo, observa-se ainda uma diferença na medida da pressão arterial entre esses segmentos.

O fluxo através do canal arterial é bidirecional, sendo pulmonar-aorta na sístole e aorto-pulmonar na diástole. Assim, não se pode tomar medidas que diminuam muito a resistência vascular pulmonar, devido ao risco de roubo de fluxo diastólico da aorta descendente.

Conduta inicial

- Uso imediato de PGE1: geralmente a reposta é muito boa à infusão da droga.
- Tratamento da falência respiratória, quando presente: manejo da via aérea e otimização de ventilação e oxigenação. Procurar manter a saturação de O_2 no membro superior direito em torno de 95%, e nos membros inferiores, de 88%. Para tanto, deve-se evitar o uso de elevadas concentrações de O_2 e medidas ventilatórias que reduzam muito a resistência vascular pulmonar.
- Tratamento imediato dos sinais de choque, quando presentes: acesso vascular e suporte inotrópico, podendo ser usadas drogas como dopamina e dobutamina.

- Medidas gerais: sedação, analgesia e, se necessário, relaxante muscular. Tratamento dos distúrbios acidobásicos e eletrolíticos

Tratamento definitivo

O tratamento definitivo nesta situação é a cirurgia, que dever ser realizada tão logo se consiga a estabilização hemodinâmica do recém-nascido. A melhor opção cirúrgica é a correção total do defeito por meio de esternotomia mediana, fazendo-se a reconstrução do arco aórtico e o fechamento da CIV. Em situações especiais, pode-se optar pela correção parcial do defeito, realizando-se a reconstrução do arco aórtico e uma bandagem da artéria pulmonar por meio de toracotomia lateral esquerda, principalmente em situações de CIV múltiplas.

Estenose aórtica crítica

A estenose aórtica crítica decorre de uma malformação anatômica obstrutiva da valva aórtica acompanhada de falência ventricular esquerda e choque. Esta patologia traz consequências graves para o ventrículo esquerdo desde a vida intrauterina, não sendo incomum a presença de fibroelastose endocárdica. Após o fechamento pós-natal do canal arterial, este ventrículo esquerdo terá de assumir todo o débito cardíaco sistêmico, e é neste momento que o quadro clínico da doença aparece, com sinais de choque cardiogênico precoce (primeiros dias de vida). Esse quadro clínico é bastante semelhante ao da SHCE.

Conduta inicial

A conduta inicial nessa patologia inclui o tratamento do choque por meio de ventilação mecânica adequada, suporte inotrópico e uso de PGE1. O uso de ventilação mecânica com pressão positiva é importante para melhorar o grau de edema pulmonar decorrente da elevada pressão do átrio esquerdo e das veias pulmonares. A PGE1 ajudará a manter o débito sistêmico com algum fluxo do canal arterial, mas para isso deverá haver a presença de um forame oval para permitir um fluxo esquerda-direita através dele.

Tratamento definitivo

O tratamento definitivo dependerá de uma definição anatômica adequada, principalmente no que se refere à avaliação do tamanho e da viabilidade do ventrículo esquerdo e da presença ou não de outras lesões associadas, como coarctação de aorta ou doenças da valva mitral. Caso haja apenas uma estenose aórtica valvar crítica, com ventrículo esquerdo de tamanho adequado, sem outras lesões associadas, está indicada realização de valvoplastia aórtica com cateter-balão por meio de cateterismo intervencionista. Por outro lado, se houver lesões cardíacas adicionais ou hipoplasia do ventrículo esquerdo, deve-se dar preferência para o tratamento cirúrgico, devendo a estratégia ser individualizada de acordo com a definição anatômica do caso.

Cardiopatias congênitas com circulação em paralelo (transposição das grandes artérias)

A TGA é definida como a cardiopatia na qual a aorta se origina do ventrículo direito, e a artéria pulmonar, do ventrículo esquerdo. Nesta situação, o retorno venoso sistêmico estará direcionado para a aorta e para a circulação sistêmica, enquanto o retorno venoso pulmonar ficará direcionado para a artéria pulmonar, mantendo-se, assim, uma circulação em paralelo. Após o nascimento, esses bebês ficam dependentes de alguma mistura entre essas circulações para sobreviver. Essas comunicações, em geral, estão presentes no forame oval e no canal arterial (Figura 11).

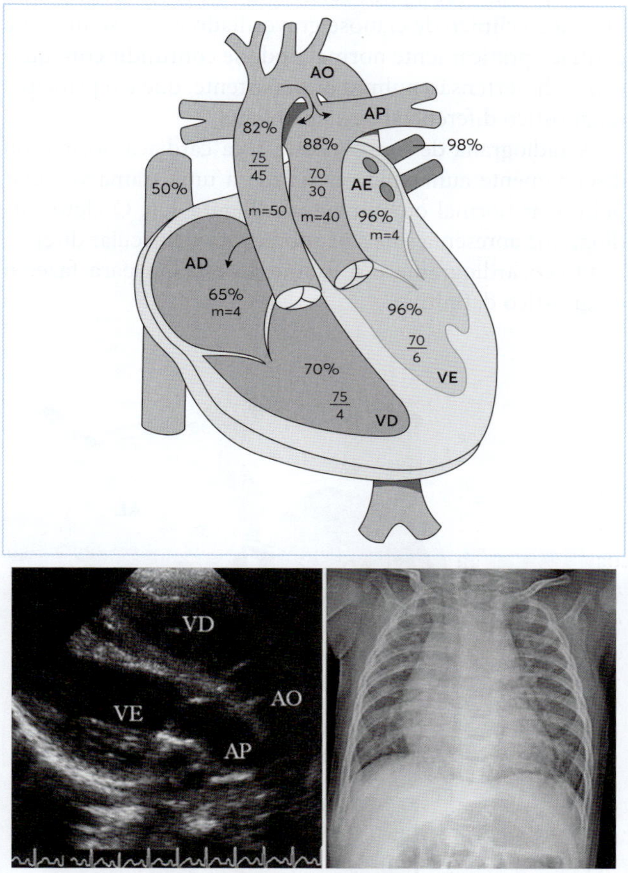

Figura 11 Transposição das grandes artérias: CCC com circulação em paralelo. No desenho esquemático estão mostradas as oximetrias (%) e as pressões de cada cavidade cardíaca nesta patologia. Diante da circulação em paralelo, torna-se obrigatória a presença de alguma comunicação entre as circulações. O canal arterial patente permite um fluxo esquerda-direita entre a aorta e a artéria pulmonar e através do retorno venoso pulmonar para o átrio esquerdo e o fluxo esquerda-direita através do forame oval; o fluxo de sangue mais oxigenado pode chegar até a circulação sistêmica. Na imagem ecocardiográfica, observa-se que a aorta se origina do ventrículo direito, e a artéria pulmonar, do ventrículo esquerdo, estando os vasos em paralelo. À radiografia de tórax, observam-se cardiomegalia e aumento da trama vascular pulmonar.

Quadro clínico

A manifestação clínica principal é a cianose precoce e progressiva, que se inicia logo após o nascimento. A permeabilidade do canal arterial nesta patologia é fundamental para que haja um aumento do fluxo pulmonar e do retorno venoso pulmonar para o átrio esquerdo, e a partir daí, um aumento da mistura de sangue entre os átrios esquerdo e direito através do forame oval. Pode-se dizer que a TGA é uma cardiopatia dependente do canal arterial e também de uma comunicação interatrial adequada.

Em geral, a semiologia cardíaca de um recém-nascido com TGA é quase normal, exceto pelo fato de apresentar uma segunda bulha hiperfonética e única no foco pulmonar, o que, às vezes, pode retardar a suspeição diagnóstica. O quadro clínico de cianose grave aliado a essa semiologia cardíaca praticamente normal pode se confundir com quadro de hipertensão pulmonar persistente, que é o principal diagnóstico diferencial desta patologia.

A radiografia de tórax mostra área cardíaca normal ou discretamente aumentada associada a uma trama vascular pulmonar normal ou aumentada (Figura 11). O eletrocardiograma apresenta sinais de sobrecarga ventricular direita.

O ecocardiograma é o exame de escolha para fazer o diagnóstico definitivo.

Conduta inicial

O objetivo da conduta inicial em recém-nascidos com TGA e que se apresentam com cianose acentuada deve ser:

- Promover adequada mistura de sangue entre as duas circulações:
  - Uso de PGE1 para manter o canal arterial aberto.
  - Caso não haja melhora da saturação com essa medida, deve-se realizar uma atriosseptostomia com balão o mais brevemente possível (Figura 12).
- Medidas que visem a reduzir a resistência vascular pulmonar e aumentar o fluxo pulmonar:
  - Hiperventilação, reposição de bicarbonato (correção de acidose metabólica) e óxido nítrico inalatório.
- Medidas que visem a melhorar o débito cardíaco sistêmico, por meio da redução do consumo de O_2 sistêmico ou do aumento do transporte de O^2:
  - Sedação adequada, ventilação mecânica, uso de drogas inotrópicas ou vasoativas.

Tratamento definitivo

Atualmente, procura-se realizar o tratamento definitivo desta patologia ainda no período neonatal (até 30 dias de vida), por meio da operação de Jatene. Essa cirurgia consiste na realização de uma translocação entre as artérias

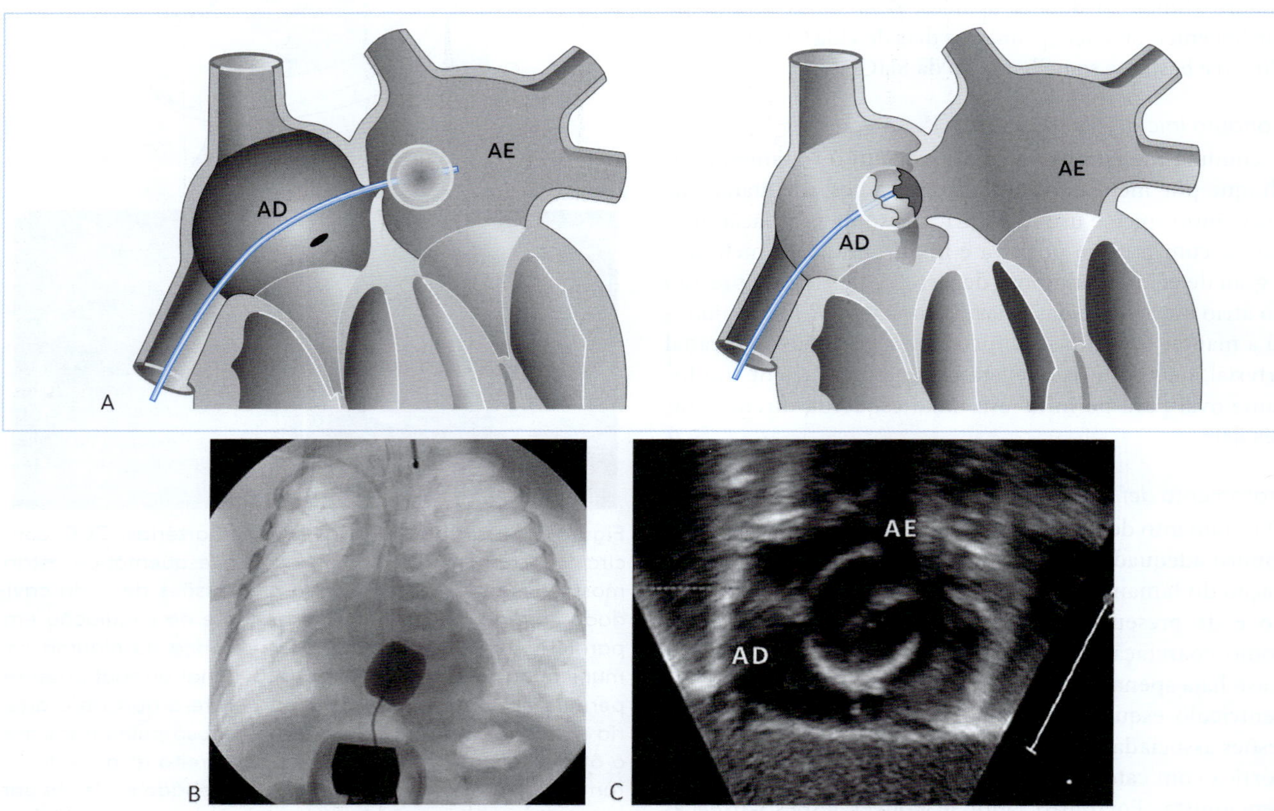

Figura 12 Atriosseptostomia com cateter balão (A): procedimento realizado por meio de cateterismo cardíaco no qual um balão é insuflado no átrio esquerdo e tracionado em direção ao átrio direito, ampliando a comunicação interatrial e permitindo melhor mistura de sangue entre os átrios esquerdo e direito. Imagem radiológica (B) e ecocardigráfica (C) mostrando o balão no momento da atriosseptostomia.

aorta e o tronco pulmonar, além do reimplante das artérias coronárias na "nova aorta". Um dos pontos críticos dessa correção cirúrgica é o reimplante das coronárias, que ainda representa um fator de risco para o sucesso dessa cirurgia (Figura 13).

Outra opção cirúrgica para tratamento da TGA é a operação de Senning, que consiste em uma correção no nível atrial. Nesta cirurgia realiza-se a tunelização das veias pulmonares para o átrio direito e das veias cavas para o átrio esquerdo. Neste tipo de correção, o ventrículo direito persiste

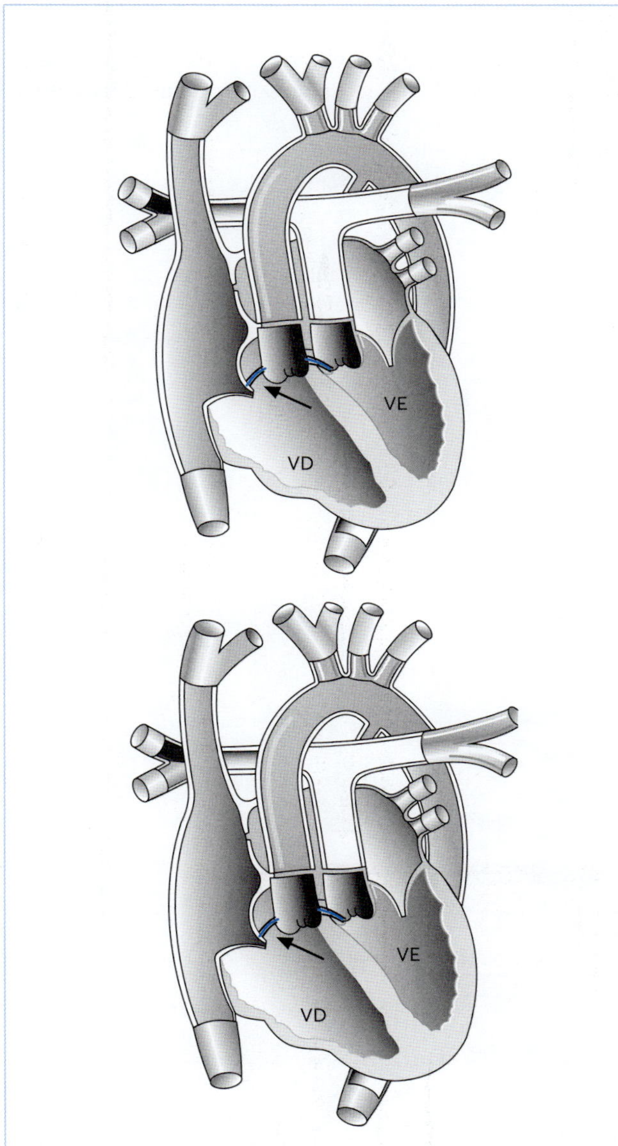

Figura 13 Operação de Jatene: técnica cirúrgica utilizada para correção da transposição das grandes artérias no período neonatal. Consiste na troca arterial entre pulmonar e aorta, com a translocação das artérias coronárias para a aorta (seta), além de ligadura do canal arterial e fechamento da comunicação interatrial (seta).

conectado com a aorta e os resultados em longo prazo mostram elevado índice de disfunção ventricular e arritmias.

CONSIDERAÇÕES FINAIS

O manuseio do recém-nascido portador de cardiopatia congênita ainda é grande desafio. A taxa de mortalidade neste grupo de pacientes ainda é muito elevada, e muitos bebês não conseguem chegar aos centros especializados para receber tratamento adequado. Há muito trabalho pela frente: diagnosticar precocemente as cardiopatias graves; estabilizar o bebê com uso de PGE1; cuidar para que não ocorram lesões graves de órgãos sistêmicos em consequência de hipóxia ou isquemia; transportar o bebê com segurança para o centro especializado; e, enfim, realizar o procedimento específico, cirúrgico ou intervencionista, para cada cardiopatia após uma definição anatômica e fisiopatológica acurada. Esses são os pontos essenciais para melhorar o atendimento ao grupo de recém-nascidos.

REFERÊNCIAS BIBLIOGRÁFICAS

1. Tennant PW, Pearce MS, Bythell M, Rankin J. 20-year survival of children born with congenital anomalies: a population-based study. Lancet. 2010;375:649-56.
2. Bird TM, Hobbs CA, Cleves MA, Tilford JM, Robbins JM. National rates of birth defects among hospitalized newborns. Birth Defects Res A Clin Mol Teratol. 2006;76:762-9.
3. Wren C, Reinhardt Z, Khawaja K. Twenty-year trends in diagnosis of life-threatening neonatal cardiovascular malformations. Arch Dis Child Fetal Neonatal Ed. 2008;93:F33-35.
4. Hoffman JI, Kaplan S. The incidence of congenital heart disease. J Am Coll Cardiol. 2002;39:1890-900.
5. Ishikawa T, Iwashima S, Ohishi A, Nakagawa Y, Ohzeki T. Prevalence of congenital heart disease assessed by echocardiography in 2067 consecutive newborns. Acta Paediatr. 2011;100:e55-60.
6. Kuehl KS, Loffredo CA, Ferencz C. Failure to diagnose congenital heart disease in infancy. Pediatrics. 1999;103:743-7.
7. Boneva RS, Botto LD, Moore CA, Yang Q, Correa A, Erickson D. Mortality associated with congenital heart defects in the United States: trends and racial disparities, 1979-1997. Circulation. 2001;103:2376-81.
8. Wren C, Irving CA, Griffiths JA, O'Sullivan JJ, Chaudhari MP, Haynes SR et al. Mortality in infants with cardiovascular malformations. Eur J Pediatr. 2011;171:281-7
9. de Wahl Granelli A, Mellander M, Sunnegardth J, Östman-Smith I. Screening for duct-dependant congenital heart disease with pulse oximetry: a critical evaluation of strategies to maximize sensitivity. Acta Paediatr. 2005;94:1590-96.
10. Schultz AH, Localio AR, Clark BJ, Ravishankar C, Videon N, Kimmel SE. Epidemiologic features of the presentation of critical congenital heart disease: implications for screening. Pediatrics. 2008;121:751.
11. Mellander M, Sunnegardh J. Failure to diagnose critical heart malformations in newborns before discharge – an increasing problem? Acta Paediatr. 2006;95:407-13
12. Rudolph AM. Congenital cardiovascular malformations and the fetal and neonatal circulation. In: Yagel S, Silverman NH, Gembruch U. Fetal Cardiology Informa Heathcare USA. New York: CRC Press; 2019. p. 690-704.
13. Mahle WT, Newbuerger JW, Matherne GP, Smith FC, Hoke TR, Koppel R, et al. Role of pulse oximetry in examining newborns for congenital heart disease. A scientific statement from the American Heart

Association and American Academy os Pediatrics. Circulation. 2009:120;447-58.
14. Ewer AK, Middleton LJ, Furmston AT, Bhoyar A, Daniels JP, Thangaratinam S, et al. PulseOx Study Group. Pulse oximetry screening for congenital heart defects in newborn infantas (PulseOx): a test accuracy study. Lancet. 2011;378(9793):785-94
15. Plana MN, Zamora J, Suresh G, Fernandez-Pineda L, Thangaratinam S, Ewer AK. Pulse oximetry screening for critical congenital heart defects. Cochrane Database of Systematic Reviews 2018;3(3):CD011912.
16. Plana MN, Zamora J, Suresh G, Fernandez-Pineda L, Thangaratinam S, Ewer AK. Pulse oximetry screening for critical congenital heart defects. Cochrane Database Sys Rev. 2018; 3:CD011912.
17. Thangaratinam S, Brown K, Zamora J, Khan KS, Ewer AK. Pulse oximetry screening for critical congenital heart defects in asymptomatic newborn babies: A systematic review and meta-analysis. Lancet. 2012;379(9835):2459-64.
18. Lowenthal A, Herberg U, Birk E. The neonate with congenital heart disease-medical and interventional management. In: Yagel S, Silverman NH, Gembruch U. Fetal Cardiology Informa Heathcare USA. 3. ed. New York: CRC Press; 2019. p. 729-52.
19. Akkinapally S, Hundalani SG, Kulkarni M, Fernandes CJ, Cabrera AG, Shivanna B, et al. Prostaglandin E1 for maintaining ductal patency in neonates with ductal-dependent cardiac lesions. Cochrane Database Syst Rev. 2018;2(2).

CAPÍTULO 4

ENDOCARDITE, PERICARDITE E MIOCARDITE

Márcia Fernanda da Costa Carvalho
Gisele Leite
Jorge Yussef Afiune

AO FINAL DA LEITURA DESTE CAPÍTULO, O PEDIATRA DEVE ESTAR APTO A:

- Conhecer a etiologia e a fisiopatologia da endocardite, da pericardite e da miocardite na criança.
- Identificar os aspectos clínicos principais e os principais critérios que suportem o diagnóstico clínico dessas patologias.
- Conhecer os recursos laboratoriais e exames de imagem utilizados para avaliação do paciente com suspeita de endocardite, pericardite e miocardite.
- Revisar os principais princípios terapêuticos para o tratamento e a profilaxia destas patologias

ENDOCARDITE

Endocardite é a inflamação da membrana interna que reveste as cavidades e as valvas cardíacas. Representa uma causa importante de morbidade e mortalidade na população pediátrica.

Etiologia

Pode ser classificada em não infecciosa e infecciosa. A endocardite não infecciosa, ou endocardite trombótica não infecciosa, tem baixa incidência, com formações de vegetações não infectadas nas valvas cardíacas e endocárdio subjacente em doenças autoimunes, como lúpus eritematoso sistêmico (endocardite de Libman Sacks), neoplasias, febre reumática e traumas físicos.

A endocardite infecciosa (EI) é mais comumente causada por infecção bacteriana e, raramente, por fungos, vírus, rickettsias, micobactérias e clamídias. Ocorre com maior frequência em portadores de anomalias cardíacas congênitas ou adquiridas; porém, cerca de 10% dos casos pediátricos surgem na ausência de cardiopatia estrutural, especialmente em recém-nascidos com bacteremia por *Staphylococcus aureus*.

Os cocos Gram-positivos, especialmente do grupo Viridans (*Streptococcus sanguis*, *S. mitis*, *S. mutans*), estafilococos e enterococos são os micro-organismos que mais frequentemente causam EI. Recém-nascidos, pacientes imunocomprometidos e usuários de drogas têm risco aumentado para EI por bactérias Gram-negativas, com evolução mais insidiosa (EI subaguda). Entre os bacilos Gram-negativos, os principais são: *Haemophilus parainfluenzae*, *H. aphrophilus*, *H. paraphrophilus*, *H. influenzae*, *Actinobacillus actinomycetemcomitans*, *Cardiobacterium hominis*, *Eikenella corrodens*, *Kingella kingae* e *K. denitrificans*, também denominados grupo HACEK. Usuários de drogas podem ter EI por *S. aureus*, *Candida* ou outros fungos[1].

A EI aguda é causada com mais frequência pelo *Staphylococcus aureus*, agente mais associado a infecção de cateteres e próteses. O *Streptococcus viridans* é o agente mais comum em crianças maiores de 1 ano de idade, com apresentação subaguda. Os casos de endocardite fúngica geralmente são causados por espécies de *Candida*, com formação de grandes vegetações friáveis que podem embolizar, ocasionando sérias complicações.

Quadro clínico

O quadro clínico reflete as alterações hemodinâmicas no local da infecção e embolização, além das reações imunológicas do paciente e de toxicidade da infecção. Podem ser encontrados: febre (achado mais frequente), mialgias, artralgias, sopro cardíaco (não existente previamente ou modificado), petéquias, fenômenos embólicos, esplenomegalia e anormalidades renais (proteinúria, hematúria, leucocitúria – por embolização ou deposição de imunocomplexos). Os clássicos sinais de nódulos de Osler (pequenos nódulos nos dedos das mãos e pés), manchas de Roth (retinte séptica) e lesões de Janeway (lesões eritematosas palmo-plantares) são menos comuns em crianças[2].

Na tentativa de aumentar a sensibilidade e a especificidade dos achados clínicos para o diagnóstico de EI, foi proposto, em 1994, por Durach et al., da Duke University Medical Center, um esquema denominado Critérios de Duke. Esses critérios foram modificados em 2000, sendo divididos em maiores e menores, classificando os pacientes em categorias de diagnóstico definitivo, provável e de exclusão (Tabela 1).

Diagnóstico

O diagnóstico de EI definitiva se faz por:

- Critério patológico: micro-organismos demonstrados por cultura ou exame histológico de vegetação ou amostra de abscesso cardíaco ou lesões patológicas (vegetação ou abscesso intracardíaco) confirmado por exame histológico mostrando endocardite ativa.
- Critério clínico: doiscritérios maiores, ou um critério maior e três menores, ou cinco critérios menores.

Já para o diagnóstico de EI provável é necessário um critério maior e um menor, ou três critérios menores.

O diagnóstico de exclusão necessita de outro diagnóstico para explicar os achados sugestivos de EI ou resolução da síndrome de EI com antibioticoterapia por menos de 4 dias; ou ausência de evidência patológica de EI à cirurgia ou autópsia, com menos de 4 dias de antibioticoterapia; ou não preenchimento dos critérios para EI expostos anteriormente.

Diagnóstico laboratorial

Na hemocultura, devem ser colhidas três amostras em diferentes momentos no período de 1 a 24 horas, com o paciente sem uso de antibiótico, ou cinco amostras se estiver usando de antibiótico ou se houver suspeita de EI subaguda. EI com hemoculturas negativas podem ser causadas por uso prévio de antibiótico, bactérias do grupo HACEK com crescimento lento, *Cutibacterium acnes* e *Candida*, além de organismos intracelulares como *Bartonella*, *Chlamydia* e *Tropheryma whipplei* ou endocardite não infecciosa.

O hemograma demonstra anemia normocítica, normocrômica na maioria dos pacientes, e leucocitose com formas imaturas em 30% dos casos. A velocidade de hemossedimentação (VHS) geralmente está acima de 55 mm na primeira hora, exceto quando há insuficiência cardíaca congestiva, insuficiência renal e coagulação vascular disseminada. O fator reumatoide (FR) está positivo em 40 a 50% dos casos e pode ser usado como monitor da resposta terapêutica. O exame de urina pode apresentar proteinúria e hematúria microscópica. O eletrocardiograma pode apresentar sobrecargas cavitárias e arritmias[2].

Diagnóstico por imagem

O ecocardiograma é o exame de escolha para rastreamento dos casos suspeitos, por demonstrar a imagem de vegetação, caracterizada por ecos densos, de bordos irregulares, aspecto "aveludado e flocoso", aderidos ao endotélio valvar e nas cavidades, além das repercussões hemodinâmicas, disfunções valvares, derrame pericárdico, abscesso miocárdico e outras complicações.

O ecocardiograma transtorácico (ETT) deverá ser realizado em todo paciente com suspeita de EI e hemocultura positiva ou um novo sopro. Tem baixa sensibilidade em pacientes obesos ou com grande massa muscular, no pós-operatório de cirurgia cardíaca e na presença de comprometimento respiratório grave. Quando o ETT for negativo, pode-se utilizar o ecocardiograma transesofágico (ETE), que tem maior sensibilidade na detecção de lesões menores que 2 mm e lesões na via de saída do ventrículo esquerdo, como abscesso da raiz aórtica e envolvimento do seio da aorta. O uso do ecocardiograma tridimensional (3-D) tem a vantagem da melhor resolução espacial, permitindo a visualização de vegetações, abscessos e deformidades valvares, sendo de grande importância para programação cirúrgica.

A tomografia computadorizada cardíaca multislice permite a detecção da extensão perivalvar da infecção e de pseudoaneurismas, com melhor definição anatômica que o ETE.

Tabela 1 Critérios de Duke modificados para diagnóstico de EI[1]

Critérios maiores	Critérios menores
Micro-organismos compatíves com EI em duas amostras de hemoculturas (*S. viridans*, *S. bovis*, grupo HACEK, *S. aureus* ou enterococos adquiridos na comunidade, na ausência de foco primário)	Condição cardíaca predisponente ou uso de droga intravenosa
Hemoculturas persistentemente positivas para micro-organismos compatíveis com EI em no mínimo duas amostras coletadas com intervalo > 12 h ou total de 3 amostras ou a maioria de ≥ 4 amostras (com intervalo de 1 hora entre a primeira e a última)	Febre ≥ 38°C
Hemocultura única positiva para *Coxiella burnetii* ou IgG antifase 1:1.800	Fenômenos vasculares, embolização arterial, infartos pulmonares sépticos, aneurisma micótico, hemorragia intracraniana, hemorragia conjuntival e lesões de Janeway
Ecocardiograma positivo para EI com vegetações, abscesso, nova deiscência parcial de prótese valvar ou nova regurgitação valvar	Fenômenos imunológicos: glomerulonefrite, nódulos de Osler, manchas de Roth e fator reumatoide
	Hemocultura positiva não definida como critério maior ou evidência sorológica de infecção ativa por micro-organismo compatível com EI

Fonte: adaptada de Hubbers et al., 2020.[2]

A ressonância magnética (RM) está indicada na avaliação de fenômenos embólicos cerebrais, mas também pode ser utilizada para avaliação de complicações como abscesso perivalvar, aneurisma de parede aórtica e fístulas cavitárias[1].

Tratamento

Antibióticos com objetivo de erradicação completa do agente infeccioso devem ser iniciados logo após a coleta das hemoculturas. A antibioticoterapia deve ser venosa, por tempo prolongado (4 a 6 semanas), com associação de antibióticos bactericidas, evitando a monoterapia. As bactérias presentes na vegetação estão imersas em um meio fibrinoso avascular de difícil penetração, sendo menos sensíveis à ação de antibióticos beta-lactâmicos e outros que atuam na parede celular, devido às suas baixas taxas metabólicas e de divisão celular.

O tratamento empírico pode ser realizado quando as hemoculturas iniciais são negativas ou ainda estão em andamento. Para pacientes com valva nativa com EI adquirida em comunidade ou com EI em pós-operatório tardio (mais de 60 dias), deve-se iniciar penicilina cristalina ou ceftriaxona com gentamicina (ou amicacina ou tobramicina) por 4 a 6 semanas. Se houver alta suspeição de infeção de estafilococos, associa-se oxacilina. Se houver alergia à penicilina, está indicado o tratamento com vancomicina + gentamicina. Se a EI for nosocomial associada a cateter ou em pós-operatório precoce, inicia-se vancomicina + gentamicina (ou amicacina ou tobramicina).

Quando há isolamento do micro-organismo na hemocultura, o tratamento passa a ser direcionado para o agente etiológico, conforme proposto na Tabela 2.

Alguns trabalhos mostram segurança na adoção do tratamento em duas fases: a fase inicial e principal, mais prolongada, de tratamento intravenoso para controle da bacteremia e esterilização da vegetação, e a fase final, que pode ser realizada com antibiótico por via oral, desde que o paciente esteja estável, sem indicação cirúrgica, sem preocupação sobre a absorção do medicamento e sem problemas de natureza psicossocial para administração de medicação oral[3].

Indicações de tratamento cirúrgico

A abordagem cirúrgica está indicada quando o paciente apresenta insuficiência cardíaca de difícil controle por ruptura de folhetos valvares, ruptura do seio da aorta e do septo interventricular ou insuficiência valvar aguda; infecção persistente com hemoculturas positivas após 1 semana de antibioticoterapia; abscessos de válvula ou miocárdio; vegetação móvel > 10mm (mais comum nas infecções fúngicas); e eventos embólicos importantes nas primeiras 2semanas de tratamento[2].

Profilaxia

De acordo com a última revisão das recomendações da profilaxia para EI da American Heart Association (AHA), publicada em 2007, a profilaxia para EI fica restrita aos pacientes que já tiveram endocardite prévia, àqueles com cardiopatias congênitas cianóticas não corrigidas, pacientes submetidos a cirurgia cardíaca prévia em que foram colocados, além de pacientes submetidos a transplante cardíaco e que apresentam lesão valvar residual. Crianças e adolescentes portadores de outras cardiopatias congênitas não citadas anteriormente não

Tabela 2 Tratamento antimicrobiano da endocardite infecciosa

Micro-organismo	Antibiótico (via intravenosa)	Duração do tratamento
Estreptococos do grupo *viridans* altamente sensíveis à penicilina e *Streptococcus bovis* (MIC < 0,1 mcg/mL)	Penicilina G cristalina: 200.000 a 300.000 UI/kg/dia, divididos em doses a cada 4 h – dose máxima de 12 a 24 milhões UI/dia OU Ceftriaxona: 100 mg/kg/dia, divididos a cada 12 h – até 4 g/dia	4 semanas
Estreptococos do grupo *viridans* e *Streptococcus bovis* relativamente resistentes à penicilina (MIC entre 0,1 e 0,5 mcg/mL)	Penicilina G cristalina: 200.000 a 300.000 UI/kg/dia, divididos em doses a cada 4 h – dose máxima de 12 a 24 milhões UI/dia OU Ampicilina: 200 a 300 mg/kg/dia, divididos a cada 4 ou 6 h	4 semanas
	Ceftriaxona: 100 mg/kg/dia, divididos a cada 12 h – até 4 g/dia ASSOCIADA A	2 semanas
	Gentamicina: 3 a 6 mg/kg/dia, divididos a cada 8 h	
Enterococos	Vancomicina: 40 mg/kg/dia – até 2 g/dia, divididos em doses a cada 8 ou 12 h ASSOCIADA A	6 semanas
	Gentamicina: 3 mg/kg/dia, divididos a cada 8 h	
Estafilococos sensíveis à penicilina (MIC < 0,1 mcg/mL)	Oxacilina: 200 mg/kg/dia, divididos a cada 4 ou 6 h ASSOCIADA A	6 semanas
	Gentamicina: 3 mg/kg/dia, divididos a cada 8 h	3 a 5 dias
	Para alérgicos à penicilina: Cefazolina: 100 mg/kg/dia, divididos a cada 8 h ASSOCIADA A	6 semanas
	Gentamicina: 3 mg/kg/dia, divididos a cada 8 h	3 a 5 dias
Estafilococos resistentes à oxacilina	Vancomicina: 40 mg/kg/dia – até 2 g/dia, divididos em doses a cada 8 ou 12 h	6 semanas

Fonte: Allen et al.

teriam necessidade de realizar profilaxia para EI. Em relação à febre reumática, a presença de uma valvopatia adquirida, mesmo que significativa, também não teria indicação de profilaxia para EI, exceto nos casos em que já tenham sido submetidos a cirurgia prévia com utilização de próteses valvares.

A profilaxia deve ser realizada 1 hora antes de procedimento odontológico que envolva mucosa gengival, região periapical do dente e perfuração da mucosa oral. Está indicado o uso de amoxicilina na dose de 50 mg/kg, até 2 g. Em caso de esquecimento, a mesma dose pode ser utilizada até 2 horas após. Os impossibilitados de tomar a medicação por via oral podem fazer uso de ampicilina, cefazolina ou ceftriaxona, na mesma dose, por via parenteral (intramuscular ou intravenosa). Pacientes alérgicos à penicilina podem utilizar cefalexina (50 mg/kg, até 2 g) ou clindamicina (20 mg/kg, até 600 mg) ou azitromicina ou claritromicina (ambos na dose de 15 mg/kg, até 500 mg).

A profilaxia também deve ser realizada para procedimentos do trato respiratório superior que envolvam biópsia ou incisão da mucosa do trato respiratório (p.ex., adenoamigdalectomia), com o esquema anteriormente descrito. Não há indicação de profilaxia para procedimentos dos tratos gastrointestinal e genitourinário. Para os pacientes de maior risco, sabidamente colonizados por enterococos e que necessitem de manipulação eletiva dos tratos gastrointestinal e genitourinário, recomenda-se submetê-los à antibioticoterapia prévia para erradicação dos enterococos[4].

PERICARDITE

O pericárdio é uma membrana com duas camadas e uma pequena quantidade de líquido seroso entre elas que envolve o coração. Pode ser afetado por várias doenças sistêmicas e infecciosas, com comprometimento cardíaco grave, levando à morte.

Etiopatogenia

A inflamação do pericárdio, principalmente nos processos agudos, leva a maior produção de líquido pericárdico. Como o pericárdio é pouco complacente, quando ele atinge sua distensão máxima, o acúmulo adicional de líquido causará abrupto comprometimento do enchimento cardíaco, o que é denominado tamponamento cardíaco, que pode levar a um quadro de choque e morte[5].

A pericardite infecciosa pode ser causada por vários tipos de vírus, sendo a causa mais comum de pericardite na infância. O Coxsackievírus é o mais comum em crianças; outros vírus frequentemente relacionados à pericardite são: *influenza*, adenovírus, parvovírus, vírus sincicial respiratório e outros enterovírus. Em 2020, com a pandemia do SARS-CoV2, foram relatados alguns casos de pericardite causados por esse vírus, principalmente em adultos, por ação citotóxica direta e/ou mecanismo imunomediado, normalmente associado à miocardite[6].

Outra forma de pericardite é a aquela causada por bactérias, menos comum após a vacinação de rotina para *Haemophilus* e pneumococos. Tem início agudo, com toxemia, podendo evoluir de forma rápida para tamponamento cardíaco e morte. Pode estar associada a outros quadros infecciosos, como pneumonias, meningites, osteomielites e epiglotites. Nos países onde a tuberculose é endêmica, deve-se pensar nessa etiologia para a pericardite, especialmente nos pacientes com alta prevalência de infecção por HIV.

Pericardite não infecciosa pode ocorrer por doença inflamatória autoimune como nas colagenoses (p.ex., lúpus eritematoso sistêmico, artrite idiopática juvenil) ou em febre reumática em atividade. O tamponamento cardíaco nessas situações é raro. O tratamento é realizado com anti-inflamatórios e/ou corticosteroides. Outras causas de inflamação pericárdica com derrame pericárdico são: insuficiência renal, hipotireoidismo e doenças neoplásicas, especialmente as que necessitam de irradiação do mediastino, como os linfomas e doença de Hodgkin. Além disso, alguns medicamentos também podem levar à formação de derrame pericárdico, sendo os principais medicamentos envolvidos os seguintes: cromoglicato de sódio, penicilina, fenitoína, isoniazida, hidralazina, ciclofosfamida, ciclosporina, doxorrubicina e procainamida. Nessa situação, o tratamento é a suspensão imediata da medicação em uso, além da associação de algum anti-inflamatório.

Em crianças submetidas à cirurgia cardíaca com abertura do pericárdico, pode ocorrer a síndrome pós-pericardiotomia. Geralmente acontece em 7 a 14 dias após cirurgia cardíaca, sendo o quadro clínico caracterizado por febre, letargia, dor torácica e abdominal, irritabilidade, anorexia associada à presença de derrame pericárdico de grande volume, além de derrame pleural. Em algumas situações, pode ser necessária drenagem pericárdica, mas, na maioria dos casos, o uso de anti-inflamatórios não hormonais ou corticosteroides é suficiente para controle do quadro.

Quadro clínico

O principal sintoma de pericardite aguda é a presença de dor torácica na região precordial ou subesternal. Geralmente essa dor se apresenta "em pontada", piora na posição deitada e com a inspiração ou tosse, mas melhora na posição sentada ou com o corpo inclinado para a frente. Podem ocorrer febre, tosse, dor abdominal e outros sinais e sintomas, a depender da etiologia do derrame pericárdico. As bulhas cardíacas podem estar hipofonéticas e mais abafadas, com presença de atrito pericárdico, que é um ruído de alta frequência produzido pelas membranas pericárdicas inflamadas. Taquicardia, redução da pressão de pulso e distensão da veia jugular podem estar presentes, dependendo do volume de líquido pericárdico. Em situações de tamponamento cardíaco, surgirá pulso paradoxal, que é quando ocorre redução da pressão arterial sistêmica maior que 10 mmHg durante a inspiração profunda.

Diagnóstico

A radiografia de tórax do paciente com derrame significativo evidencia aumento da área cardíaca, com aspecto característico de "moringa". No eletrocardiograma, podem ser observados alguns achados inespecíficos: taquicardia sinusal, baixa voltagem do QRS pelo acúmulo de líquido pericárdico e distúrbios de repolarização (anormalidades do segmento ST e onda T).

O ecocardiograma é o exame que melhor define o diagnóstico, identificando o tamanho e a localização do derrame pericárdico, compressão e colapso de cavidades direitas e restrição de enchimento diastólico, presentes em caso de tamponamento cardíaco.

Tratamento

A maioria dos derrames pericárdicos de etiologia viral tem resolução espontânea, necessitando apenas de tratamento sintomático com anti-inflamatórios não hormonais. Quando ocorre tamponamento cardíaco, deve-se fazer pericardiocentese. Em caso de recidiva do derrame, que pode ocorrer em até 30% dos casos, é possível tratar com colchicina ou anakinra. Se o derrame se tornar crônico ou recidivante, está indicada a retirada cirúrgica do pericárdio (pericardiectomia) ou a criação de uma janela pericárdica. Os derrames purulentos bacterianos são tratados com antibioticoterapia, e os tuberculosos, com o tratamento da tuberculose.

A pericardite constritiva caracteriza-se por espessamento e fibrose do pericárdio que restringem o enchimento ventricular. Geralmente é o processo final de várias formas de pericardite. A causa mais comum de pericardite constritiva é a tuberculose. Devido à constrição, há limitação da expansão diastólica dos ventrículos, elevando a pressão venosa central e a pressão capilar pulmonar, causando dispneia, fadiga, hepatoesplenomegalia, distensão da veia jugular, edema ou ascite. Os achados do exame físico e do eletrocardiograma são os já descritos. A radiografia de tórax pode evidenciar calcificação pericárdica em 25%dos pacientes. O ecocardiograma mostra movimento paradoxal do septo e veias cavas dilatadas, sendo um importante exame para o diagnóstico diferencial da miocardiopatia restritiva.

A tomografia computadorizada e a ressonância magnética são mais sensíveis para a detecção das anormalidades do pericárdio, como espessamento pericárdio e/ou calcificações. O tratamento definitivo é a pericardiectomia radical.

MIOCARDITE AGUDA

Miocardite é uma doença inflamatória do músculo cardíaco que pode ser causada por grande variedade de infecções, doenças inflamatórias sistémicas ou toxinas. O quadro clínico varia desde a forma pouco sintomática (dor torácica leve) até a forma mais grave de choque cardiogênico. O diagnóstico geralmente é desafiador, pois os sintomas se confundem com várias outras patologias pediátricas.

A incidência anual varia entre 0,3 e 2 casos por 100.000 crianças, com apresentação bimodal de pico de incidência: a maioria dos casos ocorre nos lactentes e em adolescentes, havendo também uma tendência a ser mais frequente no sexo masculino.

Etiologia

A principal causa de miocardite em crianças geralmente é uma infecção viral, mas outras possibilidades devem ser lembradas, como: infecções bacterianas fúngicas e parasitárias, doenças autoimunes, toxinas e reações de hipersensibilidade. Enterovírus e adenovírus eram os agentes causadores mais importantes até os anos 1980 e 1990. Entretanto, nos últimos 20 anos, observa-se que o agente mais comum passou a ser o Parvovírus-19, representando cerca de 40 a 60% dos casos de miocardite viral; Adenovírus e Enterovírus representam menos que 10% dos casos de miocardite viral na atualidade[7].

Fisiopatologia

O processo de uma miocardite geralmente ocorre em três fases principais. A primeira, que tem duração de 1 a 7 dias, é caracterizada pela agressão miocárdica direta por um vírus cardiotrópico que apresenta intensa replicação viral intracelular, necrose miocárdica e apoptose celular, além de resposta imune inata. A segunda fase, que dura até 4 semanas, envolve a transição de resposta imune inata para resposta imune adaptativa, havendo infiltração de linfócitos T, linfócitos B e presença de autoanticorpos. Nesta fase, pode-se observar uma acentuação do processo inflamatório, com grande liberação de citocinas, o que aumenta o grau de lesão miocárdica. A depender da evolução desse processo imunológico e inflamatório, pode-se observar clareamento das partículas virais e recuperação completa ou quase total da função miocárdica. Entretanto, em uma parte dos pacientes, a doença pode evoluir para uma terceira fase, que pode se prolongar por meses ou anos, quando ocorre a progressão do processo inflamatório crônico, com fibrose e dilatação ventricular progressiva, tornando-se uma cardiomiopatia dilatada crônica[8] (Figura 1).

Quadro clínico

Os principais sintomas de miocardite são pouco específicos, o que torna o diagnóstico mais difícil, principalmente na fase inicial na doença. O quadro clínico tem um amplo espectro, podendo variar desde uma dor torácica leve até o choque cardiogênico. A maioria dos casos é diagnosticada mais tardiamente, geralmente após a primeira ou segunda semana do início dos sintomas. Os sintomas mais comuns são os pródromos de quadros respiratórios virais associados a sintomas gastrointestinais do tipo náuseas, vômitos, perda de apetite e dor abdominal, seguidos de sintomas respiratórios e cardiológicos mais específicos, como dispneia, cansaço progressivo, tosse e desconforto respiratório, dependendo do grau de disfunção ventricular.

A gravidade dos sintomas está diretamente relacionada ao grau de disfunção ventricular, sendo que, nos casos de miocardite aguda com pouco comprometimento da função ventricular, o quadro clínico pode ser caracterizado por dor

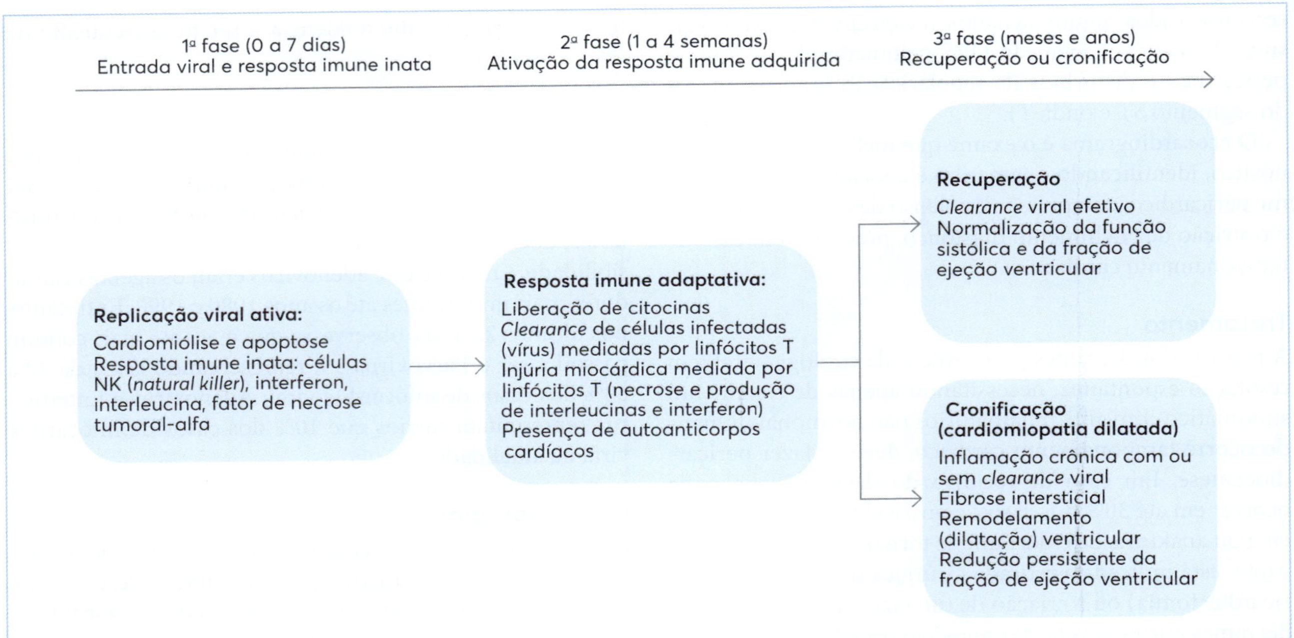

Figura 1 Evolução temporal da miocardite viral. A primeira fase se inicia com a entrada do vírus na circulação do hospedeiro e a chegada à célula miocárdica. Em indivíduos predispostos, o vírus se liga a um receptor específico e este complexo adentra o miócito, deflagrando uma resposta celular imediata e ativando a resposta imune inata. A replicação viral intracelular acarreta lise celular e a ativação de uma cascata de liberação de citocinas. Na segunda fase, a resposta celular e humoral contribui para uma lesão miocárdica autoimune. As primeiras células imunes recrutadas para a região miocárdica acometida são os linfócitos NK (*natural killer*), seguidos pelos macrófagos (resposta imune inata). Uma grande infiltração de linfócitos T (resposta imune adaptativa) ocorrerá entre o 7° e 14° dia, o que geralmente coincide com o momento mais grave da doença. À medida que a carga viral diminui, o processo inflamatório se resolve (terceira fase) e, em alguns indivíduos, ocorre a recuperação completa da lesão miocárdica. Entretanto, em outros pacientes, o material genético do vírus pode persistir por meses ou anos, contribuindo para o processo de inflamação crônica, fibrose intesticial miocárdica e surgimento de cardiomiopatia dilatada crônica.

torácica, pródromos virais e sinais gastrointestinais inespecíficos. Por outro lado, quando a miocardite ocorre no período neonatal, o quadro clínico é bem mais grave e a apresentação clínica pode ser até mesmo de choque, sendo o diagnóstico diferencial mais importante o de sepse neonatal.

Diagnóstico

Diante de um quadro clínico suspeito, alguns exames complementares podem ser muito úteis para a confirmação do diagnóstico de miocardite, sendo que os principais são os biomarcadores cardíacos troponina T e NT-PróBNP (porção N-Terminal do peptídeo natriurético tipo B).

Níveis séricos elevados de troponina T cardíaca geralmente estão presentes nos casos de miocardite aguda. São poucos os estudos realizados na população pediátrica, mas em um desses estudos encontrou-se que nível sérico de troponina T acima de 0,052 ng/mL mostrou sensibilidade de 71% e especificidade de 86% para o diagnóstico de miocardite aguda. É importante lembrar que os valores encontrados e a troponina não devem ser utilizados de forma isolada para o diagnóstico de miocardite, interpretando-se todo o cenário do quadro clínico[9].

A dosagem do nível sérico do NT-PróBNP tem boa correlação com o quadro clínico de congestão pulmonar e com achados ecocardiográficos de dilatação e disfunção ventricular, sendo que uma elevação persistente dos níveis de NT-PróBNP geralmente demonstra disfunção ventricular persistente, com sensibilidade de 78% e especificidade de 100%[10].

Eletrocardiograma

Alterações eletrocardiográficas estão presentes na grande maioria dos casos de miocardite aguda, sendo as mais frequentes a onda Q patológica, a inversão de onda T, o alargamento do complexo QRS e alterações no segmento ST. Essas alterações têm relação com a presença de necrose celular e isquemia miocárdica. Vale ressaltar que, apesar de serem muito frequentes, a presença de um ECG normal não exclui o diagnóstico de miocardite. Outro aspecto que deve ser bem analisado no ECG é o ritmo cardíaco. Arritmias são relativamente frequentes, podendo ocorrer taquiarritmias, bradiarritmias e até mesmo bloqueio atrioventricular.

Ecocardiograma

É um dos exames mais importantes para avaliação da criança com suspeita de miocardite. Permite avaliar de forma bastante adequada as dimensões das cavidades cardíacas, a função sistólica e diastólica dos ventrículos e a função das valvas cardíacas, além do pericárdio e das pleuras. Na maioria dos casos, é comum observar presença de disfunção ventricular esquerda com redução da contratilidade global ou segmentar do ventrículo esquerdo, sem que tenha ocorrido grande dilatação ventricular esquerda. Isso ajuda a diferenciar o quadro de miocardite aguda de um quadro de miocardiopatia dilatada, sendo que nesta última costuma-se observar maior grau de dilatação ventricular e redução mais significativa da fração de ejeção do ventrículo esquerdo. Além desses aspectos, o ecocardiograma pode avaliar e estimar a medida do débito cardíaco sistêmico e do grau de hipertensão pulmonar, o contribui para um melhor ajuste terapêutico em situações de maior gravidade

Ressonância cardíaca

Este exame permite avaliar a presença de edema, hiperemia e fibrose, fatores utilizados para confirmar o diagnóstico de miocardite. A ressonância cardíaca consegue avaliar o miocárdio ventricular de forma global, além de realizar o diagnóstico diferencial entre miocardite isquêmica e pericardiopatias. Quando feita nos primeiros 14 dias da doença, chega a apresentar sensibilidade de 80% e especificidade de 95%, sendo que o achado mais característico é a presença de realce tardio subendocárdico e transmural após injeção de gadolíneo[11]. A disponibilidade de laboratórios de ressonância cardíaca pediátrica com capacidade para realizar esse exame de forma segura e eficaz ainda é um problema no Brasil.

Biópsia endomiocárdica

A biópsia é considerada o método padrão-ouro para o diagnóstico de miocardite aguda. Os critérios diagnósticos baseiam-se na presença de infiltrado inflamatório associado a necrose de miócitos, sem que haja características de lesão isquêmica. Pela biópsia, pode-se também identificar a presença de partículas virais no miocárdio, aumentando o grau de certeza do diagnóstico. Infelizmente, este método apresenta sensibilidade relativamente baixa (em torno de 70%), visto que a biópsia consegue avaliar pequenos fragmentos da região da face lateral direita do septo ventricular e, em muitos casos, a miocardite pode ser focal e mais localizada em outras regiões ventriculares. Além disso, por ser um método invasivo, realizado por meio de um cateterismo cardíaco e que apresenta potenciais complicações, como perfuração ventricular e tamponamento cardíaco, sua utilização tem sido cada vez menor. Atualmente, a biópsia endomiocárdica é realizada apenas em situações de grande dúvida diagnóstica, nas quais seu resultado poderá determinar relevante mudança em alguma decisão terapêutica.

Tratamento

A base do tratamento da miocardite aguda é o suporte ao quadro hemodinâmico de baixo débito sistêmico e de insuficiência cardíaca apresentado pela criança. Esse tratamento inclui o uso de diuréticos (p.ex., furosemida), para reduzir os sinais de edema pulmonar e sistêmico; drogas inotrópicas, com o objetivo de melhorar a contratilidade cardíaca (p. ex., dobutamina, milrinona ou epinefrina); vasodilatadores, para reduzir a resistência vascular sistêmica (p.ex., milrinona); e suporte ventilatório adequado com uso de pressão positiva por ventilação não invasiva ou invasiva, com o objetivo de reduzir o consumo de oxigênio dos tecidos e diminuir a pós-carga do ventrículo esquerdo, melhorando o débito cardíaco sistêmico. Deve-se dar muita atenção ao estado de volemia da criança, pois nessa fase, se houver oferta exagerada de fluidos, pode-se ocasionar uma acentuação do quadro de edema pulmonar e, consequentemente, levar a uma insuficiência respiratória aguda e colapso cardiovascular. Anticoagulação também é recomendada nos casos em que a fração de ejeção do ventrículo esquerda estiver muito reduzida (abaixo de 30%).

Imunossupressão e imunomodulação

A fisiopatologia da miocardite aguda mostra que, nas primeiras semanas de evolução, os processos inflamatórios e imunológicos estão muito presentes e, diante disso, o uso de imunossupressores (corticosteroide, azatioprina, ciclosporina) e imunomoduladores (imunoglobulinas) tem sido recomendado com muita frequência em pacientes com miocardite aguda. Estudos observacionais e retrospectivos demonstraram que o uso de prednisona, de forma isolada ou em associação com azatioprina ou ciclosporina, estava relacionado a uma melhor recuperação da função ventricular. Entretanto, estudos prospectivos randomizados realizados principalmente em adultos, além de algumas meta-análises de estudos pediátricos, mostraram que, até o momento, não há evidências de nenhum benefício significativo com uso de corticoterapia ou outros imunossupressores[12].

As imunoglobulinas apresentam uma grande ação anti-inflamatória, e este é o racional fisiopatológico para sua utilização nos casos de miocardite aguda em que ainda existe processo inflamatório acentuado com presença de partículas virais. A grande maioria dos estudos que mostraram algum benefício com uso de imunoglobulina nessa situação foram apenas observacionais (relatos ou séries de casos), sendo que estudos randomizados em adultos e uma recente revisão sistemática em crianças mostrou que o uso de imunoglobulina endovenosa em crianças com miocardite aguda não resultou em redução de mortalidade[13]. Apesar da falta de evidências que mostrem significativo benefício com uso de imunoglobulinas nessa situação, é possível que alguns indivíduos se beneficiem dessas terapias. Assim, em pacientes que apresentam a forma grave de miocardite aguda ou nos casos de miocardite fulminante, a maior parte dos serviços tem utilizado imunoglobulina endovenosa com parte da terapia.

Assistência circulatória mecânica e transplante cardíaco

Alguns pacientes que evoluem com quadro de miocardite grave ou fulminante podem necessitar do uso de assistência circulatória mecânica para garantir um débito cardíaco adequado aos tecidos, enquanto o miocárdio se recupera do processo inflamatório agudo. O tipo de suporte circulatório mecânico mais utilizado nessa situação é a circulação extracorpórea com oxigenador de membrana (ECMO) venoarterial, que pode ser utilizada por um período médio de 10 a 15 dias, intervalo em que a maioria dos pacientes com miocardite grave se recupera. Caso a recuperação da função ventricular não aconteça nesse período, pode-se utilizar de outro tipo de assistência, o dispositivo de assistência ventricular mecânica (VAD) de média ou longa duração. Esse dispositivo pode servir como uma "ponte" para a recuperação ou mesmo para a decisão em relação a um possível transplante cardíaco. Atualmente, pode-se dizer que em cerca de 20 a 30% dos casos de miocardite fulminante necessitam de assistência circulatória mecânica, com taxa de sobrevida entre 70 e 90%.[14]

Transplante cardíaco pode ser necessário em alguns casos de miocardite aguda, representando cerca de 5 a 10% dos casos pediátricos. Por se tratar de pacientes mais graves, a evolução pós-transplante pode ser conturbada. Alguns fatores, além de rejeição aguda, são considerados de risco para a sobrevida pós-transplante: ventilação mecânica, assistência circulatória e disfunção renal acentuada[15].

REFERÊNCIAS BIBLIOGRÁFICAS

1. Gewitz M, Taubert KA. Infective endocarditis and prevention. In: Allen HD, Shaddy RE, Penny DJ, Feltes TF, Cetta F. Moss and Adams' heart disease in infants, children, and adolescents. 9. ed. Philadelphia: Williams & Wilkins; 2016. p. 1441-53.
2. Hubers SA, DeSimone DC, Gersh BJ, Anavekar NS. Infective endocarditis: a contemporary review. Mayo Clin Proc. 2020;95(5):982-97.
3. Spellberg B, Chambers HF, Musher DM, Walsh TL, Bayer AS. Evaluation of a paradigm shift from intravenous antibiotics to oral step-down therapy for the treatment of infevtive endocarditis- a narrative review. JAMA Intern Med. 2020;180(5):769-77.
4. Wilson W, Taubert KA, Gewitz M, Lockhart PB, Baddour LM, Levison M, et al. Prevention of infective endocarditis. Guideline of American Heart Association Rheumatic Fever, Endocarditis and Kawasaki Disease Committee, Council on Cardiovascular Disease in the Young, and the Council on Clinical Cardiology, Council on Cardiovascular Surgery and Anesthesia and the Quality of Care and Outcomes Research Interdisciplinary Working Group. Circulation. 2007;116:1736-54.
5. Jonhson JN, Cetta F. Pericardial diseases. In: Allen HD, Shaddy RE, Penny DJ, Feltes TF, Cetta. Moss and Adams' heart disease in infants, children, and adolescents. 9. ed. Philadelphia: Williams & Wilkins; 2016. p. 1427-39.
6. Fernandes F, Ramires FJA, Fernandes FD, Simões MV, Mesquita ET. Afecções pericárdicas em pacientes com COVID-19: uma possível causa de deterioração hemodinâmica. Arq Bras Cardiol. 2020;115(3).
7. Gagliardi MG, Fierabracci A, Pilati M, Chinalli M, Bassano C, Saura F, et al. The impact of specific viruses on clin- ical outcome in children presenting with acute heart failure. Int J Mol Sci. 2016;17(4):1-10.
8. Pollack A, Kontoro- vich AR, Fuster V, Dec GW. Viral myocarditis--diagnosis, treatment options, and current controversies. Nat Rev Cardiol. 2015;12(11):670-80.
9. Checchia PA, Kulik TJ. Acute viral myocarditis: diagnosis. Pediatr Crit Care Med. 2006;7:S8-S11.
10. Towbin JA, Lowe AM, Colan SD, Sleeper LA, Orav EJ, Clunie S et al. Incidence, causes, and outcomes of dilated cardiomyopathy in children. JAMA. 2006;296(15):1867-76.
11. Banka P, Robinson JD, Uppu SC, Harris MA, Hasbani K, Lai WW, et al. Cardiovascular magnetic resonance tech-niquesand findings in children with myocarditis: a multicenter retrospective study. J Cardiovasc Magn Reson. 2015;17(1).
12. Maisch B, Pankuweit S. Current treatment options in myocarditis and inflammatory cardiomyopathy. Herz. 2012; 37(6):644-56.
13. Yen CY, Hung MC, Wong YC, Chang CY, Lai CC, Wu KG. Role of intravenous immunoglobulin therapy in the survival rate of pediatric patients with acute myocarditis: a systematic review and meta-analysis. Sci Rep. 2019;9(1).
14. Xiong H, Xia B, Zhu J, Li B, Huang W. Clinical outcomes in pediatric patients hospitalized with fulminant myocarditis requiring extracorporeal membrane oxygenation: a meta-analysis. Pediatr Cardiol. 2017;38(2):209-14.
15. Pietra BA, Kantor PF, Bartlett HL, Chin C, Canter CE, Larsen RL, et al. Early predictors of survival to and after heart transplantation in children with dilated cardiomyopathy. Circulation. 2012;126(9):1079-86.

CAPÍTULO 5

INSUFICIÊNCIA CARDÍACA NA CRIANÇA

Maurício Laerte Silva
Márcio Miranda Brito

AO FINAL DA LEITURA DESTE CAPÍTULO, O PEDIATRA DEVE ESTAR APTO A:

- Descrever as principais causas de insuficiência cardíaca na criança.
- Conhecer os mecanismos fisiopatológicos da insuficiência cardíaca.
- Reconhecer os principais sinais e sintomas de insuficiência cardíaca nas diversas faixas etárias pediátricas.
- Solicitar os exames básicos na investigação de insuficiência cardíaca na criança.
- Realizar o tratamento inicial da insuficiência cardíaca aguda.
- Conhecer as bases terapêuticas da insuficiência cardíaca crônica na criança.

INTRODUÇÃO

Insuficiência cardíaca (IC) é a condição na qual o débito cardíaco (DC) é inadequado para as necessidades metabólicas do organismo. A síndrome clínica da IC resulta de uma incapacidade do coração de dispor de um retorno venoso adequado e/ou de proporcionar DC e perfusão sistêmica capazes de manter a demanda metabólica. O quadro clínico na criança pode variar desde assintomático até o choque cardiogênico. A etiologia é multifatorial e o tratamento deve ser precoce e, sempre que possível, direcionado para a causa específica.

ETIOLOGIA

Na maioria das vezes, a IC na criança é causada por cardiopatias congênitas, mas, em muitas situações, cardiopatias adquiridas podem acometer crianças de qualquer faixa etária e comprometer o desempenho cardíaco. Em relação à função ventricular, crianças podem apresentar IC mesmo com função ventricular normal, e se houver disfunção, esta pode ser sistólica ou diastólica.

Entre as cardiopatias congênitas, os defeitos septais com grande *shunt* esquerda-direita (comunicação interventricular, defeito do septo atrioventricular, persistência do canal arterial), as cardiopatias obstrutivas do lado esquerdo (estenose aórtica, coarctação de aorta) e as cardiopatias complexas (ventrículo único), além das valvopatias congênitas, são as principais causas de IC na criança. Em geral, esse grupo de cardiopatias se apresenta clinicamente no período neonatal e ao longo do primeiro ano de vida. Por outro lado, as cardiopatias adquiridas, como as miocardites, as cardiomiopatias (dilatada, restritiva e hipertrófica) e as valvopatias adquiridas (doença reumática), geralmente se apresentam em uma idade mais avançada (pré-escolar e escolar). As distrofias musculares também podem evoluir com comprometimento da função miocárdica.

Outro grupo de patologias cardíacas que também pode evoluir com IC na criança é o das arritmias, sendo que as principais são a taquicardia supraventricular paroxística e o bloqueio atrioventricular total (BAVT). Essas arritmias podem desencadear IC em qualquer idade, embora seja mais comum em recém-nascidos e lactentes.

A IC também pode ocorrer em situações de alto DC, mas com demanda metabólica excessiva, como anemia, tireotoxicose, fístulas arteriovenosas (cerebrais, hepáticas) ou sepse.

FISIOPATOLOGIA

A resposta do organismo diante de uma lesão miocárdica ou de uma cardiopatia estrutural tem o objetivo de aumentar o DC por meio da utilização de mecanismos de compensação neuroendócrinos complexos. Os principais mecanismos de compensação são o sistema nervoso simpático e o sistema renina-angiotensina-aldosterona.

Os mecanismos que desencadeiam a IC acarretam hipoperfusão sistêmica e a consequente oferta inadequada de oxigênio para os tecidos. Essas alterações estimulam a retenção de sódio e de água pelos rins, aumentando o volume sanguíneo circulante e, consequentemente, a pressão sanguínea e o volume de enchimento cardíaco, o qual, por sua vez, eleva o volume sistólico.

A renina é secretada pelos rins, com liberação de angiotensina 1, que é convertida, no pulmão, para angiotensina 2. Esta, sendo um potente vasoconstritor, eleva a pressão sanguínea por meio do aumento da resistência vascular periférica, além de estimular a síntese e a secreção de aldosterona, que provoca retenção de sódio.

A descarga simpática (em resposta à hipotensão, à hipoperfusão e à diminuição da oferta de O_2) e a estimulação de mecanorreceptores atriais e ventriculares desencadeiam um aumento de catecolaminas, como adrenalina e noradrenalina, as quais, por sua vez, estimulam betarreceptores cardíacos, aumentando a frequência cardíaca e a contratilidade miocárdica. Com isso, ocorre redistribuição do DC para órgãos vitais, como coração, cérebro e rins, e diminuição da perfusão da pele e dos músculos esqueléticos.

Esses mecanismos compensatórios hormonais e mecânicos inicialmente elevam o DC (por meio da taquicardia e do volume de ejeção aumentado) e a perfusão tecidual (decorrente do aumento da pressão sanguínea); entretanto, sua persistência em longo prazo acarreta retenção de sal e de água e aumento da pós-carga decorrente da estimulação adrenérgica. Isso eleva a demanda metabólica do miocárdio que, por sua vez, desencadeia hipertrofia e dilatação ventricular.

Os efeitos secundários desses mecanismos são aparentes nos pulmões e no coração. O aumento do volume sanguíneo eleva o volume do ventrículo e do átrio esquerdos. A pressão do ventrículo eleva-se proporcionalmente ao volume e à resistência sistêmica, aumentando, assim, a pressão diastólica final ventricular e a pressão venocapilar pulmonar. Isso propicia o aparecimento de edema pulmonar, que compromete as trocas gasosas e diminui a complacência pulmonar, levando a taquipneia e dispneia.

No coração, é possível ocorrer taquicardia, arritmias e dilatação ventricular. A taquicardia pode ser desconfortável, e as arritmias, de risco. A dilatação, necessária ao incremento do volume de ejeção e do DC, pode aumentar o estresse da parede e a demanda miocárdica de oxigênio. Adicionalmente, ocasiona dilatação do anel das valvas atrioventriculares e regurgitação, aumentando a pressão atrial e, por conseguinte, a pressão venocapilar pulmonar e das veias sistêmicas, com aparecimento ou agravamento do edema.

Na Figura 1, pode-se observar, de forma esquemática, a fisiopatologia da IC na criança.

QUADRO CLÍNICO

Na Tabela 1, estão listados os principais sinais e sintomas de IC na criança, sendo que, em recém-nascidos e lactentes, os sintomas são primariamente respiratórios e de dificuldade de alimentação e, nas crianças maiores, estão mais relacionados à intolerância às atividades físicas.

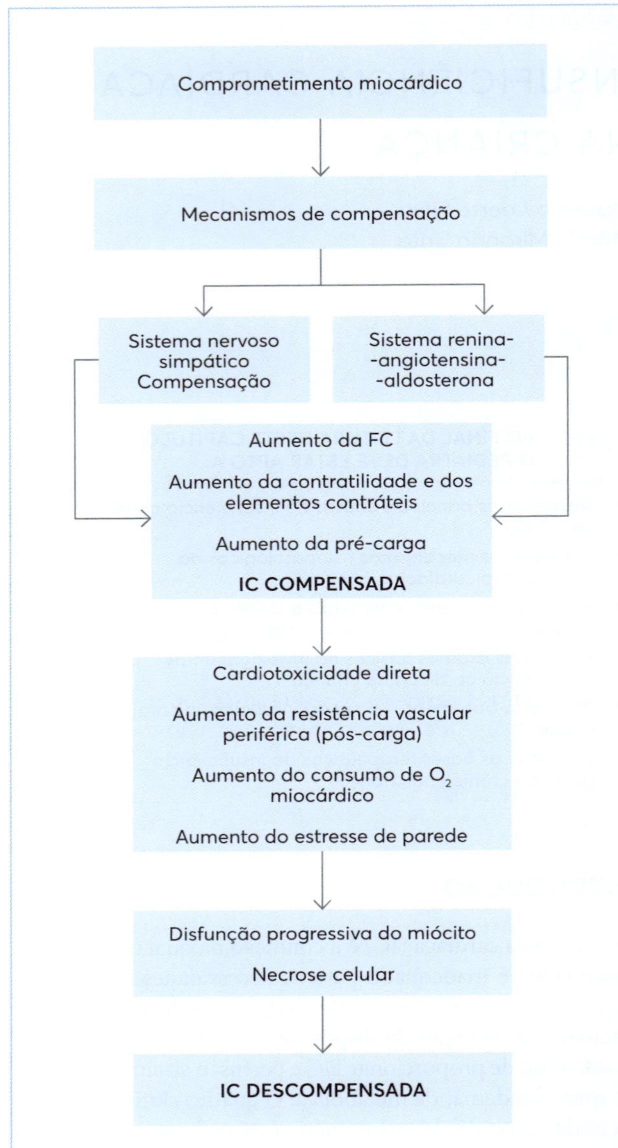

Figura 1 Fisiopatologia da IC em pacientes pediátricos.

O quadro clínico de IC decorre fundamentalmente da congestão venosa pulmonar e sistêmica. Os sintomas respiratórios, como taquipneia, dispneia aos esforços (dificuldade nas mamadas em recém-nascidos e lactentes) e sibilância, são os mais frequentes nos lactentes e, por vezes, tornam o diagnóstico diferencial com outras doenças respiratórias bastante difícil.

Em lactentes, uma característica muito importante a ser observada é o padrão de alimentação. O aumento do tempo da mamada, com redução do volume ingerido, associado a vômitos frequentes, irritabilidade e sudorese excessiva (diaforese), acarreta redução do ganho ponderal e, consequentemente, déficit nutricional.

Os sinais de congestão venosa sistêmica são hepatomegalia, edema palpebral e de membros, ascite ou rápi-

Tabela 1 Principais sinais/sintomas da IC em pacientes pediátricos

Feto	Recém-nascido e lactentes	Crianças e adolescentes
Hidropsia	Taquipneia, dispneia, taquicardia*, dificuldade alimentar (cansaço, vômitos, refluxo), sudorese, palidez, desnutrição	Fadiga, intolerância aos esforços, dispneia, taquipneia, taquicardia*, dor abdominal, náuseas, vômitos, edema

* Bradicardia em casos de BAVT.

do aumento de peso, sendo esses sintomas mais frequentes em crianças maiores e adolescentes. Como em crianças menores o edema pode ser inaparente, o monitoramento do peso pode ser utilizado como um importante parâmetro.

A classificação funcional da IC em adultos e adolescentes mais utilizada até hoje foi descrita pela New York Heart Association (NYHA) e leva em consideração a capacidade de realização de atividades físicas. Para lactentes e crianças menores, outra classificação foi proposta por Ross et al.[1] Essas classificações estão descritas na Tabela 2.

EXAMES COMPLEMENTARES

Radiografia de tórax

Na maioria dos casos de IC na criança, pode-se observar uma cardiomegalia significativa à radiografia de tórax. Além disso, geralmente ocorre aumento da trama vascular pulmonar decorrente de hiperfluxo pulmonar, como nas cardiopatias com *shunt* esquerda-direita ou congestão venosa pulmonar, como as cardiomiopatias. Vale lembrar que algumas cardiopatias graves podem evoluir com IC e área cardíaca normal, como drenagem anômala total das veias pulmonares obstrutivas, estenose das veias pulmonares ou estenose mitral (Figura 2).

Eletrocardiograma

O objetivo principal do eletrocardiograma ECG na avaliação de uma criança com IC é definir o ritmo cardíaco. Na maioria dos casos de IC, esse ritmo será sinusal ou de taquicardia sinusal; entretanto, algumas arritmias são a causa da própria IC, como o bloqueio atrioventricular total e a taquicardia supraventricular ou ventricular (Figura 3), podendo levar a quadros de taquicardiomiopatia. Outro as-

Tabela 2 Classificação da IC de acordo com sua classe funcional

Classes	Adultos e adolescentes (NYHA)	RN e crianças
I	Assintomáticos, sem limitações para atividades físicas cotidianas	Assintomáticos
II	Sintomas desencadeados por atividades cotidianas, resultando em leve limitação à atividade física	Menores: taquipneia e/ou sudorese leves durante as mamadas Maiores: dispneia leve aos esforços
III	Sintomas desencadeados por atividades menos intensas que as cotidianas, resultando em moderada a acentuada limitação aos esforços	Menores: taquipneia e/ou sudorese acentuadas durante as mamadas, com redução do ganho ponderal Maiores: dispneia acentuada aos esforços
IV	Sintomas em repouso, resultando em incapacidade de realizar qualquer esforço sem desconforto	Sintomáticos em repouso, com taquidispneia, sudorese e gemência

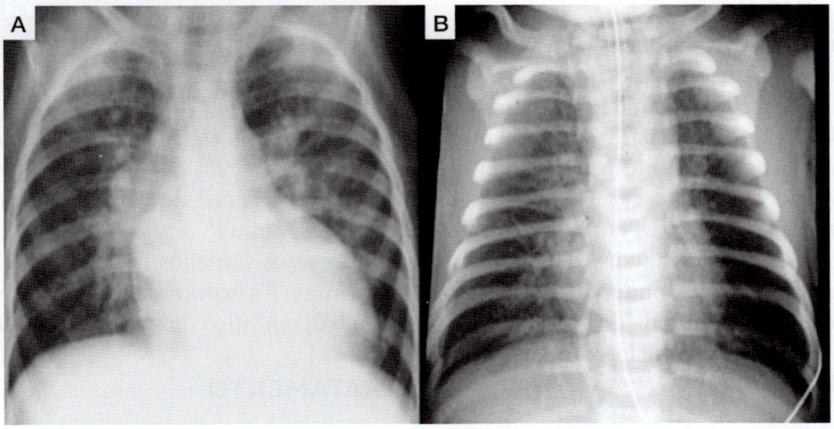

Figura 2 Radiografia de tórax de criança com insuficiência cardíaca. (A) Lactente de 11 meses portadora de uma grande comunicação interventricular, observando-se cardiomegalia e aumento da trama vascular pulmonar. (B) Recém-nascido com conexão anômala total de veias pulmonares (forma obstrutiva) cuja área cardíaca é normal e a trama vascular pulmonar está aumentada por congestão venocapilar.

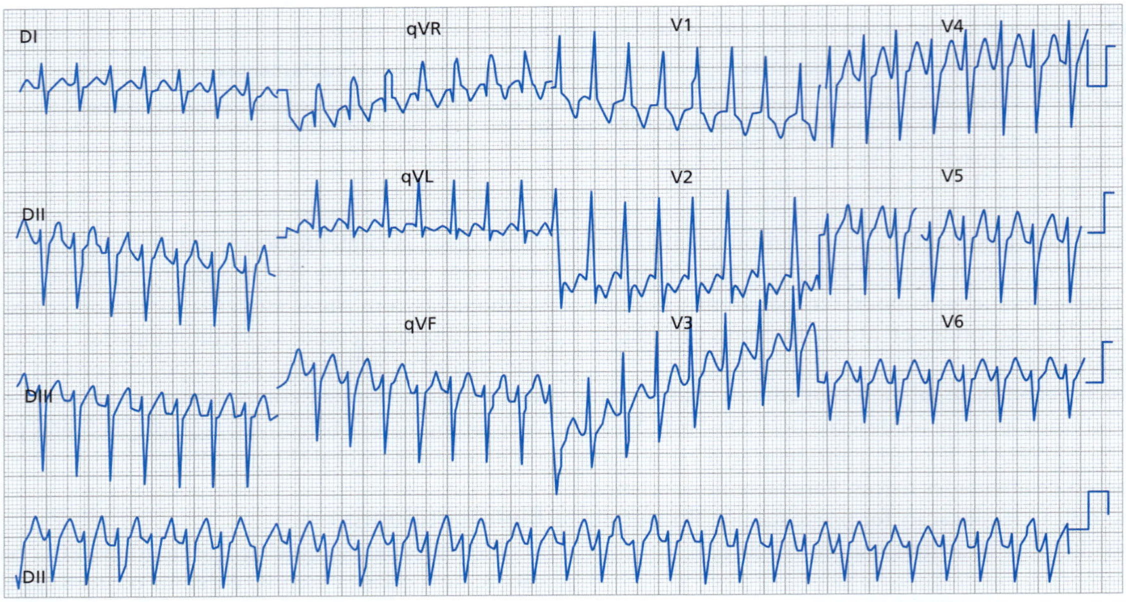

Figura 3 Traçado de ECG de uma criança de 18 meses de idade com insuficiência cardíaca crônica. O ECG demonstra taquiarritmia (taquicardia supraventricular) com frequência cardíaca em torno de 220 bpm. Neste caso, o quadro de IC era decorrente da arritmia cardíaca crônica.

pecto importante a ser observado no ECG é a presença de sinais de isquemia, que podem sugerir a presença de doença isquêmica do coração, como na arterite de Kawasaki ou na origem anômala da coronária esquerda.

Ecocardiograma

Permite a avaliação anatômica, morfológica e funcional do coração, proporcionando as informações fundamentais para o diagnóstico etiológico da IC, bem como das repercussões e do grau de comprometimento do coração. Evolutivamente, é um importante instrumento de acompanhamento. É um método diagnóstico fundamental e indispensável em quase todas as situações de IC em pediatria (Figura 4).

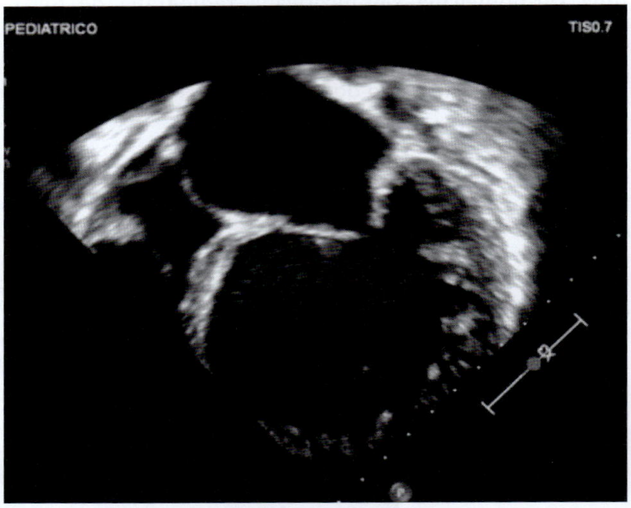

Figura 4 Ecocardiograma demonstrando dilatação importante das câmaras cardíacas esquerdas e abaulamento dos septos interatrial e interventricular para a direita.

Ressonância magnética

A ressonância magnética (RM) cardíaca tem sido cada vez mais utilizada para realizar o diagnóstico das cardiomiopatias crônicas, com excelente acurácia no diagnóstico. Além disso, pode ser utilizada para o acompanhamento de cardiomiopatias com evolução lenta, como a distrofia muscular de Duchenne e a cardiomiopatia secundária ao uso de antracíclicos. A RM também pode auxiliar no diagnóstico da miocardite aguda ao demonstrar edema miocárdico nas imagens ponderadas em T2 e áreas de necrose/fibrose com padrão de distribuição multifocal, sem correlação com o território coronariano na técnica de realce tardio.

Biomarcadores

O peptídio natriurético cerebral (BNP, ou NT-pro-BNP) tem mostrado grande utilidade para o diagnóstico de IC na fase aguda e descompensada, principalmente no diagnóstico diferencial de doenças pulmonares como asma e broncoespasmo[2].

Nos casos suspeitos de miocardite aguda, a dosagem da troponina T encontra-se elevada e pode ser bastante útil para o diagnóstico diferencial com outras patologias[3].

TRATAMENTO

Crianças com sinais e sintomas de IC requerem avaliação rápida do estado hemodinâmico e a identificação das causas reversíveis da IC. O tratamento deve ser instituído rapidamente para evitar deterioração do quadro.

IC aguda

O tratamento da IC aguda deve ser feito de acordo com o estado hemodinâmico apresentado pela criança. O quadro clínico da IC aguda geralmente decorre de sobrecarga de volume (congestão) e/ou baixo débito sistêmico (Figura 5). O tratamento deve ser direcionado para o mecanismo predominante, ou seja, se estiverem predominando os sinais de congestão, deve ser predominantemente na linha de diuréticos, e se predominarem os sinais de baixo débito, o tratamento deve se direcionado para o uso de inotrópicos e vasodilatadores.

Pacientes bem compensados (grupo A) podem migrar para o grupo B com sobrecarga volumétrica e apresentar sinais e sintomas de congestão venosa sistêmica ou pulmonar. Ao surgirem sinais de baixo débito, migram para o grupo C. Com a utilização de diuréticos, geralmente os pacientes dos grupos C e B retornam para o grupo A. Entretanto, alguns permanecem mal perfundidos, apesar de a normovolemia ter sido restabelecida a (grupo D), necessitando de suporte inotrópico.

Diuréticos

Diuréticos de alça têm papel fundamental na conduta de pacientes com IC aguda e são recomendados para aqueles com sinais de congestão. Estudos em adultos evidenciam claramente melhora sintomática e redução de hospitalização, o que justifica seu uso, mesmo que empírico, na população pediátrica. Seu efeito só ocorre na presença de taxa de filtração glomerular adequada. Por isso, manter um nível pressórico adequado é importante para alcançar o efeito diurético necessário.

Diuréticos tiazídicos potencializam a ação dos diuréticos de alça e podem ser associados a eles quando a resposta não for adequada.

O objetivo do tratamento com diurético é trazer o paciente de volta ao estado de volemia normal, com pressão arterial adequada e estado hidreletrolítico normal.

A dose inicial de furosemida utilizada é de 0,5 a 1 mg/kg/dose, endovenosa, em intervalo de 4 a 12 horas.

Agentes inotrópicos

Esses medicamentos parecem melhorar a perfusão dos órgãos-alvo e têm sido amplamente utilizados na IC aguda que se apresenta com sinais de baixo débito sistêmico. Milrinona tem sido o inotrópico de escolha em pacientes com síndrome de baixo débito. É um agente inotrópico com propriedades vasodilatadoras, melhorando o índice cardíaco e reduzindo a pressão capilar pulmonar e a resistência vascular periférica. Em lactentes e crianças, previne a síndrome de baixo débito no pós-operatório de cirurgia cardíaca. Pode causar dilatação periférica e deve ser usado com cautela em pacientes hipotensos. É o agente inotrópico de escolha quando o paciente se encontra na condição clínica D (frio e seco).

Agentes catecolaminérgicos

Os agentes catecolaminérgicos mais utilizados na IC aguda são a dobutamina e a epinefrina.

A dobutamina apresenta efeitos semelhantes aos da milrinona, porém tem efeito taquicardizante, além de aumentar o consumo miocárdico de oxigênio. Além disso, podem ser necessárias doses altas em pacientes em uso de betabloqueadores. As doses recomendadas para o tratamento da IC aguda estão entre 5 e 15 mcg/kg/minuto.

A epinefrina aumenta a frequência cardíaca, o volume sistólico e a resistência vascular periférica, devendo ser utilizada em situações de baixo débito sistêmico com hipotensão arterial significativa. Devem-se utilizar doses entre 0,05 e 0,2 mcg/kg/minuto, evitando-se doses elevadas, que geralmente estão associadas a arritmias cardíacas e comprometimento do leito capilar distal.

Na ICC grave, ao se antever a possibilidade de fadiga muscular e na iminência de se instalar uma insuficiência respiratória, a indicação de assistência ventilatória mecâni-

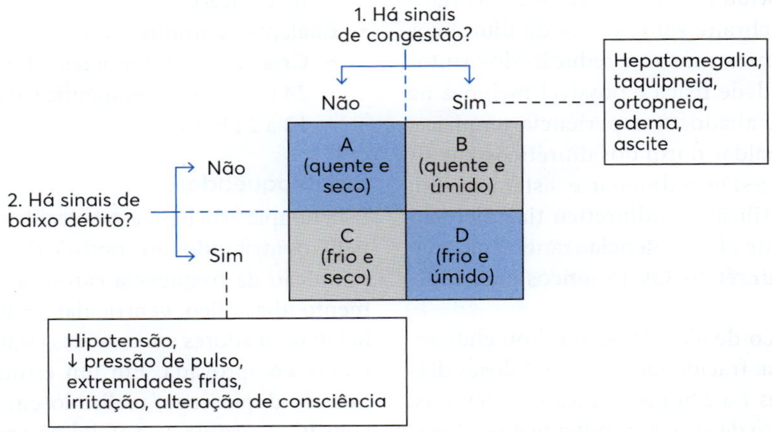

Figura 5 Apresentação clínica da insuficiência cardíaca.[4]

ca pode ser feita, independentemente de parâmetros gasométricos. Essa medida acaba sendo profilática e muito favorável nessas situações.

IC crônica

Grande parte das crianças com cardiomiopatias ou cardiopatias congênitas complexas evolui para fase crônica e necessita de tratamento medicamentoso. Em lactentes, o suporte nutricional deve garantir uma ingestão calórica de cerca de 150 kcal/kg/dia. Isso é conseguido usando suplementos dietéticos e preferindo dietas com menores volumes e intervalos mais frequentes, que são mais bem toleradas. A restrição de fluidos é indicada para pacientes com edemas que não respondem à terapia diurética.

O tratamento medicamentoso da IC crônica na criança deve ser voltado para o controle dos mecanismos fisiopatológicos envolvidos nessa fase, ou seja:

- Redução e controle dos sinais de hipervolemia sistêmica e pulmonar.
- Inibição do sistema renina-angiotensina-aldosterona e do sistema simpático (vasoconstritores), reduzindo a progressão do remodelamento cardíaco.
- Otimização do débito cardíaco por meio da redução da pós carga, permitindo melhor desempenho miocárdico e aumentando a perfusão tecidual.

Existe uma grande diversidade de etiologias que podem evoluir com IC crônica na criança, mas a mais importante é a disfunção sistólica do ventrículo esquerdo, com circulação biventricular; para este grupo de pacientes, será descrita a abordagem medicamentosa.

Diuréticos

Os diuréticos de alça têm papel fundamental no manejo dos sintomas de congestão sistêmica e pulmonar de crianças com IC crônica, objetivando retornar o paciente a um estado de normovolemia. Embora não haja nenhum estudo publicado que tenha avaliado a efetividade do diurético na redução de mortalidade da IC crônica em crianças, uma revisão da Cochrane sobre o uso de diuréticos em adultos com IC crônica mostrou redução dos sintomas, melhora da capacidade física e possível melhora na sobrevida. Esses dados, aliados à experiência empírica, são suficientes para respaldar o uso dos diuréticos nas situações de IC com congestão pulmonar e sistêmica. Em alguns casos, pode-se utilizar um diurético tiazídico em associação ao diurético de alça, potencializando sua ação e aumentando o efeito diurético. Os diuréticos mais utilizados são:

- Furosemida – diurético de alça. Dose (oral ou endovenosa): 1 a 6 mg/kg/dia, fracionados em 1 a 4 doses diárias. Pico de ação: após 1 a 2 horas; duração: 6 a 8 horas.
- Bumetanida – diurético de alça mais potente que a furosemida. Dose (oral ou endovenosa): 0,01 a 0,1 mg/kg/dose, a cada 6 a 24 horas. Dose máxima: 10 mg/dia.
- Hidroclorotiazida – diurético tiazídico. Dose (oral): 1 a 3 mg/kg/dia, divididos em 1 ou 2 doses diárias. Início de ação: 2 horas; duração: 6 a 12 horas.

Inibidores da enzima conversora da angiotensina

Alguns estudos retrospectivos realizados na década de 1990 mostraram melhora da sobrevida de crianças com IC por cardiomiopatias que utilizaram inibidores da enzima conversora da angiotensina (IECA)[5,6], embora outro estudo mais recente não tenha conseguido mostrar esse mesmo resultado.[7] Apesar de largamente utilizado, até o momento, não há nenhum estudo randomizado controlado avaliando o efeito dos IECA na sobrevida de crianças com IC. Por outro lado, vários estudos controlados realizados em adultos mostraram redução dos sintomas e melhora da sobrevida com sua utilização.

Captopril é o IECA de primeira escolha para a maioria das crianças, e o enalapril pode ser utilizado em crianças maiores que 2 anos de idade. Deve-se ter muito cuidado com sua utilização em neonatos e lactentes jovens, por conta da imaturidade renal e do risco de hipotensão. Assim, deve-se iniciar o tratamento com doses mais baixas e titular o aumento da dose durante alguns dias até atingir a dose plena. Caso haja sinais de insuficiência renal, deve-se reduzir a dose ou até mesmo suspender sua utilização nos primeiros meses de idade, o que é comum.

Os IECA utilizados são:

- Captopril (administração por via oral):
  - Neonatos – dose inicial: 0,05 a 0,1 mg/kg a cada 8 a 24 horas; dose terapêutica: 0,5 a 2 mg/kg/dia a cada 6 a 24 horas.
  - Crianças – dose inicial: 0,15 a 0,5 mg/kg a cada 8 a 24 horas; dose terapêutica: 2,5 a 6 mg/kg/dia a cada 6 a 24 horas.
  - Quando houver necessidade de administrar uma fração do comprimido, recomenda-se que a medicação seja dissolvida em água por um período de 10 minutos, devendo-se evitar o uso de soluções manipuladas, devido ao risco de perda do princípio ativo da medicação.
- Enalapril (administração por via oral):
  - Crianças – dose inicial: 0,05 a 0,1 mg/kg a cada 12 a 24 horas; dose terapêutica: 0,2 a 0,5 mg/kg/dia a cada 12 a 24 horas.

Betabloqueadores

Esta terapia está bem estabelecida em adultos, sendo os benefícios atribuídos ao controle da atividade simpática, à diminuição da frequência cardíaca e ao aumento do enchimento diastólico ventricular. Entretanto, a eficácia dos betabloqueadores em crianças com IC ainda não está totalmente comprovada. Em um estudo multicêntrico randomizado duplo-cego, realizado em crianças e adolescentes com IC, o uso de carvedilol não mostrou melhora da fração de ejeção após 8 meses de tratamento. Por outro lado, um estudo unicêntrico realizado com pacientes semelhantes mostrou que o uso de carvedilol reduziu a mortalidade e a necessidade de transplante cardíaco, com melhora de parâmetros ecocardiográficos.

Os betabloqueadores utilizados em crianças são:

- Carvedilol – dose inicial: 0,03 a 0,08 mg/kg a cada 12 horas. A dose deve ser aumentada a cada 2 ou 3 semanas, dependendo da tolerância. Dose terapêutica: 0,6 a 2 mg/kg/dia em 2 doses diárias (a cada 12 horas). Dose máxima: 50 mg/dia.
- Metoprolol – dose inicial: 0,1 a 0,2 mg/kg a cada 12 horas; dose terapêutica: 0,5 a 2 mg/kg/dia, em 2 doses diárias (a cada 12 horas).

Antagonista da aldosterona (espironolactona)

O uso de drogas que bloqueiam o efeito da aldosterona já está bem estabelecido em adultos com IC por disfunção sistólica do ventrículo esquerdo, havendo vários estudos randomizados que demonstraram redução da mortalidade nessa situação. Entretanto, os dados publicados sobre o uso de espironolactona em crianças são muito limitados até o momento. Ainda assim, o uso em crianças com IC é realizado nos pacientes que já estão em uso de doses otimizadas de betabloqueadores e IECA e ainda não apresentaram melhora na função ou no remodelamento ventricular. As doses recomendadas de espironolactona são: 1 a 2 mg/kg/dia, divididos em uma ou duas doses diárias. Hiperpotassemia pode ocorrer nos pacientes que utilizam espironolactona em associação com IECA, especialmente se houver disfunção renal. Nessa situação, o nível sérico de potássio deve ser avaliado periodicamente.

Digoxina

Em adultos com IC crônica, o uso da digoxina mostrou redução da taxa de hospitalização e melhora de alguns critérios de qualidade de vida, porém não alterou a sobrevida. Já em crianças com IC, não existem dados suficientes que demonstrem melhora da função ventricular ou mesmo de sintomas com uso de digoxina. Diante disso, considera-se que não há recomendação para sua utilização. Entretanto, ela pode ser utilizada como medicação antiarrítmica e, se for feita em associação com o carvedilol, deverá ter sua dose reduzida pela metade.

As doses utilizadas na faixa etária pediátrica são:

- 1 mês a 2 anos: 10 mcg/kg/dia, divididos em 2 doses diárias.
- 2 a 5 anos: 7,5 a 10 mcg/kg/dia, divididos em 2 doses diárias.
- 5 a 10 anos: 5 a 10 mcg/kg/dia, divididos em 2 doses diárias.
- > 10 anos: 2,5 a 5 mcg/kg/dia, em uma dose diária.

Na Figura 6, pode-se observar um esquema que mostra a linha terapêutica da IC na criança, considerando sua classe funcional e as principais medicações a serem utilizadas em cada etapa.

Anticoagulação

O uso rotineiro de anticoagulantes em pacientes com insuficiência cardíaca sistólica e sem história de eventos tromboembólicos não é recomendado (nível de evidência C). Pacientes com disfunção sistólica importante do ventrículo esquerdo com fração de ejeção abaixo de 20% e presença de contraste espontâneo nas câmaras cardíacas têm fator de risco aumentado para a formação de trombo intracardíaco; por isso, alguns centros indicam profilaxia com enoxaparina ou varfarina, mas essa conduta ainda não é amplamente aceita. Em pacientes com cardiomiopatia restritiva (independentemente da fração de ejeção)

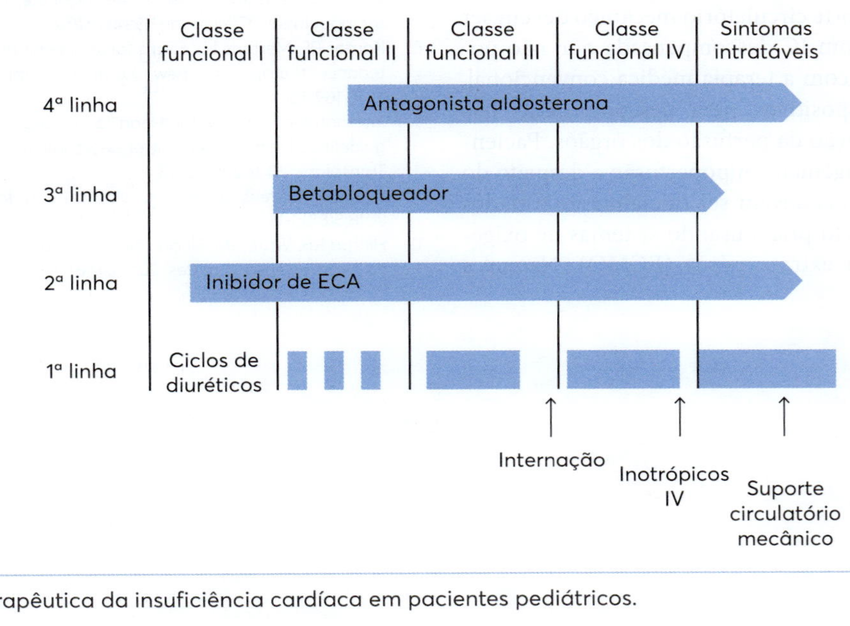

Figura 6 Linha terapêutica da insuficiência cardíaca em pacientes pediátricos.

e naqueles com ventrículo esquerdo não compactado, essa recomendação também tem sido adotada[8].

Tratamento da causa da insuficiência cardíaca

É de fundamental importância identificar a causa principal da IC na criança, pois, além das medidas citadas anteriormente, pode ser necessário o tratamento específico de cada motivo.

Nas cardiopatias críticas do recém-nascido, como a síndrome da hipoplasia do ventrículo esquerdo e a interrupção do arco aórtico, deve-se utilizar imediatamente a prostaglandina E_1 para manter o canal arterial aberto.

Nos casos dos defeitos septais que levam à IC no lactente, o tratamento clínico é instituído com o objetivo de estabilizar o paciente até a realização da correção cirúrgica. Nessas cardiopatias, o tratamento cirúrgico deve ser realizado de forma precoce e adequada, pois acarreta resolução completa do quadro de IC na criança. Para outras cardiopatias mais complexas, como no ventrículo único, o tratamento cirúrgico é feito de forma estadiada, em dois ou três tempos, e, nesses casos, há necessidade de tratamento clínico intercalado com o tratamento cirúrgico.

Nas últimas duas décadas, houve importantes avanços no campo do cateterismo intervencionista, que é outra maneira de realizar o tratamento de algumas cardiopatias congênitas graves. A valvoplastia por cateter-balão tornou-se uma prática bastante comum no tratamento das estenoses das valvas aórtica e pulmonar. Esse procedimento inicial é extremamente útil porque, além de abordar o fator causal da IC, permite postergar outros procedimentos, mesmo que cirúrgicos, para quando a criança estiver maior, podendo, então, ser realizados com mais facilidade. Em outras cardiopatias, pode ser necessário realizar uma atriosseptostomia por cateter-balão, como na transposição das grandes artérias com forame oval restritivo, procedimento que pode ser guiado por ultrassonografia à beira do leito.

Os sistemas de suporte circulatório mecânico devem ser usados em crianças com IC descompensada que não podem ser estabilizadas com a terapia médica convencional, sendo necessário dispositivos para descompressão dos ventrículos e manutenção da perfusão dos órgãos. Pacientes com choque cardiogênico e hipoperfusão a despeito do uso de drogas vasoativas devem ser inicialmente tratados com assistência de curto prazo usando sistemas de oxigenação por membrana extracorpórea (ECMO). Naqueles com IC refratária crônica, um dispositivo de assistência ventricular esquerda implantável permanente deve ser usado como uma ponte para o transplante ou para recuperação, e raramente como terapia de destino.

Infelizmente, em várias situações, a falência cardíaca pode ser progressiva e irreversível, seja nas cardiopatias congênitas, seja nas cardiomiopatias. Diante dessa situação, deve-se pensar na possibilidade de realização de transplante cardíaco. No Brasil, esse procedimento tem sido realizado desde o início da década de 1990, mostrando bons resultados no curto prazo, porém uma sobrevida em 20 anos de cerca de 25%.

É importante manter a vacinação desses pacientes atualizada e orientá-los sobre a necessidade de palivizumabe em caso de cardiopatia congênita ou adquirida com quadro clínico de insuficiência cardíaca e/ou hipertensão pulmonar significativa até os 2 anos de idade.

REFERÊNCIAS BIBLIOGRÁFICAS

1. American Heart Association. Medical/scientific statement. 1994 revisions to classification of functional capacity and objective assessment of patients with diseases of the heart. Circulation. 1994;90(1):644-5.
2. Azeka E, Franchini Ramires JA, Valler C, Alcides Bocchi E. Delisting of infants and children from the heart transplantation waiting list after carvedilol treatment. J Am Coll Cardiol. 2002;40:2034-8.
3. Azeka E, Jatene MB, Jatene IB, Horowitz ESK, Branco KC, Souza Neto JD, et al. I Diretriz de Insuficiência Cardíaca e Transplante Cardíaco, no Feto, na Criança e em Adultos com Cardiopatia Congênita da Sociedade Brasileira de Cardiologia. Arq Bras Cardiol. 2014; 103(6Supl.2):1-126.
4. Calligaro IL. Pharmacologic considerations in the neonate with congenital heart disease. Clin Perinatol. 2001;28(1):209-22.
5. Canadian Cardiovascular Society Guidelines. Presentation, diagnosis, and medical management of heart failure in children. Canadian Journal of Cardiology. 2013;29:1535-52.
6. Congestive heart failure. In: Park MK. Pediatric cardiology for practitioners. 4. ed. St. Louis: Mosby; 2002.
7. Drucker NA, Colan SD, Lewis AB, Beiser AS, Wessel DL, Takahashi M, et al. Gamma-globulin treatment of acute myocarditis in the pediatric population. Circulation. 1994;89:252-7.
8. Kantor PF, Mertens LL. Heart failure in children. Part II: current maintenance therapy and new therapeutic approaches. Eur J Pediatr. 2010;169:403-10.
9. International Society for Heart and Lung Transplantation. Practice guidelines for management of heart failure in children. J Heart Lung Transplant. 2004;23:1313-33.
10. Das BB. Current state of pediatric heart failure. Children Journal. 2018;5(88):1-16.
11. Hinton RB, Ware SM. Heart failure in pediatric patients with congenital heart disease. Circ Res. 2017;120(6):978-94.

SEÇÃO 15

DERMATOLOGIA

COORDENADORES

Kerstin Taniguchi Abagge
Pediatra pela Universidade Federal do Paraná (UFPR). Especialista em Dermatologia pela SBD. Especialização em Dermatologia Pediátrica pela UFPR. Mestre e Doutora em Saúde da Criança e Adolescente pela UFPR. Professora Adjunta de Pediatria da UFPR.

Jandrei Rogério Markus
Pediatra e Infectologista Pediátrico. Especialista em Dermatologia Pediátrica. Mestre em Saúde da Criança e do Adolescente. Doutor em Saúde da Criança e do Adolescente na área de Dermatologia Pediátrica. Médico Infectologista do Hospital Geral de Palmas e da Maternidade Dona Regina. Médico do SCIRAS da UTI do Hospital Dona Regina e do Hospital Geral de Palmas. Presidente do DC de Dermatologia Pediátrica da Sociedade Brasileira de Pediatria. Coordenador da Pediatria do Hospital Geral de Palmas.

Vânia Oliveira Carvalho
Dermatologista Pediátrica. Professora Associada de Pediatria da UFPR. Vice-coordenadora do Programa de Pós-graduação em Saúde da Criança e do Adolescente. Membro do Departamento científico de Dermatologia da Sociedade Brasileira de Pediatria (SBP). Coordenadora da Especialização em Dermatologia Pediátrica da UFPR.

AUTORES

Adriana Prazeres da Silva
Pediatra com Especialização em Dermatologia Pediátrica pelo Hospital de Clínicas (HC) da UFPR. Preceptora da Residência Médica em Pediatria do Hospital Regional de Mato Grosso do Sul.

Ana Elisa Kiszewski Bau
Pediatra pela Universidade Federal de Ciências da Saúde de Porto Alegre (UFCSPA). Especialista em Dermatologia pela Sociedade Brasileira de Dermatologia (SBD). Especialista em Dermatologia Pediátrica pela Universidad Nacional Autónoma de México (UNAM). Mestre em Medicina pela UNAM e pela Universidade Federal do Rio Grande do Sul (UFRGS). Doutora em Patologia pela UFCSPA. Professora Adjunta de Dermatologia da UFCSPA.

Ana Maria Mósca de Cerqueira
Pediatra pela SBP e Dermatologista pela SBD. Dermatologista Pediátrica no Hospital Municipal Jesus. Membro do DC de Dermatologista Pediátrica da SBP e SBD.

Andrea Gisele Pereira Simoni
Pediatra com Especialização em Dermatologia Pediátrica. Chefe do Ambulatório de Dermatologia Pediátrica e Preceptora da Residência Médica do Hospital Infantil Joana de Gusmão, Florianópolis, SC.

Bruna Luiza Guerrer
Especialização em Dermatologia Pediátrica pelo HC-UFPR. Membro Colaborador do DC de Dermatologia da SBP.

Danielle Arake Zanatta
Médica Pediatra com Especialização em Dermatologia Pediátrica pelo HC-UFPR. Membro do DC de Dermatologia da SBP. Mestre em Saúde da Criança e do Adolescente pela UFPR.

Gina Bressan Schiavon
Pediatra e Dermatologista. Especialização em Dermatologia Pediátrica pelo HC-UFPR. Professora Adjunta da Universidade Estadual de Maringá (UEM). Mestre em Ciências da Saúde e Doutora em Educação pela UEM. Preceptora da Residência de Pediatria no Ambulatório de Dermatologia Pediátrica do Hospital Universitário de Maringá.

Gleide Maria Gatto Bragança
Pediatra e Dermatologista. Mestre em Saúde e Ambiente pela Universidade Tiradentes de Sergipe (UNIT/SE). Professora Assistente de Dermatologia da UNIT/SE. Preceptora de Dermatopediatria da Residência de Pediatria da Universidade Federal de Sergipe (UFS).

Iwyna França Souza Gomes Vial
Médica Pediatra. Mestranda em Saúde da Criança e do Adolescente pela UFPR. Membro do DC de Dermatologia da SBP.

Izabella Rodrigues Reis Gomes
Pediatra com Especialização em Dermatologia Pediátrica pela UFPR. Mestranda em Saúde da Criança e do Adolescente pela UFPR. Membro do DC de Dermatologia da SBP. da Sociedade Mineira de Pediatria (SMP).

Jandrei Rogério Markus
Pediatra e Infectologista Pediátrico. Especialista em Dermatologia Pediátrica. Mestre em Saúde da Criança e do Adolescente. Doutor em Saúde da Criança e do Adolescente na área de Dermatologia Pediátrica. Médico Infectologista do Hospital Geral de Palmas e da Maternidade Dona Regina. Médico do SCIRAS da UTI do Hospital Dona Regina e do Hospital Geral de Palmas. Presidente do DC de Dermatologia Pediátrica da SBP. Coordenador da Pediatria do Hospital Geral de Palmas.

Janine Horsth Silva
Médica Pediatra. Mestranda em Saúde da Criança e do Adolescente pela UFPR. Especialização em Dermatologia Pediátrica pela UFPR. Membro Titular da SBP. Membro do DC de Dermatologia da SBP.

Kerstin Taniguchi Abagge
Pediatra pela UFPR. Especialista em Dermatologia pela SBD. Especialização em Dermatologia Pediátrica pela UFPR. Mestre e Doutora em Saúde da Criança e Adolescente pela UFPR. Professora Adjunta de Pediatria da UFPR.

Marice Emanuela El Achkar Mello
Pediatra e Dermatologista. Especialização em Dermatologia Pediátrica pelo HC-UFPR. Mestre em Ciências Médicas pela Universidade Federal de Santa Catarina (UFSC).

Marjorie Uber Iurk

Médica Pediatra. Especialização em Dermatologia Pediátrica pelo HC-UFPR. Mestre em Saúde da Criança e do Adolescente pelo HC-UFPR. Membro do DC de Dermatologia da SBP.

Matilde Campos Carréra

Médica Pediatra e Doutora em Medicina Tropical pela Universidade Federal de Pernambuco (UFPE). Coordenadora da Residência de Dermatologia do Instituto de Medicina Integral Professor Fernando Figueira (IMIP). Membro do DC de Dermatologia da SBP.

Mayke Fabricia Steinbach

Pediatra e Dermatologista. Especialização em Dermatologia Pediátrica pelo HC-UFPR. Preceptora da Residência de Pediatria e Dermatologia no Ambulatório de Dermatologia Pediátrica do Hospital Infantil Joana de Gusmão, Florianópolis, SC.

Nara Frota André

Pediatra com Especialização em Dermatologia Pediátrica pelo HC-UFPR. Membro Titular da SBP. Membro do DC de Dermatologia da SBP. Membro da *Internacional Society for Pediatric Dermatology*.

Susana Giraldi

Doutora em Pediatria pela UFPR. Membro da SBP e da SBD. Título de Dermatologista Pediátrica pelo INP Serviço Dr. Ruiz Maldonado, Cidade do México. Médica Voluntária do Ambulatório de Síndrome de Down, Professora Convidada da Pós-graduação da Pediatria do HC-UFPR. Sócia Fundadora da Sociedade Latino-Americana de Dermatologia Pediátrica.

Tânia Bernadete Campos

Médica Pediatra pela UFSC. Membro da SBP e SBD. Membro da Sociedade Latino-Americana de Dermatologia Pediátrica. Responsável pelo Ambulatório de Dermatologia Pediátrica do Hospital Universitário da UFSC. Professora de Dermatologia Pediátrica da Universidade do Sul de Santa Catarina (Unisul). Preceptora da Residência Médica em Pediatria e Dermatologia da UFSC.

Vânia Oliveira Carvalho

Dermatologista Pediátrica. Professora Associada de Pediatria da UFPR. Vice-coordenadora do Programa de Pós-graduação em Saúde da Criança e do Adolescente. Membro do DC de Dermatologia da SBP. Coordenadora da Especialização em Dermatologia Pediátrica da UFPR.

CAPÍTULO 1

A PELE DA CRIANÇA – DESENVOLVIMENTO E CUIDADOS

Susana Giraldi
Tânia Bernadete Campos
Izabella Rodrigues Reis Gomes

AO FINAL DA LEITURA DESTE CAPÍTULO, O PEDIATRA DEVE ESTAR APTO A:

- Conhecer a embriologia e a formação da pele e seus anexos.
- Avaliar as principais variações anatômicas e fisiológicas da pele do recém-nascido a termo e do prematuro.
- Orientar pais e cuidadores sobre os cuidados adequados com a pele de neonatos e lactentes.

INTRODUÇÃO

A pele é o órgão que protege o organismo contra agressores mecânicos, térmicos, químicos, infecciosos e tóxicos. Além disso, estabelece a comunicação do meio externo com o interno, via receptores sensoriais presentes em sua superfície.

A vulnerabilidade da pele humana depende da maturidade do estrato córneo e, dessa forma, quanto menor a idade gestacional, mais imatura é a barreira cutânea, levando a uma maior permeabilidade de substâncias. Por isso, durante os primeiros meses de vida, os cuidados com a pele são fundamentais, a fim de manter sua integridade e garantir seu desenvolvimento saudável.

EMBRIOGÊNESE, ANATOMIA E HISTOLOGIA DA PELE

A pele origina-se dos folhetos ectodérmico – que forma a epiderme (estrato córneo, camadas granulosa, espinhosa e basal), glândulas, pelos, unhas – e mesodérmico, responsável pela formação da derme e da hipoderme. É o maior órgão do corpo humano e corresponde a 15% do peso corpóreo.[1]

O desenvolvimento da pele fetal pode ser dividido em três estágios temporalmente sobrepostos: organogênese, histogênese e maturação (Figura 1). O primeiro estágio corresponde aproximadamente ao período embrionário (0 a 60 dias ou mais) e compreende a diferenciação da ectoderme para se tornar epiderme e de subconjuntos de células mesenquimais e da crista neural para se tornarem derme.

O segundo estágio – histogênese – representa o período fetal inicial (60 dias até 5 meses) e é caracterizado por mudanças morfológicas na pele primitiva, incluindo estratificação epidérmica, diferenciação dos apêndices cutâneos, subdivisão mesenquimal da derme e da hipoderme e neogênese vascular. O terceiro estágio, a maturação, corresponde ao período fetal tardio de desenvolvimento (5 a 9 meses) e caracteriza-se pela evolução funcional dos componentes da pele, otimizando a capacidade termorregulatória, a resistência à tração superficial e a função de barreira.[2]

Por volta de 6 semanas de vida intrauterina, o ectoderma que recobre o embrião é composto por duas camadas, a camada basal e a periderme.[2,3] A periderme é uma camada embrionária transitória, responsável por proteger a epiderme em desenvolvimento do líquido amniótico e facilitar a absorção de glicose.[3]

A partir da 8ª semana de gestação, os queratinócitos proliferam para formar a camada espinhosa, entre a camada basal e a periderme.[3] Ao longo de várias semanas seguintes, mais camadas são gradualmente adicionadas à epiderme em desenvolvimento, e, em torno do 6º mês, inicia-se o processo de queratinização.[1]

O melanócito, responsável pela produção do pigmento da pele, tem origem na crista neural e, na 8ª semana de gestação, já está presente na epiderme. Aloja-se na camada basal, em número de 1 para cada 10 queratinócitos, produzindo melanina que será distribuída para cada grupo de 36 queratinócitos epidérmicos.[1] Apesar de todos os melanócitos estarem presentes ao nascimento e a melanogênese estar bem adiantada, a pele do recém-nascido não está completamente pigmentada e escurecerá nos primeiros meses de vida, o que é mais evidente em indivíduos de fototipos V e VI.[2]

As células de Langerhans são células dendríticas derivadas da medula óssea a partir da 7ª semana de gestação, que migram e se fixam na epiderme. Produzem interleucina-1, auxiliam na ativação das células T e atuam nas reações imu-

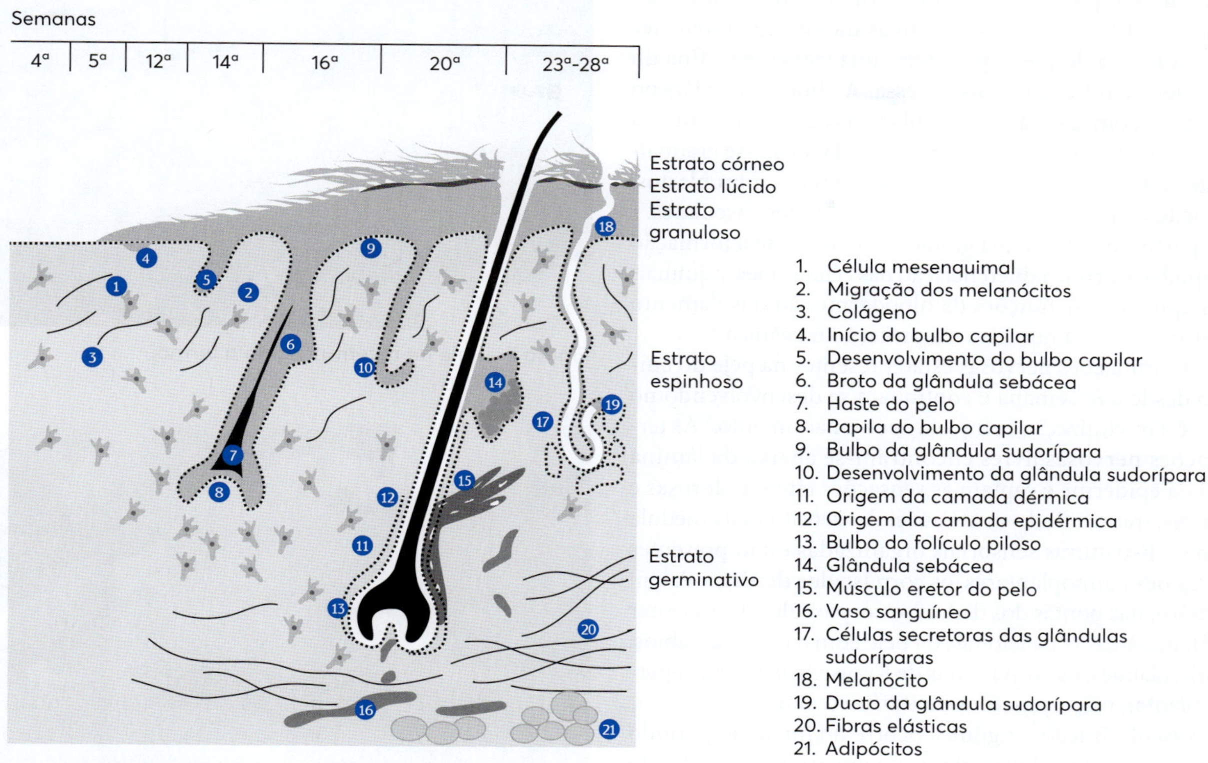

Figura 1 Desenvolvimento da histologia da pele.
Fonte: adaptada de Fletcher, 1998.[3]

nológicas de hipersensibilidade tardia como células apresentadoras de antígenos.[1]

As células de Merkel originam-se de queratinócitos pluripotentes entre a 8ª e 12ª semana de gestação. São células neuroendócrinas altamente inervadas, com função de mecanorrecepção.[1,2]

Originados da camada basal, os apêndices cutâneos (pelos, glândulas sebáceas, apócrinas e écrinas) são formados a partir do 3º mês de gestação.[1,5] As glândulas sebáceas, neste período, são maiores e contribuem com sua secreção para a formação do vérnix caseoso.

As glândulas sudoríparas écrinas estão presentes nas regiões palmoplantares a partir do 4º mês de gestação. No 5º mês, desenvolvem-se nas axilas e no restante do corpo, sendo semelhantes às do adulto, com função de regulação térmica.[2]

As glândulas apócrinas são odoríferas, secretam próximas ao folículo pilossebáceo e são encontradas nas axilas, regiões anogenitais e condutos auditivos externos (glândula ceruminosa), pálpebras (glândula de Moll) e nas mamas (glândulas mamárias).[5] As unhas e os dentes iniciam a formação no 3º mês de gestação.[1]

O estrato córneo desenvolve-se durante o último trimestre da gestação.[4] É a camada mais externa, que fica em contato direto com o ambiente e, por isso, é responsável por muitas das funções de proteção (Quadro 1). Tem cerca de 16 camadas de células achatadas, chamadas corneócitos, mantidos juntos por uma matriz de proteínas (queratina) e lipídios. Os lipídios (colesterol, ácidos graxos, ceramidas) são secretados a partir dos corpos lamelares da camada granulosa, nos espaços entre os corneócitos para formar a bicamada lipídica, responsável pela relativa impermeabilidade da pele.[1,6]

Quadro 1 Propriedades do estrato córneo

Relativa impermeabilidade à água, eletrólitos e substâncias tóxicas
Resistência a substâncias corrosivas
Restrição à passagem de corrente elétrica (alta impedância)
Dificulta a proliferação de microrganismos (baixo teor de água)
Proteção contra as radiações solares ultravioleta (melanina absorve e difunde a energia radiante)

A junção dermoepidérmica é a região na qual a epiderme e a derme se conectam. Inclui a matriz extracelular, conhecida como membrana basal, os queratinócitos basais e a parte mais superficial da derme. Sua forma mais primitiva é vista na 8ª semana de gestação.[2,5]

A derme e a hipoderme, que se diferenciam a partir do mesoderma, são inicialmente representadas por um tecido afibrilar e amorfo, constituído por ácido hialurônico e por células mesenquimais primitivas.[1] Por volta da 12ª a 15ª semanas, as diferentes características da derme podem ser observadas – a derme papilar tem uma trama mais fina do que a derme reticular, mais espessa. As fibras de colágeno e elásticas começam a se acumular na segunda metade da gestação, e uma malha fibrilar mais rígida forma-se gradualmente.[2,5] A derme contém os anexos cutâneos, fibroblastos, histiócitos, mastócitos, fibras nervosas e redes vasculares.

A partir da 15ª semana gestacional, inicia-se a formação da hipoderme com a diferenciação das células mesenquimais em adipócitos. As funções da hipoderme são o isolamento térmico, a reserva nutritiva e a proteção mecânica.[5]

As terminações nervosas estão presentes na pele do embrião desde a 8ª semana e continuam se desenvolvendo no feto até a mielinização completa após o nascimento.[5] As terminações nervosas livres encontram-se abaixo da lâmina basal da epiderme e captam as sensações táteis, dolorosas e térmicas, transmitindo-as até as células sensitivas da medula espinal.[1] Estruturas sensoriais organizadas estão presentes nas regiões palmoplantares, os corpúsculos de Vater-Pacini (pressão), nas pontas dos dedos, os corpúsculos de Meissner (tátil), nas áreas transicionais da pele com a mucosa (lábios, clitóris, glande), os corpúsculos de Krause (frio), e, na superfície plantar, os corpúsculos de Ruffini (calor).[2,5]

A vascularização sanguínea ocorre no início do período embrionário com a diferenciação de um grupo de células do mesoderma extraembrionário do saco coriônico em angioblastos. A distribuição dos vasos sanguíneos na derme consiste em um plexo profundo (derme inferior) e um superficial (subpapilar), que se interconectam.[2] Os vasos linfáticos originam-se de células endoteliais e surgem em paralelo aos vasos sanguíneos.[5]

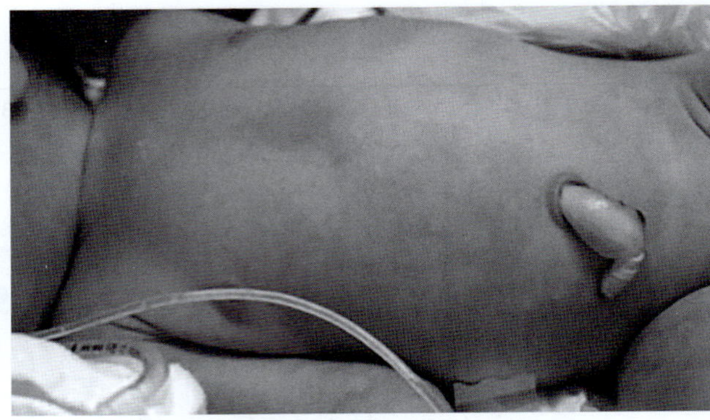

Figura 2 Pele de recém-nascido a termo.

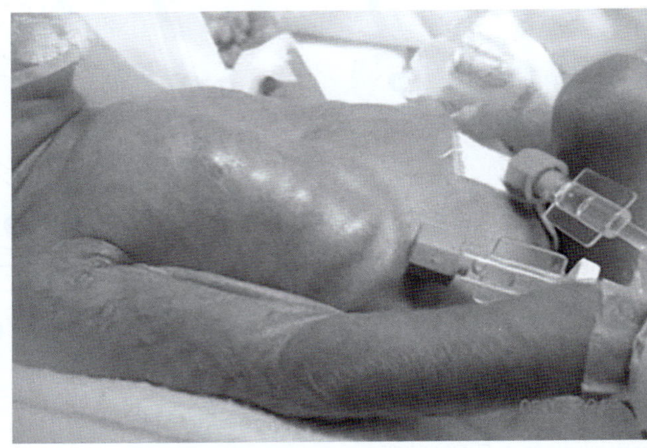

Figura 3 Aspecto mais fino da pele do recém-nascido pré-termo de 27 semanas.

DIFERENÇAS ENTRE A PELE DO RECÉM-NASCIDO A TERMO E DO PREMATURO

A pele do recém-nascido a termo está bem desenvolvida e funcional ao nascimento, com epiderme espessa e camadas do estrato córneo bem formadas (Figura 2). Após o parto, a perda transepidérmica de água em neonatos saudáveis a termo é baixa (igual ou menor do que os adultos), indicando uma barreira cutânea eficaz.[6]

O prematuro, por sua vez, tem uma barreira cutânea subdesenvolvida, podendo ter apenas uma camada do estrato córneo, dependendo da sua idade gestacional (Figura 3). Este fato coloca o recém-nascido em risco de perda transepidérmica de água, desequilíbrio eletrolítico, instabilidade térmica, aumento da permeabilidade às substâncias e infecções.[3] Todas as camadas da pele, ou seja, epiderme, derme e hipoderme, são mais finas no recém-nascido pré-termo (Tabela 1).[2] A derme é deficiente em proteínas estruturais, o que torna a pele pouco resistente ao estresse mecânico, podendo ser facilmente lesionada.[2,6]

O estrato córneo do prematuro se desenvolve rapidamente com a exposição ao meio ambiente seco extrauterino, e certas condutas de terapia intensiva neonatal (p. ex., incubado-

Tabela 1 Comparação da anatomia da pele entre recém-nascidos prematuros, a termo e pré-escolares

	Prematuros	Recém-nascidos a termo	Pré-escolares
Espessura da pele (mm)	0,9	1,2	2,1
Diâmetro da epiderme (mcm)	20-25	40-50	> 50
Diâmetro do estrato córneo (mcm) (número de camadas)	4-5 (5 ou 6)	9-10 (≥ 10-15)	10-15 (≥ 10-15)
Junção dermoepidérmica	Plana, sem cristas epidérmicas e papilas dérmicas	Cristas e papilas começam a se formar	Cristas e papilas profundas
Glândulas sudoríparas écrinas	Derme superior, inativa	Derme superior, pouco ativa	Derme profunda, totalmente ativa
Fibras elásticas	Microfibrilas, sem elastina	Rede de fibra elástica, imatura	Rede de fibra elástica, madura

Fonte: adaptada de Hoeger, Kinsler e Yan, 2020.[7]

ra umidificada) facilitam a maturação da barreira cutânea.[1,6] Desse modo, por volta da 2ª a 3ª semana de vida, a epiderme do pré-termo é semelhante à do recém-nascido a termo.[2]

Outro aspecto importante da barreira epidérmica, que sofre maturação no período pós-natal, é o "manto ácido". Ao nascimento, o pH da superfície cutânea é quase neutro e diminui ao longo dos dias para se tornar ácido, comparável ao dos adultos (Figura 4).[2,5] A acidificação completa ocorre nos primeiros 3 meses de vida nas crianças nascidas a termo e demora mais a se estabelecer em prematuros de muito baixo peso.[2,5,6]

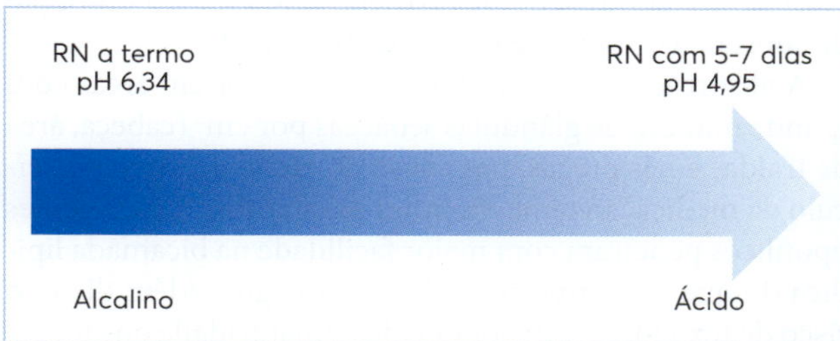
RN a termo
pH 6,34
RN com 5-7 dias
pH 4,95
Alcalino
Ácido

Figura 4 "Manto ácido da pele": barreira funcional química e biológica que protege da penetração de microrganismos.

Uma série de mecanismos diferentes foi proposta para a formação do manto ácido, incluindo fatores endógenos, como o ácido lático do suor, a geração de ácido graxo livre do metabolismo de triglicerídios no sebo e subprodutos metabólicos de colonização bacteriana.[2] O pH ácido no interior do estrato córneo é necessário para a homeostase da barreira cutânea, mantendo sua integridade e coesão, além de favorecer a colonização microbiana e a inibição de bactérias patogênicas.[2,5,6] O pH mais alto da superfície da pele pode, portanto, predispor o recém-nascido ao desenvolvimento de doenças inflamatórias da pele na infância, incluindo dermatite atópica e dermatite seborreica, bem como colonização cutânea por microrganismos como *Staphylococcus aureus* e *Candida albicans*, o que aumenta o risco de sepse, principalmente nos recém-nascidos prematuros.[5]

A colonização da pele do neonato inicia-se no primeiro contato com o meio externo, e seu microbioma cutâneo inicial trará consequências para toda a vida (imunidade, maturação da pele, função de barreira). Recém-nascidos de parto vaginal tornam-se colonizados durante a passagem pelo canal de parto, com microrganismos da flora vaginal materna, enquanto os nascidos de cesariana são colonizados por bactérias encontradas na superfície cutânea.[7]

Após o parto, o ambiente tem influência no microbioma do neonato. Pacientes que requerem internações prolongadas, como os prematuros, têm diferenças em sua microbiota em relação às crianças que, rapidamente, recebem alta para casa.[7]

Vérnix caseoso

O vérnix caseoso é um biofilme protetor sintetizado parcialmente pelas glândulas sebáceas fetais durante o último trimestre da gestação (Figura 5). É formado por uma mistura complexa de 80% de água, 10% de proteína e 10% de lipídios, incluindo ceramidas, ácidos graxos livres, fosfolipídios e colesterol.[6,8]

Por seu conteúdo lipídico, o vérnix é hidrofóbico e protege a epiderme da exposição excessiva à água, permitindo a maturação adequada do estrato córneo.[5,6,8] Além disso, atua na lubrificação do canal do parto, tem atividade antimicrobiana e antioxidante, favorece a cicatrização de feridas, o desenvolvimento do manto ácido e a hidratação da pele.[2,8] Dessa forma, dadas as suas propriedades protetoras, o vérnix não deve ser removido nas primeiras horas de vida, exceto quando houver risco de transmissão de doenças maternas.[6]

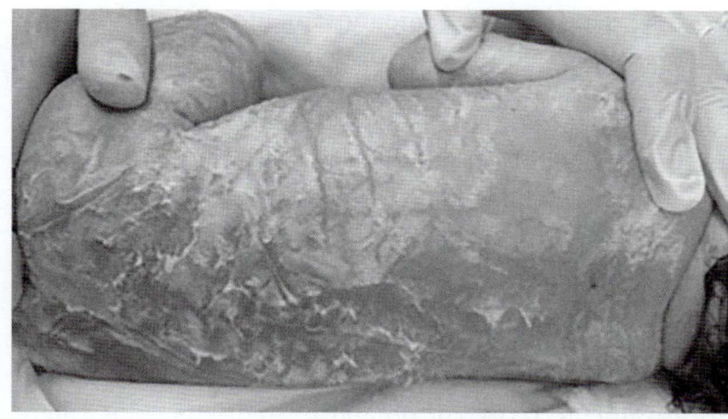

Figura 5 Vérnix caseoso na superfície cutânea de um recém-nascido a termo.

EXAME DERMATOLÓGICO

Uma anamnese completa é parte vital de qualquer avaliação dermatológica da criança. Busca-se sobre parentesco entre os pais, história familiar de doenças similares, doença crônica materna, uso de medicamento durante a gestação ou lactação, intercorrências no pré-natal e no parto, local de moradia, viagens recentes, comorbidades e tratamentos prévios.

O exame da pele é realizado com o paciente despido, vestindo um avental ou coberto com lençol, de forma que toda a superfície cutânea possa ser examinada.[2] Uma boa iluminação é essencial, com fonte de luz branca ou, idealmente, luz solar. Devem ser realizadas a inspeção e a palpação, no sentido craniocaudal, examinando-se a pele, as mucosas e os fâneros.

A inspeção das lesões deve identificar as lesões primárias (mancha ou mácula, pápula, placa, nódulo, vesícula, bolha, pústula) e secundárias (crosta, escama, úlcera, liquenificação, fissura, atrofia, cicatriz). Posteriormente, são avaliadas a cor, os limites, as configurações (lineares, anulares, em alvo, agrupadas), a localização e a distribuição das lesões.[2]

O uso de lente de aumento (dermatoscópio) e da lâmpada de Wood complementa o exame dermatológico. A biópsia de pele, algumas vezes, é necessária para confirmar o diagnóstico clínico.[1]

CUIDADOS COM A PELE DA CRIANÇA

A pele neonatal adapta-se rapidamente ao ambiente externo seco e amadurece de forma gradual ao longo da infância. Cuidados adequados com a pele favorecem o seu desenvolvimento contínuo e otimizam sua função de barreira.

O primeiro banho do recém-nascido deve ser adiado até que se obtenha estabilidade térmica. A Organização Mundial de Saúde (OMS) recomenda que o primeiro banho seja realizado após 24 horas do nascimento ou, se isso não for possível por razões culturais, que seja adiado por pelo menos 6 horas.[9,10]

O banho de imersão é o mais indicado, pois promove menor perda de calor e maior conforto ao neonato.[2,9] Deve durar de 5 a 10 minutos, com a temperatura da água entre 37 e 37,5 °C, sendo sempre cuidadosamente medida.[2,11]

Devem ser usados produtos de limpeza suaves, destinados à pele infantil, que não alterem significativamente o pH fisiológico ácido da pele, a perda transepidérmica de água ou a hidratação do estrato córneo, deixando o vérnix o mais intacto possível. Logo após o banho, a pele deve ser gentilmente seca com uma toalha macia e limpa.[2,9]

O coto umbilical deve ser mantido limpo e seco em crianças nascidas em ambiente hospitalar ou em locais de baixa mortalidade neonatal. O uso tópico de antissépticos, como o álcool 70%, não é necessário, pois estes não reduzem, significativamente, o risco de onfalite e estão associados a algumas complicações, como atraso na queda do coto e necrose de pele.[7] Para recém-nascidos em ambientes de alta mortalidade neonatal ou de partos domiciliares, em que não são utilizados materiais estéreis no clampeamento e corte do cordão, a aplicação de solução ou gel de clorexidina a 4%, 1 vez/dia, na 1ª semana de vida é recomendada.[7,9,10]

Os hidratantes podem ser utilizados, mesmo no período neonatal, de preferência após o banho, diariamente ou pelo menos 3 vezes/semana. A aplicação deve ser cuidadosa, evitando o acúmulo do produto nas dobras, o que poderia dificultar a transpiração e levar à colonização bacteriana.[11]

A limpeza suave da região das fraldas com água e algodão geralmente é suficiente. Se houver fezes, um sabonete líquido infantil facilita a higiene. Lenços umedecidos podem ser uma alternativa, desde que contenham tampões de pH para manter a acidez da pele e não contenham substâncias irritantes, como álcool, fragrâncias e surfactantes agressivos (p. ex., lauril sulfato de sódio). Além disso, devem conter conservantes bem tolerados.[11]

Os cremes de barreira devem ser aplicados após cada troca de fralda, em uma camada que cubra as áreas passíveis de lesão. Se não houver resíduos de fezes, não é necessária a remoção completa do produto nas trocas subsequentes.

A produção de melanina nas crianças é pequena e, por isso, elas são mais suscetíveis aos efeitos danosos da radiação ultravioleta.[2] Dessa forma, lactentes menores de 6 meses não devem ser expostos ao sol. A exposição intencional e desprotegida é contraindicada, seja com o objetivo de suplementar a vitamina D ou de tratar a icterícia neonatal.

Após os 6 meses de idade, além de proteção mecânica com sombrinha, guarda-sol, boné e roupas de proteção, o uso de protetores solares contendo filtros físicos, como o óxido de zinco e o dióxido de titânio, é recomendado.[2]

Absorção percutânea

A imaturidade da barreira cutânea dos recém-nascidos e lactentes aumenta, significativamente, o risco de absorção percutânea de substâncias tóxicas aplicadas na superfície da pele. A permeabilidade da pele é inversamente proporcional à idade gestacional e, além disso, a área de superfície corporal dos neonatos e lactentes é 3 vezes maior do que nos pré-escolares e adultos, o que favorece ainda mais a absorção de substâncias tópicas e o risco de toxicidade.[2,7]

A absorção percutânea tende a ser maior em áreas com grande número de glândulas sebáceas por cm^2 (cabeça, área de fralda) e nas pregas, por causa do efeito oclusivo. O veículo da medicação também influi em sua absorção. Agentes lipofílicos penetram com maior facilidade na bicamada lipídica do que os compostos solúveis em água. Além disso, o risco de toxicidade é maior devido à imaturidade dos mecanismos metabólicos de desintoxicação.[2,7] A Tabela 2 resume os potenciais danos de substâncias aplicadas topicamente.

Tabela 2 Danos potenciais de substâncias aplicadas topicamente

Substância	Função	Toxicidade
Ácido salicílico	Queratolítico	Acidose metabólica, salicilismo, convulsões
Álcoois	Antisséptico tópico	Dano cerebral e hepático, necrose hemorrágica cutânea
Benzocaína	Anestésico tópico	Meta-hemoglobinemia
Clorexidina	Antisséptico tópico	Queimaduras cutâneas em neonatos pré-termo
Compostos fenólicos (pentaclorofenol, hexaclorofeno, resorcinol)	Antisséptico tópico	Neurotoxicidade, taquicardia, acidose metabólica, meta-hemoglobinemia, morte
Corticosteroides	Anti-inflamatório tópico	Atrofia cutânea, estrias, supressão suprarrenal
Difenidramina	Antipruriginoso tópico	Síndrome anticolinérgica central
Filtros solares*	Proteção UV	Disrupção endócrina
Iodopovidona	Antisséptico	Hipotireoidismo
Lindano	Escabicida tópico	Neurotoxicidade
Neomicina	Antibiótico tópico	Neuro, oto, nefrotoxicidade, alérgeno de contato
N, N-dimetil-m-toluamida (DEET)	Repelente	Neurotoxicidade

(continua)

Tabela 2 Danos potenciais de substâncias aplicadas topicamente (*continuação*)

Substância	Função	Toxicidade
Parabenos	Conservantes	Disrupção endócrina
Prilocaína	Anestésico tópico	Meta-hemoglobinemia
Sulfadiazina de prata	Antibiótico tópico	*Kernicterus*, agranulocitose, argiria
Triclosan	Antisséptico	Disrupção endócrina

* Filtros UV com potenciais efeitos colaterais estrogênicos: benzofenona-3, octinoxato, octocrileno.

Fonte: adaptada de Eichenfield et al., 2016;[2] Hoeger, Kinsler e Yan, 2020.[7]

REFERÊNCIAS BIBLIOGRÁFICAS

1. Azulay RD, Azulay DR, Azulay-Abulafia L. Dermatologia. 7.ed. Rio de Janeiro: Guanabara Koogan; 2017.
2. Eichenfield LF, Frieden I, Mathes E, Zaenglein A. Neonatal and infant dermatology. 3.ed. Philadelphia: Elsevier; 2016.
3. Visscher M, Narendran V. Neonatal infant skin: development, structure and function. Newborn and Infant Nursing Reviews. 2014;14(4):135-41.
4. Fletcher MA. Physical diagnosis in neonatology. Philadelphia: Lippincott Raven; 1998.
5. Polin RA, Abman SH, Rowitch D, Benitz WE. Fetal and neonatal physiology. 5.ed. Philadelphia: Elsevier; 2017.
6. Visscher MO, Adam R, Brink S, Odio M. Newborn infant skin: physiology, development, and care. Clin Dermatol. 2015;33(3):271-80.
7. Hoeger PH, Kinsler V, Yan AC. (eds). Harper's textbook of pediatric dermatology. 4.ed. Hoboken: Wiley-Blackwell; 2020.
8. Nishijima K, Yoneda M, Hirai T, Takakuwa K, Enomoto T. Biology of the vernix caseosa: a review. J Obstet Gynaecol Res. 2019;45(11):2145-9.
9. Johnson E, Hunt R. Infant skin care: updates and recommendations. Curr Opin Pediatr. 2019;31(4):476-81.
10. WHO recommendations on newborn health: guidelines approved by the WHO Guidelines Review Committee. Geneva: World Health Organization; 2017.
11. Blume-Peytavi U, Lavender T, Jenerowicz D, Ryumina I, Stalder J-F, Torrelo A, et al. Recommendations from a European roundtable meeting on best practice healthy infant skin care. Pediatr Dermatol. 2016;33(3):311-21.

CAPÍTULO 2

DERMATOPATIAS NEONATAIS

Danielle Arake Zanatta
Matilde Campos Carréra
Vânia Oliveira Carvalho

AO FINAL DA LEITURA DESTE CAPÍTULO, O PEDIATRA DEVE ESTAR APTO A:

- Diagnosticar as dermatopatias neonatais transitórias.
- Conhecer a orientação terapêutica e as características evolutivas das dermatopatias neonatais.
- Diferenciar as dermatopatias transitórias daquelas que necessitam de tratamento.
- Reconhecer dermatopatias neonatais que necessitam de acompanhamento especializado.
- Demonstrar as características das dermatopatias nos prematuros.

INTRODUÇÃO

Diversas alterações podem ser observadas na pele do recém-nascido (RN), e estas podem ser congênitas ou adquiridas no período perinatal. Elas podem representar condições transitórias em função da maturação da pele ou ainda dermatoses permanentes. Algumas características fisiológicas dificultam o exame da pele do RN, por exemplo, a pele avermelhada em decorrência do hematócrito elevado que limita a visualização das dermatoses de caráter vascular, ou a presença de icterícia que pode dificultar a avaliação da coloração de diversas lesões tanto na pele quanto nas mucosas. [1]

O exame da pele do RN deve fazer parte da rotina do exame físico e ser realizado em boas condições de iluminação, em ambiente aquecido e com a criança despida. É importante avaliar a pele, os fâneros e as mucosas, para detectar as lesões elementares, sua distribuição e localização. A pele é examinada por meio da inspeção, palpação e ausculta (nas tumorações com frêmito).[1]

A maioria das dermatopatias neonatais tem característica benigna e transitória, no entanto, podem ser um sinal de infecções sistêmicas ou ainda de doenças geneticamente determinadas.[2] Reconhecer corretamente as dermatopatias neonatais é requisito importante a fim de iniciar o tratamento precoce naquelas com elevada mortalidade (como o herpes neonatal) e também evitar exames desnecessários e ansiedade para os familiares nos casos de dermatopatias transitórias, como o eritema tóxico neonatal.[3] Este capítulo se propõe a apresentar as principais dermatopatias observadas no período neonatal nos RN de termo e prematuros.

PREVALÊNCIA DE DERMATOPATIAS NO PERÍODO NEONATAL

A prevalência de alterações cutâneas no período neonatal varia de 57 a 99,4%.[4] A frequência destas lesões depende da metodologia utilizada no estudo, características climáticas e geográficas. Um estudo que avaliou a pele de 1.000 RN mostrou sua presença em 99%, e as alterações mais observadas foram hiperplasia sebácea (75%), mancha salmão (64,2%), hipertricose (59%), bolha de sucção (54%) e cistos palatinos (53,7%).[5] Num estudo brasileiro, dos 2.530 neonatos avaliados nas primeiras 72 horas de vida, 95,8% apresentavam dermatopatia; o achado mais frequente foi o lanugo (38,9%), seguido por hiperplasia sebácea (35%), melanocitose dérmica (24,6%), descamação fisiológica (23,3%), eritema tóxico neonatal (23%), mancha salmão (20,4%), dentre outros. Em outro estudo realizado no Brasil, 94,8% dos 350 RN avaliados apresentavam dermatopatias, em 84,6% havia 2 ou mais. Foram descritas 23 dermatoses, sendo as mais frequentes nas primeiras 72 horas de vida: hiperplasia sebácea (66%), lanugo (42,6%), mancha salmão (41,4%), verniz caseoso (26%) e miliária cristalina (25,4%).[6]

Poucos autores avaliaram RN prematuros; um estudo realizado no Brasil avaliou 341 neonatos prematuros nos primeiros 28 dias de vida e todos apresentavam alguma alteração cutânea, com média de 4 dermatoses para cada RN. Os 10 diagnósticos mais frequentes foram: lanugo (85,9%), mancha salmão (72,4%), hiperplasia sebácea (68,6%), descamação fisiológica (54,8%), melanocitose dérmica (38,7%), pérola de Epstein (37,2%), cisto de mília (32,2%), lesões cutâneas traumáticas (24%), eritema tóxico (16,7%) e dermatite de contato (5%). Os RNPT com IG < 28 semanas apresentaram mais lesões traumáticas e escoriações; naqueles > 28 semanas foram mais frequentes as alterações fisiológicas e naqueles com IG entre 34-36$^{6/7}$ semanas as alterações transitórias.[7]

As diferentes frequências de dermatopatias observadas durante o período neonatal em diversos estudos demonstram a importância do reconhecimento destas pelo pediatra e neonatologista. A seguir, serão apresentadas algumas das alterações cutâneas neonatais mais frequentes.

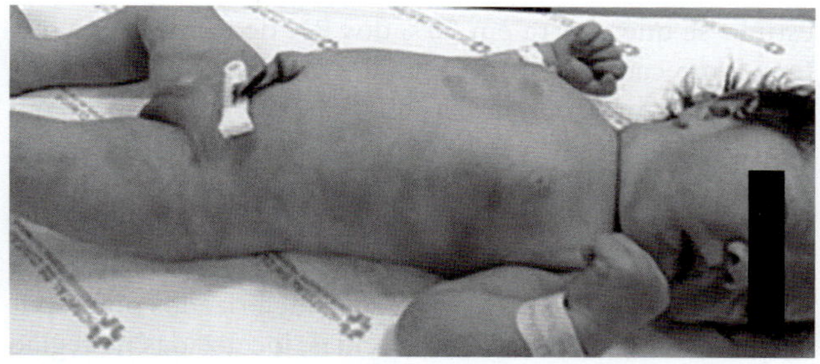

Figura 1 Eritema tóxico neonatal.

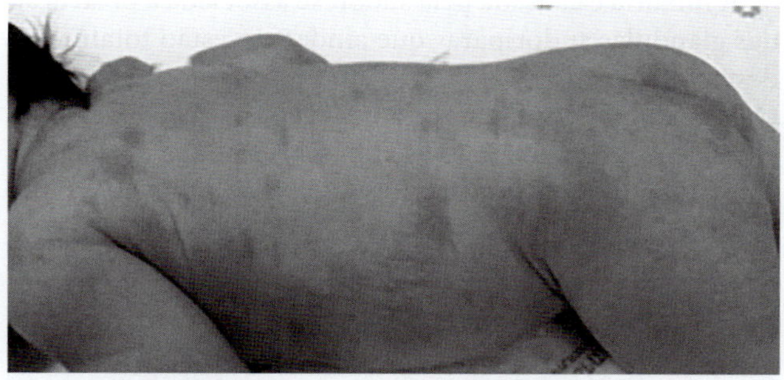

Figura 2 Eritema tóxico neonatal.

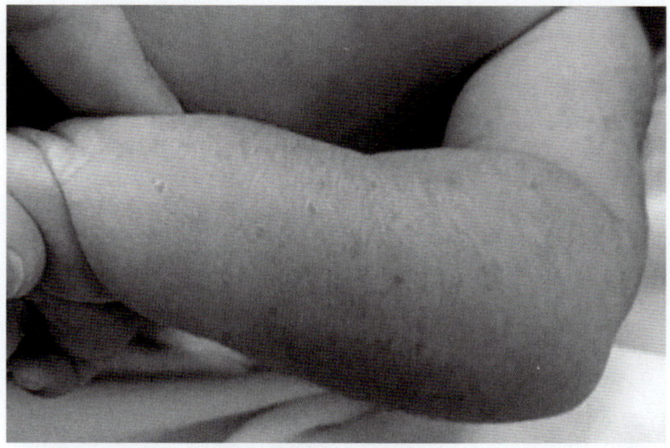

Figura 3 Melanose pustulosa neonatal.

DERMATOPATIAS QUE CURSAM COM PÁPULAS, VESÍCULAS E PÚSTULAS

As dermatopatias que se apresentam com vesículas e pústulas representam desde condições transitórias e benignas até doenças que ameaçam a vida, como é o caso do herpes neonatal. Portanto, reconhecer as características clínicas que diferenciam os dois extremos é de fundamental importância.[8] Na Tabela 1, constam algumas das dermatopatias neonatais transitórias que cursam com pápulas, vesículas, bolhas e pústulas.

Tabela 1 Dermatopatias transitórias e suas características evolutivas

Dermatose/frequência	Idade de início/dias	Duração
Eritema tóxico neonatal/30-50%	1-4	Poucos dias
Melanose pustulosa transitória neonatal/rara	Nascimento	Dias: pústulas Semanas: máculas pigmentadas
Hiperplasia sebácea/50%	Nascimento	Primeiro mês
Cistos de mília/40%	Primeiras semanas	Poucas semanas
Miliária/3-5%	5-8	Poucos dias
Bolhas de sucção/rara	Nascimento	Poucos dias

ERUPÇÕES TRANSITÓRIAS BENIGNAS

O eritema tóxico neonatal é uma erupção autolimitada, benigna e assintomática que incide em 20 a 60% dos RN a termo e geralmente aparece no 2º ou 3º dia de vida.[1] As lesões são vesículas, pápulas e pústulas com 1 a 3 mm de diâmetro, rodeadas por halo eritematoso de 1 a 2 cm (Figuras 1 e 2) e seu início ocorre entre 24 e 72 horas de vida. Pode acometer todo o tegumento, poupa as palmas e plantas e apresenta involução espontânea em aproximadamente 7 dias. A etiologia é desconhecida e são sugeridos fatores ambientais, irritação mecânica e química. Como o desparecimento é espontâneo, é necessário apenas assegurar a mãe a benignidade desta alteração cutânea neonatal.[8]

A melanose pustulosa transitória neonatal é uma dermatose benigna e autolimitada que acomete menos de 1 a 4% dos RN e é mais observada em crianças com fototipos V e VI. As lesões estão presentes já ao nascimento e são vesicopústulas com milímetros de diâmetro que ocorrem em qualquer região do corpo, inclusive nas palmas e plantas. Na evolução, as lesões se rompem e deixam uma descamação em colarete que evolui com mancha hipercrômica (Figura 3). As manchas hipercrômicas residuais podem ser mais numerosas que as demais lesões já ao nascimento e, quando associadas a pústulas, facilitam o reconhecimento desta dermatose. A coleta de material da pústula pode auxiliar nos casos de dúvida diagnóstica, pois mostra acúmulo de neutrófilos e escassos eosinófilos; a cultura para bactérias é negativa. Ocorre melhora espontânea, sem lesões residuais e, portanto, não requer tratamento.[3]

A hiperplasia sebácea consiste de múltiplas lesões papulares amareladas com 1 mm de diâmetro, localizadas no dorso nasal e região malar (Figura 4). É dermatose frequente e estima-se que ocorra em 50% dos RN de termo, visto que tem como causa a estimulação das glândulas sebáceas por hormônios maternos androgênicos. As lesões desaparecem dentro do 1º mês de vida de forma espontânea.[1]

Os cistos de mília ocorrem em aproximadamente 50% dos RN; consistem em cistos de inclusão epidérmica e podem persistir por vários meses. Trata-se de lesão benigna e nenhuma terapia é necessária. São caracterizados por pápulas peroladas, levemente endurecidas, localizadas na região frontal e/ou mento (Figura 5), mas podem ocorrer em outras localizações, como na região genital (Figura 6).[8]

A miliária é causada pela sudorese associada à obstrução das glândulas sudoríparas que ainda não estão totalmente desenvolvidas na criança, sobretudo no período neonatal. Ocorre com maior frequência nas crianças que habitam regiões de clima quente, nos estados febris, nos RN colocados em incubadoras e com o uso excessivo de agasalhos. Piora frente ao estresse térmico e uso de roupas apertadas.[8] Na miliária cristalina ou sudâmina, a obstrução é produzida pelos detritos de queratinócitos, resultando em vesículas superficiais de 1 a 2 mm de diâmetro, sem presença de eritema ao redor. Localiza-se em face, cabeça, colo e tronco superior e ocorre nos primeiros dias de vida. Na miliária rubra, a obstrução é mais profunda, na derme, resultando em pápulas avermelhadas pelo processo inflamatório (Figura 7). Em geral, tem início depois da 1ª semana de vida. Para melhora, deve ser evitado o aquecimento excessivo que promove a sudorese, utilizar roupas adequadas ao clima e manter a criança em local fresco.[3]

As bolhas de sucção são caracterizadas por bolhas solitárias ou erosões (Figura 8) no dorso dos dedos ou mãos, causadas pela sucção vigorosa pelo RN no período intrauterino. São condições benignas e desaparecem em poucos dias; orienta-se higiene local adequada.[8]

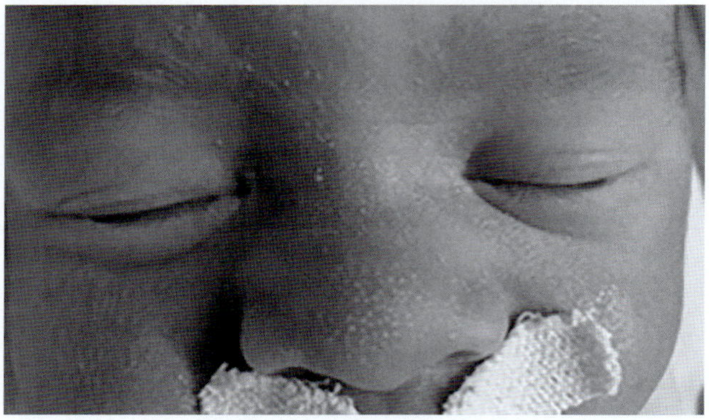

Figura 4 Hiperplasia sebácea.

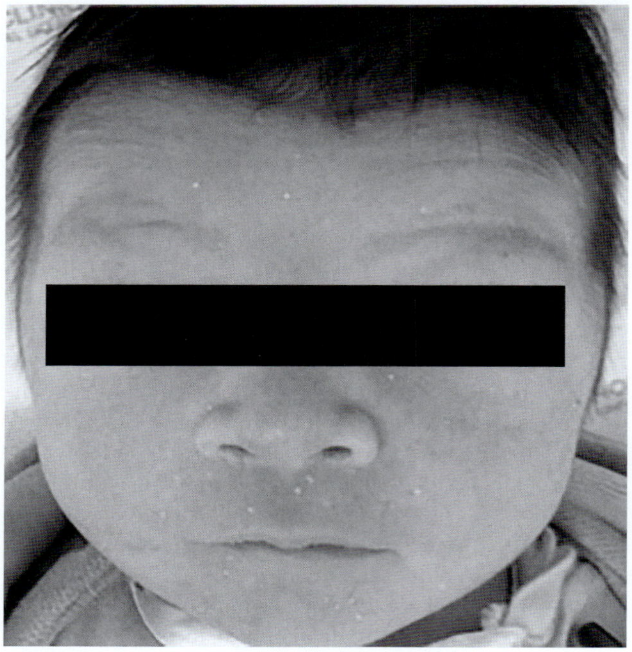

Figura 5 Cistos de milia.

DERMATOPATIAS VESICOPUSTULARES CAUSADAS POR AGENTE INFECCIOSO

A infecção pelo vírus herpes tipos I e II durante o período neonatal pode ter evolução grave caso não seja diagnosticada e tratada de maneira precoce. Sua ocorrência é estimada em 0,2 a 0,5 a cada 1.000 nascidos vivos e pode ser adquirida

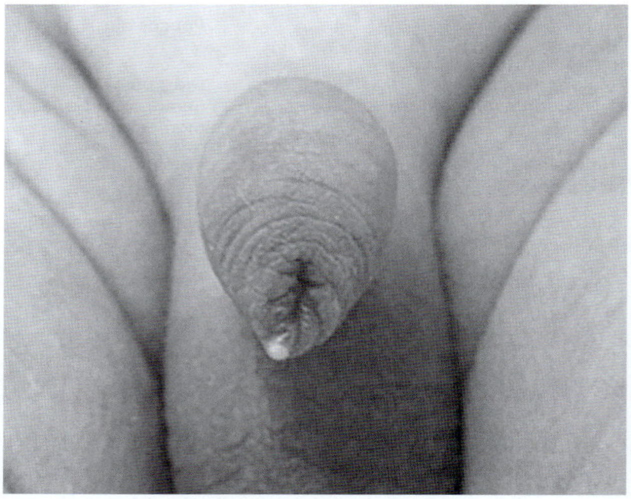

Figura 6 Cisto de milia no pênis.

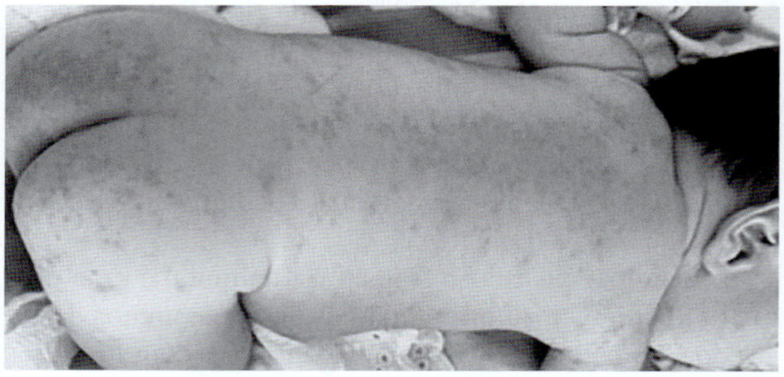

Figura 7 Miliária rubra.

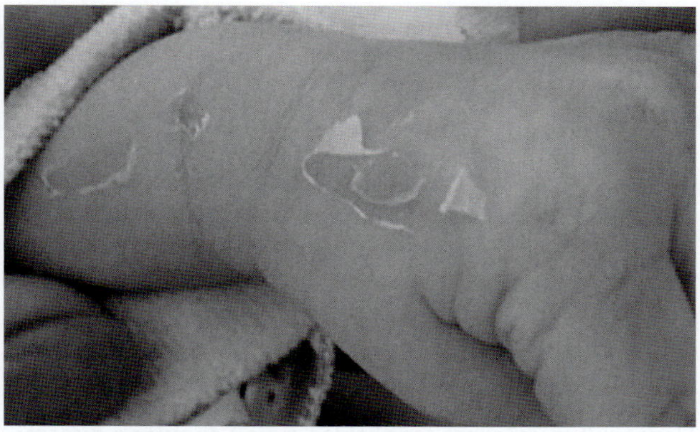

Figura 8 Bolha de sucção rota.

no período intraútero, durante o parto ou ainda no período pós-natal. O risco aumenta quando a primoinfecção ocorre durante a gestação e é menor nos casos de parto cesárea. A suspeita clínica é baseada na presença de vesículas, pápulas eritematosas e pústulas que evoluem para crostas hemáticas (Figura 9). Lesões cicatriciais podem estar presentes em 30% dos casos e, frequentemente, associam-se a comprometimento do estado geral do RN. O acometimento sistêmico é frequente com envolvimento de múltiplos órgãos, incluindo o sistema nervoso central. O exame citológico do conteúdo das vesículas (Tzanck) demonstra a presença de células de inclusão viral, e a reação em cadeia da polimerase (PCR) identifica o vírus no esfregaço da vesícula, assim como no líquido cefalorraquidiano (LCR) e no sangue. Na suspeita clínica, o tratamento deve ser iniciado o mais breve possível, mesmo sem a confirmação laboratorial, com aciclovir (60 mg/kg/dia por 21 dias), a fim de minimizar a possibilidade de disseminação viral.[8]

A exposição intrauterina ou no período neonatal ao vírus varicela zóster pode determinar três situações no RN: a síndrome da varicela fetal, a varicela neonatal ou o herpes zóster infantil. A síndrome da varicela fetal acomete sistema musculoesquelético, sistema nervoso central e pele e é determinada pela infecção do feto pelo vírus varicela zóster. As lesões estão presentes ao nascimento e caracterizam-se por cicatrizes estreladas e angulares com disposição em um dermátomo. A varicela neonatal ocorre quando a mãe desenvolve varicela no período entre o 5º dia anterior e 3º dia posterior ao parto e, neste caso, o RN tem elevada possibilidade de desenvolver varicela grave e disseminada. As lesões iniciam-se entre o 5º e o 10º dia neonatal e são máculas avermelhadas que evoluem para pápulas e vesículas ou, rapidamente, para múltiplas lesões que podem se tornar hemorrágicas e necróticas, com comprometimento do estado geral. Pode haver pneumonite, hepatite e encefalite, e a mortalidade chega a 30% se não tratada.[1] O herpes zóster é caracterizado por lesões vesiculares sobre base eritematosa que se localizam no trajeto de um nervo. Ocorre pela reativação do vírus varicela zóster que fica latente no gânglio sensorial depois da infecção primária (varicela). Lactentes podem desenvolver herpes zóster sem ter tido evidência clínica de varicela quando expostos ao vírus da varicela no período intrauterino. Existem poucos relatos de herpes zóster no RN, e, quando presente, a distribuição da lesão é característica e facilita o diagnóstico; o prognóstico é bom, exceto nos pacientes com imunossupressão. Neonatos expostos ao vírus varicela zóster devem receber imunoglobulina específica, e aqueles que apresentarem qualquer sinal de infecção devem ser tratados com aciclovir.[8]

A pustulose cefálica neonatal é caracterizada por pápulas eritematosas e pústulas[8] localizadas inicialmente na região malar, que posteriormente se entendem por toda a face e couro cabeludo (Figuras 10 e 11) e podem se disseminar para tronco e membros superiores. A ausência de comedos ajuda a diferenciar da acne neonatal. As lesões inflamatórias são reacionais à *Malassezia furfur* e, em geral, iniciam na 4ª semana de vida e desaparecem espontaneamente em algumas semanas sem deixar cicatriz. O período de melhora pode ser diminuído com uso de derivados imidazólicos tópicos que estão indicados nos casos com lesões disseminadas.[9]

Candidíase neonatal é a infecção fúngica causada por cepas da levedura *Candida* sp.; o agente é saprófita dos tratos gastrintestinais humano e genital feminino, sendo causa frequente de infecções neonatais. *Candida* sp. coloniza pele, trato gastrintestinal e áreas intertriginosas dos neonatos, sendo transmitida por forma vertical materna. A penetração destes

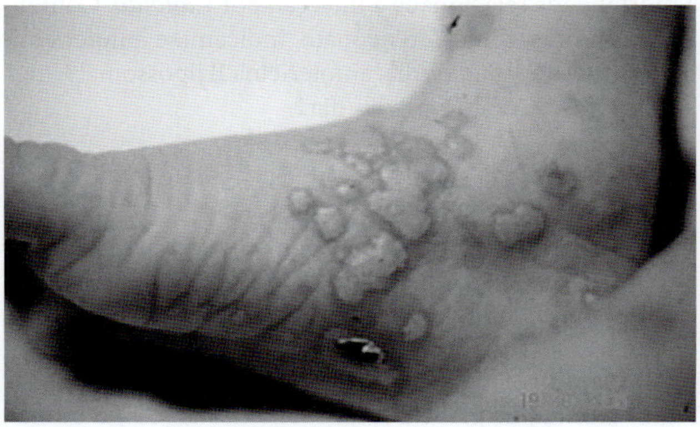

Figura 9 Herpes neonatal.

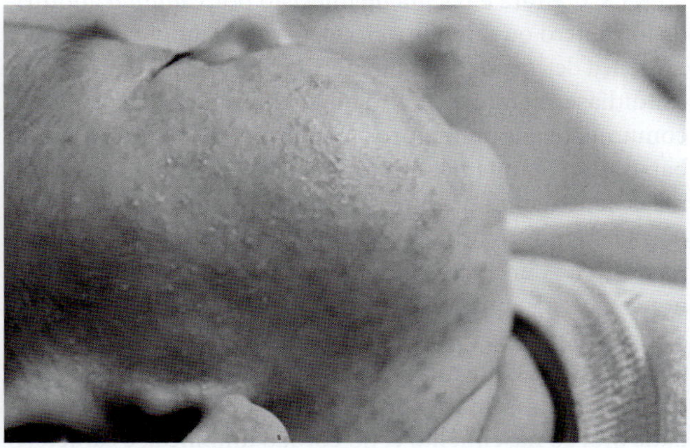

Figura 10 Pustulose cefálica.

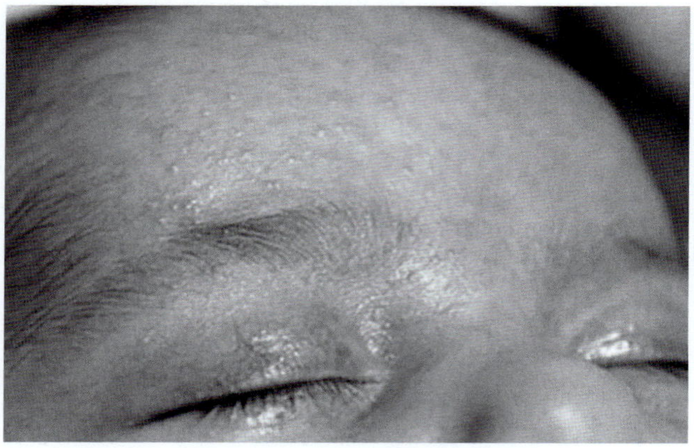

Figura 11 Pustulose cefálica.

organismos na barreira cutânea resulta em infecções locais ou disseminadas. Fatores de risco do hospedeiro, como prematuridade e procedimentos invasivos (cateterismo umbilical e acessos venosos), determinam o tipo e a gravidade da infecção resultante.[10]

Candida albicans é a principal espécie isolada de neonatos com infecção por *Candida*, mas outras espécies são encontradas, como *Candida parapsilosis*, *Candida tropicalis* e *Candida glabrata*, algumas vezes resistentes ao fluconazol.

A candidíase cutânea congênita (CCC) é uma infecção fúngica invasiva da epiderme e derme que se inicia alguns dias depois do nascimento. Caracteriza-se na pele por erupção maculopapular extensa, com clínica variável, incluindo eritema, pústulas, abscessos, exulceração e descamação.[10] Sem o tratamento sistêmico imediato, há risco de disseminação, sobretudo nos prematuros, nos quais pode ser fatal.

Os neonatos prematuros de muito baixo peso ao nascer (peso < 1.000 g) podem evoluir com dermatite fúngica invasiva nas primeiras 2 semanas após o nascimento. As lesões incluem máculas, pápulas, vesículas ou pústulas, localizadas nas áreas intertriginosas da pele. As erosões podem ser extensas e acometem toda a área do abdome e/ou dorso, com formação de crostas. Podem ocorrer lesões semelhantes a queimadura, com eritema, vesículas e bolhas, e o acometimento generalizado cutâneo é frequente.[10]

A CCC é rara e resulta de infecção por *Candida* adquirida intraútero ou durante o parto. O risco aumenta se houver presença de corpo estranho uterino ou cervical, histórico de candidíase vaginal e ruptura de membranas.[10] Ocorre mais comumente em prematuros < 27 semanas e/ou com muito baixo peso do que nos RN a termo.[10] As manifestações clínicas dependem do tempo transcorrido entre a exposição e o nascimento, do número de organismos e da resposta imune do RN. A erupção cutânea geralmente se inicia 36 a 72 horas após a exposição ao fungo.

Ocorre uma erupção generalizada de máculas eritematosas, pápulas e pústulas sobre base eritematosa ou eritema difuso com descamação fina. Pode haver candidíase na cavidade oral ao nascimento e, no cordão umbilical, é caracterizada por pápulas branco-amareladas. Nas palmas e plantas, frequentemente há pústulas e pode ocorrer distrofia ungueal com coloração amarelada, espessamento e paroníquia.

No RN prematuro, a erupção cutânea tem uma apresentação variável, incluindo pústulas e lesões vesiculares generalizadas ou manchas eritematosas difusas que se assemelham a queimaduras.

O RN a termo apresenta formas benignas com boa evolução, com descamação e resolução em 1 a 2 semanas, mas os RN de muito baixo peso ao nascer apresentam risco aumentado para doença invasiva sistêmica.[10]

A pesquisa de fungos nas lesões cutâneas (micológico direto e cultura para fungos) é útil e um exame pouco invasivo. Hemoculturas devem ser obtidas, pois é comum a disseminação da infecção na corrente sanguínea. Se for detectada candidemia, o neonato deve ser submetido a avaliações adicionais para determinar a extensão da infecção.

CCC é suspeitada clinicamente e confirmada por raspado ou *swab* das pústulas ou da descamação periférica. O material deve ser coletado de pústulas satélites, que são mais propensas a resultados positivos. Pseudo-hifas e esporos de leveduras podem ser visualizados por coloração direta com solução de hidróxido de potássio.

Culturas dos raspados/*swabs* de pele (devem ser amostrados 2 ou mais locais de erupção cutânea), culturas de mucosas, cultura ou avaliação histológica placentária e/ou cultura ou avaliação histológica de cordão umbilical auxiliam na identificação de leveduras ou espécies de *Candida*.[8]

A candidíase cutânea simula diversos diagnósticos conforme a localização da infecção. A CCC deve ser diferenciada das dermatoses transitórias benignas do RN que cursam com pápulas e pústulas, com o impetigo neonatal, a escabiose e a infecção pelo vírus herpes simples.

Nos casos de doença mucocutânea não invasiva, o tratamento é realizado com nistatina tópica. Quando a terapia sistêmica é necessária, nos casos refratários ao tratamento ou risco de infecção sistêmica em neonatos a termo, o tratamento pode ser realizado com fluconazol oral 12 mg/kg, 1 vez/dia, por 7 a 14 dias. O fluconazol oral é tolerado e efetivo no tratamento da candidíase em neonatos a termo.[8]

O tratamento sistêmico para o RN prematuro, com risco de doença sistêmica e/ou complicações, deve ser endovenoso. O tratamento com antifúngico sistêmico por ≥ 14 dias reduz a mortalidade relacionada à infecção por *Candida*. Conforme a condição clínica do neonato, indicam-se anfotericina B desoxicolato 1 mg/kg/dia, anfotericina B lipossomal 5 mg/kg/dia e fluconazol 12 mg/kg/dia.[8]

DERMATOPATIAS VASCULARES

A mancha salmão é uma lesão plana de coloração rósea clara com limites imprecisos que desaparece à vitropressão e torna-se mais intensa frente ao choro e sucção, pois é causada por imaturidade vascular. Localiza-se na região occipital (Figura 12), conhecida como "bicada da cegonha", na região frontal, na glabela (dita "beijo dos anjos") e/ou nas pálpebras superiores, região perinasal e filtro.[8] Ocorre em

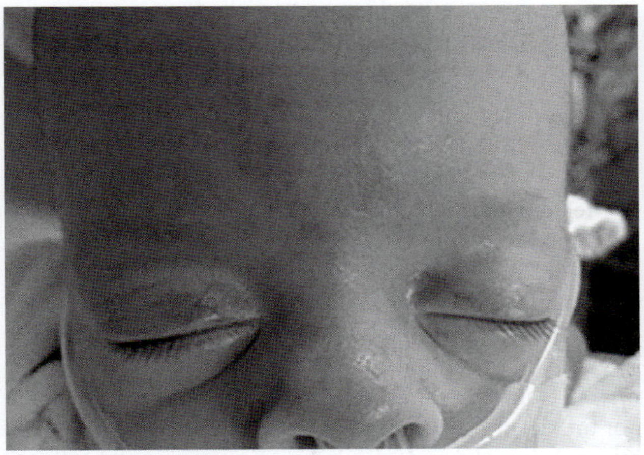

Figura 12 Mancha salmão.

50 a 70% dos RN brancos, evolui com melhora gradativa e desaparece até o 3º ano de vida, quando ocorre maturação do sistema autonômico que inerva estes vasos sanguíneos.[3]

A malformação capilar, anteriormente denominada de mancha vinho do porto, é dermatose permanente porque se trata de um capilar malformado. Clinicamente, apresenta-se como mancha de cor vinhosa intensa, homogênea e não é alterada pelo choro ou sucção da criança. A localização na face é, em geral, unilateral, e a forma isolada é a mais frequente (Figura 13), mas pode estar localizada em qualquer região do corpo e variar de poucos milímetros a vários centímetros. Pode estar associada a anormalidades extracutâneas e a síndromes como a de Sturge-Weber, que deve ser investigada quando a mancha se localiza na região inervada pelo ramo oftálmico do trigêmeo (angiomas em leptomeninges e anomalias oculares). Nos casos de malformação capilar extensa e localizada na face externa dos membros inferiores, pode haver associação com síndrome de Klippel-Trenaunay, na qual, além da anomalia vascular de baixo fluxo, pode haver associação com malformação linfática e hipertrofia de partes moles e ossos, o que determina necessidade de acompanhamento clínico cuidadoso e abordagem multidisciplinar.[1]

O hemangioma da infância é o tumor vascular benigno mais comum na infância. Em 50% dos casos, não está presente ao nascimento (ou há uma lesão precursora), com crescimento durante os primeiros 15 dias de vida. Apresenta uma fase de crescimento rápido até os 4 a 6 meses de vida e regride de forma lenta até os 9 anos de idade.[8] O pediatra deve orientar aos pais para que retornem precocemente se houver crescimento rápido da lesão em qualquer localização e que procurem avaliação precoce do dermatopediatra nas lesões com potencial de complicações, como aquelas localizadas na face, sobretudo ponta nasal, região perioral e periocular, e lesões grandes em qualquer localização.[8] A apresentação clínica do hemangioma da infância e seu tratamento serão detalhados no capítulo de alterações vasculares na infância.

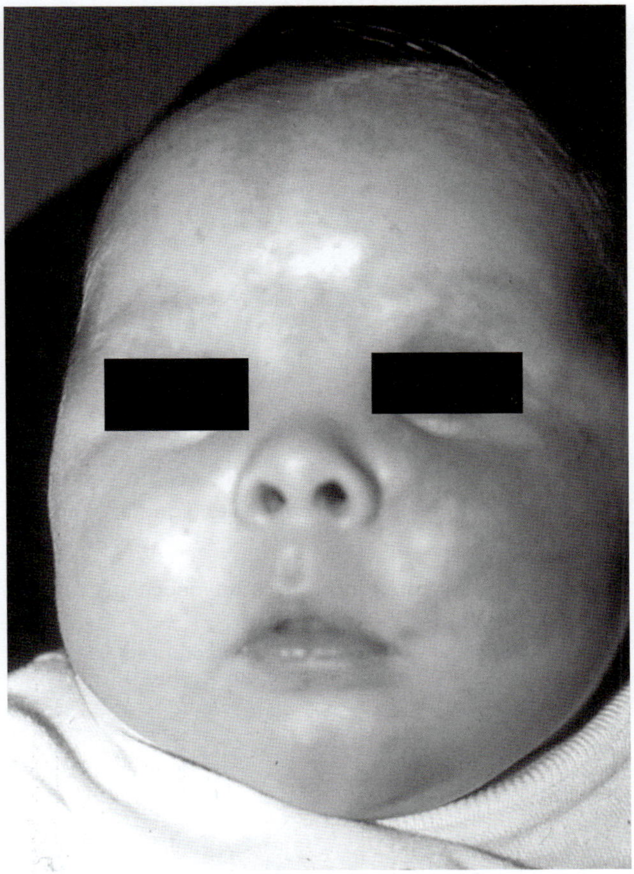

Figura 13 Malformação capilar.

DERMATOPATIAS QUE CURSAM COM HIPERPIGMENTAÇÃO

Os nevos melanocíticos congênitos (NMC) consistem de erros morfogênicos embrionários com acúmulo localizado de melanócitos e são considerados um mosaicismo somático não hereditário. Resultam da alteração no desenvolvimento, crescimento e diferenciação das células embrionárias da crista neural. O diagnóstico é clínico e caracterizado pela presença, ao nascimento, de mancha com coloração que varia de castanho-claro até o preto-azulado, ou ainda uma placa infiltrada espessada e pilosa (Figura 14) que, ao longo da vida, acompanha o crescimento da criança. A presença de pelos pode estar presente ao nascimento ou se desenvolver depois. O compromisso estético varia conforme seu tamanho, localização e presença de pelos. Os NMC são classificados conforme o tamanho (Tabela 2)[9], e a maioria dos NMC gigantes estão localizados no tronco e na cabeça. O risco de melanoma maligno em um nevo de tamanho grande e gigante é considerado maior do que na população em geral. Assim, o seguimento será necessário ao longo da vida por meio de avaliação clínica e dermatoscopia a cada 6

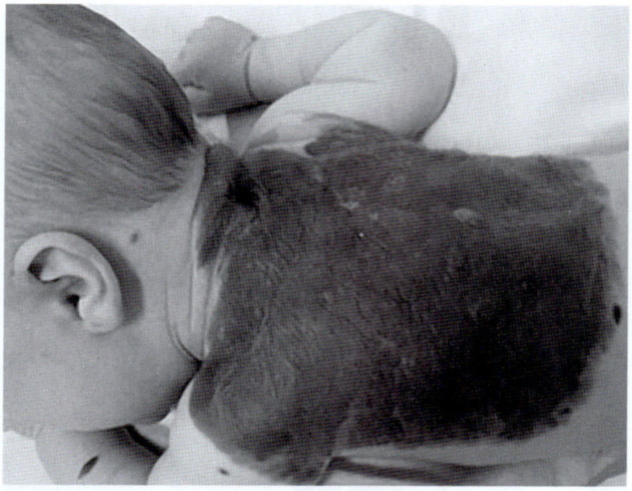

Figura 14 Nevo melanocítico congênito gigante.

Tabela 2 Classificação dos nevos melanocíticos congênitos conforme o tamanho

Nevo melanocítico congênito	Tamanho (considerar sempre a maior medida)
Pequeno	< 1,5 cm
Médio	1,5-10 cm
Grande	10-20 cm
Gigante	> 20 cm

meses, com biópsia de lesões suspeitas quando necessário. É recomendado o acompanhamento multidisciplinar, pois, em geral, não é possível a remoção cirúrgica, dependendo do tamanho e da localização.[8] Acompanhamento com psicologia, pediatria, dermatopediatria e cirurgião plástico se faz necessário. Os NMC de tamanho pequeno e médio podem ser acompanhados pelo pediatra, que deve estar atento para alterações na coloração, crescimento desproporcional ao crescimento da criança e sintomas locais, como prurido e sangramento.

A presença de múltiplos NMC é denominada melanose cutânea. A avaliação do sistema nervoso central por ressonância magnética está indicada para afastar a possibilidade de melanocitose neurológica nos pacientes com NMC gigante localizado na região posterior do tronco, assim como nos RN com melanose cutânea. A presença de alteração de sistema nervoso central caracteriza a melanose neurocutânea.[9]

A mancha café-com-leite é uma lesão plana, bem delimitada, de coloração homogênea bege a castanho-clara e formato arredondado ou oval. Pode estar presente ao nascimento e não requer investigação quando em número menor do que 6 lesões. Representa um critério para o diagnóstico de neurofibromatose quando, no lactente, houver mais de 6 lesões com mais de 5 mm de diâmetro; é importante frisar que devem existir no mínimo 2 critérios para firmar este diagnóstico.[9,10] Estas lesões raramente estão presentes em número maior ao nascimento, mas aumentam de número ao longo da vida. O pediatra deve estar atento para a história familiar e o surgimento de maior número de manchas café-com-leite e lesões pigmentadas puntiformes na região axilar (efélides axilares – sinal de Crowe), o que ocorre nos primeiros anos de vida e são critérios para o diagnóstico de neurofibromatose.[1]

Melanocitose dérmica, anteriormente denominada de mancha mongólica, é frequente em toda a população da América Latina, localizada com maior frequência na região lombossacral, mas podem acometer qualquer localização.[8] São manchas de coloração marrom-azulada ou arroxeada (Figura 15), de tamanho variável de poucos a vários centímetros e que desaparecem com o passar dos anos. Ocorre por um defeito na migração dos melanócitos da crista neural no desenvolvimento embrionário, e estas células ficam acumuladas na derme. Pelo caráter autoinvolutivo, ao longo dos anos, não necessitam de tratamento.[11]

LESÕES ORAIS

Pérolas de Epstein

As pérolas de Epstein são consideradas análogas ao cisto de mília, porém localizadas na cavidade oral. São cistos esbranquiçados com tamanho de 1 a 3 mm, únicos ou múltiplos, repletos de queratina. Estão localizados na junção dos palatos duro e mole ou na linha média do palato. Ocorrem em 60 a 85% dos RN e surgem de remanescentes epiteliais ao longo da linha de fusão dos componentes palatinos durante a embriogênese. A regressão é espontânea nas primeiras semanas após o nascimento.[8]

Nódulos de Bohn

Os nódulos de Bohn são cistos de queratina derivados de restos epiteliais de glândulas salivares menores ou de restos

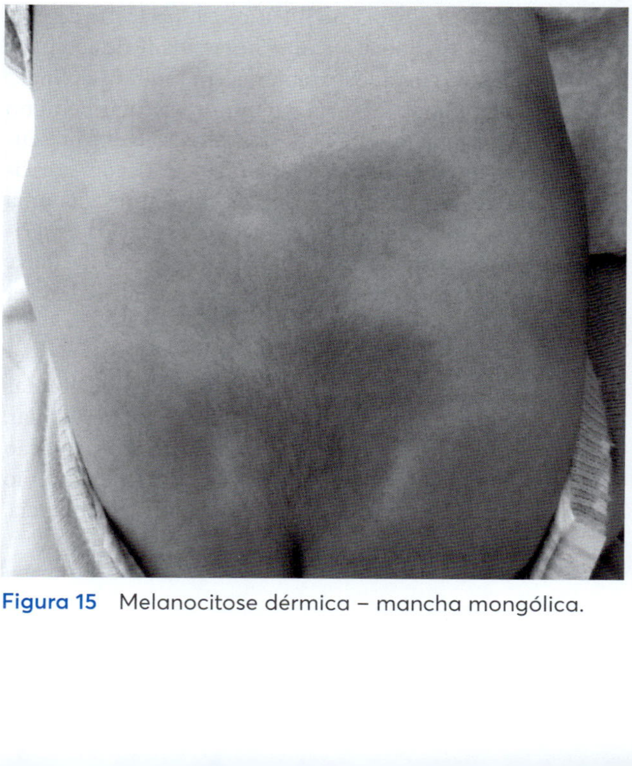

Figura 15 Melanocitose dérmica – mancha mongólica.

de células odontogênicas. Caracterizados por cistos únicos ou múltiplos, brancos e firmes, localizadas na superfície vestibular e lingual das cristas alveolares. O arco maxilar é mais frequentemente afetado que o mandibular. Ocorrem em 70 a 85% dos neonatos e involuem espontaneamente no primeiro mês de vida.[7]

MISCELÂNEA

O nevo sebáceo ocorre em 0,3% dos neonatos e é uma placa amarelada, localizada no couro cabeludo (Figura 16), cabeça ou pescoço, com ausência de cabelos. Trata-se de lesão benigna com evolução estável até a adolescência, quando aumenta de tamanho por estímulo hormonal das glândulas sebáceas. Por este motivo, é ideal que seja removido antes do início da adolescência.[9]

A aplasia cútis congênita é uma ausência localizada e bem demarcada de pele e tecidos subcutâneos e, ao nascimento, pode ser recoberta por uma crosta (Figura 17). Em geral, está localizada no couro cabeludo e é isolada, mas pode estar associada a defeitos na calota craniana, síndrome de Adams-Olivier e trissomia do 13. Lesões pequenas requerem apenas acompanhamento clínico; já as extensas e aquelas circundadas por um halo de cabelos mais espessos necessitam de investigação e tratamento cirúrgico.[3]

CONSIDERAÇÕES FINAIS

Como foi descrito neste capítulo, a maioria das alterações cutâneas presentes nos RN saudáveis é benigna e/ou transitória, e o exame clínico e evolutivo permite o diagnóstico e a orientação dos pais. O fato de a pele ainda estar em processo de maturação no RN prematuro resulta em maior sensibilidade para o desenvolvimento de lesões cutâneas traumáticas (físicas, químicas e térmicas), sendo necessário um maior cuidado quando estes bebês são manipulados.[8] Algumas condições podem ser graves, e o retardo no diagnóstico e tratamento pode ser fatal. Desta forma, na presença de dúvida diagnóstica, o pediatra deve solicitar, sem retardo, a avaliação de um dermatopediatra.

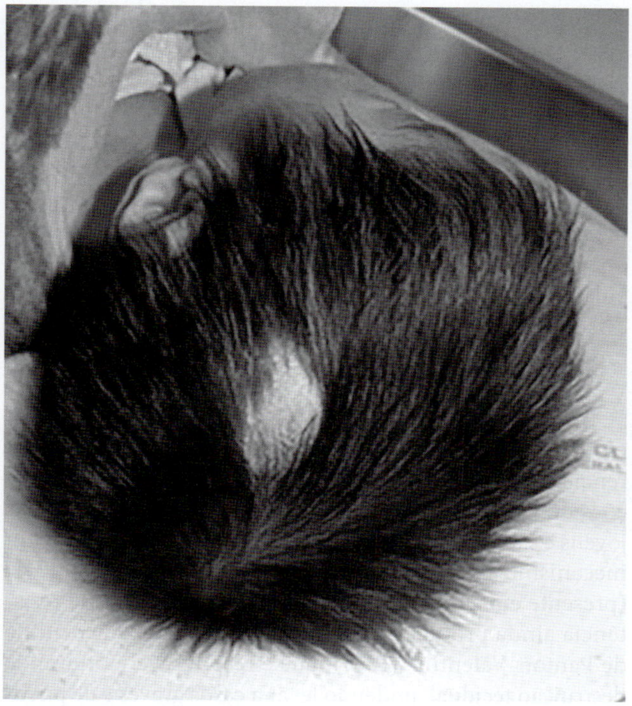

Figura 16 Nevo sebáceo.

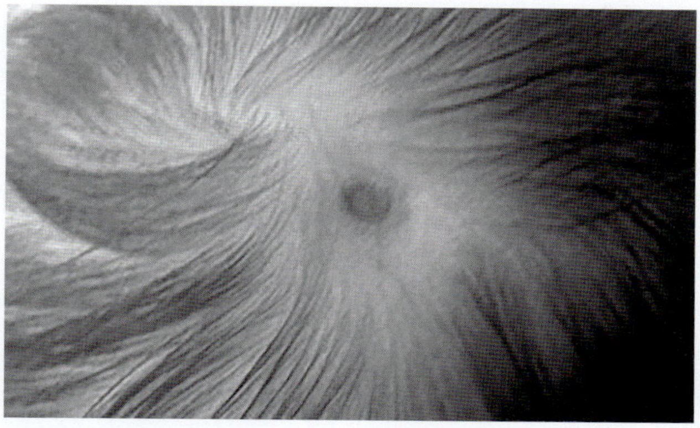

Figura 17 Aplasia cútis.

REFERÊNCIAS BIBLIOGRÁFICAS

1. Einchenfield LF, Frieden IJ, Esterly NB. Neonatal dermatology . Philadelphia: Saunders Elsevier; 2008.
2. Boccardi D, Menni S, Ferraroni M, Stival G, Bernardo L, La Vecchia C, et al. Birthmarks and transient skin lesions in newborns and their relationship to maternal factors: a preliminary report from northern Italy. Dermatology. 2007;215:53-8.
3. Hulsmann AR, Oranje AP. Educational paper: neonatal skin lesions. European J Pediatr. 2014; 173:557-66.
4. Reginatto FP, DeVilla D, Muller FM, Peruzzo J, Peres LP, Steglich RB, et al. Prevalence and characterization of neonatal skin disorders in the first 72h of life. J Pediatr (Rio J). 2017;93(3):238-45.
5. Monteagudo B, Labandeira J, Leon-Muinos E, Carballeira I, Corrales A, Cabanillas M, et al. Prevalence of birthmarks and transient skin lesions in 1,000 Spanish newborns. Actas Dermosifiliogr. 2011;102:264-9.
6. Krüger EMM, Sinkos F, Uhry JF, Boni JCB, Okamoto CT, Purin KSM, et al. Dermatoses in the early neonatal period: their association with neonatal, obstetric and demographic variables. Rev Paul Pediatr. 2019;37(3):297-304.
7. Zanatta DA, Carvalho VO, Cavalcante da Silva RPGV. What the skin of 341 premature newborns says - a transversal study. J Ped. 2023;99(6):582-7.
8. Eichenfield LF, Frieden IJ, Zaenglein AL, Mathes E. Neonatal and infant dermatology. 2 ed. Philadelphia: Elsevier; 2015.
9. Taïeb A, Enjolras O, Varbes P, Walbach D. Dermatologie néonatale. Paris: Maloine; 2005.
10. Kaufman DA, Coggins SA, Zanelli SA, Weitkamp JH. Congenital cutaneous candidiasis: prompt systemic treatment is associated with improved outcomes in neonates. Clin Infect Dis. 2017;64(10):1387-95.
11. Batra D, Davies P, Manktelow BN, Smith C. The incidence and presentation of neonatal herpes in a single UK tertiary centre, 2006-2013. Arch Dis Child. 2014;99:916-21.

CAPÍTULO 3

PIODERMITES

Jandrei Rogério Markus

AO FINAL DA LEITURA DESTE CAPÍTULO, O PEDIATRA DEVE ESTAR APTO A:

- Reconhecer os tipos de piodermites e seus agentes etiológicos.
- Escolher o tratamento mais adequado, bem como a orientação aos pais/cuidadores.

INTRODUÇÃO

A pele das crianças apresenta resistência à entrada de bactérias, constituindo uma barreira mecânica que também é responsável pela produção de várias substâncias que agem contra a entrada dessas bactérias.

Mesmo com essas características protetoras, as infecções da pele podem ocorrer de forma primária, quando ocorrem na pele previamente hígida, e de forma secundária, quando ocorrem em uma lesão produzida por trauma ou por outra doença. Essas infecções de peles e partes moles englobam uma variedade de processos infecciosos bacterianos que desencadeiam uma resposta local com produção de secreção e que podem ter sintomas sistêmicos associados conforme sua disseminação ou mesmo profundidade. Estima-se que as infecções de pele sejam responsáveis por mais de 2 milhões de consultas médicas por ano somente nos EUA.[1]

A maioria dos pacientes com essas infecções pode ser tratada ambulatorialmente, mas, nos últimos anos, observa-se em algumas regiões do mundo um aumento no número de casos que necessitam de internação e mesmo de procedimentos cirúrgicos como drenagens.[2-4]

Os agentes mais frequentemente envolvidos nas infecções de pele são cocos Gram-positivos, os *Staphylococcus* e os *Streptococcus*. Algumas regiões do Brasil ainda apresentam muitos casos de glomerulonefrite pós-estreptocócica, sendo essa uma demonstração direta de uma prevalência do *Streptococcus* nessas regiões. No entanto, nos últimos anos, alguns países e mesmo regiões do Brasil observam uma redução na ocorrência de infecções por *Streptococcus* e um aumento significativo das infecções por *Staphylococcus,* sendo essa a bactéria predominante atualmente. Dentro dos hospitais, principalmente em grandes centros é comum o surgimento de cepas de *Staphylococcus aureus* com resistência a oxacilina/meticilina. Porém, desde a década de 1990 ocorreu um aumento considerável de casos de infecção por *Staphylococcus* com resistência a oxacilina/meticilina em populações que não apresentavam internação em hospitais, sendo mais tarde essas cepas denominadas CA-MRSA.

Vários países observaram também um aumento no número das infecções de pele, associado a um acréscimo de prevalência do CA-MRSA. Além disso, vários hospitais e clínicas alteraram seus protocolos terapêuticos, pois apresentavam uma prevalência nas culturas das infecções de pele da comunidade entre 75 e 80% com esse novo agente. Na Argentina, demonstrou-se desde 2009 uma mudança epidemiológica do CA-MRSA, com o surgimento de um complexo clonal 30 (CC30) que substituiu os outros clones tanto na comunidade como em hospitais, apresentando também maior virulência.[2,3,5,6]

Várias tentativas de diferenciar o CA-MRSA do MRSA que surgiu em hospitais foram feitas, e o Centro de Controle de Doenças americanos considera importante que clinicamente a infecção pelo CA-MRSA seja definida como qualquer infecção por MRSA diagnóstica em um paciente ambulatorial ou dentro de 48 horas após a hospitalização. Além disso, o paciente não pode ter histórico de internações ou procedimento no último ano. Porém, essa distinção muitas vezes não é tão fácil.[7]

Embora as infecções pelos CA-MRSA e os MRSA hospitalares tenham suas semelhanças e dificuldades de diferenciação, existem alguns padrões característicos das infecções do CA-MRSA, como a ocorrência em pacientes mais jovens e saudáveis sem fatores de risco e a ocorrência de um mecanismo de resistência produzido pela via SCCmec IVa (presente em até 84% das cepas de CA-MRSA). Essa resistência ainda produz uma citotoxina chamada leucocidina de Panton-Valentine (PVL), que é responsável por grande destruição tecidual, podendo levar a casos graves e de pneumonias necrosantes. Além disso, o MRSA hospitalar pode apresentar resistência a outras classes de antibióticos além dos betalactâmicos.[8]

No Brasil existem relatos de ocorrência de infecção com a bactéria CA-MRSA, mas a real epidemiologia do país desse agente e o número de infecções de pele apresentam poucos relatos. Trabalhos demonstram que as infecções por MRSA no Brasil ainda são mais de 50% das vezes não causadas por CA-MRSA, porém essa realidade apresenta um potencial grande de mudança, como observado em outros países, onde a cepa CA-MRSA se tornou a mais frequente mesmo em ambientes hospitalares. Os relatos de cepas CA-MRSA foram identificados principalmente no Rio Grande do Sul, em São Paulo e no Rio de Janeiro até o momento, tanto hospitalar como comunitária. Os pediatras devem ficar atentos para a possibilidade desse agente em infecções de pele com evolução mais grave e mesmo a associação com pneumonias necrotizantes e infecções de pele.[9-11]

IMPETIGO

Essa forma de piodermite superficial não forma cicatrizes e apresenta duas apresentações clínicas, uma não bolhosa ou crostosa e outra bolhosa. A forma crostosa é a mais frequente, correspondendo a quase 70% dos casos.[4]

Nos países desenvolvidos, ambas as formas têm como etiologia predominante o *Staphylococcus aureus*, podendo a forma crostosa ter associado o *Streptococcus pyogenes*. Nos países em desenvolvimento ainda se percebem alguns locais em que o *Streptococcus* predomina na forma crostosa. O diagnóstico de ambas as formas é clínico, não sendo recomendada a cultura a não ser que exista falha com terapêutica adequada, recorrência das lesões ou em pacientes com alguma imunossupressão. A grande preocupação com a doença remete-se à ocorrência de glomerulonefrite pós-estreptococos, sendo que o tratamento deve ser o mais precoce possível em locais onde existam casos da doença.[4,5,12]

Impetigo crostoso

Essa forma de piodermite pode ocorrer em adultos e em crianças, com maior frequência neste último grupo, mas sendo rara abaixo de 2 anos de vida. O *S. aureus*, sozinho ou em combinação com o estreptococo beta-hemolítico do grupo A, é responsável pela quase totalidade dos casos, sendo o *S. aureus* o agente mais recuperado de forma isolada. Pode ocorrer em uma pele normal, embora a impetiginização possa surgir sobre uma dermatose prévia, como na dermatite atópica, na dermatite de contato, em picadas de inseto, na pediculose ou na escabiose.

Alguns fatores podem contribuir para a manutenção da doença, como ocorre com a higiene precária e a desnutrição. A lesão inicia-se com uma vesícula sobre um halo eritematoso. Essa vesícula rompe-se com facilidade. O rompimento resulta em uma lesão que é recoberta por uma secreção purulenta cujo ressecamento dá origem a uma crosta aderente e amarelada (Figura 1).[4,5]

As lesões medem de 1 a 2 cm de diâmetro e crescem centrifugamente, podendo coalescer, formando áreas com crostas na face e membros atingidos. Frequentemente se observa o achado de lesões satélites por autoinoculação, promovida pela retirada das crostas pela criança. As lesões predominam nas áreas expostas, especialmente na face e ao redor do nariz e da boca. A linfadenopatia regional é comum, sendo um indicativo da presença de *Streptococcus* nesses casos, e pode surgir febre nos casos em que houve complicação do impetigo.

Impetigo bolhoso

O impetigo bolhoso é quase sempre decorrente do *S. aureus*, produtor de uma toxina esfoliativa, sendo considerado por alguns autores uma forma localizada de síndrome da pele escaldada. Essa forma de piodermite inicia-se com pequenas vesículas, que depois se transformam em bolhas flácidas de paredes finas. As bolhas rompem-se facilmente, permanecendo uma erosão rasa rodeada por restos da bolha (Figura 2).

A face é o local mais afetado, embora qualquer região da pele possa ser atingida. Normalmente não se observa linfadenomegalia regional, que está mais associada à presença de infecção por *Streptococcus*. Apresenta uma importância especial no período neonatal, ocorrendo em geral após a segunda semana de vida, e pode estar presente no nascimen-

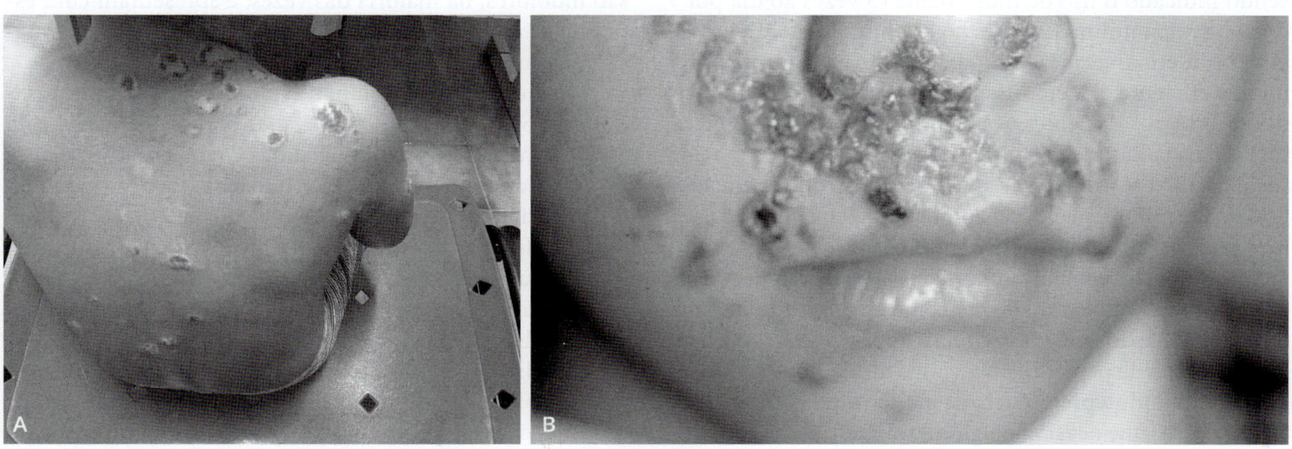

Figura 1 Impetigo crostoso no tronco (A) e na região perinasal (B).

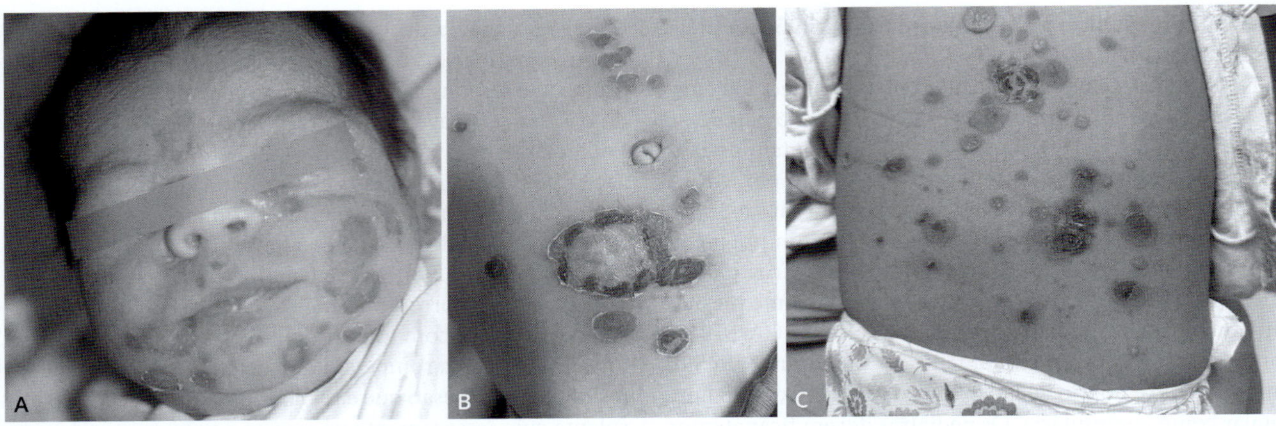

Figura 2 Impetigo bolhoso na face (A) e no tronco (B) e (C).

to no caso de ruptura prematura de membranas. O impetigo bolhoso é o mais comum entre crianças de 2 a 5 anos.[4,5]

Tratamento do impetigo

O tratamento deve ser individualizado para cada paciente. Em geral a doença é autolimitada e dura até 3 semanas, podendo se estender conforme ocorram novas lesões por autoinoculação.

O essencial para o tratamento dessa doença é a realização de limpeza delicada com remoção das crostas e restos das bolhas para evitar que a doença se espalhe e mesmo se perpetue. Orientações de higiene são essenciais, banhos com água e sabão, podendo ser utilizados sabonetes antissépticos de triclosan, iodopovidona e clorexidina por curtos períodos. Não se recomenda o uso diário e rotineiro de sabonetes antissépticos, pois estes selecionam a microbiota da pele e podem ser um fator importante no surgimento de cepas bacterianas resistentes na comunidade.[13] A limpeza constante das mãos é importante, assim como o corte das unhas e higiene, pois são o principal fator de autoinoculação.

Quando as crostas estão muito aderidas, recomenda-se o uso de compressas úmidas com água morna durante o banho para sua remoção. O uso de antibióticos tópicos pode ser eficaz quando existe um pequeno número de lesões, sendo indicado o uso de mupirocina (3 vezes ao dia por 7 dias) e retapamulina (2 vezes ao dia por 5 dias). O uso de nebacetin em associação com bacitracina demonstrou ser menos eficiente e, além disso, com um risco considerável de até 10% dos pacientes desenvolverem reações alérgicas, inclusive anafiláticas, apesar de que estas são raras. O ácido fusídico (3 vezes/dia, por 7 dias) demonstrou ter eficácia, porém a resistência a ele está aumentando em alguns países, mas pode ser uma opção em alguns casos.

Quando ocorre maior número de lesões a recomendação é que seja realizado o tratamento como em uma celulite, com o uso de cefalexina ou amoxicilina associado ao ácido clavulânico. O uso de penicilina benzatina ainda pode ser eficaz em regiões onde a prevalência de piodermites com cepas de *Streptococcus* que ocasionam glomerulonefrite é evidente.[4,5] Os macrolídeos, como azitromicina e claritromicina, podem ser uma escolha, dependendo da sensibilidade bacteriana local a essas drogas.[4]

O uso de rifampicina em associação ou isoladamente é desencorajado por promover o surgimento de cepas resistentes na comunidade e pela necessidade de a medicação ser reservada para o tratamento da tuberculose.[14] Por ser uma doença contagiosa, recomenda-se que a criança seja afastada por pelo menos 24 horas das atividades após o início do tratamento adequado, devendo ser avaliado se ocorreu melhora antes de a criança retornar, pelo risco de falha terapêutica.

FOLICULITE

Essa é uma piodermite caracterizada pela inflamação dos folículos pilosos, que pode ser mais profunda, como furúnculos e carbúnculos, ou superficial, praticamente sem repercussão clínica importante. Caracteriza-se pela inflamação do óstio folicular, que na clínica é observada como pústulas branco-amareladas com um halo eritematoso onde seriam os óstios foliculares. Muitas vezes pode-se visualizar uma haste do pelo dentro dessa pústula.

Ocorre com uma frequência maior em crianças e pode ser visualizada principalmente em regiões de nádegas e nas extremidades, especialmente em coxas (Figura 3). As lesões são indolores, na maioria das vezes, e apresentam cura espontânea em 7 a 10 dias, podendo ocorrer hiperpigmentação pós-inflamatória.

A bactéria mais comumente identificada como causadora é o *Staphylococcus aureus*, mas pode ser causada pelo *Streptococcus* e mesmo por bactérias Gram-negativas e mais raramente fungos. Ressalta-se que essa doença pode não ser infecciosa, na qual o uso de substâncias oclusivas como óleos pode provocar um tamponamento folicular e processo inflamatório estéril.

Nos casos leves recomenda-se o uso de limpeza com água e sabão apenas, podendo-se optar pelo uso de sabonetes antissépticos com triclosan, iodopovidona ou clorexidina por curtos períodos ou mesmo o uso de antibióticos tópicos com mupirocina. Nos casos mais extensos ou mesmo resistentes, opta-se pelo uso de uma cefalosporina

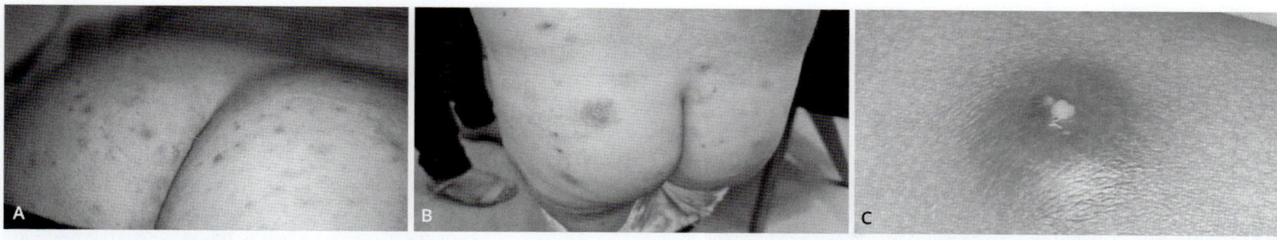

Figura 3 Foliculite em nádegas (A) e (B) e furúnculo (C).

de primeira geração ou um macrolídeo, como azitromicina ou claritromicina. Se mesmo assim não ocorrer melhora, a recomendação é a realização de culturas e até mesmo a utilização de clindamicina pensando em *Staphylococcus* com perfil CA-MRSA.[4,5,13]

Na furunculose, o agente é o *Staphylococcus aureus*, e ocorre principalmente nas áreas pilosas, principalmente as submetidas ao atrito ou com sudorese abundante, como face, pescoço, axilas, nádegas e parte inferior do abdome. É raro em lactentes e tende a aumentar em frequência na puberdade. Embora cerca de 30% da população normal seja portadora nasal do *S. aureus*, uma porcentagem relativamente pequena desenvolve furunculose. O tratamento envolve compressas quentes úmidas e os antibióticos tópicos e sistêmicos preconizados para as foliculites superficiais.

FURUNCULOSE DE REPETIÇÃO

Define-se como furunculose de repetição a ocorrência de 6 a 24 episódios de furúnculo por ano ou, ainda, 3 ou mais episódios a cada 3 meses.

São fatores predisponentes para a furunculose de repetição:

- Uso de imunossupressores (corticosteroides e agentes citotóxicos).
- Diabetes *mellitus*.
- Aids, neoplasias e outras doenças que levam à imunodepressão.
- Insuficiência renal crônica.
- Pacientes com deficiência na função dos neutrófilos.
- Neutropenia cíclica.
- Discrasias sanguíneas.
- Deficiências de imunoglobulinas.
- Deficiência de ferro.
- Higiene precária.
- Hiperidrose.
- Obesidade.

Entretanto, deve-se considerar que a maioria dos pacientes com furunculose de repetição é saudável, não havendo nenhum fator predisponente.

Conduta na furunculose de repetição

- Realizar cultura com antibiograma para orientação terapêutica no caso de insucesso com o antibiótico inicialmente escolhido.
- Uso de sabonetes antissépticos durante o banho, sendo preferíveis os sabonetes com triclosano ou clorexidina.
- Iniciar com um antibiótico que apresente cobertura para o *S. aureus* (ver tratamento para o impetigo).
- Prevenção da colonização pelo *S. aureus*, tanto no paciente como nos familiares: aplicar mupirocina tópica nas narinas, unhas e região perineal, 2 vezes ao dia, durante 5 dias consecutivos. Nos casos mais resistentes, manter a medicação 2 vezes ao dia, 5 dias a cada mês, durante 1 ano.

ECTIMA

O ectima é uma piodermite ulcerada vista principalmente em áreas expostas de membros inferiores e em nádegas de crianças, sendo essa doença causada principalmente pelo *Streptococcus*. A origem da lesão pode ser uma lesão de impetigo ou, muitas vezes, uma picada de inseto ou mesmo um pequeno trauma que apresenta infecção secundária. A lesão é semelhante algumas vezes à do impetigo crostoso, porém apresenta um halo mais eritematoso com bordos elevados e a remoção da crosta demonstra uma lesão ulcerada bem mais profunda que o impetigo (Figura 4).

As lesões de ectima, quando em grande número, podem ser confundidas com queimaduras de cigarros relacionados a abuso infantil. A lesão também pode ser confundida com a leishmaniose tegumentar, porém a história de lesão anterior que evolui com infecção e saída de pus auxilia no diagnóstico do ectima. O tratamento sistêmico é necessário, assim como medidas de higiene e limpeza local.

CELULITE

Esta é uma infecção aguda da pele que envolve os tecidos subcutâneos, e apresenta clinicamente eritema, edema e dor (Figura 5). A característica clínica da celulite é que o eritema não apresenta nitidez no limite da lesão, ao contrário da erisipela que apresenta esse limite nitidamente. Caracteristicamente, a infecção afeta tanto a derme como o tecido gorduroso subcutâneo, sendo esse um fator a mais de gravidade. A origem da doença relaciona-se quase sempre com um pequeno trauma na pele que serve como porta de entrada para a bactéria.

A lesão apresenta-se eritematosa, endurada e dolorosa, sendo comum em crianças nos membros inferiores, que são locais frequentes de pequenos traumas na pele ou mesmo

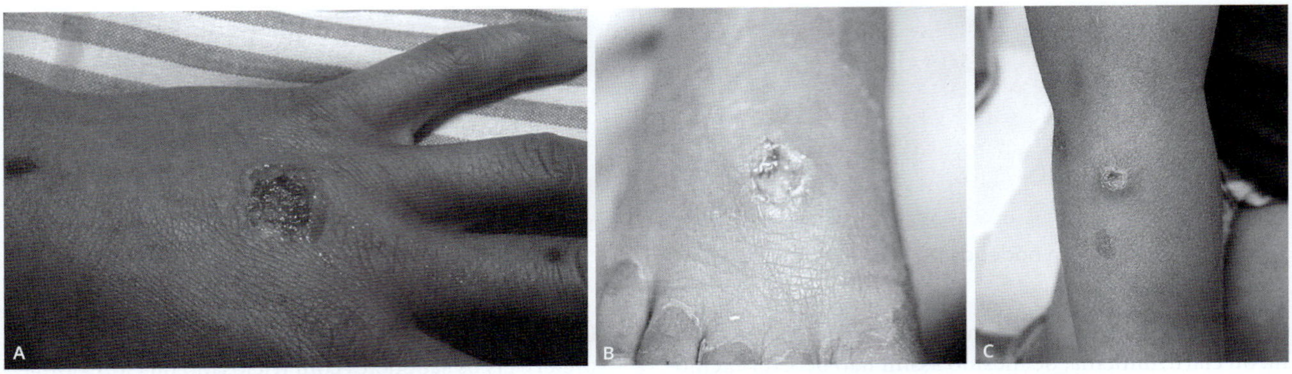

Figura 4 Ectima – úlcera no dorso da mão (A), e no dorso do pé (B) e no braço (C).

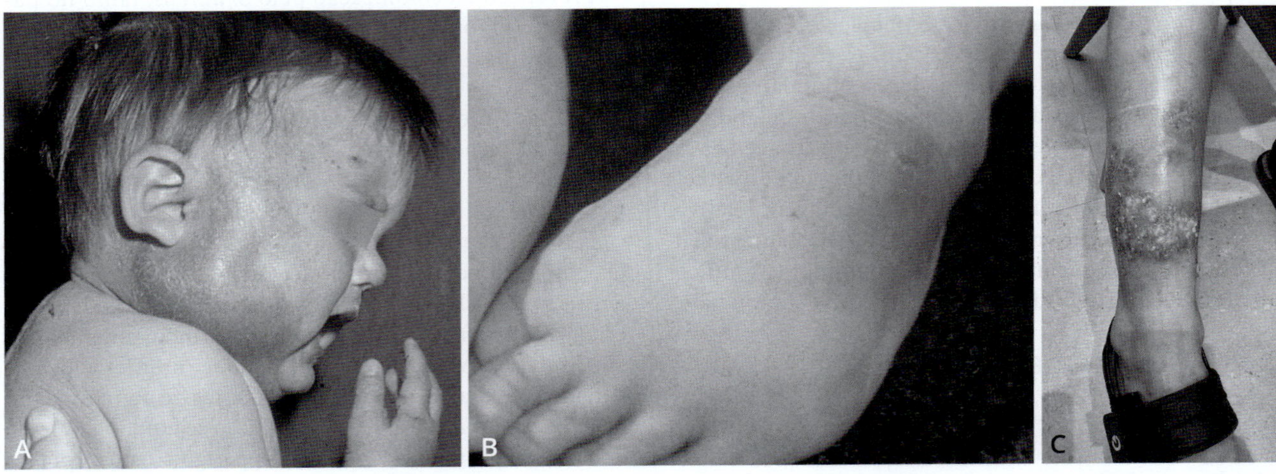

Figura 5 Celulite na região pré-auricular por *Staphylococcus aureus* (A), celulite em dorso do pé com porta de entrada (B) e, em C, celulite secundária a impetigo.

picadas de insetos. As bactérias mais comumente relacionadas a essa infecção são o *Staphylococcus* e o *Streptococcus* do grupo A, mas pode ser causada por cepas de *Streptococcus pneumoniae*, principalmente quando ocorre em face, e até *Haemophilus influenza do tipo B* em crianças menores de 2 anos não vacinadas. As celulites podem evoluir com a formação de abscessos no local da infecção, sendo esses uma coleção de pus localizada.[1,4]

O tratamento da celulite deve ser avaliado conforme a extensão e a localização. Em regiões de face e cervical, assim como lesões muito extensas ou com alteração do estado geral, deve-se internar a criança e iniciar o tratamento endovenoso com uma penicilina resistente à penicilinase (oxacilina 100 a 200 mg/kg de 6 em 6 horas) ou cefalosporinas de primeira geração. Os casos mais graves ou que apresentem sinais de sepse devem receber um betalactâmico como a oxacilina combinado com outro que tenha eficácia contra MRSA, como a vancomicina. O uso de clindamicina ou o de sulfatoxazol podem ser boas opções em casos leves a moderados. Estudo realizado no Brasil demonstrou que mais de 30% dos *Staphylococcus* sensíveis à oxacilina/meticilina são resistentes à clindamicina, mantendo sensibilidade a sulfametoxazol e trimetropim.[11]

Recomenda-se, sempre que possível, a coleta de cultura do local nos pacientes que são internados. A cultura deve ser feita a partir de um aspirado com agulha fina, evitando a coleta de *swabs* de secreção por baixa representatividade com o agente etiológico da infecção. A realização de hemocultura demonstrou ter baixa positividade em casos de celulite, impetigo e mesmo abscessos, observando em trabalho realizado apenas duas amostras positivas em 445 casos coletados. O mesmo trabalho demonstrou positividade da cultura da ferida em 66,2% das amostras colhidas.[15]

Em pacientes que apresentam celulite associada à formação de abscesso, recomenda-se a drenagem quando esta é possível, além da avaliação para uso de antibióticos contra MRSA conforme a epidemiologia local.[1,4,5,16]

Quando se opta pelo tratamento ambulatorial, as melhores opções são a cefalexina (50 a 100 mg/kg de 6 em 6 horas por 7 dias) e a amoxicilina associada ao ácido clavulânico (50 mg/kg de amoxicilina de 12 em 12 horas por 7 dias). Trabalhos de farmacocinética com cefalexina em crianças demonstraram que doses de 75 mg/kg/dia tomadas 3 vezes ao dia ou 90 mg/kg/dia em 2 tomadas diárias são suficientes para o tratamento de infecções mais graves como osteomielites/artrites para a maioria das cepas de *Staphylococcus aureus* sensíveis a meticilina/oxacilina, atingindo concentrações de 2 mg/L na corrente sanguínea.[17]

A Sociedade de Doenças Infeciosas Americana recomenda o uso de clindamicina, tanto na internação quanto ambulatorial, devido à alta prevalência do CA-MRSA. No Brasil essa seria uma segunda opção em casos de falha após terapêutica adequada, pneumonias necrotizantes associadas a infecção de pele ou conforme o resultado da cultura colhida na admissão.[1-5,9,16,18,19]

A preocupação em relação ao uso da combinação de sulfametoxazol e trimetoprim no tratamento de infecções por CA-MRSA (*Staphylococcus aureus* resistente à meticilina), especialmente quando há suspeita de coinfecção por *Streptococcus* devido à suposta baixa eficácia desse tratamento contra *Streptococcus in vitro*, foi investigada. Os resultados demonstraram que essa preocupação é infundada. Portanto, a combinação de sulfametoxazol e trimetoprim permanece uma opção válida e eficaz para o tratamento de infecções por MRSA sem prejuízo se existir infecção pelo *Streptococcus* caso esteja associado.[20]

Outra situação importante é o uso de *swab* nasal para avaliação da presença de MRSA. Em uma coorte de 165 crianças hospitalizadas com suspeita de infecção, apenas 1 paciente com *swab* negativo para MRSA desenvolveu infecção por essa bactéria em 30 dias, sendo recomendado o uso dessa ferramenta como avaliação na prática médica de pacientes internados com infecção de pele.[21]

ERISIPELA

A erisipela é uma forma superficial de celulite com importante comprometimento linfático, sendo quase sempre decorrente de uma infecção por *Streptococcus* do grupo A mas também pode ser causada por estreptococos dos grupos B, C e G e eventualmente até o *Staphylococcus*. Na maioria das vezes, assim como na celulite, a bactéria penetra através de um trauma na pele, porém pode existir uma origem hematogênica ocasionalmente. Na clínica, a erisipela se distingue das outras celulites pela presença de uma área eritematosa bem delimitada e marginada, assim como pela presença de linfangite ascendente e a formação de bolhas sobre a placa eritematosa que decorrem da característica do *Streptococcus* de atingir os vasos linfáticos (Figura 6).[5]

A realização de culturas realizada através de aspiração com agulha fina está indicada em casos graves que necessitem de internação ou nos casos que sejam em decorrência de lesões prévias de mordeduras de animais ou imersão em água, ou em pacientes imunossuprimidos. As hemoculturas, nesses casos, têm baixa positividade, em torno de 5%, mas devem ser recomendadas em casos de internação.

O tratamento da erisipela pode ser semelhante ao da celulite, conforme a extensão e a localização. Em casos mais leves pode ser realizada a terapêutica com penicilina benzatina intramuscular, penicilina V via oral ou amoxicilina.

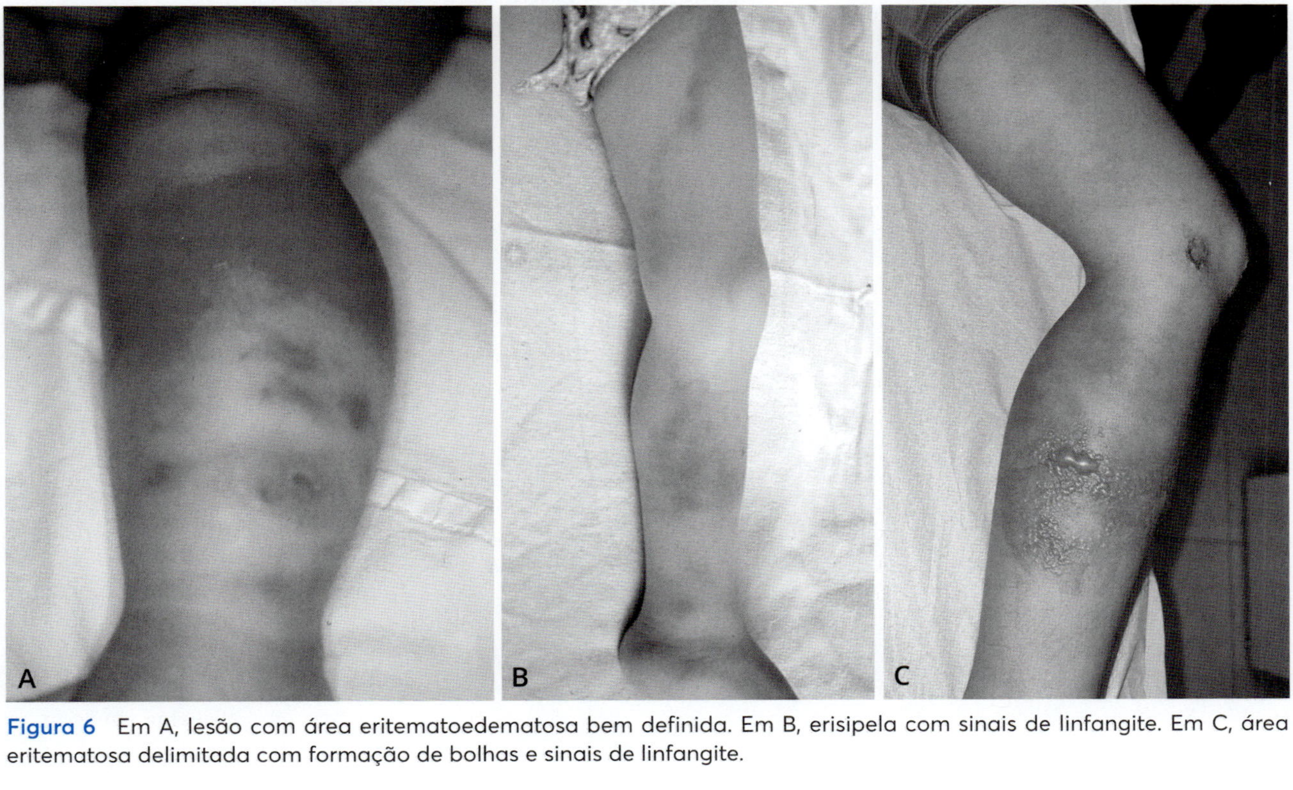

Figura 6 Em A, lesão com área eritematoedematosa bem definida. Em B, erisipela com sinais de linfangite. Em C, área eritematosa delimitada com formação de bolhas e sinais de linfangite.

Outra opção é o uso de macrolídeos como azitromicina ou a claritromicina.[4,5]

REFERÊNCIAS BIBLIOGRÁFICAS

1. Schrock JW. Emergency department management of acute bacterial skin and soft tissue infections. Curr Emerg Hosp Med Rep. 2018;6(4):162-5.
2. Mistry RD, Shapiro DJ, Goyal MK, Zaoutis TE, Gerber JS, Liu C, et al. Clinical management of skin and soft tissue infections in the U.S. emergency departments. West J Emerg Med. 2014;15(4):491-8.
3. Lopez MA, Cruz AT, Kowalkowski MA, Raphael JL. Trends in resource utilization for hospitalized children with skin and soft tissue infections. Pediatrics. 2013;131(3):e718-25.
4. Paller AS, Mancini AJ. Hurwitz clinical pediatric dermatology: a textbook of skin disorders of childhood and adolescence. Philadelphia, Elsevier Health Sciences; 2011.
5. Infecciones de piel y partes blandas en pediatría: consenso sobre diagnóstico y tratamiento. Arch Arg Pediatr. 2014;112:96-102.
6. Di Gregorio S, Haim MS, Vallenilla JV, Cohen V, Rago L, Gulone L, et al. Genomic epidemiology of cc30 methicillin-resistant Staphylococcus aureus strains from Argentina reveals four major clades with distinctive genetic features. mSphere, 2021. 6(2):e01297-20.
7. Junie LM, Jeican II, Matroş L, Pandrea SL. Molecular epidemiology of the community-associated methicillin-resistant Staphylococcus Aureus clones: a synthetic review. Clujul Med. 2018;91(1):7-11.
8. Marques SA, Abbade LPF. Severe bacterial skin infections. An Bras Dermatol. 2020;95(4):407-17.
9. Correal JCD, Guilherme WL, Leão RS, Damasco PV. Infecções por Staphylococcus aureus: mudança do perfil epidemiológico no Hospital Universitário Pedro Ernesto. Rev Hosp Univ Pedro Ernesto. 2013;12(3):31-46.
10. dos Santos SCG, Baroni LN, Almeida Neta MRA, Balbino TCL, Figueiredo MA. Molecular epidemiology of Staphylococcus aureus in Brazil: high frequency of international epidemic/pandemic clones, CA-MRSA and perspectives. Br J Develop. 2021;7(4):35734-51.
11. Fassbind DA, Rezende RQ, Dias CAG, Motta F. Community-acquired and healthcare-associated Staphylococcus aureus infections in a pediatric hospital in Southern Brazil over 8 years: how common is MRSA? Front Pediatr. 2023;11:1212239.
12. Wiegele S, McKinnon E, van Schaijik B, Enkel S, Noonan K, Bowen AC, et al. The epidemiology of superficial Streptococcal A (impetigo and pharyngitis) infections in Australia: a systematic review. PLoS One. 2023;18(11):e0288016.
13. McNeil JC, Hulten KG, Kaplan SL, Mason EO. Decreased susceptibilities to Retapamulin, Mupirocin, and Chlorhexidine among Staphylococcus aureus isolates causing skin and soft tissue infections in otherwise healthy children. Antimicrob Agents Chemother. 2014;58(5):2878-83.
14. Liu C, Bayer A, Cosgrove SE, Daum RS, Fridkin SK, Gorwitz RJ, et al. Clinical practice guidelines by the Infectious Diseases Society of America for the Treatment of Methicillin-Resistant Staphylococcus aureus infections in adults and children. Clin Infect Dis. 2011;52(3):e18-55.
15. Trenchs V, Hernandez-Bou S, Bianchi C, Arnan M, Gene A, Luaces C. Blood cultures are not useful in the evaluation of children with uncomplicated superficial skin and soft tissue infections. Pediatr Infect Dis J. 2015;34(9):924-7.
16. Saleh EA, Schroeder DR, Hanson AC, Banerjee R. Guideline-concordant antibiotic prescribing for pediatric outpatients with otitis media, community-acquired pneumonia, and skin and soft tissue infections in a large multispecialty healthcare system. Clin Res Infect Dis. 2015;2(1):1010.
17. Gwee A, Autmizguine J, Curtis N, Duffull SB. Twice- and thrice-daily cephalexin dosing for Staphylococcus aureus infections in children. Pediatr Infect Dis J. 2020;39(6):519-22.
18. Wilder JR, Wegener DT, David MZ, Macal C, Daum R, Lauderdale DS. A national survey of skin infections, care behaviors and MRSA knowledge in the United States. PLoS One. 2014;9(8):e104277.
19. Williams DJ, Cooper WO, Kaltenbach LA, Dudley JA, Kirschke DL, Jones TF, et al. Comparative effectiveness of antibiotic treatment strategies for pediatric skin and soft-tissue infections. Pediatrics. 2011;128(3):e479-87.
20. Cho C, Shields RK, Kline EG, Walsh TL, Jones CE, Kasarda K, et al. In vitro activity of clindamycin, doxycycline, and trimethoprim/sulfamethoxazole against clinical isolates of β-hemolytic Streptococcus spp. via BD Phoenix and broth microdilution. Antimicrob Steward Health Epidemiol. 2023;3(1):e238.
21. Diseroad ER, Tamma PD, Same RG, Hsu Aj. The Clinical Utility of MRSA Nasal Surveillance Swabs in Ruling-Out MRSA infections in children. J Pediatric Infect Dis Soc. 2023;12(3):184-7.

CAPÍTULO 4

MICOSES SUPERFICIAIS

Adriana Prazeres da Silva
Marice Emanuela El Achkar Mello

AO FINAL DA LEITURA DESTE CAPÍTULO, O PEDIATRA DEVE ESTAR APTO A:

- Conhecer os aspectos clínicos das dermatofitoses na infância.
- Conhecer a orientação terapêutica das dermatofitoses na infância.
- Diagnosticar e tratar as diferentes formas clínicas de candidíase na faixa etária pediátrica.
- Reconhecer a pitiríase versicolor e suas modalidades terapêuticas.

INTRODUÇÃO

As infecções fúngicas que afetam os humanos podem ser superficiais, profundas ou sistêmicas. Na faixa etária pediátrica, são responsáveis por mais de 15% das consultas médicas, sendo as superficiais as mais frequentes.[1] Neste capítulo, serão abordadas as seguintes micoses superficiais: dermatofitoses ou tinhas, pitiríase versicolor, candidíase e *tinea nigra*.

O tipo de fungo e as apresentações clínicas variam de acordo com a faixa etária. A infecção por *Candida* sp., é comum nos lactentes, a infecção por dermatófitos no couro cabeludo é mais frequente nos escolares e as infecções fúngicas dos pés e das unhas são mais observadas nos adolescentes, assim como a pitiríase versicolor.[1]

O diagnóstico das micoses superficiais é realizado por meio de anamnese e exame físico adequados. O diagnóstico clínico é confirmado pelo exame micológico direto e pela cultura para fungos, e o exame histopatológico raramente é necessário.

O tratamento é realizado com antifúngicos tópicos na maioria dessas micoses, e as medicações orais estão indicadas principalmente para a tinha do couro cabeludo (*tinea capitis*), a tinha dos pés (*tinea pedis*) grave e as onicomicoses.

DERMATOFITOSES

Dermatófitos são fungos que vivem no solo, nos animais ou nos humanos. Pertencem a três gêneros: *Trichophyton*, *Microsporum* e *Epidermophyton*. Eles digerem a queratina invadindo a pele, os cabelos e as unhas.

Tinea capitis

É uma infecção fúngica frequente na infância, acomete o couro cabeludo e se caracteriza por alopecia descamativa distribuída em placas (Figura 1).

Vários gêneros de dermatófitos causam *tinea capitis*. Os antropofílicos são transmitidos por humanos (p. ex., *Trichophyton tonsurans*), os zoofílicos são transmitidos por animais (p. ex., *Microsporum canis*) e os geofílicos são adquiridos pelo contato com o solo contaminado.[1]

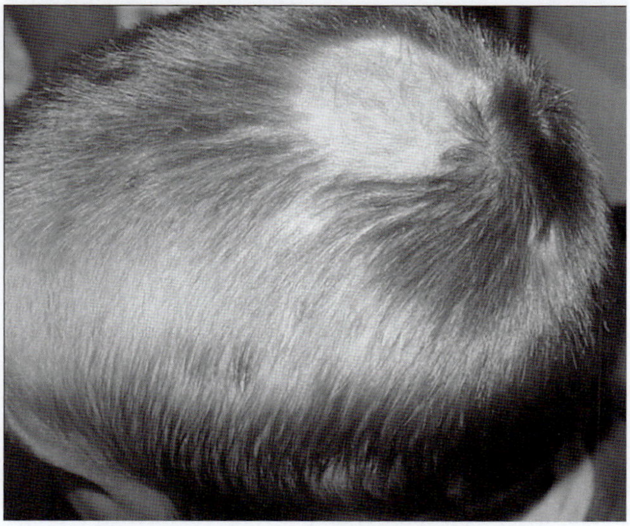

Figura 1 *Tinea capitis*: alopecia e cabelos tonsurados

Dermatófitos têm um período de incubação curto, variando de 1 a 3 semanas, e acometem mais meninos do que meninas. São fatores de predisponentes: famílias numerosas, casas superpovoadas e classe socioeconômica baixa.[1] Além da transmissão por humanos e animais, a transmissão dos dermatófitos via fômites (escova de cabelos, pentes, bonés e instrumentos contaminados) está bem documentada.

A apresentação clínica pode ainda ser semelhante à da dermatite seborreica, com descamação difusa e pouca inflamação (Figura 2).

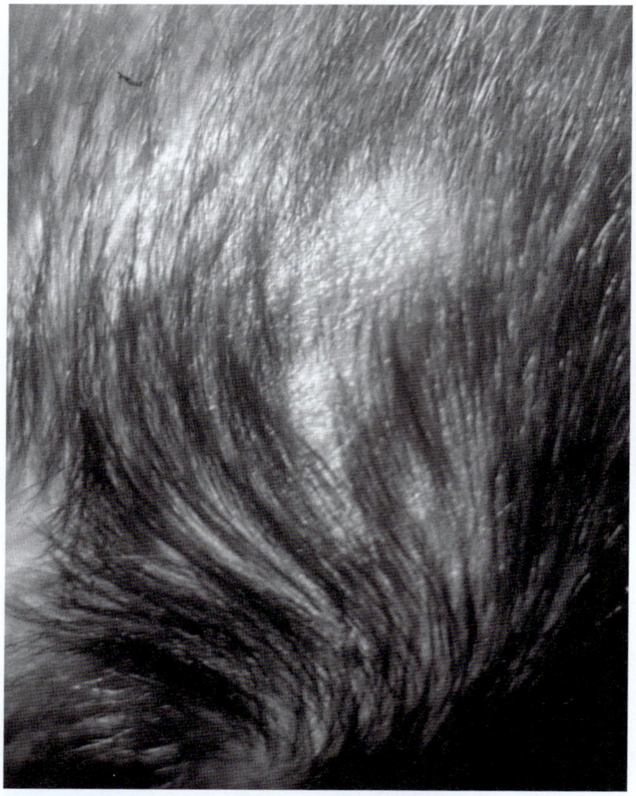

Figura 2 *Tinea capitis*: alopecia e descamação.

Uma ou várias áreas de alopecia podem estar presentes, com descamação e a presença de cabelos curtos e facilmente destacáveis, denominados "tonsurados" (Figura 3).

Pústulas no couro cabeludo podem estar presentes e devem ser distinguidas de foliculite estéril ou bacteriana, na qual não há perda de cabelos.

Quérion (*kerion celsi*) é uma apresentação inflamatória da *tinea capitis* com placas infiltradas, alopecia, pústulas e drenagem de secreção purulenta (Figura 4), frequentemente confundida com infecção bacteriana.[1]

Esta manifestação representa uma resposta inflamatória intensa ao dermatófito e, em geral, está associada a fungos zoofílicos como o *T. mentagrophytes*, *T. verrucosum* e, em nosso meio, o *M. canis* e, menos frequentemente, o fungo geofílico *M. gypseum* ou o antropofílico *T. tonsurans*. O tratamento está indicado, o mais breve possível, uma vez que a reação inflamatória intensa pode causar alopecia cicatricial (Figura 5).[1,2,3]

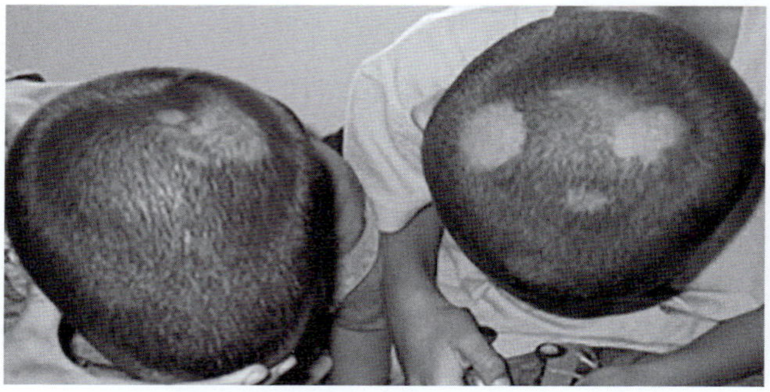

Figura 3 *Tinea capitis*: várias áreas de alopecia com cabelos tonsurados e descamação em irmãos.

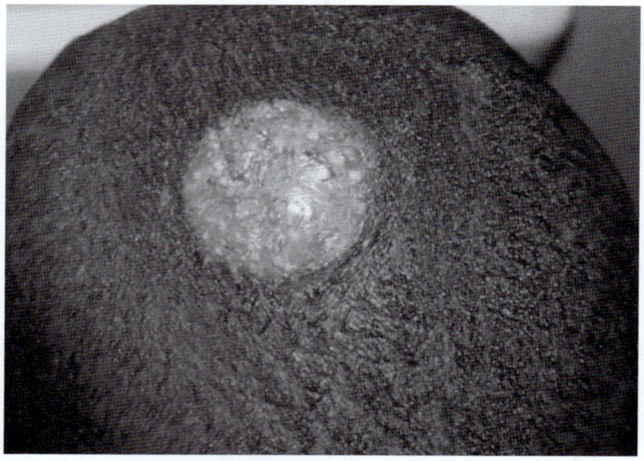

Figura 4 Quérion: placa infiltrada eritematosa com secreção purulenta.

A linfadenopatia, especialmente cervical ou suboccipital, é frequente nos pacientes sintomáticos com *tinea capitis* e especialmente no quérion.

O diagnóstico diferencial da *tinea capitis* inclui dermatite seborreica, psoríase, alopecia areata, tricotilomania (hábito

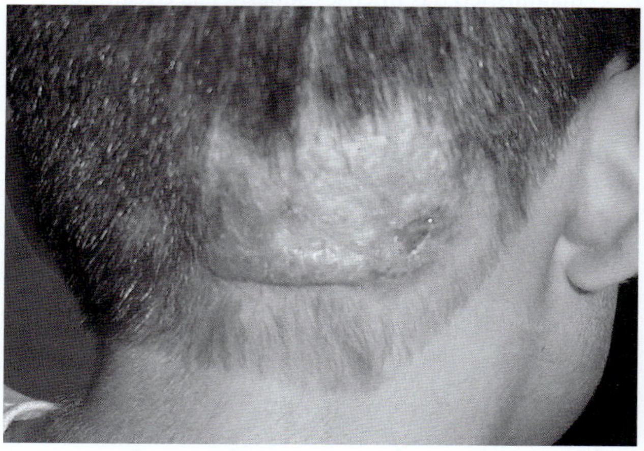

Figura 5 Quérion: alopecia cicatricial.

de arrancar os cabelos), foliculite, impetigo, lúpus eritematoso e outras dermatoses do couro cabeludo menos comuns.

A confirmação do diagnóstico é importante, e o padrão-ouro é a cultura para fungos. A presença de fungos no exame microscópico direto também pode ser útil.

A *tinea capitis* requer tratamento sistêmico, uma vez que a medicação deve penetrar no folículo piloso. Por muitas décadas, a droga de escolha foi a griseofulvina e esta permanece como único agente aprovado pelo *Food and Drug Administration* (FDA) para o tratamento desta doença na infância.[1] Entretanto, vários outros tratamentos, incluindo os antifúngicos azólicos (fluconazol, itraconazol e cetoconazol) e a terbinafina, têm sido avaliados como alternativas terapêuticas (Tabela 1).[4]

A griseofulvina é bem tolerada e segura, sendo recomendado o uso de 15 a 20 mg/kg/dose, 1 vez/dia (após refeição gordurosa para aumentar sua absorção) durante 6 a 8 semanas.[4] A não adesão ao tratamento ou o contato repetido com as fontes de infecção são as principais causas para falha no tratamento.

Os efeitos adversos da griseofulvina são raros e incluem cefaleia, alterações gastrintestinais, fotossensibilidade e raras reações morbiliformes à droga. A toxicidade hematológica e hepática é incomum e, em geral, a monitoração laboratorial não é recomendada.[1]

O tratamento concomitante com xampu antifúngico, como o cetoconazol e o sulfeto de selênio, 2 a 3 vezes/semana, é recomendado, uma vez que estes agentes, ao removerem as placas, erradicam esporos viáveis e ajudam a diminuir o potencial de extensão da infecção.[5]

O cetoconazol, antifúngico azólico de amplo espectro, tem uma boa atividade contra os dermatófitos, especialmente as espécies de *Trichophyton*. Entretanto, pelo risco de hepatotoxicidade, esta medicação não é uma alternativa à griseofulvina.

O fluconazol, que já está aprovado para o tratamento das micoses sistêmicas, demonstrou ser efetivo na *tinea capitis* e, assim como os novos agentes, requer um tempo mais curto de tratamento. A maioria dos estudos avaliou dose de 6 mg/kg/dia por 3 a 6 semanas.[6] Efeitos adversos potenciais do fluconazol incluem sintomas gastrintestinais, cefaleia e farmacodermia. Toxicidade hematológica ou hepática ocorre ocasionalmente.

Há vários estudos avaliando o itraconazol no tratamento da *tinea capitis*. Tem boa penetração na queratina e amplo espectro contra fungos dermatófitos e não dermatófitos. O uso concomitante com outras medicações deve ser avaliado pelo risco de interação medicamentosa.

A terbinafina é um agente antifúngico do grupo das alilaminas promissor como tratamento de eleição para *tinea capitis* em crianças a partir de 4 anos de idade. Estudos comparativos entre terbinafina e griseofulvina demonstraram que o uso de terbinafina por 4 semanas é tão eficaz quanto a griseofulvina por 8 semanas.[7,8]

Entretanto, alguns autores demonstram menor efetividade da terbinafina contra o *M. canis*, orientando que as infecções por *Trichophyton tonsurans* sejam tratadas com terbinafina e que, nas causadas por *Mycrosporum canis*, seja preferida a griseofulvina.[9,10] As doses estão detalhadas na Tabela 1.

O tratamento do quérion merece atenção especial. Além da terapia antifúngica sistêmica anteriormente citada, antibióticos sistêmicos devem ser considerados, especialmente na presença de muitas crostas. Corticosteroide oral (prednisona) está recomendado na dose de 0,5 a 1 mg/kg/dia por 1 a 2 semanas para resolução mais rápida da inflamação.

Não é recomendado manter as crianças com *tinea capitis* afastadas das atividades escolares, uma vez que a eliminação de esporos pode continuar por meses, apesar do tratamento adequado. No entanto, algumas medidas devem ser tomadas

Tabela 1 Medicamentos disponíveis para tratamento de *Tinea capitis*

Medicação	Fungo	Posologia	Observações	Efeitos colaterais
Griseofulvina	*Microsporum* sp.	< 50 kg: 20 mg/kg/dia > 50 kg: 1 g/dia Em torno de 8 semanas	Ingerir com refeições gordurosas para melhor absorção	Cefaleia, distúrbios gastrintestinais, fotossensibilidade, reação exantemática. Alterações hematológicas e hepáticas são raras, monitoramento laboratorial não está recomendado
Terbinafina	*Trichophyton* sp.	< 20 kg: 62,5 mg/d 20-40 kg: 125 mg/dia > 40 kg: 250 mg/dia Em torno de 4 semanas	Crianças a partir 4 anos Doses maiores e tempo de uso maior podem ser necessários para *Microsporum canis*	Cefaleia, distúrbios gastrintestinais, tontura. Monitorar enzimas hepáticas e hemograma (risco de citopenias)
Fluconazol	*Trichophyton* sp. e *Microsporum* sp.	6 mg/kg/dia por 3 a 6 semanas		Sintomas gastrintestinais, cefaleia, reação medicamentosa e reação com outras medicações. Alterações hematológicas e hepáticas podem ocorrer
Itraconazol	*Trichophyton* sp. e *Microsporum* sp.	3-5 mg/kg/dia por 4 a 6 semanas 5 mg/kg/dia, dose única semanal durante 2 a 3 meses.		Sintomas gastrintestinais, cefaleia e alterações hepáticas

para evitar a transmissão, como o não compartilhamento de pentes, escovas, bonés e casacos com capuz.[1]

Se houver contato com animais de estimação, estes devem ser avaliados e devidamente tratados por médico veterinário.[2]

Tinea faciei

É a infecção por dermatófitos localizada na face. As lesões iniciam-se como pápulas descamativas que expandem formando um anel com pouca inflamação na área central (Figura 6).

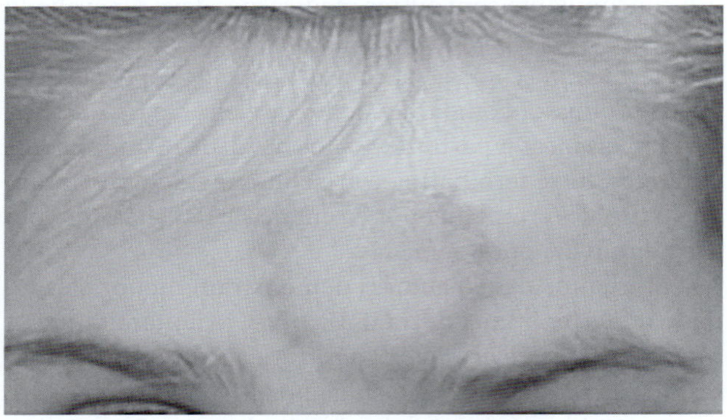

Figura 6 *Tinea faciei*: placa anular com borda papular eritematosa.

Apesar de muitas vezes ser semelhante à tinha do corpo, com placas anulares e descamativas, a *tinea faciei* pode ter uma forma clínica diferente (*tinea incognita* – Figura 7), o que dificulta seu diagnóstico. Isto ocorre especialmente nos casos em que corticosteroides tópicos foram utilizados, em decorrência do erro diagnóstico com reações alérgicas, como dermatite de contato.[1]

Apesar de as lesões localizadas responderem ao tratamento tópico, o tratamento sistêmico, como na *tinea capitis*, algumas vezes é necessário para a resolução da dermatofitose nessa localização.[1]

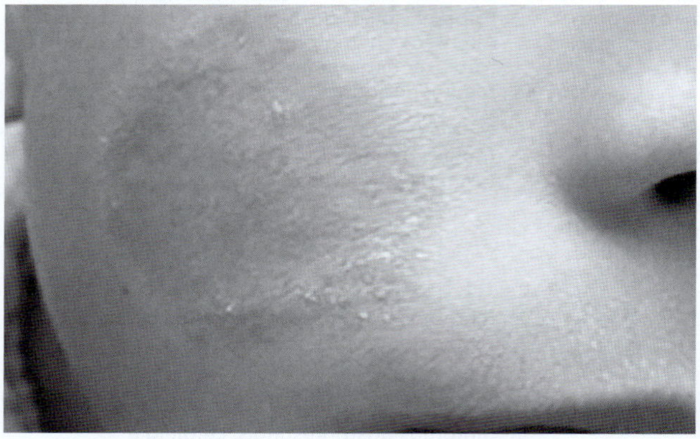

Figura 7 *Tinea incognita* – placa eritematodescamativa arredondada.

Fonte: autorizada de Marinoni et al. Atlas de dermatologia pediátrica de A a Z.

Tinea corporis

Os locais de predileção incluem o tronco e as extremidades. É frequente na infância o contágio pelo contato com animais domésticos, principalmente filhotes de cães e gatos.

A *tinea corporis* apresenta uma distribuição assimétrica e é caracterizada por uma ou mais placas anulares descamativas bem circunscritas com um centro claro e uma borda descamativa, vesicular, papular ou pustular (Figura 8).

As placas podem coalescer formando uma configuração policíclica bizarra, e lesões mais extensas são observadas em pacientes com doenças sistêmicas que comprometam a imunidade, como diabetes melito, leucemia e imunodeficiência.[1]

O diagnóstico da tinha do corpo é clínico. Os exames que podem ser realizados nos casos em que há dúvida diagnóstica incluem micológico direto e cultura para fungos. O uso de corticosteroides tópicos dificulta o diagnóstico, por alterar as características clínicas da apresentação inicial enquanto a infecção progride.

A terapia tópica é efetiva para os casos de *tinea corporis* superficial ou localizada. Os antifúngicos aplicados 2 vezes/dia são bem tolerados e têm poucos efeitos adversos, exceto irritação local ou dermatite de contato alérgica. São eles: ciclopiroxolamina, clotrimazol, cetoconazol, miconazol, oxiconazol e terbinafina, entre outros (Tabela 2).[4]

Apesar de haver melhora clínica e alívio do prurido na primeira semana, o tratamento deve ser mantido por 2 a 3 semanas para assegurar a completa resolução.

Tinea cruris

É uma infecção superficial da região inguinal e raiz das coxas, mais frequente em adolescentes do sexo masculino e adultos jovens. Torna-se mais sintomática em climas úmidos

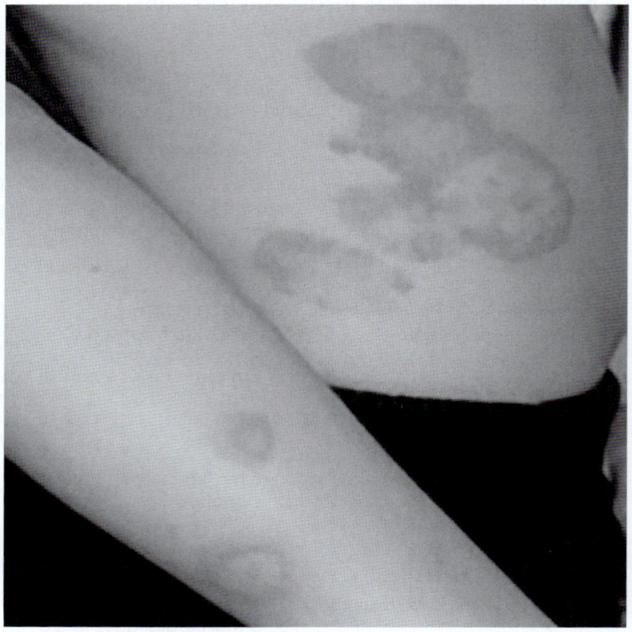

Figura 8 *Tinea corporis*: placas anulares com limite eritematoso.

Tabela 2 Principais apresentações dos antifúngicos de uso tópico

Princípio ativo	Veículo	Posologia	Nome comercial*
Bifonazol	Creme Solução *spray*	1 vez/dia	*Mycospor®*
Cetoconazol	Creme	1 vez/dia	*Arcolan®, Candiderm®, Cetozol®, Fungoral®, Nizoral®, Zolmicol®, Micoral®, Cetonax®, Cetonin®, Ketomicol®, Ketonazol®*
Ciclopiroxolamina	Creme Loção Solução	2 vezes/dia	*Loprox®, Fungirox®, Micolamina®*
Clotrimazol	Creme Solução	2 vezes/dia	*Clomazol®, Canesten®, Fungisten®, ABC®, Miclonazol®, Dermobene®, Clomazen®, Clotigen®, Clotren®*
Econazol	Creme Loção	2 vezes/dia	*Micostyl®*
Fenticonazol	Creme *Spray*	1-2 vezes/dia	*Fentizol®*
Flutrimazol	Creme	1 vez/dia	*Micetal®*
Isoconazol	Creme	1 vez/dia	*Icaden®*
Miconazol	Creme Loção Pó Gel oral	1 vez/dia	*Vodol®, Daktarin®, Ciconazol®, Ginotarin®*
Oxiconazol	Creme	1 vez/dia	*Oceral®, Oxipelle®*
Sertaconazol	Creme	1 vez/dia	*Zalain®*
Terbinafina	Creme Gel Solução *spray*	1 vez/dia	*Lamisil®, Micosil, Funtyl®, Lamisilate®*
Tioconazol	Creme Loção Pó	1 vez/dia	*Tralen®, Coselen®, Neo Tionazol®*
Cloridrato de amorolfina	Creme Loção	1 vez/dia	*Loceryl®, Dermoceryl®, Lomytrat®, Onicoryl®, Onimorf®*
Cloridrato de butenafina	Creme	1 vez/dia	*Tefin®*

* Alguns exemplos.

e quentes, sendo mais frequente em indivíduos obesos ou naqueles que realizam atividade física extenuante com suor excessivo e atrito das vestimentas sintéticas.[1]

Apresenta-se como placas eritematosas bem demarcadas com limites elevados com descamação, vesículas ou pústulas. Em geral, é bilateral, simétrica e acomete áreas intertriginosas junto ao escroto e à face medial das coxas (Figura 9).

A terapia tópica é geralmente suficiente, devendo ser aplicada por 3 a 4 semanas. Outras medidas úteis incluem reduzir o excesso de atrito e irritação com o uso de roupas íntimas de algodão largas, secar as áreas acometidas após o banho ou transpiração e estimular a perda de peso nos obesos e com sobrepeso.[1]

Tinea pedis

A *tinea pedis*, vulgarmente denominada de "pé de atleta", é frequente nos adolescentes e rara nas crianças. A prevalência da doença aumenta com o avançar da idade. Os fatores que predispõem à infecção incluem: hiper-hidrose plantar, uso constante de calçados fechados, frequentar locais úmidos descalço, como bordas de piscinas e vestiários.[11]

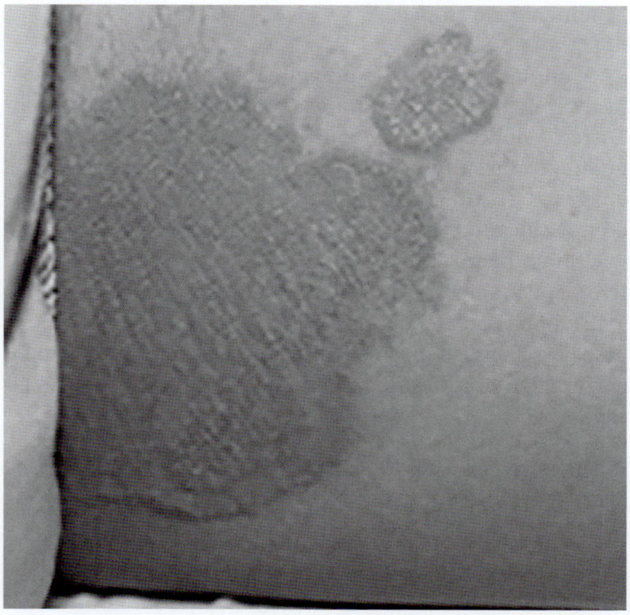

Figura 9 *Tinea cruris*: placas eritematosas bem demarcadas.

Os agentes etiológicos mais frequentes são: *Trichophyton rubrum*, *Trichophyton mentagrophytes* e *Epidermophyton floccosum*.

Há quatro principais apresentações clínicas de *tinea pedis*:

- Interdigital: é a forma mais frequente, com descamação, maceração e inflamação localizada nos espaços entre os quirodáctilos (Figura 10).

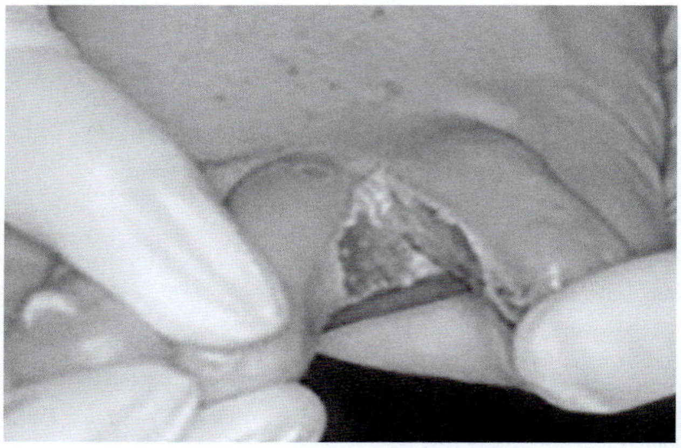

Figura 10 *Tinea pedis*: maceração e eritema interdigital.

- Ulcerativa: lesões interdigitais com erosões e ulcerações.
- Em mocassim: eritema, descamação, fissuras e hiperceratose na superfície plantar até as faces laterais dos pés (Figura 11).
- Inflamatória: vesículas, pústulas ou bolhas na região medial dos pés. Pode desencadear uma reação de hipersensibilidade tardia a distância (chamada dermatofítide, também conhecida como "ide"), caracterizada por erupção vesicular principalmente nas mãos, pés e, menos frequentemente, no tronco.[1,12]

Algumas medidas de prevenção podem ser adotadas: usar chinelo em áreas úmidas compartilhadas, secar bem entre os dedos dos pés após o banho, usar meias de algodão, tratar a hiper-hidrose plantar quando presente e, em casos de infecção fúngica recorrente, usar antisséptico nos calçados.[1]

O tratamento com antifúngicos tópicos (Tabela 2) é efetivo para a maioria dos pacientes, devendo ser usado por 2 a 4 semanas ou até alguns dias após a melhora clínica. Os casos extensos e com sinais inflamatórios têm indicação de antifúngico oral (terbinafina ou itraconazol) durante 2 a 4 semanas.[1,12]

Onicomicose

A onicomicose é a infecção por dermatófitos nas unhas das mãos ou dos pés. Acomete geralmente crianças acima de 6 anos e é mais frequente nos adolescentes. A menor incidência na infância está associada a alguns fatores, entre eles o crescimento mais rápido das unhas, a menor área de superfície da placa ungueal para invasão, a menor incidência de

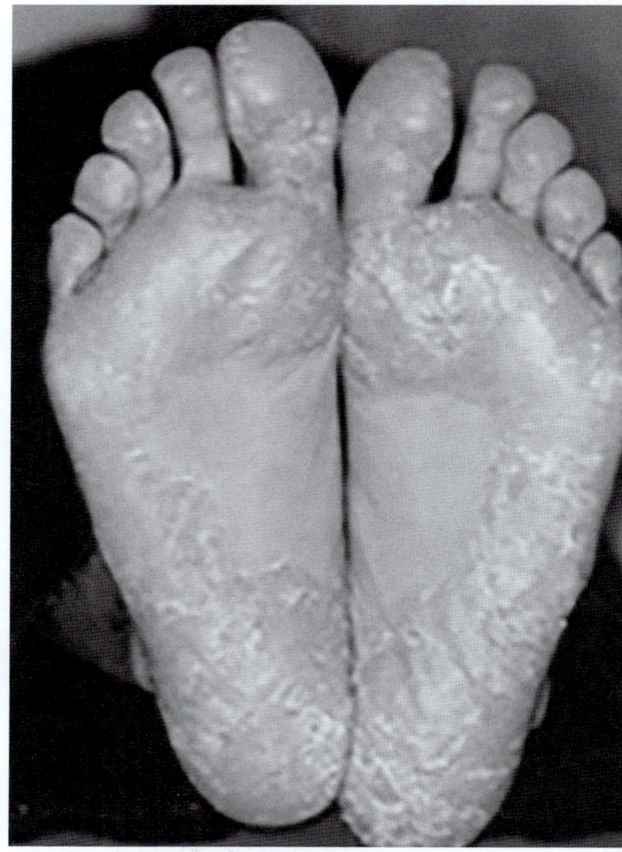

Figura 11 *Tinea pedis* em mocassim: hiperceratose, eritema e descamação na região plantar.

tinea pedis e o menor tempo de exposição a ambientes contaminados, como vestiários.[13]

Os fungos mais envolvidos são: *Trichophyton rubrum*, *Trichophyton mentagrophytes* e *Epidermophyton floccosum*.[12]

As unhas dos pés são mais acometidas do que as das mãos, a apresentação raramente é simétrica e há o envolvimento de uma ou poucas unhas. A maioria das crianças com onicomicose tem um parente de 1º grau com *tinea pedis* ou onicomicose.[12] Essa infecção fúngica é mais frequente nas crianças com síndrome de Down e naquelas com imunodeficiência.[13]

São descritas 5 principais formas clínicas:

1. Subungueal distal e lateral – Descoloração amarelada e espessamento da placa ungueal distal e lateral, onicólise (descolamento da unha) e detritos subungueais. É a forma mais frequente na infância e geralmente está associada à *tinea pedis* (Figura 12).
2. Subungueal branca proximal – Leuconíquia (manchas brancas) com início na parte proximal da placa ungueal. Comum em paciente convivendo com o HIV.
3. Branca superficial – Leuconíquia na parte dorsal da placa ungueal (Figura 13).
4. Total distrófica – A infecção fúngica acomete toda a placa ungueal. Rara em crianças.

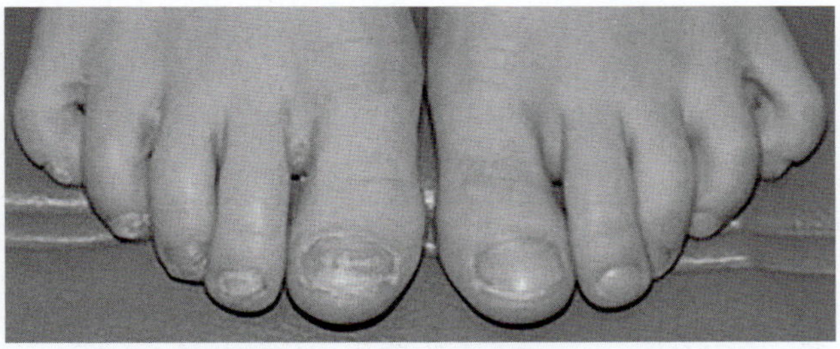

Figura 12 Onicomicose: espessamento amarelado subungueal na porção distal.

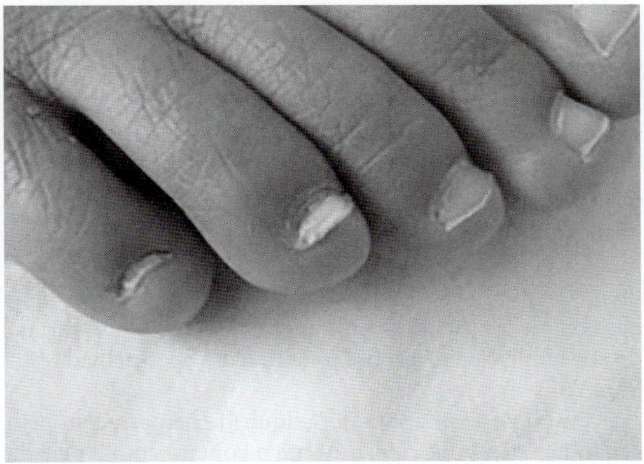

Figura 13 Onicomicose: leuconiquia ungueal.

Fonte: autorizada de Marinoni et al. Atlas de dermatologia pediátrica de A a Z.

5. Endonix – Infecção que acomete toda a placa ungueal. Rara em crianças.[13]

O padrão-ouro para o diagnóstico é a coleta de material subungueal para exame micológico direto e cultura para fungos. É importante investigar e tratar a infecção fúngica nos demais membros da família para evitar reinfecções.[13]

O tratamento tópico está indicado quando a terapia sistêmica estiver contraindicada e na onicomicose branca superficial sem envolvimento da matriz ungueal. As substâncias (em veículo esmalte) utilizadas são: ciclopiroxolamina, amorolfina e tioconazol. O uso de lixas esterilizadas para abrasão da placa ungueal permite maior penetração da droga. A avulsão cirúrgica total da unha está proscrita. Quando houver *tinea pedis* associada, tratar com antifúngicos tópicos.[1,13]

Os antifúngicos orais são os medicamentos mais eficazes, sendo indicados quando há envolvimento de várias unhas, acometimento de mais de 50% da placa ungueal ou falha no tratamento tópico. Na Tabela 3, são apresentadas as principais drogas para tratamento sistêmico das onicomicoses.[13]

A terbinafina é o tratamento de escolha. O fluconazol é o tratamento menos efetivo, necessitando ser mais longo. Na forma distrófica total e com unhas muito espessadas, associar o tratamento tópico ao oral. Alterações hepáticas são raras. A reação "ide" pode aparecer no início do tratamento sistêmico, sendo confundida com reação medicamentosa.[12] Orientar sempre os cuidados de prevenção descritos para *tinea pedis*.

Tabela 3 Tratamento sistêmico para a onicomicose

Antifúngico	Posologia	Efeitos colaterais
Terbinafina	< 20 kg: 62,5 mg/dia de 20 a 40 kg: 125 mg/dia > 40 kg: 250 mg/dia 6 semanas: unhas das mãos 12 semanas: unhas dos pés	Cefaleia, distúrbios gastrintestinais e tontura. Monitorar enzimas hepáticas e hemograma (citopenias)
Itraconazol	5 mg/kg/dia por 7 dias no mês, por 3 a 5 meses (pulsoterapia)	Sintomas gastrintestinais, cefaleia e alterações hepáticas
Fluconazol	150 mg/dose semanal 12 a 16 semanas: unhas das mãos 18 a 26: semanas unhas dos pés	Sintomas gastrintestinais, cefaleia, reação medicamentosa e interação com outras medicações. Alterações hematológicas e hepáticas

PITIRÍASE VERSICOLOR

A pitiríase versicolor ou *tinea* versicolor é uma infecção fúngica superficial frequente, causada pelo fungo do gênero *Malassezia* (principalmente *Malassezia globosa*, *M. sympodialis* e *M. furfur*). Esse microrganismo faz parte da flora normal da pele e, sob condições apropriadas, a levedura se transforma em micélio e causa manifestações clínicas.[14]

A maioria dos casos acontece em adolescentes e adultos jovens que vivem em regiões de clima tropical. Os fatores de risco incluem temperaturas quentes, alta umidade, imunossupressão, má nutrição, pele oleosa, excesso de suor e uso de corticosteroides.[12]

O diagnóstico é clínico, podendo ser confirmado pelo exame micológico direto.

O exame físico revela manchas com descamação furfurácea distribuídas no tronco, face e pescoço; ocorre leve descamação ao estiramento, ao que se denomina sinal de Zileri. A denominação versicolor provém da variedade de cores que as lesões podem assumir, como hipopigmentadas (Figura 14), acastanhadas ou eritematosas (Figura 15).

O tratamento é realizado com antifúngicos tópicos, como os imidazólicos (clotrimazol 1%, cetoconazol 2%, econazol, isoconazol, miconazol), ciclopirox olamina 1% e alilamínicos (terbinafina 1%), 2 vezes/dia, por 15 dias, além do tratamento do couro cabeludo com xampu de cetoconazol 2%, sulfeto de selênio 2,5% ou piritionato de zinco diariamente, por 15 dias, e depois, 2 vezes/semana para manutenção. Antifúngicos tópicos (Tabela 2) podem ser associados por 30 dias. O tratamento sistêmico raramente é necessário e está indicado em formas extensas e recidivantes: fluconazol 300 mg em dose única, repetido após 14

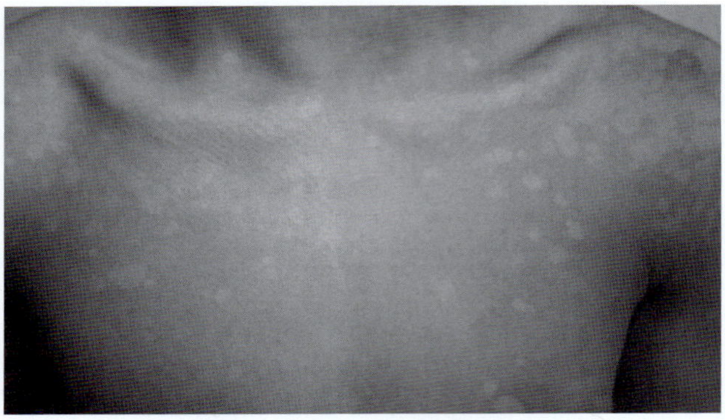

Figura 14 Pitiríase versicolor: manchas hipocrômicas no tórax.

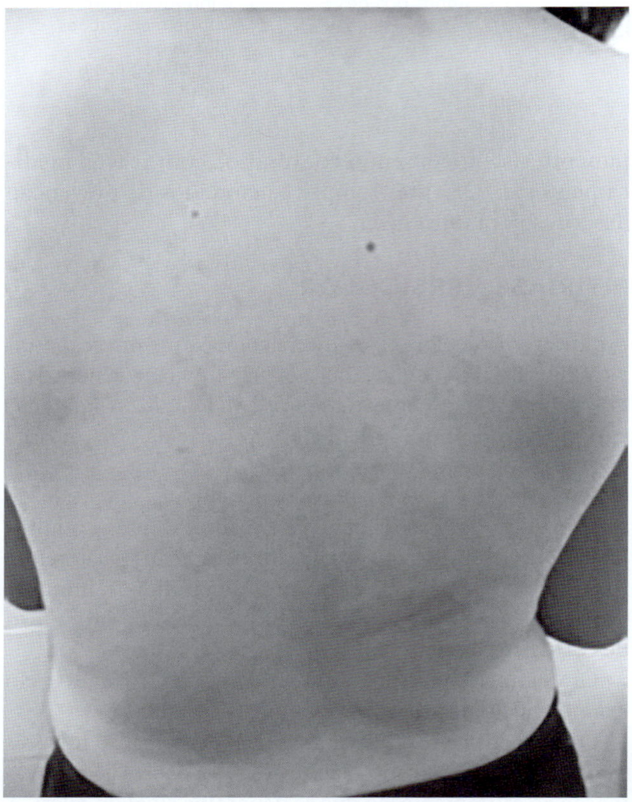

Figura 15 Pitiríase versicolor: manchas eritematosas em dorso.

dias, ou itraconazol 200 mg/dia por 7 dias.[11] As alterações pigmentares podem demorar meses a anos para melhorar.

CANDIDÍASE

Candidíase (monilíase) é uma infecção aguda ou crônica da pele, membranas mucosas e, raramente, órgãos internos, causada por fungo do gênero *Candida*.[1]

Apesar de várias espécies estarem associadas a infecções em humanos, *Candida albicans* é a causa mais frequente. Esta espécie de fungo não é um saprófita da pele, mas existe na microflora da cavidade oral, trato gastrintestinal e vagina. Torna-se um patógeno quando há alterações na defesa do hospedeiro, sejam localizadas ou generalizadas, permitindo a infecção.[11]

Os fatores que predispõem à candidíase incluem doenças endócrinas (diabetes melito, hipoparatireoidismo e doença de Addison), distúrbios genéticos (síndrome de Down, acrodermatite enteropática e candidíase mucocutânea crônica – CMC), malignidades (leucemias e linfomas) e uso de medicações sistêmicas (antibióticos, corticosteroides e imunossupressores).[1]

Recém-nascidos e lactentes têm uma suscetibilidade fisiológica à infecção por *Candida* que se manifesta por candidíase oral e candidíase da área da fralda. Outras manifestações clínicas da infecção por *Candida* sp. na infância incluem vulvovaginite, queilite angular, envolvimento ungueal (paroníquia), candidíase neonatal, sistêmica e CMC.[1]

Candidíase oral

Trata-se de uma infecção da língua, palatos duro e mole, mucosas oral e gengival; pode ser dolorosa ou não, vulgarmente denominada de "sapinho". É caracterizada por manchas ou placas pseudomembranosas, friáveis e que variam de cor branca a cinza sobre uma mucosa avermelhada (Figura 16).[1]

A candidíase oral pode ser adquirida na passagem pelo canal de parto infectado, durante o contato com a pele da mama ou da mão materna e por meio de mamadeiras e outros objetos esterilizados inadequadamente.[11]

O diagnóstico é clínico e pode ser confirmado pela remoção cuidadosa das placas semelhantes a "leite coalhado" que, ao contrário do leite materno ou das fórmulas, aderem-se à mucosa oral, deixando uma superfície eritematosa quando removidos.[1]

A nistatina solução oral é a primeira escolha de tratamento, devendo ser aplicado 1 mL em cada canto da boca (100.000 unidades para cada lado), 4 vezes/dia por até 2 dias após a resolução das lesões. Clotrimazol e miconazol tópico

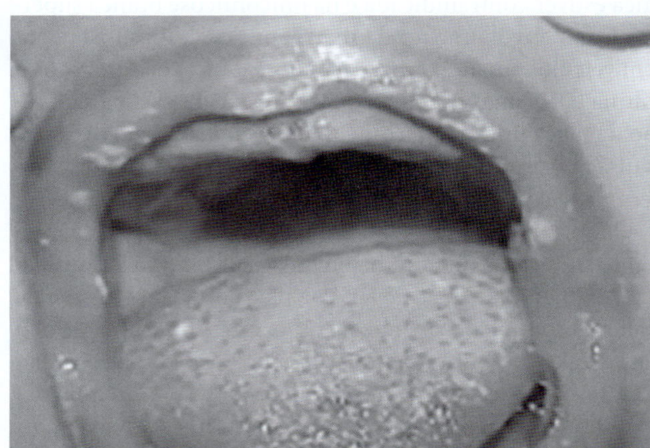

Figura 16 Candidíase oral: placas esbranquiçadas aderidas à mucosa.

por 7 a 14 dias são alternativas terapêuticas. Outra opção é o fluconazol oral 6 mg/kg no 1º dia, seguido de 3 mg/kg/dia por mais 7 a 14 dias. É importante esterilizar ou descolonizar chupetas e bicos de mamadeira, além de verificar se há contaminação do seio materno (tratar com miconazol ou clotrimazol tópico em casos confirmados).[11]

Candidíase da área de fraldas

Na região das fraldas, a oclusão crônica da pele associada à umidade local é um fator de risco que altera a barreira cutânea e predispõe a infecções secundárias locais, como a candidíase.[1,11]

Caracteriza-se por uma área eritematosa bem demarcada, úmida, com erosão superficial e pápulas ou papulopústulas satélites (Figura 17).

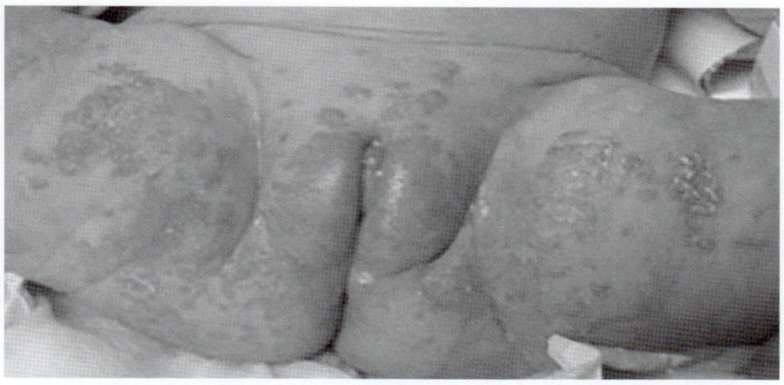

Figura 17 Candidíase perineal: eritema intenso e pápulas satélites.

O tratamento é realizado com antifúngico tópico e redução dos fatores de risco (para evitar a recorrência). A nistatina (2 a 4 vezes/dia por 14 dias) é a primeira linha de tratamento, sendo miconazol e clotrimazol opções terapêuticas efetivas.[11]

Intertrigo candidiásico

Intertrigo é caracterizado por intenso eritema nas dobras cutâneas, incluindo região axilar, face anterior do pescoço e região inguinal (Figura 18). O ambiente úmido e aquecido nas áreas intertriginosas favorece o desenvolvimento da infecção por *Candida*.[1]

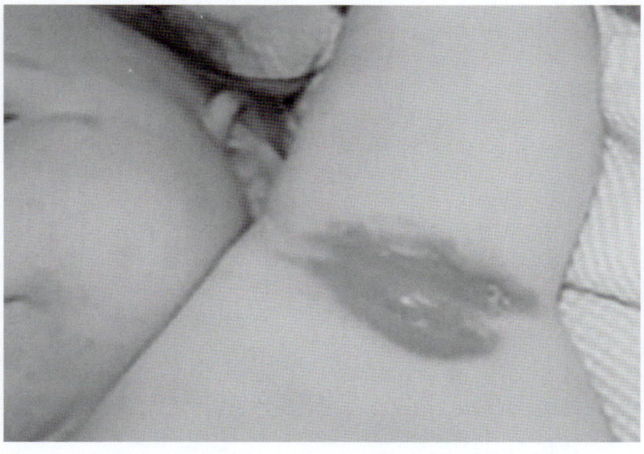

Figura 18 Intertrigo candidiásico: intenso eritema axilar.

O tratamento com antifúngicos tópicos (clotrimazol, miconazol, cetoconazol, entre outros) aplicados 2 a 3 vezes/dia é suficiente. No intertrigo generalizado, acometendo vários locais com ulceração e/ou exsudato e pústulas, o tratamento sistêmico está indicado, com fluconazol 6 mg/kg na primeira dose, depois 3 mg/kg/dia durante 7 a 14 dias. Evitar a associação de corticosteroide com antifúngico, pelo risco de atrofia da pele. Se necessário, tratar infecção bacteriana secundária associada.[1,11]

TINEA NIGRA

Micose superficial causada pelo fungo *Hortaea werneckii*, mais frequente em regiões de clima tropical e subtropical, sendo mais incidente em crianças e adultos jovens.

No exame físico, encontra-se uma mácula ou placa assintomática, acastanhada, enegrecida, verde ou cinza. As localizações mais frequentes são palmar (Figura 19) ou plantar, unilateral, em região do pescoço e tronco.

O diagnóstico é clínico e pode ser confirmado por exame micológico direto e cultura para fungos. O tratamento é realizado com antifúngico tópico até resolução da lesão (2 a 4 semanas).[15]

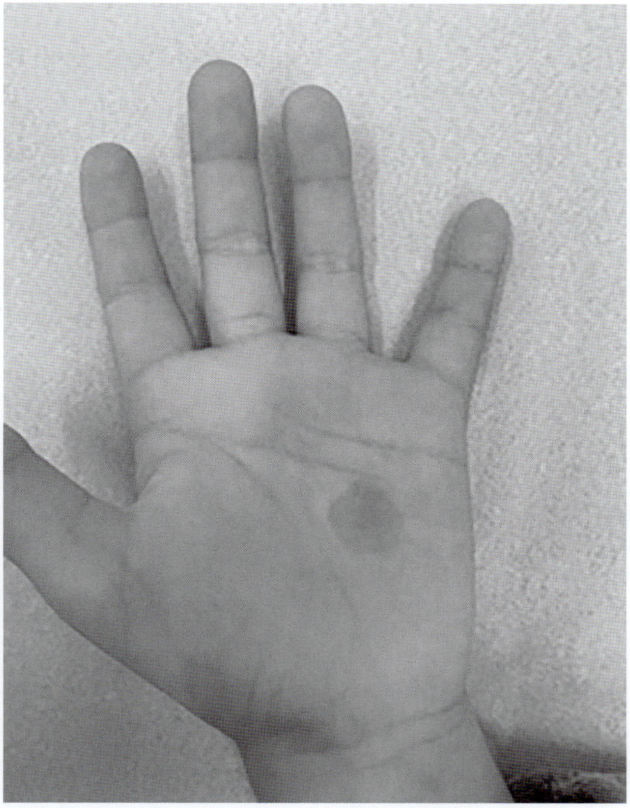

Figura 19 *Tinea nigra*: placa acastanhada em região palmar.

REFERÊNCIAS BIBLIOGRÁFICAS

1. Paller AS, Mancini AJ. Hurwitz: clinical pediatric dermatology. 5.ed. Edinburgh: Elsevier; 2016. p.402-20.
2. Vargas-Navia N, et al. Tiña capitis en niños. Revista Chilena de Pediatría. 2020;91(5):773-83.
3. Lacaz CS, Porto E, Martins JEC, Heins-Vaccari EM, Melo NT. Tratado de Micologia Médica. 9.ed. São Paulo: Sarvier; 2002.
4. Sociedade Brasileira de Pediatria (SBP). Departamento de Dermatologia. Infecções fúngicas superficiais. Rio de Janeiro: SBP; 2020.
5. Pomeranz AJ, Sabnis SS. Tinea capitis: epidemiology, diagnosis and management strategies. Pediatric Drugs. 2002;4(12):779-83.
6. Gupta AK, Adam P, Dlova N, Lynde CW, Hofstader S, Morar N, et al. Therapeutic options for the treatment of tinea capitis caused by Trichophyton species: griseofulvin versus the new oral antifungal agents, terbinafine, itraconazole and fluconazole. Pediatr Dermatol. 2001;18(5):433-38.
7. Caceres-Rios H, Rueda M, Ballona R, Bustamante B. Comparison of terbinafine and griseofulvin in the treatment of tinea capitis. J Am Acad Dermatol. 2000;42(1 Pt 1):80-4.
8. Fuller LC, Smith CH, Cerio R, Marsden RA, Midgley G, Beard AL, et al. A randomized comparison of 4 weeks of terbinafine vs. 8 weeks of griseofulvin for for the treatment of tinea capitis. Br J Dermatol. 2001;144(2):321-7.
9. Le TK, Cohen BA. Tinea capitis: advances and a needed paradigm shift. Curr Opin Pediatr. 2021 Aug 1;33(4):387-91.
10. Chen X, Jiang X, Yang M, et al. Systemic antifungal therapy for tinea capitis in children: An abridged Cochrane Review. J Am Acad Dermatol. 2017;76(2):368-74.
11. Alter SJ, McDonald MB, Schloemer J, Simon R, Trevino J. Common child and adolescent cutaneous infestations and fungal infections. Curr Probl Pediatr Adolesc Health Care. 2018;48:3-25.
12. Hawkins DM, Smidt AC. Superficial fungal infections in children. Pediatr Clin N Am. 2014;61:443-55.
13. Solís-Arias MP, García-Romero MT. Onychomycosis in children. A review. Int J Dermatol. 2017;56(2):123-30.
14. Elewski BE, Hughey LC. Sobera JO, Hay R. Fungal diseases. In: Bolognia JL, Jorizzo JL, Schaffer JV (eds.). Dermatology. 3.ed. London: Mosby; 2012.
15. Giordano MC, Fuente AD, Lorca MB, Kramer D. Tinea nigra: report of three pediatrics cases. Rev Chil Pediatr. 2018;89(4):506-10.

CAPÍTULO 5

DERMATOSES PARASITÁRIAS DA INFÂNCIA

Gleide Maria Gatto Bragança
Jandrei Rogério Markus

AO FINAL DA LEITURA DESTE CAPÍTULO, O PEDIATRA DEVE ESTAR APTO A:

- Conhecer os aspectos clínicos da escabiose na infância e de suas complicações.
- Orientar o tratamento da escabiose na infância.
- Diagnosticar a pediculose e conhecer as medidas terapêuticas.
- Reconhecer as apresentações clínicas de tungíase, miíase e larva *migrans* cutânea e indicar suas modalidades terapêuticas.

INTRODUÇÃO

A faixa etária pediátrica é bastante acometida pelas infestações parasitárias, gerando transtornos para o pediatra pela dificuldade em confirmar o diagnóstico e pelo estigma social que algumas dessas doenças apresentam. As alterações parasitárias podem ser causadas por picadas de insetos ou mesmo pela presença destes insetos ou parasitas na pele, sendo a comprovação da sua presença de forma laboratorial pouco usual e mesmo de difícil emprego. Deste modo, o diagnóstico torna-se eminentemente clínico, e cada vez mais motiva desconfiança e questionamentos pelos pais. Estas doenças muitas vezes são de difícil convencimento e podem ocasionar demora em realizar a adequada terapêutica, que, em grande parcela das vezes, envolve a própria família no tratamento.

ESCABIOSE

A infestação causada pelo *Sarcoptes scabiei* é transmitida pelo contato direto e prolongado com pessoas infectadas, com pelo menos 10 minutos de contato próximo, ou, menos comumente, por fômites como roupas. O risco de infestação também decorre da quantidade de parasitas presente na pessoa infectada.[1,2]

Estudos epidemiológicos mostram que aproximadamente 204 milhões de pessoas no mundo seriam portadores desta infestação, representando cerca de 2,8% da população mundial. Trabalhos em regiões da África observaram até 9,3% de prevalência, sendo que estes números estão muito relacionados ao nível socioeconômico da população envolvida no estudo e, aparentemente, à época do ano em alguns países. De modo mais amplo, a prevalência da doença é maior nas regiões rurais e de baixa renda, nas crianças que apresentam imunodeficiência primária, nos pacientes HIV positivo e naqueles com síndrome de Down.[1,2]

As fêmeas dos parasitas penetram na epiderme e depositam seus ovos, que se desenvolvem tornando-se parasitas adultos em 2 semanas. O parasita e suas fezes desencadeiam reação de hipersensibilidade ocasionando prurido intenso. O início da doença é insidioso, com aparecimento de lesões papulovesiculares eritematosas e pruriginosas. O prurido piora à noite e geralmente os familiares também são contaminados. Tipicamente, é caracterizada pela presença de pápulas eritematosas, vesículas, nódulos, túneis e pelo prurido intenso (Figura 1). Sinais de escoriações que alteram o aspecto da lesão e podem infectar secundariamente, determinando o aparecimento de pústulas. Como ocorre uma reação de hipersensibilidade, a infestação pode diferir bastante na apresentação entre as pessoas de uma mesma família, podendo haver uma criança bastante atingida e os pais praticamente sem lesões na pele.[2]

Nos lactentes, o diagnóstico é dificultado pelo aspecto inflamatório e pela extensão das lesões, que se localizam preferencialmente em axilas, palmas e plantas (Figura 2). A face e o couro cabeludo também podem ser contaminados pelo contato com o antebraço e o tórax da mãe infectada. É frequente a presença de pústulas nas palmas e plantas, ocasionadas por infecção secundária.[2]

No escolar e no adolescente, os espaços interdigitais, axilas, punhos, regiões glútea e genital são os locais mais acometidos. O túnel, característico da doença no adulto, é raro na criança.[2]

O aspecto e a distribuição das lesões, o prurido mais intenso à noite e o dado epidemiológico são a base do diagnóstico clínico. A comprovação pode ser feita pela presença dos ovos e/ou das fezes do parasita no exame microscópico feito nas escamas das lesões, com uma sensibilidade de

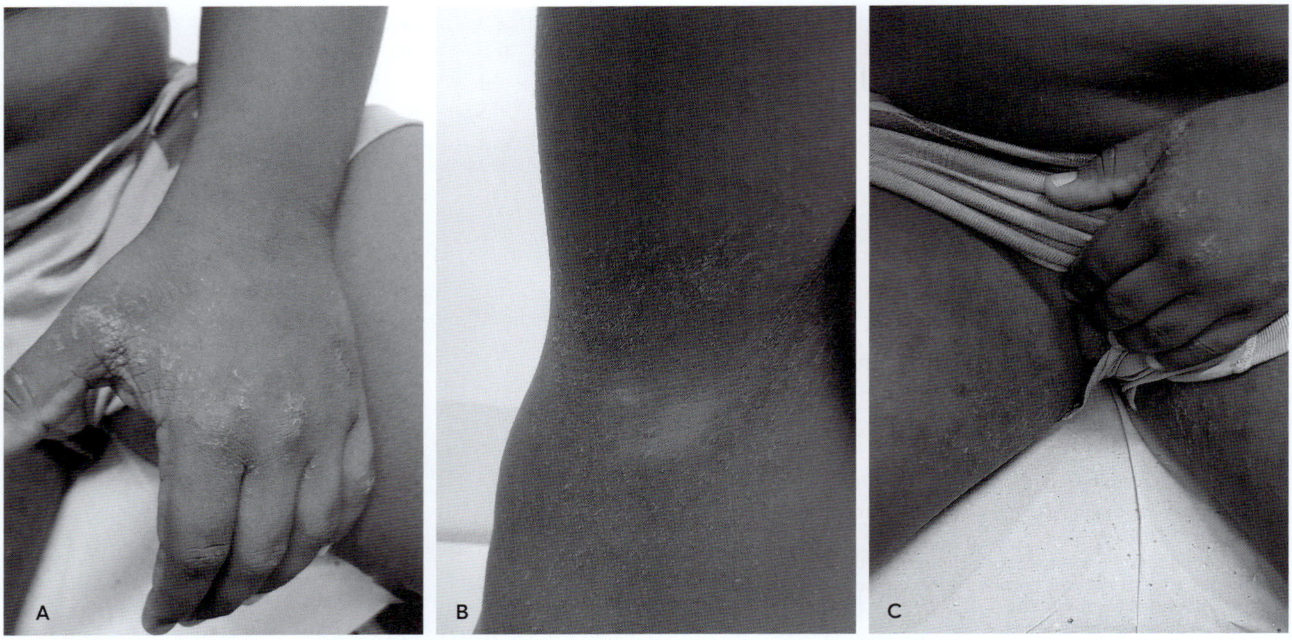

Figura 1 A. Lesões em mãos em criança da faixa etária escolar. B. Lesões na axila. C. Lesões em períneo.

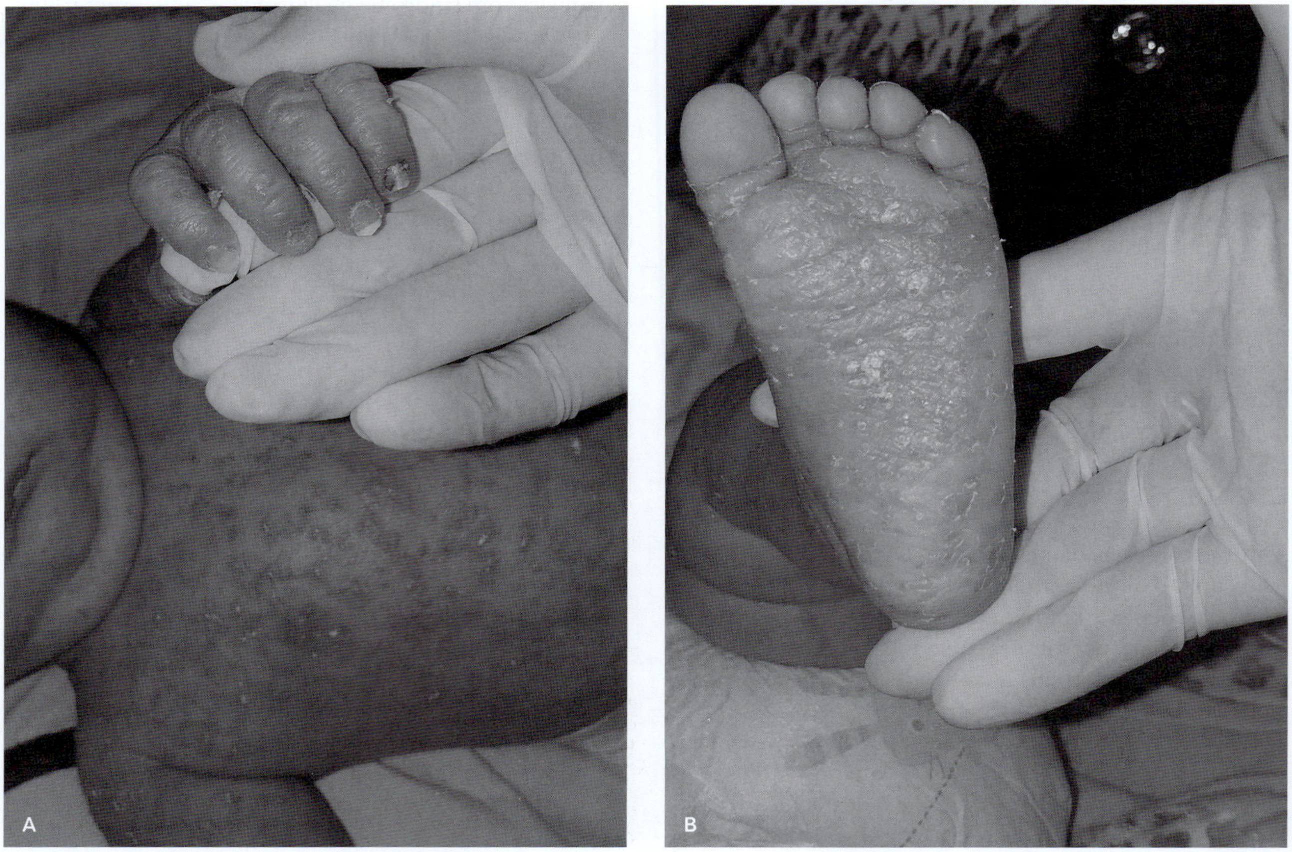

Figura 2 A. Lesões disseminadas em um recém-nascido com comprometimento ungueal importante. B. Lesões em planta do pé em grande número.

aproximadamente 50%, ou pela dermatoscopia, que apresenta baixa especificidade. Na dermatoscopia é possível ver os túneis e o *Sarcoptes scabiei* com aspecto de asa delta; nas crianças procurar túneis nas palmas e plantas, tronco e região genital.[3] Testes de reação de cadeia de polimerase (PCR) apresentam uma melhor sensibilidade (86%) e especificidade, porém ainda não estão disponíveis para o uso clínico. O exame de PCR pode ser até útil em casos duvidosos, porém é de maior custo e difícil disponibilidade em nosso meio.[4]

Diagnóstico diferencial

Dermatite atópica, dermatite de contato, exantemas virais e acropustulose da infância nos lactentes.

A escabiose do cão pode temporariamente infestar o homem, ocasionando aparecimento de lesões papuloeritematosas com sintomatologia discreta e que desaparecem espontaneamente, uma vez que este ácaro não completa seu ciclo nos seres humanos.

Escabiose norueguesa

É uma variante pouco comum da escabiose, sendo mais frequente nas crianças imunodeprimidas, com síndrome de Down e nos prematuros. É caracterizada por pápulas eritematosas e principalmente por hiperceratose, mais acentuada nas palmas e plantas (Figura 3), e pode ou não ser acompanhada de prurido. Nesta forma da doença, os pacientes apresentam grande número de parasitas, o que a torna muito contagiosa. Apresenta pior resposta ao tratamento, mesmo quando utilizada a ivermectina, sendo recomendado um tratamento com mais ciclos a cada 7 dias, nestes casos.

Tratamento

Todas as pessoas que moram na mesma casa com os doentes devem ser tratadas. As opções terapêuticas atuais são:

- Enxofre precipitado em geral, usa-se entre 6 e 10%, em loção cremosa ou vaselina sólida. Indicado para crianças menores de 2 meses, aplicado 1 vez/dia, à noite, durante 3 noites consecutivas, repetindo-se o ciclo de 3 noites, após 7 dias de intervalo sem utilizar a medicação. A medicação deve ser manipulada, por não existir produto comercial.
- Loção de permetrina a 5% aplicada e mantida durante 8 a 12 horas e reaplicada após 1 a 2 semanas; esta repetição evita inclusive a reinfestação. A aplicação tem que ser feita em pele fria e seca, pois a temperatura e a umidade interferem na ação da medicação.
- Deltametrina: loção a 20 mg/100 mL. Aplicação 1 vez/dia durante 5 dias.
- Ivermectina: 0,2 mg/kg em dose única, indicada para crianças com peso maior de 15 kg. A eficácia aumenta quando a dose de ivermectina é repetida após 7 dias, sendo recomendada esta prática. Apesar de não recomendada em pacientes com menos de 15 kg, algumas publicações de relatos de caso mostram benefício do seu uso, principalmente em casos de sarna norueguesa ou de doença de difícil controle. A sarna norueguesa ou crostosa apresenta melhores resultados com esquema mais prolongado de tratamento. A opção tópica é utilizando a permetrina 5% diariamente por 7 dias e após repetir 2 vezes/semana até a cura. Para medicação de uso por via oral, a atual recomendação é de 0,2 mg/kg/dia nos dias 1, 2 e 8, podendo ser acrescentadas doses nos dias 9, 15, 22 e 29 do tratamento conforme a evolução do paciente.[2,4]
- Ivermectina loção a 1% está disponível no Brasil; trabalhos reportaram bons resultados semelhantes ao uso de permetrina 5%, que deve ser aplicada sobre o corpo inteiro e repetida após 14 dias.[4]

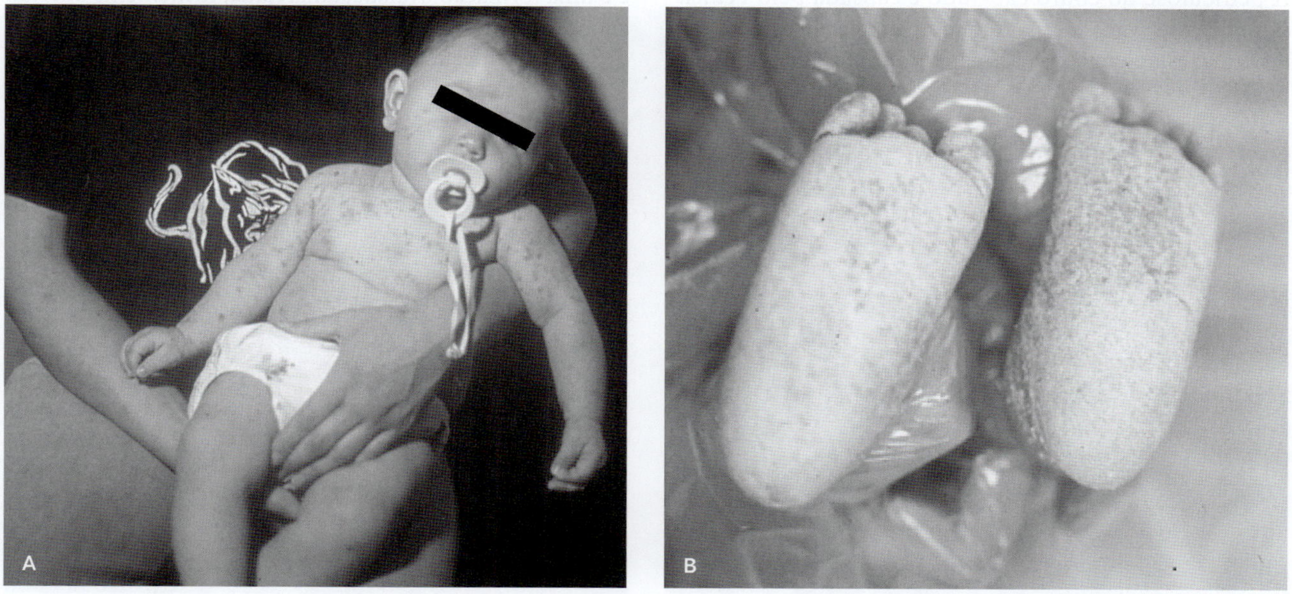

Figura 3 A. Lesões em lactente e em antebraço de sua mãe (epidemiologia). B. Hiperceratose na escabiose norueguesa.

A infecção secundária deve ser tratada com antibióticos tópicos ou sistêmicos de acordo com a gravidade e a extensão das lesões. O prurido persiste por alguns dias mesmo após tratamento adequado, quando então será indicado o uso de medicações anti-histamínicas para redução do sintoma.[2]

Orientações gerais[2]

- As roupas de uso pessoal, roupas de cama e toalhas devem ser trocadas no 1º dia do tratamento.
- Lavagem das roupas com água quente, preferencialmente com temperatura igual ou superior a 50 °C, ou lavagem a seco; ou selar em um saco fechado e guardar por 1 semana.
- Todos os familiares e contatos próximos devem ser tratados, incluindo cuidadores, independentemente da presença ou não de sintomatologia, sempre todos no mesmo momento.
- Informação aos familiares da possível continuidade do prurido por 2 a 4 semanas após o tratamento para evitar o excesso de medicação e suas consequências.
- Nos tratamentos tópicos, deve ser orientada a aplicação em todas as regiões do corpo, incluindo couro cabeludo, virilha, axila, genitália e dedos dos pés e mãos, inclusive as unhas.

Nódulo escabiótico

Representa uma hipersensibilidade do hospedeiro ao parasita, ocorre geralmente após o tratamento e tem resolução demorada. Apresenta-se como um ou alguns nódulos eritematosos intensamente pruriginosos localizados em qualquer área do corpo, mas preferentemente na genitália masculina.

O tratamento é sintomático com anti-histamínicos e com corticosteroide oclusivo, não devendo ser instituída medicação específica para tratar a escabiose novamente.

PEDICULOSE

A pediculose do couro cabeludo é causada pelo *Pediculus humanus*, var. *capitis*, frequente em crianças de 3 a 11 anos que estão em escolas, mais comum nas meninas pelo hábito destas de terem cabelos longos e transmitida pelo contato direto com pessoas, pentes, escovas, toalhas e bonés. Apesar de o agente não apresentar risco para a vida da criança ou ser vetor para outras doenças, a pediculose causa problemas sociais, como estigmas na escola. Apesar do incômodo físico e social, a presença do piolho não representa falta de higiene.[5]

A prevalência da doença definida por estudos que inspecionam as crianças demonstra uma ampla variação conforme as regiões e países pesquisados: de 0,8% na Europa até 73% na Venezuela. Em estudo no Irã, observou-se a prevalência geral de 26,3%, com 15,2% em meninos e 37,9% em meninas. Nos Estados Unidos, estima-se que 6 a 12 milhões de infestações ocorram por ano. No Brasil, os trabalhos mostram prevalências variando desde índices próximos aos europeus até valores próximos aos do restante da América do Sul, conforme a população investigada, não sendo observados novos trabalhos nos últimos anos.[5,6]

As crianças apresentam como sintoma mais comum o prurido, mas a infestação ocorre mais frequentemente sem sintomas. O prurido é relacionado a uma reação de hipersensibilidade à picada do inseto, que se desenvolve em 4 a 6 semanas na primeira infestação e surge 1 a 2 dias após as reinfestações.[5]

O prurido antecede em alguns dias as lesões, que são caracterizadas por eritema, descamação e escoriação, localizadas principalmente na região occipital. Infecção secundária, linfadenomegalia occipital e cervical também são manifestações comuns na pediculose. Os parasitas estão presentes em pequeno número, em geral menos de 10 piolhos vivos ao mesmo tempo, têm vida curta e nem sempre são observados no momento do exame. O diagnóstico confirmatório é feito pela presença do piolho vivo, porém a procura pelo piolho vivo no couro cabeludo é menos eficiente do que passar um pente fino no couro cabeludo, estando indicada essa técnica em caso de dúvidas. O ovo do parasita chama-se lêndea e é uma formação ovalada, amarelada, firmemente aderida lateralmente na haste do cabelo (Figura 4); pode ser um indicativo da infestação, mas pode representar uma infesta-

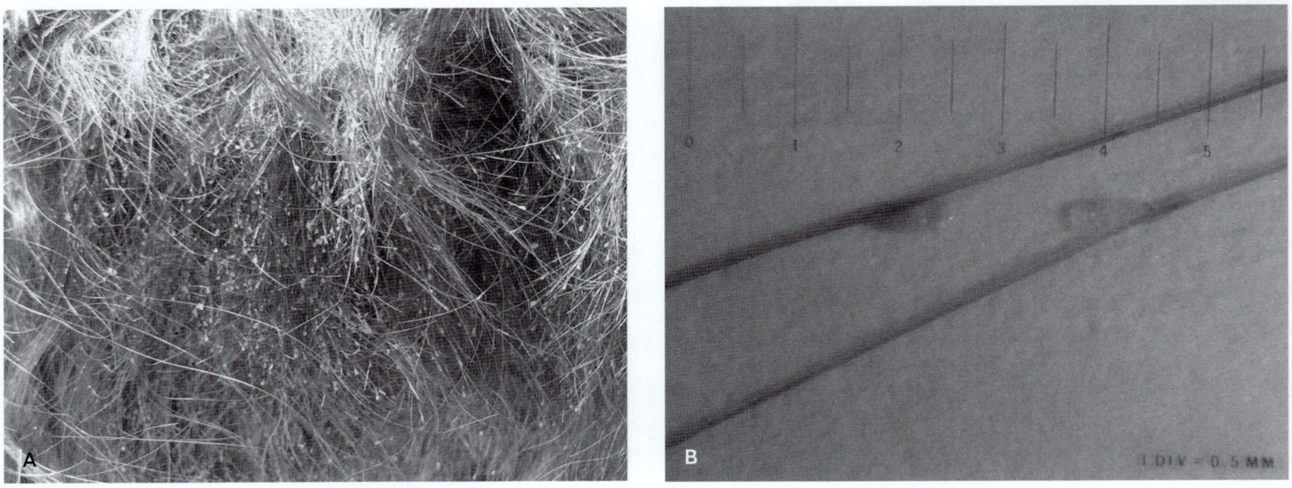

Figura 4 A. Inúmeras lêndeas em couro cabeludo. B. Lêndeas visualizadas com ampliação.

ção já resolvida. A retirada difícil das lêndeas diferencia a pediculose da dermatite seborreica (caspa) e do molde pilar, porém não existe diferença entre uma lêndea viva ou morta neste quesito. As lêndeas viáveis costumam estar próximas do couro cabeludo, até 0,6 cm da base, e podem ser levadas ao microscópio para se avaliar a presença do embrião, pois a diferenciação não é possível na prática clínica apenas. De modo geral, a presença de 5 ou mais lêndeas a menos de 0,6 cm do couro cabeludo é sugestiva de infecção ativa.[5]

Tratamento

O tratamento deve levar em consideração que nenhum esquema se mostrou 100% eficaz nos estudos clínicos e que a resistência às medicações existentes está aumentando.

- Permetrina 1 a 5%: aplicação de loção durante de 10 minutos, com enxágue em seguida. Repetir 1 semana depois. A aplicação tem que ser feita no cabelo seco, sem resíduos de condicionador, gel ou qualquer outro produto capilar.
- Ivermectina: 0,2 mg/kg em dose única, repetida 7 dias depois.
- Dimeticona 4%: aplicar loção nos cabelos e deixar durante 8 a 10 horas, lavar os cabelos e repetir em uma semana.

A dimeticona 4% demostrou eficácia no tratamento da pediculose *capitis* e possui ação física. Kassiri e colaboradores realizaram um estudo randomizado para comparar a eficácia e a segurança de xampu de permetrina 1%, xampu de lindano 1% e loção dimeticona 4% para curar a infestação de piolhos em crianças (incluindo grupo placebo) de 7 a 13 anos em escolas primárias femininas em uma cidade no Irã. As taxas de cura no dia 15 foram: grupo permetrina 90,1%, grupo lindano 86,5%, grupo dimeticona 94,6%. Os autores recomendam a loção de dimeticona 4% como um pediculicida muito eficaz e seguro para o controle da pediculose.[7]

A remoção das lêndeas é necessária para a resolução da infestação, e o controle dos contatos infestados é essencial para evitar recorrência. As lêndeas podem ser retiradas com água morna e vinagre, ou a combinação em partes iguais de vinagre e condicionador. Toalhas, pentes e escovas devem ser desinfetados com álcool e limpos com água fervente. Escovas e pentes devem ser limpos ou mesmo ser submetidos à aplicação de medicações que possam eliminar o piolho, sendo, em seguida, lavados com água quente.[3]

Outros medicamentos estão em estudo para tratamento da forma tópica, ivermectina 0,5% tópica e spinosad 0,9%. Embora estas medicações tenham demonstrado eficácia, algumas ainda não estão comercialmente disponíveis no Brasil.[4]

Pediculose do corpo

Causada pelo *Pediculus humanus var. corporis*, é comum em pessoas que vivem em condições precárias de higiene. O parasita se reproduz nas dobras das roupas, onde permanece viável durante vários dias e raramente é visto na pele. Pápulas eritematosas causadas pela picada do inseto, localizadas nas áreas cobertas do corpo com sinais de escoriação, e infecção secundária ocasionada pelo prurido são características da doença.

O tratamento é feito basicamente pela troca e lavagem das roupas e implementar noções de higiene.

Pediculose púbica

Causada pelo *Phthirus pubis*, ocorre primariamente na região púbica, mas pode acometer cabelos, sobrancelhas e cílios, ocasionando prurido, eczematização e infecção secundária. Eritema e descamação na borda ciliar podem ser confundidos com lesões de dermatite seborreica e dermatite atópica.

O tratamento é semelhante ao do piolho da cabeça, com ênfase na desinfecção das roupas, inclusive as de cama. O envolvimento dos cílios é tratado com agentes oclusivos, como a vaselina, 3 vezes/dia.

LARVA MIGRANS CUTÂNEA

Também conhecida como "bicho geográfico", pelo aspecto da lesão semelhante a um mapa. É uma erupção cutânea autolimitada causada pela penetração e migração das larvas do *Ancylostoma caninum e Ancylostoma braziliensis* contidas nas fezes de cães e gatos. A contaminação se dá principalmente pelo ovo ou larva presente na terra de parques, jardins e areia das praias.[8]

A larva penetra ativamente na pele formando uma pápula pruriginosa. Pela ausência de enzimas necessárias para penetrar e sobreviver na derme, a larva determina um trajeto serpiginoso e linear na epiderme, com velocidade de 2 a 5 cm/dia. O prurido intenso origina escoriações e até mesmo infecção secundária. Eventualmente pode haver lesões bolhosas (Figura 5).

As lesões podem se localizar em qualquer área do corpo, mas preferencialmente em pés e região glútea, dado o contato com a areia ou solo contaminados. O período de incubação normalmente é curto, de até 15 dias, porém existem relatos com até 7 meses entre a exposição e o início dos sintomas.[8] A larva morre entre 2 e 8 semanas, porém, já foi relatada sobrevida superior a 1 ano.

Tratamento

- Albendazol é o tratamento de escolha para crianças maiores de 2 anos. A dose é de 400 mg em tomada única, repetida 7 dias depois. Nos casos mais graves, até 3 doses em 3 dias consecutivos.
- Tiabendazol creme tópico 10 a 15%, 2 vezes/dia, durante 2 semanas.
- Tiabendazol oral 25 a 50 mg/kg/dia, durante 2 a 5 dias.
- Ivermectina: 0,2 mg/kg em dose única, repetida 7 dias depois.

A remoção cirúrgica é difícil de ser realizada, pelo caráter migratório e pela dificuldade de localização precisa do agente.[9]

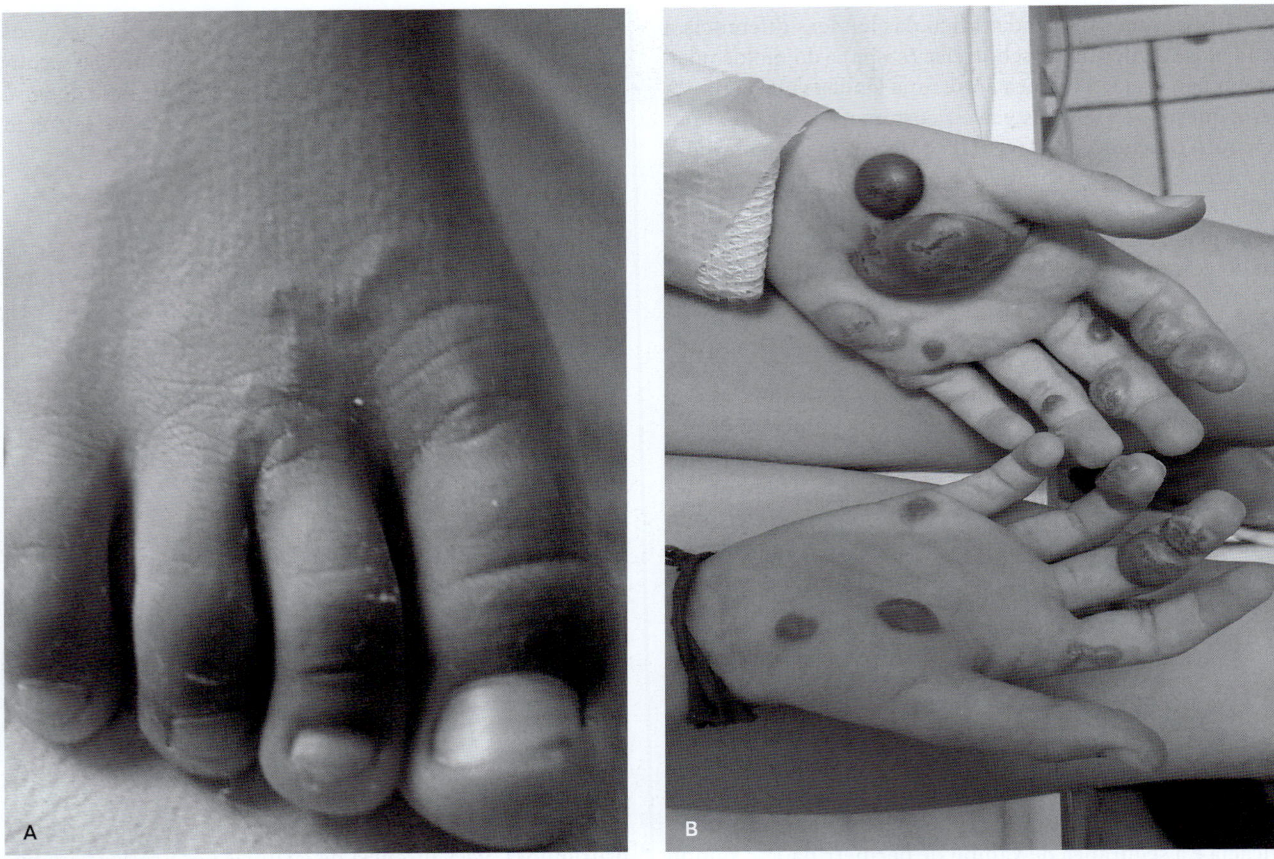

Figura 5 A. *Larva migrans* no dorso do pé. B. Reação à presença da *larva migrans* nas mãos com formação de inúmeras bolhas.

MIÍASE

Doença causada pelo desenvolvimento da larva de várias moscas, principalmente a *Dermatobia hominis*, é frequente nas áreas rurais e em viajantes provindos de regiões tropicais, estando em alguns países como a 4ª doença mais frequente entre os viajantes.[10] A fêmea deposita seus ovos em roupas, no solo e em outros insetos, como vetores, que os transmitem para o humano.

Na miíase primária, furunculoide ou berne, o ovo depositado sobre a pele penetra no subcutâneo, a larva se desenvolve e determina o aparecimento de nódulo inflamatório, semelhante ao furúnculo, com orifício central que permite a respiração da larva e elimina líquido claro (Figura 6A), acompanhado de sensação de ferroada no local. A localização da lesão é mais frequente nas áreas descobertas, couro cabeludo, face e, raramente, na órbita (Figura 6B).

Na miíase secundária ou cavitária, a deposição dos ovos é feita em feridas abertas, e o aspecto da lesão depende da localização e do número de larvas.

Tratamento

- Miíase primária: oclusão do orifício central do nódulo, com esparadrapo ou vaselina sólida, impedindo a respiração da larva e obrigando-a a emergir, facilitando sua retirada com pinça. A retirada cirúrgica é feita nos casos de dificuldade de extração pela pinça. O uso de ivermectina 1% tópica tem eficácia no tratamento destas lesões.[4]
- Miíase secundária: debridamento com retirada cirúrgica das larvas sob condições estéreis. O uso de ivermectina em doses habituais é recomendado e pode ser benéfico, pela possibilidade de surgimento de novas larvas após a remoção inicial.[4]

TUNGÍASE

Causada pela infestação da fêmea da *Tunga penetrans*, de ocorrência mais frequente em pacientes com condições sociais precárias e de localização em áreas rurais, podendo ocorrer em pacientes de melhores condições socioeconômicas provenientes de viagem a fazendas ou locais rurais.

Estudos no Brasil demonstraram a prevalência de tungíase entre 1,6%, nas crianças de Criciúma/SC, até índices próximos de 100%, quando pacientes de áreas endêmicas são acompanhados por um período de 6 meses.[11-14]

Apenas a fêmea penetra na derme, onde ocorre sua maturação; ela deposita seus ovos, determinando o aparecimento de pápula amarelada com ponto escuro central (Figura 7) e,

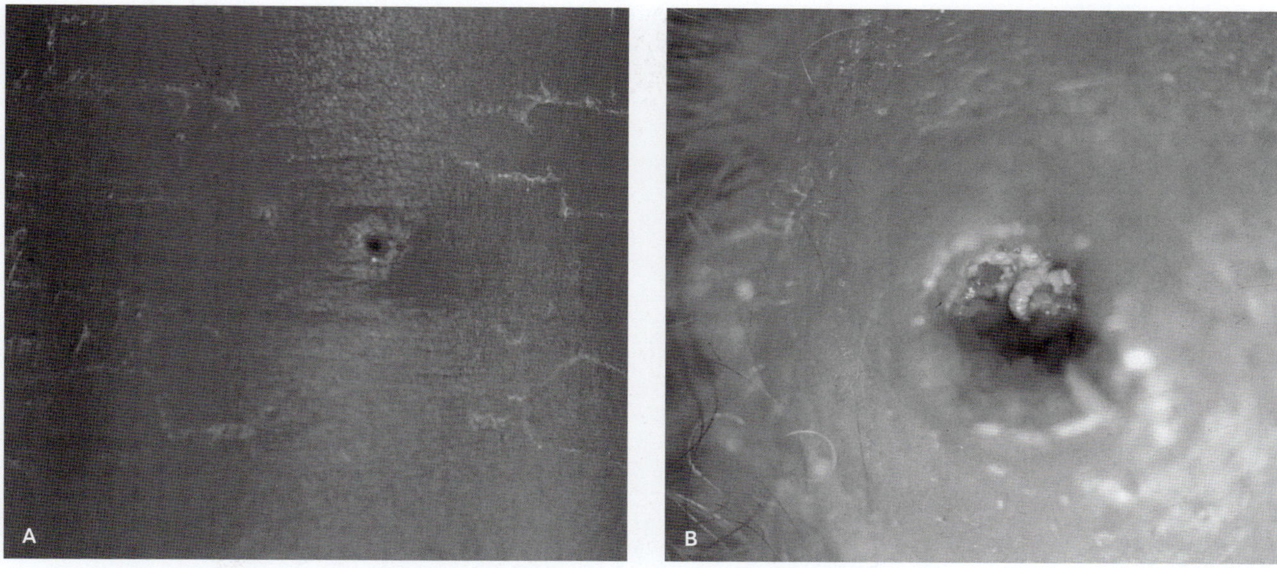

Figura 6 A. Miíase primária após a retirada. B. Miíase secundária em ferida aberta.

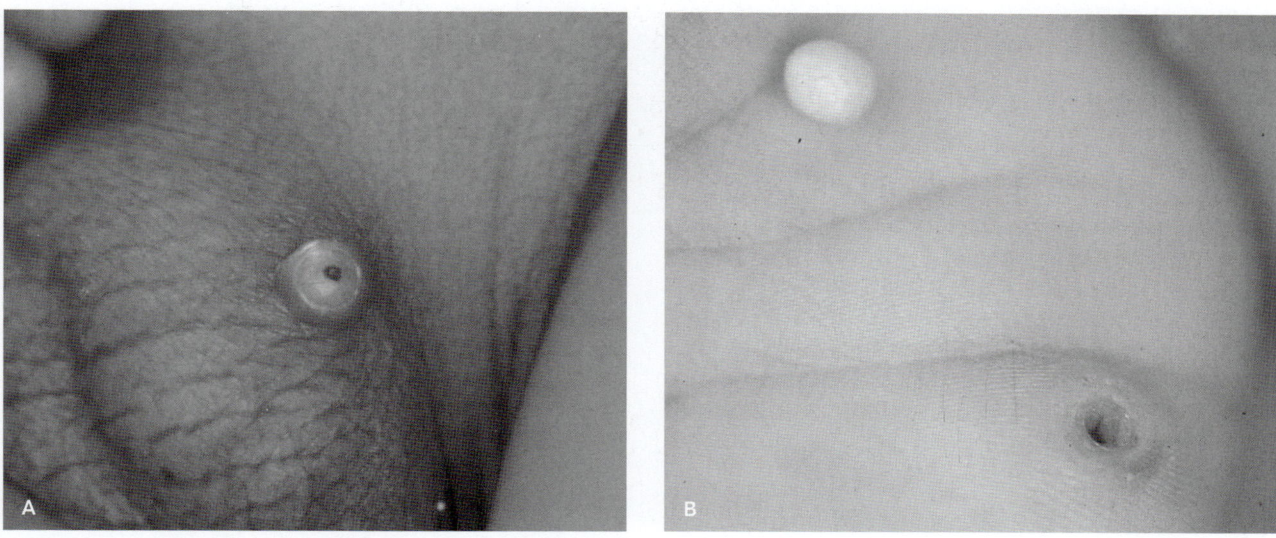

Figura 7 A. Tungíase em bolsa escrotal. B. Tunga retirada.

nos casos recentes, ocorrem edema, eritema, prurido e dor. A lesão se localiza preferencialmente nos pés, mas também pode ocorrer em regiões glúteas e genitais.

O diagnóstico é clínico e o tratamento é feito pela remoção cirúrgica da fêmea e seus ovos sob condições estéreis. Após a remoção, atualmente recomenda-se a utilização de tiabendazol 25 mg/kg/dia por 10 dias ou ivermectina em dose única. O uso de dimeticona tópica demonstrou também ter benefício na tungíase.[4]

REFERÊNCIAS BIBLIOGRÁFICAS

1. Lugovic-Mihic L, Azdajic MD, Filipovic SK, Bukvic I, Prkacin I, Grbic DS, et al. An increasing scabies incidence in Croatia: a call for coordinated action among dermatologists, physicians and epidemiologists. Zdr Varst. 2020;59(4):264-72.
2. Salavastru CM, Chosidow O, Boffa MJ, Janier M, Tiplica GS. European guideline for the management of scabies. Journal of the European Academy of Dermatology and Venereology. 2017;31(8):1248-53.
3. Nie YL, Yi H, Xie XY, Fu GL, Zheng YQ. Dermoscopic features of children scabies. Front Med (Lausanne). 2023 Feb 21;10:1097999.

4. Cardoso AEC, Cardoso AEO, Talhari C, Santos M. Update on parasitic dermatoses. Anais Brasileiros de Dermatologia. 2020;95(1):1-14.
5. Cummings C, Finlay JC, MacDonald NE. Head lice infestations: a clinical update. Paediatrics & Child Health. 2018;23(1):e18-e24.
6. Kassiri H, Mehraghaei M. Assessment of the prevalence of pediculosis capitis and related effective features among primary schoolchildren in Ahvaz County, Southwest of Iran. Environ Sci Pollut Res Int. 2021; doi: 10.1007/s11356-020-12284-9. Online ahead of print.
7. Kassiri H, Fahdani AE, Cheraghian B. Comparative efficacy of permethrin 1%, lindane 1%, and dimeticone 4% for the treatment of head louse infestation in Iran. Environmental Science and Pollution Research. 2021;28(3):3506-14.
8. Siriez JY, Angoulvant F, Buffet P, Cleophax C, Bourrat E. Individual variability of the cutaneous larva migrans (CLM) incubation period. Pediatr Dermatol. 2010;27(2):211-2.
9. Purdy KS, Langley RG, Webb AN, Walsh N, Haldane D. Cutaneous larva migrans. Lancet. 2011;377(9781):1948.
10. Robbins K, Khachemoune A. Cutaneous myiasis: a review of the common types of myiasis. Int J Dermatol. 2010;49(10):1092-8.
11. Heukelbach J, Franck S, Feldmeier H. High attack rate of Tunga penetrans (Linnaeus 1758) infestation in an impoverished Brazilian community. Trans R Soc Trop Med Hyg. 2004;98(7):431-4.
12. Damazio OR, Silva MV. Tungiasis in schoolchildren in Criciuma, Santa Catarina State, South Brazil. Rev Inst Med Trop Sao Paulo. 2009;51(2):103-8.
13. Burns T, Breathnach S, Cox N, Griffiths C. Rook's textbook of dermatology. 4 Volume Set. 8.ed. Oxford: John Wiley & Sons; 2010.
14. de Carvalho RW, de Almeida AB, Barbosa-Silva SC, Amorim M, Ribeiro PC, Serra-Freire NM. The patterns of tungiasis in Araruama township, state of Rio de Janeiro, Brazil. Mem Inst Oswaldo Cruz. 2003;98(1):31-6.

CAPÍTULO 6

DERMATOVIROSES

Andrea Gisele Pereira Simoni
Bruna Luiza Guerrer
Mayke Fabricia Steinbach

AO FINAL DA LEITURA DESTE CAPÍTULO, O PEDIATRA DEVE ESTAR APTO A:

- Por meio da anamnese e exame físico, reconhecer e diferenciar as lesões de etiologia viral.
- Descrever adequadamente as lesões provocadas por vírus.
- Saber as formas de contágio e as localizações mais prevalentes de cada tipo de dermatovirose.
- Ser capaz de orientar quanto à evolução esperada para cada doença.
- Conhecer as melhores opções para o tratamento das infecções virais.

INTRODUÇÃO

Quando a pele ou a mucosa entram em contato com um vírus, pode ou não evoluir para uma dermatovirose, dependendo das condições do agente (virulência e inóculo) e do hospedeiro (imunidade inata e adquirida e integridade da barreira cutânea). As dermatoviroses são frequentes nos consultórios pediátricos e serão detalhadas neste capítulo: o molusco contagioso, as verrugas, as infecções herpéticas e a doença mão-pé-boca.

MOLUSCO CONTAGIOSO

Etiologia

O molusco contagioso (MC) é uma dermatose infecciosa benigna, autolimitada e frequente na população pediátrica. O agente etiológico é um vírus de ácido desoxirribonucleico (DNA) do grupo poxvírus, que pode infectar pessoas de todas as faixas etárias, mas principalmente crianças na 1ª década de vida. O tempo de incubação é variável, podendo oscilar de 2 semanas até 6 meses.[1] É transmitido principalmente por contato direto com a pele infectada, o qual pode ser sexual, não sexual ou autoinoculação.[2] Nas crianças pequenas, a presença de lesões na região perianal ou genital pode levar à suspeita de abuso sexual, embora a autoinoculação seja frequente. Neste caso, o pediatra deve agir com o máximo de zelo, buscando elucidar a situação, fazendo uma anamnese detalhada, exame físico minucioso, prestando atenção ao comportamento da criança e possíveis contradições na história clínica.[3]

Apresentação clínica

As lesões são assintomáticas e podem se localizar em qualquer segmento da pele, mas raramente comprometem as mucosas. São caracterizadas por pápulas arredondadas e firmes de 2 a 5 mm, rosadas ou da cor da pele, com superfícies brilhantes e umbilicação central. As lesões podem ser únicas, múltiplas ou agrupadas e, ocasionalmente, apresentar halos eritematosos ou ser pediculadas (Figura 1).[2]

O molusco contagioso pode apresentar eczematização ao seu redor ou infecção bacteriana secundária. Em pacientes

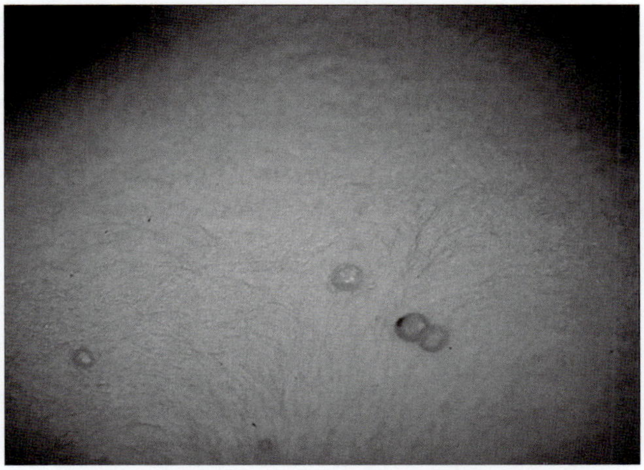

Figura 1 Molusco contagioso: pápulas arredondadas, rosadas da cor da pele, com superfícies brilhantes e umbilicação central.

atópicos, principalmente naqueles com dermatite atópica, em virtude das alterações da barreira cutânea, e nos imunodeprimidos, as lesões tendem a ser maiores e mais numerosas.

O tempo de duração das lesões é variável. Na maioria dos casos, são autolimitadas em um período de 6 a 9 meses; no entanto, podem persistir por 3 ou 4 anos.[2]

Diagnóstico

É essencialmente clínico. As características das lesões tornam a investigação laboratorial praticamente desnecessária para a confirmação diagnóstica. Nos raros casos em há dúvidas no diagnóstico, deve-se recorrer ao exame histológico da curetagem de uma das lesões, que mostrará grande quantidade de material viral (eosinofílico) deslocando o núcleo para a periferia celular.

Tratamento

A necessidade de tratamento em pacientes com MC é controversa, dado o curso autolimitado da infecção.[2] No entanto, a opção pela terapêutica permite o alívio do desconforto e o aspecto inestético causado pelas lesões, reduz a autoinoculação e a transmissão para outras crianças e previne infecções secundárias e cicatrizes.[1] A remoção por meio da curetagem é a forma mais rápida e efetiva de tratamento. Há necessidade de uma equipe tecnicamente treinada, e as lesões são retiradas uma a uma, provocando dor de pequena intensidade e sangramento. É importante conversar previamente com os pais e com a criança (se ela tiver idade para compreender), reduzindo a ansiedade e facilitando a realização do procedimento. A dor pode ser atenuada com o uso de anestésicos tópicos à base de lidocaína, associada ou não à prilocaína, cerca de 30 minutos a 1 hora antes do procedimento. Pode-se também empregar a crioterapia com nitrogênio líquido, aplicada em jatos muito rápidos sobre cada lesão, ou com auxílio de um cotonete. A dor intensa e as dificuldades técnicas tornam esse método pouco indicado para crianças. Outras opções terapêuticas são as substâncias cáusticas, como as soluções de hidróxido de potássio (KOH) a 5%, embora possam causar ardor e irritação local. Deve-se, portanto, avaliar cada caso, levando em consideração a idade e o estado imunológico do paciente, o número e a localização das lesões para escolher a melhor e mais prática alternativa terapêutica.

É descrito um fenômeno de inflamação que precede a involução natural das lesões de molusco. É chamado na língua inglesa de *BOTE sign*, abreviatura de *beginning of the end* (o começo do fim), e parece tratar-se de um fenômeno imunológico que indica a autorresolução das lesões, não devendo ser confundido com infecção secundária.[1] Esta seria uma das indicações para adiar o tratamento e aguardar algumas semanas, para então verificar a evolução.

VERRUGAS

São lesões de hiperproliferação epitelial benignas, de pele e mucosas, causadas pelo estímulo viral do papilomavírus humano (HPV).[1,4,5] Podem surgir em qualquer período da vida, sendo mais frequentes na faixa etária pediátrica e pouco observadas em adultos.[4] A transmissão é feita por contato direto, incluindo a autoinoculação, e também indireto, por superfícies contaminadas como em banhos de praia ou piscina.[4]

Uma vez ocorrido o contágio, pode ou não haver o desenvolvimento da lesão, dependendo da proteção da barreira cutânea e da interação entre as imunidades inata e adquirida do receptor.[4]

Etiologia

O HPV é um DNA-vírus pertencente à família *Papillomaviridae*, com aproximadamente 170 tipos de papilomavírus identificados infectando humanos.[4]

O período de incubação para sintomas pode variar de 3 meses a muitos anos.[1,4] A maioria das infecções são transitórias e sem manifestações clínicas e a minoria causa verrugas ou malignidade. Contudo, a infecção pelo HPV é responsável por 99,7% dos casos de câncer de colo de útero e é a 4ª maior causa de morte por câncer em mulheres adultas.[4]

Historicamente, o HPV tem sido classificado em cutâneo e mucoso, e também em baixo ou alto risco, baseado em sua predisposição a causar malignidade.[1]

Os tipos de HPV que infectam a região anogenital e a cavidade oral podem ser de baixo ou alto risco; já a maioria dos outros tipos são considerados de baixo risco.[4]

Os tipos de HPV também guardam relação de correspondência com o segmento topográfico comprometido e a manifestação clínica.[4] Assim, por exemplo, os tipos 2 a 4 são os mais relacionados às verrugas vulgares, o HPV-1 principalmente às verrugas palmoplantares, e de todos os casos de verrugas genitais, 90% são causados pelo HPV-6 ou 11.[4]

Manifestação clínica

A manifestação clínica das verrugas varia conforme o tipo do vírus, o local anatômico acometido e a resposta do hospedeiro à infecção.[4] De acordo com a forma da lesão verrucosa e sua localização, são classificadas em verrugas vulgares, planas, filiformes, plantares e anogenitais.[1]

Verrugas vulgares

São mais frequentes em crianças e representam 70% de todas as verrugas cutâneas. Podem acometer quase qualquer área da superfície corporal.[4]

Caracterizam-se por apresentar lesão em forma de cúpula, com pápulas hiperceratósicas, de superfície rugosa. Variam de poucos mm a alguns cm (Figura 2).[1,4] Capilares trombosados, representados por pontos enegrecidos, são aparentes à superfície[1], principalmente depois do desbastamento do tecido hiperceratósico.[4]

Quando localizadas na região periungueal, recebem a denominação de verrugas periungueais ou subungueais, as quais geralmente trazem desconforto e são de difícil tratamento, por causa do bloqueio físico da unha à verruga.[4]

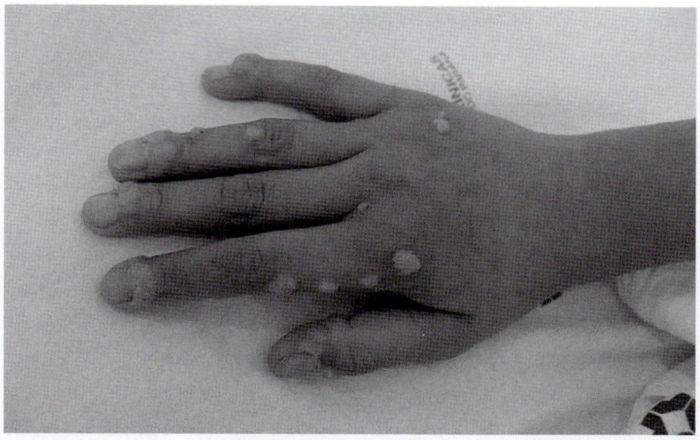

Figura 2 Verrugas vulgares: pápulas hiperceratósicas, em forma de cúpula, de superfície rugosa, localizadas em dorso de mão.

Verrugas planas

Acontecem na faixa etária dos escolares e adolescentes.[4] São pequenas, de 2 a 4 mm de diâmetro, múltiplas, de superfície achatada e indolores.[1] São mais frequentes em região fotoexposta, como face, pescoço e dorso das mãos.[4]

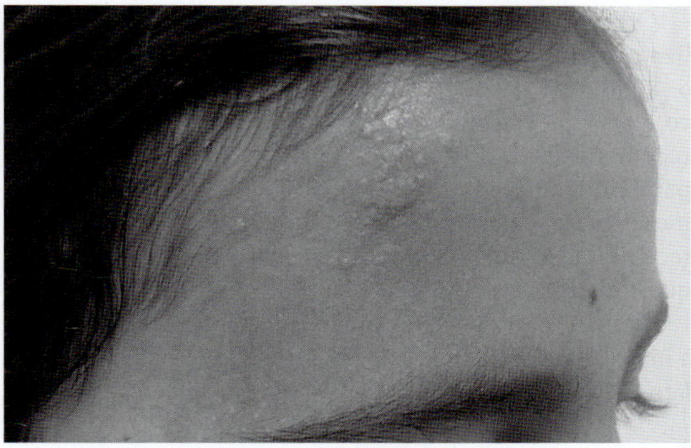

Figura 3 Verruga plana: pápulas lisas, de coloração rosada e superfície achatada, localizada em fronte.

Verrugas filiformes

De apresentação filiforme, como o nome sugere, lembram um fio por se apresentarem com protusões alongadas e localizam-se na face e no pescoço.[1,4] São benignas e de fácil tratamento.[4]

Verrugas plantares

São mais observadas em escolares e adolescentes.[4] Localizam-se nas plantas dos pés, geralmente são maiores que as outras apresentações clínicas. Apresentam superfície com hiperceratose e pontos enegrecidos (Figura 5). As verrugas plantares recebem todo o peso do corpo e, por isso, não se projetam muito sobre a superfície cutânea; podem ser dolorosas, dificultando a deambulação.[1] Popularmente, recebem a denominação de "olho de peixe".

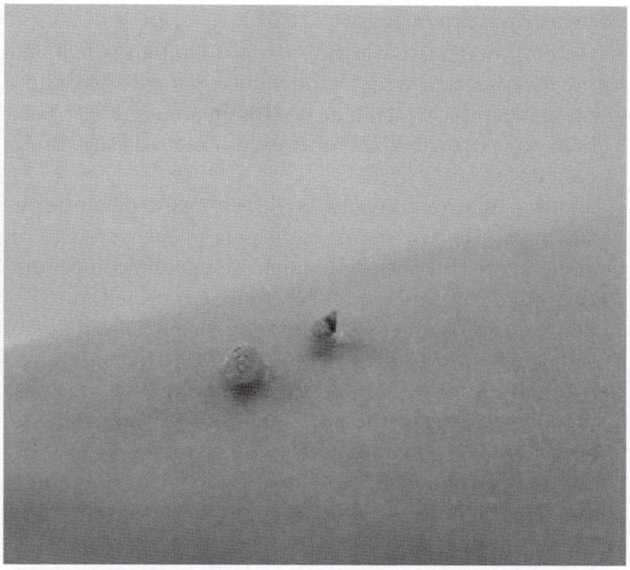

Figura 4 Verruga filiforme: pápulas hiperceratósicas, de aspecto exofítico e pedunculado.

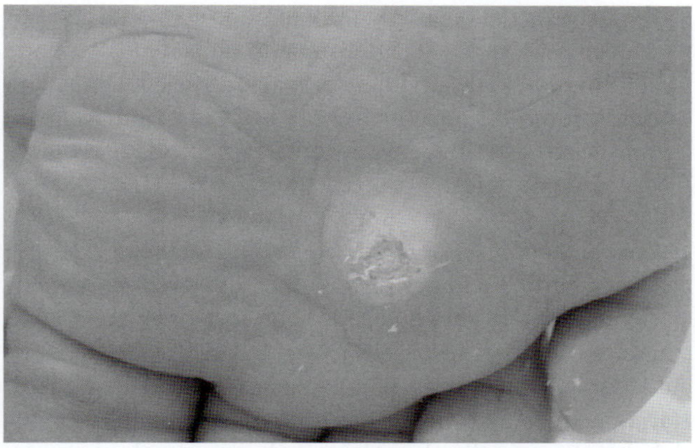

Figura 5 Verruga plantar: lesão hiperceratósica endofítica da cor da pele, apresentando pontos enegrecidos centrais, em região plantar.

Verrugas anogenitais ou condiloma acuminado

São raras em crianças, muito menos comuns do que em adultos.[4] Correspondem a verrugas localizadas nas regiões genital, perianal e anal, são da cor da pele, de papulares a achatadas ou em aspecto de couve-flor (Figura 6). Variam de poucos mm a vários cm de tamanho, muitas vezes agrupadas. São indolores, mas podem causar prurido, dor local ou sangramento.[1]

Nos casos de verruga anogenital, em geral, 90% são causados pelos tipos 6 ou 11, mas é possível que, em crianças, haja maior vulnerabilidade a HPV de outros tipos.[4]

A possibilidade de abuso sexual é a principal preocupação na avaliação de crianças com verruga anogenital, embora outras formas de transmissão possam ocorrer, permanecendo a dificuldade em determinar a fonte de contaminação do HPV nessas lesões em crianças.[4]

Formas de transmissão

- Heteroinoculação: transmissão por contato pele a pele (ou mucosa) de diferentes indivíduos, por exemplo, numa mesma família. É facilitada por traumas cutâneos.[1,4] Também pode ocorrer via fômites ou por meio de superfícies contaminadas.[4]
- Autoinoculação: transmissão de verrugas a partir de outros locais da pele ou mucosas pela própria criança ou adolescente.[1,4] Lesões disseminadas sugerem comprometimento da imunidade celular, como em pacientes transplantados ou com vírus da imunodeficiência humana.[1]
- Transmissão vertical: a infecção pelo HPV transmitida da mãe ao recém-nascido pode acontecer durante a gestação ou ao nascimento, podendo manifestar-se clinicamente somente meses ou anos após esta exposição.[1,4]
- Contato sexual: o abuso sexual deve ser suspeitado em verrugas genitais, sendo que as outras formas de transmissão também podem acontecer nessas verrugas.[1] O tempo mínimo de exposição ao HPV e desenvolvimento das verrugas anogenitais em adultos e adolescentes é por volta de 3 meses, mas, em crianças, este tempo é desconhecido.[4] Em crianças menores de 3 anos de idade, a verruga anogenital também pode ser adquirida por transmissão vertical; já entre 3 e 14 anos de idade, pode ser um indício de atividade sexual, que pela lei brasileira é tida como estupro (artigo 217 e 218 do Código Penal Brasileiro), por levarem em conta a imaturidade e a incapacidade de defesa e proteção desta faixa etária.[6]

Portanto, a presença da verruga anogenital é um desafio para o pediatra, e a investigação minuciosa deve dar sequência ao diagnóstico para que dados que sustentem ou afastem a hipótese de abuso sexual sejam obtidos.[6] Entrevistas com os cuidadores e com a criança (adequada à capacidade e à faixa etária), bem como o exame físico e o rastreamento laboratorial, devem ser realizados. No caso de suspeita de abuso sexual, a criança deve ser encaminhada a um local de referência para esses atendimentos. O seguimento com pediatra e equipe multidisciplinar de apoio à saúde mental e psicossocial aumenta o nível da precisão da decisão de conduta nesses casos.[6]

Toda suspeita de violência contra a criança e o adolescente deve ser notificada ao Conselho Tutelar e ao Ministério Público, este preferencialmente nas situações mais graves, como é a do abuso sexual. Trata-se de notificação compulsória pelo Ministério da Saúde e obrigatória pelo artigo 245 do Estatuto da Criança e do Adolescente (ECA).[6]

Diagnóstico

É essencialmente clínico e facilmente realizado. Em caso de dúvidas, os exames citológico e histopatológico podem auxiliar no diagnóstico, ou ainda testes de biologia molecular de pesquisa do HPV.[1,4]

Prevenção e imunização

A vacina foi desenvolvida para proteger contra a infecção pelos tipos de HPV e tem se mostrado eficaz e segura. Mais de 97% dos vacinados desenvolveram anticorpos contra o HPV.[1]

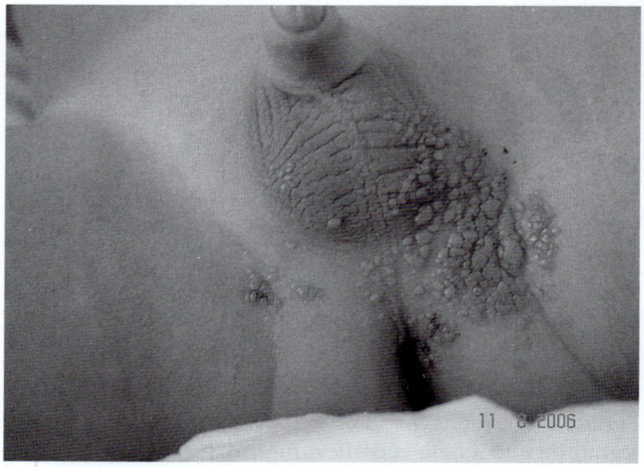

Figura 6 Condiloma acuminado: pápulas múltiplas, cor da pele a hipercrômicas, com aspecto verrucoso, em região perineal.

A vacina do HPV é mais efetiva quando administrada anteriormente ao início da exposição ao vírus pelo contato sexual.[1]

O Programa Nacional de Imunizações (PNI) disponibiliza a vacina quadrivalente HPV4, que contempla os tipos 6, 11, 16 e 18 de HPV.[6] Os dois primeiros são de baixo risco e os dois seguintes de alto risco para malignidade.[1] São recomendadas 2 doses com intervalo de 6 meses entre elas, para indivíduos entre 9 e 14 anos, e em 3 doses (0, 1 a 2 e 6 meses) para maiores de 15 anos. Imunossuprimidos devem receber as 3 doses.[6] Fora do Brasil, existe a vacina 9-valente, que contém mais tipos de HPV.[1]

Enquanto a proposta da vacina está relacionada a prevenir a infecção primária pelos tipos de HPV apresentados, há relatos de efeitos terapêuticos em HPV vacinal e não vacinal.[4]

Tratamento

As verrugas tendem a desaparecer em períodos variáveis, mas algumas podem ser refratárias ao tratamento.[4] Elas têm curso autolimitado, com dois terços das verrugas se resolvendo sem tratamento em até 2 anos[4,6], mas recorrências são frequentes e atribuídas à reativação viral local, mais que à reinfecção.[1]

A opção de tratar depende de várias considerações e deve ser individualizada em cada caso, com decisão compartilhada entre o pediatra, a família e a criança/adolescente, conforme a possibilidade, necessidade e expectativas. Há muitas opções terapêuticas que devem ser individualizadas, levando em conta que, nas crianças, deve-se optar pelos mais seguros e indolores.[4,6,7]

Opções terapêuticas vão desde a aplicação tópica de medicamentos, realizada em domicílio pelos pais ou responsáveis, até procedimentos que devem ser realizados por médicos experientes e em local apropriado.[4,6,9,10] De uso tópico e domiciliar, medicamentos contendo ácido salicílico e lático são aplicados nas lesões diariamente até a cura total.[4-7] Devem-se proteger as áreas adjacentes à lesão com um creme ou esparadrapo, pela possibilidade de irritação local da pele sadia, e proceder à oclusão após a aplicação. Não deve ser utilizado na face.[6]

A terapia de oclusão com curativos aderentes mostrou-se efetiva em verrugas vulgares. A oclusão associada a outros tratamentos (compostos de ácido salicílico e lático) pode potencializar seu efeito.[4]

A criocirurgia com nitrogênio líquido é a 2ª opção terapêutica. A baixíssimas temperaturas, a substância age congelando a lesão, embora a dor provocada limite parcialmente a sua utilização em crianças. A aplicação deve ser realizada em consultório médico, evitando aplicar na pele adjacente à verruga.[4,6]

Também pode ser empregada a aplicação tópica de tretinoína, particularmente indicada no tratamento das verrugas planas. Aplicar uma camada fina à noite, lavar o local pela manhã e proceder à fotoproteção, dada a fotossensibilidade causada pelo medicamento.[4,6]

O imiquimode em creme a 5% é um modulador da resposta imune que tem demonstrado eficácia no tratamento de verrugas anogenitais e não ano-genitais em crianças, com benefício do uso domiciliar.[4] Seu uso é liberado para maiores de 12 anos.[6]

A podofilotoxina tópica é um agente citotóxico com poder irritante e teratogênico, usado em casos selecionados em crianças; dependendo da concentração e da posologia, o uso é feito em consultório ou domiciliar.[4,6] A eletrocoagulação é reservada a casos esporádicos, sem resposta aos tratamentos anteriores.[6]

INFECÇÕES HERPÉTICAS

Considerada uma doença infecciosa de distribuição universal, apresenta como característica marcante sua recorrência, causando doença sintomática ou assintomática após período de latência.[4] Isso se deve à capacidade do vírus de, após o primeiro contágio, permanecer viável em cadeias ganglionares, podendo reativar e proliferar por meio de nervos periféricos manifestando lesões cutâneas.[1] Essa reativação ocorre na dependência do estado imunológico do paciente e parece também sofrer influências do estado nutricional, exposição solar e mesmo de fatores emocionais (tensão e estresse).[5] As infecções herpéticas são causadas por: vírus herpes simples (VHS) e vírus varicela zóster (VVZ). A infecção cutânea por VHS caracteriza-se por vesículas agrupadas sobre uma base eritematosa, localizadas em qualquer segmento topográfico da pele e das mucosas.[8] A infecção primária pelo VVZ apresenta-se clinicamente pela varicela, caracterizada por lesões em diferentes estágios evolutivos (polimórficas). Na reativação, o VVZ cursa com o herpes zoster, apresentando lesões cutâneas monomórficas, seguindo o trajeto do dermátomo.[4]

Etiologia

O VHS tipos 1 e 2 e o VVZ são vírus de DNA que compõem a subfamília *Alphaherpesvirinae*.[1] O VHS tipo 1 manifesta-se por lesões nos lábios e no tronco, e o tipo 2 preferencialmente região genital, sendo que ambos causam doença herpética em neonatos.[1] A transmissão ocorre por contato de pessoa a pessoa com pele infectada ou secreções de mucosas.[1] Pode ocorrer também por gotículas respiratórias ou exposição a secreções de pessoas contaminadas e ainda assintomáticas.[9] No entanto, a maior concentração de vírus é eliminada durante as infecções primárias sintomáticas.[1]

Diagnóstico

Essencialmente clínico, e as manifestações cutâneas e a recorrência das lesões na mesma área costumam ser suficientes para o diagnóstico.[9] Entretanto, em caso de dúvida, exames histológicos, citologia de Tzanck, sorologias e testes de reação em cadeia da polimerase (PCR) podem ser realizados.[4] Atualmente, a realização do teste de Tzanck não tem sido incentivada, por sua baixa sensibilidade.[1] Já os ensaios de PCR são mais sensíveis e considerados padrão-ouro. Contudo, a falha em detectar o vírus nas lesões por cultura ou PCR não exclui a infecção viral, em virtude do caráter intermitente da liberação viral.[1]

Herpes simples vírus

As manifestações clínicas diferem na infecção primária e na reativação e também variam conforme o local anatômico envolvido.[4] Embora as infecções sejam frequentemente assintomáticas, elas podem produzir uma variedade de sinais e sintomas. A infecção herpética ocorre também no período neonatal e apresenta envolvimento sistêmico em um número limitado de casos[1], e será abordada no Capítulo 2 – Dermatoses neonatais, nesta Seção.

Primoinfecção – Gengivoestomatite herpética

O primeiro contato com o vírus ocorre nos primeiros anos de vida.[1] Na maioria das vezes, a infecção é subclínica e o paciente torna-se portador do vírus sem apresentar sintomas.[4] Quando sintomática, a primoinfecção herpética cursa com extremo desconforto.[8] A gengivoestomatite é a manifestação clínica primária mais comum na infância, causada pelo VHS tipo 1, e acomete crianças entre 6 meses e 5 anos de idade.[4]

Caracteriza-se por enantema ulcerativo localizado na gengiva e mucosa oral, frequentemente friável, com lesões vesiculares periorais e ulcerações superficiais dolorosas.[8] O período de incubação é de aproximadamente 1 semana, e ocorre um pródromo com mal-estar, irritabilidade, anorexia e febre.[4] As lesões orais dificultam a alimentação, predispondo a desidratação e a desnutrição aguda.[4] A resolução completa ocorre em 1 a 3 semanas, porém casos graves necessitam de suporte hospitalar por desidratação.[1] Nos primeiros sintomas da doença, é importante aumentar a oferta hídrica e o aleitamento materno.[4]

O tratamento é sintomático, com analgésicos e antitérmicos, além da utilização de substâncias anestésicas e antissépticas locais.[8] O aciclovir pode ser benéfico se utilizado nas primeiras 72 a 96 horas nas crianças imunocompetentes com dificuldade para ingerir líquidos ou com dor extrema.[4]

A gengivoestomatite herpética deve ser diferenciada da herpangina, causada pelos enterovírus, cujas lesões se localizam principalmente na faringe posterior.[1]

Infecção herpética recorrente

Após a infecção primária, o VHS persiste por toda a vida de forma latente.[1] Pode haver recorrências, com pródromo de queimação ou prurido no local.[9] Há uma variedade de manifestações cutâneas associadas à reativação da infecção herpética, dentre elas: lesões orais recorrentes (herpes labial), lesões genitais recorrentes, panarício herpético, eczema herpético, eritema multiforme e alterações oculares.[4] O herpes labial é a forma clínica mais frequente de recorrência na infância.[4,9] Cerca de 40% da população, em algum momento da vida, terá lesões orolabiais recorrentes por VHS.[4] Quando sintomático, manifesta-se como vesículas únicas ou agrupadas na região perioral, localizado mais comumente na junção mucocutânea dos lábios, com aspecto comparável a uma amora (Figura 7).[9] O herpes genital, geralmente causado pelo VHS tipo 2, é caracterizado por lesões vesiculares ou ulcerativas na genitália masculina ou feminina, e/ou região de períneo.[1] Na faixa etária pediátrica, a infecção localizada na região genital é mais observada nos adolescentes, depois do início da atividade sexual.[4] Nos pré-escolares e escolares, é necessário um julgamento cuidadoso ao considerar como foi o contágio da doença genital herpética, e a possibilidade de abuso sexual infantil deve ser afastada.[4]

As lesões oculares são a principal complicação da infecção herpética.[1] Conjuntivite e ceratite podem resultar de infecção por VHS primária ou recorrente, necessitando de acompanhamento de longo prazo.[4] O panarício herpético consiste de lesões vesiculares únicas ou múltiplas localizadas na porção distal dos dedos, com maior frequência na polpa digital e face lateral dos dedos.[4] A transmissão ocorre por inoculação local após contato com secreções infectadas de cavidade oral, naqueles com gengivoestomatite herpética com hábito de roer as unhas.[1] A infecção pelo VHS pode ser um fator precipitante do eritema multiforme.[1] O eczema herpético é uma complicação da dermatite atópica infectada pelo VHS, que prolifera mais facilmente nas áreas de eczema.[4] Caracteriza-se por vesículas disseminadas, erosões e crostas hemorrágicas.[1]

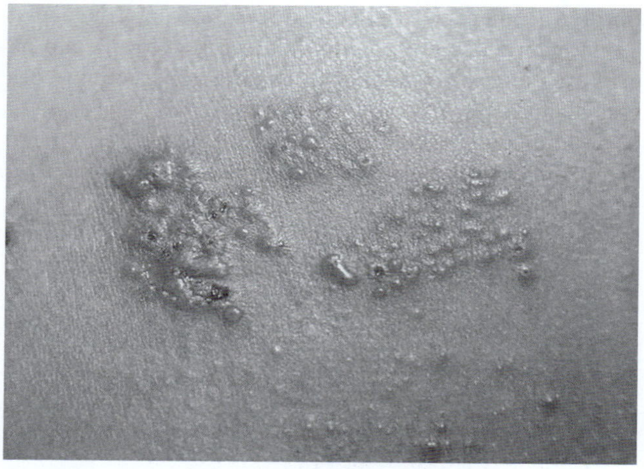

Figura 7 Herpes simples: vesículas agrupadas em cacho sobre base eritematosa.

Tratamento

As infecções por VHS leves e não complicadas não requerem tratamento.[9] Os dados disponíveis são limitados quanto ao efeito dos antivirais no curso de infecções mucocutâneas, não genitais, em imunocompetentes.[1] O tratamento com terapia antiviral específica depende da gravidade e do local da infecção, sendo o aciclovir a droga mais utilizada na faixa etária pediátrica.[4] O tratamento está indicado nas infecções disseminadas, acometimento neonatal, em pacientes imunocomprometidos, nos casos de doença grave e dolorosa e na maioria das infecções genitais.[4]

Na gengivoestomatite, o tratamento com aciclovir na dose de 15 mg/kg/dia (dose única máxima de 200 mg), 5 vezes/dia, durante 5 a 7 dias, pode ser necessário.[1] Aqueles casos de VHS com recorrências frequentes podem se beneficiar da terapia diária com aciclovir oral (30 mg/kg/dia, divididos em 3 doses, dose máxima de 1.000 mg/dia), por 6 meses a 1 ano de terapia contínua.[4] Para crianças com lesões oculares recorrentes, a terapia supressiva oral com aciclovir pode ser benéfica e indicada por meses ou até anos.[4] O aciclovir tópico não é indicado, pois não altera o tempo de evolução nem espaça as recorrências.[1] Compressas frias e analgésicos são indicados quando necessário, e os antibióticos tópicos, como o ácido fusídico ou a mupirocina, são utilizados na presença de sinais de infecção bacteriana secundária.[4] Demais dados referentes ao tratamento são resumidos na tabela do capítulo de infectologia.

VÍRUS VARICELA ZÓSTER

Varicela

A infecção primária pelo VVZ causa varicela (vulgarmente denominada de catapora), um exantema altamente contagioso, mais comum na infância.[1] Inicia-se com pródromos virais que consistem em febre, mal-estar, mialgia, cefaleia e artralgia, seguido pelas manifestações cutâneas.[4] A transmissão ocorre por gotículas de aerossol do trato respiratório durante o pródromo e até que todas as lesões vesiculares evoluam com crosta (variando de 2 a 12 dias).[1] A erupção é centrífuga com lesões em diferentes estágios de evolução, iniciando com máculas eritematosas, seguidas por vesículas (comparadas a "gotas de orvalho") que posteriormente se tornam pústulas e crostosas (Figura 8).[4] A localização é mais proeminente no tronco, seguida pelo couro cabeludo e membros proximais, com o envolvimento da mucosa sendo relativamente comum.[1] A erupção cutânea costuma ser pruriginosa.[1] Os sintomas sistêmicos tendem a ser leves em crianças, mas são frequentemente graves em neonatos, adultos e pacientes imunocomprometidos.[1] A complicação mais frequente é a infecção cutânea secundária, sendo mais raro o comprometimento pulmonar e neurológico.[4]

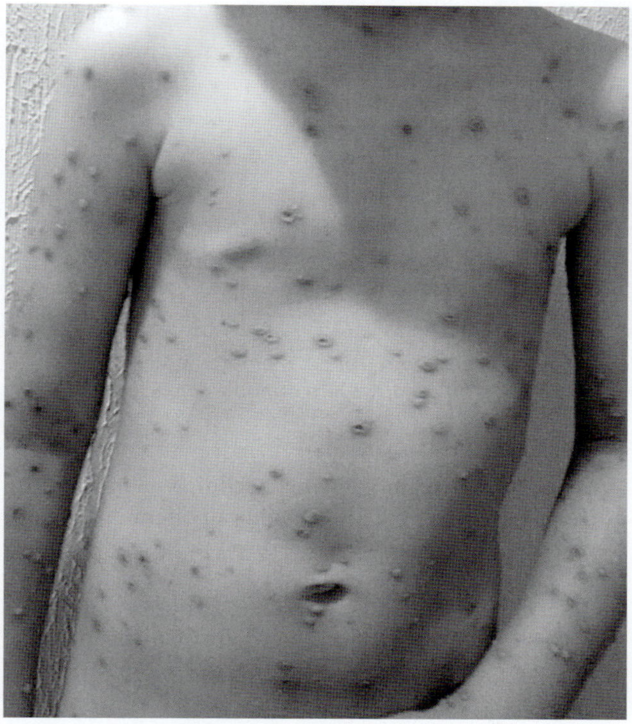

Figura 8 Varicela: máculas eritematosas, vesículas ("gotas de orvalho"), pústulas e pápulas eritematocrostosas localizadas em face e tronco.

Herpes zóster

A infecção é causada pelo VVZ após o contato prévio, seja pelo antecedente de varicela, seja por vacina.[4] O herpes zóster apresenta-se como erupção cutânea com vesículas agrupadas em uma base eritematosa e edematosa; a distribuição é unilateral e segue o trajeto do nervo afetado (Figura 9).[1] Pode afetar qualquer dermátomo, mas os mais comuns são torácico, lombar e trigêmeo.[1] É importante reconhecer o envolvimento do ramo oftálmico do nervo trigêmeo, que pode produzir complicações oculares graves.[4] Geralmente não apresenta sinais prodrômicos na infância e a neuralgia pós-herpética é pouco frequente, diferentemente do observado em adolescentes e adultos.[1] O diagnóstico é clínico, baseado nas manifestações cutâneas. Na maioria dos casos, não é necessária a investigação de imunodeficiência, apenas em casos recorrentes, bilaterais, muito extensos ou acompanhados de necrose.[1] O tratamento é sintomático, e a terapia antiviral é reservada para casos específicos.[4]

Tratamento

O tratamento em crianças previamente saudáveis é principalmente sintomático.[1] A prevenção da infecção bacteriana secundária e o alívio do prurido e da dor são os principais objetivos.[4] Sendo assim, está indicado o uso de analgésicos (dipirona ou paracetamol), compressas calmantes e anti-histamínicos, se houver prurido.[1] A terapia antiviral sistêmica para varicela e herpes zóster deve ser reservada para pacientes imunocomprometidos, aqueles com doenças crônicas de pele, como eczema, crianças com mais de 12 anos de idade e naqueles em uso de corticosteroide oral por longo prazo.[4] O tratamento com aciclovir oral é mais eficaz quando administrado nas primeiras 24 a 72 horas, com resolução mais rápida da erupção cutânea e dos sintomas associados.[1] A utilização de antibióticos só deve ser recomendada em caso de infecção bacteriana concomitante comprovada. Em crianças, a evolução tende a ser favorável e sem gravidade.[1]

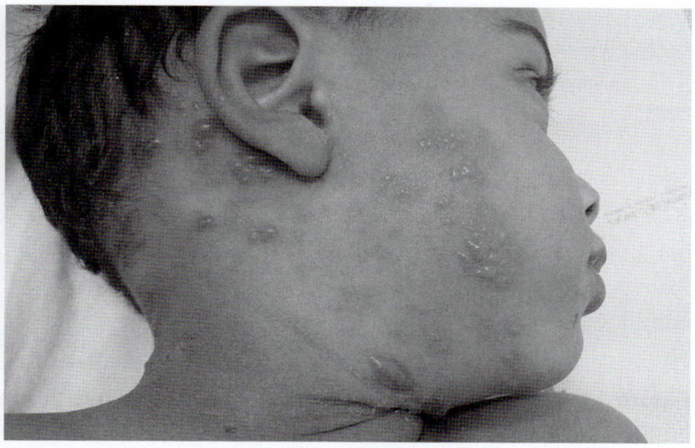

Figura 9 Herpes zóster: vesículas e bolhas agrupadas em uma base eritematosa, unilateral, seguindo um dermátomo, acometendo face e cervical.

DOENÇA MÃO-PÉ-BOCA

A doença ou síndrome mão-pé-boca (MPB) é uma condição comum na infância, causada pelos *coxsackievirus*, vírus de fita simples de ácido ribonucleico (RNA).[10] Segundo classificação taxonômica, existem mais de 100 sorotipos envolvidos, sendo o *coxsackie* A16 e o EV71 os mais frequentes. Caracteriza-se por pápulas e vesículas distribuídas principalmente na boca, mãos e pés, principalmente nas palmas e plantas, justificando o nome da doença. No entanto, pode acometer também outras localizações.[1]

Considerada uma enfermidade altamente contagiosa, sua transmissão ocorre de pessoa a pessoa geralmente por via fecal-oral.[10] No entanto, também foi relatada transmissão por secreções do trato respiratório, conteúdo das vesículas, período gestacional, periparto e, possivelmente, por meio da amamentação.[1] A 1ª semana após o início dos sintomas é o período de maior transmissibilidade da infecção.[4]

A doença pode cursar com pródromos como febre, odinofagia, dor abdominal e diarreia, que surgem após 3 a 6 dias da exposição ao vírus, por vezes antecedendo o surgimento das lesões cutâneas.[1] Depois, surgem enantema oral e *rash* maculopapular ou vesicular, sendo que, na cavidade oral, as lesões são aftosas e assemelham-se às da estomatite herpética, e nas mãos e pés são vesículas alongadas em formato de "grão de arroz" (Figura 10).[4] Quando acomete face, nádegas, joelhos e cotovelos, as lesões apresentam-se com padrão mais papular do que vesicular.[1] No diagnóstico diferencial, estão estomatite herpética, herpangina, sarampo e eritema multiforme.[4]

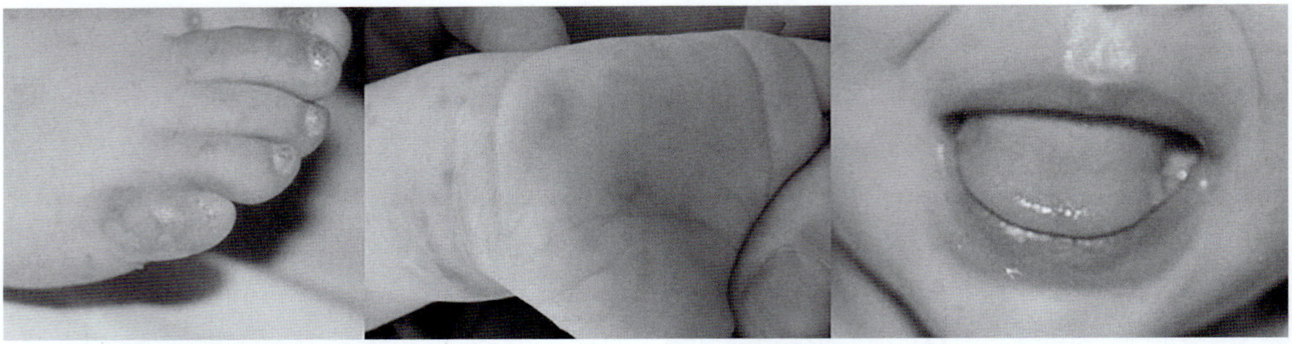

Figura 10 Doença pé-mão-boca: enantema oral e *rash* maculopapular localizado em tronco, membros e face. Lateral de língua com lesão aftosa e presença de vesículas alongadas em formato de "grão de arroz" em punho e 5° pododáctilo.

A doença tem predileção por crianças menores de 5 anos de idade, e a evolução é benigna na maioria dos pacientes.[4] Entretanto, foram relatados surtos com erupções bolhosas extensas e graves com evolução desfavorável, incluindo óbitos.[10] As complicações relatadas são raras e incluem encefalite, meningite asséptica, edema pulmonar e insuficiência cardíaca.[10] A gravidade da doença está relacionada aos sorotipos A71 e A6 e tem relação com a quantidade de vírus à qual a criança é exposta.[1] No entanto, a complicação mais frequente é a desidratação, decorrente da dificuldade de ingesta de líquido pelas lesões da cavidade oral.[4]

Manifestações tardias ocorrem em menor frequência, cerca de 3 a 8 semanas após a infecção aguda, como a onicomadese, que é o descolamento da unha a partir da sua base, nas mãos e pés (Figura 11), e descamação das mãos e pés.[4]

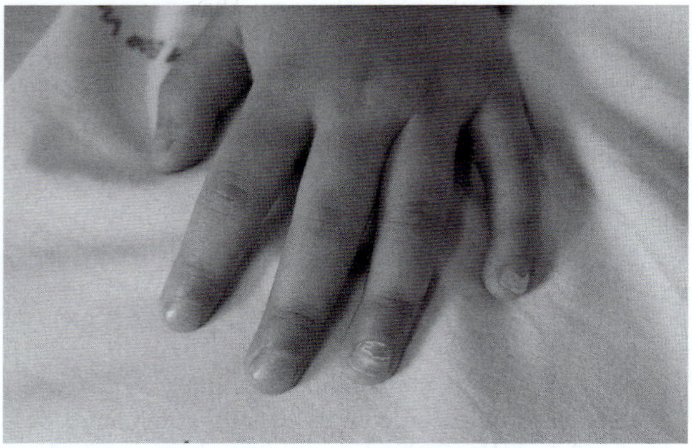

Figura 11 Onicomadese: descolamento da unha do 4° e 5° quirodáctilos a partir da sua base.

O diagnóstico é eminentemente clínico, e, em casos de dúvida diagnóstica, o PCR e a cultura podem confirmar.[1] Nenhuma terapia específica está disponível, sendo o tratamento sintomático, com resolução da doença em cerca de 2 a 3 semanas.[10] A imunoglobulina endovenosa pode ser benéfica em casos selecionados, como para meningoencefalite nos pacientes imunodeprimidos.[1]

REFERÊNCIAS BIBLIOGRÁFICAS

1. Kimberlin DW, Brady MT, Jackson MA, Long SS, eds. Red Book: 2018 Report of the Committee on Infectious Diseases. 31.ed. Itasca: American Academy of Pediatrics; 2018.
2. Romero RM, Navarrete-Dechent C, Downey C. Molluscum contagiosum: an update and review of new perspectives in etiology, diagnosis,and treatment. Clin Cosmet Investig Dermatol. 2019;12:373-81.
3. Chen X, Anstey AV, Bugert JJ. Molluscum contagiosum virus infection. Lancet Infect Dis. 2013;13(10):877-88.
4. Hoeger PH, Kinsler V, Yan AC, eds. Harper's textbook of pediatric dermatology. 4.ed. Hoboken: Wiley-Blackwell; 2020.
5. Hudson B, Powell C. Towards evidence based medicine for paediatricians. Does oral aciclovir improve clinical outcome in immunocompetent children with primary herpes simplex gingivostomatitis? Arch Dis Child. 2009;94(2):165-7.
6. Sociedade Brasileira de Pediatria (SBP). Departamento Científico de Dermatologia (2019-2021). Dermatoviroses – Verrugas e molusco contagioso. Doc. Científico. 2020;6:1-13.
7. Mathes EF, Oza V, Frieden IJ, Cordoro KM, Yagi S, Howard R, et al. "Eczema coxsackium" and unusual cutaneous findings in an enterovirus outbreak. Pediatrics. 2013;132(1):e149-57.
8. Ahluwalia J, Han A, Kusari A, Eichenfield LF. Recurrent herpes labialis in the pediatric population: Prevalence, therapeutic studies, and associated complications. Pediatr Dermatol. 2019;36(6):808-14.
9. Silverberg NB. Pediatric warts: update on interventions. Cutis. 2019;103:26-30.
10. Boull C, Groth D. Update: treatment of cutaneous viral warts in children. Pediatr Dermatol. 2011;28(3):217-29.

CAPÍTULO 7

DERMATITE DE CONTATO EM CRIANÇAS

Ana Elisa Kiszewski Bau
Matilde Campos Carréra
Izabella Rodrigues Reis Gomes

AO FINAL DA LEITURA DESTE CAPÍTULO, O PEDIATRA DEVE ESTAR APTO A:

- Conhecer a diferença entre dermatite de contato por irritante primário e alérgica.
- Reconhecer as características clínicas da dermatite de contato.
- Identificar os fatores envolvidos na dermatite da área de fraldas.
- Conhecer os principais agentes sensibilizantes nas dermatites de contato alérgicas.
- Orientar quanto ao tratamento adequado.

INTRODUÇÃO

A dermatite de contato (DC) é uma resposta inflamatória da pele a estímulos externos (com ou sem a participação da luz), que se manifesta por meio de lesões de eczema agudo, subagudo ou crônico. Pode originar-se de um dano físico ou químico direto sobre a pele ou ser mediada por uma reação imunológica. De acordo com a etiopatogenia, a DC é classificada em: dermatite de contato por irritante primário (DCIP), dermatite de contato alérgica (DCA), dermatite de contato fototóxica (DCFT) e dermatite de contato fotoalérgica (DCFA).[1,2]

A DC é uma doença frequente e ocorre em todas as faixas etárias. Sua prevalência na infância vem aumentando nos últimos anos.[2] A DCIP é mais prevalente que a DCA tanto nas crianças quanto nos adultos. Bonitsis et al. realizaram uma revisão sistemática e metanálise de DCA em crianças e encontraram uma proporção maior de reações positivas nos testes epicutâneos nos estudos publicados depois do ano de 1995.[3] Nos adolescentes, a incidência de DCA alcança os mesmos índices descritos nos adultos.

Embora sua frequência tenha diminuído na última década, o níquel continua sendo o alérgeno mais comum. Em contrapartida, novos alérgenos, encontrados nos produtos infantis, ganharam importância como desencadeantes de DCA, como a metilisotiazolinona.[2,4,5]

DERMATITE DE CONTATO POR IRRITANTE PRIMÁRIO

É a dermatite causada pelo dano direto do agente irritante na pele. A inflamação pode ser ocasionada por estímulos físicos ou químicos e é restrita ao local de contato. É o tipo mais prevalente, sendo responsável por 80% dos casos de DC.[1]

Os seguintes fatores são relevantes na fisiopatogenia da DCIP:

- A concentração da substância (quanto maior a concentração, maior será o potencial irritante).
- O tempo de exposição (quanto maior for o tempo de exposição, maior será o potencial irritante).
- A espessura da camada córnea (quanto menor a espessura da camada córnea, maior será o potencial irritante.
- A presença de dermatoses preexistentes (como a dermatite atópica, pois a quebra da barreira cutânea facilita a penetração e a ação de substâncias irritantes).[6]

Os agentes irritantes podem ser classificados em absolutos e relativos: os primeiros são aqueles que danificam a pele ao primeiro contato, causando DC irritativa aguda. Surge eritema com formação de vesículas e/ou bolhas, ardor e calor local, com prurido discreto ou ausente. Neste tipo de DC, a dor costuma ser mais importante que o prurido. São ocasionadas por ácidos ou álcalis fortes.

Os irritantes relativos danificam a pele após contatos repetidos ou prolongados, causando lesões eritematosas, descamativas, com tendência à liquenificação e caracterizam-se por prurido intenso. Sabões, detergentes, toxinas bacterianas, urina e fezes são os principais agentes irritantes relativos. São exemplos frequentes de DCIP a dermatite na região perioral do lactente, pela ação da saliva, e a dermatite de fraldas, causadas pela ação da urina e das fezes.[7]

Dermatite de fraldas

A dermatite de fraldas é o tipo de DCIP mais frequente na infância. Estima-se que ocorra em 7 a 50% dos lactentes, com pico entre 9 e 12 meses de idade.[8] A etiopatogenia é complexa e envolve múltiplos fatores, como a oclusão, a maceração, a fricção e os microrganismos, associados aos irritantes presentes na urina e nas fezes.

A oclusão produz aumento da umidade local e da permeabilidade da pele, além de propiciar a proliferação de fungos e bactérias. Provoca, ainda, um aumento do pH cutâneo, aumento da atividade de enzimas, como ureases bacterianas, proteases fecais, lipases e sais biliares, que potencializam o poder de irritação dessas substâncias.[7] Do ponto de vista clínico, a dermatite de fraldas pode ser classificada em estágios. No início, poupa as dobras e afeta mais as superfícies convexas, como glúteos, grandes lábios e coxas (Figura 1).

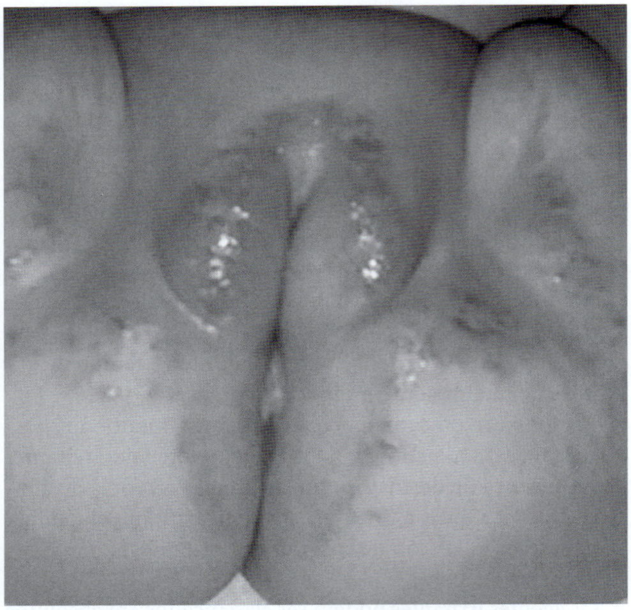

Figura 1 Dermatite de fraldas: eritema, pápulas e vesículas distribuídas em "W".

Fonte: acervo fotográfico do Serviço de Dermatologia da UFCSPA.

As lesões iniciam-se com eritema e evoluem com maceração, escoriações, pápulas, erosões e ulcerações na sua forma mais grave (dermatite papuloulcerativa de Jacquet). A DCA na região da fralda, embora menos frequente, tem ganhado importância com a identificação dos corantes, dos mercapto-compostos e dos aditivos da borracha como potenciais alérgenos encontrados nas fraldas descartáveis.[8]

DERMATITE DE CONTATO ALÉRGICA

A DCA é determinada por uma reação imunológica do tipo IV (celular). Para que esta reação se desenvolva, é necessária uma sequência de eventos, com fase de sensibilização e fase de indução ou provocação. Os haptenos penetram na epiderme, ligam-se a proteínas, para tornar-se antígenos completos e, posteriormente, são captados pelas células de Langerhans ativadas. Estas células migram para os linfonodos de drenagem e apresentam o complexo antígeno HLA-DR para os linfócitos T $CD4^+$ e $CD8^+$. A seguir, os precursores de células T específicos expandem-se clonalmente nos linfonodos de drenagem, circulam pelo sangue e migram para a pele. Quando ocorre a reexposição ao alérgeno (fase de provocação), os linfócitos Th1 sensibilizados reconhecem o antígeno ligado à célula de Langerhans e secretam INF-gama, TNF-beta, GM-CSF e IL-2, resultando em um processo inflamatório, com edema intercelular representado, clinicamente, pelo eczema.[4,7]

A exposição repetida pode ocorrer por via transepidérmica ou sistêmica, pela via endovenosa, ingestão ou inalação do mesmo alérgeno. O tempo para a sensibilização varia de poucos dias a vários anos. Em geral, a hipersensibilidade adquirida persiste por toda a vida, exceto nos casos em que se desenvolve tolerância.[7]

De forma similar ao que ocorre nas DCIP, alguns fatores do indivíduo e outros da substância aumentam a capacidade reacional. Entre os fatores individuais, estão: a integridade da superfície cutânea (presença de dermatoses preexistentes), o local de exposição ao alérgeno (pele mais fina), pressão, fricção, tempo de exposição e alteração do pH da pele. Entre os fatores da substância encontram-se: baixo peso molecular, concentração (altas concentrações atuam como irritantes, e médias atuam como sensibilizantes) e alcalinidade. A DCA pode ser desencadeada por substâncias diferentes que compartilham o mesmo radical, por meio de um mecanismo conhecido como reação cruzada.[7]

Apesar de a DCA ser comum em crianças, frequentemente ela é subdiagnosticada. Alguns estudos apontam que a incidência de sensibilização em crianças está aumentando.[2,4] Esse aumento nas últimas décadas poderia ser justificado pelo crescimento da indústria química, que introduziu novos produtos no mercado, pela exposição mais precoce das crianças a diferentes alérgenos presentes nos cosméticos infantis e à melhor padronização dos testes epicutâneos.[9] Quanto às principais substâncias sensibilizantes, existe um consenso de que metais, perfumes, alérgenos presentes nos calçados, medicamentos tópicos e cosméticos são os principais responsáveis pela DCA em crianças.[9] Os alérgenos mais frequentemente positivos nos testes epicutâneos na faixa etária pediátrica são: níquel (17,5 a 29,7%), neomicina (6 a 16,3%), cobalto (8,8 a 17,8%), perfume (5,1 a 12,9%), bálsamo do Peru (3,9 a18,6%), formaldeído (3,3 a 11,6%), lanolina (3,6 a 15,8%), timerosal (4 a 15,8%) e dicromato de potássio (3,6 a 8,9%).[3,4]

Uma possível explicação para a alta prevalência de alergia ao níquel seria a exposição precoce aos botões metálicos nas roupas infantis (incluindo "*tip-top*" e "*body*"), zíper de roupas, bijuterias, aparelhos ortodônticos, grampos para cabelo, brinquedos, moedas, chaves, tintas, maquiagem e, mais recentemente, alguns aparelhos de telefone móvel e *tablets* (Figura 2).[9]

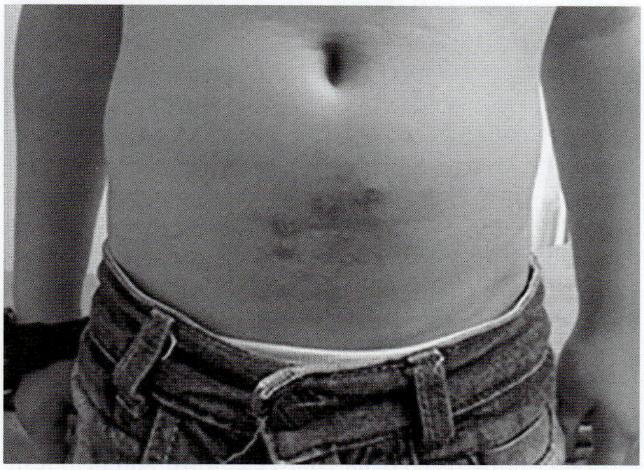

Figura 2 Dermatite de contato alérgica ao níquel desencadeada pelo botão da calça: eczema subagudo e erosões na região infraumbilical.

Fonte: acervo fotográfico do Serviço de Dermatologia da UFCSPA.

O cobalto, presente em bijuterias, botões metálicos, zíper, maquiagem, tintas de impressoras, tintura para cabelos, pigmentos de tatuagem, moedas e adesivos, pode apresentar reação cruzada com o níquel e o cromato. O bicromato de potássio está presente em produtos manufaturados do couro (calçados), maquiagem (rímel e sombra), pigmentos de tatuagem, tintas e papéis (Figura 3).[2]

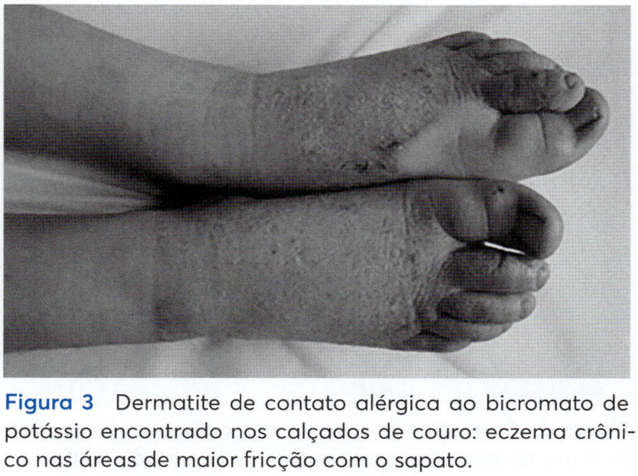

Figura 3 Dermatite de contato alérgica ao bicromato de potássio encontrado nos calçados de couro: eczema crônico nas áreas de maior fricção com o sapato.

Fonte: acervo fotográfico do Serviço de Dermatologia da UFCSPA.

O timerosal é um conservante com poder de sensibilização encontrado em produtos cosméticos, medicamentos tópicos e sistêmicos, soluções para lentes de contato e vacinas.

O bálsamo do Peru é um composto aromático encontrado em perfumes (talco e óleos), saborizantes (sorvetes, refrigerantes de cola), medicamentos, especiarias (baunilha, cravo, canela, *curry*, casca de frutas cítricas) e chocolate. Também pode estar presente em cremes, enxaguatórios bucais e colônias.[9]

As fragrâncias estão entre as causas mais frequentes de DCA em crianças.[2] O contato com o perfume-*mix* é precoce, por meio dos produtos de higiene e brinquedos perfumados.

Dos medicamentos, a neomicina é a mais prevalente e importante na DCA, visto que, uma vez sensibilizada, a criança pode apresentar reação cruzada a outros antibióticos, como framicetina, amicacina, estreptomicina, tobramicina e gentamicina.[4,9] É frequente também a sensibilização concomitante com neomicina e bacitracina. Algumas vacinas podem conter neomicina e, assim, ocasionar reações sistêmicas em pacientes previamente sensibilizados.[9]

A lanolina também é uma substância com potencial sensibilizante, sendo as crianças com dermatite atópica particularmente vulneráveis.[2] Essa substância está presente em cosméticos (cremes, loções e hidratantes), xampus, filtros solares, óleos e em várias pomadas para assaduras.[4,9]

Alérgenos adicionais de importância nos lactentes e pré-escolares são a metilclorotiazolinona (MCI), a metilisotiazolinona (MI), cuja combinação MCI/MI é conhecida como Kathon CG®, e a cocamidopropil betaína (CAPB). O MCI/MI é encontrado em lenços umedecidos e cremes hidratantes e é causa de DCA perianal.[2,9,10] A CAPB é um surfactante não iônico utilizado em produtos de higiene infantil, principalmente nos xampus "sem lágrimas".[4] Tanto a MI quanto a CAPB, bem como outras substâncias, já foram consideradas responsáveis pela DC que ocorre em usuários de *slime*, um brinquedo que ganhou destaque entre as crianças, cujas receitas caseiras contam com produtos domésticos comuns, como sabão em pó e cola líquida, com potencial alergênico e irritativo.[11]

Quando se analisam alérgenos em escolares e adolescentes, duas substâncias adquirem importância: o formaldeído e a parafenilenodiamina. O formaldeído é encontrado principalmente em esmaltes, sabonetes, xampus, sombras, talcos, na manufatura de calçados e como conservante nos perfumes.[2] A parafenilenodiamina é um corante utilizado nas tinturas de cabelos e tatuagens temporárias de hena para deixá-la escura, ocasionando lesões frequentes nas crianças (Figura 4).[1]

Alguns autores relataram uma prevalência de DCA comparável em adultos e crianças com e sem dermatite atópica (DA). No entanto, a DCA pode coexistir em pacientes com DA, podendo ser, clinicamente, difícil distinguir as duas condições.[1,2,6] O desenvolvimento da DCA em crianças com DA pode ser facilitado pelo defeito na barreira cutânea, levando ao maior risco de sensibilização de contato quando exposta a alérgenos potenciais, sendo mais prevalente em pacientes com DA moderada a grave.[1,2] A clorexidina, o níquel, a lano-

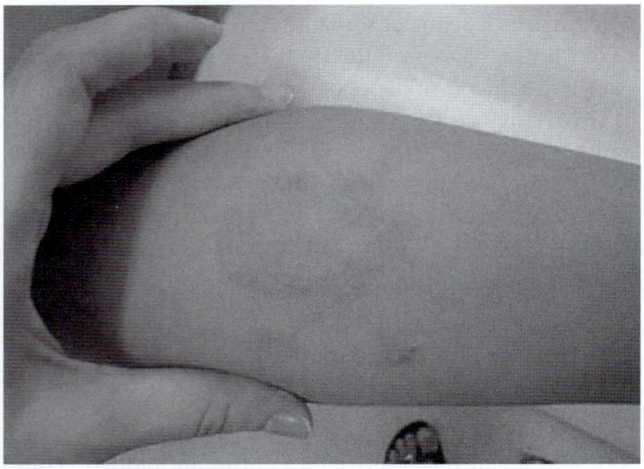

Figura 4 Dermatite de contato alérgica à parafenilenodiamina: eczema subagudo com formato do desenho da tatuagem de hena.
Fonte: acervo fotográfico do Serviço de Dermatologia da UFCSPA.

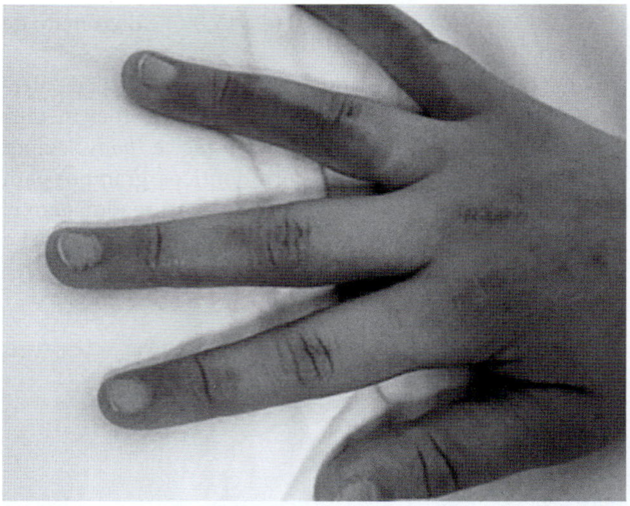

Figura 5 Fitofotodermatite provocada pelo contato com limão e exposição ao sol: manchas hipercrômicas na lateral dos dedos da mão direita.
Fonte: acervo fotográfico do Serviço de Dermatologia da UFPR.

lina, o bálsamo do Peru, o butilfenol-para-terciário e a neomicina são alérgenos importantes nos pacientes com DA.[4,9] Diante da suspeita de DCA em pacientes com DA, principalmente em casos de difícil controle, com lesões em áreas diferentes daquelas características de DA, deve-se realizar o teste de contato, evitando-se a aplicação nas áreas de eczema, para diminuir os resultados falso-positivos.[4,6]

DERMATITE DE CONTATO FOTOTÓXICA E FOTOALÉRGICA

A dermatite de contato fototóxica (DCFT) é desencadeada por substâncias que se transformam em elementos fototóxicos pela ação da radiação ultravioleta, levando a uma reação inflamatória cutânea. Como na DCIP, não existe mecanismo imunológico na formação do eczema.

A dermatite de contato fotoalérgica (DCFA) tem o mesmo mecanismo etiopatogênico da DCA, porém com a participação da luz solar. Após a absorção da energia da luz, a substância é convertida na molécula em estado ativado. Neste processo, ela se une a um carregador proteico para formar um antígeno completo. Uma vez que o antígeno é formado, o mecanismo patogênico seguinte é similar ao da DCA.[7]

Clinicamente, a DCFT manifesta-se por lesões eczematosas ou eritematoedematosas, com ou sem bolhas sobre área fotoexposta. Na DCFA, por sua vez, as lesões podem ser encontradas tanto em áreas cobertas como expostas. Na etiologia da DCFT, os psoralenos provenientes de plantas são os principais agentes (fitofotodermatite produzida pelo suco de limão, salsinha, alho – Figura 5), seguidos pelos medicamentos tópicos como prometazina (encontrada em pomadas antialérgicas), os antimicóticos, os anti-inflamatórios não hormonais (AINH) e os perfumes. Na DCFA, os medicamentos de uso sistêmico, como anti-histamínicos e antibióticos, são os mais envolvidos.[7]

DIAGNÓSTICO

O diagnóstico pode ser suspeitado por meio da história clínica, do exame físico e, na DCA, é confirmado pelo teste de contato que permite determinar as substâncias desencadeantes.[1,2,7] Quando houver dúvida, o exame histopatológico pode ser solicitado e há presença de dermatite espongiótica.

História e exame físico

Deve-se tentar distinguir, por meio da história, a DCIP da DCA. É importante realizar uma avaliação cuidadosa das exposições ambientais, costumes, atividade diária, convívio com animais, uso de bijuterias, tatuagens, produtos de higiene pessoal, incluindo os produtos utilizados pelos pais.

Dermatite na face em crianças pode ser produzida por produtos de maquiagem, esmaltes (Figura 6) ou tintura de cabelos utilizados pela criança ou pela mãe. Para as dermatites na região glútea ou posterior da coxa (Figura 7), sempre

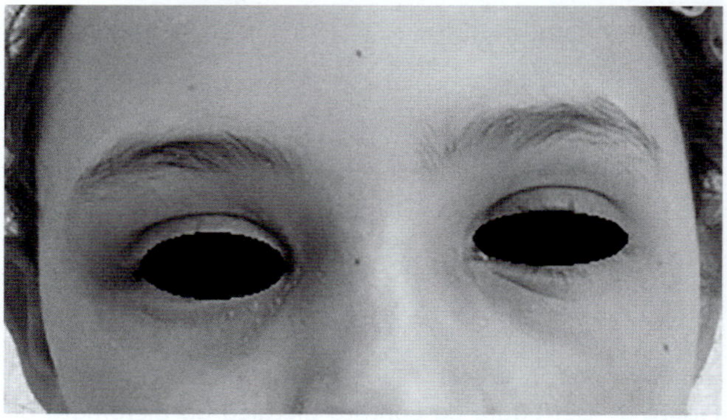

Figura 6 Dermatite de contato nas pálpebras provocada pelo uso de esmaltes: eczema subagudo em pálpebras.
Fonte: acervo fotográfico do Serviço de Dermatologia da UFPR.

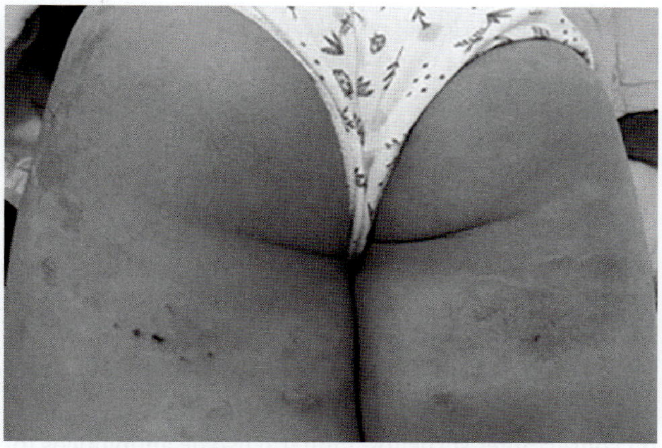

Figura 7 Dermatite de contato do vaso sanitário: placas eritematodescamativas na região posterior das coxas.
Fonte: acervo fotográfico do Serviço de Dermatologia da UFPR.

indagar sobre o tipo de assento do vaso sanitário e sobre os produtos utilizados na sua higienização.

Dermatite de contato sistematizada caracteriza-se por lesões de eczema na área de contato e, na sequência, ocorrem lesões disseminadas. Pode ser encontrada nas crianças com alergia ao níquel ou ao bálsamo do Peru, após a ingestão de alguns alimentos.

No exame físico, há áreas de eczema agudo, subagudo ou crônico, pruriginoso, cuja localização pode sugerir qual o alérgeno:

- Lóbulo da orelha – brinco.
- Ombro – botão de metal (encontrado em "*bodies*" – Figura 8).
- Região periumbilical – botão da calça.
- Dorso dos pés – calçados.
- Pálpebras – solução oftálmica/esmaltes/ maquiagem.
- Mãos – *slimes*, utensílios escolares, bijuterias.

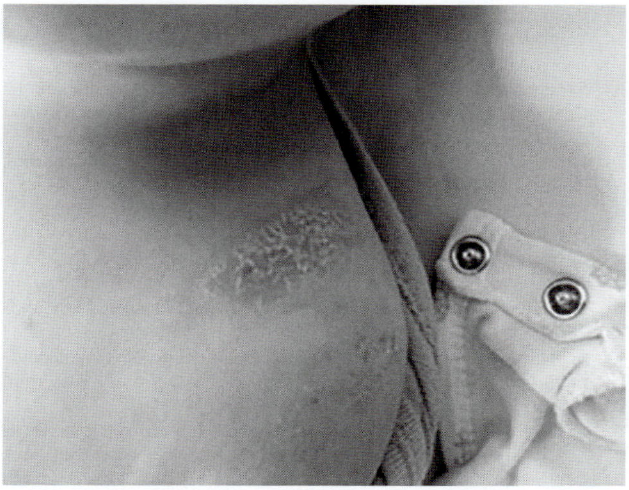

Figura 8 Dermatite de contato alérgica ao níquel desencadeada pelo botão do "*body*": eczema subagudo em ombro esquerdo.
Fonte: acervo fotográfico do Serviço de Dermatopediatria da UFPR.

Sobreposição entre os locais de eczema atópico e de contato podem ocorrer particularmente em lábios, pálpebras e pescoço.[7]

Teste de contato

Também chamado teste epicutâneo, é o padrão-ouro para o diagnóstico da DC.[2,4,7] No Brasil, a Sociedade Brasileira de Dermatologia preconiza a utilização de uma bateria composta por 30 substâncias (bateria-padrão), mas a utilização de baterias complementares (cosméticos, capilar, calçados, alimentar) é necessária em alguns pacientes, quando a história clínica indicar.[7] Na infância, uma bateria composta por 20 substâncias foi sugerida em recente publicação e tem sido utilizada em nosso meio.[12] A Tabela 1 mostra as substâncias testadas nesta bateria, com suas respectivas concentrações.

Tabela 1 Bateria pediátrica para testes epicutâneos

Substância	Concentração	Veículo
1. Acetato de hidrocortisona	25%	Vaselina sólida
2. Álcool de lanolina	30%	Vaselina sólida
3. Azul disperse	1%	Vaselina sólida
4. Bicromato de potássio	0,5%	Vaselina sólida
5. Budesonida	0,1%	Vaselina sólida
6. Butil fenol p-terciário	1%	Vaselina sólida
7. Colofônia	20%	Vaselina sólida
8. *Compositae mix*	1,9%	Vaselina sólida
9. Fragrância *mix* II	14%	Vaselina sólida
10. Mercaptobenzotiazol	2%	Vaselina sólida
11. Lyral	5%	Vaselina sólida
12. Mecapto *mix*	1%	Vaselina sólida
13. Metilcloroisotiazolinona + metilisotiazolinona (Kathon CG®)	1%	Água
14. Metildibromo glutaronitrilo	1%	Vaselina sólida
15. Neomicina	20%	Vaselina sólida
16. Parafenilenodiamina	0,5%	Vaselina sólida
17. Perfume *mix*	7%	Vaselina sólida
18. Sesquiterpeno lactona *mix*	0,1%	Vaselina sólida
19. Sulfato de níquel	5%	Vaselina sólida
20. Thiuram *mix*	1%	Vaselina sólida

A maioria dos autores concorda que as crianças maiores de 6 anos podem tolerar as mesmas concentrações da bateria do teste de contato utilizada em adultos. O teste tem utilidade em todas as faixas etárias, tanto em indivíduos atópicos quanto não atópicos.[4,9] A indicação para a realização do teste é a presença de eczema pruriginoso, resistente aos tratamentos tópicos (com tendência a cronicidade), nos quais a topografia sugere uma DCA e a história clínica e o exame físico não possibilitaram identificar a causa.[5]

Alguns cuidados antes da realização do teste devem ser observados: não ter sido submetido a exposição solar intensa nos últimos 15 dias; evitar o uso de corticosteroides tópicos na área a ser testada nos 7 dias antecedentes; evitar corticosteroide oral nos 7 dias antecedentes; e não ter lesões ativas no momento do teste. Após a aplicação do teste de contato, a primeira leitura é realizada após 48 horas e 30 minutos após a retirada dos contensores. A segunda leitura é realizada após 96 horas da aplicação do teste. Para a realização do fototeste, as substâncias são aplicadas em ambos os lados no tronco posterior e retiradas após 48 horas, com uma primeira leitura. A seguir, irradia-se com UVA sobre uma metade do tronco, cobrindo-se a outra. Após 96 horas, realiza-se a segunda leitura e compara-se o lado que recebeu UVA com o que não recebeu.

TRATAMENTO DA DERMATITE DE CONTATO

O principal objetivo do tratamento da DC é afastar o agente causador e restabelecer a função de barreira da pele.[1] Uma vez que o alérgeno foi identificado, o médico deve orientar o paciente a afastá-lo do seu dia a dia e fornecer alternativas seguras para o uso de cosméticos, medicamentos ou produtos de uso pessoal.[7]

Medidas de suporte, como compressas frias com chá de camomila ou água, podem produzir alívio nos eczemas agudos.[7] Os pacientes que apresentam dermatite nas mãos devem ser orientados a evitar a lavagem excessiva e frequente destas, utilizando, em seguida, um creme emoliente, sem perfume e sem irritantes. A utilização de cremes de barreira pode ser útil. Sabonetes com pH alcalino devem ser evitados. Em pacientes com dermatite nos pés, o uso de meias de algodão e sua troca frequente pode ser benéfica, bem como o uso de calçados não oclusivos.

Na dermatite de fraldas, a limpeza suave, evitando lenços umedecidos e produtos perfumados, a troca frequente da fralda, além do uso rotineiro de cremes de barreira previnem e minimizam as lesões.[8]

Os corticosteroides tópicos são a primeira linha de tratamento para a DC.[7] Os de baixa potência, como a hidrocortisona, são recomendados para áreas de pele fina, particularmente face, períneo e dobras, de preferência em aplicação única diária. Cuidado ao utilizar corticosteroides na região das fraldas, pois a área extensa e a oclusão são fatores importantes que aumentam a absorção dessas substâncias, com risco de efeitos colaterais locais (atrofia, hiperpilificação, telangiectasia) e sistêmicos (síndrome de Cushing). As associações de corticosteroides com outros medicamentos (antifúngicos, antibióticos) também devem ser evitadas nessa localização, podendo produzir novas sensibilizações. Os corticosteroides de alta potência (betametasona) em pomadas são úteis para áreas de pele espessa e liquenificada, como as mãos e os pés.

Os inibidores tópicos da calcineurina podem ser uma opção ao uso dos corticosteroides, com a vantagem de não apresentarem os efeitos colaterais locais. O tacrolimo pode ser usado em maiores de 2 anos, e o pimecrolimo a partir dos 3 meses de vida. Eles estão indicados, principalmente, no tratamento de lesões em face, dobras e genitais. O corticosteroide oral está reservado para lesões extensas e agudas de DCA, com redução gradual da dose em 2 a 3 semanas.[7] Imunomoduladores e imunossupressores de uso oral, como ciclosporina, metotrexato, azatioprina e fototerapia (principalmente UVB de banda estreita), podem ser considerados em pacientes com doença grave e recorrente, que deverão ser encaminhados ao dermatopediatra ou ao alergista.

PREVENÇÃO DA DERMATITE DE CONTATO

Algumas orientações diminuem o risco de DC em crianças, como optar pelo uso de produtos pessoais sem fragrância ou conservantes suspeitos, limitar o uso de antibióticos tópicos, evitar a realização de tatuagens de hena, atrasar a colocação de brincos nas meninas e as colorações nos cabelos dos adolescentes.

Os pais também devem ser orientados que os cosméticos infantis (maquiagem e produtos de higiene) precisam ter registro na Agência Nacional de Vigilância Sanitária (Anvisa), o órgão que regulamenta a liberação destes produtos e fiscaliza a composição presente nos rótulos. De forma geral, os produtos destinados à faixa etária pediátrica devem ter baixo poder de fixação e ser de fácil remoção, exclusivamente com água. Cabe lembrar que é contraindicado o uso de esmaltes destinados aos adultos e maquiagem de bonecas em crianças.

REFERÊNCIAS BIBLIOGRÁFICAS

1. Pelletier JL, Perez C, Jacob SE. Contact dermatitis in pediatrics. Pediatr Ann. 20161;45(8):e287-92.
2. Tam I, Yu J. Pediatric contact dermatitis: what's new. Curr Opin Pediatr. 2020;32(4):524-530.
3. Bonitsis NG, Tatsioni A, Bassioukas K, Ioannidis JP. Allergens responsible for allergic contact dermatitis among children: a systematic review and meta-analysis. Contact Dermatitis. 2011;64(5):245-57.
4. Admani S, Jacob SE. Allergic contact dermatitis in children: review of the past decade. Curr Allergy Asthma Rep. 2014;14(4):421.
5. Vongyer GA, Green C. Allergic contact dermatitis in children; has there been a change in allergens? Clin Exp Dermatol. 2015;40(1):31-4.
6. Simonsen AB, Johansen JD, Deleuran M, Mortz CG, Sommerlund M. Contact allergy in children with atopic dermatitis: a systematic review. Br J Dermatol. 2017;177(2):395-405.
7. Motta AA, Aun MV, Kalil J, Giavina-Bianchi P. Dermatite de contato. Rev Bras Alerg Imunopatol. 2011;34(3):73-82.
8. Klunk C, Domingues E, Wiss K. An update on diaper dermatitis. Clin Dermatol. 2014;32(4):477-87.
9. de Waard-van der Spek FB, Andersen KE, Darsow U, Mortz CG, Orton D, Worm M, et al. Allergic contact dermatitis in children: which factors are relevant? (review of the literature). Pediatr Allergy Immunol. 2013;24(4):321-9.
10. Schlichte MJ, Katta R. Methylisothiazolinone: an emergent allergen in common pediatric skin care products. Dermatol Res Pract. 2014;2014:132564.
11. Anderson LE, Treat JR, Brod BA, Yu J. "Slime" contact dermatitis: case report and review of relevant allergens. Pediatr Dermatol. 2019;36(3):335-7.
12. de Waard-van der Spek FB, Darsow U, Mortz CG, Orton D, Worm M, Muraro A, et al. EAACI position paper for practical patch testing in allergic contact dermatitis in children. Pediatr Allergy Immunol. 2015;26(7):598-606.

CAPÍTULO 8

LESÕES VASCULARES EM PEDIATRIA

Kerstin Taniguchi Abagge
Nara Frota André
Janine Horsth Silva

AO FINAL DA LEITURA DESTE CAPÍTULO, O PEDIATRA DEVE ESTAR APTO A:

- Conhecer a diferença entre tumores e malformações vasculares e a sua classificação atual.
- Orientar quanto à evolução esperada de cada patologia.
- Identificar o hemangioma da infância, sua abordagem terapêutica, complicações e necessidade de investigação.
- Conhecer as opções para o tratamento das diferentes lesões vasculares.

INTRODUÇÃO

As lesões vasculares representam um grupo de patologias complexas, com potencial significativo de impacto na vida do paciente. Representam entidades clínicas desafiadoras, com apresentação, diagnóstico e cursos naturais diversos e de abordagens terapêuticas diferentes.[1]

São relativamente frequentes na infância. Entretanto, a diferenciação nem sempre é fácil, o que muitas vezes determina denominações incorretas e orientações equivocadas quanto ao seu manejo e evolução. Como o pediatra é o primeiro a avaliar estas lesões, visto que a maioria delas surge dentro do 1º ano de vida, é muito importante reconhecer e diferenciar estas lesões para o seu manejo precoce e adequado.

Durante muito tempo, lesões de etiologia e evolução diferentes foram denominadas "angiomas" ou "hemangiomas" e diferenciadas entre si pela designação "plano", "em morango", "simples", "cavernoso" ou "racemoso". Tal denominação é inespecífica e inadequada e deve ser evitada, pois causa confusão para os pais e entre as diferentes especialidades médicas. Em 1982, o trabalho de Mulliken e Glowacki[2] foi um marco na classificação das lesões vasculares, que foram divididas em: hemangioma da infância (HI) e malformações vasculares, conforme dados de estudos clínicos, histológicos e evolutivos. Em 1996, a Sociedade Internacional para o Estudo das Anomalias Vasculares[3] modificou esta classificação, reconhecendo a existência de outros tumores vasculares, a qual foi reformulada em 2014 e atualizada em 2018, quando foram incluídos dados genéticos, e esta é a classificação mais aceita hoje globalmente (Figura 1).

As malformações vasculares decorrem de erros durante a vasculogênese. Podem estar presentes ao nascimento ou aparecer depois. Conforme o tipo de vaso predominante, são classificadas em linfáticas, capilares, venosas, arteriais e combinadas, quando há mais de um tipo de vaso envolvido (p. ex., venolinfáticas, arteriovenosas ou mistas). Já os tumores vasculares são classificados em benignos, malignos e *borderline*, sendo os principais discutidos a seguir.

TUMORES VASCULARES

Hemangioma da infância (HI)

É o tumor vascular mais comum na infância, no qual ocorre um processo proliferativo do endotélio vascular. O HI surge nas primeiras semanas de vida e exibe uma sequência característica de crescimento e involução espontânea.[4]

Ao nascimento, pode haver uma lesão precursora em até 40% dos casos (área pálida de vasoconstrição, pápula eritematosa ou telangiectasias) e, após um período latente de 1 a 3 semanas, começa a fase proliferativa. Essa lesão cresce rapidamente nos primeiros 3 meses e mais lentamente até os 8 ou 10 meses, e apresenta uma fase de involução lenta, após 3 anos de idade, na qual a luz torna-se mais estreita e os vasos sanguíneos são substituídos por tecido fibroadiposo, sendo que aproximadamente 90% deles terão involuído até a idade de 9 anos (Figuras 2 e 3).

Ocorre em 3 a 10% da população, principalmente na etnia branca, com maior frequência no sexo feminino (2,4), nos recém-nascidos de baixo peso (< 1.500 g), em cabeça e pescoço e nas gestações múltiplas ou nas que houve reali-

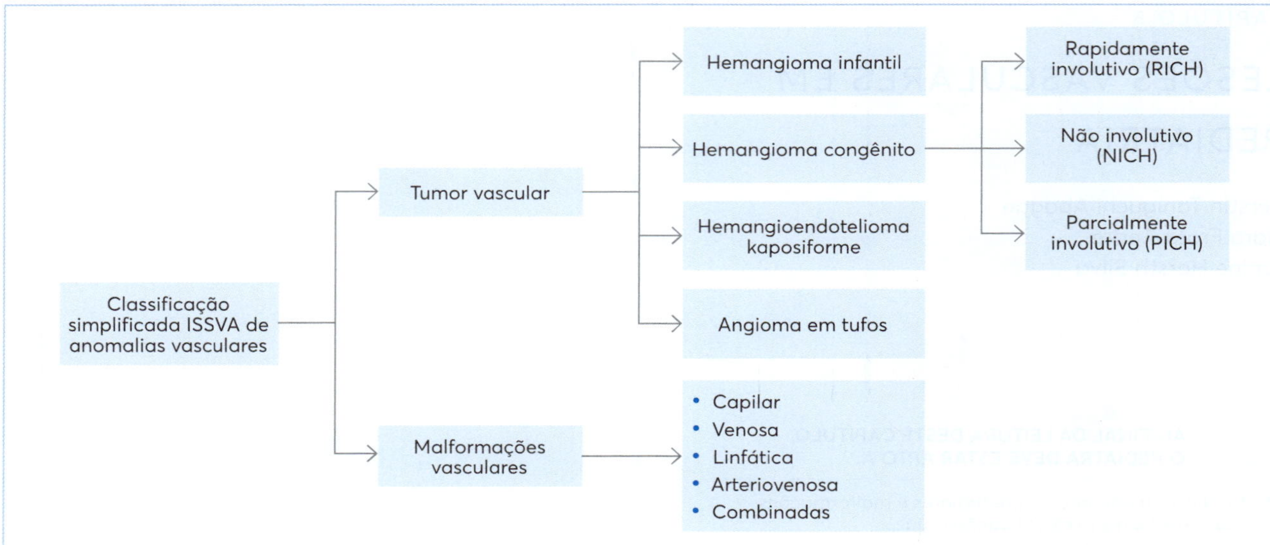

Figura 1 Classificação ISSVA simplificada das anomalias vasculares.

Fonte: adaptada de International Society for the Study of Vascular Anomalies. Classification for vascular anomalies © (Approved at the 20th ISSVA Workshop, Melbourne, April 2014, last revision May 2018)

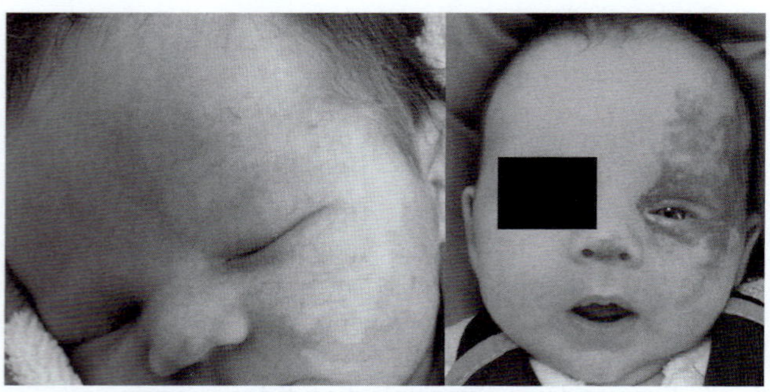

Figura 2 Mancha precursora e aparecimento de placa vinhosa após 2 semanas de vida.

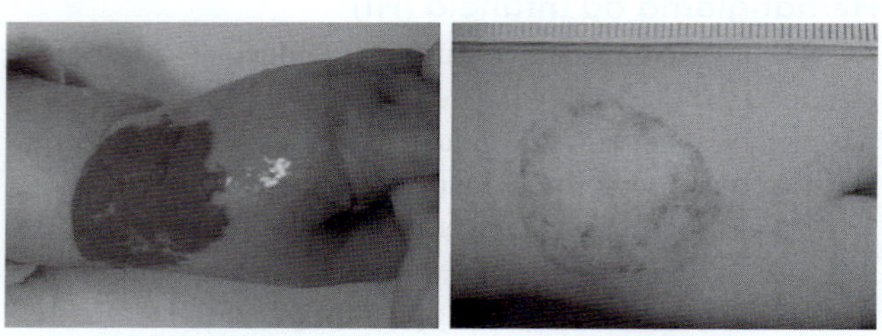

Figura 3 Involução espontânea do hemangioma infantil.

zação de punção de líquido amniótico ou de vilosidade coriônica. Geralmente é único, mas pode ser múltiplo em até 20% dos casos.

Muitas outras lesões de aspecto vascular também são chamadas de hemangiomas. Alguns são verdadeiros tumores vasculares e outros são malformações vasculares. Portanto, é importante usar o adjetivo "da infância" quando se refere aos verdadeiros HI.

Patogênese

Os HI são tumores benignos endoteliais que resultam de uma alteração do processo de angiogênese. Entretanto, sua patogênese não está totalmente definida e existem teorias que defendem alterações intrínsecas das células endoteliais, mutação somática de precursores celulares endoteliais e a colonização da derme por angioblastos que se diferenciam de forma descontrolada ou, ainda, uma embolização de células endoteliais placentárias na derme.[5] Mais recentemente, alguns estudos consideram a hipótese de hipóxia antenatal na formação dos HI. Também pouco se sabe a respeito da sua involução e o que leva a este processo, que se caracteriza por uma parada da angiogênese, apoptose e substituição dos vasos por tecido fibroadiposo e pele anetodérmica residual.

Os HI classificam-se com base na sua profundidade no tecido cutâneo e no padrão de distribuição anatômica (Figuras 4 a 6).

Diagnóstico

O diagnóstico do HI é eminentemente clínico, com base na sua aparência e história evolutiva característica.

Idealmente, um paciente com HI sob risco de complicações deve ser encaminhado a uma equipe multidisciplinar para avaliação e para medidas diagnósticas específicas (p. ex., ressonância magnética, rastreamento de hipotireoidismo ou anormalidades de coagulação) e início do tratamento específico.

Vários escores foram estabelecidos para avaliar a gravidade, particularmente de complicações (p. ex., a Escala de Gravidade de Hemangioma, a Escala de Complicação Dinâmica de Hemangioma), que são úteis para estudos clínicos. O *Haemangioma Activity Score* (HAS) avalia a atividade proliferativa do HI.

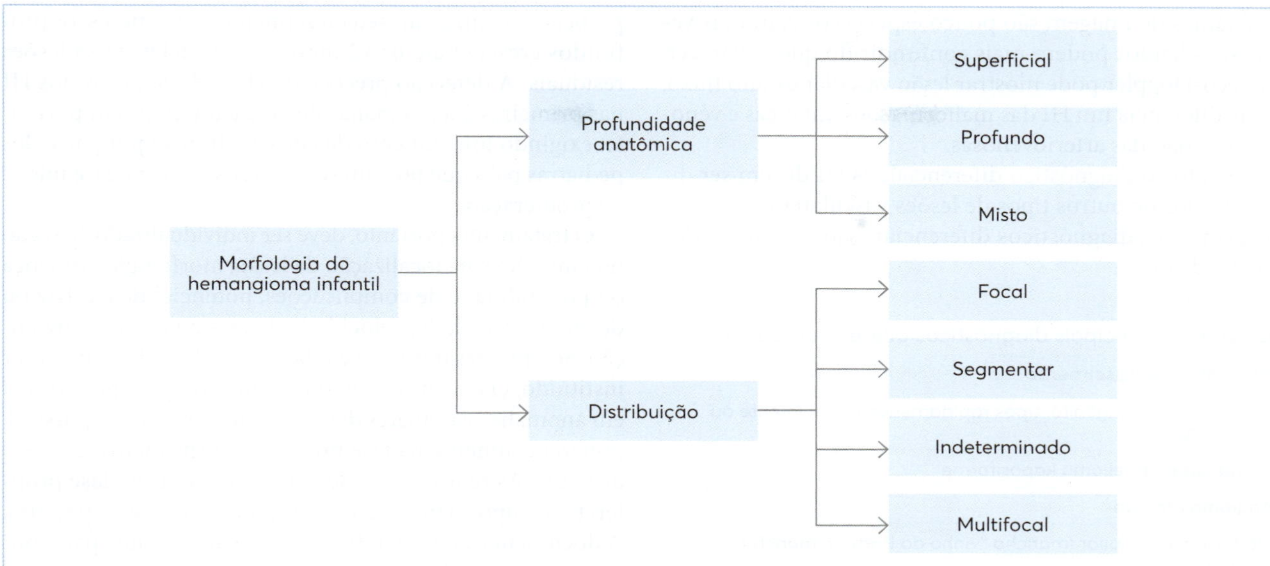

Figura 4 Classificação do hemangioma infantil por sua profundidade e distribuição anatômica.
Fonte: adaptada de Puttgen KB. Diagnosis and Management of Infantile Hemangiomas, 2014.

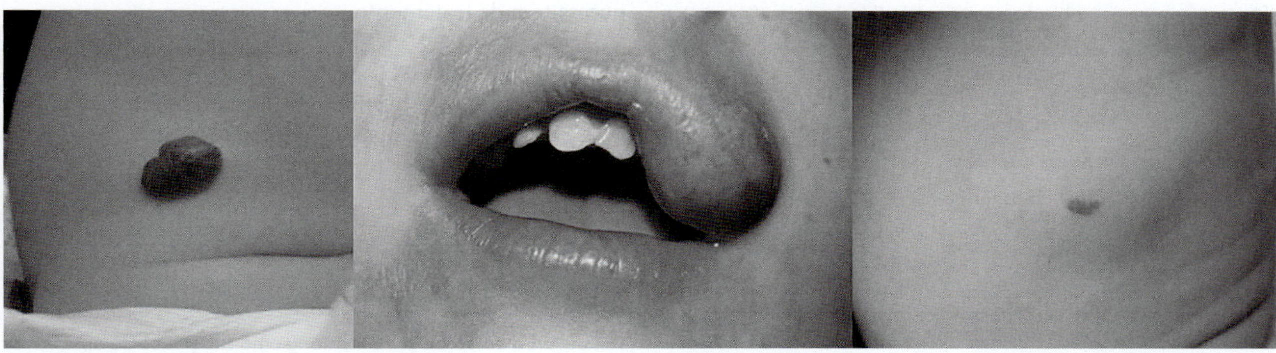

Figura 5 HI superficial, profundo e misto.

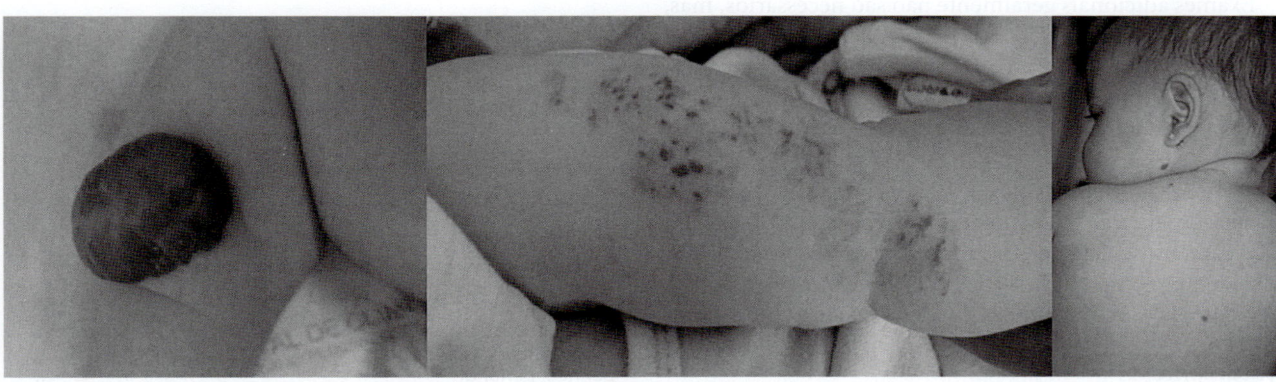

Figura 6 HI focal, segmentar, multifocal.

O marcador imuno-histoquímico GLUT-1 (*glucose transporter isoform* 1) e antígenos associados à placenta (receptor Fc-gama II, merosina, antígeno Lewis Y) são expressos nas células endoteliais dos HI tanto na sua fase proliferativa quanto involutiva.[5] Estes marcadores não são encontrados nas demais células endoteliais nem em outros tipos de tumores vasculares, apenas nos vilos coriônicos da placenta. Assim, a presença do GLUT-1 em uma biópsia de lesão vascular confirma o diagnóstico de HI e ele pode ser utilizado se houver dúvida diagnóstica.

Exames de imagem são pouco específicos e, muitas vezes, seus laudos podem mais confundir do que esclarecer. Um eco-Doppler pode mostrar lesão vascular de alto fluxo, o que diferencia um HI das malformações linfáticas e venosas, mas não das arteriovenosas.

Quanto ao diagnóstico diferencial, os HI devem ser diferenciados de outros tipos de lesões vasculares e tumores. Os principais diagnósticos diferenciais são demonstrados no Quadro 1.

Quadro 1 Principais diagnósticos diferenciais dos HI

Presentes ao nascimento
Hemangioma congênito: tipos rapidamente, parcialmente ou não involutivo
Hemangioendotelioma kaposiforme
Angioma em tufo
Malformação capilar (mancha "vinho do Porto" e mancha salmão)
Malformação linfática macrocística
Malformação venosa
Outros: miofibromatose, cisto dermoide, teratoma, sarcoma (fibrossarcoma), neuroblastoma, leucemia (*blueberry muffin baby*)
Desenvolvem-se após o nascimento
Granuloma piogênico
Malformação linfática macrocística
Anomalias glomuvenosas e venosas
Hemangioendotelioma kaposiforme
Tumores malignos (sarcoma, linfoma, localização cutânea de neuroblastoma ou leucemia)
Outros: hematoma, tumores benignos (pilomatricoma, nevo de Spitz, miofibromatose, neurofibroma, granuloma eosinofílico, mixoma, lipoblastoma, siloblastoma)

Fonte: adaptado de Léauté-Labrèze, Harper e Hoeger, 2017.[4]

Exames adicionais geralmente não são necessários, mas, em alguns locais específicos (linha média, periorbitário, em barba), a ultrassonografia com Doppler, a angioressonância ou a angiotomografia podem auxiliar na diferenciação com outras lesões e malformações vasculares, e ainda avaliar a extensão e o comprometimento de outras estruturas.

Existem vários protocolos de tratamento dos HI, e a escolha pela observação ativa (tratamento expectante) ou manejo medicamentoso deve ser discutido com os pais, levando em consideração o tipo de lesão, a localização, o risco de potenciais complicações funcionais ou lesões residuais inestéticas.

Tratamento

A maioria dos HI (60 a 80%) apresenta evolução benigna e autolimitada, e, até recentemente, apenas o esclarecimento aos pais em relação à sua história natural era o tratamento de eleição. Entretanto, 20 a 40% deles podem apresentar alguma complicação, seja pela localização, crescimento rápido causando comprometimento estético ou funcional ou pela ocorrência de ulceração. Ainda, 80% dos hemangiomas superficiais já atingiram seu crescimento aos 3 meses, os profundos crescem até os 12 meses e 70% deles deixa lesões residuais. A detecção precoce do risco de sequelas dos HI nas primeiras 2 a 3 semanas de vida é um ponto importante, exigindo um aumento da conscientização por parte dos pediatras para que possam ser tratados ainda na fase inicial de proliferação.[4]

O tratamento, portanto, deve ser individualizado, baseado no tamanho e na localização da lesão, morfologia, presença ou possibilidade de complicações, potencial de cicatriz ou desfiguração, idade, velocidade de crescimento ou involução. Sempre pesar o risco e o benefício do tratamento a ser instituído. O encaminhamento a uma equipe especializada em anomalias vasculares deve ser feito o mais cedo possível, preferencialmente na fase proliferativa (primeiros 2 meses de vida). As reavaliações devem ser mensais na fase proliferativa e, após o início da involução, podem ser espaçadas. A documentação fotográfica seriada é importante para monitorar o curso clínico.

No Quadro 2, são apresentados os hemangiomas de maior risco, suas potenciais complicações e os que necessitam tratamento. Na Figura 7, constam alguns exemplos de HI que necessitam de tratamento.

Tratamento sistêmico

1. Propranolol: este betabloqueador não seletivo mostrou-se uma excelente opção terapêutica para os HI compli-

Quadro 2 Hemangiomas infantis de alto risco

Achados clínicos nos HI	Riscos
Com risco de morte	
HI de "área de barba"	Hemangioma subglótico ou obstrutivo em via respiratória, estridor
≥ 5 HI cutâneos	Hemangiomas hepáticos, insuficiência cardíaca, hipotireoidismo
Comprometimento funcional	
HI periocular (> 1 cm)	Astigmatismo, anisometropia, proptose, ambliopia
HI envolvendo lábio ou cavidade oral	Comprometimento da alimentação, ulceração
Ulceração	
HI segmentar: HI de qualquer tamanho envolvendo lábios, columela, hélice superior da orelha, fenda glútea e/ou períneo, perianal e outras áreas intertriginosas	Aumento do risco de ulceração, infecção secundária, dor
Anomalias estruturais associadas	
HI segmentar da face ou couro cabeludo	Síndrome PHACES (malformação de fossa posterior, anomalias cardíacas, arteriais, oculares e esternais)

(continua)

Quadro 2 Hemangiomas infantis de alto risco (*continuação*)

Anomalias estruturais associadas	
HI segmentar de área lombossacral e/ou perineal	Síndrome LUMBAR (hemangioma perineal, malformações da genitália externa, lipomielomeningocele, anomalias vesicorrenais, ânus imperfurado e apêndice cutâneo) ou SACRAL (disrafismo espinal, anomalias anogenitais, cutâneas, renais e urológicas, associado a um angioma de localização lombossacral)
Desfiguração	
HI segmentar, especialmente do rosto e couro cabeludo	Alto risco de cicatrizes e/ou desfiguração permanente
HI facial: ponta nasal ou lábio (qualquer tamanho) ou qualquer localização facial ≥ 2 cm (> 1 cm se ≤ 3 meses de idade)	Risco de desfiguração por meio de distorção de marcos anatômicos e/ou cicatrizes e/ou alterações cutâneas permanentes
HI de couro cabeludo > 2 cm	Alopécia permanente (especialmente se o hemangioma se tornar espesso ou volumoso); sangramento profuso se ulceração (normalmente maior do que em outros locais anatômicos)
HI do pescoço, tronco ou extremidade > 2 cm, especialmente na fase de crescimento ou se transição abrupta da pele normal para a afetada (ou seja, efeito de saliência); HI superficial espesso ≥ 2 mm de espessura)	Maior risco de deixar cicatrizes permanentes e/ou alterações permanentes na pele dependendo da localização anatômica
HI em mama (bebês do sexo feminino)	Mudanças permanentes no desenvolvimento da mama (p. ex., assimetria da mama) ou contorno do mamilo

Fonte: adaptado de Krowchuk et al., 2019.[5]

cados e é o tratamento de escolha para o HI. Seu uso para este fim ainda não é indicado na bula no Brasil. Seu mecanismo de ação ainda não é completamente compreendido, mas, além de seu conhecido efeito vasoconstritor, diminui a expressão de fatores de crescimento endotelial (VEGF) e fator de crescimento fibroblástico, induzindo apoptose de células endoteliais. Os efeitos colaterais relatados com a utilização do propranolol sistêmico no tratamento dos HI incluem: sonolência, refluxo gastresofágico, insônia, agitação, pesadelos, sudorese profusa, broncoespasmo, fadiga e, principalmente, hipoglicemia, diarreia e bradicardia.[5] Entretanto, estes efeitos são muito menores do que os provocados pelos corticosteroides sistêmicos. A ação do propranolol é mais rápida e seu efeito pode ser visto, inclusive, na fase de involução do HI. Uma contraindicação relativa do propranolol seria na síndrome PHACES, dado o risco potencial de acidente isquêmico no caso de lesão vascular cerebral concomitante, sendo indicada a avaliação cerebral por imagem e a utilização de doses menores (Figura 8). Está contraindicado nos pacientes com asma brônquica e doenças cardíacas que impeçam o uso de betabloqueador (Quadro 2).

2. Atenolol: é um beta-1-bloqueador e, por isso, parece apresentar menos efeitos colaterais como broncoespasmo, hiper-reatividade brônquica e hipoglicemia quando comparado ao propranolol (beta-2-bloqueador). Mostrou bons resultados[7], sendo uma alternativa quando o propranolol é contraindicado.
3. Corticosteroide: durante muito tempo, os corticosteroides foram considerados como primeira linha no tratamento dos hemangiomas complicados (risco de morte, comprometimento funcional). Seu mecanismo de ação não é completamente compreendido, mas acredita-se que tenha um efeito inibidor direto da produção de fatores angiogênicos. Eram utilizados em altas doses (3 a 4 mg/kg/dia) e efeitos secundários, como aumento de

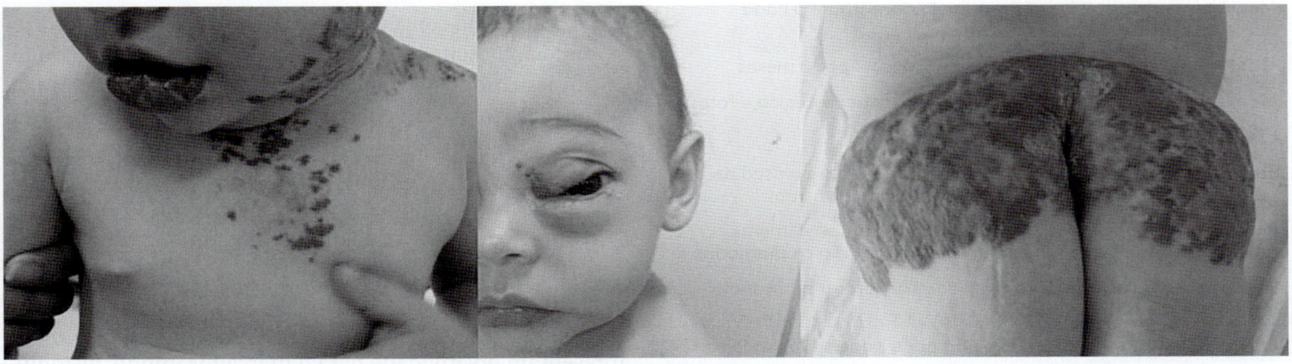

Figura 7 Hemangiomas que necessitam de tratamento. A. Hemangioma em barba. B. Hemangioma periorbitário. C. Síndrome LUMBAR.

peso, irritabilidade, desconforto gástrico (associação com protetor gástrico é recomendada), hipertensão e Cushing eram frequentes. Atualmente, estão indicados apenas nos pacientes em que existe alguma contraindicação para o uso do propranolol.

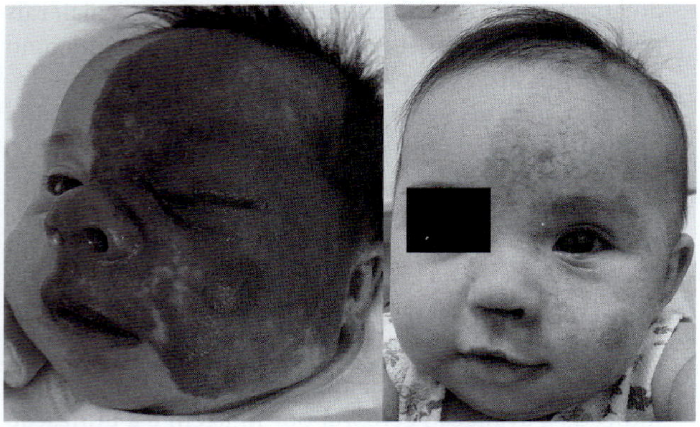

Figura 8 Resposta de um HI tratado com propranolol oral.

Quadro 3 Uso do propranolol oral na prática

Antes de iniciar a terapia
Pesquisa de contraindicações: questionamento cuidadoso durante anamnese e exame clínico detalhado
Ecocardiografia de rotina e eletrocardiografia (ECG) não são necessárias se exame clínico cardiológico é normal
ECG e avaliação cardiológica são necessários em caso de bradicardia e/ou arritmia na ausculta ou história familiar de arritmia
Iniciação e monitoramento
Iniciar com o paciente internado se a idade for inferior a 2 meses, o peso for menor que 2.000 g, lactente com suporte social inadequado ou comorbidade que afeta o sistema cardiovascular ou respiratório ou manutenção da glicose no sangue
Dose inicial de 1 mg/kg/dia em 2 doses diárias* na 1ª semana, depois aumentar para 2 mg/kg/dia na semana seguinte**. A dose pode ir até 3 mg/kg/dia
Monitoramento por 2 h após a primeira ingestão e a cada aumento de dose
Manter 2 a 3 mg/kg/dia divididos em 2 doses* por 6 meses
Monitorar a criança mensalmente com avaliação clínica e fotos
Efeitos colaterais esperados
Em cada visita, os pais devem ser orientados sobre o risco de hipoglicemia e sintomas respiratórios (broncoespasmo)
Para evitar a hipoglicemia, garantir que o bebê se alimente regularmente e administrar a medicação próximo às mamadas
Em caso de hiporexia ou broncoespasmo, parar o propranolol temporariamente
Em caso de sono agitado, a dose da noite pode ser antecipada
Não alterar a dosagem para efeitos colaterais menores, como mãos frias e baixa assintomática da pressão sanguínea diastólica

*Doses menores (1 mg/kg/dia) e 3 doses divididas são recomendadas para crianças com síndrome PHACE.
**Doses menores (1 mg/kg/dia) também são recomendadas em caso de ulceração.
Fonte: adaptado de Léauté-Labrèze, Harper e Hoeger, 2017.[4]

4. Outros medicamentos sistêmicos, como o interferon alfa e a vincristina, foram abolidos e substituídos pelo propranolol, por causa do risco potencial de efeitos colaterais dessas medicações e menor resposta terapêutica.

Terapia tópica

1. Timolol: como os resultados com o propranolol sistêmico mostram-se promissores, levantou-se a possibilidade da utilização tópica desta classe de medicação nos hemangiomas que anteriormente não requeriam nenhum tipo de tratamento. Alguns trabalhos demonstraram a eficácia do timolol, um betabloqueador semelhante ao propranolol utilizado topicamente para o tratamento de HI (Figura 9). Entretanto, alguns trabalhos referem a absorção sistêmica do timolol, e mais estudos são necessários para estabelecer a segurança do seu uso.[8]
2. Corticosteroide tópico ou intralesional: alguns trabalhos demonstram a atividade dos corticosteroides tópicos de muito alta potência (clobetasol) no clareamento e na diminuição das lesões, mas seu uso pode levar a atrofia e telangiectasias. Aplicações mensais de triancinolona intralesionais são descritas em relatos de caso, mas efeitos colaterais como atrofia, telangiectasias, Cushing e até choque anafilático devem ser considerados. Também há controvérsias na indicação para as lesões periorbitárias, pelo risco de oclusão da artéria central da retina. Os corticosteroides têm sido cada vez menos utilizados.

Outros tumores vasculares (Figuras 10 e 11)

- Hemangioma congênito rapidamente involutivo (RICH): já está presente ao nascimento e pode ser detectado em ecografias pré-natais. Apresenta uma coloração róseo-acinzentada, é mais firme que o hemangioma e não apresenta positividade para o marcador GLUT-1, ou seja, muito provavelmente, não guarda relação com o verdadeiro HI. Como o próprio nome diz, apresenta rápida involução, em alguns meses, geralmente desaparecendo até o 1º ano de vida.
- Hemangioma congênito não involutivo (NICH): está presente ao nascimento e, caracteristicamente, não involui; por isso, pode necessitar de tratamento dependendo da localização. A tendência é crescer e não regredir com o passar do tempo.
- Hemangioma congênito parcialmente involutivo (PICH): algumas vezes, o processo de rápida involução do hemangioma pode parar a qualquer momento, sugerindo transformação para PICH ou NICH.

Os hemangiomas congênitos (RICH, NICH e PICH) não apresentam positividade para o marcador imuno-histoquímico GLUT-1, que é exclusivo do HI.

Hemangioendotelioma kaposiforme

São tumores do tipo *borderline* e sua clínica e histologia diferem do HI. Geralmente já presente ao nascimento, tem consistência endurecida, coloração vinhosa e pode evoluir

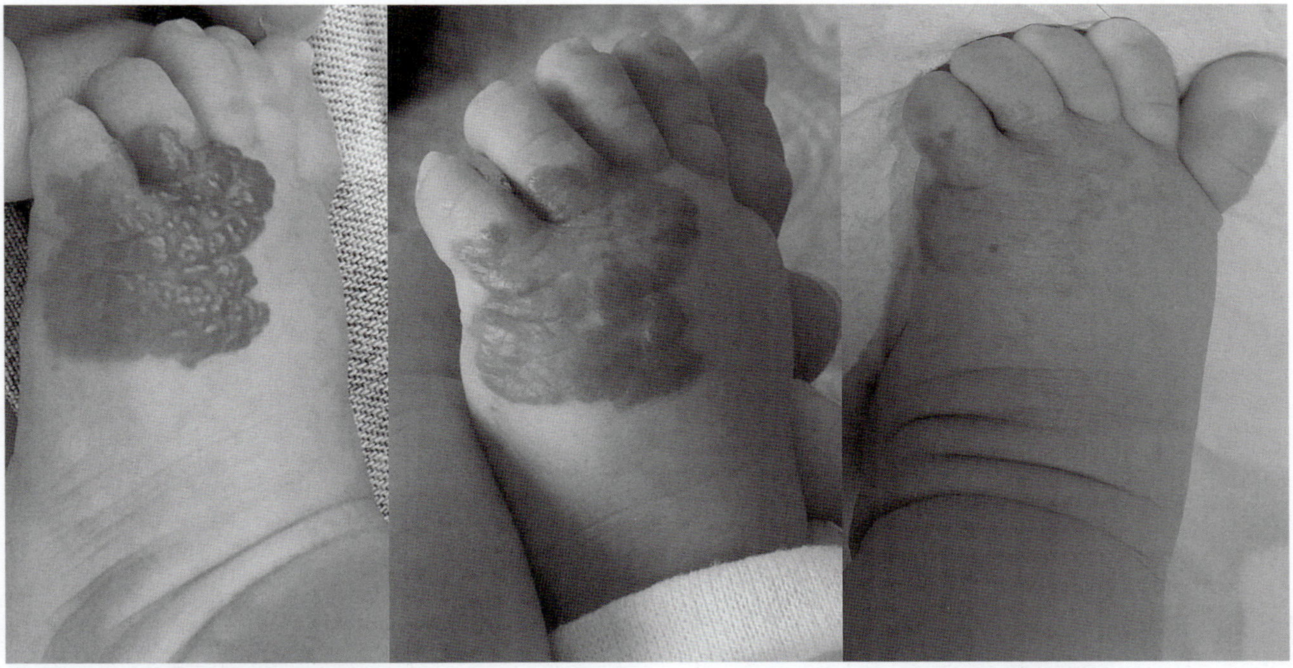

Figura 9 HI tratado com timolol tópico.

com a síndrome de Kasabach-Merritt, caracterizada por coagulação intravascular disseminada (CIVD) com consumo de plaquetas, correspondendo a uma emergência, com necessidade de internação em unidade de terapia intensiva e controle do sangramento. Antigamente, a síndrome de Kasabach-Merritt era associada aos HI, mas atualmente está bem estabelecido que ocorre no hemangioendotelioma kaposiforme ou no angioma em tufo.

Angioma em tufo

Presente geralmente ao nascimento, de coloração vermelho-amarronzada ou vinhosa, pode ter aumento de pilificação local e apresentar consistência endurecida. Pode ser diferenciado dos demais tumores pelo exame histopatológico, o qual evidencia tufos de capilares.

Granuloma piogênico

Geralmente de ocorrência depois da fase de lactente, de aparecimento e crescimento rápido, friável, cupuliforme, com tendência a formar um colarete na base (Figura 12). A história clássica é do aparecimento após um pequeno trauma ou picada de inseto, com sangramentos recorrentes e formação de crosta hemática. A conduta é a excisão cirúrgica ou a eletrocoagulação. Não tem relação com os outros tumores

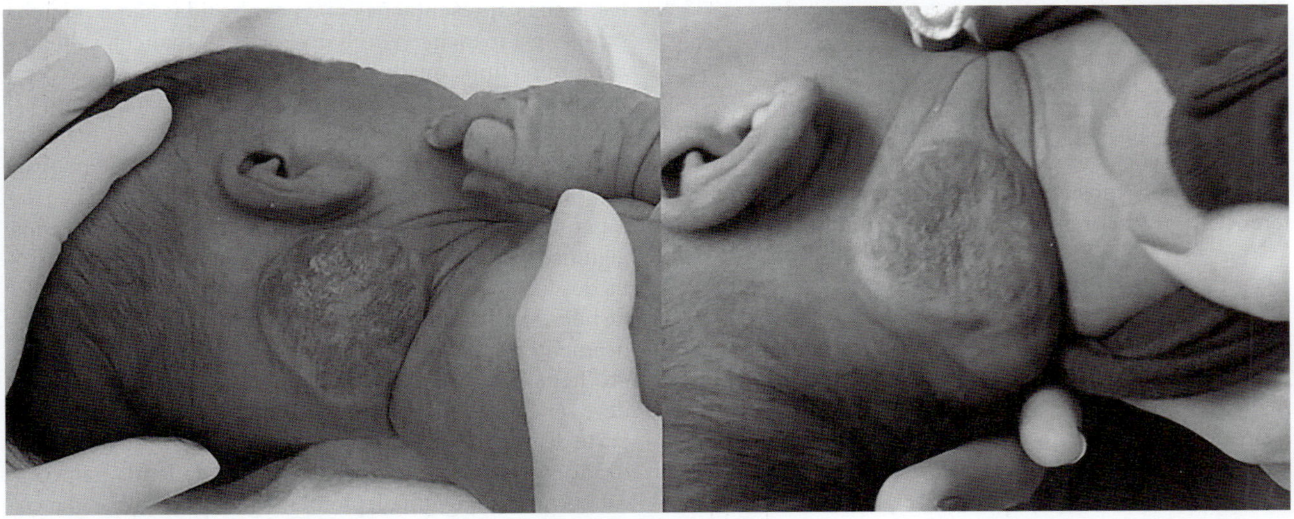

Figura 10 Outros tumores vasculares. RICH antes e depois da involução.

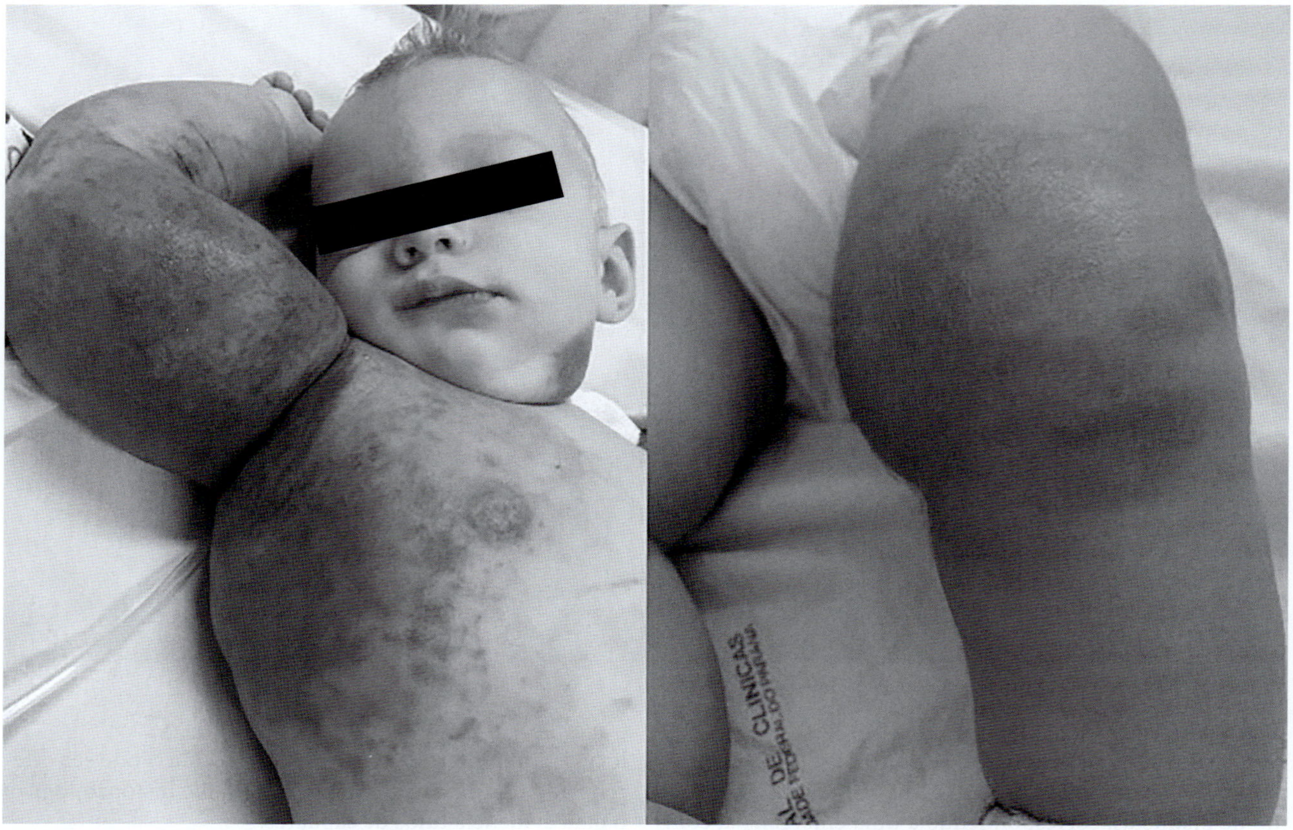

Figura 11 Outros tumores vasculares. A. Hemangioendotelioma kaposiforme. B. Angioma em tufo.

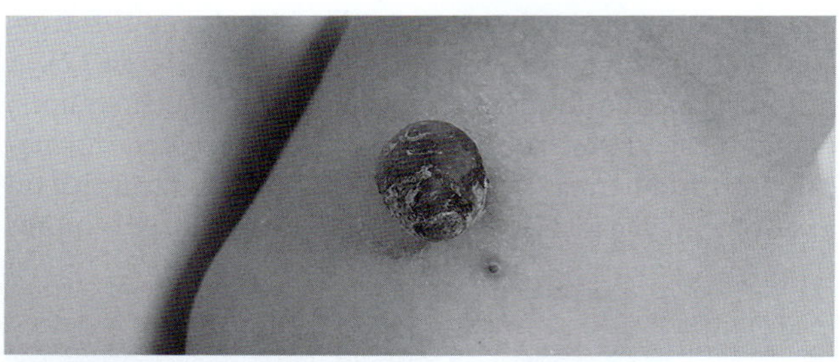

Figura 12 Granuloma piogênico.

vasculares, e a histologia mostra proliferação vascular intensa. Pode ser considerado um "erro" da reparação tecidual.

O Quadro 4 mostra as principais características que diferenciam os tumores vasculares mais comuns na infância.

MALFORMAÇÕES VASCULARES

Compreendem um grupo heterogêneo de patologias, com diferentes apresentações clínicas e opções de tratamento. O manejo é muitas vezes desafiador e, quando não é possível a cura, deve-se visar ao controle sintomático e à melhora da qualidade de vida do paciente, sendo essencial o gerenciamento por uma equipe multidisciplinar. Sua classificação é determinada pelo vaso predominante (em capilares, linfáticas, venosas, arteriais) ou podem ser combinadas (ou mistas), com vários tipos de vasos em uma mesma lesão (venolinfática, arteriovenosa etc.). A classificação da ISSVA apresenta as principais malformações vasculares, bem como as síndromes relacionadas e seus respectivos genes.[3]

Capilares

As malformações capilares (MC) são relativamente frequentes, e suas apresentações mais conhecidas são a mancha salmão e a mancha "vinho do Porto". A mancha salmão é comum na linha média de bebês (fronte, nuca, região perinasal ou medial das pálpebras) e tende ao clareamento espontâneo dentro dos primeiros meses de vida. As manchas "vinho do Porto" caracterizam-se por manchas eritematosas ou vinhosas presentes ao nascimento, sem tendência ao desaparecimento espontâneo (Figura 13). Ao longo dos anos, algumas dessas manchas podem cursar com uma hipertrofia dos tecidos subjacentes, principalmente os tecidos moles de boca, orelha e face, o que as leva a serem chamadas erroneamente de "hemangiomas". Antigamente, eram chamadas de "hemangiomas planos", termo também incorreto e que deve ser evitado. As manchas "vinho do Porto" podem fazer parte de síndromes como a de Sturge-Weber (quando localizado principalmente na região acima da fenda palpebral e associado a angioma leptomeníngeo ipsilateral e glaucoma), a de Klippel-Trenaunay (quando acomete um membro,

Quadro 4 Características clínicas dos principais tumores vasculares

Características	HI	Granuloma piogênico	RICH	AT	HEK
Idade de início	15-60% presente ao nascimento (lesão precursora), geralmente torna-se aparente nas primeiras semanas de vida	Adquirido, surge em qualquer idade, geralmente após trauma	Presente ao nascimento	15% presente ao nascimento ou no início infância	60% presente dentro do 1º mês de vida
Predileção por localização	50% em cabeça e pescoço	Qualquer local	Qualquer local	Tronco superior, pescoço, membros	Extremidades e tronco
Evolução	Aumento rápido precoce em tamanho nos primeiros meses, platô aos 10 meses e involução durante os primeiros anos de vida	Friável, sangramento fácil, não involui espontaneamente	Diminuição rápida do volume dentro dos primeiros meses de vida	Variável: regressão espontânea, ou sem mudanças, ou ampliação e progressão	Aumento de volume, dor, inchaço
Dor	Não	Variável	Não	Variável	Variável
Fenômeno de Kasabach-Merritt	Não	Não	Não	Menos frequente que HEK (até 38%)	Acima de 71% desenvolvem FKM

HI: hemangioma infantil; RICH: hemangioma congênito rapidamente involutivo; AT: angioma em tufo; HEK: hemangioendotelioma kaposiforme; FKM: fenômeno de Kasabach-Merritt.
Fonte: adaptado de Johnson et al., 2018.[9]

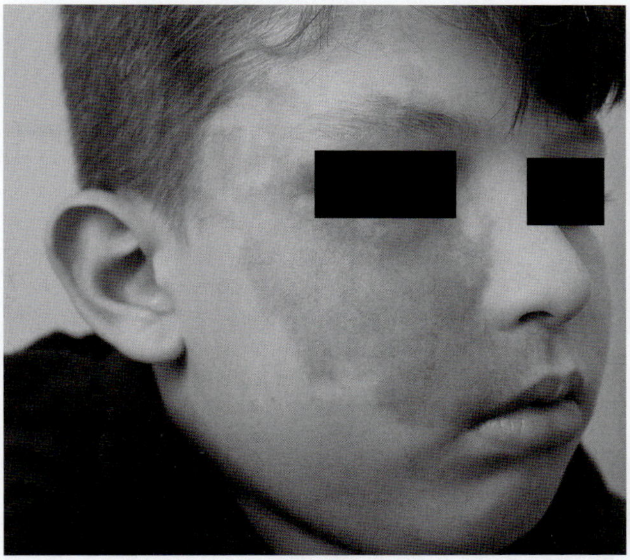

Figura 13 Malformação capilar.

associada a hipertrofia) e a de Klippel-Trenaunay-Parkes-Weber (quando presentes fístulas arteriovenosas). O tratamento deve ser multidisciplinar e pode ser feito com *laser*, com respostas variáveis e necessidade de múltiplas sessões.

Venosas

As malformações venosas (MV) usualmente estão presentes ao nascimento, porém podem não ser visíveis no lactente. Possuem coloração azulada, crescimento lento que costuma acompanhar o da criança e podem causar desfiguração, comprometimento funcional ou eventual sangramento (Figura 14). Existem várias formas de tratamento: excisão cirúrgica, esclerose e embolização.[10] Devem ser acompanhados por equipe multidisciplinar formada por profissionais habituados ao manejo de lesões vasculares, e os exames complementares (eco-Doppler, angiorressonância e angiotomografia) podem auxiliar na programação da cirurgia, na determinação dos vasos nutridores e do tipo de vasos presentes (MV pura ou malformações arteriovenosas ou mistas).[10]

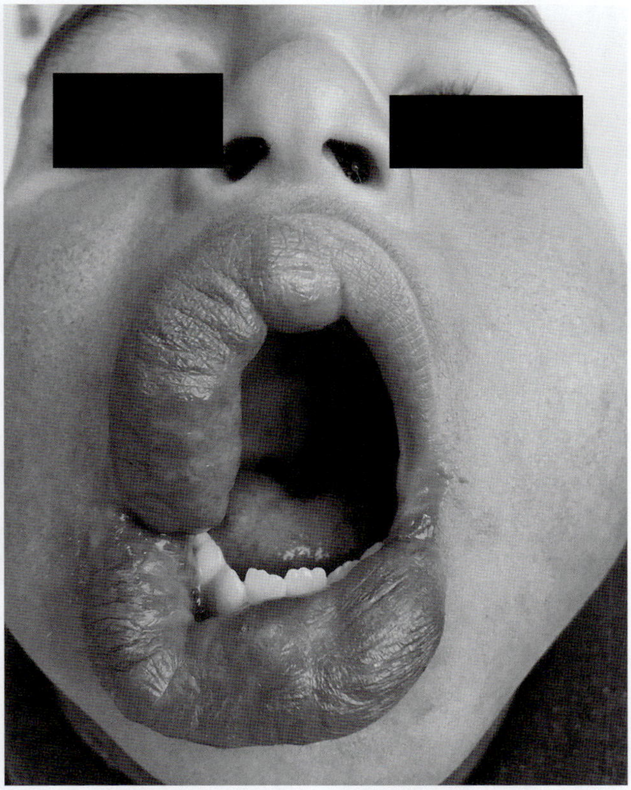

Figura 14 Malformação venosa.

Linfáticas

As malformações linfáticas (ML) podem ser microcísticas, macrocísticas ou mistas. As microcísticas eram chamadas de linfangiomas circunscritos e apresentam-se como vesículas ou pápulas agrupadas com drenagem de líquido claro. Podem ser tratadas com excisão cirúrgica, crioterapia e eletrocoagulação, embora a recidiva seja frequente. As macrocísticas, conhecidas antigamente como "higroma cístico", são geralmente maiores, profundas e apresentam fácil transiluminação (Figura 15). Podem complicar com hemorragias ou infecção. O manejo é feito com escleroterapia (OK 432 ou outros agentes esclerosantes) ou cirurgia, mais aconselhável para as lesões microcísticas.[3] Vale ainda ressaltar o uso do sirolimo, um imunossupressor que inibe a via de sinalização alvo da rapamicina em mamíferos (mTOR) envolvida em funções celulares importantes, incluindo proliferação celular e angiogênese. Como a atividade mTOR anormal está associada a tumores hamartomatosos e proliferações vasculares, o sirolimo tem sido usado com boa resposta em malformações linfáticas, tanto de forma tópica como por via oral. No entanto, após sua suspensão, geralmente há recorrência das lesões.[3]

Combinadas

As malformações arteriovenosas (MAV) são geralmente as mais agressivas, causando deformidade progressiva e risco potencial de sangramento (Figura 16). Elas tendem a recrutar novos vasos e são de difícil tratamento curativo. Podem

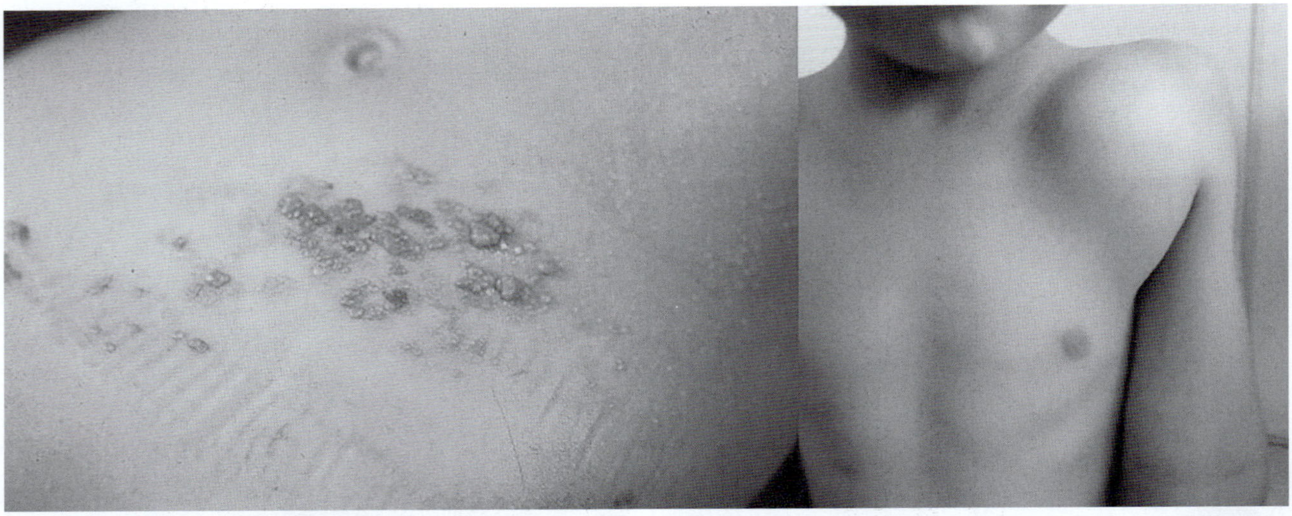

Figura 15 Malformação linfática microcística e macrocística, respectivamente.

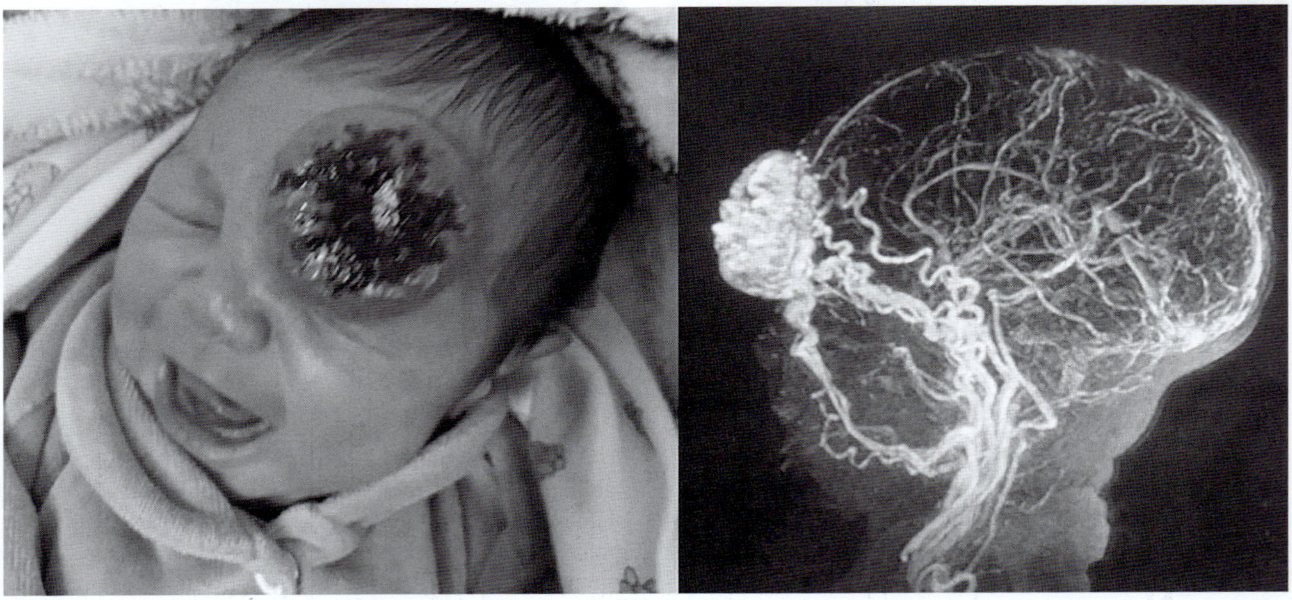

Figura 16 Malformação arteriovenosa.

ser quiescentes ao nascimento, mas seu comportamento é agressivo, geralmente desencadeado por alterações hormonais na adolescência ou trauma. O tratamento geralmente é a combinação de embolização, excisão cirúrgica e reconstrução, que deve ser realizada por cirurgiões experientes no manejo de lesões vasculares.

Com uma boa história clínica, determinando corretamente o período de aparecimento, o aspecto da lesão (cor), a evolução e, sobretudo, se há ou não involução, é possível realizar a diferenciação clínica entre as principais lesões vasculares na infância.[9] É importante salientar o papel do pediatra na correta orientação e no encaminhamento precoce dos casos que necessitam de investigação ou tratamento.

REFERÊNCIAS BIBLIOGRÁFICAS

1. Carqueja IM, Sousa J, Mansilha A. Vascular malformations: classification, diagnosis and treatment. Int Angiology. 2018;37:127-42.
2. Mulliken JB, Glowacki J. Classification of pediatric vascular lesions. Plast Reconstr Surg. 1982;70(1):120-1.
3. Lee BB, Gloviczki P, Blei F. Vascular malformations: advances and controversies in contemporary management. Boca Raton: CRC Press; 2020.
4. Léauté-Labrèze C, Harper JI, Hoeger PH. Infantile haemangioma. The Lancet. 2017;390(10089):85-94.
5. Krowchuk DP, Frieden IJ, Mancini AJ, Darrow DH, Blei F, Greene AK, et al. Clinical practice guideline for the management of infantile hemangiomas. Pediatrics. 2019;143(1):e20183475.
6. Haider KM, Plager DA, Neely DE, Eikenberry J, Haggstrom A. Outpatient treatment of periocular infantile hemangiomas with oral propranolol. J AAPOS. 2010;14(3):251-6.
7. Ji Y, Wang Q, Chen S, Xiang B, Xu Z, Li Y, et al. Oral atenolol therapy for proliferating infantile hemangioma: a prospective study. Medicine (Baltimore). 2016;95(24):e3908.
8. McMahon P, Oza V, Frieden IJ. Topical timolol for infantile hemangiomas: putting a note of caution in "cautiously optimistic". Pediatr Dermatol. 2012;29(1):127-30.
9. Johnson EF, Davis DM, Tollefson MM, Fritchie K, Gibson LE. Vascular tumors in infants: case report and review of clinical, histopathologic, and immunohistochemical characteristics of infantile hemangioma, pyogenic granuloma, noninvoluting congenital hemangioma, tufted angioma, and kaposiform hemangioendothelioma. Am J Dermatopathol. 2018; 40(4):231-9.
10. Behravesh S, Yakes W, Gupta N, Naidu S, Chong BW, Khademhosseini A, et al. Venous malformations: clinical diagnosis and treatment. Cardiovasc Diagn Ther. 2016;6(6):557-69.

CAPÍTULO 9

ACNE NEONATAL, INFANTIL E NA ADOLESCÊNCIA

Ana Maria Mósca de Cerqueira
Gina Bressan Schiavon
Gleide Maria Gatto Bragança

AO FINAL DA LEITURA DESTE CAPÍTULO, O PEDIATRA DEVE ESTAR APTO A:

- Classificar a acne de acordo com a faixa etária.
- Entender a fisiopatologia da acne nas diversas faixas etárias.
- Identificar possíveis sinais de alerta para doenças associadas.
- Compreender as bases do tratamento da acne conforme a gravidade.

INTRODUÇÃO

A acne é uma doença causada por um distúrbio multifatorial da unidade pilossebácea, caracterizada pela presença de comedões, pápulas, pústulas e nódulos.[1] A apresentação clínica pode variar de um quadro comedônico, não inflamatório, até a uma doença inflamatória, com manifestações sistêmicas, chamada de acne fulminante.[1,2] Em alguns pacientes, a falta de tratamento correto e precoce pode causar o aparecimento de cicatrizes e manchas hipo e hipercrômicas pós-inflamatórias.[3] Sua importância também é dada pela alta prevalência, afetando aproximadamente 85% das pessoas[1,2], com pico de incidência durante a adolescência, sendo uma das queixas mais frequentes nos consultórios pediátricos e dermatológicos.[3]

CLASSIFICAÇÃO DE ACORDO COM A FAIXA ETÁRIA

Esta classificação se faz de acordo com a idade de início das lesões (Figura 1).

Acne neonatal

É a acne que se desenvolve em recém-nascidos do nascimento até a 6ª semana. É mais frequente em meninos e parece decorrer da estimulação hormonal das glândulas sebáceas por andrógenos endógenos e maternos.[2,3] Em casos leves, o tratamento pode não ser necessário, com resolução espontânea. A limpeza diária com sabonete ou uso de agentes queratolíticos suaves é suficiente na maioria dos casos. Excepcionalmente casos graves ou recalcitrantes podem requerer investigação. Há controvérsia se a acne neonatal é uma acne verdadeira ou uma erupção acneiforme associada a espécies de *Malassezia* (*sympodialis* e *furfur*), denominada pustulose cefálica neonatal, ou se são entidades distintas. As lesões da pustulose cefálica consistem em pápulas eritematosas e pústulas localizadas no couro cabeludo, fronte, bochechas e mento, na ausência de comedões. E, na acne, há comedões (Figura 2). Nestes casos também pode ocorrer a resolução espontânea ou estar indicado o uso de antifúngicos tópicos para uma resolução mais rápida[2].

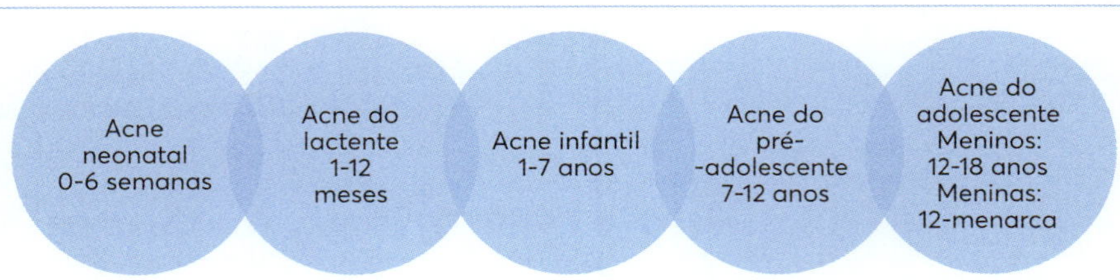

Figura 1 Classificação de acordo com a faixa etária.
Fonte: adaptada de Maroñas-Jiménez e Krakowski, 2016.[3]

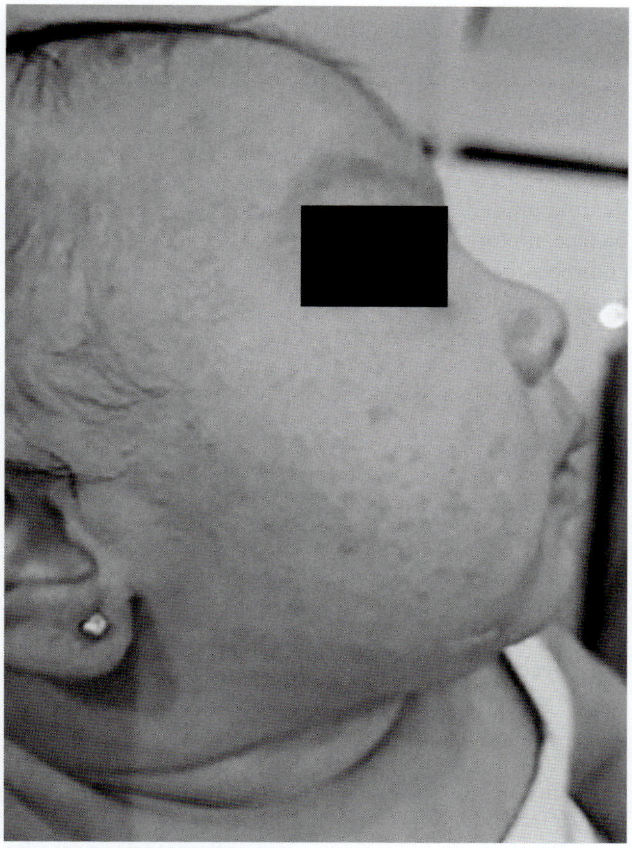

Figura 2 Acne neonatal.

Acne do lactente

Acomete menos de 2% das crianças dessa faixa etária, é mais comum nos meninos. Inicia-se geralmente entre 6 semanas e 1 ano de idade, com pápulas inflamatórias em região malar (Figura 3), podendo ter comedões verdadeiros e pouca frequência de lesões em mento e dorso.[4]

A maioria dos casos se resolve até os 4 anos de idade, mas pode durar de 6 a 12 meses ou vários anos.[2] Seu tratamento é importante por causa da possibilidade de as cicatrizes permanecerem por toda a vida. Crianças com outros sinais de anormalidades hormonais (p. ex., virilização) devem ser avaliadas e encaminhadas a um endocrinologista pediátrico, pois pode ser o primeiro sinal de uma endocrinopatia.[3] Os tratamentos, embora *off-label*, são aqueles usados para acne do adolescente, tanto tópicos quanto orais – nos casos mais graves, até mesmo com isotretinoína.[2]

Acne infantil

A acne que se inicia entre 1 e 7 anos de idade é rara e deve levantar suspeita de endocrinopatia.[3,4] A avaliação apropriada visa à procura de causas de hiperandrogenismo, incluindo doença de Cushing, tumores virilizantes e hiperplasia suprarrenal congênita.[3,4] História e exame físico completos em busca de sinais de virilização, histórico familiar, análise de gráficos de altura, peso e IMC devem ser realizados de forma cuidadosa. Encaminhamento ao endocrinologista pediátrico é pertinente nesta faixa etária, para a investigação de endocrinopatias subjacentes com exames complementares e laboratoriais.[4,6]

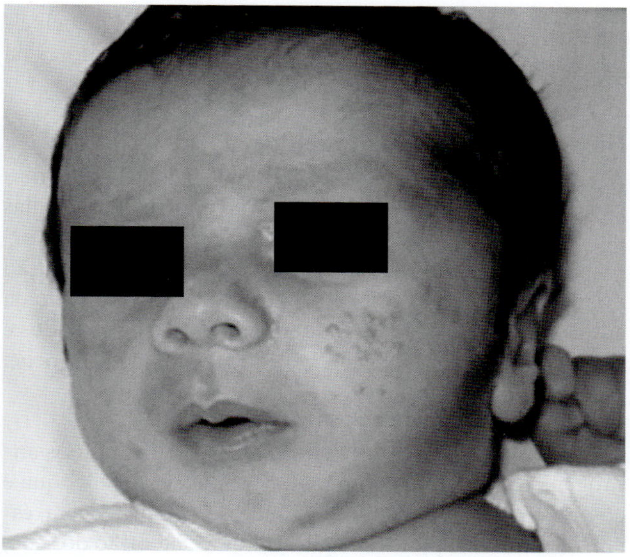

Figura 3 Acne do lactente: presença de pápulas e pústulas em região malar bilateral.

Além da abordagem da causa subjacente da acne, quando houver, o tratamento cutâneo é similar ao da acne do adolescente.[2]

Acne do pré-adolescente

Ocorre entre 7 e 11 anos de idade e sinaliza o despertar das glândulas suprarrenais.[4,6] Nos últimos anos, esse distúrbio vem sendo observado cada vez mais precocemente em crianças sem alterações hormonais patológicas associadas.[3] A acne causada por uma endocrinopatia geralmente tem outros sinais de alerta no exame físico, incluindo odor corporal, altura e peso avançados, desenvolvimento das mamas, pelos axilares e púbicos.[3,4] Nestes casos, a investigação com um endocrinologista pediátrico é pertinente, especialmente se houver alteração no raio X para avaliação da idade óssea (mão e punho esquerdos).[4]

O tratamento, além de abordar a causa subjacente, é basicamente o mesmo que para a acne adolescente (exceto para antibióticos, como a tetraciclina).[2,5]

Acne do adolescente e idade adulta

Corresponde à acne que se inicia após os 12 anos de idade. Nos meninos, a acne da idade adulta é a que ocorre após os 18 anos de idade e, nas meninas, essa denominação é utilizada após a menarca.[4,5] Alguns autores consideram acne da adolescência aquela que ocorre entre 10 e 24 anos; e acne do adulto aquela em maiores de 25 anos.[7]

ETIOPATOGENIA

A patogênese da acne apresenta 4 fatores relevantes: hiperqueratinização folicular, aumento da produção do sebo, presença e atividade da bactéria *Cutibacterium acnes*, principalmente dos filotipos 1A e 1C, e liberação de mediadores na inflamação da pele.[2,7-9]

Hiperqueratinização folicular

A formação dos comedões é o processo central na formação da acne e ocorre pela descamação anormal das células queratinizadas que se acumulam nos folículos sebáceos formando rolhas infundibulares, possivelmente pela alteração no manto lipídico da pele, proporcionando um aumento da adesão dos queratinócitos. Podem ser abertos ou fechados e sua quantidade tem relação direta com a gravidade da acne.

Aumento da produção do sebo

As glândulas sebáceas são estimuladas por hormônios androgênicos, levando a uma maior produção de sebo, que é composto por uma mistura de lipídios, esqualeno, cera, ésteres esteroides, lipídios e triglicerídios. A alteração do sebo, tanto na sua composição como na sua quantidade, colabora para o desenvolvimento da doença em virtude de modificações da queratinização do ducto glandular.

Presença e atividade da bactéria *Cutibacterium acnes*

A flora bacteriana residente dentro da unidade pilossebácea desempenha papel importante na evolução da acne leve comedoniana para moderada a grave e inflamatória. Os principais microrganismos isolados na superfície da pele e nas glândulas sebáceas de pessoas com acne são: *Cutibacterium acnes* (*C. acnes*), *Staphylococcus epidermidis* e *Malassezia furfur*. Dentre eles, o mais importante é a bactéria anaeróbia (*C. acnes*), difteroide anaeróbio saprófita, cujas propriedades, como liberação de enzimas que contribuem para a ruptura do comedão, lipases e fatores quimiotáticos, e a estimulação da resposta inflamatória, são importantes na patogênese da acne. Não se trata de uma hipercolonização por *C. acnes*, mas sim de uma resposta inflamatória.[7]

Liberação de mediadores da inflamação na pele

O *C. acnes* "quebra" o sebo acumulado neste ambiente rico de lipídios em ácidos graxos livres e outros mediadores pró-inflamatórios que estimulam a quimiotaxia e a ativação de lisozimas neutrofílicas e complemento. Esse processo provoca a formação de pápulas, pústulas e nódulos inflamatórios, cujas evoluções podem resultar em cicatrizes atróficas e inestéticas.

MANIFESTAÇÕES CLÍNICAS

As lesões primárias da acne são os comedões abertos e fechados, pústulas, nódulos e cistos. As secundárias são alterações cutâneas pós-inflamatórias, como a hipo ou a hiperpigmentação, bem como as cicatrizes.[10] Pelo fato de derivarem de uma unidade pilossebácea, as lesões são mais evidentes na face, no tórax, nos ombros e no dorso, mas outras áreas, como pescoço, couro cabeludo e conduto auditivo externo, também podem ser afetadas.[10] A classificação da acne deve ser realizada considerando o tipo e quantidade predominante das lesões e a gravidade do quadro (leve, moderado e grave), e facilita as decisões terapêuticas.[3]

TRATAMENTO

Avaliação pré-tratamento

1. Fatores que devem ser levados em consideração ao analisar o paciente.
   - Tipo clínico e gravidade da acne (comedoniana, papulopustular, nodular): determina o tipo de tratamento necessário, se apenas tópico ou sistêmico.
   - Característica da pele (seca, oleosa): influencia a escolha do veículo.
   - Presença de cicatrizes no paciente e em familiares: indica necessidade de considerar terapia mais agressiva e tratamento das cicatrizes.
   - Presença de hipercromia pós-inflamatória: necessita de terapias para hiperpigmentação, bem como prevenção de lesões de acne.
   - História do ciclo menstrual e história de sinais de hiperandrogenismo em meninas: preconiza a investigação com exames laboratoriais e terapia específica.
   - Cuidados atuais com a pele e história de tratamento prévio: identifica sucesso ou não de tratamento prévio, bem como os cuidados com a pele que devem ser ajustados ou descontinuados com a terapia de acne.
   - História de acne promovida por produtos cosméticos e medicações: alerta para possíveis fatores desencadeantes ou de piora. A acne medicamentosa se caracteriza por lesões monomórficas de aparecimento abrupto (Figura 9).
2. Impacto psicológico da acne para o paciente.

Tabela 1 Classificação da acne considerando o tipo predominante de lesões e gravidade

Tipo	Não inflamatória ou comedoniana (Figura 4)	Inflamatória (Figura 5)	Nodulocística (Figura 6)	Conglobata (Figura 7)	Fulminante (Figura 8)
Lesões predominantes	Comedões	Lesões papulopustulosas e comedões	Nódulos e cistos	Forma grave com múltiplos nódulos inflamatórios, abscessos, fístulas e formação de cicatrizes	Lesões necrosantes com predomínio no tronco

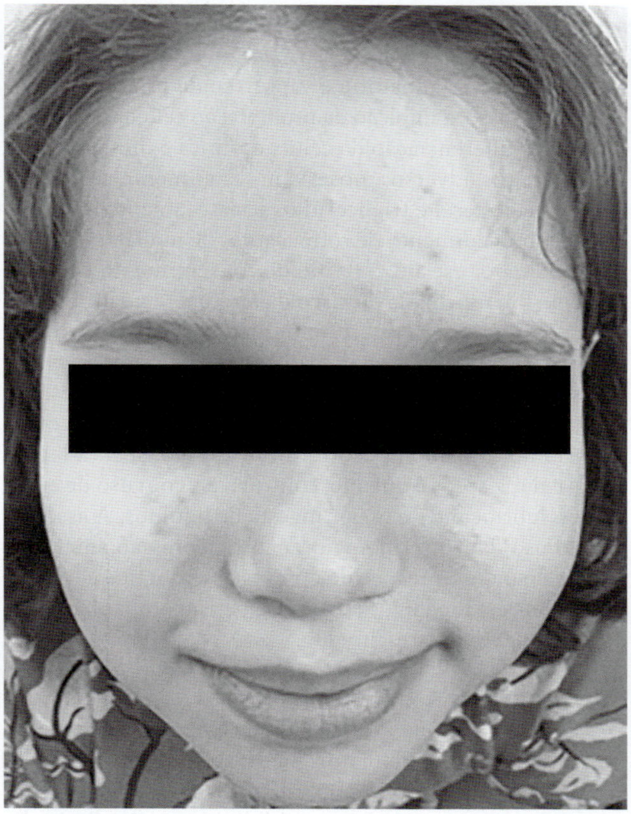

Figura 4 Acne grau 1: predomínio de comedões, não inflamatória.

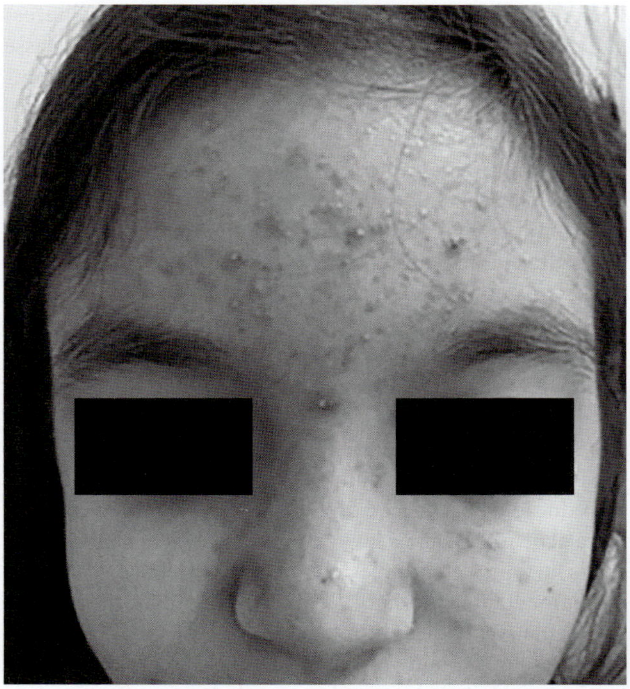

Figura 5 Acne grau 2: presença de pápulas eritematosas e algumas pústulas.

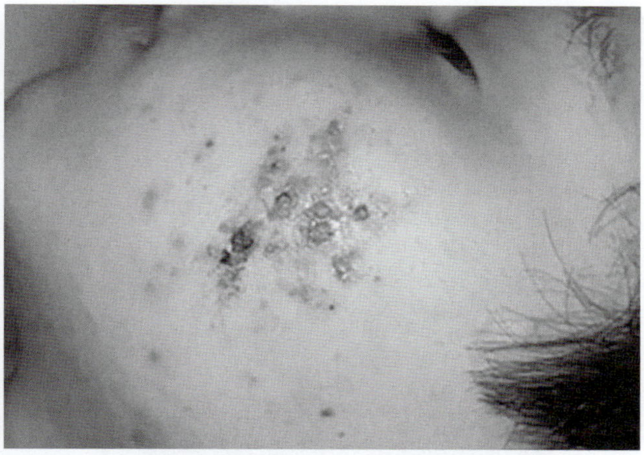

Figura 6 Acne grau 3: presença de pústulas e nódulos.

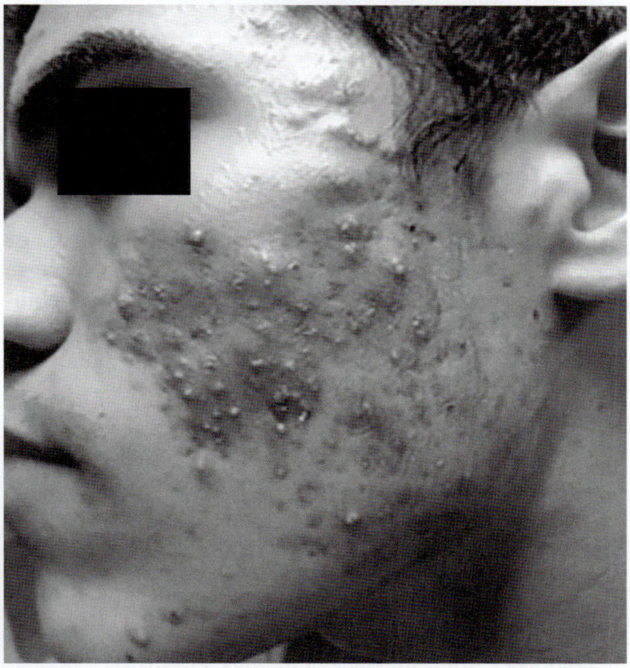

Figura 7 Acne conglobata: nódulos inflamatórios e abscessos.

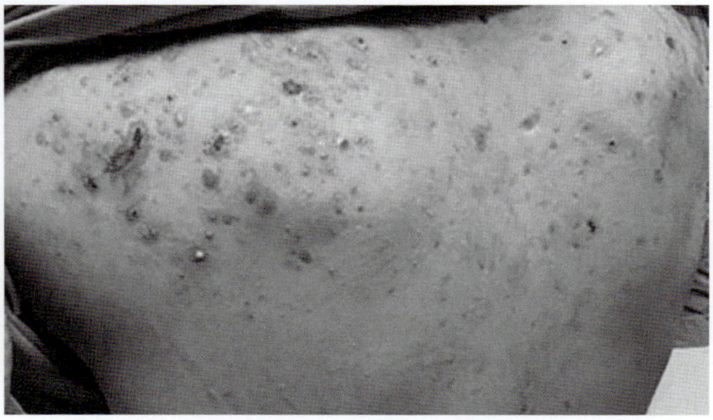

Figura 8 Acne fulminante: pápulas, pústulas e áreas de exulcerações necrosantes em tronco.

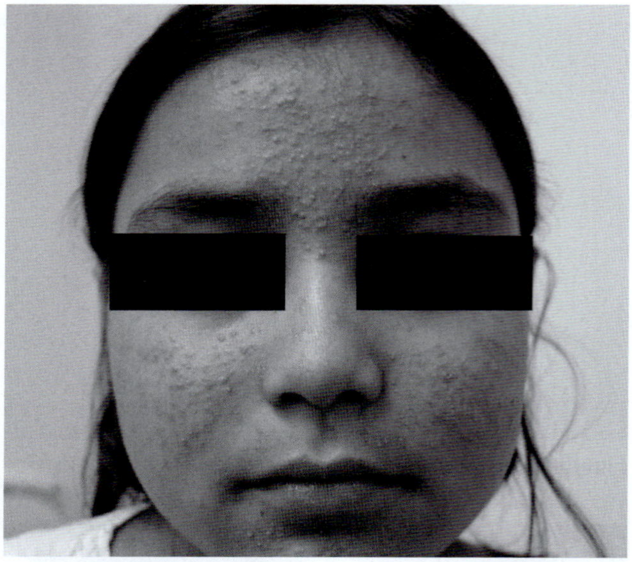

Figura 9 Acne medicamentosa: predomínio de pápulas eritematosas (lesões monomórficas).

Outros fatores a serem considerados

É importante orientar a necessidade de tratamento e a possibilidade de cicatrizes, além de observar a necessidade de acompanhamento psicológico.

Embora a acne não seja uma doença fisicamente debilitante, seu impacto pode afetar a qualidade de vida, contribuindo para baixa autoestima, depressão e ansiedade.

Tratamentos principais

Opções que abordam os fatores que promovem o desenvolvimento da acne.

Hiperqueratinização folicular e descamação anormal

Retinoides tópicos

Usados para acne comedoniana e acne inflamatória para normalizar a hiperqueratose folicular e prevenir a formação do microcomedão, a primeira lesão de acne. Podem ser usados como monoterapia na acne comedoniana.

Ácido azelaico

Apresenta propriedades antimicrobianas, comedolíticas e anti-inflamatórias. Também tem um efeito inibitório da tirosinase e pode melhorar a hiperpigmentação pós-inflamatória.

Aumento de produção de sebo

Isotretinoína oral

É o ácido 13-cis-retinoico, derivado do retinol. Está indicada na acne nodulocística grave e acne moderada recidivante. Apresenta efeito antisseborreico, antiqueratinizante e anti-inflamatório. O mecanismo de ação da isotretinoína inclui a modulação da proliferação e diferenciação, com normalização do processo de queratinização, imunomodulação, atividade anti-inflamatória e supressão da produção sebácea. Além disso, a inibição da proliferação celular da epiderme afeta a diferenciação da célula dérmica e mesenquimal. Como efeitos adversos, observam-se: aumento sérico das taxas de colesterol e triglicerídios e ressecamento mucocutâneo. É procedimento de rotina, antes de iniciar a terapêutica, obter, por escrito, o termo de consentimento de que a paciente foi informada do risco da teratogenicidade. O medicamento deve ser prescrito por médicos inscritos em um cadastro nacional. Os efeitos adversos estão presentes durante todo o uso da medicação e, na maioria das vezes, são suportáveis. As reações cutâneas estão relacionadas com o próprio mecanismo da isotretinoína, e são: secura labial, olhos e nariz secos e queilite, controláveis com uso de emolientes, lubrificantes e maior ingesta de líquidos. A associação do uso da isotretinoína oral com depressão/suicídio e com fechamento precoce de epífises ósseas não é corroborado pelos estudos mais recentes e pelo acompanhamento de longo prazo do crescimento.

Proliferação de *Cutibacterium acnes*

Peróxido de benzoíla

Indicado na acne inflamatória; tem ação antimicrobiana, levando à redução do número de *C. acnes* que colonizam a pele. Seu uso, associado aos antibióticos orais, diminui a resistência bacteriana.

Antibióticos tópicos e orais

Pacientes com acne moderada a inflamatória grave necessitam de um tratamento com antibióticos orais, cuja classe mais usada é a das ciclinas (tetraciclina, clindamicina, minociclina, limeciclina ou doxiciclina), que tem ambas as propriedades, antibacteriana e anti-inflamatória.

Os antibióticos tópicos mais comumente usados são a eritromicina e a clindamicina. Não devem ser utilizados em monoterapia, mas sim associados ao peróxido de benzoíla, pelos altos índices de resistência bacteriana do *C. acnes* e do *S. aureus* à eritromicina e à clindamicina.[11,12]

Ácido azelaico

Apresenta como característica um bloqueio na conversão da testosterona em deidrotestosterona, pela inibição competitiva sobre a 5-alfa-redutase no componente pilossebáceo. É um comedolítico suave e um anti-inflamatório leve com ação na redução da população do *C. acnes*. É usado no tratamento da acne inflamatória leve a moderada e da acne não inflamatória. Outro efeito relevante do ácido azelaico é sua ação despigmentante, que é útil na fase pós-inflamatória da acne. Apresenta atividade antitirosinase sobre os ácidos carboxílicos, sendo importante ressaltar que sua ação despigmentante não tem efeito sobre a pele normal. A concentração mais usada é a 15% em gel, creme ou loção, aplicado 2 vezes/dia.

Inflamação

Isotretinoína oral

Apresentar também efeito antibacteriano folicular e está indicada na foliculite por Gram-negativo, acne fulminante, rosácea, seborreia, dentre outras doenças.

Antibióticos da classe das ciclinas (tetraciclina, limeciclina, minociclina, doxiciclina)

Agem seletivamente nas lesões acneicas por sua ação na redução das lipases intrafoliculares, com diminuição drástica do número de bactérias que sintetizam essas enzimas.

A tetraciclina está contraindicada nos pacientes pediátricos menores de 8 anos em razão de seu potencial de descoloração do esmalte dentário e nos pacientes que estejam usando isotretinoína oral. Também não deve ser usada em gestantes ou pacientes com possibilidade de engravidar.

Ácido azelaico

Modula a resposta inflamatória nos queratinócitos pela inibição da produção de citocinas pró-inflamatórias.

Retinoides tópicos (tretinoína, isotretinoína, adapaleno)

São análogos estruturais e funcionais da vitamina A que agem ligando-se a receptores, estimulando a renovação celular da epiderme, reduzindo a produção de sebo e ajudando a eliminar e inibir a formação de novos comedões.

Abordagem terapêutica

O tratamento está esquematizado na Tabela 2.

Medidas complementares

1. Limpeza de pele: a extração de comedões pode ser uma medida complementar ao tratamento, desde que realizada por profissionais capacitados. Esse procedimento não deve ser realizado pelo paciente, pois pode suscitar cicatrizes, inflamação e, até mesmo, bacteremia.
2. Dieta: alguns estudos relacionam a dieta de alto índice glicêmico com o aumento da produção de sebo, porém ainda é controverso se realmente a dieta está relacionada com o aparecimento/piora da acne.[7] A hiperinsulinemia é um dos principais fatores responsáveis pela desregulação da síntese dos androgênios, em função da sua influência sobre as concentrações de fator de crescimento semelhante à insulina (*insulin-like growth factor* – IGF) e suas proteínas ligadoras, as proteínas transportadoras de IGF (*insulin-like growth factor binding protein* – IGFBP) 1 e 3, que regulam a proliferação e a apoptose de queratinócitos, síntese de androgênios, síntese de SHBG e síntese de sebo.[13] Outro ponto importante a ser lembrado é o uso de suplementos alimentares utilizados para ganho de massa muscular. Por serem substâncias que contêm alto nível proteico e outros componentes androgênicos, seu uso em excesso ou prolongado também pode ser um agente desencadeador ou fator de piora da acne.[14] Sem empregar dietas restritivas, pode-se recomendar aos pacientes que mantenham uma alimentação balanceada e função intestinal normal, preceitos essenciais para uma boa saúde.[2,15]
3. Cosméticos: podem piorar a acne, por seu veículo algumas vezes comedogênico, a também chamada "acne cosmética". São exemplos os produtos utilizados nos cabelos, como alisantes e cremes sem enxágue, bem como filtros solares, hidratantes e maquiagem. É importante indicar produtos específicos para a pele acneica, como bases *oil free*, corretivos e pós não oclusivos, a fim de que a utilização desses produtos não piore a acne. A remoção da maquiagem também deve ser feita com produtos adequados.
4. Radiação ultravioleta natural solar: não é considerada benéfica para as lesões de acne, embora alguns pacientes refiram certo grau de melhora após exposição ao sol. É importante, no entanto, que os pacientes sejam orientados quanto aos seguintes aspectos:

Tabela 2 Tratamento escalonado da acne conforme a gravidade

Gravidade da acne	Leve	Moderada	Grave
1ª linha	PB ou RT OU Terapia tópica combinada*	Terapia tópica combinada* OU ATB oral + RT + PB OU ATB oral + PB + RT + ATB tópico	ATB oral + Terapia tópica combinada* OU Isotretinoína oral
Alternativa	Associar RT ou PB (se ainda não estiver em uso) ou trocar o retinoide	Considerar alternar as terapias tópicas combinadas OU Considerar trocar o ATB oral OU Associar ACO ou espironolactona (nas mulheres) OU Considerar a isotretinoína oral	Considerar trocar o ATB oral OU Associar ACO ou espironolactona (mulheres) OU Considerar isotretinoína oral

*Terapia tópica combinada: PB + ATB ou PB + RT ou PB + RT + ATB.
ACO: anticoncepcional oral; ATB: antibiótico; PB: peróxido de benzoíla; RT: retinoide tópico.
Fonte: adaptada de Zaenglein et al., 2016.[7]

- Protetores solares veiculados em pomadas, cremes e óleos favorecem o aparecimento de comedões. A melhor opção é o filtro em veículo não comedogênico, como gel, gel-creme e loções *oil free*.
- Medicamentos usados no tratamento da acne podem desencadear reações indesejáveis quando associados à exposição solar, por exemplo, retinoides e ciclinas.
- Os jovens devem ser alertados quanto aos riscos do abuso da exposição ao sol, ressaltando que exposição excessiva e prolongada ao sol aumenta o risco de desenvolvimento de câncer da pele e provoca envelhecimento precoce da pele. É importante lembrar que o efeito da radiação ultravioleta é lento e cumulativo e que a prevenção deve ser iniciada desde a infância.

ASPECTOS PSICOLÓGICOS

Como a pele é a principal interface do ser humano com o meio externo, além de também ter a função de formar a imagem corporal e a constituição do ego, a qualidade de vida dos pacientes com doenças cutâneas tende a ser afetada, tornando seus portadores mais suscetíveis a transtornos mentais. A acne, embora normalmente não seja uma doença grave, está associada a exclusão social, depressão e baixa autoestima, contribuindo para uma maior morbidade.

Uma pesquisa realizada na Grécia com o objetivo de investigar o impacto da acne vulgar e sua gravidade na qualidade de vida foi conduzida com aplicação de questionário para 1.531 adolescentes com idades entre 11 e 19 anos. Foi utilizado o *Children Dermatology Life Quality Index* (CDLQI). Os resultados deste estudo demonstraram que a acne gera forte impacto na qualidade de vida. Os adolescentes tinham sentimentos de desmerecimento, menor autoestima e a autoimagem, a autoconscientização e a formação de relacionamentos foram proporcionalmente mais afetadas nos pacientes com formas graves de acne.[16]

CONSIDERAÇÕES FINAIS

A acne é uma doença prevalente na população adolescente, período de grandes modificações físicas e comportamentais, que é difícil por si só e pode ser agravado pelo estigma causado pelo aspecto da pele que, muitas vezes, leva à exclusão social do jovem, aumentando a possibilidade de sofrimento psíquico.

O pediatra é o profissional mais próximo ao paciente nessa transição. Ele deve estar atento às queixas e desenvolver a sensibilidade para perceber problemas nem sempre mencionados claramente nas consultas de rotina para direcionar seu trabalho no sentido de minimizar tanto os agravos estéticos como os emocionais dessa população.

REFERÊNCIAS BIBLIOGRÁFICAS

1. Habeshian KA, Cohen BA. Current issues in the treatment of acne vulgaris. Pediatrics. 2020;145(Suppl 2):S225-S30.
2. Ashton R, Weinstein M. Acne vulgaris in the pediatric patient. Pediatr Rev. 2019;40(11):577-89.
3. Schachner LA, Andriessen A, Benjamin L, Dones M, Kircik L, Pinera-Llano A, Hebert AA. The Many Faces of Pediatric Acne: A Practical Algorithm for Treatment, Maintenance Therapy, and Skincare Recommendations for Pediatric Acne Patients. J Drugs Dermatol. 2023 Jun 1;22(6):539-45.
4. Shope C, Ritter A, Matlock K, Wine Lee L. Pathologic acne in pre-pubertal children: A case series and review on when to refer to pediatric endocrinology. Pediatr Dermatol. 2023 Jan;40(1):5-10.
5. Maroñas-Jiménez L, Krakowski AC. Pediatric acne: clinical patterns and pearls. Dermatol Clin. 2016;34(2):195-202.
6. Poole CN, McNair V. Infantile acne. [Updated 2020 Jul 15]. In: StatPearls [Internet]. Treasure Island: StatPearls Publishing; 2020.
7. Kutlu Ö Karadag AS, Wollina U. Adult acne versus adolescent acne: a narrative review with a focus on epidemiology to treatment . Anais Brasileiros de Dermatologia. 2023;98(1):75-83.
8. Thiboutot DM, Dréno B, Abanmi A, Alexis AF, Araviiskaia E, Cabal MIB, et al. Practical management of acne for clinicians: an international consensus from the Global Alliance to Improve Outcomes in Acne. J Am Acad Dermatol. 2018;78(2 Suppl 1):S1-S23.
9. Dréno B, Pécastaings S, Corvec S, Veraldi S, Khammari A, Roques C. Cutibacterium acnes (Propionibacterium acnes) and acne vulgaris: a brief look at the latest updates. J Eur Acad Dermatol Venereol. 2018;32(2):5-14.
10. Zaenglein AL, Pathy AL, Schlosser BJ, Alikhan A, Baldwin HE, Berson DS, et al. Guidelines of care for the management of acne vulgaris. J Am Acad Dermatol. 2016;74(5):945-73.e33.
11. Habeshian KA, Cohen BA. Current Issues in the Treatment of Acne Vulgaris. Pediatrics. 2020 May;145(Suppl 2):S225-S230.
12. Ashton R, Weinstein M. Acne Vulgaris in the Pediatric Patient. Pediatr Rev. 2019 nov;40(11):577-589.
13. Liu S, Willett WC, Stampfer MJ, Hu FB, Franz M, Sampson L, et al. A prospective study of dietary glycemic load, carbohydrate intake, and risk of coronary heart disease in US women. Am J Clin Nutr. 2000;71(6):1455-61.
14. Zamil DH, Perez-Sanchez A, Katta R. Acne related to dietary supplements. Dermatol Online J. 2020;15;26(8):13030/qt9rp7t2p2.
15. Claudel JP, Auffret N, Leccia MT, Poli F, Dréno B. Acne and nutrition: hypotheses, myths and facts. J Eur Acad Dermatol Venereol. 2018;32(10):1631-7.
16. Tasoula E, Chalikias J, Danopoulou I, Rigopoulos D, Gregoriou S, Lazarou D, et al. O impacto da acne vulgar na qualidade de vida e saúde psíquica em jovens adolescentes na Grécia. Resultados de uma pesquisa populacional. An Bras Dermatol. 2012;87(6):862-9.

CAPÍTULO 10

DERMATITE SEBORREICA

Susana Giraldi
Janine Horsth Silva

AO FINAL DA LEITURA DESTE CAPÍTULO, O PEDIATRA DEVE ESTAR APTO A:

- Realizar o diagnóstico clínico de dermatite seborreica.
- Tratar as diferentes formas de dermatite seborreica.
- Reconhecer a dermatite seborreica como marcador cutâneo de doenças sistêmicas graves na infância.

INTRODUÇÃO

A dermatite seborreica (DS) é uma doença inflamatória multifatorial frequente que acomete áreas do corpo com maior número de glândulas sebáceas. Ocorre em aproximadamente 10% da população geral, e estudos mostram que até 70% das crianças menores de 3 meses apresentam lesões de DS. Embora a maior prevalência da doença seja entre 2 semanas e 3 meses de idade, a distribuição é trimodal, ocorrendo mais frequentemente nos lactentes, depois nos adolescentes e finalmente nos adultos com mais de 50 anos.[1]

FISIOPATOLOGIA

A etiologia da DS é desconhecida. Sugere-se uma participação de leveduras do gênero *Malassezia*, além de resposta inflamatória do hospedeiro e predisposição genética.[1] Acredita-se também que possa ser precursora da dermatite atópica (lactente sebo-atópico) e até uma forma de psoríase.[2,3]

Existe uma associação bem conhecida entre DS e espécies de *Malassezia*, uma levedura lipofílica presente na flora cutânea, normalmente encontrada em meio gorduroso, característica da pele do adolescente e do adulto jovem. As espécies de *Malassezia* são capazes de quebrar os lipídios da pele, produzindo ácidos graxos potencialmente inflamatórios e, em resposta, os queratinócitos produzem citocinas pró-inflamatórias.[1] A *Malassezia* sp ativa o sistema complemento favorecendo a liberação de IL-10, com resposta imune irritativa e participação da imunidade celular.[3] É provável que a DS e os surtos da doença sejam provocados por uma combinação de fatores individuais (atividade da glândula sebácea, fatores neurogênicos e nutricionais, estresse emocional), ambientais (mudanças sazonais, colonização por *Malassezia*), alteração da integridade epidérmica e da imunidade do hospedeiro.[5]

Estudos genéticos demonstram maior frequência da DS em pacientes HLA-A32 e HLA-B18.[6] São descritas mutações do gene 11 ou deficiência de proteínas que causam tanto a DS como o fenótipo DS-*like*.[5]

No lactente, o estímulo hormonal androgênico (testosterona) transplacentário e gonadal do bebê desencadeiam as lesões. Em geral, ocorre remissão a partir do 3º mês de vida, podendo permanecer, em alguns casos, até o 1º ano de vida.[2,4]

No pré-adolescente e adolescente, o estímulo gonadal próprio, associado a predisposição genética, são os desencadeantes, e as lesões são crônicas ou recorrentes. Nessa fase da vida, a presença da *Malassezia* sp tem maior importância na fisiopatologia da doença.[2]

MANIFESTAÇÕES CLÍNICAS

No lactente, caracteriza-se pela presença de placas eritematodescamativas arredondadas, localizadas ou confluentes, com crostas amareladas aderidas a uma base eritematosa. Localizam-se nas áreas com maior concentração de glândulas sebáceas, como pregas retroauriculares, cervicais, flexoras dos membros e períneo (Figura 1). Crostas amareladas e oleosas aderidas ao couro cabeludo e sobrancelhas (Figura 2) são frequentes, e, nessa região, é denominada crosta láctea (Figura 3).[2] Em regiões de dobras axilares e inguinais, as lesões apresentam aspecto úmido e brilhante (Figuras 4 e 5). Em alguns casos, o processo inflamatório é extenso, podendo ocorrer eritrodermia (Figura 6).[4]

No pré-adolescente e adolescente, as lesões são localizadas em face, pregas nasais e retroauriculares. No couro cabeludo, pode haver descamação fina, bem como crostas espessas e amareladas aderidas, com perda de cabelos e discreto prurido.[2,4] A presença de eritema e escamas amareladas na área de implantação dos cílios nas pálpebras é designada de blefarite, mais encontrada no adolescente e crianças com síndrome de Down.[7]

Nas crianças de fototipo V e VI, quando ocorre melhora das lesões, pode ocorrer hipopigmentação pós-inflamatória.[1]

É relatada uma maior frequência de dermatite seborreica em pacientes com doenças neurológicas como Parkinson,

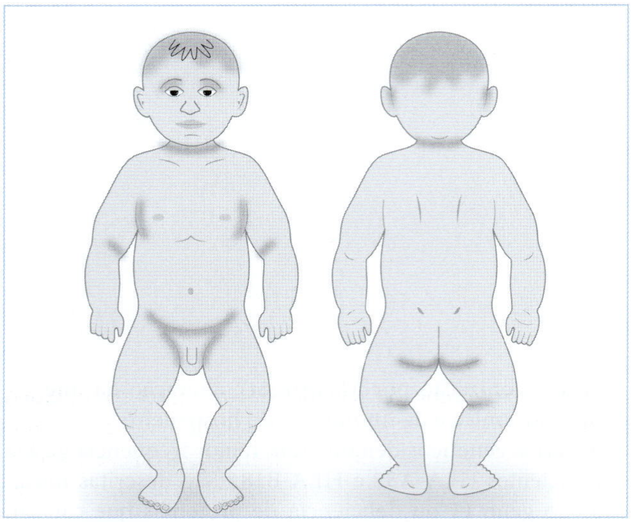

Figura 1 Principais regiões acometidas pela dermatite seborreica.

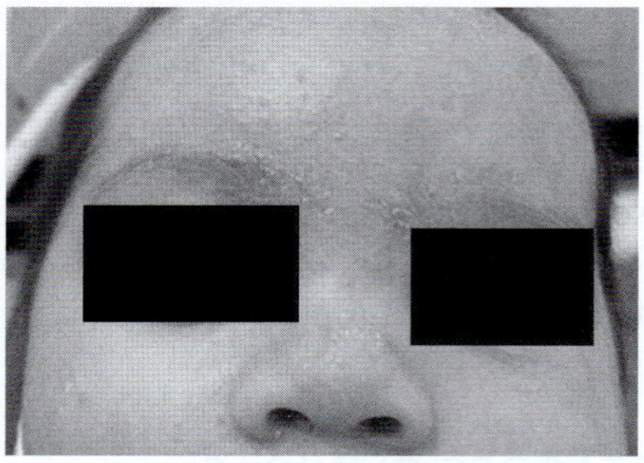

Figura 2 Crostas amareladas nas sobrancelhas.

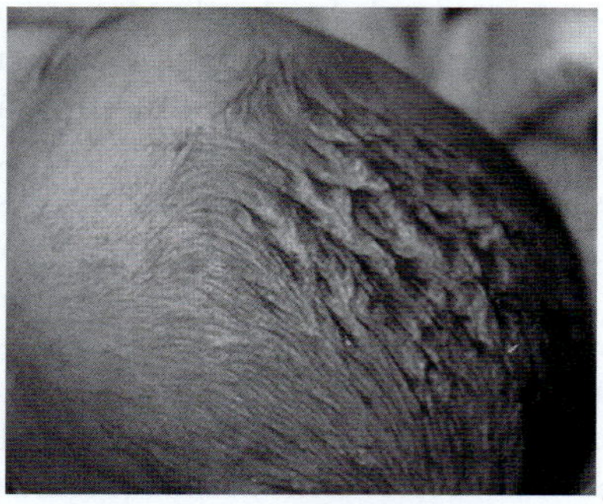

Figura 3 Crosta láctea: descamação amarelada no couro cabeludo.

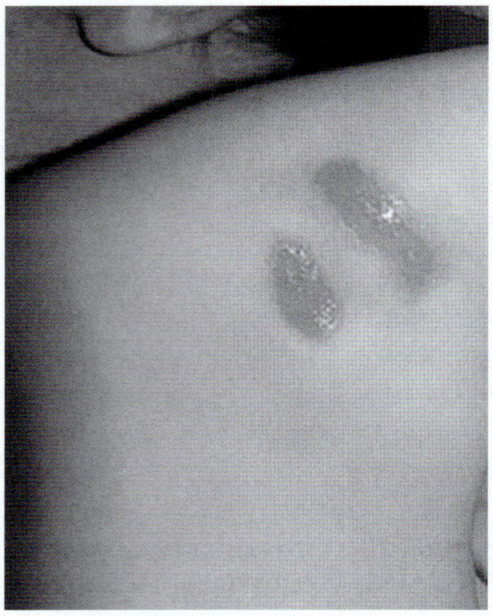

Figura 4 Eritema úmido na região axilar.

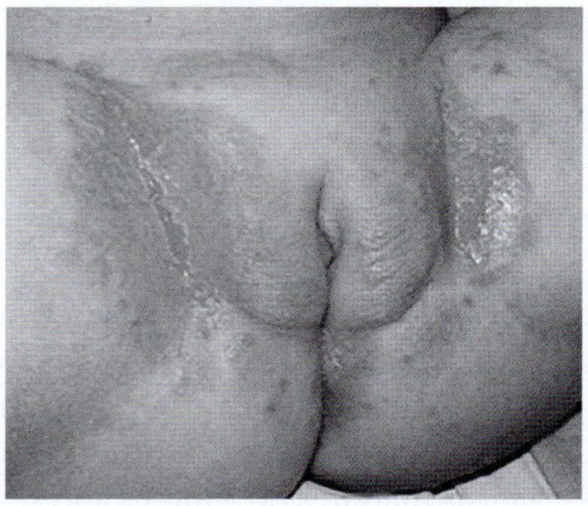

Figura 5 Dermatite seborreica na região inguinal.

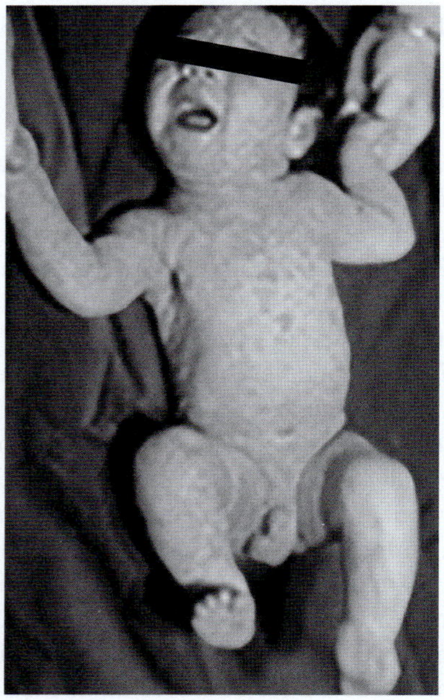

Figura 6 Dermatite seborreica disseminada em couro cabeludo, pregas corporais, tronco e membros, caracterizando eritrodermia.

craniossinostose, polineuropatia amiloidótica familiar, traumatismo craniano, trauma medular, acidentes vasculares encefálicos, epilepsia e paralisia do nervo facial.[4]

A biópsia raramente é necessária, pois o diagnóstico é clínico. Quando realizada, os achados histológicos da fase aguda e subaguda são: infiltrado inflamatório linfo-histiocitário, espongiose e hiperplasia psoriasiforme leve a moderada com paraceratose ao redor do óstio folicular. Na fase crônica, há dilatação de capilares e hiperplasia psoriasiforme.[4]

TRATAMENTO

Hidrocortisona em creme a 1% e imunomoduladores tópicos (tacrolimo e pimecrolimo) são utilizados para controlar o processo inflamatório, e o ácido salicílico 3 a 5% em creme ou xampu para retirar as escamas.[4]

Para casos leves de crosta láctea, pode ser realizada a aplicação de emolientes antes do banho, seguida de escovação e lavagem no intuito de facilitar a queda das escamas graxentas do couro cabeludo. O azeite de oliva e outros óleos orgânicos, frequentemente utilizados, podem se tornar um substrato para espécies de *Malassezia* e, assim, piorar a DS.[1]

Agentes antifúngicos como cetoconazol e sulfeto de selênio podem ser adicionados ao tratamento da DS. O cetoconazol a 2%, em xampu, 2 vezes/semana por até 8 semanas, e o sulfeto de selênio xampu 2 vezes/semana, são efetivos.[1]

Xampus ceratolíticos com derivados do alcatrão a 4% e seus derivados e o piritionato de zinco a 1% favorecem a descamação, diminuem a produção de sebo e possuem propriedades antifúngicas.

O tratamento tópico com inibidores de calcineurina (imunomoduladores tacrolimo e pimecrolimo) e com agentes azólicos possui resultados similares.[8]

A escolha entre esses medicamentos depende da idade do paciente, da gravidade e da distribuição da DS e da tolerância aos efeitos adversos (Tabela 1).

DIAGNÓSTICO DIFERENCIAL E DERMATITE SEBORREICA COMO MARCADOR CUTÂNEO DE DOENÇA GRAVE

O diagnóstico diferencial inclui a dermatite atópica que, ao contrário da dermatite seborreica, apresenta muito prurido.[4] Inclui também a psoríase, que apresenta placas eritematosas com edema e escamas grossas prateadas, sendo algumas vezes denominada sebopsoríase, por ser um dos diagnósticos diferenciais mais difíceis.[2]

No couro cabeludo, deve ser diferenciada da *Tinea capitis*, que cursa com prurido, tonsura e queda de cabelos, e no períneo, da candidíase perineal, que também acomete pregas e tem lesões satélites características.[4]

Na histiocitose de células de Langerhans, as lesões acometem as mesmas regiões da DS. Há eritema e descamação no couro cabeludo (Figura 7), associados a pápulas eritematoacastanhadas, petéquias, placas e vesículas, principalmente nas pregas retroauriculares, perineais (Figura 7) e regiões palmares.[2,3] Achados sistêmicos estão presentes como infecções de repetição (otite média aguda), anemia, linfonodomegalia e hepatoesplenomegalia.[1,2] A avaliação histológica cutânea é diagnóstica.

A dermatite seborreica pode ser um marcador cutâneo de doenças graves na infância. A suspeita deve ser levantada frente a pacientes pediátricos com lesões que se assemelham a DS associadas a sintomas sistêmicos, diarreia, retardo do crescimento e infecções de repetição. Biópsia de pele e investigação são necessárias para descartar doenças graves, como imunodeficiências e defeitos metabólicos.[10]

Na deficiência de biotinidase, há lesões cutâneas eritematosas associadas a infecções de repetição, acidose metabólica e convulsões, sendo quadro grave que pode levar a criança a óbito nos primeiros 3 meses de vida. Na doença de Leiner (imunodeficiência múltipla e deficiência de C5), ocorre a dermatite seborreica crônica associada a diarreia, infecções por Gram-negativos e óbito no 5º mês de vida.

Tabela 1 Principais produtos utilizados no tratamento da dermatite seborreica infantil

Classe do produto	Formulação	Instruções de uso	Observações
Couro cabeludo			
Antifúngicos tópicos	Cetoconazol xampu 2% Ciclopirox olamina xampu 1,5%	2 vezes/semana durante 4 semanas	Couro cabeludo
Emolientes	Óleo mineral/vaselina	Uso diário	Ajuda na remoção das escamas (usar escova macia)
Agentes tópicos anti-inflamatórios	Sulfeto de selênio xampu 2,5%	2 vezes/semana durante 4 semanas	
Outras áreas do corpo			
Antifúngicos tópicos	Cetoconazol creme 2%	1 vez/dia por 7 dias	Pode ser usado sozinho ou em combinação com corticosteroides tópicos
Corticosteroides tópicos (baixa potência)	Hidrocortisona creme 1%	1 vez/dia por até 7 dias	Limitar a área de superfície de aplicação
Inibidores de calcineurina tópicos	Pimecrolimo creme 1% Tacrolimo pomada 0,03% Tacrolimo pomada 0,1%	2 vezes/dia	Uso acima de 3 meses Uso acima de 2 anos Uso acima de 16 anos

Fonte: adaptada de Cheong et al., 2015.[9]

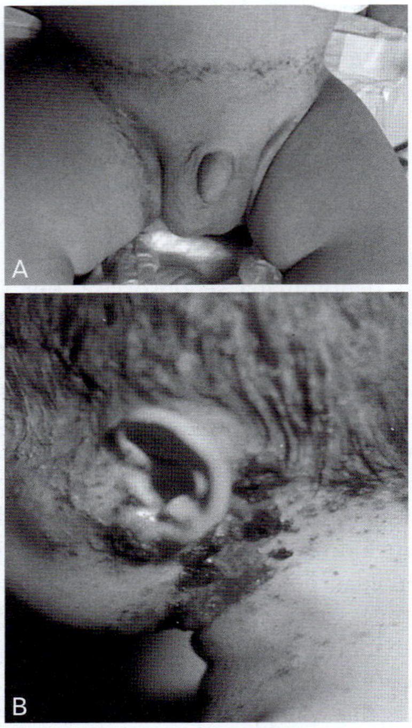

Figura 7 A. Histiocitose de células de Langerhans com eritema e pápulas purpúricas no períneo. B. Crostas amareladas aderidas ao couro cabeludo, pápulas, lesões purpúricas e linfonodomegalia cervical.

Uma erupção eritematodescamativa similar à dermatite seborreica (dermatite seborreica *like*), porém grave e resistente a tratamentos, é comumente observada nos pacientes com vírus da imunodeficiência humana adquirida, principalmente naqueles com baixa contagem de linfócitos T CD4[2,3], depressão, lesões agudas traumáticas da medula espinal, polineuropatia amiloidótica, na síndrome de Down e no fenótipo da doença de Leiner.[10]

REFERÊNCIAS BIBLIOGRÁFICAS

1. Falusi OO. Seborrhea. Pediatrics in Review. 2019;40(2):93-5.
2. Hogan PA, Langley RGB. Papulosquamous diseases. In: Schachner LA, Hansen RC. Pediatric dermatology. 4.ed. China: Elsevier; 2011.
3. Ro BI, Dawson TL. The role of sebaceous gland activity and scalp micofloral metabolism in the etiology seborrheic matitis and dandruff. J Investig Dermatol Symp Proc. 2005;10:194-7.
4. Sampaio ANSB, Mameri ACA, Vargas TJS, Ramos-e-Silva M, Nunes AP, Carneiro SCS. Educação médica continuada – Dermatite seborreica. An Bras Dermatol. 2011;86(6):1061-74.
5. Karakadze MA, Hirt PA, Wikramanayake TC. The genetic basis of seborrhoeic dermatitis: a review. J European Acad Dermatol Venereol. 2017;32(4):529-36.
6. Ramos-e-Silva M, Sampaio AL, Carneiro S. Red face revisited: endogenous dermatitis in the form of atopic dermatitis and seborrheic dermatitis. Clin Dermatol. 2014;32(1):109-15.
7. Daneshpazhooh M, Nazemi TM-J, Bigdeloo L, Yoosefi M. Mucocutaneous findings in 100 children with Down syndrome. Pediatr Dermatol. 2007;24:317-20.
8. Kastarinen H, Oksanen T, Okokon EO, Kiviniemi VV, Airola K, Jyrkkä J. Topical anti-inflammatory agents for seborrhoeic dermatitis of the face or scalp. Cochrane Database of Syst Rev. 2014;5:CD009446.
9. Cheong WK, Yeung CK, Torsekar RG, Suh DH, Ungpakorn R, Widaty S, et al. Treatment of seborrhoeic dermatitis in Asia: a consensus guide. Skin Appendage Disord. 2015;1(4):187-96.
10. Hoeger P, Kinsler V, Yan A, Harper J, Oranje A, Bodemer C, et al. Harper's textbook of pediatric dermatology. 4.ed. Wiley Blackwell; 2019.

CAPÍTULO 11

PSORÍASE

Marjorie Uber Iurk
Vânia Oliveira Carvalho

AO FINAL DA LEITURA DESTE CAPÍTULO, O PEDIATRA DEVE ESTAR APTO A:

- Reconhecer as lesões de psoríase.
- Diagnosticar as formas clínicas mais frequentes de psoríase em crianças.
- Realizar a conduta terapêutica adequada para casos leves a moderados.
- Identificar as características que indicam o encaminhamento para o especialista.
- Reconhecer a psoríase como doença multissistêmica, para o correto monitoramento das comorbidades associadas.

DEFINIÇÃO E EPIDEMIOLOGIA

A psoríase é uma doença inflamatória crônica reconhecida como uma condição sistêmica que afeta primariamente a pele.[1] Além da pele, a psoríase pode acometer as unhas, as articulações e relacionar-se a maior risco de doenças cardiometabólicas em adultos e crianças.[2] A prevalência em adultos varia de 1 a 3% na população mundial, podendo chegar a 8,5% na Noruega.[3,4]

Estima-se que 1/3 do total de casos de psoríase tem início na infância[4-6], apesar de muitos deles não serem diagnosticados antes da idade adulta. Além disso, sabe-se que 70% dos casos de psoríase se iniciam antes dos 40 anos de vida. Destes, a maior incidência ocorre entre 16 e 22 anos.[1]

No Brasil, a prevalência geral de psoríase varia de 1,10 a 1,51% entre as capitais e é maior no Sul (1,86%) e Sudeste (1,88%).[3] A média de idade de brasileiros com psoríase é 52 anos e não há diferença entre os sexos. A prevalência de psoríase entre brasileiros é maior em locais com maior densidade de dermatologistas, maior ancestralidade europeia e ameríndia e menor radiação solar anual.[3]

Aproximadamente 30% das crianças com psoríase possuem um parente de 1º grau afetado, e o risco de parentes de 1º e 2º grau de portadores da doença a desenvolverem é 5 vezes maior que a população geral.[1]

Quase 40 genes já foram relacionados ao aparecimento de psoríase ou podem influenciar a evolução da doença. O mais importante deles é o PSORS1 (HLA-Cw6), alelo que determina um início mais precoce da doença. Muitos genes relacionados à psoríase também são descritos em outras doenças inflamatórias, como a colite ulcerativa e a doença de Chron.[1]

RISCO DE COMORBIDADES EM CRIANÇAS COM PSORÍASE

Os adultos com psoríase têm maior risco de obesidade, síndrome metabólica, diabetes, dislipidemia e infarto agudo do miocárdio. Sabe-se que, em crianças, a psoríase também é uma doença inflamatória multissistêmica e parece se relacionar a comorbidades.[1,7] Revisão sistemática e metanálise realizada por Phan et al. demonstrou que há relação entre psoríase em crianças e sobrepeso/obesidade, relação cintura/estatura > 0,5, síndrome metabólica, diabetes, hiperlipidemia, hipertensão, isquemia e insuficiência cardíaca.[2] Além disso, a obesidade está relacionada a maior gravidade da doença cutânea.[2] Psoríase infantil também se associa a maior risco de artrite reumatoide, doença inflamatória intestinal, diabetes melito e doenças psiquiátricas, como ansiedade e depressão.[1,5,6,8] A importância destes dados se dá no dia a dia do pediatra, que deve orientar e monitorar crianças e adolescentes portadores de psoríase quanto ao risco de comorbidades, principalmente de síndrome metabólica e suas complicações, de modo a propor intervenções precoces. Além disso, tais riscos devem ser considerados quando houver necessidade de tratamento sistêmico com medicações como ciclosporina e acitretina, que podem impactar nestas comorbidades.[2]

FATORES PREDISPONENTES

A psoríase infantil resulta da interação entre fatores genéticos e ambientais. Estes últimos podem desencadear a doença ou exacerbá-la, mas nem sempre são identificados.[5] São fatores predisponentes:

- Trauma local (fenômeno de Koebner).
- Infecções (especialmente por *Streptococcus* beta-hemolítico).
- Drogas (lítio, valproato de sódio, anti-inflamatórios não hormonais – AINH, corticosteroides em retirada, betabloqueadores e antimaláricos).
- Tabagismo.
- Fatores psicogênicos.[1,5,8]

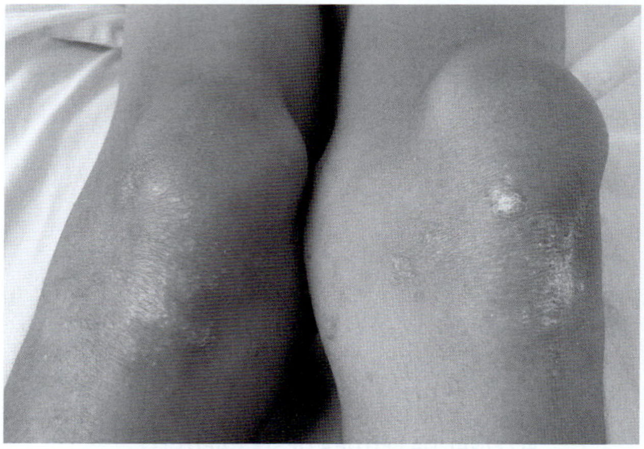

Figura 1 Lesão típica da psoríase em placas em região extensora: placas com escamas esbranquiçadas.

FISIOPATOLOGIA

Na doença, ocorre uma hiperproliferação da camada epidérmica com perda da diferenciação dos queratinócitos, além de excessiva angiogênese, decorrentes das alterações imunológicas.[1,5] Assim como no adulto, a imunopatogênese da psoríase infantil envolve subtipos de linfócitos T (Th1, T17, Th22), mas também outras células imunes, como queratinócitos, células dendríticas, neutrófilos e mastócitos. Há ainda a participação de várias citocinas inflamatórias, especialmente IFN-alfa, IFN-gama, TNF-alfa, IL-17, IL-20, IL-22 e IL-23.[1,7,8]

MANIFESTAÇÕES CLÍNICAS

A psoríase pediátrica apresenta-se sob diversas formas clínicas: em placas, gutata, invertida, perineal, ungueal, eritrodérmica e pustulosa. As lesões variam de leves e localizadas a difusas, graves e debilitantes, marcadas por uma evolução crônica com períodos de remissão e recidiva.[5] Prurido é sintoma frequente na infância.[4,5] A maioria dos casos pediátricos de psoríase é leve, com boa resposta ao tratamento tópico.[5]

Psoríase em placas

É a forma clínica mais frequente[6] e ocorre em 34 a 84% dos pacientes.[4,5,8] A lesão clássica é uma placa eritematosa com tom avermelhado intenso, arredondada e bem delimitada, coberta por escamas prateadas ou esbranquiçadas (Figura 1). Elas se iniciam como pápulas eritematosas que se tornam placas e depois são recobertas por escamas espessas (Figura 2). Distribuem-se de forma simétrica na face extensora das articulações (joelhos, cotovelos), mas também no couro cabeludo e, com menor frequência, em face, região palmoplantar e cicatriz umbilical.[5,8] A remoção das crostas leva ao aparecimento de um ponto de sangramento, conhecido como sinal de Auspitz ou sinal do orvalho sangrante.

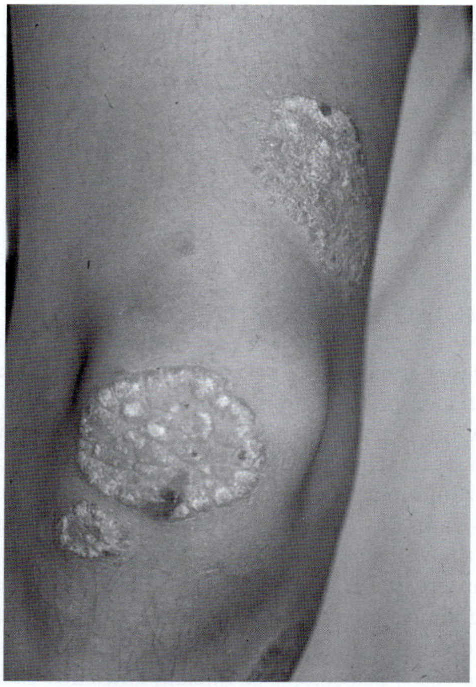

Figura 2 Lesão da psoríase em placas com escamas espessas e ponto de sangramento que caracteriza o sinal do orvalho sangrante.

O couro cabeludo frequentemente é o local de início das lesões de psoríase na infância. As lesões são placas eritematosas com escamas espessas que ultrapassam a linha de implantação dos cabelos na região occipital, retroauricular e fronte (Figura 3). Prurido varia de ausente a intenso.[5] Dermatite seborreica e *tinea capitis* são diagnósticos diferenciais a se considerar. A dermatite seborreica apresenta escamas mais amareladas e untuosas e não ultrapassa a linha de implantação dos cabelos; já a *tinea capitis* apresenta-se como placas arredondadas descamativas com alopecia ou cabelos tonsurados.

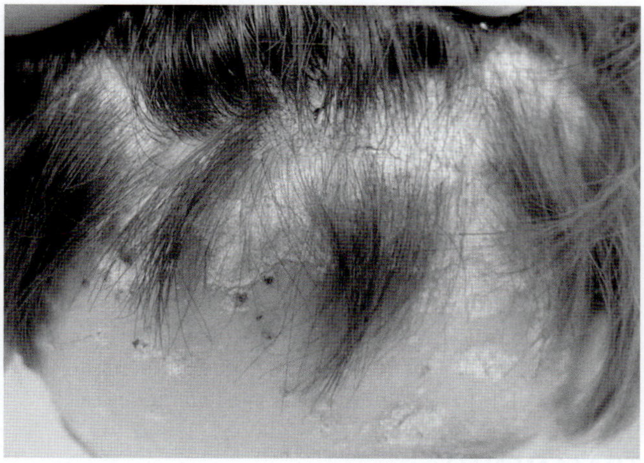

Figura 3 Psoríase do couro cabeludo: placas com escamas espessas que ultrapassam a linha de implantação dos cabelos.

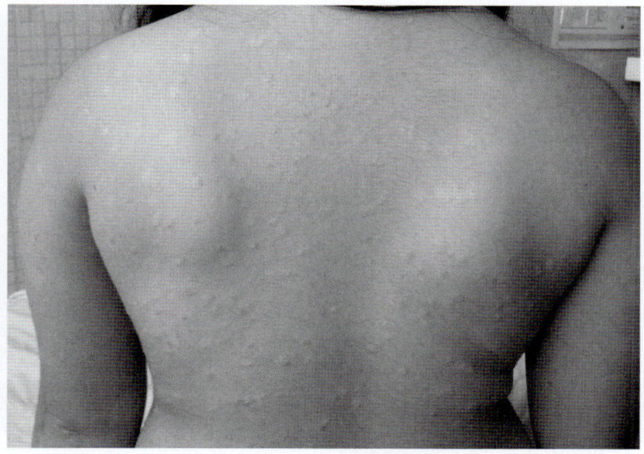

Figura 4 Psoríase gutata: pápulas eritematodescamativas com escamas espessas.

Psoríase palmoplantar é pouco frequente na infância. Há eritema, fissuras e placas hiperqueratósicas confluentes nas palmas e plantas, dolorosas e que impactam negativamente na qualidade de vida do paciente.

Psoríase linear ou zosteriforme, rara, é caracterizada por pápulas e placas eritematodescamativas seguindo as linhas de Blaschko no tronco e/ou membros.

Psoríase gutata

É a segunda forma mais frequente de psoríase na faixa etária pediátrica, sendo rara nos adultos.[5,8] As lesões surgem de forma súbita, apresentam um formato semelhante ao de gotas redondas ou ovais, são descamativas, variam de 2 mm a 1 cm e, por vezes, são confluentes (Figura 4).[8] A distribuição das lesões é principalmente no tronco e na parte proximal dos membros, mas pode acometer a face e as porções distais do corpo.

Com frequência, é descrita como gatilho uma infecção por *Streptococcus* beta-hemolítico do grupo A (faringite ou estreptococcia perianal) 1 a 2 semanas antes da erupção cutânea.[5,7] O principal diagnóstico diferencial é a pitiríase rósea, na qual as lesões são rosadas e claras, apresentam descamação fina e distribuem-se no tronco com um formato de árvore de Natal. Por vezes, biópsia cutânea é necessária para diferenciá-las.[5]

Psoríase da área de fraldas

A psoríase desta região ocorre nos menores de 2 anos; supõe-se que seja desencadeada pelo atrito durante a limpeza da região ou provocada pela própria fralda. São placas bem definidas, de tom vermelho vivo, com descamação seca (Figura 5). Nem sempre a descamação é evidente, já que esta região fica frequentemente úmida.[8] As lesões atingem principalmente as áreas de mais frequente atrito, mas podem acometer as flexuras, pelo trauma da higiene local. As lesões da psoríase são resistentes ao tratamento habitual das dermatites da área de fralda, portanto, a suspeita é levantada na ausência de melhora com o tratamento para dermatite da área de fraldas. A presença de outras lesões corporais de psoríase também facilita o diagnóstico.[5]

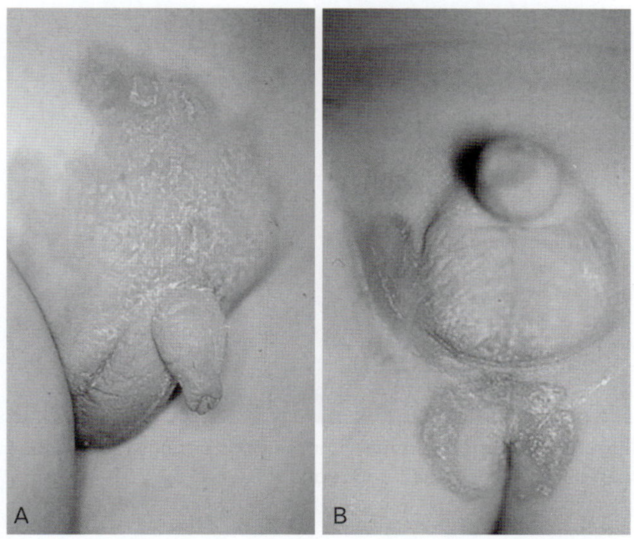

Figura 5 Psoríase da área das fraldas. A. Placa eritematodescamativa no monte púbico até região do escroto e pênis. B. Placas eritematodescamativas perianais e inguinais direitas.

Psoríase ungueal

Pittings, hiperqueratose, hemorragias em estilhaço, onicólise, leuconíquia, estrias longitudinais, esfarelamento e pontos avermelhados na lúnula são algumas das alterações mais frequentemente vistas em unhas de crianças com psoríase (Figuras 6 e 7).[9] Alterações ungueais foram detectadas em 17 a 39% das crianças com psoríase.[9] Entretanto, quando aplicada ferramenta específica para a avaliação ungueal (*Nail Psoriasis Severity Index* – NAPSI), as alterações podem ser encontradas em até 100% dos pacientes.[9] Em geral, são assintomáticas, mas costumam ser refratárias ao tratamento tópico.

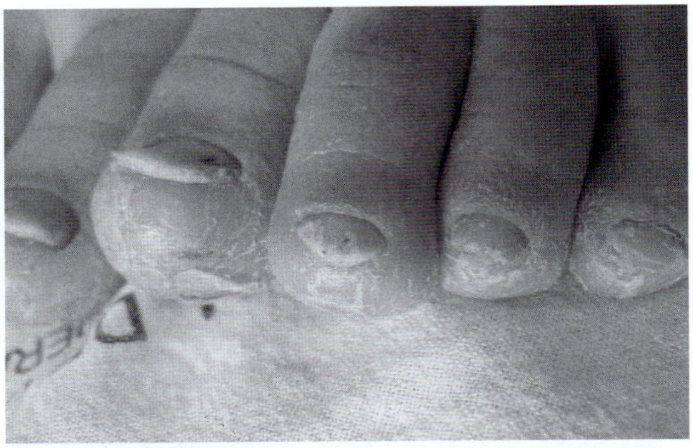

Figura 6 Psoríase ungueal: descamação na polpa dos pododáctilos, unhas com hiperqueratose, hemorragias em estilhaço e onicólise distal.

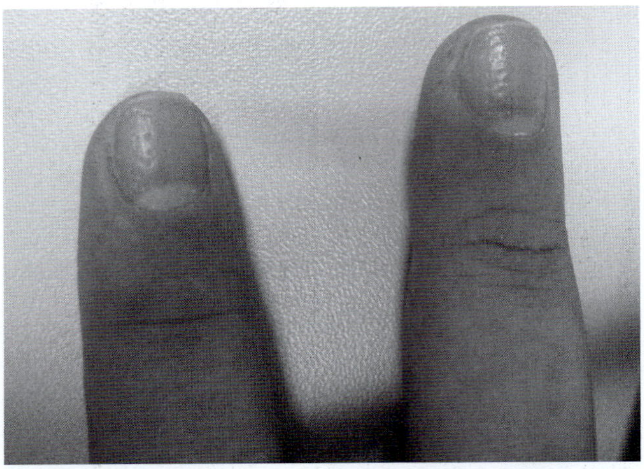

Figura 7 Psoríase ungueal: numerosos *pittings* (depressões cupuliformes na placa ungueal).

O *clipping* ungueal é o nome dado ao exame baseado na análise microscópica de um fragmento da placa ungueal (corta-se a parte distal da unha e o fragmento é preparado em um bloco de parafina). Além de afastar onicomicoses, pode auxiliar no diagnóstico da psoríase ungueal, especialmente na presença relevante de neutrófilos no fragmento analisado.[9]

Artrite psoriásica

A prevalência da artrite psoriásica em crianças varia de 0,7 a 40%[1,5], e pode ser a primeira manifestação da psoríase em 15% dos pacientes.[5,6] Artrite oligoarticular assimétrica em mãos e pés é a apresentação mais frequente, especialmente a dactilite.[1,6] O risco é maior sobretudo em pacientes com psoríase ungueal, seguida das formas de psoríase eritrodérmica, pustulosa generalizada e invertida.[1,5]

DIAGNÓSTICO

O diagnóstico de psoríase é realizado pelos achados clínicos típicos – a depender da forma clínica –, e os pacientes podem manifestar mais de uma forma clínica ao longo da vida. A biópsia da lesão pode ser realizada nos casos de dúvida diagnóstica e revela acantose irregular, paraqueratose, hiperqueratose, redução da camada granulosa, alongamento das cristas epidérmicas, dilatação dos vasos papilares dérmicos, infiltrado inflamatório linfocítico perivascular e microabscessos de Munro ou pústulas de Kogoj (agregados de neutrófilos na derme e na epiderme).[1,5]

A gravidade da doença pode ser avaliada por meio de ferramentas como o PASI (*Psoriasis Area and Severity Index*) e o PGA (*Physician Global Assessment*), que também são especialmente úteis para monitorar a resposta terapêutica.[1]

TRATAMENTO

Por se tratar de uma doença crônica, o tratamento da psoríase deve ser considerado em longo prazo. Desta forma, a terapêutica deve ser de fácil adesão pelo paciente e não onerar a família.[8] Além disso, deve-se considerar que a psoríase afeta consideravelmente a qualidade de vida, mesmo em suas formas leves.[5] Os pacientes com psoríase leve podem ser tratados pelo pediatra com a utilização de terapêutica tópica conforme a localização das lesões e a sua extensão. Nos casos moderados a graves, recomenda-se acompanhamento por um dermatopediatra, pela possível necessidade de medicações sistêmicas ou outras modalidades terapêuticas.

Tratamento tópico

A hidratação da pele de maneira contínua e frequente é essencial, reduz o ressecamento, a descamação e auxilia no controle do prurido. Recomenda-se o uso diário de hidratante mesmo nas fases de remissão das lesões.[5,6]

Os corticosteroides tópicos são a primeira linha de tratamento na psoríase infantil[1,4,8], no entanto, seu uso crônico e incorreto pode desencadear alterações na pele, como atrofia, hipertricose, telangiectasias e dermatite acneiforme.[7] Seus efeitos incluem redução da inflamação, do eritema, do prurido e da descamação.[7] Devem ser utilizados em 1 aplicação/dia, sendo preferíveis corticosteroides de baixa a média potência (p. ex., hidrocortisona, desonida, dexametasona ou mometasona). Regiões de pele mais fina, como a face, ou ocluídas, como as dobras e o períneo, são mais propensas a efeitos colaterais.

Associações de corticosteroides com queratolíticos (ácido salicílico, ácido lático e ureia) podem reduzir a descamação.[1,8] O ácido salicílico, no entanto, deve ser evitado em menores de 2 anos, pelo risco de salicilismo percutâneo.[1,5]

Também são utilizados com frequência os derivados da vitamina D, como calcipotriol ou calcitriol[1,8], disponíveis no SUS. Agem inibindo a proliferação dos queratinócitos.[7] Podem causar irritação ou prurido, por isso devem ser evitados na face ou em regiões flexurais.[1,5] Seu uso deve ser limitado a 4 semanas, e a área de aplicação do produto não deve exceder 30% da superfície corporal, pelo risco, mínimo, de hipercalcemia.[5] Apesar de utilizado mundialmente, o calcipotriol disponível no Brasil não está liberado em bula para a faixa pediátrica.

Inibidores tópicos da calcineurina (pimecrolimo e tacrolimo) são opções adequadas, especialmente com o intuito de poupar o uso crônico de corticosteroides[1,8], mas são de maior custo. Seu uso na psoríase é *off label*; são aprovados para dermatite atópica, mas são eficazes e seguros na psoríase, inclusive para áreas sensíveis, como face e dobras.[1,7] A exposição à radiação UV após sua aplicação deve ser evitada.[1,5]

Derivados do coaltar foram utilizados por anos[4]; possuem ação antiproliferativa e antipruriginosa, porém faltam estudos sobre sua eficácia.[5,7] Podem apresentar odor desagradável e manchar roupas, por isso sua aceitação pelos pacientes costuma ser reduzida.[5] O LCD (*liquor carbonis detergents*) é uma preparação modificada de coaltar, geralmente mais bem aceita e efetiva.[7]

A fototerapia é uma modalidade de tratamento limitada na infância. Possíveis efeitos colaterais de longo prazo incluem a carcinogênese e o fotoenvelhecimento, por isso a fototerapia é mais utilizada apenas na adolescência. A UVB *narrow-band* é a mais indicada (usualmente acima de 7 anos)[6], por apresentar maior efetividade e menos efeitos colaterais.[1,8] Além disso, a fototerapia tem alto custo e, em crianças, é realizada em poucos locais no Brasil.[5] É especialmente útil para pacientes com psoríase grave, gutata extensa ou palmoplantar debilitante.[7]

Antibióticos são recomendados apenas se houver infecção comprovada por *Streptococcus* (cultura positiva)[8], especialmente na psoríase gutata.

Tratamento sistêmico

O tratamento sistêmico da psoríase infantil está indicado para pacientes com psoríase moderada a grave, que não responderam aos tratamentos tópicos. Pode ser realizado com metotrexato, ciclosporina e retinoides.[5,7] Imunobiológicos, como etanercepte, adalimumabe e ustequinumabe, estão aprovados para crianças pela European Medicines Agency (EMA). O Food and Drug Administration (FDA) aprovou apenas o etanercepte e o ustequinumabe.[5,7] No Brasil, a Agência Nacional de Vigilância Sanitária (Anvisa) aprovou o ustequinumabe e o etanercepte para tratamento da psoríase em placas em crianças maiores de 6 anos.[6] Apesar das limitações relacionadas ao seu alto custo, imunobiológicos são drogas mais direcionadas às citocinas inflamatórias da psoríase, por isso apresentam menor toxicidade do que outros agentes sistêmicos.[1,8]

PSORÍASE E SAÚDE MENTAL

Além da terapêutica da psoríase, os pacientes necessitam de avaliação psicológica, pois estresse e ansiedade podem contribuir para a piora clínica, e o impacto negativo na qualidade de vida destas crianças é importante.[1,8] Muitas relatam sentimentos de estigmatização e, como as lesões cutâneas são visíveis, estão mais propensas a sofrer *bullying*. Há maior risco de ansiedade e depressão em crianças e adolescentes com psoríase.[1,4]

REFERÊNCIAS BIBLIOGRÁFICAS

1. Relvas M, Torres T. Pediatric psoriasis. Am J Clin Dermatol. 2017;18(6):797-811.
2. Phan K, Lee G, Fischer G. Pediatric psoriasis and association with cardiovascular and metabolic comorbidities: Systematic review and meta-analysis. Pediatr Dermatol. 2020;37(4):661-9.
3. Romiti R, Amone M, Menter A, Miot HA. Prevalence of psoriasis in Brazil: a geographical survey. Int J Dermatol. 2017;56(8):e167-e168.
4. Kravvas G, Gholam K. Use of topical therapies for pediatric psoriasis: a systematic review. Pediatr Dermatol. 2018;35(3):296-302.
5. Section 5 - Psoriasis. In: Harper's textbook of pediatric dermatology. Wiley Blackwell; 2020. p.343-76.
6. Palma S, Romiti R, Carvalho AVE de, Duarte G V. Consenso Brasileiro de Psoríase 2020. 2020.
7. D'Adamio S, Silvaggio D, Massaro A, Lombardo P, Bianchi L, Talamonti M, et al. Pharmacotherapeutic management of psoriasis in adolescents and children. Expert Opin Pharmacother. 2019;20(14):1777-85.
8. Eichenfield LF, Paller AS, Tom WL, Sugarman J, Hebert AA, Friedlander SF, et al. Pediatric psoriasis: evolving perspectives. Pediatr Dermatol. 2018;35(2):170-81.
9. Uber M, Carvalho VO, Abagge KT, Robl Imoto R, Werner B. Clinical features and nail clippings in 52 children with psoriasis. Pediatr Dermatol. 2018;35(2).

CAPÍTULO 12

ERITEMA MULTIFORME, SÍNDROME DE STEVENS-JOHNSON E NECRÓLISE EPIDÉRMICA TÓXICA

Ana Elisa Kiszewski Bau
Iwyna França Souza Gomes Vial

AO FINAL DA LEITURA DESTE CAPÍTULO, O PEDIATRA DEVE ESTAR APTO A:

- Entender as diferenças etiopatogênicas entre eritema multiforme, síndrome de Stevens-Johnson e necrólise epidérmica tóxica.
- Reconhecer as diferenças clínicas entre eritema multiforme, síndrome de Stevens-Johnson e necrólise epidérmica tóxica.
- Entender as diferenças prognósticas entre eritema multiforme, síndrome de Stevens-Johnson e necrólise epidérmica tóxica.
- Conhecer as opções de tratamento para eritema multiforme, síndrome de Stevens-Johnson e necrólise epidérmica tóxica.
- Conhecer os riscos de sequelas atribuídas ao eritema multiforme, à síndrome de Stevens-Johnson e à necrólise epidérmica tóxica.

DEFINIÇÃO

Eritema multiforme (EM), síndrome de Stevens-Johnson (SSJ)/necrólise epidérmica tóxica (NET) são doenças bolhosas agudas e reativas, com prognósticos diferentes.[1] São consideradas uma reação de hipersensibilidade tipo IV C, com surgimento de linfócitos T citotóxicos nos epitélios e indução de apoptose de queratinóticos.[1,2] Os mecanismos de apoptose envolvem a granzima B/perforina e a granulisina e a ativação da via Fas/ligando de Fas e da via mediada pelo fator de necrose tumoral alfa/receptor da morte celular.[3] Historicamente, as três apresentações eram consideradas um espectro de uma mesma doença. Este espectro tinha como polo mais brando o EM e o mais grave, a NET. Mais recentemente, houve uma revisão desses conceitos, com uma tendência a considerar o EM uma doença separada, relacionada principalmente a infecções virais e ocasionalmente a fármacos.[1,4] Por outro lado, considera-se SSJ e NET variantes da mesma doença e desencadeadas principalmente por drogas.[4]

SSJ/NET também diferem do EM com respeito à mortalidade e à presença de sequelas mucosas, como amaurose e distúrbios respiratórios. Em resumo, a distinção entre estas doenças é possível por meio de anamnese, apresentação clínica (morfologia, topografia das lesões e superfície corporal afetada) e etiopatogenia, sendo os achados histopatológicos similares entre elas.[4]

Eritema multiforme

Mais de 90% dos casos de EM têm como etiologia processos infecciosos.[4] O herpes simples causa 70% dos casos recorrentes, porém o *Mycoplasma pneumoniae*, bem como outros vírus, fungos e parasitas, também foram descritos como desencadeantes do EM. Além disso, alguns casos de EM foram associados a vacinas, ao uso de aditivos como benzoatos e nitrobenzeno e a perfumes. Dez por cento dos casos são relacionados a medicamentos. Entre eles, as sulfas, as cefalosporinas, as quinolonas, as aminopenicilinas, os barbitúricos, os anti-inflamatórios não hormonais (AINH), o alopurinol e os inibidores de protease são os mais prevalentes. Algumas doenças estão associadas ao EM, como lúpus eritematoso sistêmico, poliarterite nodosa, doença enxerto *versus* hospedeiro, doença inflamatória intestinal e sarcoidose. Alguns antígenos HLA são conhecidos hoje como fatores de predisposição com HLA-B15, HLA-B35, HLA-B33, HLA DR53 e DQB1*0301. O HLA--DQ3 está relacionado especialmente com EM recorrente.[2]

O termo "multiforme" caracteriza as diversas apresentações clínicas possíveis nesta doença. Inclusive, essa variação morfológica é observada entre diferentes pacientes e, também, ao longo do curso da doença em um mesmo paciente. As lesões em "alvo" típicas, com menos de 3 cm de diâmetro, podem evoluir a partir de pápulas eritematosas. A região central da lesão tem coloração mais intensa ou uma bolha, circundada por uma zona inflamatória eritematosa que antecede um anel hipocrômico (edema) e, por fim, um halo eritematoso na extrema periferia da lesão (Figura 1). Além das lesões em alvo típicas, que não são obrigatórias, lesões em alvo atípicas podem estar presentes.[5,6] As lesões em alvo atípicas são caracterizadas por eritema e edema com apenas duas zonas de mudança de cor, associada ou não a bordas mal definidas (Figura 2).[5,6] A distribuição das lesões inicia-se pelas superfícies extensoras, e, posteriormente, espalham-se de forma centrípeta.

As lesões em mucosa oral (principalmente), ocular ou genital manifestam-se como enantema difuso, erosões dolorosas ou bolhas. Sintomas prodrômicos, como febre, mal-estar e mialgias, podem ser vistos em casos com acometimento significativo da mucosa.[5,6] Os achados laboratoriais não são específicos no EM.[5]

O EM pode ser classificado em menor (ou *minor*), quando afeta 1 membrana mucosa, e maior (*major*), quando afeta 2 ou mais membranas mucosas e menos de 10% da superfície corporal.[2]

SSJ e NET

SSJ e NET são reações de hipersensibilidade produzidas por medicamentos em mais de 95% dos casos, com descolamento epidérmico e mucoso.[4] As membranas mucosas são afetadas em mais de 90% dos pacientes, geralmente em 2 ou mais locais distintos (ocular, oral e genital).[5,6] Calcula-se que ocorra 1 a 4 casos para cada 1.000.000 de indivíduos anualmente, com alta mortalidade, variando de acordo com o espectro clínico.[2] Estima-se que 20% desses casos ocorram na população pediátrica.[5] Ambas são consideradas um espectro da mesma doença e são distinguidas principalmente pela gravidade, com base na porcentagem da superfície corporal afetada e na presença de bolhas e erosões.[4,5]

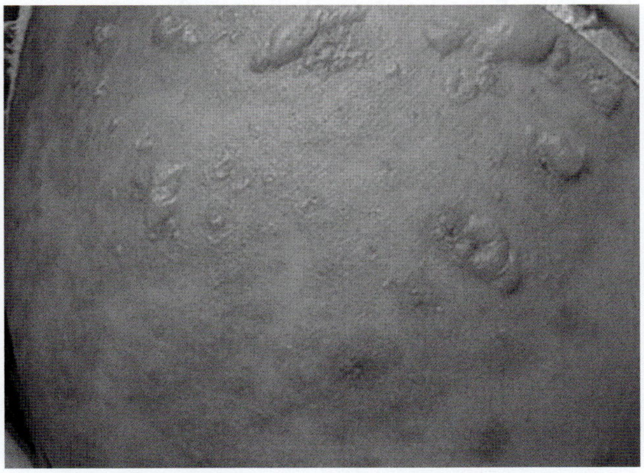

Figura 1 Lesões em "alvo" típicas: região central da lesão mais intensa, ou hipercrômica, ou com uma bolha, circundada por uma zona inflamatória eritematosa que antecede um anel hipocrômico (edema) e, por fim, um halo eritematoso na periferia da lesão.

Fonte: foto cedida pela médica pediatra Jeanine Magno Frantz.

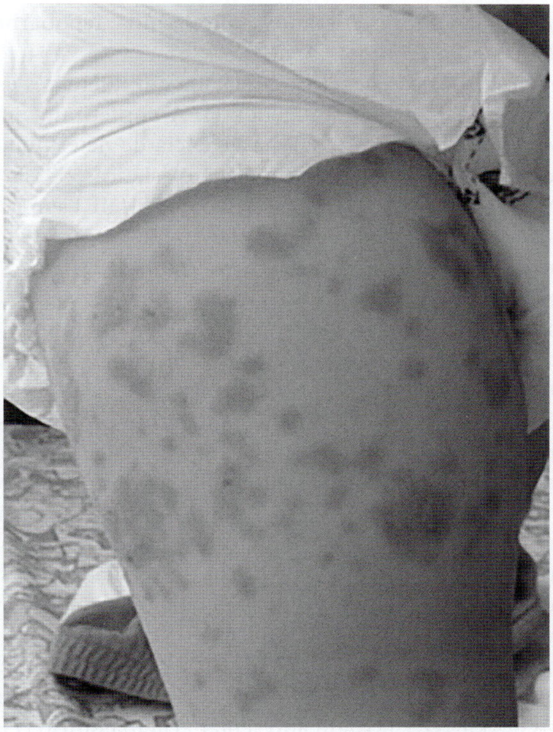

Figura 2 Lesões em "alvo" atípicas, caracterizadas por eritema e edema com duas zonas de mudança de cor, associadas ou não a bordas mal definidas.

Fonte: foto cedida pela médica pediatra Jeanine Magno Frantz.

O espectro clínico considerando o percentual da superfície corpórea (SC) acometida e o respectivo percentual de mortalidade é:[4,5]

- SSJ quando a doença acomete menos de 10% da SC – mortalidade de 9%.
- Sobreposição SSJ/NET acomete 10 a 30% da SC – mortalidade de 29%.
- NET quando acomete mais de 30% da SC – mortalidade de 48%.

O típico período de exposição antes do início da reação é de 4 dias a 4 semanas do primeiro uso contínuo da droga. É improvável que os medicamentos usados há mais de 8 semanas sejam a causa da SSJ/NET. Em crianças, os medicamentos mais frequentemente associados a

SSJ/NET são antimicrobianos, sulfonamida, fenobarbital, carbamazepina e lamotrigina.[5]

A predisposição genética é relatada em diferentes estudos, nos quais alguns antígenos HLA conferiram maior suscetibilidade a SSJ e NET na vigência de determinados medicamentos. Assim, nas populações asiáticas, os HLA-B 1502, 1511 e 1518 aumentam o risco de SSJ/NET em usuários de carbamazepina; em europeus, o HLA B73, B12 e A2 aumentam o risco em usuários de oxicam; B12, A29 e DR7 aumentam o risco para usuários de sulfametoxazol. Em populações europeias e asiáticas, HLA-B5801 aumenta o risco para usuários de alopurinol, e HL-B 1502 e HLAB 3101 aumentam o risco para carbamazepina.[2,7]

Clinicamente, SSJ e NET iniciam-se com pródromos de febre, indisposição, anorexia, faringite, cefaleia e *rash*. A pele fica sensível ao toque e a dor pode ser desproporcional aos achados cutâneos. As lesões são distribuídas simetricamente e iniciam-se na face e no tórax; em geral, poupam o couro cabeludo e acometem palmas e plantas.[6] O *rash* é constituído por exantema maculopapular eritematoso, máculas targetoides típicas ou atípicas. As lesões cutâneas geralmente começam como máculas eritematosas coalescentes mal definidas com centros purpúricos, embora muitos casos de SSJ/NET possam apresentar eritema difuso (Figura 3).[6] As lesões atípicas são definidas como lesões planas com um edema não palpável, seguidas pela formação de uma bolha no centro (Figura 4).

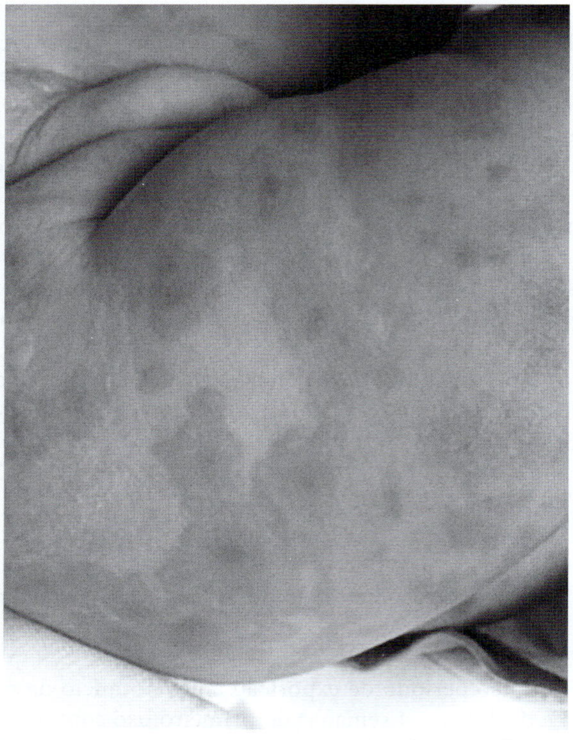

Figura 3 Máculas e pápulas eritematopurpúricas com vesícula central (em alvo típicas), que se coalescem na SSJ.
Fonte: foto do acervo fotográfico do Serviço de Dermatologia da UFCSP.

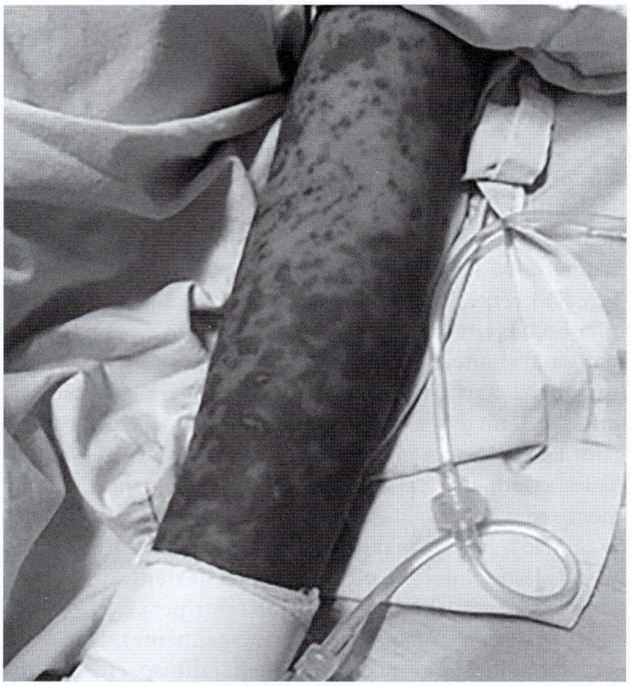

Figura 4 Lesões atípicas planas com edema não palpável com uma bolha no centro.
Fonte: foto cedida pela médica pediatra Thaís Pereira Moreira.

A coalescência das bolhas leva a grandes áreas de pele desnuda (Figura 5).[5] O *rash* costuma tender à confluência e pode haver sinal de Nikolsky positivo (capacidade de estender a área de descamação superficial aplicando leve pressão lateral na superfície da pele em um local aparentemente não envolvido).[6]

Fotofobia, prurido ou queimação conjuntival e dor ao engolir podem ser os primeiros sintomas de acometimento da mucosa. Erosões cutâneas, bolhas e inflamação mucosa com ulceração completam o quadro (Figura 6).[6] É importante lembrar que a NET é uma doença sistêmica na qual olhos, pulmões e sistemas geniturinário e gastrintestinal também são afetados.[3,6]

A fase aguda da SSJ/NET dura de 8 a 12 dias, e a reepitelização requer de 2 a 4 semanas. Pode haver o desprendimento das unhas (onicomadese). Anemia e linfopenia são comuns na SSJ/NET, ao contrário da eosinofilia.[5]

DIAGNÓSTICO

A história e os sinais clínicos fornecem as informações mais importantes para o diagnóstico de EM. Biópsia de pele para exame histopatológico e, possivelmente, imunofluorescência direta são úteis para confirmar o diagnóstico e excluir outras doenças que podem mimetizar EM e SSJ/NET. Deve ser realizada a avaliação laboratorial e de imagem.[5] Em crianças, a reação em cadeia da polimerase ou sorologias para infecção por *M. pneumoniae* devem ser obtidas. Marcadores séricos de SSJ/NET, incluindo ligante

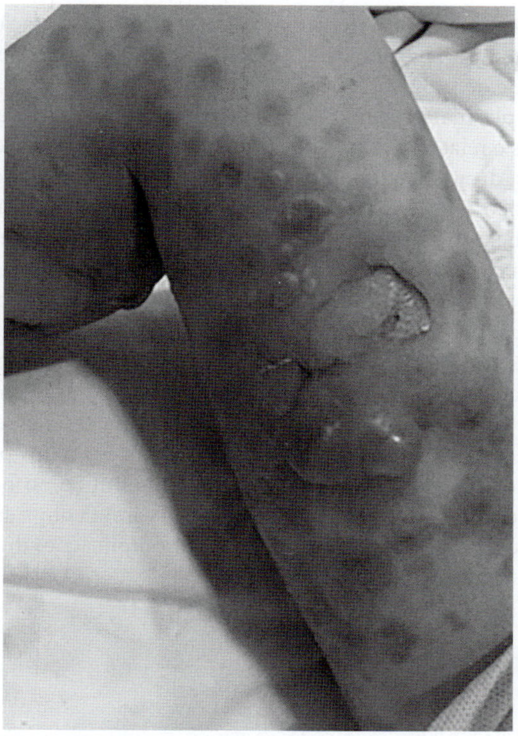

Figura 5 Coalescência de bolhas na SSJ/NET gerando grandes áreas de pele desnuda.

Fonte: foto cedida pela médica pediatra Jeanine Magno Frantz.

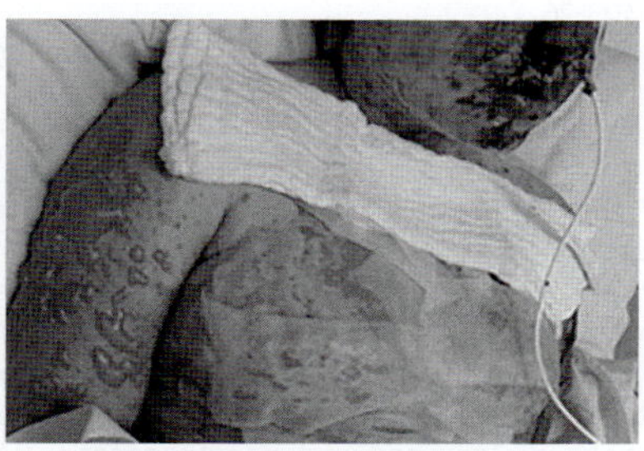

Figura 6 Exantema macular eritematoso, confluente, com surgimentos de bolhas coalescentes sobre as áreas do exantema e grandes áreas de pele desnuda, além de ulceração mucosa na NET.

Fonte: foto do acervo fotográfico do Serviço de Dermatologia da UFCSP.

Fas solúvel, ligante CD40 solúvel, granulisina, interleucina (IL)-15 e HMGB1, estão sendo avaliados. No entanto, mais estudos são necessários para determinar se esses marcadores são úteis no diagnóstico precoce de SSJ/NET.

HISTOPATOLOGIA

Entre os achados histopatológicos, encontram-se intensa necrose de queratinócitos (disceratose), vacuolização da camada basal, bolha subepidérmica e discreto infiltrado inflamatório linfocítico variável; a imunofluorescência direta é negativa.[3]

DIAGNÓSTICO DIFERENCIAL

O diagnóstico diferencial do eritema multiforme inclui penfigoide bolhoso, lúpus eritematoso sistêmico, urticária-vasculite, doença do soro-*like*, urticária multiforme e eritemas figurados.

O diagnóstico diferencial de pacientes com EM com afecção oral inclui pênfigo paraneoplásico, pênfigo vulgar, penfigoide da membrana mucosa, líquen plano oral e aftose.

O diagnóstico diferencial da SSJ/NET inclui síndrome da pele escaldada estafilocócica (SSSS, do inglês *staphylococcal scalded skin syndrome*), dermatose IgA linear induzida por drogas, penfigoide bolhoso, pustulose exantemática aguda generalizada (PEGA), reação a fármacos com eosinofilia, eritrodermia e sintomas sistêmicos (DRESS, do inglês *drug reaction with eosinophilia and systemic symptoms*), doença do enxerto *versus* hospedeiro aguda e exantemas morbiliformes.[1]

TRATAMENTO

O manejo de um episódio agudo de EM inclui avaliação da necessidade de hospitalização com terapia de suporte, hidratação, higiene oral, remoção do gatilho (fármaco) subjacente e avaliação oftalmológica. A maioria dos pacientes com EM pode ser tratada em regime ambulatorial, entretanto, os pacientes com acometimento grave das membranas mucosas devem ser hospitalizados para o controle nutricional, da dor e para o uso de medicamentos endovenosos.

No acometimento cutâneo exclusivo, os corticosteroides tópicos podem ser úteis para aliviar o prurido e o desconforto.[8] Corticosteroides tópicos de média potência estão indicados para a pele do tronco e extremidades (1 vez/dia, por até 5 dias). Para a pele do rosto e região intertriginosa, estão indicados corticosteroides tópicos de baixa potência. Anti-histamínicos de 1ª geração via oral podem ser úteis para o prurido.

O manejo de pacientes com acometimento limitado da mucosa oral (não incapacitante) é focado no alívio dos sintomas. Erosões orais dolorosas podem ser tratadas com um gel de corticosteroide tópico de alta potência[9], por exemplo, fluocinonida 0,05% aplicada 2 a 3 vezes/dia; enxaguantes bucais constituídos de uma mistura contendo partes iguais de lidocaína 2%, difenidramina, hidróxido de alumínio e hidróxido de magnésio podem ser usados até 4 vezes/dia. Os anti-histamínicos reduzem a sensação de queimação na cavidade oral, e os antiácidos orais ajudam na cicatrização de úlceras orais.[8]

O uso de corticosteroides sistêmicos como tratamento do EM *minor* é controverso.[2] Para as crianças em uso de corticosteroide oral, aconselha-se a sua suspensão, a fim de evitar episódios recorrentes do EM. Está indicado o uso de aciclovir no EM desde o 1º dia do início das lesões. Episódios recorrentes de EM associados à infecção por vírus herpes simples devem ser tratados com aciclovir profilático (terapia supressiva) durante 6 a 12 meses.[1,2] O EM *major* pode requerer o uso de drogas imunossupressoras ou imunomoduladoras. Quando relacionado a drogas, é importante suspender seu uso.[1,2]

Os pacientes com SSJ/NET requerem o rápido diagnóstico e a avaliação do prognóstico utilizando o sistema de escore denominado de SCORTEN.[10] São de extrema importância a identificação e a interrupção da droga suspeita de causar a reação.[6] Os pacientes devem ser referidos a uma UTI pediátrica ou a uma unidade de grandes queimados.[2] Os cuidados de suporte são os mesmos utilizados para grandes queimaduras e incluem tratamento de feridas, gerenciamento de fluidos e eletrólitos, suporte nutricional, controle da temperatura, controle da dor, monitoramento e tratamento de infecções.[8,9] Solução de clorexidina 0,2% e anestésicos em *spray* também são utilizados no tratamento das ulcerações na cavidade oral.[8,9] A pele necrótica deve ser cuidadosamente removida e, em seguida, devem ser aplicadas gazes vaselinadas, material biossintético (membrana de silicone com matriz dérmica de colágeno e glicosaminaglicanos) ou sintético (telas de silicone, membranas de polivinil, membrana de polipropileno). Estes materiais sintéticos (curativos especiais) aceleraram a reepitelização e diminuem a dor e a perda proteica.[8,9]

Os antibióticos sistêmicos profiláticos não são rotineiramente indicados.[3] O uso de corticosteroide sistêmico é controverso, pois poderia aumentar a chance de infecções, principalmente quando utilizado por tempo prolongado. Se for utilizado, o corticosteroide deve ser iniciado nas primeiras 48 horas do início do quadro e suspenso após o 5º dia de uso.

A imunoglobulina endovenosa (2 g/kg dividida em 4 dias) tem sido amplamente utilizada na última década e foi observada diminuição da mortalidade. A associação da imunoglobulina endovenosa com corticosteroides sistêmicos tem mostrado taxa de mortalidade menor do que a prevista com base nos resultados do escore SCORTEN, porém os dados ainda são limitados. Há evidências crescentes de que a ciclosporina administrada na dose de 3 a 5 mg/kg/dia retarda a progressão de SSJ/NET, na ausência de toxicidade significativa, quando é iniciada o mais cedo possível.[5,8]

Outras terapias, como o infliximabe e a plasmaférese, também podem diminuir a mortalidade; nestes casos, também faltam ensaios randomizados. Relatos de casos mostram que uma única infusão de 5 mg/kg de infliximabe pode interromper a progressão do descolamento da pele e induzir uma reepitelização mais rápida.[5] Outro inibidor de fator de necrose tumoral (TNF-alfa), o etanercepte, administrado em uma única injeção subcutânea de 50 mg, foi usado com sucesso em um ensaio não cego randomizado que incluiu 91 pacientes com diagnóstico de SSJ/NET. A taxa de mortalidade foi menor do que a prevista, com base no escore SCORTEN, entretanto, estudos adicionais são necessários para determinar a dose ideal e a duração do tratamento, particularmente em pacientes com doença grave e de progressão rápida.[11]

A plasmaférese foi relatada como benéfica em pequenas séries e relatos de casos de NET. Seu objetivo é remover toxinas, drogas, metabólitos de drogas ou outro mediador citotóxico. No entanto, ainda não se tem comprovação de que haja diferença na mortalidade, no tempo de permanência no hospital ou no tempo para reepitelização.[5,8]

A recorrência de SSJ/NET pode ocorrer se o paciente for reexposto ao medicamento agressor. Mais de 50% dos pacientes com NET sofrem, em longo prazo, com as sequelas da doença, principalmente oculares; por isso, é importante o acompanhamento oftalmológico na fase aguda da doença.[2,3,5] A evolução das crianças parece ser um pouco melhor do que dos adultos. Contudo, assim como ocorre em adultos, o prognóstico tem relação direta com a superfície corporal afetada e a presença de complicações durante a internação.[5]

REFERÊNCIAS BIBLIOGRÁFICAS

1. Burns T, Breathnach S, Cox N, Griffiths C. Rook's textbook of dermatology. In: Breathnach SM. Erythema multiforme, Stevens-Johnson syndrome and toxic epidermal necrolysis. 8.edi. v. 4. Oxford: Wiley-Blackwell; 2010. p.76.1-76.22.
2. Noguera-Morel L, Hernández-Martín Á, Torrelo A. Cutaneous drug reactions in the pediatric population. Pediatr Clin North Am. 2014;61(2):403-26.
3. Schwartz RA, McDonough PH, Lee BW. Toxic epidermal necrolysis: part II. Prognosis, sequelae, diagnosis, differential diagnosis, prevention, and treatment. J Am Acad Dermatol. 2013;69(2):187.e1-16.
4. Tomasini C, Derlino F, Quaglino P, Caproni M, Borroni G. From erythema multiforme to toxic epidermal necrolysis. Same spectrum or different diseases? G Ital Dermatol Venereol. 2014;149(2):243-61.
5. Sotelo-Cruz N. Síndrome de Stevens-Johnson y necrólisis epidérmica tóxica em lós niños. Gaceta Médica de México. 2012;148:265-75.
6. Schwartz RA, McDonough PH, Lee BW. Toxic epidermal necrolysis: part I. Introduction, history, classification, clinical features, systemic manifestations, etiology, and immunopathogenesis. J Am Acad Dermatol. 2013;69(2):173.
7. Chung WH, Hung SI. Recent advances in the genetics and immunology of Stevens-Johnson syndrome and toxic epidermal necrosis. J Dermatol Sci. 2012;66(3):190-6.
8. Zimmermann S, Sekula P, Venhoff M, Motschall E, Knaus J, Schumacher M, et al. Systemic immunomodulating therapies for Stevens-Johnson syndrome and toxic epidermal necrolysis: a systematic review and meta-analysis. JAMA Dermatol. 2017;153:514.
9. McPherson T, Exton LS, Biswas S, Creamer D, Dziewulski P, Newell L, et al. British Association of Dermatologists' guidelines for the management of Stevens-Johnson syndrome/toxic epidermal necrolysis in children and young people, 2018. Br J Dermatol. 2019;181(1):37-54.
10. Bastuji-Garin S, Fouchard N, Bertocchi M, Roujeau JC, Revuz J, Wokenstein P. SCORTEN: a severity of illness score for toxic epidermal necrolysis. J Invest Dermatol. 2000;115:149-53.
11. Wang CW, Yang LY, Chen CB, Ho HC, Hung SI, Yang CH, et al. Randomized, controlled trial of TNF-α antagonist in CTL-mediated severe cutaneous adverse reactions. J Clin Invest. 2018;128:985.

CAPÍTULO 13

DERMATOPATIAS PROVOCADAS POR ARTRÓPODES

Jandrei Rogério Markus
Iwyna França Souza Gomes Vial
Vânia Oliveira Carvalho

AO FINAL DA LEITURA DESTE CAPÍTULO, O PEDIATRA DEVE ESTAR APTO A:

- Reconhecer as principais reações cutâneas provocadas por artrópodes.
- Conhecer a conduta terapêutica adequada para as dermatopatias por artrópodes.
- Identificar a apresentação clínica do prurigo estrófulo e orientar os pais sobre a causa da doença e as medidas de prevenção.

INTRODUÇÃO

Reações cutâneas provocadas por insetos são frequentes. Ao picar, são introduzidas substâncias potencialmente antigênicas nos tecidos, e indivíduos predispostos apresentam reações locais variáveis de leves até graves, entre elas o prurigo estrófulo.[1] Membros das classes de artrópodes Chilopoda (centopeias), Diplopoda (milípedes) e Arachnida (aranhas e escorpiões) causam lesão tecidual por meio de mordidas, picadas ou liberação de toxinas.[2] Este capítulo apresenta as manifestações dermatológicas provocadas por estes agentes, como prurigo estrófulo, acidente por milípedes, dermatite por *Paederus*, loxocelismo e acidente por escorpião.

PRURIGO ESTRÓFULO

O termo prurigo designa uma erupção papular com prurido. O prurigo produzido pela picada de insetos é chamado de prurigo estrófulo, prurigo por insetos ou urticária papular, que é uma reação de hipersensibilidade a antígenos existentes na saliva dos insetos. É uma dermatose pruriginosa, recidivante e frequente na faixa etária entre 2 e 10 anos.[3]

Não se sabe a prevalência da doença, mas percebe-se que é uma queixa comum em consultórios e serviços de emergência pediátrica. Apesar de o diagnóstico ser clínico, não é incomum a realização de inúmeros testes laboratoriais desnecessários para alergias. Por se tratar de uma doença pruriginosa, o transtorno incomoda os pais e causa desconforto para a criança.[1]

Praticamente todos os insetos podem provocar a doença em crianças suscetíveis, sendo os mais comuns os *dipteros* (mosquitos), os *sifonapteros* (pulgas) e os *ixodideos* (carrapatos), além de outros insetos que utilizam sangue para sua alimentação.[3]

Alguns desses insetos utilizam-se de anestésicos e anticoagulantes em sua saliva, além de enzimas digestivas que auxiliam no processo de digestão ou metabolização do sangue. Assim, no momento da picada, estas substâncias antigênicas são introduzidas nos tecidos humanos e, em indivíduos predispostos, podem provocar reações locais.

A doença tem início após os 6 meses de vida, pois necessita de sensibilização, sendo necessária a ocorrência de várias picadas antes que apareçam os sintomas. Este período de sensibilização varia conforme a criança e depende também da exposição, do tipo de inseto e do número de picadas recebidas.

Geralmente a doença se inicia entre o 1º e o 2º ano de vida, mas pode ocorrer antes, quando a exposição e o número de picadas forem maiores. Após algum tempo, pode ocorrer dessensibilização ou tolerância, próximo aos 10 anos de vida, quando as picadas já não desencadeiam a doença.[1,4]

Apresentação clínica

A apresentação mais comum é o surgimento de pápulas eritematosas com distribuição linear e aos pares, demonstrando o hábito do inseto que provocou a reação.[3]

O número de lesões é variável, podendo ser disseminadas. As urticas podem desaparecer em algumas horas, permanecendo as lesões características, que são papulovesícu-

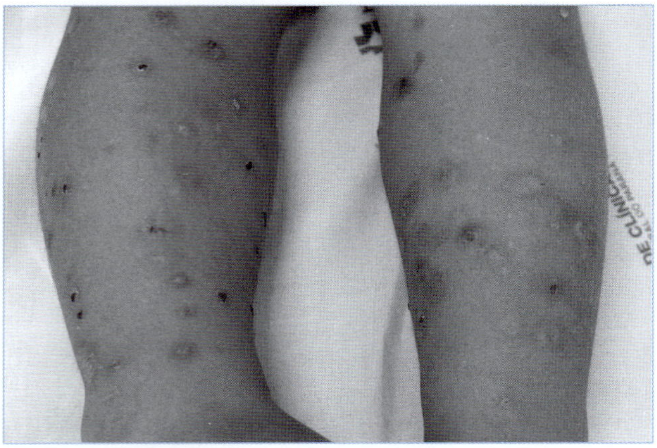

Figura 1 Demonstração do hábito do mosquito (café, almoço e jantar).

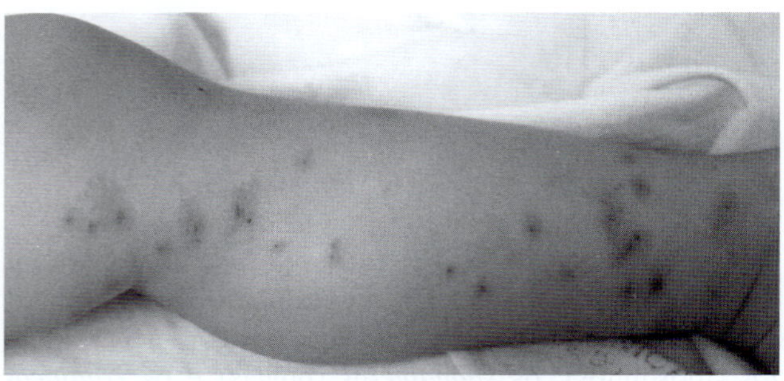

Figura 2 Lesões papulovesiculares – seropápulas de Tomazolli.

las ou pápulas com tamanho variando entre 3 e 10 mm, recobertas ou não por crostas hemáticas (Figuras 1 e 2).

Algumas crianças podem apresentar formas vesiculosas e bolhosas, que são menos frequentes, localizam-se principalmente nas extremidades e mantêm o padrão de distribuição aos pares e lineares (Figura 3).

As lesões nas regiões expostas do corpo são causadas por mosquitos e pernilongos, sobretudo região extensora dos membros. Esses insetos são característicos de regiões quentes e úmidas de clima tropical; desse modo, a doença é mais frequente nos meses quentes.[1,4]

O tronco é acometido principalmente por pulgas ou percevejos. A presença de pápulas em grupos de 2 ou 3, com disposição linear e próxima aos elásticos de roupas, sugere estes agentes como desencadeantes (Figura 4).

Além da pulga humana (*Pulex irritans*), as pulgas dos gêneros animais, como as de gatos (*Ctenocephalis felis*) e de cães (*Ctenocephalis canis*), podem, eventualmente, determinar a doença, sobretudo quando o animal apresenta infestação grave. Outros agentes, como percevejos de móveis e colchões, também podem provocar lesões e devem ser procurados na casa. Na última década, percebeu-se a reintrodução deste agente na Europa e nos EUA[5], sendo também descrito no Brasil.[1,3]

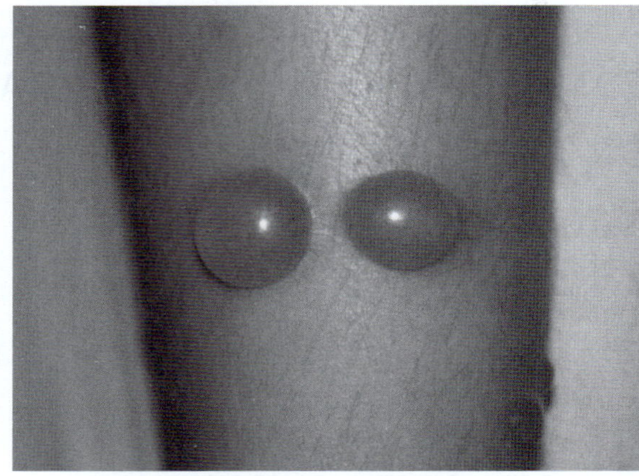

Figura 3 Prurigo estrófulo na forma bolhosa.

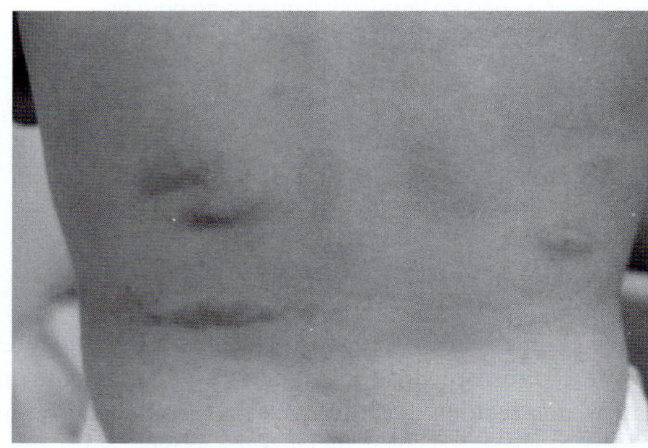

Figura 4 Acometimento no tronco com disposição linear e próximo do elástico da roupa.

A presença de escoriações é determinada pelo intenso prurido, e a infecção secundária é frequente. As lesões duram de 4 a 6 semanas e evoluem para discromia pós-inflamatória, deixando máculas hipocrômicas ou hipercrômicas (Figura 5) que melhoram após alguns meses.

Diagnóstico diferencial

Incluem as dermatopatias que cursam com prurido e pápulas:[1]

- Escabiose: as lesões são pápulas menores em axilas, região inguinal, abdome e região interdigital, com prurido mais intenso à noite. Em lactentes, ocorrem lesões nas regiões palmares e plantares, e é importante o dado epidemiológico de outros membros da moradia com os mesmos sintomas.
- Varicela: é uma infecção viral causada pelo vírus varicela zóster, que pode apresentar febre associada ao surgimento das lesões. A doença tem uma apresentação polimórfica com concomitância de pápulas, vesículas e crostas na mesma região anatômica do corpo. Além disso, a presença de lesões nas mucosas oral e genital e mesmo no couro cabeludo auxilia na diferenciação do prurigo estrófulo.

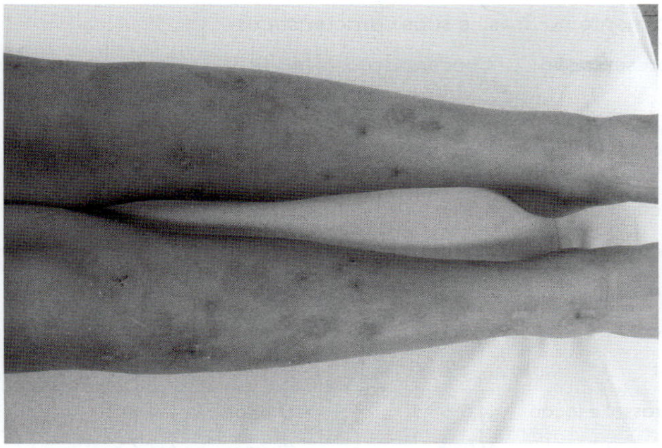

Figura 5 Crostas hemáticas, máculas e manchas hipercrômicas residuais.

- Mastocitose cutânea maculopapular: proliferação de mastócitos na pele, caracterizada por manchas acastanhadas persistentes e que urticam ao atrito, o que pode ser demonstrado no consultório pela fricção de uma lesão (sinal de Darier). Pode ser diferenciada do prurigo estrófulo, pois primeiro surgem as lesões acastanhadas, em geral, dentro do 1º ou 2º ano de vida.

Prevenção e tratamento

Algumas orientações devem fazer parte do tratamento, sendo recomendados em publicações os 3 Ps: **P**revenção da picada, controle do **P**rurido e **P**aciência.[4]

A identificação do inseto causador das picadas nem sempre é fácil, e os pais costumam ter dificuldade em aceitar o diagnóstico clínico; por isso, tendem a não realizar as medidas preventivas. A primeira e mais importante etapa do tratamento é convencer os pais de que as lesões são decorrentes das picadas, demonstrando-lhes o padrão de distribuição das lesões (aos pares ou lineares). Ressaltar o fato de que os adultos não apresentam lesões em decorrência da tolerância espontânea que ocorre próximo aos 10 anos de idade ou da falta de sensibilização em menores de 1 ano.

Cabe ainda alertar que as lesões surgem alguns dias após as picadas e que a reação pode durar algumas semanas, e, ainda, que apenas um contato na semana pode ser o suficiente para manter várias lesões por vários dias. Lembrar os pais de observarem o surgimento das novas lesões nos próximos dias na tentativa de identificar o local onde ocorreu a picada e qual o inseto que está causando a reação.

Prevenção de novos contatos com insetos

Evitar a picada é o tratamento mais eficaz, e a orientação de medidas ambientais é um passo importante. As roupas atuam como barreira física, quando são usadas mangas longas e calças compridas em locais de maior exposição aos insetos. As roupas finas e mesmo transparentes têm pouco benefício na prevenção das picadas, pois permitem que o mosquito pique através delas. Nas janelas e portas das casas, podem ser colocadas telas que impeçam a entrada dos insetos voadores. A utilização de mosquiteiros nas camas para evitar os insetos voadores é eficaz. Além disso, pode-se optar pela aplicação de permetrina no mosquiteiro e nas roupas, aumentando a sua eficácia. Os tecidos tratados com permetrina devem ser retratados a cada 5 a 70 lavagens, dependendo da concentração aplicada, para continuar conferindo proteção contra insetos.[6] Existem malhas e mosqueteiros tratados que mantêm níveis inseticidas por até 3 anos. Telas impregnadas com permetrina são recomendadas para crianças maiores de 6 meses de idade.[6]

Nos períodos do nascer e do pôr do sol, as janelas devem ficar fechadas, pois é neste horário que os insetos voadores do gênero *Anopheles* procuram a refeição. Os mosquitos do gênero *Aedes* têm maior atividade diurna e em áreas abertas, devendo-se proteger a criança durante esse período, quando ela está brincando fora de casa. Ambientes climatizados com ar condicionado são uma forma eficaz de afastar os mosquitos do recinto.[4]

A dedetização por empresa especializada é recomendada, seguindo-se todas as orientações de tempo de afastamento da casa e limpeza após a dedetização. O uso de repelentes elétricos é benéfico e reduz a entrada de insetos voadores quando colocados próximos de janelas e portas.

Devem-se orientar os pais quanto à limpeza do terreno da casa e, se possível, de lotes ou casas próximas, além da retirada do lixo e entulhos que possam acumular água parada, que servem como local de criação de novos insetos voadores.[6] Os animais de estimação devem ser tratados por um veterinário para eliminar pulgas.

O uso de vitamina B1 (tiamina) por via oral como repelente parece ser benéfico em alguns casos, porém ainda é tema controverso e com poucos estudos disponíveis demonstrando a sua eficácia. Acredita-se que, ao ingerir a tiamina, ela seja liberada pelo suor e o seu odor não seja tolerado pelos insetos. A dose recomendada é de 75 a 100 mg/dia por via oral, iniciando alguns dias antes da exposição ou mantendo a administração nos meses de verão.[6,7]

Os repelentes tópicos infantis podem ser usados nas áreas expostas do corpo para passeios em locais com maior número de insetos, como praias, fazendas e chácaras, e não deve ser utilizado durante o sono ou por períodos prolongados. Os repelentes que contém DEET são utilizados há mais tempo, porém os repelentes mais novos, compostos de icaridina ou IR3535, também se mostraram eficazes. Na Tabela 1, estão disponíveis alguns dos repelentes existentes no Brasil e suas concentrações.[7]

O uso de repelentes tópicos acima de 6 meses está restrito a 1 aplicação ao dia. Nas crianças com mais de 2 meses, é aceitável o uso apenas em situações de exposição intensa e inevitável aos insetos, pesando-se o risco e o benefício, pois, apesar de ser liberado pelas agências de regulação, há escassez de artigos científicos que avaliem a segurança de repelentes nesta faixa etária. Entre 1 e 12 anos, podem ser utilizadas 2 aplicações/dia e, a partir de 12 anos de idade, podem ser realizadas 2 a 3 aplicações/dia.[8]

Tabela 1 Exemplos de alguns repelentes disponíveis comercialmente no Brasil e suas características

Princípio ativo	Produto®	Fabricante	Apresentação	Concentração	Idade permitida	Tempo de ação estimado*
DEET	Affast	Cimed	Loção	15%	> 2 anos	Até 4 h
	Moskitoff Kids	Farmax	Loção e aerossol	10%	> 2 anos	Até 4 h
	OFF	SC Johnson	Loção e aerossol	6-9%	> 2 anos	Até 2 h
	OFF Kids	SC Johnson	Loção	7,1%	> 2 anos	Até 2 h
	OFF Johnson	SC Johnson	Aerossol	7,1%	> 2 anos	Até 2 h
	OFF Family	SC Johnson	Loção	7,1%	> 2 anos	Até 2 h
	Super Repelex Gel Kids	Reckitt Benckiser	Gel	7,34%	> 2 anos	Até 3 h
	Super Repelex	Reckitt Benckiser	Aerossol e loção	14,5%	> 12 anos	Até 6 h
	Super Repelex	Reckitt Benckiser	Aerossol	11,05%	> 12 anos	Até 6 h
	Super Repelex Kids	Reckitt Benckiser	Gel	7,34%	> 2 anos	Até 4 h
Icaridina	Affast	Cimed	Aerossol	#	> 2 anos	Até 12 h
	Effex Baby	Ache	Aerossol	20%	> 6 meses	Até 10 h
	Effex Family	Ache	Aerossol	20%	> 2 anos	Até 10 h
	Effex Ultra	Ache	Aerossol	30%	> 12 anos	Até 13 h
	Exposis Adulto	Osler	Gel e aerossol	50%	> 12 anos	Até 5 h
	Exposis Extreme	Osler	Aerossol	25%	> 10 anos	Até 10 h
	Exposis Infantil	Osler	Gel	20%	> 6 meses	Até 10 h
	Exposis Infantil	Osler	Aerossol	25%	> 2 anos	Até 10 h
	Exposis Bebê	Osler	Gel	10%	> 3 meses	Até 6 h
	Granado Bebê	Granado	Aerossol	25%	> 6 meses	Até 8 h
	Needs Infantil	Henlau	Gel	20%	> 2 anos	Até 10 h
	OFF! Baby	SC Jonhson	Aerossol	10%	> 3 meses	Até 6 h
	Repelente de Insetos	Alergoshop	Aerossol	20%	> 6 meses	Até 7 h
	SBP Advanced Repelente Spray Kids	Reckitt Benckiser	Aerossol	9,98%	> 6 meses	Até 5 h
	SBP Repelente Pro Spray Kids	Reckitt Benckiser	Aerossol	25%	> 12 meses	Até 12 h
	Sunlau Gel Repelente	Henlau Química	Gel	#	> 2 anos	Até 10 h
	Sunlau Kids	Henlau Química	Aerossol	#	> 2 anos	Até 10 h
	Tribloc Family	Germed Farma	Aerossol	25%	> 2 anos	#
	Tribloc Kids	Germed Farma	Aerossol	25%	> 2 anos	#
	Xô inseto! Icaridina	Nutracom Indústria e Comercio Ltda.	Aerossol	25%	> 2 anos	Até 12 h
IR 3535	Clivê Repelente	Clivê Cosméticos	Aerossol	#	#	Até 9 h
	Henlau Baby	Henlau Química	Aerossol	#	> 6 meses	Até 4 h
	Loção Antimosquito	Johnson & Johnson	Loção	#	> 6 meses	Até 4 h
	Moskitoff Baby	Farmax	Loção	#	> 6 meses	Até 4 h
	Mustela Repelente	K&G	Aerossol e loção	18%	> 6 meses	Até 8 h
Óleo de citronela	Citromim	Weleda	Aerossol	1,2%	> 2 anos	Até 2 h

* Informações fornecidas no rótulo pelo fabricante. # Informações não constam no rótulo.
Fonte: adaptada de Sociedade Brasileira de Pediatria, 2020.[7]

Medidas de proteção devem ser associadas ao uso de repelentes, implementando medidas de barreira física aos insetos, como:[1,8]

- Utilizar roupas com mangas longas e meias.
- Utilizar roupas impregnadas com permetrina ou aplicar permetrina nas roupas.
- Bebês menores de 2 meses devem utilizar apenas barreiras físicas, como roupas e carrinhos com mosquiteiros com elásticos.

Recomendações quanto ao uso seguro de repelentes:[8]

- Aplicar o repelente na pele exposta, obedecendo ao rótulo dos produtos quanto a idade e tempo de reaplicação.
- As recomendações de uso variam entre os produtos; sempre ler a bula.
- Aplicar nas mãos do adulto e depois na pele da criança.
- Lavar as mãos após aplicação.
- Remover no banho depois da exposição.

Tratamento do prurido

O uso de corticosteroides tópicos melhora a reação local e reduz o prurido, devendo ser orientada a aplicação 1 vez/dia por até 5 dias.

Os anti-histamínicos orais reduzem o prurido. Os de 1ª geração, com características sedativas, podem melhorar o prurido. Entre estes, citam-se a dexclorfeniramina e a hidroxizina.[4]

Os anti-histamínicos de 2ª geração são recomendados para a faixa etária escolar, que pode ter o seu desempenho influenciado pelo efeito sedativo dos anti-histamínicos de 1ª geração. Entre os de 2ª geração, recomendam-se desloratadina, fenoxifenadina e levocetirizina. Além disso, podem ser utilizadas loções com cânfora, calamina e mentol, que aliviam os sintomas. O uso deve ser cuidadoso, pois podem irritar a pele ou provocar ardência durante a aplicação.[4]

Os anti-histamínicos tópicos podem ser utilizados 2 vezes/dia, porém essas medicações têm risco de desencadear dermatite de contato e fotossensibilização. Como as áreas em que os mosquitos picam normalmente são áreas expostas à luz, ao utilizar estas medicações, devem-se alertar os pais sobre esta possibilidade e realizar proteção da exposição solar.[4]

Se as lesões apresentarem infecção secundária, indica-se o tratamento com antibióticos. O tratamento tópico é reservado para as infecções secundárias sem repercussões clínicas e com pequeno número de lesões. Entre os antibióticos tópicos, recomenda-se o uso de mupirocina ou ácido fusídico 3 vezes/dia por 7 dias, ou a retapamulina 2 vezes/dia por 5 dias. Os antibióticos tópicos contendo neomicina e bacitracina podem desencadear dermatite de contato em 6 a 8% da população.[8]

Quando as lesões apresentam complicações como celulite, deve-se instituir o uso de antibióticos sistêmicos, sendo recomendado o uso de cefalexina 50 a 100 mg/kg/dia a cada 6 horas por 7 dias.[8]

Cortar as unhas da criança para evitar lesões traumáticas e manter as lesões limpas com higiene local para evitar a infecção bacteriana secundária são medidas necessárias e importantes, que devem fazer parte da orientação dos pais.[8]

Percevejos (*bedbugs*)

Os percevejos de cama – ou *bedbugs* – são insetos da família Cimicidae, e a espécie mais comum é a *Cimex lectularius*. Eles causam infestações em locais públicos, como hospitais e hotéis. Esses insetos são encontrados em camas, cinemas e assentos de veículos. Seu número está aumentando na Europa e Norte da América desde o início da década de 1990 e, mais recentemente, na América do Sul.[5] Por ser um inseto que se espalha com facilidade nos locais em que é introduzido, que não responde bem aos inseticidas comuns e por não ter predadores naturais, os casos de picadas por estes agentes estão se tornando frequentes.[9]

Os percevejos medem 0,5 cm, possuem 3 pares de patas e são encontrados em grande número. Nas camas, são percebidos a olho nu como pequenos pontos pretos na parte inferior do colchão.[9]

As picadas dos percevejos causam uma irritação direta na pele; além disso, a saliva do inseto injetada durante a picada pode provocar o prurigo estrófulo. As picadas podem ocorrer em qualquer área exposta do corpo, atingindo frequentemente braços e pernas. Em geral, inicia-se com uma mácula eritematosa com menos de 0,5 cm que aumenta progressivamente de tamanho, tornando-se pápula ou placa eritematosa, podendo atingir até 6 cm. As lesões apresentam intenso prurido e podem coalescer, formando placas semelhantes a urticária. As lesões provocadas pelas picadas necessitam de semanas para completa recuperação. Nas raras reações intensas ocorre mal-estar e febre. Há privação do sono, em decorrência do prurido desencadeado pelas picadas, e infecção bacteriana secundária às escoriações.[9]

O tratamento é o mesmo realizado para o prurigo estrófulo. Algumas vezes, é necessário o uso de corticosteroides orais para a redução dos sintomas, pois a perda de sono pelas picadas é debilitante.[9]

Os percevejos apresentam resistência aos inseticidas atualmente disponíveis, sendo um desafio controlar esta infestação. A prevenção da picada é praticamente impossível, e a detecção precoce é tida como a melhor tática para sua prevenção. Inúmeros hotéis norte-americanos apresentam infestação por estes insetos e tentam realizar o controle, porém este é difícil. O método mais utilizado é a aplicação de vapor em camas, colchões, guarda-roupas e frestas.

Apesar de não reduzir as picadas dos percevejos ou a inflamação provocada, o uso de ivermectina demonstrou ser eficaz para reduzir o número destes insetos no curto prazo, sendo, assim, uma medicação possível para uso quando for necessário visitar locais de intensa infestação.[5]

ACIDENTE POR MILÍPEDE

Milípede é um artrópoda da classe Diplopoda; trata-se de uma lagarta encontrada em diversas regiões do mundo. A espécie relacionada a acidentes humanos no Brasil, *Rhino-*

cricus padbergi, possui glândulas laterais que produzem uma secreção composta por cianetos e quinonas (para repelir predadores). Estas substâncias, em contato com a pele humana, causam reações químicas irritantes e pigmentação.[10]

Acidentes nas crianças ocorrem por contato com o milípede presente em roupas e calçados, especialmente na estação chuvosa, quando o agente invade as regiões urbanas em busca de abrigo em um local escuro. As reações cutâneas variam de dor local leve até necrose. Inicialmente, ocorrem dormência e queimação, depois ocorre lesão eritematosa a purpúrica e, após 24 horas, torna-se marrom a preta, lembrando cianose; melhora espontaneamente em meses. Dependendo da quantidade de secreção e do tempo de exposição, a lesão descama em aproximadamente 7 dias, ou surgem bolhas que, rotas, deixam áreas exulceradas. A localização mais frequente é nos pés, pelo contato com o agente nos calçados. Na Figura 6, está representada uma reação leve. O uso de álcool imediatamente após o contato ajuda a diluir toxinas e reduzir reações inflamatórias, e os corticosteroides tópicos estão indicados na fase inflamatória inicial.[11]

DERMATITE POR *PAEDERUS*

O inseto vulgarmente conhecido como potó (*Paederus* sp) (Figura 7) causa uma dermatite irritativa pela liberação da toxina pederina. Afeta ambos os sexos e todas as idades. A doença é mais frequente nas regiões tropicais e subtropicais, mas tem ocorrência em todo o mundo. Em regiões da Europa, Ásia e Austrália, foram descritas epidemias desta dermatite. Em uma epidemia na Austrália, foi necessária a evacuação de uma vila, pelo excessivo número de casos. No Brasil, as lesões ocorrem principalmente nas regiões Centro-Oeste e Nordeste.[11] O número de casos aumenta nos períodos chuvosos.

A toxina do inseto está presente na sua hemolinfa e é liberada quando ele é esmagado; ela tem alta toxicidade para as células eucarióticas. Quando comparada com outros venenos, a pederina é mais potente do que o veneno de cobra e é mais tóxica que os inseticidas organofosforados quando aplicada sobre a pele. Esta é uma toxina letal se introduzida na corrente sanguínea. Existem relatos de que a toxina é liberada pelo movimento do inseto sobre a pele, o que explica o aspecto linear das lesões observadas.[11] A toxina provoca necrose da pele; nas biópsias cutâneas de lesões recentes, é observada uma degeneração reticular epidérmica, e nas lesões cicatriciais, há evidência de fragmentação do DNA celular.

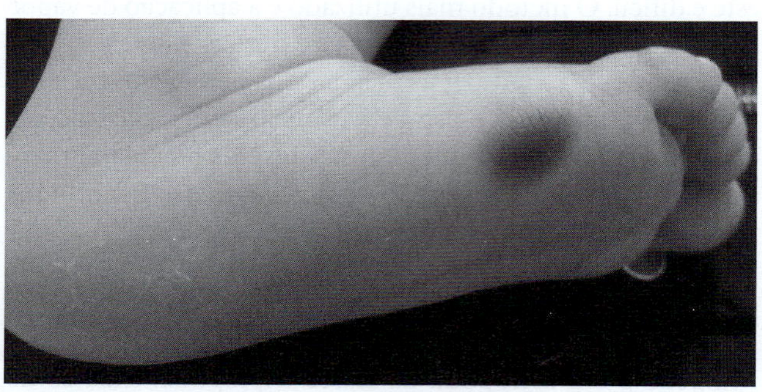

Figura 6 Acidente por milipedes – mancha hipecrômica com halo amarelado.

Apresentação clínica da lesão

A região cervical e o tronco são as áreas mais acometidas.[12] Ocorrem prurido e sensação de queimação no local da picada depois de 24 a 48 horas. Muitas vezes, a criança não lembra do contato ou não percebeu a presença do inseto, principalmente por esse período de latência entre a exposição e o início dos sintomas. A toxina é facilmente espalhada pelo prurido ou mesmo pela roupa em que ela está presente, provocando aumento do tamanho e do número de lesões.

As lesões iniciam com uma área eritematosa, seguida por vesículas (Figura 8) e posterior formação de crostas (Figura 9) e descamação. As apresentações mais leves exibem apenas o eritema e resolvem-se em 2 a 3 dias; lesões moderadas a graves apresentam intensa vesiculação, seguida por descamação em 7 a 8 dias e, depois, hipercromia residual que pode ser persistente. Em alguns casos, a lesão apresenta maior profundidade, podendo ocasionar cicatrizes, e raramente pode ocorrer a necrose da pele. Quando as lesões são múltiplas e ocupam áreas extensas do corpo, pode haver sintomas sistêmicos, como dor local, febre e artralgia.[12]

O tratamento é semelhante ao da dermatite de contato por irritante. A lesão deve ser lavada com água e sabão, pela possibilidade de persistência da toxina sobre a pele, evitando que a criança atrite e espalhe a toxina. Os anti-histamínicos são recomendados logo no início da lesão, por reduzir o prurido e evitar que a criança provoque escoriações.[12] Esses cuidados amenizam a evolução da dermatite e evitam complicações. Neste período inicial, existe relato de que a tintura de iodo pode neutralizar a toxina quando aplicada topicamente sobre a lesão, podendo ser uma opção.

Após o aparecimento da lesão eritematosa, está recomendado o uso de corticosteroides tópicos por 7 a 10 dias em 1

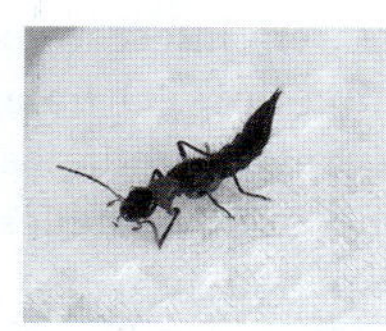

Figura 7 Exemplar de *Paederus* sp.

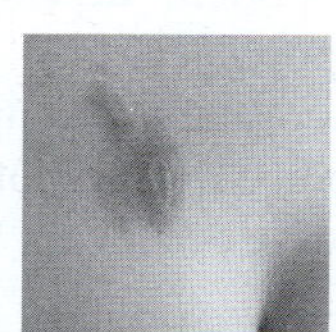

Figura 8 Dermatite por *paederus*.

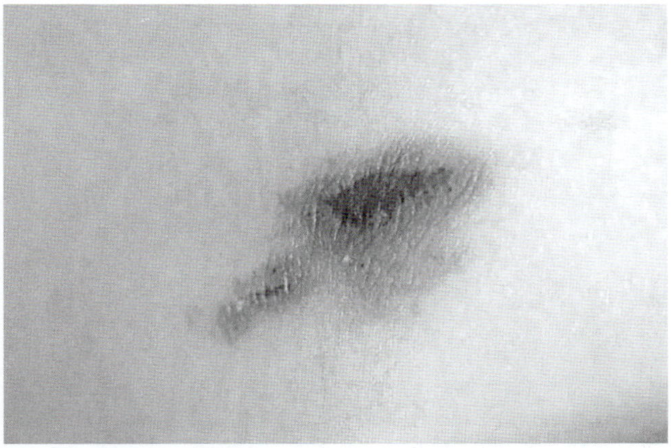

Figura 9 Dermatite por *Paederus*.

aplicação diária, sendo a potência escolhida conforme a gravidade e a localização da lesão. Os anti-histamínicos são benéficos pela redução do prurido, que é fator importante para a evolução com infecção bacteriana secundária. As compressas frias são indicadas para redução do prurido e melhora da sensação de queimação. Os antibióticos são indicados se houver infecção secundária.[12]

ACIDENTES COM ARANHAS

As aranhas que causam ferimentos graves em humanos no Brasil pertencem aos gêneros *Phoneutria* (armadeira ou macaca), *Latrodectus* (viúva negra) e *Loxosceles* (marrom – Figura 10). As duas primeiras podem causar ferimentos graves, com risco de morte, mas sem alterações dermatológicas importantes no local da picada, por sua toxina ser principalmente neurotóxica.

A *Loxosceles* vive no escuro e em lugares empoeirados e quentes. Não é agressiva e normalmente pica quando pressionada contra o corpo da vítima.[2]

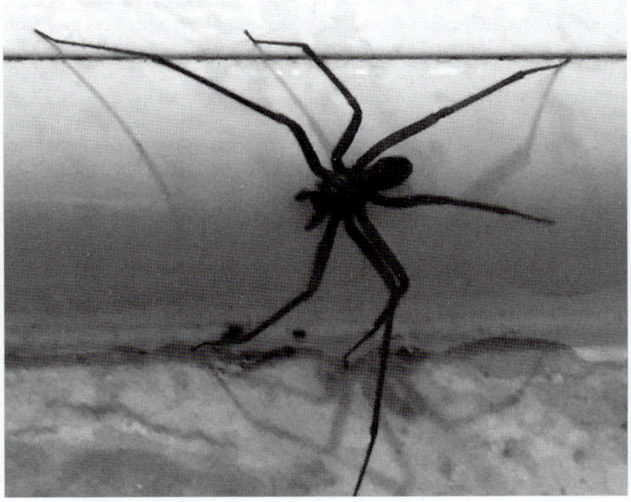

Figura 10 Loxoceles.

A apresentação clínica do loxoscelismo varia conforme a idade e as condições saúde da vítima, da quantidade de veneno injetada e da região anatômica da picada. O veneno, proteolítico e hemolítico, especialmente pela ação da esfingomielinase D, causa a doença cutâneo-necrótica e, em 5% dos casos, pode gerar a doença cutaneovisceral. Na doença sistêmica, há febre, mal-estar grave, cefaleia e, 24 horas após o início dos sintomas gerais, evolui com equimoses, icterícia, hematúria e hemoglobinúria, provocados por hemólise intravascular maciça e insuficiência renal aguda.[2]

A picada da *Loxosceles* é relativamente indolor, mas, depois de alguns minutos ou horas, há dor no local, eritema, edema e formação de bolha central. A lesão assume aspecto de "alvo", com centro azul arroxeado circundado por um halo branco (isquêmico – "placa marmórea") e um anel externo de eritema (o sinal de "vermelho, branco e azul") (Figura 11). Após 3 ou 4 dias, há necrose central e formação de crosta. A cicatrização da úlcera pode demorar meses (Figura 12).[2]

A gravidade do loxoscelismo cutâneo pode ser classificada em:

- Leve – Lesão cutânea não clássica e sem alterações clínicas ou laboratoriais; acompanhar evolução durante 72 horas; se houver mudanças no aspecto da lesão ou manifestações sistêmicas, deve-se reclassificar a gravidade.
- Moderado – Presença de lesão clássica com palidez ou placa marmórea menor que 3 cm e dor em queimação, ou a presença de lesão sugestiva com equimose, enduração e queimação local.
- Grave – Presença de lesão extensa com palidez ou placa marmórea maior que 3 cm.

O diagnóstico diferencial depende do estágio da lesão e inclui celulite, erisipela, fasceíte necrosante, acidente com cobras, leishmaniose mucocutânea, paracoccidioidomicose, esporotricose e tuberculose cutânea.

O tratamento do loxoscelismo cutâneo requer repouso, aplicação de compressas geladas e elevação do membro afetado. O diagnóstico precoce permite a redução das manifestações clínicas. Antibioticoterapia é indicada se hou-

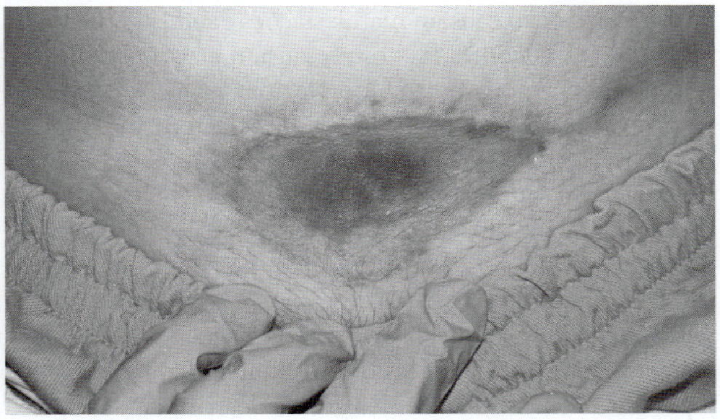

Figura 11 Picada de loxoceles

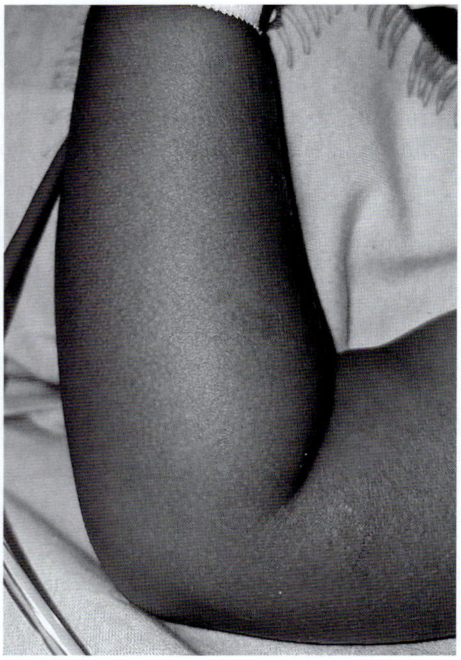

Figura 12 Picada de escorpião

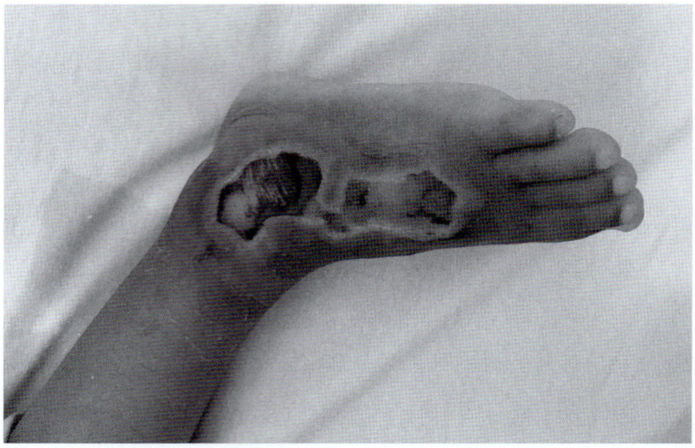

Figura 13 Picada de loxoceles.

ver infecção secundária; analgésicos e anti-histamínicos, se houver dor ou prurido. O soro antiaracnídeo deve ser utilizado nas primeiras 4 horas depois da picada, embora alguns estudos sugiram benefício até 48 horas. O Ministério da Saúde recomenda seu uso em casos de lesões cutâneas extensas, associado a corticosteroides. Enxertos de pele podem ser necessários.

Algumas aranhas *Theraphosidae* (tarântulas) podem liberar cerdas do corpo e causar dermatite irritante e conjuntivite. Picadas de tarântula podem causar dor e prurido intenso, que devem ser tratados com corticosteroides tópicos e anti-histamínicos orais.[2]

ACIDENTES COM ESCORPIÕES

Os escorpiões são encontrados em regiões tropicais e temperadas. Os acidentes por *Tityus serrulatus* (escorpião amarelo) são os mais graves registrados no Brasil. Em geral, as picadas de escorpiões não causam manifestações cutâneas, mas algumas espécies, encontradas no Irã, causam placas necróticas e purpúricas que podem ulcerar ou formar bolhas.[2]

A dor local é uma constante no escorpionismo, e pode haver parestesia. O local da picada apresenta leve edema e eritema, com ou sem sudorese e piloereção (Figura 13).

Manifestações sistêmicas ocorrem nos acidentes moderados e graves, observados principalmente em crianças, após intervalo de minutos até poucas horas. Os sintomas moderados incluem dor intensa no local da picada, sudorese discreta, náuseas, vômitos ocasionais, taquicardia, taquipneia e hipertensão leve. Os acidentes graves determinam sudorese profusa, vômitos incoercíveis, salivação excessiva, alternância de agitação com prostração, bradicardia, insuficiência cardíaca, edema pulmonar, choque, convulsões e coma.

O tratamento visa a neutralizar precocemente a toxina circulante, combater os sintomas de envenenamento e manter controlados os sinais vitais do paciente. Dor local é tratada com anestésicos sem vasoconstritores injetados no local da picada, ou com o bloqueio regional. O soro antiescorpiônico é indicado para os acidentes graves.[2]

REFERÊNCIAS BIBLIOGRÁFICAS

1. Hernandez RG, Cohen BA. Insect bite-induced hypersensitivity and the SCRATCH principles: a new approach to papular urticaria. Pediatrics. 2006;118(1):e189-96.
2. Haddad Jr, Cardoso JL, Lupi O, Tyring SK. Tropical dermatology: venomous arthropods and human skin: part II. Diplopoda Chilopoda, and Arachnida. J Am Acad Dermatol. 2012;67:347.e1-e9.
3. Peres G, Yugar LBT, Haddad Jr. V. Breakfast, lunch, and dinner sign: a hallmark of flea and bedbug bites. An Bras Dermatol. 2018;93(5):759-60.
4. Kar S, Dongre A, Krishnan A, Godse S, Singh N. Epidemiological study of insect bite reactions from central India. Indian J Dermatol. 2013;58(5):337-41.
5. Akhoundi M, Sereno D, Durand R, Mirzaei A, Bruel C, Delaunay P, et al. Bed bugs (Hemiptera, Cimicidae): overview of classification, evolution and dispersion. Int J Environ Res Public Health. 2020;17(12):4576.
6. Bowman NM, Akialis K, Cave G, Barrera R, Apperson CS, Meshnick SR. Pyrethroid insecticides maintain repellent effect on knock-down resistant populations of Aedes aegypti mosquitoes. PLoS One. 2018;13(5):e0196410.
7. Sociedade Brasileira de Pediatria (SBP). Departamento de Dermatologia. Repelentes e outras medidas protetoras contra insetos na infância. Rio de Janeiro: SBP; 2020.
8. American Academy of Pediatrics (AAP). Committee on Infectious Diseases. Kimberlin DW, Brady MT, Jackson MA, Long SS. Red book: 2018-2021 report of the Committee on Infectious Diseases. 31.ed. Elk Grove Village: AAP; 2018.
9. Doggett SL, Dwyer DE, Peñas PF, Russell RC. Bed bugs: clinical relevance and control options. Clin Microbiol Rev. 2012;25(1):164-92.
10. Pennini SN, Rebello PFB, Guerra MGVB, Talhari S. Millipede accident with unusual dermatological lesion. An Bras Dermatol. 2019;94:765-7.
11. Haddad Jr. V. "Sign of the kiss" in dermatitis caused by vesicant beetles (Paederus sp. or "potós"). An Bras Dermatol. 2014;89(6):996-7.
12. Karthikeyan K, Kumar A. Paederus dermatitis. Indian J Dermatol Venereol Leprol. 2017;83(4):424-31.

SEÇÃO 16

ENDOCRINOLOGIA

COORDENADOR

Crésio de Aragão Dantas Alves
Professor Associado Doutor de Pediatria. Chefe do Serviço de Endocrinologia Pediátrica do Hospital Universitário Prof. Edgard Santos da Faculdade de Medicina (Famed) da Universidade Federal da Bahia (UFBA). Presidente do Departamento Científico (DC) de Endocrinologia da Sociedade Brasileira de Pediatria (SBP). Editor Associado do Jornal de Pediatria.

AUTORES

Adriana Aparecida Siviero-Miachon
Professora Adjunta e Médica do Setor de Endocrinologia Pediátrica, Disciplina de Especialidades Pediátricas do Departamento de Pediatria da Escola Paulista de Medicina da Universidade Federal de São Paulo (EPM-Unifesp). Chefe da Disciplina de Especialidades Pediátricas.

Angela Maria Spinola-Castro
Professora Adjunta do Departamento de Pediatria da EPM--Unifesp. Chefe do Setor de Endocrinologia Pediátrica do Departamento de Pediatria da EPM-Unifesp. Presidente do Departamento de Pediatria da Sociedade Brasileira de Endocrinologia e Metabologia (SBEM).

Cláudio Hoineff
Pediatra e Endocrinopediatra do Instituto Estadual de Diabetes (Iede-RJ). Responsável pelo Ambulatório de Crescimento do Iede. Professor Auxiliar do Curso de Pós-graduação em Endocrinologia da Pontifícia Universidade Católica do Rio de Janeiro (PUC-RJ). Coordenador do Módulo de Crescimento do Curso de Pós-graduação em Endocrinologia da PUC-RJ.

Crésio de Aragão Dantas Alves
Professor Associado Doutor de Pediatria. Chefe do Serviço de Endocrinologia Pediátrica do Hospital Universitário Prof. Edgard Santos da Famed-UFBA. Presidente do DC de Endocrinologia da SBP. Editor Associado do Jornal de Pediatria.

Cristiane Kopacek
Endocrinologista Pediátrica do Serviço de Referência em Triagem Neonatal do Rio Grande do Sul e da Irmandade Santa Casa de Misericórida de Porto Alegre. Professora do Curso de Medicina e do Programa de Pós-graduação em Pediatria da Universidade Federal de Ciências da Saúde de Porto Alegre (UFCSPA). Professora do Departamento de Pediatria da UFCSPA.

Cristiano Castanheiras Candido da Silva
Pediatra e Endocrinologista Pediátrico. Professor de Pediatria do Centro Universitário FAMETRO. Preceptor de Residência Médica em Pediatria no Amazonas. Médico do Serviço de Referência em Triagem Neonatal do Amazonas. Membro do DC de Endocrinologia da SBP.

Cristiano Túlio Maciel Albuquerque
Endocrinologista Pediátrico pela Universidade Federal de Minas Gerais (UFMG). Coordenador da Residência em Endocrinologia Pediátrica do Hospital Infantil João Paulo II – Fundação Hospitalar do Estado de Minas Gerais. Coordenador da Endocrinologia do Hospital Infantil São Camilo Unimed, Belo Horizonte.

Durval Damiani
Professor Livre-docente, Chefe da Unidade de Endocrinologia Pediátrica do Instituto da Criança e do Adolescente (ICr) do Hospital das Clínicas da Faculdade de Medicina da Universidade de São Paulo (HCFMUSP).

Guilherme Guaragna Filho
Endocrinologista Pediátrico. Doutor em Saúde da Criança e do Adolescente pela Universidade Estadual de Campinas (Unicamp). Professor do Departamento de Pediatria da Faculdade de Medicina da Universidade Federal do Rio Grande do Sul (UFRGS). Representante da América Latina no Registro Internacional de Distúrbios da Diferenciação do Sexo (I-DSD Registry).

Hamilton Cabral de Menezes Filho
Médico Pediatra com Área de Atuação em Endocrinologia Pediátrica. Mestre em Medicina pela FMUSP. Médico-assistente da Unidade de Endocrinologia Pediátrica do ICr-HCFMUSP.

Ivani Novato Silva
Professora Titular do Departamento de Pediatria da Faculdade de Medicina da UFMG. Coordenadora da Divisão de Endocrinologia Infantil e do Adolescente do Hospital das Clínicas da UFMG.

Jacqueline Araujo
Doutora em Ciências da Saúde pela Universidade Federal de Pernambuco (UFPE). Chefe do Serviço de Endocrinologia Pediátrica do Hospital das Clínicas da UFPE. Especialista em Pediatria com Área de Atuação em Endocrinologia Pediátrica.

Juliana van de Sande Lee
Médica Endocrinologista Pediátrica e Preceptora da Residência Médica em Pediatria e Endocrinologia Pediátrica do Hospital Infantil Joana de Gusmão. Mestre em Ciências Médicas pela Universidade Federal de Santa Catarina (UFSC).

Julienne Angela Ramires de Carvalho
Professora Associada do Departamento de Pediatria da Universidade Federal do Paraná (UFPR). Doutora em Saúde da Criança e do Adolescente pela UFPR. Médica Endocrinologista do Hospital Pequeno Príncipe.

Kassie Regina Neves Cargnin
Mestre em Medicina, Área de Concentração em Endocrinologia, pela Universidade Estadual do Rio de Janeiro (UERJ). Chefe do Instituto de Endocrinologia da Santa Casa da Misericórdia do Rio de Janeiro (IESC). Coordenadora do Módulo de Endocrinologia Pediátrica do Curso de Pós-graduação em Endocrinologia do IESC/Universidade Santa Úrsula. Secretária do DC de Endocrinologia da SBP.

Leandra Steinmetz
Especialista em Endocrinologia Pediátrica pelo ICr-HCFMUSP. Mestre em Ciências pela USP. Médica Assistente da Unidade de Endocrinologia Pediátrica do ICr-HCFMUSP.

Leila Cristina Pedroso de Paula
Endocrinologista e Endocrinopediatra. Mestre e Doutora em Endocrinologia pela UFRGS. Preceptora da Residência em Endocrinopediatria do Hospital de Clínicas de Porto Alegre (HCPA). Membro do DC de Endocrinologia da SBP.

Louise Cominato
Mestre e Doutora em Pediatria pela USP. Médica Assistente da Unidade de Endocrinologia e Coordenadora do Grupo de Obesidade do ICr-HCFMUSP.

Luís Fernando Fernandes Adan
Professor Associado do Departamento de Pediatria da Famed-UFBA. Endocrinologista com Especialização em Endocrinologia Pediátrica no Hôpital Necker-Enfants Malades – Paris V, França.

Luiz Claudio Gonçalves de Castro
Professor Adjunto do Departamento de Pediatria da Faculdade de Medicina da Universidade de Brasília (UnB). Doutor em Ciências da Saúde pela UnB. Pediatra com Certificado de Área de Atuação em Endocrinologia Pediátrica pela SBP/AMB/CFM.

Marcia Puñales
Endocrinologista Pediátrica do Instituto da Criança com Diabetes e do Hospital da Criança Conceição (HCC). Supervisora-Chefe do Programa de Residência em Endocrinologia Pediátrica do HCC. Preceptora de Endocrinologia Pediátrica do Serviço de Endocrinologia do Grupo Hospitalar Conceição. Mestre e Doutora em Ciências Médicas (Endocrinologia) pelo HCPA/UFRGS. Especialização em Endocrinologia Pediátrica pela Unidade de Endocrinologia Pediátrica da (UEP) da UFPR. Especialista em Endocrinologia e Metabologia pela SBEM.

Maria Betânia Pereira Toralles
Professora Titular de Genética Médica da UFBA.

Marilza Leal Nascimento
Mestre em Ciências Médicas pela UFSC. Professora Adjunta do Departamento de Pediatria da UFSC. Pediatra com Área de Atuação em Endocrinologia. Preceptora do Serviço de Residência Médica em Endocrinologia Pediátrica do Hospital Infantil Joana de Gusmão. Membro do DC de Endocrinologia de SBP.

Paulo Ferrez Collett-Solberg
Doutor em Endocrinologia Pediátrica pela Universidade Federal do Rio de Janeiro (UFRJ). Professor Adjunto da Disciplina de Endocrinologia Pediátrica do Departamento de Medicina Interna da Faculdade de Ciências Médicas (FCM) da UERJ.

Rafael Machado Mantovani
Médico Pediatra com Área de Atuação em Endocrinologia Pediátrica. Mestre em Saúde da Criança e do Adolescente pela FM-UFMG. Endocrinologista Pediátrico do Hospital das Clínicas da UFMG. Coordenador do Serviço de Endocrinologia Pediátrica do Hospital Mater Dei.

Raphael Del Roio Liberatore Junior
Endocrinologista Pediátrico. Livre-docente em Pediatria. Professor Associado do Departamento de Puericultura e Pediatria da Faculdade de Medicina de Ribeirão Preto (FMRP) da USP.

Renata Machado Pinto
Endocrinologista Pediátrica. Mestre em Genética. Doutora em Ciências da Saúde. Docente do Departamento de Pediatria da Universidade Federal de Goiás (UFG). Membro do DC de Endocrinologia da SBP.

Ricardo Fernando Arrais
Mestre em Pediatria e Ciências Aplicadas à Pediatria e Doutor em Ciências (Endocrinologia Clínica) pela Unifesp. Especialização em Endocrinologia Pediátrica.

Rosana Marques Pereira
Médica Endocrinologista Pediátrica. Professora Adjunta do Departamento de Pediatria da UFPR.

Ruth Rocha Franco
Complementação Especializada em Endocrinologia Pediátrica pelo ICr-HCFMUSP. Título de Especialista em Pediatria e Endocrinologia Pediátrica pela SBP. Mestre em Ciências pelo HCFMUSP. Assistente da Endocrinologia Pediátrica do ICr-HCFMUSP. Coordenadora dos Ambulatórios de Prader-Willi e Cirurgia Bariátrica do Adolescente.

Sonir R. Antonini
Livre-docente em Endocrinologia Pediátrica. Professor Associado do Departamento de Puericultura e Pediatria da FMRP-USP.

Suzana Nesi-França
Doutora em Saúde da Criança e do Adolescente. Professora Associada do Departamento de Pediatria e Chefe da Unidade de Endocrinologia Pediátrica do Hospital de Clínicas da UFPR.

Thais Della-Manna
Mestre e Doutora em Ciências pela FMUSP. Coordenadora do Ambulatório de *Diabetes Mellitus* do ICr-HCFMUSP.

Thereza Selma Soares Lins
Endocrinologista Pediatra. Chefe do Setor de Endocrinologia Pediátrica do Instituto de Medicina Integral Prof. Fernando Figueira (IMIP). Coordenadora da Residência Médica de Endocrinologia Pediátrica do IMIP.

CAPÍTULO 1

BAIXA ESTATURA

Paulo Ferrez Collett-Solberg
Cresio de Aragão Dantas Alves
Cristiano Túlio Maciel Albuquerque
Cláudio Hoineff

AO FINAL DA LEITURA DESTE CAPÍTULO, O PEDIATRA DEVE ESTAR APTO A:

- Saber aferir as medidas antropométricas de forma regular e acurada.
- Utilizar e interpretar as curvas de crescimento, permitindo o diagnóstico precoce de mudanças na velocidade de crescimento.
- Conhecer as causas mais frequentes da baixa estatura.
- Realizar a investigação diagnóstica inicial e o encaminhamento para o endocrinologista pediátrico, quando necessário.

DEFINIÇÃO

A estatura é uma característica pessoal cada vez mais valorizada em nossa sociedade, sendo associada a melhor desempenho social, profissional, autoestima e qualidade de vida. A baixa estatura e a queda do ritmo de crescimento são queixas frequentes no atendimento pediátrico e um dos principais motivos de procura pelo endocrinologista pediátrico. Uma criança tem baixa estatura quando seu comprimento/altura se encontra mais de 2 desvios-padrão (DP) abaixo da média para a idade e o sexo na curva de crescimento, ou abaixo do terceiro percentil (Figura 1A). As curvas atualmente mais utilizadas no Brasil são as da Organização Mundial da Saúde (OMS), que contaram com amostra de crianças brasileiras em seu desenvolvimento. Mesmo que acima desses pontos de corte, devemos ter atenção a pacientes que estão abaixo de seu canal familiar (Figura 1B) ou que demonstram queda da velocidade de crescimento, maior que 0,3 DP por ano (Figura 1C).

CLASSIFICAÇÃO

O crescimento é um processo complexo, dependente de vários fatores intrínsecos e extrínsecos à criança. A genética exerce papel fundamental, e a estatura adulta de um indivíduo tem grande correlação com a estatura de seus pais.

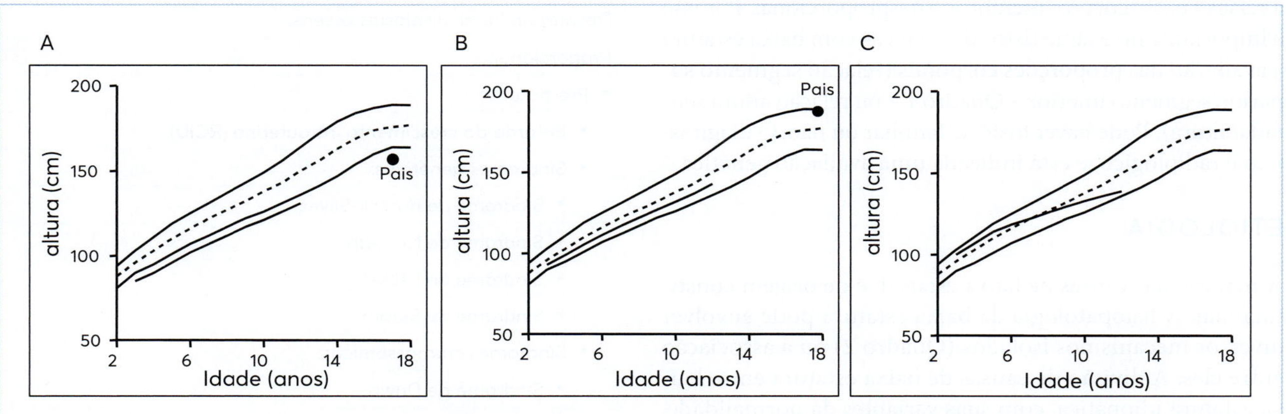

Figura 1 A: curva de uma criança com baixa estatura, provavelmente familiar. B: curva de uma criança com baixa estatura relativa ao alvo genético e que deverá ser investigada. C: curva de uma criança desviando na curva de crescimento e que deverá ser investigada.

Condições pré-natais, estado nutricional, doenças crônicas, estilo de vida e idade de início da puberdade são fatores importantes que podem influenciar o ritmo de crescimento e a estatura adulta.

Nos últimos anos, pesquisas sobre a placa de crescimento, localizada na epífise dos ossos longos, permitiu melhor entendimento de fatores, incluindo fatores endócrinos, parácrinos e autócrinos, que agem sobre os condrócitos. Fatores genéticos, como polimorfismos e mutações monogênicas de efeito local, sem outras alterações no fenótipo, e fatores epigenéticos que agem sobre a placa de crescimento passaram a explicar muitos casos anteriormente considerados como baixa estatura idiopática.

Baixa estatura pré-natal *versus* pós-natal

O crescimento pré-natal é independente da ação do hormônio de crescimento, sendo mais relacionado a fatores intrínsecos da gestação, como vascularização da placenta, nutrição do feto e de hormônios como insulina e os fatores de crescimento insulina-símile (IGF-1 e IGF-2). A baixa estatura de origem pré-natal inclui crianças que nascem pequenas para a idade gestacional (PIG) e as síndromes genéticas que apresentam o déficit de crescimento como um dos principais sinais do fenótipo, geralmente apresentando outros dismorfismos ou alterações clínicas notadas nos exames pré-natais ou ao nascimento. São classificadas como de origem pós-natal a desnutrição, endocrinopatias congênitas ou adquiridas, doenças crônicas e outro contingente de doenças genéticas de manifestações tardias, em grande parte sem dismorfismos notados ao exame físico e com tamanho normal ao nascimento.

Baixa estatura proporcional *versus* desproporcional

Na baixa estatura proporcional existe uma relação normal entre o tamanho do tronco e o dos membros, assim como entre a envergadura e a estatura. Na baixa estatura desproporcional a cartilagem de crescimento não é normal, e o crescimento dos ossos fica prejudicado. Como o crescimento vertebral e dos membros evolui com velocidades diferentes, a relação entre corpo e membros é desproporcional. Por isso é importante no exame físico de crianças com baixa estatura a avaliação das proporções corporais (relação segmento superior/segmento inferior – Quadro 1 – ou relação altura sentada/altura). Pode haver história familiar ou não. O diagnóstico é radiológico, e está indicada uma avaliação genética.

ETIOLOGIA

A maioria das causas de baixa estatura é de origem constitucional. A fisiopatologia da baixa estatura pode envolver diversos mecanismos isolados (Quadro 2) ou a associação entre eles. A divisão de causas de baixa estatura entre baixa estatura idiopática, com suas variantes da normalidade, e causas patológicas é uma das mais utilizadas (Quadro 3).

Quadro 1 Interpretação da relação segmento superior/segmento inferior

Relação segmento superior/segmento inferior
SS/SI
-1,7 RN:
• 1,3 aos 3 anos.
• 1 entre 8-10 anos.
• 0,9-1 até o final da puberdade.
Relação:
• SS/SI normal: doença do esqueleto possivelmente ausente.
• SS/SI diminuída: encurtamento da coluna.
• SS/SI aumentada: encurtamento dos membros.
Baixa estatura com alteração da relação SS/SI: malformações, displasias ósseas, hipotireoidismo ou raquitismo.

SS: segmento superior; SI: segmento inferior.

Quadro 2 Mecanismos responsáveis pelo déficit no crescimento em doenças não endócrinas

- Indução de um estado catabólico.
- Diminuição da oferta de nutrientes.
- Diminuição da oferta de oxigênio aos tecidos alvo.
- Acúmulo de produtos tóxicos ou nocivos ao desenvolvimento normal.
- Aumento do gasto calórico com o metabolismo basal.
- Presença em quantidade inapropriada de hormônios que influenciam no crescimento.
- Efeito adverso dos medicamentos usados para tratar a doença de base.

Quadro 3 Causas de baixa estatura

Baixa estatura idiopática:

- Variantes da normalidade.
  - Baixa estatura familiar (BEF).
  - Retardo constitucional do crescimento e puberdade (RCCP).

Causas patológicas:

Desproporcional: displasias ósseas.

Proporcional:

- Pré-natal:
  - Retardo do crescimento intrauterino (RCIU).
  - Síndromes genéticas:
    - Síndrome de Russell-Silver.
    - Síndrome de Noonan.
    - Síndrome de Seckel.
    - Síndrome de Bloom.
  - Síndromes cromossômicas:
    - Síndrome de Down.
    - Síndrome de Turner.

(continua)

Quadro 3 Causas de baixa estatura (*continuação*)

- Pós-natal:
  - Doenças crônicas:
    - Gastrintestinais.
    - Renais.
    - Cardíacas.
    - Respiratórias.
    - Hematológicas.
    - Infecções de repetição.
  - Desnutrição.
  - Psicossocial.
  - Endocrinopatias:
    - Hipotireoidismo.
    - Síndrome de Cushing.
    - Hipogonadismo.
    - Deficiência de hormônio do crescimento.

Uma série de fatores externos, nutricionais, farmacológicos, de estilo de vida e ambientais, comumente abordados pelos pediatras, pode ter relação com alterações do crescimento e baixa estatura.

Nenhum alimento ou dieta, em especial, está associado ao estímulo ou inibição do crescimento. A desnutrição grave, com deficiência de macronutrientes (proteico-calórica) e privação de micronutrientes, pode trazer prejuízos ao crescimento e será abordada em outro capítulo. Muitos estudos falharam em relacionar deficiências isoladas ou subclínicas de zinco e vitamina D à baixa estatura, bem como em demonstrar benefícios de sua suplementação como estímulo ao crescimento, exceto nos casos de "verdadeira" deficiência da vitamina. A prática comum de prescrição de polivitamínicos e estimuladores de apetite como estímulo ao crescimento também não tem evidência científica e base fisiopatológica. Tampouco há indicação do uso de probióticos como estímulo ao crescimento. Substâncias químicas como agrotóxicos, poluentes, cosméticos, ou presentes em alimentos industrializados, que interagem com receptores hormonais, conhecidos como disruptores endócrinos, podem ter influência sobre o crescimento e a puberdade.

Entre os medicamentos, já é bem conhecido o efeito inibitório dos glicocorticoides sobre o crescimento. Estudos demonstram que mesmo os glicocorticoides inalatórios podem prejudicar o crescimento. Esse efeito depende do tipo, via, tempo e dose do glicocorticoide utilizado, devendo sempre ser buscada a menor dose eficaz para o tratamento, uma vez que a doença sem controle, além de alta morbimortalidade, pode trazer prejuízos maiores ao crescimento.

Cada vez mais utilizado na atualidade pelo aumento da incidência do transtorno do déficit de atenção e hiperatividade (TDAH), há muita discussão sobre possíveis efeitos do metilfenidato e seus derivados no crescimento. Estudos demonstraram queda de até 20% na velocidade de crescimento (1,2 cm/ano) e quase 40% de queda do ganho de peso (4,4 para 2,7 kg) anuais, em 10-20% dos pacientes que fizeram uso dessa medicação, porém de forma reversível com a interrupção do uso e sem impacto na estatura final.

O sono saudável é importante para a secreção do hormônio de crescimento (GH), que ocorre na fase de maior relaxamento, no sono de ondas lentas, estágio 3 do sono não REM. A privação crônica de sono pode afetar o crescimento.

Vários estudos também demonstram a importância da atividade física sobre o osteometabolismo. O sedentarismo, o excesso de eletrônicos e de tempo de tela devem ser combatidos e a atividade física estimulada, embora não exista evidência de que sejam causas de baixa estatura. Também não há dados mostrando que uma modalidade esportiva específica, como natação ou basquete, possa estimular o crescimento. Da mesma forma, não há comprovação científica de que a prática de musculação, exercícios de força, resistência, anaeróbicos e de competição por crianças e adolescentes prejudiquem o crescimento.

Baixa estatura idiopática

Em 2008, a baixa estatura idiopática (BEI) foi definida auxologicamente como uma altura mais de 2 desvios-padrão abaixo da média sem sinais de doenças endócrinas ou pediátricas evidenciadas por uma completa avaliação por um endocrinologista pediátrico, incluindo testes de estímulo para secreção de GH. Crianças nascidas pequenas para a idade gestacional (PIG) estariam excluídas dessa classificação. Dentro dessa classificação de BEI teríamos dois grandes subgrupos relacionados ao histórico familiar de baixa estatura e à idade óssea.

No primeiro deles, chamado de baixa estatura familiar, o alvo genético, baseado na altura dos pais, é baixo em relação à população em geral e a criança apresenta um crescimento dentro do esperado para aquele alvo, como demonstrado na Figura 1A. Talvez um número razoável dessas famílias apresente alterações genéticas que ainda não foram identificadas.

O segundo está relacionado à idade do início da puberdade, chamado de atraso constitucional do crescimento e puberdade (ACCP). Algumas crianças iniciam a puberdade um pouco mais tardiamente em função de um atraso na idade óssea, mas com previsão de estatura adulta dentro do alvo genético. Um exemplo de curva de crescimento dessas crianças pode ser observado na Figura 2. Ocasionalmente, as duas formas podem estar presentes na mesma família. As principais características clínicas dessas duas condições estão sumarizadas no Quadro 4.

Baixa estatura desproporcional

Inclui as chamadas displasias ósseas – acondroplasia, hipocondroplasia, displasias metafisárias e epifisárias etc. Frequentemente, o pediatra e o endocrinologista pediátrico serão os primeiros profissionais a pensarem nessas hipóteses, ao observarem uma baixa estatura com desproporções entre tronco e membros, macrocrania relativa, dismorfismos faciais, deformidades nos membros, que devem ser avaliadas

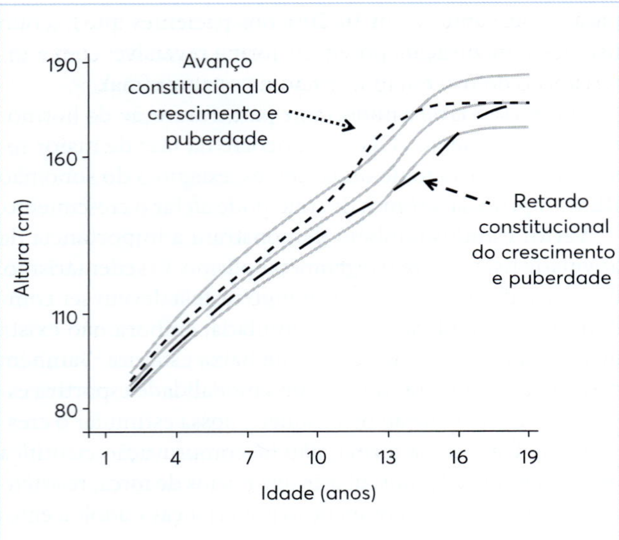

Figura 2 Curva de crescimento de crianças com avanço constitucional do crescimento e de crianças com atraso constitucional do crescimento.

Quadro 4 Diferenciação de baixa estatura familiar e atraso constitucional do crescimento

	Baixa estatura familiar	Atraso constitucional do crescimento
História familiar	Baixa estatura	Retardo puberal
Exame físico	Normal para a idade cronológica	Normal para a idade óssea
Idade óssea	Compatível com a cronológica	Compatível com a estatura
Exames laboratoriais	Normais para a idade cronológica	Normais para a idade óssea
Previsão de altura final	Baixa, de acordo com o alvo genético	De acordo com o alvo genético

com radiografias específicas e confirmadas por uma avaliação genética.

Na acondroplasia ocorre uma alteração da condrogênese na placa de crescimento, por mutação do gene *FGFR3* (*fibroblast growth factor receptor 3*), levando a encurtamento rizomélico (fêmur e úmero) dos membros em relação ao tronco, macrocrania e hipoplasia facial média. Trata-se de herança autossômico-dominante, mas casos esporádicos podem ocorrer. A hipocondroplasia apresenta fenótipo parcial, com baixa estatura com desproporção tronco/membros mais discreta, braquidactilia, macrocrania e extensão limitada do cotovelo.

Outros quadros mais raros de baixa estatura desproporcional podem ocorrer de forma isolada ou associados a outras manifestações clínicas e metabólicas e passaram a ser mais conhecidos por meio da biologia molecular. Algumas dessas mutações podem ocorrer em formas parciais, sendo responsáveis por quadros clínicos menos característicos, em que a baixa estatura é o principal sinal, geralmente acompanhada de alterações osteocartilaginosas mais discretas.

Baixa estatura proporcional (de origem pré-natal)

Esse diagnóstico pode ser feito durante a gestação ou somente no momento do nascimento com base na correlação entre a idade gestacional e o peso e/ou comprimento de nascimento. Os recém-nascidos podem ser adequados para a idade gestacional (AIG), pequenos para a idade gestacional (PIG) ou grandes para a idade gestacional (GIG). Dez por cento das crianças que nascem PIG não fazem uma recuperação do crescimento ("*catch up growth*"). Além de um risco maior de baixa estatura, as crianças nascidas PIG apresentam um risco maior de apresentar adrenarca precoce (produção de esteroides sexuais pela glândula adrenal) e, na vida adulta, a síndrome plurimetabólica e hipertensão arterial.

- Síndromes genéticas (p. ex., Russell-Silver, Noonan, Seckel, Bloom) são causas desse tipo de baixa estatura. A síndrome de Russell-Silver, uma das mais frequentes, cursa com retardo do crescimento intrauterino (RCIU) desde o primeiro trimestre de gestação com estigmas genéticos específicos além da baixa estatura de origem pré-natal, clinodactilia, fácies triangular e assimetria de membros inferiores.
- Síndromes cromossômicas (p. ex., Turner, Down). A síndrome de Turner é uma das principais causas de baixa estatura em meninas. Com incidência de 1 para cada 2 mil nascidos vivos, são meninas com discreta baixa estatura ao nascimento que apresentam estigmas característicos (pescoço alado, baixa implantação de orelhas e cabelo, *cubitus valgo*, hipertelorismo mamário, quarto metacarpiano curto, palato ogival) e, em sua grande maioria, vão apresentar insuficiência ovariana. Como algumas dessas meninas apresentam poucas dessas características, exceto a baixa estatura, e 1 para cada 60 meninas que estão abaixo do percentil 3 apresenta essa síndrome, o cariótipo por bandeamento GTG deve ser solicitado em todas as meninas com baixa estatura. O diagnóstico precoce é importante, pois essas meninas devem ser avaliadas para problemas frequentes na síndrome de Turner como alterações cardíacas, renais, metabólicas, hipotireoidismo, doença celíaca, hipertensão arterial e hipercolesterolemia. Além disso, essas crianças respondem bem ao uso de hormônio do crescimento humano recombinante (rhGH).

Baixa estatura proporcional de origem pós-natal

Doenças crônicas

- Doença renal: patologias glomerulares e tubulares, sendo que estas acometem mais precocemente o crescimento. Dietas hipoproteicas, acidose, acúmulo de substâncias que seriam excretadas pelos rins, presença de fatores inflamatórios e uso de imunossupressores são alguns dos responsáveis pelo déficit de crescimento, além da possibilidade de osteodistrofias. É uma das indicações do emprego do rhGH em crianças que cursam com baixa estatura.

- Doença hematológica: anemias e talassemias estão associadas a aumento da necessidade calórica e a hipóxia crônica, levando a baixa estatura. As transfusões podem levar a secreção hepática diminuída de IGF-I (fator de crescimento tipo insulina) por excesso de ferro.
- Doença respiratória: asma brônquica pode levar a hipóxia crônica, maior gasto energético, infecções de repetição, aumento no nível sérico de marcadores inflamatórios, anorexia e uso de corticoides e dietas hipoalergênicas pobres em proteínas como parte do tratamento. Todos esses fatores se somam, podendo acarretar um crescimento irregular.
- Doença cardíaca: cardiopatias cianóticas são as mais diretamente relacionadas ao crescimento deficiente. Quarenta por cento dos pacientes estão abaixo do percentil 3 em função de uma hipóxia maior do que nas cardiopatias acianóticas, além de um aumento do metabolismo basal.
- Doença gastrointestinal: nas síndromes disabsortivas, o déficit de crescimento se dá pela má absorção, levando a um quadro de desnutrição, aumento do metabolismo basal e presença de marcadores inflamatórios.
  - Doença celíaca: a sintomatologia inclui baixa estatura, distensão abdominal, diarreia crônica e emagrecimento (sintomas nem sempre presentes). A diminuição da velocidade de crescimento pode preceder os sintomas gastrintestinais, e consequentemente a baixa estatura pode ser o único sinal da doença. Até os 4 anos, 30% das crianças estão abaixo do percentil 3, enquanto acima dessa faixa etária o percentual duplica. O diagnóstico é feito pelas dosagens no sangue dos anticorpos específicos. A confirmação diagnóstica se faz com base na biópsia de intestino delgado; e a dieta de restrição ao glúten com melhora clínica e histopatológica posteriormente.
  - Doença de Crohn (enteropatia inflamatória perdedora de proteína): patologia que faz diagnóstico diferencial com a doença celíaca, porém de acometimento mais tardio em uma fase de pré-adolescência e que cursa com dores abdominais seguidas de diarreia. Aproximadamente 20% das crianças apresentam baixa estatura antes da sintomatologia.
- Desnutrição (será abordada em capítulo específico).
- Psicossocial: crianças com privação psicoafetiva podem ter comprometimento em seu crescimento mesmo quando expostas a uma dieta ideal. Nesses casos, o quadro clínico é muito semelhante ao da deficiência do hormônio de crescimento, mas pode-se ver uma aceleração na velocidade de crescimento quando o ambiente social é alterado.

Endocrinopatias

- Hipotireoidismo: representa uma deficiência na produção de hormônios tireoidianos. Algumas populações apresentam risco maior de desenvolver hipotireoidismo, como pacientes com síndrome de Down, Turner, Klinefelter e pacientes com diabete melito tipo 1. A principal característica é uma diminuição do ritmo metabólico. Em crianças normalmente ocorre retardo de crescimento com atraso de idade óssea. Os sinais mais comuns são: obstipação intestinal, apatia, lentidão, pele seca e fria, cabelos secos e quebradiços e a presença ou não de bócio. O diagnóstico se faz com base na identificação de um hormônio tireotrófico (TSH) elevado e tiroxina (T4) livre baixos. Na tireoidite crônica autoimune ou de Hashimoto encontram-se os anticorpos antimicrossomais (antiperoxidase) elevados, podendo também estar elevados os anticorpos antitireoglobulina. O tratamento é feito com levotiroxina sódica.
- Síndrome de Cushing: há um aumento crônico nos níveis séricos de cortisol, afetando o crescimento. A principal causa para o excesso de glicocorticoides é iatrogênica, pelo uso dessas substâncias no tratamento de processos inflamatórios. Tumores produtores de corticotropina (ACTH) ou de cortisol devem ser investigados. Caracteristicamente se encontra um aumento de peso, com o tecido adiposo apresentando distribuição centrípeta, presença de estrias violáceas, hipertensão arterial, podendo-se encontrar alterações no metabolismo de carboidratos. O diagnóstico é feito pela história do uso de medicações contendo glicocorticoides ou, laboratorialmente, com base na dosagem de cortisol livre em urina de 24 horas ou da dosagem de cortisol sérico/salivar na parte da tarde ou após a administração de dexametasona. O tratamento é feito pela remoção, se possível, do agente causador.
- Diabetes melito: para que o crescimento ocorra normalmente em uma criança com diabete melito é necessário que o controle metabólico esteja adequado. As avaliações rotineiras das glicemias e da hemoglobina glicada indicarão à equipe médica o nível do controle. Os casos de descontrole mais graves são chamados de síndrome de Mauriac.
- Hipogonadismo: a deficiência de esteroides sexuais está relacionada à baixa estatura no período puberal pela ausência do estirão do crescimento. A causa mais frequente em meninas é a síndrome de Turner (já discutida), e em meninos é a síndrome de Kallmann, em que existe um quadro de anosmia e deficiência do fator hipotalâmico liberador de gonadotrofinas (GnRH).
- Deficiência de hormônio do crescimento (DGH): ocorre em 1:4.000 crianças, e de todos os usos aprovados para rhGH é aquele que apresenta melhor resposta. As causas podem ser múltiplas (Quadro 5). O quadro clínico depende de três fatores: se é congênito ou adquirido, o grau de deficiência (total ou parcial) e se é isolada ou associada a outras deficiências hipofisárias. Nas formas mais graves, em que o defeito é congênito, o diagnóstico pode ser feito ao nascimento por um quadro de micropênis, icterícia prolongada e história de hipoglicemia. O tamanho de nascimento é normal, apesar de ser estatisticamente um pouco abaixo da média, e pode ou não apresentar diminuição

na velocidade de crescimento no primeiro ano de vida. A ressonância magnética (RM) de crânio frequentemente mostra alterações anatômicas. No outro extremo existem as formas mais leves, nas quais a deficiência é parcial e isolada. Clinicamente as crianças apresentam somente uma diminuição na velocidade de crescimento com atraso na idade óssea. Os níveis séricos de IGF-1 e IGFBP-3 (proteína ligadora IGF-I tipo 3) estão diminuídos, e a ressonância magnética (RM) de crânio frequentemente é normal. A não resposta do hormônio de crescimento (GH) a dois testes de estímulo farmacológico, velocidade de crescimento inadequada, IGF-1 baixa e atraso da idade óssea configuram uma deficiência isolada ou associada a deficiência de outras trofinas. A RM da hipófise é utilizada para avaliar alterações anatômicas selares e hipofisárias que justificariam a deficiência hipofisária.

Quadro 5 Causas para deficiência de hormônio do crescimento (DGH)

1. Idiopática (a forma mais comum).
2. Congênita:
a) Ausência congênita da hipófise.
b) Deleção do gene do GH e deficiência familiar isolada de GH.
c) Pan-hipopituitarismo familiar.
d) Deficiência congênita de receptor do GH (síndrome de Laron).
3. Associações:
a) Defeitos de linha média.
b) Displasia septo-óptica.
c) Holoprosencefalia.
4. Trauma:
a) Trauma ao nascimento/dano no período neonatal.
b) Ressecção cirúrgica/dano à hipófise ou pedúnculo.
c) Síndrome da criança espancada.
5. Infecção:
a) Encefalite viral.
b) Infecção bacteriana ou por fungos.
c) Tuberculose.
6. Vascular: infarto ou aneurisma da hipófise.
7. Irradiação da hipófise ou do hipotálamo.
8. Quimioterapia.
9. Tumores:
a) Craniofaringioma.
b) Glioma.
c) Pinealoma.
d) Meduloblastoma.
10. Histiocitose afetando a hipófise ou a sela túrcica.
11. Sarcoidose.
12. Nanismo social.

INVESTIGAÇÃO DIAGNÓSTICA NOS CASOS DE BAIXA ESTATURA

Dez por cento dos quadros de baixa estatura são de causa endócrina. A maioria é familiar, e um grande número é decorrente de doenças não endócrinas. Consequentemente, a avaliação deve ser feita de forma criteriosa, com anamnese bem objetiva e um exame físico completo.

História

Dados sobre gestação e parto informam o que aconteceu no período intrauterino. Uma vez que para crescer adequadamente é necessário ser saudável, a busca de sintomas ou de um passado que aponte a presença de processos crônicos é fundamental. A estatura dos pais deve ser aferida e não somente inquirida, já que o relato desta pode ser incorreto.

Exame físico

Os dados auxológicos podem fazer o diagnóstico. É importante que seja avaliado se a baixa estatura efetivamente existe, se há desaceleração ou parada do crescimento. Para tanto, é essencial que a criança seja monitorada pelo pediatra em um gráfico de crescimento ponderoestatural com o objetivo de avaliar se seu canal de crescimento se encontra fora do padrão familiar (Figura 1).

A Figura 1A mostra a curva de crescimento de uma criança que, apesar de ter uma estatura abaixo do terceiro percentil, provavelmente não apresenta anormalidades afetando seu crescimento em função de uma velocidade de crescimento adequada e de um alvo familiar baixo. A Figura 1B mostra a curva de uma criança que está muito abaixo do esperado para o padrão familiar, apesar de encontrar-se acima do percentil 3. Essa criança deverá ser investigada, mas provavelmente terá um quadro de ACCP, que será confirmado por um exame físico normal, exames laboratoriais sem anormalidades e idade óssea atrasada.

A Figura 1C mostra a curva de crescimento em que a criança está desviando por uma diminuição da velocidade de crescimento, apesar de a estatura ainda se encontrar acima do terceiro percentil. Essa figura demonstra a importância do acompanhamento de dados antropométricos pelo pediatra.

O acompanhamento com avaliação da velocidade de crescimento é o parâmetro mais importante no diagnóstico de baixa estatura. Esse acompanhamento deve ser realizado com visitas espaçadas em no mínimo 6 meses, sendo que o período ideal é entre 9-12 meses. Deve-se lembrar que, em uma fase pré-início de puberdade, ocorre uma desaceleração fisiológica da velocidade de crescimento, a qual deve ser identificada no intuito de evitar exames desnecessários e de tranquilizar a família.

A aferição do perímetro cefálico e das proporções corporais deve ser sempre realizada e não somente naqueles que "parecem" ter baixa estatura desproporcionada. As curvas da relação altura/altura sentada desenvolvidas com dados holandeses já foram validadas para a população brasileira.

Laboratoriais

Sinais e sintomas clínicos específicos podem auxiliar no diagnóstico, e, por meio de exames complementares, as causas de baixa estatura podem ser elucidadas e tratadas. Anemia, alergia, infecções de repetição, estado nutricional, ritmo intestinal, desproporção corporal, raquitismo, história social e estigmas genéticos propiciam uma elucidação diagnóstica. A idade óssea é outro parâmetro essencial no acompanhamento e prognóstico da estatura adulta. Nas crianças com retardo constitucional do crescimento e puberdade, o atraso da maturação óssea pode significar um potencial de recuperação estatural no final da puberdade (Quadro 6).

Quadro 6 Exames complementares utilizados na investigação da baixa estatura

- Hemograma completo.
- VHS.
- Glicemia de jejum.
- Lipidograma completo.
- Proteína total e frações.
- TGO e TGP.
- Cálcio e fósforo.
- Fosfatase alcalina.
- Ureia e creatinina.
- EAS de urina.
- Parasitológico de fezes.
- T4L e TSH.
- IGF-1 e IGFBP-3.
- Provas de secreção de GH.
- Anticorpos antiendomísio e antitransglutaminase tecidual.
- Cariótipo.
- Idade óssea
- Radiografia de esqueleto.
- RM ou TC de crânio e sela.

VHS: velocidade de hemossedimentação; TGO: transaminase oxalacética; TGP: transaminase glutâmico-pirúvica; EAS: elementos anormais do sedimento; IGF-1: fator de crescimento tipo insulina I; IGFBP-3: proteína ligadora IGF-I tipo 3; GH: hormônio do crescimento; RM: ressonância magnética; TC: tomografia computadorizada.

Os avanços em biologia molecular trouxeram novas possibilidades na abordagem da baixa estatura, a fim de encontrar a causa de quadros anteriormente descritos como patológicos idiopáticos. Além da indicação já clássica do cariótipo no protocolo da baixa estatura no sexo feminino pela alta incidência de síndrome de Turner, podem-se utilizar os testes genéticos em três estratégias diferentes:

- Exames guiados: quando há suspeita pelo fenótipo ou quadro clínico de mutação monogênica como causa para baixa estatura.
- Painéis restritos de baixa estatura idiopática: solicitados, caso não exista suspeita de uma síndrome específica, mas com alterações subclínicas, fenótipos parciais, como osteocondrodisplasias em geral.
- Painéis amplos, *CGH-array*, *SNP-array*, exoma, sequenciamento genômico, para quadros suspeitos de síndromes não reconhecidas pelo fenótipo.

TRATAMENTO

Hormônio do crescimento

Desde 1985, quando o uso do rhGH foi liberado, diversas indicações têm sido propostas. Dentre as aprovadas para sua utilização, os melhores resultados são obtidos na DGH clássica, em que, em função da reposição de um hormônio não existente, o ganho estatural pode atingir até 25 cm acima da previsão.

Na síndrome de Turner, dependendo da época do início da reposição, o ganho estatural esperado é de 5-10 cm, uma vez que não há deficiência hormonal e sim uma alteração estrutural do cromossoma.

Na síndrome de Prader-Willi, o benefício se mostra no aumento do metabolismo desses pacientes, com melhora na hipotonia e na distribuição de gordura.

Nos PIG, quanto mais precoce for sua utilização, melhores os resultados, podendo haver ganho de 1 DP de estatura, atingindo algumas vezes o alvo genético.

Na baixa estatura idiopática, o ganho estatural segue a fisiopatologia da origem da baixa estatura, variando em um ganho entre 2-6 cm na estatura adulta.

- Novas opções terapêuticas: além do hormônio de crescimento, outras medicações podem ser usadas em quadros específicos, embora algumas sejam de alto custo, difícil acesso ou faltem ensaios clínicos controlados de longo prazo para demonstrar melhores evidências de sua eficácia e segurança:
  - Mecassermina: análogo do IGF-1, disponível para tratamento do nanismo de Laron, por resistência ao GH em nível de receptor. Medicamento indisponível no Brasil, sendo necessário importação, com alto custo e vários efeitos colaterais, mas único tratamento efetivo para esta doença rara.
  - Burosumabe: enzima liberada para tratamento do raquitismo hipofosfatêmico, causa de baixa estatura importante, com efeitos benéficos nas deformidades ósseas e efeito sobre o crescimento.
  - Asfotase-alfa: enzima liberada para tratamento específico da etiologia da hipofosfatasia, com efeito sobre a baixa estatura relacionada às deformidades ósseas.
  - Análogos do peptídeo natriurético do tipo C: tratamento ainda não aprovado para acondroplasia, com possível correção das deformidades ósseas e promoção do crescimento.

REFERÊNCIAS BIBLIOGRÁFICAS

1. Lee PA, Chernausek SD, Hokken-Koelega AC, Czernichow P; International Small for Gestational Age Advisory Board. International Small for Gestational Age Advisory Board consensus development conference statement: management of short children born small for gestational age, April 24-October 1, 2001. Pediatrics. 2003;111(6 Pt 1):1253-61.
2. Cohen P, Rogol AD, Deal CL, Saenger P, Reiter EO, Ross JL, et al.; 2007 ISS Consensus Workshop participants. Consensus statement on the diagnosis and treatment of children with idiopathic short stature: a summary of the Growth Hormone Research Society, the Lawson Wilkins Pediatric Endocrine Society, and the European Society for Paediatric Endocrinology Workshop. J Clin Endocrinol Metab. 2008;93(11):4210-7.
3. Boguszewski MC, Mericq V, Bergada I, Damiani D, Belgorosky A, Gunczler P, et al. Latin American consensus: children born small for gestational age. BMC Pediatr. 2011;11:66.
4. Grimberg A, DiVall SA, Polychronakos C, Allen DB, Cohen LE, Quintos JB, et al.; Drug and Therapeutics Committee and Ethics Committee of the Pediatric Endocrine Society. Guidelines for growth hormone and insulin-like growth factor-I treatment in children and adolescents:

growth hormone deficiency, idiopathic short stature, and primary insulin-like growth factor-I deficiency. Horm Res Paediatr. 2016;86(6):361-97.
5. Collett-Solberg PF, Jorge AAL, Boguszewski MCS, Miller BS, Choong CSY, Cohen P, et al. Growth hormone therapy in children; research and practice. A review. Growth Horm IGF Res. 2019;44:20-32.
6. Collett-Solberg PF, Ambler G, Backeljauw PF, Bidlingmaier M, Biller BMK, Boguszewski MCS, et al. Diagnosis, genetics, and therapy of short stature in children: a growth Hormone Research Society International perspective. Horm Res Paediatr. 2019;92(1):1-14.
7. Wit JM, Kamp GA, Oostdijk W; on behalf of the Dutch Working Group on Triage and Diagnosis of Growth Disorders in Children. Towards a rational and efficient diagnostic approach in children referred for growth failure to the general paediatrician. Horm Res Paediatr. 2019;91(4):223-40.
8. Jee YH, Baron J, Nilsson O. New developments in the genetic diagnosis of short stature. Curr Opin Pediatr. Aug;30(4):541-7.
9. Grunauer M, Jorge AAL. Genetic short stature. Growth Horm IGF Res. Feb;38:29-33.
10. Fredriks AM, van Buuren S, van Heel WJ, Dijkman-Neerincx RH, Verloove-Vanhorick SP, Wit JM. Nationwide age references for sitting height, leg length, and sitting height/height ratio, and their diagnostic value for disproportionate growth disorders. Arch Dis Child. Aug;90(8):807-12.

CAPÍTULO 2

DISTÚRBIOS DA DIFERENCIAÇÃO SEXUAL

Maria Betânia Pereira Toralles
Guilherme Guaragna Filho
Leandra Steinmetz

AO FINAL DA LEITURA DESTE CAPÍTULO, O PEDIATRA DEVE ESTAR APTO A:

- Conhecer o processo de diferenciação sexual.
- Identificar uma genitália indiferenciada ou atípica.
- Ter noção da avaliação diagnóstica de um caso de distúrbio da diferenciação do sexo (DDS).
- Conhecer as principais etiologias dos DDS.
- Ter noção de aspectos éticos que envolvem o manejo de um caso de DDS.

INTRODUÇÃO[1-5]

Da concepção até a 6ª-7ª semana de gestação ocorre o período conhecido como estado sexualmente indiferenciado. Nesse período são formadas as gônadas bipotenciais (já com as células germinativas primordiais), as estruturas fundamentais da genitália externa indiferenciada (tubérculo genital, pregas genitais, seio urogenital e saliências labioescrotais), além dos precursores da genitália interna, ductos de Wolff (ou mesonéfricos) e ductos de Müller (ou paramesonéfricos). A partir da 6ª-7ª até a 14ª semana de gestação, essas estruturas começam a sofrer o processo de diferenciação conforme o sexo genético do embrião (masculina se o indivíduo é XY e feminina, se XX). Nesse período ocorre ação principalmente dos genes *WT1* (*Wilms' tumor suppressor 1*), *NR5A1* (*nuclear receptor subfamily 5, group A, member 1*), *CBX2* (*chromobox homolog 2*), *LHX9* (*LIM homeobox gene 9*), *EMX2* (*empty-spiracles homeobox gene 2*) e *GATA4* (*GATA-Binding Protein 4*).

No sexo masculino, no cromossomo Y expressa-se o gene *SRY* (*sex-determining region of Y*), que, estimulando principalmente a expressão do gene *SOX9* (*SRY-related HMG Box 9*), dá gatilho inicial para a diferenciação sexual, transformando a gônada bipotencial em testículo. Inicialmente, são diferenciadas as células de Sertoli, que apresentam duas importantes funções nesse processo. Primeiro, produzem o hormônio antimülleriano (HAM), que age de forma parácrina (cada testículo é responsável pela ação na região ipsilateral), regredindo assim os ductos de Müller, que são os precursores da genitália interna feminina. A segunda função das células de Sertoli consiste em diferenciar as células de Leydig. Estas, por sua vez, começam a produzir, sob o estímulo da gonadotrofina coriônica (HCG) placentária, testosterona em doses altas. Esse hormônio age de forma parácrina nos ductos de Wolff, diferenciando-os na genitália interna masculina (epidídimo, canal deferente, vesículas seminais). Além disso, parte da testosterona é convertida, pela ação da enzima 5-alfarredutase tipo 2, em di-hidrotestosterona (DHT), um andrógeno que se liga ao receptor de andrógenos, sendo responsável por boa parte da diferenciação da genitália externa masculina e da próstata. Nesse processo, o tubérculo genital forma a glande e os corpos cavernosos do pênis; as pregas genitais formam o corpo esponjoso e a uretra peniana; as saliências labioescrotais fundem-se no sentido caudal-cranial, formando a bolsa escrotal; e o seio genital dá origem à uretra peniana. No que se refere à descida testicular para a bolsa escrotal, ela apresenta dois momentos distintos. Em um primeiro momento, que se inicia ainda no período da diferenciação sexual (aproximadamente na 10ª semana de gestação), ocorre o deslocamento testicular até a região inguinal intra-abdominal, sendo esse processo mediado principalmente pelo hormônio *INSL3* (*insulin-like 3*), produzido pelas células de Leydig. O segundo momento ocorre entre a 28ª-33ª semana de gestação, sendo mediado principalmente pela testosterona, produzida agora a partir do estímulo do LH hipofisário nas células de Leydig. Além dos genes supracitados, participam ativamente da diferenciação masculina os genes *NR5A1*, *WT1*, *DMRT1* (*doublesex and mab-3-related transcription factor 1*), *DHH* (*desert hedgehog*).

Na diferenciação sexual feminina, a ausência do *SRY* e a expressão do gene *FOXL2* (*forkhead transcription factor*) fazem com que a gônada bipotencial se torne ovário. Como essa gônada não produz HAM durante esse período, não há inibição da diferenciação dos ductos de Müller (trompas, útero e a porção superior da vagina). O ovário também não secreta testosterona, e com isso os ductos de Wolff atrofiam. No que se refere à genitália externa, o tubérculo genital forma o clitóris; as pregas genitais formam os pequenos lábios; as saliências labioescrotais formam os grandes lábios; e o seio urogenital se diferencia em uretra e porção inferior do canal vaginal. Além do *FOXL2*, os genes *WNT4 (wingless-type MMTV integration site family, member 4)* e *RSPO1* (*R-spondin family 1*) exercem papel importante da diferenciação feminina. A Figura 1 mostra esquematicamente o processo de diferenciação sexual em ambos os sexos.

Os distúrbios do DDS, conforme o consenso de Chicago de 2005, são caracterizados como condições congênitas com atipia no desenvolvimento cromossômico, gonadal e/ou do sexo anatômico. As principais etiologias desses distúrbios são intrínsecas ao indivíduo (especialmente genéticas e/ou hormonais), porém podem também estar relacionadas a causas extrínsecas no período intrauterino (p. ex., o uso de medicações pela mãe). Preconiza-se que o manejo adequado dos DDS seja realizado por equipe multidisciplinar composta por áreas como endocrinologia pediátrica, genética, pediatria, psicologia, urologia pediátrica, radiologia, patologia, entre outras. No entanto, pronto reconhecimento pelo pediatra de um DDS, especialmente quando se apresenta na forma de genitália indiferenciada/ambígua, é uma etapa fundamental para que seu manejo ocorra da melhor maneira. Além disso, é importante ressaltar que, na maioria das vezes, o pediatra é o primeiro médico a atender essa criança e as informações que ele passa são consideradas "verdade absoluta" pelos pais (e isso envolve, entre outras coisas, dizer se é menino ou menina). Por isso, é primordial em pediatria que se tenha um conhecimento mínimo de reconhecimento e manejo dos DDS.

CLASSIFICAÇÃO DOS DISTÚRBIOS DA DIFERENCIAÇÃO DO SEXO[1-5]

A incidência das DDS como um todo não é bem estabelecida, havendo também variações regionais. No entanto, a incidência da genitália atípica é de aproximadamente 1:4.500 a 1:5.550 nascidos vivos.

A apresentação clínica das DDS é variável. Na maioria dos casos, manifesta-se com algum grau de atipia genital, o que permite o diagnóstico no período neonatal. No entanto, pode haver também genitália externa típica masculina ou feminina, com anatomia interna ou cariótipo discordante, com reconhecimento apenas na adolescência ou vida adulta.

O Consenso de Chicago, além de propor uma mudança de nomenclatura, trouxe uma sugestão de classificação para as DDS, de acordo com o cariótipo, em: DDS 46,XY, DDS 46,XX e DDS cromossomo sexual. Neste capítulo será utilizada essa classificação, no entanto o DDS ovariotesticular (que pode se apresentar com qualquer cariótipo) e o DDS testicular (que geralmente tem apresentação clínica diferente de outros DDS 46,XX) serão descritos separadamente para fins didáticos. O Quadro 1 sumariza a classificação utilizada.

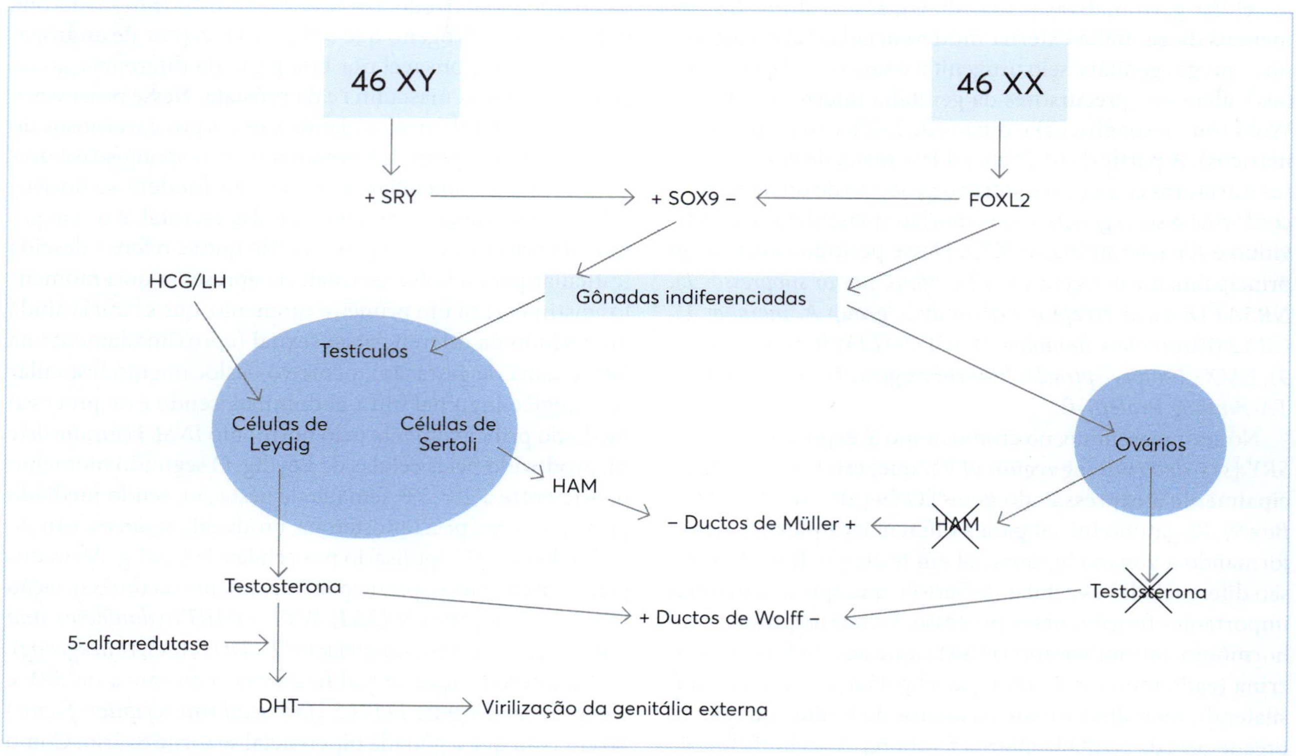

Figura 1 Resumo do processo de diferenciação sexual.

Quadro 1 Classificação dos distúrbios da diferenciação do sexo

DDS cromossomo sexual	DDS 46,XY	DDS 46,XX
• Síndrome de Klinefelter • Síndrome de Turner • Disgenesia gonadal mista • Mosaicos: – Disgenesia gonadal – DDS ovariotesticular	1. Defeitos do desenvolvimento gonadal: • DDS ovariotesticular • Disgenesia gonadal completa • Disgenesia gonadal parcial • Síndrome de regressão testicular	1. Defeitos do desenvolvimento gonadal • DDS ovariotesticular • DDS testicular • Disgenesia gonadal
	2. Defeitos na produção de andrógenos • Defeitos do receptor de LH • Deficiência de 5-alfarredutase • Hipogonadismo hipogonadotrófico • Defeitos na síntese de T: – Síndrome de Smith-Lemli-Optiz – Deficiência de STAR – Deficiência de 20-22 desmolase – Deficiência de 3BHSD2 – Deficiência de 17OH – Deficiência de POR – Deficiência de 17-20 liase – Deficiência de 17BHSD3	2. Defeitos por excesso de andrógenos a. Fetal: • Deficiência de 21OH • Deficiência de 3BHSD2 • Deficiência de 11BOH • Resistência aos glicocorticoides b. Fetoplacentário: • Deficiência de aromatase • Deficiência de POR c. Materno: • Tumores ovarianos • Tumores adrenais • HCSR da mãe
	3. Defeito na ação dos andrógenos: Síndrome de insensibilidade androgênica parcial ou completa	3. Distúrbios do desenvolvimento dos ductos de Muller: Síndrome de Mayer-Rokitanski-Kuster-Hauser
	4. Defeitos na síntese ou ação do AMH: Síndrome da persistência dos ductos de Müller	4. Outras causas: • Síndromes genéticas • Uso de medicamentos
	5. Outras causas: • Síndromes genéticas • Uso de medicamentos • Causas ambientais • Casos idiopáticos	

DDS: distúrbio da diferenciação sexual; AMH: hormônio antimülleriano; HCSR: hiperplasia congênita da suprarrenal.

ETIOLOGIA DOS DISTÚRBIOS DA DIFERENCIAÇÃO SEXUAL[4-15]

DDS 46,XX

Hiperplasia congênita da suprarrenal

A hiperplasia congênita da suprarrenal (HCSR) é uma síndrome genética, autossômica recessiva. Em 90% dos casos, é causada pela deficiência da enzima, a 21-alfa-hidroxilase, encontrada no córtex da glândula adrenal e fundamental na síntese dos glicocorticoides. Em decorrência das baixas concentrações circulantes de cortisol há um aumento na secreção do ACTH, com produção elevada dos precursores do cortisol e desvio na esteroidogênese, com produção excessiva de andrógenos.

Nas mulheres, esses andróginos adrenais, fetais, excessivos causam androgenização da genitália externa, variando desde um leve aumento clitoriano até a fusão dos lábios externos, que ficam com aparência de uma genitália masculina. No entanto, apesar da genitália externa atípica, existem vagina, útero, trompas e ovários. A HCSR clássica é apresentada em duas formas: a perdedora de sal, mais grave, com deficiência de aldosterona e consequente diminuição do nível do sódio no sangue e aumento do potássio, provocando, assim, uma descompensação metabólica com graves episódios de desidratação; e a não perdedora de sal, que resulta em uma virilização simples.

O tratamento da hiperplasia congênita da suprarrenal por deficiência da 21-hidroxilase (HSRC-21OH) tem como objetivos repor glicocorticoide e mineralocorticoides, evitar a virilização dos genitais externos, prevenir a desidratação por perda de sal, controlar o hiperandrogenismo sem afetar a velocidade de crescimento, preservar a função gonadal, a fertilidade e a estatura final.

DDS, 46XY

Insensibilidade androgênica

É uma das causas mais frequentes de DDS 46,XY. Ocorre por mutação no receptor androgênico, presente no cromossomo X. Pode ser completa, parcial ou leve. Os pacientes têm produção adequada de andrógenos, mas sua genitália é subvirilizada, por defeitos na sua ação.

A forma completa apresenta-se com genitália externa feminina. A produção de AMH é normal, portanto não há o desenvolvimento de derivados müllerianos. Dessa forma, a vagina é curta e em fundo cego. Em geral a apresentação clínica ocorre apenas na adolescência, com amenorreia primária. O diagnóstico pode ser mais precoce quando a apresentação ocorre na infância (geralmente por meio da correção de uma hérnia inguinal com achado de testículos ou palpação de testículo em grandes lábios) ou por meio da incompatibilidade do fenótipo ao nascimento com o cariótipo do pré-natal.

A forma parcial apresenta graus variados de atipia genital. A apresentação mais comum é de genitália atípica no período neonatal, incluindo micropênis, hipospadia e escroto bífido, com ou sem criptorquidia. As estruturas derivadas dos ductos de Wolff podem desenvolver-se em grau variável, na dependência do nível de sensibilidade aos andrógenos. Durante a puberdade, pode ocorrer virilização ou feminização.

A forma leve cursa com desenvolvimento masculino normal ou com micropênis isolado. Além disso, pode ocorrer ginecomastia na puberdade e infertilidade na vida adulta.

Deficiência de 5-alfarredutase tipo 2

Ocorre por mutação no gene *SRD5A2*, localizado no cromossomo 2, na posição 2p23, de herança autossômica recessiva. A enzima 5-alfarredutase catalisa a conversão da testosterona em di-hidrotestosterona (DHT), andrógeno fisiologicamente mais ativo na virilização da genitália externa. O fenótipo na maioria dos casos é de uma genitália atípica, podendo manifestar-se com clitoromegalia, hipospadia e criptorquidia unilateral ou bilateral. Uma característica importante é a virilização durante a puberdade, com aparecimento de características masculinas, como engrossamento da voz, aumento de falo, sem desenvolvimento de mamas. Isso ocorre devido ao aumento na concentração de testosterona, que passa a ser convertida pela 5-alfarredutase tipo 1. Além disso, a mudança de gênero do feminino para o masculino durante a puberdade também é bem descrita e atribuída à exposição do sistema nervoso central à testosterona pré e pós-natal. Laboratorialmente os pacientes apresentam aumento de testosterona e redução da DHT e, portanto, aumento da relação T/DHT (dosagem após estímulo com hCG, na puberdade ou na minipuberdade).

Defeitos de síntese de testosterona

Os defeitos de síntese de testosterona podem estar associados a HCSR, se a enzima comprometida estiver também envolvida na produção de cortisol pela adrenal, ou não, se a enzima for exclusiva da via de síntese de testosterona no testículo. De forma geral, nesse grupo de doenças não há boa produção de testosterona em resposta ao teste do hCG ou na minipuberdade/puberdade e é possível identificar acúmulo de precursores, anteriores ao defeito enzimático. A transmissão é autossômica recessiva. A genitália externa apresenta graus variados de atipia. Os derivados müllerianos sofrem regressão, já que o AMH é normalmente produzido.

Disgenesia gonadal

Disgenesia gonadal (DG) é uma condição genética decorrente de erro na divisão celular e/ou alterações genéticas resultante de mutações em genes autossômicas e dos cromossomos sexuais, resultando em perda total ou parcial do desenvolvimento gonadal, caracterizando assim as gônadas disgenética.

O desenvolvimento da disgenesia gonadal inicia-se antes da fertilização ou nos primeiros estágios da embriogênese. Os pacientes apresentam gônadas em fita constituída de tecido fibroso com comprometimento funcional completo ou parcial. São classificadas como DDS 46,XX e 46,XY associadas a alterações dos cromossomos sexuais e/ou mutações em genes envolvidos na diferenciação sexual (Quadro 2).

Quadro 2 Principais causas de disgenesia gonadais

1. DDS cromossomo sexual	1. 47,XXY (síndrome de Klinefelter)
	2. 45,X (síndrome de Turner)
	3. 45,X/46,XY (disgenesia gonadal mista)
	4. 46,XX/46,XY (quimerismo)
2. DDS 46,XY Distúrbio do desenvolvimento gonadal (testicular)	1. Disgenesia gonadal 46,XY pura, completa, ou síndrome de Swyer (mutações do gene *SRK*: 15% dos casos)
	2. Disgenesia gonadal 46,XY parcial ou incompleta
	3. Disgenesia gonadal 46,XY associada à doença renal (mutações do gene *WT1*): • WARG • Denys-Drash • Frasier
	4. Disgenesia gonadal associada a displasia campomélica (mutações do gene *SOX9*)
	5. Disgenesia gonadal por duplicação do gene do receptor nuclear *DAX1* (NR0B1)
	6. Disgenesia gonadal por mutações do gene do receptor nuclear *SF-1* (*NR5A1*)
	7. Disgenesia gonadal por mutações do gene *DHH* (*desert hedgehog*)
	8. Disgenesia gonadal por monossomia distal do cromossomo 9p (9p24del)
	9. Deleção Xq28
	10. Síndrome da regressão testicular
3. DDS 46,XX Distúrbio do desenvolvimento gonadal (ovários)	1. Disgenesia gonadal pura 46,XY
	2. Síndrome de Perrault
4. DDS testicular 46,XX	
5. DDS ovariotesticular	

Fonte: Alves, 2019.[4]

Distúrbios da diferenciação sexual associados a anomalias cromossômicas sexuais

Síndrome de Turner

O desenvolvimento da síndrome de Turner (ST) decorre de erros meiótico ou mitótico que levam a perda total ou parcial do segundo cromossomo X em mulheres, associado a uma coleção de sintomas e sinais típicos da síndrome.

Múltiplos genótipos já foram descritos entre os pacientes com ST. O cariótipo clássico 45,X encontra-se em 50% dos casos. Os tipos mosaicos 45,X/46,XX, 45,X/46,XX/47XXX e 45,X,46,XY são considerados disgenesias gonadais parciais, e alguns mosaicos com alterações estruturais contendo isocromossomo, cromossomo ou anel e deleções do Xq são encontrados em 30 e 20% dos casos, respectivamente.[11]

As principais manifestações clínicas são: baixa estatura (iniciando na vida intrauterina), insuficiência ovariana, implantação baixa de cabelo, pescoço alado, linfoedema de mãos e pés, malformações cardíacas tais como válvula aórtica bicúspide, coarctação da aorta e alterações renais como rim em ferradura. Múltiplas outras manifestações sistêmicas, como surdez, defeitos esqueléticos, renais, oftalmológicas, dermatológicas, endócrinas, gastrointestinais e psicossociais, podem estar presentes em indivíduos com ST.

O diagnóstico pode ocorrer desde o período pré-natal, por meio de achados ultrassonográficos, seguido de exames pré-natais como triagem pré-natal não invasiva (NIPT), cariótipo de vilosidade coriônica ou de líquido amniótico. Na vida pós-natal a investigação diagnóstica deve iniciar com a história clínica e exame físico do paciente associado aos exames complementares como cariótipo de sangue periférico, pesquisa para fragmentos do cromossomo Y por meio da técnica FISH e PCR do gene SRY. Avaliação cardiológica com ecocardiograma, ultrassonografia pélvica e renal e exames hormonais devem ser realizados periodicamente juntamente com as interconsultas necessárias

A abordagem terapêutica deve iniciar com o acolhimento dos genitores, fazendo-os entender as manifestações clínicas da síndrome e o acompanhamento regular da criança (Quadro 3). O tratamento com a reposição hormonal também está indicado.

Quadro 3 Acompanhamento clínico do paciente com síndrome de Turner

Semestralmente:
• Avaliação do desenvolvimento ponderoestatural (peso, altura e estágio puberal).
• Investigação de morbidades (hipotireoidismo, déficit auditivo, hipertensão arterial, doença celíaca).
Anualmente:
• Idade óssea.
• Avaliação oftalmológica.
• Dosagens hormonais.
• Audiometria.
A cada 3 anos:
• Avaliação cardiológica (ecocardiograma).

Síndrome de Klinefelter

A síndrome de Klinefelter (SK) constitui a alteração cromossômica mais frequente em homens (1:650 nascidos vivos). O fenótipo clássico é de alta estatura, ginecomastia, testículos pequenos, azoospermia, hipogonadismo hipergonadotrófico e infertilidade. É frequente encontrar nesses pacientes comorbidades tais como distúrbio do perfil metabólico (obesidade, dislipidemia, resistência à insulina, diabetes), tendência a trombose, que favorece doenças cardiovasculares, suscetibilidade a doenças autoimunes e neoplasias específicas (câncer de mama, tumores de células germinativas extragonadais). Aproximadamente 90% dos pacientes com SK apresentam cariótipo 47,XXY, e outras alterações cromossômicas variantes (48,XXYY, 48,XXXY, 47,XXY/48,XXXY/46,XY/47,XX/ 49,XXXXY) são menos frequentes.

Os portadores de variantes da SK compartilham características clínicas, incluindo alta estatura e hipogonadismo hipergonadotrófico. Achados adicionais como atraso de desenvolvimento, deficiência cognitiva e distúrbio do comportamento são mais comuns nesse grupo. A base terapêutica em pacientes com SK consiste na reposição de testosterona.

Disgenesia gonadal mista 45,X/46,XY

Essa alteração cromossômica decorre de retardo anafásico nas primeiras divisões mitóticas após a fertilização, levando à perda de uma cromátide do cromossomo Y. Nesses pacientes a genitália externa apresenta grau variável de ambiguidade, desde genitais femininos com apenas clitoromegalia até genitais com aspecto masculino. De modo geral, os indivíduos apresentam gônada palpável unilateral e disgenética contralateral, podendo ser localizada em região inguinal ou na cavidade pélvica. Podem ser encontradas estruturas combinadas derivadas dos ductos de Müller e de Wolff.

Devido ao risco aumentado de malignização para gonodoblastoma, seminomas e disgerminomas, é indicada a realização de gonadectomia. A presença de dimorfismos característicos de síndrome de Turner pode ocorrer em decorrência de linhagem 45,X, principalmente a baixa estatura.

Quimerismo 46,XX/46,XY

O quimerismo é uma condição rara; poucos pacientes foram discutidos na literatura. Resulta de um distúrbio de fertilização de origem tetragamética, partenogênica ou dispermia. O fenótipo é variável, desde uma genitália masculina ou feminina normal a diferentes graus de ambiguidade genital, incluindo hipospádias hérnias inguinais e ginecomastia. Alguns casos raros foram descritos de quimerismo 46,XX/46,XY com aneuploidia cromossômica e estão associados com sinais e sintomas do atraso do desenvolvimento e alterações dismórficas, principalmente de face e extremidades, entre outros.

Disgenesia gonadal 46,XY

Disgenesia gonadal pura 46,XY – síndrome de Swyer

A síndrome de Swyer é rara, apresenta fenótipo feminino, cariótipo 46,XY e gônadas digenéticas com risco elevado para o desenvolvimento de tumores gonadais. O diagnóstico em geral é feito por ocasião de puberdade devido a amenorreia primária. A estatura é normal ou elevada, desenvolvimento mamário ausente e ductos genitais interiores femininos que podem ser de dimensões reduzidas, além das gônadas digenéticas.

A realização de um diagnóstico precoce torna-se imprescindível devido ao alto risco de neoplasia. Mutações no gene *SRY* ocorrem em 15-30% dos casos. Foram descritas mutações no gene *NR5A1* e no gene *MAP3K1* tanto em homozigose como em heterozigose.

Disgenesia gonadal 46,XY parcial ou incompleta

Caracteriza-se pela presença de gônadas (testículos) digenéticos, podendo ser palpáveis uni ou bilateralmente ou apresentar assimetria gonadal, ambiguidade genital e cariótipo 46,XY. O diagnóstico é confirmado por estudo anátomo patológico por meio de biopsia gonadal. O risco de malignização da gônada digenética existe, sendo indicada a gonadectomia.

O cariótipo deve ser realizado nesses pacientes com estudo maior de células para afastar a possibilidade da presença de linhagem 45,X em mosaico. Mutações nos genes *SRY*, *NR5A1* e em outros genes da cascata da diferenciação testicular podem ser encontradas.

Disgenesias gonadais 46,XY associadas a síndromes genéticas

Diversas mutações genéticas já foram descritas como causadoras de disgenesia testicular 46,XY associada a quadros sindrômicos (Quadro 4).

Quadro 4 Causas genéticas de disgenesia testicular 46,XY

Genes	Herança	Características adicionais
SRY	Y	
SOX9	AD	Displasia camptomélica: displasia esquelética associada ao sexo-reverso em 75% dos indivíduos 46,XY afetados
WT1	AD	Síndrome de Denys-Drash, Frasier e WARG: tumor de Wilms, gonodoblastoma, nefropatia progressiva, aniridia e malformações renais
SK-1 (NR5A1)	AD/AR	Insuficiência adrenal primária, hipogonadismo hipogonadotrófico, criptorquidismo, micropênis e sexo-reverso 46,XY
DHH	AD/AR	Disgenesia gonadal, sexo-reverso em indivíduos 46,XY, neuropatia fascicular
DAX1 (NROB1)	Dupl.Xp21.2	Insuficiência adrenal primária (hipoplasia adrenal), hipogonadismo hipogonadotrófico em indivíduos 46,XY, sem DDS
Wnt-4	Dupl.1p35	Anomalia do desenvolvimento dos ductos de Müller
TSPYL1	AD/AR	Azoospermia
ATRX	X	Alfatalassemia, retardo mental
ARX	X	Lisencefalia, epilepsia, instabilidade térmica
RSPO1		Hiperceratose palmoplantar, opacidade corneana, onicodistrofia, déficit auditivo, predisposição para carcinoma de células escamosas
DMRTs	Del 9p24.3	Dismorfia e retardo mental

Fonte: Alves, 2019.[4]

Disgenesia gonadal DDS 46,XX

Esse tipo de disgenesia cursa com insuficiência ovariana primária sem outras alterações dismórficas. Em geral o útero é hipoplásico e as gônadas, digenéticas. Apresenta heterogeneidade genética, podendo ser esporádica ou de herança autossômica recessiva. Quando está associada a quadro de surdez neurossensorial, caracteriza a síndrome de Perrault, cujo padrão de herança é autossômica recessiva.

Distúrbio da diferenciação sexual testicular 46,XX (síndrome do homem 46,XX)

A maioria dos pacientes apresenta genitália externa normal e descobre sua patologia na idade adulta devido à infertilidade. As características clínicas incluem testículos pequenos, azoospermia e hipogonadismo e fenótipo masculino. Criptorquidia e presença de hipospádia já foram descritas.

Vários estudos indicam que 80-90% dos homens 46,XX resultam de uma translocação do cromossomo Y para X durante a meiose. A pesquisa do gene *SRY* é positiva nesses casos. Em um percentual menor de pacientes com essa patologia o *SRY* não é detectado, sendo então atribuídas outras causas, como hiperexpressão do gene *SOX9*, mutação no gene *SOX3*, no gene *WTN4* e no gene *RSPO1*.

Critérios diagnósticos: uma vez encontrado cariótipo 46,XX em paciente masculino, deve-se solicitar a pesquisa do gene *SRY*. No caso de *SRY* negativo, deve-se pesquisar mutações nos genes citados. O estudo anatomopatológico das gônadas é importante no diagnóstico diferencial com DDS ovariotesticular.

Distúrbio da diferenciação sexual ovariotesticular

Corresponde a 4-10% das DDS. Caracteriza-se pela presença de tecido ovariano e testicular no mesmo indivíduo. Esses tecidos podem estar localizados em uma mesma gônada (*ovotestis*) ou em gônadas distintas (ovário e testículo). Na maioria das casuísticas, 60% apresentam cariótipo 46,XX e 90% são negativos para o gene *SRY*. O quadro clínico varia desde homem normal e fértil até mulher normal e fértil. A maioria apresenta ambiguidade genital, com genitália externa mais masculina, e 75% têm ginecomastia e menstruam na época da puberdade. Tanto as estruturas de derivados müllerianos como a de wolffianos podem estar presentes com variados graus de desenvolvimento. A causa genética do DDS ovariotesticular ainda não está completamente elucidada, mas pode ocorrer por deleções no *DMRT*, mutações de *SRY*, *SOX9*, *RSPO1*, WNT4, entre outros.

AVALIAÇÃO DIAGNÓSTICA[1-15]

Aspectos semiológicos do manejo de distúrbio da diferenciação sexual

O pediatra desempenha papel-chave para o diagnóstico e o manejo inicial dos quadros de DDS. Na maioria das vezes, ele é o primeiro médico a ter contato com um paciente apresentando um DDS. No entanto, muitos colegas ainda têm dificuldade em identificar um quadro de genitália indiferenciada, especialmente quando este não se apresenta de forma tão explícita, com isso causando atraso do diagnóstico e consequente manejo adequado daquele paciente. O consenso de 2006 (assim como sua revisão de 2016) definiu como genitália indiferenciada os seguintes:[4,5]

- Presença de ambiguidade genital óbvia.
- Genitália aparentemente feminina, com aumento do clitóris (mais de 6 mm de diâmetro ou mais de 9 mm de comprimento).
- Fusão labial posterior e/ou massa inguinal/labial.
- Genitália aparentemente masculina com criptorquidia bilateral.
- Micropênis (< 2,5 cm), hipospádia perineal isolada ou hipospádia leve com criptorquidia.

Ao identificar a alteração na genitália, o pediatra precisa descrevê-la no prontuário de forma adequada e o mais completa possível, evitando termos que denotem sexo. Sendo assim, usa-se a nomenclatura embrionária para descrever as estruturas, e na descrição da genitália indiferenciada devem constar os seguintes itens:

- Medida do falo (corresponde a pênis ou clitóris).
- Posição do meato uretral: balânico, no corpo do falo, penoscrotal ou perineal.
- Presença de fusão (ausente, parcial ou total) das saliências labioescrotais (que correspondem à bolsa escrotal ou aos grandes lábios).
- Se há gônadas palpáveis e sua posição em cada lado (impalpável, palpável em região inguinal, palpável em saliência labioescrotal).

Uma vez identificada a indiferenciação genital, é necessária uma anamnese minuciosa. Deve-se começar com dados relacionados à mãe e à gestação, como:

- A criança foi concebida por fertilização espontânea ou assistida?
- Houve alguma alteração identificada nos exames ecográficos? Foi necessário algum exame invasivo (amniocentese, p. ex.)?
- A mãe usou alguma medicação hormonal durante a gestação (progesterona, p. ex.)?
- A mãe apresentou algum sinal de virilização durante a gestação (mais acne ou aumento do clitóris, p. ex.)?
- Há discrepância entre o fenótipo e exames pré-natais (ultrassonografia gestacional, cariótipo pré-natal)?
- História de desidratação perinatal e/ou hipoglicemia (bastante sugestivo de HCSR perdedora de sal).

Acrescido a isso, segue-se buscando dados da história familiar, de ambos os pais. A busca por outros casos de DDS na família muitas vezes pode apresentar-se com informações indiretas. Por exemplo, casos de infertilidade ou de óbito no período neonatal sem uma explicação clara muitas vezes podem referir-se a um quadro de DDS na família que não foi identificado previamente. Deve-se buscar por história de consanguinidade, amenorreia primária e franca ambiguidade genital na família. Além dos casos de genitália indiferenciada, os DDS podem ter outras apresentações tardias que merecem atenção e investigação, definidas pelo consenso como: puberdade atrasada ou incompleta, virilização em meninas, amenorreia primária, desenvolvimento mamário em meninos e/ou hematúria macroscópica e cíclica em meninos.

Diante de um DDS, a presença ou ausência de gônadas palpáveis pode dirigir o raciocínio para a etiologia e orientar quanto aos exames complementares a serem pedidos (Figuras 2, 3 e 4).

IMPLICAÇÕES LEGAIS DIANTE DA CRIANÇA COM DDS

Diante do nascimento de uma criança com ambiguidade genital, observam-se implicações que vão desde a dificuldade do registro civil até a garantia do direito à saúde para realização de exames e atendimento multidisciplinar.

Na declaração de nascido vivo (DNU), desde 2011, no campo de sexo, foi incluída a opção de "sexo ignorado" para utilização no caso de criança com ambiguidade genital. Em alguns estados federativos já foi regulamentada essa ação. Apesar disso, em outros estados, onde a ação não está regulamentada, os cartórios criam obstáculos na hora da confecção de certidão de nascimento, sendo necessária ação judicial para garantir a confecção do documento sem a indicação do sexo biológico. Alguns estados já conseguem, mediante apoio judicial, a abertura do registro civil, *a priori*, mas apontam a necessidade de indicar o sexo biológico em momento oportuno.

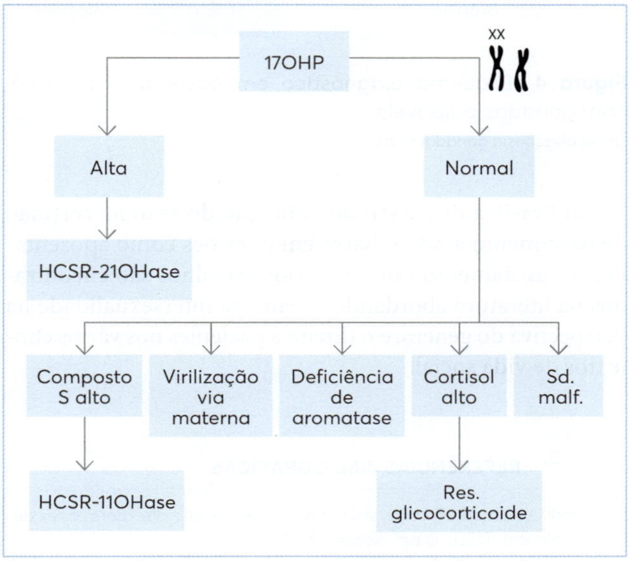

Figura 2 Esquema diagnóstico em pacientes com DDS sem gônadas palpáveis.

17OHP: 17 alfa-hidroxiprogesterona; HCSR: hiperplasia congênita de suprarrenais; 21OHase: deficiência de 21 hidroxilase; 11OHase: deficiência de 11 hidroxilase; composto S: 11 desoxicortisol.

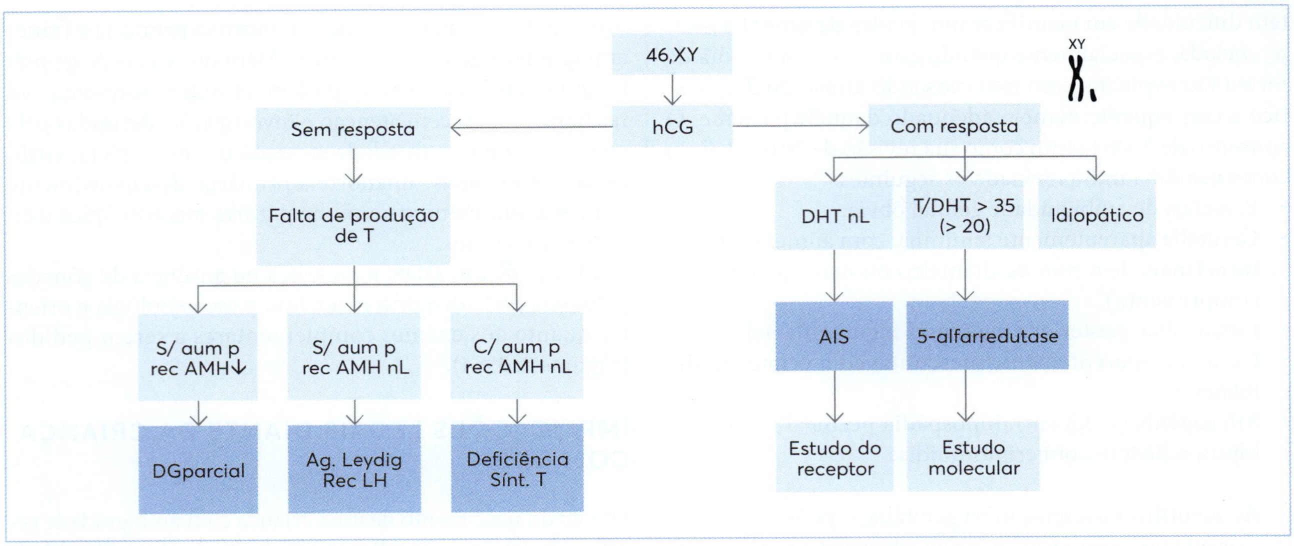

Figura 3 Esquema diagnóstico em pacientes com DDS, 46,XY, com gônadas palpáveis.

hCG: gonadotrofina coriônica humana; T: testosterona; DHT: di-hidrotestosterona; AMH: hormônio antimülleriano; AIS: síndrome da insensibilidade androgênica; Ag. Leydig: agenesia de Leydig; rec. LH: receptor de LH.

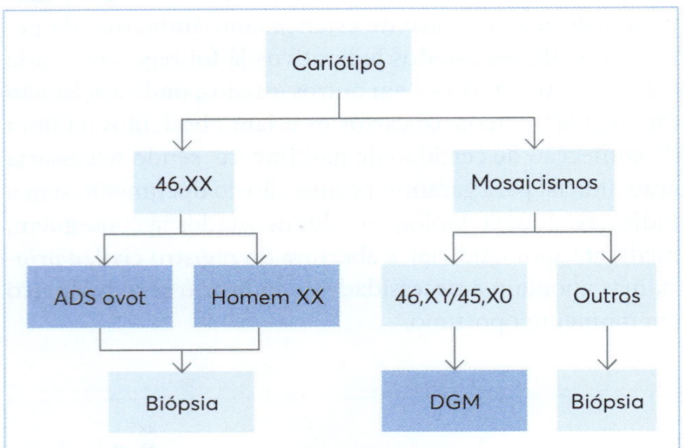

Figura 4 Esquema diagnóstico em pacientes com DDS, com gônadas palpáveis.

DGM: disgenesia gonadal mista.

No Brasil, a discussão de indicação do sexo na certidão de nascimento ainda esbarra em questões como aposentadoria e alistamento militar. Vários trabalhos são encontrados na literatura abordando o tema da intersexualidade na perspectiva do gênero, e o direito a pacientes nos vários contextos de vida social.

REFERÊNCIAS BIBLIOGRÁFICAS

1. Hiort O, Ahmed SF. Understanding differences and disorders of sex development (DSD). Basel: Karger; 2014.
2. Lee PA, Houk CP, Ahmed SF, Hughes IA, in collaboration with the participants in the International Consensus Conference on Intersex organized by the Lawson Wilkins Pediatric Endocrine Society and the European Society for Paediatric Endocrinology. Consensus Statement on Management of Intersex Disorders. Pediatrics. 2006;118(2):e488-500.
3. Maciel-Guerra A, Guerra-Junior G. Menino ou menina? Distúrbios da diferenciação do sexo. 3.ed. Curitiba: Appris; 2019.
4. Alves CAD. Endocrinologia pediátrica. Barueri: Manole; 2019.
5. Ferlin A, Arredi B, Zuccarello D, Garolla A, Selice R, Foresta C. Paracrine and endocrine roles of insulin-like factor 3. J Endocrinol Invest. 2006;29(7):657-64.
6. Lee PA, Nordenström A, Houk CP, Ahmed SF, Auchus R, Baratz A, et al. Global disorders of sex development update since 2006: perceptions, approach and care. Horm Res Paediatr. 2016;85(3):158-80.
7. Kutney K, Konczal L, Kaminski B, Uli N. Challenges in the diagnosis and management of disorders of sex development. Birth Defects Res C Embryo Today. 2016;108(4):293-308.
8. Wisniewski AB, Batista RF, Costa EMF, Finlayson C, Sircili MHP, Dénes FT, et al. Management of 46,XY differences/disorders of sex development (DSD) throughout life. Endocrine Reviews. 2019;40(6):1547-72.
9. Kremen J, Chan YM. Genetic evaluation of disorders of sex development: current practice and novel gene discovery. Curr Opin Endocrinol Diabetes Obes. 2019;26(1):54-9.
10. León NY, Reyes AP, Harley VR. A clinical algorithm to diagnose differences of sex development. Lancet Diabetes Endocrinol. 2019;7(7):560-74.
11. Breehl L, Caban O. NCBI Bookshelf. Genetics, gonadal dysgenesis. National Library of Medicine, National Institutes of Health. Stat Pearls [Internet]. Treasure Island (FL): Stat Pearls Publishing; 2020. Disponível em: https://www.ncbi.nlm.nih.gov/books/NBK539886/
12. Bonomi M , Rochira V, Pasquali D, Balercia G , Jannini EA, Ferlin A. Síndrome de Klinefelter (KS): genética, fenótipo clínico e hipogonadismo. J Endocrinol Invest. 2017;40 (2):123-34.
13. Weidler EM, Pearson M, van Leeuwen K, Garvey E. Clinical management in mixed gonadal dysgenesis with chromosomal mosaicism: considerations in newborns and adolescents. Semin Pediatr Surg. 2019;25(5).
14. Carvalho AF, Pitanga PM, Alves ES, Miguel DSC, Santo LDE, Araújo AEF, et al. Chimerism 47,XY, + 8/46,XX: follow-up for 11 years. Journal of Pediatric Genetics. 2020.
15. Souza ASL. Protagonismo e dignidade das crianças intersex diante de um protocolo biomédico de designação sexual [Tese]. Universidade Federal da Bahia; 2019.

CAPÍTULO 3

DISTÚRBIOS PUBERAIS

Angela Maria Spinola-Castro
Adriana Aparecida Siviero-Miachon
Luís Fernando Fernandes Adan
Leila Cristina Pedroso de Paula

AO FINAL DA LEITURA DESTE CAPÍTULO, O PEDIATRA DEVE ESTAR APTO A:

- Entender a puberdade normal.
- Reconhecer os distúrbios puberais (puberdade precoce e retardo puberal).
- Conhecer as ferramentas para diagnóstico e as possibilidades terapêuticas.

PUBERDADE NORMAL[1,2]

A puberdade é o período de transição entre a infância e a vida adulta, fase biológica de crescimento e desenvolvimento na qual ocorrem modificações físicas e psicológicas, que culminam na maturidade sexual e capacidade de reprodução. Os fatores determinantes do início da puberdade são complexos: hormonais, genéticos, metabólicos, nutricionais, ambientais e socioeconômicos. O peso de nascimento (baixo peso), fatores nutricionais (obesidade e doença crônica), ambientais (desreguladores endócrinos) e étnicos (raça negra) são alguns exemplos de situações que podem influenciar a puberdade.

Do ponto de vista hormonal, a puberdade resulta da reativação do eixo hipotálamo-hipófise-gônada (HHG). Os pulsos do hormônio liberador das gonadotrofinas (GnRH) estimulam a síntese e a secreção das gonadotrofinas hipofisárias, hormônio luteinizante (LH) e hormônio folículo-estimulante (FSH), que se ligam a receptores específicos nas gônadas e estimulam a secreção de esteroides sexuais (testosterona pelas células de Leydig e estradiol pelos folículos ovarianos), preparando o organismo para a reprodução.

Os mecanismos regulatórios da secreção de GnRH incluem fatores excitatórios (kisspeptina, glutamato e glicina), inibitórios (ácido gama aminobutírico – GABA, opioides e neuropeptídeo Y) e permissivos (leptina), além da comunicação entre células neuronais e gliais. Novos reguladores da secreção de GnRH foram identificados, destacando as proteínas codificadas pelos genes *makorin-ringer finger* (*MKRN3*) e *delta-like homolog 1* (*DLK1*).

Modificações hormonais[1,2]

No sexo masculino, o LH é o estímulo primário para a síntese de testosterona, enquanto o FSH estimula a espermatogênese. No sexo feminino, LH e FSH são essenciais para a síntese de esteroides e para a ovulação.

As mudanças hormonais da puberdade fazem parte de um processo contínuo que tem início na vida fetal. A hipófise do feto tem capacidade de secretar LH e FSH (com predomínio de FSH). Durante os primeiros meses de vida, essa característica persiste, sendo importante a secreção de testosterona pelos testículos e estradiol pelos ovários (minipuberdade). Após esse período, a secreção hormonal diminui, mantendo-se em concentrações bastante baixas durante toda a infância até o início da puberdade.

A puberdade pode ser dividida em dois eventos principais e independentes: adrenarca e gonadarca. A adrenarca ocorre em resposta à estimulação do eixo hipotálamo-hipófise-suprarrenal, havendo crescimento da camada reticular da suprarrenal e aumento na produção de andrógenos. No período entre 6-8 anos, antes do início da atividade das gonadotrofinas (LH e FSH), ocorre o aumento da secreção de andrógenos da suprarrenal, em ambos os sexos, principalmente de deidroepiandrosterona (DHEA) e sua forma sulfatada (DHEA-S). Clinicamente, a adrenarca se manifesta com o aparecimento dos pelos púbicos, axilares e o aumento na secreção glandular apócrina. Laboratorialmente, pode ser avaliada pela dosagem de DHEA e S-DHEA. A gonadarca corresponde à ativação do eixo HHG, expressa clinicamente por meio do desenvolvimento das mamas nas meninas e pelo aumento dos testículos nos meninos. Laboratorialmente, os marcadores desse processo são as gonadotrofinas, LH e FSH, e os esteroides sexuais, testosterona e estrógeno.

Modificações físicas[1,2]

Nas meninas, os estrógenos promovem desenvolvimento das mamas, aumento dos grandes e pequenos lábios, aumento e redistribuição da gordura corporal, com predomínio na região do quadril. Outro aspecto importante é o crescimento do útero e a estrogenização do epitélio vaginal, com acidificação do pH e aparecimento de leucorreia, pelo aumento na secreção vaginal. Os pelos púbicos têm sua origem na produção hormonal suprarrenal. Nos meninos, ocorre aumento dos testículos, pênis, pelos faciais, cartilagem cricoide (causando mudança de voz) e modifica-se a distribuição da gordura corporal, com aumento da massa muscular, em resposta à ação da testosterona. A presença de acne também é frequente. Os pelos púbicos têm sua origem, principalmente, em resposta aos andrógenos da suprarrenal. Em alguns meninos, pode ocorrer ginecomastia transitória.

A classificação de Marshall e Tanner (conhecida como classificação de Tanner) é utilizada sempre que se refere ao desenvolvimento puberal feminino, mamas (M) e pelos (P), e masculino, genital (G) e pelos (P) (Figura 1). O estirão puberal, que ocorre em ambos os sexos, é outra mudança marcante na puberdade. O controle hormonal do estirão de crescimento é complexo, resultando da ação conjunta dos esteroides sexuais, hormônio de crescimento e fatores de crescimento insulina-símiles (IGF-1 e IGFBP-3). É importante ressaltar que os hormônios esteroides exercem influência sobre a maturação óssea e o fechamento das epífises de crescimento. Em ambos os sexos, os hormônios sexuais também influenciam de forma expressiva a aquisição de massa óssea.

Cronologia dos eventos puberais[1,2]

Na análise dos distúrbios puberais, é importante conhecer a cronologia normal dos eventos puberais. Nas meninas, embora o primeiro sinal puberal seja a aceleração do crescimento, o desenvolvimento das mamas (telarca) é o aspecto mais marcante e prontamente reconhecido. Os pelos púbicos são um evento independente (adrenarca) e podem aparecer antes ou após o desenvolvimento das mamas. O estirão de crescimento é concomitante ao desenvolvimento das mamas, e a velocidade de crescimento (VC) máxima ocorre quando a mama atinge o estádio 3 de Tanner. A menarca geralmente ocorre nesse período, em média 2 anos após o aparecimento das mamas (Figura 1). A puberdade nas meninas, geralmente, ocorre entre 8-13 anos de idade, iniciando-se, em média, entre 9-10 anos e menarca entre 11-12 anos (população brasileira), embora exista grande variabilidade étnica e regional na época de início e no ritmo de evolução puberal.

Nos meninos, o primeiro sinal puberal é o aumento do volume dos testículos, que geralmente ocorre entre 9-14 anos de idade, sendo a média de início da população brasileira de 11 e 12 anos. Uma medida do testículo no eixo longitudinal de 2,5 ou 3 cm^3 de volume é compatível com puberdade. Esse desenvolvimento deve-se ao aumento das células de Sertoli e dos túbulos seminíferos, com pequena contribuição das células de Leydig. Os pelos púbicos acompanham esse processo. Em alguns meninos, pode ocorrer o desenvolvimento transitório da glândula mamária na fase inicial do desenvolvimento testicular (ginecomastia). O estirão puberal, ao contrário das meninas, é mais tardio, iniciando-se na metade do período puberal, no estádio 3 ou 4 de Tanner, e numericamente maior. A primeira ejaculação, geralmente, ocorre quando o volume testicular é superior a 12 cm^3 ou no Tanner 3 (Figura 1).

PUBERDADE PRECOCE[2-4]

A puberdade precoce (PP) é, classicamente, definida como o aparecimento de caracteres sexuais secundários antes dos 8 anos de idade nas meninas e antes dos 9 anos nos meninos. A menarca antes dos 9 anos no sexo feminino também é um critério utilizado, embora para alguns grupos deva ser considerada a idade de 10 anos. No entanto, o critério idade cronológica (IC) não deve ser utilizado isoladamente, sendo muito importante avaliar outros aspectos do desenvolvimento: progressão dos caracteres sexuais, VC, ritmo de maturação óssea. É necessário estabelecer a relação entre IC, idade estatural (IE) e idade óssea (IO). A precocidade sexual causa diversos problemas, tais como estatura final inferior ao padrão genético familiar, decorrente da fusão prematura das epífises, e inadequação psicossocial.

O desenvolvimento puberal pode ser classificado de acordo com a atividade do eixo HHG, em central ou gonadotrofina-dependente (PPC), que decorre da ativação prematura do eixo, e periférica ou gonadotrofina-independente (PPP), que cursa com a produção anômala de esteroides sexuais de origem gonadal, adrenal ou uso exógeno. Ainda existem as condições classificadas como desenvolvimento prematuro benigno, telarca, adrenarca e menarca precoce, nas quais as manifestações puberais ocorrem de forma isolada, com o desenvolvimento apenas das mamas, pelos púbicos ou ocorrência da primeira menstruação isolada, respectivamente, sem outras repercussões.

Desenvolvimento prematuro benigno

Telarca precoce[2-4]

Telarca precoce é o desenvolvimento do tecido mamário (uni ou bilateral), na ausência de outros sinais puberais, em meninas, com idade inferior a 8 anos. É uma condição comum na prática diária, muito frequente entre 6 meses e 2 anos e incomum após os 4 anos de idade. É um processo benigno, autolimitado. A importância da avaliação da telarca está no fato de que essa condição pode representar um desenvolvimento mamário benigno, normal e isolado, ou ser a primeira manifestação clínica de precocidade sexual, central ou periférica.

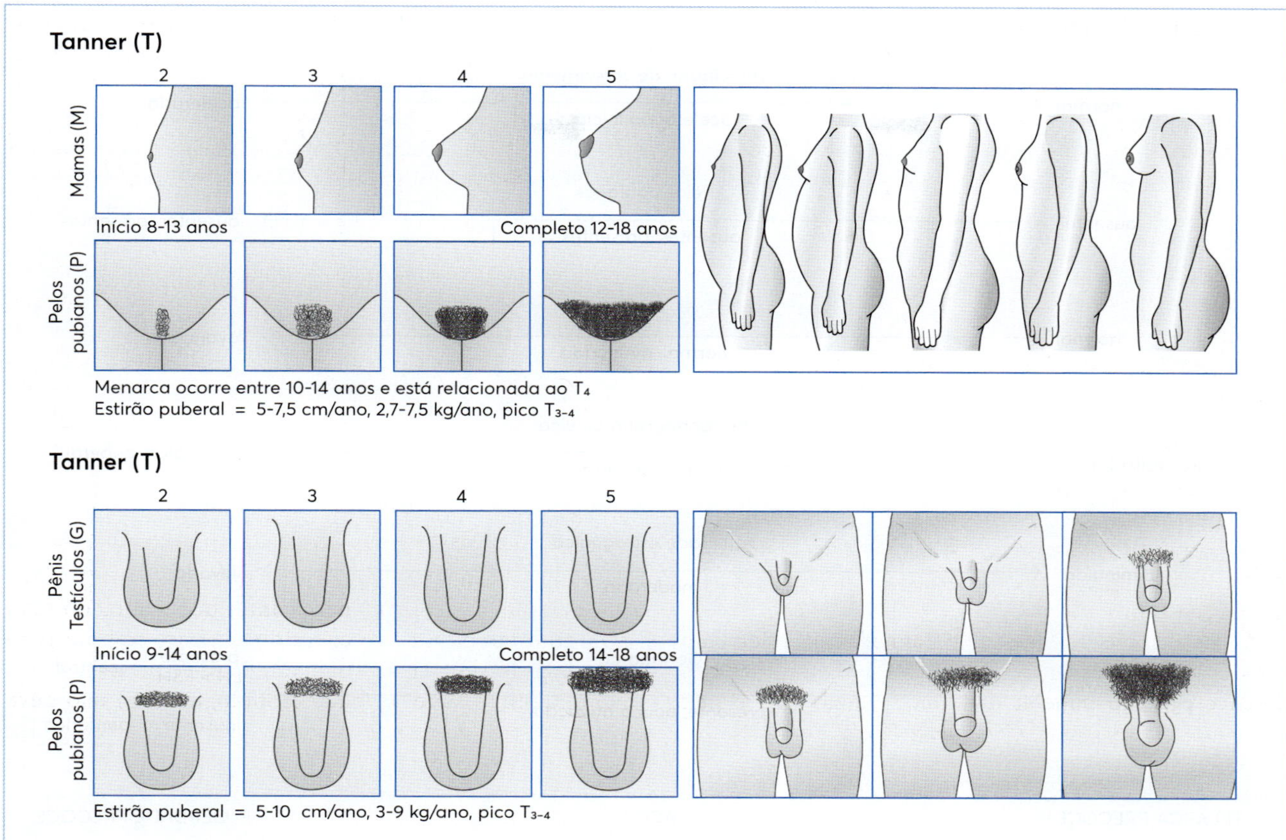

Figura 1 Representação esquemática do estádio puberal, segundo Tanner, em ambos os sexos.

Diagnóstico clínico e laboratorial

O desenvolvimento mamário na telarca precoce é gradual, podendo levar alguns meses. Pode apresentar desenvolvimento uni ou bilateral, geralmente assimétrico, sem desenvolvimento mamilar, sendo raro que as mamas ultrapassem o estádio 3 de Tanner. Não existem outros sinais de estrogenização, nem odor de corpo e pilificação pubiana. A estatura é compatível com a IC, assim como a IO, sem aumento na VC. As mamas regridem ou permanecem inalteradas, na maioria das crianças, e apenas uma pequena porcentagem (5%) evolui para PP.

Não há necessidade de outros exames hormonais. Os exames para avaliação indireta de atividade estrogênica, tais como ultrassonografia pélvica (USP), podem mostrar a presença de alguns cistos foliculares, sem outros sinais de estimulação hormonal. As concentrações de FSH podem estar pouco elevadas, enquanto o estradiol é, geralmente, indetectável (Figura 2).

Tratamento

A telarca precoce isolada não requer tratamento, deve ser acompanhada a intervalos de 3-6 meses, com o objetivo de observar o aparecimento e/ou evolução das características puberais e o ritmo de crescimento.

Adrenarca precoce[2-4]

A adrenarca precoce é uma condição benigna caracterizada pelo início da secreção androgênica da glândula suprarrenal, em idade inferior a 8 anos nas meninas e 9 anos nos meninos. A manifestação clínica característica é o aparecimento dos pelos (axilares, púbicos ou ambos), acne e odor, na ausência de outros sinais puberais. Observa-se frequência maior no sexo feminino (10:1), etnia negra, crianças nascidas pequenas para a idade gestacional (PIG), obesas e nas com função anormal do sistema nervoso central (SNC). O termo "pubarca precoce" corresponde ao aparecimento precoce dos pelos púbicos e, por sua vez, pode ser causada pela adrenarca.

Diagnóstico clínico e laboratorial

O desenvolvimento de pelos na adrenarca precoce é geralmente limitado aos grandes lábios nas meninas e à base da bolsa escrotal e raiz do pênis nos meninos. Pelos axilares e secreção apócrina axilar frequentemente estão presentes. Não podem existir outros sinais ou sintomas indicativos da atividade androgênica, como sinais de virilização (acne, hipertrofia muscular e de clitóris, pênis estimulado e hirsutismo). A VC pode estar acima do percentil 50, com avanço discreto na IO, que não deve ultrapassar 2 anos. A IO é

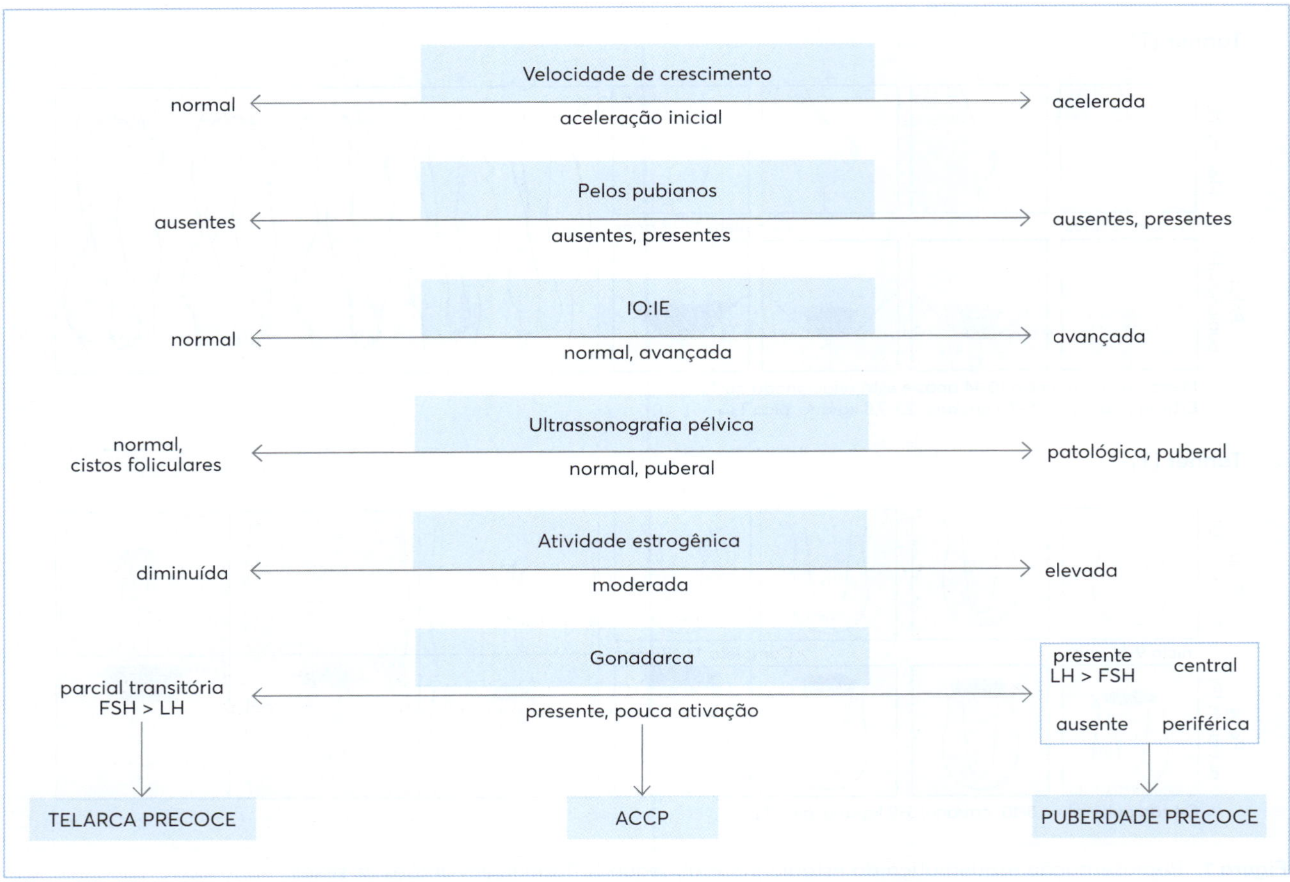

Figura 2 Diagnóstico diferencial em meninas com aparecimento de mamas antes dos 8 anos de idade: espectro das alterações.

IO: idade óssea; IE: idade estatural; FSH: hormônio folículo-estimulante; LH: hormônio luteinizante; ACCP: antecipação constitucional do crescimento e da puberdade.
Fonte: modificada de Ranke, 2003.[4]

sempre proporcional à IE da criança. O desenvolvimento testicular e/ou das mamas não ocorre de forma antecipada.

Devem ser avaliados os hormônios que melhor refletem a atividade suprarrenal, sendo eles DHEA, S-DHEA, 17-hidroxiprogesterona (17-OH-P) e androstenediona. Concentrações elevadas ou duvidosas de 17-OH-P, principalmente nas crianças com sinais clínicos sugestivos e IO avançada, indicam a necessidade de prosseguir na investigação, realizando teste de estímulo com hormônio adrenocorticotrófico (ACTH), para excluir a presença de defeito de síntese suprarrenal. Devem-se também considerar os casos de adrenarca exagerada, que não caracterizam defeito de síntese suprarrenal, mas mostram aceleração do crescimento e da maturação esquelética. Concentrações elevadas de DHEA-S exigem avaliação imediata com teste de supressão da dexametasona, que também pode ser complementado por exame de imagem, para afastar a possibilidade de tumor suprarrenal (Figura 3).

Tratamento

A adrenarca precoce não requer tratamento, apenas seguimento clínico. Recentemente, tem sido demonstrado que, em algumas pacientes, a adrenarca precoce poderia estar associada ao desenvolvimento de resistência à insulina, hiperandrogenismo e/ou síndrome de ovários policísticos no período pós-menarca, especialmente naquelas crianças nascidas PIG e que evoluem com aumento de peso.

Puberdade precoce central ou gonadotrofina-dependente[2-4]

A PPC decorre da ativação precoce do eixo HHG, e o desenvolvimento sexual, geralmente, reproduz a sequência da puberdade normal, mas com início antes da idade apropriada. Além do limite da IC, a evolução dos eventos puberais pode ser acelerada, o que caracteriza uma puberdade rapidamente progressiva. As principais causas etiológicas da PP central estão resumidas no Quadro 1.

A etiologia idiopática inclui todos os casos de precocidade sexual sem uma causa orgânica definida, e é muito mais comum no sexo feminino. A razão para esse achado é desconhecida, mas tem sido proposto que o eixo HHG feminino é mais suscetível à perda da inibição. Com a evolução dos métodos diagnósticos, especialmente da ressonância magnética

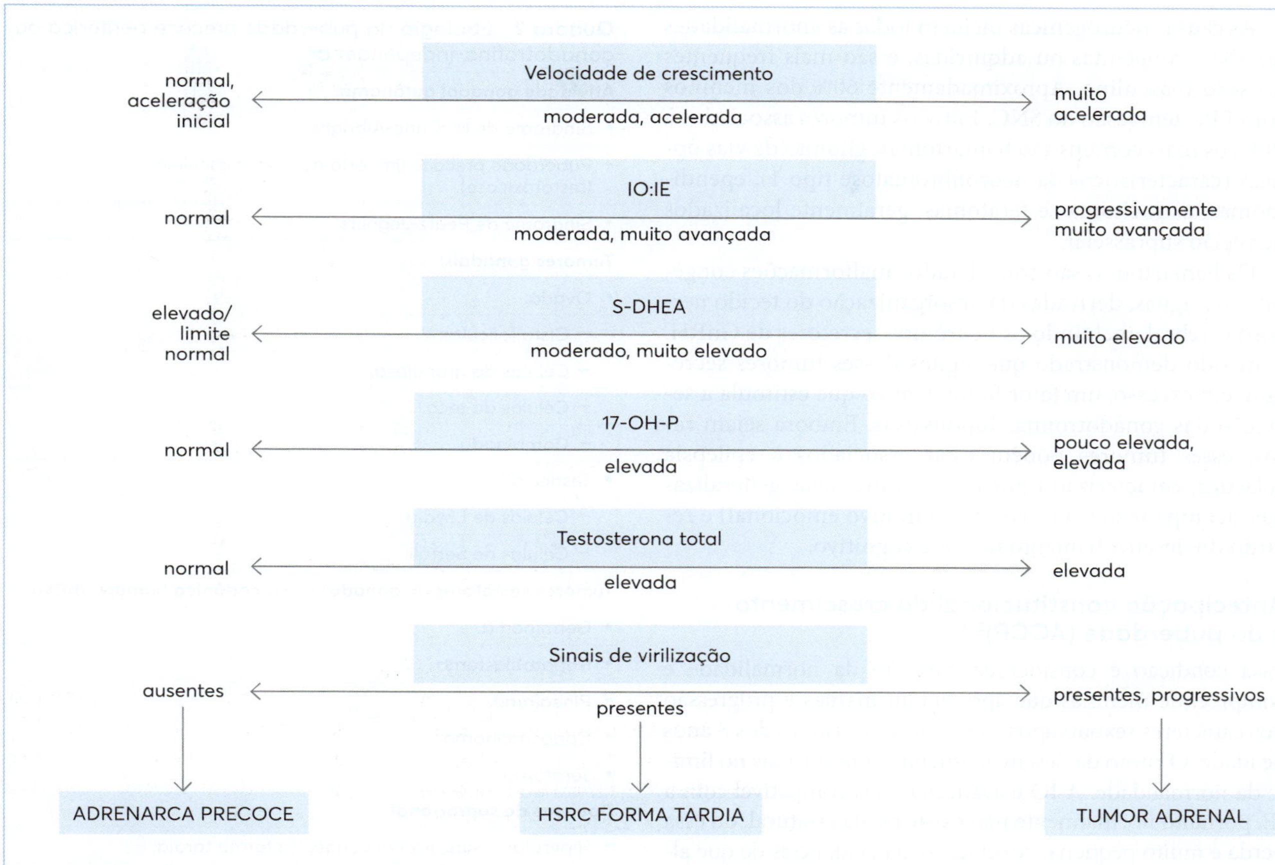

Figura 3 Diagnóstico diferencial em crianças com pilificação pubiana e/ou axilar: espectro das alterações.

IO: idade óssea; IE: idade estatural; S-DHEA: sulfato de deidroepiandrosterona; 17-OH-P: 17-hidroxiprogesterona; HSRC: hiperplasia suprarrenal congênita.
Fonte: modificada de Ranke, 2003.[4]

Quadro 1 Etiologia da puberdade precoce central ou gonadotrofina-dependente

Com lesões do sistema nervoso central:

Malformações congênitas

- Hamartoma hipotalâmico.
- Cistos aracnoides suprasselares.
- Hidrocefalia.
- Glioma na neurofibromatose tipo 1.
- Esclerose tuberosa.
- Displasia septo-óptica.
- Malformação Chiari II e mielomeningocele.

Com insultos adquiridos:

- Tumores: astrocitoma, ependimoma, pinealoma, glioma hipotalâmico ou óptico, disgerminoma (não secretor de gonadotrofina coriônica humana – hCG), meningioma, raramente craniofaringioma.
- Outros insultos (perinatal, trauma, infecção, radioterapia).
- Doença granulomatosa.
- Lesões vasculares.
- Paralisia cerebral.

(continua)

Quadro 1 Etiologia da puberdade precoce central ou gonadotrofina-dependente *(continuação)*

Sem lesões do sistema nervoso central:

- Idiopática.
- Desreguladores endócrinos.
- Adoção.
- Exposição prévia a esteroides sexuais (puberdade precoce secundária).
- Causas genéticas:
  - Mutações de ganho de função nos genes que codificam a kisspepetina (*KISS1*) e o receptor da kisspeptina (KISS1R, anteriormente chamado *GPR54*).
  - Mutação com perda de função no gene que codifica a proteína *makorin ring finger* 3 (*MKRN3*) e mutação na região promotora do gene *MKRN3*.
  - Mutação inativadora do gene *delta-like homolog* 1 (*DLK1*).

Fonte: modificado de Brito et al., 2016.[3]

(RM) e do diagnóstico genético molecular, várias crianças com esse diagnóstico prévio, na realidade, apresentam lesões no SNC, principalmente hamartomas hipotalâmicos e/ou quadros familiares genéticos associados a um gene.

As causas neurogênicas incluem todas as anormalidades do SNC, congênitas ou adquiridas, e são mais frequentes no sexo masculino. Aproximadamente 60% dos meninos com PPC têm lesão no SNC. Entre os tumores associados à PPC, os mais comuns são hamartomas, gliomas de vias ópticas (característicos da neurofibromatose tipo 1), ependimomas, astrocitomas e teratomas, geralmente localizados na região suprasselar.

Os hamartomas são considerados malformações congênitas benignas, derivadas da desorganização do tecido nervoso cerebral, incluindo os neurônios secretores de GnRH. Tem sido demonstrado que alguns desses tumores secretam, em excesso, um fator hipotalâmico que estimula a secreção das gonadotrofinas hipofisárias. Embora sejam raros, esses tumores podem estar associados à epilepsia gelástica, caracterizado por crises convulsivas generalizadas, acompanhadas por riso (sem motivo emocional) e retardo do desenvolvimento motor e cognitivo.

Antecipação constitucional do crescimento e da puberdade (ACCP)[2-4]

Essa condição é considerada variação da normalidade e compreende meninas que apresentam mamas e progressão dos caracteres sexuais após os 6,5 anos, mas antes dos 8 anos de idade. O ritmo de desenvolvimento é rápido, mas no limite da normalidade. A IO é avançada, mas compatível com a IE, portanto normalmente não existe perda estatural, ou essa perda é muito pequena. No entanto, há evidências de que algumas crianças sofrem importante impacto emocional. A puberdade antecipada é considerada, em alguns estudos, uma forma lentamente progressiva de PPC. Não está indicado tratamento, exceto em situações especiais, principalmente quando a criança não tem condições psicológicas e de maturidade para se desenvolver antes de seus pares. Ver Figura 2.

Puberdade precoce periférica[2-4]

Na PPP, o processo de desenvolvimento puberal ocorre independente do controle do eixo HHG e não obedece à cronologia dos eventos puberais normais, sendo totalmente imprevisível. As causas mais frequentes são de origem suprarrenal (hiperplasia congênita da suprarrenal – HCSR e tumores adrenocorticais) ou gonadal (tumores, cistos, síndrome de McCune-Albright e testotoxicose). As principais causas de PPP estão resumidas no Quadro 2.

Das causas de PP periférica, em ambos os sexos, é importante lembrar dos tumores da suprarrenal produtores de andrógenos. Apesar de doença rara (0,2% dos tumores na infância), os carcinomas são os mais recorrentes, em geral até o 2º ano de vida. Estes tumores são mais frequentes no sul do Brasil, sendo que no estado do Paraná a incidência chega a ser 15 vezes maior em razão da mutação TP53. Eles também podem estar associados a diversas doenças genéticas, incluído a síndrome de Li-Fraumeni. As manifestações clínicas dependem do tipo e da quantidade de hormônios produzidos pelo tumor e não têm correlação com o grau de malignidade. A concentração de DHEA-S é um bom marcador. O teste de supressão da dexametasona diferencia o tumor de suprarrenal da HCSR forma tardia, pois nos casos de tumores as concentrações de andrógenos adrenais não suprimem com a administração da dexametasona, enquanto, na HCSR forma tardia, existe supressão. O exame de imagem da glândula suprarrenal também pode auxiliar no diagnóstico diferencial.

Quadro 2 Etiologia da puberdade precoce periférica ou gonadotrofina-independente

Atividade gonadal autônoma:
• Síndrome de McCune-Albright.
• Puberdade precoce limitada ao sexo masculino (testotoxicose).
• Síndrome de Peutz-Jeghers.
Tumores gonadais:
• Ovário:
– Cisto folicular.
– Células da granulosa.
– Células da teca.
– Combinado.
• Testículo:
– Células de Leydig.
– Células de Sertoli.
Tumores secretores de gonadotrofina coriônica humana (hCG):
• Germinoma.
• Hepatoblastoma.
• Pinealoma.
• Coriocarcinoma.
• Teratoma.
Doenças da suprarrenal:
• Hiperplasia suprarrenal congênita forma tardia.
• Adenoma.
Hipotireoidismo primário (síndrome de Van Wyk-Grumbach).
Iatrogênico.

Outro diferencial importante no sexo masculino são os tumores germinativos produtores de gonadotrofina coriônica humana (hCG), que podem causar PPP independente da ativação do eixo HHG (mesmo que situados no SNC), em consequência de o hCG apresentar bioatividade similar ao LH e estimular a produção de testosterona nos testículos. Clinicamente, os testículos podem não estar acentuadamente aumentados, mas estão desproporcionalmente estimulados para o grau de virilização da genitália externa e para as concentrações excessivas de testosterona total. No sexo feminino, esses tumores não se manifestam como PPP, pois tanto o LH quanto o FSH são necessários para a síntese ovariana de estrógenos.

Avaliação da criança com precocidade sexual

Avaliação clínica[2-4]

O principal objetivo ao avaliar pacientes com distúrbios puberais é diferenciar as condições chamadas benignas, ou dentro dos limites da normalidade, daquelas causadas por doenças, como os tumores, que exigem condutas rápidas e objetivas. Os pacientes com as características relacionadas a seguir precisam sempre ser avaliados:

- Aparecimento precoce e/ou evolução acelerada dos caracteres sexuais secundários.
- Sinais clínicos de virilização.
- Estatura acima do canal genético familiar, com prognóstico estatural abaixo desse padrão, em virtude da aceleração do crescimento e da IO, não proporcional à IE.
- VC acima do esperado para sexo e idade.

A história clínica é sempre o passo inicial do diagnóstico, devendo investigar as condições de nascimento, os antecedentes perinatais de traumatismos, infecções prévias, ingestão acidental de medicamentos, uso de pomadas com estrógeno/testosterona. Também são muito importantes os antecedentes de doença neurológica, assim como a pesquisa de possíveis sintomas sugestivos, tais como cefaleia, mudanças de personalidade, alterações de apetite ou alterações visuais. A idade de início dos sinais e sintomas não auxilia no diagnóstico etiológico, com exceção dos hamartomas, que podem manifestar-se logo após o nascimento. O ritmo de evolução dos caracteres sexuais secundários e os dados anteriores de crescimento são muito úteis na elaboração de diagnóstico diferencial, principalmente nos casos de telarca e PP. Antecedentes familiares, idade da menarca materna, idade e evolução da puberdade paterna são informações complementares. O exame físico deve, obrigatoriamente, incluir os dados de estatura, peso e estadiamento puberal de acordo com Tanner.

Nas meninas, é necessário reconhecer os efeitos da ação do estrógeno, como desenvolvimento mamário, crescimento dos grandes e pequenos lábios e efeitos androgênicos, tais como presença de acne, hirsutismo, aumento de massa muscular e hipertrofia do clitóris. O diagnóstico diferencial da PP pode apresentar algumas dificuldades, pois o espectro de desenvolvimento puberal é muito amplo, abrangendo telarca precoce, ACCP e PP. O desenvolvimento das mamas ocorre em todas as condições referidas, especialmente na fase inicial, e esse sinal, avaliado de forma isolada, não auxilia no diagnóstico diferencial, devendo-se lançar mão dos exames subsidiários. Ver Figura 2.

A presença de manifestações androgênicas orienta a avaliação no sentido de excluir alteração suprarrenal, lembrando que, na PP, os pelos púbicos também podem desenvolver-se e, algumas vezes, indicam o início da puberdade. Tumores da suprarrenal podem não se apresentar com massa abdominal palpável. O diagnóstico diferencial é, geralmente, realizado entre adrenarca precoce, tumor de suprarrenal e HCSR da forma tardia. Ver Figura 3.

Nos meninos, o desenvolvimento dos testículos é, no geral, indicativo da ativação do eixo HHG, enquanto na PPP o crescimento do pênis ocorre sem o concomitante desenvolvimento testicular, ou o tamanho testicular é desproporcional à virilização da genitália e à concentração de testosterona total. O aumento do volume dos testículos é indicativo de produção endógena de gonadotrofinas, enquanto o aumento do pênis, apenas com a presença de pelos púbicos, é sugestivo da produção de andrógenos, geralmente de origem suprarrenal. Tumores produtores de andrógenos de origem testicular são, frequentemente, palpáveis. O ritmo de crescimento, nessas condições, é sempre acelerado.

Outro aspecto importante no exame físico, que pode auxiliar no diagnóstico diferencial entre PPC idiopática e neurogênica, é o exame neurológico, perímetro cefálico, função motora e sensorial e avaliação do fundo de olho.

A presença de neurofibromas e de lesões maculares pigmentadas (café com leite) com bordos regulares, sugestivas de neurofibromatose e associadas à PPC (glioma de vias ópticas), deve ser pesquisada no exame clínico. Manchas café-com-leite com bordos irregulares, geralmente segmentares, indicam a presença da síndrome de McCune-Albright, associada à PPP.

Avaliação laboratorial e de imagem[2-7]

Idade óssea

A avaliação da radiografia de mão e punho esquerdo permite estimar a IO por meio de métodos como os de Greulich Pyle e Tanner-Whitehouse. Visto que os hormônios esteroides aceleram a maturação óssea, essa radiografia é uma ferramenta útil na avaliação dos efeitos hormonais sobre a maturação corporal. A IO está usualmente avançada mais de dois desvios-padrão em relação à IC, mas, em fases iniciais de PP, esse avanço pode não ser tão marcante.

Dosagens de gonadotrofinas e esteroides sexuais[5]

O diagnóstico de puberdade precoce é clínico, mas requer complementação laboratorial. A dosagem de gonadotrofinas é importante para definir se existe ou não ativação do eixo HHG, o que vai determinar a proposta terapêutica a ser oferecida. A dosagem de LH é o parâmetro bioquímico mais utilizado para o diagnóstico de PPC. Quando avaliadas por métodos ultrassensíveis, concentrações de LH > 0,2 UI/L são consideradas púberes. Entretanto, estudos indicam que, entre 0,3-0,83 UI/L, pode existir sobreposição de quadros púberes e pré-púberes. Por outro lado, valores inferiores a 0,2 UI/L não excluem o diagnóstico de PP em suas formas iniciais. Nesses casos, se as evidências clínicas são consistentes, indica-se a realização do teste de estímulo para a dosagem das gonadotrofinas, que pode ser feito com o hormônio liberador do LH (LHRH) ou seu análogo (LHRHa ou GnRHa). Em crianças com idade inferior a 2 anos, as concentrações de gonadotrofinas – basais ou sob estimulação – devem ser interpretadas com cautela.

A dosagem de estradiol, mesmo com os métodos atuais mais sensíveis, não apresenta boa sensibilidade, mas, se obtida 18-24 horas após a administração de GnRHa, pode aumentar a sensibilidade dos testes de estimulação. No sexo masculino, a concentração de testosterona permite uma monitorização adequada da progressão da puberdade e guarda relação direta com o volume testicular, que é o principal marcador clínico de puberdade central em meninos. Esse hormônio também está elevado, em ambos os sexos, nos tumores da suprarrenal produtores de andrógenos.

Ultrassonografia pélvica/abdominal[6]

A USP e a ultrassonografia abdominal são métodos não invasivos que possibilitam a avaliação das gônadas e suprarrenais, descartando eventuais tumores. Mostra, ainda, a presença de sinais de ação estrogênica, como o aumento dos volumes uterino e ovariano (para a idade), a presença de cistos foliculares, decorrentes da ativação do eixo HHG, e, eventualmente, a presença de endométrio. O útero pré-púbere apresenta configuração tubular, com razão fundo-cérvice menor do que 1; o endométrio geralmente não é visível ou mede menos de 2,6 mm. Durante a puberdade, em idade normal ou precoce, o útero aumenta progressivamente, seu corpo torna-se mais largo que a cérvice e assume a típica forma de pera do adulto; o endométrio se torna visível, assim como o volume dos ovários e o número de folículos aumentam.

Embora não estejam estabelecidos os pontos de corte, ovários com volume maior que 2 mL e útero com comprimento maior que 3,5-4 cm são achados consistentes com o diagnóstico de puberdade em curso.

A utilização do Doppler de artérias uterinas permite observar mudanças no padrão do fluxo vascular, provavelmente secundárias à presença de receptores de estrógeno nas paredes dessas artérias. A presença de estímulo hormonal promove redução da resistência vascular e menor índice de pulsatilidade (IP). Entretanto, esse exame não é formalmente recomendado nos consensos sobre puberdade precoce.

Ressonância magnética de sela turca

Avalia anormalidades da região hipotalâmico-hipofisária, com atenção especial aos tumores dessa região. É recomendada em todos os meninos com PPC e em meninas com PPC abaixo dos 6 anos de idade. É controversa a sua realização em meninas entre 6-8 anos de idade, sem sintomas ou sinais relacionados à doença do SNC, uma vez que a prevalência de lesões é muito baixa nesse grupo.

Avaliação genética

A PP é definida como familiar quando acomete mais de um membro da mesma família, lembrando que os genes descritos até então têm alta prevalência nesse grupo. Mutações no gene *MKRN3* têm prevalência de 33-46% nos casos familiares. Tanto mutações no gene *MKRN3* quanto no *DLK1* têm *imprinting* materno; logo, esses pacientes desenvolvem PPC apenas quando herdam o alelo mutado. Além disso, algumas síndromes genéticas podem apresentar PPC, como Temple, Silver-Russell e Williams-Beuren.

Ministério da Saúde e diagnóstico da puberdade precoce central[7]

O Ministério da Saúde do Brasil dispõe de um protocolo clínico e de diretrizes terapêuticas (PCDT) para puberdade precoce central. Os critérios de diagnóstico laboratorial seguem as diretrizes mundiais, ou seja, apoiam-se sobretudo nos valores basais de LH e/ou em testes de estímulo, com pontos de corte que variam minimamente em função das referências adotadas. A relação LH/FSH maior que 1, mais frequente em indivíduos púberes, também pode ser uma ferramenta diagnóstica a ser utilizada. A avaliação da IO, da USP e da RM do SNC complementa a avaliação laboratorial.

Tratamento[5,8,9]

Os principais objetivos do tratamento da PP são:

- Supressão do eixo HHG, da secreção de gonadotrofinas e dos esteroides gonadais.
- Regressão dos caracteres sexuais secundários, inclusive menstruações.
- Desaceleração do ritmo de avanço de maturação óssea.
- Recuperação da VC normal, visando ao melhor prognóstico de estatura final.
- Normalização dos problemas psicossociais.

Os análogos do GnRH de ação prolongada (GnRHa) são o padrão-ouro no tratamento da PPC. Seu efeito é exercido por meio dos receptores de GnRH, o que resulta na dessensibilização dos gonadotrofos hipofisários, com consequente supressão da secreção dos esteroides pelas gônadas (ovários ou testículos).

As primeiras apresentações dos diferentes análogos eram de uso diário, mas foram substituídas pelas formas de ação prolongada (*depot*), para uso mensal. Posteriormente, depois de comprovada eficácia e com maior facilidade em relação à aderência ao tratamento, as fórmulas de uso trimestral se tornaram a primeira opção no bloqueio da PPC.

Estudos publicados recentemente apresentaram os GnRHa em formulações apropriadas para intervalos de 6 meses entre as doses. Os estudos com triptorrelina semestral mostraram controle do desenvolvimento puberal e maturação óssea em porcentagem superior a 95% após 6 meses. Por outro lado, os resultados com o uso do acetato de leuprorrelina também comprovaram a eficácia dessa nova apresentação no bloqueio das gonadotrofinas em 87% das crianças tratadas 49 semanas após a aplicação, com efeitos adversos leves, que não justificaram a interrupção da medicação.

Os melhores resultados são obtidos quando o tratamento é iniciado precocemente e dependem da estatura dos pais, e principalmente da IO e da estatura no início e suspensão do tratamento.

O tratamento da PP periférica depende da doença de base, mas o GnRHa não está indicado, já que não existe envolvimento do eixo HHG.

RETARDO PUBERAL[10-13]

Define-se como retardo puberal, nas meninas, a ausência de broto mamário após os 13 anos de idade e, nos meninos, a ausência do aumento do volume testicular após os 14 anos. Além da idade de início da puberdade, outro aspecto que precisa ser considerado é o ritmo de progressão dos caracteres sexuais secundários. De modo geral, quando o período de desenvolvimento for superior a 4-5 anos, a partir dos primeiros sinais puberais, o adolescente precisa ser avaliado. É importante ressaltar que a presença exclusiva de pelos púbicos e axilares são sinais de puberdade; como regra, o surgimento isolado de pelos pode sinalizar uma fonte suprarrenal de androgênios (adrenarca).

De acordo com um estudo norte-americano realizado na década de 1980, o atraso puberal ocorre em cerca de 3% das crianças. Mais recentemente, esses dados foram confirmados em um estudo espanhol com 1.453 crianças. As principais causas do retardo puberal são, com suas frequências aproximadas: retardo constitucional do crescimento e da puberdade (RCCP, 53%), hipogonadismo hipogonadotrófico funcional (19%), hipogonadismo hipogonadotrófico (12%) e hipogonadismo hipergonadotrófico (13%), restando 3% dos casos sem classificação. No Quadro 3 estão listadas as principais causas de retardo puberal e no Quadro 4 as principais características que as diferenciam.

Retardo constitucional do crescimento e da puberdade[10-13]

O RCCP se constitui na causa mais frequente de retardo puberal em ambos os sexos, mas ainda é mais comum em meninos, podendo ser considerado uma variação da puberdade normal. Ocorre em indivíduos saudáveis, geral-

Quadro 3 Etiologia do retardo puberal

Hipogonadismo hipogonadotrófico funcional	• Doenças crônicas. • Desnutrição (anorexia nervosa, pobreza). • Treinamento físico competitivo.
Hipogonadismo hipogonadotrófico	• Doenças do sistema nervoso central – prolactinomas, tumores (craniofaringiomas), malformações congênitas (displasia septo-óptica), processos inflamatórios (meningite, hidrocefalia, histiocitose X). • Deficiência de gonadotrofinas: – Associada à anosmia/hiposmia: síndrome de Kallman. – Congênita isolada: mutação monogênica do receptor de GnRH (*GnRH-1*), receptor de KISS1 (*KISS1R*), *tachykirin precursor 3* (*TAC3*), receptor de TAC3 (*TAC3R*) e neurokinina B. – Associada à hipoplasia suprarrenal congênita: mutação no *DAX1/NR0B1A*. – Associada à deficiência de outros hormônios hipofisários: mutação nos fatores de transcrição da formação da hipófise (*HEX1, PROP1, SOX2, SOX3, LHX3, LHX4*). – Associada a síndromes genéticas: Prader-Willi, Laurence-Moon, Bardet-Biedl. • Associada a hemoglobinopatias: dano permanente associado a depósito de ferro por transfusões recorrentes.
Hipogonadismo hipergonadotrófico	• Cromossomopatias: síndrome de Turner e Klinefelter. • Falência gonadal: trauma, torção, orquite, radioterapia, quimioterapia, galactosemia, fibrose cística, deposição de ferro, criptorquidia e anorquia. • Desordens do desenvolvimento sexual: disgenesia gonadal, insensibilidade androgênica, deficiência de POR (P450 oxidorredutase), deficiência de 17-alfa-hidroxilase.
Não classificada	

Fonte: Palmert e Dunkel, 2012;[10] Howard e Dunkel, 2019.[11]

Quadro 4 Características clínicas e laboratoriais das principais causas de retardo puberal

	RCCP	Pan-hipopituitarismo	Deficiência isolada de gonadotrofinas	Hipogonadismo hipergonadotrófico
Estatura	Normal ou baixa	Baixa	Normal ou alta	Normal, baixa ou alta
IO:IC	Atrasada	Atrasada	Normal	Normal
IO:IE	Normal	Atrasada	Normal	Normal
Estirão puberal	= IO	Ausente	Ausente	Ausente
LH/FSH basais	Pré-puberais	Diminuídos	Diminuídos	Aumentados
Teste do GnRH	Sem resposta	Sem resposta	Sem resposta	Hiper-resposta LH > FSH
Testosterona/estrógeno	Diminuído ou normal	Diminuído	Diminuído	Diminuído ou normal
Adrenarca	= IO	Atrasada	= IC	= IC
Observação	Evolução normal	Pesquisar tumor da região hipotalâmico-hipofisária	Idiopática (○), pesquisar anosmia (○)	Solicitar cariótipo

RCCP: retardo constitucional do crescimento e da puberdade; IO: idade óssea; IC: idade cronológica; IE: idade estatural; LH: hormônio luteinizante; FSH: hormônio folículo-estimulante; GnRH: hormônio liberador de gonadotrofinas.
Fonte: Palmert e Dunkel, 2012;[10] Howard e Dunkel, 2019.[11]

mente com história familiar, que entram em puberdade após a idade habitual por um atraso na reativação do eixo HHG. A história familiar frequentemente identifica mãe, pai ou mesmo tios com puberdade atrasada e crescimento lento (50-75% dos casos).

Por definição, esse é um diagnóstico de exclusão, uma vez que é primordial que se estabeleçam critérios de ausência de patologia. Esses pacientes usualmente reduzem a VC nos primeiros anos de vida, levando-os a permanecer em um percentil abaixo de seu alvo genético. Em seguida, mantêm VC normal em relação à IO, que é atrasada, crescendo em paralelo à curva. Nessa fase, a VC deve ser a mesma do período pré-puberal, sem desaceleração. Caso isso ocorra, será necessário encaminhar para avaliação e possível intervenção. A adrenarca, a gonadarca e o estirão puberal são tardios, o que os leva, na época usual da adolescência, a se desviarem ainda mais de seus pares, apresentando-se ainda mais baixos em relação a sua IC. Contudo, ao final do crescimento, normalmente atingem estatura dentro do normal para seu alvo genético.

Hipogonadismo hipogonadotrófico[10-13]

O hipogonadismo hipogonadotrófico decorre de deficiência hormonal central, seja de GnRH hipotalâmico ou de gonadotrofinas hipofisárias (LH e FSH). Pode ser transitório ou funcional, provocado por desequilíbrio nutricional, bioquímico (abuso de álcool e *Cannabis*) e estresse metabólico decorrente de diferentes doenças crônicas. Algumas endocrinopatias podem associar-se a um hipogonadismo hipogonadotrófico funcional, como diabetes melito com controle inadequado, hipotireoidismo adquirido e síndrome de Cushing. Várias outras doenças crônicas têm o retardo puberal como um de seus principais sintomas, entre essas a doença intestinal inflamatória, insuficiência renal crônica, doença cardíaca, pulmonar (fibrose cística), hematológica (anemia hemolítica e anemia falciforme), além das doenças hepáticas. O distúrbio nutricional causado pela falta de ingestão calórica, como na anorexia nervosa, também se caracteriza por alteração hipotalâmica. Por outro lado, o gasto energético excessivo, como o que ocorre em atletas em treinamento, ginastas e corredores, também pode afetar o desenvolvimento puberal. Nesses casos, o eixo HHG é normal e a puberdade instala-se espontaneamente, depois de corrigido o fator causal. Uma endocrinopatia que merece atenção especial é a deficiência isolada de hormônio do crescimento (GH), que constitui diagnóstico diferencial importante, visto que ambas as condições comprometem a VC e a maturação óssea e podem, algumas vezes, associar-se a síndromes genéticas complexas, como as descritas no Quadro 3.

O hipogonadismo hipogonadotrófico também pode ser causado por defeitos genéticos, que alteram o desenvolvimento hipotalâmico, ou ser adquirido, após lesão craniana inflamatória, tumoral ou traumática. O diagnóstico diferencial entre RCCP e hipogonadismo hipogonadotrófico é, geralmente, difícil, principalmente nas situações em que não se documenta a alteração do olfato. Clinicamente, os pacientes com deficiência de gonadotrofinas apresentam, até o período puberal, estatura e IO proporcionais à IC, contrastando com aqueles com RCCP. Como a secreção dos esteroides gonadais está comprometida, a VC é diminuída e existe um prolongamento do período de crescimento, o que leva à alta estatura com proporções eunucoides. O teste do GnRH raramente diferencia o RCCP do hipogonadismo hipogonadotrófico, sendo que muitas vezes essa distinção é feita apenas com o acompanhamento clínico. As causas mais frequentes de hipogonadismo hipogonadotrófico estão resumidas no Quadro 3.

A síndrome de Kallmann é a forma mais comum de deficiência isolada de gonadotrofinas, associada à hipoplasia ou aplasia dos bulbos olfatórios e hiposmia ou anosmia. Ocorre a partir do defeito na migração dos neurônios produtores de GnRH do placódio olfatório para a região média basal do hipotálamo. Estudos genéticos mostram que ocorre deleção do gene *KAL* (*KAL1*), encontrado na região Xp22.3, sendo a transmissão ligada ao X, autossômica dominante ou, ainda, autossômica recessiva. Outras anormalidades associadas à síndrome incluem criptorquidia, micropênis, surdez neurossensorial e malformação renal. A ausência do bulbo olfativo na RM é uma primeira etapa que auxilia muito na avaliação diagnóstica, depois confirmada com o estudo genético.

As doenças intracranianas, neoplásicas ou inflamatórias, algumas terapias para tratamento de tumores intracranianos (radioterapia ou cirurgia) e até mesmo traumas são causas bastante frequentes de hipogonadismo hipogonadotrófico. Os tumores hipotalâmico-hipofisários podem afetar a secreção de gonadotrofinas, assim como dos outros hormônios hipofisários. O craniofaringioma é o tipo mais comum de tumor hipotalâmico-hipofisário associado ao atraso ou à ausência de desenvolvimento puberal, sendo causado pela presença tumoral ou pela remoção cirúrgica do tumor e/ou radioterapia (Quadro 3).

Hipogonadismo hipergonadotrófico[10-13]

Na insuficiência gonadal primária, a falha na produção dos hormônios sexuais (concentrações baixas de testosterona ou estrógenos) prejudica o sistema de retroalimentação negativo com a hipófise e por isso se manifesta com concentrações elevadas de gonadotrofinas (LH e FSH).

A síndrome de Turner e a de Klinefelter são as causas mais comuns no sexo feminino e masculino, respectivamente. Por se tratar de síndromes de alta prevalência na população em geral (respectivamente 1:2.000 meninas e 1:1.000 meninos), o pediatra deve estar atento para sinais que sugiram essas patologias.

Na síndrome de Klinefelter, o retardo puberal é causado pela disgenesia dos túbulos seminíferos, espermatogênese ausente e função variável das células de Leydig, com produção de testosterona diminuída, ou próxima do normal. A puberdade pode se iniciar em idade adequada, mas não evolui de forma apropriada. O cariótipo mais comum é o 47,XXY e suas variantes. As alterações fenotípicas incluem alta estatura, com proporções eunucoides, micropênis, testículos pequenos e endurecidos e ginecomastia. A capacidade intelectual pode ser limitada, assim como a adaptação social.

A síndrome de Turner se caracteriza classicamente pelo cariótipo 45,X0 e mosaicismos diversos de perda total ou parcial do cromossomo X, disgenesia gonadal e diversas alterações fenotípicas, como baixa estatura, pescoço curto e alado, implantação baixa da linha do cabelo, palato em ogiva, pterígio, cúbito valgo, hipertelorismo mamário, linfedema (ao nascimento), anormalidades renais e cardíacas. As concentrações das gonadotrofinas séricas são extremamente altas durante a primeira infância, diminuem no período pré-puberal e tornam a se elevar por volta dos 10 anos, com a reativação do eixo HHG, em especial o FSH.

As causas adquiridas de falência gonadal, em meninos, englobam a insuficiência testicular primária, que pode ocorrer após quimioterapia e/ou radioterapia local, orquite pós-caxumba, trauma, torção testicular e a criptorquidia. A insuficiência ovariana primária pode ser decorrente de vários fatores como quimioterapia, radioterapia ou associada à doença autoimune e defeitos enzimáticos. O Quadro 3 resume outras causas de hipogonadismo hipergonadotrófico.

Diagnóstico clínico e laboratorial[10-13]

A avaliação inicial deve ser precedida de história completa do paciente, procurando detectar a existência de doenças sistêmicas crônicas (renais, hepáticas, cardíacas e gastrointestinais), história prévia de cirurgia, quimioterapia ou radioterapia, história de abuso de substâncias ou padrão alimentar anormal, torção testicular, orquite ou orquidopexia. Deve-se questionar ativamente sobre a capacidade olfatória, sobre mudanças recentes de peso ou da atividade física. É importante realizar uma história familiar completa, incluindo antecedentes familiares, consanguinidade e o padrão de desenvolvimento puberal dos pais. No exame físico, devem ser avaliados, cuidadosamente, peso, estatura, segmento superior e inferior, envergadura, além das alterações fenotípicas sugestivas de síndromes genéticas e o estadiamento puberal (Tanner). É importante avaliar o olfato e o campo visual e possíveis alterações no fundo de olho.

Os exames complementares devem ser realizados de acordo com a suspeita clínica. Na maioria dos casos, a IO e a determinação das concentrações séricas de LH, FSH, testosterona total e/ou estradiol (ou a avaliação indireta de sua atividade por meio da USP) são suficientes na avaliação inicial. Outros exames, como cariótipo, RM de crânio e/ou sela turca, devem ser indicados de acordo com a hipótese diagnóstica. A IO, geralmente, correlaciona-se com o desenvolvimento puberal, mais do que com a IC.

Quando o diagnóstico de retardo puberal não pode ser feito apenas em bases clínicas ou de história característica, o diagnóstico diferencial deve ser realizado com a avaliação laboratorial. Se as gonadotrofinas séricas estiverem: (i) elevadas, indicam falência gonadal primária (hipogonadismo hipergonadotrófico), o cariótipo está indicado e/ou o encaminhamento para médico especialista; se (ii) diminuídas, não se distingue o RCCP do atraso puberal decorrente de situações clínicas reversíveis ou hipogonadismo hipogonadotrófico permanente (de qualquer causa).

Nesse grupo, é importante excluir causas tratáveis de atraso puberal por meio de exames de rotina, como: hemograma completo, velocidade de hemossedimentação, qualitativo de urina, creatinina, enzimas hepáticas, função tireoidiana, DHEA-S e prolactina. Quando houver déficit de crescimento associado, deve-se avaliar o eixo GH-IGF-1.

Excluídas as causas reversíveis de atraso puberal, o diagnóstico diferencial deve ser realizado entre RCCP e hipogonadismo hipogonadotrófico permanente, que normalmente é difícil e requer acompanhamento clínico prolongado para observar a evolução clínica espontânea ou a resposta após o tratamento, assim como a evolução após sua interrupção.

O teste de estímulo com GnRH para avaliação de LH e FSH, o teste com agonista do GnRH (triptorrelina ou leuprorrelina), a dosagem basal de inibina B ou testes ainda experimentais utilizando estímulo com kisspeptina são complementares e tentam distinguir meninos com retardo puberal daqueles com hipogonadismo hipogonadotrófico. O LH basal < 0,3 UI/L, LH < 5,3 UI/L após 4 horas da administração da triptorrelina ou inibina B < 111 pg/mL apresentam sensibilidade de 100% para diagnosticar o hipogonadismo, mas apenas o LH pós-triptorrelina < 5,3 apresentou 100% de especificidade. A combinação dos dois parâmetros basais, LH e inibina B, mostraram 100% de sensibilidade e 98% de especificidade.

Os exames de imagem podem ser solicitados pelo médico especialista e direcionados para a suspeita diagnóstica, conforme a Figura 4.

Tratamento[10-13]

Quando o atraso puberal é secundário a uma doença de base, costuma ser revertido após o tratamento da patologia em si, como nos casos de hipotireoidismo, hiperprolactinemia, doenças crônicas, anorexia nervosa, entre outros.

O RCCP, por ser uma condição fisiológica e transitória, requer apenas seguimento clínico e tranquilizar o paciente e seus familiares, sem necessidade de tratamento medicamentoso. Nesse caso, o seguimento do paciente deve associar-se a suporte psicológico para o adolescente e seus familiares. Nos casos em que a condição emocional exigir, podem-se administrar doses baixas de esteroide sexual, estrógenos após os 13 anos nas meninas e testosterona de depósito após 14 anos nos meninos, durante 6 meses, observando-se a resposta.

Nos casos de hipogonadismo hipo ou hipergonadotrófico, em que o dano é permanente, aumentam-se progressivamente as doses de esteroides sexuais, após ciclos de reposição em baixa dosagem, até uma dose de manutenção do adulto, sempre acompanhando a evolução dos sinais puberais, VC, IO, massa óssea e o volume uterino (nas meninas).

CONSIDERAÇÕES FINAIS

O processo da puberdade é fundamental para que os indivíduos se tornem maduros do ponto de vista somático, que

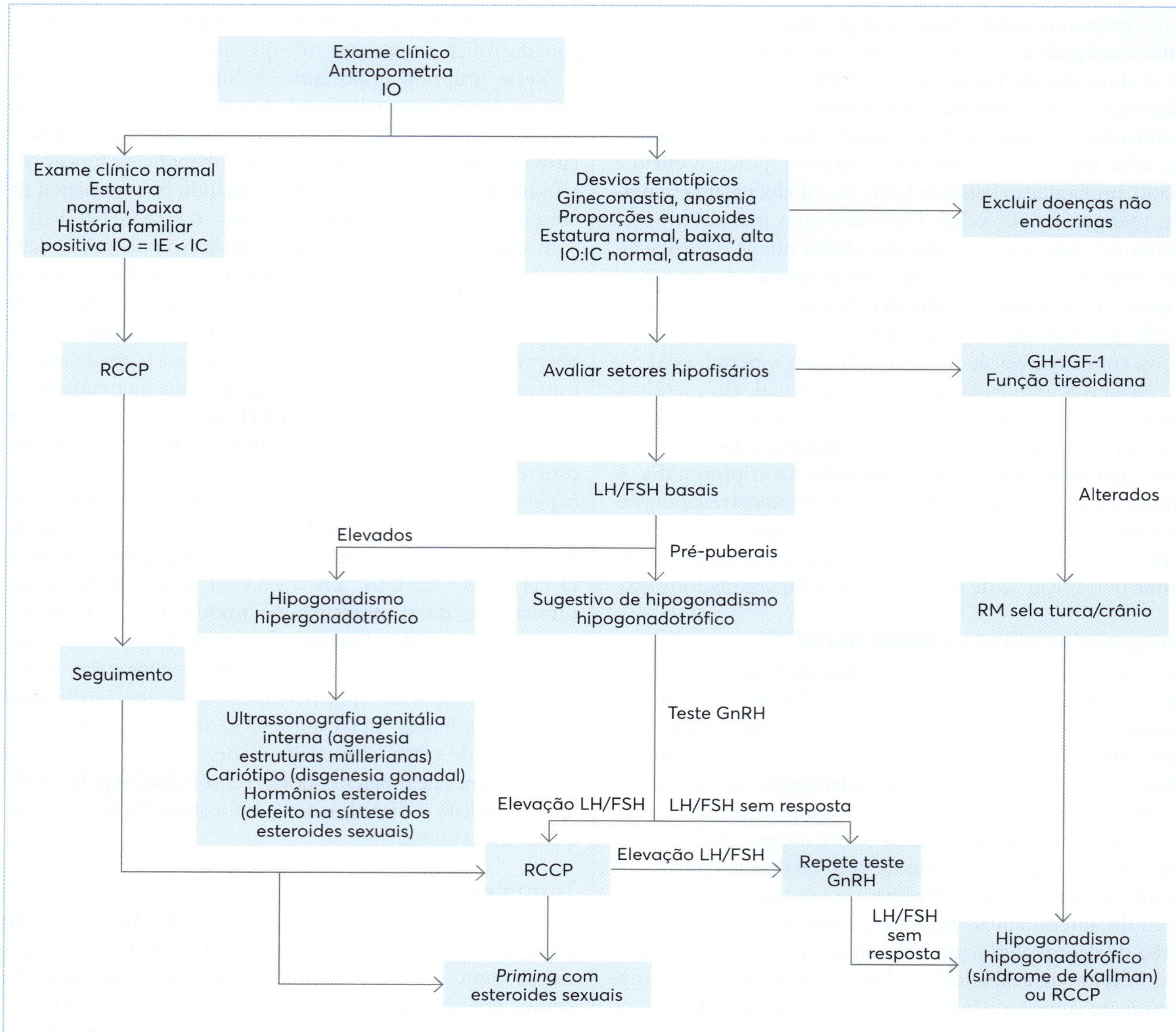

Figura 4 Esquema diagnóstico no retardo puberal.

IO: idade óssea; IE: idade estatural; IC: idade cronológica; RCCP: retardo constitucional do crescimento e da puberdade; LH: hormônio luteinizante; FSH: hormônio folículo-estimulante; GH-IGF-1: hormônio do crescimento e fator de crescimento semelhante à insulina tipo 1; RM: ressonância magnética; GnRH: hormônio liberador de gonadotrofinas.
Fonte: modificada de Ranke, 2003.[4]

atinjam a estatura de adulto, a capacidade reprodutiva e se transformem sob o aspecto emocional. A maturação emocional não é obrigatoriamente uma característica da puberdade, característica que vem com o tempo e experiência de vida, embora, durante a puberdade, ocorra uma tempestade hormonal com reativação de vários núcleos cerebrais presentes na vida intrauterina. Por outro lado, deve-se também considerar que muitos dos comportamentos durante a adolescência e a puberdade são modificados em função do meio de convivência e dos pares. É muito importante na avaliação de uma criança em puberdade considerarmos todas as variáveis clínicas que se modificam em consequência da estimulação pelos esteroides sexuais. Crianças em PP aceleram a VC, a maturação óssea, os caracteres sexuais se desenvolvem sem respeitar um ritmo e sempre existe perda estatural. Por outro lado, também é importante respeitarmos aquelas crianças normais em todos os aspectos, e que fazem seu desenvolvimento de forma antecipada, sem perdas físicas ou emocionais.

O retardo puberal, muitas vezes, é pouco diagnosticado pelos pediatras, e muitos pacientes chegam à adolescência, ou mesmo à vida adulta, sem informações sobre sua condição. É importante que o pediatra avalie se existem alterações fenotípicas, baixa estatura, micropênis, desproporção corporal ou doenças crônicas e se a puberdade está atrasada, de acordo com os padrões.

Tanto na puberdade precoce como no retardo puberal, a atenção do pediatra, a precocidade do diagnóstico e a continência da família e paciente são fundamentais na avaliação diagnóstica e na orientação terapêutica realizada pelo médico especialista.

REFERÊNCIAS BIBLIOGRÁFICAS

1. Bourguignon JP, Juul A. Normal female puberty in a developmental perspective. Endocr Dev. 2012; 22:11-23.
2. Carel JC, Léger J. Clinical practice: precocious puberty. N Engl J Med. 2008;358:2366-77.
3. Brito VN, Spinola-Castro AM, Kochi C, Kopacek C, Silva PC, Guerra--Júnior G. Central precocious puberty: revisiting the diagnosis and therapeutic management. Arch Endocrinol Metab. 2016;60:163-72. Erratum in: Arch Endocrinol Metab. 2016;60:407.
4. Ranke MB. Diagnostic pathways to major hormonal and metabolic disorders in pediatric patients. In: Ranke MB (ed.). Diagnostics of endocrine function in children and adolescents. 3.ed. Karger, 2003.
5. Bangalore Krishna K, Fuqua JS, Rogol AD, Klein KO, Popovic J, Houk CP, et al. Use of gonadotropin-releasing hormone analogs in children: update by an International Consortium. Horm Res Paediatr. 2019;91:357-72.
6. De Vries L, Phillip M. Role of pelvic ultrasound in girls with precocious puberty. Horm Res Paediatr. 2011;75:148-52.
7. Brasil. Ministério da Saúde. Protocolo Clínico e Diretrizes Terapêuticas de Puberdade Precoce Central. Disponível em: http://conitec.gov.br/images/Relatorios/2017/Portaria_Conjunta_03_SAS-SVS_PCDT_Puberdade_Precoce_Central_08_06_2017.pdf.
8. Klein KO, Freire A, Gryngarten MG, Kletter GB, Benson M, Miller BS, et al. Phase 3 trial of a small-volume subcutaneous 6-month duration leuprolide acetate treatment for central precocious puberty. J Clin Endocrinol Metab. 2020;105:e3660-71.
9. Al-Zubeidi H, Klein KO. Randomized clinical trial evaluating metformin versus oral contraceptive pills in the treatment of adolescents with polycystic ovarian syndrome. J Pediatr Endocrinol Metab. 2015;28:853-8.
10. Palmert MR, Dunkel L. Delayed puberty. N Engl J Med. 2012;366:443-53.
11. Howard SR, Dunkel L. Delayed puberty-phenotypic diversity, molecular genetic mechanisms, and recent discoveries. Endocr Rev. 2019;40:1285-317.
12. Villanueva C, Argente J. Pathology or normal variant: what constitutes a delay in puberty? Horm Res Paediatr. 2014; 82:213-21.
13. Bozzola M, Bozzola E, Montalbano C, Stamati FA, Ferrara P, Villani A. Delayed puberty versus hypogonadism: a challenge for the pediatrician. Ann Pediatr Endocrinol Metab. 2018;23:57-61.

CAPÍTULO 4

DIABETES MELITO TIPO 1 E TIPO 2

Marcia Puñales
Rafael Machado Mantovani
Ricardo Fernando Arrais
Thais Della-Manna

AO FINAL DA LEITURA DESTE CAPÍTULO, O PEDIATRA DEVE ESTAR APTO A:

- Entender a fisiopatogenia, epidemiologia, características clínicas do diabetes melito tipo 1 (DM1) e tipo 2 (DM2) em crianças e adolescentes.
- Conduzir uma avaliação diagnóstica em pacientes suspeitos ou de risco de DM.
- Iniciar a insulinoterapia após o diagnóstico de DM1 e DM2 sem complicações.
- Saber sobre as complicações agudas e crônicas mais prevalentes.
- Orientar os bons hábitos de vida, atividade e alimentação e sua importância no tratamento tanto do DM1 como do DM2.
- Entender e aplicar os conhecimentos sobre prevenção primária e secundária para pacientes e familiares.

INTRODUÇÃO

O diabetes melito (DM) é uma doença metabólica, de etiologia múltipla, caracterizada pela hiperglicemia crônica resultante de distúrbios no metabolismo de carboidratos, proteínas e gorduras consequentes à secreção insuficiente e/ou ausente de insulina, como também por defeitos de sua ação nos tecidos alvo da insulina (hepático, muscular e adiposo). Vários processos patogênicos estão envolvidos, desde anormalidades causadoras de resistência à ação da insulina até a destruição autoimune das células beta pancreáticas com deficiência insulínica grave. Frequentemente, tais defeitos coexistem em um mesmo paciente.

O atraso no diagnóstico, por falta de reconhecimento dos sintomas, pode precipitar situações agudas e graves, como a cetoacidose diabética ou o estado hiperosmolar hiperglicêmico.

A história natural do diabetes envolve risco aumentado para complicações crônicas microangiopáticas (retinopatia, nefropatia, neuropatia periférica e autonômica), como também para as macroangiopáticas (doença vascular cerebral, coronariana e periférica). Aproximadamente 1,94 milhão de pessoas morreram em consequência do diabetes em 2019, 2/3 delas nos países em desenvolvimento.[1]

A maioria dos casos está classificada em duas grandes categorias fisiopatológicas: o diabetes melito tipo 1 (DM1), que cursa com deficiência insulínica absoluta e que pode ser identificado por marcadores genéticos e de autoimunidade à ilhota pancreática, e o diabetes melito tipo 2 (DM2), que é a forma mais prevalente, na qual existe a combinação da resistência à ação da insulina com uma resposta compensatória insuficiente de secreção insulínica. Nesta última categoria, uma hiperglicemia pouco sintomática, mas suficiente para causar alterações patológicas e funcionais em muitos órgãos, pode existir por muito tempo antes do diagnóstico clínico.

CRITÉRIOS DIAGNÓSTICOS

O diagnóstico baseia-se frequentemente na suspeita clínica, que será confirmada por exame bioquímico. A sintomatologia clássica é poliúria com nictúria frequente, polidipsia, perda de peso em um intervalo curto de tempo e desidratação se a ingestão hídrica estiver comprometida. Outros dados de anamnese úteis ao diagnóstico são a presença de turvamento de visão, letargia, exposição a drogas hiperglicemiantes, antecedente familiar de diabetes e outras endocrinopatias associadas. Ao exame físico, infecções cutâneas de repetição, monilíase genital e necrobiose lipoídica *diabeticorum* (lesões cutâneas de coloração violácea com centro amarelado e pele fina e transparente) são sugestivas do DM1. A presença da concentração plasmática de glicose $\geq$ 200 mg/dL, a qualquer momento do dia, confirmará o diagnóstico.[2]

Diante de quadros menos sintomáticos, a suspeita clínica deverá ser confirmada por algum teste bioquímico diagnóstico como a glicemia de jejum, o teste oral de tolerância à glicose (TOTG) ou pela concentração da hemoglobina glicada (HbA1c). Entretanto, na ausência da sintomatologia clássica, esses testes deverão ser repetidos em outro dia, na ausência de processos infecciosos, traumatismos, procedimentos cirúrgicos ou uso de drogas hiperglicemiantes.[2] Os critérios diagnósticos são idênticos para adultos e crianças (Quadro 1).[3] O valor de HbA1c ≥ 6,5%, pelo método analítico de cromatografia líquida de alto desempenho (HPLC = *high performance liquid chromatography*), é utilizado como critério diagnóstico do diabetes, principalmente em indivíduos com fatores de risco para a doença. A análise da HbA1c tem uma série de vantagens em relação à glicemia de jejum, uma vez que reflete hiperglicemia crônica, não necessita de jejum e apresenta menor variabilidade em períodos de estresse ou doença intercorrente. Entretanto, pode variar em função de outros interferentes como o pH, as anemias hemolíticas e ferropriva, as hemoglobinopatias, a esplenectomia, a uremia, a hipertrigliceridemia, a ingestão de vitamina C, o etilismo crônico ou mesmo aspectos étnicos e geográficos. Para situações de hemólise, carência de ferro ou vida média diminuída das hemácias, o diagnóstico de diabete deverá basear-se exclusivamente no critério glicêmico.[2]

Existem ainda categorias assintomáticas consideradas de risco aumentado tanto para o desenvolvimento do DM quanto para doenças cardiovasculares, por isso foram definidas como pré-diabetes, que seriam: a glicemia de jejum alterada, a tolerância à glicose diminuída e a presença de concentrações de HbA1c entre 5,7-6,4%. O risco do pré-diabetes definido por qualquer desses três testes é contínuo e progressivo a partir de seu limite inferior, tornando-se desproporcionalmente mais elevado nos limites superiores dessa faixa de risco.[2]

DIABETES MELITO TIPO 1

Definição

O DM1 representa uma das condições endócrinas e metabólicas mais comuns da infância e, na maioria dos casos (70-90%), está associado à presença de autoanticorpos contra antígenos da célula beta, recebendo a classificação de DM tipo 1A. Em um grupo menor de pacientes, a causa da destruição das células beta é desconhecida, não havendo evidências de autoimunidade ou formação de anticorpos, e recebe a denominação de DM tipo 1B.[4]

Epidemiologia

A partir da segunda metade do século 20, houve um aumento na incidência do DM1 em menores de 15 anos estimado em 3% ao ano, mesmo existindo nítidas diferenças geográficas, principalmente em alguns países europeus de baixa prevalência da doença e nas crianças abaixo de 9 anos de idade.

A International Diabetes Federation (IDF) tem realizado estimativas da prevalência e incidência do DM1 no mundo desde 2000, e, em seu Atlas do Diabetes de 2019 (nona edição), mostra que os países com as estimativas de prevalência mais elevadas de DM1 (0-14 anos) foram Índia (95.600), EUA (94.200) e Brasil (51.500).[1]

Fisiopatologia

O DM1 é considerado uma doença imunomediada que se desenvolve devido à destruição gradual das células beta pancreáticas produtoras de insulina e que, eventualmente, resulta na perda total dessas células assim como na completa dependência da insulina exógena. Sua apresentação clínica pode ocorrer em qualquer idade, mas a maioria dos pacientes será diagnosticada antes dos 30 anos. O proces-

Quadro 1 Critérios diagnósticos para o diabetes melito

	Glicemia em jejum (mg/dL)	Glicemia 2 horas após sobrecarga com 75 g de glicose (mg/dL)	Glicemia ao acaso (mg/dL)	HbA1c (%)	Observações
Normoglicemia	< 100	< 140	–	< 5,7	A OMS emprega valor de corte de 110 mg/dL para normalidade da glicose em jejum
Pré-diabetes ou risco aumentado para DM	≥ 100 e < 126*	≥ 140 e < 200#	–	≥ 5,7 e < 6,5	Positividade de qualquer dos parâmetros confirma diagnóstico de pré-diabetes
Diabetes estabelecido	≥ 126	≥ 200	≥ 200 com sintomas inequívocos de hiperglicemia	≥ 6,5	Positividade de qualquer dos parâmetros confirma diagnóstico de DM

O método de HbA1c deve ser padronizado. Na ausência de sintomas de hiperglicemia, é necessário confirmar o diagnóstico pela repetição de testes.
OMS: Organização Mundial da Saúde; HbA1c: hemoglobina glicada; DM: diabetes melito.
* Categoria também conhecida como glicemia de jejum alterada.
# Categoria também conhecida como intolerância oral à glicose.

so da doença inicia-se meses a anos antes do aparecimento dos sinais clínicos. A etiologia e a história natural do DM1 são ainda desconhecidas, mas fatores genéticos e ambientais contribuem para o desenvolvimento da doença. Apesar de os genes do antígeno leucocitário humano (HLA) exercerem papel maior na etiologia, outros genes também contribuem para o efeito genético, contudo o tipo de herança permanece desconhecido. O efeito genético contribui em 70-75% da suscetibilidade ao DM1, enquanto os fatores ambientais possivelmente iniciam ou estimulam o processo que leva à destruição das células beta e ao início da doença.[4]

Fatores de risco

Os principais fatores de risco associados ao DM1 são:

- Genético: o risco genético para DM1 inclui mais de 60 *loci* gênicos, geralmente envolvidos na autoimunidade, na produção e metabolismo da insulina e na sobrevida da célula beta pancreática. Associações bastante fortes foram encontradas na região polimórfica do HLA no cromossomo 6. Os genes *HLA* de classe II podem ser classificados, conforme uma hierarquia de risco para o DM1, em: alto, moderado, baixo ou de proteção. Atualmente, considera-se que os principais marcadores de suscetibilidade genética ao DM1 sejam os haplótipos *HLA* de classe II *DRB1*0401-DQA1*0301-DQB1*0302* (sorotipo DR4-DQ8) e *DRB1*0301-DQA1*0501-DQB1*0201* (sorotipo DR3-DQ2). Existem também haplótipos que conferem proteção ao DM1, como o *DQA1*0102-DQB1*0602* (sorotipo DQ6). Outras variantes identificadas nos genes *INS* (insulina), *PTPN22* (proteína tirosinofosfatase linfoide), *IL2RA* (receptor alfa da interleucina 2) e *CTLA4* (proteína 4 associada ao linfócito T citotóxico) são as que apresentaram maior risco para o DM1, depois dos genes *HLA* de classe II.
- Idade: a incidência do DM1 costuma aumentar a partir do nascimento, com pico na puberdade, entre 10-14 anos; entretanto, vários estudos têm observado um aumento dessa incidência em crianças menores de 5 anos de idade. As taxas declinam a partir da puberdade e tendem a estabilizar no adulto jovem, entre 15-29 anos, apesar de aproximadamente 25% das pessoas com DM1 serem diagnosticadas quando adultas. O diabetes autoimune de adultos é conhecido como LADA (*latent autoimmune diabetes of adults*).
- Gênero: aparentemente, meninos e meninas são igualmente afetados pelo DM1. Contudo, a probabilidade de pais portadores de DM1 transmitirem a doença a seus filhos é maior do que a de mães afetadas.
- Herança familiar: o modo de transmissão do DM1 é complexo, e cerca de 80-85% dos casos novos da doença acontecem esporadicamente, sem agregação familiar; entretanto, a existência de uma correlação entre populações de alta incidência de DM1 e maior prevalência da doença em parentes de primeiro grau já foi observada. Esse risco parece ser mais elevado em famílias em que o caso índice é do sexo masculino e desenvolveu DM1 em idade precoce.
- Etnia: a importância de fatores étnicos e raciais parece ser menor que as variações geográficas.
- Sazonalidade: o efeito das variações sazonais na incidência do DM1 já foi analisado tanto em relação à época do nascimento quanto à época do diagnóstico da doença, sugerindo-se a influência de fatores ambientais como doenças infecciosas, clima (exposição solar) e possíveis suplementações dietéticas (vitamina D).
- Fatores ambientais: as rápidas mudanças relatadas na taxa de incidência da doença parecem resultar de alterações em fatores ambientais que poderiam iniciar a autoimunidade, ou acelerar e precipitar a destruição das células beta pancreáticas. Exposições fetais precoces, infecções virais durante a vida intrauterina ou pós-natal, introdução precoce de componentes do leite de vaca e outros fatores nutricionais poderiam iniciar o processo de autoimunidade. Revisões sistemáticas identificaram alguns fatores de proteção ao desenvolvimento do DM1, como o leite materno, a atopia, frequentar creches como indicativo de infecções precoces; além de fatores de risco como idade materna avançada, nascimento por cesariana, menor ordem de nascimento. Evidências associando infecções específicas (caxumba, rubéola, citomegalovírus, enterovírus como *coxsackie* e retrovírus) com DM1 ainda são inconclusivas. Outras exposições possivelmente de risco têm sido investigadas, como a introdução de antígenos estranhos na dieta do lactente (caseína, insulina bovina, tubérculos e cereais), assim como o efeito protetor do leite materno exclusivo ou concomitante à introdução de cereais, e dos ácidos graxos ômega-3. O papel do metabolismo da vitamina D no risco para o DM1 ainda é indeterminado.

Insulite e o papel das células T

O modelo fisiopatológico proposto para o DM1 é de uma deficiência progressiva na produção de insulina secundária à destruição das células beta pancreáticas por um processo autoimune mediado por linfócitos T, em indivíduos geneticamente suscetíveis à doença, que nasceriam com um número normal de células beta, mas mediante exposição a fatores precipitantes, provavelmente ambientais, iniciariam o processo de destruição celular. As células beta seriam destruídas por um processo autoimune agressivo, mediado, mas não limitado, ao infiltrado de células T CD4+ e CD8+, como também por linfócitos B e macrófagos, resultando na insulite. A imunidade celular seria acompanhada da imunidade adaptativa, e os anticorpos anti-insulina (IAA) seriam os primeiros marcadores detectáveis da destruição das células beta, seguidos pelo aparecimento dos demais autoanticorpos como o antidescarboxilase do ácido glutâmico (GADA), o antitirosina fosfatase transmembrana (IA-2A) e o antimolécula transportadora de zinco 8 (anti-ZnT8), todos dirigidos contra outros componentes dos grânulos secretores de insulina, cuja presença sugeriria a expansão do processo destrutivo. Após a perda de aproximadamente 85-95% das células *beta*, surgiriam os sintomas clássicos do diabetes mellitus e o processo de agressão autoimune terminaria juntamente com a eliminação completa dessas células.

Contudo, esses conceitos permanecem em debate, e o modelo do DM1 como doença autoimune mediada por células T tem sido questionado. Estudos recentes apoiam um modelo patogênico que envolve a combinação entre fragilidade celular intrínseca das células beta e defeitos na regulação tanto da imunidade inata quanto da adaptativa, gerando alterações que teriam como consequências a atrofia pancreática e disfunção das porções endócrina e exócrina, culminando em deficiência insulínica e destruição de células beta.[5]

História natural

O conceito do DM1 como doença autoimune crônica, que se desenvolve em estágios, prevalece ainda hoje após algumas modificações (Figura 1). A hipótese é a de que os indivíduos nasçam com graus variados de suscetibilidade genética ao DM1 e que influências ambientais bastante precoces, operantes durante a vida intrauterina e, provavelmente, durante os primeiros meses de vida precipitariam o início e a continuidade da agressão autoimune sobre as células beta pancreáticas. Eventos fisiológicos comuns ao desenvolvimento do sistema imunológico e ao ciclo de vida normal das células beta poderiam também influenciar tais processos patogênicos. Uma desregulação imunológica inata, facilitada pela suscetibilidade genética e que provavelmente curse em fases de atividade e remissão, seria responsável pelo surgimento das evidências sorológicas precoces da destruição das células beta, como a positividade dos autoanticorpos associados ao DM1. Na maioria desses indivíduos, alterações na secreção de insulina e na tolerância à glicose podem acontecer de meses a décadas após a detecção de múltiplos autoanticorpos contra a ilhota. Entretanto, por razões ainda desconhecidas, nem todos progredirão para a doença clínica.[5]

Alterações metabólicas precoces na história natural do DM1 são:

- Diminuição da resposta do peptídeo-C à sobrecarga oral de glicose, pelo menos 2 anos antes do início da doença clínica.
- Instabilidade glicêmica.
- Aumento do crescimento linear.
- Aumento da glicemia alguns meses antes do diagnóstico clínico.

Após a destruição de uma massa crítica de células beta, entre 85-95%, ocorreriam os sintomas e a necessidade de reposição de insulina. Em indivíduos geneticamente predispostos e portadores de múltiplos anticorpos contra a ilhota, a sintomatologia clínica costuma suceder um período silencioso, que pode durar de meses a muitos anos, referido como DM1 pré-sintomático. A perda dessa quantidade de células beta afeta, provavelmente, tanto o seu funcionamento residual quanto o dos outros tipos celulares da ilhota. Após o diagnóstico, a capacidade de manter a função residual, avaliada pela produção do peptídeo-C, é heterogênea em termos do tempo decorrido para seu esgotamento total.[6]

Estágios do DM1

Os estudos prospectivos, longitudinais com indivíduos de risco genético para o DM1, demonstraram que seu processo patogênico progride em um *continuum* de tempo, desde uma fase pré-clínica assintomática até a doença diabética crônica com complicações vasculares, em uma velocidade variável mas previsível, permitindo a caracterização de estágios bem definidos (Figura 1) e adotados atualmente por diversas sociedades de especialistas internacionais (Endocrine Society, American Diabetes Association, American Association of Clinical Endocrinologists, International Society for Pediatric and Adolescent Diabetes),[6] apresentados a seguir:

- Estágio 1: DM1 pré-sintomático, com autoimunidade positiva (dois ou mais autoanticorpos contra ilhota) e glicemia normal. Corresponde à fase de doença imunológica; em muitos casos, a progressão para a doença clínica ocorrerá em um período entre 8-10 anos. Para crianças triadas ao nascimento pelo risco genético, assim como para parentes de primeiro grau de portadores de DM1, a chance de progressão para doença sintomática em 5-10 anos é de 44 e 70%, respectivamente, aproximando-se de 100% durante a vida inteira.
- Estágio 2: DM1 pré-sintomático, com autoimunidade positiva (dois ou mais autoanticorpos contra ilhota) e disglicemia pré-diabética (glicemia de jejum alterada e/ou tolerância à glicose diminuída no TOTG). Corresponde à fase de doença quase irreversível, com perda funcional de células beta e início da doença metabólica. O risco de doença sintomática em um prazo de 5 anos é de aproximadamente 75%, chegando a 100% durante a vida inteira.
- Estágio 3: DM1 sintomático, com autoimunidade positiva (dois ou mais autoanticorpos contra ilhota) e disglicemia diabética (glicemia de jejum diabética e/ou TOTG diabético, elevação da HbA1c). Corresponde à fase de aceleração autoimune da doença, com presença de sinais e sintomas típicos do DM1 como poliúria, polidipsia, perda de peso, cetoacidose diabética.

A capacidade de rastrear o risco para o DM1 e identificar um estágio pré-sintomático promove uma janela de oportunidades para a implantação de possíveis intervenções capazes de prevenir ou retardar o início dos sintomas clínicos. Teoricamente, poderia ser iniciada em três etapas diferentes no curso da doença:

1. Prevenção: antes do desenvolvimento do DM1.
2. Preservação: após o diagnóstico, enquanto existem células beta funcionantes.
3. Reposição de células beta: para portadores do DM1 estabelecido, sem reserva funcional endógena de células beta.

Em aproximadamente 80% das crianças e adolescentes, as necessidades diárias de insulina diminuem transitoriamente após o início da insulinoterapia, provavelmente em virtude da recuperação funcional das células beta ainda presentes, com melhora da secreção endógena de insulina e de sua sensibilidade nos tecidos periféricos. Essa fase, denomina-

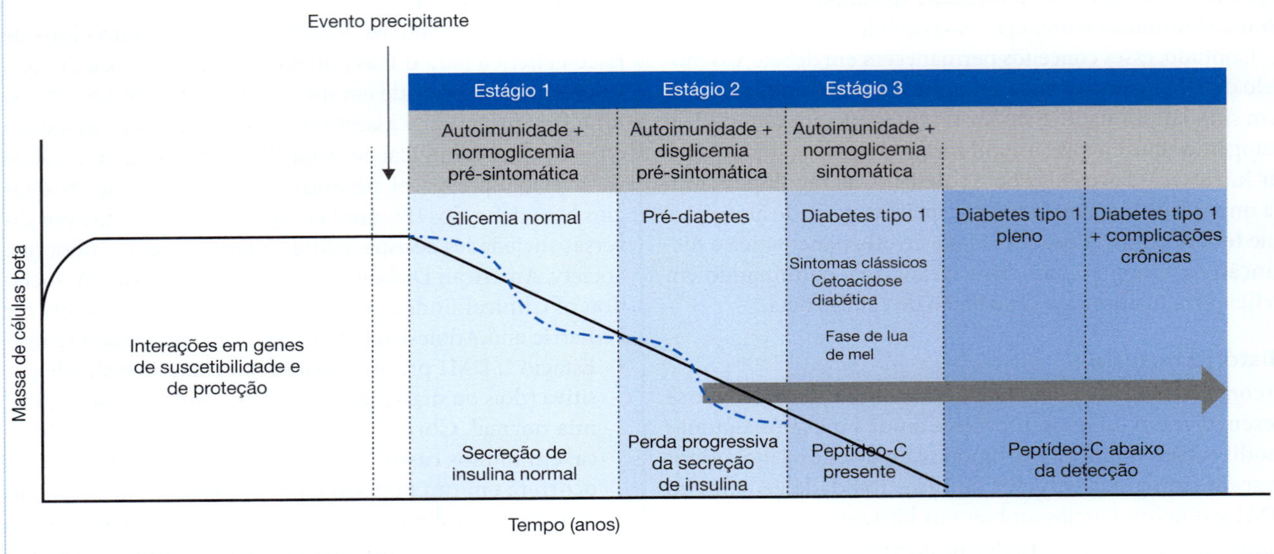

Figura 1 Estágios do diabetes *mellitus* tipo 1 (DM1).
Fonte: modificada de Insel et al., 2017.[5]

da fase de remissão parcial, fase de lua de mel, ou estágio 3 precoce, inicia-se dentro de dias a semanas após o início da insulinoterapia e pode durar por meses ou anos; as concentrações plasmáticas de glicose costumam ficar estáveis dentro dos limites da normalidade, apesar de ocorrerem flutuações em função da dieta e da atividade física. Evidências clínicas sugerem que sua preservação possa diminuir o risco do desenvolvimento das complicações vasculares e dos episódios de hipoglicemia graves, o que justifica o desenvolvimento de intervenções terapêuticas capazes de preservar a função das células beta em pacientes recém-diagnosticados.[6]

Estudos de preservação

Os estudos de preservação visam interromper a destruição das células beta pancreáticas após o diagnóstico do DM1, quando se supõe que ainda existam entre 15-40% delas em funcionamento, o que garantiria melhor controle metabólico, concentrações mais baixas de HbA1c, menor variabilidade glicêmica e risco mais baixo de hipoglicemias.

O uso do teplizumabe (anticorpo monoclonal anti-CD3) apresentou resultados favoráveis na preservação das células beta em estudo randomizado, controlado por placebo, de prevenção do DM1 clínico em parentes na fase pré-sintomática da doença (múltiplos anticorpos positivos e disglicemia), demonstrando ser efetivo em diminuir a taxa de incidência anual do DM1, sendo também considerado seguro.[7]

Havendo reprodutibilidade desses resultados, será aberta a perspectiva de um tratamento preventivo a ser oferecido na prática clínica, capaz de manter maior reserva de células beta, minimizando os riscos das complicações de curto e longo prazo.

Tratamento

A fase de remissão da doença é parcial, transitória, e sua progressão para uma fase de dependência crônica da insulina exógena varia em função da perda gradual da reserva de células beta. A insulinoterapia exógena é ainda a única forma de reposição insulínica em crianças e adolescentes com DM1, e a educação continuada para o autocuidado é o meio de promover a integração à vida diária dos esquemas diversificados de administração de insulina, das técnicas de abordagem nutricional, da atividade física regular, do monitoramento glicêmico intensivo, capacitando o paciente e seus cuidadores à manutenção do controle glicêmico o mais normal possível, a maior parte do tempo.

O tratamento intensivo com insulina em esquema basal-bolo (múltiplas aplicações de dois tipos de insulina ao dia ou sistema de infusão contínua de insulina subcutânea – bomba de insulina) é recomendado, após vários benefícios obtidos ao longo dos anos em estudos prospectivos, que demonstraram que o controle glicêmico mais rigoroso previne as complicações crônicas advindas do mau controle.[8,9]

As diferentes entidades médicas de diabetes, como a American Diabetes Association (ADA), a International Society for Pediatric and Adolescent Diabetes (Ispad) e a Sociedade Brasileira de Diabetes (SBD), recomendam como meta de bom controle metabólico o valor de hemoglobina glicada (HbA1c) abaixo de 7% em pacientes sem risco de hipoglicemias.[10-12] As metas glicêmicas recomendadas para adultos (> 18 anos) são glicemias pré-prandiais entre 80-130 mg/dL e 2 horas pós-prandial < 180 mg/dL. Para crianças e adolescentes, a ADA recomenda glicemias de jejum e pré-prandiais entre 90-130 mg/dL, e, ao deitar e na madrugada, entre 90-150 mg/dL. A Ispad, nessa faixa etária, recomenda manter glicemias de jejum ou pré-prandiais entre 70-130 mg/dL, pós-prandiais entre 90-180 mg/dL, e ao deitar entre 90-140 mg/dL. Mais recentemente, com o advento e a difusão da monitorização contínua da glicose (CGM), que medem a glicose intersticial, em tempo real (rtCGM) ou intermitente (iCGM), novas métricas têm sido associadas à HbA1c para determinar critérios de bom controle glicêmico, sendo recomendado manter idealmente a glicose dentro do tempo alvo (70-80 mg/dL), em > 70% do tempo; abaixo do alvo (< 70 mg/dL), em < 4% do tempo, sendo < 1% abaixo de 54 mg/dL; e acima do alvo (> 180 mg/dL), em < 25% do tempo.

O objetivo do tratamento do DM1 visa manter a glicose/glicemia o mais próximo possível da normalidade a maior parte do tempo. A insulinoterapia em esquema intensivo (esquema basal-bolo), seja com múltiplas aplicações de insulina ao dia (MDI) ou com sistema de infusão contínua de insulina, constitui a principal forma terapêutica.

Do ponto de vista prático, o tratamento do DM1 requer a administração de uma insulina de ação basal, responsável por impedir a lipólise endógena e a liberação hepática de glicose no período entre as refeições, e uma insulina aplicada antes das refeições (bolo alimentação: quantidade de carboidratos da dieta; bolo correção: correção da hiperglicemia pré-prandial) e em situações de hiperglicemias interprandiais.

Desde o estudo Diabetes Control and Complications Trial (DCCT), publicado em 1993[8] que demonstrou que o tratamento insulínico intensivo (aplicação de múltiplas doses de dois tipos de insulina de ações diferentes ou bomba de insulina), quando comparado ao tratamento convencional (aplicação de um tipo de insulina ou 1-2 aplicações de insulina ao dia, de ações diferentes), foi superior na prevenção das complicações crônicas, diferentes esquemas terapêuticos com insulina têm sido utilizados.

No esquema intensivo em MDI, preconiza-se o uso da insulina de ação basal (NPH humana: 2-4 vezes ao dia, glargina U100 ou U300 (> 18 anos): 1-2 vezes ao dia, detemir: 1-2 vezes ao dia, degludeca: 1 vez ao dia) associado a insulina de ação rápida/ultrarrápida (insulina regular, análogo rápido: lispro, asparte ou glulisina, análogo ultrarrápido: fast-asparte – FIASP®). A forma clássica de tratamento intensivo é a aplicação da insulina NPH em 2 doses diárias (70% pela manhã e 30% ao deitar) em associação a 3 ou 4 aplicações de insulina de ação rápida ou de análogo rápido ou ultrarrápido. Quando a insulina NPH humana é aplicada 3 vezes ao dia, a proporção é de 50% no desjejum, 25% no almoço (60% NPH e 40% rápida ou ultrarrápida) e em torno de 25% ao deitar. Em casos de 4 aplicações ao dia, aplica-se em torno de 30% da dose ao acordar, 30% no almoço, 20% no jantar e 20% ao deitar. A substituição da insulina NPH humana pelas insulinas análogas basais glargina e degludeca é realizada por meio da redução da dose da insulina basal em 20%, sendo posteriormente ajustada conforme o resultado da glicemia de jejum e pelo análogo detemir não requerer diminuição da dose da insulina NPH.[10,13-15]

A dose diária de insulina deve ser individualizada e depende de vários aspectos, como idade, peso corporal, estadiamento puberal, tempo de duração e fase do diabetes, estado dos locais de aplicação de insulina, quantidade dos carboidratos da dieta, resultado da glicemia capilar e/ou glicose intersticial (CGM), rotina diária (prática de atividade física, horários) e presença de intercorrências (infecções, dias doentes, situações de estresse ou procedimentos cirúrgicos).[10,13-15] Ao diagnóstico de DM1 ou após diagnóstico em cetoacidose diabética, recomenda-se que a dose de insulina total varie de 0,5-1 U/kg/dia, sendo que, em alguns casos, doses maiores de insulina podem ser necessárias. Em situações de remissão parcial da doença (também conhecida como fase de lua-de-mel), a dose total de insulina necessária é menor (≤ 0,5 U/kg/dia), inclusive em alguns casos com doses < 0,3U/kg/dia. Após essa fase de remissão, existe um incremento na necessidade diária de insulina para 0,7-1 U/kg/dia em crianças, 1-2 U/kg/dia durante a puberdade e em dias doentes ou situações de estresse podendo alcançar doses maiores (1,2-1,5 U/kg/dia). Quanto à proporção da insulina basal-bolo, recomenda-se, em lactentes e crianças menores em idade pré-escolar, uma dose total de insulina basal de aproximadamente 30%, em crianças pré-púberes, adolescentes e adultos jovens de 40%, e, em alguns casos específicos, podendo chegar a 50%. Nos Quadros 2 e 3 estão descritas, respectivamente, as doses de insulina em diferentes fases e situações, e os diferentes tipos de insulina e formas de insulinização.[10,13-15]

O tratamento intensivo em sistema de infusão contínua de insulina (SICI) tem como objetivo mimetizar a secreção endógena de insulina, por meio da administração subcutânea contínua de insulina durante as 24 horas do dia. Nessa forma de tratamento, utiliza-se somente um tipo de insulina análogo de ação rápida ou ultrarrápida, que exerce duas funções: uma função de insulina basal que fica pré-programada, inclusive em sistemas mais novos. Essa insulina basal, após alguns dias de uso, de forma automática, sofre ajustes. Além de uma insulina bolo, que também é aplicada pelo sistema, porém precisa de alguns comandos para liberar a insulina e tem como objetivo trazer a glicemia para a meta e/ou para cobrir a quantidade de alimentos ingeridos, principalmente os carboidratos da dieta. Este bolo é preestabelecido no sistema baseado no fator de sensibilidade (quanto 1 unidade de insulina diminui a glicose/glicemia), razão insulina/carboidrato (quanto 1 unidade de insulina metaboliza uma

Quadro 2 Dose total diária de insulina nas diferentes fases do diabetes melito tipo 1

	Dose total de insulina
Fase de remissão parcial	< 0,3 a < 0,5 U/kg/dia
Ao diagnóstico DM1/ logo após CAD	0,5-1 U/kg/dia
Crianças pré-púberes	0,7-1 U/kg/dia
Púberes	1-2 U/kg/dia
Dias doentes ou estresse emocional	1,2-1,5 U/kg/dia

CAD: cetoacidose diabética.

Quadro 3 Diferentes tipos de insulina e formas de insulinização

Insulina basal	% dose: 30-40%	Aprovação
NPH humana	2-4 x dia	Crianças e adultos
Análogo de ação longa		
Glargina U-100	1-2 x dia	Crianças (≥ 2 anos) e adultos
Glargina U-300	1 x dia	Adultos (> 18 anos)
Detemir	2 x dia	Crianças (≥ 1 ano) e adultos
Degludeca	1 x dia	Crianças (≥ 1 ano) e adultos
Insulina prandial	**% dose: 60-70%**	
Regular	3 x dia	Crianças e adultos
Análogo de ação curta/rápida		
Lispro	3-4 x dia	Crianças (> 2 anos) e adultos
Asparte	3-4 x dia	Crianças (≥ 2 anos) e adultos
Glulisina	3-4 x dia	Crianças (≥ 4 anos) e adultos
Análogo de ação ultrarrápida		
Fiasp® insulina asparte	3-4 x dia	Crianças (≥ 1 ano) e adultos

quantidade de "X" gramas de carboidratos da dieta) e as metas glicêmicas preestabelecidas.[10,12-15]

As principais indicações para SICI são crianças menores de 6 anos (idade pré-escolar), pacientes com grande variabilidade glicêmica ao longo do dia, fenômeno do alvorecer com inadequado controle em MDI, presença de hipoglicemias (nível 2 frequentes, hipoglicemias nível 3 ou severas ou assintomáticas), mulheres que desejam gestar ou gestantes, pacientes com gastroparesias, controle metabólico inadequado (HbA1c acima do alvo para determinada idade).[10,12-15]

Complicações agudas

Hipoglicemia

A hipoglicemia é a complicação aguda mais comum no tratamento do DM1, além de representar uma significativa proporção das mortes de diabéticos na faixa etária pediátrica.

Na prática clínica, define-se como hipoglicemia um valor da glicemia sérica, capilar ou no líquido intersticial menor ou igual a 70 mg/dL. Os episódios são classificados como nível 1: se a glicemia estiver entre 54-70 mg/dL; nível 2: se a glicemia está abaixo de 54 mg/dL com ou sem sintomas (considera-se uma situação de risco e que requer imediata atenção); nível 3: hipoglicemia grave, com perda da capacidade cognitiva (incluindo coma e convulsões), exigindo assistência de outra pessoa para administrar ativamente carboidratos, glucagon ou tomar outras ações corretivas.[11,16]

São fatores de risco para hipoglicemia: crianças menores de 6 anos, diabetes de longa duração; barreiras ao acesso de insumos para o tratamento; ambiente familiar desfavorável. Somam-se a esses fatores algumas comorbidades, como doença celíaca, insuficiência adrenal, hipotireoidismo, insuficiência renal e distúrbios psiquiátricos. No dia a dia, deve-se sempre dar atenção às situações de maior risco, como a prática de exercícios físicos; a ingestão de álcool; a ocorrência prévia de episódios graves de hipoglicemia e as doenças intercorrentes que cursam com redução da absorção intestinal (gastroenterites).

O reconhecimento da hipoglicemia é fundamental para a prevenção de suas complicações. A educação em diabetes e a monitorização glicêmica intensiva são as ferramentas para a prevenção, para o correto diagnóstico (habilidade de detecção de sinais e sintomas sutis) e o tratamento adequado. O Quadro 4 mostra as manifestações clínicas da hipoglicemia em crianças e adolescentes.

Quadro 4 Sinais e sintomas de hipoglicemia

Autonômicos	Tremores Sudorese fria Palpitação Palidez cutânea
Neuroglicopênicos	Visão turva Diplopia Fala arrastada Confusão mental Dificuldade de memória Vertigem Marcha instável Perda de consciência Convulsão
Comportamentais	Irritabilidade Agitação Pesadelos Choro inconsolável
Não específicos	Fome Cefaleia Náusea Vômitos Cansaço

Na vigência de eventos hipoglicêmicos leves, os pacientes devem receber uma fonte de carboidrato de rápida absorção (Quadro 5): 15 g de glicose nos adultos e aproximadamente 0,3 g/kg para crianças. Na prática, para crianças pré-escolares, são geralmente necessários 3-5 g de carboidratos, para os escolares, 7-10 g e, para adolescentes, 10-15 g.

Quadro 5 Exemplos de fontes de carboidrato de absorção rápida, para tratamento de hipoglicemia

Alimento	Quantidade	Carboidratos (g)
Açúcar simples	1 colher de chá 1 colher de sobremesa 1 colher de sopa	5 g 10 g 15 g
Mel	1 colher de sopa	12 g
Suco de laranja	200 mL	15 g
Refrigerante comum	150 mL	15 g
Gel de glicose (Glinstan®)	1 unidade	15 g
Pastilha de glicose (Glicofast®)	1 unidade	3 g

No caso de hipoglicemia grave e sem capacidade de alimentação via oral, o tratamento deverá ser realizado via parenteral. Em ambiente domiciliar, deve ser administrado glucagon (frasco de 1 mg/mL) via IM ou SC (1 mg para crianças com mais de 25 kg e 0,5 mg para crianças com menos de 25 kg).

Hiperglicemia

Define-se a hiperglicemia como a glicemia acima do intervalo normal ou indicado para cada faixa etária.

Se a hiperglicemia for detectada previamente às refeições, a correção geralmente já está prevista na receita médica, juntamente com a dose calculada para o alimento. Se a alteração ocorrer no período pós-prandial, ou mesmo durante a madrugada, orienta-se ao paciente a correção da hiperglicemia com insulina de ação rápida (preferencialmente de ação ultrarrápida), com base no alvo glicêmico preestabelecido (de acordo com a faixa etária, fase do diabetes, hora do dia etc.) e no fator de sensibilidade.

Se a hiperglicemia é grave e sustentada (p. ex., persistentemente acima de 300 mg/dL), orientam-se repouso, hidratação oral e doses mais frequentes de insulina. O déficit de insulina pode ser relativo ou absoluto (p. ex., pela omissão de doses), sendo a cetonemia capilar (ou cetonúria) uma ferramenta útil para avaliar o risco de progressão para cetoacidose diabética (CAD).

A CAD é um distúrbio metabólico grave que decorre da falta relativa ou absoluta de insulina, levando à necessidade de mobilização rápida de energia dos depósitos do músculo estriado, tecido adiposo e fígado. O diagnóstico de diabetes em 25-50% dos casos é feito a partir de um quadro de CAD e constitui ainda a causa mais comum de internações recorrentes nos pacientes com controle metabólico ruim. Quase sempre existem fatores desencadeantes ou precipitantes, como a interrupção da injeção diária de insulina, infecções ou traumas. Erros ou excessos dietéticos e estresse emocional podem facilitar a descompensação. Os principais sinais e sintomas são: poliúria, polidipsia, fadiga, polifagia, emagrecimento e dor abdominal, que evoluem para náusea, vômitos, desidratação, letargia, hiperventilação e hálito cetônico. A glicemia normalmente está acima de 250 mg/dL e o pH plasmático abaixo de 7,3. A concentração de beta-hidroxibutirato plasmático encontra-se acima de 3 mmol/L. O tratamento da CAD é baseado em protocolos bem estabelecidos e envolve hidratação parenteral, insulinoterapia (geralmente endovenosa), reposição eletrolítica (em especial potássio) e restabelecimento do equilíbrio acidobásico.

Complicações crônicas

As complicações crônicas relacionadas ao diabetes são de origem micro e macrovascular. As doenças microvasculares incluem nefropatia, retinopatia e neuropatia. As manifestações de doença macrovascular incluem doença cardíaca, acidente vascular cerebral e doença vascular periférica.

A compreensão dos fatores de risco para as complicações crônicas relacionadas ao diabetes é resultado dos achados do DCCT, estudo multicêntrico que forneceu evidências inequívocas de que o tratamento intensivo do diabetes e o bom controle glicêmico levam a uma redução significativa do risco de complicações microvasculares em comparação com o tratamento convencional.[8,9,17] Sem o adequado controle glicêmico aumentam as chances de desenvolvimento e evolução das complicações, que pioram a qualidade de vida dos pacientes: a progressão para a insuficiência renal, levando à necessidade de hemodiálise e transplante renal; a progressão da lesão na retina, podendo chegar à cegueira; a progressão da neuropatia, levando a úlceras crônicas dos membros inferiores e a amputações de membros, além dos graves desfechos cardiovasculares.

São vários os mecanismos envolvidos na gênese dessas complicações, mas a hiperglicemia crônica ou o predomínio do estado hiperglicêmico prolongado tem papel preponderante na patogênese da lesão endotelial do diabetes. Podem ser considerados fatores de risco a maior duração do diabetes, idade avançada e puberdade. Estudos longitudinais também relataram que a idade mais jovem de início de DM1, especialmente antes da puberdade, está associada a um tempo mais longo sem complicações, como nefropatia e retinopatia.[18] A Quadro 6 traz a recomendação de triagem das complicações crônicas para crianças e adolescentes com DM1.

As complicações macrovasculares constituem importante causa de mortalidade dos indivíduos com DM, os quais apresentam risco 2-4 vezes mais alto de desenvolver aterosclerose em relação à população não diabética. A hipertensão arterial tem maior impacto nas doenças cardiovasculares em pacientes com diabetes do que em indivíduos sem essa condição. História familiar positiva (especialmente os eventos precoces), dislipidemia, resistência à insulina, hipertensão e tabagismo elevam ainda mais o risco cardiovascular dos diabéticos.[18]

Quadro 6 Recomendações de triagem e fatores de risco para complicações vasculares

	Início da triagem	Exame	Fatores de risco
Nefropatia	11 anos, com 2-5 anos de diabetes	Reação albumina/creatinina em amostra única de urina	• Hiperglicemia. • Hipertensão arterial. • Dislipidemia. • Tabagismo.
Retinopatia	11 anos, com 2-5 anos de diabetes	Fotografia de retina ou oftalmoscopia midriática	• Hiperglicemia. • Hipertensão arterial. • Dislipidemia. • Sobrepeso/obesidade.
Neuropatia	11 anos, com 2-5 anos de diabetes	• História. • Exame físico. • Testes específicos.	• Hiperglicemia. • Sobrepeso/obesidade. • Idade. • Duração do diabetes. • Genética.
Doença macrovascular	11 anos, com 2-5 anos de diabetes	Perfil lipídico de 2/2 anos. Pressão arterial anualmente.	• Hiperglicemia. • Hipertensão arterial. • Dislipidemia. • Sobrepeso/obesidade. • Tabagismo.

Fonte: modificado de Donaghue et al., 2018.[17]

Doenças associadas

As crianças com DM1 apresentam maior risco de desenvolver doenças autoimunes associadas. A tireoidite de Hashimoto é a patologia tireoidiana mais prevalente em crianças e adolescentes, e sua prevalência no DM1 aumenta com a idade, especialmente no período puberal. O hipotireoidismo ocorre em 4-15% das crianças e adolescentes com DM1. Deve-se realizar avaliação da função tireoidiana com dosagem de TSH e anticorpo antitireoperoxidase ao diagnóstico e posteriormente a cada 1-2 anos ou quando houver sintomatologia clínica.[3,10]

A doença celíaca é uma enteropatia de origem autoimune, causada pela intolerância ao glúten da dieta (proteína presente no trigo, centeio e cevada). A prevalência da doença celíaca na população geral é de 0,15-2,6%, no entanto em pessoas com DM1 ocorre de 2,4-16,4%, com prevalência global de 6,2%. Todas as crianças e adolescentes devem ser rastreados ao diagnóstico e a cada 2 anos (até o 5º ano de diabetes), ou na presença de sinais e sintomas gastrointestinais ou extraintestinais, baixo ganho de peso, perda de peso, hipoglicemias inexplicáveis, controle metabólico ruim. Solicita-se a dosagem de anticorpos antitransglutaminase ou antiendomísio IgA em pessoas sem deficiência de IgA.3.[10]

DIABETES MELITO TIPO 2

O DM2 tem sido diagnosticado cada vez mais em crianças e adolescentes, com grande variabilidade entre grupos populacionais e origem étnica/racial, mas sempre associado ao aumento da prevalência do sobrepeso/obesidade nas populações estudadas. O fato de ser uma condição multifatorial, com base poligênica e forte componente ambiental, além de habitualmente apresentar evolução lenta e insidiosa, semelhante ao perfil observado em adultos, muitas vezes representa grande desafio tanto para a identificação como para o manejo adequado a cada indivíduo em particular.

Etiologia/fisiopatogenia

Com perfil genético muito variável, geralmente associada a populações com evolução de restrição metabólica (p. ex., índios Pima do Arizona, nativos da Polinésia), a presença de DM2 em parentes de 1º grau aumenta consideravelmente o risco, e seu fator desencadeante mais importante, a obesidade visceral, promove um estado pró- inflamatório e intensifica a resistência insulínica, que progride para estados hiperglicêmicos, desde intolerância à glicose até o DM2 plenamente instalado.

Estudos vêm demonstrando que, em jovens, muitas vezes a evolução é mais rápida, a partir da instalação da resistência insulínica, levando a uma falência da célula beta, passando da intolerância à glicose (ou pré-diabetes) ao franco estado diabético em tempo relativamente curto, quando comparado a adultos.

Epidemiologia

Pelo fato de ser uma doença crônica não transmissível (DCNT) que por definição tem evolução lenta e insidiosa, as prevalências do DM2 variam amplamente em diferentes populações. No Brasil não temos estudos epidemiológicos sobre incidência/prevalência de DM2 em crianças e adolescentes, mas estudo abrangente sobre síndrome metabólica (SM) realizado em quase 40 mil adolescentes brasileiros de todas as regiões do país entre 12-17 anos identificou a SM em 2,6% dessa população, sendo que apenas cerca de 20% desses indivíduos apresentaram glicemia elevada.[19]

Diagnóstico

Como normalmente são indivíduos assintomáticos, o diagnóstico deve ser investigado em situações de risco, principalmente nos indivíduos com sobrepeso/obesidade. Segundo diretrizes da SBD,[3] os critérios de risco para indivíduos abaixo de 45 anos, o que inclui crianças e adolescentes, são:

- Pré-diabetes.
- História familiar de diabetes melito (DM), em parente de primeiro grau.
- Raça/etnia de alto risco para DM (negros, hispânicos ou índios Pima).
- Mulheres com diagnóstico prévio de diabetes melito gestacional.
- História de doença cardiovascular.
- Hipertensão arterial.
- HDL-c < 35 mg/dL e/ou triglicérides > 250 mg/dL.
- Síndrome de ovários policísticos.
- Sedentarismo.
- Acantose *nigricans*.

Para ilustrar objetivamente os critérios a serem utilizados no diagnóstico do DM2, os estados glicêmicos e sua classificação estão no Quadro 1.

Tratamento

O tratamento de escolha é sempre baseado na mudança de estilo de vida (MEV) como foco principal, já que, se bem implementado, leva a uma reversão do principal desencadeante, que é o sobrepeso/obesidade. Evidências atuais vêm comprovando que o tratamento deve ser o mais efetivo possível, evitando ou retardando a progressão para complicações crônicas, micro e macroangiopáticas.

Suporte nutricional, apoio social e psicológico, e se possível com educador físico, podem obter resultados positivos em parcela variável dos pacientes.

Como a MEV efetiva, que pode reverter os quadros iniciais (resistência insulínica/intolerância à glicose), normalmente não obtém sucesso em mais do que 10% dos pacientes, a introdução de tratamento medicamentoso, como a metformina e a insulinoterapia, não deve ser postergada (Quadro 7).

Quadro 7 Tratamento medicamentoso do DM2[20]

1. Tratamento farmacológico em jovens com DM2 deve incluir metformina e insulina, isolados ou associados, dependendo do grau de hiperglicemia e distúrbio metabólico, presença ou ausência de cetose/cetoacidose.
2. Pacientes metabolicamente estáveis (HbA1c < 8,5% assintomáticos) devem iniciar metformina.
3. Pode ser iniciada dose entre 500-1.000 mg/dia por 7-15 dias, com ajuste da dose semanalmente por 3-4 semanas, dependendo da tolerância do paciente, até um máximo de 1 g 2x/dia ou 850 mg 3x/dia.
4. Pacientes em cetose/cetoacidose devem ser tratados inicialmente com insulina (SC ou EV) até correção metabólica. A metformina pode ser iniciada após a correção, e a transição para metformina normalmente pode ser obtida gradualmente, com segurança, entre 2-6 semanas.
5. Tratamento subsequente a) Se o paciente não atinge o alvo de HbA1c < 7% em 4 semanas em monoterapia com metformina, a adição de insulina basal deve ser considerada b) Se o alvo não for atingido com a combinação de metformina e insulina basal (acima de 1,5 U/kg), insulina prandial deve ser iniciada e ajustada até que HbA1c < 7% seja obtida.

REFERÊNCIAS BIBLIOGRÁFICAS

1. American Diabetes Association. 2. Classification and Diagnosis of Diabetes: Standards of Medical Care in Diabetes-2021. Diabetes Care. 2021;44(Suppl.1):S15-S33.
2. SBD – Diretrizes da Sociedade Brasileira de Diabetes 2019-2020. Disponível em: http://www.saude.ba.gov.br/wp-content/uploads/2020/02/Diretrizes-Sociedade-Brasileira-de-Diabetes-2019-2020.pdf.
3. Ilonen J, Lempainen J, Veijola R. The heterogeneous pathogenesis of type 1 diabetes mellitus. Nat Rev Endocrinol. 2019;15(11):635-50.
4. Peters L, Posgai A, Brusko TM. Islet-immune interactions in type 1 diabetes: the nexus of beta cell destruction. Clin Exp Immunol. 2019;198(3):326-40.
5. Insel R, Dutta S, Hedrick. Type 1 diabetes: disease stratification. Biomed Hub 2017;2(Suppl.1):481131.
6. Herold KC, Bundy BN, Long SA, Bluestone JA, DiMeglio LA, Duford MJ, et al. An anti-CD3 antibody, teplizumab, in relatives at risk for type 1 diabetes. N Engl J Med. 2019;381:603-61.
7. The effect of intensive treatment of diabetes on the development and progression of long-term complications in insulin-dependent diabetes mellitus. The Diabetes Control and Complications Trial Research Group. N Engl J Med. 1993;329(14):977-86.
8. Epidemiology of Diabetes Interventions and Complications (EDIC). Design, implementation, and preliminary results of a long-term follow-up of the Diabetes Control and Complications Trial cohort. Diabetes Care. 1999;22(1):99-111.
9. Children and Adolescents: Standards of Medical Care in Diabetes-2021. Diabetes Care Jan;44(Suppl.1):S180-S199.
10. DiMeglio LA, Acerini CL, Codner E, Craig ME, Hofer SE, Pillay K, et al. Ispad clinical practice consensus guidelines 2018: glycemic control targets and glucose monitoring for children, adolescents, and young adults with diabetes. Pediatr Diabetes. 2018;19(Suppl.27):105-14.
11. Posicionamento Oficial SBD 2020, nº 01/2020. Conduta terapêutica no diabetes tipo 1: Algoritmo SBD 2020.
12. Iqbal A, Novodvorsky P, Heller SR. Recent updates on type 1 diabetes mellitus management for clinicians. Diabetes Metab J. 2018;42(1):3-18.
13. Danne T, Phillip M, Buckingham BA, Jarosz-Chobot P, Saboo B, Urakami T, et al. Ispad clinical practice consensus guidelines 2018: insulin treatment in children and adolescents with diabetes. Pediatr Diabetes. 2018;19(Suppl.27):115-35.
14. Sundberg F, Barnard K, Cato A, de Beaufort C, DiMeglio LA, Dooley G, et al. Ispad guidelines: managing diabetes in preschool children. Pediatr Diabetes. 2017;18(7):499-517.
15. Abraham MB, Jones TW, Naranjo D, Karges B, Oduwole A, Tauschmann M, et al. Ispad clinical practice consensus guidelines 2018: assessment and management of hypoglycemia in children and adolescents with diabetes. Pediatr Diabetes. 2018;19(Suppl.27).
16. Effect of intensive diabetes treatment on the development and progression of long-term complications in adolescents with insulin-dependent diabetes mellitus: Diabetes Control and Complications Trial. Diabetes Control and Complications Trial Research Group. J Pediatr. 1994;125(2):177-88.
17. Donaghue KC, Marcovecchio ML, Wadwa RP, Chew EY, Wong TY, Calliari LE, et al. Ispad clinical practice consensus guidelines 2018: microvascular and macrovascular complications in children and adolescents. Pediatr Diabetes. 2018;19(Suppl.27):262-74.
18. Kuschnir MCC, Bloch KV, Szklo M, Klein CH, Barufaldi LA, Abreu GA, et al. Erica: prevalência de síndrome metabólica em adolescentes brasileiros. Rev Saude Publica. 2016;50(Supl.1):11s.
19. Arslanian S, Bacha F, Grey M, Marcus MD, White NH, Zeitler P. Evaluation and management of youth-onset type 2 diabetes: a position statement by the American Diabetes Association. Diabetes Care. 2018;41:2648-68.
20. International Diabetes Federation. IDF Diabetes Atlas 9th edition, 2019. Disponível em:: www.diabetesatlas.org. Acesso em janeiro de 2021.

CAPÍTULO 5

DISLIPIDEMIAS PRIMÁRIAS

Ricardo Fernando Arrais
Jacqueline Araujo
Suzana Nesi-França
Thereza Selma Soares Lins

AO FINAL DA LEITURA DESTE CAPÍTULO, O PEDIATRA DEVE ESTAR APTO A:

- Saber as indicações e as idades para pesquisar dislipidemia na infância.
- Reconhecer as principais causas de dislipidemias primárias e suas bases fisiopatológicas.
- Orientar estratégias de prevenção e medidas não farmacológicas que possam auxiliar no controle.
- Saber indicar o tratamento medicamentoso.

INTRODUÇÃO

As doenças cardiovasculares (DCV), especialmente as de origem aterosclerótica, representam cerca de 30% das mortes em todo o mundo, sendo que no Brasil são a principal causa de morbidade e mortalidade em adultos. Adicionalmente, acarretam significante impacto socioeconômico para os pacientes, seus familiares e para o Estado, devido à alta frequência de internações, afastamentos médicos e aposentadorias precoces.

A dislipidemia caracterizada por elevação da lipoproteína de baixa densidade (LDL colesterol ou LDL-C), do colesterol não HDL, de triglicerídeos (TG) e baixos níveis de lipoproteína de alta densidade (HDL colesterol ou HDL-C) é um fator de risco bem estabelecido para DCV.

As evidências combinadas de estudos de autópsia e estudos de coorte indicam fortemente que os níveis anormais de lipídeos (principalmente elevação do LDL-C e colesterol não HDL) na infância estão associados ao aumento da aterosclerose. Portanto, a doença aterosclerótica inicia-se silenciosamente na infância, progride durante a adolescência e a idade adulta e acarreta DCV em adultos ou idosos. A identificação precoce da dislipidemia, associada à mudança no estilo de vida e ao tratamento medicamentoso, pode atenuar o risco cardiovascular na vida adulta.[1]

PREVALÊNCIA

Nos EUA, em 2011 e 2012, aproximadamente 1 em cada 5 crianças e adolescentes com idades entre 8-17 anos apresentaram níveis alterados dos parâmetros lipídicos. Estudos brasileiros populacionais demonstram, segundo região e critério, prevalências de 10-23,5% de dislipidemia em crianças e adolescentes.[1] Estudos nacionais mais recentes, com avaliação de 38.069 adolescentes, demonstraram que quase 65% dos adolescentes brasileiros apresentam pelo menos um parâmetro lipídico que se desvia da faixa desejável.[2]

METABOLISMO LIPÍDICO

Em face da aterogênese, os lipídeos biologicamente mais relevantes são o colesterol, os triglicerídeos e os ácidos graxos. O colesterol é precursor dos hormônios esteroides, dos ácidos biliares e da vitamina D, além de ser componente das membranas celulares, atuando na ativação de enzimas aí situadas. Os ácidos graxos são classificados como saturados (p. ex., láurico, mirístico, palmítico e esteárico) e insaturados (p. ex., ômega-3, ômega-6). Os triglicerídeos são formados a partir de três ácidos graxos ligados a uma molécula de glicerol e constituem uma fonte importante de armazenamento energético proveniente da dieta, sendo depositado nos tecidos adiposo e muscular. Altos níveis de triglicerídeos também estão associados com aterosclerose. As lipoproteínas são formadas pela associação de lipídeos, insolúveis em água, com proteínas específicas formando complexos solúveis e podendo ser transportados no plasma. São classificadas de acordo com a densidade em quilomícrons (QM), VLDL (lipoproteínas de muito baixa densidade), LDL-C e HDL-C. Na camada externa desse complexo encontram-se as apoproteínas, que se ligam aos receptores específicos nas membranas das células responsáveis pelo metabolismo das lipoproteínas.

O metabolismo dos lipídeos e lipoproteínas pode ser subdividido em duas fases: via intestinal e via hepática.

- Via intestinal: essa fase corresponde ao transporte dos lipídeos da dieta para a circulação sistêmica. Mais de 95% das gorduras alimentares são triglicerídeos, cerca de 75-150 g/dia. Por outro lado, a maior parte do colesterol é sintetizada no fígado (cerca de 2/3) e apenas 1/3 é proveniente da dieta (300-600 mg/dia). No intestino, o TG e o colesterol são incorporados aos QM, que, na circulação sanguínea, sofrem hidrólise pela enzima lipase lipoproteica endotelial, com consequente liberação de ácidos graxos para os tecidos.
- Via hepática: corresponde ao transporte dos lipídeos para as células e de volta para o fígado. Os QM remanescentes e os ácidos graxos são capturados pelo fígado, onde são utilizados na formação da VLDL, que tem por função transportar triglicerídeos para tecidos periféricos. O LDL-C provém do catabolismo hepático do VLDL e constitui o principal transportador de colesterol para tecidos periféricos, no jejum. O LDL-C é captado por células hepáticas e periféricas pelos receptores de LDL (LDLr). Aproximadamente 2/3 do LDL-C circulante são removidos por tecidos extra-hepáticos, incluindo células produtoras de hormônios esteroides e células do espaço endotelial em que ocorre o ateroma. O colesterol absorvido e acumulado pelas células suprime a atividade da enzima hidroximetilgluratil coenzima A redutase (HMG-CoA) e inibe a síntese do colesterol. A inibição da HMG-CoA redutase e, portanto, da síntese intracelular do colesterol é um importante alvo para a terapia farmacológica da hipercolesterolemia. Recentemente, foi identificada a proteína PCSK9 (pró-proteína convertase subtilisina/kexina tipo 9) expressa no fígado, rins e intestino, que inibe a expressão dos receptores LDL, levando a aumento nos níveis séricos do LDL-C. As partículas de HDL-C são formadas no fígado e no intestino e transportam o colesterol excedente das células periféricas diretamente para o fígado ou o transferem para o VLDL e LDL-C pela ação da enzima CETP (proteína transferidora de ésteres de colesterol).[3]

DESENVOLVIMENTO DA ATEROSCLEROSE

A patogênese da aterosclerose envolve o sistema inflamatório e imunológico. O LDL-C é oxidado e acumulado no endotélio vascular. Esse é o processo-chave da aterogênese, o qual ocorre de maneira proporcional à concentração dessa partícula no plasma (quanto maior a concentração de LDL, maior o seu acúmulo na parede arterial). Esse acúmulo resulta em depósitos filiformes de gordura na íntima vascular, as chamadas estrias gordurosas, que podem ser identificadas desde a infância e inclusive já foram detectadas em fetos de mães com hipercolesterolemia. Com o passar do tempo essas estrias vão ser cobertas por uma capa fibrosa (placa). A evolução vai depender da estabilidade da placa: placas estáveis resultam em eventos isquêmicos, como doença coronariana, e placas instáveis podem causar eventos trombóticos como infarto agudo do miocárdio.[4]

INVESTIGAÇÃO DA DISLIPIDEMIA EM CRIANÇAS E ADOLESCENTES

A triagem de dislipidemias na faixa etária pediátrica tem sido motivo de controvérsias desde os anos 1990. As diversas recomendações, publicadas ao longo do tempo, concordam que a adequada seleção dos pacientes para investigação inicia-se na história clínica bem delineada e no exame físico adequado. Devem-se fazer avaliação de hábitos de vida, anamnese alimentar, analisando doenças preexistentes (obesidade, hipertensão arterial, diabetes melito, síndrome nefrótica, hepatopatia, hipotireoidismo, entre outras), uso de medicamentos que possam causar dislipidemia, antecedentes familiares dessa doença e história familiar positiva para DCV precoce (homens abaixo de 55 anos e mulheres abaixo de 65 anos). O exame físico deve ser cuidadoso, em busca de sinais sugestivos de depósito de lipídeos (arco corneal, lipemia *retinalis*, xantelasmas, xantomas eruptivos, xantomas tuberosos, xantomas tendinosos e xantomas palmares), sinais de pancreatite, hepatomegalia e esplenomegalia, marcadores de doenças endócrino-metabólicas (acantose *nigricans*, face pletórica, hirsutismo, acne, estrias violáceas, giba torácica, bócio). Esses dados clínicos e do exame físico fornecerão também subsídios para classificação etiológica, estratificação de risco cardiovascular e orientação terapêutica.[3,5] Até há poucos anos, a triagem era reservada somente para crianças e adolescentes com múltiplos fatores de risco e história familiar de doença arterial coronariana precoce ou dislipidemia. Porém, com o aumento na incidência de obesidade, diabetes melito tipo 2 e síndrome metabólica nesse grupo etário, foi ampliada para outros fatores, como a presença de hipertensão arterial sistêmica (HAS), hiperglicemia e resistência insulínica.[3] O Quadro 1 resume as recomendações para triagem da dislipidemia em pediatria.

Quadro 1 Recomendações para triagem de dislipidemia em crianças e adolescentes

Faixa etária (anos)	Triagem
Menores de 2	Não há indicação de triagem
2-8	Triagem seletiva: Crianças com fatores de risco como: • Presença em parentes de primeiro ou segundo grau (pai ou mãe, irmãos, avós, tios, primos) de infarto agudo do miocárdio, acidente vascular cerebral ou doença arterial periférica em homens abaixo de 55 anos e mulheres abaixo de 65 anos. • Pai ou mãe com colesterol total > 240 mg/dL ou história familiar desconhecida. • Presença na criança de fatores de risco adicionais para DCV, como hipertensão arterial, diabetes melito, tabagismo passivo, obesidade (IMC > 95%), doença renal crônica, transplante cardíaco, doença de Kawasaki ou doença inflamatória crônica.

(continua)

Quadro 1 Recomendações para triagem de dislipidemia em crianças e adolescentes (*continuação*)

Faixa etária (anos)	Triagem
9-11	Triagem universal
12-16	Triagem seletiva: • Caso ocorra história familiar ou aparecimento de um novo fator de risco (conforme a faixa de 2-8 anos). • Recomenda-se a dosagem de dois perfis lipídicos em jejum (com pelo menos 2 semanas de intervalo entre as dosagens, mas em menos de 12 semanas entre uma dosagem e outra) e realizar uma média com os valores.

DCV: doença cardiovascular; IMC: índice de massa corporal.
Fonte: adaptado de Alves et al., 2020;[3] Elkins et al., 2019.[6]

VALORES DE REFERÊNCIA DO PERFIL LIPÍDICO PARA CRIANÇAS E ADOLESCENTES

Os níveis de lipídeos esperados para crianças e adolescentes até 19 anos são diferentes dos utilizados para os adultos e variam conforme a faixa de idade (Quadro 2). No grupo etário pediátrico os valores de colesterol e triglicerídeos são mais baixos. Os níveis aumentam significativamente durante o primeiro ano de vida e depois mais lentamente até 9-11 anos de idade, quando passam a ser mais próximos dos de adultos. Durante a puberdade, o colesterol total e o LDL-C diminuem em 10-20% (às vezes mais), retornando aos níveis basais na segunda década de vida.

PRINCIPAIS CAUSAS DE DISLIPIDEMIAS

As dislipidemias podem ser classificadas como primárias, quando causadas por um defeito hereditário no metabolismo lipídico, e secundárias, quando causadas por estilo de vida inadequado, doenças crônicas ou medicamentos. Serão abordadas neste capítulo as dislipidemias primárias.

Dislipidemias primárias

A síntese, transporte e metabolismo das lipoproteínas ocorrem em muitos passos e envolvem diversas proteínas especializadas. Várias alterações nesse processo já foram identificadas, sendo denominadas dislipidemias primárias. A maioria desses defeitos genéticos se manifesta na faixa etária pediátrica. O Quadro 3 resume as desordens primárias das lipoproteínas.

- Hipercolesterolemia familiar (HF): é a desordem monogênica do metabolismo das lipoproteínas mais comum, transmitida de forma autossômica dominante. A forma heterozigota ocorre em 1:250 pessoas, e a homozigota, em 1:1.000.000. A prevalência é 10 vezes maior em algumas populações, como os libaneses, franco-canadenses e sul-africanos. Mais de 1.200 mutações no gene do receptor do LDL-C já foram identificadas. Na forma homozigota, a concentração de LDL-C é 4-6 vezes maior que o normal, e as crianças acometidas desenvolvem aterosclerose precoce, frequentemente infarto do miocárdio na primeira década de vida e morte por doença cardiovascular aterosclerótica (DCVA) na segunda década de vida. Indivíduos com a forma heterozigota apresentam LDL-C 2-3 vezes maior que o normal e têm risco elevado de desenvolver DCVA de início precoce, geralmente entre 30-60 anos de idade. Valores de colesterol total ≥ 230 mg/dL podem indicar hipercolesterolemia familiar. [5,6]
- Hipercolesterolemia autossômica dominante e autossômica recessiva: a forma dominante se expressa por elevação marcante do LDL-C ou, quando a mutação é de perda de função, baixos níveis de LDL-C. Na forma autossômica recessiva, os níveis de colesterol estão 5-6 vezes acima do normal, e as crianças são clinicamente semelhantes àquelas com HF, porém seus pais geralmente têm perfil lipídico normal.[5,6]
- Defeito familiar da apoB-100: clinicamente se assemelha à HF. Caracteriza-se por elevação moderada ou acentuada do LDL-C, TG normais e xantomas tendinosos. Os

Quadro 2 Valores de referência para perfil lipídico (mg/dL) em indivíduos entre 2-19 anos

Lipídeos	Nível aceitável (mg/dL)		Nível intermediário (mg/dL)	Nível elevado (mg/dL)
	Em jejum	Sem jejum	Em jejum	Em jejum
Colesterol total	< 170	< 170	170-199	≥ 200
LDL colesterol	< 110	< 110	110-129	≥ 130
HDL colesterol	>45	> 45	40-45	< 40
Triglicerídeos 0-9 anos 10-19 anos	 < 75 < 90	 < 85 < 100	 75-99 90-120	 > 100 > 130
Não HDL colesterol	< 120	–	120-144	≥ 145
Apoliproteína B	< 90	–	–	–

HDL: lipoproteína de alta densidade; LDL: lipoproteína de baixa densidade.
Fonte: adaptado de Elkins et al., 2019;[6] Expert Panel on Integrated Guidelines for Cardiovascular Health and Risk Reduction in Children and Adolescents; National Heart, Lung, and Blood Institute, 2011.[7]

Quadro 3 Dislipidemias primárias em crianças e adolescentes

Grupo	Doença	Nível dos lipídeos	Defeito genético
Hipercolesterolemia	Hipercolesterolemia familiar	↑↑ LDL-C e ↑↑CT	LDLR
	Hipercolesterolemia autossômica recessiva	↑↑ LDL-C e ↑↑CT	LDLRAP
	Hipercolesterolemia autossômica dominante	↑↑ LDL-C e ↑↑CT	PCSK9
	Defeito familiar da apoB-100	↑↑ LDL-C e ↑CT	ApoB-100
	Sitosterolemia	↑LDL-C e ↑CT	ABCG5/ABCG8
	Hiperlipidemia familiar combinada	↑CT, ↑VLDL, ↑LDLC, ↓HDL-C	Desconhecido
Hipertrigliceridemia	Hipertrigliceridemia familiar	↑TG, ↑VLDL-C, ↓HDL-C	Desconhecido
	Síndrome de quilomicronemia familiar	↑↑TG, ↑↑QLM, ↑VLDL-C	LPL, ApoC-II
Hipolipidemia	Hipoalfalipoproteinemia	CT normal, ↓HDL-C	ApoA-1
	Disbetalipoproteinemia	↑↑CT, ↑↑QLM, ↑↑LDL-C, ↑↑TG	ApoE

↑↑ muito elevado; ↑ elevação moderada; ↓ diminuição.
ABCG5 ou 8: membro G da subfamília G da cassete de ligação ao ATP; ApoB-100: apolipoproteína B-100; ApoC-II: apoliproteína C-II; ApoA-I: apoliproteína A-I; ApoE: apoliproteína E; CT: colesterol total; HDL-C colesterol da lipoproteína de alta densidade; LDL-C: colesterol da lipoproteína de baixa densidade; LDLR: receptor do LDL; LDLRAP: proteína do adaptador do receptor de LDL; LPL: lipoproteína lipase; PCSK9: pró-proteína convertase subtilisina kexin tipo 9; TG: triglicerídeos;VLDL-C: colesterol da lipoproteína de muito baixa densidade.
Fonte: adaptado de Alves et al., 2020;[3] Daniels et al., 2021.[5]

pacientes têm moderado a elevado risco de desenvolver DCVA.[4,6]

- Hiperlipemia familiar combinada (HFC): herança autossômica dominante, com prevalência de 1-2% na população ocidental. Há uma sobreposição do fenótipo do perfil lipídico da HFC e da dislipidemia combinada (DC) da obesidade. Ambos apresentam frequentemente resistência insulínica, obesidade central, hipertensão e risco elevado de DCVA precoce.[5,6]
- Hipertrigliceridemia familiar: herança autossômica dominante, com prevalência de 5-10%. A prevalência em crianças vem aumentando, sendo a obesidade um importante fator envolvido nessa aceleração. Os pacientes frequentemente apresentam intolerância à glicose. Os níveis de TG situam-se entre 200-500 mg/dL.[5,6]
- Síndrome de quilomicronemia familiar: fenotipicamente expressa por níveis de TG > 1.000 mg/dl. A prevalência estimada é de: 1:500.000 a 1:1.000.000. Na forma homozigótica, o plasma tem aspecto viscoso e cremoso devido à presença de numerosas partículas de quilomícrons. Xantomas eruptivos, sintomas neurológicos, risco aumentado de pancreatite e hepatoesplenomegalia podem estar presentes. Na forma heterozigota o TG varia entre 200-750 mg/dL. DCVA precoce geralmente não é um achado, mas alguns casos têm sido relatados.[5,6]

PREVENÇÃO E TRATAMENTO NÃO FARMACOLÓGICO

A prevenção das dislipidemias deve começar com o incentivo à amamentação. O leite materno é rico em gorduras saturadas, porém o perfil lipídico dos adolescentes que foram amamentados é melhor que o dos adolescentes que receberam leite de vaca. Acredita-se que os níveis elevados de colesterol no leite materno possam induzir à regulação endógena do metabolismo dos lipídeos ao longo da vida. As crianças amamentadas têm menor possibilidade de ingerir alimentos hipercalóricos, reduzindo o risco de obesidade e de dislipidemia. Recomenda-se manter a amamentação exclusiva até 6 meses e idealmente até os 12 meses de idade, com introdução de alimentação complementar em idade apropriada; a introdução de fórmula fortificada com ferro é recomendada se a amamentação for interrompida ou reduzida antes 1 ano de idade.[4,5]

A prevenção de fatores de risco cardiovascular deve fazer parte da orientação pediátrica, promovendo um estilo de vida saudável, que inclui, além de cuidados nutricionais, pelo menos 60 minutos ao dia de atividade física, limitar o tempo de tela em no máximo 2 horas ao dia e manter o peso ideal (índice de massa corporal abaixo do percentil 85 para a idade e o sexo). As evidências demonstram que em crianças e adultos a atividade física vigorosa diária e a redução do comportamento sedentário estão associadas ao menor risco de doença cardiovascular e a melhores níveis lipídicos. Não está claro se essa é uma associação independente ou se é mediada pela perda de peso.

O aconselhamento para prevenir o início do tabagismo é um aspecto importante da atenção primária pediátrica de rotina para todas as crianças e adolescentes, tanto os que são fumantes como os que têm exposição passiva significativa. O aconselhamento sobre como parar de fumar deve ser incluído na discussão sobre o estilo de vida saudável, além da orientação para evitar o uso de álcool.[4,7-9]

O Quadro 4 contém algumas orientações práticas em relação à alimentação desde os primeiros anos de vida. A dieta saudável em qualidade e quantidade para a idade é a base da prevenção da dislipidemia na infância. Entretanto, em casos de dislipidemias de origem genética, é necessária uma abordagem específica. A alimentação deve ser a mais variada possível, equilibrada em carboidratos, gorduras e proteínas.

Quadro 4 Recomendações práticas para diminuição de gordura saturada e colesterol

- Ingerir 7-10 porções de frutas e vegetais frescos ao dia.
- Consumir óleos vegetais e margarina cremosa pobres em gordura saturada e ácidos graxos trans em vez de manteiga ou gorduras animais.
- Ingerir pães e cereais integrais em vez de produtos com grãos processados.
- Preferir leite e derivados lácteos desnatados ou com pouca gordura.
- Comer mais peixe, especialmente peixes oleosos (grelhados ou assados).
- Comer carnes magras e retirar qualquer gordura aparente antes de cozinhar.
- Retirar a pele do frango e comer apenas a carne branca.
- Evitar carnes processadas, como embutidos.
- Evitar cremes ou molhos feitos com manteiga ou leite integral.
- Escolher lanches com baixo teor de gordura.
- Seguir os tamanhos de porções recomendados nos rótulos dos alimentos ao preparar e servir a comida.

Fonte: Alves et al., 2020;[3] Expert Panel on Integrated Guidelines for Cardiovascular Health and Risk Reduction in Children and Adolescents; National Heart, Lung, and Blood Institute, 2011.[7]

A utilização de dietas restritivas pode interferir no crescimento, no desenvolvimento e na qualidade de vida das crianças. Por esse motivo o tratamento da dislipidemia deve levar em conta esses fatores e ser reservado às crianças consideradas de alto risco, sempre orientado por equipe multiprofissional. A orientação dietética sempre deve ser realizada, pois constitui profilaxia e tratamento da dislipidemia e, em conjunto com a atividade física regular, faz parte de um estilo de vida saudável.

Nos primeiros 2 anos de vida, a ingestão de gorduras é fundamental para a mielinização do sistema nervoso central. Após essa idade, as crianças com dislipidemia devem receber orientação alimentar qualitativamente adequada e com restrição moderada de gorduras, o que pode determinar a diminuição dos níveis de colesterol sérico, sem prejuízo do crescimento e do desenvolvimento.

Deve-se iniciar a mesma abordagem dietética recomendada para a população geral conhecida como CHILD-1 (*cardiovascular health integrated lyfestyle diet*) com o objetivo de diminuir o LDL-C. A quantidade diária de gordura total na dieta deve corresponder a 30% do total calórico consumido, sendo 8-10% do tipo saturada, até 10% poli-insaturada e até 20% monoinsaturada. O consumo dos ácidos graxos *trans* deve ser inferior a 1% do total energético diário. Em relação ao colesterol, a ingestão alimentar não deve ultrapassar 300 mg por dia. Se após 3-6 meses de aderência a esse plano o LDL-C permanecer alto, recomenda-se restrição adicional de gordura saturada (< 7% das calorias totais) e colesterol (< 200 mg/dia), conhecida como CHILD-2-LDL.[5,7,9]

As crianças devem ser encorajadas a aumentar a ingesta de fibras por meio de frutas, vegetais e grãos integrais, ricos em gorduras poli-insaturadas e monoinsaturadas. O aconselhamento de hábitos de vida saudável deve ser feito para toda a família a fim de que a mudança seja efetiva na criança. As modificações da dieta podem melhorar os níveis de lipídeos em crianças com dislipidemia, entretanto em crianças com hipercolesterolemia grave (LDL-C > 190 mg/dL) a dieta pobre em gorduras saturadas e rica em fibras isolada raramente é suficiente para atingir os níveis ideais de LDL-C.[7,9]

Suplementos dietéticos com fitosteróis e fitostanóis podem auxiliar na redução do LDL-C em conjunto com uma dieta pobre em gordura saturada. Esses compostos são encontrados naturalmente em frutas, vegetais, óleos vegetais, nozes e sementes e são aditivos em vários outros alimentos. Embora reduzam os níveis séricos de LDL-C, não há dados que demonstrem redução no risco de aterosclerose ou doença cardiovascular precoce. Esses suplementos diminuem a absorção de vitaminas solúveis em gordura e betacaroteno, portanto se deve recomendar um multivitamínico diariamente. Estudos de curto prazo não encontraram efeitos prejudiciais em crianças saudáveis, podendo ser administrados na dose de até 2 g/dia após os 2 anos de idade em crianças com hipercolesterolemia familiar. Podem ser utilizados na forma de alimentos fortificados e cápsulas.

Em relação às fibras, não está claro se o aumento da ingestão de fibras de suplementos reduz o LDL-C sérico. Acredita-se que a fibra se ligue ao colesterol nos ácidos biliares, removendo-o da circulação entero-hepática. Pode-se recomendar o consumo de fibras de fontes dietéticas (p. ex., frutas, vegetais e grãos inteiros) ou como fibra suplementar diária de 6 g para crianças de 2-12 anos e de 12 g para crianças de 12 anos ou mais. A fibra solúvel em água *psyllium* pode ser adicionada a uma dieta com baixo teor de gordura e baixa gordura saturada como cereal enriquecido com *psyllium* na dose de 6 g/dia para crianças de 2-12 anos de idade e 12 g/dia para aqueles com 12 anos de idade.

Pacientes com elevação de triglicerídeos devem ser orientados com a dieta CHILD-2 TG, com foco na redução de carboidrato. O carboidrato simples deve ser substituído por carboidrato complexo, devem-se eliminar bebidas adoçadas com açúcar e o consumo de peixe deve ser incentivado para aumentar a ingesta de ácidos graxos ômega-3. A utilização de ômega-3 está indicada quando os níveis de triglicerídeos se mantiverem persistentemente aumentados entre 200-499 mg/dL, na dose de 2-4 g ao dia. Há poucos estudos em crianças pré-púberes.

Para hipertrigliceridemia grave a ingesta de gordura deve ser restrita com supervisão de especialista experiente para garantir ingesta calórica adequada e de ácidos graxos essenciais. Infelizmente, mesmo essa restrição pode não ser suficiente para tratamento efetivo, e medidas farmacológicas podem ser necessárias.[4,7,9]

TERAPIA MEDICAMENTOSA

A terapia hipolipemiante deve ser iniciada após pelo menos 6 meses de intensiva modificação de estilo de vida. Os níveis de LDL-C para início da administração, assim como suas metas, variam segundo a gravidade das condições clínicas ou fatores de risco (Quadro 5).

Quadro 5 Níveis máximos de LDL-C por estratificação de risco

Níveis do colesterol da lipoproteína de baixa densidade (LDL-C)	
Níveis de LDL-C (mg/dL)	**Estratificação de risco**
> 190	Sem outro fator de risco
160-189	História familiar de doença arterial isquêmica precoce ou uma condição ou fator de alto risco OU
130-159	Doença arterial coronariana clínica ou duas condições ou fatores de alto risco ou uma condição ou fator de alto risco + duas condições ou fatores de moderado risco

LDL-C: colesterol da lipoproteína de baixa densidade.
Fonte: Faludi et al., 2017.[4]

Os medicamentos mais utilizados para o tratamento da dislipidemia em pediatria são:

- Estatinas: antes de sua utilização, devem ser instituídos pelo menos 6 meses de intensivas mudanças de estilo de vida. Devem ser iniciadas idealmente acima de 10 anos (em casos especiais, acima de 7 anos), estádio puberal II de Tanner em meninos ou menarca nas meninas. A meta de tratamento é atingir e manter um LDL-C abaixo de 135 mg/dL para crianças e adolescentes.
- Inibidores da absorção do colesterol (ezetimiba): recomenda-se seu uso como monoterapia a partir dos 5 anos e, em associação com estatina, acima de 7 anos.
- Sequestrantes dos ácidos biliares: podem ser utilizados em qualquer idade. Podem ser também utilizados de forma associada com estatinas, em horários diferentes. Pelo risco de desnutrição relacionado às vitaminas lipossolúveis, recomenda-se monitoração nutricional e suplementação, segundo critérios objetivos de deficiência.
- Fibratos: há poucos estudos sobre o uso de fibratos na infância. Porém, há necessidade de sua utilização, principalmente em subgrupos de pacientes, como aqueles com síndrome da imunodeficiência adquirida ou com síndrome metabólica, após controle rigoroso da ingestão de lipídeos, especialmente quando seus níveis se mantiverem persistentemente acima de 500 mg/dL. O Quadro 6 descreve as doses recomendadas na infância e na adolescência.

Crianças e adolescentes com dislipidemias e que não respondem adequadamente a mudanças de estilo de vida e doses habituais de hipolipemiantes devem ser encaminhados a centros especializados.[4]

Quadro 6 Fármacos e doses de hipolipemiantes utilizadas em crianças e adolescentes

Fármaco	Doses (mg/dia)
Lovastatina	10-40
Pravastatina	10-40
Sinvastatina	10-40
Rosuvastatina	5-20
Atorvastatina	10-40
Colestiramina	4.000-16.000
Ezetimiba	10
Bezafibrato	200
Fenofibrato	200
Ômega 3	2.000-4.000
Fitosteróis	1.200-1.500

Fonte: Faludi et al., 2017.[4]

REFERÊNCIAS BIBLIOGRÁFICAS

1. Faria Neto JR, Bento VF, Baena CP, Olandoski M, Gonçalves LG, Abreu GA, et al. Erica: prevalence of dyslipidemia in Brazilian adolescents. Rev Saude Publica. 2016 Feb;50(Suppl.1):10s.
2. Kaestner TL, Bento VF, Pazin DC, Baena CP, Olandoski M, Abreu GA, et al. Prevalence of combined lipid abnormalities in Brazilian adolescents and its association with nutritional status: data from the Erica Study. Global Heart. 2020;15(1):23.
3. Sociedade Brasileira de Pediatria. Guia Prático de Atualização: Departamento Científico de Endocrinologia (2019-2021). Dislipidemia na criança e no adolescente - Orientações para o pediatra. SBP; 2020;8. Disponível em: https://www.sbp.com.br/fileadmin/user_upload/22336c-GPA_-_Dislipidemia_Crianca_e_Adoles.pdf.Faludi AA, Izar MCO, Saraiva JFK, Chacra APM, Bianco HT, Afiune Neto A, et al. Atualização da Diretriz Brasileira de Dislipidemias e Prevenção da Aterosclerose – 2017. Arq Bras Cardiol. 2017;109(2Supl.1):1-76. Disponível em: https://www.scielo.br/pdf/abc/v109n2s1/0066-782X-abc-109-02-s1-0001.pdf.
4. Faludi AA, Izar MCO, Saraiva JFK, Chacra APM, Bianco HT, Afiune Neto A, et al. Atualização da Diretriz Brasileira de Dislipidemias e Prevenção da Aterosclerose – 2017. Arq Bras Cardiol. 2017;109(2Supl.1):1-76.
5. Daniels SR, Couch SC. Lipid disorders in children and adolescents. In: Sperling M. Pediatric endocrinology. Philadelphia PA: Elsevier; 2021. p.1004-21.
6. Elkins C, Fruh S, Jones L, Bydalek K. Clinical practice recommendations for pediatric dyslipidemia. J Pediatr Health Care. 2019;33:494-504.
7. Expert Panel on Integrated Guidelines for Cardiovascular Health and Risk Reduction in Children and Adolescents; National Heart, Lung, and Blood Institute. Expert panel on integrated guidelines for cardiovascular health and risk reduction in children and adolescents: summary report. Pediatrics. 2011;128(Suppl.5):S213-56.
8. de Ferranti SD, Steinberger J, Ameduri R, Baker A, Gooding H, Kelly AS, et al. Cardiovascular risk reduction in high-risk pediatric patients: a scientific statement from the American Heart Association. Circulation. 2019;139:e603.
9. Bamba V. Update on screening, etiology, and treatment of dyslipidemia in children. J Clin Endocrinol Metab. 2014;99(9):3093-102.

CAPÍTULO 6

OBESIDADE ENDÓGENA

Renata Machado Pinto
Louise Cominato
Ruth Rocha Franco
Ivani Novato Silva
Durval Damiani

AO FINAL DA LEITURA DESTE CAPÍTULO, O PEDIATRA DEVE ESTAR APTO A:

- Reconhecer o tecido adiposo como órgão endócrino.
- Reconhecer sinais que sugerem etiologia endógena *versus* exógena para a obesidade.
- Reconhecer os sinais que sugerem etiologia hormonal para a obesidade.
- Entender as bases da obesidade monogênica.

INTRODUÇÃO

A obesidade, grave problema de saúde pública atual, é resultado de diferentes fatores etiológicos, incluindo desequilíbrio na regulação do balanço energético, distúrbios neurológicos centrais e hormonais e herança genética. A mudança dos hábitos alimentares e de vida e o aumento do sedentarismo nas últimas décadas têm favorecido o excesso de peso, que está associado ao aumento da morbidade e à piora da qualidade de vida desde a infância, além de aumento da mortalidade futura.

A herança genética desempenha importante papel na gênese da obesidade, seja poligênica, como na obesidade exógena (discutida em capítulo à parte), ou monogênica. Na obesidade endógena ou "orgânica", que representa uma pequena parcela de todos os casos (em torno de 7%), os distúrbios genéticos são mais frequentemente identificados. A possibilidade de diagnóstico desses casos tem aumentado e é fundamental para permitir intervenção precoce e adoção de medidas para minimizar problemas futuros.

O TECIDO ADIPOSO: ÓRGÃO ENDÓCRINO

A partir da identificação da leptina, no início dos anos 1990, houve uma grande mudança na compreensão do papel do tecido adiposo, que tem importante ação na regulação do balanço energético. Anteriormente considerado somente um reservatório da energia armazenada, o tecido adiposo é atualmente reconhecido como um órgão endócrino, secretando e metabolizando várias substâncias ativas, que atuam em diversas áreas do nosso organismo, por exemplo, no sistema imune, liberando citocinas inflamatórias na circulação. As adipocitocinas ou adipocinas, secretadas pelos adipócitos, são peptídeos bioativos que atuam na homeostase de glicose e lípides, no centro da fome e da saciedade, na inflamação e na imunidade.

A concentração de leptina circulante correlaciona-se com o grau de obesidade. Essa adipocitocina atua como sinalizadora de adiposidade para o sistema nervoso central e participa de um complexo sistema regulatório que inclui outras adipocitocinas, além de vários neuropeptídeos envolvidos na regulação energética, atuando como (i) orexígenos: neuropeptídeo Y (NPY), hormônio concentrador de melanina (MCH), proteínas relacionadas ao gene agouti (orexígenas A e B, AGRP); ou (ii) anorexígenos: hormônio melanócito-estimulante (alfa-MSH), hormônio liberador de corticotrofina (CRH), hormônio liberador de tireotrofina (TRH), interleucina-1-beta (IL-1-beta). A adiponectina, em contraste com as outras adipocitocinas, tem concentrações circulantes reduzidas nos indivíduos com obesidade, que deixam de ter sua ação potencialmente protetora. O desequilíbrio na secreção de adipocitocinas é um dos fatores envolvidos no desenvolvimento das doenças metabólicas e vasculares relacionadas ao excesso de gordura corpórea.

O "estado inflamatório de baixo grau" observado na obesidade é relacionado à infiltração do tecido adiposo por células do sistema imunológico, principalmente macrófagos, estimulando a produção de citocinas pró-inflamatórias, como o fator de necrose tumoral (TNF-alfa) e a interleucina-6 (IL-6), em detrimento de peptídeos anti-inflamatórios potencialmente protetores, como a adiponectina. Essas alterações já podem estar presentes nas crianças, corroborando o início precoce dos mecanismos patogênicos relacionados às complicações da obesidade.

DIAGNÓSTICO

O diagnóstico da obesidade endógena deve ser suspeitado, especialmente, naquelas crianças que já apresentam importante ganho de peso nos primeiros anos de vida. Quanto mais nova for a criança, maior a probabilidade de identificação de uma causa orgânica para a obesidade.

Aspectos específicos na anamnese/exame físico ajudam na suspeição de causas genéticas: grupo de sinais relacionados a síndromes conhecidas, presença de deficiência intelectual ou atraso do desenvolvimento neuropsicomotor, desaceleração no crescimento linear, comprometimento prévio do sistema nervoso central (SNC), como cirurgia, radiação, trauma ou tumor, índice de massa corpórea (IMC) dos pais e etnia.

A avaliação do IMC [peso (kg)/estatura (m^2)] comparado aos padrões para idade e sexo é adequada para definir o excesso de peso. As curvas de IMC padronizadas pela Organização Mundial da Saúde (OMS) são utilizadas para essas comparações. De acordo com as recomendações atuais, a partir dos 5 anos de idade as crianças são classificadas com sobrepeso quando apresentam IMC acima do percentil 85 ou escore Z +1, obesas acima do percentil 97 ou escore Z +2 e com obesidade grave acima do percentil 99,9 ou escore Z +3. Para as crianças de até 5 anos incompletos, esses valores de percentil correspondem, respectivamente, a risco de sobrepeso (> P85), sobrepeso (> P97) e obesidade (> P99,9). A categorização da gravidade da obesidade, que contempla o aumento do risco de complicações, similar ao que é sugerido pela OMS para adultos, pode ser considerada para a população pediátrica. Considerando o percentil 95 de IMC para a idade e sexo como ponto de referência, o grau 1 corresponde a 100-120% do 95º percentil, o grau 2 a 120-140% e o grau 3 a mais de 140%.

ETIOLOGIA

A etiologia da obesidade é multifatorial, com a participação de fatores genéticos, individuais e ambientais. A maior parcela dos quadros de obesidade endógena está relacionada a fatores genéticos, alguns já identificados, mas muitas lacunas ainda existem nesse assunto. De acordo com as características clínicas de apresentação, podemos reconhecer quatro grandes grupos (Quadro 1).

Neste capítulo serão abordados os principais aspectos dos quadros de obesidade endógena na infância.

OBESIDADE SECUNDÁRIA A DOENÇAS ENDÓCRINAS

É comum que a obesidade exógena curse com consequências endócrino-metabólicas como resistência à insulina, dislipidemia e avanço puberal, porém doenças endocrinológicas cursarem com obesidade é pouco comum. Em cerca de 2% dos casos, o excesso de peso é causado por doenças endocrinológicas.

Quadro 1 Principais causas da obesidade endógena na infância

1. Obesidade por causas endócrinas:
• Deficiência ou resistência ao hormônio do crescimento.
• Hipotireoidismo.
• Excesso de glicocorticoides.
• Pseudo-hipoparatireoidismo.
2. Obesidade monogênica:
• Mutação do gene da leptina.
• Mutação no receptor da leptina.
• Deficiência de pró-opiomelanocortina (POMC).
• Mutação no MC4R.
3. Obesidade sindrômica
• Síndrome de Prader-Willi.
• Síndrome Bardet-Biedl.
• Síndrome de Alström.
4. Obesidade hipotalâmica
Lesão hipotalâmica: trauma, tumor, cirurgia, radiação, doenças inflamatórias ou infiltrativas,

Síndrome ROHHAD (*rapid-onset obesity with hypothalamic dysfunction, hypoventilation, and autonomic dysfunction*).

O principal sinal de alerta para a ocorrência de obesidade secundária às doenças endócrinas é a presença de baixa estatura, queda da velocidade de crescimento ou idade óssea atrasada, visto que na obesidade exógena o crescimento estatural e a maturação óssea geralmente são acelerados. Vários mecanismos são aventados para explicar esse padrão de elevado crescimento nas crianças e adolescentes com obesidade exógena, tais como: excesso de insulina atuando nos receptores de IGF-1 (fator de crescimento insulina-*like*), redução das proteínas ligadoras de IGF, indução de maior expressão de receptores de GH (hormônio de crescimento), hiperleptinemia (levando a aumento de osteoblastos) e aumento da produção de andrógenos adrenais.

Os distúrbios endócrinos "clássicos" que levam à obesidade com déficit estatural incluem: deficiência ou resistência ao GH, hipotireoidismo, excesso de glicocorticoides e pseudo-hipoparatireoidismo. Algumas doenças endócrinas, entretanto, podem cursar com crescimento normal ou excessivo, como na associação de hipotireoidismo primário com puberdade precoce e em casos de tumores adrenais que têm produção excessiva de andrógenos associada a excesso de glicocorticoides.

Deficiência ou resistência ao GH

O hormônio de crescimento (GH) possui importantes efeitos metabólicos: anabolismo proteico, crescimento estatural, estímulo da lipólise e redução da sensibilidade à ação da insulina. Crianças com déficit na produção ou ação do GH, além da baixa estatura, apresentam aumento da adiposidade abdominal e redução da massa muscular esquelética, o que limita a capacidade para realizar exercícios físicos reduzindo o gasto energético voluntário. A obesidade não costuma ser grave, e a reposição do GH promove a perda de gordura, ganho de massa muscular e óssea.

Hipotireoidismo

Os hormônios tireoidianos são essenciais para o crescimento e a diferenciação celular, regulam o metabolismo de carboidratos, proteínas e lipídeos, estimulam a expressão de receptores beta-adrenérgicos e induzem a termogênese. A insuficiência de T3 (hormônio tireoidiano metabolicamente ativo) leva a aumento do conteúdo lipídico por redução da termogênese secundária à diminuição do tecido adiposo marrom e da expressão da UCP1 (proteína desacopladora) com consequente queda do gasto energético em repouso, além de menor prática de atividade física secundária a fadiga. Entretanto, o maior aumento de peso no hipotireoidismo é secundário à retenção hídrica. Além disso, o hipotireoidismo adquirido é incomum na infância, e o hipotireoidismo congênito tem sido diagnosticado precocemente, após implementação da triagem neonatal. Por esse motivo, o hipotireoidismo é uma rara causa de obesidade endógena. O tratamento adequado do hipotireoidismo leva a melhora da retenção hídrica e perda de peso.

Excesso de glicocorticoide

O excesso de glicocorticoides traz diversas mudanças à composição corporal: aumento da gordura visceral, redução da gordura subcutânea e massa muscular. Glicocorticoides aumentam o apetite e inibem a expressão da UCP1 (por redução do T3), reduzindo a termogênese, além de diminuírem dramaticamente a concentração de osteocalcina, proteína secretada pelos osteoblastos que aumentam o gasto energético, limitam os depósitos de gordura e melhoram a sensibilidade à insulina. O excesso de glicocorticoide, em geral, leva a uma obesidade centrípeta e a fácies cushingoide, além de diminuição na velocidade de crescimento. A principal causa de hipercortisolismo na infância é o uso indiscriminado de corticosteroide exógeno, utilizado via oral ou tópica. O tratamento do hipercortisolismo contribui para perda de peso e recuperação do crescimento.

Pseudo-hipoparatireoidismo tipo 1 A (PHP1A)

O PHP1A (OHA: osteodistrofia hereditária de Albright) é uma entidade clínica que engloba um conjunto de características fenotípicas (obesidade, baixa estatura, face arredondada, pescoço curto, encurtamento de metacarpos e metatarsos, encurtamento e alargamento das falanges distais e calcificações subcutâneas) associada ao pseudo-hipoparatiroidismo ou pseudopseudo-hipoparatiroidismo. É causada por mutação no gene que codifica a subunidade alfa da proteína Gs (*GNAS1*) e resulta em produção reduzida do monofosfato de adenosina cíclico (AMPc), além de resistência à ação do PTH. Como a proteína Gs também acopla vários outros receptores à adenilciclase, pode ocorrer resistência parcial a outros hormônios, como GHRH (que compromete a produção de GH), TSH e gonadotrofinas. Observa-se importante redução da taxa metabólica basal, já que a falta da transdução da proteína G impede que o estímulo beta-adrenérgico dentro dos adipócitos estimule o AMPc. Como o *GNAS1* apresenta expressão bialélica na maioria dos tecidos, a expressão primariamente pelo alelo materno está associada à resistência ao PTH, levando ao pseudo-hipoparatiroidismo, mas, quando presente no alelo paterno, as mesmas mutações levam ao pseudopseudo-hipoparatiroidismo (apresentam as características típicas de OHA, mas sem alterações laboratoriais ou evidência de resistência ao PTH). O diagnóstico de pseudo-hipoparatireoidismo é baseado na condição clínica associada a exames laboratoriais que evidenciam hipocalcemia e hiperfosfatemia, com funções renais normais e concentrações séricas de PTH elevadas.

O Quadro 2 resume os principais achados clínicos e mecanismos fisiopatológicos do ganho de peso secundário às doenças endócrinas clássicas.

OBESIDADE MONOGÊNICA

A obesidade monogênica, como o próprio nome sugere, acontece quando existe um só gene responsável pela evolução da obesidade. A obesidade exógena é multifatorial, e vários genes estão envolvidos em seu desenvolvimento, ou seja, há uma herança poligênica. Uma herança "monogênica" é definida como a herança de um gene que exerce um forte efeito no fenótipo, gerando obesidade grave e precoce. As formas monogênicas de obesidade são raras, e poucos são os genes e mutações conhecidas. Além de rara, ainda é pouco estudada e supõe-se que elucidamos somente em torno de 5% delas. Obesidade grave e precoce antes dos 5 anos de idade deve chamar a atenção do pediatra a levantar a hipótese de obesidade monogênica.

A primeira mutação associada à obesidade monogênica foi descrita em 1994: a mutação no gene *obob*, responsável pela produção do hormônio leptina. A leptina é produzida no tecido adiposo branco, e seu receptor expressa-se em vários tecidos, porém seus efeitos sobre o peso corpóreo manifestam-se pela ação no centro da fome e saciedade, localizado no hipotálamo. Esse hormônio, também denominado "adipocina" por ter sido produzido pelo tecido adiposo, pode ser considerado um sinalizador da quantidade de tecido adiposo, já que sua produção ocorre conforme o aumento da massa adiposa. A ação anorexígena gerada pela leptina ocorre por meio das seguintes ações no hipotálamo: estimulação dos neurônios associados à saciedade, como os neurônios da pró-opiomelanocortina (POMC), que estimulam a produção de alfa-MSH e consequente estímulo do receptor anorexígeno denominado receptor de melanocortina tipo 4 (MC4R); bloqueio do neuropeptídeo (NPY), um potente orexígeno, suprimindo o apetite e promovendo aumento do gasto energético.

As mutações causadoras de obesidade monogênica mais estudadas até o momento são: mutação no gene da leptina, mutação no receptor da leptina, mutação do MCR4 e mutação da POMC.

Quadro 2 Fisiopatologia do ganho de peso e principais achados clínicos das doenças endócrinas

Condição clínica	Mecanismo de ganho de peso	Achados clínicos
Deficiência ou resistência ao GH	↑ Sensibilidade à insulina ↑ Lipogênese ↓ Lipólise ↑ 11 beta-HSD-1 na gordura visceral Sarcopenia ↓ Capacidade energética	Baixa estatura ↓ VC Fácies de boneca Voz fina Adiposidade abdominal
Hipotireoidismo	↓ Gasto energético ↓ Atividade física ↑ Retenção hídrica	↓VC ↑ VC se associada a puberdade precoce Pele seca e fria Bócio Constipação intestinal Queda no rendimento escolar Sonolência
Excesso de glicocorticoide	Hiperfagia ↑ Adipogênese Sarcopenia ↓ Osteocalcina ↓ Gasto energético	↓VC VC normal ou ↑ se associado a excesso de andrógenos Obesidade truncal Giba Estrias HAS
Pseudo-hipoparatireoidismo (tipo 1A)	↓ Taxa metabólica em repouso Hipotireoidismo Deficiência de GHRH/GH Hipogonadismo	Obesidade de início precoce Baixa estatura Calcificações cutâneas Braquidactilia

11-beta-HSD-1: enzima 11-beta-hidroxiesteroide desidrogenase tipo 1; GHRH: hormônio liberador do hormônio de crescimento; GH: hormônio de crescimento (*growth hormone*); HAS: hipertensão arterial sistêmica; VC: velocidade de crescimento.

A mutação do gene da leptina é uma das causas de obesidade monogênica que leva a concentrações baixas de leptina sérica, e a obesidade grave se desenvolve já no início da vida. É uma condição rara, de herança autossômica recessiva causada por mutações *frameshift* ou *missense*. Todos os pacientes descritos apresentam em comum: obesidade grave, hiperfagia, concentrações de leptina desproporcionalmente baixas para seu grau de obesidade. Nascem com peso normal, mas, já a partir de 3 meses de vida inicia-se um ganho exagerado de peso, podendo atingir 20 kg com 1 ano de idade e mais de 50 kg aos 5 anos. Além disso, tais pacientes apresentam mais de 50% de gordura corpórea, quando o normal para crianças é de 15-25%. Nos heterozigotos, a concentração de leptina é mais baixa e o índice de massa corpórea, mais elevado em comparação aos controles, implicando essa forma heterozigota possível causa de muitos casos de obesidade exógena (poligênica). Esses pacientes também apresentam puberdade atrasada, com hipogonadismo hipogonadotrófico, o que ressalta o papel importante da leptina na indução puberal, além da função de células T diminuída, levando a frequentes infecções respiratórias. O eixo hormonal tireoidiano e o do crescimento também podem estar prejudicados. Esses pacientes beneficiam-se do uso de leptina, com significativa perda de peso e redução da proporção adipocitária.

Pacientes com mutação no receptor de leptina apresentam resistência à ação desse hormônio, gerando um quadro clínico muito semelhante aos que têm mutação no gene da leptina. Laboratorialmente diferenciam-se por apresentarem concentrações muito elevadas, e não baixas, do hormônio leptina. Os três primeiros casos descritos foram de irmãs de uma família argelina. A obesidade iniciou-se precocemente, elas nasceram com peso normal e com 1 ano de idade já pesavam mais de 15 kg. Avaliadas na adolescência, apresentavam índice de massa corpórea de 50-70 kg/m^2, com uma proporção de gordura superior a 65%. Como na deficiência de leptina, apresentam hipogonadismo hipogonadotrófico e secreção alterada de hormônio de crescimento e de hormônio tireoidiano.

A POMC é precursora de 5 proteínas biologicamente ativas: ACTH, alfa-MSH, beta-MSH, gama-MSH e betaendorfina. O alfa-MSH tem papel importante na sinalização da saciedade. Os pacientes com deficiência completa de POMC apresentam insuficiência adrenal por falta de ACTH, além de hiperfagia e obesidade. Os pacientes nascem com peso normal, mas antes dos 6 meses de idade já estão obesos. Com 1 ano ultrapassam 15 kg e, aos 3 anos, mais de 25 kg. Dentre os pacientes descritos, o cabelo avermelhado (pela falta de alfa-MSH) ocorre na grande maioria dos pacientes, porém ter cabelos negros não exclui a deficiência de POMC. Pacientes heterozigotos para a mutação da POMC apresentam IMC mais elevado e hiperfagia, sem outras manifestações clínicas tais como insuficiência adrenal.

Dentre os vários componentes do circuito hipotalâmico associado a fome e saciedade, o MC4R tem papel fundamental. A mutação de MC4R é autossômica dominante, com apenas um alelo mutado, e desenvolve-se uma obesidade grave, de início precoce. Os pacientes que apresentam mutação do MC4R não exibem outras alterações físicas, hormonais ou de desenvolvimento, ressaltando o papel do MC4R como muito específico para o balanço energético. Dentre as várias causas de obesidade monogênica, a mutação do gene do MC4R em heterozigose é a mais frequente, respondendo por 2-5% das crianças com obesidade grave de início precoce. Quando a mutação ocorre em ambos os alelos, o fenótipo é muito mais pronunciado, comparável aos pacientes com deficiência de leptina, mutação no receptor de leptina e POMC.

No final de 2020 foi aprovado nos EUA o uso da droga setmelanotide, um agonista do receptor MC4R, para uso em algumas dessas mutações, que leva à obesidade. Estudos comprovam a segurança e eficácia do uso dessa medicação em pacientes que apresentam deficiência de leptina, resistência à leptina e deficiência da POMC. Provavelmente outros distúrbios que levam à deficiência na via de ativação da melanocortina pelo receptor MC4R também se beneficiem dessa medicação.

No Brasil ainda é difícil conseguir a pesquisa genética para diagnóstico dessas mutações. Espera-se que, futuramente, essa pesquisa seja mais acessível, assim como o acesso ao setmelanotide.

OBESIDADE SINDRÔMICA

Obesidade sindrômica é um termo genérico usado para descrever casos em que a obesidade ocorre em associação a fenótipos adicionais, como deficiência intelectual, características dismórficas e anomalias congênitas que afetam órgãos e sistemas específicos. Pode ser extremamente heterogênea, e diferentes mecanismos moleculares são encontrados nas várias síndromes. Muitas formas de obesidade sindrômica já foram identificadas, e recentemente as bases genéticas para algumas dessas síndromes foram elucidadas; mas a maioria permanece sem esclarecimento. Nas obesidades sindrômicas pode haver déficits neuroanatômicos ou funcionais específicos, principalmente no hipotálamo, que levam ao aumento da ingestão calórica. Existem cerca de 80 síndromes associadas com o fenótipo de obesidade. As formas mais frequentes de obesidade sindrômica são a síndrome de Prader-Willi e a síndrome de Bardet-Biedl, mas outras síndromes menos comuns, como síndrome de Alström, síndrome de microdeleção do cromossomo 16p11.2, síndrome Smith-Magenis, síndrome X frágil e síndrome WAGR, também estão associados a obesidade. A seguir são apresentadas algumas das formas sindrômicas mais comuns de obesidade para as quais a base genética foi parcial ou totalmente elucidada.

Síndrome de Prader-Willi

A síndrome de Prader-Willi (SPW) é a principal causa de obesidade sindrômica. Ocorre como resultado da ausência de expressão de genes paternos do cromossomo 15q11.2-q13. Essa mutação pode ser causada por deleção paterna em 65-75% dos casos, dissomia uniparental materna em 20-30% e defeito do centro de *imprinting* em 1-3%. Sua prevalência é estimada em 1:10.000-1:30.000 em diferentes populações estudadas. As características clínicas que levam à suspeita da SPW dependem da idade do paciente. O fenótipo é evolutivo desde o nascimento até a idade adulta, e muitas vezes ao nascimento as características da SPW ainda não estão muito evidentes. Durante a gestação já se observa a diminuição dos movimentos fetais e existe maior probabilidade de o parto ser cesárea devido à apresentação pélvica, assim como parto prematuro e baixo peso ao nascer. A característica mais marcante dos lactentes com SPW é a hipotonia. Muitos recém-nascidos necessitam de alimentação via sonda gástrica ou gastrostomia. Outros fenótipos podem estar presentes: presença de lábio superior fino, olhos amendoados, acromicria (mãos e pés pequenos) e hipoplasia genital. Geralmente iniciada após os 8 anos de idade, intensa hiperfagia pode ocorrer, e o desenvolvimento gradual de obesidade mórbida pode instalar-se. O hipogonadismo está presente em ambos os sexos e manifesta-se como hipoplasia genital, desenvolvimento puberal incompleto e, na maioria, infertilidade. As características como estrabismo e escoliose são frequentes, e há incidência aumentada de distúrbios do sono e diabetes melito tipo 2, este último particularmente naqueles que evoluem com obesidade. A baixa estatura é comum; 40-100% dos indivíduos com a SPW apresentam deficiência de hormônio de crescimento (GH). Os marcos do desenvolvimento motor e o desenvolvimento da linguagem são atrasados, e todos os indivíduos têm algum grau de deficiência cognitiva. Um fenótipo comportamental distinto é comum como a teimosia e comportamentos manipuladores e compulsivos. A SPW ainda é muitas vezes subdiagnosticada. Embora os critérios clínicos sejam precisos, o teste genético deve ser sempre realizado. O teste genético também deve ser considerado em adolescentes e adultos com um fenótipo menos marcante, mas com problemas comportamentais e psicológicos, além da hiperfagia, obesidade e da maturação sexual atrasada ou incompleta. O reconhecimento do diagnóstico precoce é importante para mudar o curso da doença. Nos últimos anos o conhecimento científico e o aprendizado no manejo clínico da SPW vem permitindo aumento na sobrevida e melhora na qualidade de vida. O tratamento da SPW deve ser multidisciplinar, e especial atenção deve ser dada desde o diagnóstico a uma dieta bem equilibrada com restrição calórica, atividade física diária e início precoce do hormônio de crescimento. A terapia com rhGH (hormônio de crescimento recombinante humano) provou melhorar os atrasos do desenvolvimento físico, metabólico, social e cognitivo e deve ser preconizado juntamente com as intervenções dietéticas, ambientais e mudanças no estilo de vida.

Síndrome Bardet-Biedl

A síndrome de Bardet-Biedl (SBB) é uma ciliopatia rara autossômica recessiva. Os múltiplos genes que causam a SBB são componentes de um complexo molecular que agem sequencialmente no processo celular e podem causar disfunção progressiva mais grave à medida que mutações são adicionadas em genes da mesma via. A complexidade genética da SBB também pode ser uma pista para a complexidade genética da obesidade poligênica pelas interações gene-gene em vias bioquímicas, estruturais e funcionais. A incidência estimada é de 1:160.000 nas populações do norte da Europa e 1:13.500 em algumas populações árabes. Caracteriza-se por distrofia retiniana, obesidade, polidactilia pós-axial, disfunção renal, dificuldades de aprendizado e hipogonadismo. O desenvolvimento de diabetes melito tipo 2 é bastante prevalente entre esses pacientes. O diagnóstico é baseado em achados clínicos e pode ser confirmado pelo sequenciamento de genes. O teste genético molecular está disponível, e, atualmente, sabe-se que 16 genes estão associados à síndrome de Bardet-Biedl, representando aproximadamente 80% da SBB diagnosticada clinicamente.

Síndrome de Alström

A síndrome de Alström (SA) é um distúrbio genético autossômico recessivo, causado por mutações no gene *ALMS1* com função molecular atualmente desconhecida. A SA é multissistêmica e causa distrofia retiniana, que leva a cegueira juvenil, perda auditiva neurossensorial, obesidade, resistência à insulina com hiperinsulinemia e diabetes melito tipo 2. Pode estar associada a anormalidades endocrinológicas, cardiomiopatia dilatada, fibrose pulmonar, doença pulmonar restritiva e insuficiência hepática e renal progressivas. Outras características clínicas presentes em alguns pacientes são: hipertensão, hipotireoidismo, dislipidemia, hipogonadismo, anormalidades urológicas, baixa estatura e distúrbios osteomusculares. A maioria dos pacientes demonstra inteligência normal, embora alguns relatos indiquem atraso no desenvolvimento psicomotor e intelectual. O tempo de vida de pacientes com síndrome de Alström raramente excede 40 anos. Não existe terapia específica para essa síndrome, mas o diagnóstico e a intervenção precoces podem retardar a progressão da doença e melhorar a longevidade e a qualidade de vida.

OBESIDADE HIPOTALÂMICA

O hipotálamo é o centro regulador da ingestão alimentar, gasto energético e estoque adiposo. Sinais aferentes enviados pelo tecido adiposo, pâncreas, fígado e trato gastrintestinal são interpretados e processados nos centros hipotalâmicos, que por sua vez enviam sinais eferentes aos órgãos. Lesões dos núcleos hipotalâmicos por trauma, tumor, cirurgia, radiação, doenças inflamatórias ou infiltrativas podem desregular o fino controle das sensações de fome e saciedade e induzir obesidade.

Obesidade de origem hipotalâmica (ObH) se caracteriza por ganho de peso extremamente rápido e grave. Essa clínica exuberante decorre da combinação de hiperfagia, redução da taxa metabólica basal e redução da atividade física. A incapacidade de detectar a presença de nutrientes leva o SNC a induzir uma resposta fisiológica como se o corpo estivesse em estado de desnutrição.

A ROHHAD (*rapid-onset obesity with hypothalamic dysfunction, hypoventilation, and autonomic dysfunction*) é uma forma sindrômica de ObH extremamente grave, pouco entendida e de prognóstico reservado. É uma condição neurodegenerativa progressiva que associa ObH a disfunção hipotalâmica global (que pode incluir deficiência de GH, hipotireoidismo central, hipogonadismo hipogonadotrófico, alterações de ACTH), hipoventilação central, disfunção térmica e autonômica (bradicardia grave), além de risco aumentado para ganglioneuromas e ganglioneuroblastomas.

O tratamento convencional com modificação dos hábitos de vida não é suficiente para reverter o quadro da ObH. Diversos agentes farmacológicos têm sido utilizados, mas os resultados são inconclusivos ou insatisfatórios. É fundamental que o pediatra esteja alerta para a possibilidade de ocorrência de ObH nos pacientes de risco. A prevenção e o manejo da ObH por equipe multiprofissional devem iniciar-se antes de irradiação ou cirurgia que envolva a região hipotalâmica.

CONCLUSÃO

O reconhecimento do tecido adiposo como órgão endócrino proporcionou muitos avanços na compreensão das diferentes formas de obesidade na infância. O pediatra deve suspeitar de que a obesidade não é exógena e iniciar a investigação etiológica se observar os seguintes sinais: baixa estatura ou redução na velocidade de crescimento, obesidade iniciada no primeiro ano de vida, obesidade grave antes dos 5 anos, associação com déficit intelectual, dismorfismos e/ou malformações.

O avanço da medicina molecular tem contribuído para o maior reconhecimento de quadros de obesidade relacionados aos distúrbios genéticos. O diagnóstico etiológico precoce é fundamental, pois o reconhecimento pode ajudar no aconselhamento genético adequado e uma orientação mais individualizada. Apesar do acúmulo de conhecimento nos últimos anos, ainda são muitas as lacunas existentes, e o tratamento permanece o mesmo que o da obesidade poligênica. Espera-se que o surgimento de novos alvos potenciais para o tratamento dessas crianças venha mudar o grave curso dessa doença.

REFERÊNCIAS BIBLIOGRÁFICAS

1. Alves C, Franco RR. Prader-Willi syndrome: endocrine manifestations and management. Arch Endocrinol Metab. 2020;64(3):223-34.
2. Clément K, van den Akker E, Argente J, Bahm A, Chung WK, Connors H, et al. Setmelanotide POMC and LEPR phase 3 trial investigators: efficacy and safety of setmelanotide, an MC4R agonist, in individuals with severe obesity due to LEPR or POMC deficiency: single-arm, open-label, multicentre, phase 3 trials. Lancet Diabetes Endocrinol. 2020;8(12):960-70.
3. Sociedade Brasileira de Pediatria. Documento científico: Departamento Científico de Endocrinologia (2019-2021). Quando suspeitar que a obesidade "não é comum": orientações para o pediatra [Internet]. SBP:2020;9. Disponível em: https://www.sbp.com. br/fileadmin/user_upload/22736c-DC- Qdo_suspeit_q_obesidade_ nao_e_comum.pdf.
4. Freemark MS. Obesity and the endocrine system, part i: pathogenesis of weight gain in endocrine and metabolic disorders. In: Freemark MS (ed.). Pediatric obesity: etiology, pathogenesis and treatment. 2.ed. New York: Springer International Publishing; 2017. p.323-31.
5. Han JC, Weiss R. Obesity, metabolic syndrome and disorders of energy balance. In: Sperling MA, Majzoub JA, Menon RK, Stratakis CA (eds.). Sperling pediatric endocrinology. 5.ed. Philadelphia: Elsevier; 2021. p.939-1003.

6. Han JC, Lawlor DA, Kimm, SY. Childhood obesity. The Lancet. 2010;375(9727):1737-48.
7. Kaur Y, de Souza RJ, Gibson WT, Meyre D. A systematic review of genetic syndromes with obesity. Obesity Reviews. 2017;18:603-34.
8. Montague CT, Farooqi S, Whitehead JP, Soos MA, Rau H, Wareham NJ, et al. Congenital leptin deficiency is associated with severe early-onset obesity in humans. Nature. 1997;387(6636):903-8.
9. Passone CGB, Franco RR, Ito SS, Trindade E, Polak M, Damiani D, et al. Growth hormone treatment in Prader-Willi syndrome patients: systematic review and meta-analysis. BMJ Paediatr Open. 2020;4(1):e000630.
10. Ranadive SA, Vaisse C. Lessons from extreme human obesity: monogenic disorders. Endocrinol Metab Clin North Am. 2008;37(3):733-51.
11. Styne DM, Arslanian SA, Connor EL, Farooqi IS, Murad MH, Silverstein JH, et al. Pediatric obesity: assessment, treatment, and prevention. An Endocrine Society Clinical Practice Guideline. J Clin Endocrinol Metab. 2017;102(3):709-57.
12. WHO Multicentre Growth Reference Study Group. WHO Child Growth Standards: length/height-for-age, weight-for-age, weight-for-length, weight-for-height and body mass index-for-age: methods and development. Geneva: World Health Organization, 2006. Disponível em: https://www.who.int/tools/child-growth-standards.

CAPÍTULO 7

DOENÇAS DA TIREOIDE

Marilza Leal Nascimento
Juliana van de Sande Lee
Kassie Regina Neves Cargnin

AO FINAL DA LEITURA DESTE CAPÍTULO, O PEDIATRA DEVE ESTAR APTO A:

- Saber conduzir um caso de hipotireoidismo congênito diagnosticado na triagem neonatal.
- Identificar, avaliar e tratar uma criança com hipotireoidismo adquirido.
- Identificar e investigar um caso de hipertireoidismo na infância.
- Realizar a investigação inicial de um nódulo tireoidiano e reconhecer os sinais sugestivos de malignidade.

HIPOTIREOIDISMO[1-7]

Introdução

Hipotireoidismo é o estado clínico decorrente da produção insuficiente dos hormônios tireoidianos, que modulam o metabolismo de quase todos os tecidos do organismo, desempenhando um papel crítico no desenvolvimento e no crescimento da criança. Por isso, o pronto reconhecimento e o tratamento do hipotireoidismo na infância são essenciais.

O hipotireoidismo tem um amplo espectro de apresentações clínicas, desde formas transitórias e subclínicas até manifestações graves, com sequelas neurológicas quando presente no período neonatal sem que tenham ocorrido diagnóstico e tratamento precoces.

O hipotireoidismo é considerado primário quando ocorre por alteração na própria tireoide, e central, por deficiência na produção de hormônio tireoestimulante (TSH), pela hipófise, ou de hormônio liberador de tireotrofina (TRH), pelo hipotálamo. O hipotireoidismo também pode ser congênito ou adquirido, dependendo da idade de apresentação e da etiologia.

Na faixa etária pediátrica, as causas mais comuns de hipotireoidismo em regiões sem deficiência de iodo na dieta são o hipotireoidismo congênito e a tireoidite de Hashimoto.

Hipotireoidismo congênito

O hipotireoidismo congênito (HC) é a principal causa evitável de deficiência mental, com incidência global de 1 para cada 2 mil a 4 mil recém-nascidos. Na síndrome de Down, a incidência é 14-21 vezes maior. Como o prognóstico intelectual está intimamente relacionado ao início precoce do tratamento, a realização de exame de triagem neonatal é fundamental, uma vez que os recém-nascidos podem ser assintomáticos ou apresentar sintomas pouco expressivos, tornando o diagnóstico clínico improvável.

A principal causa de HC é a disgenesia tireoidiana (65%), um defeito no desenvolvimento da tireoide, manifestando-se como ectopia, atireose (ausência da tireoide) ou hipoplasia. É geralmente esporádica. Os demais casos (35%) apresentam glândula tópica, podendo estar aumentada de volume, com produção hormonal insuficiente causada por defeito genético (disormonogênese) ou fatores externos (Quadro 1).

Quadro 1 Principais causas de hipotireoidismo congênito

Disgenesia tireoidiana (ectopia, atireose, hipoplasia)
Disormonogênese
Transitório: • Uso de medicamentos antitireoidianos pela mãe. • Passagem transplacentária de anticorpos maternos que bloqueiam o receptor de TSH. • Deficiência de iodo (em regiões onde o sal não é iodado). • Exposição materna ou neonatal ao excesso de iodo (antissépticos ou contrastes iodados, alta ingestão materna de iodo).
Central, geralmente por defeito no desenvolvimento hipotalâmico-hipofisário.

O HC central geralmente está associado a outras deficiências hormonais hipofisárias (pan-hipopituitarismo).

Quadro clínico

O quadro clínico depende da gravidade do hipotireoidismo e da idade ao diagnóstico. No período neonatal, a apresentação pode variar de ausência completa de sintomas até o quadro clínico clássico com hipotonia, icterícia prolongada, hérnia umbilical, macroglossia, constipação, pele fria e seca, mixedema, livedo reticular, sonolência, choro rouco, dificuldade para mamar, hipotermia, fontanelas amplas, bradicardia e, eventualmente, presença de bócio. Nos lactentes, outras manifestações são atraso no desenvolvimento neuropsicomotor (DNPM) e diminuição do ritmo de crescimento.

Em crianças maiores, se o diagnóstico não foi realizado anteriormente, ocorre retardo mental, fácies característica (cretinismo) e baixa estatura.

A prevalência de malformações congênitas é maior em indivíduos com HC, principalmente defeitos cardíacos (3-11%) e renais. No HC sindrômico, podem estar presentes surdez, sinais neurológicos, doenças pulmonares, cardiopatias, fenda palatina e malformações renais.

A presença de sinais como micropênis, criptorquidia, hipoglicemia, icterícia prolongada e falência de crescimento inexplicada sugere hipotireoidismo central no contexto de pan-hipopituitarismo.

Diagnóstico

A observação clínica isolada é limitada para garantir um diagnóstico precoce. Por outro lado, as avaliações hormonais permitem precocidade diagnóstica com elevado grau de confiança, já nos primeiros dias de vida. A realização da triagem neonatal para hipotireoidismo congênito é obrigatória no Brasil para todos os recém-nascidos.

A dosagem de TSH em amostra de sangue colhido entre o terceiro (a partir de 48 horas de vida) e o quinto dia de vida, após a diminuição do pico fisiológico do TSH, em papel-filtro, é a rotina recomendada para triagem neonatal do HC primário, disponível no sistema público no Brasil. Quando houver recursos financeiros disponíveis, recomenda-se adicionar a dosagem de T4 total ou livre ao TSH, para triagem de HC central.

Nos diversos centros de triagem neonatal no Brasil, os valores de corte de TSH variam entre 5-10 mU/L. O limite superior de TSH, para ser considerado um teste normal, tem sido cada vez menor em vários centros do mundo, com o objetivo de diagnosticar também casos mais leves. O Quadro 2 mostra os valores de referência de TSH na triagem neonatal preconizados pelo Programa Nacional de Triagem Neonatal (PNTN) e os novos valores adotados em vários centros do Brasil.

Recém-nascidos prematuros, de baixo peso ao nascer e/ou doentes podem ter um resultado de triagem neonatal falso-negativo, devendo realizar um segundo teste com 2-4 semanas de vida. Porém, estudos recentes mostram que essa abordagem pode deixar de diagnosticar muitos casos de HC, especialmente nos prematuros com menos de 33 semanas de idade gestacional, sugerindo uma triagem seriada. Ainda não há consenso sobre a melhor estratégia, mas uma sugestão é repetir o teste com 1, 2 e 4 semanas de vida, e ao completar a idade gestacional corrigida a termo.

Recomenda-se também uma segunda amostra para recém-nascidos com síndrome de Down, no final do período

Quadro 2 Valores de TSH preconizados na triagem neonatal

TSH (mU/L)		Interpretação	Conduta
PNTN*	Novos valores†		
< 10	< 5‡	Normal	Nenhuma
10-20	5-10	Limítrofe	Convocar para nova amostra de TSH em papel-filtro
> 20	> 10	Sugestivo de hipotireoidismo	Encaminhar com urgência para avaliação médica e dosagem sérica de TSH e T4 livre

* PNTN: Programa Nacional de Triagem Neonatal.
† Valores adotados atualmente em vários centros no Brasil.
‡ O novo valor de corte adotado pelos diversos centros varia, geralmente, entre 5-6 mU/L.

neonatal, e para gemelares (principalmente do mesmo sexo), com 2-4 semanas de vida. Se um dos gêmeos for afetado, o outro deve ser acompanhado para um possível diagnóstico mais tarde. Os bebês expostos a excesso de iodo também devem ser monitorados, repetindo o teste até 1 mês após a exposição, pelo risco de hipotireoidismo.

Como o HC central não é detectado pela dosagem de TSH na triagem neonatal e há casos de HC primário com teste falso-negativo (elevação tardia do TSH), na suspeita clínica de hipotireoidismo deve-se fazer dosagem sérica de TSH e T4 livre, mesmo com triagem neonatal normal.

O recém-nascido com triagem neonatal alterada deve ser encaminhado imediatamente para um centro de referência. Na avaliação, devem ser realizados TSH e T4 livre séricos, sendo indicado tratamento conforme os resultados (Quadro 3).

Se TSH > 40 mU/L na triagem neonatal, o tratamento deve ser iniciado assim que os exames forem coletados, sem aguardar pelo resultado. Caso os exames não possam ser prontamente realizados, o tratamento deve ser iniciado.

Quadro 3 Conduta de acordo com os valores de TSH e T4 livre na primeira dosagem sérica

TSH (mU/L)	T4 livre	Conduta
> 20	Normal ou baixo*	Iniciar levotiroxina
Acima do limite superior* até 20	Baixo*	Iniciar levotiroxina
	Normal*	Iniciar levotiroxina† ou fazer novo controle em 1-2 semanas para avaliar a necessidade de tratamento
Normal*	Normal*	Sem necessidade de tratamento

* Para os limites de referência do método laboratorial utilizado.
† Nestes casos poderá ser realizado teste de retirada mais tarde para verificar se o hipotireoidismo é permanente ou transitório.

Nos casos leves, com TSH acima do limite superior de referência do método laboratorial utilizado até 20 mU/L e T4 livre normal, os dados atuais não são suficientes para determinar se o tratamento é benéfico. Nesses casos, um exame de imagem da tireoide alterado pode indicar a necessidade de tratamento. Muitos optam por iniciar o tratamento para evitar qualquer risco potencial ao desenvolvimento neurológico. Se a conduta for observação, novos controles devem ser realizados a cada 1-2 semanas, e o tratamento é recomendado se os níveis de TSH estiverem aumentando e/ou T4 livre abaixo do limite inferior e se TSH persiste > 10 mU/L com mais de 4 semanas de vida.

A investigação etiológica pode ser realizada na primeira avaliação, desde que não atrase o início do tratamento, podendo ser estabelecida em outro momento. Ela se baseia na análise da ultrassonografia (US) e/ou cintilografia da tireoide e na dosagem sérica de tireoglobulina. A radiografia de joelhos pode ser realizada para avaliar a gravidade do hipotireoidismo intrauterino.

Mães com doença de Graves em uso de medicação antitireoidiana podem amamentar o recém-nascido, que deve ser acompanhado clinicamente e, eventualmente, com dosagens séricas de TSH e T4 livre.

Tratamento

Deve ser iniciado o quanto antes, preferencialmente nos primeiros 10 dias de vida.

O tratamento é realizado com levotiroxina na dose inicial de 10-15 mcg/kg/dia via oral, 1 vez ao dia. Esse medicamente não deve ser manipulado e, preferencialmente, não deve ser genérico. Se houver cardiopatia congênita com risco de insuficiência cardíaca, a dose inicial deve ser reduzida pela metade.

Em lactentes e crianças, a levotiroxina pode ser administrada junto com os alimentos, evitando-se proteína de soja e fibra vegetal, sempre no mesmo horário e da mesma forma. Para os bebês e crianças menores, o comprimido pode ser macerado, dissolvido em água ou leite e oferecido com colher.

O controle laboratorial com dosagens séricas de TSH e T4 livre deve ser realizado após 1-2 semanas do início do tratamento e a cada 2 semanas até normalização do TSH. Os controles subsequentes devem ser feitos a cada 1-3 meses, no primeiro ano de vida; a cada 2-4 meses, entre 1-3 anos de idade; e depois a cada 3-6 meses, até completar o crescimento. Se houver mudança na dose de levotiroxina, é necessário um novo controle após 4-6 semanas. A coleta dos exames deve ser realizada antes da administração diária de levotiroxina, ou pelo menos 4 horas após a última administração.

O objetivo é a normalização dos níveis de TSH, que devem estar dentro da faixa de normalidade. Valores de T4 livre acima do limite de referência não devem indicar redução da dose de levotiroxina, a não ser que o TSH esteja suprimido ou sinais de dose excessiva, como taquicardia. No hipotireoidismo central, o T4 livre deve ser mantido na metade superior do intervalo de referência.

Nos casos de disormonogênese, deve-se manter o TSH na metade inferior do intervalo de referência, pela predisposição a desenvolver bócio e nódulos, com possível aumento do risco de malignidade. Na presença de bócio, recomenda-se realizar US periodicamente, a cada 2-3 anos.

Os pacientes com diagnóstico tardio, evoluindo com atraso no DNPM, devem ser encaminhados para tratamento e acompanhamento com equipe multidisciplinar.

Em recém-nascidos com hipotireoidismo central, o tratamento com levotiroxina somente deve ser iniciado após evidências de função adrenal intacta; se insuficiência adrenal central coexistente, a reposição com glicocorticoide deve ser iniciada antes do tratamento com levotiroxina. Na impossibilidade dessa avaliação, deve-se usar glicocorticoide preventivamente, a fim de evitar uma possível crise adrenal.

Quando o diagnóstico de HC permanente não estiver estabelecido, uma reavaliação com 3 anos de idade deve ser realizada, especialmente em crianças com tireoide anatomicamente normal ou com diagnóstico presuntivo de HC central isolado. Esse teste consiste em dosar TSH e T4 livre após a suspensão da levotiroxina por 4-6 semanas.

Hipotireoidismo adquirido

O hipotireoidismo adquirido primário pode desenvolver-se em qualquer idade, e seu início é insidioso. A causa mais frequente em regiões não carentes de iodo é a tireoidite de Hashimoto, uma doença autoimune desencadeada por anticorpos antiperoxidase (anti-TPO) e antitireoglobulina (anti-Tg). É mais frequente no sexo feminino e em indivíduos com antecedentes familiares de doença tireoidiana. É mais comum em crianças com outras doenças autoimunes, como diabetes melito tipo 1, vitiligo, doença celíaca e síndromes genéticas (p. ex., síndromes de Down, Turner, Noonan). Nesses casos, a função tireoidiana deve ser avaliada periodicamente. O Quadro 4 mostra as principais causas de hipotireoidismo adquirido, e o Quadro 5, as medicações que podem alterar os níveis de hormônios tireoidianos.

O hipotireoidismo central, na maioria das vezes, é acompanhado de outras deficiências hormonais hipofisárias.

Outra condição é a síndrome do eutireoidiano doente, que pode ocorrer em várias doenças agudas e crônicas. Há redução dos níveis de T3, com aumento do T3 reverso. Nos casos mais graves pode haver também redução dos níveis de T4 livre e TSH. Este parece ser um mecanismo de proteção em estados de catabolismo intenso. Nesses casos, não há evidências de benefício do uso de levotiroxina.

O hipotireoidismo subclínico é definido por um nível de TSH acima do valor de referência para o método e níveis normais de T4 livre. Foi recentemente classificado em grau 1, ou leve, quando o valor de TSH está entre o limite superior da referência e < 10 mU/L, e grau 2, quando TSH ≥ 10 mU/L. Crianças com obesidade têm prevalência maior de hipotireoidismo subclínico. Nesse caso, a elevação de TSH parece ser mediada pelos altos níveis de leptina e ser reversível com a perda de peso.

Quadro clínico

O quadro clínico do hipotireoidismo adquirido está relacionado à intensidade da falta dos hormônios tireoidianos e ao

Quadro 4 Causas de hipotireoidismo adquirido

Tireoidite de Hashimoto
Deficiência de iodo (rara em regiões onde há iodação do sal)
Tireoidectomia ou radioiodoterapia
Exposição a radiação (principalmente radioterapia da região cervical e em áreas próximas)
Secundário a medicamentos (Quadro 5)
Central (neoplasias ou defeitos da região hipotálamo-hipofisária, cirurgia ou irradiação do sistema nervoso central, traumatismo craniano, doenças infiltrativas, infecções, condições genéticas e autoimunes)

Quadro 5 Medicamentos que alteram os níveis de hormônios tireoidianos

Mecanismo	Medicamentos
Diminuição da secreção de TSH	• Glicocorticoides, agonistas da dopamina, análogos da somatostatina. • Inibidores imunes de *checkpoint* (hipofisite).
Alteração da síntese de hormônio tireoidiano	• Iodo (antissépticos ou contrastes),* amiodarona,* lítio.* • Inibidores de tirosina-quinase. • Inibidores imunes de *checkpoint*.*
Diminuição da absorção de levotiroxina	Carbonato de cálcio, suplementos de ferro ($FeSO_4$), fórmula infantil à base de soja, inibidores da bomba de prótons, antiácidos
Alteração das concentrações séricas de T3 e T4 por interferir na globulina ligadora de tiroxina (TBG)	• Estrogênio: aumenta a TBG. • Andrógenos, glicocorticoides: diminuem a TBG. • Heparina, furosemida, fenitoína, anti-inflamatórios não esteroidais.
Aumento do metabolismo hepático	Fenobarbital, fenitoína, carbamazepina

* Também podem aumentar a secreção hormonal tireoidiana.
Fonte: adaptada de Bauer, Wassner, 2019.[3]

tempo de evolução da doença. Muitas crianças e adolescentes podem ser assintomáticos ao diagnóstico. O bócio geralmente está presente e pode ser o primeiro sinal da doença. As manifestações mais comuns são baixa velocidade de crescimento, cansaço, queda no rendimento escolar, constipação, pele seca, cabelo e unhas quebradiços, bradicardia, edema, atraso puberal, ciclos menstruais irregulares. Mais raramente, meninas com hipotireoidismo grave podem apresentar puberdade precoce (síndrome de Van Wyk-Grumbach).

Na tireoidite de Hashimoto pode ocorrer uma fase inicial com manifestações de tireotoxicose, pela liberação maciça de hormônios estocados pela glândula afetada, conhecida como hashitoxicose.

Diagnóstico

O diagnóstico é laboratorial, com dosagens de TSH e T4 livre. No hipotireoidismo primário, o TSH está elevado e é o marcador mais sensível, aumentando mesmo quando os níveis de T4 livre ainda estão dentro dos valores de referência. A presença dos anticorpos anti-TPO e/ou anti-Tg confirma o diagnóstico de tireoidite de Hashimoto.

A diminuição dos valores de T4 total ou livre, com TSH normal, baixo ou até discretamente elevado, indica o diagnóstico de hipotireoidismo central. Nesse caso, é importante investigar se há deficiência de outros hormônios hipofisários. É importante lembrar que níveis de T4 baixos com T4 livre e TSH normais são indicativos de deficiência da globulina ligadora de tiroxina (TBG), que pode ser confirmada pela dosagem sérica de TBG.

A US de tireoide pode auxiliar na investigação etiológica. Na tireoidite de Hashimoto, a glândula apresenta tipicamente textura heterogênea e aumento de volume.

A ressonância magnética da região hipotálamo-hipofisária deve ser realizada nos casos de hipotireoidismo central.

Tratamento

O tratamento do hipotireoidismo consiste na reposição com levotiroxina via oral, 1 vez ao dia, sempre no mesmo horário e da mesma forma. Pode ser administrada em jejum ou com alimento, evitando alimentos ricos em fibra, soja e medicamentos contendo ferro ou cálcio. As doses iniciais dependem da idade, do peso e da gravidade do hipotireoidismo (Quadro 6).

Quadro 6 Dose de levotiroxina de acordo com a faixa etária

Idade	Levotiroxina (mcg/kg/dia)
0-3 meses	10-15
3-12 meses	6-10
1-3 anos	4-6
3-10 anos	3-5
10-16 anos	2-4
Mais de 16 anos	1,7

Fonte: adaptado de Bauer, Wassner, 2019.[3]

Os controles laboratoriais para ajuste da dose de levotiroxina devem ser realizados após 4-6 semanas do início do tratamento e de cada mudança de dose. Quando houver estabilização da dose, novos exames devem ser feitos em 6 meses ou em intervalos menores, dependendo da idade, obedecendo à mesma frequência de controles laboratoriais do HC.

No hipotireoidismo primário, o TSH é o exame mais sensível e deve estar dentro dos valores de referência. Já no hipotireoidismo central, o controle deve ser feito pelos níveis de T4 livre, que devem ser mantidos na metade superior do intervalo de referência.

No hipotireoidismo central, o tratamento com levotiroxina somente deve ser iniciado após avaliação adrenal. Se houver insuficiência de cortisol, a reposição com glicocorticoide deve ser iniciada antes do tratamento com levotiroxina, para evitar uma possível insuficiência adrenal aguda.

Em crianças, o hipotireoidismo subclínico geralmente resolve espontaneamente ou persiste sem progressão para hipotireoidismo evidente. A necessidade de suplementação com levotiroxina permanece controversa, particularmente nos casos leves, por falta de evidências robustas de desfecho em longo prazo. Entretanto, devido ao baixo risco da terapia de reposição, muitos consideram razoável iniciar o tratamento para evitar qualquer possível impacto negativo no crescimento e no desenvolvimento. A Figura 1 apresenta uma sugestão de conduta nesses casos.

TSH acima do limite superior* com T4 livre normal*

↓

Repetir dosagem em 1-3 meses† com anticorpos antitireoidianos

↓

TSH (mU/L)	Conduta
Normal*	Sem necessidade de tratamento
Acima do limite superior* e < 10	Considerar tratamento se: • Anticorpos positivos. • Sintomas de hipotireoidismo. • Aumento progressivo dos níveis de TSH. • Bócio. • Ultrassonografia com sinais de tireoidite. • Doenças autoimunes (doença celíaca, diabetes melito tipo 1, vitiligo). • Cromossomopatias (síndrome de Down, síndrome de Turner). • Alterações do perfil lipídico. Caso não seja iniciado tratamento, nova função tireoidiana em 6 meses
≥ 10	Iniciar tratamento

Figura 1 Sugestão de conduta no hipotireoidismo subclínico.

* Para os limites de referência do método laboratorial utilizado.
† Repetir em 1-2 semanas se TSH ≥ 15 mU/L.

HIPERTIREOIDISMO[8-11]

Introdução

Tireotoxicose é o estado clínico decorrente do excesso de hormônios tireoidianos circulantes. O termo "hipertireoidismo" é usado quando a causa desse excesso é a hiperfunção da tireoide.

A doença de Graves é a principal causa de hipertireoidismo e caracteriza-se pela tríade: bócio difuso, exoftalmia e hipertireoidismo. É uma condição autoimune com presença do anticorpo estimulador do receptor de TSH (TRAb), que desencadeia a produção excessiva de hormônio tireoidiano. A incidência varia entre 1-6,5/100.000, com aumento nas últimas décadas. Sua frequência aumenta com a idade durante a infância, com pico na adolescência, sendo mais comum no sexo feminino.

O hipertireoidismo neonatal autoimune é causado pela passagem transplacentária de TRAb. Geralmente é transitório e ocorre em 1-10% dos recém-nascidos de mães com doença de Graves. Nos casos de doença materna não tratada ou mal controlada, os fetos podem apresentar bócio, retardo de crescimento intrauterino, oligodrâmnio, nascimento prematuro e até morte.

Todas as gestantes com doença de Graves, mesmo em remissão, devem realizar avaliação da função tireoidiana e TRAb ao longo da gravidez, sobretudo no último trimestre. Existe alto risco de disfunção tireoidiana fetal e neonatal quando a mãe tem TRAb positivo e/ou recebe medicamentos antitireoidianos durante o último trimestre da gravidez. Nesses casos, os bebês devem ser monitorados ao nascer.

As causas de tireotoxicose em crianças são listadas no Quadro 7.

Quadro 7 Causas de tireotoxicose em crianças

Doença de Graves
Hipertireoidismo neonatal autoimune por passagem de anticorpos maternos (TRAb) pela placenta
Mutações ativadoras congênitas do gene do receptor de TSH
Nódulos tireoidianos autônomos
Tireoidite subaguda ou fase tireotóxica da tireoidite de Hashimoto
Exógenas: • Hormônios tireoidianos. • Substâncias contendo iodo (antissépticos, contrastes, amiodarona).* • Imunoterapia (inibidores imunes de *checkpoint*).* • Radioterapia.*
Resistência hipofisária aos hormônios tireoidianos
Tumor hipofisário secretor de TSH

* Também podem causar hipotireoidismo.

Quadro clínico

As crianças podem apresentar mudanças de comportamento, agitação, dificuldade de concentração e queda no rendimento escolar, fadiga, sudorese excessiva, irritabilidade, labilidade emocional, nervosismo, palpitações, tremores, insônia, aumento do apetite, emagrecimento e diarreia. Na doença de Graves, o bócio geralmente está presente, mas as alterações oftálmicas são mais brandas que nos adultos, sendo mais rara a exoftalmia verdadeira.

Outros sinais incluem aumento da pressão arterial, taquicardia, frêmito precordial e um sopro de ejeção devido à insuficiência funcional da válvula mitral. Pode ocorrer aumento na velocidade de crescimento, dependendo da duração do hipertireoidismo.

As manifestações mais comuns no período neonatal são taquicardia, hiperexcitabilidade, baixo ganho ponderal com apetite normal ou aumentado, bócio, olhar fixo com ou sem retração palpebral e exoftalmia, fontanela anterior pequena, esplenomegalia e/ou hepatomegalia. Podem apresentar também insuficiência cardíaca. O prognóstico dessas crianças geralmente é favorável, desde que o tratamento seja adequado e precoce. Os bebês gravemente afetados podem apresentar problemas psicomotores, craniossinostose e microcefalia.

Diagnóstico

O diagnóstico é laboratorial, com dosagens séricas de TSH e hormônios tireoidianos. O TSH é suprimido (nas afecções primárias da tireoide), e os níveis de T4 livre e T3 são aumentados. Porém, no hipertireoidismo leve, o T4 livre pode estar normal e apenas o T3 elevado.

O hipertireoidismo subclínico é definido por um TSH suprimido com níveis normais de T4 livre e T3.

O TRAb está aumentado na doença de Graves. Para os recém-nascidos de mães com doença de Graves, recomenda-se a determinação de TRAb no sangue do cordão umbilical (alto risco se TRAb ≥ 5 IU/L) ou quanto antes possível. A função tireoidiana (TSH e T4 livre) deve ser monitorada nas primeiras 2 semanas de vida (com 3-5 dias e repetir com 10-14 dias). Uma dosagem de TSH < 0,9 mU/L com 3-7 dias de vida é indicativa de hipertireoidismo neonatal. O seguimento clínico deve ser feito até 2-3 meses de vida.

A US de tireoide com Doppler na doença de Graves apresenta, tipicamente, um aumento difuso da glândula com hipervascularização.

A cintilografia de tireoide está indicada na presença de nódulo de tireoide com TSH suprimido, confirmando nódulo autônomo se este for hipercaptante.

Tratamento

O tratamento de primeira linha da doença de Graves é medicamentoso, com as drogas antitireoidianas (DAT). O propiltiouracil é contraindicado em crianças pelo elevado risco de hepatotoxicidade.

O metimazol é o medicamento de escolha, na dose de 0,2--0,8 mg/kg/dia, máximo de 30 mg/dia, variando conforme a gravidade, administrado 1-2 vezes ao dia. Doses menores devem ser preferidas inicialmente. Os efeitos colaterais são dose-dependentes e ocorrem geralmente nos primeiros 3 meses de tratamento.

Exames de controle (TSH, T4 livre e T3) devem ser realizados em 2-6 semanas e, após estabilização, a cada 2-3 meses. Quando os níveis de hormônios tireoidianos (T4 livre e T3) forem normais, a dose pode ser reduzida em 30-50%. O TSH costuma ficar suprimido nos primeiros meses, não devendo ser parâmetro para aumento da dose.

Antes de iniciar o tratamento, recomenda-se fazer a coleta de hemograma completo e transaminases. Não há consenso se esses exames devam ser solicitados, também, como rotina durante o seguimento. As DAT podem causar, mais raramente, eventos adversos graves, como agranulocitose, hepatite e vasculite. Os pacientes e seus cuidadores devem ser informados sobre esses efeitos colaterais, preferencialmente por escrito, com a necessidade de parar imediatamente o medicamento e avisar seu médico se apresentarem erupções cutâneas, icterícia, prurido, fezes claras ou urina escura, dor abdominal, náuseas, febre, faringite, artralgias, poliartrite, lesões cutâneas purpúricas, lesões na boca, fadiga ou mal-estar. Nesses casos, devem ser realizados exames para avaliação hepática (transaminases, bilirrubinas, fosfatase alcalina) e hemograma completo pelo risco de hepatotoxicidade e agranulocitose.

O tratamento com metimazol pode ser utilizado por vários anos se houver bom controle do hipertireoidismo com baixas doses da medicação. Vários estudos sugerem que o tratamento medicamentoso prolongado (5-10 anos) resulta em maior taxa de remissão que o tratamento com duração de 2 anos.

O tratamento definitivo, com radioiodo ou tireoidectomia, deve ser considerado quando ocorrem efeitos colaterais graves com o uso de DAT, persistência ou recorrência do hipertireoidismo após longo período de tratamento medicamentoso, ou falta de adesão ao tratamento. A radioiodoterapia deve ser evitada em crianças menores de 5 anos. A tireoidectomia pode ser indicada em crianças pequenas (< 5 anos) que precisem de um tratamento definitivo, para bócios muito volumosos, nodulares ou compressivos, devendo ser realizada por cirurgião experiente. Esses tratamentos levam, na maioria das vezes, ao hipotireoidismo.

Os betabloqueadores (como propranolol 1-2 mg/kg/dia em 2-3 doses ou atenolol 1-2 mg/kg/dia em 1 dose) podem ser usados para controle dos sintomas nos quadros mais graves (exceto em pacientes com asma ou insuficiência cardíaca), especialmente se a frequência cardíaca for superior a 100, até a normalização dos hormônios tireoidianos.

O tratamento do hipertireoidismo neonatal autoimune é medicamentoso, com metimazol 0,5-1 mg/kg/dia, 2-3 vezes ao dia, com redução da dose quando os níveis de T4 livre estiverem dentro do valor de referência; e propranolol, 2 mg/kg/dia, 2 vezes ao dia, por 2 semanas. O controle laboratorial deve ser realizado semanalmente até a estabilização, depois a cada 2 semanas. O tratamento pode ser suspenso quando TRAb não for mais detectável, geralmente em 1-3 meses. O aleitamento materno pode ser mantido pelas mães em uso de DAT.

NÓDULOS E CARCINOMAS DA TIREOIDE[12-15]

Introdução

A prevalência de nódulos sólidos de tireoide em crianças e adolescentes é de 1-2%, e o número de diagnósticos de carcinoma diferenciado de tireoide (CDT) vem aumentando na população pediátrica, sendo mais comum em adolescentes do sexo feminino. O risco de malignidade de um nódulo de tireoide em crianças e adolescentes é de 20-25%, 2-3 vezes maior que nos adultos. Felizmente, a maioria deles tem um bom prognóstico.

As lesões císticas de tireoide são encontradas em cerca de 57% das crianças e adolescentes. Os nódulos puramente císticos são benignos (risco de malignidade < 1%).

Os fatores de risco mais associados ao desenvolvimento de nódulos e carcinoma de tireoide são exposição a radiação e à predisposição genética. Após radioterapia de cabeça e pescoço para tratamento oncológico, o risco de desenvolver nódulo e carcinoma de tireoide aumenta consideravelmente por décadas, especialmente se a exposição ocorrer em crianças menores de 10 anos e do sexo feminino.

O efeito tumorigênico da radiação ionizante para as células foliculares da tireoide existe em todas as doses de radiação, com um aumento linear de risco até 20 Gy, seguido por uma tendência de queda em doses superiores.

Classificação dos carcinomas de tireoide

Entre as neoplasias malignas, o carcinoma papilífero de tireoide (CPT) é responsável por mais de 90% dos casos (Quadro 8). O maior risco para desenvolvê-lo é a exposição a radiação. A maioria das crianças apresenta metástases para linfonodos cervicais ao diagnóstico, ainda assim com ótimo prognóstico. Metástases pulmonares podem estar presentes em até 25% dos casos.

O carcinoma folicular de tireoide (CFT) é bem menos frequente, apresentando, comumente, metástases por disseminação hematogênica para pulmões e ossos.

Quadro 8 Classificação dos carcinomas de tireoide

Derivados das células foliculares	Diferenciado: • Carcinoma papilífero de tireoide (> 90% dos casos). • Carcinoma folicular de tireoide.
	Pouco diferenciado e indiferenciado ou anaplásico (raros)
Derivados das células parafoliculares neuroendócrinas	Carcinoma medular de tireoide (raro)

O carcinoma medular de tireoide (CMT) é agressivo, hereditário em mais de 95% dos casos pediátricos, associado a neoplasia endócrina múltipla (NEM), principalmente a NEM 2A, ou carcinoma medular de tireoide familiar (CMTF), por mutações do gene RET (Quadro 9). Nesses pacientes, o CMT é geralmente a primeira manifestação, ocorrendo em idade jovem, nas duas primeiras décadas de vida, na NEM 2A, e nos primeiros anos de vida, na NEM 2B. É a maior causa de morte nesses pacientes. Os filhos de pais com NEM 2 ou CMTF devem fazer a pesquisa da mutação e, se presente, realizar tireoidectomia total profilática precocemente, já no primeiro ano de vida, no caso da NEM 2B.

Quadro 9 Formas hereditárias de carcinoma medular de tireoide

Forma genética	Características clínicas
NEM* 2A	CMT† Feocromocitoma Hiperparatireoidismo
NEM* 2B	CMT† Feocromocitoma Neuromas mucosos e ganglioneuromas intestinais Hábito marfanoide
CMT† familiar	CMT†

* NEM: neoplasia endócrina múltipla.
† CMT: carcinoma medular de tireoide.

Quadro clínico

A apresentação mais comum do CDT é um nódulo de tireoide e/ou adenopatia cervical percebidos por familiar, no exame físico ou em exame de imagem não relacionado à tireoide (achado incidental). A palpação da tireoide e da região cervical deve fazer parte do exame físico nas consultas pediátricas de rotina. A presença de um nódulo de tireoide com adenopatia cervical, principalmente da cadeia lateral, é um preditor para malignidade, assim como crescimento rápido, consistência dura, aderência aos planos profundos e presença de sintomas compressivos.

Exames laboratoriais

O TSH suprimido sugere nódulo tireoidiano autônomo, com baixo risco de malignidade. Nesses casos, a cintilografia deve ser realizada para confirmação.

A calcitonina sérica é um marcador para CMT e deve ser realizada se houver história familiar ou características de NEM 2, ou se a citologia for considerada suspeita para CMT.

Exames de imagem

A US de tireoide e região cervical com Doppler deve ser indicada se nódulo palpável, tireoide assimétrica e/ou linfadenopatia cervical anormal. Não há ainda consenso se deva ser realizada como rotina para os pacientes submetidos a radiação, apesar de muitos considerarem prudente realizar controle com US a partir de 5 anos da exposição. O Quadro 10 mostra as características sugestivas de malignidade.

Quadro 10 Características ultrassonográficas suspeitas de malignidade

Nódulo tireoidiano	Linfonodos cervicais
Sólido ou predominantemente sólido (> 75%) Tamanho > 1 cm* Hipoecogênico Formato mais alto que largo Aumento do fluxo ao Doppler Presença de calcificações Margens irregulares Presença de linfonodo suspeito Extensão extratireoidiana Aumento do tamanho durante o seguimento	Forma arredondada Aumento da ecogenicidade Perda do hilo Composição cística Focos ecogênicos Aumento do fluxo periférico ao Doppler

* Esse critério não é necessário para indicar uma punção se outras características estiverem presentes.

Há vários sistemas de pontuação baseados nas características ultrassonográficas para sugerir ou não uma punção. De todas as características, a predominância do componente cístico (mais de 50%) do nódulo é a característica mais confiável para menor risco de malignidade.

Punção aspirativa com agulha fina (PAAF)

A PAAF guiada por US é indicada para avaliação de nódulos tireoidianos de qualquer tamanho com características suspeitas de malignidade à US e em qualquer nódulo sólido ou parcialmente cístico ≥ 1 cm, ou pelo contexto clínico.

Os achados citopatológicos são categorizados de acordo com o sistema de Bethesda, com sugestão de conduta conforme o Quadro 11.

A análise molecular, embora ainda não validada em crianças, quando disponível, pode ajudar, principalmente nos casos de citologia indeterminada.

Quadro 11 Categorias diagnósticas do sistema Bethesda de citopatologia da tireoide e sugestão de conduta

Categoria		Conduta
I	Amostra insatisfatória ou não diagnóstica	Repetir US* e PAAF† em 3-6 meses
II	Benigno	US* anual (ou a cada 2 anos para os nódulos predominantemente císticos)
III	Atipia ou lesão folicular de significado indeterminado	Considerar: • Repetir a PAAF.† • Análise molecular. • Lobectomia diagnóstica.‡
IV	Suspeita de neoplasia folicular ou neoplasia folicular	• Lobectomia diagnóstica‡ ou tireoidectomia total (categoria V). • Se análise molecular disponível e mutação de alto risco, tireoidectomia total.
V	Suspeita de malignidade	
VI	Maligno	Tireoidectomia total

* US: ultrassonografia.
† PAAF: punção aspirativa com agulha fina.
‡ Se nódulo unilateral. A ampliação para tireoidectomia total deve ser realizada se evidência de malignidade com histologia invasiva.

Tratamento

A tireoidectomia total é o procedimento de escolha para o CDT, devendo ser realizada por cirurgião experiente. A ressecção linfonodal está indicada quando há evidências de invasão extratireoidiana e/ou comprometimento de linfonodos. Dependendo da classificação de risco pós-operatória, da presença de tecido residual ou metástases, a radioiodoterapia com iodo-131 deve ser indicada.

A cirurgia também pode ser considerada com base em achados suspeitos ao US, contexto clínico (como exposição a radiação), nódulos > 4 cm, crescimento significativo da lesão, sintomas compressivos ou desejo da família.

Após a tireoidectomia, os níveis de cálcio e sinais clínicos de hipocalcemia devem ser monitorados, pelo risco de hipoparatireoidismo. Uma dosagem de paratormônio (PTH) no pós-operatório pode ajudar a predizer os pacientes com maior risco de desenvolver hipocalcemia. O tratamento do hipotireoidismo após a tireoidectomia é realizado com levotiroxina, em doses suficientes para manter o TSH de < 0,1 a 1, dependendo da classificação de risco. O acompanhamento deve ser para o resto da vida, pelo hipotireoidismo e pelo risco de recorrência. A dosagem de tireoglobulina sérica é utilizada como marcador de persistência ou recorrência do CDT após tireoidectomia total, devendo ser dosado também o anticorpo anti-Tg.

No caso de nódulo autônomo, benigno na grande maioria das vezes, geralmente a ressecção cirúrgica, mais comumente a lobectomia, é o tratamento recomendado. Se o hipertireoidismo associado for subclínico, em uma criança assintomática e nódulo sem características de malignidade, o tratamento pode ser adiado para a vida adulta, quando os riscos de uma terapia definitiva são menores.

REFERÊNCIAS BIBLIOGRÁFICAS

1. van Trotsenburg AS, Stoupa A, Léger J, Rohrer TR, Peters C, Fugazzola L, et al. Congenital hypothyroidism: a 2020 consensus guidelines update An Endo-European Reference Network (ERN) initiative endorsed by the European Society for Pediatric Endocrinology and the European Society for Endocrinology. Thyroid Off J Am Thyroid Assoc. 2020.
2. Bowden SA, Goldis M. Congenital hypothyroidism. In: StatPearls [Internet]. Treasure Island (FL): StatPearls Publishing; 2021.
3. Bauer AJ, Wassner AJ. Thyroid hormone therapy in congenital hypothyroidism and pediatric hypothyroidism. Endocrine. 2019;66:51-62.
4. Wassner AJ. Congenital hypothyroidism. Clin Perinatol. 2018;45:1-18.
5. McGrath N, Hawkes CP, Mayne P, Murphy NP. Optimal timing of repeat newborn screening for congenital hypothyroidism in preterm infants to detect delayed thyroid-stimulating hormone elevation. J Pediatr. 2019;205:77-82.
6. Alves CAD. Endocrinologia pediátrica. Barueri: Manole; 2019.
7. Salerno M, Improda N, Capalbo D. Management of Endocrine disease: subclinical hypothyroidism in children. Eur J Endocrinol. 2020;183:R13-28.
8. Léger J, Carel JC. Diagnosis and management of hyperthyroidism from prenatal life to adolescence. Best Pract Res Clin Endocrinol Metab. 2018;32:373-86.
9. Ross DS, Burch HB, Cooper DS, Greenlee MC, Laurberg P, Maia AL, et al. 2016 American Thyroid Association Guidelines for Diagnosis and Management of Hyperthyroidism and Other Causes of Thyrotoxicosis. Thyroid Off J Am Thyroid Assoc. 2016;26:1343-421.
10. Léger J, Oliver I, Rodrigue D, Lambert A-S, Coutant R. Graves' disease in children. Ann Endocrinol. 2018;79:647-55.
11. Kaplowitz PB, Vaidyanathan P. Update on pediatric hyperthyroidism. Curr Opin Endocrinol Diabetes Obes. 2020;27:70-6.
12. Francis GL, Waguespack SG, Bauer AJ, Angelos P, Benvenga S, Cerutti JM, et al. Management guidelines for children with thyroid nodules and differentiated thyroid cancer. Thyroid Off J Am Thyroid Assoc. 2015;25:716-59.
13. Bauer AJ. Thyroid nodules in children and adolescents. Curr Opin Endocrinol Diabetes Obes. 2019;26:266-74.
14. Gannon AW, Langer JE, Bellah R, Ratcliffe S, Pizza J, Mostoufi-Moab S, et al. Diagnostic accuracy of ultrasound with color flow doppler in children with thyroid nodules. J Clin Endocrinol Metab. 2018;103:1958-65.
15. Chan CM, Young J, Prager J, Travers S. Pediatric thyroid cancer. Adv Pediatr. 2017;64:171-90.

CAPÍTULO 8

HIPOGLICEMIA

Raphael Del Roio Liberatore Junior
Cristiano Castanheiras Candido da Silva

AO FINAL DA LEITURA DESTE CAPÍTULO, O PEDIATRA DEVE ESTAR APTO A:

- Conhecer os mecanismos fisiológicos de manutenção de euglicemia.
- Ser capaz de suspeitar e firmar o diagnóstico de hipoglicemia.
- Elaborar diagnóstico etiológico e tratar casos de hipoglicemia.

INTRODUÇÃO

A glicose é um dos principais substratos para o fornecimento de energia, responsável por cerca de metade da energia de que o ser humano necessita para a manutenção da vida.

O tecido cerebral é particularmente ávido por energia, principalmente na criança pequena. A grande necessidade, aliada à característica de não produzir e praticamente não estocar glicose, fazem desse tecido o mais sensível às variações, principalmente para baixo, dos níveis de glicose sanguínea.

A homeostase glicêmica é mantida com variação bastante restrita, por meio do balanço entre o fornecimento de glicose (pelos alimentos ingeridos, a glicogenólise e a neoglicogênese) e sua utilização. Nos períodos prandial e pós-prandial imediato, os níveis glicêmicos são proporcionais à ingesta, e a manutenção da glicemia ocorre pela ação da insulina, que promove a diminuição da glicose circulante, aumentando sua captação pela fibra muscular, pelos adipócitos e pelos hepatócitos.

Para a elevação da glicemia agem o glucagon, na hidrólise do glicogênio, as catecolaminas, o cortisol e o hormônio do crescimento (GH), que atuam na neoglicogênese.

A adequada manutenção dos níveis glicêmicos requer que tanto o sistema endócrino (insulina, glucagon, catecolaminas, cortisol, GH) quanto o sistema metabólico de produção e armazenamento de energia estejam em perfeito funcionamento. Anormalidade em qualquer um dos mecanismos citados pode levar à hipoglicemia, um distúrbio metabólico que, se não diagnosticado e tratado precocemente, pode resultar em déficit neurocognitivo, distúrbio da memória, afasia, hemiparesia, convulsão, coma e óbito.

DIAGNÓSTICO CLÍNICO E LABORATORIAL

Em crianças criticamente doentes, em unidades de urgência e emergências pediátricas, a hipoglicemia é um achado comum, podendo estar presente em cerca de 18% dos pacientes. O teste rápido de glicose na beira do leito deve sempre ser realizado para confirmar ou excluir a hipoglicemia como causa ou fator de contribuição do choque ou redução do nível de consciência, por exemplo.

As manifestações clínicas de hipoglicemia nos lactentes são absolutamente inespecíficas, podendo ocorrer o mesmo grupo de sintomas causados por outras situações patológicas. Por exemplo, crises de apneia podem ser causadas por hipoglicemia, infecções, anemia, distúrbio eletrolítico, acidose metabólica e outras. Outros sinais clínicos não específicos em bebês e crianças podem ser irritabilidade, hipotonia, letargia, hipotermia, diaforese, bradi ou taquicardia, perfusão deficiente ou hipotensão. Na ocorrência de mudança no padrão clínico do lactente, a hipoglicemia deve ser lembrada e pesquisada.

Em crianças maiores e adolescentes, a suspeita clínica de hipoglicemia deve ser pautada na existência da tríade de Whiple: clínica sugestiva, hipoglicemia confirmada por dosagem laboratorial, e melhora clínica com ingestão ou infusão de glicose.

Como várias situações patológicas (arritmias cardíacas, tumores de sistema nervoso central, enxaqueca e síncopes) podem cursar com clínica parecida com a de hipoglicemia, é mandatória a correta confirmação da tríade de Whiple.

A hipoglicemia se dá pelo desequilíbrio da homeostase glicêmica e é constatada por valores de glicose abaixo dos normais para a idade. Esses valores normais são diferentes no período neonatal e após o período neonatal.

No período neonatal, os limites de glicemia para o diagnóstico de hipoglicemia talvez sejam um dos assuntos mais discutidos em neonatologia. A Pediatric Endocrine Society e a American Pediatric Association advogam o nível de 50 mg/dL (2,8 mmol/L) em crianças com menos de 48 horas de vida e 60 mg/dL, após o segundo dia de vida (Figura 1), embora estudos mais recentes tenham apontado que eventualmente valores mais baixos possam ser considerados normais. Após o período neonatal, define-se hipoglicemia como valores abaixo de 60 mg/dL.

Glicemia desejada	50 mg/dL	60 mg/dL	70 mg/dL
Tempo de vida	0	48 horas	72 horas

Figura 1 Valores glicêmicos esperados no período neonatal.

Fonte: Pediatric Endocrine Society.

ETIOLOGIA E TRATAMENTO

Várias são as causas de hipoglicemia em crianças e adolescentes. No Quadro 1 estão elencadas as principais etiologias de hipoglicemia em crianças e adolescentes. Neste capítulo serão abordadas as mais comuns e seus respectivos tratamentos. A Figura 2 sumariza a abordagem da criança com hipoglicemia.

Observando o mecanismo da euglicemia, a principal causa é a intolerância ao jejum prolongado, seguida de distúrbios hormonais e dos erros inatos metabólicos no armazenamento e/ou na utilização da glicose.

Quadro 1 Principais causas de hipoglicemia em crianças e adolescentes

Hiperinsulinismo	Transitório (resolução até os 6 meses de vida)	• Filho de mãe diabética. • Prematuridade. • Asfixia perinatal. • Incompatibilidade Rh. • Restrição intrauterina.
	Congênito	*ABCC8/ KCNJ11/ GCK/ GDH/ HADH/ HNF4A/ HNF1A/ UCP2/SLC16A1/PMM2/HK1/ PGM1/FOXA2/CACNA1D/EIF2S3*
	Outros	• Insulinoma. • Hipoglicemia pós-prandial. • Hipoglicemia induzida por exercício. • Hipoglicemia induzida por exercício. • Factícia (síndrome de Münchhausen por procuração).
	Sindrômico	Beckwith-Wiedemann, Kabuki, Sotos, Simpson-Golabi-Behmel, Perlman, Costello, Patau, Turner mosaico, Usher, Timothy, leprechaunismo, Ondina
Hipoinsulinismo		Mutação ativadora do gene *AKT2*
Deficiência de contrarreguladores		• Deficiência de GH. • Insuficiência adrenal.
Oxidação de ácidos graxos		• Deficiência de acil-CoA-desidrogenase de cadeia média. • Deficiência de acil-CoA-desidrogenase de cadeia longa. • Deficiência de acil-CoA-desidrogenase de cadeia curta.
Síntese de corpos cetônicos		• Deficiência de HMG-CoA-sintase. • Deficiência de HMG-CoA-liase.
Carnitina		• Deficiência de carnitina. • Deficiência de CPT1 e CPT2.**
Gliconeogênese		• Deficiência de frutose-1, 6-disfosfatase. • Deficiência da fosfoenolpiruvato carboxilase (PEPCK). • Deficiência de piruvato carboxilase.
Estocagem de glicogênio		• Deficiência de glicose-6-fosfatase. • Deficiência de amilo 1-6 glicosidase. • Deficiência de glicogênio sintase.
Transporte de glicose		Defeitos no GLUT1, GLUT2 ou GLUT3
Outras		• Galactosemia. • Frutosemia. • Tirosinemia. • Acidúria glutárica tipo 2. • Acidemia propiônica. • Doença do xarope de bordo. • Deficiência de adenosina cinase. • Doenças da cadeia respiratória mitocondrial.

*GH: hormônio de crescimento; **CPT: carnitina palmitoiltransferase.

Hiperinsulinismo

A elevação da insulina acarretará hipoglicemia. O hiperinsulinismo pode ser adquirido ou congênito. No adquirido enquadram-se os portadores de diabetes melito (DM) em uso de insulina, por sua dose inadequada, omissão de refeições, atividade física aumentada ou insuficiência renal.

A terapêutica inicial de correção da glicemia, que de forma geral independe da etiologia, é a administração via oral (VO), se possível, de alimentos ricos em carboidratos de absorção rápida. Por exemplo, 7,5-15 g de glicose, como 1 copo de suco de frutas, de refrigerante não *diet*, ou 1 copo de água com 1 colher de sopa rasa de açúcar no caso de crianças capazes de ingerir. Em neonatos, leite materno, fórmulas lácteas ou glicose 5% devem ser ofertados VO em quantidades proporcionais ao peso e idade. Gel de dextrose a 40% aplicado na mucosa oral tem sido utilizado como estratégia de prevenção e tratamento.

Se não for possível a ingestão VO, por alguma alteração no nível de consciência, ou glicemia muito baixa, deve-se realizar infusão endovenosa (EV) em *bolus* de glicose a uma dose de 0,5-1 g/kg. Em soro glicosado a 10%, 2 mL/kg para neonatos e 5-10 mL/kg para pacientes maiores de 1 mês de vida, seguida de infusão contínua de 6-9 mg/kg/min. A hipoglicemia severa é revertida mais rapidamente com a administração de glucagon na dose de 0,1-0,2 mg/10 kg intramuscular (IM) ou subcutânea (SC).

Nas crianças não diabéticas, o hiperinsulinismo mais frequente é o congênito, configurando a hipoglicemia hiperinsulinêmica congênita (HHC), que substitui as denominações hipoglicemia idiopática da infância, hipoglicemia leucino-sensitiva, insulinoma neonatal, microadenomatose, hiperplasia focal, nesidioblastose e hipoglicemia hiperinsulinêmica da infância.

A HHC é uma das maiores causas de retardo mental e de epilepsia ocasionados pela hipoglicemia neonatal. Como prevenção, em bebês que apresentam risco de hipoglicemia, testes rápidos de glicemia capilar devem ser realizados inicialmente após a primeira alimentação, que deve ocorrer dentro da primeira hora de vida. As medidas devem continuar a ser realizadas a cada 3-6 horas, antes de cada alimentação, nas primeiras 24-48 horas de vida.

A HHC decorre de alterações nos genes responsáveis pela síntese e excreção de insulina pela célula beta pancreática. Atualmente, foram identificados 11 diferentes genes relacionados à HHC, porém, em cerca de metade dos casos, não se encontram defeitos nos genes conhecidos. Os defeitos nos genes responsáveis pelos canais de potássio adenosinotrifosfato dependente (Katp), envolvidos na liberação de insulina pelas células beta pancreáticas, são responsáveis por cerca de 40% dos casos em que se encontram alterações nos genes. Esses canais são constituídos de duas subunidades: uma formadora do poro – Kir6.2 – e outra, reguladora, que é um receptor de sulfonilureia (SUR1). Essas alterações de caráter autossômico podem manifestar-se em qualquer idade, afetando de modo focal ou difuso todo o pâncreas.

Em geral, os portadores de HHC são recém-nascidos (RN) grandes para a idade gestacional (GIG), e a hipoglicemia ocorre em tempo curto a moderado de jejum. Para a compensação da glicemia podem requerer até 15-20 mg/kg/minuto de glicose por infusão endovenosa.

Qualquer nível detectável de insulina, cetonemia negativa e ácidos graxos livres negativos, na presença de hipoglicemia, e a despeito de altas infusões de glicose, confirma o diagnóstico. Não há necessidade de calcular relação entre insulina e glicose.

Dosagens de peptídeo C, insulina e pró-insulina encontram-se elevadas na proporção de 1:1 na HHC. Se o diagnóstico não for confirmado, procede-se ao teste de jejum prolongado.

O tratamento medicamentoso de escolha consiste na administração de diazóxido (5-15 mg/kg/dia, VO, a cada 8 horas), normalmente associado a tiazídico (2-6 mg/kg/dia, VO, a cada 12 horas). Na ausência de resposta ao diazóxido, octreotida (5-20 mcg/kg dia, EV ou SC, em *bolus* a cada 6 horas ou SC contínuo), sendo baixos os índices de sucesso. A terapêutica cirúrgica consiste na pancreatectomia geralmente subtotal, com ressecção de 75-95% do pâncreas, o que acarretará o desenvolvimento de DM e insuficiência exócrina pancreática.

Glicogenoses

São alterações na síntese e no armazenamento do glicogênio, por deficiência enzimática de natureza genética autossômica. Sendo o glicogênio a maior fonte de armazenamento de glicose, quaisquer alterações em seu metabolismo levam à hipoglicemia. A alteração mais frequente está associada à deficiência de glicose-6-fosfatase, a glicogenose tipo Ia (doença de Von Gierk), que contabiliza cerca de 80% das glicogenoses tipo I. Manifesta-se clinicamente com hipoglicemia (que não responde ao glucagon) e acidose lática com hepatomegalia, que pode não estar presente quando do início das hipoglicemias.

À medida que o tempo passa, não havendo diagnóstico e terapêutica adequada, serão encontrados baixo ganho ponderoestatural, acúmulo de ácidos graxos, hiperuricemia, hiperlipidemia, hipertrigliceridemia e baixa adesividade plaquetária. A confirmação diagnóstica será feita por biópsia hepática e dosagem enzimática.

O tratamento baseia-se em alimentação a cada 3 ou 4 horas, tempo máximo para que se evitem glicogenólise e/ou neoglicogênese. Durante o sono, deve ser feita manutenção de sonda gástrica para alimentação e administração de amido de milho cru (não cozido) a cada 4 horas. O tratamento definitivo se faz pelo transplante hepático.

Na deficiência de frutose-1-6-difosfatase, há hipoglicemia em jejuns mais prolongados, acidose lática, cetoacidose, hiperlipemia, hiperuricemia, e pode haver hepatomegalia. A terapêutica consiste na eliminação de frutose e sacarose da dieta, administrando-se também amido cru para ajudar a manter a normoglicemia.

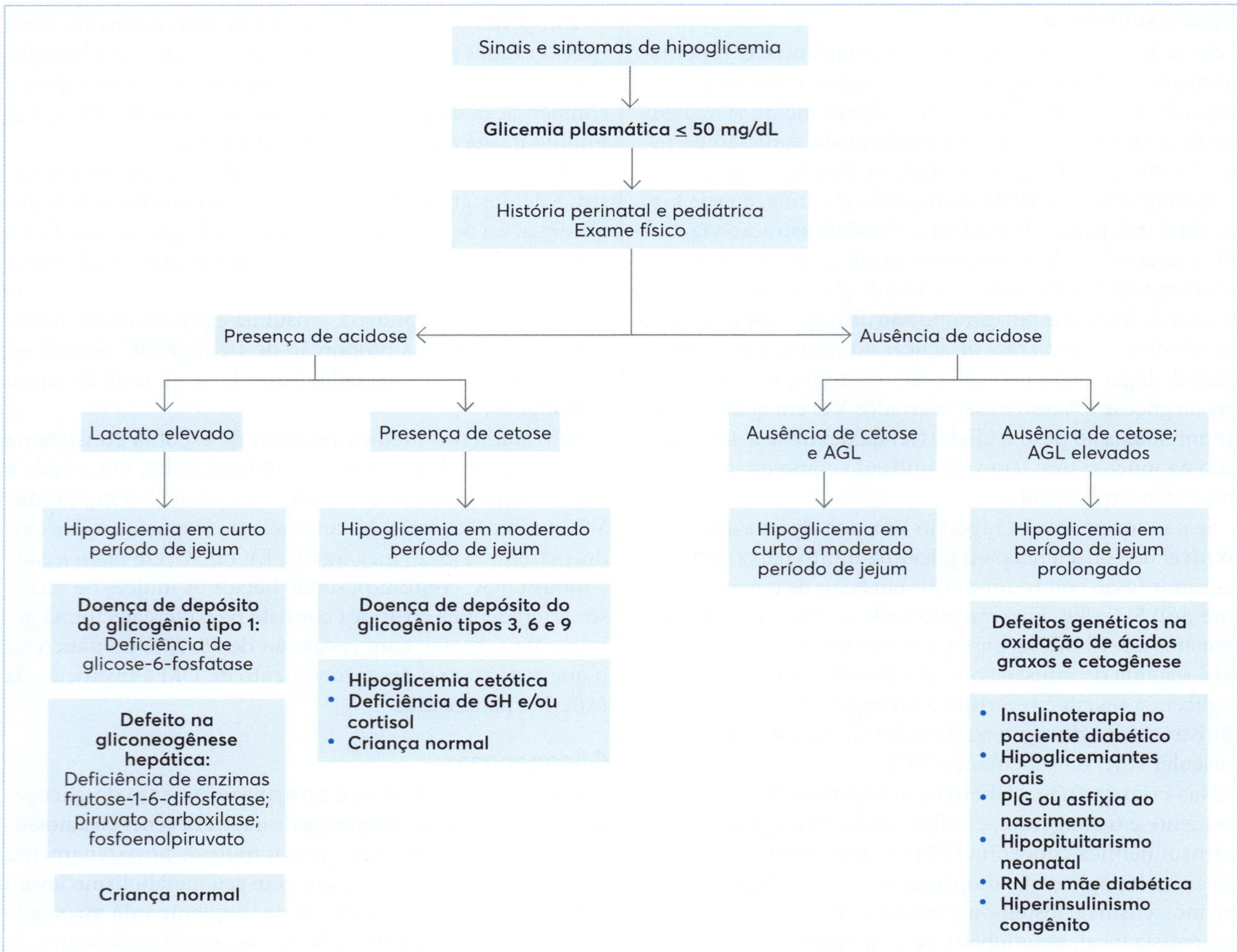

Figura 2 Algoritmo de diagnóstico para determinar a etiologia da hipoglicemia em crianças. Coleta de amostra crítica no momento da hipoglicemia.

AGL: ácidos graxos livres; GH: hormônio do crescimento; PIG: pequeno para a idade gestacional; RN: recém-nascido.
Fonte: adaptada de Melmed et al., 2020.

A deficiência de galactose-1-fosfato uridil transferase (responsável pela conversão da galactose em glicose) leva à galactosemia, condição na qual são frequentes vômitos e diarreia após a ingestão de lactose ou galactose, baixo ganho ponderoestatural, icterícia, disfunção hepática e catarata. O tratamento consiste em supressão da lactose da alimentação, o que pode ser desafiador em crianças muito jovens, considerando que a galactose é um subproduto da hidrólise da lactose, e a lactose é o principal carboidrato dietético para bebês.

Hipoglicemia cetótica

Forma comum na infância, de início entre 1-5 anos e remissão entre 8-9 anos de idade, ocorrendo hipoglicemia, em geral, após jejum prolongado (12-15 horas). Trata-se, quase sempre, de crianças de massa muscular pouco desenvolvida, com atraso de crescimento e que foram pequenas para a idade gestacional (PIG). Os pacientes apresentam hipoglicemia com cetonemia e cetonúria (beta-hidroxibutirato e acetato elevados no sangue e urina), bem como baixos níveis de alanina, o que indica alteração no catabolismo proteico envolvendo oxidação, desaminação de aminoácidos, transaminação, na síntese de alanina, ou no efluxo muscular de alanina. O tratamento consiste em refeições frequentes com dieta rica em proteína e em carboidratos.

O diagnóstico da hipoglicemia cetótica deve ser de exclusão, após outras condições que podem cursar com hipoglicemia e cetose serem descartadas, como deficiência de GH ou de cortisol, hipopituitarismo, além de deficiência da enzima glicogênio sintase.

A deficiência de GH pode ser uma deficiência hormonal isolada ou associada a hipopituitarismo neonatal, que pode manifestar-se por micropênis, icterícia prolongada e defeitos da linha média (p. ex., lábio leporino, fenda palatina, ausência do corpo caloso ou septo pelúcido). O tratamento baseia-se na reposição do GH e de eventuais outros hormônios hipofisários.

O hipocortisolismo na insuficiência adrenal primária também pode cursar com ambiguidade genital (p. ex., hiperplasia adrenal congênita), distúrbios eletrolíticos (p. ex., hiponatremia e hipercalemia) e crise de perda de sal (vômitos, desidratação e choque). Quando houver hipoglicemia e suspeita de deficiência de cortisol, está indicada reposição com hidrocortisona EV. Aplicam-se doses mais altas em situações de estresse agudo e com redução gradual e transição para VO posteriormente.

RESUMO

Hipoglicemia na infância, principalmente no período neonatal, é uma emergência, tanto no que se refere ao diagnóstico quanto à terapêutica para reversão do quadro, que deve ser feita com administração de glicose VO ou EV para que se evitem danos no sistema nervoso central.

A abordagem diagnóstica da hipoglicemia não é uma tarefa fácil. Tem por objetivo confirmar a suspeita diagnóstica clínica ou laboratorial e identificar a causa e as doenças associadas. Em muitas crianças, mesmo após uma investigação extensa, é possível que uma etiologia não seja encontrada.

Dada a variedade de causas potenciais, o diagnóstico diferencial é realizado mediante coleta de exames durante uma hipoglicemia documentada (amostra crítica). Além da glicose, insulina, peptídeo C, níveis de besta-hidroxibutirato, resposta glicêmica ao glucagon, deve-se incluir ainda dosagem de bicarbonato (demonstrando acidose com valores menores que 15-17 mEq/L), lactato, ácidos graxos livres, GH e cortisol.

Quando os achados laboratoriais não forem consistentes com hiperinsulinismo, outras causas de hipoglicemia devem então ser exploradas. Nesses casos, um perfil de acilcarnitina plasmática, dosagem de amônia e ácidos orgânicos na urina também são necessários.

A terapêutica definitiva deve ser voltada para o tratamento específico da causa-base, além de alimentação adequada a cada distúrbio metabólico, principalmente se ocasionada pelos déficits enzimáticos.

REFERÊNCIAS BIBLIOGRÁFICAS

1. American Heart Association, American Academy of Pediatrics. Pediatric advanced life support provider manual. 2016.
2. Alves CA. Endocrinologia pediátrica. Barueri: Manole; 2019.
3. Güemes M, Rahman SA, Kapoor RR, Flanagan S, Houghton JAL, Misra S, et al. Hyperinsulinemic hypoglycemia in children and adolescents: recent advances in understanding of pathophysiology and management. Rev Endocr Metab Disord. 2020;21:577-97.
4. Liberatore Junior RDR, Martinelli Junior, CE. Hipoglicemia hiperinsulinêmica da infância. Arq Bras Endocrinol Metab. 2011;55(3):177-83.
5. Liberatore Junior RDR, Della Manna T, Silva IN, Guerra Junior G, Barbosa A, Ramos JR, Garbers R. Diretriz da SBP: hipoglicemia neonatal. Disponível em: http://www.sbp.com.br/src/uploads/2015/02/diretrizessbp-hipoglicemia2014.pdf.
6. Mohamed Z, Arya VB, Hussain K. Hyperinsulinaemic hypoglycaemia: genetic mechanisms, diagnosis and management. J Clin Res Pediatr Endocrinol. 2012.
7. Melmed S, Auchus RJ, Goldfine AB, Koening RJ, Rosen CJ. Williams textbook of endocrinology. In: PE Cryer, AM Arbeláez (eds.). Hypoglycemia. 14.ed. Philadelphia: Elsevier; 2020. p.1525-51.
8. Thornton PS, Stanley CA, De Leon DD, Harris D, Haymond MW, Hussain K, et al. Recommendations from the Pediatric Endocrine Society for Evaluation and Management of Persistent Hypoglycemia in Neonates, Infants, and Children. J Pediatr. 2015;3476(15):358-3.

CAPÍTULO 9

DOENÇAS DAS SUPRARRENAIS

Sonir R. Antonini
Crésio de Aragão Dantas Alves
Cristiane Kopacek
Rosana Marques Pereira

AO FINAL DA LEITURA DESTE CAPÍTULO, O PEDIATRA DEVE ESTAR APTO A:

- Reconhecer sintomatologia de excesso ou deficiência de corticoides.
- Identificar crianças com hiperplasia adrenal congênita, saber interpretar o teste de triagem neonatal para essa condição, solicitar os exames diagnósticos iniciais e o tratamento.
- Investigar as principais causas e tratamento da insuficiência suprarrenal, especialmente da crise suprarrenal aguda.
- Investigar as principais causas da síndrome de Cushing.
- Reconhecer e solicitar a investigação diagnóstica de tumor do córtex das suprarrenais.

INTRODUÇÃO

As glândulas suprarrenais, também chamadas de glândulas adrenais, são órgãos endócrinos que participam da homeostase, resposta ao estresse e controle hidroeletrolítico. Essas glândulas possuem dois compartimentos morfológica e funcionalmente distintos: a medula e o córtex.

As células do córtex suprarrenal têm origem no mesoderma intermediário e se desenvolvem em um processo determinado por vários fatores transcricionais. Na vida fetal, a maior parte do córtex suprarrenal é constituída pela zona fetal, produtora predominantemente de androgênios, com destaque para o sulfato de deidroepiandrosterona (DHEAS). Logo após o nascimento, a zona fetal sofre involução desencadeada por processo de apoptose. Na infância, após a involução da zona fetal, o córtex suprarrenal é composto por duas camadas concêntricas. A porção externa corresponde à zona glomerulosa, produtora de aldosterona (mineralocorticoide) e regulada predominantemente pela angiotensina II e pelas concentrações séricas do potássio. A camada mais interna é a fasciculada, produtora de cortisol (glicocorticoide) e controlada pelo hormônio adrenocorticotrófico (ACTH) produzido pela glândula hipófise. Posteriormente, entre a zona fasciculada e a medula surge a zona reticular, produtora de androgênios, principalmente o DHEAS. Esse evento é denominado adrenarca e ocorre geralmente entre 5-9 anos.[1] É importante salientar que, embora o aumento das concentrações do DHEAS possa ser detectado nessas faixas etárias, a pubarca, que é a principal manifestação clínica da adrenarca, geralmente ocorre 2-3 anos depois.

O córtex suprarrenal pode ser acometido por várias doenças que comprometem o desenvolvimento e a função da glândula na faixa etária pediátrica. Essas doenças podem ser congênitas ou adquiridas e comprometer todas as 3 camadas ou podem comprometer seletivamente 1 ou 2 dessas camadas. De modo geral as doenças do córtex adrenal podem ser divididas em doenças com hipofunção, como na insuficiência adrenal, e doenças com hiperfunção, como na síndrome de Cushing e nos tumores adrenais. A hiperplasia adrenal congênita (HAC) é uma situação peculiar, na qual ocorrem tanto hipofunção quando hiperfunção, dependendo da enzima esteroidogênica afetada. Neste capítulo serão abordadas as doenças do córtex suprarrenal mais comuns em crianças: HAC, insuficiência adrenal, síndrome de Cushing e os tumores do córtex adrenal.

HIPERPLASIA ADRENAL CONGÊNITA

Introdução

A hiperplasia adrenal congênita (HAC) é um grupo de doenças autossômicas recessivas associadas a distúrbios da rota de biossíntese de esteroides no córtex da suprarrenal.[2,3] Esses defeitos decorrentes de mutações genéticas estão ligados à deficiência nas atividades de uma das enzimas envolvida na síntese do cortisol (Figura 1): 21-alfa-hidro-

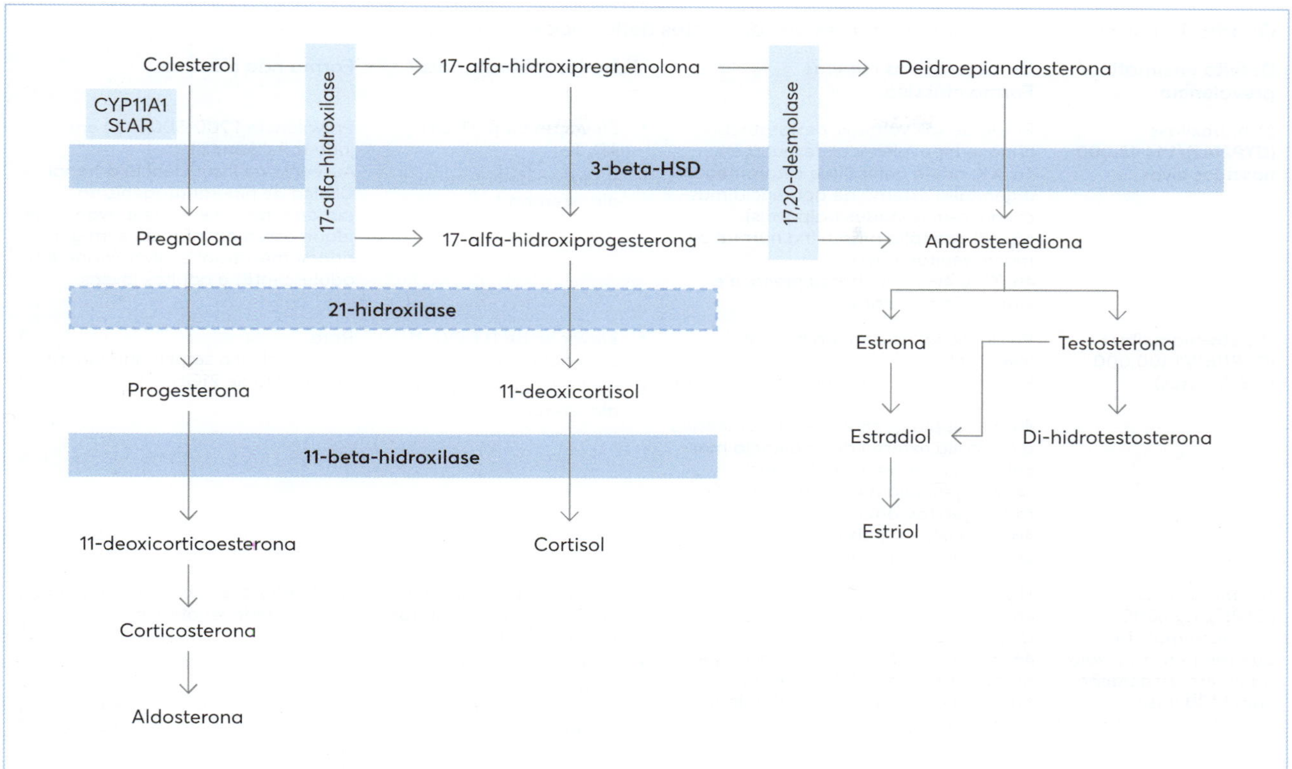

Figura 1 Representação da biossíntese de esteroides no córtex da suprarrenal.
Fonte: adaptada de Turcu e Auchus, 2015.[2]

xilase (21OH), 11-beta-hidroxilase, 3-beta-hidroxiesteroide desidrogenase tipo 2 (3-beta-HSD), 17-alfa-hidroxilase (17-alfa-OH), StAR e enzima de clivagem lateral do colesterol (CYP11A1). A HAC por deficiência de 21OH (HAC-21OHD) é a forma mais frequente e será discutida em maiores detalhes nesta seção.

Classificação e características das diferentes formas de HAC

A HAC-21OHD é dividida em dois grupos ou formas, de acordo com as características clínicas da doença. As formas clássicas são as mais graves, manifestam-se no período neonatal e apresentam características bem típicas da ausência ou insuficiência quase completa da atividade enzimática (inferior a 3%). Por outro lado, na maioria das formas não clássicas, o indivíduo nasce assintomático e só vai apresentar manifestações clínicas no final da infância ou na puberdade, em decorrência de atividade enzimática parcial (Quadro 1).[2,4]

Nas formas clássicas, com deficiência de cortisol, a perda do *feedback* sobre o eixo hipotálamo-hipófise leva ao aumento do hormônio adrenocorticotrófico (ACTH) e consequente estímulo e hiperplasia da glândula adrenal. Ocorre acúmulo dos precursores imediatamente antes do bloqueio enzimático, e estes serão os biomarcadores da doença, por exemplo, a 17-OH progesterona (17-OHP), no caso da HAC-21OHD (Figura 1 e Quadro 1).[2,4]

Quadro clínico

As manifestações clínicas das diferentes formas de HAC dependem da enzima afetada e consequente deficiência ou excesso hormonal. No entanto, é importante ressaltar que HAC-21OHD é a forma mais frequente de HAC, responsável por 90-95% dos casos.[2,3] A frequência e particularidades clínico-laboratoriais das formas mais raras de HAC também estão descritas no Quadro 1.

Na forma clássica de HAC-21OHD, 75% dos pacientes apresentam, além da deficiência de cortisol, deficiência de aldosterona. Por essa razão apresentam quadro de perda de sal (diminuição das concentrações de sódio e aumento dos concentrações de potássio) e desidratação a partir da segunda semana de vida, podendo levar a quadros de choque refratário e óbito, quando não identificados a tempo. Essa forma é conhecida como HAC-21OHD, forma clássica perdedora de sal (HAC-21OHD-PS). Ocorre virilização em meninas afetadas já na vida intrauterina, com fenótipo de atipia genital ao nascimento. A escala de Prader (Figura 2) avalia o grau de virilização crescente, que varia de clitoromegalia (Prader 1) a genitália de aspecto masculino sem gônada palpável (Prader V).

Nos demais 25% dos pacientes com HAC-21OHD, a atividade residual da 21OH é de 2-10%, permitindo uma baixa produção de cortisol, mas, da mesma forma que ocorre na HAC-PS, há um aumento da produção de andrógenos e virilização da genitália externa (Figura 2).[2,4] Essa forma é conhecida como virilizante simples (HAC-21OHD-VS). Em

Quadro 1 Formas clínicas e biomarcadores das diferentes deficiências enzimáticas

Defeito enzimático/ prevalência	Características clínicas Forma clássica	Achados laboratoriais	Forma não clássica
21-hidroxilase (*CYP21A2*)/1:14-18.000 nascidos vivos	Perda de sal: vômitos, desidratação, choque hipovolêmico, desnutrição. 46, XX: atipia genital (de clitoromegalia a genitália externa de aparência masculina, sem gônadas palpáveis). 46, XY: genitália masculina normal ou macrogenitossomia. 46, XX e 46, XY: pubarca precoce e virilização pós-natal.	• Elevação de K, 17-OHP, AD, T. • Redução de Na, cortisol, aldosterona.	Prevalência 1:200-500 (1:20 em judeus Ashkenazi). Ausência de insuficiência adrenal. Clínica de hiperandrogenismo: pubarca precoce, acne e avanço de idade óssea na infância e irregularidade menstrual e infertilidade em adolescentes e adultos jovens.
11-beta-hidroxilase (*CYP11B1*)/1:100.000 (5-8% casos)	Perda de sal no período neonatal (eventual). Hipertensão arterial durante a infância (maioria). 46, XX: atipia genital (de clitoromegalia a genitália externa de aparência masculina, sem gônadas palpáveis). 46, XY: genitália masculina normal ou macrogenitossomia. 46, XX e 46, XY: pubarca precoce e virilização pós-natal.	• Elevação de 11 DOC, 11 desoxicortisol. • Redução de K, cortisol, aldosterona.	Rara. Quadro clínico semelhante ao da deficiência de 21OH.
17∂-hidroxilase (*CYP17*)/1:50.000 (2ª causa mais frequente no Brasil) isolada ou em associação com 17,20 liase	Hipertensão arterial. 46, XX: amenorreia primária e ausência de pubarca. 46, XY: virilização pré-natal incompleta ou ausente ou genitália externa feminina com testículos abdominais.	• Elevação de progesterona, 11 DOC, corticosterona, LH e FSH. • Redução de cortisol (compensada por corticosterona) e esteroides sexuais.	Ainda não descrito, embora ocorra variabilidade fenotípica.
3-beta-hidroxiesteroide desidrogenasse (3-beta-HSD)	Perda de sal: vômitos, desidratação, choque hipovolêmico, desnutrição. 46, XX: clitoromegalia discreta. 46, XY: atipia genital (de hipospádia até genitália externa feminina). 46, XX e 46, XY: pubarca precoce e virilização pós-natal.	• Elevação de K, 17-OHP pregnenolona, DHEA/ DHEA-S. • Redução de Na, cortisol, aldosterona.	Rara. Controverso se existe ou não. Quadro clínico semelhante ao da deficiência de 21OH.
P450 oxidorredutase (POR)/descrita em 2004, a incidência e o fenótipo variam com a etnia, mas são bastante comuns	Grande variabilidade clínica e hormonal. Perda de sal (na maioria). Malformações esqueléticas (síndrome de Antley-Bixler). Virilização materna na gestação. 46, XX: virilização leve a moderada. 46, XY: virilização pré-natal incompleta ou ausente (de hipospádia até a genitália externa feminina).	• Mais provável. • Elevação de K, progesterona, 11-DOC, corticosterona, 17 OH progesterona. • Redução de Na, cortisol, aldosterona, andróginos e estrógenos.	Maioria dos diagnósticos é mais tardia, sendo pouco frequente o diagnóstico neonatal.
Proteína regulatória aguda da esteroidogênese (StAR)/ultrarrara, com menos de 100 casos reportados e Enzima de clivagem lateral do colesterol (*CYP11A1*)/descrita em 2001, ultrarrara, porém mais frequente na Turquia	Desordem esteroidogênica mais grave; a maioria apresenta crise neonatal. Glândula adrenal aumentada. Síntese mínima de aldosterona com renina plasmática elevada. 46, XY: com genitália externa feminina e genitália interna – elementos femininos. 46, XX têm genitália normal.	• Elevação de Na. • Redução de K e de todos os outros esteroides.	StAR: associada a mutações que retêm 20-30% da atividade da enzima. CYP11A1: mutações em que a atividade enzimática é de 10-20%. Secreção de MC levemente comprometida. Pode se manifestar desde crianças até a idade adulta com leve insuficiência adrenal. Grande variação na função gonadal. 46, XY normalmente têm genitália externa de aparência normal.

Na: sódio; K: potássio; 17-OHP: 17OH-progesterona; AD: androstenediona; T: testosterona; 11DOC: 11-desoxicorticosterona; LH: hormônio luteinizante; FSH: hormônio folículo-estimulante; DHEA: deidroepiandrosterona; DHEA-S: sulfato de DHEA; MC: mineralocorticoide.
Fonte: adaptado de Turcu e Auchus, 2015;[2] Jha e Turcu, 2021.[4]

meninas, a virilização é mais facilmente identificada, pois leva a quadros de atipia genital. No entanto, em meninos o diagnóstico clínico do aumento peniano (macrogenitossomia) e da hiperpigmentação genital nem sempre é identificado. Muitos estudos, notadamente aqueles realizados antes da introdução da HAC-21OHD na triagem neonatal, têm relatado subdiagnóstico de HAC-21OHD, forma clássica em meninos, em especial a forma HAC-21OHD-VS.

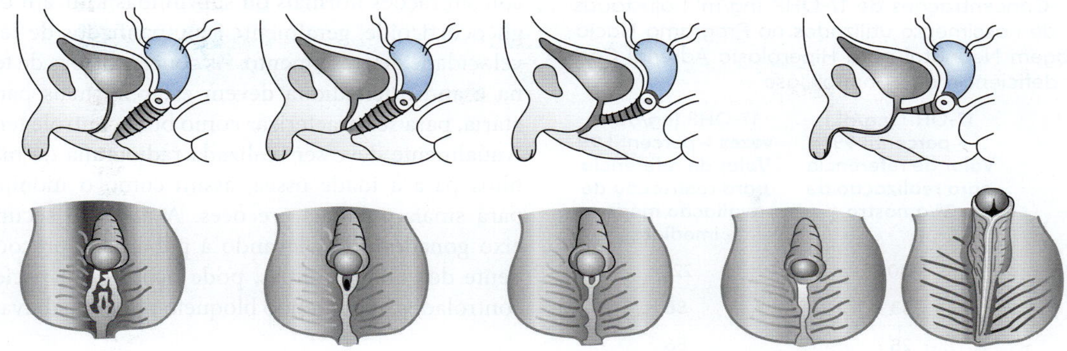

Figura 2 Escala de virilização de Prader.
Fonte: adaptada de Prader, 1954.

Pacientes com deficiência enzimática leve (atividade enzimática restante de pelo menos 10%) podem ser assintomáticos (forma críptica). Já na forma não clássica da HAC-21OHD (HAC-21OHD-NC), a atividade residual da enzima é de 20-60%, o que permite uma taxa de biossíntese de cortisol suficiente para não ocorrerem os danos graves danos que se observam nos pacientes com as formas clássicas PS e VS. No entanto, a quantidade sintetizada de cortisol também não é satisfatória para o correto controle do *feedback* negativo e leva ao hiperandrogenismo. Esse excesso de andrógenos provoca manifestações clínicas tardias. Ao longo da infância as manifestações são a pubarca precoce e o crescimento acelerado a ponto de poder comprometer a altura final normal do indivíduo devido à fusão epifisária antecipada. Em adolescentes e adultos jovens, quadros graves de acne, irregularidade menstrual e hirsutismo em mulheres e infertilidade se sobrepõem ao quadro da síndrome de ovário policístico (SOP).[4]

Diagnóstico

O diagnóstico laboratorial da HAC-21OHD é realizado com base na dosagem de 17-OHP. Em indivíduos normais, sua concentração basal é geralmente menor que 150 ng/dL (1,5 ng/mL). Nos pacientes com HAC-21OHD forma clássica, as concentrações de 17-OHP costumam ser bem elevadas e geralmente são maiores que 5.000 ng/dL (50 ng/mL). Na HAC-21OHD-NC, a concentração basal de 17-OHP está geralmente entre 200 ng/dL (2 ng/mL) e 1.000 ng/dL (10 ng/mL), e o diagnóstico definitivo comumente requer a realização de teste agudo de estimulação com 250 mcg de ACTH. Concentração de 17-OHP acima de 1.500 ng/dL (15 ng/mL), 60 minutos após o estímulo com ACTH, confirma o diagnóstico de HAC-21OHD-NC. Porém, deve-se atentar para a metodologia do ensaio da 17-OHP. Alguns pacientes com HAC-21OHD-NC podem ter valores basais menores de 200 ng/dL (2 ng/mL), especialmente quando a 17-OHP é mensurada por meio de espectrometria de massa. Assim como resultados falso-positivos podem ocorrer com o uso de imunoensaios.[4] Concentrações de 17-OHP modestamente elevadas são detectadas em cerca de 25% de mulheres com SOP, o que reforça a importância do teste de estimulação com ACTH nessas pacientes para o diagnóstico diferencial entre SOP e HAC-21OHD-NC.[3,4]

Triagem neonatal

O diagnóstico precoce das formas clássicas de deficiência de HAC-21OHD, PS e VS, é essencial devido à sua maior morbimortalidade. A triagem neonatal da HAC foi implementada no Sistema Único de Saúde (SUS) brasileiro no final de 2012 e é coordenada pelos Serviços de Referência em Triagem Neonatal (SRTN) de cada estado.[5] A amostra de sangue para dosagem da 17-OHP deve ser coletada entre o terceiro e o quinto dia de vida. Recomendam-se pontos de corte da concentração de 17-OHP estratificados por peso ao nascer, para evitar resultados falso-positivos. Entretanto, ainda assim estes podem ocorrer em bebês prematuros ou gravemente doentes.[3,5] O uso de glicocorticoides no final da gestação pode estar relacionado a resultados falso-negativos. Os pontos de corte para 17-OHP definidos pelo Ministério da Saúde são descritos no Quadro 2, porém é muito importante que cada centro de triagem estabeleça pontos de corte específicos para sua população. Recomenda-se a leitura do Guia Prático de Atualização da Sociedade Brasileira de Pediatria sobre a Triagem Neonatal da HAC.[5]

A presença de virilização neonatal em meninas (Figura 2) requer complementação diagnóstica com cariótipo e exame de imagem (ultrassonografia) para confirmação da genitália interna feminina (presença de útero e ovários).[3]

Tratamento

O tratamento de pacientes com HAC deve ser imediatamente instituído nas formas clássicas, em especial na HAC-PS. A reposição de glicocorticoide em recém-nascidos é realizada inicialmente com hidrocortisona endovenosa até atingir-se a estabilidade clínica. A dose de ataque preconizada é de 100 mg/m^2 e a dose de manutenção é de

Quadro 2 Concentrações de 17-OHP (ng/mL) ajustadas para peso de nascimento utilizados no Programa Nacional de Triagem Neonatal para Hiperplasia Adrenal Congênita por deficiência de 21-hidroxilase

Peso ao nascer (gramas)	17-OHP (ng/dL) > percentil 99 Valor de referência para realização de 2ª amostra	17-OHP (ng/dL) 2 vezes > percentil 99 Valor de referência para realização de avaliação médica imediata
< 1.500	110	220
1.501-2.000	43	86
2.001-2.500	28	56
> 2.501	15	30

Fonte: adaptado de Sociedade Brasileira de Pediatria.[5]

50 mg/m² a cada 6-8 horas. Após a estabilização do paciente, se houver perda de sal, pode-se então transicionar para glicocorticoide oral na dose de 10-15 mg/m² de hidrocortisona ou equivalente e mineralocorticoide (fludrocortisona) na dose de 0,1-0,2 mg/dia nos bebês perdedores de sal. Para estes, também deve ser realizada a suplementação de sal com NaCl na dose de 1-2 g por dia durante o primeiro ano de vida.

O objetivo do tratamento é repor as deficiências hormonais e suprimir o excesso de androgênios, o que muitas vezes requer doses suprafisiológicas de glicocorticoide.[3] É fundamental que pacientes com HAC-PS recebam orientação (preferencialmente por escrito) de doses dobradas de glicocorticoide em situações de estresse físico (febre, doença aguda) ou até mesmo de corticoide endovenoso em caso de descompensação clínica ou dificuldade de via oral, assim como que possuam um cartão de identificação de insuficiência adrenal.[3]

É fundamental o acompanhamento com equipe multidisciplinar para aconselhamento genético e abordagem cirúrgica para genitoplastia em meninas virilizadas (acima de Prader 3), geralmente antes dos 2 anos, assim como apoio psicológico dos pacientes e familiares.[3]

Recomenda-se tratar com glicocorticoide as crianças com formas de HAC-21OHD-NC com sinais de hiperandrogenismo e avanço de maturação óssea. A partir do término do crescimento, em adolescentes e adultas jovens, recomenda-se o uso de anticoncepcional oral para bloqueio do excesso de androgênios, a exemplo do tratamento para síndrome dos ovários policísticos (SOP).[4]

O monitoramento do tratamento visa garantir crescimento e desenvolvimento adequados. Deve ser realizado mensalmente em lactentes no primeiro semestre, a cada 2-3 meses até o final do segundo ano de vida e a cada 4 meses ao longo da infância. Além do peso, estatura e medidas de pressão arterial, dosagens de sódio e potássio devem ser realizadas em cada consulta para HAC-PS e concentrações de renina, pelo menos semestralmente. As concentrações de 17-OHP podem permanecer discretamente elevadas (até 3-4 vezes acima do limite superior normal), sendo que concentrações normais ou suprimidas indicam excesso de glicocorticoide, geralmente acompanhados de redução da velocidade de crescimento. As concentrações de testosterona e androstenediona devem estar normais para a faixa etária, para se caracterizar como bom controle terapêutico. Anualmente deve ser realizada radiografia de mãos e punhos para a idade óssea, assim como o monitoramento para sinais puberais precoces. A ativação secundária do eixo gonadotrófico, levando à puberdade precoce dependente de gonadotrofinas, pode ocorrer em pacientes mal controlados, requerendo bloqueio puberal adjuvante.[3]

INSUFICIÊNCIA SUPRARRENAL

Fisiopatologia e classificação

A insuficiência suprarrenal é uma condição clínica decorrente da produção ou da ação deficiente dos glicocorticoides, associada ou não à deficiência de mineralocorticoide e/ou andrógenos suprarrenais. Pode ser classificada em:

- Primária (doença de Addison): se decorre de doenças do próprio córtex suprarrenal.
- Central secundária: se existe deficiência da produção e/ou ação do ACTH.
- Central terciária: se existe deficiência da produção e/ou ação do CRH.

Etiologia

As principais causas de insuficiência suprarrenal estão listadas no Quadro 3. Na faixa etária pediátrica, as causas genéticas preponderam, e a principal causa de insuficiência suprarrenal primária é a hiperplasia adrenal congênita. Outras doenças genéticas que também causam insuficiência suprarrenal são: adrenoleucodistrofia, hipoplasia suprarrenal congênita, síndrome do triplo A (doença de Addison, acalasia, alacrimia), deficiência familiar de glicocorticoide e síndrome de Smith-Lemli-Opitz. As doenças autoimunes da suprarrenal, adrenalite autoimune e síndromes poliendócrinas autoimunes são as principais causas de insuficiência suprarrenal nos adultos. No entanto, no Brasil e em países pouco desenvolvidos, infecções como tuberculose e paracoccidioidomicose ainda são frequentes.

A causa mais comum da insuficiência suprarrenal central é a supressão do eixo hipotálamo-hipófise-suprarrenal secundária ao uso farmacológico prolongado e/ou excessivo de glicocorticoide exógeno (iatrogênico – hipercortisolismo exógeno). Nesse caso, a insuficiência adrenal acontece após a interrupção abrupta da administração do glicocorticoide após ele ter sido usado por período superior a 15-21 dias. Porém, também pode ocorrer durante o tratamento com glicocorticoide, na vigência de situações de estresse, por exemplo, infeções graves, traumas ou cirurgias.

A deficiência de CRH/ACTH pode ser secundária às diversas lesões anatômicas da região hipotálamo-hipófise, como tumores da região hipotálamo-hipofisária, irradiação do sistema nervoso central e doenças infiltrativas como a histiocitose e a sarcoidose. Pode ainda

Quadro 3 Etiologia da insuficiência suprarrenal.

Primária
Distúrbios da síntese dos esteroides adrenais:
• Hiperplasia suprarrenal congênita.
• Deficiência da cortisona redutase.
Distúrbios da produção ou ação da aldosterona:
• Hipoaldosteronisno por deficiência da aldosterona sintase, pseudo-hipoaldosteronismo.
Hipoplasia adrenal congênita:
• Deficiência do receptor DAX1, deficiência do *SF1*.
• Síndromes genéticas: deleção de genes contíguos Xp21, IMAGe, Pallister-Hall, Meckel, Pena-Shokeir, Galloway-Mowat, pseudotrissomia do cromossomo 13, Mirage, Serkal.
Distúrbios do metabolismo do colesterol:
• Doença de Wolmann, ou xantomatose familiar primária, síndrome de Smith-Lemli-Opitz.
Distúrbios da biogênese dos peroxissomas:
• Adrenoleucodistrofia ligada ao X e adrenoleucodistrofia neonatal.
• Doença de Refsum, síndrome de Zellweger.
Resistência ao ACTH:
• Deficiência familiar de glicocorticoide.
• Síndrome de Allgrove ou do triplo A.
Doenças autoimunes:
• Adrenalite autoimune isolada, síndrome poliglandular autoimune.
Mitocondriopatias:
• Síndrome de Kearns-Sayre, Melas.
Lesões do córtex adrenal:
• Hemorragia, infecções, doenças infiltrativas.
Medicamentos:
• Cetoconazol, etomidato, mitotano, aminoglutetimida, metirapona, rifampicina, fenitoína, fenobarbital.
Central
Causas congênitas:
• Anencefalia, holoprosencefalia.
• Deficiência da POMC, mutação do *TBX19* (TPIT).
• Mutações dos fatores de transcrição hipofisários: *HESX1*, *PROP1*, *PIT1*.
Causas adquiridas:
• Suspensão inadequada de corticoterapia prolongada.
• Lesões anatômicas do hipotálamo-hipófise: infecções, tumores, radiação, doenças infiltrativas.
• Hipofisite linfocítica.
• Recém-nascidos de mães que fizeram uso de corticoide na gestação.

ocorrer após hipofisite autoimune. As causas congênitas estão associadas a mutações em genes envolvidos na diferenciação hipofisária, como o *SHH*, *HESX1*, *PROP1*, entre outros. Nessas situações, geralmente estão associadas a outras deficiências hipofisárias. A deficiência isolada do ACTH, causada por mutações do gene *TBX19* (*TPIT*), é muito rara.

Manifestações clínicas

As manifestações clínicas da insuficiência suprarrenal podem ser inespecíficas e insidiosas, o que faz o diagnóstico ser, muitas vezes, postergado. No entanto, a insuficiência suprarrenal pode ter início abrupto (crise suprarrenal aguda) com quadro clínico grave, levando a risco imediato de morte.

As manifestações clínicas dependem do tipo de hormônio deficiente, como detalhado a seguir.

- Deficiência do cortisol: fraqueza, fadiga, letargia, perda de peso ou inadequado ganho ponderal, náuseas, diarreia alternando com constipação, dor abdominal, febre e hipoglicemia. Apneia, convulsão, cianose, icterícia e hipoglicemia grave são mais frequentes nos neonatos e lactentes. Na insuficiência suprarrenal primária, o dano glandular resulta em redução gradual da produção de cortisol e, consequentemente, em diminuição da retroalimentação negativa do cortisol no CRH e ACTH, com aumento do ACTH e derivados da pró-opiomelanocortina. O aumento desses derivados promove hiperpigmentação da pele, tanto nas áreas expostas quanto naquelas não ao sol, áreas de pressão e mucosas.
- Deficiência de aldosterona (presente apenas na insuficiência suprarrenal primária): hiponatremia, hiperpotassemia, acidose metabólica, desidratação, hipotensão arterial e, nos casos mais graves, choque hipovolêmico.
- Deficiência de androgênios: nas pacientes do sexo feminino, na menacme, a deficiência de androgênios suprarrenais pode provocar a diminuição ou ausência de pilificação axilar e púbica, além de redução da libido. Entretanto, nas principais formas de hiperplasia suprarrenal congênita, ocorre aumento dos androgênios suprarrenais e virilização pré-natal da genitália externa, com ambiguidade genital no sexo feminino (abordado na seção anterior deste capítulo).
- Crise suprarrenal aguda: complicação aguda e grave, que pode acontecer ao diagnóstico, ou durante o tratamento, na vigência de estresse orgânico (infecção, trauma etc.) importante. Caracteriza-se por vômitos, dor abdominal, desidratação, hipotensão arterial, hiponatremia, hiperpotassemia, hipoglicemia e alteração da consciência. Se não detectada e tratada precocemente, pode evoluir para choque hipovolêmico e óbito.

Diagnóstico laboratorial

A Figura 3 apresenta um fluxograma detalhando como é feita a confirmação laboratorial do diagnóstico de insuficiência adrenal. A dosagem basal do cortisol, entre 8-9 horas da manhã, é útil para avaliação da suspeita de insuficiência suprarrenal. Na ausência de uso exógeno de glicocorticoides, concentração de cortisol plasmático basal < 3 mcg/dL confirma o diagnóstico de insuficiência suprarrenal; entre 3-15 mcg/dL, há necessidade de teste de estímulo com ACTH exógeno ou teste de hipoglicemia in-

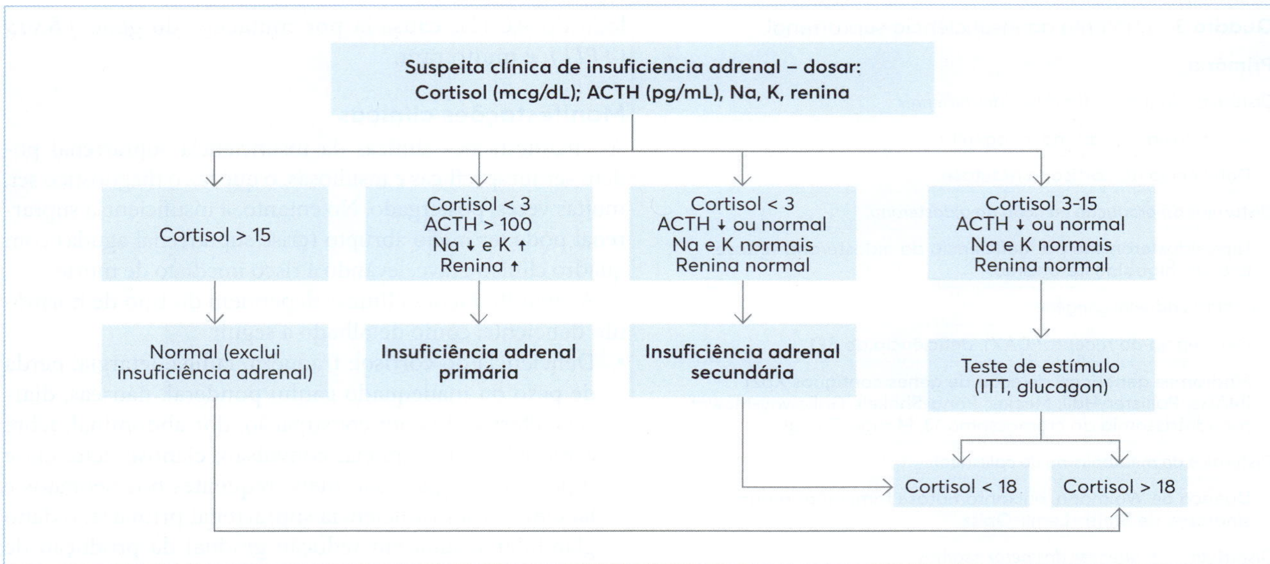

Figura 3 Confirmação laboratorial do diagnóstico de insuficiência adrenal.
ACTH: hormônio adrenocorticotrófico.

sulínica; concentração > 15 mcg/dL sugere função suprarrenal normal. Após teste de estímulo (ACTH ou insulina), considera-se uma resposta normal quando o pico de cortisol pós-estímulo for > 18 mcg/dL.

Em um paciente com concentração reduzida de cortisol, a presença de concentração elevada de ACTH plasmático basal (> 100 pg/mL) confirma o diagnóstico de insuficiência suprarrenal primária. Se houver elevação concomitante da renina plasmática (DRC), hiponatremia e hiperpotassemia, confirma-se a deficiência concomitante de aldosterona. Na insuficiência suprarrenal central, o ACTH plasmático é baixo (< 10 pg/mL), ou dentro do limite normal (10-40 pg/mL). Adicionalmente, as concentrações de sódio, potássio e renina estão normais.

Em neonatos e lactentes, recomenda-se a investigação de hiperplasia suprarrenal congênita por deficiência da enzima 21-hidroxilase. As demais etiologias devem ser investigadas de acordo com suas manifestações clínicas sugestivas. Alguns exemplos:

- Dosagem de ácidos graxos de cadeia muito longa: nos pacientes do sexo masculino com quadro clínico e laboratorial de insuficiência suprarrenal primária associada a anormalidades neurológicas (involução do desenvolvimento neuropsicomotor, distúrbio de comportamento, queda do rendimento escolar, hipoacusia etc.), é indicada para investigação de adrenoleucodistrofia.
- Dosagem de anticorpo anti-21hidroxilase: na suspeita de adrenalite autoimune.
- Ressonância magnética de hipófise-hipotálamo: nos casos de insuficiência suprarrenal central.

Tratamento

Na insuficiência suprarrenal primária, o tratamento é realizado com a reposição de glicocorticoide associado a reposição de mineralocorticoide. Neonatos e lactentes necessitam de suplementação de sal de cozinha. Na infância, devem ser utilizados, preferencialmente, glicocorticoides com tempo de ação curto, por via oral, na apresentação de comprimidos. Os glicocorticoides mais indicados são a hidrocortisona ou acetato de cortisona (8-15 mg/m²/dia, a cada 8 ou 12 horas), sendo pelo menos 2/3 da dose diária administrada pela manhã.

Quando não houver disponibilidade da hidrocortisona ou do acetato de cortisona, podem-se usar glicocorticoides de ação mais prolongada, como a prednisona (2-4 mg/m²/dia); ou prednisolona (3-5 mg/m²/dia). Não se recomenda o uso da dexametasona nas crianças, pois pode prejudicar o crescimento estatural. O ajuste da dose deve ser individualizado. O tratamento ideal é aquele em que os pacientes não apresentam sinais e sintomas de insuficiência suprarrenal, mas também sem sinais clínicos de hipercortisolismo.

A deficiência de mineralocorticoide é tratada com 9-alfa-fluoro-hidrocortisona (0,1-0,2 mg/dia, via oral, em dose única diária pela manhã). Essa dosagem deve ser ajustada com o objetivo de manter a pressão arterial e as concentrações de sódio, potássio e renina dentro da normalidade. Neonatos e lactentes necessitam receber a complementação de 1-2 g/dia de NaCl (sal de cozinha), distribuída nas diversas mamadas/refeições ao longo do dia. Nas demais idades, a oferta de sal deve ser livre, pois esses pacientes naturalmente tendem a ingerir maior quantidade de alimentos ricos em sal.

Crise suprarrenal aguda

A crise suprarrenal aguda é uma condição com risco de morte elevado e que deve ser reconhecida e tratada prontamente. Diante de sua suspeita, recomenda-se admissão hospitalar imediata, coleta de exames para confirmação diagnóstica (ACTH, cortisol, sódio, potássio, ureia, creatinina, glicemia, hemograma e gasometria venosa) e início da terapia imediatamente após a coleta dos exames, mesmo antes de os resultados deste estarem disponíveis.

O tratamento consiste na reposição de solução fisiológica (20 mL/Kg, EV, em até 20 minutos, repetindo até 4 vezes, se necessário), administração de hidrocortisona (dose de ataque de 100 mg/m^2/EV, seguido por 50-100 mg/m^2/dia, EV, contínua ou de 6/6 horas) e correção da hipoglicemia (solução glicosada 10%, 5-10 mL/Kg, EV). A hiperpotassemia é corrigida com a administração da hidrocortisona e solução fisiológica e raramente requer tratamento adicional. Após estabilização clínica, a hidrocortisona é suspensa e substituída pela dose anterior do glicocorticoide e mineralocorticoide em uso, ou se institui a terapia para os pacientes recém-diagnosticados.

Nos pacientes em tratamento para insuficiência suprarrenal, a crise aguda pode ser prevenida pelo aumento da dose do glicocorticoide durante situações de estresse. Em situações de estresse leve (infecção com febre, procedimento dentário, cirurgia com anestesia local), recomenda-se dobrar ou triplicar a dose do glicocorticoide pela duração do estresse. Em situações de estresse moderado a grave (politrauma, queimadura extensa, cirurgia com anestesia geral), recomenda-se administrar hidrocortisona (100 mg/m^2, EV, contínua, ou a cada 6 horas). Se o paciente for submetido a cirurgia, administrar uma dose de ataque de 100 mg/m^2, EV, antes da cirurgia, seguida de 100 mg/m^2/dia, EV, contínua, ou a cada 6 horas, até a melhora clínica. Se o paciente estiver em casa e a via oral não for possível (vômitos), ou se estiver muito sintomático, deve-se administrar hidrocortisona, via intramuscular (25 mg, para < 3 anos; 50 mg, entre 3-12 anos; e 100 mg, > 6 anos), antes de o paciente ser levado à unidade de saúde mais próxima.

Pacientes com insuficiência adrenal crônica devem ser instruídos sobre: seu diagnóstico e tratamento; os fatores precipitantes para crise adrenal, como reconhecê-la e tratá-la no domicílio, antes de buscar auxílio médico; a necessidade de usarem um cartão de identificação; terem sempre em casa um *kit* emergencial para administração de hidrocortisona intramuscular, quando necessário.

SÍNDROME DE CUSHING

Introdução

O hipercortisolismo de origem exógena é observado frequentemente em crianças submetidas a tratamento prolongado com doses elevadas de glicocorticoide. Por outro lado, o hipercortisolismo endógeno ou síndrome de Cushing de causa endógena, embora seja bem menos frequente, pode levar muito tempo para ser diagnosticado, caso o pediatra não esteja atento a seus sinais. Uma das prováveis razões para o atraso diagnóstico é o fato de que um dos sinais clínicos mais importantes da síndrome de Cushing é o excesso de peso. Esse ganho excessivo de peso pode ser confundido com obesidade primária, cuja prevalência é crescente em crianças e adolescentes. O diagnóstico precoce e preciso de hipercortisolismo nesses pacientes requer, além da suspeição clínica, as seguintes etapas sequenciais de investigação: (i) testes para confirmar a presença de hipercortisolismo (testes de triagem), (ii) testes para identificar a fonte do excesso de cortisol, (iii) exames de imagem para localizar a lesão. Em muitos casos, (iv) a investigação molecular/genética é necessária para complementar a investigação.

Epidemiologia

A incidência de síndrome de Cushing endógena varia de 0,7-2,4 casos por milhão de pessoas/ano.[10] Cerca de 10% desses casos ocorrem em crianças. Em qualquer faixa etária, a causa mais frequente é a síndrome de Cushing decorrente de um tumor hipofisário secretor de hormônio adrenocorticotrófico (ACTH). Em escolares e adolescentes, cerca de 75-90% dos casos têm essa etiologia.[11]

Em lactentes e pré-escolares, as doenças adrenais, incluindo hiperplasia micronodular pigmentada (PPNAD), adenomas e adenocarcinomas adrenais, são a causa mais frequente. No Brasil, principalmente nas regiões Sudeste e Sul, a incidência de tumores adrenocorticais é cerca de 15-18 vezes mais elevada do que nos demais países. Embora na maioria dos casos esses tumores sejam produtores de androgênios, em alguns pacientes pode haver sinais de hipercortisolismo/síndrome de Cushing.[12] Pela importância em nosso país, uma seção específica deste capítulo é dedicada aos tumores adrenocorticais pediátricos.

A ocorrência de hipercortisolismo exógeno ou iatrogênico é bem mais frequente. Nos pacientes acometidos, o tratamento com glicocorticoides sintéticos por períodos prolongados resulta em inibição do eixo hipotálamo-hipófise-adrenal (HHA) e sinais clínicos típicos de hipercortisolismo.

Quadro clínico

Os efeitos do cortisol, assim como de todos os glicocorticoides de origem sintética, ocorrem por meio do receptor de glicocorticoide (GR). O GR é expresso em praticamente todos os tecidos do organismo. Por essa razão, o excesso de glicocorticoide afeta quase todos os órgãos e sistemas, provocando o surgimento de sintomas e sinais múltiplos.

A Figura 4 demonstra de modo esquemático os principais locais de ação dos glicocorticoides e as principais alterações clínicas decorrentes do seu excesso.

No Quadro 4 são elencadas as principais alterações clínicas encontradas em crianças e adolescentes com hipercortisolismo e a frequência dessas alterações observadas em diferentes séries de pacientes relatadas.

A alteração clínica mais frequente em crianças e adolescentes com hipercortisolismo é o ganho excessivo de peso, que resulta frequentemente em obesidade na época do diagnóstico. Em adolescentes, o padrão de distribuição do excesso de adiposidade é predominante central, acometendo abdome, tronco, pescoço e face, nesse caso resultando no aspecto típico de face arredondada ou face "em lua

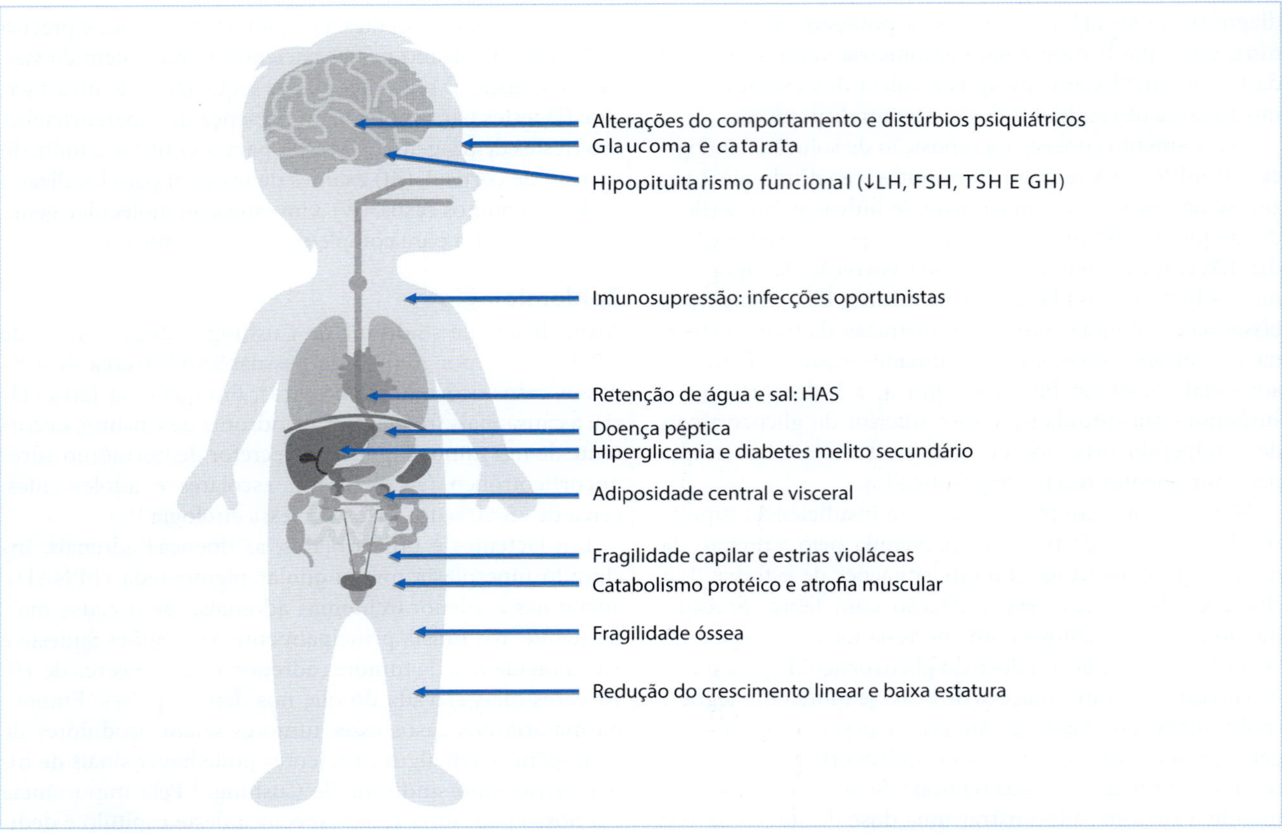

Figura 4 Anormalidades causadas pela exposição crônica a glicocorticoides e alterações clínicas em crianças e adolescentes com hipercortisolismo.

LH: hormônio luteinizante; FSH: hormônio folículo-estimulante; TSH: hormônio estimulador da tireoide; HAS: hipertensão arterial sistêmica.
Fonte: elaborada pelos autores.

Quadro 4 Tipo e frequência de alterações clínicas em crianças e adolescentes com hipercortisolismo

Manifestação clínica	Frequência
Ganho excessivo de peso/obesidade	> 90%
Crescimento deficiente	53-83%
Hiperandrogenismo (hirsutismo/virilização)	78-95%
Hipertensão arterial	47-71%
Estrias violáceas	48-61%
Acne/excesso de oleosidade facial	47-50%
Cefaleia	~50%
Fraqueza muscular proximal/miopatia	12-44%
Pletora facial	~40%
Alterações psiquiátricas	~20%
Osteopenia/fraturas ósseas	~20%
Hiperglicemia/diabetes melito	~20%
Hiperpigmentação cutaneomucosa	~10%

Fonte: elaborado pelos autores.

cheia" (Figura 5). Entretanto, é importante observar que em pacientes mais jovens, notadamente lactentes e pré-escolares, esse padrão de distribuição predominantemente central pode não ser evidente. Nesse caso, o excesso de gordura é mais generalizado, o que pode dificultar a distinção clínica entre hipercortisolismo e outras causas de obesidade (Figura 5A).

O grande diferencial clínico entre pacientes com ganho de peso excessivo causado pelo hipercortisolismo e por outras causas, como obesidade primária, é a ocorrência de desaceleração do crescimento linear em pacientes com hipercortisolismo. Na presença de mudança de padrão de ganho de peso para excessivo e de estatura/comprimento para deficiente (Figura 6), a possibilidade de hipercortisolismo ganha força. Por outro lado, a presença de velocidade de crescimento normal torna bem menos provável esse diagnóstico. Nesse caso, o ganho de peso está associado provavelmente à causa primária.

Etiologia

Estabelecer a fonte/origem do hipercortisolismo é essencial para seu tratamento e manejo adequado. A primeira grande diferenciação etiológica é entre fonte exógena ou endógena. Depois de afastada a possibilidade de causa exógena, o passo seguinte é diferenciar causas dependentes de ACTH (origem hipofisária ou ectópica) de causas independentes (origem adrenal).

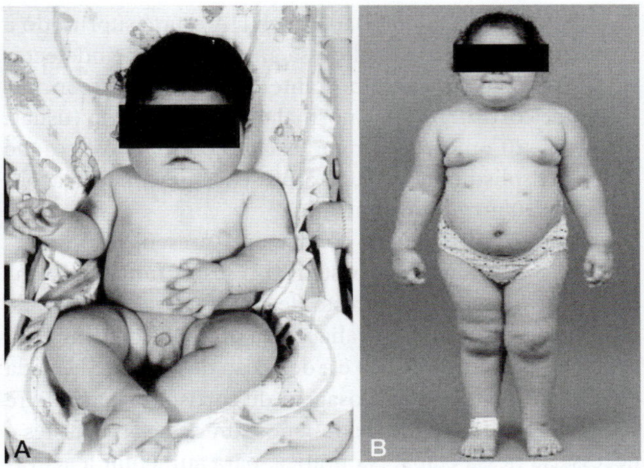

Figura 5 Alterações clínicas características de hipercortisolismo em crianças. Obesidade central, porém em lactentes, tende a ser generalizada (A), e face arredondada ou "em lua cheia". Notar a ausência de estrias violáceas, infrequentes nessa faixa etária

O Quadro 5 apresenta as causas/fontes de glicocorticoides exógenos associadas com o desenvolvimento de síndrome de Cushing. Essa condição ocorre pelo uso prolongado (meses ou anos) de formulações ou medicamentos contendo glicocorticoides.

Quadro 5 Medicamentos contendo ou não glicocorticoides associados com síndrome de Cushing de causa iatrogênica/exógena

Comuns
Medicamentos ou preparações contendo glicocorticoides administrados por via: • Endovenosa ou intramuscular. • Tópico: cutâneo ou mucoso. • Inalatório: pulmonar ou nasal.
Incomuns
• Preparações tópicas oftálmicas contendo glicocorticoides. • Acetato de medroxiprogesterona ou acetato de megestrol. • Combinação de ritonavir e fluticasona.

Fonte: elaborado pelos autores.

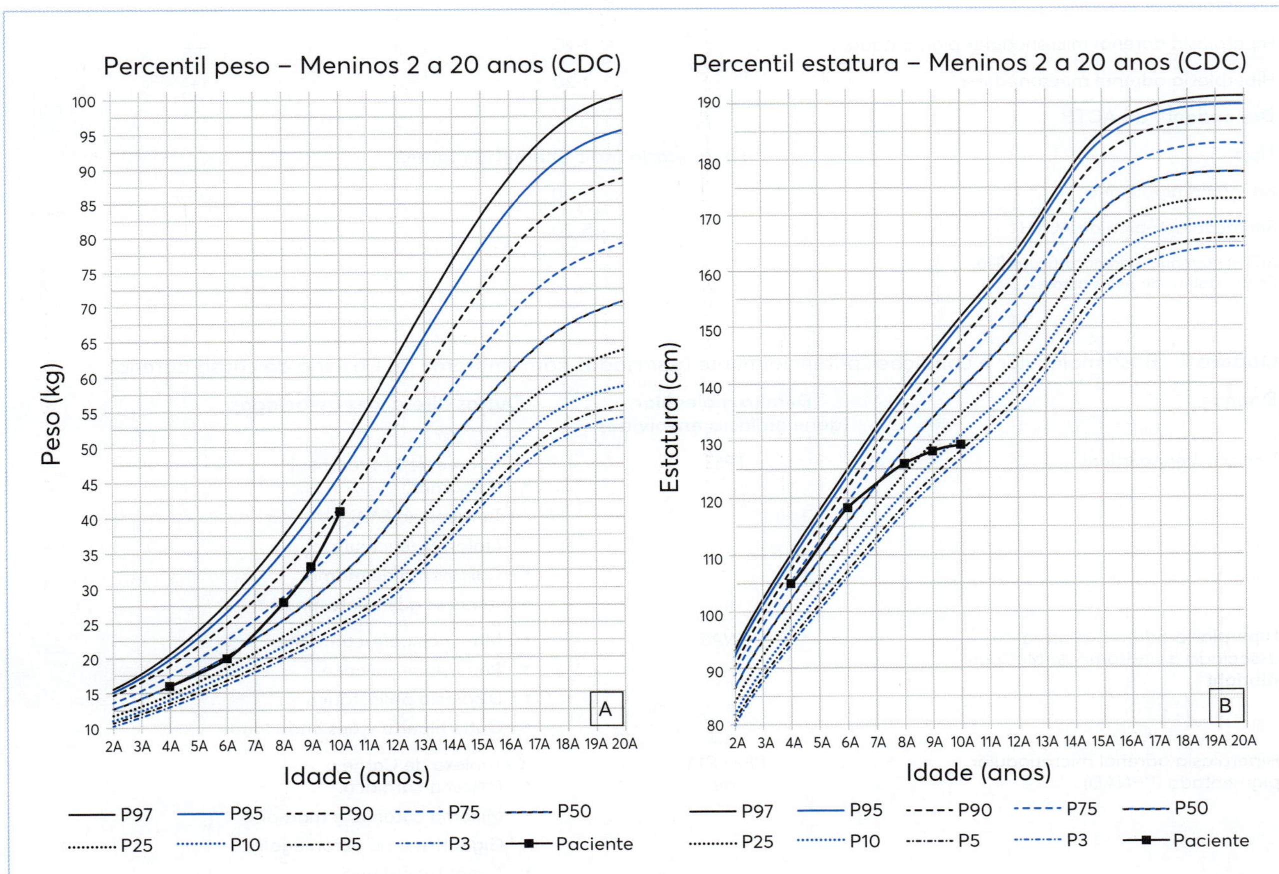

Figura 6 Curva de peso (A) e de estatura (B) de paciente diagnosticado com síndrome de Cushing aos 10 anos de idade. Atenção para o ganho progressivo de peso a partir dos 6 anos de idade (A) e para a redução progressiva do ganho estatural (B).

Fonte: elaborada pelos autores.

O Quadro 6 apresenta as principais causas de síndrome de Cushing de origem endógena em crianças e adolescentes, enfatizando as faixas etárias mais acometidas em cada situação.

O Quadro 7 apresenta as causas genéticas dessas condições e as alterações clínicas possivelmente associadas em cada situação.

Diagnóstico

Bioquímico

A investigação laboratorial para confirmação da síndrome de Cushing envolve diversas etapas, que devem ser realizadas sequencialmente, como demonstrado no Quadro 8.

A etapa 1 consiste em confirmar ou descartar a possibilidade de fonte exógena de glicocorticoide. Para tanto, é indicada a dosagem do cortisol plasmático matinal (entre 8-9 horas) em situação basal. Se houver fonte exógena (indicada pela anamnese ou não), o eixo HHA estará suprimido e a concentração de cortisol dessa amostra estará indetectável (< 1,8 mcg/dL). É importante salientar que a concentração de cortisol na faixa normal para esse horário (usualmente 5-20 mcg/dL) não exclui o diagnóstico de hipercortisolismo; tampouco a presença de concentrações acima de 20 mcg/dL o confirma.

A etapa 2 consiste em confirmar a presença do hipercortisolismo endógeno. Existem três testes funcionais importantes nessa etapa: o teste de supressão com 1 mg de dexametasona (TSD), a avaliação da presença de ritmo circadiano do cortisol (RCC) e a detecção de secreção elevada de cortisol por meio da dosagem de cortisol urinário livre (UFC). A realização de pelo menos um desses três testes é necessária nessa etapa. Na prática, para aumentar a acurácia diagnóstica, recomenda-se associar dois testes.[13]

Quadro 6 Causas de síndrome de Cushing de origem endógena em crianças e adolescentes

Independente de ACTH (adrenal)		
Causa	**Faixa etária mais acometida (anos)**	**Frequência dentro desse grupo**
Hiperplasia adrenal bilateral associada à síndrome de McCune-Albright	0-5	+
Tumor adrenocortical	0-20	+++++
Hiperplasia adrenal micronodular pigmentada	1-20	++
Hiperplasia adrenal macronodular	1-20	+
Dependente de ACTH		
Tipo	**Faixa etária mais acometida (anos)**	
Adenoma hipofisário	5-20	++++
Secreção ectópica de ACTH	5-20	+

ACTH: hormônio adrenocorticotrófico.
Fonte: elaborado pelos autores.

Quadro 7 Base molecular e condições potencialmente associadas com síndrome de Cushing de causa adrenal

Doença	**Defeito molecular (gene ou *locus* envolvido)**	**Outras alterações associadas**
Tumor adrenocortical	*TP53*	Síndrome de Li-Fraumeni: • Sarcomas. • Tumores do SNC. • Linfoma, leucemia. • Carcinoma de mama. • Tumores gastrointestinais.
Hiperplasia adrenal bilateral associada à síndrome de McCune-Albright	*GNAS*	• Manchas café-com-leite. • Puberdade precoce. • Displasia poliostótica. • Outrs hiperfunções endócrinas.
Hiperplasia adrenal micronodular pigmentada (PPNAD)	*PRKAR1A* *2p16*	Complexo de Carney: • Mixoma cardíaco. • Mixoma cutâneo e mamário. • Gigantismo ou acromegalia. • Tumor tireoidiano. • Tumor testicular.
Hiperplasia adrenal macronodular	*ARMC5*	Meningiomas

SNC: sistema nervoso central.
Fonte: elaborado pelos autores.

Quadro 8 Investigação laboratorial sequencial de pacientes com suspeita clínica de hipercortisolismo: sequência diagnóstica

Etapa	Objetivo	Procedimento(s)	
1	Detectar fonte exógena	Dosagem de cortisol plasmático basal (8-9 horas)	
2	Confirmar a fonte endógena do hipercortisolismo	**Objetivo (avaliar)**	**Teste**
		Perda da retroalimentação	TSD 1 mg
		Perda de ritmo circadiano	Dosagem de cortisol salivar às 23 horas
		Hiperprodução de cortisol	Dosagem de cortisol livre urinário (UFC)
3	Confirmar a origem	Dosagem de ACTH	
4	Exame de imagem	RM hipofisária / RM ou TC adrenal	

Fonte: elaborado pelos autores.
ACTH: hormônio adrenocorticotrófico; RM: ressonância magnética; TC: tomografia computadorizada; TSD: teste de supressão com dexametasona.

Após confirmado o diagnóstico clínico e laboratorial de hipercortisolismo endógeno, a etapa seguinte[14] é avaliar sua origem. Se a hipersecreção de cortisol for de origem primária da glândula adrenal, a secreção de ACTH e de hormônio corticotrófico (CRH) estará suprimida (hipercortisolismo independentemente de ACTH). Nesse caso, a concentração de ACTH plasmático estará indetectável ou muito baixa (< 10 pg/mL). Se a fonte primária for hipofisária (corticotrofinoma – tumor secretor de ACTH) ou outra fonte secretora de ACTH (secreção ectópica de ACTH), então as concentrações de ACTH estarão acima de 20 pg/mL (hipercortisolismo dependente de ACTH). Recomenda-se a coleta de pelo menos 2 amostras de plasma para dosagem de ACTH pela manhã, com intervalo de pelo menos 15 minutos entre essas coletas.

Imagem

Após a confirmação da origem do hipercortisolismo, se dependente ou independente de ACTH, está indicada a realização de exame de imagem para localizar o tumor/estadiar a lesão no caso de carcinomas adrenais. Se a síndrome de Cushing for de origem adrenal (independente de ACTH), deve-se realizar exame de RM ou CT das adrenais. No caso de ser síndrome de Cushing dependente de ACTH, o exame a ser realizado é a RM da sela túrcica. Em muitos desses casos será necessária a realização de cateterismo dos seios petrosos adicionalmente.

Tratamento

O tratamento mais indicado depende da causa primária. Para pacientes com hipercortisolismo independente de ACTH o tratamento inicial é a remoção cirúrgica do tumor. Para pacientes com adenomas ou adenocarcinomas do córtex adrenal, o tratamento indicado é a adrenalectomia unilateral. Nesses pacientes, é necessária a reposição de glicocorticoide em doses fisiológicas até o restabelecimento do eixo HHA, que pode levar vários meses. Para pacientes com PPNAD ou AIMAH, é indicada a realização de adrenalectomia bilateral. Esses pacientes necessitarão de reposição de glicocorticoide e de mineralocorticoide pelo resto da vida e apresentam risco elevado de crises adrenais durante períodos de estresse infeccioso, cirúrgico ou trauma.

O tratamento inicial para pacientes com corticortrofinoma é a remoção cirúrgica por meio de cirurgia transesfenoidal. Esse procedimento só deve ser feito por neurocirurgião especializado em doenças hipofisária. Nesse caso, dependendo do achado cirúrgico, é realizada a adenomectomia ou hemi-hipofisectomia. A taxa de sucesso é variável e depende da experiência do neurocirurgião.

TUMOR DO CÓRTEX DAS SUPRARRENAIS

Incidência

O tumor do córtex adrenal (TCA) na infância é raro – corresponde a apenas 0,2% dos casos de câncer infantil e, em geral, ocorre em crianças de famílias com síndrome de câncer familiar, como a síndrome de Li-Fraumeni. Sua frequência é 10-15 vezes maior no Brasil, especialmente nas regiões Sul e Sudeste, e a mutação germinativa *pR337H* no gene supressor tumoral *TP53* está presente em 75-94% das crianças e adolescentes acometidos.[14,15] Triagem neonatal dessa mutação identificou sua prevalência em 0,21-0,27% dos recém-nascidos dessas regiões. As meninas são mais afetadas que os meninos (2,8:1); entretanto, em crianças < 4 e > 13 anos, essa relação é de 5:1.

Quadro clínico

De 144 pacientes diagnosticados na Unidade de Endocrinologia Pediátrica do HC-UFPR, em 96% dos casos o tumor era funcionante: 56% com síndrome virilizante, 36% com síndrome mista (virilização mais hipercortisolismo) e 3% com hipercortisolismo isolado. Em apenas 6% dos pacientes o tumor era não funcionante, isto é, não secretava hormônios. A frequência dos principais sinais e sintomas de TCA dos primeiros 58 pacientes descritos é mostrada no Quadro 9.[14] Hipertensão arterial foi mais frequente em crianças com síndrome mista, embora também presente na síndrome virilizante.

Quadro 9 Sinais e sintomas dos tumores adrenocorticais em 58 crianças

Sinais/sintomas	N	%
Pelos pubianos	53	91
Aumento		
Clitóris	36	62
Pênis	13	22
Acne	42	72
Voz grave	32	55
Hipertensão	32	55
Pelos faciais	29	50
Hiperemia facial	28	48
Tumor palpável	28	48
Ganho de peso	22	38
Hirsutismo	21	36
Fácies em "lua cheia"	19	33
Aumento da velocidade de crescimento	17	29
Distribuição centrípeta de gordura	14	24
Giba de búfalo do pescoço	11	19
Convulsões	07	12

Fonte: Sandrini et al., 1997.[14]

Diagnóstico

Ambas as adrenais são igualmente afetadas, e a bilateralidade é extremamente rara. Concentrações séricas muito elevadas de DHEA-S, bem como de testosterona total e androstenediona, estão presentes na maioria dos casos, retratando a funcionalidade do tumor. Ritmo circadiano de cortisol, cortisol livre urinário e teste de supressão com dexametasona são essenciais para o identificar o hipercortisolismo. No caso de o tumor também secretar cortisol, é necessária a reposição de glicocorticoide no intraoperatório e no pós-operatório. Essa conduta é fundamental para prevenir a crise adrenal aguda após a retirada do tumor (ver insuficiência adrenal secundária e crise adrenal aguda pós-suspensão de corticoterapia prolongada, neste capítulo). Diante de quadro clínico e laboratorial compatíveis com TCA, exames de imagem (RM ou TC) são indicados para caracterização do tumor: topografia, dimensões, calcificação, necrose, presença de trombo venoso, relação com órgãos e vasos e estadiamento. Adicionalmente, antes da cirurgia é necessário realizar o estadiamento tumoral por meio de TC de tórax e cintilografia óssea (Quadro 10).

Tratamento

A ressecção completa do tumor por via aberta (laparotomia), sem ruptura da cápsula tumoral, é o tratamento de escolha. Experiência do cirurgião e estadiamento do tumor estão diretamente relacionados aos índices de cura. Pacientes com doença nos estádios III e IV necessitam de tratamento com adrenocorticolítico (mitotano) e quimioterapia combinada.

Quadro 10 Estadiamento do tumor de córtex adrenal em crianças

Estágio	Descrição
I	Tumor completamente ressecado Tumor < 200 cm^3 Concentração dos hormônios normais no pós-operatório
II	Tumor microscópico residual Tumor > 200 cm^3 *Spillage* tumoral durante a cirurgia Concentrações hormonais anormais no pós--operatório
III	Presença de tumor residual macroscópico após a ressecção cirúrgica Tumor inoperável
IV	Presença de metástase a distância

Fonte: Sandrini et al., 1997.[14]

REFERÊNCIAS BIBLIOGRÁFICAS

1. Xing Y, Lerario AM, Rainey W, Hammer GD. Development of adrenal cortex zonation. Endocrinol Metab Clin North Am. 2015;44(2):243-74.
2. Turcu AF, Auchus RJ. Adrenal steroidogenesis and congenital adrenal hyperplasia. Endocrinol Metab Clin North Am. 2015;44(2):275-96.
3. Speiser PW, Arlt W, Auchus RJ, Baskin LS, Conway GS, Merke DP, et al. Congenital adrenal hyperplasia due to steroid 21-hydroxylase deficiency: an Endocrine Society Clinical Practice Guideline. J Clin Endocrinol Metab. 2018;103(11):4043-88
4. Jha S, Turcy AF. Nonclassic congenital adrenal hyperplasia: what do endocrinologists need to know? Endocrinol Metab Clin North Am. 2021;50(1):151-65.
5. Guia prático de atualização - Departamento Científico de Endocrinologia (2019-2021): hiperplasia adrenal congênita: triagem neonatal. Disponível em https://www.sbp.com.br/fileadmin/user_upload/22106c--GPA_Hiperplasia_Adrenal_Congenita-TriagemNeonatal.pdf.
6. Buonocore F, McGlacken-Byrne SM, Del Valle I, Achermann JC. Current insights into adrenal insufficiency in the newborn and young infant. Front Pediatr. 2020;8:619041.
7. Bowden SA, Henry R. Pediatric adrenal insufficiency: diagnosis, management, and new therapies. Int J Pediatr. 2018;2018:1739831.
8. Husebye ES, Pearce SH, Krone NP, Kämpe O. Adrenal insufficiency. Lancet. 2021:S0140-6736(21):00136-7.
9. Martin-Grace J, Dineen R, Sherlock M, Thompson CJ. Adrenal insufficiency: physiology, clinical presentation and diagnostic challenges. Clin Chim Acta. 2020;505:78-91.
10. Sharma ST, Nieman LK, Feelders RA. Cushing's syndrome: epidemiology and developments in disease management. Clin Epidemiol. 2015;7:281-93.
11. Stratakis CA. An update on Cushing syndrome in pediatrics. Annales d'Endocrinologie. 2018;79:125-31.
12. Antonini SR, Leal LF, Cavalcanti MM. Pediatric adrenocortical tumors: diagnosis, management and advancements in the understanding of the genetic basis and therapeutic implications. Expert Review of Endocrinology & Metabolism. 2014;9:445-64.
13. Nieman LK, Biller BM, Findling JW, Newell-Price J, Savage MO, Stewart PM, et al. The diagnosis of Cushing's syndrome: an Endocrine Society Clinical Practice Guideline. J Clin Endocrinol Metab. 2008;93(5):1526-40.
14. Sandrini R, Ribeiro RC, DeLacerda L. Childhood adrenocortical tumors. J Clin Endocrinol Metab. 1997;82:2027-31.
15. Brondani VB, Fragosos MCBV. Pediatric adrenocortical tumor: review and management update. Curr Opin Endocrinol Diabetes Obes. 2020;27:177-86.

CAPÍTULO 10

DISTÚRBIOS DO METABOLISMO DO CÁLCIO, FÓSFORO E MAGNÉSIO

Luiz Claudio Gonçalves de Castro
Crésio de Aragão Dantas Alves
Hamilton Cabral de Menezes Filho
Julienne Angela Ramires de Carvalho

AO FINAL DA LEITURA DESTE CAPÍTULO, O PEDIATRA DEVE ESTAR APTO A:

- Compreender e aplicar conceitos da fisiologia do cálcio, fósforo e magnésio no seguimento da criança e do adolescente.
- Reconhecer a variabilidade da normalidade das concentrações séricas de cálcio, fósforo e magnésio ao longo das fases de crescimento.
- Organizar e individualizar a suspeição e investigação clínica, metabólica e imagenológica das principais condições que cursam com distúrbios do metabolismo do cálcio, fósforo e magnésio em pediatria.
- Entender o manejo do paciente pediátrico com distúrbios do metabolismo do cálcio, fósforo e magnésio.

INTRODUÇÃO

Os minerais cálcio, fósforo e magnésio são componentes intrínsecos de uma série de processos fisiológicos essenciais à manutenção da vida, como diferenciação e multiplicação celular, sinalização intracelular, síntese de hormônios, regulação do metabolismo energético e da função cardiovascular e mineralização óssea.[1,2]

As concentrações desses elementos dependem da inter-relação contínua e harmoniosa entre o tecido ósseo, paratireoides, rins e intestino, a qual é regulada pela interação de três hormônios principais, o paratormônio (PTH), a 1,25$(OH)_2$ vitamina D (calcitriol) e o fator de crescimento do fibroblasto 23 (FGF23).[1,2]

Os mecanismos envolvidos na regulação e nos distúrbios do cálcio, fósforo e magnésio atuam de forma independente, dependente ou complementar, o que explica o fato de poder haver doenças com alterações em apenas um, em dois ou nos três eletrólitos concomitantemente.

Para o seguimento qualificado da saúde global da criança e do adolescente, é importante que o pediatra conheça a fisiologia e saiba suspeitar, investigar e conduzir condições clínicas que possam cursar com distúrbios desses íons ao longo das diferentes fases de crescimento.

METABOLISMO DO CÁLCIO

O cálcio participa da regulação de várias etapas do metabolismo sistêmico. No compartimento intracelular, atua como segundo mensageiro ou como cofator enzimático, e no compartimento extracelular atua nos processos de coagulação, adesão intercelular, regulação da excitabilidade neuromuscular e na integridade do esqueleto. Por isso suas concentrações séricas devem ser mantidas dentro de valores rígidos. Esse controle resulta, principalmente, do equilíbrio da interação entre a forma ativa da vitamina D (calcitriol), do PTH e do receptor sensível ao cálcio (*CaSR – calcium sensing receptor*).[1,3]

A síntese de vitamina D inicia-se na pele a partir da ação dos raios ultravioleta B sobre o 7-deidrocolesterol, o qual é convertido em pré-vitamina D_3, que por sua vez é isomerizado à vitamina D_3 (colecalciferol) pelo calor. O ergosterol (vitamina D_2) pode ser obtido a partir da dieta, proveniente de fungos comestíveis ou alimentos fortificados. Esses metabólitos (vitaminas D_2 e D_3), designados como vitamina D, circulam no sangue ligados à albumina, lipoproteínas e à proteína ligadora da vitamina D e são transportados até o fígado, onde sofrem ação da enzima 25-hidroxilase e são convertidos em 25(OH) vitamina D (calcidiol, 25OHD), que representa a principal forma circulante da vitamina D no organismo. Nos túbulos renais a 25OHD é convertida pela enzima 1-alfa-hidroxilase na forma ativa da vitamina D, a 1,25$(OH)_2$ vitamina D [calcitriol, 1,25$(OH)_2$D], que é um hormônio esteroide. As principais ações da 1,25$(OH)_2$D no intestino são o estímulo à absorção de cálcio no duodeno e de fósforo no jejuno; no osso, o estímulo à reabsorção óssea; nas paratireoides, a inibição da síntese do PTH e indução do gene *CaSR*; nos rins, a inibição da 1-alfa-hidroxilase e estímulo à 24-hidroxilase, além do estímulo à reabsorção de cálcio e fosfato. Portanto, as ações da 1,25$(OH)_2$D resultam em elevação da calcemia e da fosfatemia.

Em pediatria, caracterizam-se suficiência, insuficiência e deficiência da vitamina D a partir das concentrações plasmáticas de 25OHD, superiores a 20, entre 12-20 e inferiores a 12 ng/mL, respectivamente.[4]

Fisiologicamente, o PTH apresenta um efeito dual sobre o esqueleto, podendo tanto estimular a reabsorção como a formação óssea, de acordo com suas concentrações e o tempo de exposição sobre os osteoblastos e osteoclastos. Nos túbulos renais, ele inibe a reabsorção de fosfato e estimula a reabsorção de cálcio e a síntese de 1-alfa-hidroxilase. Por sua vez, a secreção do PTH é estimulada pela hipocalcemia e pela hiperfosfatemia, e inibida pela ativação do *CaSR* e da 1,25$(OH)_2$D. Resumindo, as ações do PTH resultam em elevação da calcemia e redução da fosfatemia.

O *CaSR* é um receptor de membrana acoplado à proteína G, sendo considerado o "calciostato" do organismo. A ativação do *CaSR* nas paratireoides reduz a síntese e a secreção do PTH e nos rins, inibe a reabsorção de cálcio, de magnésio e a ação do hormônio antidiurético. Nas células C da tireoide, a ativação do *CaSR* estimula a secreção de calcitonina e, consequentemente, inibição da reabsorção óssea. Em resumo, a ativação do *CaSR* resulta em redução da calcemia e aumento da calciúria.[3]

DISTÚRBIOS DO METABOLISMO DO CÁLCIO

Hipercalcemia

A hipercalcemia é classificada em leve, moderada ou grave quando as concentrações séricas de cálcio estiverem entre 10,5-12 mg/dL, entre 12-14 mg/dL e acima de 14 mg/dL, respectivamente. Os sinais e sintomas de hipercalcemia dependem da idade, da etiologia, do tempo e da velocidade de instalação e da intensidade do distúrbio. Podem aparecer poliúria, polidipsia, anorexia, obstipação intestinal, ganho ponderoestatural insuficiente, hipotonia, irritabilidade (especialmente nos lactentes), fraqueza muscular, cefaleia, alterações do comportamento (em casos graves, confusão mental, rebaixamento do nível de consciência e inclusive coma) e alterações cardiovasculares, como hipertensão arterial, encurtamento do intervalo QT e arritmias.[5,6]

O passo inicial na avaliação da hipercalcemia consiste na avaliação do PTH, para definir se é dependente ou não do PTH.

Causas de hipercalcemia independente do PTH

Toxicidade pela vitamina D (TD)

Tem assumido importância em função do aumento da prescrição de doses elevadas da vitamina D e de sua manipulação. Caracteriza-se laboratorialmente por concentrações plasmáticas de 25OHD superiores a 100 ng/mL, hipercalcemia, hiperfosfatemia, hipercalciúria e supressão do PTH. Pode levar à nefrolitíase e à nefrocalcinose. A remissão da hipercalcemia pode levar semanas a meses. O tratamento consiste na suspensão imediata da vitamina D, hiperidratação e introdução de glicocorticoide para reduzir a absorção intestinal de cálcio e estimular a calciúria. Pode ser necessário associar furosemida e bisfosfonato intravenoso à terapia para melhor controle metabólico.

Doenças granulomatosas

Como a 1-alfa-hidroxilase está presente nos macrófagos, doenças caracterizadas pela ativação dos macrófagos e formação de granulomas podem cursar com hipercalcemia e hipercalciúria, como sarcoidose, granulomatose de Wegener, granuloma eosinofílico, tuberculose, hanseníase, histoplasmose, paracoccidioidomicose e doença da arranhadura do gato.

Uma causa incomum de doença granulomatosa, mas importante no conhecimento do pediatra, é a necrose gordurosa do subcutâneo do recém-nascido, uma paniculite rara, autolimitada, que geralmente acomete neonatos a termo que apresentaram estresse perinatal. Manifesta-se com nódulos e placas eritematosas firmes que aparecem até a oitava semana de vida, principalmente em face, dorso e glúteos. Cursa com hipercalcemia e hiperfosfatemia. Geralmente não requer tratamento por ser autolimitada. Em casos moderados a graves procede-se com hidratação intravenosa, furosemida e glicocorticoide (prednisolona ou metilprednisolona). Recomenda-se avaliação periódica da calcemia até o sexto mês de vida.

Outras causas de hipercalcemia incluem insuficiência adrenocortical, por aumento da absorção intestinal de cálcio e contração da volemia; tireotoxicose, por aumento da atividade osteoclástica e da reabsorção óssea; e imobilização prolongada, pelo aumento da atividade da esclerostina, que estimula a atividade dos osteoclastos e a reabsorção óssea.

Causas de hipercalcemia dependente do PTH[5,6]

São consequentes à secreção excessiva de PTH por uma ou mais paratireoides, resultando em hiperparatireoidismo primário (HPTP). Podem decorrer de mutações inativadoras do *CaSR*, ser secundárias à neoplasia endócrina múltipla (NEM) tipo 1 (que cursa com HPTP, tumores pancreáticos e hipofisários), à NEM tipo 2a (que cursa com câncer medular da tiroide, feocromocitoma e HPTP), de adenomas ou do raro carcinoma de paratireoide.

Mutações inativadoras do *CaSR* levam ao HPTP e aumento da reabsorção tubular de cálcio, com consequente redução da fração de excreção renal de cálcio – FECa (geralmente inferior a 0,01, correspondente a menor que 1%), aumento da reabsorção tubular de magnésio e diminuição da reabsorção tubular de fosfato (com fosfatemia no limite inferior da normalidade ou até hipofosfatemia). A FECa% é calculada a partir da fórmula:

$$FECa\% = [(Ca_u/Ca_s) / (Cr_u/Cr_s)] \times 100$$

Onde Ca_u = cálcio urinário, Ca_s = cálcio sérico, Cr_u = creatinina urinária, Cr_s = creatinina sérica. Unidades em mg/dL.

Mutações inativadoras do *CaSR* podem manifestar-se clinicamente por meio do hiperparatireoidismo neonatal grave (HNG) ou da hipercalcemia hipocalciúrica familial benigna (HHFB). O HNG provoca sinais e sintomas desde as primeiras semanas de vida, destacando-se hipotonia, comprometimento do ganho ponderoestatural, desconforto respiratório e hipercalcemia grave, frequentemente superior a 20 mg/dL. O tratamento definitivo consiste na paratireoidectomia total. A HHFB cursa com hipercalcemia leve e é frequentemente assintomática, sendo comumente diagnosticada por meio de investigação laboratorial de rotina. Procede-se apenas com seguimento clínico.

Nas neoplasias, a bioquímica é caracterizada por hipercalcemia, hipofosfatemia, hipercalciúria (devido à alta carga de cálcio filtrada) e hiperfosfatúria, e o tratamento é a exérese da lesão.

A Figura 1 apresenta um roteiro para o diagnóstico da etiologia da hipercalcemia.[6]

Hipocalcemia

A hipocalcemia é caracterizada por concentrações séricas de cálcio iônico abaixo de –2 desvios-padrão da média estabelecida pelo ensaio laboratorial utilizado. Também pode ser definida quando os valores de cálcio total estão abaixo de 8 mg/dL em lactentes ou abaixo de 8,5 mg/dL em crianças maiores e adolescentes.[6,7]

Como 40% do cálcio encontra-se ligado à albumina, em vigência de hipoalbuminemia, se não for possível a dosagem

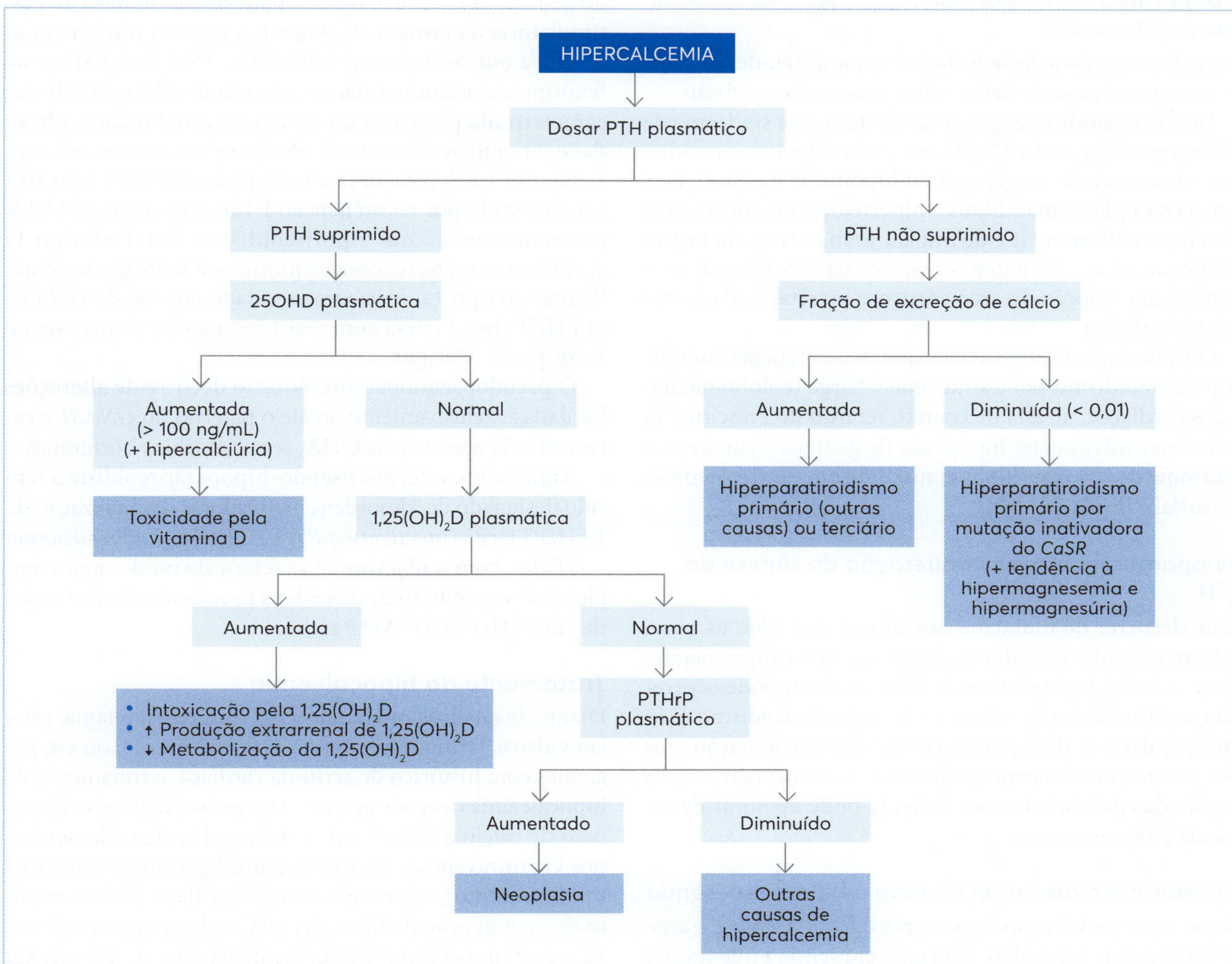

Figura 1 Roteiro para o diagnóstico etiológico da hipercalcemia.

25OHD: calcidiol; $1,25(OH)_2D$: calcitriol; *CaSR*: receptor sensível ao cálcio; PTHrP: peptídeo relacionado ao paratormônio; ↑: aumento; ↓: diminuição.
Fonte: adaptada de Root AW; Levine MA, 2020.[6]

do cálcio iônico, deve-se calcular o cálcio total corrigido a partir da fórmula:

Cálcio corrigido (em mg/dL) = cálcio dosado (mg/dL) + [(4 – albumina dosada (g/L)) × 0,8]

A sintomatologia da hipocalcemia depende de sua intensidade, rapidez de instalação e da idade do paciente. Os sintomas característicos são parestesia perioral e em membros e aumento da excitabilidade neuromuscular (hiper-reflexia, espasmos musculares, hipertonia e sinais de Trousseau e Chvostek). Manifestações cardiovasculares incluem hipotensão, bradicardia, arritmias e alterações eletrocardiográficas (prolongamento dos intervalos QT e ST e bloqueio atrioventricular). Casos mais graves podem apresentar tetania, laringoespasmo e crises convulsivas. As principais causas de hipocalcemia envolvem o hipoparatireoidismo, pseudo-hipoparatireoidismo e as alterações relacionadas à deficiência de vitamina D.[6,7]

Hipoparatiroidismo por defeito do desenvolvimento das paratireoides

Pode decorrer da aplasia isolada das paratireoides, de síndromes genéticas e de defeitos dos genes mitocondriais.

Dentre as síndromes genéticas destaca-se a síndrome de DiGeorge (deleção do 22q11), na qual o hipoparatireoidismo está associado à agenesia ou hipoplasia do timo, face típica (hipoplasia mandibular, hipertelorismo, filtro curto e orelhas malformadas e de implantação baixa), alterações cardiovasculares (defeitos septais, dextroposição do arco aórtico, interrupção do arco aórtico e coarctação da aorta) e fenda palatina.

Outras síndromes genéticas que podem cursar com hipoparatireoidismo são a síndrome Charge (coloboma, defeitos cardíacos, atresia de coanas, retardo do crescimento e do desenvolvimento, hipoplasia de genitais e surdez) e a síndrome de Barakat (hipoparatireoidismo, surdez neurossensorial e displasia renal).

Hipoparatireoidismo por alteração da síntese do PTH

Pode decorrer de mutações ativadoras do *CaSR*, as quais cursam com hiperfosfatemia, hipercalciúria e hipermagnesúria. A inibição da síntese do PTH também pode ocorrer em recém-nascidos de mães com hiperparatireoidismo. Essa situação decorre da hipercalcemia durante a gestação, que leva à supressão das paratireoides fetais. A normalização da função das paratireoides do lactente pode demorar de semanas a alguns meses.

Hipoparatireoidismo secundário à hipomagnesemia

Como o magnésio é um importante cofator à síntese e ação do PTH nos tecidos alvo, a hipomagnesemia pode levar à hipocalcemia. Por isso, a avaliação do paciente com hipocalcemia deve incluir a análise do magnésio sérico e urinário.

Hipoparatiroidismo por destruição das paratireoides

Pode ser de origem autoimune, por ablação cirúrgica, lesão actínica ou doenças de depósito (como hemocromatose ou doença de Wilson). Em relação à autoimunidade, destaca-se a síndrome poliglandular tipo 1 (APECED – *autoimune polyglandular candidiasis ectodermal dystrophy syndrome*), uma doença autossômica recessiva rara causada por mutações do gene regulador da imunidade (gene *AIRE*), cujas principais manifestações são a candidíase mucocutânea, o hipoparatireoidismo e a adrenalite autoimune.

Pseudo-hipoparatireoidismo (PHPT)

O PHPT é uma síndrome que engloba diferentes condições clínicas de origem genética, com amplo espectro fenotípico e bioquímico, cuja manifestação em comum é a resistência tecidual ao PTH. Pode estar associado à resistência a outros hormônios cujos receptores também estão acoplados à proteína G, como o GHRH, TSH, LH e FSH. No PHPT tipo 1a, mutações com perda de função do alelo materno do gene *GNAS1* reduzem a atividade da subunidade alfa estimulatória da proteína G (Gs-alfa), levam à resistência ao PTH e a outros hormônios (GHRH, TSH, LH, FSH) e ao fenótipo de osteodistrofia hereditária de Albright (OHA), caracterizada por baixa estatura, face arredondada, obesidade, braquidactilia, retardo do desenvolvimento neuropsicomotor e calcificações heterotópicas. O PHPT tipo 1b é caracterizado por resistência ao PTH, sem sinais de OHA, podendo cursar com hipotireoidismo. O PTHP tipo 1c apresenta características bioquímicas e fenotípicas semelhantes ao tipo 1a, mas com atividade normal do *GNAS1*. O PHPT tipo 2 cursa com resistência ao PTH, mas sem o fenótipo de Albright.

O pseudopseudoparatireoidismo decorre de alterações herdadas exclusivamente do alelo paterno do *GNAS1* e caracterizado apenas pela OHA, sem distúrbios hormonais.

Atualmente o termo pseudo-hipoparatireoidismo tem sido designado de "desordens inativadoras da sinalização do PTH/PTHrP" (*inactivating PTH/PTHrP signalling disorder* – iPPSD), com o objetivo de se referir de modo mais completo a esse conjunto de desordens decorrentes da disfunção da via PTH/PTHrP-AMP cíclico.

Tratamento da hipocalcemia

Diante de quadros moderados a graves, como tetania, crise convulsiva, laringoespasmo ou broncoespasmo, ou em pacientes com histórico de arritmia cardíaca, o tratamento da hipocalcemia deve ser precoce e agressivo. Utiliza-se gluconato de cálcio a 10% (1 mL = 9,3 mg de cálcio elementar) por via intravenosa, dose de 1-2 mL/kg, infusão lenta (0,5 mL/kg/minuto), sob monitorização cardíaca. No tratamento de manutenção da hipocalcemia, o gluconato de cálcio a 10% é administrado continuamente na dose de 4-8 mL/kg/dia (ou 35-70 mg de cálcio elementar/kg/dia), devendo-se simultaneamente iniciar a reposição de cálcio por via oral.

No paciente com hipoparatireoidismo, os objetivos terapêuticos incluem evitar a ocorrência de hipocalcemia sintomática; manter a calcemia discretamente abaixo do limite inferior da referência (até 0,5 mg/dL abaixo); manter o produto cálcio-fósforo inferior a 65 mg^2/dL^2 em lactentes e pré-escolares e inferior a 55 mg^2/dL^2 do escolar em diante, para prevenir calcificações ectópicas no cérebro, rins, vasculatura, subcutâneo, cristalino, entre outros tecidos; evitar ou minimizar a hipercalciúria; e manter a fosfatemia dentro dos limites de normalidade para a faixa etária. Assim, o tratamento consiste na administração de cálcio (por via oral, na dose de 1-3 g de cálcio elementar/dia, preferencialmente na forma de carbonato de cálcio) e de calcitriol (por via oral, na dose de 25-50 ng/kg/dia). A hipercalciúria, se presente, pode requerer medidas como redução da ingestão de sódio (o aumento da natriurese contribui para o aumento da calciurese) e prescrição de diuréticos tiazídicos.[6,7]

Atualmente, tem-se considerado o uso do PTH recombinante (rhPTH 1-34) como alternativa no tratamento de crianças e adolescentes com hipoparatireoidismo congênito.[8]

O tratamento do paciente com pseudo-hipoparatireoidismo também consiste na reposição de cálcio e calcitriol, com o objetivo de normalizar a calcemia e a fosfatemia e normalizar ou reduzir o PTH o tanto quanto possível.

A Figura 2 apresenta um roteiro para a investigação etiológica da hipocalcemia.[6]

RAQUITISMO E OSTEOMALÁCIA

O raquitismo caracteriza-se pela deficiência da mineralização da cartilagem de crescimento consequente à diminuição das concentrações séricas de cálcio, fósforo e/ou vitamina D. A osteomalácia é a deficiência de mineralização da matriz osteoide do osso trabecular e cortical durante o processo de

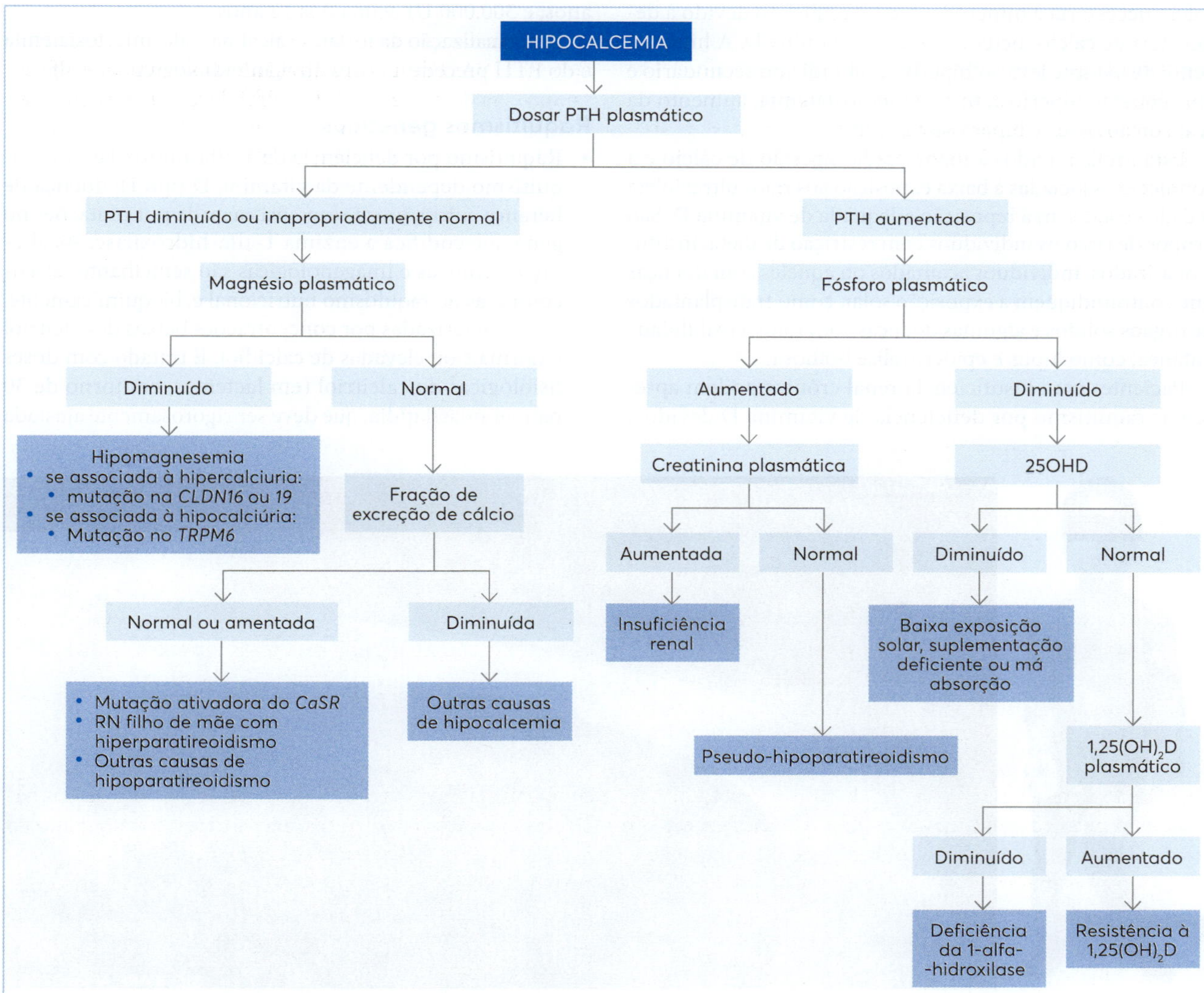

Figura 2 Roteiro para o diagnóstico etiológico da hipocalcemia

25OHD: calcidiol; 1,25$(OH)_2$D: calcitriol; *CaSR*: receptor sensível ao cálcio; *CLDN 16* e *19*: genes que codificam as claudinas 16 e 19; *TRPM6*: gene que codifica o canal de cátion relacionado à melastina

Fonte: adaptada de Root AW; Levine MA, 2020.[6]

remodelação. Esses processos podem decorrer de causas nutricionais, ambientais, genéticas, uso de medicamentos ou doenças adquiridas que afetam o metabolismo da vitamina D no fígado ou nos rins.[4]

A apresentação clínica característica é composta por deficiência ponderoestatural, fronte proeminente, alargamento metafisário (punhos, joelhos e tornozelos), deformidades em membros superiores e inferiores e fraqueza muscular.[4] Uma manifestação incomum é o edema e alargamento da cartilagem costocondral (rosário raquítico). A radiografia plana mostra rarefação óssea difusa, alargamento e perda de limites das placas de crescimento e deformidades diafisárias, como ilustrado nas Figuras 3 e 4.

Raquitismos nutricional e ambiental

Em âmbito mundial, os raquitismos nutricional e ambiental ainda são as causas mais frequentes de raquitismo. Decorrem da não absorção pelo organismo da quantidade de cálcio necessária à mineralização do esqueleto devido à deficiência de cálcio dietético e/ou de vitamina D. A hipocalcemia resultante leva ao hiperparatireoidismo secundário e consequente hiperfosfatúria e hipofosfatemia, aumento da reabsorção óssea e hiperfosfatasemia.[4]

Estão relacionados à inadequada ingestão de cálcio e a condições associadas à baixa exposição aos raios ultravioleta B da luz solar sem a reposição adequada de vitamina D. São grupos de risco os indivíduos com restrição de dieta, institucionalizados, indivíduos acamados ou aqueles com doenças que contraindiquem a exposição solar, como transplantados de órgãos sólidos e algumas doenças com fotossensibilidade cutânea, como lúpus e epidermólise bolhosa.

Pacientes com insuficiência renal crônica podem apresentar raquitismo por deficiência de vitamina D devido à diminuição da síntese de calcitriol no parênquima renal em estágios mais avançados da doença, com consequente hiperparatireoidismo secundário e desmineralização óssea.

Para a prevenção do raquitismo nutricional, orienta-se que a ingestão diária de cálcio seja de 200 mg para menores de 6 meses (contemplado pelo aleitamento materno), 260 mg entre 6-12 meses de vida, e no mínimo 500 mg após o primeiro ano de vida.[4]

Em relação ao tratamento do raquitismo nutricional, a orientação atual é administração de vitamina D_3 ou D_2, via oral, de pelo menos 2.000 UI/dia por no mínimo 3 meses. Durante essa terapia, devem-se associar 500 mg/dia de cálcio (dietético ou suplementar), independentemente da idade e do peso. Crianças entre 1-12 anos podem receber 3.000-6.000 UI/dia e, acima dos 12 anos, 6.000 UI/dia de vitamina D_3 ou D_2 na terapêutica do raquitismo.[4] Pode-se utilizar administração única de vitamina D_3 na dose de 50.000 UI, via oral, entre 3-12 meses de idade; 150.000 UI entre 1-12 anos; e 300.000 UI acima dos 12 anos.

A normalização da fosfatase alcalina, calcemia, fosfatemia e do PTH precede à normalização radiológica.

Raquitismos genéticos

- Raquitismo por deficiência da 1-alfa-hidroxilase (ou raquitismo dependente da vitamina D tipo I): doença de herança autossômica recessiva causada por mutações no gene que codifica a enzima 1-alfa-hidroxilase. As alterações clínicas e imagenológicas são semelhantes às encontradas no raquitismo nutricional e, bioquimicamente, são caracterizadas por concentrações baixas de calcitriol e normais ou elevadas de calcidiol. É tratado com doses fisiológicas do calcitriol (em lactentes, em torno de 30 nanogramas/kg/dia, que deve ser rigorosamente ajustada

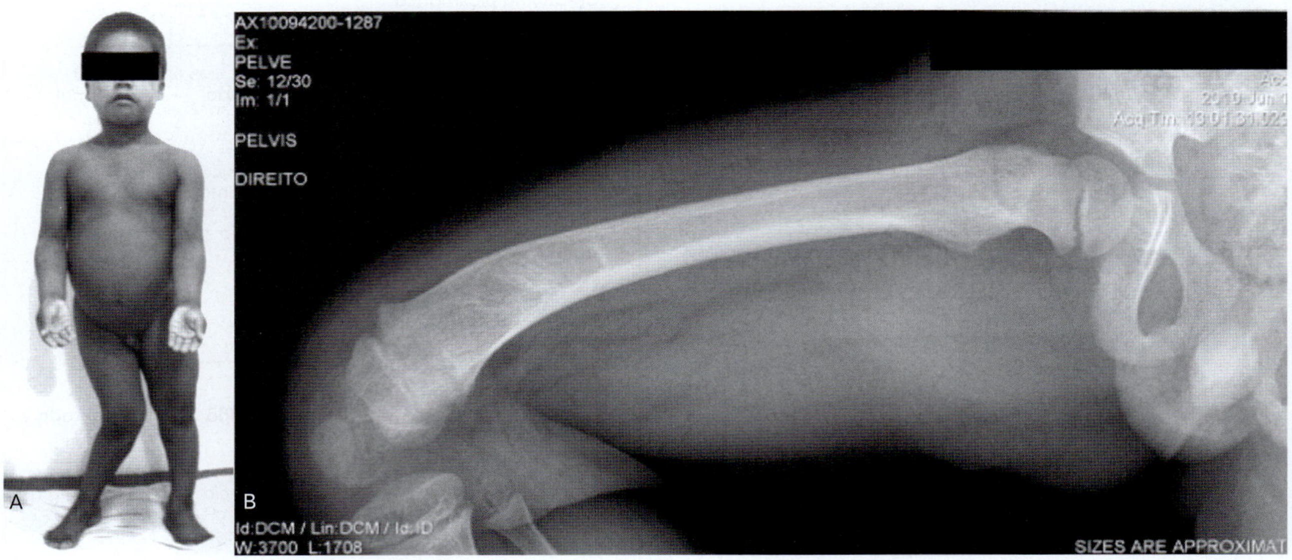

Figura 3 Paciente masculino, 6 anos, com raquitismo nutricional. Observam-se alargamento dos punhos e tornozelos, geno varo à esquerda e geno valgo à direita. Radiografia do paciente mostra rarefação óssea no quadril e fêmur, alargamento das placas metafisárias em fêmur, tíbia e fíbula direitas e deformidade da diáfise do fêmur.

Fotos: arquivo pessoal de um dos autores.

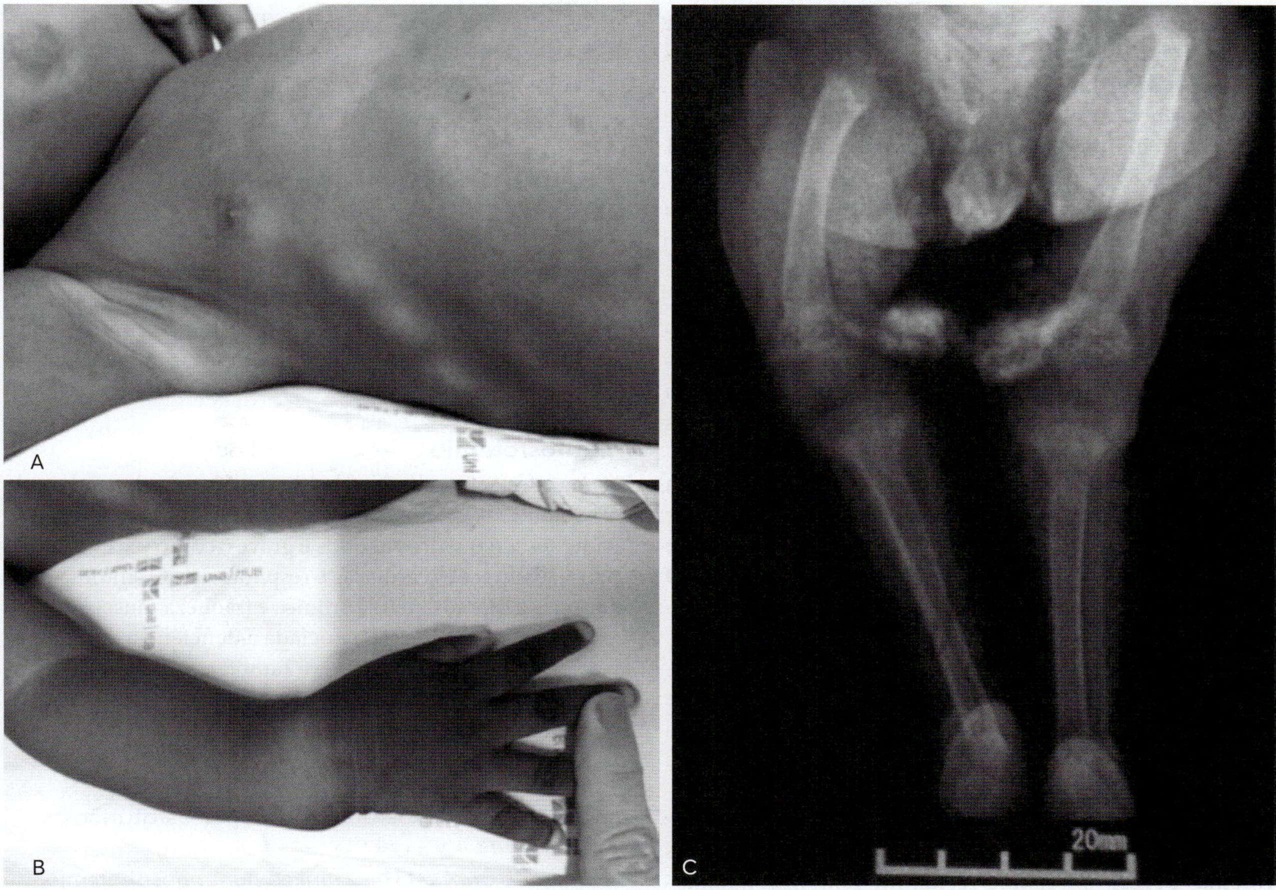

Figura 4 Paciente masculino, 1 ano e 8 meses, com raquitismo por deficiência de vitamina D secundária à insuficiência renal crônica. Observam-se rosário raquítico e alargamento do punho direito. Radiografia dos membros inferiores do paciente mostra rarefação óssea generalizada; alargamento e perda de limites das placas metafisárias de fêmur e tíbia.
Fotos: arquivo pessoal de um dos autores.

de acordo com a resposta do paciente e tendo-se bastante cuidado com a dose máxima diária).

- Raquitismo por resistência à vitamina D (ou raquitismo dependente da vitamina D tipo II): doença de herança autossômica recessiva causada por mutações inativadoras do gene que codifica o receptor de vitamina D. De acordo com o grau de resistência do receptor, os sinais de raquitismo aparecem já nos primeiros meses de vida, podendo haver alopecia universal e hipocalcemia grave. As formas leves são tratadas com doses suprafisiológicas de calcitriol, e, em quadros mais graves, podem ser necessárias doses elevadas de calcitriol (até 10 mcg/dia) e cálcio elementar (2-3 g/dia). Quando não responsivas ao tratamento, uma alternativa é a infusão intravenosa contínua de cálcio, fósforo e magnésio, por meio de bomba de infusão portátil.
- Raquitismo por inibição direta da mineralização: ocorre em situações que comprometem a formação e/ou deposição dos cristais de hidroxiapatita na matriz osteoide, como na hipofosfatasia e na intoxicação por alumínio e flúor.

A hipofosfatasia é uma doença genética rara, com grande variabilidade fenotípica, de quadros letais a paucissintomáticos, decorrente de mutações com perda de função do gene *ALPL*, que codifica a fosfatase alcalina não específica de tecido. Nessa doença, o acúmulo de pirofosfato inorgânico é o responsável pela inibição da formação de hidroxiapatita, causando hipomineralização óssea sistêmica, deformidades e fraturas. Cursa com fosfatase alcalina baixa para a idade e sexo (hipofosfatasemia), além de cálcio e fósforo próximos ou pouco acima do limite superior. Atualmente é disponível a terapia de reposição enzimática com fosfatase alcalina recombinante (asfotase-alfa).

- Raquitismo hipofosfatêmico hiperfosfatúrico: será abordado na seção a seguir.

METABOLISMO DO FÓSFORO

O fosfato é um elemento esencial à regulação de diversos processos biológicos envolvidos na homeostase, como o metabolismo energético celular (síntese de ADP e ATP), sinalização celular (fosforilação de enzimas), componente da estrutura intrínseca de moléculas (DNA, RNA, fosfolipídeos) e na integridade do tecido esquelético, onde se deposita na forma de cristais de hidroxiapatita.[9]

Cerca de 85% das reservas de fosfato no organismo encontram-se no tecido ósseo. Um aspecto fisiológico importante é que suas concentrações séricas são idade-dependentes, e esse conhecimento é fundamental à suspeição e identificação de seus distúrbios.

As concentrações séricas de fosfato de acordo com a idade são: 5,6-10,5 mg/dL (0-15 dias); 4,8-8,4 mg/dL (15 dias a 11 meses); 4,3-6,8 mg/dL (1 a 4 anos e 11 meses); 4,1-5,9 mg/dL (5 a 12 anos e 11 meses); 3,2-5,5 mg/dL (13 a 15 anos e 11 meses) e 2,9-5 mg/dL (16-19 anos).[10]

A manutenção rigorosa de suas concentrações séricas resulta da interação entre os processos de absorção intestinal, distribuição entre os compartimentos do organismo e excreção renal, os quais são regulados, principalmente, pelas paratireoides, intestino proximal, rins e ossos, através de uma complexa interação entre alguns hormônios, sendo os mais importantes o PTH, a $1,25(OH)_2D$ e o FGF23.[1,9]

A regulação do fosfato pelos túbulos renais é exercida pela atividade de proteínas cotransportadores de sódio e fosfato (*type 2 sodium phosphate cotransporter*), NPT2a e NPT2c. Essas proteínas são estimuladas pela $1,25(OH)_2D$ e inibidas por dietas ricas em fosfato, PTH, glicocorticoides e FGF23.

O FGF23 é uma proteína secretada principalmente pelos osteócitos e osteoblastos. Nos túbulos renais, ele inibe a expressão das NPT2a e 2c (estimulando a fosfatúria) e a expressão da 1-alfa-hidroxilase, enzima responsável pela síntese do calcitriol. Por sua vez, a síntese do FGF23 é estimulada pela dieta rica em fosfato e pela $1,25(OH)_2D$, e inibida por uma sinalização inibitória desencadeada pelas proteínas PHEX (*phosphate-regulating gene with homologies to endopeptidases on the X chromosome*) e DMP1 (*dentin matrix_protein 1*).

Um ponto importante na avaliação do metabolismo do fósforo é a análise de sua taxa de reabsorção tubular renal, que deve ser maior que 85%. Valores inferiores a 85% orientam investigação de distúrbios hiperfosfatúricos. A taxa de reabsorção tubular de fosfato (TRP – *tubular reabsorption of phosphate*) é calculada segundo:

$$TPR = \{1 - [(Pu \times Crs) / (Cru \times Ps)]\} \times 100$$

Em que P*u* = fósforo urinário de 24 horas; P*s* = fósforo sérico; Cr*s* = creatinina sérica; Cr*u* = creatinina urinária. Todas as unidades são em mg/dL.

Entretanto, às vezes a fosfatemia é muito baixa e compromete a avaliação da fosfatúria pela TPR. Utiliza-se, então, o cálculo da taxa máxima de reabsorção de fosfato ajustada pela taxa de filtração glomerular (TmP/GFR). O cálculo é feito a partir das equações a seguir:

Se TRP ≤ 0,86 (correspondendo a 86%):

- TmP/GFR = TRP × fósforo sérico (mg/dL)

Se TRP > 0,86:

- TmP/GFR = {(0,3 × TRP) / [1 – (0,8 × TRP)]} × fósforo sérico (mg/dL)

Os valores de referência para a TmP/GFR de acordo com a idade são: 5,7-8,1 mg/dL (recém-nascido); 3,6-5,4 mg/dL (1-2 anos); 3,8-5 mg/dL (2-12 anos); 3,4-4,6 mg/dL (12-16 anos); 3,33-5,9 mg/dL (16-25 anos).

DISTÚRBIOS DO METABOLISMO DO FÓSFORO

Alterações em qualquer etapa das vias metabólicas que regulam a biologia do fosfato podem desencadear deficiência ou excesso de suas concentrações, causar danos em diferentes tecidos e comprometer o crescimento e a saúde global das crianças e adolescentes.

Hipofosfatemia

As manifestações clínicas da hipofosfatemia dependem da gravidade e da cronicidade do processo. Tendem a ser mais evidentes em quadros agudos e graves, como parestesia, disartria, disfunções cardíacas e respiratórias. O sintoma mais comum na hipofosfatemia crônica é fraqueza muscular, mas, como essa condição está associada à deficiência de mineralização da matriz osteoide, leva também ao raquitismo, osteomalacia, deformidades esqueléticas e baixo crescimento.[11]

As principais causas de hipofosfatemia crônica às quais o pediatra deve estar atento são comentadas a seguir.

Raquitismos hipofosfatêmicos hiperfosfatúricos (RHH)[11,12]

RHH ligado ao X (XLH – X-linked hypophosphatemia)[13]

É a principal causa genética de raquitismo e decorre de mutações inativadoras do gene *PHEX*, que leva à diminuição da degradação do FGF23. O excesso de FGF23 inativa as proteínas NPT2a e 2c, promove hiperfosfatúria e inibe a síntese de $1,25(OH)_2D$. Esses processos levam à hipofosfatemia e à hiperfosfatasemia, mas com concentrações séricas de PTH próximas ao limite superior e normocalcemia, o que difere de outras causas de raquitismo. Os pacientes apresentam os mesmos sinais clínicos e imagenológicos do raquitismo nutricional, podendo cursar também com abscessos dentários de repetição (Figura 5).

O tratamento convencional do paciente com XLH consiste na reposição de fosfato (30-60 mg/kg/dia de fósforo elementar, divididas em pelo menos 4 tomadas diárias) e calcitriol (25-50 ng/kg/dia). Não se deve objetivar normalizar a fosfatemia do paciente, pois a fosfatúria persiste, e a administração em doses elevadas de fósforo cronicamente pode desencadear hiperparatireoidismo terciário (funcionamento autônomo das paratireoides), cujo tratamento é exérese das glândulas. Entretanto, nem sempre essa terapia é acompanhada de adequada resposta terapêutica, pelo acesso ao medicamento, complexidade posológica e pelo fato de essas reposições estimularem o FGF23.

Atualmente a terapia alvo para o paciente com XLH pode ser realizada com o anticorpo monoclonal anti-FGF23, burosumabe. Em crianças e adolescentes, a dose é de 0,8 mg/kg, administração subcutânea, a cada 14 dias. Sete a dez dias

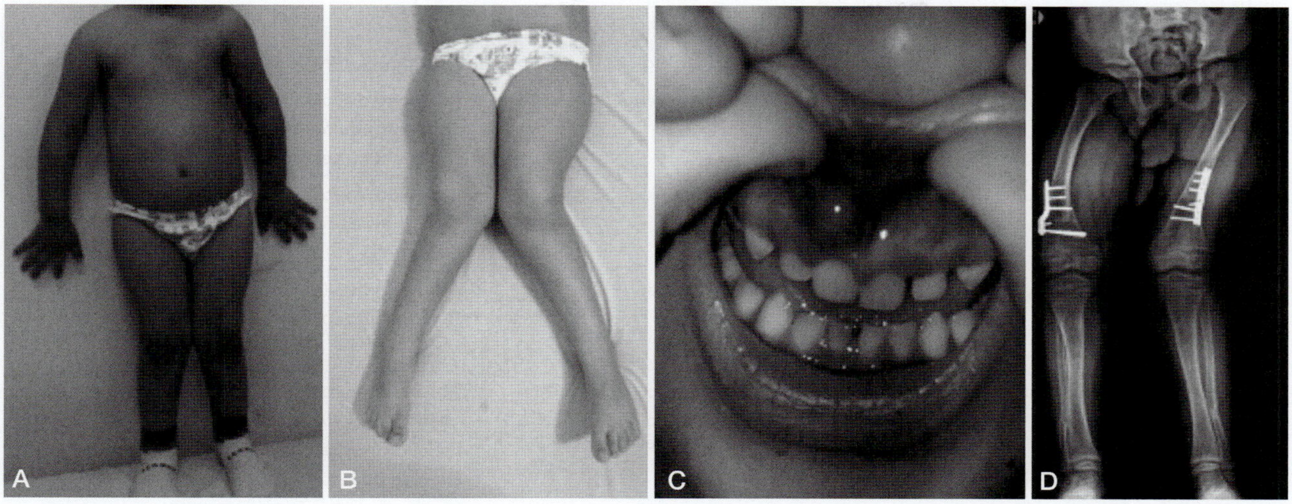

Figura 5 Sexo masculino, raquitismo hipofosfatêmico ligado ao X. A e B: alargamento de punhos, joelhos e tornozelos, geno valgo. C: abscesso dentário de repetição. D: radiografia plana mostrando rarefação óssea difusa, deformidades de membros inferiores, placas metafisárias alargadas, pós-operatório de colocação de hastes de sustentação em fêmures.
Fonte: arquivo pessoal de um dos autores.

antes de iniciar o burosumabe, a reposição de fosfato e calcitriol deve ser suspensa.

Outras causas menos frequentes de hipofosfatemia, respectivos mecanismos fisiopatológicos e intervenções terapêuticas são sumarizados no Quadro 1.

A avaliação diagnóstica do paciente com hipofosfatemia dá-se no sentido de entender o mecanismo responsável, se decorrente de distúrbios na absorção intestinal, na redistribuição entre os compartimentos do organismo ou se da perda renal excessiva do fosfato. Assim, inicialmente devem-se dosar as concentrações séricas e urinárias de fosfato, cálcio, magnésio e creatinina, e séricas de ureia, PTH, fosfatase alcalina, 25(OH) D e gasometria venosa. O cálculo da TPR e/ou do TmP/GFR deve ser realizado. A dosagem de FGF23 é útil na diferenciação das causas de hipofosfatemia, mas o acesso ao exame nem sempre é possível e sua interpretação deve ser cautelosa, devido aos diferentes valores de referência em ensaios distintos. A radiografia plana de membros superiores e inferiores faz parte da investigação e mostra sinais de rarefação óssea difusa e distúrbios da mineralização das placas de crescimento.

Hiperfosfatemia

A hiperfosfatemia é uma situação menos comum, e sua investigação e condução são desafiadoras. Anamnese e exame clínico detalhado podem ajudar a suspeição e o raciocínio diagnóstico. As principais causas de hiperfosfatemia em pediatria, respectivos mecanismos fisiopatológicos e intervenções terapêuticas estão listados no Quadro 2.

Quadro 1 Causas menos frequentes de hipofosfatemia em pediatria.

Condição clínica	Mecanismo fisiopatológico	Intervenções terapêuticas
RHH autossômico dominante	Mutações no gene *FGF23*, tornando-o resistente à proteólise	Como no XLH*
RHH hipercalciúrico autossômico recessivo	Mutações inativadoras da proteína NPT2c e aumento da síntese de calcitriol	Fósforo elementar (30-60 mg/kg/dia, divididas em 4 tomadas diárias) Obs.: não se deve prescrever calcitriol.
Osteomalacia induzida por tumor (OIT)	Tumores mesenquimais ou tumores mistos do tecido conjuntivo produtores de FGF23	Exérese do tumor*
RHH associado a displasias fibrosas • Síndrome de McCune--Albright	Síntese aumentada de FGF23 pelas células osteoprogenitoras das lesões mono ou poliostóticas	Como no XLH*
RHH secundário a tubulopatias renais • Síndrome de Fanconi	Perdas renais de eletrólitos e de bicarbonato	• Correção da acidose com bicarbonato de sódio. • Reposição dos metabólitos excretados em excesso.
Síndrome do *nevus* epidérmico	Síntese aumentada de FGF23	Como no XLH*

* Ainda não autorizado o uso de burosumabe nessas condições.
Fonte: Florenzano et al., 2020;[12] Koumakis et al., 2021.[14]

Quadro 2 Principais causas de hiperfosfatemia em pediatria

Condição clínica	Mecanismos fisiopatológicos	Intervenções terapêuticas
Insuficiência renal aguda e crônica	Diminuição da excreção renal de fosfato	• Restrição do fosfato dietético. • Quelantes de fosfato. • Diálise, se necessário.
Hipoparatireoidismo e pseudo-hipoparatireoidismo	Aumento da taxa de reabsorção tubular de fosfato	• Restrição do fosfato dietético. • Quelantes de fosfato. • Calcitriol.
Hipofosfatasia	Deficiência na formação de hidroxiapatita secundária ao acúmulo de pirofosfato inorgânico (inibidor da mineralização)	• Alfa-asfotase. (fosfatase alcalina recombinante). • Restrição do fosfato e cálcio dietético.
Calcinose tumoral hiperfosfatêmica familial	• Mutação inativadora do gene *FGF23*. • Mutação inativadora do gene *GALNT3*, que induz proteólise acelerada do FGF23.	• Restrição do fosfato dietético. • Quelantes de fosfato. • Espoliadores renais de fosfato. • Exérese da lesão.
Excesso de vitamina D • Intoxicação. • Doenças granulomatosas (aumento da síntese de 1-alfa-hidroxilase).	Aumento da absorção intestinal e da reabsorção renal de fosfato e da reabsorção óssea	• Hidratação intravenosa. • Restrição do fosfato dietético. • Quelantes de fosfato. • Glicocorticoide. • Bisfosfonatos, se necessário.

Fonte: Imel et al., 2015;[11] Koumakis et al., 2021.[14]

As manifestações clínicas da hiperfosfatemia surgem em condições mais graves e comumente são anorexia, fadiga e câibras musculares. Também podem aparecer calcificações heterotópicas quando o produto cálcio-fósforo está elevado, superior a 65 mg^2/dL^2 em lactentes e pré-escolares e superior a 55 mg^2/dL^2 do escolar em diante.

Exames iniciais de investigação devem incluir a avaliação sérica e urinária de cálcio, fósforo, magnésio e creatinina, e sérica de ureia, PTH e fosfatase alcalina, e o cálculo da TPR e/ou TmP/GFR, pois direcionam o foco de avaliação às principais causas.

A condução do paciente com hiperfosfatemia nem sempre é acompanhada de normalização metabólica. Deve-se proceder com restrição de fósforo dietético (medida de difícil execução por causa da presença desse elemento em grandes concentrações na dieta habitual) e o uso de quelantes, como sais de cálcio (em especial o acetato de cálcio) e o sevelâmer. Em alguns casos pode ser necessária a hidratação intravenosa agressiva e, em situações graves, pode haver indicação de diálise.

METABOLISMO DO MAGNÉSIO

O magnésio desempenha papel essencial na homeostasia, ao atuar como cofator de mais de 600 enzimas, na transdução de sinais, na fosforilação oxidativa, glicólise, síntese de proteínas, entre muitas outras funções.[1,2,15]

A maior parte (98%) do magnésio corporal (25 g) está presente nos ossos (60%) e 1-2% no fluido extracelular. É transportado na circulação ligado a proteínas (20-30%) e em forma de complexos com bicarbonato, citrato, sulfato ou fosfato (5-15%), sendo apenas a fração iônica biologicamente ativa.

Sua absorção ocorre no jejuno e no cólon, por mecanismo paracelular passivo e concentração-dependente e, em menor proporção, por transporte transcelular ativo pelos canais receptores transitórios da melastina (TRPM). A maior parte do magnésio filtrado pelos rins é reabsorvida na alça ascendente de Henle e o restante nos túbulos proximais e distais, por reabsorção ativa mediada pelo TRPM6.[15]

Os valores de referência do magnésio sérico na faixa pediátrica são: 1,9-3,8 mg/dL (0-15 dias); 1,9-3 (15 dias a 1 ano) e 2-2,7 mg/dL (1-19 anos).[10]

DISTÚRBIOS DO METABOLISMO DO MAGNÉSIO

Hipomagnesemia

Como o magnésio é importante para a secreção e ação do PTH, a hipomagnesemia grave pode causar hipoparatireoidismo real e funcional e cursar com hipocalcemia e hipovitaminose D. Está associada também ao aumento da excreção urinária de potássio, hipocalemia e diminuição do limiar para arritmias cardíacas.[16,17]

A apresentação clínica depende da intensidade da deficiência, da rapidez de instalação e dos distúrbios eletrolíticos associados, como hipocalcemia e hipocalemia, que agravam o quadro. Pode ser assintomática; haver sintomas inespecíficos como fraqueza, inapetência e irritabilidade, ou até apresentarem espasmos musculares, nistagmo, arritmia cardíaca, letargia e convulsão.

As principais causas de hipomagnesemia são descritas no Quadro 3.

Em neonatos e lactentes, é importante pensar em causas hereditárias de hipomagnesemia, causadas por mutações nas proteínas transportadoras do magnésio. Nesses casos, deve-se investigar consanguinidade parental, casos semelhantes na família, aparência dismórfica, hipoacusia neurossensorial, epilepsia, nefrocalcinose e alterações bioquímicas associadas, como hipocalemia, hipocalcemia, hipercalciúria e alcalose metabólica.

Na investigação diagnóstica do paciente com hipomagnesemia deve-se solicitar dosagem sérica e urinária de magnésio, cálcio, fósforo, sódio, cloro, potássio, glicemia, creatinina e avaliação sérica da ureia, PTH, 25(OH)D, gasometria venosa e sumário de urina. O cálculo da fração urinária excretada de magnésio (FEMg%) auxilia na distinção entre causas renais e intestinais e pode ser feito com amostra isolada de urina pela seguinte fórmula:

$$FEMg\% = [(Mg_u \times Cr_s) / (0{,}7 \times Mg_s \times Cr_u)] \times 100$$

Onde Mg*u*: magnésio urinário; Mg*s*: magnésio sérico; Cr*s*: creatinina sérica; Cr*u*: creatinina urinária. Unidades em mg/dL.

Resultados de FEMg% menores que 2% indicam perda renal aumentada de magnésio, que pode estar associada a tubulopatias hereditárias. A síndrome de Gitelman, também chamada de hipomagnesemia hipocalêmica familial, é a causa mais comum de hipomagnesemia hereditária por mutação do *SLC12A3*, que codifica uma proteína cotransportadora de sódio e cloro nos túbulos renais e cursa com hipomagnesemia, alcalose hipocalêmica e hipocalciúria. Outras causas são a síndrome de Bartter, que cursa com hipomagnesemia, hipocalemia, hipocloremia e alcalose metabólica, e mutações nos genes *CLDN16* ou *CLDN 19*, que codificam as claudinas 16 e 19, que cursam com hipomagnesemia, hipercalciúria e nefrocalcinose. FEMg% maior que 2% também pode indicar hipermagnesúria secundária ao uso de diuréticos, anfotericina B, gentamicina ou estar presente em pacientes com diabetes melito tipo 1 descompensados, com glicosúria e poliúria.

Resultados de FEMg% menores que 2% sugerem má absorção intestinal, como doença de Crohn, defeito seletivo na absorção intestinal de magnésio (mutações na proteína TRPM6), uso de inibidores da bomba de prótons, diarreia e síndrome do intestino curto.

Na hipomagnesemia grave ou sintomática, o eletrocardiograma pode mostrar taquicardia supraventricular, fibrilação atrial, prolongamento dos intervalos QT e PR, alargamento do complexo QRS, ondas T espiculadas e depressão do segmento ST

A hipomagnesemia sintomática e grave deve ser tratada com infusão intravenosa lenta de sulfato de magnésio ($MgSO_4$) a 50%, em uma solução de 60 mg/mL (veia periférica) ou 200 mg/mL (acesso central). O cálculo da dose deve sempre ser feito pela quantidade do magnésio elementar. Em neonatos, a dose é de 25-50 mg/kg/dose (2,5-5 mg de magnésio elementar/kg), a cada 8-12 horas; em crianças, de 25-50 mg/kg/dose, a cada 4-6 horas até normalizar a magnesemia. Em pacientes pouco sintomáticos ou assintomáticos, quando necessário, o tratamento pode ser feito por via oral com óxido de magnésio, pidolato de magnésio ou hidróxido de magnésio, na dose de magnésio elementar de 3-6 mg/kg/dia, em 3-4 tomadas. A administração de magnésio deve ser cautelosa nos casos de insuficiência renal, com o uso de doses menores e monitoração laboratorial frequente. Deve-se corrigir hipocalcemia e hipocalemia, caso estejam presentes.

É importante observar que:

1 g de $MgSO_4$ = 98 mg de Mg elementar = 8,12 mEq de Mg

1 mL de $MgSO_4$ 50%: 500 mg do sal = 4 mEq = 2 mmol = 50 mg de magnésio elementar

Hipermagnesemia

A hipermagnesemia é uma situação infrequente, uma vez que os rins compensam o excesso de magnésio por meio do aumento de sua excreção renal.[16]

Manifestações clínicas características são sintomas neuromusculares, arreflexia, principalmente dos reflexos tendinosos profundos, distúrbios da marcha, hipotonia, depressão respiratória, apneia, náuseas, vômitos, hipotensão arterial e cardiotoxicidade, representada por prolongamento dos in-

Quadro 3 Principais causas de hipomagnesemia e hipermagnesemia

Hipomagnesemia
Causas extrarrenais
• Perdas gastrointestinais: doença inflamatória intestinal, vômitos, diarreia crônica, colostomia, uso de laxantes.
• Diminuição da absorção intestinal: síndrome do intestino curto, dieta inadequada, medicamentos (inibidores da bomba de prótons, resinas).
• Outros: síndrome da realimentação, síndrome do osso faminto, sepse, transfusão de sangue.
Aumento da excreção renal
• Hereditárias: hipomagnesemia hipercalciúrica (mutações inativadoras do *CLDN16*, *CLDN19*; mutações ativadoras do *CaSR*), síndrome de Gitelman (mutações do *SLC12A3*), síndrome de Bartter (mutações no *SLC12A1*, KCNJ1, CLCNKB), hipomagnesemia mitocondrial (síndrome de Kearns-Sayre).
• Medicamentos: diuréticos (furosemida, tiazídicos), aminoglicosídeos, foscarnet, anfotericina B, ciclosporina, cisplatina.
• Outras: diabetes melito descompensado, hiperaldosteronismo.
Hipermagnesemia
Sobrecarga exógena
Uso crônico de preparações contendo magnésio (como laxativos, antiácidos, enemas, neonatos de mães que receberam magnésio para tratar eclampsia, terapia com magnésio).
Diminuição da excreção renal
Insuficiência renal crônica, endocrinopatias (hipotireoidismo, doença de Addison), intoxicação por lítio, mutações inativadoras do *CaSR*.
Redistribuição entre os compartimentos corporais
Acidose metabólica aguda, politraumatismo, queimadura, lise tumoral, asfixia perinatal.

Fonte: Wolf, 2017;[16] Viering et al., 2017;[17] Van Laecke, 2019.[18]

tervalos PR, QRS e QT; bloqueio atrioventricular completo e parada cardíaca.

As principais causas de hipermagnesemia são descritas no Quadro 3. Observa-se a administração excessiva de sais de magnésio (uso abusivo de antiácido, tratamento inadequado de pré-eclâmpsia), rabdomiólise, insuficiência renal e hipercalcemia hipocalciúrica familiar (decorrente de mutações inativadoras do *CaSR*).

Na investigação diagnóstica da hipermagnesemia, deve-se solicitar dosagem sérica e urinária de magnésio, cálcio, fósforo, sódio, cloro, potássio, glicemia e creatinina, dosagem sérica de ureia, gasometria arterial e eletrocardiograma.

O tratamento dos casos graves é feito com a suspensão do magnésio das soluções intravenosas e líquido de diálise, suspensão de medicamentos contendo magnésio e pelo tratamento medicamentoso com: (i) solução fisiológica a 0,9% (10-20 mL/kg, via intravenosa) associada à furosemida (1-4 mg/kg/dia) para aumentar a excreção urinária do magnésio; (ii) gluconato de cálcio a 10%, 0,5-2 mL/kg por via intravenosa (0,5 mL/kg/min), furosemida (1-2 mg/kg/dia); e (iii) raramente, diálise peritoneal ou hemodiálise.

REFERÊNCIAS BIBLIOGRÁFICAS

1. Underland L, Markowitz M, Gensure R. Calcium and phosphate hormones: vitamin d, parathyroid hormone, and fibroblast growth factor 23. Pediatr Rev. 2020;41(1):3-11.
2. Allgrove J. Physiology of calcium, phosphate, magnesium and vitamin D. Endocr Dev. 2015;28:7-32.
3. Hannan FM, Kallay E, Chang W, Brandi ML, Thakker RV. The calcium-sensing receptor in physiology and in calcitropic and noncalcitropic diseases. Nat Rev Endocrinol. 2018;15(1):33-51.
4. Munns CF, Shaw N, Kiely M, Specker BL, Thacher TD, Ozono K, et al. Global Consensus Recommendations on Prevention and Management of Nutritional Rickets. J Clin Endocrinol Metab. 2016;101(2):394-415.
5. Stokes VJ, Nielsen MF, Hannan FM, Thakker RV. Hypercalcemic disorders in children. J Bone Miner Res. 2017;32(11):2157-70.
6. Root AW, Levine MA. Disorders of mineral metabolism II: abnormalities of mineral homeostasis in the newborn, infant, child, and adolescent. In: Sperling MA, Majzoub JA, Menon RK, Stratakis CA (eds.). Pediatric endocrinology. 5.ed. Philadelphia: Elsevier; 2020. p.705-813.
7. Shaw NJ. A practical approach to hypocalcaemia in children. Endocr Dev. 2015;28:84-100.
8. Tuli G, Buganza R, Tessaris D, Einaudi S, Matarazzo P, de Sanctis L. Teriparatide (rhPTH 1-34) treatment in the pediatric age: long-term efficacy and safety data in a cohort with genetic hypoparathyroidism. Endocrine. 2020;67(2):457-65.
9. Peacock M. Phosphate metabolism in health and disease. Calcif Tissue Int. 2021;108(1):3-15.
10. Adeli K, Higgins V, Trajcevski K, White-Al Habeeb N. The Canadian laboratory initiative on pediatric reference intervals: A Caliper white paper. Crit Rev Clin Lab Sci. 2017;54(6):358-413.
11. Imel EA, Carpenter TO. A practical clinical approach to paediatric phosphate disorders. Endocr Dev. 2015;28:134-61.
12. Florenzano P, Cipriani C, Roszko KL, Fukumoto S, Collins MT, Minisola S, et al. Approach to patients with hypophosphataemia. Lancet Diabetes Endocrinol. 2020;8(2):163-74.
13. Rothenbuhler A, Schnabel D, Högler W, Linglart A. Diagnosis, treatment-monitoring and follow-up of children and adolescents with X-linked hypophosphatemia (XLH). Metabolism. 2020;103S:153892.
14. Koumakis E, Cormier C, Roux C, Briot K. The causes of hypo- and hyperphosphatemia in humans. Calcif Tissue Int. 2021;108(1):41-73.
15. de Baaij JH, Hoenderop JG, Bindels RJ. Magnesium in man: implications for health and disease. Physiol Rev. 2015;95(1):1-46.
16. Wolf MT. Inherited and acquired disorders of magnesium homeostasis. Curr Opin Pediatr. 2017;29(2):187-98.
17. Viering DHHM, de Baaij JHF, Walsh SB, Kleta R, Bockenhauer D. Genetic causes of hypomagnesemia, a clinical overview. Pediatr Nephrol. 2017;32(7):1123-35.
18. Van Laecke S. Hypomagnesemia and hypermagnesemia. Acta Clin Belg. 2019;74(1):41-7.

SEÇÃO 17

GASTROENTEROLOGIA

COORDENADORA

Cristina Targa Ferreira

Doutora em Gastroenterologia pela Universidade Federal do Rio Grande do Sul (UFRGS). Especialista em Gastroenterologia Pediátrica pela Sociedade Brasileira de Pediatria (SBP) e Associação Médica Brasileira (AMB), em Endoscopia Pediátrica pela AMB e Sociedade Brasileira de Endoscopia Digestiva (SOBED) e em Hepatologia pela AMB e Sociedade Brasileira de Hepatologia (SBH). Chefe do Serviço de Gastroenterologia Pediátrica do Hospital da Criança Santo Antônio – Complexo Hospitalar Santa Casa. Professora Adjunta de Gastroenterologia Pediátrica da Universidade Federal de Ciências da Saúde de Porto Alegre (UFCSPA). Presidente do Departamento Científico de Gastroenterologia Pediátrica da SBP.

AUTORES

Antonio Fernando Ribeiro

Professor Titular do Departamento de Pediatria da Faculdade de Ciências Médicas da Universidade Estadual de Campinas (FCM-Unicamp). Coordenador do Centro de Referência Especializado em Fibrose Cística (CERFC) do HC-Unicamp (1978- 2023). Conselheiro do Grupo Brasileiro de Estudos da Fibrose Cística (GBEFC).

Cintia Steinhaus

Gastroenterologista Pediátrica do Hospital da Criança Santo Antônio/ISCMPA.

Cristina Palmer Barros

Especialista em Gastroenterologia Pediátrica pela SBP. Professora do Departamento de Pediatria da Faculdade de Medicina da Universidade Federal de Uberlândia (UFU). Coordenadora do Serviço de Endoscopia Pediátrica do HC-UFU. Mestre e Doutora em Ciências da Saúde pela UFU com Doutorado Sanduíche no Center for Eosinophilic Disorders, Jaffe Food Allergy Institute, Icahn School of Medicine at Mount Sinai, New York City, EUA.

Cristina Targa Ferreira

Doutora em Gastroenterologia pela UFRGS. Especialista em Gastroenterologia Pediátrica pela SBP e AMB, em Endoscopia Pediátrica pela AMB e SOBED e em Hepatologia pela AMB e SBH. Chefe do Serviço de Gastroenterologia Pediátrica do Hospital da Criança Santo Antônio – Complexo Hospitalar Santa Casa. Professora Adjunta de Gastroenterologia Pediátrica da UFCSPA. Presidente do Departamento Científico de Gastroenterologia Pediátrica da SBP.

Elisa de Carvalho

Doutora e Mestre em Ciências da Saúde pela Universidade de Brasília, com área de concentração em Pediatria. Especialista em Pediatria pela Sociedade Brasileira de Pediatria (SBP) e Associação Médica Brasileira (AMB). Especialista em Gastroenterologia Pediátrica pela SBP e AMB. Chefe do Serviço de Gastroenterologia e Hepatologia do Hospital da Criança de Brasília (HCB). Supervisora da Residência Médica em Gastroenterologia Pediátrica do Hospital da Criança de Brasília. Diretora Clínica do Hospital da Criança de Brasília. Professora do Curso de Medicina do Centro Universitário de Brasília. Membro do Departamento Científico de Gastroenterologia Pediátrica da SBP.

Érica Rodrigues Mariano de Almeida Rezende

Especialista em Gastroenterologia Pediátrica pela SBP. Professora Adjunta do Departamento de Pediatria da Faculdade de Medicina da UFU. Doutora em Ciências da Saúde pela UFU. Supervisora da Residência de Gastroenterologia Pediátrica da UFU.

Giselia Alves Pontes da Silva

Professora Titular de Pediatria do Centro de Ciências Médicas da Universidade Federal de Pernambuco (UFPE). Doutora em Pediatria pela Universidade Federal de São Paulo (Unifesp). Membro Titular da Academia Pernambucana de Medicina.

Katia Galeão Brandt

Mestre em Saúde da Criança e do Adolescente pela UFPE. Doutora em Ciências pela Universidade de São Paulo (USP). Professora de Pediatria da UFPE. Professora Permanente do Programa de Pós-graduação em Saúde da Criança e do Adolescente da UFPE. Chefe do Serviço de Gastroenterologia Pediátrica do Hospital das Clínicas da UFPE. Presidente da Sociedade de Pediatria de Pernambuco (Sopepe).

Luciana Rodrigues Silva

Professora Titular, Mestre e Doutor de Pediatria da Universidade Federal da Bahia. Chefe do Serviço de Gastroenterologia Pediátrica da Universidade Federal da Bahia. Vice-Presidente da Associação Médica Brasileira. Presidente da Sociedade Brasileira de Pediatria 2016-2022. Diretora Científica Adjunta da Sociedade Brasileira de Pediatria. Membro do Conselho do Instituto Pensi, Fundação JLS. Membro da Academia Brasileira de Pediatria. Membro da Academia de Medicina da Bahia.

Luciane Borges Marson

Especialista em Cirurgia Pediátrica pelo Hospital das Clínicas da UFU.

Maraci Rodrigues

Especialista em Gastroenterologia Pediátrica pelo Departamento de Pediatria da Unidade de Gastroenterologia, Hepatologia e Nutrição da Universidade de Los Angeles, Califórnia, EUA e pela SBP/AMB. Doutora em Ciências pela USP. Membro da Associação Paulista de Gastroenterologia, Hepatologia e Nutrição Pediátrica (APGHNP). Membro Fundador do Grupo de Estudos da Doença Inflamatória Intestinal do Brasil (GEDIIB). Responsável pelo Ambulatório de Transição do Departamento de Gastroenterologia do Hospital das Clínicas da Faculdade de Medicina da USP (HCFMUSP). Assistente Doutora do Departamento de Gastroenterologia do HCFMUSP.

Marco Antônio Duarte
Especialista em Gastroenterologia Pediátrica pela SBP. Mestre em Medicina Tropical e Doutor em Pediatria pela Universidade Federal de Minas Gerais (UFMG). Membro do DC de Gastroenterologia da SBP.

Margarida Maria de Castro Antunes
Professora Associada de Pediatria da UFPE. Membro da Pós-Graduação em Saúde da Criança e do Adolescente da UFPE. Preceptora da Residência em Gastropediatria do HC--UFPE. Presidente do Departamento de Gastropediatria da SOPEPE.

Maria do Carmo Barros de Melo
Professora Titular do Departamento de Pediatria e Membro do Setor de Gastroenterologia Pediátrica da Faculdade de Medicina da UFMG. Especialista em Gastroenterologia Pediátrica e Membro do DC de Gastroenterologia da SBP.

Mário C. Vieira
Chefe do Serviço de Gastroenterologia Pediátrica e Endoscopia Digestiva do Hospital Pequeno Príncipe, Curitiba. Professor Adjunto da Escola de Medicina da PUC-PR. Especialista em Gastroenterologia Pediátrica pelo St. Bartholomew's Hospital Medical College, Universidade de Londres, Reino Unido. Especialista em Endoscopia Digestiva pela Sociedade Brasileira de Endoscopia Digestiva (Sobed). Mestre e Doutor em Medicina Interna e Ciências da Saúde pela Universidade Federal do Paraná (UFPR). Membro do DC de Gastroenterologia da SBP.

Marisa Buriche Liberato
Especialista em Gastroenterologia Pediátrica pela Universidade Federal do Rio de Janeiro (UFRJ). Mestre em Doenças Infecciosas pela Universidade Federal do Espírito Santo (UFES).

Marise Helena Cardoso Tofoli
Mestre em Saúde da Criança e do Adolescente pela Unicamp. Especialista em Gastroenterologia e Hepatologia Pediátrica e em Pediatria pela SBP/AMB. Médica Gastroenterologista Pediatra e Preceptora do Serviço de Residência em Pediatria do Hospital Materno Infantil Dr. Jurandir do Nascimento. Presidente da Sociedade Goiana de Pediatria. Secretária do DC de Gastroenterologia da SBP.

Mauro Batista de Morais
Professor Titular e Livre-docente da Disciplina de Gastroenterologia Pediátrica da Escola Paulista de Medicina (EPM) da Unifesp. Orientador dos Programas de Pós-graduação em Pediatria e Ciências Aplicadas à Pediatria e de Pós-graduação em Nutrição da EPM-Unifesp. Pós-doutorado no Baylor College of Medicine, Houston, Texas, com apoio do CNPq. Membro dos DC de Gastroenterologia da SBP e da Sociedade de Pediatria de São Paulo (SPSP).

Mauro Toporovski
Professor Doutor em Pediatria pela Faculdade de Ciências Médicas da Santa Casa de São Paulo. Professor Responsável pela Disciplina de Gastroenterologia Pediátrica da Faculdade de Ciências Médicas da Santa Casa de São Paulo. Membro do DC de Gastroenterologia da SPSP. Membro da APGHNP.

Roberta Paranhos Fragoso
Especialista em Pediatria com Área de Atuação em Gastroenterologia Pediátrica pela UFRJ. Mestre em Doenças Infecciosas pela UFES.

Rose Terezinha Marcelino
Membro do DC de Gastroenterologia da SBP. Membro da Diretoria da Sociedade Catarinense de Pediatria (SCP). Mestre em Pediatria e Certificado de Área de Atuação em Gastroenterologia Pediátrica e Nutrologia Pediátrica. Professora da Disciplina de Pediatria e Coordenadora da Disciplina de Gastroenterologia da Universidade da Região de Joinville (Univille). Preceptora da Residência Médica em Pediatria do Hospital Materno Infantil Jeser Amarante Faria, Joinville.

Silvio da Rocha Carvalho
Professor de Gastroenterologia Pediátrica da Universidade Federal do Estado do Rio de Janeiro (Unirio). Chefe do Serviço de Gastroenterologia Pediátrica do Instituto de Puericultura e Pediatria Martagão Gesteira (IPPMG) da UFRJ. Supervisor da Pós-graduação e do Programa de Residência Médica em Gastroenterologia Pediátrica do IPPMG-UFRJ. Membro dos GT de Doença Inflamatória Intestinal da SBP e Presidente do Departamento de Gastroenterologia da Sociedade de Pediatria do Estado do Rio de Janeiro.

Vera Lucia Sdepanian
Professora Adjunta e Chefe da Disciplina de Gastroenterologia Pediátrica da EPM-Unifesp. Doutora e Mestre em Medicina pela EPM-Unifesp. Mestre em Gastroenterologia Pediátrica e Nutrição pela Universidade Internacional de Andaluzia, Espanha. Pós-doutorado no Departamento de Gastroenterologia Pediátrica da Universidade de Maryland, Baltimore, EUA. Supervisora do Programa Residência Médica em Gastroenterologia Pediátrica da EPM-Unifesp. Presidente do DC de Gastroenterologia da SPSP.

CAPÍTULO 1

DOENÇA DO REFLUXO GASTROESOFÁGICO

Cristina Targa Ferreira
Elisa de Carvalho
Luciana Rodrigues Silva

AO FINAL DA LEITURA DESTE CAPÍTULO, O PEDIATRA DEVE ESTAR APTO A:

- Estabelecer o que existe de evidências na literatura científica, à luz dos conhecimentos atuais, sobre diagnóstico e tratamento da doença do refluxo gastroesofágico, de acordo com os últimos consensos.
- Diferenciar refluxo gastroesofágico e doença do refluxo gastroesofágico.
- Reconhecer os sintomas da doença do refluxo gastroesofágico.
- Saber quais exames pedir e em quais situações.
- Ser capaz de tratar adequadamente a doença do refluxo gastroesofágico e estabelecer um prognóstico para o paciente.
- Reconhecer os benefícios e os efeitos colaterais das medicações específicas.
- Saber as indicações da cirurgia antirrefluxo.

INTRODUÇÃO E DEFINIÇÃO

A doença do refluxo gastroesofágico em pediatria é uma desordem comum, com uma prevalência crescente.[1] O diagnóstico e o tratamento permanecem sendo um desafio, pois tem uma sintomatologia não específica nos diferentes grupos etários.[1] As complicações podem surgir se a doença do refluxo não for tratada adequadamente e variam de esofagites até falha no crescimento.[1]

Refluxo gastroesofágico (RGE) consiste na passagem do conteúdo gástrico para o esôfago, com ou sem regurgitação e/ou vômito.[2] Pode ser um processo considerado normal, fisiológico, que ocorre várias vezes ao dia, após as refeições, em lactentes, crianças, adolescentes e adultos, ocasionando poucos ou nenhum sintoma.[1] É um evento fisiológico normal, principalmente em lactentes, nos quais se resolve espontaneamente até os 2 anos de idade, na maioria dos casos. O refluxo fisiológico do lactente raramente inicia antes de 1 semana de vida ou após os 6 meses.[1,2,3]

Por outro lado, o RGE pode também representar uma doença (doença do refluxo gastroesofágico – DRGE) quando causa sintomas ou complicações que podem se associar a importante morbidade.[1-4]

O RGE e a DRGE são as condições que mais comumente acometem o esôfago e estão entre as queixas mais frequentes em consultórios de pediatria e de gastroenterologia pediátrica. A DRGE e a esofagite eosinofílica (EoE) são as condições esofágicas mais prevalentes, que acometem todas as faixas etárias em pediatria, causam sintomas de disfunção esofágica e apresentam quadro clínico semelhante.[1-8]

Atualmente, é importante distinguir entre refluxo ácido, não ácido e fracamente ácido a fim de utilizar terapia adequada.[8] Considera-se que a maioria dos episódios de refluxo em lactentes é não ácida ou fracamente ácida; desta forma, existe uma falha verdadeira nas opções terapêuticas. Nesses lactentes com refluxos não ácidos e fracamente ácidos, a supressão ácida, principal pilar do tratamento, não tem eficácia, pois o pH já é maior do que 6.[8] Assim, hoje em dia, deve-se considerar diferentes tipos de tratamento para subtipos distintos de refluxo.[8-11]

A prevalência global de doença do refluxo nas crianças não está estabelecida.[8] Regurgitações ocorrem em 50% dos lactentes aos 2 meses e 60 a 70% nos de 3 a 4 meses. Apenas 5% dos lactentes com 1 ano ainda regurgitam.[3,8] Estimativas epidemiológicas de prevalência de DRGE pediátrica são baseadas primariamente em questionários de sintomas e variam enormemente entre 2 e 15% (entre populações diferentes e idades distintas).[3] A prevalência da DRGE parece vir aumentando nos últimos anos. Estudo mostra um aumento de 34% de 2000 para 2005, mas parece haver também um aumento de diagnósticos, principalmente nos adolescentes.[3,7,8]

A variabilidade das manifestações clínicas e do curso evolutivo e a dificuldade de distinção entre RGE fisiológico e DRGE, associadas à falta de uma classificação que permita categorizar os pacientes e à carência de exames diagnósticos específicos, assim como a falta de comprovação científica em relação à eficácia de algumas medicações, causam muita confusão em relação à abordagem diagnóstica e terapêutica do RGE e da DRGE em crianças.[3,8] Os pais, muitas vezes, procuram o pediatra, pois a maioria dos lactentes regurgita nos primeiros meses de vida, sem que isso signifique que eles sejam portadores da DRGE.[4,5,7-10]

O diagnóstico de DRGE é basicamente clínico. Apesar da ampla gama de exames diagnósticos disponíveis, nenhum deles é considerado padrão-ouro nem é fidedigno em todas as formas de DRGE.[1,2,6,8,10-16]

Em lactentes, com sintomas leves e nenhum sinal de alerta, a terapêutica farmacológica é desnecessária. Esses lactentes são considerados "vomitadores felizes" e, por isso, não necessitam de nenhum tratamento medicamentoso.[12-15] Em lactentes e crianças menores com sintomas de DRGE, a terapia não farmacológica pode ser a opção de escolha, devido à falta de medicamentos com eficácia comprovada, exceto nos casos mais graves (com aspiração, apneia, pneumonia), que necessitam de investigação e terapêutica individualizada.[3-7] Em crianças maiores e adolescentes, nos quais os sintomas são mais claros e específicos e a esofagite de refluxo é mais frequente, o tratamento farmacológico é mais indicado.[1,7]

Em relação ao prognóstico da DRGE, revisão sistemática recente mostrou que os estudos de prognóstico são de valor limitado e apresentam grande heterogeneidade metodológica.[3,7,8] Estudos recentes têm demonstrado que, em alguns pacientes, mesmo pediátricos, a DRGE pode ser crônica, começando na infância, com risco de desenvolver sequelas mais graves, como esôfago de Barrett e adenocarcinoma de esôfago. Ainda não é possível identificar as crianças em risco de evolução desfavorável com base em manifestações clínicas ou em complicações endoscópicas.[12-14]

A porcentagem de pacientes com diagnóstico de DRGE e esofagite que continuam com medicação antiácida ou que ainda têm sintomas em um período de 12 meses a mais de 5 anos variou de 23 (sintomas semanais) a 68% (em uso de medicação anti-DRGE), dependendo da definição utilizada.[7,12,13] Em crianças com diagnóstico de DRGE sem esofagite, 1,4% desenvolveu esofagite em uma evolução de mais 5 anos; nenhum paciente desenvolveu esôfago de Barrett.[7,8,14,15]

QUADRO CLÍNICO

Os sintomas da DRGE variam de acordo com a idade do paciente e a presença de complicações ou de comorbidades.[3-5] O quadro clínico da DRGE é heterogêneo e os sinais e sintomas são inespecíficos, com gravidade variável, incluindo desde as simples regurgitações até as condições que ameaçam a vida do paciente (Tabela 1).

As manifestações podem ser decorrentes do simples refluxo (regurgitações e vômitos) ou das complicações esofágicas (esofagite, estenose esofágica e esôfago de Barrett) e extraesofágicas da DRGE (respiratórias, otorrinolaringológicas, neurocomportamentais, orais, entre outras).[3,6,7]

Os vômitos e as regurgitações são as manifestações clínicas mais comuns e típicas da DRGE em lactentes, sendo, em geral, pós-prandiais. Entretanto, podem ocorrer horas após a alimentação e, dependendo do volume e da frequência, ocasionar alteração no crescimento e até desnutrição. O diagnóstico diferencial deve ser realizado especialmente com a alergia à proteína do leite de vaca e com as anomalias anatômicas congênitas, como a estenose hipertrófica de piloro e a má rotação intestinal.[2,3,16-21]

A esofagite de refluxo pode se manifestar por dor epigástrica, dor precordial, queimação retroesternal, choro excessivo, irritabilidade, sono agitado, hematêmese, melena, sangue oculto positivo nas fezes, anemia, disfagia, odinofagia, recusa alimentar e, consequentemente, desnutrição.[3,8,11,12] A extensão e a gravidade da esofagite de refluxo, encontrada

Tabela 1 Sinais e sintomas que podem estar associados com DRGE[3]

Gerais	Gastrointestinais	Respiratórios/via aérea
Desconforto	Regurgitações com ou sem vômitos (em crianças maiores)	Rouquidão
Irritabilidade/choro/sono agitado	Azia/pirose	Sibilos/broncoespasmo
Perda de peso	Dor no peito	Estridor
Não ganho de peso	Dor epigástrica	Tosse
Postura anormal do pescoço (Sandifer)	Odinofagia/disfagia	Apneia/cianose
Erosões dentais	Hematêmese/melena	ALTES
Anemia	Dor na garganta	Pneumonias/aspiração
Halitose	Esofagite erosiva	Otites de repetição
	Estenose de esôfago	Asma de difícil tratamento
	Esôfago de Barrett	Laringites de repetição

ALTES: episódios que ameaçam a vida (do inglês *apparent life-threatening events*).
Fonte: modificada de Rosen et al., 2018.[3]

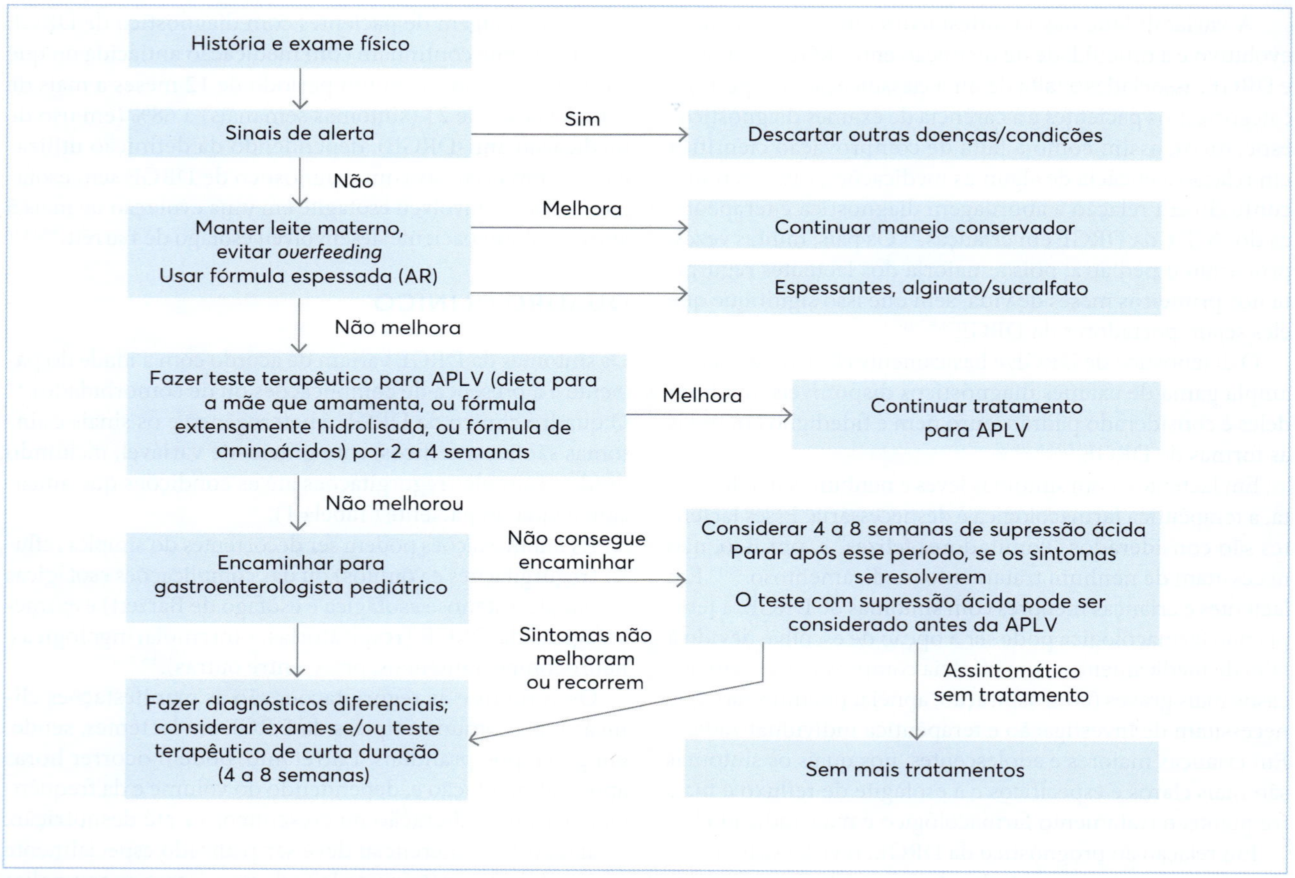

Figura 1 Algoritmo de tratamento dos lactentes com suspeita de DRGE.
APLV: alergia à proteína do leite de vaca; AR: antirrefluxo.
Fonte: modificada de Rosen et al., 2018.[3]

nos exames diagnósticos, pode não se correlacionar com a intensidade dos sintomas.[4] Um diagnóstico clínico, baseado na história de azia, não pode ser aplicado em lactentes e crianças que ainda não falam. De acordo com o consenso, a criança que fala pode se queixar de dor, mas as descrições sobre qualidade, intensidade, localização e gravidade da dor não são confiáveis até, pelo menos, os 8 anos de idade, ou possivelmente até os 12 anos de idade.[2,16]

A DRGE tem apresentações clínicas distintas: doença não erosiva (NERD, do inglês *non-erosive reflux disease*), esofagite erosiva (EE), azia funcional, esôfago hipersensível e esôfago de Barrett.[2,17] Embora haja similaridades entre os diferentes fenótipos da DRGE, apresentam diferenças clínicas importantes. NERD e EE são os fenótipos mais comuns, ocorrendo em até 83% dos casos (Figuras 1 e 2).[2,19,20]

Do ponto de vista respiratório, a DRGE pode estar associada a rouquidão, estridor intermitente, laringite, tosse, broncoespasmo, pneumonia, apneia obstrutiva com hipoxemia e bradicardia. Nenhum estudo controlado, até o momento, comprovou que o refluxo é a única razão para o aparecimento de macrófagos com lipídios ou pepsina no lavado broncoalveolar, e nem que o refluxo é a causa de doença pulmonar, quando esses achados estão presentes.[1,2,5] Várias manifestações otorrinolaringológicas, como sinusite, laringite e otite média são descritas associadas à DRGE e poderiam ser potencializadas pelo refluxo gastroesofágico.

As principais mudanças neurocomportamentais associadas à DRGE são as alterações do sono, a irritabilidade e a síndrome de Sandifer, que se caracteriza por postura anormal da cabeça, com torcicolo, em crianças neurologicamente normais, na presença de esofagite de refluxo. O mecanismo exato não é conhecido, mas essa situação se resolve com tratamento anti-DRGE.[5] A halitose e as erosões dentárias são alterações orais que podem fazer parte do quadro clínico da DRGE.[1,3,5,7] Alguns estudos mostram incidência aumentada de erosões do esmalte na superfície lingual dos dentes, enquanto outros não encontraram essa correlação.[1,3]

A DRGE mudou de um simples diagnóstico para um *espectrum* fenotípico, em que cada fenótipo tem mecanismos fisiopatológicos únicos que levam à percepção dos sintomas. Entender esses mecanismos é importante para individualizar o tratamento e traçar um plano de intervenções terapêuticas.[3,17,18]

Pode-se dizer ainda que o estudo da DRGE em pediatria envolve três grupos distintos, com diferenças nas manifestações clínicas e na evolução da doença: lactentes, crianças

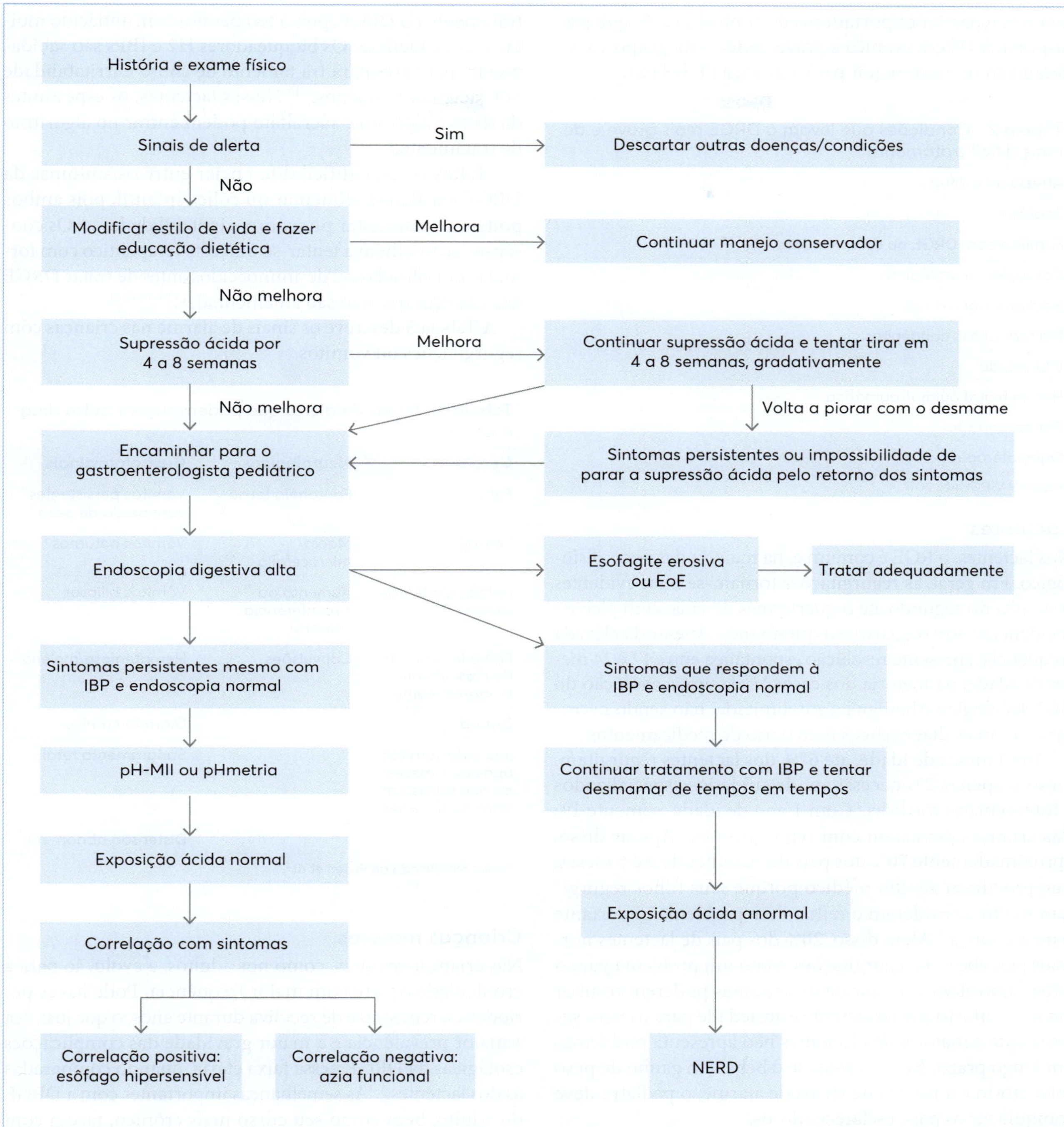

Figura 2 Algoritmo de tratamento para crianças e adolescentes com sintomas típicos de DRGE.

EoE: esofagite eosinofílica; IBP: inibidores da bomba de prótons; NERD: doença não erosiva.
Fonte: modificada de Rosen et al., 2018.[3]

maiores e pacientes portadores de comorbidades que predispõem à DRGE crônica e grave, sendo este grupo considerado como risco maior para a doença (Tabela 2).

Tabela 2 Condições que levam à DRGE mais grave e de mais difícil tratamento

Atresia de esôfago
Acalásia
Famílias com DRGE ou complicações
Condições neurológicas
Síndromes genéticas
Malformações congênitas
Obesidade
Hérnia hiatal ou diafragmática
Prematuridade
Quimioterapia

Fonte: NASPGHAN, 2017.

Lactentes

Nos lactentes, o RGE é comum e, na maioria das vezes, fisiológico. Em geral, as regurgitações tornam-se mais evidentes por volta do segundo até o quarto mês de vida, com pico de incidência entre o quarto e o quinto mês. Apesar da elevada frequência, apresenta resolução espontânea entre 12 e 24 meses de idade, na maioria dos casos.[1,2,7] Assim, a evolução do RGE fisiológico é benigna e autolimitada, não sendo necessários exames diagnósticos nem o uso de medicamentos.[2,7]

Aos 4 meses de idade, até 67% dos lactentes regurgitam. Destes, apenas 2% necessitam de cuidados especializados e intervenções médicas.[4] Com 1 ano de idade, somente 1% das crianças persistem com regurgitações.[4] Apesar disso, aproximadamente 70% dos pais de lactentes de até 6 meses, que procuram auxílio médico porque seus filhos regurgitam muito, consideram o refluxo um problema importante para a criança.[4] Além disso, 20% dos pais de lactentes normais percebem as regurgitações como um problema para o bebê.[4] Entretanto, apesar de os sintomas poderem resultar em desconforto para o lactente e ansiedade para os pais, sabe-se que a maioria dos lactentes não apresenta problemas em longo prazo. Nesses casos, se o bebê tem ganho de peso satisfatório e ausência de sinais de alarme, o pediatra deve tranquilizar os pais, esclarecendo-os.

Nos lactentes portadores de DRGE, a irritabilidade e a recusa alimentar podem ser correspondentes não verbais da queimação retroesternal. A irritabilidade e choro contínuo nos lactentes são, muitas vezes, interpretados como refluxo ácido e há pressão para tratamento antiácido. Sabe-se hoje, através da pH e impedanciometria que, no lactente, os refluxos não ácidos e fracamente ácidos são responsáveis pela maioria (53 a 56%) dos episódios de refluxo e que esses são causadores de choro e irritabilidade. Também é sugerido na literatura que o volume do material refluído está mais fortemente associado com irritabilidade do que o pH.[8,9] Desta forma, há uma mudança nos conhecimentos e um gap no tratamento da DRGE, pois a terapêutica com antiácido muitas vezes é ineficaz. Os bloqueadores H2 e IBPs são sabidamente ineficazes para tra tamento de choro e irritabilidade nos lactentes pequenos.[8-10] Nesses lactentes, os espessantes da dieta e alginato e sucralfato podem entrar no algoritmo de tratamento.[8]

Muitas vezes, é difícil diferenciar entre os sintomas da DRGE e a alergia alimentar ou cólica infantil, pois ambos podem se manifestar por choro e irritabilidade.[18-21] Os consensos aconselham a tentar-se um teste terapêutico com fórmulas hidrolisadas ou de aminoácidos antes de tratar DRGE nas crianças que não são amamentadas.[2,5,7,9,19-21]

A Tabela 3 descreve os sinais de alarme nas crianças com regurgitações ou vômitos.

Tabela 3 Sinais de alerta que podem sugerir outro diagnóstico

Gerais	Neurológicos	Gastrointestinais
Febre	Fontanela tensa	Vômitos persistentes com perda de peso
Letargia	Macro/ microcefalia	Vômitos noturnos
Irritabilidade/dor excessiva	Aumento da circunferência cerebral	Vômitos biliosos
Falha importante de crescimento/ emagrecimento	Convulsões	Hematêmese/melena
Disúria		Diarreia crônica
Início de vômitos após os 6 meses ou que persistem após os 12 meses		Sangramento retal
		Distensão abdominal

Fonte: modificada de Rosen et al.[3]

Crianças maiores

Nas crianças maiores, como nos adultos, a evolução para a cronicidade ocorre com maior frequência. Pode haver períodos de remissão e de recidiva durante anos, o que justifica a maior prevalência e a maior gravidade das complicações esofágicas da DRGE nessa faixa etária, quando comparadas às dos lactentes.[1-3] As semelhanças importantes com a DRGE do adulto, bem como seu curso mais crônico, fazem com que as crianças maiores sejam consideradas portadoras de DRGE do "tipo adulto".[1-4]

Com foco em definições baseadas em sintomas, houve um grande aumento de pacientes usando inibidores de bomba de prótons (IBP) para tratar sintomas mediados pelo ácido.[17] Com o tempo, foram surgindo muitos pacientes que não respondem à supressão ácida, sugerindo que o ácido não é o único responsável pelos sintomas de refluxo. Outros fatores foram contemplados, como refluxo alcalino, ou fracamente ácido, desordens da motilidade, hipersensibilidade esofágica e distúrbios funcionais.[17] Como resultado, a DRGE, principalmente nas crianças maiores, tornou-se uma desordem heterogênea – conceito posto em destaque no consenso de Roma IV, classificado como desordens funcionais esofágicas.[17,18]

Como muitos pacientes não têm doença erosiva na endoscopia, são classificados em fenótipos NERD, de acordo com a pHmetria ou a pH-impedanciometria:

1. NERD: endoscopia normal e exposição ácida esofágica anormal.
2. Hipersensibilidade esofágica: exposição ácida normal, com correlação com sintomas.
3. Azia funcional: exposição ácida normal, sem correlação com sintomas.

De acordo com esse espectro, consideram-se os diferentes tratamentos.[17,18]

Grupos de risco para DRGE

Crianças que apresentam doenças subjacentes estão sob maior risco de apresentar DRGE crônica e mais grave.[4] Essas crianças têm probabilidade maior de necessitar tratamento por mais tempo e até por toda a vida.[7]

Os grupos de risco para DRGE são: neuropatas, crianças operadas de atresia de esôfago, portadores de hérnia hiatal, portadores de doenças respiratórias crônicas (principalmente fibrose cística), pacientes submetidos a transplante pulmonar (antes e depois do transplante), pacientes em uso de quimioterapia e bebês prematuros.[3] A obesidade, que constitui epidemia mundial nos dias atuais, também é fator de risco para a DRGE. Em adultos, está associada a maior prevalência de DRGE mais grave, esôfago de Barrett e adenocarcinoma de esôfago.[5,7]

De modo geral, os pacientes dos grupos de risco para DRGE apresentam maior prevalência das complicações esofágicas do refluxo. É importante lembrar que, independentemente da faixa etária e do grupo de risco, a DRGE pode apresentar curso clínico silencioso (Tabela 2).

DIAGNÓSTICO

A detecção do refluxo do conteúdo gástrico para o esôfago em um exame não significa, necessariamente, que o paciente seja portador de DRGE. Por isso, é fundamental levar em consideração a história clínica e o exame físico. Segundo o último consenso, a história é suficiente para firmar o diagnóstico em crianças maiores e adolescentes que apresentem sintomas mais específicos para DRGE; já nos lactentes os sintomas são muito inespecíficos, como choro, irritabilidade e recusa alimentar, não sendo suficientes para diagnosticar ou predizer a resposta à terapia.[2,3,16]

Por meio dos exames complementares, procura-se: documentar a presença de RGE ou de suas complicações, estabelecer uma relação entre o RGE e os sintomas, avaliar a eficácia do tratamento e excluir outras condições. Como nenhum método diagnóstico pode responder a todas essas questões, para a adequada avaliação do paciente, é fundamental que se compreenda as capacidades e as limitações de cada um dos exames diagnósticos apresentados a seguir, evitando submeter os pacientes a testes invasivos, caros e inapropriados.[2,7,16]

Radiografia contrastada de esôfago, estômago e duodeno (RxEED)

O RxEED é um exame de baixo custo e fácil execução, mas não é adequada para diagnóstico de DRGE.[2] Avalia apenas o RGE pós-prandial imediato, não tendo a capacidade de quantificar os episódios de refluxo.[2] Seu principal papel é fazer a avaliação anatômica do trato digestório alto,[3] devendo ser solicitada com este objetivo, em pacientes selecionados.

Segundo *guideline* da NASPGHAN, a RxEED não deve ser usada para diagnosticar DRGE ou mensurar sua gravidade, mas deve ser indicada quando existe suspeita de anormalidade anatômica.[3] Isso ocorre quando há disfagia, vômitos biliosos ou suspeita de volvo, obstrução, estenose, membrana.[1-3]

Cintilografia gastroesofágica

Como a RxEED, a cintilografia gastroesofágica avalia apenas o RGE pós-prandial imediato. Suas vantagens são: identificar o RGE mesmo após dieta com pH neutro, avaliar o esvaziamento gástrico e detectar a aspiração pulmonar.[4] Entretanto, a detecção de esvaziamento gástrico lento não confirma o diagnóstico de DRGE e deve ser pesquisada apenas em pacientes com suspeita clínica de retenção gástrica. Um teste normal não exclui a possibilidade de aspiração pulmonar.[1,3,5] Para avaliação de aspiração pulmonar, é importante a realização de imagem tardia (24 horas).

O *guideline* sugere não usar a cintilografia para diagnóstico de DRGE em lactentes e crianças.[3]

Ultrassonografia esofagogástrica

A ultrassonografia (US) esofagogástrica não é recomendada para avaliação clínica de rotina da DRGE no lactente nem na criança maior, de acordo com as recomendações do consenso.[1-3] Quando se comparam os resultados da US esofagogástrica com os da pHmetria esofágica de 24 horas, a sensibilidade é de 95%, mas a especificidade é de apenas 11% para o diagnóstico da DRGE, não havendo correlação entre a frequência de refluxo, detectada pela US com Doppler colorido, e o índice de refluxo, detectado pela pHmetria.[1] A US esofagogástrica tem papel importante no diagnóstico diferencial com a estenose hipertrófica de piloro.[2,22]

A ultrassonografia, da maneira como vem sendo utilizada, não diferencia RGE de DRGE, não auxiliando no dia a dia do pediatra e do gastroenterologista. Portanto, não há, atualmente, lugar para a US como teste diagnóstico de rotina para a DRGE na faixa etária pediátrica.[2,16,22]

pHmetria esofágica

As grandes vantagens da pHmetria são: avaliar o paciente em condições mais fisiológicas e por longos períodos, quantificar o RGE e correlacionar os episódios de refluxo com os sinais e sintomas.[21] Sua principal limitação é não detectar episódios de refluxo não ácidos ou fracamente ácidos.[2,7] Assim, especialmente em lactentes, com dieta exclusiva ou predominantemente láctea, o RGE pós-prandial pode não ser detectado em virtude da neutralização do refluxo ácido provocado pelo leite.

Segundo a Sociedade Norte-americana de Gastroenterologia Pediátrica, nas suas diretrizes mais antigas, a pHmetria deve ser realizada apenas nas situações em que proporciona alterações no diagnóstico, no tratamento ou no prognóstico do paciente.[2,7,23] Nesse contexto, as principais indicações da pesquisa de RGE por pHmetria continuam sendo: avaliação de sintomas atípicos ou extradigestivos da DRGE, pesquisa de RGE oculto, avaliação da resposta ao tratamento clínico em pacientes portadores de esôfago de Barrett ou de DRGE de difícil controle, além de avaliação pré e pós-operatória do paciente com DRGE.[2,23,24]

No *guideline* de 2018,[3] o grupo de trabalho sugere que se indique pHmetria sempre que não houver pH-impedância, para correlacionar com sintomas ocasionados pelo ácido, a fim de esclarecer seu papel na etiologia da DRGE e da esofagite e de determinar a eficácia da supressão ácida.

Impedanciometria esofágica intraluminal

Este é o método que detecta o movimento retrógrado de fluidos, sólidos e ar no esôfago, para qualquer nível, em qualquer quantidade, independentemente do pH, ou seja, das características físicas ou químicas, pois mede as alterações de resistência elétrica e é realizado com múltiplos canais. Por isso, essa nova técnica poderá ter maior valor do que a pHmetria para monitorar a quantidade e a qualidade do material refluído.[2,3,7,16,24]

Atualmente, ela é utilizada com maior frequência em conjunto com a monitorização do pH, chamada pH-impedanciometria ou pH-MII (do inglês *multichannel intraluminal impedance*).[1-3] A pH-MII é superior à monitoração do pH isolada para avaliar a relação temporal entre sintomas e RGE.[1-3,24] As duas técnicas, realizadas em conjunto, proporcionam medidas úteis, mas que ainda não estão bem determinadas.[1-3,24] Segundo *guideline* de 2018, as evidências eram insuficientes para indicar pH-MII como técnica única para o diagnóstico de DRGE em lactentes e crianças.[3]

A pH-MII deveria ser indicada para: correlacionar sintomas com refluxo ácido e não ácido, esclarecer o papel do refluxo ácido e não ácido na etiologia da esofagite, determinar a eficácia da terapia ácida e, principalmente, diferenciar NERD de esôfago hipersensível e azia funcional nos pacientes com endoscopias normais.[3]

Manometria esofágica

A manometria esofágica avalia a motilidade do esôfago, estando indicada para pacientes que apresentam quadro sugestivo de dismotilidade esofágica, cujos principais sintomas são a disfagia e a odinofagia.[2] Pode ser útil nos pacientes que não responderam à supressão ácida e que têm endoscopia negativa, no sentido de buscar uma possível alteração da motilidade, como acalásia ou outras condições que mimetizam a DRGE.[1-3]

Endoscopia digestiva alta com biópsia

A endoscopia digestiva alta permite a avaliação macroscópica da mucosa esofágica e a coleta de material para estudo histopatológico.[1-4] Assim, possibilita o diagnóstico das complicações esofágicas da DRGE (esofagite, estenose péptica ou esôfago de Barrett), tão importantes para a orientação da terapêutica adequada e o prognóstico do paciente.[1-4,16,24] Apresenta papel fundamental também no diagnóstico diferencial com outras doenças pépticas e não pépticas, como a esofagite eosinofílica (EoE), a esofagite fúngica, a úlcera duodenal, a gastrite por *H. pylori*, a gastroenteropatia eosinofílica, as más formações e as neoplasias, capazes de produzir sintomas semelhantes aos da DRGE.[2]

Atualmente, não se valoriza mais a esofagite de refluxo apenas histológica ou microscópica. Só se considera esofagite endoscópica quando há lesões na macroscopia (erosões ou úlceras). Contudo, as biópsias endoscópicas são fundamentais nesse grupo de pacientes, para diagnóstico diferencial com outras doenças, como a EoE.

Deve-se considerar também que a ausência de esofagite na endoscopia não exclui a DRGE, pois alguns pacientes apresentam NERD.

Rosen et al.[3] sugerem que a endoscopia não deve ser usada para diagnóstico de refluxo, mas com biópsias, para auxiliar nas complicações da DRGE (esofagite) e diferenciá-las de outras esofagites antes de aumentar o tratamento ácido.

Teste terapêutico empírico com supressão ácida

Crianças maiores e adolescentes com sintomas típicos de DRGE e sem sinais de alerta podem ser submetidos a um teste empírico terapêutico com IBP durante 4 semanas, podendo estender esse tempo para 12 semanas, se houver melhora clínica.[2] Os sintomas típicos são: azia, dor epigástrica em queimação, tosse crônica principalmente relacionada à alimentação, náuseas e regurgitações, dor torácica e dispepsia. Não há evidências para indicar um teste terapêutico em crianças menores, nas quais os sintomas são menos específicos.[2]

O *guideline* de DRGE de 2018 diz que não há base científica para indicar teste terapêutico para diagnóstico de DRGE em lactentes, sugerindo apenas, por 4 a 8 semanas, para diagnóstico em crianças maiores com sintomas típicos. O *guideline* diz ainda que esse teste não deve ser utilizado para sintomas extraesofágicos.[3]

TRATAMENTO

Os principais objetivos do tratamento da DRGE são a promoção de crescimento e ganho de peso adequados, o alívio dos sintomas, a cicatrização das lesões teciduais e a prevenção da recorrência destas e das complicações associadas à DRGE.[3]

Nas crianças maiores, assim como nos adultos, a DRGE muitas vezes apresenta curso crônico e recidivante, podendo evoluir para complicações, mas também pode haver resolução espontânea.[4,7]

Tratamento conservador (não medicamentoso)

Orientação aos pais e suporte à família são medidas necessárias, principalmente nos lactentes pequenos que vomitam e que crescem adequadamente.[22] Recomendadas para todos os portadores de RGE e de DRGE, independentemente da gravidade, as mudanças dos hábitos de vida em pediatria incluem: não usar roupas apertadas; sugerir a troca das fraldas antes das mamadas; evitar o uso de fármacos que exacerbam o RGE; orientar infusões lentas nas crianças com sondas nasogástricas; evitar o tabagismo (ativo ou passivo), pois a exposição ao tabaco induz o relaxamento do EEI e aumenta os índices de asma, pneumonia, apneia e síndrome de morte súbita; evitar obesidade e fornecer orientações dietéticas e da postura anti-RGE.[1-3,5,25-29]

Orientações dietéticas e posturais

Em adolescentes, as refeições volumosas e altamente calóricas devem ser evitadas. Os alimentos gordurosos não são recomendados, pois podem tornar o esvaziamento gástrico mais lento, além de diminuir a pressão do EEI.[2,5] Alguns alimentos, como chocolates, refrigerantes, chás e café, também não são aconselháveis. Não comer algumas horas antes de dormir é uma medida simples e sem controvérsias, a não ser que haja desnutrição importante. As fórmulas AR (antirregurgitação, e não anti-RGE) podem diminuir a regurgitação visível, mas não resultam em diminuição mensurável na frequência dos episódios de refluxo.[1-3,5,25-29]

Atualmente, recomenda-se, para lactentes normais ou para portadores de DRGE, posição supina para dormir, pois o risco de morte súbita é mais importante do que o benefício ocasionado pela posição anti-RGE.[2,4] Para adolescentes, assim como para adultos, é provável que a melhor posição seja o decúbito lateral esquerdo, com a cabeceira elevada.[1-4] A redução de peso nos pacientes obesos é fundamental.[1-4]

O *guideline* de 2018 recomenda todas as medidas conservadoras e um teste com fórmula extensamente hidrolisada ou de aminoácidos nos lactentes com sintomas de DRGE que podem ter alergia alimentar.[3]

Já o consenso de 2023 recomenda espessantes na dieta e alginato, lembrando os refluxos não ácidos e os fracamente ácidos.[8]

Tratamento medicamentoso

Não existe um algoritmo estabelecido para o tratamento da DRGE em crianças que não provoque discussões ou controvérsias, mas os fármacos recomendados são:

- Antiácidos de contato, ou protetores de mucosa, recomendados como sintomáticos para sintomas esporádicos ou diminuição da acidez noturna.[1-3]
- Procinéticos, que ajudam a controlar os sintomas, principalmente de vômitos e regurgitação.
- Medicamentos que diminuem a secreção ácida (IBP), quando sintomas como dor retroesternal e azia e/ou complicações, como a esofagite, estão associados à ação do ácido no esôfago ou em outros órgãos, como os sintomas respiratórios.

Antiácidos e citoprotetores

Antiácidos e alginatos são designados para neutralizar o ácido gástrico, tipicamente usados para tratar azia e dispepsia e contêm bicarbonato de sódio ou de potássio, magnésio, alumínio ou sais de cálcio.[2] Não há estudos adequados para verificar sua real ação em pediatria na DRGE, de acordo com o *guideline* 2018.[3]

Os alginatos são recomendados, no *guideline* Nice, para lactentes pequenos antes de se lançar mão de medicamentos com IBP,[6,8] pois parecem melhorar os sintomas de regurgitação e vômito se podem ser úteis nos refluxos não ácidos e fracamente ácidos.[3,8]

O sucralfato, considerado um citoprotetor, pode também ser usado na tentativa de proteger a mucosa gástrica e melhorar os sintomas. Existe apenas um estudo que o compara à cimetidina, mas sem conclusões decisivas, mas que mostra melhores resultados, sem efeitos colaterais.[3]

A Tabela 4 apresenta as doses usuais de antiácidos e citoprotetores usados em DRGE em pediatria.

Tabela 4 Doses usuais de antiácidos e citoprotetores usados em DRGE em pediatria

Droga	Doses existentes e sugeridas	Idade e peso
Antiácido com magnésio ou alumínio	2,5 mL, 3 vezes/dia 5 mL, 3 vezes/dia	< 5 kg > 5 kg
Alginato	Líquido Sachês Comprimidos mastigáveis	Não existem preparações adequadas para crianças menores no Brasil
Sucralfato	Comprimidos de 1 g Flaconetes de 2 g (10 mL)	Crianças maiores de 6 anos: 1 g, 4 vezes/dia Lactentes e crianças menores de 6 anos: 2,5 mL, 4 vezes/dia

Fonte: elaborada pelas autores; Nice;[6] modificada de Rosen et al., 2018.[3]

Agentes procinéticos

O uso dos procinéticos baseia-se no fato de aumentarem o tônus do EEI e melhorarem a depuração esofágica e o esvaziamento gástrico. Exemplos desses medicamentos são prucaloprida, domperidona, metoclopramida, eritromicina, cisaprida e baclofen.[8] Entretanto, nenhuma dessas medicações mostrou-se eficaz em diminuir a frequência dos relaxamentos transitórios do EEI, principal mecanismo fisiopatológico do RGE. Também não são eficazes em induzir a cicatrização das lesões esofágicas e não apresentam efeito anti-RGE comprovado, mas sim antirregurgitação.

Atualmente, não há evidência suficiente para o uso de rotina dos procinéticos.[2,3,6,8] Além disso, os potenciais efeitos colaterais dessas medicações são mais importantes do que os benefícios por elas alcançados no tratamento da DRGE.[2,3,8] O último consenso aconselha a não usar procinéticos na DRGE.[2,8]

Metoclopramida

A metoclopramida melhora o esvaziamento gástrico e a peristalse esofágica e aumenta a pressão no EEI, mas a estreita margem entre os efeitos terapêuticos e os efeitos adversos no sistema nervoso central dificulta seu uso na DRGE da criança.[20,26]

Não é aconselhada na DRGE, segundo consenso.[3]

Bromoprida

Não existem ensaios clínicos controlados que apoiem sua utilização ou comprovem seus benefícios na DRGE. Por apresentar efeitos colaterais neurológicos, como os extrapiramidais, não se deve indicá-la de rotina no tratamento da DRGE.[21]

A bromoprida não é citada em nenhum dos *guidelines* pediátricos.[2-4,7,27]

Domperidona

A domperidona é um procinético que aumenta a pressão no EEI e melhora a motilidade, mas seu uso é limitado em pediatria pela falta de estudos que demonstrem sua eficácia.[1-4,28,29] Além disso, causa efeitos colaterais ocasionais de alterações extrapiramidais.[2,28,29] Dois dos efeitos colaterais importantes são a agitação e o aumento das cólicas nos lactentes, que muitas vezes pioram o quadro clínico ou confundem o pediatra. Tem sido demonstrada a ocorrência de manifestações cardiovasculares associadas ao uso da domperidona, incluindo prolongamento do intervalo QT e arritmias ventriculares.[28,29]

No *guideline* de 2018, é aconselhado que não se utilizar esse medicamento no tratamento de DRGE.[3]

Inibidores da secreção ácida

Antagonistas do receptor H_2 da histamina

Os antagonistas dos receptores H_2 da histamina são fármacos que diminuem a acidez gástrica por inibirem os receptores H_2 de histamina nas células parietais gástricas.[3] A eficácia dos bloqueadores H_2 na cicatrização das lesões erosivas é maior nos casos leves e moderados. Os IBP são superiores nas lesões mais graves, mesmo quando comparados às altas doses de ranitidina.[1-3]

Em 2019, o uso da ranitidina foi suspenso pela Food and Drug Administration (FDA) nos EUA, e logo após foi suspenso também no Brasil; por isso, não se conta mais com essa droga para tratamento da DRGE.[30]

Famotidina

A famotidina diminui a produção de ácido gástrico. Sua atividade farmacológica resulta na inibição da secreção gástrica, pois suprime a concentração e o volume de ácido gástrico.[31] Sua atividade farmacológica é utilizada no tratamento das doenças ácido-pépticas.[31] Famotidina foi aprovada pela FDA e está disponível para tratamento de azia, DRGE, úlceras pépticas, duodenais e gástricas, em adultos e crianças, com mais indicações para tratar condições hipersecretórias patológicas.[31,32] A famotidina é um antagonista dos receptores H de histamina. Liga-se aos receptores H, localizados na membrana basolateral da célula parietal, no estômago, efetivamente bloqueando a ação da histamina.[32] A famotidina inibe a secreção ácida gástrica basal e também a noturna, assim como reduz o volume gástrico, a acidez e a secreção estimulada pela comida, pela cafeína, pela insulina e pela pentagastrina.[32]

A famotidina é metabolizada pelas enzimas do citocromo P450 e tem um impacto inibitório mínimo no metabolismo de outras drogas.[4] Ela é excretada pelo rim.[4]

Dados de estudos pediátricos que avaliaram a famotidina mostraram que a farmacocinética e farmacodinâmica dessa droga são similares em crianças maiores do que 1 ano e em adultos.[3] Esses dados mostraram uma dose inicial de famotidina EV de 0,5 mg/kg a cada 8 ou 12 horas[3] (Tabela 5).

No *guideline* de 2018 de DRGE da ESPGHAN e da NASPGHAN, a dose de famotidina sugerida é de 1 mg/kg/dia, sendo a dose máxima 40 mg.

Inibidores da bomba de prótons

Os IBP estão indicados nos casos de esofagite erosiva, estenose péptica ou esôfago de Barrett, bem como nas crianças que necessitam de um bloqueio mais efetivo da secreção ácida, como nas portadoras de doença respiratória crônica grave ou com problemas neurológicos. Em contraste aos bloqueadores H_2, o efeito do IBP não diminui com seu uso crônico. Eles mantêm o pH gástrico acima de 4 por períodos mais longos e inibem a secreção ácida provocada pela

Tabela 5 Doses usuais de bloqueadores de secreção ácida usadas em DRGE em pediatria

Droga/Nome comercial	Doses	Dose máxima
Famotidina (bloqueador H2) Famox 40 mg/5 mL	0,5 a 1,0 mg/kg/dia de 12/12 horas	40 mg
Omeprazol (IBP) Losec Mups 10 e 20 mg solúvel	1 a 4 mg/kg/dia	80 mg
Lansoprazol (IBP) 15 e 30 comprimidos	2 mg/kg/dia para lactentes 30 mg para os maiores de 30 kg	60 mg
Esomeprazol (IBP) Nexium 20 e 40 mg solúvel Esio 20 e 40 mg solúvel Gaeso 20 e 40 mg solúvel	20 mg até 20 kg (lactentes 10 mg) 40 mg acima de 20 kg	40 mg
Pantoprazol (IBP) 20 e 40 mg comprimidos	1 a 2 mg/kg/dia	40 mg
Dexlansoprazol 9 (IBP) Dexilant 30 e 60 mg (pode abrir o comprimido)	30 mg (testado em adolescentes)[9]	60 mg

Fonte: modificada de Rosen R et al.[2]

alimentação, características não apresentadas pelos bloqueadores H_2. Sua potente supressão ácida acarreta diminuição do volume intragástrico nas 24 horas, o que facilita o esvaziamento gástrico e diminui o volume do refluxo.[1-3]

Os IBP atualmente existentes são: omeprazol, pantoprazol, esomeprazol, lansoprazol, rabeprazol e dexlansoprazol (Tabela 6).

Tabela 6 Doses usuais de IBP usados em DRGE em pediatria

Droga	Doses	Dose máxima
Omeprazol	1 a 4 mg/kg/dia	80 mg
Lansoprazol	2 mg/kg/dia para lactentes 30 mg para pacientes com mais de 30 kg	60 mg
Esomeprazol	20 mg para pacientes de até 20 kg (lactentes 10 mg) 40 mg para pacientes com mais de 20 kg	40 mg
Pantoprazol	1 a 2 mg/kg/dia	40 mg
Dexlansoprazol[9]	30 mg (testado em adolescentes)[9]	60 mg

Fonte: modificada de Rosen et al., 2018.[3]

Podem causar quatro tipos de efeitos colaterais nas crianças: reações idiossincráticas, interações com outras drogas, hipergastrinemia e hipocloridria induzidas por droga[2]. Os efeitos idiossincráticos ocorrem em cerca de 14% dos pacientes pediátricos que utilizam IBP.[2] Os mais comuns são cefaleia, diarreia, constipação e náuseas, cada um deles ocorrendo em cerca de 2 a 7% dos pacientes.[1-4] A hiperplasia das células parietais e os pólipos hiperplásicos de fundo gástrico são alterações benignas ocasionadas pelo bloqueio ácido e pela hipergastrinemia[2].

Deve-se considerar que vários estudos associam a hipocloridria do IBP a pneumonias adquiridas na comunidade, gastroenterites, candidíases e até enterocolite em pré-termos.[2,3,30,33-36] Nos adultos, provocam nefrite intersticial aguda.[1] Além disso, os IBP podem alterar a flora intestinal do paciente e alguns estudos sugerem que a supressão ácida pode predispor ao desenvolvimento de alergias alimentares.[2,30,33]

Os IBP devem ser usados antes da primeira refeição e protegidos do ácido gástrico pela cobertura entérica.[2] Um dos maiores problemas dos IBP é que, no Brasil, não existe formulação líquida. As fórmulas manipuladas não são testadas e, portanto, não se sabe o quanto são eficazes. Abrir o comprimido ou desmanchá-lo pode inativar a medicação. Quebrar, esmagar ou amassar os comprimidos retira a proteção ácida gástrica, pois os IBP precisam chegar intactos ao duodeno para serem absorvidos. As formulações MUPS (do inglês *multiunit pellet system*), por serem solúveis e conterem um grande número de microesferas com proteção entérica individual, permitem o uso do omeprazol e do esomeprazol em qualquer idade e por sonda, pois tornam possível a diluição do medicamento.[7]

O omeprazol pode ser utilizado na dose de 0,7 a 3,5 mg/kg/dia.[2,30,33-34] A dose máxima utilizada em crianças nos estudos existentes foi de 80 mg/dia, baseada em sintomas ou em pHmetria esofágica.[26,27] A administração de um IBP em longo prazo não é aconselhável sem investigação prévia e adequada.[1] Nos casos em que supressão ácida é necessária, deve-se utilizar a mínima dose possível. A maioria dos pacientes requer uma dose única diária.[2]

Após uso prolongado, deve-se diminuir gradativamente a dose do IBP. Em alguns pacientes, a descontinuação abrupta do tratamento pode ocasionar um efeito rebote na produção de ácido, requerendo mais medicamento.[2,35-37]

Estudos mostram uso abusivo de IBP na faixa etária pediátrica[38,39] Representantes da FDA publicaram um artigo[39] sobre os estudos encomendados à indústria farmacêutica quanto ao uso de IBP no primeiro ano de vida. O aumento de prescrições de IBP nesse período foi de 11 vezes entre os anos de 2002 e 2009.[37-39] O artigo relata as seguintes conclusões:

- Lactentes normais com sintomas de RGE devem ser tratados, inicialmente, com medidas conservadoras (orientações de dieta e posição) e avaliados para alergia à proteína do leite de vaca. A maioria desses lactentes melhora com o tempo e não apresenta doença induzida pelo ácido, não se beneficiando de IBP. Se as medidas conservadoras falharem, deve-se buscar outra etiologia e encaminhar o paciente ao gastroenterologista pediátrico. O uso de espessantes para crianças com fórmula, ou mesmo com leite materno (não existe ainda no Brasil espessante do leite materno), tem-se mostrado eficaz em muitos desses pacientes.[8]
- O uso de IBP deve ser reservado para lactentes com doença induzida pelo ácido documentada, como esofagite erosiva. Sem doença comprovada, o balanço entre riscos e benefícios dos IBP nessa idade não é favorável, e os efeitos do uso em longo prazo ainda não foram estudados No consenso de 2023, o teste terapêutico com IBP pode ser realizado por curtos períodos (máximo 8 semanas).[3,8]
- Estudos de segurança em curto e longo prazo são limitados.
- Os testes diagnósticos disponíveis e os sintomas não são acurados o suficiente para indicar o tratamento com IBP nessa idade.
- Mais estudos avaliando os IBP devem ser realizados, principalmente em lactentes com esofagite erosiva, fibrose cística, intestino curto e manifestações extraesofágicas. Nas esofagites erosivas, a eficácia pode ser extrapolada dos outros estudos com adultos e crianças.[33]

O principal problema reside, portanto, nos lactentes, pois não há, até o momento, estudos que mostrem clara eficácia dos IBP no tratamento de sintomas inespecíficos considerados DRGE, como choro e irritabilidade.

Os consensos sugerem avaliações regulares da necessidade de supressão ácida por longo tempo e suspensão da medicação quando não é eficaz.[3,8]

Recomendações dos consensos em relação à supressão ácida

- Não usar bloqueador H_2 ou IBP em lactentes normais com choro e irritabilidade.
- Não usar bloqueador H_2 ou IBP como tratamento de regurgitações nos lactentes normais.
- Fazer cursos curtos de 4 a 8 semanas de IBP para sintomas típicos (azia, dor retroesternal, pirose, dor epigástrica) em lactentes e crianças maiores.
- Não usar IBP em sintomas extraesofágicos (tosse, broncoespasmo, asma), exceto na presença de sintomas típicos e/ou exame sugestivo de DRGE; endossado pelo *Chest guideline*.[40,41]
- Avaliar a eficácia do tratamento e a exclusão de causas alternativas de sintomas em crianças que não respondem ao teste terapêutico, bem feito, de 4 a 8 semanas.
- Verificar regularmente a necessidade de tratamentos longos com supressão ácida em crianças e lactentes[3] (Figuras 1 e 2). Recomenda suspender a medicação, assim que for possível.[3]

Tratamento cirúrgico

O tratamento cirúrgico pode ser necessário nos casos graves e refratários ao tratamento clínico, naqueles que necessitam de tratamento medicamentoso contínuo e em casos de grande hérnia hiatal ou esôfago de Barrett. Antes da decisão cirúrgica, o paciente deve ser avaliado pelo gastroenterologista pediátrico. Em 2018, o trabalho do grupo de *experts* sugeriu cirurgia de DRGE nos seguintes casos:[2]

- Complicações que ameaçam a vida.
- Depois de avaliação apropriada para excluir outras doenças.
- Condições crônicas (fibrose cística, neuropatias), com risco importante de complicações.
- Necessidade de uso crônico de medicações para controle dos sintomas.[2]

REFERÊNCIAS BIBLIOGRÁFICAS

1. Friedman C, Sarantos G, Katz S, Geisler S. Understanding gastroesophageal reflux disease in children. JAAPA 2021;34(2):12-8.
2. Vandenplas Y, Rudolph CD, Di Lorenzo C, Hassal E, Liptak G, Mazur L, et al. Pediatric gastroesophageal reflux clinical practice guidelines: joint recommendations of the North American Society for Pediatric Gastroenterology, Hepatology, and Nutrition (NASPGHAN) and the European Society for Pediatric Gastroenterology, Hepatology, and Nutrition (ESPGHAN). J Pediatr Gastroenterol Nutr. 2009;49:498-547.
3. Rosen R, Vandenplas Y, Singendonk M, Cabana M, Di Lorenzo C, Gottrand F, et al. Pediatric gastroesophageal reflux clinical practice guidelines: joint recommendations of NASPGHAN and the ESPGHAN. J Pediatr Gastroenterol Nutr. 2018;66:516-54.
4. Orenstein SR, Izadnia F, Khan S. Gastroesophageal reflux disease in children. Gastroenterol Clin North Am. 1999;28:947-69.
5. Lightdale JR, Gremse DA. Section on Gastroenterology, Hepatology, and Nutrition. Gastroesophageal reflux: management guidance for the pediatrician . Pediatrics. 2013;131:1684-95.
6. Davies I, Burman-Roy S. Gastro-oesophageal reflux disease in children: NICE guidance. BMJ. 2015;350:g7703.
7. Ferreira CT, Carvalho E. Doença do refluxo gastroesofágico. In: Carvalho E, Silva LR, Ferreira CT. Gastroenterologia e nutrição em pediatria. Barueri: Manole; 2012. p. 91-132.
8. Vandenplas Y, Orsi M, Benninga M, Gatcheco F, Rosen R, Thomson M. Infant gastroesophageal reflux disease management consensus. Acta Paediatr 2023; Dec 20.
9. Simon M, Levy EL, Vandenplas Y. Safety considerations when managing gastro-esophagela reflux disease in infants. Expert Opin Drug Saf 2021; 20(1):37-49.
10. Salvatore S, Pagliarin F, HuysentruytK et al. Distress infants and young children: don't blame acid reflux. J Pediatr Gastroenterol Nutr 2020;71(4): 465-9.
11. Zikos TA, Clarke JO. Non acid reflux: when it matters and approachto management.Curr Gastroenterol Rep 2020;22(9):43.
12. Singendonk MMJ, Tabbers MM, Benninga MA, Langendam MW. Pediatric gastroesophageal reflux disease: systematic review on prognosis and prognostic factors. J Pediatr Gastroenterol Nutr. 2018;66(2):239-43.
13. Balasubramanian G, Singh M, Gupta N, Gaddam S, Giacchino M, Wani SB, et al. Prevalence and predictors of columnar lined esophagus in gastroesophageal reflux disease (GERD) patients undergoing upper endoscopy. Am J Gastroenterol. 2012;107(11):1655-61.
14. Thrift AP, Kramer JR, Qureshi Z, Richardson PA, El-Serag HB. Age at onset of GERD symptoms predicts risk of Barrett's esophagus. Am J Gastroenterol. 2013;108(6):915-22.
15. van der Pol R, Smits M, Benninga MA, van Wijk MP. Non-pharmacological therapies for GERD in infants and children. J Pediatr Gastroenterol Nutr. 2011;53:S6-S8.
16. Wenzl TG. Role of diagnostic tests in GERD. J Pediatr Gastroenterol Nutr. 2011;53:S4-S6.
17. Mahoney LB, Rosen R. The spectrum of reflux phenotypes. Gastroenterol Hepatol. 2019;15 (12):646.
18. Aziz Q, Fass R, Gyawali CP, Miwa H, Pandolfino JE, Zerbib F. Functional esophageal disorders. Gastroenterology. 2016;150(6):1368-79.
19. Nielsen RG, Bindslev-Jensen C, Krusen-Andersen S, Husby S. Severe gastroesophageal reflux disease and cow milk hypersensitivity in infants and children: disease association and evaluation of a new challenge procedure. J Pediatr Gastroenterol Nutr. 2004;39:383-91.
20. Koletzko S, Niggemann B, Arato A, Dias JA, Heuschkel R, Husby S, et al. Diagnostic approach and management of cow's-milk protein allergy in infants and children: ESPGHAN GI Committee Practical Guidelines. J Pediatr Gastroenterol Nutr. 2012;55:221-9.
21. Garzi A, Messina M, Frati F, Carfagna L, Zagordo L, Belcastro M, et al. An extensively hydrolysed cow's milk formula improves clinical symptoms of gastroesophageal reflux and reduces the gastric emptying time in infants. Allergol Immunopathol. 2002;30(1):36-41.
22. Jang HS, Lee JS, Lim GY, Choi BG, Choi GH, Park SH. Correlation of color Doppler sonographic findings with pH measurements in gastro esophageal reflux in children. J Clin Ultrasound. 2001;29(4):212-7.
23. Colletti RB, Christie DL, Orenstein SR. Statement of the North American Society for Pediatric Gastroenterology and Nutrition (NASPGN). Indications for pediatric esophageal pH monitoring. J Pediatr Gastroenterol Nutr. 1995;21:253-62.
24. Wenzl TG, Benninga MA, Loots CM, Salvatore S, Vandenplas Y. On behalf of the ESPGHAN EURO-PIG Working Group. Indications, methodology, and interpretation of combined esophageal impedance-pH monitoring in children: ESPGHAN EURO-PIG Standard Protocol. J Pediatr Gastroenterol Nutr. 2012;55:230-4.
25. Horvath A, Dziechciarz P, Szajewska H. The effect of thickened-feed interventions on Gastroesopghageal Reflux in infants: systematic review and meta-analysis of randomized, controlled trials. Pediatrics. 2008;122: e1268-77.
26. Craig WR, Hanlon-Dearman A, Sinclair C, Taback S, Moffatt M. Metoclopramide, thickened feedings, and positioning for gastroesophageal reflux in children under two years. Cochrane Database Syst Rev. 2004;CD003502.
27. Dunne CE, Bushee JL, Argikar UA. Metabolism of bromopride in mouse, rat, rabbit, dog, monkey, and human hepatocytes. Drug Metab Pharmacokinet. 2013;28(6):453-61.
28. Pritchard DS, Baber N, Stephenson T. Should domperidone be used for the treatment of gastro-oesophageal reflux in children? Systematic review of randomized controlled trials in children aged 1 month to 11 years old. Br J Clin Pharmacol. 2005;59(6):725-9.
29. Vieira MC, Miyague NI, Van Steen K, Salvatore S, Vandenplas Y. Effects of domperidone on the QT interval in neonates. Acta Paediatr. 2012;101(5):494.

30. Mahase E. Ranitidine: patients taking certain batches should "immediately discontinue use", says FDA. British Med J. 2019;367:l7053.
31. James LP, Kearns GL. Pharmacokinetics and pharmacodynamics of Famotidine in pediatric patients. Clin Pharmacokinet. 1996;31(2):3-10.
32. Wenning LA, Murphy MG, James LP, Blumer JL, Marshall JD, Baier J, et al. Pharmacokinetics of famotidine in infants. Clin Pharmacokinet. 2005;44:395-406.
33. Andersson T, Hassal E, Lundborg P, Shepherd R, Radke M, Marcon M, et al. Pharmacokinetics of orally administered omeprazol in children. International Pediatric Omeprazole Pharmacokinetic Group. Am J Gastroenterol. 2000;95:3101-6.
34. Hassall E, Israel D, Sheperd R, Radke M, Dalvag A, Skold B, et al. Omeprazol for treatment of chronic erosive esophagitis in children: a multicenter study of efficacy, safety, tolerability and dose requirements. J Pediatr. 2000;137:800-7.
35. Van der Pol RJ, Smits MJ, van Wijk MP, Omari TI, Tabbers MM, Benninga MA. Efficacy of proton-pump inhibitors in children with gastroesophageal reflux disease: a systematic review. Pediatrics. 2011;127(5):925-35.
36. Hassall E, Shepherd R, Koletzko S, Radke M, Henderson C, Lundborg P. Long-term maintenance treatment with omeprazole in children with healed erosive oesophagitis: a prospective study. Aliment Pharmacol Ther. 2012;35(3):368-79.
37. Fossmark R, Johnsen G, Johanessen E, Waldum HL. Rebound acid hypersecretion after long-term inhibition of gastric acid secretion. Aliment Pharmacol Ther. 2005;21:149-54.
38. Illueca M, Alemayehu B, Shoetan N, Yang H. Proton pump inhibitor prescribing patterns in newborns and infants. J Pediatr Pharmacol Ther. 2014;19(4):283-7.
39. Chen IL, Gao WY, Johnson AP, Niak A, Troiani J, Korvick J, et al. Proton pump inhibitor use in infants: FDA reviewer experience. J Pediatr Gastroenterol Nutr. 2012;54:8-14.
40. Chang AB, Oppenheimer JJ, Kahrilas PJ, Kantar A, Rubin BK, Weinberger M, et al. Chronic cough and gastroesophageal reflux in children: CHEST Guideline and Expert Panel Report. Chest. 2019;156(1):131-40.
41. Dziekiewicz M, Marczak H, Banasiuk M, Aksionchyk M, Krenke K, Banaszkiewicz. Characteristics of gastroesophageal reflux disease in children with interstitial lung disease. A Pediatr Pulmonol. 2023 Jan;58(1):171-7.
42. Aizlewood EG, Jones FW, Whatmough RM. Paediatric gastroesophageal reflux disease and parental mental health: Prevalence and predictors. Clin Child Psychol Psychiatry. 2023 Jul;28(3):1024-37.

CAPÍTULO 2

ESOFAGITE EOSINOFÍLICA

Mário C. Vieira
Rose Terezinha Marcelino

AO FINAL DA LEITURA DESTE CAPÍTULO, O PEDIATRA DEVE ESTAR APTO A:

- Reconhecer as manifestações clínicas da esofagite eosinofílica e fazer o diagnóstico diferencial com outras enfermidades.
- Conhecer os critérios diagnósticos da doença.
- Conhecer as modalidades terapêuticas e as complicações associadas ao atraso no diagnóstico e ao tratamento inadequado.

INTRODUÇÃO

A esofagite eosinofílica (EoE) é uma enfermidade crônica, inflamatória, imunológica e/ou antígeno-mediada, caracterizada clinicamente por sintomas relacionados com disfunção esofágica e histologicamente por inflamação predominantemente eosinofílica nas biópsias de mucosa.[1-3] Foi descrita inicialmente, entre 1993 e 1994, como uma condição clínica distinta em pacientes adultos.[4,5] Na década seguinte, foi entendida como uma enfermidade mais frequente na faixa etária pediátrica, uma vez que maioria dos casos e estudos eram oriundos de serviços de pediatria na América do Norte. Desde então, vários estudos têm documentado a frequência crescente da EoE em diversas partes do mundo em lactentes, crianças, adolescentes e adultos.

A primeira série de casos pediátricos na América Latina foi publicada em 2007 e relatou a experiência em dois serviços de referência em Curitiba e Porto Alegre.[6]

EPIDEMIOLOGIA

A prevalência e a incidência entre as diferentes regiões geográficas e os grupos etários são variadas. Uma revisão sistemática com metanálise recente revelou que a incidência agrupada é de 4,95:100.000 por ano em crianças e de 7,20:100.000 em adultos. A prevalência agrupada é de 32,90 casos a cada 100.000 crianças e de 52,95 casos a cada 100.000 adultos.

A EoE é mais comum no sexo masculino, com prevalência agrupada de 111,09 pacientes por 100.000 habitantes, em comparação com o sexo feminino, cuja prevalência agrupada é de 32,83 pacientes por 100.000 habitantes.[7]

CONCEITOS E ETIOLOGIA

Os critérios diagnósticos da EoE incluem:

- Sintomas de disfunção esofagiana (não somente disfagia e impactação alimentar) em adultos e dificuldades alimentares e sintomas de doença do refluxo em crianças.
- Infiltração eosinofílica em contagem superior ou igual a 15 eosinófilos por campo de grande aumento (CGA) nas biópsias de esôfago, quando se excluem outras enfermidades nas quais pode ocorrer eosinofilia do esôfago (doença do refluxo gastroesofágico, doença de Crohn esofágica, acalasia, gastroenterite eosinofílica, distúrbios do tecido conectivo e infecções esofágicas).[1-3]

Apesar de as recomendações de consensos anteriores terem estabelecido a necessidade de falha de resposta ao tratamento com inibidores de bomba de prótons (IBP) para a confirmação diagnóstica, atualmente essa medida não é mais recomendada.[1-3]

FISIOPATOLOGIA

Há várias hipóteses sobre os motivos que têm levado ao aumento na incidência da EoE nos últimos anos, incluindo alterações da microbiota (disbiose) e da permeabilidade epitelial, processamento de alimentos e o uso de medicamentos supressores de ácido gástrico, reduzindo a degradação de antígenos que podem desencadear resposta imune às proteínas alimentares.[8]

A etiologia da resposta imunológica na EoE ainda não está completamente esclarecida. Há evidências que apoiam o conceito de que a EoE ocorre como resultado da interação entre fatores ambientais e predisposição genética. Existe associação entre EoE e outras doenças alérgicas, e o antígeno que desencadeia a resposta imune pode variar individualmente.[8] O fato de a maioria dos pacientes apresentar melhora com dietas de exclusão ou restrição reforça o papel da alergia alimentar no desencadeamento do processo imunológico.[9] O papel dos aeroalérgenos também tem sido investigado e pode contribuir para a variação sazonal dos sintomas.[10]

Diversos mediadores inflamatórios e fatores de transcrição que atuam no recrutamento de eosinófilos para o esôfago têm sido estudados, incluindo CD25, transdutor de sinal e ativador de transcrição 5 (STAT-5), transdutor de sinal e ativador de transcrição 6 (STAT-6), interleucina-4, interleucina-5, interleucina-13, eotaxina-1, eotaxina-2 e eotaxina-3. Uma vez que a inflamação está estabelecida, vários mecanismos levam à lesão crônica que pode causar remodelamento esofágico e fibrose pela ação do fator de transformação do crescimento beta-1 (TGF-β1).[11]

Tem havido um progresso no estudo de fatores genéticos na EoE.[12] No entanto, é possível que essa associação se deva a uma interação complexa entre fatores genéticos e ambientais. Foram identificadas variantes na expressão de genes como ligante de quimiocina 26 (CCL26), que codificam eotaxina-3, linfopoietina estromal tímica (TSLP), filagrina, desmogleina-1, transdutor de sinal e ativador de transcrição 6 (STAT6), calpaína 14 e fator semelhante a receptor de citocina 2 (CRLF2) em pacientes com EoE.[13]

DIAGNÓSTICO

O diagnóstico de EoE é clínico e histológico, isto é, deve haver manifestações clínicas de disfunção esofágica aliadas a infiltrado eosinofílico nas biópsias do esôfago em contagem superior ou igual a 15 eosinófilos por campo de grande aumento (eos/CGA) na área de maior densidade eosinofílica, em uma ou mais amostras teciduais.[1-3,14]

Outras causas de eosinofilia esofágica devem ser excluídas, especialmente doença do refluxo gastroesofágico (DRGE), infecções, doenças do tecido conjuntivo, doença de Crohn e hipersensibilidade a medicamentos, por meio de história clínica e exame físico detalhados e de exames complementares específicos de acordo com a suspeita clínica.[1,2,3,14]

Manifestações clínicas

Os sintomas da EoE e da DRGE são semelhantes e variam conforme a idade, o que dificulta o diagnóstico diferencial entre as duas entidades. Ao menos 5 a 10% dos pacientes pediátricos que apresentam controle inadequado da DRGE após intervenção terapêutica podem ser portadores de EoE.[15] O Quadro 1 apresenta os sintomas mais frequentes de acordo com a faixa etária.[15]

Não está claro se as manifestações clínicas variam de acordo com a idade em razão da capacidade do paciente de expressar os sintomas por amadurecimento dos processos sensoriais ou se representa um indicativo de progressão da doença. No entanto, evidências atuais em pacientes pediátricos demonstram que o tempo de progressão da doença, sem intervenção terapêutica, pode conduzir o tecido esofágico a remodelamento e fibrose, o que se expressa nos sintomas de disfagia e impactação esofágica mais frequentes em adolescentes e adultos.[16]

Quadro 1 Sintomas da EoE segundo a faixa etária pediátrica

Lactentes/pré-escolares	Escolares/adolescentes
Náuseas e vômitos	Disfagia
Dor abdominal	Impactação de alimentos
Recusa alimentar	Dor abdominal ou retroesternal
Engasgos	Náuseas e vômitos
Dificuldade na aceitação de alimentos sólidos	Pirose
Baixo ganho ponderal	

Fonte: adaptado de Liacouras et al., 2014.[15]

Uma escala de sintomas pediátricos (Pediatric Eosinophilic Esophagitis Symptom Score versão 2.0 – PEESS v2.0) foi desenvolvida com o intuito de detectar e mensurar sintomas mais sutis, como a necessidade de beber líquidos durante as refeições, que é uma expressão clínica da disfunção esofágica em crianças.[17,18]

Endoscopia

O exame de endoscopia digestiva alta com biópsia é essencial para o diagnóstico. Os achados endoscópicos incluem edema, sulcos ou linhas verticais, anéis concêntricos e exsudatos ou pontos esbranquiçados, porém o aspecto macroscópico pode ser normal.[1-3,14] Quando há suspeita diagnóstica, deve-se coletar biópsias mesmo se o aspecto endoscópico for normal. Como a inflamação pode ser focal, recomenda-se que múltiplas biópsias de ao menos dois segmentos do esôfago sejam realizadas para aumentar a acurácia diagnóstica.

Além disso, pelo menos uma avaliação de biópsias de estômago e duodeno deve ser realizada para identificar ou afastar o diagnóstico de doença eosinofílica gastroduodenal.[1-3,14]

As características endoscópicas foram contempladas em um sistema de classificação (*Endoscopic Reference Score* – EREFS) que pode auxiliar no diagnóstico e servir para monitoramento da doença, visto que o escore endoscópico tende a reduzir principalmente em pacientes que apresentam melhora histológica após o tratamento.[19] As características endoscópicas podem também auxiliar na identificação de dois fenótipos da doença expressos no tipo de característica encontrada (inflamatório e fibroestenótico).

As Figuras 1 a 3 apresentam imagens de achados endoscópicos inflamatórios na EoE.

Achados histológicos

O critério histológico essencial para o diagnóstico da EoE é a contagem superior ou igual a 15 eos/CGA na área de maior densidade eosinofílica em uma ou mais amostras de biópsias de mucosa esofágica.

Em 2017, Collins et al.[20] desenvolveram um sistema de escore histológico para esofagite eosinofílica (EoEHSS) para avaliar as alterações na mucosa, além da contagem máxima de eosinófilos. A Figura 4 ilustra as características histológicas mais comumente observadas na EoE.

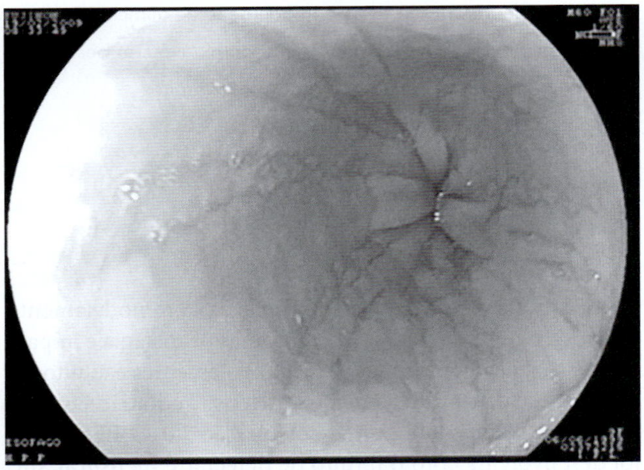

Figura 1 Sulcos ou estrias verticais.

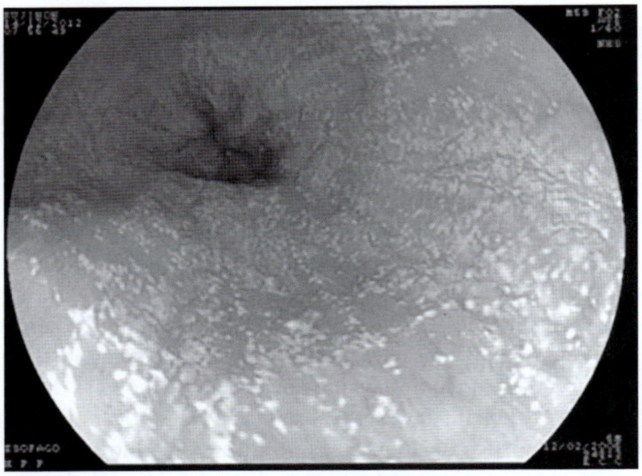

Figura 2 Exsudato esbranquiçado.

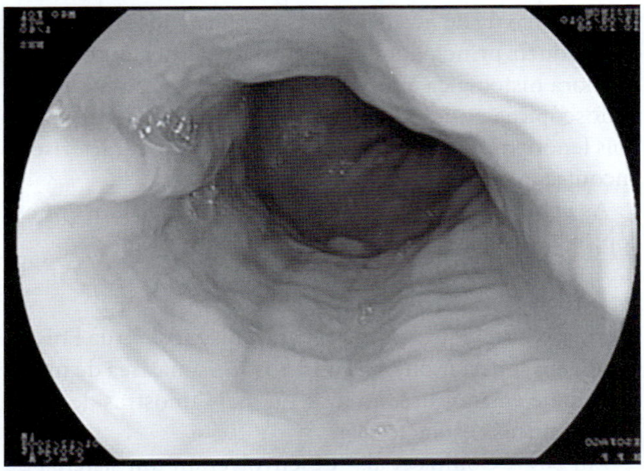

Figura 3 Anéis concêntricos.

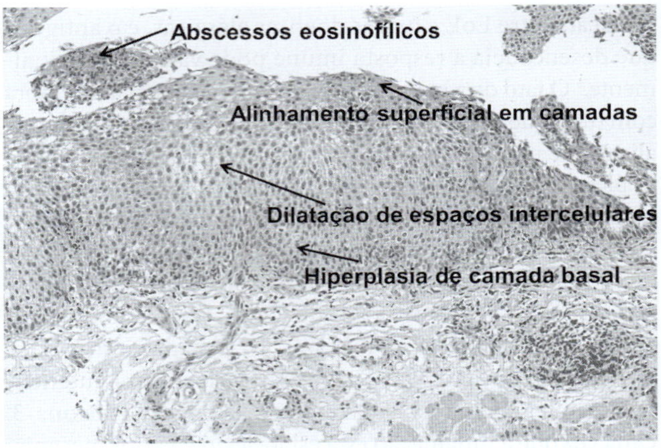

Figura 4 Achados histológicos na EoE (hematoxilina-eosina 10×).

O EoEHSS avalia a inflamação eosinofílica (IE), a hiperplasia da camada basal (HCB), a presença de abscessos eosinofílicos (AB), o alinhamento superficial de eosinófilos em camadas (ASC), a dilatação de espaços intercelulares (DEI), a alteração epitelial superficial (AES), a disceratose de células epiteliais (DCE) e a fibrose da lâmina própria (FLP). A intensidade (grau) e a extensão (estágio) das alterações são classificadas usando uma escala em que: 0 – normal a 3 – alteração máxima). O escore máximo para grau e estágio para cada biópsia é de 24. O escore final corresponde à razão entre a soma dos escores atribuídos para cada item avaliado dividido pelo escore máximo possível, obtendo-se uma variação de 0 a 1. Se uma característica não é avaliada, o escore máximo é reduzido em três pontos.

O EoEHSS permite avaliar a intensidade e a extensão de múltiplas características histológicas da EoE e pode ser aplicado na rotina da análise histopatológica. A concordância intra e interobservadores desses achados foi recentemente avaliada por patologistas especialistas em doenças gastrointestinais com experiência no diagnóstico de EoE após treinamento específico na análise dos itens contemplados no EoEHSS.[21] Um estudo mais recente revelou que as concordâncias intraobservador e interobservadores para identificar a contagem de eosinófilos ≥ 15 eos/CGA foram excelentes mesmo entre patologistas menos experientes. A maioria dos itens do EoEHSS apresentou confiabilidade substancial a excelente quando analisados por patologista experiente no diagnóstico de EoE, mas, entre patologistas menos experientes, a concordância intra e interobservadores revelou menor repetibilidade. Este estudo sugere haver necessidade de treinamento específico de patologistas na identificação das características do EoEHSS, uma vez que são consideradas úteis para avaliar alterações histológicas além da contagem de eosinófilos.[22]

TRATAMENTO

A abordagem terapêutica de EoE inclui tratamento farmacológico, dietético (eliminação de alérgenos específicos) e endoscópico (dilatações).

Caso não sejam tratados e monitorados adequadamente, os pacientes com EoE podem apresentar complicações relacionadas ao remodelamento esofágico.[2,3,14]

Os principais objetivos do tratamento são a melhora dos sintomas, a redução da inflamação eosinofílica e a prevenção de complicações. A modalidade de tratamento escolhida deve considerar o impacto dos sintomas e do tratamento com dietas restritivas ou uso diário de medicamentos, além da necessidade de monitoração endoscópica.

Inibidores da bomba de prótons

Os IBP são considerados uma opção terapêutica na EoE.[2,13,14,23] Além de inibirem a produção de ácido, tem sido demonstrado que os IBP exercem atividade anti-inflamatória, reduzindo a produção de eotaxina-3 induzida por IL-13.[22] Em geral, utiliza-se 1 mg/kg/dose a cada 12 horas, por 8 semanas, quando a endoscopia deve ser repetida. Se as biópsias na segunda endoscopia revelarem diminuição na contagem de eosinófilos inferior a 15 eos/CGA, reduz-se a dose da medicação para 1 mg/kg/dia. Por outro lado, se o paciente não responde aos IBP, com persistência da eosinofilia, pode-se optar pelo tratamento dietético ou com corticosteroides.[2,3,14] O uso de IBP tem demonstrado resposta histológica e clínica de 48,8% e 71%, respectivamente, sendo mais favorável nos fenótipos inflamatórios quando comparado ao fenótipo estenosante.[24] Deve-se ter em mente que a comparação direta da eficácia dos IBP com outras modalidades terapêuticas ainda é limitada, uma vez que a maioria dos estudos excluiu pacientes com EoE que respondiam aos IBP.[23]

Corticosteroides

Os corticosteroides sistêmicos são capazes de induzir melhora clínica e histológica; no entanto, pelo perfil de efeitos colaterais, não são recomendados no tratamento da EoE.[2,3,14] O uso de corticosteroides tópicos deglutidos (fluticasona e budesonida) tem demonstrado bons resultados e vantagens em relação a segurança e eficácia quando comparados aos corticosteroides sistêmicos.[14,25-27] As preparações administradas na forma viscosa deglutida (p. ex., budesonida misturada com sucralose) ou em pó parecem ser mais eficazes do que a forma em aerossol, por permitirem maior tempo de contato da medicação com a mucosa esofágica[25-27].

As dosagens apresentam ampla variação nos estudos publicados em crianças. As doses pediátricas para fluticasona podem variar de 880 a 1.760 mcg/dia na indução e de 440 a 880 mcg/dia na manutenção, e, para budesonida, de 1 mg/dia em crianças com idade inferior a 10 anos a 2 mg/dia em crianças com mais idade, adolescentes e adultos.[2,3] A dose diária é usualmente é dividida em duas administrações e deve-se recomendar que os pacientes não consumam alimentos e líquidos por pelo menos 30 minutos após ingerir a medicação.

Em 2019, uma formulação de budesonida em comprimidos dispersíveis foi desenvolvida e aprovada pela Agência Europeia de Medicamentos[28] e no início de 2024 a formulação de budesonida viscosa foi aprovada pelo Food and Drug Administration (FDA) nos Estados Unidos para utilização no tratamento da EoE.Os efeitos adversos mais comuns do uso de corticosteroides tópicos são a candidíase orofaríngea e a candidíase esofágica ocasional. Alguns estudos observacionais têm descrito efeito bioquímico ocasional na função adrenal, sem relevância clínica.[29]

O perfil de segurança do uso de corticosteroides tópicos utilizados no tratamento da rinite e da asma, associados à baixa biodisponibilidade desses fármacos, permite utilizá-los com segurança até que novos estudos indiquem o contrário.[14]

A utilização de terapia biológica vem sendo investigada há alguns anos, tendo em consideração a atuação nos aspectos inflamatórios subepiteliais e de remodelação na EoE.[30]

Outros tratamentos farmacológicos

Os produtos biológicos têm sido usados em estudos clínicos ao longo de anos com resultados variáveis. Em 2022 foi aprovado pela *Food and Drug Administration* (FDA), nos Estados Unidos, o uso de dupilumabe, um anticorpo monoclonal que tem como alvo a cadeia IL-4Ra e interfere na ligação da IL-4 e IL-13 ao receptor, levando à melhora clínica de sintomas, pontuações endoscópicas e inflamação histológica, incluindo distensibilidade esofágica. Foi aprovado inicialmente para pacientes com idade acima de 12 anos e com mais de 40 kg na dose de 300 mg, administrado via subcutânea a cada 7 dias.[31]

Um estudo mais recente de fase 3 randomizado, duplo-cego e controlado por placebo, avaliando a eficácia e segurança do dupilumabe em crianças de 1 a 11 anos, com ao menos 15 kg, levou à recente aprovação deste medicamento também para essa faixa etária em 2024.[32]

As indicações podem incluir: múltiplas comorbidades atópicas (asma moderada, grave ou de difícil controle, dermatite atópica grave de difícil controle, sinusite crônica com pólipos nasais de difícil controle); pacientes que não aceitam ou toleram terapia dietética ou medicamentosa com corticosteroide; deficiência de crescimento e/ou perda de peso; uso frequente de terapias de resgate (corticoide sistêmico e/ou dilatação esofágica); necessidade de restrições dietéticas graves ou de fórmulas de aminoácidos; e/ou refratariedade a terapia atual (sintomas contínuos e/ou inflamação persistente, efeitos adversos ou intolerância a terapia atual, incapacidade de aderir a terapia atual).[33] Outros biológicos estão em fase de estudo e, até o momento, não são recomendados para tratamento da EoE.

As evidências são insuficientes para recomendar a utilização de imunomoduladores (azatioprina e mercaptopurina), antagonistas seletivos dos receptores de leucotrienos (montelucaste), cromoglicato de sódio e anti-histamínicos, apesar de exercerem papel concomitante nas outras formas de alergia, como rinite e asma.[2,3,14,34]

Tratamento dietético

Diferentes opções de tratamento dietético são recomendadas na EoE, porém o número de alérgenos a serem restringidos e a ordem de reintrodução ainda não está claramente estabelecida.[2,3,14,35]

A dieta com a eliminação completa de todos os potenciais alérgenos alimentares utilizando-se fórmula baseada em compostos de aminoácidos é empregada por 6 a 8 semanas. No caso de remissão da doença, segue-se com a reintrodução de alimentos individuais ou grupos de alimentos com acompanhamento clínico e endoscópico para identificar os alimentos envolvidos. A grande maioria dos pacientes (> 90%) apresenta boa resposta clínica e histológica com esse tratamento.[14,35] No entanto, a palatabilidade, os altos custos, a necessidade de grandes volumes de fórmula e o número de endoscopias para identificar os alimentos envolvidos durante a reintrodução são obstáculos potenciais para essa modalidade de tratamento. Em alguns pacientes, pode ser necessário o uso de sonda nasogástrica para a administração da quantidade adequada da fórmula.[3]

Outra opção de tratamento dietético é a dieta de eliminação orientada por testes laboratoriais para alergia (teste de puntura e teste atópico de contato), na qual apenas alimentos identificados como potencialmente alergênicos são excluídos da dieta.[14,31] Os testes baseados na produção de IgE não refletem os mecanismos que desencadeiam a inflamação na EoE e não são suficientes para orientar o tratamento dos pacientes. O teste atópico de contato, mesmo refletindo reações de hipersensibilidade tardia, não é padronizado ou validado.[14,31] Apesar disso, esses exames podem ser indicados especialmente em crianças, uma vez que a exclusão empírica de um ou mais alimentos em pacientes sensibilizados pode levar a reações alérgicas quando da reintrodução do alérgeno.[14,31]

A eliminação empírica da dieta de quatro (leite, trigo, soja e ovos) ou seis (trigo, leite, soja, ovos, oleaginosas, frutos do mar) alimentos alergênicos mais comuns tem sido investigada. Taxas de remissão histológica de 74% em crianças e de 71% em adultos foram relatadas com a dieta de eliminação de seis alimentos.[35] Estudos com a dieta de eliminação de quatro alimentos relataram taxas de remissão de 64% em crianças e de 54% em adultos.[35] Um estudo observacional, prospectivo em 41 crianças (idade 9 ± 4 anos) avaliou a eficácia da dieta exclusivamente isenta de leite de vaca e demonstrou remissão clínica em 61% e histológica em 51% dos pacientes.[36] Além disso, uma abordagem escalonada, eliminando-se inicialmente um ou dois alimentos e aumentando o nível de restrição naqueles que não respondem ao tratamento, tem sido avaliada e demonstrado resultados animadores, por ter mais fácil aderência e identificar os alimentos suspeitos, evitando restrições dietéticas desnecessárias. Um estudo prospectivo, multicêntrico, utilizando a dieta de eliminação como primeira opção terapêutica, demonstrou resposta clínica-histológica de 43% com dois alimentos (leite de vaca e trigo), 60% com quatro alimentos (leite de vaca, trigo, ovo e oleaginosas) e 79% com seis alimentos (leite de vaca, trigo, ovo, nozes, frutos mar, leguminosas).[37] Essas opções podem ser mais facilmente aceitas do que as dietas elementares, com melhor adesão ao tratamento.

Em geral, a eliminação empírica de alimentos deve durar de 6 a 8 semanas, seguida de avaliação clínica e endoscópica, para considerar a reintrodução de alimentos ou a restrição adicional.

A escolha do manejo dietético deve ser discutida com o paciente e com a família para considerar fatores que possam influenciar na adesão ao tratamento, como idade, recursos financeiros, dificuldades de alimentação e impacto psicológico nas restrições dietéticas.

Além disto, é fundamental a monitorização rigorosa do aporte nutricional adequado conforme a faixa etária e o controle do desenvolvimento ponderoestatural.[2,3,14,35]

Dilatação endoscópica

A dilatação endoscópica com velas ou balões é uma prática já estabelecida para tratamento das estenoses esofágicas, sendo considerada segura também nos pacientes portadores de EoE. O procedimento é bem tolerado e pode promover melhora dos sintomas, mas não interfere na inflamação histológica. O momento da dilatação é baseado no julgamento clínico, que deve considerar o grau de estenose, a gravidade dos sintomas e a capacidade do paciente em seguir o tratamento medicamentoso ou dietético de forma adequada. A dilatação deve ser realizada com cautela e preferencialmente após tratamento clínico, tendo em vista a inflamação do órgão e a friabilidade da mucosa.[2,3,14,38]

AVALIAÇÃO DA RESPOSTA AO TRATAMENTO E PROGNÓSTICO

O tratamento em longo prazo é necessário para prevenção da recorrência. Portanto, os pacientes devem ser mantidos sob vigilância e, se houver recidiva dos sintomas ou da eosinofilia esofágica, a terapia é reiniciada ou mantida por longo período. Para avaliação da resposta terapêutica, consideram-se os sintomas clínicos e os achados endoscópicos/histológicos, com diminuição da contagem de eosinófilos na mucosa esofágica após 8 a 12 semanas de tratamento, como marcadores da melhora do paciente.

O prognóstico da EoE ainda não está bem estabelecido, mas aparentemente os sintomas tendem a recorrer ou persistir até a idade adulta, com períodos de melhora e piora. O desenvolvimento de estenoses fibróticas decorrentes da inflamação crônica e da deposição de colágeno são as possíveis complicações de longo prazo descritas até o momento.[39]

CONSIDERAÇÕES FINAIS

A EoE é uma enfermidade relativamente nova e ainda há um longo caminho no aprendizado dos vários aspectos da enfermidade. Portanto, a participação do paciente e de seus familiares na tomada de decisão é importante, considerando-se os possíveis efeitos adversos do tratamento contínuo e prolongado, bem como os riscos de recidiva dos sintomas ou a ocorrência de complicações quando o tratamento é interrompido.

A continuidade de pesquisas que envolvam a participação de cientistas e clínicos é essencial para atender às necessidades dos pacientes, buscando estratégias de tratamento mais efetivas e com menor impacto na qualidade de vida.

REFERÊNCIAS BIBLIOGRÁFICAS

1. Dellon ES, Liacouras CA, Molina-Infante JA, Furuta GT, Spergel JM, Zevit N, et al. Updated International Consensus Diagnostic Criteria for Eosinophilic Esophagitis: Proceedings of the AGREE Conference. Gastroenterology. 2018;155(4):1022-33.
2. Dhar A, Haboubi HN, Attwood SE, et al. British Society of Gastroenterology (BSG) and British Society of Paediatric Gastroenterology, Hepatology and Nutrition (BSPGHAN) joint consensus guidelines on the diagnosis and management of eosinophilic oesophagitis in children and adults. Gut. 2022 Aug;71(8):1459-87.
3. Ferreira CT, Vieira MC, Furuta GT, Barros FC, Chehade M. Eosinophilic esophagitis – Where are we today? J Pediatr (Rio J). 2019;95(3):275-81.
4. Attwood SE, Smyrk TC, Demeester TR, Jones JB. Esophageal eosinophilia with dysphagia. A distinct clinicopathologic syndrome. Dig Dis Sci. 1993;38:109-16.
5. Straumann A, Spichtin HP, Bernoulli R, Loosli J, Vögtlin J. Idiopathic eosinophilic esophagitis: a frequently overlooked disease with typical clinical aspects and discrete endoscopic findings. Schweiz Med Wochenschr. 1994;124:1419-29.
6. Ferreira CT, Vieira MC, Vieira SG, Stival da Silva G, Yamamoto DR, Silveira TR. Esofagite eosinofílica em 29 pacientes pediátricos. Arq Gastroenterol. 2008;45(2):141-6.
7. Hahn JW, Lee K, Shin JI, Cho SH, Turner S, Shin JU, et al. Global Incidence and Prevalence of Eosinophilic Esophagitis, 1976-2022: A Systematic Review and Meta-analysis. Clin Gastroenterol Hepatol. 2023 Dec;21(13):3270-84.e77.
8. Spechler SJ. Speculation as to why the frequency of eosinophilic esophagitis is increasing. Curr Gastroenterol Rep. 2018;20:26.
9. Markowitz JE, Spergel JM, Ruchelli E, Liacouras CA. Elemental diet is an effective treatment for eosinophilic esophagitis in children and adolescents. Am J Gastroenterol. 2003;98(4):777-82.
10. Reed CC, Iglesia EGA, Commins SP, Dellon ES. Seasonal exacerbation of eosinophilic esophagitis histologic activity in adults and children implicates role of aeroallergens. Ann Allergy Asthma Immunol. 2019;122(3):296-301.
11. Nguyen N, Fernando SD, Biette KA, Hammer JA, Capocelli KE, Kitzenberg DA, et al. TGF-β1 alters esophageal epithelial barrier function by attenuation of claudin-7 in eosinophilic esophagitis. Mucosal Immunol. 2018;11:415-26.
12. Kottyan LC, Parameswaran S, Weirauch MT, Rothenberg ME, Martin LJ. The genetic etiology of eosinophilic esophagitis. J Allergy Clin Immunol. 2020;145(1):9-15.
13. Clayton F, Peterson K. Eosinophilic esophagitis: pathophysiology and definition. Gastrointest Endosc Clin N Am. 2018;28:1-14.
14. Hirano I, Chan ES, Rank MA, Sharaf RN, Stollman NH, Stukus DR, et al. AGA Institute Clinical Guidelines Committee; Joint Task Force on Allergy-Immunology Practice Parameters. AGA Institute and the Joint Task Force on Allergy-Immunology Practice Parameters Clinical Guidelines for the management of eosinophilic esophagitis. Gastroenterology. 2020;158(6):1776-86.
15. Liacouras CA, Spergel J, Gober LM. Eosinophilic esophagitis: clinical presentation in children. Gastroenterol Clin North Am. 2014;43(2):219-29.
16. Menard-Katcher C, Benitez AJ, Pan Z, Ahmed FN, Wilkins BJ, Capocelli KE, et al. Influence of age and eosinophilic esophagitis on esophageal distensibility in a pediatric cohort. Am J Gastroenterol. 2017;112(9):1466-73.
17. Franciosi JP, Hommel KA, DeBrosse CW, Greenberg AB, Greenler AJ, Abonia JP, et al. Development of a validated patient-reported symptom metric for pediatric eosinophilic esophagitis: qualitative methods. BMC Gastroenterol. 2011;11:126.
18. Santos MFO, Barros CP, Martins CHS, Paro HBMS. Translation and cultural adaptation of the Pediatric Eosinophilic Esophagitis Symptom Score (PEESS v2.0). J Ped (Rio J). 2018;94(6).
19. Hirano I, Moy N, Heckman MG, Thomas CS, Gonsalves N, Achem SR. Endoscopic assessment of the oesophageal features of eosinophilic oesophagitis: validation of a novel classification and grading system. Gut. 2013;62(4):489-95.
20. Collins MH, Martin LJ, Alexander ES, Boyd JT, Sheridan R, He H, et al. Newly developed and validated eosinophilic esophagitis histology scoring system and evidence that it outperforms peak eosinophil count for disease diagnosis and monitoring. Dis Esophagus. 2017;30:1-8.
21. Warners MJ, Ambarus CA, Bredenoord AJ, Verheij J, Lauwers GY, Walsh JC, et al. Reliability of histologic assessment in patients with eosinophilic oesophagitis. Aliment Pharmacol Ther. 2018;47(7):940-50.
22. Vieira MC, Gugelmin ES, Percicote AP, Ribeiro MG, de Miranda RA, Vieira GG, et al. Intra- and interobserver agreement of histopathological findings in pediatric patients with eosinophilic esophagitis. J Pediatr (Rio J). 2022 Jan-Feb;98(1):26-32.
23. Gutierrez-Junquera C, Fernandez-Fernandez S, Cilleruelo ML, Rayo A, Echeverria L, Borrell B, et al. Long-term treatment with proton-pump inhibitors is effective in children with eosinophilic esophagitis. J Pediatr Gastroenterol Nutr. 2018;67:210-6.
24. Laserna-Mendieta EJ, Casabona S, Guagnozzi D, et al. Efficacy of proton pump inhibitor therapy for eosinophilic oesophagitis in 630 patients: results from the EoE connect registry. Aliment Pharmacol Ther. 2020;52:798-807.
25. Dohil R, Newburry R, Fox L, Bastian J, Aceves S. Oral viscous budesonide is effective in children with eosinophilic esophagitis in a randomized placebo-controlled trial. Gastroenterology. 2010;139:418-29.
26. Andreae DA, Hanna MG, Magid MS, Malerba S, Andreae MH, Bagiella E, et al. Swallowed fluticasone propionate is an effective long-term maintenance therapy for children with eosinophilic esophagitis. Am J Gastroenterol. 2016;111(8):1187-97.
27. Kia L, Nelson M, Zalewski A, Gregory D, Gonsalves N, Straumann A, et al. Oral delivery of fluticasone powder improves esophageal eosinophilic inflammation and symptoms in adults with eosinophilic esophagitis. Dis Esophagus. 2018;31(12).
28. Lucendo AJ, Miehlke S, Schlag C, Vieth M, von Arnim U, Molina-Infante J, et al. International EOS-1 Study Group. Efficacy of budesonide orodispersible tablets as induction therapy for eosinophilic eso--phagitis in a randomized placebo-controlled trial. Gastroenterology. 2019;157(1):74-86.
29. Philpott H, Dougherty MK, Reed CC, Caldwell M, Kirk D, Torpy DJ, et al. Systematic review: adrenal insufficiency secondary to swallowed topical corticosteroids in eosinophilic oesophagitis. Aliment Pharmacol Ther. 2018;47(8):1071-8.
30. Wechsler JB, Hirano I. Biological therapies for eosinophilic gastrointestinal diseases. J Allergy Clin Immunol. 2018;142(1):24-31.
31. Dellon ES, Rothenberg ME, Collins MH, Hirano I, Chehade M, Bredenoord AJ, et al. Dupilumab in adults and adolescents with eosinophilic esophagitis. N Engl J Med. 2022;387:2317-30.
32. Chehade M, Dellon ES, Spergel JM, et al. Dupilumab Improves Histologic and Endoscopic Aspects of Eosinophilic Esophagitis (EoE), as Well as Rate of Weight Gain, in Children Aged 1 to <12 years: 52-week Results from the Phase 3 EoE KIDS Trial. Paper presented at: ACG 2023 Annual Scientific Meeting. Vancouver, Canada. October 20-25, 2023.
33. Aceves SS, Dellon ES, Greenhawt et al. Clinical guidance for the use of dupilumab in eosinophilic esophagitis A yardstick. Ann Allergy Asthma Immunol. 2023;130(3):371-8.
34. Alexander JA, Ravi K, Enders FT, Geno DM, Kryzer LA, Mara KC, et al. Montelukast does not maintain symptom remission after topical steroid therapy for eosinophilic esophagitis. Clin Gastroenterol Hepatol. 2017;15:214-21.
35. Arias A, Gonzalez-Cervera J, Tenias JM, Lucendo AJ. Efficacy of dietary interventions for inducing histologic remission in patients with eosinophilic esophagitis: a systematic review and meta-analysis. Gastroenterology. 2014;146:1639-48.
36. Wechsler JB, Schwartz S, Arva NC, Kim KA, Chen L, Makhija M, et al. A Single Food Milk Elimination Diet Is Effective for Treatment of Eosinophilic Esophagitis in Children. Clin Gastroenterol Hepatol. 2022 Aug;20(8):1748-56.
37. Molina-Infante J, Arias A, Alcedo J, et al. Step-up empiric elimination diet for pediatric and adult eosinophilic esophagitis: The 2-4-6 study. J Allergy Clin Immunol. 2018;141:1365-72.
38. Schoepfer AM, Gonsalves N, Bussmann C, Conus S, Simon HU, Straumann A, et al. Esophageal dilation in eosinophilic esophagitis: effectiveness, safety, and impact on the underlying inflammation. Am J Gastroenterol. 2010;105:1062-70.
39. Aceves SS, Newbury RO, Dohil R, Bastian JF, Broide DH. Esophageal remodeling in pediatric eosinophilic esophagitis. J Allergy Clin Immunol. 2007;119(1):206-12.

CAPÍTULO 3

DOENÇA PÉPTICA GASTRODUODENAL

Cristina Palmer Barros
Érica Rodrigues Mariano de Almeida Rezende
Luciane Borges Marson

AO FINAL DA LEITURA DESTE CAPÍTULO, O PEDIATRA DEVE ESTAR APTO A:

- Reconhecer as causas que determinam o surgimento das lesões pépticas gastroduodenais na criança e no adolescente.
- Reconhecer os sinais e sintomas que alertam para a possibilidade diagnóstica de lesões pépticas gastroduodenais.
- Indicar adequadamente exames de investigação complementar para o diagnóstico das lesões pépticas gastroduodenais e para a pesquisa de infecção pelo *Helicobacter pylori*.
- Indicar adequadamente a utilização do tratamento medicamentoso para crianças e adolescentes com lesões pépticas gastroduodenais.
- Conhecer as diretrizes internacionais e regionais para diagnóstico e tratamento da infecção pelo *H. pylori* em Pediatria.

INTRODUÇÃO

As doenças pépticas gastroduodenais são entidades clínicas que devem ser reconhecidas pelo pediatra, principalmente por seu caráter crônico, pela subjetividade dos sintomas e pela semelhança com alguns distúrbios funcionais do trato gastrointestinal.

As formas clínicas da doença péptica que acometem o trato digestivo são a esofagite, a gastrite, a gastropatia, a duodenite e a úlcera péptica gástrica e duodenal. Este capítulo abordará as consequências da ação cloridopéptica em doenças gastroduodenais. Os termos "gastrite" e "duodenite" caracterizam a presença de processo inflamatório e, portanto, são condições definidas apenas por meio da avaliação histopatológica. Na gastropatia o quadro inflamatório não é o evento predominante, mas sim o dano epitelial, os sinais de regeneração celular e, em algumas situações, as anormalidades vasculares. Como observado nas situações de estresse, hipovolemia, isquemia, consumo de álcool, uso de medicações, refluxo biliar, congestão crônica, entre outras, ambos os processos podem evoluir em intensidade, determinando as lesões ulceradas que atravessam a barreira epitelial e ultrapassam os limites da muscular da mucosa, atingindo a submucosa e deixando cicatriz em sua regeneração.[1,2]

A fisiopatologia da doença péptica ácida é determinada por falha na homeostase entre os fatores de defesa e agressores da mucosa gastrointestinal. Os fatores de defesa são classificados em pré-epiteliais, epiteliais e pós-epiteliais. Os elementos protetores pré-epiteliais são a produção de muco, bicarbonato e fosfolipídios de superfície. Os fatores epiteliais são a integridade da membrana celular, os complexos juncionais intercelulares, a renovação celular e as bombas iônicas. Já os fatores pós-epiteliais são o fluxo sanguíneo da microcirculação e a presença do bicarbonato, que neutraliza o hidrogênio que penetra através da barreira mucosa. Como elementos agressores diretos da mucosa destacam-se a própria secreção gástrica contendo ácido e pepsina, a bile e a infecção pelo *Helicobacter pylori*.[1]

As doenças pépticas gastroduodenais são classificadas como primárias, quando decorrem da ação cloridropéptica, determinada por fatores genéticos e ambientais, associadas ou não à presença do *H. pylori*; e secundárias, que contam com a presença de doenças sistêmicas ou da ação de drogas como fatores deflagradores do desequilíbrio na homeostase do meio gástrico e duodenal.[1] A Tabela 1 lista as principais etiologias das doenças gastroduodenais e seus mecanismos segundo essa classificação.

A doença péptica pela infecção por *H. pylori* e pelo uso de medicamentos anti-inflamatórios não esteroides (AINE) será descrita com mais detalhes nas seções seguintes, por se destacar na prevalência em Pediatria. O uso de álcool por adolescentes é uma realidade crescente, também capaz de

Tabela 1 Etiologias e mecanismos das doenças gastroduodenais de origem primária e secundária

Etiologia	Mecanismo
Primária	
Helicobacter pylori	Infecção pelo *H. pylori*
Idiopática	Não esclarecido – *H. pylori* negativo
Secundária	
Síndrome de Zollinger-Ellison Hiperplasia ou hiperfunção de células G Mastocitose sistêmica Insuficiência renal Hiperparatireoidismo Fibrose cística Síndrome do intestino curto	Produção aumentada do HCl
Insuficiência respiratória Sepse Choque Acidose Hipoglicemia Traumatismo craniano Queimaduras	Estresse (doenças graves)
Citomegalovírus Herpes-vírus Vírus da *influenza* A Gastrite granulomatosa infecciosa: tuberculose, sífilis, histoplasmose *Candida albicans*	Agentes infecciosos
AINE Ácido acetilsalicílico Cáusticos Álcool Agentes quimioterápicos Ácido valproico Cloreto de potássio Corticosteroides Bile (gastrite alcalina por refluxo duodenogástrico)	Ação química
Doença celíaca Gastrite e duodenite eosinofílica Doença inflamatória intestinal Gastrite autoimune	Imunomediado
Gastroduodenite actínica Doença granulomatosa não infecciosa: doença de Crohn, sarcoidose, granulomatose de Wegener, gastrite granulomatosa idiopática, corpo estranho Doença de Ménétrier (gastrite hipertrófica) Vasculite (púrpura de Henoch-Schönlein) Trauma (vômitos) Congestão vascular (gastropatia da hipertensão portal)	Outras condições

AINE: anti-inflamatórios não esteroides.

provocar alterações pépticas na mucosa gástrica, com abordagem semelhante à das lesões por uso de AINE.

PAPEL DA INFECÇÃO PELO *H. PYLORI* E DO USO DE AINE NA DOENÇA PÉPTICA EM PEDIATRIA

A infecção pelo *H. pylori* e o uso de AINE são etiologias prevalentes da doença péptica gastroduodenal na criança e no adolescente. Quando ambos os fatores estão presentes, é observado sinergismo, com aumento da probabilidade de causar doença ulcerada gastroduodenal.

O uso de AINE ocorre em várias situações de forma não orientada e abusiva, como no controle de febre e dor em pediatria. Os AINE inibem a ciclo-oxigenase (COX) catalisadora da conversão de ácido araquidônico em prostaglandina. Pela redução na produção de prostaglandinas, promovem efeito terapêutico no controle do processo inflamatório, mas também causam o efeito adverso, com interferências na secreção ácida, redução na vascularização submucosa e diminuição na liberação de muco e bicarbonato. Sua ação deletéria é rápida e pode causar hemorragia e erosões de 15 a 30 minutos após ingestão do medicamento, acometendo inicialmente o antro gástrico, mesmo com doses habituais para o peso. A característica histológica da lesão é de gastropatia reativa com poucos sinais de processo inflamatório associado, não caracterizando um quadro de gastrite. Os fatores que aumentam o risco de complicações por uso de AINE são: história de úlcera, dose elevada da droga, uso concomitante de aspirina com outros AINE, uso de corticosteroides, comorbidades, uso de anticoagulantes e infecção pelo *H. pylori*.[2]

O *H. pylori* é o agente mais comum de infecção crônica no homem, e sua patogenicidade é determinada pela capacidade de sintetizar metabólitos lesivos à mucosa, estimular a resposta inflamatória crônica e alterar a regulação da secreção ácida. Em uma recente revisão sistemática com dados de prevalência global, demonstrou-se que a infecção pelo *H. pylori* apresenta grande variação entre países e entre regiões do mesmo país, com altas prevalências nas áreas em desenvolvimento. As regiões de maior prevalência mundial são a África (70,1%), a América do Sul (69,4%) e a Ásia Ocidental (66,6%), com o Brasil atingindo uma das mais altas prevalências globais, estimada em 71,2%. Essas diferenças provavelmente refletem o grau de urbanização, saneamento, acesso a água potável e nível socioeconômico da população.[3] A prevalência em crianças brasileiras é alta nos primeiros 2 anos de vida em áreas urbanas ou rurais; nas regiões mais prevalentes, afeta até 50% das crianças de 2 a 5 anos e, em crianças de até 10 anos, a taxa estimada pode chegar a 70 a 90%, semelhante à dos adultos.[4] O *H. pylori* adaptado para colonizar apenas a mucosa gástrica do homem produz, na grande maioria das vezes, infecção assintomática e, ocasionalmente, manifestações digestivas e/ou extradigestivas. A colonização por essa bactéria pode determinar doença péptica gastroduodenal (gastrite, duodenite e/ou úlceras) e complicações pela infecção crônica, como gastrite atrófica e predisposição ao câncer gástrico.

A ampla variação na apresentação clínica e na evolução depende de fatores relacionados à virulência do parasita e à imunidade do hospedeiro. A infecção pelo *H. pylori* configura um problema de saúde pública devido à sua globalização, à alta capacidade de disseminação e aos impactos relevantes na morbimortalidade. Comitês de *experts* em nível internacional e regional buscam constantemente atualizar as diretrizes no diagnóstico e no tratamento da infecção por *H. pylori*, com o intuito de racionalizar as intervenções e a utilização de recursos, reduzindo a taxa de infecção global e prevenindo o câncer gástrico.

As orientações contidas neste capítulo são baseadas na última publicação das diretrizes das Sociedades Europeia e Americana de Gastroenterologia, Hepatologia e Nutrição Pediátrica (ESPGHAN e NASPGHAN) e na revisão dessas recomendações pela Sociedade Latino-americana de Gastroenterologia, Hepatologia e Nutrição Pediátrica (SLAGHNP) para adaptação à realidade latino-americana. As Tabelas 2 e 3 apresentam a síntese dessas diretrizes quanto às recomendações de diagnóstico e tratamento do *H. pylori* na população pediátrica, e as Tabelas 4 a 8 detalham os esquemas de tratamento de primeira linha, de resgate e as medicações utilizadas, com suas respectivas doses recomendadas.[5,6]

Tabela 2 Recomendações da ESPGHAN e da NASPGHAN para infecção pelo *H. pylori* em Pediatria

Recomendações quanto ao diagnóstico
1. O objetivo principal na investigação clínica das queixas gastrointestinais deve ser determinar a causa subjacente dos sintomas, e não apenas a presença de infecção por *H. pylori*
2a. Durante a endoscopia, biópsias adicionais para RUT e cultura devam ser realizadas apenas se houver probabilidade de o tratamento ser prescrito diante da confirmação da infecção
2b. Se a infecção por *H. pylori* for um achado incidental na endoscopia, o tratamento poderá ser considerado após discussão cuidadosa dos riscos e benefícios com o paciente e seus pais
2c. Não se recomenda a estratégia de "testar e tratar" para infecção por *H. pylori* em crianças
3. O teste de *H. pylori* deve ser realizado em crianças com úlceras gástricas ou duodenais. Se a infecção por *H. pylori* for identificada, o tratamento deve ser prescrito, e a erradicação, confirmada
4. Não se recomenda o teste diagnóstico para infecção por *H. pylori* em crianças com DAF
5a. Não se recomenda o teste de diagnóstico para infecção por *H. pylori* como parte da investigação inicial em crianças com ADF
5b. Sugere-se que, em crianças com DAF refratária, nas quais outras causas foram descartadas, o teste para *H. pylori* durante a EDA seja considerado
6. Sugere-se que um teste diagnóstico não invasivo para infecção por *H. pylori* seja considerado ao investigar as causas de púrpura trombocitopenia crônica imune
7. Não se recomenda teste diagnóstico para infecção por *H. pylori* ao investigar as causas da baixa estatura
8. Antes de testar para *H. pylori*, recomenda-se esperar pelo menos 2 semanas após interromper o IBP e 4 semanas após interromper os antibióticos
9a. O diagnóstico de infecção por *H. pylori* deve ser baseado na histopatologia (gastrite positiva por *H. pylori*) e em pelo menos mais um teste baseado em biópsia positiva ou cultura positiva
9b. Para o diagnóstico de infecção por *H. pylori* na EDA, pelo menos 6 biópsias gástricas devem ser obtidas
10. Não se recomenda o uso de testes baseados em anticorpos (IgG, IgA) detectados em soro, sangue total, urina e saliva para testar *H. pylori* na prática clínica

(continua)

Tabela 2 Recomendações da ESPGHAN e da NASPGHAN para infecção pelo *H. pylori* em Pediatria (*continuação*)

Recomendações quanto ao tratamento
11. A sensibilidade antimicrobiana deve ser obtida para a(s) cepa(s) infectante(s) de *H. pylori* e a terapia de erradicação deve ser adaptada de acordo com o resultado
12. A eficácia da terapia de primeira linha deve ser avaliada em centros nacionais/regionais
13. O médico deve explicar ao paciente e à sua família sobre a importância da adesão à terapia anti-*H. pylori* para aumentar o sucesso da erradicação
14. A terapia de primeira linha para infecção por *H. pylori*, conforme listado na Tabela 7, deve ser realizada
15. O resultado da terapia anti-*H. pylori* deve ser avaliado pelo menos 4 semanas após o término do tratamento usando um dos seguintes testes:
• Teste de respiratório com 13C-ureia
• Teste de antígeno fecal monoclonal de 2 etapas
16. Quando o tratamento para *H. pylori* falhar, a terapia de resgate deve ser individualizada, considerando a suscetibilidade aos antibióticos, a idade da criança e as opções antimicrobianas disponíveis

ADF: anemia por deficiência de ferro; DAF: dor abdominal funcional; EDA: endoscopia digestiva alta; IBP: inibidor da bomba de prótons; RUT: teste rápido para urease (do inglês *rapid urease test*).
Fonte: Jones et al., 2017.[6]

Tabela 3 Adaptações nas recomendações da ESPGHAN/NASPGHAN para a infecção pelo *H. pylori* em população pediátrica latino-americana

Nº da recomendação da ESPGHAN/ NASPGHAN	Proposta da SLAGHNP
2a e 2b	2a. Fazer uma biópsia para RUT e histologia (e biópsias para cultura ou técnicas moleculares, quando disponíveis) durante a EDA apenas se o tratamento for administrado, no caso de a infecção ser confirmada
	2b. Se a infecção por *H. pylori* for um achado fortuito na endoscopia, o tratamento pode ser considerado com discussão detalhada com o paciente e seus pais
4	Em crianças com dor abdominal funcional, na ausência de sinais de alarme, o teste para *H. pylori* não é recomendado. Em crianças com dispepsia ou dor abdominal com sinais de alarme, de acordo com os critérios de Roma IV, recomenda-se como primeira opção a realização de EDA, para determinar a presença de lesões e outras causas de dor abdominal. Em caso de identificação de alguma lesão (úlcera, erosões), recomenda-se a realização de biópsias para RUT e histologia e, se houver, também biópsias para cultura ou técnicas moleculares. Se *H. pylori* for identificado, o tratamento de erradicação deve ser considerado

(continua)

Tabela 3 Adaptações nas recomendações da ESPGHAN/NASPGHAN para a infecção pelo *H. pylori* em população pediátrica latino (*continuação*)

Nº da recomendação da ESPGHAN/ NASPGHAN	Proposta da SLAGHNP
9a e 9b	9a. O diagnóstico de infecção por *H. pylori* deve ser feito em pacientes sintomáticos com base em biópsias obtidas por meio de EDA, com pelo menos dois dos seguintes testes positivos: RUT, histologia ou cultura
	9b. Devem ser realizadas pelo menos cinco biópsias gástricas para o diagnóstico de infecção por *H. pylori* na EDA. Devem ser obtidas duas biópsias do antro e duas do corpo para avaliação histopatológica, aplicando a classificação de Sydney, e uma biópsia do antro para RUT. Idealmente, biópsias adicionais podem ser feitas se houver técnicas de estudo de susceptibilidade antimicrobiana (cultura ou técnicas moleculares)
11a e 11b	11a. Idealmente, onde e quando o teste de sensibilidade estiver disponível, o padrão de resistência antimicrobiana deve ser determinado para orientar a primeira tentativa de erradicar a infecção
	11b. Quando disponível, o teste de suscetibilidade antimicrobiana deve ser realizado em pacientes pediátricos para melhorar a eficácia do tratamento de erradicação, particularmente se houver alta prevalência (> 20%) de resistência ao CLA
12	A resistência antimicrobiana de *H. pylori* ou estudo de suscetibilidade devem ser avaliados em centros regionais selecionados que atuem como centros de referência para todos os países da América Latina

(*continua*)

Tabela 3 Adaptações nas recomendações da ESPGHAN/NASPGHAN para a infecção pelo *H. pylori* em população pediátrica latino (*continuação*)

Nº da recomendação da ESPGHAN/ NASPGHAN	Proposta da SLAGHNP
14	O uso da tabela anexa (Tabela 7) é recomendado como tratamento de primeira linha para infecção por *H. pylori* se a suscetibilidade aos antimicrobianos for conhecida. Se a suscetibilidade for desconhecida, recomenda-se o esquema IBP-AMO-CLA por 14 dias em doses padrão (exceto em países com resistência ao CLA > 20%)
15a e 15b	15a. Verificar o sucesso do tratamento anti-*H. pylori* usando UBT-C13 ou HpSAg
	15b. Os testes devem ser realizados pelo menos 4 semanas após o recebimento do tratamento com antibióticos e a descontinuação dos IBP
16	Em caso de falha de erradicação com o esquema de segunda linha, recomenda-se a indicação de tratamento individualizado, idealmente considerando a sensibilidade antibiótica da cepa (o que implica a realização de nova endoscopia com extração de amostra para cultura e antibiograma ou estudo molecular de resistência), o esquema indicado anteriormente e a idade do paciente
Câncer gástrico	Em crianças sintomáticas encaminhadas para endoscopia, com história de parentes de primeiro ou segundo grau com câncer gástrico, recomenda-se procurar o *H. pylori* (e erradicá-lo, quando detectado) por técnica direta durante a endoscopia

AMO: amoxicilina; CLA: claritromicina; EDA: endoscopia digestiva alta; HpSAg: antígenos fecais; IBP: inibidor de bomba de prótons; RUT: teste rápido para urease (do inglês *rapid urease test*); UBT-C13: teste da ureia de ar expirado.
Fonte: Harris et al., 2020.[5]

Tabela 4 Regime de dose padrão

Droga	Peso corporal (kg)	Dose da manhã (mg)	Dose da noite (mg)
IBP*	15 a 24	20	20
	25 a 34	30	30
	> 35	40	40
Amoxicilina	15 a 24	500	500
	25 a 34	750	750
	> 35	1.000	1.000
Claritromicina	15 a 24	250	250
	25 a 34	500	250
	> 35	500	500
Metronidazol	15 a 24	250	250
	25 a 34	500	250
	> 35	500	500
Bismuto	< 10 anos	262, 4 vezes/dia	
	>10 anos	524, 4 vezes/dia	

IBP: inibidor da bomba de prótons (dose referente ao omeprazol e esomeprazol).
IBP deve ser administrado pelo menos 15 min antes da refeição. Altas doses de supressão ácida melhoram as taxas de sucesso da terapia com amoxicilina e claritromicina.
Fonte: Jones et al., 2017.[6]

Tabela 5 Terapia de resgaste em falha de tratamento em crianças

Suscetibilidade antibiótica inicial	Regime de tratamento prévio	Terapia de resgate
Sensível a CLA e MET	Terapia tripla AMO-CLA Terapia tripla AMO-MET	Terapia tripla AMO-MET Terapia tripla AMO-CLA
Sensível a CLA e MET	Terapia sequencial	Considerar nova EDA e fazer tratamento de 14 dias; ou tratar como resistência dupla (Tabela 7)*
Resistente a CLA	Terapia tripla com MET	Tratar como resistência dupla (Tabela 7)*
Resistente a MET	Terapia tripla com CLA	Considerar nova EDA e fazer tratamento de 14 dias; ou tratar como resistência dupla (Tabela 7)*
Sensibilidade desconhecida	Terapia tripla ou sequencial	Considerar nova EDA para avaliar suscetibilidade ou tratar como resistência dupla (Tabela 7)*

CLA: claritromicina; EDA: endoscopia digestiva alta; MET: metronidazol.
*Em adolescentes, levofloxacino e tetraciclina podem ser considerados.
Fonte: Jones et al., 2017.[6]

Tabela 6 Medicamentos usados para supressão ou bloqueio da secreção ácida

Droga	Doses	Dose máxima
Inibidores da bomba de prótons		
Omeprazol	1 a 4 mg/kg/dia	80 mg
Lansoprazol	1 mg/kg/dia para lactentes 15 mg/dia para menores de 30 kg 30 mg/dia para maiores de 30 kg 1 a 2 vezes/dia	60 mg
Esomeprazol	0,5 a 1 mg/kg/dia 20 mg até 20 kg (lactentes 10 mg) 40 mg acima de 20 anos	40 mg
Pantoprazol	1 a 2 mg/kg/dia 1 a 2 vezes/dia	40 mg
Dexlansoprazol	30 mg (testado em adolescentes)	60 mg
Antagonistas dos receptores H_2 da histamina		
Cimetidina	20 a 30 mg/kg/dia 2 vezes/dia	800 mg/dia
Famotidina	0,5 a 1 mg/dia 2 vezes/dia	20 mg/dia

(continua)

Tabela 6 Medicamentos usados para supressão ou bloqueio da secreção ácida (*continuação*)

Droga	Doses	Dose máxima
Antiácidos		
Sucralfato	40 a 80 mg/kg/dia, divididos em 4 doses < 6 anos: 0,5 g/dose, 4 vezes/dia > 6 anos: 1,0 g/dose, 4 vezes/dia	< 6 anos: 2 g/dia > 6 anos: 4 g/dia
Hidróxido de alumínio	Crianças: 320 a 960 mg/dose a cada 2 a 6 h Neonatos: 64 mg/kg, a cada 4 h	Até 1 g/dose
Hidróxido de magnésio	≥ 12 anos: 5 a 15 mL/dose, até 4 vezes/dia 2 a 11 anos: 5 mL, até 4 vezes/dia	45 mL/24 h 30 mL/24 h
Hidróxido de alumínio + hidróxido de magnésio + simeticona	< 12 anos: 5 mL, 1 a 2 vezes/dia > 12 anos: 10 a 20 mL, 4 vezes/dia	Dose de simeticona: < 2 anos: 120 mg/dia 2 a 12 anos: 240 mg/dia >12 anos: até 60 mL/dia

Tabela 7 Terapia de primeira linha para infecção pelo *H. pylori*

Suscetibilidade antimicrobiana ao *H. pylori*	Tratamento sugerido
Conhecida	
Sensível a CLA e a MET	IBP-AMO-CLA 14 dias com dose padrão[π] (Tabela 7)
Resistente a CLA, sensível a MET	IBP-AMO-MET 14 dias ou baseada em bismuto[€*]
Resistente a MET, sensível a CLA	IBP-AMO-CLA 14 dias ou baseada em bismuto[€*]
Resistente a CLA e MET	IBP-AMO-MET 14 dias com AMO de alta dose (Tabela 8) ou baseada em bismuto[€*¥]
Desconhecida	
	Alta dose (Tabela 8) de IBP-AMO-MET 14 dias ou baseada em bismuto[€*¥]

AMO: amoxicilina; CLA: claritromicina; IBP: inibidor de bomba de próton; MET: metronidazol.
[π] Ou terapia sequencial por 10 dias (IBP-AMO por 5 dias seguido de IBP-CLA-MET por 5 dias).
[€] Terapia quádrupla com bismuto em < 8 anos: bismuto-IBP-CLA-MET; > 8 anos: bismuto-IBP-MET-tetraciclina
* Em caso de alergia à penicilina: sensível a CLA e MET, usar terapia tripla padrão com MET; resistente a CLA, usar terapia baseada em bismuto com tetraciclina em maiores de 8 anos.
[¥] Terapia concomitante (IBP-AMO-MET-CLA) por 14 dias.
Fonte: Jones et al., 2017.[6]

Tabela 8 Regimes com alta dose de amoxicilina

Peso corporal (kg)	Dose da manhã (mg)	Dose da noite (mg)
15 a 24	750	750
25 a 34	1.000	1.000
> 35	1.500	1.500

Fonte: Jones et al., 2017.[6]

QUADRO CLÍNICO

O estômago do indivíduo sadio é insensível a estímulos químicos, mas, quando a mucosa está inflamada ou congesta, há sensação dolorosa epigástrica do tipo visceral. A dor na lesão aguda de mucosa, causada por ingestão de álcool, AINH ou refluxo alcalino, assemelha-se à da úlcera péptica gastroduodenal e frequentemente é acompanhada por náuseas e vômitos. Já a existência de dor por gastrite crônica é uma questão controversa. A dor da úlcera péptica gástrica ou duodenal ocorre geralmente no epigástrio, tem caráter de dor contínua relatada como "dor de fome", persistente, surgindo habitualmente quando o estômago não contém alimento, frequentemente despertando o paciente durante a noite e aliviada pela ingestão de alimentos. Apenas a úlcera penetrada no fígado e no pâncreas provoca dor mais intensa, de longa duração, com irradiação dorsal.

Os sintomas na criança são variados e dependem da idade, da gravidade e da extensão da lesão. No lactente com lesões pépticas, frequentemente observam-se irritabilidade, vômitos, redução do apetite e, às vezes, perda de peso. No exame físico a avaliação geralmente está prejudicada pela irritabilidade, porém sinais clínicos como palidez, emagrecimento, distensão abdominal e desconforto à palpação do abdome podem ser observados. Na criança maior os sintomas se assemelham aos do adulto, com dor epigástrica, náuseas, saciedade precoce, vômitos, anemia e perda de peso. A sensação dolorosa à palpação epigástrica é um dado semiológico importante. A combinação de dor abdominal epigástrica, vômitos e despertar noturno também é sugestiva de úlcera péptica na criança, mas a associação temporal com a alimentação ocorre em apenas na metade dos casos.[2]

A síndrome dispéptica caracterizada por náuseas, saciedade precoce, plenitude pós-prandial, eructações e dor abdominal, geralmente em localização epigástrica, é observada com frequência na doença péptica gastroduodenal da criança. No entanto, a causa mais frequente dos sintomas dispépticos não são as doenças pépticas, mas sim a dispepsia funcional, em torno de 70 a 80% dos casos. As hipóteses que determinam a dispepsia funcional se relacionam a alterações na motilidade gastroduodenal, incapacidade de relaxamento gástrico em resposta a uma refeição, hipersensibilidade visceral, inflamações de baixo grau e predisposição genética. Quando os sintomas dispépticos se referem à doença péptica, outros sinais de alerta geralmente estão associados, como pirose, despertar noturno, vômitos recorrentes, disfagia, hematêmese e história familiar de doença péptica. O pediatra deve conhecer os distúrbios funcionais associados à dor abdominal descritos nos critérios de Roma IV, o que favorece a racionalização no diagnóstico diferencial da dor abdominal crônica, evitando investigações desnecessárias ou atrasos no diagnóstico.[7]

Sangramento digestivo alto (localizado acima do ângulo de Treitz, ou ângulo duodeno jejunal) pode ser observado principalmente nas úlceras gastroduodenais. Ocorre na forma de hematêmese, melena e, menos frequentemente, enterorragia, quando existe um grande volume de sangramento. Até 25% das crianças com úlcera duodenal apresentam curso silencioso e sangramento digestivo como a primeira manifestação. Alterações hemodinâmicas podem ocorrer, o que requer rápida abordagem diagnóstica e terapêutica. Portanto, na presença de hemorragia digestiva com característica de sangramento alto, o pediatra deve recordar da possibilidade de lesões pépticas.[1]

Na doença péptica com infecção pelo *H. pylori* os sintomas são semelhantes aos da doença péptica não associada a bactéria. Na infecção aguda pelo patógeno os sintomas são inespecíficos, relatados como náuseas, vômitos, halitose e diarreia, podendo assemelhar-se também a uma síndrome de gastroenterite aguda e transitória. Apesar de a presença da bactéria sempre se associar a processo inflamatório microscópico da mucosa, o quadro clínico pode variar entre as apresentações assintomáticas ou sintomáticas de gastrite, duodenite ou úlceras pépticas gastroduodenais, presentes em qualquer faixa etária. Na criança, o *H. pylori* é a principal causa de úlcera péptica duodenal; já a atrofia mucosa, o carcinoma gástrico e o linfoma MALT são formas clínicas mais frequentemente observadas em adultos. Nos quadros dispépticos não ulcerosos ainda não foi possível comprovar a relação dos sintomas com a presença da bactéria.[7,8] Como manifestações clínicas extradigestivas, que atualmente apresentam alguma evidência de correlação com a infecção pelo *H. pylori,* citam-se a anemia ferropriva refratária ao tratamento e a púrpura trombocitopênica imune.[6]

DIAGNÓSTICO

A investigação diagnóstica visa a esclarecer os mecanismos causadores da lesão péptica (processo inflamatório relacionado ou não à infecção pelo *H. pylori*), o grau de extensão da lesão (erosões ou ulcerações) e suas complicações (sangramentos e estenoses). O processo diagnóstico inicia-se necessariamente na análise detalhada dos sinais e sintomas, porém exames complementares podem ser necessários para completar a investigação. O esclarecimento diagnóstico da infecção pelo *H. pylori* deve ser guiado pelos sintomas da doença potencialmente causada pela bactéria, seguindo as recomendações descritas nas Tabelas 2 e 3.[5,6]

A investigação da infecção pelo *H. pylori* pode ser feita por testes invasivos e não invasivos. Os testes disponíveis na prática clínica são listados a seguir.[4,6]

Testes invasivos

Endoscopia digestiva alta com biópsias para avaliação histopatológica

A EDA é o método de escolha para o diagnóstico das doenças pépticas gastroduodenais porque permite a identificação e a caracterização das lesões, além da coleta de material para estudo histopatológico e pesquisa do *H. pylori*. As alterações endoscópicas mais comuns encontradas na infecção pelo *H. pylori* são lesões nodulares e confluentes no antro (em 50 a 60% dos casos na gastrite isolada e em 100% na úlcera duodenal), lesões nodulares e confluentes no corpo, no fundo e na cárdia (em uso de terapia de supressão ácida) e úlcera duodenal. As alterações histopatológicas detectadas na infecção pela bactéria são a hiperplasia linfoide (que pode permanecer após a erradicação da bactéria), a gastrite crônica ativa (caracterizada por infiltrado de neutrófilos e linfócitos) e a visualização direta do agente infeccioso no tecido.

Na doença péptica por uso de AINH são encontradas erosões gástricas no corpo e no antro e úlceras gástricas em atividade com sinais de hemorragia. As alterações histopatológicas provocadas por esses medicamentos são caracterizadas pela gastropatia reativa, com hiperplasia epitelial, ectasia, hemorragia vascular e edema. A realização do exame na criança necessita de sedação anestésica, devendo sempre ser indicado com critério e em condições clínicas favoráveis.

Teste da urease

O teste da urease é de leitura rápida, de poucos minutos a 24 horas (com variações entre os *kits* disponíveis no mercado), e de detecção indireta da bactéria, por demonstrar a presença de ureia em biópsia da mucosa gástrica como produto metabólico da ação bacteriana. A urease presente no fragmento de biópsia hidrolisa a ureia contida no reativo, produzindo amônia e alcalinizando o meio. A alcalinização é sinalizada mediante um indicador de pH, que altera a cor da solução de amarelo para vermelho, sendo considerado positivo se o gel se tornar vermelho na leitura realizada em tempo determinado pelo fabricante. Apesar de apresentar alta sensibilidade e especificidade no diagnóstico da infecção durante a realização da EDA, seu uso não é recomendado para confirmação da erradicação após o tratamento, pois a sensibilidade sofre significativa redução.

Cultura

A cultura do material de biópsia gástrica é o padrão-ouro para o diagnóstico da infecção pelo *H. pylori*, com 100% de especificidade e sensibilidade entre 70 e 100%. A grande vantagem deste método está na possibilidade da realização do antibiograma e na determinação da concentração inibitória mínima (CIM) de antibióticos, com importante papel nos casos de falha terapêutica após a tentativa de erradicação. As limitações na prática clínica estão no custo elevado, nas discrepâncias metodológicas, no uso de diferentes CIM para alguns compostos e no pequeno número de laboratórios que realizam os testes.

Testes não invasivos

Sorologia (pesquisa de anticorpos anti-*H.pylori*)

A infecção pelo *H. pylori* induz resposta imune celular e humoral, com produção de imunoglobulinas que podem ser detectadas por testes sorológicos (IgG e IgA) realizados em soro, sangue total, saliva e urina. No entanto, apresentam ampla variação em sensibilidade e especificidade e podem demonstrar títulos persistentemente positivos, por meses ou anos, o que não diferencia a infecção atual da passada. Portanto, seu uso na prática clínica não é recomendado.

Teste respiratório com ureia marcada com carbono 13 (C13)

Este teste tem grande utilidade na confirmação da erradicação da bactéria, com alta especificidade e sensibilidade e melhor acurácia quando realizado em 4 a 6 semanas após o término do tratamento. Tem capacidade de detectar a presença de organismos produtores de urease. Alterações no teste podem ocorrer na presença de outros organismos produtores de urease e no uso de medicações supressoras da secreção ácida, antibióticos e sais de bismuto. Portanto, recomenda-se que seja realizado após 4 semanas do término do tratamento com antibióticos/sais de bismuto, e 14 dias após o uso de inibidores da bomba de prótons (IBP).

Teste do antígeno fecal

O teste de antígeno fecal também pode ser utilizado para controle da erradicação da bactéria, por sua alta sensibilidade e especificidade. É realizado por meio da utilização de anticorpos monoclonais ou policlonais. A pesquisa dos antígenos nas fezes torna-se negativa 1 semana após a eliminação da bactéria. Sua limitação está nas situações relacionadas à concentração reduzida da bactéria, como atrofia gástrica, metaplasia intestinal, câncer gástrico ou em pacientes com úlcera péptica hemorrágica. O teste apresenta boa acurácia após 4 semanas do término do tratamento. Antibióticos/sais de bismuto e IBP devem ser suspensos por pelo menos 1 mês e por 14 dias antes do teste, respectivamente.

Biologia molecular

Os testes genotípicos baseados na biologia molecular são rápidos, reproduzíveis, fáceis de padronizar e não dependem da presença de bactérias vivas. Podem ser utilizados para avalição da sensibilidade microbiana principalmente após a segunda ou terceira falha na tentativa de erradicação do *H. pylori*. No entanto, ainda não estão amplamente disponíveis na prática clínica.

TRATAMENTO

Orientação alimentar

O pediatra deve orientar a família a seguir uma alimentação adequada para a idade, evitando o consumo exagerado de refrigerantes, café e alimentos industrializados com alto teor de gordura, por serem substâncias que irritam a mucosa e alteram a motilidade do trato gastrointestinal. Aos adolescentes, cabe ainda fornecer orientações quanto ao controle do uso de álcool e do tabagismo. Dieta rica em leite e derivados não está recomendada, pois exerce potente estimulação da secreção ácida e tem efeito tampão fugaz.

Medicamentos

O tratamento medicamentoso na doença péptica gastroduodenal tem como objetivo aliviar os sintomas e cicatrizar as lesões pépticas. Isso é conseguido com o uso de medicações que bloqueiam a secreção gástrica. Os medicamentos disponíveis para uso em pediatria são os antagonistas dos receptores H_2 da histamina, IBP e antiácidos.

Os antagonistas dos receptores H_2 da histamina são a cimetidina, a famotidina, a nizatidina e a ranitidina. Essas drogas atuam inibindo, por mecanismo de competição, os receptores de H_2 localizados nas células parietais. Elas são capazes de aumentar o pH gástrico após 30 minutos da administração, mantendo a ação por 9 a 10 horas, com redução de 50 a 70% da produção de secreção gástrica e de 40 a 50% do volume. No uso crônico, pode ocorrer taquifilaxia ou redução da resposta terapêutica, após 6 semanas de uso. A ranitidina, amplamente usada em pediatria, teve sua comercialização suspensa no mercado farmacêutico nacional e internacional no ano de 2020, devido à possibilidade de formação de N-nitrosodimetilamina (NDMA), substância que apresenta potencial carcinogênico, liberada no processo de degradação natural da droga. As outras opções representantes desse grupo de medicações não contam com apresentações em líquido ou pó favoráveis para o uso pediátrico, demonstrando maior grau de interações medicamentosas e efeitos adversos.

Os IBP são o omeprazol, o lanzoprazol, o pantoprazol, o rabeprazol, o esomeprazol e o dexlansoprazol. Essas drogas bloqueiam o sistema enzimático $H^+ K^+$ ATP-ase (bomba de prótons), localizado no ápice da célula parietal, inibindo a secreção ácida de forma intensa e prolongada (90% da produção, 50 a 60% do volume). Por esse motivo são consideradas mais eficazes no tratamento da úlcera péptica quando comparadas aos antagonistas dos receptores H_2. Um dos maiores problemas dessas medicações é a ausência de formulações líquidas ou em pó para o uso pediátrico; e as fórmulas manipuladas ou a abertura da cápsula não oferecem garantia de estabilização da droga ou sua adequada absorção no duodeno. As fórmulas MUPS (*multiunit pellet system*), encontradas em apresentações de omeprazol e esomeprazol, pela característica de solubilidade e por conterem microesferas com proteção entérica individual, permitem a diluição e a ampla utilização em pediatria. O dexlansoprazol também pode ser diluído, mas foi testado apenas em adolescentes.

Os antiácidos são agentes neutralizadores da secreção ácida utilizados como medicamentos sintomáticos. Os mais utilizados são à base de hidróxido de alumínio e magnésio. O sucralfato também é um complexo antiácido, mas com pouca ação no efeito tampão e maior função na proteção da mucosa. Quando exposto ao pH ácido, sofre dissociação molecular, o que favorece a formação de uma substância viscosa que adere à lesão, promovendo a recuperação mais rápida do tecido.

Os medicamentos utilizados em pediatria para o tratamento das doenças pépticas gastroduodenais são apresentados na Tabela 6, com duas respectivas doses.[1,2] No tratamento das úlceras gástricas ou duodenais, recomenda-se o uso de IBP por 4 a 8 semanas, e dos antagonistas dos receptores H_2 por 8 semanas.

Medicamentos para erradicação do *H. pylori*

Segundo as diretrizes de diagnóstico e tratamento já apresentadas nas tabelas anteriores os principais objetivos do tratamento da infecção por *H. pylori* são propiciar a remissão dos sintomas, cicatrizar as lesões erosivas e ulceradas e prevenir a recorrência da doença. A publicação norte-americana e europeia ressalta que as recomendações visam a atender a realidade de suas populações e que adaptações devem ser consideradas em áreas de alta prevalência da bactéria. Portanto, neste capítulo foram reunidas algumas particularidades ressaltadas para a população latino-americana nas publicações da SLASPGNA (2020) e do IV Consenso Brasileiro sobre infecção sobre *H. pylori* (2018). Um dos pontos relevantes é a análise particular dos sintomas relacionados à síndrome dispéptica crônica. Segundo as evidências apresentadas, os sintomas dispépticos, quando não adequados aos critérios diagnósticos de distúrbios funcionais, merecem investigação mais detalhada, pois podem ocorrer na presença de lesões pépticas gastroduodenais ou estar associados a infecção pelo *H. pylori* sem lesões ulcerados ou erosivas. No entanto, as evidências de benefícios clínicos com a erradicação da bactéria são mais claras na população adulta, e o tratamento visa a aliviar os sintomas, reduzir os riscos tardios das sequelas clínica e interromper a transmissão do *H. pylori*.

Outro ponto relevante refere-se à sensibilidade antimicrobiana local cada vez mais resistente aos antibióticos de primeira linha do tratamento. Estudo realizado em crianças e adolescentes no Brasil revela taxa de resistência ao metronidazol, à claritromicina e à amoxicilina de 40,2%, 19,5% e 10,5%, respectivamente.[9] Neste contexto, as terapias de resgate à falha do tratamento inicial, como o uso de sais de bismuto, furazolidona e doses otimizadas de amoxicilina, tornam-se opções de tratamento fortemente consideradas na população brasileira.

Tratamento endoscópico

O tratamento endoscópico das lesões pépticas gastroduodenais é mais frequentemente indicado para controle da hemorragia digestiva. Os achados endoscópicos que indicam a realização de procedimentos terapêuticos são: sangramento ativo, vasos visíveis e coágulos aderentes. As terapias endoscópicas disponíveis para o tratamento de lesões pépticas hemorrágicas incluem métodos injetáveis (solução de adrenalina, agentes esclerosantes), de coagulação térmica (*heater probes*, plasma de argônio, eletrocoagulação) ou métodos mecânicos (aplicação de clipe ou ligadura). Como a eficácia desses métodos é semelhante, a escolha entre eles está centrada na experiência do endoscopista, na disponibilidade e no tamanho máximo do endoscópio a ser usado tolerado pelo paciente pediátrico.[10]

O pediatra deve instituir medidas de suporte, que assegurem a estabilidade hemodinâmica do paciente, antes da indicação e da realização do procedimento, mesmo que em caráter de urgência.

Tratamento cirúrgico

O tratamento cirúrgico pode ser indicado para controle da hemorragia nas doenças pépticas gastroduodenais, quando o sangramento for intenso e não responder às intervenções clínicas e endoscópicas, quando houver recidiva do sangramento após a segunda hemostasia endoscópica e quando houver perfuração ou obstrução. Atualmente, a indicação de intervenção cirúrgica é rara, devido aos avanços clínicos e endoscópicos na abordagem da doença péptica.

REFERÊNCIAS BIBLIOGRÁFICAS

1. Carvalho E, Santos DSM, Silva MJO. Gastroenterologia e nutrição em pediatria. In: Carvalho ES, Rodrigues L, Ferreira CT (eds.). Doenças pépticas gastroduodenais e H pylori. 1. ed. Barueri: Manole; 2012. p. 153-213.
2. Dohil R, Hassall E. Gastritis, gastropathy and ulcer disease. In: Wyllie R, Hyams J, Kay M (eds.). Pediatric gastrointestinal and liver disease. 4. ed. Philadelphia: Elsevier; 2011.
3. Hooi JKY, Lai WY, Ng WK, Suen MMY, Underwood FE, Tanyingoh D, et al. Global prevalence of helicobacter pylori infection: systematic review and meta-analysis. Gastroenterology. 2017;153(2):420-9.
4. Coelho LGV, Marinho JR, Genta R, Ribeiro LT, Passos M, Zaterka S, et al. IVth Brazilian Consensus Conference On Helicobacter Pylori Infection. Arq Gastroenterol. 2018;55(2):97-121.
5. Harris PR, Calderón-Guerrero OG, Vera-Chamorro JF, Lucero Y, Vásquez M, Kazuo Ogata S, et al. Adaptation to the reality of Latin America of the NASPGHAN/ESPGHAN 2016 Guidelines on the Diagnosis, Prevention and Treatment of Helicobacter pylori Infection in Pediatrics. Rev Chil Pediatr. 2020;91(5):809-27.
6. Jones NL, Koletzko S, Goodman K, Bontems P, Cadranel S, Casswall T, et al. Joint ESPGHAN/NASPGHAN Guidelines for the Management of Helicobacter pylori in Children and Adolescents (Update 2016). J Pediatr Gastroenterol Nutr. 2017;64(6):991-1003.
7. Hyams JS, Di Lorenzo C, Saps M, Shulman RJ, Staiano A, van Tilburg M. Functional disorders: children and adolescents. Gastroenterology. 2016;S0016-5085(16)00181-5.
8. Alarcon T, Jose Martinez-Gomez M, Urruzuno P. Helicobacter pylori in pediatrics. Helicobacter. 2013;18(Suppl 1):52-7.
9. Ogata SK, Godoy AP, da Silva Patricio FR, Kawakami E. High Helicobacter pylori resistance to metronidazole and clarithromycin in Brazilian children and adolescents. J Pediatr Gastroenterol Nutr. 2013;56(6):645-8.
10. Lightdale JR, Acosta R, Shergill AK, Chandrasekhara V, Chathadi K, Early D, et al. Modifications in endoscopic practice for pediatric patients. Gastrointest Endosc. 2014;79(5):699-710.

CAPÍTULO 4

DIARREIA AGUDA E PERSISTENTE

Maria do Carmo Barros de Melo
Marisa Buriche Liberato
Roberta Paranhos Fragoso

AO FINAL DA LEITURA DESTE CAPÍTULO, O PEDIATRA DEVE ESTAR APTO A:

- Reconhecer se a diarreia é aguda ou persistente.
- Avaliar o grau de desidratação e/ou desnutrição.
- Conhecer as principais condições que podem alterar o curso clínico da diarreia.
- Reconhecer os fatores predisponentes da diarreia.
- Conduzir o tratamento dos pacientes pediátricos com diarreia, garantindo suporte nutricional e hidreletrolítico de acordo com o quadro clínico e a capacidade absortiva da mucosa.
- Garantir as medidas preventivas de forma a reduzir a morbimortalidade.

INTRODUÇÃO

Na presença da diarreia, é importante considerar os fatores clínicos, demográficos e epidemiológicos, com atenção especial à condução da anamnese detalhada, incluindo a busca de informações sobre a presença em familiares e cuidadores. Além disso, deve-se verificar permanência em asilo, creche, locais recreativos, comunitários ou de alimentação (importância em saúde pública); avaliar característica, frequência e presença de muco ou sangue da eliminação das fezes; investigar viagens recentes; observar o histórico vacinal (em especial para rotavírus e sarampo); avaliar a presença de comorbidades, desnutrição e imunossupressão; considerar idade e estado geral; verificar tempo de duração; identificar desnutrição ou deficiência em vitamina A ou zinco; identificar se a moradia é insalubre ou sem condições sanitárias adequadas; perguntar sobre uso de antibióticos ou outros medicamentos; verificar presença de dor abdominal, febre, náuseas ou vômitos; e investigar história alimentar pregressa ou atual, grau de desidratação, uso de medicações inapropriadas, sinais de envolvimento de patógenos ou parasitos e exames realizados. Todos esses fatores podem levar ao agravamento da diarreia aguda ou à diarreia persistente.

A vacinação para rotavírus tem sido preconizada pela Organização Mundial da Saúde (OMS) desde 1996, com redução expressiva na mortalidadae infantil e no número de casos graves em menores de cinco anos.

Manifestações pós-infecciosas associadas ao patógeno específico podem ocorrer, como síndrome de Guillain-Barré, anemia hemolítica, artrite reativa, doenças funcionais gastrointestinais, glomerulonefrite, eritema nodoso, meningite, perfuração intestinal, glomerulonefrite, síndrome hemolítico-urêmica (SHU), entre outras. É importante que o pediatra acompanhe o paciente e fique atento à essas complicações.

A diarreia aguda e a diarreia persistente devem ser avaliadas de forma individualizada, mas levando-se em consideração que podem estar interligadas. Por isso, este capítulo se divide em duas partes: diarreia aguda e diarreia persistente.

DIARREIA AGUDA

Diarreia aguda é a eliminação anormal de fezes amolecidas ou líquidas com frequência superior ou igual a três vezes por dia (ou mais frequente do habitual para o indivíduo), podendo este quadro ser ou não acompanhado por náuseas, vômitos, febre e dor abdominal. Entretanto, neonatos e lactentes em aleitamento materno exclusivo podem apresentar esse padrão de evacuação sem que seja considerado diarreia aguda.

Disenteria é a diarreia com a presença de sangue e/ou leucócitos nas fezes, e denomina-se persistente quando o quadro diarreico agudo, que é potencialmente autolimitado, com duração média de 7 dias, se estende além de 14 dias.

A doença diarreica aguda, apesar de ser tratável e prevenível, é a segunda causa de morte e uma das principais causas de desnutrição em crianças menores de 5 anos, principalmente em países de baixa e média renda, com condições sociais, econômicas, ambientais e de saúde desfavoráveis.

Etiologia

A diarreia aguda pode ter causas infecciosas e não infecciosas. Mundialmente, as causas infecciosas apresentam prevalência e impacto maiores na saúde das crianças, principalmente nas menores de 5 anos.

Alergias, intolerâncias e erros alimentares, além de alguns medicamentos, estão entre as causas não infecciosas mais frequentes. As diarreias agudas de origem infecciosa têm como principais agentes os vírus, as bactérias e os protozoários.

Rotavírus, norovírus (calicivírus), astrovírus, coronavírus e adenovírus entérico são os mais prevalentes. Os vírus são altamente infectantes e necessitam de baixa carga viral para causar doença. Os rotavírus têm ocorrência universal, sendo os principais responsáveis por episódios de diarreia aguda tanto nos países desenvolvidos quanto naqueles em desenvolvimento. Os norovírus são os principais agentes de surtos epidêmicos de gastroenterites virais transmitidos por água ou alimentos, ocorrendo em todas as faixas etárias. Também podem ser encontrados em quadros esporádicos, e 30% dos casos são assintomáticos.

As diarreias agudas de causa bacteriana e parasitária são mais prevalentes nos países em desenvolvimento e têm pico de incidência nas estações chuvosas e quentes.

A Tabela1 resume as características dos principais agentes bacterianos.

Os agentes parasitários mais frequentemente envolvidos na etiologia da diarreia aguda são: *Cryptosporidium parvum*, *Giardia intestinalis*, *Entamoeba histolytica* e *Cyclospora caye-*

Tabela 1 Principais características, quadro clínico e mecanismo de ação dos agentes bacterianos

Agente infeccioso	Característica	Quadro clínico	Mecanismo de ação
Escherichia coli enterotoxigênica (ETEC)	Diarreia do viajante Diarreia do lactente	Diarreia líquida, abundante sem sangue, dor abdominal e febre baixa	Diarreia secretora
Escherichia coli enteropatogênica (EPEC)	Lactentes e adultos	Diarreia com muco, sem sangue, dor abdominal, vômitos e febre	Lesão de microvilosidade
Escherichia coli enteroinvasiva (EIEC)	> 2 anos e adultos	Disenteria, febre cólica, mal-estar Assemelha-se à *Shigella*	Invade o enterócito
Escherichia coli êntero-hemorrágica (EHEC)	Gado é o principal reservatório	Enterocolite, sangue sem leucócitos nas fezes, colite hemorrágica, SHU	Lesão vilositária Toxina shiga 1 e 2 (mais tóxica)
Escherichia coli enteroagregativa (EagEC)	Crianças e adultos	Diarreia líquida e persistente Portador assintomático	Ainda não completamente definido
Campylobacter spp.	Lactentes Aves domésticas são fonte de contaminação	Diarreia líquida ou disenteria Dor abdominal, náuseas, vômitos, cefaleia e dores musculares	Invasão da mucosa, penetração em lâmina própria
Shigella spp.	*S. sonei* mais frequente, sem gravidade *S. flexineri* endêmico em países em desenvolvimento *S. dysentaerae* tipo 1 toxina shiga Diarreia do viajante	Diarreia secretora, enterocolite, SHU, febre alta, dor abdominal intensa	Acomete intestino delgado e grosso Toxina shiga + invasão celular
Salmonella	Mais de 2.000 sorotipos, lactentes, idosos e indivíduos imunocomprometidos Animais são reservatórios	Diarreia, náuseas, vômitos, dor abdominal, febre moderada	Invasão de mucosa, infecção sistêmica
Yersinia enterocolitica	País de clima frio Suínos são reservatórios Ingestão de água e alimentos contaminados ou de forma direta por transfusão de sangue Pode sobreviver em alimentos congelados Acentuado tropismo pelo sistema linfático Íleo terminal e tecido linfoide – alvos	Enterocolite, linfadenite mesentérica e inflamação do íleo Pode mimetizar apendicite aguda e causar bacteremia com focos de metástases Febre, diarreia, dor abdominal Pode ter leucócitos e, mais raramente, segmentados	Invasão de mucosa
Aeromonas	Aquática Ingestão de água e alimentos contaminados	Diarreia secretora	Enterotoxina, citotoxina, hemolisinas e proteases
Plesiomonas	Águas não tratadas usadas para beber, lavar alimentos consumidos crus e para recreação	Diarreia líquida, febre, calafrios, náusea e vômitos Em casos graves, disenteria	Enterotoxina termolábil, aumenta a secreção do tubo digestório
Clostridium difficile	Uso prévio de antibiótico, diarreia nosocomial	Diarreia líquida ou disenteria	Diarreia secretora, colite pseudomembranosa
Vibrio cholerae	Início abrupto	Vômitos e diarreia líquida semelhante a água de arroz, levando a desidratação e até choque hipovolêmico	Enterotoxina termolábil, aumento da secreção do sistema digestório

SHU: síndrome hemolítico-urêmica.

tanensis. A transmissão da maioria dos patógenos que causam diarreia é fecal-oral ou pessoa a pessoa.

Fisiopatologia e quadro clínico

Dependendo do fator de virulência do micro-organismo, pode haver quatro mecanismos fisiopatológicos de diarreia aguda: mecanismo osmótico, secretor, inflamatório e de alteração da motilidade. Em algumas situações, há sobreposição ou evolução sequencial desses mecanismos, podendo a diarreia apresentar mais de uma forma clínica. Um exemplo é o quadro de disenteria causada pela *Shigella* sp. que frequentemente é precedido por diarreia aquosa.

Os sintomas sistêmicos são tão mais intensos quanto maior for o potencial invasivo do patógeno. Em algumas situações, os micro-organismos podem atingir a circulação sistêmica, afetando órgãos à distância, como articulações, fígado, baço e sistema nervoso central.

Globalmente, a *Shigella* é o enteropatógeno mais frequentemente isolado na diarreia aguda com sangue, com maior incidência nas crianças que vivem em regiões endêmicas de países em desenvolvimento e naquelas que frequentam creches e escolas em países desenvolvidos, principalmente as menores de 5 anos.

Desidratação e desnutrição são as principais complicações da diarreia aguda.

Diagnóstico

O diagnóstico da diarreia aguda é eminentemente clínico, com história detalhada avaliando duração da diarreia, característica das fezes, número de evacuações por dia e sintomas associados (vômitos, febre, apetite, sede), história epidemiológica e patológica pregressa e medicamentos em uso.

O exame físico deverá ser completo, incluindo avaliação nutricional, já que a desnutrição é fator de risco para quadros mais graves e evolução para diarreia persistente. Deve-se lembrar também que a diarreia, principalmente no lactente, pode acompanhar quadros de pneumonia, otite média, infecção do trato urinário, meningite e septicemia bacteriana.

Classifica-se o estado de hidratação do paciente conforme apresentado na Tabela 2 , a qual é baseada nas novas recomendações do Ministério da Saúde do Brasil (2023).

A solicitação de exames laboratoriais não é necessária como rotina para o tratamento da diarreia aguda, habitualmente autolimitada, ficando reservada para os casos de evolução atípica, grave ou arrastada, presença de sangue nas fezes, lactentes menores de 4 meses e os pacientes imunodeprimidos.

A identificação do agente etiológico nem sempre é possível e necessária para o manejo do quadro. O exame de coprocultura geralmente apresenta baixa sensibilidade e importantes dificuldades técnicas. Requer coleta, transporte e cultivo adequados, além de treinamento e experiência do operador. Testes PCR multiplex são mais rápidos, com sensibilidade mais alta, e permitem testagem de vários agentes simultaneamente. Entretanto, são caros e não há dados suficientes sobre sua relevância na prática clínica, ficando ainda limitados a pesquisas científicas.

Tratamento e prevenção

A terapia de reidratação oral (TRO) e o suporte nutricional representam os pilares para o tratamento da diarreia aguda.

A OMS e o Fundo das Nações Unidas para a Infância (Unicef) preconizam o uso da solução de reidratação oral (SRO) hiposmolar, que, comparado com a SRO padrão (Tabela 3), mostrou-se mais eficaz, diminuindo os episódios de

Tabela 2 Avaliação do estado de hidratação baseado nas novas recomendações do Ministério da Saúde do Brasil (2023)

Sinais clínicos	Hidratado	Algum grau de desidratação – presença de dois ou mais sinais	Desidratação grave – presença de dois ou mais sinais, incluído um sinal que avalie perfusão*
Turgor da pele (sinal da prega)	Normal (ausente)	Diminuído (desaparece lentamente)	Muito diminuído, desaparece muito lentamente (> 2 s)
Sede	Bebe normalmente	Bebe com avidez	Bebe pouco/não consegue beber*
Mucosa oral	Úmida	Seca	Muito seca
Olhos	Normais	Fundos	Muito fundos
Lágrimas	Presentes	Ausentes	Ausentes
Pulsos	Cheios	Cheios	Fracos ou ausentes*
Sensório	Alerta	Irritado, intranquilo	Letárgico, comatoso, hipotônico ou inconsciente*
Diurese	Presente	Oligúria	Oligoanúria
Déficit de peso (%)	Sem perda	Até 10%	Acima de 10%

* Se apresentar dois ou mais sinais, sendo ao menos um destacado com asterisco considerar desidratado grave.

vômitos, o volume e a duração da diarreia em lactentes, bem como a probabilidade de hipernatremia.

Tabela 3 Composição dos sais de reidratação oral

Sais	SRO padrão mOsm/L	SRO hiposmolar mOsm/L
Sódio	90	75
Potássio	20	20
Cloro	80	65
Glicose	111	75
Osmolaridade	311	245

SRO: solução de reidratação oral.

O plano de tratamento é orientado de acordo com o estado de hidratação do paciente.

O Ministério da Saúde orienta um plano de tratamento de acordo com a avaliação do estado de hidratação do paciente, conforme as Tabelas 4 e 5.

Alimentação

A desnutrição e a deficiência de micronutrientes deprimem a resposta imune, sendo, por isso, fatores de mau prognóstico na diarreia aguda, uma vez que propiciam quadros mais graves, arrastados, com maior taxa de mortalidade e deixam a criança vulnerável a novos episódios de diarreia aguda e outras doenças infecciosas.

É importante incentivar e manter o aleitamento materno, mesmo durante o período da reidratação oral.

Recomenda-se alimentação normal para a idade, com alto valor nutricional, durante o período da diarreia, corrigindo possíveis erros alimentares. Não há necessidade, na maioria das vezes, de diluir o leite ou fórmulas sem lactose para as

Tabela 4

Sem desidratação – plano A
A criança com diarreia aguda sem desidratação pode ser tratada em casa. Orienta-se aumentar a oferta de líquidos e, após cada evacuação diarreica, oferecer água de arroz, chá, sucos, sopas ou SRO, de 50 a 100 mL para menores de 1 ano, de 100 a 200 mL para crianças de 1 a 10 anos e, acima de 10 anos, o quanto aceitar. Deve-se orientar os familiares sobre os sinais de desidratação e gravidade. Não oferecer refrigerantes nem adoçar chás e sucos. Além disso, é necessário orientar que o paciente retorne ao estabelecimento de saúde caso não apresente melhora em 2 dias ou se apresentar sinais de alerta. São considerados sinais de alerta: (1) não melhora em dois dias; (2) aumento da frequência ou do volume da diarreia; (3) vômitos repetidos; (4) sangue nas fezes; (5) diminuição da diurese; (6) sede excessiva; (7) recusa de alimentos
Desidratado leve a moderado – Plano B
Na criança com diarreia e desidratação de leve a moderada (até 10% de perda), realiza-se a reposição com 50 a 100 mL/kg em 4 a 6 h, oferecendo SRO em pequenos volumes, com frequência e sob supervisão de profissional de saúde, com avaliações periódicas. Em casos de vômitos persistentes, deve-se tentar a administração da SRO por sonda nasogástrica (via eficaz), 20 mL/kg/hora, durante 4 a 6 h. Apenas durante o período de reidratação não se deve alimentar a criança, exceto se ela estiver em aleitamento materno. Quando estiver hidratada, aceitando a alimentação, passa-se para o Plano A. Em caso de vômitos persistentes administrar ondansetrona na dose de 2 mg (0,2 a 0,4 mg/kg) para crianças de 6 meses a 2 anos de idade, 4 mg para crianças maiores de 2 anos até 10 anos e 8 mg para crianças maiores de 10 anos de idade. Não administrar em gestantes.
Desidratação grave – Plano C
A criança com diarreia e desidratação grave (> 10% de perda) necessita de hospitalização e hidratação endovenosa para restabelecer rapidamente a perfusão aos órgãos vitais. Este plano compreende duas fases: fase rápida, de expansão, e fase de manutenção e reposição Outros critérios para a hidratação venosa são: vômito intratável, falha na TRO por via oral ou sonda nasogástrica, diarreia profusa, íleo paralítico, irritabilidade, sonolência ou ausência de melhora após 24 h da administração da SRO

SRO: solução de reidratação oral; TRO: terapia de reidratação oral.

Tabela 5 Tratamento da desidratação grave – plano C

Fase rápida/expansão Crianças menores de 1 ano	Fase rápida/expansão Crianças maiores de 1 ano	Fase de manutenção e reposição Para todas as faixas etárias	
		Solução	**Volume**
Soro fisiológico a 0,9% ou Ringer lactato – 30 mL/kg em 1 hora e a seguir 70 mL/kg em 5 horas Em recém-nascidos e cardiopatas graves, iniciar com 10 mL/kg Infundir em 30 min	Soro fisiológico a 0,9% ou Ringer lactato – 30 mL/kg em 30 minutos e a seguir 70 mL/kg em 2 horas e 30 minutos	Soro glicosado a 5% + soro fisiológico a 0,9% na proporção de 4:1 (manutenção) +	Peso até 10 kg – 100 mL/kg Peso de 10 a 20 kg – 1.000 mL + 50 mL de peso que exceder 20 kg Peso > 20 kg – 1.500 mL + 20 mL/kg de peso que exceder 20 kg
	Ringer lactato – 70 mL/kg Infundir em 2 h e 30 min	Soro glicosado a 5% + soro fisiológico a 0,9% na proporção de 1:1 (reposição) +	Iniciar com 50 mL/kg/dia Reavaliar esse volume de acordo com as perdas do paciente
Repetir infusão até a criança estar hidratada, reavaliando após cada fase de expansão		KCl a 10%	2 mL para cada 100 mL da fase de manutenção ou KCl a 19,8% – 1 mL para cada 100 mL da solução

Obs.: avaliar o paciente continuamente, aumentando a velocidade de infusão se não houver melhora da desidratação. Melhorando, geralmente 2 a 3 h após o início da infusão, oferecer SRO e só suspender a reidratação venosa quando o paciente estiver hidratado e aceitando quantidade suficiente do soro oral para repor as perdas.
Fonte: adaptada de documentos do Ministério da Saúde do Brasil.

crianças que já não estão em aleitamento materno. O jejum só deve ser recomendado, no máximo por 4 a 6 horas, durante a fase de reidratação.

Medicações

Considerando a elevada prevalência da deficiência de zinco nos países em desenvolvimento e seu importante papel no sistema imunológico, a OMS preconiza o uso oral do zinco em menores de 5 anos com diarreia aguda durante um período de 10 a 14 dias, na dose de 20 mg/dia (10 mg até 6 meses de idade, pelo mesmo período).

Os antieméticos são desnecessários para o manejo da diarreia aguda e não conferem benefício, além de terem efeitos sedativos, o que pode atrapalhar a TRO; entretanto, novas evidências indicam que crianças com vômitos persistentes, tratadas com ondansetrona, apresentam menor risco de admissão hospitalar.

Os probióticos podem ser úteis para reduzir a gravidade e a duração da diarreia aguda infecciosa infantil. Mais estudos são necessários para que haja consenso com relação ao uso sistemático desta medicação. Em 2022, a ESPGHAN publicou um posicionamento sobre o uso de probióticos em diarreia aguda e recomenda o uso (por 5 a 7 dias) de: *Saccharomyces boulardii*: 250-750 mg/dia

Lactobacillus GG: ≥ 1010 CFU/dia; *L. reuteri*: 108 a 4 x 108; *L. acidophilus* LB: mínimo 5 doses de 1010 UFC > 48h; máximo 9 doses de 1010 UFC por 4 a 5 dias.

Os antiperistálticos, como a loperamida, não são recomendados no tratamento da diarreia aguda em crianças, pois aumentam a gravidade e as complicações da doença, particularmente na diarreia invasiva. O racecadotril é uma droga antissecretora que inibe a encefalinase e pode reduzir o tempo de diarreia, com boa tolerância para uso em crianças.

Os quadros de diarreia aguda, em geral, são autolimitados e, portanto, o uso racional de antibióticos evita o aparecimento de complicações como resistência bacteriana, aumento do risco de SHU, no caso de *E. coli* produtora de toxina shiga, e prolongamento da duração da diarreia por *Salmonella*.

Segundo o Ministério da Saúde, os antimicrobianos de escolha, quando indicados, são:

- Crianças até 30 kg: ceftriaxone na dose de 50 a 100 mg/kg intramuscular, 1 vez/dia, por 3 a 5 dias[6]; OU azitromicina na dose de 10 a mg/kg no primeiro dia e 5 mg/kg por mais 4 dias, via oral.[6]
- Crianças com mais de 30 kg: ceftriaxone na dose de 50 a 100 mg/kg, intramuscular, 1 vez/dia, por 3 a 5 dias[6]; OU na dose de 50-100 mg/kg, EV, por dia, por 3 a 5 dias nos casos graves que requerem hospitalização OU nesse caso, outra opção é cefotaxima, 100 mg/kg divididos em quatro doses[7]; OU ciproflaxacino na dose de 1 comprimido de 500 mg de 12/12h, via oral, por 3 dias.

Em caso de giardíase, administrar metronidazol 15 mg/kg/dia, 3x/dia por 5 dias. E na presença de amebíase: metronidazol 50 mg/kg/dia 3x/dia por 10 dias.

Tabela 6 Aspectos importantes para a diferenciação entre diarreia aguda e persistente

Aspectos	Diarreia aguda	Diarreia persistente
Duração	1 a 14 dias*	Acima de 14 dias
Prognóstico	Geralmente autolimitada e benigna	Taxa alta de complicações e de letalidade
Início	Abrupto	Insidioso
Complicações	Desidratação, desnutrição, distúrbio hidreletrolítico ou glicêmico	Desidratação (com labilidade hidroeletrolítica), desnutrição grave, acometimento do estado geral, distúrbio hidreletrolítico e/ou glicêmico
Principais agentes infecciosos	Vírus, bactérias, fungos e parasitas	Vírus, bactérias, fungos e parasitas
Investigação da etiologia	Em pacientes internados	Em todos os pacientes
Suporte nutricional	Somente em casos graves de desidratação deve-se suspender a dieta e, a seguir, reiniciar. Em geral, não são necessárias mudanças dietéticas. Menores de 5 anos devem usar zinco durante 10 a 14 dias (dose para maiores de 6 meses, 20 mg/dia; 10 mg para os primeiros 6 meses de vida, segundo a OMS) Vitamina A em crianças com risco de deficiência (em especial nas regiões Norte e Nordeste do Brasil)	Avaliar mudanças dietéticas, algumas vezes restritivas, dependendo do paciente e do quadro clínico Inicialmente, usar fórmulas sem lactose ou hipoalergênicas para casos leves. A seguir, avaliar o uso de fórmulas à base de leite de soja, sem leite de vaca ou derivados, fórmulas extensamente hidrolisadas ou à base de aminoácidos. O aporte calórico deve ser aumentado (110 kcal/kg, segundo a OMS) e o uso de micronutrientes deve ser avaliado (50 mcg de folato, 10 mg de zinco por até 3 meses de melhora da diarreia, 400 mcg de vitamina A, 1 mg de cobre e 80 mg de magnésio)
Hidratação	De acordo com o quadro clínico, avaliar planos A, B ou C**	Dependendo da necessidade clínica e do estado de hidratação ou nutricional

* Alguns autores utilizam o termo "diarreia prolongada" quando a duração é superior a 7 dias e inferior a 14 dias.
** Ministério da Saúde do Brasil.

Prevenção

Aleitamento materno exclusivo durante os 6 primeiros meses, acompanhado de alimentação complementar adequada para a idade, além do consumo de água tratada, alimentos adequadamente preparados e acondicionados, esgotamento sanitário apropriado e medidas de higiene, principalmente lavagem adequada das mãos.

A vacinação para rotavírus reduziu o número de hospitalizações e mortalidade por diarreia aguda.

A imunização contra o sarampo pode reduzir a incidência e a gravidade das doenças diarreicas e, por isso, deve ser feita para todos os lactentes na idade recomendada.

DIARREIA PERSISTENTE

Diante de um paciente com quadro de diarreia, é importante analisar alguns aspectos para que seja possível a diferenciação entre diarreia aguda e persistente. A Tabela 6 apresenta, de forma resumida, alguns aspectos que auxiliam no diagnóstico e na condução do caso.

As diarreias agudas e persistentes podem estar relacionadas a quadros infecciosos intestinais e à consequente ocorrência de supercrescimento bacteriano, intolerância a açúcares e alergias alimentares secundárias.

Diarreia persistente é motivo de angústia para os pediatras e para os familiares. É responsável por taxas altas de morbidade e mortalidade, em especial nos lactentes de países com baixo nível socioeconômico ou em desenvolvimento. Cerca de 3 a 20% dos quadros de diarreia aguda em crianças menores de 5 anos de idade tornam-se persistente.

A denominação vem sofrendo mudanças com o decorrer dos anos. Existem publicações que consideram diarreia prolongada aquela que tem duração maior que 7 e menor que 14 dias, indicando exames propedêuticos e intervenções especialmente nos pacientes com doenças ou uso de drogas imunossupressoras. A definição de diarreia persistente atualmente adotada é aquela com duração maior que 14 dias e que leva a agravo nutricional, perda de peso e labilidade hidreletrolítica, com grande risco de morte. Os fatores de risco estão listados na Tabela 7.

Tabela 7 Fatores de risco para a diarreia persistente

Episódios prévios de diarreia aguda	Pneumonia ou infecção sistêmica
Desnutrição prévia	Baixa escolaridade materna
Aleitamento materno menor que 1 mês	Baixo peso ao nascer
Uso de antibióticos	Diminuição da função imune
Infecções mistas	Contaminação ambiental
Presença de enteropatógenos nas fezes	Pobreza
Presença de sangue nas fezes	Alimentação inadequada

A letalidade é alta, especialmente nos pacientes que apresentam fatores de risco, sendo que no Brasil pode chegar a 50%. Com o advento da terapia de reidratação oral, a vacinação para rotavírus e a melhoria das condições de vida, a evolução tem sido mais favorável em algumas regiões do Brasil. A mortalidade está associada principalmente a imunossupressão, infecção sistêmica, idade menor ou igual a 6 meses, procedência de outros hospitais, desidratação grave à admissão, presença de *Escherichia coli* enteropatogênica clássica nas fezes e uso de nutrição parenteral. Os patógenos mais relacionados são: *E. coli* enteropatogênica clássica (EPEC), *Salmonella* sp., *E. coli* enteroagregativa (EAEC), *Klebsiella* e *Cryptosporidium* sp.

O grau de acometimento nutricional e a deficiência de eletrólitos e micronutrientes também podem alterar a evolução. É possível diferenciar os quadros em leves, moderados ou graves. Os casos leves podem ser acompanhados ambulatorialmente, com retornos frequentes e boa relação com os pais ou cuidadores, devendo-se considerar a história social, econômica e cultural daquela família. A alteração da dieta deve ser um dos pontos-chave (em geral, dieta sem lactose ou sem leite de vaca ou derivados inicialmente). O aleitamento materno deve ser mantido ou deve-se fazer a relactação, quando possível. Se necessário, outras fórmulas à base de leite de soja, com proteínas extensamente hidrolisadas ou à base de aminoácidos, podem ser indicadas. Importante levar em consideração a faixa etária do paciente, a presença de comorbidades, o estado imunológico e o grau de acometimento. O bom relacionamento e a interação com a equipe de saúde são fundamentais para o melhor acompanhamento. Os casos moderados a graves devem ser encaminhados para internação hospitalar na maioria das vezes.

A fisiopatologia está relacionada especialmente à perpetuação da diarreia aguda, levando a agravo nutricional, com grande perda hídrica e acometimento do estado geral. Bactérias, vírus, parasitas ou fungos envolvidos no processo afetam a evolução, dependendo da virulência e do mecanismo, e a gravidade de lesão da mucosa, além de causarem supercrescimento bacteriano, alteração do microbioma e disfuncionalidade do trato digestório.

Na microscopia, é possível verificar o grau de lesão da mucosa, determinando a intensidade de hipotrofia, o aumento da espessura da lâmina basal dos enterócitos e do endotélio dos vasos e o depósito de colágeno na lâmina própria.

Os exames complementares devem ser considerados individualmente. Os mais solicitados são: hemograma completo; dosagem de íons e glicemia; dosagem de proteínas totais e fracionadas; detecção (cultura ou exame direto ou parasitológico das fezes) do patógeno, fungo ou parasita; detecção do pH fecal e pesquisa de substâncias redutoras nas fezes, pesquisa de leucócitos e sangue oculto; determinação da alfa-1 antitripsina fecal e do esteatócrito; teste de tolerância à lactose ou teste respiratório para lactose ou outros açúcares (ajuda também no diagnóstico de supercrescimento bacteriano); dosagem de eletrólitos fecais; biópsia intestinal e retal; PCR multiplex em amostras fecais (ainda com pouco uso no Brasil); gasometria arterial (em casos graves); e dosagem de vitamina A e zinco (se possível).

Nos pacientes hospitalizados, o tratamento deve ser individualizado, levando-se em consideração a existência de patógenos e a necessidade de mudança dietética. O estado nutricional e de hidratação deve ser registrado para avaliação posterior. Em casos de pacientes hospitalizados, balanço hidreletrolítico e dados da aceitação da dieta e de líquidos devem ser anotados. O objetivo é repor as perdas hidreletrolíticas e equilibrar o estado nutricional com o suporte adequado e o uso de fórmulas que respeitem a capacidade absortiva. Dieta enteral ou parenteral pode estar indicada para garantir a administração do suporte nutricional adequado.

O uso de antibióticos geralmente não é indicado, ficando reservado para casos de infecção prolongada por *Salmonella* sp., *Giardia lamblia, Cyclospora* sp., *Strongyloides* e *E. coli* enteroagregativa. Em lactentes jovens e com acometimento do estado geral, antibióticos são indicados de forma mais precoce. Em caso de sangue isolado nas fezes, deve-se pensar em antibioticoterapia para cobertura de *Shigella*. O uso de *Saccharomycis boulardii* por 3 dias pode diminuir o tempo de evolução da diarreia e aumentar a consistência das fezes, diminuindo a frequência das evacuações.

CONSIDERAÇÕES FINAIS

Medidas preventivas devem ser adotadas. O aleitamento materno reduz os episódios e a gravidade da diarreia, além de propiciar a melhor evolução do quadro e contribuir para a redução da morbimortalidade. Condições ambientais, presença de rede de água e de esgoto tratados, adoção de medidas higiênicas, controle das parasitoses, vacinação adequada, exames pré-natais e puericultura são fundamentais para reduzir os casos e a gravidade da diarreia aguda e persistente.

Diante do quadro instalado, é necessária abordagem terapêutica precoce com ênfase ao suporte nutricional e hidreletrolítico. No Brasil, é importante que o governo, os gestores e as sociedades científicas se unam em prol da saúde infantil; para isso, necessita-se de apoio para as gestantes e lactantes, puericultura e acompanhamento com pediatra, distribuição de renda e de conhecimento de forma adequada, garantia da vacinação, incentivo ao aleitamento materno, controle ambiental, disponibilização de creches e escolas e apoio emocional à família e aos cuidadores.

REFERÊNCIAS BIBLIOGRÁFICAS

1. World Health Organization. The treatment of diarrhea: a manual for physicians and other senior healthworkers. 4. ed. Geneva: WHO; 2005.
2. World Health Organization. Diarrhoeal disease. Available: https//www.who.int/News.room/fact-sheets/detail/diarrhoeal-disease#:~:text=There%20are%20three%20clinical%20types-Jasts%202014%20days%20or%20longer.
3. Gouveia MA, Lins MTC, Silva GAP. Acute diarrhea with blood: diagnosis and drug treatment. J Pediatr (Rio J). 2020;96(S1):20-8.
4. World Gastroenterology Organization Global Guideline. Diarreia aguda em adultos e crianças: uma perspectiva mundial. Milwaukee: WGO; 2012.
5. Brasil. Ministério da Saúde. Secretaria de Vigilância em Saúde e Ambiente. Departamento de Doenças Transmissíveis. Manejo do paciente com diarreia. Brasília, DF: Ministério da Saúde, 2023. Disponível em: https://www.gov.br/saude/pt-br/assuntos/saude-de-a-a-z/d/dda/publicacoes/manejo-do-paciente-com-diarreia-cartaz/view.
6. Yang B, Lu P, Li MX, Cai XL, Xiong WY, Hou HJ, et al. A meta-analysis of the effects of probiotics and symbiotics in children with acute diarrhea. Medicine. 2019;98:37(e16618).
7. Eberlin M, Chen M, Mueck T, Däbritz J. Racecadotril in the treatment of acute diarrhea in children: a systematic, comprehensive review and meta-analysis of randomized controlled trials. BMC Pediatrics. 2018;18(1):24.
8. Harriet U, Obinna C, Solomon U, John O. Diarrhoeal disease in developing countries. Heliyon. 2020;6:4 e 03690 . Childhood Viana LH. Clostridium difficile: infecção e ribotipos. J Port Gastroenterol. 2013;20:240-2.
9. Burnett E, Parashar U, Talle J. global impact of rotavirus vaccination on diarrhea hospitalizations and deaths among children < 5 years old. J Infect Dis. 2020;222(10):1731-9.
10. Pavlinac PB, Brander RL, Atlas HE, John-Stewart GC, Denno DM, Walson JL. Interventions to reduce post-acute consequences of diarrheal disease in children: a systematic review. BMC Public Health. 2018;18(1):208.
11. Szajewska et al. Probiotics for the Management of Pediatric Gastrointestinal Disorders: Position Paper of the ESPGHAN Special Interest Group on Gut Microbiota and Modifications. J Pediatr Gastroenterol Nutr 2022;76:232-47.

CAPÍTULO 5

DIARREIA CRÔNICA

Marise Helena Cardoso Tofoli
Mauro Toporovski

AO FINAL DA LEITURA DESTE CAPÍTULO, O PEDIATRA DEVE ESTAR APTO A:

- Compreender os diferentes mecanismos fisiopatológicos da diarreia crônica.
- Identificar as principais etiologias da diarreia crônica.
- Avaliar a necessidade e conduzir a investigação diagnóstica inicial nestas situações para, então, encaminhar ao gastroenterologista.

INTRODUÇÃO

A diarreia é caracterizada por perda de fluidos e eletrólitos nas fezes. Quando o processo em curso ultrapassa 14 dias, define-se como diarreia crônica. Alguns autores utilizam o termo "diarreia persistente" quando o processo em questão decorre de etiologia infecciosa, e denominam "crônica" quando não está associada a infecção pregressa.

EPIDEMIOLOGIA

De acordo com a Organização Mundial da Saúde (OMS), 13,2% dos óbitos na infância estão relacionados à doença diarreica, sendo 85% destes registrados nos países em desenvolvimento. A prevalência da diarreia crônica nas distintas populações varia entre 3 e 20%. A taxa de mortalidade decresceu de forma acentuada nas regiões em que foram implementados programas de provisão dos sais de hidratação oral, imunização contra o rotavírus e combate à desnutrição infantil.[1]

Nos países desenvolvidos, as causas de diarreia crônica relacionam-se a alterações imunológicas e inflamatórias e a doenças geneticamente determinadas.

A prevalência e as causas básicas da diarreia crônica variam de acordo com a faixa etária estudada e as condições higiênico-sanitárias da população.

DEFINIÇÃO

A diarreia crônica é definida como perda entérica fecal de pelo menos 10 g/kg/dia em lactentes e 200 g/dia em crianças maiores, por prazo superior a 14 dias. A frequência evacuatória geralmente é superior a 3 emissões/dia, sendo o volume fecal difícil de ser mensurado em crianças.[2]

ETIOLOGIA

O espectro etiológico da diarreia crônica é extremamente amplo e variável, dependendo da idade de início, do estado nutricional, das condições ambientais e das doenças associadas. A Tabela 1 apresenta as principais causas de diarreia crônica.

FISIOPATOLOGIA

Os mecanismos determinantes de diarreia podem ser osmóticos, secretores ou mistos. O componente secretor caracteriza-se pelo fluxo ativo de eletrólitos e água em direção ao lúmen intestinal, resultantes da inibição de absorção neutra de NaCl nos vilos dos enterócitos e de aumento da secreção de cloreto nas células das criptas. A secreção eletrogênica é estimulada basicamente pelas enterotoxinas produzidas por bactérias patogênicas, citocinas inflamatórias e substâncias endógenas endócrinas que resultam em aumento da concentração de AMP cíclico, GMP cíclico e/ou cálcio citosólico.[2]

A diarreia osmótica é causada por nutrientes não absorvidos no lúmen intestinal e decorrente dos seguintes mecanismos: dano intestinal (infecções entéricas), redução da superfície absortiva (doença celíaca), redução de enzima digestiva (déficit de lactase), aumento da velocidade do trânsito intestinal e sobrecarga osmolar.[1,2]

Os processos inflamatórios decorrem da liberação de citocinas, as quais, por sua vez, estimulam a secreção e aumentam a permeabilidade do epitélio, com consequente ad-

Tabela 1 Principais causas de diarreia crônica na criança

Causas infecciosas
Agentes bacterianos, virais e protozoários; supercrescimento bacteriano do intestino; síndrome pós-enterite, doença de Whipple
Etiologia não infecciosa
1. Diarreia associada a substâncias exógenas: excesso de líquidos carbonados; excesso de sorbitol, xilitol e manitol; excesso de antiácidos e laxativos, como lactulona e hidróxido de magnésio; alta ingestão de metilxantinas (café, chá e refrigerante de cola)
2. Processo digestivo anormal: fibrose cística, síndrome de Shwachman-Diamond, deficiência isolada de enzima pancreática, pancreatite crônica, deficiência de enteroquinase, tripsinogênio, colestase crônica, uso de sequestrante de sal biliar, má absorção primária de sal biliar e ressecção do íleo terminal
3. Má absorção de nutrientes: deficiência de sacarase--isomaltase, deficiência de lactase, má absorção de glicose--galactose, má absorção de frutose, síndrome do intestino curto
4. Processos imunes/inflamatórios: alergia alimentar; doença celíaca; gastroenterite eosinofílica; enteropatia autoimune; síndrome de desregulação imune, poliendocrinopatia e enteropatia ligada ao X; imunodeficiências primárias ou secundárias; doença inflamatória intestinal crônica
5. Defeitos estruturais: doença de inclusão microvilositária, enteropatia *tufting*, diarreia fenotípica, deficiência de sulfato heparan, deficiência de integrina e linfangiectasia
6. Defeitos no transporte de eletrólitos e metabólitos: cloridrorreia congênita, má absorção de sódio, acrodermatite enteropática, deficiência de folato, abetalipoproteinemia
7. Doenças da motilidade: doença de Hirschsprung, pseudo--obstrução intestinal crônica, tirotoxicose
8. Diarreias não específicas: diarreia crônica funcional, síndrome do intestino irritável
9. Doenças neoplásicas: hormônios secretores neuroendócrinos, VIPoma, APUdomas, mastocitose, síndrome de Zollinger--Ellison

Fonte: Guarino et al., 2012.[3]

sorção de proteínas heterólogas, deflagração de mecanismos imunomediados, aumento da motilidade e extravasamento de proteínas para a luz intestinal.

APRESENTAÇÃO CLÍNICA E MECANISMOS FISIOPATÓGICOS

Infecções

As infecções entéricas estão comumente relacionadas à diarreia crônica nos países em desenvolvimento. A *Escherichia coli* enteroaderente, variante enteroagregativa, e o *Criptosporidium parvum* muitas vezes são determinantes de diarreia crônica pós-infecção aguda. As enteroparasitoses ainda são responsáveis por processos disabsortivos em crianças que vivem em áreas endêmicas. Protozoários, como a *Giardia lamblia*, podem determinar diarreia crônica mesmo em pacientes imunocompetentes, exigindo tratamento específico.

Crianças desnutridas, imunodeficientes primárias e portadoras de HIV podem não autolimitar infecções entéricas por protozoários, como *Criptosporidium*, *Cyclospora* e *Isospora*.

O *Clostridium difficile* pode ser um constituinte da microbiota normal e estar isolado nas fezes de lactentes de até 2 anos assintomáticos. No entanto, condições que propiciem o desequilíbrio da microbiota intestinal, como o uso de antibióticos e de inibidores de bomba de prótons e a presença doenças crônicas, como a doença inflamatória intestinal, podem favorecer sua multiplicação e a colonização do cólon em qualquer faixa etária, resultando em diarreia e colite pseudomembranosa.[5]

As síndromes pós-enterites apresentam-se com diarreia grave em virtude de dano à mucosa intestinal, sensibilização contra proteínas heterólogas da dieta alimentar, desequilíbrio da microflora e excesso de secreção de enterotoxinas.

O sobrecrescimento bacteriano intestinal promove desconjugação e desidroxilação de sais biliares e hidroxilação de ácidos graxos, com efeito catártico sobre a mucosa intestinal.[1,2,5]

Resposta imune anormal

A doença celíaca ocorre em indivíduos geneticamente predispostos após exposição ao glúten da dieta alimentar. Dependendo do grupo étnico, a doença celíaca incide em 0,5 a 1,0% da população de diferentes países. Crianças menores apresentam com mais frequência diarreia crônica e má absorção com maior frequência, enquanto em outras faixas etárias predominam os casos oligossintomáticos ou atípicos.[6]

A DIIC compreende a retocolite ulcerativa, a doença de Crohn e a colite indeterminada. Os sintomas cardinais são dores abdominais de caráter intermitente, cólicas, diarreia crônica e evacuações mucossanguinolentas. Aproximadamente 10 a 15% dos casos de DIIC iniciam antes dos 10 anos de idade, sendo de difícil reconhecimento pelos pediatras, o que acarreta demora no diagnóstico e no tratamento.[7]

A enteropatia alérgica, acompanhada ou não de colite, resulta de resposta anormal à proteína alimentar, sendo o leite de vaca o alérgeno predominante. Diarreia, com ou sem sangue, anemia e inapetência estão presentes. Nos primeiros meses de vida, predominam as reações alérgicas não IgE-mediadas, de difícil reconhecimento, por não haver comprovação laboratorial disponível. As reações IgE-mediadas tendem a determinar igualmente sintomas cutâneos e/ou respiratórios, sendo confirmadas pelos anticorpos IgE-específicos ou pelo teste cutâneo de puntura.[5]

A colite microscópica e a colite colagenosa são raras na infância e determinam diarreias volumosas, não sanguinolentas, de caráter aquoso.

As enteropatias autoimunes são entidades raras, complexas e de manuseio terapêutico. A diarreia crônica pode ser isolada ou associada ao diabetes melito tipo I como parte da síndrome IPEX. A doença é determinada por mutações no gene *FOXP3*. O quadro clínico é grave, cursando com diarreia crônica, dermatite, tireoidite e diabetes melito.

Diarreia colereica

As denominadas diarreias colereicas ocorrem nos pacientes com má absorção de ácidos biliares. O íleo terminal apresenta processo inflamatório extenso e grave ou pode estar com superfície de absorção reduzida, como nos casos de síndrome do intestino curto. Os sais biliares não completamente absorvidos excedem a capacidade absortiva do íleo distal, o que acarreta diarreia de caráter secretor.[8]

Má absorção de carboidrato

A má absorção de carboidrato mais comum é a intolerância à lactose decorrente da redução da atividade lactásica nas microvilosidades do epitélio intestinal. A redução enzimática inicia-se, na maioria das vezes, a partir da faixa etária escolar, porém 20% dos casos são descritos em pré-escolares. O gene responsável pela hipolactasia se encontra no cromossomo 2(2q 21-22), e as mutações são identificadas como C/T-13910 e G/A-22018.

A intolerância à lactose pode ser adquirida, relacionada às lesões da mucosa do intestino delgado secundárias às gastroenterites aguda e persistente, que determinam lesões ultraestruturais do epitélio intestinal, com redução significativa da concentração de lactase. A lactose não completamente hidrolisada é fermentada pelas bactérias colônicas, resultando na produção de ácidos orgânicos, butirato e gases voláteis. As fezes são ácidas e provocam assaduras de difícil controle em lactentes.[9]

Há, ainda, raros casos em que se constata diarreia osmolar por déficit da enzima sacarase-isomaltase, após a ingestão de sucos açucarados.

Má absorção proteica intestinal

Os sinais e sintomas decorrentes da má absorção de proteínas estão relacionados à hipoalbuminemia e à redução das imunoglobulinas séricas. Nos casos de evolução crônica, edema clínico poder ocorrer. São comuns perdas proteicas na doença celíaca, na doença inflamatória crônica intestinal e nas enteropatias alérgicas. A linfangiectasia primária representa uma causa rara de perda proteica fecal.[2]

Má absorção de gordura

Fezes volumosas, de aspecto brilhoso e odor pútrido, que boiam no vaso sanitário, caracterizam a esteatorreia, frequentemente observada na fibrose cística. A má absorção decorre da insuficiência pancreática exócrina. Ao nascimento, o íleo meconial pode ser uma manifestação. Na abetalipoproteinemia, não há formação dos quilomicrons necessários para a absorção das vitaminas lipossolúveis. Sintomas neurológicos podem estar presentes devido ao déficit de vitamina E. A doença de retenção de quilomicrons acarreta má absorção de gordura, desnutrição e diarreia crônica, geralmente acompanhada de alterações hematológicas, com hemácias que assumem aspecto espiculado (acantose).[2]

Alterações da motilidade

A doença de Hirschsprung caracteriza-se fundamentalmente por distensão abdominal e extrema dificuldade evacuatória decorrente da ausência dos gânglios mioentéricos. Nesses pacientes, crises de distensão abdominal seguidas de diarreias profusas, caracterizando o megacólon tóxico, são comumente observadas.

A pseudo-obstrução intestinal crônica é uma condição rara que determina distensão crônica das alças intestinais, retardo do trânsito colônico e surtos de diarreia decorrentes do sobrecrescimento bacteriano do intestino.

A diarreia crônica inespecífica é tida como entidade funcional, comum em crianças menor idade. A diarreia decorre do aumento da velocidade do trânsito intestinal. Não há processo inflamatório em curso ou déficit de absorção. O apetite está preservado e o estado nutricional é normal. As evacuações são amolecidas, por vezes líquidas, e frequentemente contêm restos alimentares.

Defeitos estruturais dos enterócitos

As diarreias são de caráter grave, com início, em geral, nos primeiros dias de vida. Na doença de inclusão microvilositária, há formação de vacúolos nos enterócitos, alteração da borda em escova e desarranjo da arquitetura das microvilosidades. Na enteropatia em tufos (displasia epitelial intestinal), o acometimento básico é na estrutura da membrana basal dos enterócitos que apresentam anomalias na composição de lamilina e proteoglican, acarretando perda da função absortiva.[2]

Os defeitos congênitos de transporte de eletrólitos são raros e incluem a diarreia congênita perdedora de cloro e a diarreia perdedora de sódio. A mutação no transportador de cloro determina a ausência de troca Cl^-/HCO_3, com consequente alcalose metabólica e acidificação do teor intestinal.[1]

Diarreias osmolares podem ocorrer nos primeiros dias de vida em decorrência de mutações no transportador de glicose/sódio. A diarreia é deflagrada pela ingestão de lactose, glicose ou galactose, cessando quando há interrupção da ingestão desses açúcares. Na deficiência congênita sacarase-isomaltase, os lactentes não apresentam diarreia quando ingerem leite humano ou fórmulas lácteas, porém têm fezes diarreicas ingerem alimentos que contenham sacarose.[9]

Tumores neuroendócrinos

O gastrinoma (síndrome de Zollinger-Ellison) caracteriza-se por aumento da secreção de gastrina, hipersecreção ácida, úlcera péptica e diarreia crônica decorrente do aumento da motilidade. Há raros casos de VIPomas, ganglioneuroma ou ganglioneuroblastomas, tumores neuroendócrinos que determinam diarreia profusa. Algumas crianças portadoras de mastocitose cutânea por hipersecreção de histamina sofrem aumento de secreção ácida gástrica e hipermotilidade, o que determina diarreia crônica.[2]

DIAGNÓSTICO

O espectro etiológico das diarreias crônicas é extremamente amplo e diversificado, de acordo com a faixa etária e o meio ambiente de convívio. O pediatra deve procurar seguir algoritmos de investigação que contemplem número reduzido de exames e testes menos invasivos, quando possível, mas com sensibilidade e especificidade suficientes para indicar o diagnóstico em questão (Figura 1).[3]

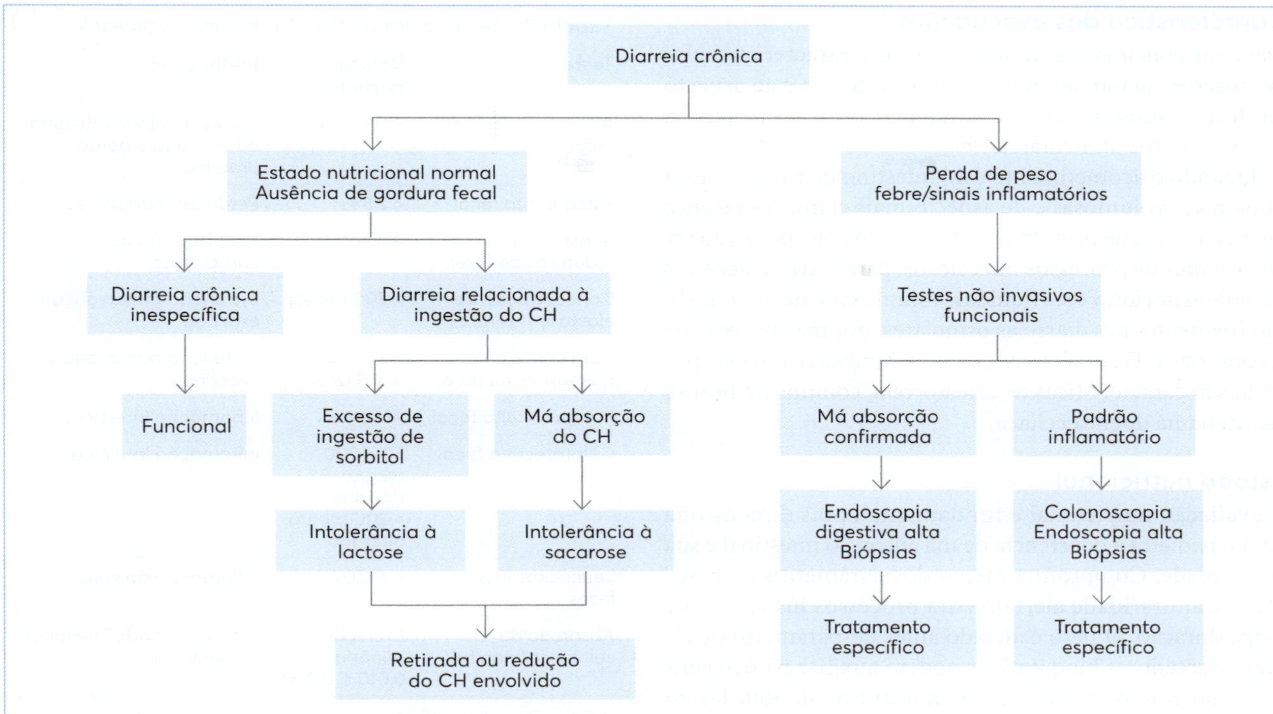

Figura 1 Algoritmo para diagnóstico de diarreia crônica em crianças.

CH: carboidrato.
Fonte: Guarino et al., 2012.[3]

Idade

As diarreias congênitas determinam perda hídrica considerável nos primeiros dias de vida e, em geral, são de herança autossômica recessiva. Má absorção de gorduras, com ou sem quadro respiratório associado, indica possibilidade de fibrose cística. Em famílias atópicas, a possibilidade de alergia alimentar sempre deve ser lembrada. Entre 1 e 3 anos de idade, diarreia crônica, distensão abdominal e desnutrição exigem triagem para doença celíaca. Em faixas etárias maiores, diarreias, dores abdominais e febres intermitentes devem levantar suspeita de DIIC.[1] A Tabela 2 evidencia as principais etiologias conforme a faixa etária.

Tabela 2 Principais etiologias segundo as faixas etárias

Lactentes até 6 meses		Lactentes acima de 6 meses	Pré-escolares, escolares e adolescentes	Qualquer idade
Atrofia microvilositária	Má absorção de glicose/galactose	Intolerância secundária à lactose	Doença celíaca	Infecções entéricas
Displasia epitelial intestinal	Enteropatia alérgica (alergia à proteína do leite de vaca)	Enteropatia alérgica (alergia à proteína do leite de vaca)	Intolerância secundária à lactose	Pseudo-obstrução intestinal crônica
Síndrome trico-hepato-mesentérica	Imunodeficiências	Deficiência de sacarase-isomaltase	Deficiência ontogenética da lactose	Tumores neuroendócrinos
Cloridorreia congênita	Acrodermatite enteropática	Doença celíaca	Síndrome do intestino irritável	Diarreia colerética
Linfangiectasias	Síndrome da imunodeficiência adquirida	Fibrose cística	Doença inflamatória intestinal crônica	Doença do enxerto contra o hospedeiro
Deficiência primária de lactase	Insuficiência exócrina do pâncreas (fibrose cística, síndrome de Shwachman-Diamond, abetalipoproteinemia)	Linfangiectasias	Diarreia crônica inespecífica	
Doença de Hirschprung				

Fonte: adaptada de Ravikumara et al., 2008.[10]

Característica das evacuações

Deve ser considerada na investigação a característica das evacuações quanto ao número, à consistência e ao aspecto das fezes – aquosas, com ou sem muco, presença de pus ou sangue e restos alimentares.

Quando o acometimento é do intestino delgado, as fezes podem ser volumosas e de aspecto mais claro. A presença de muco e sangue provém das afecções do colo, podendo ser decorrentes de processos infecciosos, parasitários, alérgicos ou inflamatórios. Fezes líquidas, volumosas e de odor ácido são frequentes nas diarreias osmolares, por má absorção de carboidratos. Fezes oleosas, claras, volumosas e de odor pútrido são características de esteatorreia, comuns na fibrose cística ou na doença celíaca.[2]

Estado nutricional

A avaliação nutricional é fundamental, pois dimensiona para o pediatra a ocorrência de má absorção intestinal e sua cronicidade. Comprometimento dos parâmetros de peso/idade e altura/idade alertam para processos instalados de longa duração. O peso é afetado antes do parâmetro de altura. Marcadores bioquímicos podem auxiliar na determinação do grau de desnutrição e indicar tipo de abordagem terapêutica e nutricional a ser tomada. A albumina sérica fica abaixo de 3,0 g/dL nos casos de desnutrição moderada ou grave. A dosagem de pré-albumina e proteína ligada ao retinol são mais sensíveis para detecção dos casos iniciais ou mais leves de desnutrição.

A avaliação da composição corporal pode ser obtida por meio de medidas da circunferência do braço e espessura das dobras cutâneas do tríceps. As mensurações de massa gorda e magra podem ser tomadas a partir da análise de impedância bioelétrica ou absortometria de dupla emissão de raios X (DEXA).[10]

Sinais e sintomas associados

Nas intolerâncias alimentares, é comum a ocorrência de vômitos após a ingestão da proteína ofensiva ou do carboidrato não totalmente digerido. A distensão abdominal gasosa é comum após a ingestão de leite ou derivados nos casos de intolerância à lactose. A assadura perineal, denotando emissão de fezes ácidas, é comum em lactentes com diarreias fermentativas. Artralgias, febre e aftas de repetição podem ser indicativos de DIIC em crianças maiores e adolescentes.

Diagnóstico laboratorial

A Tabela 3 apresenta testes para avaliação de função digestivo-absortiva, pancreática e inflamatória.

Tabela 3 Testes para avaliação de função digestiva

Teste	Valores normais	Implicação
Alfa-1 antitripsina fecal	< 0,9 mg/g	Permeabilidade intestinal aumentada e perda proteica
Esteatócrito fecal	< 2,5%	Perda de gordura fecal
Substâncias redutoras de fezes	Ausente	Má absorção de carboidrato
Concentração de elastase nas fezes	> 200 mcg/g	Disfunção pancreática exócrina
Concentração de quimotripsina fecal	> 7,5 U/g > 375 U/24 h	Disfunção pancreática exócrina
Sangue oculto fecal	Ausente	Inflamação intestinal
Calprotectina fecal	50 a 200 mcg/g: duvidoso > 200 mcg/g: alterado	Inflamação intestinal
Leucócitos nas fezes	< 5/CGA	Inflamação do colo
Absorção de celubiose/manitol	Excreção urinária 0,010 ± 0,018	Permeabilidade intestinal aumentada

Fonte: Guarino et al., 2012.[3]

A má absorção de carboidrato pode ser avaliada pela presença de substâncias redutoras nas fezes após a ingestão do substrato. As fezes devem ser recém-emitidas, observando-se mudança do padrão de cor pelo teste utilizado (Clinitest), o que denota presença do açúcar não absorvido (a má absorção da sacarose não é identificada por esse teste). Provas de sobrecarga dos dissacarídios, na dose de 2 g/kg em solução aquosa ou 1 g/kg nos casos de monossacarídeos, são utilizadas para identificar os casos de má absorção, considerando-se a variação das glicemias seriadas. A concentração de hidrogênio no ar expirado por cromatografia indica igualmente se o carboidrato foi plenamente absorvido. Quando ocorre má absorção, a fermentação pelas bactérias colônicas produz gases voláteis que aumentam a concentração de hidrogênio em pelo menos 10 ppm. Picos de H_2 no ar expirado em tempos precoces indicam supercrescimento bacteriano no intestino delgado. A concentração de enzimas dissacaridases em fragmentos obtidos de biópsias é um método invasivo com pouca utilização na prática médica.

A má absorção de gordura é testada por métodos simples, como presença de valores elevados de esteatócrito ou método de Sudam III fecal. O teste quantitativo, como dosagem de gordura em fezes de 72 horas (método de Van de Kamer), é uma prova de difícil execução na prática diária.[10]

A alfa-1 antitripsina nas fezes é uma proteína que está presente em pequena quantidade no intestino. Níveis mais elevados decorrem de exudação de proteína para a luz intestinal, presente em processos inflamatórios e/ou doenças má absortivas. Quimiotripsina nas fezes indica atividade proteolítica presente; níveis baixos relacionam-se com falta de atividade pancreática, exigindo investigação específica.[10]

A presença de sangue oculto e leucócitos nas fezes é um exame inespecífico e pode ser indicativo de ocorrência de processo inflamatório do intestino, presente em diversas afecções; assim, ressalta-se que este teste não é considerado determinante para diagnósticos específicos.

A calprotectina fecal eleva-se quando há processo inflamatório agudo em curso, com participação de neutrófilos no infiltrado, de modo que seus níveis podem estar aumentados em diferentes situações. Portanto, este marcador, quando em concentração elevada, orienta para a realização de colonoscopia.[10]

Marcadores sorológicos não invasivos

São utilizados para orientação diagnóstica final, reduzindo a necessidade de execução de testes invasivos e biópsias. Para doença celíaca, a dosagem de anticorpos antitransglutaminase e antiendomísio, com sensibilidade e especificidade superiores a 95%, representou um avanço para a detecção diagnóstica. Marcadores como p-ANCA, para diagnóstico de RCUI, e anticorpo anti-*saccharomyces cerevisae* (ASCA), para doença de Crohn, demonstram sensibilidade de 60 a 70% e especificidade acima de 90% para detecção das respectivas doenças inflamatórias.

A prova da absorção de D-xilose, utilizada para observar integridade da mucosa intestinal nas enteropatias, é muito pouco utilizada atualmente, pois não fornece subsídios importantes para o diagnóstico final.[10]

Imagem

A ultrassonografia abdominal tem sido útil por ser um método não invasivo e não utilizar irradiação. Permite observar espessamento da parede intestinal, e na complementação com Doppler, pode sugerir áreas com envolvimento inflamatório.

Métodos como a enterotomografia e enterorressonância magnética do abdome têm permitido localizar coleções, observar espessamento da parede intestinal, detectar fístulas entéricas e observar áreas de estenose ou subestenose, auxiliando no diagnóstico da DIIC.

ABORDAGEM TERAPÊUTICA

Os processos determinantes de diarreia crônica geralmente estão associados a grave comprometimento do estado geral e nutricional. Medidas de suporte e recuperação nutricional devem ser rapidamente instituídas. Correção adicional do equilíbrio acidobásico e dos eletrólitos é mandatória. Instalação de dieta enteral que forneça pelo menos 50% das necessidades calóricas é importante no sentido de estabilizar as perdas pelo catabolismo.

Nas crianças com algum grau de esteatorreia, a dieta enteral deve contemplar gordura composta de triglicérides de cadeia média. Em relação ao carboidrato, a fórmula deve ser livre de lactose e sacarose, contendo maltodextrina e polímeros de glicose de fácil absorção.

Nos casos mais graves, dietas semielementares com a proteína parcial ou extensamente hidrolisada, facilitam o trabalho digestivo-absortivo. Algumas situações exigem emprego de fórmula à base de aminoácidos. Nesses casos, a dieta enteral deve ser ofertada por sonda nasogástrica ou gastrostomia, em gotejamento contínuo. Essa técnica otimiza o tempo absortivo, respeitando situações em que a mucosa intestinal esteja atrófica ou com a área de absorção reduzida, como nos casos de síndrome do intestino curto. Se houver persistência do quadro diarreico e intolerância às fórmulas enterais propostas, a dieta enteral deve ser suspensa e inicia-se nutrição parenteral.[2]

A suplementação de vitaminas e oligoelementos deve ser prescrita. O zinco exerce funções importantes que permitem melhorar a absorção de nutrientes, a proliferação das células epiteliais e a resposta imune. Drogas antimicrobianas podem ser utilizadas no sentido de combater o supercrescimento bacteriano do intestino delgado e controlar infecções entéricas bacterianas ou parasitárias. O arsenal terapêutico inclui metronidazol, nitazoxamida, albendazol e sulfametoxazol-trimetropin. Quando é comprovada diarreia de caráter secretor com perdas eletrolíticas elevadas, o emprego do racecadotril, droga inibidora da encefalinase, pode diminuir o fluxo de íons.

Na síndrome do intestino curto, o uso do hormônio do crescimento promove efeito trófico no epitélio remanescente, podendo melhorar a condição absortiva. Quando não houver alternativas de tratamento, a administração de nutrição parenteral prolongada e o transplante intestinal devem ser considerados.[2]

REFERÊNCIAS BIBLIOGRÁFICAS

1. Moore SR, Lima NL, Soares AM, Oria RB, Pinkerton RC, Barrett LJ, et al. Prolonged episodes of acute diarrhea reduce growth and increase risk of persistent diarrhea in children. Gastroenterology. 2010;139:1156-64.
2. Guarino A, Branski D. Chronic diarrhea. In: Kliegman RM, Stanton BF, Geme JWST, Schor NF, Berman RE (eds.). Nelson textbook of pediatrics.19. ed. Philadelphia: Saunders; 2011. p. 1339-46.
3. Guarino A, Vecchio AL, Canini RB. Chronic diarrhoea in children. Best Pract Res Clin Gastroenterol. 2012;26:649-61.
4. Borali E, De Giacomo C. clostridium difficile infection in children: a review. J Pediatric Gastroenterol Nutr. 2016;63(6):e130-40.
5. Berni Canani R, Di Costanzo M, Troncone R. The optimal diagnostic workup for children with suspected food allergy. Nutrition. 2011;27:983-7.
6. Guandalini S, Assiri A. Celiac disease JAMA Pediatr. 2014;168(3):272-8.
7. Berni Canani R, Tanturri de Horatio L, Terrin G, Romano MT, Staiano A, Miele E, et al. The combined use of non-invasive tests is useful in the initial diagnostic approach to a child with suspected inflammatory bowel disease. J Pediatr Gastroenterol Nutr. 2006;42:9-15.
8. Johnston I, Nolan J, Pattni SS, Walters JR. New insights into bile acid malabsorption. Curr Gastroenterol Rep. 2011;13:418.
9. Schirru E, Corona V, Usai-Satta P, Scarpa M, Cucca F, De Virgiliis S, et al. Decline of lactase activity and c/t-13910 variant in Sardinian childhood. J Pediatr Gastroenterol Nutr. 2007;45(4):503-6.
10. Ravikumara M. Investigation of chronic diarrhoea. Paediatr Child Health. 2008;89(11):893-7.

CAPÍTULO 6

DOENÇA CELÍACA

Vera Lucia Sdepanian
Rose Terezinha Marcelino

AO FINAL DA LEITURA DESTE CAPÍTULO, O PEDIATRA DEVE ESTAR APTO A:

- Identificar quais indivíduos devem ser investigados para doença celíaca a partir do conhecimento do enorme leque de manifestações clínicas gastro e extraintestinais e quando fizerem parte dos grupos de risco para a doença.
- Reconhecer que diversas especialidades médicas devem estar aptas a pensar na doença celíaca, por seu grande número de manifestações extraintestinais.
- Entender que não se deve retirar o glúten da dieta sem que a doença tenha sido plenamente diagnosticada por meio dos exames específicos.
- Realizar o rastreamento sorológico com o emprego do anticorpo antitransglutaminase tissular 2 da classe IgA e solicitar a dosagem da imunoglobulina A para descartar deficiência total de IgA.
- Compreender que, se o paciente tiver sintomas clínicos muito sugestivos de doença celíaca e/ou apresentar resultado alterado do teste anticorpo antitransglutaminase tissular 2 da classe IgA, ou se tiver deficiência total de IgA, deverá ser encaminhado para o gastroenterologista pediátrico para dar seguimento à confirmação diagnóstica e fazer o acompanhamento.
- Saber que, se o teste sorológico for alterado, a biópsia de intestino delgado deverá ser realizada para confirmação diagnóstica.
- Identificar a presença dos heterodímeros HLA DQ2 e/ ou DQ8, os quais indicam que o indivíduo apresenta predisposição genética para doença celíaca, o que ocorre em cerca de 50% da população, e compreender que isso não significa que o indivíduo tenha a doença celíaca.
- Reconhecer que o único tratamento para a doença celíaca consiste na retirada total do glúten por toda a vida e, por isso, o diagnóstico deverá ser preciso.

HISTÓRICO

A doença celíaca (DC) foi descrita pela primeira vez, no século I antes de Cristo, por Arateus, como "afecção celíaca". Após uma lacuna de 19 séculos, Samuel Gee descreveu a forma clássica da doença, caracterizada por uma síndrome de má absorção com desnutrição grave em crianças nos primeiros anos de vida. Entretanto, somente no século 20, o glúten foi identificado como fator causal da DC, pelo pediatra holandês Dick, e a partir de 1970 estudos definiram de forma progressiva a diversidade de sintomas e o acometimento em qualquer idade, inclusive adultos.[1]

CONCEITO

A DC é uma doença multissistêmica, autoimune, caracterizada pela resposta imunológica à ingestão de glúten em indivíduos geneticamente suscetíveis.[1]

EPIDEMIOLOGIA

O aumento da prevalência da DC é uma tendência, à semelhança de outras doenças autoimunes, provavelmente em decorrência de fatores ambientais, como a teoria da higiene, ocidentalização da dieta e alterações no microbioma, além do melhor conhecimento da doença e da utilização de testes sorológicos para sua triagem. Um estudo populacional realizado na Finlândia demonstrou, por meio de exames sorológicos, um aumento de quase 100% na incidência da DC nos períodos de 1978 a 1980 (1%) até 2000 a 2001 (1,9%).[2]

A frequência dessa doença é alta, acometendo aproximadamente 1% da população na Europa, no norte da África e nos Estados Unidos, e menor em países como China, Japão, Indonésia, Filipinas e Ilhas do Pacífico, devido à baixa prevalência do HLA DQ2 nesses países.[3] No nordeste da Índia há maior incidência da doença em relação ao restante do país, por causa do maior consumo de trigo e menor de arroz, especificamente nessa região.[4]

No Brasil, estudos populacionais avaliando doadores de sangue demonstraram que a DC também não é rara, com prevalência igual a 1:214, 1:273, 1:417 e 1:681 em quatro análises nas cidades de São Paulo, Ribeirão Preto, Curitiba e Brasília, respectivamente.[5-8] Em todos esses estudos, foram utilizados testes sorológicos para rastreamento dos indivíduos submetidos à biópsia intestinal para confirmação diagnóstica.

FISIOPATOLOGIA

Glúten é uma família de proteínas presentes no trigo, no centeio, na cevada e no malte, formada por centenas de proteínas, como glutamina e gliadina, que são resistentes à acidez gástrica e às enzimas digestivas pancreáticas e intestinais.[9] A digestão parcial da gliadina pelo pepsinogênio permite sua absorção e a consequente desaminação na parede intestinal, por ação da enzima transglutaminase intestinal, gerando peptídios de gliadina deaminada (DGP), como o ácido glutâmico, que, por conta de sua carga negativa, liga-se avidamente aos antígenos de histocompatibilidade HLA (DQ2 e DQ8), através das células apresentadoras de antígenos. Essa união ativa os linfócitos T CD4, gerando uma resposta imunológica Th1, responsável pelo processo inflamatório na mucosa intestinal, que resulta em aumento de linfócitos intestinais, hiperplasia de criptas e atrofia das vilosidades, bem como em uma resposta Th2, que ativa linfócitos B e a consequente produção de anticorpos contra a gliadina e contra elementos do tecido conjuntivo e muscular da mucosa, ou seja, endomísio e transglutaminase.[1,9]

A importância dos antígenos de histocompatibilidade HLA DQ2 e DQ8, localizados no cromossomo 6, está bem documentada pela alta prevalência da doença em gêmeos monozigóticos (75%) e em parentes de primeiro grau de pacientes celíacos (10%). O HLA DQ2 está presente em mais de 98% dos pacientes celíacos, e o HLA DQ8, em 5 a 10%.

MANIFESTAÇÕES CLÍNICAS

As manifestações clínicas da DC são decorrentes do somatório de inflamação na mucosa intestinal, carência nutricional secundária à má absorção e resposta autoimune. A facilidade de triar a doença por meio de exames sorológicos permitiu o diagnóstico em indivíduos oligo, mono e até assintomáticos, além do reconhecimento de que a forma clássica da doença, caracterizada por síndrome de má absorção, felizmente é menos frequente e mais evidente em crianças nos primeiros anos de vida, portadoras do HLA DQ2 e homozigóticas.[1]

A apresentação clínica mais evidente, conhecida como forma atípica, ou não clássica, ocorre em qualquer idade e se apresenta com um ou poucos sinais e/ou sintomas, que podem ser intestinais (Quadro 1), mais frequentes e secundários à lesão intestinal, e/ou extraintestinais (Quadro 2), secundários à carência nutricional de micro e macronutrintes e às reações imunológicas.[10] Vários estudos têm demonstrado que diarreia crônica, dor abdominal, distensão abdominal, perda ou ganho inadequado de peso, atraso no crescimento e constipação são os sinais e sintomas mais prevalentes nessa forma da doença.[10]

Quadro 1 Manifestações clínicas intestinais da DC
Diarreia crônica ou intermitente
Dor abdominal crônica
Distensão abdominal
Constipação intestinal crônica refratária ao tratamento
Náuseas e/ou vômitos recorrentes

Quadro 2 Manifestações clínicas extraintestinais da DC
Perda de peso e/ou atraso no crescimento
Baixa estatura
Anemia ferropriva crônica/anemia megaloblástica
Atraso no desenvolvimento puberal
Amenorreia/infertilidade
Irritabilidade
Fadiga crônica
Artrite/artralgia
Cefaleia/neuropatia/convulsões/calcificação cerebral/ataxia
Osteopenia, osteoporose, fraturas de repetição
Estomatite aftosa recorrente
Dermatite herpetiforme
Alteração das enzimas hepáticas
Desgaste do esmalte dentário

A baixa prevalência de DC na diarreia crônica, foi questionada por Imanzadeh et al., que encontraram prevalência de DC em 9% de 825 pacientes com diarreia crônica e em 0,6% de 825 pacientes controles.[11] Estudo multicêntrico recente, avaliando os sintomas de 653 crianças e adolescentes na Itália, na Croácia, na Eslovênia, na Alemanha e na Hungria, identificou que 20,5% dos pacientes eram assintomáticos, não havendo diferença significativa na idade entre estes e os pacientes sintomáticos.[12] A maioria dos pacientes sintomáticos era polissintomática, sendo os sintomas mais frequentes a dor abdominal (33,3%), o atraso no crescimento (13,7%), a diarreia (13,3%) e a deficiência de ferro (10,2%); quando comparados com a faixa etária, os sintomas mais frequentes foram diarreia em crianças menores de 3 anos (23%) e dor abdominal nos pré-escolares (21,3%) e escolares (31,7%).[12]

Vários estudos têm demonstrado frequência de 1% de DC em portadores de constipação crônica refratária ao tratamento por 2 meses.[10] Anemia por deficiência de ferro, apesar de ser mais comum em adultos, está presente em até 15% das crianças e dos adolescentes celíacos.[1] Dermatite herpetiforme, considerada a DC da pele, apresenta-se com lesões de pele papulovesiculares intensamente pruriginosas, geralmente distribuídas de forma simétrica nas regiões extensoras, como cotovelos, joelhos, nádegas e região escapular, e, nos casos mais raros, envolvendo palmas e outros locais; apesar de esses pacientes, na maioria das vezes, terem lesão na mucosa intestinal, geralmente não apresentam sintomas intestinais.[1]

Elevação das enzimas hepáticas é a manifestação hepática mais frequente e deve-se à passagem de endotoxinas bacterianas ao sistema porta, secundária ao aumento da permeabilidade intestinal.[1] Cefaleia é a alteração neurológica mais frequente, podendo estar associada à deficiência de serotonina, e normalmente é bem responsiva à dieta isenta de glúten[1].

Atenção especial aos pacientes que apresentam sinais sugestivos de distúrbios funcionais do sistema digestório também é importante. Estudo realizado em 2014 encontrou incidência de DC em 4,4 % de 74 pacientes com síndrome do intestino irritável, enquanto outro, de 2015, identificou incidência de 2,2% em 1.017 pacientes com o mesmo diagnóstico.[13,14]

Está bem estabelecida a associação de DC com algumas doenças imunológicas, síndromes genéticas e deficiência seletiva de IgA (Quadro 3).[10] A DC pode estar presente em 10%, 5 a 12% e 9% de pacientes com diabetes melito tipo 1, síndrome da Down e deficiência seletiva de IgA, respectivamente.[1] As doenças autoimunes da tireoide são mais frequentes em adultos.[1]

Quadro 3 Doenças e condições associadas à DC

Parentes de primeiro grau de pacientes celíacos
Diabetes melito tipo 1
Tireoidites autoimunes
Doenças hepáticas autoimunes
Síndrome de Down
Síndrome de Williams-Beuren
Síndrome de Turner
Deficiência seletiva de IgA

DIAGNÓSTICO

O diagnóstico da DC depende da combinação dos dados clínicos, sorológicos e histopatológicos.[15-17]

Sorologia

A suspeita clínica – manifestações gastro e extraintestinais ou se o paciente pertence a algum grupo de risco para DC – dá início ao processo diagnóstico.

Os exames sorológicos mais sensíveis e específicos que podem ser solicitados nos pacientes com suspeita clínica são o anticorpo antitransglutaminase tissular 2 da classe IgA (teste mais barato e de fácil execução, por ser um teste de ELISA) e o anticorpo antiendomísio da classe IgA (teste mais caro e que depende da experiência do examinador para ler uma lâmina de imunofluorescência indireta).[15,16]

O anticorpo antitransglutaminase tissular 2 da classe IgA é considerado o teste de escolha para definir qual paciente deverá realizar a biópsia de intestino delgado.[10,15,17,18]

A deficiência total de IgA é a principal causa de resultados falso-negativos dos anticorpos mencionados anteriormente.[15,16] Os anticorpos antigliadina desamidada não são superiores aos anticorpos previamente mencionados, exceto no caso de lactentes menores de 2 anos, em que o anticorpo antigliadina desamidada da classe IgG teria maior sensibilidade.[19]

Deve-se considerar que a utilidade dos testes sorológicos dependerá da ingestão de glúten. No caso de ingestão escassa, há risco de soronegatividade.[15,16]

Deve-se refletir sobre o controle de qualidade dos exames sorológicos para DC, uma vez que os laboratórios que realizam esses testes precisam ter certificado de acreditação e estabelecer pontos de corte mais adequados de acordo com a população que atendem. As dosagens dos anticorpos antitransglutaminase tissular 2 da classe IgA e antiendomísio da classe IgA também não são estandardizadas e, consequentemente, observam-se variações do mesmo teste entre diversos laboratórios. Outra consideração refere-se ao fato de a maioria dos laboratórios brasileiros, assim como de outros países, não considerarem o cálculo adequado da curva de calibração para incluir o valor 10 vezes superior ao limite superior da normalidade, o que torna inviável seguir a sugestão do consenso da Sociedade Europeia de Gastroenterologia, Hepatologia, Nutrição Pediátrica (ESPGHAN).[10,16,20] Vale ressaltar que nem o consenso da Sociedade Norte-americana de Gastroenterologia, Hepatologia, Nutrição Pediátrica (NASPGHAN) nem o da Sociedade Britânica de Gastroenterologia valorizam o nível do anticorpo antitransglutaminase tissular 2 da classe IgA para a não indicação da biópsia de intestino delgado.[15,17,18] Essas duas sociedades consideram que a biópsia de intestino delgado é o padrão-ouro para o diagnóstico de DC, conforme apresentado a seguir.[15,17,18]

Estudo genético

Com relação ao estudo genético, os heterodímeros HLA DQ2 e DQ8 têm alto valor preditivo negativo, isto é, na ausência deles, a ocorrência de DC é muito pouco provável.[10,15]

Já com relação aos familiares de primeiro grau dos pacientes com DC, 74,5% são portadores dos heterodímeros HLA DQ2, DQ8 ou ambos, e a probabilidade de estes apresentarem DC é cinco vezes maior quando há homozigose DQ2.5/DQ2.5.[20,21]

Deve-se mencionar que a população geral brasileira apresenta alta prevalência de predisposição genética para DC, conforme observado em estudo realizado em doadores de sangue (49,1%).[22]

É imprescindível reforçar o conceito de que a presença dos heterodímeros HLA DQ2 e DQ8 não assegura o diagnóstico de DC, tendo utilidade somente para identificar aqueles que têm predisposição genética para a doença. Portanto, o estudo genético pode ser útil para identificar os indivíduos com risco elevado por familiares de primeiro grau, bem como nos casos de dúvida diagnóstica, quando a ausência desses heterodímeros permite praticamente excluir a possiblidade de DC com 99% de certeza.[23]

Biópsia de intestino delgado

O intercâmbio entre os médicos pediatra ou clínico, endoscopista e patologista é fundamental para o sucesso diagnóstico.[24] Deve-se perguntar ao paciente sobre a quantidade e a duração da ingestão de glúten, uma vez que o baixo consumo terá impacto na biópsia de intestino delgado, que poderá ser normal ou apresentar somente aumento dos linfócitos intraepiteliais.[23,24]

Como o objetivo da biópsia é proporcionar adequada avaliação da arquitetura da mucosa duodenal, sua orientação deve ser correta; para tanto, a pinça de endoscopia digestiva alta deverá obter uma amostra por vez e o fragmento deverá ser manuseado delicadamente, de preferência colocado em papel de filtro, com a mucosa para cima, e inserido em um frasco com formol identificando o local de obtenção.[24,25] Uma amostra bem orientada tem quatro unidades vilosidade/cripta consecutivas.[26]

Recomenda-se obter biópsias múltiplas, uma vez que as alterações histológicas da DC são salteadas, da porção mais distal do duodeno, segunda ou terceira (mínimo de quatro amostras) e do bulbo (mínimo de uma amostra), identificando-se a amostra de bulbo em frasco separado.[10,15,16,23]

Quanto à biópsia de bulbo, há aumento mínimo da taxa de detecção de DC quando existe baixa probabilidade de ocorrência dessa doença (0,1%).[27,28] Deve-se lembrar que as alterações no bulbo são frequentes em outras situações (duodenite péptica crônica, heterotopia gástrica, hiperplasia de glândulas de Brunner), o que não causaria dúvida a um patologista experiente, mas poderia levar a equívocos diagnósticos se analisadas por um patologista inexperiente.[23]

A descrição anatomopatológica deverá conter informações sobre arquitetura vilositária, contagem dos linfócitos intraepiteliais (normal igual ou menor que 25/100 enterócitos), existência de inflamação ativa com neutrófilos e presença de patógenos, além de realizar a comparação com biópsias prévias, caso tenha disponibilidade.[23]

Marsh, em 1992, demonstrou a sequência de progressão da alteração na DC e descreveu as seguintes etapas:[29]

- Estágio 0 (padrão pré-infiltrativo), com fragmento sem alterações histológicas e, portanto, considerado normal.
- Estágio 1 (padrão infiltrativo), em que a arquitetura da mucosa se apresenta normal com aumento do infiltrado dos LIE.
- Estágio 2 (lesão hiperplásica), caracterizado por alargamento das criptas e aumento do número de LIE.
- Estágio 3 (padrão destrutivo), em que há presença de atrofia vilositária, hiperplasia críptica e aumento do número de LIE.
- Estágio 4 (padrão hipoplásico), caracterizado por atrofia total com hipoplasia críptica, considerada forma possivelmente irreversível.

Em 1999, a classificação de Marsh foi modificada por Oberhuber (Marsh-Oberhuber), sendo o estágio 3 subdividido em três: (3a) atrofia parcial, (3b) atrofia moderada e (3c) atrofia total. Além disso, considerou aumento dos linfócitos intraepiteliais quando maior do que 40 para cada 100 enterócitos.[30]

Hayat et al. demonstraram que, na biópsia de duodeno, o limite superior de normalidade é de 25 linfócitos intraepiteliais/100 enterócitos e que o limite de 40 linfócitos intraepiteliais/100 enterócitos estaria ultrapassado, uma vez que este último valor se referia às biópsias jejunais.[31]

Visando a simplificar, estandardizar e aumentar a reprodutibilidade do trabalho dos patologistas, foi proposta uma nova versão de classificação histológica, por Corazza e Villanacci, em 2005.[32] Utilizando-se essa classificação simplificada (Figura 1), observou-se elevada concordância entre os patologistas.[33,34]

É interessante mencionar que Marsh et al., em 2015, contestaram a subdivisão do tipo Marsh 3, proposta por Oberhuber, uma vez que a microscopia eletrônica revelou que as lesões 3a, 3b e 3c apresentavam o mesmo grau de atrofia.[35-36] Segundo Ensari e Marsh, em 2019, a modificação de Oberhuber foi um acréscimo desnecessário.[37]

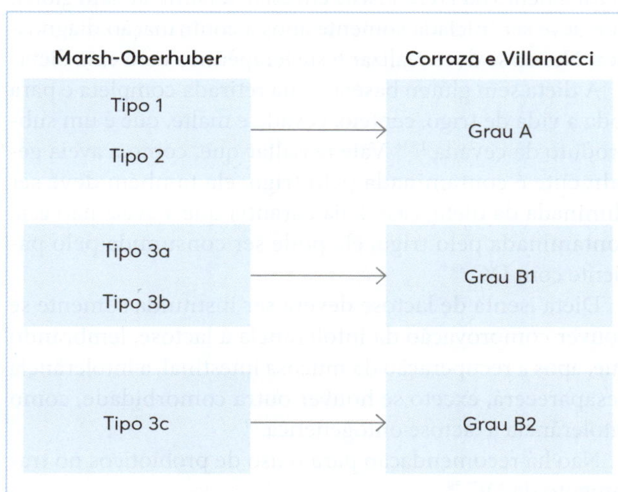

Figura 1 Comparação da classificação de Marsh-Oberhuber e Corazza e Villanacci.

Fonte: adaptada de Corazza et al., 2007.[33]

Assim, o diagnóstico histológico da DC consiste na presença de atrofia da vilosidade do intestino delgado associada a aumento dos linfócitos intraepiteliais (maior que 25 para cada 100 enterócitos).[24]

Combinação dos dados clínicos, sorológicos e histopatológicos para o diagnóstico

A combinação dos dados clínicos, sorológicos e histopatológicos resultará no diagnóstico de DC. No Brasil, recomenda-se realizar a dosagem do anticorpo antitransglutaminase tissular 2 da classe IgA e a dosagem da IgA para rastreamento da doença nos pacientes que apresentam manifestações clínicas gastro e extraintestinais, assim como naqueles que fazem parte dos grupos de risco.

Nos casos de deficiência seletiva de IgA, deve-se solicitar a dosagem dos anticorpos antitransglutaminase e antigliadina deaminada, ambos da classe IgG.[39]

Considerando-se a falta de padronização dos testes sorológicos para DC no Brasil, além das demais limitações descritas anteriormente quanto ao controle de qualidade desses exames, a biópsia de intestino delgado deve ser considerada padrão-ouro para o diagnóstico.

A NASPGHAN também assume essa posição, uma vez que observa grande variação dos níveis dos anticorpos para DC entre os testes comerciais quando estes analisam as mesmas amostras de soro, destacando a importância de recomendar a biópsia de intestino delgado antes de iniciar a dieta sem glúten.[15] A biópsia de intestino delgado também é considerada padrão-ouro para o diagnóstico de DC por outras sociedades de Gastroenterologia, como a British Society of Gastroenterology, a American Gastroenterological Association, o American College of Gastroenterology, o NICE, e a World Gastroenterology Organisation.

TRATAMENTO

O tratamento da DC consiste em dieta totalmente sem glúten que deve ser iniciada somente após a confirmação diagnóstica. Nunca se deve realizar teste terapêutico com essa dieta.

A dieta sem glúten baseia-se na retirada completa e para toda a vida de trigo, centeio, cevada e malte, que é um subproduto da cevada.[15,16] Vale ressaltar que, como a aveia geralmente é contaminada pelo trigo, ela também deve ser eliminada da dieta; caso haja garantia que a aveia não está contaminada pelo trigo, ela pode ser consumida pelo paciente com DC.[38]

Dieta isenta de lactose deverá ser instituída somente se houver comprovação da intolerância à lactose, lembrando que, após a recuperação da mucosa intestinal, a intolerância desaparecerá, exceto se houver outra comorbidade, como intolerância à lactose ontogenética.[20]

Não há recomendação para o uso de probióticos no tratamento da DC.[39]

A dieta do indivíduo com DC deverá atender às necessidades nutricionais de acordo com a idade. A alimentação permitida ao celíaco consiste em: arroz, grãos (feijão, lentilha, soja, ervilha, grão-de-bico), óleo, azeite, vegetais, hortaliças, frutas, tubérculos (batata, mandioca, cará, inhame), ovos, carnes (bovina, suína, peixes e aves), leite e derivados.[23]

O glúten pode ser substituído pelas farinhas dos seguintes alimentos: milho (farinha de milho, amido de milho, fubá), arroz (farinha de arroz), batata (fécula de batata) e mandioca (farinha de mandioca, polvilho doce, polvilho azedo, tapioca).[23] Milete, quinoa e amaranto também são permitidos.[23]

A retirada do glúten da dieta parece ser tarefa simples, mas requer mudanças importantes dos hábitos alimentares. A transgressão em uma dieta sem glúten pode ser voluntária, quando o paciente com DC come glúten voluntariamente, ou involuntária, quando os alimentos industrializados não informam corretamente a lista dos ingredientes contidos nos produtos ou quando os alimentos sem glúten se contaminam pelo glúten, e essa contaminação pode ocorrer no campo, durante a colheita, a moagem, o transporte, o armazenamento e o empacotamento dos produtos, bem como no preparo.[39]

Vale ressaltar que, embora os pacientes com DC tenham conhecimento a respeito da doença e do seu tratamento, 30% referem transgressão voluntária à dieta.[39]

Segundo o Codex Alimentarius, para que um produto industrializado seja denominado *gluten free*, a quantidade de glúten não pode exceder 20 mg/kg.[40] Sdepanian et al. observaram que a maioria dos produtos industrializados que não continham glúten, segundo o rótulo, realmente não continham, e também que a quase totalidade dos alimentos preparados pelo paciente com DC e/ou seus familiares não continha glúten.[40]

Analisando-se a presença de glúten em medicamentos no Brasil, verificou-se que nenhum continha glúten.[41]

Em 1992, foi promulgada no Brasil uma lei federal determinando a impressão de advertência "Contém glúten" nos rótulos e nas embalagens de alimentos industrializados que apresentassem trigo, centeio, cevada, aveia e derivados em sua composição. Em maio de 2003, a Lei Federal n. 10.674 foi promulgada, em substituição à anterior, determinando que todos os alimentos industrializados deveriam conter a expressão "Contém glúten" ou "Não contém glúten", conforme o caso. Há também uma resolução (RDC 137), de maio de 2003, para os produtos farmacêuticos, que devem conter a expressão "Contém glúten" naqueles medicamentos com essa proteína.

Em 18 de setembro de 2009, foi publicado no *Diário Oficial da União* o "Protocolo Clínico e Diretrizes Terapêuticas da Doença Celíaca" para capacitar os profissionais dos serviços de atenção à saúde a pensarem em DC a partir dos sintomas clínicos, interpretarem os exames subsidiários e tratarem a doença. Naquela ocasião, incluiu-se na tabela do Sistema Único de Saúde (SUS) o marcador sorológico anticorpo antitransglutaminase recombinante humana da classe IgA, que até então não fazia parte dessa tabela. Infelizmente, porém, esse protocolo ainda não é obedecido na grande maioria dos estados do Brasil.

É fundamental que os profissionais de saúde convençam seus pacientes a obedecerem a dieta totalmente sem glúten durante toda a vida. Contudo, não se deve aterrorizar o paciente nem seus familiares quanto à ocorrência de contaminação dos alimentos sem glúten, como lamentavelmente tem ocorrido nas redes sociais que se prestam a ajudar esses indivíduos, por exemplo. A DC não é uma infectocontagiosa. O simples ato de lavar com água e sabão os utensílios de cozinha, como talheres, pratos e panelas, é suficiente para eliminar o glúten. Não é necessário comprar uma cozinha nova, fornos e aparelho de micro-ondas. Tampouco é necessário separar os utensílios para uso exclusivo do paciente com DC ou levar utensílios próprios da criança para a escola.

As recomendações consideradas adequadas para não haver contaminação dos alimentos sem glúten são:

- Não compartilhar a torradeira. O paciente deve ter sua torradeira própria para tostar o pão sem glúten.
- Produtos como requeijão, manteiga, margarina, geleia e similares devem ser etiquetados com o nome do paciente e utilizados somente por ele, nunca compartilhados com os demais membros da família.
- O óleo para fritar alimentos sem glúten deve ser utilizado exclusivamente para esses alimentos.
- Forno à lenha deve ser exclusivo para, por exemplo, fazer pizza ou outros produtos sem glúten, não devendo ser compartilhados para preparar alimentos com glúten.

Nos últimos anos, com o modismo de que a dieta sem glúten é mais saudável, a oferta de produtos industrializados sem glúten está muito maior. Certamente, este fato beneficiou muito os pacientes com DC; entretanto, é fundamental alertar os pacientes e/ou seus responsáveis para sempre lerem os rótulos dos produtos industrializados, mesmo que já estejam habituados a consumir esses mesmos produtos.

Recomenda-se que, ao frequentar um restaurante, o paciente com DC avise que não pode consumir quantidade alguma de trigo, centeio, cevada, malte e aveia, e pedir sugestões de pratos com essas especificações.

Não se recomenda que os pacientes com DC consumam alimentos presumivelmente sem glúten preparados em padarias. Isso porque um estudo que analisou 214 produtos presumivelmente sem glúten preparados em padarias demonstrou que a maioria continha glúten.[42]

Não há fundamento no movimento existente hoje, principalmente nas redes sociais, que sugere ao paciente com DC evitar a exposição cutânea ou respiratória ao trigo. A frequência da sensibilização (IgE específica $\geq$ 0,35 kUA/L) ao trigo nas crianças com a doença foi baixa, igual a 4,0%, à semelhança da sensibilização ao trigo na população geral.[43] Portanto, somente a minoria dos pacientes com DC, que também apresenta alergia ao trigo, deve evitar esse tipo de exposição.

As Associações de Celíacos do Brasil, assim como a Federação Nacional das Associações de Celíacos do Brasil, exercem papel muito importante, não somente para oferecer suporte aos pacientes, como também para promover a divulgação dessa doença na mídia e participar de ações junto aos governos Estaduais e Federal em prol do indivíduo com DC.

Com a instituição da dieta totalmente sem glúten, há completa normalização da mucosa intestinal (após 6 meses a 1 ano), dos testes sorológicos (em cerca de 6 meses de tratamento, podendo se estender a 1 ano quando os níveis são muito elevados) e desaparecimento das manifestações clínicas, cujo tempo dependerá do sintoma (p. ex., no caso de diarreia, entre 2 e 3 semanas após o início do tratamento).[23]

PROGNÓSTICO

No que se refere ao prognóstico da DC, há uma série de complicações não malignas,[44] como osteoporose, doenças autoimunes, esterilidade, transtornos neurológicos e psiquiátricos, e também malignas,[45] incluindo o linfoma, o carcinoma de esôfago e faringe e o adenocarcinoma de intestino delgado. O risco de complicações está associado à não obediência à dieta totalmente sem glúten. Esses dados justificam a prescrição de uma dieta totalmente isenta de glúten, durante toda a vida, a todos os pacientes com DC, independentemente das manifestações clínicas. Aqueles pacientes que obedecem à dieta sem glúten têm a doença controlada e, consequentemente, qualidade de vida semelhante à de indivíduos sem a doença.

Portanto, é de extrema importância convencer o paciente a seguir uma dieta totalmente sem glúten durante toda a vida.

PREVENÇÃO

Quanto à prevenção primária da DC, não há fator alimentar que modifique os riscos da doença nas crianças com predisposição genética para desenvolvê-la.[46] No que concerne a quando introduzir o glúten na alimentação, esta proteína pode ser iniciada em qualquer momento dos 4 aos 12 meses completos de idade.[46] Essa recomendação se aplica a todos os lactentes, embora o estudo tenha sido realizado somente com familiares de primeiro grau de pacientes com DC.

REFERÊNCIAS BIBLIOGRÁFICAS

1. Bishop J, Ravikumara M. Coeliac disease in childhood: an overview. J Paediatr Child Health. 2020;56(11):1685-93.
2. Lohi S, Mustalahti K, Kaukinen K, Laurila K, Collin P, Rissanen H, et al. Increasing prevalence of coeliac disease over time. Aliment Pharmacol Ther. 2007;26(2):1217-25.
3. Singh P, Arora A, Strand TA, Leffler DA, Catassi C, Green PH, et al. Global prevalence of celiac dis – ease: Systematic review and meta-analysis. Clin Gastroenterol Hepatol. 2018;16:823-36.
4. Kochhar R, Sachdev S, Kochhar R, Aggarwal A, Sharma V, Prasad KK, et al. Prevalence of coeliac disease in healthy blood donors: a study from North India. Dig Liver Dis. 2012;44:530-2.
5. Oliveira RP, Sdepanian VL, Barreto JA, Cortez AJ, Carvalho FO, Bordin JO, et al. High prevalence of celiac di – sease in Brazilian blood donor volunteers based on screening by IgA antitissue transglutaminase antibody. Eur J Gastroenterol Hepatol. 2007;19(1):43-9.
6. Melo SB, Fernandes MI, Peres LC, Troncon LE, Galvão LC. Prevalence and demographic celiac disease among blood donors in Ribeirão Preto, State of São Paulo, Brazil. Dig Dis Sci. 2006;51(5):1020-5.

7. Pereira MA, Ortiz-Agostinho CL, Nishitokukado I, Sato MN, Damião AOMC, Alencar ML, et al. Prevalence of celiac disease in an urban area of Brazil with predominantly European ancestry. World J Gastroenterol. 2006;12(40):6546-50.
8. Gandolfi L, Pratesi R, Cordoba JC, Tauil PL, Gasparin M, Catassi C. Prevalence of celiac disease among blood donors in Brazil. Am J Gastroenterol. 2000;95(3):689-92.
9. Biesiekierski JR. What is gluten? J Gastroenterol. 2017;132(1):78-81.
10. Husby S, Koletzko S, Karponay-Szbó I, Kurppa K, Mearin ML, Ribes-Koninckx C, et al. European Society Paediatric Gastroenterology, Hepatology and Nutrition Guidelines for Diagnosing Coeliac Disease 2020. JPGN. 2020;70:141-57.
11. Imanzadeh F, Sayyari AA, Yaghoobi M, Akbari MR, Shafagh H, Farsar AR. Celiac disease in children with diarrhea is more frequent than previously suspected. J Pediatr Gastroenterol Nutr. 2005;40:309-11. Riznik P, DeLeo I, Dolinsek J, Gyimesi J, Klemenak M, Koletzko B, et al. Clinical presentation in children with coeliac disease In central Europe. JPGN. 20211;72(4):546-51.
12. Cristofori F, Fontana C, Magista A, Capriati T, Indrio F, Castellaneta S, et al. Increased prevalence of celiac disease among pediatric patients with irritable bowel syndrome: a 6-year prospective cohort study. JAMA Pediatr. 2014;168:555-60. Kansu A, Kuloglu Z, Demir A, et al. Yield of coeliac screening in abdominal pain-associated functional gastrointestinal system disorders. J Paediatr Child Health. 2015;51(1):1066-70.
13. Hill ID, Fasano A, Guandalini S, Hoffenberg E, Levy J, Reilly N, et al. NASPGHAN Clinical Report on the diagnosis and treatment of gluten-related disorders. J Pediatr Gastroenterol Nutr. 2016;63(1):156-65.
14. Husby S, Koletzko S, Korponay-Szabó IR, Mearin ML, Phillips A, Shamir R, et al. ESPGHAN Working Group on Coeliac Disease Diagnosis; ESPGHAN Gastroenterology Committee; European Society for Pediatric Gastroenterology, Hepatology, and Nutrition. European Society for Pediatric Gastroenterology, Hepatology, and Nutrition guidelines for the diagnosis of coeliac disease. J Pediatr Gastroenterol Nutr. 2012;54(1):136-60.
15. Kurien M, Ludvigsson JF, Sanders DS. A no biopsy strategy for adult patients with suspected coeliac disease: making the world gluten-free. Gut. 2015;64(6):1003-4.
16. Ludvigsson JF, Bai JC, Biagi F, Card TR, Ciacci C, Ciclitira PJ, et al. BSG Coeliac Disease Guidelines Development Group; British Society of Gastroenterology. Diagnosis and management of adult coeliac disease: guidelines from the British Society of Gastroenterology. Gut. 2014;63(8):1210-28.
17. Assandri R, Montanelli A. Diagnosis of gluten-related enteropathy in a newborn: how and when? Gastroenterol Hepatol Bed Bench. 2019;12(4):278-86.
18. Mearin ML, Agardh D, Antunes AS, et al. ESPGHAN Position Paper on Management and Follow-up of Children and Adolescents With Celiac Disease. J Pediatr Gastroenterol Nutr. 2022 Sep 1;75(3):369-86.
19. Lopes LHC, Muniz JG, Oliveira RP, Sdepanian VL. Celiac Disease in Brazilian first-degree relatives: the odds are five times greater for HLA DQ2 homozygous. J Pediatr Gastroenterol Nutr. 2019;68(5):e77-e80.
20. Sdepanian VL, Lopes LHC, Oliveira RP, Muniz JG. Celiac disease in first-degree relatives: homozygosity of DQB1*02 and at least one copy of HLA-DQB1*02 Allele. J Pediatr Gastroenterol Nutr. 2019;69(5):e149.
21. Muniz JG, Sdepanian VL, Fagundes U Neto. Prevalence of genetic susceptibility for celiac disease in blood donors in São Paulo, Brazil. Arq Gastroenterol. 2016;53(4):267-72.
22. Grupo de Trabajo del Protocolo para el Diagnóstico Precoz de la Enfermedad Celíaca. Protocolo para el diagnóstico precoz de la enfermedad celíaca. Ministerio de Sanidad, Servicios Sociales e Igualdad. Servicio de Evaluación del Servicio Canario de la Salud (SESCS); 2018.
23. Lagana SM, Bhagat G. Biopsy diagnosis of celiac disease: the pathologist's perspective in light of recent advances. Gastroenterol Clin North Am. 2019;48(1):39-51.
24. Latorre M, Lagana SM, Freedberg DE, Lewis SK, Lebwohl B, Bhagat G et al. Endoscopic biopsy technique in the diagnosis of celiac disease: one bite or two? Gastrointest Endosc. 2015;81(5):1228-33.
25. Perera DR, Weinstein WM, Rubin CE. Symposium on pathology of the gastrointestinal tract-Part II. Small intestinal biopsy. Hum Pathol. 1975;6(2):157-217.
26. Stoven SA, Choung RS, Rubio-Tapia A, Absah I, Lam-Himlin DM, Harris LA, et al. Analysis of biopsies from duodenal bulbs of all endoscopy patients increases detection of abnormalities but has a minimal effect on diagnosis of celiac disease. Clin Gastroenterol Hepatol. 2016;14(11):1582-8.
27. Taavela J, Popp A, Kurppa K, Mäki M. Is there a role for duodenal bulb biopsies in celiac disease diagnostics? Clin Gastroenterol Hepatol. 2016;14(10):1510-1.
28. Marsh MN. Gluten, major histocompatibility complex, and the small intestine. A molecular and immunobiologic approach to the spectrum of gluten sensitivity ('celiac sprue'). Gastroenterology. 1992;102(1):330-54.
29. Oberhuber G, Granditsch G, Vogelsang H. The histopathology of coeliac disease: time for a standardized report scheme for pathologists. Eur J Gastroenterol Hepatol. 1999;11(10):1185-94.
30. Hayat M, Cairns A, Dixon MF, O'Mahony S. Quantitation of intraepithelial lymphocytes in human duodenum: what is normal? J Clin Pathol. 2002;55(5):393-4.
31. Corazza GR, Villanacci V. Coeliac disease. J Clin Pathol. 2005;58(6):573-4.
32. Corazza GR, Villanacci V, Zambelli C, Milione M, Luinetti O, Vindigni C, et al. Comparison of the interobserver reproducibility with different histologic criteria used in celiac disease. Clin Gastroenterol Hepatol. 2007;5(7):838-43.
33. Villanacci V, Lorenzi L, Donato F, Auricchio R, Dziechciarz P, Gyimesi J, et al. Histopathological evaluation of duodenal biopsy in the PreventCD project. An observational interobserver agreement study. APMIS. 2018;126(3):208-214.
34. Marsh MN, W Johnson M, Rostami K. Mucosal histopathology in celiac disease: a rebuttal of Oberhuber's sub-division of Marsh III. Gastroenterol Hepatol Bed Bench. 2015;8(2):99-109.
35. Marsh MN, Johnson MW, Rostami K. Rebutting oberhuber-again. Gastroenterol Hepatol Bed Bench. 2015;8(4):303-5.
36. Ensari A, Marsh MN. Diagnosing celiac disease: a critical overview. Turk J Gastroenterol. 2019;30(5):389-97.
37. Rubio-Tapia A, Hill ID, Semrad C, et al. American College of Gastroenterology Guidelines Update: diagnosis and management of Celiac Disease. Am J Gstroenerol. 2023;118(1):59-76.
38. Sdepanian VL, Scaletsky IC, Fagundes-Neto U, Batista de Morais M. Assessment of gliadin in supposedly gluten-free foods prepared and purchased by celiac patients. J Pediatr Gastroenterol Nutr. 2001;32(1):65-70.
39. Sdepanian VL, de Morais MB, Fagundes-Neto U. Celiac disease: evaluation of compliance to gluten-free diet and knowledge of disease in patients registered at the Brazilian Celiac Association (ACA). Arq Gastroenterol. 2001;38(4):232-9.
40. Food and Agriculture Organization of the United Nations. Codex Alimentarium Commission. Standard for foods for special dietary use for persons intolerante to gluten. CODEX STAN 118-1979. Adopted in 1979. Amendment: 1983 and 2015. Revision: 2008.
41. Sdepanian VL, Scaletsky IC, de Morais MB, Fagundes-Neto U. Pesquisa de gliadina em medicamentos – informação relevante para a orientação de pacientes com doença celíaca [Assessment of gliadin in pharmaceutical products – important information to the orientation of celiac disease patients]. Arq Gastroenterol. 2001;38(3):176-82.
42. Salles DRM. Detecção de glúten em alimentos presumivelmente sem glúten preparados em panificadoras [dissertação]. São Paulo: EPM--Unifesp; 2006.
43. Lanzarin CMV, Silva NOE, Venturieri MO, Solé D, Oliveira RP, Sdepanian VL, et al. Celiac disease and sensitization to wheat, rye, and barley: should we be concerned? Int Arch Allergy Immunol. 2020;15:1-7.
44. Holmes GK. Non-malignant complications of coeliac disease. Acta Paediatr Suppl. 1996;412:68-75.
45. Card TR, West J, Holmes GK. Risk of malignancy in diagnosed coeliac disease: a 24-year prospective, population-based, cohort study. Aliment Pharmacol Ther. 2004;20(7):769-75.
46. Szajewska H, Shamir R, Mearin L, Ribes-Koninckx C, Catassi C, Domellöf M, et al. Gluten introduction and the risk of coeliac disease: a position paper by the European Society for Pediatric Gastroenterology, Hepatology, and Nutrition. J Pediatr Gastroenterol Nutr. 2016;62(3):507-13.

CAPÍTULO 7

DOENÇA INFLAMATÓRIA INTESTINAL

Maraci Rodrigues
Luciana Rodrigues Silva
Silvio da Rocha Carvalho
Roberta Paranhos Fragoso

AO FINAL DA LEITURA DESTE CAPÍTULO, O PEDIATRA DEVE ESTAR APTO A:

- Reconhecer as manifestações clínicas das doenças inflamatórias intestinais.
- Conhecer as principais diferenças clínicas entre os tipos de doenças inflamatórias intestinais.
- Reconhecer os exames complementares que auxiliam no diagnóstico das doenças inflamatórias intestinais.
- Conhecer o tratamento das doenças inflamatórias intestinais.
- Atuar junto com o gastroenterologista pediátrico no tratamento das doenças inflamatórias intestinais.

INTRODUÇÃO

As doenças inflamatórias intestinais (DII), doença de Crohn (DC), colite ulcerativa (CU) e doença inflamatória não classificada (DII-NC) representam um grupo de doenças semelhantes, marcado por diferentes graus de inflamação tecidual. A etiologia parece envolver o meio ambiente, o microbioma intestinal, fatores genéticos e imunológicos. O curso é marcado pela inflamação crônica, períodos de exacerbações e remissões e acometimentos extraintestinais. Seus picos de incidência ocorrem na adolescência e após os 50 anos.

A sintomatologia é diversificada: diarreia, dor abdominal, dor articular, emagrecimento, lesões de pele e até baixa estatura podem ser os sintomas iniciais. A evolução em geral é mais grave em crianças que em adultos. A vigilância nutricional, o crescimento linear e o amadurecimento sexual são fundamentais para crianças e adolescentes, e esses processos podem estar comprometidos entre os pacientes pediátricos portadores de DII.

O diagnóstico precisa ser feito com precocidade, pois esses pacientes vão requerer tratamento para toda a vida e acompanhamento multidisciplinar periódico em centros de referência. Cada paciente deve ser avaliado de modo individual e classificado quanto à gravidade e extensão da doença, para em seguida ter seu tratamento adequadamente planejado.

EPIDEMIOLOGIA

Cerca de 25% dos pacientes com DII iniciam a doença antes dos 18 anos. No eixo norte-sul do planeta, a prevalência é maior ao norte, sendo similar no oeste. Os países industrializados têm maior prevalência, ocorrendo mais nas áreas urbanas. Pesquisa realizada no Canadá mostrou menor incidência entre imigrantes, quando comparados à população não imigrante; entre os imigrantes, o risco de adoecer foi maior nos oriundos do leste do planeta. A incidência parece estar aumentando na descendência de primeira geração desses imigrantes. Nos últimos 10 anos observou-se o crescimento da incidência em adultos e crianças, com certa estabilização no Ocidente e aumento no Oriente e em países recém-industrializados e em desenvolvimento. No Brasil, estima-se um crescimento anual na incidência de DC na ordem de 11% e de 15% na CU.

Na doença pediátrica, há predominância de DC na maioria dos serviços, apesar de a incidência da CU e da DII-NC estar crescendo. A prevalência da doença de início abaixo de 10 anos de idade é de 1% entre as doenças pediátricas e, naquela que inicia antes do primeiro ano, em torno de 0,2%. Comparação com publicações pediátricas mais antigas sugerem que houve redução de cirurgias e aumento do uso de imunomoduladores e imunobiológios na DC. Na CU, 50% apresentaram manifestações extraintestinais e 25% córtico-dependência; 20% são submetidos a colectomia com doença de mais de 10 anos de duração. Cerca de 15% das crianças com CU têm parentes de primeiro grau com DII.

Avaliação do comportamento da CU aponta tendência de acometimento mais grave quando há história familiar para a doença.[1]

ETIOPATOGENIA

A inflamação na DII provavelmente se relaciona a múltiplos fatores que provocam a desregulação do sistema imune.[2] O Quadro 1 apresenta esses fatores.

Quadro 1 Possíveis fatores moduladores de risco presentes na etiopatogenia da doença inflamatória intestinal

Meio ambiente	• Aleitamento materno (proteção para DII) • Fumo (aumento do risco para DC) • Moradores de áreas rurais (diminuição de risco para DII) • Exposição a animais domésticos (proteção para DII)
Medicamentos	• Antibióticos na gestação (aumento de risco para doença de início muito precoce) • Contraceptivos orais e anti-inflamatórios não hormonais (exacerbação da DII) • Antibióticos antianaeróbicos na infância (aumento do risco para DII em 6% para cada ciclo de uso, com diminuição do risco conforme o aumento da idade de exposição)
Cirurgia	• Apendicectomia antes dos 20 anos (proteção no adulto; sem dados para crianças)
Dieta	• Alimentos processados (aumento do risco para DII) • Ingestão de grande quantidade de fibra (diminuição de risco para DII). • Dieta vegetariana (diminuição de risco para CU; aumento de risco para DC)
Microbioma	Alteração da microbiota
Genética	Vários genes se relacionam a risco de DII

DII: doença inflamatória intestinal; DC: doença de Crohn; CU: colite ulcerativa.

APRESENTAÇÃO CLÍNICA

A maioria dos pacientes pediátricos se apresenta inicialmente com diarreia e dor abdominal. Na DC os sintomas mais frequentes, em ordem decrescente, são: dor abdominal, perda de peso, parada no crescimento, anemia, diarreia, doença perianal, febre, artrite e lesões de pele. Na CU, os sintomas mais frequentes, em ordem decrescente, são: sangue nas fezes, diarreia, tenesmo e urgência para evacuar, dor abdominal, anemia, perda de peso, febre, artrite e lesões de pele.

O sangramento retal é mais frequente na CU, e a perda de peso e a parada no crescimento mais comuns na DC. Cerca de 40% dos pacientes com DC têm comprometimento do crescimento, enquanto 10% o têm na CU. A parada no crescimento é secundária ao comprometimento da absorção, ao processo inflamatório, à ingestão dietética baixa, às perdas excessivas e ao aumento das necessidades energéticas, assim como os efeitos do processo inflamatório sobre o processo do crescimento, aliado muitas vezes ao uso prolongado indevido de corticosteroides.[3,4]

O comprometimento extraintestinal pode ocorrer e em algumas situações pode ser a primeira manifestação da doença. Entre elas enfatizam-se o comprometimento do crescimento, o envolvimento articular, as manifestações cutâneas, oculares, hepáticas, as alterações na saúde óssea, e menos frequentemente o acometimento em outros sistemas e órgãos.

Um aspecto fundamental, pelo fato de esses pacientes serem portadores de enfermidades crônicas com sintomas intestinais e extraintestinais acompanhados de períodos de exacerbação, é a necessidade de grupos multidisciplinares com gastroenterologistas, cirurgiões, radiologistas, endoscopistas, patologistas, psicólogos e outros profissionais para dar assistência a eles e seus familiares, devido às repercussões que existem em múltiplos sistemas e órgãos, além dos cuidados com o suporte nutricional, com os aspectos comportamentais e sociais e aspectos relacionados ao tratamento farmacológico e à adesão ao tratamento em longo prazo.[5,6]

DOENÇA DE CROHN

A avaliação inicial do paciente com suspeita de DC é fundamental para conhecer a extensão da doença, sua atividade e gravidade e suas repercussões. É necessário identificar se a DC acomete o intestino delgado e/ou o cólon e/ou a região perianal e/ou outras áreas e identificar se o paciente tem a forma inflamatória, a forma estenosante ou a forma penetrante/fistulizante.[7]

Vale ressaltar que durante a evolução pode haver mudança de um padrão para outro, principalmente da forma inflamatória para a forma fistulizante ou estenosante após alguns anos de doença. Outro ponto importante na avaliação é verificar o grau de atividade inflamatória apresentado pelo paciente ou se este se encontra em fase de atividade, em fase de remissão, qual a gravidade do quadro no momento da avaliação, se respondeu a medidas terapêuticas prévias, se é dependente ou refratário à corticoterapia, se já houve hospitalizações anteriores, quais complicações apresentou da doença ou do tratamento, de que drogas já fez uso, que efeitos colaterais apresentou e se já realizou cirurgias prévias ou utilizou outras terapêuticas alternativas, se tem tido recaídas frequentes ou recorrência da doença.[7] Não se deve deixar de identificar outros familiares com doenças inflamatórias e autoimunes.

Em todas as consultas, a avaliação clínica representa a ferramenta mais importante, mas é recomendável utilizar uma das classificações disponíveis para analisar a atividade da doença e sua gravidade; as classificações foram criadas inicialmente para pacientes adultos, pois, em sua maioria, os estudos têm sido realizados nesse grupo de pacientes. No entanto, há algumas adaptações que foram desenvolvidas e validadas para crianças com bons resultados.[7,8] Na faixa etária pediátrica é fundamental o acompanhamento do crescimento, e deve-se fazer o acompanhamento dos caracteres puberais periodicamente nos adolescentes. Várias são as classificações utilizadas, sendo mais frequentemente empregados o CDAI (índice de atividade na doença inflamatória) e o PCDAI (índice de atividade na doença inflamatória pediátrica), que pontuam vários aspectos.[8,9] Ressalta-se que na avaliação pediátrica um dos pontos significativos é a avaliação da velocidade do crescimento da criança e adolescente.[8-10] Há ainda a classificação para a avaliação da doença perianal e os índices para classificação endoscópica.

A forma de apresentação da DC deve ser sempre avaliada, pois orientará o tratamento; é dividida em forma inflamatória (70%), forma estenosante (17%) e forma penetrante/fistulizante (13%), embora às vezes possam vir combinadas. Apesar de a maioria iniciar o quadro com a forma inflamatória, a tendência é progredir em uma parte dos casos para a forma estenosante ou a penetrante.[7] Outro modo de classificar pode ser dividindo os pacientes em portadores de:

- Formas leves: pacientes que estão no ambulatório, alimentando-se, sem desidratação ou sepse, ou desconforto significativo, sem massa abdominal, sem quadro obstrutivo ou perda ponderal maior que 10% do peso.
- Formas moderadas: pacientes com falha de terapêutica, com febre, perda de peso, dor abdominal, vômitos (sem suspeita de obstrução) ou anemia significativa, necessidade de hospitalização de acordo com a avaliação do caso.
- Formas graves: pacientes com atividade significativa da doença, sintomas persistentes mesmo com imunossupressão ou uso de imunobiológicos, pacientes com febre, vômitos mantidos, evidências de quadro obstrutivo, sinais de irritação peritoneal, comprometimento nutricional importante e evidência de abscesso. Há necessidade de hospitalização na maioria desses casos.[7,11]

De acordo com a classificação de local, a doença pode acometer uma zona exclusiva do intestino delgado, sobretudo a região ileal; a região ileocolônica; o cólon de forma segmentar ou pancolônica, a região anorretal, ou combinações dessas formas, além de menos comumente também envolver o esôfago, o estômago, o duodeno e a cavidade oral.[7,12] Os consensos têm enfatizado a necessidade de determinar o diagnóstico, a gravidade da apresentação, a localização e a extensão antes de iniciar o tratamento.[7,11,13]

A apresentação mais frequente se relaciona com a presença de dor abdominal isolada ou combinada com diarreia recorrente. A dor pode ser agravada pela alimentação, fato que também contribui com a anorexia e pode ocorrer à noite, assim como a diarreia também pode ser diurna e noturna, acompanhada de urgência, se há acometimento colônico. A diarreia é comum, podendo ocorrer em surtos com fezes sanguinolentas ou não, com restos alimentares e com perda fecal proteica e de gorduras. O sangramento maciço não é frequente, mas pode ocorrer; a quantidade maior de sangue nas fezes pode traduzir maior envolvimento colônico.[12] A diarreia em geral sugere doença ativa. A febre, que é bastante comum, costuma ser baixa, podendo traduzir a inflamação e a temperatura mais elevada; podem ainda sugerir complicações mais significativas com infecção concomitante e supuração. A parada no crescimento, assim como as manifestações articulares, inicia-se de modo insidioso e muitas vezes precedem a diarreia em algum tempo.

Em toda criança ou adolescente com parada no crescimento e atraso puberal, as doenças inflamatórias intestinais necessitam ser investigadas.[10,11] As formas estenóticas podem acompanhar-se de quadros de suboclusão intestinal, com dor periumbilical em cólicas de intensidade variável. Fístulas enterocutâneas ou enteroenterais ou enterocolônicas ou enterovesicais podem estar presentes.

Nos pacientes com envolvimento colônico na DC, os sintomas podem ser semelhantes aos da CU, como diarreia mucossanguinolenta ou purulenta, acompanhada de cólicas, urgência de defecação e tenesmo, podendo haver febre. Chama a atenção a defecação dolorosa e a presença de sangue nas fezes. Como o espectro de apresentação é bastante amplo, pode haver desde mínimas queixas com alteração dos hábitos intestinais até colite fulminante.[12]

A doença anorretal/perianal pode apresentar-se isolada ou combinada com o acometimento de outras áreas e tende a ser muito debilitante e grave, causando dor intensa para defecar, dor anorretal, ardor e secreção purulenta que suja a roupa e com a presença de fístulas e abscessos; esses sintomas aumentam, e as lesões podem ser múltiplas e bastante complexas.[13] A proctite pode ser a apresentação inicial.

No envolvimento perianal pode haver a presença de cicatrizes, fissuras, abscessos e fístulas, lesões e ulceração do canal anal, incontinência e estenose retal. O períneo deve ser sempre avaliado, pois, quando se encontram alterações nessa área, aumentam as chances para o diagnóstico de doença de Crohn. Destaca-se o fato de que as fissuras não sejam habitualmente na linha média como as fissuras de outra natureza, e os abscessos podem ser profundos, com fístulas internas e externas. As fístulas podem ser minimamente sintomáticas ou extensas, estendendo-se a outros segmentos do trato digestório (enteroentéricas, enterocolônicas, enterogástricas, cologástricas), pele, saco escrotal, vagina, bexiga e aparelho urinário, outros órgãos, peritônio.

Estima-se que cerca de 1/4 dos pacientes com DC apresentarão um abscesso intra-abdominal durante a vida. Outra possibilidade é seu surgimento em sítios de cirurgias prévias. Por outro lado, as estenoses podem ocorrer em qualquer segmento, traduzindo-se por cólicas e dor abdominal significativa, que evoluem para quadros obstrutivos.[11,13]

Nos pacientes com envolvimento do intestino delgado, em extensão considerável pode haver sintomas e sinais compatíveis com má absorção: borborigmos aumentados, crises de diarreia, parada no crescimento, falta de ganho de peso, dor abdominal, anorexia e desnutrição. A má absorção pode envolver vários nutrientes, além de zinco, ferro, folato, vitamina B12, cálcio, magnésio e também determinar hipoalbuminemia. Todos esses elementos devem ser sistematicamente investigados.

Ao acometer o trato digestório alto, fato menos usual, pode comprometer boca, esôfago, estômago e duodeno. A DC determina em geral dor abdominal, náuseas, saciedade precoce, dispepsia, anorexia, disfagia, pirose, estenose, vômitos, dor torácica e perda de peso, além de aftas orais e faríngeas e até má absorção.[14,15] Em casos avançados também pode determinar o aparecimento de fístulas em várias áreas. As manifestações clínicas serão sempre dependentes da localização e extensão das lesões, o que também necessita de reflexão sobre as possibilidades de diagnóstico diferencial. Ressalta-se o acometimento do apêndice, embora infrequente, que pode apresentar-se como apendicite aguda ou abscesso apendicular. Há algumas evidências mais recentes de que o fenótipo da doença pode ser determinado por alguns genes.

As manifestações extraintestinais são comuns em cerca de 25-35% dos pacientes, e podem ser diagnosticadas antes, durante ou após o diagnóstico da DC ser estabelecido. As manifestações extraintestinais mais comuns são as articulares, e entre estas a principal é a artrite (entre 7-25% das crianças); em geral é artrite não deformante, sendo assimétrica e em grandes articulações das extremidades inferiores.[6,11,13,15]

Nos adultos, a artrite costuma surgir durante as fases de atividade da doença; por outro lado, nas crianças muitas vezes a manifestação articular ocorre isolada muito tempo antes dos achados gastrointestinais; o baqueteamento digital é um achado comum na faixa pediátrica. A espondilite anquilosante é rara e ocorre mais nos meninos. Entre as manifestações cutâneas, ressaltam-se o eritema nodoso e o pioderma gangrenoso.

Aftas recorrentes na cavidade oral são mais comuns na DC e habitualmente estão relacionadas com as lesões de pele e das articulações.

Entre as manifestações oftalmológicas, chamam a atenção geralmente durante a fase de atividade da doença a uveíte e a episclerite, com dor e às vezes com diminuição da acuidade visual. A presença de catarata pode ocorrer nos pacientes que usam corticosteroides.[6,11,13,15]

Complicações frequentes são representadas pela dinapenia, sarcopenia, osteopenia e a osteoporose desde a faixa etária pediátrica, aumentando a prevalência nos adultos, podendo em todas as idades determinar fraturas, mesmo em vértebras, complicações que se agravam pela deficiência de cálcio, vitamina D e pelo fumo. Outras manifestações que podem ocorrer mais frequentemente na CU que na DC são as hepatobiliares, que podem ser expressas por meio da elevação de aminotransferases, hepatite granulomatosa, hepatite medicamentosa, esteatose, colestase, colangite esclerosante e colelitíase; o acometimento hepatobiliar é menos pronunciado em pacientes pediátricos que em adultos e parece mais frequente nos pacientes com DC que têm envolvimento colônico.

Também eventualmente podem acontecer manifestações do aparelho urinário, tais como nefrolitíase, hidronefrose por compressão de abscessos e fístulas entre este e o intestino. Fístulas enterovesicais podem determinar infecção urinária recorrente.

Outra complicação que deve ser ressaltada em todas as idades é o tromboembolismo, que traduz a hipercoagulabilidade com plaquetose, elevação de fibrinogênio, fator V e fator VIII e diminuição de antitrombina III. Vasculites podem afetar a circulação cerebral ou sistêmica nesses pacientes, assim como a osteporose e a osteopenia são complicações relevantes que merecem atenção contínua.[4,5]

Outros achados eventuais podem ocorrer em pacientes com DC, tais como pancreatite, neuropatia periférica, pneumonite intersticial, alveolite fibrosante, cardiomiopatia e pleuropericardite. Vale ainda ressaltar os problemas psicológicos e sociais que podem acompanhar a doença entre as crianças e adolescentes, e nestes últimos as dificuldades sexuais que podem advir e as dificuldades com relação à aderência ao tratamento.

Os sintomas e sinais podem se exacerbar durante as recaídas e a progressão da doença e podem melhorar e até desaparecer durante as fases de remissão em resposta à terapêutica empregada.

O exame físico deve ser detalhado, como já colocado; no entanto, o aspecto nutricional no paciente pediátrico assume um caráter de suma importância, portanto não se deve deixar de tomar com precisão o peso e a altura, fazer o índice de massa corpórea e encontrar o z-score da criança, medir a circunferência do braço e a dobra tricipital, obter um diário alimentar detalhado sobre os hábitos alimentares, medir os índices pubertários de Tanner, além das medidas laboratoriais das deficiências nutricionais. Do mesmo modo, o exame físico deve ser detalhado na avaliação segmentar de todos os aparelhos e sistemas, sobretudo no exame do abdome. Todos esses parâmetros devem ser feitos periodicamente. O crescimento comprometido necessita de abordagem criteriosa tanto na avaliação diagnóstica como na terapêutica, e algumas vezes pode ser o único elemento que representa a atividade da doença.

O diagnóstico da doença de Crohn deve ser feito com base na história e no exame físico e sempre complementado com os exames laboratoriais, exames endoscópicos alto e baixo, sempre acompanhados de biópsias múltiplas, e exames radiológicos, a fim de categorizar a doença e estabelecer um tratamento racional. Deve-se pensar, portanto, em DC em crianças e adolescentes com: diarreia prolongada com dor abdominal, sobretudo com sintomas noturnos com ou sem sangue presente; perda de peso; parada no crescimento; febre, astenia, anorexia; manifestações articulares, dermatológicas, oculares; alterações na inspeção perianal e no toque retal, abscessos perianais, fissuras recorrentes e fístulas; presença de massas à palpação abdominal; anemia inexplicada, trombocitose, aumento de proteína C reativa e velocidade de hemossedimentação, positividade de calprotectina e lactoferrina fecais; em alguns casos a positividade de anti-ASCA; evidência radiológica, endoscópica, colonoscópica e histológica compatíveis.[16,17]

O relato de doença inflamatória intestinal em familiares sempre é significativo na suspeita diagnóstica.

A seguir (Quadro 2) o índice de atividade de doença de Crohn pediátrica (PCDAI),[9] que pontua os critérios para a atividade inflamatória na DC na faixa etária pediátrica, classificando os pacientes como remissão; doença leve; doença moderada e doença grave.

COLITE ULCERATIVA

A CU é representada por um quadro inflamatório que acomete o intestino grosso, de extensão continuada na mucosa e submucosa, que se estende em geral a partir do reto em graus variáveis. Geralmente se suspeita desse diagnóstico

Quadro 2 Índice de atividade de doença de Crohn pediátrica (PCDAI)

Semana ___/___/____ Nome completo do paciente

Idade ________ anos Sexo M F

Para cada parâmetro na tabela deve ser dado um valor		Escore	Subtotal
Dor abdominal	Sem dor abdominal	0	
	Leve; não interfere nas atividades diárias	5	
	Moderado/grave, interfere nas atividades diuturnas	10	
Evacuação/dia	0-1 líquidas, sem sangue	0	
	≤ 2 semiformadas + pouco sangue ou 2-5 líquidas	5	
	≥ 6 fezes líquidas; grande quantidade de sangue ou diarreia noturna	10	
Estado geral	Bem, sem limitação de atividades	0	
	Pouco diminuída, dificuldade ocasional para atividades	5	
	Muito diminuída, limitação de atividade frequente	10	
Exame			
Peso	Ganho de peso (ou voluntariamente estável/redução)	0	
	Perda de peso < 10% (ou estabilidade involuntária)	5	
	Perda de peso ≥ 10%	10	
Altura (ao diagnóstico)	< 1 queda de um percentil prévio	0	
	1 < 2 queda entre 1 e 2 percentis prévios	5	
	≥ 2 queda de 2 percentis prévios	10	
ou			
Velocidade de crescimento	≤ –1 desvio-padrão do normal	0	
	–1 ≤ –2 desvios-padrão do normal	5	
	≥ –2 desvios-padrão do normal	10	
Abdome	Sem dolorimento ou massa abdominal	0	
	Dolorimento ou massa abdominal sem dor	5	
	Dolorimento, defesa involuntária, presença de massa	10	
Doença perirretal	Nenhuma, assintomática	0	
	1-2 fístula não dolorosa, sem drenagem	5	
	Fístula ativa, com drenagem, dolorosa ou abscesso	10	
Extraintestinal	Nenhuma	0	
	1 manifestação	5	
	≥ 2 manifestações	10	
Laboratório			
Hematócrito (%) M = Masculino F = Feminino	M/F 6-10 anos: ≥ 33	0	
	M 11-14 anos: ≥ 35		
	F 11-19 anos: ≥ 34		
	M 15-19 anos: ≥ 37		
	M/F 6-10 anos: 28-32	2,5	
	M 11-14 anos: 28-32		
	F 11-19 anos: 29-33		
	M 15-19 anos: 32-36		
	M/F 6-10 anos: < 28	5	
	M 11-14 anos: < 30		
	F 11-19 anos: < 29		
	M 15-19 anos: < 32		
PCR (mm/h)	< 20		
	20-50		
	> 50		
Albumina (g/L)	> 35		
	31-34		
	≤ 30		
	TOTAL PCDAI		

quando o paciente tem diarreia sanguinolenta, tenesmo, dor abdominal e nos casos mais graves há febre, perda de peso, anemia e fadiga. Nas fases de recaídas, a astenia e o emagrecimento acompanham a diarreia sanguinolenta, a perda proteica e de eletrólitos pelas fezes. A CU é mais frequente que a DC em adultos e em geral com maior número de casos de menor gravidade.[5,6,18,19] Na faixa etária pediátrica habitualmente o acometimento é mais extenso, com comprometimento nutricional, atraso puberal e alterações ósseas e manifestações clínicas mais floridas.

Os pacientes que apresentam apenas o acometimento retal podem apresentar sangramento retal, urgência evacuatória e fezes com sangue e pus, sendo comum a sensação de peso retal com desejo constante de evacuar. Na colite mais extensa, os sintomas são mais intensos, com diarreia noturna, comprometimento nutricional mais significativo.[18,19]

Na forma fulminante da CU, o paciente apresenta mais de 10 evacuações diárias, febre, taquicardia, anemia com necessidade de transfusão com provas de atividade inflamatória muito alteradas. Pode ou não ser acompanhada de megacólon tóxico, sempre nesses casos necessitando da avaliação do cirurgião em conjunto com o clínico, pois pode haver hemorragia maciça, estenose, obstrução, perfuração e complicações sistêmicas.

Nos quadros graves de megacólon tóxico os pacientes devem sempre ser hospitalizados com acompanhamento contínuo para avaliação da necessidade de intervenção cirúrgica precoce. A necessidade de cirurgias nas crianças é maior que nos adultos nos 10 primeiros anos de doença. Há um aumento de incidência de câncer ao longo do tempo, sobretudo naqueles pacientes com mais de 10 anos de doença.[18]

Os princípios gerais para avaliação da CU devem sempre enfatizar a distribuição da doença segundo a classificação de Montreal (proctite, acometimento do cólon esquerdo ou pancolite), sua atividade e o padrão da doença (frequência de recaídas, resposta aos medicamentos, manifestações extraintestinais), se o paciente tem possibilidade de tratamento ambulatorial ou necessita de hospitalização.

A classificação quanto à gravidade é feita a partir do índice de Truelove Witts, que descreve o paciente com colite leve, moderada ou grave, dependendo do número de evacuações por dia, a presença de sangue nas fezes, a temperatura, o pulso, os níveis de hemoglobina a velocidade de hemossedimentação.[18] Por outro lado, o escore de Mayo, além de avaliar o número de evacuações, pontua a quantidade de sangue nas fezes, os achados endoscópicos em conjunto para dizer se a doença é leve, moderada ou grave.[18] Em crianças, utiliza-se o índice de atividade de colite ulcerativa em pediatria (PUCAI), que considera a presença de dor abdominal, o sangramento retal, a consistência das fezes, o número de evacuações por dia, se há evacuação noturna que acorda a criança, e se há ou não limitação de atividade.

A seguir (Quadro 3) o PUCAI, que avalia os critérios clínicos de atividade na CU na faixa etária pediátrica e que tem demonstrado boa correlação com os critérios de Mayo,[18] classificando os pacientes como: em remissão; doença leve; doença moderada e doença grave.

Quadro 3 Índice de atividade de colite ulcerativa em pediatria (PUCAI)

1. Dor abdominal	Pontos
Sem dor	0
Dor que pode ser ignorada	5
Dor que não pode ser ignorada	10
2. Sangramento retal	**Pontos**
Nenhum	0
Pequena quantidade < 50% de fezes	10
Pequena quantidade na maioria das fezes	20
Grande quantidade > 50% das fezes	30
3. Consistência da maioria das fezes	**Pontos**
Formadas	0
Parcialmente formadas	5
Líquidas	10
4. Número de evacuações por 24 horas	**Pontos**
0-2	0
3-5	5
6-8	10
> 8	15
5. Evacuações noturnas	**Pontos**
Não	0
Sim	10
6. Atividade	**Pontos**
Sem limitação de atividade	0
Limitação ocasional de atividade	5
Atividade gravemente restringida	10

Soma do índice de PUCAI (0-85)
PUCAI < 10 remissão; 10-34 doença leve; 35-64 moderada; > 65 grave.

OUTRAS CONSIDERAÇÕES IMPORTANTES PARA A AVALIAÇÃO DA ATIVIDADE NAS DOENÇAS INFLAMATÓRIAS INTESTINAIS

Por se tratar de doenças crônicas, requerem observação continuada e dinâmica dos pacientes, abordagem individualizada na observação ao longo da evolução dos aspectos variados nos critérios de avaliação. São empregados critérios clínicos, laboratoriais sanguíneos e fecais, endoscópicos, histológicos e de imagem para identificar a atividade da doença, diagnosticá-la, determinar a estratégia terapêutica e a resposta às drogas empregadas, determinar o prognóstico e o tipo de acompanhamento que será necessário realizar e em algumas oportunidades até para prever recaídas, fazer a monitorização do quadro adequadamente e realizar mudanças nas medidas terapêuticas.[7,8,18]

O ponto mais importante é representado pelos aspectos clínicos. Para dar o diagnóstico inicial dessas condições ou para diagnosticar a atividade da doença, é fundamental pensar nessa possibilidade e identificar os critérios clínicos por meio da anamnese completa, exame físico detalhado, avaliação crítica dos resultados laboratoriais sanguíneos e fecais, endoscópicos e histológicos, dos exames de imagem contrastados e de tomografia, ressonância ou eventualmente de ultrassonografia.

Outra questão de suma importância se relaciona ao fato de que algumas vezes os sintomas apresentados pelo paciente podem refletir atividade da doença, mas em outras situações podem também refletir outras condições, tais como infecções concomitantes (gastroenterites várias *Clostridium difficile*, citomegalovírus, tuberculose e outros agentes), intolerância à lactose transitória, intestino irritável, supercrescimento bacteriano e outras condições.[18]

Manifestações extraintestinais também podem abrir o quadro ou surgir associadas aos sintomas digestivos nas fases de atividade da doença, tais como as manifestações articulares, o atraso ponderoestatural, as alterações oculares, hepáticas, dermatológicas, renais e outras. Cada situação deve ser individualizada e avaliada criticamente para a solicitação dos procedimentos diagnósticos adequados em cada momento. O diagnóstico diferencial será diferente, portanto, a depender da área envolvida e da gravidade da apresentação do quadro em cada momento ao longo dos anos. Deve-se enfatizar o diagnóstico diferencial com imunodeficiências e outras condições descritas recentemente, sobretudo nas crianças de mais baixa idade e aquelas que não respondem ao tratamento habitual, que necessitam investigação e condução terapêutica diferente.

Cerca de 25% dos casos de doença inflamatória intestinal se iniciam na faixa etária pediátrica, e é de extrema importância ter em mente que essa condição pode se iniciar com atraso ponderoestatural ou com parada na velocidade de ganho de estatura e atraso puberal. A atividade da doença ou a falta de resposta à terapêutica empregada também pode se manifestar apenas com essas características, sem outros sintomas.[8,10,11]

O número de casos das doenças inflamatórias intestinais, DC e CU, vem aumentando em todas as idades, e na infância têm ocorrido em pacientes cada vez mais jovens. Quando essas doenças se iniciam em pacientes muito jovens, o prognóstico é mais grave do que em adultos.[3,8,10,18]

A atividade inflamatória, portanto, baseia-se primordialmente nos critérios clínicos apresentados pelo paciente, acima mencionados, mas há ainda outros dados que, associados aos critérios clínicos, aumentam o valor preditivo positivo para essas condições diagnósticas. Entre os dados laboratoriais, enfatiza-se que, a depender da disponibilidade de cada local, podem ser solicitados alguns exames, que, sempre em conjunto com o quadro clínico, podem ajudar na determinação da atividade na DC ou na CU.

DIAGNÓSTICO

Diagnóstico da doença inflamatória intestinal

A avaliação clínica para o diagnóstico de doença inflamatória intestinal (DII) em pacientes pediátricos começa com uma análise minuciosa da história clínica, que pode variar em crianças e adolescentes. É crucial que pediatras e outros profissionais de saúde da atenção primária estejam familiarizados com as manifestações típicas e atípicas da DII.

História clínica e fatores de risco

Os sintomas mais comuns em todos os subtipos clínicos da DII incluem diarreia, dor abdominal e perda de peso.[20-22] No entanto, estudos demonstraram que apenas uma proporção limitada de crianças com doença de Crohn apresenta essa tríade específica, enquanto outros sintomas desempenham um papel crucial no diagnóstico.[21,22] O sangramento retal é mais prevalente do que a diarreia entre crianças com retocolite ulcerativa (RCU),[20-22] enquanto a fadiga é mais comum que o sangramento retal entre crianças com doença de Crohn.[21,22] Além disso, muitas crianças podem apresentar sintomas que não estão diretamente relacionados ao trato gastrointestinal, conhecidos como manifestações extraintestinais (MEI),[21,22] o que pode levar a um diagnóstico tardio da DII.

A dor abdominal isolada é raramente observada em crianças antes do diagnóstico de DII, a menos que seja grave, e pode ser considerada um sintoma vago e subjetivo.[21-23]

Embora os termos sangramento retal e diarreia com sangue sejam usados como equivalentes, pode haver diferenças dependendo da origem do sangramento. Melena (fezes escuras e pegajosas) indicando perda de sangue proximal à válvula ileocecal, e hematêmese (sangue vermelho brilhante por via retal) indicativo de sangramento colônico.[24] Tanto a melena quanto a hematêmese podem estar presentes no diagnóstico de DII, bem como em vários outros distúrbios orgânicos e benignos.[24]

Sintomas perianais, como abscessos, fístulas ou fissuras, podem estar presentes em um número significativo de crianças com doença de Crohn, enquanto são menos comuns em crianças com retocolite ulcerativa (RCU).[21,22]

A perda de peso, o crescimento linear deficiente e o baixo índice de massa corporal (IMC) são achados frequentes em crianças e adolescentes com DII. No entanto, é importante observar que algumas crianças com DII podem se apresentar com sobrepeso ou obesidade no momento do diagnóstico.[25]

As MEI são comuns em crianças com DII e podem preceder os sintomas gastrointestinais em uma proporção significativa de casos. As publicações sobre MEI na DII pediátrica salientam o acometimento dos seguintes sistemas: musculoesquelético, dermatológico, respiratório, hepatobiliar, hematológico, cardiovascular, ocular, oral, gastrointestinal e pulmonar,[26] sendo as manifestações musculoesqueléticas, orais, cutâneas e oculares as mais frequentemente observadas.

Vários estudos mostraram que a presença de MEI não tem associação com o tempo necessário para o diagnóstico de DII.[26] MEI no diagnóstico foi demonstrado estar associada a um risco aumentado de terapia com corticosteroides e imunossupressores em crianças,[26] possivelmente indicando uma doença subjacente mais grave. No entanto, aumentar a conscientização sobre a frequência de MEI pode acelerar o diagnóstico e o tratamento.[26]

Fatores de risco, como histórico familiar de DII e exposição a antibióticos durante a infância, devem ser considerados ao avaliar crianças com suspeita de DII.[22]

O consumo inadequado de frutas e vegetais foi associado ao desenvolvimento de DII em crianças, assim como o consumo de pão branco e bebidas açucaradas em crianças com doença de Crohn.[22] O aleitamento materno por um período prolongado pode ser fator de proteção para DII em crianças.[22]

O Quadro 4 destaca os sinais de alerta na história e no exame físico que podem sugerir a hipótese diagnóstica de DII.

Quadro 4 Sinais de alerta na história e no exame clínico de pacientes suspeitos de terem doença inflamatória intestinal

Histórico	Exame físico
Sangue nas fezes/ diarreia	Febre
Despertar noturno para defecar	Perda de peso. Decréscimo na velocidade de crescimento
Tenesmo	Dor à palpação do abdome, sinais peritoneais, massa palpável
Urgência para defecar	Fístula perianal, abscessos, estenose retal
Febre	Úlceras orais
	Hepatomegalia Edema das articulações, dor articular, estomatite, aftas, hiperemia ocular (uveíte) Rashes cutâneos, incluindo nódulos e ulcerações (eritema nodoso/pioderma gangrenoso)

Fonte: adaptado de Conrad e Rosh.[20]

Exames complementares para o diagnóstico

Um diagnóstico definitivo de DII só pode ser obtido quando as crianças estão sob cuidados especializados em gastroenterologia, pois o diagnóstico preciso ainda requer uma avaliação endoscópica juntamente com análise microscópica de biópsias da mucosa.

Nenhum teste sérico ou de fezes individualmente tem-se mostrado totalmente preditivo para DII em termos de identificação precisa de casos verdadeiramente positivos ou negativos, entretanto resultados anormais nesses testes podem indicar a necessidade de encaminhamento para avaliação especializada. Os exames diagnósticos iniciais quando há a suspeita de DII devem incluir hemograma completo, análise das enzimas hepáticas, dosagem de albumina, proteína C reativa (PCR) e/ou taxa de sedimentação de eritrócitos (VHS). No entanto, padrões de resultados anormais podem variar entre os diferentes subtipos de DII. Marcadores inflamatórios normais são mais frequentemente observados na RCU comparada à doença de Crohn (RCU 34%; DC 15,8%; P = 0,0035). A PCR, o VHS e as plaquetas foram significativamente maiores na doença de Crohn comparada à RCU. Da mesma maneira, os níveis de albumina e a hemoglobina foram significativamente mais baixos na doença de Crohn.[22]

Causas infecciosas precisam ser excluídas empregando testes de amplificação de ácido nucleico nas fezes ou a cultura além dos testes para a toxina A e B para *Clostridium difficile* e o coproparasitológico.[22]

Marcadores inflamatórios fecais, como calprotectina e a lactoferrina, podem ajudar a diferenciar DII da síndrome do intestino irritável, mas também podem estar elevados em outras condições inflamatórias como o uso de anti-inflamatórios não esteroidais (Aine), a colite infecciosa, pólipos inflamatórios, incluindo pólipos juvenis, e processos oncológicos.[27]

A calprotectina fecal (CF) é uma proteína ligadora de cálcio e zinco derivada de granulócitos neutrófilos.[27] Níveis elevados de CF têm boa correlação com a inflamação da mucosa em DII pediátrica, indicando que os neutrófilos migraram para a área afetada, e podem ser usados como uma ferramenta de triagem e também monitoramento da DII.[27]

O nível de CF considerado "anormal" na situação de possível DII é muito debatido, e a idade da criança também deve ser levada em consideração.[27] Para crianças com mais de 4 anos, um nível maior que 50 mcg/g é definido pelo laboratório como "anormal", mas o uso desse ponto de corte em suspeita de DII pode não ser suficientemente preciso para eliminar indivíduos com outros diagnósticos e pode levar a procedimentos diagnósticos invasivos desnecessários.[27] A precisão pode ser determinada usando as métricas de "sensibilidade e especificidade", referindo-se à porcentagem de verdadeiros positivos e verdadeiros negativos, respectivamente, com valores mais próximos de 100% sendo os mais precisos. Vários estudos avaliaram a precisão diagnóstica da CF em diferentes níveis, mas com grande variação em seus resultados. Uma metanálise fornece orientações mais específicas ao relatar que o valor de corte ideal é de 212 mg/g, proporcionando uma sensibilidade de 90% e especificidade de 85%.[28]

Os marcadores sorológicos anticorpo anti-*Saccharomyces cerevisiae* (Asca) e anticorpo citoplasmático antinuclear perinuclear (p-Anca) foram implementados na década de 1990 em crianças e adolescentes para selecionar pacientes com a suspeita de RCU e doença de Crohn, respectivamente, e correlacioná-los a prognósticos ou complicações da doença, porém são menos sensíveis que os marcadores inflamatórios. Os anticorpos anticanais transmembrana não seletivos da *Escherichia coli* (anti-OmpC) também foram identificados como marcadores para DII.[20]

O diagnóstico de DII em crianças muito novas, que desenvolveram sintomas antes dos 5 anos de idade, ou naquelas com uma história suspeita, incluindo infecções recorrentes, deve vir acompanhado de avaliação imunológica para descartar imunodeficiências primárias.[20,21]

A Sociedade Europeia de Gastroenterologia Pediátrica, Hepatologia e Nutrição (ESPGHAN) e o grupo de trabalho da Sociedade Norte-Americana de Gastroenterologia Pediátrica, Hepatologia e Nutrição (NASPGHAN)/Fundação de Crohn e Colite da América recomendam colonoscopia total com intubação ileal, endoscopia digestiva alta (esofagogastroduodenoscopia), biópsias múltiplas e exploração completa do intestino delgado como procedimentos diagnósticos.[27,28]

A cápsula endoscópica pode ser indicada para avaliar o intestino delgado proximal quando existe alta suspeita de doença de Crohn e o diagnóstico não pode ser confirmado pelos resultados da endoscopia e imagens convencionais.[28]

Radiologia

O ultrassom pode ser um teste de triagem para suspeita de doença de Crohn do íleo terminal, demonstrando alterações, incluindo espessamento mesentério, linfonodos aumentados, espessamento mural, hiperemia e perda de estratificação, porém observador-dependente.

O estudo contrastado do intestino delgado foi um método de avaliação por muitos anos executado, mas fornece exposição significativa à radiação ionizante e tem baixa sensibilidade e especificidade, embora amplamente disponível e sem a necessidade de sedação.[29]

Os critérios do American College of Radiology (ACR) para exames de imagem em criança ou adulto jovem com suspeita de doença de Crohn em sua apresentação inicial atribuem peso igual à enterografia por tomografia computadorizada e enterorressonância magnética (MRE). Para imagens de crianças e adultos jovens com doença de Crohn conhecida e uma apresentação aguda (dor abdominal, febre ou leucocitose), o ACR dá igual peso à tomografia computadorizada do abdome e pelve com contraste e MRE. A recomendação mais recente do ACR para uma criança ou jovem adulto com doença de Crohn conhecida e sintomas leves não agudos estáveis na vigilância é usar MRE.

Vacinação

Todas as crianças com o diagnóstico de DII devem ser vacinadas seguindo a mesma rotina do esquema de vacinação de crianças saudáveis, recomendado pela Sociedade Brasileira de Imunizações (SBIM). As vacinas contraindicadas podem ser consultadas no calendário de vacinação para pacientes especiais (doença autoimune) SBIM 2020-2021.

Recomendações sobre vacinações em doença inflamatória intestinal pediátrica

- As vacinas não replicantes podem ser administradas independentemente do uso de drogas imunossupressoras.
- Vacinas vivas atenuadas podem ser administradas 4 a 6 semanas antes do início da terapia imunossupressora.
- Vacinas vivas atenuadas podem ser administradas após pelo menos 3 meses da descontinuação (após 1 mês de descontinuação em caso de monoterapia com corticosteroides) se a terapia imunossupressora já foi iniciada.

O estado de imunização deve ser verificado no momento do diagnóstico de DII.

A eficácia da vacina pode ser menor em pacientes durante a terapia imunossupressora.[30]

TRATAMENTO

Introdução

Recomenda-se que a terapia inicial da doença inflamatória intestinal (DII) pediátrica seja baseada na estratificação de risco dos pacientes.[33]

Antes de iniciar o imunossupressor e antifator de necrose tumoral (anti-TNF), é fundamental a triagem para tuberculose latente, com história clínica, raio X do tórax, teste cutâneo (derivado de proteína purificada – PPD) ou ensaio de liberação do interferon-gama (quantiferon); sorologia para vírus de hepatite B (VHB), vírus de hepatite C (VHC), sorologia para Epstein-Barr e vírus da imunodeficiência humana (HIV), além de atualizar as vacinas e, habitualmente no nosso meio, tratar estrongiloides.[33]

Além disso, a terapia com infliximabe deve ser combinada com imunomodulador na maioria dos casos (metotrexato ou tiopurina), mínimo de 6-12 meses, para reduzir a produção de anticorpo anti-TNF e melhorar o nível sérico da droga. Adalimumabe monoterapia é uma alternativa em pacientes sem uso anti-TNF prévio.[33]

O tratamento da DII pediátrica inclui duas fases: a indução e a manutenção da remissão.[33,34]

As terapias de indução de remissão da doença de Crohn pediátrica estão resumidas no Quadro 5.

As terapias de manutenção da remissão da DC pediátrica estão resumidas no Quadro 6.

Monitorização terapêutica da droga (TDM)

O TDM é a medida do nível sérico e do anticorpo antidroga para ajustar a terapia e prevenir (proativo) ou superar (reativo) a perda de resposta para pacientes em uso de biológicos, especialmente o anti-TNF, e manter a janela terapêutica alvo (Quadro 7). Outra opção é a otimização empírica do tratamento por meio da associação com imunossupressor, aumento da dose ou ainda a diminuição do intervalo da dose de administração do biológico. Se mesmo assim houver perda de resposta ao anti-TNF, outras classes de biológicos poderão ser usadas de forma *off label* na DII pediátrica.

Nível sérico e anticorpo: coleta antes da próxima infusão

A terapia cirúrgica e suas indicações na doença de Crohn pediátrica são:[34]

- Cirurgia de ressecção de um segmento curto em doença de Crohn localizada ativa.
- Enteroplastias: em múltiplas estenoses de intestino delgado.
- Colectomia subtotal e ileostomia, permitindo anastomose ileorretal posterior, mas sem bolsa ileal, na ausência de doença perianal significativa.

A terapia de manutenção após ressecção cirúrgica poderá ser:[33,34]

- Anti-TNF: doença de Crohn de alto risco de recorrência cirúrgica, iniciando 4 semanas após o procedimento.
- Tiopurinas: em pacientes sem uso prévio de anti-TNF.

Na colite ulcerativa pediátrica também há duas fases: indução da remissão e manutenção da remissão. As terapias de indução de remissão da colite ulcerativa pediátrica estão resumidas no Quadro 8.

As terapias de manutenção da remissão da colite ulcerativa pediátrica estão resumidas no Quadro 9.

Quadro 5 Tratamento de indução de remissão da doença de Crohn pediátrica

Fenótipo	Classificação de Paris	Fator de risco adicional	Extratificação de risco	Terapia de indução
B1	Inflamatória	Nenhum	Baixo	Nutrição enteral, corticosteroide
B1	Inflamatória	Sem remissão clínica ou bioquímica na 12ª semana da terapia de indução	Médio	Considerar *step-up* acelerado para anti-TNF
B1 + G1	Inflamatória + atraso n crescimento	Atraso no crescimento	Médio	NEE, considerar ir direto para anti-TNF
B1 (L3 + L4)	Inflamatória + extensa	Doença extensa ou úlcera colônica profunda	Alto	Ir direto para anti-TNF
B1 + p	Inflamatória + doença perianal	Doença perianal	Alto	Ir direto para anti-TNF em combinação com antibiótico, cirurgia ou ambos
B2	Estenosante	Nenhum Dilatação pré-estenótica, sincis de obstrução ou sintomas ou ambos	Alto	Ir direto para anti-TNF
B3	Penetrante	Penetrante	Alto	Cirurgia em combinação com anti-TNF após cirurgia

B1: estenosante, não penetrante; G1: atraso no crescimento; L3: ileocolônico; L4: doença do trato gastrointestinal alto isolado; p: doença perianal; TNF: fator de necrose tumoral.
Fonte: adaptado de van Rheenen et al.[34]

Quadro 6 Terapias de manutenção de remissão da doença de Crohn pediátrica

Droga	Características
Metotrexato	Não usar durante a gravidez
Tiopurinas	• Hemograma, enzimas hepáticas e amilase mensal/3 meses, a seguir 3/3 meses. • Protetor solar. • Risco linfoma célula T hepatoesplênico e câncer de pele não melanômico.
Nutrição enteral parcial	30-50% das necessidades calóricas, como monoterapia na doença de Crohn pediátrica de baixo risco, no período de início de ação do imunossupressor ou para otimizar a ação do infliximabe.
Anti-TNF	Pacientes que necessitaram de anti-TNF para indução de remissão
Ustequinumabe (UST)	Anticorpo monoclonal anti-interleucina 12 e 23, após perda de resposta ao anti-TNF
Vedolizumabe (VDL)	Anticorpo monoclonal humanizado anti-integrina α4-beta-7, após perda de resposta ao anti-TNF

TNF: fator de necrose tumoral.
Fonte: Lomazi et al.;[33] van Rheenen et al.[34]

Quadro 7 Valores de referência do nível sérico e do anticorpo anti-TNF na doença de Crohn pediátrica

Anti-TNF	Semana 2	Semana 4	Semana 6	Semana 8	Semana 14	Anticorpo (ATI) (ng/mL)
Infliximabe	25 mcg/mL		15 mcg/mL		Inflamatório 5 mcg/mL Fistulizante ≥ 12M7	Baixo: 10-200 Alto: > 200 Sem ATI: < 10
Adalimumabe		7,5 mcg/mL		7,5 mcg/mL		> 4 mg/mL

ATI: anticorpos; TNF: fator de necrose tumoral.
Fonte: van Rheenen.[34]

Nos casos de colite ulcerativa ativa pediátrica em uso de anti-TNF, recomenda-se confirmar a adesão ao tratamento, exclusão de infecções, efeito colateral de medicação, síndrome do intestino irritável, entre outros diagnósticos. Os próximos passos estão descritos na Figura 1.

A Organização Internacional para o Estudo de DII (IOIBD) atualizou o consenso sobre a monitorização dos alvos de tratamento da DII adulta e pediátrica, resumidos na Figura 2. Os alvos a serem atingidos atualmente são fundamentais para a obtenção da boa resposta ao tratamento: resposta clínica, remissão de sintomas e diminuição de PCR,

Quadro 8 Tratamento de indução de remissão da colite ulcerativa pediátrica

CU leve Pucai: 10-34	CU moderada Pucai: 35-64	CU grave Pucai ≥ 65
Derivados 5-ASA: VO ou VO + retal (+ efetivo). SSZZ: se há manifestação articular.	Corticosteroide: VO, se resposta insuficiente ao 5-ASA após 7-14 dias. Infliximabe: CU cronicamente ativa ou esteroide-dependente, não controlada com 5-ASA e tiopurinas. Adalimumabe: intolerância ou perda de resposta secundária ao IFX.	Corticosteroide: IV, se resposta insuficiente à VO ou em comprometimento sistêmico. Infliximabe: CU cronicamente ativa ou esteroide-dependente, não controlada com 5-ASA e tiopurinas. Adalimumabe: intolerância ou perda de resposta secundária ao IFX.

5-ASA: 5 aminossalicilato; CU: colite ulcerativa; IFX: infliximabe; IV: intravenoso; Pucai: *Pediatric Ulcerative Colitis Activity Index*; SSZZ: sulfassalazina; VO: via oral.
Fonte: Lomazi et al.;[33] Turner et al.[34]

Quadro 9 Terapias de manutenção de remissão da colite ulcerativa pediátrica

1. Derivados 5-ASA: para todos os pacientes; uso retal pode ser suficiente na proctite.
2. Imunomonossupressor (tiopurina): crianças corticodependentes, com ≥ 2 recaídas por ano apesar do uso aderente ao 5-ASA e os intolerantes ao 5-ASA.
3. Infliximabe: CU refratária (não controlada com 5-ASA e tiopurinas) respondedor à indução de remissão com infliximabe.
4. Adalimumabe: para pacientes com intolerância ou perda de resposta secundária ao IFX.
5. Vedolizumabe: pacientes com doença cronicamente ativa ou dependentes de esteroides, como segunda linha de terapia biológica após falha anti-TNF.
6. Inibidores da janus quinase (JAK): tofacitinibe é uma pequena molécula que bloqueia várias citocinas inflamatórias. Esses medicamentos são mais utilizados em adultos, e na população pediátrica os estudos ainda são preliminares.

5-ASA: 5 aminossalicilato; CU: colite ulcerativa; IFX: infliximabe; TNF: fator de necrose tumoral.
Fonte: Turner et al.[35]

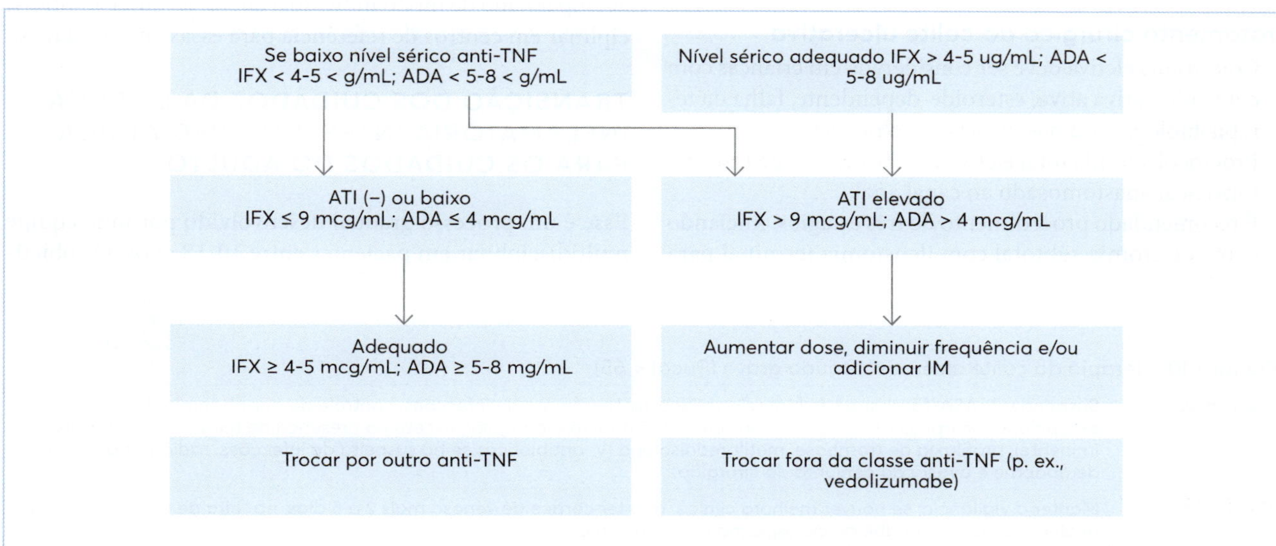

Figura 1 Orientações na colite ulcerativa ativa pediátrica em uso de anti-TNF de acordo com o nível sérico do IFX e o nível sérico do anticorpo anti-IFX.

ATI: anticorpos; IFX: infliximabe; TNF: fator de necrose tumoral.
Fonte: Turner et al.[35]

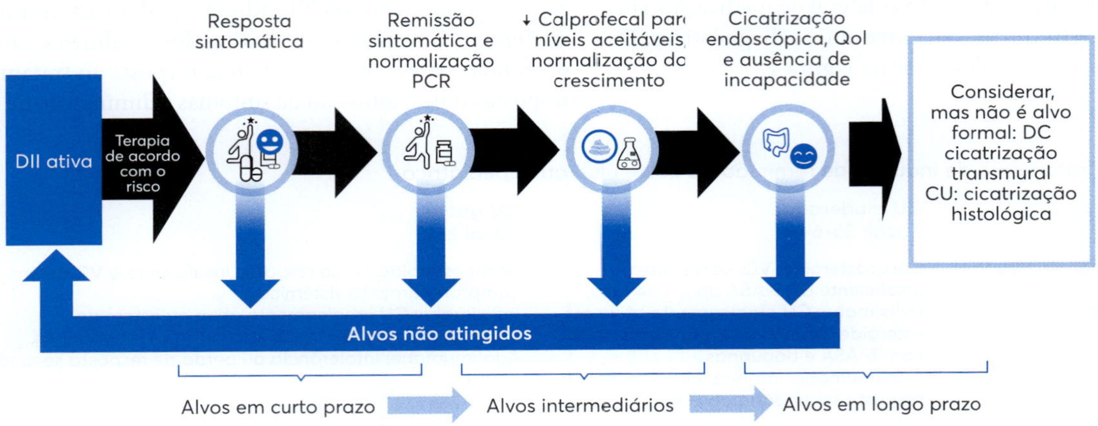

Figura 2 Monitorização dos alvos do tratamento da doença inflamatória intestinal. CU: colite ulcerativa; DC: doença de Crohn; DII: doença inflamatória intestinal; PCR: proteína C reativa.

Fonte: Turner et al.[36]

queda para níveis aceitáveis de calprotectina fecal, retomada no crescimento, cicatrização endoscópica e melhora na qualidade de vida. Embora não façam parte dos alvos formais dessa categorização, na doença de Crohn se busca a cicatrização transmural, e na colite ulcerativa, a cicatrização histológica.

Terapêutica na colite ulcerativa aguda grave

A terapia do paciente com colite ulcerativa aguda grave deve ser realizada em regime hospitalar em cuidados semi-intensivos, resumidos no Quadro 10.

Tratamento cirúrgico da colite ulcerativa

- Colectomia eletiva deve ser considerada em crianças com colite ulcerativa ativa, esteroide-dependente, falha da terapia biológica ou nas displasias colônicas.
- Proctocolectomia total eletiva com formação de reservatório ileal anastomosado ao canal anal.
- É recomendado procedimento de três estágios, iniciando com colectomia subtotal com ileostomia terminal para pacientes com colite grave aguda, tratada com esteroides em altas doses ou terapia anti-TNF recente, desnutrição grave ou colite não classificada.

As medicações e doses recomendadas na DII pediátrica estão descritas no Quadro 11.

A terapia da DII pediátrica vai muito além dos medicamentos e deve incluir a saúde nutricional, psicocomportamental, a prevenção da incapacidade e a melhoria da qualidade de vida. Cada paciente deve ser sistematicamente acompanhado de modo individual em uma equipe multidisciplinar em centros de referência para essas enfermidades.

TRANSIÇÃO DOS CUIDADOS DA DOENÇA INFLAMATÓRIA INTESTINAL PEDIÁTRICA PARA OS CUIDADOS DO ADULTO

Esse é um processo gradual desenvolvido por uma equipe multidisciplinar em pacientes entre 10-18 anos. Os objeti-

Quadro 10 Terapia da colite ulcerativa aguda grave (Pucai < 65)

1º e 2º dias	Suspender 5-ASA, fazer suporte hidroeletrolítico, rastreamento de infecções, controle de dor abdominal, uso excepcional de opiáceos (morfina), controle nutricional (dieta regular, exceto na presença de megacólon ou cirurgia iminente); profilaxia de trombose; metilprednisolona IV, antibióticos se há suspeita de infecções, radiografia simples de abdome e avaliação conjunta do cirurgião.
3º e 5º dias	Manter a vigilância; se houver melhora clínica, manter corticoide venoso mais 2 a 5 dias; na falta de melhora clínica, avaliar uso de infliximabe ou ciclosporina ou tacrolimus.
Após o 6º dia	Monitoramento e atenção constante para sinais de presença de megacólon tóxico e necessidade de colectomia. Na ausência de resposta ao tratamento clínico, a cirurgia deverá ser indicada.

5-ASA: 5 aminossalicilato; IV: intravenoso; Pucai: *Pediatric Ulcerative Colitis Activity Index*.
Fonte: Turner et al.[35]

Quadro 11 Medicações e doses recomendadas na doença inflamatória intestinal pediátrica

Medicação	Dose
Aminossalicilatos	
Sulfassalazina 40-70 mg/kg/dia, 2 x/dia, VO; máx. 4,8 g/dia.	
Mesalazina Asacol, asalit, pentasa	60-80 mg/kg/dia VO, 2x/dia (1x/dia se microgrânulos de liberação prolongada), máx. 4,8 g/dia.
Corticosteroides	
Prednisona/prednisolona	1 mg/kg/dia, 1x/dia, dose máx. 40 mg/dia, 4 semanas, com retirada escalonada até a 10ª semana.
Metilprednisolona	1-1,5 mg/kg, máx. 60 mg/dia IV.
Hidrocortisona	2-4 mg/kg/dose, máx. 100 mg/dose 4x/dia IV.
Budesonida	Doença ileal > 40 kg: 9 mg 1x/dia, 6 semanas, a seguir 6 mg 1x/dia, 2 semanas, 3 mg 1x/dia 2 semanas. MMX (nova formulação oral para liberação da droga no cólon, 9 mg).
Imunossupressores	
Azatioprina	2-2,5 mg/kg/dia VO, 1x/dia.
6-mercaptopurina	1,5 mg/kg/dia VO, 1x/dia.
Metotrexato	15 mg/m² 1x/semana, máx. 25 mg/semana SC.
Ciclosporina	4-6 mg/kg/dia.
Tracolimo (FK 506)	0,2 mg/kg/dia; inicialmente com alto nível sérico (10-15 ng/mL), diminuindo 5-10 e eventualmente 2-5 ng/mL) a fim de evitar graves eventos adversos.
Terapia biológica	
Infliximabe	5 mg/kg/dose, IV, nas semanas de indução 0, 2, 6 e na manutenção a cada 8 semanas. Dose inicial 10 mg/kg/dose: IMC baixo ou alto, hipoalbuminemia, colite aguda grave.
Adalimumabe	Se ≥ 40 kg: 160 mg, seguido por 80 mg depois de 2 semanas e 40 mg a cada 2 semanas. Crianças menores: dose baseada na superfície corporal (SC), tomando como base SC do adulto de 1,73 m2 (indução com 92 mg/m2, seguido de 46 mg/m², seguido de 23 mg/m2 a cada 2 semanas para manutenção).
Ustequinumabe	1ª dose 6 mg/kg/dose IV (máx. 520 mg). Após semana 8: dose ajustada superfície corporal adulto padrão 1,73 m² – 90 mg, SC, cada 8 semanas.
Vedolizumabe	6 mg/kg/dose IV (máx. 300 mg), semanas 0, 2, 6. Manutenção: SC a cada 8 semanas. Crianças < 30 kg: 177 mg/superfície corporal.
Inibidores de janus quinase (JAK)	Até o momento, não existem dados sobre o uso e segurança dos inibidores de JAK em crianças com DII, apenas relatos de casos de CU refratária.

CU: colite ulcerativa; IMC: índice de massa corporal; IV: intravenoso; VO: via oral.
Fonte: Lomazi et al.[1]

vos são desenvolver a independência do paciente com seu autocuidado e preparar a transferência do adolescente para o gastroenterologista de adultos.[38] A Organização Europeia de Colite e Crohn (ECCO) elaborou algumas recomendações, resumidas no Quadro 12.

DOENÇA INFLAMATÓRIA INTESTINAL NO ATENDIMENTO DE EMERGÊNCIA

É importante que o pediatra emergencista esteja familiarizado com a doença, pois muitas vezes o paciente pode ou não ter diagnóstico prévio de DII.[39] Os sinais, sintomas, manifestações extraintestinais, achados laboratoriais e de imagem podem levar à suspeita do diagnóstico ou de recaída (Quadro 13). A colite infecciosa e a apendicite aguda são os principais diagnósticos diferenciais para CU e DC, respectivamente.

Deve-se tentar distinguir recaída ou piora, ou sobreposição de outra doença (Quadro 14). A DII ou os medicamentos podem determinar o aumento de enzimas hepáticas e pancreáticas. A criança em uso de medicamento pode estar imunodeprimida. Na DC podem ocorrer abscessos e fístulas intra-abdominais ou perianais, assim com estenoses.

Deve ser lembrado que os medicamentos usados no tratamento podem gerar efeitos adversos. Em geral, são leves, mas podem ser graves em um percentual que pode atingir nos aminossalicilatos 20% e nas tiopurinas 25%. Os imunobiológicos estão relacionados a um aumento de até cinco vezes o risco de infecção, que pode chegar a 15 vezes na associação com corticoides ou imunossupressor.

Atualmente, existe aceitação de que em crianças também há maior risco de fenômenos tromboembólicos e, portanto, pode ser considerada a possibilidade de anticoagulação nos casos mais graves que necessitem internação.

Quadro 12 Recomendações da ECCO

1. Capacitação do adolescente para conhecimento e habilidade para controlar a DII.
2. Melhor adesão e menor complicação após transferência.
3. Processo contínuo envolvendo paciente, pais e profissionais nos cuidados da saúde.
4. Cada participante tem diferentes atitudes na transição: identificar e harmonizar.
5. Capacitação: conhecimento específico da doença, autoeficácia e tomada de decisão.
6 Educação do paciente de acordo com a idade e iniciada pelo menos 1 ano antes da transição.
7. Ferramentas para avaliar o progresso do paciente e o impacto da intervenção.
8. Educação dos pais para desenvolver a responsabilidade de seus filhos pelo controle da doença.
9. Modelo ideal: união de consultas pediátrica-adulto.
10. Transferência: momento de remissão da doença.
11. Equipe pediátrica: resumo clínico.
12. Modelo de transição na DII: abordagem colaborativa entre time pediátrico e adultos, incluindo especialistas.
13. Coordenador do processo de transição: enfermeira DII pediátrica.
14. Outros profissionais: psicólogos, assistente social, cirurgião.

ECCO: Organização Europeia de Colite e Crohn; DII: doença inflamatória intestinal.
Fonte: adaptado de van Rheenen et al.[38]

Quadro 13 Sinais clínicos e achados de exames complementares relacionados à doença inflamatória intestinal

Sinais e sintomas	Diarreia sanguinolenta	Mais comum na CU
	Dor abdominal com ou sem diarreia ou febre	Mais comum na DC
	Lesão perianal ou na mucosa oral	Mais comum na DC
	Manifestações extraintestinais	Mais comum na CU
Achados em exames laboratoriais	VHS Proteína C reativa Trombocitose Hipoalbuminemia	• Sensibilidade de 80% • Valores normais não excluem a DII
	Cultura de fezes	*Campylobacter* ou *Clostridium difficile*: possibilidade de exacerbação de DII
Achados em exames de imagem	Ultrassonografia	Espessamento parietal no intestino
	Tomografia ou ressonância magnética	Em caso de suspeita clínica e de triagem positiva

CU; colite ulcerativa; DC: doença de Crohn; DII: doença inflamatória intestinal; VHS: velocidade de hemossedimentação.

Quadro 14 Exames que podem ajudar no diagnóstico diferencial da recaída da doença inflamatória intestinal

Exames laboratoriais	VHS, proteína C reativa, leucometria e contagem de plaquetas, albumina, transaminases, enzimas pancreáticas, eletrólitos, coprocultura	Resultados alterados necessariamente não implicam exacerbação da DII
Exames de imagem	Radiografia do abdome	• Megacólon tóxico: distensão do cólon transverso > 56 mm e > 40 mm em menores de 10 anos (CU) • Estenose e obstrução (mais na DC)
	Ultrassonografia, tomografia e ressonância magnética	Abscessos intra-abdominais e perianais

DII: doença inflamatória intestinal; DC: doença de Crohn; CU: colite ulcerativa.

Quadro 15 Fenótipo da RCU quanto a idade, extensão e gravidade – critérios de Paris

Quanto à idade	
A1a	0 a 10 anos
A1b	10 a < 17 anos
A2	> 17 anos até 40 anos
A3	> 40 anos
Quanto à extensão	
E1	Proctite ulcerativa (restrita ao reto)
E2	Colite esquerda (reto até ângulo esplênico)
E3	Extensa (reto até ângulo hepático)
E4	Pancolite (ceco até reto) *Em alguns casos de pancolite, pode-se observar íleo comprometido, denominando-se ileíte de refluxo
Quanto à gravidade	
So	Não grave
S1	Grave

A: Age (idade); E: *Extention* (extensão); S: *Severity* (gravidade).

Quadro 16 Classificação de Paris para doença de Crohn

Idade ao diagnóstico	Ala: 0 < 10 anos
	A1b: 10 <17 anos
	A2: 17-40 anos
	A3: > 40 anos
Localização	L1: 1/3 distal do íleo + limitado ao ceco
	L2: colônica
	L3: ileocolônica
	L4a: comprometimento alto proximal ao ângulo de Treitz
	L4b: comprometimento alto distal ao ângulo de Treitz e proximal ao 1/3 distal do íleo
Comportamento	B1: não estenosante e não penetrante
	B2: estenosante
	B3: penetrante
	B2B3: ambos penetrante e estenosante, no mesmo tempo ou tempos diferentes
Crescimento	G_0: sem evidência de déficit de crescimento
	G_1: com evidência de déficit de crescimento

REFERÊNCIAS BIBLIOGRÁFICAS

1. Roma ES, Panayiotou J, Pachoula J, Constantinidou C, Polyzos A, Zellos A, et al. Inflammatory bowel disease in children: the role of a positive family history. Eur J Gastroenterol Hepatol. 2010 Jun;22(6):710-5.
2. Dalzell AM, Ba'Ath ME. Paediatric inflammatory bowel disease: review with a focus on practice in low- to middle-income countries. Paediatr Int Child Health. 2019 Feb;39(1):48-58.
3. Levine A, Koletzko S, Turner D, Escher JC, Cucchiara S, et al. ESPGHAN revised porto criteria for the diagnosis of inflammatory bowel disease in children and adolescents. European Society of Pediatric Gastroenterology, Hepatology, and Nutrition. J Pediatr Gastroenterol Nutr. 2014 Jun;58(6):795-806.
4. Carskadon MA, Acebo C. Self-administered rating scale for pubertal development. J Adolesc Health. 1993;14(3):190-5.
5. Rufo PA, Denson LA, Sylvester FA, Szigethy E, Sathya P, Lu Y, et al. Health supervision in the management of children and adolescents with IBD: NASPGHAN Recommendations. JPGN. 2012;55:93-108.
6. Bunn SK, Bisset WM, Main MJ, Gray ES, Olson S, Golden BE. Fecal calprotectin: validation as a noninvasive measure of bowel inflammation in childhood inflammatory bowel disease. J Pediatr Gastroenterol Nutr. 2001;33(1):14-22.
7. Carroccio A, Iacono G, Cottone M, Di Prima L, Cartabellotta F, Cavataio F, et al. Diagnostic accuracy of fecal calprotectin assay in distinguishing organic causes of chronic diarrhea from irritable bowel syndrome: a prospective study in adults and children. Clin Chem. 2003;49(6):861-7.
8. Amre DK, Lu SE, Costea F, Seidman EG. Utility of serological markers in predicting the early occurrence of complications and surgery in pediatric Crohn's disease patients. Am J Gastroenterol. 2006;101(3):645-52.
9. Rodrigues M, Sipahi AM, Damiao AO, Bueno C, Neufeld CB, Pinto EA, et al. Multicentric study of serologic testing in inflammatory bowel disease in children and adolescents in Brazil. J Pediatr Gastroenterol Nutr. 2006;43(4):E54.
10. Baumgart DC, Sandborn WJ. Inflammatory bowel disease: clinical aspects and established and evolving therapies. Lancet. 2007;12;369(9573):1641-57.
11. Tsampalieros A, Griffiths AM, Barrowman N, Mack DR. Use of C-reactive protein in children with newly diagnosed inflammatory bowel disease. J Pediatr. 2011;159(2):340-2.
12. Bousvaros A, Antonioli DA, Colletti RB, Dubinsky MC, Glickman JN, Gold BD, et al. Differentiating ulcerative colitis from Crohn disease in children and young adults: report of a working group of the North American Society for Pediatric Gastroenterology, Hepatology, and Nutrition and the Crohn's and Colitis Foundation of America. J Pediatr Gastroenterol Nutr. 2007;44(5):653-74.
13. Sauer CG. Radiation exposure in children with inflammatory bowel disease. Curr Opin Pediatr. 2012;24(5):621-6.
14. Hammer MR, Podberesky DJ, Dillman JR. Multidetector computed tomographic and magnetic resonance enterography in children: state of the art. Radiol Clin North Am. 2013;51(4):615-36.
15. Ruemmele FM, Veres G, Kolho KL, Griffiths A, Levine A, Escher JC, et al. Consensus guidelines of ECCO/ESPGHAN on the medical management of pediatric Crohn's disease. J Crohns Colitis. 2014 1;8(10):1179-207.
16. Turner D, Otley AR, Mack D, Hyams J, de Bruijne J, Uusoue K, et al. Development, validation, and evaluation of a pediatric ulcerative colitis activity index: a prospective multicenter study. Gastroenterology. 2007;133(2):423-32.
17. Hyams JS, Ferry GD, Mandel FS, Gryboski JD, Kibort PM, Kirschner BS, et al. Development and validation of a pediatric Crohn's disease activity index. J Pediatr Gastroenterol Nutr. 1991;12(4):439-47.
18. Levine A, Griffiths A, Markowitz J, Wilson DC, Turner D, Russell RK, et al. Pediatric modification of the Montreal classification for inflammatory bowel disease: the Paris classification. Inflamm Bowel Dis. 2011;17(6):1314-21.
19. Turner D, Levine A, Escher JC, Griffiths AM, Russell RK, Dignass A, et al. Management of pediatric ulcerative colitis: joint ECCO and ESPGHAN evidence-based consensus guidelines. J Pediatr Gastroenterol Nutr. 2012;55(3):340-61.
20. Conrad MA, Rosh JR. Pediatric inflammatory bowel disease. Pediatr Clin North Am. 2017 Jun;64(3):577-91.
21. Levine A, J Koletzko J, Turner D, Escher JC, Cucchiara S, de Ridder L, et al. ESPGHAN revised Porto criteria for the diagnosis of inflammatory bowel disease in children and adolescents. J Pediatr Gastroenterol Nutr. 2014 Jun;58(6):795-806.
22. Spray C, Debelle GD, Murphy MS. Current diagnosis, management and morbidity in paediatric inflammatory bowel disease. Acta Paediatr. 2001 Apr;90(4):400-5.
23. Oliveira SB, Monteiro MI. Diagnosis and management of inflammatory bowel disease in children. BMJ. 2017;357:j2083.
24. Metezai H, Wahid A, Jones C, Evans J. Fifteen-minute consultation: rectal bleeding in children. Arch Dis Child Educ Pract Ed. 2023 Oct;108(5):320-5.
25. Chandrakumar A, Wang A, Grover K, El-Matary W. Obesity is more common in children newly diagnosed with ulcerative colitis as compared to those with Crohn disease. J Pediatr Gastroenterol Nutr. 2020;70:593-7.
26. Shentova-Eneva R, Baycheva M, Hadjiiski P, et al. Extraintestinal manifestations in paediatric patients with inflammatory bowel disease. J Crohns Colitis. 2019;13:S236-S237.
27. Koninck CR, Donat E, Benninga MA. The use of fecal calprotectin testing in paediatric disorders: a position paper of the ESPGHAN Gastroenterology Committee. Journal of Pediatric Gastroenterology and Nutrition, publish ahead of print.
28. Degraeuwe PL, Beld MP, Ashorn M, Canani RB, Day AS, Diamanti A, Fagerberg UL, et al. Faecal calprotectin in suspected paediatric inflammatory bowel disease. J Pediatr Gastroenterol Nutr. 2015;60:339-46.
29. Rosen MJ, Dhawan A, Saeed SA. Inflammatory bowel disease in children and adolescents. Jama Pediatr. 2015 Nov;169(11):1053-60.
30. Dipasquale V, Romano C. Vaccination strategies in pediatric inflammatory bowel disease. Vaccine. 2017 Oct; 27;35(45):6070-5.
31. Olivia S, Thompson M, Ridder L, et al. Endoscopy in pediatric inflammatory bowel disease: a position paper on behalf of the Porto IBD Group of the European Society for Pediatric Gastroenterology, Hepatology and Nutrition. J Pediatr Gastroenterol Nutr. 2018 Sep;67(3):414-30.
32. Fuller MK. Pediatric inflammatory bowel disease: special considerations. Surg Clin North Am. 2019 Dec;99(6):1177-83.

33. Lomazi EA, Oba J, Rodrigues M, Marmo MCDR, Sandy NS, Sdepanian VL et al. Brazilian Consensus on the Management of Inflammatory Bowel Diseases in Pediatric Patients: a consensus of the Brazilian Organization for Crohn's Disease and Colitis (GEDIIB). Arq Gastroenterol. 2023 Mar 24;59(Suppl 1):85-124.
34. van Rheenen PF, Aloi M, Assa A, Bronsky J, Escher JC, Ulrika L, et al. The medical management of paediatric Crohn's disease: an ECCO-ESPGHAN guideline update. Journal of Crohn's and Colitis. 2021; p.171-94.
35. Turner D, Ruemmele FR, Orlanski-Meyer E, Griffiths AM, de Carpi JM, Bronsky J, et al. Management of paediatric ulcerative colitis, Part 1: Ambulatory care – an evidence-based guideline from European Crohn's and Colitis Organization and European Society of Paediatric Gastroenterology, Hepatology and Nutrition. J Pediatr Gastroenterol Nutr. 2018;67:257-91.
36. Turner D, Ruemmele FM, Orlanski-Meyer E, Griffiths AM, de Carpi JM, Bronsky J, et al. Management of paediatric ulcerative colitis, Part 2: Acute severe colitis – an evidence-based consensus guideline from the European Crohn's and Colitis Organization and the European Society of Paediatric Gastroenterology, Hepatology and Nutrition. J Pediatr Gastroenterol Nutr. 2018;67:292-310.
37. Turner D, Ricciuto A, Lewis A, D'Amico F, Dhaliwal J, Griffiths AM, et al.; International Organization for the Study of IBD. Stride-II: an update on the Selecting Therapeutic Targets in Inflammatory Bowel Disease (Stride) Initiative of the International Organization for the Study of IBD (IOIBD): determining therapeutic goals for treat-to-target strategies in IBD. Gastroenterology. 2021;160(5):1570-83.
38. van Rheenen PF, Aloi M, Assa A, Bronsky J, Escher JC,Fagerberg UL, et al. The medical management of paediatric Crohn's disease: an ECCO-ESPGHAN Guideline Update. J Crohns Colitis. 2021;171-94. doi:10.1093/ecco-jcc/jjaa161.
39. Amil-Dias J, Kolacek S, Turner D, Poerregaard A, Rintala R, Afzak NA, et al. Surgical management of Crohn disease in children: guidelines from the Paediatric IBD Porto Group of ESPGHAN. J Pediatr Gastroenterol Nutr. 2017;64(5):818-35. doi:10.1097/MPG.0000000000001562.
40. Turner D, Ruemmele FM, Orlanski-Meyer E, Griffiths AM, Martin de Carpi J, Bronsky J, et al. Management of paediatric ulcerative colitis, Part 1: Ambulatory Care: an evidence-based guideline from the European Crohn's and Colitis Organization and European Society of Paediatric Gastroenterology, Hepatology and Nutrition. J Pediatr Gastroenterol Nutr. 2018;67(2):257-91. doi:10.1097/MPG.0000000000002035.
41. Van Limbergen J, Griffiths AM. Pediatric inflammatory bowel disease in the emergency department. Clin Pediatr Emerg Med. 2010 Sep;11(3):189-97.
42. van Rheenen PF, Aloi M, Biron IA, Carlsen K, Cooney R, Cucchiara S, et al. European Crohn's and Colitis Organisation Topical Review on Traditional Care in Inflammatory Bowel Disease. J Crohns Colitis. 2017;1032-1038. doi:10.10903/ecco-jcc/jjx010.

BIBLIOGRAFIA

1. Dipasquale V, Romano C. Vaccination strategies in pediatric inflammatory bowel disease. Vaccine. 2017 Oct; 27;35(45):6070-5.
2. Fuller MK. Pediatric inflammatory bowel disease: special considerations. Surg Clin North Am. 2019 Dec;99(6):1177-83. Epub 2019 Sep 23.
3. Koninck CR, Donat E, Benninga MA. The use of fecal calprotectin testing in paediatric disorders: a position paper of the ESPGHAN Gastroenterology Committee. Journal of Pediatric Gastroenterology and Nutrition. Publish ahead of print.
4. Levine A, J Koletzko J, Turner D, et al. ESPGHAN revised Porto criteria for the diagnosis of inflammatory bowel disease in children and adolescents. J Pediatr Gastroenterol Nutr. 2014 Jun;58(6):795-806.
5. Oliveira SB, Monteiro MI. Diagnosis and management of inflammatory bowel disease in children. BMJ. 2017;357:j2083.
6. Olivia S, Thompson M, Ridder L, et al. Endoscopy in pediatric inflammatory bowel disease: a position paper on behalf of the Porto IBD Group of the European Society for Pediatric Gastroenterology, Hepatology and Nutrition. J Pediatric Nutr. J Pediatr Gastroenterol Nutr. 2018 Sep;67(3):414-30.
7. Rosen MJ, Dhawan A, Saeed SA. Inflamatory bowel disease in children and adolescents. Jama Pediatr. 2015 Nov;169(11):1053-60.
8. Turner D, Ruemmele FM, Orlanski-Meyer E, Griffiths AM, de Carpi JM, Bronsky J, et al. Management of paediatric ulcerative colitis, Part 2: acute severe colitis: an evidence-based consensus guideline From the European Crohn's and Colitis Organization and the European Society of Paediatric Gastroenterology, Hepatology and Nutrition. J Pediatr Gastroenterol Nutr. 2018 Aug;67(2):292-310.

CAPÍTULO 8

DISTÚRBIOS GASTROINTESTINAIS FUNCIONAIS NO LACTENTE E NA CRIANÇA ABAIXO DE 4 ANOS

Mauro Batista de Morais
Silvio da Rocha Carvalho

AO FINAL DA LEITURA DESTE CAPÍTULO, O PEDIATRA DEVE ESTAR APTO A:

- Reconhecer os distúrbios funcionais gastrointestinais no lactente e nas crianças com menos de 4 anos.
- Conhecer os critérios de Roma para o diagnóstico nas crianças abaixo de 4 anos.
- Ajudar os pais no reconhecimento dos distúrbios gastrointestinais funcionais.
- Conhecer o tratamento dos distúrbios gastrointestinais funcionais em menores de 4 anos.
- Reconhecer o momento da necessidade de intervenções terapêuticas.
- Colaborar com o gastroenterologista no tratamento, quando necessário.

INTRODUÇÃO

Durante a gestação e nos primeiros anos de vida, o ser humano passa por um processo de intenso desenvolvimento funcional que acompanha seu crescimento. Nesse processo, observa-se a maturação funcional de órgãos e sistemas, incluindo o aparelho digestório,[1] e podem surgir manifestações clínicas digestivas isoladas ou em conjunto que preenchem ou não os critérios diagnósticos preconizados para os distúrbios gastrointestinais funcionais.[1-4]

Os sinais e sintomas mais comuns são regurgitações, vômitos, cólica, distensão abdominal, flatulência, dificuldade e esforço antes ou durante as evacuações, fezes endurecidas, diminuição ou aumento da frequência de evacuações, entre outros. Essas manifestações clínicas podem ocasionar preocupação para os pais.[1-4] Nesse contexto, manifestações menos complexas, como flatulência excessiva, podem ser uma queixa e um problema para os pais, mas não apresentam relevância clínica. No entanto, essas manifestações gastrointestinais podem provocar, adicionalmente aos desconfortos no lactente, anormalidades na dinâmica familiar e na qualidade de vida, insegurança, ansiedade e depressão nos pais. Como consequência, pode haver maior número de consultas médicas, mudanças injustificadas na alimentação, utilização excessiva de medicamentos e realização de exames subsidiários desnecessários, o que provoca também um expressivo impacto econômico.[2-4]

Para padronizar o diagnóstico dos distúrbios gastrointestinais, são utilizados os chamados critérios de Roma.[5] Trata-se de uma inciativa que vem sendo desenvolvida há algumas décadas e, periodicamente, atualizada em conformidade com os avanços dos conhecimentos científicos sobre os distúrbios gastrointestinais funcionais. A última versão foi publicada em 2016 e é denominada critérios de Roma IV. Apesar de algumas particularidades para cada um dos distúrbios gastrointestinais funcionais, genericamente considera-se que sejam resultado da interação de fatores biopsicossociais. Na Tabela 1 são apresentados os distúrbios gastrointestinais funcionais incluídos no critério de Roma para lactentes e crianças de até 4 anos de idade.

Tabela 1 Distúrbios gastrointestinais funcionais em lactentes e crianças de até 4 anos de idade segundo os critérios de Roma IV (2016)

Regurgitação do lactente
Síndrome da ruminação
Síndrome dos vômitos cíclicos
Cólica do lactente
Diarreia funcional
Disquesia do lactente
Constipação intestinal

REGURGITAÇÃO DO LACTENTE

Regurgitação é a manifestação clínica mais importante. Ocasionalmente, podem ocorrer vômitos. Durante a anamnese, é possível fazer a diferenciação. Muitas famílias consideram indevidamente as regurgitações como sendo vômitos. Cabe orientação aos pais. Apesar de a regurgitação poder ser decorrente de características anatômicas, o ponto mais importante na sua fisiopatologia é o aumento do número de relaxamentos do esfíncter esofágico inferior independentes das deglutições. As manifestações clínicas desaparecem ao longo do primeiro ano com a maturação funcional esfincteriana.[5,6]

Segundo as informações disponíveis, a prevalência de regurgitação do lactente (critério de Roma IV) situa-se entre 14[7] e 24%.[8] Deve-se destacar que um número muito maior de lactentes, que pode chegar a 40% entre os 2 e 4 meses, apresenta regurgitações, mas não preenche os critérios de Roma IV (Tabela 2). É frequente que essas regurgitações sejam motivo de preocupação para os pais.

Tabela 2 Regurgitação do lactente segundo os critérios de Roma IV

Devem estar presentes as duas características seguintes entre as idades de 3 semanas e 12 meses, na ausência de outro problema de saúde:
1. Duas ou mais regurgitações por dia durante 3 ou mais semanas
2. Ausência de náuseas, hematêmese, aspiração, apneia, déficit de crescimento (*failure to thrive*), dificuldades na alimentação ou para a deglutição, postura anormal

Na prática, o termo "regurgitação do lactente" não é muito difundido entre os profissionais de saúde e na sociedade. Muitos utilizam a denominação "refluxo gastroesofágico fisiológico". Na avaliação de um lactente com regurgitações, deve-se ter em mente que muitos lactentes não preencherão os critérios de Roma IV. É preciso ter atenção aos sinais de alarme (Tabela 3) indicativos de doença do refluxo gastroesofágico e de outras doenças que cursam com regurgitações e vômitos.[6] É importante que pais e cuidadores adquiram segurança em relação à benignidade do processo. O controle da ansiedade colabora muito com a aceitação da normalidade dos fatos.

Não há necessidade de intervenção com medicamentos, sejam prócinéticos, inibidores de bomba de prótons ou antiácidos. Para lactentes em aleitamento materno exclusivo, nada justifica uma mudança no regime alimentar. O preenchimento total do critério de Roma para regurgitação afasta a alergia ao leite de vaca e a doença do refluxo gastroesofágico. Portanto, nesse caso, não há justificativa para dietas de exclusão para a mãe ou trocas de fórmula. No caso do lactente em uso de fórmula, as fórmulas antirregurgitação diminuem a frequência e o volume das regurgitações, porém não diminuem o tempo de exposição do esôfago ao material regurgitado.[1] Há poucas evidências de que a redução de volume e o encurtamento do intervalo entre as refeições tenha eficácia.[5] A ausência de sinais de alarme justifica desconsiderar a hipótese de doença do refluxo gastroesofágico.

Tabela 3 Sinais de alerta na avaliação do lactente com regurgitação e doença do refluxo gastroesofágico

Gerais	Neurológicas	Gastrointestinais
Perda de peso Letargia Febre Irritabilidade excessiva ou dor Disúria Início das regurgitações ou dos vômitos após 6 meses ou persistência/piora após 12 meses	Abaulamento de fontanela Aumento excessivo do perímetro cefálico Convulsões Micro ou macrocefalia	Vômitos intensos persistentes Vômitos noturnos Vômitos biliosos Hematêmese Diarreia crônica Sangramento retal Distensão abdominal

Fonte: modificada de NASPGHAN/ESPGHAN.

CÓLICA DO LACTENTE

Choro, irritabilidade e inquietação são as principais manifestações clínicas do lactente. Os princípios básicos da descrição da cólica do lactente, descritos na década de 1950 (famosa "regra dos 3 de Wessel"), são modificados no critério de Roma IV, sendo considerado mais o impacto do choro nos pais que seu tempo de duração.[5] O Quadro 4 apresenta os critérios de Roma IV que contemplam dois cenários: prática pediátrica e pesquisa clínica.[5] Assim, no critério de Roma IV para prática pediátrica assistencial, a definição foi ampliada para a ocorrência de paroxismos de choro e irritabilidade sem a obrigatoriedade de ocorrerem por pelo menos 3 horas diárias em 3 dias da semana anterior. Por outro lado, para pesquisa clínica, deve-se exigir e registrar a duração mínima de 3 horas de choro/irritabilidade por dia em 3 ou mais dias da semana. O estudo da prevalência fica prejudicado pelas diferentes definições e percepções dos pais, mas, apesar disso, acredita-se que seja de até 20%.[3] Os pais e cuidadores percebem o trato gastrointestinal como causa da cólica do lactente, mas não há prova definitiva de que esteja

Tabela 4 Cólica do lactente segundo o critério de Roma IV

1. Para fins de assistência clínica, devem estar presentes todas as três seguintes características: 1.1. Idade inferior a 5 meses no início e no término dos sintomas 1.2. Períodos prolongados e recorrentes de choro, desconforto ou irritabilidade. Segundo os cuidadores, estes episódios não têm uma causa evidente. Os cuidadores são incapazes de solucionar ou prevenir a sintomatologia 1.3. Ganho de peso normal e ausência de febre ou outras doenças
2. Para fins de pesquisa clínica, devem estar presentes as manifestações apresentadas anteriormente e as duas seguintes: 2.1. Relato presencial ou telefônico de choro, desconforto ou irritabilidade por mais de 3 horas, em 3 ou mais dias, nos últimos 7 dias 2.2. Registro prospectivo de choro, desconforto e irritabilidade durante um período de pelo menos 24 horas

relacionado a ele.[5] Nenhum dos comportamentos da criança relatados pelos pais e cuidadores durante a crise de choro guarda evidência de relação com dor ou doença orgânica.[5]

No contexto biopsicossocial, destacam-se anormalidades na instalação da microbiota intestinal e incapacidade relativa de hidrólise da lactose. No entanto, outros fatores participam da fisiopatologia do lactente, devendo ser destacadas, também, as consequências no *status* psicológico e na qualidade de vida da família.[5,9] Existem descrições de que os lactentes com choro/irritabilidade excessiva estão sujeitos a maior risco de serem vítimas de violência, entre elas a síndrome do bebê sacudido.[5,9] Mesmo com as tentativas de explicar o choro incontrolável, ainda permanece a dúvida se ocorre apenas um processo natural de desenvolvimento ou se há relação com alguma alteração neurológica ou mesmo algum distúrbio gastrointestinal.

O tratamento se baseia na tranquilização dos pais. O choro frequente é o desafio a essa conduta e, portanto, é o desafio para o pediatra. Conhecer as vulnerabilidades dos pais e atuar nelas pode gerar a ajuda de que precisam.[5] Em algumas situações de choro prolongado, em lactentes alimentados com fórmula, a troca para fórmula de proteína extensamente hidrolisada pode ser útil para afastar a possibilidade de alergia à proteína do leite de vaca. Existem evidências de que o *Lactobacillus reuteri* DSM 17938 pode reduzir a duração diária do choro em lactentes.[5] No caso do lactente em consumo exclusivo de leite materno, o teste pode exigir dieta de restrição materna. No entanto, essa conduta deve ser seguida do desafio com a reintrodução do leite de vaca para a criança ou para a mãe. O desafio deve ser feito de 4 a 12 semanas após o afastamento.[1]

DISQUESIA DO LACTENTE

A disquesia do lactente é decorrente da incoordenação entre a contração da musculatura abdominal e o relaxamento do assoalho pélvico antes da ocorrência da evacuação.[5] Ocorre também antes de tentativas de evacuação. Pode ser caracterizada até os 9 meses de idade e ocorre em cerca de 4% dos lactentes.[8] A Tabela 5 apresenta o critério de Roma IV para a caracterização da disquesia do lactente. Em geral os sintomas persistem por 10 a 20 minutos. O lactente se estica e, por muitos minutos, grita, chora e fica com o rosto vermelho ou roxo a cada esforço para defecar.[5]

Tabela 5 Disquesia do lactente segundo o critério de Roma IV

Devem estar presentes as duas condições a seguir antes dos 9 meses de idade:
1. Pelo menos 10 minutos de esforço ou choro antes da eliminação, com ou sem sucesso, de fezes
2. Ausência de outros problemas de saúde

Apesar de não exigir nenhum tratamento e desaparecer espontaneamente, seu reconhecimento é fundamental para evitar que sejam adotadas práticas desnecessárias, como o uso de supositórios.[5] Não há indicação do uso de laxantes. A conquista da confiança dos pais e cuidadores é obtida com esclarecimento sobre a ausência de doença no processo.

CONSTIPAÇÃO INTESTINAL

De acordo com o critério de Roma IV (Tabela 6), a prevalência de constipação intestinal varia entre 3% nos lactentes e 10% no segundo ano de vida,[5] parecendo ser mais elevada nos pré-escolares. Pode ocorrer em qualquer idade e deve ser diferenciada da disquesia do lactente. O critério de Roma IV utiliza a idade de 4 anos como ponto de corte por considerar que a maioria das crianças acima dessa idade já adquiriram controle esfincteriano. A prevalência de constipação intestinal é menor na vigência do aleitamento natural exclusivo e aumenta principalmente no segundo semestre de vida, quando se inicia a alimentação complementar.

Tabela 6 Constipação intestinal funcional segundo o critério de Roma IV

Pelo menos dois dos seguintes por pelo menos um mês:
1. Duas ou menos evacuações por semana
2. Histórico de comportamento de retenção
3. Evacuações com dor ou dificuldade
4. Presença de grande quantidade de fezes no reto
5. Eliminação de fezes muito grossas
Para crianças com menos de 4 anos e controle esfincteriano, considerar também:
6. Pelo menos um episódio de incontinência fecal por semana
7. Eliminação de fezes de grande diâmetro que podem causar entupimento do vaso sanitário

Para caracterizar a constipação funcional, é necessário haver tentativas de retenção voluntária das fezes em decorrência de desconforto na sua eliminação. As fezes retidas sofrem desidratação pela absorção colônica e tornam-se endurecidas. Nos primeiros anos de vida, dois momentos podem levar a essa situação: o início da alimentação complementar à láctea, principalmente quando do uso exclusivo do leite materno, e na fase pré-escolar, quando se inicia o desfralde. Neste último caso, a pressão dos cuidadores para o controle da evacuação pela criança exerce importante papel na origem da constipação funcional. A constipação funcional se apresenta de modo diferente em lactentes e pré-escolares. Alguns evacuam menos de três vezes na semana, a maioria apresenta fezes endurecidas em quase todas as evacuações e cerca de metade tem comportamento de retenção e impactação fecal.[5] Evacuação menos de duas vezes na semana, com fezes endurecidas ou dolorosas, é mais comum nos pré-escolares; apesar da dificuldade devido ao uso de fraldas, pode ser percebida incontinência fecal nessas crianças.[5]

A história clínica e o exame físico são fundamentais para a conclusão diagnóstica. A história de fezes endurecidas ou evacuações dolorosas, com ou sem presença de sangue ao evacuar, deve chamar atenção para a possibilidade de comportamento de retenção. Nestes casos, a criança chora, se esconde, pede colo aos pais ou cuidadores, se agacha ou senta-se no chão, demonstrando sua negação à evacuação. Dessa maneira, pode ocorrer a incontinência fecal, que, quando a história clínica for característica, é confirmada pelo exame da região perianal, onde podem estar presentes resíduos de fezes. Muitas vezes, nesses casos, percebe-se grande volume de fezes no exame físico do abdome, feito bimanualmente nas laterais do músculo reto abdominal acima da borda pélvica.[5] O toque retal deve ser feito nos casos em que há falência do tratamento, incerteza quanto ao diagnóstico ou suspeita de anormalidade anatômica. Fissuras podem ser complicações em decorrência das fezes endurecidas e ser as responsáveis pela manutenção do círculo vicioso.

Deve-se estar alerta para os sinais de alarme que podem indicar a possibilidade de doença de Hirschsprung (megacólon congênito) ou outras doenças (Tabela 7). Eliminação de mecônio nas primeiras 24 horas ocorre quase na quase totalidade das crianças saudáveis e em menos de 10% dos pacientes com doença de Hirschsprung. Na presença de sinais de alarme, o diagnóstico da doença de Hirschsprung deve ser estabelecido por biópsia retal. A acalasia também pode levar à constipação intestinal, mas, diferentemente da doença de Hirschsprung, a biópsia retal mostra presença de células ganglionares.

Tabela 7 Sinais de alarme na avaliação do lactente com constipação intestinal

• Constipação intestinal com início precoce (< 30 dias de vida)
• Primeira eliminação de mecônio depois de 48 h de vida
• Antecedente familiar de doença de Hirschsprung
• Fezes em fita
• Sangue nas fezes não associado com fissura anal
• Déficit de ganho de peso
• Febre
• Vômitos biliosos
• Anormalidade na tireoide
• Fístula perianal
• Distensão abdominal intensa
• Posição anal anormal (anterior)
• Desvio da fenda glútea

Fonte: modificada do posicionamento da NASPGHAN/ESPGHAN.

O tratamento deve ser iniciado pela orientação aos pais e cuidadores sobre a constipação intestinal funcional. Deixar claro o que está acontecendo com a criança, explicando sobre seu comportamento de retenção e os desdobramentos disso, é de grande importância tanto para a adesão ao tratamento medicamentoso quanto para a percepção da importância das orientações gerais e alimentares. Obter a confiança dos pais para que não criem expectativas sobre a criança os torna aliados para o controle da situação. Isso é alcançado quando se demonstra segurança e conhecimento sobre a situação obtidos através da coleta de história e a execução do exame físico minucioso.

O uso de medicamentos e suplementação dietética está baseado em dados não sistematizados. Medicamentos como leite de magnésia, lactulose e polietilenoglicol (macrogol ou PEG) são usados para tornar as fezes mais amolecidas e fáceis de serem eliminadas. O uso de óleo mineral, utilizado muito frequentemente no passado, deve ser evitado pelo risco de aspiração, mais comum no lactente e em pacientes com comprometimento neurológico. Nos casos de impactação fecal, isto é, grande volume de fezes endurecidas no reto, deve-se administrar doses altas de laxante. O polietilenoglicol tem preferência para o tratamento de desimpactação e manutenção (Tabela 8).[10] Deve-se ter em mente que o tratamento é demorado e que, após a desimpactação, a manutenção deve ver mantida por longo período, algumas vezes por anos. Quando não existe resposta satisfatória, o gastroenterologista pediátrico deve ser consultado.

SÍNDROME DA RUMINAÇÃO

O diagnóstico da síndrome da ruminação no lactente e em crianças abaixo de 4 anos segue os critérios estabelecidos na Tabela 8. Trata-se de um distúrbio gastrointestinal funcional com escassez de publicações. Sua prevalência varia de 1,9 a 4,3%.[3-8]

O conteúdo do estômago é voluntariamente regurgitado para a boca como objetivo de autoestimulação.[5] Surge no contexto de privação social prolongada, quando o comportamento materno não demonstra envolvimento com a criança. Ocorre em qualquer idade, podendo envolver também transtornos neurológicos e psiquiátricos. Sua principal complicação é a desnutrição, devido aos frequentes retornos de alimento para a boca. O tratamento pode envolver terapia comportamental nas crianças com transtornos neurológicos, porém nenhuma técnica específica é preconizada visando ao restabelecimento dos laços afetivos maternais.[5]

A recuperação nutricional ocorrerá com o término da ruminação. Nenhum procedimento laboratorial ou de imagem é requerido para o diagnóstico no lactente.

SÍNDROME DOS VÔMITOS CÍCLICOS

Apesar de sua prevalência apresentar dados conflitantes, 0,7 a 1,9% em lactentes[3-8] e 1,5% em crianças entre 1 e 4 anos,[8] a síndrome dos vômitos cíclicos é mais comum entre os 2 e 7 anos. Os vômitos repetitivos dessa síndrome conduzem a alto grau de ansiedade familiar. Os critérios para o diagnóstico constam na Tabela 10.

Tipicamente, os paroxismos iniciam nos mesmos horários, em geral tarde da noite ou cedo pela manhã, podendo ou não ocorrer em intervalos regulares; a quantidade de paroxismo varia e pode ser tão alto quanto 70 em 1 ano.[5] Caso não haja distúrbio hidreletrolítico, o retorno à normalidade

Tabela 8 Resumo dos principais medicamentos para desimpactação e tratamento de manutenção da constipação intestinal funcional

	Dose	Efeitos colaterais	Observação
Desimpactação			
Polietilenoglicol 3350 e 4000	1,0 a 1,5 g/kg/dia, via oral, por no máximo 6 dias		
Enema fosfatado	2,5 mL/kg/dia, dose máxima de 133 mL/dose, via retal Duração máxima da desimpactação: 6 dias Não usar antes dos 2 anos de idade	Risco de trauma mecânico no reto, distensão abdominal e vômitos Pode provocar quadro grave e letal de hiperfosfatemia hipocalcêmica com tetania	Parcela dos eletrólitos é absorvida, mas, se a função renal é normal, não ocorre toxicidade A maior parte dos efeitos colaterais é observada em pacientes com insuficiência renal ou doença de Hirschsprung
Tratamento de manutenção			
Lactulose	1 a 3 mL/kg/dia, via oral	Efeitos colaterais: flatulência e dor abdominal	Bem tolerado a longo prazo
Leite de magnésia (hidróxido de magnésio)	1 a 3 mL/kg/dia, via oral	Pode causar intoxicação por magnésio em lactentes Sobredosagem pode ocasionar hipermagnesemia, hipofosfatemia e hipocalemia Não usar em pacientes com insuficiência renal	Efeito osmótico Libera colescistoquinina, que estimula secreção e motilidade intestinal
Óleo mineral	1 a 3 mL/kg/dia, via oral Dose máxima: 60 a 90 mL/dia Não prescrever para lactentes e portadores de neuropatias	Se aspirado, provoca pneumonia lipoídica Teoricamente pode diminuir a absorção de vitaminas lipossolúveis, mas não existe comprovação em estudos clínicos Perda anal indica dose superior ao necessário	
Polietilenoglicol 3350 e 4000	0,2 a 0,8 g/kg/dia, via oral	Apresentação com eletrólitos tem menor aceitação e pode provocar náuseas e vômitos	Bem tolerado Não há evidências sobre a segurança em lactentes

Fonte: Tabbers et al., 2014.[10]

Tabela 9 Síndrome da ruminação segundo o critério de Roma IV

Deve incluir todos os itens a seguir por pelo menos 2 meses:
1. Contrações repetitivas dos músculos abdominais, do diafragma e da língua
2. Regurgitação sem esforço do conteúdo gástrico, que é expulso da boca ou mastigado e engolido novamente
3. Três ou mais dos seguintes:
a. Início entre 3 e 8 meses
b. Não responder ao tratamento da doença do refluxo gastroesofágico ou da regurgitação
c. Não acompanhado de desconforto
d. Não ocorre durante o sono e quando o lactente está interagindo com indivíduos no meio ambiente

Tabela 10 Síndrome dos vômitos cíclicos segundo o critério de Roma IV

Deve incluir todos os itens a seguir:
1. Dois ou mais períodos paroxísticos de vômitos incessantes, com ou sem esforço, durando horas até dias, em um período de 6 meses
2. Episódios estereotipados em cada paciente
3. Episódios com intervalos de semanas ou meses, com retorno à saúde normal entre eles

é atingido tão logo cessem os vômitos. Em geral, o máximo da intensidade é atingido logo nas primeiras horas, declinando em seguida, podendo ocorrer náuseas até o fim do paroxismo. Alguns sintomas e sinais podem surgir, como intolerância a luz, barulhos ou sons, diarreia, febre e leucocitose.[5]

Pode ocorrer história materna de enxaqueca e presença de eventos geradores de ansiedade ou estresse como desencadeadores. Em virtude da possibilidade de os vômitos derivarem de doenças metabólicas, neurológicas ou anatômicas em crianças abaixo de 2 anos, dosagem de eletrólitos, ureia/creatinina, glicose e exame contrastado do trato digestório superior podem ser necessários. Iniciada a crise, precocemente, podem ser administrados inibidores de bomba de prótons e lorazepam, que apresenta função sedativa, ansiolítica e antiemética, além de corrigir distúrbios hidroeletrolíticos. Pode ocorre hematêmese por gastropatia de prolapso, síndrome de Mallory-Weiss ou esofagite péptica. No período entre as crises, quando elas são graves, frequentes ou prolongadas, pode-se usar ciproeptadina ou pizotifeno, em crianças abaixo de 5 anos, ou amitriptilina ou propranolol, diariamente com caráter profilático.[5]

DIARREIA FUNCIONAL

O número de evacuações diárias considerado normal, principalmente no lactente, pode variar bastante. O aleitamento materno exclusivo geralmente está relacionado a um maior número de evacuações, assim como de fezes menos consistentes. Entre 1 e 4 anos, a maioria das crianças evacua entre 3 vezes ao dia e dias alternados.[5] O critério para diagnóstico da diarreia funcional, anteriormente também chamada de diarreia crônica inespecífica, está apresentado na Tabela 11.

Tabela 11 Diarreia funcional segundo o critério de Roma IV

Deve incluir todos os itens a seguir:
1. Evacuação diária, indolor e recorrente, 4 vezes ou mais, de fezes malformadas em grande volume
2. Sintomas durando mais de 4 semanas
3. Início entre 6 e 60 meses
4. Não há déficit de crescimento (*failure to thrive*) caso haja ingestão adequada de calorias

Os estudos epidemiológicos mostram prevalência de até 7% em lactentes[3] e 0,6%,[8] porém os dados de publicações são um tanto conflitantes. A criança não apresenta alterações comportamentais ou sintomas, não demonstrando desconforto com a situação. Não há esteatorreia ou alterações hidreletrolíticas. Fato importante para o diagnóstico é ocorrer ganho ponderal adequado, isto é, não estar abaixo do esperado para idade e sexo. Acredita-se que a alguns fatores relacionados à alimentação estejam implicados. Exagero no volume da alimentação, consumo excessivo de sucos de frutas, ingestão excessiva de carboidratos, principalmente frutose, e baixo consumo de gordura seriam fatores desencadeantes. Há também o uso industrial do sorbitol em alimentos para lactentes e crianças. Acredita-se que as refeições não interrompem o chamado complexo motor migratório do jejum, que estimula a movimentação do tubo digestório, levando à alteração pós-prandial da motilidade no intestino delgado.[5] O diagnóstico diferencial com doença celíaca ou fibrose cística passa pelo desequilíbrio nutricional.

É importante buscar fatores desencadeantes para diarreia crônica. A anamnese deve ser feita avaliando uso involuntário ou não de laxativos ou antibióticos; uso de alimentos que contenham sorbitol ou outros açúcares não absorvíveis; excesso de frutas ou de sucos, industrializados ou não; consumo exagerado de leite e alimentos que contenham leite, assim como balas e doces. Nos pré-escolares, as fezes podem apresentar muco ou restos alimentares e se tornar mais amolecidas a cada evacuação diária. Não ocorrem assaduras perianais ou na região da fralda, assim como não se encontram fezes impactadas no exame físico.

Apesar de gerar ansiedade nos pais e cuidadores, trata-se de um acometimento benigno, não havendo necessidade de intervenção medicamentosa para o tratamento nem de procedimentos médicos para o diagnóstico. Os sintomas parecem se resolver na idade escolar. É recomendada a avaliação do que é consumido pela criança em sua alimentação, visando a adequar e balancear a dieta.[5] Nesse momento, é fundamental obter o entendimento e a colaboração dos pais, já que muitas vezes há redução da oferta de nutrientes para a criança em decorrência de crenças ou temores.

CONSIDERAÇÕES FINAIS

Os distúrbios gastrointestinais no lactente não devem ser negligenciados, pois provocam desconfortos e comprometimento da qualidade de vida do lactente e da família, interferem na dinâmica familiar e no emocional dos pais e, ainda, podem se associar com problemas futuros na infância e adolescência. Esses sintomas gastrointestinais não devem ser motivo de interrupção do aleitamento natural exclusivo. A maior parte das manifestações gastrointestinais com maior prevalência é autolimitada; entretanto, a constipação intestinal tende a permanecer após o primeiro ano de vida, muitas vezes com agravamento das manifestações clínicas. Orientação e apoio aos pais, em conjunto com manejo nutricional embasado, podem reduzir os impactos negativos dos sintomas e sinais gastrointestinais no lactente.

REFERÊNCIAS BIBLIOGRÁFICAS

1. Morais MB. Sinais e sintomas associados com o desenvolvimento do trato digestivo. J Pediatr (Rio J). 2016;92(3 Suppl 1):S46-S56):56-62.
2. Vandenplas Y, Abkari A, Bellaiche M, Benninga M, Chouraqui JP, Çokuorap F, et al. Prevalence and health outcomes of functional gastrointestinal symptoms in infants from Birth to 12 Months of Age. J Pediatr Gastroenterol Nutr. 2015;61(5):531-7.
3. Salvatore S, Abkari A, Cai W, Catto-Smith A, Cruchet S, Gottrand F, et al. Review shows that parental reassurance and nutritional advice help to optimise the management of functional gastrointestinal disorders in infants. Acta Paediatr Int J Paediatr. 2018;107(9):1512-20.
4. Vandenplas Y, Hauser B, Salvatore S. Functional gastrointestinal disorders in infancy: Impact on the health of the infant and family. Pediatr Gastroenterol Hepatol Nutr. 2019;22(3):207-16.
5. Benninga MA, Nurko S, Faure C, Hyman PE, St James Roberts I, Schechter NL. Childhood functional gastrointestinal disorders: Neonate/toddler. Gastroenterology. 2016;150(6):1443-55.e2.
6. Rosen R, Vandenplas Y, Singendonk M, Cabana M, Dilorenzo C, Gottrand F, et al. Pediatric gastroesophageal reflux clinical practice guidelines: Joint Recommendations of the North American Society for Pediatric Gastroenterology, Hepatology, and Nutrition and the European Society for Pediatric Gastroenterology, Hepatology, and Nutrition. J Pediatr Gastroenterol Nutr. 2018;66(3):516-54.
7. Robin SG, Keller C, Zwiener R, Hyman PE, Nurko S, Saps M, et al. Prevalence of pediatric functional gastrointestinal disorders utilizing the rome iv criteria. J Pediatr. 2018;195:134-9.
8. Steutel NF, Zeevenhooven J, Scarpato E, Vandenplas Y, Tabbers MM, Staiano A, et al. Prevalence of functional gastrointestinal disorders in european infants and toddlers. J Pediatr. 2020;221:107-14.
9. Zeevenhooven J, Browne PD, L'Hoir MP, de Weerth C, Benninga MA. Infant colic: mechanisms and management. Nat Rev Gastroenterol Hepatol. 2018;15:479-96.
10. Tabbers MM, Dilorenzo C, Berger MY, Faure C, Langendam MW, Nurko S, et al. Evaluation and treatment of functional constipation in infants and children: Evidence-based recommendations from ESPGHAN and NASPGHAN. J Pediatr Gastroenterol Nutr. 2014;58(2):258-74.

CAPÍTULO 9

DISTÚRBIOS GASTROINTESTINAIS FUNCIONAIS NA CRIANÇA E NO ADOLESCENTE

Marco Antônio Duarte
Maria do Carmo Barros de Melo

AO FINAL DA LEITURA DESTE CAPÍTULO, O PEDIATRA DEVE ESTAR APTO A:

- Discernir o que é distúrbio gastrointestinal funcional.
- Pensar nas prováveis alterações fisiopatológicas.
- Diagnosticar os possíveis distúrbios funcionais.
- Abordar cuidadores e pacientes.
- Iniciar e planejar o tratamento.

INTRODUÇÃO

Os distúrbios gastrointestinais funcionais (DGF) da infância incluem uma combinação de diversos sintomas digestórios crônicos ou recorrentes, correlacionados com a idade e não explicados por alterações estruturais ou bioquímicas. Essas mudanças ocorrem na interação cérebro-intestino com combinações variadas de:

- Distúrbios de motilidade.
- Hipersensibilidade visceral.
- Alteração na função da mucosa e imune.
- Microbiota intestinal modificada.
- Processos do sistema nervoso central (SNC) alterados.

Em 1989, gastroenterologistas experientes, reunidos na cidade de Roma, desenvolveram opinião consensual de que o diagnóstico dos DGF seria em positivo, e não de exclusão. A primeira sistematização dos distúrbios foi publicada em 1992, incluindo apenas adultos (Roma I). Os distúrbios em crianças foram considerados em 1999 (Roma II). Roma III foi publicado em 2006, após revisão dos critérios anteriores. Esses critérios vêm sendo utilizados largamente por pesquisadores e clínicos, mas sua validação ainda é prejudicada pela falta de testes padrão-ouro que confirmem a presença dos DGF. A última sistematização ocorreu em 2016 (Roma IV), quando ficou estabelecido que a era do diagnóstico dos DGF baseado em exclusão de doenças orgânicas havia acabado. Existia suporte suficiente para o diagnóstico baseado em sintomas, sendo, então, excluída de todos os distúrbios a premissa "sem evidência para doença orgânica" e considerado "após avaliação adequada, os sintomas não podem ser explicados por outra condição médica".

Os DGF de crianças e adolescentes estão agrupados em: distúrbios funcionais com náuseas e vômito, distúrbios funcionais com dor abdominal e distúrbios funcionais da defecação.

DISTÚRBIOS FUNCIONAIS COM NÁUSEAS E VÔMITO

Síndrome dos vômitos cíclicos

No Quadro 1 são apresentados os critérios adotados para o diagnóstico.

Quadro 1 Critérios diagnósticos para vômitos cíclicos segundo Roma IV

O diagnóstico deve incluir todas as características:
• Ocorrência de dois ou mais períodos de náuseas intensas e incessantes e vômitos paroxísticos, com duração de horas a dias dentro de um período de 6 meses
• Episódios são estereotipados em cada paciente
• Episódios são separados por semanas ou meses, com retorno à saúde inicial entre eles
• Após avaliação clínica adequada, os sintomas não podem ser atribuídos a outra condição

Fonte: adaptado de Hyams et al., 2016.[4]

A síndrome dos vômitos cíclicos pertence a um grupo complexo de distúrbios do eixo cérebro-intestino, com patogênese desconhecida. Está associada a outros distúrbios autolimitados da infância, como a enxaqueca com cefaleia ou com dor abdominal. Essas crianças geralmente são de famílias de pacientes com migrânea.

Neuropatia autonômica subjacente pode estar envolvida na patofisiologia deste distúrbio. Uma disfunção do sistema nervoso autônomo foi descrita em alguns desses pacientes.

Medicação profilática em crianças com menos de 5 anos são a ciproeptadina (0,25 a 0,5 mg/kg/dia, em duas tomadas), como primeira escolha, e o propranolol (0,25 a 1,0 mg/kg/dia em duas a três tomadas), como segunda escolha. Nos pacientes com maior idade, a primeira opção é a amitriptilina (1,0 a 1,5 mg/dia, em uma tomada noturna), e a segunda, o propranolol (0,25 a 1,0 mg/kg/dia, em duas ou três tomadas).

Com resultados menos satisfatórios, citam-se: pizotifeno, fenobarbital, topiramato, ácido valproico, gabapentina e levetiracetam. Também estão sendo usados suplementos como a L-carnitina e a Coenzima Q10.

O tratamento abortivo das crises é uma combinação precoce de hidratação oral e drogas. A aplicação de sumatriptana intranasal reduz as crises em 33% . Se os sintomas persistirem, são necessários a hidratação intravenosa e o uso de ondansetrona.

Náuseas e vômitos funcionais

No Quadro 2 são apresentados os critérios diagnósticos para náuseas e vômitos funcionais.

Quadro 2 Critérios de náuseas e vômitos funcionais segundo Roma IV

O diagnóstico deve incluir todas as seguintes características para náuseas ou vômitos, respectivamente:*
Náuseas funcionais:
• Náuseas incômodas como sintoma predominante, ocorrendo pelo menos 2 vezes/semana e geralmente não relacionadas com as refeições
• Não consistentemente associadas com vômitos
• Após avaliação adequada, as náuseas não podem ser totalmente explicadas por outra condição médica
Vômitos funcionais:
• Em média, 1 ou mais episódios de vômitos por semana
• Ausência de vômito autoinduzido ou critérios para transtorno alimentar ou ruminação
• Após avaliação adequada, o vômito não pode ser totalmente explicado por outra condição médica

*O diagnóstico deve ser firmado 2 meses após o início dos sintomas.
Fonte: adaptado de Hyams et al., 2016.[4]

A patofisiologia destes distúrbios na infância é desconhecida. Alguns pacientes apresentam manifestações autonômicas, como sudorese, tontura, palidez e taquicardia. As náuseas são frequentes pela manhã após uma noite de sono insatisfatório. Não há relato de tratamento efetivo para náuseas ou vômitos funcionais nessa faixa etária. Suporte emocional deve ser feito em crianças com comorbidades psicológicas. Antidepressivos tricíclicos, inibidores seletivos da recaptação da serotonina e outros inibidores têm melhorado os sintomas de adultos nauseados com ou sem vômitos.

Síndrome de ruminação

Os critérios foram alterados em relação ao Roma III para abranger as faixas etárias de crianças e adolescentes – antes era denominada "síndrome de ruminação do adolescente".

No Quadro 3 são apresentados os critérios diagnósticos para síndrome de ruminação.

Quadro 3 Critérios diagnósticos para ruminação segundo Roma IV

Para o diagnóstico, o paciente deve apresentar todos os itens:*
• Regurgitações repetidas com mastigação (ruminação) ou expulsão do alimento que: • Tem início logo após a ingestão • Não ocorre durante o sono
• Não é precedido por esforço de vomitar
• Após avaliação adequada, os sintomas não podem ser explicados por nenhuma outra condição clínica

*Todos os critérios devem surgir 2 meses antes do diagnóstico.
Fonte: adaptado de Hyams et al., 2016.[4]

A prevalência é desconhecida, sendo que, algumas vezes, ocorre sem que os pais ou cuidadores percebam. A pressão intragástrica é aumentada devido à contração da musculatura abdominal, e o esfíncter esofagiano inferior se abre, permitindo o refluxo do conteúdo gástrico. Pela manometria, quando solicitada para auxiliar no diagnóstico, é possível documentar o aumento da pressão intragástrica e abdominal concomitante ao aumento da pressão do trato digestório superior, promovendo regurgitação de forma voluntária e ruminação.

Um evento psicossocial traumático pode desencadear o quadro, assim como transtornos psiquiátricos (ansiedade, depressão, atraso do desenvolvimento, transtorno de hiperatividade e déficit de atenção, entre outros). Pode estar associado a dor abdominal, cefaleia, náuseas e alterações do sono. Para o diagnóstico diferencial, deve-se estar atento a refluxo gastroesofágico, acalasia, bulimia, gastroparesia, constipação e outras doenças funcionais do trato digestório.

É importante que todos os envolvidos conheçam o distúrbio e que estejam motivados a abordar os fatores desencadeantes e a encontrar formas de resolução. Nos adolescentes, tem sido recomendada a realização de massagens terapêuticas e, em alguns casos, atendimento multiprofissional (psicólogos, psiquiatras, nutricionistas, entre outros). A dinâmica familiar deve ser abordada, visando a reduzir os transtornos psiquiátricos. Terapias comportamentais, em especial técnicas de distração e técnicas respiratórias, diminuem o número de episódios e podem cessar os eventos.

Aerofagia

Aerofagia é uma condição clínica que envolve excessiva ingestão de ar, causando distensão abdominal, eructações audíveis e flatulência. É mais comum em crianças com deficiência intelectual. A prevalência é de cerca de 7,5%, sendo maior em adolescentes, sem distinção de sexo ou fatores sociodemográficos.

No Quadro 4 são apresentados os critérios diagnósticos de aerofagia.

Quadro 4 Critérios diagnósticos para aerofagia segundo Roma IV

Deve incluir todos os seguintes critérios:*
• Excessiva deglutição de ar
• Distensão abdominal em decorrência do ar intraluminal, que aumenta durante o dia
• Repetitivas eructações ou aumento da flatulência
• Após avaliação apropriada, os sintomas não podem ser explicados por outra condição clínica

* Os critérios deverão estar presentes por pelo menos 2 meses antes do diagnóstico.
Fonte: adaptado de Hyams et al., 2016.[4]

Ocorre com mais frequência em crianças expostas a situações estressantes. A ansiedade pode ser uma das causas e o clonazepam pode ser benéfico nessa situação. Exames laboratoriais e testes diagnósticos muitas vezes são solicitados buscando-se maior certeza diagnóstica. As afecções mais frequentes que devem ser diferenciadas são gastroparesia, supercrescimento bacteriano, distúrbios da motilidade e quadros de má absorção intestinal.

Muitas vezes os cuidadores ou pais não percebem que está ocorrendo deglutição de ar e o diagnóstico pode ser atrasado. É importante verificar se, durante as mamadas, os lactentes estão ingerindo ar ou, em crianças maiores, se existe consumo de refrigerantes ou outros líquidos durante a alimentação. Os pais e cuidadores devem ser orientados a reservar um tempo adequado para as refeições, com tranquilidade e serenidade. Outros sintomas intestinais ou extraintestinais podem estar presentes. Estudos randomizados e controlados são necessários para avaliar a resposta às terapias comportamentais, medicamentosas (benzodiazepínicos) e psicoterápicas.

DISTÚRBIOS FUNCIONAIS COM DOR ABDOMINAL

Dispepsia funcional

As dispepsias funcionais são um grupo com processos fisiopatológicos variados que causam os mesmos sintomas. Há relatos de alterações na função motora do estômago. Alguns pacientes apresentam hipersensibilidade gástrica periférica à distensão, ao ácido ou aos lipídios, após gastroenterite bacteriana, ou têm alergia ao leite de vaca, com aumento de eosinófilos e mastócitos na mucosa do estômago.

Eventos estressantes são descritos na vida pregressa dessas crianças. A dor de repetição leva ao estresse psicológico e tem várias consequências: dor somática, SNA comprometido, ansiedade, depressão, autoestima afetada, absenteísmo escolar, restrição alimentar, limitação de atividades físicas, restrição social e estresse familiar.

No Quadro 5 são apresentados os critérios diagnósticos de dispepsia funcional.

Quadro 5 Dispepsia funcional segundo Roma IV

O diagnóstico deve incluir um ou mais dos seguintes sintomas incômodos pelo menos 4 dias/mês:*
• Plenitude pós-prandial
• Saciedade precoce
• Dor epigástrica ou pirose não associada à defecação
• Após avaliação adequada, os sintomas não podem ser explicados por outra condição clínica
Dois subgrupos são adotados na dispepsia funcional:
Síndrome do desconforto pós-prandial: • Plenitude pós-prandial ou saciedade precoce • Características: inchaço abdominal superior, náuseas pós-prandiais ou eructações excessivas
Síndrome da dor epigástrica: • Dor ou queimação na região epigástrica • A algia não é generalizada nem localizada em outras regiões abdominais ou torácicas. Não é aliviada pela defecação ou eliminação de flatos • Dor aliviada ou induzida com a refeição, mas pode ocorrer durante jejum

* Critérios cumpridos pelo menos 2 meses antes do diagnóstico.
Fonte: adaptado de Hyams et al., 2016.[4]

A etiologia da algia, processo orgânico ou funcional, deve ser estabelecida caso o paciente apresente dor abdominal crônica. Sinais e sintomas de alerta para doença orgânica devem ser considerados, a saber:

- Febre inexplicável.
- Vômitos de repetição.
- Sangue nas fezes.
- Diarreia noturna.
- Disfagia.
- Odinofagia.
- Dor persistente nos quadrantes superior ou inferior direitos.
- Perda de peso involuntária.
- Desaceleração do crescimento.
- Puberdade atrasada.
- História familiar de doença celíaca, ulcerosa ou autoimune.
- Anormalidades perianais.
- Visceromegalias ou massas abdominais.
- Exames complementares alterados.

O tratamento consiste em evitar anti-inflamatórios não esteroides, alimentos com condimentos picantes, gordurosos ou com cafeína. Os inibidores da bomba de prótons ou ranitidina são usados quando a dor é mais intensa. Amitriptilina e imipramina em baixas doses podem ser empregadas. Há relatos de bons resultados com a ciproeptadina. Os procinéticos devem ser administrados quando houver náuseas, inchaço abdominal e saciedade precoce, sintomas de mais difícil resolução. A estimulação elétrica gástrica pode ser tentada nos casos refratários. Psicoterapia, principalmente tratamento cognitivo e comportamental, apresenta boa resolução do processo doloroso.

Síndrome do intestino irritável

A síndrome do intestino irritável pode ser acompanhada de dor ou desconforto abdominal e alterações na defecação.

No Quadro 6 são apresentados os critérios diagnósticos para síndrome do intestino irritável.

Quadro 6 Critérios diagnósticos para síndrome do intestino irritável segundo Roma IV

O diagnóstico deve incluir todos os seguintes sintomas:*
• Dor abdominal pelo menos 4 dias por mês associada a um ou mais dos seguintes fatores: • Relacionada à defecação • Uma mudança na frequência das fezes • Uma mudança na forma (aparência) das fezes
• Em crianças com constipação, a dor não se resolve com a resolução da constipação
• Após avaliação adequada, os sintomas não podem ser explicados por outra condição médica

* Critérios cumpridos por pelo menos 2 meses antes do diagnóstico.
Fonte: adaptado de Hyams et al., 2016.[4]

Os processos fisiopatológicos ocorrem no eixo cérebro-intestino e devem-se às alterações na função motora do reto a alimentos com maior rigidez e à resposta contrátil. Há sensibilização nervosa periférica e central em virtude de hiperalgesia retal, inflamação alérgica ou microbiana, alteração na função de barreira e mudança da microbiota intestinal. São descritas predisposição genética e presença de eventos estressantes na vida pregressa dessas crianças. Eventos psicossociais como depressão, ansiedade, estresse familiar, estilo de enfrentamento, ganhos secundários, história de abuso e estresse aumentam e mantêm a percepção dolorosa e os problemas gastrointestinais.

Há poucos estudos duplo-cego controlados por placebo sobre o tratamento. O uso de probióticos não é efetivo. O emprego de óleo de hortelã-pimenta, descrito no passado, não se mostrou eficaz. A restrição dietética de oligossacarídios, dissacarídios e monossacarídios fermentáveis, bem como de poliois, tem apresentado resultados promissores. O tratamento cognitivo e comportamental melhora a percepção dolorosa e as atitudes de enfrentamento da dor.

Enxaqueca abdominal

No Quadro 7 estão apresentados os critérios diagnósticos para enxaqueca abdominal.

A enxaqueca abdominal, a síndrome dos vômitos cíclicos e a enxaqueca do adulto têm processos fisiopatológicos comuns: episódios autolimitados e estereotipados; anorexia, náuseas, vômito, fotofobia e palidez; estresse, fadiga e viagens como gatilhos; descanso e sono melhoram os sintomas. Crianças com enxaqueca abdominal ou síndrome dos vômitos cíclicos apresentarão enxaqueca quando adultas.

O tratamento profilático deve ser iniciado considerando a frequência, a gravidade e o impacto das crises dolorosas na vida da criança e de seus familiares. A detecção e o enfrentamento de situações estressoras devem ser considerados. O pizotifeno, com ação antagonista da serotonina e da histamina, se mostrou promissor. Ciproeptadina, propranolol e amitriptilina apresentam bons resultados. As crises podem ser abortadas com sumatripana nasal, ácido valproico ou di-hidroergotamina intravenosa.

Quadro 7 Enxaqueca abdominal de acordo com Roma IV

O diagnóstico deve incluir pelo menos 2 vezes todas as seguintes ocorrências:*
• Episódios paroxísticos de dor abdominal intensa, periumbilical aguda, mediana ou difusa, com duração de 1 h ou mais (grave e angustiante)
• Episódios são separados por meses
• Dor incapacitante e que interfere nas atividades normais
• Padrões e sintomas estereotipados
• Dor associada a dois ou mais dos seguintes achados: anorexia, náuseas, vômito, dor de cabeça, fotofobia, palidez
• Após avaliação clínica, os sintomas não podem ser explicados por outra condição médica

* Critérios cumpridos pelo menos 6 meses antes do diagnóstico.
Fonte: adaptado de Hyams et al., 2016.[4]

Dor abdominal funcional – sem outra especificação

Muitas crianças apresentam quadro clínico de dor abdominal funcional sem preencher os critérios diagnósticos de Roma IV.

No Quadro 8 são apresentados os critérios diagnósticos para dor abdominal funcional.

Quadro 8 Critérios diagnósticos para dor abdominal funcional sem outra especificação segundo Roma IV

Os episódios devem ocorrer pelo menos 4 vezes por mês e incluir todos os critérios:*
• Dor abdominal episódica ou contínua que não ocorre apenas durante eventos fisiológicos (p. ex., comer, menstruação)
• Critérios insuficientes para síndrome do intestino irritável, dispepsia funcional ou enxaqueca abdominal
• Após avaliação apropriada, a dor não pode ser explicada por outra condição médica

*Critérios por cumpridos pelo menos 2 meses antes do diagnóstico.
Fonte: adaptado de Hyams et al., 2016.[4]

Há relatos da associação deste distúrbio e de estrese psicológico, como divórcio parental, hospitalização, *bullying* e abuso infantil.

O tratamento com amitriptilina ou citalopram apresenta resultados favoráveis. A hipnoterapia e a intervenção cognitiva e comportamental têm mostrado benefícios para essas crianças. O estilo de enfrentamento da dor pelos pais e pelo paciente influencia na intensidade e na frequência das crises.

DISTÚRBIOS FUNCIONAIS DE DEFECAÇÃO

Uma das mudanças ocorridas nos critérios de Roma IV em relação ao Roma III é a união das categorias "Constipação funcional" (Quadro 9) e "Retenção fecal funcional" em uma só, denominada "Constipação funcional". Os termos foram completamente redefinidos, mantendo a terminologia incontinência fecal. O capítulo 10 deste livro é dedicado à constipação intestinal e disponibiliza conteúdo relevante sobre a abordagem clínica, diagnóstica e comportamental.

O termo "incontinência fecal" tem sido adotado pela literatura em substituição aos termos "encoprese" e "*soiling*". A incontinência fecal pode ocorrer em doenças orgânicas, de modo que a anamnese e o exame físico detalhados podem auxiliar na diferenciação de causas funcionais. Em algumas situações, é necessário exame complementar. A incontinência pode levar a alterações comportamentais e psicológicas.

Constipação funcional

A maioria das crianças com constipação funcional (CF) pode apresentar evacuação de forma infrequente ou dolorosa, acompanhada por incontinência fecal. Caso exista impactação retal volumosa, a perda involuntária de fezes pode ocorrer várias vezes ao dia.

Quadro 9 Critérios diagnósticos para constipação funcional segundo Roma IV

É obrigatória a inclusão de dois ou mais dos seguintes critérios por pelo menos 1 vez por mês em um período de pelo menos 1 mês, sendo excluído o diagnóstico de síndrome do intestino irritável:
• Duas ou menos evacuações no vaso sanitário por semana em uma criança com desenvolvimento correspondente a pelo menos 4 anos de idade
• Pelo menos um episódio de incontinência fecal por semana
• História de postura retentiva ou excessiva retenção fecal intencional
• História de dor abdominal ou movimentos intestinais mais intensos
• Presença de massa retal volumosa no reto
• História de fezes de grande diâmetro, algumas vezes obstruindo o vaso sanitário
• Após avaliação apropriada, os sintomas não podem ser explicados por outra condição médica

Fonte: adaptado de Hyams et al., 2016.[4]

A prevalência mundial de CF é variável e sofre influência das diferentes definições adotadas, bem como de fatores culturais e alimentares. Um estudo epidemiológico de revisão sistemática relata taxa de 12 a 14%. Os fatores relacionados são principalmente o início do treinamento evacuatório, a mudança dietética (em torno do sexto mês) e a entrada na escola, sem preferência de sexo. Podem ser fatores predisponentes: erro alimentar com baixa oferta de fibras, vegetais ou líquidos; história familiar de obesidade; transtornos emocionais e ambientais; pouca atividade física; abuso sexual. Meninos costumam apresentar maior taxa de incontinência fecal do que meninas. Existe impacto econômico, por consumo de laxantes, e na qualidade de vida.

A constipação em crianças tem causa funcional em 95% dos casos, sendo o restante de causa orgânica. A CF pode ser influenciada pelo instinto de evitar a evacuação por razões sociais ou como forma de evitar a evacuação dolorosa, o que leva a um círculo vicioso de retenção fecal. Tudo isso pode provocar distensão do reto, perda da sensibilidade retal e incontinência fecal. A impactação fecal no reto causa decréscimo da motilidade, podendo ocorrer anorexia, distensão abdominal e dor. A qualidade de vida costuma ser muito prejudicada.

As Sociedades Americana e a Europeia de Gastroenterologia, Hepatologia e Nutrição (NASPGHAN e ESPGHAN) lançaram, em 2014, uma diretriz para a abordagem da CF, a qual tem sido muito utilizada. Para o diagnóstico, é enfatizada a importância de:

- Utilizar os critérios de Roma.
- Enfatizar a importância da anamnese e do exame físico.
- Verificar a presença de sinais e sintomas de alerta.
- Fazer o toque retal em caso de dúvida.
- Solicitar radiografia de tórax em caso de dúvida quanto à presença de massa fecal, o trânsito colônico se existir dúvida quanto ao diagnóstico, solicitar ultrassonografia retal se existir dúvida quanto à dúvida quanto à impactação.
- Não realizar teste para identificação da alergia à proteína do leite de vaca, dosagem de hormônio tireoidiano e exames para diagnóstico de doença celíaca na ausência de sinais de alerta.
- Considerar biópsia retal como padrão-ouro para o diagnóstico de segmento agangliônico.
- Solicitar manometria anorretal em casos de constipação de difícil controle.

É necessário fazer o diagnóstico diferencial com doenças orgânicas; para tanto, os sinais de alarme devem ser averiguados. Os mais comuns são: retardo na eliminação de mecônio (mais que 48 horas), início no primeiro mês de vida, história familiar de presença de aganglionose, presença de sangue nas fezes na ausência de fissuras anais, déficit no ganho ponderal, alterações na glândula tireoide, fezes em fita, alteração na posição anal, ausência do reflexo anal ou cremastérico, diminuição do tônus nos membros inferiores, presença de tufos de cabelo na pele da coluna vertebral distal, escaras sacrais, desvio da fenda glútea e depressão na região sacral.

A escala de Bristol, sobre a forma e a consistência das fezes, validada para crianças é útil para auxiliar o diagnóstico e acompanhar a evolução dos casos. É importante fazer consultas periódicas para acompanhamento e avaliação da adesão ao uso da medicação e às medidas comportamentais e alimentares. Em pacientes que tenham medo do vaso sanitário ou sintam dor ao evacuar, é importante avaliar a suspensão temporária do uso do vaso sanitário e iniciar o emprego de laxantes precocemente, como forma de evitar a retenção fecal e a evacuação dolorosa. Diários com frequência das evacuações, características fecais, uso dos laxantes e registros alimentares podem auxiliar na condução do caso.

Os familiares devem ser orientados a utilizar intervenções comportamentais e dietéticas (consumo da cota usual de fibras e aumento da ingestão hídrica). Em caso de impactação fecal, laxantes em doses altas devem ser administradas por via oral. A desimpactação retal pode ser necessária, mas atualmente não é indicada de forma corriqueira devido à boa resposta ao uso de laxativos por via oral. Os enemas fosfatados não devem ser utilizados em virtude do risco de hiperfosfatemia. Em geral, no Brasil, o clister glicerinado é o mais indicado. Os laxativos mais utilizados são o polietilenoglicol (PEG), o óleo mineral e o leite de magnésia.

O PEG é considerado primeira linha de tratamento pela ESPGHAN e pela NASPGHAN. Revisão sistemática demonstrou que em cerca de 50% dos pacientes é possível suspender o laxativo em 6 a 12 meses. Revisão da Cochrane evidenciou que o PEG é superior à lactulose, porém a qualidade da evidência é pobre. Existem publicações com resultados surpreendentes comparando o uso de placebos e laxativos. O benefício do uso de probióticos ainda não está claro.

Revisões sistemáticas e avaliações com metanálises demonstram que a suplementação probiótica pode resultar em menor frequência do uso de enemas e redução da dor abdominal, mas não tem efeito significativo no sucesso do tratamento. Como doença funcional, a abordagem médica como um todo é fundamental para garantir a adesão às recomendações, influenciando na resposta terapêutica.

Incontinência fecal não retentiva

Os critérios de Roma IV sofreram mudanças no que se refere à duração dos sintomas para o diagnóstico, passando a ser considerados quando presentes por pelo menos 1 mês antes do diagnóstico (Quadro 10). A intenção foi uniformizar com o diagnóstico de CF. Estudos comprovam que as crianças com incontinência não retentiva (INR) têm um aumento da resposta no processamento de emoções, podendo ser considerada uma vulnerabilidade neurobiológica.

Quadro 10 Critérios diagnósticos para incontinência fecal não retentiva segundo Roma IV

Pelo menos 1 mês de história em crianças com o desenvolvimento correspondente a idade superior a 4 anos que apresentem todos os critérios:
• Defecação em locais inapropriados para o contexto sociocultural
• Nenhuma evidência de retenção fecal
• Após avaliação apropriada, a incontinência fecal não pode ser explicada por outra condição clínica

Fonte: adaptado de Hyams et al., 2016.[4]

Deve-se averiguar a relação da criança com os pais ou cuidadores, buscando sinais de agressividade no relacionamento. É comum os pacientes serem vítimas de *bullying* e adotarem comportamentos antissociais na escola e na sociedade como um todo, com melhora após o tratamento. Ao exame clínico, não apresentam massa fecal palpável ou posturas retentivas. É mais frequente em autistas.

A incontinência pode ser acompanhada por fezes volumosas ou não. É importante averiguar as características, o tipo e o volume das fezes, assim como a alimentação, o uso de medicamentos, a coexistência com sintomas urinários, fatores estressores familiares, comorbidades psicossociais e história familiar de distúrbios da evacuação. Para o tratamento, é importante considerar que a abordagem dos pais e cuidadores é o fator mais relevante.

Pode estar relacionada a abuso sexual. Fatores prognósticos não foram identificados, e a incontinência fecal pode se manter por muitos anos.

Atualmente, manometrias anorretais e colônicas permitem identificar mais precisamente os mecanismos patofisiológicos. Alguns autores consideram benéfica a fisioterapia envolvendo o assoalho pélvico. Em casos selecionados, tem sido discutida a necessidade de intervenção com aplicações de injeção intraesfincteriana de toxina botulínica, irrigação transanal e, em casos mais resistentes e graves, abordagens cirúrgicas.

CONSIDERAÇÕES FINAIS

Ainda são necessários mais estudos randomizados e controlados para permitir a validação dos distúrbios gastrointestinais funcionais. Fatores biopsicossociais devem ser mais estudados, assim como a interação cérebro-intestino. Com a pandemia, têm sido relatadas perturbações emocionais e comportamentais, com aumento do diagnóstico de distúrbios funcionais. Os pediatras devem estar atentos para identificar os sinais e sintomas, evitando a solicitação de exames complementares e a prescrição de medicamentos desnecessários. O bom relacionamento do médico com o paciente e seus cuidadores/familiares é fundamental na condução dessas afecções.

REFERÊNCIAS BIBLIOGRÁFICAS

1. Koppen IJN, Nurko S, Saps M, Di Lorenzo C, Benninga MA. The pediatric Rome IV criteria: what's new? Expert Rev Gastroenterol Hepatol. 2017;11(3):193-201.
2. Schmulson MJ, Drossman DA. What is new in Rome IV. J Neurogastroenterol Motil. 2017;23(2):151-63.
3. Zeevenhooven J, Koppen IJN, Benninga MA. The New Rome iv criteria for functional gastrointestinal disorders in infants and toddlers. Pediatr Gastroenterol Hepatol Nutr. 2017;20(1):1-13.
4. Hyams JS, Di Lorenzo C, Saps M, Shulman RJ, Staiano A, Van Tilburg MAL. Childhood funcional gastrointestinal disorders: child/adolescente. Gastroenterology. 2016;150:1456-68.
5. Di Lorenzo C, Hyams JS, Saps M, Shulman RJ, Staiano A, Van Tilburg MAL. Childhood funcional gastrointestinal disorders: child/adolescente. In: Di Lorenzo C, Nurko S (eds.). Rome IV pediatric functional gastrointestinal disorders – disorders of gut-brain interations. Roma: Rome Fundation; 1996. p. 93-167.
6. Tabbers MM, Beninnga MA, Di Lorenzo C, Berger MY, Faure C, Langendam MW, et al. Evaluation evidence and treatment of functional constipation in infant and children: -based recommendations from NASPGHAN and ESPGHAN. J Pediatr Gastroenterol Nutr. 2014;58:258-74.

7. Gordon M, Naidoo K, Akonbeng AK, Thomas AG. Osmotic and stimulant laxatives for the management of childhood conastipation. Cochrane Database Sys Rev. 2012;7;CD009118.
8. Rajindrajith S, Devanarayana NM, Thapar N, Benninga MA. Functional fecal incontinence in children: epidemiology, pathophysiology, evaluation, and management. J Pediatr Gastroenterol Nutr. 2021;72(6):794-801.
9. Jin L, Deng L, Wu W, Wang Z, Shao W, Liu J. Systematic review and meta-analysis of the effect of probiotic supplementation on functional constipation in children. Medicine (Baltimore). 2018;97(39):e12174.
10. Vriesman MH, Rajindrajith S, Koppen IJN, van Etten-Jamaludin FS, van Dijk M, Devanarayana NM, et al. Quality of life in children with functional constipation: a systematic review and meta-analysis. J Pediatr. 2019;214:141-50.

CAPÍTULO 10

CONSTIPAÇÃO INTESTINAL

Mauro Batista de Morais

AO FINAL DA LEITURA DESTE CAPÍTULO, O PEDIATRA DEVE ESTAR APTO A:

- Compreender que, embora a constipação intestinal funcional represente pelo menos 90% dos casos, ela é frequentemente negligenciada.
- Pesquisar sinais de alerta de outras doenças que podem cursar com constipação intestinal.
- Iniciar o tratamento com base no diagnóstico clínico de constipação intestinal funcional.
- Reconhecer que a incontinência fecal geralmente é secundária à retenção fecal (fecaloma) e iniciar o tratamento pela desimpactação plena.
- Encaminhar pacientes que não respondem ao tratamento para avaliação em serviços especializados.
- Incentivar o aleitamento natural exclusivo, o consumo de alimentos complementares ricos em fibras alimentares ou de fórmulas com prebióticos e a ingestão líquida adequada, fatores de proteção contra o desenvolvimento da constipação intestinal.

INTRODUÇÃO

Na prática, constipação intestinal na criança e no adolescente pode ser definida como a eliminação de fezes endurecidas com dor, dificuldade ou esforço acompanhada ou não por comportamento de retenção para evitar a evacuação, aumento no intervalo entre as evacuações (menos que três evacuações por semana) e incontinência fecal involuntária secundária à retenção de fezes (fecaloma). Podem ocorrer também diminuição do apetite, dor abdominal crônica e laivos de sangue na superfície das fezes, em consequência de fissura anal.[1,2]

Estima-se que cerca de 90 a 95% dos casos de constipação intestinal crônica são de natureza funcional.[1-4] Inclui-se, portanto, nos distúrbios funcionais gastrointestinais que podem ocorrer em qualquer faixa etária.[5,6] A cronicidade é definida, atualmente, quando os sintomas têm duração superior a 30 dias.

Em virtude da falta de uniformidade no diagnóstico dos distúrbios funcionais gastrointestinais, foram desenvolvidos os critérios de Roma, que valorizam as manifestações clínicas para o estabelecimento do diagnóstico, evitando a realização de muitos testes para descartar outras doenças.[5,6] É evidente que, ao avaliar um paciente com um distúrbio funcional, é fundamental estar atento para a presença de indícios sugestivos de doenças que envolvam anormalidades anatômicas, inflamação, infecção ou processos neoplásicos. Na presença desses indícios, o critério de Roma não deve prevalecer até que sejam realizadas as necessárias investigações diagnósticas que permitam descartar o diagnóstico da doença orgânica em questão, a qual pode exigir outro tipo de tratamento.[5-7]

Outros distúrbios gastrointestinais funcionais no lactente, na criança e no adolescente são contemplados em outros capítulos deste livro.

EPIDEMIOLOGIA

No Brasil, o interesse em avaliar a prevalência da constipação intestinal na faixa etária pediátrica existe há algumas décadas.[1] Essas informações foram compiladas no ano de 2000, registrando-se que a prevalência de constipação apresentava ampla variabilidade, entre 14,7 e 38,4%[1]. Grande parte da variabilidade pode ser considerada consequência da heterogeneidade dos critérios diagnósticos adotados nos diferentes inquéritos epidemiológicos. Esse problema persiste na literatura mundial.[8] Na prática, pode-se dizer, de acordo com uma revisão sistemática, que a prevalência mundial de constipação intestinal é de cerca de 10%.[8] Entretanto, a distribuição não é plenamente homogênea do ponto de vista geográfico, e dados brasileiros sugerem valores mais elevados, com taxas de aproximadamente 20% com o emprego dos critérios de Roma.[8] Considerando a elevada prevalência da constipação intestinal, as contundentes consequências negativas na vida das crianças e dos adolescentes e também de seus familiares, bem como os custos decorrentes de assistência médica, exames para investigação e medicamentos, considera-se que a constipação intestinal é um grave problema de saúde pública.[1-6,8]

Assim, é fundamental que sejam identificadas e implementadas medidas preventivas desde o primeiro ano de vida, quando se iniciam as primeiras manifestações clínicas da constipação intestinal em expressiva parcela dos pacientes. Vale ressaltar que o diagnóstico e o tratamento precoces da constipação intestinal podem proporcionar melhor prognóstico.[1,2,8]

CARACTERIZAÇÃO DA CONSTIPAÇÃO INTESTINAL FUNCIONAL

Os critérios de Roma representam uma inciativa internacional para a padronização diagnóstica dos distúrbios gastrointestinais funcionais, com base nas manifestações clínicas e na ausência de sinais de gravidade sugestivos de outras doenças que possam exigir outros procedimentos diagnósticos e terapêuticos. A última versão, denominada critério de Roma IV, foi publicada em 2016.[5,6]

No Quadro 1, são apresentados os critérios para o diagnóstico de constipação intestinal em duas faixas etárias: menores de 4 anos e maiores de 4 anos até o final da adolescência.

Quadro 1 Critérios de Roma IV para o diagnóstico de constipação intestinal funcional[5,6]

Lactentes e crianças com menos de 4 anos devem apresentar duas ou mais das seguintes manifestações por mais de 1 mês:
• Duas ou menos evacuações por semana
• Histórico de retenção excessiva de fezes
• Histórico de evacuações com dor e dificuldade
• Histórico de fezes de grande calibre
• Presença de grande massa fecal no reto
Nas crianças que já completaram o treinamento esfincteriano considerar também:
• Pelo menos um episódio de incontinência fecal por semana após aquisição do controle esfincteriano
• Histórico de eliminação de fezes de grande calibre que podem entupir o vaso sanitário
Crianças com mais de 4 anos e adolescentes devem apresentar duas ou mais das seguintes características (pelo menos 1 vez/semana) durante o período mínimo de 1 mês, desde que não preencham o critério diagnóstico de síndrome do intestino irritável:
• Duas ou menos evacuações no vaso sanitário por semana, quando o desenvolvimento for compatível com a idade de 4 anos
• Pelo menos um episódio de incontinência fecal por semana
• Histórico de evacuações dolorosas ou difíceis
• Presença de grande massa fecal no reto
• Histórico de eliminação de fezes de grande calibre que podem entupir o vaso sanitário
Critério de Roma IV para o diagnóstico da síndrome do intestino irritável: deve incluir TODOS os seguintes durante 2 meses:
• Dor abdominal em pelo menos 4 dias do mês associada a mudança nas evacuações (frequência ou formato das fezes)
• Se o tratamento da constipação intestinal proporcionar normalização do hábito intestinal e desaparecimento da dor abdominal, deve prevalecer o diagnóstico de constipação intestinal funcional
• Após avaliação médica apropriada, as manifestações clínicas não podem ser plenamente explicadas por outra condição médica

Na prática, o critério de Roma IV pode retardar o diagnóstico de constipação intestinal no lactente por não considerar o formato e a consistência das fezes.[1,2] É frequente encontrar lactentes que não preenchem os critérios de Roma, mas que apresentam evacuações com esforço de fezes duras em cíbalos sem aumento no intervalo entre as evacuações. Esse padrão de evacuações é muito raro no lactente em aleitamento natural exclusivo e, em geral, pode ser controlado com mudanças na alimentação. Vale lembrar que cerca de 5% dos lactentes em aleitamento natural exclusivo podem apresentar aumento no intervalo entre as evacuações de fezes amolecidas sem dor ou dificuldade, caracterizando a pseudoconstipação intestinal.

A pseudoconstipação intestinal é uma variação normal do hábito intestinal do lactente em aleitamento natural. Deve-se ter atenção também para a disquesia do lactente, que pode ocorrer até os 9 meses de vida e desaparece quando acontece a coordenação entre a contratura da prensa abdominal e o relaxamento da musculatura do assoalho pélvico (ver Capítulo 8 – Distúrbios gastrointestinais funcionais no lactente e na criança abaixo de 4 anos).[5]

Uma das características mais importantes da constipação intestinal funcional em pediatria é o comportamento de retenção resultante de manobras realizadas pela criança para contração, que pode chegar à exaustão, do esfíncter anal externo e da musculatura glútea (cruzando as pernas) para evitar a evacuação.

Por sua vez, a incontinência fecal retentiva caracteriza-se por perda involuntária de conteúdo retal fecaloide ou fezes amolecidas como consequência da presença de fezes impactadas no reto e/ou cólon.

Outro distúrbio gastrointestinal funcional (ver capítulo correspondente) que deve ser diferenciado da constipação intestinal com incontinência fecal por retenção é a incontinência fecal não retentiva, ou seja, que não é provocada por fezes impactadas e/ou fecaloma – era denominada encoprese, no passado. Caracteriza-se por evacuações plenas em locais inapropriados com o contexto social, pelo menos uma vez ao mês, por crianças com mais de 4 anos de idade. Considera-se que tenha causa psicogênica/psiquiátrica e deve ser diferenciada da incontinência fecal por retenção da constipação intestinal funcional.[6]

FATORES ETIOLÓGICOS E FISIOPATOLOGIA

Do ponto de vista etiológico, considera-se que a constipação intestinal funcional, a exemplo dos outros distúrbios funcionais gastrointestinais, é resultado da interação de fatores biopsicossociais.[1-6]

Na cronificação do quadro de constipação intestinal funcional, valoriza-se a existência de um círculo vicioso (Figura 1) de dor nas evacuações que provoca comportamento de retenção que, por sua vez, retarda a evacuação e faz com que as fezes fiquem maiores e mais ressecadas. Portanto, durante a defecação, ocorre dor, fechando o círculo vicioso. Esse processo pode determinar a perpetuação e o agravamento do quadro de constipação intestinal, que pode ter aumento progressivo da gravidade, acompanhada do aparecimento de manifestações clínicas associadas às formas mais graves de constipação intestinal funcional. Assim, a partir de um quadro inicial de evacuação dolorosa de fezes endurecidas, já no primeiro ano de vida, poderão ocorrer outras manifestações em fases posteriores, como dificuldades para o desenvolvimento do controle esfincteriano, formação de fecaloma e incontinência fecal por retenção no pré-escolar e dor abdominal crônica no escolar. Essas manifestações clínicas podem estar presentes até a adolescência.[1-6]

No Quadro 2 são apresentados os principais fatores etiológicos, predisponentes e associados ao aparecimento da constipação intestinal. Foge do objetivo deste capítulo o aprofundamento em cada um desses aspectos.

APRESENTAÇÃO CLÍNICA

Fezes endurecidas e evacuações com dor e/ou dificuldade são manifestações que podem ser evidenciadas em todas as faixas etárias e, do ponto de vista prático, importantes para o reconhecimento precoce da constipação intestinal. Nos estudos com amostras da população geral não se constata diferença na prevalência de constipação intestinal entre os sexos.[8] Nos serviços especializados, porém, pode-se encon-

Quadro 2 Fatores etiológicos, predisponentes e associados à constipação intestinal funcional

Fatores constitucionais e genéticos
• Ainda não se identificou nenhum gene associado à constipação intestinal. A frequência elevada de antecedente familiar sugere fator ambiental vinculado ao estilo de vida e aos hábitos alimentares da família
Fatores alimentares
• Interrupção prematura do aleitamento natural
• Uso de mamadeira de fórmula infantil preparada inadequadamente ou de leite de vaca integral para o lactente
• Alimentação com baixo teor de fibra alimentar
• Baixa ingestão de água e líquidos
Fatores psicológicos e comportamentais
• Associação com ansiedade e depressão no paciente e em familiares
• Alguns problemas psicológicos desaparecem com o tratamento da constipação intestinal
• Conexões no eixo cérebro-intestino evidenciadas por ressonância magnética funcional
Fatores sociais
• Práticas parenterais coercitivas, incluindo na época do treinamento esfincteriano
• Estresse relacionado à família ou à escola
• Exposição e vitimização a violência física, psicológica e sexual e à negligência
Atividade física
• Sedentarismo pode se associar com constipação intestinal e obesidade
• Dieta pobre em fibra alimentar pode se associar com constipação intestinal e obesidade
Alterações na motilidade digestiva
• Aumento do tempo de trânsito colônico em parte dos pacientes
• Disfunção na região anorretal que dificulta a evacuação, incluindo a dissinergia de assoalho pélvico (incoordenação entre o aumento da pressão abdominal e o relaxamento pélvico e esfincteriano)

(continua)

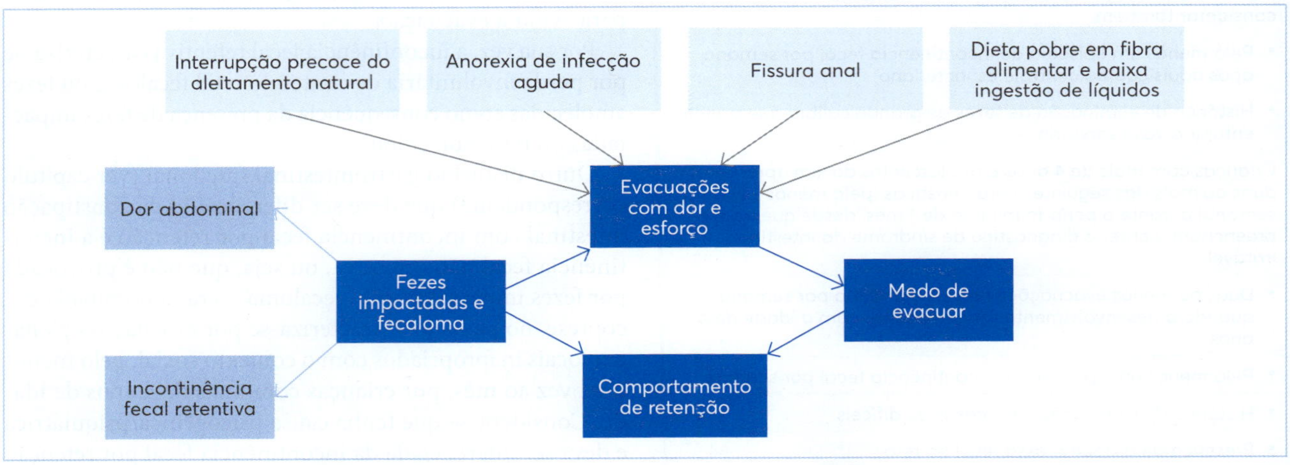

Figura 1 Círculo vicioso envolvido no aparecimento e na cronificação da constipação intestinal em pediatria.

Quadro 2 Fatores etiológicos, predisponentes e associados à constipação intestinal funcional (*continuação*)

Alterações na motilidade digestiva
• Associação da dismotilidade colônica com aumento do tempo de trânsito em outros áreas do tubo digestivo (esvaziamento gástrico, trânsito enteral, contração da vesícula biliar)
Anormalidades da microbiota intestinal
• Microbiota com maior participação do *Methanobrevebacter smithii*, que acarreta maior produção de metano identificada no ar expirado e associado à incontinência fecal retentiva
• Ainda não se identificou um perfil típico de microbioma intestinal na constipação intestinal ou o mecanismo de ação da microbiota ocasionando constipação

trar maior número de pacientes do sexo masculino.[1,2] Durante a adolescência, a constipação intestinal torna-se mais prevalente no sexo feminino, a exemplo do que ocorre na idade adulta.

As informações sobre o funcionamento intestinal devem incluir: frequência de evacuações, formato e consistência das fezes, dor, dificuldade e esforço excessivo para evacuar, ocorrência de incontinência fecal, relação temporal entre evacuações e períodos de piora da incontinência fecal e dor abdominal. Nos últimos anos, com frequência, vem sendo utilizada a escala de Bristol (desenvolvida originalmente para adultos) para avaliar o formato e a consistência das fezes. Deve-se lembrar que essa escala não substitui o critério de Roma nem a anamnese detalhada sobre o hábito intestinal.

No lactente, em geral, observam-se inicialmente evacuações de fezes endurecidas, no formato de cíbalos, que são eliminados com dor, esforço e dificuldade. É comum também a presença de fissura anal. Nem sempre se constata aumento no intervalo entre as evacuações. Nessa fase da vida, deve-se dar atenção especial para o diagnóstico diferencial com a doença de Hirschsprung (megacólon congênito) e alergia à proteína do leite de vaca. Assim, retardo na eliminação de mecônio, eliminação explosiva de fezes ao toque retal, distensão abdominal e massa fecal abdominal volumosa, bem como eliminação de fezes em fita e ampola retal vazia, são sugestivos de doença de Hirschsprung.[1-6] A alergia à proteína do leite de vaca, por sua vez, pode ser considerada nos pacientes com constipação intestinal iniciada logo após a introdução da do leite de vaca na dieta, com presença de fissura anal persistente, antecedente de perda de sangue nas fezes e falta de resposta à terapêutica convencional.[1,2]

Em geral, a partir do segundo ano de vida, o comportamento de retenção é evidenciado como mais facilidade. Constata-se, também, ampliação do intervalo entre as evacuações de fezes de maior calibre e consistência mais firme, piorando o esforço e a dor. Após o controle esfincteriano, pode-se constatar entupimento do vaso sanitário em função da eliminação de fezes muito volumosas.

No pré-escolar e no escolar, pode-se constatar a incontinência fecal por retenção. Os pacientes perdem, de forma involuntária, o conteúdo fecaloide na roupa íntima. Quando isso é percebido por outras crianças, os pacientes podem ser vítimas de discriminação. Mesmo os pais, que não sabem que se trata de um processo involuntário, muitas vezes adotam atitudes inadequadas, como repreensões e castigos. Nesse momento, percebe-se que as crianças apresentam maior agressividade, menor autoestima, ambiente familiar com maior hostilidade e pior qualidade de vida.[1-4] Não é raro encontrar, nessa situação, crianças com mais de 4 anos que continuam ou voltam a usar fraldas.

Outras manifestações clínicas podem ocorrer em associação com a constipação intestinal, como dor abdominal crônica que desaparece com o controle da constipação intestinal, enurese noturna, falta de apetite e sintomas de incontinência urinária ou infecção urinária atual ou pregressa.[1-4]

O exame físico pode revelar a presença de massa fecal palpável no abdome. Em geral, localiza-se no hipogástrio, mas pode ocupar toda a extensão do cólon nos casos mais graves. O toque retal pode revelar o preenchimento da ampola retal com fezes endurecidas. Essas anormalidades do exame clínico podem ser constatadas em cerca da metade dos pacientes atendidos em serviços especializados.

O exame físico deve ser completo. No abdome, deve-se pesquisar, por meio da palpação, se existe massa indicativa de retenção fecal. A inspeção da região anal, do períneo e da região sacra deve contemplar os sinais apresentados no Quadro 3. O toque retal indica a presença ou não de fezes impactadas no reto.

Deve-se ter atenção especial na pesquisa dos sinais de alarme (Quadro 3), os quais podem ser indícios de que a natureza da constipação intestinal não é funcional.[2,7,9]

Quadro 3 Sinais de alarme em pacientes pediátricos com constipação intestinal[7,9]

• Constipação com início no primeiro mês de vida
• Eliminação de mecônio após 48 h de vida
• Antecedente familiar de doença de doença de Hirschsprung
• Fezes com formato de fita
• Sangue nas fezes na ausência de fissura anal
• Déficit de crescimento
• Febre
• Vômitos biliosos
• Anormalidade na tireoide
• Distensão abdominal grave
• Fístula perianal
• Posição anal anormal
• Ausência do reflexo cremastérico
• Anormalidades na motricidade de membros inferiores
• Tufo de pelo na região espinhal
• Depressão (*dimple*) sacral
• Assimetria entre os glúteos
• Medo excessivo durante a inspeção anal
• Cicatrizes anais

AVALIAÇÃO

A avaliação do paciente pediátrico com constipação intestinal deve ser iniciada por anamnese detalhada que contemple não somente o hábito intestinal e as manifestações clínicas, mas também as terapêuticas anteriores (incluindo doses). É importante questionar se houve resposta clínica favorável a um tratamento específico por um determinado período. É importante lembrar que o tratamento da constipação intestinal é prolongado e pode representar um custo expressivo que sobrecarrega o orçamento familiar.

O diagnóstico da constipação intestinal funcional deve ser estabelecido com base nos dados clínicos, em concordância com os critérios de Roma IV apresentados no Quadro 1. Na avaliação inicial do paciente com constipação intestinal funcional sem sinais de alarme, não é necessária a indicação de exames subsidiários. Já na presença de sinais de alarme (ver Quadro 3) devem ser solicitados os exames apropriados.[5-7,9]

Um ponto de grande relevância na avaliação do paciente para fins de definição da conduta terapêutica é a pesquisa de impactação fecal ou fecaloma. Incontinência fecal retentiva é uma manifestação sugestiva de fezes impactas ou fecaloma, devendo ser pesquisada no exame físico mediante a palpação abdominal e toque retal. No entanto, algumas vezes a palpação abdominal é difícil, quando o paciente apresenta obesidade. Outras vezes, o paciente não permite a realização do toque retal. Quando existe medo em excesso, deve-se realizar investigação cuidadosa para descartar a possibilidade de abuso.

Nesse contexto de dificuldade para a palpação abdominal e a realização do toque retal, a radiografia simples de abdome pode contribuir para a caracterização de impactação fecal/fecaloma. Entretanto, cabe destacar que a radiografia de abdome não contribui para o diagnóstico de constipação intestinal, mas sim para investigação e caracterização de fecaloma.

Deve-se avaliar, em todos os pacientes, as repercussões que a doença provoca na vida da criança dentro do contexto familiar e social, principalmente na escola. As repercussões, em geral, são mais evidentes e contundentes nas crianças com incontinência fecal por retenção.

Assim, ao final da avaliação clínica inicial, deve-se ter a hipótese diagnóstica de constipação intestinal funcional com ou sem fecaloma.

TRATAMENTO

Os princípios do tratamento da constipação intestinal funcional estão bem estabelecidos há várias décadas, conforme pode ser constatado na literatura nacional e internacional.[1,10,11] Na literatura internacional, destacam-se as recomendações publicadas pela Sociedades Norte-americana e Europeia de Gastroenterologia, Hepatologia e Nutrição em Pediatria (NASPGHAN e ESPGHAN),[7,9] conforme apresentado a seguir.

Desimpactação ou esvaziamento de fecaloma no reto e/ou cólon

É imprescindível a plena desimpactação na etapa inicial do tratamento para assegurar que as demais condutas da fase de manutenção sejam efetivas. Por esse motivo, a definição da presença ou não de impactação fecal/fecaloma na avaliação inicial e nas consultas de acompanhamento é muito importante. Deve-se lembrar que, por inadequações na terapêutica de manutenção, é frequente a recorrência de episódios de reimpactação que exigem a repetição do esvaziamento retal e colônico. Portanto, um dos objetivos primordiais do tratamento de manutenção é impedir a recorrência de impactação.

A recorrência da impactação fecal/fecaloma com reaparecimento de incontinência fecal é muito danosa para o paciente, a família e o médico. A desimpactação é obrigatória e deve ser completa, realizada juntamente com as obrigatórias medidas educacionais que devem ser feitas de forma simultânea à desimpactação e depois continuadas.

Na maior parte dos casos, para se obter plena desimpactação, são necessários 3 a 5 dias. Pode ser realizada por via oral ou por meio de enemas. A desimpactação por via oral é realizada com polietineloglicol (PEG, macrogol) 3350 ou 4000. No Brasil, o PEG 4000 sem eletrólitos pode ser preparado em farmácias de manipulação. Outra opção é o enema fosfatado, que não deve ser usado em lactentes. Nestes, podem ser utilizados minienemas com sorbitol e laurilsulfato de sódio.

Educação e orientação sobre a constipação intestinal funcional e seu tratamento

Orientação quanto ao treinamento esfincteriano e ao uso do vaso sanitário sempre que houver o desejo de evacuação. Deve-se enfatizar que, quando presente, a incontinência fecal retentiva é involuntária e que o paciente não deve ser incriminado ou punido. Sempre que possível, deve haver conscientização do próprio paciente sobre a importância da desimpactação para que haja efetividade do tratamento de manutenção. Caso o paciente esteja na época do treinamento esfincteriano, este deverá ser postergado. Deve-se aguardar que o paciente permaneça dois meses com o hábito intestinal normal antes de reiniciar o treinamento esfincteriano.

Para pacientes com controle esfincteriano, deve-se recomendar que atendam prontamente o desejo de evacuar. Quando não se observa evacuação espontânea, deve-se sugerir a permanência no vaso sanitário durante alguns minutos após as refeições. A família e o paciente devem ser informados sobre as expectativas de cada etapa do tratamento. Deve ser ressaltada a importância de seguir as doses adequadas e continuar o tratamento de manutenção mesmo que se obtenha controle do hábito intestinal e desaparecimento da incontinência fecal e/ou dor abdominal. É necessário estar sempre atento para eventuais modificações da dose de laxante.

Medidas promotoras da saúde em geral: aumento na ingestão de fibra alimentar e fluidos, estímulo à prática de atividade física

De acordo com a recomendação da NASPGHAN/ESPGHAN, o consumo de fibra alimentar e líquidos deve ser normal.[5] No entanto, consumo abaixo das recomendações é muito prevalente na população pediátrica. Assim, recomendam-se a utilização de dieta com alimentos ricos em fibra alimentar e o aumento no consumo de líquidos. Como exemplos de alimentos ricos em fibra alimentar, destacam-se: cereais integrais, farelo de trigo, grãos e frutas (preferencialmente as ingeridas com casca), milho cozido, pipoca, azeitonas, trigo para quibe, sementes (linhaça, girassol, gergelim), goiabada cascão, doce de abóbora, arroz doce com uva-passa e chocolate com coco.[1] Em pacientes com constipação secundária a anormalidades orgânicas, a administração excessiva de fibra alimentar pode se associar à piora do quadro clínico.

Tratamento de manutenção com medicamentos laxantes

Tem o objetivo primordial de prevenção da recorrência de fecaloma e de permitir o restabelecimento da função motora colônica de forma perene. Existem evidências de reversibilidade mesmo em pacientes que desenvolveram megacólon funcional. A duração do tratamento pode se estender por vários meses, e a interrupção do tratamento de manutenção deve ser feita de maneira gradual, com atento acompanhamento clínico que permita a detecção precoce de eventuais recorrências de impactação fecal/fecaloma.

Atualmente, o PEG 3350 ou 4000 é considerado a melhor opção para o tratamento da constipação intestinal. Não existem evidências contundentes sobre a superioridade de um desses dois pesos moleculares, pois moléculas com este peso não são absorvidas pelo intestino. O efeito osmótico define o mecanismo de ação.

O PEG não é fermentado, razão pela qual não ocasiona produção de gases, flatulência e distensão abdominal. Atualmente, no Brasil, os PEG 4000 e 3350 existem em farmácias de manipulação e em produtos comercializados – atenção deve ser dada aos produtos industrializados, que podem ter aromatizantes que interferem na aceitação do produto. Nesse caso, a opção é solicitar que a farmácia de manipulação prepare o produto sem sabor; assim, poderá ser adicionado a qualquer tipo de líquido ou alimento de acordo, com a preferência individual de cada paciente.

Quando o PEG 3350 ou 4000 não está disponível, a segunda opção, segundo a NASPGHAN/ESPGHAN,[7] é a lactulose. Outra opção com menor custo é o leite de magnésia. Apesar de eficaz, em função do risco de aspiração, a prescrição do óleo mineral vem sendo abandonada. O óleo mineral também é contraindicado para lactentes e pacientes com paralisia cerebral.

Na Tabela 1 são apresentadas as principais informações sobre os medicamentos utilizados no tratamento da constipação intestinal.

O laxante prescrito deve proporcionar evacuação amolecida, sem dor ou dificuldade, uma vez ao dia. Alguns pacientes podem evacuar duas vezes ao dia, outros uma vez a cada dois dias. Muitos pacientes precisam mais de três meses de tratamento. A redução da dose deve ser lenta e gradual. Diminuir a dose diária é a maneira correta e preferível para o processo de diminuição do tratamento medicamentoso. Deve-se evitar a administração do laxante em dias intercalados ou somente quando o paciente não evacua durante um determinado período de dias.

Apesar de várias pesquisas, ainda não se identificou um probiótico que contribua no tratamento da constipação intestinal em crianças e adolescentes, mesmo que como coadjuvante.[4,7]

CONSTIPAÇÃO INTESTINAL INTRATÁVEL

Em 2014, a constipação intestinal intratável foi definida como um quadro de constipação intestinal que não responde ao tratamento ótimo pelo período de 3 meses.[7] Algumas vezes, é utilizada a denominação "constipação intestinal refratária". Trata-se de constipação intestinal funcional refratária ou intratável. Evidentemente o diagnóstico deve ser reformulado caso se observe que o quadro da constipação intestinal crônica é secundário a uma determinada doença (por exemplo, doença de Hirschsprung ou doença sistêmica, como a paralisia cerebral, ou anormalidade anatômica no cólon). Até o momento, não existem anormalidades histopatológicas associadas com constipação intestinal funcional que não respondam ao tratamento.

Na prática, observa-se que a principal causa de fracasso terapêutico é a realização de tratamento inadequado por falta de adesão ou pela prescrição de doses baixas administradas de forma não contínua. Nota-se, muitas vezes, a recorrência de incontinência fecal retentiva. Portanto, a manutenção da desimpactação efetiva é imprescindível para que o tratamento possa vir a ser considerado ótimo.

Assim, o primeiro ponto a ser considerado no paciente com constipação intestinal funcional intratável é a confirmação de que vem recebendo um tratamento ótimo. Para tanto, deve existir adesão ao tratamento e viabilização material de sua realização. Não é adequado sugerir que a constipação intestinal é intratável quando, por diferentes motivos, inclusive educacionais e econômicos, não se consegue executar apropriadamente o tratamento ótimo descrito anteriormente. A proposta de outras opções terapêuticas não é garantia de que irá ocorrer adesão do paciente e da família.

Nesse contexto, algumas diretrizes consideram a possibilidade de associar ao laxante osmótico um laxante estimulante do peristaltismo, como bisacodil, picosulfato ou senne.[7,10,11] Entretanto, como a dose dos laxantes osmóticos apresenta ampla variação, é frequente que a prescrição anterior tenha sido de uma dose inferior à necessária para aquele paciente. Outro ponto importante é ter certeza de que o paciente está tendo acesso aos laxantes osmóticos. Não existem informações sobre a segurança do tratamento com laxantes esti-

Quadro 4 Súmula dos laxantes para desimpactação e tratamento de manutenção da constipação intestinal crônica funcional[7,9,10]

Medicamento	Dose	Efeitos colaterais	Observação
Desimpactação			
Polietilenoglicol 3350 e 4000	1,0 a 1,5 g/kg/dia, via oral, máximo por 6 dias Dose máxima: 80 g/dia em adolescentes		Mais adequado para crianças
Enema fosfatado	2,5 mL/kg/dia Dose máxima: 133 mL/dose, via retal Duração máxima da desimpactação: 6 dias Não usar antes dos 2 anos de idade	Risco de trauma mecânico no reto, distensão abdominal e vômitos Pode provocar quadro grave e letal de hiperfosfatemia hipocalcêmica com tetania	Parte dos eletrólitos é absorvida, mas, se a função renal for normal, não ocorre toxicidade A maior parte dos efeitos colaterais é observada em pacientes com insuficiência renal ou doença de Hirschsprung
Tratamento de manutenção			
Polietilenoglicol 3350 e 4000	0,2 a 0,8 g/kg/dia, via oral	A apresentação com eletrólitos tem menor aceitação e pode provocar náuseas e vômitos	Bem tolerado Não há evidências sobre a segurança em lactentes
Lactulose	1 a 3 mL/kg/dia, via oral	Efeitos colaterais: flatulência e dor abdominal	Bem tolerado a longo prazo
Leite de magnésia (hidróxido de magnésia)	1 a 3 mL/kg/dia, via oral	Pode causar intoxicação por magnésio em lactentes Superdosagem pode ocasionar hipermagnesemia, hipofosfatemia e hipocalemia Não usar em pacientes com insuficiência renal	Efeito osmótico Libera colescistoquinina, que estimula secreção e motilidade intestinais
Óleo mineral	1 a 3 mL/kg/dia, via oral Dose máxima: 60 a 90 mL/dia Não prescrever para lactentes e portadores de neuropatias	Se aspirado, provoca pneumonia lipoídica Teoricamente, pode diminuir a absorção de vitaminas lipossolúveis, mas não existe comprovação em estudos clínicos Perda anal indica dose superior à necessária	

mulantes tanto em adultos quanto em crianças. Portanto, é melhor evitar o uso desses laxantes ou, se imprescindíveis, utilizá-los pelo menor tempo possível.

Outra situação refere-se aos pacientes que respondem ao tratamento, mas que apresentam recorrências nas tentativas de interrupção do tratamento medicamentoso. Existem evidências mostrando que metade dos pacientes graves necessita de tratamento medicamentoso após 1 ano. De acordo com uma revisão sistemática, não existe nenhum estudo randomizado a respeito da duração total do tratamento da constipação intestinal funcional.[7]

Portanto, diante de um paciente com constipação intestinal funcional intratável, deve ser feita cuidadosa reavaliação do diagnóstico diferencial e da pesquisa de sinais de alarme. Deve-se rever também a qualidade da desimpactação pregressa e a adequação do tratamento medicamentoso de manutenção.

Na avaliação laboratorial inicial, deve-se pesquisar hipotireoidismo (apesar de ser raro hipotireoidismo com manifestação exclusiva de constipação intestinal), doença celíaca, hipocalcemia e doenças renais. Alguns pacientes podem se beneficiar de dieta de exclusão das proteínas do leite de vaca, mas é obrigatório, após a recuperação clínica sem laxantes, realizar teste de provocação oral para confirmar o diagnóstico.[2,7,9]

Deve ser descartado o diagnóstico de doença de Hirschsprung cujo diagnóstico final deve ser estabelecido pela presença de aganglionose em estudo anatomopatológico. A manometria anorretal permite, com boa segurança, excluir o diagnóstico quando é identificada a presença do reflexo inibitório reto-anal, ou seja, relaxamento do esfíncter anal interno quando se prova distensão retal com o emprego de um balão. Em crianças com boa compreensão e colaborativas durante o exame, é possível pesquisar dissinergia de assoalho pélvico (anismo), caracterizado por contração do esfíncter anal externo nas tentativas de evacuação.[2,4,7,9]

Preferencialmente, os pacientes com evolução não satisfatória ou que necessitem de outras medidas diagnósticas e terapêuticas com maior complexidade devem ser avaliados por profissionais especializados em serviços de referência. Quando necessário, deve-se revisar os algoritmos da ESPGHAN/NASPGHAN.[7] Outras modalidades terapêuticas, como estimulação nervosa sacral, transcutânea abdominal ou tibial, têm sido investigadas para o tratamento da constipação intestinal funcional, mas ainda sem uma conclusão, devendo ficar restrita a protocolos de pesquisa em serviços especializados. A irrigação colônica anterógrada ou transanal pode proporcionar controle da constipação intestinal, mas deve ser realizada apenas em serviços nos quais haja estrutura e equipe habilitada para sua execução. O mesmo vale para outras modalidades de abordagem cirúrgica.[4,7]

É importante lembrar que o tratamento convencional proporciona bons resultados para a imensa maioria dos pacientes. Revisões no diagnóstico diferencial e no tratamento podem ser úteis para muitos pacientes. Sempre que necessário, o paciente deve ser encaminhado para avaliação especializada.

PROGNÓSTICO

Longa duração da sintomatologia precedendo o tratamento associa-se com pior prognóstico, assim como diagnóstico e terapêutica precoces associam-se com melhor evolução. Cerca de 80% dos pacientes tratados com precocidade apresentam recuperação e estão livres de laxantes após 6 meses. Por outro lado, essa taxa é de apenas cerca de 30% em pacientes com diagnóstico mais tardio. Não foram identificados outros preditores de bom prognóstico além da duração pregressa da doença. Após 1 ano de tratamento, cerca da metade dos pacientes tratados com constipação intestinal funcional em serviços especializados está controlada, sem necessidade de prescrição de laxante.[7]

Estima-se que no prazo de 5 anos, metade dos pacientes apresenta uma recidiva da constipação intestinal. Neste contexto, são importantes o acompanhamento, a reavaliação diagnóstica e a reintrodução imediata do tratamento, quando necessário.[7]

PREVENÇÃO

As diretrizes internacionais não discutem fatores que possam diminuir o risco de constipação intestinal. Com base em evidências epidemiológicas, pode-se dizer que o uso de dieta rica em fibra alimentar e o consumo satisfatório de líquidos, aliados a bom nível de atividade física, são importantes para a promoção da saúde em geral e podem proporcionar menor probabilidade de constipação intestinal.[2,11]

Nos primeiros meses de vida o aleitamento natural exclusivo é um importante fator de proteção. Além das suas inúmeras funções, ao que tudo indica, os oligossacarídios do leite humano estão envolvidos nesse mecanismo de proteção. Nas crianças que não recebem aleitamento natural, a adição de prebióticos (frutoligossacarídios, galactoligossacarídios e polidextrose) nas fórmulas infantis se acompanha da eliminação de fezes com menor consistência e em maior frequência.

A época da introdução de alimentos complementares no lactente associa-se com maior probabilidade de início de constipação intestinal. Cuidados com a alimentação complementar são muito importantes para a prevenção de constipação intestinal. O primeiro ano de vida é a época da vida em que tem início cerca da metade dos casos de constipação intestinal grave atendidos em serviços especializados.[1,2]

REFERÊNCIAS BIBLIOGRÁFICAS

1. Morais MB, Maffei HVL. Constipaçao intestinal. J Pediatr. 2000;76(Supl 2):S147-56.
2. Morais MB. Constipação intestinal. In: Sociedade Brasileira de Pediatria. Tratado de Pediatria. 2015. Barueri: Manole; 2015.
3. Rajindrajith S, Devanarayana NM, Perera BJC, Benninga MA. Childhood constipation as an emerging public health problem. World J Gastroenterol. 2016;22(30):6864-75.
4. Vriesman MH, Koppen IJN, Camilleri M, Di Lorenzo C, Benninga MA. Management of functional constipation in children and adults. Nat Rev Gastroenterol Hepatol [Internet]. 2020;17(1):21-39.
5. Benninga MA, Nurko S, Faure C, Hyman PE, St James Roberts I, Schechter NL. Childhood functional gastrointestinal disorders: Neonate/toddler. Gastroenterology [Internet]. 2016;150(6):1443-55.e2.
6. Hyams JS, Di Lorenzo C, Saps M, Shulman RJ, Staiano A, Van Tilburg M. Childhood functional gastrointestinal disorders: child/adolescent. Gastroenterology [Internet]. 2016;150(6):1456-68.e2.
7. Tabbers MM, Dilorenzo C, Berger MY, Faure C, Langendam MW, Nurko S, et al. Evaluation and treatment of functional constipation in infants and children: Evidence-based recommendations from ESPGHAN and NASPGHAN. J Pediatr Gastroenterol Nutr. 2014;58(2):258-74.
8. Koppen IJN, Vriesman MH, Saps M, Rajindrajith S, Shi X, van Etten-Jamaludin FS, et al. Prevalence of functional defecation disorders in children: a systematic review and meta-analysis. J Pediatr [Internet]. 2018;198:121-30.e6.
9. Guideline CP. Evaluation and treatment of constipation in infants and children: Recommendations of the North American Society for Pediatric Gastroenterology, Hepatology and Nutrition. J Pediatr Gastroenterol Nutr. 2006;43(3).
10. National Collaborating Centre for Women's and Children's Health (UK). Constipation in children and young people: diagnosis and management of idiopathic childhood constipation in primary and secondary care. London: RCOG Press; 2010.
11. Lindberg G, Hamid SS, Malfertheiner P, Thomsen OO, Fernandez B, Garisch JJ, et al. World gastroenterology organisation global guideline: Constipation - A global perspective. J Clin Gastroenterol. 2011;45(6):483-7.

CAPÍTULO 11

ALERGIA ALIMENTAR

Elisa de Carvalho
Cristina Targa Ferreira
Luciana Rodrigues da Silva

AO FINAL DA LEITURA DESTE CAPÍTULO, O PEDIATRA DEVE ESTAR APTO A:

- Fazer a suspeição de alergia alimentar, baseado no quadro clínico.
- Compreender as diferenças entre as alergias IgE e não IgE mediadas.
- Reconhecer, na prática clínica, os diferentes fenótipos da alergia alimentar não IgE mediada.
- Determinar a necessidade ou não de exames complementares para o diagnóstico da alergia alimentar não IgE mediada.
- Saber como realizar o teste de provocação oral (etapas diagnóstica e terapêutica).
- Orientar o tratamento para o paciente com alergia alimentar não IgE mediada.

INTRODUÇÃO

A alergia alimentar é um problema de saúde pública, que impacta negativamente na qualidade de vida dos pacientes e seus familiares, nos âmbitos físico, emocional, social e financeiro. Ocasiona alta morbidade e, em alguns casos, mortalidade,[1,2] o que traz grande importância desse tema para o pediatra.

Tem distribuição universal, com prevalência variável entre as diferentes regiões, é cada vez mais frequente nos países menos desenvolvidos e parece ter se estabilizado em zonas mais desenvolvidas, como a Europa.[1] Os alérgenos alimentares mais comuns, responsáveis por 80% das manifestações de alergia alimentar, são o leite de vaca, a soja, o ovo, o trigo, o amendoim, as castanhas, os peixes e os crustáceos.[3] Em lactentes, a APLV é a mais comum, e os principais alérgenos do leite de vaca são a alfa-lactoalbumina, beta-lactoglobulina, albumina sérica e as caseínas.[4] O Quadro 1 descreve os principais alérgenos alimentares e suas frações proteicas.

A prevalência da APLV durante a infância foi observada em 1,9% em um estudo finlandês, 2,2% na Ilha de Wight (Reino Unido), 2,2% em um estudo da Dinamarca, 2,2% na Holanda e até 4,9% de acordo com dados noruegueses. A British Society for Allergy and Clinical Immunology (BSACI) relatou prevalência populacional entre 2 e 3% até o quinto ano de vida. Como parte do estudo EuroPrevall, 8.823 crianças foram acompanhadas até os 2 anos de idade em Hampshire (Reino Unido), obtendo-se estimativas de incidência cumulativa de 2,4% (1,4-3,5) para APLV mediada por IgE e 1,7% para APLV não mediada por IgE.[5] A predisposição genética e a presença de dermatite atópica, esta por propiciar a sensibilização via cutânea, favorecem o desenvolvimento de alergia alimentar. Além disso, condições que influenciam a microbiota (disbiose), como parto por cesárea, exposição precoce a antibióticos, dietas do mundo moderno e exposição aos antiácidos, também podem influenciar na prevalência da alergia alimentar.[3]

A alergia alimentar é uma reação adversa, desencadeada por um alimento específico e mediada por uma resposta imunológica, também específica, que ocorre de forma reprodutível. Com base no mecanismo imunológico envolvido, pode ser classificada como:

- Mediada por IgE, a forma mais bem compreendida, mediada por anticorpos imunoglobulina E (IgE) contra antígenos alimentares.
- Não mediada por IgE, na qual a resposta imune ainda é pouco compreendida, mas parece atuar, principalmente, por mecanismos mediados por células.
- Misto, em que tanto os mecanismos imunológicos mediados por IgE quanto os mediados por células estão envolvidos.

As alergias IgE mediadas são facilmente reconhecidas e diagnosticadas, pois apresentam reações imediatas, os sinais e sintomas são específicos, como angioedema, urticária

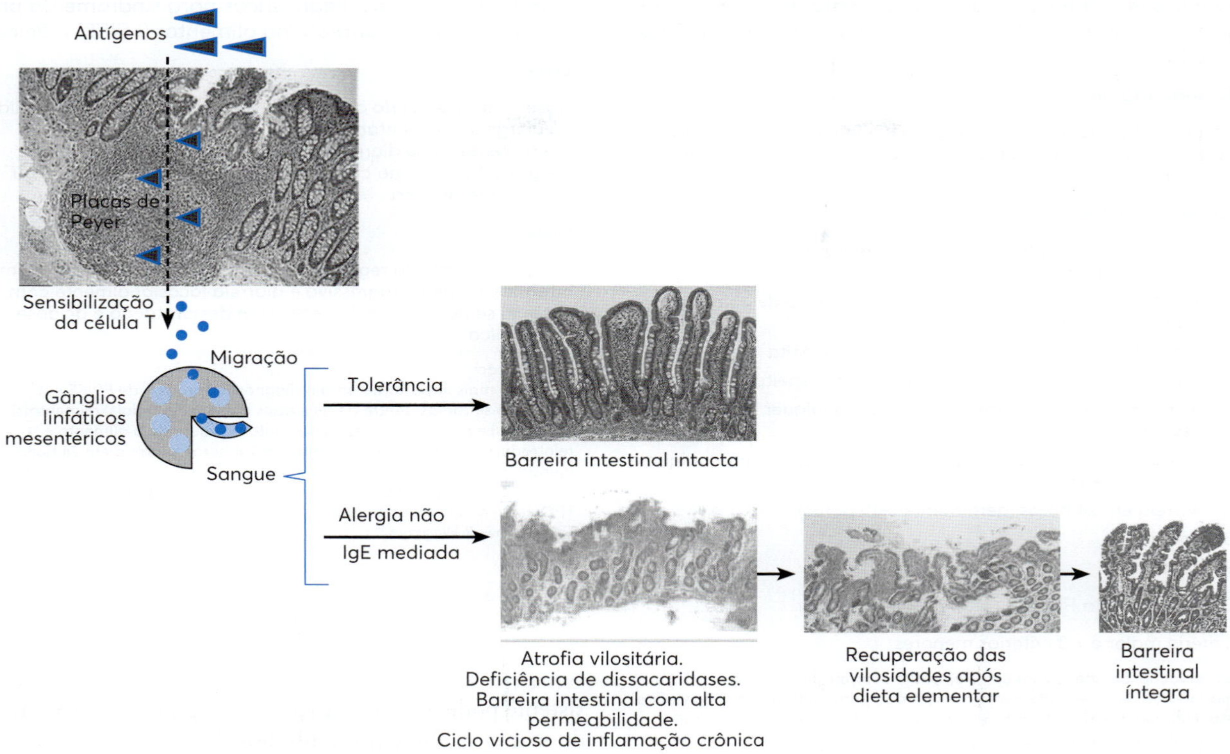

Figura 1 Os antígenos alimentares, continuamente absorvidos pela mucosa intestinal, são processados e transportados via linfática para os nódulos mesentéricos ou via veia porta para o fígado. Conforme a resposta imune, são desencadeados mecanismos de tolerância ou alergia. A barreira intestinal intacta, a IgAS, as células dendríticas tolerogênicas, a secreção de IL-10, o TGF-beta, os linfócitos T reguladores e outros mecanismos de tolerância favorecem o controle da inflamação e a manutenção da integridade da mucosa intestinal. Em contraste, a deficiência dos mecanismos de tolerância desencadeia uma resposta imune, que ocasiona atrofia das vilosidades e aumenta a permeabilidade da mucosa, favorecendo a absorção de alérgenos e iniciando um ciclo vicioso, que pode ser interrompido com a dieta de eliminação. A retirada do alérgeno promove a recuperação da integridade da mucosa intestinal.

IL: interleucina; TGF: fator de crescimento transformador.

Quanto às manifestações, a crise de vômitos repetidos, frequentemente seguidos de diarreia, constitui a manifestação clínica mais comumente observada na FPIES. Outros sinais que alertam para o diagnóstico da FPIES são as manifestações sistêmicas, mesmo sendo uma alergia não IgE mediada, como hipotensão, choque e cianose. Embora a FPIES seja comumente uma doença da infância, o início em idades mais avançadas, incluindo adultos, está sendo cada vez mais reconhecido. Sua apresentação clínica é determinada pela frequência e pela dose do alérgeno alimentar na dieta, idade do paciente, presença de anticorpo IgE específico para o alimento em questão e a gravidade das crises (leves, moderadas e graves). Baseado nesses conceitos, a FPIES pode ser classificada nos fenótipos: agudo, crônico, atípico, do adulto e durante o aleitamento materno exclusivo.[14-16]

FPIES agudo

Define-se FPIES aguda quando o alimento, ingerido de forma intermitente, desencadeia sintomas agudos, caracterizados por vômitos repetitivos, 1 a 4 horas após sua ingestão. Comumente se associa a letargia, hipotonia, palidez, hipotermia, desidratação, choque, acidose metabólica e/ou cianose, esta por metemoglobinemia. A diarreia pode surgir dentro de 6 a 8 horas.

Os sintomas geralmente desaparecem em 24 horas, mas nas reações graves os pacientes podem apresentar dor abdominal e diarreia com duração de alguns dias ou semanas. Nos intervalos entre as crises de FPIES agudo, as crianças se mantêm no seu estado de saúde basal.[14,15] O Quadro 4 estabelece os critérios diagnósticos para FPIES aguda.

Quadro 4 Critérios diagnósticos para a síndrome de proctocolite induzida pela proteína alimentar (FPIES) aguda

Critério maior
Vômitos no período de 1-4 horas após a ingestão do alimento suspeito e ausência de sintomas IgE mediados clássicos (pele ou respiratórios)
Critérios menores
1. Um segundo episódio (ou mais) de vômitos repetitivos depois de comer o mesmo alimento suspeito
2. Episódio de vômito repetitivo 1-4 horas depois de comer um alimento diferente
3. Letargia extrema com qualquer reação suspeita
4. Palidez acentuada com qualquer reação suspeita
5. Necessidade de ida à emergência com qualquer reação suspeita
6. Necessidade de suporte de fluidos intravenosos com qualquer reação suspeita
7. Diarreia em 24 horas (geralmente 5-10 horas)
8. Hipotensão
9. Hipotermia
Diagnóstico da FPIES
Critério maior e > 3 critérios menores

Observação: Se apenas um único episódio ocorreu, um TPO de diagnóstico deve ser fortemente considerado para confirmar o diagnóstico, especialmente porque a gastroenterite viral é comum nessa faixa etária. É importante reconhecer que as reações agudas de FPIES tipicamente se resolvem em questão de horas, em comparação com os habituais cursos de vários dias de gastroenterite. O paciente deve ser assintomático e crescer normalmente, quando o alimento agressor é eliminado da dieta.
TPO: teste de provocação oral.
Fonte: Nowak-Węgrzyn.[15]

FPIES crônico

O FPIES crônico ocorre quando o alimento é ingerido com frequência, como no caso das fórmulas ou produtos com leite de vaca ou soja em lactentes. Caracteriza-se por diarreia aquosa, ocasionalmente com sangue ou muco, acompanhada por vômitos intermitentes e piora progressiva ao longo de dias a semanas, o que pode ocasionar impacto nutricional negativo, com baixo ganho ou perda de peso. Como a FPIES aguda, pode ocasionar desidratação, acidose metabólica, hipotensão e choque hipovolêmico. Esses sintomas podem permanecer por dias a semanas até se resolverem completamente.

As crianças com FPIES desencadeada pelo leite de vaca ou soja podem iniciar um quadro clínico com uma doença crônica e desenvolver sintomas agudos, coincidindo com a reintrodução do alérgeno após um período de restrição.[14,15] O Quadro 5 demonstra os critérios diagnósticos para FPIES crônica.

Quadro 5 Critérios diagnósticos para síndrome da proctocolite induzida por proteína alimentar (FPIES) crônica

Leve
Doses mais baixas do alimento suspeito (p. ex., alimentos sólidos ou alérgenos alimentares no leite materno) levam a vômitos intermitentes e/ou diarreia, geralmente com baixo ganho de peso/insuficiência do crescimento, mas sem desidratação ou acidose metabólica
Grave
Alimento é ingerido regularmente (p. ex., fórmula infantil): vômito intermitente mas progressivo e diarreia (ocasionalmente com sangue) se desenvolve, às vezes com desidratação e acidose metabólica

Observação:
O critério mais importante para o diagnóstico crônico de FPIES é a resolução sintomas dentro de dias após a eliminação do(s) alimento(s) ofensivo(s) e recorrência aguda dos sintomas quando o alimento é reintroduzido, com início do vômito em 1-4 horas, diarreia em 24 horas (geralmente 5-10 horas).
Sem TPO, o diagnóstico de FPIE crônico permanece presuntivo.
TPO: teste de provocação oral.
Fonte: Nowak-Węgrzyn.[15]

FPIES adulto

A história natural do FPIES em crianças é geralmente favorável, pois na maioria dos pacientes se resolve na idade escolar. No entanto, existe um fenótipo mais persistente, cuja resolução é postergada até a idade adulta. O fenótipo persistente pode envolver reações mais graves, FPIES a frutos do mar e/ou alimentos múltiplos.[14,15]

A FPIES também pode ter início em crianças mais velhas e mesmo em adultos. Nesses casos, os pacientes relatam tolerar a comida regularmente de antemão e não identificam um evento desencadeante como gatilho para FPIES. Em geral, são quadros agudos, com dor abdominal intensa, seguida de vômitos e diarreia, dentro de 1 a 4 horas após a ingestão de alimentos, comumente desencadeados por frutos do mar. Nos casos mais graves, pode ocorrer perda de consciência. Em adultos, a FPIES é mais comum em mulheres do que em homens, e sua evolução não é muito bem conhecida; mas sabe-se que pode persistir por anos.[14,15]

FPIES atípico

O FPIES atípico se refere às crianças com teste de puntura e/ou IgE sérica específica positiva(s) para o alérgeno alimentar da FPIES. Sua frequência varia de acordo com a população, entre 5 e 30% dos lactentes com FPIES pelo leite de vaca, mas também é relatado com outros alimentos. A maioria das crianças com FPIES atípico mantém o fenótipo. No entanto, aproximadamente 25% pode evoluir para alergia alimentar IgE mediada.

Alguns estudos sugerem que a FPIES atípica por leite de vaca é mais persistente e resolve em idade mais avançada do que FPIES clássica (IgE negativo para o alérgeno). Por outro lado, a alergia alimentar mediada por IgE pode alterar para o fenótipo FPIES, destacando uma fluidez fenotípica e uma disfunção compartilhada das respostas imunes entre FPIES e alergia alimentar mediada por IgE.[14,15]

FPIES durante a amamentação exclusiva

De modo diferente da proctocolite induzida pela proteína alimentar, a FPIES não é comum em lactentes com leite materno exclusivo,[15] com prevalência menor que 5%. Como exceção, estudos japoneses relataram FPIES por leite de vaca, com sensibilização via dieta materna, em até 30% dos lactentes, o que sugere uma suscetibilidade genética para expressar sintomas de FPIES durante a amamentação exclusiva.[14,15]

Não existem exames que estabeleçam o diagnóstico de FPIES. A definição diagnóstica baseia-se no quadro clínico compatível (Quadro 6), exclusão de outras doenças e confirmação pelo TPO (Quadro 7). O Quadro 8 resume os principais diagnósticos diferenciais da FPIES.

O tratamento, nas crises agudas, inclui a dieta de restrição dos alérgenos, ondansetrona, restauração hemodinâmica, metilprednisolona (casos graves) e/ou drogas vasoativas. A

Quadro 6 Diferentes fenótipos da síndrome de proctocolite induzida pela proteína alimentar (FPIES)

	FPIES agudo	FPIES crônico	FPIES atípico*	FPIES adulto
Ingestão do alimento	Intermitente ou após período de restrição	Exposição frequente, diária do alimento (alérgeno)	Pode ser agudo ou crônico	Pode ser agudo ou crônico
Sintomas clínicos	• Vômitos repetidos • Início: 1-4 horas após a ingestão do alérgeno • Diarreia aquosa dentro de 24 horas após a ingestão • Pode ter sangue nas fezes • Duração: 5-10 horas após o início dos sintomas • Hipotermia • Letargia • Hipotonia • Palidez • Desidratação • Choque • Hipotensão • Duração dos sintomas • Em geral 24 horas • Assintomático entre as crises • Crescimento normal	• Vômitos intermitentes e com piora progressiva • Diarreia aquosa (pode ter sangue ou muco) • Distensão abdominal • Perda de peso • Insuficiência do crescimento • Desidratação • Acidose metabólica • Hipotensão • Palidez • Hipotermia • Letargia • Pode ter choque • Resolução dos sintomas dentro de dias a semanas após a eliminação do(s) alimento(s) agressor(es)	• Teste cutâneo (SPT) e/ou soro específico de IgE (s-IgE) positivo para o alérgeno • Mais persistentes • Tolerância: idades maiores • Pode evoluir para IgE mediada, inclusive com anafilaxia	• Dor abdominal • 1-4 horas após ingestão do alimento (sintoma predominante) • Seguido de vômitos e diarreia • Pode ter tido tolerância prévia • Mais comuns: peixes e crustáceos • Relatos: leite de vaca, trigo e ovo
Exames laboratoriais	• Leucocitose • Neutrofilia • Acidose metabólica • Trombocitose • Metemoglobinemia • Fezes: leucócitos e eosinófilos • Sangue oculto positivo	• Leucocitose • Neutrofilia • Anemia • Eosinofilia • Acidose metabólica • Hipoalbuminemia • Trombocitose • Metemoglobinemia • Fezes: leucócitos e eosinófilos • Sangue oculto positivo	IgE específico para o alimento positivo	

Gravidade	• Leve
	  • 1-2 vômitos
	  • Sem letargia
	• Moderada
	  • ≥ 3 vômitos
	  • Letargia leve
	• Grave
	  • > 3 vômitos
	  • Letargia, hipotonia, cianose
		• Leve
		• Grave: desidratação, acidose metabólica		

* Formas clássicas: IgEs negativo.
Fonte: Agyemang.[13]

Quadro 7 Interpretação do teste de provocação oral (TPO) em pacientes com história de síndrome da proctocolite induzida por proteína alimentar (FPIES) (possíveis ou confirmadas)

Critério maior
Vômitos no período de uma a quatro horas após a ingestão do alimento suspeito e ausência de sintomas IgE mediados clássicos (pele ou respiratórios)
Critérios menores
Letargia Palidez Diarreia 5-10 h depois de ingestão Hipotensão Hipotermia Contagem aumentada de neutrófilos de > 1500 neutrófilos acima da contagem de linha de base
TPO positivo
Critério maior e > 2 critérios menores

Observações:
Com o uso rápido da ondansetrona, vômitos repetitivos, palidez e letargia podem ser evitados.
Nem sempre é possível realizar contagens de neutrófilos no momento do teste. Portanto, o médico assistente pode decidir que apenas o principal foi cumprido. Entretanto, nos desafios realizados para fins de pesquisa, os pesquisadores devem aderir aos critérios rigorosos para concluir positividade do desafio.
Fonte: Nowak-Węgrzyn A, et al., 2017.[15]

epinefrina e os anti-histamínicos não têm eficácia no tratamento da FPIES.[15-17] Para evitar novas crises, deve-se manter a dieta de eliminação. A recomendação é incentivar e apoiar o aleitamento materno. Para os lactentes em uso de fórmulas, a FeH pode ser indicada para os casos mais leves e as fórmulas de aminoácidos para os mais graves.[18]

Transtornos de dismotilidade induzidos por proteína alimentar

O refluxo gastroesofágico, a cólica e a constipação estão entre as queixas mais comuns em pediatria, e a alergia alimentar pode desempenhar um papel em sua patogênese. Esses distúrbios apresentam-se como uma disfunção da motilidade que pode ser causada por mediadores inflamatórios induzidos por alérgenos alimentares.

Foi sugerido que existe uma interação entre células inflamatórias, sistema nervoso entérico e secreção de citocinas pró-inflamatórias durante a reação alérgica que pode desencadear sintomas gastrointestinais. Estudos adicionais são necessários para uma melhor compreensão do mecanismo subjacente pelo qual os alimentos desempenham um papel nesses sintomas. Provavelmente há um aumento da permeabilidade intestinal, indução de inflamação e alterações na microbiota intestinal que contribuem para esses distúrbios. Como não existem exames laboratoriais disponíveis que possam diagnosticar com precisão e especificamente a APLV não IgE mediada, é importante fazer um diagnóstico correto para evitar, por um lado, dietas de exclusão desnecessárias, e, por outro, não permitir que os bebês sofram sem um diagnóstico.[19]

Nesses distúrbios gastrointestinais, principalmente o leite de vaca e, em menor grau, as proteínas da soja, do ovo e do trigo (ingeridas diretamente ou através do leite materno), podem ocasionar dismotilidade. Suspeita-se de que na reação alérgica os mastócitos (além de eosinófilos e linfócitos) interajam com nervos sensitivos gastrointestinais, tornando a motilidade disfuncional.[4]

Entretanto, um dos maiores desafios no diagnóstico diferencial entre a APLV não IgE mediada e as DGIB é a ampla sobreposição entre os sintomas. Destaca-se, ainda, a pressão dos pais "para fazer alguma coisa", o que pode aumentar a prescrições de medicamentos desnecessários.[5]

Muitas vezes o tratamento nutricional, incluindo FeH, é recomendado e bem-sucedido para aliviar os sintomas de DGIB em lactentes. Assim, a melhora dos sintomas ao receber tais fórmulas pode confundir com o diagnóstico de APLV. Uma vez que não existe um teste diagnóstico específico que discrimine o diagnóstico diferencial entre essas duas condições e a abordagem recomendada pode ser eficaz em ambas as condições, os profissionais devem ser encorajados a orientar uma dieta de eliminação diagnóstica de curto prazo seguida de reintrodução/TPO, antes de optar por uma dieta de eliminação terapêutica de longo prazo.[5]

Falha do crescimento

Nas doenças alérgicas, como APLV, pode ocorrer liberação prejudicada do hormônio do crescimento, má-absorção, aumento da perda de nutrientes e má qualidade e quantidade do sono. Citocinas inflamatórias, particularmente a interleucina-6 produzida por macrófagos e o fator de necrose tumoral-alfa (TNF-alfa), têm impacto negativo no crescimento. Assim, ao avaliar um lactente com falha do crescimento, os médicos devem considerar a possibilidade de APLV. O aumento da permeabilidade intestinal pode aumentar a demanda de nutrientes e a deficiência de vitaminas e minerais, cofatores importantes para a recuperação do crescimento.[5] O Quadro 9 resume os fatores de risco para falha do crescimento em crianças com APLV.[20]

Quadro 8 Síndrome da proctocolite induzida pela proteína alimentar (FPIES): diagnóstico diferencial

Características de FPIES		
Diagnóstico	Semelhantes	Diferentes
Infecções		
Sepse	Letargia súbita, vômitos, hipotensão, hipotermia, neutrofilia periférica	Presença de febre, sem melhora com tratamento de ressuscitação com fluidos apenas
Gastroenterites	Vômito, diarreia aquosa	Presença de febre, curso de vários dias, sem alimento desencadeante, outros familiares podem estar acometidos
Obstrução gastrointestinal anatômica		
Má rotação/volvo	Vômitos em lactente, fezes com sangue (isquemia intestinal), desidratação e choque, falha de crescimento, alças intestinais distendidas ao raio X	Vômito bilioso, distensão abdominal, sepse por necrose intestinal, sem melhora com tratamento de ressuscitação com fluidos apenas
Intussuscepção intestinal	Vômitos, diarreia com sangue, intermitente, letargia e palidez	Intermitente grave, cólicas intestinais, não associada a alimentação, massa abdominal ao exame físico, detectável ao ultrassom
Doença de Hirschsprung	Vômitos, falha de crescimento em lactentes e crianças menores	Distensão abdominal, constipação, retardo na eliminação de mecônio, vômitos biliosos
Estenose do piloro	Vômitos em jato recorrentes levando a desidratação	Sem diarreia, diagnóstico por ultrassom
Enterocolite necrotizante	Letargia, vômitos, diarreia com sangue, neutrofilia	Risco elevado em prematuros e/ou baixo peso de nascimento e alimentados com fórmula láctea. Necessita de alimentação parenteral, antibióticos IV, pneumatose intestinal ao raio X
Doenças gastrointestinais		
Doença celíaca	Falha do crescimento, diarreia crônica, vômito, anemia	Sorologia celíaca positiva e confirmação por biópsia intestinal, má absorção
Refluxo gastroesofágico	Vômito intermitente	Sem diarreia, sem desidratação, vômitos usualmente mínimos
Intolerância à lactose	Diarreia com ingestão de alimento específico (lactose)	Sintomas apenas com a lactose do leite de vaca, distensão, flatulência, baixa prevalência em menores de 5-6 anos de vida
Vômitos cíclicos	Vômitos recorrentes repetitivos, letargia	Não associado a alimento, vômito estereotipado tipicamente no início do dia, associado com pródromos (pode ser associado a cefaleia, fotofobia)
Doenças alérgicas		
Esofagite eosinofílica	Desencadeada por alimento específico, vômito, falha do crescimento	Disfagia, impactação de alimento, crônica
Proctocolite alérgica induzida por alimento	Fezes com muco ou sangue, associado à ingestão de fórmula de leite de vaca	Sem prejuízo de crescimento, sem vômito, resolução breve (aproximadamente no primeiro ano de vida), paciente sem aparência de estar doente
Enteropatia induzida por proteína alimentar	Falha de crescimento, vômito intermitente ou diarreia após ingestão de alimento específico (leite de vaca, ovo, outros)	Dano ao intestino delgado e mal absorção. Sem letargia, palidez ou desidratação, sem metemoglobulinemia ou acidemia. Diagnóstico confirmado por endoscopia e biópsia
Anafilaxia	Vômitos, diarreia com ingestão de alimento específico	Sintomas imediatos com a ingestão de alimento (de minutos a uma hora), teste cutâneo de hipersensibilidade imediata ou IgE sérica específica positivos, outros sintomas sistêmicos (urticária, angioedema e outros)
Doenças metabólicas, erros inatos do metabolismo, doenças de depósito	Falha de crescimento, acidose metabólica, letargia	Falha de crescimento, retardo de desenvolvimento, dismorfias, ácidos orgânicos na urina, aminoácidos plasmáticos e hiper/hipoglicemia, hepatoesplenomegalia
Metemoglobulinemia congênita	Metemoglobulinemia	Assintomático, sem vômitos ou diarreia, fadiga generalizada
Imunodeficiência primária	Diarreia crônica (decorrente de infecções intestinais frequentes ou persistentes)	Não ligado a alimento, contagem anormal de linfócitos, imunoglobulinas, entre outros
Enteropatia imune	Diarreia crônica	Diarreia frequentemente com sangue ou muco, diarreia intensa sem relação a alimento, rara em lactentes e pré-escolares

Fonte: Agyemang A, et al., 2019.[13]

Quadro 9 Fatores de risco para falha do crescimento em crianças com alergia às proteínas do leite de vaca

- Atraso no diagnóstico
- Inflamação intestinal permanente (subclínica)
- Eliminação de múltiplos alimentos da dieta
- Não adesão às orientações de dieta
- Substituição inadequada da proteína do leite de vaca
- Eliminação de alimentos por conta própria
- Início da doença em idades precoces
- Alergia alimentar para múltiplos alimentos
- Doença associada em fase ativa
- Associação com doenças atópicas (asma, dermatite atópica) ou doenças crônicas

Fonte: Vandenplas.[20]

CONDUTA DIAGNÓSTICA E TERAPÊUTICA

Suspeição clínica

A história clínica minuciosa do paciente é fundamental para a suspeição diagnóstica. Deve-se fazer uma revisão sistemática da dieta do paciente e dos sinais e sintomas, para identificação de alimentos suspeitos, incluindo:

- Recordatório alimentar.
- Associação das manifestações relacionadas aos alimentos.
- Se a reação é reproduzível.
- Intervalo de tempo entre a ingestão do alimento suspeito e os sintomas. Nos casos não IgE-mediados, deve-se levar em consideração que os sintomas podem ocorrer dias ou semanas após a introdução do alimento.[3]

Exames complementares

Após a suspeição diagnóstica, a solicitação dos exames complementares deve levar em consideração o tipo de reação de hipersensibilidade e o órgão acometido, mas ainda hoje não há um teste laboratorial considerado padrão ouro para o diagnóstico da alergia alimentar. Nos casos IgE mediados, os exames que podem auxiliar no diagnóstico são aqueles que pesquisam os anticorpos IgEs específicos para os alimentos. Nas alergias não IgE mediadas, esses testes não são adequados para estabelecer ou excluir o diagnóstico. Nesses casos, outros exames podem contribuir, como a endoscopia digestiva alta e a colonoscopia, ambos com biópsias, embora sejam indicados apenas em situações especiais.[21,22]

Anticorpos IgE específicos para os alimentos

Existem duas categorias de exames laboratoriais que avaliam a presença de anticorpos IgE específicos: os testes cutâneos (*in vivo*) e os séricos (*in vitro*).

Os testes cutâneos, denominados *skin prick* teste (SPT) ou testes de puntura, com extratos comerciais ou com alimentos frescos, constituem um método rápido para pesquisar a presença de anticorpos IgE específicos de alimentos ligados a mastócitos cutâneos.[21,22]

Com o avanço da biologia molecular, o teste diagnóstico resolvido por componentes (*Component-Resolved Diagnosis* – CRD), em vez de utilizar extratos, identifica frações proteicas de diversas fontes alergênicas. Esse teste avalia os diferentes componentes de um alérgeno, que podem ser comuns a várias substâncias, como a tropomiosina presente em ácaros, baratas e em camarão, o que pode desencadear reações em uma pessoa alérgica a esse componente, quando ingerir camarão, por exemplo. Além disso, na medida em que avalia várias proteínas de um mesmo alimento, pode identificar pacientes com tendência de alergia persistente e/ou sensibilidade aos alimentos assados,[21,22] como demonstrado nos Quadros 1 e 10.

Quadro 10 Componentes dos alérgenos alimentares e suas implicações clínicas

Fonte alimentar	Componente	Relevância clínica
Ovo	Gal d 1 (ovomucoide)	Altos níveis estão associados à persistência e gravidade da alergia ao ovo
	Gal d2 (ovoalbumina)	História natural mais efêmera, possível tolerância às preparações assadas
Leite de vaca	Bos d4 (alfa-lactoalbumina) Bos d5 (beta-lactoglobulina)	História natural mais efêmera, possível tolerância às preparações assadas
	Bos d8 (caseína)	Altos níveis estão associados à persistência e gravidade da APLV; quando positiva, prediz reatividade aos alimentos assados com leite
Trigo	Gliadina	Altos níveis estão relacionados à alergia persistente ao trigo
	Ômega 5-gliadina	Relacionado com anafilaxia induzida pelo exercício; bom marcador de reatividade imediata na alergia ao trigo
Soja	Conglicina e beta-conglicina	Marcadores de reações graves
Peixe	Parvalbumina	Reatividade cruzada entre as diferentes espécies
Camarão, ácaros, baratas e parasitas	Tropomiosina	Reatividade cruzada entre as diferentes espécies
Frutas, castanhas, amendoim, vegetais, látex e polens	LTP (proteínas transportadoras de lipídios)	Reatividade cruzada entre as diferentes espécies; marcador de reações potencialmente graves
Frutas, vegetais e polens	Profilinas	Reatividade cruzada entre as diferentes espécies; marcador de reações leves

ALPV: alergia à proteína do leite de vaca.

Independentemente do teste utilizado, para a alergia IgE mediada, a detecção dos anticorpos IgE específicos significa apenas a sensibilização para o antígeno testado, e não necessariamente a doença alérgica. A resposta clínica define o diagnóstico. Para as alergias não IgE mediadas, a pesquisa do IgE específico para o alimento não tem valor diagnóstico, mas pode ter relação com o prognóstico, na medida em que títulos mais elevados se associam a quadros mais persistentes.

O teste de contato com alimentos (*Atopy Patch Test*) ainda não tem padronização para indicação na prática clínica, mas tem como objetivo avaliar reações alérgicas tardias como dermatite atópica e esofagite eosinofílica.[21,22]

Endoscopia digestiva alta e colonoscopia com biópsias

Nos casos de alergias não IgE mediadas, a endoscopia digestiva alta (EDA) e a colonoscopia com biópsias podem demonstrar alterações inflamatórias, mas, como são exames invasivos, devem ser solicitados com critério, em situações especiais, como refratariedade ao tratamento clínico, caso sugestivo de esofagite eosinofílica, diagnóstico diferencial com doença inflamatória intestinal, doença celíaca, entre outros.[21,22]

Dieta de eliminação e teste de provocação oral: etapa diagnóstica

Pela falta de um exame complementar que defina o diagnóstico de alergia alimentar, especialmente da não IgE mediada, após a suspeição diagnóstica, recomenda-se a dieta de eliminação do alérgeno seguida do TPO (etapa diagnóstica).

Se o lactente estiver em aleitamento materno, a amamentação deve ser continuada e a mãe nutriz orientada a fazer dieta de eliminação da PLV, com suplementação de cálcio, por 2 a 4 semanas, após a qual a PLV deve ser reintroduzida. Nos casos de enteropatia com intenso comprometimento nutricional, pode ser necessário um tempo maior de exclusão da PLV, quatro a oito semanas, pois a melhora é gradual.[5]

Especialmente nas manifestações gastrointestinais, pode ser necessária a restrição da soja, e, nas crianças com dermatite atópica, deve-se avaliar a necessidade da exclusão do ovo de galinha da dieta materna. Nesses casos, é importante a orientação nutricional para que a mãe não tenha problemas advindos da restrição alimentar. Outros alimentos a serem eliminados dependem da suspeição da mãe ou do médico.[2,3,21,22]

Para as crianças em uso de fórmula infantil, estão disponíveis no mercado brasileiro para tratamento da APLV:

- Fórmula com proteína isolada da soja.
- FeH com lactose.
- FeH sem lactose.
- Fórmula de aminoácidos.

O uso de fórmula com proteína da soja para tratamento da APLV deve levar em consideração que a soja não é hipoalergênica e o risco de a criança desenvolver alergia à soja é alto, especialmente nas alergias não IgE mediadas. Apesar de não existir uma "reação cruzada", as reações adversas à soja têm sido relatadas em 10 a 35% dos pacientes com APLV. Esse índice é menor nos IgE mediados (< 15%) e maior nos não IgE mediados (~50%) e nos lactentes com alergias múltiplas. Com base nesses conceitos, a fórmula à base de soja é usualmente recomendada para os pacientes com alergia IgE mediada, para aqueles que se recusam a aceitar as FeH e FAA e/ou filhos de pais veganos.

De modo importante, não confundir fórmula infantil com proteína isolada da soja, adaptada para as necessidades da criança, com bebidas de soja, que muitas vezes recebem a denominação de "leite de soja" e não são recomendadas para lactentes e crianças.[2,3,7,9,11,21,22]

As FeH, compostas por peptídeos com peso molecular inferior a 3.000 daltons, são hipoalergênicas e podem ser indicadas para tratamento da alergia alimentar. Nessa hidrólise, a maioria dos epítopos é destruída, por uma combinação de tecnologias como calor, hidrólise enzimática e ultrafiltração. A hidrólise extensiva pode gerar peptídeos com cadeias de 2 a 3 aminoácidos, e, em princípio, quanto maior o grau de hidrólise, menor a extensão da cadeia de aminoácidos, que pode ser demonstrado pelo peso molecular (< 500 kDa), e, consequentemente, menor o potencial residual de alergenicidade da fórmula (Figura 2). As fórmulas parcialmente hidrolisadas,

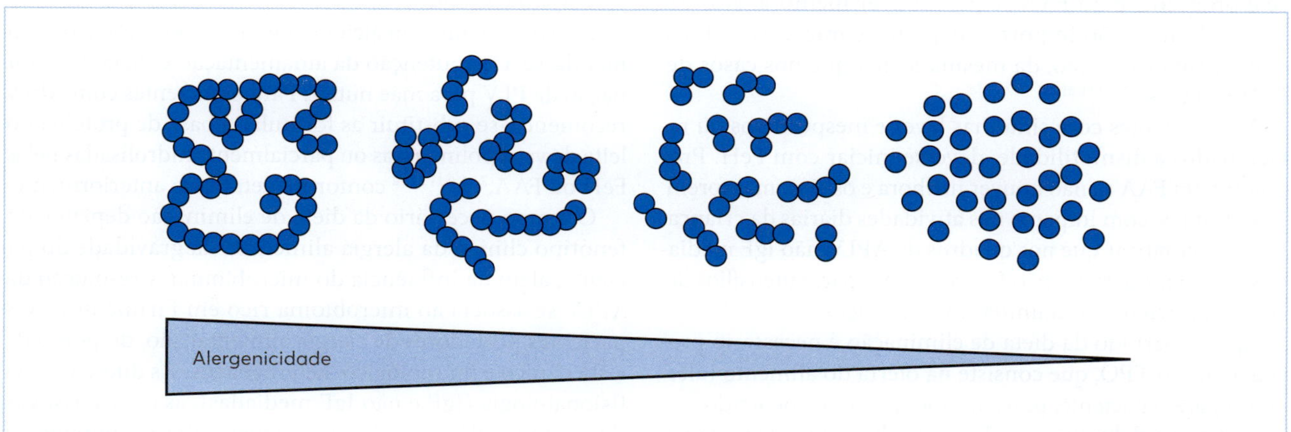

Figura 2 Princípio da hipoalergenicidade: destruição dos epítopos.

que contêm oligopeptídeos, com peso molecular até 5.000 daltons, não são indicadas para tratamento da APLV.[2,3,7,9,11,21,22]

Apesar dos bons resultados com as FeH, nenhuma delas está completamente livre de alérgenos, e reações graves já foram descritas com seu uso, embora raras. Esses pacientes reagem aos alérgenos residuais dessas fórmulas, que parecem desencadear especialmente sintomas gastrointestinais e outros não IgE mediados, embora as reações IgE mediadas também sejam descritas com as FeH.[2,3,7,9,11,21,22]

As fórmulas de aminoácidos não contêm peptídeos, mas uma mistura de aminoácidos essenciais e não essenciais e não são alergênicas. São indicadas nos casos refratários ao tratamento com as FeH; quando o paciente não aceita a fórmula FeH (recusa alimentar); como primeira escolha nos casos de reações graves, como anafilaxia, FPIES (casos graves), enteropatia com desnutrição, alergias múltiplas e, em alguns casos, quando as manifestações se iniciam durante o aleitamento materno.[2,3,7,9,11,21,22]

As bebidas de arroz, aveia e amêndoas não são recomendadas para lactentes, pois não atendem a suas necessidades nutricionais.[2,3,7,9,11,21,22]

Os leites de mamíferos, como ovelha, búfala, égua ou cabra, não são recomendados para crianças. Esses leites não são suficientemente nutritivos como única fonte de alimentos para os lactentes. Além disso, são proteínas alergênicas e existe o risco de reatividade cruzada em crianças com APLV.[2,3,7,9,11,21,22]

O Quadro 11 ilustra as propriedades das diferentes fórmulas (hidrolisadas, de aminoácidos e fórmulas de soja), e o Quadro 12, a reatividade cruzada entre os principais alérgenos.

Para os lactentes com proctocolite alérgica, tendo em vista que não existe acometimento do intestino delgado, pode ser utilizada como primeira escolha a FeH com lactose. Se houver diarreia e/ou assaduras importantes, optar pelas FeH sem lactose. Caso o paciente não melhore, progredir para as FAA. Para esse grupo de pacientes, a FAA poderia ser utilizada como primeira escolha, se houver dermatite atópica importante associada, evidências de alergias múltiplas ou se os sintomas iniciaram durante o aleitamento materno exclusivo.

Diante de um paciente com enteropatia induzida pelas proteínas alimentares, deve-se iniciar com FeH sem lactose e progredir para FAA se não houver melhora. Nos casos de desnutrição importante, pode-se iniciar com FAA como primeira opção, da mesma forma que nos casos de FPIES graves.[2,3,7,9,11,21,22]

Nos pacientes com sintomas leves e inespecíficos ou relacionados à dismotilidade, deve-se iniciar com FeH. Progredir para FAA se não houver melhora e os sintomas forem importantes, com impacto nas atividades diárias da criança. Deve-se enfatizar que nos quadros de APLV não IgE mediados leves a moderadas não é necessário separar utensílios de cozinha e evitar a contaminação com traços.[20]

Após o período da dieta de eliminação é necessário proceder com o TPO, que consiste na oferta do alimento (alérgeno) para o paciente, pois, mesmo que tenha ocorrido resposta favorável durante a exclusão do alimento, esta pode ser apenas uma coincidência. O TPO é classificado em:

- Aberto: paciente e médico cientes.
- Simples cego: apenas o médico tem conhecimento do que é placebo e alimento em teste.
- Duplo-cego e controlado por placebo: nenhuma das partes sabe o que está sendo ofertado.

O teste de provocação com alimento duplo-cego e controlado por placebo constitui o padrão ouro para o diagnóstico de alergia alimentar, mas exige tempo e deve ser realizado em centros especializados, por médicos especialistas treinados, em ambiente hospitalar. Pelo alto custo e dificuldade de realização, esse teste tem sido utilizado apenas em situações especiais, quando os sintomas são subjetivos (pela possibilidade de viés) ou quando o objetivo é a pesquisa. Assim, pela simplicidade e por razões socioeconômicas, o teste simples cego e o desafio aberto são considerados satisfatórios para propósitos de diagnóstico, na prática clínica.[2,3,7,9,11,21,22]

O TPO deve ser realizado sob supervisão médica em ambiente hospitalar, para os pacientes com alergia alimentar mediada por IgE e nas formas graves não IgE mediadas, como na FPIES. Nas formas leves/moderadas não IgE mediadas, a reintrodução pode ser no domicílio. Na resposta ao TPO, a APLV mediada por IgE é facilmente reconhecida, pois os sintomas são imediatos, minutos a 2 horas após a ingestão de leite de vaca. A não IgE é mais difícil de identificar, pois o intervalo de tempo entre a ingestão e os sintomas varia de algumas horas a alguns dias. Dessa forma, o paciente deve manter seguimento, mesmo que nos primeiros dias, após liberação da PLV, ele se mantenha assintomático.[5]

Após o TPO, se houver recidiva das manifestações clínicas, o diagnóstico de alergia alimentar fica confirmado e o paciente deve iniciar a etapa terapêutica.

Dieta de eliminação e teste de provocação oral: etapa terapêutica

Confirmado o diagnóstico, o tratamento da APLV baseia-se na eliminação do leite de vaca e derivados da dieta da criança. Todas as fontes de PLV devem ser eliminadas da dieta da criança e/ou da mãe nutriz. Essa exclusão, pede a inclusão de substitutos que atendam às necessidades nutricionais do paciente.

Para os lactentes em aleitamento materno exclusivo, recomenda-se a manutenção da amamentação e dieta de eliminação da PLV para mãe nutriz. Para os lactentes com APLV recomenda-se substituir as fórmulas à base de proteína do leite de vaca poliméricas ou parcialmente hidrolisadas pelas FeH ou FAA,[2,3,7,9,11,21,22] conforme detalhado anteriormente.

O tempo necessário da dieta de eliminação depende do fenótipo clínico da alergia alimentar, da gravidade do paciente, além da influência do microbioma. A resolução da APLV se associa ao microbioma rico em Firmicutes.[23] Os pacientes portadores de alergia alimentar são, do ponto de vista clínico e imunológico, heterogêneos. As diferenças na fisiopatologia (IgE e não IgE mediadas), as características dos epítopos alérgicos (linear e sequencial) e o componente proteico da proteína influenciam no grau de alergenicidade,

Quadro 11 Propriedades das diferentes fórmulas de hidrolisados, aminoácidos e fórmulas de soja

	Proteína	Carboidrato	Lipídios	Informações adicionais
Fórmula parcialmente hidrolisada*	Oligopeptídeos da proteína do leite de vaca hidrolisada [soro e/ou caseína com PM < 5.000 Dalton (Da) (variação: 3.000-10.000 Da)]	Polímeros de glicose		
Fórmula extensamente hidrolisada da proteína do leite de vaca**	Peptídeos da proteína do leite de vaca hidrolisada [soro e/ou caseína com PM < 3.000 Da (maioria < 1.500 Da) e aminoácidos livres	Polímeros de glicose Algumas contêm lactose	5-50% TCM	
Fórmula de aminoácido	Mistura de aminoácidos sintéticos essenciais e não essenciais	Polímeros de glicose Sem lactose	10-50% TCM	
Fórmula de soja	Proteína isolada da soja, polimérica ou hidrolisada, suplementada com metionina, taurina e carnitina	Polímeros de glicose Sem lactose		Fitatos e isoflavonas
Fórmula de arroz (hidrolisada)	Proteína hidrolisada de arroz, suplementada com aminoácidos essenciais (treonina, lisina, triptofano, taurina e carnitina)	Polímeros de glicose Sem lactose		Avaliar conteúdo de arsênico

* As fórmulas parcialmente hidrolisadas não são recomendadas para tratamento da APLV.
** As FeH à base de PLV são toleradas por número igual ou maior que 90% dos pacientes com APLV.[4,5,7,15,16]
APLV: alergia à proteína do leite de vaca; Da: daltons; FeH: fórmula extensamente hidrolisada; PM: peso molecular; TCM: triglicérides de cadeia média.
Fonte: Vandenplas.[20]

Quadro 12 Reatividade cruzada entre os principais alérgenos

Alérgenos	Alimentos com possibilidade de reação cruzada	Risco de reatividade clínica	Principais proteínas em comum
Leguminosas	Amendoim, ervilha, lentilha, feijões variados, soja, tremoço	5%	Vicilinas, globulinas
Castanhas	Castanha-do-pará (do Brasil), avelã, castanha-de-caju, pistache, nozes, amêndoas	37%	Prolaminas
Peixe	Peixe-espada, linguado, salmão	50%	Parvalbuminas
Crustáceo	Camarão, caranguejo, siri (obs.: inalantes, ácaros e barata também podem levar a reação cruzada)	75%	Tropomiosina
Grãos	Centeio, cevada, trigo	20%	Inibidores de protease, alfa-amilases
Leite de vaca	Carne bovina	10%	Albumina sérica bovina
Leite de vaca	Leite de cabra	92%	Caseínas, proteínas do soro
Pólen	Frutas e vegetais crus	55%	Proteases
Látex	Frutas: kiwi, banana, abacate, maracujá, pêssego, tomate, avela, batata branca. Proteínas de transferência Mandioca, pimentão	35%	Proteínas de transferência de lipídeos
Frutas: kiwi, banana, abacate	Látex	11%	Proteínas de transferência de lipídios (LTP)

na variabilidade das manifestações, na gravidade e evolução para tolerância. Quanto aos epítopos, os lineares tendem a ter um potencial alergênico mais persistente e resistente do que os relacionados aos epítopos conformacionais. Assim, pacientes que não toleram nem as preparações lácteas submetidas ao calor, com uma forma persistente de APLV, possuem, em geral, anticorpos IgE específicos contra epítopos lineares. Por outro lado, os pacientes que parecem tolerar pequenas quantidades de alimentos assados (através do calor intenso ou da hidrólise parcial), com manifestações clínicas mais leves ou com quadros transitórios, que desenvolvem tolerância, possuem, em geral, anticorpos IgE, dirigidos a epítopos conformacionais, como descrito na Figura 3.

Em relação ao componente proteico do alérgeno, sabe-se que as diferentes frações proteicas de um mesmo alimento têm diferentes graus de alergenicidade e resistência ao calor. Por exemplo, aqueles que reagem à beta-lactoglobulina e à alfa-lactoalbumina têm história natural mais efêmera e maior chance de tolerar preparações assadas do que os que são alérgicos à caseína. Estes cursam com percentual maior de formas graves, persistentes e reatividade aos alimentos assados.[24]

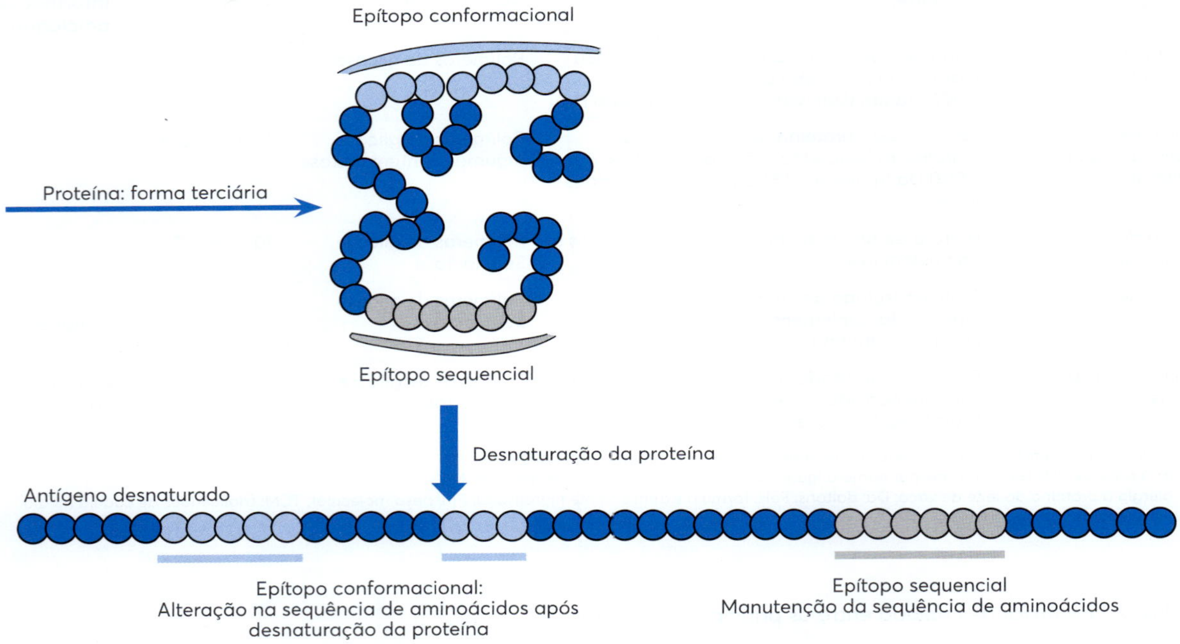

Figura 3 Proteína com epítopos conformacional e sequencial. O epítopo conformacional é significativamente modificado ou destruído quando a forma da proteína é alterada, o que pode ocorrer pelo processo de desnaturação da proteína ocasionado pelo calor, enquanto o linear permanece inalterado.

Esses conceitos se aplicam para outras proteínas, como a do ovo, que tem sua alergenicidade reduzida com os métodos de cozimento. Essas observações exemplificam situações comuns, nas quais o processamento do alimento diminui seu potencial alérgico. De modo diferente, o processamento dos alimentos pode aumentar o potencial alergênico, como ocorre com o amendoim. A capacidade de ligação da IgE nas proteínas dos amendoins torrados é maior que na dos amendoins crus. Para essas proteínas, as altas temperaturas originam novas estruturas imunologicamente reativas e tornam as proteínas Ara h1 e Ara h2 (do amendoim) mais estáveis na ligação com a IgE. Nessa situação, o calor aumenta a alergenicidade do amendoim torrado.[24] O Quadro 10 descreve os componentes dos alérgenos alimentares com suas implicações clínicas.

Assim, é importante o acompanhamento do paciente e a realização de novo TPO, desta vez para avaliação de tolerância, o que evita restrições por períodos prolongados.

Quando e como fazer o TPO para avaliação de tolerância

A dieta de eliminação, após confirmado o diagnóstico, deve ser mantida por pelo menos 6 meses ou até a idade de 9 a 12 meses. Isso se baseia na observação de que muitos lactentes com APLV tornam-se tolerantes nessa idade, especialmente no caso de alergia não IgE. As taxas de resolução da APLV mediada por IgE podem ser mais tardias do que as da APLV não IgE. [5] Nos casos de proctocolites alérgicas leves, com criança em aleitamento materno exclusivo e boa evolução após a eliminação do leite de vaca e derivados, pode-se considerar liberar a PLV para a mãe nutriz após 3 meses de dieta de eliminação, devendo-se sempre individualizar o paciente. De modo diferente, as crianças com enteropatia e desnutrição podem necessitar de um tempo maior para recuperação (1 a 2 anos de idade), da mesma forma que para o FPIES o tempo mínimo de dieta de eliminação é de 12 a 18 meses após a última reação.[2,3,7,9,11,21,22] A Figura 4 resume a conduta diagnóstica e terapêutica da APLV na prática clínica.[20]

Na APLV mediada por IgE e FPIES, a reintrodução deve ser realizada sob supervisão médica em um ambiente médico, especialmente se os sintomas iniciais foram graves. Nos casos de APLV não mediada por IgE leve a moderada, a reintrodução pode ser realizada no domicílio, de acordo com as recomendações do *milk ladder* (escada de reintrodução da PLV, após dieta de eliminação terapêutica), que está sendo cada vez mais utilizado internacionalmente.[5]

No *milk ladder*, o leite em alimentos assados é introduzido primeiro em pequenas quantidades, seguido por doses mais elevadas de leite, menos processados termicamente. A subida é lenta e gradual. Não há tempo mínimo ou máximo durante o qual a escada deve ser concluída ou quanto tempo cada passo deve levar, pois é ajustado conforme caracterís-

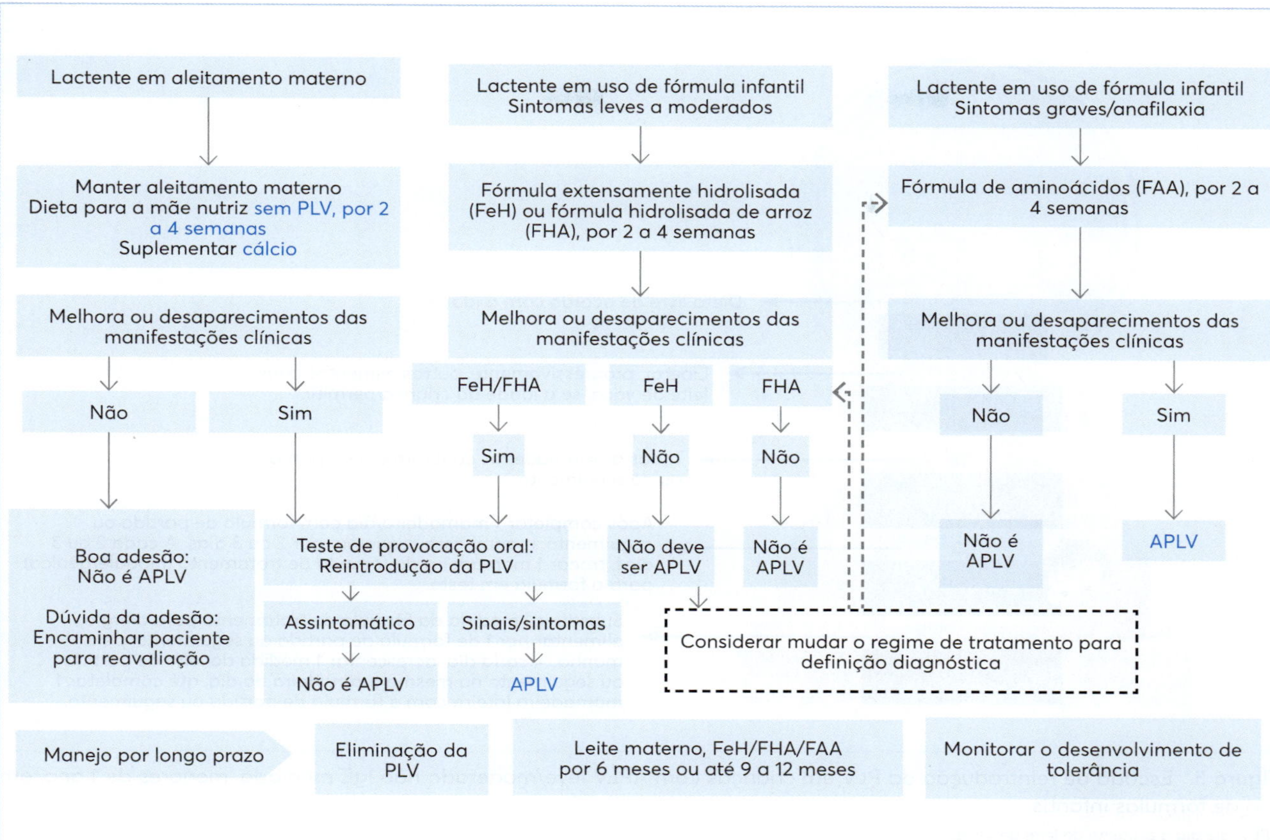

Figura 4 Como estabelecer o diagnóstico de alergia à proteína do leite de vaca (APLV) na prática clínica, após suspeição. Para confirmar o diagnóstico de APLV e evitar restrições desnecessárias, é necessário o teste de provocação oral (TPO), após período de dieta de eliminação da PLV.

Fonte: Vandenplas.[20]

ticas individuais do paciente, como história, reações, idade, tipo de APLV e outros fatores clínicos.

As crianças podem ser tolerantes ao leite assado ou cozido, mas ainda reagir ao leite que não foi aquecido. O Quadro 13 resume os pré-requisitos para o teste de provocação domiciliar usando o *milk ladder*. As Figuras 5 e 6 resumem o passo a passo do *milk ladder*, para crianças menores e maiores de 1 ano, respectivamente. As escadas de leite foram adaptadas aos hábitos alimentares locais, e normalmente começam com pequenas quantidades de leite assado/cozido que depois sobem na escada para alimentos menos aquecidos e fermentados.[5]

Se a reintrodução após a dieta de eliminação terapêutica causar sintomas, há consenso em continuar a dieta de eliminação por mais 3 a 6 meses e, em seguida, reintroduzir o leite de vaca novamente.[5]

Quanto à eliminação de carne vermelha, esta não é recomendada, habitualmente, pois menos de 20% daqueles com APLV IgE mediada também são alérgicos à carne bovina. Especificamente, esta última está associada a uma alergia

Quadro 13 Pré-requisitos para teste de provocação domiciliar usando o *milk ladder* (escada de reintrodução da proteína do leite de vaca – após dieta de eliminação terapêutica)

- Alergia não mediada por IgE (com exceção da FPIES – síndrome da enterocolite induzida por proteína alimentar)
- Mediada por IgE, apenas se reações prévias leves e não anafiláticas
- De preferência, não asmáticos; se asmáticos, estáveis e tratados adequadamente
- Pacientes e familiares dispostos e preparados, sem barreiras linguísticas ou de compreensão
- O ideal é que as famílias tenham acesso imediato aos serviços de emergência
- Alto limiar de reação prévia
- Níveis baixos ou decrescentes de pápula cutânea no *prick* teste ou IgE sérica específica
- Pacientes mais jovens (p. ex., pré-escolares) são preferidos, embora não sem risco, pois os mais velhos podem ser propensos à alergia persistente e sofrer de alergias coexistentes

FPIES: síndrome da enterocolite induzida pela proteína alimentar.
Fonte: adaptado de Vandenplas.[20]

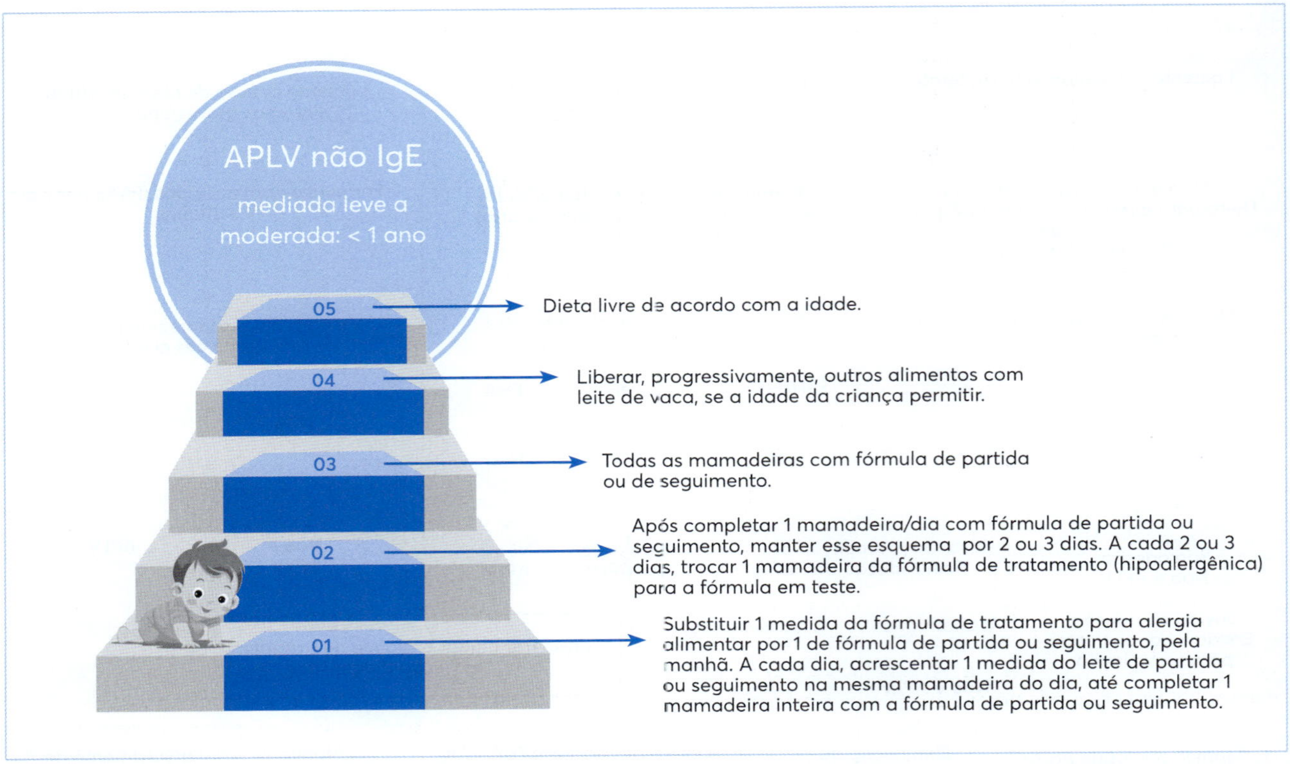
APLV não IgE
mediada leve a
moderada: < 1 ano
05
Dieta livre de acordo com a idade.
04
Liberar, progressivamente, outros alimentos com leite de vaca, se a idade da criança permitir.
03
Todas as mamadeiras com fórmula de partida ou de seguimento.
02
Após completar 1 mamadeira/dia com fórmula de partida ou seguimento, manter esse esquema por 2 ou 3 dias. A cada 2 ou 3 dias, trocar 1 mamadeira da fórmula de tratamento (hipoalergênica) para a fórmula em teste.
01
Substituir 1 medida da fórmula de tratamento para alergia alimentar por 1 de fórmula de partida ou seguimento, pela manhã. A cada dia, acrescentar 1 medida do leite de partida ou seguimento na mesma mamadeira do dia, até completar 1 mamadeira inteira com a fórmula de partida ou seguimento.

Figura 5 Escada de reintrodução da PLV em crianças com APLV leve/moderada não IgE mediada, menores de 1 ano, em uso de fórmulas infantis.

APLV: alergia à proteína do leite de vaca.

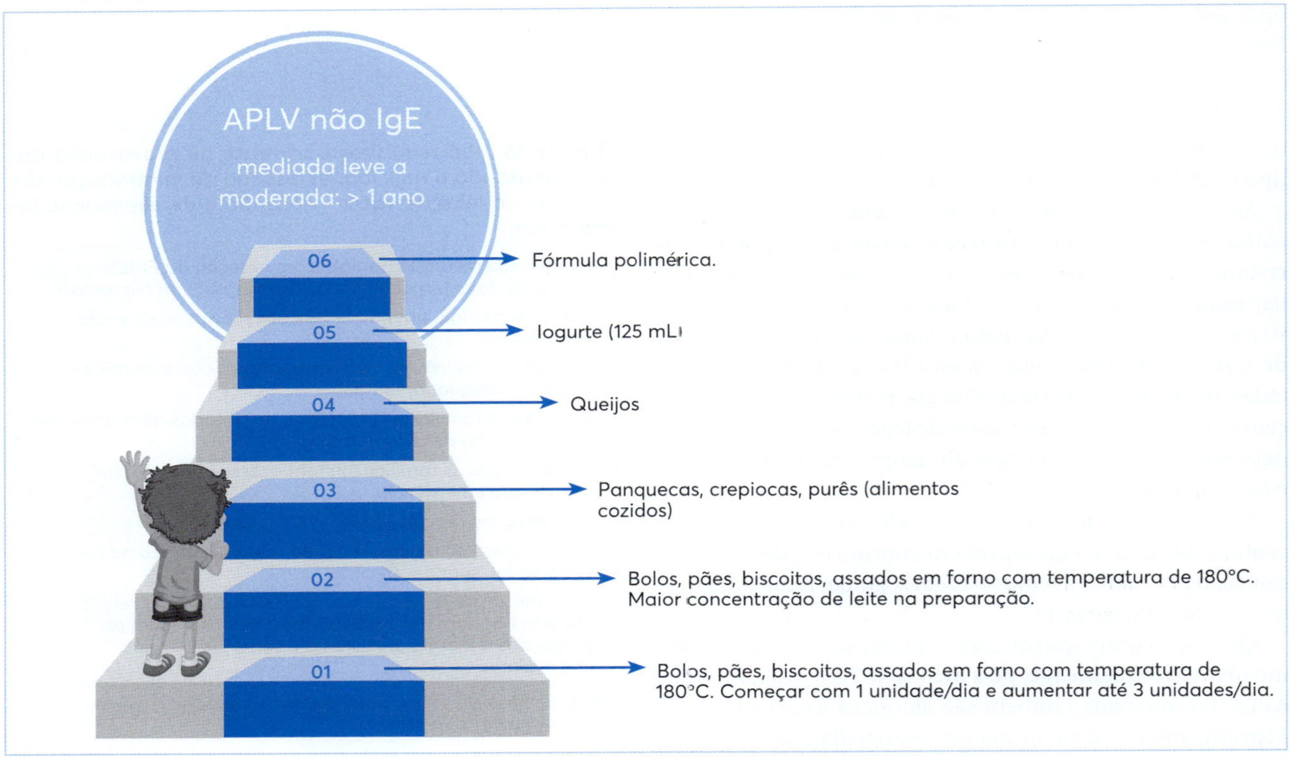

Figura 6 Escada de reintrodução da PLV em crianças com APLV leve/moderada não IgE mediada, maiores de 1 ano.

APLV: alergia à proteína do leite de vaca.

ligada à albumina do soro bovino, proteína bastante lábil à temperatura e à digestão. Assim, cozinhar ou assar a carne destrói esse alérgeno, na maioria das vezes. Foi demonstrado que praticamente todas as crianças alérgicas à carne bovina toleram carne bovina bem cozida.[5]

Imunoterapia oral

A imunoterapia oral é limitada aos pacientes com APLV IgE mediada e representa o método de escolha para prevenir anafilaxia à exposição acidental. Consiste na ingestão diária de doses crescentes do alérgeno, na fase inicial, seguida de ingestão de uma dose constante na fase de manutenção, com base em protocolos específicos personalizados. A imunoterapia oral em crianças com APLV grave e persistente deve ser considerada, mas fica reservada para pacientes selecionados e restrita a centros especializados.[5]

CONSIDERAÇÕES FINAIS

Alergia alimentar é uma "palavra só" para diferentes doenças, o que traz muitos desafios na prática clínica. Inclui diferentes condições de saúde, com mecanismos fisiopatológicos diversos, heterogeneidade no quadro clínico e no prognóstico dos pacientes, indo desde quadros leves até alguns com risco iminente de vida, o que traz grande ansiedade familiar. O diagnóstico da alergia alimentar permanece desafiador, especialmente da APLV não IgE mediada, e tanto o subdiagnóstico quanto o superdiagnóstico estão associados a desfechos negativos para a saúde e a consequências econômicas.

Na maioria dos lactentes com APLV, a conduta consiste em uma abordagem em quatro etapas:

Dieta de eliminação.

- TPO (etapa diagnóstica), com reintrodução da PLV em 2 a 4 semanas após uma dieta de eliminação diagnóstica, domiciliar na alergia não IgE mediada (formas leves/moderadas) e supervisionado por profissional de saúde nas formas IgE mediadas e FPIES (grave).
- Dieta de eliminação terapêutica, se confirmado o diagnóstico, por pelo menos 6 meses ou até a idade de 9 a 12 meses; TPO (avaliação de tolerância).

Na alergia IgE mediada, a reintrodução para estabelecer tolerância deve ser guiada pela gravidade dos sintomas e pela especificação de IgE e/ou teste cutâneo de puntura, sempre em ambiente hospitalar. Para APLV não IgE mediada com sintomas leves/moderados, a reintrodução com leite assado/cozido, de acordo com uma escada de leite adaptada aos hábitos alimentares locais, tem sido cada vez mais utilizada, na reintrodução após a dieta de eliminação terapêutica, nas condições descritas no texto. O *milk ladder* não está indicado na etapa diagnóstica. Há um consenso, não baseado em evidências, para reintroduzir o leite de vaca, a cada 3 a 6 meses, se os sintomas persistirem após a dieta de eliminação terapêutica inicial, feita por 6 meses ou até a idade de 1 ano.

Com uma variação significativa de fenótipos da APLV, não se pode aplicar uma abordagem "tamanho único" às recomendações diagnósticas e terapêuticas. Deve-se individualizar o paciente e orientar, conforme seu fenótipo e gravidade.

O leite materno humano é a nutrição ideal para bebês humanos. Contém compostos imunomoduladores que apoiam a formação de tolerância às proteínas alimentares maternas absorvidas através do leite materno e aos alimentos complementares do bebê. O apoio ativo da mãe para continuar a amamentação é essencial para a saúde atual e futura da criança.

REFERÊNCIAS BIBLIOGRÁFICAS

1. Bartha I, Almulhem N, Santos AF. Feast for thought: a comprehensive review of food allergy 2021-2023. J Allergy Clin Immunol. 2023 Dec 12:S0091-6749(23)02414-4.
2. Carvalho E. Alergia alimentar. Pronap ciclo XXIV, 2022. Sociedade Brasileira de Pediatria.
3. Carvalho E, Targa CF, Rodrigues LS. Alergia alimentar. In: Sociedade Brasileira de Pediaria (SBP). Tratado de pediatria. 5.ed. Barueri: Manole; 2021.
4. Jensen SA, Fiocchi A, Baars T, Jordakieva G, Nowak-Wegrzyn A, Pali-Schöll I, et al.; WAO Dracma guideline group. Diagnosis and rationale for action against cow's milk allergy (Dracma) guidelines update – III – Cow's milk allergens and mechanisms triggering immune activation. World Allergy Organ J. 2022 Sep 15;15(9):100668.
5. Meyer R, Venter C, Bognanni A, Szajewska H, Shamir R, Nowak-Wegrzyn A, et al.; WAO Dracma Guideline Group. World Allergy Organization (WAO) diagnosis and rationale for action against cow's milk allergy (Dracma) Guideline update – VII – Milk elimination and reintroduction in the diagnostic process of cow's milk allergy. World Allergy Organ J. 2023 Jul 24;16(7):100785.
6. Calvani M, Anania C, Cuomo B, D'Auria E, Decimo F, Indirli GC, et al. Non-IgE- or mixed IgE/Non-IgE-mediated gastrointestinal food allergies in the first years of life: old and new tools for diagnosis. Nutrients. 2021 Jan 14;13(1):226.
7. Ferreira CT, Carvalho E, Tofoli M, Carvalho S, Melo MCB, Marcelino B, et al. Alergia alimentar não IgE mediada: formas leves e moderadas. Guia prático de atualização da Sociedade Brasileira de Pediatria. São Paulo: SBP, 2022.
8. Martin VM, Virkud YV, Seay H, Hickey A, Ndahayo R, Rosow R, et al. Prospective assessment of pediatrician-diagnosed food protein-induced allergic proctocolitis by gross or occult blood. Allergy Clin Immunol Pract. 2020;8(5):1692-9.
9. Carvalho E, Ferreira CT. Alergia Alimentar. In: Silva LR, Ferreira CT, Carvalho E. Manual de residência em gastroenterologia pediátrica. Barueri: Manole; 2018. p.234-64
10. Martin VM, Virkud YV, Phadke NA, Su K-W, Seay H, Atkins MR, et al. Increased IgE- mediated food allergy with food protein-induced allergic proctocolitis. Pediatrics. 2020;146:e20200202.
11. Carvalho E, Rubini NPM. Mecanismos imunológicos e espectro clínico da alergia alimentar. In: Franco JM, edição. Rubini NPM, Oliveira LCL. Alergia alimentar. Série Imunologia e Alergia da Asbai. Rio de Janeiro: Atheneu; 2023.
12. Zhang S, Sicherer S, Berin MC, Agyemang A. Pathophysiology of non-IgE-mediated food allergy. Immunotargets Ther. 2021;10:431-46.
13. Agyemang A, Nowak-Wegrzyn A. Food protein-induced enterocolitis syndrome: a comprehensive review. Clin Rev Allergy Immunol. 2019;57:261-71.
14. Mathew M, Leeds S, Nowak-Węgrzyn A. Recent update in food protein-induced enterocolitis syndrome: pathophysiology, diagnosis, and management. Allergy Asthma Immunol Res. 2022;14(6):587-603.

15. Nowak-Węgrzyn A, Chehade M, Groetch ME, Spergel JM, Wood RA, Allen K, et al. International consensus guidelines for the diagnosis and management of food protein-induced enterocolitis syndrome: executive summary-work group report of the Adverse Reactions to Foods Committee, American Academy of Allergy, Asthma & Immunology. J Allergy Clin Immunol. 2017;139:1111-26.
16. Nowak-Wegrzyn A, Berin MC, Mehr S. Food protein-induced enterocolitis syndrome. J Allergy Clin Immunol Pract. 2020;8(1):24-35.
17. Leonard SA, Miceli Sopo S, Baker MG, Fiocchi A, Wood RA, Nowak-Węgrzyn A. Management of acute food protein-induced enterocolitis syndrome emergencies at home and in a medical facility. Ann Allergy Asthma Immunol. 2021 May;126(5):482-488.e1.
18. Groetch M, Baker MG, Durban R, Meyer R, Venter C, Muraro A. The practical dietary management of food protein-induced enterocolitis syndrome. Ann Allergy Asthma Immunol. 2021;127(1):28-35.
19. Salvatore S, Agosti M, Baldassarre ME, D'Auria E, Pensabene L, Nosetti L, et al. Cow's milk allergy or gastroesophageal reflux disease: can we solve the dilemma in infants? Nutrients. 2021 Jan 21;13(2):297.
20. Vandenplas Y, Broekaert I, Domellöf M, Indrio F, Lapillonne A, Pienar C, et al. An ESPGHAN position paper on the diagnosis, management and prevention of cow's milk allergy. J Pediatr Gastroenterol Nutr. 2023 Jul 26.
21. Solé D, Silva LR, Cocco RR, Ferreira CT, Sarni RO, Oliveira LC, et al. Consenso Brasileiro sobre Alergia Alimentar: 2018 – Parte 1: Etiopatogenia, clínica e diagnóstico. Documento conjunto elaborado pela Sociedade Brasileira de Pediatria e a Associação Brasileira de Alergia e Imunologia. Arq Asma Alerg Imunol. 2018;2(1):7-38.
22. Solé D, Silva LR, Cocco RR, Ferreira CT, Sarni RO, Oliveira LC, et al. Consenso Brasileiro sobre Alergia Alimentar: 2018 – Parte 2: Diagnóstico, tratamento e prevenção. Documento conjunto elaborado pela Sociedade Brasileira de Pediatria e Associação Brasileira de Alergia e Imunologia. Arq Asma Alerg Imunol. 2018;2(1):39-82.
23. Bunyavanich S, Shen N, Grishin A, Wood R, Burks W, Dawson P, et al. Early-life gut microbiome composition and milk allergy resolution. J Allergy Clin Immunol. 2016 Oct;138(4):1122-30.
24. Carvalho E, Ferreira CT. Alergia alimentar. In: Carvalho E, Silva LR, Ferreira CT. Gastroenterologia e nutrição em pediatria. Manole; 2012.

CAPÍTULO 12

INTOLERÂNCIA AOS AÇÚCARES DA DIETA

Margarida Maria de Castro Antunes
Gisélia Alves Pontes da Silva

AO FINAL DA LEITURA DESTE CAPÍTULO, O PEDIATRA DEVE ESTAR APTO A:

- Conceituar e distinguir intolerância primária/secundária de má digestão/absorção dos açúcares.
- Conhecer as principais causas de intolerâncias primárias e secundárias aos açúcares da dieta, segundo as faixas etárias pediátricas e os mecanismos etiopatogênicos.
- Descrever a fisiologia e a fisiopatologia da digestão/absorção dos açúcares dietéticos.
- Reconhecer os sinais e sintomas associados à má absorção/digestão dos açúcares dietéticos.
- Propor uma investigação complementar baseada em hipóteses diagnósticas geradas pela avaliação clínica.
- Elaborar um plano terapêutico e de acompanhamento com o intuito de avaliar a resposta clínica.

INTRODUÇÃO

A intolerância aos açúcares da dieta é um problema relativamente comum na faixa etária pediátrica e tem diversas explicações. Para compreender esse problema, é necessário entender o processo fisiológico de digestão e transporte/absorção de açúcares e como os processos patogênicos desencadeiam mecanismos fisiopatológicos que explicam os sinais e sintomas que caracterizam as manifestações clínicas.

A intolerância aos açúcares da dieta pode ser primária, por alteração de mecanismos digestivo-absortivos congênitos ou adquiridos, ou secundária a doenças que determinem alterações intestinais, seja em nível enzimático, seja por perda de superfície absortiva ou crescimento bacteriano elevado em intestino delgado. Além disso, fatores relacionados à dieta e à sensibilidade visceral podem determinar intolerância aos carboidratos.[1] O Quadro 1 apresenta as principais condições associadas à intolerância aos açúcares de acordo com a faixa etária e os mecanismos fisiopatológicos.

Vale observar se o início dos sinais e sintomas característicos da intolerância tem relação temporal com a ingestão do açúcar e a faixa etária do paciente e se a presença de alguma doença de base que comprometa a digestão/absorção do açúcar pode explicar o quadro de intolerância.

Neste capítulo serão apresentados conceitos de má digestão/absorção dos açúcares dietéticos, significado da intolerância aos açúcares da dieta, conceitos de causas primárias e secundárias, fisiologia e fisiopatologia da má digestão/absorção dos açúcares, com suas manifestações clínicas e laboratoriais, e os principais diagnósticos de acordo com a faixa etária onde são prevalentes.

CONCEITO

A má digestão/absorção de açúcares, por condições tanto primárias quanto secundárias, é definida como a ausência de aumento da glicose sérica ou do hidrogênio no ar expirado após um teste com sobrecarga desse açúcar, e nem sempre provoca sintomas. A intolerância aos açúcares é definida como a presença de sintomas predominantemente digestivos após a ingestão de alimentos com teor considerável do carboidrato em questão, e pode estar presente mesmo em indivíduos com provas normais de absorção.[2,3]

FISIOLOGIA E FISIOPATOLOGIA

Independentemente de a causa básica ser primária ou secundária, é fundamental o entendimento da fisiologia e da fisiopatologia da digestão/absorção dos açúcares para que se compreenda o motivo dos sinais e sintomas associados à intolerância aos açúcares da dieta. Apenas monossacarídeos são transportados/absorvidos pela mucosa intestinal; assim, os dissacarídeos e outros açúcares mais complexos passam pelo processo de digestão antes de serem decompostos em

Quadro 1 Condições gastrointestinais associadas à intolerância aos açúcares

	Causas primárias		Causas secundárias	
	Doença	**Mecanismo fisiopatológico**	**Doença**	**Mecanismo fisiopatológico**
Início precoce < 6 meses	Má absorção de glicose--galactose (rara – herança autossômica recessiva)	Defeito do sistema de transporte da glicose acoplada ao sódio (carreador SLC5A1)	Intolerância do prematuro à lactose	Insuficiência transitória da lactase por imaturidade intestinal
	Deficiência congênita de lactose	Prejuízo da digestão da lactose no intestino delgado com fermentação bacteriana em cólon	Ressecção intestinal	Redução da área de superfície absortiva/crescimento bacteriano em intestino delgado
			Enteropatia por alergia alimentar	Lesão da superfície digestiva/absortiva por processo inflamatório local
			Gastroenterites infecciosas	Lesão da superfície absortiva por processo inflamatório local com redução da digestão de dissacarídeos
Início tardio	Deficiência de sacarase--isomaltase (rara – herança autossômica recessiva)	Prejuízo da digestão da sacarose no intestino delgado com fermentação bacteriana em cólon	Doença celíaca	Redução da superfície digestiva/absortiva e do teor de dissacaridases no intestino delgado
	Intolerância à lactose do tipo adulto	Perda da atividade enzimática com a idade	Gastroenterite infecciosa	Lesão à superfície digestiva absortiva por processo inflamatório local
	Intolerância à frutose	Mecanismo não completamente elucidado. Relacionado à relação glicose/frutose na dieta	Enteropatia ambiental	Redução da área de superfície absortiva/crescimento bacteriano em intestino delgado
	Intolerância a sorbitol	Dependente da dose e concentração na dieta	Desnutrição grave	Redução da área de superfície absortiva/crescimento bacteriano em intestino delgado
	FODMAP (oligossacarídeos, dissacarídeos, monossacarídeos e polióis fermentáveis)	Indução de sintomas gastrointestinais pela distensão luminal após a fermentação dos açúcares	Doença de Crohn	Lesão à superfície digestiva absortiva por processo inflamatório local
	Intolerância à trealose (rara – herança autossômica recessiva)	Deficiência enzimática com má digestão/absorção do carboidrato presente em algas e cogumelos	Enterite por radiação ou drogas	Lesão à superfície digestiva absortiva

monossacarídeos – glicose, galactose, frutose – e absorvidos[4] (Figura 1).

A quebra dos açúcares mais complexos e dos dissacarídeos acontece mediante a ação de enzimas secretadas na luz intestinal (amilase salivar e pancreática) ou por enzimas existentes na borda em escova dos enterócitos (lactase, sacarase-isomaltase, maltase-glicoamilase, trealase). Os monossacarídeos resultantes são transportados/absorvidos pela mucosa intestinal e, em condições fisiológicas, o processo ocorre basicamente no jejuno.[4]

Se houver comprometimento na disponibilidade da enzima (redução na produção ou na secreção enzimática) ou comprometimento do processo de transporte/absorção, a presença de açúcares não digeridos/absorvidos levará a um aumento da osmolaridade do conteúdo luminal e uma quantidade significativa de açúcares chegará ao cólon, onde ocorrerá a fermentação por bactérias colônicas com queda do pH e a produção de ácidos graxos de cadeia curta, radicais ácidos e gases. O aumento da osmolaridade luminal contribui para acelerar a motilidade intestinal. Os produtos da fermentação explicam a presença de distensão e dor abdominal, fezes liquefeitas e, em alguns casos, observados principalmente em crianças que usam fraldas ou nas quais não é feita higienização adequada, hiperemia na região perianal.[5]

Contribuem para as alterações fisiopatológicas a redução da concentração das enzimas digestivas, a redução da área mucosa (responsável pelo transporte/absorção dos monossacarídios), o supercrescimento bacteriano no delgado de bactérias colônicas com capacidade de fermentar açúcares e a disbiose intestinal colônica. A depender da causa básica, o paciente poderá apresentar apenas sinais e sintomas associados à má digestão/absorção dos açúcares – as chamadas causas primárias – ou, nos casos em que há uma doença de base – as causas secundárias –, além desses sinais e sintomas, aqueles associados à doença de base.

É importante o entendimento de que outros fatores contribuem para a presença dos sinais e sintomas, ou seja, in-

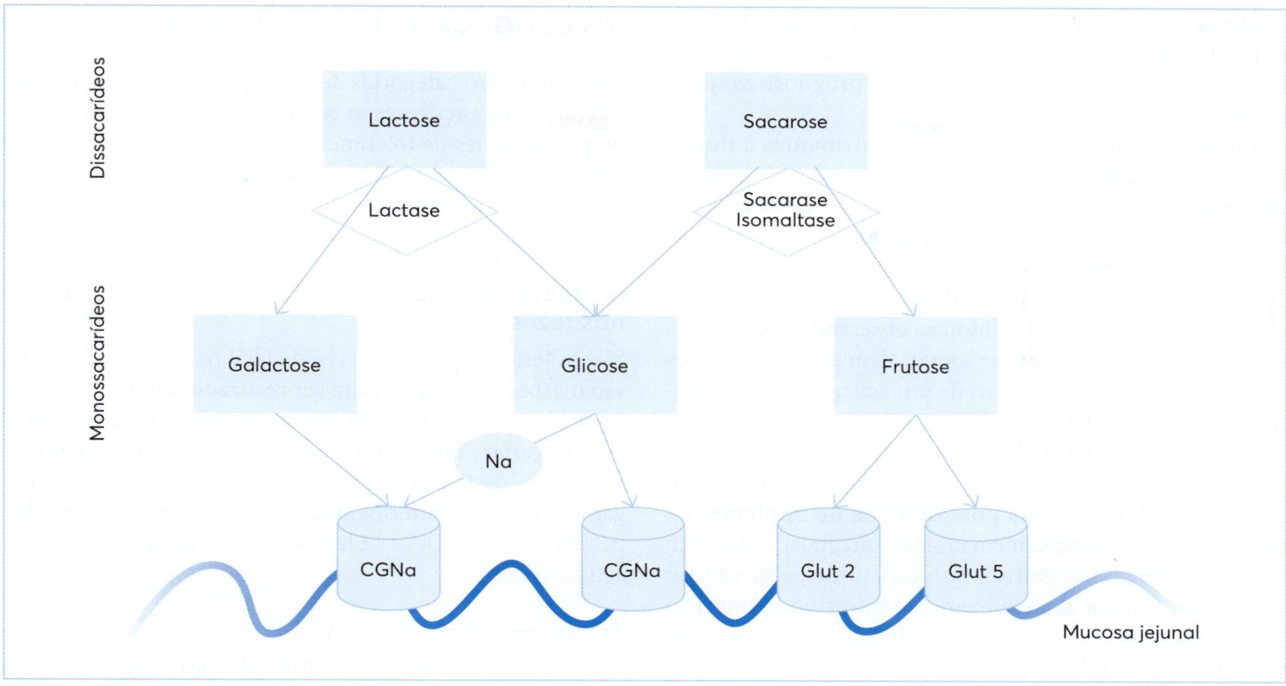

Figura 1 Esquema simplificado da digestão e absorção dos principais dissacarídeos da dieta.
CGNa: cotransportador da glicose e sódio; Glut 2 e Glut 5: carreadores da frutose.

tolerância aos açúcares da dieta em indivíduos que são bons digestores/absorvedores de açúcares. O modelo que explica essa ocorrência é multifatorial e inclui: excesso de consumo de açúcar (sinais e sintomas podem ocorrer em pessoas que apresentam concentrações normais da enzima), sensibilidade exacerbada (relatada em pacientes com síndrome do intestino irritável), excesso de bactérias colônicas com atividade sacarolítica e trânsito intestinal acelerado (permitindo que cheguem ao cólon açúcares não suficientemente digeridos; Figura 2).

MANIFESTAÇÕES CLÍNICAS

Dependendo de como o quadro clínico se instala e da idade do paciente, é feita a hipótese diagnóstica que guiará a investigação complementar. É importante que o pediatra

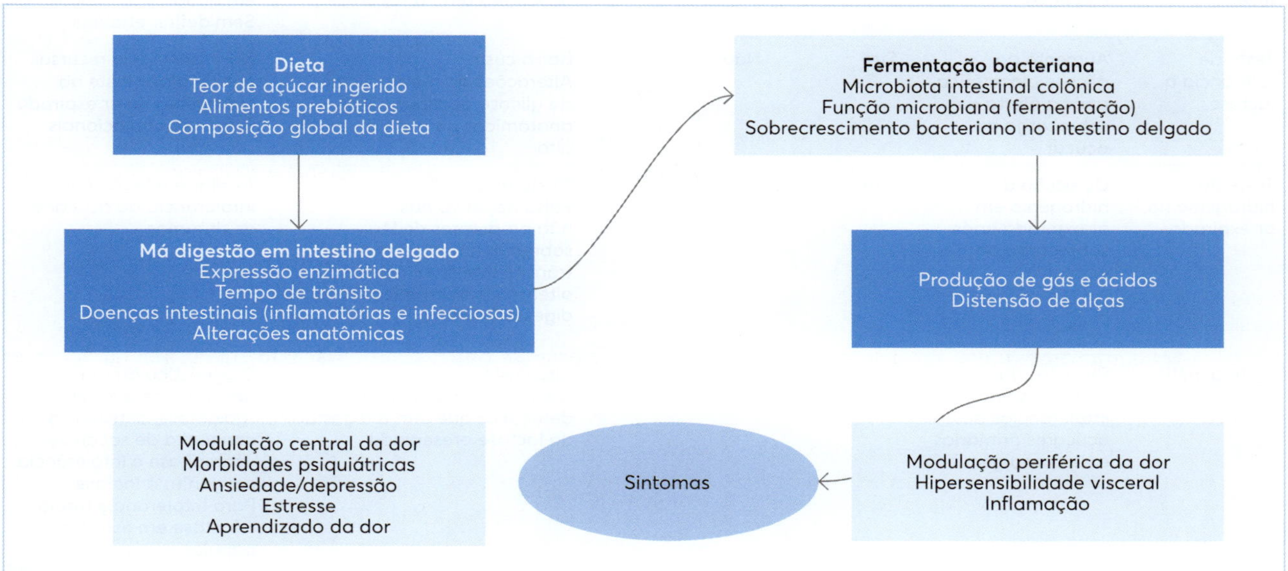

Figura 2 Modelo simplificado dos fatores envolvidos nos sintomas de intolerância aos açúcares.

conheça as causas prevalentes por faixa etária, a história natural do processo e a resposta esperada às intervenções terapêuticas para que o diagnóstico e o prognóstico sejam estabelecidos.

Os sinais e sintomas classicamente atribuídos à intolerância aos açúcares da dieta são: distensão e dor abdominal, diarreia aquosa, flatulência, eliminação de excesso de gases e, ocasionalmente, hiperemia perianal. Sintomas extraintestinais são pouco frequentes, mas incluem cefaleia, letargia e vertigem. Quando decorrentes de causas primárias, são basicamente estes os sinais e sintomas observados.[2] Quando a causa é secundária, podem se somar, além de manifestações clínicas de intolerância a mais de um açúcar, sinais e sintomas da doença de base.

O acrônimo FODMAP (fermentáveis oligossacarídeos, dissacarídeos, monossacarídeos, poliois) vem sendo utilizado para destacar essa possibilidade de intolerâncias múltiplas, que ocorreriam em crianças diagnosticadas com distúrbios funcionais gastrointestinais, principalmente dor abdominal funcional e síndrome do intestino irritável.[2,3]

A seguir, serão descritas as principais causas primárias, com ênfase na intolerância ontogenética à lactose.

INVESTIGAÇÃO COMPLEMENTAR

Existem quatro categorias de testes para diagnóstico de intolerância aos açúcares: o exame das fezes para avaliação do pH, os testes de tolerância, o teste do hidrogênio no ar expirado após a sobrecarga do açúcar e os testes genéticos. Um resumo da interpretação desses testes está descrito no Quadro 2.

pH fecal e pesquisa de substâncias redutoras nas fezes

São os testes mais acessíveis e de fácil realização. Contudo, são inespecíficos e precisam ser realizados em fezes recém-emitidas, pois tanto o pH quanto as substâncias redutoras podem variar com o tempo em contato com o ar. O pH fecal abaixo de 6 indica que houve produção de ácidos orgânicos a partir da fermentação de açúcares não digeridos pela microbiota. Deve-se lembrar que a sacarose não é um açúcar redutor.

Testes genéticos

Testes genéticos podem ser utilizados no diagnóstico das intolerâncias aos açúcares de causa genética, como na má

Quadro 2 Testes diagnósticos utilizados na investigação das intolerâncias aos açúcares

Testes	Em que se baseia	Avalia sintomas	Diferencia causa primária de secundária	Custos e limitações	Indicação
pH fecal	Na detecção de ácidos graxos produzidos pela fermentação de açúcares não digeridos	Não	Não	Baixo custo Tempo de armazenamento das fezes Necessita ser realizado em fezes recém-emitidas Falso positivo em bebês em aleitamento materno	Detectar a presença de má digestão de açúcares em quadros diarreicos Sem definir etiologia
Substâncias redutoras nas fezes	Detecta perda de açúcares redutores nas fezes	Não	Não	Baixo custo Não avalia perda de alguns açúcares como a sacarose	Detectar a presença de má digestão de açúcares em quadros diarreicos Sem definir etiologia
Teste de tolerância à lactose	Aumento da glicose plasmática após a oferta de sobrecarga de açúcar	Sim	Não	Baixo custo Alterações do metabolismo da glicose ou alterações anatômicas no trato digestório alto	Na ausência de recursos para realizar teste do hidrogênio no ar expirado Estudos populacionais
Teste do hidrogênio no ar expirado	Detecção do hidrogênio em ar expirado após sobrecarga do açúcar	Sim	Não	Custo moderado Falso negativo nos não produtores de H_2, sobrecrescimento bacteriano, trânsito intestinal acelerado e alterações anatômicas do trato digestório alto	Avaliar a relação entre a intolerância ao açúcar e os sintomas
Teste genético	Pesquisa das mutações para intolerâncias aos açúcares primárias e de causa genética	Não	Sim	Alto custo Na intolerância à lactose detecta os que têm a digestão da lactose preservada	Diagnóstico da má absorção de glicose-galactose, deficiência congênita de sacarase-isomaltase e intolerância congênita à lactose Para intolerância tardia à lactose em estudos populacionais

Fonte: adaptado de Misselwitz et al., 2019.[5]

absorção de glicose-galactose, na deficiência congênita de sacarase-isomaltase e nas formas congênita e tardia de deficiência da lactase.[2]

Na intolerância tardia à lactose se identifica o gene *LCT--13910:CT*, por PCR em tempo real em sangue ou saliva. A presença desse polimorfismo em indivíduos caucasianos é indicativa de persistência da lactase, ou seja, o paciente apresenta níveis de lactase altos mesmo após os 5 anos e não tem má digestão de lactose de causa genética.[7] Em povos oriundos da África e da Ásia, outros polimorfismos podem estar presentes. A miscigenação reduz a presença do polimorfismo LCT-13910:CT na população brasileira.[8]

Teste de tolerância aos açúcares

É a prova mais utilizada no Brasil, por ser simples e de baixo custo. O teste mede a glicose sanguínea em diferentes momentos (jejum, 30, 60 e 120 minutos) após a oferta do açúcar. O mais frequentemente utilizado é o teste de tolerância à lactose, com oferta de 2 g/kg (máximo de 50 g de lactose). Embora de simples realização, envolve múltiplas coletas de sangue. O teste é considerado alterado quando não se observa incremento maior que 20 mg/dL entre a glicemia de jejum e quaisquer outras medidas.

Para a interpretação do resultado, é muito importante assegurar-se de que o paciente ingeriu todo o volume da solução ofertada e observar se surgiram sintomas após o teste. A presença de sintomas é o melhor indicativo para avaliar se a alteração encontrada no teste repercute clinicamente. No entanto, o teor de açúcar utilizado no teste é muito superior ao que é consumido em situações do cotidiano, podendo levar a sintomas que não acontecem com a dieta habitual.[5]

Teste do hidrogênio no ar expirado

Baseia-se na medida do hidrogênio no ar expirado após a ingestão de uma dose padronizada do açúcar. O hidrogênio é um gás que não é produzido pelo ser humano, e sua presença no ar expirado indica a fermentação bacteriana do açúcar no trato digestório por bactérias colônicas ou em decorrência do supercrescimento bacteriano no intestino delgado. A dose do açúcar varia. Na pesquisa da má digestão de lactose, recomenda-se de 20 a 25 g. Doses superiores podem induzir sintomas mesmo na ausência de má digestão com a dieta habitual.[6]

Valor menor que 20 ppm antes do teste é necessário para analisar sua confiabilidade. Aumento maior que 20 ppm nas 3 horas após a ingestão é indicativo de má digestão/absorção. As medidas são realizadas em momentos consecutivos (0,90, 120 e 180 minutos) e, durante o teste, é realizado também um registro dos sintomas apresentados pelo paciente.

As limitações do teste do hidrogênio no ar expirado estão associadas com presença de supercrescimento bacteriano, perfis de microbiota colônica não produtoras de hidrogênio e uso de antibióticos e bactérias que convertem hidrogênio em metano (as chamadas metanogênicas), o que pode reduzir a sensibilidade do teste.[5] O teste do hidrogênio no ar expirado requer equipamento específico, insumos e executor treinado, além de ser de realização demorada (3 horas), o que eleva seu custo.

CAUSAS PRIMÁRIAS

No Quadro 3 são citadas as principais causas primárias de intolerância aos açúcares da dieta e, em seguida, serão descritos a patogenia, a clínica, a investigação laboratorial e o manejo dos pacientes. As causas primárias são menos frequentes que as secundárias. Algumas são geneticamente determinadas (deficiência enzimática, comprometimento no mecanismo de transporte) e têm início precoce: má absorção de glicose-galactose, deficiência congênita de sacarase--isomaltase, deficiência congênita de lactase; a intolerância ontogenética à lactose tem início tardio. Outras decorrem de um distúrbio funcional: má absorção de frutose, intolerância ao sorbitol e intolerância à trealose. Em relação à intolerância aos FODMAP, o mecanismo causal ainda não foi estabelecido.

Quadro 3 Padrões genéticos e fenótipos da má digestão e intolerância à lactose primária de início tardio

Genética	Forma	Definição
Lactase não persistente (ausência das mutações no MCM6)	Má digestão de lactose	Provas de digestão de lactose alteradas com ou sem sintomas de intolerância
	Intolerância à lactose primária tardia (ontogenética)	Provas de digestão alteradas, presença de sintomas após ingestão de lactose
Lactase persistente (mutações MCM6 presentes)	Tolerância à lactose após os 5 anos de vida	Provas de absorção normais, ausência de sintomas após a ingestão de lactose
	Intolerância funcional à lactose	Ausência de má digestão com provas de absorção normais e presença de sintomas após a ingestão de lactose

Deficiência congênita de lactase (alactasia congênita)

É uma doença autossômica recessiva, rara e com poucos casos descritos na literatura, com ausência de atividade da lactase desde o nascimento. Recentemente, foram descritas várias mutações com diferentes padrões de penetrância, o que poderia explicar um quadro clinicamente mais diversificado.[4] Classicamente, caracteriza-se por diarreia aquosa que se inicia desde o nascimento, ausência de vômitos e não comprometimento do estado geral. O atraso no diagnóstico leva a desidratação e distúrbios metabólicos.[4,9] A testagem genética é a base para o diagnóstico.

Má absorção de glicose-galactose

É uma doença autossômica recessiva, rara, decorrente de um defeito no transporte dos monossacarídios glicose e galactose através da mucosa do intestino delgado proximal em virtude de uma mutação genética no lócus *SLC5A1*, localizado no cromossomo 22q13.1. O comprometimento no transporte da glicose repercute na absorção do sódio por afetar o cotransporte do Na^+/glicose no intestino e no túbulo proximal renal. O resultado é a instalação precoce de um quadro de diarreia osmótica grave que leva a desidratação e perda de peso. A exposição a lactose, sacarose, maltose, glicose e/ou galactose desencadeia a sintomatologia.[9]

O diagnóstico deve ser considerado em todas as crianças que apresentam diarreia aquosa precoce e a investigação laboratorial tem suas limitações devido à tenra idade das crianças. Ajuda na suspeita diagnóstica o fato de a criança melhorar da diarreia quando é instalado o jejum e o retorno da diarreia quando é exposta a glicose e galactose. A medida do pH fecal (ácido) e a cromatografia das fezes para identificar a presença dos açúcares não absorvidos são úteis. A confirmação diagnóstica é feita pela identificação da mutação genética.[10]

O manejo terapêutico inclui a correção rápida dos distúrbios hidreletrolíticos e a oferta de uma fórmula infantil que tenha como fonte de açúcar a frutose (Galactomin 19). Alguns pacientes passam a tolerar os açúcares na vida adulta.

Deficiência congênita sacarase-isomaltase

É uma doença recessiva, rara, decorrente de mutação genética no lócus que codifica o complexo enzimático sacarase-isomaltase (SI) no cromossomo 3q26 e compromete a digestão principalmente da sacarose e, em menor grau, da maltose. São descritas mais de duas dezenas de variantes genéticas. A sintomatologia surge quando o lactente inicia a alimentação complementar, sendo desencadeada pela ingestão de frutas e amido, e é dependente da quantidade consumida do alimento e da concentração residual da enzima no duodeno/jejuno.[3,9]

Observa-se uma quebra incompleta da sacarose em frutose e glicose e da maltose em glicose, havendo aumento da osmolaridade no lúmen intestinal e maior presença dos açúcares não digeridos/absorvidos no cólon sendo fermentados, o que provoca sinais e sintomas que caracterizam intolerância ao açúcar.

Há uma grande variedade fenotípica decorrente da disponibilidade residual da concentração enzimática. A presença de diarreia clinicamente significativa pode comprometer a absorção de outros nutrientes e o estado nutricional da criança. Com a idade, há aumento do tamanho da área intestinal e os sintomas tornam-se mais leves.[9]

O diagnóstico pode ser feito por meio de teste genético (sequenciamento do gene *SI*), que identifica diversas variantes associadas à doença. A pesquisa do complexo enzimático na borda em escova dos enterócitos no intestino delgado proximal ainda é considerada o padrão-ouro, embora sem muita aplicabilidade na prática clínica. O teste de hidrogênio no ar expirado pode ser utilizado, mas há dificuldades técnicas e problemas com sua reprodutibilidade em crianças.[3]

O tratamento consiste no manejo dietético, reduzindo frutas e alimentos com alto conteúdo de amido, seguido de reintrodução gradativa com o objetivo de testar o grau de tolerância. Tem sido utilizada, ainda de forma incipiente, a enzima (sacrosidase) derivada do *Saccharomyces cerevisiae*, que ajuda na digestão da sacarose.[9]

Intolerância à lactose de início tardio (ontogenética ou hipolactasia primária do tipo adulto)

A lactose é o principal açúcar da dieta do ser humano até os 6 meses de vida e desempenha importantes funções na microbiota intestinal,[11] bem como na absorção do cálcio e na formação da massa óssea.[12] Esse dissacarídio, encontrado exclusivamente no leite dos mamíferos, está presente em grande quantidade no leite humano – cerca de 7 g/100 mL, concentração maior do que em outros mamíferos (cerca de 4,8 g/100 mL no leite de vaca e cabra).[7] Essa alta concentração de lactose no leite humano está relacionada, entre outros fatores, ao estabelecimento da microbiota inicial saudável, com predominância de lactobacilos e bifidobactérias.[5]

A digestão da lactose é realizada pela enzima lactase, uma hidrolase presente na borda em escova do intestino delgado proximal, altamente expressa no jejuno medial. Os níveis mais elevados de lactase no topo da vilosidade explicam por que ocorre maior queda da lactase do que de outras enzimas em situações de dano à mucosa, como nas diarreias por rotavírus e na doença celíaca.

A enzima lactase atinge seu pico de expressão ao final da gestação a termo; em cerca de 70% da população mundial, diminui naturalmente entre 2 e 5 anos de vida para níveis próximos a 10% do valor do período neonatal.[13] Essa redução é variável entre os povos e pessoas com essa característica são denominadas lactase não persistentes (LNP). A redução da atividade da lactase nos indivíduos LNP depende não apenas de genes específicos, mas também de fatores de transcrição que podem ser modificados pelo ambiente em fenômenos epigenéticos.[14] Desse modo, os indivíduos LNP podem apresentar graus variáveis de redução da atividade da lactase e de má digestão. Como, além da atividade da enzima, outros mecanismos são determinantes para a ocorrência de sintomas, pessoas LNP podem ser sintomáticas, assintomáticas ou apresentar sintomas leves.

Os indivíduos que mantêm os níveis de lactase elevados após os 5 anos são denominados lactase persistente (LP). Essa característica é mais frequente em descendentes de povos que praticaram pecuária durante séculos, como os europeus do Norte e a população ocidental. A persistência da lactase é determinada por padrão de herança dominante, podendo ser causada por cinco ou mais polimorfismos na região denominada MCM6 (*minichromosome maintenance complex component 6*) do cromossomo.[7] As mutações LP são variáveis entre os povos. No Brasil, foi relatada a presença da mutação 213910*T em 29% dos indivíduos oriundos da região Sul e em apenas 19% do Nordeste, demonstrando que a imensa maioria da população brasileira é LNP, mesmo com a sugestão de que outras mutações possam também explicar a frequência da LP no país.[8]

No Brasil, a maioria das pessoas também tem as provas de digestão alteradas, sendo que grande parte não apresenta sintomas ou apresenta sintomas relacionados a outros problemas (doenças intestinais ou síndrome do intestino irritável), dificultando a interpretação dos testes genéticos e de digestão. O teste de hidrogênio no ar expirado após sobrecarga de lactose é o que mais reproduz, dentro de limites, a função digestiva global e os sintomas.

Além disso, existem indivíduos LP sem alteração das provas de digestão e que apresentam sintomas após a ingestão de lactose. Essa situação é denominada intolerância funcional à lactose.[5] Um resumo dos perfis genéticos e dos fenótipos clínicos da intolerância à lactose primária tardia está descrito no Quadro 3.

Manifestações clínicas

Em um mesmo paciente os sintomas de intolerância à lactose podem variar de intensidade de acordo com a idade, a quantidade de lactose ingerida, o estado emocional e o período de vida. O estresse é capaz de aumentar a percepção visceral, fazendo com que a fermentação da lactose e a distensão de alça sejam reconhecidas pelo cérebro como desconforto ou dor. O uso de antibióticos também pode levar à exacerbação dos sintomas pela interferência no resgate da lactose não digerida no intestino delgado pela microbiota do colón.

São relatados sintomas neurológicos e comportamentais associados à intolerância à lactose, como cefaleia e fadiga. Essas queixas, embora evidenciadas em estudos com grande número de pacientes, podem estar relacionadas ao fato que pacientes com intolerância à lactose são também mais propensos a relatar queixas somáticas. De fato, existe uma relação estreita entre pacientes com condições dolorosas crônicas e intolerância à lactose.[15]

A intolerância à lactose pode ser confundida com distúrbios funcionais gastrointestinais da infância, como a síndrome do intestino irritável e a dor abdominal funcional. Como a frequência de má digestão de lactose com provas de digestão alteradas é elevada na população, é comum que um paciente com síndrome do intestino irritável seja diagnosticado de maneira equivocada como apenas portador de intolerância à lactose. Do mesmo modo, pacientes com distúrbios funcionais têm maior sensibilidade aos produtos da fermentação de açúcares, com redução de suas queixas pela restrição dos produtos lácteos. Contudo, esses pacientes não apresentam remissão completa dos sintomas mesmo após a retirada da lactose da dieta.

Teste genético na intolerância à lactose

Uma peculiaridade do teste genético na intolerância à lactose é que a detecção do polimorfismo LCT-13910:CT, por PCR em tempo real em sangue ou saliva, é indicativa de persistência da lactase. Isso significa que o indivíduo apresenta níveis de lactase altos, mesmo após os 5 anos, e não tem má digestão de lactose de causa genética. Em povos oriundos da África e da Ásia, outros polimorfismos podem estar presentes. Tendo em vista a miscigenação do país, essa limitação dificulta mais ainda o uso na população brasileira.[8] Portanto, os testes genéticos são mais aplicáveis para estudos populacionais, têm pouca utilidade do ponto de vista individual e são de alto custo.

Tratamento

O tratamento da intolerância à lactose objetiva a redução dos sintomas, a manutenção do estado nutricional e da saúde óssea e a redução no impacto dessa condição sobre a qualidade de vida.

Atualmente, sabe-se que a imensa maioria dos indivíduos intolerantes à lactose é capaz de ingerir até 12 g de lactose ao dia sem apresentar sintomas (o equivalente a 250 mL de leite). Desse modo, é recomendado que, diferentemente dos pacientes com alergias alimentares, não seja realizada uma dieta de restrição completa na intolerância à lactose.[5] O teor de lactose nos produtos lácteos varia de 5% no leite integral e desnatado a próximo de zero nos queijos e manteiga (Quadro 4). Alguns protocolos de tratamento sugerem que, na suspeita de intolerância à lactose, seja realizada uma restrição inicial de alimentos com teor acima de 1%, aumentando-se gradativamente o consumo até o ponto que o paciente perceba sintomas. Outros sugerem uma restrição fixa, sem variações, mas também mantendo pequenos teores de lactose.[2]

Quadro 4 Gramas de lactose nos alimentos

Produto lácteo	Por 100 g de alimento
Leite condensado	13-15
Leite integral	5
Leite desnatado	5,2
Coalhada	4,3
Queijo ricota	4
Iogurte natural	3,7-4,7
Sorvetes com leite	3,2-8,4
Queijo minas	1,9
Requeijão	1,6
Creme de leite sem soro	1,5
Queijo coalho	1,7
Queijo muçarela	0,13
Queijo prato	0,03
Parmesão e outros queijos curados e duros	0

Produtos lácteos sem lactose (por tratamento prévio com lactase) são disponibilizados comercialmente e amplamente difundidos. São relativamente seguros, embora raras reações alérgicas já tenham sido relatadas. A cristalização da lactose resultante do processo pode modificar o gosto, especialmente quando os produtos são estocados por muito tempo. No entanto, esse processo só é vantajoso em produtos com altas concentrações de lactose, como leite, leite condensado, creme de leite e alguns iogurtes e queijos cremosos. Nos produtos em que já existe uma redução natural de lactose (queijos duros e manteiga), a versão original pode e deve ser utilizada, reduzindo o custo do tratamento e mantendo pequenos aportes de lactose na dieta.

A manutenção de pequenos teores de lactose na dieta tem três vantagens:

- A lactose, mesmo em pequenas doses, exerce atividade prebiótica, favorecendo o crescimento de lactobacilos e bifidobactérias, micro-organismos predominantes na microbiota saudável.[5]
- O consumo aumenta o teor de cálcio e vitamina D na dieta, protegendo a saúde óssea na faixa etária pediátrica.
- O consumo regular de lactose melhora a tolerância ao longo do tempo. Esse efeito é possivelmente explicado pela optimização do resgate colônico de lactose pela microbiota, uma vez que a lactase não sofre estímulo pela presença do substrato.[16]

Além disso, a ingestão regular de produtos lácteos promove a produção de ácidos graxos de cadeia curta, os quais têm efeitos na regulação imunológica, na homeostase dos lipídios e da glicose e na diferenciação dos colonócitos com repercussões na interação do eixo cérebro-intestino.[5] Isso significa que é vantajoso para a pessoa com intolerância à lactose consumir pequenas porções de leite. Quando um indivíduo com intolerância à lactose permanece apresentando sintomas mesmo com a ingestão de pequenas quantidades de lactose, possivelmente essa condição coexiste com a síndrome do intestino irritável.

O uso de suplementação de lactase por tabletes simultaneamente com as refeições lácteas melhora a digestão da lactose, com redução da produção de H_2 nas provas de sobrecarga e melhora discreta dos sintomas. Embora o efeito das enzimas industriais seja pequeno, seu uso pode ser considerado, especialmente em situações de festas ou confraternizações, no intuito de reduzir o impacto da restrição sobre a qualidade de vida.

Prebióticos GOS (galacto-oligossacarídios), derivados da hidrólise da lactose, oferecidos regularmente demonstraram reduzir a produção de H_2 e a dor abdominal após sobrecarga de lactose. Esse efeito foi explicado pelo aumento de bifidobactérias fermentadoras de lactose na microbiota, permitindo a reintrodução do leite, com posterior incremento na composição bacteriana colônica.[17]

Do mesmo modo, algumas cepas de probióticos do tipo lactobacilos (*L acidophilus*, *L bulgaricus*, *L. plantarum*, *L. reuteri* ou *L. rhamnosus*), isolados ou associados a cepas de bifidobactérias, em concentrações superiores a 10^6 unidades formadoras de colônias, demonstraram efeito em reduzir sintomas, especialmente dor abdominal, diarreia e flatulência, em pessoas com intolerância à lactose. O período de intervenção dos estudos variou de 6 dias a 6 semanas e ainda não se estabeleceu por quanto tempo o efeito persiste após a suspensão do uso.[17] Apesar disso, o uso de probióticos pode ser considerado em pacientes com intolerância à lactose em períodos de muitos sintomas.

A intolerância à lactose primária tardia é uma condição que, se bem conduzida, não leva a consequências à saúde. Não necessita, na imensa maioria dos casos, de restrições alimentares rigorosas. No entanto, a restrição excessiva da lactose pode ter impacto em longo prazo na nutrição, no crescimento, na saúde óssea e na qualidade de vida do indivíduo.

Má absorção de frutose

É importante ressaltar que a intolerância à frutose, que se manifesta por dor e distensão abdominal e diarreia, não deve ser confundida com a intolerância hereditária à frutose, uma doença geneticamente determinada e com manifestações sistêmicas.

A frutose está presente em frutas, vegetais e mel. Tem sido usada pela indústria como adoçante em vários produtos, especialmente em sucos industrializados, refrigerantes e confeitos. É absorvida passivamente pela mucosa do intestino delgado – com a participação dos carreadores GLUT-5 e GLUT-2 –, mas, se ingerida em grande quantidade, pode sobrepor a capacidade absortiva intestinal. Além disso, a presença excessiva de açúcar no cólon é substrato para o processo de fermentação pelas bactérias colônicas.

Os produtos oriundos da fermentação estimulam a motilidade intestinal e explicam a sintomatologia: dor, flatulência, distensão abdominal e diarreia aquosa. A intolerância à frutose tem sido identificada frequentemente em pacientes com síndrome do intestino irritável. O teste de hidrogênio no ar expirado é uma ferramenta diagnóstica importante, e a presença de sintomas durante o teste é um dado significativo na confirmação do diagnóstico.[18]

O manejo dietético é indicado, com restrição de produtos industrializados ricos em frutose, além de mel e frutas e legumes que desencadeiam sintomas. Inicialmente, o consumo diário não deve ser maior que 10 g/dia. A oferta excessiva e concomitante de glicose e frutose contribui positivamente para a ocorrência de sintomatologia, mas a resposta é individual. Observa-se aumento da tolerância na vida adulta.[2]

Intolerância à trealose

A trealose é composta por duas moléculas de glicose e está presente em cogumelos e algas. A enzima responsável por sua quebra é a trealase, presente na borda em escova dos enterócitos jejunais. É uma condição rara, autossômica dominante. Os casos relatados na literatura são provenientes principalmente da Groenlândia. Não há estudos sobre a efetividade do teste de hidrogênio expirado, em virtude da escassez de casos estudados.[18]

Intolerância ao sorbitol

O sorbitol é um açúcar-álcool pobremente absorvido (depende da quantidade e da concentração) que existe naturalmente em frutas e é sintetizado pela indústria alimentícia, fazendo parte de diferentes produtos: confeitos, chicletes, alimentos dietéticos e medicamentos.

A ingestão de sorbitol pode levar a sinais e sintomas intestinais (flatulência, urgência evacuatória, dor e distensão abdominal) quando se consome 5 a 20g/dia; já quando o consumo supera 20 g/dia, pode desencadear diarreia.

Os polióis (sorbitol, xilitol, maltol, maltitol e eritriol) devem ser lembrados, quando ingeridos em excesso, como potencialmente associados à diarreia. São carboidratos, mas não são açúcares.[19] A análise dietética do seu consumo é a base para a suspeita diagnóstica, e a adequação da dieta e o controle dos sintomas confirmam o diagnóstico.

Intolerância aos FODMAP

Intolerância aos açúcares fermentáveis tem sido descrita na literatura especialmente entre os portadores de distúrbios funcionais gastrointestinais, com destaque para a dor abdominal funcional e a síndrome do intestino irritável. Esses pacientes parecem ter sensibilidade maior aos produtos resultantes da fermentação dos carboidratos de cadeia curta. A explicação fisiopatológica dos sinais e sintomas se baseia em um aumento da motilidade do trânsito intestinal ou em maior fermentação dos açúcares pelas bactérias colônicas, resultando em maior produção de gases.[20]

Ainda não há uma forma sistematizada para investigar laboratorialmente a intolerância a esses múltiplos carboidratos de cadeia curta. Por isso, é prudente que, diante dessa suspeita, o paciente seja encaminhado ao gastroenterologista pediátrico com o objetivo de realizar o diagnóstico diferencial com outras entidades nosológicas com sinais e sintomas semelhantes. Uma vez que a hipótese diagnóstica for definida, a restrição dietética por um período de 4 a 6 semanas deve ser feita sob a orientação de um nutricionista, pois diversos alimentos podem estar envolvidos e é preciso garantir a qualidade da alimentação, a fim de evitar déficits nutricionais iatrogênicos. A partir da resposta observada à dieta, deve-se tentar a reintrodução gradativa dos alimentos e observar o desencadeamento ou não de sintomatologia, com o objetivo de identificar quais alimentos devem permanecer restritos. É importante lembrar que muitos desses carboidratos de cadeia curta são prebióticos e que a diminuição do seu consumo pode alterar a constituição da microbiota intestinal.

CAUSAS SECUNDÁRIAS

As causas secundárias de intolerância aos açúcares mais frequentes, segundo a idade, estão descritas no Quadro 1. Decorrem de doenças que determinam alterações intestinais, seja em nível enzimático, seja por perda de superfície absortiva ou crescimento bacteriano elevado em intestino delgado. O diagnóstico da causa básica e seu tratamento são fundamentais para o controle da sintomatologia clínica. A restrição aos açúcares dietéticos só deve ser mantida enquanto a doença de base não for controlada.

CONSIDERAÇÕES FINAIS

A intolerância aos açúcares da dieta não é uma entidade nosológica. Os sinais e sintomas que caracterizam a intolerância estão presentes em doenças geneticamente determinadas (causas primárias) ou associados à sintomatologia de uma doença de base (causas secundárias). Em outras situações, podem ser considerados um distúrbio funcional (intolerância à frutose) ou estar presentes em distúrbios funcionais, como a síndrome do intestino irritável.

A suspeita diagnóstica é inicialmente feita pelo pediatra, mas nos casos mais complexos, em que há necessidade de uma investigação laboratorial mais profunda ou de manejo dietético mais rigoroso, é desejável o acompanhamento com especialista. O risco para a saúde em geral e de modo particular para a nutrição da criança/adolescente em caso de condutas inadequadas é real.

Um detalhamento do manejo dietético foge do escopo deste capítulo, mas revisões recentes da literatura trazem informações que podem ajudar no manejo inicial.[2,20]

REFERÊNCIAS BIBLIOGRÁFICAS

1. Puertolas MV, Fifi AC. The role of disaccharidase deficiencies in functional abdominal pain disorders – a narrative review. Nutrients. 2018;10:1-8.
2. Canani RB, Pezzella V, Amoroso A, Cozzolino T, Di Scala C, Passariello A. Diagnosing and treating intolerance to carbohydrates in children. Nutrients. 2016; 8:157-73.
3. Tuck JC, Biesiekierski JR, Schmid-Grendelmeier P, Pohl D. Food intolerances. Nutrients. 2019;11:1684-2000.
4. Wanes D, Husein DM, Naim HY. Congenital lactase deficiency: mutations, functional and biochemical implications, and future perspectives. Nutrients. 2019;11:461-70.
5. Misselwitz B, Butter M, Verbeke K, Fox MR. Update on lactose malabsorption and intolerance: Pathogenesis, diagnosis and clinical management. Gut. 2019;68:2080-91.
6. Amieva Balmori M, Coss Adame E, Rao NS, Dávalos Pantoja B, Rao SC. Diagnostic utility of carbohydrate breath tests for sibo, fructose, and lactose intolerance. Digestive Diseases and Sciences. 2020;65:1405-13.
7. Anguita-Ruiz A, Aguilera CM, Gil A. Genetics of lactose intolerance: an updated review and online interactive world maps of phenotype and genotype frequencies. Nutrients. 2020;12:2689-99.
8. Friedrich DC, Santos SEB, Ribeiro-dos-Santos AK, Hutz MH. Several different lactase persistence associated alleles and high diversity of the lactase gene in the admixed brazilian population. PLoS ONE. 2012;7:1-8.
9. Elkadri AZ. congenital diarrheal syndromes. Clin Perinatol. 2020;47: 87-104.
10. Wang W, Wang L, Ma M. Literature review on congenital glucose – galactose malabsorption from 2001 to 2019. J Paediatr Child Health. 2020;56:1779-84.
11. Forsgård RA. Lactose digestion in humans: intestinal lactase appears to be constitutive whereas the colonic microbiome is adaptable. Am J Clin Nutr. 2019;110:273-9.
12. Hodges JK, Cao S, Weaver CM. Lactose intolerance and bone health: The challenge of ensuring adequate calcium intake. Nutrients 2019; 11:1-27
13. Lomer MCE, Parkes GC, Sanderson JD. Review article: lactose intolerance in clinical practice – myths and realities. Alimentary Pharmacology and Therapeutics. 2008;27:93-103.
14. Oh E, Jeremian R, Oh G, Groot D, Susic M, Lee K, et al. Transcriptional heterogeneity in the lactase gene within cell-type is linked to the epigenome. Scientific Reports. 2017;7:1-11.

15. Posovszky C, Roesler V, Becker S, Iven E, Hudert C, Ebinger F, et al. Roles of lactose and fructose malabsorption and dietary outcomes in children presenting with chronic abdominal pain. Nutrients. 2019;11:3063-76.
16. Hertzler SR, Savaiano DA. Colonic adaptation to daily lactose feeding in lactose maldigesters reduces lactose intolerance. Am J Clin Nutr. 1996;64:232-6.
17. Leis R, Castro MJ, Lamas C, Picans R, Couce ML. Effects of prebiotic and probiotic supplementation on lactase deficiency and lactose intolerance: a systematic review of controlled trials. Nutrients. 2020;12:487-500.
18. Montalto M, Gallo A, Ojetti V, Gasbarrini A. Fructose, trehalose and sorbitol malabsorption. Eur Rev Med Pharmacol Sci. 2013;17(Suppl 2):26-9.
19. Liauw S, Saibil F. Sorbitol often forgotten cause of osmotic diarrhea. Can Fam Physician. 2019;65:557-8.
20. Pensabene L, Salvatore S, Turcoc R, Tarsitano F, Concolino D, Baldassarre ME, et al. Low FODMAPs diet for functional abdominal pain disorders in children: critical review of current knowledge. J Pediatr. 2019;95:642-56.

CAPÍTULO 13

MICROBIOTA, DOENÇAS GASTROINTESTINAIS E USO DE PROBIÓTICOS

Katia Galeão Brandt
Marise Helena Cardoso Tofoli

AO FINAL DA LEITURA DESTE CAPÍTULO, O PEDIATRA DEVE ESTAR APTO A:

- Reconhecer os avanços científicos em relação às funcionalidades do microbioma.
- Entender os fatores determinantes para a formação e a manutenção da microbiota saudável.
- Conhecer as principais formas de manejo da microbiota.

INTRODUÇÃO

A microbiota humana corresponde ao conjunto de micro-organismos encontrados nas superfícies externas do corpo (Quadro 1), como pele e mucosas. Cada parte tem uma microbiota com características próprias. O intestino é o local do corpo humano que alberga maior número e diversidade de micro-organismos, e é onde a microbiota exerce maior influência sobre o ser humano. No intestino, os micro-organismos se beneficiam de um ambiente protegido onde existe um suprimento rico e contínuo de nutrientes; em contrapartida, as funções desempenhadas por eles são vitais para o hospedeiro. É preciso que haja uma relação harmônica entre os micro-organismos e o hospedeiro; desequilíbrios na comunidade microbiana ou na sua relação com o hospedeiro são relacionados à ocorrência de doenças. Além de bactérias, sabe-se que o intestino também contém vírus, fungos e parasitas, porém o maior conhecimento existente é em relação às bactérias.[1]

A partir dos avanços no conhecimento sobre a microbiota intestinal e suas funções, logo teve início a associação de certos padrões na composição da microbiota com o desenvolvimento de alterações metabólicas e doenças crônicas não transmissíveis em indivíduos geneticamente suscetíveis. Isso estimula a realização de pesquisas que avaliam a microbiota e sobre como reverter a disbiose, o que inclui estudos com prebióticos, probióticos, simbióticos, posbióticos, psicobióticos e transplante de microbiota fecal (TMF).

Quadro 1 Terminologias relacionadas a microbiota

Termo	Definição
Microbiota humana	Conjunto de micro-organismos (bactérias, fungos e vírus) presentes nos diversos locais do corpo humano
Microbiota intestinal	Conjunto de micro-organismos presentes no intestino
Microbiota fecal	Conjunto de micro-organismos presentes nas fezes, oriundos do conteúdo luminal, usualmente utilizado em pesquisas
Simbionte	Micro-organismos que interagem com o hospedeiro por meio de relação mutuamente benéfica
Patobionte	Micro-organismos que, em condições normais, se comportam como simbionte, porém são capazes de promover doença quando as condições do hospedeiro ou de meio ambiente são alteradas
Eubiose	Composição da microbiota em equilíbrio, com preponderância de simbiontes
Disbiose	Desequilíbrio na composição da microbiota com consequências deletérias para o hospedeiro; pode ocorrer por supressão de simbiontes, expansão de patobiontes, diversidade microbiana muito diminuída ou aumentada

COMPOSIÇÃO DA MICROBIOTA INTESTINAL

Embora as bactérias possam ser encontradas em todo o trato gastrointestinal, elas não se distribuem de forma homogênea. No estômago e no intestino delgado, o ambiente é desfavorável para sua proliferação e a população bacteriana é pequena; isso ocorre, principalmente, em virtude da ação bactericida das secreções intestinais (ácido gástrico, bile, secreções pancreáticas) e do intenso peristaltismo nessas regiões. No cólon, as bactérias encontram a melhor condição para sua proliferação em razão da ausência de secreções intestinais, do peristaltismo lento e do abundante suprimento nutricional. A população microbiana do cólon alcança a maior magnitude, contendo 70% da microbiota de todo trato gastrointestinal.

Quanto à composição, as bactérias anaeróbicas excedem por duas a três vezes as bactérias anaeróbicas facultativas ou aeróbicas. Do ponto de vista taxonômico, o intestino comporta poucos filos bacterianos, sendo que quase 99% das espécies identificadas pertencem aos filos Firmicutes e Bacteroidetes. Entretanto, uma grande diversidade de espécies bacterianas, cerca de 300 a 500, pode ser encontrada.[2] Cada indivíduo terá uma particular combinação de espécies, diferente daquela encontrada em outro indivíduo, de modo que a microbiota de cada indivíduo pode ser comparada a uma impressão digital.

IMPLANTAÇÃO DA MICROBIOTA INTESTINAL NA INFÂNCIA

A implantação da microbiota intestinal tem início, minimamente, no intraútero; entretanto, os eventos que mais influenciam essa implantação são aqueles que ocorrem desde o nascimento até por volta do segundo ano de vida, quando se estabelece uma microbiota estável, que sofrerá poucas modificações ao longo da vida.

No início da implantação, a composição da microbiota será dinâmica e instável. Para permanecerem no trato gastrointestinal, as bactérias precisam se fixar aos sítios de adesão que estão presentes no muco intestinal e proliferar. Diz-se que ocorreu colonização quando determinada população bacteriana é capaz de permanecer no intestino ao longo do tempo, sem necessidade de reintrodução periódica.

Na microbiota inicial instável ocorrerá uma série de sucessões bacterianas influenciadas por diferentes fatores internos (relacionados ao hospedeiro e às bactérias) e externos (tipo de parto, alimentação e condições de higiene ou contaminação ambiental). As forças atuantes nesse ecossistema microbiano-humano induzirão a persistência de algumas populações bacterianas e a eliminação de outras. Ocorrerá o aperfeiçoamento progressivo das comunidades bacterianas, até que se atinja uma microbiota estável, madura, em torno do segundo ano de vida.[3]

A via de parto influenciará fortemente o perfil dos primeiros colonizadores introduzidos no intestino humano. A criança que nasce por parto vaginal será exposta inicialmente às bactérias das microbiotas vaginal e fecal maternas. Já a criança que nasce por meio de parto cesariano será inicialmente exposta a bactérias do meio ambiente (hospitalar, na maioria dos casos) e da pele humana. Diferentes composições de microbiota são observadas em crianças nascidas de parto normal ou cesáreo, podendo essas diferenças persistir ao longo de vários meses. As diferenças são quanto à composição e à diversidade, sendo que crianças nascidas de parto cesáreo usualmente apresentam menor frequência de simbiontes lactobacilos e bifidobactérias e maior frequência do patobionte clostrídio, além de menor diversidade bacteriana, do que aquelas nascidas de parto vaginal.[3]

Existe uma óbvia diferença entre os bebês amamentados e os que consomem leite artificial. As crianças em aleitamento materno são rapidamente colonizadas por bifidobactérias, que em pouco tempo se tornam dominantes, favorecidas pela ação dos oligossacarídeos do leite materno. Em contraste, crianças em uso de leite artificial desenvolvem uma microbiota com menos bifidobactérias e maior quantidade de patobiontes, como o clostridio.[3]

O padrão de colonização dos bebês varia conforme a carga microbiana do meio ambiente onde ele vive. Tudo indica que nos países desenvolvidos, onde foram empregadas práticas de higiene cada vez mais rigorosas, a baixa exposição dos bebês aos contaminantes ambientais tenha modificado o padrão de colonização intestinal. Há evidências de que crianças nascidas em países desenvolvidos têm aquisição tardia de algumas bactérias importantes e menor *turnover* de cepas bacterianas em sua microbiota, indicando exposição a baixa variedade de bactérias no ambiente.

O uso de antibióticos, principalmente no primeiro ano de vida, altera o padrão de colonização intestinal, podendo causar supressão de simbiontes e proliferação de patobiontes (frequentemente mais resistentes aos antibióticos), como *Clostridium difficile, Klebsiella, Proteus* e *Candida* spp. O efeito será dependente da concentração intraluminal e do espectro do antibiótico. Parece ocorrer um reestabelecimento da microbiota normal após a suspensão do antibiótico, porém as consequências desse desequilíbrio no início da vida podem repercutir a longo prazo, estando associadas à maior ocorrência de alergia e obesidade na criança de maior idade.

FUNÇÕES DA MICROBIOTA

A microbiota intestinal em condição de eubiose realiza importantes funções benéficas para o ser humano e para a manutenção da saúde; entretanto, quando existe disbiose, pode realizar funções deletérias, que levam a doenças (Quadro 2).

A microbiota residente tem o potencial de impedir o estabelecimento de bactérias patogênicas. Este fenômeno é conhecido como "resistência à colonização" ou "efeito barreira". Um dos mecanismos que explica esse fenômeno é o fato de as bactérias residentes já estarem ocupando os nichos de colonização disponíveis, o que inviabiliza a aderência e a permanência de novas bactérias. Esse impedimento à colonização também ocorre por outros mecanismos, como competição por nutrientes disponíveis no meio, produção de um ambiente fisiologicamente restritivo (p. ex., alteração do pH ou produção de metabólitos tóxicos) e produção de substâncias com ação antimicrobianas.

As bactérias da microbiota intestinal são essenciais para o desenvolvimento e a modulação dos sistemas imunológicos inato e adquirido, local e sistêmico. A composição da microbiota intestinal influencia o tipo de modulação imune, podendo haver maior estímulo à resposta imune do tipo reguladora ou efetora. No caso do predomínio de estímulos microbianos que levam à proliferação de células efetoras, ocorrerá o desenvolvimento de alergia ou autoimunidade.

Quadro 2 Funções atribuídas à microbiota intestinal

Funções benéficas	Mecanismo
Proteção contra patógenos	Competição por sítios de adesão
	Competição por nutrientes
	Produção de um ambiente fisiologicamente restritivo
	Produção de substâncias antimicrobianas
Desenvolvimento e modulação do sistema imune	Estímulo à proliferação das células imunes da lâmina própria e ao tecido linfoide associado à mucosa
	Envolvimento no desenvolvimento da tolerância imunológica
Ação metabólica	Salvamento energético Produção de AGCC e seus benefícios
	Nutrição do enterócito e melhora das junções firmes
	Síntese de vitamina K Metabolismo biliar
Função neurológica	Síntese de neurotransmissores, como serotonina, triptofano, quenurenina, ácido aminobutírico
Funções deletérias	**Mecanismo**
Dano à mucosa	Proliferação de patobiontes e ação direta sobre a mucosa intestinal
Translocação bacteriana	Proliferação de patobiontes e invasão da mucosa intestinal
Produção de metabólitos danosos	Carcinógenos, ácidos graxos hidroxilados e ácidos biliares desconjugados liberados do metabolismo microbiano
Indução à alergia	Inabilidade de promover o fortalecimento da barreira mucosa Inabilidade de regular a resposta Th2
Indução e exacerbação da atividade inflamatória da mucosa	Predomínio de micro-organismos indutores da proliferação de células inflamatórias e seus mediadores

Fonte: adaptado de Teitelbaum, 2016.[4]

Substratos que chegam ao lúmen colônico são metabolizados pelas bactérias locais, gerando diferentes resíduos. Os principais substratos que chegam ao cólon são os carboidratos não digeridos pelas enzimas humanas. As bactérias apresentam enzimas capazes de digerir vários desses carboidratos, gerando resíduos que podem ser reabsorvidos pela mucosa colônica, ocorrendo o chamado salvamento energético. Os ácidos graxos de cadeia curta (AGCC; acetato, propionato e butirato) são os principais resíduos produzidos pelo metabolismo bacteriano. Esses ácidos têm grande importância para a saúde humana e intestinal, pois são a principal fonte de energia dos colonócitos, sendo, portanto, essenciais para a integridade do epitélio intestinal. A microbiota é essencial para a síntese da vitamina K e ainda atua no metabolismo dos ácidos biliares, favorecendo sua degradação e reabsorção.[4]

A microbiota intestinal sintetiza peptídios relacionados à neutransmissão, incluindo serotonina, triptofano, quenurenina, ácido aminobutírico, entre outros. Esses peptídios potencialmente neuroativos formam uma das vias do eixo intestino-cérebro, sistema bidirecional de comunicação entre o microbioma intestinal e a neurofisiologia do sistema nervoso central.

DOENÇAS ASSOCIADAS À DISBIOSE

A enterocolite necrosante tem origem multifatorial, mas as bactérias patogênicas e suas citocinas estão associadas ao dano provocado à mucosa intestinal dos prematuros. A disbiose ocorre em virtude de diversos fatores, como exposição do prematuro ao ambiente rico em patobiontes das unidades de terapia intensiva, uso frequente de antibióticos de amplo espectro e, muitas vezes, alimentação artificial, na ausência do leite materno.

A ocorrência de alergia, principalmente no início da vida, pode ser favorecida pela disbiose intestinal. A disbiose pode prejudicar o adequado amadurecimento da barreira mucosa intestinal, permitindo maior absorção de partículas antigênicas; também pode falhar na indução da proliferação de células reguladoras, não permitindo contrabalancear o perfil Th2 que predomina ao nascimento. A disbiose também pode induzir a resposta alérgica, por modificar a forma de captação da partícula antigênica, sua apresentação e sua degradação.

O uso de antibióticos, principalmente no primeiro ano de vida, foi associado a maior frequência de alergia. A "hipótese da higiene" sugere que a menor exposição das crianças a enterobactérias, nos países desenvolvidos, tenha reduzido a estimulação microbiana ao sistema imune da mucosa intestinal, trazendo como consequência menor indução de células reguladoras e propagação da resposta Th2, fator responsável pela maior prevalência das doenças atópicas nesses países.

A doença inflamatória intestinal (DII) é determinada por diversos fatores genéticos e ambientais, mas a composição da microbiota parece ter influência importante sobre sua ocorrência. Evidências sugerem que um desequilíbrio entre as bactérias patobiontes e simbiontes pode favorecer a DII. A disbose pode favorecer a DII por comprometer a integridade da barreira gastrointestinal. Foi observado em modelos animais que, antes da ocorrência da atividade inflamatória exacerbada da mucosa, ocorrem aumento de bactérias patobiontes aderidas à mucosa e redução das bactérias simbiontes.

Evidências indicam que doenças psiquiátricas e neurológicas podem estar associadas à disbiose, incluindo autismo, doenças neurodegenerativas, depressão e esquizofrenia.

A disbiose tem sido associada também a aumento de adiposidade e resistência à insulina. Vários mecanismos são hipotetizados para explicar esse fenômeno, como menor produção de AGCC (principalmente butirato), maior produção de ácidos graxos ramificados, aminoácidos sulfúricos e aromáticos, dano à integridade da mucosa intestinal e maior absorção de lipopolissacarídios (LPS). Os níveis mais elevados de LPS favorecem a inflamação sistêmica de baixo grau e a resistência à insulina.

A disbiose pode ser um dos vários fatores envolvidos na fisiopatologia da doença hepática gordurosa não alcoólica (NAFLD) e da esteato-hepatite não alcoólica (NASH). Observou-se que a microbiota de indivíduos com NAFLD apresenta maiores taxas de bactérias produtoras de etanol, que causa dano à barreira intestinal e contribui para a endotoxemia portal. Na microbiota fecal de indivíduos com doenças hepáticas metabólicas são encontrados maiores níveis de metabólitos que causam toxicidade hepatocelular do que em controles saudáveis. O metabólito microbiano fenilacetato contribui para o acúmulo de lipídios no fígado e, portanto, para NASH.[5]

Na desnutrição aguda grave pode ocorrer perda precoce de bifidobactérias importantes (*Bifidobacterium longum e Bifidobacterium pseudolongum*), levando à proliferação de aeróbios facultativos e à redução dos anaeróbios. A perda da microbiota intestinal anaeróbica saudável causa comprometimento gradual do salvamento energético, da resposta imune e da síntese de vitaminas, estando relacionada a má absorção crônica, diarreia e invasão sistêmica por bactérias patogênicas.[5]

Prebióticos

Prebióticos são ingredientes não digeríveis da dieta que beneficiam o hospedeiro estimulando seletivamente o crescimento e/ou a atividade de bactérias no cólon, com melhora da saúde.[6] Os probióticos devem ter características específicas, como resistência ao ácido gástrico e às enzimas digestivas, ser não absorvíveis, sofrer fermentação pela microbiota e, por fim, estimular seletivamente o crescimento e/ou a atividade de bactérias intestinais com ação benéfica – frutooligossacarídeos, lactulose e polissacarídeos não digeríveis, como inulina, celulose, pectina, lignina, gomas e mucilagens, preenchem esses critérios.[7]

A maioria das recentes pesquisas envolvendo a utilização de prebióticos inclui o estudo dos oligossacarídeos presentes no leite humano, maior fonte de prebióticos, e de sua suplementação nas fórmulas infantis. Os oligossacarídios presentes no leite materno (HMOS – do inglês *human milk oligossacharides*), entre outras funções, promovem a colonização de uma microbiota saudável, com aumento de algumas bifidobactérias que contribuem para a homeostase intestinal.

A partir da fermentação dos prebióticos são produzidos AGCC, como ácido acético, ácido propiônico e ácido butírico. Estes se tornam fontes de energia para os enterócitos, favorecem sua diferenciação, auxiliam no fortalecimento da junção entre eles, estimulam o crescimento de cepas benéficas, auxiliam na regulação da motilidade intestinal, interferem na apoptose celular e modulam o sistema imune. Além disso, alguns AGCC diminuem os níveis de glucagon, o que ajuda a melhorar a resistência periférica à insulina.[7,8] Outras funções dos prebióticos, ainda em estudo, são o auxílio na prevenção de doenças alérgicas (por exemplo, asma), na regulação do apetite, no controle da síndrome metabólica e no tratamento da constipação intestinal. Todavia, a escassez de evidências científicas não justifica sua recomendação para o uso sistematizado nessas indicações.[9]

Probióticos

Os probióticos são definidos, pela Organização das Nações Unidas para Agricultura e Alimentação (FAO) e pela da Organização Mundial da Saúde (OMS), como "micro-organismos vivos que, quando administrados em quantidades adequadas, conferem um benefício à saúde do hospedeiro".[6,10] Como se trata de micro-organismos vivos, existem relatos de alguns efeitos colaterais, como fungemia e bacteremia, de modo que sua utilização em pacientes portadores de imunodeficiências primárias e cateter central não é recomendada. Existem estudos que avaliam sua segurança e seus benefícios em prematuros, na imunodeficiência adquirida e na oncologia.[11]

De maneira geral, os probióticos podem atuar de diversas formas, conforme mostra o Quadro 3. É importante ressaltar que cada cepa pode ter uma ou mais ações específicas. Por isso, cada probiótico deve ser identificado por gênero, espécie da cepa, subespécie e denominação alfanumérica.[7,11]

Quadro 3 Mecanismos de ação dos probióticos

Auxílio na digestão de alimentos
Interação com o sistema imune
Controle do crescimento de patógenos, por competirem por nutrientes e locais de adesão
Acidificação do pH intestinal
Estímulo à produção da barreira mucosa
Ativação de macrófagos
Estímulo à produção de IgA
Modulação do perfil de citocinas
Produção de bacteriocinas

As principais aplicações clínicas dos probióticos, estudadas em pediatria, estão descritas a seguir.

Prevenção da diarreia aguda

A maioria dos estudos que avaliaram o papel dos probióticos na prevenção da diarreia aguda foi realizada em creches. Esses estudos apresentam significativa heterogeneidade, com avaliação de diferentes cepas e períodos de intervenção. As principais cepas estudadas foram: *Lactobacillus rhamnosus GG (LGG), Bifidobacterium lactis Bb 12, Streptococcus thermophilus, Lactobacilli (Lactobacilli reuteri, Lactobacilli rhamnosus, Lactobacilli acidophilus)*. Nesses estudos, demonstrou-se que o uso de probióticos na prevenção da diarreia aguda tem fraca evidência científica. Em relação à prevenção de diarreia nosocomial, a cepa mais estudada é o *Lactobacillus GG*. A administração dessa cepa evidenciou redução significativa do risco de diarreia e vômitos, mas sem interferência no tempo de hospitalização.[12]

Tratamento da diarreia aguda

O mecanismo de ação dos probióticos no tratamento diarreia aguda não foi estabelecido. A competição por nutrientes, a acidificação do meio e a produção de bacteriocinas por e liberam CO_2. A quantidade de CO_2 expirada reflete, então, a função pancreática exócrina, e uma coleta inferior a 58% de CO_2 indica a presença de má digestão de gordura, com especificidade e sensibilidade para IPE grave de cerca de 90%.

Todavia, esses testes indicam má absorção de gordura, não diferenciando se a origem é pancreática ou não. Mas têm a vantagem de avaliar a eficácia da terapia de reposição enzimática[12].

Quantificação de gordura fecal

Esse teste consiste na coleta de gordura fecal de 72 horas. O resultado é expresso como CFA (ou seja, a porcentagem de gordura na dieta que é absorvida, dada como teor conhecido de gordura na dieta). O CFA normal é de 93% do teor de gordura. A esteatorreia é classicamente definida pela presença de pelo menos 7 g de gordura fecal ao longo de 24 horas, no contexto de um teste de fezes de 72 horas, quando a dieta inclui 100 g de gordura diariamente.

Esse teste tem várias limitações na prática clínica, em virtude da adesão limitada dos pacientes e do longo tempo necessário para obter a amostra de fezes. Atualmente, é pouco usado na prática clínica.

Elastase fecal-1

O teste de elastase fecal é a abordagem não invasiva mais amplamente aplicada na prática clínica de rotina. Não necessita coleta de fezes ou dieta pré-teste específica, pode ser aplicado em todos os níveis de cuidado e não requer a suspensão da terapia de reposição de enzimas pancreáticas (TREP), uma vez que não apresenta reação cruzada com as enzimas suínas utilizadas nesse tratamento. Além disso, demonstrou sensibilidade de 95 % e especificidade de 85% para estágios avançados (elastase < 100 mcg/g fezes = IPE grave). No entanto, esse método apresenta limitações que devem ser compreendidas para se atingir um resultado ideal, porque muitos podem ser facilmente corrigidos ou modificados para minimizar falsos-positivos[13].

Os seguintes pontos devem ser considerados sobre o uso da elastase fecal :

- Não há consenso sobre o ponto de corte para o diagnóstico de IPE, que tem sido arbitrariamente considerado como < 200 mcg/g. No entanto, quanto menor a concentração, maior a probabilidade de IPE, e valores muito altos de sensibilidade e especificidade foram relatados para concentrações < 15 mcg/g. Por outro lado, a IPE é excluída por valores muito altos de elastase (> 500 mcg/g)[9].
- A interpretação dos valores limítrofes da elastase (100 a 200) deve ser guiada pela observação de sintomas e indicadores de desnutrição[14]. Um acompanhamento mais próximo deve ser considerado, especialmente se há persistência dos fatores etiológicos mais frequentemente associados ao dano pancreático (tabaco e álcool).
- Amostras com consistência líquida (escala de Bristol de 5 a 7) devem ser excluídas.
- Devem ser descartadas possíveis causas de falsos-positivos, incluindo supercrescimento bacteriano[15].

Métodos diretos

Teste da secretina-pancreozimina

Baseia-se em estimulação do pâncreas com hormônios secretagogos e, em seguida, coleta de fluido duodenal para medir diretamente seu conteúdo secretor (enzimas e bicarbonato). A CCK e a secretina têm sido usadas para estimular a secreção pancreática Após uma dose de teste (0,2 mcg) de secretina sintética, uma dose completa (0,2 mcg/kg) é injetada por via intravenosa e aspirados duodenais são obtidos em 0, 15, 30, 45 e 60 minutos após a administração de secretina. O fluido é examinado para volume, concentração e produção de bicarbonato. Uma concentração de bicarbonato < 80 mEq/L em todas as amostras é diagnóstico para IPE[16]. IPE grave é caracterizada por um pico de concentração de bicarbonato < 50 mEq/L[16].

Teste endoscópico

Teste semelhante ao da secretina-pancreozimina, onde é administrado secretina via endovenosa ao paciente e com o endoscópio posicionado na ampola de Vater, o conteúdo duodenal é aspirado e a concentração de bicarbonato analisada. Utilidade diagnóstica ainda não comprovada e não empregado de rotina[16].

Teste de Lundh

Não é utilizado na prática clínica.

Colangiopancreatografia por ressonância magnética com estímulo de secretina

Em pacientes com pancreatite crônica (PC), a colangiopancreatografia por ressonância magnética com estímulo de secretina (CPRM-s) é frequentemente realizada como técnica de imagem de segundo nível para investigar o ducto pancreático. Avalia a morfologia ductal, com possíveis modificações presentes no sistema ductal, e a função pancreática exócrina por meio do preenchimento duodenal após administração endovenosa de secretina. O preenchimento duodenal está significativamente reduzido em pacientes com IPE quando comparado a indivíduos sadios[17].

DOENÇAS DO PÂNCREAS

Doenças pancreáticas pediátricas são consideradas incomuns, mas muitas vezes são sub-reconhecidas e podem estar associadas a doenças graves e ter consequências clínicas significativas[14]. Constituem um grupo heterogêneo de doenças, incluindo as anomalias congênitas, como pâncreas *divisium* e anular; as desordens hereditárias, como a fibrose cística (FC); as diversas causas de pancreatites; e as neoplasias. Das doenças pancreáticas, a mais comum em crianças e adolescentes é a pancreatite aguda (PA). O International Study Group of Pediatric Pancreatitis (INSPPIRE) foi formado em 2010 para padronizar as definições, desenvolver algoritmos de diagnóstico, investigar fisiopatologia da doença e elaborar estudos multicêntricos prospectivos em pancreatite pediátrica. Esse grupo de estudos representa a primeira iniciativa de criar uma abordagem multicêntrica para caracterizar sistematicamente as doenças do pâncreas em crianças.

INSUFICÊNCIA PANCREÁTICA EXÓCRINA

A IPE é definida nas revisões mais recentes como a incapacidade do pâncreas de secretar enzimas e bicarbonato para agirem no lúmen intestinal e realizar a digestão normal dos alimentos[8,18]. A IPE quase sempre é produzida por uma doença pancreática, sendo as causas mais frequentes a PC em adultos[10] e a FC em crianças[11].

Prevalência

A prevalência atual de IPE é desconhecida e altamente variável, devido às suas múltiplas etiologias. No entanto, existe um consenso geral de que é uma doença frequentemente subdiagnosticada e subtratada[18]. Uma série de doenças e condições são conhecidas por estarem associadas com IPE. Por exemplo, estima-se que a IPE ocorra em 94% dos pacientes com PC (10 a 15 anos após o início clínico), em mais de 85% daqueles com FC, em 74% dos pacientes após cirurgia de ressecção pancreática e 92% com câncer de pâncreas irressecável. O nível geral de prevalência de IPE pode ser atribuído a diferentes populações de pacientes[9].

Fisiopatologia

A IPE pode ser causada por uma alteração em qualquer ponto da cadeia digestiva no qual o pâncreas exócrino está envolvido. Sua fisiopatologia da IPE está relacionada com alterações em um ou mais dos processos descritos a seguir[18].

Estimulação pancreática

A ativação insuficiente da secreção pancreática pode ser causada por situações que reduzem a liberação de CCK da mucosa duodenal (por exemplo, doença celíaca), por cirurgias gastroeintestinais ou pancreáticas e durante o tratamento de tumores neuroendócrinos que fazem uso de análogos da somatostatina, um inibidor fisiológico da secreção pancreática.

Síntese do suco pancreático

Danos ao parênquima pancreático reduzem a produção e a secreção de enzimas pancreáticas pelas células acinares, e de bicarbonato pelos ductos pancreáticos. Isso pode ser causado por várias doenças, incluindo PC, FC, câncer pancreático, pancreatite necrosante aguda ou por ressecção pancreática para o tratamento de algumas dessas situações.

Transporte do suco pancreático

A obstrução da passagem do suco pancreático através do ducto pancreático impede sua chegada ao lúmen intestinal para realizar sua atividade digestiva. Esse problema pode ser causado por distúrbios como FC, com a produção de uma secreção mais espessa, ou por alguns tipos de tumores pancreáticos.

Sincronização de secreções gastrointestinais

A assincronia na interação de nutrientes com as secreções biliopancreáticas resulta na digestão incorreta dos alimentos. Esse problema é geralmente causado por alterações anatômicas produzidas por cirurgias pancreatobiliares ou gastrointestinais. Esse fenômeno também é observado em pacientes com doença de Crohn ou síndrome do intestino curto. Menos frequentemente, não há ativação enzimática, apesar da secreção adequada e da chegada de suco pancreático para o duodeno, como nos casos de hipercloridria.

Etiologia

A IPE pode ser causada por doenças pancreáticas e doenças extrapancreáticas (Tabelas 1 e 2). Em crianças, geralmente está associada a doenças como FC, síndrome de Shwachman-Diamond ou PC[19].

A FC está sempre associada a algum grau de dano pancreático. Aproximadamente 70 a 80% das crianças com novo diagnóstico de FC apresentam IPE[20]. O tipo de mutação CFTR determina o risco de pancreatite e de IPE em pacientes com a doença.

A síndrome de Shwachman-Diamond é a segunda causa hereditária mais comum de IPE. Caracteriza-se por extensa substituição gordurosa das células acinares, levando à IPE em 80% dos casos, com redução grave dos níveis de elastase fecal[21].

Diagnóstico

Os sintomas gastrointestinais da IPE não são específicos e podem variar entre os pacientes. A má digestão produzida por IPE pode resultar em esteatorreia (desenvolvida apenas quando cerca de 90% dos ácinos pancreáticos estão danificados[22]), distensão abdominal, flatulência e/ou perda de peso. Alterações na microbiota intestinal parecem estarem implicadas na má digestão pancreática, de acordo com observações de um aumento nos marcadores de inflamação intestinal em pacientes com IPE, o que eleva a permeabilidade intestinal e favorece o supercrescimento bacteriano, contribuindo para a persistência dos sintomas[23]. A IPE também resulta em desnutrição, devido à deficiência de proteínas, oligoelementos (magnésio, zinco etc.) e vitaminas lipossolúveis (A, D, E, K)[8].

Sintomas e sinais

A apresentação clínica da IPE pode variar amplamente, dependendo da etiologia, do estágio da doença, da dieta e de outros fatores. As enzimas pancreáticas fazem a digestão de dos três macronutrientes (gordura, proteína e carboidratos), mas a incapacidade de digerir gordura leva à esteatorreia, o principal sintoma clínico de IPE[24]. Os sintomas clássicos passam a compor o quadro clínico quando a lipase duodenal atinge 5 a 10 % do seu nível normal pós-prandial , o que significa perda funcional exócrina do pâncreas de 90%[25,26].

Tabela 1 Doenças pancreáticas

Doença	Prevalência da IPE	Fatores associados com IPE
Pancreatite crônica	30 a 90%	Calcificações, obstrução ductal
Pancreatite aguda	Moderada: 15 a 20% Grave: 30 a 40%	Necrose > 30% Álcool como etiologia
Pancreatite autoimune	30 a 60%	Massa extensa/calcificação
Câncer pancreático irressecável	20 a 60%	Localização (cabeça), grande tamanho, obstrução ductal
Neoplasias de pâncreas pós-cirurgias	Pancreatoduodenectomia: 85 a 90% Pancreatectomia distal: 20 a 50%	Cirurgia de Whipple Anastomose gastropancreática
Tumores pancreáticos benignos (antes da cirurgia)	80 a 90%	Localização (cabeça), grande tamanho, obstrução ductal
Fibrose cística	80 a 90%	Mutações no *CFTR* classes I, II, III e VI
Síndrome de Shwachman-Diamond	80 a 90%	

Tabela 2 Doenças extrapancreáticas

Doença	Prevalência da IPE	Fatores associados com IPE
Diabetes tipo 1	30 a 50%	Alterações no controle glicêmico, necessidade de altas doses de insulina
Diabetes tipo 2	Moderada: 20 a 30%	Alterações no controle glicêmico, necessidade de altas doses de insulina
Doença inflamatória intestinal	Colite ulcerativa: 10% Doença de Crohn: 4%	Recidivas, doença de longa duração, pacientes cirúrgicos
Doença celíaca	5 a 80%	Doença não tratada
Transplante intestinal pediátrico	10%	
HIV	10 a 50%	
Cirurgia gastrointestinal	Gastrectomia total/parcial: 40 a 80% Esofagectomia: 16%	Resecções intestinais extensas
Síndrome de Sjögren	10 a 30%	
Envelhecimento	15 a 30%	Maiores de 80 anos
Tabagismo	10 a 20%	Usuários de álcool
Terapia com análogos da somatostatina	20%	

Na fase inical, observam-se sintomas de má digestão, como desconforto epigástrico, distensão abdominal e flatulência, e sinais de má nutrição. Na fase tardia, esteatorreia, perda de peso e desnutrição evidente.

Estado nutricional

A avaliação do estado nutricional dos pacientes é baseada em parâmetros antropométricos e analíticos, incluindo resultados bioquímicos para oligoelementos, vitaminas lipossolúveis e lipoproteínas. Alguns autores propuseram uma diminuição nos níveis de magnésio, zinco, selênio, albumina, pré-albumina e proteínas de ligação ao retinol como um modelo preditivo para o diagnóstico de IPE e para monitorar a resposta ao tratamento[27].

Testes diagnósticos: indiretos ou diretos

Diante do exposto anteriormente, o diagnóstico de IPE é atualmente baseado em um conjunto de sintomas de má digestão/má absorção, indicadores de desnutrição e no resultado de um teste pancreático não invasivo[8]. A combinação de dois desses critérios deve ser considerada suficiente para o diagnóstico e para iniciar o tratamento de má digestão pancreática. No entanto, quando um diagnóstico de IPE parece improvável, é recomendado que um teste indireto positivo da função pancreática seja um dos critérios diagnósticos aplicados (Figura 1).

Tratamento

O tratamento de pacientes com IPE deve ser realizado por equipe multidisciplinar, abrangendo os pontos-chave apresentados a seguir.

Terapia nutricional

A desnutrição é frequente em pacientes com IPE; por isso, deve-se atentar para: peso corpóreo, índice de massa corpórea (IMC), história de perda de peso e medidas antropométricas, com circunferência do braço e prega cutânea tricciptal. Além disso, deve ser realizado *screening* laboratorial para deficiência de proteínas, vitaminas lipossolúveis, zinco e magnésio.

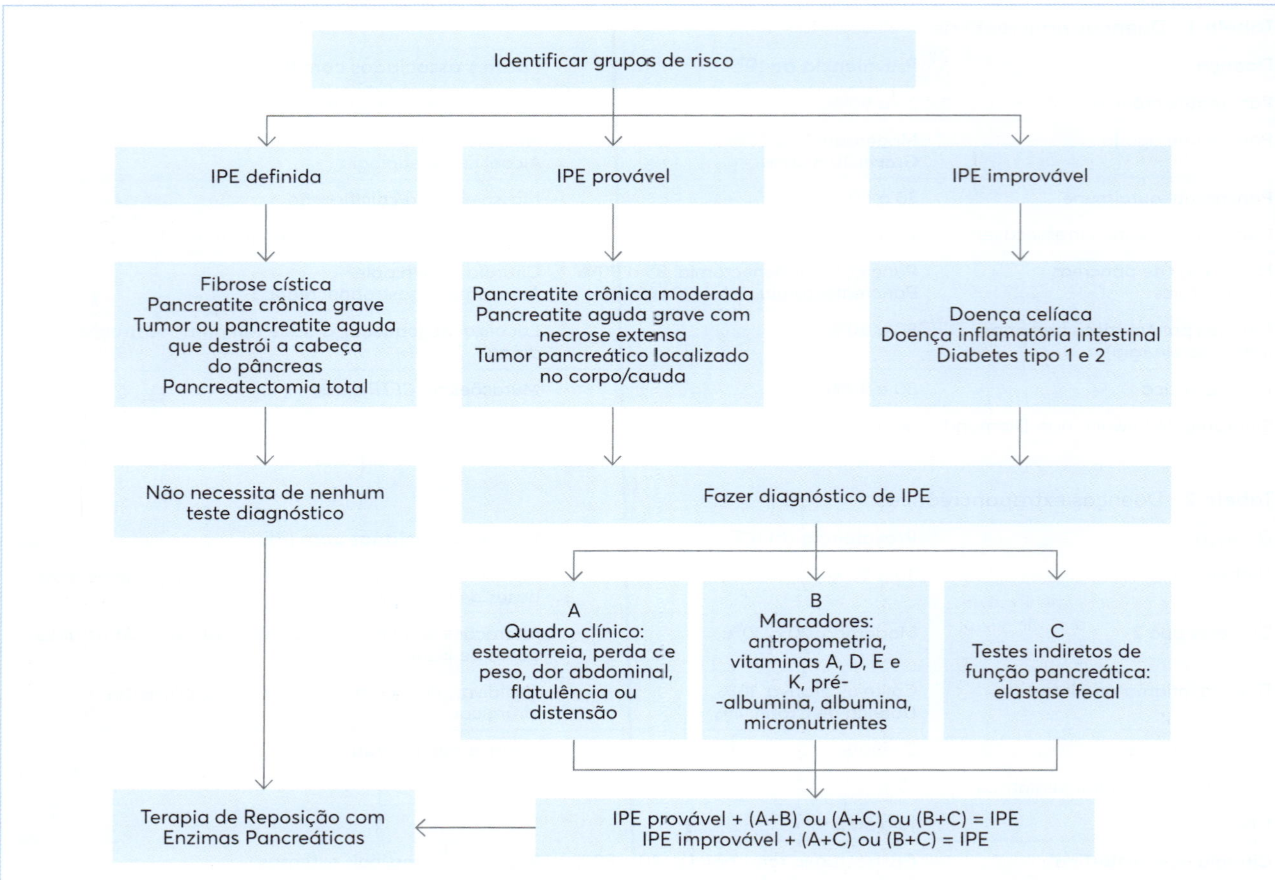

Figura 1 Algoritmo diagnóstico de IPE.
Fonte: adaptada de Dominguez-Muñoz e do Clube Pancreático Australiano.

A dieta deve ser normal, pois uma dieta restrita em gorduras (menos de 30% das gorduras totais ingeridas) reduz a secreção pancreática e causa instabilidade intraluminal da lipase pancreática e menor eficácia da terapia de reposição enzimática, e dietas ricas em fibras inativam a lipase pancreática[28].

Deve-se orientar ingesta de refeições mais calóricas e dividi-las em mais vezes, de forma a consumir menores porções em maior frequência[28]. Em alguns pacientes, será necessário uso de suplementos orais ou enterais e de suplementação vitamínica.

A avaliação dos índices antropométricos (peso e comprimento/estatura para a idade, peso para a estatura, IMC para a idade) são importantes parâmetros na avaliação do estado nutricional de lactentes, crianças e adolescentes. No Brasil, o referencial adotado para seguimento do crescimento são as curvas da Organização Mundial da Saúde (OMS, 2006/2007)[28]. Na Tabela 3 são apresentados os critérios importantes a serem considerados na avaliação da condição nutricional, e na Tabela 4, os parâmetros a serem atingidos para um estado nutricional adequado.

Terapia de reposição de enzimas pancreáticas

A TREP deve ser prescrita de maneira precoce para pacientes com IPE, principalmente aqueles que apresentam sintomas de má absorção e/ou deficiências nutricionais, com ou sem presença de esteatorreia[28]. A TREP procura cumprir algumas metas:

- Reduzir a esteatorreia.
- Reduzir a frequência das evacuações.
- Melhorar a consistência das fezes.
- Prevenir a perda de peso ou restaurar o peso.
- Restaurar/manter o estado nutricional normal.
- Melhorar a qualidade de vida.
- Reduzir a morbidade e a mortalidade relacionadas à desnutrição.

A TREP deve fornecer pelo menos 10 % da secreção pancreática normal de lipase em cada refeição, um nível associado à digestão e à absorção de gorduras e vitaminas lipossolúveis suficientes, mas não normal. Embora o pâncreas produza lipase, protease e amilase, existem vias redundantes alternativas para a digestão de proteínas e carboidratos, de modo que o principal problema, mas não o único, está na absorção de gorduras. Na TREP, as enzimas são microesfe-

Tabela 3 Frequência das medidas antropométricas e informações adicionais para avaliação e seguimento nutricional[29]

	Dignóstico	Cada 3 meses	Anualmente
Perímetro cefálico	x	x	
Peso	x	x	
Comprimento/estatura	x	x	
Circunferência do braço	x		x
Prega cutânea tricipital	x		x
Estadiamento da puberdade	x		x
Estatura dos pais (para estatuta-alvo)	x		
Registro alimentar	x	x (adultos 6 meses)	x

Obs.: no primeiro ano de vida, as visitas devem ser a cada 1 a 2 semanas, até que a avaliação nutricional esteja adequada, e depois mensalmente, até completar 1 ano.

Tabela 4 Critérios que indicam estado nutricional adequado[30]

Lactentes e crianças menores de 2 anos: percentil 50 de peso e comprimento para a idade (escore Z 0)
Crianças entre 2 e 18 anos: percentil 50 IMC/I (escore Z 0) Considerar E/I e estatura-alvo a partir da estatura dos pais
Adultos > 18 anos: IMC > 22 kg/m (F) e IMC > 23 kg/m (M)
Avaliação da composição corpórea (massa magra) e conteúdo mineral ósseo: indicadores mais sensíveis de déficit nutricional se comparado ao IMC. Valores baixos estão relacionados a falência pulmonar

IMC: índice de massa corpórea; IMC/I: índice de massa corpórea para a idade; E/I: estatura para a idade; M: sexo masculino; F: sexo feminino.

ras (< 2 mm) com proteção entérica para apresentar elevada atividade de lipase e evitar sua inativação pelo ácido clorídrico. O melhor momento para administração é durante as refeições, a fim de melhorar a digestão e a absorção dos nutrientes, sincronizando o esvaziamento gástrico das enzimas com o dos alimentos. Na Tabela 5 são apresentadas as recomendações para a TREP.

Doses de enzima pancreática acima de 10.000UI/kg/dia são associadas a uma complicação conhecida como colonopatia fibrosante, situação que consiste em um processo de fibrose e estenose, fundalmentalmente do cólon ascendente daqueles que fizeram uso de altas doses de enzimas pancreáticas[31]. Diante de altas doses, deve-se considerar a adesão ao tratamento, reavaliar a dose da enzima, o método e a hora da ingestão, confirmar se as perdas fecais são esteatorreia, reavaliar a dose de enzima utilizando a quantidade de gordura ingerida, verificar a data de validade do medicamento, utilizar medicamentos para reduzir o ácido gástrico (p. ex., inibidores de bombas de prótons), utilizar taurina para tentar aumentar a conjugação de sais biliares e, assim, melhorar a solubilização dos lipídios[32].

Terapia de reposição de vitaminas

A suplementação vitamínica deve ser iniciada no diagnóstico da insuficiência pancreática[33]. Os pacientes com suficiência pancreática devem ter seus níveis séricos dosados anualmente e a suplementação deve ser iniciada quando os resultados estiverem alterados. A vitamina K deve ser suplementada em pacientes com doença hepática ou com tempo de protrombina aumentado. Nos pacientes com insuficiência pancreática as vitaminas devem ser ingeridas no horário das refeições e com enzimas pancreáticas[33] (Tabela 6).

PANCREATITES

As pancreatites estão sendo cada vez mais reconhecidas na infância[34,35]. A maioria das crianças acometidas por episódios de PA se recupera completamente. Algumas desenvol-

Tabela 5 Recomendações para a terapia de reposição das enzimas pancreática

Idade	Suplementação sugerida
Lactentes de até 12 meses	2.000 a 4.000 UI de lipase/120 mL de fórmula ou leite materno ou 2.000 UI de lipase/g de gordura ingerida Abrir a cápsula e misturar as esferas em pequena porção de leite ou papa ácida (maçã) para servir de veículo. Certificar-se de que a enzima foi toda deglutida antes de ir ao seio materno, pelo risco de lesão na boca da criança ou no seio materno
Crianças de 1 a 4 anos*	1.000 UI lipase/kg/refeição ou 2.000 a 4.000 UI de lipase/g de gordura ingerida
Crianças > 4 anos e adultos*	500 UI/kg/refeição ou 2.000 a 4.000 UI de lipase/g de gordura/refeição Oferecer as cápsulas inteiras, sem mastigação, antes de cada refeição e lanche; em caso de refeições prolongadas (festas), distribuir ao longo da alimentação

* Dose máxima: 10.000 UI/kg/dia ou 2.500U lipase/kg/dia.

Tabela 6 Recomendações para terapia de reposição de vitaminas

Vitaminas	Suplementação	Valor de referência e monitorização
Vitaminas lipossolúveis		
Vitamina A	Retinol: iniciar com dose baixa com progressão até chegar a níveis desejados Betacaroteno (provitamina A): 1 mg/kg/dia (máx. 50 mg/dia) por 12 meses, seguido de dose de manutenção (máx. 10 mg/dia)	Avaliação anual, dosagem a cada 3 a 6 meses, se alterado Avaliar quando gravidez considerada
Vitamina D	Colecalciferol (D3) Lactentes: 400 UI/dia (máx. 1.000 UI/dia) Outros: 800 UI (máx. 2.000 UI/dia para crianças de 1 a 10 anos e 4.000 UI/dia para crianças maiores)	25 OHD: mínimo 20 ng/mL Avaliação anual, dosagem a cada 3 a 6 meses, se alterado
Vitamina E	Dosagem de alfatocoferol 100 a 400 UI/dia; 50 UI/dia para < 12 meses (1 mg = 1,49 UI)	Razão alfatocoferol/colesterol > 5,4 mg/g Avaliação anual, dosagem a cada 3 a 6 meses, se alterado
Vitamina K	Vitamina K Lactentes: 0,3 a 1 ng/dia Crianças mais velhas e adultos: 1 a 10 mg/dia	Avaliações bioquímicas de rotina nem sempre disponíveis
Vitaminas hidrossolúveis		
Ácido fólico	Quando a mulher estiver programando gestação e no primeiro trimestre: 400 mg/dia	
Vitamina B12	Após ressecção ileal: 100 mg/mês IM	
Vitamina C	Quando ingestão oral insuficiente	

IM: intramuscular.

vem ataques recorrentes de pancreatite aguda, chamados de pancreatite aguda recorrente (PAR), outras, nas quais o processo persiste, evoluem para alterações irreversíveis em seu pâncreas, ao que se denomina PC[8,10].

Pancreatite aguda

A PA tem sido cada vez mais diagnosticada em crianças nas últimas décadas[36]. Diversas etiologias podem resultar em PA em crianças, incluindo estrutural/anatômica, obstrutiva/biliar, traumas, infecções, toxinas, doenças metabólicas e sistêmicas, erros inatos do metabolismo e predisposições genéticas. Estas são mais prevalentes em comparação com adultos, nos quais as causas biliar e alcoólica são bem reconhecidas como principais fatores de risco[37].

Fisiopatologia

A PA é um processo reversível caracterizado pela presença de edema intersticial, infiltração por células inflamatórias agudas e vários graus de necrose, apoptose e hemorragia. A patogênese da PA é mal compreendida, masacredita-se que os eventos iniciem na célula acinar pancreática. Essa célula foi projetada para sintetizar, armazenar e secretar as enzimas necessárias para a digestão dos nutrientes. Sob condições fisiológicas, a maioria dessas enzimas, particularmente proteases, tornam-se ativas apenas quando atingem o intestino delgado.

Condições que causam pancreatite resultam em diferentes mudanças na sinalização das células acinares. Essas mudanças iniciam um espectro de mudanças patológicas dentro da célula acinar, incluindo ativação de enzimas digestivas, geração e liberação de mediadores inflamatórios e vasculares, inibição da secreção de células acinares, alterações na permeabilidade paracelular e estimulação das vias de morte celular (Figura 2)[38]. Uma dessas condições é o início de elevações sustentadas do cálcio que está dentro das células acinares, induzidas por meio da hiperestimulação por ceruleína, sais biliares, metabólitos não oxidativos do álcool (etil ésteres de ácidos graxos) e ácidos graxos, podendo causar ativação prematura dos grânulos de zimogênio, formação de vacúolo, disfunção mitocondrial e necrose da célula acinar.

As células danificadas atraem células inflamatórias, ativando o sistema de complemento, com liberação de citocinas (IL-1, IL-6, IL-8, interferon, fator de ativação plaquetá-

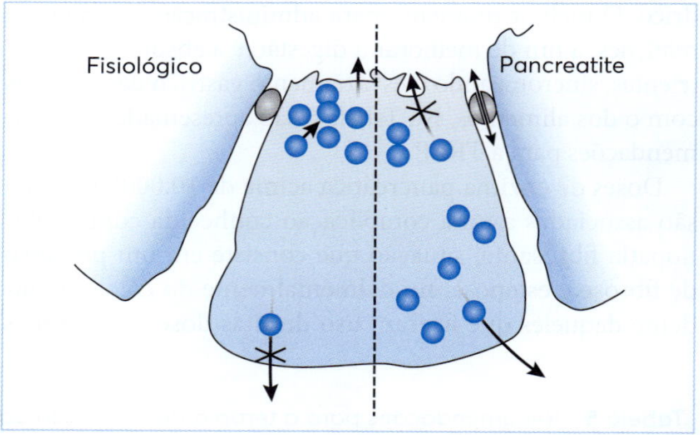

Figura 2 A secreção pancreática é inibida por múltiplos mecanismos na pancreatite aguda. Em condições fisiológicas, os grânulos de zimogênio estão concentrados no polo apical da célula acinar, onde ocorre a secreção. A secreção da região basolateral é inibida. Barreiras paracelulares impedem o fluxo de produtos secretores do lúmen para o interstício. Na PA, a secreção apical é inibida, os grânulos de zimogênio são redistribuídos para longe do polo apical e a exocitose na membrana basolateral não é mais inibida. O rompimento das junções estreitas permite o fluxo de conteúdos luminais para o interstício.

ria), radicais livres e demais substâncias vasoativas. Esse processo lesa o pâncreas diretamente, originando edema, isquemia e necrose, e, assim, também pode extravasar para a cavidade peritoneal e o tecido retroperitoneal, produzindo irritação, abscessos e necrose intensa[13]. A Figura 3 ilustra o círculo vicioso que se estabelece.

Incidência

Como nos adultos, a incidência de PA em crianças também parece estar em alta. Vários estudos têm documentado um aumento durante os últimos 10 a 15 anos, porém as razões para isso não estão totalmente claras e podem ser multifatoriais. Mais recentemente, o grupo de Pittsburgh sugeriu uma forte correlação entre o número de testes de amilase e lipase e o aumento da incidência de doenças, sugerindo que agora há maior propensão para considerar a PA em crianças um diagnóstico possível em muitas situações[39]. Em resumo, o aumento da incidência pode estar relacionado a vários fatores, incluindo a mudança nas etiologias da pancreatite e o maior encaminhamento diagnóstico.

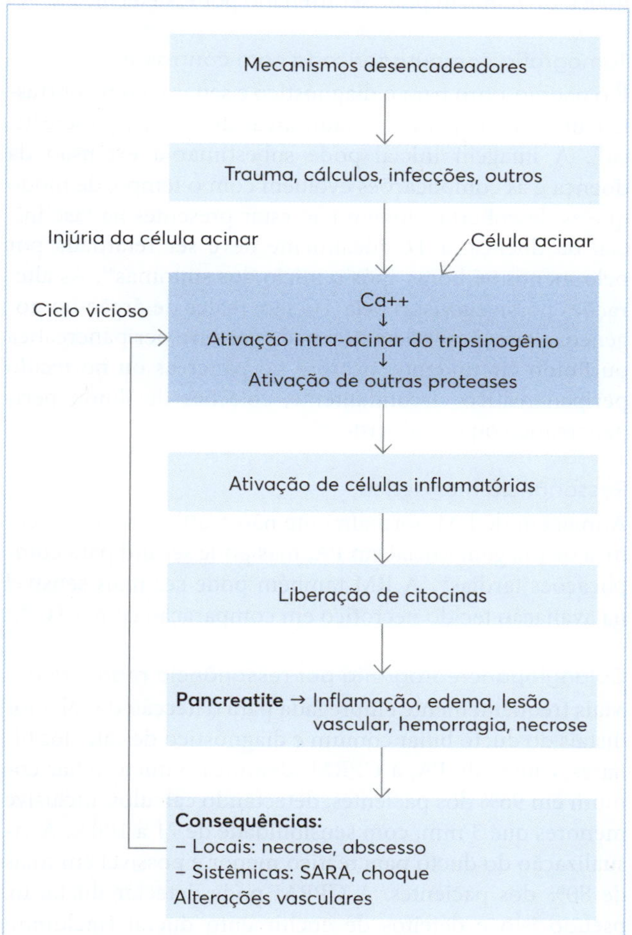

Figura 3 Fisiopatologia da PA. A conversão do tripsinogênio em tripsina no interior das células pancreáticas acinares desencadeia a autodigestão pancreática e uma série de eventos sequenciais, como a ativação de outras enzimas pancreáticas e de células que liberam citocinas inflamatórias, culminando com lesão tecidual (pancreática e peripancreática) e manifestações sistêmicas.

Estudos recentes estimam a incidência de PA em 1:10.000 crianças por ano[9,18], uma incidência que se aproxima da dos adultos. No Brasil, entretanto, é difícil calcular a incidência e a prevalência reais dos casos, pois os relatos apresentados são individuais ou de pequenos grupos.

Etiologia

As causas mais frequentes de pancreatite são: doenças sistêmicas ou metabólicas, traumas, fármacos, doenças do trato pancreatobiliar, doenças infecciosas e idiopáticas. Juntas, essas causas atingem aproximadamente 70% do total, como apresentado na Tabela 7.

Diagnóstico

De acordo com os critérios INSPPIRE, um diagnóstico de PA requer pelo menos dois dos seguintes: dor abdominal compatível com PA, valores séricos de amilase e/ou lipase acima de três vezes os limites superiores do normal e achados de imagem compatíveis com AP[37].

Apresentação clínica

Em estudos pediátricos de PA, 80 a 95% dos pacientes apresentaram dor abdominal. A localização mais comum da dor foi na região epigástrica (62 a 89% dos casos), seguida de dor abdominal difusa (12 a 20%) dos pacientes[40]. Em crianças não verbais, irritabilidade era uma queixa comum e pode ser um substituto para queixas de dor nessa faixa etária[41]. O segundo sintoma mais comum foi náuseas ou vômitos, relatado em 40a 80% dos pacientes.

Perfil sérico laboratorial

Como um nível sérico de lipase ou amilase de pelo menos três vezes o limite superior do normal é considerado consistente com pancreatite, é importante saber os valores de referência do laboratório em que o exame foi coletado para determinar esse limite. Tanto a amilase quanto a lipase geralmente são elevadas no início do curso da doença. Apesar disso, não se correlacionam os níveis aumentados de lipase ou amilase séricas com a gravidade da doença[42].

A lipase é secretada principalmente pelo pâncreas, embora outras fontes incluam as lipases gástrica e lingual. Na PA, a lipase geralmente aumenta dentro de 6 horas após os sintomas; os níveis séricos atingem o pico em 24 a 30 horas e podem permanecer elevados por mais de 1 semana[42]. Alguns defendem que a lipase sem amilase sérica é suficiente para diagnosticar PA, já que a lipase é um marcador mais sensível e mais específico da doença (87 a 100% e 95 a 100%, respectivamente). A amilase é secretada por vários órgãos, principalmente pelas glândulas salivares e pelo pâncreas, seus níveis aumentam mais rápido do que os níveis de lipase e frequentemente podem normalizar em 24 horas após o início dos sintomas, tendo seu pico em torno de 24 horas após o início dos sintomas[42].

Tabela 7 Principais etiologias da PA

Alterações anatômicas	Obstruções e anomalias do trato biliar, pâncreas *divisum*, pâncreas heterotrófico, pâncreas anular, doença ampular, pós-operatório, tumores, cistos de duplicação, complicação de CPRE, hipoplasia de pâncreas
Traumas	Radioterapia, maus-tratos, CPRE, trauma cirúrgico, trauma fechado
Infecções	Coxsackie B, parotidite, vírus Epstein-Barr, rubéola, varicela, micoplasma, áscaris, enterovírus, malária, paludismo, citomegalovírus
Doenças sistêmicas e metabólicas	Doenças autoimunes, erros inatos do metabolismo, diabete melito, hiperlipidemias, hipertrigliceridemia, deficiência de alfa-1-antitripsina, fibrose cística, doenças do colágeno, desnutrição, realimentação, síndrome de Shwachman-Diamond, hipercalcemia
Hereditária	Tipos I e II
Medicamentosa	Ácido valproico, corticosteroides, L-asparaginase

Várias condições que não são pancreatite causam elevações da amilase e/ou da lipase sérica pancreática, incluindo insuficiência hepática, insuficiência renal, inflamação intestinal (incluindo doença celíaca, doença inflamatória intestinal), apendicite, trauma abdominal, cetoacidose diabética e traumatismo craniano[43,44]. Os exames laboratoriais que devem ser solicitados, além das enzimas na PA, geralmente são: hemograma completo, eletrólitos séricos, ureia, creatinina, cálcio total e painel hepático de enzimas, indicados para buscar etiologia biliar e avaliar o envolvimento de outros órgãos. Costumam estar presentes leucocitose, com desvio à esquerda, e elevação da hemossedimentação, da glicemia, da fosfatase alcalina, das aminotransferases (ALT e AST) e das bilirrubinas. Hipoxemia com hipoalbuminemia, hipocalcemia e azotemia com elevação da glicose e da desidrogenase lática refletem doença mais progressiva e deterioração pancreática hemorrágica[45]. A hipocalcemia sérica acontece porque, no processo da fisiopatologia da PA, ocorre a necrose gordurosa , que é um tipo especial de necrose que surge quando há extravasamento de enzimas lipolíticas para o tecido adiposo, o que leva à digestão (liquefação) da membrana de adipócitos e à quebra das ligações estéricas de triglicerídios, liberando ácidos graxos livres. Esses ácidos graxos livres se combinam com íons Ca++ (reação de saponificação) e formam áreas esbranquiçadas no tecido adiposo. Portanto, o cálcio sérico é recrutado, justificando a hipocalcemia.

Exames de imagem

A imagem inicial pode ser realizada por ultrassonografia abdominal, com outras imagens como tomografia computadorizada (TC) ou ressonância magnética (RM), reservadas para casos mais complicados.

Ultrassonografia abdominal

A utilidade da ultrassonografia pode ser limitada na avaliação do pâncreas, devido a estruturas interferentes, como gases intestinais e obesidade, e apresenta menor sensibilidade para visualizar o pâncreas em comparação com a TC. Apesar disso, é o exame preliminar utilizado na avaliação inicial dos casos suspeitos de PA, em que se detecta aumento do volume pancreático e diminuição do padrão ecogênico. Permite avaliar alterações na textura, limites, contornos, presença de dilatações nos ductos, pseudocistos, abscessos, ascite e associação com litíase. A drenagem aspirativa do pseudocisto pancreático pode ser feita por via percutânea, guiada por ultrassonografia. O pseudocisto infectado também pode ser drenado por essa técnica[46].

Tomografia computadorizada com contraste

É o padrão-ouro para o diagnóstico e seu uso com contraste é importante para distinguir áreas de necrose pancreática[47]. A imagem inicial pode subestimar a extensão da doença e as complicações evoluem com o tempo, de modo que as descobertas podem não estar presentes na fase inicial da doença, a TC idealmente deve ser retardada por pelo menos 96 horas após o início dos sintomas[44]. As alterações possíveis vistas pela TC são: realce de órgão homogêneo, alterações inflamatórias da gordura peripancreática ou fluido circundante, necrose no pâncreas ou no tecido peripancreático circundantente, coleções de fluido peripancreático ou pseudocistos[46].

Ressonância magnética

A imagem de RM normalmente não é utilizada como técnica de imagem inicial em PA, mas pode ser útil para complicações tardias[47]. A RM também pode ser mais sensível na avaliação tecido necrótico em comparação com a TC[48].

Colangiopancreatografia por ressonância magnética

Mais frequentemente empregada para detecção de cálculos distais do ducto biliar comum e diagnóstico de cálculos biliares, causas de PA, a CPRM identifica o ducto biliar comum em 96% dos pacientes, detectando cálculos, inclusive menores que 3 mm, com sensibilidade de 71 a 100%. A visualização do ducto pancreático menor é possível em mais de 80% dos pacientes. A CPRM pode detectar dilatação, pseudocisto e defeitos de enchimento ductal (incluindo cálculos, agregados de mucina ou barro biliar). Permite também um estudo das vias biliares e pancreáticas em pacientes pediátricos[46].

Fatores prognósticos de gravidade

O curso natural dos casos de PA é mal compreendido e não se dispõe, até o momento, de bons preditores de gravidade.

Nos adultos, a síndrome da resposta inflamatória sistêmica (SIRS) é usada para prever a gravidade da PA, e na pediatria, SIRS na admissão é um achado simples para prever quais populações pediátricas serão de risco para casos de PA grave. A lipase de admissão não foi preditiva para PA grave, tempo de hospitalização ou duração do jejum. A lipase, no entanto, pode ser clinicamente útil como uma ferramenta de triagem inicial devido à sua alta sensibilidade, se utilizado ponto de corte > 7 LSN. É importante ressaltar que a presença de uma ou mais comorbidades em pediatria parece desempenhar um grande papel na determinação dos casos de gravidade, no tempo de hospitalização e no tempo de jejum[49].

Em pediatria, a SIRS em pediatria é definida como presença de pelo menos dois dos seguintes critérios, sendo que um deles deve ser alteração da temperatura ou do número de leucócitos:

- Alteração de temperatura corpórea: hiper ou hipotermia.
- Taquicardia: frequência cardíaca inapropriada para a idade na ausência de estímulos externos ou bradicardia para crianças < 1 ano.
- Taquipneia: frequência respiratória inapropriada para a idade ou necessidade de ventilação mecânica para um processo agudo não relacionado à doença neuromuscular de base ou necessidade de anestesia geral.
- Alteração de leucócitos: leucocitose ou leucopenia não secundárias à quimioterapia ou presença de formas jovens de neutrófilos no sangue periférico.

A Tabela 8 mostra os valores esperados de acordo com a idade do paciente.

Classificação

Na maioria dos casos pediátricos, a PA se resolve e os pacientes não têm complicações relacionadas com o evento agudo. Todavia, em um subconjunto de crianças, as complicações das respostas inflamatórias pancreáticas e sistêmicas locais ocorrem e podem resultar em doença grave[9,11,50]. Portanto, é necessário definir a gravidade da PA em pediatria a fim de desenvolver uma estrutura para melhor entender a pancreatite, e esta servir como base para estudos futuros que investiguem eficácia terapêutica e resultados[22]. Em 2016, foi publicado pelo comitê de pâncreas da North American Society For Pediatric Gastroenterology, Hepatology & Nutrition (NASPGHAN) uma classificação para PA pediátrica estabelecendo sua gravidade (Figura 4).

Para uso do fluxograma, são necessárias algumas definições:

- Disfunção de órgãos: a Tabela 9 lista os critérios para disfunção de órgãos em pediatria (derivados das definições do Consenso Internacional de Sepse Pediátrica[51]) a serem usados na classificação de PA pediátrica como leve, moderada ou grave.
- Complicações locais: coleções de fluidos peripancreáticos, necróticos, pancreáticos e necrose peripancreática (estéril ou infectada), desenvolvimento de pseudocistos e necrose isolada (estéril ou infectada). Um pseudocisto é uma coleção de fluido maduro que não contém nenhum material sólido, cercado por uma parede definida e que geralmente não se forma em menos de 4 semanas[52]. Portanto, essa complicação não é útil na determinação aguda da gravidade, mas pode ser usada retrospectivamente na descrição da gravidade de um ataque de PA. Outras menos comuns incluem obstrução duodenal e tromboses esplênicas e da veia porta. Algumas dessas complicações podem não se desenvolver nos primeiros dias após o início da lesão pancreática, mas se manifestam mais tarde. Recorrência de dor abdominal, desenvolvimento de febre e aumento novo e progressivo de dos níveis séricos de enzimas pancreáticas podem ser sinais que indicam o desenvolvimento dessas complicações, sendo mais bem analisadas por TC ou RM[53].

Tabela 8 Parâmetros normais de acordo com a idade

Grupo etário	Temperatura (°C)	FC (bpm)		FR (rpm)	Contagem de leucócitos (leucócitos × 10^3/mm^3)	PAS (mmHg)
		Taquicardia	Bradicardia			
0 a 1 mês	< 36 ou > 38	> 205	< 85	> 60	> 34	< 60
≥ 1 a 3 meses	< 36 ou > 38	> 205	< 85	> 60	> 19,5 ou < 5	< 70
≥ 3 meses a 1 ano	< 36 ou > 38,5	> 190	< 100	> 60	> 19,5 ou < 5	< 70
≥ 1 a 2 anos	< 36 ou > 38,5	> 190	–	> 40	> 17,5 ou < 5	< 70 + (idade em anos × 2)
≥ 2 a 4 anos	< 36 ou > 38,5	> 140	–	> 40	> 15,5 ou < 6	< 70 + (idade em anos × 2)
≥ 4 a 6 anos	< 36 ou > 38,5	> 140	–	> 34	> 13,5 ou < 4,5	< 70 + (idade em anos × 2)
≥ 6 a 10 anos	< 36 ou > 38,5	> 140	–	> 30	> 11 ou < 4,5	< 70 + (idade em anos × 2)
≥ 10 a 13 anos	< 36 ou > 38,5	> 100	–	> 30	> 11 ou < 4,5	< 90
≥ 13 anos	< 36 ou > 38,5	> 100	–	> 16	> 11 ou < 4,5	< 90

FC: frequência cardíaca, FR: frequência respiratória, PAS: pressão arterial sistólica, bmp: batimentos por minuto, rpm: respirações por minuto.
Valores inferiores de FC, número de leucócitos e PAS são referentes ao percentil 5; valores superiores de FC, FR ou número de leucócitos são referentes ao percentil 95.
Fonte: adaptada de ACCCM Clinical Practice Parameters for Hemodynamic Support of Pediatric and Neonatal Septic Shock, 2017.

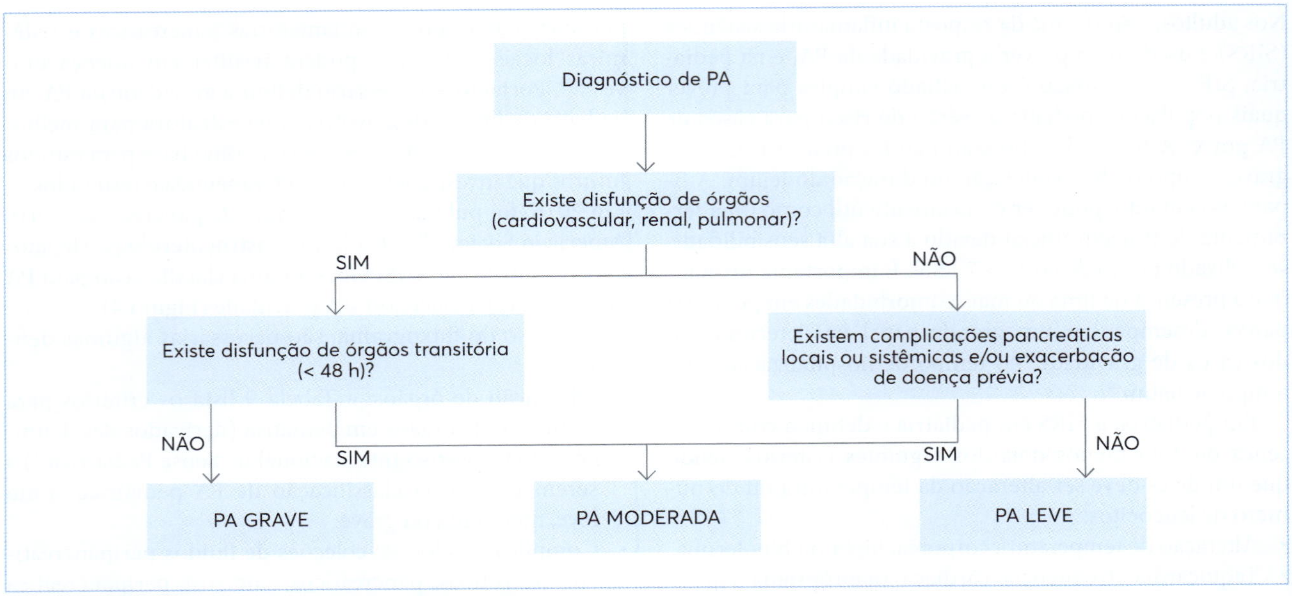

Figura 4 Classificação da PA pancreática segundo a NASPGHAN.

Tabela 9 Critérios para definição de disfunção orgânica em pediatria: presença de dois ou mais dos critérios seguintes

Sistemas	Disfunções
Cardiovascular	Apesar da administração de fluidos endovenosos ≥ 40 mL/kg em 1 h, presença de: • Hipotensão arterial, definida como PAS < percentil 5 para idade ou PAS < 2 desvios-padrão abaixo do normal para a idade OU • Necessidade de medicação vasoativa para manter a PAS dentro dos valores normais (exceto dopamina ≤ 5 mcg/kg/min) OU • Dois dos seguintes parâmetros de perfusão orgânica inadequada: – TEC prolongado – Diferença > 3°C entre a temperatura central e a periférica – Oligúria (débito urinário < 1 mL/kg/h) – Acidose metabólica inexplicável: déficit de bases > 5 mEq/L – Lactato 2 vezes acima o valor de referência
Respiratório	• $PaCO_2$ > 20 mmHg acima da $PaCO_2$ basal OU • PaO_2/FiO_2 < 300 na ausência de cardiopatia cianótica ou doença pulmonar pré-existente OU • Necessidade de FiO_2 > 50% para manter $SatO_2$ ≥ 92% OU • Necessidade de VNI ou VM
Neurológico	• ECG ≤ 11 OU • Alteração aguda do nível de consciência com queda ≥ 3 do nível anormal da ECG basal
Hepático	• Aumento significativo de bilirrubinas totais (≥ 4 mg/dL) OU • ALT/TGP ≥ 2 vezes o limite superior para idade
Renal	• Creatinina ≥ 2 vezes o limite superior para a idade OU • Aumento de creatinina de 2 vezes em relação ao valor basal
Hematológico	• Plaquetas < 80.000/mm^3 ou redução de 50% no número de plaquetas em relação ao maior valor registrado nos últimos 3 dias OU • Alteração significativa de RNI (> 2)

PAS: pressão arterial sistólica; TEC: tempo de enchimento capilar; VNI: ventilação não invasiva; VM: ventilação mecânica; ECG: escala de coma de Glasgow; ALT/TGP: alanina aminotransferase/transaminase glutâmico pirúvica.

- Complicações sistêmicas: exacerbações de doença crônica diagnosticada, como doença pulmonar crônica, doenças cardíacas ou renais[54].

Tratamento

Administração de fluidos

Crianças com PA devem ser reanimadas inicialmente com cristaloides, seja com Ringer lactato ou soro fisiológico, no quadro agudo. Com base na avaliação do estado de hidratação/estado hemodinâmico, se houver evidência de comprometimento hemodinâmico, um bolo de 10 a 20 mL/kg é recomendado. Após a ressuscitação volumétrica, manter 1,5 a 2 vezes os fluidos de manutenção intravenosos com monitorização da diurese durante a 24 a 48 horas.

Um ponto de atenção tem sido o uso de fluidos intravenosos para prevenir potenciais complicações na PA, como necrose. A patogênese da PA e a progressão para formas graves podem ser secundárias a alterações na microcirculação do pâncreas por eventos, incluindo hipovolemia, aumento da permeabilidade e formação de microtrombos. Reanimação de fluidos é empregada não apenas para corrigir a hipovolemia, mas para ajudar a preservar a microcirculação pancreática, fornecendo perfusão adequada e prevenindo a possível formação de microtrombos e, assim, evitando complicações e progressão para doença grave.

Apenas um estudo pediátrico avaliou a administração de fluidos, envolvendo 201 pacientes com PA[55]. Esse estudo mostrou que uma combinação de início precoce (< 48 horas) e agressiva da administração de fluidos (> 1,5 a 2 vezes a manutenção nas primeiras 24 horas) diminuiu o tempo de permanência e a ocorrência de doença grave *versus* o quadro convencional[55]. Fluidos intravenosos agressivos não afetaram adversamente os resultados, principalmente complicações pulmonares ou taxas de readmissão[56,57].

Monitorização

Os sinais vitais devem ser avaliados pelo menos a cada 4 horas durante as primeiras 48 horas de admissão e durante os períodos de hidratação agressiva para monitorizar a saturação de oxigênio, pressão arterial e frequência respiratória[56,57].

Manejo da dor

A dor abdominal é o sintoma de apresentação mais comum de PA. Em estudos pediátricos de PA, 80 a 95% dos pacientes apresentaram dor abdominal. Os pacientes apresentam dor epigástrica em 62 a 89% dos casos, e difusamente em 12 a 20%. A apresentação "clássica" de dor epigástrica com irradiação para as costas ocorre em apenas 1,6 a 5,6% dos pacientes pediátricos[24,58].

A fisiopatologia da dor na PA é caracterizada por uma perda de compartimentação intra e extracelular, que poderia resultar de diferentes mecanismos: obstrução do transporte secretor pancreático, ativação de enzimas; ou incaacidade de parar a cascata de ativação inflamatória. Esta, por sua vez, estimula a dor visceral pancreática e os receptores peritoneais para dor somática[56,57]. Além disso, a dor pode advir também das altas pressões dentro da glândula ou do ducto pancreático, da isquemia glandular subsequente, da liberação de substância taquicinina P ou ser relacionada ao gene da calcitonina peptídio. Os fatores que estimulam os neurônios sensoriais primários incluem íons hidrogênio, leucotrienos, metabólitos do ácido araquidônico, bradicininas e proteases, como tripsina, liberadas durante a PA[59].

Nenhum dado fornece orientação para o manejo ideal da dor na PA pediátrica. Estudos em adultos não identificaram um único medicamento superior e não existem evidências de apoio de que a morfina cause eventos adversos no esfíncter de Oddi. Morfina intravenosa ou outro opioide devem ser usados para PA que não responde a paracetamol ou anti-inflamatórios não esteroides[57,60].

Nutrição

Exceto na presença de contraindicações diretas para o recebimento de dietas, como nos casos de íleo adinâmico, fístulas complexas e síndrome do compartimental, crianças com PA leve podem se beneficiar desde o início (dentro de 48 a 72 horas de apresentação) de nutrição oral ou enteral (NE) para diminuir o tempo de permanência hospitalar e o risco de disfunção orgânica. O momento de início da NE deve ser o mais cedo possível, especialmente porque um dos objetivos da NE é prevenir translocação bacteriana e, assim, impedir o desenvolvimento de SIRS e diminuir a resposta de citocinas e a incidência de gastroparesia e íleo intestinal. Apesar de alguns estudos não mostrarem nenhuma diferença nos resultados quando NE foi iniciada antes ou depois de 72 horas da apresentação[61], uma meta-análise de 2008 examinando 11 RM demonstrou que, quando a NE começou dentro de 48 horas de apresentação, diminuiu significativamente as taxas de mortalidade, infecções e falência de múltiplos órgãos em comparação com nutrição parenteral (NP)[62].

As vias de NE descritas incluem gástrica e jejunal. Dois pequenos estudos não encontraram diferenças nos resultados entre grupos alimentados por sonda nasogástrica ou sonda nasoenteral[63,64].

A NP deve ser considerada nos casos em que a NE não é possível por um período prolongado (mais de 5 a 7 dias), como nos casos de íleo adinâmico, fístulas complexas e síndrome do compartimental, para reduzir o estado catabólico do corpo. A NE deve ser iniciada assim que possível, conjuntamente com a NP.

Um estudo recente de Abu-El-Haija et al.[65] demonstrou a viabilidade de estabelecer alimentação enteral em PA pediátrica, sem complicar o curso ou afetar a dor que o paciente apresenta. Do mesmo centro, um estudo retrospectivo mostrou que a combinação de alimentação enteral precoce com uso de 1,5 vez os fluidos de manutenção intravenosos foi associada a uma doença mais branda em comparação com aqueles que permaneceram em NP por 48 horas e tiveram taxas mais baixas de fluidos do que 1,5 vez a manutenção[66].

Diante disso, as recomendações quanto à dieta na PA são:

- PA leve:
  - Iniciar uma dieta geral (regular) e avançar conforme tolerado.
  - Alimentar de preferência pela via oral, em comparação com a via nasogástrica.
  - O uso de fórmulas especializadas ou imunonutrição não é necessário na conduta da PA pediátrica.
- Pancreatite moderada/grave:
  - A nutrição enteral (oral, NG ou NJ, conforme tolerado) deve ser tentada dentro de 72 horas desde a apresentação até a assistência médica, uma vez considerada hemodinamicamente estável.
  - NE é preferida à NP.
  - A combinação de NE e NP, em vez de NP sozinha, deve ser usada em crianças que não atingem as metas calóricas com NE sozinha e não receberam calorias completas durante 1 semana de hospitalização.
  - A NP deve ser realizada quando as alimentações orais (NG/NJ) não forem toleradas.

Antibióticos

Antibióticos profiláticos não são empiricamente recomendados na PA. No tratamento da PA grave, têm sido utilizados nos casos de necrose infectada (Figura 5) ou em pacientes com pancreatite necrosante (Figura 6) que estão hospitalizados e não apresentam melhora clínica sem o uso de antibióticos. A necrose infectada deve ser suspeitada se o estado clínico do paciente estiver piorando, com febre ou de gás nas coleções em imagem.

Em algumas situações, a aspiração do fluido por uma técnica guiada por endoscopia ou por meio de radiologia intervencionista e estabelecimento de drenagem apropriada pode ser necessária para orientar o manejo[15]. Os antibióticos que penetram no tecido necrótico são recomendados, como carbapenêmicos, quinolonas e metronidazol, já

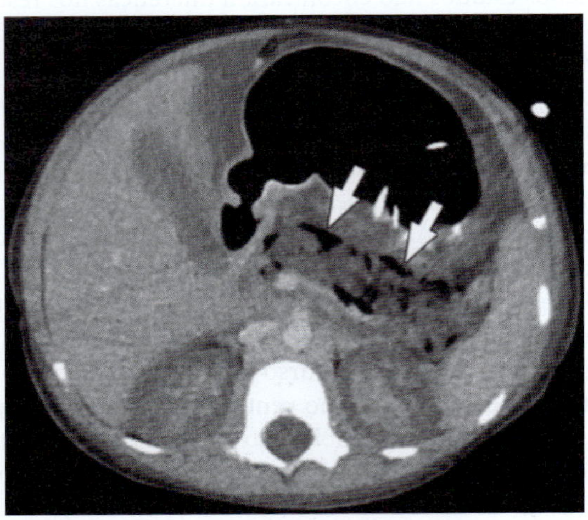

Figura 5 Menina de 5 anos com necrose pancreática infectada. A imagem da TC realizada com material de contraste intravenoso mostra lóculos de gás no pâncreas.

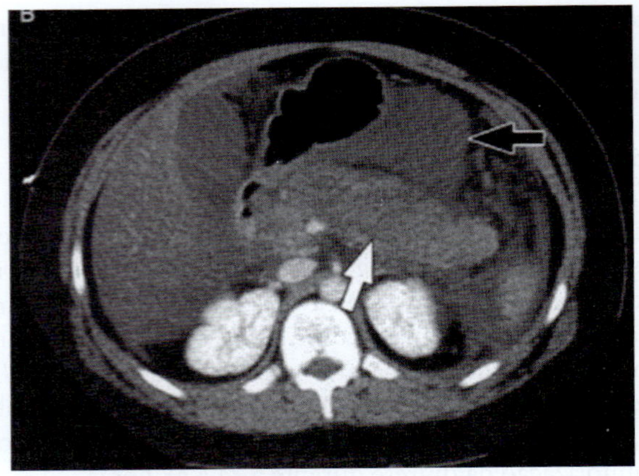

Figura 6 Imagem axial de TC realizada com material de contraste intravenoso em menino de 10 anos com pancreatite necrosante mostrando pâncreas edemaciado com uma grande área de realce ausente (seta branca), indicativo de necrose. Há um realce mais normal da cauda pancreática. Coleção necrótica aguda também está presente no saco menor (seta preta).

que seu uso neste ambiente demonstrou atrasar intervenções cirúrgicas e diminuir a morbimortalidade[56,57].

Cirurgias

A colecistectomia pode e deve ser realizada com segurança antes da alta em casos de pancreatite biliar aguda não complicada leve. No manejo de coleções necróticas agudas, as intervenções devem ser evitadas e retardadas, mesmo para necrose infectada, pois os resultados são superiores com abordagem tardia (> 4 semanas). Quando drenagem ou necrosectomia são necessárias, abordagens não cirúrgicas, incluindo endoscópicas (ecoendoscopia e colangeopancreatografia endoscópica retrógrada) e métodos percutâneos, são preferidos em vez de necrosectomia aberta ou drenagem de pseudocisto aberta[56,5].

Os resultados gerais dos casos de PA em crianças são favoráveis em comparação aos dos adultos. O tempo médio de internação de crianças com PA é, em média, de 2,8 a 8 dias. A instituição precoce da NE e a ressuscitação agressiva com fluidos têm sido associadas a menor permanência hospitalar, menos admissões em unidade de terapia intensiva (UTI) e taxas reduzidas de PA grave em comparação com pacientes não manejados com essas recomendações[56,57]. A mortalidade em PA pediátrica está associada a doença sistêmica, mas é baixa, geralmente inferior a 5% na maioria das coortes, mesmo incluindo admissões em UTI[56,57].

As complicações de início precoce na PA incluem disfunção de múltiplos órgãos ou choque[24]. Coleções agudas de fluido peripancreático são observadas na fase aguda da pancreatite e tendem a se resolver espontaneamente. A frequência de formação de pseudocisto varia de 8 a 41% em crianças com pancreatite, e taxas mais altas são observadas em pacientes que apresentam pancreatite relacionada a trauma abdominal[67].

Pseudocistos são frequentemente assintomáticos e podem ser tratados de forma conservadora ou tornarem-se maiores, causando dor, vômito ou febre. Eles também podem ser infectados em 10 a 15% dos casos.

Outra complicação de início tardio é a necrose pancreática, que pode se manifestar primeiramente como um quadro agudo de coleção necrótica e, então, evoluir[67]. As opções para drenagem de pseudocistos e coleções incluem drenagem endoscópica (transpapilar ou transmural), drenagem percutânea por cateter ou cirurgia aberta/laparoscópica. A modalidade escolhida depende do tamanho, da localização, da anatomia e dos riscos/benefícios do procedimento, embora a drenagem percutânea guiada por ecografia abdominal esteja se tornando mais amplamente aceita.

Aproximadamente 15 a 35% das crianças com PA terão outro surto de pancreatite[56,57].

Pancreatite aguda recorrente

A PA recorrente é caracterizada pela ocorrência de pelo menos dois episódios de PA, conforme definido pelos critérios INSPPIRE, na ausência de evidências de mudanças estruturais irreversíveis no pâncreas[15]. O paciente deve ter um intervalo de pelo menos 1 mês entre os episódios, ou menos de 1 mês se os sintomas desaparecerem e houver a documentação de normalização de enzimas[68].

Incidência

A incidência da PA recorrente é relatada entre 15 e 20% das crianças após um episódio inicial de PA[69].

Etiologias

Genéticas

As variantes de genes são os principais fatores de risco para episódios recorrentes de PA na infância, envolvendo cerca de 50% das crianças com PA recorrente e 75% daquelas com PC[68]. Os genes mais comumente associados com pancreatite pediátrica são descritos a seguir.

Tripsinogênio catiônico (*PRSS1*)

Mutações no gene *PRSS1*, com padrão de herança autossômica dominante, são a causa mais comum de pancreatite hereditária e explicam de 65 a 80% dos casos. O *PRSS1* responde pela codificação do tripsinogênio catiônico, uma enzima pancreática transportada para o intestino delgado, onde é clivada em sua forma ativa, a tripsina, importante no processo digestório. Algumas mutações nesse gene resultam na produção de uma forma anormal de tripsinogênio, que é convertida em tripsina prematuramente, ainda no pâncreas, enquanto outras comprometem a degradação da enzima ativa. Essas alterações culminam com níveis elevados de tripsina no pâncreas, capazes de deflagrar danos diretos ao tecido pancreático ou mesmo uma resposta autoimune[70,71].

Serina inibidor de protease Kazal-tipo 1 (*SPINK1*)

O *SPINK1* é uma proteína sintetizada, armazenada e secretada pelas células acinares pancreáticas exócrinas juntamente com o tripsinogênio e atua como primeira linha de defesa contra o tripsinogênio prematuramente ativado na célula acinar. A expressão do *SPINK1* no pâncreas normal é baixa, mas é muito elevada na inflamação ativa, limitando a lesão prolongada associada à tripsina ativada no parênquima pancreático. São encontradas mutações em 1 a 3% da população geral, mas as mutações *SPINK1* (particularmente a variante N34S) foram descritas em 13 a 25% das crianças com PA recorrente ou PC[70,71].

Quimotripsina C: *CTRC* (gene da quim-otripsina C)

Facilitador da degradação da tripsina, é um fator protetor de inflamação. Altos níveis de cálcio diminuem sua atividade. Mutações neste gene predispõem ao desenvolvimento de pancreatite por diminuição do fator protetor[70,71].

CaRS (receptor sensível ao cálcio)

É um gene que codifica um receptor de membrana, expresso na paratireoide, no osso, no intestino, no rim, no cérebro e nas células acinares e ductais do pâncreas. Regula os níveis de cálcio por mecanismos de *feedback*, ativando a secreção de fluidos e eletrólitos. É altamente influenciado pelo álcool, que aumenta os níveis de cálcio, desregulando o mecanismo. Mutações no gene que codifica este receptor foram notadas nos consumidores de álcool moderado e pesado. Este gene e o *SPINK1* aumentam o risco de inflamação pancreática[70,71].

Regulador de condutância transmembrana (*CFTR*)

O *CFTR* é um canal aniônico e sua mutação leva a secreções expessas, obstrução do ducto e destruição do pâncreas na FC. Mutações CFTR podem causar expressão de *CFTR* prejudicada nos dutos pancreáticos e aumentar a suscetibilidade a PA recorrente e PC por meio de vários mecanismos, incluindo diminuição do pH intraluminal, diminuição da eliminação de enzimas pancreáticas, fluido ductal mais viscoso e rico em proteínas, causando obstrução, formação de cálculos e atrofia de órgãos[70,71].

Obstrutivas

As etiologias obstrutivas da PA recorrente incluem coledocolitíases, malformações congênitas (pâncreas *divisium*, pâncreas anular, agenesia pancreática), obstrução ampular ou periampular (divertículo, cisto, pólipo, tumor estenose, infecção, doença de Crohn), obstrução do ducto pancreático ou trauma. Entre estas, destacam-se as descritas a seguir.

Pâncreas *divisium*

Anomalia pancreática mais comum, está presente em 5 a 10% da população. É um defeito de fusão entre os ductos ventral (de Wirsung) e dorsal (de Santorini), sendo que a porção maior do pâncreas é drenada pela papila menor, o que pode ser insuficiente para permitir uma drenagem satisfatória, ocasionando estase da secreção pancreática exócrina e, consequentemente, pancreatite. O exame de escolha para seu diagnóstico é a colangiorressonância (Figura 8).

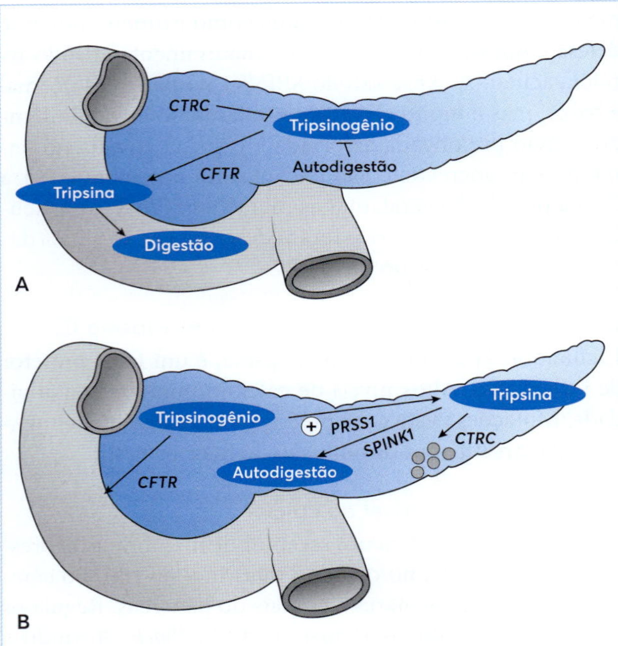

Figura 7 Mecanismos moleculares de pancreatite genética. (A) Via fisiológica de conversão do tripsinogênio em sua enzima ativa, a tripsina. Função normal de proteção de genes *CFTR*, *SPINK1* e *CTRC*. (B) Um ganho de mutação de função em *PRSS1* induz uma ativação persistente e desregulada de tripsina em células pancreáticas. Mutações no *CFTR* causam persistência de enzimas ativadas nas células pancreáticas. Mutações de perda de função de *SPINK1*, um inibidor da atividade da tripsina, causam um processo inflamatório contínuo em tecido pancreático. O *CTRC* sintetiza uma enzima chamada quimotripsina, envolvida na digestão da tripsina ativada. Perda de mutações de função de *CTRC* reduz a inativação de tripsina, causando dano pancreático persistente.

Pâncreas anular

Um anel de tecido pancreático envolve total ou parcialmente a segunda porção do duodeno, resultando em obstrução duodenal (Figura 9). Ainda no período pré-natal, é comum a presença de polidrâmnio, e, após o nascimento, os sintomas se relacionam com obstrução intestinal alta e o diagnóstico diferencial deve ser feito com atresia duodenal ou má rotação intestinal. A radiografia de abdome simples mostra o sinal da dupla bolha. Outro exame útil é a ecografia abdominal total.

Pâncreas ectópico

É o tecido pancreático fora de seu local habitual. As localizações mais comuns são o estômago, o duodeno e o jejuno. Pode ser assintomático, mas, nos casos sintomáticos, ob-

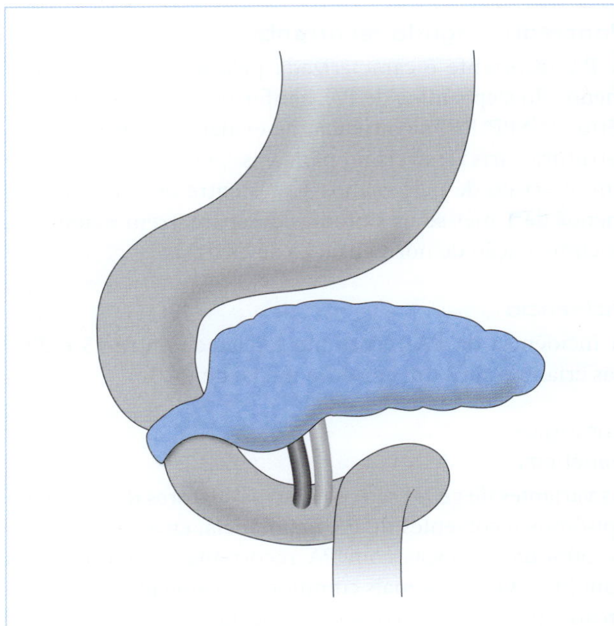

Figura 9 Pâncreas anular.

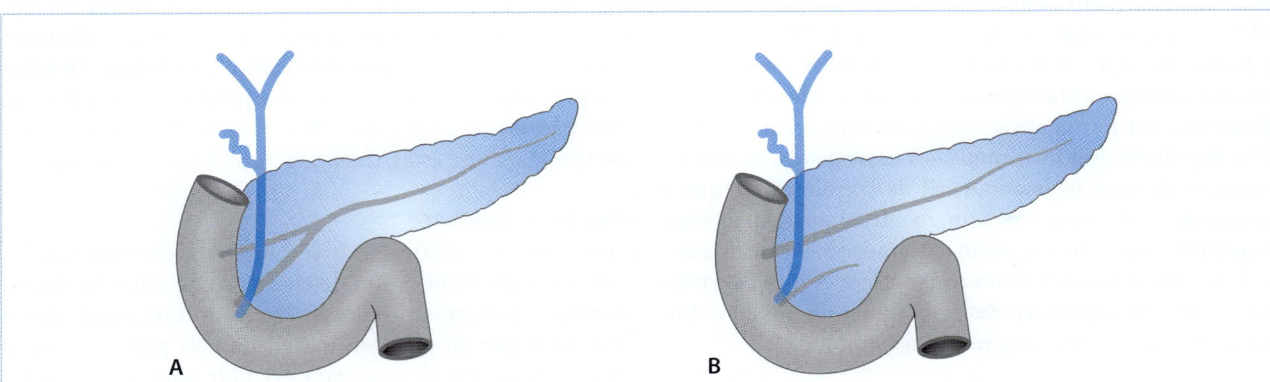

Figura 8 (A) Pâncreas normal. (B) Pâncreas *divisium*[71].

serva-se dor, desconforto abdominal, náuseas e anemia. Geralmente é um achado da endoscopia digestiva alta.

Tóxicas e metabólicas

Incluem álcool, alguns fármacos, hipercalcemia, hipertrigliceridemia e organofosforados.

Fármacos

Em geral, estima-se que 0,3% a 2% dos casos de PA recorrente sejam induzidos por drogas[72]. Há evidências limitadas de pancreatite "induzida por medicamento" em crianças. Estudos futuros devem incluir avaliação de outros fatores de risco associados à pancreatite (ou seja, genéticos e anatômicos) ou fatores predisponentes para pancreatite "induzida por medicamento" (ou seja, teste de HLA-DQA1 e HLA-DRB1 em pancreatite induzida por tiopurina, por exemplo)[73].

Existem três cenários possíveis para pancreatite "induzida por medicamento": a própria estrutura do medicamento é responsável, fatores de risco por manuseio impróprio do medicamento e o medicamento é um cofator naqueles com outros fatores de risco específicos para pancreatite. Esses respectivos grupos devem ser sistematicamente investigados para que se compreenda verdadeiramente os riscos relativos. As medicações mais relacionadas são: ácido valproico, L-asparaginase, prednisona e 6-mercaptopurina[72].

Hipercalcemia

A hipercalcemia (ou seja, > 10,7 mg/dL de cálcio sérico total), é considerada uma causa rara de pancreatite, uma vez que o mecanismo fisiopatológico proposto seria a deposição de cálcio no ducto pancreático com a ativação pelo cálcio do tripsinogênio no parênquima pancreático. Ocorre um aumento do cálcio dentro da célula acinar, ativando o tripsinogênio e, por consequência, outras proteases[56,57].

Hipertrigliceridemia

Estima-se que a hipertrigliceridemia, uma causa relativamente rara de PA, seja responsável por até 6% dos casos[56,57]. Um nível de triglicerídios de 1.000 mg/dL ou superior é geralmente aceito como um fator de risco absoluto para PA, e níveis > 500 mg/dL, conferem risco relativo aumentado.

Os mecanismos que explicariam a pancreatite associada à hiperlipidemia são:

- A hiperviscosidade dos quilomícrons pode prejudicar diretamente o fluxo circulatório em pequenos vasos pancreáticos, resultando em isquemia.
- Lipases pancreáticas que metabolizam o excesso de triglicerídios em gordura livre dentro do pâncreas podem desencadear lesão acinar e capilar.

Outras etiologias

Pancreatite autoimune

É um subtipo distinto de pancreatite associado a alterações do parênquima pancreático, incluindo infiltrado linfoplasmocitário e/ou neutrofílico e/ou fibrose parenquimatosa. Uma característica da doença é a resposta clínica imediata aos esteroides. Crianças com pancreatite autoimune (PAI) podem apresentar início agudo de sintomas abdominais ou dor nas costas, icterícia, fadiga e/ou perda de peso. Níveis de amilase e lipase podem estar aumentados ou não, assim como os níveis de IgG4. Na ecografia abdominal, pode-se visualizar parênquima hipoecoico, aumento focal ou difuso do pâncreas, massa pancreática ou lesão com ou sem um ducto biliar comum dilatado. Na ausência de coledocolitíase, deve-se solicitar uma colangiorressonância.

Os achados da colangiorressônancia incluem aumento segmentar ou global do pâncreas, pâncreas hipointenso em imagens ponderadas em T1, borda semelhante à cápsula hipointensa em T2, irregularidades do ducto pancreático ou estenose, estenose ou dilatação do ducto biliar comum – essas características não são específicas para PAI, mas a presença de mais de uma delas deve levantar a suspeita[74]. Para o diagnóstico, achados histológicos agudos e/ou crônicos de infiltração de células inflamatórias em torno do pâncreas interno periductular e/ou presença de plasma IgG4 positivo células com ou sem fibrose pancreática são sugestivos de PAI. Idealmente, um diagnóstico de tecido deve ser obtido antes iniciar terapia, porém, aceita-se somente o quadro clínico e de imagem caso a biópsia pancreática não possa vir a ser realizada.

Alguns pacientes com PAI podem apresentar resolução dos sintomas sem qualquer terapia, porém a recomendação é iniciar o tratamento após o diagnóstico. Prednisona oral, 1 a 1,5 mg/kg/dia até o máximo de 40 a 60 mg administrados em uma ou duas doses diárias divididas por 2 a 4 semanas, é recomendada como tratamento de primeira linha para PAI. Depois, a prednisona deve ser reduzida gradualmente[74].

Fibrose cística

A FC é causada por uma disfunção da proteína reguladora da condutância transmembrana (CFTR) que regula o fluxo de cloreto e bicarbonato através da região apical das células epiteliais, incluindo o ducto pancreático[74]. É uma doença autossômica recessiva e a maioria dos pacientes tem duas mutações no *CFTR* que levam ao transporte de íons ausente ou mínimo, causando perda de toda a função pancreática. Esses pacientes desenvolvem insuficiência pancreática que requer suplementos de enzimas pancreáticas exógenas para prevenir as sequelas de má absorção de nutrientes e desnutrição a longo prazo[75]. Alguns pacientes podem, no entanto, manter a função pancreática se uma de suas duas mutações no *CFTR* estiver associada com diminuição, mas mantendo o fluxo de cloreto e bicarnonat . Esses pacientes pancreáticos suficientes não requerem suplementos de enzimas, mas, infelizmente, isso os coloca em risco ter pancreatite recorrente[76].

Os humanos saudáveis secretam 1 a 2 L de suco pancreático rico em bicarbonato pelo ducto pancreático todos os dias. A secreção de bicarbonato está ligada ao fluxo de fluido[77]. Indivíduos que reduzeam o bicarbonato, diminuem o fluxo ductal, causando obstrução. Isso pode levar à quebra enzimática com ativação de tripsina e inflamação local, produzindo sintomas e sinais de pancreatite.

Diagnóstico

Em geral, para diagnóstico dos casos de PA recorrente, deve-se solicitar: níveis de triglicerídios, sorologias para pesquisa de doença celíaca , imunoglobulina G subtipo 4, teste do suor e análise das principais mutações genéticas (*PRSS1*, *SPINK1*, *CFTR*, *CTRC* e *CaRS*). Como exames de imagem, a RM é recomendada para identificar causas estruturais ou obstrutivas de PA recorrente, acompanhar crianças com a doença e avaliar a progressão para PC[70].

Tratamento

Em geral, episódios agudos de pancreatite associada a PA recorrente ou PC são tratados de forma semelhante aos de PA, com foco em cuidados de suporte, incluindo administração precoce agressiva de fluidos, controle da dor e nutrição precoce[43]. Sobre a nutrição, orienta-se:

- Dieta regular em quantidade de gordura pode ser mantida com segurança dentro de 1 semana após o início do episódio de PA, conforme tolerado para outros casos que não forem decorrentes de hipertrigliceridemia (triglicerídios > 1.000 mg/dL ou > 10 mmol/L).
- Enzimas pancreáticas não devem ser usadas rotineiramente em crianças com diagnóstico de PA recorrente que não apresentam IPE.

A conduta a longo prazo consiste em avaliar a progressão da doença, particularmente na PC, IPE e diabetes, bem como evitar possíveis fatores de risco que podem levar à progressão. Fatores de risco ambientais (ou seja, álcool e tabaco) são comumente descritos em adultos com pancreatite, não em crianças[44], mas já se deve orientá-las para evitarem esses hábitos. Também é prudente evitar medicamentos com associação conhecida à pancreatite, como ácido valproico, mesalamina, trimetoprim-sulfametoxazol, 6-mercaptopurina, asparaginase e azatioprina[47].

Pancreatite crônica

Tradicionalmente, PA e PC foram descritas como entidades separadas. De acordo com o conhecimento atual, a PA recorrente e a PC são vistas como uma continuação de um processo de doença[77]. As causas mais comuns de PC em crianças diferem daquelas descritos entre adultos, e as mais importantes incluem mutações genéticas, defeitos anatômicos do ducto pancreático, distúrbios lipídicos e doenças do trato biliar[8,10,18]. Apesar do desenvolvimento dinâmico de métodos de diagnóstico molecular e da descoberta de novos genes cujas alterações estão associadas à PC, cerca de 30 a 40% das PC permanecem idiopáticas[8].

Estima-se que a PC tenha incidência de 2:100.000 crianças por ano[18,50].

A PC é caracterizada pela presença de pelo menos um dos seguintes aspectos:

- Mudanças estruturais irreversíveis no pâncreas, como destruição focal ou difusa, esclerose, anormalidades do ducto pancreático/obstrução com alguns períodos de dor abdominal consistente ou lipase ou amilase acima de três vezes o limite superior da normalidade.
- Mudanças estruturais irreversíveis no pâncreas, como destruição focal ou difusa, esclerose, anormalidades do ducto pancreático/obstrução com insuficiência pancreática exócrina.
- Mudanças estruturais irreversíveis no pâncreas, como destruição focal ou difusa, esclerose, anormalidades do ducto pancreático/obstrução com insuficiência pancreática endócrina.

Etiologia

Ao contrário dos adultos, nos quais normalmente se acredita que a PC é fortemente influenciada pelo álcool e pelo tabagismo[8], etiologias genéticas e obstrutivas são muito mais comuns em crianças[10], destacando a FC, a pancreatite hereditária e malformações anatômicas. CP e ARP pediátricos têm comum etiologias.

Quadro clínico

Dor crônica e manifestações clínicas de insuficiência endócrina e/ou exócrina configuram o quadro clínico dos pacientes com PC. Crises intermitentes de dor abdominal epigástrica e vômitos fazem parte do quadro clínico. O estado nutricional desses pacientes é importante, visto que muitos estão abaixo das recomendações nutricionais adequadas para a idade e apresentam deficiências vitamínicas.

Diagnóstico

Os exames confirmam a alteração da função pancreática e as anormalidades antômicas, se presentes. Enquanto o parênquima pancreático se encontra relativamente preservado, as enzimas (amilase e lipase) elevam-se nos períodos de exacerbação da doença, aspecto que não é observado nas fases mais adiantadas, quando o tecido pancreático já foi substituído por fibrose. Para avaliar a existência de insuficiência pancreática exócrina, utilizam-se testes de função pancreática indiretos e diretos[9,15].

Em termos gerais, as funções da imagem na PC são: contribuir para estabelecer o diagnóstico inicial; monitorar doenças, incluindo complicações; avaliar uma PA sobreposta; identificar potenciais etiologias de PC; identificar descobertas que podem anunciar disfunção endócrina ou exócrina; caracterizar a função secretora (exócrina); e auxiliar no plano de intervenção. Embora as descobertas de PC possam ser identificadas em ultrassonogra ou TC, a RM/CRM favorece o diagnóstico e a caracterização da PC, devido à sua superioridade na visualização de alterações do parênquima e do ducto[16], sendo, portanto, a modalidade recomendada para imagens na suspeita de PC[78].

Para avaliar um episódio suspeito ou conhecido de PA em uma criança com PC, a ultrassonografia é a modalidade de imagem de primeira linha; se for negativa para PA, e houver a necessidade de um diagnóstico de imagem, recomenda-se TC ou RM[78].

Tratamento

O manejo de longo prazo consiste em avaliar a progressão da doença, particularmente na PC, na insuficiência pancreática exócrina e no diabetes, bem como evitar possíveis fatores de risco que poderiam levar à progressão. Fatores de risco ambientais (ou seja, álcool e tabaco) são comumente descritos em adultos com pancreatite, não em crianças[44], mas é razoável recomendar o não uso do álcool e tabaco, orientando-as durante seu crescimento para a idade adulta, e deve-se prevenir o fumo passivo, independentemente da idade. Também é prudente evitar medicamentos com associação conhecida à pancreatite, como ácido valproico, mesalamina, trimetoprim-sulfametoxazol, 6-mercaptopurina, asparaginase e azatioprina[47].

Conduta nutricional

Pacientes com PC estão em risco de deficiências de macro e micronutrientes, devendo ser monitorados quanto a crescimento, evolução puberal, ingestão alimentar e deficiências de vitaminas lipossolúveis. O crescimento e a ingestão alimentar devem ser revistos a cada visita clínica, no mínimo a cada 6 a 12 meses. A análise laboratorial de vitaminas lipossolúveis deve ocorrer a cada 12 a 18 meses, ou conforme indicação clínica.

Deve-se iniciar a terapia de reposição enzimática em crianças com PC que têm IPE com esteatorreia, baixo crescimento e/ou deficiências nutricionais[79].

Diabetes melito e PC

Crianças com PC devem ser rastreadas anualmente para detecção de diabetes melito por meio de glicose em jejum e nível de HbA1c. Considera-se fazer teste oral de glicose se um quadro de pré-diabetes estiver presente, baseado em glicose em jejum (100 a 125 mg/dL) e/ou nível de HbA1c (5,7 a 6,4%), repetindo-se o teste anulamente. Uma vez estabelecido o diagnóstico de diabetes melitos, deve-se encaminhar o paciente ao endocrinologista pediátrico.

É importante atentar para o fato de que sintomas de má absorção e/ou uso inadequado ou insuficiente de enzimas no paciente com DM e PC são importantes para um controle glicêmico adequado.

Conduta da dor na PC

Não há dados suficientes para recomendar terapia de reposição enzimática para dor em crianças sem IPE. Não há dados suficientes para recomendar antioxidantes, esteroides, antagonistas de leucotrieno ou somatostatinas no manejo da dor de crianças com PC. Uma escala analgésica é proposta para o manejo da dor na PC em crianças, apresentada na Tabela 10[80].

Tabela 10 Manejo da dor na PC em crianças[80]

Nível 1 – Dor abdominal intermitente leve	Uso de analgésicos não esteroides ou acetaminofeno Se a dor continuar, associar analgésicos não esteroides e acetaminofeno a cada 6 h
Nível 2 – Dor abdominal persistente moderada	Continuar medicações do nível 1 < 12 anos: suspender acetaminofeno e inciar hidrocodona > 12 anos: iniciar tramadol
Nível 3 – Dor abdominal persistente grave	Continuar medicações do nível 1 e retomar acetaminofeno, caso suspenso Iniciar oxicodona ou morfina
Dor abdominal persistente grave incontrolável	Admissão hospitalar para controle da dor

Modificações no estilo de vida

Orientações sobre não uso de álcool e tabaco e controle do IMC.

Manejo das complicações

A maioria das coleções de fluidos pancreáticso se resolve espontaneamente com suporte. A intervenção é reservada para complicações de efeito de massa, infecção/necrose ou se a regressão espontânea da coleção for considerada improvável.

Crianças com PC que continuam a apresentar dor, distensão abdominal ou outros problemas gastrointestinais merecem uma investigação apropriada para avaliar outras etiologias que possam explicar seus sintomas.

Outras doenças do pâncreas

Agenesia pancreática

A agenesia do pâncreas e a agenesia do pâncreas ventral são incompatíveis com a vida. A agenesia do pâncreas dorsal cursa com dor abdominal , diabetes melito, PA e PC. Deve-se fazer diagnóstico diferencial com pâncreas *divisium* e exames como TC, CPRM, ecoendoscopia e CPRE.

Síndromes genéticas

Síndrome de Shwachman-Diamond

A síndrome de Shwachman-Diamond, ou lipomatose congênita do pâncreas, é um defeito autossômico recessivo que causa: IPE, neutropenia ou pancitopenia, anormalidades esqueléticas e nanismo. É a segunda causa mais comum de IPE na infância, e sua incidência é estimada em torno de 1:50.000 a 1: 100.000 nascidos vivos. A IPE cursa com esteatorreia, diarreia crônica, desnutrição, falência do crescimento e infecções respiratórias de repetição decorrentes da neutropenia e da quimiotaxia neutrifílica defeituosa. As anormalidades esqueléticas incluem disostose metafisária, costelas encurtadas, aumento costocondral e estreitamento do gradil costal. O diagnóstico requer um teste de função pancreática e radiografia de ossos. O tratamento é baseado em terapia de reposição enzimática[81].

Síndrome de Johanson-Blizzard

É caracterizada por aplasia de asa nasal, defeitos ectodérmicos no couro cabeludo, deficiência mental em graus variáveis e insuficiência pancreática. É uma doença rara, decorrente de mutação no gene *UBR1* (*locus* 15q15-q21.1), de herança autossômica recessiva[82].

Síndrome de Pearson

É uma mitocondriopatia rara, de herança autossômica dominante que envolve o sistema hematopoiético, habitualmente fatal na infância[83].

Nesidioblastose

Também chamada de hiperinsulinismo familiar, é uma causa importante de hipoglicemia persistente na infância, ocorrendo alteração no *feedback* negativo da secreção de insulina[84].

REFERÊNCIAS BIBLIOGRÁFICAS

1. Taylor CJ, Chen K, Horvath K, Hughes D, Lowe ME, Mehta D, et al. ESPGHAN and NASPGHAN report on the assessment of exocrine pancreatic function and pancreatitis in children. J Pediatr Gastroenterol Nutr. 2015;61:144-53.
2. Myers KC, Bolyard AA, Otto B, Wong TE, Jones AT, Harris RE, et al. Variable clinical presentation of Shwachman-Diamond syndrome: update from the North American Shwachman-Diamond Syndrome Registry. J Pediatr. 2014;164(4):866-70.
3. Lindkvist B. Diagnosis and treatment of pancreatic exocrine insufficiency. World J Gastroenterol. 2013;19:7258-66.
4. Pezzilli R. Applicability of a checklist for the diagnosis and treatment of severe exocrine pancreatic insufficiency: a survey on the management of pancreatic maldigestion in Italy. Panminerva Med. 2016;58:245-52.
5. Pezzilli R, Capurso G, Falconi M, Frulloni L, Macarri G, Costamagna G, et al. The applicability of a checklist for the diagnosis and treatment of exocrine pancreatic insufficiency: results of the Italian exocrine pancreatic insufficiency registry. Pancreas. 2020;49:793-8.
6. Barral M, Taouli B, Guiu B, Koh DM, Luciani A, Manfredi R, et al. Diffusion-weighted MR imaging of the pancreas: current status and recommendations. Radiology. 2015;274:45-63.
7. Pezzilli R. Chronic pancreatitis: maldigestion, intestinal ecology and intestinal inflammation. World J Gastroenterol. 2009;15:1673-6.
8. Scheele G, Bartelt D, Bieger W. Characterization of human exocrine pancreatic proteins by two-dimensional isoelectric focusing/sodium dodecyl sulfate gel electrophoresis. Gastroenterology. 1981;80:461-73.
9. Dominguez-Muñoz, JE. Management of pancreatic exocrine insufficiency. Curr Opin Gastroenterol. 2019;35(5):455-9.
10. Wilschanski M, Braegger CP, Colombo C, Declercq D, Morton A, Pancheva R, et al. Highlights of the ESPEN-ESPGHAN-ECFS Guidelines on Nutrition Care for Infants and Children With Cystic Fibrosis. J Pediatr Gastroenterol Nutr. 2016;63(6):671-5.
11. Turck D, Braegger CP, Colombo C, Declercq D, Morton A, Pancheva R, et al. ESPEN-ESPGHAN-ECFS guidelines on nutrition care for infants, children, and adults with cystic fibrosis. Clin Nutr. 2016;35(3):557-77.
12. Littlewood JM, Wolfe SP, Conway SP. Diagnosis and treatment of intestinal malabsorption in cystic fibrosis. Pediatr Pulmonol. 2006;41(1):35-49.
13. Löhr JM, Dominguez-Munoz E, Rosendahl J, Besselink M, Mayerle J, Lerch MM; HaPanEU/UEG Working Group United European Gastroenterology evidencebased guidelines for the diagnosis and therapy of chronic pancreatitis (HaPanEU)United Eur Gastroenterol J. 2017;5:153-99.
14. Dominguez-Munoz JE. Diagnosis of chronic pancreatitis: functtional testing. Best Pract Res Clin Gastroenterol. 2010;24(3):233-41.
15. Borowitz D, Baker RD, Stallings V. Consensus report on nutrition for pediatric patients with cystic fibrosis. J Pediatr Gastroenterol Nutr. 2002;35(3):246-59.
16. Morinville VD, Husain SZ, Bai H, Barth B, Alhosh R, Durie PR, et al. Definitions of pediatric pancreatitis and survey of current clinical practices. J Pediatr Gastroenterol Nutr. 2012;55:261-5.
17. Struyvenberg MR, Martin CR, Freedman CD. Praxtical guide to exocrine pancreatic insufficiency- Breaking the myths. BMC Med. 2017;15(1):29.
18. Frøkjær JB, Akisik F. Working Group for the International (IAP – APA – JPS – EPC) consensus guidelines for chronic pancreatitis. Guidelines for the diagnostic cross sectional imaging and severity scoring of chronic pancreatitis. Pancreatology. 2018;18(7):764-73.
19. Lindkvist B, Dominguez-Munoz JE, Luaces-Regueira M, Castineiras-Alvarino M, Nieto-Garcia L, et al. Serum nutritional markers for prediction of pancreatic exocrine insufficiency in chronic pancreatitis. Pancreatology. 2012;12:305-10.
20. Machicado JD, Chari ST, Timmons L, Tang G, Yadav D. A population-based evaluation of the natural history of chronic pancreatitis. Pancreatology. 2018;18(1):39-45.
21. Ooi CY, Castellani C, Keenan K, Avolio J, Volpi S, Boland M, et al. Inconclusive diagnosis of cystic fibrosis after newborn screening. Pediatrics. 2015;135(6):e1377-85.
22. Sinaasappel M, Stern M, Littlewood J, Wolfe S, Steinkamp G, Heijerman HG, et al. Nutrition in patients with cystic fibrosis: a European Consensus. J Cyst Fibros. 2002;1:51e75.
23. Kumar S, Ooi CY, Werlin S, Abu-El-Haija M, Barth B, Bellin MD, et al. Risk factors associated with pediatric acute recurrent and chronic pancreatitis: lessons from INSPPIRE. JAMA Pediatr. 2016;170:562-9.
24. Schwarzenberg SJ, Bellin M, Husain SZ, Ahuja M, Barth B, Davis H, et al. Pediatric chronic pancreatitis is associated with genetic risk factors and substantial disease burden. J Pediatr 2015;166:890.e1-6.e1.
25 Abu-El-Haija M, Lin TK, Palermo J. Update to the management of pediatric acute pancreatitis: highlighting areas in need of research. J Pediatr Gastroenterol Nutr. 2014;58:689-93.
26. Morinville VD, Barmada MM, Lowe ME. Increasing incidence of acute pancreatitis at an American pediatric tertiary care center: is greater awareness among physicians responsible? Pancreas. 2010;39:5-8.
27. Gorelick FS, Thrower E. The acinar cell and early pancreatitis responses. Clin Gastroenterol Hepatol. 2009;7(11 Suppl):S10-4.
28. Murphy JA, Criddle DN, Sherwood M, Chvanov M, Mukherjee R, McLaughlin E, et al. Direct activation of cytosolic Ca2+ signaling and enzyme secretion by cholecystokinin in human pancreatic acinar cells. Gastroenterology. 2008;135:632-41.
29. Kandula L, Lower ME. Etiology and outcome of acute pancreatitis in infants and toddlers. J Pediatr. 2008; 152:106-10.
30. Morinville VD, Barmada MM, Lowe ME. Increasing incidence of acute pancreatitis at an American pediatric tertiary care center: is greater awareness among physicians responsible? Pancreas. 2010;39:5-8.
31. Park AJ, Latif SU, Ahmad MU, Bultron G, Orabi AI, Bhandari V, et al. A comparison of presentation and management trends in acute pancreatitis between infants/toddlers and older children. J Pediatr Gastroenterol Nutr. 2010;51:167-70.
32. Kandula L, Lowe ME. Etiology and outcome of acute pancreatitis in infants and toddlers. J Pediatr. 2008;152:106-10.
33. Uc A, Fishman DS. Pancreatic disorders. Pediatr Clin North Am. 2017;64:685-706.
34. Bai HX, Lowe ME, Husain SZ.. What have we learned about acute pancreatitis in children? J Pediatr Gastroenterol Nut. 2011;52(3):262-70.
35. Goldstein B, Giroir B, Randolph A. International Consensus Conference on Pediatrics: international pediatric sepsis consensus conference: definitions for sepsis and organ dysfunction in pediatrics. Pediatr Crit Care Med. 2005;6:2-8.
36. Banks PA. Acute pancreatitis: landmark studies, management decisions, and the future. Pancreas. 2016;45:633-40.
37. O'Neill E, Hammond N, Miller FH. MR imaging of the pancreas. Radiol Clin North Am. 2014;52:757-77.
38. Trout AT, Anupindi SA, Freeman AJ, Macias-Flores JA, Martinez JA, Parashette KR, et al. North American Society for Pediatric Gastroenterology, Hepatology and Nutrition and the Society for Pediatric Radiology Joint Position Paper on Noninvasive Imaging of Pediatric

Pancreatitis: Literature Summary and Recommendations. J Pediatr Gastroenterol Nutr. 2021;72(1):151-67.
39. Nauka PC, Weinstein TA, Dolinger MT, Miller JM, Kohn N, Bitton S, et al. Validation of lipase and systemic inflammatory response syndrome as prognostic indicators in pediatric acute pancreatitis: a retrospective analysis. J Pediatr Gastroenterol Nutr. 2019;68(3):389-93.
40. Párniczky A, Abu-El-Haija M, Husain S, Lowe M, Oracz G, Sahin-Tóth M, et al. EPC/HPSG evidence-based guidelines for the management of pediatric pancreatitis, Pancreatology. 2018;18(2):146-60.
41. Bollen TL, van Santvoort HC, Besselink MG, van Es WH, Gooszen HG, van Leeuwen MS. Update on acute pancreatitis: ultrasound, computed tomography, and magnetic resonance imaging features. Semin Ultrasound CT MR. 2007;28:371-83.
42. Banks PA, Bollen TL, Dervenis C, Gooszen HG, Johnson CD, Sarr MG, et al. Acute Pancreatitis Classification Working Group: Classification of acute pancreatitis–2012: revision of the Atlanta classification and definitions by international consensus. Gut. 2013;62:102-11.
43. Koutroumpakis E, Wu BU, Bakker OJ, Dudekula A, Singh VK, Besselink MG, et al. Admission hematocrit and rise in blood urea nitrogen at 24 h outperform other laboratory markers in predicting persistent organ failure and pancreatic necrosis in acute pancreatitis: a post hoc analysis of three large prospective databases. Am J Gastroenterol. 2015;110:1707-16.
44. Tenner S, Baillie J, DeWitt J, Vege SS. American College of Gastroenterology guideline: management of acute pancreatitis. Am J Gastroenterol. 2013;108:1400-516.
45. Barral M, Taouli B, Guiu B, Koh DM, Luciani A, Manfredi R, et al. Diffusion-weighted MR imaging of the pancreas: current status and recommendations. Radiology. 2015;274:45-63.
46. Zhao K, Adam SZ, Keswani RN, Horowitz JM, Miller FH. Acute pancreatitis: revised atlanta classification and the role of cross-sectional imaging. AJR Am J Roentgenol. 2015;205:W32-41.
47. Suzuki M, Sai JK, Shimizu T. Acute pancreatitis in children and adolescents World J Gastrointest Pathophysiol. 2014;5(4):416-26.
48. Barral M, Taouli B, Guiu B, Koh DM, Luciani A, Manfredi R, et al. Diffusion-weighted MR imaging of the pancreas: current status and recommendations. Radiology. 2015;274:45-63.
49. Eatock FC, Chong P, Menezes N, Murray L, McKay CJ, Carter CR, et al. A randomized study of early nasogastric versus nasojejunal feeding in severe acute pancreatitis. Am J Gastroenterol. 2005;100:432-9.
50. Pezzilli R, Zerbi A, Di Carlo V, Bassi C, Delle Fave GF. Practical guidelines for acute pancreatitis. Pancreatology. 2010;10:523-35.
51. Liddle RA, Nathan JD. Neurogenic inflammation and pancreatitis. Pancreatology 2004;4:551-9.
52. 56. Abu-El-Haija M, Kumar S, Quiros JA, Balakrishnan K, Barth B, Bitton S, et al. Management of acute pancreatitis in the pediatric population: a clinical report from the North American Society for Pediatric Gastroenterology, Hepatology and Nutrition Pancreas Committee. J Pediatr Gastroenterol Nutr. 2018 Jan;66(1):159-76.
53. Petrov MS, Pylypchuk RD, Emelyanov NV. Systematic review: nutritional support in acute pancreatitis. Aliment Pharmacol Ther. 2008;28:704-12.
54. Kumar A, Singh N, Prakash S, Saraya A, Joshi YK. Early enteral nutrition in severe acute pancreatitis: a prospective randomized controlled trial comparing nasojejunal and nasogastric routes. J Clin Gastroenterol. 2006;40:431-4.
55. Abu-El-Haija M, Wilhelm R, Heinzman C, Siqueira BN, Zou Y, Fei L, et al. Early enteral nutrition in children with acute pancreatitis. J Pediatr Gastroenterol Nutr. 2016;62:453-6.
56. Szabo FK, Fei L, Cruz LA, Abu-El-Haija M.. Early enteral nutrition and aggressive fluid resuscitation are associated with improved clinical outcomes in acute pancreatitis. J Pediatr. 2015;167:397-402e1.
57. Bolia R, Srivastava A, Yachha SK, Poddar U, Kumar S. Prevalence, natural history, and outcome of acute fluid collection and pseudocyst in children with acute pancreatitis. J Pediatr Gastroenterol Nutr. 2015;61:451-5.
58. Gariepy CE, Heyman MB, Lowe ME, Pohl JF, Werlin SL, Wilschanski M, et al. Causal evaluation of acute recurrent and chronic pancreatitis in children: consensus from the INSPPIRE Group. J Pediatr Gastroenterol Nutr. 2017;64(1):95-103.
59. Sweeny KF, Lin TK, Nathan JD, Denson LA, Husain SZ, Hornung L, et al. Rapid progression of acute pancreatitis to acute recurrent pancreatitis in children. J Pediatr Gastroenterol Nutr. 2019;68:104-9.
60. Gariepy CE, Heyman MB, Lowe ME, Pohl JF, Werlin SL, Wilschanski M, et al. Causal evaluation of acute recurrent and chronic pancreatitis in children: consensus from the INSPPIRE Group. J Pediatr Gastroenterol Nutr 2017;64:95-103.
61. Della Corte C, Faraci S, Majo F, Lucidi V, Fishman DS, Nobili V. Pancreatic disorders in children: new clues on the horizon. Dig Liver Dis. 2018;50:886-93.
62. Mortelé KJ, Rocha TC, Streeter JL, Taylor AJ. Multimodality imaging of pancreatic and biliary congenital anomalies. Radiographics. 2006;26:715-31.
63. Husain SZ, Morinville V, Pohl J, Abu-El-Haija M, Bellin MD, Freedman S, et al. Toxic-metabolic risk factors in pediatric pancreatitis: recommendations for diagnosis, management, and future research. J Pediatr Gastroenterol Nutr. 2016;62:609-17.
64. Scheers I, Palermo JJ, Freedman S, Wilschanski M, Shah U, Abu-El--Haija M, et al. Recommendations for diagnosis and management of autoimmune pancreatitis in childhood: consensus from INSPPIRE. J Pediatr Gastroenterol Nutr 2018;67:232-6.
65. Ooi CY, Dorfman R, Cipolli M, Gonska T, Castellani C, Keenan K, et al. Type of CFTR mutation determines risk of pancreatitis in patients with cystic fibrosis. Gastroenterology. 2011;140:153-61.
66. Cohn JA, Strong TV, Picciotto MR, Nairn AC, Collins FS, Fitz JG. Localization of the cystic fibrosis transmembrane conductance regulator in human bile duct epithelial cells. Gastroenterology. 1993;105:1857-64.
67. Novak I, Wang J, Henriksen KL, Haanes KA, Krabbe S, Nitschke R, et al. Pancreatic bicarbonate secretion involves two proton pumps. J Biol Chem. 2011;286:280-9.
68. Braganza J, Lee S, McCloy R, McMahon MJ. Chronic pancreatitis. Lancet 2011;377:1184-97.
69. Issa Y, Kempeneers MA, van Santvoort HC, Bollen TL, Bipat S, Boermeester MA. Diagnostic performance of imaging modalities in chronic pancreatitis: a systematic review and meta-analysis. Eur Radiol. 2017;27: 3820-44.
70. Sellers ZM, MacIsaac D, Yu H, Dehghan M, Zhang KY, Bensen R, et al. Nationwide trends in acute and chronic pancreatitis among privately insured children and non-elderly adults in the United States, 2007-2014. Gastroenterology. 2018;155:469.e1–78.e1.
71. Kolodziejczyk E, Wejnarska K, Dadalski M, Kierkus J, Ryzko J, Oracz G. The nutritional status and factors contributing to malnutrition in children with chronic pancreatitis. Pancreatology. 2014;14:275-9.
72. Wilson PR. Multidisciplinary management of chronic pain. A practical guide for clinicians. Pain Med. 2016;17:1376-8.
73. Nelson A, Myers K, Adam MP, Ardinger HH, Pagon RA, Wallace SE, et al. Shwachman-Diamond syndrome. In: GeneReviews® [Internet]. Seattle: University of Washington, Seattle; 1993–2021.2008 Jul 17 [updated 2018 Oct 18].
74. Sukalo M, Schäflein E, Schanze I, Everman DB, Rezaei N, Argente J, et al. Expanding the mutational spectrum in Johanson-Blizzard syndrome: identification of whole exon deletions and duplications in the UBR1 gene by multiplex ligation-dependent probe amplification analysis. Mol Genet Genomic Med. 2017;5(6):774-80.
75. Farruggia P, Di Marco F, Dufour C. Pearson syndrome. Expert Rev Hematol. 2018;11(3):239-46.
76. Kowalewski AM, Szylberg Ł, Kasperska A, Marszałek A, The diagnosis and management of congenital and adult-onset hyperinsulinism (nesidioblastosis) - literature review. Pol J Pathol. 2017;68(2):97-101.
77. Coffey MJ, Ooi CY. Paediatric pancreatic diseases. J Paediatr Child Health. 2020;56(11):1694-1701.
78. Dominguez-Muñoz JE. Diagnosis and treatment of pancreatic exocrine insufficiency. Curr Opin Gastroenterol. 2018;34:349-54.
79. Perbtani Y, Forsmark CE. Update on the diagnosis and management of exocrine pancreatic insufficiency. F1000Research. 2019;8:1991.
80. Duggan SN. Negotiating the complexities of exocrine and endocrine dysfunction in chronic pancreatitis. Proc Nutr Soc. 2017;76:484-94.
81. Ghodeif AO, Azer SA. Pancreatic insufficiency. Flórida: StatPearls Publishing; 2020.

82. Rasmussen HH, Irtun O, Olesen SS, Drewes AM, Holst M. Nutrition in chronic pancreatitis. World J Gastroenterol. 2013;19:7267-75.
83. Levy P, Domínguez-Muñoz E, Imrie C, Löhr M, Maisonneuve P. Epidemiology of chronic pancreatitis: burden of the disease and consequences. United European Gastroenterol J. 2014;2:345-54.
84. Busnardo AC, DIdio LJA, Tidrick RT, Thomford NF. History of the pancreas. Am J Surg. 1993;148:539-50.
85. Cleveland MH, Sawyer JM, Afelik S, Jensen J, Leach SD. Exocrine ontogenies: on the development of pancreatic acinar, ductal and centroacinar cells. Seminars in Cell & Developmental Biology. 2012;23(6):711-9.
86. Gittes GK. Developmental biology of the pancreas: a comprehensive review. Dev Biol. 2009;326(1):4-35.
87. Henry BM, Skinningsrud B, Saganiak K, Pękala PA, Walocha JA, Tomaszewski KA. Development of the human pancreas and its vasculature - An integrated review covering anatomical, embryological, histological, and molecular aspects. Ann Anat. 2019;221:115-24.
88. Leung OS. Overview of the pancreas. Adv Exp Med Biol. 2010; 690:3-12.
89. Johnson LR. Pancreatic secretion. In: Johnson LR (ed.). Gastrointestinal physiology. 6. ed. St. Louis: Mosby; 2001.
90. Lee PC. Functional development of the exocrine pancreas. In: Lebental E. Human gastrointestinal development. New York: Raven Press; 1989.

SEÇÃO 18

HEPATOLOGIA

COORDENADORA

Gilda Porta

Professora Livre-docente do Departamento de Pediatria da Faculdade de Medicina da Universidade de São Paulo (FMUSP). Médica do Grupo de Transplante Hepático do A.C. Camargo Cancer Center, Hospital Sírio-Libanês e Hospital Samaritano.

AUTORES

Adriana Távora de Albuquerque Taveira
Gastroenterologista Pediatra. Mestre e Doutora em Pediatria pela Faculdade de Medicina de Ribeirão Preto (FMRP) da USP. Professora Adjunta da Universidade do Estado do Amazonas (UEA) e da Universidade Federal do Amazonas (UFAM). Especialista em Educação Médica e Ensino para Profissionais da Saúde FAIMER-Brasil. Vice-presidente da Sociedade Amazonense de Pediatria (Saped).

Ariane Nadia Backes
Cirurgiã-pediátrica. Serviço de Cirurgia Pediátrica. Programa de Transplante Hepático Infantil do Hospital de Clínicas de Porto Alegre (HCPA).

Carlos Oscar Kieling
Pediatra com Área de Atuação em Gastrenterologia Pediátrica. Hepatologista pela Sociedade Brasileira de Hepatologia. Serviço de Pediatria. Programa de Transplante Hepático Infantil do HCPA.

Cibele Dantas Ferreira Marques
Supervisora do Programa de Residência Médica em Gastropediatria do Complexo Hospitalar Universitário Professor Edgard Santos (HUPES)/Centro Pediátrico Professor Hosannah de Oliveira (CPPHO)/Universidade Federal da Bahia (UFBA). Professora Assistente de Pediatria da Faculdade de Medicina da UFBA.

Gilda Porta
Professora Livre-docente do Departamento de Pediatria da FMUSP. Médica do Grupo de Transplante Hepático do A.C. Camargo Cancer Center, Hospital Sírio-Libanês e Hospital Samaritano.

Irene Kazue Miura
Doutora em Pediatria pela FMUSP. Médica do Grupo de Hepatologia e Transplante Hepático do Hospital Sírio-Libanês e do A.C. Camargo Cancer Center. Assistente da Unidade de Hepatologia do ICr-HCFMUSP.

Marina Rossato Adami
Pediatra com Área de Atuação em Gastrenterologia Pediátrica. Serviço de Pediatria. Programa de Transplante Hepático Infantil do HCPA.

Marise Elia de Marsillac
Doutora em Medicina com Área de Concentração em Clínica Médica/Hepatologia e Mestre em Medicina com Área de Concentração em Pediatria pela Universidade Federal do Rio de Janeiro (UFRJ). Professora Adjunta do Departamento de Pediatria da Universidade do Estado do Rio de Janeiro (UERJ). Professora de Pediatria da Escola de Medicina Souza Marques. Médica Gastrenterologista Pediátrica do Hospital Federal dos Servidores do Estado do Rio de Janeiro (HFSE). Especialização em Hepatologia – Grupo de Fígado.

Nilza Perin
Especialista em Pediatria e Gastrenterologia Pediátrica pela Sociedade Brasileira de Pediatria (SBP) e Associação Médica Brasileira (AMB). Mestre em Ciências Médicas pela Universidade Federal de Santa Catarina (UFSC). Professora da Disciplina de Pediatria da Universidade do Sul de Santa Catarina (Unisul). Chefe do Serviço de Gastroenterologia Pediátrica do Hospital Infantil Joana de Gusmão, Florianópolis.

Regina Sawamura
Professora Doutora do Departamento de Puericultura e Pediatria da FMRP-USP. Coordenadora da Divisão de Gastroenterologia e Hepatologia Pediátrica.

Renata Rostirola Guedes
Pediatra com Área de Atuação em Gastrenterologia Pediátrica. Serviço de Pediatria. Programa de Transplante Hepático Infantil do HCPA.

Renata Belém Pessôa de Melo Seixas
Especialista em Pediatria e Gastrenterologia Pediátrica pela SBP/AMB. Mestre em Ciências da Saúde – Pediatria – pela Universidade de Brasília (UnB). Preceptora do Programa de Residência Médica de Gastrenterologia Pediátrica do Hospital da Criança de Brasília José Alencar (HCB).

Sandra Lucia Schuler
Especialista em Hepatologia Pediátrica e em Genética pela Pontifícia Universidade Católica do Paraná (PUC-PR). Mestre em Ciências da Saúde pela PUC-PR. Membro do Corpo Clínico do Hospital Pequeno Príncipe e do Hospital Infantil Waldemar Monastier, Campo Largo. Professora Assistente de Puericultura da Universidade Positivo.

Sandra Maria Gonçalves Vieira
Professora Adjunta III do Departamento de Pediatria da Faculdade de Medicina da Universidade Federal do Rio Grande do Sul (UFRGS). Coordenadora do Programa de Transplante Hepático Infantil do HCPA.

CAPÍTULO 1

AVALIAÇÃO LABORATORIAL E GENÉTICA DO FÍGADO

Nilza Perin

AO FINAL DA LEITURA DESTE CAPÍTULO, O PEDIATRA DEVE ESTAR APTO A:

- Conhecer os principais exames laboratoriais hepáticos.
- Identificar os marcadores hepáticos de lesão hepatocelular e de função sintética hepática.
- Organizar a investigação diagnóstica inicial em pacientes com suspeita de doenças hepáticas.
- Reconhecer a importância da investigação genética no diagnóstico das doenças hepáticas monogênicas.
- Conduzir o encaminhamento precoce dos casos de colestase para o especialista.

INTRODUÇÃO

O uso de testes bioquímicos séricos tem um papel importante no diagnóstico e no tratamento das doenças hepáticas. A interpretação destes exames deve ser realizada dentro do contexto dos sintomas do paciente, anamnese detalhada e achados de exame físico. Um teste isolado fornece informações limitadas. A sensibilidade e a especificidade são maiores quando os testes são utilizados em conjunto.

Os testes bioquímicos do fígado consistem em marcadores de lesão hepatocelular (aminotransferases e fosfatase alcalina [FA]), testes de metabolismo hepático (bilirrubina) e testes de função sintética hepática (albumina sérica e tempo de protrombina [TP]).

MARCADORES DE LESÃO HEPATOCELULAR

O fígado contém alta concentração de enzimas, algumas das quais são presentes no soro em concentrações muito baixas. Lesão na membrana do hepatócito leva ao extravasamento dessas enzimas no soro, o que resulta em aumento da concentração sérica dentro de algumas horas após o dano hepático.

Os testes de enzimas séricas podem ser categorizados em dois grupos: enzimas cuja elevação reflete dano generalizado dos hepatócitos (aminotransferases), e enzimas cuja elevação reflete principalmente colestase (FA, gamaglutamiltransferase [GGT], 5'nucleotidase [5'-NT]).

Aminotransferases

As aminotransferases (anteriormente chamadas de transaminases) são indicadores sensíveis de lesão dos hepatócitos. Consistem em aspartato aminotransferase (AST) e alanina aminotransferase (ALT). Essas enzimas catalisam a transferência dos grupos alfa-amino da alanina e do aspartato, respectivamente, para o grupo alfaceto do cetoglutarato, resultando na formação do piruvato e do oxaloacetato.

A definição dos valores considerados normais para as aminotransferases tem sido tema de amplas discussões na literatura, em função dos diferentes critérios adotados para as populações controles em diferentes estudos. Em adultos, os níveis normais de ALT variam de 29 a 33 U/L para homens e de 19 a 25 U/L para mulheres. Em crianças, os níveis médios de ALT variam de 17 a 21 U/L em meninos e 14 a 20 U/L em meninas, com o percentil 97 (comumente utilizado como valor de corte) de 29 a 38 e 24 a 32 U/L, respectivamente.

A AST é encontrada, em ordem decrescente de concentração, no fígado, músculo cardíaco, músculo esquelético, rins, cérebro, pâncreas, pulmões, leucócitos e eritrócitos. Já a ALT está presente em maior concentração no fígado, sendo, portanto, um marcador mais específico para lesão hepática.

A ALT e a AST são indicadores sensíveis de necrose hepatocelular, porém, não são específicos. Há geralmente uma correlação entre os níveis elevados das aminotransferases e a gravidade na doença necroinflamatória aguda. Uma relação de AST/ALT maior que 5, especialmente se ALT é normal ou ligeiramente elevada, é sugestiva de lesão dos tecidos extra-hepáticos, como hemólise, rabdomiólise, miopatias, atividade física vigorosa recente e doenças do miocárdio.

Aminotransferases maiores que 1.000 IU/L são vistas em distúrbios associados a doenças com extensa lesão hepatocelular, mais comumente causada por lesão hepática induzida por toxinas ou drogas, lesão isquêmica aguda do fígado ou hepatite viral aguda. Hepatite autoimune grave ou doença de Wilson também podem causar elevação acentuada das aminotransferases. Níveis de ALT e AST podem estar normais em pacientes com cirrose hepática.

Fosfatase alcalina

A FA refere-se a um grupo de enzimas que catalisam a hidrólise de vários ésteres de fosfato orgânico. Apresenta 4 subtipos de acordo com sua localização (intestinal, placentária, células germinativas e fígado/osso/rim).

Suas funções são pouco conhecidas e seus níveis no sangue variam com a idade. Os níveis de FA são geralmente mais elevados em crianças e adolescentes em razão da atividade osteoblástica fisiológica. Os níveis podem ser até 3 vezes maiores do que em adultos saudáveis, com níveis máximos na infância e na adolescência, coincidindo com períodos de velocidade máxima de crescimento ósseo (Tabela 1). Em adultos, os níveis normais variam de 40 a 129 U/L para homens e de 35 a 104 U/L para mulheres.

Como a FA está presente em diferentes tecidos, elevações isoladas nem sempre significam doenças do fígado. Doenças ósseas, do intestino delgado e até mesmo a gestação podem causar aumento isolado da FA.

O método mais preciso para determinar a fonte de FA é fracionar as isoenzimas por eletroforese, entretanto, isso não é amplamente disponível na maioria dos laboratórios. Na prática, uma fonte hepática geralmente é confirmada pela elevação simultânea de outras medidas de colestase, como, por exemplo, GGT.

O principal valor da FA sérica no diagnóstico de doenças hepáticas está no reconhecimento da doença colestática. Em pacientes com colestase, a FA é tipicamente elevada em pelo menos 4 vezes o LSN. A magnitude da FA sérica não distingue a colestase extra-hepática da colestase intra-hepática. Graus menores de elevação são inespecíficos e podem ser vistos em muitos outros tipos de doença hepática, como hepatite viral, doenças infiltrativas do fígado e hepatopatia congestiva.

O padrão de lesão hepática pode ser caracterizado com base na proporção da ALT sérica/FA sérica. Resultado menor do que 2 indica colestase, maior do que 5, lesão hepatocelular e de 2 a 5, lesão colestática hepatocelular mista.

Gamaglutamiltransferase (GGT)

A GGT é uma enzima presente nas membranas celulares e nas frações microssômicas envolvidas no transporte de aminoácidos através da membrana celular. É encontrada nos hepatócitos e nas células epiteliais biliares, bem como em rins, próstata, pâncreas, baço, coração e cérebro. Entretanto, 80 a 90% da atividade enzimática encontra-se no trato biliar.

Tabela 1 Valores de referência para FA

Idade	Sexo	U/L
0-14 dias	Masculino e feminino	63-251
15 dias - < 1 ano	Masculino e feminino	102-464
1-9 anos	Masculino e feminino	121-334
10-12 anos	Masculino e feminino	108-414
13-14 anos	Masculino Feminino	109-449 52-243
15-16 anos	Masculino Feminino	77-317 46-110
17-19 anos	Masculino Feminino	50-142 41-82

Em adultos, os níveis normais de GGT variam de 29 a 8-42 U/L para homens e de 19 a 73 U/L para mulheres. Em neonatos a termo normais, a atividade sérica de GGT é de 6 a 7 vezes o limite superior da faixa de referência para adultos; posteriormente os níveis diminuem e atingem níveis baixos, por volta dos 5 a 7 meses de idade.

Um aumento gradual ocorre nas meninas até os 10 anos e nos meninos durante a adolescência (Tabela 2).

Níveis elevados de GGT sérica foram relatados em uma ampla variedade de condições clínicas, incluindo doença pancreática, infarto do miocárdio, insuficiência renal, doença pulmonar obstrutiva crônica, diabetes melito e alcoolismo. Valores elevados de GGT sérica também são encontrados em pacientes que tomam medicamentos como fenitoína e barbitúricos e em nutrição parenteral.

É particularmente útil em crianças para estabelecer a probabilidade de doença biliar quando a FA não é um indicador confiável. Elevações muito acentuadas de GGT podem ser encontradas em doenças obstrutivas do trato biliar, como na atresia de vias biliares, no cisto de colédoco, na colestase intra-hepática (síndrome de Alagille), na deficiência de alfa-1-antitripsina e na colangite esclerosante.

Uma GGT elevada com testes bioquímicos hepáticos normais, incluindo uma FA normal, não deve levar a uma investigação exaustiva de doença hepática.

Tabela 2 Valores de referência para GGT

Idade	Sexo	U/L
0-5 dias	Masculino e feminino	34-243
1-3 anos	Masculino e feminino	6-19
4-6 anos	Masculino e feminino	10-22
7-9 anos	Masculino e feminino	13-25
1C-11 anos	Masculino Feminino	17-30 17-28
12-13 anos	Masculino Feminino	17-44 14-25
14-15 anos	Masculino Feminino	12-33 14-26
16-19 anos	Masculino Feminino	11-34 11-28

5'nucleotidase

A 5'-NT é encontrada em fígado, intestino, cérebro, coração, vasos sanguíneos e pâncreas, mas só é liberada no soro pelo tecido hepatobiliar. Embora sua função fisiológica seja desconhecida, a 5'-NT catalisa especificamente a hidrólise de nucleotídeos, como adenosina 5'-fosfato e inosina 5'-fosfato.

No fígado, está ligada a membrana sinusoidal canalicular dos hepatócitos. Sua atividade é paralela à de FA, que é provavelmente um reflexo de sua localização semelhante no hepatócito. Aumentos significativos desta enzima são encontrados em processos obstrutivos e nas colestases intra-hepáticas.

A 5'-nucleotidase pode ser útil no diagnóstico das doenças hepáticas na infância, já que ela aumenta apenas quando houver hepatopatia, em contraste com a FA que está geralmente alta pelo crescimento da criança.

Desidrogenase láctica

A desidrogenase láctica (LDH) é uma enzima citoplasmática presente nos tecidos de todo o corpo. Cinco formas isoenzimáticas de LDH estão presentes no soro e podem ser incluídas por várias técnicas eletroforéticas. A banda de migração mais lenta predomina no fígado.

Este teste não é tão sensível quanto as aminotransferases séricas na doença hepática e tem uma baixa especificidade diagnóstica. É mais útil como marcador de hemólise. Encontra-se elevada em casos de hepatite isquêmica e, quando acompanhada de elevação de FA, sugere infiltração maligna do fígado.

TESTES DE METABOLISMO HEPÁTICO

Bilirrubina

A principal fonte de bilirrubina é a hemoglobina proveniente da destruição de eritrócitos maduros, a qual contribui com cerca de 80 a 85% da produção total. Em condições fisiológicas, a maioria dos eritrócitos normais é sequestrada da circulação após 120 dias de vida, pelas células reticuloendoteliais do baço, do fígado e da medula óssea. Nestas células, ocorre a lise dos eritrócitos e a degradação da hemoglobina. A globina é degradada, o anel de ferroprotoporfirina é quebrado e o ferro parcialmente reutilizado para a síntese do heme. O produto tetrapirrólico resultante – a biliverdina – é convertido em bilirrubina pela enzima biliverdina redutase. Essa forma de bilirrubina é denominada não conjugada ou indireta (BI) e é lipossolúvel. A BI liga-se à albumina, forma pela qual é transportada no plasma. A BI é captada pelo hepatócito e transportada ao retículo endoplasmático, onde é convertida pela ação da enzima uridina difosfatase-glicuronosil-transferase (UGT) em bilirrubina conjugada ou direta (BD). A BD é transportada através da membrana canalicular para a bile, sendo uma das etapas mais suscetíveis de comprometimento na vigência de lesão hepática. Uma vez excretada do hepatócito para o canalículo biliar, a bilirrubina é transportada por meio da bile, pelas vias biliares, para o duodeno.

Aumentos da BI podem ser decorrentes do aumento de sua produção, diminuição da sua captação e/ou conjugação pelo hepatócito, enquanto aumentos da BD geralmente decorrem de disfunção hepatocelular ou biliar.

No período neonatal, pode haver um aumento fisiológico da BI. Entretanto, recomenda-se dosar as bilirrubinas totais e frações em todas as crianças que permanecem ictéricas após a 2ª semana de vida.

De modo diferente da hiperbilirrubinemia indireta, que pode ser fisiológica, a elevação da BD correlaciona-se sempre com estados patológicos e traduz a diminuição da secreção biliar por doença hepatocelular ou biliar, ou seja, colestase.

Todo RN ou lactente que apresente BD > 1 mg/dL merece investigação diagnóstica. Este é um quadro que representa uma urgência e deve ser identificado precocemente pelo pediatra.

A concentração normal de bilirrubina sérica total é menor que 1 mg/dL. A fração direta corresponde a até 30% ou 0,3 mg/dL do total.

TESTES DE FUNÇÃO SINTÉTICA DO FÍGADO

O fígado é o local exclusivo de síntese da albumina e da maioria dos fatores de coagulação. Assim, a albumina sérica e o TP são testes bioquímicos que podem ser úteis na avaliação da função hepática.

Albumina sérica

A albumina é a mais abundante proteína plasmática, perfazendo um total de 50% das proteínas totais do soro humano. O fígado é o único sítio de produção, fornecendo 12 a 15 g/dia dessa proteína. Uma das importantes funções da albumina é o seu papel na manutenção do volume plasmático circulante, em virtude do seu peso molecular relativamente baixo e da sua alta concentração. Ela é responsável por 80% da pressão osmótica do plasma. Além disso, a albumina está envolvida no transporte de uma ampla variedade de substâncias fisiológicas: moléculas lipossolúveis como os ácidos graxos de cadeia longa, hormônios como a tiroxina, o cortisol e a aldosterona, e íons como cálcio, cobre e zinco. Muitas drogas também se ligam à albumina, havendo competição pelos seus sítios de ligação.

A albumina sérica tem meia-vida longa, de cerca de 21 dias; logo, seus níveis podem não ser afetados nas doenças agudas hepáticas, como hepatite viral ou insuficiência hepática de qualquer etiologia. Na cirrose ou doença hepática crônica, a albumina sérica baixa pode ser um sinal de doença hepática avançada.

No entanto, albumina sérica baixa não é específica para doença hepática e pode ocorrer em outras condições, como desnutrição, infecções, síndrome nefrótica ou enteropatia perdedora de proteína.

As concentrações séricas normais de albumina encontram-se entre 3,5 e 5 g/dL.

Tempo de protrombina (TP)

O TP e o INR (*internacional normalized ratio*) medem a atividade dos fatores de coagulação I, II, V, VII e X, que são todos sintetizados no fígado e dependentes da vitamina K para síntese. Os fatores de coagulação têm meia-vida muito mais curta do que a albumina. Por isso, o TP/INR é a melhor medida da função sintética do fígado em quadros agudos. Prolongamento acima de 2 segundos são considerados patológicos; valores maiores que 3 segundos indicam risco de sangramento. Prolongamento do TP em mais de 5 segundos acima do valor de controle (INR> 1,5) é um sinal de mau prognóstico da doença hepática e um fator importante na prioridade do transplante hepático. Não é um indicador sensível nas doenças hepáticas crônicas, pois mesmo em casos de cirrose severa, os níveis podem ser normais ou discretamente alargados.

A deficiência de vitamina K também causa prolongamento no TP e pode ser decorrente de desnutrição, má absorção e colestase grave com incapacidade de absorver vitaminas lipossolúveis. A administração de vitamina K pode ajudar a distinguir a deficiência de vitamina K da disfunção dos hepatócitos, pois a reposição resulta na correção do TP no caso de deficiência de vitamina K, mas não na disfunção hepática.

Os valores normais do TP estão entre 11,1 e 13,2 segundos e são comparados a plasma controle, analisando-se o tempo de atraso em relação ao controle ou por meio do RN, que normalmente encontra-se entre 0,9 e 1,1.

AVALIAÇÃO GENÉTICA DO FÍGADO

Crianças que se apresentam com doença hepática geralmente têm uma causa genética subjacente. A maioria dos casos corresponde a doenças raras e, frequentemente, há atraso em estabelecer um diagnóstico. Quase metade das doenças hepáticas crônicas que se apresentam na infância tem uma causa genética, e aproximadamente 20% dos transplantes em crianças são realizados como consequência de doenças monogênicas hepáticas. Excluindo atresia de vias biliares, indicação mais frequente de transplante hepático pediátrico, e doença hepática autoimune, a maior parte das demais condições que causam doença hepática grave progressiva na infância é herdável.

O Sequenciamento de Nova Geração (*New Generation Sequencing* – NGS) levou a uma grande mudança na abordagem clínica nos casos de suspeita de doença hepática genética: do cenário clássico, em que as hipóteses surgem de dados clínicos e bioquímicos que levam à confirmação genética, para um novo, em quais variantes genéticas são filtradas e associadas com o quadro clínico. Essas técnicas de NGS estão se tornando amplamente disponíveis e combinadas com dados bioquímicos e características do fenótipo e possibilitam a identificação de diversas doenças hepáticas monogênicas.

A avaliação genética tem um papel importante no diagnóstico das doenças colestáticas visto que existem múltiplas síndromes genéticas com baixa prevalência individual, muitas das quais com fenótipos clínicos sobrepostos (Tabela 3). Dentre as doenças colestáticas hereditárias, encontram-se pacientes com colestase intra-hepática familiar progressiva (PFIC), que apresentam baixas concentrações séricas de GGT e são clinicamente indistinguíveis. No entanto, cada subtipo específico de PFIC está associado a diferentes fatores de risco que determinam o seu manejo clínico e complicações pós-transplante.

Nos casos de colestase neonatal, o NGS pode ser útil para estabelecer um diagnóstico genético na ausência de outro teste diagnóstico definitivo, confirmar o diagnóstico clínico (especialmente em crianças com doenças raras ou apresentações atípicas), diminuir a necessidade de realização de procedimentos invasivos, como laparotomia ou laparoscopia com colangiografia intraoperatória, propiciar a iniciação precoce de tratamento (p.ex., em galactosemia e tirosinemia), identificar bebês que podem ser elegíveis para novas terapias emergentes, identificar aquelas crianças para as quais o transplante hepático pode ser a única opção terapêutica de longo prazo ou, alternativamente, identificar aquelas cujas doenças podem ser contraindicações para o transplante (p. ex., na doença mitocondrial e doença de Niemann-Pick tipo C) e para permitir que as famílias recebam aconselhamento genético específico. Atualmente existem painéis genéticos específicos para colestase que podem elucidar o diagnóstico. O NGS nunca irá substituir os testes bioquímicos e enzimáticos no manejo das doenças hepáticas monogênicas, mas pode atuar como uma potente ferramenta capaz de fornecer um diagnóstico rápido e confiável.

Através do NGS pode-se sequenciar o genoma inteiro (do inglês, *Whole Genome Sequencing* ou WGS) ou apenas áreas específicas de interesse (sequenciamento do exoma completo, do inglês, *whole exome sequencing* ou WES) ou um pequeno número de genes individuais (sequenciamento de genes alvo ou painéis de genes, do inglês, *targeted gene panel* ou TGP). A escolha do tipo de NGS vai depender do que se está buscando. Portanto, é necessário saber o que se deseja buscar ao final do sequenciamento antes de solicitar o tipo de NGS.

Sequenciamento do genoma completo

O WGS é o sequenciamento de todo o material genético ou DNA de um indivíduo. Esse sequenciamento inclui regiões codificantes e não codificantes e oferece uma resolução que não é disponível com outros métodos de sequenciamento. Alterações na porção codificante do DNA, aproximadamente 2% dele, são mais passíveis de interpretação clínica, enquanto que alterações nos aproximadamente 98% do DNA ainda não possuem informações sobre suas possíveis consequências ao indivíduo.

O WGS resulta em um arquivo muito grande com uma infinidade de informações sobre o material genético que podem ter uma interpretação clínica ou não.

Além disso, o WGS tem um custo maior tanto para seu processamento, quanto para o armazenamento do resultado.

Sequenciamento do exoma completo

O WES é o sequenciamento da porção codificante do DNA, ou seja, de todas as sequências de DNA que codificam os aproximadamente 20.000 genes do genoma humano.

O termo exoma refere-se ao conjunto de éxons, que são as sequências do DNA que vão passar pelas etapas de transcrição e tradução até serem codificadas em proteínas. Representa apenas 1% de todo o genoma, entretanto mutações no exoma são responsáveis pela grande maioria das doenças genéticas.

O WES pode estar indicado em casos de suspeita de doenças de caráter genético, como alteração cromossômica, já investigadas por outras metodologias e que permanecem sem conclusão; casos de doenças com heterogeneidade genética, que são causadas por mutações em mais de um gene; casos de apresentações clínicas com sobreposição de sinais e sintomas, que dificultam a definição de uma doença específica.

O resultado de um WES é um arquivo com as mutações encontradas em todos os genes do indivíduo, o que exige um maior tempo de análise. A grande vantagem do WES está no fato de analisar todos os genes ao mesmo tempo.

É importante reconhecer as limitações conhecidas do WES: (i) falsos negativos. Alguns segmentos do genoma não são passíveis de captura; (ii) falha na detecção de grandes deleções e/ou inserções genômicas; (iii) falha na detecção de anomalias estruturais ou cromossômicas. Para casos específicos em que essas limitações dificultam o diagnóstico, o WGS pode ser utilizado.

Sequenciamento de genes-alvo ou painel de genes

Esse tipo de sequenciamento é semelhante ao WES, contudo, em vez sequenciar todos os genes do indivíduo, o sequenciamento é realizado em apenas um número de genes específicos. Portanto, quando há uma hipótese diagnóstica bem direcionada, o TGP é mais recomendado do que o WES.

Em condições ou síndromes definidas, características clínicas e marcadores bioquímicos podem guiar a investigação em direção a uma via ou grupo de genes específicos responsáveis por determinado fenótipo.

O uso do TGP tem a vantagem de se concentrar em um número limitado de doenças suspeitas, tem uma cobertura melhor dos genes de interesse e economiza tempo e custos.

Tabela 3 Doenças hepáticas genéticas mais comuns

Doenças	Genes
Síndrome de Alagille	JAG1 ou NOTCH2
Deficiência de alfa-1-antripsina	SERPINA 1
PFIC1 – Deficiência de FIC1	ATP8B1
PFIC2 – Deficiência de BSEP	ABCB11
PFIC3 – Deficiência de MDR3	ABCB4
PFIC4 – Deficiência de TJP2	TJP2
PFIC 5– Disfunção do FXR	NR1H4
PFIC 6 – Deficiência MYO5B	MYO5B
Deficiência de 3-beta-hidróxi-c27-esteroide desidrogenase/isomerase (oxirredutase)	HSD3B7
Deficiência de delta-4-3-oxosteroide 5-betarredutase	AKR1D1 (SRD5B1)
Deficiência de ácido biliar coenzima A (CoA): aminoácido n-aciltransferase (glicina N-coloiltransferase)	BAAT
Deficiência de miosina VB	MYO5B
Citrulinemia tipo II	SLC25A13
Artrogripose, disfunção renal e colestase 1	VPS33B (15q26.1)
Artrogripose, disfunção renal e colestase 2	VIPAS39
Doença policística renal e hepática 1 autossômica recessiva (ARPKD)	PKHD1
Ictiose, vacuolização de leucócitos, alopécia e colangite esclerosante	CLDN1
Colangite esclerosante neonatal por mutação no gene *doublecortin domain containing protein* 2	DCDC2
Niemann-Pick AB	SMPD1
Niemann-Pick C	NPC1 e NPC2
Deficiência de lipase ácida lisossomal	LIPA
Doença de Farber	ASAH (8p21.3-p22)
Doença de Gaucher tipo 2	GBA
Doença do armazenamento de glicogênio tipo IV (doença de Andersen)	GBE1 (3p12)
Síndrome de Zellweger (SZ)	PEX1, PEX2, PEX5, PEX6, PEX10, PEX12, PEX13, PEX16, e PEX19
Doença de Refsum neonatal	PEX1 e PEX12
Deficiência de mevalonato quinase	MVK
Deficiência de alfametilacilcoaracemase	AMACR
Síndrome de depleção mitocondrial	dGK, POLG, MPV17
Insuficiência hepática de início mais tardio em crianças (síndrome de AlpersHuttenlocker, Sah)	POLG
Galactosemia	GALT
Intolerância hereditária à frutose	ALDOB
Doença de Wilson	ATP7B
Defeito congênito da glicosilação	MPI
Deficiência de citrina	SLC25A13
Síndrome de Dubin-Johnson	ABCC2
Deficiência de ornitina transcarbamilase	OTC

BIBLIOGRAFIA

1. Bussler S, Vogel M, Pietzner D, Harms K, Buzek T, Penke M, et al. New pediatric percentiles of liver enzyme serum levels (alanine aminotransferase, aspartate aminotransferase, γ-glutamyltransferase): effects of age, sex, body mass index, and pubertal stage. Hepatology. 2018;68:1319-30.
2. Estey MP, Cohen AH, Colantonio DA, Chan MK, Marvasti TB, Randell E, et al. CLSI-based transference of the CALIPER database of pediatric reference intervals from Abbott to Beckman, Ortho, Roche and Siemens Clinical Chemistry Assays: Direct validation using reference samples from the CALIPER cohort. Clin Biochem. 2013;46:1197-219.

3. Greem RM, Flamm S. AGA Technical Review on the Evaluation of Liver Chemistry Tests. Gastroenterology. 2002;123:1367-84.
4. Herbst SM, Schirmer S, Posovszky C, Jochum F, R€odl T, Schroeder JA, et al. Taking the next step forward – diagnosing inherited infantile cholestatic disorders with next generation sequencing. Mol Cell Probes. 2015;29:291-8.
5. Karlsen TH, Lammert F, Thompson RJ. Genetics of liver disease: from pathophysiology to clinical practice. J Hepatol. 2015;62:S6-S14.
6. Kwo PY, Cohen SM, Lim JK. ACG Clinical Guideline: evaluation of abnormal liver chemistries. Am J Gastroenterol. 2017;112:18.
7. Newsome PN, Cramb R, Davison MS, Dillon FJ, Foulerton M, Godfrey ME, et al. Guidelines on the management of abnormal liver blood tests. Gut. 2018;67(1):6-19.
8. Nicastro E, D'Antiga L. Next generation sequencing in pediatric hepatology and liver transplantation. Liver Transpl. 2018;24(2):282-93.
9. Stalke A, Skawran B, Auber B, Illig T, Schlegelberger B, Junge N, et al. Diagnosis of monogenic liver diseases in childhood by next-generation sequencing. Clin Genet. 2018;93(3):665-70.
10. Togawa T, Sugiura T, Ito K, Endo T, Aoyama K, Ohashi K, et al. Molecular genetic dissection and neonatal/infantile intrahepatic cholestasis using targeted next-generation sequencing. J Pediatr. 2016;171:171-7.
11. André G, Oliveira AG, Fiorotto R. Novel approaches to liver disease diagnosis and modeling. Transl Gastroenterol Hepatol. 2021;6:19.
12. Karlsen TH, Lammert F, Thompson RJ. Genetics of liver disease: From pathophysiology to clinical practice. J Hepatol 2015; 62:S6-S14.
13. Vilarinho S, Pramod K, Mistry PK. Exome Sequencing in Clinical. Hepatology. 2019;70(6):2185-92.

CAPÍTULO 2

COLESTASE NA INFÂNCIA

Adriana Távora de Albuquerque Taveira
Regina Sawamura

AO FINAL DA LEITURA DESTE CAPÍTULO, O PEDIATRA DEVE ESTAR APTO A:

- Definir colestase no neonato e descrever os passos necessários para investigá-la.
- Enumerar as causas mais comuns de colestase neonatal e infantil.
- Reconhecer prontamente lactentes com atresia biliar e intervir apropriadamente.
- Reconhecer as colestases passíveis de tratamento clínico curativo.
- Conhecer os princípios do tratamento dietético e medicamentoso de crianças com colestase.
- Propor tratamento medicamentoso do prurido nas colestases.

INTRODUÇÃO

A icterícia colestática na infância afeta aproximadamente 1 em cada 2.500 nascidos vivos a termo. A icterícia colestática é sempre patológica e indica a presença de uma disfunção hepatobiliar. As causas mais comuns de icterícia colestática, nos primeiros meses de vida, são atresia biliar (25 a 40%), seguidas de uma lista crescente de distúrbios monogênicos (25%) e causas desconhecidas ou multifatoriais (p. ex., as relacionadas à nutrição parenteral). No Brasil, a análise de uma coorte de pacientes com atresia biliar (AB), em centros de referência localizados em diferentes regiões, revelou que a idade média dos lactentes, no momento da portoenterostomia de Kasai, foi de 82,6±32,8 dias. Apenas 26,3% dos pacientes realizaram a cirurgia de Kasai antes dos 60 dias de vida. O tratamento da colestase depende da sua etiologia e da evoução da doença no momento do diagnóstico.

A detecção precoce pelo pediatra, assim como o encaminhamento oportuno para o gastroenterologista/hepatologista pediátrico, é fundamental para garantir o adequado tratamento e a melhora do prognóstico.

FISIOPATOGENIA DA COLESTASE NA INFÂNCIA

A colestase é definida como a redução da formação ou obstrução do fluxo biliar, resultando na retenção de substâncias biliares no fígado, as quais normalmente são excretadas na bile e eliminadas no lúmen intestinal. A colestase é geralmente reconhecida com elevação, no soro, de bilirrubina conjugada (ou direta) e ácidos biliares como características de disfunção hepatobiliar. Embora a colestase e a hiperbilirrubinemia retratem o aumento da bilirrubina quando há colestase, o fluxo normal de ácido biliar e a excreção de bilirrubina conjugada na bile são prejudicados. Distinguir a icterícia causada por colestase de condições não colestáticas (como icterícia fisiológica do recém-nascido) é fundamental porque a icterícia colestática é provavelmente patológica e, portanto, pacientes com icterícia colestática têm benefício imediato desde o diagnóstico e instituição de terapia específica.

A colestase neonatal na população pré-termo tem característica diferente, assim como uma etiologia multifatorial em comparação com bebês nascidos a termo. A colestase ocorre em aproximadamente 18 a 24% dos bebês com muito baixo peso ao nascer (MBPN) (1.500 g). Em bebês prematuros, a colestase neonatal está relacionada mais comumente a dificuldades de progressão da alimentação enteral/oral, uso prolongado de nutrição parenteral (NP), sepse, insuficiência intestinal secundária, enterocolite necrosante (ECN), hipóxia perinatal e efeitos colaterais das drogas administradas. A intensidade de cada um desses fatores que contribuem para o aparecimento de colestase varia de acordo com o quadro clínico e a estabilidade do recém-nascido. O fígado do prematuro é mais suscetível à toxicidade, em virtude da solubilização de sais biliares tóxicos decorrentes da sulfatação ser deficiente no feto em desenvolvimento e no recém-nascido. Os recém-nascidos prematuros, em comparação com os bebês a termo, também apresentam imaturidade e ineficiência no processamento de ácidos biliares, além de outros fatores, como: diminuição da captação e síntese hepática de sais biliares e diminuição da circulação êntero-hepática, desenvolvendo, assim, estase biliar e redução do *pool* de sais biliares. Adicionalmente, a nutrição enteral limitada ou interrompida pode reduzir a secreção de hormônio gastrintestinal e prejudicar a integridade intestinal, causando translocação bacteriana e sepse, o que acarreta um impacto tóxico adicional no fígado imaturo.

A icterícia – pigmentação amarela na pele, na esclera, nas membranas mucosas e nos fluidos corporais – é um achado clínico comum nas primeiras 2 semanas de vida, ocorrendo em até 15% dos bebês em aleitamento materno. Na maioria dos casos, a icterícia é causada por hiperbilirrubinemia indireta ou não conjugada resultante de icterícia fisiológica, amamentação, icterícia do leite materno, hemólise de glóbulos vermelhos, síndrome de Gilbert ou, raramente, síndrome de Crigler-Najjar. A hiperbilirrubinemia não conjugada muitas vezes se resolve sem intervenção ou com fototerapia. A icterícia em um bebê alimentado com fórmula, com 2 semanas de idade, ou icterícia persistente além de 2 semanas de idade, em um bebê em aleitamento materno, deve sempre alertar o clínico para a possibilidade de colestase[1-3]

Existem vários locais dentro da árvore hepatobiliar, bem como várias etapas na síntese de ácidos biliares e nas vias de metabolismo, em que a formação de bile ou o fluxo de bile podem ser prejudicados, resultando na colestase neonatal. Esses pontos incluem problemas na função dos hepatócitos e na bioenergética, acrescidos de defeitos nas vias secretoras hepatocelulares e biliares, na formação de junções firmes e no desenvolvimento anormal do ducto biliar ou lesão e obstrução mecânica ao fluxo biliar. A redução no processo de produção e liberação da bile também pode ser resultado de alterações de variantes patológicas herdadas de genes, a saber:

1. Genes que regulam a síntese de ácidos biliares (AKR1D1, AMACR, CYP7B1, HSD3B7, CYP7A1 e CYP27A1).
2. Genes que regulam a conjugação de ácido biliar (BAAT e SLC27A5).
3. Genes responsáveis pelo transporte (ABCB11, ABCB4, FXR/NR1H4), ATP8B1 (também conhecido como FIC1), ABCC2 e SLC10A1.
4. Genes que controlam a estrutura de junção estanque (CLDN1, TJP2 e MYO5B).
5. Genes que regulam a secreção dos colangiócitos (CFTR).
6. Genes que participam da supressão dessas vias por drogas, toxinas (incluindo endotoxinas, como lipopolissacarídeos, esteróis vegetais presentes em emulsões lipídicas de soja intravenosas).
7. Genes que atuam como mediadores inflamatórios.

Como a principal força motriz para o fluxo biliar é a secreção dependente de ATP de ácidos biliares por meio da bomba canalicular de exportação de sais biliares (BSEP), a colestase neonatal também pode ser consequência de mutações no gene responsável pela codificação da BSEP (ABCB11), da disfunção mitocondrial causada por mutações em genes nucleares que regulam o DNA mitocondrial, da cadeia de complexos respiratórios (p. ex., POLG, DGUOK ou MPV17) ou de isquemia-reperfusão e asfixia ao nascimento (Figura 1).

Outras doenças genéticas autossômicas recessivas também podem levar à disfunção metabólica hepatocelular manifestada por esteatose hepática e diminuição da secreção biliar (tirosinemia tipo 1, intolerância hereditária a frutose ou galactosemia) ou ao estresse do retículo endoplasmático (deficiência de A1AT). A embriogênese defeituosa e a manutenção da morfologia do ducto biliar podem resultar de variantes genéticas (p. ex., mutações em JAGGED1, NOTCH2, DCDC2, ABCB4 ou PKHD1) e doenças inflamatórias ou imunomediadas (infecção por citomegalovírus – CMV, mutações ABCB4 ou atresia biliar), bem como toxinas como biliatresona e esteróis vegetais na colestase associada à nutrição parenteral. A obstrução ao fluxo biliar pode ser causada por fatores genéticos que determinam secreção defeituosa de colangiócitos (p. ex., mutações em CFTR) ou outras condições que resultam em obstrução anatômica (atresia biliar, cisto de colédoco, colangite esclerosante neonatal, perfuração espontânea do ducto biliar, tumores e colelitíase).

DIAGNÓSTICO

A icterícia é clinicamente visível quando o nível de bilirrubina excede 2,5 a 3 mg/dL (42 a 51 mmol/L) no soro total. As dosagens sorológicas habituais de bilirrubina total (BT) e frações medem a bilirrubina direta (BD), que inclui a bilirrubina conjugada e a bilirrubina delta (bilirrubina conjugada ligada covalentemente à albumina).

A icterícia em bebês com 2 semanas de idade é um achado relativamente comum, observado em 2,4 a 15% dos recém-nascidos. Segundo as diretrizes da Academia Americana de Pediatria, para a abordagem da hiperbilirrubinemia não conjugada no recém-nascido lactente com 35 ou mais semanas de gestação alimentado com fórmula, apresentando icterícia com 2 semanas de vida, deve ser sempre realizada a dosagem de bilirrubina sérica total e conjugada (direta). A hiperbilirrubinemia conjugada (direta) $\geq$ 1 mg/dL ou 17 mmol/L é considerada sempre patológica e justifica imediatamente investigação diagnóstica.

Na avaliação da criança com icterícia colestática (aumento de BD $\geq$ 1 mg/dL), é fundamental realizar uma anamnese e um exame físico completos. A Tabela 1 apresenta parâmetros de interesse na história clínica da criança com colestase. A realização do exame físico não deve focar apenas no abdome, mas também deve considerar os sinais extra-hepáticos, como características dismórficas, crescimento deficiente, alterações dermatológicas, sintomas neurológicos ou pulmonares. Alem disso, é obrigatório verificar sempre a cor das fezes na consulta médica. A presença de hepatomegalia de consistência firme, geralmente com um lobo médio ou um lobo esquerdo proeminente, verificada durante a palpação

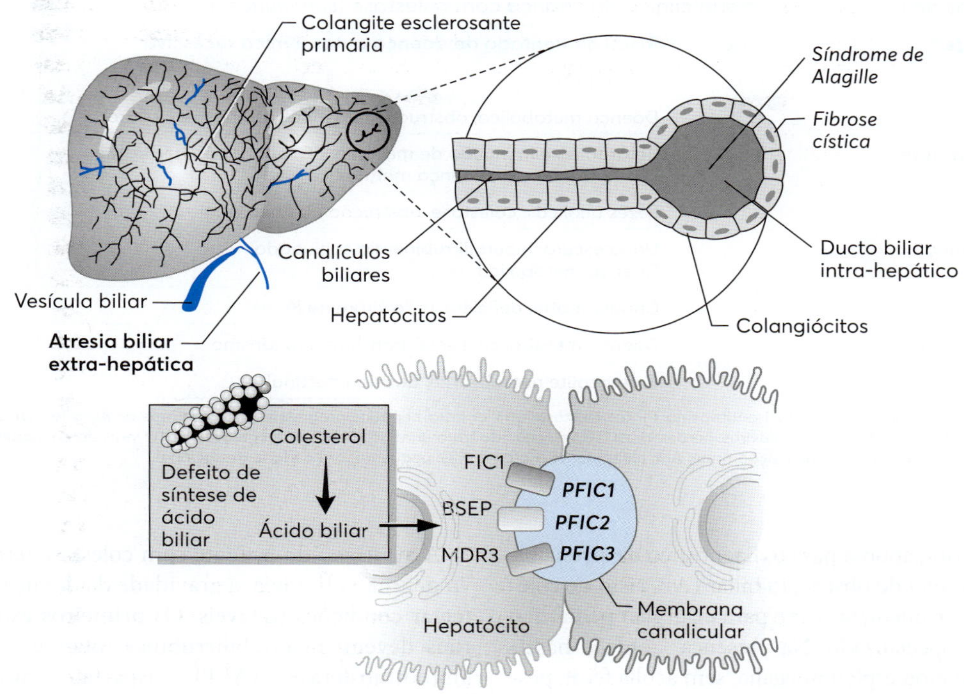

Figura 1 Mecanismos de colestase na infância por obstrução da via biliar (parte superior) ou defeitos na formação e excreção de ácidos biliares e outros componentes da bile (parte inferior).

BSEP: bomba de exportação de sal biliar; FIC 1: proteína 1 da colestase intra-hepática familiar; MDR3: proteína 3 de resistência a múltiplas drogas; PFIC: progressivo colestase intra-hepática familiar; AM: aleitamento materno; PIG: pequeno para a idade gestacional.
Fonte: adaptada de Selvakumar et al., 2019.

Tabela 1 Dados de interesse na história clínica da criança com colestase

História familiar	
Consanguinidade	**Risco aumentado de doença autossômica recessiva**
Colestase neonatal em parentes ou gemelares	FC, deficiência de A1AT, PFIC, SA
Aborto de repetição ou parto prematuro	Doença hepática gestacional aloimune
Esferocitose e outras doenças hemolíticas	Piora da hiperbilirrubinemia conjugada
História pré-natal	
Achados ultrassonográficos	Cisto de colédoco, colelitíase, malformações intestinais
Colestase gestacional	Heterozigotos para mutações no gene PFIC; doença mitocondrial
Doença gordurosa aguda da gravidez	Deficiência neonatal de 3-hidroxiacil-coenzima A desidrogenase (LCHAD)
Infecção materna	TORSCH
História da criança	
Idade gestacional	Hepatite neonatal mais comum em prematuros
PIG	Aumento do risco de apresentar colestase neonatal, infecção congênita
Hemólise aloimune; glicose-6-P-desidrogenase deficiência; hidropsia fetal	Aumento do risco de apresentar colestase neonatal
Infecção neonatal	ITU, sepse, CMV, HIV, sífilis
Triagem neonatal	Pan-hipopituitarismo, galactosemia, defeitos de oxidação de ácidos graxos, fibrose cística
História alimentar (AM, fórmula, NP)	Galactosemia, intolerância hereditária à frutose, doença hepática associada a NP
Crescimento	Doença metabólica e genética
Visão	Displasia do septo-óptico

(continua)

Tabela 1 Dados de interesse na história clínica da criança com colestase (*continuação*)

Consanguinidade	Risco aumentado de doença autossômica recessiva
Audição	PFIC1, TJP2
Vômitos	Doença metabólica, obstrução intestinal, estenose de piloro
Características das fezes	Retardo na eliminação de mecônio: FC, pan-hipopituitarismo. Diarreia: infecção, doença metabólica
Cor das fezes	Fezes acólicas: colestase, obstrução ao fluxo biliar
Cheiro e cor da urina	Urina escura: hiperbilirrubinemia conjugada Doença metabólica
Sangramentos	Coagulopatia, deficiência de vitamina K
Irritabilidade, letargia	Doença metabólica, sepse, pan-hipopituitarismo
Cirurgia abdominal	Enterocolite necrotizante, atresia intestinal

FC: fibrose cística; A1AT: deficiência de alfa-1-antitripsina; PFIC: colestase familiar intra-hepática progressiva; AS: síndrome de Alagille; TORSCH: *Toxoplasma gondii*, outros vírus, rubéola, sífilis, citomegalovírus, herpes vírus; ITU, infecção do trato urinário; CMV: citomegalovírus; HIV: vírus da imunodeficiência humana; NP: nutrição parenteral; TJP: proteína de junção firme; AM: aleitamento materno; PIG: pequeno para a idade gestacional.
Fonte: Fawaz R, et al., 2017.

do abdome superior, aponta para o diagnóstico de atresia biliar (AB). Na suspeita de obstrução biliar (AB, cisto de colédoco), encaminhar imediatamente para cirurgião pediátrico ou para centro especializado. Na presença, desde o nascimento, de hepato e/ou esplenomegalia, sem acolia fecal, pesquisar sempre infecções e doenças metabólicas (principal causa: alfa-1-antitripisna). Na suspeita de AB, a hepatomegalia está sempre presente. A presença de esplenomegalia sugere grave comprometimento com sinais de hipertensão portal.

O passo inicial mais importante na avaliação de um bebê ictérico é dosar a BT e a BD (ou conjugada) no soro. É fundamental observar a cor da urina e, mais importante ainda, a cor das fezes, já que fezes acólicas e urina escura geralmente indicam a presença de colestase e hiperbilirrubinemia conjugada. No Brasil, como resultado de uma parceria entre a Sociedade Brasileira de Pediatria e o Ministério da Saúde, foi possível incorporar, na Caderneta de Saúde da Criança desde 2009, a figura do cartão com a graduação de cores das fezes, com um alerta para as famílias sobre a importância da dosagem sérica de BT e BD se a icterícia persistir até 2 semanas de vida.

A colestase persistente em qualquer criança deve ser sempre considerada patológica e as causas devem ser imediatamente identificadas, com o intuito de descartar ou confirmar a AB como primeira medida. A incidência de AB ou formas genéticas de colestase é a mesma, tanto em prematuros como em bebês nascidos a termo; assim, bebês prematuros necessitam da mesma avaliação de colestase neonatal que é feita em bebês nascidos a termo (Figura 2).[1,4,5]

Além da anamnese, do exame físico completo e da dosagem da bilirrubina sérica, também são importantes para a avaliação da colestase na pediatria os estudos de laboratório, os exames de imagens e a histopatologia hepática. É fundamental começar a investigação por condições tratáveis. Na AB, a cirurgia de Kasai deve ser realizada oportunamente até, no máximo, 2 meses de idade, pois é pouco provável que haja benefício da realização do procedimento após este período.

A avaliação do lactente com colestase tem como objetivo definir a etiologia, a gravidade da doença hepática e detectar condições tratáveis. Os primeiros exames laboratoriais devem incluir bilirrubinas totais e frações, alanina aminotransferase (ALT), aspartato aminotransferase (AST), fosfatase alcalina (FA), gamaglutamiltransferase (GGT), tempo de protrombina (TP) com a razão internacional normalizada (*international normalized ratio* – INR), glicose e albumina. A presença de AST sérica elevada sem aumento substancial em ALT, BT ou BD pode apontar para um distúrbio hematológico ou processo muscular, porque AST é uma enzima presente em células vermelhas e miócitos. O valor de GGT é normalmente mais alto em neonatos do que crianças mais velhas e geralmente é elevado durante a colestase. Algumas doenças colestáticas, no entanto, apresentam-se com quadro normal ou baixo de GGT, incluindo colestase intra-hepática familiar progressiva (PFIC) tipos 1 (deficiência de ATP8B1) e 2 (deficiência de ABCB11), distúrbios de síntese de ácido biliar (BASDs) e proteína de junção firme (TJP). Outras condições, incluindo síndrome de Alagille, PFIC3 (por deficiência de ABCB4) e, muitas vezes, mas nem sempre, a AB apresentam-se com GGT alta. Os níveis séricos de FA são geralmente menos úteis do que os da GGT sérica na avaliação da colestase em pediatria, uma vez que a faixa normal de níveis séricos de FA varia muito em crianças em crescimento. Coagulopatia importante que não responde à administração parenteral de vitamina K e/ou desproporcional à lesão hepática pode indicar doença hepática aloimune, doença metabólica ou sepse. Diante de uma criança com colestase, é fundamental revisar o exame de triagem neonatal. Atualmente, começam a ficar disponíveis, com custo relativo, exames laboratoriais que testam, de modo simultâneo e rápido, dezenas de causas genéticas de colestase, por exemplo: painéis de genes específicos (*targeted gene panel* – TGP) com tecnologia de sequenciamento de nova geração (*new generation sequencing* – NGS), sequenciamento de todo o exoma (whole exome se-

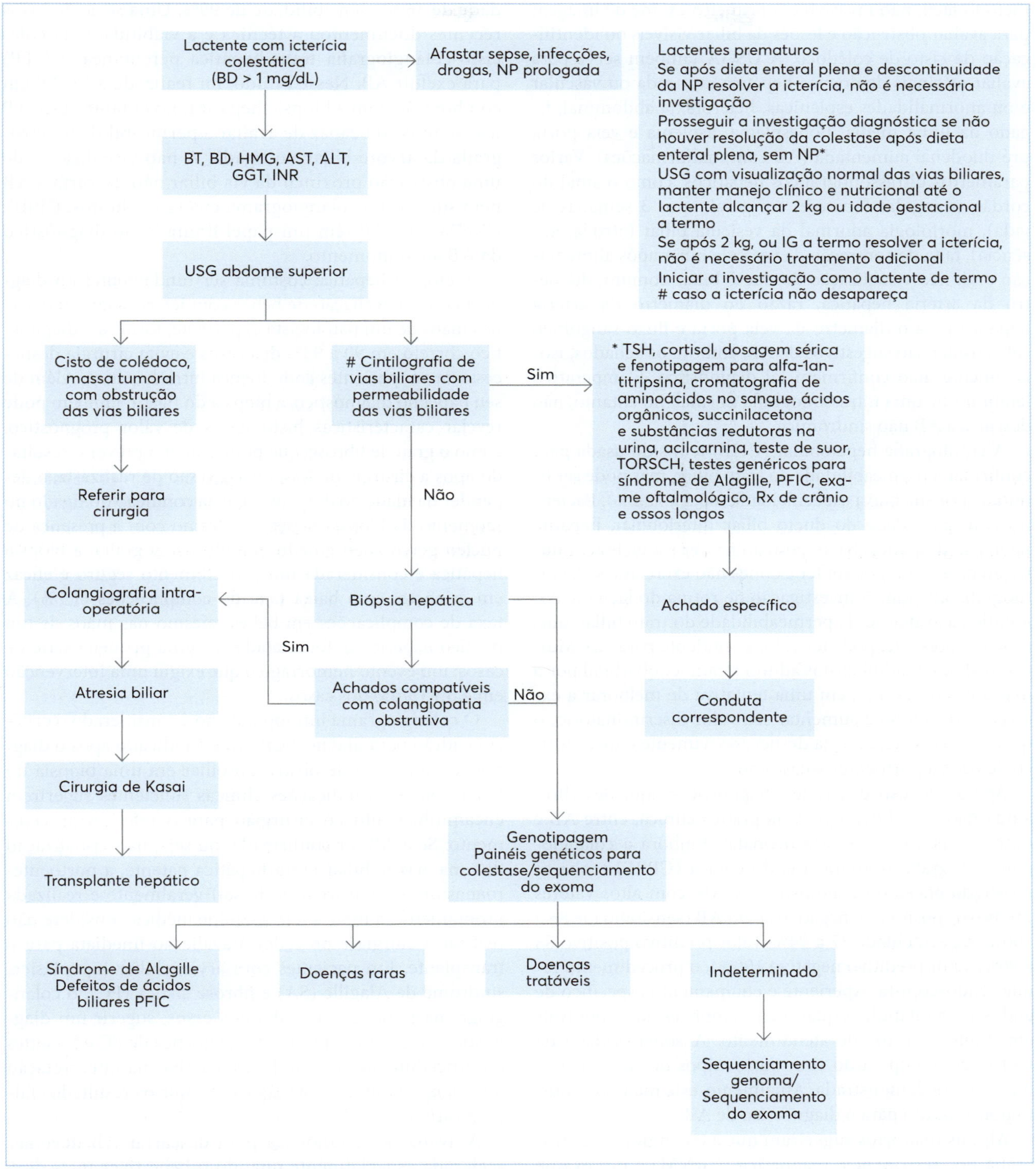

Figura 2 Fluxograma para avaliação da colestase neonatal.

Fonte: modificada de Satrom K, Gourley G, 2016; Feldman e Sokol; 2019 e Lane, Murray, 2017.

quencing – WES) e sequenciamento do genoma completo (*whole genome sequencing* – WGS).

A ultrassonografia abdominal (USGA) em jejum é um método fácil, não invasivo e o primeiro exame de imagem para avaliar obstrução e lesões da biliar visíveis ou identificação de cisto de colédoco. A USGA também serve para avaliar os sinais de doença hepática avançada ou vascular e/ou anormalidades esplênicas, heterotaxia abdominal, fígado da linha média, poliesplenia, asplenia e veia porta pré-duodenal aumentada (AB com malformações). Vários parâmetros ultrassonográficos hepáticos, como o sinal do cordão triangular (aparece, em geral, após 3 semanas de vida), morfologia anormal da vesícula biliar (atrofia, ausência), falta de contração da vesícula biliar após alimentação oral, não visualização do ducto biliar comum, diâmetro da artéria hepática, razão do diâmetro da artéria hepática para o diâmetro da veia porta e fluxo sanguíneo subcapsular são sugestivos de AB, embora os achados, isoladamente, não confirmem tal diagnóstico. É imperativo lembrar que uma ultrassonografia normal, no entanto, não descarta a AB não sindrômica.

A cintilografia hepatobiliar (CHB) tem sido usada para confirmar a permeabilidade do trato biliar, mas pode ser limitada por sua baixa especificidade (68,5 a 72,2%). Pacientes com paucidade do ducto biliar interlobular, hepatite neonatal idiopática, baixo peso ao nascer e aqueles em nutrição parenteral podem ter exames não excretantes. A cintilografia adiciona à investigação de rotina do lactente colestático a avaliação da permeabilidade do trato biliar, que, uma vez presente, pode ter valor excludente para AB. Muitos médicos e radiologistas administram fenobarbital por 5 dias antes do estudo, em uma tentativa de melhorar a excreção do isótopo e aumentar seu valor discriminatório, o que, muitas vezes, retarda desnecessariamente o diagnóstico de AB e a portoenteroanastomose.

Apesar do uso dos testes diagnósticos aqui descritos, ainda não é fácil distinguir, na prática clínica, entre AB e outras causas de colestase neonatal. Embora a colangiopancreatografia retrógrada endoscópica (CPRE) tenha se mostrado eficaz no diagnóstico de AB, com altos valores preditivos positivos e negativos para AB (sensibilidade 86 a 100%, especificidade 87 a 94%, valor preditivo positivo 88 a 96%, valor preditivo negativo 100%), o procedimento requer endoscopista experiente e equipamento específico de endoscopia infantil, os quais nem sempre estão disponíveis em muitos centros de atendimento. A superioridade da CPRE, em comparação com outros tipos de colangiogramas, não foi demonstrada. Atualmente, este método é muito pouco usado para o diagnóstico de AB.

Alguns relatórios sugeriram que a colangiopancreatografia por ressonância magnética (CRNM) é um exame bem estabelecido de modalidade não invasiva para visualizar o sistema biliar. A CRNM permite a visualização adicional dos ramos de primeira ordem dos dutos biliares intra-hepáticos, dutos biliares extra-hepáticos e vesícula biliar. O valor de diagnóstico da colangiorressonância tridimensional para AB, em uma grande coorte de bebês e neonatos colestáticos, apresentou especificidade de 36% e sensibilidade de 99%. Uma série de casos recentes documentou a técnica e a viabilidade da colecisto-colangiografia trans-hepática percutânea (CCTP) para excluir AB. Nesse estudo, foi realizada a CCTP em combinação com a biópsia hepática; no entanto, a CCTP não se mostrou capaz de avaliar a permeabilidade retrógrada da árvore biliar no fígado. A não visualização de uma obstrução proximal da via biliar não descarta a AB nem substitui o colangiograma cirúrgico. Juntos, CPRE, CRNM e CCTP têm um papel limitado no diagnóstico da AB até o momento.

A biópsia hepática costuma ser fundamental no diagnóstico e na avaliação de bebês com icterícia colestática e, nas mãos de um patologista experiente, fornece o diagnóstico correto em 90 a 95% dos casos e evita cirurgia desnecessária em pacientes com doença intra-hepática. Além de seu papel no diagnóstico, a biópsia do fígado também pode revelar características histológicas de valor prognóstico, como o grau de fibrose, que pode ajudar a prever o resultado após a cirurgia de Kasai e a decisão de realizá-la, a depender da idade do diagnóstico e da condição do fígado no momento da biópsia hepática. Mesmo com a presença de núcleo percutâneo guiado por ultrassonografia, a biópsia hepática é considerada um procedimento seguro e eficaz em crianças, com baixa taxa de complicações (1,7%). A taxa de complicações em bebês, mesmo nas mãos de um médico experiente, foi relatada em uma pequena série de casos: um evento hemorrágico que exigiu uma intervenção em 4,6% (3/65) dos casos.

O colangiograma intraoperatório é considerado o critério padrão para diagnosticar AB e é indicado após o diagnóstico sugestivo de obstrução biliar em uma biópsia do fígado ou se as indicações clínicas suficientes sugerirem encaminhamento ao cirurgião para o referido procedimento. Se a AB for confirmada, ou seja, não visualização de uma árvore biliar extra-hepática patente, a portoenteroanastomose (cirurgia de Kasai) geralmente é realizada prontamente, a menos que a equipe médica considere não realizar a ciurgia e proceder à avaliação imediata para o transplante. Em pacientes com árvore biliar hipoplásica, síndrome de Alagille (SA) e fibrose cística (FC), o colangiograma pode, em até 20% dos casos, sugerir um diagnóstico incorreto. A pesquisa diagnóstica de FC e SA antes do procedimento seria útil para auxiliar na interpretação do colangiograma e, com isso, diminuir os resultados falso-positivos.[1,5,6]

A avaliação diagnóstica para descartar AB deve ser acelerada especialmente quando o bebê tiver mais de 6 semanas de vida. Quanto mais jovem for a idade (menos de 1 mês de idade) no diagnóstico de AB, maior será a probabilidade de a portoenteroanastomose ser bem-sucedida.[1]

CAUSAS MAIS COMUNS DE COLESTASE NA INFÂNCIA (TABELA 2)

Tabela 2 Etiologias mais comuns de colestase no período neonatal

Causas obstrutivas de colestase	Causas não obstrutivas ou hepatocelulares de colestase
Atresia biliar Síndrome de Alagille Cisto de colédoco Litíase vesicular, barro biliar, bile impactada Colangite esclerosante neonatal	Hepatite neonatal idiopática Infecção • Viral (especialmente CMV, HIV) • Bacteriana (ITU, sífilis) • Sepse
	Genética, metabólica • Desordens endócrinas (hipotireoidismo, pan-hipopituitarismo) • PFIC • Deficiência de alfa-1-antitripsina • Tirosinemia • Galactosemia • Fibrose cística Tóxica • Exposição à medicação • Nutrição parenteral prolongada

Fonte: adaptada de Weiss e Vora, 2018.

Atresia biliar (AB)

A AB é a causa cirúrgica mais frequente de icterícia obstrutiva nos primeiros 2 meses de vida. Tem distribuição universal e sua prevalência varia de acordo com a localização geográfica, variando de 1:6.000 a 1:19.000. Sua patogênese é complexa e incompletamente entendida; as teorias incluem predisposição genética, infecções virais, injúria toxina-mediada, lesão inflamatória ou autoimune crônica contribuindo para a dismorfogênese do ducto biliar. Existem 2 formas de AB, sendo a não sindrômica a mais comum; a forma sindrômica pode ocorrer associada com outras malformações (anomalias cardiovasculares, asplenia, polisplenia, veia portal preduodenal, veia cava inferior interrompida) e defeitos de lateralidade (p. ex., *situs inversus*). O diagnóstico precoce desta colangiopatia grave e progressiva é crítica para o sucesso no tratamento cirúrgico (portoenteroanastomose ou cirurgia de Kasai), numa tentativa de restabelecer o fluxo biliar. O desfecho da cirurgia torna-se significativamente pior com o incremento da idade da criança. Se a cirurgia ocorre dentro dos primeiros 40 dias de vida, aproximadamente 70% dos pacientes irão estabelecer o fluxo biliar; após 90 dias de vida, menos de 25% dos pacientes terão fluxo biliar. O diagnóstico tardio permanece um desafio em todo o mundo. Embora a cirurgia de Kasai melhore o fluxo biliar, acima de 70% dos pacientes desenvolverão complicações da AB, como fibrose progressiva, cirrose, hipertensão portal, colangite e carcinoma hepatocelular, mesmo após a bem-sucedida portoenterostomia.

Síndrome de Alagille (SA)

A síndrome de Alagille é uma doença multissistêmica autossômica dominante causada por mutações no gene JAG1 (responsável por > 95% dos casos) e no gene NOTCH2, com expressão altamente variável. As principais características desta síndrome são: colestase crônica, por hipoplasia intra-hepática de vias biliares, *fácies* dismórfica (fronte protrusa; olhos encovados, hipertelorismo discreto; queixo pontiagudo; nariz achatado com ponta em forma de bulbo); anomalias cardiovasculares (estenose de ramo periférico da artéria pulmonar, presente em 90% dos casos); defeitos dos arcos vertebrais (vértebras em asa de borboleta); e embriotoxon posterior (defeito congênito, caracterizado por anel opaco ao redor da margem da córnea). As manifestações hepáticas variam desde anormalidades laboratoriais assintomáticas a colestase progressiva começando na primeira infância com prurido intratável, xantomas, *failure to thrive* e doença hepática terminal. Certos achados de imagem podem se assemelhar aos casos de AB; por exemplo, pacientes com SA podem mostrar vesícula biliar pequena na ultrassonografia ou não visualização da árvore biliar extra-hepática na colangiorressonância. No entanto, achados como sinal do cordão triangular e artéria hepática aumentada geralmente não são vistos na SA. É extremamente importante diferenciar estes dois diagnósticos, uma vez que a cirurgia de Kasai não beneficia a SA, podendo, de fato, piorar seu prognóstico. Muitos casos podem ser tratados de forma conservadora, entretanto, de 15 a 20% dos pacientes necessitam de transplante hepático. A hipoplasia intra-hepática das vias biliares também pode ocorrer de forma isolada, sem associação sindrômica da SA.

Cisto de colédoco (CDC)

Doença congênita caracterizada por dilatação cística do trato biliar. Sua causa exata não é conhecida. Uma hipótese é que decorre de malformações da placa ductal, a mesma utilizada para explicar a patogênese da doença de Caroli. Outra hipótese é baseada no efeito digestivo do suco pancreático refluindo para o trato biliar por causa de anormalidade na junção pancreaticobiliar. A presença de estenose no ducto biliar comum distal também tem sido proposta como causa de CDC. São mais comuns em crianças do sexo feminino e prevalentes nos países asiáticos. Embora benignos, eles podem levar a complicações múltiplas, como colangite, colelitíase, transformação maligna, etc. Nos exames de imagem, pode ser um desafio diferenciá-los da variedade cística da AB.

Infecções

São menos frequentes em comparação com a AB. As infecções adquiridas, como CMV, toxoplasmose, rubéola, herpes e sífilis, podem desencadear colestase no período neonatal, com surgimento da icterícia nas primeiras 24 horas de vida, associada a coagulopatia e retardo de crescimento. Infecções bacterianas adquiridas após o nascimento, incluindo sepse e infecções do trato urinário, também pode se apresentar com hiperbilirrubinemia direta e devem ser incluídas no diagnóstico diferencial. O CMV é a infecção congênita mais comum e afeta 1a 2% dos recém-nascidos. A maioria dos recém-nascidos infectados é assintomática; infelizmente, de 5 a 10% dos pacientes têm uma miríade de sintomas clínicos que incluem baixo peso ao nascer, microcefalia, calcificações periventriculares, coriorretinite, surdez, hepatoesplenomegalia e hiperbilirrubinemia direta. O diagnóstico de CMV congênita é confirmado por cultura ou PCR de nasofaringe, saliva, sangue ou urina, logo após o nascimento. A cultura ou a detecção de DNA para CMV na urina são atualmente utilizadas para o diagnóstico. Tem sido reportada infecção recente pelo CMV na época do diagnóstico da AB, entretanto, o papel do CMV na etiologia da AB permanece controverso.

Causas tóxicas

A exposição a toxinas exógenas no período neonatal também pode levar a lesão hepatocelular, manifestando-se como colestase. Entre as causas tóxicas mais comuns estão as medicações metabolizadas pelo sistema citocromo p450 e a exposição crônica à nutrição parenteral total.

Distúrbios endócrinos

Os hormônios hipofisários estão envolvidos na regulação da síntese, da excreção e do fluxo biliar. Os neonatos com pan-hipopituitarismo apresentam elevação de BT e BD; podem ter hipoglicemia e até choque por insuficiência suprarrenal. Alguns bebês têm displasia septo-óptica associada e, no exame físico, não conseguem focar ou acompanhar objetos. A avaliação diagnóstica inclui TSH, T4 total e livre, nível de cortisol matinal e ressonância magnética do cérebro. Nesses pacientes, uma ultrassonografia sem jejum deve ser solicitada, pois o jejum prolongado pode levar a complicações devastadoras relacionadas a grave hipoglicemia. A colestase resolve-se com a correção da insuficiência do hormônio hipofisário.

Distúrbios genéticos

Vários distúrbios genéticos podem desencadear colestase intra-hepática. Condições metabólicas associadas com elevações na bilirrubina conjugada incluem a deficiência de alfa-1-antitripsina, galactosemia, tirosinemia, intolerância hereditária a frutose, deficiência de citrina, distúrbios do metabolismo lipídico, incluindo Niemann-Pick e doença de Gaucher, e o espectro de doenças de Zellweger. No nível hepatocelular, as mutações que afetam a regulação da formação de ácido biliar resultam em uma série de distúrbios da síntese do ácido biliar. Mutações nas vias de armazenamento e transporte de membrana da bile desencadeiam várias patologias, incluindo as síndromes de Dubin-Johnson e Rotor, além do grupo de condições conhecidas coletivamente como colestase intra-hepática familiar progressiva.

Colestase intra-hepática familiar progressiva

A colestase intra-hepática familiar progressiva (PFIC), com herança autossômica recessiva, é um grupo heterogêneo, associado à interrupção da formação da bile, causando doença hepática colestática em recém-nascidos e lactentes. Existem 6 tipos descritos, dependendo da mutação genética na via de transporte hepatobiliar:

- PFIC1 (doença de Byler): causada pela secreção prejudicada de sal biliar decorrente de mutações no gene ATP8B1 que codifica a proteína colestase familiar intra-hepática 1 (FIC1).
- PFIC2: causada por secreção prejudicada de sal biliar decorrente de mutações no gene ABCB11 que codifica a proteína da bomba de exportação de sal biliar (BSEP).
- PFIC3: causada pela secreção biliar prejudicada de fosfolipídios decorrente de um defeito na codificação ABCB4 para a proteína de resistência múltipla 3 (MDR3).

PFIC1 e PFIC2 manifestam-se com colestase e GGT baixa ou normal, enquanto a PFIC3 manifesta-se com colestase e GGT alta. A PFIC1 e a PFIC2 geralmente causam colestase precoce na infância, enquanto a PFIC3 pode causar colestase na infância até a idade adulta e se associar com hepatocarcinoma e colangiocarcinoma. Como o ATP8B1 é expresso em outros tecidos, a PFIC1 é caracterizada por manifestações extra-hepáticas, como perda auditiva neurossensorial, deficiência de crescimento, diarreia grave e insuficiência pancreática.

- PFIC4: consequente a perda de função da proteína da junção firme 2 (TJP2), também conhecida como proteína da zônula ocludente 2. Associa-se com colestase sem prurido, baixa GGT, sintomas neurológicos e respiratórios.
- PFIC5: consequente a mutação no gene NR1H4, que codifica o receptor farnesoid X, um importante fator de transcrição para a formação da bile. Acarreta colestase com GGT normal, nível sérico elevado de alfafetoproteína e coagulopatia independente de vitamina K.
- PFIC por defeito na *MYO5B*: recentemente descrita, está associada com mutação no gene MYO5B, importante no tráfego do BSEP e polarização da membrana do hepatócito. Pode se associar com a doença de inclusão de microvilosidades, que afeta os enterócitos, levando a diarreia e má absorção. Os pacientes apresentam GGT normal ou baixa e prurido.

Defeitos de síntese de ácidos biliares (DSAB)

Mais de 14 enzimas estão envolvidas na síntese dos ácidos biliares primários a partir da molécula precursora do colesterol. Estes distúrbios são raros, mas, em muitos casos, são formas tratáveis de colestase. Os defeitos herdados destas enzimas podem causar colestase secundária ao fluxo biliar prejudicado e à produção de ácidos biliares hepatotóxicos. A apresentação clínica varia dependendo do defeito enzimático, englobando doença hepática de graus variáveis a manifestações neurológicas. Nem todos os bebês com anormalidades genéticas que levam à DSAB apresentam colestase e icterícia; alguns podem ter uma apresentação mais indolente mais tardiamente, ainda durante a infância. Colestase idiopática de início tardio e cirrose de etiologia desconhecida foram relatadas em adultos com defeitos na síntese de ácidos biliares. Essas condições geralmente apresentam GGT normal ou baixa. Os ácidos biliares séricos totais são geralmente baixos, em contraste com outros distúrbios colestáticos; por este motivo, não apresentam prurido. A confirmação diagnóstica é realizada pela cromatografia de ácidos biliares na urina. As técnicas moleculares identificam as mutações específicas nos genes que codificam as enzimas responsáveis pela síntese do ácido biliar. Certos tipos de erros inatos do metabolismo dos sais biliares são tratáveis. A suplementação com ácido cólico oral é indicada para a deficiência da 3-beta-hidróxi-delta(5)-C27-esteroide oxidorredutase (HSD3B7), deficiência de delta(4)-3-oxosteroide-5-betarredutase (SRD5B1, AKR1D1) e distúrbio do espectro de Zellweger. A reposição do ácido quenodeoxicólico tem se mostrado efetiva na deficiência de oxisterol-7-alfa-hidroxilase (CYP7B1), xantomatose cerebrotendinosa e outras formas de defeito de síntese de ácidos biliares. Após o tratamento, os pacientes podem recuperar a função hepática e ficar livre da icterícia, evitando o transplante hepático.

Doença hepática associada a fibrose cística (DHFC)

Quase 40% dos pacientes com fibrose cística desenvolvem doença hepática. A DHFC abrange um amplo espectro clínico, incluindo elevação assintomática de aminotransferases, colestase neonatal, esteatose hepática, cirrose biliar focal e cirrose multilobular. A cirrose e a hipertensão portal podem ocorrer em 5 a 10% dos pacientes e é a terceira principal causa de morte em pacientes com fibrose cística.

Os fatores de risco para doença hepática associada à fibrose cística incluem sexo masculino, íleo meconial e mutação grave do gene CFTR (classe I-III) com insuficiência pancreática. A cirrose relacionada à fibrose cística é mais frequente em crianças e adolescentes, enquanto a hipertensão portal não cirrótica e as colangiopatias intra-hepáticas são mais comuns em adultos. Alguns estudos apoiam o tratamento com ácido ursodeoxicólico em pacientes com colestase para retardar a progressão da doença hepática, mas o impacto desse medicamento em longo prazo é desconhecido.

A maioria dos pacientes permanece com cirrose compensada por muitos anos antes de progredir para cirrose descompensada com necessidade de transplante hepático. Outras indicações para o transplante de fígado incluem sangramento intratável recorrente por varizes e síndrome hepatopulmonar. O transplante combinado de fígado e pulmão pode ser considerado em pacientes com doença hepática e pulmonar avançada. Os resultados após o transplante isolado de fígado ou pulmão em pacientes com fibrose cística foram comparáveis aos de pacientes com outras doenças hepáticas.

Colangite esclerosante primária

A colangite esclerosante primária é caracterizada por obliteração progressiva dos dutos biliares intra e extra-hepáticos; é mais comumente observada em pacientes com doença inflamatória intestinal. A colangite esclerosante nas crianças também pode ser secundária a outras doenças, como síndromes de imunodeficiência, histiocitose de célula de Langerhans, fibrose cística ou anemia falciforme. A colangite esclerosante neonatal é uma doença autossômica recessiva rara, caracterizada por uma forma grave de colangiopatia em neonatos e lactentes que requerem transplante. Pode estar associada à síndrome de Kabuki e à ictiose neonatal – síndrome da colangite esclerosante. As opções de tratamento são limitadas. O ácido ursodeoxicólico e a vancomicina oral têm eficácia. O transplante de fígado é necessário em pacientes com cirrose descompensada. Pacientes com colangite esclerosante primária, especialmente adultos, têm maior risco de desenvolver colangiocarcinoma e, portanto, o rastreamento com ultrassonografia ou ressonância magnética a cada 12 meses é recomendado. O risco de partos prematuros e cesarianas pode ser elevado em mulheres com colangite esclerosante primária, embora os dados sejam limitados.

Hepatite neonatal idiopática (HNI)

Trata-se de causa não cirúrgica de colestase neonatal. HNI é, na verdade, um diagnóstico de exclusão, após a investigação de causas obstrutivas, metabólicas e infecciosas terem sido negativas. Nos exames de imagem, a vesícula biliar mostra comprimento e morfologia normais, contração pós-alimentação e ausência de outras características que sugerem AB. Alguns casos podem mostrar espessamento da parede da vesícula biliar ou edema periportal. A cintilografia hepatobiliar mostrando a excreção do traçador no intestino é útil, pois praticamente exclui AB. No entanto, casos graves de hepatite neonatal também podem falhar em mostrar excreção no intestino. A hepatite neonatal também pode estar associada à infecção, notadamente infecções congênitas, como CMV, toxoplasmose, rubéola, sífilis e vírus do herpes.

ABORDAGEM DA CRIANÇA COM COLESTASE

Para efeito didático, a terapia da colestase neonatal pode ser adaptada aos 3 estágios da doença: precoce, crônica e estágio final (Figura 3). A colestase neonatal deve ser considerada um quadro de urgência na medicina, no sentido de reconhecer rapidamente as afecções passíveis de tratamento clínico ou cirúrgico. Por exemplo, a portoenterostomia realizada precocemente na AB (< 30 a 45 dias de vida) oferece melhor desfecho em curto e longo prazos.

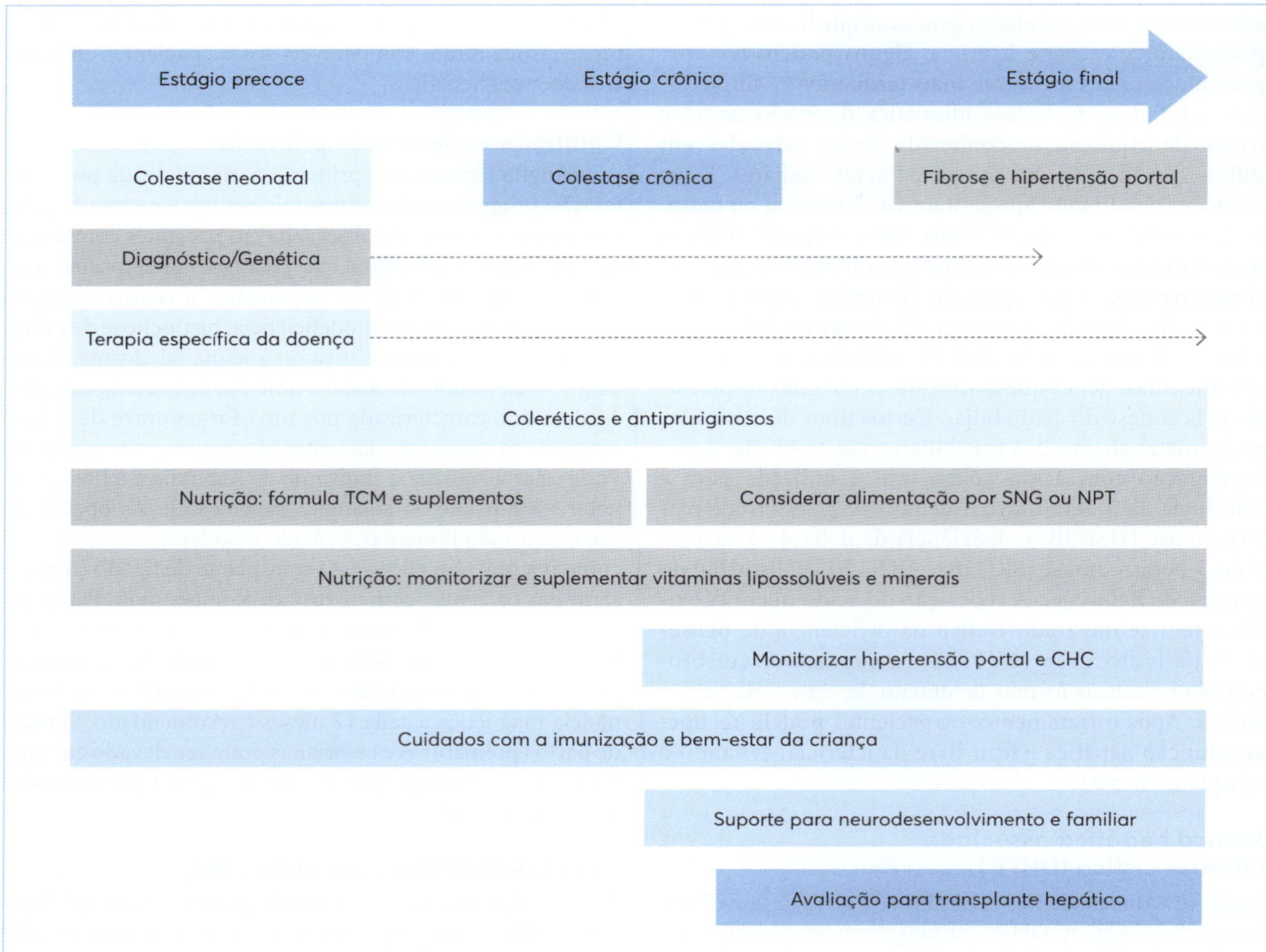

Figura 3 Manejo holístico da colestase neonatal.
Fonte: adaptada de Feldman et al., 2020.

O diagnóstico precoce e o início da terapia são benéficos no caso de hipopituitarismo, erros inatos do metabolismo, algumas infecções, entre outros.

Tratamento farmacológico, dietético ou cirúrgico está disponível para algumas etiologias genéticas de colestase, incluindo o ácido cólico oral, para vários distúrbios de síntese de ácido biliar. A nitisinona previne o acúmulo de intermediários tóxicos (ácido maleilacetoacético e ácido fumarilacetoacético) na tirosinemia tipo 1. A dieta restrita em lactose e galactose é necessária para a galactosemia, e a restrição de frutose, sacarose e sorbitol para a intolerância hereditária a frutose (Tabela 3).

Maximizar a nutrição é componente essencial para todas as crianças colestáticas. Uma vez que as concentrações de ácido biliar intraluminal acima da concentração micelar crítica são necessárias para a absorção intestinal de gordura e vitaminas lipossolúveis (vitaminas A, D, E e K), as crianças colestáticas são de risco para esteatorreia, má absorção e deficiência das vitaminas lipossolúveis. No estágio inicial da colestase, com graus mais leves ou após uma drenagem biliar bem-sucedida para AB, o leite materno ou as fórmulas infantis padrão podem ser adequadamente absorvidos. Nas colestases mais graves, podem ser necessárias fórmulas infantis contendo quantidades maiores de triglicerídeos de cadeia média (TCM) e teores adequados de ácidos graxos essenciais ou suplementação de TCM. Lactentes com colestase crônica frequentemente necessitam de 125 a 140% do requerimento calórico recomendado, com base no peso ideal, em razão do aumento do consumo de oxigênio, agravando a má absorção de gordura. Para alcançar esta meta, pode ser necessária alimentação noturna com sonda nasogástrica ou nutrição parenteral domiciliar, especialmente no estágio final da colestase, quando a criança é colocada na fila do transplante hepático. A importância da nutrição adequada é ressaltada pelo fato de a sobrevida do enxerto e do paciente estarem diretamente relacionados ao estado nutricional.

Desde o estágio inicial da colestase, as crianças requerem suplementação de vitaminas lipossolúveis para prevenir e tratar deficiências. A deficiência de vitamina K pode desencadear grave hemorragia intracraniana por coagulopatia. A deficiência de vitamina D pode levar a raquitismo

Tabela 3 Causas tratáveis de colestase neonatal

Desordem	Tratamento
Infecção (Viral, bacteriano, espiroqueta, parasita)	Antimicrobiano
Galactosemia	Dieta isenta em galactose
Tirosinemia tipo 1	NTBC, dieta com baixo teor de tirosina e fenilalanina
Intolerância hereditária a frutose	Dieta isenta de frutose e sacarose
Hipotireoidismo	Suplemento de hormônio tireoidiano
Fibrose cística	Enzimas pancreáticas
Hipopituitarismo	Reposição de hormônio tireoidiano, de crescimento, cortisol
Defeito de síntese de ácido biliar	Suplementação de ácido cólico, ácido ursodeoxicólico
Atresia biliar	Hepatoportoenterostomia (cirurgia de Kasai)
Cisto de colédoco	Mucosectomia e coledocoenterostomia
Impactação biliar, cálculo ducto biliar comum	Irrigação do trato biliar
Colestase associada com NPT (falência intestinal associda com colestase)	Modificação da emulsão de lipídio intravenoso, avanço na alimentação enteral

Fonte: adaptada de Feldman et al., 2020.

e fraturas ósseas graves. A deficiência de vitamina A leva a anormalidades da córnea e da retina que podem levar à cegueira. A deficiência de vitamina E leva a morbidades neurológicas e musculares irreversíveis.

A monitoração das vitaminas é essencial a cada 2 a 3 meses no 1º ano de vida, por meio da determinação de vitaminas A e D e tempo de protrombina/INR. Na colestase de estágio final, é essencial acelerar o esquema de vacinação para alcançar plena imunização antes do transplante hepático, particularmente para vacinas com microrganismos vivos que não podem ser administrados durante uma imunossupressão significativa. Durante os estágios crônicos e terminais da colestase, recomenda-se monitorar os sinais de hipertensão portal, ascite, prurido e carcinoma hepatocelular. A atenção também deve ser direcionada ao desenvolvimento motor e cognitivo, ao estado emocional da criança e ao bem-estar da família, uma vez que atrasos no desenvolvimento e o comprometimento da qualidade de vida são comuns.

Para promover o fluxo biliar e reduzir o prurido, o ácido ursodeoxicólico é comumente prescrito na dose de 15 a 20 mg/kg/dia em muitas doenças colestáticas da infância. Se o prurido não responde ao ácido ursodeoxicólico, podem ser tentados anti-histamínicos, rifampicina (20 mg/kg/dia), naltrexona (1 a 2 mg/kg/dia), sertralina (1 a 4 mg/kg/dia), resinas de troca iônica (colestiramina), geralmente em combinação, para reduzir o prurido e melhorar a qualidade de vida da criança e seus familiares.

A interrupção cirúrgica da circulação êntero-hepática dos ácidos biliares (diversão biliar parcial interna ou externa ou exclusão ileal) pode ser efetiva em pacientes com PFIC1, PFIC2 e SA, com melhora no prurido, estabilização da colestase e melhora no crescimento.

Agentes como ácido ursodeoxicólico, resinas de troca iônica e rifampicina têm sido os pilares do tratamento do prurido por anos, com o entendimento de que podem diminuir ou alterar a composição do *pool* de ácido biliar, embora a resposta clínica a esses medicamentos seja frequentemente insuficiente e seus efeitos sobre a progressão da doença permaneçam limitados. Embora não haja atualmente medicamentos aprovados pela *Food and Drug Administration* (FDA) para o tratamento de colestase em crianças, o ácido ursodeoxicólico e o ácido 6-etilcenodeoxicólico ou ácido obeticólico (OCA) são aprovados para o tratamento de adultos com colangite biliar primária.

NOVAS PERSPECTIVAS

Nas últimas décadas, com o avanço dos estudos moleculares e genéticos, houve maior compreensão no entendimento dos mecanismos envolvidos na colestase na infância. O sequenciamento simultâneo de próxima geração, para vários genes e exoma total, e o sequenciamento do genoma completo permitiram a descoberta de vários distúrbios que não podiam ser detectados pelos exames habituais. A identificação da alteração genética é promissora, porém a associação com o quadro clínico e a caraterização da evolução da doença carecem de mais estudos.

Novos potenciais alvos terapêuticos para distúrbios colestáticos surgiram nos últimos anos com base em descobertas recentes sobre como compreender a formação e a secreção da bile, a sinalização do ácido biliar ao longo da circulação êntero-hepática e redes regulatórias. Os agentes farmacológicos foram desenvolvidos para bloquear ou estimular muitas dessas vias e têm sido submetidos a ensaios terapêuticos em adultos ou crianças com colestase crônica. Uma via final comum que leva à lesão hepática colestática e fibrose é o acúmulo de quantidades excessivas de ácidos biliares hidrofóbicos no hepatócito colestático. Assim, os esforços para reduzir ou prevenir a retenção de ácidos biliares nos hepatócitos seriam teoricamente benéficos. São exemplos de drogas em estudo: Nor-UDC, agonistas do receptor farnesoide X (FXR), agonistas de outros receptores nucleares (p. ex., PXR, CAR e PPAR alfa) e o receptor de ácido biliar acoplado à proteína G ligado à membrana TGR5. Nem todos são eficazes ou seguros, e ensaios clínicos adicionais serão necessários em crianças.

REFERÊNCIAS BIBLIOGRÁFICAS

1. Fawaz R, Baumann U, Ekong U, Fischler B, Hadzic N, Mack CL, et al. Guideline for the Evaluation of Cholestatic Jaundice in Infants: joint recommendations of the North American Society for Pediatric Gastroenterology, Hepatology, and Nutrition and the European Society for Pediatric Gastroenterology, Hepatology, and Nutrition. J Pediatr Gastroenterol Nutr. 2017;64(1):154-68.
2. Carvalho E, dos Santos JL, da Silveira TR, Kieling CO, Silva LR, Porta G, et al. Biliary atresia: the Brazilian experience. J Pediatr (Rio J). 2010;86:473-9.
3. Catzola A, Vajro P. Management options for cholestatic liver disease in children. Expert Rev Gastroenterol Hepatol. 2017;11(11):1019-30.
4. Satrom K, Gourley G. Cholestasis in preterm infants. Clin Perinatol. 2016;43(2):355-73.
5. Lane E, Murray KF. Neonatal cholestasis. Pediatr Clin North Am. 2017;64(3):621-39.
6. Abbey P, Kandasamy D, Naranje P. Neonatal jaundice. Indian J Pediatr. 2019;86(9):830-41.
7. Feldman AG, Sokol RJ. Neonatal cholestasis: emerging molecular diagnostics and potential novel therapeutics. Nat Rev Gastroenterol Hepatol. 2019;16(6):346-60.
8. Weiss AK, Vora PV. Conjugated Hyperbilirubinemia in the Neonate and Young Infant. Pediatr Emerg Care. 2018;34(4):280-3.

BIBLIOGRAFIA

1 Bezerra JA. Biliary atresia in Brazil: where we are and where we are going. J Pediatr (Rio J). 2010;86(6):445-7.

2. Selvakumar PK, Hupertz V, Mittal N, Kowdley KV, Alkhouri N. Pediatric cholestatic liver disease: successful transition of care. Cleve Clin J Med. 2019;86(7):454-64.

3 Squires JE, McKiernan P. Molecular mechanisms in pediatric cholestasis. Gastroenterol Clin North Am. 2018;47(4):921-37.

CAPÍTULO 3

HEPATITES VIRAIS

Marise Elia de Marsillac

AO FINAL DA LEITURA DESTE CAPÍTULO, O PEDIATRA DEVE ESTAR APTO A:

- Estabelecer o quadro clínico das infecções virais aguda e crônica.
- Fazer o diagnóstico sorológico das hepatites virais.
- Conhecer sobre a prevenção das hepatites virais.
- Tratar as hepatites B, C e D.

INTRODUÇÃO

O tecido hepático pode sofrer alteração em decorrência de agressão direta ou indireta de substâncias ou após ser infectado por vírus e outros microrganismos. A hepatite é a resposta inflamatória que ocorre no hepatócito após essas agressões. O termo hepatite também tem sido usado como sinônimo de doença hepática.

Os vírus que agridem o parênquima hepático podem ter comportamento pantrópico, quando não há preferência por algum tecido, e hepatotrópicos, quando o tropismo for primário ou exclusivo pelo fígado. Até hoje, já foram descritos 9 vírus com essas características, sendo os mais frequentes os vírus das hepatites A, B, C, D e E (VHA, VHB, VHC, VHD e VHE). Podem tanto acarretar inflamação aguda quanto crônica do fígado, com exceção do VHA, que provoca apenas processo inflamatório agudo. Apesar de serem de famílias e gêneros diferentes, esses vírus apresentam semelhança quanto aos sintomas e sinais clínicos apresentados.

Após a entrada do vírus e sua replicação dentro da célula hepática, pode ocorrer lesão do hepatócito com liberação de aminotransferases e bilirrubina para circulação sanguínea. Esse processo geralmente é agudo e involui espontaneamente, levando à recuperação funcional do tecido. Nesse período, os sintomas e sinais associados incluem fadiga, prostração, inapetência, febre, dor abdominal, vômito, náusea, diarreia e icterícia.

Dependendo do agente etiológico e da resposta imunológica do hospedeiro, a partícula viral, uma vez dentro do hepatócito, pode manter replicação e o processo inflamatório evoluir para cronificação. Tal agressão pode levar à insuficiência hepática representada pela alteração da coagulação (TAP e PTT), glicemia e albumina sérica. Do ponto de vista clínico, aumento da icterícia e alteração neurológica com modificação do sensório corroboram a suspeita diagnóstica de falência hepática, podendo ser aguda ou crônica, conforme tempo de evolução. Evitar tal progressão diminui a morbimortalidade dos quadros de hepatites virais.

A última década tem sido promissora em relação ao surgimento de novos tratamentos, principalmente em relação à hepatite C crônica, além da ampliação das estratégias de vacinação contra hepatite A e B. Contudo, grande parte da população pediátrica ainda não tem amplo acesso a vacinas e medicações de última geração disponíveis. Esforços para o desenvolvimento de vacinas contra os demais vírus devem vir em conjunto com o desenvolvimento de novas terapias, uma vez que a prevalência global ainda está em elevação. A Organização Mundial da Saúde (OMS) lançou em 2016 a estratégia do Setor Global de Saúde sobre hepatite viral, tendo como objetivo a eliminação da hepatite viral como problema de saúde pública até 2030, cujo alvo é a redução da incidência de hepatite em 90% e de morte em 65%.

As principais características destes vírus estão listadas na Tabela 1.

O presente capítulo tem como objetivo descrever a epidemiologia, as manifestações clínicas, o tratamento e a prevenção dos principais vírus hepatotrópicos.

HEPATITE A

Etiologia

É a hepatite viral mais prevalente na infância, apesar da vacinação eficaz já existir há mais de 2 décadas. É responsável por quadro clínico agudo, geralmente de evolução benigna, não apresentando manifestação extra-hepática habitualmente. Não há descrição de infecção crônica. É causada por

Tabela 1 Principais características dos vírus hepatotrópicos

Vírus	A	B	C	D	E
Transmissão	Fecal/oral Parenteral (raro) Sexual	Parenteral Sexual	Parenteral Sexual	Parenteral Sexual	Fecal/oral Parenteral
Família	Picornaviridae	Hepadnaviridae	Flaviviridae	Deltaviridae	Hepeviridae
Genoma	RNA	DNA	RNA	RNA	RNA
Genótipos	I, II, III (origem humana), IV, V, VI (origem animal)	A, B, C, D, E, F, G, H, I, J	1a, 1b, 1c, 2a, 2b, 3a, 4, 5, 6, 7 67 subtipos	1, 2, 3, 4, 5, 6, 7, 8	1, 2, 3, 4
Cronificação	Não	Sim	Sim	Sim	Sim
Envelope	Não	Sim	Sim	Do VHB	Não
Tamanho (nm)	27-32	42	55-65	36	27-34

DNA: ácido desoxirribonucleico; RNA: ácido ribonucleico.

vírus RNA e acomete humanos e primatas. VHA pertence à família picornaviridae, gênero heparnavírus e tem 27nm, apresenta capsídeo icosaédrico não envelopado e RNA de fita simples. A cápsula apresenta três proteínas virais (VP) envolvendo o genoma e são denominadas VP1, VP2 e VP3. São descritos 6 genótipos (I, II, III, IV, V e VI) porém somente os genótipos I, II e III e seus subgenótipos são responsáveis por infecção em humanos (IA, IB, IIA, IIIA, IIIB). Os tipos IA e IB são os mais frequentes no Brasil. A doença é de notificação compulsória.

Epidemiologia

Entre 1999 e 2019, segundo o Boletim Epidemiológico 2020 do Ministério da Saúde, foram notificados 168.036 casos de hepatite A, com acréscimo de 928 casos em relação à publicação de 2019. Do total notificado, são 30,1% dos casos na região Nordeste, 25,3% na região Norte, 17,9% no Sudeste, 15,4% no Sul e 11,1% no Centro-Oeste (período 1999-2019).

A taxa de incidência caiu de 5,7 casos por 100.000 habitantes em 2009 para 0,4 em 2019. Apesar do total de casos notificados em duas décadas permanecer com a taxa mais elevada em crianças entre 0 e 9 anos (53%), houve queda em todas as faixas, exceto homens entre 20 e 39 anos, nos quais houve aumento após 2017, possivelmente associado à prática sexual. A estratégia de vacinação contra hepatite A é obrigatória no Brasil desde 2014.

Período de incubação

De 15 a 50 dias.

Transmissão

A transmissão pode ocorrer 2 semanas antes dos sintomas. O vírus já pode estar presente nas fezes de indivíduo contaminado antes do início da sintomatologia, podendo persistir, em média, por 33 dias após início do quadro. Em média, a transmissão pode ocorrer até 1 semana após o início da icterícia, elevação de aminotransferases ou outros sintomas. Pacientes assintomáticos também transmitem. As partículas virais são inativadas em alta temperatura e na presença de clorina e formalina.

Tipos de transmissão:

- Fecal-oral:
  - Água e alimentos contaminados.
  - Contato próximo com pessoas infectadas.
- Transmissão parenteral: é rara (casos raros de doação de produtos sanguíneos durante período de incubação).
- Sexual.

Fatores de risco

- Falta de acesso a saneamento básico e imunização.
- População homossexual.

Fisiopatologia

O VHA é ingerido, resiste ao pH ácido do estômago, absorvido no intestino, ascendendo ao fígado pelo sistema portal. Entra em contato com hepatócito, sendo internalizado através de vesículas, que se rompem e liberam vírus no citoplasma. RNA viral é liberado e sintetiza novas cópias de RNA que servirão de molde para novas fitas, que darão origem a novos capsídeos.

1. Fase não citopática: replicação viral no citoplasma do hepatócito, com eliminação de vírus pela bile sem alteração de aminotransferases.
2. Fase citopática: lesão decorrente de processo imunológico com infiltração portal florida, necrose e erosão da placa limitante, ocorrendo aumento de alanina aminotransferase (ALT).

Quando há grande redução do VHA-RNA durante a fase aguda, por provável resposta excessiva do sistema imunológico do hospedeiro, evolui como hepatite severa e fulminante.

Quadro clínico

A evolução da hepatite A é aguda e autolimitada, podendo apresentar forma assintomática e forma sintomática.

Em crianças menores de 6 anos, a forma principal é assintomática, ocorrendo em 70% dos casos. Quando há sintomatologia, perdura por 2 semanas, tendo exames laboratoriais normalizados em até 3 meses.

Crianças maiores e adultos são assintomáticas em 30% dos casos. Os casos sintomáticos são potencialmente mais graves, apresentando quadro clínico por várias semanas, com normalização de exames laboratoriais em até 6 meses.

Após exposição ao vírus, entre 2 e 6 semanas, surgem os sintomas e sinais que incluem inapetência, cansaço, náuseas, vômito, dor abdominal, febre e diarreia. *Rash* maculopapular evanescente, vasculite, artralgia e alterações neurológicas são raras.

Após 1 semana de período prodrômico, há aparecimento de icterícia à custa de bilirrubina conjugada, colúria e hepatomegalia.

A evolução para insuficiência hepática aguda (IHA), com perda rápida da função hepática por necrose tecidual maciça, ocorre em 1% dos casos. Pode ocorrer em até 8 semanas após o quadro clínico inicial, sendo classificada como:

- IH hiperaguda < 10 dias após o início dos sintomas.
- IH fulminante: 10 a 30 dias.
- IH subaguda: entre 5 e 24 semanas com aparecimento de ascite com ou sem encefalopatia hepática.

Alguns pacientes podem apresentar forma bifásica de evolução, com aparente resolução seguida de reaparecimento dos sinais e sintomas.

Durante investigação clínica, pode ser necessário afastar outras causas de hepatite viral e doença autoimune.

Abordagem diagnóstica

O diagnóstico da hepatite A pode ser feito por técnica de imunoensaio em sangue ou em fluidos:

- Anticorpo da classe IgM contra vírus da hepatite A (anti-VHA IgM) é o padrão-ouro, tem sensibilidade e especificidade altas (100% e 99% respectivamente) e pode ser detectado entre 5 e 10 dias após início da infecção e desaparece em até 6 meses. Sua presença sugere infecção recente.
- Anticorpo da classe IgG contra vírus da hepatite a (anti-VHA IgG) surge 1 semana após IgM e confere imunidade por período indefinido. Podem ser detectados no fluido oral (FO), assim como no soro, nas fezes e na urina. Os níveis de anticorpos na saliva são mais baixos, mas, pela facilidade de coleta de material, durante surtos há recomendação do MS de realizar a pesquisa de anti-VHA IgG a FO.
- A pesquisa da carga viral de VHA-RNA por técnica de amplificação tem pouca utilidade clínica; avalia infecção aguda prolongada ou bifásica.

Tratamento

Como a hepatite A é autolimitada, o tratamento a ser instituído é de suporte, conforme sintomatologia apresentada. Evitar uso de medicações sintomáticas hepatotóxicas (paracetamol, anti-inflamatórios não hormonais – AINH). Não é necessária dieta específica, sendo indicada dieta equilibrada, adequada à faixa etária. A dieta pode ser modificada nos casos de insuficiência hepática aguda.

Crianças devem ser afastadas de suas atividades por 2 semanas após início dos sintomas.

Prevenção

A vacina contra hepatite A é feita com material do vírus inativado e aplicada em 2 doses com intervalo de 6 meses após 12 meses de idade. Atualmente no Brasil, crianças maiores de 15 meses até 5 anos incompletos estão sendo vacinadas com 1 dose pelo Programa Nacional de Imunização (PNI). Tal imunização já ocorre desde 2014 e também abrange grupos de vulnerabilidades acrescidas (hepatopatia crônica, portadores de HIV, coagulopatias, hemoglobinopatias, fibrose cística e trissomias, pacientes imunossuprimidos, doadores e candidatos a órgãos de transplante, pacientes transplantados, doenças de depósito). Pela SBP, são recomendadas 2 doses com intervalo de 6 meses a partir de 12 meses de idade.

A imunoglobulina normal ou padrão oferece proteção não duradoura contra hepatite A por transferência passiva de anticorpos de *pool* de doadores. Pode ser usada até 2 semanas após exposição, no início do período de incubação, para ter efeito preventivo por 3 a 6 meses, conforme a dose de 0,02 mL/kg e 0,06 mL/kg, respectivamente.

- Pré-exposição: vacinar indivíduos que viajarão para áreas endêmicas, quando não vacinados previamente. Vacinação é superior à imunoglobulina, porém necessita de intervalo mínimo de 15 dias. Em caso de situação de risco e sem proteção prévia conhecida, avaliar imunoglobulina (p. ex., auxílio em catástrofes humanitárias).
- Pós-exposição: vacinar contactante próximo ao caso de VHA, como familiares e cuidadores. Não indicada em contato casual em ambientes escolares e de trabalho. A imunoglobulina pode ser utilizada como alternativa, dependendo do intervalo de contato.
- Retorno para escola: não voltar até 2 semanas após início dos sintomas, e somente após realizado cuidado específico com contactantes.

Prognóstico

Evolução satisfatória por ser doença autolimitada, ocorrendo raramente evolução para insuficiência hepática aguda em 1% dos casos.

HEPATITE B

Etiologia

O vírus da hepatite B (VHB), ou partícula de Dane, causa tanto doença aguda quanto crônica. Pertence à família hepadnaviridae, sendo o único membro da família que causa doença em humanos. Seu genoma é composto por DNA dupla hélice incompleto. A estrutura viral completa tem 42 nm e é composta por envelope que envolve o nucleocapsídio de 27 nm, onde está a DNA polimerase e o DNA viral. Foram identificados 8 genótipos do VHB: A, B, C, D, E, F, G, H, I e J.

No envelope proteico, estão localizados os 3 tipos de antígeno de superfície (HBsAg) e, no nucleocapsídio, o antígeno do capsídio (HBcAg). O *core* também produz o antígeno, que indica replicação viral.

É estável no ambiente, podendo permanecer viável em sangue seco por 7 dias, sendo mais infectante que o HIV.

As principais complicações da infecção pelo VHB ocorrem na vida adulta por infecção primária adquirida no período neonatal ou na infância. A infecção pode levar à cirrose e ao hepatocarcinoma, mesmo sem cirrose. Desde o início da vacinação em 1982, a estratégia adotada para diminuir a incidência e a prevalência mudou da busca por tratamento ideal para prevenção por imunização adequada. Também é considerada doença sexualmente transmissível. É doença de notificação compulsória.

Epidemiologia

Um terço da população mundial já foi infectada pelo VHB. Tem maior prevalência na região do Pacífico Oriental e África, com, em média, 6% da população adulta infectada. Área de menor percentual infectado é na região das Américas, com 0,7% dos adultos. Em áreas de alta endemicidade, a transmissão vertical é a principal via de contaminação, e nas áreas de baixa endemicidade, a transmissão é horizontal.

No Brasil, entre 1999 e 2019, foram registrados 247.890 casos confirmados de hepatite B, sendo 66,1% dos casos nas regiões Sudeste e Sul (34,5 e 31,6%, respectivamente). Foram notificados 14.863 casos a mais em relação ao ano de 2019, porém com ligeira tendência de queda nos últimos 5 anos.

Apesar da diminuição do número de casos no Brasil e no mundo após a vacinação, ainda são registrados 2 milhões de novos casos por transmissão vertical.

Período de incubação

Dura 75 dias (30 a 180 dias) após contato com sangue infectado, fluidos corporais, compartilhamento de seringas e agulhas, tatuagem e *piercing*. Pode ser detectado 30 a 60 dias após o início da infecção.

Transmissão

Ocorre por via parenteral e pode ser:

1. Vertical: ocorre durante gestação e parto e é a principal fonte de transmissão em áreas endêmicas. A transmissão depende da carga viral e do estado imunológico da mãe. O risco de contaminação do recém-nascido é de 70 a 90% se mãe HBeAg + e de 10 a 40% se mãe HBeAg negativo. Mesmo com uso de vacinas e imunoglobulina, a taxa de transmissão permanece entre 2 e 10% em mães com alta viremia.
2. Horizontal:
   - Relações sexuais, compartilhamento de seringas, agulhas, por tatuagens e colocações de *piercings*, materiais odontológicos.
   - Contato interpessoal (talvez por lesões de continuidade), principalmente na infância em regiões de alta prevalência.

A idade de aquisição do vírus pode favorecer a evolução para infecção crônica, sendo o período neonatal o de maior risco.

Fisiopatologia

Após a contaminação por via parenteral, o vírus B alcança o hepatócito, ligando-se a prováveis receptores de membrana que promovem sua internalização por endocitose. O envelope viral, onde se encontra o antígeno de superfície HBsAg, é removido durante o processo e o capsídio é liberado já no citoplasma, entrando depois no núcleo, onde libera o genoma. No núcleo, o DNA genômico em dupla hélice, por meio da DNA polimerase/transcriptase reversa, amadurece em forma de DNA circular, induzindo a produção de RNA mensageiro e demais proteínas para reconstituição da partícula completa no citoplasma. São produzidas e liberadas para circulação durante a fase aguda tanto partículas inteiras quanto partículas filamentosas incompletas sem o genoma viral. Esses antígenos de superfície em grande quantidade induzem a resposta imunológica.

Quadro clínico

A doença hepática aguda pelo vírus B ocorre em indivíduos infectados aproximadamente 30 a 180 dias após a contaminação, geralmente de forma assintomática ou com pródromos com manifestações inespecíficas (náuseas, vômito, febre, etc.), podendo também apresentar *rash*, alterações articulares e renais. Após 15 a 20 dias, tem início a fase ictérica (< 20% dos casos), que pode se estender por até 6 semanas, seguida de resolução clínica em 90% dos infectados na idade adulta e de 30% das crianças infectadas com mais de 5 anos de idade. Neonatos raramente apresentam quadro agudo (1%).

Evolução laboratorial da fase aguda

- Entre 0 e 4 semanas de evolução: anti-HBc IgM+, anti-HBcIgG +, VHB-DNA detectável, porém baixo.
- Entre 6 e 10 semanas: elevação do VHB-DNA e detecção de HBsAg e HbeAg.
- Entre 10 e 15 semanas: elevação de aminotransferases + VHB-DNA baixo.
- Resolução clínica: anti-HBs+, anti-HBe+, anti-HBc IgG.
- Em alguns casos, VHB-DNA pode ainda ser detectado mesmo após recuperação.
- Embora rara, é descrita a infecção oculta pelo VHB, quando HBsAg está ausente, mas VHB-DNA detectado (hemodiálise, imunossuprimidos, usuários de droga).

Outra situação é o surgimento da mutação pré-*core* ou *core* basal do VHB, que pode levar ao desaparecimento do HBeAg, sem formação de anti-HBe. Tal mutação não afeta a replicação viral, mantendo a produção de HBcAg. Os níveis de AST e AlL podem estar normais, daí a necessidade de rastreamento com HBV-DNA nesses indivíduos. Tal estado imunológico favorece a instalação da hepatite B aguda fulminante e a cronificação. Pode também surgir após tratamento medicamentoso contra VHB.

A infecção por VHB é considerada crônica quando persiste por mais de 6 meses. Quando adquirida no período neonatal ou até 1 ano de idade, a evolução geralmente é crônica, mantendo níveis de transaminases normais ou pouco alterados durante vários anos, porém com alta replicação viral e presença dos antígenos da superfície e do *core* (AgHBs e AgHBc). O genoma do vírus pode se integrar ao genoma do hospedeiro. Esse período com pouca atividade inflamatória e tolerância da resposta imunológica é chamado de fase imunotolerante ou de portador sadio, e pode se prolongar por até 30 anos. Nessa fase, as aminotransferases estão em níveis normais ou elevam-se até 2 vezes o limite superior do valor normal (VN) e a carga de VHB-DNA é alta ($>10^5$ cópias). Pode haver remissão espontânea da infecção crônica, com aparecimento do anti-HBe e VHB-DNA indetectável, seguido do aparecimento de anti-HBs.

A fase imunoativa ou de imunorreação se inicia quando cessa o período de "lua de mel" entre vírus e hospedeiro. As respostas inflamatória e imunológica vigorosas acarretam pico de elevação das aminotransferases por aumento da lesão hepática. Tal alteração associada à piora histológica funciona como critério para início de tratamento. Apresenta elevação de aminotransferases (> 2 vezes VN) e carga de VHB-DNA alta ($>10^5$ cópias).

Quando cessa a replicação viral, surge o anti-HBe e as aminotransferases normalizam, iniciando-se a fase de portador sadio, quando não há mais doença, porém, o indivíduo está sujeito à reativação, se o genoma do vírus se integrou ao genoma do hospedeiro. Nessa fase, o HBeAg está negativo, o anti-HBe está positivo e a carga de VHB-DNA < 2.000 cópias. A evolução laboratorial está demonstrada na Figura 1.

A cura da hepatite B crônica surge com os mesmos parâmetros da resposta imunológica da hepatite aguda: anti-HBs+, anti-HBe+, anti-HBc IgG e VHB-DNA indetectável.

Abordagem diagnóstica (Tabela 2)

Para triagem de crianças possivelmente expostas ao VHB, podem ser realizados os testes imunoenzimáticos padrão e de carga viral, assim como os testes rápidos com pesquisa de HBsAg com gota de sangue em papel filtro:

- Neonato e crianças < 6 meses de idade: não dosar HBsAg e VHB–DNA, pois a presença não reflete infecção crônica futura. O resultado pode ser transitório e negativar posteriormente.
- Crianças entre 6 e 12 meses de idade: se expostos, dosar HBsAg e VHB–DNA.
- Crianças > 12 meses e adultos: dosar HBsAg no soro. Repetir em 6 meses após primeiro teste positivo para confirmar infecção crônica.

Tratamento

O tratamento da hepatite B visa a diminuir o risco de progressão para cirrose e de aparecimento de hepatocarcinoma, que pode surgir mesmo sem cirrose, mantendo carga viral indetectável (resposta virológica sustentada – RSV), com ou sem aparecimento de anti-HBs.

Para início de tratamento em adultos, são avaliados os níveis de aminotransferases e realizados testes não invasivos (elastografia transitória, relação AST/plaqueta, Fibrotest, index APRI, Fibrosis-1), ainda não validados em crianças. Nelas, a biópsia hepática ainda é considerada padrão-ouro para avaliar inflamação e discutir o início de tratamento,

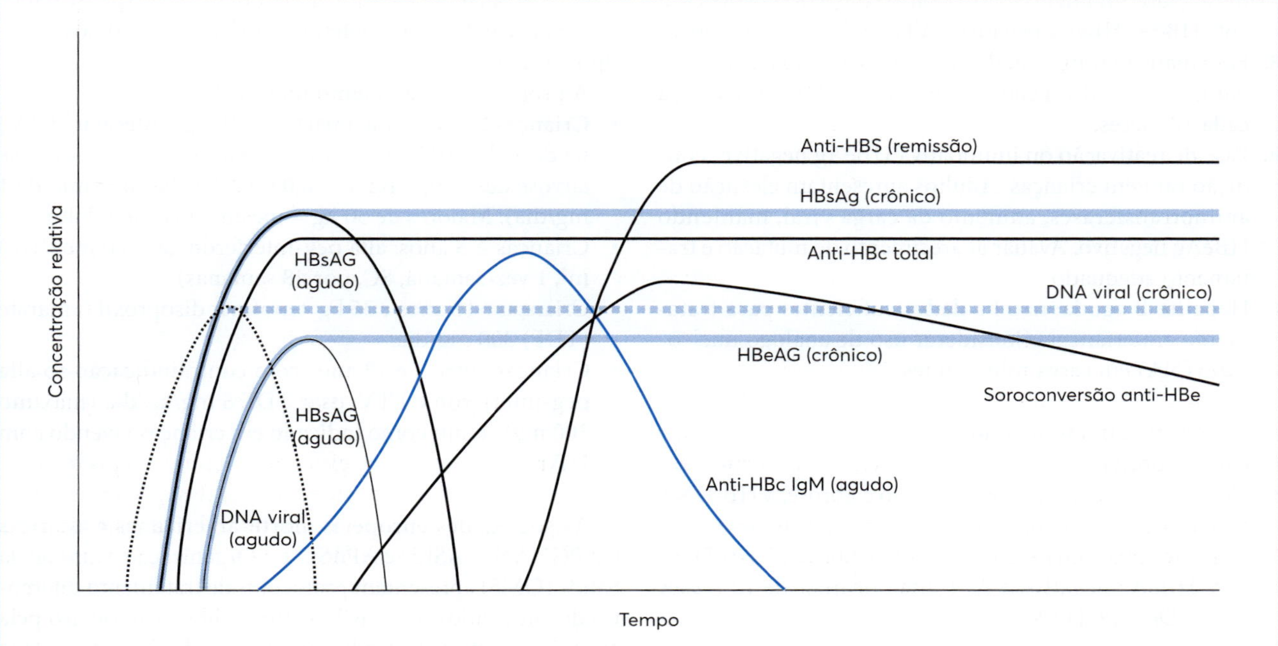

Figura 1 Evolução dos marcadores do vírus da hepatite B (VHB) nas infecções agudas e crônicas.
Fonte: Sablon e Shapiro, 2005.

Tabela 2 Interpretação da carga viral e marcadores sorológicos do VHB

Teste x *Status* do paciente	VHB-DNA	HBsAg	HBeAg	Anti-HBc IgM	Anti-HBc IgG	Anti-HBe	Anti-HBs
Não infectado	-	-	-	-	-	-	-
Imunizado	-	-	-	-	-	-	+
Hepatite aguda – Fase inicial	+	+	-	+	-	-	-
Hepatite aguda – Fase tardia ou hepatite crônica	+	+	+	+/-	+	-	-
Portador crônico – ALT normal	+	+	+	-	+	-	-
Portador crônico com mutação *pré-core*	+	+	+	-	+	+	-
Resolução	-	-	-	-	+	+	+
Portador inativo	+	-	-	-	+	+	+

principalmente em países com grande endemicidade e limite de recursos financeiros. Estudos recentes mostraram a utilidade da elastografia transitória em crianças e adolescentes, mas ainda estão em padronização.

Em crianças, o tratamento é indicado conforme a fase de hepatite:

1. Fase imunotolerante: não tratar. Se a criança apresentar cirrose com ALT normal e carga alta, avaliar tratamento.
2. Fase imunoativa HBsAg +, VHB-DNA alto (> 20.000 cópias): se ALT > 10 vezes VN, não tratar e reavaliar aminotransferases e todos os marcadores de hepatite B a cada 3 meses. O paciente pode evoluir para soroconversão com surgimento do anti-HBs, dispensando tratamento, para manutenção de ALT alta e VHB-DNA alto após 4 meses, indicando tratamento, ou tornar-se portador sadio, com anti-HBe +, HBeAg negativo e VHB-DNA < 2.000 cópias.
3. Fase inativa crônica ou de portador são: não tratar. Avaliar níveis de ALT a cada 6 meses e anti-HBe e HBeAg a cada 12 meses.
4. Fase de reativação ou imunoativa HBeAg negativo: condição rara em crianças. Adultos apresentam elevação de aminotransferases, aumento da carga viral, mantendo HBeAg negativo. Avaliar aparecimento de mutação e tratamento adequado.
5. Hepatite B aguda: não há dados suficientes para tratamento em crianças. Considerar uso de análogo nucleosídio (NA) em casos fulminantes.

Em resumo, tratar quando:

- Cirrose presente.
- Hepatite ativa com necroinflamação e fibrose, VHB-DNA alto, HBeAg positivo, ALT alta por mais de 6 meses.
- Hepatite ativa com necroinflamação e fibrose, VHB-DNA alto, HBeAg negativo e ALT alta por mais de 12 meses (AASLD, ESPGHAN).

Atualmente, nenhuma medicação disponível para crianças pode ser considerada curativa ou permite erradicar o VHB. As medicações utilizadas em crianças são imunomodulador (IFN e PEG) – supressão sustentada (não usar em lactentes, cirrose descompensada, doenças autoimunes) + NA com baixa barreira (lamivudina, adefovir, telbivudina) ou alta barreira genética à replicação (tenofovir, entecavir). NA inibe a replicação viral, mas raramente ocorre soroconversão e, uma vez iniciado, seu uso será crônico, não sendo indicada suspensão.

A resposta ideal ao tratamento é carga de VHB-DNA indetectável, HBeAg negativo e/ou aminotransferases normais.

Usar interferon (crianças > 2 anos) requer uso subcutâneo e ausência de outras morbidades. Atua melhor nos genótipos A e B. Pode ser usado por período definido para tentar atingir soroconversão e não induzem resistência, diferente dos NA e nucleotídios, que não podem ser suspensos após início de uso. Entecavir e tenofovir têm boa ação nos genótipos A, B, C e D.

A proposta de tratamento no Brasil é:

- Crianças ≥ 2 anos ou a partir de 10 kg: entecavir (ETV) na dose de 0,015 mg/kg/dia (máximo de 0,5 mg/dia). Se cirrose descompensada = 0,03 mg/kg/dia (máximo de 1 mg/dia). Maiores de 30 kg = mesma dose do adulto.
- Crianças ≥ 3 anos: alfa peg-interferon 2a (180 mcg/1,73 m^2, 1 vez/semana, SC, por 48 semanas).
- Crianças >12 anos e 35 kg: tenofovir disoproxil fumarate (TDF) 300 mg/dia.
- Crianças entre 2 e 12 anos com contraindicação ao alfa peg-interferon e ETV: usar TDF 8 mg/kg/dia (máximo 300 mg), assim como indicado em crianças vivendo com HIV.

As sociedades europeias, norte-americanas e asiáticas (ESPGHAN, AASLD e APASL) e a Organização Mundial da Saúde (OMS) apresentam protocolos de tratamento diferentes dos utilizados no Brasil, seguindo liberação de uso pela agência europeia de medicamentos e pela Food and Drug Administration (FDA) dos EUA:

- Crianças > 1 ano (FDA): interferon.

- Crianças > 2 anos (EMA): tenofovir disoproxil fumarate, alfa peg-interferon 2b.
- Crianças > 3 anos (EMA, FDA): lamivudina.
- Criança > 5 anos (FDA/AASLD): alfa peg-interferon 2ª.
- 12 a 17 anos (EMA, FDA): tenofovir disoproxil fumarate, adefovir.
- > 12 anos e > 35 kg (EMA): tenofovir alafenamida.

Prevenção

A vacinação já está disponível desde a década de 1980, porém, ainda com pouca cobertura vacinal em várias regiões carentes. São preconizadas 3 doses com intervalo de 0, 1 e 6 meses para indução de títulos de anticorpos protetores (antiHBs > 10 UI/mL), com eficácia superior a 95% em crianças. A 4ª dose é indicada logo ao nascer para diminuir o risco de transmissão vertical; a indicação de vacinação abrange toda a população.

1. Prevenção da transmissão vertical:
   - Mãe com carga viral alta: usar lamivudina, telbuvidina ou tenofovir no 3º trimestre de gestação, parar até 3º mês de puerpério + usar imunoglobulina hiperimune contra hepatite B no neonato até 72 horas de vida.
   - Vacinar neonatos < 24 horas de vida + completar esquema vacinal com mais 2 ou 3 doses, com chance de prevenir infecção em 95% das crianças.

Testar precocemente pacientes em risco (crianças expostas e pacientes com comportamento de risco) e monitorar os pacientes não tratados ou já curados regularmente com dosagem de VHB-DNA, HBeAg, ALT e AST a cada 3 meses ou a cada 4 meses, durante 1 ano.

Prognóstico

A prevenção por vacinação diminui de forma eficaz o percentual de crianças infectadas em até 95%. A cronificação ocorre em 90% de neonatos e em 23 a 50% das crianças de 1 a 5 anos e em 5 a 10% dos adultos. Do total de adultos contaminados cronicamente, 5% precisarão de tratamento.

HEPATITE C

Etiologia

A hepatite C é causada por vírus da hepatite C (VHC), pertencente à família Flaviviridae, do gênero Hepacivírus, medindo 65 nm. Sua estrutura é composta de envelope proteico externo, envolvendo capsídeo onde fica o genoma viral com uma molécula de RNA que será responsável pela produção de proteínas estruturais e não estruturais da partícula viral. Foram descritos 6 genótipos com subgenótipos a, b e c (1 e 2-Ocidente, 3-Oriente, 4-usuários de droga na Europa, 5-África do Sul, 6-Ásia).

VHC foi identificado em 1989. Até então, pacientes apresentavam quadro de hepatite chamada não A não B, de provável contaminação parenteral. Com a pesquisa de VHC disponível, houve identificação de grande número de casos no mundo, passando a representar a principal causa de hepatite crônica no Brasil e principal causa de óbito entre as hepatites virais. A transmissão ocorre principalmente por via parenteral, podendo cronificar, causar cirrose e hepatocarcinoma. O conhecimento sobre hepatite C na criança é retirado principalmente das publicações sobre pacientes adultos, pois há pouca contaminação e poucos apresentam sintomas. O diagnóstico geralmente é feito ao realizar doações de sangue ou testes sorológicos de rotina.

Epidemiologia

Os dados do Ministério da Saúde demonstram que a prevalência de pessoas de 15 a 69 anos com anti-VHC reagente seja de aproximadamente 0,7% no Brasil, prováveis candidatos a tratamento. A prevalência mundial está em torno de 2,5% dos adultos. Entre 1999 e 2019, foram notificados 384.384 casos de hepatite C, com acréscimo de 24.111 casos em 1 ano. Os dados mostram predomínio do sexo masculino e de casos na região sudeste (51,3%).

Período de incubação

De 2 a 26 semanas.

Transmissão

Via parenteral

- Vertical: é a via de aquisição mais comum em crianças. Ocorre durante gestação e parto e apresenta maior risco quando o parto é tipo cesariana, quando há exposição prolongada ao sangue materno, mãe com alta viremia (5% de transmissão) ou coinfectada pelo HIV (10%).
- Horizontal: é rara em crianças, mas em elevação em adolescentes, principalmente usuários de drogas.
  - Relações sexuais (pouco frequente, associado a não uso de preservativo), compartilhamento de seringas, agulhas, tatuagens e colocações de *piercings*, materiais odontológicos.
  - Contato interpessoal (talvez por lesões de continuidade), contaminação familiar com rota ainda não estabelecida.

Fisiopatologia

O VHC entra no citoplasma do hepatócito por meio de interação com receptores nas proteínas de membrana e junção celular, sendo internalizado por endocitose. Nos endossomos acidificados no citoplasma, o capsídio é quebrado, liberando RNA viral. No retículo endoplasmático rugoso, é produzida poliproteína precursora via leitura do RNA de fita simples do vírus. Essa proteína será processada por proteases celulares e do vírus, produzindo mais proteínas virais. Ocorre a replicação do RNA viral, seguida de montagem da nova partícula e liberação pela célula hospedeira.

Quadro clínico

A principal contaminação na criança é por via transplacentária ou no período neonatal imediato. Ocorre desaparecimento do vírus em 25 a 40% das crianças até 4 anos, 6 a 12% até o final da adolescência evoluindo o restante para infecção crônica. A cronicidade do VHC depende de fatores do hospedeiro (gene IL28B, função citolítica do linfócito T *natural killer*) e genótipo.

Quando a contaminação é horizontal, a forma aguda, que geralmente é assintomática, pode ser identificada eventualmente, com os sinais e sintomas como fadiga, febre, náuseas, vômito, dor abdominal e icterícia. É muito rara a hepatite fulminante.

A forma crônica é definida quando VHC-RNA está presente por mais de 6 meses. Quando a contaminação é transplacentária, a criança apresenta poucos sintomas, com curso indolente até a adolescência ou a idade adulta, diferente da aquisição da infecção na fase mais tardiamente na vida, que apresenta curso mais rápido. Sinais mais frequentes nesse período são hepatomegalia e elevação de aminotransferases, com histologia variando de pouca inflamação a cirrose e hepatocarcinoma em 1 a 2% dos casos. Algumas associações parecem estar relacionadas a pior progressão, como gravidade da necroinflamação, idade de aquisição da infecção e tempo de doença, além de associação com riscos adicionais, como álcool e outras infecções virais. As manifestações extra-hepáticas do VHB (doença tireoidiana, glomerulonefrite membranoproliferativa, crioglobulinemia) são mais raras em crianças.

Em virtude do curso crônico silencioso, a identificação do VHB pode ser retardada até a idade adulta.

Diagnóstico

Realizar dosagem do anticorpo anti-VHC pela técnica imunoenzimática. Se positivo, realizar técnica de ácido nucleico para detecção qualitativa e quantitativa do VHC-RNA. Realizar genotipagem.

A identificação é realizada também em doadores de sangue e pacientes que receberam componentes de sangue ou hemoderivados até 1993, período anterior à identificação do vírus. O teste rápido pode ser realizado para detecção em larga escala.

Em neonatos, a presença do anti-VHC pode refletir infecção materna pela passagem transplacentária de IgG. A pesquisa de anti-VHC está indicada em maiores de 18 meses, após queda de anticorpo materno. Alguns estudos sugerem realização somente após 4 anos de idade, quando pode ocorrer o desaparecimento natural do VHC-RNA. Quando há forte suspeita de contaminação pelo VHC-RNA, realizar em crianças com mais de 2 meses de idade. Se positivo, repetir aos 12 meses de idade; se ainda positivo, trata-se de infecção crônica; se negativo, trata-se de soroconversão espontânea que ocorre em 25 a 40% dos neonatos expostos. Repetir então VHC-RNA após 6 meses de intervalo para confirmação de exame negativo.

Os biomarcadores e a elastografia são usados em adultos para estadiar a doença, avaliando fibrose. Eles ainda estão em estudo em crianças, porém, já com estudos sugerindo o uso.

Tratamento

A eficácia da terapia antiviral contra o VHC depende do genótipo viral, sendo necessária identificação para avaliação de terapia adequada pelo SUS.

Em adultos, após início em 2017 dos antivirais de ação direta e o uso deles em esquemas pangenotípicos com cura em 90% dos casos, a OMS orientou a suspensão da genotipagem. Crianças aguardam a liberação do uso dos medicamentos antivirais de ação direta (DDA) e, quando possível, devem postergar o tratamento até que haja estudos liberando seu uso, uma vez que as medicações ora em uso provocam muitos efeitos colaterais (interferon, ribavirina). Caso seja indicado tratamento, devem realizar a genotipagem antes da indicação da medicação.

Realizar hemograma, dosagem de creatinina sérica e exame de função hepática ao iniciar o tratamento e nas semanas 4, 8 e 12, quando em uso de ribavirina. Suspender peg-interferon se plaquetas < 50.000.

Dosar VHC-RNA em metodologia de PCR por tempo real no início, na 12ª e na 24ª semanas de tratamento. Se < 12 UI/mL, tem efetividade terapêutica.

1. Crianças < 12 anos (PCDT 2019) sem cirrose ou com cirrose Child A:
   - Genótipos 1, 4, 5 e 6: alfa peg-interferon 2ª (180 mcg/1,73 m^2), subcutâneo, 1 vez/semana + ribavirina (15 mg/kg/dia) por 48 semanas.
   - Genótipos 2 e 3: alfa peg-interferon 2ª (180 mcg/1,73 m^2), subcutâneo, 1 vez/semana + ribavirina (15 mg/kg/dia) por 24 semanas.
2. Adolescentes: indicado para início de tratamento e retratamento; de 12 a 17 anos, peso > 35 kg (ANVISA, 2019)
   - Genótipo 1: ledispavir/sofosbuvir.
     - Sem cirrose: 12 semanas.
     - Com cirrose Child A: 24 semanas.
   - Genótipos 2, 3, 4, 5 e 6: sofosbuvir + ribavirina (15 mg/kg/dia) por 12 semanas; por 24 semanas sem ou com cirrose Child A.

Prevenção e prognóstico

Ainda não há imunização disponível. São vírus de vários tipos, com mutações gerando escape da resposta celular. A estratégia atual é reduzir a transmissão vertical e horizontal por meio da orientação da população sobre possíveis formas de contágio e como preveni-las, além da identificação precoce de pacientes anti-VHC positivos.

Gestantes infectadas podem avaliar carga viral e utilizar tratamento medicamentoso para reduzir tal carga e minimizar risco de transmissão. Os medicamentos antivirais de ação direta (DAA) ainda não estão liberados para gestantes, mas serão promissores em curar e evitar a transmissão vertical. Evitar também bolsa rota prolongada, episiotomia e monitoração invasiva do feto.

O uso possível de DAA em adolescente ou adulto, ou mesmo se aprovados para faixa pediátrica, pode mudar a história natural da infecção por VHC.

HEPATITE D

Etiologia

O vírus da hepatite D (VHD) pertence à família Deltaviridae, gênero deltavírus, sendo considerado vírus defeituoso ou incompleto, pois se replica mas não consegue se propagar sem utilizar o antígeno do VHB (HBsAg). É uma partícula esférica de 36 nm com envelope externo e nucleocapsídio, onde, no interior, se localiza a molécula de RNA circular simples. Seu envelope bilipídico contém 3 formas de HBSag, necessárias para capacidade infectiva do VHD. Foram identificados 8 genótipos, sendo o número 1 mais frequente no mundo (Europa, América do Norte, África e alguns países da Ásia). Quando VHD está presente, causa lesão citopática direta ou por resposta imune do hospedeiro, acelerando a progressão para cirrose e descompensação. VHB não replica no hospedeiro na presença de VHD.

Os genótipos 1, 2 e 3 apresentam a seguinte distribuição geográfica:

- VHD-1: África, América do Norte, Europa e alguns países da Ásia.
- VHD-2: Japão, Rússia e Taiwan (China).
- VHD-3: Brasil, Colômbia, Peru e Venezuela.

Epidemiologia

A hepatite D geralmente tem maior prevalência em populações carentes de algumas áreas do mundo, como Vietnã, Região Amazônica e bacia do Mar Mediterrâneo. Desde a década de 1990, com o início da vacinação contra VHB em massa, houve declínio do VHD. Entre 1999 e 2019, foram notificados 4.156 casos de hepatite D, sendo 74,4% na região Norte do Brasil, com 164 casos novos em 2019.

Período de incubação

De 45 a 160 dias (média de 90 dias).

Transmissão

- Via parenteral e por fluidos corporais.
- Transmissão vertical é rara.

Fisiopatologia

O ciclo replicativo é semelhante ao do VHB. Ao entrar no hepatócito, o VHD perde sua cobertura, liberando o genoma viral, que vai para o núcleo celular onde ocorre a replicação do seu RNA dependente de RNA, recrutando a polimerase da célula, sem o DNA intermediar e sem integração ao cromossomo. Essa partícula replicada no núcleo adquire o envelope do VHB no retículo endoplasmático, sendo liberadas da célula por via secretora para infectar novo hepatócito.

Quadro clínico

Os indivíduos suscetíveis são aqueles com hepatite B crônica ou que se contaminam simultaneamente com VHB e VHD.

A infecção pelo vírus D existe em dois padrões: coinfecção, se infecção por VHB e VHD foi simultânea, e superinfecção, se o paciente portador de VHB se infectar com VHD.

O quadro agudo da coinfecção é geralmente autolimitado, com sintomas de náuseas, vômito, inapetência e fadiga, associados à elevação de transaminase 3 a 7 dias após a contaminação, com quadro agudo mais grave que da HB. Como a contaminação é simultânea, VHB precisa se instalar antes do VHD se alastrar. Isso pode se traduzir no curso bifásico de elevação de ALT com várias semanas de intervalo. Quem não evoluiu para doença crônica, torna-se assintomático após esses dias. A evolução para cirrose da coinfecção ocorre em 20% dos casos crônicos.

Pacientes com superinfecção apresentam quadro clínico agudo mais grave comparados com a coinfecção, tendo maior risco de insuficiência hepática aguda, e a evolução crônica ocorre em 90% dos pacientes, com evolução para cirrose em 70%.

Paciente adulto com coinfecção apresenta menor chance de cronificação (5%), quando comparada com aquisição da coinfecção no período neonatal.

Diagnóstico

Infecção aguda

- Primeiras 2 semanas: VHD-RNA por técnica de Elisa ou radioimunoensaio: presença transitória.
- Com 2 a 3 semanas: anti-VHD IgM desaparece entre 2 e 9 meses após início da infecção aguda.
- Anti-VHD IgG e anti-VHD total presentes após resolução ou quando há cronificação.
- Investigação inicial da presença de infecção pelo VHD: anti-VHD IgM e anti-VHD total. Se resultado positivo, dosar VHD-RNA para confirmar infecção. Como há grande variabilidade genética, pode estar negativo conforme teste usado. Testes pangenéticos têm maior sensibilidade. Se VHD-RNA for negativo, mas a suspeita clínica importante, dosar anti-VHD IgM.

VHD também pode ser detectado por imuno-histoquímica no tecido hepático. Em adultos, após a confirmação diagnóstica, a biópsia hepática é recomendada para avaliar fibrose e inflamação. Em crianças, o número de casos não é suficiente para recomendação de rotina. Se a criança apresenta VHB e VHD, além de elevação de aminotransferase ou piora clínica, pode ser indicada a realização de biópsia para auxiliar o acompanhamento clínico.

Tratamento

O objetivo do tratamento é obter resposta viral sustentada (RVS) com VHD-RNA negativo por mais de 6 meses após tratamento.

As medicações utilizadas em adultos são: alfa peg-interferon 2ª (180 mcg/1,73 m^2), subcutâneo, 1 vez/semana e/ou análogo nucleosídio como tenofovir e entecavir por 48 a 96 semanas.

Em crianças, avaliar a indicação da medicação conforme o caso clínico. Principais medicações ainda não são recomendadas na faixa etária pediátrica.

Prevenção

O controle da hepatite B nas últimas décadas, com melhor rastreamento e vacinação em larga escala, diminuiu a contaminação pelo vírus D, uma vez que ele necessita do HBsAg para infectar as células hepáticas.

Prognóstico

Houve queda da incidência em países com vacinação já estabelecida, mas usuários de drogas endovenosas e imigrantes de áreas endêmicas podem reintroduzir a doença em áreas imunizadas.

HEPATITE E

Etiologia

A hepatite E é causada por vírus não envelopado, com capsídio icosaédrico, com fita simples de RNA, medindo 27 a 34 nm. O vírus da hepatite E (VHE) pertence à família Hepeviridae, gênero Hepevirus e apresenta 4 genótipos diferentes e 1 sorotipo. Os genótipos 1 e 2 são restritos a seres humanos (antroponose); os tipos 3 e 4 também são zoonoses.

Os tipos 1 e 2 são endêmicos e presentes em água e alimentos contaminados com fezes, associados à exposição frequente ao vírus ou animais contaminados que, por sua vez, contaminam o homem.

Já os tipos 3 e 4 estão presentes em alimentos contaminados (suínos, alimentos mal cozidos, miúdos, leite, mariscos) e em pessoas que tratam animais.

Epidemiologia

No Boletim Anual de Vigilância Epidemiológica das hepatites virais no Brasil, não houve notificação de casos de hepatite E até junho de 2020. No mundo, 20 milhões de casos são notificados por ano, principalmente em áreas com carência de saneamento básico, por ser uma doença de transmissão fecal-oral predominante. Em crianças menores de 10 anos, a soroprevalência é < 10%, variando conforme a região de maior ou menor endemicidade. Trabalhos realizados em crianças de creche e escola pública de Mato Grosso mostraram prevalência anti-VHE IgG de 4,5% em 2002. Em 2005, estudo com moradores de São Paulo mostrou soroprevalência de 2,68%.

Transmissão

- Transmissão fecal-oral: alimentos e água contaminados, carne mal cozida, contato frequente com animais contaminados.
- Via parenteral.
- Transmissão vertical.

Período de incubação

De 15 a 60 dias.

Fisiopatologia

O vírus chega ao fígado via sistema porta e entra no hepatócito, liberando no citoplasma celular o RNA genômico de fita positiva, que sofre tradução para produzir proteínas não estruturais, enquanto o RNA complementar ao genômico é transcrito em novo RNA genômico e não genômico, este responsável por sintetizar proteínas que podem reencapsular o genoma viral (proteínas estruturais codificadas pelas regiões OF2 e OF3), formando nova partícula viral. Depois de formada a partícula, ela sai do hepatócito por mecanismo ainda não identificado.

Quadro clínico

A hepatite E geralmente é uma infecção aguda autolimitada, semelhante à hepatite A. Evolui de forma sintomática em 20% dos casos infectados, mais observado entre 14 e 40 anos de idade, sendo rara a insuficiência hepática.

O quadro clínico inicial é de prostração, vômito, diarreia, dor abdominal, náuseas, vômitos, icterícia e colúria. Febre e artralgia são muito frequentes. Em alguns casos, há associação de outras manifestações extra-hepáticas, como tireoidite aguda, pancreatite, glomerulonefrite e prurido. Há relato de hepatite crônica em crianças imunossuprimidas, principalmente pós-transplante, que mantiveram VHE-RNA por 10 a 16 anos, quando evoluíram para cirrose. Também pode ocorrer reinfecção em paciente anti-VHE IgG. As alterações laboratoriais são elevação de bilirrubina direta e aminotransferases. A hepatite E na gestante tem evolução potencialmente grave, com evolução para insuficiência hepática e óbito, além da transmissão transplacentar ser possível.

A fase de convalescência ocorre 1 a 6 semanas após início do quadro.

Abordagem diagnóstica

- VHE-RNA: detectado por reação de cadeia de polimerase (PCR) nas fezes 1 semana antes até 7 semanas na fase aguda.
- Anti-VHE IgM: pode ser detectado após 3º dia de sintomas, que ocorrem no período inicial da fase aguda e persistem por 5 meses.
  - Se anti-VHE IgM não for inicialmente detectado, repetir e dosar anti-VHE IgG. Se aumento for superior a 5 vezes, confirma a infecção.
- Anti-VHE IgG: surge logo após a IgM e persiste positiva por longo período. Metade dos pacientes torna-se anti-VHE IgG negativo em alguns anos.
- Anticorpos neutralizantes contra proteína do capsídio produzida pela região OF2 do RNA não genômico.
- VHE-RNA, anti-VHE IgM e anti-VHE IgG podem ser dosados no 7º dia de evolução, pois já estão presentes em 90% dos casos.
- Se forte suspeita clínica, mas anti-VHE IgM e anti-VHE IgG estão negativos, dosar VHE-RNA.

Tratamento

- Forma aguda autolimitada: usar sintomáticos.
- Pacientes adultos transplantados com infecção crônica: ribavirina por 3 meses.
- Crianças com doenças de base e hepatite E aguda: ribavirina 15 mg/kg/dia por 6 meses.
- Criança imunodeprimida com hepatite E aguda: reduzir imunossupressão, se possível.
- Se não melhorar, usar ribavirina por 3 meses com monitoração renal e hematológica. Monitorar VHE-RNA

mensalmente. Se ainda presente VHE-RNA nas fezes no 3º mês, avaliar prolongar a terapia.

Prevenção

- Vacina recombinante provada na China em 2012. Indicada em indivíduos suscetíveis feita com proteína OF2 produz anticorpos com elevada imunogenicidade.
- Vacinar indivíduos que já tiveram hepatite E, mas não mantiveram anti-VHE IgG.
- Acesso a saneamento básico, lavagem de alimentos, cozimento adequado de carnes, avaliação de animais possivelmente contaminado.

BIBLIOGRAFIA

1. Andani A, van Elten TM, Bunge EM, Marano C, Salgado F, Jacobsen KH. Hepatitis A epidemiology in Latin American countries: a 2020 view from a systematic literature review. Expert Rev Vaccines. 2020;19(9):795-805.
2. Brasil. Ministério da Saúde. Manual técnico para o diagnóstico das hepatites virais. Brasília: Ministério da Saúde; 2018.
3. Brasil. Ministério da Saúde. Protocolo Clínico e Diretrizes Terapêuticas de Hepatite B e Coinfecções [recurso eletrônico] / Ministério da Saúde, Secretaria de Ciência, Tecnologia, Inovação e Complexo da Saúde, Secretaria de Vigilância em Saúde e Ambiente. Brasília: Ministério da Saúde, 2023.
4. Brasil. Ministério da Saúde. Protocolo clínico e diretrizes terapêuticas para hepatite C e coinfecções. Brasília: Ministério da Saúde; 2019.
5. Bricks G, Senise JF, Pott Jr. H, Grandi G, Passarini A, Caldeira DB, et al. Seroprevalence of hepatitis E virus in chronic hepatitis C in Brazil. Braz J Infect Dis. 2018;22(2):85-91.
6. Carrilho FJ, Mendes Clemente C, Silva LC da. Epidemiology of hepatitis A and E virus infection in Brazil. Gastroenterol Hepatol. 2005;28(3): 118-25.
7. Indolfi G, Abdel-Hady M, Bansal S, Debray D, Smets F, Czubkowski P, et al. Management of hepatitis B virus infection and prevention of hepatitis B virus reactivation in children with acquired immunodeficiencies or undergoing immune suppressive, cytotoxic, or biological modifier therapies. J Pediatr Gastroenterol Nutr. 2020;70(4):527-38.
8. Indolfi G, Easterbrook P, Dusheiko G, El-Sayed MH, Jonas MM, Thorne C, , et al. Hepatitis B virus infection in children and adolescents. Lancet Gastroenterol Hepatol. 2019;4(6):466-76.
9. Indolfi G, Easterbrook P, Dusheiko G, El-Sayed MH, Jonas MM, Thorne C, et al. Hepatitis C virus infection in children and adolescents. Lancet Gastroenterol Hepatol. 2019;4(6):477-87.
10. Koh C, Heller T, Glenn JS. Pathogenesis of and new therapies for hepatitis D. Gastroenterology. 2019;156(2):461-76.
11. Pisano MB, Martinez-Wassaf MG, Mirazo S, Fantilli A, Arbiza J, Debes JD, et al. Hepatitis E virus in South America: the current scenario. Liver Int Off J Int Assoc Study Liver. 2018;38(9):1536-46.
12. Sablon E, Shapiro F. Advances in molecular diagnosis of HBV infection and drug resistance. Int J Med Sciences. 2005; 2(1):8-16.
13. Sociedade Brasileira de Pediatria (SB). Departamento Científico de Hepatologia. Insuficiência hepática aguda. Rio de Janeiro: SBP; 2018.
14. Sokal EM, Paganelli M, Wirth S, Socha P, Vajro P, Lacaille F, et al. Management of chronic hepatitis B in childhood: ESPGHAN clinical practice guidelines: consensus of an expert panel on behalf of the European Society of Pediatric Gastroenterology, Hepatology and Nutrition. J Hepatol. 2013;59(4):814-29.
15. Tengan FM, Figueiredo GM, Nunes AKS, Manchiero C, Dantas BP, Magri MC, et al. Seroprevalence of hepatitis E in adults in Brazil: a systematic review and meta-analysis. Infect Dis Poverty [Internet]. 2019;8(1):3.
16. Verghese VP, Robinson JL. A systematic review of hepatitis E virus infection in children. Clin Infect Dis an Off Publ Infect Dis Soc Am. 2014;59(5):689-97.
17. Xue MM, Glenn JS, Leung DH. Hepatitis D in children. J Pediatr Gastroenterol Nutr [Internet]. 2015;61(3).

CAPÍTULO 4

DOENÇAS HEPÁTICAS AUTOIMUNES DA INFÂNCIA

Gilda Porta

AO FINAL DA LEITURA DESTE CAPÍTULO, O PEDIATRA DEVE ESTAR APTO A:

- Suspeitar de doença autoimune do fígado.
- Diagnosticar hepatite autoimune e colangite esclerosante.
- Conhecer os critérios para diagnóstico da hepatite autoimune.
- Diferenciar hepatite autoimune e colangite esclerosante autoimune.
- Tratar as doenças autoimunes.

INTRODUÇÃO

As doenças autoimunes do fígado na infância compreendem hepatite autoimune (HAI), colangite esclerosante autoimune (CEA), colangite esclerosante primária (CEP) e hepatite autoimune de novo pós-transplante de fígado. São doenças raras e imunomediadas. Estas doenças podem ter eventualmente quadros clínicos semelhantes, o manuseio pode ser diverso e a evolução depende do estágio da doença e, muitas vezes, da demora do diagnóstico.

HEPATITE AUTOIMUNE

Definição

A hepatite autoimune (HAI) é uma doença crônica caracterizada pela presença de dados clínicos, bioquímicos, sorológicos e histológicos que sugerem reação imunológica contra antígenos do hospedeiro (no caso, os hepatócitos do paciente), levando a danos celulares irreversíveis. A prevalência é 1/200.000 nos Estados Unidos e cerca de 20/100.000 em pacientes do sexo feminino maiores de 14 anos.

A etiologia é desconhecida. Trata-se de uma doença complexa, em que fatores ambientais e de suscetibilidade genética do hospedeiro levam a perda da autotolerância e, consequentemente, ao desenvolvimento da doença.

Etiopatogênese

Fatores genéticos

A suscetibilidade genética pode ser fator de risco para desenvolver a doença determinada pela presença do HLA de classe II (DR3 e DR4), localizado no cromossomo 6 na Europa e América do Norte. No Brasil e na Argentina, predomina o HLA-DR13 e, no Japão, o HLA-DR4. A presença de HLA-DR7 é um fator de risco para desenvolver a HAI-2. Outros genes podem ser fatores de risco, como necrose tumoral (TNF) e antígeno T citotóxico 4 (CTLA-4).[13,25] Vergani et al. demonstraram, em crianças com HAI, alta incidência de fenótipos C4 "null", alteração da função e níveis séricos baixos de C4.

Fatores imunológicos

O dano hepático na HAI é orquestrado pelos linfócitos CD4+ que reconhecem um antígeno próprio, que é um peptídio localizado nas células apresentadoras de antígeno (APC). Para desencadear a resposta autoimune, o peptídio se acopla a uma molécula de HLA e é apresentado às células CD4+ Th0, ocorrendo a interação entre as duas células. As células Th0 ficam ativadas, diferenciam-se em Th1 e Th2 e iniciam uma cascata de eventos imunológicos. Uma vez desencadeada a reação autoimune, os hepatócitos são destruídos por vários mecanismos: direto, por meio da citotoxicidade dos linfócitos T citotóxicos; lise, pela ação das citocinas ou autoanticorpos ligados ao complemento ou pelas células NK. Os hepatócitos cobertos pelos autoanticorpos podem ser destruídos pela ação do sistema complemento ou pelo receptor Fc dos anticorpos ligados aos linfócitos NK. O processo de reconhecimento de autoantígenos está estritamente controlado por mecanismos regulatórios, representados pelas células T regulatórias (T regs) CD4+ CD25+. As células T regs estão diminuídas em número e função, gerando uma desregulação na modulação da proliferação das células Th2, com aumento da produção de citocinas, facilitando o dano hepático.

A hipergamaglobulinemia presente na HAI em mais 80% dos pacientes deve-se a um aumento policlonal de imunoglobulinas com predomínio da fração IgG e parece decorrer do desequilíbrio imunológico por defeito da célula T, da hiperfunção da célula B com produção de autoanticorpos específicos e da estimulação policlonal dos linfócitos B.

Os autoanticorpos não órgão-específicos, marcadores da HAI, direcionam-se contra antígenos intracelulares, expressam anormalidades do sistema imunológico e são: anticorpos antinucleares (AAN), antimúsculo liso (AAML), antimitocondrial (AM), antimicrossomal fígado/rim (AAMFR), anticitosol (AC) e anticorpos contra antígeno solúvel do fígado (ASF). O papel patogenético dos autoanticorpos ainda é desconhecido. Presume-se que, havendo morte celular, os componentes intracelulares sejam liberados e expostos ao sistema imune

A classificação da HAI baseia-se pela presença dos autoanticorpos não órgão-específicos.

1. Tipo1 (HAI-1): positividade para o AAML positivo, particularmente para anticorpo antiactina (AAA), associado ou não a AAN.
2. Tipo 2 (HAI-2): positividade para AAMFR-1. Mais raramente, podem ser encontrados anticorpos dirigidos contra citosol (anti-LC1) e, ocasionalmente, pode ser o único anticorpo presente neste tipo de HAI.[20]

Recentemente, a presença de (ASF pode ser considerado como HAI tipo 3, porém estes podem ser encontrados com outros autoanticorpos das HAI-1 e HAI-2.

Tabela 1 Diferenças entre hepatite autoimune tipos 1 e 2

	Tipo 1	Tipo 2
Autoanticorpos presentes	Antimúsculo liso e/ou fator antinúcleo	Anticorpos antimicrossomal 1 ou anticitosol
Idade de apresentação	Em geral, na infância e adolescência	Idade mais jovem; pode estar presente em lactentes
Prevalência	Muito mais comum que HAI-2	< 1/3 dos casos de HAI
Achados clínicos e curso clínico	Início pode ser insidioso e, menos frequentemente, agudo	Mais frequente na forma aguda, Insuficiência hepática aguda com ou sem encefalopatia
Associação com poliendocrinopatias	Não	Sim
IgG	Em geral, muito elevado	Normal ou elevado
Sobreposição com CEP	Pode ocorrer	Muito raro
Tratamento	Pode eventualmente ser suspenso se quadro de remissão completa for atingida após 3 anos com histologia sem atividade inflamatória	Não suspender; recaídas são muito frequentes

Quadro clínico

A HAI acomete ambos os sexos, com maior predomínio no sexo feminino, e em diversos grupos étnicos. As manifestações clínicas são heterogêneas, sendo frequente o início na infância ou na adolescência e em adulto jovem, e menos comum após os 40 anos de idade. Em geral, os sintomas são compatíveis a uma hepatite aguda, com febre, icterícia, colúria, hipo ou acolia fecal, náuseas e vômitos. Pode haver melhora dos sintomas após alguns dias ou meses. O curso da doença pode ser persistente ou recorrente, com períodos de doença subclínica em ambos os tipos, mas, com alterações bioquímicas quase sempre alteradas. Raramente, os pacientes são assintomáticos, com achados ocasionais por alteração dos exames bioquímicos de função hepática. Pode ocorrer quadro clínico insidioso, mas é menos frequente na infância, como cansaço aos mínimos esforços, astenia, emagrecimento, anorexia, febre, mialgia, icterícia discreta, colúria e aumento de volume abdominal. A Tabela 1 mostra as diferenças entre HAI-1 e HAI-2.

Manifestações extra-hepáticas de autoimunidade podem estar presentes desde o início do diagnóstico ou surgir no decorrer do tratamento, como tireoidite, diabetes melito tipo 1, glomerulopatias, artrites, psoríase, doença inflamatória intestinal, anemia hemolítica autoimune e poliarterite nodosa. Na história do paciente, é comum ocorrerem doenças autoimunes em familiares de 1º e 2º graus, como doenças tireoidianas, artrite reumatoide, vitiligo e psoríase.

Exames laboratoriais

Os achados laboratoriais mostram aumentos significativos de aspartato aminotransferase (AST) e alanina aminotransferase (ALT), em níveis de uma hepatite aguda (> 1.000 U/L). Os níveis de gamaglutamiltransferase (GGT) e fosfatase alcalina podem estar aumentados, assim como a bilirrubina total, à custa da fração direta, a não ser nas formas insidiosas e prolongadas, em que pode estar normal ou discretamente elevada. Albumina sérica pode estar diminuída e hipergamaglobulina > 2 g/dL. Níveis elevados de IgG são muito frequentes, além de IgA diminuído na HAI-2 e concentrações baixas de C3 e C4 em ambos os tipos. Anemia pode ser discreta, em geral hipocrômica microcítica, a não ser quando associada a processo hemolítico. Leucopenia e trombocitopenia podem estar presentes, decorrentes de hiperesplenismo. A atividade da protrombina pode estar alargada e o RNI, alterado. A positividade dos autoanticorpos é essencial para o diagnóstico. Considera-se AAN positivo quando os títulos forem ≥ 1/80, AAML positivo quando os títulos forem ≥ 1/80 e AAMFR1 positivos quando os títulos forem > 1/20. Outros anticorpos podem ser encontrados, como fator reumatoide, Coombs e anticorpo anticitoplasmático de neutrófilo (ANCA – do inglês *antineutrophil cytoplasmic antibody*). Os marcadores sorológicos para hepatite A (IgM), hepatite B e hepatite C, citomegalovírus (IgM) e vírus Epstein-Barr são negativos.

A biópsia hepática deve ser sempre realizada assim que possível. Os achados histológicos mostram:

- Infiltrado inflamatório nos espaços portais, periportais e intralobulares, composto por linfócitos, plasmócitos e, às vezes, por polimorfonucleares neutrófilos e eosinófilos, caracterizando a hepatite por interface.
- Presença de necrose em saca-bocados.
- Rosetas de hepatócitos, alargamento dos espaços portais por fibrose.
- Ausência de lesões biliares.
- Desarranjo da arquitetura lobular caracterizando cirrose hepática.

Diagnóstico

Ainda não há um critério totalmente estabelecido para o diagnóstico de HAI. Atualmente, pode ser usado o sistema de escore da ESPGHAN entre HAI e CEA (Tabela 2).

Tabela 2 Critérios diagnósticos de doença hepática autoimune da infância

Variável	Cut-off	HAI	CEA
ANA e/ou AAML	≥ 1:20 ≥ 1:80	1 2	1 2
Anti-LKM 1 ou Anticitosol	≥ 1:10 ≥ 1:80 Positivo	1 2 2	1 1 1
Anti-SLA	Positivo	2	2
IgG	> LSN > 1:20 LSN	1 2	1 2
Histologia	Compatível com HAI Típico HAI	1 2	1 2
Ausência de marcadores de hepatites A, B e C, EBV, esteato-hepatite, doença de Wilson, drogas	Sim	2	2
Presença de manifestações extra-hepáticas, autoimunidade	Sim	1	1
Colangiografia	Normal Anormal	2 -2	-2 2
Escore ≥ 7: provável HAI; ≥ 8: definitivo HAI.			
Escore ≥ 7: provável CAI; ≥ 8: definitivo CAI.			

Tratamento

O tratamento baseia-se na utilização de prednisona (ou prednisolona) como monoterapia ou associada a azatioprina em todos os pacientes com ou sem cirrose hepática. Os efeitos adversos ou a intolerância à azatioprina devem sempre ser lembrados.

Tentar sempre realizar biópsia hepática antes do tratamento.

Início de tratamento

1. Pacientes com plaquetas > 50.000 mm³ e (ou) leucócitos > 3.000 mm³): prednisona (ou prednisolona): 1,5 mg/kg/dia (máximo 60 mg) e azatioprina 1 a 2 mg/kg/dia (máximo 100 mg).
2. Pacientes com plaquetas < 50.000 mm³ e (ou) leucócitos < 3.000 mm³: prednisona 2 mg/kg/dia.
3. Profilaxia com ranitidina (5 mg/kg/dia) ou inibidor de bomba de prótons (1 a 2 mg/kg/dia).
4. Resposta clínica e laboratorial: retornos a cada 4 a 6 semanas (nos primeiros 6 meses).

Se houver melhora acentuada do quadro clínico e diminuição de pelo menos 50% dos níveis de transaminases (AST e/ou ALT), reduzir a prednisona a cada retorno na seguinte sequência:

1. 1º retorno: diminuir 50%; 2º retorno: diminuir 20 a 30%.
2. Manutenção:
   - Menores de 30 kg: 2,5 mg/dia.
   - Maiores de 30 kg: 5 mg/dia.

A azatioprina deve ser sempre mantida na mesma dose ou pode ser aumentada até 2 mg/kg/dia (máximo de 100 mg). Caso não haja melhora das enzimas hepáticas e a gamaglobulina ainda esteja alta, manter a mesma dose do retorno anterior até melhora.

Critérios de suspensão de azatioprina

- Plaquetas < 30.000 mm³ e (ou) leucócitos < 2.500 mm³ e (ou) neutrófilos < 1.500 mm³.
- Nestes casos, introduzir ciclosporina 10 mg/kg/dia, em 2 doses.

Critérios de diminuição da azatioprina

- Plaquetas entre 30.000 e 50.000 mm³.

Exames de controle

1. A cada retorno: hemograma, plaquetas, ALT, AST, fosfatase alcalina, GGT, eletroforese de proteínas, bilirrubinas totais e frações, tempo de protrombina, tempo de tromboplastina parcial ativada e IgG.
2. Após 1 ano de tratamento: densitometria óssea (para crianças > 5 anos), 25-OHD, cálcio iônico e fósforo.
3. Se não houver melhora das enzimas hepáticas e a GGT permanecer sempre elevada, indicar colangiografia (endoscópica ou ressonância) para verificar sobreposição com colangite esclerosante. Esta sobreposição chama-se colangite autoimune.

Critérios de resposta

- Resposta completa: melhora acentuada dos sintomas e normalização de todos os testes de função hepática (AST,

ALT, bilirrubinas e imunoglobulinas) no 1º ano do início do tratamento e mantido por pelo menos 6 meses durante a manutenção da terapia, ou biópsia hepática mostrando, em qualquer momento, atividade inflamatória mínima.
- Recaída: aumento dos níveis de AST e ALT séricos maior do que 2 vezes o limite superior da normalidade *ou* biópsia hepática mostrando atividade inflamatória, com ou sem reaparecimento dos sintomas, após resposta completa como foi definido anteriormente *ou* reaparecimento de sintomas que requeiram aumento (ou reintrodução) de imunossupressores, acompanhado por qualquer aumento de AST e ALT, após resposta completa anterior. O melhor parâmetro para se considerar boa resposta terapêutica é o achado histológico.

Atualmente, a taxa de sobrevida em pacientes pediátricos tratados é superior a 90% após 10 anos do diagnóstico, e a taxa de remissão induzida por terapia com imunossupressores é de cerca de 80%. A taxa de recaída é alta, e cerca de 50% dos pacientes permanecem em remissão ou têm somente leve infiltrado inflamatório à biópsia hepática quando a medicação é suspensa. Durante a monitoração da resposta terapêutica, é importante a pesquisa da adesão do paciente e dos familiares aos medicamentos prescritos e aos procedimentos a que serão submetidos ao longo do tratamento.

Monitoração

1. Retornos a cada 3 meses (após 6 meses do tratamento até 1 ano) e, depois, a cada 4 meses até 2 anos.
2. Após 2 anos, retornos a cada 6 meses por tempo indeterminado. A cada retorno, exames clínico e laboratoriais.
3. Exames que devem ser realizados anualmente: cálcio, fósforo, densitometria óssea, exame oftalmológico, autoanticorpos, AAN, glicemia, T4 livre, hormônio tireoestimulante (TSH), ureia, creatinina e urina 1.
4. Nova biópsia hepática no mínimo após 3 anos do início do tratamento, desde que o paciente esteja em remissão completa; apenas nos pacientes com HAI-1.
5. Suspensão do tratamento: apenas nos pacientes com HAI-1 e biópsia hepática sem atividade periportal ou muito discreta. Não se deve suspender as medicações nos pacientes com HAI-2, pois recaem sempre.
6. Esquema de suspensão: inicialmente, os corticosteroides (num período de 6 meses com controles laboratoriais a cada 2 meses) e, depois, suspender azatioprina. Não suspender medicação imediatamente antes ou durante a puberdade. A monitoração deve ser a cada 3 a 6 meses por 2 anos e, depois, a cada 6 meses.
7. Recaída em qualquer época: prednisona (0,5 mg/kg/dia) + azatioprina (a dose pode ser aumentada até 2 mg/kg/dia).
8. Pacientes que não respondem adequadamente ao tratamento inicial podem utilizar outras drogas, como ciclosporina, tacrolimo, micofenolato mofetil e ácido ursodeoxicólico. Recomenda-se fazer colangiografia endoscópica retrógrada ou colangiorressonância nos pacientes com HAI-1 que não respondem adequadamente ao tratamento para verificar se não há comprometimento associado da árvore biliar (colangite autoimune).
9. Transplante hepático: está indicado nos casos refratários aos imunossupressores, nos que evoluem para insuficiência hepática irreversível ou pelas complicações da cirrose hepática. A sobrevida pós-transplante é de 80 a 90% dos casos, e em 10 anos, de aproximadamente 75%. A taxa de recorrência pós-transplante varia, sendo, em alguns estudos, de até 40% dos casos. Nestes casos, a evidência da recorrência é mais histológica do que clínica e parece que se deve ao regime imunossupressor.

COLANGITE ESCLEROSANTE PRIMÁRIA

Definição

A colangite esclerosante primária (CEP) é uma doença crônica hepatobiliar, progressiva, de etiologia desconhecida, caracterizada por inflamação crônica e fibrose nos ductos biliares intra e/ou extra-hepáticos, com obliteração dos ductos periféricos e evidência colangiográfica de dilatação e estreitamento em toda ou em parte da árvore biliar. O dano pode ser persistente e conduzir a obstrução biliar, cirrose e falência hepática, com suas complicações associadas. Pode estar associada a: doença inflamatória intestinal (DII); pseudotumor inflamatório; hepatite autoimune; doença celíaca e diabetes melito. Raramente pode aparecer no período neonatal, estando ou não associada à ictiose neonatal. Colangites decorrentes de infecção bacteriana crônica ascendente, colelitíase, cirurgia no trato biliar, anomalias congênitas no trato biliar, injúria isquêmica ou colangiopatias associadas a imunodeficiências são exclusões necessárias para justificar o termo CEP.

O diagnóstico de CEP é baseado em achados colangiográficos típicos, ou seja, dilatações e estreitamentos multifocais na árvore biliar, em achados clínicos, bioquímicos, sorológicos e histológicos e na exclusão de causas secundárias de colangite, associadas ou não com alterações à histologia hepática.

Epidemiologia

A CEP é mais comumente reconhecida em adultos jovens, porém pode acometer pessoas de qualquer faixa etária. Na infância, a prevalência da CEP tem sido subestimada, tanto pela variedade de apresentação clínica quanto pela dificuldade diagnóstica nessa faixa etária. Em séries pediátricas, a idade ao diagnóstico variou entre 5,5 e 14 anos, com idade média de 8,9 anos. É mais predominante no sexo masculino, com razão aproximada de 2:1. A associação entre CEP e DII varia de 40 a 98%, sendo a retocolite ulcerativa a doença mais comumente observada. Em crianças, essa associação varia de 14 a 84%.

Etiopatogênese

A etiologia e a patogenia da CEP permanecem desconhecidas. Fatores genéticos e imunológicos parecem ter participação-chave na suscetibilidade e na progressão da doença. A importância dos fatores não imunológicos permanece controversa (infeccioso, tóxico e vascular). O evento inicial e os mecanismos responsáveis pelas alterações progressivas na CEP parecem ser decorrentes de processo imunomediado. O processo pode ser iniciado por vários fatores desencadeantes, como infecções, toxinas ou injúrias isquêmicas, que afetam indivíduos geneticamente predispostos. Têm sido relatadas anormalidades da imunidade humoral e celular, como hipergamaglobulinemia, presença de imunocomplexos, ativação do complemento e diminuição no número total dos linfócitos T circulantes, principalmente CD8. É frequente a positividade para ANCA, anticardiolipina e anticorpo anti-*Saccaromyces cerevisae* (ASCA). Foram descritos fatores genéticos de suscetibilidade, como associação com HLA de classe II – DR3, DQ2 e DR6, DQ6 e MICA *008. Vários outros genes polimórficos de suscetibilidade foram identificados, como fator de necrose tumoral alfa (TNF-alfa), CTLA-4 e metaloproteinases.[23] Outros fatores, como infecções do trato digestório, podem estar associados à perda da barreira intestinal, causando aumento de bactérias na circulação portal. Além disso, produtos bacterianos podem causar inflamação no trato biliar e fígado, levando à CEP. Portanto, a microbiota parece ter papel na patogênese.

Características clínicas

Colangite esclerosante neonatal

O quadro clínico é de uma hepatite neonatal, com icterícia e fezes acólicas, geralmente iniciando no 1º mês de vida e desaparecendo por volta dos 3 aos 6 meses de vida, podendo evoluir com hepatoesplenomegalia na infância (entre 2 e 10 anos de idade). Achados bioquímicos mostram aumento dos níveis de bilirrubina direta, de GGT e de fosfatase alcalina. Os achados histológicos são indistinguíveis aos da atresia biliar, porém a colangiografia demonstra patência dos ductos biliares, além de sinais característicos da colangite esclerosante. Durante a infância, pode haver progressão para cirrose hepática e hipertensão portal, e necessidade de transplante hepático.

Colangite esclerosante pós-neonatal

A CEP que se inicia após o período neonatal tem apresentação clínica muito variada, podendo ser totalmente assintomática em idade precoce até um quadro de hepatopatia crônica com hepatoesplenomegalia, com ou sem icterícia, e insuficiência hepática. Não é comum haver prurido no início dos sintomas, mas pode ocorrer. As características clínicas relatadas mais comumente na literatura (6 séries pediátricas) são dor abdominal (5 a 37%), fadiga (25 a 37%), anorexia (10 a 37%), icterícia (19 a 44%), febre (5 a 23%), perda de peso (15 a 17%), prurido (7 a 18%), puberdade atrasada (2%), diarreia crônica (29 a 35%), hemorragia digestiva alta (19%), hepatomegalia (10 a 96%), esplenomegalia (2 a 73%), hepatoesplenomegalia (19 a 34%), ascite (2 a 21%) e xantomas (2%). A associação com DII (colite ulcerativa, doença de Crohn) é frequente, ocorrendo em mais de 50% dos casos. Por outro lado, pacientes com DII têm menos colangite esclerosante, variando de 5 a 12% dos casos. O aparecimento de CEP na DII é mais tardio.

Achados laboratoriais

As anormalidades bioquímicas são bem variadas. Em geral, AST e ALT estão pouco elevadas. A GGT está sempre elevada e é mais sensível do que o aumento da fosfatase alcalina em crianças. Os níveis de albumina podem estar diminuídos, com aumento discreto da gamaglobulina e alteração da atividade da protrombina com RNI aumentado. Pode haver a positividade para AAML, AAN, ANCA e ASCA.

Achados de imagem

A colangiopancreatografia retrógrada endoscópica (CPRE) ou colangiorressonância é o exame padrão-ouro para o diagnóstico da CEP. As anormalidades colangiográficas típicas são dilatação e estreitamentos multifocais da árvore biliar sugerindo uma imagem comumente referida como “aparência de rosário”. Crianças podem ter a doença limitada aos ductos biliares intra-hepáticos e/ou extra-hepáticos. Às vezes, não se encontram alterações características da CEP, podendo corresponder a colangite esclerosante de pequenos ductos não visualizada na colangiografia. A suspeita diagnóstica é feita pelos quadros clínico, laboratorial e histológico sugestivos de CEP, e geralmente está associado à DII.

Achados histopatológicos

Os achados histopatológicos encontrados são: trato portal com atividade inflamatória; fibrose periductal com aspecto de “casca de cebola”; obliteração de ductos; e proliferação ou ductopenia em estágios avançados. Entretanto, esses achados podem estar ausentes e o paciente pode ter colangiografia compatível com CEP. Apesar da histologia na CEP não ser característica, ela é importante para o estadiamento histológico da doença.

História natural

A história natural da CEP na infância é variável, porém muitas crianças têm curso prolongado da doença. As complicações mais frequentes são: prurido; deficiências nutricionais e de absorção de vitaminas lipossolúveis, decorrentes da colestase crônica, colelitíase e coledocolitíase; neoplasia colônica, em pacientes com DII associada; e complicações decorrentes da hipertensão portal, como varizes e sangramentos. Colangiocarcinoma é muito raro na infância.

Tratamento

Não há um tratamento específico que seja efetivo, exceto o transplante hepático. Atualmente, ácido ursodeoxicólico e vancomicina via oral são drogas que podem ser usadas. O ácido ursodeoxicólico é um ácido biliar hidrofílico, com efeito colerético (aumento no fluxo biliar), citoprotetor direto e indireto (decorrente do deslocamento dos ácidos biliares hepatotóxicos endógenos no *pool* dos ácidos biliares) e imunomodulador, além de possuir efeito na inibição da apoptose. A dose é de 15 a 20 mg/kg/dia.

A vancomicina atua contra bactérias Gram-positivas e também pode funcionar como imunomodulador.

O transplante hepático está indicado quando a doença hepática está muito avançada, sendo a única opção terapêutica eficaz. Pode haver recorrência da doença pós-transplante hepático.

COLANGITE ESCLEROSANTE AUTOIMUNE (CEA)

Colangite autoimune ou síndrome de sobreposição caracteriza-se por achados bioquímicos e histológicos de hepatite autoimune e de colangite esclerosante. Pode afetar ambos os sexos e tem maior associação com DII, em comparação com pacientes com HAI exclusiva. Suspeita-se do diagnóstico pelos achados clínicos (icterícia, prurido), bioquímicos (aumento de GGT e fosfatase alcalina), achados histológicos compatíveis com HAI, lesão ductal e sinais de anormalidades na colangiografia. Muitas vezes, os achados clínicos são escassos e o diagnóstico é laboratorial, colangiográfico e histológico. Recomenda-se sempre realizar colonoscopia, mesmo que não haja achados clínicos compatíveis com doença inflamatória. Nesta síndrome, é comum a presença de anticorpos antineutrófilos citoplasmáticos (p-ANCA), FAN e AAML, além de níveis elevados de IgG. O grupo da ESPGHAN propôs um novo escore para diferenciar a CEA da HAI (ver Tabela 2). Raramente pode haver associação com aumento de IgG-4, notavelmente se estiver associado com pancreatite autoimune. Não há tratamento adequado nesta síndrome. Pode-se usar ácido ursodeoxicólico (10 mg/kg/dia) associado a corticosteroide e azatioprina. A resposta é pior em comparação com pacientes com HAI. Nos casos de falência hepática, há indicação de transplante hepático.

BIBLIOGRAFIA

1. Deneau MR, El-Matary W, Valentino PL, Abdou R, Alqoaer K, Amin M. The natural history of primary sclerosing cholangitis in 782 children. A multicenter international collaboration. Hepatology. 2017;66(2):518-27.
2. Deneau MR, Mack C, Perito ER, Ricciuto A, Valentino PL, Amin M, et al. The sclerosing cholangitis outcomes in Pediatrics (SCOPE) index: a prognostic tool for children. Hepatology. 2021;73(3):1074-87.
3. Hadzic N. Colangite esclerosante. Silva LR, Ferreira CT, Carvalho E (eds.). Hepatologia em pediatria. Barueri: Manole; 2012. p.329-38.
4. Kerkar N, Chan A. Autoimmune hepatitis, sclerosing cholangitis, and autoimmune sclerosing cholangitis or overlap syndrome. Clin Liver Dis. 2018;22:689-702.
5. Laborda TJ, Jensen MK, Kavan M, Deneau M. Treatment of primary sclerosing cholangitis. World J Hepatol. 2019;11(1):19-36.
6. Mieli-Vergani G, Vergani D, Baumann U, Czubkowski P, Debray D, Dezsofi A, et al. Diagnosis and management of pediatric autoimune liver disease: ESPGHAN Hepatology Committee Position Statement. J Pediatr Gastroenterol Nutr. 2018;66(2):345-60.
7. Mieli-Vergani G, Vergani D. Autoimmune liver diseases. In: D'Antiga L. Pediatric hepatology and liver transplantation. Switzerland: Springer Nature; 2019. p.175-200.
8. Porta G, Carvalho E, Santos JL, Gama J, Borges CV, Seixas RBPM, et al. Autoimmune hepatitis in 828 Brazilian children and adolescents: clinical and laboratory findings, histological profile, treatments, and outcomes. J Pediatr. 2019;95(4):419-27.
9. Porta G, Ramalho J. Doenças autoimunes da infância. Silva LR, Ferreira CT, Carvalho E (eds.). Hepatologia em pediatria. Barueri: Manole; 2012. p.183-97.
10. Terrabuio D, Porta G, Cançado E. Particularities of autoimune hepatites in Latin America Clin Liver Dis (Hoboken). 2020;16(3):101-7.

CAPÍTULO 5

DOENÇAS METABÓLICAS DO FÍGADO NA INFÂNCIA

Sandra Lucia Schuler

AO FINAL DA LEITURA DESTE CAPÍTULO, O PEDIATRA DEVE ESTAR APTO A:

- Suspeitar da doença. A "suspeição clínica" no diagnóstico de uma doença metabólica do fígado está próxima ao diagnóstico definitivo.
- Reconhecer alguns achados clínicos que podem ser importantes no diagnóstico definitivo da doença.
- Realizar exame de triagem neonatal (básico e ampliado).
- Valorizar os antecedentes familiares, pois podem auxiliar no diagnóstico da criança.

INTRODUÇÃO

O fígado é o maior órgão interno do corpo, desempenha inúmeras funções vitais e regula muitos processos bioquímicos. Está no centro das vias anabólicas e catabólicas, por isso é afetado por muitos erros inatos do metabolismo (EIM).[1] Doença metabólica do fígado (DMF) é um termo empregado para definir os EIM que envolvem o fígado, de caráter genético. Histologicamente, é reconhecida pelo achado de fígado gorduroso na infância e pode ter como apresentação clínica: hepatomegalia, insuficiência hepática, colestase, fibrose, cirrose hepática e/ou carcinoma hepatocelular. Difere dos adolescentes e adultos, nos quais as DMF são conhecidas como doença hepática gordurosa associada à síndrome metabólica.[2]

Os EIM são especialmente relevantes por causa da alta morbidade e mortalidade, do alto risco de recorrência nas famílias afetadas, pelas possibilidades terapêuticas e pela identificação de bebês assintomáticos por meio de programas de triagem neonatal. Em muitos casos de EIM, a causa é a mutação de um único gene, ocorrendo em aproximadamente 1 em 800 nascidos vivos. Eles são tipicamente herdados como autossômicos recessivos (60%), autossômicos dominantes (20%), mas também pode ocorrer por herança ligada ao X ou de origem mitocondrial.[3]

Os EIM são divididos em três grupos, de acordo com o mecanismo fisiopatológico (Tabela 1).[4]

Tabela 1 Divisão dos EIM em grupos, com algumas doenças que pertencem ao grupo

Grupo I (levam à intoxicação)	Grupo II (distúrbios energéticos)	Grupo III (moléculas complexas)
Tirosinemia, defeitos no ciclo da ureia, galactosemia, intolerância hereditária à frutose, doença de Wilson	Glicogenoses, defeitos da betaoxidação dos ácidos graxos, doenças das cadeias respiratórias mitocondriais	Doenças lisossômicas, peroxissômicas, distúrbios congênitos da glicosilação, erros inatos da síntese do colesterol e dos ácidos biliares
Tem relação com a ingestão alimentar; sinais de intoxicação aguda ou crônica; períodos livres de sintomas; expressão clínica pode ser de início tardio; muitas são tratáveis	Defeitos na produção e/ou utilização de energia; defeitos de transporte de moléculas energéticas (glicose); compromete fígado, miocárdio, cérebro e/ou outros tecidos; quadro clínico variável	Defeito na síntese, processamento, controle, qualidade e catabolismo de moléculas complexas

IDADE DE APRESENTAÇÃO

As DMF podem se apresentar em qualquer idade, desde a fase fetal até a idade adulta. Podem ser divididas em 4 períodos – neonatal, durante uma infecção, puberdade e gravidez –, coincidindo com o período de maior catabolismo. Os sintomas intermitentes podem atrasar o diagnóstico.[2]

SINAIS E SINTOMAS

Sinais e sintomas que podem ajudar no reconhecimento de uma DMF estão resumidos na Tabela 2.[4]

Tabela 2 Sinais e sintomas que sugerem DMF e exemplos de doenças

Hepatomegalia	Qualquer doença de depósito, como glicogenoses, frutosemia, galactosemia e doenças lisossomais
Icterícia	Galactosemia, tirosinemia, anemias hemolíticas e doenças peroxissomais
Ascite	Doenças lisossomais, defeito de lipase ácida lisossomal precoce, defeitos da glicosilação, doença de Niemann Pick tipo C e glicogenose tipo IV
Esplenomegalia	Doenças lisossomais, doenças hemolíticas
Odores especiais	Tirosinemia, acidemia isovalérica e doença da urina do xarope do bordo
Fenótipo dimórficos	Mucopolissacaridoses, síndrome de Alagille, doenças peroxissomais, doenças mitocondriais e defeitos da betaoxidação dos ácidos graxos
Alterações de pele/fâneros	Pele escaldada na deficiência de isoleucina e nas acidemias propiônicas; pele alaranjada nos defeitos da glicosilação; alopecia nas porfirias
Vômitos recorrentes	Galactosemia e frutosemia
Hipotonia generalizada	Doença de Pompe e doenças mitocondriais
Alterações oftalmológicas	Midríase, edema de papila na doença do ciclo da ureia com hiperamonemia (> 200 mol/L); retinite pigmentária nos defeitos da betaoxidação dos ácidos graxos; catarata na galactosemia, doença mitocondrial e nas doenças lisossômicas; anel de Kayser-Fleischer na doença de Wilson; opacidade de córnea nas doenças lisossomais
Tromboembolismo	Doenças mitocondriais, homocitinúria e acidemias orgânicas

SUSPEITA DIAGNÓSTICA

Apresentações e/ou situações frequentes que sugerem iniciar investigação para DMF:[5]

Por meio de positividade para determinada doença observada na triagem neonatal básica ou ampliada (espectrometria de massa em tandem), ou pelo sequenciamento de nova geração (NGS), por exemplo, exame molecular para doenças tratáveis.[6]

Baseada na forma de apresentação, quando o comprometimento é predominantemente hepático (Tabela 3).[7]

Alguns achados de exames laboratoriais, imagem, histologia ou encaminhamento de outras especialidades, que podem sugerir ou ser sinal ou sintoma específico de determinada DMF (Tabela 4[8] e Quadro 1[9,10]).

Tabela 3 Formas de apresentação das DMF

Insuficiência hepática	Galactosemia, intolerância à frutose, tirosinemia tipo 1, doença mitocondrial (genes POLG, MPV17, LARS), deficiência de glicose-6-fosfato desidrogenase, glicogenose tipo IV, doença de Wilson, doença de Niemann-Pick tipo C, defeito da betaoxidação dos ácidos graxos e defeito da glicosilação
Colestase	Galactosemia, deficiência de alfa-1 antitripsina, colestase familial progressiva, defeitos na síntese de ácidos biliares, deficiência de citrulinemia, doenças peroxissomais (Zellweger, Refsum), doença de Niemann-Pick e acidemias
Esteatose	Defeito da betaoxidação dos ácidos graxos, deficiência de lipase ácida, defeitos do ciclo da ureia e glicogenoses tipo I
Hepatomegalia	Frutosemia, glicogenose tipos I, III, IV, VI e IX, síndrome de Fanconi Bickel e defeitos do ciclo da ureia
Hepatoesplenomegalia	Doença de Niemann-Pick tipo A e doença de Gaucher
Hepatite crônica ou cirrose	Doença de Wilson, hemocromatose, deficiência de alfa-1 antitripsina, galactosemia e tirosinemia

Antecedentes familiares de doença hepática (p. ex., familiares com doença de Wilson ou hemocromatose).[2]

Tabela 4 Alguns achados de exames laboratoriais, imagem ou de outras especialidades

↑ Ácido úrico, colesterol e triglicerídios séricos	Glicogenoses
↓ HDL colesterol sérico	Deficiência de lipase ácida e doença de Niemann Pick tipo B
↑ Cobre urinário e ↓ ceruloplasmina sérica	Doença de Wilson
Calcificações de glândula suprarrenal	Deficiência de lipase ácida
Alteração dos núcleos da base ("face do panda") na ressonância magnética	Doença de Wilson
Miocardiopatia com hepatomegalia	Doença mitocondrial, alteração da betaoxidação dos ácidos graxos, glicogenoses tipo II, III e VI e mucopolissacaridoses
Encefalopatia com hepatomegalia	Deficiência de ácidos graxos de cadeia média (MCAD)
Íleo meconial	Fibrose cística do pâncreas

Quadro 1 Achados histológicos que sugerem DMF

Hepatite neonatal
*Presença de grânulos PAS +
Colestase

(continua)

Quadro 1 Achados histológicos que sugerem DMF (*continuação*)

Depósito (ferro, cobre)
Esteatose
Fibrose/cirrose
Neoplasia

*Grânulos PAS +: coloração ácido periódico ou reativo de Schiff (*periodic acid-reactive Schiff*) é um método de coloração usado em histologia; pode aparecer na deficiência de alfa-1 antitripsina.

Uma vez identificada uma criança com suspeita de DMF, deve-se definir a qual o grupo ela pertence para iniciar a investigação. Os principais testes para triagem básica e qual pode ser a sequência para se chegar a um diagnóstico estão resumidos na Tabela 5.[4]

Tabela 5 Exames para diagnóstico das DMF baseados na suspeita clínica ou nos achados clínicos/exames ou antecedentes

Triagem básica	Triagem específica	Testes confirmatórios
Glicose, gasometria, ânion *gap*, cetonas na urina, amônia, lactato, hemograma, eletrólitos, enzimas musculares, ácido úrico sérico, função hepática, função renal, coagulograma, lipidograma e ácidos biliares séricos	Determinação de substâncias específicas na urina/sangue (p. ex., cobre, ácidos biliares), exames complementares (radiografia, ressonância magnética de crânio, ecocardiografiia), perfil de aminoácidos no plasma, perfil de acilcarnitina no plasma, perfil de ácidos orgânicos na urina, cromatografia de glicídios na urina e teste do pezinho ampliado	Ensaios enzimáticos no plasma e em leucócitos; testes genéticos: Na suspeita específica para determinada doença: teste FISH/MPLA. Doença desconhecida: CGH/SNP *array*. Suspeita clínica de doença monogênica: PCR para mutações, FISH/MPLA ou PCR quantitativo ou SNG. Doença com vários genes envolvidos: painel de genes por SNG. Suspeita de doença monogênica e sem resposta com outros exames: exoma completo. * Importante um geneticista na equipe para escalonar ou não a ordem dos exames.

Teste de FISH: *fluorescence in situ hybridization*; MPLA: *multiple ligant probe amplification*; exames CGH/SNP *array*: hibridação genômica comparativa baseada em microarranjos; PCR para mutações: reação em cadeira da polimerase; SNG: sequenciamento de nova geração.

CONFIRMAÇÃO DIAGNÓSTICA

A adequada solicitação e realização das análises moleculares são importantes para a complementação e/ou confirmação diagnóstica, para a realização de aconselhamento genético, que passa a ser mandatória para a definição do risco da doença se repetir na família. O sequenciamento SNG-painéis genéticos permitem a análise de diversos genes em um exame único; a principal aplicação observada é a agilidade de se concluir um diagnóstico, o que otimiza o acompanhamento do paciente e auxilia na tomada de medidas médicas específicas. É importante a avaliação do geneticista para adequada solicitação do teste específico para aquela situação de doença, escalonando ou não a sequência dessas análises.[11]

TRATAMENTO

Os EIM, principalmente aqueles que comprometem o fígado, com alteração estrutural ou não, geralmente podem afetar todos os sistemas do corpo, e muitos apresentam comprometimento neurológico e óbito precoce. Há possibilidade de intervenção terapêutica em boa parte deles, com tratamento específico que envolve nutrição diferenciada, uso de fármacos, reposição enzimática e até transplante de órgãos e tecidos.[12] Há necessidade de acompanhamento especializado, com uma equipe multiprofissional (hepatologista, neurologista, gastroenterologista, geneticista, endocrinologista, cardiologista, ortopedista, otorrinolaringologista, nutricionista, fisioterapeuta, parcerias com laboratório e anatomia patológica, entre outros).[1]

Tratamento inicial

Não requer conhecimento da doença metabólica específica ou mesmo da categoria da doença. Hipoglicemia, acidose e hiperamonemia devem ser corrigidas. Considerar o uso de antibióticos em qualquer criança que possa estar séptica. O atraso no reconhecimento e no tratamento pode resultar em dano neurológico no longo prazo ou morte.

Podem-se administrar cofatores, se houver indicação (p. ex., L-carnitina) e medicamentos que podem aumentar a atividade de enzimas dependentes de cofatores anormais (p. ex., tiamina, biotina, riboflavina e cobalamina), bem como piridoxina (B6) em caso de convulsões.[13]

Tratamento dietético

O ideal é eliminar a ingestão ou a administração de açúcares potencialmente prejudiciais, sobretudo galactose e frutose, nos EIM dos carboidratos. Os agentes agressores específicos da doença devem ser eliminados de acordo com a doença conhecida ou pela triagem neonatal, como nas doenças do ciclo da ureia; fazer uso de dieta hipoproteica. Para melhor controle da ingesta, é frequente o uso da via enteral (sondas ou gastrostomias[14]), principalmente para melhorar o aporte calórico e permitir a administração de amido de milho cru, durante a noite, para evitar hipoglicemias, no caso das glicogenoses hepáticas. Podem ser usados alimentos médicos e suplementos dietéticos (p. ex., fórmulas especiais para tirosinemia), juntamente com modificações dietéticas para excluir nutrientes que não podem ser metabolizados em virtude de doença específica.[13]

TRANSPLANTE HEPÁTICO

As DMF, embora individualmente raras, quando consideradas em conjunto, representam aproximadamente 8 a 12% dos transplantes hepáticos pediátricos e, em alguns centros, são a 2ª indicação mais comum para transplante de fígado após atresia biliar.[15]

Algumas doenças do EIM podem ter o defeito genético com expressão principalmente hepática ou, então, podem ter também a expressão em outros órgãos. Por isso, algumas delas têm indicação precisa de transplante hepático com cura da doença e outras podem apresentar recidiva, progressão e/ou manifestações em outros órgãos. Cada vez mais, em razão do avanço nesta modalidade e com sobrevidas dentro das expectativas, o transplante hepático vem sendo empregado, quase que de rotina, para as DMF dos grupos I e II.

Para o tratamento das DMF do tipo III, pode ser necessária a associação com outras terapias (transplante de medula, transplante renal ou cardíaco). Neste cenário, um fígado geneticamente normal pode corrigir o equilíbrio metabólico em outros órgãos, a depender do diagnóstico precoce e da reversibilidade dos sintomas, principalmente os neurológicos.[6] O tratamento das principais DMF estão resumidos na Tabela 6.[17-19]

Tabela 6 Resumo dos principais tratamentos empregados nas DMF

Dieta	Aminoacidopatias: dieta hipoproteica e fórmulas especiais, como para tirosinemia, homocistinúria e doença da urina do xarope do bordo Galactosemia: retirada de galactose e lactose Glicogenose: retirada dos açúcares e uso de carboidrato de liberação lenta, como o amido cru Deficiência da proteína transportadora de glicose GLUT1 e deficiência da desidrogenase pirúvica: dieta cetogênica Doença de Wilson: baixa ingestão de alimentos com cobre. A administração pode ser oral ou enteral, fornecendo de alta taxa calórica	
Medicamentos	Tirosinemia: nitisinone Doença de Wilson: penicilamina e suplementação de zinco Cistinose: N-acetilcisteína	
Reposição vitamínica/ cofatores e estimulante de enzimas/vitamina B12	Homocistinúria: betaína e vitamina B6 Acidemia glutárica do tipo 1: riboflavina Mitocondriopatia: L-carnitina Acidúria metilmalônica: vitamina B12 Biotinidase: B6	
Hemodiálise, diálise peritoneal ou hemofiltração contínua, administração de benzoato sódico ou fenilbutirato sódico	Remoção de metabólitos tóxicos, principalmente a amônia	
Reposição enzimática/ inibição da síntese de substrato	Doença de Gaucher, doença de Pompe e mucopolissacaridoses dos tipos II, IVa e VI. Doença de Niemann-Pick tipo B.	
Transplante Hepático	Com cirrose	Tratamento curativo: nas doenças clássicas, por exemplo, tirosinemia, galactosemia, doença de Wilson, deficiência de alfa-1 antitripsina e hemocromatose
	Sem cirrose	Tratamento curativo: doença da urina do xarope do bordo e doenças do ciclo da ureia
		Melhoram: doenças mitocondriais, acidemias propiônicas/metilmalônicas e defeitos da glicosilação.
		Podem ser consideradas: glicogenoses tipo I (nódulos e adenomas)
Transplante dominó	Doença da urina do xarope do bordo, acidemia propiônica, síndrome de Crigler Najjar tipo I, deficiência de carbamoil fosfato sintase e amiloidose	
Transplante duplo fígado-rim	Porfiria e hiperoxalúria tipo 1	

TRATAMENTO PALIATIVO

O número de crianças, adolescentes e jovens adultos com DMF com condições limitantes de vida que necessitam cuidados paliativos vem aumentando gradativamente. A grande maioria dessas crianças apresenta algum grau de comprometimento cognitivo.

No subgrupo crianças com DMF, as com diagnóstico de doenças mitocondriais e peroxissomais, cujo tratamento curativo não teve indicação ou foi realizado e a doença de base foi evolutiva, apresentam comprometimento neurológico de grau variável e demonstram pouca ou nenhuma resposta ao contato interpessoal. Concomitantemente, podem apresentar insuficiência respiratória, necessitando de suplementação de oxigênio, ou apresentam apneia, necessitando de traqueostomia e, muitas vezes, ventilação mecânica, sonda de gastrostomia para alimentação, bexiga neurogênica, luxação de quadril e rigidez articulares, entre outras comorbidades. Fazem uso de múltiplos medicamentos (anticonvulsivantes, inibidor da acidez, procinéticos, laxantes osmóticos e outros). Precisam de terapias coadjuvantes, como fonoterapia, fisioterapia e terapia ocupacional. Algumas fazem acompanhamento domiciliar, outras sequer têm alta.

Certo é que devem receber acompanhamento paliativo, com o objetivo de melhorar a qualidade de vida, delas e de seus familiares, por meio da prevenção e do alívio do sofrimento, da identificação precoce de situações possíveis de serem tratadas, da avaliação cuidadosa e minuciosa e do tratamento da dor e de outros sintomas físicos, sociais, psicológicos e espirituais.[20]

PROGNÓSTICO

O sequenciamento genômico usando novas técnicas pode potencialmente expandir a triagem neonatal, mapear novas doenças, em um tempo menor, com um custo mais acessível. Concomitantemente, há a ampliação das pesquisas de outras doenças do EIM pelo método Tandem no Programa Nacional de Triagem Neonatal, possibilitando o diagnóstico e ações precoces, bem como o aconselhamento genético familiar.

As terapias para o tratamento das DMF ainda estão repletas de desafios, com os avanços recentes na área médica, principalmente com as terapias regenerativas, terapias baseadas em células-tronco e novas drogas, que são métodos promissores para um futuro recente, conforme resumido na Tabela 7.[21-23]

Tabela 7 Novos exames e futuras terapias

Terapia	Indicação
Terapia com células-tronco hematopoiéticas (cordão umbilical ou medula), isolada ou combinada com o transplante hepático	Em algumas doenças lisossômicas e algumas mucopolissacaridoses (já está sendo empregada)
Transplante de hepatócitos	Glicogenose tipo Ia, defeitos do ciclo da ureia, defeitos na síntese de ácidos biliares, Crigler Najjar tipo I e na fenilcetonúria
Transplante auxiliar/parcial de fígado	Síndrome de Crigler Najjar tipo I e na deficiência ornitina transcarbamilase
Terapia gênica	Glicogenose tipo I, deficiência de alfa-1 antitripsina, fenilcetonúria, tirosinemia tipo I, defeitos da glicosilação e nas doenças metabólicas neurodegenerativas
Suplementação com análogos da hepcidina	Hemocromatose
Terapia de reposição enzimática com novas enzimas recombinantes que podem penetrar a barreira hematoencefálica	Mucopolissacaridoses, outros tipos e na deficiência de lipase ácida
Avanços na genética: diagnóstico precoce utilizando sequenciamento de nova geração (SNG), mapeamento de novas doenças e realização de aconselhamento genético	Teste genético do pezinho, avanços no diagnóstico (defeitos da glicosilação)

REFERÊNCIAS BIBLIOGRÁFICAS

1. Demirbas D, Brucker WJ, Berry GT. Inborn errors of metabolism with hepatopathy: metabolism defects of galactose, fructose, and tyrosine. Pediatric Clinics of North America. 2018;65(2):337-52.
2. Alam S, Sood V. Metabolic liver disease: when to suspect and how to diagnose? Indian J Pediatr. 2016;83(11):1321-33.
3. Zabaleta N, Hommel M, Salas D, Gonzalez-Aseguinolaza G. Genetic--based approaches to inherited metabolic liver diseases. Hum Gene Ther. 2019;30(10):1190-203.
4. Saudubray JM, Garcia-Cazorla À. Inborn errors of metabolism overview: pathophysiology, manifestations, evaluation, and management. Pediatr Clin North Am. 2018;65(2):179-208.
5. Ferreira CR, Cassiman D, Blau N. Clinical and biochemical footprints of inherited metabolic diseases. II. Metabolic liver diseases. Mol Genet Metab. 2019;127(2):117-21.
6. Mazariegos G, Shneider B, Burton B, Fox IJ, Hadzic N, Kishnani P, et al. Liver transplantation for pediatric metabolic disease. Mol Genet Metab. 2014;11(4):418-27.
7. Petrowsky H, Brunicardi FC, Leow VM, Venick RS, Agopian V, Kaldas FM, et al. Liver transplantation for lethal genetic syndromes: a novel model of personalized genomic medicine. J Am Coll Surg. 2013;216(4):534-43.
8. Clayton PT. Diagnosis of inherited disorders of liver metabolism. J Inherit Metab Dis. 2003;26(2-3):135-46.
9. Jevon GP, Dimmick JE. Histopathologic approach to metabolic liver disease: part 1. Pediatr Dev Pathol. 1998;1(3):179-99.
10. Jevon GP, Dimmick JE. Histopathologic approach to metabolic liver disease: part 2. Pediatr Dev Pathol. 1998;1(4):261-9.
11. Almannai M, Marom R, Sutton VR. Newborn screening: a review of history, recent advancements, and future perspectives in the era of next generation sequencing. Curr Opin Pediatr. 2016;28(6):694-99.
12. Sze YK, Dhawan A, Taylor RM, Bansal S, Mieli-Vergani G, Rela M, et al. Pediatric liver transplantation for metabolic liver disease: experience at King's College Hospital. Transplantation. 2009;87(1):87-93.
13. Therrell BL Jr., Lloyd-Puryear MA, Camp KM, Mann MY. Inborn errors of metabolism identified via newborn screening: ten-year incidence data and costs of nutritional interventions for research agenda planning. Mol Genet Metab. 2014;113(1-2):14-26.
14. Bérat CM, Roda C, Brassier A, Bouchereau J, Wicker C, Servais A, et al. Enteral tube feeding in patients receiving dietary treatment for metabolic diseases: a retrospective analysis in a large French cohort. Mol Genet Metab Rep. 2021;26:100655.
15. Hansen K, Horslen S. Metabolic liver disease in children. Liver Transpl. 2008;14(5):713-33.
16. Mazariegos G, Shneider B, Burton B, Fox IJ, Hadzic N, Kishnani P, et al. Liver transplantation for pediatric metabolic disease. Mol Genet Metab. 2014;11(4):418-27.
17. Celik N, Squires JE, Soltys K, Vockley J, Shellmer DA, Chang W, et al. Domino liver transplantation for select metabolic disorders: expanding the living donor pool. JIMD Rep. 2019;48(1):83-9.
18. Wahlin S, Harper P, Sardh E, Andersson C, Andersson DE, Ericzon BG. Combined liver and kidney transplantation in acute intermittent porphyria. Transpl Int. 2010;23(6):e18-21.
19. Dong C, Song Z, Meng X, Sun C, Wang K, Yang Y, et al. Successful living donor liver transplantation plus domino-auxiliary partial orthotopic liver transplantation for pediatric patients with metabolic disorders. Pediatr Surg Int. 2020;36(12):1443-50.
20. Hoell JI, Warfsmann J, Distelmaier F, Borkhardt A, Janßen G, Kuhlen M. Challenges of palliative care in children with inborn metabolic diseases. Orphanet J Rare Dis. 2018;13(1):112.
21. Sze YK, Dhawan A, Taylor RM, Bansal S, Mieli-Vergani G, Rela M, et al. Pediatric liver transplantation for metabolic liver disease: experience at King's College Hospital. Transplantation. 2009;87(1):87-93.
22. Cantz T, Sharma AD, Ott M. Concise review: cell therapies for hereditary metabolic liver diseases-concepts, clinical results, and future developments. Stem Cells. 2015;33(4):1055-62.
23. Jaeken J, Péanne R. What is new in CDG? J Inherit Metab Dis. 2017;40(4):569-86.

CAPÍTULO 6

COMPLICAÇÕES DA CIRROSE

Ariane Nadia Backes
Carlos Oscar Kieling
Marina Rossato Adami
Renata Rostirola Guedes
Sandra Maria Gonçalves Vieira

AO FINAL DA LEITURA DESTE CAPÍTULO, O PEDIATRA DEVE ESTAR APTO A:

- Identificar pacientes com doença hepática crônica e que descompensam.
- Fornecer ao pediatra uma visão geral do diagnóstico e do tratamento das principais complicações que podem acometer crianças e adolescentes com doença hepática crônica.
- Avaliar paciente com cirrose descompensada na sala de emergência.

INTRODUÇÃO

A doença hepática crônica caracteriza-se por um processo de progressivas alterações estruturais, que culminam com uma situação complexa e associada a fibrose em diferentes estágios e cirrose. A cirrose é um distúrbio multissistêmico, resultante de progressivas alterações estruturais, que culminam com o desenvolvimento de hipertensão portal.[1] Embora rara dentro do amplo espectro das doenças que acometem o grupo pediátrico e de prevalência desconhecida no nosso meio, a doença hepática crônica é uma situação complexa e associada a elevadas morbidade e mortalidade.

Há diversas situações relacionadas ao desenvolvimento de cirrose em pediatria (Quadro 1), sendo a atresia biliar a causa mais frequente. A história natural da cirrose no adulto e na criança é caracterizada por um quadro inicialmente assintomático (fase compensada), seguido por uma fase marcada pelo desenvolvimento de sinais clínicos evidentes de comprometimento hepático (fase descompensada). Durante a fase compensada, a doença habitualmente não é diagnosticada. A cirrose descompensada é definida como uma deterioração aguda na função hepática.[2] Neste estágio, os pacientes apresentam complicações associadas à hipertensão portal, incluindo ascite, hemorragia digestiva, peritonite bacteriana espontânea, hiponatremia por diluição, síndrome hepatorrenal, síndrome hepatopulmonar, hipertensão portopulmonar, encefalopatia hepática e outros. Estas complicações recorrem com frequência crescente e têm um importante impacto sobre a mortalidade. As complicações associadas à cirrose descompensada é motivo de consulta em serviços de pronto-atendimento, unidades básicas de saúde e serviços de emergência.

O objetivo deste capítulo é fornecer ao pediatra experiente ou em formação uma visão geral do diagnóstico e do tratamento das principais complicações que podem acometer crianças e adolescentes cirróticos, em fase de descompensação.

Quadro 1 Principais causas de doença hepática crônica em crianças e adolescentes

Obstrução biliar
Atresia biliar
Cisto de colédoco
Litíase biliar
Estenose do ducto biliar
Perfuração espontânea da via biliar
Colestase intra-hepática familiar
Síndrome de Alagille
Deficiência de FIC1 (ATP8B1)
Deficiência de BSEP (ABCB11)
Deficiência de MDR3 (ABCB4)
Defeitos na síntese do ácido biliar
Mutação no gene *TJP2*
Expressão indetectável de ABCB11
Mutação no gene *MYO5B*
Defeitos na síntese do ácido biliar

(continua)

Quadro 1 Principais causas de doença hepática crônica em crianças e adolescentes (*continuação*)

Infecções por vírus hepatotrópicos
Hepatites B e D
Hepatite C
Hepatite E
Doenças genético-metabólicas herdadas
Deficiência de alfa-1-antitripsina
Glicogenose tipos III e IV
Galactosemia
Frutosemia
Tirosinemia tipo 1
Doença de Wilson
Hepatopatias mitocondriais
Porfiria cutânea tardia
Fibrose cística
Deficiência de lipase ácida lisossomal (doença de Wolman)
Doenças autoimunes
Hepatite autoimune
Colangite esclerosante primária
Colangite autoimune
Alterações vasculares
Síndrome de Budd-Chiari
Doença veno-oclusiva
Biliopatia portal
Outras
Doença hepática associada à falência intestinal
Doença hepática associada à nutrição parenteral
Doença hepática induzida por drogas
Cardiopatias (congênita e adquirida)
Doença hepática gordurosa não alcoólica

Fonte: adaptado de Pinto, Schneider e Silveira, 2015.[3]

TRANSIÇÃO DA CIRROSE COMPENSADA PARA A CIRROSE DESCOMPENSADA

O aparecimento de ascite anuncia o início da fase de descompensação, refletindo as alterações hemodinâmicas e a disfunção circulatória que acompanham a progressão da cirrose e que predispõem esses pacientes ao desenvolvimento das complicações citadas.

O mecanismo associado ao estado de descompensação está atrelado ao avanço da hipertensão portal, promovendo, de um lado, vasodilatação sistêmica e esplâncnica, e, de outro, vasoconstrição na circulação renal. O resultado é a retenção renal gradual e continuada de sódio e água, a instalação de circulação hiperdinâmica com repercussões multissistêmicas e a resposta inflamatória sistêmica (Figuras 1 e 2). No grupo pediátrico, há ainda que se considerar, a repercussão desses fatores sobre o risco nutricional. A desnutrição em crianças e adolescentes com doença hepática crônica descompensada é multifatorial (Quadro 2). Pode promover significativa morbidade em curto e longo prazos, aumentar o risco de morte em lista de transplante e a evolução após o transplante.[1] Adequada ingesta calórica e suplementação vitamínica são fortemente recomendadas (Tabela 1).

Quadro 2 Causas de desnutrição no paciente pediátrico com cirrose

Ingestão insuficiente
Diminuição do apetite
↑ Triptofano cerebral
↑ Leptina sérica
Deficiência de zinco
Deficiência de vitamina A
Gastroparesia
Refluxo gastresofágico
Ascite
Supercrescimento bacteriano do intestino delgado
Má absorção
Colestase
Gastropatia hipertensiva portal
Disbiose
Insuficiência pancreática concomitante
Aumento do gasto energético
Infecções recorrentes
Inflamação contínua
Circulação hiperdinâmica
Má utilização de macronutrientes
Desnutrição
Hipercatabolismo
Outros

Fonte: modificado de Haafiz, 2017.[1]

IDENTIFICAÇÃO DE UM PACIENTE COM CIRROSE DESCOMPENSADA

A cirrose descompensada é definida como uma deterioração aguda na função hepática em um paciente com doença hepática crônica estabelecida ou estigmas de doença hepática crônica (icterícia, ascite, esplenomegalia, varizes esofágicas, encefalopatia hepática e outros). Os principais fatores precipitantes incluem infecções, sangramento gastrintestinal, uso de medicações hepatotóxicas e, nos adolescentes, alta ingestão de álcool.

No Quadro 3, há sugestões de avaliação clínica e laboratorial emergencial de pacientes com cirrose descompensada.

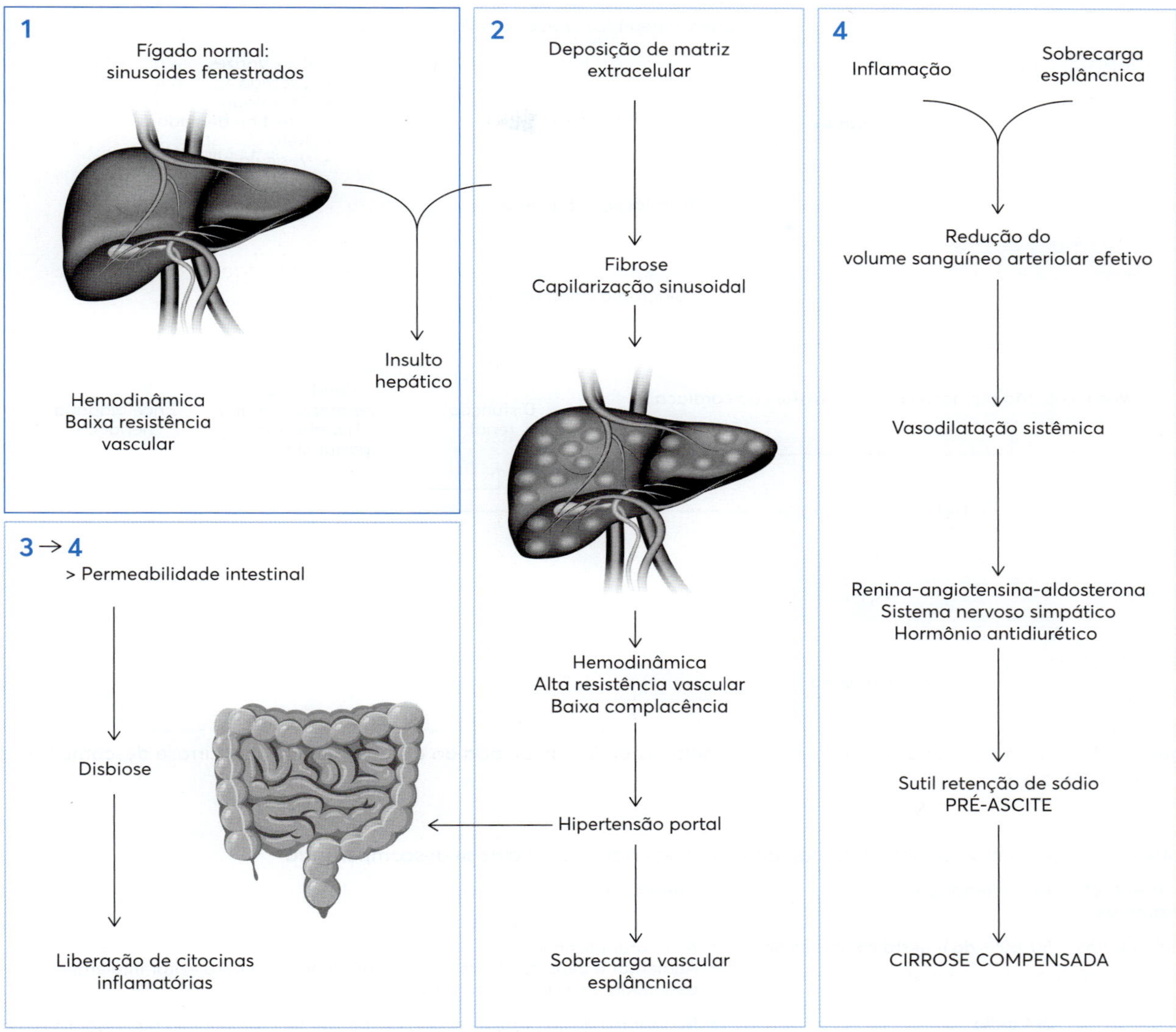

1. O fígado é um órgão muito vascular e, em repouso, recebe até 25% do débito cardíaco total, mais do que qualquer outro órgão. Isto se deve à baixa resistência e à alta complacência da sua vasculatura.
2. Frente a um insulto e uma lesão hepatocitária crônica, ocorre um estímulo fibrogênico, que gera deposição de matriz extracelular, capilarização sinusoidal e formação de nódulos, transformando o fígado em um leito vascular de alta resistência e baixa complacência, cujo resultado é hipertensão portal e, consequentemente, sobrecarga vascular esplâncnica.
3. Ao aumentar a permeabilidade intestinal, a hipertensão portal determina mudanças quantitativas e qualitativas no microbioma e nos mecanismos imunológicos de tolerância intestinal, gerando a propagação sistêmica de bactérias e produtos bacterianos (translocação bacteriana). Esta, por sua vez, favorece a liberação de produtos pró-inflamatórios (citocinas e quimiocinas).
4. Há o desenvolvimento progressivo de vasodilatação arteriolar esplâncnica, hipofluxo e ativação do sistema renina-angiotensina-aldosterona, do sistema nervoso simpático e hipersecreção não osmótica do hormônio antidiurético, que desencadeiam uma resposta vasoconstritora compensatória, cujo resultado é a retenção renal de sódio e água. Nos estágios iniciais da doença, o hipofluxo arteriolar é compensado por períodos transitórios de retenção de sódio. A absorção renal de sódio e água aumenta o volume plasmático, suprimindo o estímulo à antinatriurese .

Figura 1 Fisiopatogenia da cirrose: estado compensatório.

Fonte: Arroyo et al., 2021[4]; Adebayo, Neong e Wong, 2019.[5]

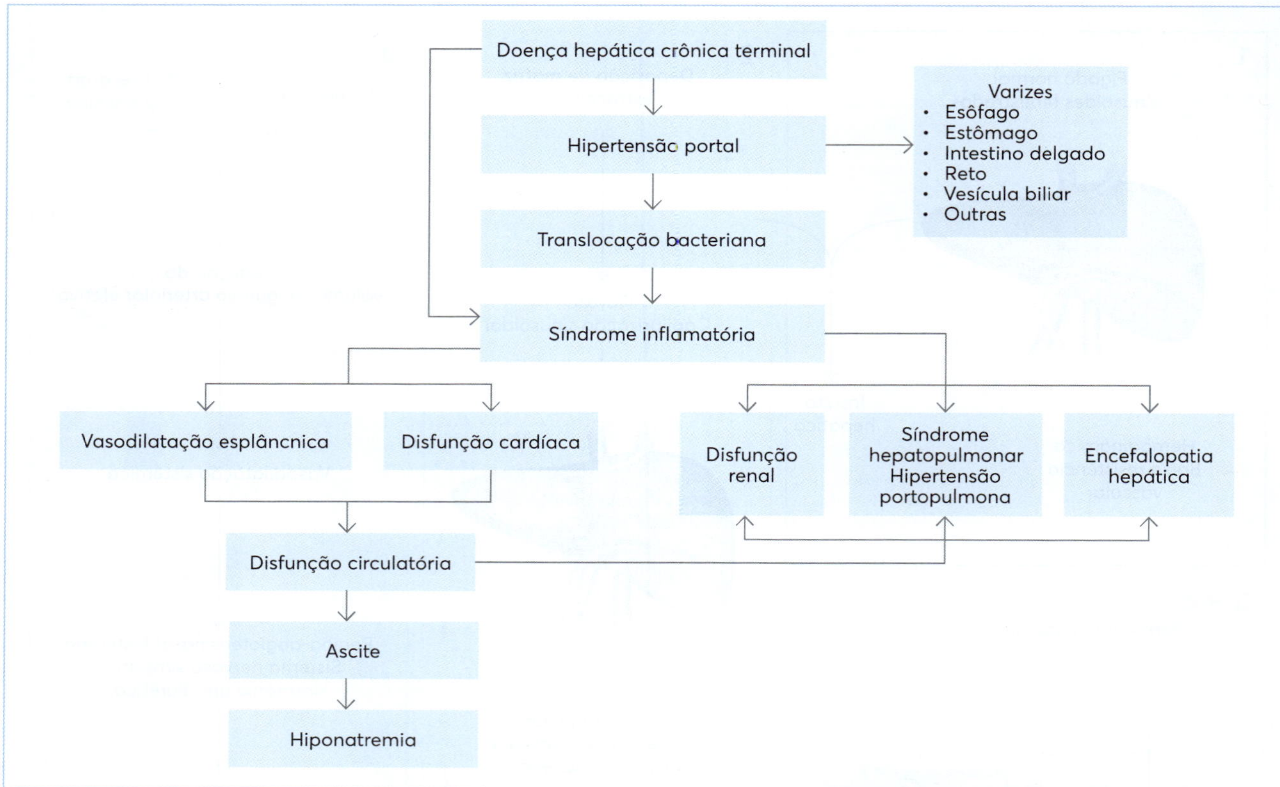

Figura 2 Mecanismo da síndrome inflamatória multissistêmica associada ao desenvolvimento de cirrose descompensada.
Fonte: Arroyo et al., 2021.[4]

Tabela 1 Sugestões de suplementação nutricional na criança com cirrose descompensada

Nutrientes/ Vitaminas	Recomendações	Comentários
Carboidratos	50-60% da ingesta calórica diária	• Monitorar glicemia • Aumentar a densidade das fórmulas gradualmente para evitar intolerância associada a elevada osmolalidade
Proteínas	3-4 g/dia	• Reduzir a ingesta proteica apenas se houver hiperamonemia não responsiva ao tratamento (mínimo: 2-3 g/dia)
Gorduras	30-50% da ingesta calórica diária	• Fornecer 30-70% das gorduras como triglicerídios de cadeia média • Fornecer gorduras saturadas com alto teor de ácidos graxos essenciais
Vitamina A	Doses iniciais • 10 kg: 5.000 UI • > 10 kg: 10.000 UI • Incrementos de 5.000 UI (até 25-50.000 UI/dia) por via oral ou 50.000 UI mensal, intramuscular	• Deficiência de vitamina A: nível de retinol < 20 mcg/dL • Nível-alvo terapêutico de retinol: 19-77 mcg/dL • Monitorar toxicidade* • Monitorar função renal**
Vitamina D	Ergocalciferol: 3-10 vezes a recomendação para a idade Colecalciferol: 50-100 unidades/kg/dia Calcitriol: 0,05-0,20 mcg/kg/dia	• Dosagem de 25-hidroxivitamina D: diagnóstico de deficiência; monitoramento terapêutico • Monitorar (soro): cálcio, fósforo, fosfatase alcalina, PTH*** e, se indicado, radiografias esqueléticas • Medicamentos que interferem com os níveis de vitamina D: – Anticonvulsivantes (deficiência; p. ex., fenobarbital) – Antifúngicos (toxicidade; p. ex., cetoconazol) • Manter relação cálcio-creatinina urinária < 0,25 para evitar hipercalcemia secundária à toxicidade
Vitamina E	Alfatocoferol (acetato): 25-200 UI/kg/dia	• Deficiência de vitamina E – Razão sérica: alfatocoferol (mg): lipídio total (G) < 0,6 – Anemia hemolítica, ataxia, alteração dos reflexos periféricos, fraqueza muscular e perturbações da memória • Alvo terapêutico: – 3,8-20,3 mcg/mL – Alfatocoferol (mg): lipídio total (G) < 0,6

(continua)

Tabela 1 Sugestões de suplementação nutricional na criança com cirrose descompensada (*continuação*)

Nutrientes/ Vitaminas	Recomendações	Comentários
Vitamina K	INR 1,2 a 1,79: 2,5 mg de vitamina K INR 1,8 a 2: 5 mg de vitamina K	• Administração parenteral frequentemente necessária • Meta INR ≤ 1,2
Ferro	3-6 mg/kg/dia de Fe elemento	• Perda gastrintestinal: precipitante usual para anemia por deficiência de ferro • Coloração cinza dos dentes e gengivas pode ocorrer com formulações líquidas • Enxaguar a boca com água após administração da dose
Zinco	1 mg/kg/dia de Zn elemento	Deficiência de zinco: • Causas: ingestão diminuída, má absorção, aumento de perdas ou hipovitamiose A • Consequências: inapetência, perda do paladar, baixa função cognitiva; prejuízo na cicatrização de feridas • Pode estar associada à deficiência de ácidos graxos essenciais
Fosfato	25-50 mg/kg/dia	Hipovitaminose D pode promover fosfatúria
Cálcio	25-100 mg/kg/dia	A captação intestinal de cálcio pode ser prejudicada por má absorção de gordura
Selênio	1-2 mcg/kg/dia	Pode estar associada à deficiência de ácidos graxos essenciais

* Manifestações clínicas de toxicidade da vitamina A: dores musculares e ósseas, ataxia, fotofobia, pseudotumor cerebral, hepatotoxicidade, alopecia, queilite, conjuntivite e hiperlipidemia.
** Insuficiência renal propícia de toxicidade.
Fonte: adaptada de Haafiz, 2017.[1]

Quadro 3 Avaliação do paciente cirrótico descompensado na sala de emergência

História
Sintomas que levam à apresentação atual
História de doença hepática conhecida
Descompensações/complicações anteriores de doença hepática
Endoscopias anteriores: varizes esofagogástricas?
Sintomas infecciosos: febre, disúria, dispneia, tosse, edema, erupções cutâneas
Hábito intestinal? Constipação? Melena/hematêmese?
Dor abdominal ou aumento de volume abdominal?
Aumento de peso? Perda ponderal?
Consumo de álcool (unidades/dia)? Drogas ilícitas? (adolescentes)
Medicamentos?
Alteração do sono?
Irritabilidade?
Imunização
Investigações iniciais
Hemograma completo
Proteína C reativa
Bioquímica renal (ureia e creatinina)
Eletrólitos (sódio, potássio, cálcio, fósforo, magnésio)
Bioquímica hepática (AST, ALT, gamaGT, fosfatase alcalina, albumina, bilirrubina total e frações)
Coagulação (tempo de protrombina, TTPA, fator V)
Lactato
Glicemia
Gasometria arterial/venosa
Alfafetoproteína
Radiografia de tórax
Urinálise
Hemoculturas
Ascite: contagem de leucócitos e diferencial, cultura e albumina
Ultrassonografia abdominal com Doppler

Fonte: Mansour e McPherson, 2018.[6]

ASCITE

A ascite, definida como o acúmulo patológico de líquido na cavidade peritoneal, é a complicação mais comum e a mais precocemente observada na evolução da cirrose. Sua fisiopatogenia abrange as alterações vasculares e linfáticas resultantes do desarranjo estrutural do fígado cronicamente doente, desencadeando retenção de sódio e água, como demonstrado nas Figuras 2 e 3.

O desenvolvimento de ascite está associado a complicações como hiponatremia por diluição, peritonite bacteriana espontânea e síndrome hepatorrenal. A ausência dessas complicações define a ascite como não complicada, cujo tratamento é determinado por critérios quantitativos, os quais permitem a classificação da ascite em 3 diferentes graus: grau 1 (somente diagnosticada pela ultrassonografia); grau 2 (distensão abdominal ao exame físico) e grau 3 (importante distensão abdominal + ascite tensa).

A paracentese diagnóstica é capaz de definir a etiologia da ascite e detectar suas complicações. Está indicada em todos os pacientes com primeiro episódio de ascite graus 2 ou 3 e em todos os pacientes com ascite, admitidos em hospital por qualquer complicação da cirrose. Na Tabela 2 estão listados os exames a serem solicitados para paracentese diagnóstica.

Denomina-se ascite recidivante aquela que recorre por pelo menos 3 ocasiões em um período de 12 meses, a despeito de adequado manejo terapêutico.[2]

O tratamento da ascite não complicada (ascite não infectada, não refratária e não associada a síndrome hepatorrenal) tem como objetivo principal induzir um balanço negativo de sódio.[2] Desta forma, sugere-se, nas crianças, reduzir a ingestão de sódio na dieta (1 a 2 mEq/kg/dia) e promover o aumento da natriurese com o uso de diuréticos. Este tem como objetivo reduzir de 0,5 a 1% do peso corporal por dia até que a ascite desapareça. Embora não existam diretrizes específicas para a monitoração do peso em crianças, a prática é admitir como meta valores máximos de perda ponderal igual a 250 a 300 g/dia nas crianças com ascite e sem edema periférico e 500 g/dia naquelas edemaciadas. A espironolactona é o diurético de escolha para o tratamento da ascite, na dose de 2 a 3 mg/kg/dia. Pode-se usá-la em monoterapia ou em terapia combinada com furosemida, dependendo do grau de ascite.

A paracentese terapêutica é indicada na ascite grau 3, especialmente quando há restrição ventilatória pelo aumento do volume abdominal. Nestes casos, recomenda-se a reposição com albumina para prevenção da disfunção circulatória pós-paracentese. As doses e algumas peculiaridades do tratamento medicamentoso estão apresentadas na Tabela 3. O prognóstico da ascite é reservado. Recentemente, o nosso grupo avaliou a associação entre a gravidade da ascite e a sobrevida de 106 crianças com cirrose secundária à atresia biliar. Observou-se que a presença de ascite graus 2 e 3 esteve relacionada a uma significativa mortalidade em 1 ano (Figura 4).

PERITONITE BACTERIANA ESPONTÂNEA

A peritonite bacteriana espontânea (PBE), definida como contagem de leucócitos polimorfonucleares na ascite > 250 células/mcL, é uma complicação grave e frequentemente associada aos eventos de descompensação aguda em cirróticos e insuficiência renal. A fisiopatogenia da PBE está centrada na translocação bacteriana patológica. Quando a cultura da ascite é positiva, os organismos mais frequentemente isolados são de origem entérica, e a gravidade da disfunção hepática está associada ao prognóstico. Atualmente, a PBE

Tabela 2 Avaliação laboratorial da ascite em pacientes com cirrose

Exame	Interpretação do resultado	Comentário
Contagem total e diferencial de células	Neutrófilos > 250 células/mL: PBE	• Este resultado pode ser obtido por método manual ou automatizado
Albumina – cálculo do gradiente albumina soro-albumina ascite (GASA)	GASA ≥ 1,1 g/dL: ascite por hipertensão portal (precisão aproximada: 97%)	• Pode ser útil para ascite de causa indeterminada • Albumina do soro e da ascite devem ser (idealmente) coletadas na mesma ocasião
Proteínas totais	< 1,5 g/dL: risco para PBE	• Acurácia incerta
Cultura: requer a inoculação à beira do leito de pelo menos 10 mL em frascos de hemocultura para aumentar sua sensibilidade		
Colesterol total	> 45 mg/dL sugestivo de malignidade	• Associar citologia e determinação do antígeno carcinoembrionário • Método de baixo custo para o diagnóstico diferencial entre ascite maligna e não maligna
Amilase	Solicitação orientada pela apresentação clínica	
Pesquisa de micobactérias	Solicitação orientada pela apresentação clínica	
Contraindicações à realização da paracentese: paciente não cooperativo; infecção de pele abdominal nos locais de punção propostos; gravidez; coagulopatia grave (fibrinólise acelerada ou coagulação intravascular disseminada); distensão intestinal grave		

PBE: peritonite bacteriana espontânea.
Fonte: EASL, 2018.[2]

Tabela 3 Recomendações para o tratamento da ascite cirrogênica

Situação clínica	Recomendações
Ascite grau 1	Nenhum tratamento específico
Ascite grau 2	Antimineralocorticoide: • Lactentes e crianças: 3-9 mg/kg/dia • Crianças > 30 kg: 100-400 mg/dia Aumento gradual a cada 72 h se não houver resposta a doses menores
Ascite grau 2 sem resposta ao uso isolado de antimineralocorticoide Definição de não resposta baseada em perda ponderal Lactentes: < 0,5-1%/dia Crianças: 300-500 g/dia Adolescentes (> 30 kg): 2 kg/semana	Adicionar furosemida em etapas crescentes: • Lactentes e crianças: 1-4 mg/kg/dia • < 12 anos: máximo de 80 mg • 12-18 anos: máximo de 120 mg
Ascite grau 2 crônica ou recorrente	Terapia combinada antimineralocorticoide + furosemida, conforme recomendação acima
Primeiras semanas de tratamento	Monitoramento clínico e bioquímico frequente (48-72 h)
Pacientes com hemorragia digestiva	Estabilização hemodinâmica antes de iniciar os diuréticos
Pacientes que apresentam insuficiência renal, hiponatremia ou hipopotassemia	Corrigir situações adversas antes de iniciar a terapia diurética
Pacientes com sódio sérico < 125 mEq/L, encefalopatia hepática ou cãibras musculares incapacitantes	Descontinuar diuréticos
Pacientes com potássio sérico < 3 mEq/L	Descontinuar furosemida
Pacientes com potássio sérico > 6 mEq/L	Descontinuar espironolactona
Ascite grau 3	• Paracentese terapêutica (sob extrema assepsia) • Profilaxia para DCPP: albumina pós-paracentese para cada 8 g/L de ascite removido • Reiniciar diuréticos lentamente

- Evitar AINH.
- Evitar IECA, antagonistas da angiotensina II ou bloqueadores do receptor alfa-1-adrenérgico.
- Evitar aminoglicosídios.
- Meios de contraste permitidos com cautela, desde que haja função renal preservada. Adotar medidas preventivas para insuficiência renal.

AINH: anti-inflamatórios não hormonais; DCPP: disfunção circulatória pós-paracentese; IECA: inibidores da enzima de conversão da angiotensina.
Fonte: EASL, 2018[2]; Bes et al., 2017.[7]

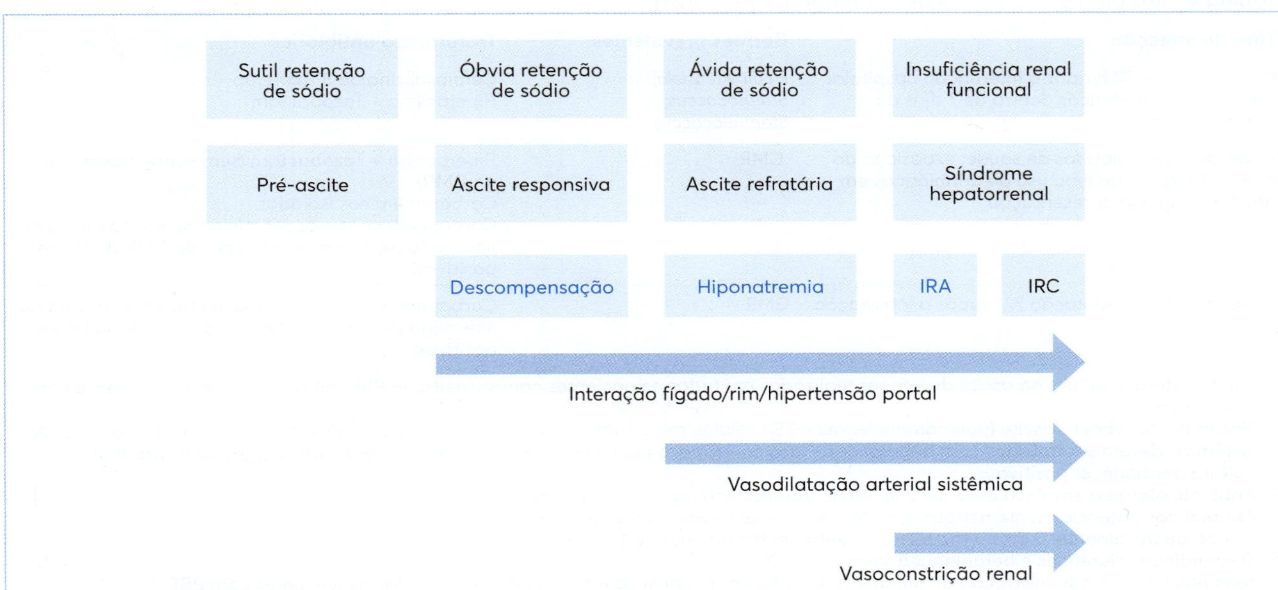

Figura 3 Mecanismo da síndrome inflamatória multissistêmica associada ao desenvolvimento de cirrose descompensada.

IRA: infecção renal aguda; IRC: infecção renal crônica.
Fonte: Wong, 2012.[8]

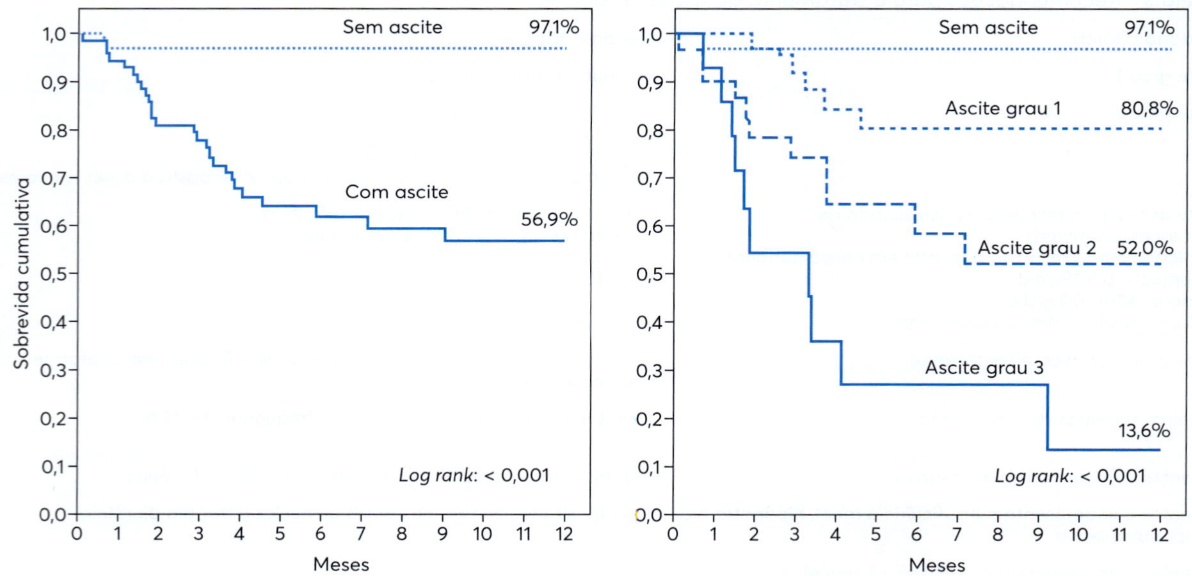

Figura 4 Sobrevida livre de transplante em crianças e adolescentes com cirrose secundária a atresia biliar acompanhadas no Hospital de Clínicas de Porto Alegre. A. Comparação entre pacientes com e sem ascite. B. Comparação entre pacientes sem ascite e com ascite estratificada de acordo com a gravidade de apresentação da ascite.

Fonte: Guedes et al., 2020.[9]

é tratada com uma combinação de antibióticos intravenosos e albumina.

O tratamento está descrito na Tabela 4. Nosso grupo avaliou a sobrevida do fígado nativo (SFN: pacientes vivos, sem necessidade de transplante) após o primeiro episódio de PBE em 18 pacientes pediátricos. A probabilidade cumulativa de SFN foi de 77,8% no 1º mês após PBE, 27,8% em 3 meses e 11,1% em 6 meses. No acompanhamento de 9 meses, nenhuma das crianças estava com seu fígado nativo (Figura 5).[10] A taxa de mortalidade foi de 60% ao final do 1º ano.

Tabela 4 Tratamento da peritonite bacteriana espontânea

Tipo de infecção	Germes prevalentes	Tratamento antibiótico
Comunitária: < 72 h após a internação hospitalar sem uso de antibióticos dentro de 7 dias da apresentação	*E coli; Klebsiela; Streptococcus; Staphylococcus*	Cefalosporina de 3ª geração Piperacilina + Tazobactam
Associada aos cuidados de saúde: exposição ao ambiente de saúde e/ou uso de antibióticos em até 7 dias após a apresentação	GMR	Piperacilina + Tazobactam (sem sepse; baixa taxa de GMR) Carbapenêmicos isolados Carbapenêmicos + daptomicina ou vancomicina ou linezolida (se sepse ou alta taxa de GMR ou Gram-positivos)
Nosocomial: apresentação 72 h após a internação	GMR	Carbapenêmicos + daptomicina ou vancomicina ou linezolida (se sepse ou alta taxa de GMR ou Gram-positivos)

- Hemocultura e cultura da ascite devem ser realizadas em todos os pacientes com suspeita de PBE antes de iniciar o tratamento com antibióticos
- Pacientes com bacterascite (polimoronucleares < 250 células/mL e cultura da ascite positiva) e evidências de inflamação ou infecção sistêmica devem ser tratados com antibióticos. Caso contrário, o paciente deve realizar outra paracentese após 48 h. Tratar se a cultura permanecer positiva
- Antibioticoterapia empírica deve ser iniciada imediatamente após o diagnóstico de PBE
- Antibióticos potencialmente nefrotóxicos não devem ser usados como terapia empírica
- Tempo de tratamento: 5 dias é tão eficaz quanto um tratamento de 10 dias
- Descontinuar diuréticos e betabloqueadores
- Recomenda-se a administração de albumina (1,5 g/kg no diagnóstico e 1 g/kg no dia 3) a todos os pacientes com PBE

GMR: germes multirresistentes.
Fonte: EASL, 2018.[2]

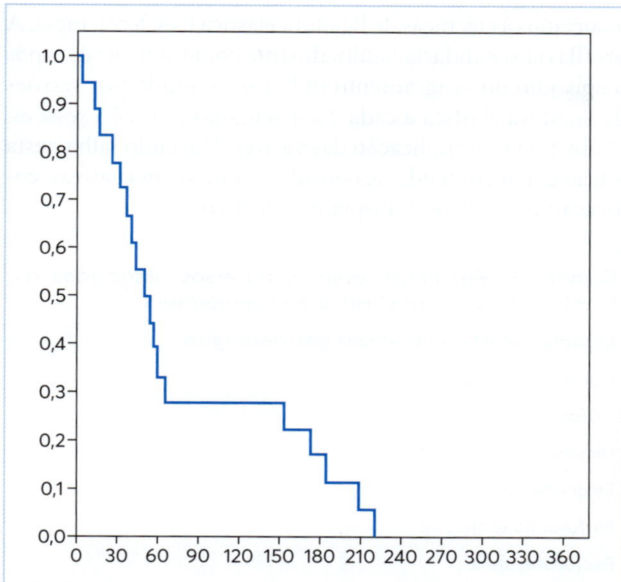

Figura 5 Sobrevida sem transplante de 18 pacientes pediátricos com doença hepática crônica, de etiologia variada, após o primeiro episódio de peritonite bacteriana espontânea.

Fonte: Vieira et al., 2018.[10]

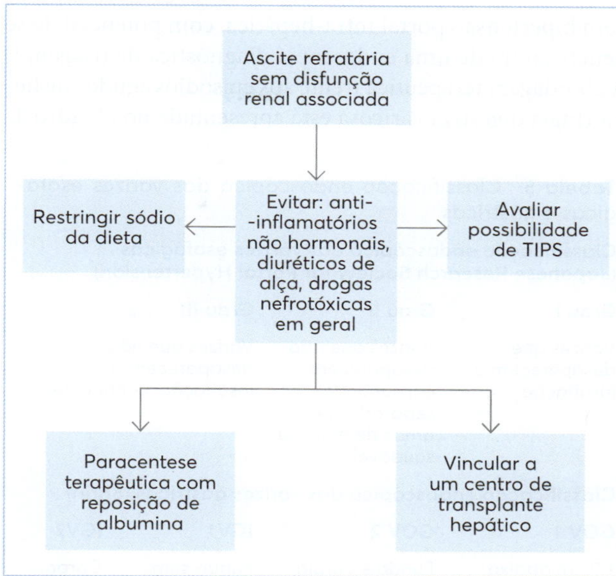

Figura 6 Recomendações para a abordagem terapêutica da ascite refratária não associada a disfunção renal aguda ou crônica.

Fonte: Adebayo, Neong e Wong, 2019.[5]

ASCITE REFRATÁRIA

A ascite refratária é definida, segundo os critérios do International Ascites Club, como a ascite que não pode ser mobilizada ou que recidiva precocemente. A ascite resistente aos diuréticos é aquela que não pode ser mobilizada ou cuja recorrência precoce não pode ser prevenida em razão da falta de resposta à restrição de sódio e do tratamento com diuréticos. A ascite intratável com diuréticos ocorre quando as complicações dos diuréticos impedem seu uso adequado.

Para o tratamento da ascite refratária, é indicada paracentese terapêutica total com reposição de albumina. Em pacientes selecionados, pode-se considerar a inserção de TIPS.[2] Os pacientes com ascite refratária devem ser encaminhados e avaliados para transplante hepático. [2] Na Figura 6, há uma sugestão de abordagem clínica do paciente com ascite refratária não associada a insuficiência renal.

HEMORRAGIA DIGESTIVA

No paciente com cirrose, o aumento do fluxo sanguíneo através das colaterais portossistêmicas associadas à hipertensão portal promove dilatação do plexo venoso submucoso e desenvolvimento de veias submucosas anormalmente dilatadas: as varizes gastrintestinais. Estas podem ocorrer em todo o trato digestivo, especialmente no esôfago e no estômago, mas também na vesícula biliar, no intestino delgado, no reto e em locais de anastomoses cirúrgicas. As varizes esofágicas são geralmente classificadas de acordo com a magnitude da sua dilatação, havendo vários sistemas de classificação. As varizes gástricas são tipicamente supridas pelas veias gástricas curtas e se desenvolvem em quatro padrões básicos. Uma classificação endoscópica das varizes gástricas e esofágicas está apresentada na Tabela 5.

A gastropatia hipertensiva portal é caracterizada pela dilatação da mucosa e dos vasos submucosos do estômago e aparece visualmente como manchas vermelho-cereja discretas em um padrão de mosaico rendado. A hemorragia digestiva secundária à ruptura de varizes esofágicas ou gástricas, apresentando-se sob a forma de hematêmese e melena, pode ser a manifestação inicial da hipertensão portal. O sangramento da gastropatia hipertensiva geralmente é crônico e parece ter relação com a doença hepática avançada. Deve ser suspeitado nos pacientes cirróticos com persistente e "inexplicável" anemia ferropriva. A incidência de varizes gastresofágicas em crianças depende da gravidade da doença hepática. O risco de sangramento está relacionado ao tamanho das varizes, à presença de sinais vermelhos à endoscopia e ao grau de disfunção hepática.[11] Causas de sangramento não varicoso, nos pacientes com hipertensão portal, são as úlceras gástricas ou duodenais.

A endoscopia alta é o padrão-ouro para o diagnóstico de varizes gastresofágicas, com adicional capacidade terapêutica. Entretanto, é um procedimento caro e, especialmente no paciente pediátrico, associado a riscos. Este fato tem suscitado a busca por métodos não invasivos ou minimamente invasivos, capazes de identificar pacientes com potencial benefício do exame endoscópico. Os estudos pediátricos, neste contexto, ainda são raros. Nosso grupo recentemente demonstrou que a análise combinada de alguns modelos matemáticos pode ter utilidade na identificação de crianças com hipertensão portal intra-hepática, com potencial de se beneficiarem de uma endoscopia diagnóstica de triagem.[12] A abordagem terapêutica frente aos episódios agudos de hemorragia digestiva varicosa está apresentada no Quadro 4.

Tabela 5 Classificação endoscópica das varizes esofágicas e gástricas

Classificação endoscópica das varizes esofágicas (Japanese Research Society for Portal Hypertension)			
Grau I	**Grau II**	**Grau III**	
Varizes que desaparecem à insuflação	Varizes que não desaparecem à insuflação; separadas por áreas de mucosa saudável	Varizes que não desaparecem à insuflação; confluentes	
Classificação endoscópica das varizes gástricas (Sarin)			
GOV 1	**GOV 2**	**IGV1**	**IGV2**
1-2 cm abaixo da junção gastroesofágica; estão em continuidade com as veias esofágicas	Fundo e cárdia; estão em continuidade com as veias esofágicas	Fundo sem continuidade com as veias esofágicas	Corpo gástrico; antro; piloro

Fonte: Chapin e Bass, 2018.[13]

Quadro 4 Abordagem terapêutica frente aos episódios agudos de hemorragia digestiva varicosa

Avaliação inicial
Proteção da via aérea
Estabilização hemodinâmica (meta de hemoglobina: 7-8 g/dL)
Tubo nasogástrico para avaliar sangramento e remover sangue do estômago
Avaliação laboratorial
Hemograma
Perfil de coagulação
Medicamentos
Octreotida (vasoconstrição esplâncnica): 1 mg/kg; *bolus* 1 mg/kg/h, contínuo
Vitamina K
Antibióticos
Endoscopia
Urgente/Emergente: sangramento persistente e/ou instabilidade hemodinâmica
Eletiva: sangramento controlado com as medidas citadas

Fonte: modificado de Chapin e Bass, 2018.[13]

Atualmente, não há evidências que justifiquem a utilização de profilaxia primária em crianças com cirrose. Para a profilaxia secundária, recomenda-se a técnica de ligadura elástica. A escleroterapia permanece como alternativa à ligadura elástica. As injeções de cianoacrilato e trombina humana têm sido utilizadas no tratamento de varizes gástricas. No Quadro 5, estão listados os possíveis eventos adversos associados às técnicas de ligadura elástica e escleroterapia. A profilaxia secundária habitualmente começa no 6º dia após o episódio do sangramento índice e é seguido por sessões de ligadura elástica a cada 2 a 4 semanas por até 5 sessões. O objetivo é a erradicação das varizes. Havendo falha nesta estratégia, recomenda-se considerar, como alternativas, colocação de TIPS ou transplante hepático.

Quadro 5 Potenciais eventos adversos associados às técnicas de ligadura elástica e escleroterapia

Ligadura elástica de varizes gastresofágica
Dor retroesternal
Disfagia
Ulceração
Estenose esofágica
Perfuração esofágica
Escleroterapia
Ulceração
Mediastinite
Perfuração esofágica
Quilotórax
Pneumotórax
Bacteriemia
Mortalidade: aproximadamente 0,3%

Fonte: Shneider et al., 2016[11]; Grammatikopoulos, McKiernan e Dhawan, 2018.[14]

HIPONATREMIA HIPERVOLÊMICA (HIPONATREMIA POR DILUIÇÃO)

Os distúrbios eletrolíticos e ácido-básicos são comuns na doença hepática terminal, desencadeados tanto pela progressão da doença quanto pela eventual intervenção farmacológica. Os distúrbios do sódio são os que apresentam o maior impacto no paciente com doença hepática avançada, e a hiponatremia (Na < 135 mEq/L) é o distúrbio hidreletrolítico mais comum no cirrótico, ocorrendo na metade dos pacientes adultos e em 38% das crianças. Diretrizes recentes definem hiponatremia como sódio sérico < 135 mEq/L, sendo leve entre 130 e 135 mEq/L, moderada entre 125 e 129 mEq/L e grave abaixo de 125 mEq/L. Nível sérico de sódio inferior a 130 mEq/L está associado à maior morbimortalidade em cirróticos adultos, sendo preditor independente de óbito antes e após o transplante hepático. Em crianças, o surgimento de hiponatremia e a persistência de sódio sérico inferior a 130 mEq/L está associado a menor sobrevida de pacientes em lista de espera por transplante de fígado.

Avaliou-se a sobrevida livre de transplante de 128 crianças com cirrose decorrente de atresia biliar e sódio sérico < 130 mEq/L. Observou-se uma frequência de hiponatremia igual a 30,5% (39/128). Treze pacientes (10,2%) tiveram hiponatremia quando colocados em lista para transplante e 20,3% a desenvolveram durante o acompanhamento. A persistência da hiponatremia por período maior ou igual a 2 dias esteve associada a baixa sobrevida livre de transplante (Figura 7). A hiponatremia na cirrose geralmente se desenvolve lentamente e é bem tolerada. Assim, os pacientes cirróticos com hiponatremia crônica costumam ser assintomáticos. Podem surgir sintomas inespecíficos, como náusea, anorexia, cefaleia, comprometimento cognitivo leve, distúrbios da marcha e quedas, os quais tendem a aparecer quando o valor de sódio sérico é inferior a 125 mEq/L. A correção da hiponatremia é controversa, uma vez que há poucas evidências de que melhore a sobrevida do paciente cirrótico se não houver controle do distúrbio circulatório subjacente.

O eixo principal do tratamento da hiponatremia hipervolêmica é a indução de balanço hídrico negativo. Tradicionalmente, a restrição de fluidos tem sido considerada a primeira linha terapêutica em adultos, contudo, os estudos clínicos têm mostrado eficácia limitada. Recomenda-se a restrição de líquidos para 1,5 L/dia, especialmente quando o sódio sérico for inferior a 130 mEq/L. A correção da hiponatremia com administração de cloreto de sódio hipertônico (3%) deve ser reservada aos pacientes com hiponatremia aguda severa sintomática (coma, convulsões, disfunção cardiopulmonar) ou com valores abaixo de 110 mEq/L.

Para prevenir o aumento rápido do sódio sérico e o risco de desenvolver mielinólise pontina central, piora da ascite e do edema, recomenda-se um aumento do sódio sérico de até 5 mEq/L na 1ª hora e, a seguir, de até 8 mEq/L a cada 24 horas até que a concentração de sódio sérico atinja 130 mEq/L. Em caso de correção excessivamente rápida do sódio, a desmopressina pode ser utilizada para aumentar a reabsorção de água. Pode ser administrada por via intravenosa ou subcutânea em doses de 1 a 2 mg, a cada 6 ou 8 horas, por 24 a 48 horas, até que o sódio alvo seja alcançado. Se presente, a correção de hipopotassemia também deve ser cautelosa, pois pode precipitar a elevação dos níveis séricos de sódio. Indica-se descontinuação dos diuréticos na vigência de hiponatremia grave (< 120 mEq/L), insuficiência renal progressiva, agravamento da encefalopatia hepática ou câibras musculares incapacitantes.

A infusão de albumina é outra opção terapêutica que pode melhorar a hiponatremia associada à cirrose. possivelmente pelo aumento da depuração de água livre pela expansão do volume intravascular, levando a um aumento no sódio sérico.[2]

Os bloqueadores seletivos dos receptores V2 do hormônio antidiurético (vaptans) produzem a excreção de água livre e o aumento do sódio sérico. Atualmente, as evidências não apoiam seu uso rotineiro no tratamento da cirrose descompensada, ficando restrito aos ensaios clínicos.

A utilização de anti-inflamatórios não hormonais (AINH) está contraindicada em pacientes com ascite, em razão do alto risco de desenvolver retenção adicional de sódio, hiponatremia e insuficiência renal.

HIPONATREMIA HIPOVOLÊMICA

A hiponatremia hipovolêmica é rara em cirróticos e está associada ao uso excessivo de diuréticos ou perdas de fluidos gastrintestinais por diarreia e vômitos. Caracteriza-se pela

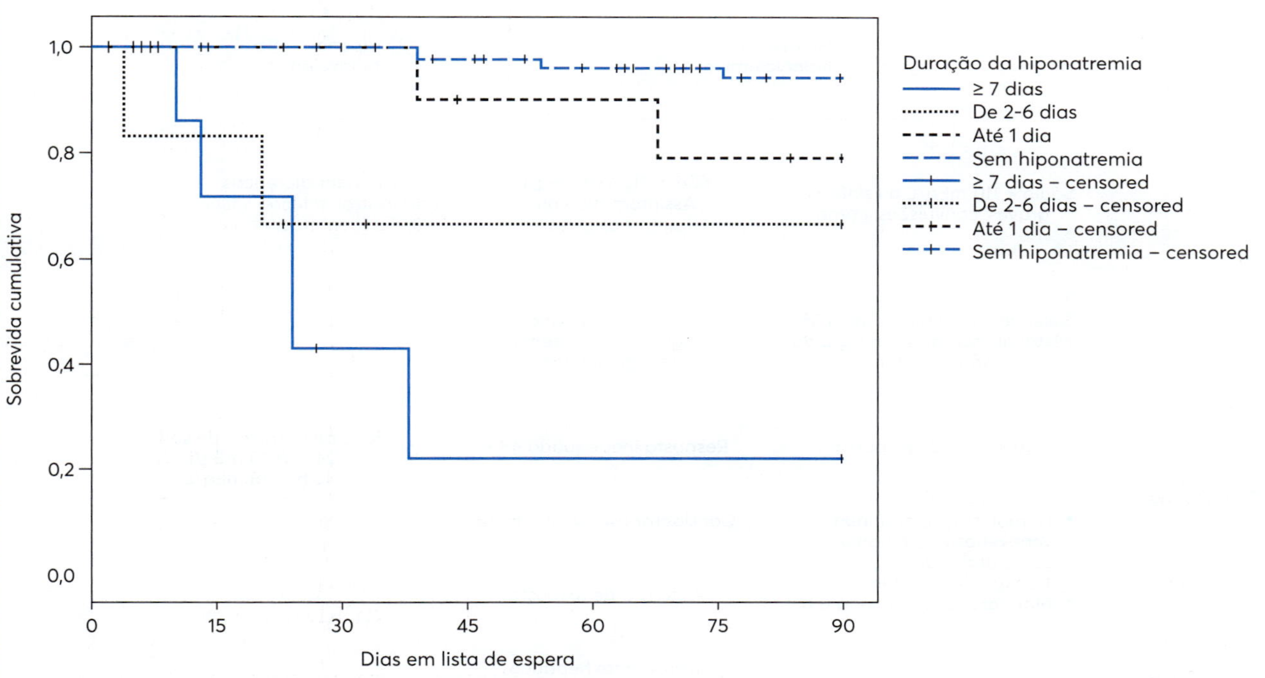

Figura 7 Sobrevida livre de transplante em pacientes pediátricos com cirrose e hiponatremia hipervolêmica, acompanhados no Hospital de Clínicas de Porto Alegre: associação com o tempo de permanência do distúrbio eletrolítico.

Fonte: Silva Duarte Dos Santos et al., 2020.[15]

ausência de ascite e de edema, e o tratamento envolve a descontinuação de diuréticos e a utilização de solução salina intravenosa para expandir o volume plasmático. A administração de cloreto de sódio hipertônico (3%) deve ser reservada para os pacientes com hiponatremia aguda sintomática. O nível de sódio sérico deve ser corrigido lentamente.

Na Figura 8, há um algoritmo sugerindo o tratamento da hiponatremia no cirrótico.

SÍNDROME HEPATORRENAL

A disfunção renal na cirrose está associada a significativas morbidade e mortalidade. Pode se apresentar tanto como uma deterioração súbita e rápida da função renal quanto evoluir lentamente, estando relacionada às alterações hemodinâmicas sistêmicas da cirrose, à doença renal estrutural subjacente ou a ambas as situações. Atualmente, a classificação prévia da síndrome hepatorrenal em tipos 1 e 2 deu lugar a uma nova classificação: síndrome hepatorrenal associada a lesão renal aguda (sigla em inglês: SHR-AKI) e doença renal crônica (CKD) ou síndrome hepatorrenal não associada a lesão aguda (sigla em inglês NAKI). Enquanto, a lesão renal aguda está associada à existência um dano renal estrutural ou hemodinâmico agudo, o acometimento renal crônico é definido como uma taxa de filtração glomerular estimada menor que 60 mL/min por período maior ou igual a 3 meses. A fisiopatogenia do acometimento renal na cirrose segue a sequência de eventos descritos nas Figuras 2 e 3.

A lesão renal aguda no contexto da cirrose (LRA-C) pode acometer tanto o paciente com cirrose compensada que sofre um evento como sangramento, infecção ou hipovolemia quanto o cirrótico descompensado. É multifatorial, podendo o comprometimento renal ser funcional (azotemia pré-renal) ou estrutural (doença renal intrínseca de origem tubulointersticial ou glomerular (Quadro 6).[2,17] A prevalência em pediatria é incerta, dada a escassez de estudos. A definição de LRA-C está centrada no valor da creatinina sérica: elevações da creatinina sérica ≥ 0,3 mg/dL em até 48 h ou um aumento percentual ≥ 1,5 vezes o valor basal em período inferior a 7 dias. A creatinina sérica é utilizada para definir o estágio de comprometimento renal e sua progressão (Quadro 7). Embora de prognóstico reservado, a insuficiência renal aguda no cirrótico é uma condição potencialmente reversível quando desse utiliza terapia vasoconstritora ou transplante de fígado. Uma proposta de abordagens diagnóstica e terapêutica está apresentada nas Figuras 9 e 10.

Na nossa instituição, a prevalência de AKI em 72 crianças com doença hepática crônica descompensada de variadas

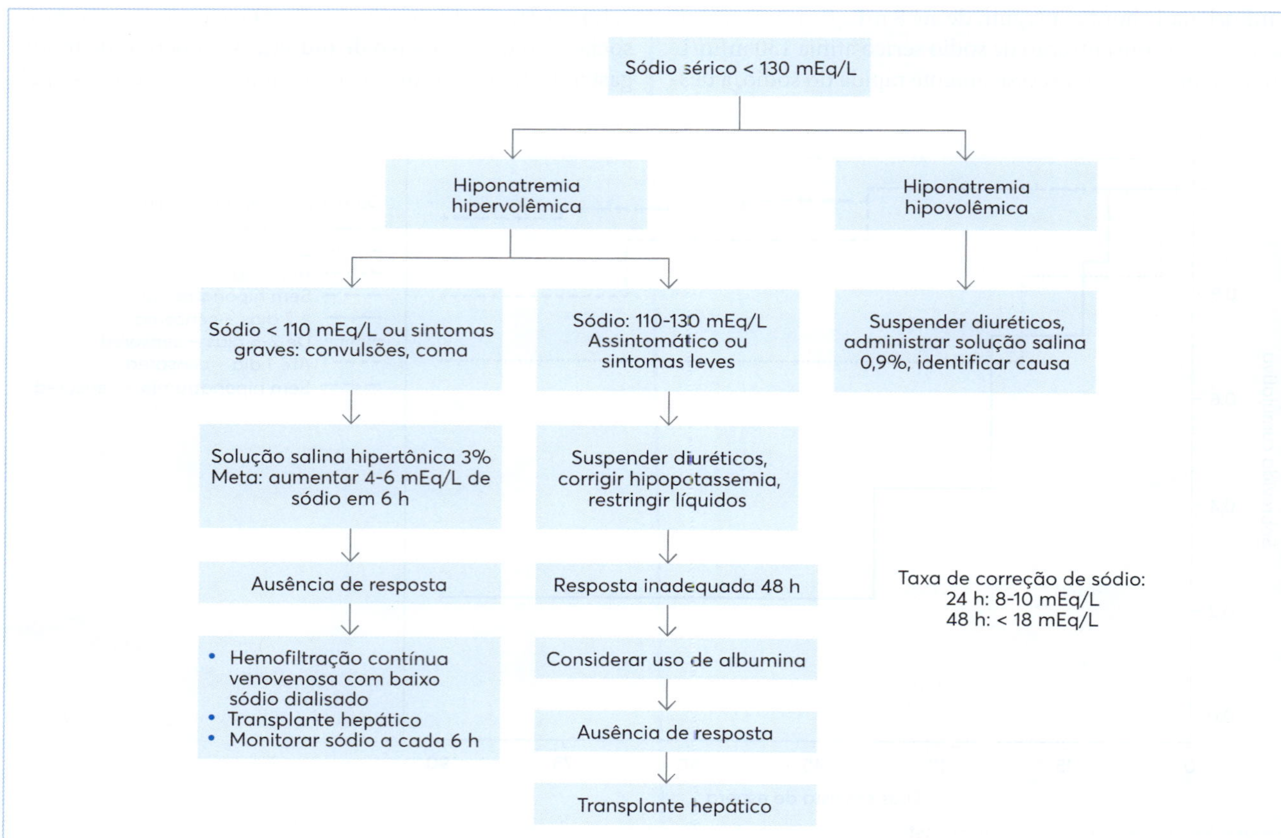

Figura 8 Sugestão de conduta na hiponatremia cirrogênica.
Fonte: Alukal, John e Thuluvath, 2020.[16]

etiologias foi de 79%. De acordo com os critérios atuais, 60% dos pacientes foram classificados como estágio 1; 26% como estágio 2; e 12% como estágio 3. A sobrevida livre de transplante em 1 ano foi estatisticamente diferente entre os grupos, como demonstrado na Figura 11 (dados não publicados).

Quadro 6 Fatores desencadeantes de lesão renal aguda associada à cirrose

Funcionais
Choque
Desidratação,
Sepse
Diminuição da ingestão de líquidos
Perdas gastrintestinais (diarreia, vômito)
Sangramento gastrintestinal
Descompensação da doença hepática
Estruturais
Necrose tubular aguda
Doenças tubulointersticiais
Doenças glomerulares
Obstrução

Fonte: modificado de Deep, Saxena e Jose, 2019.[17]

Quadro 7 Diagnóstico e estadiamento da lesão renal aguda (AKI) associada à doença hepática crônica

Definição
Aumento da creatinina sérica de ≥ 0,3 mg/dL em 48 h; OU
Aumento percentual na creatinina sérica e ≥ 50% do valor basal conhecido ou presumido (máximo de 7 dias anteriores)
Obs.: quando o valor da creatinina sérica basal não for disponível, utilizar valores obtido nos 3 meses anteriores. Em pacientes com mais de um valor nos 3 meses últimos meses, utilizar o valor mais próximo da admissão
Estadiamento
Estágio 1 (AKI-1): aumento na creatinina sérica ≥ 0,3 mg/dL OU aumento na creatinina sérica ≥ 1,5-2 vezes o valor basal
Estágio 2 (AKI-2): aumento na creatinina sérica > 2-3 vezes o valor basal
Estágio 3 (AKI-3): aumento na creatinina sérica > 3 vezes o valor basal OU creatinina sérica ≥ 4 mg/dL OU aumento agudo de ≥ 0,3 mg/dL OU início da terapia de substituição renal
Resposta terapêutica
Sem resposta: sem regressão
Resposta parcial: redução creatinina sérica para ≥ 0,3 mg/dL acima do valor basal
Resposta completa: retorno da creatinina sérica a um valor dentro de 0,3 mg/dL do valor basal

Fonte: Deep, Saxena e Jose, 2019.[17]

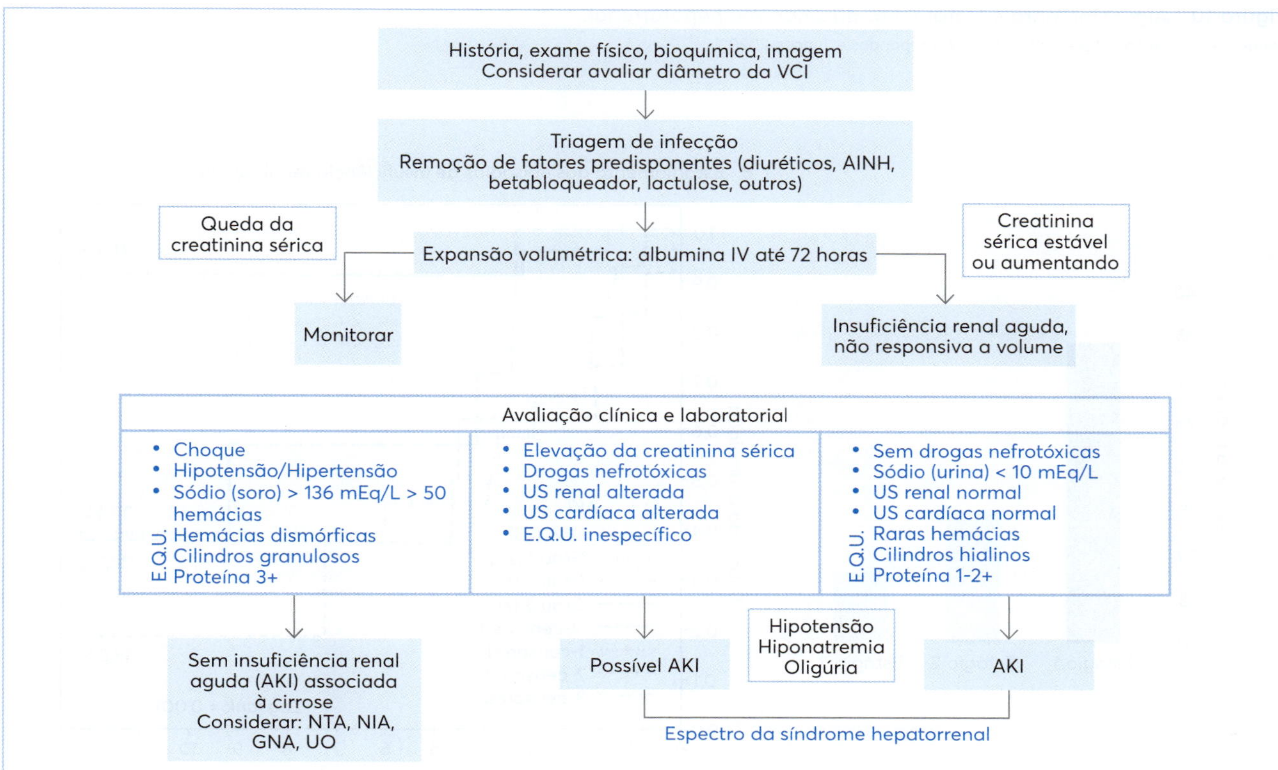

Figura 9 Algoritmo para o diagnóstico da síndrome hepatorrenal.

AINH: anti-inflamatório não hormonal; E.Q.U.: exame qualitativo de urina; GNA: glomerulonefrite aguda; NIA: nefrite intersticial aguda; NTA: necrose tubular aguda; VCI: veia cava inferior.
Fonte: Velez, Therapondos e Juncos, 2020.[18]

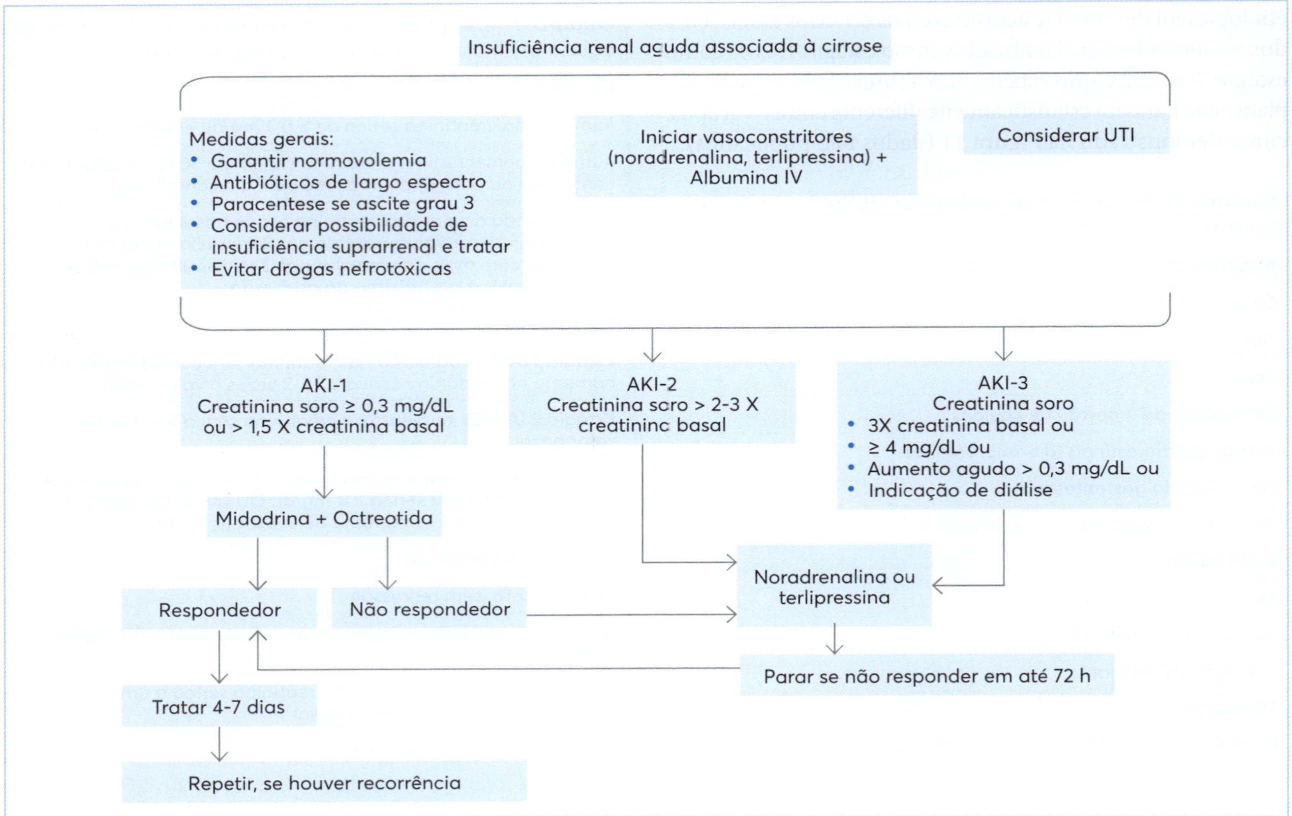

Figura 10 Algoritmo para o tratamento da síndrome hepatorrenal.

Fonte: Deep, Saxena e Jose, 2019[17]; Velez, Therapondos e Juncos, 2020.[18]

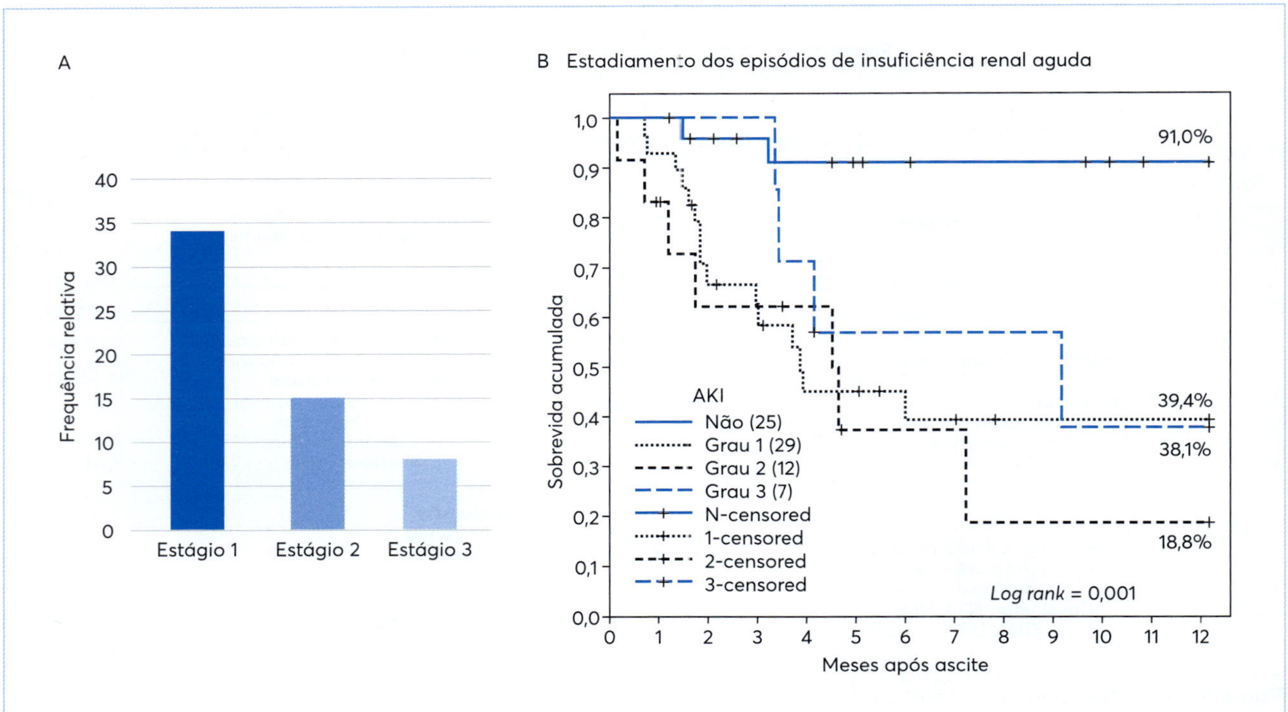

Figura 11 Prevalência (A) e sobrevida do fígado nativo (B) de 75 crianças com doença hepática crônica, acompanhadas no Hospital de Clínicas de Porto Alegre.

O acometimento renal crônico, já foi considerado incomum entre pacientes hospitalizados com cirrose. Engloba tanto lesões renais estruturais quanto aquelas associadas à deterioração gradual da hemodinâmica esplâncnica e sistêmica determinada pela cirrose descompensada (lesões funcionais). O impacto da doença renal crônica sobre o prognóstico de pacientes com cirrose não está bem documentado. Há uma associação entre esta e o desenvolvimento de ascite de difícil controle, episódios de LAR-C, descompensação aguda grave, necessidade de diálise e redução da sobrevida global. O uso regular de albumina em pacientes com ascite parece reduzir significativamente a incidência de disfunção renal crônica nos cirróticos. Nos pacientes que não respondem ao tratamento vasoconstritor, hemodiálise intermitente ou contínua pode ser indicada, com o objetivo de servir como ponte para o transplante. O transplante hepático é o único tratamento eficaz para ambos os tipos de síndrome hepatopulmonar.

CARDIOMIOPATIA CIRRÓTICA

Define-se a cardiomiopatia cirrótica como a presença de disfunção cardíaca em pacientes com cirrose, caracterizada pelo comprometimento da resposta miocárdica contrátil ao estresse e/ou relaxamento diastólico alterado, com anormalidades eletrofisiológicas, na ausência de outro distúrbio cardíaco conhecido.

A fisiopatogenia da cardiomiopatia cirrótica ainda não está elucidada, mas sugere que haja existência continuada de hiperativação beta-adrenérgica. Estas alterações parecem estar relacionadas à resposta do coração à circulação hiperdinâmica esplâncnica, à endotoxemia e à liberação de citocinas pró-inflamatórias. A cardiomiopatia cirrótica ocorre independentemente da etiologia da doença hepática, mas está relacionada a sua gravidade, sobrevida e evolução pós-transplante. Não há sinais ou sintomas clínicos específicos. Pode haver baixa resposta do débito cardíaco ao exercício ou aos estímulos e, do ponto de vista laboratorial, pode-se observar: elevação de troponina, peptídio natriurético cerebral e pró-peptídio natriurético cerebral.

O diagnóstico é realizado por ecocardiografia e eletrocardiografia (Tabela 6). Recentemente, têm-se proposto critérios pediátricos para o diagnóstico da cardiomiopatia cirrótica em pediatria. Estes são: índice de massa ventricular esquerda (IMVE) ≥ 95 g/m^2,[11] ou espessura relativa da parede de VE ≥ 0,42. Desconhece-se a real prevalência desta complicação no grupo pediátrico. Aplicando tais critérios, Gorgis et al.[19] observaram uma prevalência de 49% em crianças com cirrose secundária a atresia biliar, listadas para transplante hepático.

Não há tratamento específico para o acometimento cardíaco associado à cirrose. As alterações parecem ser reversíveis após o transplante hepático.[2]

Tabela 6 Cardiomiopatia cirrótica: critérios diagnósticos

Disfunção sistólica (um dos seguintes)	Disfunção diastólica (um dos seguintes)
• Discreta elevação do débito cardíaco ao exercício ou ao estímulo farmacológico • Fração de ejeção do ventrículo esquerdo em repouso (FEVE) <55%	• Média E/e' > 14* • Velocidade septal < 7 cm/s • Velocidade lateral < 10 cm/s • Velocidade tricúspide > 2,8 m/s • Índice de volume do átrio esquerdo (VAEi) > 34 mL/m^2
Critérios adicionais (de suporte) **Anormalidades eletromecânicas:** • Resposta cronotrópica anormal ao estresse • Desacoplamento eletromecânico/dissincronia • Intervalo QTc prolongado **Alterações das câmaras cardíacas:** • Aumento do átrio esquerdo (AE) • Aumento da espessura da parede do ventrículo esquerdo **Laboratoriais:** • Aumento de peptídio natriurético cerebral • Troponina I aumentada	

*Razão entre a velocidade diastólica E do fluxo mitral e a velocidade diastólica e' do anel mitral: pressão de enchimento do VE
Fonte: Møller et al., 2019.[20]

SÍNDROME HEPATOPULMONAR

A síndrome hepatopulmonar (SHP) é caracterizada pela tríade dilatação vascular intrapulmonar, anormalidades na troca gasosa na ausência de outras causas que prejudiquem a função pulmonar, associada à doença hepática. A fisiopatologia da SHP é incerta. A hipoxemia é causada principalmente pelo desequilíbrio entre a ventilação e a perfusão alveolar, resultando no aumento do gradiente arterioalveolar de oxigênio e hipoxemia arterial. Outros mecanismos envolvidos são o efeito de *shunt* (funcionais ou comunicação arteriovenosa estrutural) e a alteração na difusão de oxigênio. Os pacientes podem estar assintomáticos nos estágios iniciais da doença. Os sintomas típicos incluem platipneia (piora da dispneia quando em pé) e ortodeoxia (hipoxemia exacerbada na posição ereta), que pode ser encontrada em 25% dos pacientes adultos. Nas crianças, os sintomas e os sinais mais comuns são dispneia, fadiga, cianose, baqueteamento digital e telangiectasias.

Para confirmar o diagnóstico de SHP, é essencial demonstrar tanto a hipoxemia obtida por meio da gasometria arterial (gradiente alveoloarterial ≥ 15 mmHg) quanto a dilatação vascular intrapulmonar avaliada pela ecocardiografia transtorácica com teste de microbolhas. As atuais diretrizes da Sociedade Internacional de Transplante de Fígado (ILTS) recomenda o uso de teste não invasivo para detectar *shunt* intrapulmonar direita-esquerda, levando-se em consideração que o diâmetro normal dos capilares vasculares pulmonares é < 8 mcm. A solução salina agitada cria microbolhas > 10 mcm de diâmetro que normalmente não passam através dos capilares pulmonares e não aparecem no lado esquerdo do coração durante a ecocardiografia transtorácica. O aparecimento de microbolhas, injetadas por via endovenosa no lado esquerdo do coração durante 3 ou mais ciclos cardíacos, está associado a dilatação dos capilares intrapulmonares. Outros testes utilizados no arsenal diagnóstico da SHP estão apresentados na Tabela 7.

Tabela 7 Métodos diagnósticos adicionais para o diagnóstico da síndrome hepatopulmonar (SHP) tipos I e II

Método	Objetivo	Resultados observados na vigência de SHP	Limitações
Teste de perfusão pulmonar com macroagregado de albumina (99mTC-MAA)	Diagnóstico e quantificação da dilatação vascular intrapulmonar	Absorção cerebral ≥ 6%	Baixa sensibilidade
Tomografia de tórax	Identificar doenças pulmonares primárias subjacentes Localizar dilatações vasculares	Ausência de doença pulmonar primária, subjacente	
Arteriografia pulmonar	Estudar o padrão vascular Identificar *shunts* verdadeiros com fins terapêuticos (embolização dos *shunts*)	SHP tipo I: sem *shunts* verdadeiros SHP tipo II: presença de *shunts* verdadeiros	Método invasivo Baixa sensibilidade
Oximetria de pulso	Triagem de SHP e acompanhamento	Saturação < 96-97%	Não invasivo Fácil mensuração Baixa sensibilidade

Fonte: Grilo-Bensusan e Pascasio-Acevedo, 2016.[21]

A SHP está associada a um aumento significativo na morbidade e na mortalidade. No momento, não há tratamento médico específico e de eficácia comprovada. Recomenda-se a adoção de medidas gerais visando a alívio sintomático, melhoria da qualidade de vida e otimização do estado geral de saúde do paciente pré-transplante de fígado. A abordagem desses pacientes com SHP está apresentada na Tabela 8.

Tabela 8 Abordagem terapêutica da síndrome hepatopulmonar

Modalidade terapêutica	Método	Mecanismo de ação
Medidas gerais	Suplementação de oxigênio se saturação de O_2 < 60 mmHg Alvo: saturação de O_2 > 88%	
Métodos invasivos	TIPS	Diminuição da pressão portal
Transplante hepático (único tratamento curativo)	Substituição ortotópica do fígado	Resolução da hipertensão portal

Fonte: adaptado de Lee et al., 2018.[22]

HIPERTENSÃO PORTOPULMONAR

A hipertensão portopulmonar (HPoP) é definida como hipertensão arterial pulmonar associada à hipertensão portal de origem intra ou extra-hepática. Caracteriza-se pela elevação da pressão da artéria pulmonar e da resistência vascular pulmonar, podendo resultar em insuficiência cardíaca direita e morte precoce. O mecanismo fisiopatológico está associado à presença de vasodilatação esplâncnica e formação de *shunts* portossistêmicos. Na população pediátrica, a prevalência de hipertensão portopulmonar é desconhecida.

O diagnóstico requer um alto índice de suspeição. Os sintomas iniciais são sutis, e o paciente pode permanecer assintomático mesmo com doença avançada. Na forma sintomática, há sinais e sintomas de falência cardíaca direita: cansaço, dispneia aos esforços, dor torácica, síncope e edema periférico. Na hipertensão portopulmonar grave, pode haver dispneia em repouso e morte súbita.

A ecocardiografia transtorácica é um bom teste de rastreamento para HpoP. Contudo, pode subdiagnosticar os casos. A presença de hipertrofia do ventrículo direito e a pressão sistólica do ventrículo direito superior a 50 mmHg no Doppler são importantes sinais de alerta.

O cateterismo cardíaco direito confirma o diagnóstico. A graduação da gravidade é determinada pelos valores da pressão média da artéria pulmonar: leve (25-35 mmHg), moderada (35-49 mmHg) e severa (> 50 mmHg). Outras causas de hipertensão pulmonar devem ser excluídas durante a avaliação.

Sem intervenção medicamentosa, a sobrevida em 1 ano é de aproximadamente 35 a 46%. As estratégias de tratamento visam a aliviar sintomas, melhorar a capacidade para o exercício e permitir a realização do transplante. A terapêutica específica baseia-se nas 3 vias da vasoconstrição pulmonar e do remodelamento vascular: via da prostaciclina, via do óxido nítrico e via da endotelina. A hipertensão portopulmonar moderada a severa sem resposta a tratamento vasodilatador é considerada uma contraindicação ao transplante hepático, em virtude da alta mortalidade pós-transplante e da irreversibilidade da hipertensão pulmonar. Sendo assim, é fundamental o diagnóstico precoce (estágio leve).

ENCEFALOPATIA HEPÁTICA

A encefalopatia hepática é definida como "disfunção cerebral causada por insuficiência hepática e/ou *shunt* portossistêmico que se manifesta como um amplo espectro de anormalidades neurológicas ou psiquiátricas que variam de alterações subclínicas a coma".

As manifestações heterogêneas da encefalopatia hepática variam não só entre os pacientes, mas o mesmo paciente pode apresentar mais de um espectro. Nas crianças, a encefalopatia está associada à atrofia cerebral e a importante comprometimento cognitivo, o qual pode persistir mesmo

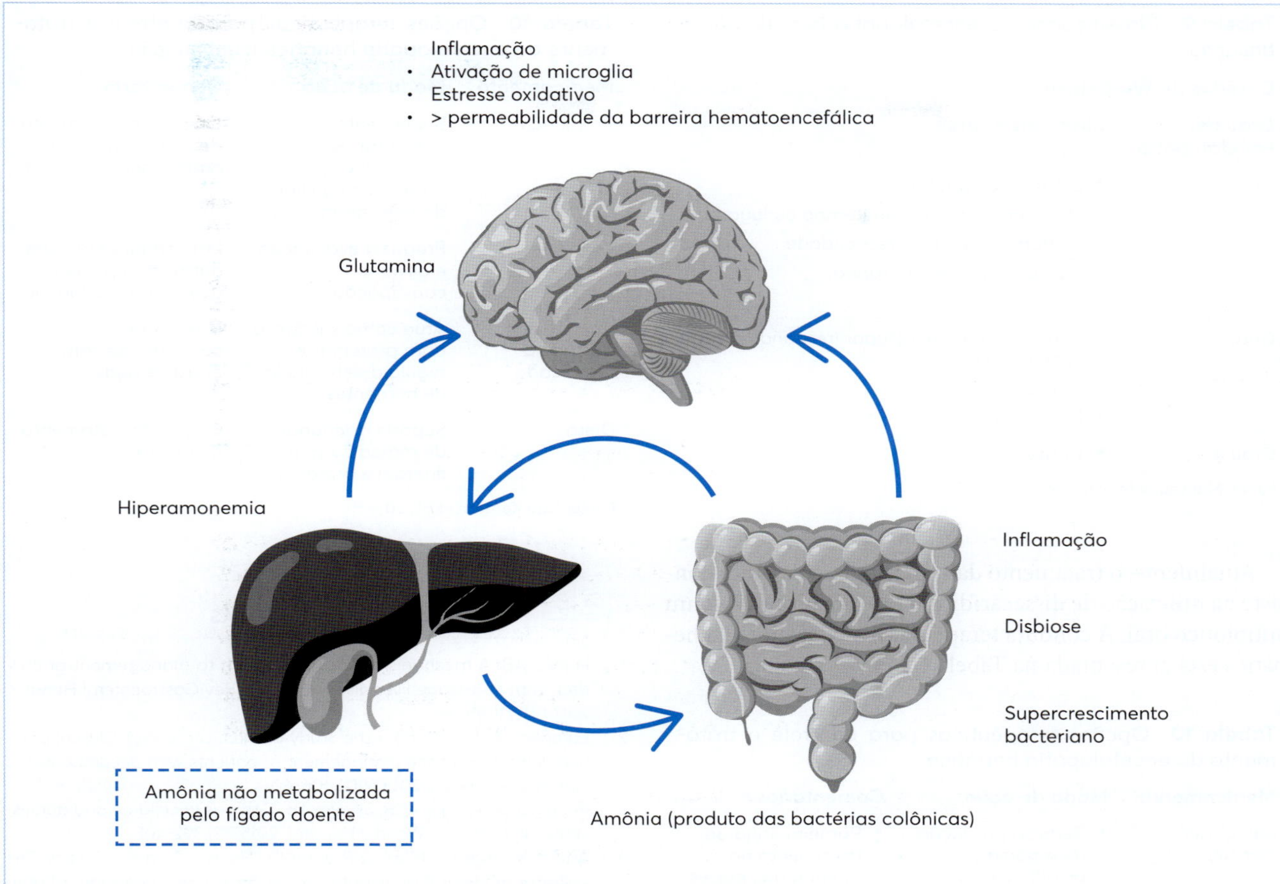

Figura 12 Fisiopatologia da encefalopatia hepática.
Fonte: Weir e Reddy,2020.[23]

após o transplante de fígado. Existem múltiplos mecanismos potenciais que promovem o desenvolvimento de encefalopatia hepática (Quadro 8).

Quadro 8 Fatores precipitantes de episódios de encefalopatia hepática

Situações clínicas
Infecção
Sangramento gastrintestinal
Altas doses de diuréticos
Desequilíbrio hidreletrolítico
Constipação
Uso de benzodiazepínicos
Consumo de álcool (adolescentes)

As manifestações variam de leves a graves e são agrupadas em estágios (Tabela 9). Encefalopatia hepática mínima é a forma mais branda do acometimento cerebral na cirrose. Neste estágio, os pacientes não apresentam sintomas evidentes, mas podem apresentar sutis defeitos motores e cognitivos, diagnosticados somente por meio de testes neuropsicológicos. Srivastava et al.[24] avaliaram a prevalência de encefalopatia hepática mínima em 67 crianças com doença hepática crônica compensada. Realizaram testes neuropsicométricos, ressonância magnética, amônia sérica e citocinas inflamatórias. Observaram encefalopatia mínima em 50% das crianças e uma correlação positiva significativa entre encefalopatia e edema cerebral, níveis elevados de amônia e marcadores inflamatórios. O diagnóstico de encefalopatia hepática mínima tem repercussões importantes: aumenta o risco de desenvolvimento de encefalopatia clinicamente evidente e reduz o desempenho escolar.

Tabela 9 Classificação de encefalopatia hepática

Critérios de West-Haven	
Grau de encefalopatia	**Sintomas e sinais**
Grau 1	• Discreta falta de consciência • Euforia ou ansiedade • Desatenção • Dificuldade em realizar operações matemáticas simples (adição ou subtração)

(continua)

Tabela 9 Classificação de encefalopatia hepática (*continuação*)

Critérios de West-Haven	
Grau de encefalopatia	**Sintomas e sinais**
Grau 2	• Letargia ou apatia • Desorientação mínima (tempo ou lugar) • Mudança sutil de personalidade • Comportamento impróprio • Asterixis
Grau 3	• Sonolência a semiestupor (responde a estímulos verbais) • Confusão • Desorientação
Grau 4	• Coma

Fonte: Mansour e McPherson, 2018.[6]

Atualmente, o tratamento da encefalopatia hepática consiste na utilização de dissacarídios não absorvíveis e/ou um antibiótico oral. A conduta terapêutica da encefalopatia hepática está apresentada na Tabela 10.

Tabela 10 Opções terapêuticas para controle e tratamento da encefalopatia hepática

Medicamento	Modo de ação	Comentários
Lactulose/ lactitol	• Reduz a produção de amônia por acidificação do cólon • Laxante • Modulação do microbioma intestinal	• Primeira linha de tratamento na maioria dos países
Rifaximina	• Antibiótico não absorvível • Reduz a produção de amônia	• Administrado a pacientes com intolerância à lactulose ou usado em combinação • Não liberado para menores de 12 anos
Neomicina	Controla as bactérias que produzem amônia no intestino	• Recomendada para pacientes com encefalopatia clinicamente evidente • Não recomendada para uso crônico • Adjuvante da lactulose • Alternativa para rifaximina
Metronidazol, vancomicina, quinolonas	Antibióticos mal-absorvidos usados para diminuir a flora do cólon	• Não recomendados para uso crônico • Neurotoxicidade • Usados na ausência de melhor opção
L-ornitina e L-aspartato	Transaminação no ciclo da ureia como substrato para a transaminação do glutamato	• Uso combinado com outras drogas • Sem estudos em crianças

(continua)

Tabela 10 Opções terapêuticas para controle e tratamento da encefalopatia hepática (*continuação*)

Medicamento	Modo de ação	Comentários
Probióticos	Suplemento alimentar adequado para evacuação eficiente e equilíbrio da flora normal	Opção de tratamento de 2ª e 3ª linha com outros medicamentos
Laxantes	Produz a evacuação e alivia a constipação	Em combinação com outras drogas para acelerar a evacuação
Aminoácido de cadeia ramificada	Atua como substrato para proteínas e regula a deficiência de nutrientes	Usado em combinação com outras drogas
Dieta	Suporte adequado de massa corporal, energia e proteína	Opção de tratamento adjuvante

Fonte: Fiati Kenston et al., 2019.[25]

REFERÊNCIAS BIBLIOGRÁFICAS

1. Haafiz AB. A mechanism based approach to management of children with end-stage liver disease. Expert Rev Gastroenterol Hepatol. 2017;11(12):1085-94.
2. European Association for the Study of the Liver (EASL). Clinical practice guidelines for the management of patients with decompensated cirrhosis. J Hepatol. 2018;69(2):406-60.
3. Pinto RB, Schneider ACR, Silveira TB. Cirrhosis in children and adolescents: an overview. World J Hepatol. 2015;7(3):392-405.
4. Arroyo V, Angeli P, Moreau R, Jalan R, Clària J, Trebicka J, et al. The systemic inflammation hypothesis: towards a new paradigm of acute decompensation and multiorgan failure in cirrhosis. J Hepatol. 2021;74(3):670-85.
5. Adebayo D, Neong SF, Wong F. Ascites and hepatorenal syndrome. Clin Liver Dis. 2019;23(4):659-82.
6. Mansour D, McPherson S. Management of decompensated cirrhosis. Clin Med (Lond). 2018;18(Suppl 2):s60-s65.
7. Bes DF, Fernández MC, Malla I, Repetto HA, Buamsch D, López S, et al. Management of cirrhotic ascites in children. Review and recommendations. Part 1. Pathophysiology, diagnostic evaluation, hospitalization criteria, treatment, nutritional management. Arch Argent Pediatr. 2017;115(4):385-90.
8. Wong F. Management of ascites in cirrhosis. J Gastroenterol Hepatol. 2012;27(1):11-20.
9. Guedes RR, Kieling CO, Dos Santos JL, da Rocha C, Schwengber F, Adami MR, et al. Severity of ascites is associated with increased mortality in patients with cirrhosis secondary to biliary atresia. Dig Dis Sci. 2020;65(11):3369-77.
10. Vieira SMG, Schwengber FP, Melere M, Ceza MR, Souza M, Kieling CO. The first episode of spontaneous bacterial peritonitis is a threat event in children with end-stage liver disease. Eur J Gastroenterol Hepatol. 2018;30(3):323-7.
11. Shneider BL, de Ville de Goyet J, Leung DH, Srivastava A, Ling SC, et al. Primary prophylaxis of variceal bleeding in children and the role of MesoRex Bypass: Summary of the Baveno VI Pediatric Satellite Symposium. Hepatology. 2016;63(4):1368-80.
12. Adami MR, Kieling CO, Schwengber FP, Hirakata VN, Vieira SMG. Noninvasive methods of predicting large esophageal varices in children with intrahepatic portal hypertension. J Pediatr Gastroenterol Nutr. 2018;66(3):442-6.
13. Chapin CA, Bass LM. Cirrhosis and portal hypertension in the pediatric population. Clin Liver Dis. 2018;22(4):735-52.
14. Grammatikopoulos T, McKiernan PJ, Dhawan A. Portal hypertension and its management in children. Arch Dis Child. 2018;103(2):186-91.

15. Silva Duarte Dos Santos R, Kieling CO, Adami MR, Guedes RR, Vieira SMG. Hypervolemic hyponatremia and transplant-free survival in children with cirrhosis due to biliary atresia. Pediatr Transplant. 2020;24(3):e13687.
16. Alukal JJ, John S, Thuluvath PJ. Hyponatremia in cirrhosis: an update. Am J Gastroenterol. 2020;115(11):1775-85.
17. Deep A, Saxena R, Jose B. Acute kidney injury in children with chronic liver disease. Pediatr Nephrol. 2019;34(1):45-59.
18. Velez JCQ, Therapondos G, Juncos LA. Reappraising the spectrum of AKI and hepatorenal syndrome in patients with cirrhosis. Nat Rev Nephrol. 2020;16(3):137-55.
19. Gorgis NM, Kennedy C, Lam F, Thompson K, Coss-Bu J, Akcan Arikan A, et al. Clinical consequences of cardiomyopathy in children with biliary atresia requiring liver transplantation. Hepatology. 2019;69(3):1206-18.
20. Møller S, Danielsen KV, Wiese S, Hove JD, Bendtsen F. An update on cirrhotic cardiomyopathy. Expert Rev Gastroenterol Hepatol. 2019;13(5):497-505.
21. Grilo-Bensusan I, Pascasio-Acevedo JM. Hepatopulmonary syndrome: what we know and what we would like to know. World J Gastroenterol. 2016;22(25):5728-41.
22. Lee WS, Wong SY, Ivy DD, Sokol RJ. Hepatopulmonary syndrome and portopulmonary hypertension in children: recent advances in diagnosis and management. J Pediatr. 2018;196:14-21.
23. Weir V, Reddy KR. Nonpharmacologic management of hepatic encephalopathy: an update. Clin Liver Dis. 2020;24(2):243-61.
24. Srivastava A, Chaturvedi S, Gupta RK, Malik R, Mathias A, Jagannathan NR, et al. Minimal hepatic encephalopathy in children with chronic liver disease: prevalence, pathogenesis and magnetic resonance-based diagnosis. J Hepatol. 2017;66(3):528-36.
25. Fiati Kenston SS, Song X, Li Z, Zhao J. Mechanistic insight, diagnosis, and treatment of ammonia-induced hepatic encephalopathy. J Gastroenterol Hepatol. 2019;34(1):31-39.
26. Pugliese R, Fonseca EA, Porta G, Danese V, Guimaraes T, Porta A, et al. Ascites and serum sodium are markers of increased waiting list mortality in children with chronic liver failure. Hepatology. 2014;59(5):1964-71.

CAPÍTULO 7

INSUFICIÊNCIA HEPÁTICA AGUDA

Cibele Dantas Ferreira Marques

AO FINAL DA LEITURA DESTE CAPÍTULO, O PEDIATRA DEVE ESTAR APTO A:

- Conhecer a definição atual de insuficiência hepática aguda em crianças, suas principais etiologias e particularidades.
- Estar atento aos sinais que indicam o diagnóstico de insuficiência hepática aguda em crianças e adolescentes para direcionamento adequado precoce.
- Reconhecer a insuficiência hepática aguda e encaminhar precocemente os pacientes para centros especializados.
- Conhecer as principais complicações da insuficiência hepática aguda e como conduzir cada uma delas.

INTRODUÇÃO

A insuficiência hepática aguda (IHA) é um distúrbio multissistêmico, decorrente de danos hepáticos súbitos e graves, com perda das funções metabólicas e imunológicas do fígado, podendo estar presente ou não encefalopatia hepática, sem história prévia de doença hepática aguda. Existe uma classificação mais recente, chamada insuficiência hepática aguda sobrecrônica (AOCLF), que se desenvolve em indivíduos com doença hepática preexistente.[3] Existem duas definições sobre AOCLF. A Associação Ásia-Pacífico para o Estudo do Fígado define ser uma lesão hepática aguda, em pacientes com doença hepática crônica, que inicia com icterícia e coagulopatia, torna-se complicada dentro de 4 semanas por ascite e/ou encefalopatia. A Associação Europeia para Estudo do Fígado e a Associação Americana para Estudo de Doenças do Fígado definem AOCLF quando a doença hepática crônica existente piora agudamente, geralmente devido a um evento desencadeante específico, levando a um risco aumentado de morte por falência de múltiplos órgãos dentro de 3 meses.[4]

A IHA é uma condição que requer tratamento intensivo com o objetivo de prevenir ou tratar possíveis complicações, como encefalopatia hepática, edema cerebral, hipertensão intracraniana, sangramentos, infecções e falência múltipla de órgãos, na expectativa de que ocorra a recuperação da função hepática ou o paciente seja submetido a um transplante de fígado.

Os critérios para classificar IHA em crianças são diferentes dos que definem IHA em adultos.

O Pediatric Acute Liver Failure (PALF) Study Group tem usado o seguinte critério para definir FHA em crianças:

1. Coagulopatia definida como tempo de protombina (TP) ≥ 15 segundos ou INR ≥ 1,5 não corrigido por vitamina K na presença de encefalopatia hepática clínica, ou TP ≥ 20 segundos ou INR ≥ 2 associado a presença ou ausência de encefalopatia hepática clínica.
2. Evidência bioquímica de dano hepático agudo,
3. Sem evidência de doença hepática crônica (nas 8 semanas que antecedem a apresentação).

A IHA neonatal é uma condição rara, no entanto, extremamente importante, pois é distinta da observada em crianças mais velhas e em adultos, pelo fato de poder ser diagnosticada em um bebê com cirrose. Isso se deve ao fato de a insuficiência hepática neonatal poder ser o resultado de uma doença hepática que começou intraútero. Existem outras diferenças no mecanismo da doença, nos princípios diagnósticos e nas etiologias comuns quando comparados com a IHA pediátrica e adulta. O INR do recém-nascido normal se estende até 2, e o recém-nascido prematuro normal pode ter um INR ≥ 2. Portanto, a coagulação anormal como característica definidora de insuficiência hepática neonatal pode ser mais bem redefinida para INR ≥ 3 para garantir a segurança.

A fisiopatologia da IHA envolve necrose hepática e proliferação do ducto biliar com liberação de patógenos moleculares associados a danos (DAMPs), que ativam o sistema imune e a cascata inflamatória, liberando citocinas pró-inflamatórias (TNF α, IL-1β e IL-6). Macrófagos se tornam pró-inflamatórios da fase inicial da IHA. Posteriormente, na medida em que há aumento de mediadores anti-inflamatórios, os macrófagos assumem uma função pró-regenerativa. Neutrófilos com função bactericida prejudicada são recrutados para o fígado, o que torna o paciente mais suscetível a infecções e sepse, com importante correlação com a não sobrevivência sem transplante.[3]

As diretrizes atuais sugerem uma abordagem paralela de diagnóstico e tratamento. Uma vez diagnosticada IHA em qualquer criança, o tratamento de suporte deve ser iniciado imediatamente, independentemente da etiologia. O monitoramento clínico deve ser feito na unidade de terapia intensiva.[1] É indicado o contato e transferência precoce para um centro de transplante de fígado. A avaliação laboratorial deve ser iniciada imediatamente, junto ao tratamento de suporte e os exames para etiologia específica devem ser baseados na idade e na suspeita clínica.[1]

EPIDEMIOLOGIA

A frequência exata de IHA na faixa etária pediátrica é incerta, e a incidência em todas as faixas etárias no mundo desenvolvido é rara, cerca de 10 casos por milhão. Nos Estados Unidos, estima-se que 1.600 casos de IHA são notificados a cada ano. Um estudo realizado na América Latina, incluindo o Brasil, mostrou que de 1.265 casos de IHA, 25,8% evoluíram para óbito e 50% foram submetidos a transplante. A IHA é responsável por 10 a 15% dos transplantes hepáticos pediátricos, a mortalidade está entre 50 e 70% e a principal causa é o encaminhamento tardio para centros referenciados em transplante hepático.

ETIOLOGIA

A etiologia da IHA é um importante preditor de resultados. Existem várias etiologias que, se diagnosticadas prontamente, podem ser passíveis de tratamentos específicos, podendo melhorar a mortalidade e a morbidade, bem como prevenir a necessidade de transplante de fígado. IHA por hepatite A e induzida por paracetamol apresentam maior chance de recuperação espontânea, enquanto doenças mitocondriais e infecção pelo herpes vírus têm pequena sobrevida ou benefício com transplante. Etiologias específicas podem ser classificadas como infecciosas, imunológicas, neurometabólicas, mitocondriais, malignas, vasculares ou relacionadas a medicamentos/drogas/toxinas. Apesar do avanço diagnóstico, em cerca de 31% dos casos, a causa é indeterminada.

As causas variam com a idade e a localização geográfica. Em países em desenvolvimento, etiologia infecciosa predomina como causa de IHA em crianças, enquanto IHA induzida por drogas predomina em adultos e causa indeterminada predomina em crianças na Europa e na América do Norte. Nos países em desenvolvimento com precárias condições sanitárias, hepatite viral, em especial pelos vírus A e E, são as causas mais comuns de IHA, sendo o risco de falência hepática na hepatite A de 0,1 a 0,4%. A hepatite B pode levar a IHA na infecção aguda, na reativação da infecção crônica pelo vírus B ou na soroconversão de antígeno positivo para anticorpo positivo HBeAb. Hepatite C não tem sido relatada como causa de IHA.

A ocorrência de IHA no período neonatal apresenta etiologias e prognóstico particulares. Vírus como herpes simples 1 e 2 (HSV), citomegalovírus (CMV) e Epstein-Barr (EBV) podem causar IHA nesta faixa etária. Outros vírus como dengue podem gerar IHA em países tropicais. Foi descrito um caso de adulto com IHA com forma grave de Covid-19.

As doenças hepáticas metabólicas são responsáveis por 13 a 43% dos casos de IHA em bebês e crianças pequenas, como galactosemia, tirosinemia e distúrbios mitocondriais.

Em crianças maiores e adolescentes, aparecem como causa relevante de IHA a doença de Wilson e a hepatite autoimune (HAI).

A Tabela 1 ilustra as principais etiologias da IHA em crianças e adolescentes.

Lesão hepática induzida por drogas (DILI) é a causa identificável de IHA mais comum em crianças e adultos de países desenvolvidos. Paracetamol é a droga mais comumente associada a IHA, e a toxicidade é normalmente dose-dependente.

Os medicamentos podem causar lesões hepáticas por vários mecanismos: efeito dependente da dose (acetaminofeno, halotano), reação idiossincrática (albendazol, isoniazida, antibióticos, AINEs) ou reação sinérgica (amoxacilina + ácido clavulânico, trimetoprima-sulfametoxazol).[1] A hepatotoxicidade é devida a lesão de hepatócitos ou ruptura da membrana canalicular, fazendo com que a IHA tóxica se associe a elevada mortalidade em crianças, a despeito de terapia médica ideal e sem transplante hepático de emergência.

QUADRO CLÍNICO

Em geral, a criança é previamente hígida, com sintomas inespecíficos, de duração variada. À medida que a função hepática começa a deteriorar, as manifestações clínicas da IHA vão surgindo. Ocorre redução na capacidade de eliminar drogas, toxinas e bilirrubinas, diminuição na síntese de fatores de coagulação, alteração na homeostase da glicose e aumento na produção de lactato.

Icterícia é a manifestação clínica mais comum, e não raramente ocorre hipoglicemia. A encefalopatia hepática pode se manifestar com alteração do comportamento e do humor, agressividade, letargia e padrão de sono irregular. Na criança, podem-se notar discretas mudanças nas reações com situações corriqueiras. Pode haver também aparecimento de enurese ou encoprese. Às vezes, os sintomas podem flutuar por dias ou semanas, com períodos de remissão e piora. A Tabela 3 mostra a classificação dos estágios de encefalopatia hepática.

Os estágios 3 e 4 da encefalopatia têm pior prognóstico, uma vez que o sucesso do tratamento clínico ocorre apenas em 20% dos casos.[17]

Tabela 1 Causas de IHA por idade e etiologia

	Doenças infecciosas	Drogas/Toxinas	Cardiovascular	Metabólico/Autoimune
< 1 ano	Herpes simples*, echovírus, adenovírus, EBV, hepatite B, parvovírus, varicela, enterovírus*, HHV-6	Paracetamol	Hipoplasia de coração esquerdo, asfixia, miocardite	Galactosemia, tirosemia, hemocromatose neonatal, intolerância a frutose, defeitos de ácidos graxos, defeitos mitocondriais, síndrome hemofagocítica, Neimann-Pick tipo C, disfunção das células NK*
Crianças	Hepatite A, B, C, D e E, leptospirose, EBV*	Ácido valproico, isoniazida, halotano, paracetamol*, AAS, toxicidade por vitamina A, fósforo	Cirurgia cardíaca, cardiomiopatia, síndrome de Budd-Chiari, miocardite	Defeito de oxidação de ácidos graxos*, leucemia, doença autoimune*, síndrome hemofagocítica, disfunção de células NK, doença de Wilson, defeitos mitocondriais
Adolescentes	Hepatites A*, B, C, D e E, febre amarela, dengue, febre de Lassa	Envenenamento por cogumelos, paracetamol*, IMAO, toxina *Bacillus cereus*, tetraciclina, *ecstasy*	Síndrome de Budd-Chiari, ICC, choque, síndrome do golpe de calor	Doença de Wilson*, doença autoimune, protoporfiria, defeito de oxidação de ácidos graxos, esteatose na gravidez

*Mais comuns.
AAS: ácido acetilsalicílico; EBV: vírus Epstein-Barr; ICC: insuficiência cardíaca congênita; IMAO: inibidores da monoaminoxidase; NK: *natural killer*.
Fonte: reproduzida de SBP, 2018.[1]

Tabela 2 Drogas tóxicas

Previsíveis	Idiossincráticas
Paracetamol	Halotano
Sulfato ferroso	Isoniazida
Ácido acetilsalicílico	Ácido valproico
Cloro-hidrocarbono	Metildopa
Ananita phalloides	Tetraciclina
Fósforo amarelo	Hidantoína
Solventes químicos	Anti-inflamatórios

INVESTIGAÇÃO DIAGNÓSTICA

A história clínica e o exame físico detalhado são fundamentais na identificação da causa da IHA. História de alteração do desenvolvimento neuropsicomotor em lactentes sugere doença prévia, como algumas doenças metabólicas com acometimento hepático, que podem cursar com disfunção hepática grave. Sinais de hepatopatia crônica ao exame clínico, como eritema palmar, aranha vascular, circulação colateral e presença de hepatoesplenomegalia, podem auxiliar no diagnóstico diferencial entre doença hepática crônica preexistente agudizada e uma insuficiência hepática fulminante. Os sinais de alerta que devem ser observados são transaminases muito elevadas que caem bruscamente, INR alargado não responsivo a vitamina K, icterícia persistente ou aumento rápido da bilirrubina, diminuição do tamanho do fígado, alterações mentais e sangramentos espontâneos.

Anamnese e exame físico

- Investigar o momento de início dos sintomas, contatos com portadores de hepatites virais, história de hemo-

Tabela 3 Estágios de encefalopatia hepática

Grau	Sinais clínicos		Sinais neurológicos	EEG
	Lactentes/Pré-escolares	Escolares/Adolescentes		
0	Nenhum	Nenhum	Normal	Normal
1	Choro inconsolável, inversão do sono, desatenção, alteração de comportamento	Confusão, alteração de humor, inversão do sono, esquecimento	Dificuldade ou impossibilidade de realizar teste, reflexos normais ou aumentados, tremor, apraxia, alteração da caligrafia	Normal ou ondas lentas, ritmo teta, ondas trifásicas
2	Choro inconsolável, inversão do sono, desatenção, alteração de comportamento	Letargia, comportamento inadequado	Dificuldade ou impossibilidade de realizar teste, reflexos normais ou aumentados, disartria, ataxia	Alentecimento generalizado, ondas trifásicas
3	Sonolência, estupor, agressividade	Estupor, resposta a comandos simples	Dificuldade ou impossibilidade de realizar teste, reflexos aumentados, Babinski presente, rigidez	Alentecimento generalizado, ondas trifásicas
4	Coma, resposta a estímulos dolorosos Sim (4a) Não (4b)	Coma, resposta a estímulos dolorosos Sim (4a) Não (4b)	Descerebração ou decorticação, reflexos ausentes	Ondas delta

Fonte: reproduzida de SBP, 2018.[1]

CUIDADOS ODONTOLÓGICOS

Deve-se fazer avaliação odontológica a cada 6 meses para prevenção de cáries. Deve-se fazer profilaxia antibiótica na manipulação de foco dentário.

ESPORTES

Atividade física completa, incluindo esportes, pode ser liberada após 8 a 12 semanas pós-TxH, após concordância do centro de transplante.

QUANDO ENCAMINHAR AO HEPATOLOGISTA OU AO CENTRO DE TRANSPLANTE

Em geral, recomenda-se encaminhar ao hepatologista nas seguintes situações: ajuste das doses dos IS, disfunção do enxerto, complicações vasculares e biliares, disfunção renal progressiva e suspeita de recorrência da doença de base.

CONSIDERAÇÕES FINAIS

O controle de crianças após o TxH é complexo e envolve múltiplos sistemas. Tanto a sobrevida do enxerto e do paciente quanto a qualidade de vida dependem de prevenção, detecção precoce e tratamento de possíveis complicações.

Algumas complicações são mais comuns em crianças em relação aos adultos: vasculares, infecciosas, DLPT e não adesão. Outras complicações, como as cardiovasculares e doença recorrente, são menos frequentes.

O acompanhamento conjunto de pediatras, hepatologistas, cirurgiões e diversas especialidades médicas e paramédicas é fundamental para o sucesso do transplante hepático.

BIBLIOGRAFIA

1. Brasil. Ministério da Saúde. Protocolo Clínico e Diretrizes Terapêuticas para imunossupressão de transplante hepático em pediatria. Relatório de Recomendação. Brasília: Ministério da Saúde; 2019.
2. Ekong UD, Gupta NA, Urban R, Andrews WS. 20-to 25-year patient and graft survival following a single pediatric liver transplant – Analysis of the United Network of Organ Sharing database: where to go from here. Pediatric Transplantation. 2019;23(6):e13523.
3. Hackl C, Schlitt HJ, Melter M, Knoppke B, Loss M. Current developments in pediatric liver transplantation. World J Hepatol. 2015;18:1509-20.
4. Issa DH, Alkhouri N. Long-term management of liver transplant recipients: a review for the internist. Cleveland Clinic J Med. 2015;82:361-72.
5. Kelly DA, Bucuvalas JC, Alonso EM, Karpen SJ, Allen U, Green M, et al. Long-term medical management of the pediatric patient after liver transplantation: 2013 Practice guideline by the American Association for the Study of Liver Diseases and the American Society of Transplantation. Liver Transplantation. 2013;8:798-825.
6. Kuo HT, Lau C, Sampaio MC, Bunnapradist S. Pretransplant risk factors for new-onset diabetes mellitus after transplant in pediatric liver transplant recipients. Liver Transplant. 2010;16:1249-56.
7. Miloh T. Medical management of children of children after liver transplantation. Curr Opin Organ Transplant. 2014;19:474-9.
8. Ng VL, Alonso EM, Bucuvalas JC, Cohen G, Limbers CA, Varni JW, et al. Health status of children alive 10 years after pediatric liver transplantation performed in the US and Canada: report of the Studies of Pediatric Liver Transplantation experience. J Pediatr. 2012;160:820-6.
9. Ruth N, Kelly D. A review of the long-term outlook of children and young people post liver transplant. Clin Invest. 2014;4:235-45.
10. Youssef D, Niazi A, Alkhouri N. Long term complications in pediatric liver transplant recipients: what every pediatrician should know. Current Pediatric Reviews. 2016;12:1-10.

SEÇÃO 19

GENÉTICA CLÍNICA

COORDENADOR

Salmo Raskin
Médico Especialista em Pediatria e em Genética pela Universidade Federal do Paraná (UFPR), e em Genética Médica Molecular pela Universidade de Vanderbilt, Estados Unidos. Membro Titular da Sociedade Brasileira de Genética Médica e Genômica (SBGM). Doutor em Genética. Diretor do Centro de Aconselhamento e Laboratório Genetika, Curitiba.

AUTORES

Ana Maria Martins
Professora da Disciplina de Pediatria Geral do Departamento de Pediatria da Universidade Federal de São Paulo (Unifesp). Mestre em Ciências Aplicadas à Pediatria pela Unifesp. Diretora do Centro de Referência em Erros Inatos do Metabolismo da Unifesp.

Erlane Marques Ribeiro
Médica Pediatra e Geneticista. Membro Titular da SBGM e Sociedade Brasileira de Pediatria (SBP). Doutora pela Universidade Federal do Rio Grande do Norte (UFRN). Chefe do Serviço de Genética Médica do Hospital Infantil Albert Sabin (HIAS), Fortaleza. Professora de Genética Médica da Faculdade de Medicina da Universidade Christus.

Marcial Francis Galera
Pediatra pelo Hospital de Clínicas da UFPR. Mestre em Morfologia/Genética e Doutor em Pediatria pela Unifesp. Professor Associado I do Departamento de Pediatria da Faculdade de Medicina da Universidade Federal do Mato Groso (UFMT). Membro da Câmara Técnica de Doenças Raras do Conselho Federal de Medicina (CFM). Vice-presidente da SBGM.

Salmo Raskin
Médico Especialista em Pediatria e em Genética pela UFPR, e em Genética Médica Molecular pela Universidade de Vanderbilt, Estados Unidos. Membro Titular da SBGM. Doutor em Genética. Diretor do Centro de Aconselhamento e Laboratório Genetika, Curitiba.

CAPÍTULO 1

ERROS INATOS DO METABOLISMO

Ana Maria Martins

AO FINAL DA LEITURA DESTE CAPÍTULO, O PEDIATRA DEVE ESTAR APTO A:

- Saber que existem mais de 750 erros inatos do metabolismo descritos.
- Conhecer a classificação clínica dividida em 3 grupos que ajuda o médico a pensar na hipótese de um erro inato do metabolismo e iniciar a investigação do diagnóstico.
- Entender que muitos erros inatos do metabolismo representam uma emergência e podem ser diagnosticados com testes sanguíneos disponíveis nos hospitais e confirmados por exames bioquímicos e moleculares.
- Entender que alguns erros inatos do metabolismo são tratáveis e requerem intervenção precoce e urgente para prevenir sequelas permanentes.
- Identificar muitos erros inatos do metabolismo na triagem neonatal ampliada.
- Saber que a maioria dos erros inatos do metabolismo é de herança autossômica recessiva e que pode haver recorrência na irmandade.

INTRODUÇÃO

Os erros inatos do metabolismo (EIM) somam hoje mais de 750 doenças diferentes, mais de 300 novas doenças foram descritas entre 2011 e 2016 e 85% têm apresentação predominantemente neurológica. Este grupo permanece subdiagnosticado pelo mundo todo na grande maioria dos programas de ensino das escolas médicas, provavelmente por causa da tradicional classificação das doenças baseada em órgãos e sistemas, como se fossem "caixas" (neurologia, oftalmologia, cardiologia, otorrinolaringologia, pneumologia, gastroenterologia, hepatologia, ortopedia, radiologia, hematologia e outras). Os EIM podem se apresentar com muitos sintomas e afetar qualquer órgão em qualquer idade e cenário, o que significa que eles não cabem na classificação tradicional das doenças.

As manifestações clínicas de um EIM que descompensa com risco de morte para o paciente são inespecíficas e incluem recusa alimentar, vômitos, desidratação, letargia, hipotonia e convulsão, quadro semelhante ao de uma septicemia. Quando uma criança com EIM que não teve diagnóstico vai a óbito, este, em geral, é atribuído à sepse, que é um quadro muito mais frequente que um EIM, o que resulta em um erro diagnóstico. Os achados de autópsia em tais casos são frequentemente inespecíficos, não permitindo o diagnóstico de um EIM, quando esta hipótese não é aventada. Um EIM que deixa de ser diagnosticado pode implicar em óbito do paciente e, para os sobreviventes, gasto com exames onerosos e desnecessários, internações repetidas, acompanhamentos ambulatoriais prolongados e infrutíferos para o diagnóstico e impedimento da realização do aconselhamento genético, tão importante para o controle da recorrência dessas patologias graves e, muitas vezes, sem tratamento.

O mais importante para o diagnóstico de um EIM é o julgamento clínico capaz de levar a um diagnóstico provável e seguro, por meio da identificação do grupo ao qual a doença pertence, da história clínica e dos resultados de exames laboratoriais pertinentes ao caso, permitindo, assim, que se inicie o tratamento quando este ainda é possível.

HERANÇA

Os EIM resultam da deficiência de atividade de uma ou mais enzimas específicas ou defeito no transporte de proteínas e são, na sua grande maioria, de herança autossômica recessiva, ou seja, têm um risco de recorrência de 25% a cada gestação de pais heterozigotos. Algumas doenças são de herança ligada ao X, isto é, a mãe é portadora da mutação, sendo o risco de recorrência nestes casos de 50% a cada gestação para os filhos (que serão afetados) e para as filhas serem portadoras e passarem aos seus filhos. Há ainda as chamadas doenças mitocondriais, sendo 80% de herança autossômica recessiva com risco de recorrência de 25% para filhas e filhos, e em cerca de 20% a mutação está no DNA mitocondrial, sendo a recorrência de praticamente 100% de comprometimento dos filhos de ambos os sexos.

INCIDÊNCIA

Os EIM são doenças raras com uma incidência acumulativa de 1 para 2.500, porém a prevalência de cada doença é bastante variável, principalmente de acordo com a etnia.

Não há dados de incidência disponíveis no Brasil, mas há alguns dados interessantes de Portugal obtidos após 4 anos de triagem neonatal ampliada no país: a incidência cumulativa dos EIM foi 1:2.396, defeitos no metabolismo dos aminoácidos 1:5.856, defeitos do ciclo da ureia 1:79.061, acidúrias orgânicas 1:13.177, e defeitos da oxidação dos ácidos graxos 1:6.325.

CLASSIFICAÇÃO CLÍNICA

Uma das classificações mais educacionais e clínicas que existem é a do Dr. Saudubray, chamado muitas vezes de "pai dos EIM". Ela é prática porque, por meio da anamnese e do exame físico, é possível ter ideia do grupo em que o paciente se encontra e como começar a investigação do diagnóstico.

Categoria 1

Doenças que afetam apenas um sistema funcional ou anatômico ou um órgão, como o sistema endócrino, sistema imunológico, fatores de coagulação ou lipoproteínas. Os sintomas são uniformes e o diagnóstico correto costuma ser fácil, pois a base do defeito bioquímico incorpora a consequência dada, por exemplo, a tendência a sangrar observada nos casos de defeitos de coagulação.

Categoria 2

Doenças em que a base bioquímica afeta uma via metabólica comum a um grande número de células ou órgãos, como em doenças de armazenamento decorrente de defeitos lisossômicos, ou é restrita a um órgão com consequências humorais e sistêmicas, como a hiperamonemia em defeitos do ciclo da ureia ou a hipoglicemia na glicogenose hepática.

As doenças nesta categoria apresentam grande diversidade clínica. O sistema nervoso central (SNC) é frequentemente envolvido, e, na evolução da doença, podem aparecer muitas anormalidades secundárias, dificultando o diagnóstico.

As doenças da categoria 2, apesar da grande diversidade de sintomas, podem ser divididas em 3 grupos:

- Grupo 1, que inclui defeitos no metabolismo intermediário afetando pequenas moléculas.
- Grupo 2, que inclui os defeitos primários do metabolismo de energia.
- Grupo 3, que inclui defeitos envolvendo moléculas complexas.

Grupo 1 – Defeitos no metabolismo intermediário

O metabolismo intermediário pode ser definido como uma imensa rede de reações bioquímicas de degradação (catabolismo), síntese (anabolismo) e reciclagem, que permite um ciclo de trocas contínuas entre as células e os nutrientes, provocadas pela alimentação (carboidratos, lipídios, proteínas) e pela respiração (oxigênio). Envolve milhares de proteínas, principalmente enzimas e transportadores, cujo déficit causa o EIM.

Este grupo é muito grande e há muitos mecanismos diferentes envolvidos. Inclui EIM que leva à intoxicação aguda ou progressiva pelo acúmulo de pequenas moléculas próximas ao bloqueio metabólico. Neste grupo, estão os erros inatos do catabolismo de aminoácidos (fenilcetonúria, doença de urina de xarope de bordo, homocistinúria, tirosinemia etc.); a maioria das acidúrias orgânicas (metilmalônica, propiônica, isovalérica); defeitos do ciclo da ureia; intolerância a açúcares, galactosemia e frutosemia; intoxicação de metais (Wilson, Menkes, hemocromatose) e porfirias.

Embora a fisiopatologia seja um pouco diferente, os erros inatos da síntese de neurotransmissores e catabolismo (monoaminas, GABA e glicina) e os erros inatos da síntese de aminoácidos (serina, glutamina, prolina/ornitina e asparagina) também podem ser incluídos neste grupo.

Todas as condições desse grupo compartilham semelhanças clínicas: não interferem no desenvolvimento embriofetal; apresentam um intervalo sem sintomas e sinais clínicos de intoxicação, que podem ser agudos (distúrbios metabólicos – como acidose metabólica, hipo ou hiperglicemia, hiperamonemia e distúrbio hidreletrolítico –, vômitos, coma, insuficiência hepática, complicações tromboembólicas etc.) ou crônicos (retardo de crescimento, atraso de desenvolvimento, ectopia *lentis*, cardiomiopatia, deficiência intelectual etc.). As circunstâncias que podem provocar ataques metabólicos agudos incluem catabolismo, febre, doenças intercorrentes, estresse e ingestão de alimentos. A expressão clínica costuma se dar nos primeiros dias ou meses, de maneira tardia ou intermitente. Nos casos suspeitos de EIM deste grupo, é importante realizar a triagem sérica e urinária (Figura 1), que será um guia para o diagnóstico. O diagnóstico de certeza é comumente realizado pelo exame de espectrometria de massa realizado na triagem neonatal ampliada, por meio da análise de aminoácidos, ácidos orgânicos e acilcarnitinas. Se uma criança nos primeiros dias de vida tem suspeita de um EIM, coletou a triagem sérica que mostrou que pode ser um EIM e coletou a triagem neonatal ampliada, é importante contatar o laboratório de referência para solicitar urgência nesse resultado. Muitas vezes, os sintomas no período neonatal ocorrem antes de sair o resultado da triagem neonatal ampliada; por esta razão, o mais importante é existir a suspeita clínica.

Na maioria das vezes, o tratamento nesse grupo é a restrição do alimento que é tóxico para a criança, por exemplo, proteína (aminoácidos específicos ou não), galactose, frutose e outros.

A maioria dessas doenças é tratável e requer a remoção de emergência da toxina por meio de dietas especiais, procedimentos extracorpóreos ou medicamentos de limpeza (carnitina, benzoato de sódio, penicilamina etc.).

Grupo 2 – Defeitos que envolvem o metabolismo energético

Consistem em EIM com sintomas decorrentes, pelo menos em parte, de uma deficiência na produção ou utilização de energia no fígado, miocárdio, músculo, cérebro ou outros tecidos. Este grupo pode ser dividido em defeitos de energia mitocondrial e citoplasmáticos.

Os defeitos da energia mitocondriais são os mais graves e geralmente intratáveis. Eles abrangem as acidemias láticas congênitas (defeitos do transportador de piruvato, piruvato carboxilase (PC), piruvato desidrogenase (PDH) e o ciclo de Krebs), distúrbios da cadeia respiratória mitocondrial (comprometendo a própria cadeia respiratória, um transportador mitocondrial ou síntese da coenzima Q10 (CoQ)) e a oxidação de ácidos graxos (FAO) e defeitos dos corpos cetônicos. Apenas o último e os defeitos de CoQ são parcialmente tratáveis.

Os defeitos de energia citoplasmáticos são geralmente menos graves e envolvem as glicogenoses (glicólise, metabolismo do glicogênio e gliconeogenese), hiperinsulinismo (todas doenças tratáveis), os defeitos no metabolismo da creatina (parcialmente tratáveis) e defeitos da via da pentose fosfato (intratáveis).

As manifestações clínicas desse grupo incluem hipoglicemia, hiperlacticemia, acidose metabólica, hepatomegalia, miopatia, cardiomiopatia, retardo no crescimento, insuficiência cardíaca, colapso circulatório, morte súbita na infância, história de abortos recorrentes e malformação cerebral. Há também alterações neurológicas, como hipotonia generalizada grave, microcefalia, convulsões, atraso no desenvolvimento, deficiência intelectual, alterações cerebrais evolutivas, involução do desenvolvimento, epilepsia de difícil controle, ataxia intermitente, distonia, etc. Algumas doenças mitocondriais e defeitos da via pentose fosfato podem interferir com o desenvolvimento embriofetal, levando ao aparecimento de dismorfias (desvios fenotípicos), displasias e malformações.

Na suspeita do diagnóstico de alguma doença do grupo 2, é importante realizar prontamente a triagem sérica (Figura 1), sendo o lactato o melhor biomarcador de doença mitocondrial; ele também pode se mostrar elevado na hipoglicemia com acidose metabólica vista nas glicogenoses e outros defeitos do glicogênio.

A confirmação do diagnóstico pode ser feita pela dosagem de ácidos orgânicos na urina (mitocondrial, glicogenoses, etc.), perfil de acilcarnitinas (defeitos de betaoxidação) e molecular, sequenciamento do gene específico se houver uma hipótese segura, painéis específicos ou exoma clínico.

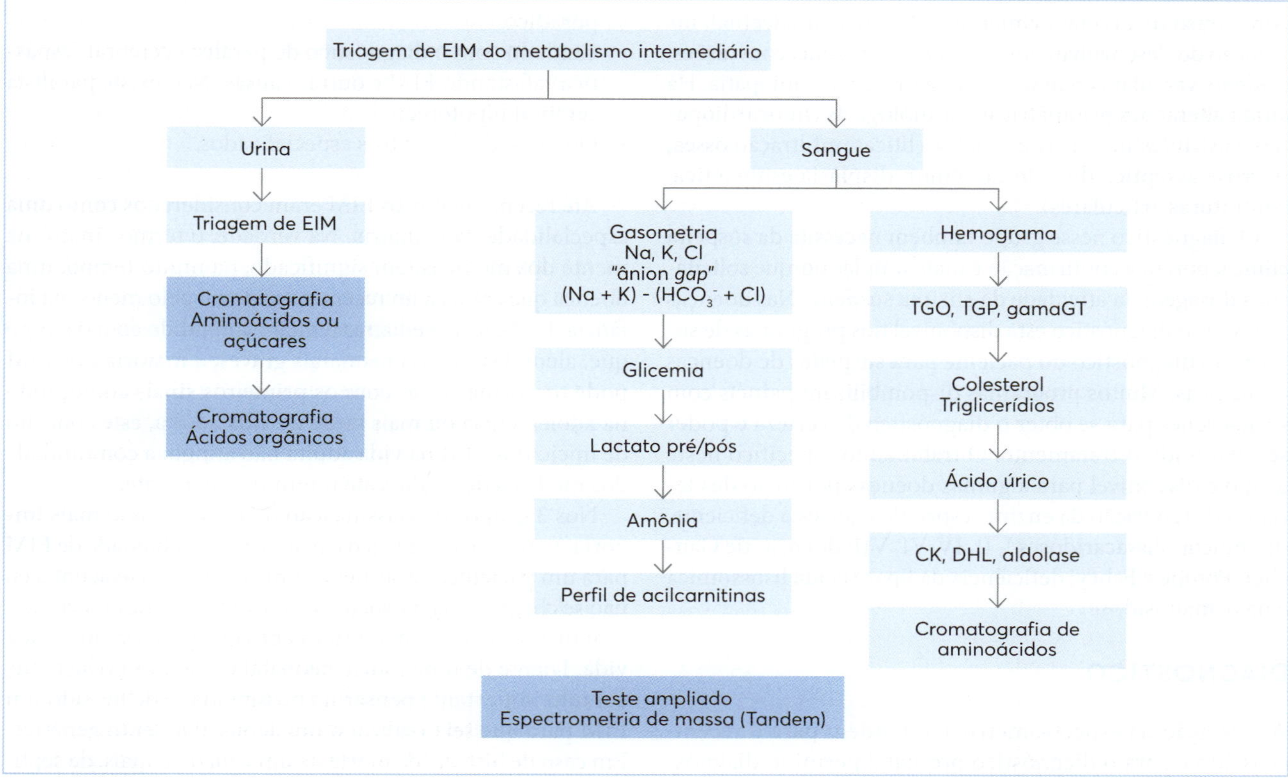

Figura 1 Triagem sérica e urinária para os grupos 1 e 2 da classificação.

O tratamento para defeitos mitocondriais é limitado, mas existem os cofatores que podem ser prescritos para farmácias de manipulação e alguns pacientes respondem. Para as glicogenoses tipos 1 e 3, é introduzida dieta e amido cru intercalado com alimentação em intervalos curtos de acordo com a tolerância do paciente ao jejum.

Grupo 3 – Doenças que envolvem moléculas complexas

Envolvem organelas celulares (lisossomos, peroxissomos, retículo endoplasmático, complexo de Golgi e mitocôndria) e inclui doenças com distúrbios de síntese, remodelação, controle de qualidade, reciclagem, transporte e catabolismo de moléculas complexas. Os sintomas costumam ser permanentes, progressivos, independentes de eventos intercorrentes e não relacionados com ingestão alimentar.

O grupo inclui doenças de depósito lisossômico, doenças dos peroxissomos, defeitos congênitos de glicosilação (CDG), defeitos no metabolismo das purinas e pirimidinas, do colesterol e da síntese de ácidos biliares.

Mais recentemente, um novo grupo foi descrito e conta com 150 doenças envolvendo síntese e remodelação do metabolismo lipídico complexo, com quadros clínicos diversos e multissistêmicos.

As manifestações clínicas no grupo 3 são hidropsia fetal, hepatomegalia ou hepatoesplenomegalia; características dismórficas (características faciais grosseiras) que estão presentes no nascimento (gangliosidose GM1) ou que se desenvolvem nos primeiros anos de vida (mucopolissacaridose); envolvimento oftalmológico, audiológico e do SNC, com atraso de desenvolvimento, deficiência intelectual, involução do desenvolvimento em qualquer idade, convulsões, acidente vascular cerebral, fraqueza muscular e miopatia. Há ainda alterações psiquiátricas, cardiológicas (miocardiopatia), gastrintestinais e ósseas (lesões líticas, infiltração óssea, necrose asséptica do colo do fêmur, displasia esquelética, contraturas articulares).

O diagnóstico nesse grupo também necessita da suspeita clínica, porém a confirmação é mais simples porque solicita-se a dosagem da atividade da enzima suspeita. Nas doenças tratáveis, o diagnóstico está disponível nos programas de suporte ao diagnóstico do paciente para suspeitas de doenças específicas. Muitos programas disponibilizam painéis com vários genes para se obter o diagnóstico de certeza e poder ser instituído o tratamento. O tratamento específico neste grupo é disponível para algumas doenças por meio das terapias de reposição da enzima específica que está deficiente, nas mucopolissacaridoses I, II, IV, VI, VII; doenças de Gaucher, Pompe e Fabry; deficiência da lipase ácida lisossômica e na α-manosidose.

DIAGNÓSTICO

A aplicação da espectrometria em tandem para o recém-nascido e para o diagnóstico pré-natal permitiu diagnósticos pré-sintomáticos para alguns EIM. Entretanto, frente a um recém-nascido com suspeita de EIM, mesmo que a triagem neonatal ampliada por espectrometria de tandem tenha sido realizada, devem-se checar alguns itens clínicos:

- Considerar EIM em paralelo com outras condições mais comuns (p. ex., septicemia neonatal).
- Atentar a sintomas que persistem e permanecem inexplicáveis após o início do tratamento (antibioticoterapia no caso da sepse neonatal, cujos sintomas não melhoram com 2 ou 3 antibióticos) e lembrar que pode ser um EIM.
- Suspeitar de qualquer morte neonatal, que pode ser decorrente a um EIM, particularmente se o diagnóstico foi de sepse. Adicionalmente, uma sepse verdadeira pode desencadear uma descompensação metabólica aguda em um neonato com EIM. Revisar com cuidado os achados da autópsia.
- Não confundir um sintoma ou uma síndrome com etiologia (p. ex., síndrome de West, que tem múltiplas etiologias); a causa subjacente pode ser um EIM ainda não diagnosticado (seguindo o mesmo exemplo, alguns EIM podem se manifestar com síndrome de West e só são encaminhados para investigação de EIM após controle do quadro, deixando o paciente muito mais sequelas). O diagnóstico e a conduta corretos podem prevenir sequelas.
- Lembrar que EIM pode estar presente em qualquer idade, da vida fetal ao indivíduo mais velho.
- Atentar para o fato de que, embora a maioria dos EIM tenha herança autossômica recessiva (apesar de alguns serem dominantes, ligado ao X ou de herança materna), a maioria dos casos individuais pode aparecer como esporádico.
- Cuidado com o diagnóstico de paralisia cerebral (espástica) afastando EIM e outras causas. Não existe paralisia cerebral hipotônica.
- Obter ajuda de centros especializados.

Até recentemente, os EIM eram considerados como uma especialidade da pediatria. Na verdade, o termo "inato" na mente dos médicos tem significado, há muito tempo, uma doença que começa no recém-nascido ou pelo menos na infância. Embora os pediatras tenham aprendido com o tempo que, além das formas neonatais graves, a maioria dos EIM pode ter formas leves com os primeiros sinais começando na adolescência ou mais tarde na vida adulta, este conceito de início dos EIM na vida adulta não atingiu a comunidade dos médicos de adultos até muito recentemente.

Nos 3 grupos da classificação de EIM, o passo mais importante para o diagnóstico é pensar na possibilidade de EIM para um paciente; é a suspeita clínica, que, se não acontecer, não se chega ao diagnóstico e se terá outra criança morrendo sem diagnóstico e sem o tratamento que poderia salvar sua vida. Diante de uma morte neonatal ou de um no lactente, é muito importante pensar na possibilidade de ter sido um EIM para que seja realizado um aconselhamento genético. Em caso de história de morte de um irmão ou mais, de septicemia nos primeiros dias de vida em uma criança que nasceu com bom peso e sem nenhum fator de risco, é aconselhável se pensar em um EIM. História de óbito na sala de parto com quadro convulsivo também deve levantar a suspeita de EIM.

BIBLIOGRAFIA

1. Ahrens-Nicklas RC, Slap G, Ficcioglu C. Adolescent presentations of inborn errors of metabolism. Journal of Adolescent Health. 2015;56:477-82.
2. Applegarth DA, Toone J, Lowry RB. Incidence of inborn errors of metabolism in British Columbia, 1969-1996. Pediatrics. 2000;105(10):1-6.
3. MacNeill EC, Waaker CP. Inborn errors of metabolism in the emergency department (undiagnosed and management of the known). Emerg Med Clin N Am. 2018;36:369-85.
4. Martins AM. Inborn errors of metabolism: a clinical overview. Sao Paulo Med J. 1999;117(6):251-65.
5. Patel DR, Neelakantan M, Pandher K, Merrick J. Cerebral palsy in children: a clinical overview. Transl Pediatr. 2020;9:S125-S135.
6. Saudubray J-M, Baumgartner MR, Walter J. Inborn metabolic diseases diagnosis and treatment. 6.ed. Heidelberg: Springer; 2016.
7. Saudubray J-M, Garcia-Cazorla A. Inborn errors of metabolism overview-pathophysiology, manifestations, evaluation, and management. Pediatr Clin N Am. 2018;65(2):179-208.
8. Saudubray J-M, Sedel F, Walter JH. Clinical approach to treatable metabolic diseases: an introduction. J Inherit Metab Dis. 2006;29:261-74.
9. Vilarinho L, Rocha H, Sousa C, Marcão A, Fonseca H, Bogas M. Four years of expanded newborn screening in Portugal with tandem mass spectrometry. J Inherit Metab Dis. 2010;33(Suppl 3):S133-138.
10. Xiao C, Rossignol F, Vaz FM, Ferreira CR. Inherited disorders of complex lipid metabolism: a clinical review. J Inherti Metab Dis; 2021;1-17.

CAPÍTULO 2

HERANÇA MULTIFATORIAL

Erlane Marques Ribeiro

AO FINAL DA LEITURA DESTE CAPÍTULO, O PEDIATRA DEVE ESTAR APTO A:

- Conhecer as principais doenças de herança multifatorial.
- Elencar as características das doenças multifatoriais.
- Saber as diferenças entre o risco de recorrência das doenças multifatoriais e gênicas.
- Orientar as famílias sobre as condições mais comuns com herança multifatorial que envolvem os pacientes de faixa etária pediátrica.

INTRODUÇÃO

Na pediatria, é comum o achado de um defeito isolado e de fácil diagnóstico no período neonatal, como falha de fechamento do tubo neural (FFTN) (anencefalia, mielomeningocele, encefalocele – Figuras 1 e 2), fissuras orais (fendas labiais e palatinas – Figura 3), cardiopatia congênita, estenose hipertrófica de piloro, luxação congênita do quadril e pé torto congênito; todos estes são exemplos de doenças de herança multifatorial comuns em crianças. As doenças multifatoriais comuns de adultos também acontecem em pacientes atendidos por pediatras, como diabetes melito, câncer, transtornos psiquiátricos, alcoolismo, autismo, obesidade. Todas aqui citadas merecem aconselhamento genético, pois podem fazer parte de uma doença monogênica ou ser sintoma de uma doença de causa ambiental, caso sejam associadas a outras anomalias. Para distinguir entre elas, é necessário realizar história clínica e exame físico detalhados.

A frequência das doenças multifatoriais varia com a população estudada e, atualmente, o Ministério da Saúde do Brasil está tentando organizar os dados epidemiológicos dessas doenças, utilizando os dados produzidos pela declaração de nascidos vivos (SINASC), compulsória em todo o país. A Tabela 1 mostra as diferenças entre as doenças monogênicas e as doenças multifatoriais.

A natureza da contribuição genética das doenças multifatoriais permanece incerta. Atualmente, não se conhecem quais e quantos são os genes envolvidos em cada uma dessas doenças, os efeitos ambientais associados a elas e qual a contribuição de cada um desses fatores. Por isso, testes moleculares para essas doenças não fazem parte da prática médica, sendo obtidos apenas por pesquisa.

Tabela 1 Diferença entre doenças de herança monogênica e multifatorial

Doença monogênica	Doença multifatorial
Várias anomalias associadas	Anomalia isolada
Único gene envolvido	Poligênica
Fatores ambientais não interferem na gênese da doença, mas podem mudar o fenótipo	Forte efeito ambiental, podendo ser utilizado na prevenção da doença
Recorrência constante	Recorrência variável nas famílias

FALHA DE FECHAMENTO DO TUBO NEURAL

No período pré-natal, pode haver suspeita pelo teste de triagem bioquímico, por causa da alfafetoproteína aumentada, mas o diagnóstico é realizado pela ultrassonografia desde o 1º trimestre. O obstetra deve explicar à família a necessidade da via de parto cesariano, seja para evitar o trabalho de parto prolongado em razão da distocia do concepto, seja para evitar a rotura do saco herniário e, consequentemente meningite, e também comunicar ao neonatologista para que ele se prepare para receber a criança, evitando a rotura do saco herniário, o ressecamento e a contaminação da lesão, envolvendo-a em saco plástico e mantendo-a umedecida com soro fisiológico 0,9%.

O pediatra é o profissional a comunicar a notícia à família, incluindo se a anomalia é única ou se há outras alterações não detectadas à ultrassonografia. Em 95% dos casos, a criança é a primeira afetada na família, e o sexo mais afetado é o feminino.

As peculiaridades dos tipos de FFTN estão na Figura 1, e as complicações, o prognóstico e o tratamento estão na Tabela 2.

A prevenção a novos casos é feita com uso de ácido fólico por via oral na dose de 0,4 mg/dia no período pré-concep-

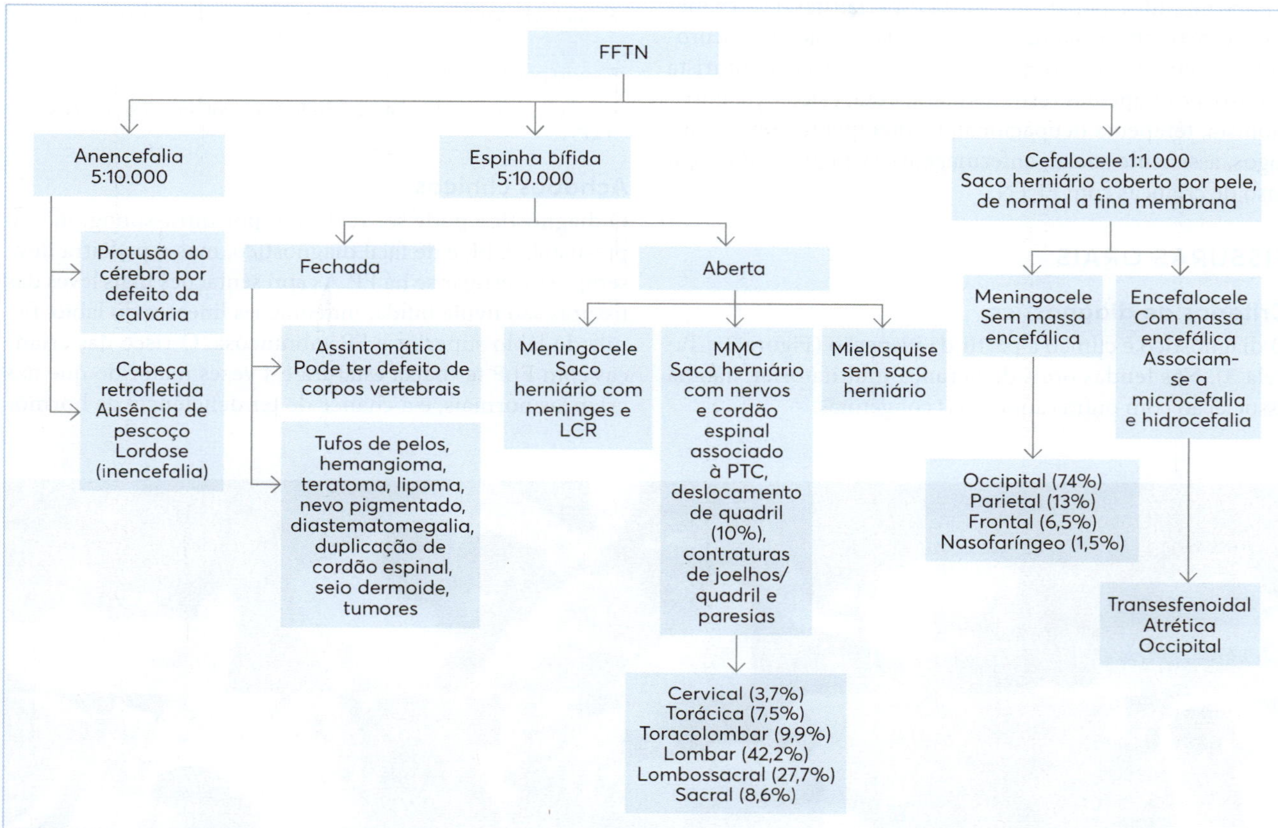

Figura 1 Peculiaridades dos tipos de falha de fechamento do tubo neural.

FFTN: falha de fechamento do tubo neural; LCR: líquido cefalorraquidiano; MMC: mielomeningocele; PTC: pé torto congênito.

Tabela 2 Complicações, prognóstico e tratamento dos casos de falha de fechamento do tubo neural

Tipos de FFTN	Anencefalia	Espinha bífida	Cefalocele
Complicações	Polidrâmnio em casos de iniencefalia	Arnold-Chiari e hidrocefalia em 90% das MMC lombossacrais; estenose do arqueduto; ausência da deambulação predispõe a obesidade e escoliose; dor por posição viciosa da coluna; redução da sensibilidade; predisposição a trombose venosa; alergia a látex (80%)	Obstrução nasal ou gotejamento de LCR (encefaloceles frontoetmoidais); rinorreia e obstrução respiratória quando há uma massa na região facial; deformação do olho (encefalocele naso-orbitais)
Prognóstico	Óbito < 48 horas; 43% em 24 horas; 15% em 3 dias; 5% em 7 dias	Depende da localização, do conteúdo do saco herniário, do tamanho da lesão e da associação com outras anomalias intra ou extracranianas. A DI não faz parte do quadro clínico, mas eventos infecciosos podem ser causa de DI	O mesmo da espinha bífida
Tratamento	Todos os casos devem ser mantidos em cuidados paliativos. Não podem ser doadores de órgãos. Aborto legalizado no Brasil para esses casos	Cirúrgico, sendo intraútero se diagnóstico pré-natal precoce; DVP se hidrocefalia; evitar uso do esparadrapo para prevenir alergia ao látex desde o nascimento; ter cuidado com lesões de pele, pela menor sensibilidade; realizar avaliação neurológica do nível sensitivo/motor e tônus anal em virtude de incontinência fecal; se rotura do saco herniário, dar antibióticos para tratamento de meningite; realizar estudo com urodinâmica, avaliar disfunção do trato urinário; indicar cateterismo intermitente das vias urinárias, se necessário; indicar ortopedista para tratamento cirúrgico do pé torto congênito	Cirúrgico. Casos mais graves devem receber cuidados paliativos

DI: deficiência intelectual; DVP: derivação ventriculoperitoneal; FFTN: falha de fechamento do tubo neural; MMC: mielomeningocele.

tual quando não há casos na família e 4 mg/dia para aquelas pacientes que têm casos na família.

O tratamento dos casos de mielomeningocele exige uma equipe multidisciplinar com vários especialistas da área médica (geneticista, pediatra, neurocirurgião, urologista, neurologista, nefrologista, ortopedista, homeopata, acupunturista e outros) e terapeutas (estomatoterapeuta, psicólogo, nutricionista, terapeuta ocupacional, fisioterapeuta, fonoaudiólogos, assistente social, enfermagem). A Figura 2 ilustra o caso de crianças com FFTN.

FISSURAS ORAIS

Critérios de diagnóstico

O diagnóstico é clínico a partir da inspeção (Figura 3 e Tabela 3). Nas fendas orais de herança multifatorial, não há associação com outras anomalias congênitas.

Tabela 3 Frequência das apresentações das fissuras orais

Tipo	Frequência
Fissura labial (FL)	25%, sendo unilateral em 80%, mais comum à esquerda
Fissura palatal (FP)	30%
Fissura labiopalatal (FLP)	45%, sendo bilateral em 85% dos casos

Achados clínicos

O diagnóstico pode ser realizado por ultrassonografia no pré-natal. A FL é de fácil diagnóstico, mas o pediatra deve sempre investigar se há FP. As apresentações mais leves das fissuras são úvula bífida, indentações lineares do lábio, fístula do lábio superior e FP submucosa. O risco das crianças com FLP ter baixa estatura é 4 vezes maior do que nas crianças normais, e a chance de ter deficiência de hormô-

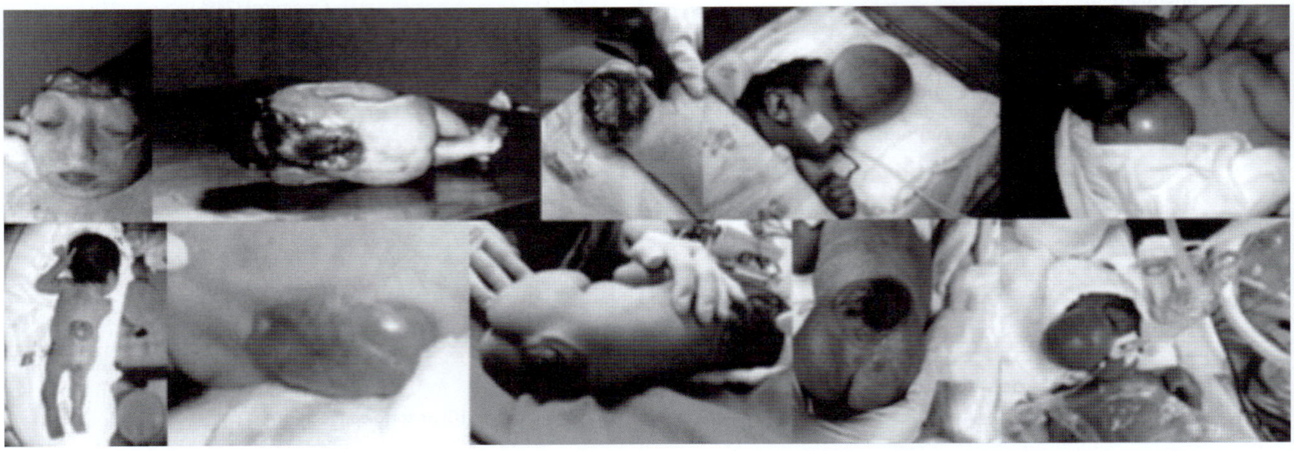

Figura 2 Crianças com falha de fechamento do tubo neural.

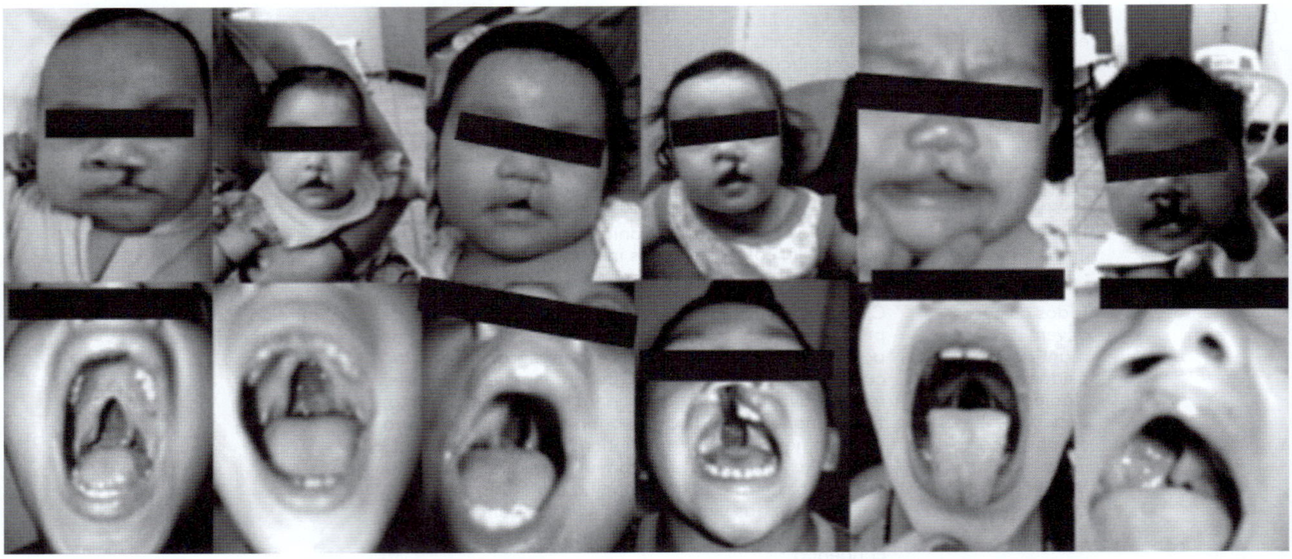

Figura 3 Pacientes com fissuras orais.

nio de crescimento é 40 vezes maior do que nas crianças da população geral. A dentição é frequentemente alterada nos casos de FLP. Em 15% dos casos, há agenesia dos dentes na área da fissura na dentição primária e 45% na dentição secundária. A hipodontia ocorre em 35% dos casos, sendo mais comum em pré-molares e incisivos maxilares laterais. Os dentes permanentes tendem a ser menores e assimétricos. Os dentes neonatais são encontrados em 10% dos casos com FLP bilateral e 10% se unilateral.

Complicações

Algumas crianças têm dificuldade com a alimentação, mas o seio materno deve ser oferecido para os pacientes com fissuras mais simples. Com suporte, a amamentação pode ser um sucesso para algumas crianças, prevenindo as infecções recorrentes de ouvido e a surdez condutiva. Mais de 25% dos casos têm insuficiência velofaríngea após a cirurgia do palato, dificultando o processo da fala.

Etiopatogenia

A FP decorre da falha de penetração do tecido mesodérmico no sulco ectodérmico na linha média do palato posterior e lateral da pré-maxila. A FL decorre da falha no processo nasal medial em estabelecer comunicação com o processo maxilar. Alguns fatores ambientais predispõem ao aparecimento de fendas orais, como uso de isotretinoína, anticonvulsivantes, fumo, álcool, diabetes materno descompensado, antagonistas de ácido fólico e fatores nutricionais. Há variação geográfica e étnica, sendo as fissuras orais mais frequentes em asiáticos do que em caucasianos e mais raras em negros do que caucasianos. Os casos em que há associação com outras anomalias congênitas podem ser de origem cromossômica ou gênica. Há casos com herança autossômica dominante e recessiva. Portanto, a realização da genealogia é imperativa para todos os casos de fendas orais.

Incidência

10:10.000 nascimentos. A incidência de FP é de 0,4:1.000 nascimentos.

Prevalência de sexo

FP é mais comum no sexo feminino (2F:1M) e FLP no sexo masculino, sendo M2:F1 para FLP e M1,5:F1 para FL.

Prevenção

É feita a partir do uso de 0,4 mg/dia de ácido fólico por via oral no período pré-conceptual.

Prognóstico

Bom, se for realizado tratamento adequado.

Tratamento

Deve-se realizar o tratamento cirúrgico da lesão e o tratamento de suporte com equipe multidisciplinar composta de especialistas médicos (geneticista, pediatra, otorrinolaringologista, cirurgião plástico) e não médicos (fonoaudiólogos, nutricionista, psicólogo, assistente social, odontologista, enfermagem).

A Tabela 4 mostra as características da estenose hipertrófica do piloro, cardiopatias congênitas, luxação congênita do quadril e pé torto congênito.

Tabela 4 Características da estenose hipertrófica do piloro, cardiopatias congênitas, luxação congênita do quadril e pé torto congênito

Nome da doença	Cardiopatia congênita	Estenose hipertrófica de piloro	Luxação congênita do quadril	Pé torto congênito
Critérios de diagnóstico	Ecocardiografia define a anomalia cardíaca; achados clínicos	Vômitos em jato na 2ª semana de vida após a dieta, com aspecto de leite, sem bile/sangue; alteração radiológica característica da oliva no estudo do estômago com bário	Necessidade de diagnóstico por imagem radiológica ou ultrassonográfica; achados clínicos	Equino do retropé; varo da articulação subtalar; cavo por flexão plantar do antepé; adução do mediopé e do antepé
Achados clínicos	Sopro cardíaco, sinais de insuficiência cardíaca	As crianças parecem famintas e querem se alimentar logo após o vômito; peristaltismo visível da esquerda para direita; alargamento endurecido do piloro (oliva) palpável no epigástrio	Assimetria de pregas glúteas ou do comprimento das pernas (sinal de Galeazzi); restrição a abdução do quadril; alteração na manobra de Ortolani ou de Barrow	Pode ser bilateral (50%) e unilateral, que é mais frequente à direita
Complicações	Déficit ponderoestatural, convulsões, arritmia, insuficiência cardíaca, óbito	Desnutrição, desidratação e alcalose metabólica	Necrose avascular da cabeça do fêmur, artrite degenerativa	Atrofia da panturrilha e pé de tamanho menor
Etiopatogenia	Depende da expressão do fator de transcrição Nkx2.5 em células mesenquimais, consequente à expressão de BMP2/4 e inibidores da via Wnt	Inexplicada; hipertrofia muscular e do tecido elástico da submucosa do piloro engrossa a parede do piloro e reduz a luz do lúmen	Resulta da perda do contato da cabeça do fêmur com acetábulo	Desconhecida, apesar de ser um dos defeitos mais comuns dos pés

(continua)

Tabela 4 Características da estenose hipertrófica do piloro, cardiopatias congênitas, luxação congênita do quadril e pé torto congênito (*continuação*)

Nome da doença	Cardiopatia congênita	Estenose hipertrófica de piloro	Luxação congênita do quadril	Pé torto congênito
Incidência	70:10.000 nascimentos	30:10.000 nascimentos	10:10.000 nascimentos	12:10.000 nascimentos
Prevalência de sexo	M > F	Masculino (primogênitos)	6-8 vezes mais em meninas	2M:1F
Risco de recorrência	2-5% para parentes de 1° grau; pode ter tipo de cardiopatias diferentes na família	Ver Tabela 7	Parentes de 1° grau = 0,05; de 2° grau = 0,006; de 3° grau = 0,04; população geral = 0,002	Parentes de 1° grau = 0,025; de 2° grau = 0,005; de 3° grau = 0,002; população geral = 0,001
Prevenção	Ácido fólico no período pré-conceptual	Não há	Não há	Não há
Prognóstico	Importante causa de morbimortalidade	Bom; sem alteração neurológica e da qualidade de vida	Bom se o tratamento for precoce e adequado	Bom se o tratamento for precoce e adequado
Tratamento	Clínico (medicações) e cirúrgico	Cirurgia (piloromiotomia)	Fralda dupla, suspensório de Pavlik, cirurgia	Cirúrgico ou bota gessada

Risco de recorrência

As características do risco de recorrência das doenças de etiologia multifatorial são:

- A recorrência é maior quanto mais grave é o fenótipo.
- Quanto mais próxima é a geração dos parentes afetados.
- Quanto mais parentes afetados existem na família.
- Quando o sexo acometido é o menos frequente naquela doença.

As Tabelas 5 a 8 detalham as características do risco de recorrência das doenças multifatoriais.

Tabela 5 Risco de recorrência de doença multifatorial

Doença	Risco de recorrência
FFTN	3-5%; se há parentes afetados, aumenta para 10% e para 15% se há > 1 caso na família
Cardiopatia congênita	2-5% para parentes de 1° grau; pode ter cardiopatias diferentes na família
LCQ	Parentes de 1° grau = 0,05; de 2° grau = 0,006; de 3° grau = 0,04; população geral = 0,002
PTC	Parentes de 1° grau = 0,025; de 2° grau = 0,005; de 3° grau = 0,002; população geral = 0,001

FFTN: falha de fechamento do tubo neural; LCQ: luxação congênita do quadril; PTC: pé torto congênito.

Tabela 6 Incidência de fenda oral em irmãos do afetado a depender do fenótipo

Fenótipo do afetado	Incidência em irmãos (%)
FL unilateral	4,0
FLP unilateral	4,9
FL bilateral	6,7
FLP bilateral	8

FL: fissura labial; FLP: fissura labiopalatal; FP: fissura palatal.
Fonte: modificada de Gorlin, Cohen Jr. e Hennekam, 2001.[1]

Tabela 7 Risco empírico para FLP e FL em parentes a depender do sexo afetado

Parente	FL+P	FL+P	FP	FP
	Afetado do sexo feminino (%)	Afetado do sexo masculino (%)	Afetado do sexo feminino (%)	Afetado do sexo masculino (%)
Irmão	6,7	6,8	1,8	2,8
Irmã	2,8	4,4	3,7	1,7
Filho	6,7	2,4	11,5	6,0
Filha	4,0	8,7	5,6	17,2

FL: fissura labial; FP: fissura palatal.
Fonte: modificada de Gorlin, Cohen Jr. e Hennekam, 2001.[1]

Tabela 8 Risco de recorrência em parentes na estenose hipertrófica do piloro

Parente	% de risco se o caso índice for do sexo masculino	% de risco se o caso índice for do sexo feminino*
Irmão	3,8	9,2
Irmã	2,7	3,8
Filho	5,5	18,9
Filha	2,4	7
Tio	2,3	4,7
Tia	0,4	-
Primo de 1° grau	0,9	0,7
Prima de 1° grau	0,2	0,3

*Se o caso índice for do sexo menos prevalente, o risco de recorrência é maior.
Fonte: modificada de Hoyme, 2006.[2]

Por ser o primeiro profissional de saúde a entrar em contato com o paciente, é importante que o pediatra esteja familiarizado com essas doenças, para que possa realizar a conduta adequada a esses casos.

REFERÊNCIAS BIBLIOGRÁFICAS

1. Gorlin RJ, Cohen Jr. MM, Hennekam RCM. Orofacial clefting syndromes: general aspects. In: Syndromes of the head and neck. 4.ed. New York: Oxford University Press; 2001. p.850-60.
2. Hoyme HE. Infantile hypertrophic pyloric stenosis. In: Stevenson RE, Hall JG (eds.). Human malformations and related anomalies. 2.ed. New York: Oxford University Press; 2006. p.1082-3.

BIBLIOGRAFIA

1. Campos DA, Peixoto MSRM, Medeiros BGS, Lucena VS. Fatores genéticos: prevalência de mortalidade neonatal e anomalias congênitas. J Biol Pharm Agricultual Manag. 2017;13(2):1-10.
2. Henderson D, Hutson MR, Kirby ML. Cardiovascular defects. In: Ferretti P, Copp A, Tickle C, Moore G. Embryos, genes and birth defects. 2.ed. England: Wiley; 2006. p.356-61.
3. Hudgins L, Vaux K. Developmental dysplasia of the hip. In: Stevenson RE, Hall JG (eds.). Human malformations and related anomalies. 2.ed. New York: Oxford University Press; 2006. p.830-2.
4. Hunter AGW. Disorders of neural tube closure. In: Stevenson RE, Hall JG (eds.). Human malformations and related anomalies. 2.ed. New York: Oxford University Press; 2006. p.715-56.
5. Jorde LB, Carey JC, Bamshad MJ. Herança multifatorial e doenças comuns. In: Genética médica. 5.ed. Rio de Janeiro: Elsevier; 2017. p.239-64.
6. Merllotti MHR, Braga SR, Santili C. Pé torto congênito. Rev Bras Ortop. 2006;41(5):137-44.
7. Passos-Bueno MR, Alonso Nivaldo, Brito LA. Fissura labiopalatina: genética, reabilitação e aconselhamento genético. In: Kim CA, Albano LMJ, Bertola DR (eds.). Genética na prática pediátrica. 2.ed. Vol. 14. Barueri: Manole; 2010. p.159-73.
8. Saliba A, Figueiredo AC, Baroneza JE, Afiune JY, Pic-Taylor A, Silviene FO, et al. Genetic and genomics in congenital heart disease: a clinical review. J Pediatr. 2020;96(3):279-88.

CAPÍTULO 3

DEFICIÊNCIA INTELECTUAL

Marcial Francis Galera

AO FINAL DA LEITURA DESTE CAPÍTULO, O PEDIATRA DEVE ESTAR APTO A:

- Identificar casos de deficiência intelectual.
- Investigar uma criança com deficiência intelectual.
- Encaminhar a criança com deficiência intelectual para reabilitação e aconselhamento genético.

INTRODUÇÃO

A deficiência intelectual (DI), anteriormente chamada de retardo mental, é um distúrbio do neurodesenvolvimento de múltiplas etiologias, em que o indivíduo apresenta limitações tanto na inteligência quanto nas habilidades adaptativas.[1] O pediatra tem um papel fundamental na suspeição e no diagnóstico de casos de DI por ser, em geral, o primeiro profissional a acompanhar estas crianças. A suspeição e o diagnóstico em tempo adequado podem influenciar de maneira direta a evolução e o prognóstico, bem como o aconselhamento genético às famílias dos afetados. Desta forma, é fundamental que o pediatra conheça claramente os marcos do desenvolvimento infantil e as particularidades do exame físico nesta faixa etária para, então, reconhecer possíveis desvios.

DEFINIÇÃO, CLASSIFICAÇÃO E EPIDEMIOLOGIA

O Manual Diagnóstico e Estatístico de Transtornos Mentais, em sua mais recente versão (DSM-5)[2], de 2013, reforça a definição quando afirma que a DI é caracterizada por limitações tanto no funcionamento intelectual quanto no comportamento adaptativo. O diagnóstico de DI só é possível quando o início das manifestações ocorre no período do desenvolvimento ou então em idade anterior aos 18 anos. O funcionamento intelectual é caracterizado por deficiência nas habilidades mentais gerais, como aprendizagem, raciocínio, resolução de problemas, pensamento abstrato e julgamento. Já o comportamento adaptativo relaciona-se à perda da funcionalidade adaptativa nas quais o indivíduo falha em encontrar padrões de independência pessoal e responsabilidade social em um ou mais aspectos da vida diária, incluindo comunicação, participação social, funcionamento acadêmico ou ocupacional e independência em casa ou em ambientes comunitários. Os déficits adaptativos incluem limitações em pelo menos 1 dos 3 domínios: conceitual, social e prático.[1,2]

1. Domínio conceitual: habilidades que incluem linguagem, leitura e escrita; manuseio de dinheiro, tempo e conceitos matemáticos, raciocínio, memória, autodireção e julgamento em novas situações (adaptação).
2. Domínio social: incluem habilidades de comunicação interpessoal social, empatia, capacidade de relacionar-se com colegas e resolução de problemas sociais.
3. Domínio prático: incluem atividades de cuidado pessoal ou vida diária, como comer, vestir-se, mobilidade e cuidados de higiene e saúde.

Vale ressaltar que, para o diagnóstico de DI, é necessário identificar tanto o prejuízo nas funções intelectuais (inteligência) quanto, em pelo menos, um dos domínios relacionados ao comportamento adaptativo que leva ao comprometimento da sua participação em vários cenários/situações, exigindo apoio contínuo. É exatamente este nível de apoio necessário que classifica, atualmente, a gravidade da DI, segundo o DSM-5 (Tabela 1), em leve, moderada, grave e profunda. A mesma classificação era utilizada anteriormente, contudo, baseada apenas no quociente intelectual (QI).[1]

A 11ª versão do Código Internacional das Doenças (CID-11)[3] coloca a DI no Capítulo 6 – Transtornos mentais, comportamentais ou de desenvolvimento neurológico / Transtornos do neurodesenvolvimento / 6A00 Transtornos do desenvolvimento intelectual, o qual se divide em:

- 6A00.0 Transtorno do desenvolvimento intelectual, leve.
- 6A00.1 Transtorno do desenvolvimento intelectual, moderado.

Tabela 1 Classificação da DI segundo o DSM-5

Nível de gravidade	Domínios de habilidade adaptativa		
	Conceitual	Social	Prático
Leve	As crianças precisam de suporte acadêmico para aprender as habilidades esperadas para a idade. Os adultos podem ter dificuldades com habilidades acadêmicas funcionais, como planejamento, leitura e gerenciamento de dinheiro	Habilidades sociais e julgamento pessoal são imaturos para a idade. O indivíduo corre o risco de ser manipulado por outros (credulidade)	A maioria dos indivíduos alcança independência na vida diária e nas atividades de cuidado pessoal; a maioria pode atuar em empregos que exigem habilidades simples e, muitas vezes, consegue viver de forma independente. Eles normalmente precisam de apoio para tomar decisões em cuidados de saúde, nutrição, compras, finanças e criação de uma família
Moderada	Para as crianças, as habilidades conceituais e acadêmicas ficam bem atrás das de seus pares. Para adultos, as habilidades acadêmicas são normalmente alcançáveis no nível elementar. Tarefas complexas, como gerenciamento de dinheiro, precisam de suporte substancial	Relações bem-sucedidas com familiares/amigos são possíveis com o uso de uma linguagem falada simples, mas o indivíduo é limitado por déficits nas habilidades sociais e comunicativas. Dicas sociais, julgamento social e decisões sociais e de vida precisam regularmente de apoio	A maioria dos indivíduos é capaz de realizar atividades de cuidado pessoal com ensino e apoio suficientes e alcançar autocuidado independente com apoios moderados, como os disponíveis em uma casa coletiva. Os adultos podem ser empregáveis em um ambiente com suporte
Grave	Os indivíduos têm pouca compreensão da linguagem escrita ou dos conceitos de número, tempo e dinheiro. Os cuidadores fornecem amplos suportes para a solução de problemas	Os indivíduos se beneficiam de interações de apoio saudáveis com a família/pessoas familiares e podem usar palavras, frases ou gestos simples muito básicos, pertinentes à sua experiência direta	Os indivíduos podem ser treinados em algumas atividades básicas da vida diária, com suporte e supervisão contínuos significativos
Profunda	Indivíduos podem usar objetos de maneira direcionada a um objetivo para autocuidado e recreação	Embora a compreensão da comunicação simbólica seja muito limitada, os indivíduos podem compreender alguns gestos e pistas emocionais e se expressar de forma não verbal	Os indivíduos normalmente dependem de suporte para todas as atividades da vida cotidiana. Limitações sensoriais ou físicas concomitantes são comuns

Fonte: adaptada de Pivalizza e Lalani, 2021.[1]

- 6A00.2 Transtorno do desenvolvimento intelectual, grave.
- 6A00.3 Transtorno do desenvolvimento intelectual, profundo.
- 6A00.4 Transtorno do desenvolvimento intelectual, provisório.
- 6A00.Z Transtornos do desenvolvimento intelectual, não especificados.

A prevalência global da DI é de aproximadamente 1% da população geral. Estas taxas variam extensamente na literatura conforme o desenho do estudo, critérios diagnósticos, gravidade da condição e características da população. Considerando-se apenas a prevalência do déficit de inteligência por meio das medidas de QI, as taxas chegam a 3%, o que definia anteriormente o chamado retardo mental. A maioria dos casos está relacionada a casos leves (85%) É observada uma ocorrência maior da DI em meninos (30% a mais) que em meninas em razão de um considerável número de genes relacionados no cromossomo X.[1]

FATORES DE RISCO E CAUSAS DE DI

Alguns fatores de risco têm sido relacionados à DI, como sexo masculino, baixo peso de nascimento, idade materna e paterna avançadas, escolaridade mais baixa da mãe, origem social dos pais, entre outras. As causas da DI são extensas e estão relacionadas a situações que interferem no desenvolvimento cerebral e seu funcionamento. As causas podem ser abordadas quanto à sua origem (genética ou ambiental) e quanto à época da ocorrência (pré-natal, perinatal e pós-natal).[1] Neste capítulo, serão abordadas as causas relacionadas à origem. Nos países desenvolvidos, a maior parte dos casos de DI é de etiologia genética. Contudo, nos países subdesenvolvidos ou em desenvolvimento, as causas ambientais têm um papel ainda importante na gênese destes casos.

Causas ambientais

As causas ambientais incluem teratógenos, infecções, traumas, asfixia perinatal e deficiências nutricionais.

Entre os teratógenos, destaca-se a exposição pré-natal ao álcool, que pode levar a um espectro de defeitos em que a síndrome alcoólica fetal é o extremo mais grave, enquanto o distúrbio neurológico relacionado ao álcool é o quadro mais leve. A síndrome alcoólica fetal caracteriza-se por deficiência de crescimento de origem pré e pós-natal, microcefalia, fendas palpebrais curtas, hipoplasia maxilar, nariz curto, filtro nasolabial liso e lábio superior fino e liso. Podem ocorrer também alterações articulares, encurtamento das falanges distais, além de defeitos cardíacos congênitos, como os defeitos de septo ventricular e atrial. O quadro neurológico

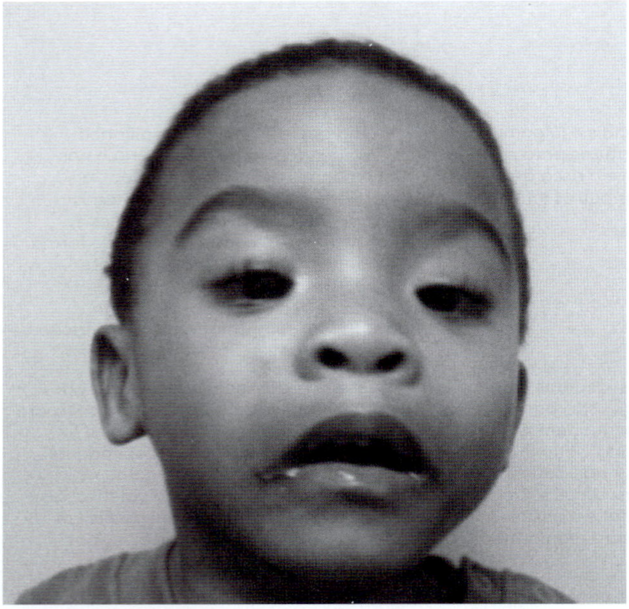

Figura 1 Fenótipo facial da síndrome fetal alcoólica.
Fonte: cedida pela Dra. Graziela Paronetto Machado Antonialli – Unifesp.

envolve DI, problemas de coordenação, tremores, irritabilidade e hiperatividade, além de várias disfunções adaptativas. Salienta-se que a mais séria consequência da exposição pré-natal ao álcool é o problema de desenvolvimento e funcionamento do cérebro, não havendo, pois, dose de álcool segura durante a gestação. Orienta-se a abstinência ao álcool neste período.[1,4]

Os efeitos da exposição excessiva à fenilalanina podem ocorrer nas gestações tanto de mulheres com fenilcetonúria quanto naquelas com hiperfenilalaninemia benigna. Os principais efeitos são: anomalias cardíacas congênitas, crescimento intrauterino e pós-natal retardado, microcefalia e DI. A gravidade de acometimento está relacionada aos níveis da hiperfenilalaninemia e ao adequado acompanhamento dietético da mãe. Recomenda-se, pois, evitar a utilização de adoçantes à base de aspartame, por sua alta concentração de fenilalanina.[1,4]

Outras drogas são conhecidas por sua ação teratogênica causando também DI; importante citar a hidantoína e o valproato, conhecidos anticonvulsivantes.[1]

Entre as infecções congênitas relacionadas à DI, o grupo TORCH tem muita importância em nosso meio. As infecções relacionadas à toxoplasmose, rubéola, citomegalovirose e herpes simplex podem causar dano ao sistema nervoso central. As crianças podem evoluir com microcefalia, crises convulsivas, surdez, calcificações cranianas, atrofia cerebral e, evidentemente, DI. O quadro clínico depende do período de exposição aos patógenos e ocorrência ou não de tratamento.[1]

Desde o final de 2015, observou-se a ocorrência de muitos casos de microcefalia em alguns estados do Nordeste brasileiro. Foi estabelecida uma correlação com a infecção congênita pelo zika vírus. Além da microcefalia, estes pacientes apresentavam outras alterações cerebrais (distúrbios da migração neuronal, lisencelalia e calcificações), auditivas, oftalmológicas, cardiológicas, entre outras. Obviamente, os transtornos do neurodesenvolvimento, entre eles, a DI, também estavam presentes.[4,5]

As temíveis infecções do sistema nervoso central (meningites e mengingoencefalites) no período pós-natal, a asfixia de um feto ou de um recém-nascido podem levar à mais séria e temida das complicações: a encefalopatia hipóxico-isquêmica, que pode deixar sequelas, entre elas a DI.[1]

Causas genéticas

A DI de origem genética pode se manifestar isoladamente ou associada a outros sinais e sintomas, caracterizando síndromes. As causas genéticas de DI podem ser divididas em alterações cromossômicas, doenças monogênicas e multifatoriais.

Alterações cromossômicas

A síndrome de Down (trissomia do 21) é a principal causa de DI de origem genética. Muitos casos de trissomia do 18 e trissomia do 13 têm sobrevivido ao período neonatal e apresentam DI. As alterações cromossômicas estruturais também estão associadas à DI e outras alterações fenotípicas. Podem ser citadas as seguintes situações: del 3p, del 4p, del 5p, del 9p, entre outras. As síndromes relacionadas às microdeleções já são conhecidas há algumas décadas, contudo, com o advento e a relativa popularização de novas tecnologias de investigação molecular, novas situações clínicas foram delineadas. Desta forma, síndromes como Prader-Willi, Angelman, Williams, Smith-Magenis e DiGeorge estão agrupadas com novas situações, como del 1p36, del 1q41q42, del 2q31.1, del 2q37, entre outras possíveis. A Tabela 2 relaciona as principais alterações cromossômicas associadas à DI. [1,4,6]

Muitas síndromes monogênicas são associadas à DI. Várias têm a DI como principal característica e, em outras, as alterações dismórficas são mais evidentes, facilitando assim o diagnóstico específico. A síndrome de Cornélia de Lange é um exemplo, caracterizada por: microcefalia, sinófris, sobrancelhas arqueadas, cílios longos e curvos, ponte nasal deprimida, narinas antevertidas, filtro nasolabial longo, lábio superior fino, micromelia, hirsutismo, entre outras alterações (Figura 2).[4,6]

Os erros inatos de metabolismo respondem por uma parcela importante de situações clínicas associadas à DI[1], e as alterações dismórficas são mais frequentes nas doenças de depósito de macromoléculas, em que o padrão de herança, com exceções, é autossômico recessivo.

A etiologia multifatorial pode justificar a ocorrência de muitos casos de DI. Em parte destes casos não se identificam quaisquer malformações cerebrais ou outros sinais dismórficos. São os clássicos casos de crianças com DI leve, sem dismorfias e exames complementares normais. Contudo, causas específicas devem ser investigadas e afastadas, sendo, pois, a etiologia multifatorial uma exclusão.[7] As malformações cerebrais podem ser causas de DI, podendo apresentar-se

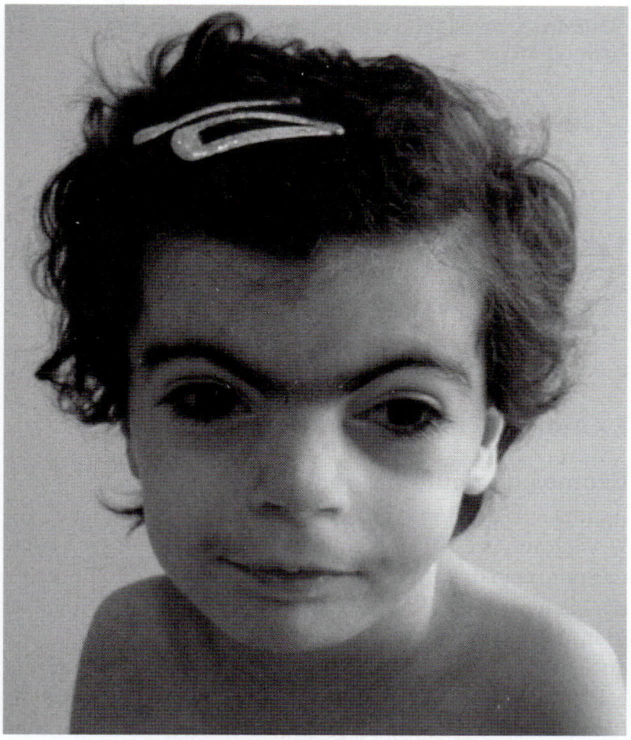

Figura 2 Paciente com a síndrome de Cornélia de Lange. Observar as dismorfias faciais.

Fonte: arquivo pessoal.

Tabela 2 Alterações cromossômicas numéricas associadas à DI

Síndrome	Alteração
Down	47,XX,+21 ou 47,XY,+21
Edwards	47,XX,+18 ou 47,XY,+18
Patau	47,XX,+13 ou 47,XY,+13
Varkany	47,XX,+8/46,XX ou 47,XY,+8/46,XY
Trissomia do 9 em mosaico	47,XX,+9/46,XX ou 47,XY,+9/46,XY
XYY	47,XYY
XXXY	48,XXXY
XXXXY	49,XXXXY
XXX	47,XXX
XXXX	48,XXXX
XXXXX	49,XXXXX
Turner	45,X
Alterações cromossômicas estruturais	
Síndrome	**Alteração**
Deleção 3p	del (3)(p25)
Duplicação 3q	dup (3)(q21qter)
Wolf-Hirschhorn	del (4)(p16)
Deleção 4q	del (4)(q31qter)
Cri-du-chat	del (5)(p15)

(continua)

Tabela 2 Alterações cromossômicas numéricas associadas à DI (*continuação*)

Alterações cromossômicas estruturais	
Síndrome	**Alteração**
Monossomia 9p	del (9)(p22.3)
Trissomia 9p	dup (9)(p22)
Duplicação 10q	dup (10)(q24qter)
Deleção 11q	del (11)(q23qter)
Deleção 13q	del (13)(q32)
Duplicação 15	dup (15)(q)
Deleção 18p	del (18)(p11.1)
Deleção 18q	del (18)(q21.3qter)
Cat eye	Tetrassomia parcial (22pter-22q11)
Síndromes com microdeleção	
Síndrome	**Alteração**
Alagille	del (20)(p11.23)
Angelman	del (15)(q11q13)mat
Cri-du-chat	del (5)(p15)
Kleefstra	del (9)(q34.3)
Langer-Giedion	del (8)(q24.1)
Microdeleção 15q24	del (15)(q24)
Microdeleção 16p11.2p12.2	del (16)(p11.2p12.2)
Microdeleção 17q21	del (17)(q21)
Microdeleção 1q42	del (1)(q41q42)
Microdeleção 2q31.1	del (2)(q31.1)
Microdeleção 2q37	del (2)(q37)
Microdeleção 3q29	del (3)(q29)
Miller-Dieker	del (17)(p13.3)
Monossomia 1p	del (1)(p36.3)
Phelan-McDermid	del (22)(q13)
Prader-Willi	del (15)(q11q13)pat
Rubinstein-Taybi	del (16)(p13.3)
Smith-Magenis	del (17)(p11.2)
Velocardiofacial / DiGeorge	del (22)(q11.2)
WAGR (tumor de **W**ilms, **a**niridia, anomalias **g**eniturinárias, **r**etardo de crescimento e desenvolvimento)	del (11)(p13)
Williams	del (7)(q11.23)
Wolf-Hirschhorn	del (4)(p16)

Fonte: Brasil, 2015.[5]

de maneira isolada ou associada a outros sinais dismórficos; são heterogêneas quanto à sua etiologia, mas a herança multifatorial é importante.[7]

ABORDAGEM CLÍNICA DOS CASOS COM DI

O passo inicial no diagnóstico de uma criança com DI é a suspeição. Vale lembrar que a DI inclui tanto o déficit de funcionamento intelectual quanto o adaptativo em domínios conceituais, sociais e práticos. Os diferentes níveis de gravidade são definidos com base em funcionamento adaptativo, e não em escores do QI, pois é o funcionamento adaptativo que determina o nível de suportes necessários. O funcionamento intelectual é rotineiramente medido por meio de testes de inteligência aplicados de forma individual, padronizados, culturalmente adaptados e psicometricamente validados.[1]

ANAMNESE E EXAME FÍSICO

O início da avaliação é a elaboração de uma história clínica detalhada ressaltando os dados da gestação, nascimento e período neonatal. Dados de história familiar também devem ser valorizados, principalmente a ocorrência de consanguinidade e a existência de outros casos de DI na família. A construção do heredograma é útil, podendo indicar o padrão de herança do problema em estudo.[7]

O exame físico deve ser feito como de rotina em todos os pacientes, com ênfase nas possíveis alterações fenotípicas que deverão ser cuidadosamente descritas e, se possível, documentadas com fotografias.

Após o término da avaliação clínica, deve-se estabelecer se é uma DI isolada ou associada a outras alterações fenotípicas sugerindo o diagnóstico de uma síndrome. Quando há uma suspeita de síndrome específica, faz-se a investigação complementar para tal situação, com sua conduta e orientações adequadas. Nos casos de DI isolada, o teste molecular para a síndrome do X frágil é mandatório. Uma proposta de atendimento para os casos de DI encontra-se no Quadro 1.[7,8]

Quadro 1 Avaliação diagnóstica de criança com DI

1. Avaliação clínica:
• Anamnese com ênfase na história familiar, dados gestacionais e parto
• Exame físico (ênfase no perímetro cefálico e presença de dismorfias/anomalias congênitas)
• Elaboração do heredograma
• Teste do pezinho
2. Exames complementares iniciais:
• Avaliação visual
• Avaliação auditiva
• Neuroimagem (de micro, macrocefalia/cranioestenose)
• Função tireoidiana
3. Exames para suspeita de síndrome específica:
• Cariótipo
• FISH
• Testes para erros inatos de metabolismo
• Testes moleculares (*array* CGH, MLPA, PCR para mutações específicas, sequenciamento de gene isolado ou painéis e exoma)
4. Exames para casos de DI isolada ou sem suspeição de síndrome específica:

(continua)

Quadro 1 Avaliação diagnóstica de criança com DI (continuação)

• Cariótipo
• Teste molecular para X frágil
• Testes moleculares (*array* CGH, exoma)
5. Diagnóstico confirmado:
• Medidas gerais (terapias de apoio e habilitação)
• Tratamento de comorbidades
• Aconselhamento genético

Fonte: modificado de Silva e Vasconcelos, 2014.[9]

EXAMES COMPLEMENTARES

Exames de neuroimagem

As imagens do crânio são, em geral, a primeira linha de investigação. As estruturas craniencefálicas podem ser avaliadas por meio da tomografia computadorizada (TC) e ressonância magnética (RM) de crânio. Nestes exames, é possível identificar anomalias do sistema nervoso central, sinais de encefalopatia hipóxico-isquêmica, assim como presença de calcificações intracerebrais. Para identificar calcificações intracranianas e suspeita de cranioestenose, o exame de eleição é a TC. Para detalhar a morfologia cerebral, a escolha é a RM, que também evidencia alterações na mielinização, na migração neuronal e na substância branca.[1,7,8]

Cariótipo

O estudo dos cromossomos pode confirmar o diagnóstico de anomalias cromossômicas numéricas e estruturais e é uma ferramenta importante na avaliação nos casos de DI. O exame é feito, rotineiramente, a partir de linfócitos obtidos de punção venosa periférica utilizando a técnica de bandamento G.[1]

Teste molecular para a síndrome do X frágil

Exame realizado a partir de amostra de DNA do paciente por meio de PCR (reação em cadeia da polimerase). Este exame quantifica o número de repetições CGG presentes no primeiro éxon do gene *FMR1*. Estas repetições ocorrem na população normal em número variável (6 a 54 repetições). Indivíduos que apresentam repetições CGG entre 55 e 200 são chamados de portadores de pré-mutação e são, em geral, fenotipicamente normais. Os afetados possuem acima de 200 repetições, portanto, a mutação completa. Não se utiliza mais o cariótipo com pesquisa de sítio frágil do cromossomo X para confirmação desta síndrome, sendo o teste molecular a opção indicada.[1,10]

Hibridação *in situ* fluorescente (FISH)

Neste exame, utilizam-se sondas de DNA, de regiões específicas, marcadas com corante fluorescente. Destina-se à pesquisa de microdeleções quando o cariótipo prévio não identifica tal alteração. Importante salientar que a indicação deste exame é feita para pesquisa de microdeleção específica.[1,8,10]

Hibridação genômica comparativa

Avalia-se amostra de DNA do paciente visando à identificação de microdeleções e microduplicações cromossômicas não diagnosticadas pelo cariótipo. Este exame tem se disseminado, principalmente, pela utilização de novas tecnologias ao utilizar plataformas de DNA com milhares de sequências gênicas (*array*-CGH, SNP-*array*).[1,7,8]

Amplificação de sonda dependente de ligação múltipla (*multiple ligation-dependent probe amplification* – MLPA)

A técnica pode ser utilizada no diagnóstico molecular de várias doenças genéticas cuja patogênese está relacionada à presença de deleções ou duplicações de genes específicos ou situações com padrão anormal de metilação.[1,7,8]

Análises para erros inatos do metabolismo

Os testes bioquímicos de triagem para erros inatos de metabolismo em urina e/ou sangue são úteis numa primeira abordagem. A cromatografia de aminoácidos e açúcares também pode ser utilizada. Pesquisas mais diretas, como dosagem de metabólitos e avaliação de atividade enzimática, são indicadas em situações específicas.[1,7,8] É importante a avaliação de médico com experiência em erros inatos de metabolismo. Serviços de apoio como o Serviço de Informações sobre Erros Inatos de Metabolismo (SIEM – UFGRS) auxiliam os médicos assistentes na investigação e no tratamento dos casos suspeitos.

Outros testes de DNA

Vários métodos de análise de DNA estão disponíveis para diagnóstico de situações específicas. Desde a PCR até o sequenciamento de nova geração por meio da análise dos éxons (exoma) podem ser utilizados. O médico geneticista pode auxiliar de maneira mais objetiva na escolha do teste. Existem painéis para análise de vários genes relacionados a determinadas situações clínicas ou, então, o chamado exoma completo para uma abordagem mais ampla.[1,7,8] A limitação destes testes ainda é o custo e o ainda restrito acesso pelo SUS, a despeito dos avanços com a Política de Atenção Integral às Pessoas com Doenças Raras.

SEGUIMENTO DE UMA CRIANÇA COM DI

Os cuidados com uma criança com DI devem ser instituídos assim que possível, independentemente de diagnóstico estabelecido ou etiologia definida. Importante frisar que as medidas gerais serão as mesmas para todos os casos e não devem ser postergadas. O ideal seria o acompanhamento multiprofissional, de preferência, no mesmo ambiente como nos chamados Centros de Reabilitação, que contam com os serviços de fisioterapia, terapia ocupacional, fonoaudiologia, nutrição, psicologia, psicopedagogia e serviço social. Estes profissionais, aliados a vários especialistas médicos, poderão dar o apoio necessário às crianças com DI. O pediatra tem um papel fundamental nesta linha de cuidado, que conta também com geneticista, neuropediatra, psiquiatra e outros que auxiliem no atendimento às comorbidades destas crianças.

As condições médicas associadas à DI incluem alterações da acuidade visual, catarata, deficiência auditiva congênita, doença cardíaca, convulsões, constipação, entre outras. Estas condições devem ser identificadas e tratadas precocemente para potencializar o desempenho do pequeno paciente. Distúrbios como autismo, déficit de atenção, hiperatividade, depressão e ansiedade são comuns em crianças e adolescentes com DI. Alguns indivíduos afetados também podem estar em risco aumentado de ideação suicida e abuso de substâncias quando comparados com os seus pares com desenvolvimento normal.[8]

ACONSELHAMENTO GENÉTICO

A realização do aconselhamento genético complementa a avaliação de crianças com DI. Para tanto, é necessário que se estabeleça o diagnóstico específico e se conheça o padrão de herança ao lidar com uma condição de etiologia genética. Posteriormente, é estabelecido o risco de recorrência familiar e todas as informações concernentes à situação clínica avaliada.[8] O risco de recorrência está diretamente relacionado à etiologia do problema e, obviamente, nas situações de etiologia ambiental, o risco pode ser minimizado. O médico geneticista pode assessorar o pediatra nesta empreitada.

REFERÊNCIAS BIBLIOGRÁFICAS

1. Pivalizza P, Lalani SR. Intellectual disability in children: definition; diagnosis; and assessment of needs. Evaluation for a cause. Management; outcomes; and prevention. Post TW (ed.). UpToDate. Waltham, MA: UpToDate Inc. Disponível em: https://www.uptodate.com. Acessado em: 3/3/2021.
2. American Psychiatry Association. Diagnostic and statistical manual of mental disorders - DSM-5. 5.ed. Washington: American Psychiatric Association; 2013.
3. World Health Organization (WHO). International Classification of Diseases. 11. Revision (ICD-11). Disponível em: https://icd.who.int/en. Acessado em: 21/3/2021.
4. Jones KL, Jones MC, Campo MD. Smith's recognizable patterns of human malformation. 8.ed. Philadelphia: Elsevier Saunders; 2021.
5. Brasil. Ministério da Saúde. Secretaria de Vigilância em Saúde. Departamento de Vigilância das Doenças Transmissíveis. Protocolo de vigilância e resposta à ocorrência de microcefalia relacionada à infecção pelo vírus Zika. Brasília: Ministério da Saúde; 2015.
6. Online Mendelian Inheritance in Man, OMIM®. McKusick-Nathans Institute of Genetic Medicine, Johns Hopkins University (Baltimore, MD). Disponível em: http://omim.org/. Acessado em: 28/3/2021.
7. Faria APM. Síndromes com retardo mental. In: Freire LMS (ed). Diagnóstico diferencial em pediatria. Rio de Janeiro: Guanabara Koogan; 2008. p.523-34.
8. Silva RTB, Vasconcelos MM. A criança com retardo mental. In: Campos Jr. D, Burns DAR, Lopez FA (eds.). Tratado de pediatria. 3.ed. Barueri: Manole; 2014.
9. Adam MP, Ardinger HH, Pagon RA, Wallace SE, Bean LJH, Mirzaa G, et al. (eds.). GeneReviews® [Internet]. Seattle (WA): University of Washington; 1993-2021. Disponível em: http://www.ncbi.nlm.nih.gov/books/NBK1116/.

CAPÍTULO 4

ABORDAGEM MOLECULAR DAS DOENÇAS GENÉTICAS

Salmo Raskin

AO FINAL DA LEITURA DESTE CAPÍTULO, O PEDIATRA DEVE ESTAR APTO A:

- Definir o que é uma doença gênica.
- Suspeitar em quais situações clínicas o paciente pode ter uma doença gênica.
- Saber qual teste molecular solicitar para investigar uma doença gênica.
- Compreender quais são os principais tipos de exames genéticos moleculares.
- Entender quais os motivos para solicitar um teste molecular para investigar doença gênica.
- Saber como interpretar o resultado de um exame molecular.
- Saber que há realmente a necessidade de aprofundar a investigação etiológica para chegar a uma compreensão molecular da doença que afeta o paciente.

INTRODUÇÃO

Há quase 60 anos, o pediatra utiliza o exame laboratorial de cariótipo quando suspeita de que seu paciente possa ter o diagnóstico de uma doença causada por alteração cromossômica. Contudo, quando ele se depara com um paciente cuja causa dos sinais e sintomas é possivelmente genética, mas não "cromossômica", não há propedêutica capaz de auxiliá-lo na confirmação de sua hipótese diagnóstica.

Nos últimos anos, o progresso extraordinário na compreensão da estrutura e da função de genes humanos permitiu que o material genético viesse a ser estudado de maneira muito mais versátil. O projeto Genoma Humano e os conhecimentos advindos dele trouxeram para a rotina do laboratório de genética uma variedade de ferramentas para identificar alterações em sequências de DNA que estão associadas a uma lista crescente de doenças gênicas. Há 20 anos, não se poderia imaginar quantas seriam as aplicações práticas da genética molecular em várias especialidades da medicina do século XXI.

Essa explosão no conhecimento do genoma humano e, por consequência, na capacidade de oferecer testes moleculares, aliada ao fato de que a maioria das doenças gênicas se manifesta na infância, coloca o pediatra atual em uma situação difícil: como abordar o paciente com uma possível doença genética gênica?

O site OMIM[1] é um compêndio abrangente de genes humanos e fenótipos genéticos abrangendo todas as condições mendelianas (gênicas) conhecidas. Essa base de dados foi iniciada em 1960 pelo dr. Victor A. McKusick como um catálogo de doenças com herança mendeliana – na época intitulado MIM (*Mendelian Inherited in Man*). Foram publicadas 12 edições entre 1966 e 1998. A versão online (*Online Mendelian Inherited in Man* – OMIM) foi criada em 1985 e disponibilizada na internet a partir de 1987. Atualmente, cadastrados no OMIM, existem cerca de 20 mil genes com lócus mapeados; destes, 15.034 genes com sequência completa de bases nitrogenadas conhecida, e 4.555 com descrição fenotípica detalhada e base molecular conhecida. Dos 15.034 genes com sequência completa de bases nitrogenadas conhecida, tem-se que: 14.250 são transmitidos de geração em geração seguindo um padrão de herança autossômica, 701 são ligados ao cromossomo X, 48 ligados ao Y e 35 são mitocondriais. O *site* GeneTests[2], por sua vez, aponta que já existem 54.596 diferentes tipos de testes moleculares para 4.447 doenças gênicas causadas por alterações em 5.260 genes.

É importante ressaltar em quais situações clínicas o pediatra deve pensar que seu paciente possa ter uma doença genética gênica, e a resposta a essa pergunta não é tão simples, pois a época atual é de descoberta de doenças causadas em parte ou totalmente por alterações gênicas. Como exemplo de situações rotineiras na pediatria, na qual até pouco tempo não se dava importância à etiologia gênica, vale citar o transtorno do espectro autista e a paralisia cerebral. Trabalhos recentes demonstraram que cerca de 20% dos casos dessas patologias são decorrentes de alterações gênicas. Não seria exagero dizer que boa parte do que se chamava de "idiopático" em medicina sabe-se, hoje, ter um componente gênico. No entanto, algumas dicas práticas podem ser úteis para o pediatra pensar em ter, ao menos como diagnóstico diferencial, uma doença gênica:

- Se a mesma doença afeta mais de uma pessoa na família; hereditariedade é um forte sinal de doença gênica, mas nem sempre uma doença gênica está acompanhada de ascendentes afetados, pois pode ser causada por mutação nova ou por recessividade.
- Se há consanguinidade nos genitores.
- Se o quadro clínico sugere fortemente uma doença sabidamente de etiologia gênica; nesses casos, a clínica também é soberana, mas o obstáculo é que existem milhares de doenças gênicas raras que o médico desconhece.
- Se, na forte evidência de uma doença de etiologia genética, o cariótipo e, mais recentemente, o exame de hibridização genômica comparativa (CGH) demonstrarem resultados normais.
- Se outras etiologias mais frequentes para os problemas de saúde do paciente já foram investigadas e excluídas, mas ainda não há um diagnóstico etiológico.
- Não esperar que o paciente tenha dismorfismos para investigar doenças gênicas, pois, ao contrário das doenças cromossômicas, muitos pacientes com doenças gênicas não têm alterações na anatomia de superfície.

ESCOLHA DO TESTE MOLECULAR PARA INVESTIGAR UMA DOENÇA GÊNICA

Vários métodos de análise do material genético estão agora disponíveis. Cada método apresenta sensibilidade e especificidade próprias, que devem ser avaliadas antes de o médico solicitar determinado exame do material genético. Constantemente, são desenvolvidas novas técnicas com resultados mais seguros e com menor custo. Como a sequência de DNA de uma pessoa é praticamente a mesma em todas as células do corpo, o material biológico rotineiro para os exames de DNA são os leucócitos do sangue periférico. Esses materiais podem ser analisados no período de vida pré-natal ou pós-natal. Nos testes pós-natais, em geral, coleta-se amostra de sangue periférico com anticoagulante EDTA ("tubo de hemograma"), sem a necessidade de jejum ou de outro tipo de preparação do paciente.

Os testes genéticos moleculares em pediatria podem ter o foco na confirmação diagnóstica de crianças que apresentam sinais e sintomas de uma patologia de possível etiologia genética, ou podem ser preditivos, ou seja, ser capazes de predizer quanto ao risco de um indivíduo vir ou não a desenvolver uma doença. Como já dito, milhares de doenças gênicas já dispõem de exames moleculares para confirmação diagnóstica. Quase diariamente, a lista sofre modificação, pois são acrescentados novos exames em uma velocidade surpreendente, de modo que uma maneira eficiente e atualizada é consultar o site GeneTests.

Há de se tomar cuidado na solicitação de testes genéticos moleculares para crianças hígidas, porém o teste pode predizer o risco de essa criança vir a ter determinada doença genética, em especial quando elas se manifestam somente no período adulto. Nesse caso em especial, há de se ponderar se o teste molecular terá benefícios reais para a própria criança ("utilidade clínica") ou se poderá trazer mais prejuízos do que benefícios, sobretudo no que se refere à sua privacidade, autonomia futura de decisão sobre se pretende ser testada ou não e potencial de estigmatização. Existem Diretrizes do Conselho Federal de Medicina, elaboradas com o apoio da Sociedade Brasileira de Genética Médica[3], para orientar o pediatra em ambas as situações.

Um exemplo de teste genético molecular preditivo que, em determinadas situações, pode ser de grande utilidade até para crianças de 10 anos de idade, é o teste molecular para o gene *FAP*, mutado nos casos da doença genética gênica autossômica dominante polipose adenomatosa familial. Se o pai ou a mãe de uma criança tem o diagnóstico de polipose adenomatosa familial, cada filho deles tem 50% de chance de ter herdado o gene mutado. Quem herda o gene mutado desenvolve pólipos em média aos 16 anos de idade (variando de 7 a 36 anos). A idade média do diagnóstico de câncer intestinal em quem não recebe o tratamento é de 39 anos. Crianças com mutação no gene *APC* devem realizar sigmoidoscopia anual iniciando aos 10 anos, e são candidatas a colectomia quando mais de 20 pólipos aparecerem, procedimento este que pode salvar sua vida. Por outro lado, se o teste molecular for normal para essa criança, ela deverá apenas fazer o rastreamento rotineiro para câncer de cólon aos 50 anos de idade.

PRINCIPAIS TIPOS DE EXAMES GENÉTICOS MOLECULARES

1. Sequenciamento de um gene: consiste na análise completa da região codificante de um gene por sequenciamento de DNA, processo no qual é determinada toda a sequência de nucleotídeos da região de codificação do gene. É um método moderno, sensível e específico, quando se pretende analisar um único gene.
2. Análise de mutações específicas em determinado gene: processo no qual inicialmente apenas certas regiões de um gene são analisadas, para se identificar se existe alguma variante específica. Baseia-se no conhecimento de que, em certos genes, alguns pontos são mutados com frequência muito maior do que outros. Trata-se de uma estratégia tecnicamente mais simples e, portanto, mais barata do que o sequenciamento do gene inteiro. Como exemplos dessa última situação, há a mutação principal que leva à anemia falciforme ou à fibrose cística.
3. Análise direta de mutações específicas já previamente detectadas na família: teste usado quando outros métodos

citados já identificaram a mutação presente na família, e pretende-se testar um familiar.

4. Teste de DNA para identificação de portador: teste usado para identificar indivíduos assintomáticos que apresentem mutação genética para doenças autossômicas recessivas ou ligadas ao X.
5. Análise de ligação: teste de determinadas sequências de polimorfismos de DNA (variantes normais) que estão próximas ou dentro do gene de interesse. Utilizada quando os testes diretos de mutação já descritos não são capazes de identificar a mutação. São testes comparativos que necessitam da participação de vários membros da família, afetados e não afetados.
6. Análise de deleção/duplicação gênica: teste molecular genético usando métodos como MLPA, CGHa (hibridização genômica comparativa por arranjos de DNA), reação em cadeia de polimerase (PCR) quantitativa ou *Southern-blot*, para identificar deleções ou duplicações, visto que esse tipo de mutação nem sempre é detectável pelas técnicas anteriormente descritas.
7. *FISH*: técnica usada para identificar a presença de região cromossômica específica por meio de hibridização *in situ* por fluorescência. Exame feito sob luz fluorescente, detecta a presença de sinal fluorescente hibridizado (portanto, a presença de material cromossômico) ou ausência de sinal fluorescente hibridizado (portanto, ausência de material cromossômico). As células a serem analisadas podem ser conduzidas até a etapa da metáfase do ciclo de divisão celular, quando os cromossomos são condensados e podem ser individualmente identificados. Como opção, *FISH* pode também ser realizado sem a necessidade de cultivo celular, na fase de interfase, tornando o processo mais rápido, o que pode ser útil para a rápida detecção de tipos específicos de aneuploidia em células fetais e para detecção de certas deleções e duplicações específicas.
8. Sequenciamento do exoma: trata-se de tecnologia de última geração, que vem sendo utilizada para análise completa de todas as regiões codificantes de todos os 20 mil genes humanos, em um só experimento analítico. É peculiarmente útil quando não se consegue fazer uma hipótese diagnóstica baseada na clínica sobre qual gene poderia estar mutado naquele paciente. Esse método rastreia todos os genes, sem necessidade de uma hipótese, *a priori*, de qual estaria mutado. Pode identificar alterações acidentais, ou seja, que não eram o motivo da investigação, o que tem implicações éticas importantes.
9. Painel de sequenciamento de última geração (*next generation sequencing panel* – NGS): trata-se de tecnologia de última geração que vem sendo utilizada para análise completa de todas as regiões codificantes de vários genes humanos (painel) em um só experimento analítico. É peculiarmente útil quando a hipótese diagnóstica baseada na clínica aponta para uma condição geneticamente heterogênea, ou seja, quando se sabe que mais de um gene (às vezes 50 a 100 genes) são potenciais causadores do quadro clínico. Esse método rastreia todos esses genes candidatos ao mesmo tempo, sem necessidade de analisar todos os 20 mil genes.
10. Sequenciamento do genoma: trata-se do exame laboratorial mais sofisticado da genética médica, que neste momento passa a ser incorporado na prática médica. É o Projeto Genoma Humano, 20 anos após o seu encerramento, sendo colocado **à** disposição na rotina médica. Em um único exame, todo o material genético do indivíduo é analisado, com qualidade, profundidade, sensibilidade e especificidade maiores que a dos outros exames citados. Além de analisar todas as regiões codificantes de todos os 20 mil genes humanos (como o sequenciamento do exoma), este exame analisa as sequências genéticas de 99% do material genético que não são genes, mas onde podem também ocorrer variantes com impacto na saúde. Analisa também a sequência do DNA mitocondrial e, ao contrário do sequenciamento do exoma, tem sensibilidade grande para detectar alterações cromossômicas estruturais submicroscópicas. Suas limitações atuais são o preço ainda elevado, a identificação de variantes de significado ainda incerto e a possibilidade de identificar alterações acidentais, ou seja, que não eram o motivo da investigação, o que tem implicações éticas importantes.[4]

INTERPRETAÇÃO DO RESULTADO DE UM EXAME MOLECULAR

Esta é uma tarefa que, pela complexidade, cabe ao especialista em genética e ao laboratório de genética molecular. No entanto, alguns conceitos básicos são de conhecimento obrigatório pelo pediatra.

É fundamental saber que as alterações gênicas que envolvem os genes contidos nos cromossomos autossômicos são reconhecidas com padrão de herança monogênica autossômica dominante e autossômica recessiva. Nas condições de herança monogênica autossômica dominante, o indivíduo afetado tem 50% de probabilidade de transmitir suas características aos seus descendentes, considerando seu cônjuge como não afetado, uma vez que basta a presença de apenas um alelo do gene alterado para que haja modificação do fenótipo. Isso é postulado ao se considerar a segregação independente dos alelos na formação dos gametas.

Também a partir dessa consideração, deve-se estar ciente de que os indivíduos portadores de condição genética com padrão de herança monogênica autossômica recessiva devem ter os dois alelos alterados. Isso somente é possível quando ambos os progenitores são considerados heterozigotos (portadores de uma cópia do gene alterada e uma cópia normal) e, portanto, fenotipicamente normais, uma vez que, a despeito da presença de um alelo alterado, a presença do alelo íntegro ("selvagem") garante uma taxa de produção de proteína suficiente para exercer a função a qual aquela proteína se destina. Assim, a chance de um indivíduo que apresenta uma condição genética de herança autossômica recessiva ter filhos afetados vai depender, antes de tudo, da frequência desse gene mutado na população da qual ele faz parte e da proporção de indivíduos heterozigotos nela. No entanto, o casal que já possui um filho portador de doença genética de padrão de herança autossômico recessiva tem, por sua vez, a probabilidade de 25% de vir a ter outros filhos afetados com a mesma condição. Esse raciocínio também se aplica para as condições monogênicas de herança ligada ao cromossomo X.

IMPORTÂNCIA DE SE SOLICITAR UM TESTE MOLECULAR NA INVESTIGAÇÃO DE DOENÇA GÊNICA

Um obstáculo que existe cada vez menos na prática médica é aquela premissa antiquada, mas ainda presente, de que "se não é possível curar uma doença, talvez não seja importante saber qual é". Se assim fosse, não seria necessário fazer diagnóstico de diabete ou asma. O pediatra do século XXI deve saber claramente diferenciar o conceito de "cura" do conceito de "tratamento". Não deve aceitar que seu paciente tenha diagnósticos amplos e inespecíficos, como "atraso no desenvolvimento psicomotor", "paralisia cerebral", "autismo", "deficiência mental", etc. Hoje, sabe-se que existem múltiplas etiologias para essas e outras patologias.

A realização de exames moleculares e a possibilidade de definição do diagnóstico etiológico preciso das crianças doentes são muito importantes, porque, além de trazer à tona o real diagnóstico delas, pode trazer informações a respeito do prognóstico. O diagnóstico etiológico é importante para definir se o quadro clínico é de causa genética e/ou hereditária e, com isso, é possível fazer o aconselhamento genético dela e de seus familiares. No que se refere à utilidade clínica do teste molecular, do ponto de vista do médico e do sistema de saúde, a detecção laboratorial de alterações gênicas é útil, pois:

- Ajuda a estabelecer a causa específica em casos cujo diagnóstico etiológico não poderia ser feito utilizando outras propedêuticas atualmente existentes e, com isso, elimina preocupações, invasibilidade, riscos para a saúde e custos de investigação de possíveis diagnósticos diferenciais de outras situações clínicas similares.
- Permite um ganho na compreensão da doença por comparação com outros casos que tenham a mesma etiologia.
- O diagnóstico exato e a consequente compreensão da doença permitem oferecer ao paciente e seus familiares uma informação prognóstica mais precisa e definir uma programação de monitoramento periódico que permita ao médico se antecipar às complicações mais frequentes daquela determinada patologia, melhorando a qualidade de vida e a sobrevida dos pacientes.
- Permite oferecer aconselhamento genético, incluindo estimativas de risco de recorrência e, quando indicado, futuro diagnóstico pré-implantacional, pré-natal ou neonatal, assim como testes de familiares em risco de serem portadores ou afetados, reduzindo a possibilidade de mosaicismo gonadal em um dos genitores.

Mesmo quando um exame laboratorial de genética define o diagnóstico de uma patologia que ainda não tem um tratamento definitivo e específico, o diagnóstico etiológico ainda será útil para que esse paciente seja direcionado a grupos de pesquisas clínicas (quando eles estiverem disponíveis), ajudando em novas descobertas terapêuticas.

Do ponto de vista dos pacientes e de seus familiares, a detecção laboratorial de alterações gênicas também tem grande utilidade. O diagnóstico etiológico propicia maior suporte emocional, social e médico aos pacientes e seus familiares, conferindo-lhes as seguintes vantagens:

- O conhecimento do nome das características da patologia que o paciente, seu filho/parente tem. A importância que pacientes, seus pais e familiares dão ao simples conhecimento do nome da patologia que eles próprios, seus filhos/parentes têm é muito grande. Simplesmente querer saber o diagnóstico não deveria ser subestimado por médicos e pelo sistema de saúde, nem colocado como mera curiosidade; é uma necessidade intelectual emocional profunda e genuína, compartilhada por quase todos os pacientes e parentes de indivíduos com necessidades especiais, independentemente da peculiaridade de qual condição está sendo diagnosticada.
- O fim de odisseias diagnósticas, com consequente redução de custos financeiros e emocionais para a família.
- Acesso às organizações de suporte àquela determinada patologia, nas quais eles podem encontrar outros afetados e familiares de afetados pela mesma condição e compartilhar experiências.
- Acesso a organizações e instituições educacionais e sociais adequadas às limitações e aptidões que os pacientes/seus filhos/parentes possam ter, com base na experiência de médicos e outros profissionais de saúde com aquela patologia específica.
- Acesso à informação prognóstica correta e compreensão de quando e quais as reais expectativas e necessidades do afetado em curto, médio e longo prazos.
- Opções de planejamento reprodutivo realísticas, para o paciente e seus familiares.
- Informações sobre a possibilidade de que parentes venham a ter a mesma patologia ou se eles têm risco baixo/elevado de ter filhos com a mesma patologia.
- Alívio de sentimentos de culpa.

Um guia útil para o médico identificar quando solicitar uma análise do material genético é o projeto Diretrizes do Conselho Federal de Medicina[3], que contém textos sobre exames laboratoriais em genética.

ACESSO DO PACIENTE AOS TESTES GENÉTICOS MOLECULARES

Ainda não estão acessíveis para a grande maioria dos pacientes que dependem do Sistema Único de Saúde (SUS). Com a iminente implantação da Política de Atenção Integral às Pessoas com Doenças Raras no Sistema Único de Saúde[5], espera-se que os 150 milhões de brasileiros dependentes do SUS possam ter acesso aos testes moleculares. Na saúde suplementar[6], há muitos anos, praticamente todos os testes moleculares têm cobertura obrigatória por todas as operadoras de planos de saúde, quando se enquadram em diretrizes de utilização específicas.

CONSIDERAÇÕES FINAIS

Duas décadas após o fim do Projeto Genoma Humano, já é possível analisar rotineiramente a sequência completa do genoma humano em poucas semanas. Este rápido avanço já está mudando a medicina, propiciando uma melhora substancial na capacidade de diagnosticar, prevenir, aconselhar e tratar não só as doenças de etiologia puramente genética, mas também aquelas multifatoriais, nas quais a genética tem um componente importante.

É chegada a hora de uma medicina mais preditiva e profilática e menos terapêutica. A capacidade de analisar o genoma de modo rápido e eficiente traz consigo uma série de questionamentos de ordem ética, moral, filosófica, religiosa, política, jurídica e econômica. Para poder fazer parte dessa nova medicina, o primeiro passo é conhecer a fundo os conceitos básicos da "nova genética", e a pediatria é o início.

REFERÊNCIAS BIBLIOGRÁFICAS

1. Online Mendelian Inheritance in Man®. (OMIM). Disponível em: www.omim.org.
2. GeneTests. Disponível em: www.genetests.org.
3. Conselho Federal de Medicina (CFM), Sociedade Brasileira de Genética Médica (SBGM). Diretrizes sobre testes genéticos moleculares. Disponível em: www.projetodiretrizes.org.br/projeto_diretrizes/054.pdf; www.projetodiretrizes.org.br/projeto_diretrizes/091.pdf.
4. Kingsmore SF, Henderson A, Owen MJ, Clark MM, Hansen C, Dimmock D, et al. Measurement of genetic diseases as a cause of mortality in infants receiving whole genome sequencing. NPJ Genom Med. 2020;5:49.
5. Brasil. Ministério da Saúde. SUS. Diretrizes para atenção integral às pessoas com doenças raras no SUS. Disponível em: http://portalsaude.saude.gov.br/images/pdf/2014/junho/04/DIRETRIZES-DOENCAS-RARAS.pdf.
6. Agência Nacional de Saúde Suplementar (ANS). Diretrizes da ANS para cobertura de testes de genética molecular na Saúde Suplementar. Disponível em: www.sbgm.org.br/orientacoes.asp.

BIBLIOGRAFIA

1. Bird TD. Risks and benefits of DNA testing for neurogenetic disorders. Semin Neurol. 1999;19(3):253-9.
2. De Rubeis S, He X, Goldberg AP, Poultney CS, Samocha K, Cicek AE, et al. Synaptic, transcriptional and chromatin genes disrupted in autism. Nature. 2014;515(7526):209-15.
3. Jorde LB, Carey JC, Bamshad MJ,White RL. Medical genetics: updated edition 2006-2007 (with student online consult access). 3.ed. Saint Louis: Elsevier; 2006.
4. Nussbaum RL, McInnes RR, Willard HF. Thompson & Thompson genética médica. 7.ed. Rio de Janeiro: Guanabara Koogan; 2008.
5. Oskoui M, Gazzellone MJ, Thiruvahindrapuram B, Zarrei M, Andersen J, Wei J, et al. Clinically relevant copy number variations detected in cerebral palsy. Nat Commun. 2015;6:7949.

SEÇÃO 20

INFECTOLOGIA

COORDENADOR

Marco Aurélio Palazzi Sáfadi
Presidente do Departamento Científico (DC) de Infectologia da Sociedade Brasileira de Pediatria (SBP). Diretor do Departamento de Pediatria e Puericultura da Santa Casa de São Paulo.

AUTORES

Adriana Blanco
Pediatra Infectologista. Especialização em Pediatria pela Pontifícia Universidade Católica do Paraná (PUC-PR) e em Infectologia pela Universidade Federal do Paraná (UFPR). Mestre em Biotecnologia Aplicada à Saúde da Criança e do Adolescente pelo Hospital Pequeno Príncipe.

Akira Homma
Post-doctoral Fellow em Virologia pelo Baylor College of Medicine, EUA. Doutor em Ciências pelo Departamento de Medicina Preventiva da Faculdade de Medicina da Universidade de São Paulo (FMUSP).

Alda Elizabeth Boehler Iglesias Azevedo
Médica Especialista em Pediatria com Área de Atuação em Medicina da Adolescência pela SBP, Associação Médica Brasileira (AMB) e PUC-PR. Mestre em Saúde Coletiva pelo Instituto de Saúde Coletiva da Universidade Federal do Mato Grosso (UFMT). Professora Adjunta do Departamento de Pediatria da Faculdade de Medicina da UFMT. Presidente do DC de Medicina do Adolescente da SBP. Membro Diretor do Comitê de Adolescência da Associação Latinoamericana de Pediatria (ALAPE). Membro Titular da Confederación de Adolescencia y Juventud Iberoamérica Italia Caribe (Codajic). Membro do Grupo de Estudos de Codajic-Brasil.

Alfredo Elias Gilio
Doutor em Pediatria pela FMUSP. Professor Doutor do Departamento de Pediatria da FMUSP. Diretor da Divisão de Clínica Pediátrica do Hospital Universitário (HU) da USP.

Analíria Moraes Pimentel
Professora de Doenças Infecciosas e Parasitárias da Faculdade de Ciências Médicas da Universidade de Pernambuco (UPE). Mestre e Doutora em Medicina Tropical pela Universidade Federal de Pernambuco (UFPE). Membro do Comitê Assessor. Permanente em Imunizações do Governo do Estado de Pernambuco. Membro das SBP, Sociedade Brasileira de Imunizações (SBIm) e Sociedade Latino-Americana de Infectologia Pediátrica (Slipe).

Ana Maria Revorêdo da Silva Ventura
Especialista em Pediatria pela SBP. Doutora em Medicina Tropical pela Fundação Oswaldo Cruz (Fiocruz). Professora Adjunta IV da Disciplina de Pediatria do Curso de Medicina do Departamento de Saúde Integrada da Universidade do Estado do Pará (UEPA). Coordenadora do Laboratório de Ensaios Clínicos em Malária do Serviço de Parasitologia do Instituto Evandro Chagas (LECEM/IEC/SVS/MS). Membro da SBP e da Slipe.

Ana Regina Coelho de Andrade
Dermatologista e Hansenóloga. Mestre e Doutora em Ciências da Saúde – Infectologia e Medicina Tropical – pela UFMG. Médica Voluntária do Ambulatório de Referência em Hanseníase do Serviço de Dermatologia do Hospital das Clínicas (HC) da UFMG.

Andrea Maciel de Oliveira Rossoni
Especialista em Infectologia Pediátrica pela Unifesp. Doutora em Saúde da Criança e do Adolescente – Área de Concentração em Infectologia Pediátrica – pela UFPR. Infectopediatra do Complexo Hospital de Clínicas da UFPR.

Beatriz Marcondes Machado
Doutora em Pediatria pela FMUSP. Chefe Técnica da Seção de Pacientes Externos da Divisão de Clínica Pediátrica do HU-USP.

Bernardo Gontijo
Professor Titular de Dermatologia da UFMG.

Carina Guilhon Sequeira
Especialista em Pediatria e Neonatologia pela SBP/Universidade Federal do Pará (UFPA). Mestre e Doutora em Pediatria pela Unifesp. Professora Adjunta da Disciplina Pediatria do Curso de Medicina do Departamento de Saúde Integrada da UEPA. Coordenadora do Ambulatório de Atenção à Saúde do Binômio Mãe-filho: Espaço Maternar da UEPA. Pesquisadora Colaboradora do LECEM/IEC/SVS/MS.

Carlos Rodrigo Souza do Monte
Mestre em Doenças Tropicais – Área de Concentração em Patologia das Doenças Tropicais – pelo Núcleo de Medicina Tropical da UFPA.

Clemax Couto Sant'Anna
Professor Titular do Departamento de Pediatria da Faculdade de Medicina da Universidade Federal do Rio de Janeiro (UFRJ). Membro do Departamento de Doenças do Aparelho Respiratório da Sociedade de Pediatria do Estado do Rio de Janeiro (Soperj).

Consuelo Silva de Oliveira
Médica Pediatria. Pesquisadora Clínica da Seção de Arbovirologia e Febres Hemorrágicas do Instituto Evandro Cha-

gas/SVS/MS. Mestre em Doenças Tropicais da UFPA. Docente do Curso de Medicina da UEPA.

Cristina de Oliveira Rodrigues

Especialista em Infectologia Pediátrica. Mestre e Doutora em Saúde da Criança e do Adolescente pela UFPR. Professora Titular do Departamento de Pediatria da UFPR. Membro do DC de Infectologia da SBP.

Daisy Maria Machado

Professora Adjunta do Departamento de Pediatria da Escola Paulista de Medicina (EPM) da Universidade Federal de São Paulo (Unifesp). Chefe da Disciplina de Infectologia Pediátrica da EPM-Unifesp. Membro do Comitê Assessor para Terapia Antirretroviral em Crianças e Adolescentes Infectados pelo HIV (PN-DST/AIDS).

Daniel Vitor Vasconcelos Santos

Professor Adjunto e Subchefe do Departamento de Oftalmologia e Otorrinolaringologia da Faculdade de Medicina da UFMG. Coordenador do Setor de Uveíte do Hospital São Geraldo/HC-UFMG.

Eitan Naaman Berezin

Professor Titular do Departamento de Pediatria da Faculdade de Ciências Médicas da Santa Casa de São Paulo (FCMSCSP). Chefe do Setor de Infectologia Pediátrica da Irmandade Santa Casa de Misericórdia de São Paulo (ISCMSP).

Ericka Viana Machado Carellos

Especialista em Pediatria pela Fundação Hospitalar do Estado de Minas Gerais (Fhemig). Mestre e Doutora em Ciências da Saúde e Saúde da Criança e do Adolescente pela UFMG. Professora Adjunta do Departamento de Pediatria da UFMG. Preceptora da Residência de Pediatria do HIJPII-FHEMIG. Membro da Rede Brasileira de Pesquisa em Toxoplasmose.

Euzanete Maria Coser

Especialista em Pediatria pela Secretaria de Saúde do Espírito Santo (SESA/ES) e em Infectologia pela Universidade Federal do Espírito Santo (UFES). Membro do DC de Infectologia Pediátrica da SBP.

Fabrizio Motta

Pediatra e Infectologista Pediátrico pela SBP/SBI. Supervisor Médico do Controle de Infecção e Infectologia Pediátrica da Santa Casa de Misericórdia de Porto Alegre. Mestre em Saúde da Criança e do Adolescente pelo Hospital das Clínicas da Faculdade de Medicina de Ribeirão Preto (FMRP) da USP.

Fátima Marinho

Mestre em Medicina Tropical pelo Instituto Oswaldo Cruz da Fiocruz. Chefe da Unidade Intensiva e Semi-intensiva do Hospital Universitário Gaffree e Guinle – Universidade Federal do Estado do Rio de Janeiro (Unirio).

Fernando Antônio Ribeiro de Gusmão Filho

Mestre em Medicina pela FMUSP. Doutor em Saúde Pública pelo Centro de Pesquisa Aggeu Magalhães da Fiocruz. Professor de Medicina da UPE. Médico Pediatra Infectologista Assistencial do Departamento de Infectologia do HUOC-FCM-UPE. Membro do Departamento de Infectologia Pediátrica da Sociedade de Pediatria de Pernambuco (Sopepe).

Flávia Jacqueline Almeida

Professora Instrutora da FCMSCSP. Médica Assistente do Serviço de Infectologia Pediátrica da Santa Casa de São Paulo.

Gláucia Manzan Queiroz de Andrade

Especialista em Pediatria pelo HC-UFMG. Mestre e Doutora em Ciências da Saúde e Saúde da Criança e do Adolescente pela UFMG. Professora Adjunta Aposentada do Departamento de Pediatria da UFMG. Vice-presidente da Rede Brasileira de Pesquisa em Toxoplasmose.

Heloisa Helena de Sousa Marques

Doutora em Pediatria pela FMUSP. Chefe da Unidade de Infectologia do Instituto da Criança e do Adolescente (ICr) do HCFMUSP. Membro do DC de Infectologia da SBP e da SPSP.

Janaína Maria Setto

Doutora em Doenças Tropicais pelo Núcleo de Medicina Tropical da UFPA. Mestre em Saúde e Nutrição pela Universidade Federal de Ouro Preto (UFOP). Professora Adjunta do Centro de Instrução Almirante Braz de Aguiar, Marinha do Brasil.

Jandrei Rogério Markus

Pediatra. Infectologista Pediátrico. Especialista em Dermatologia Pediátrica. Mestre em Saúde da Criança e do Adolescente pela UFPR. Doutor em Saúde da Criança e do Adolescente com Área de Concentração em Dermatologia Pediátrica.

João Renato Vianna Gontijo
Especialista em Dermatologia pela SBD/AMB. *Fellow* em Dermatologia pela Oregon Health and Science University, EUA. Professor Substituto da FM-UFMG. Dermatologista do Hospital Mater Dei, Belo Horizonte.

Luís Carlos Rey
Especialista em Saúde Pública pela Fiocruz/Universidade Federal do Ceará (UFC). Mestre e Doutor em Pediatria pela Unifesp. Habilitação em Infectologia Pediátrica pela SBP/AMB. Professor Adjunto de Pediatria do Departamento de Saúde Materno-infantil da UFC.

Marcelo Jenné Mimica
Especialista em Infectologia Pediátrica pela ISCMSP. Mestre e Doutor em Pediatria pela FCMSCSP. Professor Instrutor do Departamento de Pediatria da FCMSCSP.

Márcia Borges Machado
Especialista em Infectologia Pediátrica pela Faculdade Ciências Médicas de Minas Gerais (FCMMG). Médica do SCIH-HU da Faculdade de Medicina de Jundiaí (FMJ). Mestre em Microbiologia pela UFMG. Doutoranda em Pediatria pela FMJ. Professora Assistente do Departamento de Pediatria da FMJ.

Marco Aurélio Palazzi Sáfadi
Presidente do DC de Infectologia da SBP. Diretor do Departamento de Pediatria e Puericultura da Santa Casa de São Paulo.

Maria Elisabeth Lopes Moreira
Neonatologista. Especialista em Nutrição, Crescimento e Desenvolvimento. Mestre em Saúde da Criança pelo IFF/Fiocruz. Doutora em Saúde da Criança pela FMRP-USP.

Maria Isabel de Moraes-Pinto
Professora Associada e Livre-docente da Disciplina de Infectologia Pediátrica do Departamento de Pediatria da Unifesp. Chefe do Laboratório de Pesquisas da Disciplina de Infectologia Pediátrica do Departamento de Pediatria da Unifesp.

Patrícia Brasil
Doutora em Ciências pela Fiocruz. Docente dos Cursos de Pós-graduação em Medicina Tropical do Instituto Oswaldo Cruz e de Pesquisa Clínica em Doenças Infecciosas do Instituto Nacional de Infectologia Evandro Chagas (INI). Pesquisadora em Saúde Pública do INI-Fiocruz.

Paulo Neves Baptista
Professor de Doenças Infecciosas e Parasitárias da Faculdade de Ciências Médicas da UPE. Mestre em Saúde Materno-infantil. Doutor em Medicina Tropical.

Pedro Takanori Sakane
Diretor Técnico de Saúde do ICr-HCFMUSP. Presidente da Comissão de Infecção Hospitalar do ICr-HC-FMUSP.

Regina Célia de Menezes Succi
Especialista em Infectologia Pediátrica pela SBP. Doutora em Pediatria pela EPM-Unifesp. Professora Associada Livre-docente da Disciplina de Infectologia Pediátrica do Departamento de Pediatria da EPM-Unifesp. Membro Efetivo do Departamento de Infectologia Pediátrica da SPSP e da SBP.

Reinaldo M. Martins (*in memoriam*)
Especialista em Pediatria pela SBP. Doutor em Doenças Infecciosas e Parasitárias pelo Instituto Oswaldo Cruz/Fiocruz.

Ricardo Luiz Dantas Machado
Especialista em Farmácia, Bioquímica e Indústria pela Universidade Federal Fluminense (UFF) e em Pesquisa Biomédica e Saúde Pública do Instituto Evandro Chagas/SVS/MS. Mestre e Doutor em Ciências Biológicas pela UFPA. Livre-docente em Parasitologia pela Faculdade de Medicina de São José do Rio Preto.

Robério Dias Leite
Habilitação em Infectologia Pediátrica pela SBP/SBI/AMB. Mestre em Pediatria e Doutor em Ciências pela EPM-Unifesp. Professor Adjunto de Pediatria da Faculdade de Medicina da UFC.

Roberta Maia de Castro Romanelli
Especialista em Pediatria com Área de Atuação em Infectologia Pediátrica. Doutora pelo Programa de Pós-Graduação em Ciências da Saúde – Saúde da Criança e do Adolescente da UFMG. Professora Associada do Departamento de Pediatria da UFMG.

Rosana Maria Feio Libonati
Especialista em Doenças Tropicais pela UFPA. Mestre em Doenças Tropicais e Doutora em Biologia de Agentes Infecciosos e Parasitários pela UFPA. Professora Titular do Departamento de Pós-graduação do Núcleo de Medicina Tropical da UFPA.

Tânia do Socorro Souza Chaves

Médica Infectologista. Mestre e Doutora em Ciências pelo Departamento de Doenças Infecciosas e Parasitárias da FMUSP. Professora Adjunta da Disciplina de Doenças Infecciosas e Parasitárias do Curso de Medicina do Instituto de Ciências da Saúde da UFPA. Pesquisadora em Saúde Pública do Instituto Evandro Chagas/SVS/MS. Professora do Curso de Medicina do Centro Universitário do Pará. Membro da SBI e SBIm. Presidente da Sociedad LatinoAmerica del Viajero.

Tatiana G. Noronha

Médica Infectologista Pediatra. Mestre em Saúde Pública e Doutora em Epidemiologia.

Thalyta Mariany Rego Lopes Ueno

Mestre e Doutora em Biologia Parasitária na Amazônia pela UEPA e Instituto Evandro Chagas. Professora Assistente da Disciplina de Enfermagem Clínica no Processo de Cuidar da Saúde do Adulto e Idoso do Curso de Enfermagem da Universidade do Estado do Amazonas (UEA). Coordenação Geral de Pós-graduação *Lato Sensu* da UEA.

Tony Tannous Tahan

Especialista em Infectologia Pediátrica pela SBP/UFPR. Mestre em Pediatria pela UFPR. Coordenador do Serviço de Infectologia Pediátrica do HC-UFPR.

CAPÍTULO 1

FEBRE SEM SINAIS LOCALIZATÓRIOS

Beatriz Marcondes Machado
Alfredo Elias Gilio

AO FINAL DA LEITURA DESTE CAPÍTULO, O PEDIATRA DEVE ESTAR APTO A:

- Entender os conceitos de febre, febre sem sinais localizatórios e infecção bacteriana grave.
- Saber quais são os parâmetros clínicos e laboratoriais necessários para avaliação da criança até 36 meses de idade com febre sem sinais localizatórios.
- Identificar as crianças consideradas de risco para infecção bacteriana grave.
- Conhecer os critérios adicionais que podem ser utilizados para avaliação das crianças com febre sem sinais localizatórios.

INTRODUÇÃO

Febre é uma das causas mais comuns de consulta em pediatria. Nos serviços de emergência responde por aproximadamente 25% de todas as consultas. Na maioria dos casos, após anamnese detalhada e exame físico completo, é possível identificar a causa da febre e instituir as orientações terapêuticas adequadas. Entretanto, nas crianças menores de 36 meses de idade, em cerca de 20% dos casos essa identificação não é possível. Essa situação é conhecida como Febre sem sinais localizatórios (FSSL). A maioria dessas crianças tem uma doença infecciosa autolimitada ou está na fase prodrômica de uma doença infecciosa benigna, mas algumas têm uma infecção bacteriana grave (IBG), nas quais atrasos no diagnóstico podem acarretar risco de morbidade ou até de mortalidade. Dessa forma, o grande desafio dos pediatras no atendimento das crianças com FSSL é diferenciar os casos de uma doença benigna autolimitada daqueles poucos que podem ter uma IBG.

DEFINIÇÕES

Febre é definida como elevação da temperatura corpórea em resposta a uma variedade de estímulos, mediada e controlada pelo sistema nervoso central. A medida da temperatura corpórea mais confiável é aquela obtida por via oral ou retal. As medidas de temperatura axilar, timpânica ou por palpação são consideradas menos confiáveis. Embora não seja tão precisa quanto a temperatura retal, a medida da temperatura axilar é adequada para triagem clínica. Em nosso meio, a medida da temperatura axilar é a mais difundida e está culturalmente incorporada. A precisão conseguida pela temperatura retal é reservada para estudos ou para confirmação da presença de febre quando a temperatura axilar é questionável.

Não há consenso absoluto entre os autores sobre o valor exato para definição de febre em crianças, em decorrência de inúmeras variáveis que afetam a temperatura. Entretanto, os valores geralmente utilizados são: temperatura retal > 38,3ºC, temperatura oral > 38ºC e temperatura axilar > 37,8ºC.

Febre sem sinais localizatórios (FSSL) é definida como a ocorrência de febre com menos de 7 dias de duração, em criança na qual a história clínica completa e o exame físico cuidadoso não revelam a causa da febre. É importante ressaltar que FSSL não é sinônimo de febre com exame físico normal, porque a elucidação de sua causa pode estar na história e não no exame físico, por exemplo, numa criança com disenteria e febre. Nesse caso, o exame físico pode estar completamente normal, mas a história revela a causa da febre.

Infecção bacteriana grave (IBG) é toda infecção bacteriana que acarreta risco de morbidade ou mortalidade, caso ocorra atraso no seu diagnóstico. O conceito de IBG inclui: bacteremia, infecção urinária, pneumonia, meningite, artrite séptica, osteomielite, celulite e sepse. Todas essas infecções podem se apresentar inicialmente como FSSL, mas a bacteremia, infecção urinária e pneumonia são as mais frequentes.

BACTEREMIA OCULTA

Bacteremia oculta refere-se à presença de hemocultura positiva em criança que está com febre, sem infecção localizada, em bom estado geral e que apresenta pouco ou nenhum achado clínico. Muitos episódios de bacteremia oculta podem ter resolução espontânea. Entretanto, a bacteremia pode evoluir para quadros graves como meningite, pneumonia, artrite séptica, osteomielite e sepse.

A incidência de bacteremia oculta em crianças com FSSL depende muito da situação vacinal para *Haemophilus influenzae* tipo b e *Streptococcus pneumoniae*. Em crianças com FSSL não vacinadas a incidência é de aproximadamente 5%, sendo que os principais agentes são o pneumococo e o hemófilo. Por outro lado, em crianças que já tenham recebido pelo menos duas doses das vacinas conjugadas para pneumococo e hemófilo a incidência cai para menos de 1% e o perfil etiológico muda bastante. Nessa situação aparecem principalmente *Escherícha coli, Staphylococcus aureus* e *Salmonella* sp.

INFECÇÃO URINÁRIA OCULTA

Em todas as séries de casos de crianças com FSSL, a infecção urinária (IU) é a infecção bacteriana mais comum como causa de FSSL. A prevalência geral é de 8 a 10% nas crianças com FSSL. Os principais grupos de risco são as meninas menores de 24 meses de idade, os meninos não circuncidados menores de 12 meses de idade e os meninos circuncidados menores de 6 meses de idade.

Evidentemente a vacinação para pneumococo e hemófilo não interfere nas taxas de infecção urinária nas crianças com FSSL.

PNEUMONIA OCULTA

Na avaliação clínica a suspeita de pneumonia é realizada através da anamnese com dados de tosse, falta de ar, desconforto respiratório e no exame físico pela frequência respiratória, dificuldade respiratória, alterações na propedêutica pulmonar e queda de saturação de O_2. Entretanto, algumas crianças com pneumonia podem se apresentar sem nenhum desses achados de história e de exame clínico. Esses casos são chamados pneumonia oculta. Os principais fatores de risco para esses casos são a febre elevada (> 39°C) e número aumentado de leucócitos no hemograma (acima de $20.000/mm^3$), mesmo em crianças vacinadas para pneumococo e hemófilo.

AVALIAÇÃO DAS CRIANÇAS COM FSSL

Com o intuito de padronizar a abordagem e diagnosticar precocemente as infecções bacterianas graves, vários protocolos foram elaborados para avaliar crianças menores de 36 meses de idade com FSSL. Todos utilizam uma combinação de critérios clínicos e exames laboratoriais.

AVALIAÇÃO CLÍNICA

Na avaliação clínica de crianças com FSSL devemos levar em conta os principais fatores de risco para IBG: estado geral, idade, temperatura e situação vacinal.

A presença de toxemia, alteração do estado geral ou instabilidade dos sinais vitais é um grande indicativo de infecção bacteriana grave e esta criança deverá ser abordada como potencialmente em sepse. Na prática recomendamos que essa avaliação clínica seja feita, de preferência, com a criança sem febre, porque a própria presença da febre pode dificultar essa avaliação. A grande questão é que não podemos nos basear exclusivamente na avaliação clínica, porque mesmo crianças em bom estado geral podem ter uma infecção bacteriana grave.

A idade é um fator muito importante quando avaliamos o risco de IBG numa criança com FSSL. As crianças menores de 3 meses de idade, chamadas de lactentes jovens, têm risco aumentado e nesse grupo há um subgrupo de risco maior ainda, que são os recém-nascidos. Nessa idade, além da imaturidade imunológica, as manifestações clínicas são muito inespecíficas e as infecções bacterianas podem evoluir muito rapidamente para sepse. Por essa razão, todos os protocolos de atendimento de crianças com FSSL recomendam condutas mais invasivas e agressivas nos lactentes jovens.

Entre 3 e 36 meses de idade o risco de IBG é semelhante e acima de 36 meses o risco cai bastante. Dessa forma, praticamente todos os protocolos de atendimento de crianças com FSSL se restringem às crianças de 0 a 36 meses de idade.

A temperatura deve ser levada em conta, especialmente nas crianças não vacinadas para pneumococo e hemófilo, ou seja, crianças que ainda não receberam pelo menos duas doses de cada uma dessas vacinas. A razão é que nessas crianças há um risco aumentado de bacteremia oculta nos casos com febre mais elevada (acima de 39°C). Mesmo nas crianças vacinadas a presença de febre > 39°C associada com leucocitose acima de $20.000/mm^3$ no hemograma aumenta o risco de pneumonia oculta.

A situação vacinal para pneumococo e hemófilo muda bastante a avaliação de uma criança com FSSL, uma vez que as crianças que já receberam pelo menos duas doses das vacinas para pneumococo e hemófilo têm risco muito menor de bacteremia oculta e assim podem ter uma avaliação menos invasiva.

AVALIAÇÃO LABORATORIAL

Os exames utilizados na avaliação laboratorial das crianças com FSSL são: hemograma, exames de urina, radiografia de tórax, provas de fase aguda e pesquisa de vírus respiratórios.

No hemograma avaliamos a contagem total de leucócitos e a contagem total de neutrófilos. Nas crianças não vacinadas para pneumococo e hemófilo uma contagem total de leucócitos acima de $20.000/mm^3$ ou uma contagem total de neutrófilos acima de $10.000/mm^3$ estão associadas com um risco aumentado de IBG nas crianças com FSSL.

Nos lactentes jovens (menores de 3 meses de idade), contagens de leucócitos totais acima de 15.000/mm^3 ou abaixo de 5.000/mm^3 são fatores de risco para IBG.

Os exames de urina são muito importantes na avaliação das crianças com FSSL. Os testes rápidos, como pesquisa de leucócito esterase e nitrito, podem ser úteis, mas apresentam sensibilidade e especificidade variável. A leucocitúria é utilizada no nosso protocolo como indicativo de infecção urinária, mas devemos lembrar que o diagnóstico definitivo de infecção urinária somente pode ser confirmado através da positividade da urocultura. Por essa razão, a técnica de coleta da urina é fundamental. Nas crianças sem controle esfincteriano a cultura deverá ser obtida por sondagem vesical, porque a cultura obtida por saco coletor apresenta alta taxa de falso positivo. Dessa forma, o exame de urina obtido por saco coletor somente tem valor quando o resultado é negativo, ou seja, para afastar infecção urinária. Nas crianças com controle esfincteriano podemos obter a urina por jato médio numa micção espontânea.

O raio X de tórax de rotina não é necessário em todas as crianças com FSSL. Caso haja alguma alteração de frequência respiratória ou queda de saturação de oxigênio, deverá ser realizado. Nas crianças com risco aumentado de pneumonia oculta: aquelas com febre acima de 39°C e leucócitos totais acima de 20.000/mm^3 também está indicado.

As provas de fase aguda têm sido incorporadas em vários protocolos de atendimento das crianças com FSSL com o objetivo de aumentar a acurácia para o diagnóstico das infecções bacterianas graves. As mais utilizadas são a proteína C-reativa (PCR) e a procalcitonina (PCT). A PCR aumenta mais lentamente do que a PCT. Dessa forma, nos casos com menos de 12 horas de duração da febre, a PCT é mais sensível para identificação de IBG. Quando comparada com os marcadores mais tradicionais (PCR, contagem total de leucócitos e contagem de neutrófilos), a PCT tem demonstrado desempenho superior no diagnóstico, com maior sensibilidade e especificidade para diferenciação de doença bacteriana e viral em crianças. Entretanto, pelos seus custos elevados, não está disponível na maioria dos serviços.

As escolhas dos valores de PCR e PCT dependem se estes marcadores serão utilizados para excluir ou incluir os casos de IBG nas crianças com FSSL. Tendo por objetivo a identificação de IBG, os níveis de corte de 80 mg/L para PCR ou 2 ng/mL para PCT apresentam especificidade de 90% e sensibilidade de 40 a 50%. Para descartar IBG os níveis de corte de 20 mg/L para PCR ou 0,5 ng/mL para PCT apresentam sensibilidade de 80% e especificidade de 70%.

A pesquisa de vírus respiratórios em secreção de nasofaringe tem se tornado cada vez mais disponível. Os testes rápidos podem ser utilizados nos serviços de emergência. Inúmeros vírus são responsáveis por doenças febris em crianças, que podem se apresentar inicialmente como FSSL, com herpesvírus humano tipo 6, adenovírus, influenza e vírus sincicial respiratório. Atualmente, durante a pandemia de Covid-19, temos observado vários casos de crianças com FSSL que apresentam pesquisa positiva para Sars-Cov-2 em secreção de nasofaringe.

A utilização da pesquisa de vírus respiratório em crianças com FSSL pode reduzir a necessidade de investigação e o uso de antimicrobianos.

PROTOCOLO DE AVALIAÇÃO E SEGUIMENTO DAS CRIANÇAS COM FSSL

Apresentaremos a seguir o Protocolo de Avaliação e Seguimento das Crianças com FSSL que utilizamos no Hospital Universitário da Universidade de São Paulo. Esse protocolo está baseado nos protocolos da literatura e na nossa experiência de atendimento das crianças de 0 a 36 meses de idade com FSSL. Trata-se apenas de uma orientação e não tem a intenção de substituir a avaliação individualizada de cada caso. Para a elaboração deste protocolo optamos por utilizar apenas exames que estão disponíveis na maior parte dos serviços de emergência em nosso meio. Seguindo esse protocolo no Pronto-Socorro do Hospital Universitário da USP, em um período de 12 meses, foram acompanhadas 251 crianças com FSSL. Todos os casos com IBG foram identificados e a utilização de antibioticoterapia empírica foi reduzida.

O protocolo aplica-se a crianças de 0 a 36 meses de idade com apresentação inicial considerada como FSSL (febre com menos de 7 dias de duração na qual uma história detalhada e um exame físico completo não estabelecem a causa da febre) (Figura 1).

Inicialmente as crianças com FSSL menores de 36 meses de idade são avaliadas em relação à presença ou não de comprometimento do estado geral (toxemia). Essa avaliação deve ser feita com a criança sem febre, pois a própria febre pode deixar a criança com variados graus de prostração.

Toda criança com comprometimento do estado geral, independentemente da idade e da situação vacinal, deve ser hospitalizada, investigada para sepse e tratada com antimicrobianos empiricamente. A investigação para sepse compreende coleta de hemograma completo, hemocultura, sedimento urinário, urocultura, líquido cefalorraquidiano (quimiocitológico, bacterioscopia e cultura) e radiografia de tórax.

Na abordagem da criança com FSSL sem comprometimento do estado geral, o primeiro critério de avaliação é a idade, pois há diferença importante no risco de IBG de acordo com a idade. Habitualmente as crianças são classificadas em três grupos etários: recém-nascidos (RN) < 30 dias; lactentes jovens de 30 a 90 dias de vida e crianças de 3 a 36 meses de idade.

Recém-nascido: todo RN com FSSL deve ser hospitalizado, submetido à investigação para sepse e receber antibioticoterapia empírica até o resultado das culturas e o esclarecimento diagnóstico. Como terapêutica empírica inicial pode-se utilizar a associação ampicilina + cefotaxima ou ceftriaxona.

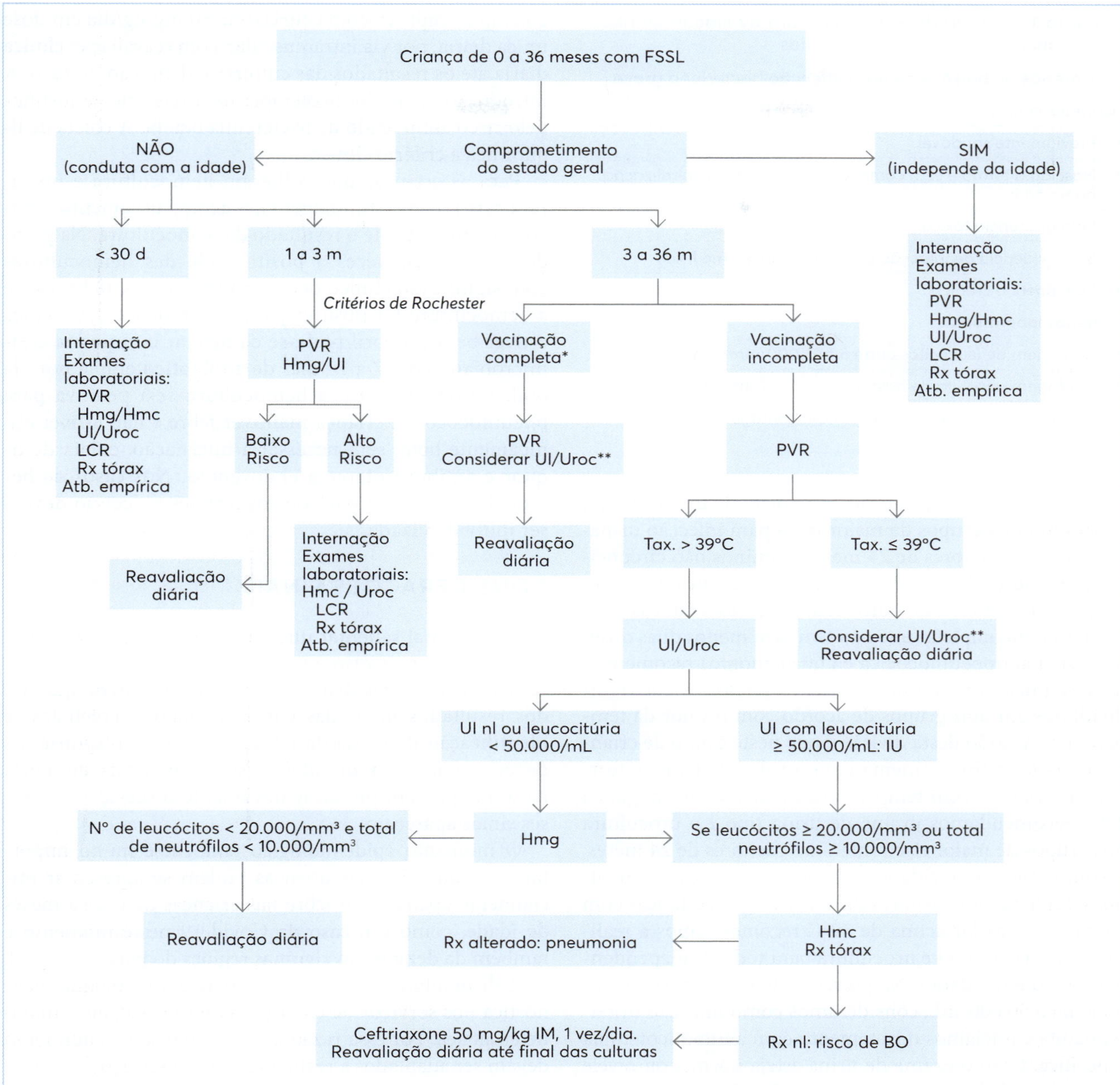

Figura 1 Protocolo para o atendimento e seguimento das crianças até 36 meses com febre sem sinais localizatórios (FSSL).

d: dias; m: meses; PVR: pesquisa de vírus respiratório; Hmg: hemograma; Hmc: hemocultura; UI: sedimento urinário; Uroc: urocultura; LCR: líquido cefalorraquidiano; Rx: radiografia; Atb: antibioticoterapia; Tax: temperatura axilar; IU: infecção urinária; nl: normal; BO: bacteremia oculta; IM: intramuscular.

*Vacinação completa: pelo menos duas doses da vacina conjugada para *Haemophilus influenzae, Streptococcus pneumoniae*.

**Coletar urocultura nas meninas menores de 24 meses; nos meninos não circuncidados menores de 12 meses e nos meninos circuncidados menores de 6 meses.

Lactente jovem: nessa faixa etária a abordagem pode ser um pouco menos invasiva. Para tanto utilizamos escala para avaliar risco de IBG. A escala utilizada é a de Rochester (Quadro 1). Segundo essa escala, para o lactente jovem ser considerado de baixo risco, é necessário preencher todos os critérios. Se o lactente jovem for considerado de baixo risco podemos liberar, orientar adequadamente os pais sobre sinais de alerta e fazer seguimento clínico diário. Quando considerado de alto risco indica-se hospitalização, coleta de exames (hemocultura, urocultura, líquor), realização de raio X de tórax e introdução de antibioticoterapia empírica (cefalosporina de 3ª geração).

Criança de 3 a 36 meses de idade sem comprometimento do estado geral: nessa faixa etária devemos verificar inicialmente a situação vacinal para pneumococo e hemófilo. As crianças que apresentam pelo menos duas doses de cada uma dessas vacinas são consideradas com vacinação completa. Nessas crianças o risco de bacteremia oculta é baixo. Entretanto o risco de infecção urinária está mantido. Para esse grupo recomendamos, quando disponível, a

Quadro 1 Critério de Rochester para avaliação de risco em crianças febris abaixo de 60 dias

Critérios de baixo risco para infecção bacteriana grave
Critérios clínicos
• Previamente saudável
• Nascido a termo e sem complicações durante hospitalização no berçário
• Sem aparência tóxica
• Sem evidência de infecção bacteriana ao exame físico
• Sem doença crônica
Critérios laboratoriais
• Contagem de leucócitos entre 5 e 15.000/mm³
• Contagem absoluta de bastonetes < 1.500/mm³
• Microscopia sedimento urinário com contagem ≤ 10 leucócitos/campo

pesquisa de vírus respiratórios e a coleta de urina tipo I e urocultura nos grupos de maior risco para infecção urinária: meninas menores de 24 meses, meninos não circuncidados menores de 12 meses e meninos circuncidados menores de 6 meses. Por outro lado, para as crianças com vacinação incompleta (que não têm pelo menos duas doses da vacina antipneumocócica e anti-hemófilo) recomendamos de início a pesquisa de vírus respiratórios e a seguir dividimos em dois grupos de acordo com o valor da temperatura. A razão desta divisão é que neste grupo de crianças o risco de IBG aumenta com o valor da temperatura. Para as crianças com temperatura axilar menor ou igual a 39ºC recomendamos exame de urina tipo I e urocultura nos grupos de maior risco (meninas menores de 24 meses, meninos não circuncidados menores de 12 meses e meninos circuncidados menores de 6 meses). Nas crianças com temperatura axilar acima de 39ºC recomendamos a realização de urina tipo I e urocultura para todas (independente do sexo e da idade). Na presença de leucocitúria maior ou igual a 50.000/mL, consideramos como infecção urinária oculta e iniciamos o tratamento com antibioticoterapia específica. Caso o exame de urina esteja normal ou revele um número de leucócitos menor que 50.000/mL, seguimos com a investigação e recomendamos a coleta de hemograma (com a opção de coletar conjuntamente a hemocultura e aguardar o resultado do hemograma para encaminhar o exame). Quando o número total de leucócitos for menor que 20.000/mm^3 e o número total de neutrófilos menor que 10.000/mm^3, recomendamos apenas orientação quanto aos sinais de alerta e reavaliação diária.

Se o número total de leucócitos for maior que 20.000/mm^3 ou total de neutrófilos maior que 10.000/mm^3, indicamos raio X de tórax (mesmo que não haja qualquer sinal ou sintoma respiratório). Na presença de raio X de tórax alterado, confirmamos o diagnóstico de pneumonia oculta e iniciamos tratamento adequado. Caso o raio X de tórax esteja normal, encaminhamos a hemocultura (ou colhemos se ainda não havia sido colhida) e iniciamos antibioticoterapia empírica com ceftriaxona 50 mg/kg/dia em dose única diária, por via intramuscular, com reavaliação clínica diária até os resultados das culturas e definição do caso. A introdução da antibioticoterapia nesse cenário se justifica pelo risco aumentado de bacteremia oculta. A coleta de líquor fica a critério clínico.

Para as crianças que colheram hemocultura e iniciaram ceftriaxona é fundamental o acompanhamento clínico e seguimento até o resultado da hemocultura. Na grande maioria das vezes a positividade das hemoculturas com significado clínico ocorre nas primeiras 48 horas. Se a hemocultura for positiva para pneumococo e a criança estiver bem e afebril pode-se completar o esquema antimicrobiano com 7 a 10 dias de antibioticoterapia por via oral. Entretanto, caso a hemocultura seja positiva para pneumococo e a criança mantiver febre e não estiver clinicamente bem, será necessária internação, coleta de líquor e antibioticoterapia endovenosa. Nos casos de hemocultura positiva para outros agentes a decisão deverá ser individualizada.

CONSIDERAÇÕES FINAIS

É fundamental salientar que o diagnóstico de FSSL é um diagnóstico provisório e todas as crianças com FSSL devem ser reavaliadas diariamente até resolução do quadro, dos resultados finais das culturas (quando coletadas) e identificação da causa da febre. Os pais ou responsáveis devem sempre ser orientados sobre os sinais de alerta para que possam procurar novamente o serviço caso esses sinais apareçam.

O momento epidemiológico também é muito importante porque algumas doenças podem se apresentar inicialmente apenas com febre nas crianças de 0 a 36 meses de idade, como é o caso da Covid-19 neste momento e também da dengue em algumas regiões do país.

A disponibilidade de recursos para a investigação diagnóstica nos serviços de emergência no nosso país é muito heterogênea. Por essa razão os protocolos de atendimento devem ser adaptados à realidade de cada serviço.

BIBLIOGRAFIA

1. Arora R, Mahajan P. Evaluation of child with fever without source: review of literature and update. Pediatr Clin North Am. 2013;60(5):1049-62.
2. Baraff LJ. Management of infants and young children with fever without source. Pediatr Ann. 2008;37(10):673-9.
3. Brauner M, Goldman M, Kozer E. Extreme leucocytosis and the risk of serious bacterial infections in febrile children. Arch Dis Child. 2010;95(3):209-12.
4. Byington CL, Enriquez R, HoffC, Tuohy R, Taggart EW, Hillyard DR, et al. Serious bacterial infections in febrile infants 1 to 90 days old with and without viral infections. Pediatrics. 2004;113(6):1662-6.
5. Greenhow TL, Hung YY, Herz A. Bacteremia in children 3 to 36 months old after introduction of conjugated pneumococcal vacines. Pediatrics. 2017;139(4):e20162098.

6. Jaskeiewicz JA, McCarthy CA, Richardsonosn AC, White KC, Fisher DJ, Daganna R, et al. Febrile infants at low risk for serious bacterial infection. An appraisal of the Rochester criteria and implications for management. Pediatrics. 1994;94(3):390-6.
7. Shikh N, Morone NE, Lopez J, et al. Does the child have a urinary tract infection? JAMA. 2007:298(24):2895-904.
8. Machado BM, Cardoso DM, De Paullis M, Escobar AMU, Gilio AE. Febre sem sinais localizatórios: avaliação de um protocolo de atendimento. J Pediatr (Rio J). 2009;85(5):426-32.
9. Machado BM, Vieira GK. Febre sem sinais localizatórios. In: Gilio AE, Grisi S, Bousso A, De Paulis M. Urgências e emergências em pediatria geral. São Paulo, Atheneu, 2015, p. 621-7.
10. Van den Bruel A, Thompson MJ, Haj-Hassan T, Stevens R, Moll H, Lakhanpaul M, et al. Diagnostic value of laboratory tests in identifying serious infections in febrile children: systematic review. BMJ. 2011;342:d3082.

CAPÍTULO 2

ANTIMICROBIANOS NAS INFECÇÕES RELACIONADAS À ASSISTÊNCIA À SAÚDE

Fabrizio Motta
Marcelo Jenné Mimica
Márcia Borges Machado

AO FINAL DA LEITURA DESTE CAPÍTULO, O PEDIATRA DEVE ESTAR APTO A:

- Saber que os princípios gerais para uso de antimicrobianos em infecções relacionadas à assistência à saúde (IRAS) não diferem daqueles aplicados ao tratamento das infecções adquiridas na comunidade.
- Entender que os antimicrobianos, mesmo em doses terapêuticas habituais, podem causar efeitos adversos indesejáveis, como nefrotoxicidade, ototoxicidade, farmacodermias, anafilaxia, intolerância gastrointestinal e alterações na microbiota do paciente.
- Conhecer peculiaridades farmacocinéticas de antimicrobianos usados na criança tendo em vista as particularidades fisiológicas próprias da faixa etária.
- Entender a base de escolha da via de administração do antibiótico, conceito de terapêutica sequencial e as indicações específicas da via inalatória.
- Saber que a dose ideal deve ser escolhida de acordo com a gravidade e o local da infecção, levando em conta que as infecções mais graves exigem doses mais altas, bem como infecções no SNC, em cartilagens e ossos, nos tecidos oculares e no tecido cardíaco.
- Entender por que, para alguns antimicrobianos, é recomendada a monitoração sérica, como é o caso da vancomicina, gentamicina e amicacina, monitoração do nível que consta de duas etapas: a concentração basal do antibiótico e o pico sérico alcançado.
- Indicar antibioticoterapia de acordo com os valores de referência, considerando o motivo e o tempo de uso de antibióticos como betalactâmicos, isoxazolilpenicilinas, cefalosporinas, associações de betalactâmicos com inibidores de betalactamases, carbapenêmicos, monobactâmicos, aminoglicosídeos, metronidazol, fluorquinolonas, vancomicina, teicoplanina, oxazolidinonas, estreptograminas, polimixinas, antifúngicos triazólicos, equinocandinas, anfotericina B, anfotericina B desoxicolato e anfotericina B lipossomal.

INTRODUÇÃO

Os princípios gerais para uso de antimicrobianos em infecções relacionadas à assistência à saúde (IRAS) não diferem daqueles aplicados ao tratamento das infecções adquiridas na comunidade. Entretanto, algumas peculiaridades das IRAS tornam sua abordagem mais complexa; dificuldade de crescimento e identificação de alguns microrganismos, tais como anaeróbios e fungos; bactérias com resistência a diversos antibióticos; a interferência do uso prévio de antimicrobianos no isolamento dos microrganismos. Além disso, doenças complexas podem confundir o diagnóstico e modificar a evolução natural dos processos infecciosos. Daí a necessidade de racionalização do uso através de um Programa de Controle de Antimicrobianos (chamado também *Antimicrobial Stewardship*), que deve focar na escolha adequada do antimicrobiano, na dose correta, descalonamento e duração apropriados. Também é importante avaliar não somente a eficácia do antimicrobiano, mas também os efeitos adversos, a seleção de resistência, a via de administração mais adequada, o perfil microbiológico da instituição, a faixa etária do paciente, as doenças de base associadas e os custos.[1,2,3]

EFEITOS ADVERSOS

Os antimicrobianos, mesmo em doses terapêuticas habituais, podem causar efeitos adversos indesejáveis, tais como nefrotoxicidade, ototoxicidade, farmacodermias, anafilaxia, intolerância gastrointestinal e alterações na microbiota do paciente.[4,5] As reações de hipersensibilidade aos antimicrobianos mais comuns são:

- Imediatas: ocorrem em até 30 minutos após administração: urticária, angioedema, broncoespasmo, hipotensão, choque e anafilaxia.
- Aceleradas: ocorrem em até 72 horas após administração: urticária, angioedema, broncoespasmo.
- Tardias: ocorrem após 72 horas da administração: erupções cutâneas, artralgia, artrite reacional e febre. São consideradas reações raras: anemia hemolítica, pneumonite, nefrite, vasculite, síndrome de Stevens-Johnson.

As alterações produzidas na microbiota do indivíduo são, na maioria das vezes, transitórias, dependendo da idade do paciente, do antimicrobiano, do tipo de tratamento, entre outros fatores.[6,7] Entretanto, em indivíduos imunocomprometidos, o desequilíbrio entre os componentes da microbiota pode desencadear supercrescimento, translocação ou invasão tecidual direta de microrganismos, resultando em infecções oportunistas.

FAIXA ETÁRIA A QUE PERTENCE O PACIENTE

Em neonatos, a absorção, distribuição, metabolismo e excreção das drogas apresentam características particulares a este grupo de pacientes. São cada vez mais frequentes os estudos que analisam a farmacocinética dos antimicrobianos nestes pacientes. Existe a imprevisibilidade da absorção dos antimicrobianos pela via oral, principalmente em portadoras de alterações morfofuncionais do trato digestório.[8-10] Vários sistemas enzimáticos são ainda deficientes, o que altera a metabolização dos antimicrobianos, levando ao aumento do nível sérico e tecidual, exigindo ajuste de doses. Os glomérulos e túbulos renais são ainda imaturos, e os antimicrobianos eliminados por via renal podem ter sua meia-vida prolongada, podendo atingir concentrações tóxicas.[11,12]

VIA DE ADMINISTRAÇÃO – TERAPÊUTICA SEQUENCIAL – VIA INALATÓRIA

No tratamento de infecções graves, os antibióticos são inicialmente administrados por via venosa, a fim de assegurar altas concentrações no sangue e nos tecidos.[1,3,4] As vias intramuscular e oral podem interferir na absorção, se houver instabilidade vasomotora, como ocorre na sepse. O uso venoso, porém, deve ser restrito ao mínimo, pois apresenta desvantagens, como dificuldades na manutenção do acesso venoso, aumento da permanência hospitalar e elevação dos custos, além de aumentar os riscos de superinfecções. É importante sempre analisar no início da terapêutica endovenosa o tempo mínimo desta, assim prevendo e instituindo já no início do tratamento a indicação de acessos venosos centrais como o PICC (acesso venoso central de inserção periférica), sempre com o objetivo de poupar veias nesta população.

Por terapêutica sequencial entende-se a antibioticoterapia iniciada por via parenteral, com substituição posterior pela apresentação oral do mesmo antimicrobiano ou por outro de espectro semelhante.[13] Por apresentarem adequada farmacocinética, alguns antimicrobianos proporcionam níveis séricos semelhantes, ao serem administrados por via oral ou parenteral. É o caso das fluoroquinolonas e da linezolida.[1,3] O momento ideal de transição da via parenteral para oral não é bem definido, devendo sempre prevalecer o bom senso. Assim que o paciente apresentar estabilização clínica, via oral pérvia e dependendo de outros fatores como o sítio da infecção é desejável a substituição do antimicrobiano endovenoso pelo oral.

O uso de antibióticos por via inalatória teve início na década de 1980, e desde então numerosos estudos mostraram sua contribuição na melhora da função pulmonar em pacientes com fibrose cística. São considerados para uso inalatório: gentamicina, tobramicina e colistina (polimixina E), úteis na prevenção, retardo de colonização, tratamento da agudização e redução da infecção crônica de fibrocísticos. Mais recentemente, têm também sido usados no tratamento da colonização de vias aéreas de pacientes pós-transplante de pulmão.[14-16]

DOSES, INTERVALOS E DETERMINAÇÃO DE NÍVEIS SÉRICOS

A dose ideal é escolhida de acordo com a gravidade e o sítio da infecção. Infecções mais graves exigem doses mais altas, bem como infecções no sistema nervoso central, em cartilagens e ossos, nos tecidos oculares e no tecido cardíaco.[4,17]

Cada classe apresenta parâmetros de farmacocinética (PK) e farmacodinâmica (PD) específicos (Figura 1).[12,13,17] Assim, para os betalactâmicos utiliza-se o parâmetro tempo acima da CIM (concentração inibitória mínima), T > CIM, dessa forma necessitam de intervalos mais curtos entre as doses (tempo-dependente). Outro parâmetro é concentração acima da CIM, Cmax > CIM, exemplo clássico são os aminoglicosídeos e as fluoroquinolonas, necessitam atingir pico de dose, assim são preferencialmente usados em dose única diária. Um parâmetro mais complexo utiliza a combinação de ambos já descritos acima, a área abaixo da curva (AAC ou AUC), refletindo a quantidade da dose utilizada e sua meia-vida com relação ao intervalo utilizado. Atualmente, emprega-se um melhor preditor de resposta, utilizando a razão AAC_{24h}/CIM, exemplo clássico é a vancomicina.[17,18]

Para alguns antimicrobianos é recomendada a monitorização sérica, como é o caso da vancomicina, gentamicina, amicacina e voriconazol.[19-21] A monitoração do nível sérico consta de duas etapas:

- Determinação da concentração de vale ou basal, com a qual se avalia a concentração mínima do medicamento no sangue, evitando-se que se acumule. Para tal, o sangue deve ser colhido 30 minutos a 1 hora antes da administração da próxima dose quando intervalos longos (exemplo: 12/12 h, 24/24 h), ou 5 minutos antes quando intervalos curtos (exemplo: 6/6 h).

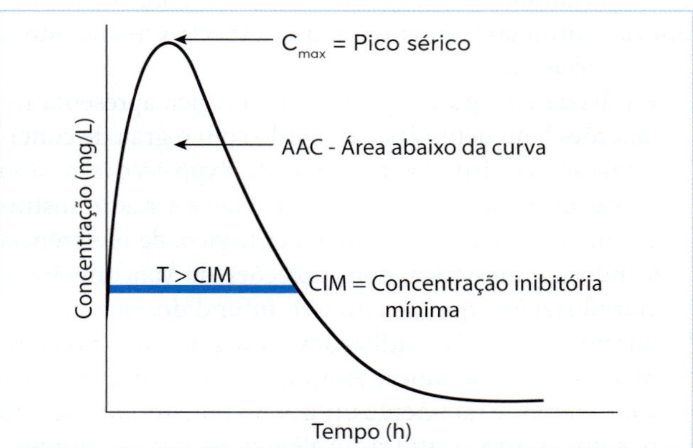

Figura 1 Parâmetros farmacocinéticos dos antimicrobianos.

- Determinação da concentração de pico sérico, com a qual se avalia a atividade antimicrobiana da droga. Para tal, o sangue deve ser colhido 1 hora após o término da infusão total da droga.

INTERPRETAÇÃO DOS RESULTADOS, DE ACORDO COM OS VALORES DE REFERÊNCIA

Amicacina

- Basal: até 10 mg/mL (acima desse valor existe possibilidade de toxicidade).
- Pico: 20 a 25 mg/mL (30 a 35 mc/mL persistente, nefro e ototoxicidade).

Gentamicina

- Basal: até 2 mg/mL (acima desse valor existe possibilidade de toxicidade).
- Pico: 5 a 10 mg/mL (30 a 35 mc/mL persistente, nefro e ototoxicidade).

Vancomicina

- Basal: níveis entre 10-15 mcg/mL na população pediátrica.
- Pico sérico: não é recomendado para a vancomicina, podendo ser utilizado quando o uso de *software* apropriado de ajuste da dose.

Voriconazol

- Basal: níveis entre 2-6 mcg/mL na população pediátrica.
- Pico sérico: não é recomendado.

MOTIVO E TEMPO DE USO

Todos os antimicrobianos podem ser utilizados em ambiente hospitalar. Muitas vezes iniciamos a terapêutica empiricamente com amplo espectro, mas quando estamos com a cultura em mãos devemos modificar o tratamento para o antimicrobiano sensível com menor espectro possível para a infecção do paciente em questão. Esta prática, o descalonamento, visa retardar a resistência ao longo do tempo e diminuir os efeitos adversos, bem como o custo de utilizar antimicrobianos de amplo espectro, mantendo a mesma eficácia.

A. Profilaxia cirúrgica: a profilaxia cirúrgica apresenta indicações bem definidas, de acordo com o grau de contaminação da cirurgia, o tempo de exposição e o sítio abordado. O antibiótico profilático deve ser administrado imediatamente antes do ato cirúrgico, de preferência à indução anestésica, com exceções de vancomicina e ciprofloxacina que devem ser infundidos lentamente durante 1 hora. São utilizados na maioria dos procedimentos em dose única, em poucos casos mantido por até 24 horas, e raramente utilizando por até 48 horas, no pós-operatório. A utilização além desse período aumenta o risco de infecção por bactérias resistentes e não diminui o risco de infecção. Sempre que houver infecção no ato cirúrgico, deve ser utilizado um esquema terapêutico diferente do profilático, reservando-se o antibiótico da profilaxia somente para este fim.[22,23]

B. Uso terapêutico: o tempo ideal de tratamento antimicrobiano é desconhecido para a maioria das infecções.[2,3,22] O tratamento curto demais pode levar à reativação do foco infeccioso. Conceitos amplamente aceitos, como duração de 7, 10, 14 ou 21 dias têm sido questionados, considerando-se a resposta clínica e microbiológica. Sabe-se que o uso além do tempo necessário não apresenta benefícios adicionais para o paciente, servindo apenas para selecionar microrganismos resistentes, agredir o paciente com punções venosas, prolongar a internação e onerar o tratamento. Muitos autores advogam o uso por até 72 horas após a resolução completa dos sintomas para as infecções leves a moderadas. Infecções de sítios de difícil penetração como ossos, sistema nervoso central e músculo cardíaco devem ser tratadas em média por períodos de 3 a 6 semanas.

ANTIBIÓTICOS BETALACTÂMICOS

São assim denominados por possuírem um anel betalactâmico em sua estrutura química, responsável pela atividade antibacteriana. Seu rompimento resulta na perda da ação antibiótica.[13,23] Todos os betalactâmicos apresentam o mesmo mecanismo de ação. Atuam na formação da parede bacteriana, inibindo a síntese do peptideoglicano, constituinte da parede celular, e promovendo a lise osmótica da célula.

Penicilinas

Penicilina

No hospital, a penicilina G cristalina é a de maior importância. Está principalmente indicada no tratamento das infecções bacterianas no período neonatal, cujas doses são ajustadas de acordo com o peso, idade gestacional, idade pós-natal e agente etiológico da infecção. Ação principal contra *Streptococcus pneumoniae, Streptococcus* spp. incluindo *Streptococcus viridans, Enterococcus faecalis, Neisseria gonorrhoeae, Neisseria meningitidis, Clostridium tetani, Clostridium perfringens, Corynebacterium diphtheriae, Leptospira interrogans, Listeria monocytogenes, Peptostreptococcus* spp., *Treponema pallidum, Treponema* spp. As doses devem ser individualizadas, pois as concentrações inibitórias mínimas para *Streptococcus* do grupo B são 10 vezes maiores que para *Streptococcus* do grupo A e as doses para tratamento de neurossífilis são três a quatro vezes maiores que para sífilis sem acometimento do sistema nervoso central.[8,24,25]

Doses recomendadas em pediatria – uso venoso:[9,26]

- Período neonatal:
  - Sífilis congênita (tratamento total por 10 dias):
    - » Até 7 dias de vida: 50.000 UI/kg, 12/12 h.
    - » 8 a 28 dias de vida: 50.000 UI/kg, 8/8 h.
  - Infecções por *Streptococcus* do grupo B:

    » Até 7 dias de vida: 150.000 UI/kg, 8/8 h por 14 dias.
    » 8 a 28 dias de vida: 50.000 UI/kg, 6/6 h por 14 dias.
  - Meningites:
    » Até 7 dias de vida: 75 a 100.000 UI/kg, 12/12 h por 14 dias.
    » 8 a 30 dias de vida: 50.000 UI/kg, 8/8 h por 14 dias.
- Pediatria:
  - Infecções leves a moderadas: 100.000 a 250.000 UI/kg/dia, 4/4 h ou 6/6 h.
  - Infecções graves: 250.000 a 400.000 UI/kg/dia, 4/4 h ou 6/6 h.
  - Meningites: 400.000 UI/kg/dia, 4/4 h ou 6/6 h.
  - Infecções pneumocócicas: em meningites utilizar somente se MIC ≤ 0,06 mcg/mL para penicilina, em pneumonia doses superiores a 200.000. UI/kg/dia não mostram desfecho superior, não utilizar penicilina se MIC > 4 mcg/mL.[27]
  - Dose máxima 24 milhões/dia.

Ampicilina

Distribui-se por todos os líquidos e tecidos orgânicos, atravessando a barreira hematoencefálica, atingindo altas concentrações nas meninges e no tecido cerebral. Devido à imaturidade da função renal nos recém-nascidos (RN), sua eliminação é reduzida durante a primeira semana de vida, e por isso as doses e os intervalos devem ser reajustados.[17,24,28]

O uso hospitalar da ampicilina está indicado principalmente no tratamento da sepse precoce do RN, em associação com aminoglicosídeos e de endocardite causada por *Enterococos* spp. com sensibilidade à ampicilina, igualmente associada com aminoglicosídeos. Também usada no tratamento de pneumonias comunitárias com indicação de internação. Ação principal contra *Enterococcus* spp., *S. pneumoniae, Streptococcus* spp., *Listeria monocytogenes* e *H. influenzae* não produtores de betalactamase.

Doses recomendadas em pediatria – uso venoso:[29]

- 100-200 mg/kg/dia, 6/6 h, se meningite 200-400 mg/kg/dia.
- Dose máxima 12 g/dia.

Isoxazolilpenicilinas

São penicilinas resistentes à ação das penicilinases produzidas por *Staphylococcus* spp. e, por isso, consagradas como drogas de escolha para tratamento de infecções graves causadas por esses microrganismos.[13,22]

São isoxazolilpenicilinas: meticilina, oxacilina, cloxacilina, dicloxacilina e nafcilina. Todas apresentam o mesmo espectro e mecanismo de ação, diferindo na farmacocinética. Apenas a oxacilina está disponível no Brasil, com apresentação para uso venoso.

Oxacilina

Distribui-se amplamente por todos os tecidos e líquidos orgânicos, atingindo concentrações satisfatórias. Não atravessa a barreira hematoencefálica normal, mas em vigência de meninges inflamadas, são atingidos níveis variáveis no líquor, que podem ser terapêuticos, se usadas altas doses.[4,17]

É reconhecida como marcador da suscetibilidade de *Staphylococcus* spp. aos betalactâmicos. Quando o *Staphylococcus aureus* é resistente à oxacilina isso caracteriza resistência a todos os betalactâmicos, e é denominado *Staphylococcus aureus* meticilina resistente (MRSA). Atualmente, a resistência varia entre as instituições.[2,28] Também linhagens de *Staphylococcus* coagulase-negativos desenvolveram resistência, o que representa grave problema em pacientes submetidos a procedimentos invasivos, por ser integrante da microbiota da pele. A maioria dos protocolos de tratamento de septicemia, especialmente a sepse neonatal tardia, inclui a oxacilina. É também de escolha no tratamento de pneumonias com provável etiologia estafilocócica, celulites, osteomielites e infecções de feridas cirúrgicas. É menos ativa que as outras penicilinas contra outros cocos Gram-positivos e também age sobre anaeróbios de pele, em altas doses.[13]

Doses recomendadas em pediatria – uso venoso:

- Período neonatal:
  - 25 mg/kg/dose.
  - Meningite: 50 mg/kg/dose, 12/12 h se menores de 7 dias de vida e 8/8 h se maiores de 7 dias.
- Pediatria:
  - Infecções leves a moderadas: 100 a 150 mg/kg/dia, 6/6 h (dose máxima 4 g/dia).
  - Infecções graves: 150 a 200 mg/kg/dia, 6/6 h.
  - Dose máxima 12 g/dia.

Cefalosporinas

São amplamente distribuídas nos tecidos e líquidos corporais. Foram classificadas em "gerações", de acordo com seu surgimento e seu espectro de ação.[4,20]

Cefalosporinas de primeira geração

Existem nas formulações para uso oral: cefalexina e cefadroxil; e para uso endovenoso: cefalotina e cefazolina.[4,17]

O espectro de ação das cefalosporinas de primeira geração inclui bactérias aeróbias Gram-positivas e Gram-negativas, inclusive *Staphylococcus* spp., exceto MRSA e *Enterococcus*. Agem ainda sobre linhagens de *E. coli*, *Proteus* e *Salmonella*. Com exceção das cefalosporinas de quinta geração, nenhuma cefalosporina tem ação contra o *Enterococcus*.[13]

O uso hospitalar inclui infecções de pele, do trato urinário, tecidos moles e osteomielites, mas a principal indicação para cefazolina e cefalotina se refere à antibioticoprofilaxia cirúrgica, por serem antibióticos eficazes contra a microbiota da pele, apresentarem boa segurança e poucos efeitos adversos. A preferência é dada à cefazolina, por requerer menor número de doses.[13,23]

No hospital, as cefalosporinas orais são pouco usadas, sendo opções para profilaxia de infecções urinárias e terapêutica sequencial parenteral-oral, especialmente na continuidade do uso de oxacilina.

Doses recomendadas em pediatria:[29]

- Uso venoso:
  - Cefalotina: 80-100 mg/kg/dia, 4/4 ou 6/6 h. Dose máxima: 12 g/dia.

- Cefazolina: 25-100 mg/kg/dia, 8/8 h.
  - » Infecções leves-moderadas: 25-50 mg/kg/dia, 8/8 h.
  - » Infecções graves: 100 mg/kg/dia, 8/8 h (dose máxima: 6 g/dia).
  - » Profilaxia cirúrgica:
    - ◊ 50 mg/kg 30-60 min antes do procedimento.
    - ◊ Dose para obesos acima de 120 kg: 3 g na indução e 2 g se doses subsequentes. Dose única ou máxima por 24 h.

- Uso oral:
  - Cefalexina: 25 a 100 mg/kg/dia, de 6/6 h.
    - » Infecções leves a moderadas: 25-50 mg/kg/dia, 6/6 h ou 12/12 h (dose máxima 2 g/dia).
    - » Infecções graves: 75-100 mg/kg/dia, 6/6h ou 8/8 h (dose máxima: 4 g/dia).
    - » Profilaxia de infecção urinária: 25 mg/kg/dia uma vez ao dia à noite.
    - » Profilaxia de endocardite: 50 mg/kg 1 h antes do procedimento (dose máxima 2 g).
  - Cefadroxil: 30 mg/kg/dia, de 12/12 h. Dose máxima: 2 g/dia.

Cefalosporinas de segunda geração

As cefalosporinas de segunda geração apresentam ação principal contra *Streptococcus* spp., *Staphylococcus aureus* sensíveis à oxacilina, *Moraxella catarrhalis, Neisseria gonorrhoeae, N. meningitidis, Peptostreptococcus* spp., *Nocardia asteroides, N. brasiliensis, Borrelia burgdorferi, Actinobacillus actinomycetemcomitans, Cardiobacterium* spp., *Citrobacter diversus, E. coli, Eikenella corrodens, Enterobacter* spp., *Haemophilus* spp., *Klebsiella* spp., *Proteus mirabilis.*

Seu uso hospitalar é limitado, sendo usadas em infecções comunitárias de vias aéreas e urinárias, neste último caso quando contraindicado o uso de aminoglicosídeos. Não são usadas em infecções do sistema nervoso central.

Estão disponíveis o cefuroxima em apresentação venosa e oral, e o cefaclor apenas em apresentação oral. O cefaclor não deve ser utilizado em infecções por pneumococo, devido à alta resistência adquirida.

Doses recomendadas em pediatria:[29]

- Uso venoso:
  - Cefuroxima: 75-150 mg/kg/dia, 8/8 h.
  - Dose máxima: 6 g/dia.
- Uso oral:
  - Cefuroxima: faringite: 20 mg/kg/dia, 12/12 h (dose máxima 500 mg/dia); otite média aguda, sinusite, infecção cutânea: 30 mg/kg/dia 12/12 h (dose máxima 1 g/dia).
  - Cefaclor: 20-40 mg/kg/dia, 8/8 h ou 12/12 h. Otite média: 40 mg/kg/dia, 12/12 h (dose máxima 2 g/dia).

Cefalosporinas de terceira geração

As cefalosporinas de terceira geração para uso parenteral são úteis no tratamento de infecções graves por Gram-negativos. Atuam também sobre Gram-positivos, mas com ação limitada contra *Staphylococcus aureus,* não sendo consideradas opções para este agente. São elas: cefotaxima, ceftriaxona e ceftazidima, sendo que a ceftriaxona pode ser administrada pelas vias endovenosa e intramuscular e as outras exclusivamente por via endovenosa. Características particulares são a ótima penetração em sistema nervoso central e a ação da ceftazidima contra *Pseudomonas* spp.[17] Em virtude deste grupo ser importante indutor de resistência, seu uso tem sido desencorajado, e substituído pelo cefepime.

Ceftriaxona

A ceftriaxona é potente indutor de resistência, principalmente estimulando as enzimas denominadas betalactamases de espectro estendido (ESBL), que conferem resistência à maioria dos betalactâmicos (penicilinas e cefalosporinas). O uso de ceftriaxona está restrito praticamente às meningites bacterianas comunitárias e doenças sexualmente transmissíveis, devendo ser desestimulado seu uso empírico. Faz parte dos protocolos de sepse comunitária, para uso inicial, em diversas instituições, devendo ser feito o descalonamento posterior, conforme resultados de culturas. Por apresentar alta ligação com as proteínas plasmáticas, é capaz de deslocar a bilirrubina dos sítios de conjugação da albumina, deixando a bilirrubina livre e aumentando o risco de impregnação, devendo, portanto, ser evitada em neonatos com hiperbilirrubinemia ou que utilizem soluções endovenosas contendo cálcio.

Doses recomendadas em pediatria:[29]

- Uso venoso ou intramuscular:
  - 50 a 100 mg/kg/dia de 12/12 h ou 24/24 h.
  - Dose máxima: 4 g/dia.

Cefotaxima

Difere da ceftriaxona por apresentar meia-vida mais curta, exigindo administração a cada 6 horas. Proporciona elevada concentração em todos os tecidos e líquidos corporais, atravessa a barreira hematoencefálica e apresenta boa difusão em tecido cerebral, sendo excelente opção para tratamento de infecções do SNC, especialmente abscessos e coleções cerebrais.[13,17]

Sofre metabolização hepática e seu metabólito também apresenta atividade antimicrobiana, podendo ser útil no tratamento de abscessos hepáticos e colangites. Era amplamente utilizada em neonatologia, porém seu uso foi proscrito pelo risco de surto por bactérias produtoras de ESBL nessas unidades

Doses recomendadas em pediatria – uso venoso:[29]

- Dose geral: 150 a 180 mg/kg/dia, 8/8 h.
- Endocardite: 200 mg/kg/dia, 6/6 h.
- Meningite: 225 – 300 mg/kg/dia a cada 6-8 h.

Ceftazidima

Seu uso foi consagrado para abordagem das infecções em pacientes neutropênicos febris, atualmente prefere-se cefepime ou piperacilina-tazobactam para este fim. Ótima ação contra *Pseudomonas aeruginosa.* Apresenta também ação contra outros bastonetes Gram-negativos não fermentadores multirresistentes,[4,17] como *Acinetobacter* spp. e *Burkholderia cepacia*. Atualmente tem sido disponibilizada na forma combinada de ceftazidime-avibactam.

Doses recomendadas em pediatria – uso venoso:

- 100 a 150 mg/kg/dia, 8/8 h (dose máxima 6 g/dia).
- Meningite: 150 mg/kg/dia divididos a cada 8 h (dose máxima 6 g/dia).

Cefalosporinas de quarta geração

Cefepime

A grande vantagem dessas cefalosporinas, em relação às anteriormente disponíveis, refere-se ao resgate da atividade contra cocos Gram-positivos incluindo *Staphylococcus* spp. sensíveis à oxacilina, mantendo ação contra bastonetes Gram-negativos entéricos e não fermentadores, além de anaeróbios facultativos.[2,13,20] Apresenta ação contra *Moraxella catarrhalis* (*Branhamella*), *Streptococcus* spp., *Haemophillus influenzae, Morganella morganii, Neisseria* spp., *Peptostreptococcus* spp., *Acinetobacter baumannii, Actinobacillus actinomycetemcomitans, Burkholderia cepacia, Stenotrophomonas maltophilia, Pseudomonas aeruginosa, Citrobacter* spp., *Enterobacter aerogenes, E. coli, Klebsiella* spp., *Providencia* spp., *Proteus vulgaris, Salmonella* spp., *Shigella* spp., *Bacteroides fragilis*. Em relação a *Pseudomonas aeruginosa*, apresenta atividade semelhante à da ceftazidima. Não trata *Enterococos*, MRSA e anaeróbios do grupo *Bacteroides fragilis*. São mais estáveis que as cefalosporinas de terceira geração na indução de resistência. Atravessa facilmente a barreira hematoencefálica e atinge concentrações terapêuticas no líquor, sendo úteis no tratamento de infecções do sistema nervoso central.

No hospital, seu uso é eficaz na abordagem de infecções bacterianas graves, como septicemia, infecções mistas de etiologia indeterminada, sepse tardia do RN, infecções intra-abdominais e em protocolos de neutropenia febril.[2,4,30]

O seu uso deve ser evitado em pacientes com insuficiência renal por potencializar neurotoxicidade.

Doses recomendadas em pediatria – uso venoso:[29]

- 50 mg/kg/dose, IV ou IM 12/12 h.
- Neutropenia febril, infecções graves ou meningite: 50 mg/kg/dose a cada 8 h.
- Dose máxima 2 g/dose.

Cefalosporinas de quinta geração

As cefalosporinas de quinta geração são uma nova opção para o tratamento de infecções por cocos Gram-positivos multirresistentes, especialmente *Staphylococcus aureus* resistentes à oxacilina, ao mesmo tempo em que se preserva a atividade contra microrganismos Gram-negativos.

Ceftarolina fosamila

Seu uso foi aprovado para tratamento de infecções complicadas de pele e tecidos moles, bem como para pneumonia. Está liberada para uso em pediatria, inclusive no período neonatal.

Uma vantagem proposta se relaciona a ação em biofilmes e materiais protéticos, diminuindo a atração pelos microrganismos produtores de biofilme e facilitando a abordagem de infecções com dispositivos invasivos e próteses.

Doses recomendadas em pediatria – uso venoso:

- Do nascimento a < 2 meses: 6 mg/kg/dose, 8/8 h.
- ≥ 2 meses a < 2 anos: 8 mg/kg/dose, 8/8 h.
- ≥ 2 anos a < 12 anos: 12 mg/kg/dose, 12/12 h.
- ≥ 12 anos e < 18 anos:
  - com peso corpóreo < 33 kg: 12 mg/kg/dose, 12/12 h.
  - com peso corpóreo ≥ 33 kg: 600 mg, 12/12 h.
- Dose máxima: 400 mg, 8/8 h.

Ceftobiprole

O ceftobiprole é uma nova cefalosporina de quinta geração, com ação contra *Staphylococcus aureus*, incluindo cepas resistentes à oxacilina, além de outros microrganismos Gram-positivos, Gram-negativos e também anaeróbios.

Apresenta as mesmas propriedades da ceftarolina. Trata-se de uma droga promissora devido ao seu amplo espectro, especialmente como opção empírica em infecções no ambiente hospitalar.

Associações de betalactâmicos com inibidores de betalactamases

As betalactamases constituem um grupo heterogêneo de enzimas que são produzidas por bactérias Gram-positivas e Gram-negativas, capazes de hidrolisar o anel betalactâmico. A atividade enzimática varia de acordo com o tipo de betalactamase produzida e com o substrato (antibiótico).[13,17]

Todos os inibidores de betalactamases possuem o mesmo mecanismo de ação: ligam-se às betalactamases, deixando o antibiótico betalactâmico livre para ligar-se à bactéria e agir. A associação de antibióticos com inibidores de beta-lactamases não altera a farmacocinética do antibiótico betalactâmico.

As principais associações são: amoxacilina-clavulanato, amoxicilina-sulbactam e ampicilina-sulbactam, ambos para uso venoso e oral, piperacilina-tazobactam, ticarcilina-clavulanato, ceftazidima-avibactam e ceftolozane-tazobactam, apenas para uso venoso.

Amoxicilina – ácido clavulânico

Pode ser utilizado principalmente para uso sequencial do tratamento das infecções causadas por bactérias sensíveis.

Doses recomendadas em pediatria – uso oral:

- 45-90 mg de amoxicilina/kg/dia, 12/12 h ou 8/8 h.

Ampicilina-sulbactam

O sulbactam é um antibiótico semissintético, com ação antimicrobiana desprezível, mas com potente ação inibitória sobre betalactamases, inclusive beta lactamases de espectro estendido.[4,13] A associação ampicilina-sulbactam tem atividade contra enterobactérias e *Acinetobacter* spp., inaminoglicosídeos: a convencional, em que são administradas várias doses ao longo do dia, levando-se em consideração a meia-vida da droga (baseada na farmacocinética), e a administração em dose única diária (baseada na farmacodinâmica). Esta última demonstrou no mínimo mesma eficácia e possível menor toxicidade que o esquema de doses fracionadas, até mesmo no período neonatal.[38] Considerando-se as vantagens farmacodinâmicas, já acima expostas, da posologia única diária e a ausência de reações adversas adicionais, o regime de dose única diária deve ser estimulado na maioria das situações.[39] As aplicações dos aminoglicosídeos no hospital são múltiplas, fazendo parte de esquemas de tratamento de sepse neonatal, infecção urinária, infecções abdominais e intestinais e em alguns protocolos de neutropenia febril. Também são usados como antibioticoprofilaxia cirúrgica em cirurgias do trato gastrintestinal e geniturinário.

Doses recomendadas em pediatria (para uso endovenoso prefira dose única diária):

- Gentamicina:
  - Uso venoso:
    - Doses habituais: 3 a 7,5 mg/kg/dia de 8/8 ou 24/24 h.
    - Doses em fibrose cística: 7 a 10 mg/kg/dia, 8/8 h.
    - Dose máxima: 240 mg/dia.
  - Uso inalatório: – doses: 40 a 80 mg/dose de 8/8 ou 12/12 h.
- Amicacina – uso venoso:
  - Dose habitual: 15 mg/kg/dia, de 8/8, 12/12 ou 24/24 h.
  - Doses em fibrose cística: 30 a 40 mg/Kg/dia, de 8/8 ou 12/12 h.
  - Dose máxima: 1,5 g/dia.
- Tobramicina:
  - Uso venoso: 3 a 5 mg/kg/dia, de 8/8 ou 24/24 h.
  - Uso inalatório: 40 a 300 mg /dose, de 8/8 ou 12/12 h.

OUTRAS CLASSES

Metronidazol

Pertence ao grupo dos imidazóis e possui ação antibacteriana seletiva sobre anaeróbios, que possuem enzimas capazes de reduzi-lo transformando-o em produtos intermediários tóxicos, que causam a desintegração da célula microbiana. As bactérias aeróbias não possuem essas enzimas, não sendo capazes de reduzir a droga.

O espectro anaerobicida do metronidazol abrange bastonetes anaeróbios estritos Gram-positivos esporulados, como *Clostridioides difficile*, *Clostridium tetani*, *C. botulinum*, *C. perfringens*, *C. septicum*; cocos Gram-negativos, como *Veillonella*; e bastonetes Gram-negativos, como *Fusobacterium*, *Porphyromonas*, *Prevotella*, grupo *Bacteroides*. É menos ativo contra cocos anaeróbios Gram-positivos, como *Peptococcus* e *Peptoestreptococcus*; e contra bastonetes anaeróbios Gram-positivos não formadores de esporos, como *Actinomyces*, *Eubacterium* e *Propionibacterium*.

O uso do metronidazol no hospital é importante no tratamento de infecções polimicrobianas, com provável participação de anaeróbios, como infecções de foco intestinal, enterocolite necrosante, peritonite, abscessos do sistema nervoso central, tratamento da colite pseudomembranosa e antibioticoprofilaxia de cirurgias abdominais.[9,21]

Doses recomendadas em pediatria: – uso venoso:

- Dose habitual para anaeróbios: 30 mg/kg/dia, 6/6 h.
- Infecções do sistema nervoso central: 30 a 60 mg/kg/dia, 6/6 h.

- Uso oral:
  - Colite pseudomembranosa: 30 mg/kg/dia, 6/6 h por 10 dias.
  - Dose máxima: 2 g/dia.

Clindamicina

Incluída na classe das lincosamidas ou lincomicinas, é um antibiótico semissintético, que age inibindo a síntese proteica, de grande importância para tratamento de infecções polimicrobianas que envolvem anaeróbios.

Possui atividade contra microrganismos Gram-positivos aeróbios, como *Streptococcus* spp., *Streptococcus pneumoniae*, *Staphylococcus* spp. sensíveis à oxacilina, *Corynebacterium diphteriae* e *Campylobacter jejuni*. Não é ativa contra *Enterococcus* spp. Particularmente anaerobicida, é ativa especialmente contra anaeróbios da pele, cavidade oral e trato genital, como *Peptostreptococcus*, *Bifidobacterium*, *Fusobacterium*, *Eubacterium*, *Propionibacterium*, *Nocardia* e *Actinomyces*. Apresenta ação contra *Clostridium perfringens*, causador da fascite necrosante e mionecrose, mas não contra *Clostridium difficile*, responsável pela diarreia associada a antibióticos e colite pseudomembranosa. Foi descrita a resistência de linhagens de *Bacteroides fragilis*.

No hospital, é útil no tratamento de infecções do trato respiratório superior, abscessos dentários e de cavidade oral, pneumonias de aspiração e infecções do trato genital além de infecções de sítio cirúrgico, superficiais e profundas, de pele e tecidos moles, como celulites e abscessos, em cirurgias otorrinolaringológicas e ginecológicas e em cirurgias ortopédicas, pois, caracteristicamente, atinge altas concentrações em ossos e líquido articular.

Além disso, é importante droga alternativa em alérgicos à penicilina e outros betalactâmicos. Existe na apresentação para uso oral e venoso, sendo usada em terapêutica sequencial parenteral-oral com bons resultados.

Doses recomendadas em pediatria – uso venoso ou oral:

- 15 a 40 mg/kg/dia, de 6/6 ou 8/8 h.
- Dose máxima: 2 g/dia.

FLUOROQUINOLONAS

As quinolonas de segunda geração foram as primeiras fluoroquinolonas. O radical flúor confere aumento da potência contra Gram-negativos. Incluem o ácido pipemídico e a norfloxacina. As fluorquinolonas de terceira geração incluem a ciprofloxacina, a pefloxacina e a ofloxacina. São ativas contra enterobactérias, *Pseudomonas*, *Neisseria meningitidis* e *gonorrhoeae*, *Haemophilus* spp., *Staphylococcus* spp.; e as de quarta geração incluem a gatifloxacina, a levofloxacina e a trovofloxacina. Estas apresentam como vantagem a maior atividade contra bactérias Gram-positivas, como *Streptococcus pneumoniae*, incluindo os penicilino-resistentes e outros patógenos causadores de infecções respiratórias, como *M. catarrhalis*, *H. influenzae*, *Chlamydophila* e *Mycoplasma*. As quinolonas têm como principal mecanismo de ação a inibição da DNA-girase.

São consideradas excelentes drogas alternativas para tratamento de infecções na infância em situações específicas, tais como ausência de outro antimicrobiano de uso oral, tratamento de infecções causadas por microrganismos multirresistentes, infecções do trato urinário, infecções graves em neonatos com falência de outros esquemas terapêuticos, osteomielite crônica, infecções em imunocomprometidos e exacerbações pulmonares em fibrose cística. Também é útil em terapêutica sequencial parenteral-oral. A capacidade de causar toxicidade para a cartilagem de crescimento não foi confirmada em humanos. Pode haver artropatia, mas que é reversível após a suspensão do antimicrobiano.[40,41]

Doses recomendadas em pediatria:

- Ciprofloxacina:
  - Crianças até 6 anos:
    - » Uso venoso: 30 a 45 mg/kg/dia, de 8/8 ou 12/12 h.
    - » Uso oral: 30 a 60 mg/kg/dia, de 8/8 ou 12/12 h.
  - Crianças acima de 6 anos:
    - » Uso venoso: 20 a 30 mg/kg/dia, de 12/12 h.
    - » Uso oral: 30 a 40 mg/kg/dia, de 12/12 h.
- Levofloxacina:
  - de 6 meses a < 5 anos (IV ou VO):
    - » 8 a 10 mg/kg/dose, de 12/12 h.
  - ≥ 5 anos (IV ou VO):
    - » 10 mg/kg/dose, de 12/12 h.
  - Dose máxima: 750 mg/dia.
- Gatifloxacina:
  - Uso venoso: 10 mg/kg a cada 24 h.

GLICOPEPTÍDEOS

Vancomicina

É um glicopeptídeo, inibindo a síntese da parede celular bacteriana. É ativa contra cocos Gram-positivos aeróbios e anaeróbios e bastonetes anaeróbios Gram-positivos formadores de esporos. Seu uso é aprovado para tratamento de infecções por *Staphylococcus*, *Enterococcus*, infecções com provável associação entre cocos e bastonetes anaeróbios Gram-positivos, como *Peptostreptococcus* e na diarreia causada por *Clostridioides difficile*.[4,5,24]

É de administração venosa exclusiva, exceto para tratamento de colite pseudomembranosa, quando se recomenda a via oral ou retal. Para infecções graves por *C. difficile* a vancomicina deve ser, inclusive, preferida ao metronidazol.[42] Não atravessa as meninges íntegras, porém, níveis terapêuticos podem ser atingidos em meninges inflamadas, com variação individual.

Produz efeitos colaterais locais ou sistêmicos, leves ou graves, que incluem irritação local, calafrios, febre, oto e nefrotoxicidade. Idealmente, a monitoração dos níveis séricos da droga deve ser realizada em todos os pacientes de risco, especialmente RN. Pode causar flebite e necrose no local de infusão, devendo ser diluída e administrada lentamente. Quando se faz infusão rápida pode ocorrer a "síndrome do homem vermelho", caracterizada por prurido, eritema e edema em tronco e membros. A ototoxicidade pode levar à surdez permanente, por lesão do oitavo par craniano. Está relacionada à infusão rápida, tratamento prolongado e altas doses. A nefrotoxicidade é dependente do uso prolongado e altas doses, sendo reversível com a suspensão da droga.

O aumento de seu consumo, nas últimas décadas, levou ao surgimento de cepas resistentes de *Staphylococcus* e *Enterococcus*, o que constitui sério problema em infecção hospitalar. Deve ser usada mediante rigorosa avaliação, preferencialmente após resultados de culturas e sempre de acordo com o perfil microbiológico prevalente na instituição.

Doses recomendadas em pediatria:

- Uso venoso:
  - Infecções gerais:
- Paciente ≥ 29 dias de vida:[18,43]
    - » 29 dias de vida a < 12 meses: 60-80 mg/kg/dia, 6/6 h.
    - » ≥ 12 anos: 60-70 mg/kg/dia, 6/6 ou 8/8 h.
    - » Dose máxima: 100 mg/kg/dia ou 3.600 mg/dia.
  - No caso de MRSA MIC vancomicina ≥ 2 mcg/mL: considerar outro antibiótico.
  - Profilaxia cirúrgica de endocardite: 20 mg/kg IV, infundir em 1 hora, iniciar pelo menos 30 min antes do procedimento.
  - Intratecal/intraventricular: 5-20 mg/dia.
- Uso oral até 18 anos:
  - Colite pseudomembranosa: 10 mg/kg/dose VO a cada 6 h (dose máxima 125 mg/dose).

O último consenso sobre o uso da vancomicina sugere o uso de programas (*software*) para ajuste das doses quando usada endovenosa através das curvas Bayesianas. Este tipo de ajuste fino utilizando diversas características do paciente como idade, peso, creatinina, níveis séricos, entre outras, reduz a nefrotoxicidade quando comparada ao ajuste utilizando apenas o nível sérico. Permite atingir o parâmetro farmacocinético (AUC_{24}/MIC > 400) da droga de forma adequada.[18]

Teicoplanina

Também glicopeptídeo, apresenta o mesmo mecanismo e espectro de ação similar aos da vancomicina. Como apresenta meia-vida prolongada, é administrada de 24/24 horas, até mesmo em RN.[10,24] Pode ser usada por via venosa ou intramuscular. Não penetra no sistema nervoso central.

Constitui opção terapêutica nas infecções causadas por *Staphylococcus* spp. resistente à oxacilina, como continuação do tratamento com vancomicina, possibilitando a suspensão precoce do acesso venoso e redução do tempo de hospitalização. Não atinge concentração adequada em válvulas cardíacas, não devendo ser empregada no tratamento de endocardite. O alto custo é um fator limitante de seu uso. Sua meia-vida prolongada dificulta seu controle e mantém ação por tempo indeterminado.

Doses recomendadas em pediatria – uso venoso ou intramuscular:

- 5 a 10 mg/kg/dia de 12/12 h, nos primeiros 4 dias e depois, de 24/24 h.
- Em terapêutica sequencial, usar de 24/24 h.
- Dose máxima: 800 mg/dia.

OXAZOLIDINONAS

O único antimicrobiano dessa classe atualmente aprovado para uso pediátrico é a linezolida, que pode ser encontrada nas formulações para uso venoso e oral. O mecanismo de ação envolve inibição de síntese proteica bacteriana.[43]

Apresenta eficácia exclusivamente contra patógenos Gram-positivos, incluindo *Staphylococcus aureus* e coagulase-negativos resistentes à oxacilina (MRSA), e à vancomicina; *Enterococcus* resistentes à vancomicina (VRE) e *Streptococcus pneumoniae* betalactâmico resistente.[4]

O uso em pediatria foi aprovado para tratamento de infecções por Gram-positivos, incluindo infecções de pele e partes moles, pneumonia hospitalar e comunitária e infecções por *Enterococcus* resistentes à vancomicina (VRE).[44] Em RN, o uso é restrito a situações sem outras opções terapêuticas, considerando-se o risco/benefício. A tedizolida, outro antibiótico desta classe, ainda não está aprovado para uso em pediatria.

Doses recomendadas em pediatria para linezolida:

- $<$ 12 anos: 10 mg/kg/dose a cada 8 h.
- $\geq$ 12 anos: 600 mg 12/12 h.
- Dose máxima: 1.200 mg/dia.

LIPOPEPTÍDEOS CÍCLICOS

Daptomicina

A daptomicina é um antimicrobiano lipopeptídeo cíclico com ampla atividade contra patógenos Gram-positivos, incluindo cepas multirresistentes. Tem sido utilizada como uma opção em diversas síndromes infecciosas causadas por essas cepas em pediatria, incluindo meningite, bacteremia, sepse, endocardite, infecções do trato urinário, infecções de pele e partes moles e infecções osteoarticulares.[45-47]

Doses recomendadas em pediatria:

- Para infecções de pele e partes moles:
  - 1-2 anos: 10 mg/kg, 2-6 anos: 9 mg/kg, 7-11 anos: 7 mg/kg, 12-17 anos: 5 mg/kg, de 24/24 h.
- Para bacteremia por *Staphylococcus aureus*:
  - 1-6 anos: 12 mg/kg, 7-11 anos: 9 mg/kg, 12-17 anos: 7 mg/kg, de 24/24 h.

ESTREPTOGRAMINAS

A quinopristina e a dalfopristina são derivados semissintéticos da pristinamicina, que, em associação, se mostraram eficazes no tratamento de infecções graves por *Enterococcus* multirresistentes e *Staphylococcus aureus* e coagulase-negativos resistentes à meticilina e/ou à vancomicina. São inibidores da síntese proteica e a administração é exclusivamente endovenosa. Apresentam efeito pós-antibiótico de até 10 horas, atingindo elevada concentração intracelular e atravessando a barreira hematoencefálica, sendo eficazes no tratamento de meningites.[48]

Apresentam efeitos colaterais importantes, principalmente artralgias e mialgias. O uso foi liberado para crianças e neonatos em situações muito especiais, quando outras opções terapêuticas não puderem ser empregadas.

Doses recomendadas em pediatria – uso venoso:

- 15 a 25 mg/kg/dia, de 8/8 ou 12/12 h.
- Dose máxima: 1.500 mg/dia.

POLIMIXINAS

A polimixina B e a colistina (polimixina E) são antimicrobianos polipeptídios, derivados do *Bacillus polymyxa*, cujo uso ficou, por muito tempo, restrito a formulações tópicas. Apresentam mecanismo de ação diferente dos demais antimicrobianos utilizados atualmente, o que torna a possibilidade de resistência cruzada muito remota e permite que sejam ativas contra muitas espécies de bactérias multirresistentes. São eficazes contra bactérias Gram-negativas, incluindo *P. aeruginosa*, e não atuam contra bactérias Gram-positivas.[49]

Não têm ação contra *Providencia*, *Proteus* e *Serratia*. No entanto, têm sido utilizadas como parte de esquemas combinados contra patógenos pan-resistentes como *Acinetobacter*, *Pseudomonas* e *Klebsiella*.

A polimixina B é uma droga alternativa no tratamento de infecções graves causadas por microrganismos multirresistentes. O uso deve ser criterioso no tratamento de pneumonias ou outros focos supurativos graves. A partir da década de 1990, o uso inalatório da colistina se mostrou eficaz em portadores de fibrose cística, colonizados por *P. aeruginosa*.

Entre os efeitos adversos, são dignas de nota a neurotoxicidade e a nefrotoxicidade, sendo parestesias e cefaleia as reações mais frequentemente relatadas.

Doses recomendadas em pediatria:

- Colistina
  - Uso venoso:
    - » 2,5 a 5 mg/kg/dia ou 50.000 a 75.000 UI/kg/dia de 8/8 h ou de 12/12 h.
    - » Dose máxima: 6 milhões UI/dia.
  - Uso inalatório (fibrose cística)
    - » 500.000 a 1.000.000 UI /dose de 12/12 h.
- Polimixina B – uso venoso:
  - Neonatal: 15.000 a 40.000 UI/kg/dia, 6/6 h.

- Pediátrico: 25.000 a 30.000 UI/kg/dia, 12/12 h. Em bactérias com CIM elevada pode-se utilizar até 40.000 UI/kg/dia, 12/12 h.
- Pode ser utilizada também intratecal em casos específicos.

ANTIFÚNGICOS

As infecções fúngicas sistêmicas e profundas apresentam particularidades, como necessidade de investigação de focos metastáticos, especialmente endocardite, endoftalmite e focos abdominais. Apresentam dificuldade de comprovação laboratorial, necessidade de retirada dos dispositivos invasivos, como cateteres venosos e tempo de tratamento prolongado e variado.

Candidoses sistêmicas ou invasivas podem requerer tratamentos prolongados, por tempo variável, conforme o sítio de infecção e evolução. Em candidemias sem complicações metastáticas, duas semanas após culturas negativas e resolução dos sintomas são suficientes. Nas meningites recomenda-se, inicialmente, quatro a seis semanas, nas endocardites, seis semanas, e nas endoftalmites, seis a doze semanas ou mais.[13,26]

A escolha do antifúngico nem sempre é fácil e, diferentemente dos antibacterianos, as opções disponíveis são mais limitadas. Alguns são acompanhados de graves efeitos adversos e outros a dificuldade reside no alto custo.

Antifúngicos triazólicos

Todos apresentam o mesmo mecanismo de ação, inibindo a enzima responsável pela síntese do ergosterol da membrana celular. Estão liberados para uso em pediatria: fluconazol, voriconazol, existentes nas formulações para uso venoso e oral, e o posaconazol na formulação oral.[4,17]

Fluconazol

Seu uso hospitalar é indicado em micoses sistêmicas, especialmente candidemias e candidoses invasivas, inclusive meningites, em que a anfotericina B não pode ser utilizada.[17,50] Também é eficaz no tratamento da candidose esofageana em imunocomprometidos. O uso profilático em imunodeprimidos e em RN prematuros extremos deve ser criterioso e seguir os protocolos institucionais, pelo risco de seleção de espécies de *Candida não albicans*, cujo tratamento pode ser mais complexo.[17,26,50]

Está disponível para uso oral ou venoso, sendo muito bem absorvido pelo trato gastrointestinal. Mudanças no pH gástrico ou presença de alimentos não alteram sua absorção. Na fase inicial do tratamento das infecções graves, recomenda-se uso venoso, com posterior transição oral, especialmente nos tratamentos prolongados, porém na sepse fúngica recomenda-se o uso inicial com equinocandinas e após a identificação da espécie descalonar, principalmente em instituições com elevada prevalência de *C. krusei* ou *C. glabrata*.

Distribui-se rapidamente nos tecidos, incluindo o sistema nervoso central. A hepatotoxicidade é o efeito adverso mais importante, sendo reversível com a interrupção do uso. A eliminação é predominantemente renal, onde atinge altas concentrações, daí sua importante aplicabilidade nas infecções do trato urinário, inclusive pielonefrite.

Doses recomendadas em pediatria – uso venoso e oral:

- Neonatos:
  - Candidose invasiva:
    - » Tratamento: dose de ataque de 12 a 25 mg/kg/dose 1x, seguido por 6 a 12 mg/kg a cada 24 h (preferir manter 12 mg/kg).
    - » Profilaxia: 3 a 6 mg/kg/dose 2x/semana por 6 semanas de acordo com o protocolo local.
  - Candidose mucocutânea: 6 mg/kg/dia no dia 1, seguido de 3 mg/kg/dia a cada 24 h.
- Crianças e adolescentes:
  - Dose geral: 6 a 12 mg/kg/dia no dia 1, seguido de 3 a 12 mg/kg/dia a cada 24 h (dose máxima 600 mg/dose).
  - Candidose sistêmica: 12 mg/kg/dia a cada 24 h, dose máxima 800 mg, continue por 14 dias após a primeira hemocultura negativa.

Voriconazol

É um derivado sintético do fluconazol.[50,51] Está liberado para uso em pacientes acima de 2 anos de idade. O uso em pacientes abaixo dessa idade deve ser avaliado de acordo com os riscos e benefícios. Existe nas apresentações para uso oral e venoso. Os efeitos adversos mais importantes são distúrbios visuais, diarreia, vômitos e cefaleia, além de hepatotoxicidade, nefrotoxicidade e *rash* cutâneo. As vantagens incluem o espectro de ação ampliado e a possibilidade de terapêutica sequencial parenteral-oral.

Pode ser fungicida para alguns fungos filamentosos e apresentar eficácia contra espécies de *Candida* resistentes ao fluconazol e anfotericina B, como *Candida krusei* e *Candida glabrata*. Outras indicações de uso são as infecções oportunistas graves em imunocomprometidos, como aspergilose invasiva, e infecções por *Fusarium*. Não tem ação contra zigomicetos.

Doses recomendadas em pediatria (controlar uso com nível sérico):

- < 2 anos (dados limitados):
  - Uso oral e endovenoso: dose de ataque: 9 mg/kg, 12/12 h no primeiro dia, seguido de manutenção baseada na análise do nível sérico após 3 a 5 dias do início.
- 2 a < 12 anos de idade:
  - Uso endovenoso: dose de ataque: 9 mg/kg, 12/12 h no primeiro dia, seguido de manutenção: 8 mg/kg/dia, 12/12 h.
  - Uso oral: 9 mg/kg/dia, 12/12 h (dose máxima: 350 mg, 12/12 h).
- ≥ 12 anos e ≤14 anos de idade:
  - Uso endovenoso:
    - » < 50 kg: ataque de 9 mg/kg, 12/12 h 2 doses, seguido de 4-8 mg/kg/dia, 12/12 h.
    - » ≥ 50 kg: ataque de 6 mg/kg, 12/12 h 2 doses, seguido de 3-4 mg/kg/dia, 12/12 h.

- Uso oral:
  - < 50 kg: 9 mg/kg, 12/12 h 2 doses, máximo 350 mg/dose.
  - ≥ 50 kg: 200 mg, 12/12 h 2 doses.
- ≥ 15 anos de idade:
  - Uso endovenoso: dose de ataque de 6 mg/kg, 12/12 h, 2 doses, seguido de 3-4 mg/kg/dia, 12/12 h.
  - Uso oral:
    - < 40 kg: 100 mg, 12/12 h.
    - ≥ 40 kg: 200 mg, 12/12 h.

Posaconazol

Trata-se de antifúngico triazólico de segunda geração de uso oral exclusivo. Apresenta ação potente contra fungos filamentosos e leveduras, inclusive aquelas resistentes à anfotericina B e outros azólicos. Apresenta atividade contra *Candida* spp., inclusive *C. kruzei, Fusarium* spp., *Aspergillus* spp., *Cryptococcus, Fonsecaea pedrosoi, Histoplasma capsulatum, Pseudallescheria boydii.*

Usado como opção terapêutica na candidíase sistêmica, orofaríngea e esofágica refratária aos azóis, aspergilose invasiva, criptococose, fusariose e zigomicose. Indicado também na profilaxia de infecções fúngicas invasivas em pacientes de alto risco, com neutropenia prolongada (principalmente em leucemia mieloide aguda e nas leucemias linfoide aguda de alto risco ou recidivada) e transplantados de células-tronco hematopoiéticas.

Licenciado para uso em pacientes acima de 13 anos, com alguns poucos estudos para uso como profilaxia em pacientes com 6 ou mais anos de idade. As doses abaixo podem modificar rapidamente com a produção de novas evidências.

Doses recomendadas em pediatria:

- Doses usadas em adolescentes (suspensão oral – VO): 200 mg, 8/8 h.
- Profilaxia da doença fúngica invasiva (suspensão oral - VO): ≥ 6 meses a ≤ 17 anos: 4-6 mg/kg/dose, 8/8 h (máximo 400 mg/dose); poucos estudos ainda.

Equinocandinas

É uma classe de antifúngicos lipopeptídeos, semissintéticos, estando disponíveis para uso clínico em pediatria, inclusive para neonatos, nas formulações venosas: caspofungina e micafungina.[50,51] Apresentam mecanismo de ação diferente da anfotericina B e dos azólicos, agindo na parede celular fúngica e não na membrana celular, o que reduz sua toxicidade.

Como vantagens em relação aos outros antifúngicos, observa-se menor incidência de efeitos adversos e boa ação sobre fungos resistentes, incluindo *Candida auris*, importante patógeno emergente.

São metabolizadas no fígado e excretadas lentamente pela urina e fezes. Os efeitos adversos mais importantes incluem hepatotoxicidade e distúrbios eletrolíticos.

O uso clínico demonstrou eficácia no tratamento de infecções fúngicas em neutropênicos, peritonite, abscesso intra-abdominal, infecção pleural, aspergilose pulmonar em imunocomprometidos e candidíase sistêmica e orofaríngea, incluindo casos refratários ao tratamento com anfotericina B e outros antifúngicos, em que se tornam importante recurso terapêutico.

Doses recomendadas em pediatria:

- Caspofungina – uso venoso:
  - 2 mg/kg/dia, de 24/24 h.
  - Dose máxima: 70 mg/dia.
- Micafungina – uso venoso:
  - Candidíase invasiva:
    - Período neonatal e menores de 4 meses: 10 mg/kg/dia, 24/24 h.
    - > 4 meses: 2 a 4 mg/kg/dose, 24/24 h (dose máxima 200 mg/dose).
  - Aspergilose invasiva:
    - ≤ 40 kg: 2 a 3 mg/kg/dose, 24/24 h.
    - > 40 kg: 100 mg/dose, 24/24 h (podendo chegar a 150 mg/dose). Dose máxima 150 mg/dose.
- Profilaxia antifúngica em transplante de medula óssea:
  - < 4 meses: 2-3 mg/kg/dose, 24/24 h.
  - ≥ 4 meses: 1-3 mg/kg/dose, 24/24 h (máximo 50 mg/dose), considerar uso até 3 mg/kg.

Anidulafungina

Indicada como opção terapêutica para o tratamento de infecções invasivas por *Candida* spp., incluindo *C. kruzei,* e *Aspergillus* spp., quando houver intolerância ou resistência ao fluconazol e anfotericina B, como candidemia e candidíase invasiva, infecções urinárias por *Candida*, infecções do sistema nervoso central, candidíase esofágica, abscesso intra-abdominal e peritonite por *Candida* spp. Ativa contra *Candida* spp., incluindo *C. kruzei,* e *Aspergillus* spp.

Liberada para uso em pediatria, inclusive no período neonatal.

Doses recomendadas em pediatria – uso endovenoso:

- Dose de ataque 3 mg/kg/dia.
- Dose manutenção: 1,5 mg/kg/dia, 24/24 h.
- Dose máxima: ataque de 200 mg e manutenção de 100 mg.

ANFOTERICINAS

Juntamente com a nistatina, é um antifúngico poliênico.[17,50] Existe na formulação de desoxicolato e como emulsão lipídica.

Seu espectro de ação abrange os agentes etiológicos das principais micoses sistêmicas, endêmicas em nosso meio: *Paracoccidioides brasiliensis, Histoplasma capsulatum, Coccidioides immitis, Blastomyces dermatitidis, Cryptococcus* spp. e *Sporothrix schenckii.* Tem boa atividade contra *Candida* spp., embora algumas linhagens de *Candida não albicans* possam ser resistentes, especialmente *C. kruzei.* Atua contra *Aspergillus* sp. e apresenta suscetibilidade variada para zigomicetos *(Mucor, Rhizopus*) e *Fusarium* spp. Alguns agentes de infecções oportunistas são intrinsecamente resistentes à anfotericina B, a exemplo de *Trichosporon* spp., *Pseudallescheria boydii*, *Cladosporium* spp. e *Phialophora* spp.

Sua elevada toxicidade está relacionada ao mecanismo de ação: liga-se aos esteróis das membranas citoplasmáticas e levam à sua desorganização funcional com consequente rompimento. O principal esterol de membrana da célula fúngica é o ergosterol, que apresenta estrutura química semelhante ao colesterol das células de mamíferos.

Seu uso está indicado em quase todas as micoses sistêmicas, especialmente candidemias, aspergilose, mucormicose, criptococose e nas formas graves de leishmaniose visceral.

Anfotericina B desoxicolato

É acumulada no organismo, permanecendo armazenada no fígado, baço e rins vários dias após interrupção do tratamento. É de eliminação principalmente renal, podendo ser detectada na urina até 35 dias após sua administração.[4,52] Em RN comporta-se da mesma maneira, sendo igualmente absorvida, armazenada e lentamente eliminada. Deve ser administrada diariamente, exceto nas micoses sistêmicas que exigem terapia de manutenção prolongada, quando pode ser administrada em dias alternados. Não atravessa barreira hematoencefálica normal, mas em meninges inflamadas atinge concentrações mais elevadas que no sangue, por permanecer armazenada.

Apresenta efeitos adversos em até 30% dos pacientes, incluindo nefrotoxicidade, hipopotassemia, febre, calafrios e, menos frequentemente, hepatotoxicidade, mielotoxicidade e cardiotoxicidade. Esses efeitos podem ser minimizados com infusão lenta, em até 2 a 6 horas, hidratação adequada e suplementação de eletrólitos. A monitorização dos níveis de ureia, creatinina, magnésio, potássio sérico, hematócrito e plaquetas são necessárias durante o tratamento, a cada 2 dias ou conforme evolução.

Doses recomendadas em pediatria:

- 0,5 a 1 mg/kg/dia, 24/24 h.
- Dose máxima diária: 1,5 mg/kg/dia ou 50 mg/dia.

Os estudos existentes até o momento são insuficientes para definir a dose total cumulativa e a duração do tratamento necessárias para resolução das micoses sistêmicas. As doses recomendadas a seguir se baseiam nos trabalhos mais recentes.

- Candidemias não complicadas: dose diária de 0,5 a 1 mg/kg/dia, 24/24 h, completando 14 dias de tratamento após cultura negativa.
- Candidemia invasiva, com focos profundos localizados: 1 a 1,5 mg/kg/dia, 24/24 h, por 14 dias após cultura negativa e resolução em exames de imagem.
- Criptococose disseminada associada ao HIV: 1 a 1,5 mg/kg/dia, 24/24 h por 4 a 6 semanas. Devido ao alto risco de reincidência, pode ser necessária terapia de manutenção de longa duração, com outro antifúngico.
- Leishmaniose visceral: 1 a 1,5 mg/kg/dia, 24/24 h durante 14 a 21 dias.

Anfotericina B lipossomal

Trata-se de uma formulação lipídica com mesmo espectro de ação e eficácia comparável à anfotericina B desoxicolato, porém com redução dos efeitos adversos, especialmente febre, calafrios e nefrotoxicidade.[52] Por atingir maior pico sérico, as doses e tempo de uso também são diferentes. Está liberada para uso em pediatria, incluindo o período neonatal. É indicada no tratamento de micoses profundas e/ou sistêmicas em que existe impossibilidade do uso da anfotericina B convencional. Deve ser administrada por um período de 30 a 60 minutos. A limitação em seu uso está relacionada ao alto custo.[53]

Doses recomendadas em pediatria:

- Micoses sistêmicas, especialmente candidemias não complicadas: 3 a 5 mg/kg/dia, 24/24 h, completando 14 dias de tratamento.
- Candidemia invasiva, com focos profundos localizados: 3 a 5 mg/kg/dia, 24/24 h. Os critérios para a suspensão do tratamento são os mesmos descritos para anfotericina B desoxicolato.
- Criptococose disseminada associada ao HIV: 3 mg/kg/dia por até 42 dias. Também pode ser necessária terapia de manutenção de longa duração, com outro antifúngico.
- Leishmaniose visceral: 3 mg/kg/dia, durante sete dias, ou 4 mg/kg/dia, durante cinco dias em uma dose diária.

Tabela 1 Antimicrobianos mais utilizados no período neonatal (doses conforme idade gestacional ao nascimento (IG) e idade pós-natal, em mg/kg/dose ou UI/kg/dose e intervalos de administração em horas)

Antimicrobiano	IG (semanas)	Idade (dias)	Dose (mg/kg/dose)	Intervalo (horas)
Amicacina	≤ 29	0 a 7 > 7	18 15	48 36
Amicacina	30 a 34	0 a 7 > 7	18 15	36 24
Amicacina	≥ 35	0 a 28	15	24
Ampicilina	≤ 29	0 a 28	25 a 50 50-75 (*Strepto B*) 100 (meningite)	12
Ampicilina	30 a 36	0 a 14 > 14	25 a 50 50-75 *Strepto B*) 100 (meningite)	12 8 6
Ampicilina	≥ 37	0 a 7 > 7	25 a 50 50-75 (*Strepto B*) 100 (meningite)	12 8 6
Ampicilina-Sulbactam	Todas	0 a 28	Dose e intervalo de acordo com ampicilina	
Anfotericina B	Todas	0 a 28	1 a 1,5	24
Anfotericina B lipossomal	Todas	0 a 28	2,5 a 7	24
Anidulafungina	Todas	0 a 28	1,5	24
Caspofungina	Todas	0 a 28	2	24
Cefalexina	Todas	0 a 28	10 a 15	6
Cefalotina	Todas	0 a 7 > 7	20 20	12 8 ou 12
Cefazolina	≤ 29	0 a 28	25	12
Cefazolina	30 a 36	0 a 14 > 14	25	12 8
Cefazolina	≥ 37	0 a 7 > 7	25	12 8
Cefepime	Todas	0 a 28	30 a 50	12
Ceftazidima	≤ 29	0 a 28	30	12
Ceftazidima	30 a 36	0 a 14 > 14	30	12 8
Ceftazidima	≥ 37	0 a 7 > 7	30	12 8
Ceftriaxona	Todas	0 a 28	50 100 (meningite)	24 24
Ciprofloxacina	Todas	0 a 28	10 a 20	12
Clindamicina	≤ 29	0 a 28	5 a 7,5	12
Clindamicina	30 a 36	0 a 14 > 14	5 a 7,5	12 8
Clindamicina	≥ 37	0 a 7 > 7	5 a 7,5	12 8
Eritromicina	Todas	0 a 28	10 12,5 (*Chlamydia*)	6 6
Fluconazol	≤ 29	0 a 14 > 14	12 a 25 (ataque) 6 a 12 (manutenção)	48 24
Fluconazol	≤ 30	0 a 7 > 7	12 a 25 (ataque) 6 a 12 (manutenção)	48 24
Gentamicina	≤ 29	0 a 7 > 7	5 4	48 36
Gentamicina	30 a 34	0 a 7 > 7	5 4	36 24

(continua)

Tabela 1 Antimicrobianos mais utilizados no período neonatal (doses conforme idade gestacional ao nascimento (IG) e idade pós-natal, em mg/kg/dose ou UI/kg/dose e intervalos de administração em horas) (*continuação*)

Antimicrobiano	IG (semanas)	Idade (dias)	Dose (mg/kg/dose)	Intervalo (horas)
Gentamicina	≥ 35	0 a 28	4	24
Imipenem	Todas	0 a 28	20 a 25	12
Linezolida	< 34	0 a 7 ≥ 7	10 10	12 8
Linezolida	≥ 34	0 a 28	10	8
Meropenem	≤ 32	0 a 14 > 14	20 40 (meningite)	12 8
Meropenem	> 32	0 a 7 > 7	20 40 (meningite)	12 8
Metronidazol	≤ 29	0 a 28	15 (ataque) 7,5 (manutenção)	48
Metronidazol	30 a 36	0 a 14 > 14	15 (ataque) 7,5 (manutenção)	24 12
Metronidazol	≥ 37	0 a 7 > 7	15 (ataque) 7,5 (manutenção)	24 12
Micafungina	Todas	0 a 28	7 a 10 10 a 15 (meningite)	24
Oxacilina	≤ 29	0 a 28	25 50 (meningite)	12
Oxacilina	30 a 36	0 a 14 > 14	25 50 (meningite)	12 8
Oxacilina	≥ 37	0 a 7 > 7	25 50 (meningite)	12 8
Penicilina G cristalina	≤ 29	0 a 28	25.000 a 50.000 75.000 a 100.000 (meningite) 150.000 (*Strepto B*)	12
Penicilina G cristalina	30 a 36	0 a 14 > 14	25.000 a 50.000 75.000 a 100.000 (meningite) 150.000 (*Strepto B*)	12 8
Penicilina G cristalina	≥ 37	0 a 7 > 7	25.000 a 50.000 75.000 a 100.000 (meningite) 125.000 (*Strepto B*)	12 8 6
Penicilina G cristalina	Todas	0 a 7 > 7	50.000 (sífilis congênita)	12 8
Piperacilina-tazobactam	≤ 29	0 a 28	50 a 100 (piperacilina)	12
Piperacilina-tazobactam	30 a 36	0 a 14 > 14	50 a 100 (piperacilina)	12 8
Piperacilina-tazobactam	≥ 37	0 a 7 > 7	50 a 100 (piperacilina)	12 8
Quinopristina/dalfopristina	Todas	0 a 28	7,5	12
Teicoplanina	Todas	0 a 28	16 (ataque) 8 (manutenção)	24
Vancomicina	≤ 29	0 a 14 > 14	10 a 15	18 12
Vancomicina	30 a 36	0 a 14 > 14	10 a 15	12 8
Vancomicina	37 a 44	0 a 7 > 7	10 a 15	12 8
Vancomicina	45 ou +	Todas	10 a 15	6

Fontes: AAP;[54] Remington e Klein;[9] Neofax®2020.[26]

REFERÊNCIAS BIBLIOGRÁFICAS

1. Martins MA, Leitão MBMA. Uso racional de antimicrobianos. Auditoria em antimicrobianos. In: Martins MA. Manual de infecção hospitalar: epidemiologia, prevenção e controle. 2. ed. Rio de Janeiro, Medsi, 2000. p. 566-83.
2. Martino MDV, Mimica LMJ, Berezin EN. Germes multirresistentes. In: Fernandes AT, Fernandes MOVF, Filho NR. Infecção hospitalar e suas interfaces na área de saúde. Rio de Janeiro, Atheneu, 2000. p. 1586-98.
3. Polk, R. Optimal use of modern antibiotics: emerging trends. Clin Infect Dis. 1999;29:264-74.
4. Thompson RL, Wright AJ. General principles of antimicrobial therapy. Mayo Clin Proc. 1998;73:995-1006.
5. Gilbert DN, Moellering RC, Eliopoulos G, Sande MA. The Sanford guide to antimicrobial therapy. 35. ed. EUA, Antimicrobial Therapy, 2005. 158 p.
6. Eickhoff TC. Antibiotics and nosocomial infections. In: Bennett JV, Brachman PS. Hospital infections. Filadélfia, Lippiincott-Raven, 1998. p. 201-14.
7. Andrade GMQ, Leitão MBMA. Flora normal do organismo. In: Tonelli E, Freire LMS. Doenças infecciosas na infância e adolescência. Rio de Janeiro, Medsi, 2000. p. 116-36.
8. Mc Cracken GHJ, Nelson JD. Terapêutica antimicrobiana em neonatologia. 1. ed. São Paulo, editora Livraria Roca Ltda., 1985. 270 p.
9. Llorens XS, Mcracken GHJ. Clinical pharmacology of antibacterial agents. In: Remington JS, Klein JO. Infectious diseases of the fetus and newborn infant. 8. ed. Filadélfia, W B Saunders, 2014.
10. Shinefield HR, St Geme III JW. Staphylococcal infections. In: Remington JS, Klein JO (eds.). Infectious diseases of the fetus and newborn infant. 8. ed. Filadélfia, WB Saunders, 2014.
11. Levinson M. Pharmacodynamics of antimicrobial agents. Infectious Disease Clinics of North America. 1995;9:483-95.
12. Nightingale CH, Murakawa T, Ambrose PG. Antimicrobial pharmacodynamics in theory and clinical practice. New York, Editora Marcell Dekker, 2002. 413 p.
13. Tavares W. Antibióticos e quimioterápicos para o clínico: Atheneu; 2015.
14. Döring G, Hoiby N, et al. Early intervention and prevention of lung disease in cystic fibrosis: a European consensus. J Cyst Fibros. 2004;3(2):67-91.
15. Prober CG, Walson PD, Jones J. Technical report: precautions regarding the use of aerosolized antibiotics. Committee on Infectious Diseases and Committee on Drugs. Pediatrics. 2000;106(6):E89.
16. Steinbach WJ. Antifungal agents in children. Pediatr Clin North Am. 2005;52(3):895-915.
17. Hickey MS, Mcracken GHJ. Antibacterial therapeutic agents. In: Feigin RD, Cherry JD. Textbook of pediatric infectious diseases. 8. ed. Filadélfia, WB Saunders, 2017.
18. Rybak MJ, Le J, Lodise TP, Levine DP, Bradley JS, Liu C, Mueller BA, Pai MP, Wong-Beringer A, Rotschafer JC, Rodvold KA, Maples HD, Lomaestro BM.Therapeutic monitoring of vancomycin for serious methicillin-resistant Staphylococcus aureus infections: A revised consensus guideline and review by the American Society of Health-System Pharmacists, the IDSA, the PIDS, and the Society of Infectious Diseases Pharmacists. Am J Health-Syst Pharm. 2020;77:835-64.
19. Hammett-Stabler CA, Johns T. Laboratory guidelines for monitoring of antimicrobial drugs. Clin Chem. 1998;44(5):1129-40.
20. Barros E, Machado A, Sprinz E. Antimicrobianos: Consulta Rápida: Artmed Editora, 2013.
21. Dutra ECR, Rocha LCM. Determinação sérica de aminoglicosídeos e vancomicina. In: Martins MA. Manual de infecção hospitalar: epidemiologia, prevenção e tratamento. Rio de Janeiro, Medsi. 2001. p. 1051-2.
22. Feigin RD, Cherry J, Demmler GJ. Textbook of pediatric infectious diseases: Gulf Professional Publishing, 2004.
23. Trilla A, Mensa J. Preoperative Antibiotic Prophylaxis. In: Wenzel, RP. Prevention and control of nosocomial infections. Baltimore, Williams and Wilkins, 1997. p. 868-86.
24. Tonelli E, Melo LAO. Antibioticoterapia. In: Tonelli E, Freire LMS. Doenças infecciosas na infância e adolescência. Rio de Janeiro, Medsi, 2000. p. 1920-83.
25. McCracken GH, Ginsburg C, Chrane DF, et al. Clinical pharmacology of penicilin in newborn infants. J Pediatr. 1973;82:692-8.
26. M Shirley. Ceftazidime-avibactam: a review in the treatment of serious gram-negative bacterial infections. Drugs. 2018 Apr;78(6):675-92.
27. Neofax®2020 - A Manual of Drugs Used in Neonatal Care. 24th ed. Thomson Reuters.Carvalho PRA (ed). Medicamentos de A a Z: pediatria. 1. ed. Artmed, 2012.
28. Cardoso MR, et al. Penicillin-resistant pneumococcus and risk of treatment failure in pneumonia. Arch Dis Child. 2008 Mar;93(3):221-5. Epub 2007 Sep 11.
29. Keating GM, Perry CM. Ertapenem: a review of its use in the treatment of bacterial infections. Drugs. 2005;65(15):2151-78.
30. Mimica MJ. Ceftobiprole: uma nova cefalosporina com ação contra Staphylococcus aureus resistentes à oxacilina. Arquivos Médicos dos Hospitais e da Faculdade de Ciências Médicas da Santa Casa de São Paulo. 2018;56(2):107-111.
31. Tooke CL, Hinchliffe P, Bragginton EC, Colenso CK, Hirvonen VH, Takebayashi Y, et al. β-Lactamases and β-Lactamase Inhibitors in the 21st Century. J Mol Biol. 2019;431(18):3472-50.
32. Nelson JD. Nelson's Pediatric Antimicrobial Therapy 2020: Am Acad Pediatrics; 2019.
33. M Shirley. Ceftazidime-avibactam: a review in the treatment of serious Gram-negative bacterial infections. Drugs. 2018 Apr;78(6):675-92.
34. Yahav D, Giske CG, Gramatniece A, Abodakpi H, Tam VH, Leibovici New β-Lactam-β-Lactamase Inhibitor Combinations. Clin Microbiol Rev. 2020 Nov11;34(1):e00115-20.
35. Schaad UB, Salam MA, Aujard Y, et al. Use of fluoroquinolones in pediatrics: consensus report of an International Society of Chemotherapy Commission. Pediatr Infect Dis J. 1995;14:1-9.
36. Blumer JL. Pharmacokinetic determinants of carbapenem therapy in neonates and children. Pediatr Infect Dis J. 1996;15(8):733-7.
37. Falcone, et al. Efficacy of Ceftazidime-avibactam plus aztreonam in patients with bloodstream infections caused by metallo-beta-lactamase-producing Enterobacterales. Clin Infect Dis. 2020, May 19.
38. Koksal N, Hacimustafaoglu M, Bagci S, Celebi S. Meropenem in neonatal severe infections due to multiresistant gram-negative bacteria. Indian J Pediatr. 2001;68(1):15-9.
39. Pagkalis S, Mantadakis E, Mavros MN, Ammari C, Falagas ME. Pharmacological considerations for the proper clinical use of aminoglycosides. Drugs. 2011;71:2277-94.
40. Adefurin A, Sammons H, Jacqz-Aigrain E, Choonara I. Ciprofloxacin safety in paediatrics: a systematic review. Arch Dis Child. 2011;96:874-80.
41. Sung L, Manji A, Beyene J, et al. Fluoroquinolones in children with fever and neutropenia: a systematic review of prospective trials. Pediatr Infect Dis J. 2012;31:431-5.
42. Pagkalis S, Mantadakis E, Mavros MN, Ammari C, Falagas ME. Pharmacological considerations for the proper clinical use of aminoglycosides. Drugs. 2011;71:2277-94.
43. Venugopal AA, Johnson S. Current state of Clostridium difficile treatment options. Clin Infect Dis. 2012;55(Suppl 2):S71-6.
44. Shaw KJ, Barbachyn MR. The oxazolidinones: past, present, and future. Ann N Y Acad Sci. 2011;1241:48-70.Lundergan FS, Glasscock GF, Kim EH, Cohen RS. Once-daily gentamicin dosing in newborn infants. Pediatrics. 1999;103:1228-34.
45. Heidary, et al. Daptomycin. J Antimicrob Chemother. 2018;73(1):1-11.
46. Frymoyer A, Hersh AL, Benet LZ, Guglielmo BJ. Current recommended dosing of vancomycin for children with invasive methicillin-resistant Staphylococcus aureus infections is inadequate. Pediatr Infect Dis J. 2009 May;28(5):398-402.
47. Garazzino, et al. Daptomycin Study Group Daptomycin for Children in Clinical Practice Experience. Pediatr Infec Dis J. 2016 Jun;35(6):639-41.
48. Syrogiannopoulos, et al. Daptomycin use in children: experience with various types of infection and age groups. Pediatr Infect Dis J. 2017 Oct;36(10):962-6.
49. Pharmacokinetics of gatifloxacin in infants and children. Antimicrob Agents Chemother. 2005;49(3):1106-12.
50. Quinolone treatment for pediatric bacterial meningitis: a comparative study of trovafloxacin and ceftriaxone with or without vancomycin. Pediatr Infect Dis J. 2002;21(3):270.

51. Update on the use of linezolid: a pediatric perspective. Pediatr Infect Dis J. 2004;23(10):955-6.
52. Loeffler AM, Drew RHP, Perfect JR, et al. Safety and efficacy of quinupristin/dalfopristin for treatment of invasive gram-positive infections in pediatric patients. Pediatr Infect Dis J. 2002;21(10):950-6.
53. Falagas ME, Kasiakou SK. Colistin: the revival of polymyxins for the management of multidrug-resistant gram-negative bacterial infections. Clin Infect Dis. 2005;40(9):1333-41.
54. Bennett JE, Dolin R, Blaser MJ. Mandell, Douglas, and Bennett's principles and practice of infectious diseases: 2-volume set: Elsevier Health Sciences; 2014.
55. Spivak ES, Hanson KE. Candida auris: An Emerging Fungal Pathogen. J Clin Microbiol. 2017;56:e01588-17.
56. Gallis HA, Drew RH, Pickard WW. Amphotericin B: 30 years of clinical experience. Rev Infect Dis. 1990;12(2):308-29.
57. Ministério da Saúde. Leishmaniose visceral. In: Guia de Vigilância em Saúde. Ministério da saúde. 3 ed. Brasília. 2019:504-522. [acesso 2021 feb 06]. Disponível em: https://portalarquivos2.saude.gov.br/images/pdf/2019/junho/25/guia-vigilancia-saude-volume-unico-3ed.pdf.
58. Auriti C, Falcone M, Ronchetti MP, et al. High-dose micafungin for preterm neonates and infants with invasive and central nervous system candidiasis. Antimicrob Agents Chemother. 2016;60(12):7333-9.
59. Pickering LK (ed.). RED BOOK: 31th ed. Report of the Committee on Infectious Diseases. Elk Grove Village, IL, American Academy of Pediatrics, 2018.
60. Eisenstein BI, Oleson FB Jr, Baltz RH. Daptomycin: from the mountain to the clinic, with essential help from Francis Tally, MD. Clin Infect Dis. 2010;50(Suppl 1):S10-5.
61. Tasina E, Haidich AB, Kokkali S, Arvanitidou M. Efficacy and safety of tigecycline for the treatment of infectious diseases: a meta-analysis. Lancet Infect Dis. 2011;11:834-44.

CAPÍTULO 3

CONTROLE DE BACTÉRIAS MULTIRRESISTENTES

Euzanete Maria Coser
Marcelo Jenné Mimica

AO FINAL DA LEITURA DESTE CAPÍTULO, O PEDIATRA DEVE ESTAR APTO A:

- Entender o contexto do controle de bactérias multirresistentes, considerando que a expressão "infecção hospitalar" cedeu lugar ao conceito de "infecção relacionada à assistência à saúde", que se refere às infecções de pacientes intra ou extra-hospitalares, que foram submetidos a exames, medicamentos, ou tratamentos relacionados à saúde, seja em domicílio, clínicas, laboratórios ou hospitais.
- Saber que uma bactéria é resistente a um determinado antibiótico quando o germe é capaz de crescer *in vitro* na presença da concentração inibitória que esta droga atinge no sangue.
- Entender os mecanismos de disseminação da resistência bacteriana, como a transmissão pelas mãos do profissional, uso de antibiótico que pode reduzir a microbiota bacteriana normal, reservatórios de cepas resistentes em materiais médico-hospitalares, baixa adesão às normas de controle da resistência bacteriana.
- Conhecer a importância da higienização das mãos, do controle rigoroso do uso de antimicrobianos e dos cuidados com os procedimentos invasivos realizados no cenário hospitalar.
- Saber da importância relativa à prática das normas de precaução e isolamento, que consistem em várias ações, entre as quais as chamadas precaução padrão, a precaução de contato, a precaução para gotículas e a precaução para aerossóis, para sua própria proteção e dos pacientes.
- Conhecer os principais mecanismos da multirresistência bacteriana que ocorre nos germes Gram-negativos (nas cepas que produzem as betalactamases ou as carbapenemases) e nos Gram-positivos, como o enterococo resistente à vancomicina, o *Staphylococcus aureus* resistente à oxacilina (MRSA) e o *Staphylococcus aureus* resistentes à vancomicina (VISA/VRSA).
- Entender que a realização de testes de identificação microbiana e de suscetibilidade aos antimicrobianos, manuais ou automatizados, fenotípicos ou genotípicos, de forma rápida e acurada, é vital para que a terapia antimicrobiana ideal seja prontamente instituída.
- Assimilar os princípios sólidos em que se baseiam as normas concebidas para a redução da multirresistência bacteriana e a importância de se incutir precocemente nos profissionais em formação os conceitos extremamente importantes para a prevenção e o controle das infecções relacionadas à assistência à saúde.

INTRODUÇÃO

O controle de bactérias multirresistentes depende de ações integradas da Comissão de Controle de Infecção Hospitalar, do médico prescritor, da farmácia hospitalar, do serviço de controle de antibióticos, do apoio da Direção, do serviço de Microbiologia e de políticas de prevenção. O ônus dessas infecções cabe ao paciente, com aumento do tempo de permanência no hospital, do risco de comorbidades, de procedimentos invasivos e do tempo de tratamento, e dos custos hospitalares, que oneram planos e seguros de saúde, o sistema público e o meio ambiente.

Cabe lembrar que o termo infecção hospitalar está em desuso, surgindo o termo "infecção relacionada à assistência à saúde" para designar as infecções que acontecem em pacientes intra ou extra-hospitalares, que foram submetidos a exames, medicamentos, ou tratamentos relacionados à saúde, seja em seu domicílio, em clínicas, laboratórios ou hospitais.

Para a prática adequada das condutas são necessários profissionais treinados, número suficiente de profissionais por leito, evitar superlotações e leitos extras e contar com materiais e medicamentos que cumpram as normas exigidas pela Agência Nacional de Vigilância Sanitária (Anvisa), proporcionando adequada antissepsia, desinfecção e esterilização, quando necessários, e descarte adequado dos equipamentos de uso único não reprocessáveis.

Além disso, é necessário um laboratório de microbiologia adequado para detectar o perfil das cepas bacterianas existentes no hospital e o grau de resistência, indicando a terapia antimicrobiana adequada para a instituição.

A pandemia de Covid-19, com internações prolongadas em idosos e até em adultos jovens, trouxe ainda mais ênfase sobre a importância do controle das infecções e destas cepas bacterianas resistentes.

CONCEITOS

Diz-se que uma bactéria é resistente a um determinado antibiótico quando o germe é capaz de crescer *in vitro* na presença de concentrações equivalentes às encontradas *in vivo* nos tecidos (mais frequentemente o sangue) durante o tratamento.

O surgimento de cepas bacterianas resistentes não está limitado aos hospitais. Pacientes provenientes do domicílio, de casas de apoio, de orfanatos, de serviços de *home care* e hospital-dia vêm apresentando infecções por germes resistentes aos antibióticos habitualmente utilizados para tratamento de infecções comunitárias.

Todas as infecções bacterianas são transmissíveis, porém as bactérias multirresistentes se disseminam com mais facilidade, principalmente no ambiente hospitalar, e colonizam ambientes.

DISSEMINAÇÃO DA RESISTÊNCIA BACTERIANA

Aquisição das bactérias multirresistentes

A forma mais comum é a aquisição das bactérias multirresistentes pela transmissão de um paciente infectado ou colonizado para outro paciente suscetível, por meio das mãos dos profissionais de saúde.

Pressão seletiva dos antibióticos

São condições ambientais que permitem a sobrevivência e a proliferação das bactérias resistentes aos antibióticos em uso, favorecidos quando o inóculo bacteriano é muito grande ou a concentração do antibiótico é inadequada. O uso do antibiótico, sobretudo dos de amplo espectro, pode causar alterações significativas na microbiota normal do paciente.

Contaminação de objetos inanimados e superfícies ambientais

Reservatórios de cepas resistentes em materiais médicos hospitalares, como nebulizadores, circuitos de respiradores, artigos de uso único reaproveitados, principalmente com a presença do biofilme, são fonte de contaminação de cepas resistentes. O ambiente hospitalar é importante fonte de enterococos resistentes à vancomicina (VRE) e estafilococos resistentes à oxacilina (MRSA). Entre as crianças, brinquedos compartilhados, mamadeiras e chupetas são possíveis fontes de contaminação.

Fatores que contribuem para o aumento da resistência bacteriana

- Pacientes gravemente enfermos;
- pacientes imunocomprometidos com maior sobrevida;
- novos procedimentos invasivos e dispositivos;
- patógenos emergentes;
- uso crescente de antibióticos de amplo espectro;
- internação prolongada durante a pandemia do Sars-Cov-2;
- baixa adesão às recomendações do controle das infecções.

MEDIDAS DE CONTROLE NECESSÁRIAS

Passos a serem seguidos no controle das bactérias multirresistentes:

- colocar os pacientes colonizados ou infectados por microrganismos multirresistentes sob precauções de contato;
- utilizar corretamente o capote e as luvas descartáveis durante a assistência;
- realizar a higienização correta das mãos antes e após o contato com o paciente ou seu ambiente;
- prescrever e utilizar antibióticos sabiamente;
- descontinuar dispositivos, como cateteres urinários, respiradores e cateteres centrais, assim que não forem mais necessários.

HIGIENIZAÇÃO DAS MÃOS

A higienização correta das mãos é a atitude mais eficaz no controle das bactérias multirresistentes. Há mais de 150 anos Ignaz Semmelweis demonstrou que as infecções entre as puérperas eram transmitidas entre as pacientes pelas mãos dos trabalhadores da saúde. Desde então inúmeros trabalhos têm demonstrado que as mãos contaminadas são responsáveis pela transmissão das infecções.

A higiene das mãos pode ser realizada por meio da sua lavagem com água e sabão ou da fricção com álcool gel, considerando todas as superfícies das mãos. O álcool não tem atividade contra esporos bacterianos, oocistos de protozoários e tem pouca atividade contra vírus não envelopados, como norovírus, rotavírus e enterovírus, quando deve ser feita a lavagem das mãos com água e sabão.

CONTROLE DE ANTIMICROBIANOS

Os antimicrobianos exercem forte pressão seletiva na população bacteriana, favorecendo os micro-organismos capazes de sobreviverem a eles. O uso correto dos antibióticos proporciona menor destruição da microbiota endógena do paciente. A automedicação com antibióticos é uma das principais causas de bactérias multirresistentes fora dos hospitais, seguido do uso em animais.

As bactérias têm desenvolvido mecanismos de resistência mais rapidamente do que a capacidade humana de criar novos antibióticos. O uso dos antibióticos de largo espectro se deve pelo aumento da resistência bacteriana, e seu uso indiscriminado resulta em aumento das bactérias resistentes. É um ciclo vicioso que deve ser interrompido.

Um serviço eficaz de controle de antibióticos na instituição é capaz de reduzir custos e surgimento das bactérias multirresistentes. O *stewardship*, incluindo educação sobre e farmacocinética e farmacodinâmica das drogas, orienta na escolha racional dos antimicrobianos

PROCEDIMENTOS INVASIVOS

É necessário que os hospitais tenham rotinas escritas e realizem treinamentos com os funcionários, destacando os cuidados na instalação e na manutenção dos procedimentos invasivos, como sondas vesicais, cateteres venosos profundos e respiradores artificiais, na forma de procedimentos operacionais padrões (POP) ou rotinas, baseados nas publicações da Anvisa ou nos protocolos norte-americanos publicados no *site* do Center for Disease Control and Prevention (CDC) – Atlanta, recomendando as técnicas de antissepsia adequadas para cada situação, adequados a cada serviço.

A Organização Mundial da Saúde (OMS) publicou, em 2009, um protocolo sobre higiene das mãos para trabalhadores da saúde e simplificou a recomendação das indicações para a higiene das mãos com o conceito "Meus cinco momentos", representados na Figura 1.

O cumprimento dessas rotinas ou POP pode ser avaliado por pacotes de medidas chamados *bundles*, que são criados e aplicados pela CCIH, com, no máximo, cinco itens descritivos a serem verificados durante a instalação ou manutenção dos procedimentos invasivos. Os *bundles* mudam o pressuposto de que os cuidados recomendados são realizados, e esse tipo de trabalho mensura dados que precisam ser analisados e gerar mudanças no serviço, principalmente fortalecendo a necessidade da conscientização do trabalho em equipe.

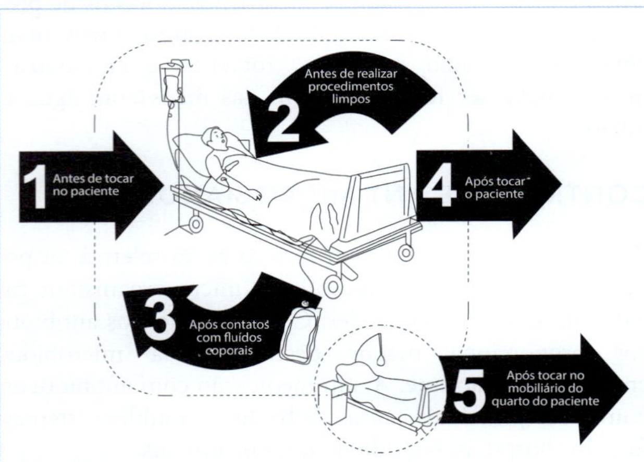

Figura 1 Cinco momentos para higiene das mãos.

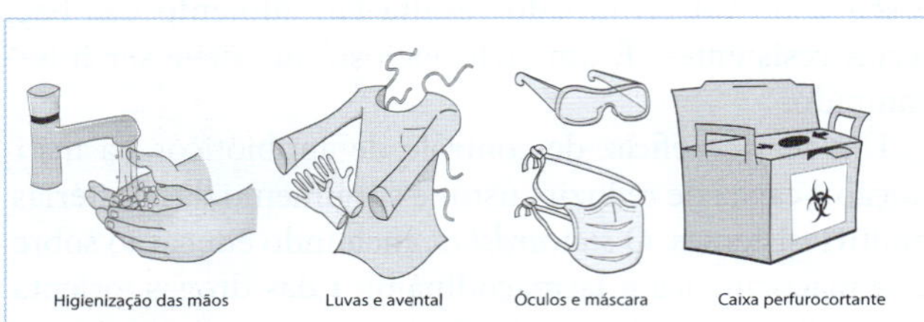

Figura 2 Precaução padrão.

Os dispositivos invasivos precisam ser retirados o mais precocemente possível.

MEDIDAS DE BARREIRA: PRECAUÇÕES E ISOLAMENTOS

Algumas infecções necessitam cuidados especiais para não serem transmitidas dos pacientes para os profissionais de saúde, dos profissionais de saúde para os pacientes, entre os pacientes por meio das mãos e por fômites, e para as pessoas que transitam nos hospitais. Isso se tornou muito evidente para todos os trabalhadores da saúde durante a atual pandemia que estamos vivendo.

Existem normas que devem ser seguidas e alguns pacientes necessitam de mais de um tipo de precaução.

A Anvisa publicou no seu *site* cartazes indicativos dessas precauções para serem utilizadas por profissionais e estabelecimentos de saúde (Figuras 2 a 5).

TIPOS DE PRECAUÇÃO

Precaução padrão

Deve ser seguida para todos os pacientes, independentemente da suspeita ou não de infecções e inclui:

- lavar com água e sabonete ou fricção das mãos com álcool 70% (se as mãos não estiverem visivelmente sujas) antes e após o contato com qualquer paciente, depois da

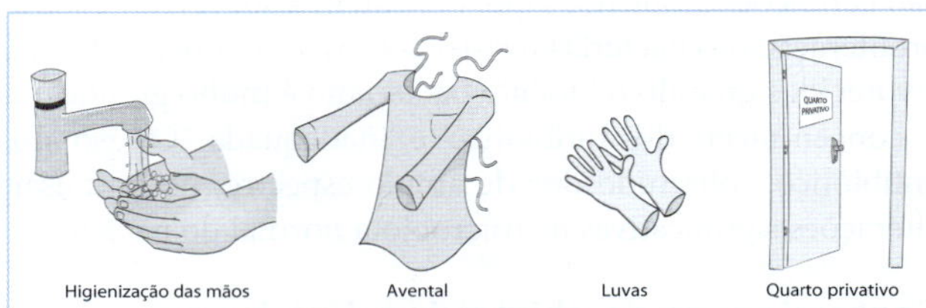

Figura 3 Precaução de contato.

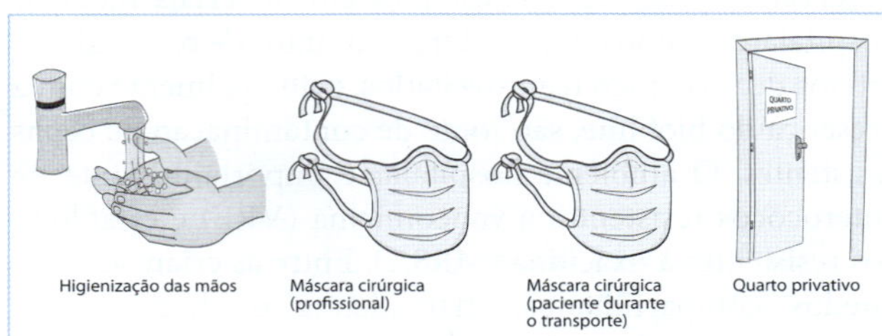

Figura 4 Precaução para gotículas.

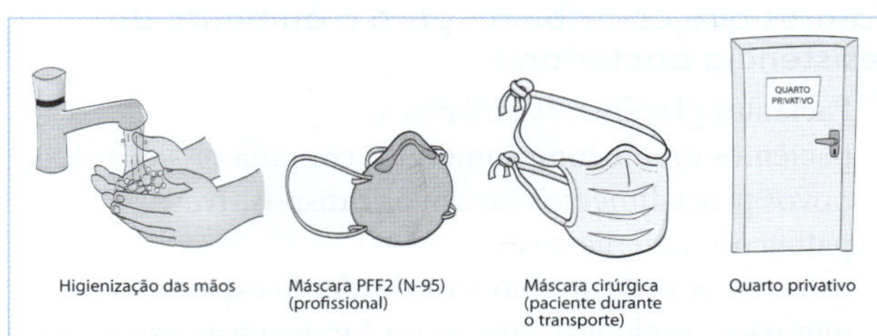

Figura 5 Precaução para aerossóis.

remoção das luvas e após o contato com sangue ou secreções;
- usar luvas quando houver risco de contato com sangue, secreções ou membranas mucosas. Calçar imediatamente antes do contato com o paciente e retirar logo após o uso, higienizando as mãos em seguida;
- usar óculos, máscara e/ou avental quando houver risco de contato com sangue ou secreções, para proteção da mucosa de olhos, boca, nariz, roupa e superfícies corporais;
- descartar, em recipientes apropriados, seringas e agulhas, sem desconectar ou reencapar.

Precaução de contato

Recomendada no controle das doenças que podem ser transmitidas por contato. Utilizada no controle das bactérias multirresistentes, para evitar a transmissão direta das bactérias e também dos mecanismos de resistências entre as pessoas. Inclui:
- higienizar as mãos antes e após o contato com o paciente; usar óculos, máscara cirúrgica e avental quando houver risco de contato com sangue ou secreções; e descartar adequadamente os perfurocortantes;
- usar luvas e avental em toda manipulação do paciente, de cateteres e de sondas, do circuito e do equipamento ventilatório e de outras superfícies próximas ao leito; colocar luvas e avental imediatamente antes do contato com o paciente ou com as superfícies e retirar logo após o uso, higienizando as mãos em seguida;
- quando não houver disponibilidade de quarto privativo, a distância mínima entre dois leitos deve ser de 1 m;
- equipamentos, como termômetro, esfigmomanômetro e estetoscópio, devem ser de uso exclusivo do paciente.

Precaução para gotículas

Utilizada no controle das doenças transmitidas por via aérea. Inclui:
- higienizar as mãos antes e após o contato com o paciente; usar óculos, máscara cirúrgica e avental quando houver risco de contato com sangue ou secreções; e descartar adequadamente os perfurocortantes;
- quando não houver disponibilidade de quarto privativo, o paciente pode ser internado com outros infectados pelo mesmo microrganismo;
- a distância mínima entre dois leitos deve ser de 1 m;
- o transporte do paciente deve ser evitado, mas, quando necessário, ele deverá usar máscara cirúrgica durante toda a sua permanência fora do quarto.

Precaução para aerossóis

Utilizada no controle das doenças transmitidas por aerossóis. Inclui:
- higienizar as mãos antes e após o contato com o paciente; usar óculos, máscara e avental quando houver risco de contato com sangue ou secreções; e descartar adequadamente os perfurocortantes;
- manter a porta do quarto sempre fechada e colocar a máscara PFF2 (N95) antes de entrar no quarto;
- quando não houver disponibilidade de quarto privativo, o paciente pode ser internado com outros infectados pelo mesmo microrganismo;
- pacientes com suspeita ou confirmação de tuberculose resistente ao tratamento não podem dividir o mesmo quarto com outros pacientes com tuberculose;
- o transporte do paciente deve ser evitado, mas, quando necessário, ele deve usar máscara cirúrgica durante toda a sua permanência fora do quarto.

POR QUE A RESISTÊNCIA ANTIMICROBIANA É UMA PREOCUPAÇÃO GLOBAL, SEGUNDO A OMS?

- Porque está associada ao aumento de morbidade e mortalidade (VRE, Acinetobacter, MRSA, *Klebsiella*, *Pseudomonas*);
- dificulta o controle de doenças infecciosas (tuberculose);
- ameaça um retorno à era pré-antibiótica;
- aumenta os custos dos cuidados de saúde (tempo de internação, gastos com antibióticos);
- põe em risco os avanços alcançados na área da saúde para a sociedade (transplante de órgãos, câncer e grandes cirurgias);
- ameaça a segurança à saúde e causa danos comerciais e econômicos (facilidade de disseminação entre os países).

Conclusões

A emergência de resistência aos antimicrobianos é crescente, influenciando o tratamento das infecções adquiridas na comunidade, nas casas de apoio, *home care*, hospitais-dia e nos hospitais. O controle de bactérias multirresistentes representa um grande desafio para as equipes médicas e de apoio, e para sociedade. A consciência dos profissionais sobre a importância da adesão às boas práticas é o grande caminho para estar à frente da grande ameaça da resistência.

BACTÉRIAS MULTIRRESISTENTES: PRINCIPAIS MECANISMOS

Gram-negativos

Cepas produtoras de AmpC são betalactamases com poder de hidrolisar todas as penicilinas e seus derivados, cefalosporinas de primeira, segunda e terceira gerações, cefamicinas e monolactâmicos. Entre os betalactâmicos, apenas os carbapenêmicos e, de forma errática, o cefepima, são estáveis à ação dessas enzimas. Sua produção pode ser codificada por genes cromossômicos (principalmente) ou plasmidiais.

As AmpC cromossômicas são clássicas do chamado grupo CESP, constituído por *Citrobacter freundii*, *Enterobacter cloacae*, *Serratia marcescens* e *Providencia* spp., mas também já foram descritas em *Morganella morganii* e *Pseudomonas aeruginosa*. Já as AmpC plasmidiais podem ser produzidas por algumas enterobactérias como *Escherichia coli* e *Klebsiella spp*.

Uma característica importante das AmpC cromossômicas é a possibilidade de expressão induzível; o aumento da produção pode ocorrer por indução ou seleção de mutantes desreprimidas (após mutação espontânea). Esses dois mecanismos têm processos genéticos distintos e independentes. A indução da produção desse tipo de enzima é um fenômeno transitório que ocorre quando a bactéria é exposta a um antimicrobiano indutor. Quando a exposição é interrompida, a produção das AmpC volta aos níveis basais. Aminopenicilinas (ampicilina e amoxicilina), cefalosporinas de primeira geração, cefoxitina e imipeném são potentes indutores de AmpC, apesar deste último ser estável à ação das enzimas. Esse fenômeno de indução tem relativo pouco impacto clínico, já que aminopenicilinas, cefalosporinas de primeira geração e cefoxitina não são geralmente utilizadas para tratar infecções por essas bactérias, e as cefalosporinas de terceira e quarta gerações, apesar de sensíveis à hidrólise por essas betalactamases, não são potentes indutores.

Mais relevante clinicamente é o fenômeno de seleção de mutantes desreprimidos. Em certa população inicialmente sensível, podem ocorrer mutantes superprodutores de AmpC. A utilização de antimicrobianos como as cefalosporinas de terceira geração pode selecionar esses mutantes desreprimidos, que então podem produzir AmpC em quantidade suficiente para inativar o antimicrobiano e causar falha terapêutica. Assim, a maioria dos autores não considera recomendável o uso de cefalosporinas de terceira geração no tratamento de infecções graves causadas por cepas de bactérias do grupo CESP, mesmo se inicialmente elas se mostrarem sensíveis nos testes de suscetibilidade *in vitro*.

Cepas produtoras de ESBL

As betalactamases de espectro ampliado (ESBL) são enzimas cuja produção é determinada por genes plasmidiais e que foram inicialmente relatadas em *E. coli* e *Klebsiella*, sendo nessas bactérias que esse tipo de enzima continua sendo mais comumente encontrado. Apesar disso, as ESBL têm sido descritas também em outros gêneros da família *Enterobacteriaceae*, incluindo *Proteus*, *Morganella*, *Enterobacter* e *Providencia*. Bacilos Gram-negativos não fermentadores, como a *Pseudomonas aeruginosa*, também podem produzir ESBL.

As ESBL são ativas contra os substratos das AmpC e, de maneira mais uniforme que estas últimas enzimas, contra cefalosporinas de quarta geração (cefepima). Cepas produtoras de ESBL apresentam sensibilidade (apenas *in vitro*) às cefamicinas e às associações de betalactâmicos com inibidores de betalactamase. Os carbapenêmicos têm tido um papel terapêutico importante nas infecções por essas cepas, já que são os únicos betalactâmicos ativos *in vivo* contra elas. As quinolonas também são utilizadas no tratamento dessas infecções, apesar da contraindicação relativa em pediatria.

Cepas produtoras de carbapenemases

Os principais tipos de carbapenemases adquiridas são as carbapenemases serina-dependentes e as metalo-betalactamases (que são zinco-dependentes). As primeiras foram descritas principalmente em enterobactérias (sobretudo a *Klebsiella pneumoniae*, as chamadas produtoras de KPC – *Klebsiella pneumoniae* carbapenemase) e em *Acinetobacter*. Já as MBL são o maior problema hoje em *Pseudomonas aeruginosa*, mas ocorrem também em enterobactérias (incluindo *Serratia*, *E. coli* e *K. pneumoniae*, em que foi descrita inicialmente a NDM-1 – New Delhi metallo-betalactamase 1) e *Acinetobacter*.

Apesar de as carbapenemases serem um grupo de enzimas bem diverso, apresentam atividade contra os substratos das AmpC, das ESBL e também contra os carbapenêmicos. Cepas produtoras dessas enzimas podem ser sensíveis *in vitro* ao aztreonam (um monobactâmico), mas não há, necessariamente, correlato *in vivo*. Assim como acontece com os Gram-positivos, os Gram-negativos produtores dos diferentes tipos de betalactamases discutidos anteriormente são, com frequência, multirresistentes, acumulando outros mecanismos de resistência (efluxo, permeabilidade reduzida por déficit de porinas, alteração do alvo/sítio de ação do antimicrobiano) para diversos antimicrobianos não betalactâmicos, incluindo aminoglicosídeos, quinolonas, sulfametoxazol-trimetoprima, cloranfenicol, entre outros. Muitas vezes, existe até mais de um mecanismo de resistência contra uma mesma classe de antimicrobianos em uma só cepa. A polimixina, geralmente associada a outros antimicrobianos, é uma das poucas opções terapêuticas nessas situações.

Gram-positivos

Enterococos resistentes à vancomicina (VRE)

Os VRE têm como principal mecanismo de resistência à vancomicina a substituição da terminação D-ala-D-ala dos peptídios precursores da parede celular (sítio de ligação da vancomicina) por D-ala-D-lac, impedindo, assim, a ligação da vancomicina. Essa alteração é codificada pelo gene vanA, presente em um plasmídeo. Em 1988, os primeiros isolados de *Enterococcus faecium* e *Enterococcus faecalis* resistentes à vancomicina foram descritos na literatura. A resistência à vancomicina é mais comum no *E. faecium*, mas ocorre, e é cada vez mais frequente, também em *E. faecalis*.

Os enterococos são intrinsecamente resistentes às cefalosporinas e às penicilinas antiestafilocócicas (oxacilina, nafcilina, meticilina). Os aminoglicosídeos também não devem ser usados, em monoterapia, nas infecções enterocócicas em consequência da resistência intrínseca de baixo grau. Se não houver resistência de alto grau, essa classe pode ser utilizada com o objetivo de sinergismo com a ampicilina ou a vancomicina. No entanto, os VRE são frequentemente resistentes também à ampicilina. Assim, em muitos casos de infecções por VRE, há outras novas opções terapêuticas, constituídas quase só por novos antimicrobianos, como a linezolida e a daptomicina.

Staphylococcus aureus resistentes à oxacilina (MRSA)

A resistência à oxacilina no *S. aureus* é codificada por um gene cromossômico denominado *mecA*, responsável pela síntese de proteínas ligadoras de penicilina (PBP) mutantes, com baixa afinidade pelos betalactâmicos, as chamadas PBP2a ou PBP2'. O mecA faz parte de uma ilha genômica de resistência, o SCC*mec* (*staphylococcal cassette chromosome mec*), que pode conter também genes de resistência a outros antimicrobianos.

A resistência fenotípica à oxacilina é extremamente variável e depende da expressão do gene *mecA*. De toda população bacteriana heterogeneamente resistente, todas as células carregam o gene *mecA*, marcador genotípico da resistência, mas nem todas expressam fenotipicamente a resistência da mesma forma. A heterorresistência pode ter implicações clínicas, já que cepas inicialmente sensíveis *in vitro* podem se tornar resistentes durante o tratamento, por serem *mecA*-positivas.

A primeira cepa de MRSA foi descrita em 1961. Desde então houve disseminação em hospitais distribuídos por todo o globo. Durante décadas, as infecções por MRSA estavam restritas a pacientes com fatores de risco para infecções relacionadas à assistência à saúde, mas a partir dos anos 1990 começaram os relatos de infecções por MRSA associados à comunidade (community-associated methicillin-resistant *Staphylococcus aureus* – CA-MRSA). Essas infecções ocorriam em pacientes sem fatores de risco identificáveis para aquisição de MRSA, ou seja, não tinham contato frequente, direto ou indireto, com serviço de saúde que pudesse explicar a infecção por MRSA associada à assistência à saúde (health-care associated methicillin-resistant *Staphylococcus aureus* – HCA-MRSA). Os CA-MRSA já foram descritos em várias regiões do globo, entre elas o Brasil, e podem causar infecções por vezes graves, incluindo pneumonias necrosantes. Essa virulência exacerbada tem sido associada à produção frequente por essas cepas da leucocidina de Panton-Valentine (PVL). No entanto, parece haver outros fatores que contribuem para essa virulência e é possível que a PVL seja apenas um marcador em algumas situações clínicas.

Além da produção de PVL, outra diferença é que os HCA-MRSA, em geral, carregam SCC*mec* dos tipos I, II ou III, enquanto os CA-MRSA tem SCC*mec* tipicamente do tipo IV ou V. Os diversos tipos de SCC*mec* codificam diferentes perfis fenotípicos de resistência. Enquanto os clones associados à comunidade tendem a ser resistentes apenas aos betalactâmicos e aos macrolídeos, mantendo, em geral, sensibilidade a diversos antimicrobianos, como a clindamicina (apesar de a resistência desses clones a esse antimicrobiano estar crescendo) e o sulfametoxazol-trimetoprima, os clones relacionados à assistência à saúde tendem a ser, por outro lado, multirresistentes, mantendo sensibilidade, muitas vezes, apenas para os glicopeptídios (vancomicina, teicoplanina) e alguns novos antimicrobianos.

Cabe lembrar que esses clones que carregam SCC*mec* do tipo IV (e, portanto, geneticamente CA-MRSA) têm sido relatados também como causa frequente de infecções relacionadas à assistência à saúde (epidemiologicamente HCA-MRSA), o que tem motivado inclusive discussões acerca da nomenclatura, além de demonstrar que esses novos clones estão substituindo os anteriores como causa de colonização e infecção, mesmo no ambiente hospitalar.

Staphylococcus aureus resistentes à vancomicina (VISA/VRSA)

Em 1996 foi identificado no Japão o primeiro isolado de *S. aureus* com resistência intermediária à vancomicina (*vancomycin-intermediate Staphylococcus aureus* – VISA) e, em 2002, nos Estados Unidos da América, o primeiro *S. aureus* com resistência plena à vancomicina (*vancomycin-resistant Staphylococcus aureus* – VRSA), com mecanismos de resistência distintos. A resistência intermediária não tem um gene determinante específico e decorre de várias alterações celulares concomitantes, sendo a principal delas o espessamento da parede celular. Já a resistência plena é codificada pelo gene vanA, que determina a substituição da terminação D-ala-D-ala dos peptídios precursores da parede celular (sítio de ligação da vancomicina) por D-ala-D-lac, impedindo, assim, a ligação da vancomicina.

Tem sido notada, em alguns centros, uma tendência de aumento gradual das concentrações inibitórias mínimas (CIM) de vancomicina para *S. aureus*. A esse fenômeno conferiu-se o nome de MIC *creep*. É importante lembrar que ele não tem sido descrito de forma universal; há também relatos de estabilidade e até de redução gradual das CIM. Além disso, é importante notar que as infecções causadas por *S. aureus* com maiores CIM, mesmo aquelas ≤ 2 mg/L, classificadas pelos critérios atuais como sensíveis, poderiam estar associadas a pior prognóstico.

Por último, assim como ocorre com os VRE, em geral a resistência à vancomicina é acompanhada por resistência também a outros antimicrobianos utilizados habitualmente para o tratamento das infecções estafilocócicas, restando poucas opções terapêuticas, constituídas principalmente por algumas novas opções, como a linezolida e a daptomicina.

PAPEL DO LABORATÓRIO DE MICROBIOLOGIA CLÍNICA NO CONTROLE DAS INFECÇÕES RELACIONADAS À ASSISTÊNCIA À SAÚDE

Identificação microbiana e testes de suscetibilidade aos antimicrobianos

A realização de testes de identificação microbiana e de suscetibilidade aos antimicrobianos, manuais ou automatizados, fenotípicos ou genotípicos, de forma rápida e acurada, é vital para que a terapia antimicrobiana ideal seja prontamente instituída. Diversos estudos demonstram redução de morbidade, mortalidade e custos hospitalares, quando os resultados laboratoriais microbiológicos são informados ao clínico mais precocemente. Esses resultados não se referem apenas ao uso de ferramentas moleculares mais caras e mais complexas. A informação mais precoce sobre resultado da coloração de Gram, por exemplo, pode mudar o prognóstico.

Vigilância de surtos

O próprio laboratório de microbiologia clínica pode verificar e detectar padrões nas taxas de isolamento de determinado agente microbiano ou perfil de resistência em diferentes unidades do hospital, fornecendo, à equipe de controle de infecção hospitalar, informações importantes que podem facilitar o reconhecimento de surtos mais precocemente.

Detecção de portadores

Essa vigilância também pode ser feita de forma ativa, detectando portadores de bactérias multirresistentes. Embora as evidências disponíveis na literatura não sejam suficientes para recomendar *screening* rotineiro para Gram-negativos, para VRE e, principalmente, para MRSA, a detecção ativa de portadores mostra-se, em algumas situações, custo-benéfica.

Para detecção laboratorial podem ser utilizados métodos fenotípicos, com meios de cultura convencionais ou seletivos, e métodos moleculares. O uso de meios seletivos, incluindo os cromogênicos, e de métodos moleculares, contribui para resultados mais rápidos e, muitas vezes, mais acurados.

USO RACIONAL DE ANTIMICROBIANOS

Dados atuais e confiáveis sobre os perfis de suscetibilidade e taxas de resistência dos principais patógenos circulantes no hospital podem auxiliar na instituição da terapêutica empírica mais adequada. Além disso, como já exposto anteriormente, em cada paciente, resultados rápidos e acurados dos testes de suscetibilidade têm grande relevância clínica. Diversos estudos já demonstraram que a introdução da terapêutica adequada mais precocemente (mesmo 24 horas mais cedo) pode diminuir morbidade e mortalidade.

PARTICIPAÇÃO NA CCIH

É vital que na comissão de controle de infecção hospitalar (CCIH) participe um representante (preferencialmente o médico responsável) do laboratório de microbiologia clínica. Essa participação pode assegurar o contato rotineiro mais frequente entre as equipes clínicas e laboratoriais, facilitando as discussões diárias sobre interpretação dos resultados laboratoriais à luz dos dados clínicos de cada paciente, assim como as decisões conjuntas de cunho mais epidemiológico.

EDUCAÇÃO

O ensino da microbiologia com ênfase clínico nos cursos da graduação à pós-graduação na área da saúde permite incutir precocemente nos profissionais em formação conceitos extremamente importantes para a prevenção e o controle das infecções relacionadas à assistência à saúde, incluindo lavagem de mãos e uso racional de antimicrobianos, por exemplo. O ensino à distância, com cursos e aulas *online* têm propiciado, neste momento atual da pandemia, a participação de todo o corpo clínico e o acesso a muitos cursos e treinamentos, que muitas vezes ficavam mais difíceis quando era necessário o deslocamento dos profissionais para outros lugares, principalmente para outros estados e países. Isso aumentou a adesão das pessoas interessadas.

DESENVOLVIMENTO E VALIDAÇÃO DE NOVOS MÉTODOS

É inegável a contribuição dos novos métodos, sobretudo moleculares, para prevenção e controle das infecções relacionadas à assistência à saúde. Esses testes têm tido ainda mais avanços nos últimos anos, oferecendo mais rapidez e a possibilidade cada vez mais frequente de realização *point-of-care* (remotamente). O laboratório de microbiologia pode e deve participar do desenvolvimento desses métodos desde a concepção até a validação na rotina clínica. Além de novos métodos laboratoriais, avanços digitais e de tecnologia da informação, incluindo inteligência artificial, *machine learning*, ciência de dados e *big data* prometem ser de grande valor para o controle de bactérias multirresistentes.

BIBLIOGRAFIA

1. Calfee DP. Methicillin-resistant Staphylococcus aureus and vancomycinresistant enterococci, and other Gram-positives in healthcare. Curr Opin Infect Dis. 2012;25:385-94.
2. Clean care is safer care e WHO Guidelines on Hand Hygiene in Health Care. Publicação no site da Organização Mundial da Saúde. disponível Disponível em: http://www.who.int/gpsc/en/.
3. Controle de Infecção em Serviços de Saúde. Publicação no site da ANVISA. disponível Disponível em: http://portal.anvisa.gov.br/wps/content/ Anvisa+Portal/ Anvisa/Inicio/Servicos+de+Saude/Assunto+de+Interesse/Aulas+Cursos+Cartazes+Publicacoes+e+Seminarios/Controle+de+Infeccao+ em+Servicos +de+Saude.
4. Couto RC. Infecção hospitalar e outras complicações não-infecciosas da Doençadoença. 4. ed. Rio de Janeiro: Guanabara Koogan, 2009.
5. Diekema DJ, Saubolle MA. Clinical microbiology and infection prevention. J Clin Microbiol. 2011;49:S57-S60.
6. Fanelli, et al. Role of artificial intelligence in fighting antimicrobial resistance in pediatrics. Antibiotics (Basel). 2020;9(11):767.
7. Holmes NE, Johnson PD, Howden BP. Relationship between vancomycin-resistant Staphylococcus aureus, vancomycin-intermediate S. aureus, high vancomycin MIC, and outcome in serious S. aureus infections.

8. Huskins WC, Huckabee CM, O'Grady NP, Murray P, Kopetskie H, Zimmer L, et al.. Intervention to reduce transmission of resistant bacteria in intensive care. N Engl J Med. 2011;364:1407-18.
9. Langford BJ, So M, Raybardhan S, Leung V, Soucy JR, Westwood D, et al. Antibiotic prescribing in patients with COVID-19: rapid review and meta-analysis. Clin Microbiol Infect. 2021;27(4):520-531.
10. Leverstein-Van Hall MA, Stuart JC, Voets GM, Versteeg D, Tersmette T, Fluit AC. Global spread of New Delhi metallo-β-lactamase 1. Lancet Infect Dis. 2010;10:830-1.
11. Logan LK. Carbapenem-resistant Enterobacteriaceae: an emerging problem in children. Clin Infect Dis. 2012;55:852-9.
12. Malloy AM, Campos JM. Extended-spectrum beta-lactamases: a brief clinical update. Pediatr Infect Dis J. 2011;30:1092-3.
13. Marsik FJ, Nambiar S. Review of carbapenemases and AmpC-beta lactamases. Pediatr Infect Dis J. 2011;30:1094-5.
14. Newland JG, Hersh AL. Purpose and design of antimicrobial stewardship programs in pediatrics. Pediatr Infect Dis J. 2010;29(9):862-3.
15. Pittet D, Damani N. Manual of infection prevention and control. 3. ed. Geneve: Oxford University Press, 2012.
16. Rice LB. Mechanisms of resistance and clinical relevance of resistance to β-lactams, glycopeptides, and fluoroquinolones. Mayo Clin Proc. 2012;87:198-208.
17. Rossi F, Diaz L, Wollam A, Panesso D, Zhou Y, Rincon S, et al. Transferable vancomycin resistance in a community-associated MRSA lineage. N Engl J Med. 2014;370(16):1524-31.
18. Yee R, Bard JD, Simner PJ. The genotype to phenotype dilemma: how should laboratories approach discordant susceptibility results? J Clin Microbiol. 2021;59(6):e00138-20.

CAPÍTULO 4

INFECÇÕES PELO VÍRUS HERPES SIMPLES TIPOS 1 E 2 E VÍRUS VARICELA ZÓSTER

Adriana Blanco
Jandrei Rogério Markus

AO FINAL DA LEITURA DESTE CAPÍTULO, O PEDIATRA DEVE ESTAR APTO A:

- Reconhecer as formas de infecção pelos vírus da subfamília *alfa-herpesvírus*: vírus varicela zóster e herpes vírus simples tipos 1 e 2.
- Identificar as principais complicações.
- Conhecer a conduta e as formas de profilaxia.

INTRODUÇÃO

A família *Herpesviridae*, subfamília *Alfa-herpesvirus*, é composta por vírus citolíticos e neurotrópicos, de crescimento rápido, e que tendem a permanecer em latência nos gânglios sensitivos durante toda a vida.[1-6] Assim como os vírus *herpes simplex* tipo 1 e 2, o vírus varicela zóster (VVZ) causa reagudização quando ocorre a queda da imunidade do indivíduo por inúmeros fatores como neoplasias, infecção pelo HIV, uso de corticoterapia e demais imunossupressores, entre outros.[5,7,8]

VÍRUS HERPES SIMPLES TIPO 1 E 2

As infecções pelos vírus herpes simples tipo 1 e 2 estão entre as mais comuns em todo o mundo. Classicamente o tipo 1 é associado com infecções na face e o tipo 2 na região genital, embora atualmente este critério de localização não seja tão preciso, podendo ocorrer a inversão ou mesmo a sobreposição de ambos. O genoma DNA dos herpes simples 1 e 2 apresenta uma semelhança de aproximadamente 50%, mas ambos apresentam sequências próprias de proteínas que diferenciam um do outro.[5,6,8-10]

Epidemiologia

Considerado por muitos uma das infecções virais mais frequentes nos seres humanos, acredita-se que atinja a maioria da população. Grande parte da população é considerada infectada, mas comumente os indivíduos que adquirem os vírus herpes simples (HSV) tipo 1 e 2 não apresentam manifestações clínicas importantes, tanto na primoinfecção como nas recidivas, sendo este um fator que permite que o vírus seja transmitido com facilidade. A prevalência e a idade de aquisição apresentam ainda uma relação com o tipo do vírus: as infecções neonatais são mais frequentes por HSV tipo 2 enquanto o HSV tipo 1 atinge a maioria da população na infância. Os fatores socioeconômicos influenciam a aquisição do vírus onde observa-se uma taxa maior de prevalência em indivíduos de mais baixa renda e em crianças cujos cuidadores são portadores da doença. Assim, acredita-se que de 20 a 40% das crianças sejam soropositivas até os 5 anos para o tipo 1, com um aumento de 1 a 2% ao ano atingindo 70 a 90% dos indivíduos na idade adulta. O HSV tipo 2 apresenta uma maior variabilidade na sua prevalência que muda conforme país, região, sexo, idade e fatores relacionados a atividade sexual. Dessa forma, existe um aumento da frequência a partir da adolescência demonstrando-se que atinge de 20 a 60% dos adultos, sendo que apresenta maior prevalência em mulheres e indivíduos com múltiplos parceiros sexuais.[5,6,8,9]

Transmissão

As pessoas eliminam novos vírus periodicamente através de suas secreções orais e genitais, os quais podem infectar outros contatos suscetíveis. Essa eliminação ocorre mesmo quando estão assintomáticos, o que facilita a transmissão. Apesar disso, esses vírus são instáveis no meio ambiente, necessitando de um contato próximo entre a mucosa ou pele infectada com outra mucosa ou pele ainda não infectada. Esse contato íntimo normalmente ocorre através do beijo ou relações sexuais, sendo que as superfícies previamente lesionadas apresentam uma maior chance de contágio. Pacientes queimados, com dermatite da área de fralda ou com dermatite atópica também apresentam maior taxa de infecção. A transmissão do HSV tipo 1 em lutadores (herpes *gladiatorum*) é descrita pelo contato de pele a pele ou com a saliva. Outra forma de transmissão reconhecida é o panarício herpético, que ocorre com mais frequência em trabalhadores de saúde (odontologistas, enfermeiros e médicos) que entram em contato com saliva sem o uso de luvas. As crianças podem adquirir o panarício herpético quando apresentam a primoinfecção com gengivoestomatite herpética e acabam por colocar a mão ou dedos na boca, com a inoculação do vírus. Nesta população as lesões primárias de pele são mais comuns nos locais onde ela é beijada, como a face (região malar). No período neonatal, aproximadamente 4% das transmissões ocorrem intraútero e 10%, após o nascimento, sendo que 86% decorrem da passagem pelo canal de parto em que o recém-nascido (RN) entra em contato com a secreção vaginal, sendo mais comum a transmissão do HSV 2, que é o agente causador em 70% dos casos. A infecção da pele e da cavidade oral em crianças na idade escolar é comum e as crianças podem apresentar lesões recidivantes como o adulto, porém não existe evidência que sugira que essas crianças com lesões ativas orolabiais possam ter maior chance de transmissão do que os assintomáticos.[5,6,8,9]

A incidência de aquisição do HSV tipo 2 é estimada em 5 a 15% por ano nos indivíduos com parceiros sorodiscordantes em que um dos parceiros apresentava lesões genitais recorrentes e o outro era negativo para ambos os vírus, sendo que a presença de anticorpos contra o HSV tipo 1 demonstrou ser um fator protetor para as mulheres adquirirem o tipo 2, com uma queda na taxa de transmissão de 32% nas mulheres negativas para ambos e de 9% para as que possuíam os anticorpos contra HSV tipo 1.[5,6,8,9]

Patogênese

Ambos os vírus HSV apresentam tropismo por células de origem ectodérmica, o que inclui as células da pele e do sistema nervoso. Dessa forma, a replicação se inicia no local da inoculação, normalmente a pele ou uma mucosa. Ao contrário do vírus da varicela zóster, a viremia é mais difícil de ser detectada, sendo que aproximadamente 25% dos pacientes com herpes genital apresentam resultado positivo. Em pacientes sintomáticos, o período de incubação na primoinfecção foi descrito entre 2 e 20 dias. Nesses indivíduos sintomáticos o HSV, tanto 1 quanto 2, provocam alterações celulares com o aumento do citoplasma e alterações nucleares com a formação de células gigantes através da fusão das células infectadas. Além dessas alterações, ocorre uma resposta inflamatória local com aumento de volume intercelular que é responsável pelo edema e a formação de vesículas. As lesões se agrupam em forma de cacho sobre uma base eritematosa, aparência bem característica. Podem então evoluir para pústulas que se rompem e formam crostas. Nas mucosas, as vesículas são transitórias e evoluem rapidamente para ulcerações dolorosas.[5,6,8,9]

Ambos os vírus atingem os neurônios nos gânglios sensoriais por mecanismos ainda não esclarecidos e provocam um estado de latência. Durante esse período, o vírus realiza replicações ocasionais com liberação de novos vírus, mesmo o indivíduo estando assintomático. A reativação sintomática, com formação de novas lesões, pode ser desencadeada por estímulos naturais e iatrogênicos que provoquem redução da imunidade, podendo ainda ser por alterações endócrinas (menstruação) ou causas exógenas como trauma, estresse ou exposição ao sol.[5,9,10]

Manifestações clínicas

Os pacientes infectados pelo HSV podem ou não desenvolver doença. Além disso, algumas doenças são associadas às infecções pelos HSV como a paralisia de Bell e o eritema multiforme. No eritema multiforme, 65% dos pacientes que apresentam recidiva do eritema apresentam história ou comprovação de herpes labial precedente ou concomitante. As lesões vesiculares do herpes evoluem para pústulas e crostas com recuperação em 7 a 10 dias. As manifestações clínicas, para melhor entendimento, serão divididas em infecção primária, infecção recorrente, herpes neonatal, encefalite e herpes disseminado.[2,5,8,9,10]

Infecção primária

É a infecção que ocorre em indivíduos soronegativos e frequentemente é assintomática ou subclínica, muitas vezes não sendo notada pelo indivíduo. Quando sintomática as lesões tendem a ser piores que as infecções recorrentes. Em crianças a infecção primária mais frequente é a gengivoestomatite herpética com formação de várias vesículas/ulcerações na cavidade oral, do palato até a gengiva, com o surgimento de lesões periorais, com dificuldade importante para se alimentar, salivação, febre, adenopatia cervical, mal-estar geral e, por vezes, impossibilidade de deglutir até mesmo a própria saliva, necessitando internação e alimentação por sonda ou parenteral. As lesões continuam surgindo por 4 ou 5 dias e o processo completo de recuperação pode levar mais duas semanas. As ulcerações da infecção pelo HSV apresentam diferenças em relação às da herpangina, sendo que a gengivoestomatite costuma atingir a região anterior da cavidade oral enquanto a herpangina ocasiona ulcerações na região da faringe. Após a infecção primária, o HSV permanece latente por toda a vida, sendo que a reativação é assintomática na maioria das pessoas. A reativação sintomática é caracterizada pela presença de lesões vesiculares periorais com área eritematosa ao redor, podendo ser bastante incômodo quando a recorrência é frequente.[2,5,9,10]

As infecções na região genital tendem a ser mais sintomáticas que as da região facial/oral, porém ocorrem raramente em crianças, com aumento no número de casos com a adolescência.[2,5,9,10]

Infecção recorrente

Os indivíduos que adquirem o vírus permanecem com este nos gânglios nervosos em estado de latência. Constantemente são liberados novos vírus que podem desencadear novo aparecimento de lesões sendo este normalmente mais leve que o quadro inicial. A maioria dos pacientes apresenta uma primoinfecção subclínica, e o surgimento das lesões típicas de herpes com pequenos grupos de lesões vesiculares agrupadas com base ou halo eritematoso confirma o diagnóstico. As lesões normalmente surgem sem comprometimento sistêmico, sendo que alguns pacientes apresentam sintomas prodrômicos antes do surgimento das lesões (sensibilidade, ardência ou prurido). O herpes labial tende a ser recorrente em 30 a 50% dos indivíduos, enquanto o genital muda conforme o tipo do vírus herpes. No tipo 1, a recorrência estimada é de 50% enquanto no tipo 2 atinge até 95% dos indivíduos. Em alguns pacientes pode ocorrer paralisia de nervos cranianos associada ou não às erupções recidivantes. Além disso, alguns pacientes apresentam nevralgia precedendo cada nova infecção. A principal preocupação com as lesões recidivantes é quando estas envolvem regiões próximas aos olhos ou pálpebras, sendo recomendada a avaliação de um oftalmologista nesses casos.[2,5,9,10]

Herpes neonatal

Estima-se que a incidência estimada da doença é de 1/50.000 nascimentos no Reino Unido e de 8 a 60/100.000 nascimentos nos Estados Unidos da América (EUA). Embora a presença de herpes genital ou a história materna da doença deva alertar o pediatra, em 20% dos casos de herpes neonatal não se tem relato de doença materna. A infecção neonatal exibe três formas de apresentação: 1) uma forma disseminada que atinge múltiplos órgãos, principalmente fígado e pulmões que pode ser acompanhada em 60 a 75% dos casos com envolvimento do sistema nervoso central, essa forma corresponde a 25% dos casos; 2) uma infecção no sistema nervoso central com 30% dos casos; e 3) uma infecção na pele, olhos ou cavidade oral com o restante dos casos, também chamada de "SEM disease" (*Skin, Eyes and Mouth*). Todas as crianças com suspeita de herpes neonatal devem ser submetidas a exames de imagem e oftalmológico para acompanhar a evolução da doença.[2,5,9,10]

A infecção neonatal por herpes congênita ou adquirida intraútero é a menos frequente de todas as formas neonatais e apresenta-se clinicamente com a tríade clássica: lesões cutâneas, alterações no sistema nervoso e lesões oculares em 1/3 dos pacientes. Na forma congênita existe envolvimento do sistema nervoso ao nascimento em 2/3 dos pacientes, que podem evoluir para óbito ou sequelas como microcefalia, calcificações e danos neurológicos.[2,5,9,10]

As infecções adquiridas durante ou após o parto assemelham-se a uma sepse bacteriana com alteração do estado geral e da temperatura, letargia, recusa alimentar, cianose e alterações respiratórias, sendo necessário um alto grau de suspeição para o diagnóstico. Os RN podem apresentar alterações de pele ou mucosas características, além de convulsões e líquor com pleocitose mononuclear. Nos últimos anos, pela melhoria na qualidade dos atendimentos, diagnóstico precoce das lesões localizadas associados ao tratamento antes da disseminação do vírus, tem-se reduzido o número de casos graves. Porém, alguns relatos demonstram que o HSV ainda é uma importante causa de morbidade e mortalidade neonatal, sendo que entre 2004 e 2013 ocorreu aumento dessa mortalidade, provavelmente relacionado ao maior número de diagnósticos confirmados.[2,5,9,10]

Pacientes com PCR positivo no líquor devem realizar nova punção lombar próxima ao término do tratamento, sendo recomendado estender por mais uma semana o tratamento em caso positivo e repetir o exame até resultado negativo.[2]

As lesões em alguns RN se tornam recidivantes, o que é observado em até 50% dos casos, frequentemente se iniciando com 1 ou 2 semanas após o término do tratamento parenteral. Recomenda-se manter o tratamento com aciclovir oral na dose de 300 mg/m^2/dose, administrado 3 vezes ao dia por 6 meses após o término do tratamento parenteral. A dose deve ser ajustada conforme o ganho de peso da criança e devem ser realizados de rotina hemogramas pelo risco de alterações na contagem de neutrófilos.[2]

Encefalite herpética

O diagnóstico de infecção por HSV no sistema nervoso central é um evento preocupante, sendo um dos principais agentes causadores de encefalite atualmente. Aproximadamente 1/5 das encefalites por herpes ocorrem na infância. E, nos EUA, o HSV é identificado como causador de encefalite em 2 a 5% dos casos, e observou-se um aumento relativo após a introdução da vacina tetra viral (varicela, sarampo, rubéola e caxumba). A gravidade da encefalite herpética é demonstrada pela letalidade de 70% dos pacientes não tratados e pelos que sobrevivem com sequelas neurológicas permanentes após a infecção. Tipicamente o HSV 1 é o causador das encefalites, porém no período neonatal o HSV 2 pode assumir papel importante. Embora a infecção possa atingir qualquer região do encéfalo, as áreas temporais e frontais são as mais afetadas, provavelmente pelo mecanismo de entrada no sistema nervoso central através do bulbo olfatório. Os sintomas são agudos com febre, cefaleia, mal-estar e irritabilidade, além de sinais inespecíficos por 1 até 7 dias. Estes progridem para sinais e sintomas do sistema nervoso central, os mais frequentes são alterações de consciência, alterações de personalidade, convulsões e alterações neurológicas focais, entre 3 e 7 dias, após esse período o paciente pode evoluir para o coma e óbito. A doença pode apresentar uma fase inicial de melhora com posterior piora rápida. Os achados clínicos mais frequentes nas encefalites herpéticas são alterações do nível de consciência, perda de memória, alterações de personalidade, disfasia, convulsões e paralisias. O líquor revela pleocitose na maioria das vezes com mais de 50 leucócitos e com percentual de linfócitos superior a 60%, sendo que um líquor colhido precocemente pode demonstrar neutrofilia. Observa-se, ainda, aumento de proteínas e redução da glicose. Um dos exames neurológicos que mais auxiliam no diagnóstico é o eletroencefalograma, que apresenta alterações típicas, mas não patognomônicas. Além disso, a tomografia de crânio e a ressonância magnética podem auxiliar pela evidência de anormalidades focais, principalmente na região temporal, que são típicas das encefalites herpéticas. A reação de cadeia de polimerase (PCR) para herpes do líquor apresenta uma alta sensibilidade e especificidade sendo recomendada a sua utilização, porém um resultado de PCR negativo não exclui o diagnóstico.[2,5,9,10]

Herpes disseminado

O herpes disseminado ou eczema *herpeticum* é, na maioria das vezes, ocasionado pelo HSV tipo 1. Essa forma de infecção atinge grandes porções do corpo sendo também denominada de erupção variceliforme de Kaposi pelo quadro extenso e pelas lesões semelhantes às evidenciadas com outros herpes vírus. A doença é mais comum em pacientes com dermatite atópica ou outras doenças de pele como o pênfigo, podendo ser observada em todas as idades com predomínio entre a segunda e a terceira década de vida. A doença ocorre em imunocompetentes e provavelmente está associada à diminuição da imunidade na pele que decorre da doença de base, com alterações na secreção de peptídeos, defensinas e interferon. A doença inicia-se com vesículas que rapidamente se tornam pústulas e crostas e surgem por toda a extensão do corpo, simulando um quadro de varicela. As lesões continuam aparecendo por 5 a 7 dias e a febre pode estar presente nos 3 primeiros dias. Raramente a doença pode evoluir para uma forma sistêmica com risco de óbito e a recorrência desta forma de infecção herpética não é comum. Pela semelhança com outros herpes vírus recomenda-se, se possível, a coleta de material para avaliar a presença de HSV.[2,5,9,10]

Diagnóstico

O diagnóstico é essencialmente clínico nas infecções de pele, com as lesões típicas vesiculares/pustulares agrupadas em cachos com o halo/base eritematoso. Nas mucosas, as vesículas raramente são visíveis, e observam-se lesões ulceradas ou aftas disseminadas em toda a cavidade oral, inclusive na região anterior ou na região genital. As formas que envolvem o sistema nervoso necessitam de exames complementares para confirmar o diagnóstico.[2,5-10]

Diagnóstico laboratorial

A confirmação do HSV é melhor realizada pelo isolamento do vírus em cultura ou pela demonstração do DNA nas lesões. Com esse intuito o material deve ser colhido do líquido das vesículas que apresentam maior chance de positividade do que as crostas ou ulcerações. O isolamento do DNA é preferível pela maior sensibilidade e menor custo em relação à cultura de tecido. O teste de Tzanck (citologia herpética) demonstra a presença de células gigantes com inclusões virais características, sendo um teste útil para confirmar o diagnóstico, porém esse exame não diferencia entre o HSV e o vírus da varicela. As sorologias não são tão úteis como no caso da varicela.[2,5-10]

Tratamento

As lesões do herpes, tanto nas mucosas como na pele, devem ser mantidas limpas, sendo a higiene necessária para evitar contaminação e complicação com infecção secundária bacteriana. O uso de aciclovir para as formas mais graves ou disseminadas, principalmente na forma neonatal e na encefalite, é mandatório, sendo recomendado o esquema exposto na Tabela 1. O uso de pomadas de aciclovir não demonstrou eficácia no tempo de melhora das lesões, não sendo recomendado. Nos casos recorrentes de herpes recomenda-se a utilização de aciclovir 200 mg de 1 a 5 vezes ao dia como profilaxia, o que demonstrou reduzir o número de episódios da doença. Atualmente existem publicações recomendando o uso de lisina por um período de seis meses como forma de profilaxia das recidivas, mas o seu uso não é um consenso até o momento. O uso de valaciclovir oral por três meses após o tratamento não demonstrou benefício. As pesquisas sobre vacinas para HSV 1 e 2 estão em andamento, porém sem previsão de liberação.[2,5,6,8-10]

VÍRUS VARICELA ZÓSTER

A varicela e o herpes zóster são duas diferentes síndromes clínicas que possuem o mesmo agente etiológico, o vírus varicela-zóster (VVZ), também conhecido como herpes vírus humano tipo 3. A varicela é a infecção primária, enquanto o herpes zóster consiste na reativação do vírus que havia permanecido latente em um gânglio sensorial.[1]

A associação clínica entre a varicela e o herpes zóster só foi reconhecida no início do século XX quando foram demonstradas semelhanças nos achados histopatológicos das lesões cutâneas resultantes das duas doenças. Os vírus isolados em pacientes com varicela e herpes zóster produziram alterações similares na cultura de tecidos, mais especificamente com o aparecimento de inclusões intranucleares eosinofílicas e células gigantes multinucleadas, sugerindo que os vírus eram biologicamente semelhantes. Posteriormente, a análise do DNA viral de um paciente com varicela que desenvolveu herpes zóster comprovou a identidade molecular do vírus.[2]

A varicela ou catapora é uma doença altamente contagiosa, geralmente benigna, que se caracteriza por um exantema papulovesicular de distribuição centrípeta (cabeça e tronco) e com polimorfismo das lesões (mácula, pápula, vesícula e crosta). Em RN e crianças com comprometimento imunológico, o quadro pode ser mais grave e potencialmente fatal devido ao comprometimento visceral da doença. Nos adolescentes e adultos, assim como nos imunodeprimidos, a varicela pode evoluir com complicações, principalmente respiratórias.[5]

O herpes zóster ocorre sobretudo em adultos e caracteriza-se por uma erupção papulovesiculosa dolorosa, localizada, geralmente unilateral, habitualmente restrita ao dermá-

Tabela 1 Recomendações para terapia antiviral[2]

Antiviral	Indicação	Via de administração	Idade	Dose recomendada
Aciclovir	Neonatal Herpes simplex virus (HSV)	EV	Nascimento até 3 meses	60 mg/kg/dia dividido em 3 doses por 14 a 21 dias, duração maior que 21 caso apresente PCR positivo no líquor
		Oral	2 semanas até 8 meses de vida	300 mg/m²/dia após o término do tratamento EV, 3 doses ao dia por 6 meses
	Encefalite por HSV	IV	Maiores de 4 meses até 12 anos	30 a 45 mg/kg/dia em 3 doses por 14 a 21 dias, podendo chegar a 60 mg/kg/dia mas com risco de neurotoxicidade e nefrotoxicidade, principalmente se associado a ceftriaxone
	Herpes genital – primoinfecção	Oral	≥ 12 anos	1.000 a 1.200 mg/dia em 3 a 5 tomadas por 7 a 10 dias.
	Herpes genital – primoinfecção	Oral	Menores de 12 anos	40 a 80 mg/kg/dia em 3 a 4 tomadas por 7 a 10 dias, não ultrapassar 1.000 mg
	Herpes genital – primoinfecção	IV	Todas as idades	15 mg/kg/dia em 3 doses por 5 a 7 dias
	Herpes genital recorrente	Oral	Maiores de 12 anos	1.000 mg divididos em 5 doses diárias por 5 dias, ou 1.600 mg divididos em 2 doses diárias por 5 dias ou 2.400 mg divididos em 3 doses diárias por 2 dias
	Varicela em pacientes sadios	Oral	≥ 2 anos	80 mg/kg/dia, 4x/dia por 5 dias – dose máx.: 3.200 mg/dia
	Varicela em pacientes sadios hospitalizados	EV	≥ 2 anos	30 mg/kg/dia, 3x/dia ou 1.500 mg/m²/dia, 3x/dia por 7 a 10 dias
	Varicela em pacientes imunocomprometidos	EV	< 2 anos	30 mg/kg/dia, 3x/dia por 7 a 10 dias
		EV	≥ 2 anos	1.500 mg/m²/dia, 3x/dia por 7 a 10 dias ou 30 mg/kg/dose, 3 vezes ao dia por 7 a 10 dias
	Zóster em pacientes sadios	EV (se paciente internado)	Qualquer idade	30 mg/kg/dia, 3x/dia ou 1.500 mg/m²/dia, 3x/dia por 7 a 10 dias
		Oral	≥ 12 anos	4.000 mg/dia, 5x/dia por 5 a 7 dias
	Zóster em pacientes imunocomprometidos	EV	< 12 anos	30 mg/kg/dia, 3x/dia por 7 a 10 dias

Fonte: Adaptada de Red Book, 2018.[2]

tomo correspondente ao nervo acometido pela reativação do VVZ de um gânglio sensitivo dorsal. Em crianças sadias, o herpes zóster ocorre naquelas que tiveram a primoinfecção pelo VVZ intraútero ou no primeiro ano de vida, provavelmente devido à resposta imune imatura. A incidência de herpes zóster em crianças que tiveram varicela abaixo dos dois anos de idade é cinco vezes maior do que as que tiveram varicela posteriormente. A ocorrência de varicela zóster após a vacinação contra o VVZ já foi relatada. A redução dos casos de varicela em países que adotaram a vacinação e o aumento do número de casos de herpes zóster também foram descritos, mas ainda não está estabelecido de forma clara se este aumento está relacionado à vacina.[1]

Epidemiologia

A varicela é uma doença altamente contagiosa, atingindo até 90% das pessoas suscetíveis após a exposição. É uma doença endêmica, ocorrendo epidemias no final do inverno e início da primavera, mas casos esporádicos podem ocorrer no início do verão e final de outono. A faixa etária mais acometida vai desde o nascimento até a segunda década de vida, concentrando 90% dos casos. Mais da metade deles ocorre entre 5 e 9 anos de idade.[2] Entretanto, a incidência de complicações é relativamente maior em crianças menores de um ano de idade e em adultos.

Nos EUA, após a introdução da vacina no calendário vacinal ocorreu uma redução de mais de 70% dos casos já nos primeiros anos da vacinação. No Brasil, após a introdução da vacina tetravalente viral pelo SUS diminuiu consideravelmente as hospitalizações e óbitos por varicela no grupo etário alvo da vacinação, demonstrando a eficácia da vacina. Entretanto há a necessidade de realização de estudos multicêntricos objetivando o aprimoramento e ajuste das estratégias vacinais de acordo com a realidade brasileira para a manutenção de uma taxa de cobertura vacinal eficiente contra varicela.[11]

O VVZ só é encontrado na espécie humana. A infecção ocorre quando o vírus entra em contato com a mucosa do trato respiratório superior ou com a conjuntiva. A transmissão pessoa-a-pessoa ocorre por via aérea e a partir de contato direto com pacientes com lesões vesiculares contendo o VVZ. Não há nenhuma evidência de propagação do VVZ a partir de fômites, já que o vírus é extremamente instável e não é capaz de sobreviver por longos períodos no meio ambiente.[1,2]

O período de incubação da varicela varia de 10 a 21 dias, mas na maioria dos casos esse intervalo fica entre 14 e 16 dias. Em pacientes que fizeram uso de imunização passiva, o período pode prolongar-se até 28 dias, já nos pacientes imunodeprimidos este pode ser reduzido.[1,2,5]

Após a infecção, há imunidade por toda a vida sendo muito raros novos episódios após outra exposição.[1]

O herpes zóster ocorre devido à reativação do VVZ, predominantemente em adultos e em pacientes imunodeprimidos de qualquer idade. A incidência do quadro aumenta à medida que aumenta a idade. Até o momento não foi comprovada a ocorrência do quadro clínico de herpes zóster como manifestação da infecção primária pelo VVZ.[1,4,5]

Patogênese

Após o primeiro contato com o VVZ, ocorre replicação viral nas células epiteliais da mucosa do trato respiratório superior, seguida de disseminação, provavelmente tanto hematogênica quanto linfática. Os vírus, então, são fagocitados por células do sistema reticuloendotelial, resultando na viremia.[5]

Os surtos de aparecimento das lesões cutâneo-mucosas ocorrem na primeira semana de doença, caracterizando o exantema papulovesicular disseminado. A viremia pode ser detectada 5 dias antes do *rash* até 4 dias após, porém nos linfócitos T pode ser observada a presença do vírus até 10 dias antes do *rash* e 7 dias após. Nos casos de herpes zóster também se observa essa viremia sanguínea e na saliva que pode durar semanas, sendo um método auxiliar nos casos duvidosos. Episódios de viremia transitória são descritos em pacientes hígidos após a varicela mesmo em imunocompetentes.[5,6,8,9]

Na varicela sem complicações, foram encontradas elevações nos títulos de aminotransferases, sugerindo acometimento visceral do VVZ, assim como ocorre em outras viroses. Em pacientes imunodeprimidos, observam-se lesões viscerais frequentes, associadas a uma progressão mais grave da doença.[1,2,4-6]

O mecanismo responsável pela reativação do VVZ nos casos de herpes zóster ainda não foi totalmente esclarecido, porém a associação com o aumento da idade e imunossupressão, demonstram uma relação direta entre a reativação e alteração na imunidade. Ainda assim, vários casos ocorrem em pessoas hígidas e mesmo em crianças saudáveis sem qualquer alteração em sua imunidade.[5]

Manifestações clínicas da varicela

Após o período de incubação pode ocorrer um período prodrômico com duração de um a dois dias caracterizado pelo aparecimento de febre, mal-estar e sintomas inespecíficos. Nas crianças este período prodrômico geralmente não ocorre e a doença manifesta-se com quadro de febre concomitante ao aparecimento do exantema.[2,5,6]

Este é caracteristicamente centrípeto, iniciando-se em face e couro cabeludo, dissemina-se rapidamente para o tronco, com menor acometimento das extremidades. As lesões iniciais são máculas eritematosas que evoluem em 8 a 48 horas, progredindo para vesículas e crostas.[1,2]

O aparecimento das lesões em surtos e a rápida evolução conferem o pleomorfismo regional característico da doença, isto é, a presença de lesões em todos os estágios (mácula, pápula, vesícula, pústula e crosta) em determinada parte do corpo.[1]

Nos casos habituais de varicela, ocorrem de três a cinco surtos de lesões, um por dia. Após intervalo variável, de 5 a 20 dias, dependendo da profundidade das lesões, as crostas se desprendem e caem, deixando uma cicatriz superficial. Cicatrizes profundas podem ocorrer quando as lesões são infectadas ou as crostas são removidas precocemente.[1,5]

Nos casos muito leves pode haver apenas algumas poucas lesões, contrapondo-se a casos exuberantes, com mais de cinco surtos durante uma semana e que apresentam um número incontável de lesões. Esse fato ocorre principalmente em adultos e nos casos secundários de contágio intradomiciliar, em que a doença tende a ser mais agressiva.[2,4]

É frequente o aparecimento de lesões em mucosas, principalmente no palato e na mucosa vulvovaginal, podendo acometer também as pálpebras e faringe, sendo um dado clínico importante no diagnóstico diferencial com prurigo estrófulo que não apresenta lesões em mucosas.[2,5]

A febre é proporcional à intensidade do exantema e estará presente enquanto surgem novas lesões. O prurido é um sintoma característico e pode ser intenso e desconfortável, impedindo o repouso do paciente.[1]

Manifestações clínicas do herpes zóster

A localização das lesões vesiculares é o padrão mais característico do herpes zóster, sendo geralmente unilateral (em poucos casos pode cruzar a linha média) e restrito à área do dermátomo inervada pelo gânglio sensitivo no qual o VVZ reativou. Na criança, ao contrário do adulto, a dor é um sintoma menos frequente do zóster, sendo geralmente de baixa intensidade e, muitas vezes, o prurido é mais frequente do que a dor. Da mesma forma, as neuralgias pós-herpéticas são comuns em adultos acima de 60 anos, mas raríssimas em crianças.[1,5]

Sintomas gerais e inespecíficos, como cefaleia, mal-estar, febre e naúseas, podem preceder o aparecimento das lesões. Parestesias e dor podem ocorrer quatro a cinco dias antes do aparecimento das lesões cutâneas e podem simular quadros como apendicite, cólica nefrética, pancreatite.[1,4] Surtos de lesões podem aparecer durante uma semana, levando dois a quatro dias para a progressão do estágio de pápula à pústula.[5]

No início do quadro não se pode prever o grau de intensidade da doença pela clínica e, portanto, a sua duração. Geralmente a erupção é constituída por lesões eritematosas isoladas, de coloração vermelho-viva ou violácea, ligeiramente salientes, que evoluem para vesículas dispostas em cachos, distribuindo-se de forma alongada, em placas com limites irregulares mas bem delimitados.[1] Nas infecções benignas as lesões não ultrapassam essa fase e desaparecem em poucos dias. Quando a infecção é intensa, novas lesões continuam a aparecer por diversos dias no dermátomo acometido. Pode ocorrer dor intensa, infarto ganglionar e lesões necróticas.[1,5,8]

Complicações da infecção pelo VVZ

Embora apresente menor gravidade quando afeta crianças saudáveis, a varicela tem alto índice de complicações ao acometer grupos de risco, como pacientes com neoplasias, imunocomprometidos, gestantes e RN. A complicação mais frequente da varicela, entre crianças sadias, é a infecção bacteriana secundária das lesões cutâneas.[5] Os agentes etiológicos prevalentes são: *Staphylococcus aureus* e *Streptococcus pyogenes*. Eles penetram através das lesões de varicela e vão produzir na pele infecções tipo impetigo, celulite, erisipela e abscesso. Nas crianças imunossuprimidas ou com doença cutânea prévia (eczemas, queimaduras), as lesões podem ser mais graves, com fasciíte necrotizante (na região genital caracterizando a síndrome de Fournier), varicela hemorrágica ou púrpura fulminante.[5] Suspeita-se da infecção bacteriana cutânea secundária quando há persistência da febre por mais de três dias, ou febre que resurge após um período afebril, ou sinais de dor e de processo inflamatório localizado em alguma região da pele.[5]

As complicações envolvendo o sistema nervoso central constituem-se na segunda mais frequente da varicela e incluem meningite asséptica, encefalite, mielite transversa, síndrome de Guillain-Barré, síndrome de Reye e neuropatia periférica. O VVZ pode invadir o sistema nervoso central em três períodos: no momento da viremia primária (cerca de 10 dias antes do exantema), na viremia secundária (no início do exantema) e no período final da doença cutânea, por depósito de imunocomplexos principalmente em região cerebelar. Dessa forma, os sinais e sintomas do comprometimento neurológico podem aparecer precocemente, no período de incubação até dez a doze dias após o início do exantema.[5,7,8]

A encefalite da varicela ocorre em duas formas: cerebelar, que se manifesta por ataxia, correspondendo à maioria dos casos em crianças e com boa evolução; e a cerebral difusa que é mais comum em adultos e se associa a alta mortalidade. A ataxia cerebelar ocorre em 1/4.000 casos de varicela, podendo se manifestar desde 10 dias antes até 21 dias depois de iniciado o exantema. Frequentemente, ocorre no final da primeira semana de doença, com cefaleia, vômitos, ataxia, nistagmo, tremores, vertigens, febre e sinais de irritação meníngea. O curso desta forma costuma ser autolimitado com recuperação entre uma a três semanas. A maioria dos pacientes se recupera sem sequelas, entretanto, alguns casos podem apresentar disfunções cognitivas, alterações de comportamento e hipoacusia. A forma cerebral difusa tem início mais precoce (segundo ou terceiro dias do exantema) e de modo súbito, com alterações sensoriais, convulsões, sinais neurológicos focais, edema cerebral e coma, sendo a mortalidade estimada em 35% e cerca de 15% dos sobreviventes podem apresentar sequelas.[5,8]

A síndrome de Reye é uma encefalopatia aguda não inflamatória associada à degeneração gordurosa hepática que ocorre quase exclusivamente em crianças. A etiologia da síndrome é desconhecida, mas os dados disponíveis sugerem uma etiologia pós-infecciosa, geralmente pelo vírus da gripe ou da varicela, sendo que cerca de 30% dos casos descritos nos EUA foram precedidos por varicela. O uso de salicilatos durante a doença viral precedente aumenta o risco para o desenvolvimento da síndrome. Os sintomas da síndrome de Reye se iniciam nos últimos dias do exantema da varicela e incluem vômitos seguidos de letargia, confusão, irritabilidade, agressividade e convulsões. Acompanham os sinais e sintomas neurológicos: hepatomegalia, aumento das aminotransferases séricas e níveis elevados de amônia. Usualmente não ocorre febre ou icterícia, e o exame liquórico é normal. A mortalidade atingiu 80% nos primeiros casos descritos, mas atualmente não ultrapassa os 30%.[5,8,9]

A pneumonia como complicação da varicela pode ser viral ou bacteriana, sendo a primeira mais comum no adulto e a última na criança. A pneumonia bacteriana é a segunda causa de internação das crianças com varicela no Brasil. Nestas, os sintomas se caracterizam por febre persistente após três dias iniciais do exantema, além de tosse e dispneia. Embora a maioria dos casos tenha evolução benigna, é a principal causa de óbito em crianças devido à sua frequência.[3] Geralmente os sintomas respiratórios aparecem de um a seis dias após o aparecimento de exantema. A ausculta pulmonar é caracteristicamente pobre e o padrão radiológico mais frequente é o infiltrado intersticial bilateral, com predomínio em bases e/ou região peri-hilar, ainda que não seja raro o padrão alveolar. O derrame pleural e as adenopatias mediastinais são pouco frequentes. As alterações laboratoriais mais frequentes são a trombocitopenia transitória, hiponatremia e uma elevação moderada de aminotransferases, LDH e fosfatase alcalina.[5,10]

Em adultos, a pneumonia viral é a principal complicação da varicela, podendo apresentar taxa de letalidade de 25%. Estima-se que, em cada 400 casos de varicela em adultos, um irá apresentar pneumonia. São fatores de risco para pneumonia por varicela: tabagismo, sexo masculino, sintomas respiratórios desde o início do quadro, mais de 10 lesões cutâneas de varicela, história do próprio filho com varicela e gravidez. Estudos demonstram que pacientes com pneumonia por varicela que não são tratados com antiviral apresentam uma mortalidade cerca de quatro vezes maior.[5]

Outras complicações da varicela, embora menos frequentes, também podem estar presentes como otite média aguda, bacteremia, osteomielite, artrite séptica, septicemia, endocardite, fasciíte necrotizante, glomerulonefrite, síndrome do choque tóxico, hepatite, miocardite, trombocitopenia e varicela hemorrágica.[5]

VVZ e a gravidez

A infecção primária por varicela durante o primeiro e segundo trimestre de gravidez pode aumentar o risco de síndrome de varicela congênita em 0,5-1,5% sobre o risco basal de malformações congênitas severas. A infecção no terceiro trimestre pode conduzir a pneumonia materna, que pode ser letal se não tratada adequadamente. Ao contrário da infecção primária na gravidez, não estão descritas complicações fetais pelo herpes zóster, exceto na sua forma disseminada.[5]

Na maioria dos países desenvolvidos, a varicela é uma doença rara durante a gravidez, já que mais de 90% das mulheres em idade fértil têm imunoglobulina específica contra o vírus (anticorpos da classe IgG). Apesar da baixa incidência, os casos de varicela de ocorrência durante a gestação são de grande importância, não só pela maior gravidade da doença em adultos, mas também pelo impacto sobre o feto e o RN. Há dúvidas sobre a maior gravidade da varicela em gestantes quando comparadas com a população adulta de um modo geral. Ao que parece, as mulheres grávidas que contraem varicela possuem um maior risco de desenvolver pneumonia grave geralmente quando a varicela é adquirida no terceiro trimestre.[2,3,5]

A varicela pode causar a infecção intrauterina em qualquer fase da gestação. A transmissão do vírus para o feto pode acontecer por propagação transplacentária ou por infecção ascendente a partir de lesões no canal de parto. As consequências fetais dependem do tempo da doença materna, e elas vão desde infecção assintomática à perda fetal, especialmente em caso de doença materna grave.[3,5]

Síndrome da varicela fetal ou congênita

A infecção primária do VVZ nos dois primeiros trimestres da gestação pode resultar em infecção intrauterina em até um quarto dos casos. No entanto, a taxa de aborto espontâneo após varicela aguda não é maior que a taxa de aborto em mulheres grávidas sem varicela.[5] As anomalias congênitas descritas como síndrome da varicela congênita (SVC) podem ser vistas em cerca de 12% dos fetos infectados. Estudos prospectivos na Europa e na América do Norte revelaram que a incidência de anomalias congênitas após a varicela materna nas primeiras 20 semanas de gravidez é de cerca de 1-2%.[5] O primeiro caso de SVC foi relatado por Laforet e Lynch em 1947. Desde então, mais de 130 recém-nascidos com sinais de SVC foram descritos na Inglaterra e Alemanha. Uma vez que a maioria deles foi relatada durante os últimos 15-20 anos, pode-se concluir que muitos casos dessa síndrome antes não eram associados a varicela durante a gravidez.[3,6]

A SVC geralmente ocorre quando a gestante adquire a varicela entre 5ª e a 24ª semanas de gestação. Quase 80% de todos os casos têm sido observados entre a 9ª e 20ª semanas de gestação. Antes da quinta e depois das 24ª semanas de gestação, a probabilidade de SVC é extremamente baixa. Os sintomas clínicos característicos consistem em lesões cicatricias na pele e acometimento dos membros (hipoplasia, equinovarismo, ausência ou alteração dos dedos). Podem associar-se ainda a diversas alterações neurológicas (atrofia cortical, hidranencefalia, íleo ou bexiga neurogênica, distúrbios sensoriais) e oftalmológicas (coriorretinite, catarata, microftalmia, síndrome de Horner, nistagmo e anisocoria). Em algumas situações estas manifestações constituem achados isolados, permanecendo o paciente sem diagnóstico até o segundo ano de vida.[3,6,8-10]

O diagnóstico das alterações da SVC é possível por meio da ultrassonografia ou ressonância magnética fetal, entretanto dependerá da experiência do examinador e da idade gestacional em que o exame seja realizado.

Quanto ao diagnóstico sorológico, os dados são insuficientes para a avaliação do significado de resultados negativos com empregos de técnicas como detecção de IgM no sangue fetal ou pesquisa do DNA viral em material obtido por amniocentese. Os resultados positivos não revelam necessariamente o acometimento do feto. Nem mesmo em criança em que foi detectado o DNA do VVZ pela técnica de reação em cadeia de polimerase (PCR), evidenciaram-se malformações. Entretanto, alguns estudos têm sugerido a associação da PCR do líquido amniótico com as alterações ultrassonograficas para determinar o risco de malformações no feto.[5]

Os RN com SVC podem apresentar grave refluxo gastroesofágico, pneumonias aspirativas recorrentes, além de insuficiência respiratória devido à disfunção do sistema nervoso autônomo. Anteriormente demonstrou-se que aproximadamente 30% dos recém-nascidos com SVC morreram durante os primeiros meses de vida. Contudo, aqueles pacientes que sobreviveram aos primeiros meses de vida tiveram um prognóstico melhor a longo prazo.[3,5,6,8-10]

Não há necessidade de isolamento do RN com a síndrome de varicela congênita, pois a replicação viral ocorre provavelmente em fase precoce da gestação, não persistindo a presença do vírus varicela zóster por ocasião do nascimento.[4]

Varicela de ocorrência neonatal

A varicela materna de ocorrência dentro dos 21 dias precedentes ao parto associa-se ao aparecimento de doença neonatal em aproximadamente 25-50% dos recém-nascidos. O período de incubação definido como o intervalo entre o início do exantema na mãe e o início da doença no recém-nascido é de aproximadamente 9 a 15 dias, mais curto do que o habitual, já que a infecção ocorre via transplacentária.[1,2] A gravidade da doença no RN é maior quando a doença materna tiver início 5 dias antes ou 48 horas após o parto, com uma letalidade de até 35%. Neste caso, o RN pode apresentar varicela com 5 a 10 dias de vida, com alta incidência da forma disseminada, com hemorragias e comprometimento pulmonar e hepático.[1] A explicação para essa maior gravidade seria o fato de não haver tempo suficiente para a gestante formar anticorpos e transferi-los ao feto via transplacentária nos cinco dias que precedem o parto.[1,4] Contrastando com a aquisição transplacentária do VVZ, há pouca evidência de que a infecção adquirida no período pós-natal, definida como varicela de início após 10 dias de vida, seja de maior gravidade para o RN quando comparada a infecção de crianças com mais idade.[4]

O risco de transmissão horizontal em maternidades ou berçários é aparentemente baixo e o de epidemias, pequeno. O motivo seria o fato de que a maioria da população adulta, incluindo mães e profissionais de saúde, seria imune à doença. Como os anticorpos do tipo IgG atravessam a placenta, os RN de mães imunes parecem estar pelo menos parcialmente protegidos. Mesmo em RN prematuros e pequenos para a idade gestacional, os anticorpos para VVZ podem ser detectados.[4]

Varicela em imunodeprimidos

Nos pacientes imunocomprometidos a doença é quase sempre muito grave. Esta maior morbidade e letalidade são atribuídas à falha da resposta celular, principal responsável pela eliminação do vírus. Cerca de 30% das crianças com leucemia ou linfoma que contraem varicela e não recebem profilaxia ou tratamento evoluem com a forma hemorrágica. No final da primeira semana e início da segunda, as lesões passam a ser mais comuns nas extremidades que no tronco e o aspecto das lesões podem assemelhar-se ao da varíola. Na segunda semana, continuam a surgir vesículas, que tendem a ser profundas, com base hemorrágica.[1,2] Os imunodeprimidos apresentam, ainda, risco de complicações viscerais: pulmões, fígado, pâncreas e cérebro podem estar envolvidos em cerca de 30 a 50% dos casos.[2]

As infecções primárias pelo VVZ, recorrentes ou persistentes, que podem durar meses mesmo sem nova exposição, são causas frequentes de morbidade e hospitalização dessas crianças.[4] O herpes zóster pode ocorrer de forma disseminada nas crianças imunodeprimidas. Geralmente, dois a três dias após o aparecimento das lesões localizadas, surgem vesículas no tronco e extremidades. Os órgãos internos podem ser acometidos, e os pacientes geralmente evoluem com quadro de pneumonia e hepatite. A encefalite por zóster ocorre, frequentemente, até uma semana após o *rash* cutâneo. Essas formas são muito graves e a mortalidade é alta.[1]

Diagnóstico

O diagnóstico da varicela é essencialmente clínico e epidemiológico. O quadro clínico clássico de exantema papulovesiculoso, com polimorfismo regional, de evolução rápida, com distribuição centrípeta e acometimento de mucosa oral, define o diagnóstico. A história, quase sempre, evidencia contato prévio com paciente com quadro de varicela.[3,6,8,9,10]

Diagnóstico laboratorial

O VVZ pode ser identificado em culturas de tecido do líquido vesicular colhido nos três primeiros dias do exantema. O processo é demorado, caro e pouco sensível, apesar de altamente específico.[2,4]

A detecção de antígenos virais no raspado da base de vesículas íntegras, por técnicas imunológicas, como a imunoflorescência direta, é altamente sensível e específica, além de rápida e pode diferenciar o VVZ do herpes simples.[3,4]

A reação da cadeia de polimerase (PCR) é o teste de escolha para demostrar a presença do vírus no líquido vesicular, secreções respiratórias, esfregaço de orofaringe e líquor. Este método também pode ser utilizado para distinguir entre o tipo selvagem e o vírus da cepa vacinal (genotipagem), o que pode ser especialmente útil em crianças imunizadas que desenvolvem o herpes zóster.[2]

Os anticorpos séricos começam a aparecer alguns dias após a infecção e aumentam progresivamente nas duas a três semanas seguintes. Orienta-se a realização de duas coletas de sangue: a primeria logo após o aparecimento dos primeiros sintomas e a segunda na fase de convalescência (cerca de 10 a 14 dias depois); um aumento de quatro vezes ou mais nos títulos de anticorpos confirma o diagnóstico da infecção. Na fase aguda, a doença também pode ser confirmada pelo achado do anticorpo específico da classe IgM.[2]

Existem vários métodos sorológicos que podem ser utilizados no diagnóstico da infecção pelo VVZ. Os mais utilizados são: imunoenzimático (ELISA), aglutinação de proteínas do látex (AL), imunoflorescência indireta (IFI) e anticorpo fluorescente contra antígeno de membrana (FAMA). A reação de fixação de complemento é inferior aos demais mencionados, pois além de menos sensível, não define o estado imune de indivíduos sadios.[1,4]

Diagnóstico diferencial

A varicela é uma doença característica, que, na sua forma clássica, é difícil ser confundida com outras patologias; apenas os quadros leves e frustros ou a doença no seu estágio inicial podem gerar dúvida.[1]

O diagnóstico diferencial pode ser feito com escabiose, dermatite herpetiforme, herpes simples generalizado em pacientes imunodeprimidos, síndrome mão-pé-boca e urticária papular ou prurigo estrófulo. Estas duas últimas são objetos de maior confusão. Entretanto, apesar do aspecto semelhante, essas doenças apresentam mais diferenças do que semelhanças: o prurigo estrófulo não apresenta febre, nem lesões em mucosas, as lesões de pele apresentam distribuição linear e aos pares, característica do hábito alimentar do inseto causador. Na síndrome mão-pé-boca, as vesículas são pequenas e sua localização é principalmente nas extremidades já no ínicio da doença.[1]

O herpes simples disseminado é uma forma de herpes com apresentação semelhante com varicela, devendo-se avaliar a história e doença de pele pré-existente para auxiliar no diagnóstico diferencial.[3,6,8-10]

O impetigo também pode confundir, porém as lesões cutâneas, além de localizadas, não aparecem em surtos, não acometem a mucosa oral, não se acompanham de sintomas gerais e se instalam mais frequentemente na região nasolabial e em áreas submetidas ao ato de coçar (autoinoculação).[3]

Tratamento

A varicela e o herpes zóster, de uma maneira geral, são doenças autolimitadas, e são necessários apenas cuidados gerais destinados a evitar infecção bacteriana secundária e para obter alívio dos sintomas. Esses cuidados são realizados por meio de higiene local e precrição de agentes antipruriginosos como loção de calamina e anti-histamínicos. Na criança é importante aparar as unhas, visando reduzir as lesões por escarificações. Para o alívio da febre e sintomas gerais pode-se usar dipirona ou ibuprofeno. O ácido acetilsalicílico está contraindicado pelo risco aumentado de síndrome de Reye. O paracetamol pode ser usado, porém com cautela, pois 25% dos pacientes com varicela têm algum grau de lesão hepática e as doses terapêutica e tóxica são muito próximas.[1,2,3]

A decisão de usar a terapia antiviral deve levar em consideração: características específicas do paciente, extensão da infecção e a resposta inicial ao tratamento.

A droga antiviral de primeira escolha é o aciclovir, devido a sua eficácia contra o VVZ e a baixa toxicidade. O valaciclovir e o fanciclovir têm mecanismo de ação e toxicidade semelhantes ao aciclovir, e com uma boa absorção por via oral e estão sendo utilizados com frequência para o tratamento de infecções pelo VVZ em adultos e adolescentes. Deve-se considerar que no Brasil apenas o aciclovir está liberado para crianças, porém o FDA liberou, em 2008, o uso de valaciclovir 20 mg/kg/dose três vezes ao dia por cinco dias para crianças maiores de 2 anos, sendo que no Brasil está liberado apenas para maiores de 12 anos.[1,2]

O aciclovir oral, na dose de 20 mg/kg/dose, quatro vezes ao dia por cinco dias, dado a crianças previamente sadias com varicela, com início nas primeiras 24 horas do exantema, resulta em discreta diminuição da duração e intensidade da febre e do número e duração das lesões. Portanto, a terapia com aciclovir oral não é recomendada de rotina para crianças sadias com pequeno risco de complicações. Ele deve ser considerado para pessoas sadias com moderado risco para doença grave como as crianças com mais de 12 anos de idade, aquelas com doenças cutâneas ou pulmonares crônicas, as que recebem a terapia salicilato de longo prazo ou ainda aquelas que recebam terapia contínua ou intermitente de corticosteroides. Alguns especialistas também recomendam o uso de aciclovir oral para casos intradomiciliares secundários em que a doença geralmente é mais grave do que no caso primário.[1,2]

Já nos pacientes imunocomprometidos, o uso do aciclovir intravenoso é indicado de rotina e deve ser iniciado nas primeiras 24 horas após o aparecimento do exantema. O aciclovir oral não deve ser usado em crianças imunocomprometidas com quadro de varicela devido a sua baixa disponibilidade por esta via.[2,3]

O aciclovir é classificado como categoria B na gestação, sendo orientada a prescrição com cautela e observação clínica. Dessa forma, alguns profissionais indicam o uso do aciclovir principalmente no terceiro trimestre pelo risco aumentado de pneumonia associada à varicela nessa idade gestacional.[1,2,3]

Profilaxia

O isolamento de contato e aéreo são recomendados para os pacientes com varicela por um mínimo de cinco dias após o início do exantema, idealmente até que todas as lesões estejam na forma de crostas. Nos imunodeprimidos, esse período pode ser de uma semana ou mais e estes pacientes também podem transmitir a doença mesmo sem lesões vesiculares visíveis. Para suscetíveis expostos estão indicados as precauções áereas e de contato a partir do oitavo dia após o contato com o caso índice até vigésimo primeiro dia após o último dia do contato e, naqueles que receberam a gamaglobulina hiperimune antivaricela zóster (VZIG), até 28 dias após.[2]

Os neonatos de mães com varicela, caso fiquem internados, devem permanecer em precaução de contato e aérea durante 21 ou 28 dias se receberam VZIG.[2]

As crianças com quadro de varicela congênita não requerem isolamento.[1,2]

Pacientes imunodeprimidos com quadro de herpes zóster (localizado ou disseminado) e pacientes sadios com herpes zóster disseminado requerem precauções aéreas e de contato durante todo o período da doença. Para pacientes sadios com herpes zóster localizado são recomendadas precauções universais (contato) até que as lesões estejam em fase de crosta.[2]

Crianças com varicela não complicada, que foram afastadas da creche ou da escola, podem retornar quando as lesões estiverem na fase de crostas, ou em crianças imunizadas, sem crostas, até que não apareçam novas lesões por um período de 24 horas.[2]

O afastamento de crianças com zóster cujas lesões não podem ser cobertas é baseado em critérios similares. As crianças que são afastadas podem retornar após as lesões estarem na fase de crostas. Lesões que são cobertas representam um risco reduzido de contágio para as pessoas suscetíveis, embora a transmissão tenha sido relatada.[2]

Se um profissional da área da saúde, outros pacientes ou visitantes são inadvertidamente expostos a uma pessoa com varicela durante o período infectante, as seguintes medidas são recomendadas:[2]

- O profissional da saúde, pacientes e visitantes devem ser identificados.
- Imunização com vacina para varicela é recomendada para as pessoas sem evidências de imunossupressão; investigar se não há contraindicação para a vacina.
- VZIG deve ser administrada no grupo indicado (Quadro 1).
- Todos os pacientes suscetíveis devem receber alta hospitalar o mais breve possível.
- Todos os pacientes suscetíveis que não puderem receber alta hospitalar devem ser colocados em isolamento por um período a partir do 8º dia após o contato até o 21º dia (28 dias para os que receberam VZIG) após o contato com o paciente índice.
- Todos os profissionais de saúde que receberam duas doses da vacina e que entraram em contato com o VVZ

devem ser monitorados por um período de 10 a 21 dias após o contato; eles devem ser colocados em licença médica imediatamente se aparecerem sintomas.

- Profissionais de saúde que receberam uma dose da vacina e entraram em contato com o VVZ devem receber a segunda dose da vacina com uma vacina de antígeno único contra a varicela, desde que tenha um intervalo de quatro semanas após a primeira dose. Após a imunização, o controle é semelhante aos que receberam duas doses da vacina.
- Profissionais de saúde vacinados que desenvolvem a doença devem ficar afastados até que as lesões estejam na fase de crostas, ou se aparecerem apenas lesões maculopapulares, até que não surjam novas lesões por um período de 24 horas.

Quadro 1 Grupo com recomendação para uso de VZIG após exposição ao VVZ[2]

Crianças imunossuprimidas suscetíveis.
Gestantes suscetíveis.
Recém-nascido cuja mãe apresentou varicela cinco dias ou menos antes do parto, ou até 48 h depois do parto.
Prematuros ≥ 28 semanas de gestação, hospitalizados, cuja mãe não tenha história de varicela ou é soronegativa.
Prematuros < 28 semanas de gestação, ou peso ao nascimento ≤ 1.000 g, independente do estado imunitário materno.

Fonte: Adaptado Red Book, 2018.[2]

Imunização passiva

A decisão de administrar ou não a VZIG depende de três fatores: a probabilidade de que a pessoa exposta seja suscetível à varicela, a probabilidade de uma determinada exposição à varicela ou herpes zóster resultar em infecção, e a probabilidade de a pessoa desenvolver complicações se for infectada.[2]

A VZIG é produzida a partir do plasma de pessoas sadias que já contraíram varicela e que apresentam altos títulos de anticorpos contra o vírus. Está disponível nos Centros de Referência de Imunobiológicos Especiais (CRIEs) para pessoas susceptíveis com alto risco de desenvolver varicela grave após a exposição ao VVZ. Neste grupo de pessoas podemos incluir os pacientes citados no Quadro 1.[1,2,4]

Os recém-nascidos cujas mães desenvolveram *rash* após 48 horas do parto não são considerados um grupo de risco para doença, porém alguns especialistas indicam o uso da VZIG nestes casos pelo fato de essas crianças não terem recebido anticorpos maternos e serem expostas em casa ao contato com a mãe que está doente.[2,5,7]

A dose recomendada de VZIG é de 125 U/10 kg, por via intramuscular, sendo a dose mínima de 125 U e a dose máxima de 625U. Uma nova dose de imunoglobulina deve ser administrada se ocorrer nova exposição do indivíduo suscetível ao vírus após um período maior do que duas semanas desde a última dose.[1,2,4,5,7]

Imunização ativa

A vacina contra varicela é recomendada para toda pessoa suscetível com mais de doze meses de idade e que não apresente contraindicações para seu uso.[5,7]

Está disponível no Brasil na formulação isolada e também na formulação combinada com sarampo, caxumba e rubéola (Tetra viral).[5,7]

Essa vacina é fortemente recomendada para pessoas suscetíveis que moram ou trabalham em ambientes com grande risco de transmissão da varicela (professores, pessoas que trabalham em instituições coletivas, militares, hospitais) e mulheres suscetíveis antes de engravidar.[5,7]

A vacina contra varicela tem algumas restrições e está contraindicada nas seguintes situações:[5,7]

- Durante a gestação.
- Imunodeprimidos, incluindo pacientes com imunodeficiências primárias ou secundárias.
- Anafilaxia à dose anterior da vacina ou alergia sistêmica a qualquer um dos seus componentes. O histórico de dermatite de contato com neomicina não é uma contraindicação.
- A vacina tetra viral (SCRV) é contraindicada para os pacientes que já apresentaram reações de hipersensibilidade após a administração de vacinas contra sarampo, caxumba, rubéola e/ou varicela.
- A vacina tetra viral (SCRV) não deve ser usada em pacientes que apresentam problemas raros de intolerância hereditária à frutose.

Assim como em outras profilaxias, a administração de qualquer vacina contra varicela deve ser adiada em pacientes com doença febril aguda grave.

A imunização primária consiste em uma dose da vacina em crianças a partir de 12 meses de idade. Se uma situação epidemiológica (surto, epidemia) justificar a utilização em crianças com menos de 12 meses, a primeira dose da vacina pode ser administrada a partir de 9 meses de idade, mas esta dose não é considerada imunogênica devido à possibilidade de interferência de anticorpos maternos. Uma segunda dose da vacina deve ser administrada 3 meses após a primeira dose. Esse intervalo não deve ser inferior a 4 semanas em nenhuma circunstância.[5,7]

Para ser considerada realmente imunizada, deve-se comprovar duas doses da vacina contra varicela (monovalente ou combinada) após um ano de idade. Para crianças que receberem a primeira dose entre 12 e 18 meses de idade, a segunda dose pode ser administrada da seguinte forma: ou após 3 meses da primeira dose, ou após contato com um caso de varicela (até 96-120 horas) ou entre 4 e 6 anos de idade. Em qualquer situação, deve-se respeitar o intervalo de tempo mínimo preconizado de 4 semanas entre as duas doses.[5,7]

A vacina contra varicela pode ser administrada em pessoas imunocompetentes suscetíveis em até 5 dias (preferencialmente 3 dias) após contato com um caso de varicela ou outro tipo de exposição ao vírus varicela zóster, com grande probabilidade de prevenção ou diminuição da gravidade da doença.

Não há registro de efeitos colaterais causados pela vacinação contra a varicela em indivíduos que já apresentam a imunidade. Também não há evidências de que a vacinação em indivíduos que estejam incubando a doença possa ser prejudicial. Pelo contrário, uma vez que os anticorpos contra a varicela induzidos pela vacina se desenvolvem mais rapidamente do que aqueles resultantes da infecção natural, alguns estudos indicam que a vacina pode ser utilizada para proteger contatos suscetíveis durante um surto de varicela se administrada dentro de um período de três dias após o contágio.[5,7]

Com a inclusão da tetra viral (sarampo, caxumba, rubéola e varicela) no calendário de vacinação, a partir de setembro de 2013, o Programa Nacional de Imunizações (PNI) alterou sua recomendação para o esquema de doses da vacina tríplice viral (SCR). O novo esquema de vacinação do PNI prevê uma dose da vacina SCR aos 12 meses de idade e uma dose da vacina tetra viral (SCRV) aos 15 meses de idade e um reforço aos 4 anos.[5,7]

Para aquelas famílias que vacinam na rede privada, há disponibilidade da vacina varicela e, portanto, o pediatra pode optar por não adiar a primeira dose da varicela para os 15 meses e vacinar seu paciente mais precocemente aos 12 meses, ou, quando justificado, aos 9 meses de idade.[5,7]

REFERÊNCIAS BIBLIOGRÁFICAS

1. Mertz D, Smaill F, Daneman N. Evidence-based infectious diseases. Hoboken, NJ: Wiley/Blackwell; 2018.
2. Kimberlin DW, Brady MT, Long SS, Jackson MA. Red Book 2018: Report of the Committee on Infectious Diseases: Am Acad Pediatr. 2018.
3. CDC. Chickenpox (Varicella) 2018 [updated 31/12/2018 acessed: 16/02/2021]. Available from: https://www.cdc.gov/chickenpox/about/prevention-treatment.html#prevention
4. Feire LMCS, Freire HBM. Infecções pelo Vírus Varicela Zóster: considerações diagnósticas e terapêuticas. SBP, Educação Médica Continuada. http://www.sbp.com.br
5. Bennett JE, Dolin R, Blaser MJ. Principles and practice of infectious diseases 8th edition; 2015.
6. Bennett JE, Dolin R, Blaser MJ. Mandell, Douglas and Bennett's Infectious Disease Essentials: Elsevier Health Sciences first edition; 2016.
7. PNI/SVS/MS/Brasil 2021: Ministério da Saúde, Secretaria de Vigilância em Saúde, Brasil. Programa Nacional de Imunizações da Secretaria de Vigilância em Saúde do Ministério da Saúde do Brasil. Acessado em 16/02/2021 em : http://portalsaude.saude.gov.br/index.php/o-ministerio/principal/leia-mais-o-ministerio/197-secretaria-svs/13600-calendario-nacional-de-vacinacao
8. Long SS, Prober CG, Fischer M. Principles and Practice of Pediatric Infectious Diseases E-Book: Elsevier Health Sciences; 2017.Griffiths C, Barker J, Bleiker T, Chalmers R, Creamer D. Rook's Textbook of Dermatology, 4 Volume Set: Wiley; 2016.
9. Cohen J, Powderly WG, Opal SM. Infectious Diseases E-Book: Elsevier Health Sciences; 2016.
10. Silva ALM, et al. Braz. J. Hea. Rev., Curitiba, v. 3, n. 4, p. 7236-7249 jul./aug.. 2020

CAPÍTULO 5

VÍRUS EPSTEIN-BARR

Maria Isabel de Moraes-Pinto

AO FINAL DA LEITURA DESTE CAPÍTULO, O PEDIATRA DEVE ESTAR APTO A:

- Identificar a qual família o vírus Epstein-Barr (VEB) pertence, sua forma de transmissão e os mecanismos envolvidos na resposta imune do hospedeiro à infecção.
- Reconhecer os fatores associados às diferentes manifestações clínicas da infecção pelo VEB.
- Descrever e reconhecer os sinais e sintomas da mononucleose infecciosa.
- Solicitar os exames laboratoriais necessários para o diagnóstico da infecção pelo VEB de acordo com a manifestação clínica e a idade do paciente.
- Emitir a conduta a ser tomada diante de uma criança ou adolescente com o diagnóstico de mononucleose infecciosa.
- Reconhecer as complicações da infecção pelo VEB e realizar a abordagem inicial.

ESTRUTURA, TIPOS VIRAIS E ASPECTOS GERAIS DA INFECÇÃO

O vírus Epstein-Barr (VEB) pertence à família Herpesviridae, subfamília Gamma-herpevirinae, gênero *Lymphocryptovirus*.[1] É também conhecido como herpes vírus humano 4 (HHV-4), um dos 8 herpes vírus humanos conhecidos.[2]

É composto por um DNA linear de fita dupla envolto por uma nucleocápside, um tegumento e um envelope glicoproteico. O genoma viral tem aproximadamente 100 genes.

Há dois subtipos virais que diferem em relação ao antígeno nuclear do VEB (EBNA). O tipo 1 predomina no Ocidente e no Sudeste da Ásia, enquanto na África os tipos 1 e 2 são igualmente prevalentes.[2]

O VEB infecta a maioria das pessoas em todo o mundo. Embora geralmente assintomático, o VEB é um agente causador de vários tipos de câncer; entretanto, ainda não se compreende totalmente por que o VEB desencadeia essas doenças.[3]

INFECÇÃO E RESPOSTA IMUNE

O período de incubação é de 30 a 50 dias.[4] A replicação viral tem início na orofaringe, onde ocorre infecção das células B e do epitélio tonsilar.[5] Uma consequência importante da infecção das células B pelo VEB é que esse processo as diferencia em células B de memória no centro germinativo.[2]

Por volta de 2 semanas antes do início dos sintomas, cópias do genoma do VEB já podem ser detectadas no sangue periférico. Quando a doença tem início, pode-se detectar uma alta carga viral de VEB, tanto em sangue periférico quanto em cavidade oral. Nessa fase, anticorpos IgM dirigidos contra antígenos do capsídeo viral estão presentes, bem como células T CD8+, que reconhecem peptídios de antígenos virais específicos da fase precoce imediata e fase precoce. Observam-se também células T CD8+ para antígenos líticos tardios e antígenos latentes (EBNA-2 e EBNA-3). As células T CD8+ são visualizadas em esfregaço de sangue periférico como linfócitos atípicos.[5]

Outra subpopulação de linfócitos que aumenta, embora em menor quantidade, são as células T CD4+, que reconhecem peptídios de antígenos líticos tanto durante quanto após a fase aguda.[5]

Células NK também parecem ter um papel no controle da infecção, embora o modo exato como isso ocorra ainda não está claro.[5]

Durante a convalescença, as células T CD8+ voltam aos valores normais.

Quando a infecção pode ser controlada pelo sistema imune, tem início a fase de latência, que é o estado de infecção viral persistente sem produção ativa de vírus. O VEB persiste predominantemente nas células B de memória e, possivelmente, nas células epiteliais, na forma de epissomas, embora também possam existir genomas virais integrados no ácido desoxirribonucleico (DNA) celular.

Células B infectadas por VEB podem ocasionalmente ser estimuladas a reativar o vírus. Esse fenômeno ocasiona a reinfecção de novas células B e células epiteliais, com eventual transmissão viral. Os mecanismos que resultam na reativação *in vivo* não são bem conhecidos, embora se suspeite que outras infecções possam desencadear essa reativação.[2]

EPIDEMIOLOGIA

Estima-se que 90% da população mundial esteja infectada pelo VEB, sendo a maior parte assintomática. A prevalência de anticorpos para VEB específica para cada faixa etária varia de 20 a 100% de acordo com o grupo étnico e a localização geográfica. Enquanto a aquisição precoce da infecção primária geralmente está associada a quadro clínico leve, este parece ser um fator de risco para o desenvolvimento subsequente de uma neoplasia.

Condon et al. avaliaram a soroprevalência de infecção pelo VEB em 782 crianças e adolescentes norte-americanos entre 18 meses e 19,9 anos de idade. A detecção de anticorpos IgG para capsídeo viral mostrou um padrão de soroprevalência com a idade que diferiu significativamente de acordo com o grupo étnico. Assim, brancos não hispânicos mostraram menor prevalência de anticorpos quando comparados a crianças de origem multiétnica, as quais, por sua vez, tinham menor prevalência de anticorpos que negros não hispânicos. Entre brancos não hispânicos, a soroprevalência ajustada era menor em crianças cujos pais tinham maior nível educacional. Além disso, observou-se concordância de 82% no *status* sorológico de irmãos da mesma família.[6]

No Brasil, Figueira-Silva e Pereira observaram alta prevalência de anticorpos para VEB já em crianças da cidade de Vitória, Espírito Santo. Entretanto, quando comparadas crianças de um bairro de menor com outro de maior poder aquisitivo, as primeiras adquiriam a infecção mais precocemente que as últimas.[7]

Um estudo recente de soroprevalência de diferentes infecções em 600 homens adultos de 3 países – Brasil, México e Estados Unidos – mostrou prevalência geral de 97,3% para o VEB, sendo 98,5% a soroprevalência no Brasil.[8]

TRANSMISSÃO

O vírus é transmitido preferencialmente pelo contato íntimo oral. São também descritas outras formas de transmissão, como por meio de hemoderivados e órgãos transplantados. A transmissão sexual também parece ser possível.[1]

MANIFESTAÇÕES CLÍNICAS HABITUAIS

Em crianças pequenas, a infecção pelo VEB apresenta-se geralmente na forma de febre baixa prolongada, com ou sem linfadenopatia, tosse, rinorreia e faringite.

Em adolescentes e adultos, a mononucleose infecciosa é a apresentação clínica mais comum da infecção pelo VEB e caracteriza-se por faringite, adenomegalia, hepatoesplenomegalia, cansaço e febre. Frequentemente, notam-se linfócitos atípicos em sangue periférico.

A febre é geralmente menor que 39°C, de início abrupto, podendo persistir por 1 a 2 semanas. A linfadenomegalia costuma ocorrer entre a 2ª e a 4ª semanas de doença, é preferencialmente cervical, podendo eventualmente ser generalizada, acometendo as cadeias occipitais, supraclaviculares, axilares e inguinais. A faringite ocorre na 1ª semana de doença, variando de quadros leves a sintomas que podem ser confundidos com a faringotonsilite por *Streptococcus pyogenes*. Cinquenta por cento dos pacientes apresentam esplenomegalia, que pode chegar a 80% dos casos em crianças pequenas. Esse sinal fica evidente no final da 2ª semana, desaparecendo na 3ª ou 4ª semana de doença.

Também é em adolescentes que acontece mais frequentemente o exantema maculopapular pruriginoso, geralmente desencadeado pelo uso de ampicilina ou amoxicilina.

De maneira geral, a doença na sua forma de mononucleose infecciosa dura 3 a 4 semanas, incluindo nesse período a fadiga. Vale a pena lembrar que o VEB não está associado à síndrome da fadiga crônica.[4]

INFECÇÃO DISSEMINADA PELO VEB NA DOENÇA LINFOPROLIFERATIVA LIGADA AO X

Trata-se de quadro de mononucleose infecciosa que evolui de forma fulminante, na maioria das vezes para o óbito. Raramente observado em indivíduos imunocompetentes, é visto em crianças do sexo masculino que apresentam um erro inato da imunidade associado a uma deleção ou mutação dos genes S DIA ou XIAP/BIRC4.[4]

Observa-se uma linfoproliferação intensa na maioria dos órgãos. O óbito ocorre por hemorragia aguda, meningoencefalite, insuficiência hepática ou infecção bacteriana secundária.[1]

LINFO-HISTIOCITOSE HEMOFAGOCÍTICA

Trata-se também de quadro clínico grave de infecção pelo VEB com alta mortalidade, em que se observa febre, pancitopenia e esplenomegalia, com hemofagocitose em medula óssea, baço e linfonodos.

A fisiopatogenia dessa manifestação envolve intensa proliferação de células T com aumento de citocinas pró-inflamatórias.[1]

DOENÇA CRÔNICA ATIVA

Alguns indivíduos apresentam quadro de febre, linfadenomegalia e hepatoesplenomegalia com mais de 6 meses de duração. Nessas situações, observa-se alta carga viral de VEB. Caracteristicamente, a proliferação viral é em outras células que não as B.

Quando as células infectadas são os linfócitos T CD4+ ou T CD8+, notam-se níveis muito elevados de anticorpos contra antígenos virais (VCA e EA) e baixa ou ausente resposta ao antígeno nuclear do VEB (EBNA).

Uma forma mais branda da doença ocorre quando a infecção pelo VEB acontece em células NK CD56+. Nesses casos, ocorre elevação de IgE e, caracteristicamente, reação cutânea pronunciada a picadas de inseto.[1]

COMPLICAÇÕES

Alguns fatores estão relacionados às diferentes formas de apresentação clínica do EBV. Assim, a idade precoce associa-se a sintomas leves e maior tendência a complicações. Coinfecções, erros inatos da imunidade e predisposição genética também estão associados a complicações pelo VEB.[4]

Entre as manifestações neurológicas, podem ocorrer meningite asséptica, encefalite, mielite, neurite óptica, paralisia de nervos cranianos, mielite transversa e síndrome de Guillain-Barré. Outra complicação que pode ser observada é a síndrome da "Alice no País das Maravilhas", em que ocorre o fenômeno de metamorfopsia, caracterizado por ilusões visuais que duram de 4 a 6 semanas e que têm início durante ou logo após a resolução da mononucleose infecciosa. Nesses casos, o exame de potencial evocado visual sugere diminuição da perfusão cerebral.[1]

Entre as complicações hematológicas, merecem menção linfo-histiocitose hemofagocítica (descrita anteriormente), trombocitopenia, agranulocitose, anemia hemolítica e a ruptura de baço.

A complicação respiratória mais temida é a obstrução de vias aéreas, geralmente decorrente de faringotonsilite grave que evolui com sintomas de obstrução de vias aéreas, podendo estar associados a disfagia e odinofagia. Outras complicações podem ocorrer, incluindo orquite e miocardite.[4]

DOENÇAS MALIGNAS ASSOCIADAS AO VEB

As síndromes linfoproliferativas e o linfoma de células B estão entre as manifestações da doença proliferativa pós-transplante. Elas parecem ser decorrentes da imunossupressão pós-transplante de órgãos sólidos, que induziria o quadro, especialmente diante de uma infecção primária por VEB. Os sintomas são gerais e inespecíficos, sobretudo no início do quadro, podendo incluir linfadenomegalia e hepatoesplenomegalia. O diagnóstico do quadro exige isolamento virológico do VEB.

O linfoma de Burkitt é um tumor fatal e rapidamente progressivo que afeta crianças na África e Papua Nova Guiné. Na maioria dos casos, localiza-se na mandíbula (60%), mas também pode ocorrer em abdome, sistema nervoso central (SNC) e olho.

Outra manifestação neoplásica que se mostrou associada ao VEB é a doença de Hodgkin, que parece ser o resultado de inflamação crônica com aumento de produção de citocinas e quimiocinas. O quadro clínico é de linfadenopatia cervical ou supraclavicular com massa mediastinal. Febre, sudorese noturna e perda de peso ocorrem em 25% dos casos, com piora do prognóstico.

O carcinoma nasofaríngeo é também uma manifestação do VEB. Acomete geralmente adultos do sul da China, sendo muito raro no Ocidente. A clínica é de massa cervical indolor, associada a sintomas nasais, auditivos e acometimento de pares cranianos.[1,2]

VEB E INFECÇÃO PELO VÍRUS DA IMUNODEFICIÊNCIA HUMANA (HIV)

Vários estudos sugerem que a infecção pelo HIV poderia desencadear uma resposta imune anormal ao VEB, com desenvolvimento de linfoma não Hodgkin, doença de Hodgkin, linfoma de cavidade, pneumonia intersticial linfocítica e leucoplasia pilosa oral. Embora sejam manifestações observadas em adultos ainda atualmente, o controle da infecção pelo HIV por meio da terapia antirretroviral reduziu muito a frequência dessas manifestações clínicas associadas ao VEB em crianças.[1]

DIAGNÓSTICO LABORATORIAL

Adolescentes e adultos que apresentam quadro clínico característico podem ter o diagnóstico confirmado pela presença de anticorpos heterófilos, que são aqueles capazes de reagir a certos antígenos e que são filogeneticamente não relacionados com aqueles antígenos que desencadearam a resposta imune. O teste usa diferentes eritrócitos de mamíferos para detectar anticorpos IgM.[5]

Por outro lado, anticorpos heterófilos não são específicos e podem não estar presentes em crianças que desenvolvem infecção pelo VEB. Sabe-se que 40% das crianças menores de 4 anos não desenvolvem anticorpos heterófilos após infecção primária pelo VEB. Além disso, anticorpos heterófilos podem estar presentes em infecções causadas por outros patógenos, bem como neoplasias e doenças autoimunes. Finalmente, anticorpos heterófilos podem persistir por 1 ano ou mais e, portanto, não são sempre diagnóstico de infecção aguda por VEB.

Assim, o perfil de anticorpos específicos para o VEB são a melhor opção para o estadiamento da infecção pelo VEB. A Tabela 1 mostra as várias fases de apresentação da infecção pelo VEB e os anticorpos que costumam estar presentes em cada uma delas.

Outra situação que indica uma abordagem diagnóstica especial é a de indivíduos imunossuprimidos, em que testes sorológicos podem ocasionar resultado falso-negativo. Nesses casos, técnicas moleculares que pesquisem o genoma do VEB em tecido ou sangue estão indicadas, como a reação em cadeia de polimerase (PCR) em soro, plasma ou tecido.[1,4,5]

Tabela 1 Anticorpos séricos para vírus Epstein-Barr (VEB) na infecção pelo VEB

Infecção	IgG para capsídeo viral (IgG VCA)	IgM para capsídeo viral (IgM VCA)	Anticorpos para antígeno precoce (EAD)	Anticorpo para antígeno nuclear do EBV (EBVNA)
Sem infecção prévia	–	–	–	–
Infecção aguda (0 a 3 semanas)	+	+	+/–	–
Infecção recente (4 semanas a 6 meses)	+	+/–	+/–	+/–
Infecção passada (> 6 meses)	+	–	+/–	+

DIAGNÓSTICO DIFERENCIAL

Oitenta a 95% dos casos de mononucleose infecciosa ocorrem pelo VEB. O diagnóstico diferencial dos casos que mostram anticorpos heterófilos e anticorpos específicos para VEB negativos deve ser feito com infecção por citomegalovírus. Além disso, outras doenças, como toxoplasmose, infecção por adenovírus, rubéola, hepatite A e mesmo infecção aguda pelo HIV, devem ser descartadas.

Em casos de suspeita de linfo-histiocitose hemofagocítica, o diagnóstico diferencial deve ser feito com doenças sistêmicas do tecido conectivo, septicemia e algumas neoplasias.

Já a doença linfoproliferativa pós-transplante deve ser diferenciada de rejeição do enxerto; essa diferenciação é feita pela avaliação histológica de biópsia do enxerto.[1]

TRATAMENTO

Não há tratamento específico disponível para a infecção pelo VEB. Antivirais como aciclovir, fanciclovir e ganciclovir inibem a replicação do VEB *in vitro*. No entanto, nenhum deles elimina o VEB latente presente como epissomas nas células infectadas nem diminui os sintomas ou reduz a taxa de complicações quando utilizados em adolescentes ou adultos.[1] O tratamento sintomático deve ser feito com antitérmicos, analgésicos, nutrição e hidratação adequadas. Visando a evitar a ruptura esplênica, recomenda-se a limitação de atividades por 3 semanas após o início dos sintomas, desde que o paciente não tenha mais sinais ou sintomas de infecção aguda pelo VEB.

O uso de corticosteroides é controverso, sendo mais utilizado em casos de complicações inflamatórias, como obstrução de vias aéreas, anemia esplenomegalia importante, miocardite, trombocitopenia autoimune e linfo-histiocitose hemofagocítica .[3,4] Para o tratamento da linfo-histiocitose hemofagocítica, são também utilizados agentes citotóxicos e imunomoduladores como etoposide, ciclosporina, além de corticosteroides.[4]

ISOLAMENTO DO PACIENTE HOSPITALIZADO

São recomendadas precauções padrão.[4]

VACINAÇÃO

A complexidade de manifestações clínicas associadas à infecção pelo VEB, a dificuldade de seleção do antígeno, da plataforma de vacina, bem como o sistema de avaliação da eficácia de uma vacina são motivos que dificultam o desenvolvimento de um imunizante para esse vírus.[9]

Idealmente, uma vacina para prevenir mononucleose infecciosa deveria ser administrada a adolescentes (entre 11 e 12 anos) em países desenvolvidos; já uma vacina que fosse capaz de prevenir neoplasias associadas ao EBV em países em desenvolvimento (p.ex., o linfoma de Burkitt) deveria ser administrada bem precocemente na infância.[7]

Novas vacinas candidatas devem combinar antígenos de ciclos de latência e antígenos líticos do VEB de modo a gerarem um amplo espectro de anticorpos neutralizantes e resposta celular T CD4 e T CD8.[10]

REFERÊNCIAS BIBLIOGRÁFICAS

1. Leach CT, Sumaya CV, Harrison GL. Epstein-Barr virus. In: Cherry JD, Harrison GL, Kaplan SL, Steinbach WL, Hotez PJ (eds.). Feigin and Cherry's texbook of pediatric infectious diseases. 7. ed. v.2. Philadelphia: Elsevier, 2014. p. 1992-2015.
2. Odumade OA, Hogquist KA, Balfour HH Jr. Progress and problems in understanding and managing primary Epstein-Barr virus infections. Clin Microbiol Rev. 2011;24(1):193-209. doi: 10.1128/CMR.00044-10.
3. Frappier L. Epstein-Barr virus: Current questions and challenges. Tumour Virus Res. 2021;12:200218. doi: 10.1016/j.tvr.2021.200218.
4. American Academy of Pediatrics. Epstein-Barr Virus Infections (Infectious Mononucleosis). In: Kimberlin DW, Barnett ED, Lynfield R, Sawyer MH, eds. Red Book: 2021 Report of the Committee on Infectious Diseases. Itasca, IL: American Academy of Pediatrics: 2021. p. 318-22.
5. Balfour HH Jr., Dunmire SK, Hogquist KA. Infectious mononucleosis. Clin Transl Immunol. 2015;4(2):e33. doi: 10.1038/cti.2015.1
6. Condon LM, Cederberg LE, Rabinovitch MD, Liebo RV, Go JC, Delaney AS, et al. Age-specific prevalence of Epstein-Barr virus infection among Minnesota children: effects of race/ethnicity and family environment. Clin Infect Dis. 2014;59(4):501-8. doi: 10.1093/cid/ciu342.
7. Figueira-Silva CM, Pereira FE. Prevalence of Epstein-Barr virus antibodies in healthy children and adolescents in Vitória, State of Espírito Santo, Brazil. Rev Soc Bras Med Trop. 2004;37(5):409-12. doi: 10.1590/s0037-86822004000500008.
8. Rahman S, Wathington D, Waterboer T, Pawlita M, Villa LL, Lazcano-Ponce E, Willhauck-Fleckenstein M, Brenner N, Giuliano AR. Seroprevalence of Chlamydia trachomatis, herpes simplex 2, Epstein-Barr virus, hepatitis C and associated factors among a cohort of men ages

18-70 years from three countries PLoS One. 2021;16(6):e0253005. doi: 10.1371/journal.pone.0253005.

9. Sun C, Chen XC, Kang YF, Zeng MS. The Status and Prospects of Epstein-Barr Virus Prophylactic Vaccine Development. Front Immunol. 2021;12:677027. doi: 10.3389/fimmu.2021.677027.

10. Jean-Pierre V, Lupo J, Buisson M, Morand P, Germi R. Main Targets of Interest for the Development of a Prophylactic or Therapeutic Epstein-Barr Virus Vaccine. Front Microbiol. 2021;12:701611. doi: 10.3389/fmicb.2021.701611.

CAPÍTULO 6

INFECÇÕES PELOS HERPES VÍRUS 6 E 7

Cristina de Oliveira Rodrigues

AO FINAL DA LEITURA DESTE CAPÍTULO, O PEDIATRA DEVE ESTAR APTO A:

- Compreender os aspectos epidemiológicos das infecções pelos Herpes vírus 6 e 7 na criança.
- Compreender as formas de transmissão desses vírus, bem como suas características de latência e reativação.
- Reconhecer as manifestações clínicas dos Herpes vírus 6 e 7 em crianças imunocompetentes e imunossuprimidas.
- Identificar as principais alterações dos exames laboratoriais complementares.
- Descrever quais são os métodos diagnósticos mais adequados para essas infecções e quando devem ser solicitados.
- Definir um plano terapêutico com medidas suportivas, bem como a indicação de antiviral quando necessário.

INTRODUÇÃO

Os herpes vírus humanos 6 e 7 são agentes linfotrópicos, membros da família *Herpesviridae* e que, como os demais vírus do grupo herpes, estabelecem um estado de latência durante toda a vida após a infecção primária e podem apresentar reativações. As circunstâncias e manifestações clínicas que determinam a reativação desses vírus em indivíduos saudáveis ainda não são claras.[1,2]

O herpes vírus humano 6 (HHV-6) pertence à subfamília *b-herpesviridae*, juntamente com o citomegalovírus (CMV), devido à homologia genética e biológica que existe entre ambos. Foi isolado pela primeira vez em 1986 em células mononucleares de pacientes com doença linfoproliferativa, incluindo pacientes com AIDS. Inicialmente, os autores denominaram o agente de vírus linfotrópico humano de células B (HBLV) e no ano seguinte, após a determinação das características biológicas e antigênicas do vírus, foi classificado como HHV-6.[3] São descritas duas espécies distintas do HHV-6: HHV-6A e HHV-6B; praticamente todas as infecções primárias em crianças são causadas pela espécie HHV-6B, enquanto nas infecções congênitas, aproximadamente um terço são causadas pela espécie HHV-6A.[1]

As apresentações clínicas do HHV-6 variam de acordo com a idade e a competência imunológica da criança. Entre as manifestações clínicas da infecção primária em crianças imunocompetentes destacam-se o exantema súbito e doença febril inespecífica sem exantema ou sinais localizatórios.[4]

O herpes vírus humano tipo 7 (HHV-7) foi identificado em 1989, isolado em 1992 e também pertence à subfamília *b-herpesviridae*.[3] A frequência e a variabilidade das manifestações clínicas desse vírus ainda são incertas; as infecções primárias, em sua maioria, são assintomáticas ou determinam sintomas leves, não distinguíveis de outros quadros virais. Algumas vezes os sinais e sintomas são característicos do exantema súbito ou o vírus apresenta-se como doença febril associada a crises convulsivas febris. Alguns autores acreditam que essas manifestações clínicas resultam da habilidade do HHV-7 em reativar o HHV-6 do estado de latência.[1]

EPIDEMIOLOGIA

Os HHV-6 e HHV-7 são causas de infecção em crianças no mundo inteiro. O homem é único hospedeiro conhecido e as secreções orais constituem a fonte de infecção mais provável. Praticamente todas as crianças adquirem a infecção pelo HHV-6 nos primeiros dois anos de vida, provavelmente por meio da excreção assintomática do vírus por familiares ou contatos íntimos.[1,3] Por outro lado, as infecções pelo HHV-7 parecem ser um pouco mais tardias em relação ao HHV-6.[1,3]

Durante a fase aguda da infecção primária na criança, o vírus envolvido (HHV-6 ou HHV-7) pode ser isolado da saliva, bem como de células mononucleares de sangue periférico. Ao longo da vida, o DNA viral pode ser detectado por técnicas de biologia molecular em múltiplos tecidos do organismo.[1]

Anticorpos maternos específicos contra os vírus e presentes no sangue das crianças ao nascimento promovem uma proteção parcial e transitória contra as infecções. Os títulos desses anticorpos reduzem gradativamente entre 4 e 7 meses, enquanto as taxas de infecção pelo HHV-6 aumentam, atingindo seu pico entre 6 e 24 meses.[1,4] Fato semelhante ocorre com o HHV-7, onde após o desaparecimento dos anticorpos maternos específicos por volta dos seis meses, a prevalência de anticorpos se eleva progressivamente, mas atinge o pico em uma idade posterior à infecção pelo HHV-6, geralmente por volta dos três anos de idade. A soropositividade do HHV-7 entre os adultos é de 95%.[5]

Pode ocorrer transmissão vertical devido à reinfecção ou reativação de ambos os vírus na gestante, determinada pela identificação do DNA viral em sangue de cordão de recém-nascidos. Entretanto, embora essa forma de transmissão aconteça, nenhuma síndrome de infecção congênita foi descrita até o momento.[1,4]

Infecção primária pelo HHV-6 em adultos é rara, mas reativações podem ocorrer em qualquer idade.[2,5] Em adultos as infecções são observadas principalmente em imunossuprimidos, nos submetidos a transplante de órgãos sólidos ou células hematopoiéticas e naqueles com infecção pelo HIV.[1,3] Nesses pacientes a reativação de HHV-6 está associada a uma evolução pior, ocorrendo em 33 a 48% dos pacientes submetidos a transplante de células hematopoiéticas.[6,7]

Pacientes soronegativos para o HHV-6 e receptores de órgãos sólidos podem adquirir infecção primária do vírus latente do órgão do doador.[3]

As infecções não apresentam um padrão sazonal, podendo ocorrer durante todo o ano. Ocasionalmente ocorrem surtos de exantema súbito em escolas.[1] O período de incubação do HHV-6 parece ser de 9 a 10 dias, enquanto para o HHV-7 ainda é desconhecido.[1]

Recomendam-se precauções padrão para os pacientes hospitalizados.[1]

MANIFESTAÇÕES CLÍNICAS

Herpes vírus humano 6

As infecções pelo HHV-6 são frequentemente assintomáticas. As manifestações clínicas sintomáticas ocorrem principalmente em crianças após a infecção primária e após infecção primária ou reativação em adultos imunossuprimidos.[1]

As características clínicas do HHV-6 em crianças imunocompetentes são muito variadas, e quando manifestações estão presentes, pode-se observar:[4]

- quadros febris agudos sem exantema ou sinais de localização;
- quadros febris agudos acompanhados por linfadenopatia cervical e pós-occipital, sintomas gastrointestinais ou respiratórios e inflamação das membranas timpânicas;
- erupções cutâneas sem febre;
- quadro clássico de exantema súbito.

Estudo de base populacional realizado por Zerr e colaboradores (2005), acompanhando prospectivamente uma coorte de 277 crianças nos primeiros dois anos de vida, observou que a infecção primária por HHV-6 foi sintomática em 93%. Os sinais e sintomas mais frequentes foram: irritabilidade (69%), rinorreia (65%) e febre (57%). Tosse, diarreia e exantema ocorreram em uma minoria das crianças.[8]

A infecção primária por HHV-6 com apresentação clássica de exantema súbito tem sido relatada em frequência variável de acordo com o país estudado, sendo de aproximadamente 33% das crianças nos Estados Unidos e 21% das crianças no Brasil.[9,10]

Outras síndromes clínicas como hepatite, miocardite e encefalite também têm sido descritas.

Doença febril aguda

Aproximadamente 20% de todas as visitas em pronto atendimento de crianças febris entre 6 e 12 meses de idade são atribuíveis ao HHV-6B.[1]

Estudo conduzido na década de 1990 nos Estados Unidos, avaliando lactentes e crianças com idade inferior a três anos, que foram atendidos em serviços de emergência com doença febril aguda observou que, entre as 1653 crianças avaliadas, 160 (9,7%) tinham infecção primária pelo HHV-6 documentada por isolamento viral ou soroconversão. Crises convulsivas foram observadas em 21 (13%) das crianças com infecção primária.[9]

Exantema súbito

O exantema súbito, também conhecido como *Roseola Infantum* ou sexta doença, ocorre em aproximadamente 20% das crianças com infecção primária pelo HHV-6 e consiste na sua apresentação clássica. Caracteriza-se por uma fase febril de início súbito, com temperaturas chegando a 39,5 - 40ºC durante 3 a 5 dias. Algumas crianças apresentam também edema periorbitário durante quadro febril. Esse período inicial é seguido por exantema, que surge quando ocorre a normalização da temperatura corporal. O exantema em geral é eritematoso, papular, macular ou maculopapular, com lesões discretas, de 2 a 5 mm de diâmetro, que desaparecem à compressão; surge inicialmente no tronco, espalha-se centrifugamente para a face e membros, pode durar poucas horas a 3-4 dias e não é seguido por descamação.[3,4] Diarreia leve é um sintoma frequentemente observado. As crises convulsivas febris são as complicações mais comuns e também as razões de hospitalização dessas crianças.[1,5]

Crises convulsivas e envolvimento neurológico

As convulsões febris são observadas em aproximadamente 10 a 15% das crianças com infecção primária pelo HHV-6 e ocorrem predominantemente na faixa etária entre 6 e 18 meses.[1]

Como o HHV-6 é um vírus neurotrópico, além das crises convulsivas febris, outras manifestações neurológicas podem acompanhar a infecção primária como abaulamento de fontanela, encefalopatia ou encefalite e raramente quadros de hemiplegia aguda em crianças.[1]

Estudos recentes também têm demonstrado a associação de HHV-6 a diferentes síndromes de epilepsia, como estado de mal epiléptico, convulsões sintomáticas agudas secundárias à encefalite e epilepsia de lobo temporal.[11]

Manifestações clínicas em hospedeiros imunossuprimidos

Os sintomas descritos em crianças imunossuprimidas e receptoras de transplante incluem: febre, sintomas da doença enxerto *versus* hospedeiro, sintomas de rejeição, pneumonite intersticial, hepatite, exantema, meningoencefalite ou mielite.[5]

Em pacientes infectados pelo HIV são relatados: febre, exantema, pneumonite intersticial e meningoencefalite.[8]

Herpes vírus humano 7

Nas infecções pelo HHV-7, a frequência e a extensão das manifestações clínicas são incertas. Acredita-se que a maioria das infecções primárias seja assintomática ou leve, não específica. Pode apresentar sintomas semelhantes ao HHV-6, como doença respiratória aguda febril com ou sem exantema, ou como quadro típico de exantema súbito, podendo ser responsável por um segundo episódio ou episódios recorrentes da doença. Também tem sido documentada a ocorrência de convulsões febris associada ao HHV-7.[1,3,5]

PROGNÓSTICO

Após a infecção primária, ambos HHV-6 e HHV-7 permanecem em estado de latência e podem reativar, em circunstâncias e manifestações clínicas ainda incertas nos hospedeiros imunocompetentes.[1,2,3]

Em geral as infecções pelos HHV-6 e HHV-7 quando sintomáticas não são complicadas e têm um curso autolimitado.[3]

Raramente pacientes imunocompetentes com infecção pelo HHV-6 podem desenvolver sintomas adicionais como insuficiência respiratória, convulsões e envolvimento de múltiplos órgãos.[3]

Reativações do HHV-6 têm sido observadas em crianças e adultos imunocompetentes que contraem uma segunda infecção por outro herpes vírus, como na infecção primária pelo EBV (mononucleose infecciosa) ou infecção primária pelo CMV.[3]

Nos hospedeiros imunossuprimidos são descritas doenças associadas à reativação do HHV-6 e HHV-7, descritas na sessão de manifestações clínicas.

O HHV-6 tem sido associado a quadros neurológicos como a síndrome de Guillain-Barré, esclerose múltipla e doença de Parkinson, embora uma comprovação causal entre o vírus e essas manifestações ainda não tenha sido determinada.[4]

ALTERAÇÕES LABORATORIAIS

Nos quadros clássicos de exantema súbito não há necessidade de coleta de exames complementares. Nos casos de dúvidas diagnósticas, quadros indefinidos ou pacientes imunossuprimidos em que a coleta de exames se faz necessária, os achados laboratoriais nas infecções pelo HHV-6 costumam ser inespecíficos.[4]

O leucograma nas fases iniciais pode ser normal ou apresentar leucocitose. Na evolução do quadro, por volta do terceiro e quarto dias, pode-se observar leucopenia, anemia, plaquetopenia e paralelamente ocorre aumento do percentual de linfócitos. Gradativamente ocorre normalização desses parâmetros até sete a dez dias.[3,4]

Em pacientes com manifestações clínicas em sistema nervoso central, a punção lombar deve ser realizada com o objetivo de excluir outras etiologias. Em casos de convulsão febril por HHV-6 ou encefalite, o líquor pode revelar pleocitose leve com discreta elevação de proteínas, devido à fraca resposta inflamatória. Por outro lado, as análises citológica e bioquímica do líquor podem não apresentar alterações, mesmo em casos que se obtém a identificação do vírus.[3,4]

TESTES DIAGNÓSTICOS

Múltiplos testes para detecção do HHV-6 e HHV-7 têm sido desenvolvidos, mas poucos são disponíveis comercialmente; adicionalmente, muitos não têm a capacidade de diferenciar infecção aguda, passada ou reativação. Esses testes apresentam uma limitada aplicabilidade clínica, uma vez que o diagnóstico laboratorial não interfere no manejo clínico, exceto em imunossuprimidos.[4]

Os testes diagnósticos que podem ser utilizados na confirmação da infecção pelos vírus HHV-6 e HHV-7 são:[1,4]

- testes sorológicos;
- isolamento do vírus em cultura;
- detecção do antígeno viral;
- detecção do DNA viral por PCR quantitativo ou qualitativo.

Os testes sorológicos geralmente utilizados são de anticorpos imunofluorescentes, neutralização, imunoblot e enzimaimunoensaio (EIA); esses testes fazem o diagnóstico indireto da infecção. A infecção primária pode ser definida em amostras pareadas demonstrando soroconversão, presença de IgM (nem sempre presente em crianças com infecção primária) ou baixa afinidade de IgG. O aumento de quatro vezes nos títulos séricos de IgG não necessariamente indica infecção recente, uma vez que esse aumento de titulação pode ocorrer em reativações e em associação com outras infecções, especialmente com outros *b*-herpesvírus. Os testes sorológicos não diferenciam infecção pelo HHV-6 ou HHV-7 e pode haver reação cruzada entre eles.[1,3]

Os demais métodos diagnósticos descritos são de acesso mais difícil, geralmente estando disponíveis em laboratórios de referência.

TRATAMENTO

Considerando que a maioria das infecções pelos HHV-6 e HHV-7 é autolimitada e com boa evolução, o tratamento indicado é o de suporte, especialmente com analgésicos e antitérmicos.[1,3,4]

Em casos graves, como em pacientes com encefalite ou imunossuprimidos, pode-se indicar o uso de antivirais. Estudos *in vitro* demonstraram inibição da multiplicação do HHV-6 em cultura pelo ganciclovir, semelhante ao que ocorre com o CMV (provavelmente pela similaridade genética entre ambos), assim como pelo foscarnet. O mesmo não foi observado com o aciclovir.[3]

REFERÊNCIAS BIBLIOGRÁFICAS

1. American Academy of Pediatrics. Human Herpesvirus 6 (Including Roseola) and 7. In: Kimberlin DW, Brady MT, Jackson MA, Long SS (eds). Red Book: 2018-2021 Report of the Committee on Infectious Diseases. 31th ed. Elk Grove Village, IL. American Academy of Pediatrics; 2018:454-457.
2. Pantry SN, Medveczky PG. Latency, Integration, and Reactivation of Human Herpesvirus-6. Viruses. 2017;24;9(7):194.
3. Grose C. Human Herpesvirus 6, 7 and 8. In: Feiguin RD, Cherry JD (eds). Textbook of Pediatric Infectious Disease. 6th ed. V.II. Philadelphia:WB Saunders; 2009. p. 2071-2076.
4. Carvalho AP. Exantema súbito. In: Farhat CK, Carvalho LHFR, Succi RCM (eds). Infectologia Pediátrica. 3. ed. São Paulo: Atheneu, 2008. p. 591-597.
5. Clark DA, Freeland ML, Mackie LK, Jarrett RF, Onions DE. Prevalence of antibody to human herpesvirus 7 by age. J Infect Dis. 1993;168(1):251-2.
6. Harris RC. Long-term effects of human herpesvirus 6 infection. Pediatrics. 2008 Sep. 122(3):679.
7. Broccolo F, Drago F, Cassina G, Fava A, Fusetti L, Matteoli B, et al. Selective reactivation of human herpesvirus 6 in patients with autoimmune connective tissue diseases. J Med Virol. 2013 Nov.85(11):1925-34.
8. Zerr DM, Meier AS, Selke SS, Frenkel LM, Huang M-L, Wald A, et al. A population-based study of primary human herpesvirus 6 infection. N Engl J Med. 2005;352:768-76.
9. Hall CB, Long CE, Schnabel KC, Caserta MT, McIntyre KM, Costanzo MA et al. Human herpesvirus-6 infection in children. A prospective study of complications and reactivation. N Engl J Med. 1994;331:432-8.
10. Vianna RA, de Oliveira SA, Camacho LA, Knowles W, Brown D, Pereira AC, et al. Role of human herpes virus 6 infection in young Brazilian children with rash illnesses. Pediatr Infect Dis J. 2008;27(6):533-7.
11. Bartolini L, Theodore WH, Jacobson S, Gaillard WD. Infection with HHV-6 and its role in epilepsy. Epilepsy Research. 2019;153:34-39.

CAPÍTULO 7

DENGUE

Consuelo Silva de Oliveira
Patricia Brasil
Fátima Marinho

AO FINAL DA LEITURA DESTE CAPÍTULO, O PEDIATRA DEVE ESTAR APTO A:

- Conhecer os modos de transmissão dos arbovírus.
- Revisitar a epidemiologia da dengue.
- Identificar as fases clínicas da dengue.
- Reconhecer os sinais de alarme.
- Conhecer os mecanismos de imunopatogênese da dengue grave.
- Rever os fluxogramas de classificação de risco e tratamento da dengue.
- Indicar os métodos diagnósticos conforme o estágio da doença.
- Atualizar sobre as medidas de controle, das vacinas liberadas e das vacinas em desenvolvimento contra a dengue.

INTRODUÇÃO

Os arbovírus são transmitidos por artrópodos e os de maior importância clínica pertencem ao gênero *Flavivirus* (família *Flaviridae*) e *Alphavirus* (família *Togaviridae*).[1] Cinco arbovírus surgiram ou reemergiram nas últimas décadas causando epidemias em humanos: vírus da dengue, zika, febre do Oeste do Nilo, febre amarela e Chikungunya. Os quatro primeiros pertencem ao gênero *Flavivirus* e o vírus Chikungunya pertence ao gênero *Alphavirus*. dengue, zika e Chikungunya são os de maior importância epidemiológica.[2]

Estima-se que aproximadamente 3,9 bilhões de pessoas, que vivem em mais de 120 países, correm o risco de infecção por qualquer um desses três arbovírus.[2]

No Brasil, a doença vem sendo associada a morbidade e mortalidade significativas nos últimos anos, sendo atualmente um dos principais países com maior número de casos anualmente relatados de dengue no mundo, com cerca de 80 a 85% da nossa população vivendo em áreas endêmicas. Nos anos de 2015 e 2016, vivenciamos as piores epidemias do país, com aproximadamente 3 milhões de casos prováveis e mais de mil mortes.[3]

A dengue causa um amplo espectro de doença. Pode variar de doença subclínica a sintomas graves. A dengue grave foi relatada pela primeira vez, na década de 50, na epidemia de dengue nas Filipinas e na Tailândia, podendo levar à morte quando não tratada adequadamente e reconhecida precocemente. Hoje a dengue grave é mais frequente em epidemias na Ásia e na América Latina, onde se tornou a principal causa de hospitalização e de óbitos em adultos e crianças.[4]

O VÍRUS

A dengue é uma doença febril exantemática aguda causada por um vírus de genoma RNA, fita simples, do gênero *Flavivirus*, família *Flaviviridae*, que compreende quatro sorotipos conhecidos como [DENV] 1, 2, 3 e 4. As partículas virais são constituídas por um centro de ribonucleoproteínas e um envelope com glicoproteínas que compreendem 3 proteínas estruturais e 7 não estruturais.

TRANSMISSÃO

A transmissão da dengue ocorre pelas picadas de mosquitos fêmeas do gênero *Aedes* como *A. aegypti*, principal vetor no Brasil; mais recentemente, o *A. albopictus* vem se adaptando às regiões tropicais e emerge como potencial transmissor em áreas urbanas. Outras formas de transmissão já foram descritas como a intra-parto, perinatal, por transfusão sanguínea ou transplante. Diferentemente da infecção pelo vírus da zika (ZIKV), não há evidência de transmissão do vírus da dengue (DENV) pelo sêmen.[5]

EPIDEMIOLOGIA

A dengue é a arbovirose mais difundida no mundo e se constitui em um grave problema de saúde pública mundial. Estima-se que 3 milhões de pessoas vivam em áreas de risco e que ocorra aproximadamente 390 milhões de infecções, sendo 96 milhões sintomáticas, com cerca de 20 mil óbitos por ano.

O número de casos de dengue notificados à OMS aumentou cerca de 8 vezes nas última 2 décadas, de 505.430 casos em 2000 para mais de 2,4 milhões em 2010 e 5,2 milhões em 2019. Mortes notificadas entre 2000 e 2015 aumentaram de 960 para 4.032.

A doença é endêmica em mais de 100 países nas regiões da África, Américas, Mediterrâneo Oriental, Sudeste Asiático e Pacífico Ocidental. As regiões das Américas, Pacífico Ocidental e Sudeste Asiático são as mais afetadas, e a Ásia representa cerca de 70% dos casos.[4]

A ameaça de possível surto de dengue já existe na Europa, onde os casos autóctones são detectados quase que anualmente. A transmissão local foi relatada pela primeira vez na França e na Croácia em 2010, e casos importados foram detectados em três outros países da região. Entre os viajantes que retornam de países de baixa e média renda, a dengue é a segunda causa de febre mais diagnosticada depois da malária.

O maior número de casos de dengue já relatados globalmente foi em 2019. Todas as regiões foram afetadas e pela primeira vez foram detectados casos no Afeganistão.

A região das Américas sozinha relatou mais de 3,1 milhões de casos em 2019. Apesar de mais de 25.000 classificados como graves, as mortes associadas à dengue foram menos frequentes do que nos anos anteriores.

No Brasil, a partir da introdução do DENV1 em 1986, a doença vem se tornando um importante problema de saúde pública, ocorrendo em todas as regiões do país, com ampla dispersão do vetor, endêmica em 25 dos 27 estados e com a circulação dos 4 sorotipos, desde 2010. O cenário de transmissão caracteriza-se por ciclos com predomínio de um dos sorotipos, e essa alternância implica em importantes mudanças na epidemiologia da doença, com a ocorrência de grandes epidemias, maior gravidade dos casos, como observado na introdução do sorotipo 3 em 2002, e na mudança de faixa etária em 2007, com predomínio dos casos em crianças. Entre 2007 e 2009, registrou-se aumento significativo de casos graves em crianças com a recirculação de DENV2. No período de 2008 a 2012, foram notificados mais de 3,4 milhões de casos de dengue no país, com mais de 400 mil hospitalizações.

Com a identificação em 2010 de um novo sorotipo (DENV4) na região Norte, registrou-se rápida dispersão para as outras regiões, com a ocorrência de grandes epidemias em 2012 e particularmente em 2013, quando houve a notificação, entre janeiro e dezembro, de mais de 2 milhões de casos suspeitos de dengue, ano considerado epidêmico nas Américas. Os grupos etários mais atingidos foram adultos jovens e idosos, em todas as regiões, exceto o Nordeste. Dentre as mudanças epidemiológicas mais marcantes que ocorreram com a dengue no Brasil, destaca-se o aumento de número de óbitos a partir de 2002 e a maior prevalência na faixa etária pediátrica entre 2007 e 2009, com mais de 25% desses em menores de 15 anos. Nos anos seguintes, a maior letalidade ocorreu no grupo de idosos com comorbidades e, em 2013, foram registrados 683 óbitos por dengue no Brasil.

Segundo o Boletim Epidemiológico do Ministério da Saúde, em 2020 foram notificados 987.173 casos prováveis (taxa de incidência 469,8 casos por 100 mil habitantes) de dengue no país. Nesse período, a região Centro-Oeste apresentou a maior incidência com 1.212,1 casos por 100 mil habitantes (826 casos de dengue grave, 9.072 casos de dengue com sinais de alarme e 554 óbitos), seguida das regiões Sul, Sudeste, Nordeste e Norte. No início do ano de 2020, a curva epidêmica dos casos prováveis de dengue ultrapassava o número de casos para o mesmo período no ano de 2019, porém, a partir da SE 12, os números de casos caem em relação a 2019. Essa diminuição pode estar relacionada à subnotificação ou ao atraso devido à mobilização das equipes de vigilância epidemiológica estaduais para o enfrentamento da Covid-19. Outro fator associado ao contexto da pandemia pode ser o receio da população procurar atendimento nas unidades básicas de saúde pelo risco de infecção pelo Sars-CoV-2.[6]

No início do ano de 2021 ocorreu uma redução em 75% dos casos prováveis de dengue em relação ao mesmo período de 2020. Neste ano a maior incidência de casos prováveis por 100 mil habitantes foi observada na região Centro-Oeste, onde foram confirmados 21 casos de dengue grave, 222 casos de dengue com sinais de alarme e 8 casos de óbitos por dengue.[7]

As epidemias de dengue determinam importante sobrecarga aos serviços de saúde e à economia dos países. Nas regiões das Américas, estima-se que o impacto econômico anual da dengue seja em torno de 2 bilhões, variando de 1 a 4 bilhões.

A pandemia de Covid-19 está colocando uma grande pressão no sistema de saúde de todo o Mundo. É importante manter esforços para prevenir, detectar e tratar doenças transmitidas por vetores, como dengue e outras arboviroses, durante esse período crucial, quando o número de casos aumenta globalmente, expondo as populações urbanas a um maior risco para ambas as doenças. O impacto combinado da Covid-19 e as epidemias de dengue pode resultar em consequências devastadoras para as populações em risco.[4]

QUADRO CLÍNICO

A infecção pelo vírus da dengue apresenta amplo espectro clínico, variando desde formas oligossintomáticas até quadros graves, podendo evoluir para o óbito. Na evolução do quadro clínico, podem ocorrer três fases clínicas (Figura 1):

febril, crítica e recuperação. Após curto período de incubação, surge a febre de início abrupto, geralmente alta (39 a 40°C), com duração de 2 a 5 dias, associada a sintomas dolorosos, como cefaleia, mialgias, artralgias e dor retro-orbitária, que, na criança, se expressam como choro frequente. O exantema do tipo maculopapular está presente em 50% dos casos e atinge predominantemente face, tronco e membros, não poupando plantas dos pés e palmas das mãos. Pode ocorrer sem ou com prurido, usualmente de aparecimento mais tardio, coincidindo com o desaparecimento da febre. Manifestações gastrointestinais (vômitos, náuseas e diarreia) podem estar presentes e alguns pacientes referem odinofagia e hiperemia ao exame de orofaringe. A maioria dos pacientes evolui para a melhora dos sintomas em 7 a 10 dias.

A fase crítica pode se seguir à fase febril em alguns pacientes, que podem evoluir para as formas graves. Essa fase inicia com a defervescência da febre, entre o 3º e o 4º dias do início da doença e o aparecimento dos sinais de alarme, que devem ser rotineiramente monitorados nos casos suspeitos, principalmente em crianças.

DENGUE COM SINAIS DE ALARME

Esses sinais podem traduzir o aumento da permeabilidade vascular e a evolução para o agravamento clínico do paciente com o potencial de evoluir para o choque ou derrames cavitários pelo extravasamento plasmático. Em alguns casos pode ocorrer hemorragia massiva, choque ou disfunções graves de órgãos, como hepatite fulminante, miocardite, encefalite, dentre outros. Nas crianças pequenas, os sinais de alarme podem não ser tão evidentes levando a maior risco de gravidade.

Dentre os principais sinais de alarme, destacam-se:

- dor abdominal intensa (referida ou à palpação) e contínua;
- vômitos persistentes;
- acúmulo de líquidos (ascite, derrame pleural, derrame pericárdico);
- hipotensão postural e/ou lipotimia;
- hepatomegalia > 2 cm abaixo do rebordo costal;
- sangramento de mucosa;
- letargia e/ou irritabilidade;
- aumento progressivo do hematócrito;
- queda abrupta da plaqueta;
- diminuição de diurese;
- desconforto respiratório.

O reconhecimento oportuno dos sinais de alarme e o tratamento dos casos graves de dengue é a principal estratégia para reduzir a letalidade, principalmente em crianças, que geralmente apresentam poucos sintomas e podem progredir rapidamente para a síndrome do choque da dengue.

DENGUE GRAVE

Caracteriza-se pelo extravasamento de plasma levando ao choque ou acúmulo de líquido e consequente desconforto

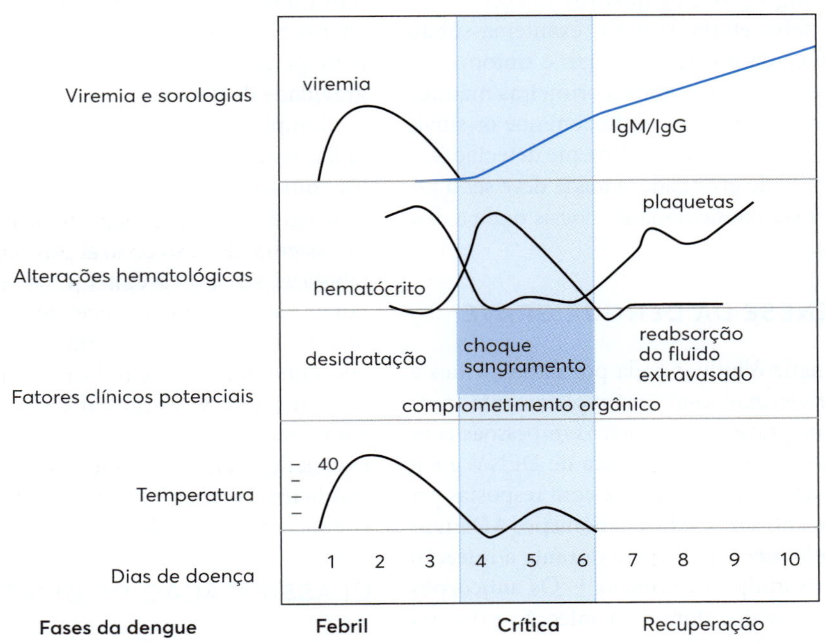

Figura 1 Fases clínicas da dengue.
Fonte: adaptada de Yip WCL, 1980.[8]

respiratório, hemorragia e/ou disfunção orgânica. O extravasamento plasmático provoca também hipoalbuminemia e aumento do hematócrito, o qual tem relação com a gravidade do caso.[8]

Em crianças hospitalizadas a ausência de hemoconcentração não significa ausência de extravasamento de plasma, principalmente em crianças com reposição hídrica anterior. Letargia e dor abdominal estão associados à dengue grave em crianças e quando juntos à dispneia podem ser úteis na identificação de casos que progridam para dengue grave.[9]

Apesar de muito divulgados, Correa LS et al. demonstraram que os sinais de alarme mais amplamente utilizados e mais valorizados no monitoramento da dengue em crianças foram as hemorragias maiores (gastrointestinal, urinária), dor abdominal e aumento do hematócrito concomitante ou não com diminuição rápida da contagem de plaquetas. O vômito persistente e outros sinais de extravasamento plasmático, como dificuldade respiratória e letargia/inquietação, não foram identificados com o mesmo grau de importância, principalmente por técnicos de enfermagem e na atenção primária ou secundária.[10]

Quando os pacientes sobrevivem à fase crítica, evoluem para a chamada fase de recuperação, em que há reabsorção gradual dos líquidos extravasados, que pode durar de 48 a 72 horas, controle dos fenômenos hemorrágicos e estabilização do estado hemodinâmico e aumento da diurese.

A dengue na criança pode ser assintomática ou manifestar-se como síndrome febril com sinais e sintomas inespecíficos, como apatia, recusa da alimentação e de líquidos, vômitos, diarreia sem sinais de localização. Já nos menores de dois anos de idade, os sinais e os sintomas de dor podem manifestar-se por choro persistente, sonolência ou irritabilidade, que podem sugerir outros quadros infecciosos febris, comuns dessa faixa etária, como o exantema súbito. Pelo início inespecífico da doença, os sinais e sintomas de quadro grave são reconhecidos como as primeiras manifestações clínicas, diferentemente do adulto, em que os sinais de alarme são mais objetivos e mais facilmente detectados.

Na avaliação do risco de gravidade, a idade deve ser a primeira característica a ser considerada em locais onde a dengue é hiperendêmica.[11]

IMUNOPATOGÊNESE DA DENGUE GRAVE

A patogênese da dengue é influenciada por fatores virais e do hospedeiro que permanecem incompletamente compreendidos. A dengue grave pode ocorrer em pessoas com infecção secundária com cepa heterotípica de DENV e em bebês nascidos de mães imunes à dengue com respostas primárias de anticorpos anti-DENV. Esse fenômeno, ADE (*Antibody Dependent Enhancement*), ocorre durante a infecção secundária com um sorotipo heterólogo.[12] Os anticorpos subneutralizantes produzidos durante a infecção primária ligam-se ao segundo DENV infectante e esses complexos anticorpo-vírus são internalizados nas células alvo via receptor Fc gama (FcγR), resultando em infecção intensificada, com produção aumentada de DENV. O intervalo entre as infecções sequenciais é importante. Quanto maior o intervalo entre duas infecções sequenciais por DENV (além de dois anos), maior será a proporção de casos graves de dengue durante a infecção DENV heterotípica secundária.[13]

Outro mecanismo associado à gravidade é provocado pelas células T durante a infecção pelo DENV, em um fenômeno denominado pecado antigênico original. Esse fenômeno é definido como o domínio das respostas das células T contra um sorotipo previamente infectante sobre o sorotipo infectante atual. Durante uma infecção primária, células T e células T de memória com reatividade cruzada são produzidas. Após a infecção secundária com um sorotipo heterólogo, células T CD8+ com alta reatividade cruzada e alta avidez pela infecção secundária por DENV são ativadas maciçamente e induzem alta produção de citocinas pró-inflamatórias e outros fatores solúveis. Juntos, esses fatores afetam a permeabilidade vascular, levando a maior incidência de dengue grave.[14]

Um grande número de outras hipóteses foram propostas para explicar a patogênese da dengue grave. Foi sugerido que o aumento da permeabilidade vascular também é mediado por complexos antígeno-anticorpo-complemento.[15]

Durante uma segunda infecção heterotípica por dengue, os antígenos DENV circulantes e anticorpos IgG anamnéstico da dengue ativariam o complemento, resultando em nível reduzido de C3 e níveis aumentados de anafilatoxinas C3a e C5a.[16] Essa ativação excessiva do complemento nas superfícies endoteliais contribuiria para o aumento da permeabilidade vascular na dengue grave.

Fatores do hospedeiro também podem contribuir para a patogênese e os desfechos clínicos da dengue. Polimorfismos do nucleotídeo único (SNPs) tanto no antígeno leucocitário humano (HLA) quanto nos genes não HLA[17] também parecem estar associados à captação do vírus e à gravidade da dengue.

Complicações neurológicas, como encefalite e encefalopatia, também são uma grande preocupação para pacientes com dengue. Embora os mecanismos de neuropatogênese ainda não sejam bem compreendidos, a invasão direta do sistema nervoso central pelo DENV e as alterações metabólicas são provavelmente os mecanismos mais importantes na encefalite ou encefalopatia. A detecção de antígenos DENV ou DENV entre pacientes admitidos com encefalite por dengue indica que a invasão direta do vírus do sistema nervoso central é a principal neuropatogênese para o mecanismo da encefalite. A encefalopatia pode estar associada a: distúrbios metabólicos, insuficiência hepática, insuficiência renal, hemorragias sistêmicas ou cerebrais ou edema cerebral agudo.[18]

CLASSIFICAÇÃO DE DENGUE

A aplicação da classificação da OMS de 2009 é fácil, tem uma sensibilidade aprimorada permitindo uma melhor captura de casos e aumento da admissão na UTI, o que pode ajudar os pediatras a evitar mortes devido à dengue grave entre crianças. No entanto, a inclusão de manifestações incomuns da dengue no esquema revisado de classificação da OMS (2009) não mudou a ênfase dos aspectos mais importantes da doença e dos principais fatores que contribuem para a fatalidade: choque com consequente disfunção orgânica.[19]

O Ministério da Saúde segue essa classificação visando uma melhor vigilância dos casos potencialmente graves. Nela, os casos são agrupados em duas categorias tendo como base a gravidade da doença: Dengue com ou sem Sinais de Alarme e Dengue Grave (Figura 2).

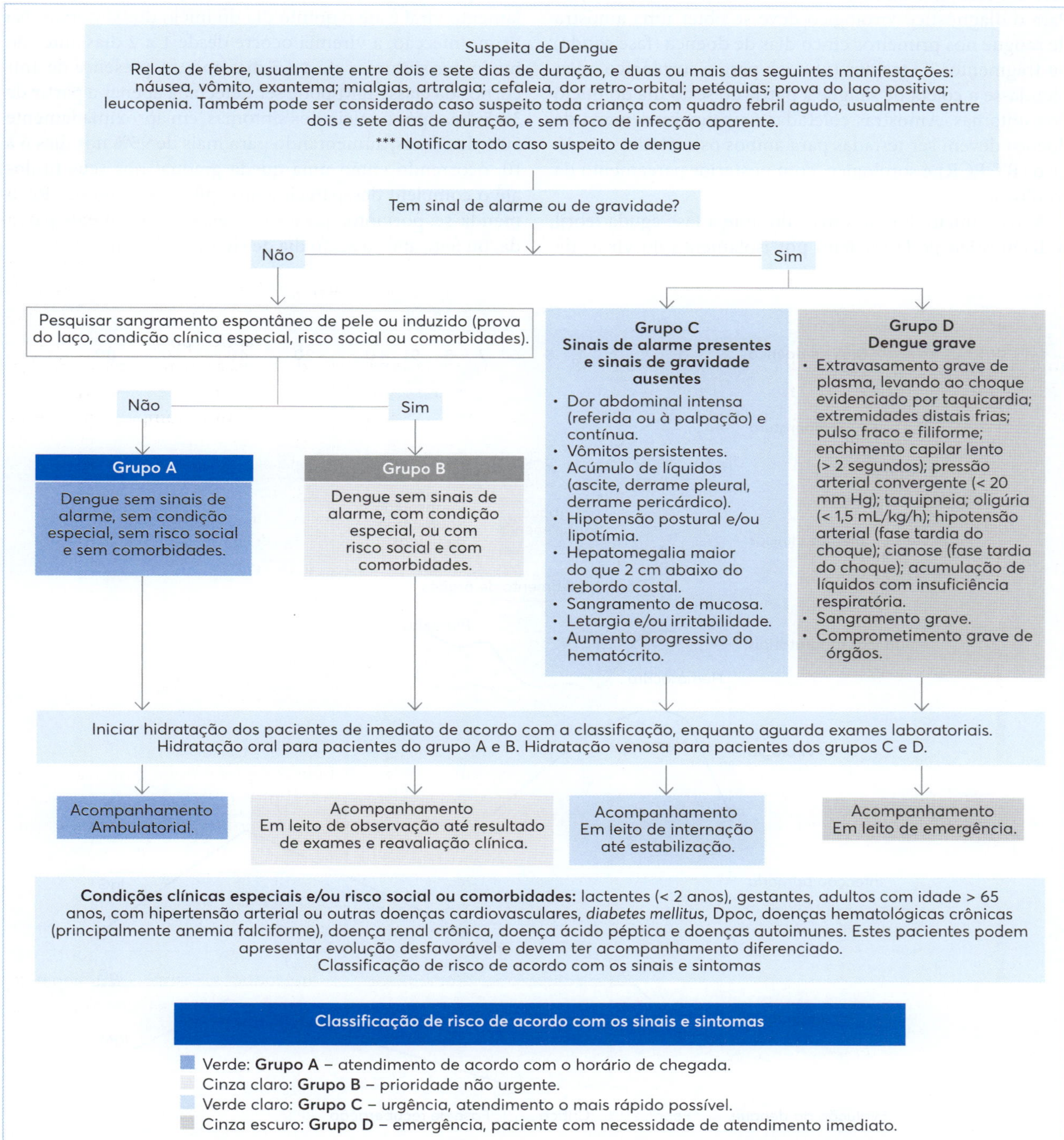

Figura 2 Fluxograma para classificação do risco de dengue.

Adaptado Brasil, Ministério da Saúde. Dengue: diagnóstico e manejo clínico adulto e criança, 2016.[8,20]

DIAGNÓSTICO

Os métodos utilizados para o diagnóstico da infecção pelo vírus da dengue são testes virológicos, que detectam elementos do vírus, e testes sorológicos, que detectam imunoglobulinas produzidas em resposta ao vírus.

O diagnóstico laboratorial específico da infecção por dengue baseia-se na detecção de antígeno viral no sangue, soro ou tecido, isolamento viral e detecção de anticorpos. Para o diagnóstico virológico deve-se obter uma amostra de sangue nos primeiros cinco dias de doença (fase aguda) ou fragmentos de tecidos (óbitos); para o sorológico, recomenda-se a coleta de sangue a partir do sexto dia do início dos sintomas. Amostras coletadas na primeira semana de doença devem ser testadas para ambos os métodos, virológico (RT-PCR) e sorológico, com posterior pareamento da sorologia.

Após o início dos sintomas, durante a fase aguda febril, o diagnóstico pode ser feito por isolamento do vírus, detecção de RNA do DENV por reação em cadeia de polimerase por transcriptase reversa (RT-PCR) ou detecção do antígeno da proteína 1 não estrutural (NS-1) do DENV por ensaio imunoenzimático. A detecção da antigenemia NS-1 é ferramenta útil para o diagnóstico em pacientes que se encontram nos três primeiros dias do início dos sintomas; seu desempenho é equivalente ao do RT-PCR, porém não permite a identificação do sorotipo.

O período adequado para a realização do teste para isolamento viral é até o quinto dia do início dos sintomas. Na primoinfecção, a viremia ocorre desde 1 a 2 dias antes do início dos sintomas até 4 a 5 dias após. A presença de anticorpos da classe IgM pode ser detectada apenas a partir de 3 a 5 dias após o início dos sintomas, em aproximadamente 50% dos casos, aumentando para mais de 95% nos dias 6 a 10, ocorrendo então uma queda gradual nos seus títulos até o completo desaparecimento após 2 ou 3 meses. Recomenda-se, portanto, que a sorologia seja idealmente pareada, ou feita após o sexto dia de sintomas (Figura 3).[4,8]

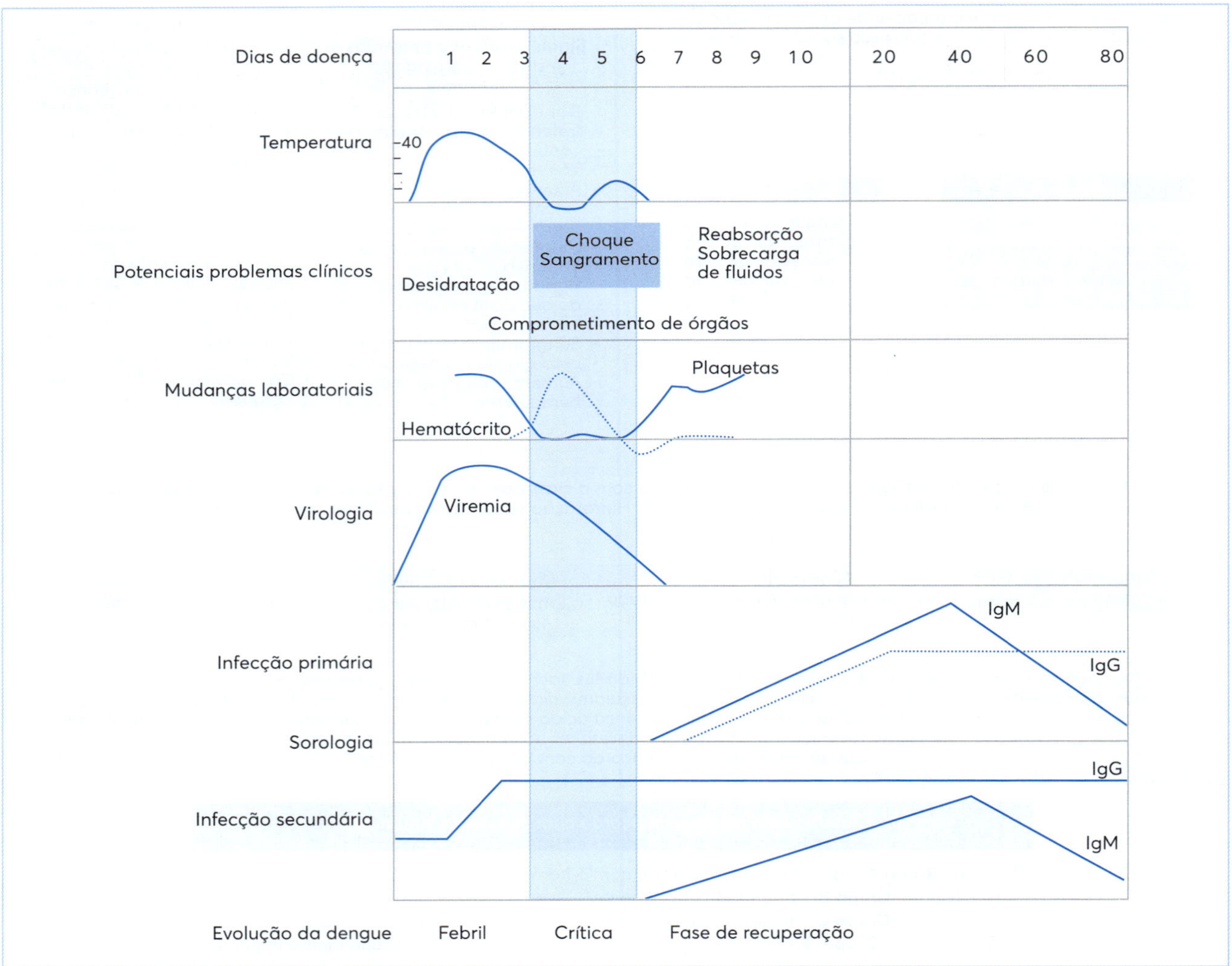

Figura 3 Evolução clínica e laboratorial da dengue.

Fonte: Brasil, Ministério da Saúde. Dengue: diagnóstico e manejo clínico adulto e criança, 2016.[20]

No diagnóstico laboratorial inespecífico, os achados no hemograma têm grande importância para o diagnóstico presuntivo de dengue, sendo obrigatório em todos os pacientes com fator de risco ou com prova do laço positiva, pois classifica o risco do paciente e monitora a evolução da doença, particularmente o hematócrito, já que a elevação de 10 a 20% do valor basal pode indicar extravasamento plasmático, além da contagem de plaquetas. A plaquetopenia isolada não significa gravidade, mas aumenta o risco para agravamento principalmente diante de queda brusca durante a evolução do quadro. A critério clínico, outros exames podem ser solicitados, como a dosagem de albumina e proteínas totais (importantes marcadores de perda de plasma), perfil hepático (pode haver discreta alteração de AST/ALT com bilirrubinas normais), coagulograma (só está alterado em casos complicados), perfil renal e exames de imagem. A ultrassonografia abdominal pode ser útil para detecção de espessamento da parede da vesícula biliar e confirmação de derrames cavitários, que também podem ser visualizados na radiografia de tórax. Esses achados são sinais de extravasamento capilar importantes para o monitoramento dos sinais de choque e intervenção terapêutica oportuna.[8]

DIAGNÓSTICO DIFERENCIAL

A dengue tem amplo espectro clínico, mas as principais doenças a serem consideradas no diagnóstico diferencial, além das outras arboviroses em circulação (Zika, Chikungunya, Oropouche, Febre amarela, Mayaro etc.) são: influenza, sarampo, rubéola, mononucleose, escarlatina e outras infecções virais, bacterianas e exantemáticas. Nos casos de dengue grave deve-se também fazer o diagnóstico diferencial com outras doenças como: meningococcemia, leptospirose, febre amarela, malária, hepatite infecciosa, assim como outras febres hemorrágicas transmitidas por mosquitos ou carrapatos.[8]

Com o cenário epidemiológico atual com a cocirculação de outros arbovírus e confirmação de casos autóctones de Chikungunya em 2014 e Zika em 2015, deve-se estabelecer o diagnóstico diferencial com a dengue. Apesar da inespecificidade das características clínicas e laboratoriais de cada doença, algumas características podem ajudar na distinção entre elas.

ABORDAGEM TERAPÊUTICA

Atualmente não há tratamento farmacológico específico de dengue. A conduta adequada dos pacientes com suspeita de dengue depende do reconhecimento precoce dos sinais de alarme, do contínuo acompanhamento, estadiamento dos casos e da pronta reposição volêmica. Para os casos agudos, recomenda-se o uso de sintomáticos como paracetamol ou dipirona para o controle da febre. Não se recomenda o uso de ácido acetilsalicílico e outros anti-inflamatórios, em função do risco aumentado de complicações hemorrágicas.

Para melhor orientar as medidas terapêuticas para cada caso com base nos dados de anamnese e de exame físico, o Ministério da Saúde do Brasil estabelece um fluxograma que contempla a classificação de risco e as etapas de atendimento diante de um paciente com suspeita de dengue (Figura 4).

VACINAÇÃO

A busca por uma vacina contra dengue enfrentou inúmeros desafios nos diversos estudos clínicos realizados ao longo das últimas décadas. Entre os principais desafios a serem superados durante as fases de estudo das vacinas, destacamos a necessidade de uma vacina ideal contra dengue que proteja simultaneamente contra os quatro sorotipos, confira proteção em longo prazo e seja isenta de efeitos adversos graves, especialmente do risco da indução do fenômeno de ADE, ou seja a possibilidade de gerar quadros de maior gravidade em indivíduos que se expusessem ao vírus após a imunização, fenômeno conhecido nas infecções secundárias pelo vírus da dengue 1, 2 e 3.[8]

A primeira vacina contra a dengue, Dengvaxia® (CYD-TDV) desenvolvida pela Sanofi Pasteur, foi licenciada em dezembro de 2015 e aprovada por autoridades regulatórias em cerca de 20 países. Em novembro de 2017, foram divulgados os resultados de uma análise adicional para determinar retrospectivamente o perfil sorológico no momento da vacinação. A análise mostrou que o subconjunto de participantes do ensaio que foram considerados soronegativos no momento da primeira vacinação tinha um risco maior de dengue mais grave e hospitalizações em comparação com os participantes não vacinados. Como tal, o uso da vacina é direcionado para pessoas que vivem em áreas endêmicas, com idade variando de 9 a 45 anos, que tiveram pelo menos uma infecção pelo vírus da dengue documentada anteriormente.[4]

Conforme descrito no documento de posição da OMS sobre a vacina Dengvaxia (setembro de 2018), a vacina de vírus vivo atenuada contra a dengue CYD-TDV demonstrou em ensaios clínicos ser eficaz e segura em pessoas que tiveram uma infecção anterior pelo vírus da dengue (indivíduos soropositivos). No entanto, acarreta risco aumentado de dengue grave para aqueles que apresentam sua primeira infecção natural de dengue após a vacinação (aqueles que eram soronegativos no momento da vacinação).[4] Para países que consideram a vacinação como parte de seu programa de controle da dengue, a triagem pré-vacinação é a estratégia recomendada. Com essa estratégia, apenas as pessoas com evidência de infecção anterior por dengue devem ser vacinadas (com base em um teste de anticorpos comprovando infecção por dengue no passado). As decisões sobre a implementação de uma estratégia de triagem pré-vacinação exigem uma avaliação cuidadosa em cada país, incluindo a consideração da sensibilidade e especificidade dos testes disponíveis e das prioridades locais, epidemiologia da dengue, taxas de hospitalização por

Exames específicos

- Sorologia IgM (MAC-ELISA);
- pesquisa do vírus nos primeiros 3 a 4 dias de doença, por isolamento viral ou detecção do genoma viral por reação em cadeia de polimerase de transcrição reversa (RT-PCR), em amostras de sangue ou tecidos conservados a temperaturas ultrabaixas;
- detecção de antígeno viral por imuno-histoquímica em amostras de tecidos, principalmente do fígado, conservadas em temperatura ambiente, em formalina tamponada a 10%;
- exame histopatológico do fígado, com encontro de lesões sugestivas de febre amarela: necrose/apoptose mediozonal e presença de corpúsculos de *Councilman*.

Também podem ser utilizadas sorologias pareadas (intervalo de 15 dias) com o teste de inibição da hemaglutinação ou IgG ELISA. Aumento de 4 vezes ou mais nos títulos ou a passagem de negativo para positivo sugere o diagnóstico de infecção recente.

Pode haver reações sorológicas cruzadas com outras infecções por Flavivírus, como Oeste do Nilo e dengue, de modo que se deve fazer o diagnóstico diferencial com essas viroses e com a malária por *Plasmodium falciparum*, leptospirose, formas graves de hepatites, outras febres hemorrágicas virais, septicemias e outras doenças com curso íctero-hemorrágico.

A suspeita de febre amarela deve ser notificada imediatamente à autoridade sanitária. A febre amarela é a única doença que é objeto de exigência de atestado de vacina internacional.

TRATAMENTO

Não há tratamento específico. Antivirais têm sido ineficazes. O tratamento é sintomático e de suporte, e pode necessitar de cuidados intensivos nas formas mais graves. Ácido acetilsalicílico é contraindicado.

PROGNÓSTICO

Quanto maiores as alterações clínicas e laboratoriais, pior o prognóstico. Cuidados implementados o mais brevemente possível como ventilação mecânica protetora, hemodiálise e suporte hematológico influenciam o desfecho dos casos, muito embora considerável proporção ainda vá ter desfecho fatal.[10]

PREVENÇÃO

O combate ao mosquito e cuidados ambientais são importantes, mas de difícil implementação.

A medida mais eficaz é a vacinação. Embora não seja considerada uma doença erradicável, por não conferir imunidade de grupo no ciclo selvagem, se todas as pessoas em situação de risco se vacinarem, a doença será uma raridade, pois as falhas vacinais são muito raras. O Ministério da Saúde recomenda a vacinação de rotina nas áreas com recomendação de vacina e para os viajantes que a elas se destinam. A vacina é aplicada a partir de nove meses de idade, com um reforço aos quatro anos. Acima dessa idade, recomendam-se duas doses, com intervalo de dez anos. A OMS recomenda dose única, por toda a vida, embora também recomende mais estudos para grupos especiais, como os lactentes. Os que têm intenção de viajar devem vacinar-se pelo menos dez dias antes da viagem, nos casos de primovacinação; esse intervalo não se aplica à revacinação. Em casos de surtos epidêmicos, a vacina pode ser utilizada a partir dos seis meses de vida. Como se trata de vacina viva, não deve ser aplicada em imunodeficientes ou gestantes. Deve também ser evitada em nutrizes durante os primeiros seis meses de vida da criança e em pessoas com doenças do timo. Como é vacina produzida em ovo, está contraindicada em pessoas alérgicas ao ovo, bem como aos componentes da vacina, que inclui gelatina. Em virtude dos eventos adversos raros e graves que pode acarretar (disseminação visceral do vírus vacinal ou meningoencefalite), decorrentes de fatores individuais ainda desconhecidos, a sua aplicação obedece a critérios de ponderação do risco da doença e do risco da vacinação. Para mais detalhes sobre precauções e contraindicações, consultar o Capítulo 25 Imunizações desta Seção ou o Manual de Vigilância Epidemiológica de Eventos Adversos Pós-vacinais[11] e o Manual dos Centros de Referência de Imunobiológicos Especiais,[12] ambos do Ministério da Saúde.

A vacina de febre amarela atualmente em uso foi desenvolvida pelos cientistas da Fundação Rockefeller, com a liderança de Max Theiler, que recebeu, merecidamente, o Prêmio Nobel de Medicina, em 1951. O vírus semente 17DD foi trazido ao Brasil em 1937 pelo Dr. Hugh Smith, e o seu processo de produção foi aperfeiçoado por Henrique de Azevedo Penna, do Instituto Oswaldo Cruz, que instituiu o sistema de lote-semente, atualmente utilizado para a produção de todas as vacinas. Os notáveis estudos clínicos que permitiram a sua utilização em larga escala foram realizados no Brasil, com vacina produzida no Brasil.

Em 84 anos de atividade de produção foram fornecidas cerca de 1 bilhão de doses de vacinas ao antigo SUCAM (Superintendência de Campanhas), ao Programa Nacional de Imunizações e exportadas. Os registros de vacinação da SUCAM mostram que de 1937 a 1986 foram aplicadas 154 milhões de doses (Rodopiano de Oliveira, 1988). Informe do DATASUS/SI-PNI/Tabnet/Doses aplicadas, mostra que no período de 1994 a 2020 foram aplicadas 176.875.739 doses. Sem considerar os anos 1987 a 1993, um período de sete anos sem dados de vacinação, já foram aplicados mais de 330 milhões de doses da vacina de febre amarela na população brasileira.

DESAFIOS

A vacina de febre amarela é altamente imunogênica, tem a sua segurança bem estabelecida com base em dados de muitas campanhas de vacinação nas últimas décadas, porém, eventos adversos graves podem ocorrer, especialmente após a primeira dose.[13] Fatores de risco relacionados a esses eventos ainda precisam ser esclarecidos e há investigação sobre uma predisposição genética. Deficiência completa autossômica recessiva de IFNAR1 pode resultar em risco de vida por complicações da vacinação com vírus atenuados, como sarampo e febre amarela, em indivíduos previamente saudáveis.[14]

Estão sendo desenvolvidas vacinas mais seguras contra febre amarela, inativadas ou de subunidades, com resultados iniciais promissores, mas que ainda estão longe de estarem prontas. Por enquanto, a atual vacina de febre amarela precisa ser utilizada para proteger as pessoas em risco da doença. É preciso que todas as pessoas expostas ao risco de febre amarela sejam vacinadas, especialmente aos que vivem e trabalham próximo a florestas em áreas com circulação do vírus ou viajantes que a elas se destinem.

É necessário continuar pesquisando os fatores genéticos ou individuais que predispõem aos eventos adversos raros e graves, visando encontrar meios de evitá-los.

É preciso continuar as pesquisas para obtenção de antivirais eficazes contra o vírus da febre amarela.

REFERÊNCIAS BIBLIOGRÁFICAS

1. Monath TP, Vasconcelos PFC. Yellow fever. J Clin Virol. 2015;64:160-73.
2. Benchimol JL. Febre amarela, a doença e a vacina, uma história inacabada. Rio de Janeiro: Fiocruz, 2001.
3. Brasil. Ministério da Saúde. Secretaria de Vigilância em Saúde. Guia de Vigilância em Saúde. Brasília: Ministério da Saúde, 2019.
4. Informativo Epidemiológico de Arbovírus, período 18 a 24 Abril 2021, mostrando 23 municípios com circulação de vírus da febre amarela. Secretaria de Saúde do Estado do Rio Grande do Sul.
5. Possas C, Martins RM, Oliveira RL & Homma A. Editorial Memórias Instituto Oswaldo Cruz 2018;113(1). https://doi.org/10.1590/0074-02760170361.
6. Possas C, Oliveira RL, Tauil PL, Pinheiro FP, Pissinati A, Cunha RV, Freire MS, Martins RM & Homma A. Review Memórias Instituto Oswaldo Cruz 2018;113(10). https://doi.org/10.1590/0074-02760180278.
7. Staples JE, Gershman M, Fischer M. Yellow fever vaccine. Recommendations of the Advisory Committee on Immunization Practices (ACIP). MMWR 2010;59:1-27.
8. Brasil. Ministério da Saúde. Secretaria de Vigilância em Saúde. Boletim Epidemiológico, Brasília, v.52, n. 4, Fev. 2021.
9. Blake LE, Garcia-Blanco MA. Human genetic variation and yellow fever mortality during 19th century US epidemics. MBio. 2014;e01253-14.
10. Johansson MA, Vasconcelos PFC, Staples JE. The whole iceberg: estimating the incidence of yellow fever virus infection from the number of severe cases. Trans R Soc Trop Med Hyg. 2014;108:482-7.
11. Quaresma JAS, Pagliari C, Medeiros DBA, Garcia-Blanco MA, Vasconcelos PFC. Immunity and immune response, pathology and pathologic changes: progress and challenges in the immunopathology of yellow fever. Rev Med Virol. 2013;23:305-18.
12. Tuboi SH, Costa ZGA, Vasconcelos PFC, Hatch D. Clinical and epidemiological characteristics of yellow fever in Brazil: analysis of reported cases 1988-2002. Trans R Soc Trop Med Hyg. 2007;101:169-75.
13. Brasil. Ministério da Saúde. Secretaria de Atenção à Saúde. Febre amarela: guia para profissionais de saúde/Ministério da Saúde, Secretaria de Atenção à Saúde. 1. ed., atual. Brasília: Ministério da Saúde, 2018. 67 p.: il.
14. Ministério da Saúde. Secretaria de Vigilância em Saúde. Manual de vigilância epidemiológica de eventos adversos pós-vacinação. 4. ed. Brasília: Ministério da Saúde, 2020.
15. Ministério da Saúde. Secretaria de Vigilância em Saúde. Manual dos Centros de Referência para Imunobiológicos Especiais. 5. ed. Brasília: Ministério da Saúde, 2019.
16. Porudominsky R, Gotuzzo EH. Yellow fever vaccine and risk of developing serious adverse events: a systematic review. Rev Panam Salud Publica. 2018;42:e75. https://doi.org/10.26633/RPSP.2018.75
17. Hernandez N, Bucciol G, Moens L, Le Pen J, Shahrooei M, Goudouris E, et al. Inherited IFNAR1 deficiency in otherwise healthy patients with adverse reaction to measles and yellow fever live vaccines. J Exp Med. 2019 Sep 2;216(9):2057-2070. doi: 10.1084/jem.20182295. Epub 2019 Jul 3. PMID: 31270247; PMCID: PMC6719432.

CAPÍTULO 9

FEBRE DE CHIKUNGUNYA

Consuelo Silva de Oliveira
Tânia do Socorro Souza Chaves

AO FINAL DA LEITURA DESTE CAPÍTULO, O PEDIATRA DEVE ESTAR APTO A:

- Conhecer as características epidemiológicas do vírus chikungunya no Brasil.
- Reconhecer um quadro clínico suspeito de febre de chikungunya.
- Descrever os principais sinais e sintomas que caracterizam as três fases clínicas da doença.
- Estabelecer o diagnóstico diferencial com as principais doenças exantemáticas febris com artralgias.
- Identificar os grupos de risco, os sinais de gravidade e os critérios de internação.
- Reconhecer as complicações precoces e tardias do recém-nascido de mães virêmicas próximas ao parto.

O VÍRUS

O vírus chikungunya (CHIKV) é um vírus RNA da família *Togaviridae,* do gênero *Alphavirus*, pertencente ao complexo antigênico *Semliki Forest,* que inclui outros alfavírus, que reúne outros arbovírus com similaridade antigênica e considerados artritogênicos como o vírus Ross River, O'nyong-nyong vírus, Getah, Bebaru, *Semliki Forest* e Mayaro, endêmico na Amazônia brasileira. Possui quatro linhagens (genótipos) geneticamente distintas: Oeste Africano, Leste-Centro-Sul Africano (ECSA), Asiático e Indiano (IOL). O vírus de chikungunya foi isolado pela primeira vez de um paciente febril, durante um surto da doença, entre 1952 e 1953 em Makonde Plateau, província ao sul da Tanzânia.[1]

Estudos conduzidos por Nunes et al. (2015)[2] analisaram a emergência do vírus CHIKV no Brasil, identificaram pela primeira vez nas Américas o genótipo Centro-Sul-Leste Africano (ECSA) nos casos autóctones da Bahia, enquanto no Amapá, o genótipo circulante é o Asiático, o mesmo que circulou nas ilhas do Caribe.

TRANSMISSÃO

É uma arbovirose transmitida pela picada de mosquitos fêmeas do gênero *Aedes* (*Aedes aegypti, Aedes albopictus*). Os principais vetores são o *Aedes aegypti*, amplamente distribuídos em regiões tropicais e subtropicais, e o *Aedes albopictus*, principal vetor em regiões temperadas; ambos estão bem adaptados às áreas do peridomicílio e a ambientes naturais ou modificados. Vale ressaltar que a mutação A226V no envelope da proteína E1 do genótipo indiano do vírus foi associada ao surto explosivo que ocorreu na Índia, pelo aumento na infectividade do vírus chikungunya para o *Aedes albopictus*, o que permitiu maior replicação e dispersão do vírus nas áreas afetadas pelo surto.[3]

EPIDEMIOLOGIA

O termo *chikungunya* originou-se de um dialeto africano (Makonde) e significa "aquele que se dobra", postura adotada pelos pacientes por grave comprometimento das grandes articulações. O vírus reemergiu durante a segunda metade do século XX, associado a surtos e epidemias que ficaram restritas à África e à Ásia até 2004 e, a partir de 2005, o vírus rapidamente se dispersou pelas ilhas do sudoeste do Oceano Índico e numerosos casos importados foram registrados em países ocidentais não tropicais, inclusive na Itália, na região rural de Emilia Romagna onde ocorreu, em 2007, um importante surto associado ao vírus CHIKV. No Brasil, os primeiros casos foram relatados por Chaves et al. (2012)[4] em viajantes que retornaram da Indonésia. No final de 2013, foi identificado pela primeira vez nas Américas em uma grande epidemia nos países do Caribe e, em 2014, mais de 1 milhão de casos da febre de CHIKV foram notificados para a Organização Mundial da

Saúde (OMS) nas Américas do Sul, Central e do Norte. No Brasil, a partir de setembro de 2014, foram confirmados os primeiros casos autóctones, inicialmente no estado do Amapá e depois na Bahia, causando epidemias localizadas. Atualmente está amplamente disperso no país e segundo o último boletim do Ministério da Saúde[5] entre 2020 e a Semana Epidemiológica 27 de 2021 ocorreram 56.515 casos prováveis de chikungunya (taxa de incidência de 26,7 casos por 100 mil habitantes) no país. Esses números correspondem a uma diminuição de 8,5 % dos casos em relação ao ano anterior. As regiões Nordeste e Sudeste apresentaram a maior incidência com 56,9 casos/100 mil habitantes, seguidas das regiões Sudeste (24,2 casos/100 mil habitantes) e Centro-Oeste (5,1 casos/100 mil habitantes). Foram confirmados no país 6 óbitos por critério laboratorial, os quais ocorreram no estado de São Paulo (3), Sergipe (1), Espírito Santo (1) e Minas Gerais (1).

QUADRO CLÍNICO

A febre de CHIKV tem amplo espectro clínico que varia desde formas assintomáticas (3 a 8%), pacientes sintomáticos em 70% dos casos, com evolução trifásica (aguda, subaguda e crônica), até formas graves e atípicas.[6] Clinicamente a doença se caracteriza pela tríade de febre, exantema e artralgia. O período de incubação é de três a sete dias, podendo variar de dois a dez dias. A doença afeta to das as faixas etárias; porém, neonatos, indivíduos acima de 60 anos e os portadores de comorbidade são considerados grupos de risco. A viremia da doença pode ser detectada antes do início dos sintomas, com período de maior replicação viral, 48 horas após o início dos sintomas, podendo persistir entre quatro a seis dias. A febre é de início súbito, varia de 39 a 40ºC, pode persistir por sete dias e geralmente se acompanha de calafrios e mal-estar geral. Em crianças, a febre é a principal causa de convulsão nos primeiros 3-5 dias de doença.[7] Geralmente, o exantema é maculopapular ou petequial e envolve tronco, membros, região palmar e plantar. A descamação da pele, prurido ou parestesias podem estar presentes, eventualmente outros sintomas, como cefaleia, conjuntivite, dor retroorbital, mialgia, fotofobia, fadiga, náuseas e vômitos também podem ocorrer. A dengue e a febre de O'nyong nyong são os principais diagnósticos diferenciais no Velho Mundo; enquanto no Novo Mundo destacam-se a dengue e a febre do Mayaro, porém, no caso de dengue, a mialgia é mais importante do que a artralgia.

Os sintomas manifestam-se após curto período de incubação (3 a 7 dias) e a viremia no humano inicia dois dias antes dos sintomas e pode se prolongar de 8 a 10 dias. Por ser doença de notificação obrigatória, considera-se como caso suspeito todo paciente com febre de início súbito, acima de 38,5°C, e artralgia ou artrite intensa de início agudo, não explicado por outras condições. Os casos graves e óbitos ocorrem com maior frequência em pacientes com comorbidades e em extremos de idade.[6,7]

FASE AGUDA

A fase aguda caracteriza-se pelo aparecimento súbito de febre alta (> 38,5°C) em adultos e crianças, artralgia intensa e exantema maculopapular, que aparece em geral de 2 a 5 dias após o início da febre. Outros sintomas, como cefaleia, dor lombar, mialgia, náusea, vômitos e conjuntivite, podem ocorrer em menor frequência e em diferentes estágios da doença. Na criança menor de um ano de idade, devem-se considerar o choro frequente e a irritabilidade como expressões dos sintomas dolorosos da doença e a maior frequência das manifestações gastrointestinais.[7] Essa fase dura em média 7 dias, enquanto a artralgia pode persistir por 1 a 2 semanas. A poliartralgia é referida na maioria dos pacientes sintomáticos, porém, nas crianças, a dor articular tem menor intensidade e com menor frequência (entre 30 a 50%).[7] A presença de fatores de risco, como idades extremas (neonatos e idosos), comorbidades e carga viral elevada, determinam a intensidade dos sintomas e a gravidade da doença.[7]

As alterações dermatológicas descritas na fase aguda da doença estão presentes em 40 a 50% dos casos e correspondem ao exantema do tipo maculopapular, pruriginoso, que surge entre o 2º e até o 5º dia após o início da febre, acometendo sobretudo o tórax, mas pode ser observado em membros superiores e inferiores ou localizado na região palmoplantar, persistindo por 2 a 3 dias. A criança apresenta alta prevalência de manifestações dermatológicas, como hiperpigmentação, exantema generalizado e, nos neonatos, predomina o tipo vesicobolhoso, não descrito nas outras arboviroses que cursam com exantema.[6,7]

FASE SUBAGUDA

Caracteriza-se pela defervescência da febre e recrudescência das artralgias após 2 a 3 meses da fase aguda. Pode haver persistência ou agravamento da artralgia, que se manifesta sob a forma de poliartrite distal, exacerbação da dor articular nas regiões previamente acometidas e tenossinovite hipertrófica subaguda em punhos e tornozelos. Outras manifestações clínicas são descritas nessa fase, como astenia, prurido generalizado e exantema maculopapular em tronco, membros e região palmoplantar, que podem assumir padrão purpúrico, vesicular e até bolhoso.[6]

FASE CRÔNICA

Caracteriza-se pela persistência de sinais e sintomas inflamatórios, articulares e musculoesqueléticos por mais de três meses do início da doença. O acometimento é poliarticular e simétrico (pode ser assimétrico e monoarticular) nas mesmas articulações atingidas durante a fase aguda e subaguda, com a presença da dor com ou sem edema, limitação de movimento e, eventualmente, deformidade persistente. Acredita-se que a cronificação na febre de chikungunya esteja relacionada com a presença de fatores de risco, como idade acima de 45 anos, distúrbio articular preexistente e maior intensidade das lesões articulares na fase aguda.[6]

MANIFESTAÇÕES ATÍPICAS

No espectro clínico da doença, há descrição de manifestações consideradas atípicas, como convulsão, uveíte e miocardite, que podem cursar sem febre e artralgia. Acredita-se que podem surgir por efeito direto do vírus, resposta imune ou por toxicidade das drogas utilizadas durante o tratamento, acometendo particularmente indivíduos do grupo de risco com comorbidades (história de convulsão febril, diabete, asma, insuficiência cardíaca, alcoolismo, doenças reumatológicas, anemia falciforme, talassemia, hipertensão, obesidade, entre outras), neonatos, gestantes, pessoas com mais de 65 anos de idade e aqueles que estão em uso de alguns fármacos (ácido acetilsalicílico, anti-inflamatórios e paracetamol em altas doses).[6,8]

Embora o vírus CHIKV não seja considerado neurotrópico, estudos recentes sugerem envolvimento neurológico principalmente nos neonatos, crianças e idosos. Dentre as manifestações mais frequentes em neonatos e crianças jovens estão meningoencefalites, convulsões e encefalopatia aguda.[8]

GRAVIDEZ

Não há relato de que a infecção pelo CHIKV no período gestacional possa alterar o curso da gravidez nem há evidências de efeitos teratogênicos, embora haja relatos de abortamento espontâneo.[9] Casos de transmissão vertical podem ocorrer quase que exclusivamente no intraparto de gestantes virêmicas e, muitas vezes, provocam infecção neonatal grave. O risco maior de transmissão está relacionado quando as mulheres são infectadas durante o período intraparto (4 dias antes do parto até 1 dia depois), com taxa de transmissão de 50%, que pode ocasionar formas graves em cerca de 90% dos neonatos, como os quadros de encefalopatia, alterações cardiovasculares e hemodinâmicas, e hemorragias, com evolução para o óbito.[7,9] O recém-nascido (RN) é assintomático nos primeiros dias, com surgimento de sintomas a partir do quarto dia (3 a 7 dias), que incluem febre, síndrome álgica que se expressa por choro inconsolável, irritabilidade, recusa das mamadas, exantema, descamação, hiperpigmentação cutânea e edema de extremidades.[9]

O seguimento de 7.504 mulheres grávidas conduzido por Gerardin et al.[10] durante a epidemia na ilha de Reunião, no Oceano Índico, entre 2005 e 2006, evidenciou o potencial de complicações do vírus na gravidez, que incluíram síndrome hemorrágica materna, retardo de crescimento intrauterino, prematuridade e aborto. Nesse estudo, 678 (9%) grávidas foram infectadas pelo vírus CHIKV com confirmação laboratorial (virológica e/ou sorológica) durante a gravidez e 61 (0,8%) no período pré ou intraparto. Com exceção do registro de três óbitos fetais antes da 22ª semana de gestação, a transmissão vertical ocorreu principalmente no período intraparto (19 a 48,7%), coincidindo com maior viremia. Todos os RN infectados foram assintomáticos ao nascimento e, após 3 a 7 dias de vida (média de 4 dias), iniciaram com febre, irritabilidade, exantema, petéquias e edema de articulação, além de trombocitopenia em 89% dos casos. As complicações foram registradas em 10 RN (53%), como encefalopatia (9/90%) com alterações na ressonância magnética (RM) (edema cerebral e hemorragias) e evolução com sequelas motoras permanentes em 4 casos (40%).

Um estudo conduzido por Torres et al.[11] acompanharam um grupo de neonatos sintomáticos com infecção pelo vírus chikungunya com registro inédito do genótipo asiático do vírus. Embora as manifestações clínicas encontradas fossem semelhantes às relatadas anteriormente, a porcentagem de complicações neurológicas foi menor. O vírus chikungunya representa risco substancial para neonatos nascidos de grávidas sintomáticas durante o surto de chikungunya na região das Américas, com importantes implicações clínicas e de saúde pública.[12]

DIAGNÓSTICO

Para o diagnóstico laboratorial específico, dispõem-se de três testes principais: isolamento do vírus, pesquisa do RNA viral em diferentes amostras clínicas, ou de forma indireta por pesquisa de anticorpos específicos. No soro coletado nos primeiros 7 dias do início da doença, indicam-se os testes virológicos (detecção do genoma viral ou isolamento) pela elevada viremia, que pode persistir até 8 a 10 dias, e a dosagem de anticorpos específicos (IgM) normalmente presentes no final da 1ª semana de doença e que se mantêm entre três a seis meses, sendo um bom indicador de infecção recente. Caso o teste sorológico seja negativo nesse período, é necessária nova coleta entre 10 e 14 dias do início (soro convalescente) e a avaliação da soroconversão (aumento de quatro vezes entre as amostras nas fases aguda e convalescente), o que confirmaria a infecção recente por CHIKV. As amostras clínicas utilizadas para o diagnóstico podem ser: sangue, plasma, soro, líquido cefalorraquidiano (LCR), saliva e urina.

Quanto às provas inespecíficas de fase aguda, observa-se que, no hemograma, a leucopenia com linfopenia < 1.000 células/mm³ é a alteração mais frequente, enquanto a trombocitopenia < 100.000 células/mm³ é rara. Quanto às provas inflamatórias inespecíficas, como a velocidade de hemossedimentação (VHS) e a proteína C-reativa (PCR), estão discretamente elevadas, assim como a dosagem das enzimas hepáticas, da creatinina e da creatinofosfoquinase (CPK).[12]

DIAGNÓSTICO DIFERENCIAL

Deve-se estabelecer o diagnóstico diferencial com outros agravos febris que cursam com artralgia, com destaque para dengue, pela epidemiologia atual e pelo potencial de complicações, principalmente hemorragias, que podem resultar em óbito. As outras doenças que devem ser excluídas são leptospirose, sarampo, infecção por parvovírus B19, mononucleose infecciosa, primoinfecção por HIV, febre tifoide, artrites pós-infecciosas, artrite reumatoide juvenil, malária e febre de Mayaro, sendo estas últimas endêmicas na região amazônica.[12] Na epidemiologia atual a prioridade é estabelecer o diagnóstico diferencial com as outras arboviroses que apresentam quadro clínico similar particularmente com a dengue.[6]

TRATAMENTO

Diante de um caso suspeito de febre de chikungunya, o pediatra deve seguir a classificação de risco proposta pelo Ministério da Saúde,[6] que define os grupos de risco, estabelece os sinais de gravidade e os critérios de internação, nos quais os neonatos estão incluídos por conta dos elevados índices de complicações.[6]

Na ausência de droga antiviral específica, o tratamento deve se restringir ao uso de sintomáticos e hidratação com base no estadiamento da doença (aguda, subaguda ou crônica). Nos casos de RN ou lactentes, o tratamento deve assegurar a hidratação venosa adequada, controle da febre (dipirona ou paracetamol), controle da dor, suporte nutricional e prevenção das infecções secundárias na presença das lesões cutâneas.

A avaliação da intensidade da dor deve ser feita através da Escala FLACC (*Face, Legs, Activity, Cry, Consolability*) que é aplicada em crianças entre dois meses e sete anos de idade, e se impõem o uso de sintomáticos (paracetamol e dipirona) e nos casos de dor refratária a esses medicamentos, podem ser utilizados os analgésicos opioides, como a codeína, em doses recomendadas na pediatria.[7]

PREVENÇÃO

Considerando a alta infestação em todas as regiões brasileiras do vetor *Aedes aegypti*, bem como a presença do *Aedes albopictus* no país, recomenda-se que as medidas de prevenção sejam orientadas para reduzir a densidade vetorial com o controle de adultos e larvas, capacitação de pessoal, ações de limpeza urbana, atividades de mobilização social e comunicação com a comunidade, que são essenciais para obter um impacto maior no menor tempo possível.[12]

Os estudos pioneiros para desenvolver uma vacina contra o chikungunya iniciaram na década de 60 e desde então os pesquisadores continuam a desenvolver vacinas candidatas, no entanto até o momento não há vacina licenciada disponível para uso. Atualmente há sete estudos em curso com estratégias variadas para o desenvolvimento da vacina, como a de vírus inativada, de subunidades, vírus vivo atenuado (LAV), de vetor de vírus recombinante, quimérica e partícula semelhante a vírus (VLP) e vacina de ácido nucleico.[13]

REFERÊNCIAS BIBLIOGRÁFICAS

1. Burt FJ, Rolph MS, Rulli NE, Mahalingam S, Heise M T. Chikungunya: a re-emerging virus. Lancet. 2012;379:662-71.
2. Nunes MRT, Faria NR, Vasconcelos JM, Golding N, Kraemer MUG, de Oliveira LF, et al. Emergence and potential for spread of Chikungunya virus in Brazil. BMC Med. 2015;(13) 102:1-10.
3. Pan American Health Organization Preparedness and Response for Chikungunya Virus: Introduction in the Americas Washington, D.C.: PAHO, 2011.
4. Chaves TSS, Pellini ACG, Mascheretti M, Jahnel MT, Ribeiro AF, Rodrigues SG, et al. Travelers as sentinels for chikungunya fever, Brazil. Emerge Infect Dis [serial on the Internet]. 2012 Mar [date cited].
5. Brasil. Boletim Epidemiológico. Secretaria de Vigilância em Saúde. Ministério de Saúde. Coordenação-Geral de Vigilância das Arboviroses do Departamento de Imunização e Doenças Transmissíveis da Secretaria de Vigilância em Saúde (CGARB/DEIDT/SVS). Monitoramento dos casos de arboviroses urbanas causados por vírus transmitidos pelo mosquito Aedes (dengue, Chikungunya e zika), semanas epidemiológicas 1 a 27, 2021.Volume 52. Jul, 2021.
6. Brasil. Ministério da Saúde. Secretaria de Vigilância em Saúde. Secretaria de Atenção Básica Chikungunya: Manejo Clínico, 2017. 78 p. il.
7. Ritz N, Hufnagel M, Gerardin P. Chikungunya in children. Pediatr Infect Dis J. 2015 Jul;34(7):789-91.
8. Economopoulou A, Dominguez M, Helynck B, Sissoko D, Wichmann O, Quenel P, et al. Atypical Chikungunya virus infections: clinical manifestations, mortality and risk factors for severe disease during the 2005- 2006 outbreak on Réunion. Epidemiol Infect. 2009;137:534-41.
9. Fritel X, Rollot O, Gerardin P, Gauzere BA, Bideault J, Lagarde L, et al. Chikungunya virus infection during pregnancy, Reunion, France, 2006. Emerg Infect Dis. 2010;16:418-25.
10. Gerardin P, Barau G, Michault A, Bintner M, Randrianaivo H, et al. Multidisciplinary Prospective Study of Mother-to-Child Chikungunya Virus Infections on the Island of La Réunion. PLoS Med. 2008;5(3):e60.
11. Torres JR, et al. Congenital and perinatal complications of chikungunya fever: a Latin American experience Int J Infect Dis. 2016;51:85-8.
12. Instrumento para el diagnóstico y la atención a pacientes con sospecha de Arbovirosis, Organización Panamericana de la Salud Oficina Sanitária Panamericana – Oficina Regional de la Organización Mundial de la Salud. Washington, D.C, 2016.
13. Gao S, Song S, Zhang L. Recent progress in vaccine development against Chikungunya Virus. Front Microbiol. 2019;10:2881.

CAPÍTULO 10

FEBRE ZIKA

Consuelo Silva de Oliveira
Maria Elisabeth Lopes Moreira

AO FINAL DA LEITURA DESTE CAPÍTULO, O PEDIATRA DEVE ESTAR APTO A:

- Conhecer os mecanismos alternativos de transmissão do vírus Zika.
- Reconhecer os sinais e sintomas do quadro clássico da infecção pelo vírus Zika.
- Identificar as malformações associadas ao vírus Zika e incluir na investigação dos casos suspeitos de infecção congênitas (TORCHS'Z).
- Conhecer os testes diagnósticos para a confirmação do caso suspeito e suas indicações.

O VÍRUS

O vírus zika (ZIKV) é um arbovírus emergente, de genoma RNA, pertencente ao gênero *Flavivirus*, família *Flaviridae*, com um sorotipo, e até o momento estão descritas duas linhagens, africana e asiática, esta última identificada no Pacífico e nas Américas. Foi identificado pela primeira vez em 1947, a partir de macacos Rhesus utilizados como sentinelas para detecção de febre amarela, na floresta Zika, em Uganda.[1] O gênero inclui mais de 70 vírus compreendendo patógenos importantes, como dengue, febre amarela, encefalite japonesa e vírus do Nilo Ocidental. Todos os flavivírus incluem em seu ciclo um hospedeiro vertebrado e vetores de insetos. Seguindo a rota de entrada do vírus zika no Brasil, acreditava-se que seria originário diretamente da Polinésia Francesa, mas os estudos filogenômicos demonstram que ele migrou para a Oceania, depois para a Ilha de Páscoa de onde foi para a região da América Central e Caribe e só no final de 2013 chegou ao Brasil, reconhecidas como importantes rotas de entrada para arbovírus na América do Sul.[2]

TRANSMISSÃO

O ZIKV é transmitido classicamente pela picada de mosquitos fêmeas do gênero *Aedes*, sendo o *A. aegypti* o principal vetor nas Américas, mas foi isolado de várias outras espécies do gênero *Aedes*, como *Aedes albopictus* e *Aedes africanus*. O ZIKV já foi identificado em vários fluidos corporais de indivíduos infectados como sangue, urina, sêmen, líquido cefalorraquidiano, saliva, líquido amniótico. Na maioria dos casos, permanece detectado no sangue de alguns dias a uma semana após o início dos sintomas e pode persistir por mais tempo na urina e no sêmen.[3] A inclusão do leite materno nas investigações de potenciais fluidos corporais como meio de transmissão do ZIKV deve ser considerado, mas até o momento nenhum caso foi documentado da transmissão da mãe para o bebê através do leite materno. Para entender melhor essa dinâmica do vírus e investigar a presença e persistência do ZIKV em vários desses fluidos corporais, um estudo de coorte prospectivo foi conduzido no Brasil (ZIKABRA) no período de julho de 2017 a junho de 2019, com acompanhamento longitudinal de indivíduos infectados pelo ZIKV (homens e mulheres cima de 18 anos), com testes biológicos regulares e com os primeiros resultados começam a ser publicados, iniciando com uma descrição abrangente do perfil da coorte, incluindo uma visão geral dos dados coletados, descrição das características clínicas e epidemiológicas dos participantes.[4]

EPIDEMIOLOGIA

Desde a descoberta, a circulação do ZIKV ficou restrita à África tropical e à Ásia, com surtos e casos esporádicos em viajantes até 2007, quando ocorreu um grande surto na ilha de Yap e em outras ilhas próximas dos Estados Federados da Micronésia.[5]

No período de 2013 a 2014, foram notificados surtos extensos nas ilhas e arquipélagos, com destaque para a Polinésia Francesa, com a notificação de quase 8 mil casos suspeitos e, entre 746 amostras encaminhadas para diagnóstico laboratorial, 53,1% foram positivas por biologia molecular.[5] Nas Amércas, desde 2014, casos de circulação do vírus foram detectados e o primeiro caso autóctone de infecção pelo vírus zika foi identificado no Chile, em uma criança de 11 anos, residente da Ilha de Páscoa, a transmissão local do zika foi confirmada em todos os países e territórios nas Américas, exceto no Chile continental, Uruguai e Canadá.[6]

No Brasil, em abril de 2015, os pesquisadores da Universidade Federal da Bahia isolaram o vírus em amostras de soro de pacientes com doença exantemática sem causa definida, notificada em vários estados da região Nordeste desde 2014. As análises filogenéticas dos isolados demonstraram 99% de identidade com a linhagem asiática, reportada em epidemias das ilhas do Pacífico.[7] Em novembro de 2020, completou-se 5 anos da declaração de Emergência em Saúde Pública de importância Nacional (ESPIN) pelo aumento do número atípico de ocorrência de microcefalia no Brasil. Em fevereiro de 2016, a Organização Mundial da Saúde declarou Emergência em Saúde Pública de Importância Internacional (ESPII). A ESPII foi encerrada em novembro de 2016 e a ESPIN foi encerrada em maio de 2017.[8]

QUADRO CLÍNICO

O quadro clássico da infecção pelo vírus é de doença febril aguda autolimitada, após um período de incubação de 3 a 6 dias e com baixa taxa de hospitalização. Os principais sinais e sintomas são:

- febre baixa (< 38,5°C) ou ausência da febre, com duração de 1a 2 dias;
- exantema de início precoce (1º ou 2º dia), de evolução craniocaudal, disseminado e acompanhado de intenso prurido;
- mialgias;
- artralgias de intensidade leve a moderada, com edema nas pequenas articulações de mãos e pés;
- hiperemia conjuntival.

Em geral, a maioria dos pacientes evoluem para cura em 3 e 7 dias do início dos sintomas e, em alguns pacientes, a artralgia pode persistir por cerca de um mês. Estima-se que menos de 20% das infecções resultem em manifestações clínicas, sendo, portanto, mais frequente a infecção assintomática. A ocorrência de formas graves e atípcas é rara, mas, quando acontece, pode excepcionalmente evoluir para óbito.

COMPLICAÇÕES

Uma complicação importante e inusitada associada ao vírus zika foi a ocorrência de má formações congênitas, com destaque para a microcefalia. Dados do Ministério da Saúde registraram que, entre novembro de 2015 e outubro de 2019, 18.282 casos suspeitos de alterações no crescimento e desenvolvimento possivelmente relacionados à infecção pelo vírus zika e outras etiologias infecciosas. Nesse período foram notificados ao Ministério da Saúde 19.622 casos suspeitos de síndrome congênita associada ao vírus zika (SCZ) no Registro de Eventos em Saúde Pública (RESP) dos quais 3.577 (18,2%) foram confirmados. A ocorrência de nascidos vivos com SCZ ocorreu em sua maioria, nos anos de 2015 e 2016, com maior concentração de casos na região Nordeste do país. Entre os casos confirmados, 2.969 (85,5%) eram RN ou crianças vivas e 505 (14,5%) eram fetos ou óbitos fetais, neonatais e infantis.[8]

A definição de microcefalia ao nascer é feita pelo uso de uma curva de referência para a idade gestacional e peso ao nascer considerando o sexo. No Brasil, tem sido utilizada a curva do Intergrowth.[9]

Outras complicações neurológicas e autoimunes associadas pelo ZIKV foram descritas nos grandes surtos na Polinésia Francesa, observando-se aumento de vinte vezes na incidência dos casos de síndrome de Guillain-Barré, no final da epidemia.[10] No Brasil, a ocorrência de síndrome neurológica relacionada ao ZIKV foi confirmada em julho de 2015 nas investigações conduzidas pela Universidade Federal de Pernambuco, a partir da identificação do vírus em amostras de líquido cefalorraquidiano (LCR) e soro de pacientes com histórico de infecção de doença exantemática. A investigação desses casos mostrou que o tempo entre as manifestações clínicas de Zika e o quadro neurológico variou de 4 a 19 dias.[11]

SÍNDROME CONGÊNITA ASSOCIADA AO VÍRUS ZIKA

A avaliação dos RN com microcefalia tem evidenciado outras alterações, sugerindo que o vírus zika, além de ser neurotrópico, apresenta tropismo para outros órgãos, como fígado e coração. As evidências acumuladas dos estudos clínicos, particularmente os conduzidos no Brasil, embasaram os pesquisadores do Centro de Controle e Prevenção de Doenças Transmissíveis (CDC) dos Estados Unidos, para reconheceram a relação entre a ocorrência da microcefalia e outros danos cerebrais identificados em fetos com o vírus zika.[12] Concluiu-se ainda que, a despeito do quadro clínico leve nas grávidas, a infecção pelo ZIKV durante a gestação está associada com desfechos graves, incluindo morte fetal, insuficiência placentária, restrição de crescimento fetal e outras malformações, como artrogripose, desproporção craniofacial, alterações oculares e déficit auditivo. Com base em uma revisão de estudos observacionais, de coorte e de caso-controle, atualmente há consenso científico de que o vírus zika é causa de microcefalia e outras complicações neurológicas que, em conjunto, constituem a síndrome congênita do vírus zika (SCZ), corroborado com os achados dos exames de imagem – presença de calcificalção, dilatação ventricular, atrofia cerebral, lisencefalia ("cérebro liso", decorrente de falha no desenvolvimento de dobras cerebrais [giros] e sulcos).[13,14]

A rota placentária desempenha um papel importante na transmissão da doença da mãe infectada com ZIKV para o feto. O papel fisiológico normal da placenta é crucial para o crescimento e sobrevivência fetal por meio de várias funções, como transporte de nutrientes, trocas gasosas respiratórias e metabolismo de produtos residuais. A infecção por ZIKV é conhecida por causar interrupção do ciclo celular e apoptose em células neuronais progenitoras, trofoblasto placentário e células de Hofbauer. Em geral, quanto menor é o tempo de gravidez mais vulneravel é o cérebro fetal. O cérebro é o órgão mais complexo do corpo humano. O cérebro humano apresenta um desenvolvimento prolongado e por isto é suscetível a uma série de insultos genéticos e ambientais que podem interromper as trajetórias normais de desenvolvimento. Os mecanismos subjacentes à infecção pelo ZIKV no sistema nervoso central estão atualmente sob investigação e vários modelos animais e modelos *ex vivo* têm sido usados na tentativa de elucidar melhor a patogenese da lesão cerebral. Estudos investigaram a estrutura do vírus, seus efeitos e resposta imune, entrada celular incluindo receptores-alvo, sua transmissão da mãe infectada para o feto e seus alvos celulares. Em geral, quando um vírus infecta uma célula, seu genoma de RNA ou DNA é reconhecido por proteínas específicas como o receptor Toll-like 3 (TLR3), gene induzível por ácido retinóico I (RIG-I) ou proteína 5 associada à diferenciação de melanoma (MDA5). Essas proteínas ativam direta ou indiretamente TBK1 que, por sua vez, interagem com algumas proteínas adaptadoras ou esqueleto como a proteína de sinalização antiviral mitocondrial (MAVS) ou o estimulador de genes de interferon (STING), localizados em compartimentos específicos como mitocôndrias ou retículo endoplasmático, respectivamente. O ZIKV infecta neurônios maduros com menos eficiência do que as células nervosas em proliferação. Curiosamente, a infecção pelo ZIKV causa desorganização da estrutura radial e comprometimento arquitetônico, contribuindo ainda mais para o agravamento dos defeitos neurológicos.[15,16]

O acompanhamento clínico das crianças que foram expostas ao zika vírus na gravidez, e que nasceram assintomáticas, tem demonstrado um percentual de atraso de desenvolvimento importante principalmente na linguagem e por este motivo as crianças expostas precisam acompanhar o neurodesenvolvimento e podem se beneficiar de estimulação precoce.[17]

DIAGNÓSTICO

O diagnóstico laboratorial específico da infecção aguda pelo ZIKV é feito pela detecção do genoma viral pela técnica molecular de RT-PCR no soro, sangue, preferencialmente do 3º ao 5º dia de doença, pelo curto período de viremia da infecção. O vírus tem sido detectado na saliva com maior frequência do que no sangue dentro da 1ª semana de doença, e também na urina por mais de 10 dias. Outros espécimes clínicos, como o LCR e o líquido amniótico, também podem ser utilizados para identificação do genoma viral. O diagnóstico sorológico pelo teste imunoenzimático (ELISA) deve ser realizado a partir do 6º dia, entretanto, recomenda-se cautela na interpretação dos resultados, pela reação cruzada com outros flavivírus, particularmente em regiões endêmicas para dengue e com vacinação de rotina contra febre amarela.[18] A recomendação segundo o Ministério da Saúde é que o diagnóstico em regiões com autoctonia do vírus seja feito pelo critério clínico epidemiológico, com exceção das grávidas com quadro clínico suspeito, RN com microcefalia ou outras malformações e quadros neurológicos com história compatível com complicações da infecção por vírus zika, em que a investigação laboratorial é obrigatória e complementada com a investigação de outros arbovírus (Dengue e Chikungunya) e de outros agentes infecciosos da síndrome TORCHS.[19] A recomendação dos exames de imagens para RN e crianças com microcefalia e outras anomalias congênitas são:

- ultrassonografia transfontanela (US-TF): indicada para crianças com fontanela aberta, o que se verifica geralmente até os 6 meses de idade. A US-TF é a primeira opção de exame de imagem, uma vez que a tomografia computadorizada (TC) envolve alta carga de radiação (equivalente a 70 a 100 exames radiográficos) e que sua realização em RN com frequência exige sedação;
- TC de crânio: sem contraste, para RN cujo tamanho da fontanela impossibilite a US-TF e para aqueles em que, após a US-TF, ainda persista dúvida diagnóstica.

TRATAMENTO

Não existe tratamento específico para a infecção pelo ZIKV. O tratamento recomendado baseia-se no uso de sintomáticos, como paracetamol ou dipirona, para o controle da febre, nas doses preconizadas em pediatria. No caso de prurido intenso, os anti-histamínicos podem ser considerados. Não se recomenda o uso de ácido acetilsalicílico e outros anti-inflamatórios, em função do risco aumentado de complicações hemorrágicas descritas nas infecções por outros flavivírus, como dengue, e, portanto, a conduta clínica de um caso suspeito deve seguir o fluxograma proposto para dengue, em razão de sua maior frequência e potencial de gravidade.

PREVENÇÃO

Orientar a população quanto aos meios de proteção é uma das ações fundamentais para controle da doença e se baseia em medidas de proteção domiciliar com a eliminação dos criadouros, proteção individual especialmente as mulheres em idade reprodutiva em áreas de circulação do vírus, por meio do uso de repelentes contra picadas de mosquito ao longo do dia e da noite, proteção com a pele com o uso de camisas de mangas compridas e calças compridas e o uso de camisinha durante a gravidez.[19]

Com a rápida expansão do vírus provocando epidemias explosivas e o aumento de complicações neurológicas e má-formações congênitas associadas ao ZIKV, diversas vacinas candidatas ao ZIKV, baseadas em DNA de plasmídeo ou vírus inativado purificado, têm sido implementados e mostraram resultados promissores em modelos animais e agora são testadas em testes em humanos. Esses estudos estão sendo monitorados pela OMS, que propõe dois cenários para a estratégia vacinal: emergencial, visando à prevenção das anomalias congênitas com a vacinação das mulheres em idade fértil, e na rotina, nos períodos interepidêmicos.[20]

REFERÊNCIAS BIBLIOGRÁFICAS

1. Dick GW, Kitchen SF, Haddow AJ. Zika virus I. Isolations and serological specificity. Trans R Soc Trop Med Hyg. 1952;46:509-20.
2. De Lima Campos, Durães-Carvalho R, Rezende AM, Carvalho OV, Kohl A, Wallau GL, Pena LJ "Revisiting Key Entry Routes of Human Epidemic Arboviruses into the Mainland Americas through Large--Scale Phylogenomics. Int J Genomics. 2018;8:2018:6941735. https://doi.org/10.1155/2018/6941735.
3. Foy BD, Kobylinski KC, Chilson Foy JL, Blitvich BJ, Travassos da Rosa A, Haddow AD, Lanciotti RS, Tesh RB. Probable non-vector-borne transmission of Zika virus, Colorado, USA. Emerg Infect Dis. 2011;17(5):880-2.
4. Calvet GA, Kara EO, Landoulsi S, Habib N, Bôtto-Menezes CHA, Franca RFdO, et al. (2021) Cohort profile: Study on Zika virus infection in Brazil (ZIKABRA study). PLoS ONE 16(1):e0244981. https://doi.org/10.1371/journal
5. Musso D. Zika Virus Transmission from French Polynesia to Brazil. Emerg. Infect Dis 2015; 21(10).
6. Pan American Health Organization/ World Health Organization. Epidemiological Update: Arbovirus. 10 June 2020, Washington, D.C. PAHO / WHO. 2020
7. Campos GS, Bandeira AC, Sardi SI. Zika Virus Outbreak, Bahia, Brazil. Emerg Infect Dis. 2015;21(10).
8. Ministério da Saúde (BR). Secretaria de Vigilância em Saúde. Síndrome congênita associada à infecção pelo vírus Zika: situação epidemiológica, ações desenvolvidas e desafios, 2015 a 2019. Bol Epidemiol [Internet]. 2019 nov [data da citação]; 50 (n.esp.): 1-31. Disponível em: http://www. saude.gov.br/boletins-epidemiologicos
9. InterGrowth. Website - InterGrowth - Consórcio Internacional de Crescimento Fetal e Neonatal pro século 21, ou INTERGROWTH-21st. Padrões de Crescimento Infantil da OMS para o período fetal e neonatal e dar fer ramentas para a continuidade dos cuidados desde a concepção até 5 anos de idade. 2016. https://intergrowt 1.tghn.org/about/sobre-in- tergrowth-21st-portuguese/ (accessed Nov 19, 2016).
10. Cao-Lormeau V-M, Blake A, Mons S, Lastère S, Roche C, Vanhomwegen J, et al. Guillain-Barré Syndrome outbreak associated with Zika virus infection in French Polynesia: a case-control study. Lancet. 2016 Apr;387(10027):1531-9.
11. Nascimento OJ, da Silva IR. Guillain-Barré syndrome and Zika virus outbreaks. Current Opinion in Neurology. 2017;30(5):500-507.
12. Rasmussen SA, Jamieson DJ, Honein MA, Petersen LR. Zika virus and birth defects — reviewing the evidence for causality. N Engl J Med. 2016 May;374(20):1981-7.
13. Sáfadi MAP, Nascimento-Carvalho CM. Update on Zika. Pediatr Infect Dis J. 2017 Mar;36(3):333-6.
14. Costello A, Dua T, Duran P, Gülmezoglu M, Oladapo OT, Perea W, et al. Defining the syndrome associated with congenital Zika virus infection. Bull World Health Organ. 2016 Jun;94(6):406-A.
15. Muthuraj PG, Sahoo PK, Kraus M, Bruett T, Annamalai AS, Pattnaik A, et al. Zika virus infection induces endoplasmic reticulum stress and apoptosis in placental trophoblasts. Cell Death Discov. 2021 Jan 26;7(1):24.
16. Rombi F, Bayliss R, Tuplin A, Yeoh S. The journey of Zika to the developing brain. Mol Biol Rep. 2020 Apr; 47(4):3097-115.
17. Lopes Moreira ME, Nielsen-Saines K, Brasil P, Kerin T, Damasceno L, Pone M, et al. Neurodevelopment in infants exposed to Zika virus In Utero. N Engl J Med. 2018 Dec 13;379(24):2377-9.
18. Organización Panamericana de la Salud. Vigilancia del virus Zika (ZIKV) en las Américas: Detección y diagnóstico por laboratorio Washington, DC: OPS, 2016.
19. Brasil. Ministério da Saúde. Secretaria de Atenção à Saúde. Protocolo de atenção à saúde e resposta à ocorrência de microcefalia relacionada à infecção pelo vírus zika [recurso eletrônico] / Ministério da Saúde, Secretaria de Atenção à Saúde. – Brasília: Ministério da Saúde, 2016. 45 p: il.
20. Abbink P, Larocca RA, De La Barrera RA, et al. Protective efficacy of multiple vaccine platforms against Zika virus challenge in rhesus monkeys. Science 2016 Sep 9;353(6304):1129-32.

CAPÍTULO 11

INFLUENZA

Eitan Naaman Berezin
Heloisa Helena de Sousa Marques
Flávia Jacqueline Almeida

AO FINAL DA LEITURA DESTE CAPÍTULO, O PEDIATRA DEVE ESTAR APTO A:

- Entender que o quadro clínico da influenza pode assumir diferentes variedades e intensidades que dependem da faixa etária da criança acometida, desde a forma assintomática até quadro semelhante a sepse bacteriana.
- Reconhecer que os sinais e sintomas da infecção por influenza em crianças são semelhantes aos de outras infecções virais, sendo difícil diferenciá-las clinicamente.
- Saber que o diagnóstico da influenza pode ser baseado na informação de que o vírus está em circulação na comunidade (epidemiologia); no quadro clínico marcado por início súbito, febre, tosse e comprometimento sistêmico; e nos testes laboratoriais para diagnóstico, como detecção de antígenos virais e reação em cadeia da polimerase.
- Saber diferenciar o diagnóstico entre influenza e resfriado comum, na hipótese de ser influenza, considerar a sazonalidade da doença, o quadro clínico de início súbito, com febre alta, dor muscular e/ou tosse e/ou fadiga.
- Entender que o principal recurso preventivo da influenza é a vacina, sendo as mais utilizadas as vacinas inativadas contra influenza, que são imunogênicas e apresentam efeitos adversos mínimos.
- Saber que as vacinas anti-influenza são reformuladas anualmente, com base nas recomendações da OMS e que elas contêm três ou quatro cepas de vírus, sendo uma influenza A H3N2, uma influenza A H1N1 e uma ou duas influenzas B14.
- Saber que, no Brasil, o Ministério da Saúde estabeleceu que são grupos prioritários para vacinação as crianças de 6 meses a menos de 5 anos de idade, os trabalhadores da área da saúde, gestantes, indígenas e idosos com mais de 60 anos.
- Conhecer as indicações do oseltamivir como modalidade de tratamento antiviral disponível, desde que iniciado dentro das primeiras 48 horas do quadro sintomático da doença.

HISTÓRICO

A história da *influenza* e os dados epidemiológicos sobre sua morbimortalidade mostram sua importância ao longo dos séculos. No século XX foram registradas três grandes pandemias de influenza: 1918, 1957-1958 e 1967-1968.

A pandemia de 1918, conhecida como "gripe espanhola", teve grande impacto em todo o mundo, com estimativa de 50% da população mundial infectada e de 30 milhões de óbitos.

A letalidade estimada foi maior do que 2,5%, muito superior à letalidade das epidemias sazonais (0,001%) ou das pandemias de 1957-1958 (0,01 a 0,05%) e 1967-1968 (0,01 a 0,05%). No Brasil, a epidemia atingiu aproximadamente 65% da população, com 35.240 óbitos estimados.[1,2]

A pandemia de influenza de 1957-1958, também conhecida como "gripe asiática", foi responsável por aproximadamente um milhão de óbitos em todo o mundo. Foi causada pelo vírus A/Singapura/1/57 (H2N2), com a emergência de hemaglutinina e neuraminidase diferentes de todos os tipos que circularam previamente.[3]

A pandemia de 1968, conhecida como "gripe de Hong Kong" (H3N2), foi responsável por cerca de um milhão de óbitos.[3] Em 11 de junho de 2009 foi declarada, pela Organização Mundial da Saúde (OMS), a primeira pandemia de influenza deste século: influenza A H1N1 ou gripe suína, causada por um novo subtipo do vírus de influenza A (H1N1), classificado como A/CALIFORNIA/04/2009, que não havia sido detectado previamente em humanos ou suínos. Esse vírus é resultante da recombinação genética do vírus suíno, aviário e humano. A genética do vírus revelou uma recombinação quádrupla, com genes de influenza suína da Europa, Ásia e América do Norte mais genes de cepas aviárias e humanas. O processo final foi, provavelmente, uma recombinação entre dois vírus suínos, ambos contendo genes de influenza aviário e humano. Depois de definida pela OMS a fase pós-pandêmica, a partir de agosto de 2010, o vírus da influenza pandêmica continuou a circular no mundo, com diferente intensidade em vários países e passou a ser considerado como mais um vírus de circulação sazonal.[4,5]

EPIDEMIOLOGIA

A incidência da influenza apresenta padrão sazonal em áreas de clima temperado, com picos bem demarcados durante o inverno. Nos países de clima tropical, a epidemiologia é diferente, podendo ocorrer em qualquer época do ano, porém as epidemias têm tendência de acontecer após mudanças nos padrões climáticos, por exemplo, relacionadas à estação de chuvas.[6,7]

No Brasil, a sazonalidade do vírus influenza é bem conhecida nas regiões Sul e Sudeste, ocorrendo no outono e no inverno, especialmente de maio a julho; no entanto, casos esporádicos podem ser detectados em outros meses do ano. Na Região Norte particularmente a sazonalidade pode eventualmente ser diferente e acompanhar a Sazonalidade do Hemisfério Norte.[6,7]

O vírus é altamente contagioso, transmitido de pessoa a pessoa por meio de gotículas ou contato direto com objetos contaminados recentemente por secreções nasofaríngeas.[9]

O paciente é mais infectante durante as 24 horas anteriores ao início dos sintomas e durante o período mais sintomático, com o pico da disseminação viral ocorrendo após três dias do início dos sintomas e terminando no sétimo dia, podendo ser mais prolongado em imunodeprimidos. O período de incubação é geralmente de 1 a 4 dias, sendo característico o adoecimento de várias pessoas ao mesmo tempo, especialmente em famílias nas quais há crianças em idade escolar.[7,8] As crianças não têm apenas papel importante na propagação da epidemia de influenza. Atualmente, sabe-se que as crianças menores de 2 anos de idade apresentam morbidade semelhante à observada nos grupos de risco para infecção grave por influenza, caracterizada por elevada taxa de hospitalização, aumento do número de consultas médicas e complicações por infecção secundária.[8,9]

VÍRUS[8,9,10]

Os vírus influenza pertencem à família *Orthomyxoviridae*, gênero *Influenzavirus*. São subdivididos em tipos A, B e C. O envelope do vírus é uma dupla camada lipídica, que contém projeções proeminentes formadas pelas glicoproteínas hemaglutinina (HA), neuraminidase (NA) e proteína M2. Esse envelope cobre a proteína M1 (Figura 1). Os principais determinantes antigênicos dos vírus influenza A e B são as glicoproteínas de superfície HA e NA. Os vírus influenza A são divididos em subtipos de acordo com as diferenças dessas glicoproteínas. Os vírus influenza de tipo B não são divididos em subtipos, porém duas linhagens distintas do vírus podem circular chamadas Yamagata e Victoria.

A HA é o principal antígeno viral, contra a qual é dirigida a maioria dos anticorpos neutralizantes. Ela é responsável pela fixação da partícula viral ao receptor celular, o ácido siálico. Mutações nos sítios antigênicos da HA provocam surgimento de novas cepas virais que se disseminam na população, uma vez que essas variantes podem escapar da imunidade desenvolvida por infecção ou vacinação prévia. Esse fenômeno é conhecido como variação antigênica menor (*antigenic drift*) (Figura 2) e é a explicação molecular para as epidemias sazonais de gripe. Ocorre com influenza A. Quando surge um vírus de tipo A com HA e/ou NA diferentes daqueles presentes nos vírus circulantes na população, há a chamada variação antigênica maior (*antigenic shift*) (Figura 3). Esse evento ocorre quando for introduzido na população um vírus de outra espécie animal ou quando ocorrer rearranjo genético entre dois vírus de espécies animais diferentes que coinfectam uma mesma célula, surgindo vírus com novas HA e/ou NA, que não circularam antes na população e contra as quais a maioria dos indivíduos não tem anticorpos. Esse vírus tem grande potencial pandêmico caso consiga se adaptar na espécie humana.

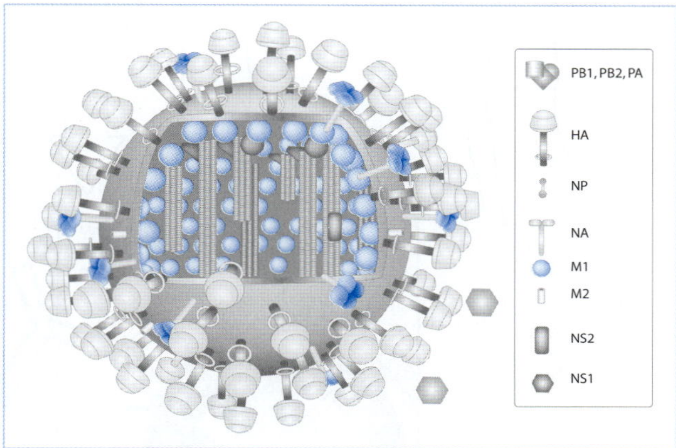

Figura 1 Estrutura do vírus *influenza* A.

A NA tem ação enzimática que cliva ácido siálico, permitindo, então, a disseminação viral em meio extracelular e infecção de novas células.

As cepas de vírus influenza coletadas nas várias regiões do globo são classificadas e catalogadas por intermédio de um código oficial da OMS que se baseia em: (1) tipo viral; (2) hospedeiro de origem (suíno, equino ou aviário); quando não especificado, o vírus tem origem humana; (3) localização geográfica do primeiro isolamento; (4) número laboratorial da cepa, atribuído de acordo com a ordem cronológica na qual a cepa foi isolada, em determinada localidade; e (5) ano de isolamento.

Por exemplo, para o vírus influenza tipo A, os subtipos cepa A/Sydney/5/97 (H3N2) é uma variante do tipo A, de

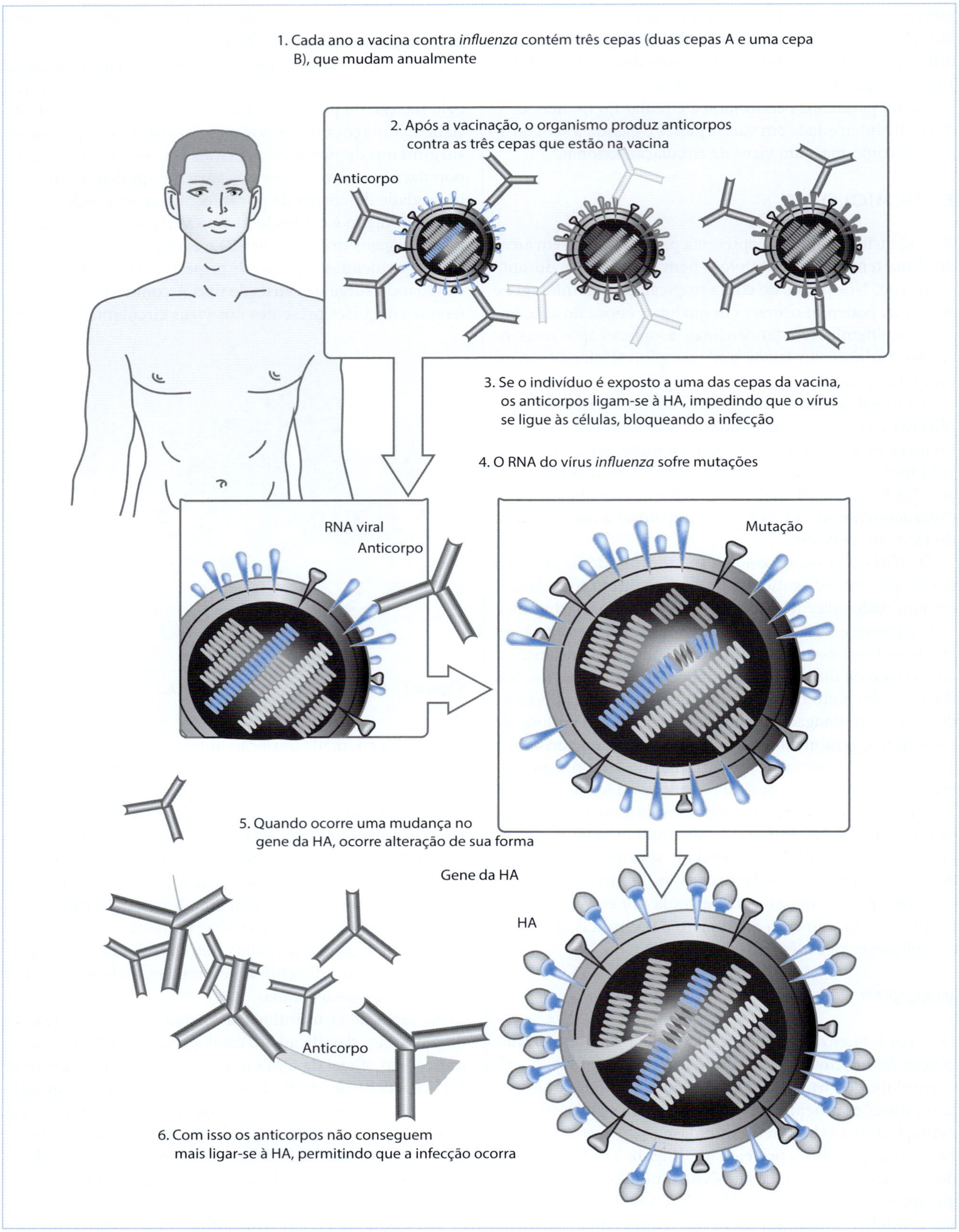

Figura 2 Variação antigênica menor (*antigenic drift*).
Fonte: National Institute of Allergy and Infectious Diseases (NIAID).

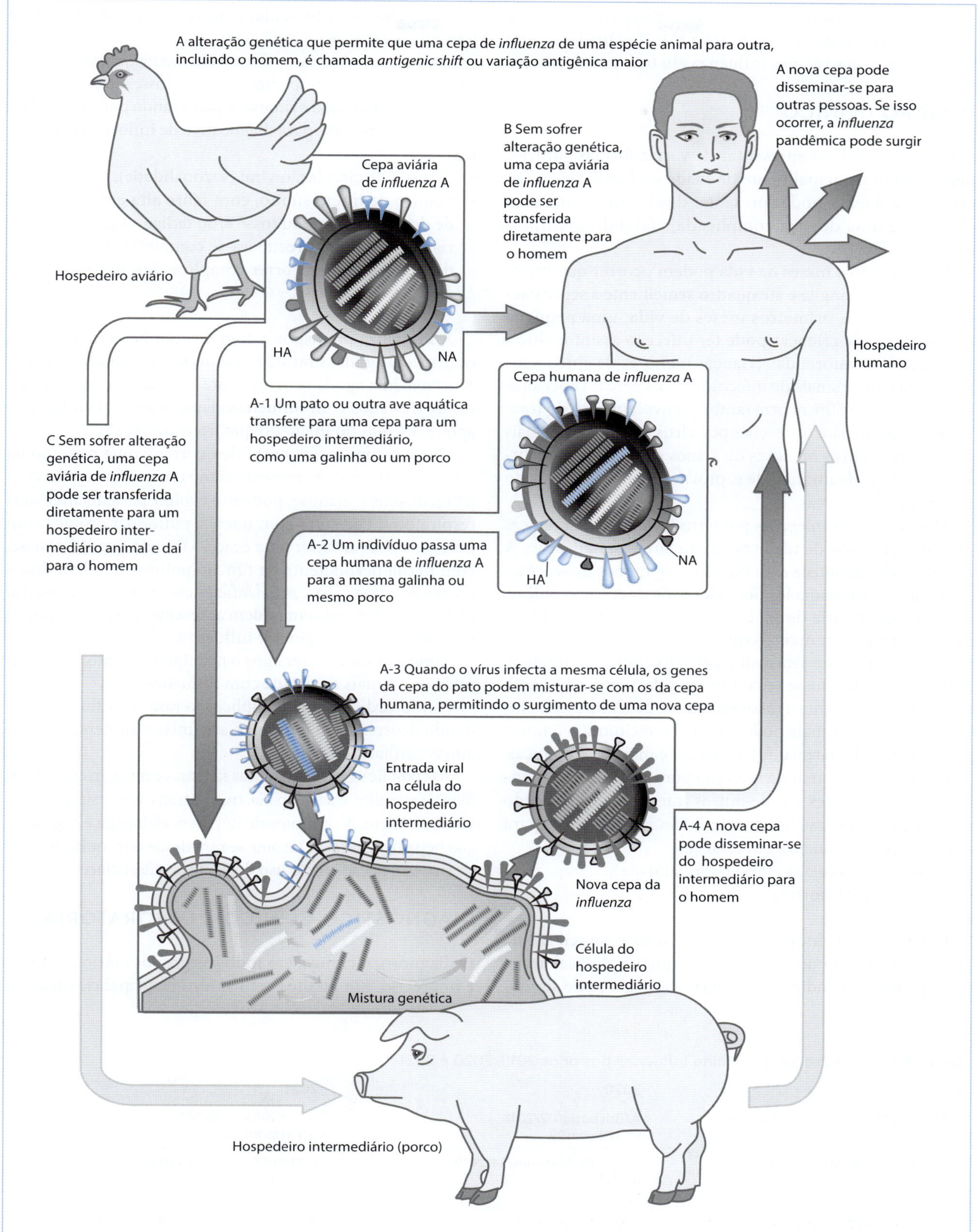

Figura 3 Variação antigênica maior (*antigenic shift*).
Fonte: National Institute of Allergy and Infectious Diseases (NIAID).

origem humana, isolada na cidade de Sydney em 1997, cepa 5, com antígenos de superfície H3 e N2. No Quadro 1, está a composição das vacinas Influenza em três anos seguidos.

QUADRO CLÍNICO[9-11]

A influenza pode se apresentar de várias formas clínicas, dependendo principalmente da idade do hospedeiro. Em crianças, a doença pode apresentar desde uma forma subclínica até uma doença complicada, afetando múltiplos órgãos.

Nos primeiros meses de vida podem ocorrer quadro de bronquiolite, laringite e até quadro semelhante a sepse bacteriana. Após os primeiros meses de vida, uma pequena porcentagem de crianças pode ter infecção assintomática. Entretanto, a maioria das crianças menores de cinco anos apresenta febre e sinais de infecção de vias aéreas superiores (IVAS); em 10 a 50% ocorre também envolvimento do trato respiratório inferior. Infecções por vírus influenza são mais graves em crianças menores de 2 anos de idade, em decorrência da falta de imunidade e, provavelmente, do pequeno calibre das vias aéreas.

Mais de 1% das infecções por vírus influenza em crianças menores de 1 ano de idade resultam em hospitalização. A maioria delas acontece em crianças com menos de seis meses de idade, ou naqueles portadores de doenças crônicas. A mortalidade varia de 1 a 8%. Crianças maiores e adultos jovens apresentam mais frequentemente um quadro com início abrupto, com febre alta, calafrios, cefaleia, mialgia, fadiga, anorexia e tosse seca. Em seguida, congestão nasal, rinite, dor de garganta e tosse tornam-se proeminentes. Sintomas gastrointestinais podem ocorrer, incluindo vômitos, dor abdominal, diarreia. A frequência é maior em crianças.

Os sinais e sintomas da infecção por influenza em crianças são semelhantes aos de outras infecções virais, sendo difícil diferenciá-las clinicamente. São pontos-chave para diagnóstico de influenza em crianças:

- período de circulação viral (sazonalidade);
- febre, tosse e rinorreia.

Em adultos, a síndrome gripal clássica é caracterizada por início abrupto dos sintomas, com febre alta, calafrios, cefaleia, mialgia, fadiga e anorexia. Artralgia pode ser observada. Desconforto ocular com lacrimejamento, ardor e fotofobia é comum.

Os sintomas sistêmicos duram em média quatro dias, persistindo os sintomas respiratórios, como tosse seca, dor de garganta, congestão nasal e rinorreia, perdurando por até sete dias.

São pontos-chave para diagnóstico de influenza em adultos:

- período de circulação viral (sazonalidade);
- quadro de início súbito, com febre alta acompanhado de dor muscular e/ou tosse e/ou fadiga. A grande maioria dos indivíduos recupera-se completamente em 3 a 7 dias, mas podem ocorrer complicações, mesmo em indivíduos saudáveis.

A influenza predispõe a complicação bacteriana, sendo otite média aguda, sinusite e pneumonia as mais frequentes. A otite média aguda ocorre em até 50% das crianças menores de três anos com influenza. Tipicamente, manifesta-se após 3 a 4 dias do início do quadro respiratório.

Outra complicação que pode ocorrer é uma pneumonia viral primária, que se apresenta como um quadro agudo, com febre, dispneia, cianose, podendo evoluir para insuficiência respiratória. Pacientes com doença pulmonar crônica com influenza podem sofrer uma exacerbação do quadro de base, com perda permanente da função pulmonar. Além disso, outras doenças crônicas (insuficiência cardíaca congestiva, diabete melito) também podem apresentar descompensação na vigência de infecção por influenza.

Miosite pode ocorrer após o término dos sintomas respiratórios e é mais associada com influenza B.

A miocardite é uma complicação rara da influenza, podendo ocorrer lesão muscular, arritmias e aumento das enzimas cardíacas.

As complicações neurológicas são raras e incluem convulsões febris, encefalite, encefalopatia, mielite transversa e síndrome de Guillain-Barré. A síndrome de Reye (encefalopatia e degeneração hepatogordurosa) tornou-se rara desde o reconhecimento de sua associação com o uso do ácido acetilsalicílico.

DIAGNÓSTICO CLÍNICO E LABORATORIAL

O diagnóstico clínico, em todos os grupos etários, é difícil e impreciso. Em adultos com síndrome gripal clássica, em

Quadro 1 Composição da vacina Influenza nos anos 2019, 2020 e 2021

2019	2020	2021
A/Michigan/45/2015 H1N1)pdm09,	A/Brisbane/02/2018 (H1N1)pdm09	A/Victoria/2570/2019 (H1N1)pdm09
A/Switzerland/8060/2017 (H3N2)	A/South Australia/34/2019 (H3N2)	A/Hong Kong/2671/2019 (H3N2)
B/Colorado/06/2017-*like virus* (B/Victoria/2/87 *lineage*)	B/Washington/02/2019 (linhagem B/Victoria)	B/Washington/02/2019 (linhagem B/Victoria)
B/Phuket/3073/2013 (Yamagata)	B/Phuket/3073/2013 (linhagem B/Yamagata)	B/Phuket/3073/2013 (linhagem B/Yamagata)

período de epidemia, o diagnóstico clínico pode ter acurácia de 60 a 70%. Já em crianças, idosos e indivíduos de risco, essa acurácia pode ser menor.[9]

É importante que o profissional de saúde tenha conhecimento da circulação do vírus, pois, durante os períodos de sazonalidade, a acurácia do diagnóstico clínico aumenta, com valor preditivo positivo entre 70 e 80%.[9]

O diagnóstico laboratorial pode ser feito por cultura viral, testes sorológicos, detecção de antígenos virais e reação em cadeia da polimerase.[7]

Dessa forma, o diagnóstico da influenza pode ser baseado no seguinte tripé:

- vírus em circulação na comunidade (epidemiologia);
- quadro clínico: início súbito, febre, tosse e comprometimento sistêmico;
- testes laboratoriais para diagnóstico.

Quais pacientes devem ser testados para a gripe?

Pacientes ambulatoriais (incluindo pacientes do departamento de emergência).

1. Durante a atividade da gripe (definida como a circulação de vírus influenza A e B entre as pessoas da região:
   - Os médicos devem testar a gripe em pacientes de alto risco, incluindo pessoas imunocomprometidas que se apresentam com doença semelhante à influenza, pneumonia ou doença respiratória inespecífica (p.ex., tosse sem febre).
   - Os médicos devem testar para influenza pacientes que se apresentem com início agudo de sintomas respiratórios com ou sem febre e exacerbação de condições médicas crônicas (p.ex., asma, doença pulmonar obstrutiva crônica [DPOC], insuficiência cardíaca) ou complicações conhecidas da gripe (p.ex., pneumonia).
   - Os médicos podem considerar o teste de influenza para pacientes que não apresentam alto risco de complicações da gripe que se apresentam com doença semelhante à influenza, pneumonia ou respiratório inespecífico da doença (p.ex., tosse sem febre) e que têm probabilidade de ter alta para casa se os resultados puderem influenciar o uso de antiviral ou possibilitar a redução do uso de antibióticos desnecessários.
2. Durante a baixa atividade da influenza, sem qualquer ligação a um surto:
   - Os médicos podem considerar o teste de influenza em pacientes com doenças agudas, início de sintomas respiratórios com ou sem febre, especialmente para pacientes imunocomprometidos e de alto risco.

Testes diagnósticos que devem ser utilizados

1. Devem-se usar ensaios moleculares rápidos (testes de amplificação de ácido nucleico) em relação aos testes rápidos de influenza devido a sua melhor sensibilidade.
2. Os médicos podem considerar o uso de ensaios RT-PCR multiplex visando um painel de patógenos respiratórios, incluindo vírus influenza, em pacientes hospitalizados, se puder influenciar o cuidado (p.ex., ajuda em decisões, de medidas de controle de contato, redução de testes ou diminuição de antibióticos).

DIAGNÓSTICO DIFERENCIAL ENTRE INFLUENZA E RESFRIADO COMUM

São pontos-chave para diagnóstico diferencial de influenza e resfriado comum (Tabela 1):

- influenza: período de circulação viral (sazonalidade) e quadro de início súbito, com febre alta acompanhado de dor muscular e/ou tosse e/ou fadiga;
- resfriado comum: ocorre o ano todo, com quadro clínico de início lento, acompanhado de dor de garganta, espirros e coriza.

Tabela 1 Diagnóstico diferencial entre influenza e resfriado comum

Sintomas	Influenza	Resfriado comum
Ocorrência	Sazonal: outono, inverno	Ano todo
Início	Súbito	Gradual
Febre	Geralmente alta, por 3 a 4 dias	Incomum
Cefaleia	Intensa	Incomum
Fadiga	Dura de 2 a 3 semanas	Leve
Dores	Frequente e intensa	Leve ou inexistente
Exaustão	Precoce e intensa	Não
Obstrução nasal	Às vezes	Muito comum
Dor de garganta	Às vezes	Comum
Tosse	Sim	Incomum
Dor no peito	Comum	Leve
Complicações	Pneumonia	Sinusite

MEDIDAS PROFILÁTICAS

A vacinação anual é o melhor método para prevenir ou mitigar o impacto da gripe, mas, em certas situações, a quimioprofilaxia com medicamentos antivirais pode ser usada para prevenção pré ou pós-exposição e pode ajudar a controlar surtos em certas populações.

VACINA CONTRA INFLUENZA

Nas últimas décadas, a imunização anual contra influenza tem sido a principal medida para a profilaxia da doença e redução da morbimortalidade.

Existem dois tipos de vacina: vacina inativada e vacina de vírus vivos atenuados.

As vacinas inativadas contra influenza são imunogênicas e apresentam efeitos adversos mínimos. A vacina trivalente de vírus vivos atenuados, adaptados ao frio (LAIVT), disponível nos Estados Unidos da América (EUA) e Europa, foi liberada para o uso em crianças e adultos saudáveis na faixa etária de 5 a 49 anos de idade.[8]

As vacinas são reformuladas anualmente, com base nas recomendações da OMS. Elas contêm três cepas de vírus, sendo uma influenza A H3N2, uma influenza A H1N1 e uma ou duas de influenza B.[8]

No momento existem duas vacinas inativadas no Brasil: a trivalente com uma cepa de B e a quadrivalente com duas cepas do vírus B.

A vacina inativada contra o vírus influenza deve ser aplicada anualmente, sempre nos meses de outono, antes do período epidêmico do vírus, que geralmente ocorre no inverno. É aprovada acima dos seis meses de vida. O esquema de imunização é apresentado na Tabela 2.[8]

Tabela 2 Vacina inativada contra influenza: esquema por faixa etária

Faixa etária	Dose	N. de doses
6 a 35 meses	0,25 mL	1 ou 2
3 a 8 anos	0,50 mL	1 ou 2
> 9 anos	0,50 mL	1

Esse esquema de dose padronizado nos EUA tem como base a imunogenicidade e a reatogenicidade da vacina, de acordo com a faixa etária. Em crianças menores de oito anos de idade, a resposta imunológica à vacina é inferior quando comparada à de adultos, provavelmente porque as crianças ainda não tiveram contato prévio com o vírus. Assim, na primeira imunização, o esquema de duas doses é recomendado. O intervalo entre as doses deve ser de, no mínimo, 1 mês.

RECOMENDAÇÕES PARA A IMUNIZAÇÃO

Nos EUA, desde 2010, o comitê de imunizações (Advisory Committee on Immunization Practices – ACIP) recomenda a imunização contra a influenza para todos os indivíduos com mais de 6 meses.[8]

No Brasil, o Ministério da Saúde elegeu os seguintes grupos para vacinação prioritária:[10]

- crianças de 6 meses a 5 anos de idade;
- trabalhadores de saúde;
- gestantes;
- indígenas;
- idosos com mais de 60 anos.

Além disso, o Ministério da Saúde recomenda e distribui a vacina gratuitamente para:[11]

- todas as pessoas com mais de 60 anos de idade;
- usuários crônicos de ácido acetilsalicílico;
- indivíduos com doença pulmonar crônica (asma, doença pulmonar obstrutiva crônica, pneumonite alveolar, doença respiratória resultante de exposição ocupacional ou ambiental, bronquiectasias, sarcoidose, granulomatose de Wegener, broncodisplasia, fibrose cística);
- indivíduos com cardiopatia crônica;
- indivíduos com asplenia anatômica ou funcional;
- indivíduos com diabete melito;
- indivíduos com doenças de depósito (doença de Gaucher, doença de Niemann-Pick, mucopolissacaridose, glicogenose, doença de Tay-Sachs, doença de Sandhoff, doença de Wilson, síndrome de Lesch-Nyhan);
- indivíduos com doenças neurológicas crônicas incapacitantes;
- indivíduos com hepatopatia crônica de qualquer etiologia;
- indivíduos com imunossupressão (imunodeficiências congênitas, imunossupressão por câncer, terapêutica ou infecção por HIV);
- comunicantes domiciliares de imunodeprimidos;
- transplantados de órgãos sólidos ou medula óssea;
- doadores de órgãos sólidos ou medula óssea;
- indivíduos com nefropatia crônica ou síndrome nefrótica;
- profissionais de saúde;
- indivíduos com trissomias;
- indivíduos com implante de cóclea.

TRATAMENTO E QUIMIOPROFILAXIA

Existem duas classes de agentes antivirais disponíveis para tratamento e profilaxia da influenza:[8]

1. Inibidores dos canais de íon M2: rimantadina e amantadina. São ativos apenas contra influenza A, pois o tipo B não possui a proteína M2. São aprovados para crianças acima de um ano de idade. A eficácia dessa classe é limitada por dois fatores importantes: o desenvolvimento de resistência e os efeitos adversos.
2. Inibidores da neuraminidase (INA): oseltamivir e zanamivir. Oseltamivir é aprovado para tratamento e profilaxia em crianças acima de um ano de idade, e zanamivir é aprovado para tratamento acima de sete anos e profilaxia acima de cinco anos. No Brasil, a maior disponibilidade para tratamento é o oseltamivir.

Quais pacientes com suspeita ou confirmação de gripe devem ser tratados com antivirais?

- Os médicos devem iniciar o tratamento antiviral o mais rápido possível para adultos e crianças com documentação ou suspeita de influenza, independentemente do histórico de vacinação contra influenza, que atender aos seguintes critérios:
  - Pessoas de qualquer idade que estão hospitalizadas com gripe, independente da duração da doença antes da hospitalização.
  - Pacientes ambulatoriais de qualquer idade com doença grave ou progressiva, independente da duração da doença.
  - Pacientes ambulatoriais que apresentam alto risco de complicações de influenza, incluindo aqueles com condições médicas crônicas e pacientes imunocomprometidos.
  - Crianças menores de 2 anos e adultos ≥ 65 anos.

- Mulheres grávidas e aquelas dentro de 2 semanas após o parto.

Os médicos podem considerar o tratamento antiviral para adultos e crianças que não apresentam alto risco de complicações da gripe, com influenza documentada ou suspeita, independentemente de histórico de vacinação contra influenza, que são:

- Pacientes ambulatoriais com início da doença ≤ 2 dias antes da avaliação clínica.
- Pacientes ambulatoriais sintomáticos que são contatos domiciliares de pessoas que estão em alto risco de desenvolver complicações da gripe, particularmente aqueles que estão gravemente imunocomprometidos.
- Prestadores de serviços de saúde sintomáticos que cuidam de pacientes que estão em alto risco de desenvolver complicações de influenza, particularmente aqueles que estão gravemente imunocomprometidos.
- Os médicos devem tratar a gripe não complicada de pacientes ambulatoriais saudáveis por 5 dias com oseltamivir por via oral.
- Os médicos podem considerar uma duração mais longa do antiviral tratamento para pacientes com imunocomprometidos ou pacientes que requerem hospitalização por doença grave do trato respiratório inferior (especialmente pneumonia ou síndrome do desconforto respiratório agudo).

REFERÊNCIAS BIBLIOGRÁFICAS

1. Luk J, Gross P, Thompson WW. Observations on Mortality during the 1918 Influenza Pandemic. Clin Infect Dis. 2001;33:1375-8.
2. Ministério da Saúde, Secretaria de Vigilância em Saúde, Influenza, histórico da doença [on line]. Disponível em: http://portal.saude. gov.br/portal/saude/visualizar_texto.cfm?idtxt=21725.
3. Kawaoka Y, Krauss S, Webster RG. Avian-to-human transmission of the PB1 gene of influenza A viruses in the 1957 and 1968 pandemics. J Virol. 1989;4604-8.
4. Organização Mundial de Saúde: Pandemic (H1N1) 2009. Disponível em: http://www.who.int/csr/disease/swineflu/en/index.html.
5. Centro de Vigilância Epidemiológica do Estado de São Paulo – CVE: INFORME TÉCNICO Situação Epidemiológica da Influenza A (H1N1) pdm09. Disponível em: http://www.cve.saude.sp.gov.br/ htm/resp/pdf/IF12_influ_julho.pdf.
6. Alonso WJ, Viboud C, Simonsen L, Hirano EW, Daufenbach LZ, Miller MA. Seasonality of influenza in Brazil: a traveling wave from the Amazon to the subtropics. Am J Epidemiol. 2007;165(12):1434-42
7. Caini S, Alonso WJ, Balmaseda A, Bruno A, Bustos P, Castillo L, et al. (2017) Characteristics of seasonal influenza A and B in Latin America: Influenza surveillance data from ten countries. PLoS ONE 12(3):e0174592. Disponível em: https://doi.org/10.1371/journal.pone.0174592.
8. Nair H, Brooks WA, Katz M, Roca A, Berkley JA, Madhi SA, et al. Global burden of respiratory infections due to seasonal influenza in young children: a systematic review and meta-analysis. Lancet. 2011;378(9807):1917–30. pmid:220787238.
9. American Academy of Pediatrics. [Chapter title.] In: Kimberlin DW, Brady MT, Jackson MA, Long SS, eds. Red Book: 2018 Report of the Committee on Infectious Diseases. 31st ed. Itasca, IL: American Academy of Pediatrics; 2018:[chapter page numbers]. p.476-90
10. Dawood FS, Subbarao K, Fiore AE. Influenza in Long, Sarah S. II. Pickering, Larry K. III. Prober, Charles G. Principles and Practice of Pediatric Infectious Diseases 4th edition 2012.
11. Uyeki TM, Bernstein HH, Bladley JS, Englund JA, File TM, Fry AM, et al. Clinical practice guidelines by the Infectious Diseases Society of America: 2018 update on diagnosis, treatment, chemoprophylaxis, and institutional outbreak management of seasonal influenza. Clin Infect Dis. 2019;68:895-902. IDSA Guidelines on Management of Seasonal Influenza • CID 2019:68 (15 March)
12. MS/SVS. Informe Técnico 23ª Campanha Nacional de Vacinação Contra a Influenza. Disponível em: https://sbim.org.br/images/files/notas-tecnicas/informe-tecnico-campanha-vacinacao-influenza-2021.pdf.
13. Brasil. Ministério da Saúde: Indicações para uso dos imunobiológicos especiais nos centros de referência – CRIE. Disponível em: http://portal.saude.gov.br/portal/arquivos/pdf/crie_indicacoes_271106.pdf.
14. Nickol M, Kindrachuk J. A year of terror and a century of reflection: perspectives on the great influenza pandemic of 1918-1919 BMC Infectious Diseases (2019) 19:117. Disponível em: https://doi.org/10.1186/s12879-019-3750-8.

CAPÍTULO 12

AIDS

Daisy Maria Machado
Regina Célia de Menezes Succi

AO FINAL DA LEITURA DESTE CAPÍTULO, O PEDIATRA DEVE ESTAR APTO A:

- Reconhecer a profilaxia da transmissão vertical do HIV como instrumento importante para a diminuição dos casos de infecção pelo HIV em crianças.
- Conhecer outras estratégias de profilaxia da transmissão do HIV, como a profilaxia pós-exposição (PEP) e profilaxia pré-exposição (PrEP).
- Saber que a história natural da doença na criança é diferente do adulto e segue três padrões distintos de evolução.
- Saber que crianças com idade inferior a 18 meses requerem métodos diagnósticos diferenciados.
- Saber que o tratamento precoce da infecção modifica a morbimortalidade da doença e diminui as taxas de transmissão do vírus.
- Conhecer os diferentes esquemas terapêuticos para o tratamento da infecção pelo HIV.
- Reconhecer que a imunização desses indivíduos é importante para diminuir o risco de adoecimento.

INTRODUÇÃO

A epidemia pediátrica de Aids está em uma nova fase, com crianças infectadas por via vertical passando pela adolescência e chegando à idade adulta.[1] O sucesso na prevenção da transmissão vertical, principal via de aquisição do vírus da imunodeficiência humana (HIV) em pediatria, ocasionou a redução dos casos novos em crianças, especialmente em países desenvolvidos. Essa mudança de panorama ocorreu após o desenvolvimento de métodos para diagnóstico precoce da infecção e, principalmente, com o desenvolvimento de drogas antirretrovirais. No entanto, são cada vez maiores os desafios para esses jovens, assim como para os profissionais da saúde que os seguem desde o nascimento. O estigma e a discriminação estão entre os principais obstáculos para a prevenção, o tratamento e os cuidados em relação ao HIV. O Programa Nacional, hoje Departamento de Doenças de Condições Crônicas e Infecções Sexualmente Transmissíveis, da Secretaria de Vigilância em Saúde, do Ministério da Saúde (DCCI/SVS/MS), adotou, desde 1996, a indicação da profilaxia da transmissão vertical para todas as gestantes soropositivas e recém-nascidos (RN) expostos ao HIV. Na faixa etária abaixo de cinco anos, considera-se a transmissão vertical responsável por praticamente 100% dos casos de Aids.

Segundo o "Boletim Epidemiológico HIV/AIDS", de 2007 até junho de 2020, foram notificados no Sinan 342.459 casos de infecção pelo HIV no Brasil. Em 2019, foram diagnosticados 41.909 novos casos de HIV e 37.308 casos de Aids – notificados no Sistema de Informação de Agravos de Notificação (Sinan), declarados no Sistema de Notificação de Mortalidade (SIM) e registrados no Sistema de Controle de Exames Laboratoriais (Siscel)/Sistema de Controle Logístico de Medicamentos (Siclom), com uma taxa de detecção de 17,8/100 mil habitantes, totalizando, no período de 1980 a junho de 2020, 1.011.617 casos de Aids detectados no país.[2]

Para o monitoramento da transmissão vertical (TV) do HIV, tem-se utilizado a taxa de detecção de Aids em menores de cinco anos. Diferentes estratégias para a redução da TV e o acesso universal à terapia tiveram importante papel na redução da taxa da TV no Brasil nos últimos dez anos. Esta passou de 3,6 casos/100 mil habitantes em 2009 para 1,9 casos/100 mil habitantes em 2019, o que corresponde a uma queda de 47,2%.[2] No que diz respeito ao controle da epidemia em crianças, é crucial o cuidado da gestante, considerado o ponto de partida para atingirmos a eliminação da transmissão vertical. As gestantes infectadas pelo HIV, quando não adequadamente tratadas, transmitem a infecção para seus filhos em 25 a 30% dos casos.[3]

PROFILAXIA DA TRANSMISSÃO DO HIV

Vertical

As estratégias para profilaxia da transmissão vertical do HIV baseiam-se no fato de a transmissão do HIV na criança ocorrer, em sua maioria, no período periparto (75%), podendo acontecer também durante a gestação em 25% (sobretudo no 3º trimestre). Como parte importante das medidas profiláticas, indica-se o tratamento da gestante com terapia antirretroviral combinada durante a gestação e a utilização de zidovudina (AZT), endovenosa (EV), com início ao menos quatro horas antes do parto. Além disso, todos os RN de mulheres infectadas pelo HIV devem receber AZT por via oral, de preferência imediatamente após o nascimento (nas primeiras quatro horas de vida). Conforme a classificação de risco de exposição ao HIV[4] (Quadro 1), há indicação da associação com uma ou mais drogas antirretrovirais, com início nas primeiras 48 horas de vida (Quadro 2). Não há estudos que comprovem benefício do início da quimioprofilaxia após 48 horas do nascimento, desse modo, sua indicação após esse período precisa ser avaliada caso a caso, preferencialmente com o especialista. Quando a criança não tiver condições de receber o medicamento por via oral ou sonda enteral, o AZT injetável pode ser utilizado. Nesse caso, não se associam outras drogas, mesmo quando indicadas, pois todas estão disponíveis apenas em apresentação oral. As doses recomendadas encontram-se na Tabela 1. No Brasil, adota-se a suspensão do aleitamento materno como medida profilática da transmissão vertical do HIV, uma vez que há um risco acrescido de 14 a 29% de ocorrer a transmissão via amamentação.

Horizontal

As principais vias de transmissão horizontal do HIV são sexual, sanguínea ou ocupacional. Além das já reconhecidas medidas profiláticas segundo o tipo de exposição (uso de preservativos, testagem de bolsas de hemoderivados pelos bancos de sangue, não compartilhamento de seringas, profilaxia após acidentes ocupacionais ou profilaxia pós-exposição – PEP), ensaios clínicos recentes apontam a utilidade da chamada profilaxia pré-exposição (PrEP) ao HIV.[5] Trata-se de uma estratégia de prevenção que envolve a utilização de um medicamento antirretroviral (ARV) por pessoas não infectadas para reduzir o risco de aquisição do HIV via relações sexuais.

Determinados segmentos populacionais estão sob maior risco de se infectar pelo HIV, devido a vulnerabilidades específicas. Por estarem sob maior risco, devem ser alvo prioritário para o uso de PrEP. Há duas formas principais de PrEP: a PrEP tópica, que tem sido pesquisada na forma de

Quadro 1 Classificação do risco de exposição ao HIV

Baixo risco	Uso de TARV na gestação E com CV-HIV indetectável a partir da 28ª semana (3º trimestre) E sem falha na adesão à TARV
Alto risco	Mães sem pré-natal OU; Mães sem TARV durante a gestação OU; Mães com indicação para profilaxia no momento do parto e que não a receberam OU; Mães com início de TARV após 2ª metade da gestação OU; Mães com infecção aguda pelo HIV durante a gestação ou aleitamento OU; Mães com CV-HIV detectável no 3º trimestre, recebendo ou não TARV OU; Mães sem CV-HIV conhecida OU; Mães com Teste Rápido (TR) positivo para o HIV no momento do parto (sem diagnóstico e/ou seguimento prévio)

TARV: terapia anti-retroviral; CV-HIC: carga viral do HIV.

Quadro 2 Indicações de profilaxia para o recém-nascido, conforme o risco da exposição ao HIV[4]

Risco de exposição ao HIV	Antirretrovirais	Duração
BAIXO RISCO	Zidovudina (AZT)	28 dias
ALTO RISCO > 37 semanas	Zidovudina (AZT) + Lamivudina (3TC) + Raltegravir (RAL)	28 dias
ALTO RISCO de 34 a 37 semanas	Zidovudina (AZT) + Lamivudina (3TC) + Nevirapina (NVP)	28 dias
ALTO RISCO < 34 semanas	Zidovudina (AZT)	28 dias

Tabela 1 Apresentações e doses recomendadas dos antirretrovirais para profilaxia da transmissão vertical do HIV

Zidovudina (AZT) Solução oral 10 mg/mL	a. Recém-nascido (RN) com 35 semanas de idade gestacional ou mais: 4 mg/kg/dose, 12/12 h b. RN entre 30 e 35 semanas de idade gestacional: 2 mg/kg/dose de 12/12h por 14 dias e 3 mg/kg/dose de 12/12h a partir do 15º dia c. RN com menos de 30 semanas de idade gestacional: 2 mg/kg/dose, de 12/12h d. A dose do AZT intravenoso, quando necessária, é 75% da dose para uso oral, com o mesmo intervalo entre as doses
Lamivudina (3TC) Solução oral 10 mg/mL	a. RN com 34 semanas de idade gestacional ou mais: do nascimento até 4ª semana de vida: 2 mg/kg/dose, de 12/12h
Raltegravir (RAL) 100 mg granulado para suspensão oral	a. RN com 37 semanas de idade gestacional ou mais: • 1ª semana: 1,5 mg/kg 1x por dia • A partir da 2ª semana até 4ª semana: 3 mg/kg 2x por dia
Nevirapina (NVP)	a. RN idade gestacional igual ou maior que 34 e menor que 37 semanas: • 1ª semana: NVP 4 mg/kg por dose 2x por dia • 2ª semana: NVP 6 mg/kg por dose 2x por dia

gel de tenofovir, e a PrEP oral, em forma de comprimido. Esta última teve sua eficácia parcial demonstrada entre homens homossexuais e heterossexuais. Considera-se que a PrEP tem grande potencial como intervenção, especialmente se combinada a outras medidas, como testagem anti-HIV ampliada (mensal ou trimestral), diagnóstico e vinculação ao tratamento daqueles identificados como infectados pelo HIV. O medicamento indicado atualmente para a PrEP oral (Truvada®) é uma associação de tenofovir e entricitabina, com registro no Brasil já liberado pela Agência Nacional de Vigilância Sanitária (Anvisa). A efetividade dessa estratégia está diretamente relacionada ao grau de adesão à profilaxia. Em julho de 2014 a Organização Mundial de Saúde (OMS) divulgou medidas diretivas sobre o uso de PrEP, recomendando o uso para as populações mais vulneráveis, entre elas os homens que fazem sexo com homens (HSH). Considerando-se que o risco de aquisição do HIV aumenta durante a gestação, assim como também é maior o risco de transmissão vertical do HIV quando a gestante é infectada durante a gravidez ou aleitamento, recomenda-se discutir individualmente os riscos e benefícios dessa estratégia para gestantes sob alto risco para infecção pelo HIV.[6] O debate sobre os benefícios do tratamento com antirretrovirais como forma de prevenção da transmissão é amplo e possui diversas ramificações. Cabe ao governo, à sociedade e à comunidade científica discutir como esse medicamento pode ser um instrumento eficiente que integre as políticas de prevenção da transmissão do vírus HIV já existentes e praticadas no país.

Quadro clínico

Sem tratamento, o curso clínico da infecção pelo HIV é mais rápido na criança em relação ao adulto, em consequência da imaturidade imunológica. A infecção é, em geral, assintomática no período neonatal e o risco de progressão é inversamente correlacionado à idade da criança, ou seja, os mais jovens estão sob maior risco de progressão rápida. Aos doze meses, aproximadamente 50% das crianças desenvolvem imunossupressão moderada ou grave, e 20% delas, imunossupressão grave.[7]

Infelizmente, não há, para crianças menores de cinco anos, um limite viral ou imunológico definido como "de risco", e a progressão da doença e infecções oportunistas podem ocorrer nessas crianças mesmo quando apresentam contagens normais de células $TCD4^+$.

A história natural da doença segue três padrões distintos de evolução em crianças, descritos antes da disponibilidade do tratamento antirretroviral combinado: progressão rápida, normal e lenta. O padrão de progressão rápida ocorre em cerca de 20 a 30% das crianças não tratadas, que evoluem com quadros graves no 1º ano de vida e podem morrer antes dos quatro anos. Inicialmente, podem surgir sinais e sintomas inespecíficos, como dificuldade em ganhar peso, febre, adenomegalia, hepatoesplenomegalia, anormalidades neurológicas, anemia, plaquetopenia, diarreia prolongada, infecções bacterianas de repetição e candidíase oral de difícil controle. Infecções oportunistas, como pneumonia por *Pneumocystis jirovecii*, micobacteriose atípica, candidíase oral ou sistêmica, infecções crônicas ou recorrentes por citomegalovírus (CMV), toxoplasma, vírus varicela zóster e herpes simples, são frequentes entre as crianças com imunodeficiência grave. Nos pacientes com o padrão de progressão normal (70 a 80% dos casos), o desenvolvimento dos sintomas pode iniciar-se na idade escolar, com tempo médio de sobrevida de 9 a 10 anos (dados prévios à disponibilidade de terapia específica). O padrão de progressão lenta ocorre em uma porcentagem pequena (< 5%) das crianças infectadas no período perinatal, com progressão mínima ou nula da doença e contagem normal de $LTCD4^+$ até o início da adolescência.

Depois da disponibilidade de tratamento precoce, as apresentações clínicas descritas anteriormente passaram a ser substituídas por quadros mais tardios e associados ao uso crônico da terapia ARV.

Os adolescentes que se infectaram por transmissão vertical foram, em geral, expostos a múltiplos regimes ARV, apresentando vários efeitos adversos, como dislipidemia e lipodistrofia, além das complicações não infecciosas decorrentes da inflamação crônica causada pelo HIV. Esses comprometimentos envolvem todos os sistemas, com especial preocupação às alterações cardiovasculares (perfil aterogênico), renais (glomerulopatia associada ao HIV) e ósseas (redução da densidade mineral óssea).[7]

Diagnóstico

Em razão da passagem transplacentária de anticorpos maternos para o concepto, a detecção de anticorpos anti-HIV não é suficiente para o diagnóstico em crianças menores de 18 meses de idade, sendo necessária a realização de testes virológicos, como a quantificação do ácido ribonucleico (RNA) viral (carga viral), disponibilizados pelo Ministério da Saúde. Se a carga viral do HIV for detectável nas primeiras 48 horas de vida, indica-se que houve infecção intrauterina. A transmissão no momento do parto é caracterizada quando, após um resultado indetectável da carga viral (< 50 cópias/mL) na 1ª semana de vida, segue-se o encontro do vírus em exame realizado entre 7 e 90 dias de vida, em RN não amamentados.

A Figura 1 mostra o algoritmo para o diagnóstico laboratorial da criança menor de 18 meses de vida. A primeira carga viral deve ser coletada ao nascimento.[8] Todo exame que apresentar como resultado carga viral do (CV-HIV) detectável, independente do valor de viremia, deverá ter nova coleta de CV-HIV imediata (Figura 1). Se a segunda carga viral também for detectável, considera-se a criança como infectada pelo HIV. O segundo exame, caso a primeira CV-HIV seja indetectável, será coletado aos 14 dias de vida. O fluxo da investigação deve seguir com coletas de CV-HIV em 2 e 8 semanas após o término da profilaxia antirretroviral, ou seja, com 6 e 12 semanas de vida, respectivamente.

A conclusão do diagnóstico de infecção pelo HIV não deve se basear em resultados de cargas virais menores de

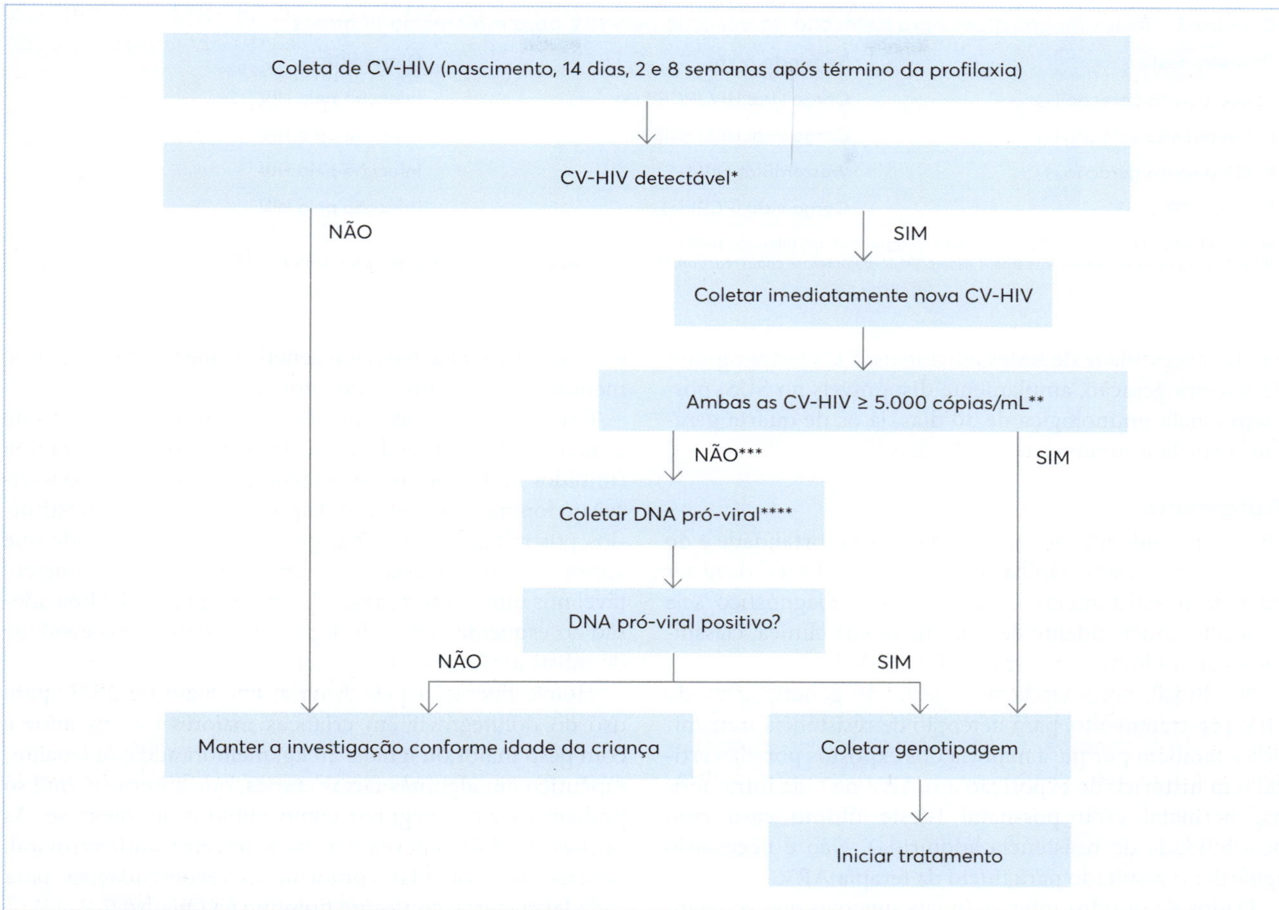

Figura 1 Algoritmo para o diagnóstico da criança exposta menor de 18 meses.

*Toda carga viral do HIV (CV-HIV) detectável, independente do valor, necessita de nova coleta de CV-HIV imediatamente.
**CV-HIV < 5.000 cópias/mL não devem ser usadas isoladas na conclusão de diagnóstico.
***Situação da qual as CV-HIV apresentem resultados crescentes (primeira amostra com resultado inferior a 5.000 cópias e segunda amostra com valor superior a esse valor, a coleta de terceira amostra de CV pode auxiliar na conclusão diagnóstica.
****Situações com dificuldade em confirmar diagnóstico, avaliar início de tratamento até elucidação diagnóstica.
Fonte: NOTA INFORMATIVA N. 20/2020-CGAHV/.DCCI/SVS/MS.

5.000 cópias/mL. Da mesma forma, amostras com CV-HIV mostrando resultados discordantes, onde a primeira amostra é detectável e a segunda indetectável, devem ser confirmadas com a coleta de DNA pró-viral. A pesquisa do DNA pró-viral é realizada em células mononucleares do sangue periférico e apresenta alta especificidade desde o nascimento da criança.[9]

A infecção pelo HIV pode ser excluída presumivelmente se a criança não estiver sendo amamentada, estiver assintomática e com imunidade preservada e com pelo menos duas CV-HIV indetectáveis, coletadas ao menos 2 e 8 semanas após o término da profilaxia antirretroviral, respectivamente. Nessas situações, está autorizada a suspensão da profilaxia primária para *Pneumocystis jiroveci* feita com sulfametoxazol + trimetropima (SMX+TMP), mantendo-se a investigação para exclusão definitiva do diagnóstico da infecção pelo HIV. O acompanhamento clínico deve ser mantido segundo as recomendações do Ministério da Saúde, com realização da sorologia anti-HIV após 12 meses para documentar a "sororreversão" (perda dos anticorpos maternos). A exclusão definitiva do diagnóstico na criança é baseada na presença de todos os seguintes critérios:

A. Duas cargas virais indetectáveis, tendo sido coletadas pelo menos 2 e 8 semanas após o término da profilaxia, respectivamente;
B. Boas condições clínicas, bom desenvolvimento neuropsicomotor e sem evidência de déficit imunológico;
C. Uma sorologia anti-HIV não reagente realizada depois de 12 meses de idade. Na presença de não ocorrência de sororreversão nessa idade, deve-se aguardar até os 18 meses para nova coleta de anti-HIV.

Crianças maiores de 18 meses serão consideradas infectadas pelo HIV quando apresentarem resultados positivos em dois testes, com metodologias diferentes,[9] de qualquer uma das quatro combinações descritas no Quadro 3. Em quaisquer das combinações de testes, quando a primeira amostra é negativa, a criança é considerada não infectada e

Quadro 3 Testes diagnósticos para detecção da infecção pelo HIV para maiores de 18 meses

Primeiro teste	Segundo teste	Diagnóstico
ELISA[a] quarta geração (+)	Carga viral HIV (PCR[b]) (+)	Infecção pelo HIV
ELISA terceira geração (+)	Carga viral HIV (PCR) (+)	Infecção pelo HIV
ELISA terceira geração (+)	WesternBlot HIV (+)	Infecção pelo HIV
TR[c] 1(+) + TR[c] 2 (+)	Carga viral (PCR) (+)	Infecção pelo HIV

Fonte: adaptado do Manual Técnico para o Diagnóstico da Infecção pelo HIV, 2018.[25]
[a]ELISA: *enzyme-linked immunossorbent assay*; [b]PCR: *polymerase chain reaction*; [c]TR: testes rápidos 1 e 2 de fabricantes diferentes.

não há necessidade de testes adicionais.[(y)] Os testes rápidos de terceira geração, amplamente disponíveis no SUS, possuem janela imunológica de 30 dias, já os de quarta geração, a janela imunológica é de 15 dias.[9]

Tratamento

Diante da evidência de redução da morbimortalidade e do risco de progressão rápida para doença, a TARV deve ser iniciada imediatamente uma vez que o diagnóstico seja realizado, independente de sintomatologia clínica, classificação imunológica ou carga viral do HIV.[10]

No Brasil, recomenda-se o teste de genotipagem do HIV pré-tratamento, para detecção de resistência transmitida e também porque a maioria dos expostos por via vertical tem histórico de exposição aos ARV na vida intrauterina, perinatal e/ou pós-natal (neste último caso com possibilidade de resistência adquirida). Não é necessário aguardar o resultado para início da terapia ARV.

Dados de estudos internacionais sugerem que as crianças que recebem tratamento precoce têm menor probabilidade de evolução para Aids ou morte do que aquelas que iniciam tratamento mais tarde.[11,12] Os regimes recomendados para o início da TARV são compostos por dois inibidores da transcriptase reversa análogos de nucleosídeos (ITRN) associados a um inibidor da integrase (esquema preferencial) ou a um inibidor de protease (IP) como esquema alternativo, na dependência da idade da criança (Quadro 4).[13]

No Brasil, após atualizações no PCDT para crianças e adolescentes em 2021, o esquema preferencial em todas as faixas etárias passou a conter como terceiro antirretroviral o raltegravir ou dolutegravir (inibidores da integrase),[4] uma vez que os estudos com essa classe mostraram melhor eficácia, mais alta barreira genética, menor toxicidade e menos interações medicamentosas.

Crianças com idade inferior a dois anos e já em uso de esquema ARV contendo como terceira droga a nevirapina (inibidor da transcriptase reversa não análogo nucleosídico) ou lopinavir/r (inibidor da protease) poderão substituí-los por raltegravir 100 mg granulado (sachê), desde que apresentem boa adesão e estejam com carga viral indetectável nos últimos seis meses. Contudo, quando há boa adesão ao esquema contendo lopinavir/r, não há necessidade de substituição nessa faixa etária.

Houve liberação pela Anvisa, em maio de 2021, para uso do dolutegravir em crianças maiores de seis anos e com peso maior ou igual a 20 kg, melhorando o arsenal terapêutico em algumas faixas etárias, que anteriormente só podiam usar o raltegravir como inibidor de integrase. As opções de ARV alternativo, para terceiro antirretroviral, deverão ser avaliadas conforme as recomendações para cada faixa etária, conforme presente na Quadro 5.

É de fundamental importância abordar a adesão ao tratamento e identificar potenciais problemas antes do início da terapia ARV. Os protocolos internacionais são constantemente alterados, com a disponibilização de drogas de outras classes, como ocorreu com os inibidores da integrase, para as diversas etapas do tratamento. Com isso, é possível que o PCDT brasileiro venha a sofrer novas modificações em um curto período.

Quadro 4 Terapia antirretroviral para crianças com idade inferior a 2 anos

Faixa etária	Esquemas terapêuticos			
	Preferencial		Alternativo	
	ITRN	3° ARV	ITRN	3° ARV
14 dias a 3 meses	AZT + 3TC	RAL	AZT + 3TC	LPV/r
3 meses a 2 anos	ABC[b] + 3TC	RAL	AZT + 3TC	LPV/r

ARV: antirretroviral; ITRN: inibidor da transcriptase reversa análogo nucleosídico; ABC: abacavir; AZT: zidovunina; 3TC: lamivudina; LPV/r: lopinavir com *booster* de ritonavir; RAL: raltegravir.

Quadro 5 TARV para crianças acima de 2 anos

Faixa etária	Esquemas terapêuticos			
	Preferencial		Alternativo	
	ITRN	3° ARV	ITRN	3° ARV
2 a 6 anos	ABC[a] + 3TC	RAL	AZT + 3TC TDF[b] + 3TC	LPV/r
6 a 12 anos	ABC[a] + 3TC	RAL DTG[c]	AZT + 3TC TDF[b] + 3TC	ATZ/r EFZ[d]
Acima de 12 anos	TDF[b] + 3TC	DTG	ABC[a] + 3TC AZT + 3TC	ATZ/r

[a]ABC deve ser iniciado após o resultado de HLA*B5701. A indisponibilidade do exame não deve postergar o início de TARV, devendo ser realizado com esquemas alternativos.
[b]Uso liberado a partir de 35 kg.
[c]Uso liberado a partir de 20 kg.
[d]O EFZ deve ser prescrito para aqueles indivíduos com genotipagem prévia sem resistência ao EFZ ou NVP.

A resposta terapêutica aos antirretrovirais deve ser constantemente monitorada, considerando-se que dois tipos de resposta terapêutica (sucesso ou falha) podem ocorrer em um mesmo paciente no decorrer de seu acompanhamento. Considera-se sucesso terapêutico quando há controle sustentado da replicação viral, isto é, carga viral indetectável mantida ao longo do tempo, associado à restauração e à preservação da função imunológica e à ausência ou resolução de sinais ou sintomas relacionados à infecção pelo HIV. A falha do tratamento pode ocorrer em relação ao controle virológico (falha virológica), ao sistema imune (falha imunológica) ou às manifestações clínicas (falha clínica).[7]

As situações consideradas como falhas virológica ou imunológica são destacadas no Quadro 6.

A falha clínica pode se apresentar como deterioração neurológica progressiva, crescimento inadequado, ocorrência de infecções graves ou recorrentes e doenças associadas à Aids, quando transcorridos ao menos seis meses de TARV. Em situações de falha terapêutica, deve ser solicitado teste de genotipagem, recomendação válida já na primeira falha. Esse teste evita trocas desnecessárias ou manutenção de drogas inativas com potencial de toxicidade, orientando, assim, escolhas de esquemas de resgate mais efetivos.

Diante da falha terapêutica, deve-se avaliar a adesão e tomar as medidas necessárias para sua adequação, reavaliar a potência das drogas e pesquisar o uso incorreto de antirretrovirais. O teste de genotipagem deve servir de orientação para o médico assistente na escolha do esquema de resgate, considerando comodidade posológica, interações medicamentosas, comorbidades e condição imunológica.

VACINAÇÃO

Crianças e adolescentes vivendo com HIV/Aids podem apresentar grande variedade de comprometimento clínico e imunológico. Ao nascimento, geralmente têm resposta imune conservada e respondem adequadamente aos antígenos vacinais, o que permite que as vacinas sejam aplicadas precocemente, favorecendo proteção melhor e mais prolongada, antes de qualquer possível deterioração do sistema imunológico. As vacinas vivas atenuadas podem representar riscos e seu uso deve ser analisado caso a caso, mas não há risco no uso de vacinas inativadas. Para a vacinação de crianças e adolescentes vivendo com HIV/Aids, seguir as orientações:

- Vacina BCG: deve ser aplicada ao nascimento; contraindicada nos casos de crianças infectadas que não receberam a vacina ao nascimento. A revacinação não está indicada.
- Vacina hepatite B: deve ser aplicada no esquema de 5 doses (ao nascimento, 2, 4 e 6 meses); primeira dose isolada e as seguintes junto com a vacina pentavalente. Crianças e adolescentes não vacinados previamente, aplicar 4 doses (0, 1, 2 e 6 meses) de vacina hepatite B monovalente, com o dobro da dose.
- Vacina pentavalente (difteria, tétano, coqueluche, *Haemophilus influenzae* tipo b (Hib) e hepatite B): deve ser aplicada de forma rotineira, aos 2, 4, 6 e 15 meses. O reforço das vacinas difteria, tétano e pertussis aos 4 anos deve ser feito com a vacina DTP. Vacina *Haemophilus influenzae* tipo b (Hib): em maiores de 12 meses, nunca vacinados, aplicar 2 doses, com intervalo de 2 meses.
- Vacina poliomielite: a vacina inativada (VIP) é a de escolha, aplicada aos 2, 4, 6, 15 meses e aos 4 anos. Vacina oral (VOP) contraindicada.
- Vacina pneumocócica conjugada 10V: deve ser aplicada de forma rotineira aos 2, 4, 6 e 12 meses. Crianças de 12 a 59 meses de idade não vacinadas anteriormente devem receber 2 doses, com intervalo de 2 meses entre as doses.
- Vacina pneumocócica polissacarídica (Pneumo 23) deve ser aplicada após os 2 anos de idade, em 2 doses com intervalo de 3 a 5 anos entre as doses. Crianças com idade superior a 5 anos e adolescentes não vacinados previamente com a vacina pneumococo devem receber apenas a vacina Pneumo 23.
- Vacina rotavírus humano atenuada (VORH): deve ser aplicada aos 2 e 4 meses de idade. A primeira dose deve ser aplicada a partir de 1 mês e 15 dias até 3 meses e 15 dias de idade; a segunda a partir de 3 meses e 15 dias até 7 meses e 29 dias de idade.

Quadro 6 Situações de falha virológica ou imunológica

Falha virológica	Falha imunológica
Resposta virológica incompleta	**Resposta imunológica incompleta**
Diminuição < 1 log10 do número de cópias/mL de RNA do HIV após 8 a 12 semanas de tratamento antirretroviral carga viral > 200 cópias/mL de RNA do HIV após 6 meses de tratamento	Quando não se consegue um aumento ≥ 5% do percentual de LT CD4+ basal em pacientes menores de 5 anos com imunossupressão grave (LT CD4+ < 15%) após 12 meses de tratamento ou aumento de 50 células/mm^3 em maiores de 5 anos com imunossupressão grave (LT CD4+ < 200 células/mm^3)
Rebote virológico	**Deterioração imune**
Quando, após a resposta ao tratamento com carga viral indetectável, ocorre detecção repetida de RNA do HIV no plasma. Episódios isolados de detecção de cargas virais baixas (< 1.000 cópias/mL), seguidos de indetecção, são relativamente comuns (blips) e não refletem necessariamente falha virológica	Definida como a queda de 5 pontos percentuais nos valores de CD4 em qualquer idade ou queda de valor absoluto abaixo dos níveis basais em maiores de 5 anos

- Vacina meningo C conjugada: deve ser aplicada em 2 doses, aos 3 e 5 meses de idade. Reforços aos 12 meses e após 5 anos da última dose recebida. Recomenda-se ainda aplicar uma dose de reforço na adolescência, entre 11 e 14 anos de idade. Crianças com mais de 12 meses de idade e não vacinados anteriormente devem receber 2 doses da vacina, com intervalo de 8 semanas.
- Vacina influenza inativada: deve ser aplicada a partir dos 6 meses de idade e repetida em dose única anual, levando em conta a sazonalidade da infecção. As crianças com menos de 9 anos de idade, ao receberem a vacina pela primeira vez, requerem 2 doses, com intervalo de 4 a 6 semanas.
- Vacina febre amarela: dose única aos 9 meses de idade, levando-se em consideração as condições epidemiológicas do local e as condições imunes do paciente; não deve ser aplicada em crianças com imunodepressão grave.
- Vacina sarampo, caxumba, rubéola: não deve ser aplicada em crianças sintomáticas ou com imunossupressão grave (LT-CD4+ 15% em menores de 5 anos de idade ou LT-CD4+ < 200 céls/mm3 nos maiores de 5 anos). A vacina deve ser aplicada em duas doses: aos 12 meses e a segunda dose, 3 meses depois; para adolescentes o intervalo mínimo entre as doses pode ser de 4 semanas.
- Vacina varicela: deve ser aplicada nas crianças com mais de 12 meses de idade que não apresentem manifestações graves da doença ou linfócitos T CD4 < 15%. Uma segunda dose deve ser aplicada 3 meses depois.
- Vacina hepatite A: 2 doses a partir de 12 meses de idade com intervalo de 6 meses entre elas.
- Vacina do papilomavírus humano (HPV): deve ser aplicada para meninos e meninas de 9 a 26 anos, independente da contagem de LT CD4+, com esquema de 3 doses (0, 2 e 6 meses). Adolescentes que já tenham recebido as duas primeiras doses (0 e 6 meses) deverão receber a terceira dose com intervalo mínimo de 3 meses após a última dose.

REFERÊNCIAS BIBLIOGRÁFICAS

1. Sohn AH, Hazra R. The changing epidemiology of the global paediatric HIV epidemic: keeping track of perinatally HIV-infected adolescents. J Int AIDS Soc. 2013;16:18555.
2. Brasil. Ministério da Saúde. Secretaria de Vigilância em Saúde. Departamento de Doenças de Condições Crônicas e Infecções Sexualmente Transmissíveis – DCCI. Boletim Epidemiológico HIV/AIDS 2020.
3. Brasil. Ministério da Saúde. Secretaria de Vigilância em Saúde. Departamento DST, Aids e Hepatites virais. Boletim Epidemiológico HIV--Aids. Ano III (1). Brasília: Ministério da Saúde, 2014. Disponível em: www.aids.gov.br.
4. Brasil. Ministério da Saúde. Secretaria de Vigilância em Saúde. Departamento de Doenças de Condições Crônicas e Infecções Sexualmente Transmissíveis. NOTA INFORMATIVA Nº 6/2021-DCCI/SVS/MS.
5. Brasil. Ministério da Saúde. Secretaria de Vigilância em Saúde. Departamento de Vigilância, Prevenção e Controle das Infecções Sexualmente Transmissíveis, do HIV/Aids e das Hepatites Virais. Protocolo Clínico e Diretrizes Terapêuticas para Profilaxia Pré-Exposição (PrEP) de Risco à Infecção pelo HIV/Ministério da Saúde, Secretaria de Vigilância em Saúde, Departamento de Vigilância, Prevenção e Controle das Infecções Sexualmente Transmissíveis, do HIV/Aids e das Hepatites Virais – Brasília: Ministério da Saúde, 2018.
6. Mugo NR, et al. Pregnancy incidence and outcomes among women receiving pre-exposure prophylaxis for HIV prevention: a randomized clinical trial. JAMA. 2014 Jul;312(4):362-71.
7. Brasil. Ministério da Saúde. Secretaria de Vigilância em Saúde. Departamento de Vigilância, Prevenção e Controle das Infecções Sexualmente Transmissíveis, do HIV/Aids e das Hepatites Virais. Protocolo Clínico e Diretrizes Terapêuticas para Manejo da Infecção pelo HIV em Crianças e Adolescentes/Ministério da Saúde, Secretaria de Vigilância em Saúde, Departamento de Vigilância, Prevenção e Controle das Infecções Sexualmente Transmissíveis, do HIV/Aids e das Hepatites Virais – Brasília: Ministério da Saúde, 2018.
8. Brasil. Ministério da Saúde. Secretaria de Vigilância em Saúde. Departamento de Doenças de Condições Crônicas e Infecções Sexualmente Transmissíveis Coordenação-Geral de Vigilância do HIV/AIDS e das Hepatites Virais. NOTA INFORMATIVA Nº 20/2020-CGAHV/.DCCI/SVS/MS.
9. Brasil. Ministério da Saúde. Secretaria de Vigilância em Saúde. Departamento de Vigilância, Prevenção e Controle das Doenças Sexualmente Transmissíveis, Aids e Hepatites Virais. Manual técnico para o diagnóstico da infecção pelo HIV [Internet]. Brasília: Ministério da Saúde; 2018 [citado 2021 jun3]. Disponível em: http://www.aids.gov.br/system/tdf/ pub/2016/57787/manual_tecnico_hiv_27_11_2018_eb.pdf?file=1&type=node&id=57787&force=1.
10. Violari A, Cotton MF, Gibb DM, Babiker AG, Steyn J, Madhi SA, et al. Early antiretroviral therapy and mortality among HIV-infected infants. N Engl J Med. 2008;359(21):2233-44.
11. Goetghebuer T, Haelterman E, Le Chenadec J, Dollfus C, Gibb D, Judd A, et al. Effect of early antiretroviral therapy on the risk of AIDS/death in HIV-infected infants. AIDS. 2009;23(5):597-604.
12. Goetghebuer T, Le Chenadec J, Haelterman E, Galli L, Dollfus C, Thorne C, et al. Short- and long-term immunological and virological outcome in HIV-infected infants according to the age at antiretroviral treatment initiation. Clin Infect Dis. 2012;54(6):878-81.
13. Panel on Antiretroviral Therapy and Medical Management of HIV-Infected Children. Guidelines for the Use of Antiretroviral Agents in Pediatric HIV Infection. Disponível em: http://aidsinfo.nih.gov/contentfiles/lvguidelines/pediatricguidelines.pdf.

CAPÍTULO 13

VIROSES EXANTEMÁTICAS

Heloisa Helena de Sousa Marques
Pedro Takanori Sakane

AO FINAL DA LEITURA DESTE CAPÍTULO, O PEDIATRA DEVE ESTAR APTO A:

- Saber que exantemas de causa viral são extremamente frequentes na infância e, embora a maioria seja originária de doenças autolimitadas e benignas, algumas podem ser expressões de moléstias mais graves.
- Conhecer os mecanismos de agressão viral à pele da criança e os tipos de lesões cutâneas resultantes, além da fisiopatologia dos distúrbios de órgãos e sistemas muitas vezes associados.
- Saber identificar etiologia, período de incubação, tempo de contágio, formas de transmissão, sinais e sintomas das infecções virais que se manifestam por exantema.
- Formular hipótese diagnóstica de viroses exantemáticas com base na anamnese e exame físico, valendo-se também de alguns exames laboratoriais como hemograma e sorologia, e estabelecer o diagnóstico diferencial entre as distintas enfermidades que assim se manifestam, levando em conta as bases epidemiológicas disponíveis.
- Conhecer os grupos de viroses exantemáticas em função do tipo de exantema identificado: maculopapular (sarampo, rubéola, eritema infeccioso, roséola infantil ou exantema súbito, mononucleose, enteroviroses); exantema laterotorácico unilateral; exantema vesicular (varicela e herpes simples); exantema papular (síndrome de Gianotti-Crosti, que é a acrodermatite papular da infância); exantema petequial (febres hemorrágicas e pseudoangiomatose eruptiva).
- Compartilhar as informações com os pais da criança, esclarecendo dúvidas sobre a natureza da doença diagnosticada, o caráter prioritário do diagnóstico clínico-epidemiológico, o tratamento proposto e os cuidados requeridos para o seu adequado acompanhamento.

INTRODUÇÃO

O termo exantema deriva do grego *exhanto* que significa florescer e convencionou-se chamar de doenças exantemáticas (doenças nas quais ocorrem lesões que florescem na pele), lesões em que a erupção cutânea é a característica dominante na evolução.[1]

Embora a maioria seja originária de moléstias autolimitadas e benignas, algumas podem ser expressões de processos mais graves, como uma meningococcemia. Portanto, a presença de exantema em uma criança com doença aguda febril demanda consideração para uma série de moléstias, obrigando o médico, depois da obtenção de história clínica-epidemiológica e exame físico cuidadoso, a tomar decisões rápidas.

Febre e exantema são apresentações de vários tipos de doença, sendo que em criança a etiologia infecciosa é a predominante, mas outras devem ser lembradas, como aquelas de origem imunológica, reumatológica, oncológica ou mesmo desconhecida, como acontece com a doença de Kawasaki.

Dentre os agentes infecciosos, as viroses são a causa mais comum de exantemas febris em pediatria e elas podem agredir a pele por vários mecanismos que, frequentemente, coexistem.

MECANISMOS DE AGRESSÃO À PELE

1. Invasão e multiplicação direta na própria pele, por exemplo, na infecção pelo vírus da varicela zóster, do herpes simples.
2. Ação imunoalérgica com expressão na pele, mecanismo mais frequente nas viroses exantemáticas.
3. Dano vascular, podendo causar obstrução e necrose da pele, como no sarampo atípico, nas febres hemorrágicas.
4. Ação de toxinas, como na escarlatina e nas estafilococcias.[2]

TIPOS DE EXANTEMA

As lesões que aparecem na pele têm apresentações diversas, de acordo com a etiologia ou resposta do indivíduo. Assim, mácula é uma lesão plana, não palpável; pápulas são lesões pequenas perceptíveis ao tato que, quando maiores, são chamadas de nódulos; vesículas são pequenas lesões que contêm líquido e que são chamadas de bolhas, quando maiores. Quando o líquido é purulento, tornam-se pústulas. Placas são lesões planas, mas elevadas, perceptíveis ao tato e grandes. As lesões podem ainda ter cor eritematosa, que quando desaparece com a vitropressão são devidas a vasodilatação e, quando não, o extravasamento de sangue do vaso, quando são chamadas de purpúricas e que podem ser pequenas, petequiais ou maiores, equimóticas. Ainda podem ser divididas em morbiliformes quando existem áreas de pele sã entre as lesões e escarlatiniformes quando o acometimento é difuso.

Sempre é bom lembrar que, excetuando alguns poucos vírus que apresentam lesões características, como a varicela, outros podem causar lesões diferentes como acontece com os enterovírus.

Os exantemas podem ser subdivididos segundo o tipo de apresentação e a etiologia viral ou outras etiologias. Uma síntese está apresentada no Quadro 1.[3]

Quadro 1 Tipos de exantemas agudos na infância, segundo etiologia viral e outras

Etiologia viral	Outras etiologias
Maculopapular	
Sarampo	Escarlatina
Sarampo atípico	Síndrome de choque tóxico
Rubéola	Doença de Kawasaki
Eritema infeccioso	Febre maculosa brasileira
Exantema súbito	Reação medicamentosa
Mononucleose infecciosa	Toxoplasmose
Vírus Coxsackie	Miliária rubra
Vírus ECHO	
Citomegalovirose	
Petequial	
Sarampo atípico	Febre maculosa brasileira
Vírus Coxsackie	Meningococcemia
Vírus ECHO	Coagulopatias
Febres hemorrágicas	Escorbuto
Doença citomegálica	Reação medicamentosa
Rubéola congênita	Endocardite subaguda
	Toxoplasmose congênita
	Febre purpúrica brasileira
Papular	
Síndrome de Gianotti-Crosti	
Verruga	
Moluscum contagiosum	
Vesicular	
Varicela	Urticária papular
Herpes zóster	Impetigo
Herpes simples	Picada de inseto
Eczema herpeticum	Reação medicamentosa
Vírus Coxsackie	Dermatite herpetiforme
Vírus ECHO	
Sarampo atípico	

Fonte: modificado de Bligard CA, Millikan LE, 1986.[4]

PRINCIPAIS VIROSES EXANTEMÁTICAS DA INFÂNCIA

A seguir será feita breve descrição de aspectos clínicos, diagnóstico e terapia, quando disponível das principais causas de doenças exantemáticas virais na infância, segundo tipo de exantema e um prático resumo encontra-se no Quadro 2.

Exantema maculopapular

Sarampo

É uma doença altamente contagiosa que, apesar de existir uma vacina eficaz, ainda ocorre no mundo inteiro, causando até surtos, atingindo o maior número de casos notificados em 23 anos, contabilizando cerca de 870.000 pacientes em 2019, com 207.000 óbitos.[4]

- Etiologia – *Paramyxovirus.*
- Mecanismo de transmissão – via aérea, através de aerosol.
- Tempo de incubação – oito a doze dias.
- Tempo de contágio – desde dois dias antes do início do pródromo até quatro dias após o aparecimento do exantema.
- Isolamento – respiratório (uso de máscara) até quatro dias após o início do exantema.

Quadro clínico – a doença começa com pródromo que dura de três a quatro dias, com febre, tosse, cefaleia, mal-estar, prostração intensa, incomum em doenças virais. A febre é elevada, atingindo o auge na época do aparecimento do exantema, o que difere também da maioria das viroses e cai em lise no terceiro ou quarto dia do exantema. A tosse é seca, intensa (incomoda o paciente), está sempre presente e se acompanha de coriza abundante, hialina no início, purulenta nos dias subsequentes. Os olhos ficam hiperemiados com lacrimejamento e fotofobia e, nos casos mais graves, ocorre edema bipalpebral. A prostração por vezes é intensa, denotando comprometimento sistêmico. O enantema é a primeira manifestação mucocutânea a aparecer, e é característico. A orofaringe fica hiperemiada e na região oposta aos dentes molares aparecem manchas branco-azuladas, pequenas, de cerca de 1 mm de diâmetro, chamadas de manchas de Koplik. Aparecem, um ou dois dias antes do exantema e desaparecem dois ou três dias após. O exantema se inicia atrás do pavilhão auricular, disseminando-se rapidamente para o pescoço, face, tronco e atinge a extremidade dos membros por volta do terceiro dia. O exantema é maculopapular eritematoso, morbiliforme como regra, mas em determinadas áreas pode confluir. Na fase do exantema a doença atinge o seu auge, ficando o paciente toxemiado, febril, com os olhos hiperemiados, queixando-se da claridade, com intensa rinorreia e tosse implacável. Para os não familiarizados a aparência é a de uma doença grave. O exantema começa a esmaecer em torno do terceiro ou quarto dia, na mesma sequência que apareceu, deixando manchas acastanhadas. O sarampo, apesar de ser uma "doença de infância" não deve ser considerado como moléstia banal "que todas as crianças devem

Quadro 2 Principais doenças exantemáticas virais da infância e suas características

Doença (etiologia)	Idade mais comum	Pródromo	Morfologia	Distribuição	Sinais associados	Diagnóstico
Sarampo (vírus do sarampo)	Lactentes até adultos	Febre, tosse, coriza, conjuntivite	EMP morbiliforme; lesões tornam-se confluentes e descamam	Início atrás da orelha, evolui para o tronco e extremidades	Manchas de Koplik, toxemia, fotofobia, tosse, febre	Clínico, sorologia, IF para IgM específica, RT-PCR
Rubéola (vírus da rubéola)	Crianças até adultos	Mal-estar, febre baixa	EMP, morbiliforme, não confluentes	Início na face, evolui para o tronco	Adenopatia retroauricular e occipital, artralgia	Sorologia, IgM + e/ou elevação de IgG
Eritema infeccioso (parvovírus B 19)	5-15 anos	Geralmente ausente	Eritema de bochechas, eritema rendilhado ou EMP	Áreas expostas: rosto, região extensora mm.	Fotossensibilidade, artrite, cefaleia, mal-estar. Maior gravidade em pacientes com doenças hematológicas	Clínico, sorologia, RT-PCR
Roséola (herpes vírus 6 e 7)	6 meses a 3 anos	Febre alta por 3 a 4 dias	EMP o início coincide com a queda da febre	Rosto, tronco persiste por horas até 3 dias	Irritabilidade, convulsão, adenopatia cervical	Clínico, sorologia, RT-PCR
Varicela (vírus da varicela zoster)	1 a 14 anos	Raro na criança; sintomas gerais em adultos	Maculovesicular que evolui para crosta	Face, tronco, couro cabeludo e mucosas	Febre, prurido, adenomegalia	Clínico, microscopia eletrônica, RT-PCR, sorologia (IgM e IgG)
Enterovírus	Crianças pequenas	Febre, sintomas gerais	Variável: EMP, petequial, vesicular	Generalizada	Febre, miocardite, encefalite, pleurodínea, DMPB, herpangina	RT-PCR: fezes, orofaringe, LCR. Sorologia (2 amostras)
Mononucleose (vírus Epstein-Barr)	Qualquer idade	Febre, dor de garganta, adenomegalia cervical	EMP	Tronco, extremidades; acentuação com uso de amoxicilina	Febre, adenomegalia cervical, HEM, dor de garganta	Sorologia, marcadores específicos IgM EBVCA, também RT-PCR
Dengue (vírus da dengue)	Qualquer idade	Febre, mialgia	1ª exposição: EMP 2ª: petequial/ purpúrico	Tronco mas generalizado	Febre, mialgia, artralgia ("febre quebra-ossos")	Sorologia, (ELISA) a partir do sexto dia do início dos sintomas ou a detecção de antígenos virais: NS1 e RT-PCR até o quinto dia do início dos sintomas
Chikungunya	Qualquer idade	Febre, mal-estar, cefaleia, diarreia, mialgia, dores articulares	Exantema maculopapular, prurido frequente	Inicia nas extremidades e no tronco, espalhando-se para a face	Conjuntivite e sintomas gastrointestinais e alterações de SNC incluem meningoencefalite, paralisias, síndrome de Guillain-Barré, convulsões	Nos primeiros sete dias de sintomas, pode-se indicar o RT- PCR, e após o quinto dia, o IgM costuma já ser positivo
Zika vírus	Qualquer idade	Febre, mialgia, cefaleia, conjuntivite, sintomas gastrointestinais	Exantema maculopapular	Distribuição cefalocaudal, atingindo região palmo-plantar. O exantema pode ser acompanhado por prurido	Sintomas respiratórios, dor retro-orbitária e alterações neurológicas, como síndrome de Guillain-Barré, mielite aguda, meningoencefalite	RT-PCR no soro até o quinto dia do início dos sintomas ou na urina até o oitavo dia. Após sete dias, o IgM pode ser detectado
COVID	Qualquer idade	Febre, coriza, dispneia, sintomas gastrointestinais, exantema, fadiga, síndrome inflamatória aguda	Exantema maculopapular	As manifestações de pele não seguem nenhum padrão, também foram observados, vesicular, urticariforme e até petequial	Quadros de febre alta e persistente, mucosite, hiperemia conjuntival, edema de mãos e pés, hipotensão, miocardite e exantema polimorfo, semelhante a doença de Kawasaki ou síndrome do choque tóxico, hoje denominada síndrome inflamatória multissistêmica pediátrica (SIM-P)	RT-PCR em *swab* de nasofaringe e orofaringe entre o terceiro e o sétimo dia do início dos sintomas. Sorologia - a detecção de IgM a partir do terceiro dia, mas idealmente após 7 a 10 dias e IgG entre 10 e 14 dias, ideal após 15 dias
S. Gianotti-Crosti (HBV, EBV, enterovírus)	1 a 6 anos	Geralmente ausente	Papulovesicular	Face, braços, pernas, nádegas, poupa o dorso	Linfadenite cervical, HEM	Clínico; sorologia ou RT-PCR para cada etiologia

Elaborado pelos autores.
EMP: exantema maculopapular; HEM: hepatoesplenomegalia; LCR: líquido cefalorraquidiano; mm: membros; DMPB: doença mãos-pés-boca; S: síndrome; PCR: *polymerase chain reaction*.

ter". O número de complicações é grande, podendo-se citar entre elas: laringite, às vezes muito acentuada, traqueobronquite, pneumonite intersticial, queratoconjuntivite, o que pode levar à cegueira, miocardite, adenite mesentérica, diarreia com perda importante de proteína, panencefalite esclerosante subaguda. Otite média é a principal complicação bacteriana.[4,5] Também podem suceder sinusite, pneumonia bacteriana, púrpura trombocitopênica, encefalomielite, reativação de tuberculose pela imunodepressão. Em crianças menores de um ano e em desnutridas é causa não desprezível de óbito. Em adolescentes e adultos a gravidade tende a ser maior.

Devem ser considerados, além do sarampo clássico, mais duas formas de apresentação: o sarampo modificado e o sarampo atípico. O primeiro acontece quando o vírus acomete pessoas que têm imunidade relativa, ou pela aquisição intrauterina de anticorpos (portanto ocorre apenas em crianças pequenas), ou por terem tomado gamaglobulina. Nesses casos o tempo de incubação é maior, de mais de três semanas, pródromos mais leves, raramente se observa mancha de Koplik e o exantema também é leve. Já o sarampo atípico, que ocorreu em crianças que previamente tinham tomado vacina de vírus morto, não mais disponível, apresenta-se como quadro mais grave, com febre alta, cefaleia, mialgia, pneumonite grave, derrame pleural, sendo o exantema bastante variável, macular, vesicular ou petequial.

Diagnóstico – dosagem de anticorpos pela inibição de hemaglutinação (IH), neutralização, fixação de complemento (RFC), colhida na fase inicial e duas a três semanas após com aumento de quatro vezes o título, ou pela pesquisa de anticorpos da classe IgM que se positivam a partir do 6⁰ dia do exantema. A pesquisa do RNA viral pode ser obtida do sangue, do *swab* da nasofaringe, orofaringe ou da urina a partir do primeiro dia do exantema até o terceiro dia.[6]

Prevenção – é feita com vacina de vírus vivo e atenuado, aplicada a partir do 12º mês de vida, e dose de reforço entre 4 e 5 anos. Como após 10 anos muitas pessoas perdem os anticorpos, podendo contrair a doença durante e após a adolescência, em uma idade de maior risco de complicações, recomenda-se que se aplique mais um reforço neste grupo etário.[2,3,5-7]

Prevenção pós-exposição – nos suscetíveis, aplicar a vacina contra o sarampo até 72 horas após o contágio; após esse período, até seis dias, aplicar a imunoglobulina humana normal, solução a 16% para uso intramuscular. Para crianças normais, a dose é de 0,25 mL/kg e nos imunodeprimidos, 0,5 mL/kg, até 15 mL máximo, ou caso não esteja disponível esta apresentação pode-se utilizar a gamaglobulina endovenosa na dose de 400 mg/kg.

Tratamento – o tratamento do sarampo é sintomático, com boa hidratação, alimentação adequada, antipiréticos e uso de antibióticos quando ocorrerem complicações bacterianas como otite e pneumonia, lembrando que os germes a serem combatidos são os prevalentes na comunidade e segundo o grupo etário e história de vacinação contra patógenos bacterianos.[6]

O uso de vitamina A em áreas com deficiência desse elemento tem se mostrado útil para diminuir a gravidade e a xeroftalmia e consequentes déficits visuais.[7]

Apesar de o papel da vitamina A em locais sem carência não ter sido bem estudado, a OMS recomenda o seu uso em todas as crianças menores de 5 anos com sarampo e quadro grave, como os hospitalizados, nas seguintes doses: para crianças < 6 meses de idade: 50.000 UI, entre 6 meses e 11 meses de idade: 100.000 UI e acima de 12 meses: 200.000 UI, serão 3 doses: no dia do diagnóstico, um dia após e a terceira dose em 4 a 6 semanas. Os pacientes que apresentem sinais ou sintomas de hipovitaminose A devem tomar uma terceira dose 4 a 6 semanas após.[6,7]

Rubéola

É uma doença que interessa mais pelas complicações do que por ela própria, a qual costuma ser não grave, sendo que a mais importante é a síndrome de rubéola congênita, cada vez mais rara no nosso meio, graças aos programas de vacinação.

Etiologia – *Togavírus.*

Transmissão – via aérea, através de perdigotos.

Tempo de incubação – 14 a 21 dias.

Tempo de contágio – desde poucos dias antes até cinco a sete dias depois da erupção.

Cuidados com os contactantes – observação.

Isolamento – respiratório e de contato para os casos adquiridos pós-parto, até sete dias após o exantema. As crianças com infecção congênita são consideradas infectantes até um ano de idade ou até que a pesquisa de vírus na nasofaringe e na urina se negative.

Quadro clínico – principalmente em crianças não se observa pródromo, mas em adolescentes e em adultos podem aparecer sintomas gerais brandos antecedendo um a dois dias o exantema que se inicia na face, espalhando-se rapidamente para o pescoço, tronco e atinge os membros já em 24 horas. O exantema é maculopapular róseo, eventualmente pode coalescer no tronco, e tem curta duração, de três ou menos dias. Em alguns casos observa-se, no palato mole, lesões petequiais, conhecidas como sinal de Forscheimer, achado característico porém não patognomônico desta doença. Achado marcante, entretanto, é a adenomegalia que pode anteceder em até sete dias o exantema. São acometidos, principalmente, os gânglios da cadeia cervical e retroauricular. Metade dos casos apresenta esplenomegalia discreta. As complicações na criança são raras, citando-se a púrpura trombocitopênica, encefalite e em mulheres, artralgia. A grande importância da rubéola é na gestação pela possibilidade de promover dano fetal; a vacinação em crianças visa fundamentalmente proteger as mulheres suscetíveis do seu convívio.

Diagnóstico – isolamento do vírus do material de nasofaringe ou da urina é método padrão ouro, contudo são mais utilizados atualmente métodos automatizados como a pesquisa de anticorpos da classe IgM e de IgG contra rubéola no soro, sempre considerar duas amostras, uma na fase aguda e outra na fase de convalescência. E a detecção do RNA viral em amostra de orofaringe pela técnica de biologia molecular, o qual dará o diagnóstico já no primeiro dia dos sintomas, sendo util até o sétimo dia, no caso de rubéola aguda.[4,8]

- Prevenção – é realizada com a vacina de vírus vivo e atenuado que é aplicada aos 12 meses de idade, sendo que o Plano Nacional de Imunizações preconiza uma dose de reforço entre 4 e 6 anos.
- Prevenção pós-exposição – apenas observação.
- Tratamento - apenas sintomáticos.

Eritema infeccioso

- Etiologia – *Parvovírus* humano B19.
- Sinonímia – megaloeritema.
- Transmissão – via aérea, por perdigotos.
- Tempo de incubação – 4 a 14 dias.
- Tempo de contágio – a viremia ocorre cinco a dez dias após a exposição, dura cerca de cinco dias, sendo que no período exantemático a pessoa já não costuma ser transmissor.[9]
- Cuidados com os contactantes – observação, principalmente com as pessoas que tenham hemoglobinopatia.
- Isolamento – desnecessário.
- Quadro clínico – em geral, não há pródromos e o primeiro sinal costuma ser o exantema que se inicia na face como maculopápulas que confluem tornando-se uma placa vermelho rubra, com concentração, principalmente, na região das bochechas, poupando a região perioral, a testa e o nariz, conferindo um aspecto de "asa de borboleta", semelhante ao observado no lúpus eritematoso, dando às crianças aspecto de "cara esbofeteada". Um a quatro dias após, o exantema evolui, acometendo os membros superiores e inferiores, inicialmente em sua face extensora e mais tarde, na flexora. A lesão da pele inicia-se como uma mácula que vai aumentando de tamanho, deixando a região central mais pálida, conferindo um aspecto tipicamente rendilhado. Nessa fase, o tronco pode ficar acometido. O exantema pode persistir por um período longo, até mais de dez dias e se exacerbar ou reaparecer quando a criança é exposta ao sol, após exercício e nas alterações de temperatura. Recorrência das lesões mesmo após uma a duas semanas do desaparecimento é descrita.[4,9]

A evolução é em geral afebril, podendo se acompanhar de artralgias e artrites. O hemograma é normal ou com discreta leucocitose e eosinofilia. Apesar de ter evolução benigna, na maioria dos casos, nos adolescentes e adultos os sintomas são mais proeminentes, principalmente o comprometimento articular. Complicações são conhecidas, sendo a mais grave, a morte fetal quando o vírus acomete mulheres grávidas.

O parvovírus humano B19 é um vírus emergente em importância. Anteriormente responsável apenas pelo eritema infeccioso, hoje tem várias apresentações clínicas a ele creditadas. Este vírus tem como célula-alvo o eritroblasto do hospedeiro, os pacientes em geral apresentam anemia que pode ser profunda em pessoas com hemoglobinopatias. Caso acometa grávidas suscetíveis, provoca dano fetal, como aborto, parto prematuro e hidropsia, mas não é teratogênico.

A síndrome das luvas e meias é também atribuída ao parvovírus. Essa apresentação incomum ocorre em crianças e adultos jovens e é caracterizada por lesões purpúricas simétricas e eritematosas indolores nas mãos e nos pés, e, eventualmente, na bochecha, cotovelo, joelho e nádega. Pode ser acompanhada por sintomas gerais, porém é autolimitada, melhorando em uma a duas semanas. Outros agentes infecciosos podem estar relacionados a essa síndrome.[9]

- Diagnóstico – sorologia, IgG e IgM para parvovírus humano B19; detecção de DNA viral por biologia molecular no sangue.
- Prevenção – não há, por enquanto, vacinas eficazes.
- Tratamento – sintomáticos, se necessários e transfusão de sangue na presença de anemia grave.

Roséola infantil ou exantema súbito

Etiologia – Herpes vírus humano 6 (HVH6) e 7 (HVH7).

Transmissão – provavelmente por perdigotos.

Tempo de incubação – 5 a 15 dias.

Tempo de contágio – durante a fase de viremia, sobretudo no período febril.

Cuidados com os contactantes – observação.

Isolamento – desnecessário.

Quadro clínico – acomete, virtualmente, apenas as crianças entre os 6 meses e os 6 anos de idade, predominando nas menores de dois anos, sugerindo que exista uma certa proteção pelos anticorpos maternos e que o vírus seja altamente predominante na comunidade já que na idade pré-escolar quase todas já estão imunes. O início da doença é súbito, com febre alta, contínua (a criança fica extremamente irritada, anorética) e é considerada como uma das causas mais comuns de convulsão febril. Não há toxemia apesar da magnitude da febre. A linfonodomegalia cervical é achado muito frequente, assim como a hiperemia de cavum. Após três a quatro dias de febre, quando esta cessa bruscamente, aparece o exantema, de modo súbito, constituído por lesões maculopapulares rosadas que se iniciam no tronco e se disseminam para a cabeça e extremidades. A erupção é de curta duração, de algumas horas a dois ou três dias, desaparecendo sem deixar descamação ou hiperpigmentação. O exantema pode passar despercebido.[10,11]

Atualmente esses vírus também têm causado doença em pessoas com imunossupressão, desde quadros sistêmicos como encefalite.

- Diagnóstico – apenas a presença do herpes vírus humano 6 ou 7 no sangue periférico fornece o diagnóstico de uma infecção primária. Podem ser realizados testes para detecção de anticorpos e também através de biologia molecular em sangue, líquor. Lembrar que na interpretação dos resultados deve-se considerar que a maioria das pessoas já tiveram esta infecção até os dois anos de idade e também que este vírus pode permanecer latente.[12] Prevenção – não existe.

- Tratamento – sintomático. Atentar para ocorrência de convulsão febril.

Mononucleose infecciosa

A mononucleose infecciosa hoje é considerada uma síndrome, sendo que o vírus Epstein-Barr é o responsável por cerca de 80% dos casos. Outros agentes a serem considerados são o citomegalovírus, o vírus da imunodeficiência adquirida, o vírus da Hepatite B e, dentre os não virais, o *Toxoplasma gondii*.[4]

Epstein-Barr vírus

É um DNA vírus do grupo herpes e é agente causador de várias doenças, como a mononucleose infecciosa, hepatite (muito frequente a presença de alteração de enzimas hepáticas mesmo na ausência de hepatomegalia), linfomas (doenças de Hodgkin e de Burkitt), carcinoma de nasofaringe, miocardite, síndrome de Guillain-Barré, ruptura esplênica, entre outras.

A mononucleose é a expressão mais comum na primoinfecção por este vírus, e cuja clínica se inicia com febre, cefaleia, mal-estar, lassidão, linfonodomegalia por vezes muito proeminente, hepatoesplenomegalia e faringoamigdalite. As amigdalas e os adenoides podem ficar tão hipertrofiadas que causam obstrução aérea alta. Chama a atenção a intensa leucocitose vista no sangue periférico com a presença marcante de linfócitos atípicos.

A ocorrência de erupção cutânea não excede os 10 a 15% dos casos, e pode ser desencadeada pela administração de penicilina ou ampicilina ao paciente. O tipo de exantema é variável, sendo na maioria das vezes, maculopapular, mas podem ocorrer erupções petequiais, papulovesiculares, escarlatiniformes e urticariformes e são mais evidentes na presença dos citados antibióticos.[4]

- Diagnóstico – os anticorpos IgM e IgG costumam ser já presentes no início do quadro clínico, assim como a detecção do genoma viral por PCR (*polymerase chain reaction*).
- Tratamento – em geral, o uso de sintomáticos é suficiente. Na presença de obstrução importante das vias aéreas superiores, indica-se corticosteroides como a dexametasona (0,25mg/kg a cada 6 horas), e nos casos excepcionais, tenta-se o uso de Aciclovir, apesar de a sua eficácia não ser bem estudada.

Enteroviroses

- Etiologia – enterovírus. Grupo de RNA vírus que são antigenicamente heterogêneos, com capacidade de produzir uma gama enorme de doenças.

Os enterovírus são divididos em

- Vírus Coxsackie A1 a A21, A24 e B1 a 6.
- Vírus ECHO (vírus órfãos entéricos citopáticos humanos) 1 a 7, 9, 11 a 21, 24 a 27 e 29 a 33.
- Parechovírus humanos tipos 1 e 2, anteriormente denominados echovírus 22 a 23.
- Enterovírus 68 a 71, 73 a 91 e 100 a 101.
- Poliovírus tipos 1 a 3.
- Transmissão – via fecal oral.
- Tempo de incubação – três a seis dias.
- Tempo de contágio – variável.
- Cuidados com os contactantes – observação.
- Isolamento – precauções entéricas durante hospitalização.
- Quadro clínico – os enterovírus são causa frequente de exantemas já tendo sido identificados mais de 30 deles como responsáveis por erupções cutâneas. Estas podem ser virtualmente de qualquer tipo descrito, desde o clássico maculopapular, até vesicular, petequial e mesmo urticariforme.

A doença mãos-pés-boca pode ser considerada bastante característica de enterovírus, sendo os responsáveis os Coxsackie A16, A5, A7, A9, A10, B2, B3, B5 e o enterovírus 71. Nessa doença, após um período prodrômico de febre baixa, irritabilidade, anorexia, aparecem lesões vesiculares na boca que rapidamente se rompem, transformando-se em úlceras dolorosas de tamanho variável. As lesões nas extremidades são constituídas por papulovesículas que variam entre três e sete mm de diâmetro que acometem principalmente dedos, dorso e palma das mãos e planta dos pés. Em lactentes não é infrequente acometimento perineal. As lesões desaparecem sem deixar cicatrizes.[12]

O exantema de Boston, causado pelo ECHO 16 é outra doença bem característica do enterovírus e se apresenta acompanhada por lesões ulceradas nas amígdalas e no palato mole semelhante àquelas encontradas na herpangina.[4]

- Diagnóstico – isolamento do vírus nas fezes e detecção de elevação de anticorpos no soro em duas amostras, espaçadas de três a quatro semanas. RT-PCR para enterovírus nas fezes e no líquido cefalorraquidiano.
- Prevenção – cuidados higiênicos.

Doença causada pelo novo coronavírus (Covid-19)

- Etiologia – SARS-CoV-2.
- Transmissão – aerossol, perdigotos, contato.
- Tempo de incubação – 2 a 14 dias, em média, 5 dias.
- Isolamento – aerossol e contato. Manter por 10 dias após início dos sintomas ou 10 dias após teste (PCR) positivo, nos casos assintomáticos. Este teste pode servir de guia também para os pacientes imunodeprimidos ou para aqueles em os sintomas persistem de modo importante por mais tempo.[13]
- Quadro clínico – os coronavírus são RNA vírus que têm ampla distribuição no mundo, afetando animais e seres humanos. Tradicionalmente era considerado como causadores de infecções de vias aéreas superiores (IVAS), com surtos esporádicos de variantes mais agressivas, como no caso do SARS (síndrome de angústia respiratória), ou MERS (*Meadle East Respiratory Syndrome*). Em 2019 uma nova variante, conhecida como SARS-CoV-2 causou uma pandemia, com milhares de óbitos. A clínica predominante era de febre, dor de garganta, tosse, coriza, podendo evoluir para insuficiência respiratória aguda, falência renal, cardíaca e neurológica.

Nas crianças infectadas pelo SARS-CoV-2, uma metanálise mostrou que as principais manifestações foram: febre (63%); sintomas gastrointestinais (20%); dispneia (18%), coriza (17%), exantema (16%), fadiga (16%), síndrome inflamatória aguda (13%). A alteração do paladar e olfato, marcante em adultos não foi frequente, aparecendo em 1 a 10% dos casos. As manifestações de pele não seguem nenhum padrão, sendo, o tipo mais comum, o exantema maculopapular, mas também foram observados, vesicular, urticariforme e até petequial.[14]

Uma apresentação mais grave dessa infecção ocorre em crianças escolares e se caracteriza pela presença de febre alta e persistente, mucosite, hiperemia conjuntival, edema de mãos e pés, sintomas gastrointestinais, hipotensão, miocardite e um exantema polimorfo tem chamado a atenção dos pediatras e tem sido chamada de Síndrome Inflamatória Multissistêmica Pediátrica (SIM-P).

- Diagnóstico – na fase aguda RT-PCR; após uma semana sorologia (IgM).
- Tratamento – na maioria das vezes, COVID em crianças tem uma evolução benigna, sendo necessário uso apenas de sintomáticos. Nos casos mais graves, não há um consenso O Instituto Nacional de Saúde dos Estados Unidos (NIH) recomenda o uso de antiviral Remsedivir para as crianças ≥ 12 anos que tenham fatores de risco ou um aumento da necessidade de suplementação de oxigênio; jovens ≥ 16 anos que tenham necessidade de aumentar a suplementação de oxigênio e considerar em crianças de qualquer idade que estejam em estado crítico.[15]

E a indicação de corticoterapia, dexametasona pode ser prescrita em crianças hospitalizadas que requeiram alto fluxo de oxigênio, ventilação mecânica não invasiva, ventilação mecânica invasiva ou ECMO (*Extracorporeal membrane oxigenation*).

Não se tem ainda dados suficientes para se indicar outros tipos de tratamento, como anticorpos monoclonais, plasma de convalescentes.[16]

Nos casos de SIM-P, apesar de os estudos ainda serem escassos, tem sido usado imunoglobulina IV e corticoides.

Pitiríase rósea

Doença de evolução benigna que acomete jovens de 10 a 39 anos de idade.

- Etiologia – ainda desconhecida, mas os herpes vírus 6 e 7 são descritos como possíveis causas. Uma hipótese interessante é a de que seja uma resposta isomórfica à picada de mosquitos ou infecções virais e bacterianas (por alguns casos apresentarem pródromos compatíveis – febre e sintomas gerais).
- Período de contágio e cuidado com contactantes – não é considerada doença infectocontagiosa.
- Quadro clínico – inicia-se com uma lesão conhecida como medalhão ou placa-mãe. Nota-se uma placa única, solitária, eritemato-escamosa, de crescimento centrífugo, de forma arredondada ou ovalada, medindo de dois a 10 cm de diâmetro, localizando-se no tronco ou raiz dos membros. Uma a duas semanas depois, aparecem as lesões secundárias, as quais são eritemato-papulo-escamosas múltiplas, de aspecto semelhante ao da placa-mãe, mas menores, com diâmetro variável de 0,5 a 1,5 cm, e frequentemente se localizam no pescoço, tronco e raiz dos membros. As lesões podem durar de 8 a 12 semanas, por vezes acompanhada de prurido.[16]
- Diagnóstico – clínico. Atentar para diferencial com lues secundária.
- Tratamento – sintomático, se necessário.

Exantema vesicular

Varicela

- Etiologia – vírus da varicela zóster, do grupo herpes vírus.
- Transmissão – por aerossol, contágio direto e raramente transmissão vertical.
- Tempo de incubação – 10 a 21 dias.
- Tempo de contágio – do décimo dia após o contato até a formação de crostas de todas as lesões.
- Isolamento – respiratório e de contato.
- Cuidados com os contactantes – a imunoglobulina humana antivírus varicela zóster (VZIG) deve ser indicada nas seguintes situações: crianças imunocomprometidas, sem história prévia de varicela; gestantes suscetíveis; recém-nascidos cuja mãe tenha tido catapora dentro de cinco dias antes ou 48 horas após o parto; prematuros (gestação com 28 semanas), cuja mãe não tenha tido varicela; e prematuros (gestação com menos de 28 semanas) independente da história materna. A dose indicada é de 125U para cada 10 kg de peso e deve ser aplicada dentro de 48 horas, até no máximo 96 horas após a exposição. O uso de aciclovir em comunicantes, como profilaxia, é discutível, mas quando este for um adulto, ou um paciente imunodeprimido e para o qual não se disponha da VZIG, talvez seja de interesse, pois nessas situações as manifestações da doença podem ser mais intensas e graves.
- Quadro clínico – principalmente em crianças, o exantema é o primeiro sinal da doença, mas eventualmente pode se notar febre baixa e mal-estar, mais proeminentes em adolescentes e em adultos. A erupção inicia-se na face, como máculas eritematosas que rapidamente se tornam pápulas, vesículas, pústulas e finalmente crostas. Essas lesões aparecem em surtos, em geral por três a cinco dias, antecedidas por febre (viremia), promovendo um aspecto polimórfico do exantema. O envolvimento do couro cabeludo, das mucosas orais e genitais é frequente. As crostas permanecem por cinco a sete dias e depois caem, deixando uma mácula branca, que não é permanente. Quando a pele foi anteriormente traumatizada ou sofreu abrasão, como cirurgias, radioterapia, queimadura, presença de eczema, dermatite de fraldas etc., as lesões costumam ser mais numerosas nesta região.

A varicela costuma ser uma doença benigna; entretanto, complicações às vezes muito sérias são observadas. Dentre elas podemos citar: a) infecções bacterianas secundárias – são as complicações mais frequentes, sendo causadas por estreptococos e estafilococos. Podem ser pouco graves, como piodermites (quando a "catapora irá deixar marca"), ou mais sérias, como a erisipela e a celulite. Ocasionalmente servem de porta de entrada para infecções sistêmicas; b) pneumonia – a pneumonite intersticial parece ser regra na varicela e é em geral um achado radiológico. Entretanto, em algumas ocasiões assume proporções mais graves, evoluindo para insuficiência respiratória, às vezes fatal. Nos adultos, a expressão clínica do acometimento pulmonar é maior, chegando a mais de 10%, sendo também mais grave. Nas crianças imunodeprimidas a pneumonite é a causa mais importante de óbito; c) encefalite – o acometimento do SNC não é frequente e pode anteceder ou preceder o exantema. Como regra, aparece entre três e oito dias após o início do exantema. A região mais frequentemente atingida é o cerebelo, traduzindo-se por ataxia. A encefalite, por sua vez, é responsável pela sonolência, coma e hemiplegia, podendo *deixar* sequelas; d) manifestações hemorrágicas – podem ser decorrentes de trombocitopenia, que aparece na fase de convalescença, ou por uma coagulopatia de consumo, felizmente mais rara e que dá origem à temida varicela hemorrágica e que quando acomete as suprarrenais evolui para a púrpura fulminante, semelhante àquela que ocorre nas meningococcemias; e) varicela e gravidez – quando acomete uma gestante, o feto pode sofrer as consequências, e as mais frequentes são focomelia, coriorretinite, meningoencefalite, lesões cicatriciais na pele, além de morte fetal e aborto. Quando as lesões aparecem durante os primeiros 16 dias após o parto, denomina-se varicela perinatal e aparece em 25% dos recém-nascidos cujas mães apresentam a doença um a cinco dias antes e dentro de 48 horas após o parto; f) síndrome de Reye – a degeneração aguda do fígado, acompanhada de encefalopatia hipertensiva grave tem sido descrita em crianças com varicela, mormente quando estas receberam ácido acetilsalicílico como antitérmico.[4]

- Tratamento – nos pacientes com imunodepressão ou que apresentem risco de doença grave com acometimento visceral, há indicação de tratamento antiviral com o uso de aciclovir.[4,17]
- Diagnóstico – na fase de vesícula, o exame do líquido da lesão pela microscopia eletrônica ou por PCR fornece o diagnóstico imediato. Anticorpos podem ser detectados pelo método de IFI.
- Prevenção – vacina contra varicela (vírus vivo atenuado).

Herpes simples

- Etiologia – vírus da HSV-1 e HSV-2, do grupo herpes. O HSV-1 costuma provocar lesões orais e labiais e o HSV-2, lesões genitais. Como todos os herpes vírus, após a primoinfecção, ficam quiescentes nos neurônios e se reativam quando há queda de imunidade local ou sistêmica.
- Transmissão – contato direto com secreções orais infectadas e atividade sexual.
- Tempo de incubação – 2 dias a 2 semanas.
- Tempo de contágio – na primoinfecção oral herpética a contagiosidade ocorre por pelo menos uma semana até várias semanas após o surgimento das lesões ao passo que nas infecções recorrentes o período de contágio restringe-se em geral a cerca de 3 a 4 dias.
- Isolamento – precauções de contato são recomendadas nos pacientes com quadros mucocutâneos intensos.
- Cuidados com os contactantes – lavagem das mãos e evitar contato com as secreções orais.
- Quadro clínico – a primoinfecção causada por esses herpes vírus humanos, como regra, é a gengivoestomatite herpética. Uma moléstia que em geral acomete crianças e se caracteriza por quadro febril de 2 a 3 dias que evolui com o aparecimento de lesões orais, vesiculares, muito dolorosas, por vezes acometendo lábios. As reativações se apresentam como herpes labial. Entretanto, em pacientes com deficiência imunológica grave, as lesões podem ser disseminadas, lembrando varicela. Nas crianças com problemas dermatológicos como dermatite atópica, queimaduras, uso prolongado de corticoide tópico, esses vírus podem se apresentar de uma maneira mais disseminada, levando ao quadro conhecido como eczema *herpeticum* ou erupção variceliforme de Kaposi, quando as lesões se apresentam como vesículas com base eritematosa, evoluindo para formação de crostas, que podem coalescer.[4,18]
- Tratamento – na criança imunocompetente o uso de aciclovir pode ser benéfico nos casos muito extensos e com comprometimento sistêmico e também deve ser indicado para as crianças imunodeprimidas.
- Diagnóstico – detecção de anticorpos no soro, em duas titulagens ou a presença de anticorpos da classe IgM. PCR no material de raspado das lesões.
- Prevenção – cuidados higiênicos.

Exantema papular

Síndrome de Gianotti-Crosti

A síndrome de Gianotti-Crosti é também conhecida como acrodermatite papular da infância é uma erupção inespecífica primariamente associada à infecção pelo vírus da hepatite B. Ocorre em geral nas crianças entre 2 e 6 anos de idade, com aparecimento súbito de uma erupção monomórfica, eritematopapular, não pruriginosa, com pápulas de 1 a 5 mm de diâmetro, com o topo achatado e que ocupa simetricamente face, nádegas e extremidades. As lesões permanecem por 15 a 20 dias e depois desaparecem deixando uma descamação. Linfonodomegalia axilar e inguinal pode ser notada por 2 a 3 meses durante o curso da doença, juntamente com uma hepatomegalia moderada. Nos casos relacionados com o vírus da hepatite B, as alterações de transaminases começam a aparecer 1 a 2 semanas após o aparecimento da dermatopatia. Outros agentes envolvidos nesta síndrome são os enterovírus, particularmente o coxsackie A-16, vírus Epstein-Barr, o citomegalovírus, vírus da hepatite A, o vírus parainfluenza e estreptococo beta-hemolítico do grupo A. Quando a síndrome é causada por esses outros agentes, eventualmente as lesões podem ser pruriginosas e papulovesiculares e com a companhia de sintomas gerais como febre e mal-estar.[19-21].

Exantema petequial

Febres hemorrágicas

A presença de exantema hemorrágico febril sempre acende um sinal de aviso, porquanto doenças graves podem estar presentes, como meningococcemia, febre maculosa brasileira e várias viroses, tais como dengue, chikungunya, febre amarela, infecção por zika vírus, Ebola, febre de Marburg, febre de Lassa, dentre várias outras. Neste capítulo serão descritas as quatro primeiras.

Dengue

- Etiologia – vírus da dengue, um *Flavivirus*, sendo até o momento reconhecidos 4 sorotipos, nomeados de 1 a 4. A transmissão ocorre pela picada de mosquitos *Aedes aegypti*. O quadro clínico é muito variável e, nas crianças, as manifestações são menos exuberantes.

A dengue clássica se inicia após um período de incubação de 4 a 7 dias, com febre alta, cefaleia intensa, com localização preferencial retro-orbitária, dores musculares e articulares, náuseas, vômitos e diarreia e dor abdominal. Ao exame físico pode-se notar linfonodomegalia e exantemas. O hemograma, nesta fase, mostra-se com leucopenia, com linfocitose e uma leve trombocitemia. Fenômenos hemorrágicos, como epistaxes, são ocorrências ocasionais. Após a defervescência da febre, que dura em torno de 5 a 7 dias, em 30% dos casos surge um outro exantema, maculopapular que se inicia no tronco e se dissemina para as extremidades, acometendo palma da mão e planta do pé. Nos casos de evolução mais grave, a febre não cede, a plaquetopenia piora, há hemoconcentração, hipovolemia e choque, acompanhados de hemorragias.[4,22]

Na presença de exantema petequial é mister considerar e afastar outras doenças graves, de etiologia bacteriana, como meningococcemia, sepse por outras bactérias e febre maculosa brasileira.

Diagnóstico – pode ser realizado por sorologia pelo método ELISA que deve ser solicitada a partir do sexto dia do início dos sintomas ou detecção de antígenos virais: NS1, isolamento viral, RT-PCR e imunohistoquímica, os quais devem ser solicitados até o quinto dia do início dos sintomas. Se positivos confirmam o caso; se negativos, uma nova amostra para sorologia IgM deve ser realizada para confirmação ou descarte.

Chikungunya

- Etiologia – vírus da chikungunya.
- Transmissão – através de picada de mosquitos Aedes aegypti e Aedes albopictus, transfusão de sangue contaminado, transplante de órgão e transmissão materno fetal.
- Tempo de incubação – 3 a 7 dias, variando entre 1 e 14 dias.
- Isolamento – desnecessário.
- Quadro clínico – início abrupto com febre, mal-estar, cefaleia, diarreia, mialgia, dores articulares (que podem preceder a febre). A febre costuma durar 3 a 5 dias, mas as manifestações articulares podem persistir por muito tempo, até anos. Em 40 a 75% dos casos a doença é acompanhada por um exantema maculopapular, que se inicia nas extremidades e no tronco, espalhando-se para a face. Prurido é relatado em 25 a 50% dos casos. A artropatia crônica decorrente dessa virose ocorre em 25 a 70% dos pacientes, podendo ser monoarticular ou poliarticular, remitente ou contínua.

Outras manifestações incluem conjuntivite e sintomas gastrointestinais. É comum observar-se leucopenia, linfocitopenia, trombocitopenia, aumento de transaminases e hipocalcemia. Os idosos, principalmente aqueles com diabetes ou cardiopatias, podem apresentar evolução tormentosa, grave, incluindo insuficiência respiratória, descompensação cardíaca, insuficiência hepática e/ou renal, diástases hemorrágicas. Alterações de SNC incluem meningoencefalite, paralisias, síndrome de Guillain-Barré, convulsões. A infecção perinatal ocorre em cerca de 50% das grávidas com viremia perinatal. Nesses recém-nascidos os sintomas podem ser leves, como febre, irritabilidade, edema de extremidades e exantema, até quadros de meningoencefalite e de sepse grave. É estimado que ocorram sequelas neurológicas em 50% dos pacientes sintomáticos[23].

- Diagnóstico – nos primeiros sete dias de sintomas, pode-se indicar o RT-PCR, e após o quinto dia, o IgM costuma já ser positivo.
- Tratamento – sintomáticos.

Infecção por zika vírus.

- Agente – Zika vírus, um *flavivírus*.
- Transmissão – através da picada de mosquitos *Aedes aegypti* e *Aedes albopictus*, por via sexual e transplacentária.[24]
- Quadro clínico – após um período de incubação de 3 a 14 dias, inicia-se febre, em geral <38,5°, inicia-se um exantema maculopapular de distribuição céfalo-caudal, atingindo região palmoplantar. O exantema pode ser acompanhado por prurido. Outros sintomas que acompanham o quadro são mialgia, cefaleia, conjuntivite, sintomas gastrointestinais e respiratórios, dor retro-orbitária e alterações neurológicas, como síndrome de Guillain-Barré, mielite aguda, meningoencefalite.[25]

Quando o vírus infecta as mulheres grávidas, o recém-nascido pode ser afetado, causando inúmeros problemas, como microcefalia, retardo de crescimento intrauterino, redução do volume encefálico, malformações do cérebro e outras deformidades.

- Diagnóstico – pode-se solicitar RT-PCR no soro até o 5° dia ou na urina até o 8° dia do início dos sintomas. Após sete dias, o IgM pode ser detectado.
- Tratamento – sintomáticos.

Segue o Quadro 3 comparando os sinais e sintomas mais comuns de infecção pelos vírus zika, da dengue e Chikungunya.[26]

Quadro 3 Frequência de sinais e sintomas mais comuns de infecção pelo vírus zika em comparação com a infecção pelos vírus da dengue e Chikungunya[26]

Sinais/Sintomas	Dengue	Zika	Chikungunya
Febre (duração)	Acima de 38°C (4 a 7 dias)	Sem febre ou subfebril ≤ 38°C (1-2 dias subfebril)	Febre alta > 38°C (2-3 dias)
Manchas na pele (frequência)	Surge a partir do quarto dia 30-50% dos casos	Surge no primeiro ou segundo dia 90-100% dos casos	Surge 2-5 dia 50% dos casos
Dor nos músculos (frequência)	+++/+++	++/+++	+/+++
Dor na articulação (frequência)	+/+++	++/+++	+++/+++
Intensidade da dor articular	Leve	Leve/Moderada	Moderada/Intensa
Edema da articulação	Raro	Frequente e leve intensidade	Frequente e de moderada a intenso
Conjuntivite	Raro	50-90% dos casos	30%
Cefaleia (frequência e intensidade)	+++	++	++
Prurido	Leve	Moderada/Intensa	Leve
Hipertrofia ganglionar (frequência)	Leve	Intensa	Moderada
Discrasia hemorrágica (frequência)	Moderada	Ausente	Leve
Acometimento neurológico	Raro	Mais frequente que dengue e Chikungunya	Raro (predominante em neonatos)

Febre amarela

- Agente – vírus da febre amarela, um flavivírus.
- Transmissão – nos casos de febre amarela silvestre, por mosquitos *Haemagogus* ou *Sabethes*; nos urbanos, *Aedes aegypti*.
- Quadro clínico – a evolução é bifásica, com um pequeno período de remissão. Após um período de incubação de 3 a 6 dias, inicia-se com febre em geral de forma abrupta, cefaleia, congestão conjuntival, mialgias, náuseas, vômitos e prostração. Esta fase, conhecida também como fase de infecção, corresponde a de viremia, dura de 2 a 4 dias, e, na maioria dos casos, a doença se encerra aqui. Após uma fase de remissão de 2-3 dias, ocorre a fase de intoxicação, correspondendo aos casos graves, com duração de 3-8 dias. Caracteriza-se pelo retorno da febre, dor abdominal, náuseas e vômitos, prostração, icterícia e fenômenos hemorrágicos, principalmente no trato digestivo, como hematêmese e melena. Na pele aparecem petéquias e sufusões hemorrágicas. Alterações renais, albuminúria e insuficiência renal aparecem a partir do 5º ao 7º dia.[27]
- Diagnóstico – detecção de IgM, a partir do 5º dia de sintomas, e RT-PCR.
- Tratamento – de suporte.

AVALIAÇÃO DE UMA CRIANÇA COM DOENÇA EXANTEMÁTICA

Como em qualquer outra doença, ao avaliar uma criança com uma doença exantemática, é necessário seguir o roteiro de anamnese própria para a infância. Muitas vezes uma história bem detalhada pode fornecer um diagnóstico, evitando-se exames desnecessários.

Na identificação, a idade e a raça podem fornecer pistas, pois a doença de Kawasaki, por exemplo, é mais comum em crianças de origem oriental de até cinco anos; o exantema súbito ocorre até os seis anos de idade; na obtenção dos dados sobre a febre, devem ser anotados o seu início, se súbito ou insidioso, características (alta, baixa, intermitente, remitente, contínua ou errática), duração entre o seu início e o aparecimento da erupção cutânea; sintomas e sinais que a acompanham (calafrios, sudorese, mal-estar, mialgias, artralgias, alterações de *sensorium*); adenomegalias (anotar características, relação com o início do exantema). O exantema deve ser minuciosamente explorado: tipo, o local de início, a sua disseminação, o comportamento da curva térmica, presença de outros sintomas e sinais associados, como o desaparecimento da febre coincidindo com a erupção (roséola), acentuação dos sintomas catarrais e da temperatura com o início do exantema (sarampo), meningite linfomonocitária (enterovírus) etc.[3,28]

Também é muito importante pesquisar os dados epidemiológicos, principalmente contato com pessoas doentes (tuberculose, sarampo), uso de medicamentos (erupção por drogas) e inclusive viagens. O médico deve ter uma noção das principais doenças infecciosas que possam estar ocorrendo na região visitada; arguir também o tipo de programa que realizou, como visitas a cavernas, banho em "lagoas de coceira", pois estes dados sugerem doenças como histoplasmose e esquistossomose aguda. Picadas de insetos, contato com animais, domésticos ou não, enchentes, podem fornecer pistas importantes, como riquetsioses, doença de Lyme, malária, dengue, febre amarela, leptospirose etc. A exposição ao sol é um dado importante em Pediatria, porque as crianças, com a pele mais sensível, "queimam-se" mais facilmente (eritema solar) ou podem apresentar alergia a protetor solar (eritema tóxico, por drogas) e, ainda, apresentar miliária rubra, ou a exacerbação do exantema no caso do eritema infeccioso.

A história vacinal deve ser obtida e, quando possível, confirmada por carteira de imunizações.

O exame físico deve ser cuidadoso e evolutivo, pois muitos sinais podem aparecer na evolução da doença, como a adenopatia em toxoplasmose, a erupção cutânea na febre tifoide. Durante a realização do exame físico é muito importante observar o estado geral do paciente, pois algumas doenças exantemáticas têm evolução extremamente rápida, como a meningococcemia, a febre purpúrica brasileira, o choque infeccioso. Anotar o tipo de exantema, presença de outros sinais, como adenomegalia, hepatoesplenomegalia, sinais flogísticos em articulações e em partes moles etc.

Quando a história, o exame físico e a epidemiologia não fornecerem o diagnóstico, devem ser solicitados os exames laboratoriais, cuja finalidade pode ser a de confirmar o diagnóstico ou de detectar alguma complicação.

Dentre os exames mais solicitados na análise de uma criança com exantema está o hemograma, com contagem de linfócitos atípicos e de plaquetas. Nem sempre o hemograma oferece pistas, mas algumas vezes a alteração é considerada bastante "típica", como na síndrome da mononucleose quando se observa leucocitose, linfocitose com presença de linfócitos atípicos; na febre tifoide, com leucopenia, neutrofilia, desvio a esquerda e anaeosinofilia; na doença de Kawasaki, com anemia, leucocitose, neutrofilia, desvio a esquerda, eosinófilos presentes, plaquetose na segunda semana.

A pesquisa do agente etiológico deve ser feita apenas após um raciocínio clínico, baseado na história, exame físico, histórico epidemiológico e, pelo menos, com um hemograma e não solicitar a esmo. Deve ser lembrado que na maioria dos casos a sorologia na fase aguda apenas serve para comparar com a obtida na fase de convalescença, pois poucas doenças apresentam anticorpos da classe IgG em títulos detectáveis no início da doença. Os métodos que utilizam técnicas de biologia molecular constituem, para algumas doenças, recurso de extrema utilidade, sendo na maioria das vezes bastante sensíveis e específicos se indicados com propriedade.[3,28]

REFERÊNCIAS BIBLIOGRÁFICAS

1. Ramoutsaki IA, Dimitriou H, Kalmanti M. Management of childhood diseases in the Byzantine period: II – Exanthematic diseases. Pediatr Int. 2002;44:338-340.
2. Goodyear HM, Laidler PW, Price EH, et al. Acute infectious erythemas in children: a clinico-microbiological study. Br J Dermatol. 1991;124: 433-8.
3. Bligard CA, Millikan LE. Acute exanthems in children. Clues to diferential diagnosis of viral disease. Postgrad Med. 1986,79:150-154.
4. American Academy of Pediatrics. Pickering LK, ed. Red Book: 2018 Report of the Committee on Infectious Diseases. 31st ed. Elk Grove Village, IL, 2018: 1145 p.
5. Cherry JD. Measles virus. In: Textbook of Pediatric Infectious Diseases, 6th ed., Feigin RD, Cherry JD, Demmler-Harrison GJ, et al (Eds), Saunders, Philadelphia 2009. p. 2427.
6. Centers for Disease Control and Prevention. Measles (Rubeola): Specimens for Detection of Measles RNA by RT–PCR or Virus Isolation. http://www.cdc.gov/measles/lab-tools/rt-pcr.html. Acesso em 31 de maio de 2021.
7. Guide for clinical case management and infection prevention and control during a measles outbreak. Geneva: World Health Organization; 2020. Licence: CC BY-NC-SA 3.0 IGO. Disponível em: www.who.int, acesso em 31 de maio de 2021.
8. Centers for Disease Control. Laboratorial Testing Rubella. Disponível em: https://www.cdc.gov/rubella/lab/rna-detection.html. Acesso em maio de 2021.
9. Jordan JA. Clinical manifestations and diagnosis of parvovirus B19 infection. UpToDate, março 2021. https://www.uptodate.com/contents/clinical-manifestations-and-diagnosis-of-parvovirus-b19-infection. Acesso em maio de 2021.
10. Yamanishi K, Okuno T, Shiraki K, et al. Identification of human herpesvirus-6 as a casual agent for exanthem subitum. Lancet. 1988;1(8594):1065-7.
11. Hall CB, Caserta MT. Exanthem subitum (Roseola infantum). Herpes 1999;6(3):64-7.
12. Graham B. Hand, foot, and mouth disease. E Med J. 2002;3:1-10.
13. Caliendo AM, Hanson KE. COVID-19: diagnosis. Uptodate. https://www.uptodate.com/contents/covid-19-diagnosis. Acesso em maio 2021.
14. Clinical characteristics, treatment and outcomes of paediatric COVID-19: a systematic review and meta-analysis. Irfan O, Muttalib F, Tang K, Jiang L, Lassi ZS, Bhutta Z. Arch Dis Child. 2021,440-8.
15. NIH. COVID-19 Treatment guidelines, april, 2021 special consideration in children https://www.covid19treatmentguidelines.nih.gov/special--populations/children/.
16. Donald N. Givler DN, Basit H, Givler A. Pityriasis alba. StatPearls (internet). https://www.ncbi.nlm.nih.gov/books/NBK431061. Acesso em maio de 2021.
17. Trizna Z. Viral diseases of the skin. Paediatr Drugs. 2002;4(1):9-19.
18. Tremblay C, Brady MT. Human herpesvirus 6 infection in children: Clinical manifestations, diagnosis, and treatment https://www.uptodate.com/contents/human-herpesvirus-6-infection-in-children-clinical-manifestations-diagnosis-and-treatment. Acesso em 31 de maio de 2021.
19. Hofmann B, Schuppe HC, Adams O, et al. Gianotti-Crosti syndrome associated with Epstein-Barr virus infection. Pediatr Dermatol. 1997;14(4):273-7.
20. Caputo R, Gelmetti C, Ermacora E, et al. Gianotti-Crosti syndrome: A retrospective analysis of 308 cases. J Amer Acad of Derm. 1992;20(1):207-10.
21. Andiran N, Senturk G, Bukilmez G. Combined vaccination by measles and hepatitis B vaccines: A cause of Gianotti-Crosti syndrome. Dermatol. 2002;204(1):75-6.
22. da Fonseca BAL, Fonseca SNS. Dengue virus infections. Current Opin Pediatr. 2002;14(1):67-71.
23. Contopoulos-Ioannids D, Newman- Lindsay S, Chow C, et al. Mother to child transmission of Chikungunya virus: a systemic review and meta-analysis. PloS Ngle Trop Dis. 2018;12:e0006510.
24. Hendrixson DT, Newland JG. Zika virus infection in children. Infect Dis Clin North Am. 2018;32:215-24.
25. Goodman AB, Dziuban EJ, Powell K, et al Characteristics of children aged <18 years with Zika virus disease acquired postnatally – US States, january 2015-July 2016. MMWR Morb Mortal Wkly Rep. 2016;65(39):1082-5.
26. Brasil. Ministério da Saúde. Secretaria de Vigilância em Saúde. Departamento de Vigilância das Doenças Transmissíveis. Protocolo de vigilância e resposta à ocorrência de microcefalia relacionada à infecção pelo vírus Zika /Ministério da Saúde, Secretaria de Vigilância em Saúde, Departamento de Vigilância das Doenças Transmissíveis. – Brasília: Ministério da Saúde, 2015. 55p: il. Acesso em junho de 2021.
27. Brasil. Ministério da Saúde. Secretaria de Vigilância em Saúde. Departamento de Imunização e Doenças Transmissíveis. Manual de manejo clínico da febre amarela [recurso eletrônico] / Ministério da Saúde, Secretaria de Vigilância em Saúde, Departamento de Imunização e Doenças Transmissíveis – Brasília: Ministério da Saúde, 2020. http://bvsms.saude.gov.br/bvs/publicacoes/manual_manejo_clinico_febre_amarela.pdf. Acesso em maio de 2021.
28. Frieden IJ, Resnick SD. Childhood exanthems. Old and New. Pediatr Clin North Am. 1991;38(4):859-87.

CAPÍTULO 14

COQUELUCHE

Analíria Moraes Pimentel
Paulo Neves Baptista

AO FINAL DA LEITURA DESTE CAPÍTULO, O PEDIATRA DEVE ESTAR APTO A:

- Investigar a possibilidade de coqueluche entre as doenças respiratórias, independente da idade, que cursem com tosse prolongada.
- Reconhecer as formas clínicas clássicas e as formas atípicas da coqueluche, relacionando com a idade do paciente.
- Conhecer os critérios clínicos e laboratoriais para confirmação de caso de coqueluche.
- Reconhecer as doenças que cursam com tosse coqueluchoide e são diagnósticos diferenciais da coqueluche.
- Conhecer os exames específicos e inespecíficos para o diagnóstico, de acordo com a fase da doença.
- Conhecer os critérios para indicação de hospitalização e de UTI nos pacientes com coqueluche.
- Conhecer o tratamento medicamentoso e de suporte da coqueluche. Reconhecer e tratar as complicações.
- Conhecer os esquemas vacinais e o tipo de vacina indicada para crianças, adolescentes e adultos.
- Reconhecer a importância da vacinação das crianças, adolescentes, adultos e gestantes na prevenção da coqueluche.
- Prescrever a profilaxia dos contatos de um caso de coqueluche.

INTRODUÇÃO

Coqueluche é uma doença infectocontagiosa de alta transmissibilidade. É uma infecção do epitélio ciliado do trato respiratório pela bactéria *Bordetella pertussis*. Os sintomas podem variar de uma tosse prolongada inespecífica até a tosse característica, com acessos súbitos de tossidas rápidas e curtas em uma única expiração e seguidos de inspiração profunda que dá origem ao guincho característico. Pode ser grave entre os menores de um ano de idade.[1]

ETIOLOGIA

A *B. pertussis* é uma bactéria Gram-negativa, aeróbica e encapsulada, sendo isolada apenas em seres humanos. Tem tropismo pelo epitélio ciliado do trato respiratório.[2]

PATOGENIA

A *B. pertussis* possui a hemaglutinina filamentosa que adere às células do epitélio ciliado do trato respiratório. Após a aderência, fatores de virulência produzidos pela *B. pertussis* como a toxina pertussis, adenilato ciclase, pertactina e a citotoxina traqueal atuam no hospedeiro e são responsáveis pelos sintomas e a resposta imune. As toxinas paralisam e destroem os cílios do epitélio respiratório dificultando a eliminação das secreções respiratórias.[2] A toxina pertussis é responsável pela gravidade e letalidade. O óbito está na sua maioria associado à hiperleucocitose.[3]

EPIDEMIOLOGIA

A coqueluche é doença de alta transmissibilidade, com uma taxa de ataque secundário de 90% entre os contatos domiciliares não imunes. A transmissão ocorre durante os acessos de tosse, quando as gotículas eliminadas pelo doente são inspiradas pelos contatos.

Nos indivíduos que não fazem uso de antibiótico, o período de transmissão inicia cinco dias após o contato e se prolonga por três semanas após o início da tosse paroxística; pode chegar a 6 semanas nos menores de 6 meses de idade.[4]

O controle da coqueluche ainda é um desafio. Os indivíduos mais vulneráveis à coqueluche são: recém-nascidos de mãe com sintomas respiratórios; crianças menores de um ano de vida com esquema de vacinação incompleto; mulheres no último trimestre de gestação; indivíduos que trabalham em serviços de saúde ou diretamente com crianças e os imunodeprimidos ou portadores de doenças crônicas graves.[5] Adolescentes e adultos são a principal fonte de contaminação da coqueluche em surtos intradomiciliares.[6] Apesar da vacina, no Brasil e no mundo, epidemias ocorrem a cada 2 a 5 anos, mesmo em áreas com boa cobertura vacinal.[7] Em 2014, ocorreu o maior número de casos, incidência de 4,2/100.000 habitantes. Em 2018, foram notificados 2.098 casos de coqueluche. Em 2014, o Ministério da Saúde (MS) introduziu a vacina acelular antipertússis para gestante.[5] A OMS estima que ocorrem no mundo, todos os anos, cerca de 16 milhões de casos de coqueluche, 195 mil mortes e 95% dos casos ocorrem nos países em desenvolvimento, com uma maior incidência nos meses de primavera e verão. Em 2019, foi relatado total de 132.754 casos.[7] É uma doença de notificação compulsória.[5]

QUADRO CLÍNICO

Os sintomas da coqueluche podem variar com a idade, o início precoce de antibiótico, a presença de comorbidades e a exposição prévia à vacina ou à doença. O período de incubação varia de 7 a 21 dias. No início surgem sintomas semelhantes aos do resfriado comum. Ocasionalmente, febre baixa a moderada. Em um período de 7 a 10 dias após o início dos sintomas, surge a tosse paroxística característica que pode persistir por várias semanas.[8] O acesso de tosse é súbito, as tossidas são rápidas, curtas, em uma única expiração e seguida por uma inspiração profunda que dá origem ao guincho e/ou vômito pós-tosse.[2] Durante os acessos de tosse, podem ocorrer congestão facial, cianose e apneia, principalmente entre os menores de três meses de idade. A tosse pode permanecer meses, podendo piorar após um período de melhora, caso o paciente adquira uma infecção respiratória. Em crianças vacinadas, adolescentes e adultos, os sintomas característicos podem estar ausentes.[4] Em adolescentes e adultos com tosse por mais de 14 dias, sem outra causa aparente, infecção por *B. pertussis* tem sido evidenciada em 5 a 25% dos casos.[10] Em menores de um ano, particularmente entre os menores de 6 meses, os acessos de tosse podem ser acompanhados de cianose, apneia e convulsão. Nessa faixa etária pode ser mais grave, com maior incidência de complicações, necessidade de hospitalização e maior letalidade.[4]

DIAGNÓSTICO DIFERENCIAL

Infecções respiratórias de variada etiologia podem cursar com tosse coqueluchoide, dificultando o diagnóstico diferencial. As etiologias mais frequentes de tosse coqueluchoide não causada pela *B. pertussis* são: *Bordetella parapertussis, Mycoplasma pneumoniae, Chlamydia trachomatis, Chlamydia pneumoniae* e Adenovírus (1, 2, 3 e 5).[1]

COMPLICAÇÕES

A complicação respiratória mais frequente é a broncopneumonia, que pode ser causada pela *B. pertussis* ou bactérias como *H. influenzae b*, *Pneumococcus* e *Stafilococcus*. Pode ocorrer atelectasias. Pneumotórax e enfisema são complicações raras. Entre as complicações neurológicas da coqueluche, a convulsão é a mais frequente. Hemorragias intracranianas, cegueira e surdez são complicações raras. Alguns pacientes podem ter episódios de hipoglicemia e distúrbio hidroeletrolítico. Durante os acessos de tosse paroxística, a elevação da pressão intra-abdominal e torácica pode causar epistaxe, hemorragia subconjuntival, petéquias e hérnias.[1]

Cerca de 90% dos óbitos por coqueluche ocorrem entre os menores de seis meses de idade. A maioria dos casos apresentava hipoxemia refratária, choque cardiogênico e hiperleucocitose. A hiperleucocitose ocasiona hiperviscosidade sanguínea, lentificação da circulação pulmonar, formação de trombos de leucócitos nas veias pulmonares e diminuição da hematose.[3]

DIAGNÓSTICO

Definição de um caso suspeito de coqueluche:

Em menores de seis meses de idade - tosse de qualquer tipo há 10 dias ou mais, associada a um ou mais dos seguintes sinais e sintomas: tosse paroxística, guincho inspiratório, vômitos pós-tosse, cianose, apneia, engasgo. Independente do estado vacinal.

Em maiores ou igual a seis meses de idade - tosse de qualquer tipo há 14 dias ou mais, associada a um ou mais dos seguintes sinais e sintomas: tosse paroxística, guincho inspiratório, vômitos pós-tosse, cianose, apneia, engasgo. Independente do estado vacinal.

Tosse por qualquer período, com história de contato próximo (indivíduo que teve exposição face a face a cerca de um metro ou menos de distância), com caso confirmado de coqueluche pelo critério laboratorial.

Caso suspeito de coqueluche em situação de surto ou epidemia - menor de seis meses de idade, independente do estado vacinal, que apresente tosse há 10 dias ou mais.

Todo indivíduo com mais seis meses de idade, independente do estado vacinal, apresente tosse há 14 dias ou mais.

Definição de surto domiciliar e em instituições – dois ou mais casos em um domicílio ou instituição, sendo um confirmado pelo critério laboratorial e o segundo por um dos critérios de confirmação de caso de coqueluche. Os casos suspeitos devem ser notificados ao Sistema de Informação de Agravos de Notificação (Sinan).[5]

Para confirmação de casos, os seguintes critérios devem ser seguidos:

Critério clínico

Em menores de seis meses de idade - tosse de qualquer tipo há 10 dias ou mais.

Em maiores ou igual a seis meses de idade - tosse de qualquer tipo há 14 dias ou mais.

Associada a um ou mais dos seguintes sinais: tosse paroxística, guincho inspiratório, vômitos pós-tosse, cianose, apneia, engasgo. Independente do estado vacinal.

Indivíduo com tosse por qualquer período, com história de contato próximo (exposição face a face a cerca de um metro ou menos de distância) com um caso confirmado pelo critério laboratorial.

Critério laboratorial

Cultura positiva para *B. pertussis* em indivíduos com tosse. PCR positiva para *B. pertussis* em indivíduos que preencham os critérios clínicos de um caso suspeito.

Critério clínico-epidemiológico

Caso suspeito, contato de um caso confirmado por cultura ou PCR no período de transmissibilidade.

Para confirmar ou descartar um caso de coqueluche pelo critério clínico, devem ser analisados: sintomatologia, idade, estado vacinal e período da tosse associado ao de transmissibilidade (21 dias). O hemograma com uma linfocitose absoluta acima de 10.000 linfócitos/mm^3 tem sido associado à cultura positiva para *B. pertussis*.

Caso descartado: caso suspeito que não se enquadra nos critérios de confirmação de casos.[5]

O isolamento da *B. pertussis* através de cultura de secreção de nasofaringe tem uma sensibilidade variável. A técnica de coleta do material de nasofaringe para realização de cultura e PCR está descrita no Guia de Vigilância Epidemiológica do Ministério da Saúde. A positividade da PCR pode indicar apenas um estado de portador transitório. Para confirmação do diagnóstico por PCR é necessário que o paciente preencha os critérios de caso suspeito de coqueluche.[5]

Sorologia: o uso da sorologia para diagnóstico da coqueluche é restrito a pesquisas ou alguns laboratórios de órgãos de saúde pública. A falta de padronização dificulta seu uso de rotina.[8]

TRATAMENTO

Crianças com coqueluche e sem complicações podem ser tratadas no nível ambulatorial. Orientar os familiares quanto a importância da hidratação e nutrição que pode ser comprometida pelos episódios repetidos de vômitos pós-tosse. Complicações como cianose, apneia, pneumonia, vômitos e desidratação são frequentes em menores de um ano. Crianças menores de um ano, evoluindo com cianose durante os acessos de tosse, têm maior risco de desenvolver apneia e precisam ser tratados no nível hospitalar.[8]

Tratamento hospitalar

Está indicado para as crianças que necessitam ser cuidados por profissionais de saúde bem treinados e experientes no tratamento da coqueluche. O objetivo do tratamento hospitalar é reduzir o risco de aspiração e dos episódios de apneia. O risco de aspiração durante os acessos paroxísticos pode ser reduzido com a drenagem postural. A criança deve ser colocada de bruços, com a cabeça mais baixa que o corpo. Os estímulos de tosse devem ser reduzidos, colocando a criança em ambiente tranquilo e com atividades leves. A dieta deve ser planejada com o objetivo de evitar a precipitação de episódio de tosse paroxística. Na impossibilidade de manter um bom suporte alimentar via oral para manter o equilíbrio nutricional hidroeletrolítico, pode ser necessário o uso da via parenteral.

Manter a vigilância quanto a ocorrência de eventos que envolvam risco de vida. Nos casos mais graves, a frequência cardíaca, respiratória e oximetria devem ser monitoradas.

Os paroxismos de tosse que não conferem risco de vida têm as seguintes características: duração inferior a 45 segundos; rubor, mas não cianose; taquicardia, bradicardia (não inferior a 60 batimentos/min em lactentes), queda da saturação de oxigênio, que melhora espontaneamente; guincho ou esforço para autorrecuperação ao final do paroxismo; rolha de muco espontaneamente expectorada; e exaustão pós-tosse, mas com manutenção de consciência.

Os registros detalhados da tosse, aceitação de alimentos, vômitos e alterações no peso fornecem informações para avaliação da gravidade. A determinação da necessidade de oxigenioterapia, estimulação ou aspiração, requer profissionais experientes que possam avaliar a capacidade do lactente de autorrecuperação espontânea e intervenção rápida.

A alta hospitalar é indicada se, durante 48 horas, não for necessário intervenção durante os paroxismos, e os pais estiverem adequadamente preparados para os cuidados domiciliares.

Sinais de alarme para caso grave: taquipneia com frequência respiratória acima de 60 movimentos respiratórios por minuto; frequência cardíaca abaixo de 50 batimentos por minuto; contagem de leucócitos acima de 48.000 células/mm^3; hipóxia persistente após paroxismos.

Os lactentes, cujos paroxismos frequentes levem ao risco de vida, apesar da oferta de oxigênio, ou cuja fadiga resulte em hipercapnia, têm indicação de intubação e ventilação mecânica.

Quanto mais precoce iniciado o tratamento medicamentoso, mais reduzida será a transmissibilidade e gravidade da doença. O Ministério da Saúde indica a azitromicina como primeira escolha no tratamento e na quimioprofilaxia da coqueluche. Como segunda opção, a claritromicina. Pela possibilidade de a azitromicina causar alterações no ritmo cardíaco, recomenda-se prudência na sua indicação para os indivíduos que têm arritmias cardíacas ou usuários de medicamentos que prolonguem o intervalo QT. Nesses casos está indicada a claritromicina.

Na presença de complicações bacterianas, suspender o macrolídeo e iniciar antibiótico de acordo com a provável etiologia.[8]

Quimioprofilaxia

As drogas, doses e duração são as mesmas do tratamento. É indicada para os seguintes contatos independente do estado vacinal: menores de um ano de idade; idade entre um e sete anos, não vacinados, esquema vacinal incompleto para idade ou desconhecido. Maiores de sete anos, contato próximo e prolongado com um caso suspeito de coqueluche ou contato com um comunicante vulnerável no mesmo domicílio.[8,5]

Tratamento dos casos graves

A maioria dos óbitos em crianças com coqueluche está associada a hiperleucocitose com linfocitose; tem sido sugerido os seguintes cuidados: criança internada com coqueluche deve ser acompanhada por pediatra infectologista. Iniciar tratamento com azitromicina. Solicitar exames para diagnóstico de pneumonia e hipertensão pulmonar – radiografia de tórax, Ecocardiograma e EEG. Episódios graves e frequentes de apneia indicam intubação para uso de oxigênio. Na presença de choque cardiogênico, iniciar drogas inotrópicas/vasoativas. Não usar óxido nítrico e esteroide. Programar possibilidade de exsanguíneo transfusão, indicada na presença de hiperleucocitose. Maior que 48.000 leucócitos/mm^3 ou aumento ≥ 50% do número de leucócitos em 24 horas.[3,8]

Quadro 1 Tratamento e quimioprofilaxia da coqueluche – Ministério da Saúde

Idade	Posologia
Primeira escolha: azitromicina	
< 6 meses	10 mg/kg uma vez ao dia durante 5 dias
≥ 6 meses	10 mg/kg (máximo 500 mg) uma vez no 1º dia e 5 mg/kg (máximo 250 mg) uma vez ao dia do 2º ao 5º dia
Adultos	500 mg uma vez no 1º dia e 250 mg uma vez ao dia do 2º ao 5º dia
Segunda escolha: claritromicina	
< 1 mês	Não recomendado
1 mês a 24 meses	< 8 kg 7,5mg/kg de 12 em 12 h 7 dias
	> 8 kg 62,5 mg de 12 em 12 h 7 dias
3 a 6 anos	125 mg de 12 em 12 h 7 dias
7 a 9 anos	187,5 mg de 12 em 12 h 7 dias ≥ 10 anos: 250 mg de 12 em 12 h 7 dias
Adultos	500 mg de 12 em 12 h 7 dias
Intolerância a macrolídeos – usar sulfametoxazol-trimetoprima (SMZ-TMP)	
< 2 meses	Contraindicado
≥ 6 semanas – 5 meses	SMZ 100 mg e TMP 20 mg 12 em 12 h 7 dias
≥ 6 meses – 5 anos	SMZ 200 mg e TMP 40 mg 12 em 12 h 7 dias
6 a 12 anos	SMZ 400 mg e TMP 80 mg 12 em 12 h 7 dias
Adultos	SMZ 800 mg e TMP 160 mg 12 em 12 h 7 dias

PREVENÇÃO

No Brasil, a vacina contra coqueluche de células inteiras DTP ou a acelular DTPa são indicadas para os menores de sete anos. O MS recomenda a vacina combinada DTP+Hib+HepB. O esquema vacinal básico é composto de três doses, iniciado a partir dos dois meses de vida, intervalo de dois meses entre as doses (mínimo de 30 dias). O primeiro reforço deve ser aplicado aos 15 meses e o 2º reforço entre 4 a 6 anos de idade.[5] Além da DPT, a Sociedade Brasileira de Pediatria indica o uso da vacina DTPa para crianças e a dTpa para adolescentes. A vacina acelular apresenta menos efeitos colaterais. A imunidade da vacina diminui com o tempo e após 10 anos da última dose é muito pouca ou nenhuma.[8]

O MS e a Associação Brasileira de Imunização (SBIm) recomenda, a vacina dTpa em gestantes entre a 27ª e a 32ª semanas de gestação. Pode ser aplicada a partir da 20ª semana até o puerpério. A dTpa está indicada para os profissionais de saúde, com reforço a cada 10 anos.

Os eventos adversos mais frequentes são: as reações locais como vermelhidão, calor, edema e endurecimento, acompanhados ou não de dor. Febre alta, irritabilidade e sonolência podem ocorrer nas primeiras 48 horas após aplicação da vacina. Episódio hipotônico-hiporresponsivo e convulsão são eventos raros. Nesses casos, está indicada a vacina de componentes acelulares (DTPa) disponível nos Centros de Referência de Imunobiológicos Especiais (CRIE).[4] Os eventos adversos mais graves devem ser comunicados ao posto de saúde ou clínica que aplicou a vacina.[5]

PROGNÓSTICO

A coqueluche pode levar à necessidade de internamento prolongado, mas criança em geral mantém o aspecto saudável nos intervalos entre os paroxismos de tosse e tem boa evolução.[1]

REFERÊNCIAS BIBLIOGRÁFICAS

1. Pimentel AM, Baptista PN. Coqueluche In: Tratado de Pediatria. 4. Ed., 01 seção 14. Manole, 2017. p. 994-8.
2. Baptista PN. Coqueluche In Pneumologia pediátrica. Bezerra PGM, de Brito RCCM, de Britto MCA – 1. Ed. – Rio de Janeiro: Med Book, 2016. P. 149-54.
3. Cherry JD, Heininger U. Pertussis infection in infant and children. In: The Pink Book,13th ed, 2020.
4. REDBOOK American Academy of Pediatrics. Pertussis infection. In: Kimberlin DW, Brady MT, Jackson Ma, Long SS, eds. Red Book: 2018.

Report of the Committee on Infectious Diseases. 31ª ed. Elk Grove Village, IL: American Academy of Pediatrics. 2018.
5. Brasil. Ministério da Saúde. Guia de Vigilância em Saúde: volume único [recurso eletrônico] / Ministério da Saúde, Secretaria de Vigilância em Saúde, Coordenação-Geral de Desenvolvimento da Epidemiologia em Serviços. 3. ed. Cap. 02, p. 70-82. Brasília: Ministério da Saúde, 2019.
6. Baptista PN, Magalhães V, Rodrigues LC, Rocha MAW, Pimentel AM. Source of infection in household transmission of culture confirmed pertussis in Brazil. Pediatric Infect Dis J. 2005;25(11):1027-8.
7. WHO. Pertussis Update:14 August 2020. Disponível em: www.who.int>vpd>passive>per.
8. Pimentel AM, Berezin EN. Coqueluche. PRONAP/SBP.2020. vol. 22, n. 2.
9. Pimentel AM. Prevalência da coqueluche e avaliação da reação em cadeia de polimerase em tempo real para seu diagnóstico em adolescentes e adultos com tosse prolongada assistidos em unidades de saúde da rede pública da cidade do Recife. Recife, 2012. 127 f. Tese (doutorado) – UFPE, Recife.
10. Brasil. Ministério da Saúde. Secretaria de Vigilância em Saúde. Programa Nacional de Imunizações (PNI) Calendário vacinal. Vacinação 2020. Disponível em: http://portalsaude.saude.gov.br/portalsaude/13600 calendário-nacional-de vacinação.2021. Acesso em: 15/03/2021.

CAPÍTULO 15

INFECÇÕES SEXUALMENTE TRANSMISSÍVEIS

Alda Elizabeth Boehler Iglesias Azevedo
Analíria Moraes Pimentel
Fernando Antônio Ribeiro de Gusmão-Filho

AO FINAL DA LEITURA DESTE CAPÍTULO, O PEDIATRA DEVE ESTAR APTO A:

- Saber que as infecções sexualmente transmissíveis (IST) são um grave problema de saúde pública no Brasil e no mundo, sendo as principais doenças infecciosas na população de adolescentes e jovens de 10 a 24 anos, segundo a Organização Mundial da Saúde (OMS).
- Conhecer as características epidemiológicas das IST.
- Formular hipótese diagnóstica de IST, com base na história clínica, achados do exame físico e exames laboratoriais mais recomendados para a confirmação da hipótese.
- Entender a natureza dos agentes etiológicos, suas vias de transmissão, os sinais e sintomas mais relacionados com os agentes em causa, a fundamentação laboratorial para diagnóstico mais seguro e as modalidades de tratamento a serem adotadas adequadamente.
- Considerar que o universo das infecções transmissíveis unicamente por contato sexual inclui sífilis congênita e adquirida; gonorreia, incluindo a conjuntivite contraída pelo recém-nascido durante o parto vaginal e a vaginite gonocócica, além de outras manifestações extragenitais; o cancro mole e o linfogranuloma venéreo.
- Identificar o grupo de doenças frequentemente transmissíveis por contatos sexuais, como: granuloma inguinal, tricomoníase, herpes simples genital, candidíase genital, hepatite B e condiloma acuminado (HPV).
- Saber que muitas das IST podem prejudicar a criança em virtude da possibilidade de transmissão vertical.
- Entender a natureza dos cuidados preventivos a serem conhecidos e informados aos pais das crianças, bem como de recursos medicamentosos de cunho terapêutico, além de orientá-los quanto às medidas de vacinação disponíveis.

INTRODUÇÃO

As infecções sexualmente transmissíveis (IST) são um grave problema de saúde pública no Brasil e no mundo, sendo as principais doenças infecciosas na população de adolescentes e jovens de 10-24 anos, segundo a Organização Mundial da Saúde (OMS). Sua incidência na faixa etária pediátrica decorre de transmissão da infecção da gestante a seu produto conceptual (transmissão vertical); de abuso e/ou violência sexual (estupro ou prostituição) ou de atividade sexual precoce, fruto de uma mudança no comportamento dos jovens tanto nos hábitos quanto nos costumes sexuais. Os infectados são mais vulneráveis à associação de mais de uma IST, e existe relação com o aumento da mortalidade materna e infantil.[1-3]

A adolescência, período compreendido entre 10-19 anos de idade (OMS), é caracterizada por profundas transformações físicas e psicossociais, pelo despertar da sexualidade e separação simbólica dos pais, com grande influência das particularidades de vida em cada indivíduo. Sentimentos de invulnerabilidade, pensamento mágico e atitudes contestadoras são algumas das características que dificultam a utilização efetiva de métodos anticonceptivos, especialmente dos preservativos, fato que se contrapõe às recomendações sobre as práticas sexuais protegidas. Acrescente-se o efeito do álcool e de outras drogas, frequentemente utilizadas, causando prejuízos de forma direta à saúde, aumentando os comportamentos de risco e a vulnerabilidade desse grupo.[1] A literatura aponta que, mesmo sabendo das possíveis consequências, os jovens continuam a expor seus comportamentos sob os riscos das práticas sexuais desprotegidas.[2]

A conduta na criança e/ou adolescente com IST requer a colaboração entre clínicos, analistas (laboratório) e autoridades de proteção à criança (Juizado da Infância e da Juventude). Algumas doenças, como gonorreia, sífilis e clamídia, se adquiridas após o período neonatal, são 100% indicativas de contato sexual. Já para a infecção pelo HPV e a vaginite não se tem clareza de que o contato seja sexual.[4,5]

EPIDEMIOLOGIA

As IST são causadas por vírus, bactérias ou outros microrganismos, transmitidos principalmente por contato sexual (vaginal, anal e/ou oral) sem o uso de preservativo masculino ou feminino, com uma pessoa que esteja infectada. A transmissão pode ainda acontecer de mãe para filho duranou desenvolver doença ativa. Na PRJ, o período de incubação pode se estender por 5 anos ou mais, e, no câncer cervical, por mais de 10 anos.[20,21]

A presença de lesões associadas ao vírus em região genital de crianças levanta a suspeita de abuso sexual. O emprego de técnicas de biologia molecular tem demonstrado que 30-50% das mulheres jovens apresentam infecção genital pelo HPV e que essa proporção decresce com o progredir da idade. A persistência da infecção por tipos oncogênicos pode contribuir para o desenvolvimento de neoplasia cervical, em conjunto com outros fatores, entre eles localização da infecção, estado imunológico do paciente, fatores ambientais diversos, cofatores infecciosos e tipo de epitélio acometido.[11-13]

Quadro clínico

A doença pode apresentar-se nas formas assintomática, subclínica e clínica. As lesões variam desde verrugas benignas, raramente notadas, até lesões recorrentes ou progressivas resistentes ao tratamento, além de câncer invasivo. As verrugas cutâneas são achados raros em crianças menores de 5 anos de idade, mas são relativamente comuns em escolares, adolescentes e adultos jovens. Até 10% das crianças em idade escolar e até 50% da população geral apresentam verrugas em algum momento da vida e em diferentes partes do corpo (mãos, pés, pele e mucosa genital). Na maioria das vezes, as verrugas regridem espontaneamente em 2 anos, provavelmente em consequência da resposta imune celular. Entre as formas clínicas do trato genital, as manifestações cutâneas mais frequentes são as verrugas acuminadas, papulosas e planas. Podem surgir 1 ou 2 meses após a relação sexual.

A maioria dos estudos epidemiológicos sugere que a infecção do trato genital pelo HPV seja consequência do contato sexual e que a idade e o número de parceiros sexuais sejam fatores de risco independentes para a infecção. Nos EUA, 50% das adolescentes e mulheres jovens adquirem HPV dentro de 3 anos após o início da relação sexual, resultando em taxas de prevalência relativamente altas. Na adolescência a atividade biológica cervical está em nível máximo. Nessa fase, a replicação celular e substâncias presentes no meio cervical facilitam a infecção por papilomavírus humano (HPV).[19,22]

Transmissão vertical

Os tipos genitais do HPV, incluindo os genótipos de alto risco 6 e 11, podem ser transmitidos da mãe para o filho. A infecção da mucosa oral parece ser um evento comum tanto em adultos quanto em crianças.[18,19] As consequências da infecção da mucosa oral pelo HPV genital variam desde a infecção assintomática a uma série de lesões orais, respiratórias e oculares, incluindo leucoplasia, líquen plano, papilomas orais, carcinoma de células escamosas de língua, carcinoma verrucoso de laringe, lesões displásicas e malignas da conjuntiva ocular e da córnea e a PRJ.

Nas mulheres, as lesões do trato genital costumam se localizar no introito vaginal, pequenos e grandes lábios, clitóris, vagina e cérvice. No homem, desenvolvem-se na glande, sulco coronal, frênulo e prepúcio. É muito frequente a localização na uretra masculina (15-20%), enquanto a região perianal pode ser acometida em ambos os sexos. Manifestam-se como sangramentos, ardência, prurido e dispareunia. No sexo masculino, o HPV também está associado a lesões escamosas intraepiteliais e tumores anais. Lesões na região anogenital de crianças em geral estão relacionadas a abuso sexual, porém nas menores de 2 anos a transmissão vertical pode servir como via de contágio.[18,19]

Diagnóstico laboratorial

Em geral, o exame clínico é suficiente para estabelecer o diagnóstico. Entretanto, no caso de lesões atípicas ou de pacientes imunocomprometidos, ou ainda na suspeita de doença maligna, é necessária a confirmação laboratorial. Para a detecção do HPV, os métodos clássicos de diagnóstico viral, como sorologias, cultura em células ou microscopia eletrônica, são de difícil realização. As técnicas moleculares vêm ganhando terreno na prática clínica, enquanto os métodos citológicos e histológicos tradicionais continuam sendo bastante úteis no diagnóstico das neoplasias associadas ao HPV.

O exame colposcópico da cérvice e da vulva nas mulheres e do meato uretral, pênis, escroto e ânus nos homens auxilia na identificação de lesões suspeitas. O branqueamento das lesões com a aplicação de solução de ácido acético permite a realização de biópsia para exame histológico para o diagnóstico definitivo. O exame das células cervicais pela coloração de Papanicolau permite detectar grande parte das infecções. Seu emprego rotineiro em mulheres sexualmente ativas favoreceu a redução da incidência de carcinoma de células escamosas da cérvice em todo o mundo.[8,14,17,22] Entretanto, não tem a mesma sensibilidade da colposcopia na detecção do câncer cervical.

Mulheres portadoras de verrugas anogenitais ou com algum tipo de imunodepressão também devem ser submetidas ao exame colposcópico para a detecção de lesões subclínicas. As alterações citológicas são atualmente classificadas em: (1) lesões intraepiteliais escamosas de baixo grau, que incluem as displasias muito leves e a antiga neoplasia intraepitelial cervical (NIC) grau 1; e (2) lesões intraepiteliais de alto grau, que incluem as displasias moderadas e graves, o carcinoma *in situ* e as antigas NIC 2 e 3. Tecidos infectados pelo HPV podem se mostrar histologicamente normais. A presença do vírus só pode ser detectada por meio de métodos moleculares. O exame histológico para a detecção de doença associada ao HPV pode ser aperfeiçoado em alguns casos pelo uso de técnicas imuno-histoquímicas capazes de detectar antígenos do capsídeo do HPV, especialmente nas lesões escamosas intraepiteliais de baixo grau. O mesmo não ocorre no caso de lesões de alto grau ou de neoplasias.

O DNA do HPV pode ser detectado no tecido por *dot-blot, slot-blot, Southern blot*, hibridização *in situ* e por testes de amplificação (reação em cadeia da polimerase) e pode ser identificado na maioria das neoplasias, assim como em uma proporção significativa de indivíduos assintomáticos, inclusive de mulheres com exame de Papanicolau normal. O

Tabela 2 Principais infecções sexualmente transmissíveis do grupo sindrômico corrimento vaginal ou uretral, conforme patologia, agente etiológico e alterações clínicas

Doença/Agente(s) etiológico(s)	Alterações clínicas
Vaginite e vaginose/*Neisseria gonorrhoeae*, *Chlamydia trachomatis*, *Trichomonas vaginalis*, *Candida* spp. (*C. albicans*, *C. glabrata*), vaginose bacteriana (*Prevotella* spp., *Gardnerella vaginalis*, *Ureaplasma* spp., *Mycoplasma* spp.)	• Corrimento vaginal de volume variável, mudança de cor e odor, prurido, dispareunia e disúria. Há hiperemia da mucosa, placas avermelhadas (colpite difusa e/ou focal) com aspecto de framboesa na tricomoníase • Vaginose bacteriana: há desequilíbrio da microbiota vaginal pelo crescimento excessivo de bactérias anaeróbias • Cervicites: assintomáticas em 70 a 80% dos casos
Uretrites/*N. gonorrhoeae*, *C. trachomatis*, *Trichomonas vaginalis*, *Ureaplasma urealyticum*, enterobactérias (relações anais insertivas), *Mycoplasma genitalium*	• Corrimento uretral mucoide ou purulento, com mudança de odor, dor uretral, disúria, estrangúria, prurido uretral, eritema em meato uretral. É frequente a associação de *C. trachomatis* e *N. gonorrhoeae*

Fonte: Azevedo AEBI, Reato LFN. Manual de Adolescência. Barueri: Manole, 2019.

Tabela 3 Principais infecções sexualmente transmissíveis dos grupos sindrômicos desconforto e dor abdominal, verrugas anogenitais, conforme patologia, agente etiológico e alterações clínicas

Desconforto e dor abdominal	
Doença/Agente(s) etiológico(s)	**Alterações clínicas**
Doença inflamatória pélvica/ *Neisseria gonorrhoeae*, *Chlamydia trachomatis*, anaeróbios (*Ureaplasma* spp., *Mycoplasma* spp.), *Streptococcus* beta-hemolítico	Decorrem da migração dos organismos do trato genital inferior para endométrio, tubas uterinas e peritônio. O desconforto ou dor abdominal baixa pode apresentar-se com febre e dor à mobilização do colo uterino, além de drenagem mucopurulenta endocervical
Verrugas anogenitais	
Condilomatose/papilomavírus humano (HPV)	Lesões exofíticas denominadas condilomas acuminados ou, popularmente, "cristas de galo". A maioria das infecções é assintomática, e vários subtipos estão associados ao carcinoma do colo uterino

Fonte: Azevedo AEBI, Reato LFN. Manual de Adolescência. Barueri: Manole, 2019.

Linfogranuloma venéreo (LGV)

Cultura e teste de amplificação de ácidos nucleicos (NAAT) de amostras coletadas (lesão, uretral, endocervical e/ou retal).

Donovanose ou granuloma inguinal

Microscopia direta com coloração de Giemsa para visualização dos corpos de Donovan. Os esfregaços são obtidos da base da úlcera.

Vaginites e vaginoses

- Coloração de Gram.
- Cultura para gonococo (meio de Thayer-Martin modificado).
- Teste de amplificação de ácidos nucleicos (NAAT) para gonococo e *Chlamydia*.

Trichomonas

Pesquisa direta com visualização dos protozoários móveis em material de endocérvice; secreção com teste de hidróxido de potássio a 10% (KOH) positivo e pH > 4,5.

Uretrites

- Coloração de Gram; cultura para gonococo (Thayer-Martin modificado), teste de amplificação de ácidos nucleicos (NAAT) gonococo e *Chlamydia*.
- Para *C. trachomatis*: imunofluorescência direta e sorologia

Desconforto ou dor pélvica

Leucocitose, elevação de provas inflamatórias.

Verrugas anogenitais

Exame anatomopatológico por biópsia da lesão para pesquisa do HPV.

TRATAMENTO

Ressalta-se que o acompanhamento e o tratamento da sífilis gestacional ou congênita e a profilaxia em casos de abuso sexual abaixo de 72 horas são discutidos em capítulo pertinente.

Destaque-se que os casos de sífilis adquirida, gestacional ou congênita e abuso sexual são de notificação obrigatória, com definições específicas do Sistema de Informação de Agravos de Notificação (Sinan).[3,6,24-26]

O tratamento das IST deve ser realizado conforme o estágio da doença, destacando-se as indicações terapêuticas nas Tabelas 4 a 8.

O PAPEL DO PEDIATRA NA INTERVENÇÃO PARA IST

O pediatra deve estabelecer com o paciente uma relação de confiança e respeito que permita construir espaço de diálogo sobre assuntos íntimos, como a vivência da sexualidade do jovem. Esse vínculo médico-paciente permite a reflexão e construção de um saber próprio do adolescente, que pode levar a modificações positivas no comportamento, embora não haja garantia de mudanças.[3,6,24-26]

É importante orientar sobre os riscos de IST e gravidez não planejada, apontando as atividades sexuais como fonte de prazer e inseridas no processo do desenvolvimento humano. Tal abordagem deve ser livre de julgamentos morais, de preconceitos e estereótipos, possibilitando ao adolescente perceber seu médico como um interlocutor aberto para as dúvidas no campo da sexualidade. Ainda pelo diálogo, o pediatra pode avaliar comportamentos de risco e o conhecimento do adolescente sobre sexualidade e saúde reprodutiva. Nesse sentido, é importante abordar o ciclo menstrual, cuidados com a higiene íntima, corrimento vaginal, fisiológico ou não, corrimento uretral, afetividade, relação sexual e suas implicações. O pediatra deve empoderar o adolescente como sujeito de direitos e deveres, avaliar os fatores psicossociais e familiares que podem ser rearranjados de maneira a promover a saúde como um todo, incluindo a vida afetivo-sexual, estimulando sempre o autocuidado.[3,24-26]

Tabela 4 Tratamento de sífilis adquirida conforme estágio da infecção

Estágio	1ª opção	Alternativa terapêutica
Sífilis primária, sífilis secundária e latente recente	Penicilina G benzatina: 2,4 milhões UI, IM, dose única (1,2 milhão UI em cada glúteo) Peso < 45 kg: 50 mil UI/kg, IM, dose única	Doxiciclina 100 mg, 2 vezes/dia, por 15 dias (exceto para gestantes)*
Sífilis latente tardia ou latente com duração ignorada e sífilis terciária	Penicilina G benzatina: 2,4 milhões UI, IM (1,2 milhão UI em cada glúteo), semanal, por 3 semanas. Dose total de 7,2 milhões UI Peso < 45 kg: 50 mil UI/kg/dose, IM, semanal, por 3 semanas	Doxiciclina 100 mg, 2 vezes/dia, por 30 dias (exceto para gestantes)*
Neurossífilis	Penicilina G cristalina aquosa, 18 a 24 milhões UI/dia, IV, em doses de 3 a 4 milhões UI, a cada 4 horas, por 14 dias Peso < 45 kg: 200 a 300 UI/kg/dia, IV, a cada 4 a 6 h, por 10 a 14 dias	Ceftriaxona 2 g, IV, 1 vez/dia, por 10 a 14 dias (em pacientes seguramente alérgicos à penicilina e não gestantes)* Peso < 45 kg: 100 mg/kg/dia IV, 1 vez/dia, por 10 a 14 dias

* Para as gestantes comprovadamente alérgicas à penicilina, recomenda-se a dessensibilização.
Fonte: Azevedo AEBI, Reato LFN. Manual de Adolescência. Barueri: Manole, 2019.

Tabela 5 Tratamento das IST com presença de corrimento vaginal

Infecção	1ª opção	2ª opção
Candidíase vulvovaginal	Miconazol creme a 2%, via vaginal, à noite ao deitar-se, por 7 dias ou Nistatina 100.000 UI, uma aplicação, via vaginal, à noite ao deitar-se, por 14 dias Outros: Clotrimazol creme vaginal 1% ou óvulos 100 mg Tioconazol creme vaginal 6,5% ou óvulos 300 mg	Fluconazol 150 mg, VO, dose única ou Itraconazol 100 mg, 2 comprimidos, VO, a cada 12 h, por 1 dia Peso < 45 kg: fluconazol 6 mg/kg/dia, VO ou Itraconazol 5 mg/kg/dose, VO, a cada 12 h
Vaginose bacteriana	Metronidazol 250 mg, 2 comprimidos VO, a cada 12 h, por 7 dias ou Tinidazol 2 g, VO, dose única ou Metronidazol gel vaginal 100 mg/g, via vaginal, à noite ao deitar-se, por 5 dias Peso < 45 kg: metronidazol 15 mg/kg/dia, VO, a cada 12 h, por 7 dias	Clindamicina 300 mg, VO, a cada 12 h, por 7 dias ou Clindamicina vaginal
Tricomoníase	Metronidazol 400 mg, 5 comprimidos, VO, dose única (dose total de 2 g) ou Metronidazol 250 mg, 2 comprimidos, VO, a cada 12 h, por 7 dias. Peso < 45 kg: Metronidazol 15 mg/kg/dia, VO, a cada 8 h, por 7 dias	Tinidazol 500 mg, 4 comprimidos VO, dose única (dose total de 2 g). Peso < 45 kg: 50 mg/kg

Fonte: Azevedo AEBI, Reato LFN. Manual de Adolescência. Barueri: Manole, 2019.

Tabela 6 Tratamento para IST com presença de corrimento vaginal e uretral

Infecção	1ª opção	2ª opção
Vaginite, uretrite e proctite gonocócica e por *Chlamydia trachomatis* associadas, não complicadas	Ceftriaxona 250 mg, IM, dose única + azitromicina 1 g (2 comprimidos de 500 mg), VO, dose única Peso < 45 kg: ceftriaxona 125 mg IM, dose única + azitromicina – 20 mg/kg, VO, dose única	Cefotaxima 500 mg, IM, dose única + azitromicina 1 g (2 comprimidos de 500 mg), VO, dose única
Vaginite e uretrite por *Chlamydia trachomatis* e/ou por *Mycoplasma genitalium*	Azitromicina 1 g (2 comprimidos de 500 mg), VO, dose única Peso < 45 kg: azitromicina 20 mg/kg, VO, dose única	Doxiciclina 100 mg, VO, a cada 12 h, por 7 dias Peso < 45 kg: eritromicina 50 mg/kg/dia, VO, a cada 6 h, por 7 dias

Fonte: Azevedo AEBI, Reato LFN. Manual de Adolescência. Barueri: Manole, 2019.

Tabela 7 Tratamento das infecções sexualmente transmitidas: herpes simples, cancroide, linfogranuloma venéreo e donovanose

Infecção	1ª opção	2ª opção
Herpes simples	Aciclovir 200 mg, 2 comprimidos, VO, a cada 8 h, por 7 a 10 dias ou Aciclovir 200 mg, 1 comprimido, VO, 5 vezes/dia (7h, 11h, 15h, 19h, 23h) por 7 dias Peso < 45 kg: aciclovir 80 mg/kg/dia, a cada 6 h, por 7 a 10 dias	Fanciclovir 250 mg, 1 comprimido VO, a cada 8 h, por 7 dias ou Valaciclovir 500 mg, 1 comprimido VO, a cada 12 h, por 7 a 10 dias
Cancroide	Azitromicina 500 mg, 2 comprimidos VO, dose única ou Ceftriaxona 250 mg, IM, dose única Peso < 45 kg: Azitromicina 20 mg/kg, VO, dose única ou Ceftriaxona 50 mg/kg, IM, dose única	Ciprofloxacino 500 mg, 1 comprimido VO, dose única ou Ciprofloxacino 500 mg, 1 comprimido VO, a cada 12 h, por 3 dias
Linfogranuloma venéreo	Doxiciclina 100 mg, 1 comprimido, VO, a cada 12 h, por 21 dias Peso < 45 kg: eritromicina 50 mg/kg/dia, VO, a cada 6 h, por 21 dias	Azitromicina 500 mg, 2 comprimidos VO, 1 vez/semana, por 3 semanas (preferencial nas gestantes) Peso < 45 kg: azitromicina 20 mg/kg/dose, VO, 1 vez/semana, por 3 semanas
Donovanose	Doxiciclina 100 mg, 1 comprimido VO, a cada 12 h, por pelo menos 21 dias ou até o desaparecimento completo das lesões Peso < 45 kg: eritromicina 50 mg/kg/dia, VO, a cada 6 horas (máx. 500 mg/dose), por 21 dias, até cicatrização das lesões	Azitromicina 500 mg, 2 comprimidos VO, 1 vez/semana, por pelo menos 3 semanas ou até cicatrização das lesões ou Ciprofloxacino 500 mg, 1 e ½ comprimido (dose total 750 mg), VO, a cada 12 h, por pelo menos 21 dias ou até cicatrização das lesões ou Sulfametoxazol-trimetoprima (400/80 mg), 2 comprimidos, VO, a cada 12 h, por no mínimo 3 semanas ou até a cicatrização das lesões Peso < 45 kg: sulfametoxazol-trimetoprima 40 mg/kg/dia de sulfametoxazol, a cada 12 h por 21 dias ou Azitromicina 20 mg/kg/dose, VO, 1 vez/semana; repetir conforme a evolução

Fonte: Azevedo AEBI, Reato LFN. Manual de Adolescência. Barueri: Manole, 2019.

Tabela 8 Tratamento para doença inflamatória pélvica

Tratamento	1ª opção	2ª opção
Ambulatorial	Ceftriaxona 250 mg, IM, dose única + doxiciclina 100 mg, 1 comprimido VO, a cada 12 h, por 14 dias + metronidazol 250 mg, 2 comprimidos VO, a cada 12 h, por 14 dias	Cefotaxima 500 mg, IM, dose única + doxiciclina 100 mg, 1 comprimido VO, a cada 12 h, por 14 dias + clindamicina 300 mg, 2 comprimidos VO, a cada 8 h, por 14 dias
Hospitalar	Ampicilina/sulbactam 3 g, IV, a cada 6 h, por 14 dias + doxiciclina 100 mg, 1 comprimido VO, a cada 12 h, por 14 dias ou Clindamicina 900 mg, IV, a cada 8 h + gentamicina 5 mg/kg/dia, IV, a cada 24 h. Depois, sequenciar para doxiciclina VO, por 14 dias	Cefoxitina 2 g, IV, a cada 6 h, por 14 dias + doxiciclina 100 mg, 1 comprimido VO, a cada 12 h, por 14 dias

Fonte: Azevedo AEBI, Reato LFN. Manual de Adolescência. Barueri: Manole, 2019.

As ações que favorecem a promoção da saúde sexual e reprodutiva são as seguintes:[3]

- Estabelecer uma relação respeitosa e de confiança com o adolescente.
- Manter a ética da privacidade e confidencialidade na consulta.
- Construir espaço de interlocução sobre sexualidade de forma ampla, não se restringindo à prevenção das IST e da gravidez não planejada.
- Verificar o cartão de vacinas (vacina hepatite B e HPV).
- Estar atento aos comportamentos de risco para detecção precoce de IST, a fim de tratá-la conforme os protocolos, inclusive as formas assintomáticas.
- Participar de ações coletivas em espaços frequentados por adolescentes, como escolas, clubes, academias, promovendo educação em saúde com temas referentes à sexualidade.
- Salientar a importância do uso do preservativo masculino ou feminino em qualquer relação ou atividade sexual.

CONSIDERAÇÕES FINAIS

O vínculo de confiança construído com a criança, adolescente e família desde a tenra idade permite que o pediatra ofereça um espaço de acolhimento durante a eclosão da puberdade, escutando e tirando as dúvidas quanto às experiências afetivas e sexuais inerentes à fase. Trata-se de oportunidade ímpar para realizar intervenções clínicas e medicamentosas, estimular hábitos saudáveis e mudanças comportamentais, além do aconselhamento, e especialmente para promover as medidas preventivas, que não podem ser esquecidas ou negligenciadas.

REFERÊNCIAS BIBLIOGRÁFICAS

1. Saito MI, Silva LEV, Leal MM. Adolescência: prevenção e risco. 3.ed. São Paulo: Atheneu; 2014.
2. Moura LR, Lamounier JR, Guimarães PR, Duarte JM, Beling MT, Pinto JA, et al. The gap between knowledge on HIV/AIDS and sexual behavior: a study of teenagers in Vespasiano, Minas Gerais State, Brazil. Cad Saúde Pública. 2013;29(5):1008-18.
3. SBP. Sociedade Brasileira de Pediatria – Documento Científico. Infecções sexualmente transmissíveis na adolescência. 2018. Available: https://www.sbp.com.br/fileadmin/user_upload/21188b-GPA_-_Infec_Sexual_Transmiss_Adolesc.pdf (acesso 29 set 2021).
4. Centers for Disease Control and Prevention. Sexually transmitted disease treatment guidelines. MMWR. 2010;59(RR-12):1-116.
5. World Health Organization. Sexually transmited and other reproductive tract infections: a guide to essential practice. 2005. World Health Organization, Geneve, 2005.
6. Pimentel AMP, Bermudez BEBV, Capiongo JD, Gimareas P. Infecções sexualmente transmissíveis. In: Azevedo AEBI, Reato LFN (eds.). Manual de adolescência. Barueri: Manole; 2019.
7. Avelino MM, Pimentel AM, Gusmão-Filho FAR. Doenças sexualmente transmissíveis. In: Sociedade Brasileira de Pediatria. Tratado de pediatria. 4. ed. Barueri: Manole; 2017.
8. Brasil. Ministério da Saúde. Condiloma acuminado (papilomavírus humano – HPV). 2021. Available: http://www.aids.gov.br/pt-br/publico-geral/infeccoes-sexualmente-transmissiveis/condiloma-acuminado-papilomavirus-humano-hpv (acesso 20 ago 2021).
9. Bruni L, Albero G, Serrano B, Mena M, Gómez D, Muñoz J, et al. ICO/IARC Information Centre on HPV and Cancer (HPV Information Centre). Human papillomavirus and related diseases in the world. Summary Report 17 June 2019. Available: https://hpvcentre.net/statistics/reports/XWX.pdf (acesso 10 out 2021).
10. Bernard HU. The clinical importance of the nomenclature, evolution and taxonomy of human papillomaviruses. J Clin Virol. 2005;32(S1):S1-6.
11. Centers for Disease Control and Prevention Papilomavirus (HPV). Available: https://www.cdc.gov e https://www.doh.wa.gov (acesso 8 out 2021).
12. Inca. Instituto Nacional do Câncer. HPV e outras infecções. 2021. Available: http://www.inca.gov.br (acesso 15 ago 2021).
13. Brasil. Ministério da Saúde. Inca. Fatores de risco: controle do câncer uterino. Modificado em 25/6/2021. Available: https://www.inca.gov.br (acesso 7 out 2021).
14. Carvalho NS, Carvalho da Silva RJ, Val IC, Bazzo ML, Silveira MF. Brazilian Protocol for Sexually Transmitted Infections 2020: human papillomavirus (HPV) infection. Rev Soc Bras Med Trop. 2021;54(1). doi.org/10.1590/0037-8682-790-2020.
15. Oriel JD. Natural history of genital warts. Br J Vener Dis. 2020;47(1):1-13.
16. American Academy of Pediatrics. Human papilomaviruses. In: Kimberlin DW, Barnett ED, Lynfield R, Sawyer MH (eds). Red Book: 2015. Report of Committee on Infectious Diseases. Itasca, IL.: American Academy of Pediatrics; 2015. p.576-83.
17. American Academy of Pediatrics. Human papilomaviruses. In: Kimberlin DW, Barnett ED, Lynfield R, Sawyer MH (eds.). Red Book: 2021. Report of Committee on Infectious Diseases. Itasca, IL.: American Academy of Pediatrics; 2021. p.440-7.
18. Chatzistamatiou K, Sotiriadis A, Agorastos T. Efeito do modo de entrega na transmissão vertical do papilomavírus humano: uma meta-análise. J Obstet Gynaecol. 2016;36:10-4.
19. Syrjänen S . Conceitos atuais sobre infecções por papilomavírus humano em crianças. APMIS. 2010;118:494-509.
20. Di Francesco RC, Bento RF. Otorrinolaringologia na infância. 2.ed. Barueri: Manole; 2012. p.209-15.
21. Oliveira RDA. Papilomatose laríngea juvenil. Rev Cient Multidis Núcleo Conhec. 2019. Available: https://www.nucleodoconhecimento.com.br/saude/papilomatose-laringea (acesso 30 set 2021).
22. Pinto VFC, Barbosa VFC, Paiva SG. Aspectos epidemiológicos e citológicos de infecções pelo papilomavirus humano (HPV) em adolescentes: uma revisão. Rev Cient ITPAC (Araguaína). 2012;5(4):1-10.
23. Mendonça M. Doenças sexualmente transmissíveis na adolescência. In: Vitalle MS (ed.). Medicina do adolescente. São Paulo: Atheneu; 2019.
24. Brasil. Conitec. Ministério da Saúde. Secretaria de Vigilância em Saúde. Departamento de DST, Aids e Hepatites Virais. Protocolo clínico e diretrizes terapêuticas: atenção integral às pessoas com infecções sexualmente transmissíveis. Brasília, 2015.
25. Center for Disease Control and Prevention CDC. Sexually transmitted diseases treatment guidelines. MMWR. 2015;64(3):140.
26. AAP. Academia Americana de Pediatria. Comitê de Doenças Infecciosas da Academia Americana de Pediatria. Doenças Infecciosas em Pediatria – Red Book. 31.ed. Elk Grove Village: EUA; 2018.

CAPÍTULO 16

HANSENÍASE

Ana Regina Coelho de Andrade
João Renato Gontijo
Bernardo Gontijo

AO FINAL DA LEITURA DESTE CAPÍTULO, O PEDIATRA DEVE ESTAR APTO A:

- Saber que a hanseníase é endêmica no Brasil, sendo responsável por incapacidades físicas permanentes na população pediátrica.
- Reconhecer que as lesões clínicas podem simular outras doenças, sendo mandatório o exame físico completo, testando a sensibilidade térmica, neurológica e tátil.
- Utilizar a baciloscopia e o exame histopatológico como propedêutica complementar.
- Saber que as reações hansênicas devem ser consideradas emergências médicas e podem acontecer antes, durante ou após o tratamento.
- Realizar o tratamento com a poliquimioterapia (rifampicina, dapsona e clofazimina) para todas as formas da doença.
- Examinar os contactantes próximos quando do diagnóstico e, anualmente, durante 5 anos.

INTRODUÇÃO

A hanseníase ou mal de Hansen, anteriormente conhecida como lepra, é doença infecciosa crônica que acomete os nervos periféricos e a pele. É uma das principais causas de incapacidades físicas e deformidades decorrentes de lesões neurais, responsáveis pelo estigma que a acompanha ao longo dos séculos.

Doença tropical, negligenciada, é endêmica no Brasil, sendo um dos seus graves problemas de saúde pública. Em 2019, o Brasil foi responsável por 13,78% dos 202.185 novos casos mundiais, sendo que 7,4% (14.981) ocorreram em menores de 15 anos.[1] No Brasil, foram diagnosticados 27.863 casos novos, sendo 1.545 casos (5,54%) em menores de15 anos.[1] A infecção em crianças é indicador de disseminação contínua na comunidade e aponta para uma fonte de infecção familiar e/ou intradomiciliar,[1] sendo mais comum entre as crianças do sexo masculino, de 10 a 14 anos de idade, e rara no grupo abaixo de 5 anos.[2,3]

É importante assinalar que pouca atenção é dada à hanseníase no currículo médico, razão pela qual mesmo os profissionais especialistas que possam atender esses pacientes na atenção secundária e terciária, em geral, têm pouco conhecimento sobre a doença.[4]

EPIDEMIOLOGIA

O agente causal é o *Mycobacterium leprae* ou *Mycobacterium lepromatosis*, bacilo álcool-ácido-resistente (Baar) que tem tropismo por macrófagos e células de Schwann. É parasita intracelular obrigatório, não cultivável em meio artificial e que se reproduz a cada 12 a 15 dias. Tem alta infectividade e baixa patogenicidade, pois somente 5 a 10% dos infectados desenvolvem a doença.[4,5]

A principal via de eliminação e entrada do *M. leprae* são as vias aéreas superiores. A fonte de infecção são os doentes multibacilares com baciloscopia positiva e que não estão em tratamento.[5] O período de incubação varia de 2 a 5 anos para os casos tuberculoides e de 8 a 12 anos para os virchowianos.[5]

O homem é, simultaneamente, hospedeiro e reservatório do *M. leprae* e, apesar de a doença ter sido encontrada em tatus, chimpanzés e macacos, a significância dessas fontes na transmissão e na manutenção da infecção é desconhecida.

Não se sabe ao certo o peso de variáveis como moradia, estado nutricional, infecções concomitantes, como HIV e malária, ou de infecções prévias por outras micobactérias, na disseminação da infecção.[6]

A população de maior risco são os contatos domiciliares de casos novos. O Ministério da Saúde do Brasil regulamenta as ações de controle de hanseníase e define como contato aqueles indivíduos que vivem ou viveram com o doente nos últimos cinco anos.[5,7]

PATOGENIA E IMUNOLOGIA

Após a penetração no organismo, o *M. leprae* atinge os linfonodos regionais pelas vias linfáticas. A partir de então, e dependendo da resposta imunológica do hospedeiro, pode ocorrer ou não a destruição completa do microrganismo. Uma vez vencida a barreira ganglionar, ocorre a disseminação pela circulação sanguínea, para pele, mucosas, nervos e vísceras.[8]

É bom lembrar que para eliminação do *M. leprae* é necessária a resposta específica da imunidade celular, que se constitui, portanto, no fator determinante na evolução da infecção no homem.[6]

O padrão de resposta que cada indivíduo desenvolve tem condicionamento genético. Desse modo, na forma tuberculoide, há predomínio dos fenótipos HLA-DR2 e HLA-DR3, determinantes de não suscetibilidade à doença, enquanto nas formas virchowiana e dimorfo-virchowiana predomina o fenótipo HLA-DQ1, relacionado à suscetibilidade.[6]

As formas clínicas da hanseníase são determinadas pela imunidade celular do hospedeiro (Tabela 1). No polo tuberculoide, há resposta celular intensa com predomínio de linfócitos T CD-4+, padrão T. A infecção tende a ser circunscrita, com número reduzido de lesões cutâneas distribuídas de forma assimétrica, pequeno número de bacilos e dano neural precoce. No polo virchowiano, predominam as células CD8+, padrão T. A infecção é mais difusa, com distribuição simétrica, grande número de lesões cutâneas, abundância de bacilos e dano neural mais tardio.[6]

CLASSIFICAÇÃO

As várias classificações existentes da hanseníase levam em conta os critérios clínicos, baciloscópicos e imunológicos. A mais utilizada é a classificação de Madri, criada em 1953, na qual são considerados dois polos estáveis e opostos, o virchowiano e o tuberculoide, e dois grupos instáveis, o indeterminado e o dimorfo ou *borderline*.

A classificação de Ridley e Jopling (1966) é adotada principalmente em pesquisas. Além dos critérios clínicos e bacteriológicos, leva em consideração a imunidade dentro de um espectro de resistência do hospedeiro e requer a realização de exame histopatológico. Também contempla a polaridade, como a de Madri, mas não inclui a forma indeterminada, e o grupo dos dimorfos é subdividido em dimorfo-tuberculoide, dimorfo-dimorfo e dimorfo-virchowiano, conforme a proximidade de um polo ou outro.

A classificação operacional é utilizada rotineiramente em saúde pública e recomendada pela Organização Mundial da Saúde (OMS) e pelo Ministério da Saúde, adotando o critério de contagem de lesões cutâneas. Os casos de hanseníase com até cinco lesões são considerados paucibacilares (PB), e os com seis ou mais lesões, multibacilares (MB). A baciloscopia positiva classifica o caso como MB, independente do número de lesões.[5-7]

FORMAS CLÍNICAS

A pele apresenta uma grande variedade de lesões cutâneas, desde manchas, pápulas, placas e nódulos, até infiltração difusa, dependendo da resposta imunológica do hospedeiro.

O comprometimento neural ocorre em todas as formas clínicas, desde os ramúsculos nervosos cutâneos, nervos subcutâneos até os troncos nervosos, em especial nas partes mais superficiais, onde estão mais sujeitos aos traumatismos, e na sua passagem por estruturas osteoligamentosas. Caracteriza-se por alteração da sensibilidade ou anestesia nas áreas por eles inervadas, bem como alterações na função motora (paresia, paralisia e atrofia muscular) e autonômica (cianose, secura e redução ou ausência de sudorese nas áreas afetadas). Os nervos periféricos podem ser comprometidos, simetricamente ou não, dependendo da forma clínica,[8] sendo mais afetados, o ulnar, mediano e radial no membro superior; fibular e tibial no membro inferior; facial e auricular no segmento cefálico (Figura 5). Com exceção do auricular, os demais são nervos mistos, ou seja, têm função sensitiva, motora e autonômica (Tabela 1).[6,8]

As crianças desenvolvem quadros de hanseníase PB com poucas lesões cutâneas, predominando o acometimento de áreas expostas como face, membros superiores e inferiores.[2,3]

Para descrição das manifestações clínicas, será adotada a classificação de Madri.

HANSENÍASE INDETERMINADA (HI)

As lesões de HI ocorrem em pequeno número e podem localizar-se em qualquer área do tegumento. São manchas hipocrômicas com alteração de sensibilidade ou apenas áreas de hipoestesia na pele. Apenas os ramúsculos nervosos são comprometidos, não existindo incapacidades ou deformidades na HI. A pesquisa de Baar é negativa (Figura 1).

HANSENÍASE TUBERCULOIDE (HT)

As lesões de HT são em pequeno número, bem delimitadas, anestésicas e têm distribuição assimétrica. Podem ser placas ou lesões anulares com bordas papulosas, de cor da pele, eritematosas ou hipocrômicas. Pode-se observar filete nervoso superficial, espessado, surgindo a partir da lesão ("lesão em raquete").

O dano neural na HT é precoce e grave. Na face, pode ocorrer paralisia facial, lagoftalmo, anestesia de córnea e até cegueira. Nas mãos e nos pés, as alterações autonômi-

Tabela 1 Características clínicas, baciloscópicas, imunológicas e histopatológicas das formas clínicas de hanseníase

Classificação operacional	Formas clínicas	Clínica	Nervos periféricos	Baciloscopia	Mitsuda	ML *flow*	Histopatologia
Paucibacilar	Indeterminada	Poucas lesões/ áreas com alteração/ sensibilidade/ máculas	Não	Negativa	Positiva ou negativa	Positiva ou negativa	Inespecífica
	Tuberculoide	Poucas placas, assimétricas	Poucos, precoce	Negativa	Positiva	Positiva ou negativa	Granuloma tuberculoide, céls. epitelioides, halo linfocitário, céls. gigantes, destruição neural
	Dimorfo-tuberculoide	Placas mais extensas, múltiplas, simétricas	Muitos, precoce	Negativa	Positiva	Positiva ou negativa	Granuloma tuberculoide frouxo, faixa de Unna Destruição neural não é evidente
Multibacilar	Dimorfo-dimorfo	Lesões foveolares, pápulas, infiltrações	Muitos nervos	Negativa ou positiva	Positiva ou negativa	Positiva ou negativa	Granuloma de céls. epitelioides difuso, sem halo linfocitário, faixa de Unna, bacilos em número moderado; às vezes, comprometimento neural
	Dimorfo-virchowiano	Placas, lesões foveolares, nódulos, infiltração	Muitos nervos	Positiva	Negativa	Positiva	Faixa de Unna, infiltração de macrófagos, céls. vacuoladas, bacilos numerosos; infiltração neural com delaminação
	Virchowiano	Infiltração, pápulas, nódulos/ hansenomas inúmeras lesões	Sim, tardio	Fortemente positiva e com globias	Negativa	Positiva	Epiderme atrófica, faixa de Unna, infiltração granulomatosa com céls. e Virchow e inúmeros bacilos, com globias; inflamação perineural

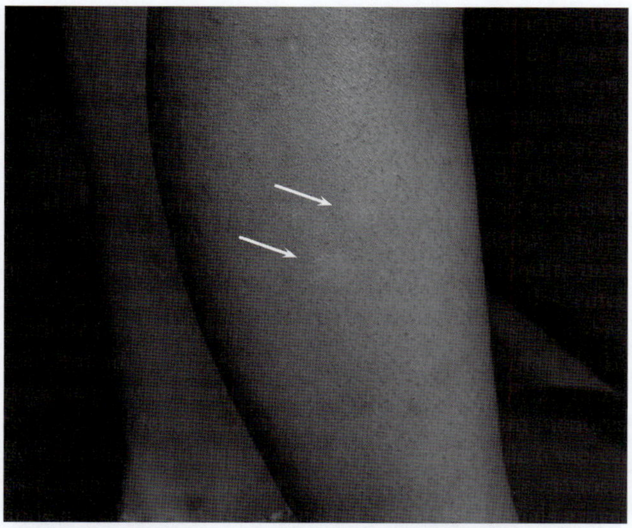

Figura 1 Hanseníase indeterminada. Discretas máculas hipocrômicas (setas).

cas, a insensibilidade e a paralisia de grupos musculares predispõem a garras, calosidades, úlceras tróficas, mal perfurante plantar e reabsorções ósseas decorrentes de processos traumáticos e infecciosos nas partes moles e estruturas ósseas. A pesquisa de Baar é negativa.

A hanseníase nodular da infância é variante da HT que acomete crianças conviventes com portadores de formas multibacilares e bacilíferas da doença. Pode se manifestar como pápulas, nódulos, lesões tricofitoides ou sarcoídicas, infiltração solitária ou lesões liquenoides, localizadas principalmente na face ou em outras áreas expostas.[3] Não há comprometimento neural ou incapacidade (Figura 2).

HANSENÍASE VIRCHOWIANA (HV)

As lesões de HV são numerosas, predominando pápulas, nódulos (hansenomas), placas, infiltração difusa, mais acentuadamente na face e membros. A pele torna-se luzidia, xerótica, de aspecto apergaminhado e tonalidade acobreada.

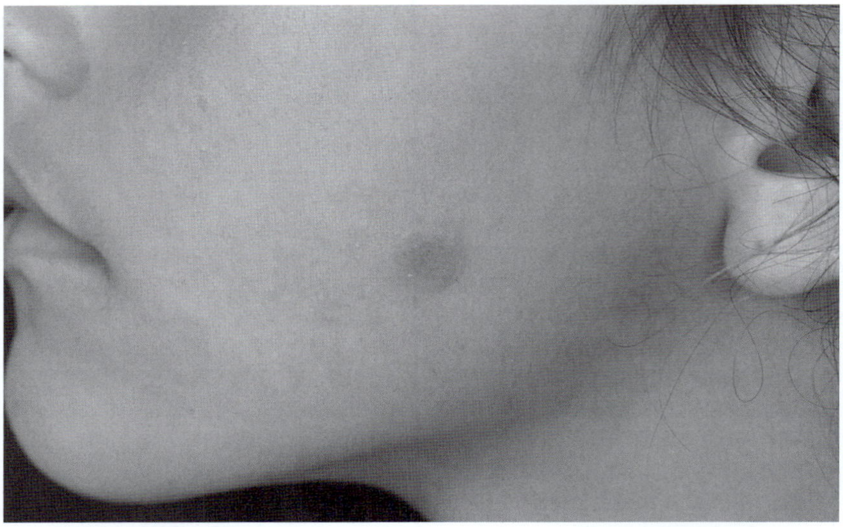

Figura 2 Hanseníase nodular da infância.

Pode ocorrer rarefação ou queda dos pelos nos membros, cílios e supercílios (madarose). A infiltração da face, incluindo os pavilhões auriculares, a madarose e a manutenção da cabeleira formam o quadro conhecido como fácies leonina.

Pode acometer vias aéreas superiores (obstrução nasal, rinorreia serossanguinolenta), olhos, testículos, nervos, linfonodos, fígado e baço.

O comprometimento de troncos nervosos é mais tardio, insidioso, e ocorre de forma simétrica. A pesquisa de Baar é fortemente positiva, com presença de globias.

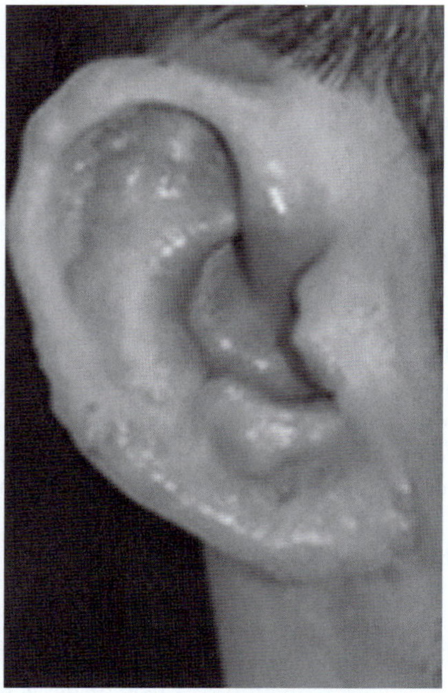

Figura 3 Hanseníase virchowiana.

Os casos de HV virgens de tratamento representam um importante foco infeccioso da doença (Figura 3).

HANSENÍASE DIMORFA (HD)

As lesões da pele são numerosas, ora com características de HV ora de HT. Compreendem manchas eritematosas ou acastanhadas ou hipocrômicas com bordas ferruginosas; placas eritematosas ou eritêmato-ferruginosas ou violáceas com ilhotas de pele aparentemente sã em seu interior, de bordas internas nítidas e limites externos difusos (lesões foveolares ou em "queijo suíço") (Figura 4). As lesões são anestésicas ou hipoestésicas. Pode ocorrer infiltração assimétrica da face e de pavilhões auriculares, e a presença de lesões no pescoço e nuca são elementos sugestivos dessa forma clínica.

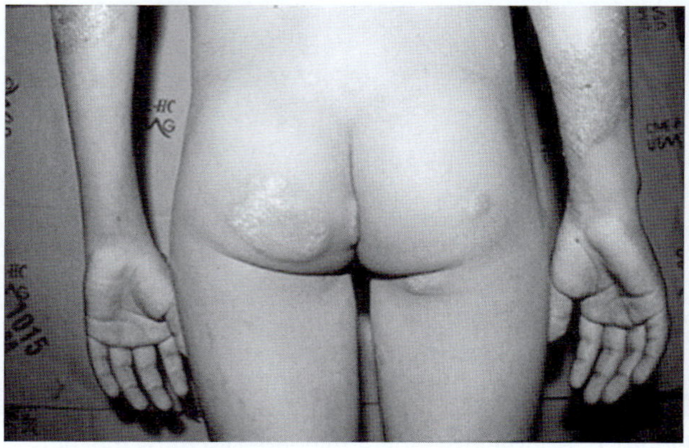

Figura 4 Hanseníase dimorfa.

As lesões neurais são precoces, assimétricas e frequentemente resultam em incapacidades e deformidades físicas. A pesquisa de Baar pode ser positiva ou negativa

HANSENÍASE NEURAL PRIMÁRIA (HNP)

A HNP é uma forma relativamente rara, caracterizada por comprometimento de nervos periféricos, sem lesões cutâneas. O comprometimento neural pode ser único ou múltiplo. Casos com um ou dois nervos comprometidos são considerados como PB, e aqueles com mais de dois nervos, como MB.

Alterações de sensibilidade, força muscular, alterações autonômicas, espessamento neural e/ou dor nos nervos são os sinais mais comuns.[8]

DIAGNÓSTICO

A OMS e o Ministério da Saúde definem como caso de hanseníase aquele indivíduo que tem um ou mais dos seguintes sinais e que necessita de tratamento poliquimioterápico:

- Lesões ou áreas de pele com alteração de sensibilidade.
- Acometimento neural com espessamento de nervo, acompanhado ou não de alteração de sensibilidade e/ou de força muscular.
- Baciloscopia positiva para *M. leprae*.[4,5,7]

Até o momento, os testes sorológicos existentes auxiliam na classificação, seguimento e detecção de recidiva de hanseníase, mas não para o seu diagnóstico.[4-6]

O diagnóstico da hanseníase é essencialmente clínico e epidemiológico e baseia-se no exame dermatoneurológico, na baciloscopia das lesões cutâneas e história de contato com casos de hanseníase, sendo uma doença de notificação compulsória em todo o território nacional.

O exame dermatoneurológico deve ser realizado em local com boa iluminação e abranger toda a superfície corpórea. Testam-se as sensibilidades térmica, dolorosa e tátil das lesões cutâneas e verifica-se a presença de anidrose e alopecia.

Os principais nervos periféricos comprometidos pela hanseníase devem ser palpados, observando se há espessamento, dor, fibrose ou nodulações, sempre em comparação com o nervo contralateral. Realizar testes de função sensitiva e motora e observar se há alterações autonômicas na área de inervação (Figura 5).[6]

O diagnóstico de hanseníase em crianças tem um importante aliado na histopatologia, uma vez que, dependendo da faixa etária e do entendimento da criança, o teste de sensibilidade é de difícil realização.[5]

TESTE DE SENSIBILIDADE

O paciente deve receber instruções detalhadas sobre o procedimento, que deve ser conduzido aleatoriamente em áreas de pele sadia e afetada. Em seguida, com paciente de olhos fechados, iniciar o teste pela sensibilidade térmica, seguindo a dolorosa e a tátil. A primeira é avaliada tocando-se a pele com tubos de ensaio contendo água quente e à temperatura ambiente. O paciente deve identificar verbalmente as temperaturas como quente ou fria. A sensibilidade dolorosa é pesquisada com agulha descartável, devendo

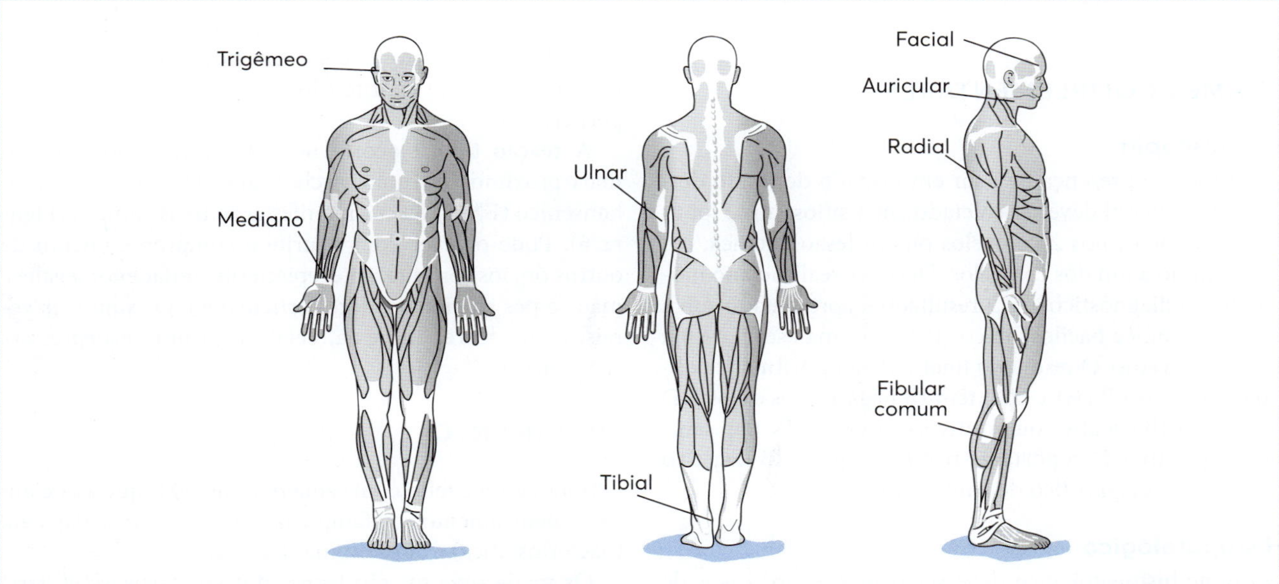

Figura 5 Principais nervos periféricos comprometidos na hanseníase.[7]

o paciente identificar se é o fundo ou a ponta da agulha que encosta na pele. Com um chumaço de algodão roçando levemente a pele, detecta-se a sensibilidade tátil. O paciente deve apontar as áreas tocadas.

Em caso de dúvida, utilizam-se provas complementares: o teste da histamina e da pilocarpina, que estarão alterados na pele que apresenta dano na inervação.

PROVA DA HISTAMINA

Aplica-se uma gota de solução milesimal de histamina na área a ser testada e na pele normal, para comparação. Em seguida, a área deve sofrer puncturas com agulha descartável de modo que a histamina penetre na pele. Os eventos que se seguem na pele normal constituem a tríplice reação de Lewis: eritema inicial no local da aplicação, halo eritematoso mais extenso ao redor do ponto de aplicação e, por fim, surgimento de placa urticariforme central. O surgimento do halo depende da resposta axonal e estará ausente na pele com lesão nervosa (teste de histamina incompleto).

Um fator limitante para a prova de histamina é a cor da pele, que deve ser clara o suficiente para a visualização do eritema.

PROVA DE PILOCARPINA

Indicada na avaliação de manchas eritematosas ou hipocrômicas em peles escuras. Detecta a produção de suor na pele após a injeção de 0,1 mL de cloridrato de pilocarpina via intradérmica. Para visualização das gotículas de suor, a pele é pincelada previamente com iodo e polvilhada com amido. Com a formação do suor, o amido e o iodo misturam-se, e surgem pontos azulados correspondentes às áreas em que houve sudorese. A sudorese que ocorre é mediada pelas terminações nervosas e está ausente na lesão de hanseníase.

EXAMES COMPLEMENTARES

Baciloscopia

Pesquisa-se a presença de Baar em raspado de tecido dérmico. O material deve ser coletado em 4 sítios: nos 2 lóbulos das orelhas, nos 2 cotovelos ou em lesão cutânea, em substituição a um dos cotovelos. Deve ser realizada no momento do diagnóstico.[5,7,8] O resultado é apresentado sob a forma de índice baciloscópico (IB), em uma escala de 0 a 6+ em cada sítio. O resultado final é a média aritmética obtida. Os casos PB (HI e HT) têm IB negativo, os casos HD podem ter IB negativo ou positivo, e os casos HV têm sempre IB positivo. É importante reafirmar que o IB negativo não afasta o diagnóstico de hanseníase.

Histopatológico

O exame histopatológico deve ser realizado nos casos de dúvida diagnóstica e classificação. O diagnóstico de certeza acontece apenas pelo encontro do *M. leprae*. Os demais achados, como um infiltrado inflamatório com linfócitos, plasmócitos, neutrófilos e histiócitos, células epitelioides, ou formação de granulomas com histiócitos, células epitelioides, células gigantes e linfócitos, de distribuição perivascular, perianexial e perineural conferem compatibilidade diagnóstica (Tabela 1).[5]

A reação de Mitsuda é um teste intradérmico para avaliação da imunidade celular, de leitura tardia (21 a 28 dias). É positiva nos tuberculoides, negativa nos virchowianos e variável nos dimorfos. Cerca de 80 a 90% da população geral de área endêmica têm Mitsuda positivo. Não é teste diagnóstico.

O antígeno glicofenólico-lipídico 1 (PGL-1) é específico do *M. leprae*. O teste MLFlow detecta anticorpos IgM do PGL-1. Tem relação com a carga bacilar, com positividade de 80 a 90% nos MB e 20 a 40% nos PB. Não é teste diagnóstico.[5,6]

EPISÓDIOS REACIONAIS

São episódios inflamatórios agudos decorrentes de hipersensibilidade aos antígenos do *M. leprae*. A reação pode ser do tipo 1 (reversa), relacionada à hipersensibilidade celular, ou do tipo 2, caracterizada pela deposição de imunocomplexos. São emergências, e o tratamento medicamentoso adequado deve ser instalado imediatamente para evitar a instalação de danos neurais. Podem ser desencadeadas pela ocorrência de infecções intercorrentes, cirurgias, situações de estresse físico e/ou psicológico, entre outros, e se instalar antes, durante ou após o tratamento poliquimioterápico (PQT).[5,6,9]

As crianças abaixo de 15 anos de idade, em geral, não apresentam episódios reacionais. A frequência pode variar de 1,36 a 8,33% em alguns estudos até 29,7%.[2] A reação tipo1 é mais frequente nas formas próximas ao polo tuberculoide, quando as lesões existentes se tornam mais edemaciadas e eritematosas e surgem novas lesões, acompanhadas ou não de neurite (dor e espessamento de nervos periféricos).

A reação tipo 2 ocorre nos MB, principalmente nos mais próximos do polo virchowiano. O eritema nodoso hansênico (ENH) é a sua manifestação mais comum (Figura 6). Pode ocorrer com neurite e comprometimento de outros órgãos (orquite, irite, episclerite, linfadenomegalias, mãos e pés reacionais, dores articulares). Os sintomas gerais, como febre, anorexia, cefaleia, insônia e depressão, são comuns.

TRATAMENTO

O tratamento é feito com esquemas de PQT, que associam três medicamentos: rifampicina (bactericida), dapsona (bacteriostática) e clofazimina (bacteriostática).

Os medicamentos são fornecidos em cartelas (*blisters*) contendo uma dose supervisionada, tomada a cada 28 dias,

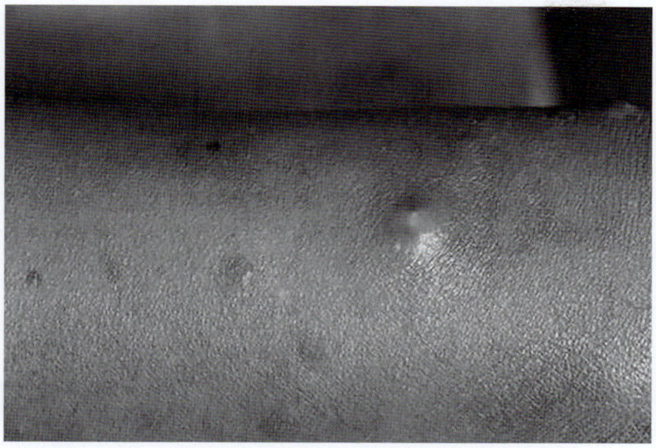

Figura 6 Reação tipo 2 – eritema nodoso hansênico.

e as doses autoadministradas, diárias, para o período de 27 dias (Tabela 2). Existem cartelas para PB e MB, adulto e infantil. Considerar tratado o caso que realizar o tratamento completo para o seu grupo (PB ou MB), no tempo previsto.[5,7] É importante assinalar que o IB médio diminui muito lentamente (0,6 a 1 log/ano), e os MB com elevada carga bacilar ainda mantêm a baciloscopia positiva por até alguns anos após o término do tratamento preconizado, mas não necessitam de novo ciclo de PQT. Em crianças com peso inferior a 30 kg, a dose deve ser ajustada de acordo com o peso corporal (Tabela 3).[5,7]

Em 2018, a OMS recomendou o tratamento com rifampicina, dapsona e clofazimina para casos PB e MB por 6 a 12 meses, respectivamente.[10]

Na reação tipo 1, a droga de escolha é a prednisona (1 a 2 mg/kg/dia). A dose inicial deve ser mantida por, no mínimo, 2 semanas, seguida de redução gradual conforme a melhora clínica.

Tabela 2 Doses recomendadas pela OMS para o tratamento da hanseníase

Blister infantil	PB	MB
Dose supervisionada	Rifampicina 300 a 450 mg Dapsona 50 mg	Rifampicina 300 a 450 mg Dapsona 50 mg Clofazimina 150 mg
Dose autoadministrada	Dapsona 50 mg/dia	Dapsona 50 mg/dia Clofazimina 150 mg
Duração do tratamento	6 doses supervisionadas em até 9 meses	12 doses supervisionadas em até 18 meses

Tabela 3 Doses de medicamentos para tratamento da hanseníase

Dose mensal	Dose diária
Rifampicina: 10 a 20 mg/kg	
Dapsona: 1,5 mg/kg	Dapsona: 1,5 mg/kg
Clofazimina: 5 mg/kg	Clofazimina: 1 mg/kg

Na reação tipo 2 (ENH), a droga de escolha é a talidomida, 100 a 400 mg/dia em adultos, em crianças a dose varia de 3 a 12 mg/kg/dia. A redução deve ser lenta e prolongada. Os casos com neurite, irite/iridociclite e orquite devem ser tratados com prednisona, na mesma dose da reação tipo 1.[5-7,9]

PREVENÇÃO E CONTROLE

Além do diagnóstico precoce e do tratamento com PQT, a vigilância de contatos é de suma importância no controle da hanseníase, pois são o grupo de maior risco de adoecimento. Devem ser examinados anualmente, durante 5 anos. Após o exame inicial os contatos indenes devem ser orientados sobre sinais e sintomas da doença e encaminhados para vacinação com BCG, que fornece proteção contra a hanseníase, em grau que varia de 20 a 80%.[4] Recomenda-se uma dose nos casos com uma ou nenhuma cicatriz de BCG.[5,7]

QUIMIOPROFILAXIA

A quimioprofilaxia seria uma medida eficaz, segura, com boa aceitação entre os profissionais de saúde, pacientes e contatos, facilmente integrada às atividades de rotina do programa de controle da hanseníase. Em 2018, a OMS recomendou a implementação da quimioprofilaxia com dose única de rifampicina para adultos e crianças de dois ou mais anos.[9,10] Entretanto, estudos recentes utilizando dose única de rifampicina mostram uma redução de incidência nos primeiros três anos após a sua implementação, mas que não se sustenta em um acompanhamento prolongado de 4 a 6 anos.[9]

Campanhas de educação em saúde e divulgação de sinais e sintomas são primordiais no controle da hanseníase.[5-7]

REFERÊNCIAS BIBLIOGRÁFICAS

1. World Health Organization. Global leprosy update. Weekly epidemiological record 2020;36:417-40.
2. Oliveira MB, Diniz LM. Leprosy among children under 15 years of age: literature review. An Bras Dermatol. 2016;91:196-203.
3. Vieira MCA, Nery JS, Paixão ES, Freitas de Andrade KV, Oliveira Penna G , Teixeira MG. Leprosy in children under 15 years of age in Brazil: A systematic review of the literature. PLoS Negl Trop Dis. 2018;12:e0006788.
4. Alemu Belachew W, Naafs B. Position statement: LEPROSY: Diagnosis, treatment and follow-up. J Eur Acad Dermatol Venereol. 2019;33:1205-13.
5. Brasil. Ministério da Saúde. Secretaria de Vigilância em Saúde. Coordenação Geral de Desenvolvimento da Epidemiologia em Serviços. Guia de Vigilância em Saúde: volume único[recurso eletrônico]. Brasília: Ministério da Saúde; 2019. Modo de acesso: https://bvsms.saude.gov.br/bvs/publicacoes/guia_vigilancia_saude_3ed.pdf. p. 292.
6. Araújo MG. Hanseníase no Brasil. Rev Soc Bras Med Trop. 2003;36:373-82.
7. Brasil. Ministério da Saúde. Secretaria de Vigilância em Saúde. Departamento de Vigilância das Doenças Transmissíveis. Guia prático sobre a hanseníase. Brasília: Ministério da Saúde; 2017. Modo de acesso: http://bvsms.saude.gov.br/bvs/publicacoes/guia_pratico_hanseniase.pdf.
8. Talhari S, Penna GO, Gonçalves HS, Oliveira MLWR. Hanseníase. Manaus: DiLivros; 2015.

9. Richardus JH, Tiwari A, Barth-Jaeggi T, Arif MA, Banstola NL, Baskota R, et al. Leprosy post-exposure prophylaxis with single-dose rifampicin (LPEP): an international feasibility programme. Lancet Glob Health. 2021;9:e81-e90.

10. Maymone MBC, Venkatesh S, Laughter M, Abdat R, Hugh J, Dacso MM, et al. Leprosy: Treatment and management of complications. J Am Acad Dermatol. 2020;83:17-30.

CAPÍTULO 17

LEISHMANIOSE VISCERAL (CALAZAR)

Robério Dias Leite

AO FINAL DA LEITURA DESTE CAPÍTULO, O PEDIATRA DEVE ESTAR APTO A:

- Saber que a leishmaniose visceral (LV) ou calazar expandiu-se para todo o território brasileiro, tornou-se uma endemia predominantemente urbana e a mortalidade associada a essa doença vem aumentando.
- Levantar suspeita clínica da LV quando o paciente apresentar febre e esplenomegalia associada ou não à hepatomegalia.
- Saber que idade inferior a um ano e superior a 50 anos, infecções graves, icterícia, sangramentos e coinfecção pelo HIV estão associados com maior chance de óbito por LV.
- Aplicar o rK39 – um teste rápido em fita de detecção de anticorpos, fácil de executar, de baixo custo e com sensibilidade e especificidade elevadas para o diagnóstico da LV.
- Receitar os dois medicamentos indicados para o tratamento da LV no Brasil: o antimoniato de N-metil glucamina e a anfotericina B lipossomal.

INTRODUÇÃO[1-3]

As leishmanioses compreendem quatro diferentes síndromes clínicas (cutânea, mucocutânea, visceral e dérmica pós-calazar) que podem resultar da multiplicação de alguma das mais de 20 espécies de protozoários tripanosomatídeos do gênero *Leishmania* nos macrófagos da pele, da mucosa da nasofaringe e nos fagócitos mononucleares, a partir da picada de uma das cerca de 30 espécies distintas de mosquitos flebótomos.

A leishmaniose visceral (LV), também conhecida como calazar, que pode ser fatal caso não seja tratada, é uma doença sistêmica causada pelo complexo *Leishmania donovani – L. donovani sensu stricto* no leste da África e no subcontinente Indiano e *L. infantum* na Europa, norte da África e na América Latina.

As *Leishmanias* se apresentam sob duas formas distintas: extracelular, como promastigota flagelado no intestino do vetor, e amastigota intracelular, que se desenvolve no hospedeiro. Os parasitos são apreendidos pelas células dendríticas e pelos macrófagos da derme, transformando-se em amastigotas ao perderem o flagelo. Em seguida, multiplicam-se nos lisossomos dos fagócitos através de uma complexa interação parasito-hospedeiro, disseminam-se através dos vasos sanguíneos e linfáticos e infectam outros monócitos e outros macrófagos do sistema retículo-endotelial, o que resulta na infiltração da medula óssea, hepatoesplenomegalia e, algumas vezes, aumento dos linfonodos.

A infecção nem sempre resultará em doença, podendo haver variação importante entre o número de indivíduos infectados e aqueles que adoecem. Nesse sentido, a imunidade celular do hospedeiro parece ser crucial no controle da infecção, parecendo haver uma incapacidade de reconhecimento adequado dos antígenos de *Leishmania* pelos linfócitos T e de produção de Interleucina (IL) 10 nos pacientes que desenvolvem LV.

EPIDEMIOLOGIA[1-3]

A LV é considerada uma das doenças tropicais negligenciadas, estimando-se a ocorrência de 500 mil casos anualmente. Ocupa o segundo e o quarto lugares em mortalidade e em morbidade nesse grupo de doenças, respectivamente, determinando entre 20 mil e 40 mil mortes por ano. Bangladesh, Índia, Nepal, Sudão, Etiópia e Brasil concentram

90% dos casos. Migrações, ausência de ações de controle e a coinfecção HIV-LV são apontados como os três principais fatores associados com o aumento global da incidência da LV.

No Brasil, até a década de 1980, a LV era considerada como uma zoonose eminentemente rural. Mais recentemente expandiu-se para áreas urbanas de médio e de grande porte, distribuindo-se em 21 unidades da federação, atingindo as cinco regiões brasileiras. Na última década (2004 – 2014), a média anual de casos de LV foi de 3.379 casos e a incidência de 1,9 casos por 100 mil habitantes. Além disso, a letalidade aumentou de 3,4%, em 1994, para 5,7%, em 2009.

A doença é mais frequente em menores de 10 anos (58%) e o sexo masculino é proporcionalmente o mais afetado (61%).

Na área urbana, o cão (*Canis familiaris*) é a principal fonte de infecção. Já no ambiente silvestre, os reservatórios são as raposas (*Dusicyon vetulus* e *Cerdocyon thous*) e os marsupiais (*Didelphis albiventris*).

Os vetores são insetos flebotomíneos, conhecidos popularmente como mosquito palha, tatuquiras ou birigui. No Brasil, duas espécies, até o momento, estão relacionadas com a transmissão da doença: *Lutzomyia longipalpis* e *Lutzomyia cruzi*. A atividade dos flebotomíneos é crepuscular e noturna e somente a fêmea do mosquito transmite a doença.

O período de incubação é variável: 10 dias a 24 meses no homem, com média entre 2 a 6 meses; no cão, varia de 3 meses a vários anos, com média de 3 a 7 meses.

QUADRO CLÍNICO[1-5]

A suspeita clínica da LV deve ser considerada nos pacientes com febre e esplenomegalia associadas ou não à hepatomegalia.

A doença apresenta amplo espectro clínico de gravidade. Na maioria dos casos a LV caracteriza-se por febre irregular prolongada, palidez, hepatoesplenomegalia e emagrecimento insidiosos e progressivos, associados ao comprometimento do estado geral. Eventualmente a progressão é mais rápida, o que se correlaciona com maior gravidade. Além do emagrecimento, a desnutrição se manifesta por cabelos quebradiços, cílios alongados (sinal de Pitaluga), pele seca e, nos quadros mais avançados, edema dos membros inferiores, podendo evoluir para anasarca. Outras manifestações importantes incluem hemorragias (epistaxe, gengivorragia e petéquias), icterícia e ascite (Figura 1). O óbito geralmente é determinado por infecções bacterianas ou sangramentos.

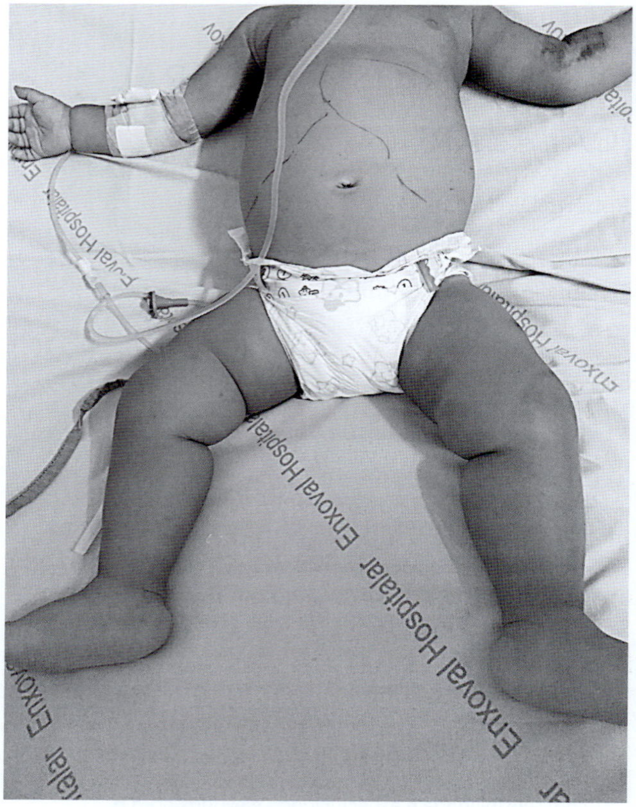

Figura 1 Criança com calazar, na qual se podem observar grande hepatoesplenomegalia, ultrapassando a cicatriz umbilical, edema clínico significativo, mais acentuado nos membros inferiores e evidente alteração da coagulação, demonstrada pelo hematoma extenso no local de punção venosa no membro superior esquerdo.

Fonte: Cortesia do arquivo pessoal do Dr. Robério Dias Leite.

As infecções bacterianas são as complicações mais frequentes da LV, com destaque para pneumonia, diarreia, otite média aguda, piodermites, infecção urinária, que podem evoluir para sepse se não identificadas e tratadas prontamente. As hemorragias são geralmente secundárias à plaquetopenia, sendo a epistaxe e a gengivorragia as mais comumente encontradas. A hemorragia digestiva e a icterícia, quando presentes, indicam maior gravidade do caso.

A coinfecção com HIV é um dos maiores desafios atuais para controle da leishmaniose visceral. No Brasil estima-se que a coinfecção ocorra em 6% dos casos. Portanto, o teste de HIV deve ser obrigatório em todos os pacientes que apresentam LV. HIV e *Leishmania* compartilham um mecanismo imunopatológico comum, envolvendo macrófagos e células dendríticas, resultando na progressão acelerada de ambas as doenças devido ao aumento da replicação desses patógenos. Esses pacientes apresentam manifestações mais graves e atípicas, exigindo diferentes abordagens diagnósticas e de tratamento. A LV disseminada atípica pode se apresentar com parasitas isolados da mucosa gastrointestinal, do trato respiratório e do fígado.

A leishmaniose dérmica pós-calazar (PKDL) é uma complicação tardia da leishmaniose visceral devido a *L. donovani*. Raramente é observada em pessoas infectadas com *L. infantum*, ocorrendo eventualmente em pessoas imunocomprometidas. Na PKDL, os parasitas parecem persistir na pele após o tratamento. Os pacientes apresentam erupção macular hipopigmentada ou erupção maculopapular eritematosa ao redor da boca e do tronco, que pode gradualmente se estender por todo o corpo. O diagnóstico diferencial deve ser feito com vitiligo e infecções fúngicas, sendo confirmado por observação de amastigotas em esfregaço cutâneo ou amostras de biópsia de lesões.

A linfo-histiocitose hemofagocítica (LHH) é uma doença grave, que afeta principalmente crianças, caracterizada por superprodução de citocinas e proliferação não maligna e ativação de linfócitos e histiócitos citotóxicos, levando à hemofagocitose. Esta condição pode ocorrer como uma forma primária ou secundária a infecções graves, doenças autoimunes ou malignidades. Embora rara, vem sendo cada vez mais descrita como uma complicação da LV, estando associada a mecanismos imunológicos complexos. Os achados de LHH incluem febre persistente, hepatoesplenomegalia, hipertrigliceridemia, hipofibrinogenemia, hiperferritinemia, citopenia, disfunção hepática e a presença de hemofagocitose na medula óssea, baço e fígado. Como os achados clínicos de LV se sobrepõem aos de LHH, pensar no diagnóstico de LV como um gatilho para a síndrome costuma ser desafiador, mesmo em áreas endêmicas.

O diagnóstico diferencial da LV deve ser feito com outras condições, infecciosas ou não, que determinem hepatoesplenomegalia febril. Entre as doenças infecciosas em nosso meio se destacam a enterobacteriose sistêmica prolongada (coinfecção esquistossomose e enterobactérias), malária, febre tifoide, brucelose, doença de Chagas aguda, tuberculose miliar, esquistossomose. Nos pacientes com HIV/Aids, a histoplasmose disseminada tem evolução muito semelhante. Entre as condições não infecciosas, devem ser incluídas no diagnóstico diferencial: leucemia, linfoma, lúpus eritematoso sistêmico, doença de Still, anemia falciforme, entre outras.

PROGNÓSTICO[2]

Estudos indicam que idade inferior a um ano e superior a 40 anos, anemia intensa, febre por mais de 60 dias, infecções, sepse, diarreia, icterícia, dispneia, reação neutrofílica, plaquetopenia, sangramentos, hemotransfusões e a coinfecção pelo HIV/Aids estão associados com maior chance de óbito por LV.

O pronto reconhecimento desses e outros fatores de risco para óbito no atendimento inicial ao paciente com LV é essencial. Nesse sentido, o Ministério da Saúde do Brasil adotou um sistema de classificação de prognóstico baseado em escores clínicos e laboratoriais que é indicado para identificação dos pacientes com maior risco de evolução para óbito por LV e, portanto, orientar a escolha terapêutica específica. Segundo esse modelo, os pacientes com pontuação maior ou igual a quatro, baseados apenas nos critérios clínicos, ou com pontuação maior ou igual a seis, nos critérios clínicos e laboratoriais, são os que apresentam risco aumentado de evoluir para óbito (Tabelas 1 e 2).

Tabela 1 Escore de gravidade clínica para pacientes com leishmaniose visceral > 2 anos de idade adotado pelo Ministério da Saúde do Brasil

Variável	Peso da variável	
	Modelo clínico	Modelo clínico e laboratorial
Idade (anos)		
2-20	-	
20-40	1	1
> 40	2	2
Sangramento		
1-2 sítios	1	1
3-4 sítios	2	2
5-6 sítios	3	3
Aids	2	3
Edema	1	1
Icterícia	1	1
Dispneia	1	1
Infecção bacteriana	1	1
Leucócitos < 1.500/mm³	-	2
Plaquetas < 50.000/mm³	-	3
Insuficiência renal *	-	3
Pontuação máxima	11	20

*Taxa de filtração glomerular abaixo de 60 mL/min/m² ou creatinina sérica acima dos níveis superiores para a idade.
Fonte: Adaptada de Brasil. Ministério da Saúde. Secretaria de Vigilância em Saúde. Departamento de Vigilância Epidemiológica. Leishmaniose visceral: recomendações clínicas para redução da letalidade / Ministério da Saúde. Secretaria de Vigilância em Saúde. Departamento de Vigilância Epidemiológica. – Brasília: Ministério da Saúde, 2011. 78 p.: il. – (Série A. Normas e Manuais Técnicos).

DIAGNÓSTICO LABORATORIAL[1-3,6,7]

O diagnóstico laboratorial pode ser feito por meio da identificação do parasito em tecidos ou por métodos sorológicos, sendo também importantes exames laboratoriais inespecíficos para ajudar na identificação, tratamento de complicações e na escolha do tratamento adequado.

Exames inespecíficos

Devem ser solicitados na admissão e no acompanhamento do paciente: hemograma completo, velocidade de hemossedimentação, creatinina, ureia, alanina aminotransferase (ALT), aspartato aminotransferase (AST), atividade de protrombina, albumina, globulina, fosfatase alcalina, bilirrubinas, amilase sérica, hemocultura, sumário de urina, urocultura, radiografia de tórax e eletrocardiograma. O teste de HIV deve ser sempre oferecido para pacientes com LV.

Pancitopenia é um achado constante na LV, sendo necessário estar atento para queda dos neutrófilos abaixo de 500 mm³, situação em que o paciente deve ser conduzido como neutropênico febril. A inversão da relação albumina/

Tabela 2 Escore de gravidade clínica para pacientes com leishmaniose visceral em menores de 2 anos de idade adotado pelo Ministério da Saúde do Brasil

Variável	Peso da variável	
	Modelo clínico	Modelo clínico e laboratorial
Idade (meses)		
< 12	1	1
> 12	0	0
Sangramento		
1 – 2 sítios	1	1
3 – 4 sítios	2	2
5 – 6 sítios	4	4
Edema	1	2
Icterícia	1	-
Dispneia	1	1
AST ou ALT > 100 UI/L	-	3
Pontuação máxima	8	11

Fonte: Adaptada de: Brasil. Ministério da Saúde. Secretaria de Vigilância em Saúde. Departamento de Vigilância Epidemiológica. Leishmaniose visceral: recomendações clínicas para redução da letalidade / Ministério da Saúde. Secretaria de Vigilância em Saúde. Departamento de Vigilância Epidemiológica. – Brasília: Ministério da Saúde, 2011. 78 p.: il. – (Série A. Normas e Manuais Técnicos).

globulina é também muito característica na LV. É frequente a elevação da fosfatase alcalina, da desidrogenase lática (LDH), bem como da AST, da ALT, acompanhadas ou não do aumento das bilirrubinas e/ou alargamento do tempo de protrombina. A elevação da amilase pode ser um dos efeitos colaterais do uso do antimoniato de N-metil glucamina, medicamento também pode estar associado com o alargamento do intervalo QT corrigido no eletrocardiograma.

Detecção do parasita

A visualização direta de amastigotas por exame microscópico de aspirado de gânglios linfáticos, da medula óssea ou do baço é o teste de confirmação clássico para LV. Apesar de elevada especificidade, a sensibilidade de microscopia varia, sendo maior no baço (93-99%) do que na medula óssea (53-86%) ou linfonodo (53-65%). A punção esplênica requer maior habilidade e é mais sujeita a complicações graves.

A detecção de parasitos no sangue ou órgãos em cultura ou pela utilização de técnicas moleculares, como a reação em cadeia da polimerase (PCR), é mais sensível que o exame microscópico direto.

Detecção de anticorpos

Vários testes foram desenvolvidos para o diagnóstico da LV através da detecção de anticorpos anti-*Leishmania*. Uma limitação desses testes é que, mesmo após o tratamento, esses anticorpos permanecem detectáveis por tempo variável, inviabilizando seu uso como critério de cura ou para identificar casos de recidiva. Portanto, um resultado positivo por si só não autoriza a indicação de tratamento. Além disso, nas áreas endêmicas, muitos indivíduos apresentam anticorpos anti-*Leishmania* em decorrência de infecções assintomáticas (10 a 30%). Já nos imunodeficientes podem dar resultados falsos negativos na dependência da intensidade de imunossupressão. Assim, é indispensável que a interpretação dos testes laboratoriais baseados na identificação de anticorpos seja sempre vinculada a uma suspeita clínica bem fundamentada de LV.

Os testes sorológicos de imunofluorescência indireta, ensaio imunoenzimático (ELISA) ou *Western blot* usados no diagnóstico da LV mostraram boa acurácia nos estudos, mas são pouco acessíveis nos locais com poucos recursos. O mais usado em nosso meio é a imunofluorescência indireta, cujo resultado é expresso em diluições. Consideram-se como positivas as amostras reagentes a partir da diluição de 1:80. Nos títulos iguais a 1:40 em pacientes com clínica sugestiva de LV recomenda-se a solicitação de nova amostra em 30 dias.

Mais recentemente tem-se destacado a pesquisa de anticorpos contra a rK39 no diagnóstico da LV. O rK39 é uma repetição de 39 vezes de um aminoácido que é parte de uma proteína relacionada com a cinesina da *Leishmania chagasi* e que é conservada no interior do complexo de *L. donovani*, o que explica sua elevada sensibilidade e especificidade. Trata-se de um teste rápido em fita, fácil de executar, de baixo custo e com sensibilidade e especificidade de 93,9 e 95,3%, respectivamente.

TRATAMENTO[1-3,5-9]

O tratamento da LV consiste no uso de drogas específicas anti-*Leishmania* associadas com o tratamento precoce de infecções concomitantes, da anemia, da hipovolemia e um suporte nutricional adequado. Utilizados há mais de 70 anos, os antimoniais estibogluconato de sódio e o antimoniato de N-metil glucamina ainda constituem o tratamento de primeira linha para a LV em muitos países. Posteriormente, surgiram como alternativas: desoxicolato de anfotericina B, anfotericina B lipossomal, miltefosine (oral) e paramomicina. O uso combinado de dois ou mais desses medicamentos vem sendo estudado como forma de enfrentar a crescente resistência do parasito, reduzir custos e a duração do tratamento. No Brasil, os dois medicamentos indicados para o tratamento da LV são o antimoniato de N-metil glucamina e a anfotericina B lipossomal. Recentemente o Ministério da Saúde deixou de indicar o uso do desoxicolato de anfotericina B para essa condição, baseado no perfil de toxicidade desse fármaco.

O antimoniato de N-metil glucamina continua sendo a primeira opção para o tratamento da LV no Brasil. A anfotericina B lipossomal deve ser a primeira escolha para pacientes com LV que atendam pelo menos a um dos critérios abaixo:

- Idade: < 1 ano ou > 50 anos;
- Escore de gravidade: clínico ≥ 4 ou clínico-laboratorial ≥ 6 (Tabelas 1 e 2);

- Insuficiência renal;
- Insuficiência hepática;
- Insuficiência cardíaca;
- Transplantados cardíacos, renais ou hepáticos;
- Intervalo QT corrigido no exame eletrocardiográfico maior que 450 milissegundos;
- Uso concomitante de medicamentos que alteram o intervalo QT;
- Hipersensibilidade ao antimoniato de N-metil glucamina ou a outros medicamentos utilizados para o tratamento da LV;
- Infecção pelo HIV;
- Comorbidades que comprometem a imunidade;
- Uso de medicação que compromete a imunidade;
- Falha terapêutica ao antimoniato de N-metil glucamina ou a outros medicamentos utilizados para o tratamento da LV;
- Gestantes.

As principais informações para utilização desses dois medicamentos no tratamento da LV estão descritas abaixo:

Antimoniato de N-metil glucamina

- Apresentação – Frascos de 5 mL, que contém 1,5 g do antimoniato bruto, correspondente a 405 mg de antimoniato pentavalente (Sb+5). Portanto, uma ampola com 5 mL tem 405 mg de Sb+5, e cada mL contém 81 mg de Sb+5.
- Posologia – 20 mg/kg/dia de Sb+5 durante 20 dias, podendo chegar a 30 dias e, no máximo, 40 dias, utilizando o limite máximo de 3 ampolas/dia.
- Administração – A via EV é a preferível. A via IM, quando usada, deve ser administrada preferencialmente na musculatura glútea.
- Contraindicações – Insuficiência renal, transplantados renais e gestantes. Há restrições em pacientes com insuficiência cardíaca ou hepática, ou em uso de medicamentos que alteram o intervalo QT.
- Efeitos colaterais – Toxicidade cardíaca (dose e tempo dependente), manifestada por distúrbio de repolarização (inversão e achatamento da onda T e aumento do espaço QT). Realizar eletrocardiograma semanal e ausculta cardíaca diária antes de cada infusão. Outras reações: insuficiência renal aguda ou elevação dos níveis séricos de ureia e creatinina, icterícia e/ou elevação de enzimas hepáticas e/ou outras manifestações de hepatotoxicidade e pancreatite aguda.

Anfotericina B lipossomal

- Apresentação – Formulação em que a anfotericina B é incorporada dentro de lipossomas. Cada frasco/ampola contém 50 mg de anfotericina B Lipossomal liofilizada.
- Posologia – 3 mg/kg/dia, durante 7 dias, ou 4 mg/kg/dia, durante 5 dias, por infusão venosa, em 1 dose diária.
- Administração – Infundir em 30 a 60 minutos (máximo 6 horas) após a diluição em solução glicosada a 5% em que a concentração final seja de 2 a 0,2 mg de anfotericina B Lipossomal por mL.
- Efeitos colaterais – Febre, cefaleia, náuseas, vômitos, tremores, calafrios e dor lombar, sendo a toxicidade renal o evento adverso sério mais frequente. Recomenda-se monitorar a função renal, potássio e magnésio séricos e repor o potássio quando indicado. Suspender o tratamento por 2 a 5 dias se os níveis de creatinina se elevarem acima de duas vezes o maior valor de referência. Reiniciar em dias alternados, quando os níveis de creatinina reduzirem.

Tratamento de suporte

Infecções bacterianas:

- Recomenda-se o uso de antibióticos em pacientes com LV nas seguintes situações:
  - Neutropênicos com menos de 500 neutrófilos/mm^3.
  - Quadro infeccioso definido ou pacientes com toxemia.
  - Menores de 2 meses.
  - Esquema empírico inicial: ceftriaxona isoladamente ou associada à oxacilina em casos de infecção de pele ou tecido celular subcutâneo ou nos neutropênicos graves.

Hemoderivados

- Concentrado de hemácias: hemoglobina < 7g/dL ou hematócrito < 21% ou quando houver repercussão hemodinâmica. Volume: 10 mL/kg (peso até 30 kg) e de 300 mL se peso > 30 kg.
- Concentrado de plaquetas: plaquetopenia < 10.000/mm^3 associada a sangramentos. Dose: uma unidade para cada 7-10 kg de peso.
- Plasma fresco: sangramentos graves, com baixa atividade de protrombina. Dose: 10 a 20 mL/kg de 8/8 horas ou de 12/12 horas.
- Fatores de estimulação de colônias de neutrófilos: restringir para pacientes gravemente neutropênicos, portadores de complicações infecciosas que não estão respondendo satisfatoriamente às medidas iniciais.
- Vitamina K: nos pacientes com icterícia, quando o tempo de atividade de protrombina estiver abaixo de 70%. Dose: 1 a 5 mg de vitamina K, por via endovenosa a cada 24 horas, durante três dias.

Tratamento da LV na coinfecção com HIV

Nessa condição a anfotericina B Lipossomal é o medicamento de escolha e o antimoniato de N-metil Glucamina e Desoxicolato de anfotericina são considerados tratamentos alternativos, de acordo com orientações recentes do Ministério da Saúde do Brasil. Além disso, o tratamento é mais prolongado e o monitoramento dos efeitos colaterais deve ser feito com maior atenção (Tabela 3).

Tratamento da LV complicada com hemofagocitose

O tratamento específico da LV pode ser suficiente para controlar os casos que evoluem para síndrome de ativação macrofágica. A fim de inibir a expressão de citocinas e su-

Tabela 3 Tratamento da leishmaniose visceral em pacientes coinfectados pelo HIV de acordo com as recomendações do Ministério da Saúde do Brasil

Tratamento	Dose	Duração
Escolha		
Anfotericina B lipossomal	4 mg/kg/dia	5 dias consecutivos + dose única semanal por até 5 semanas, perfazendo dose total de 25 a 40 mg/kg
Alternativo		
Antimoniato de N-metil glucamina	20 mg/kg/dia do Sb+5	30 dias
Desoxicolato de anfotericina B	0,7 mg/kg/dia (máximo 50mg/dia)	28 dias

Fonte: Adaptada de Brasil. Ministério da Saúde. Secretaria de Vigilância em Saúde. Departamento de Vigilância das Doenças Transmissíveis. Manual de recomendações para o diagnóstico, tratamento e acompanhamento de pacientes com a coinfecção leishmania-HIV / Ministério da Saúde. Secretaria de Vigilância em Saúde. Departamento de Vigilância das Doenças Transmissíveis. 1. ed., rev. e ampl. – Brasília: Ministério da Saúde 2015. 109 p.: il.

primir a resposta imunológica excessiva, pode-se associar corticoide (metilprednisolona, dexametasona ou prednisolona) ou imunoglobulina intravenosa nos casos em que o tratamento específico não resulta no controle da síndrome de ativação macrofágica.

Condutas diante do abandono de tratamento

Entende-se por abandono de tratamento todo caso que não completou 20 doses de tratamento com antimonial pentavalente no tempo preestabelecido, ou pacientes que, não tendo recebido alta, não compareceram até 30 dias após o agendamento, para avaliação clínica. Quando houver a interrupção no tratamento, deve ser considerado o número de doses, o estado clínico atual e o tempo decorrido desde a última dose. Caso o paciente retorne antes de sete dias de interrupção da droga, completar o tratamento; após sete dias e com menos de dez dias de tratamento: reiniciar o tratamento; após sete dias e com mais de dez dias, apenas observar, caso esteja assintomático, reiniciar o tratamento.

Critérios de cura

São essencialmente clínicos. O desaparecimento da febre geralmente acontece por volta do quinto dia de medicação e a redução da hepatoesplenomegalia ocorre nas primeiras semanas. Ao final do tratamento, o baço geralmente apresenta redução de 40% ou mais, em relação à medida inicial. A melhora dos parâmetros hematológicos (hemoglobina e leucócitos) surge a partir da segunda semana. O aparecimento de eosinofilia é sinal de bom prognóstico. A eletroforese de proteínas se normaliza lentamente, podendo levar meses. O ganho ponderal do paciente é visível, com retorno do apetite e melhora do estado geral. O seguimento do paciente tratado deve ser feito aos 3, 6 e 12 meses após o tratamento e na última avaliação se permanecer estável, o paciente é considerado curado. As provas sorológicas não são indicadas para seguimento do paciente. O teste de Montenegro, que na doença é negativo, costuma ficar positivo após a cura.

PREVENÇÃO[1-3,9]

As estratégias de controle da LV ainda são pouco efetivas e estão centradas no diagnóstico e tratamento precoce dos casos humanos, redução da população de flebotomíneos, eliminação dos reservatórios e atividades de educação em saúde. O controle químico por meio da utilização de inseticidas de ação residual da classe dos piretroides é a medida de controle vetorial recomendada. Coleiras impregnadas com deltametrina a 4% podem ser recomendadas como medida de proteção individual para os cães. A prática da eutanásia canina é recomendada a todos os animais com diagnóstico confirmado.

DESAFIOS[7,10]

Várias estratégias de desenvolvimento de vacinas têm sido buscadas, tais como o uso de peptídeo recombinante, DNA, parasita inteiro morto e parasitas vivos atenuados geneticamente modificados, seja como objetivo de prevenção ou terapêutico. Uma das possibilidades mais recentemente exploradas de vacinas "anti-*Leishmania*" são as baseadas em vetores. Uma resposta imune antissaliva do vetor, provocada pela exposição a picadas de flebótomos não infectados, conferiu proteção contra doenças cutâneas transmitidas pelos mosquitos, abrindo caminhos para o teste de proteínas salivares com potencial de proteção, tanto para a forma cutânea, como para a forma visceral da doença. Acredita-se que a proteção seja mediada pela secreção de IFN-γ específica da saliva por células T CD4+ no local da picada, logo após a transmissão, por meio da geração de uma reação de hipersensibilidade do tipo retardado T1 robusta, que, negativamente e indiretamente, afeta o estabelecimento de parasitas. Considerando a necessidade de desenvolvimento de vacinas eficazes globalmente, uma futura vacina *pan-Leishmania* utilizando vetor está em desenvolvimento, usando um único antígeno, construído modularmente com frações de antígenos distintos, racionalmente escolhidos por vacinologia reversa.

REFERÊNCIAS BIBLIOGRÁFICAS

1. Chappuis F, Sundar S, Hailu A, Ghali H, Rijal S, Peeling RW, et al. Visceral leishmaniasis: what are the needs for diagnosis, treatment and control? Nat Rev Microbiol. 2007;5:S7-S16.
2. Brasil. Ministério da Saúde. Secretaria de Vigilância em Saúde. Departamento de Vigilância Epidemiológica. Leishmaniose visceral: re-

comendações clínicas para redução da letalidade / Ministério da Saúde. Secretaria de Vigilância em Saúde. Departamento de Vigilância Epidemiológica. – Brasília: Ministério da Saúde, 2011;78 p.: il. – (Série A. Normas e Manuais Técnicos).

3. Burza S, Croft SL, Boelaert M. Leishmaniasis. Lancet. 2018;392(10151): 951-70. doi: 10.1016/S0140-6736(18)31204-2.
4. Carvalho FHG, Lula JF, Teles LF, Caldeira AP, Carvalho SFG. Hemophagocytic lymphohistiocytosis secondary to visceral leishmaniasis in an endemic area in the north of Minas Gerais, Brazil. Rev Soc Bras Med Trop. 2020;53:e20190491.
5. Daher EF, Lima LLL, Vieira APF, et al. Hemophagocytic Syndrome in Children With Visceral Leishmaniasis. Pediatr Infect Dis J. 2015;34:1311-14.
6. Mondal S, Bhattacharya P, Ali N. Current diagnosis and treatment of visceral leishmaniasis. Exp Rev Anti-infect Ther. 2010;8:919-44.
7. Selvapandiyan A, Croft SL, Rijal S, Nakhasi HL, Ganguly NK. Innovations for the elimination and control of visceral leishmaniasis. PLoS Negl Trop Dis. 2019;13(9):e0007616.
8. Brasil. Ministério da Saúde. Secretaria de Vigilância em Saúde. SVS divulga novo protocolo de tratamento para a leishmaniose visceral. Disponível em portalsaude.saude.gov.br/portalsaude/impressao/13448/785/svs-divulga-novo-protocolo-de-tratamento-para-a-leishmaniose-visceral.html.
9. Brasil. Ministério da Saúde. Secretaria de Vigilância em Saúde. Departamento de Vigilância das Doenças Transmissíveis. Manual de recomendações para o diagnóstico, tratamento e acompanhamento de pacientes com a coinfecção leishmania-HIV / Ministério da Saúde. Secretaria de Vigilância em Saúde. Departamento de Vigilância das Doenças Transmissíveis. Brasília: Ministério da Saúde, 2015. 109 p.: il.
10. Cecílio P, Oristian J, Meneses C, et al. Engineering a vector-based pan-Leishmania vaccine for humans: proof of principle. Sci Rep. 2020;10:18653.

CAPÍTULO 18

LEPTOSPIROSE

Luís Carlos Rey

AO FINAL DA LEITURA DESTE CAPÍTULO, O PEDIATRA DEVE ESTAR APTO A:

- Compreender a epidemiologia básica da leptospirose dos ciclos endêmicos e epidêmicos.
- Reconhecer as principais espécies patogênicas de Leptospira e seus sorovares.
- Fazer a suspeita diagnóstica de leptospirose nas fases bacteriêmica e imune.
- Encaminhar o diagnóstico diferencial.
- Solicitar os exames específicos para confirmar a leptospirose e o comprometimento de órgãos na doença grave.
- Prescrever o tratamento antimicrobiano e de suporte nas formas graves.
- Educação sanitária e saneamento adequados.

DEFINIÇÃO

Leptospirose é uma antropozoonose febril aguda de distribuição mundial causada por uma espiroqueta do gênero *Leptospira (L.)*, sendo a espécie *L. interrogans* a mais importante.[1] A leptospirose é transmitida ao homem por água contaminada com urina de roedores e animais domésticos ou silvestres portadores da bactéria. Os casos clínicos ocorrem principalmente de forma sazonal, durante ou após a estação chuvosa. A doença se manifesta por uma fase bacteriêmica e uma fase imune da infecção, esta podendo assumir a forma ictérica ou anictérica.[2]

Na criança, a leptospirose é frequentemente assintomática; o quadro clínico respiratório pode variar de uma síndrome gripal (febre, mialgia, astenia) até a pneumonite hemorrágica, mas em cerca de 10% pode ocorrer falência hepática e renal (síndrome de Weil). Diversos órgãos ou tecidos podem estar envolvidos, como olhos, sistema nervoso, músculos e coração.[3]

O diagnóstico etiológico é realizado pela pesquisa direta ou cultura de *L. interrogans* em fluidos orgânicos na fase aguda, e a sorologia por microaglutinação (MAT, considerado padrão-ouro), aglutinação em placa, por método imunoenzimático (ELISA) ou por reação em cadeia de polimerase (PCR).

O tratamento de escolha das formas graves é feito com penicilina G cristalina, que reduz a falência de órgãos e a letalidade. Medidas de suporte podem ser necessárias para a insuficiência renal e hepática.[4] O prognóstico é bom nas formas clínicas leves e com o tratamento precoce com antibiótico. A letalidade é elevada na síndrome de Weil.

EPIDEMIOLOGIA

A leptospirose é a principal das antropozoonoses, de amplitude mundial, de caráter endemoepidêmico e sazonal. Roedores e outros animais silvestres, domésticos e de criação, como cães e bovinos, são portadores crônicos de diversas espécies de *Leptospira* (*L.*), dentre as quais *L. interrogans* é a mais patogênica. A doença endêmica ocorre como exposição no local de trabalho, seja por contato direto de pele e mucosa com urina e vísceras, seja pela água e alimentos contaminados. A principal fonte de aquisição é a pele contaminada com urina do rato dos esgotos *Rattus* (*R.*) *norvegicus*, mas também dos roedores *R. rattus* e *Mus musculus*. As populações mais afetadas provêm de regiões quentes e úmidas (tropicais e subtropicais), moradores de favelas e áreas alagadas ou usuários de lagoas e rios contaminados pela urina de roedores. A sazonalidade dos surtos se deve ao contato da pele e mucosas com água de inundações e alagamento de várzeas. As leptospiras colonizam o trato urinário de diversos animais silvestres, domésticos e de criação, podendo as vísceras destes ser fonte de contaminação humana em menor grau, mas de importância para populações que vivem do cuidado de animais.[1,2]

A Organização Mundial da Saúde (OMS) estima que a leptospirose afete globalmente 300.000 a 500.000 indivíduos por ano. Inquéritos sorológicos, realizados em diversos países entre 1982 e 1996, mostram elevada soropositividade, sem doença aparente: Somália 51%, Barbados 43%, Índia 33%, Bolívia 31%, Espanha 21%, Coreia 16% e Itália 12%.[3,4]

No Brasil, o número de casos de leptospirose está relacionado com populações urbanas empobrecidas, moradores de favelas, áreas alagadas e carentes de saneamento e água tratada, mas também de trabalhadores em contato com esgotos e lixo, tratadores de animais, etc. Entre 1985 e 1993, foram notificados no país 20.342 casos de doença, com 2.232 óbitos. A Figura 1 mostra a série histórica nacional e a letalidade. Considerando-se o meio urbano ou rural da contaminação, foram identificados, respectivamente, com o domicílio, 55% e 28% dos casos, com o ambiente de trabalho, 32% e 54%, e com o ambiente de lazer, 13% e 17% dos casos. Na Amazônia Oriental, a soropositividade para leptospira de populações ribeirinhas está acima de 90%.[2] A incidência da leptospirose no Brasil é mais alta no primeiro semestre, quando a pluviosidade é maior (Figura 2).

ETIOLOGIA

Leptospiras são espiroquetas, causadoras ou não de doença no homem, dotadas de motilidade por flagelos polares. *Leptospira (L.) interrogans*, *L. noguchii* e *L. borgpetersenii* são espécies patogênicas que englobam mais de 250 sorovares (subespécies), distribuídos conforme a reação sorológica, sendo a forma mais comum de classificação clínica. Os sorovares dependem do reservatório animal prevalente no ambiente, por exemplo, *canicola* (cães), *icterohaemorrhagiae* (ratos), *grippotyphosa* (guaxinins, gambás, esquilos, etc.), *pomona* (gado, porcos), *bratislava* (porcos), *hardjo* (bovinos) e *ballum* (camundongos). Fatores de virulência ainda desconhecidos podem estar relacionados com a apresentação clínica mais grave de determinados sorovares (*copenhageni*, *icterohemorrhagiae*, *batavia*, *autumnalis*, entre outros), enquanto alguns apresentam doença mais branda (*canicola*, *grippotyposa*, *ballum*, *hardjo* etc).

Leptospiras podem ser visíveis em fluidos e tecidos orgânicos na fase aguda somente por microscopia de campo escuro, onde aparecem como espiroquetas móveis, e crescem em meio de cultura contendo polissorbato-albumina. Os lipopolissacarídios (LPS) da membrana externa são utilizados para definir os sorogrupos e induzem a resposta humoral específica da fase imune. Uma nova classificação do gênero *Leptospira* baseada na análise genômica é independente da classificação sorológica, de cunho mais prático e embasada nos aspectos sorológicos e clínico-epidemiológicos dos sorovares.[1]

PATOGÊNESE

Admite-se que a contaminação humana seja acidental na cadeia de transmissão de *L. interrogans*, uma vez que o homem não é seu reservatório natural. A penetração bacteriana no organismo ocorre por ferimentos, abrasões ou maceração da pele na água, pelas mucosas ou conjuntivas e por aerossóis. Uma vez no organismo, os germes se disseminam pela circulação sanguínea e linfática. A invasão do líquido cefalorraquidiano (LCR) e do humor aquoso utiliza a motilidade de flagelos nas extremidades e a produção de hialuronidase. Graças às toxinas glicolipoproteicas do patógeno, há lesão endotelial e vasculite, com perda plasmática e sufusão hemorrágica. As espiroquetas proliferam aparentemente em todos os órgãos e tecidos, resultando em manifestações clínicas muito variadas. A lesão vascular pode causar pneumonite hemorrágica; no rim, isquemia do córtex renal com necrose de células tubulares; no fígado, a lesão varia desde uma vasculite até a destruição da arquitetura e necrose hepática.[5,6]

A resposta imune é dirigida contra os LPS da membrana externa, causando opsonização e fagocitose pelas células do sistema monocítico fagocitário. A rapidez com que a resposta imune ocorre está relacionada com o prognóstico da doença. A reação sorológica acontece pela elevação de IgM seguida de IgG.

A cultura de *Leptospira* é muito sensível à utilização precoce de antibióticos, levando à necessidade de testes sorológicos. Testes imunoenzimáticos (ELISA, EIA), para diagnóstico rápido, utilizam extratos de *Leptospira* contendo diversos sorovares patogênicos e diagnosticam a doença para efeito de manejo clínico. O teste de aglutinação microscópica (MAT, quantitativo), considerado padrão-ouro, utiliza leptospiras vivas, sendo específica para os sorovares, e tem função epidemiológica e de prognóstico clínico. A elevação dos títulos de 4 vezes em duas coletas (intervalo de 5 a 10 dias) confirma a infecção.[7]

MANIFESTAÇÕES CLÍNICAS

A gravidade da leptospirose pode variar desde um quadro infeccioso subclínico detectado por soroconversão em indivíduos com exposição crônica a leptospiras até duas síndromes clinicamente reconhecidas: uma doença sistêmica limitada observada em cerca de 90% das infecções e uma síndrome potencialmente fatal acompanhada de combinações de falências do rim, fígado, sangramento pulmonar ou disseminado. Tanto a forma autolimitada quanto a forma grave ocorrem após fase aguda (fase septicêmica), seguida de uma fase imune da doença[6,8] (Figura 3).

O período de incubação da leptospirose situa-se entre 5 e 14 dias, mas pode ser tão amplo como 3 a 30 dias. Os sinais da fase septicêmica, que dura entre 3 e 10 dias, compreende febre elevada (38 a 40°C) de início abrupto, calafrios, cefaleia, mialgia, sufusão hemorrágica conjuntival e secreção purulenta, dor abdominal, anorexia, náusea, vômitos, diarreia, tosse, faringite e exantema maculopapular pretibial. A conjuntivite e a dor na musculatura da panturrilha (músculo gastrocnêmio) são os achados clínicos mais notáveis da fase septicêmica, podendo ocorrer aumento de linfonodos e hepatoesplenomegalia.[3] A pesquisa de leptospiras nessa fase é

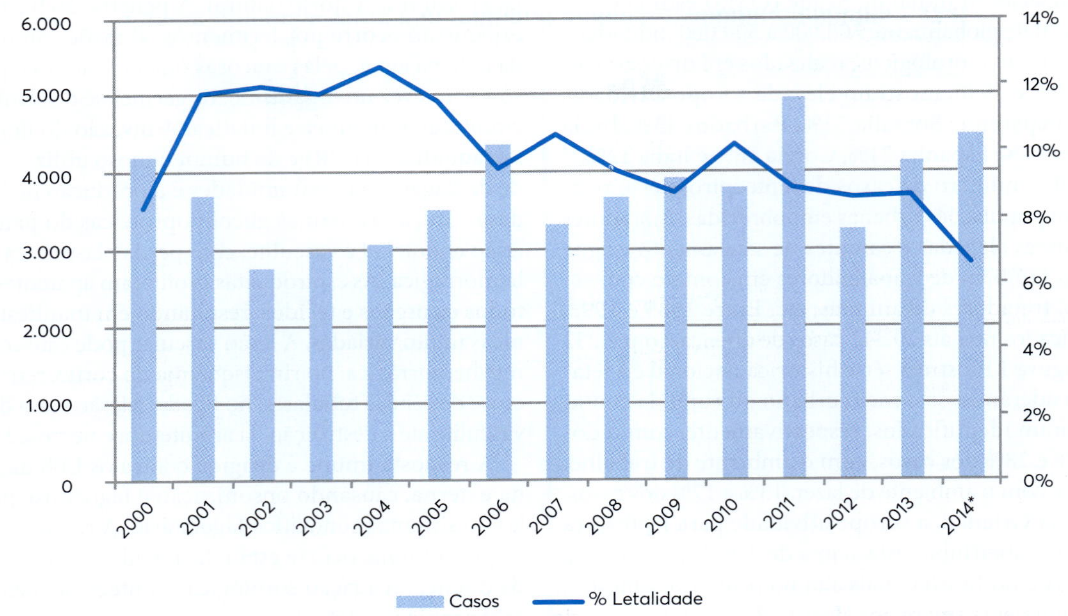

Figura 1 Número de casos e letalidade por leptospirose. Brasil 2000-2014.
Fonte: Ministério da Saúde.[2]

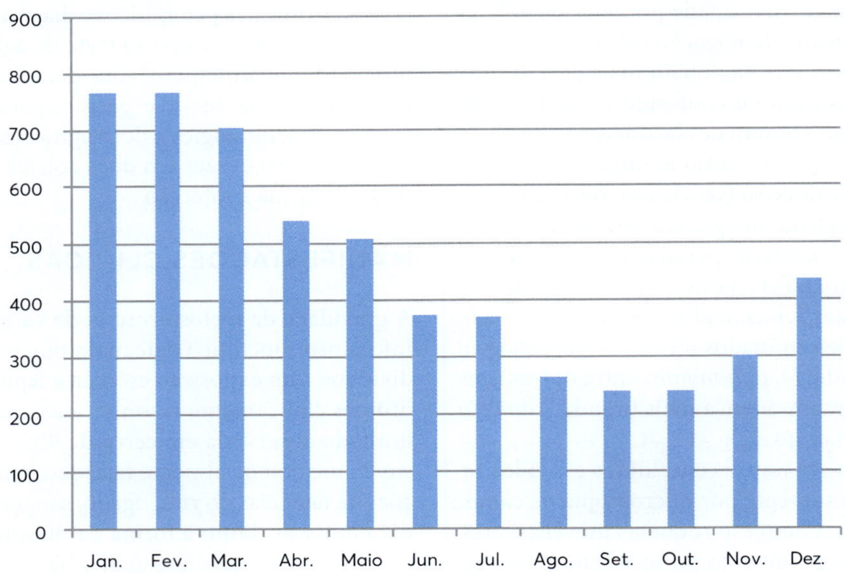

Figura 2 Sazonalidade dos casos de leptospirose entre 0 e 19 anos de idade. Brasil 2008-2014.
Fonte: Ministério da Saúde.[2]

realizada em sangue, LCR, humor aquoso e outros tecidos do organismo. Após 7 dias do início da febre, as leptospiras podem ser encontradas também na urina.[7] A letalidade é baixa nessa fase da doença. O fim da febre geralmente anuncia o início da fase imune da doença, que pode durar de 4 a 30 dias. Nessa fase, duas formas clínicas, ictérica e anictérica, se distinguem. A síndrome gripal, ou *flu-like*, é comum em crianças e se caracteriza por febre, cefaleia, mialgia e astenia. Outros achados clínicos incluem alterações oculares, como conjuntivite purulenta com ou sem hemorragia, uveíte, iridociclite, coriorretinite, dor ocular e fotofobia, além de dor muscular, hepatoesplenomegalia e aumento de linfonodos. A meningite asséptica da fase imune ocorre em até 80% dos pacientes. Cefaleia intensa bitemporal e frontal, com ou sem delírio, é a manifestação mais comum. Há discreta pleiocitose linfocítica (abaixo de 500 células/mm^3) e aumento da

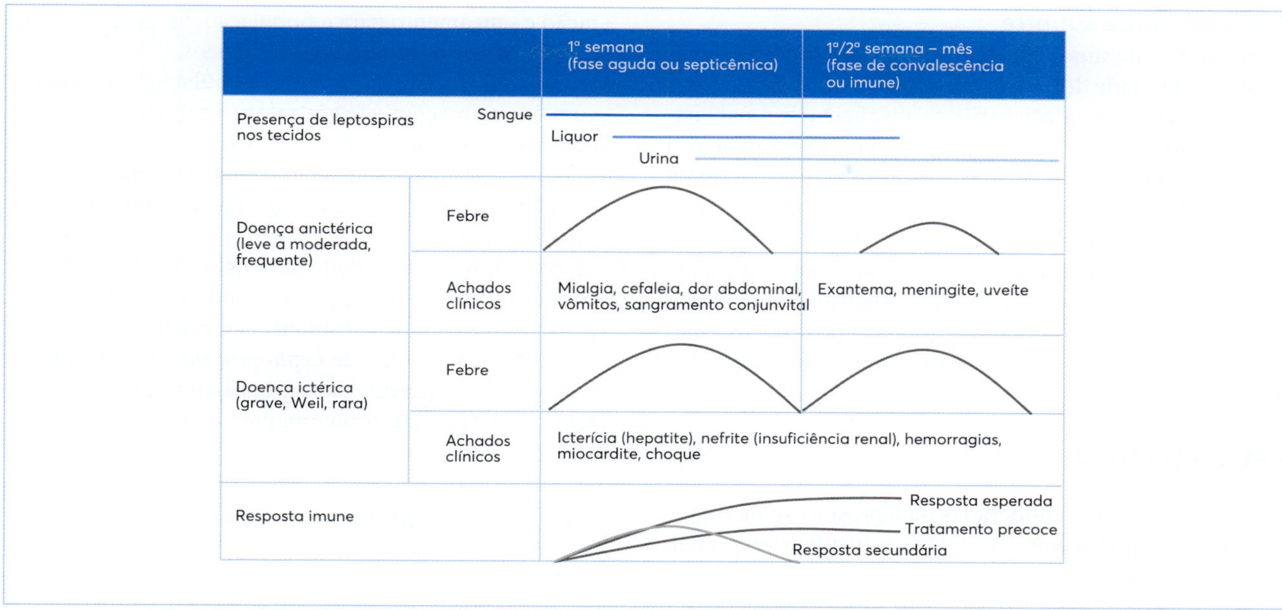

Figura 3 Visão esquematizada das fases clínico-laboratoriais da leptospirose na infância.

proteinorraquia (50 a 100 mg/mm^3). Raramente pode ocorrer hemiplegia, coma ou mielite transversa. A aglutinação positiva para IgM é simultânea ao desaparecimento de leptospiras do sangue e do LCR, mas a positividade das culturas e da PCR em LCR, urina e humor aquoso se mantém.

A síndrome mais grave da leptospirose é denominada doença de Weil, que se caracteriza por insuficiência renal e hepática, sendo mais rara na infância em comparação ao adulto.[6,8] O paciente torna-se afebril e com melhora do quadro clínico durante 1 a 3 dias, quando a febre retorna e sobrevém insuficiência renal e hepática, pneumonite hemorrágica, arritmias cardíacas ou colapso circulatório (choque). A insuficiência renal ocorre sem anúria ou oligúria, pois não há alteração da filtração glomerular. A evolução da fase aguda para uma das formas clínicas da fase imune é imprevisível e independe da qualidade da assistência. A intensidade e a duração das manifestações graves são muito variáveis (geralmente de uma a várias semanas) e atribuídas a diferenças geográficas entre populações, sorovares e suporte clínico à disposição.

Os casos de doença grave são raramente descritos em crianças, mesmo nos surtos por inundações, etc. Relatos de casos hospitalizados, por outro lado, geralmente representam a doença na sua forma mais grave, cuja letalidade se situa em torno de 10%.

PATOLOGIA

As lesões renais da síndrome de Weil se caracterizam basicamente por uma nefrite intersticial e necrose tubular maciça.[6] A hepatite da fase aguda decorre de lesão vascular dos vasos hepáticos, sem necrose hepatocelular. A bilirrubina cai para cerca de 20 mg/dL após a fase aguda. Pacientes ictéricos com frequência apresentam hepatoesplenomegalia (25%). Na progressão para a doença grave, há agravamento da isquemia hepática com elevação das aminotransferases e encontra-se desde desorganização da arquitetura do tecido até necrose. A hipoprotrombinemia é discreta e sempre responde ao tratamento com vitamina K. Icterícia grave pode ocorrer com envolvimento mínimo do rim, mas raramente a insuficiência hepática sem insuficiência renal é causa de morte. O LCR mostra discreta pleiocitose linfocítica (abaixo de 500 células/mm^3) e aumento da proteinorraquia (50 a 100 mg/mm^3), enquanto a glicorraquia permanece normal.[3]

DIAGNÓSTICO DIFERENCIAL

Os principais diagnósticos clínicos são, para as formas leves: influenza, hepatite viral, dengue e mononucleose; para as formas graves: meningite meningocócica, malária, febre tifoide, febre amarela, febre recorrente, tifo exantemático, dengue grave, legionelose, sepse e síndrome do choque tóxico.[2]

TRATAMENTO

Dependendo da gravidade, o tratamento da leptospirose é feito com penicilina cristalina 250.000 U/kg/dia, intramuscular (IM) ou endovenosa (EV), dividida em 4 doses a cada 6 horas, ou ceftriaxona EV ou IM 50 mg/kg/dia, em dose diária, por 7 dias. Na doença leve e em crianças com mais de 7 anos, podem ser empregadas a doxiciclina 4 mg/kg/dia (dose máxima 200 mg/dia), por via oral (VO), em 2 doses, por 7 a 10 dias; em crianças menores de 7 anos, amoxicilina 40 a 50 mg/kg/dia VO, divididos em 3 doses a cada 8 horas, por 7 dias.[1,3]

Tratamento de suporte

O tratamento de suporte na leptospirose grave deve ser realizado em unidade de terapia intensiva (UTI) e visa às complicações como disfunção hepática, insuficiência renal, diátese hemorrágica e choque hipovolêmico. Na insuficiência hepática (síndrome de Weil), a administração de vitamina K está indicada na ocorrência de hipoprotrombinemia. A insuficiência renal, principal causa de morte na leptospirose e que pode permanecer por semanas, tem indicação de diálise peritoneal ou mesmo hemodiálise. Hipotensão e choque hipovolêmico podem requerer reposição volumétrica vigorosa, albumina ou mesmo sangue fresco, no caso de choque hemorrágico.

PROGNÓSTICO

As formas brandas e moderadas da leptospirose na infância, mesmo aquelas com icterícia sem insuficiência renal, têm excelente prognóstico. Já na síndrome de Weil, a letalidade oscila de 8,5 a 14,5% conforme as séries hospitalares e as condições de suporte clínico, sobretudo a disponibilidade de cuidados intensivos diante da insuficiência renal e do choque.

Vacinas contra leptospirose foram desenvolvidas inicialmente utilizando células inteiras inativadas em camundongos, em 1916. Desde então, permanecem as únicas vacinas licenciadas e utilizadas em animais de criação e humanos. No entanto, a imunidade está restrita ao sorovar utilizado e estreitamente dependente do LPS de membrana. Dessa forma, vacinas que utilizam o antígeno LPS purificado de *Leptospira* também mostraram boa imunogenicidade em modelos animais, mas essa resposta imune é específica para os sorovares, eventualmente até os sorogrupos. O recente sequenciamento do genoma de *Leptospira* permitiu que abordagens de vacinologia reversa fossem sendo realizadas na busca de uma vacina mais abrangente.[9]

DESAFIOS

- Prevenir os surtos em áreas ribeirinhas, alagadas ou sujeitas a inundações, oferecendo infraestrutura de habitação e saneamento para a população das áreas com alta positividade nos inquéritos sorológicos;
- realizar educação sanitária das populações suscetíveis, com ênfase no combate aos ratos (reservatórios) e assegurando o destino adequado do lixo;
- diagnosticar a leptospirose grave na infância, cujo quadro clínico é predominantemente leve e respiratório (síndrome gripal);
- oferecer tratamento adequado em ambiente hospitalar para os quadros clínicos graves (síndrome de Weil) com hemorragia, choque e insuficiências renal e hepática;
- pesquisar, no genoma de *Leptospira interrogans*, antígenos comuns a diferentes sorogrupos ou sorovares que gerem resposta imune protetora para o homem.

REFERÊNCIAS BIBLIOGRÁFICAS

1. Haake DA, Levett PN. Leptospira species (Leptospirosis). In: Bennett JE, Dolin R, Blaser MJ (eds.). Mandell, Douglas and Bennett's principles and practice of infectious diseases. 8.ed. Philadelphia: Churchill Livingstone Elsevier, 2015. p.2714-20.
2. Brasil. Ministério da Saúde. SINAN/SVS. Óbitos por leptospirose. Brasil, Grandes Regiões e Unidades Federadas. Disponível em: www.zoonoses.org.br/.../1629_crmv-pr_manual-zoonoses_leptospirose.... Acessado em: 8 de agosto de 2015.
3. Shapiro E. Leptospira species (Leptospirosis). In: Long SS, Pickering LK, Prober CG (eds). Principles and practice of pediatric infectious diseases. 3.ed. Philadelphia: Churchill Livingstone Elsevier, 2008. p.938-40.
4. Bharti AR, Nally JE, Ricaldi JN, Matthias MA, Diaz MM, Lovett MA et al. Leptospirosis: a zoonotic disease of global importance. Lancet Infect Dis 2003; 3:757-71.
5. Guerrier G, Hie P, Gourinat AC, Huguon E, Polfrit Y, Goarant C et al. Association between age and severity to leptospirosis in children. Plos Negl Trop Dis 7:e2436.
6. Daher EF, Abreu KLS, Silva Jr. GB. Insuficiência renal aguda associada à leptospirose. J Bras Nefrol 2010; 32:408-15.
7. Adler B. Clinical laboratory diagnostic of leptospirosis. Monash University School of Medical Sciences. Disponível em: www.med.monash.edu.au/microbiology/staff/adler/clinical-laboratory-diagnosis-of-leptospirosis.pdf. Acessado em: 8 de agosto 2015.
8. Ko AI, Reis MG, Dourado CMR, Johnson Jr. WD, Riley LW, Ferrer SR et al. Urban outbreak of severe leptospirosis in Brazil. Lancet 1999; 354:820-5.
9. Adler B. Vaccines against leptospirosis. Curr Top Microbiol Immunol 2015; 387:251-72.

CAPÍTULO 19

MALÁRIA

Ana Maria Revorêdo da Silva Ventura
Carina Guilhon Sequeira
Carlos Rodrigo Souza do Monte
Janaína Maria Setto
Ricardo Luiz Dantas Machado
Rosana Maria Feio Libonati
Tânia do Socorro Souza Chaves
Thalyta Mariany Rego Lopes Ueno

AO FINAL DA LEITURA DESTE CAPÍTULO, O PEDIATRA DEVE ESTAR APTO A:

- Conhecer a distribuição da malária no mundo e no Brasil.
- Entender o ciclo biológico do plasmódio no homem e as diferentes espécies de plasmódio que infectam o homem.
- Compreender a fisiopatologia da malária, inclusive os eventos que determinam malária grave.
- Identificar os sinais e sintomas usuais da malária não complicada e da malária grave.
- Estabelecer o diagnóstico de malária e interpretar exames inespecíficos para auxiliar na suspeita diagnóstica da doença.
- Realizar o diagnóstico diferencial entre malária e outras patologias febris.
- Saber quais são os objetivos do tratamento e prescrever os diferentes esquemas terapêuticos para crianças e adolescentes, de acordo com a espécie de plasmódio.
- Conhecer as medidas de prevenção para malária.

EPIDEMIOLOGIA

A malária é uma doença infecciosa causada pelos parasitas do gênero *Plasmodium*. Apesar dos progressos obtidos no seu controle, a malária ainda é considerada um dos mais sérios problemas mundiais de saúde pública, com impacto na morbidade e na mortalidade da população que vive nos países situados nas regiões tropicais e subtropicais do globo terrestre.

Cerca de 3,3 bilhões de pessoas vivem em áreas de risco para adquirir a infecção ou adoecer de malária. Os dados da Organização Mundial da Saúde (OMS) mostram que atualmente 97 países apresentam transmissão ativa da doença com estimativa em 2019, de 229 milhões de casos de malária em todo o mundo. A maior parte, 215 milhões (cerca de 94%) no continente africano, dos quais cinco países com 51% desse total: Nigéria (27%), República Democrata do Congo (12%), Uganda (5%), Moçambique (4%) e Níger (3%).[1]

Nas Américas, cerca de 138 milhões de pessoas em 19 países e territórios estiveram em risco de serem acometidos por malária, 80% dos quais determinado pelo *Plasmodium vivax* (*P. vivax*) em 2018.[2] O Brasil, a Colômbia e a República Bolivariana da Venezuela foram os responsáveis por mais de 86% de todos os casos.[2]

Segundo os dados do Sistema de Informação de Vigilância Epidemiológica (SIVEP_malária) do Ministério da Saúde, no ano de 2020, foram registrados 138.231 casos de malária, dos quais 51,57% (71.289) em crianças e adolescentes. Na Figura 1 observam-se os percentuais desses casos por faixa etária pediátrica.[3]

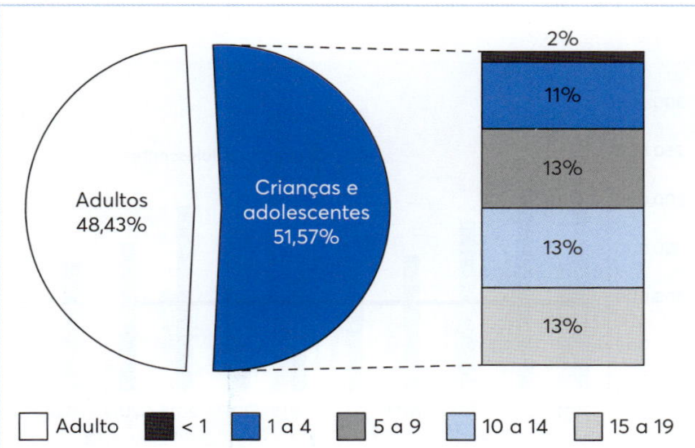

Figura 1 Distribuição em percentuais dos casos de malária em adultos e em crianças e adolescentes no Brasil, em 2020.
Fonte: SIVEP_Malária/BRASIL, MS, 2021.

A Amazônia Legal é considerada endêmica para malária e é onde ocorre a maior parte dos casos da doença no Brasil, com predomínio na zona rural, e distribuição heterogênea entre os diversos estados e municípios que a compõem.[2]

O *P. vivax* é a espécie de plasmódio que determina malária com mais frequência no Brasil e em vários países do mundo, com exceção daqueles que fazem parte do continente africano - em que se observa o predomínio do *Plasmodium falciparum* (*P. falciparum*).[4] Em 2020, no Brasil, 84,4% dos casos de malária foram determinados pelo *P. vivax*, 13,3% pelo *P. falciparum* e o restante (2,3%) por malária mista (*P. vivax* + *P. falciparum*; *P. falciparum* + *P. malariae*) e pelo *Plasmodium malariae* (*P. malariae*).[3]

A Figura 2 apresenta a distribuição dos casos de malária no Brasil, no período de 2011 a 2020, separando os casos ocorridos em adultos e idosos (global) dos ocorridos em crianças e adolescentes. Neste grupo etário pediátrico, a média de casos da doença foi de 53% do total registrado no país no período de 2011 a 2020.[3]

No ano de 2019, a OMS estimou 33,2 milhões de grávidas em países do continente africano, das quais 35% (11,6 milhões) expostas à infecção malárica, resultando em cerca de 822 mil crianças com baixo peso.[1] O Brasil, nas Américas, é principal responsável pelo número de casos de malária na gravidez.[5] Em 2020, o SIVEP_Malária do Ministério da Saúde notificou 1.772 (0,35%) grávidas positivas para a doença na região Amazônica, a maioria (77,6%) pelo *P. vivax*.[3]

Globalmente, no período de 2000-2019, as mortes por malária reduziram de 736 mil para 409 mil. No mesmo período, entre crianças menores de cinco anos, este declínio foi de 84% para 67% em 2019. Na região das Américas, segundo a OMS, as mortes por malária foram reduzidas em 39% (de 909 para 551) e a taxa de mortalidade em 50% (de 0,8 a 0,4). Mais de 70% das mortes por malária, no ano de 2019, ocorreram na República Bolivariana da Venezuela.[1]

Especificamente, no Brasil, também houve esse decréscimo na mortalidade: queda de 245 para 34 óbitos na série histórica de 2000 a 2017. Em 2019, foram registrados 37 óbitos dos quais 69,4% (26) na região amazônica e 30,6% (11) na região extra-amazônica. Ao analisar a letalidade da doença no país, observa-se que foi respectivamente de 0,02% e 2,04%, ou seja, 123 vezes maior na extra-amazônica. Isso se deve à demora na suspeição de malária em estados que não são endêmicos, mas que podem apresentar ocorrência de surtos de autoctonia da doença (principalmente Espírito Santo, Minas Gerais, Paraná, Rio de Janeiro, Bahia e Paraná) ou mesmo pela não valorização da anamnese do paciente sobre viagem recente para área endêmica de malária da Amazônia.[2,6]

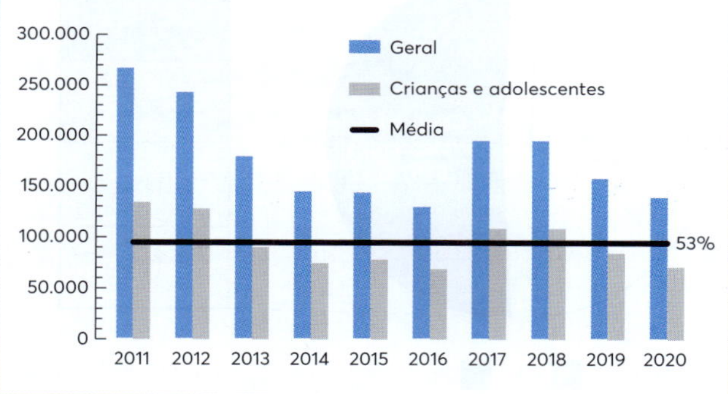

Figura 2 Distribuição de casos de malária em geral (adultos e idosos) e em crianças e adolescentes, no Brasil, período de 2011 a 2020 (adaptado Brasil, MS, 2021).

Do ponto de vista epidemiológico, a malária como endemia pode ser classificada segundo a estratificação epidemiológica de risco; a intensidade da transmissão ou pela estabilidade.

A estratificação epidemiológica de risco para malária consiste no estudo da distribuição da Incidência Parasitária Anual (IPA), identificando para intervenções as áreas em alto risco (IPA ≥ 50), médio risco (IPA ≥ 10 e < 50) e baixo risco (≥ 0,1 e < 10) de aquisição da doença. Nesse contexto, as áreas sem risco (IPA = 0) também merecem vigilância pela possibilidade de introdução de casos autóctones, se houver a presença do vetor – mosquitos do gênero *Anopheles*, transmissor da malária. O IPA é definido como número de casos de malária numa determinada localidade durante um ano/população da localidade nesse mesmo ano x 1.000.[2]

A intensidade de transmissão permite classificar a malária em holoendêmica, hiperendêmica, mesoendêmica e hipoendêmica, segundo o percentual de esplenomegalia encontrado em crianças (especificamente entre dois e nove anos de idade) e adultos habitantes de uma determinada área. Essa classificação é mais usada nos países africanos com elevada endemicidade. Os poucos trabalhos realizados na região das Américas mostram que não é uma classificação válida para os países desse continente, no qual a maior parte das áreas pode ser classificada como mesoendêmicas (esplenomegalia em 11 a 50% das crianças entre 2 e 9 anos) ou hipoendêmicas (esplenomegalia em menos de 10% de crianças entre 2 e 9 anos).[7]

Segundo a estabilidade da transmissão, classifica-se como malária estável e malária instável, em que o desenvolvimento de imunidade ao parasita tem importante influência sobre a frequência das infecções, as faixas etárias mais suscetíveis, e o aparecimento de manifestações clínicas.[7]

Em áreas de malária estável, a transmissão é intensa e as pessoas estão expostas permanentemente a picadas do vetor infectado pelo plasmódio de tal forma que desenvolvem imunidade contra a doença. As crianças com menos de seis meses estão protegidas pela transferência passiva dos anticorpos maternos, que se perde por volta dos seis meses; crianças com menos de dois anos possuem um risco muito alto de adoecer e morrer por malária. Após essa idade começam a desenvolver imunidade e na vida adulta são frequentemente portadores assintomáticos ou oligossintomáticos do plasmódio.

Por outro lado, nas áreas de malária instável, a incidência da doença pela intensidade da transmissão não é tão alta, predispondo ao aparecimento de surtos e epidemias conforme as estações do ano e atividades ocupacionais. Esses dois fatores influenciam na dinâmica de interação entre o vetor infectado pelo plasmódio e o homem como hospedeiro suscetível em condições ecológicas propícias.

MODO DE TRANSMISSÃO E CICLO BIOLÓGICO

No Brasil, a malária é um problema de saúde pública em que 99% dos casos ocorrem na Amazônia.[6] Os mosquitos fêmeas do gênero *Anopheles* infectados por *Plasmodium* constituem a principal forma de transmissão da doença e se encontram distribuídos em todo o território nacional. Recentemente foram identificados três sistemas de transmissão de malária, relacionados à floresta amazônica, à mata Atlântica e à costa brasileira.[8]

Na floresta amazônica, o principal vetor de transmissão é o *Anopheles darlingi* cujos criadouros preferenciais são coleções de água limpa, quente, sombreada e de baixo fluxo, muito frequentes na Amazônia brasileira. Essa espécie dissemina amplamente o *P. vivax* e, de modo mais restrito, o *P. falciparum*, principalmente nos estados do Amazonas e Acre. Esse sistema também é a principal fonte de exportação do *P. vivax* para regiões da extra-Amazônia que igualmente sofre a influência da importação do *P. falciparum* da África. O sistema de disseminação da mata Atlântica envolve a transmissão autóctone do *P. vivax* pelo *Anopheles cruzii* e pelo *Anopheles bellator* e, por fim, o *Anopheles aquasalis* como o principal vetor responsável pela transmissão da malária na costa brasileira.[6,8]

Os plasmódios que são infectantes para o homem são: *Plasmodium falciparum, Plasmodium vivax, Plasmodium malariae, Plasmodium ovale*, este último, sem registro de transmissão autóctone no Brasil, espécie restrita a determinadas regiões da África. Plasmódios que infectam macacos também podem causar doença em seres humanos, como o *Plasmodium simium* detectado no Brasil, no estado do Rio de Janeiro, e o *Plasmodium knowlesi* (sudeste asiático).[6,9]

O ciclo de vida do plasmódio ocorre em dois hospedeiros. O ciclo sexuado (definitivo) se processa no mosquito e o ciclo assexuado (intermediário) no homem. A infecção inicia-se quando os parasitos (esporozoítos) são inoculados na pele pela picada do mosquito vetor, os quais invadirão as células do fígado, os hepatócitos. Nessas células, multiplicam-se e dão origem a milhares de novos parasitos (merozoítos), que rompem os hepatócitos, caem na circulação sanguínea e invadem as hemácias; o que dá início à segunda fase do ciclo, chamada de esquizogonia sanguínea. O *P. falciparum* invade eritrócitos jovens, maduros e senescentes (o que predispõe a maiores parasitemias) enquanto o *P. vivax* tem preferência por reticulócitos, o que limita a parasitemia. É na fase eritrocítica da malária que os sinais e sintomas clínicos se manifestam.[6]

O desenvolvimento do parasito nas células do fígado requer aproximadamente uma semana para *P. falciparum* e *P. vivax*, e cerca de duas semanas para *P. malariae*. Nas infecções por *P. vivax* e *P. ovale*, alguns parasitos desenvolvem-se rapidamente, enquanto outros ficam em estado de latência no fígado. Essas formas latentes são denominadas hipnozoítos e são responsáveis pelas recaídas da doença.[6]

Na fase sanguínea do ciclo, os merozoítos formados rompem as hemácias infectadas e invadem outras, o que dá início a ciclos repetitivos de multiplicação eritrocitária. Os ciclos eritrocitários repetem-se a cada 48 horas nas infecções por *P. vivax* e *P. falciparum* e a cada 72 horas nas infecções por *P. malariae*. Depois de algumas gerações de merozoítos nas hemácias, alguns se diferenciam em formas sexuadas, os gametócitos. O gametócito feminino é o macrogameta e o masculino é o microgameta. Esses gametas no interior das hemácias não se dividem e, quando ingeridos pelos insetos vetores, fecundar-se-ão para dar origem ao ciclo sexuado do parasito e a formação do esporozoíto, forma que é transmitida ao homem no momento da picada pelo inseto.[6]

FISIOPATOLOGIA

A gravidade e a evolução clínica na malária dependem da espécie do plasmódio infectante, intensidade da parasitemia, idade, constituição genética, estado nutricional da criança e sua imunidade específica à doença. A malária por *P. falciparum* é a que evolui com mais frequência para as formas graves, pois esta espécie de plasmódio pode determinar parasitemia elevada (> 2% de hemácias infectadas) pela capacidade de se multiplicar em hemácias jovens, maduras e senescentes, por ter adesão ao endotélio vascular da microcirculação e formar rosetas (eritrócitos infectados aderem a eritrócitos não infectados) em áreas nobres, cérebro, pulmões e rins. Estes eventos podem levar à malária cerebral, a distúrbios respiratórios, à anemia, à hipoglicemia e raramente na criança à insuficiência renal, a edema pulmonar e a distúrbios da coagulação.[10]

Receptores expressos na superfície do endotélio vascular (dos quais a molécula de adesão intercelular 1 - ICAM1, é a mais importante) têm sua expressão aumentada por uma importante citocina pró-inflamatória, o fator de necrose tumoral alfa (TNF-α), determinando sequestração de eritrócitos parasitados e formação de rosetas na microcirculação de órgãos vitais, culminando com a obstrução desses pequenos vasos, por exemplo, no cérebro – malária cerebral, evento muito frequente em crianças.[10]

Os eventos fisiopatológicos que culminam com a malária cerebral, que pela ausência de sequestro microvascular em todos os casos fatais e pela rápida resolução do coma e posterior recuperação na maioria dos pacientes, faz supor que liberação de citocinas também concorra para uma encefalopatia metabólica.[10]

Não se deve esquecer que crianças com malária *falciparum* apresentam com frequência hipoglicemia, por gliconeogênese hepática insuficiente, que possui relação direta com níveis elevados de parasitemia.[10]

A anemia, um evento que muitas vezes pode ser grave, usualmente normocítica e normocrômica, incide na sua forma grave (hemoglobina < 5 g%) em dois grupos de maior risco: gestantes e crianças menores de cinco anos. Sua fisiopatologia, ainda não completamente elucidada, é complexa, multifatorial e envolve, além da desregulação da resposta imune, os seguintes mecanismos: a) destruição de eritrócitos parasitados e não parasitados (porém com produtos do parasito aderidos à superfície) na circulação periférica, com importante participação do baço, sem relação direta com a intensidade da parasitemia; b) redução ou alteração na produção de precursores eritroides (diseritropoiese), mediada por citocinas, cuja importância na gênese da anemia parece ser maior na doença de longa duração e menor nos casos agudos.[11]

A despeito da intensidade da anemia, no sangue periférico, pode haver baixa contagem de reticulócitos, o que indiretamente expressa algum grau de disfunção da medula óssea, observado por um curto período, mesmo após erradicação do parasito pelo uso de antimaláricos e lâminas de gota espessa sucessivamente negativas.[11]

Na gestação, a malária pode evoluir para formas graves aumentando o risco de morte antes e depois do nascimento do concepto. A sequestração de eritrócitos infectados pelo plasmódio na placenta induz a uma resposta inflamatória, frequente na infecção pelo *P. falciparum* tendo sido também observada em algumas infecções determinadas pelo *P. vivax*, que pode determinar anemia na gestante e concorrer para que o feto apresente retardo de crescimento intrauterino, baixo peso ao nascer com aumento do risco para mortalidade perinatal e neonatal.[1]

A malária por *P.vivax* também pode cursar com gravidade, inclusive com óbito.[12,13]

QUADRO CLÍNICO

As manifestações clínicas na malária são de caráter sistêmico em que a febre constitui o principal sinal ou sintoma, com duração variável de 6 a 12 horas, que costuma ser precedida de calafrio e seguida de sudorese, sendo em geral elevada e presente em quase todos os pacientes.[14] Nem sempre se observa o clássico padrão de febre característico da malária que ocorre a cada 48 horas, nas infecções por *P. vivax*, *P. falciparum*, *P. ovale* (febre terçã) ou a cada 72 horas nas infecções por *P. malariae* (febre quartã), pois para que tais padrões de paroxismo febril se manifestem precisa haver sincronismo na ruptura de eritrócitos parasitados. Portanto, para que não haja atraso do diagnóstico, e com consequente aumento do risco de evoluir para formas graves de malária, valorizar a febre em um contexto epidemiológico de a criança residir ou ter passado recente de ter estado em área endêmica de malária.[6]

Denomina-se tríade malárica, a febre acompanhada de cefaleia e calafrio. Anorexia, artralgia e astenia podem também ocorrer, ao lado de manifestações respiratórias (tosse, dispneia) e gastrointestinais (dor abdominal, náuseas, vômitos e diarreia).[14]

A anemia é um evento frequente na malária, de intensidade leve, moderada ou grave, por influência combinada de vários fatores como o grau de parasitemia, resposta imunológica do hospedeiro, intervalo de tempo decorrido entre os primeiros sintomas e o diagnóstico e condições pré-existentes determinantes de anemia, particularmente parasitose intestinal e hemoglobinopatias.[15] Esses autores, conduziram um estudo longitudinal no estado do Pará, na Amazônia brasileira, tendo observado 2,7 vezes maior frequência de anemia em crianças e adolescentes com malária do que no grupo controle, 66,1% com anemia leve, 30,5% com anemia moderada e 3,5% com anemia grave.

No exame físico, além da constatação da febre, podem ser observados palidez, icterícia, hepatomegalia e esplenomegalia. O comprometimento do sensório manifesto por sonolência, torpor, convulsões ou coma, caracteriza o quadro como malária cerebral, permitindo inferir que a infecção é determinada pelo *P. falciparum*, embora possa ainda com menor frequência ser causada pelo *P. vivax*.[16,17]

O estado nutricional pode influenciar a evolução clínica da malária. Assim, é importante que no exame físico da criança com malária este parâmetro seja considerado, pois pode ter influência sobre o prognóstico da malária. Devido à restrição alimentar ditada pela febre, anorexia e/ou vômitos estabelece-se um balanço negativo de nitrogênio. Neste contexto, é importante considerar os níveis de vitamina D [25(OH)D] ou colecalciferol, por além de seu conhecido papel na preservação óssea e no metabolismo do cálcio, atua também no sistema imunológico, possui relação com o tecido adiposo e com o desenvolvimento muscular e cerebral das crianças.[18]

Várias pesquisas salientam que a vitamina D [25(OH) D] ou colecalciferol tem papel relevante na malária, pois parte do metabolismo desta vitamina ocorre no sistema hepático que pode se alterar no curso da infecção.[19] No estudo realizado por Cusick, et al. (2014),[20] verificou-se a associação da deficiência de vitamina D com a malária grave em crianças de Uganda, África, mensurando que para cada aumento de 1 ng/mL de 25(OH)D no plasma, a probabilidade de ter malária grave diminuiu 9%.

No espectro clínico da malária congênita é importante considerar o trimestre gestacional em que ocorreu a malária e o estado de imunidade da gestante em relação à infecção plasmodial, pois bebês de mães semi-imunes (que já tiveram malária) podem ser assintomáticos ao nascer e assim permanecerem por vários dias ou já apresentarem de imediato sintomas. Por outro lado, a infecção do recém-nascido (via transplacentária, trabalho de parto) de mães não imunes costuma apresentar manifestações clínicas precoces.[21]

O diagnóstico de malária no recém-nascido e no lactente de baixa idade deve estar incluso no complexo TORCH em áreas endêmicas para malária. Nesses grupos etários a malária pode se manifestar com febre ou hipotermia, manifestações respiratórias, ganho ponderal inadequado, recusa alimentar, palidez progressiva, icterícia, hepatoesplenomegalia, até quadro mais grave, com comprometimento neurológico e/ou evidências clínico-laboratoriais de septicemia, com indicação para hospitalização, em virtude do risco iminente de morte.[21]

MALÁRIA GRAVE

O Quadro 1 do Guia de Tratamento da Malária[6] cita as manifestações clínicas e laboratoriais indicativas de malária grave e complicada, associadas, portanto, a um risco maior de morte sendo importante que os pediatras estejam alertas para essa possibilidade para cogitar o diagnóstico de malária especialmente em áreas endêmicas para a doença.[6]

DIAGNÓSTICO DIFERENCIAL

Os sinais e os sintomas provocados por *Plasmodium* não são específicos, assemelhando-se aos de outras doenças febris agudas, principalmente meningite, pneumonia, hepatite, gastroenterite, infecção urinária, além de doença de Chagas, febre tifoide, dengue e calazar. Coinfecções bacterianas ou virais podem também se fazer presente e devem ser suspeitas se houver manutenção do quadro febril apesar da terapêutica antimalárica, ou se durante o acompanhamento clínico parasitológico da criança com malária surgirem sinais e sintomas e/ou evidência laboratorial não usuais, como exantema, adenopatia, dentre outros.[6,14,22]

Quadro 1 Manifestações clínicas e laboratoriais indicativas de malária grave e complicada

Manifestações clínicas
• Dor abdominal intensa (ruptura de baço, mais frequente em *P. vivax*)
• Mucosas amareladas, icterícia (não confundir com mucosas hipocoradas)
• Mucosas muito hipocoradas (avaliada fora do ataque paroxístico febril)
• Redução do volume de urina a menos de 400 mL em 24 horas
• Vômitos persistentes que impeçam a tomada da medicação por via oral
• Qualquer tipo de sangramento
• Falta de ar (avaliado fora do ataque paroxístico febril)
• Extremidades azuladas (cianose)
• Aumento da frequência cardíaca (avaliar fora do acesso malárico)
• Convulsão ou desorientação (não confundir com o ataque paroxístico febril)
• Prostração (em crianças)
• Comorbidades descompensadas
Manifestações laboratoriais
Anemia grave
Hipoglicemia
Acidose metabólica
Insuficiência renal
Hiperlactatemia
Hiperparasitemia (> 250.000/mm³ para *P. falciparum*)

Fonte: Adaptado do WHO, 2015 (BRASIL, MS, 2020).

DIAGNÓSTICO LABORATORIAL

A suspeita de malária deve ser cogitada em toda criança com febre que resida em área endêmica de malária ou que tenha estado recentemente em locais endêmicos para a doença, inclusive aqueles da área extra-amazônica. Para esse fim solicitar a pesquisa de plasmódio em gota espessa, que é o exame específico mais comum para o diagnóstico, entre outros tais como pesquisa de componentes plasmodiais (proteínas antigênicas e DNA) e anticorpos antiplasmodiais.[15]

No Brasil, a gota espessa (GE) constitui o método de eleição para o diagnóstico da malária, com objetivo de identificar a espécie do parasito e quantificar a parasitemia. A espécie de plasmódio causadora da infecção precisa ser definida para orientar a terapêutica antimalárica, uma vez que o quadro clínico *per se* não permite fazer, por exemplo, a distinção entre o *P. vivax e o P. falciparum,* este último responsável com mais frequência por complicações que podem surgir de modo abrupto, especialmente naqueles que apresentam malária pela primeira vez.[6]

A GE é realizada por punção digital sem necessidade de que o paciente esteja febril no momento da coleta. Apresenta sensibilidade (> 80%) e especificidade (100%) satisfatória para o diagnóstico de malária e permite quantificar a forma parasitária, essencial para acompanhamento terapêutico. Entretanto, GE negativa pode não excluir malária, pois alguns antibióticos têm certa ação antiplasmódica, diminuindo a parasitemia e assim dificultando o encontro do parasito. Nesse caso, se houver forte suspeita diagnóstica, repeti-la.[15]

Outro método de visualização microscópica do plasmódio é pela análise do distendido (esfregaço sanguíneo). Em relação a GE possui maior facilidade para identificar a espécie de plasmódio, porém por conter somente uma camada de sangue dificulta o encontro do parasito, diferente da GE que, por possuir várias camadas de sangue desemoglobinizado numa área relativamente pequena, facilita o encontro do agente causador da malária. Em ambas as técnicas, a experiência do microscopista é fundamental para o correto diagnóstico.[6]

A parasitemia é quantificada em forma de cruzes ou por parasitos por mm^3 de sangue (Quadro 2). A presença de gametócitos de *P. falciparum* em GE sugere que houve atraso de diagnóstico, o que contribui para a gravidade da doença. O aparecimento dessas formas sexuadas no sangue periférico indica que o paciente está apto a transmitir essas formas infectantes para o mosquito vetor e apresenta sinais clínicos da doença há pelo menos duas semanas, com impacto negativo para o controle da doença. Nas infecções pelo *P. vivax* os gametócitos aparecem precocemente no sangue periférico.[6]

Quadro 2 Densidade da parasitemia segundo os campos microscópicos examinados

Número de parasitos contados/campo	Parasitemia qualitativa	Parasitemia quantitativa (por mm³)
40 a 60 por 100 campos	+/2	200-300
1 por campo	+	301-500
2-20 por campo	++	501-10.000
21-200 por campo	+++	10.000-100.000
200 por campo	++++	> 100.000

Fonte: Adaptado do Manual de Diagnóstico Laboratorial de Malária, Brasil, MS, 2009 (BRASIL, MS, 2020).

Métodos alternativos de diagnóstico incluem os testes de diagnóstico rápido (TDR) que, por método imunocromatográfico, detectam antígenos do plasmódio usando anticorpos mono ou policlonais. São testes comercialmente disponíveis que fornecem o resultado em 15 a 20 minutos e se baseiam em quatro diferentes proteínas dos plasmódios: Histidina (HRP2- específico para o *P. falciparum*), Lactato desidrogenase (LDH), Pan-LDH e Aldolase. A sensibilidades dos TDR para *P. falciparum* é maior que 90% para densidades maiores que 100 parasitos/mL de sangue.[6]

Os TDR não requerem equipamento (microscópio) ou eletricidade. Possuem a desvantagem de não quantificar a parasitemia e há risco de perda de qualidade se não forem adequadamente armazenados. Não devem ser utilizados para o seguimento clínico dos pacientes porque podem permanecer positivos mesmo na ausência de parasitas viáveis.[23] Estão indicados em áreas remotas onde os laboratórios para a realização da GE não estão disponíveis,[6,24] tendo ciência dos polimorfismos existentes envolvendo alguns desses antígenos plasmodiais, como na América do Sul, com a histidina (HRP2, HRP3), o que pode comprometer o resultado.[25]

Nos últimos anos, com o advento das tecnologias moleculares, novos métodos de diagnósticos baseados na reação tradicional em cadeia da polimerase (PCR) ou quantitativa em tempo real (qPCR) foram introduzidos, usando como genes alvos a subunidade menor do RNA ribossomal e o DNA mitocondrial. São técnicas reconhecidas como sensíveis e específicas para o diagnóstico de malária, detectando parasitemia submicroscópicas e com um volume de sangue reduzido.[26,27]

As técnicas moleculares ainda apresentam limitações para uso prático, principalmente devido ao alto custo envolvido nas diferentes etapas de processamento. Desse modo, são usadas em Centros de Referência dentro e fora da Amazônia brasileira para elucidar dúvidas de diagnóstico, principalmente em casos de baixa parasitemia e infecções mistas.

Recentemente surgiram métodos de amplificação isotérmica dos ácidos nucleicos, como o Real Lamp (do inglês *loop-mediated isothermal amplification*) que não requer uma infraestrutura sofisticada de laboratório e assim pode ser usado em pesquisas de campo.[26-28]

Os exames laboratoriais inespecíficos como hemograma, provas de função hepática e renal devem sempre que possível ser realizados pois podem auxiliar na avaliação e no acompanhamento dos pacientes com malária.[14]

No hemograma podemos encontrar diminuição da taxa de hemoglobina caracterizando anemia de intensidade variável, os leucócitos costumam estar normais ou diminuídos, embora possa haver também leucocitose, e, nesses casos, convém afastar infecções bacterianas associadas, principalmente nos casos graves.[14]

No momento do diagnóstico, observa-se com frequência diminuição do número de plaquetas (às vezes com valores inferiores a 50.000 u/mm³), com retorno para níveis normais com o uso dos antimaláricos. Na malária, apesar de a plaquetopenia ser um evento "inocente", convém questionar a existência de sangramentos e avaliar a presença de petéquias, equimoses ou hematomas, pois pode ser um sinal de gravidade (mais frequente nas infecções pelo *P. falciparum*).[14]

Pode haver aumento discreto na bilirrubina indireta, à custa de hemólise, na dependência de alguns fatores como parasitemia e tempo de doença. A icterícia, clinicamente manifesta, pode ser um sinal de malária grave e requer uma abordagem diferenciada no uso dos antimaláricos.[14]

Em geral, as aminotransferases apresentam valores normais ou discreta elevação, exceto nas formas graves de malária *falciparum* em que se podem observar valores mais elevados, entretanto inferiores àqueles que ocorrem nas hepatites virais.[14,22]

TRATAMENTO

O diagnóstico precoce e correto é essencial para o tratamento rápido e apropriado da malária que visa a abordagem do plasmódio em determinadas etapas de seu ciclo evolutivo: a) interrupção da esquizogonia sanguínea responsável pela patogenia e manifestações clínicas da infecção; b) destruição dos hipnozoítos no caso das infecções pelo *P. vivax*, responsáveis pelas recaídas da doença; c) ação sobre os gametócitos que são as formas de transmissão para os mosquitos anofelinos.[6]

No Brasil, o Ministério da Saúde (MS) adota a política de distribuir os antimaláricos às Secretarias de Saúde dos Estados da Federação, e, portanto, não são comercializados em farmácias.

Os antimaláricos somente devem ser prescritos com resultado laboratorial confirmado, observando a espécie de plasmódio determinante da infecção e a importância de se concluir todo o tratamento. Em caso de gota espessa negativa e continuidade dos sinais e sintomas que orientam para a suspeição da doença, repetir o exame.

Sempre que possível envolver os profissionais de Saúde da Família na supervisão da administração correta e por tempo adequado dos antimaláricos sobretudo em crianças menores de um ano de idade e gestantes, dentre outros grupos prioritários.[6]

Tratamento para malária por *P. vivax*[6]

O MS recomenda para crianças com idade $\geq$ 1 ano: cloroquina por 3 dias (10 mg/kg no dia 1 e 7,5 mg/kg nos dias 2 e 3) associada à primaquina (0,5 mg/kg/dia) por 7 dias (Tabela 1).

Em crianças menores de 1 ano ou com peso inferior a 10kg, o Ministério da Saúde recomenda utilização de artemeter/lumefantrina (1ª opção) ou artesunato/mefloquina (2ª opção) por 3 dias, associada à primaquina (comprimido 5 mg) por 7 dias, em lactentes acima de 6 meses (Tabela 2).

Tabela 1 Tratamento da malária por *P. vivax* em crianças (idade > 1 ano) e adolescentes*

Idade/Peso	Dia 1		Dia 2		Dia 3		Dia 4	Dia 5	Dia 6	Dia 7
	☼	☾	☼	☾	☼	☾				
1-3 anos 10-14 kg	CQ	5 5	CQ	5 5	CQ	5 5	5 5	5 5	5 5	5 5
4-8 anos 15-24 kg	CQ CQ	15	CQ	15	CQ	15	15	15	15	15
9-11 anos 25-34 kg	CQ CQ	15	CQ CQ	15	CQ CQ	15	15	15	15	15
12-14 anos 35-49 kg	CQ CQ CQ	15 15	CQ CQ CQ	15 15	CQ CQ CQ	15 15	15 15	15 15	15 15	15 15
> 15 anos 60-69 kg	CQ CQ CQ CQ	15 15	CQ CQ CQ	15 15	CQ CQ CQ	15 15	15 15	15 15	15 15	15 15

(CQ) Cloroquina 150 mg (5) Primaquina 5 mg (15) Primaquina 15 mg

*A primaquina está contraindicada em gestantes e puérperas até um mês de lactação. Preferencialmente administrar os medicamentos após as refeições, em caso de vômitos até sessenta minutos depois da tomada, repeti-los. Se possível, supervisionar o tratamento e caso haja o aparecimento de icterícia, urina escura, tontura ou falta de ar, procurar com urgência atendimento médico.
Fonte: Brasil. MS, 2020 (adaptado).

Tabela 2 Tratamento da malária por *P. vivax* em crianças menores de 1 ano de idade*

Opção 1										
Idade/Peso	Dia 1		Dia 2		Dia 3		Dia 4	Dia 5	Dia 6	Dia 7
	☼	☾	☼	☾	☼	☾				
< 6 meses < 5 kg	AL	AL	AL	AL	AL	AL				
6-11 meses 5-9 kg	AL	AL 5	AL	AL 5	AL	AL 5	5	5	5	5
Opção 2										
Idade/Peso	Dia 1		Dia 2		Dia 3		Dia 4	Dia 5	Dia 6	Dia 7
< 6 meses < 5 kg	25/50		25/50		25/50					
6-11 meses 5-9 kg	25/50	5	25/50	5	25/50	5	5	5	5	5

(AL) Artemeter 20 mg + Lumefantrina 120 mg (5) Primaquina 5 mg (25/50) Artesumato 25 mg + Mefloquina 50 mg

* A primaquina está contraindicada em crianças menores de seis meses. Preferencialmente administrar os medicamentos após as refeições, em caso de vômitos até sessenta minutos depois da tomada devem ser repetidos. Se possível, supervisionar o tratamento e caso haja o aparecimento de icterícia, urina escura, tontura ou falta de ar, procurar com urgência atendimento médico.
Fonte: Brasil. MS, 2020 (adaptado).

O tratamento da malária por *P. ovale*, inexistente no Brasil como casos autóctones, segue a mesma recomendação do tratamento do *P. vivax*.

Tratamento para malária por *P. malariae*[6]

Usar cloroquina por 3 dias (10 mg/kg no dia 1 e 7,5 mg/kg nos dias 2 e 3) ou os esquemas de tratamento das Tabelas 1 e 2, sem a necessidade de associar com a primaquina, pois essa espécie não apresenta as formas de hipnozoítos em seu ciclo biológico.

Tratamento para malária por *P. falciparum*[6]

São utilizados os derivados de artemisinina (ACT): artemeter/lumefantrina ou artesunato/mefloquina por 3 dias (Tabelas 3 e 4) associado à primaquina (0,5 mg/kg), em dose única no primeiro dia de tratamento para eliminação dos gametócitos (mesmo na ausência de visualização destas formas sexuadas ao exame de gota espessa), exceto em crianças menores de 6 meses e gestantes.

A combinação artesunato/mefloquina possui vantagem de apenas uma administração diária, sendo que na

Tabela 3 Tratamento da malária por *P. falciparum* em crianças e adolescentes * – Opção 1

Idade/Peso	Dia 1		Dia 2		Dia 3	
	☼	☾	☼	☾	☼	☾
< 6 meses < 5 kg	AL	AL	AL	AL	AL	AL
6-11 meses 5-9 kg 1-3 anos 10-14 Kg	AL	AL 5	AL	AL	AL	AL
4-8 anos 15-24 kg	AL AL	AL AL 15	AL AL	AL AL	AL AL	AL AL
9-11 anos 25-34 kg	AL AL AL	AL AL AL 15	AL AL AL	AL AL AL	AL AL AL	AL AL AL
12-14 anos 35-49 kg	AL AL AL AL	AL AL AL AL 15 15	AL AL AL AL	AL AL AL AL	AL AL AL AL	AL AL AL AL
> 15 anos 50-69 kg	AL AL AL AL	AL AL AL AL 15 15	AL AL AL AL	AL AL AL AL	AL AL AL AL	AL AL AL AL

(AL) Artemeter 20 mg + Lumefantrina 120 mg (5) Primaquina 5 mg (15) Primaquina 15 mg

*A primaquina está contraindicada em gestantes e puérperas até um mês de lactação. Preferencialmente administrar os medicamentos após as refeições, em caso de vômitos até sessenta minutos depois da tomada, repeti-los. Se possível, supervisionar o tratamento e caso haja o aparecimento de icterícia, urina escura, tontura ou falta de ar, procurar com urgência atendimento médico.
Fonte: Brasil. MS, 2020 (adaptado).

Tabela 4 Tratamento da malária por*P. falciparum* em crianças e adolescentes * – Opção 2

Idade/Peso	Dia 1	Dia 2	Dia 3
< 6 meses < 5 kg	25/50	25/50	25/50
6-11 meses 5-9 kg	25/50 5	25/50	25/50
1-6 anos 15-24 kg	25/50 25/50 15	25/50 25/50	25/50 25/50
7-11 anos 25-34 kg	100/200 15	100/200	100/200
12-14 anos 35-49 kg	100/200 100/200 15 15	100/200 100/200	100/200 100/200
> 15 anos 50-69 kg	100/200 100/200 15 15	100/200 100/200	100/200 100/200

(25/50) Artesunato 25 mg + Mefloquina 50 mg (100/200) Artesunato 25 mg + Mefloquina 50 mg (5) Primaquina 5 mg (15) Primaquina 15 mg

*A primaquina está contraindicada em gestantes e puérperas até um mês de lactação. Preferencialmente administrar os medicamentos após as refeições, em caso de vômitos até sessenta minutos depois da tomada, repeti-los. Se possível, supervisionar o tratamento e caso haja o aparecimento de icterícia, urina escura, tontura ou falta de ar, procurar com urgência atendimento médico.
Fonte: Brasil. MS, 2020 (adaptado).

apresentação pediátrica (artesunato 25 mg + mefloquina 50 mg), o comprimido se degrada em água, o que facilita sua administração para crianças menores. A mefloquina na dose fracionada de 3 dias (em combinação com o artesunato) está associada a um menor risco de eventos neuropsiquiátricos.[30]

Tratamento para malária por infecções mistas[6]

Nas infecções mistas por *P. falciparum* + *P. vivax* o tratamento deve incluir artemeter/lumefantrina ou artesunato mefloquina (Tabelas 3 e 4), associando-as à primaquina por 7 dias (para o tratamento radical do *P. vivax,* isto é, ação sobre as formas sanguíneas e hepáticas desse parasito) nas doses especificadas nas Tabelas 1 e 2.

Tratamento da malária em gestantes[6]

As gestantes com malária por *P. vivax* devem receber o tratamento convencional com cloroquina (10 mg/kg no dia 1 e 7,5 mg/kg nos dias 2 e 3) por 3 dias e cloroquina profilática semanal (5 mg/kg/dose/semana) até o fim do primeiro mês de lactação, para prevenção de recaídas, já que há contraindicação formal para o uso da primaquina.

Segundo o Manual de Terapêutica de Malária do MS,[6] as grávidas com malária, independente de sua idade gestacional, devem receber os ACT artemeter/lumefantrina ou artesunato/mefloquina por 3 dias, para tratamento da malária *falciparum* ou da malária mista, cujo esquema encontra-se disponível *on line*. Permanece a contraindicação absoluta do uso da primaquina.

Tratamento para recorrência da malária por *P. vivax* e do *P. falciparum*[6]

Se a criança com malária *vivax* tiver recorrência entre o dia 5 ao dia 60 após o início do tratamento pode ser falha da cloroquina ou da primaquina, ou de ambos. Nesses casos utilizar artemeter/lumefantrina ou artesunato/mefloquina por 3 dias e repetir a primaquina por (0,5 mg/kg/dia) por 14 dias, que tem melhor eficácia em sua ação anti-hipnozoítica (na rotina, usa-se por 7 dias, objetivando melhor adesão à terapêutica).

No caso de recorrência que ocorre até 28 dias após o início do tratamento para malária *falciparum* usando-se artemeter/lumefantrina, recomenda-se o esquema terapêutico artesunato/mefloquina. Em caso de falha terapêutica em até 42 dias após o uso de artesunato/mefloquina, opta-se pelo esquema artemeter/lumefantrina.

Tratamento de pacientes com malária e deficiência de glicose 6 fosfato desidrogenase (G6PD)[6]

Cerca de 5% da população amazônica tem deficiência de grau variado de G6PD com sinais e sintomas clínicos que se manifestam com o uso de determinadas drogas oxidantes, como a primaquina.[30]

Recomenda-se, se possível, teste quantitativo ou qualitativo para detecção de deficiência de G6PD. Pessoas com deficiência suspeita ou confirmada de G6PD (atividade abaixo de 30%) devem receber primaquina em dose semanal (0,75 mg/kg) por 8 semanas, iniciado após o término do tratamento com cloroquina (3 dias), sob supervisão médica e com disponibilidade de acesso a rede hospitalar, caso seja necessário receber transfusão de sangue e/ou diálise (anemia hemolítica grave). Uma tabela disponibilizando este esquema terapêutico encontra-se no *Manual de Terapêutica de Malária* do MS.[6]

A tafenoquina, um análogo sintético da primaquina, foi sintetizada nos anos 70, sendo administrada em dose única. É uma droga promissora para eliminação da malária por *P. vivax*. Possui as mesmas contraindicações da primaquina, porém sua segurança para a população pediátrica ainda é desconhecida. Devido sua meia vida prolongada, os sinais clínicos de hemólise como anemia grave, urina escura (cor semelhante café ou refrigerante de cola), fadiga ou icterícia podem ser mais intensos do que aqueles observados com a primaquina.[6,31]

Tratamento para malária grave[6]

A maioria dos casos é determinada pelo *P. falciparum*, embora casos graves e até fatais ocorrem na malária por *P. vivax*. Não excluir a possibilidade de coinfecções, por exemplo, dengue, estar associado ao quadro de malária grave.

Crianças e adolescentes que apresentem sinal ou sintoma relacionado no Quadro 1 devem ser considerados como um doente grave e encaminhados para uma unidade hospitalar de referência. O tratamento com antimaláricos deve ser iniciado de modo precoce e se houver suspeita de sepse considerar associar antibióticos de amplo espectro para coinfecções bacterianas.

A malária grave é uma emergência médica em que a permeabilidade das vias aéreas e acesso venoso devem estar garantidos, os parâmetros de circulação e respiração controlados. Aferir ou estimar o peso do paciente para facilitar o cálculo dos medicamentos. Solicitar exames laboratoriais tais como hemograma, glicemia, provas de função hepática, renal, gasometria arterial e controle seriado da parasitemia (especialmente para o *P. falciparum* em que alta parasitemia e/ou presença de esquizontes no sangue periférico são sinal de gravidade).

Além de uma cuidadosa anamnese, dar atenção ao exame físico avaliando, por exemplo, o estado de consciência (malária cerebral), estado de hidratação, presença de palidez, icterícia, hepatoesplenomegalia.

Conforme o Manual de Terapêutica de Malária,[6] a OMS orienta tratar crianças de qualquer idade, gestantes (em qualquer idade gestacional) e nutrizes com artesunato endovenoso ou intramuscular por no mínimo 24 horas, até que tenham condições clínicas e melhora dos parâmetros laboratoriais e parasitológicos para receber medicação por via oral, segundo o tratamento preconizado para a espécie parasitária, respeitando as restrições da primaquina (Quadro 3).

Caso não se tenha acesso ao artesunato injetável para uso imediato, deve-se usar algum outro ACT disponível até que

Quadro 3 Artesunato injetável para malária grave

Artesunato injetável para malária grave	
Apresentação	Artesunato injetável • artesunato em pó - 60 mg • ampola de 1 mL de bicarbonato de sódio a 5% • ampola de 5 mL de cloreto de sódio a 0,9%
Dose	< 20 kg = 3,0 mg/kg ≥ 20 kg = 2,4 mg/kg
Via de administração	Endovenosa (preferencial) lentamente de 3 a 4 mL/minuto Intramuscular lentamente, divida as doses superiores a 5 mL em locais diferentes
Modo de preparo	1) Etapa de reconstituição: • Injete o conteúdo da ampola de bicarbonato de sódio no frasco de artesunato. Agite até dissolver. A solução ficará turva. Depois de um minuto a solução reconstituída deverá ficar transparente (despreze se não ficar transparente) 2) Etapa de diluição - artesunato reconstituído + solução de cloreto de sódio a 0,9% • Uso endovenoso = solução de artesunato reconstituído + 5 mL de solução de cloreto de sódio a 5% = total 6 mL; concentração = 10 mg/mL • Uso intramuscular = solução de artesunato reconstituído + 2 mL de solução de cloreto de sódio a 5% = total 3 mL; concentração = 20 mg/mL
Posologia	Pelo menos 3 doses por via parenteral Dia 1 – Dose 1 na admissão – hora zero Dose 2 – 12 horas depois Dia 2 – 24 horas após a dose 1 Dia 3 – Se o paciente não puder tomar medicação oral, manter a via parenteral por no máximo 7 dias ou até que a medicação oral possa ser administrada • Se o paciente puder tomar medicação oral, prescrever por esta via um curso de 3 dias completos de terapia combinada de derivados de artemisinina (ACT)
Exemplo	Via endovenosa – criança de 8 kilos = 3 mg/kg • 3 x 8 = 2,4 mg/concentração (10 mg/mL) • 2,4 mL (sempre arredondar para o número inteiro mais próximo) • 3 mL IV lento (3 a 4 mL em um minuto) Via intramuscular - Criança de 8 kilos = 3,0 mg/kg • 3 x 8 = 2,4 mg/concentração (20 mg/mL) • 1,2 mL (sempre arredondar para o número inteiro mais próximo) • 2 mL IM lentamente
Importante: Prepare uma solução nova para cada administração. Descarte qualquer solução não usada	

Fonte: adaptado de Brasil. MS, 2020.

esta apresentação seja disponibilizada. A clindamicina IV (20 mg/kg/dia, dividido em 3 doses por 7 dias) é uma opção alternativa, apesar de sua lenta ação esquizonticida.

CONTROLE DE CURA[6]

Deve ser realizado clinicamente pelo acompanhamento da criança com malária nas UBS e pelas equipes de Saúde de Família e laboratorialmente, mediante as lâminas de verificação de cura (LVC).

As LVCs têm como objetivos principais verificar a redução progressiva da parasitemia, observar a eficácia do tratamento e identificar de modo precoce as recaídas (que ocorrem em cerca de 30% dos pacientes com malária, mesmo com tratamento adequado).

A recomendação do MS é realizar a LVC da seguinte forma:

- Malária por *P. vivax* ou malária mista: 3, 7, 14, 21, 28, 42 e 63 dias após o início do tratamento (D0).
- Malária por *P. falciparum*: 3, 7, 14, 21, 28 e 42 dias após o início do tratamento (D0).

Operacionalmente, caso não seja possível realizar todas as LVC recomendadas, opta-se por priorizar D3 e D28 para as infecções por *P. vivax*, *P. falciparum* (esquema de tratamento artemeter/lumefantrina) e infecções mistas (*Pv + Pf*) e D3 e D42 para os pacientes com malária *falciparum* ou malária mista que receberam artesunato/mefloquina.

PREVENÇÃO E PROFILAXIA DA MALÁRIA[6]

Conhecer o risco de transmissão para malária do local em que se reside ou se tenha estado em viagem recente (menos de 30 dias) é fundamental para o diagnóstico da doença.

Na vigência de risco de exposição para malária, as medidas de prevenção contra a picada do mosquito vetor devem ser adotadas tais como uso de roupas de mangas compridas e de cores claras, para proteção da maior parte da superfície corpórea; evitar exposição ao vetor considerando principalmente os horários de maior atividade dos mosquitos (amanhecer e crepúsculo); dormir em ambientes fechados ou telados; uso de mosquiteiro impregnado com inseticida de longa duração; uso de repelentes à base de DEET (N-N-

Dietilmetatoluamida) nas áreas expostas da pele, em concentrações de até 10% para crianças entre 2 a 10 anos, no máximo 3 vezes ao dia, evitando-se seu uso prolongado.

No Brasil, considerando que a espécie predominante é o *P. vivax* em que a quimioprofilaxia tem baixa eficácia, esta não é recomendada para viajantes em território nacional. Contudo, salienta-se a importância de o indivíduo estar ciente da ampla rede de diagnóstico e tratamento disponível nos principais destinos da Amazônia, permitindo o acesso do viajante ao diagnóstico e tratamento oportuno.

Todo caso de malária deve ser notificado às autoridades de saúde, em área endêmica e não endêmica, mediante a Ficha de Notificação de Caso de Malária, disponibilizado nas Secretarias de Saúde dos estados e municípios.

VACINAS PARA A MALÁRIA

Enquanto as candidatas vacinais para *P. falciparum* estão em progresso, um cenário diferente ocorre para o *P. vivax*, em que poucas candidatas estão ativas em ensaios clínicos, por menores recursos de investimento em contraponto aos altos custos para desenvolver novas vacinas.

As candidatas vacinais para o *P. falciparum* possuem diferentes alvos de atuação: vacinas pré-eritrocíticas (antiesporozoítas), vacinas de estágio sanguíneo (antimerozoítas para controlar a multiplicação de estágio sanguíneo e malária placentária) e vacinas de bloqueio de transmissão (antigametócitos para prevenir a transmissão do parasita aos mosquitos). A vacina RTS,S, pré-eritrocítica, é a mais promissora e está atualmente em fase 4, tendo provado ser segura e eficaz para reduzir a malária clínica em crianças africanas.[32]

REFERÊNCIAS BIBLIOGRÁFICAS

1. World Malaria Report 2020. Malaria Programme World Health Organization. ISBN 978 92 4 001579 1. World Health Organization. Web: www.who.int/teams/global-malaria-programme. Email: infogmp@who.int.
2. Brasil, MS, 2020. Boletim Epidemiológico, Secretaria de Vigilância em Saúde/Ministério da Saúde, número especial, novembro, 2020. ISSN 9352-7864.
3. SIVEP/MALARIA. Sistema de Informação de Vigilância Epidemiológica – Notificação de Casos de Malária. Relatórios. Resumo epidemiológico, Região Malária. Ministério da Saúde. DATASUS. Disponível em: http://www.saude.gov.br/sivep_malaria; acesso em: 20 de fevereiro de 2021.
4. Howes RE, Battle KE, Mendis KN, Smith DL, Cibulskis RE, Baird KJ, Hay SI. Global Epidemiology of Plasmodium vivax. Am J Trop Med Hyg. 2016 Dec 28;95(6Suppl):15-34. doi: 10.4269/ajtmh.16-0141.
5. Bôtto-Menezes C, dos Santos MCS, Simplício JL, de Medeiros JM, Gomes KCB, Costa ICC, et al. Plasmodium vivax malaria in pregnant women in the Brazilian Amazon and the risk factors associated with prematurity and low birth weight: a descriptive study. PLoS One. 2015 Dec 16;10(12):e0144399.
6. Brasil. Ministério da Saúde, 2020a. Secretaria de Vigilância em Saúde. Departamento de Imunização e Doenças Transmissíveis. Guia de tratamento da malária no Brasil [recurso eletrônico] / Ministério da Saúde, Secretaria de Vigilância em Saúde, Departamento de Imunização e Doenças Transmissíveis. – Brasília: Ministério da Saúde, 2020a. 76 p.: il. Modo de acesso: World Wide Web: ISBN 978-85-334-2754-9.
7. Tauil P. Malária. Epidemiologia. In: Focaccia R, Diament D, Ferreira MS, Siciliano RF. Veronesi: Tratado de Infectologia. 4. ed. São Paulo: Editora Atheneu; 2009, v. 1, p. 1742-47. ISBN 978-85-388-0101-6.
8. Carlos BC, Rona LDP, Christophides GK, Souza Neto JA. A comprehensive analysis of malaria transmission in Brazil. Pathog Glob Health. 2019;113(1):1-13. doi: 10.1080/20477724.2019.1581463.
9. Brasil P, Zalis MG, de Pina-Costa A, Siqueira AM, Bianco Junior C, Silva S, Areas ALL, et al. Outbreak of human malaria caused by Plasmodium simium in the Atlantic Forest in Rio de Janeiro: a molecular epidemiological investigation. Lancet Glob Health. 2017 Oct;5(10):e1038-e1046. doi: 10.1016/S2214-109X(17)30333-9.
10. Moxon A, Gibbins MP, McGuiness D, Milner Jr DA, Marti M. New insights into malaria pathogenesis. Review. Annu Rev Pathol. 2020 Jan 24;15:315-43. doi: 10.1146/annurev-pathmechdis-012419-032640.
11. White NJ. Anemia and malaria. Malar J. 2018;17:371. https://doi.org/10.1186/s12936-018-2509-9
12. Lacerda MVG, Mourão MPG, Alexandre MAA, Siqueira AM, Magalhães BML, Martinez-Espinosa FE, et al. Understanding the clinical spectrum of complicated Plasmodium vivax malaria: a systematic review on the contributions of the Brazilian literature review. Malar J. 2012 Jan 9;11:12. doi: 10.1186/1475-2875-11-12.
13. Costa FT, Lopes SC, Albrecht L, Ataíde R, Siqueira AM, Souza RM, et al. On the pathogenesis of Plasmodium vivax malaria: perspectives from the Brazilian field. Int J Parasitol. 2012;42:1099-1105.
14. Ventura AMRS, Sequeira CG, do Monte CRS, Machado RL, Libonati RMF, Chaves TSS. Malária. In: Burns DAR, Campos Junior D, Silva LR, Borges WG. – Tratado de Pediatria – seção 2-. 4.ed. Manole: Barueri, São Paulo; 2017, ISBN – 978-85-204-4612-6.
15. Ventura AMRS, Fernandes AAM, Zanini GM, Pratt-Riccio LR, Sequeira CG, do Monte CRS, et al. Clinical and immunological profiles of anaemia in children and adolescents with Plasmodium vivax malaria in the Pará state, Brazilian Amazon. Acta Tropica. 2018(181):122-31. https://doi.org/10.1016/j.actatropica.2018.01.022.
16. Wassmer SC, Grau GE. Severe malaria: what's new on the pathogenesis front?. Int J Parasitol. 2017 Feb;47(2-3):145-52. Published online 2016 Sep 23. doi: 10.1016/j.ijpara.2016.08.002.
17. Barber BE, William T, Grigg MJ, Parameswaran U, Piera KA, Price RN, et al. Parasite biomass-related inflammation, endothelial activation, microvascular dysfunction and disease severity in vivax malaria. 2015 Jan;11(1):e1004558. Published online 2015 Jan 8. doi: 10.1371/journal.ppat.1004558.
18. Chang S-W, Lee H-C. Vitamin D and Health - the missing vitamin in humans. Pediatr Neonatol. 2019 Jun;60(3):237-44. doi:10.1016/j.pedneo.2019.04.007
19. Setto JM. Níveis séricos de vitamina D e sua associação com parâmetros clínicos e laboratoriais em pacientes com malária. (Tese). Doutorado em Doenças Tropicais. Programa de Pós-Graduação em Doenças Tropicais. Núcleo de Medicina Tropical. Universidade Federal do Pará. Pará, Brasil, p. 182, 2020.
20. Cusick SE, Opoka RO, Lund TC, John CC, Polgreen LE. Vitamin D insufficiency is common in Ugandan children and is associated with severe malaria. PLoS ONE. 2014;9(12):e113185. doi:10.1371/journal.pone.0113185.
21. Carlier Y, Truyensa C, Deloronc P, Peyrond F. Congenital parasitic infections: a review. Acta Trop. 2012 Feb;121(2):55-70.
22. do Amaral CN, de Albuquerque YD, Pinto AYN, de Souza JM. J. Pediatr. 2003;79(5). https://doi.org/10.1590/S0021-75572003000500010.
23. Brasil. Ministério da Saúde. SIVEP – Malária – Folder de teste rápido para o diagnóstico de Malária. Brasília, 2020. Disponível em https://antigo.saude.gov.br/images/pdf/2020. Acesso em: 24 de fevereiro de 2021.
24. McMorrow ML, Aidoo M, Kachur SP. Malaria rapid diagnostic tests in elimination settings - can they find the last parasite? Clin Microbiol Infect. 2011 Nov;17(11):1624-31.
25. Viana GMR, Okoth SA, Silva-Flannery L, Barbosa DRL, Oliveira AM, Goldman IR, et al. Histidine-rich protein 2 (pfhrp2) and pfhrp3 gene deletions in Plasmodium falciparum isolates from select sites in Brazil and Bolivia. PloS One. 2017;12:e0171150.
26. Zheng Z, Cheng, Z. Advances in Molecular Diagnosis of Malaria. Adv Clin Chem. 2017;155-92. doi:10.1016/bs.acc.2016.11.006.
27. Krampa FD, Aniweh Y, Awandare GA, Kanyong P. Recent Progress in the Development of Diagnostic Tests for Malaria. Diagnostics. 2017 Sep 19;7(3):54. doi: 10.3390/diagnostics7030054.

28. Gómez-Luque A, Parejo JC, Clavijo-Chamorro MZ, López-Espuela F, Munyaruguru F, Belinchón Lorenzo S, et al. Method for Malaria Diagnosis Based on Extractions of Samples Using Non-Invasive Techniques: An Opportunity for the Nursing Clinical Practice. Int J Environ Res Public Health. 2020;17:5551.
29. Frey S, Chelo D, Kinkela MN, Djoukoue F, Tietche F, Hatz C, Weber P. Artesunate mefloquine combination therapy in acute Plasmodium falciparum malaria in young children. A field study regarding neurological and neuropsychiatric safety. Malar J. 2010;9:291. https://doi.org/10.1186/1475-2875-9-291.
30. Monteiro WM, Val FA, Siqueira AM, Franca GP, Sampaio VS, Melo GC, et al. G6PD deficiency in Latin America: systematic review on prevalence and variants. Mem. Inst. Oswaldo Cruz vol.109 n. 5 Rio de Janeiro Aug. 2014. http://dx.doi.org/10.1590/0074-0276140123.
31. Val F, Costa FT, King L, Brito-Sousa JD, Bassat Q, Monteiro WM, et al. Tafenoquine for the prophylaxis, treatment and elimination of malaria: eagerness must meet prudence. Future Microbiol. 2019 Oct;14:1261-79. doi: 10.2217/fmb-2019-0202.
32. Duffy P, Gorres J. Malaria vaccines since 2000: progress, priorities, products. NPJ Vaccines. Jun 9;5:48,2020.

CAPÍTULO 20

PARASITOSES INTESTINAIS

Tony Tannous Tahan

AO FINAL DA LEITURA DESTE CAPÍTULO, O PEDIATRA DEVE ESTAR APTO A:

- Ter noções básicas gerais das parasitoses quanto à epidemiologia, à etiologia e ao ciclo de vida dos helmintos e protozoários.
- Reconhecer o quadro clínico inespecífico e específico das parasitoses.
- Otimizar a solicitação de exames para investigação laboratorial dos enteroparasitas.
- Fazer análise crítica para prescrever os antiparasitários para tratamento.
- Indicar o tratamento empírico antiparasitário.
- Orientar as medidas preventivas que são de extrema importância em todo contexto.

EPIDEMIOLOGIA

As parasitoses intestinais ainda são um grave problema de saúde, principalmente nos países em desenvolvimento. Segundo dados da Organização Mundial da Saúde (OMS), perfazem o conjunto de doenças mais comuns do globo terrestre. A ascaridíase é a segunda infecção mais comum do planeta, com 807 a 1.221 milhões de pessoas acometidas,[1-3] sendo a infecção dentária (cárie) a primeira. Além disso, na atualidade, há um incremento das parasitoses intestinais à custa das protozooses, com o surgimento do HIV (protozoários emergentes como o *Cryptosporidium parvum*).[1,2]

Apesar da grande relevância das parasitoses dentro do contexto de saúde pública, poucos estudos epidemiológicos foram realizados, principalmente, pelo fato de essas doenças estarem mais ligadas a países em desenvolvimento, onde a pobreza e as condições precárias de saúde e a falta de recursos em pesquisas interferem nos estudos epidemiológicos. Aliados à dificuldade da realização dos exames coproparasitológicos, poucos dados etiológicos são fidedignos.

Um grande levantamento populacional sobre a prevalência das parasitoses no Brasil foi realizado em 2005, no qual foram analisados 26 trabalhos de maior relevância.[2] Os resultados foram:

- prevalência geral das parasitoses de 15 a 80%;
- parasitoses em lactentes com 15%;
- parasitoses em escolares de 23,3 a 66,3%;
- poliparasitismo de 15 a 37%.[2]

Nesse levantamento, também foram avaliadas as taxas das diferentes etiologias. Conforme mostrado na Tabela 1, a ascaridíase também foi a parasitose mais frequente.[2]

Em estudo publicado em 2020 com objetivo de identificar a literatura produzida sobre o saneamento básico e parasitoses intestinais no Brasil, no período entre 2007 e 2018, foram levantados 29 estudos, dos quais 44,8% (13/29) foram realizados na região Sudeste. Os principais achados foram: as parasitoses intestinais são referidas como importante problema de saúde pública associadas à precariedade no saneamento; *Ascaris lumbricoides* foi o helminto mais prevalente nos estudos com amostras humanas; a educação em saúde foi relatada como elemento

Tabela 1 Variação de taxas das enteroparasitoses no Brasil

Parasitose	Variações de taxas em estudos no Brasil
Ascaridíase	16 a 41%
Tricuríase	11 a 40%
Giardíase	6 a 44%
Amebíase	4 a 23%
Ancilostomíase	2 a 17%
Estrongiloidíase	1 a 9%
Enterobíase	2 a 4%
Teníase	0,04 a 1,2%

indissociável do saneamento na redução da prevalência de enteroparasitoses.[4]

ETIOLOGIA

Os principais protozoários patogênicos são: *Entamoeba histolytica, Giardia lamblia (Giardia intestinalis), Cryptosporidium parvum, Cystoisospora belli, Balantidium coli, Microsporidia, Blastocystis hominis, Sarcocystis* sp., *Dientamoeba fragilis, Cyclospora cayetanensis*, dentre outros. Cabe ressaltar que existem os protozoários comensais frequentemente encontrados em exames parasitológicos de fezes, como *Endolimax nana* e *Entamoeba coli*.

Recentemente foi descrito um protozoário denominado *Urbanorum* spp. que inicialmente foi encontrado no Peru (desde 1994), mas que em 2018 apareceu o primeiro caso no Brasil no Estado do Maranhão. Já vem sendo identificado em vários exames de pacientes com clínica de diarreia persistente por todo o Brasil. Assemelha-se com as amebas, com uma estrutura hialina amarela, arredondada, medindo entre 80 e 100 micrômetros de diâmetro, com membrana dupla, prolongamentos e poros destinados à movimentação.[5]

Já os helmintos são divididos em nematelmintos (cilíndricos) e platelmintos (achatados). Os principais nematelmintos, também chamados de geo-helmintos, por terem seu ciclo de vida e sua contagiosidade pelo solo e ambiente, são: *Ascaris lumbricoides, Enterobius vermicularis, Trichuris trichiura, Necator americanus, Ancylostoma duodenale* e *Strongyloides stercoralis*. Já os platelmintos – também chamados bio-helmintos, pelo ciclo de vida e contagiosidade pelos animais – são os cestódeos, como *Taenia solium* (hospedeiro intermediário é o porco), *Taenia saginata* (hospedeiro intermediário é o boi), *Hymenolepis nana* (hospedeiro intermediário são artrópodes), *Diphylobothrium latum* (hospedeiro intermediário são os peixes), e os trematódeos, como *Schistosoma mansoni* (hospedeiro intermediário é o caramujo).

O ciclo de vida dos agentes: ovo, larva e adulto nos helmintos; e cistos, oocistos, trofozoítos nos protozoários, é variável de acordo com cada parasita, bem como a localização no trato gastrointestinal e também a sua forma de contágio. A Tabela 2 mostra as diferenças entre os parasitas.[3]

QUADRO CLÍNICO

O quadro clínico geral das parasitoses intestinais, na grande maioria dos casos, é oligossintomático ou assintomático. Os sintomas geralmente são inespecíficos, como diarreia, náuseas, vômitos, dor abdominal inespecífica, distensão abdominal, má absorção e desnutrição. No Quadro 1, o modo com o qual a desnutrição acontece é especificado para cada verminose, sendo que esta é desencadeada de diferentes maneiras, dependendo do agente.[3]

Quadro 1 Mecanismo de desnutrição

Mecanismo de desnutrição	Agentes
Lesão de mucosa	*Giardia lamblia, Necator americanus, Strongyloides stercoralis*
Alteração de sais biliares	*Giardia lamblia*
Competição alimentar	*Ascaris lumbricoides*
Exsudação intestinal	*Giardia lamblia, Necator americanus, Strongyloides stercoralis, Trichuris trichiura*
Favorece proliferação bacteriana	*Entamoeba histolytica*
Hemorragias	*Necator americanus, Trichuris trichiura*

Tabela 2 Ciclo de vida – maturação, forma de contágio dos enteroparasitas e localização no hospedeiro

Parasita	Maturação	Forma infectante	Penetração no hospedeiro	Localização no hospedeiro
Ascaris lumbricoides	30 dias	Ovo	Fecal-oral	Duodeno, jejuno e íleo
Enterobius vermicularis	14-21 dias	Ovo	Oral e autoinfestação	Cólon e reto
Trichuris trichiura	30 dias	Ovo	Fecal-oral	Cólon
Ancylostoma duodenale	30 dias	Larva	Pele	Duodeno e jejuno
Necator americanus	30 dias	Larva	Pele	Duodeno e jejuno
Strongyloides stercoralis	7 dias	Larva	Oral e autoinfestação	Duodeno e jejuno
Taenia solium	Ovo/proglote	Ovo/proglote	Carne e vegetais contaminados	Jejuno
Taenia saginata	Proglote	Proglote	Carne e vegetais contaminados	Jejuno
Hymenolepis nana	Ovo	Ovo	Fecal-oral	Íleo
Schistosoma mansoni	Cercária	Cercária	Pele	Veias do sistema porta
Entamoeba histolytica	Cisto	Cisto	Fecal-oral	Cólon
Giardia intestinalis	Cisto	Cisto	Fecal-oral	Duodeno e jejuno
Cryptosporidium parvum	Oocisto	Oocisto	Fecal-oral	Jejuno e íleo
Cystoisospora belli	Oocisto	Oocisto	Fecal-oral	Jejuno e íleo

Entretanto, cada parasitose pode apresentar-se com uma clínica mais específica, principalmente em virtude de sua localização, evidenciada na Tabela 2, em sítios específicos no intestino.

Na Tabela 3 são ressaltadas as principais manifestações que sugerem uma helmintíase em especial.[6]

Existem muitos mitos populacionais referentes aos sintomas das parasitoses, cabendo ao pediatra identificar a relevância e esclarecer os familiares. A eliminação dos parasitas no vômito ou na evacuação, com a descrição do evento pelos familiares ou visualização pelo pediatra, auxilia no diagnóstico da parasitose, de maneira que é interessante o pediatra ter noções morfológicas dos principais parasitas.

Quadro 2 Exames parasitológicos de fezes mais utilizados

Método	Estruturas avaliadas
Lutz, Hoffman-Pons e Janer	Ovos e larvas de helmintos, cistos de protozoários
Tamização das fezes (proglotes e vermes)	*Taenia solium* e *saginata*
Faust e Ritchie	Cistos e oocistos de protozoários, ovos leves (ancilostomídeos)
Baermann-Moraes, Rugai	Larvas (*Strongyloides*)
Graham (fita gomada)	*Enterobius vermicularis*
Kato-Katz	Ovos de helmintos

DIAGNÓSTICO

O diagnóstico das parasitoses, além do aspecto clínico, pode ser complementado pelo laboratorial. Existem vários métodos coproparasitológicos utilizados pelos laboratórios. Quando o pediatra solicita parasitológico de fezes sem especificar o método ou o parasita de maior suspeita clínica no caso, o laboratório realiza em média 2 a 3 testes mais abrangentes, mas que, por vezes, podem não ser os métodos ideais para a parasitose em questão. Por isso, um exame negativo não afasta, e um exame positivo confirma. Sendo assim, cabe ao pediatra dirigir a investigação apontando a parasitose de maior suspeita do caso e solicitar ao laboratório uma pesquisa dirigida do parasita.[5]

O método de exame direto das fezes a fresco pode determinar qualquer parasitose, mas com baixos níveis de sensibilidade. A Quadro 2 exemplifica os principais métodos de concentração e coloração das fezes.[3]

Em média, o ideal para contemplar todas as formas dos helmintos e protozoários e melhorar a sensibilidade dos exames coproparasitológicos é realizar a coleta seriada de fezes, com uma coleta a cada 7 dias por 3 semanas; assim, todas as formas podem ser avaliadas pelo tempo total de coleta.[2]

Dentre os exames inespecíficos, eosinofilia é um achado comum em helmintíases; dentre os protozoários, o *Cystoisospora belli* pode cursar também com eosinofilia. A radiografia é um método auxiliar para suboclusão por áscaris e também na síndrome de Loeffler (pneumonite eosinofílica). A ecografia abdominal pode auxiliar em migração errática de áscaris para colédoco e abscesso amebiano, por exemplo.[3]

Algumas parasitoses podem ser diagnosticadas por meio de sorologias, como estrongiloidíase, esquistossomose e amebíase. Retossigmoidoscopia com biópsia, colonoscopia com biópsia, biópsia de intestino delgado e pesquisa de antígenos nas fezes também são métodos de investigação que podem ser utilizados nos pacientes com dificuldades na definição diagnóstica etiológica.[3]

TRATAMENTO

O tratamento das parasitoses tem por objetivo a diminuição progressiva das parasitoses no contexto geral. Segundo a OMS, em países em desenvolvimento, preconiza-se a te-

Tabela 3 Principais manifestações que sugerem uma helmintíase em especial

Parasita	Aspectos peculiares da parasitose
Ascaris lumbricoides	Semioclusão ou oclusão intestinal
Ancylostoma duodenale/ Necator americanus	Principal causa de anemia ferropriva na infância, por hematofagismo: *A. duodenale:* 0,05-0,3 mL/verme/dia *N. americanus:* 0,01-0,04 mL/verme/dia
Enterobius vermicularis	Migração dos parasitas para a genitália feminina e consequente vaginite, cervicite e/ou salpingite
Trichuris trichiura	Anemia ferropriva secundária à perda de sangue oculto nas fezes; diarreia crônica com tenesmo; prolapso retal
Strongyloides stercoralis	Hiperinfestação em imunodeficientes e pessoas HIV+; risco de infecções secundárias por enterobactérias e fungos
Schistosoma mansoni	Comprometimento hepatointestinal, hepatoesplênico e varizes esofágicas
Taenia solium	Crises epilépticas, hipertensão intracraniana, meningite, distúrbios psíquicos
Giardia lamblia	Esteatorreia, perda ponderal, prejuízo na absorção de nutrientes, déficit de vitaminas lipossolúveis (A, D, E e K), vitamina B12, ferro e lactase
Entamoeba hystolitica	Disenteria amebiana, tenesmo, fezes mucossanguinolentas, dor abdominal intensa, invasão da mucosa intestinal por trofozoítos atingindo sítios extraintestinais por via hematogênica

rapia empírica periódica a cada 4, 6 ou 12 meses, dependendo da região e epidemiologia local. Essa medida é mais segura e econômica, sem necessidade de coleta de coproparasitológico em massa para definir o tratamento. Em parasitoses, ainda se atua de maneira ampla, diferente do que se pensa em antibioticoterapia que deve ser específica. Este fato ocorre também pela alta incidência de poliparasitismo e pelo fato de os coproparasitológicos apresentarem grande quantidade de falsos-negativos.[1]

Com o uso profilático/empírico e polivalente dos antiparasitários, as taxas de infecção pelos parasitas intestinais vão decrescendo gradativamente. A maioria dos helmintos tem sua taxa diminuída com a terapia profilática empírica sequencial, principalmente ascaridíase, ancilostomíase, enterobíase e tricuríase, posto que a principal terapia empírica é feita com albendazol em dose única. O impacto dessa diminuição é maior nas crianças, já que elas são trazidas ao pediatra com frequência por conta da profilaxia das verminoses, e o pediatra entende ser uma situação que faz parte da rotina das consultas pediátricas.

O tratamento pode ser dividido em antiparasitários antigos e novos, por classes farmacológicas, polivalentes ou específicos, anti-helmínticos e antiprotozoários e de acordo com idade. Na Figura 1, estão demonstrados os modos de ação de cada antiparasitário, sendo um critério também importante para o entendimento do seu uso.

Na divisão por classes farmacológicas, têm-se os benzoimidazólicos, que são compostos por drogas anti-helmínticas como mebendazol, tiabendazol e albendazol; os nitroimidazólicos, que são para protozoários e, dentre eles, metronidazol, tinidazol e secnidazol. Relativamente, os novos antiparasitários são ivermectina e nitazoxanida. Dentre outros antiparasitários, há praziquantel e oxaminiquina. Na Tabela 4, são demonstradas as doses dos antiparasitários mais comumente utilizados.[2,7-9]

Um dos anti-helmínticos mais clássicos é o mebendazol. Além de baixo custo, ele tem o seu uso consagrado de polivalência na maioria das helmintíases; porém, sem ação na estrongiloidíase. Assim, é muito comum a terapia combinada com tiabendazol, que é o medicamento clássico para estrongiloidíase. O mebendazol possui baixíssima absorção sistêmica, por isso, acima de um ano, pode ser utilizado na mesma dose, a cada 12 horas, por 3 dias, na maioria das parasitoses. O tempo de repetição do uso do mebendazol deve ser de 21 a 30 dias, combinando com o tempo de maturação da maioria dos hel- mintos, pois sua ação em ovos e larvas é bem menor que no verme adulto. Este medicamento juntamente com o tiabendazol estão em desuso, devido ao albendazol.

A piperazina foi uma medicação importante para suboclusão por "novelo" de *Ascaris lumbricoides*, por causar paralisia flácida do helminto, o que acarretaria melhor eliminação e desenovelamento destes no lúmen intestinal. Essa medicação foi proibida pela Food and Drug Administration (FDA) em 2007, por seus efeitos anfetamínicos. Atualmente, o tratamento da suboclusão e até mesmo oclusão intestinal na ascaridíase é feito com internação hospitalar, jejum, sonda nasogástrica e óleo mineral, aguardando o desenovelamento com expulsão dos helmintos. Caso o tratamento clínico falhe ou apareçam sintomas de sofrimento de alças, o tratamento cirúrgico deve ser indicado. Quando houver a eliminação do *Ascaris* sp., iniciar um ascaridicida, como albendazol.[2,7]

O albendazol é um antiparasitário polivalente importante no uso do dia a dia do pediatra. Apresenta ação contra os principais helmintos em dose única (*Ascaris lumbricoides, Enterobius vermiculares*, ancilostomídeos), até 3

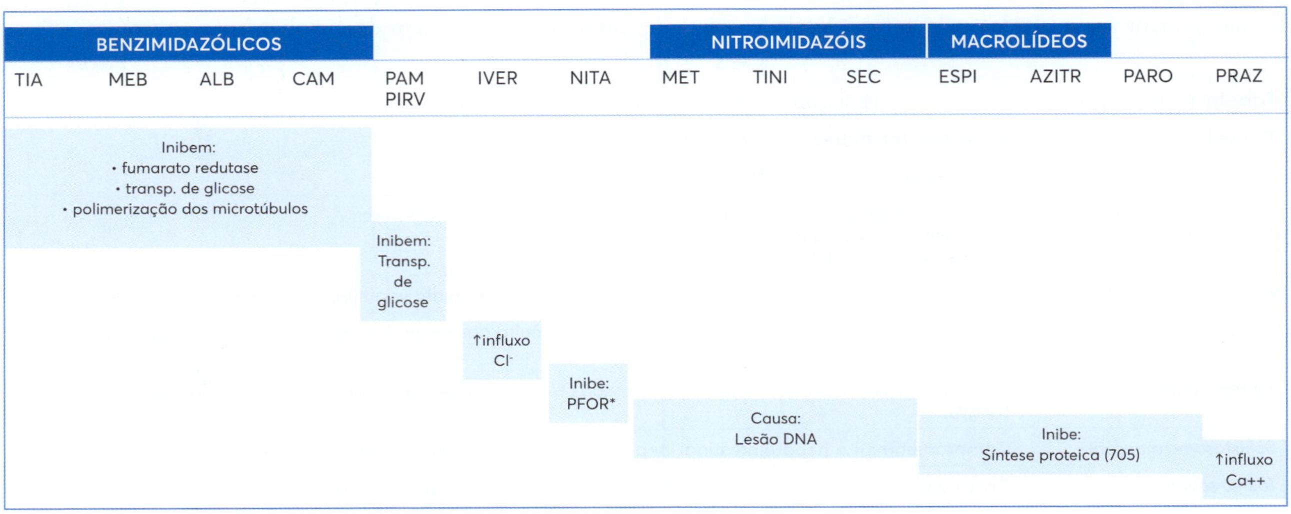

Figura 1 Mecanismos de ação dos antiparasitários.

*Pirurato ferredoxina oxidorredutase.

TIA: tiabendazol; MEB: mebendazol; ALB: albendazol; CAM: cambendazol, PAM PIRV: pamoato de pirvínio; IVER: ivermectina; NITA: nitazoxanida; MET: metronidazol; TINI: tinidazol; SEC: secnidazol; ESPI: espiramicina; AZITR: azitromicina; PARO: paromomicina; PRAZ: praziquantel.

dias seguidos (*Taenia* sp., *Trichuris trichiura, Strongyloides stercoralis*). Se utilizado por 5 dias, atua também em *Giardia lamblia*. Tem ação sobre o ovo, a larva e o verme adulto, por isso, não é necessário repetir o ciclo, como ocorre com o mebendazol. Já pode ser usado entre 1 e 2 anos de idade em meia dose diária (200 mg). Acima de 2 anos segue a mesma dose de 400 mg de 1 a 5 dias. Deve-se evitar em encefalopatas e hepatopatas, pelos seus eventos adversos.[7]

O tiabendazol é utilizado por sua ótima ação na estrongiloidíase; porém, é um antiparasitário considerado dos mais tóxicos, sobretudo em neurotoxicidade, sendo recomendado somente para pacientes maiores de 5 anos de idade. Cambendazol também é uma opção para estrongiloidíase; porém, menos usual.

O pamoato de pirvínio é específico para oxiuríase (enterobíase) e deve ser utilizado em dose única, com repetição em 14 dias. Já o pamoato de pirantel é utilizado em nematoides, ocasionando sua paralisia espástica. Levamizol é ascaridicida específico e também utilizado em dose única.

Praziquantel é específico para as teníases, ocasionando a expulsão do platelminto. Já a oxaminiquina é utilizada para esquistossomose. Ambos são antiparasitários específicos para os platelmintos e são usados em dose única.

Entre as drogas clássicas contra protozoários (nitroimidazólicos), tem-se o metronidazol, que pode ser utilizado 3 a 4 vezes/dia por um período de 7 a 10 dias, quando há envolvimento de *Giardia intestinalis* ou *Entamoeba histolytica*. Os eventos adversos principais são vômitos, náuseas, intolerância medicamentosa, gosto metálico e boca seca. Novos antiprotozoários, como secnidazol e tinidazol, têm a vantagem de serem dose única e apresentarem menos eventos adversos.[8]

Outro antiparasitário que vem sendo prescrito pela pediatria é a ivermectina, que, além de ótima ação em ectoparasitas (pediculose e escabiose), também tem excelente ação em ascaridíase. Na estrongiloidíase, pode atingir ótima eficácia, tornando-se uma alternativa menos tóxica que o tiabendazol. Age também na enterobíase e na tricuríase.[9]

A nitazoxanida é um antiparasitário de amplo espectro, porém, com diferentes níveis de eficácia de acordo com cada parasitose. Age na enzima pFor, que é responsável pelo metabolismo anaeróbio dos parasitas. Essa droga foi inicialmente desenvolvida para *Cryptosporidium* sp. e, na evolução, foi constatada a eficácia no tratamento da grande maioria de helmintos e protozoários, tornando-se a droga antiparasitária mais polivalente. É um medicamento que, em saúde pública, ainda é considerado de maior custo.[5,7-9]

Nas principais protozooses emergentes, a terapêutica é diversificada em cada uma delas. Na cicloisosporíase, a combinação sulfametoxazol + trimetoprima é a droga de escolha, por 21 dias. Na criptosporidíase, podem ser usados macrolídeos, como espiramicina, azitromicina ou paromomicina, além de clindamicina ou nitazoxanida.[8]

Na Figura 2, observa-se o espectro dos agentes antiparasitários, propiciando ao pediatra a escolha de combinações que contemplem espectros amplos. O uso de albendazol por período de 5 dias é a terapia mais utilizada em tratamentos empíricos periódicos, por agir nas parasitoses mais comuns e ter boa tolerância.[2,3,6-9]

Referente à idade, em menores de 1 ano, o tratamento deve ser mais específico e feito em casos confirmados. Não se indica terapia empírica nessa faixa etária. Entre 1 e 2 anos, pode-se usar terapia empírica com mebendazol e metronidazol, albendazol meia dose ou nitazoxanida isolada. Em maiores de 2 anos de idade, pode ser usada a grande maioria das medicações empiricamente ou de acordo com o agente causal, como albendazol por 5 dias, ivermectina e nitazoxanida.

Tabela 4 Doses dos antiparasitários mais comumente utilizados

Antiparasitário	Parasita	Dose
Mebendazol	Nematoides (exceto *Strongyloides* sp.)	100 mg a cada 12 horas, por 3 dias Repetir em 3 semanas
Tiabendazol	*Strongyloides stercoralis*	25 a 50 mg/kg/dia por 3 dias Repetir em 1 semana
Albendazol	*Ascaris* sp., *Enterobius* sp., ancilostomídeos *Strongiloides* sp., *Trichuris* sp. e *Taenia* sp. *Giardia lamblia*	400 mg, dose única 400 mg/dia, por 3 dias 400 mg/dia, por 5 dias
Metronidazol	*Entamoeba histolytica, Giardia lamblia*	20 a 35 mg/kg/dia, por 7 a 10 dias
Secnidazol	*Entamoeba histolytica, Giardia lamblia*	30 mg/kg/dia, dose única
Ivermectina	Nematoides (exceto ancilostomídeos) *Strongyloides* sp.	200 mcg/kg, dose única 200 mcg/kg, dose única, por 2 dias
Nitazoxanida	Amplo espectro	7,5 mg/kg/dose, a cada 12 horas, por 3 dias
Pamoato de pirvínio	*Enterobius vermicularis*	10 mg/kg, dose única Repetir em 14 dias
Praziquantel	*Taenia* sp., *Hymenolepis* sp. *Schistosoma mansoni*	10 a 30 mg/kg, dose única 50 mg/kg, dose única
Oxamniquina	*Schistosoma mansoni*	20 a 25 mg/kg, dose única

	BENZIMIDAZÓLICOS							NITROIMIDAZÓIS			MACROLÍDEOS			
	TIA	MEB	ALB	CAM	PAM PIRV	IVER	NITA	MET	TINI	SEC	ESPI	AZITR	PARO	PRAZ
Ascaridíase		X	X			X	X							
Ancilostomíase		X	X				X							
Estrongiloidíase	X		X	X		X	X							
Enterobíase	X	X	X		X	X	X							
Tricuríase		X	X			X	X							
Teníase		X	X				X							X
Giardíase			X				X	X	X	X			X	
Amebíase							X	X	X	X			X	
Criptosporidíase							X				X	X	X	
Empírico para parasitoses			X (5 dias)											

Figura 2 Agente e tratamento.

TIA: tiabendazol; MEB: mebendazol; ALB: albendazol; CAM: cambendazol, PAM PIRV: pamoato de pirvínio; IVER: ivermectina; NITA: nitazoxanida; MET: metronidazol; TINI: tinidazol; SEC: secnidazol; ESPI: espiramicina; AZITR: azitromicina; PARO: paromomicina; PRAZ: praziquantel.

Nos tratamentos baseados em parasitológicos de fezes positivos, o pediatra deve fazer controle de cura com parasitológicos de controle de 15 a 30 dias após o tratamento.[3]

Estudos *in vitro* e *in vivo* de resistência parasitária vêm sendo timidamente desenvolvidos com sequenciamento genético, genoma e proteoma e o estudo da bioquímica e biofísica dos agentes. Com maior frequência, observam-se falhas terapêuticas com giardíase.[10]

O tratamento medicamentoso antiparasitário de nada vale se o pediatra não orientar a profilaxia das parasitoses, enfatizando as orientações higiênicas universais. É importante também o uso racional e criterioso das medicações que, mesmo assim, não são suficientes para o tratamento e a profilaxia. Deve-se interferir no ciclo biológico dos parasitas, lembrando que ovos, cistos e larvas espalham-se no ambiente, no solo, em alimentos e mãos contaminadas. As principais medidas devem ser em saneamento básico e tratamento da água e esgoto, educação e informação à população, atualização em parasitoses dos pediatras e equipe de saúde e programas de tratamento empírico em massa em populações de maior risco. O pediatra e a população devem unir esforços no combate persistente das parasitoses para garantir uma infância sadia às crianças.

REFERÊNCIAS BIBLIOGRÁFICAS

1. Global Health – Division of parasitic diseases and malaria. Disponível em: www.cdc.gov/parasites/index.html. Acessado em: 28 de fevereiro de 2021.
2. Brasil. Ministério da Saúde. Secretaria de Vigilância em Saúde. Plano Nacional de Vigilância e Controle das Enteroparasitoses. Brasília: Ministério da Saúde, 2005.
3. Gasparini EA, Portella R. Manual de parasitoses intestinais. Rubio, 2005.
4. Teixeira PA, Fantinatti M, Gonçalves MP, Silva JS. Parasitoses intestinais e saneamento básico no Brasil: estudo de revisão integrativa. Braz J Develop. 2020;6(5):22867-22890.
5. Kruger EMM. Urbanorum Spp.: novo parasita no Brasil. Rev Bras Med Fam Com. Rio de Janeiro, 2020 Jan-Dez;15(42):2157.
6. Fernandes TF, et al. Parasitoses Intestinais. Departamento de Pediatria Ambulatorial. Documento Científico da Sociedade Brasileira de Pediatria n. 4. Setembro, 2020.
7. Weller PF. Anthelminthic therapies. UpToDate. 2021. Disponível em: www.uptodate.com/online. Acessado em: 28 de fevereiro 2021.
8. Weller PF. Antiprotozoal therapies. UpToDate. 2021. Disponível em: www.uptodate.com/online. Acessado em: 28 de fevereiro 2021.
9. American Academy of Pediatrics. Drugs for parasitic infections. Red Book: 2018 Report of the Committee on Infectious Diseases, 31th ed., Elk Grove Village, IL: Kimberlin D (Ed), American Academy of Pediatrics, Elk Grove Village, IL 2018.
10. Rana AK, Misra-Bhattacharya S. Current drug targets for helminthic diseases. Parasitol Res. 2013;112(5):1819-31.

CAPÍTULO 21

TOXOPLASMOSE

Gláucia Manzan Queiroz de Andrade
Ericka Viana Machado Carellos
Roberta Maia de Castro Romanelli
Daniel Vitor Vasconcelos Santos

AO FINAL DA LEITURA DESTE CAPÍTULO, O PEDIATRA DEVE ESTAR APTO A:

- Saber que, na América do Sul, a prevalência da toxoplasmose é elevada e predominam cepas de *Toxoplasma gondii* com grande diversidade genética e maior efeito patogênico do que no hemisfério norte.
- Saber que crianças brasileiras com toxoplasmose congênita apresentam taxas de retinocoroidite cinco vezes maiores do que na Europa, e o tratamento precoce do binômio mãe/filho melhora o prognóstico da criança infectada.
- Saber que espiramicina está indicada para gestantes com diagnóstico de toxoplasmose aguda antes de 16 semanas de gestação e não é eficaz para tratamento do feto infectado.
- Saber que a terapêutica de escolha para tratamento pré-natal da toxoplasmose aguda, na gestante após 16 semanas de gestação e no feto infectado, e pós-natal da criança com toxoplasmose congênita, é a associação de sulfadiazina, pirimetamina e ácido folínico.
- Saber que a triagem sorológica universal no pré-natal, sua repetição na gestante suscetível a intervalos mensais ou no mínimo trimestral, a orientação das gestantes quanto às medidas de proteção, e o tratamento precoce da gestante infectada são a melhor estratégia para prevenção da infecção congênita em regiões com elevada prevalência.

INTRODUÇÃO

A toxoplasmose é causada pelo *Toxoplasma gondii*, parasita intracelular que infecta mais de um terço da população mundial e quase todos os animais de sangue quente, podendo gerar grave comprometimento em fetos, recém-nascidos e pacientes imunodeprimidos.[1]

O *T. gondii* se apresenta classicamente em estrutura populacional clonal com três linhagens principais (I, II e III) e predomínio do tipo II nas infecções humanas ocorridas na Europa e Estados Unidos da América (EUA).[1] Na América do Sul, predomina população não clonal, com grande diversidade do parasito e maior efeito patogênico em camundongos.[2,3] É possível que essa diversidade esteja associada à reprodução sexuada do parasito no intestino delgado de felinos que, ao se movimentarem por grandes extensões territoriais, propiciam o encontro entre cepas virulentas incomuns, com risco potencial de gerar cepas atípicas recombinantes e mais virulentas.[2]

O parasito circula na natureza em três estágios infecciosos: taquizoíto (forma proliferativa), bradizoíto (capaz de formar cistos tissulares) e esporozoíto (formado dentro do oocisto). Nos hospedeiros intermediários (mamíferos, incluindo o homem, e aves), observam-se dois desses estágios, taquizoíto e bradizoíto, e no hospedeiro definitivo (felinos) podem ser encontrados os três estágios. A reprodução sexuada do parasito ocorre apenas nos felinos e resulta em oocistos, contendo esporozoítos, que são eliminados pelas fezes após 10 dias da infecção. Nesse período, os felinos não apresentam doença nem anticorpos anti-*T. gondii* no sangue periférico.[2] Milhões de oocistos podem ser eliminados diariamente, por um único felino, durante 1 a 3 semanas e persistir infectantes no solo ou água por mais de um ano. Eles são resistentes ao congelamento e ao tratamento habitual da água (cloração, ozonização ou aplicação de raios ultravioletas), mas podem ser removidos pelos sistemas municipais de tratamento da água – floculação, decantação e filtragem. A infecção ocorre principalmente pela via oral e, após a ingestão de oocistos (água e alimentos contaminados pelo parasito) ou cistos (tecido muscular de animais infectados), ocorre disseminação pela via hematogênica, na forma de taquizoítos, a partir do trato gastrointestinal para todo o corpo humano, com invasão de uma variedade de tecidos, onde causam resposta inflamatória grave e destruição celular. Os taquizoítos não sobrevivem bem no meio extracelular e são encontrados na corrente sanguínea do hospedeiro por curto período, mas nas gestantes não se sabe exatamente a duração da parasitemia.[1] Após dias de proliferação (reprodução assexuada) e pressionados pela resposta imune do hospedeiro, os taquizoítos progressivamente replicam mais lentamente e passam à forma de bradizoítos, que se aglomeram em cistos nos tecidos, principalmente neurais e musculares. Indivíduos imunocompetentes têm cistos infecciosos latentes por anos ou toda a vida sem que causem problemas. Os cistos são destruídos no freezer após 3 dias a uma temperatura ≤ – 12°C, ou pelo aquecimento ≥ 67°C.

Indivíduos imunocompetentes infectados pelo *T. gondii* apresentam potente resposta imune inata, celular e humoral, com o objetivo de controlar a multiplicação do parasito e a infecção. O indivíduo que consegue manter o equilíbrio entre as respostas pró-inflamatória (Th1) e anti-inflamatória (Th2) controla a infecção e permanece assintomático. O desequilíbrio dessa resposta leva a proliferação intensa de taquizoítos, disseminação do parasito e até mesmo morte do hospedeiro.[4] As interleucinas chaves contra a replicação do parasito são a interleucina (IL) 12, interferon-gama (IFN-gama) e fator de necrose tumoral alfa (TNF-alfa). As células T CD4+ e CD8+ produtoras de IFN-gama são fundamentais na resolução da infecção aguda, no controle da infecção latente e crônica e no desenvolvimento de imunidade protetora de longa duração. Esses elementos da resposta imune específica para o *T. gondii* (IFN-gama, CXCL9, frequência de linfócitos T CD4+ CD25+ circulantes) têm se mostrado bons biomarcadores, com boa acurácia para o diagnóstico da infecção congênita e prognóstico das lesões oculares nas crianças infectadas.[5] A infecção é controlada após 1 a 2 semanas, com o desenvolvimento de imunidade humoral e celular e desaparecimento dos taquizoítos dos tecidos. A imunidade associada à infecção crônica ou latente nem sempre é absoluta e a reinfecção tem sido observada em animais de experimentação e, eventualmente, em humanos. Há indícios de que a genética do hospedeiro também interfira no desenvolvimento de doença, como demonstram a associação do gene HLA DQ3 com desenvolvimento de hidrocefalia grave em casos de toxoplasmose congênita, e associação de polimorfismos em ABCA4 com doença ocular e cerebral. Avanços no conhecimento da relação parasito/hospedeiro permitirão maior entendimento da imunopatogenia.

EPIDEMIOLOGIA

O Brasil apresenta uma das mais elevadas prevalências da toxoplasmose em todo o mundo. Mais de 50% dos escolares e 50 a 80% das mulheres em idade fértil apresentam anticorpos contra o parasito (IgG positivas), provavelmente devido à contaminação ambiental por oocistos e ingestão de cistos na carne mal-cozida.[2] Entre 20 e 50% das mulheres em idade reprodutiva são suscetíveis (IgG e IgM negativas) e estão em risco de adquirir a infecção na gestação.

A infecção humana pelo *T. gondii* geralmente é acidental e pela via oral, através da ingestão de carne mal-cozida (geralmente porco ou cordeiro) contendo cistos teciduais, ou água ou alimentos contaminados com oocistos provenientes de fezes de felinos. Nos EUA e Europa, a carne crua ou mal-cozida é a fonte mais comum de infecção e, no Brasil, tudo indica que os oocistos presentes na água[6,7] e em alimentos ingeridos crus sejam fonte importante da infecção. Nos últimos anos observou-se aumento na notificação de surtos de toxoplasmose no Brasil, muitos atribuídos à transmissão de oocistos através de água ou alimentos contaminados e com acometimento de grande número de pessoas.[8] É provável que a exposição frequente ao parasito, na forma de oocistos e cistos, possa resultar em elevadas cargas parasitárias.

Além da via oral, a toxoplasmose pode ser transmitida por via transplacentária e, ocasionalmente, por meio de transplante de órgãos e exposição ocupacional. A transmissão do *T. gondii* pelo leite materno ainda não foi bem documentada e, até o momento, não há contraindicação para seu uso para alimentação da criança.

Nas gestantes imunocompetentes, a transmissão transplacentária ocorre durante a infecção aguda, quando os taquizoítos atravessam a placenta e atingem o feto. A infecção da placenta não necessariamente resulta em infecção fetal, sendo provável que a duração e magnitude da parasitemia materna influenciem na transmissão do parasita para o feto. Também é possível que a placenta infectada, mesmo muito depois da redução da parasitemia materna, seja fonte de infecção fetal.[1] A transmissão vertical em gestante com infecção crônica é improvável, exceto se ela for imunossuprimida. São descritos raros casos de transmissão transplacentária devido à reativação de infecção crônica ou reinfecção de gestantes imunocompetentes por nova cepa do parasito.[9] A taxa de transmissão vertical apresenta relação direta com a idade gestacional, sendo mais comum a transmissão no final da gestação, enquanto a gravidade do comprometimento fetal apresenta relação inversa, sendo mais comprometido o feto infectado no início da gravidez. As taxas de infecção aguda (soroconversão) em gestantes suscetíveis variam entre 0,2 e 1,6% na Europa; 0,2 e 1% nos EUA; 0,3 e 1,8% no Brasil, podendo chegar a taxas maiores (8,6% em Goiás).[4] Sem tratamento, a infecção durante a gestação resulta em doença congênita em cerca de 44% dos casos, ao passo que o tratamento apropriado reduz esse risco para 29%.[1] Na primoinfecção da grávida, o risco de transmissão vertical é de 2% nas 8 primeiras semanas, 6% até 13 semanas, 72% até 36 semanas e 81% quando a infecção primária ocorre após a 36ª semana de gestação, período em que a placenta está bem desenvolvida e vascularizada.[10] A infecção adquirida poucas semanas antes da concepção apresenta risco de infecção fetal ≤ 1%.

A prevalência da infecção congênita é de 1 a 10 neonatos infectados para cada 10.000 nascidos vivos nos EUA; 5 a 23 a cada 10.000 nascidos vivos no Brasil.[2]

QUADRO CLÍNICO

Alguns fatores estão reconhecidamente associados à apresentação clínica da toxoplasmose em humanos: a competência da resposta imune do hospedeiro, genética do hospedeiro e parasito, carga parasitária infectante, forma infectante do parasito (oocisto ou cisto tecidual) e virulência da cepa. Na infecção congênita também são importantes a idade gestacional em que ocorreu a infecção materna e tratamento materno durante a gestação.[1] Em alguns países em que a triagem sorológica e o tratamento pré-natal são sistematicamente oferecidos a mulheres grávidas, como na França, a maioria dos casos de toxoplasmose congênita é assintomática. Nas regiões em que não é realizada triagem pré-natal, como nos EUA e América Latina, observa-se mortalidade mais elevada e casos mais graves.[1]

Manifestações na infecção adquirida

Adultos e crianças imunocompetentes com toxoplasmose aguda geralmente são assintomáticos. Em até 10% dos infectados se observam manifestações clínicas, geralmente na forma de linfadenopatia cervical ou occipital isolada e não dolorosa, que pode persistir ou recorrer por semanas a meses após a infecção. Quando presente, a febre é baixa e, ocasionalmente, observam-se esplenomegalia, hepatomegalia e uma constelação de sintomas semelhantes aos da mononucleose infecciosa. Indivíduos previamente hígidos raramente apresentam miocardite, miosite, pneumonite, hepatite ou encefalite.

A infecção aguda em gestantes geralmente é assintomática, mas podem ocorrer manifestações clínicas mais intensas devido a alterações na resposta imunológica durante a gravidez.[1]

Indivíduos imunossuprimidos por doença de base ou uso prolongado de drogas imunossupressoras apresentam a toxoplasmose como infecção oportunista. Na síndrome da imunodeficiência humana adquirida (Aids), a parasitose se manifesta principalmente como encefalopatia (toxoplasmose cerebral) decorrente de reativação da infecção, com convulsões, confusão mental e outras manifestações neurológicas agudas ou subagudas. Observam-se múltiplos abscessos cerebrais contendo material necrótico, cercados por parasitos livres no parênquima, células parasitadas e infiltrado inflamatório associado a áreas de vasculite. A introdução da terapia antirretroviral altamente ativa (HAART) nos pacientes com Aids levou a acentuada redução desses casos.[11]

Receptores de transplantes de órgãos podem apresentar doença disseminada ou localizada em órgãos específicos, por reativação da infecção latente no receptor ou no órgão transplantado. A febre é o sintoma mais frequente e deve sempre indicar a necessidade de investigação da toxoplasmose em pacientes transplantados.[12] Nos transplantados de órgão sólido, a toxoplasmose costuma ocorrer quando o doador é positivo e o receptor, suscetível. As manifestações clínicas geralmente têm início nos primeiros três meses após o transplante. Os sinais e sintomas mais frequentes são febre, dispneia, tosse, cefaleia, confusão mental, sinais neurológicos focais, alterações visuais, hepatoesplenomegalia e linfadenopatia. As síndromes clínicas descritas incluem pneumonite, miocardite, coriorretinite, meningite, abscessos cerebrais e doença disseminada.[13] Nos receptores de medula óssea, a doença geralmente decorre da reativação de uma infecção prévia no receptor (IgG positivo).[4] As manifestações clínicas geralmente se iniciam nos primeiros seis meses após o transplante, sendo mais frequentes febre, pneumonia e encefalite. A encefalite subaguda cursa com cefaleita, alteração do estado mental, convulsões e febre. O líquor pode ser normal, com PCR para *T. gondii* positivo, e alterações de neuroimagem compatíveis. Pode ocorrer disseminação para múltiplos órgãos, com curso rapidamente fatal.[14] Nas regiões com elevada prevalência da infecção, esses grupos de indivíduos merecem atenção especial.

Manifestações na infecção congênita

Na toxoplasmose congênita, mais de 90% das crianças nascem com exame físico sem alterações. Dentre a minoria sintomática ao nascimento, cerca de 1/3 dos casos apresenta alguma manifestação sistêmica (hepatoesplenomegalia, icterícia, ascite, pericardite, pneumonite, hipotermia, exantema, púrpura, diarreia) (Figura 1A), e 2/3 apresentam manifestações neurológicas (hidrocefalia, calcificações cerebrais, convulsões, micro ou macrocefalia, hipotonia ou espasticidade) e/ou oculares (retinocoroidite extensa, nistagmo, catarata, microftalmia) (Figura 1B). Menos frequentemente pode ocorrer perda auditiva neurossensorial. A frequência e a intensidade das manifestações diferem de acordo com a idade gestacional em que se deu a infecção fetal. Infecções no primeiro trimestre de gestação estão associadas a parasitemia materna mais intensa[15] e maior comprometimento fetal, podendo ocorrer o óbito ou grave comprometimento neurológico e ocular perceptível já ao nascimento. Nesses casos, pode-se observar hidrocefalia, calcificações cerebrais ou hepáticas, esplenomegalia, pericardite e ascite no ultrassom fetal.[1] Fetos infectados no final da gestação geralmente nascem assintomáticos, exceto se infectados por cepa muito patogênica do parasito. A prevalência de retinocoroidite ao nascimento no Brasil é de até 80%,[16] quase 5 vezes maior do que na Europa, que é cerca de 18%,[17] assim como o risco de apresentar lesões intracranianas (35% no Brasil e 13% na Europa) detectadas pela tomografia computadorizada.[18] Ao longo do crescimento, meses ou anos após a infecção primária, pode ser observado aumento das lesões oculares (lesões na retina previamente íntegra, mas semeada por cistos do parasito, ou novas lesões junto às margens de cicatrizes pré-existentes) e sequelas das lesões neurológicas, como dificuldade de aprendizagem e convulsões.[1]

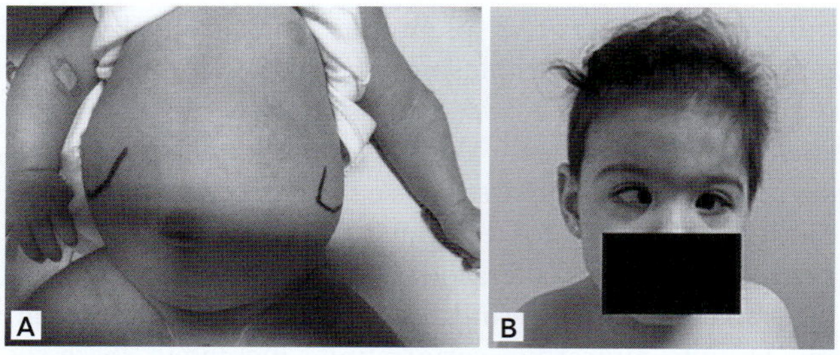

Figura 1 Toxoplasmose congênita: A: manifestações sistêmicas (hepatoesplenomegalia); B: estrabismo secundário à retinocoroidite macular.

Filhos de mulheres coinfectadas HIV-*T. gondii*, principalmente se as mães apresentaram reativação da toxoplasmose na gestação (p.ex., encefalite pelo toxoplasma), podem apresentar toxoplasmose congênita mais grave, com evolução mais rápida e disseminada.

Manifestações na toxoplasmose ocular

A toxoplasmose é a causa mais comum de uveíte posterior infecciosa em todo o mundo e responsável por cerca de 40 a 70% dos casos no Brasil.[4] A toxoplasmose ocular pode resultar da infecção primária ou da reativação da doença latente. Estima-se que 70 a 90% dos indivíduos com toxoplasmose congênita e 10 a 12% daqueles com infecção adquirida desenvolvam a lesão ocular.[4] Na região sul do Brasil, a forma adquirida se associa a lesões oculares em até 17% dos casos. No olho, o *T. gondii* tipicamente compromete primariamente a retina, com inflamação secundária da coroide (retinocoroidite focal necrosante). Na fase aguda, essa lesão é caracterizada clinicamente por exsudato focal de cor branco-amarelada, associado a edema retiniano adjacente e variável reação inflamatória no corpo vítreo. Acometimento inflamatório dos vasos sanguíneos da retina, do disco óptico e mesmo do segmento anterior do olho é frequente (Figura 2A). Após a resolução do processo inflamatório, forma-se cicatriz retinocoroideana atrófica, que pode mais tardiamente se pigmentar (Figura 2B). A retinocoroidite toxoplásmica apresenta alto índice de recorrência, com novas lesões ativas emergindo mais frequentemente junto às margens de cicatrizes pré-existentes (lesão satélite), ou mesmo na retina aparentemente normal na avaliação prévia. A baixa de visão geralmente está associada a lesão da mácula e/ou do nervo óptico. Entretanto, casos mais graves, com descolamento da retina e até mesmo atrofia com desorganização do olho *(phthisis bulbi)*, podem também ocorrer, particularmente em associação à toxoplasmose congênita.[16]

DIAGNÓSTICO

Como a maioria dos indivíduos infectados pelo *T. gondii*, nas formas adquirida ou congênita, não apresentam manifestações clínicas perceptíveis no exame clínico habitual, o diagnóstico da infecção se baseia em exames laboratoriais parasitológicos e sorológicos.

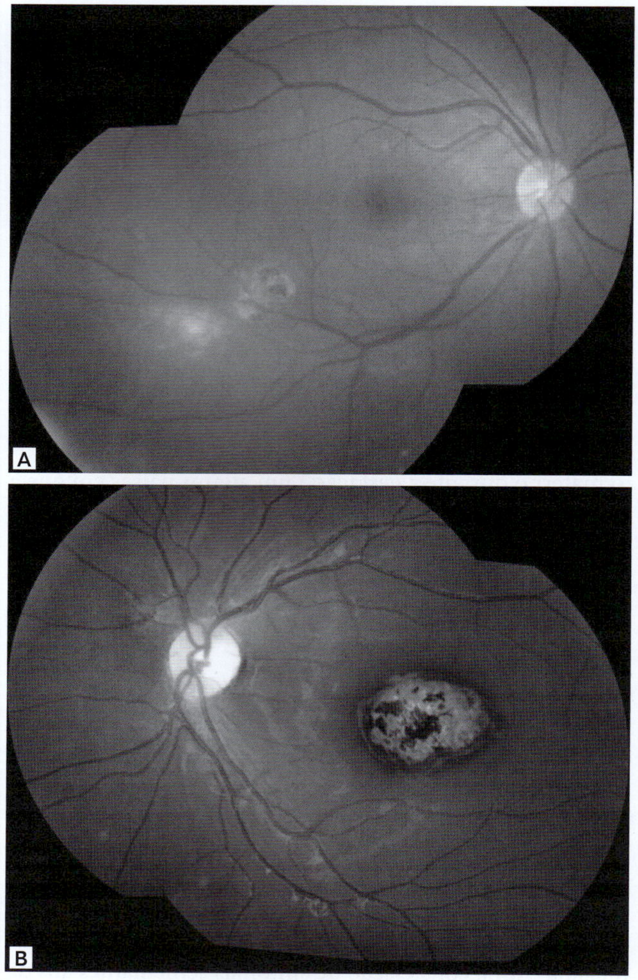

Figura 2 Retinocoroidite toxoplásmica. A: Retinografia do olho direito de paciente com retinocoroidite toxoplásmica, mostrando pequena lesão ativa temporal e inferior a cicatriz hiperpigmentada; B: Retinografia do olho esquerdo de criança com toxoplasmose congênita, exibindo grande cicatriz macular parcialmente pigmentada, além de outra pequena cicatriz retinocoroideana pigmentada, em situação nasal e superior ao disco óptico.

O isolamento do parasito em cultura de tecido ou inoculação em animal de experimentação não é utilizado rotineiramente, devido ao curto período de parasitemia, necessidade de laboratórios de maior complexidade, geralmente de pesquisa, demora para obtenção do resultado da cultura (até 6 semanas) e baixa sensibilidade. A identificação do parasito em exames histológicos – biópsia cerebral, aspirado de medula óssea e tecido placentário, entre outros – pode ser facilitada utilizando-se as técnicas de imunofluorescência e imunoperoxidase, mas a sensibilidade é baixa.[1] O encontro de cistos do toxoplasma nos tecidos não diferencia a infecção aguda da crônica, embora seu achado na placenta ou em tecidos do concepto indique transmissão vertical. O grande avanço no diagnóstico parasitológico da infecção foi promovido pela biologia molecular, que permite identificar e quantificar (carga parasitária) o DNA do parasito pela reação em cadeia da polimerase (PCR) em fluidos corporais (sangue periférico, liquor, líquido amniótico, humores aquoso e vítreo, secreção broncoalveolar, líquidos ascítico e pleural, medula óssea e urina). O líquido amniótico (LA) é a amostra biológica mais utilizada para realização da PCR e considerado o método de escolha para o diagnóstico da infecção fetal. Embora ainda não padronizada internacionalmente,[1] a maioria dos pesquisadores relata muito boa sensibilidade (86,3%) e especificidade (100%) da PCR para diagnóstico da infecção congênita, com evidente superioridade do LA em relação a outras amostras como placenta (S = 79,5%; E = 920%) e sangue de cordão (S = 21,2%; E = 100%).[19]

A melhor forma de diagnosticar toxoplasmose adquirida ou congênita é pela identificação de anticorpos específicos das classes IgG, IgM, IgA e IgE contra o parasito. A sorologia é sensível, específica e possível de ser realizada em laboratórios de menor complexidade. Na toxoplasmose aguda, detectam-se os anticorpos IgM, IgA e IgE cerca de uma semana após a infecção, seus níveis ascendem até um mês e declinam em meses (6 meses até mais de 12 meses), na dependência do anticorpo avaliado e do teste utilizado para sua identificação.

Os anticorpos IgM são os mais utilizados para diagnóstico da infecção aguda e são detectados pelas reações de imunofluorescência indireta (IFI), enzimaimunoensaio de captura (ELISA de captura), enzimaimunoensaio por micropartículas (MEIA), enzimaimunoensaio por fluorescência (ELFA), quimioluminescência e reação de aglutinação por imunoabsorção (ISAGA, realizado em laboratórios de referência na Europa e EUA). As reações de IFI e ELISA indireta não são de escolha para identificação de IgM, por causa da baixa sensibilidade.

Os anticorpos IgA e IgE podem ser detectados pelas técnicas de ELISA e ISAGA e têm um comportamento semelhante ao da IgM. No final da segunda semana de infecção, identifica-se IgG em títulos ascendentes nos primeiros dois meses e, depois, sua persistência em títulos elevados por meses ou anos e decréscimo lento, persistindo detectável por muitos anos ou por toda a vida do indivíduo.

Anticorpos IgG podem ser detectados pela reação de Sabin-Feldman (S-F), IFI, ELISA, MEIA, ELFA, quimioluminescência e ISAGA. Há grande variabilidade na capacidade de os testes comerciais detectarem baixas concentrações de anticorpos, que podem ser muito importantes para diagnóstico nas gestantes e em indivíduos que serão submetidos a transplantes, por exemplo. Teste sensível, como o Western Blot, está disponível na Europa e apresenta sensibilidade de 99,2% e especificidade de 100% para IgG. A reação de S-F é considerada, internacionalmente, padrão-ouro para diagnóstico da parasitose, mas está restrita a centros de pesquisa. As reações de IFI e ELISA têm boa correlação com a reação de S-F.

A grande sensibilidade dos testes atualmente utilizados faz com que os anticorpos IgM anti-*T. gondii* sejam detectados meses ou anos após a infecção aguda, o que dificulta a determinação da época provável da infecção na gestante, quando é necessário estimar o risco de infecção fetal. Nesses casos, o teste de avidez de IgG é útil e contribui para o diagnóstico. Ele se baseia na forte ligação entre antígeno e anticorpo nas infecções ocorridas há muitos meses ou anos. Na infecção aguda observa-se que essa avidez é baixa por 12 a 16 semanas e, portanto, a presença de anticorpos IgG com alta avidez no primeiro trimestre de gestação está associada a infecção anterior à gestação (ocorrida há pelo menos 12-16 semanas). Não se pode afirmar o mesmo em relação aos anticorpos IgG de baixa avidez, que podem persistir por mais de 16 semanas em cerca de 5% dos infectados, seja devido à interferência do tratamento no processo de geração de anticorpos de alta avidez, seja pelo não amadurecimento das IgG.

Diagnóstico da infecção adquirida

Na infecção adquirida por indivíduos imunocompetentes, exceto as gestantes, a presença de manifestações clínicas sugestivas da doença (p.ex., linfadenite) é motivação para investigação diagnóstica. Nesse caso, resultados positivos para IgM e/ou IgA e IgG anti-*T. gondii*, principalmente em títulos elevados, confirma o diagnóstico. A avidez de IgG geralmente é baixa e a repetição da sorologia após 2 a 3 semanas pode evidenciar a elevação dos títulos dos anticorpos, demonstrando a soroconversão. Como a retinocoroidite pode estar presente na fase aguda ou mesmo se manifestar após meses ou vários anos da infecção, é importante realizar o exame do fundo de olho durante a fase aguda da infecção e orientar sua repetição caso o paciente apresente sintomas de possível retinocoroidite em atividade, principalmente baixa de visão e "moscas volantes".

Durante a gestação, a motivação para investigação é a prevenção da infecção fetal e, para isso, busca-se as mulheres em risco de adquirir a infecção (suscetíveis) e aquelas com infecção aguda. A primeira sorologia, se possível, deve anteceder a concepção ou ser realizada no início da gestação, preferencialmente antes de 16 semanas. A sorologia realizada em gestações anteriores deve ser avaliada sempre que disponível. Diante dos resultados os seguintes cenários devem ser considerados, conforme documento do Ministério da Saúde do Brasil (https://antigo.saude.gov.br/images/pdf/2020/July/29/SEI-MS---0014746811---Nota-T--cnica--1-.pdf):

- Gestante suscetível, sem contato prévio com o parasito. Gestante apresentando ausência de anticorpos anti-*T. gondii* (IgG e IgM negativos) em qualquer idade gestacional. Deve evitar as fontes de infecção da parasitose e ser submetida à vigilância para identificação da infecção aguda pela repetição dos testes sorológicos na gravidez.
- Infecção prévia, ocorrida pelo menos seis meses antes da data em que a sorologia foi realizada. Se a gestante for imunocompetente e realizou o exame no primeiro trimestre de gravidez, o resultado positivo apenas para IgG (IgM negativo) indica que a infecção ocorreu provavelmente antes da gestação e apresenta risco de infecção fetal insignificante.

- Provável infecção aguda durante a gestação. Gestante apresentando sorologia (IgM e IgG) com resultado negativo no início da gestação seguido de resultado positivo (IgM e IgG), em amostra coletada em outro momento da gravidez, apresenta infecção aguda (soroconversão) e o risco de infecção fetal dependerá da idade gestacional em que a infecção foi adquirida. Se apenas IgM específica (IgG negativa) estiver presente na primeira amostra coletada no primeiro trimestre da gravidez, a gestante é suspeita de infecção aguda, e a sorologia deve ser repetida após 2 a 3 semanas para avaliar o aparecimento de IgG e a evolução dos títulos ou índices dos anticorpos. A infecção aguda estará confirmada apenas após o aparecimento de IgG. Se, na primeira amostra, IgG e IgM estiverem presentes, deve-se realizar o teste de avidez de IgG para estimar a data provável da infecção. Se a primeira sorologia for realizada após a 16ª semana de gestação e o resultado for positivo para IgM e IgG específicas, o teste de avidez não contribuirá para confirmar ou excluir o diagnóstico, pois anticorpos de baixa avidez podem persistir por meses ou mais de um ano após a infecção aguda.[1] Os testes sorológicos mais utilizados são os imunoenzimá-

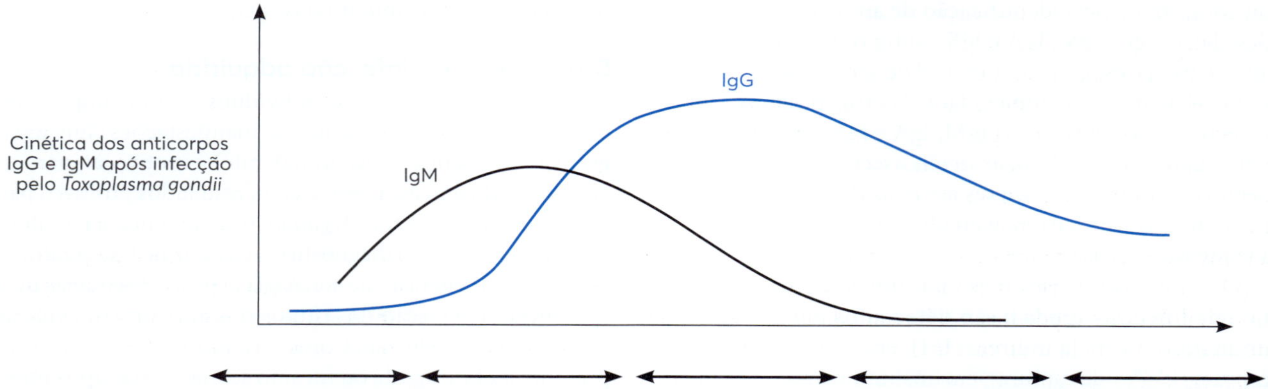

1ª sorologia na gestação (IG <16 semanas)	IgG negativo IgM negativo	IgG negativo IgM positivo	IgG positivo IgM positivo	IgG positivo IgM negativo	IgG indeterminado IgM negativo
Interpretação Período estimado da infecção	Suscetível Até 7 a 15 dias após infecção	Soroconversão recente possível* Após 7-15 dias da infecção até 3-6 semanas	Soroconversão anterior à gestação? Periconcepcional? De 3-6 semanas após infecção até 6-18 meses	Infecção anterior à gestação Mais de 6 meses após a infecção	Infecção muito antiga? Anos após infecção?
Dificuldade na interpretação	-	Possibilidade de IgM falso-positivo	Infecção periconcepção ou anterior à concepção	Possibilidade de soroconversão sem IgM†	Infecção anterior à concepção ou suscetível?
Prevalência estimada em Minas Gerais, Brasil	40%	2%		58%	
		< 1% (em razão da especificidade do teste de IgM)	> 1% (em razão da sensibilidade do teste IgM)	56%	2 a 8% (em razão da sensibilidade do teste IgG)
Conduta	Repetir sorologia mensal‡	Nova sorologia (IgG e IgM) pelo método ELFA§ em 2 a 3 semanas	Teste ELFA IgM§ + Avidez IgG¶ + nova sorologia em 2 a 3 semanas	Não repetir testes	Nova sorologia em 2 a 3 semanas

Figura 3 Interpretação da primeira sorologia para toxoplasmose realizada pela gestante.

* Soroconversão é definida pelo aparecimento de IgG e IgM em gestante previamente negativa para os dois anticorpos.
†Foi relatado soroconversão atípica, sem IgM, em raros casos. O seguimento não identificou crianças comprometidas.
‡Na impossibilidade de triagem mensal, fazer reteste pelo menos trimestral.
§Laboratórios de referência na Europa e EUA utilizam o teste ISAGA-IgM para confirmar casos duvidosos. No Brasil, entre os testes comerciais automatizados, o teste ELFA-VIDAS é considerado sensível, específico e reprodutível, sendo utilizado para confirmação.
||Se IgM e IgG positivas – confirmada infecção aguda; se IgM positiva e IgG persistir negativa – resultado de IgM falso-positivo.
¶ Se alta avidez – infecção anterior concepção; se baixa avidez – infecção recente ou anterior à gestação (aguardar nova sorologia após 2-3 semanas para avaliar elevação ou estabilidade dos títulos de IgM e IgG).
Fonte: adaptada de Flori et al. *Toxoplasma gondii* serology in pregnant woman: characteristics and pitfalls. Ann Biol Clin 2009; 67(2):125-33.

ticos e os de quimioluminescência. Outros testes, como a aglutinação diferencial (AC/SH) e a IgA específica, podem contribuir para estimar a época da infecção materna.[1] Nos casos em que a toxoplasmose aguda for identificada, o tratamento deve ser iniciado prontamente para evitar a transmissão vertical ou reduzir os danos fetais.

Eventualmente podem ocorrer reinfecção e reativação da toxoplasmose. A reinfecção ocorre quando o indivíduo se infecta com cepa de *T. gondii* diferente da responsável pela infecção inicial e, nesse caso, os raros relatos mostram que os indivíduos reinfectados produzem IgM e IgG específicas de forma similar à primeira infecção aguda. A reativação de uma infecção crônica, latente, ocorre especialmente em indivíduos imunocomprometidos, que em geral apresentam apenas IgG positivo e a suspeita diagnóstica se dá pelo contexto clínico.

Diante da infecção aguda da gestante, evidenciada pela soroconversão ou por alterações no ultrassom fetal, está indicada a amniocentese, a partir da 18ª semana de gravidez, para avaliar possível infecção fetal. Recomenda-se um intervalo mínimo de quatro semanas entre a data estimada da infecção materna e a realização do procedimento, para que a transmissão, caso tenha ocorrido, possa ser detectada. No líquido amniótico, pesquisar o DNA do parasito (PCR) e imunoglobulinas específicas. A sensibilidade da PCR varia de acordo com a idade gestacional em que se deu a infecção fetal, variando entre 33 e 75% nas infecções ocorridas no 1º trimestre, 80 e 97% no 2º trimestre e 60 e 88% no terceiro trimestre. A especificidade independe da idade gestacional e se aproxima de 100%. Resultados falsos negativos e falsos positivos podem ocorrer, respectivamente, por coleta precoce do LA, antecedendo a transmissão materno-fetal, e por contaminação da amostra, esta última situação bastante incomum. Estudos indicam aumento na sensibilidade do PCR pela seleção de iniciadores mais específicos, como o gene 529 em substituição ao mais utilizado gene B1.[20] Essa abordagem pré-natal permite diagnosticar 92% dos casos de infecção fetal e é realizada com sucesso em alguns países, como França e Áustria, que contam com laboratórios de referência e amplo e precoce acesso de suas gestantes ao pré-natal. Importante lembrar que a taxa de perda fetal em consequência da amniocentese é de cerca de 0,13%, portanto essa investigação deve ser realizada nos casos de forte suspeita de toxoplasmose aguda na gestação. Habitualmente, a amniocentese é contraindicada em mulheres HIV-positivas, pelo risco de infectar o feto com o vírus durante a realização do procedimento. No entanto, pesquisadores observaram que esse risco era insignificante se a gestante estava recebendo terapia antirretroviral (HAART) e apresentava carga viral indetectável. Portanto, desde que atentos a essas recomendações, é possível realizar o procedimento na gestante HIV-positiva com toxoplasmose aguda (soroconversão) na gestação.[1] O ultrassom deve ser repetido mensalmente na gestante com suspeita de infecção aguda, embora as alterações, quando ocorrem, sejam tardias e presentes principalmente nos fetos gravemente comprometidos.

Indivíduos imunodeficientes, principalmente aqueles com imunossupressão avançada (linfócitos T-CD4+ < 50 células/mm³), podem apresentar toxoplasmose por recrudescência de infecção prévia. Nesse caso, os anticorpos IgM comumente não são detectados e os anticorpos IgG podem estar ausentes ou presentes em títulos baixos, o que dificulta o diagnóstico. Portanto, diante de forte suspeita clínica e na ausência de resultados sorológicos positivos, deve ser solicitado pesquisa do DNA do parasito (PCR) em fluidos corporais ou tecidos do indivíduo, de acordo com seu comprometimento.[11]

No acometimento cerebral pelo *T. gondii*, o diagnóstico é frequentemente presuntivo, de acordo com manifestações clínicas e exames de imagem. O líquor pode ser normal ou mostrar pleocitose moderada e hiperproteinorraquia. Os exames de imagem (ressonância magnética e tomografia computadorizada do crânio) mostram lesões com predomínio de necrose que frequentemente resultam em múltiplos abscessos. Essas lesões podem ocorrer em qualquer parte do cérebro, mas são mais comuns nos núcleos da base; apresentam um realce em anel; geralmente são múltiplas e frequentemente são acompanhadas de edema cerebral. A ausência de resposta clínica após 10 dias de tratamento empírico da parasitose requer a confirmação do diagnóstico pela demonstração do parasito (DNA, organismos, antígenos) no líquor, sangue, secreção broncoalveolar ou biópsia cerebral.[11]

Diagnóstico da infecção congênita

O diagnóstico pode ser feito pelo isolamento do *T. gondii* da placenta ou sangue periférico, pela demonstração do DNA do parasito em fluidos corporais ou, principalmente, pelos testes sorológicos (IgM e/ou IgA específicos). A presença no neonato ou lactente jovem (idade ≤ 6 meses) de anticorpos IgM e/ou IgA confirma a infecção congênita. A sensibilidade de IgM varia entre 64 e 70% e de IgA, entre 53 e 65%,[1] e a pesquisa associada dos dois anticorpos aumenta a sensibilidade diagnóstica para 70 a 80%.[21] Resultados positivos de IgM e IgA em amostras obtidas nas primeiras horas ou dias de vida devem ser confirmados após 5 e 10 dias, respectivamente, para afastar a possibilidade de contaminação com sangue materno. Os imunoensaios de captura são os testes de escolha no Brasil. Crianças que receberam transfusão de sangue podem apresentar resultado falso positivo de IgM, em títulos baixos.[1] A presença de IgG no neonato não confirma o diagnóstico, pois esse anticorpo pode ser transferido passivamente da mãe para o filho através da placenta. O teste de *Western blot* pode antecipar o diagnóstico da criança infectada pela identificação de bandas diferentes de anticorpo IgG na criança em comparação com a mãe, principalmente se associado à sorologia, mas ainda não está disponível nos laboratórios de análises clínicas no Brasil. A IgG decresce de acordo com sua vida média (4 semanas) e sua presença ao final dos 12 meses de vida é considerado o padrão ouro para diagnóstico de toxoplasmose congênita. Sua ausência aos 12 meses ou antes dessa idade em crianças imunocompetentes, que não estão recebendo tratamento específico, ex-

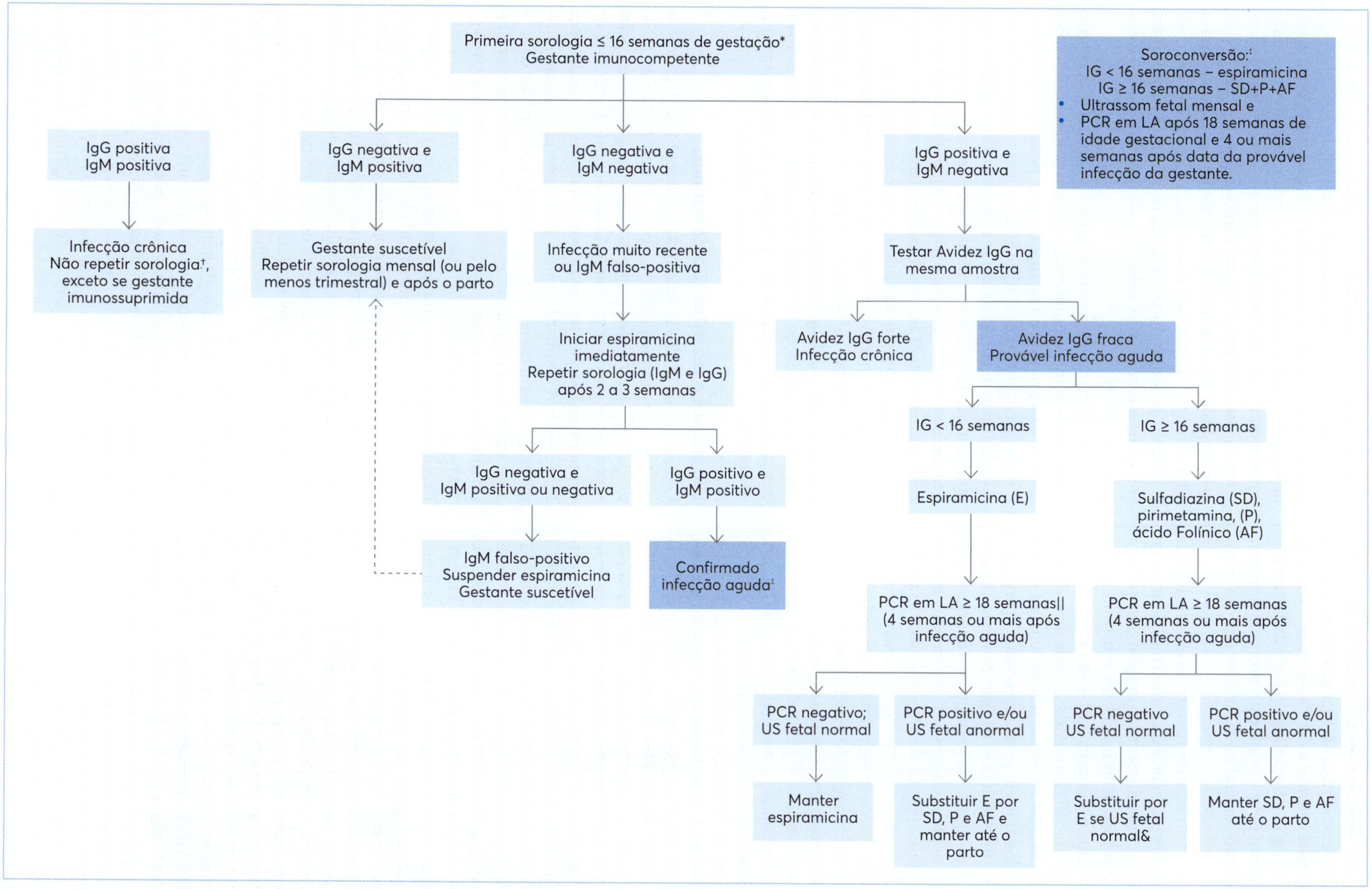

Figura 4 Fluxograma da abordagem diagnóstica da infecção pelo *T. gondii* na gestante e no feto.

*Utilizar o mesmo protocolo nas infecções maternas (soroconversão) ocorridas até três meses antes da concepção.
†Embora eventualmente possa ocorrer reativação em gestante imunocompetente ou reinfecção, tudo indica, até o momento, que o risco de infecção fetal seja baixo.
‡Soroconversão = gestante previamente soronegativa (IgG e IgM negativas) que apresenta sorologia positiva (IgG e IgM positivas) na gestação.
|| Para as infecções que ocorrerem no primeiro mês de gestação, discutir com a família o risco/benefício da realização da punção de LA, pois o risco de infecção congênita é baixo.
LA: líquido amniótico; SD: sulfadiazina; P: pirimetamina; AF: ácido folínico; PCR: reação em cadeia da polimerase; US: ultrassom.
Fonte: adaptada de: Montoya. Systematic screening and treatment of toxoplasmosis during pregnancy: is the glass half-full or half-empty? Am J Obstet Gynecol 2018.

clui o diagnóstico da doença. O tratamento específico provoca diminuição de IgG, que pode se tornar negativa, mas, quando a criança está infectada, a interrupção da medicação leva ao rebote e o anticorpo se torna positivo novamente.[1]

Embora disponível apenas em laboratórios de maior complexidade, a identificação do DNA do parasito, pela técnica de PCR em fluidos corporais (sangue, líquor ou urina) confirma o diagnóstico no RN e, embora sua sensibilidade seja baixa (sangue periférico – 29%, liquor – 46%, urina – 50%), recomenda-se sua realização em todas as crianças suspeitas da doença que não tiveram o diagnóstico prontamente confirmado pela sorologia.[21]

O exame do líquor pode ser útil principalmente em crianças que apresentarem sinais clínicos ou de imagem sugestivos de comprometimento do sistema nervoso central (SNC). As seguintes alterações podem ser encontradas: IgM positiva, eosinofilia, pleocitose e hiperproteinorraquia (> 1g/dL). Estudos de imagem cerebral do recém-nascido podem revelar calcificações ou hidrocefalia, e o ultrassom transfontanela é o exame mais indicado por ser pouco invasivo, embora a tomografia computadorizada sem contraste seja superior para detecção dessas anormalidades do SNC (Figura 5). A ressonância magnética do cérebro, embora útil, não é indicada para o RN pela necessidade de sedação. Pode ocorrer hidrocefalia por obstrução do aqueduto de Sylvius, levando a dilatação do terceiro ventrículo e hiperproteinorraquia de 1 g/dL; ou obstrução do forame de Monroe, levando a dilatação ventricular uni ou bilateral; ou ocorrer sem obstrução anatômica da circulação do líquor, com perda de parênquima cerebral ou pobre reabsorção do líquor.[15] A hidrocefalia pode apresentar melhor evolução quando o diagnóstico e a colocação da derivação ventriculoperitoneal, quando necessária, são precoces.

O exame de fundo de olho deve ser realizado por oftalmologista experiente a cada 6 meses até 6 anos de idade e repetido anualmente até 18 anos de idade. Essa frequência deve ser modificada de acordo com a gravidade da doença e presença de sintomas na criança. A triagem para a perda de audição com respostas auditivas de tronco cerebral (BERA) ou emissões otoacústicas (EOA) devem ser realizadas periodicamente no primeiro ano de vida nos casos suspeitos ou com diagnóstico confirmado de toxoplasmose congênita. Outros achados, inespecíficos, incluem leucopenia ou leucocitose, linfocitose periférica, monocitose e/ou eosinofilia, anemia, trombocitopenia, elevação das enzimas hepáticas e da bilirrubina indireta.

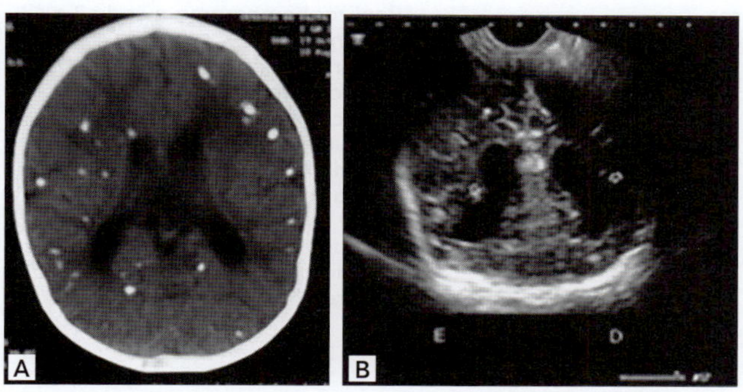

Figura 5 Toxoplasmose congênita. A: Tomografia computadorizada de crânio mostrando calcificações cerebrais difusas; B: Ultrassom transfontanela mostrando dilatação ventricular e calcificações cerebrais.

Novos testes, como liberação de interferon-gama (*interferon gamma release assays* – IGRA) ou uso de proteínas recombinantes para melhorar a performance dos testes em uso, têm sido propostos com o objetivo de aumentar a sensibilidade do diagnóstico da infecção congênita, com resultados promissores.

Diagnóstico da toxoplasmose ocular

Na toxoplasmose ocular o diagnóstico é complexo, pois não é possível distinguir entre as formas adquirida e congênita e, mesmo em indivíduo imunocompetente, geralmente apenas a IgG é positiva em títulos baixos e a IgM ausente, o que confirma apenas a exposição anterior ao parasito. A demonstração de produção de anticorpos no olho, pela utilização do humor aquoso para identificar IgM e IgG, pode ser útil, porém esse exame não é realizado rotineiramente. Embora também não seja utilizado na rotina, o resultado positivo da pesquisa de DNA do *T. gondii* (PCR) no humor aquoso e vítreo pode confirmar a toxoplasmose ocular.[4]

DIAGNÓSTICO DIFERENCIAL

A toxoplasmose adquirida na criança ou no adulto geralmente é assintomática e apresenta evolução benigna. Quando apresenta sintomas, o quadro pode ser febre, semelhante à mononucleose infecciosa (vírus Epstein-Barr) e infecção pelo citomegalovírus (CMV), que se prolonga por mais de 10 dias, associada a astenia, sudorese, linfadenomegalia cervical ou generalizada, hepato e/ou esplenomegalia. Na toxoplasmose, o exsudato amigdaliano, icterícia e exantema maculopapular são achados eventuais. O leucograma pode mostrar linfocitose e linfócitos atípicos, usualmente inferiores a 20%. A presença de linfócitos atípicos em níveis superiores a 40% torna o diagnóstico da toxoplasmose improvável, sendo o vírus Epstein-Barr o agente mais comum. O diagnóstico de certeza é dado pelos testes sorológicos específicos. Na maioria dos casos, a síndrome mononucleose *like* é benigna e autolimitada, mas o diagnóstico adquire grande importância no imunodeficiente e na grávida, pela possibilidade de tratamento da toxoplasmose e do CMV, e pelo risco fetal associado a essas infecções.

O diagnóstico diferencial da toxoplasmose congênita é realizado com as outras infecções congênitas. Os achados inespecíficos são similares para todos os agentes, mas, na toxoplasmose, destaca-se o comprometimento frequente da retina (retinocoroidite) e a presença de calcificações cerebrais.

TRATAMENTO

As drogas disponíveis para o tratamento da toxoplasmose atuam principalmente contra os taquizoítos e não são capazes de erradicar as formas encistadas. O esquema terapêutico de escolha consiste na associação de sulfadiazina (SD) e pirimetamina (P) que atua sinergicamente contra o taquizoíto do *T. gondii*, por meio de ação antimetabólica em duas etapas sequenciais, inibindo a formação do ácido di-hidrofólico e tetra-hidrofólico, essencial na formação do DNA. O ácido folínico (AF) deve ser sempre acrescido ao esquema para prevenir a neutropenia e anemia megaloblástica que podem decorrer do uso das drogas. A espiramicina atua também contra o *T. gondii*, atinge altas concentrações na placenta, porém não atravessa adequadamente a barreira transplacentária e não atinge níveis terapêuticos no cérebro fetal. Outros medicamentos com ação potencial sobre o parasito são o sulfametoxazol-trimetoprima (SMZ/TMP), a clindamicina, a atovaquona, a azitromicina e a claritromicina.[1,22]

Tratamento da infecção adquirida

Crianças e adultos imunocompetentes, exceto gestantes, com toxoplasmose adquirida e manifestações leves (p.ex., linfadenopatias localizadas) não necessitam de tratamento medicamentoso. Indivíduos imunocompetentes, ou imunocomprometidos que evoluem com infecção grave manifestada por linfadenopatia de evolução arrastada com comprometimento do estado geral, ou evidências de lesão de órgão alvo (retinocoroidite, miocardite, pneumonite, hepatite, lesões cerebrais), devem receber tratamento por até duas semanas após o desaparecimento de todos os sinais e sintomas, geralmente 4 a 6 semanas. O esquema preferencial é a associação de SD com P e AF. Na indisponibilidade do esquema preferencial, ou em pacientes com contraindicação à sulfadiazina, o esquema alternativo preferencial é o SMZ/TMP pela via oral ou endovenosa. Outros esquemas alternativos, com dados limitados, incluem a pirimetamina associada a azitromicina, ou claritromicina, ou clindamicina, ou atovaquona. Em todas as situações o AF deve ser usado concomitantemente.[4,22]

O paciente com Aids e diagnóstico de encefalite pelo *T. gondii* deve ser tratado por, no mínimo, seis semanas, desde que apresente melhora clínica e radiológica, e permanecer com a terapia crônica de manutenção até alcançar a reconstituição imune com a terapia antiretroviral (https://clinicalinfo.hiv.gov/en/guidelines/adult-and-adolescent-opportunistic-infection/toxoplasma-gondii-encephalitis?view=full). O tratamento empírico deve ser considerado nos pacientes com Aids que apresentam quadro neurológico sugestivo de toxoplasmose, independentemente da confirmação, dada a dificuldade do diagnóstico etiológico. Nesse caso, após instituição da terapêutica, espera-se resposta clínica em 1 a 2 semanas. Caso se observe deterioração clínica ou radiológica na primeira semana de tratamento ou ausência de melhora após 2 semanas, a biópsia deve ser considerada para esclarecimento diagnóstico.[11] É importante que o diagnóstico e o tratamento sejam rapidamente instituídos para melhorar o prognóstico.

O paciente submetido a transplante de medula óssea e com infecção assintomática (PCR positivo em sangue, sem febre ou manifestações clínicas) deve receber pelo menos duas semanas de tratamento. A profilaxia secundária deve ser iniciada após documentação da negativação do PCR, e mantida por seis meses, ou enquanto durar a imunossupressão. Na presença de sintomas clínicos, o paciente deve receber tratamento por no mínimo seis semanas, preferencialmente com pirimetamina, sulfadiazina e ácido folínico.

Tabela 1 Tratamento da toxoplasmose adquirida em indivíduos imunocompetentes e imunocomprometidos

Tratamento da toxoplasmose adquirida	Droga de escolha/dose	Tempo de uso	Cuidados/efeitos adversos
Crianças imunocompetentes com doença intensa ou persistente	Pirimetamina – 1 mg/kg/dia, 1 ou 2 doses diárias (máximo: 25 mg/dia), via oral Sulfadiazina – 80-100 mg/kg/dia, em 2 a 4 doses (máximo: 4 g/dia), via oral Ácido folínico – 10-20 mg/dia, 3 vezes/semana ou diariamente, por via oral.	Geralmente 4-6 semanas ou até resolução do quadro clínico	Realizar hemograma a cada 2 a 4 semanas Ingerir bastante líquido Neutropenia é o efeito adverso mais comum, mas pode ocorrer anemia e trobocitopenia Sulfadiazina pode causar hemólise em pacientes com deficiencia de G6PD Sulfadiazina pode causar farmacodermia, insuficiencia renal e supressão de medula óssea.
Crianças imunodeficientes não Aids	Pirimetamina, sulfadiazina e ácido folínico, nas mesmas doses especificadas acima	Até 4 a 6 semanas após resolução completa do quadro clínico	
Crianças com Aids	Pirimetamina, sulfadiazina e ácido folínico, nas mesmas doses especificadas acima	Enquanto persistir a imunossupressão	

Sulfadiazina – comprimidos de 500 mg; dose habitual para adulto com peso entre 50 e 75 kg é 1,5 a 2 g/dose, a cada 12 horas, via oral.
Pirimetamina – comprimidos de 25 mg; dose habitual para adulto com peso igual ou superior a 50 kg é 50 mg/dia.
Ácido folínico – comprimido de 15 mg; dose habitual para adulto com peso igual ou superior a 50 kg é 10-20 mg/dia.
Drogas alternativas para os casos de intolerância à sulfa: clindamicina ou atovaquone ou azitromicina em doses-padrão conforme o peso associada à pirimetamina e ácido folínico.
Nos raros casos em que a via oral está impossibilitada, podem ser utilizados o sulfametoxazol associado ao trimetoprim ou clindamicina por via intravenosa.

O SMZ/TMP pela via venosa deve ser considerado no caso de dúvidas em relação à absorção intestinal dos medicamentos.[14] Nos pacientes submetidos a transplante de órgãos sólidos que desenvolvem sintomas, iniciar terapia de indução (pirimetamina associada a sulfadiazina e ácido folínico) por no mínimo seis semanas, seguido de terapia crônica de supressão com uma dose reduzida por toda a vida nos pacientes cronicamente imunossuprimidos. O descalonamento para o SMZ/TMP pode ser considerado em casos selecionados.[13]

Tratamento da gestante

As gestantes suspeitas de toxoplasmose aguda devem ser tratadas com espiramicina no primeiro trimestre de gestação, pois a pirimetamina é potencialmente teratogênica. Após a 16ª semana de gestação, devem receber a associação sulfadiazina (SD), pirimetamina (P) e ácido folínico (AF) até o parto, para tratar possível infecção fetal. A gestante em uso desse esquema deve realizar hemograma antes de iniciar o tratamento e depois quinzenalmente durante o tempo de uso da pirimetamina. Se a gestante apresentar neutrófilos < 1500/mm³, interromper SD e P e manter apenas o ácido folínico. O hemograma deve ser repetido quinzenalmente e o tratamento deve ser reintroduzido quando neutrófilos > 1500/mm³. Durante o uso dessas drogas, recomenda-se a ingestão de bastante líquido (sulfadiazina está associada a cristalúria) e o uso constante de ácido folínico, que não pode ser substituído pelo ácido fólico.[1] Na indisponibilidade da P ou SD, uma alternativa seria o SMZ/TMP associado ou não a espiramicina.[1,23] Em caso de intolerância ao tratamento, pode-se considerar a associação da pirimetamina com a azitromicina.[24]

Não há consenso sobre a eficácia da espiramicina na redução da transmissão vertical. Alguns pesquisadores alegam que a transmissão vertical ocorreria antes que o diagnóstico materno fosse realizado e que a espiramicina não teria tempo hábil para interferir no processo.[1,18] Outros contra-argumentam que a espiramicina pode agir parcialmente diminuindo a frequência de transmissão vertical e a carga parasitária no feto, sem que a infecção fetal seja necessariamente evitada. Assim, a espiramicina iniciada precocemente após a infecção materna evitaria a transmissão em parte dos casos e reduziria a gravidade dos danos em outra parte, diminuindo o comprometimento grave e morte, embora possa apresentar menor efeito sobre a frequência da transmissão vertical.[1] Em revisões extensas, pesquisadores consideram que o tratamento da gestante com espiramicina, durante o pré-natal, pode reduzir o risco de transmissão vertical em mais de 50% dos casos, além de reduzir danos neurológicos e oculares para as crianças.[1,15,18] No entanto, a eficácia parece estar relacionada ao inicio do tratamento precoce, até quatro semanas após a infecção. O tratamento do feto infectado com SD, P e AF reduz o comprometimento fetal, principalmente neurológico, e as sequelas observadas ao nascimento e as de aparecimento tardio. Ensaio randomizado multicen-

Tabela 2 Tratamento da gestante com toxoplasmose aguda

Tratamento da gestante	Droga de escolha/dose	Tempo de uso	Cuidados/efeitos adversos
Infecção muito provável de ter ocorrido antes da 16ª semana de gestação; ou Mulher imunocomprometida que reativou toxoplasmose latente Considerar tratar a gestante se a infecção ocorreu nos três meses que antecederam a concepção.	Até 16 semanas – espiramicina* – 1 g (3 milhões de unidades) a cada 8 horas, via oral	Até o parto se ultrassom normal e PCR em líquido amniótico negativo Substituída por SD+P+AF até final da gestação se infecção fetal confirmada (PCR em LA positivo ou US alterado). Espiramicina não trata o feto infectado	Administrar com alimentos. Manifestações alérgicas; intolerância gastrointestinal
Infecção materna muito provável de ter ocorrido após a 16ª semana de gestação (soroconversão, títulos ascendentes dos anticorpos associado a baixa avidez de IgG) Infecção fetal muito provável (calcificações, dilatação dos ventrículos cerebrais, microcrania) ou confirmada (PCR positivo em LA)	Sulfadiazina – 50 mg/kg a cada 12 horas (dose habitual – 1,5 a 2 g/dose, máximo de 4 g/dia), via oral + Pirimetamina – 50 mg cada 12 horas por 2 dias, seguida de 50 mg em 1 a 2 doses diárias, via oral + Ácido folínico†, um comprimido de 15 mg (10 a 20 mg), diariamente, até uma semana após a interrupção do uso de pirimetamina	Até o parto se infecção materna muito provável, ou ultrassom anormal, ou PCR positivo em LA A substituição do esquema SD + P pela espiramicina pode ser realizada se PCR em LA negativo e ultrassom normal. Avaliar criteriosamente essa substituição nas infecções maternas do último trimestre considerando o valor preditivo negativo baixo do teste nessa situação	Realizar hemograma a cada 2 a 4 semanas‡ Ingerir bastante líquido Pirimetamina é teratogênica e contraindicada até 14 semanas de gestação Neutropenia é o efeito adverso mais comum, mas pode ocorrer anemia e trobocitopenia Sulfadiazina pode causar hemólise em pacientes com deficiência de G6PD Sulfadiazina pode causar farmacodermia, insuficiência renal e supressão de medula óssea

Sulfadiazina – comprimidos de 500 mg; pirimetamina – comprimidos de 25 mg; ácido folínico – comprimidos de 15 mg.
Espiramicina – comprimidos de 500 mg (1.500.000 U). Espiramicina não deve ser administrada nos casos de infecção fetal confirmada (PCR positivo em LA) ou soroconversão após a 18a semana de gestação, até que a infecção fetal seja excluída.
*Na impossibilidade do uso da espiramicina, a sulfadiazina isoladamente é uma alternativa possível.
†Ácido folínico não pode ser substituído pelo ácido fólico.
‡Fazer hemograma antes do início da medicação e repetir a cada 15-30 dias até o término do tratamento. Em caso de neutropenia, repetir o hemograma semanalmente até resolução do quadro.
PCR: reação em cadeia da polimerase; LA: líquido amniótico; US: ultrassom; G6PD: glucose-6-phosphate dehydrogenase.

trico que comparou uso de espiramicina *versus* a associação de sulfadiazina e pirimetamina para tratamento das gestantes após soroconversão mostrou menor chance de infecção congênita no grupo que utilizou a associação (SD+P+AF) e iniciou o tratamento até três semanas após a soroconversão, assim como menor chance de alterações graves da doença.[23]

Tratamento da criança com infecção congênita

Recém-nascidos e lactentes até um ano de idade com toxoplasmose congênita, independentemente da presença de manifestações clínicas, devem ser tratados com SD+P+AF desde o nascimento até completar um ano de tratamento. Estudos longitudinais indicam que o tratamento precoce e prolongado no primeiro ano de vida apresenta resultados mais favoráveis do que os reportados para lactentes não tratados.[1] Crianças com infecção subclínica, não tratadas no primeiro ano de vida, podem apresentar, ao longo do crescimento, atraso no desenvolvimento neuropsicomotor e déficit visual.[15]

A sulfadiazina, a pirimetamina e o ácido folínico estão disponíveis em comprimidos de 500, 25 e 15 mg, respectivamente, e, para uso pediátrico, essas drogas devem ser manipuladas em farmácias de manipulação na forma de papel medicamentoso ou suspensão. Na forma de papel medicamentoso, o comprimido é triturado, pesado na dose recomendada e acondicionado em cápsulas ou envelopes (sachês), com validade por até 6 meses se respeitadas as recomendações da farmácia de manipulação. A manipulação em suspensão deve ser realizada de acordo com as orientações de McLeod et al.[15]

O esquema mais recomendado para tratamento da toxoplasmose congênita é o uso diário de sulfadiazina durante 12 a 24 meses, sendo mais utilizado o esquema de 12 meses; uso diário da pirimetamina durante seis meses seguido de uso três vezes por semana por mais seis meses; e uso do ácido folínico três vezes por semana durante o período de uso da pirimetamina. Foi realizado estudo randomizado avaliando dois grupos terapêuticos divididos de acordo com a presença de manifestações clínicas leves/moderadas e graves: o primeiro usou pirimetamina em dose diária durante 2 meses seguido por 10 meses, 3 vezes/semana, e o segundo usou o medicamento diário durante 6 meses e os outros 6 meses em doses 3 vezes/semana. Essas crianças foram seguidas até os 15 anos de idade e não foi observada diferença nos resultados nos dois grupos.[15] Algumas regiões na Europa utilizam esquema de tratamento mais curto para crianças com toxoplasmose congênita assintomática, mas sem ensaios clínicos para avaliar eficácia. São necessários novos estudos para avaliar se os resultados obtidos com doses menores de pirimetamina ou tempo curto de medicação se aplicam a países com elevada prevalência da infecção e maior gravidade dos casos, como os da América do Sul. O ácido folínico deve ser continuado até uma semana após a interrupção da medicação por causa da meia-vida longa da pirimetamina e seus efeitos mielossupressores concomitantes.

Como as drogas são potencialmente mielossupressoras, durante o seu uso a criança deve realizar hemograma a cada 2 a 4 semanas. A medicação em geral é bem tolerada, mas cerca de 1/3 dos casos apresenta neutropenia reversível. Diante de contagem de neutrófilos < 1.000/mm^3, a dose de ácido fo-

Tabela 3 Tratamento da criança com toxoplasmose congênita no primeiro ano de vida

Tratamento da toxoplasmose congênita	Droga de escolha/dose	Tempo de uso	Cuidados/efeitos adversos
Criança suspeita por manifestações clínicas e/ou infecção aguda materna (soroconversão na gestação, PCR positivo em líquido amniótico ou US fetal alterado) Toxoplasmose congênita confirmada por PCR positivo em líquor, sangue ou urina; ou IgM/IgA positivas	Pirimetamina: 1 mg/kg/dia em dose única diária por via oral durante 6 meses*, seguido da mesma dose 3 vezes/semana durante mais 6 meses + Sulfadiazina: 100 mg/kg/dia dividido em duas doses pela via oral durante 1 ano + Ácido folínico‡: 10-15 mg em dose única pela via oral, 3 vezes/semana, administrada até 1 semana após interrupção da pirimetamina	Tratamento por 1 ano	Medicamentos não disponíveis em suspensão Hemograma semanal a mensal† Pesar a criança e ajustar a dose das drogas pelo menos mensalmente Ingerir bastante líquido Efeito adverso mais comum da pirimetamina é neutropenia reversível, mas podem ocorrer anemia e trombocitopenia Sulfadiazina pode causar hemólise em pacientes com deficiência de G6PD Sulfadiazina pode causar farmacodermia, insuficiência renal e supressão de medula óssea
Toxoplasmose congênita com evidência de inflamação em área nobre (retinocoroidite em atividade no polo posterior ou hiperproteinorraquia ≥ 1 g/dL)	Prednisona ou prednisolona: 1 mg/kg/dia em duas doses diárias, via oral	Variável, de acordo com evolução da inflamação	Quando o processo inflamatório evoluir para resolução, interromper o corticoide lentamente (de 2 a 4 semanas), sempre mantendo os antiparasitários

Sulfadiazina – comprimidos de 500 mg; pirimetamina – comprimidos de 25 mg; ácido folínico – comprimido de 15 mg; prednisona – comprimidos de 5 e 20 mg; prednisolona – solução de 1 mg/mL e 3 mg/mL; G6PD: glucose-6-phosphate dehydrogenase.

* McLeod et al. (2006) realizaram estudo em dois grupos aleatórios de crianças com toxoplasmose congênita utilizando a pirimetamina em esquema terapêutico por 2 meses e por 6 meses em dose diária, seguidos do uso da droga 3 vezes/semana até completar 12 meses de tratamento. Os autores não observaram diferença nos desfechos entre os dois grupos e propõem o uso da droga por menor tempo. Esse esquema não foi testado ainda na população brasileira.

† Fazer hemograma antes do início da medicação e repetir a cada 15 dias no primeiro mês de tratamento e, na ausência de alterações, continuar repetindo mensalmente até o término do tratamento. Em caso de neutropenia, repetir o hemograma semanalmente até resolução do quadro.

‡ Ácido folínico não pode ser substituído pelo ácido fólico.

línico deve ser alterada com aumento da frequência de uso (diariamente) e dose (até 25 mg por tomada), caso persista a alteração. Se neutrófilos ≤ 500/mm³, a SD e P devem ser interrompidas e o ácido folínico mantido até que o número de neutrófilos seja superior a 1.000/mm³, quando a medicação pode ser reiniciada. Nesse período de interrupção da medicação, repetir hemograma semanalmente.

Os recém-nascidos assintomáticos e com resultados duvidosos de sorologia pós-natal e materna no pré-natal devem ter o tratamento postergado até maior evidência do diagnóstico.

Nenhum outro esquema alternativo foi adequadamente estudado para o tratamento da toxoplasmose congênita.[22] Nos pacientes portadores de deficiência de glicose-6-fosfato desidrogenase (G6PD), e naqueles que desenvolvem farmacodermia, ou grave intolerância gastrointestinal, durante o tratamento da toxoplasmose congênita, as alternativas sugeridas, a critério médico, são a clindamicina ou azitromicina associada a pirimetamina e ácido folínico.[15, 25] No entanto, a apresentação da clindamicina em cápsulas dificulta a manipulação.

A presença de lesões ativas localizadas na retina central (mácula e/ou nervo óptico) ou hiperproteinorraquia (proteína no líquor ≥ 1 g/dL), indica o uso de prednisona ou prednisolona até redução do processo inflamatório, embora não haja, até o momento, estudos randomizados controlados que demonstrem melhor resultado do tratamento com seu uso. Recomenda-se iniciar a prednisona após início da medicação antiparasitária.

O uso de anticonvulsivantes para tratamento das convulsões decorrentes do comprometimento do sistema nervoso central (SNC) pelo *T. gondii* merece considerações. Publicação de pesquisadores experientes no tema relata a eficácia do anticonvulsivante levetiracetam para tratamento dessas crianças.[15] McLeod et al.[15] destacam sua superioridade para tratamento das convulsões nessas crianças em relação ao uso do fenobarbital (induz enzimas hepáticas que degradam a pirimetamina), fenitoína (desloca a sulfadiazina da ligação com albumina) e carbamazepina (mielotóxica), mas são necessários outros estudos que confirmem esses achados. Em alguns casos, o tratamento antiparasitário no período perinatal permite a redução do uso dos anticonvulsivantes. Embora na toxoplasmose congênita sejam desconhecidas a incidência e a extensão das sequelas neurológicas pós-natais, parece que a doença do SNC não é progressiva e não recorre nas crianças tratadas no primeiro ano de vida.[15]

Tratamento da toxoplasmose ocular

Na toxoplasmose adquirida com retinocoroidite e sinais inflamatórios, está indicado o tratamento clássico com SD, P e AF até a resolução do quadro, após as bordas das lesões se tornarem bem demarcadas e pigmentadas, geralmente 4 a 6 semanas. O pronto início da terapêutica está associado à resolução mais rápida da lesão. As gestantes apresentando retinocoroidite com sinais inflamatórios decorrentes de reativação de infecção crônica devem ser tratadas de acordo com o comprometimento ocular. Tudo indica que a transmissão vertical nesses casos é rara, mas a criança deve ser acompanhada até a exclusão da infecção. Indivíduos imunodeprimidos com retinocoroidite ativa (com inflamação) devem ser tratados com esquema clássico até resolução do quadro e a medicação deve ser mantida para evitar recidivas (profilaxia secundária) enquanto o paciente estiver com a imunidade comprometida.

As crianças com toxoplasmose congênita que evoluem com reativação da retinocoroidite, ou com novas lesões ativas, devem novamente receber o tratamento de primeira escolha que consiste na associação da SD, P e AF, por uma a duas semanas até resolução do processo inflamatório. A consulta com oftalmologista com experiência em retina é essencial para orientar a duração da terapia. O corticoide deve ser associado ao esquema terapêutico se as lesões ativas estiverem localizadas na mácula, ou em áreas próximas a visão central.

Em caso de hipersensibilidade à sulfa, pode-se utilizar a clindamicina ou a azitromicina associadas à pirimetamina e ao ácido folínico.[15] O SMZ/TMP pode ser usado na indisponibilidade do esquema clássico.[22] Como as medicações disponíveis no momento não atuam sobre os cistos do parasito presentes na retina, o risco de reativação não é completamente eliminado. A recorrência do processo inflamatório na retina ocorre independentemente do tratamento, mas na infecção congênita é mais frequente nos indivíduos não tratados.[1]

Nos casos de recorrência frequente das lesões inflamatórias na retina, principalmente quando ameaçam a visão central, pode-se utilizar a azitromicina[15] ou SMZ/TMP [26] para sua prevenção. Embora não existam ensaios clínicos realizados exclusivamente na população pediátrica, dois ensaios randomizados realizados no Brasil mostraram que a terapia supressiva com SMZ/TMP por 12 a 20 meses reduziu de forma significativa a incidência de recorrências.[22] As crianças incluídas no estudo realizado por Silveira et al. (2002) utilizaram uma dose de 0,375 mL/kg da suspensão de SMZ/TMP (200 + 40 mg/5 mL), a cada 3 dias.[26]

PROGNÓSTICO

A toxoplasmose adquirida em indivíduos imunocompetentes, incluindo gestantes, tem resolução espontânea sem complicações na maioria dos casos.

Nos imunocomprometidos a infecção pode levar a manifestações graves e óbito e o tratamento precoce melhora o prognóstico, assim como a manutenção da profilaxia durante o período de imunossupressão.

Na infecção congênita, embora geralmente as crianças nasçam assintomáticas, a maioria delas, se não tratada, desenvolve sequelas na infância ou vida adulta.[1] O tratamento antiparasitário precoce diminui o processo inflamatório, pode reduzir parcial ou completamente as calcificações cerebrais, reduz a incidência de reativações oculares, contribuindo para o desenvolvimento das crianças.[15,16]

O tratamento precoce das complicações, como a colocação oportuna da derivação ventriculoperitoneal para tratamento da hidrocefalia também melhora o prognóstico.[15] As sequelas incluem atraso no desenvolvimento neuropsicomotor, déficit visual e auditivo. O déficit auditivo é raro entre as crianças tratadas no primeiro ano de vida comparadas às não tratadas ou tratadas por tempo muito curto, mas esse benefício ainda é incerto. O déficit visual pode levar a baixa visão ou cegueira, com comprometimento da qualidade de vida das crianças e adultos.

A reativação da lesão retinocoroideana prévia ou aparecimento de lesões primárias tardiamente é mais comum nas crianças com infecção congênita não tratada (≅ 50%) do que nas tratadas (≅ 10%).[4] Em pacientes com a visão previamente normal, o prognóstico após episódios recorrentes de toxoplasmose ocular é muitas vezes favorável, pois a doença ativa é autolimitada. Entretanto, lesões grandes, próximas à fóvea, ou de longa duração, se associam a pior prognóstico visual.

PREVENÇÃO

A prevenção da toxoplasmose objetiva diminuir o risco de exposição ao parasito por meio de medidas educativas (prevenção primária), diagnosticar precocemente e tratar a infecção aguda na gestante ou reativação de infecção crônica nos grupos de risco (prevenção secundária), e tratar precocemente o indivíduo infectado para redução de danos (prevenção terciária).

A prevenção primária é medida eficaz, embora de difícil adesão, para os indivíduos suscetíveis (IgG negativo) e consiste em evitar as fontes conhecidas de infecção. Recomenda-se não ingerir carne crua ou malpassada; consumir água tratada; lavar as mãos após contato com carne crua, terra ou areia; lavar com água tratada as frutas e vegetais consumidos crus; se possuir gatos, alimentá-los com ração e não limpar as caixas de areia utilizadas pelos animais, ou fazê-lo com luvas. Contudo, cerca de 50% das mulheres infectadas pelo *T. gondii* na gestação não relatam exposição aos fatores de risco conhecidos, o que torna parcial a eficácia das medidas educativas.[1]

Para diagnóstico precoce da toxoplasmose adquirida pela gestante e feto é necessário a realização de exames laboratoriais. Na gestante, utiliza-se a triagem pré-natal iniciada nas primeiras semanas da gestação (IgM e IgG séricas), com repetição mensal, ou no mínimo trimestral, dos testes nas gestantes suscetíveis. Essa estratégia é recomendada principalmente nas regiões com elevada prevalência da infecção, pois naquelas com baixa prevalência os riscos podem superar os possíveis benefícios. Nos EUA, país com baixa prevalência, a triagem pré-natal é recomendada apenas para as infectadas pelo HIV. Entretanto, recentemente foi avaliado o custo/benefício da aplicação da triagem pré-natal universal nos EUA, e o resultado foi uma avaliação de custo favorável. A França realiza a triagem pré-natal nas gestantes desde os anos 1980, sendo observada redução significativa do número de casos de toxoplasmose congênita quando comparados os períodos antes e após 1992, quando o programa era, respectivamente, não obrigatório e com intervalos de coleta variável, e obrigatório e com retestagem mensal. No Brasil, onde a prevalência da infecção é elevada, assim como o comprometimento ocular e neurológico das crianças com toxoplasmose congênita, os resultados descritos indicam que a estratégia de triagem pré-natal pode ser adequada, embora isoladamente não seja suficiente. Há necessidade de programas educativos para a população e profissionais de saúde com o objetivo de orientar a correta abordagem da infecção e reduzir comportamentos de risco. Associado ao rastreamento pré-natal, as gestantes devem ser monitoradas e, caso infectadas, rapidamente tratadas. Também é importante a realização de estudos para compreensão da epidemiologia regional da toxoplasmose para melhor direcionamento das medidas de controle. Todas essas iniciativas podem reduzir a carga geral da toxoplasmose com redução dos casos da infecção congênita e dos casos graves em imunossuprimidos.[27]

A triagem neonatal universal,adotada em poucas regiões (Massachusetts e New Hampshire – EUA) como estratégia isolada de prevenção da toxoplasmose congênita, é considerada adequada em regiões de menor prevalência devido ao custo reduzido.[1] Recentemente, o Ministério da Saúde do Brasil aprovou o uso dessa estratégia no país (https://antigo.saude.gov.br/images/pdf/2019/dezembro/10/SEI-MS---4490962---Nota-Informativa.pdf), com fortes argumentos: 1) grande número de gestantes suscetíveis em um país de dimensão continental; 2) dificuldades operacionais ainda existentes nos programas pré-natais que levam à perda das oportunidades de tratamento da criança infectada; 3) dificuldade em diagnosticar as infecções maternas adquiridas no final da gravidez ("período cego") – período de alto risco de transmissão vertical, fenômeno observado quando a triagem pré-natal é realizada uma vez por trimestre; 4) frequência de diagnóstico tardio das crianças infectadas, muitas vezes com lesões oftalmológicas graves e em uma idade em que o tratamento medicamentoso já não oferece benefício; 5) irrefutáveis evidências da eficácia do tratamento iniciado precocemente nos recém-nascidos. Cumpre ressaltar que a triagem neonatal não se limita ao exame laboratorial, mas deve estar associada a um programa bem estruturado, para que não ocorram atrasos na confirmação diagnóstica e no início do tratamento. Assim, a triagem neonatal permitiria o diagnóstico dos casos infectados no final da gestação, além daqueles que tivessem perdido a oportunidade de serem identificados durante o pré-natal. A estratégia da triagem neonatal não exclui a busca por condições que permitam a triagem pré-natal, e, nesse momento, as duas estratégias podem atuar de forma complementar no Brasil.

O indivíduo infectado pelo vírus da imunodeficiencia humana (HIV) deve ser testado para avaliar exposição anterior ao parasito medindo a IgG anti-*Toxoplasma*.[11] Se for suscetível deve ser orientado a evitar as fontes de infecção e, se apresentar contagem de CD4 < 100 céls/μL, deve repetir sorologia para *T. gondii*. As crianças cronicamente infectadas devem receber a profilaxia primária se a contagem de linfócitos T CD4+ percentual for inferior a 15% (menores que seis anos) ou absoluta inferior a 100 células/mm^3 (crianças a partir de seis anos). Deve ser utilizada a associação SMZ+TMP em duas doses diárias (750 mg SMZ/m^2/dia), conforme recomendado para profilaxia da pneumocistose. Se o paciente não tolera a sulfa, recomenda-se a associação dapsona (2 mg/kg/dia, 1 dose diária), pirimetamina (1 mg/kg/dia, 1 dose diária) e ácido folínico (10 mg/dia, 3 vezes/semana), que também é eficaz para profilaxia do *Pneumocystis jiroveci.* Alternativa consiste no uso de atovaquona, com ou sem pirimetamina/ácido folínico. Considerando-se os conhecimentos atuais, a monoterapia com dapsona, pirimetamina, azitromicina ou claritromicina não é recomendada. O aerossol de pentamidina não protege contra o toxoplasma. Deve-se avaliar a interrupção da profilaxia primária após seis meses de terapia antirretroviral eficaz em controlar a replicação viral (duas avaliações) e reconstituição imunológica mantida por três meses – CD4 percentual ≥ 15% ou absoluto ≥ 200 células/mm^3, devendo ser considerado o valor percentual para as crianças entre um e cinco anos. A incidência e a mortalidade relacionada à encefalite pelo toxoplasma diminuíram significativamente desde a disponibilização da terapia antirretroviral altamente ativa (HAART) e do início dos esquemas profiláticos.

Os indivíduos receptores de transplante de órgão sólido, especialmente coração/pulmão, quando o receptor é soronegativo para toxoplasmose e o doador, soropositivo, e receptor de transplante de medula óssea positivo para IgG anti-*T. gondii*, também são candidatos à profilaxia para a parasitose. Esta deve ser mantida até o momento que o paciente interromper a terapia imunossupressora e tiver alcançado a reconstituição imune, por no mínimo 6 meses após o transplante.[14] Esse tempo deve ser prolongado em casos de doença do enxerto *versus* hospedeiro, neutropenia prolongada ou uso prolongado de corticosteroide.

Pacientes que apresentaram encefalite por *T. gondii* devem receber profilaxia secundária para evitar a recorrência, com a associação de sulfadiazina (75 mg/kg/dia, a cada 12 horas), pirimetamina (1 mg/kg/dia) e ácido folínico (10 mg/dia, 3 vezes/semana). No caso de intolerância à sulfa, recomenda-se utilizar pirimetamina e clindamicina (20-30 mg/kg/dia, 4 vezes/dia) e ácido folínico, mas somente a primeira associação previne, também, a pneumocistose. Observa-se baixo risco de reativação da infecção se o tratamento da encefalite for adequado, o paciente encontrar-se assintomático e os linfócitos T CD4+ > 200 células/mm^3, após tratamento eficaz com potentes antirretrovirais (HAART) por um período igual ou superior a 6 meses. Nessas circunstâncias, indica-se interrupção da profilaxia secundária. Para as crianças, utilizar os mesmos critérios aplicados para interrupção da profilaxia primária.

DESAFIOS

Avanços são esperados no estudo da eficácia terapêutica dos medicamentos disponíveis[1], além dos estudos sobre novos medicamentos mais eficazes contra os bradizoítos encistados, embora ainda sem perspectivas para uso clínico em curto prazo.

Nas regiões com elevada prevalência da toxoplasmose, o desafio é a prevenção da infecção congênita. Os bons resultados na redução da incidência e danos da toxoplasmose congênita obtidos em países que associam medidas educativas à triagem pré-natal mandatória e tratamento precoce do feto/criança infectada têm motivado as discussões para implantação da triagem pré-natal universal nessas regiões. Avaliações de custo/benefício têm sido favoráveis a essa estratégia, mesmo em países com baixa prevalência.

Avanços nos estudos do parasito e sua interação com o hospedeiro, assim como a produção de uma vacina eficaz, contribuirão para melhorar a abordagem da toxoplasmose.

Estudos interessantes, embora ainda sem uma relação causal estabelecida, associam a toxoplasmose congênita com doenças neurocomportamentais, um desafio para o futuro próximo.

REFERÊNCIAS BIBLIOGRÁFICAS

1. Peyron F, Wallon M, Kieffer F, Garweg J. Toxoplasmosis. In: Wilson CB, Nizet V, Maldonado YA, Remington JS, Klein JO, editors. Remington and Klein's Infectious Diseases of the Fetus and Newborn Infant. 8.ed. Philadelphia: Elsevier Saunders; 2015. p.949-1042.
2. Dubey JP, Lago EG, Gennari SM, Su C, Jones JL. Toxoplasmosis in humans and animals in Brazil: high prevalence, high burden of disease, and epidemiology. Parasitology. 2012;139:1375-424.
3. Carneiro ACAV, Andrade GM, Costa JGL, Pinheiro BV, Vasconcelos-Santos DV, Ferreira AM, et al. Genetic Characterization of Toxoplasma gondii Revealed Highly Diverse Genotypes for Isolates from Newborns with Congenital Toxoplasmosis in Southeastern Brazil. J Clin Microbiol. 2013;51(3):901-7.
4. Souza W, Belfort Jr. R. Toxoplasmose e Toxoplasma gondii. Rio de Janeiro: Editora Fiocruz, 2014.
5. Araújo TE, Santos LI, Gomes AO, Carneiro ACAV, Machado AS, Coelho-dos-Reis JG, et al and the UFMG Congenital Toxoplasmosis Brazilian Group UFMG-CTBG, beside the authors. Putative biomarkers for early diagnosis and prognosis of congenital ocular toxoplasmosis. Sci Rep. 2020;10(1):16757.
6. Moura LD, Bahia-Oliveira LMG, Wada MY, Jones JL, Tuboi SH, Carmo EH, et al. Waterborne Toxoplasmosis, Brazil, from Field to Gene. Emerging Infectious Diseases. 2006;12(2):326-9.
7. Carellos EVM, Andrade GMQ, Vasconcelos-Santos DV, Januario JN, Romanelli RMC, Abreu MNS, et al. Adverse Socioeconomic Conditions and Oocyst-Related Factors Are Associated with Congenital Toxoplasmosis in a Population-Based Study in Minas Gerais, Brazil. PLoS ONE 2014;9(2):e88588.
8. Balbino LS, Bernardes JC, Ladeia WA, Martins FDC, Nino BSL, Mitsuka-Breganó R, et al. Epidemiological study of toxoplasmosis outbreaks in Brazil. Transbound Emerg Dis. 2021;1-8.
9. Andrade GMQ, Vasconcelos-Santos DV, Carellos EVM, Romanelli RMC, Vitor RWA, Carneiro ACAV, et al. Congenital toxoplasmosis from a chronically infected woman with reactivation of retinochoroiditis during pregnancy – an underestimated event? J Pediatr (Rio J). 2010;86(1):85-8.
10. Dunn D, Wallon M, Peyron F, Petersen E, Peckham C, Gilbert R. Mother-to-child transmission of toxoplasmosis: risk estimates for clinical counselling. Lancet. 1999;353:1829-33.
11. Panel on Opportunistic Infections in HIV-Exposed and HIV-Infected Children. Guidelines for the Prevention and Treatment of Opportunistic Infections in HIV-Exposed and HIV-Infected Children. Department of Health and Human Services. Disponível em: http://aidsinfo.nih.gov/

contentfiles/lvguidelines/oi_guidelines_pediatrics.pdf; Downloaded on 6/29/2020.

12. Dard C, Marty P, Brenier-Pinchart M-P, Garnaud C, Fricker-Hidalgo H, Pelloux H, et al. Management of toxoplasmosis in transplant recipients: an update. Expert Rev Anti Infect Ther. 2018 Jun;16(6):447-60.
13. La Hoz RM, Morris MI, on behalf of the Infectious Diseases Community of Practice of the American Society of Transplantation. Tissue and blood protozoa including toxoplasmosis, Chagas disease, leishmaniasis, Babesia, Acanthamoeba, Balamuthia, and Naegleria in solid organ transplant recipients — Guidelines from the American Society of Transplantation Infectious Diseases Community of Practice. Clinical Transplantation. 2019;33:e13546.
14. Schwenk HT, Khan A, Kohlman K, Bertaina A, Cho S, Montoya JG, et al. Toxoplasmosis in Pediatric Hematopoietic Stem Cell Transplantation Patients. Transplantation and Cellular Therapy. 2021;27:292-300.
15. McLeod R, Lykins J, Swisher CN, Withers S, Noble AG, Heydemann PT, et al. Management of Congenital Toxoplasmosis. Curr Pediatr Rep. 2014;2:166-94.
16. Vasconcelos-Santos DV, Azevedo DOM, Campos WR, Oréfice F, Queiroz-Andrade GM, Carellos ÉVM, et al. Congenital Toxoplasmosis in Southeastern Brazil: Results of Early Ophthalmologic Examination of a Large Cohort of Neonates. Ophthalmology. 2009;116:2199-205.
17. Gilbert RE, Freeman K, Lago EG, Bahia-Oliveira LMG, Tan HK, Wallon M, et al. Ocular Sequelae of Congenital Toxoplasmosis in Brazil Compared with Europe. PLoS Negl Trop Dis. 2008;2(8):e277-84.
18. SYROCOT. Effectiveness of prenatal treatment for congenital toxoplasmosis: a meta-analysis of individual patients' data. SYROCOT (Systematic Review on Congenital Toxoplasmosis) study group. Lancet. 2007;369:115-22.
19. Sterkers Y, Pratlong F, Albaba S, Loubersac J, Picot M-C, Pretet V, et al. Novel Interpretation of Molecular Diagnosis of Congenital Toxoplasmosis According to Gestational Age at the Time of Maternal Infection. Journal of Clinical Microbiology. 2012;50(12):3944-51.
20. Belaz S, Gangneux J-P, Dupretz P, Guiguen C, Robert-Gangneux F. A 10-Year Retrospective Comparison of Two Target Sequences, REP-529 and B1, for Toxoplasma gondii Detection by Quantitative PCR. J Clin Microbiol. 2015;53(4):1294-300.
21. Olariu TR, Remington JS, McLeod R, Alam A, Montoya JG. Severe Congenital Toxoplasmosis in the United States Clinical and Serologic Findings in Untreated Infants. Pediatr Infect Dis J. 2011;30(12):1056-61.
22. American Academy of Pediatrics. Toxoplasma gondii Infections (Toxoplasmosis). In: Kimberlin DW, Barnett ED, Lynfield R, Sawyer MH, eds. Red Book: 2021 Report of the Committee on Infectious Diseases. Itasca, IL: American Academy of Pediatrics; 2021. p.767-75.
23. Mandelbrot L. Congenital toxoplasmosis: What is the evidence for chemoprophylaxis to prevent fetal infection? Prenatal Diagnosis. 2020;40(13):1693-702.
24. Peyron F, L'Ollivier C, Mandelbrot L, Wallon M, Piarroux R, Kieffer F, et al. Maternal and Congenital Toxoplasmosis: Diagnosis and Treatment Recommendations of a French MultidisciplinaryWorking Group. Pathogens. 2019; 8, 24.
25. Cortés JA, Gómez JE, Silva PI, Arévalo L, Rodríguez IA, Alvarez MI, et al. Integral Care Guidelines for the prevention, early detection and treatment of pregnancy, partum and puerperium complications: Section on toxoplasmosis in pregnancy. Infectio. 2012;16(4):230-46.
26. Silveira C, Jr. RB, Muccioli C, Holland GN, Victora CG, Horta BL, et al. The Effect of Long-term Intermittent Trimethoprim/Sulfamethoxazole Treatment on Recurrences of Toxoplasmic Retinochoroiditis. Am J Ophthalmol 2002;134:41-6.
27. Bissati KE, Levigne P, Lykins J, Adlaoui EB, Barkat A, Berraho A, et al. Global initiative for congenital toxoplasmosis: an observational and international comparative clinical analysis. Emerging Microbes & Infections. 2018;7:1-14.

CAPÍTULO 22

TUBERCULOSE

Andrea Maciel de Oliveira Rossoni
Clemax Couto Sant'Anna

AO FINAL DA LEITURA DESTE CAPÍTULO, O PEDIATRA DEVE ESTAR APTO A:

- Reconhecer a tuberculose na infância como um diagnóstico importante e que deve ser lembrado.
- Identificar os principais sinais e sintomas para suspeição diagnóstica.
- Saber como conduzir uma criança com suspeita de tuberculose ou com história de contato com bacilífero.
- Saber tratar e acompanhar uma criança doente ou com infeção latente por tuberculose.

INTRODUÇÃO

A tuberculose (TB) é uma doença causada pelas bactérias do complexo *Mycobacterium tuberculosis*. Pode ocorrer em diversos sítios do organismo, sendo os mais comuns na infância: os pulmões, seguido dos gânglios periféricos e das meninges. Historicamente a doença na infância é negligenciada, porém recentemente tem recebido atenção crescente dos pesquisadores, médicos e gestores. Consequentemente, as ferramentas de diagnóstico e tratamento para TB em crianças começaram a melhorar significativamente.

EPIDEMIOLOGIA

A Organização Mundial da Saúde considera 48 países como prioritários em relação à TB. Estes contêm 84% dos casos de TB no mundo e são divididos em três listas de prioridades: carga bacilar, coinfecção TB-HIV e multirresistência. O Brasil participa das duas primeiras. A referente à carga bacilar, estando em 20 lugar, e a da coinfecção TB-HIV, estando em 19º lugar.[1]

Em 2019, o Brasil notificou 76.417 casos novos da doença com 3.180 mortes, representando a 4ª causa de mortes por doenças infecciosas e 1ª dentre as doenças infecciosas em pessoas com HIV/Aids no país. A Tabela 1 mostra os vários percentuais de notificação de todos os casos de TB em crianças e adolescentes nos diversos estados do Brasil no ano de 2019. Nesse período a taxa de coinfecção TB-HIV foi de 10%, sendo de 0 a 9 anos de 3,8% e de 10 a 19 anos de 2,5%. A Figura 1 demonstra as formas de TB que ocorreram no mesmo ano, nas faixas etárias pediátricas.[2]

QUADRO CLÍNICO

Como a TB pode afetar praticamente todos os órgãos, os sintomas variam de acordo com o sítio da doença. Neste capítulo serão descritos os sintomas da TB pulmonar (TBP), por ser a mais frequente.

Em geral, os sinais e sintomas da TBP nas crianças são inespecíficos e se confundem com infecções subagudas ou crônicas próprias da infância, o que dificulta a suspeição diagnóstica. Frequentemente, crianças entre 5 e 10 anos apresentam quadros assintomáticos ou com poucos sintomas, enquanto as crianças de faixa etária menor apresentam sobretudo sintomas respiratórios. Nos adolescentes, a apresentação clínica é similar à da TBP no adulto.[3]

Para investigação da TBP, o pediatra deve pesquisar a presença dos sintomas característicos: febre, redução do apetite, perda de peso, e tosse.

A tosse é caracterizada por ser persistente, com mais de duas semanas de duração e com piora progressiva. Diferentemente de outras etiologias de tosse crônica nessa fase de vida, que podem ter longa duração, mas apresentam melhora gradativa do padrão ou são intercaladas com períodos de melhora, conforme ilustrado na Figura 2. As crianças geralmente não apresentam outros sintomas respiratórios. A ausculta pulmonar pode ser normal ou apresentar ruídos adventícios diversos. É mandatório considerar a possibilidade diagnóstica de TBP na criança com pneumonia (com ou sem sibilância) que não melhora com tratamento habitual, com antibioticoterapia e broncodilatadores.[3]

Tabela 1 Casos confirmados de tuberculose notificados no Sistema de Informação de Agravos de Notificação, por faixa etária e Unidade Federada de residência – Brasil, 2019

UF de residência	Menor 1 ano		1 a 4 anos		5 a 9 anos		10 a 14 anos		15 a 19 anos		Todas as faixas etárias	
	n	%	n	%	n	%	n	%	n	%	n	%
Acre	2	0,35	2	0,35	2	0,35	4	0,71	38	6,74	564	0,63
Alagoas	13	1,06	16	1,31	9	0,73	21	1,71	73	5,96	1.225	1,36
Amapá	0	0,00	2	0,61	2	0,61	3	0,92	34	10,43	326	0,36
Amazonas	18	0,49	63	1,71	59	1,60	86	2,34	285	7,74	3.680	4,09
Bahia	30	0,58	25	0,48	29	0,56	52	1,01	281	5,44	5.162	5,74
Ceará	27	0,64	18	0,43	35	0,83	65	1,54	222	5,27	4.212	4,68
Distrito Federal	0	0,00	4	1,01	1	0,25	1	0,25	15	3,79	396	0,44
Espírito Santo	10	0,73	8	0,59	5	0,37	15	1,10	75	5,51	1.361	1,51
Goiás	5	0,44	4	0,35	2	0,18	12	1,05	38	3,34	1.139	1,27
Maranhão	14	0,57	7	0,28	15	0,61	32	1,30	167	6,78	2.464	0,07
Mato Grosso	22	1,58	26	1,87	11	0,79	21	1,51	50	3,59	1.393	2,74
Mato Grosso do Sul	8	0,60	7	0,52	9	0,67	10	0,75	49	3,66	1.338	1,55
Minas Gerais	20	0,50	32	0,80	21	0,53	41	1,03	179	4,48	3.993	1,49
Pará	32	0,61	37	0,71	49	0,94	84	1,60	346	6,60	5.240	4,44
Paraíba	4	0,29	15	1,09	17	1,24	18	1,31	67	4,89	1.371	5,82
Paraná	17	0,68	18	0,72	21	0,84	22	0,88	131	5,22	2.510	1,52
Pernambuco	45	0,78	45	0,78	65	1,12	74	1,28	273	4,71	5.793	2,79
Piauí	4	0,54	3	0,41	7	0,95	9	1,23	26	3,54	734	6,44
Rio de Janeiro	92	0,64	102	0,71	95	0,66	149	1,04	979	6,83	14.336	0,82
Rio Grande do Norte	16	1,20	6	0,45	9	0,68	15	1,13	67	5,05	1.328	15,94
Rio Grande do Sul	34	0,52	25	0,39	43	0,66	76	1,17	351	5,42	6.478	1,48
Rondônia	6	0,87	2	0,29	3	0,43	3	0,43	31	4,47	693	7,20
Roraima	3	0,96	4	1,28	5	1,60	6	1,92	24	7,67	313	0,77
Santa Catarina	14	0,65	7	0,32	8	0,37	14	0,65	130	6,00	2.167	0,35
São Paulo	63	0,31	185	0,90	113	0,55	197	0,96	1.098	5,36	20.486	2,41
Sergipe	2	0,20	2	0,20	5	0,51	6	0,61	63	6,44	979	22,77
Tocantins	2	0,93	5	2,31	4	1,85	4	1,85	14	6,48	216	1,09
Ignorado/exterior	1	1,54	1	1,54	0	0,00	4	6,15	7	10,77	65	0,24
Total	504	0,56	671	0,75	644	0,72	1.044	1,16	5.113	5,68	89.962	100,00

Fonte: Sinan Net.[2]

A febre, quando presente, é persistente, geralmente acima de 38°C, e costuma ocorrer no fim da tarde. Além da perda de peso, pode-se observar retificação das curvas de peso e estatura. Outros sinais e sintomas gerais, como anorexia, adinamia, sudorese noturna, hepatoesplenomegalia e linfonodomegalia, podem estar presentes e ajudam na suspeição diagnóstica. Sinais autolimitados de hiperreatividade do sistema imunológico, como conjuntivite flictenular e eritema nodoso, são sugestivos de primoinfecção tuberculosa e também podem estar presentes.[4]

Normalmente, a frequência dos sinais e/ou sintomas é baixa, mas, quando estão presentes, ocorrem de uma forma persistente e não remitente, devendo ser valorizados.[3] Vale ressaltar que, em crianças infectadas pelo HIV, os sinais e sintomas podem não ser clássicos, o que pode retardar ainda mais o diagnóstico.

DIAGNÓSTICO

Não existe um método de fácil aplicação e acurado para diagnóstico de TBP na infância, principalmente pelo fato de as crianças não saberem expectorar e por apresentarem baixa quantidade de bacilos no escarro (doença paucibacilar). Assim, há grande dificuldade na comprovação da

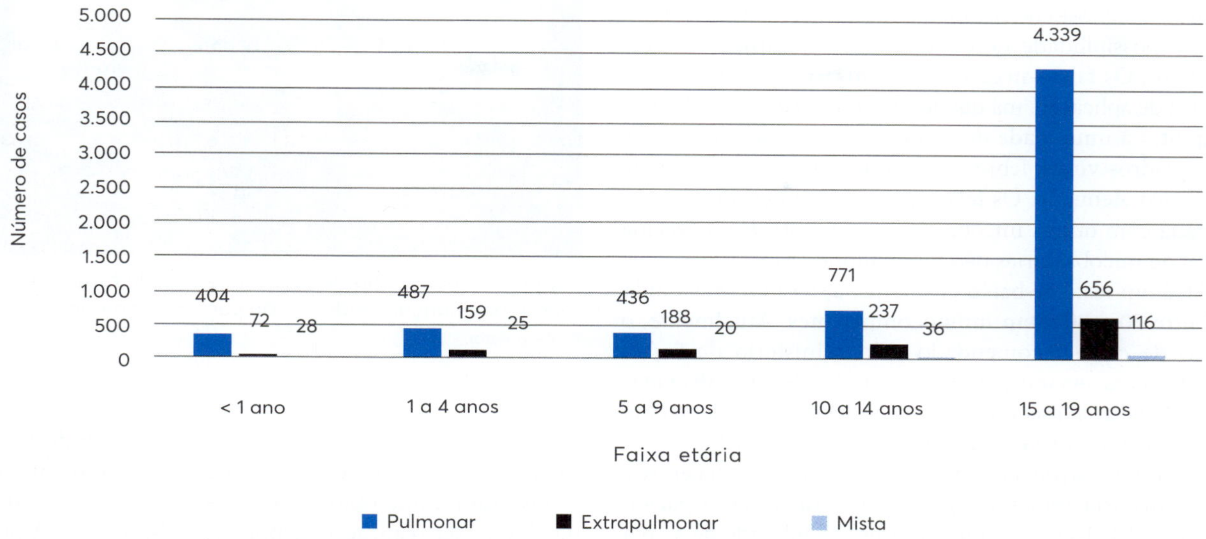

Figura 1 Gráfico dos casos confirmados de tuberculose notificados no Sistema de Informação de Agravos de Notificação, por faixa etária e forma de apresentação – Brasil, 2019.

Fonte: Sinan Net.[2]

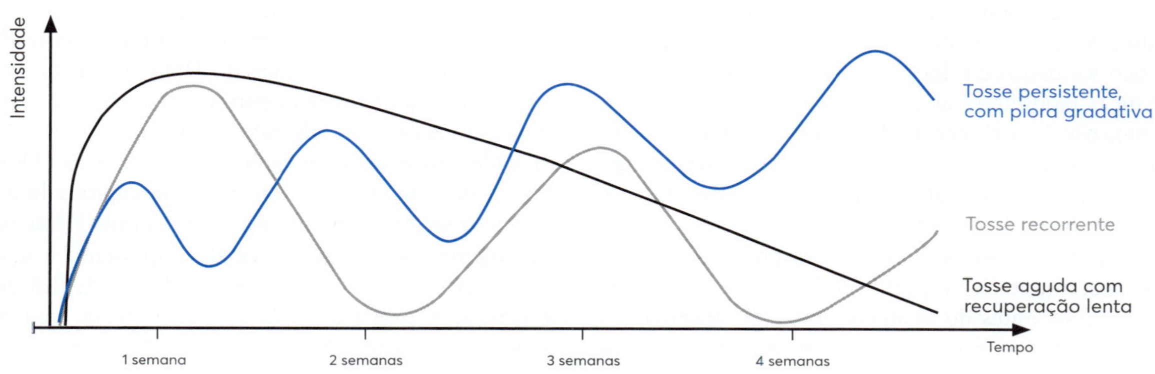

Figura 2 Tipos de tosse na criança.

Fonte: Adaptada de Marais et al.[4]

doença com os métodos bacteriológicos. Na maioria das vezes, o diagnóstico da TBP em crianças é baseado em uma combinação de critérios clínicos e epidemiológicos, associados à prova tuberculínica (PT) e à radiografia de tórax. Não existe padrão-ouro para comprovação desse diagnóstico ou algoritmo clínico para diagnóstico universalmente preconizado.[3,5]

História de contato (critério epidemiológico)

Como mais de 90% dos casos de TB na criança ocorrem dentro dos primeiros anos após a primoinfecção,[4] é mandatória a procura do caso-fonte que infectou a criança. Da mesma forma, toda vez que se descobre um adulto com tuberculose, deve-se investigar, dentre os contatos, a presença de crianças doentes e/ou infectadas.[6]

Exames complementares: PT, radiografia de tórax e microbiologia

A PT é um teste *in vivo*, no qual se mede a enduração formada na pele intradermorreação, em resposta à injeção de uma tuberculina, como o PPD-Rt 23 (derivado proteico purificado – *renset tuberculin 23*), adotado no Brasil. Essa reação pode ocorrer em indivíduos infectados pelo *M. tuberculosis*, sem necessariamente indicar doença. Esse teste é válido para o diagnóstico de TB quando associado a outros critérios diagnósticos. A dificuldade na sua interpretação se deve à possibilidade de ocorrer falsos-negativos e falsos-positivos. Os falsos-negativos podem ocorrer por erros na técnica de aplicação, má qualidade do PPD-Rt 23 ou fatores referentes à imunidade do indivíduo, como imunossupressão, quadros virais, febre e aplicação prévia de vacinas de vírus vivo atenuado. Os falsos-positivos se devem à reação cruzada com outras micobactérias, como *M. bovis* (vacina BCG) ou micobactérias não tuberculosas (MNTB).[7]

PT é um teste de baixo custo, que apresenta sensibilidade entre 70 e 80% em imunocompetentes. Atualmente, o ponto de corte recomendado pelo Ministério da Saúde para PT para separar pessoas infectadas de não infectadas pelo *M. tuberculosis* é de 5 mm, independente de vacinação prévia com BCG, idade ou imunossupressão.[8]

Rossoni mostrou, em um estudo, a concordância entre a PT e a história epidemiológica de TB em 78% dos pacientes com TBP. Dessa forma, na indisponibilidade de se realizar a PT, pode-se considerar a história de contato como bom indicador de infecção latente por tuberculose (ILTB).[9]

Atualmente, está disponível o teste de ensaio de liberação de interferon-gama (*interferon gamma release assay ou IGRA*). Trata-se de um teste diagnóstico realizado *in vitro* que avalia também a presença de ILTB, sendo mais específico que a PT. Contudo, além dos IGRA serem exames de alto custo, necessitam de técnica de realização adequada, com laboratório capacitado para evitar erros de resultados, são pouco validados em locais de alta incidência de TB e em crianças (sobretudo as menores de dois anos). Até o momento, não há evidências de superioridade desse exame em relação à PT. O IGRA e a PT devem ser exames complementares, mas, na ausência da PT, o IGRA pode ser utilizado e valorizado quando positivo.[3,5]

A radiografia de tórax deve ser sempre realizada em posição posteroanterior e perfil. Pode demonstrar alterações estruturais antes do aparecimento dos sintomas clínicos, apesar da sua normalidade não excluir o diagnóstico, principalmente em crianças imunossuprimidas. É útil também no seguimento terapêutico e na avaliação de complicações. Entretanto, a interpretação dos seus achados depende da habilidade do examinador. A imagem mais típica é a doença do complexo primário: condensação, similar a quadros de pneumonias causadas por bactérias comuns; em geral, associada a linfonodomegalias hilares ou subcarinais (Figura 3). Pode ainda haver compressão da via aérea ou redução do lobo médio (síndrome do lobo médio); a escavação é um achado pouco comum. Na TB miliar, é característico o infiltrado micronodular difuso. Nos adolescentes, os achados são mais parecidos com a TB pós-primária dos adultos, podendo apresentar lesões mais nos terços superiores, escavadas e associadas ou não a derrame pleural.[2,4]

A tomografia computadorizada (TC) de tórax, apesar de mais sensível, deve ser reservada para diagnósticos diferenciais ou casos complicados, em razão da grande exposição à radiação e ao seu alto custo.[4] Não existe indicação rotineira de realização de TC em pacientes assintomáticos.

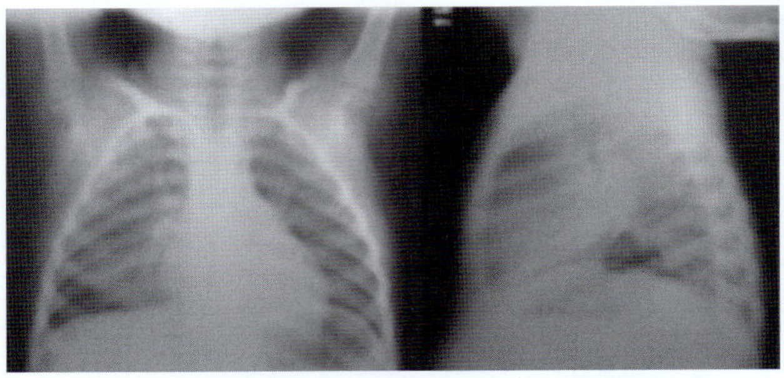

Figura 3 Radiografia de tórax sugestiva de tuberculose pulmonar na criança: condensação com adenomegalia hilar.
Fonte: o Autor.

Os exames microbiológicos, apesar da baixa positividade, devem ser realizados sempre que disponíveis. A probabilidade de se alcançar uma confirmação bacteriológica depende da extensão da doença, do tipo de espécime coletado e da idade do paciente. Além da baciloscopia, a cultura e/ou testes moleculares devem ser solicitados sempre que disponíveis e aplicáveis.

Há alguns anos o método que vem ganhando destaque, pelo aumento na detecção dos casos, é o teste GeneXpert-MTB/RIF, que é uma reação em cadeia de polimerase em tempo real (PCR-RT). É um método automatizado que, além de detectar a presença do DNA do *M. tuberculosis*, serve como bom rastreamento para resistência à rifampicina, com resultados laboratoriais em até 2 horas. No Brasil, é denominado teste rápido molecular-TB (TRM-TB). Esse teste está disponível em várias capitais brasileiras, podendo ser realizado em vários espécimes clínicos (principalmente escarro, líquor cefalorraquidiano e materiais provenientes de biópsia). É particularmente útil em adolescentes. A partir de 2019 o TRM-TB foi atualizado e passou a ser realizado com o Xpert Ultra, método mais sensível que o Xpert anteriormente empregado e, portanto, com boas perspectivas para o diagnóstico de TBP na infância.[10]

Segundo a OMS, os testes rápidos para diagnóstico, como o GeneXpert-MTB/RIF e mais recentemente o Xpert Ultra, podem ser considerados testes iniciais para crianças e adultos com sinais e sintomas sugestivos de TB pulmonar e extrapulmonar (TB ganglionar, meningoencefalite, outros líquidos serosos e urina). Os testes LPA (ou fita Hein) de primeira linha têm a vantagem de identificar a resistência a rifampicina e também à isoniazida. Estão indicados exclusivamente em pacientes com escarro positivo. O teste denominado *Lateral flow urine lipoarabinomann assay* ou LAM tem indicação em pacientes infectados pelo HIV, com suspeita de TB, independente de sinais e sintomas característicos da doença.[11]

Ainda há número reduzido de estudos com os métodos rápidos descritos em crianças. No Brasil, até o presente,

dispõe-se na rede pública do Xpert Ultra (TRM-TB), cujo rendimento mais evidente é em adolescentes (a partir dos 10 anos). O resultado negativo dos testes rápidos citados não afasta o diagnóstico de TBP em crianças. Esse diagnóstico é feito, na maioria das vezes, por dados clínicos, radiológicos e epidemiológicos.

Escore recomendado pelo Ministério da Saúde

O sistema de pontuação (escore) para diagnóstico de TBP em crianças e adolescentes (negativos à baciloscopia ou ao teste molecular) preconizado pelo Ministério da Saúde foi atualizado em 2019 (Quadro 1). Segundo a revisão sistemática realizada por Pearce et al. sobre os diversos escores disponíveis no mundo foi o que mais apresentou estudos de validação com consistentes sensibilidade e especificidade.[12] A atualização do sistema de pontuação, realizada em 2019, mostrou boa correlação com a versão anterior de 2011.[13]

A avaliação das crianças com suspeita de TB deve sempre ser realizada por pediatras treinados ou especialistas, pela dificuldade na valorização das queixas clínicas e interpretação dos exames. Por muitas vezes, implica em reavaliações da criança, repetição dos exames e/ou terapêuticas empíricas para germes comuns. Assim, a suspeita clínica da doença pode desaparecer ou, ao contrário, tornar-se mais plausível. No estudo de Rossoni, em centro de referência, apenas 30% das crianças encaminhadas como sintomáticas, após avaliação inicial, permaneciam com sintomas suspeitos de TB.[9]

TRATAMENTO

O tratamento da TB deve ser feito de acordo com as normas do Ministério da Saúde, atualmente utilizando-se comprimidos dispersíveis combinados, conforme o Tabela 2, para os menores de 25 kg. Para crianças menores de 10 anos com peso igual ou superior a 25 kg, mantém-se a recomendação das doses individualizadas dos medicamentos (Tabela 3), de acordo com o laboratório produtor e as recomendações da OMS, por falta de estudos realizados com os comprimidos dispersíveis para esse grupo. Crianças maiores de 10 anos podem utilizar as formulações e esquemas para adultos. Todos os esquemas devem ser de 6 meses, com exceção da TB meníngea, que deve ser de 12 meses. A TB osteoarticular também pode ser tratada por 12 meses, a critério clínico, de acordo com a evolução clínica. Nesses casos a fase de manutenção se prolonga de 4 para 10 meses.[14]

Crianças em uso de isoniazida, infectadas pelo HIV, desnutridas, lactentes em amamentação exclusiva, adolescentes grávidas ou amamentando deverão receber suplementação de piridoxina – vitamina B6 (1 a 2 mg/kg/dia com variação de 5 a 50 mg/dia). No caso dos lactentes quando a mãe estiver tomando, mesmo que ele não esteja, pode ser feito para ele também.[8]

Alguns pacientes necessitarão de esquemas individualizados (como contatos de pacientes com TB drogarresistente ou quando apresentarem eventos adversos). Nesses casos, devem ser orientados pelos serviços de re-

Quadro 1 Diagnóstico da tuberculose pulmonar em crianças e adolescentes com baciloscopia negativa ou TRM-TB não detectado

Quadro clínico-radiológico		Contato com tuberculose	Prova tuberculínica	Estado nutricional
Febre ou sintomas como tosse, adinamia, expectoração, emagrecimento, sudorese por 2 semanas ou mais	Adenomegalia hilar ou padrão miliar e/ou Condensação ou infiltrado (com ou sem escavação) inalterado por 2 semanas ou mais e/ou Condensação ou infiltrado (com ou sem escavação) por 2 semanas ou mais, evoluindo com piora ou sem melhora com antibióticos para germes comuns	Próximo, nos últimos 2 anos	PT ≥ 10 mm	Desnutrição grave
15 pontos	15 pontos	10 pontos	10 pontos	
Assintomático ou com sintomas há menos de 2 semanas	Condensação ou infiltrado de qualquer tipo por menos de 2 semanas	Ocasional ou negativo	PT entre 5-9 mm	
0 ponto	5 pontos		5 pontos	
Infecção respiratória com melhora após uso de antibióticos para germes comuns ou sem antibióticos	Radiografia normal		PT < 5 mm	
- 10 pontos	- 5 pontos	0 ponto	0 ponto	5 pontos

Interpretação
≥ 40 pontos (diagnóstico muito provável) - recomenda-se iniciar o tratamento da tuberculose.
30 a 35 pontos (diagnóstico possível) - indicativo de tuberculose; orienta-se iniciar o tratamento a critério médico.
< 25 pontos (diagnóstico pouco provável) - deve-se prosseguir com a investigação na criança. Deverá ser feito diagnóstico diferencial com outras doenças pulmonares e podem ser empregados métodos complementares de diagnóstico, como baciloscopias e cultura de escarro induzido ou de lavado gástrico, broncoscopia, histopatológico de punções e outros exames de métodos rápidos.

Fonte: Ministério da Saúde, Brasil.[8]

Tabela 2 Esquema básico para o tratamento da TB pulmonar em crianças menores de 10 anos de idade e com peso inferior a 25 kg

Esquema	Faixa de peso	Dose por dia	Duração do tratamento
Rifampicina + Isoniazida + Pirazinamida (75/50/150 mg)	4 a 7 kg	1 comprimido	2 meses (fase intensiva)
	8 a 11 kg	2 comprimidos	
	12 a 15 kg	3 comprimidos	
	14 a 24 kg	4 comprimidos	
Rifampicina + Isoniazida (75/50 mg)	4 a 7 kg	1 comprimido	4 meses (fase de manutenção)
	8 a 11 kg	2 comprimidos	
	12 a 15 kg	3 comprimidos	
	14 a 24 kg	4 comprimidos	

Fonte: Ministério da Saúde, Brasil, 2020.[14]

Tabela 3 Esquema básico para o tratamento da TB pulmonar em crianças menores de 10 anos de idade com peso igual ou superior a 25 kg

<table>
<tr><th rowspan="2">Fármaco</th><th colspan="5">Peso do paciente</th><th rowspan="2">Duração do tratamento</th></tr>
<tr><th>25 a 30 kg</th><th>31 a 35 kg</th><th>36 a 40 kg</th><th>40 a 45 kg</th><th>≥ 45 kg</th></tr>
<tr><td>Rifampicina</td><td>450 mg/dia</td><td>500 mg/dia</td><td colspan="3">600 mg/dia</td><td rowspan="3">2 meses (fase intensiva)</td></tr>
<tr><td>Isoniazida</td><td colspan="5">300 mg/dia</td></tr>
<tr><td>Pirazinamida</td><td colspan="2">900 a 1.000 mg/dia</td><td colspan="2">1.500 mg/dia</td><td>2.000 mg/dia</td></tr>
<tr><td>Rifampicina</td><td>450 mg/dia</td><td>500 mg/dia</td><td>600 mg/dia</td><td>450 mg/dia</td><td>500 mg/dia</td><td rowspan="2">4 meses (fase de manutenção)</td></tr>
<tr><td>Isoniazida</td><td colspan="5">300 mg/d</td></tr>
</table>

Fonte: Ministério da Saúde, Brasil, 2020.[14]

ferência. Idealmente, o tratamento deve ser realizado de forma supervisionada (tratamento diretamente observado ou TDO), por profissional treinado da área de saúde, não sendo considerados os familiares. Nos últimos anos vêm sendo desenvolvidos ensaios clínicos em crianças, no sentido de se padronizar tratamentos encurtados de 9 a 12 meses. Esses esquemas envolvem fármacos já adotados em regimes de tratamento de adultos, como linezolida e cicloserina e clofazimina e um fármaco novo, delamanide.[15]

As consultas de retorno para acompanhamento do tratamento devem ser, pelo menos, mensais. Os exames devem ser realizados de acordo com as alterações no início do quadro e com a evolução da criança. Por exemplo, na presença de baciloscopia positiva, esta deve ser realizada mensalmente, desde que o paciente tenha escarro. Os sintomas clínicos da TB costumam desaparecer dentro do 1º mês de tratamento.

A radiografia de tórax pode ser repetida no 1º ou 2º mês e ao final do tratamento. Normalmente, não há necessidade de exames laboratoriais para controle, apenas se houver presença de sintomas clínicos. Solicitar exames de função hepática no início do tratamento, se houver justificativa clínica para tal, como hepatopatia de base. Pacientes que usam etambutol, empregado em esquemas especiais de tratamento, devem ser avaliados em relação a queixas visuais mensalmente (ardor, prurido, diminuição de campo visual, alteração de cor etc.). Em estudo realizado por Carvalho, em 2019, com todos os esquemas especiais para TB notificados no Brasil no período de 2011 a 2016, nenhuma criança menor de 10 anos apresentou evento adverso ocular com uso do etambutol.[16]

PREVENÇÃO

A prevenção da TB pode ser feita de duas formas: primária, antes do paciente se infectar pelo *M. tuberculosis* para evitar a infecção, e secundária, quando o indivíduo já está infectado, para evitar o adoecimento.

Profilaxia primária: vacina e profilaxia do recém-nascido (RN) exposto

A profilaxia primária é realizada com a vacina BCG (*Bacillus Calmette-Guérin*), constituída da bactéria viva atenuada. Esta protege, prioritariamente, contra as formas graves da doença (meningoencefalite e TB miliar). Deve ser realizada no primeiro mês de vida, por via intradérmica no braço direito, em dose única, preferencialmente ao sair da maternidade. A cicatriz vacinal pode levar cerca de 12 semanas para se estabelecer. Atualmente não se recomenda revacinação com BCG, caso não ocorra a reação vacinal após o sexto mês de sua aplicação. A vacina

BCG está indicada em crianças de até cinco anos de idade; é contraindicada em imunossuprimidos ou RN com menos de 2.000 g.

A quimioprofilaxia primária, exclusiva do RN, deve ser realizada quando o caso fonte (mãe ou outros familiares) ainda for bacilífero após o nascimento da criança, conforme mostra a Figura 4. Não existe contraindicação da amamentação, que deve ser feita com máscara comum (a exceção quando houver mastite tuberculosa, que é rara). Se o caso índice for a mãe e esta teve durante a gestação, deve-se afastar a possibilidade de TB congênita. É uma condição muito rara. Deve-se investigar o RN, do ponto de vista clínico e, se possível, com radiografia de tórax e ultrassonografia de abdome. Na indisponibilidade de realização da PT ou caso o recém-nascido contato já tenha recebido inadvertidamente a vacina BCG, a isoniazida pode ser administrada seguidamente por seis meses.[8]

Profilaxia secundária: tratamento da infecção latente (ILTB)

A maioria dos casos de ILTB nas crianças ocorre entre o 2º e 12º mês após a primoinfecção e o grupo com maior risco de adoecimento é o de menores de cinco anos. Sendo assim, a investigação de contatos para a prevenção é de fundamental importância, devendo ser priorizada.[4]

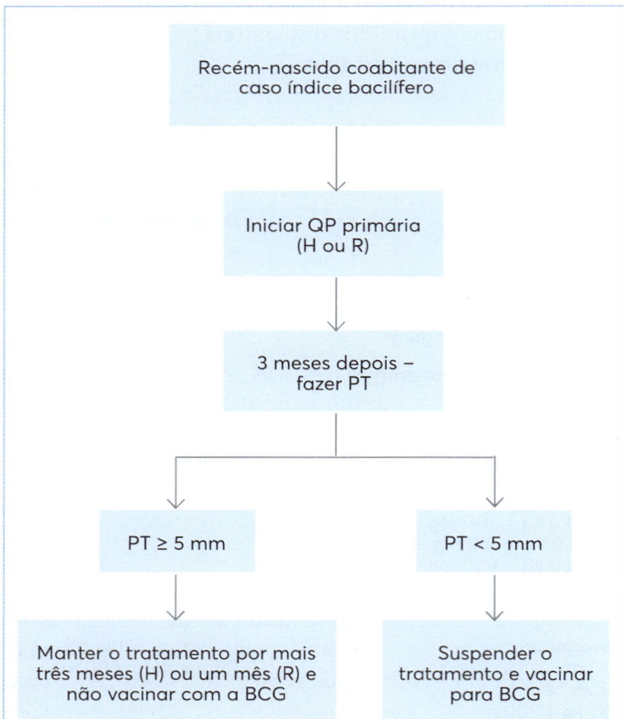

Figura 4 Fluxograma prevenção da infecção tuberculosa em recém-nascidos.

QP: quimioprofilaxia primária; H: isoniazida; R: rifampicina; PT: prova tuberculínica.
Fonte: Ministério da Saúde, Brasil, 2019.[8]

As Figuras 5 e 6 apresentam os fluxogramas adotados no Brasil para investigação de contatos de TB. Independente da idade, os contatos que apresentam sintomas devem ser avaliados até definição diagnóstica; nos indivíduos assintomáticos, a conduta depende da idade.

Os contatos maiores de dez anos devem fazer inicialmente a PT e, se esta for reatora, realizam a radiografia de tórax (Figura 5). Os menores de dez anos são sempre avaliados com PT e radiografia de tórax (Figura 6). Independente da idade, caso o contato seja assintomático, com PT reatora e radiografia de tórax normal, recebe o diagnóstico de ILTB e deve ser tratado para essa situação. Para o diagnóstico e o tratamento da doença ativa, o paciente deve apresentar confirmação bacteriológica ou avaliação clínica e radiológica compatíveis com a doença. Caso o paciente seja assintomático, com duas PT não reatoras (repetidas com intervalo de oito semanas), e quando realizada a radiografia de tórax, esta seja normal, deve ser feito apenas acompanhamento clínico com ênfase nos dois primeiros anos após o contato.[8]

O tratamento da ILTB em contatos sensíveis, preconizado pelo Ministério da Saúde do Brasil, é com isoniazida na dose de 10 mg/kg, dose única diária, preferencialmente em

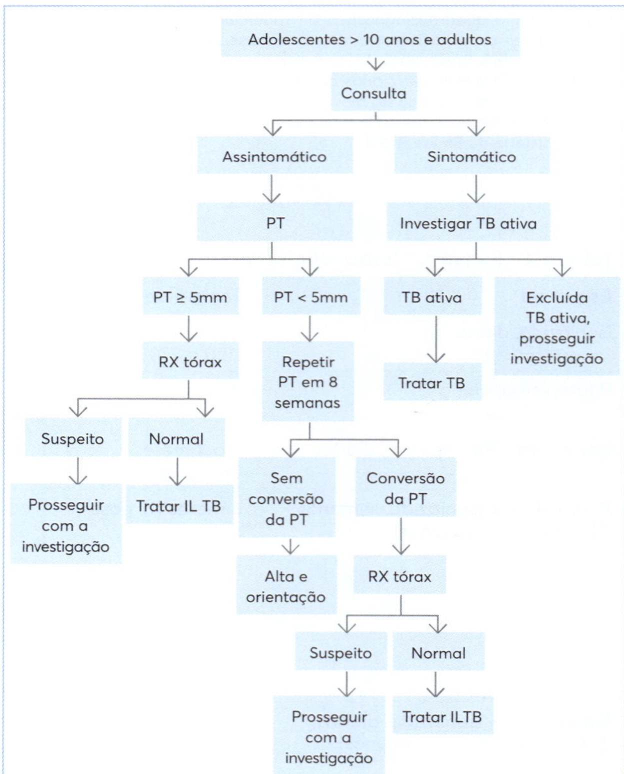

Figura 5 Fluxograma para investigação de contatos de casos de tuberculose maiores de 10 anos de idade (adultos e adolescentes).

Nota: PT: prova tuberculínica; RX: radiografia de tórax; TB: tuberculose; ILTB: infecção latente TB.
Fonte: Ministério da Saúde Brasil.[9]

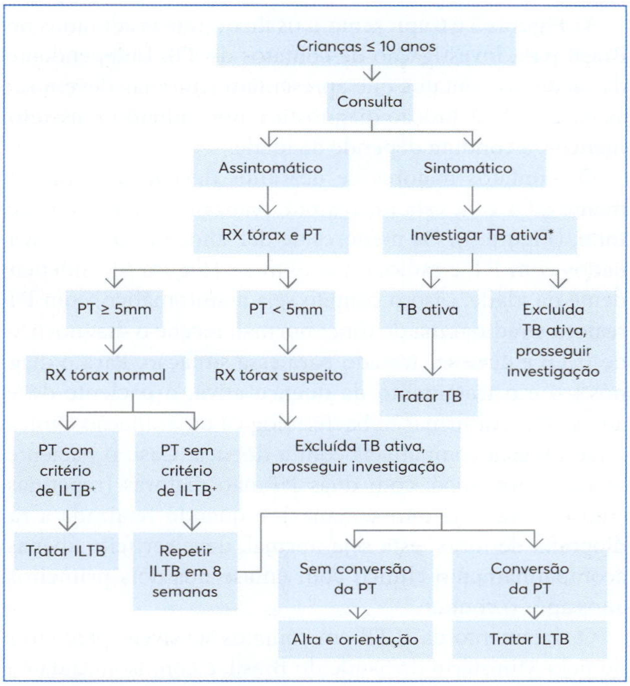

Figura 6 Fluxograma para investigação de contatos de casos de tuberculose menores de 10 anos de idade (exceto neonatos).

Nota: *utilizar o quadro diagnóstico da tuberculose pulmonar em crianças e adolescentes com baciloscopia negativa, baseado em sistema de escores, proposto pelo MS, Brasil, 2010; ⁺PT ≥ 5 mm (em crianças não vacinadas com bcg, vacinadas há mais de 2 anos ou imunodeprimidos) ou PT ≥ 10 mm em crianças vacinadas com bcg há menos de 2 anos; PT: prova tuberculínica; RX: radiografia; TB: tuberculose; ILTB: infecção latente TB
Fonte: Ministério da Saúde Brasil.[9]

jejum, por 6 a 9 meses. Caso haja interrupções no tratamento da ILTB pode-se completar a terapia até o contato receber 180 a 270 doses, de acordo com esquema de 6 ou 9 meses; obedecendo-se o tempo máximo de 9 a 12 meses para cada período, respectivamente. Ou ainda com a rifampicina (15 mg/kg/dia), por 4 meses (120 doses, em até 6 meses).[8]

As opções terapêuticas para o tratamento ILTB sensível, disponíveis na literatura atualmente, estão descritas na Tabela 4.

Nos casos de contatos com TB drogarresistente, ainda não há consenso na literatura, sobre a melhor conduta, devendo-se acompanhar esses casos nas unidades de referência.[8] Há ensaios clínicos em andamento sobre o tratamento da ILTB em contatos de TB drogarresistente com fármacos como bedaquilina, floxacina e outros.[15]

O acompanhamento do tratamento da ILTB deve ser realizado observando-se o aparecimento de sintomas que possam sugerir o aparecimento da TB ativa e de eventos adversos. Não é necessário realizar exames para alta, muito menos repetir a PT, pois esta não se torna negativa com o tratamento da ILTB.

DESAFIOS

Existem ainda muitos desafios sobre a tuberculose na infância, como: a necessidade de novos métodos diagnósticos mais acurados, rápidos, de fácil aplicabilidade e baixo custo; a disponibilidade de medicamentos combinados em suspensão ou comprimidos dispersíveis para o tratamento da tuberculose drogarresistente.

Tabela 4 Esquema terapêutico para tratamento da infecção latente tuberculosa

Esquema	Tempo de tratamento	Posologia	Dose máxima
Isoniazida, diária	6 a 9 meses (180 a 270 doses)	Adulto: 5 mg/kg Criança: 10 (7-15) mg/kg	300 mg
Rifampicina, diária	3 a 4 meses (90 a 120 doses)	Adulto: 10 mg/kg Criança: 15 (10-20) mg/kg	600 mg
Isoniazida + Rifampicina, diárias	3 a 4 meses (90 a 120 doses)	Mesma posologia das drogas separadas	
Rifapentina + Isoniazida, semanal (Não fazer em < 2 anos)	3 meses (12 doses)	Isoniazida: ≥ 12 anos: 15 mg/kg 2-11 anos: 25 mg/kg Rifapentina: 10,0-14,0 kg = 300 mg 14,1-25,0 kg = 450 mg 25,1-32,0 kg = 600 mg 32,1-50,0 kg = 750 mg > 50 kg = 900 mg	Isoniazida: 900 mg Rifapentina: 900 mg
Rifapentina + Isoniazida, diárias (Estudo apenas em ≥ 18 anos)	1 mês (30 doses)	Isoniazida: 300 mg Rifapentina: < 35 kg = 300 mg 35,0-45,0 kg = 450 mg > 45 kg = 600 mg	Isoniazida: 300 mg Rifapentina: 600 mg

Fonte: Tahan TT, Gabardo BM, Rossoni AM.[17]

REFERÊNCIAS BIBLIOGRÁFICAS

1. World Health Organization. Global tuberculosis report 2020.
2. Ministério da Saúde/SVS – Sistema de Informação de Agravos de Notificação - Sinan Net. Disponível em: https://datasus.saude.gov.br/acesso-a-informacao/casos-de-tuberculose-desde-2001-sinan/
3. Hertting O, Shingadia D. Childhood TB: when to think of it and what to do when you do. J Infect. 2014;68(Suppl 1):S151-4.
4. Marais BJ. Tuberculosis in children. J Paediatr Child Health. 2014;50(10):759-67.
5. Perez-Velez CM, Marais BJ. Tuberculosis in children. N Engl J Med. 2012;367(4):348-61.
6. World Health Organization. Guidance for national tuberculosis programmes on the management of tuberculosis in children. 2.ed. 2014;10(10):1091-7.
7. Marais BJ, Gie RP, Obihara CC, Hesseling AC, Schaaf HS, Beyers N. Well defined symptoms are of value in the diagnosis of childhood pulmonary. Arch Dis Child. 2005;90(11):1162-5.
8. Brasil. Ministério da Saúde. Secretaria de Vigilância em Saúde. Departamento de Vigilância Epidemiológica. Manual de Recomendações para o Controle da Tuberculose no Brasil. Brasília: Ministério da Saúde, 2019.
9. Rossoni AMO. Análise dos testes diagnósticos na tuberculose pulmonar em crianças e adolescentes. Curitiba: Universidade Federal do Paraná, Tese de doutorado. 2015.
10. Ssengooba M, Iragena JD, Nakiyingi L, Mujumbi S, Wobudeya E, Robert Mboizi R, et al. Accuracy of Xpert Ultra in Diagnosis of pulmonary tuberculosis among children in Uganda: a substudy from the SHINE Trial. J Clin Microbiol. 2020,58:e00140-20.
11. World Health Organization. Consolidated Guidelines on tuberculosis. Module 3: diagnosis – rapid diagnostics for tuberculosis detection. 2020.
12. Pearce EC, Woodward JF, Nyandiko WM, Vreeman RC, Ayaya SO. A systematic review of clinical diagnostic systems used in the diagnosis of tuberculosis in children. AIDS Res Treat. 2012.
13. Carvalho RF, Carvalho ACC, Velarde LGC, Rossoni AMO, Aurilio RB, Sias SMA, et al. Diagnosis of pulmonary tuberculosis in children and adolescents: comparison of two versions of the Brazilian Ministry of Health scoring system. Rev Inst Med Trop S. Paulo. 2020;62:e81.
14. Ministério da Saúde, Brasil. OFÍCIO CIRCULAR Nº 3/2020/CGDR/. DCCI/SVS/MS (Brasília, 09 de março de 2020).
15. IMPAACT 2020: Phase II study of shortened oral treatment for multidrug-resistant tuberculosis in children (SMaRT Kids). https://impaactnetwork.org/studies/IMPAACT2020.asp (accessed 8 July 2020).
16. Carvalho ER. Análise clínica, laboratorial e epidemiológica de crianças e adolescentes com esquema terapêutico especial para tuberculose. UFPR, 2019.
17. Tahan TT, Gabardo BM, Rossoni AM. Tuberculosis in childhood and adolescence: a view from different perspectives. J Pediatr (Rio J). 2020;96(S1):99-110.

CAPÍTULO 23

MENINGITES BACTERIANAS

Marco Aurélio Palazzi Sáfadi
Heloisa Helena de Sousa Marques

AO FINAL DA LEITURA DESTE CAPÍTULO, O PEDIATRA DEVE ESTAR APTO A:

- Conhecer as características epidemiológicas das meningites no Brasil.
- Reconhecer um quadro clínico suspeito de meningite.
- Estabelecer os diagnósticos diferenciais.
- Instituir o tratamento de acordo com o agente causador.

INTRODUÇÃO

A meningite é definida como uma inflamação das leptomeninges (aracnoide e pia-máter) que envolvem o cérebro e a medula espinhal. Dentre as causas microbiológicas das meningites, destacam-se os vírus, responsáveis pela maioria dos casos, as bactérias, os fungos e os parasitas.[1,2] Neste capítulo serão abordadas especificamente as meningites bacterianas (MB).

Apesar do avanço da terapia antimicrobiana, dos cuidados intensivos e da introdução de vacinas para imunoprofilaxia, a MB continua associada a elevadas taxas de letalidade, complicações e risco de sequelas. Acomete indivíduos de todas as faixas etárias, sendo, entretanto, mais frequente em crianças menores de 5 anos, especialmente em lactentes de 3-12 meses de idade.[1-5]

ETIOLOGIA E EPIDEMIOLOGIA

A etiologia das meningites em geral, e das MB em particular, pode ser variável em diferentes países do mundo, o que pode determinar a adoção de condutas terapêuticas distintas. Essas variações têm sido observadas ao longo dos anos, sendo importante para essa análise que sistemas de vigilância epidemiológica estejam disponíveis e sejam atuantes, com dados atualizados para cada região.

De modo geral, no período neonatal e até os 2 meses de vida, as bactérias que causam meningites refletem a flora materna e o meio em que os lactentes vivem, sendo as enterobactérias (*E. coli, Klebsiella* sp., *Aerobacter, Salmonella* sp., *Proteus* sp.), o estreptococo do grupo B (*Streptococcus agalactiae*) e a *Listeria monocytogenes* os principais agentes etiológicos. Vale destacar que, em nosso meio, a *Listeria* é um agente isolado em menor frequência do que em relação ao relatado em outros países.[2,6]

A partir de 2 meses de vida, entre as meningites bacterianas de causa determinada, três agentes são responsáveis por mais de 90% dos casos: *Neisseria meningitidis* (meningococo), *Haemophilus influenzae* tipo b (Hib) e *Streptococcus pneumoniae* (pneumococo).[1-6]

No Brasil, entre os anos de 2007 e 2020, foram notificados 393.941 casos suspeitos de meningite. Destes, foram confirmados 265.644 casos de várias etiologias, sendo a meningite viral mais frequente (121.955 casos), seguida pela etiologia bacteriana (87.993 casos). Destas, as mais frequentes foram: meningites por outras bactérias (40.801 casos); doença meningocócica (26.436 casos); meningite pneumocócica (14.132 casos); meningite tuberculosa (4.916 casos) e meningite por *H. influenzae* (1.708 casos). Além disso, observaram-se também 43.061 casos de meningite não especificada, 10.464 casos de meningite por outras etiologias e 2.171 com etiologia ignorada/em branco.[7]

Em relação à doença meningocócica, houve redução do coeficiente de incidência (CI) total após a introdução da vacina meningocócica C (conjugada), passando de um coeficiente médio de 1,5 caso, no período anterior à vacinação (2007-2010), para aproximadamente 0,5 caso/100 mil habitantes, entre 2017 e 2019.[7]

Vale destacar que, no período de 2007-2020, os sorogrupos mais frequentes foram o C (8.811 casos), B (2.662), W (815 casos) e Y (215 casos). Observou-se ocorrência de 5.581 óbitos, resultando em uma taxa de letalidade total de aproximadamente 20%. Em 2020, entre os casos com sorogrupo identificado, o meningococo C (MenC) foi responsável por 47% dos casos, o MenB por 39%, sendo MenW e MenY responsáveis por 7% dos casos cada um deles.[7]

No que se refere à meningite pneumocócica (MP), no período imediatamente anterior à introdução da vacina pneumocócica conjugada 10-valente (PCV10), entre 2007-2009, 34% do total de casos de MP foi reportado em menores de 5 anos de idade. No período posterior (2011-2020) à introdução da vacina, o percentual de casos nesse mesmo grupo etário diminuiu para 17%.[7,8]

No ano de 2020 foram notificados apenas 2.041 casos de meningite bacteriana, o menor número reportado nas últimas décadas, em consequência das medidas não farmacológicas impostas para o controle da Covid-19, como o uso de máscaras, distanciamento físico, medidas de higienização, fechamento de escolas, entre outras. Desses 2.041 casos notificados, 695 não tiveram etiologia determinada, 354 casos foram causados pelo meningococo, 299 casos causados pelo pneumococo, 31 casos causados pelo *Haemophilus influenzae* e 662 casos por outras etiologias.[7]

O *Streptococcus pneumoniae* é um importante patógeno em infecções respiratórias adquiridas na comunidade e continua sendo causa de morbimortalidade alta em todas as idades, notadamente nos menores de 2 anos, nos indivíduos com mais de 65 anos e portadores de doenças crônico-degenerativas.[9]

Os pneumococos podem ser classificados em mais de 90 sorotipos baseados nas diferenças químicas e imunológicas de suas cápsulas polissacarídicas. Entretanto, um número limitado desses é responsável por 60-70% das infecções pneumocócicas invasivas.[10] A prevalência dos sorotipos de pneumococo varia segundo a região geográfica e a faixa etária. A vigilância laboratorial, contemplando os sorotipos mais prevalentes, é fundamental para o adequado manejo e adoção de medidas preventivas. O Projeto Sireva (Sistema Regional de Vacinas), patrocinado pela Organização Pan-Americana de Saúde (Opas), possibilita a vigilância laboratorial do pneumococo no âmbito da América Latina, incluindo o Brasil.[10-13]

Após a introdução da VPC10 foi possível observar redução nos coeficientes de incidência e mortalidade da meningite pneumocócica. O percentual de casos ocorridos em crianças menores de 5 anos de idade reduziu substancialmente no período pós-vacina. Esses resultados são consistentes com os estudos publicados sobre o impacto da VPC10, os quais demonstram a redução efetiva do número de casos e óbitos de meningite pneumocócica em crianças, tanto em análises de escopo nacional como regionais.[7] No Estado de São Paulo, a taxa de incidência das meningites por pneumococo apresentou diminuição de aproximadamente 50% entre os menores de 2 anos de idade, grupo etário alvo da imunização com a vacina pneumocócica conjugada 10V, implementada em 2010 (de 8,5 para 4,3/100.000 habitantes respectivamente considerando os anos de 2010 e 2019). Não se observou, entretanto, variação significativa em relação à letalidade, permanecendo em torno de 26,9-31,1%.[8]

Destaca-se que, antes da introdução rotineira da vacina conjugada contra o Hib em nosso país, a partir de 1999, esse agente ocupava o segundo lugar entre as meningites bacterianas especificadas. Observou-se um impacto altamente positivo após a introdução da vacina conjugada contra o Hib no calendário vacinal dos lactentes, com uma redução de 95% na incidência e o virtual desaparecimento da meningite e de outras formas de doença invasiva causadas pelo Hib em crianças entre os 2 meses e os 5 anos de idade. Quando comparados os anos de 1999 e 2019, o coeficiente de incidência caiu de 1,6 para 0,13/100.000 habitantes, no Estado de São Paulo.[8]

Desse modo, pode-se considerar, na atualidade, diante do impacto do uso das vacinas contra o meningococo C, *Haemophilus influenzae* e contra o pneumococo no lactente jovem, o cenário de patógenos prováveis segundo a idade, e alguns fatores de risco, apresentados no Quadro 1.

PATOGÊNESE

A patogênese da meningite bacteriana se estabelece em sucessivas etapas descritas a seguir: colonização nasofaríngea; invasão e sobrevivência intravascular; invasão meníngea e da barreira hematoliquórica; mecanismos de defesa gerando resposta inflamatória no espaço subaracnoide; aumento de pressão intracraniana, vasculite, alteração no fluxo sanguíneo cerebral e lesão neuronal.[3,4,5,14]

A meningite bacteriana resulta, mais frequentemente, da disseminação hematogênica de microrganismos de um local distante de infecção.

Com menor frequência, a meningite pode ocorrer após invasão bacteriana de um processo infeccioso adjacente às meninges, como as sinusites, otites médias agudas, mastoidites, celulites orbitárias e osteomielites craniana ou vertebral. Pode ainda ocorrer invasão direta do sistema nervoso central (SNC) pela bactéria, por exemplo, após traumas cranioencefálicos com fraturas ósseas da calota e da base do crânio, estabelecendo uma comunicação entre a pele ou as mucosas e o líquido cefalorraquidiano (LCR), ou após traumas cranianos penetrantes por objetos contusos. A bactéria pode também atingir diretamente o SNC, através da pele, em crianças portadoras de malformações congênitas, como meningomieloceles ou fístulas neuroectodérmicas.[3,4,5,14]

QUADRO CLÍNICO

Os sinais e sintomas da MB dependem da idade do paciente e da duração da doença.

A doença inicia-se, em geral, de modo agudo, com a clássica tríade sintomatológica: febre, cefaleia e vômitos. O quadro pode se instalar em algumas horas, já de início abrupto, ou mais paulatinamente, em alguns dias, acompanhando-se de manifestações outras como fotofobia, calafrios, inapetência, sensação de mal-estar com dores pelo corpo, mialgia, raquialgia, queda da acuidade visual e depressão do sensório. Convulsões generalizadas, de início precoce (até o segundo dia de diagnóstico), estão presentes em cerca de 20-30%

Quadro 1 Patógenos prováveis para meningite bacteriana segundo idade e fatores de risco

Idade e fatores de risco	Patógenos prováveis
< 1 mês	*Streptococcus agalactiae*, *E. coli* e outros bacilos Gram-negativos *L. monocytogenes* (patógenos neonatais)
1-3 meses	Patógenos neonatais, *S. pneumoniae*, *N. meningitidis*, *H. influenzae*
3 meses-5 anos	*S. pneumoniae*, *N. meningitidis*, *H. influenzae*
6-20 anos	*S. pneumoniae*, *N. meningitidis*
Fatores predisponentes	
Barreira hematoliquórica alterada, implante coclear, síndrome nefrótica	*S. pneumoniae*
Deficiências de complemento	*S. pneumoniae*, *N. meningitidis*
Asplenia, doença falciforme	*S. pneumoniae*, *N. meningitidis*, *Salmonella*
Pós-trauma	*S. pneumoniae*, *H. influenzae*
Após neurocirurgia	*Staphylococcus* coagulase negativo, *S. aureus*, bacilo Gram-negativo aeróbio (p. ex., *Pseudomonas aeruginosa*)
Derivação ventrículo-peritoneal	*Staphylococcus* coagulase negativo, *S. aureus*, bacilo Gram-negativo aeróbio (p. ex., *Pseudomonas aeruginosa*)
Meningomielocele, presença de cisto dermoide	*Staphylococcus*, bactérias entéricas Gram-negativas

Fonte: adaptado de Kim, 2010,[3] Kim, 2014,[4] Garcia e Mccracken, 2012.[5]

das crianças com meningite não são relacionadas com pior prognóstico, ao passo que as focais, de início tardio, podem correlacionar-se com outras complicações neurológicas.

Nas formas mais graves o comprometimento sensorial aprofunda-se com o passar do tempo, observando-se então irritabilidade, sonolência, delírio, torpor, coma e até mesmo morte.[3,4,5,14,15]

Choque e presença de exantema petequial ou purpúrico são classicamente associados à doença meningocócica, mas podem também ser causados pelo *H. influenzae* ou pelo *S. pneumoniae*. Uma erupção maculopapular, difícil de distinguir de um exantema de origem viral, pode estar presente em até 15% das crianças com meningococcemia. A meningite meningocócica acompanha-se, em cerca de 60% dos casos, de lesões cutâneas, petequiais ou purpúricas, bastante características, e que denunciam o quadro de meningococcemia.

Há formas de evolução extremamente rápida, geralmente fulminantes, às vezes devidas somente à septicemia meningocócica, sem meningite, e que se manifestam por sinais clínicos de choque e coagulação intravascular disseminada (CIVD), caracterizando a síndrome de Waterhouse-Friderichsen. Trata-se de um quadro de instalação repentina, com palidez, sudorese, hipotonia muscular, taquicardia, pulso fino e rápido, queda de pressão arterial, oligúria e má perfusão periférica. O coma pode sobrevir em algumas horas. Suspeita-se da síndrome nos quadros de instalação precoce, em doente com sinais clínicos de choque e extensas lesões purpúricas; a CIVD que se associa determina aumento da palidez, prostração, hemorragias, taquicardia e taquipneia.[11,16]

Os achados do exame físico do doente com meningite são: febre, uma hiperestesia difusa, rigidez de nuca acompanhada de dor ao tentar a manobra, e os clássicos sinais de Kernig, Brudzinski e Lasègue. Muitas vezes a posição antálgica assumida pelo paciente é notória, e com o progredir da doença pode assumir o decúbito em opistótono. Dermografismo pode estar presente denunciando o distúrbio vasomotor; os reflexos profundos geralmente se acham exacerbados.

No pré-escolar e no escolar o quadro clínico é semelhante àquele observado no adulto. Abaixo dos 3 meses de vida, e, sobretudo no período neonatal, a suspeita de meningite torna-se mais difícil, pois a sintomatologia e os dados de exame físico são os mais diversos possíveis: no recém-nascido a febre nem sempre está presente, observando-se muitas vezes hipotermia, recusa alimentar, cianose, convulsões, apatia e irritabilidade que se alternam e, respiração irregular e icterícia.

A pesquisa de sinais meníngeos é, não raro, extremamente difícil, e a rigidez de nuca nem sempre está presente. Nessas circunstâncias, é de grande valor o exame da fontanela bregmática: abaulamento e/ou aumento de tensão da fontanela, aliados à febre, irritabilidade, gemência, inapetência e vômitos, induzem fortemente à suspeita clínica de meningite.[17]

DIAGNÓSTICO

O diagnóstico clínico de meningite deve ser seguido imediatamente por comprovação laboratorial, que será feita mediante punção lombar para colheita e exame do LCR.

Esse procedimento deverá ser feito imediatamente, exceto quando o paciente apresentar sinais neurológicos focais e sinais evidentes de hipertensão intracraniana ou edema cerebral agudo. Em crianças com insuficiência respiratória aguda ou hipotensão o posicionamento para a punção liquórica pode comprometer a ventilação e o débito cardíaco, portanto o procedimento deve ser adiado até que o paciente tenha se estabilizado.

Em pacientes com trombocitopenia grave ou distúrbios da coagulação, também se deve adiar a punção até que tenha havido correção desses distúrbios. Pode também ocorrer, em determinadas situações, a presença de infecção da pele (celulite ou abscessos) que recobre as vértebras lombares, fazendo com que a punção seja postergada. É importante ressaltar que qualquer motivo que adie a coleta do LCR jamais deve prorrogar a introdução da antibioticoterapia. A terapêutica empírica deve ser iniciada sem demora, em todas as condições citadas.[3,5,15,18]

Além da cultura e do exame bacterioscópico direto do LCR, deve-se sempre proceder à coleta de hemocultura antes de iniciar a terapêutica. A taxa de positividade em hemocultura pode em alguns estudos chegar a valores acima de 90% para meningites bacterianas causada por hemófilo, pneumococo e meningococo, respectivamente, sendo, portanto, exame de grande auxílio para o diagnóstico, mesmo em crianças que receberam antibióticos previamente (situação que provoca menores índices de positividade), destacando a importância da coleta desses exames.[4]

Exame do líquido cefalorraquidiano

Nas MB as principais e mais frequentes alterações liquóricas são:

1. Aspecto: levemente turvo a francamente purulento. Porém, um líquor límpido não afasta a possibilidade de meningite purulenta. O LCR normal é incolor. Xantocromia é uma coloração derivada, primariamente, dos pigmentos de bilirrubina. Xantocromia verdadeira é aquela associada com hemorragia subaracnóidea em que o LCR não se torna límpido e incolor após a centrifugação, pois é devida à lise de hemácias por período superior a 4 horas. No acidente de punção, o líquor inicialmente xantocrômico torna-se límpido após a centrifugação. A turbidez liquórica pode ser decorrente da própria pleocitose (acima de 200 leucócitos/mm^3).
2. Exame citológico: tipicamente se encontra hipercelularidade, geralmente acima de 1.000/mm^3, com predomínio (75-95%) de polimorfonucleares neutrófilos. O número considerado normal de leucócitos no LCR varia de acordo com a idade. Admite-se como normal até 30 células no LCR de recém-nascidos e até 5 células em crianças maiores e adultos. Quando ocorre acidente por punção traumática, deve-se descontar cerca de 2 leucócitos para cada mil hemácias extravasadas.[19]
3. Exames bioquímicos:
   A. Glicose: no LCR a glicose equivale a aproximadamente 2/3 da glicemia do indivíduo; sua determinação liquórica constitui um excelente dado auxiliar para a diferenciação entre meningites bacterianas e virais: nas primeiras observa-se sua queda, sempre para níveis inferiores a 30 mg%.
   B. Cloretos: de modo geral sofrem diminuição nas MB.
   C. Proteínas: a proteinorraquia encontra-se elevada (média: 100-200 mg/dL). No acidente de punção deve-se descontar cerca de 1,1 mg/dL de proteína para cada mil hemácias extravasadas.[19]
4. Exame bacterioscópico direto, pelo método de Gram, consegue fazer o diagnóstico etiológico presuntivo em cerca de 2/3 dos casos de MB purulentas. A bacterioscopia em geral é positiva em elevado percentual das crianças com meningite por pneumococo, meningococo e por bacilos Gram-negativos.[3]
5. Diagnóstico etiológico:
   A. Cultura: tradicionalmente, o diagnóstico etiológico de certeza da MB é feito pela demonstração da bactéria no LCR, por meio de cultura; que é um exame obrigatório e imprescindível, mesmo naqueles casos com líquor límpido e cristalino, e também mesmo sabendo que em muitos pacientes com MB não há crescimento de germes na cultura. A cultura pode ser negativa em crianças que receberam antimicrobianos previamente antes da coleta do LCR. Por exemplo, a esterilização da *N. meningitidis* no LCR ocorre dentro de 2 horas após a administração de uma cefalosporina de terceira geração, e a esterilização do Pneumococo começa a partir de 4 horas do início do tratamento. Nessas crianças, no entanto, o aumento de celularidade e das proteínas é geralmente suficiente para estabelecer o diagnóstico.[3,20]
   B. Detecção de antígenos bacterianos no LCR: a contraimunoeletroforese (CIE) e o teste do látex. A CIE é de elaboração simples e rápida, permitindo o diagnóstico específico em menos de 1 hora, mesmo naqueles pacientes que já tenham recebido antibióticos previamente. A CIE já é um método consagrado, utilizado com sucesso no diagnóstico de MB causadas por meningococo, pneumococo, *Haemophilus influenzae* e *Escherichia coli*, com percentuais de positividade de 70-90%. Resultados falso-negativos e falso-positivos (raramente) podem ocorrer. O teste de aglutinaçảo do látex também tem sido empregado para a detecção de Hib, pneumococo e meningococo.[2,5,6]
   C. Reação em cadeia de polimerase (PCR) para identificação do DNA bacteriano no LCR está sendo estabelecida na prática clínica, e tem sido cada vez mais frequente seu uso na investigação etiológica dos processos infecciosos do sistema nervoso central. Existem métodos diagnósticos moleculares que integram preparação de amostras, amplificação, detecção e análise mediante teste de reação em cadeia da polimerase multiplex (PCR), permitindo a identificação de diversos patógenos causadores de meningite e encefalite, incluindo bactérias (*Escherichia coli, Haemophilus influenzae, Listeria monocytogenes, Neisseria meningitidis, Streptococcus agalactie, Streptococcus pneumoniae*), vírus (citomegalovírus, enterovírus, herpes simples 1, herpes simples 2, herpes vírus humano 6, *Human parechovirus* e vírus varicela zóster) e fungos (*Cryptococcus neoformans*), entre outros. Alguns estudos demonstram sensibilidade e especificidade de mais de 90% com esse método em meningites causadas por esses agentes.[9,21-23]

No Quadro 2 são referidos os dados liquóricos mais importantes na diferenciação entre meningites bacterianas, virais e tuberculosa.

TRATAMENTO

Cuidados gerais

O início do tratamento do paciente com meningite bacteriana, especialmente nos lactentes, deve ser feito em unidades de terapia intensiva ou semi-intensiva. Deve-se sempre manter boa permeabilidade de vias aéreas e usar oxigênio quando necessário. Frequência cardíaca, pressão arterial e frequência respiratória devem ser monitoradas. Avaliação neurológica (reflexos pupilares, nível de consciência, força

Quadro 2 Achados no LCR em crianças com meningites causadas por vários agentes etiológicos

	Meningites		
LCR	Bacterianas	Virais	Tuberculosa
Leucócitos/mm³	> 1.000	< 1.000	Levemente aumentadas 20-500
	Predomínio de neutrófilos polimorfonucleares	Predomínio de linfócitos	Predomínio linfócitos
Glicose	Diminuída < 30 mg/100 mL	Normal ou levemente diminuída	Diminuída
Proteínas	Aumentadas > 100-150	Normais ou levemente aumentadas	Bastante elevadas > 100 mg/100 mL
Bacterioscopia direta	Positiva em mais de 85% dos casos	Negativa	Ziehl-Neelsen positivo em 30% dos casos
Cultura	Positiva	Negativa	Isolamento de bacilo de Koch

LCR: líquido cefalorraquidiano.

motora, pares cranianos, convulsões) deve ser realizada com frequência, principalmente durante as primeiras 72 horas, quando o risco de complicações é maior.

A hidratação parenteral deverá ser feita procurando corrigir os eventuais distúrbios hidreletrolíticos e do equilíbrio ácido-básico. A restrição hídrica não é recomendada na presença de hipotensão, pois pode resultar em baixa perfusão cerebral, com isquemia do SNC. Não existem evidências de que a restrição hídrica diminui o edema cerebral em crianças com meningite. Uma metanálise recente mostrou que a restrição hídrica associa-se a piores prognósticos neurológicos.[24] Assim sendo, o choque deve ser tratado agressivamente a fim de prevenir complicações (necrose tubular aguda, síndrome da angústia respiratória do adulto). Pacientes em choque séptico devem receber reposição de volume e drogas vasoativas.[18,21-24]

Nos pacientes sem sinais de desidratação que apresentarem manifestações sugestivas da síndrome de secreção inapropriada do hormônio antidiurético (hiponatremia, aumento da concentração de sódio urinário, diminuição da osmolaridade sérica que se torna menor do que a urinária), recomenda-se restrição de líquidos para 2/3 a 3/4 das necessidades diárias de água, controle do sódio plasmático, controle do volume e densidade urinários e das osmolaridades sérica e urinária.

A hipertensão intracraniana é um componente importante das alterações fisiopatológicas da meningite. Além da elevação da cabeça, alguns recomendam o uso de manitol (0,5-2 g/kg) quando ocorrem sinais de hipertensão intracraniana grave (apneia, bradicardia, miose ou midríase). Intubação imediata com hiperventilação devem ser realizadas em caso de herniação cerebral. Crises convulsivas devem ser controladas com anticonvulsivantes habituais, como fenobarbital e fenitoína.

Convulsões de início precoce, nas primeiras 48 horas da doença, geralmente não se relacionam de maneira significativa ao prognóstico e são de fácil controle. Entretanto, convulsões que persistem após 48 horas, convulsões focais e aquelas de difícil controle podem se associar a um prognóstico mais reservado, significando um distúrbio vascular, como trombose venosa ou isquemia.[21,25]

Corticosteroides

O racional para o uso dos corticosteroides no tratamento das MB veio a partir de diversas pesquisas experimentais, nas quais ficou demonstrado que a resposta inflamatória no espaço subaracnóideo observada durante a infecção era um importante fator determinante da morbidade e da mortalidade. Portanto, a atenuação dessa resposta inflamatória (por meio do uso dos corticosteroides) poderia ser efetiva em diminuir várias das consequências fisiopatológicas da MB, como edema cerebral, aumento da pressão intracraniana, alteração do fluxo sanguíneo cerebral, vasculite cerebral e lesão neuronal, uma vez que são mediadas por expressão de citocinas inflamatórias.[26,27]

Estudos prospectivos têm mostrado que o uso da dexametasona, antes ou junto com a primeira dose do antibiótico, diminui, de forma significativa, a incidência de sequelas neurológicas e de deficiência auditiva na meningite por Hib.[26] Na meningite pneumocócica, apesar de o uso da dexametasona não ter sido avaliado tão extensivamente, duas metanálises mostraram que seu uso melhora os resultados.[28,29] Como a meningite meningocócica tem melhor prognóstico, seria necessária a avaliação de extensa casuística para avaliar o papel da dexametasona na doença. Recomenda-se o uso de dexametasona na dosagem de 0,15 mg/kg, por via IV, de 6/6 horas (0,6 mg/kg/dia) por 2 dias, para o tratamento de MB em crianças com idade superior a 6 semanas.

Antibioticoterapia

De maneira geral, o tratamento antimicrobiano inicial é empírico, pois o agente etiológico é desconhecido, tomando-se como base o conhecimento dos agentes bacterianos prevalentes em nosso meio, assim como seu perfil de suscetibilidade antimicrobiana, nas diversas faixas etárias.

Tratamento empírico das meningites bacterianas comunitárias em crianças e adolescentes:

- 0 ≤ 60 dias: ampicilina (200-300 mg/kg/dia, dividida de 6/6 horas) + cefotaxima (200 mg/kg, dividida de 6/6 horas).
- Maiores de 2 meses: vancomicina (60 mg/kg dividida de 6 em 6 horas) + ceftriaxona (100 mg/kg, dividida de 12 em 12 horas).

Em lactentes até 60 dias de idade

Nessa faixa etária deve-se utilizar a associação da ampicilina com uma cefalosporina de terceira geração (cefotaxima).

A ceftriaxona deve ser usada com muita cautela no período neonatal. Pode deslocar a bilirrubina da albumina, causando maior risco de kernicterus e o surgimento de "barro" biliar com risco de coledocolitíase e pseudolitíase. Posteriormente foi identificada outra reação adversa, grave; a ceftriaxona pode interagir com soluções com cálcio, causando precipitação no espaço intravascular, pulmões ou tecido renal.[30]

Nas meningites que ocorrem nos primeiros 2 meses de vida, outra opção é iniciar o tratamento com associação de ampicilina com um aminoglicosídeo – gentamicina ou amicacina. Essa associação é empregada não só pelo espectro de cada antibiótico em si, mas também devido ao sinergismo que apresenta contra algumas enterobactérias responsáveis por meningite nessa faixa etária.[2-5,18]

Quando o diagnóstico etiológico for estabelecido pela cultura do LCR, deve-se ajustar o esquema ou a droga, sendo que sua escolha estará na dependência do antibiograma. No Quadro 3 constam os principais antimicrobianos usados em crianças menores de 2 meses e respectivas doses.

Quadro 3 Dose preconizada dos antimicrobianos em lactentes menores de 2 meses com meningite bacteriana

Droga	Idade	Dose diária (endovenosa)
Ampicilina	≤ 7 dias (P < 2.000 g)	100 mg/kg, dividida de 12/12 horas
	(P > 2.000 g)	150 mg/kg, dividida de 8/8 horas
	> 7 dias (P < 2.000 g)	150-200 mg/kg/dia, dividida de 8/8 horas
	(P > 2.000 g)	200-300 mg/kg/dia, dividida de 6/6 horas
Penicilina cristalina	≤ 7 dias (P < 2.000 g)	100.000 U/kg, dividida de 12/12 horas
	(P > 2.000 g)	150.000 U/kg, dividida de 8/8 horas
	> 7 dias (P < 2.000 g)	150.000 U/kg, dividida de 8/8 horas
	(P > 2.000 g)	200.000 U/kg, dividida de 6/6 horas
Cefotaxima	≤ 7 dias	100-150 mg/kg, dividida de 12/12 horas
	> 7 dias	200 mg/kg, dividida de 6/6 horas
Amicacina	≤ 7 dias (P < 2.000 g)	15 mg/kg, dividida de 12/12 horas
	(P > 2.000 g)	20 mg/kg, dividida de 12/12 horas
	> 7 dias	30 mg/kg, dividida de 8/8 horas
Gentamicina	≤ 7 dias (P < 2.000 g)	5 mg/kg, dividida de 12/12 horas
	(P > 2.000 g)	7,5 mg/kg, dividida de 12/12 horas
	> 7 dias	7,5 mg/kg, dividida de 8/8 horas

Crianças com mais de 2 meses

O tratamento empírico de meningites bacterianas em crianças com mais de 2 meses de idade, de acordo com os últimos dados de resistência dos principais patógenos causadores de meningite bacteriana adquiridas na comunidade, com particular atenção aos dados recentes de elevadas taxas de resistência do penumococo aos beta-lactâmicos no Brasil,[12] deve ser iniciado com vancomicina associada a uma cefalosporina de terceira geração – ceftriaxona ou cefotaxima.

Vale aqui destacar que temos visto também um crescente relato de cepas isoladas de *N. meningitidis* com sensibilidade intermediária às penicilinas.[31] Aproximadamente 20% dos isolados de *H. influenzae* tipo b produzem beta-lactamases e, portanto, são resistentes à ampicilina. Essas cepas produtoras de beta-lactamase permanecem sensíveis às cefalosporinas de terceira geração.[31]

Apesar de existirem marcantes diferenças geográficas na frequência de resistência do pneumococo às penicilinas, as taxas vêm progressivamente aumentando, atingindo as taxas mais altas no período 2017-2019, associado a tipos não vacinais. Estudos realizados em nosso meio mostram que a incidência de isolados em amostras de líquor não suscetíveis à penicilina (CIM ≥ 0,12 mcg/mL) atingiu em 2019 valores ao redor de 77% para as crianças menores de 5 anos e valores de 33% para os demais grupos etários.[12,31] Esses mesmos estudos demonstram que, entre nós, a resistência do pneumococo às cefalosporinas de terceira geração encontra-se nos valores mais altos já registrados, tendo sido identificadas taxas de não suscetibilidade à ceftriaxone (CIM ≥ 1 mcg/mL), incluindo as cepas de resistência intermediária e as cepas resistentes, de 40% para crianças menores de 5 anos e de 14% para os demais grupos etários.

As elevadas taxas de não suscetibilidade ao ceftriaxone nos isolados meníngeos, particularmente no grupo de crianças menores de 5 anos (27,5% de suscetibilidade intermediária e 12,5% de resistência), identificadas em 2019 motivam revisão das recomendações de tratamento empírico das meningites bacterianas nos locais em que o pneumococo é um patógeno prevalente.[12,31,32]

Nos casos de meningite por pneumococos não suscetíveis à penicilina e cefalosporinas, deve-se utilizar a associação de vancomicina, nunca de forma isolada e idealmente associada com uma cefalosporina de terceira geração (cefotaxima ou ceftriaxona).[9,19,21] Deverá ser adicionada a rifampicina ao esquema nas seguintes situações:[9]

1. Piora clínica após 24-48 horas de terapia com vancomicina e cefalosporina de terceira geração.
2. Falha na esterilização liquórica.
3. Identificação de pneumococo com CIM ≥ 4 mcg/mL para cefotaxima ou ceftriaxona. Estudos *in vitro* demonstraram que para o tratamento de meningite por pneumococos resistentes à penicilina e cefalosporinas a combinação da vancomicina com ceftriaxona tem maior atividade antimicrobiana que qualquer dos dois agentes usados isoladamente. A vancomicina, em função de sua baixa penetração liquórica, não deve ser utilizada como agente isolado no tratamento de meningite bacteriana.

Assim que se obtiver o resultado da cultura, o esquema antibiótico deve ser reavaliado e direcionado para o agente (Quadro 4).

Outros antibióticos podem, eventualmente, ser utilizados no tratamento empírico inicial das meningites, como uma cefalosporina de quarta geração (cefepima) ou um carbapenêmico, como o meropenem. Nos casos de pacientes com história de anafilaxia aos antibióticos beta-lactâmicos, pode-se usar no tratamento empírico inicial o cloranfenicol ou a associação de vancomicina com rifampicina.[19]

Nas meningites em pacientes com imunodeficiência celular deve-se empregar a associação de ceftazidima com ampicilina. E, naquelas meningites pós-trauma cranioencefálico ou pós-procedimentos neurocirúrgicos, ou em pacientes com derivação liquórica, emprega-se, para tratamento, a associação de ceftazidima com vancomicina.[19]

Em pacientes portadores de derivação ventrículo-peritoneal e que desenvolvem MB diretamente da derivação, a remoção de todos os componentes da derivação infectada, em associação com a terapia antimicrobiana apropriada, é a mais efetiva estratégia terapêutica.[19]

Controle do tratamento

Em pacientes com meningite bacteriana que apresentaram resposta adequada à antibioticoterapia, a coleta de LCR controle para averiguar esterilização e melhora dos parâmetros liquóricos não está indicada rotineiramente. O LCR de controle só deve ser realizado nas seguintes situações:

- Quando o paciente não apresentar resposta adequada após 48 horas de antibioticoterapia apropriada.
- Em lactentes menores de 2 meses; em pacientes com meningite por bacilos Gram-negativos.
- Em infecções causadas por pneumococos resistentes aos antibióticos beta-lactâmicos.

Duração do tratamento

A duração da antibioticoterapia em pacientes com meningite bacteriana varia de acordo com o agente isolado e a resposta clínica. As recomendações são mostradas no Quadro 5. Deve-se, entretanto, ressaltar que essas recomendações serão individualizadas de acordo com a resposta clínica do paciente.[9,19]

QUIMIOPROFILAXIA

A quimioprofilaxia está indicada na doença meningocócica e na meningite por Hib.

Na doença meningocócica, a profilaxia está indicada para todos os contatos íntimos de pessoas com doença meningo-

Quadro 4 Indicações e doses da terapia antimicrobiana em crianças maiores de 2 meses com meningite bacteriana

Patógeno	Antimicrobiano	Dose
Pneumococo		
Sensível à penicilina	Penicilina G *ou* ampicilina	200.000-400.00 U/kg/dia, de 4/4 horas 200-300 mg/kg/dia, de 6/6 horas
Resistência intermediária à penicilina	Ceftriaxona *ou* cefotaxima	100 mg/kg/dia, de 12/12 horas 200 mg/kg/dia, de 6/6 horas
Resistente à penicilina e sensível à cefalosporina de terceira geração	Ceftriaxona *ou* cefotaxima	100 mg/kg/dia, de 12/12 horas 200 mg/kg/dia, de 6/6 horas
Resistente à penicilina e à cefalosporina de terceira geração e sensível à rifampicina	Vancomicina + cefalosporina de terceira geração + rifampicina	60 mg/kg/dia de 6/6 horas 100 mg/kg/dia, de 12/12 horas 20 mg/kg/dia de 12/12 horas
Meningococo	Penicilina G *ou* ampicilina *ou* cefalosporina de terceira geração	Mesmas doses acima
Bacilos Gram-negativos (*E. coli*, *Klebsiella* sp., *H. influenzae*)	Ceftriaxona *ou* cefotaxima	Mesmas doses acima
Pseudomonas aeruginosa	Ceftazidima	150-200 mg/kg/dia, de 8/8 horas
Staphylococcus aureus		
Sensível à oxacilina	Oxacilina	200 mg/kg/dia, de 6/6 horas
Resistente à oxacilina	Vancomicina	60 mg/kg/dia, de 6/6 horas
Listeria monocytogenes	Ampicilina + amicacina	200-300 mg/kg/dia, de 6/6 horas + 30 mg/kg/dia, de 12/12 horas

Quadro 5 Duração da terapia antimicrobiana em meningites de acordo com o agente isolado

Microrganismo	Duração da terapia (dias)
Neisseria meningitidis	5-7
Streptococcus pneumoniae	10-14
Haemophilus influenzae	7-10
Streptococcus agalactiae	14-21
Bacilos Gram-negativos	21
Listeria monocytogenes	≥ 21

cócica invasiva durante os 7 dias que antecederam o início da doença no caso índice, independentemente do estado vacinal: todos os contatos domiciliares; contatos de casos ocorridos em creches, escolas maternais, jardins da infância; contato com as secreções orais do paciente através de beijo, respiração boca a boca, compartilhamento de escovas de dente e talheres, copos etc.; para passageiros de viagens aéreas ou não com duração igual ou superior a 8 horas que tenham compartilhado o assento ao lado do caso índice. Deve ser iniciada até 24 horas depois do contágio. A profilaxia administrada mais de 2 semanas após a exposição tem muito pouco valor.[9]

A droga empregada é a rifampicina, na dose de 10 mg/kg (máximo de 600 mg), de 12/12 horas, por 2 dias. Para recém-nascidos usa-se 5 mg/kg, de 12/12 horas. Alternativamente, pode-se empregar o ceftriaxone na dose de 125 mg intramuscular, em dose única para menores de 15 anos e 250 mg, nos com 15 anos ou mais. A ciprofloxacina para adolescentes ≥ 18 anos, em dose única oral de 500 mg, e a azitromicina, na dose de 10 mg/kg, dose máxima de 500 mg, dose única, podem alternativamente ser empregadas em algumas situações. Se o tratamento do caso índice não for feito com ceftriaxona ou cefotaxima (ambas erradicam o estado de portador nasofaríngeo), o paciente deverá receber a profilaxia antes da alta hospitalar.[9]

A profilaxia da infecção invasiva por Hib é feita para todos os contatos domiciliares íntimos, de qualquer idade, que coabitem ou convivam intimamente com o doente, e que tenham pelo menos um contato menor que 4 anos não vacinado ou parcialmente vacinado. Nas creches e escolas maternais, a profilaxia pode ser empregada quando dois ou mais casos de doença invasiva ocorreram em um intervalo de até 60 dias. Também é indicada para o doente em tratamento, caso não esteja recebendo cefalosporina de terceira geração. Emprega-se a rifampicina na dose de 20 mg/kg (máximo de 600 mg), 1 vez ao dia, por 4 dias. A quimioprofilaxia não está recomendada para contatos de pessoas com meningite ou doença invasiva causada por *H. influenzae* do tipo não b porque a doença secundária é rara.[9]

Deve-se finalmente assinalar que os doentes com doença meningocócica e meningite por *Haemophilus influenzae* devem ser internados sob precauções respiratórias para gotículas, durante as 24 horas iniciais da terapêutica antibiótica adequada.

REFERÊNCIAS BIBLIOGRÁFICAS

1. Alamarat Z, Hasbun R. Management of acute bacterial meningitis in children. Infect Drug Resist. 2020;13:4077-89.
2. Sáfadi MAP, Farhat CK. Meningites bacterianas. In: Farhat CK, Carvalho LH, Succi RC. Infectologia pediátrica. 3.ed. Atheneu; 2007. p.155-80.
3. Kim KS. Acute bacterial meningitis in infants and children. Lancet Infect Dis. 2010;10:32-42.
4. Kim KS. Bacterial meningitis beyond the neonatal period. In: Feign, Cherry. Textbook of pediatric infectious diseases. 7.ed. Philadelphia: Elsevier; 2014. p.425-61.
5. Garcia CG, Mccracken JR GH. Acute bacterial meningitis beyond the neonatal period. In: Long. Principle and practice of pediatric infectious diseases. 3.ed. Elsevier; 2012. p.272-9.
6. Sáez-Llorenz X, McCracken JR GH. Bacterial meningitis in children. Lancet. 2003;361:2139-48.
7. Brasil. Ministério da Saúde. Situação das doenças transmissíveis. Available: www.saude.gov.br/svs (acesso junho de 2021).
8. CVE. Centro de Vigilância Epidemiológica. Divisão de Doenças de Transmissão Respiratória. Available: www.cve.saude.sp.gov.br (acesso 26 de junho de 2021).
9. AAP. American Academy of Pediatrics. Red Book: 2018-2021. Report on the Committee on Infectious Diseases. 31.ed. Elk Grove Village, IL: American Academy of Pediatrics; Pneumococcal infections; 2018.
10. Brandileone MCC, Vieira VSD, Zanella RC, Landgraff IM, Melles CEA, Taunay AE, et al. Distribution of serotypes of Streptococcus pneumoniae isolated from invasive infections over a 16-year period in the greater São Paulo area, Brazil. J Clin Microbiol. 1995;33(10):2789-91.
11. Sacchi CT, Fukasawa LO, Gonçalves MG, Salgado MM, Shutt KA, Carvalhanas TR, et al.; São Paulo RT-PCR Surveillance Project Team. Incorporation of real-time PCR into routine public health surveillance of culture negative bacterial meningitis in São Paulo, Brazil. PLoS One. 2011;6:1-6.
12. Brandileone MC, Almeida S, Bokermann S, Minamisava R, Berezin EN, Harrison LH, et al. Dynamics of antimicrobial resistance of Streptococcus pneumoniae following PCV10 introduction in Brazil: nationwide surveillance from 2007 to 2019, Vaccine, 2021. Available: https://doi.org/10.1016/j.vaccine.2021.02.063.
13. Anderson KC, Maurer MJ, Dajani AS. Pneumococci relatively resistant to penicillin: a prevalence survey in children. J Pediatr. 1980;97:939.
14. Salgado MM, Gonçalves MG, Fukasawa LO, Higa FT, Paulino JT, Sacchi CT. Evolution of bacterial meningitis diagnosis in São Paulo State-Brazil and future challenges. Arq Neuropsiquiatr. 2013 Sep;71(9B):672-6.
15. Leib S, Tauber M. Acute and chronic meningitis. In: Cohen; Powderly. Infectious diseases. 2.ed. Elsevier; 2004. p.251-8.
16. Roos KL. Bacterial meningitis. In: Rakel R. Conn's current therapy. 55.ed. 2003. p.113-8.
17. Rosenstein N, Perkins B, Stephens D, Popovic T, Hughes J. Meningococcal disease. New Engl J Med. 2001;344:1378-88.
18. Volpe JJ. Neurology of the newborn. 3.ed. Philadelphia: W. B. Saunders; 1995. p.730-66.
19. Tunkel A, Hartman B, Kaplan S, Kaufman B, Roos K, Scheld M, et al. Practice guidelines for the management of bacterial meningitis. Clin Infect Dis. 2004;39:1267-84.
20. Nigrovic LE, Shah SS, Neuman MI. Correction of cerebrospinal fluid protein for the presence of red blood cells in children with a traumatic lumbar puncture. J Pediatr. 2011 Jul;159(1):158-9.
21. Le Saux N. Guidelines for the management of suspected and confirmed bacterial meningitis in Canadian children older than 2 months of age. 2020. Available: https://www.cps.ca/documents/position/management-of-bacterial-meningitis.
22. Kanegaye JT, Soliemanzadeh P, Bradley JS. Lumbar puncture in pediatric bacterial meningitis: defining the time interval for recovery of cerebrospinal fluid pathogens after parenteral antibiotic pretreatment. Pediatrics. 2001;108:1169-74.
23. Saravolatz L, Manzor O, Vandervelde N, Pawlak J, Belian B. Broad-range bacterial polymerase chain reaction for early detection of bacterial meningitis. Clin Infect Dis. 2003;36:40-5.

24. Oates-Whitehead R, Maconochie I, Baumer H. Fluid therapy for acute bacterial meningitis. Cochrane Database Syst Rev. 2005;20(3):JulCD004786.
25. Pomeroy SI, Holmes SJ, Dodge PR, Feigin RD. Seizures and other neurologic sequelae of bacterial meningitis in children. N Engl J Med. 1990;323:1651.
26. Lebel MH, Freij BJ, Syrogiannopoulos GA, Chrane DF, Hoyt MJ, Stewart SM, et al. Dexamethasone therapy for bacterial meningitis. New Engl J Med. 1988;319:964-71.
27. Odio CM, Faingeziht I, Paris M, Nassar M, Baltodano A, Rogers J, et al. The beneficial effects of early dexamethasone administration in infants and children with bacterial meningitis. New Engl J Med. 1991;324:1525-31.
28. Mcintyre PB, Berkey CS, King SM, Schaad UB, Kilpi T, Kanra GY, et al. Dexamethasone as adjunctive therapy in bacterial meningitis: a meta-analysis of randomised clinical trials since 1988. JAMA. 1997;278:925.
29. Van De Beek D, De Gans J, Mcintyre O, Prasad K. Corticosteroids in acute bacterial meningitis. Cochrane Database Syst Rev. 2003;3:CD004305.
30. Bradley JS, Wassel RT, Lee L, Nambiar S. Intravenous ceftriaxone and calcium in the neonate: assessing the risk for cardiopulmonary adverse events. Pediatrics. 2009;123:e609-13.
31. São Paulo. Secretaria de Estado da Saúde. Coordenadoria de Controle de Doenças. Instituto Adolfo Lutz. Informação da vigilância das pneumonias e meningites bacterianas. 2019.
32. Alvares JR, Mantese OC, Paula AD, Wolkers PC, Almeida VV, Almeida SC, et al. Prevalence of pneumococcal serotypes and resistance to antimicrobial agents in patients with meningitis: ten-year analysis. Braz J Infect Dis. 2011;15(1):22-7.

CAPÍTULO 24

COVID-19 EM CRIANÇAS E ADOLESCENTES

Maria Fernanda Baduê Pereira
Marco Aurélio Palazzi Sáfadi
Heloisa Helena de Sousa Marques

AO FINAL DA LEITURA DESTE CAPÍTULO, O PEDIATRA DEVE ESTAR APTO A:

- Conhecer as características epidemiológicas da Covid-19 no Brasil.
- Conhecer as maneiras de transmissão da doença.
- Conhecer as manifestações clínicas da doença e estabelecer os diagnósticos diferenciais.
- Conhecer o espectro clínico da síndrome inflamatória multissistêmica pediátrica.

INTRODUÇÃO

Em dezembro de 2019, um novo coronavírus, denominado SARS-CoV-2, surgiu na China, associado a grupos de pacientes com pneumonia, epidemiologicamente ligados à cidade de Wuhan, província de Hubei. O genoma foi rapidamente sequenciado e mostra correspondência de 86,9-89% com um coronavírus encontrado em morcegos. A origem do surto está sendo investigada, mas não foi plenamente estabelecida até o momento.[1,2]

A doença causada pelo SARS-CoV-2 foi denominada Covid-19 (*coronavirus disease* 2019), com rápida disseminação por todo o mundo, sendo declarada uma pandemia pela Organização Mundial da Saúde (OMS) em 11 de março de 2020. Em setembro de 2021, o número de casos confirmados em todo o mundo já atingia 285 milhões, com quase 4,8 milhões de mortes. O Brasil foi um dos países mais afetados, já registrando nessa mesma época cerca de 21,5 milhões de casos e 595 mil mortes.[1]

A Covid-19 tem se apresentado com diferentes níveis de gravidade, desde formas assintomáticas de infecção até quadros de grave insuficiência respiratória e morte, particularmente em pessoas com mais de 60 anos de idade e em portadores de comorbidades. Em uma das primeiras casuísticas da China, 15% dos pacientes acometidos pela Covid-19 foram classificados como doença grave, 6% requereram ventilação mecânica e 1,4% morreram.[3]

Em publicação de fevereiro de 2020 sobre a evolução de 44 mil casos confirmados na China, a maioria ocorreu em pessoas com idade entre 30-69 anos (77,8%) e aproximadamente 19% estavam criticamente enfermos. A progressão clínica para as formas graves de doença ocorreu em geral durante a segunda semana de sintomas, com 50% dos pacientes apresentando dispneia aproximadamente 8 dias após o início da doença (variação entre 5-13 dias). As taxas de letalidade foram progressivamente mais altas de acordo com a idade, com destaque para as pessoas ≥ 60 anos. Para o grupo etário de 60-69 anos foi identificada letalidade de 3,6%; naqueles com 70-79 anos, 8%, e, nos ≥ 80 anos, 14,8%. As taxas de letalidade em indivíduos sem doença de base foram de 0,9%, sendo substancialmente maiores nos portadores de comorbidades: 10,5% nos portadores de doença cardiovascular, 7% nos com *diabetes mellitus* e 6% nos com doença respiratória crônica, hipertensão e câncer.[4]

Um dos fatores mais intrigantes da Covid-19 é o pequeno percentual de crianças e adolescentes, que, uma vez infectados, apresentam formas graves da doença. Esse mesmo fenômeno já havia sido observado nos surtos de SARS de 2002 a 2003 e no de MERS em 2013. Destaque-se que os quadros relatados até o momento em crianças são em sua grande maioria leves a moderados, com baixa taxa de complicações.[5-8]

Várias hipóteses foram formuladas para tentar explicar esse fenômeno, porém as razões ainda são incertas (menor expressão de receptores ao vírus, exposição recente a outros coronavírus – proteção cruzada, imunidade inata mais desenvolvida, entre outros).[7]

EPIDEMIOLOGIA, TRANSMISSÃO, PATOGENIA

No Brasil, infelizmente temos registrado uma das mais elevadas taxas de mortalidade populacional da Covid-19 em crianças e adolescentes. De acordo com os dados oficiais do Ministério da Saúde, até o fim do mês de setembro de 2021 houve registro de 2.345 mortes confirmadas pela Covid-19 em menores de 19 anos, gerando taxas de mortalidade 5-15 vezes maiores que as registradas, por exemplo, nos EUA e no Reino Unido em igual período.[9,10]

Dados mais recentes nos EUA mostram um aumento relevante de casos em crianças e adolescentes, que no mês de setembro foram responsáveis por cerca de 28% de todos os casos reportados, contra taxas inferiores a 5% observadas no início da pandemia, em 2020. O avanço da vacinação nos grupos etários de adultos acaba por deixar os grupos não vacinados, como as crianças abaixo de 12 anos, ainda não objeto dos programas de vacinação nos EUA, suscetíveis ao impacto da doença.[10]

A epidemiologia da síndrome inflamatória multissistêmica pediátrica no Brasil, de acordo com recente publicação, mostra que, entre 652 casos reportados, a idade mediana foi de 5 anos; 57,1% eram do sexo masculino e 52% de raça/cor da pele parda; 6,4% evoluíram a óbito (uma letalidade muito superior à registrada na Europa ou nos EUA). A chance de óbito foi significativamente maior nos que apresentaram saturação de O2 < 95% (ORa = 4,35 – IC95% 1,69;11,20) e resultado alterado de ureia (ORa = 5,18 – IC95% 1,91;14,04); e menor na ausência de manchas vermelhas pelo corpo (ORa = 0,23 – IC95% 0,09;0,62), com uso de anticoagulantes (ORa = 0,32 – IC95% 0,12;0,89) e imunoglobulinas (ORa = 0,38 – IC95% 0,15;1,01).[11]

Outra importante característica da Covid-19 é a chamada Covid-19 longa, quadro caracterizado pela persistência de sintomas relacionados à doença por muitos meses após a fase aguda. Os resultados dos estudos de seguimento de crianças e adolescentes acometidos pela Covid-19 ainda estão em curso, para fornecer evidências mais robustas do real impacto da Covid-19 longa no grupo pediátrico. Entretanto, os primeiros achados parecem apontar para uma carga muito menor nas crianças quando comparadas aos dados de seguimento de adultos. No principal estudo até agora publicado,[12] menos de 5% das crianças mostraram persistência de sintomas da doença por pelo menos 28 dias. Nesse mesmo estudo os autores constataram que a carga de sintomas nessas crianças não aumentou com o tempo, e a maioria se recuperou no dia 56.

Em revisão feita por Meyerowitz et al.,[13] os autores resumiram as evidências de transmissão do SARS-CoV-2 em 5 tópicos:

1. A transmissão pela via respiratória é a predominante.
2. A transmissão por meio do contato direto e por fômites, apesar de provável, raramente ocorre.
3. A infecção transplacentária tem sido documentada, mas a transmissão vertical é incomum.
4. Mesmo que vírus vivos tenham sido isolados na saliva e fezes, e o RNA viral identificado em sêmen e sangue de doadores, não há casos relatados de transmissão do SARS-CoV-2 pelas vias fecal-oral, sexual ou sanguínea.
5. Animais como cães e gatos, ferrões e outros podem se infectar e transmitir uns para os outros e potencialmente para humanos que convivam com eles.[14]

A transmissão pessoa a pessoa acontece tanto por pessoas assintomáticas como sintomáticas. A transmissão do vírus a contactantes se inicia desde 2 dias antes dos primeiros sintomas, sendo estimado que quase metade das infecções secundárias pode ser causada no período pré-sintomático.[15]

Essa transmissão ocorre através de gotículas respiratórias com diâmetro > 5-10 mcm, que, após serem expelidas, logo caem no chão até uma distância de 2 m; e também por partículas menores, < 5 mcm de diâmetro, denominadas núcleos de gotículas ou aerossóis, que podem ficar suspensos no ar por períodos prolongados.[16] São expelidas do trato respiratório para o ambiente através do ato de tossir, falar, cantar e gritar.[17]

O genoma do SARS-CoV-2 codifica quatro proteínas estruturais semelhantes a outros coronavírus, que são necessárias para formar a partícula viral completa:

1. A proteína S (*Spike*), que é uma espícula glicoproteica responsável pela ligação e entrada de SARS-CoV-2 ao receptor da célula-alvo do hospedeiro, a enzima conversora de angiotensina, que se expressa principalmente em células epiteliais alveolares tipo II (ECA2), incluindo tecidos extrapulmonares, como intestino, rim, coração e endotélio.
2. A proteína M (membrana), que está relacionada ao formato do vírion e se liga ao nucleocapsídeo.
3. A proteína E (envelope), que está envolvida no processo de montagem e liberação dos vírions.
4. A proteína N (nucleocapsídeo), que se liga ao genoma.[18]

Para que o SARS-CoV-2 penetre na célula hospedeira, a protease celular transmembrana serina 2 (TMPRRS2) é ativada e faz a clivagem da proteína S, alterando sua conformação, o que permite a penetração por endocitose, pois ocorre a ligação das membranas virais.[19]

Apesar de as células epiteliais pulmonares serem as mais acometidas, no epitélio intestinal também ocorre replicação ativa do vírus. Devido à ampla expressão tecidual para entrada viral e tropismo celular do receptor ECA, existe grande propagação extrapulmonar, da mesma forma que ocorre com o SARS-CoV-1, porém a maior transmissibilidade está relacionada à replicação ativa nas vias aéreas superiores.[20-22]

MANIFESTAÇÕES CLÍNICAS

Os sinais e sintomas da Covid-19 observados em crianças são, em boa parte dos casos, os comuns de uma síndrome gripal, como febre, tosse, congestão nasal, coriza, dor de garganta, podendo também ocorrer, em menor proporção dos infectados, aumento da frequência respiratória, sibilos e pneumonia. Os sintomas gastrointestinais como vômitos e diarreia são descritos, sendo mais comuns em crianças do que em adultos.[6,7,23]

Apesar de a maioria das crianças e adolescentes apresentar um curso benigno e autolimitado da Covid-19, alguns pacientes podem desenvolver manifestações clínicas exuberantes e graves.[24] O lactente e o paciente imunodeprimido podem apresentar apenas febre como sintoma clínico. Dispneia é um sinal de alerta para casos graves e críticos.[23-25]

No final de abril de 2020, sociedades de pediatria da Europa emitiram um alerta reportando a identificação de uma nova apresentação clínica em crianças e adolescentes, possivelmente associada com a Covid-19. Os pacientes apresentaram uma síndrome inflamatória multissistêmica, com manifestações clínicas e alterações dos exames complementares similares às observadas em crianças e adolescentes com síndrome de Kawasaki, Kawasaki incompleto e/ou síndrome do choque tóxico.[26,27] Essa doença foi denominada síndrome inflamatória multissistêmica pediátrica, temporalmente associada à Covid-19 (SIM-P). As crianças e os adolescentes, em casos raros, desenvolvem um quadro clínico associado a uma resposta inflamatória tardia e exacerbada, que geralmente ocorre 2-4 semanas após a infecção pelo vírus SARS-CoV-2. É uma síndrome potencialmente grave, e grande parte dos casos necessita de admissão em unidades de terapia intensiva (UTI). A doença apresenta amplo espectro clínico, com acometimento multissistêmico, e os sintomas podem incluir: febre persistente, manifestações gastrointestinais, conjuntivite bilateral não purulenta, sinais de inflamação mucocutânea, além de acometimento cardiovascular frequente. Os casos mais graves evoluem para o choque, com necessidade de suporte hemodinâmico, podendo, em determinadas situações, evoluir para o óbito. As manifestações respiratórias estão de forma geral presentes em menor frequência dos casos quando comparadas às manifestações gastrointestinais e/ou cardiovasculares.

Os casos de SIM-P reportados apresentam elevação dos marcadores de atividade inflamatória e exames laboratoriais que indicam infecção recente pelo SARS-CoV-2 (por provas virológicas ou sorologia) ou vínculo epidemiológico com caso confirmado para Covid-19.[9]

A OMS publicou um documento[27] sugerindo uma definição de caso preliminar para essa síndrome multissistêmica temporariamente associada à Covid-19, sendo estes critérios imediatamente adotados pelo Ministério da Saúde no Brasil, em documento publicado em parceria com a Sociedade Brasileira de Pediatria:[28]

- Crianças e adolescentes de 0 a 19 anos com febre ≥ 3 dias.
  E dois dos seguintes:
  - Exantema ou conjuntivite não purulenta bilateral ou sinais de inflamação mucocutânea (orais, mãos ou pés).
  - Hipotensão ou choque.
  - Características de disfunção miocárdica, pericardite, valvulite ou anormalidades coronárias (incluindo achados do ecocardiograma ou elevações de troponina/pró-BNP).
  - Evidência de coagulopatia (TP, TTPA, D-dímero elevado).
  - Problemas gastrointestinais agudos (diarreia, vômito ou dor abdominal).

  E
- Marcadores elevados de inflamação, como velocidade de hemossedimentação (VHS), PCR ou procalcitonina.
  E
- Nenhuma outra causa de inflamação microbiana, incluindo sepse bacteriana, síndromes de choque estafilocócica ou estreptocócica.
  E
- Evidência de Covid-19 (RT-PCR, teste antigênico ou sorologia positiva) ou provável contato com pacientes com Covid-19.

Até 18 de setembro de 2021 (Figura 1), haviam sido notificados 2.264 casos suspeitos da SIM-P associada à Covid-19

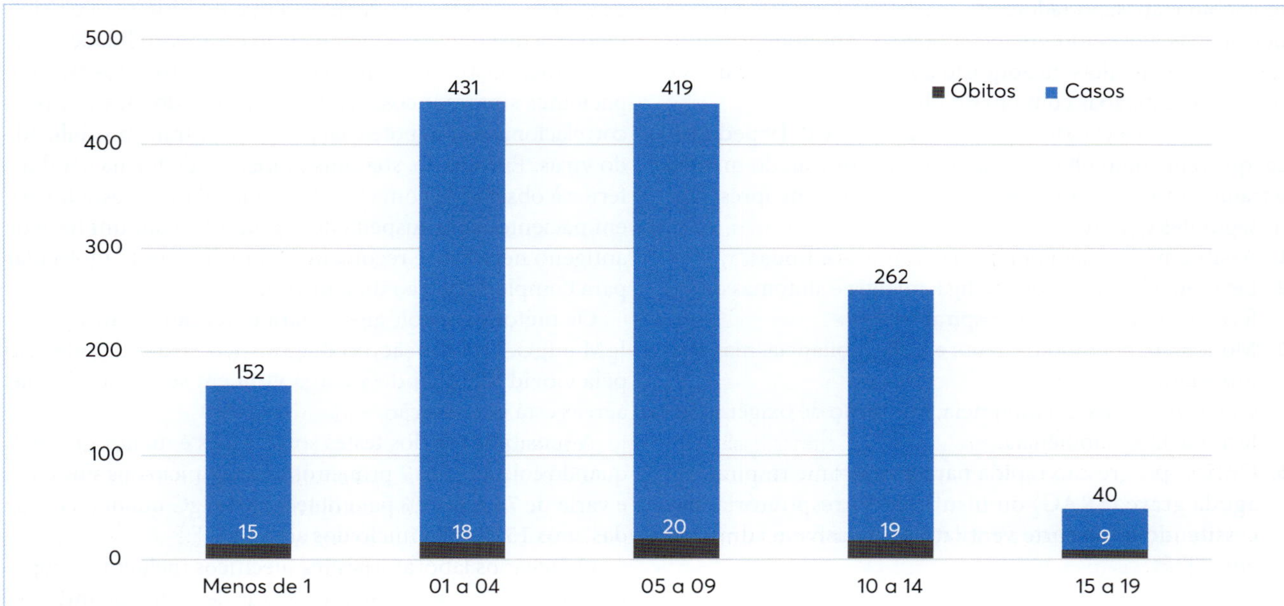

Figura 1 Casos e óbitos por SIM-P por faixa etária, Brasil, 2020, 2021, até SE 37.[9]
SIM-P: síndrome inflamatória multissistêmica pediátrica, temporalmente associada à Covid-19.
Fonte: RED/Cap/MS. Atualizados em 21/9/2021. Dados preliminares, sujeitos a alterações.

em crianças e adolescentes de 0-19 anos no Brasil. Após investigação pelas vigilâncias epidemiológicas municipais/estaduais, 1.307 (57,7%) casos foram confirmados para SIM-P, 702 (31%) foram descartados (por não preencherem os critérios de definição de caso ou por ter sido constatado outro diagnóstico que justifique o quadro clínico) e 255 (11,3%) seguem em investigação. Dos casos confirmados, 81 evoluíram para óbito (letalidade de 6,2%), 1.080 tiveram alta hospitalar e 146 estavam ainda com o desfecho em aberto.[9]

De acordo com o boletim do Ministério da Saúde, a maioria dos casos confirmados possui evidência laboratorial de infecção pelo SARS-CoV-2. Dessa forma, 1.033 casos (79%) foram encerrados pelo critério laboratorial e 274 casos (21%) foram encerrados pelo critério clínico-epidemiológico, por terem histórico de contato próximo com caso confirmado para Covid-19. As informações contidas no formulário de notificação demonstram que, além da febre, os sintomas mais comumente relatados foram os gastrointestinais (dor abdominal, diarreia, náuseas ou vômitos) e estavam presentes em cerca de 83,5% (n = 1.091) dos casos, 55% (n = 719) dos pacientes apresentavam *rash* cutâneo, 39,5% (n = 516) apresentaram conjuntivite, 59,2% (n = 774) desenvolveram alterações cardíacas, 35,5% (n = 464) tiveram hipotensão arterial ou choque e 48% (n = 628) dos indivíduos apresentaram alterações neurológicas como cefaleia, irritabilidade, confusão mental ou convulsão. Apresentaram linfadenopatia 18,9% (n = 247), e 17,5% (n = 229) apresentaram oligúria. Cerca de 65% (n = 849) dos indivíduos apresentaram sintomas respiratórios, incluindo coriza, odinofagia, tosse, dispneia ou queda da saturação.[9]

Os fatores de risco considerados para Covid-19 grave[23,24] incluem: crianças menores de 1 ano de idade, portadores de cardiopatias, portadores de pneumopatias, portadores de hemoglobinopatias, portadores de encefalopatias, portadores de nefropatias, portadores de hepatopatias, imunodeprimidos (doenças congênitas ou adquiridas), diabéticos, gestantes e puérperas e pessoas com obesidade.[23,24]

Em relação à classificação clínica da Covid-19 pediátrica, que tem como objetivo auxiliar na definição do manejo e tratamento, as crianças e adolescentes podem apresentar os seguintes quadros:

1. Assintomático: sem quaisquer sintomas clínicos.
2. Leve: aqueles com febre, fadiga, mialgia e sintomas de infecções agudas do trato respiratório.
3. Moderado: pneumonia, febre e tosse, sibilância, mas sem hipoxemia.
4. Grave: febre, tosse, taquipneia, saturação de oxigênio inferior a 92%, sonolência.
5. Crítico: progressão rápida para a síndrome respiratória aguda grave (SRAG) ou insuficiência respiratória, necessitando de suporte ventilatório invasivo e admissão em UTI.[29]

Considerar como sinais de gravidade tosse ou dificuldade respiratória e pelo menos um dos seguintes:

- Cianose central ou SpO_2 < 92% (< 90% em recém-nascido prematuros), avaliado por oximetria de pulso (SpO_2).
- Desconforto respiratório.
- Taquipneia acentuada.
- Incapacidade ou dificuldade na alimentação.
- Diminuição do nível de consciência.
- Letargia ou perda de consciência ou convulsões.

O Quadro 1 descreve com mais detalhes a classificação clínica, incluindo outras manifestações de gravidade. Esse quadro foi construído no início da epidemia por pesquisadores espanhóis, adotado pelo Ministério da Saúde daquele país, e tem sido adaptado e atualizado no decorrer da pandemia.[30]

DIAGNÓSTICO LABORATORIAL

O método considerado "padrão ouro" para o diagnóstico da infecção aguda pelo SARS-CoV-2 é a reação em cadeia da polimerase (PCR) em amostra de nasofaringe. A melhor sensibilidade desse exame ocorre nos primeiros dias após o início dos sintomas, quando a carga viral em vias aéreas está em seu pico.[31] Idealmente deve ser realizado em amostra de nasofaringe, mas há também a possibilidade de utilizar amostras nasais, de saliva, orofaringe e escarro, embora com menores taxas de sensibilidade. Outros métodos moleculares de amplificação de ácido nucleico (NAAT), como a amplificação isotérmica, mostram-se também interessantes opções pela rapidez nos resultados.

Os testes rápidos de detecção antigênica para o SARS-CoV-2, baseados em técnica de imunoensaio imunocromatográfico, permitem a detecção do antígeno viral coletados de amostras do trato respiratório, nasal ou preferencialmente de nasofaringe nos casos sintomáticos. As principais vantagens desses testes são a rapidez (em até 15 minutos o resultado está disponível), o menor custo e a acessibilidade. Esses testes demonstraram um bom valor preditivo positivo em pacientes sintomáticos, sendo seu resultado, nestes casos, correlacionado com potencial presença de transmissibilidade do vírus. Entretanto, sua sensibilidade é de forma geral inferior à observada com os testes moleculares. Dessa forma, em pacientes com suspeita de Covid-19 e com um teste de antígeno negativo, é recomendável realizar teste molecular para complementação diagnóstica.

Os métodos sorológicos, para detecção de anticorpos IgM e IgG, tem função no diagnóstico tardio da infecção pela Covid-19, quando a carga viral em secreções de vias aéreas está em redução.

A sensibilidade dos testes sorológicos é menor que 40% quando coletada nos 7 primeiros dias do início dos sintomas, e varia de 79,8-88,9% para detecção de IgG quando coletadas após 15 dias do início dos sintomas.[32,33]

Os achados laboratoriais inespecíficos incluem leucopenia, linfopenia e aumento nas provas de atividade inflamatória (VHS, proteína C reativa e a procalcitonina) e nas dosagens do D-dímero.

Quadro 1 Classificação da apresentação clínica da Covid-19

Quadro leve ou não complicado	• Sintomas inespecíficos, como febre, tosse, dor de garganta, congestão nasal, diminuição do estado geral, dor de cabeça, dor muscular, dor abdominal ou diarreia. • Não há sinais de desidratação, sepse ou dificuldade respiratória.
Quadro moderado (infecção de vias aéreas baixas sem hipoxemia)	• Tosse, dificuldade respiratória com taquipneia, mas sem sinais de gravidade clínica ou pneumonia grave. • Critérios de taquipneia (em respirações/minuto): – < 2 meses, ≥ 60 rpm. – 2-11 meses, ≥ 50 rpm. – 1-5 anos, ≥ 40 rpm. – adultos/adolescentes > 30 rpm. • Saturação em ar ambiente > 92%. • Pode ou não haver febre.
Quadro grave (infecção de vias aéreas baixas com hipoxemia)	• Tosse ou dificuldade respiratória e pelo menos um dos seguintes aspectos: – Cianose central ou SpO_2 < 92% (< 90% em RN prematuros). – Desconforto respiratório grave: gemido, batimento nasal, retração supraesternal, retração intercostal intensa ou balancim. – Incapacidade ou dificuldade na alimentação. – Diminuição do estado de consciência, letargia ou perda de consciência ou convulsões. – Taquipneia acentuada (em respirações/minuto): ≥ 70 rpm em crianças menores de 1 ano; ≥ 50 rpm em crianças de mais de 1 ano. – PaO_2 < 60 mmHg, $PaCO_2$ > 50 mmHg. • O diagnóstico é clínico. As imagens de raio x de tórax podem excluir complicações (atelectasia, infiltrados, derrame).
Outras manifestações graves	• Distúrbios da coagulação (tempo prolongado de protrombina e elevação do D-dímero), dano do miocárdio (aumento das enzimas do miocárdio, alterações de ST-T no eletrocardiograma, cardiomegalia e insuficiência cardíaca), insuficiência renal, disfunção gastrointestinal, elevação de enzimas do fígado e rabdomiólise.
SRAG	• Critérios clínicos do quadro respiratório grave. • Inicialmente: imagem radiológica nova ou piora da imagem dos 10 dias anteriores. • Raio x, US ou TC de tórax, ou ECO: novo(s) infiltrado(s) uni/bilateral(ais) compatível(eis) com envolvimento agudo do parênquima pulmonar. • Origem do edema pulmonar: insuficiência respiratória na ausência de outra etiologia, como insuficiência cardíaca (descartada pela ecocardiografia) ou sobrecarga de volume. • Oxigenação (OI e OSI): – VNI de 2 níveis ou CPAP ≥ 5 cmH_2O através de uma máscara facial: PaO_2/FiO_2 ≤ 300 mmHg ou SpO_2/FiO_2 ≤ 264. – SDRA leve (ventilação invasiva): 4 ≤ OI < 8,5 ≤ OSI < 7,5. – SDRA moderada (ventilação invasiva): 8 ≤ OI < 16 7,5 ≤ OSI < 12,3. – SDRA grave (ventilação invasiva): OI ≥ 16 OSI ≥ 12,3.
Sepse	1. Infecção suspeita ou comprovada e ≥ 2 critérios SIRS, dos quais um deve ser temperatura anormal ou contagem de glóbulos brancos anormais (os outros 2 critérios são taquipneia e taquicardia ou bradicardia em < 1 ano). 2. É grave se houver disfunção cardiovascular, SDRA ou disfunção ≥ 2 dos outros órgãos.
Choque séptico	1. Suspeita de infecção (pode ter hipotermia ou hipertermia) e apresentar sinais de hipoperfusão periférica, como hipotensão (PAS < percentil 5 ou > 2 DP abaixo do normal para a idade) ou 2-3 dos seguintes: estado mental alterado; taquicardia ou bradicardia (FC < 90 bpm ou > 160 bpm em bebês e FC < 70 bpm ou > 150 bpm em crianças); enchimento capilar lentificado (> 2 segundos) ou evidência de vasodilatação com pele quente e pulsos amplos; taquipneia; pele manchada ou erupção petequial ou purpúrica; aumento de lactato, oligúria. 2. Se forem necessárias drogas vasoativas para manter a pressão sanguínea e a perfusão adequadas após uma expansão correta do volume.
SIM-P	Crianças e adolescentes de 0-19 anos com as manifestações clínicas de: 1. Febre ≥ 3 dias (medida ou referida). E 2. Dois dos seguintes sinais e sintomas clínicos: I. erupção cutânea ou conjuntivite não purulenta bilateral ou sinais de inflamação mucocutânea (oral, mãos ou pés); II. hipotensão ou choque; III. características de disfunção miocárdica, pericardite, valvulite ou anormalidades coronárias (incluindo achados de ecocardiografia ou troponina/NT-pró-BNP elevada); IV. evidência de coagulopatia (por PT, PTT, dímeros-d elevados); V. manifestações gastrointestinais agudas (diarreia, vômito ou dor abdominal). E 3. Marcadores elevados de inflamação, como PCR ou VHS. E 4. Excluídas outras causas infecciosas, como sepse bacteriana, síndromes de choque estafilocócico ou estreptocócico (de forma comprovada). E 5. Evidência de: infecção pelo SARS-CoV-2 (RT-PCR, teste de antígeno ou sorologia positiva) ou contato provável com pacientes com Covid-19.

SRAG: síndrome respiratória aguda grave; SIM-P: síndrome inflamatória multissistêmica pediátrica, temporalmente associada à Covid-19; rpm: respirações por minuto; RN: recém-nascidos; Pa: pressão arterial; US: ultrassonografia; ECO: ecocardiograma; OI: índice de oxigenação; OSI: índice de oxigenação usando SpO_2; VNI: ventilação não invasiva; CPAP: *continuous positive airway pressure*; FiO_2: fração inspirada de oxigênio; SpO_2: saturação do oxigênio; SDRA: síndrome do desconforto respiratório agudo; SIRS: síndrome da resposta inflamatória sistêmica; PAS: pressão arterial sistólica; DP: desvios padrão; FC: frequência cardíaca; bpm: batimentos por minuto; PCR: proteína C reativa; VHS: velocidade de hemossedimentação.
Fonte: adaptado de: Ministerio de Sanidad. Manejo clínico de pacientes con enfermedad por el nuevo coronavirus.[30]

As alterações radiológicas são de forma geral mais discretas que as observadas nos casos em adultos e caracterizadas pela presença de infiltrados subpleurais, condensações em halo uni ou bilaterais. As alterações tomográficas, quando presentes, são bastante diversas e inespecíficas, incluindo opacidades em "vidro fosco" esparsas e irregulares e/ou infiltrados no terço médio ou periferia do pulmão ou subpleurais

CONDUTA

Os serviços de saúde devem estar organizados para o atendimento. O atendimento de suspeita de Covid-19 requer cuidados de precauções de contato, de gotículas e eventualmente de aerossóis, e a devida utilização dos equipamentos de proteção individual (EPI). Há muitos manuais com detalhadas informações de todos os passos necessários, e em nosso meio devem ser utilizadas as recomendações da Agência de Vigilância Sanitária (Anvisa).[34]

As recomendações gerais após o atendimento inicial devem incluir:

- Orientar as medidas de isolamento e cuidados domiciliares, caso o paciente tenha condições de alta hospitalar.
- Informar de forma enfática quais são os sinais e sintomas de agravamento e orientar procedimentos de reavaliação.
- Realizar diagnóstico diferencial com outras infecções virais respiratórias (principalmente *influenza* A e B), pneumonias bacterianas (incluindo as por *Mycoplasma*) e outras doenças da infância, como doença de Kawasaki, doenças gastrointestinais, histiocitose histiolinfocitária (HLH).
- A indicação da internação será definida caso a caso conforme critérios clínicos, laboratoriais, radiológicos e comorbidades do paciente.
- Durante a internação, manter a condição de isolamento enquanto houver forte suspeita de infecção por SARS-CoV-2 (indícios epidemiológicos; clínica sugestiva, PCR e/ou sorologia reagente).

A seguir será apresentada uma sugestão de atendimento passo a passo que foi elaborada pelas equipes assistenciais do Instituto da Criança e do Adolescente do Hospital das Clínicas da FMUSP para o manejo segundo a classificação clínica, podendo ser consultada via internet.[35]

Conduta em casos assintomáticos ou leves

- Realizar avaliação inicial de sinais vitais não invasivos: oximetria de pulso, dor, frequência respiratória (FR), frequência cardíaca (FC) e pressão arterial (PA), temperatura.
- Direcionar para a rede de atenção básica de saúde os casos leves e sem fatores de risco.
- Coletar *swab* de nasofaringe/secreção traqueal de todo paciente com fatores de risco com suspeita de Covid-19.
- Orientar as medidas de isolamento e cuidados domiciliares, caso o paciente tenha condições de alta hospitalar.
- Informar de forma enfática quais são os sinais e sintomas de agravamento e orientar procedimentos de reavaliação.

Conduta em casos moderados

- Realizar avaliação inicial de sinais vitais não invasivos: oximetria de pulso, dor, FR, FC e PA, temperatura.
- Coletar *swab* de nasofaringe/secreção traqueal de todo paciente com fatores de risco com suspeita de Covid-19.
- Nos casos moderados, deve-se avaliar caso a caso a necessidade de hospitalização. Para a decisão considerar:
  1. Fatores de risco, como doenças de base citadas.
  2. Faixa etária.
  3. Presença de complicações: hematológicas, pulmonares (atelectasia, derrame pleural).
  4. Possibilidade de reavaliação clínica.
  5. Capacidade da família para reconhecer piora clínica e chegar ao hospital.
  - Nos casos moderados é fundamental descartar complicações. O exame físico deve ser realizado pelo médico mais experiente da equipe.
  - Solicitar exames complementares a depender da condição clínica:
    - HMG, PCR, HMC, enzimas hepáticas, U/C, gasometria, Na, K, Ca/Cai, P, Mg, coagulograma, D-dímero, troponina, CPK, DHL, ferritina e outros, a depender da condição clínica.
    - Raio x de tórax (PA e perfil) e/ou;
    - Ultrassom de tórax.
    - Considerar tomografia computadorizada de tórax de ultrabaixa dose, caso a caso, visto que a resolução é melhor do que a do raio x convencional.
  - Não prescrever corticoide ou imunoglobulina.
  - Administrar antibiótico somente se houver suspeita de coinfecção bacteriana.
  - Orientar sintomáticos, preferencialmente dipirona e paracetamol. Os estudos envolvendo anti-inflamatórios não hormonais (AINH) ainda são insuficientes para recomendações, portanto se recomenda evitá-los.
  - Avaliar individualmente a necessidade de internação e prescrição de antibióticos.
  - A teleconsulta/videoconferência* ou a reavaliação ambulatorial são excelentes ferramentas para o seguimento dos pacientes que não requerem internação imediata.

Conduta em casos graves ou críticos

- Indicar internação.
- Coletar *swab* de nasofaringe/secreção traqueal e/ou sorologia, se disponível, de todo paciente com suspeita de covid-19 grave ou crítico.
- Solicitar exames complementares:
  - HMG, PCR, HMC, enzimas hepáticas, U/C, gasometria, Na, K, Ca/Cai, P, Mg, coagulograma, D-dímero,

* Conforme documentação específica institucional.

troponina, CPK, CPK-MB, DHL, ferritina e outros, a depender da condição clínica.
- Raio x de tórax (PA e perfil) e/ou;
- Ultrassom de tórax;
- Considerar tomografia computadorizada de tórax de ultrabaixa dose, caso a caso, visto que a resolução é melhor do que a do raio x convencional.

- Realizar terapias de suporte ventilatório, reposição volêmica e medicações vasoativas quando necessário, conforme protocolo institucional.
- Administrar antibiótico intravenoso quando houver choque séptico ou quando for considerada a coinfecção bacteriana.
- Prescrever corticoide: ciclos de 3-10 dias de metilprednisolona (1 mg/kg/dia, máximo 40 mg) ou dexametasona (0,15 mg/kg/dia, máximo 6 mg) podem reduzir o processo inflamatório e têm poucos eventos adversos.
- Avaliar o uso de enoxaparina/heparina, conforme protocolos do hospital (ver item anticoagulantes);
- Uso de imunoglobulina humana intravenosa (IGIV), corticoide e AAS nos quadros SIM-P (descrito a seguir).

Conduta na SIM-P

A identificação precoce do quadro é muito importante. Há necessidade de internação hospitalar, sendo frequente a admissão em UTI. Quanto ao tratamento, em geral, esses pacientes apresentam maior necessidade de uso de: oxigenioterapia, medicações vasoativas (agentes inotrópicos, principalmente, como dobutamina ou milrinona), antibioticoterapia de largo espectro (levando em conta os diagnósticos diferenciais de etiologia bacteriana invasiva), imunoglobulina intravenosa, glicocorticoides, anticoagulantes e antivirais.[36-38]

Crianças com acometimento respiratório devem receber oxigenioterapia e podem ficar mais confortáveis em posição semissentada, se estiverem com quadro hemodinâmico controlado. A diferenciação de pneumonia causada pelo SARS-CoV-2 ou aquelas causadas por superinfecção bacteriana pode ser muito difícil. A introdução de antibioticoterapia de amplo espectro não pode ser postergada.[37]

- Para crianças com menor gravidade: gamaglobulina intravenosa (2 g/kg/dia), podendo ser realizada uma segunda dose de 1-2 g/kg/dia. Se não for possível utilizar gamaglobulina, utilizar ácido acetilsalicílico na dose de 50-80 mg/kg/dia dividido em 3 doses por 2 dias. Se afebril, reduzir para dose de 3-5 mg/kg/dia por 6-8 semanas. A utilização de omeprazol (1 mg/kg/dia) é recomendável.[37]
- Para casos moderados, a orientação é: gamaglobulina intravenosa (2 g/kg/dia), podendo ser realizada uma segunda dose de 1-2 g/kg/dia; e metilprednisolona (2 mg/kg/dia) ou prednisolona/prednisona (2 mg/kg/dia, com máximo de 60 mg/dia, dividida em 2 doses por 5 dias, e então diminua a dose ao longo de 2-3 semanas). Nestes casos o corticoide deve ser prescrito nas primeiras 24 horas do diagnóstico.[37,38]
- Para os casos graves, a orientação é: gamaglobulina intravenosa (2 g/kg/dia), podendo ser realizada uma segunda dose de 1-2 g/kg/dia **E** metilprednisolona (pulsoterapia 30 mg/kg/dia por 3 dias, com máximo de 1 g/dia, seguida de 2 mg/kg/dia, com máximo de 60 mg/dia, dividida em 2 doses por 5 dias, e então diminuindo a dose ao longo de 2-3 semanas).[37-39]

Estudos recentes enfatizam o melhor resultado da associação de gamaglobulina e corticosteroides, principalmente nos casos mais graves.[37,40]

Nos casos de SIM-P moderados ou graves, a utilização de heparina de baixo peso molecular (enoxaparina) deve ser considerada. Ver indicação de anticoagulantes.

Casos refratários ao tratamento anteriormente descrito podem considerar uso de: tocilizumabe (anticorpo monoclonal que competitivamente inibe a ligação da interleucina-6 a seu receptor) na dose para os < 30 kg de 12 mg/kg (máximo de 800 mg) e nos > 30 kg utilizar 8 mg/kg/dia (máximo de 800 mg) ou Anakinra (liga-se competitivamente com o receptor de interleucina-1 tipo I) na dose de 2-4 mg/kg/dose (máximo de 100 mg/dose).[37]

CONSIDERAÇÕES DE TRATAMENTO MEDICAMENTOSO PARA COVID-19

No momento em que este capítulo foi escrito não havia ainda consenso na recomendação de uso de terapêutica antiviral específica contra o SARS-CoV-2 para ser utilizado em crianças. O nível de evidência para o uso tanto de tratamentos específicos (antivirais) ou inespecíficos (imunomoduladores ou corticoides, p. ex.) é muito baixo, sendo difícil realizar uma recomendação de tratamento segura e efetiva.[41]

O remdesivir, um antiviral análogo da adenosina, foi considerado promissor contra uma grande variedade de vírus de RNA, incluindo SARS-CoV e MERS-CoV. Apresentou bons resultados na profilaxia e tratamento do MERS-CoV em primatas não humanos. Tem efeito antiviral *in vitro* contra o SARS-CoV-2 comprovado, tendo sido feito estudo de uso em 61 pacientes muito graves, destes 57% intubados e 8% em Oxigenação por membrana extracorporal (ECMO) à admissão, com 13% de letalidade global. Um estudo recente duplo-cego randomizado com 237 pacientes mostrou melhora mais rápida no grupo que usou remdesivir. Apesar de esse dado não ter atingido significância estatística, a ausência de outras opções disponíveis motivou a autorização pela Food and Drug Administration (FDA) do uso da medicação durante a pandemia.[42-44]

Recentemente algumas diretrizes de tratamento incluíram o Remdesivir como uma opção a ser considerada no tratamento de crianças com Covid-19 grave ou crítica e também em formas leves e moderadas, desde que em pacientes portadores de comorbidades que determinem maior risco de progressão para doença grave. Nos EUA, o remdesivir foi aprovado pela FDA para o tratamento de Covid-19 que requer hospitalização em adultos e crianças ≥ 12 anos de idade com peso ≥ 40 kg. Está disponível para outras crianças hospitalizadas com Covid-19 que pesam ≥ 3,5 kg por meio de autorização de uso emergencial.[44]

Indicação de anticoagulantes

Com o evoluir da pandemia e a constatação do risco aumentado de fenômenos tromboembólicos nos pacientes acometidos por Covid-19, foi necessário estabelecer recomendações, que foram adaptadas para indicação do uso e acompanhamento destes pacientes.[45,47]

A. A população alvo para profilaxia antitrombótica são os pacientes com fatores de risco para tromboembolismo venoso, como: uso de cateter, imobilidade, terapia com estrogênio, gestação, malignidade, doença autoimune, doença falciforme, obesidade, síndrome nefrótica, doença cardíaca, história pessoal ou familiar de trombose, trombofilia hereditária e diabetes. Aqueles com diagnóstico de síndrome inflamatória multissistêmica em crianças também devem receber. É desejável o parecer do hematologista pediátrico, sempre que disponível.

B. Todos os pacientes pediátricos hospitalizados com o diagnóstico de Covid-19 devem ser submetidos aos seguintes exames laboratoriais na admissão: hemograma com reticulócitos, marcadores inflamatórios (PCR, VHS, IL-6, ferritina), tempo de protrombina, tempo de tromboplastina parcial ativada (TTPA), fibrinogênio e D-dímero. Esses valores devem ser monitorados regularmente, sobretudo em pacientes gravemente enfermos.

C. Profilaxia antitrombótica para pacientes pediátricos hospitalizados deve ser considerada sob os seguintes aspectos:

   1. A profilaxia antitrombótica farmacológica é preferida à profilaxia mecânica.
   2. Pacientes clinicamente estáveis em uso de anticoagulação profilática ou terapêutica devem manter a anticoagulação na mesma dose.
   3. A enoxaparina deve ser iniciada em pacientes clinicamente estáveis nas seguintes doses: peso ≤ 40 kg: 1 mg/kg/dose, 1 vez ao dia; peso 40-80 kg: 40 mg/dia.
   4. A enoxaparina 1 mg/kg/dose, 2 vezes ao dia, deve ser iniciada em pacientes com alto risco ou com trombose já diagnosticada.
   5. Pacientes clinicamente instáveis e/ou com insuficiência renal devem receber heparina não fracionada na dose de 10 UI/kg/hora (meta TTPA 40-70 segundos).

D. Quanto à duração da profilaxia antitrombótica farmacológica: estudos em adultos demonstraram que a tromboprofilaxia deve ser mantida durante a hospitalização e por 6-14 dias após a alta para pacientes com condições que os colocam em maior risco de trombose, como malignidade, doença autoimune, síndrome nefrótica e imobilização. Recomenda-se, entretanto, que todos os pacientes pediátricos sejam avaliados pela equipe de hematologia pediátrica para decisões individualizadas. Uma vez que os pacientes gravemente enfermos com Covid-19 podem necessitar de internação prolongada e descondicionamento físico significativo, que pode atrasar a recuperação total da mobilidade, após 14 dias de anticoagulação as condições supracitadas serão avaliadas individualmente para definir a continuidade ou não da tromboprofilaxia.

VACINAS

As crianças e os adolescentes, em função do menor risco de complicações graves da Covid-19, foram definidos como não prioritários na ordem de distribuição dos programas de imunização em todo o mundo. Entretanto, nos locais onde os grupos prioritários já foram contemplados com a imunização, a progressão da vacinação para os adolescentes passa a ser um caminho desejável. Na hierarquia de priorização, decidiu-se vacinar inicialmente os adolescentes portadores de comorbidades e a seguir estender a vacinação aos adolescentes saudáveis.

Conforme já discutido neste capítulo, a despeito do menor risco de complicações, a carga de morbidade e de mortalidade pediátrica pela Covid-19 não é negligenciável, particularmente em países como o Brasil.

Neste momento apenas o grupo de adolescentes com pelo menos 12 anos de idade está contemplado no programa de imunização contra a Covid-19 no Brasil, sendo a vacina de RNAm da Pfizer/BionTech a única autorizada para uso nesse grupo etário (12-17 anos). Além de prevenir a ocorrência de casos, hospitalizações e mortes, existe uma perspectiva de a vacinação reduzir a chance da ocorrência da Covid-19 longa, e ainda representar um mecanismo de segurança para o retorno das crianças e adolescentes ao convívio escolar.

A autorização de uso da vacina Pfizer em adolescentes foi baseada em estudo de fase 3, que incluiu 2.126 participantes de 12-15 anos. A maioria dos participantes era branca (85%), 90% dos adolescentes eram *naive* para o SARS-CoV-2 e imunocomprometidos não foram incluídos. Os participantes foram randomizados em uma razão de 1:1 para receber duas doses da vacina de 30 mcg ou placebo , com 21 dias de intervalo. Na análise de imunogenicidade a razão da média geométrica de anticorpos neutralizantes após a dose 2 em participantes de 12-15 anos em relação aos participantes de 16-25 anos foi de 1,76 (intervalo de confiança de 95% [IC], 1,47-2,10), cumprindo o critério de não inferioridade (limite inferior do intervalo de confiança de 95% superior a 0,67). Foi ainda possível uma análise de eficácia, com observação de 16 casos, pelo menos 7 dias após a segunda dose da vacinação, todos eles observados no grupo que recebeu placebo.[48]

Em relação à segurança, foi verificado após a implementação da vacinação de adolescentes em diversos países que existe um risco raro da ocorrência de miocardite/pericardite após as vacinas de RNAm, tanto com a Pfizer/BioNTech como com a Moderna, mais comumente após a segunda dose dessas vacinas, dentro dos primeiros dias após a vacinação e com maior risco em pessoas do sexo masculino.[49,50]

Esse achado motivou uma análise conduzida pela ACIP (Advisory Committee on Immunization Practices), órgão responsável pelas recomendações de vacinação nos EUA, comparando os riscos e os benefícios oferecidos pela imunização com as vacinas de RNAm (Pfizer e Moderna) no contexto epidemiológico americano. A conclusão da ACIP foi a de que os benefícios da vacinação (prevenção de casos, hospitalizações e mortes) desse grupo etário superavam os riscos (ocorrência de casos de miocardite) em todos os grupos etários em que a vacinação está recomendada, tanto em adolescentes como em adultos jovens. Importante destacar que os casos de miocardite observados por efeito adverso da vacina de RNAm para Covid-19 têm sido quase sempre muito menos graves do que a miocardite na mesma faixa etária causada pela própria Covid-19 e do que miocardite observada após outras causas, necessitando menos dias de internação (em média 3 dias) e menor necessidade de admissão em UTI.[49,50]

Os estudos em crianças menores de 12 anos com a vacina de RNAm da Pfizer tiveram inicialmente, na fase 1, a definição de concentração da dose a ser utilizada. Para as crianças de 5-11 anos a dose escolhida para ser testada foi a de 10 mcg (1/3 da dose usada nos adolescentes e adultos) e para as crianças menores de 5 anos a dose escolhida foi a de 3 mcg (1/10 da dose dos adultos e adolescentes).

Na segunda parte do estudo, uma vez definida a dose, os objetivos primários foram avaliar a segurança, a tolerabilidade e a imunogenicidade (resposta de anticorpos – por método de *immunobridging* –, ou seja, de demonstração de não inferioridade da resposta de AC neutralizantes, 7 dias após a segunda dose em relação ao grupo comparador, de 16-25 anos, no qual houve demonstração de eficácia).

Como objetivos secundários, entre outros, foi estabelecida a investigação de eficácia para prevenção de doença. Além disso, estão também avaliando eficácia contra infecção assintomática. No estudo, que incluiu 2.268 participantes de 5 a < 12 anos de idade, a vacina demonstrou um perfil de segurança favorável e provocou respostas robustas de anticorpos neutralizantes usando um regime de 2 doses de doses de 10 mcg.[51]

Alguns países, como Argentina e Chile, já iniciaram a vacinação de crianças acima de 3 ou de 6 anos, com vacinas de vírus inativados, dos fabricantes chineses Sinopharm e Sinovac, respectivamente. Essas vacinas, levando em conta seus perfis de segurança, parecem uma interessante opção para uso em crianças e adolescentes saudáveis.

REFERÊNCIAS BIBLIOGRÁFICAS

1. WHO. Coronavirus Situational Reports, 30/09/2021. Available: https://www.who.int/emergencies/diseases/novel-coronavirus-2019/situation--reports/.
2. Lu R, Zhao X, Li J, et al. Genomic characterisation and epidemiology of 2019 novel coronavirus: implications for virus origins and receptor binding. Lancet. 2020;395(10224):565-74.
3. Guan WJ, Ni ZY, Hu Y, Liang WH, Ou CQ, He JX, et. China Medical Treatment Expert Group for Covid-19. Clinical characteristics of coronavirus disease 2019 in China. N Engl J Med. 2020 Feb 28. doi:10.1056/NEJMoa2002032.
4. Huang C, Wang Y, Li X, Ren L, Zhao J, Hu Y, et al. Clinical features of patients infected with 2019 novel coronavirus in Wuhan, China. The Lancet. 2020 Jan 24.
5. Wei M, Yuan J, Liu Y, Fu T, Yu X, Zhang ZJ. Novel coronavirus infection in hospitalized infants under 1 year of age in China. JAMA. 2020 Feb 14. doi:10.1001/jama.2020.2131.
6. Cai J, Xu J, Lin D, Yang Z, Xu L, Qu Z, et al. A case series of children with 2019 novel coronavirus infection: clinical and epidemiological features. Clin Infect Dis. 2020 Feb 28. pii: ciaa198. doi:10.1093/cid/ciaa198.
7. Safadi MAP. The intriguing features of Covid-19 in children and its impact on the pandemic. J Ped 2020. doi:https://doi.org/doi:10.1016/j.jped.2020.04.001.
8. Galindo R, Chow H, Rongkavilit C. Covid-19 in children. Clinical manifestations and phamacologic interventions including vaccine trials. Ped Clin North Am 2021 68:961-76.
9. Ministério da Saúde. Secretaria de Vigilância em Saúde. Boletim Epidemiológico Especial n.82. Doença pelo coronavírus Covid-19. Available: chrome-extension://efaidnbmnnnibpcajpcglclefindmkaj/viewer.html?pdfurl=https%3A%2F%2Fwww.gov.br%2Fsaude%2Fpt-br%2Fmedia%2Fpdf%2F2021%2Foutubro%2F01%2Fboletim_epidemiologico_covid_82.pdf&clen=9943739&chunk=true (acesso 3 de outubro de 2021).
10. American Academy of Pediatrics. Children and Covid-19: State-Level Data Report. Available: https://services.aap.org/en/pages/2019-novel--coronavirus-covid-19-infections/children-and-covid-19-state-level--data-report.
11. Relvas-Brandt LA, Gava C, Camelo FS, Porto VBG, Alves RFS, Costa MSD, et al. Síndrome inflamatória multissistêmica pediátrica: estudo seccional dos casos e fatores associados aos óbitos durante a pandemia de Covid-19 no Brasil, 2020. Epidemiol Serv Saude [preprint]. 2021. Available: https://doi.org/10.1590/s1679-49742021000400005 (acesso 20 de agosto de 2021).
12. Molteni E, Sudre C, et al. Illness duration and symptom profile in symptomatic UK school-aged children tested for SARS-CoV-2 Lancet. Published online August 3, 2021. doi:https://doi.org/10.1016/S2352--4642(21)00198-X.
13. Meyerowitz EA, Richterman A, Gandhi RT, Sax PE. Transmission of SARS-CoV-2: A REVIEW OF VIRAL, HOST, AND ENVIRONMENTAL FACTORS. Ann Intern Med. 2020 Sep 17: M20-5008. PubMed: https://pubmed.gov/32941052. Full-text: https://doi.org/10.7326/M20-.
14. Valencak TG, et al. Animal reservoirs of SARS-Cov-2: calculable Covid-19 risk for older adults from animal to human transmission. GeroScience. 2021. https://doi.org/10.1007/s11357-021-00444-9.
15. He X, Lau EHY, Wu P, et al. Temporal dynamics in viral shedding and transmissibility of Covid-19. Nat Med. 2020 Apr 15. pii: 10.1038/s41591-020-0869-5. PubMed: https://pubmed.gov/32296168. Full-text: https://doi.org/10.1038/s41591-020-0869-5.
16. Moraswka L, Cao J. Airbone transmission of SARS-CoV-2: the world should face the reality. Enviromental Int. 2020;139:105730.
17. Fennelly KP. Particle sizes of infectious aerosols: implications for infection control. Lancet Respir Med. 2020;8:914-924. [PMID: 32717211] doi:10.1016/S2213-2600(20)30323-4.
18. Yan R, Zhang Y, Li Y, Xia L, Guo Y, Zhou Q. Structural basis for the recognition of SARS-CoV-2 by full-length human ACE2. Science. 2020;367(6485):1444-8.
19. Hoffmann M, Kleine-Weber H, Schroeder S, Krüger N, Herrler T, Erichsen S, et al. SARS-CoV-2 cell entry depends on ACE2 and TMPRSS2 and is blocked by a clinically proven protease inhibitor. Cell. 2020;181(2):271-80.e8.
20. Guo YR, Cao QD, Hong ZS, Tan YY, Chen SD, Jin HJ, et al. The origin, transmission and clinical therapies on coronavirus disease 2019 (Covid-19) outbreak: an update on the status. Mil Med Res. 2020;7(1):11.
21. Wang W, Xu Y, Gao R, Lu R, Han K, Wu G, et al. Detection of SARS--CoV-2 in different types of clinical specimens. JAMA. 2020.
22. Wrapp D, Wang N, Corbett KS, Goldsmith JA, Hsieh CL, Abiona O, et al. Cryo-EM structure of the 2019-nCoV spike in the prefusion conformation. Science. 2020;367(6483):1260-3.
23. Dong Y, Mo X, Hu Y, Qi X, Jiang F, Jiang Z, et al. Epidemiological characteristics of 2143 pediatric patients with 2019 coronavirus disease in China. Pediatrics. 2020;e20200702.
24. Coronavirus disease 2019 in Children – United States, February 12-April 2, 2020. V.69, MMWR. Morbidity and mortality weekly report. 2020. p.422-6.
25. Giacomet V, Barcellini L, Stracuzzi M, et al.; Covid-19 Pediatric network. Gastrointestinal symptoms in severe Covid-19 children. Pediatr Infect Dis J. 2020 Oct;39(10):e317-e320. doi:10.1097/INF.0000000000002843. PMID: 32932333.

26. RCPCH Guidance: Paediatric multisystem inflammatory syndrome temporally associated with Covid-19. 2020. Available: www.rcpch.ac.uk/resources/guidance-paediatric-multisysteminflammatory-syndrome--temporally-associated-covid-19.
27. WHO. Multisystem inflammatory syndrome in children and adolescents temporally related to Covid-19 2020. Available: www.who.int/news--room/commentaries/detail/multisysteminflammatory-syndrome-in--children-and-adolescents-with-covid-19.
28. Sociedade Brasileira de Pediatria. Departamento Científico de Infectologia. Departamento Científico de Reumatologia. Síndrome inflamatória multissistêmica em crianças e adolescentes provavelmente associada à Covid-19: uma apresentação aguda, grave e potencialmente fatal. Documento científico, fevereiro de 2020. Available: https://www.sbp.com.br/fileadmin/user_upload/22532d-NA_Sindr_Inflamat_Multissistemica_associada_COVID19.pdf (acesso 22 de setembro de 2021).
29. Shen KL, Yang YH, Jiang RM, et al. Updated diagnosis, treatment and prevention of Covid-19 in children: experts' consensus statement (condensed version of the second edition). World J Pediatr. 2020 Jun;16(3):232-9. doi:10.1007/s12519-020-00362-4. Epub 2020 Apr 24. PMID: 32333248; PMCID: PMC7180653.
30. Ministerio de Sanidad. Documento técnico Manejo clínico de pacientes con enfermedad por el nuevo coronavirus. 2020;1-36. Available: https://www.aeped.es/sites/default/files/protocolo_de_manejo_cla--nico_covid-19.pdf.pdf.
31. Tang Y-W, Schmitz JE, Persing DH, Stratton CW. The laboratory diagnosis of Covid-19 infection: current issues and challenges. J Clin Microbiol [Internet]. 2020;(April):1-22. Available: http://www.ncbi.nlm.nih.gov/pubmed/32245835.
32. Jin Y, Wang M, Zuo Z, Fan C, Ye F, Cai Z, et al. Diagnostic value and dynamic variance of serum antibody in coronavirus disease 2019. Int J Infect Dis [Internet]. 2020. Available: http://www.ncbi.nlm.nih.gov/pubmed/32251798
33. Zhao J, Yuan Q, Wang H, Liu W, Liao X, Su Y, et al. Antibody responses to SARS-CoV-2 in patients of novel coronavirus disease 2019. SSRN Electron J. 2020.
34. Agência Nacional de Vigilância Sanitária. Nota técnica GVIMS/GGTES/ANVISA No. 04/2020-25/02/2021. Orientações para serviços de saúde: medidas de prevenção e controle que devem ser adotadas durante a assistência aos casos suspeitos ou confirmados de infecção pelo novo coronavírus. Brasília, DF, 2021.
35. Guia de manejo de Covid-19 na pediatria. Versão 3. 13/4/2021. Instituto da Criança e do Adolescente. Hospital das Clínicas da FMUSP. São Paulo, Brasil. Available: http://intra.icr.phcnet.usp.br/subportais/raiz/ConsensoTratamentoCOVID_V3.pdf.
36. Parri N, Lenge M, Buonsenso D. Coronavirus infection in pediatric emergency departments (Confidence) research group. Children with Covid-19 in pediatric emergency departments in Italy. N Engl J Med. 2020 May 1:NEJMc2007617.
37. Mahmoud S, Fouda EM, Kotby A, Ibrahim HM, Gamal M, El Gendy YG, et al. The "Golden Hours" algorithm for the management of the multisystem inflammatory syndrome in children (MIS-C). Glob Pediatr Health 2021 Jan 27;8:2333794X21990339. doi: 10.1177/2333794X21990339.
38. Ouldali N, Toubiana J, Antona D, et al. French Covid-19 Paediatric Inflammation Consortium. Association of intravenous immunoglobulins plus methylprednisolone vs immunoglobulins alone with course of fever in multisystem inflammatory syndrome in children. JAMA. 2021 Mar 2;325(9):855-64. doi:10.1001/jama.2021.0694. PMID: 33523115; PMCID: PMC7851757.
39. Pereira MFB, Litvinov N, Farhat SCL, Eisencraft AP, Gibelli MABC, Carvalho WB, et al. Severe clinical spectrum with high mortality in pediatric patients with Covid-19 and multisystem inflammatory syndrome. Clinics (Sao Paulo) 2020;75:e2209. doi:10.6061/clinics/2020/e2209.
40. Son MBF, Murray N, Friedman K, et al. Multisystem inflammatory syndrome in children: initial therapy and outcomes. N Engl J Med 2021. doi:10.1056/NEJMoa2102605.
41. Niehues T, Neubert J. SARS-CoV-2 infection in children. In: Covid Reference. 6.ed. 2021.6 [homepage on the Internet]. Available: https://covidreference.com (acesso 27 de março de 2021).
42. Wang Y, Zhang D, Du G, Du R, Zhao J, Jin Y, et al. Remdesivir in adults with severe Covid-19: a randomised, double-blind, placebo-controlled, multicentre trial. Lancet [Internet]. 2020;0(0):1-10. Available: https://linkinghub.elsevier.com/retrieve/pii/S0140673620310229.
43. Clare S, Mank A, Stone R, Davies M, Potting C, Apperley JF. Management of related donor care: a European survey. Bone Marrow Transplant [Internet]. 2010;45(1):97-101. Available: http://dx.doi.org/10.1038/bmt.2009.117.
44. US FDA. Remdesivir letter of EUA. Available: https://www.fda.gov/media/137564/download.
45. Carneiro JDA, Ramos GF, de Carvalho WB, et al. Proposed recommendations for antithrombotic prophylaxis for children and adolescents with severe infection and/or multisystem inflammatory syndrome caused by SARS-CoV-2. Clinics (Sao Paulo). 2020;75:e2252. Published 2020 Dec 9. doi:10.6061/clinics/2020/e2252.
46. Loi M, Branchford B, Kim J, Self C, Nuss R. Pediatr Blood Cancer. 2020. Covid-19 anticoagulation recommendations in children; p.e28485.
47. Srivaths L, Diaz R, Sertain S. Covid-19 and venous thromboembolism prophylaxis: recommendations in children and adolescents. TXCH Supportive Care Practice Standard S-20200011. Texas Children Hospital.
48. Frenck RW Jr, Klein NP, Kitchin N, Gurtman A, Absalon J, Lockhart S, et al.; C4591001 Clinical Trial Group. Safety, immunogenicity, and efficacy of the BNT162b2 Covid-19 vaccine in adolescents. N Engl J Med. 2021 Jul 15;385(3):239-50. doi:10.1056/NEJMoa2107456. Epub 2021 May 27. PMID: 34043894; PMCID: PMC8174030.
49. Su JR, McNeil MM, Welsh KJ, Marquez PL, Ng C, Yan M, et al. Myopericarditis after vaccination, vaccine adverse event reporting system (Vaers), 1990-2018.Vaccine. 2021; 39:839-45. doi:10.1016/j.vaccine.2020.12.046.
50. Centers for Disease Control and Prevention. Clinical considerations; myocarditis and pericarditis after receipt of mRNA Covid-19 vacines among adolescents and young adults. May 28, 2021. Available: https://www.cdc.gov/vaccines/covid-19/clinical-considerations/myocarditis.html (acesso 6 de julho de 2021).
51. Pfizer and Biontech submit initial data to U.S. FDA from pivotal trial of Covid-19 vaccine in children 5 to < 12 years of age. September 28, 2021. Available: https://www.pfizer.com/news/press-release/press-release-detail/pfizer-and-biontech-submit-initial-data-us-fda-pivotal.

ÍNDICE REMISSIVO

A

Abandono de incapaz 438
Abdome agudo 185
  diagnósticos diferenciais 186
Abelhas 234
Abordagem molecular das doenças genéticas 1556
  escolha do teste molecular para investigar uma doença gênica 1557
  principais tipos de exames genéticos moleculares 1557
Acidentes 412
  com animais peçonhentos e não peçonhentos 229
  com aranhas 1209
  com corpo estranho 153
    nasal 154
    otológico 155
    prevenção e educação 157
    remoção de corpos estranhos 154
    trato gastrointestinal 158
    via aérea 153
  com escorpiões 1210
  de trânsito 368
    fatores de risco 369
    mortalidade e morbidade 368
    prevenção 370
  mais comuns 414
  por animais marinhos 396
  por milípede 1207
  por submersão 171, 375
    classificação 376
    estratégias de prevenção 377
    prevenção 175
    prognóstico 175, 376
    tratamento 173
Acne 1182
  do adolescente 1183
  do lactente 1183
  do pré-adolescente 1183
  infantil 1183
  neonatal 1182
Acuidade
  auditiva 353
  visual 354
Adolescência 562
  aspectos éticos, bioéticos e legais do atendimento ao adolescente 48
  assistência pré-natal em adolescentes 919
  atendimento médico do adolescente 888
    acompanhamento médico 890
    anamnese 891
    aspectos éticos e legais 889
    exame físico 892
    queixas principais 894
  desenvolvimento psicossocial 896
    características e especificidades 899
    crise adolescente e construção da identidade 898
    normalidade e anormalidade no comportamento adolescente 899
  vivências da sexualidade 905
Adrenarca precoce 1233
Aerofagia 1378
Afogamento 171, 375
Agenesia pancreática 1445
Agentes infecciosos de transmissão vertical 820
Ages & Stages Questionnaries 314
Agressores 497
Aids 1652
  diagnóstico 1654
  profilaxia da transmissão do HIV 1653
  quadro clínico 1654
  tratamento 1656
  vacinação 1657
Alberta Infant Motor Scale 317
Alcalinização da urina 546
Alcoolemia 594
Aleitamento materno 90, 93, 342, 616, 623, 637, 657
  aconselhamento 616
  banco de leite humano 657
  benefícios 624
  captação de doadoras 658
  desmame natural 616
  direitos trabalhistas 623
  exclusivo 1404
  fenômeno de Raynaud 639
  importância do pediatra 623
  ingurgitamento mamário 639
  introdução precoce dos alimentos complementares 616
  legislação 626
  leite ordenhado 628
  retorno ao trabalho 628
  trauma mamilar 637
Alergenicidade 1406
Alérgenos alimentares 1393
Alergia
  a himenópteros 1001
  alimentar 946, 984, 1392
    alérgenos alimentares 984
    exames laboratoriais 984
    prevenção 984
    sensibilização 984
    sinais e sintomas 984
    testes de provocação oral 984
    tratamento dietético 984
  à proteína do leite de vaca 1407

medicamentosa 992
fatores de risco 992
investigação diagnóstica 993
reações de hipersensibilidade a fármacos 991
teste de provocação oral 996
testes cutâneos 996
ocular 969
formas clínicas 970
prevalência 969
sintomas oculares 969
tratamento 969, 972
Alienação parental induzida 586
Alta em pediatria 21
a pedido 22
aspectos éticos e jurídicos 21
de menor de idade na ausência de responsável legal 23
Alterações do nível de consciência 276
Amamentação 616, 631, 645
frequência das mamadas 620
lactentes com necessidades especiais 631
medicamentos 645
situações especiais 631
técnicas 616
Ameaças ambientais 551
Aminoglicosídeos 1579
Ampicilina 1575
Anafilaxia 1007
Adrenalina® 1009
diagnóstico 1008
manifestações clínicas 1008
tratamento 1009
Analfabetismo 357
Anfotericinas 1584
Angioedema 967
Anidulafungina 1584
Anomalia de Ebstein 1078
Anorexia nervosa 934
Ansiedade 302, 922
classificação 923, 924
neurobiologia 923
Antibióticos betalactâmicos 1574
Antifúngicos 1583
Antimicrobianos 1572, 1591
nas infecções relacionadas à assistência à saúde 1572
associações de betalactâmicos com inibidores de betalactamases 1577
doses, intervalos e determinação de níveis séricos 1573
efeitos adversos 1572
interpretação dos resultados 1574
via de administração 1573
Antiparasitários 1721
Apendicite aguda 187
Aprendizagem no ambiente escolar 357
Aranhas 231
Arboviroses 832
Arritmias 145
Ascite 1496
refratária 1499
Asfixia 380
perinatal 741
diagnóstico 743
etiologia 741
fisiopatologia 742
manifestações clínicas 743
prognóstico 747
tratamento 746
Asma 262, 946, 1015, 1021
abordagem ambulatorial 1021
alta 268
classificação da intensidade das crises 264
diagnóstico 1015
estimativa da gravidade 263
prevenção 1019
tratamento 263, 1016
Aspiração 380
abordagem terapêutica 384
complicações 385
considerações clínicas 383
estudo de imagem 384
etiologia 381
fisiopatologia 381
prevenção 385
Assistência ao nascimento na sala de parto 709
administração de adrenalina e expansor de volume 718
líquido amniótico meconial 714
massagem cardíaca 717
material e medicações para a reanimação neonatal na sala de parto 711, 718
passos iniciais da estabilização/reanimação 713
preparo para a assistência 711
reanimação prolongada e aspectos éticos 719
ventilação com pressão positiva com balão autoinflável 714
cânula traqueal 716
máscara facial 716
ventilador mecânico manual em T
aplicação de pressão positiva contínua nas vias aéreas 717
máscara facial ou cânula traqueal 717
Assistência ventilatória neonatal 790
Assistolia 139
Atenção ao recém-nascido no serviço de emergências pediátricas 274
alterações neurológicas neonatais na emergência pediátrica 276
avaliação do recém-nascido cianótico 277
distúrbios metabólicos 278
Atenção integral à saúde do escolar 342
Atendimento inicial do neonato na emergência 275
Aterosclerose 1255
Atestado médico 17
aspectos éticos e jurídicos 17
Atividade elétrica sem pulso 139
Atraso puberal 106
Atresia
biliar 1463
pulmonar com CIV (tetralogia de Fallot com atresia pulmonar) 1090
pulmonar com septo ventricular íntegro 1088
tricúspide 1066
Autism Diagnostic
Interview Revised 317
Observation Schedule 317
Autoagressão 459
abordagem 466
apresentações mais frequentes 462
incidência 461
origens 460
Avaliação
antropométrica 106
da vitalidade do recém-nascido 712
do crescimento 105
do estado de hidratação 1337
oftalmológica 354

B

Bacteremia oculta 1567
Bactérias multirresistentes 1590
principais mecanismos 1593
Baixa estatura 109, 1215
causas 1216
desproporcional 1217
diferenciação de baixa estatura familiar e atraso constitucional do crescimento 1218
etiologia 1216
exames complementares 1221
familiar 107
idiopática 1217
investigação diagnóstica 1220
pré-natal *versus* pós-natal 1216, 1218
proporcional *versus* desproporcional 1216
tratamento 1221

Baixo
peso ao nascer 82
débito sistêmico 1083
Battelle Developmental Inventory Screening Test 315
Bayley Scales of Infant Development III 315
Bilirrubina 837
Bioética 4
principialista 6, 34
relacional 36
Biópsia de intestino delgado 1351
Boletim de
Apgar ampliado 713
de Silverman-Andersen 778
Bradiarritmias 139
BRUE (evento inexplicado brevemente resolvido) 269
classificação 269
investigação 272
manejo 270
Bulimia 934
Bullying 346, 506
classificação 506
consequências físicas e emocionais 508
legislação 509
prevenção 508
principais mitos 508
sinais e sintomas clínicos 508

C

Cadeia de sobrevivência pediátrica da AHA 2020 132
Candidíase
da área de fraldas 1147
oral 1146
Carbapenêmicos 1578
Cardiomiopatia cirrótica 1505
Cardiopatias congênitas 1060
aspectos clínicos e fisiopatológicos 1060
cianóticas 1062
críticas 1080
canal-dependentes 1084
cenários clínicos 1082
diagnóstico 1083
manejo inicial 1086
com *shunt* da esquerda para direita 1067
lesões obstrutivas 1074
Carvão ativado 545
Cefalosporinas de
primeira geração 1575
segunda geração 1576
terceira geração 1576
quarta geração 1577
quinta geração 1577
Cefotaxima 1576
Ceftarolina fosamila 1577
Ceftazidima 1576
Ceftobiprole 1577
Ceftriaxona 1576
Celulite 1135
Cetoacidose diabética 177
complicações 180
diagnóstico 178
hidratação 179
insulinoterapia 179
reposição de bicarbonato, fosfato e potássio 180
tratamento 179
Chikungunya 1667
Choque 796
séptico 224
no recém-nascido 816
no recém-nascido de termo 798
transicional e o papel do ecocardiograma funcional 738
Cianose 1054, 1082
Circulação fetal 728, 1081
Cirrose 1492
identificação de um paciente com cirrose descompensada 1492
transição da cirrose compensada para a cirrose descompensada 1492
Cirurgia bariátrica 1528
Cisto de colédoco 1463
Citomegalovírus 829
CLARIPED 252
Classificação de risco 254
em pacientes pediátricos 250
Clindamicina 1580
Clinical Evaluation of Language Fundamentals 317
Coagulopatia/transfusão de hemocomponentes 1515
Coarctação de aorta 1093
Cobertura vacinal 352
Código de Ética Médica 6, 8, 64
Colangite esclerosante
autoimune 1485
primária 1465, 1483
características clínicas 1484
tratamento 1484
Colestase na infância 1457
abordagem 1465
avaliação 1461
causas mais comuns 1463
diagnóstico 1458
manejo holístico 1466
Cólica do lactente 1372, 1425
Colite ulcerativa 1358
Coma 206
avaliação de
criança em coma 208
pupilas 209
nível de consciência 208
investigação laboratorial 212
motilidade ocular extrínseca 209
não traumático 208
padrão respiratório 209
postura motora 211
prognóstico 213
tratamento 212
Complicações da prematuridade 749
Comportamento ou ideação suicida 927
autoagressão/autolesão 928
fatores de risco 928
local e formas de êxito 928
orientação e tratamento 930
Compressão torácica 133
Comunicação
interatrial 1067
interventricular 1069
Condiloma acuminado papilomavírus humano 1676
diagnóstico laboratorial 1678
epidemiologia 1677
prevenção 1679
quadro clínico 1678
transmissão vertical 1678
tratamento 1679
Conjuntivite alérgica 969
Constipação
funcional 1381
intestinal 1373, 1384
apresentação clínica 1386
avaliação 1388
caracterização 1385
fatores etiológicos e fisiopatologia 1386
intratável 1389
prevenção 1391
prognóstico 1391
tratamento 1388
Consultas pós-natal e pré-natal 81
Contracepção na adolescência 917
Controle de bactérias multirresistentes 1590
controle de antimicrobianos 1591
disseminação da resistência bacteriana 1591
medidas de barreira 1592
medidas de controle 1591
tipos de precaução 1592
uso racional de antimicrobianos 1596
Convulsões febris 217
Coqueluche 1670
complicações 1671
diagnóstico 1671
epidemiologia 1670

prevenção 1673
quadro clínico 1671
tratamento 1672
Coração do prematuro na fase de transição 730
Covid-19 (SARS-CoV-2) 835, 1757
conduta 1762
considerações de tratamento medicamentoso 1763
diagnóstico laboratorial 1760
epidemiologia, transmissão, patogenia 1757
manifestações clínicas 1758
vacinas 1764
Crises
adrenal 278
convulsiva 216
abordagem inicial 218
abordagem terapêutica sistêmica 219
classificações clínicas 216
manejo específico em neonatologia 221
manejo farmacológico 220
neontatal 277
orientações aos familiares e cuidadores 221
pós-crise imediato 221
prognóstico 223
Critérios
de Duke modificados para diagnóstico de EI 1100
de Tanner 105
do *King's College Hospital* para transplante hepático 1519
Crupe
espasmódico 125
viral 122
Cuidados paliativos 55, 854
Curvas de crescimento 105
Cyberbullying 509
características 509
consequências 510
definição 509
fatores de risco e de proteção 511
prevalência 509
prevenção 511
principais modalidades 510

D

Daptomicina 1582
Defeitos de
septo atrioventricular total 1073
síntese de ácidos biliares 1464
síntese de testosterona 1226
Deficiência
de 5-alfarredutase tipo 2 1226
deficiência intelectual 302, 1550
abordagem clínica 1553
aconselhamento genético 1555
anamnese e exame físico 1554
definição, classificação e epidemiologia 1550
exames complementares 1554
fatores de risco e causas 1551
Dengue 1619, 1667
abordagem terapêutica 1625
classificação 1622
com sinais de alarme 1621
diagnóstico 1624
epidemiologia 1620
grave 1621
prevenção 1627
quadro clínico 1620
transmissão 1619
vacinação 1625
Dependência
de internet 513
critérios diagnósticos 513
preditores 514
riscos à saúde 515
situações facilitadoras 514
química ao álcool 595
Depressão 307, 923
classificação 927
sintomas e diagnóstico 926
Dermatite
atópica 946, 953
complicações 956
diagnóstico 955
epidemiologia 953
fatores desencadeantes 956
fisiopatologia 954
de contato 1165
de fraldas 1166
por *Paederus* 1208
seborreica 1189
Dermatofitoses 1139
Dermatopatias
neonatais 1124
prevalência 1124
provocadas por artrópodes 1203
vasculares 1128
Desafios perigosos 517
consequências 519
exemplos disponíveis na internet e suas consequências 518
Desconforto respiratório em recém-nascido de termo e pré-termo 777
Desenvolvimento
neuropsicomotor 98, 284, 342
estágio de 0 a 2 meses 285
estágio de 2 a 4 meses 285
estágio de 4 a 6 meses 286
estágio de 6 a 9 meses 286
estágio de 9 a 12 meses 287
estágio dos 12 a 18 meses 287
estágio dos 18 a 24 meses 288
estágio de 2 a 3 anos 288
estágio de 6 a 10 anos 289
principais marcos 290
triagem e vigilância 284
pulmonar fetal 728
Desfibrilador externo automático 134
Desidratação 182, 183
hipernatrêmica 184
hiponatrêmica 184
isonatrêmica 184
Desnutrição intrauterina e materna 83
Developmental Coordination Disorder Questionnaire 316
Diabetes melito 1244
tipo 1 1245
complicações agudas 1250
complicações crônicas 1251
dose total diária de insulina 1249
estágios 1247
estudos de preservação 1248
fatores de risco 1246
insulite e o papel das células T 1246
tratamento 1248
tipo 2 1252
diagnóstico 1252
tratamento medicamentoso 1253
Diagrama de Lund-Browder 390
Diarreia
aguda 1335
diagnóstico 1337
etiologia 1336
fisiopatologia e quadro clínico 1337
tratamento e prevenção 1337
colereica 1343
crônica 1342
abordagem terapêutica 1347
apresentação clínica e mecanismos fisiopatógicos 1343
diagnóstico 1344
fisiopatologia 1342
principais etiologias segundo as faixas etárias 1345
testes para avaliação de função digestiva 1346
funcional 1376
persistente 1340
Dificuldades escolares 343
Disgenesia gonadal 1226
46,XY parcial ou incompleta 1228
mista 45,X/46,XY 1227
pura 46,XY – síndrome de Swyer 1227

46,XY associada a síndromes genéticas 1228
Dislipidemias primárias 1254
investigação 1255
prevenção 1257
principais causas 1256
terapia medicamentosa 1258
tratamento não farmacológico 1257
valores de referência do perfil lipídico 1256
Displasia broncopulmonar 751
Dispepsia funcional 1379
Dispositivo intrauterino 919
Disquesia do lactente 1373
Disrafismo espinhal 860
Distorção da imagem corporal 932
Distúrbios
da diferenciação sexual 1223
avaliação diagnóstica 1228
classificação 1224
etiologia 1225
implicações legais 1229
do metabolismo do cálcio 1294
do metabolismo do fósforo 1300
do metabolismo do magnésio 1302
do sódio 183
do sono 301
gastrointestinais funcionais
na criança e no adolescente 1377
no lactente e na criança abaixo de 4 anos 1371
puberais 1231
respiratórios do recém-nascido 776, 777
Diurese forçada 546
Divertículo de Meckel 189
Doenças
alérgicas 946, 1400
associadas à disbiose 1423
cardiovasculares 1254
causadas pelo novo coronavírus (Covid) 1664
celíaca 1348
fisiopatologia 1349
manifestações clínicas 1349
prevenção 1353
tratamento 1352
crônicas na adolescência 939
características das famílias e cuidadores 941
características do adolescente com doença crônica 940
das suprarrenais 1280
da tireoide 1267
de Crohn 1356
do pâncreas 1427
do refluxo gastroesofágico 1308
diagnóstico 1313
grupos de risco para DRGE 1313
quadro clínico 1309
sinais de alerta que podem sugerir outro diagnóstico 1312
sinais e sintomas 1309
tratamento de 1314
lactentes com suspeita de DRGE 1310
crianças e adolescentes com sintomas típicos de DRGE 1311
endócrinas 1263
extrapancreáticas 1431
gastroduodenais 1327
hepáticas
associada à fibrose cística 1465
crônica 1491
genéticas mais comuns (continuação) 1455
gordurosa não alcoólica 1521
diagnóstico 1524
fisiopatologia 1522
genética 1523
história natural 1523
tratamento 1525
triagem 1523
infecciosas de transmissão vertical 823
inflamatórias intestinais 4, 394, 398, 407, 454, 459, 469, 482, 487, 501, 506, 517, 520, 534, 536, 1355, 1615
apresentação clínica 1356
diagnóstico 1361
etiopatogenia 1355
mão-pé-boca 1163
metabólicas do fígado 1486
confirmação diagnóstica 1488
prognóstico 1489
sinais e sintomas 1487
suspeita diagnóstica 1487
tratamento 1488
tratamento paliativo 1489
pancreáticas 1431
pépticas gastroduodenais 1326
diagnóstico 1331
medicamentos 1333
quadro clínico 1331
tratamento 1332
Donovanose ou granuloma inguinal 1681
Dor abdominal 185
funcional 1380
Drogadição 562
abuso de álcool 593
aconselhamento breve 574
bebida alcoólica 562
prevenção 568
Drogas 562, 573
cocaína 564
crack 564
fatores de proteção 562
fatores de risco 562
ilícitas 562
iniciação tabágica 599
letais em dose única ou pequenas doses 546
lícitas 562
maconha 563
opioides 564
tabaco 563, 599
uso abusivo 573

E

Ecopediatria 346
Ectima 1135
Edema pulmonar 1083
associado à obstrução de vias aéreas superiores 127
Educação
continuada em pediatria neonatal com foco na residência médica 685
física 352
nutricional 346
Encefalopatia
hepática 1506
hipóxico-isquêmica 741
estágios 744
Endocardite 1099
diagnóstico 1100
profilaxia 1101
quadro clínico 1099
tratamento 1101
Ensino remoto 357
Enterococos 1594
Enteroparasitoses 1717
Enteroviroses 1664
Enxaqueca 146
abdominal 1380
Epigenética 94
Epilepsia 146, 218, 301
Epstein-Barr vírus 1664
Equinocandinas 1584
Erisipela 1137
Eritema
infeccioso 1663
multiforme 1198
tóxico neonatal 1125
Erros inatos
da imunidade 1035
exames genéticos 1041
triagem neonatal 1040
do metabolismo 279, 1539
classificação clínica 1540

diagnóstico 1542
incidência 1540
Escabiose 1149
Escalas
Australiana de Triagem 252
Canadense de Triagem e Acuidade 252
da Organização Mundial da Saúde para classificação da desidratação 183
de coma de Glasgow 203, 208
Pediátrica 209
de desidratação clínica para crianças de 1 mês a 3 anos 182
de triagem e avaliação 314
de virilização de Prader 1283
Escores
clínico de BIND para disfunção neurológica induzida pela bilirrubina 838
de Rodwell 815
pediátrico de apendicite 188
respiratório de Downes 779
Escorpiões 229
Esofagite eosinofílica 1320
avaliação da resposta ao tratamento e prognóstico 1324
diagnóstico 1321
tratamento 1322
Estabilização hemodinâmica nos primeiros dias de vida 735
Estenose
aórtica crítica 1095
hipertrófica de piloro 187
pulmonar 1074
valvar crítica 1089
Estreptograminas 1582
Estresse tóxico 86, 325
Estridor 121
Esvaziamento da mama 618
Exames genéticos moleculares 1557
importância de se solicitar um teste molecular na investigação de doença gênica 1559
interpretação do resultado 1558
Exantema
maculopapular 1660
petequial 1667
vesicular 1665
Excesso de glicocorticoide 1262
Exclusão escolar 357
Exploração sexual 585

F

Falha de fechamento do tubo neural 1544
complicações, prognóstico e tratamento 1545
Febre
amarela 1629, 1668
diagnóstico 1633
epidemiologia 1629
prevenção 1634
prognóstico 1634
quadro clínico 1631
tratamento 1634
Chikungunya 1636
diagnóstico 1638
epidemiologia 1636
gravidez 1638
manifestações atípicas 1638
prevenção 1639
quadro clínico 1637
transmissão 1636
tratamento 1639
sem sinais localizatórios 1566
avaliação 1567
protocolo de avaliação e seguimento 1568
hemorrágicas 1667
Zika 1640
complicações 1641
diagnóstico 1642
epidemiologia 1640
prevenção 1642
quadro clínico 1641
síndrome congênita associada ao vírus Zika 1641
transmissão 1640
tratamento 1642
Fibrilação ventricular 139
Fígado 1451
avaliação genética 1454
marcadores de lesão hepatocelular 1451
testes de
função sintética do fígado 1453
metabolismo hepático 1453
Filicídio 483
Fissuras orais 1546
achados clínicos 1546
critérios de diagnóstico 1546
tratamento 1547
Fluconazol 1583
Fluoroquinolonas 1580
Foliculite 1134
Formigas 235
Fórmulas infantis 1408
Fraturas 201
Furunculose de repetição 1135

G

Gestão de risco em estabelecimentos de saúde 237
abordagem aos eventos adversos graves e sentinela 239
análise de incidente 239
disclosure 240
políticas e diretrizes para segurança 240
princípios de falibilidade humana 240
protocolos clínicos institucionais 241
Glicogenoses 1277
Glomerulonefrite pós-estreptocócica 1132
Gravidez na adolescência 916
Guide For Monitoring Child Development 315

H

Hanseníase 1685
classificação 1686
diagnóstico 1689
dimorfa 1688
epidemiologia 1685
exames complementares 1690
formas clínicas 1686
indeterminada 1686
neural primária 1689
patogenia e imunologia 1686
prevenção e controle 1691
prova da histamina 1690
prova de pilocarpina 1690
teste de sensibilidade 1689
tratamento 1690
tuberculoide 1686
virchowiana 1687
Helicobacter pylori 1326
Hemangioma 1171
Hemorragia
digestiva alta 192, 1499
avaliação e abordagem diagnóstica 193
causas 193
classificação de Forrest e risco de ressangramento 195
endoscopia digestiva alta 194
tratamento 194
digestiva baixa 196
caracterização das fezes 196
causas raras de sangramento do trato gastrointestinal 198
etiologias comuns conforme a idade 196
peri-intraventricular 749
Hepatites
A 1469
diagnóstico 1471
epidemiologia 1470
prevenção 1471
quadro clínico 1470
tratamento 1471
autoimune 1480

diagnóstico 1482
diferenças entre hepatite autoimune tipos 1 e 2 1481
exames laboratoriais 1481
monitoração 1483
quadro clínico 1481
B 1471
abordagem diagnóstica 1473
prevenção 1475
quadro clínico 1472
transmissão 1472
tratamento 1473
C 1475
diagnóstico 1476
prevenção e prognóstico 1476
quadro clínico 1475
transmissão 1475
tratamento 1476
D 1476
diagnóstico 1477
prevenção 1477
quadro clínico 1477
transmissão 1477
tratamento 1477
E 1478
abordagem diagnóstica 1478
prevenção 1479
quadro clínico 1478
transmissão 1478
tratamento 1478
neonatais idiopáticas 1465
virais 1469
Herança multifatorial 1544
Hérnia inguinal 189
Herpes
neonatal 1127
simples 1666, 1680
vírus humanos 6 e 7 1615
alterações laboratoriais 1617
epidemiologia 1615
manifestações clínicas 1616
prognóstico 1617
testes diagnósticos 1617
tratamento 1618
zóster 1163
Hidrocefalia congênita 860
Himenópteros 234
Hiperbilirrubinemia no recém-nascido 839
Hipercalcemia 1294
diagnóstico etiológico 1295
Hiperfosfatemia 1301
causas menos frequentes 1301
principais causas 1302
Hiperglicemia 1251
Hiperinsulinismo 1277
Hipermagnesemia 1303
Hiperplasia
adrenal congênita 278, 1280
classificação 1281
diagnóstico 1283
quadro clínico 1281
tratamento 1283
congênita da suprarrenal 1225
Hipertensão
arterial pulmonar do pré-termo e do recém-nascido a termo 784
portopulmonar 1506
Hipertireoidismo 1271
Hipocalcemia 1295
diagnóstico etiológico 1297
tratamento 1296
Hipofosfatemia 1300
Hipoglicemia 1250, 1275
cetótica 1278
diagnóstico clínico e laboratorial 1275
etiologia e tratamento 1276
principais causas 1276
Hipogonadismo hipergonadotrófico e hipogonadotrófico 1240
Hipomagnesemia 1302
Hiponatremia hipervolêmica (hiponatremia por diluição 1500
Hipotermia terapêutica 747
Hipotireoidismo 1262, 1267
adquirido 1269
congênito 1267
dose de levotiroxina de acordo com a faixa etária 1270
por alteração da síntese do PTH 1296
por defeito do desenvolvimento das paratireoides 1296
por destruição das paratireoides 1296
medicamentos que alteram os níveis de hormônios tireoidianos 1270
secundário à hipomagnesemia 1296
valores de TSH preconizados na triagem neonatal 1268
História obstétrica 84
Homicídio na infância e adolescência 483
Hormônio de crescimento 1261

I

Icterícia neonatal 837
metabolismo da bilirrubina e icterícia fisiológica 837
tratamento 843
Identidade
de gênero 903, 911
sexual 903
Impetigo
bolhoso 1133
crostoso 1133
Imunização 354
Imunodeficiências primárias 1035, 1042
Imunoterapia oral 1409
Incongruência de gênero 910
critérios diagnósticos 912
epidemiologia 910
gênese 911
manejo da equipe multiprofissional 913
Incontinência fecal não retentiva 1382
Índice de atividade de
colite ulcerativa em pediatria (PUCAI) 1360
de gravidade na emergência 252
doença de Crohn pediátrica (PCDAI) 1359
Infanticídio 483
Infecções
associadas a cateteres vasculares 247
associadas à sondagem vesical 248
cirúrgicas 246
congênitas perinatais 819
fúngicas 1139
herpéticas 1161
hospitalares 243
por zika vírus 1667
sexualmente transmissíveis 1675
abordagem 1680
epidemiologia 1675
exames laboratoriais 1680
tratamento 1681
urinária oculta 1567
Influenza 1644
diagnóstico 1648
epidemiologia 1645
medidas profiláticas 1649
quadro clínico 1648
tratamento e quimioprofilaxia 1650
vacina 1649
Insensibilidade androgênica 1225
Insuficência
hepática aguda 1510
complicações 1518
neurológicas 1515
conduta clínica 1514
dispositivos de assistência hepática 1518
estágios 1512
identificação da necessidade de transplante 1519
investigação diagnóstica 1512
monitoração de sinais e sintomas de infecção 1517
prognóstico 1519
quadro clínico 1511
sedação, analgesia e bloqueio neuromuscular 1517

tratamento 1514
pancreática exócrina 1430
suprarrenal 1284
crise suprarrenal aguda 1286
diagnóstico laboratorial 1285
etiologia 1284
manifestações clínicas 1285
tratamento 1286
Insulina 1250
Integração do cuidado perinatal 668
anomalias congênitas 670
avaliação de níveis de cuidado perinatal 671
cuidado neonatal em rede de atenção à saúde perinatal 671
direitos universais, jurídicos e normativos 679
indicadores em neonatologia 675
integração de assistência, ensino e pesquisa 682
prematuridade 670
princípios de ética e bioética 680
qualidade e segurança no cuidado neonatal 672
Interação cardiorrespiratória 727
abordagem do canal arterial 732
modificações fisiológicas do sistema cardiorrespiratório 730
monitoração de
função cardíaca 732
parâmetros clínicos e análise da gasometria arterial 731
oxigenação sanguínea 731
perfusão tecidual e da oferta de oxigênio 731
tratamento
cirúrgico 733
conservador 733
medicamentoso 733
Interrupção do arco aórtico 1094
Intolerância aos açúcares da dieta 1411
causas primárias 1415
causas secundárias 1419
fisiologia e fisiopatologia 1411
investigação complementar 1414
manifestações clínicas 1413
Intoxicação
alcoólica 594
por cianetos 546
por domissanitários 548
por organofosforados e carbamatos 548
por plantas 549
exógenas 543
ingestão acidental 543
exógenas agudas 543
antídotos 546
descontaminação cutânea 546
descontaminação gástrica 545
descontaminação respiratória 545
eliminação 546
Intussuscepção intestinal 187
Irrigação intestinal 545
Isoxazolilpenicilinas 1575

J

Janela aortopulmonar 1077

L

Larva migrans cutânea 1153
bicho geográfico 1153
Lavagem gástrica 545
Leishmaniose visceral 1693
diagnóstico laboratorial 1695
epidemiologia 1693
escore de gravidade clínica 1695
prevenção 1698
prognóstico 1695
quadro clínico 1694
tratamento 1696
Leite
humano 761
de doadoras 762
materno 618
Lepidópteros 233
Leptospirose 1700
diagnóstico diferencial 1703
epidemiologia 1700
etiologia 1701
manifestações clínicas 1701
patogênese 1701
patologia 1703
prognóstico 1704
tratamento 1703
Lesões
do couro cabeludo 201
intracranianas 201
vasculares 1171
Leucoencefalomalácia periventricular 749
Linfangite 1137
Linfogranuloma venéreo 1681
Linfo-histiocitose hemofagocítica 1611
Lipopeptídeos cíclicos 1582

M

Malária 1705
controle de cura 1714
diagnóstico 1709
epidemiologia 1705
fisiopatologia 1707
grave 1709
modo de transmissão e ciclo biológico 1707
prevenção e profilaxia 1714
quadro clínico 1708
tratamento 1710
vacinas 1715
Malformações
congênitas 852
abordagem cirúrgica 864
cardiopatias congênitas 855
cuidados paliativos 854
do sistema nervoso central 859
erros de morfogênese 854
nefrourológicas 862
vasculares 1178
Marcos
cognitivos 111
de linguagem e comunicação 111
do desenvolvimento 111
motores 111
socioemocionais 111
Má rotação intestinal com volvo 187
Medidas antropométricas 105
Melanose pustulosa transitória neonatal 1125
Menarca 105
Meningites bacterianas 1748
diagnóstico 1750
etiologia e epidemiologia 1748
patogênese 1749
quadro clínico 1749
quimioprofilaxia 1754
tratamento 1751
Metabolismo
do cálcio 1293
do fósforo 1299
do magnésio 1302
Métodos
HEEADSSS 892
contraceptivos 919
Metronidazol 1580
Micoses 1139
Microbiota intestinal 1421
composição 1421
do recém-nascido 757
funções 1422
implantação na infância 1422
Mielomenigocele 860
Miocardite aguda 1103
diagnóstico 1104
quadro clínico 1103
tratamento 1105
Modifield Checklist fo Autism in Toddlers 316
Molusco contagioso 1157
Monitoramento do crescimento do pré-termo 768
Monobactâmicos 1579

Mononucleose infecciosa 1664
Mordeduras de animais domésticos 395
Mortalidade materna 84
Mullen Scales of Early Learning 315

N

Náuseas e vômitos funcionais 1378
Necrólise epidérmica tóxica 1198
Negligência
  no mundo virtual 501
    problemas para as crianças 502
    puericultura digital 504
    uso excessivo de telas pelos pais 503
    uso precoce de telas pelos bebês 503
  ou omissão do cuidar 454
    apresentações 455
    diagnóstico 456
    fatores potencializadores 458
Nesidioblastose 1446
Nódulos e carcinomas da tireoide 1272
  características ultrassonográficas suspeitas de malignidade 1273
  classificação 1273
Nomophobia 322
Nutrição
  do recém-nascido pré-termo 757
    fórmulas para recém-nascidos pré-termo 762
    leite humano 761
  enteral no recém-nascido pré-termo 761
  parenteral total 765

O

Obesidade endógena 1260, 1261
  hipotalâmica 1265
  monogênica 1262
  secundária a doenças endócrinas 1261
  sindrômica 1264
Obstrução
  de vias aéreas superiores por corpo estranho 137
  infecciosa das vias aéreas superiores 120
    principais causas 122
Oligúria 746
Onicomicose 1144
Orientação
  afetivo-sexual 911
  sexual 904
Osteomalácia 1297
Oxacilina 1575
Oxazolidinonas 1582

P

Pâncreas 1428
  anular 1442
  divisium 1441
  ectópico 1442
Pancreatite
  aguda 1434
    classificação 1437
    diagnóstico 1435
    principais etiologias 1436
    recorrente 1441
    tratamento 1439
  crônica 1444, 1445
Pandemia de covid-19 357
Parada cardiorrespiratória 131, 140
  cuidados pós-PCR 140
Parasitoses intestinais 1717
  diagnóstico 1719
  epidemiologia 1717
  etiologia 1718
  quadro clínico 1718
  tratamento 1719
Parent's Evaluation of Developmental Status 315
Parto normal 90
Parvovírus B19 835
Peabody Developmental Motor Scale 317
Pediculose 1152
Pele 1118
  embriogênese, anatomia e histologia 1118
  exame dermatológico 1121
Penicilina 1574
Perda auditiva 353
Pericardite 1102
  diagnóstico 1102
  quadro clínico 1102
  tratamento 1103
Peritonite bacteriana espontânea 1496
Persistência do canal arterial 732, 1071
Pesquisas em pediatria 61
Piodermites 1132
Pitiríase
  rósea 1665
  versicolor 1145
Pneumonia
  associada ao cuidado à saúde 244
  neonatal 783
  oculta 1567
Polimixinas 1582
Políticas públicas de saúde 84
Posaconazol 1584
Prebióticos 1424
Prematuridade 749
Primeiros mil dias de vida 93
Principais acidentes e recomendações para prevenção 399
Probióticos 1424
Processo de diferenciação sexual 1224
Programação metabólica 93
Prontuário médico da criança e do adolescente 26
  aspectos éticos 26
Protocolo de
  avaliação do comportamentos 316
  de triagem em serviços de urgência e emergência 251
Prurigo estrófulo 1203
Pseudo-hipoparatireoidismo (PHPT) 1296
  tipo 1 A (PHP1A) 1262
Psoríase 1193
Puberdade
  normal 1231
  precoce 106, 1232, 1235
Puericultura 93, 98, 342
Pústula 1134

Q

Quedas 394
  prevenção 395
  principais lesões decorrentes 395
  riscos de acordo com a faixa etária 394
Queimaduras 165, 389
  classificação 165, 389
  nutrição 169
  prevenção 391
    secundária na assistência imediata 391
  reabilitação 170
  reposição volêmica 168
  tratamento 168
Quimerismo 46,XX/46,XY 1227

R

Raquitismo
  e osteomalácia 1297
  genético 1298
  hipofosfatêmico hiperfosfatúrico 1300
  nutricional e ambiental 1298
Reações adversas a alimentos 984
Reanimação neonatal 710
Reatividade cruzada 1405
Recém-nascidos pré-termo 749
Refluxo gastroesofágico 1400
Regurgitação do lactente 1372
Relação médico-paciente 38
Retardo puberal 1238
Retinopatia da prematuridade 753
Responsabilidade do médico 15
  civil 16
  penal 16
  ética e bioética 16
Ressuscitação cardiopulmonar 131, 134
  de acordo com o ritmo cardíaco 139
Rinite alérgica 946, 975
  comorbidades 976
  fatores desencadeantes 976

prevalência 975
sintomas 975
tratamento 978
Rinoconjuntivite 977
Ritmos chocáveis e não chocáveis 139
Roséola infantil ou exantema súbito 1663
Rubéola 832, 1662

S

Sala de parto 81
Sarampo 1660
SARS-CoV-2 1757
Saúde
ambiental 551
da gestante 84
Segurança
dos brinquedos e atividades de lazer 411
brinquedos proibidos e sugeridos por faixa etária 413
principais acidentes por brinquedos 412
na escola 407
acidentes mais frequentes de acordo com a faixa etária e medidas de proteção 409
de acordo com o desenvolvimento 409
no domicílio 398
normas de segurança no domicílio por faixa etária 399
Semiologia no período neonatal 690
aspecto geral 696
exame clínico do recém-nascido 691
exame especial 699
história materna e perinatal 690
plano de alta hospitalar 706
triagens neonatais 703
Sepse 224
estabilização inicial 226
precoce 800
diagnóstico 804
epidemiologia 801
estratégias preventivas 808
etiopatogenia 801
tratamento 807
protocolo de
tratamento inicial 226
reconhecimento clínico e laboratorial 225
suporte ventilatório 227
tardia 813
diagnóstico 814
epidemiologia 813
etiologia 813
fatores de risco 814
prevenção 817
Serpentes 230
Sexualidade 902
abordagem da sexualidade no ambulatório ou consultório 907
desenvolvimento da sexualidade da infância à adolescência 903
na era digital 906
pessoas com deficiências específicas 906
princípios éticos, bioéticos e legais 908
Sibilância recorrente 1011
Sífilis 1680
congênita 84
Sigilo médico na infância e adolescência 30
Simbióticos 1425
Sinais vitais e laboratoriais por faixa etária 225
Síncope 143
autonômica 143
cardiogênica 145
e morte súbita 145
etiologias 146
metabólica 146
neuropsiquiátrica 145
perda de fôlego 144
testes diagnósticos 147
tratamento 149
Síndrome(s) 586
alcoólica fetal 86
Bardet-Biedl 1264
da adolescência normal 899
da alienação parental 488, 490
sinais e sintomas 491
violência física, psíquica ou sexual 494
da resposta inflamatória sistêmica 224
da varicela fetal ou congênita 1605
de Alagille 1463
de Alström 1265
de aspiração de mecônio 780
de Cornélia de Lange 1553
de Cushing 1287
diagnóstico 1290
etiologia 1288
quadro clínico 1287
de Down 334
de Gianotti-Crosti 1666
de herniação cerebral 212
de hipoplasia do coração esquerdo 1091
de Johanson-Blizzard 1446
de Klinefelter 1227
de Münchausen por procuração 469, 586
características das vítimas 472
características dos agressores 471
definições 470
diagnóstico 473
sinais e sintomas 473
de Pearson 1446
de Prader-Willi 1264
de ruminação 1374, 1378
de Shwachman-Diamond 1445
de Stevens-Johnson 1198
de Turner 1226
do crupe 122
do desconforto respiratório 779
do intestino irritável 1380, 1425
do X frágil 334
dos vômitos cíclicos 1374, 1377
FoMO (*fear of missing out*) 320
hepatopulmonar 1505
hepatorrenal 1502
neurocutâneas 335
Sistema
cardiorrespiratório 730
cardiovascular na criança 1053
avaliação clínica 1053
de triagem de Manchester 252
Situação vacinal 84
Skin prick teste 1402
Staphylococcus aureus 1595
Suicídio 465, 927, 930
prevenção 930
Suporte
avançado de vida em pediatria 137
básico de vida em pediatria 131
hemodinâmico 796
ventilatório conforme a base fisiopatológica 793
Supraglotite infecciosa 125
Surfactante 792

T

Tabagismo 599
Taquicardia ventricular sem pulso 139
Taquipneia transitória do recém-nascido 782
Tecido adiposo 1260
Teicoplanina 1581
Telarca precoce 1232
Terapia de reidratação oral 1337
Testes
alérgicos 946
da oximetria de pulso ("teste do coraçãozinho") 1083
de desenvolvimento de Gesell 315
de provocação
nasal 977
oral 1400
Denver II 314
Tetralogia de Fallot 1062, 1063
com agenesia de valva pulmonar 1065
Tinea
capitis 1139
corporis 1142
faciei 1142

nigra 1147
pedis 1143
Tireotoxicose 1271
Torção
de ovário 189
testicular 189
Toxoplasmose 1723
diagnóstico 1726, 1731
congênita 825
epidemiologia 1724
prevenção 1736
prognóstico 1735
quadro clínico 1725
tratamento 1732
Transição da vida intrauterina para a extrauterina 727
Transplante hepático 1488
pediátrico 1529
avaliação pré-TxH 1529
complicações 1531
imunização 1534
imunossupressão 1531
indicações e contraindicações 1529
sobrevida e mortalidade 1531
Transporte neonatal 721
condução do transporte 722
cuidados durante o transporte 725
equipamentos e materiais necessários 723
Transposição das grandes artérias 1078, 1095
Transtornos
alimentares 932
avaliação cardiovascular 936
avaliação laboratorial 936
complicações médicas 936
diagnóstico 934
outro transtorno alimentar especificado 935
patogenia 933
recomendações na avaliação clínica 935
tratamento 937
de uso abusivo de drogas 567
de comunicação e de linguagem 329
diagnóstico 330
intervenção precoce 331
de déficit de atenção e hiperatividade 293
base neurobiológica 294
diagnóstico diferencial 296
quadro clínico e diagnóstico 295
de jogos pela internet 322
do desenvolvimento intelectual 332
causas e tratamento 332
classificação 333
manejo 336
do espectro do autismo 299
acompanhamento interdisciplinar 303
comorbidades associadas 301
diagnóstico 300
medicação 302
nível de gravidade 301
de comportamento 306, 310
abordagens terapêuticas 311
avaliação e diagnóstico 308
prognóstico 312
quadro clínico 310
obsessivo-compulsivo 302
Traqueíte bacteriana 127
Traumas
abdominais 189
não intencionais 363
Traumatismo cranioencefálico 200
CATCH 203
CHALICE 203
classificação 202
critérios de gravidade 203
lesões traumáticas 201
prevenção 205
tratamento 202
Triagem
auditiva escolar 353
da acuidade visual 354
pediátrica 254
sensorial 353
Trichomonas 1681
Tuberculose 1739
diagnóstico 1740
epidemiologia 1739
prevenção 1744
quadro clínico 1739
tratamento 1743
Tumor do córtex das suprarrenais 1291
diagnóstico 1292
quadro clínico 1291
tratamento 1292
Tungíase 1154

U

Uretrites 1681
Urticária 963
diagnóstico 964
epidemiologia 963
fisiopatologia 963
manifestações clínicas 964
tratamento 965

V

Vacinas 342
Vaginites 1681
Vaginoses 1681
Vancomicina 1581
Varicela 1162, 1665
Ventilação
invasiva 790
não invasiva 788
Verrugas 1158
Vespas 234
Via aérea
intratorácica 122
supraglótica 121
glótica e subglótica 122
superior 121
Vigilância Epidemiológica 355
Vínculo entre a família e o pediatra 98
Violência 416, 422, 537, 585
apresentações 424
classificação 424
do meio virtual 498, 520
estupro virtual 531
nudes 523
pornografia infantil pelos meios virtuais 524
prevenção 499
selfies 522
sexting 526
sextorsão 529
sinais e sintomas 499, 521
doméstica 586
na pandemia 587
epidemiologia 416, 585
física 428
atendimento à vítima e deveres morais, éticos e legais 433
diagnóstico 430
sinais específicos 430
sinais gerais 430
síndromes e consequências 433
morbidade hospitalar do SUS 419
na infância 585
notificação 585
papel do médico pediatra 536
psicológica ou psíquica 435
prevenção 437
sinais de alerta 437
sinais e sintomas 439, 440
química 476
diagnóstico 480
formas e níveis de gravidade 477
sinais de alerta 478
sinais e sintomas 480
sexual 442, 588
apresentações 444
assistência às vítimas 449
características dos agressores sexuais 446
conceituação ao longo dos tempos 442

definições atuais 443
diagnóstico 445
especificidades do atendimento às vítimas 450
exploração sexual 451
práticas sexuais e agressores 445
sinais diretos 446
sinais indiretos 446
sinais de alerta 426, 585
urbana 587
Viroses exantemáticas 1659
Vírus
Chikungunya 833
da dengue 833
da hepatite B 834
da hepatite C 834
da imunodeficiência humana 1652
Epstein-Barr 1610
complicações 1612
diagnóstico 1612
doenças malignas associadas 1612
e infecção pelo vírus da imunodeficiência humana (HIV 1612
epidemiologia 1611
infecção e resposta imune 1610
manifestações clínicas habituais 1611
transmissão 1611
tratamento 1613
vacinação 1613
herpes simples tipos 1 e 2 829, 1598
diagnóstico 1601
diagnóstico laboratorial 1601
encefalite herpética 1600
herpes disseminado 1601
herpes neonatal 1600
infecção primária 1599
infecção recorrente 1599
manifestações clínicas 1599
transmissão 1598
tratamento 1601
influenza 1645
linfotrópico para células T humanas tipo I 831
varicela-zóster 1601
complicações da infecção 1604
iagnóstico 1606
e a gravidez 1605
em imunodeprimidos 1606
imunização 1608
manifestações clínicas 1603
ocorrência neonatal 1605
patogênese 1603
profilaxia 1607
tratamento 1607
Zika 833, 1640
Voriconazol 1583

6ª EDIÇÃO

Tratado de Pediatria

SOCIEDADE BRASILEIRA DE PEDIATRIA

VOLUME 2

6ª EDIÇÃO

Tratado de Pediatria

SOCIEDADE BRASILEIRA DE PEDIATRIA

VOLUME 2

manole editora

sociedade brasileira de pediatria

EDITORA: Cristiana Gonzaga S. Corrêa
EDITORA DE ARTE: Anna Yue
PRODUÇÃO EDITORIAL: Vanessa Pimentel
PROJETO GRÁFICO: Departamento de Arte da Editora Manole
DIAGRAMAÇÃO: HiDesign Estúdio, Formato Editoração, Luargraf Serviços Gráficos, Triall Editorial
ILUSTRAÇÕES DE MIOLO: Angelo Shuman, Luargraf Serviços Gráficos, Mary Yamazaki Yorado, Sírio José Braz Cançado
FIGURAS DO MIOLO: gentilmente cedidas pelos autores
CAPA: Ricardo Yoshiaki Nitta Rodrigues

CIP-BRASIL. CATALOGAÇÃO NA PUBLICAÇÃO
SINDICATO NACIONAL DOS EDITORES DE LIVROS, RJ

T698
6. ed.
v. 1

Tratado de pediatria / organização Sociedade Brasileira de Pediatria. - 6. ed. - Barueri [SP] : Manole, 2025.

Inclui bibliografia
ISBN 9788520458662

1. Pediatria. I. Sociedade Brasileira de Pediatria.

24-93597 CDD: 618.92
CDU: 616-053.2

Meri Gleice Rodrigues de Souza - Bibliotecária - CRB-7/6439

23/08/2024 29/08/2024

1ª edição – 2007
2ª edição – 2010
3ª edição – 2014
4ª edição – 2017
5ª edição – 2022; reimpressão - 2023
6ª edição – 2025

Direitos adquiridos pela:
EDITORA MANOLE LTDA.
Alameda Rio Negro, 967 – cj. 717
Alphaville – Barueri – SP – Brasil
CEP: 06454-000
Tel.: (11) 4196-6000

www.manole.com.br | https://atendimento.manole.com.br/
Impresso no Brasil | *Printed in Brazil*

Esta obra é dedicada:

Às crianças e aos adolescentes, razão maior da Pediatria.

Aos pediatras, porque se dedicam ao nobre exercício de cuidar do crescimento e do desenvolvimento de crianças e adolescentes.

Aos professores de Pediatria, porque formam gerações de profissionais devotados à grandiosa causa da saúde da infância e da adolescência do País.

EDIÇÕES ANTERIORES

ORGANIZADORES DA 5ª EDIÇÃO

Luciana Rodrigues Silva
Dirceu Solé
Clovis Artur Almeida da Silva
Clóvis Francisco Constantino
Edson Ferreira Liberal
Fabio Ancona Lopez

ORGANIZADORES DA 4ª EDIÇÃO

Dennis Alexander Rabelo Burns
Dioclécio Campos Júnior
Luciana Rodrigues Silva
Wellington Gonçalves Borges
Danilo Blank

ORGANIZADORES DA 3ª EDIÇÃO

Dioclécio Campos Júnior
Dennis Alexander Rabelo Burns
Fabio Ancona Lopez

ORGANIZADORES DA 1ª E 2ª EDIÇÃO

Fabio Ancona Lopez
Dioclécio Campos Júnior

ORGANIZADORES DA 6ª EDIÇÃO

Clóvis Francisco Constantino

Médico Especialista em Pediatria e Bioética. Doutor em Bioética pela Faculdade de Medicina da Universidade do Porto (FMUP), Portugal. Convalidação pela Universidade de Brasília (UnB). Presidente da Sociedade Brasileira de Pediatria (SBP). Professor de Ética Médica e Bioética do Curso de Medicina da Universidade Santo Amaro (UNISA) e da Pós-graduação do Mestrado em Direito Médico do Curso de Direito da UNISA. Gerente/Assessor Técnico/Ética Médica-Bioética-Pediatria – OSS/SPDM – Associação Paulista para o Desenvolvimento da Medicina – Microrregião RASTS-VMVG. Membro do Centro Pluridisciplinar de Bioética da Faculdade de Medicina da Universidade do Porto. PhD in Bioethics Division da International Chair in Bioethics. Membro da International Forum of Teachers (IFT) – I C Bioethics. Coordenador (*Head*) da Unidade de São Paulo da International Chair in Bioethics (World Medical Association Cooperation Center) do Departamento dos Países de Língua Portuguesa (Portuguese Language Countries Division Chair in Bioethics) – sendo hospedeira (*host*) a UNISA.

Dirceu Solé

Professor Titular, Livre-docente da Disciplina de Alergia, Imunologia Clínica e Reumatologia do Departamento de Pediatria da Escola Paulista de Medicina da Universidade Federal de São Paulo (EPM-Unifesp). Coordenador dos Departamentos Científicos da Sociedade Brasileira de Pediatria (SBP). Diretor de Pesquisa da Associação Brasileira de Alergia e Imunologia (ASBAI).

Clovis Artur Almeida da Silva

Professor Titular do Departamento de Pediatria da Faculdade de Medicina da Universidade de São Paulo (FMUSP). Mestre, Doutor e Livre-docente pelo Departamento de Pediatria da FMUSP. Presidente do Departamento Científico de Reumatologia da Sociedade Brasileira de Pediatria (SBP).

Luciana Rodrigues Silva

Professora Titular, Mestre e Doutora em Pediatria da Universidade Federal da Bahia (UFBA). Chefe do Serviço de Gastroenterologia Pediátrica da UFBA. Vice-Presidente da Associação Médica Brasileira (AMB). Presidente da Sociedade Brasileira de Pediatria (SBP) 2016-2022. Diretora Científica Adjunta da SBP. Membro do Conselho do Instituto Pensi, Fundação JLS. Membro da Academia Brasileira de Pediatria e da Academia de Medicina da Bahia.

Edson Ferreira Liberal

Vice-presidente da Sociedade Brasileira de Pediatria (SBP). Professor de Pediatria da Universidade Federal do Estado do Rio de Janeiro (UNIRIO). Mestre e Doutor em Medicina pela Universidade Federal do Rio de Janeiro (UFRJ).

Fabio Ancona Lopes

Título de Especialista em Pediatria e Nutrologia. Doutor e Livre-docente. Professor Titular Aposentado da Disciplina de Nutrologia do Departamento de Pediatria da Universidade Federal de São Paulo (Unifesp). Ex-vice-presidente da Sociedade Brasileira de Pediatria (SBP). Ex-presidente da Sociedade de Pediatria de São Paulo (SPSP). Coordenador da 1º edição do Tratado de Pediatria da SBP.

Anamaria Cavalcante e Silva

Doutora em Medicina pela Universidade de São Paulo (USP). Coordenadora de Ensino e Pesquisa, Programas Especiais, Secretaria de Saúde do Município de Fortaleza. Conselheira da Associação Saúde da Família de São Paulo/SP. Docente e Pesquisadora do Mestrado Profissional em Ensino na Saúde e Tecnologias Educacionais Unichristus. Docente do Mestrado de Saúde da Criança e do Adolescente da Universidade Estadual do Ceará. Presidente da Sociedade Cearense de Pediatria. Segunda-vice Presidente da Sociedade Brasileira de Pediatria (SBP).

COMISSÃO EDITORIAL

SUMÁRIO

Apresentação XVII
Prefácio da sexta edição. XIX
Prefácio à quinta edição. XXI
Prefácio à quarta edição. XXIII
Prefácio à terceira edição XXV
Prefácio à segunda edição XXVII
Prefácio à primeira edição. XXIX

SEÇÃO 21 IMUNIZAÇÕES

1. Vacinação da criança. 4
2. Vacinação do adolescente 16
3. Imunização do prematuro 23
4. Vacinação da gestante na prevenção do lactente 30
5. Vacinação da criança e do adolescente em situações especiais 39

SEÇÃO 22 NEFROLOGIA

1. Interpretação do EAS, proteinúria e hematúria 51
2. Infecção do trato urinário 64
3. Síndrome hemolítico-urêmica 75
4. Disfunção vesicale intestinal 83
5. Enurese primária 93
6. Urolitíase na infância 101
7. Síndrome nefrítica 112
8. Síndrome nefrótica primária 123
9. Injúria renal aguda 132
10. Doença renal crônica 142
11. Doenças císticas renais 149
12. Tubulopatias na infância e na adolescência. 155
13. Atualização no diagnóstico e tratamento da hipertensão arterial 184
14. Afecções urológicas 206

SEÇÃO 23 NEUROLOGIA

1. Crise febril. 228
2. Epilepsia na infância. 231
3. Estado de mal epiléptico 239
4. Macrocefalia, microcefalia e alterações no formato craniano 246
5. Impacto das doenças neurológicas no sono 251
6. Transtornos paroxísticos não epilépticos. 254
7. Paralisia cerebral. 262
8. Doenças autoimunes 266
9. Doenças neuromusculares. 273
10. Neuropatias periféricas em crianças e adolescentes 283
11. Acidentes vasculares encefálicos 288
12. Cefaleias. 297

SEÇÃO 24 NUTROLOGIA

1. Avaliação do estado nutricional 311
2. Alimentação em diferentes fases da vida. 320
3. Fórmulas infantis. 332
4. Micronutrientes 340
5. Desnutrição em pediatria 352
6. Dislipidemia 362

7. Obesidade exógena .370
8. Dificuldade alimentar .379
9. Vegetarianismo na infância e na adolescência .388
10.1. Suporte nutricional na criança com câncer .393
10.2. Suporte nutricional na criança com doença renal .399
10.3. Suporte nutricional na criança com paralisia cerebral 404
10.4. Suporte nutricional na criança com doença cardíaca 408

SEÇÃO 25 SUPORTE NUTRICIONAL

1. Nutrição parenteral 415
2.1. Nutrição enteral 427
2.2. Dispositivos para nutrição enteral 431
3.1. Dieta cetogênica para epilepsia: o que o pediatra precisa saber? .435
3.2. Terapia nutricional pediátrica domiciliar 440
3.3. Insuficiência intestinal .443
3.4. Síndrome de realimentação (*refeeding*) em pediatria .449
3.5. Terapia nutricional hospitalar da infecção pela covid-19 em crianças .454

SEÇÃO 26 ONCOLOGIA

1. Epidemiologia e diagnóstico precoce do câncer infantojuvenil 464
2. Leucemias 471
3. Linfomas .478
4. Tumores do sistema nervoso central 486
5. Tumores ósseos .495
6. Tumores sólidos 499
7. Histiocitose de célulasde Langerhans 508
8. Neoplasias no lactente 513
9. Câncer no adolescente 521
10. Emergências oncológicas .527
11. Indicação de sangue e hemocomponentes na criança com câncer .535
12. Transplante de célula-tronco hematopoiética .539
13. Linfo-histiocitose hemofagocítica .545

SEÇÃO 27 HEMATOLOGIA E HEMOTERAPIA

1. Interpretação do hemograma e dos exames de coagulação .554
2. Diagnóstico diferencial das anemias 571
3. Neutropenias 577
4. Hemoglobinopatias .584
5. Linfonodomegalias .597
6. Medicina transfusional em pediatria 603
7. Distúrbios hemorrágicos e trombóticos em pediatria 611
8. Trombocitopenia imune 618
9. Deficiência de glicose-6-fosfato desidrogenase .625
10. Anemias carenciais 630
11. Síndrome de falência medular 637

SEÇÃO 28 OTORRINOLARINGOLOGIA

1. Alterações da linguagem e da aprendizagem na infância 646
2. Impacto da perda auditiva na infância: quando e como avaliar 656
3. Otite média aguda 666
4. Otite média com efusão .672
5. Distúrbios da orelha externa .677
6. Síndrome do respirador oral 683
7. Rinossinusite 686
8. Tonsilites e faringites .691
9. Disfagia na infância 698
10. Disfonia na infância .706
11. Estridor laríngeo .710

SEÇÃO 29 PNEUMOLOGIA

1. Fibrose cística .722
2. Bronquiolite viral aguda .734
3. Pneumonias comunitárias .746
4. Derrame pleural .754
5. Distúrbios traqueobrônquicos .759
6. Bronquiectasias .766
7. Abscesso pulmonar .774
8. Dispositivos inalatórios .779
9. Displasia broncopulmonar .787

SEÇÃO 30 REUMATOLOGIA

1. Febre reumática .796
2. Artrite idiopática juvenil 804
3. Lúpus eritematoso sistêmico juvenil, lúpus induzido por drogas e lúpus neonatal 812
4. Esclerodermia juvenil .819
5. Miopatias inflamatórias pediátricas .823
6. Vasculites primárias .829
7. Doenças autoinflamatórias .837
8. Artrite relacionada a infecções 846
9. Osteoporose na faixa etária pediátrica .852
10. Dor musculoesquelética recorrente idiopática na faixa etária pediátrica .857
11. Autoanticorpos na reumatologia pediátrica 865

SEÇÃO 31 TERAPIA INTENSIVA

1. Princípios de ventilação mecânica invasiva em diversas condições clínicas .874
2. Suporte básico e avançado de vida em pediatria: American Heart Association 2020 880
3. Assistência ventilatória no transporte neonatal e pediátrico .897
4. Politraumatizado 904
5. Asma aguda grave .912
6. Síndrome do desconforto respiratório agudo .923
7. Insuficiência respiratória .931
8. Pós-operatório de cirurgia cardíaca pediátrica .936
9. Infecções relacionadas à assistência à saúde na terapia intensiva pediátrica .943
10. Sedação e analgesia 949
11. Distúrbios metabólicos do sódio e do potássio e do equilíbrio Acidobásico 958
12. Choque séptico – *Surviving Sepsis Campaign* 2020 966
13. Trauma cranioencefálico – abordagem intensiva 971
14. Acidente vascular encefálico em crianças 980

SEÇÃO 32 OFTALMOLOGIA

1. Queixas oftalmológicas comuns no consultório pediátrico 1000
2. A avaliação do sistema visual pelo pediatra 1004
3. Recomendações para avaliação oftalmológica na infância 1010
4. Exame oftalmológico da criança/estrabismo 1013
5. Retinopatia da prematuridade 1023
6. Diagnóstico diferencial das leucocorias 1029
7. Diagnóstico diferencial de lacrimejamento na infância 1033
8. Distúrbios orbitopalpebrais na infância 1038
8.1. Alterações palpebrais em pediatria 1042
9. Doenças corneoconjuntivais na infância 1047
10. Glaucoma congênito e infantil 1056
11. Reumatologia e infectologia no acometimento ocular: uveítes na infância 1060
12. Doenças sistêmicas com comprometimento retiniano . 1071
13. Trauma ocular na infância 1082

SEÇÃO 33 SAÚDE MENTAL

1. Introdução à saúde mental na infância e na adolescência 1089
2. Deficiência intelectual, transtornos de aprendizagem e de linguagem 1096
3. Transtorno do espectro autista e psicoses 1101
4. Transtornos de humor 1105
5. Transtornos de ansiedade 1108
6. Transtornos de conduta e hiperatividade 1113
7. Transtornos de sintomas somáticos 1117
8. Transtornos da alimentação 1121
9. Transtornos de eliminação 1125
10. Transtornos de tiques 1128
11. Impacto das situações de violência na saúde mental de crianças e adolescentes 1132
12. Promoção da saúde mental na infância e na adolescência 1138

SEÇÃO 34 ORTOPEDIA

1. Displasia do desenvolvimento do quadril 1145
2. Doenças e problemas da coluna em desenvolvimento 1157
3. Infecções osteoarticulares na criança 1170
4. Desvios angulares e rotacionais dos membros inferiores 1177
5. Malformações congênitas dos pés dos recém-nascidos 1183
6. Dor nos membros inferiores em crianças 1190
7. Atividades esportivas na infância e adolescência 1200

SEÇÃO 35 CIRURGIA PEDIÁTRICA

1. Afecções pulmonares congênitas 1212
2. Hérnia diafragmática congênita 1217
3. Obstruções duodenais congênitas 1224
4. Atresia e estenose intestinal 1231
5. Íleo meconial 1235
6. Enterocolite necrosante neonatal 1241
7. Síndrome do intestino curto 1247
8. Anomalias anorretais 1257
9. Afecções cervicais 1264
10. Deformidades torácicas 1271
11. Hérnia, hidrocele e cistode cordão na infância 1278
12. Lesão das vias biliares intra e extra-hepáticas 1283
13. Hipertensão portalna criança 1289
14. Hidronefroses e doenças ureterais 1295
15. Sangramento digestivo 1303
16. Anomalias vasculares 1308
17. Acesso venoso em pediatria 1316
18. Complicações cirúrgicas do divertículo de Meckel e de outros remanescentes vitelínicos 1323
19. Apendicite aguda 1328
20. Megacólon congênito 1332
21. Escroto agudo 1338
22. Distopia testicular 1343
23. Fimose 1347
24. Obstrução pilórica 1352
25. Peculiaridades da criança traumatizada 1362
26. Atresia de esôfago 1369
27. Afecções da região perianal 1374
28. Onfalocele e gastrosquise 1379

SEÇÃO 36 GINECOLOGIA

1. Características da consulta ginecológica na recém-nascida, na infância e na adolescência 1390
2. Vulvovaginite na infância 1396
3. Distúrbios menstruais na adolescência: sangramento uterino anormal 1401
4. Dismenorreia: quando pesquisar endometriose? 1406
5. Síndrome dos ovários policísticos 1410
6. Sangramento genital na infância 1415
7. O exame da mama na infância e na adolescência 1420
8. Contracepção: melhor abordagem na adolescência . . . 1423
9. Vacina contra o papilomavírus humano: visão do ginecologista 1431
10. Violência sexual: quando suspeitar e como acompanhar? 1437
11. Coalescência de pequenos lábios 1444

SEÇÃO 37 MEDICINA DO SONO

1. Apneia obstrutiva do sono 1449
2. Insônia pediátrica 1454
3. Parassonias 1460

SEÇÃO 38 MEDICINA DO ESPORTE

1. Treinamento resistido em crianças e adolescentes 1469
2. Nutrição, hidratação e suplementação esportiva para crianças e adolescentes 1474
3. Avaliação cardiovascular do adolescente atleta 1486
4. Indicações e contraindicações de atividades físicas em crianças e adolescentes – guia prático 1490
5. Fisiologia do exercício em atletas jovens – habilidades específicas e valências esportivas 1494

6. Educação física escolar e promoção da saúde: novos paradigmas e perspectivas 1498

SEÇÃO 39 ODONTOPEDIATRIA
1. A promoção da saúde oral materno-infantil integrada à clínica pediátrica 1504

SEÇÃO 40 MEDICINA DA DOR E CUIDADOS PALIATIVOS
1. Cuidados Paliativos Pediátricos: o que são e por que importam? 1514
2. Bioética nos cuidados paliativos pediátricos 1518
3. Dor na faixa etária pediátrica 1523
4. Cuidados paliativos em neonatologia 1531
5. Desospitalização de crianças com condições crônicas complexas 1536
6. Cuidados paliativos e espiritualidade no final de vida 1541
7. A família como protagonista e os desafios do cuidado 1546
8. Cuidados paliativos na terapia intensiva pediátrica 1551

SEÇÃO 41 RADIOLOGIA PEDIÁTRICA
1. Proteção radiológica 1560
2. Cervical e vias aéreas superiores 1564
3. Tórax 1577
4. Digestivo 1581
5. Genitourinário 1590
6. Neurorradiologia 1607
7. Cranioestenose 1632
8. Sistema musculoesquelético 1642
9. Lesões cutâneas 1649
10. Oncologia 1655
11. Trauma intencional na infância e na adolescência 1662

Índice remissivo 1667

VOLUME 1

SEÇÃO 1 BIOÉTICA

SEÇÃO 2 FUNDAMENTOS DA ATENÇÃO À SAÚDE DA CRIANÇA E DO ADOLESCENTE

SEÇÃO 3 EMERGÊNCIAS

SEÇÃO 4 PEDIATRIA DO DESENVOLVIMENTO E COMPORTAMENTO

SEÇÃO 5 SAÚDE ESCOLAR

SEÇÃO 6 CAUSAS EXTERNAS - ACIDENTES E VIOLÊNCIAS

SEÇÃO 7 TOXICOLOGIA E SAÚDE AMBIENTAL

SEÇÃO 8 DROGAS E VIOLÊNCIA

SEÇÃO 9 ALEITAMENTO MATERNO

SEÇÃO 10 NEONATOLOGIA

SEÇÃO 11 ADOLESCÊNCIA

SEÇÃO 12 ALERGIA

SEÇÃO 13 IMUNOLOGIA CLÍNICA

SEÇÃO 14 CARDIOLOGIA

SEÇÃO 15 DERMATOLOGIA

SEÇÃO 16 ENDOCRINOLOGIA

SEÇÃO 17 GASTROENTEROLOGIA

SEÇÃO 18 HEPATOLOGIA

SEÇÃO 19 GENÉTICA CLÍNICA

SEÇÃO 20 INFECTOLOGIA

APRESENTAÇÃO

E assim chegamos à sexta edição do *Tratado de Pediatria*, feito pelos pediatras brasileiros do mais alto nível, membros dos Departamentos Científicos da Sociedade Brasileira de Pediatria (SBP), e colocado à disposição da classe e demais trabalhadores da área da saúde!

Convidado que fui para fazer esta apresentação (convite que atribuo ao fato de ter sido o primeiro coordenador do *Tratado*, junto ao caríssimo Dioclécio, então nosso presidente na época), não posso deixar de registrar a honra e a emoção que este convite me proporcionou.

Quando vice-presidente e membro do corpo editorial da SBP, em uma reunião do Conselho Superior, lancei esta ideia, há mais de quinze anos (estimulado pelo entusiasmo da editora Daniela Manole), e devo contar aos mais jovens que a aceitação não foi unânime. Eminentes professores, incluindo membros da diretoria da SBP, mostraram-se absolutamente céticos quanto ao sucesso dessa iniciativa. Felizmente já havia tido uma maravilhosa experiência com os Departamentos Científicos da Sociedade de Pediatria de São Paulo (SPSP), da qual fui presidente, e sempre que solicitada, a SPSP produzia material científico de altíssima qualidade. Esta experiência foi, ao lado do entusiasmo de muitos colegas com a ideia, o motor que impulsionou a elaboração da primeira edição do *Tratado*.

Todos os Departamentos Científicos da SBP foram solicitados a elaborar, cada um na sua área, o projeto do Tratado, desde a escolha dos temas até a elaboração final dos textos, revisados pelos presidentes de cada departamento e, finalmente, pelos coordenadores.

O resultado brilhante e até inesperado para alguns foi a primeira edição, com o sucesso conhecido por todos, para orgulho de quem participou e, principalmente, de todos os pediatras brasileiros. Este resultado foi tão grande que, acredito, nunca poderemos dizer que é o final. A cada nova edição os temas são atualizados, os principais problemas de nosso país na área são revisados e, assim, podemos dizer que nossa categoria pode, quase, abrir mão da literatura básica internacional de cada assunto. Estão todos lá, é só ver o sumário da atual edição!

Felizmente, a pediatria brasileira conta com colegas capazes de manter viva esta chama. A eles os parabéns e os agradecimentos dos membros da maior sociedade de pediatria do mundo e, principalmente, os agradecimentos de nossas crianças e adolescentes, fonte e inspiração do nosso trabalho!

Vida longa ao *Tratado de Pediatria* e à SBP!

Fabio Ancona Lopez
Organizador da 1ª edição do Tratado de Pediatria

ção, sensibilidade e inovação. É uma obra tecida a várias mãos, um verdadeiro presente que a SBP generosamente entrega aos leitores.

Themis Reverbel da Silveira

Professora Doutora da Universidade Federal do Rio Grande do Sul

Professora de Pediatria, de Pós-graduação e Coordenadora do Grupo de Pesquisas da Universidade Federal de Ciências da Saúde de Porto Alegre

Criadora do primeiro Centro de Transplante Pediátrico no sul do país

Membro da Academia Brasileira de Pediatria

Membro da Academia Sul-rio-grandense de Medicina

PREFÁCIO DA SEXTA EDIÇÃO

A Sociedade Brasileira de Pediatria (SBP) continua com sua nobre tarefa institucional e estatutária de atualizar os pediatras brasileiros. Nossa centenária associação de 114 anos é uma das maiores do mundo.

Neste notável período, a SBP vem, cada vez com mais consistência, trazendo o máximo de componentes de evidências científicas, éticas, legais e bioéticas a todos que pretendem manter-se com o maior grau de condições informativas sobre a totalidade da Pediatria contemporânea nacional e internacional.

A Pediatria e os Departamentos Científicos e Grupos de Trabalho da SBP estão aqui presentes nesta obra, um fantástico acervo de atualidades.

Este nosso tradicional Tratado, além de tudo, serve de sólida e referenciada base para as provas de títulos da SBP. Com sua singular qualidade em todas as áreas, uma equipe incansável de colaboradores tem representado os pediatras brasileiros nesse trabalho ao longo do tempo.

Todos nós sabemos que o pediatra é o único profissional habilitado e capacitado a assistir crianças e adolescentes, razão pela qual tem sido aperfeiçoado e ampliado o Programa de Residência Médica em Pediatria e das Áreas de Atuação de nossa especialidade, com avançadas matrizes de competência.

Esta sexta edição do Tratado vai ao encontro de toda essa dignidade profissional. São centenas de capítulos a trazer reflexões e conclusões de uma ciência teórico-prática que visa ao melhor cuidado sob pontos de vista físico, emocional, afetivo, social, humanitário e espiritual da criança e do adolescente.

O pediatra da atualidade também deve abraçar, em sua atuação, as novas tecnologias disponíveis, as novas relações de trabalho médico, as novas formas de se comunicar com o público, mas jamais se afastar da sua tradicional doutrina, da relação singular que tem para com seus pacientes e respectivas famílias, para com a ética e os referenciais bioéticos, para com a legislação pertinente à Medicina, para com o meio ambiente, a ambiência macro e micro, para com o ecossistema, sem esquecer-se de executar seu insubstituível papel de educador para além de médico.

Os 70 milhões de crianças e adolescentes brasileiros precisam ter respeitado, neste país, o artigo 227 da Constituição da República, de 1988, a seguir: *Art. 227. É dever da família, da sociedade e do Estado assegurar à criança e ao adolescente, com absoluta prioridade, o direito à vida, à saúde, à alimentação, à educação, ao lazer, à profissionalização, à cultura, à dignidade, ao respeito, à liberdade e à convivência familiar e comunitária, além de colocá-los a salvo de toda forma de negligência, discriminação, exploração, violência, crueldade e opressão.*

Bem, nós pediatras temos a convicção de que cumprimos nossa parte contida nesse abrangente texto constitucional. Nesta condição e com tamanha responsabilidade, a SBP, em parceria com a Editora Manole, entrega ao nosso universo, a SEXTA edição do *Tratado de Pediatria* que, com muita sa-

tisfação e muita honra foi conduzida formalmente por nossa diretoria científica e operada pelo numeroso contingente de nossos representantes dos Departamentos Científicos e Grupos de Trabalho.

Com meus melhores cumprimentos e o máximo de respeito, atualizem-se, prezados e prezadas colegas pediatras!

Clóvis Francisco Constantino
Presidente da Sociedade Brasileira de Pediatria

PREFÁCIO À QUINTA EDIÇÃO

Com muito orgulho à frente da Sociedade Brasileira de Pediatria (SBP) por duas gestões, como a primeira mulher nessa sociedade médica, que é centenária e a maior do nosso país, apresento a quinta edição do *Tratado de Pediatria*. De 2016 a 2022, ao desenvolver e fortalecer a rede de integração da pediatria brasileira, que tem produzido atualização científica de qualidade em todas as áreas, uma equipe incansável de colaboradores tem representado os pediatras brasileiros, valorizando-os por todas as suas missões: assistir, orientar e acompanhar as crianças, os adolescentes e suas famílias.

O pediatra é o único profissional habilitado a assistir crianças e adolescentes, razão pela qual tem sido aperfeiçoada e ampliada a residência médica em pediatria e nas demais áreas de atuação, com novas matrizes de competência.

Tem sido muito gratificante trabalhar em equipe com profissionais dedicados, que têm colaborado para o fortalecimento e a atualização contínua desses profissionais, por isso agradeço a cada um por compartilhar conhecimentos que enriqueceram esta obra em prol dos nossos pacientes pediátricos.

Dentre as incontáveis realizações alcançadas no âmbito da SBP, destaca-se sua produção científica, que culmina agora com a quinta edição do *Tratado de Pediatria*. De certa forma, esta edição ratifica a participação da SBP na formação e na atualização dos pediatras brasileiros pelos mais de 400 capítulos aqui reunidos. O pediatra da atualidade deve ampliar sua atuação segundo as novas tecnologias, mas jamais se afastar da sua doutrina, da relação ímpar que tem com seus pacientes e suas famílias, do importante papel de orientar os hábitos saudáveis, de acompanhar desenvolvimento e comportamento, de atuar de forma crítica e esclarecida na condução das condições clínicas específicas de cada faixa etária. É preciso garantir aos mais de 65 milhões de crianças e adolescentes acesso a pediatras, à saúde, à educação, à cultura, ao esporte, ao lazer e a uma sociedade mais justa, para que possam desenvolver todo seu potencial e assegurar o bom futuro da nossa nação.

Baseada em princípios éticos, de justiça e solidariedade, a SBP reafirma, em todo o seu alcance, seu compromisso de oferecer aperfeiçoamento constante e contribuir com as políticas públicas dirigidas à faixa etária pediátrica, sempre voltada para os profissionais dedicados a crianças, adolescentes e suas famílias.

Assim, em parceria com a Editora Manole, a SBP entrega a esse grupo de profissionais devotados a quinta edição do *Tratado de Pediatria*, com muito júbilo e muita honra. Aproveitem, pois!

Luciana Rodrigues Silva

Presidente da Sociedade Brasileira de Pediatria

PREFÁCIO À QUARTA EDIÇÃO

A Sociedade Brasileira de Pediatria vem ampliando suas ações em várias vertentes, sobretudo na área de atualização científica de qualidade para os pediatras brasileiros. Uma dessas iniciativas é representada pela quarta edição do *Tratado de Pediatria*, que foi completamente revisada e atualizada nos últimos meses com cuidado para ser entregue àqueles que se incubem de assistir às crianças e aos adolescentes.

Ser pediatra requer conhecimento técnico sistematicamente atualizado e comportamento e sensibilidade humanística para compreender e atuar na constante mudança que representa o universo pediátrico das crianças, dos adolescentes e de suas famílias. O conhecimento cresce de modo rápido, a interdisciplinaridade se consolida e a realidade da comunidade também se torna diferente a cada dia com novos desafios para esses profissionais devotados que buscam sempre o melhor para o futuro do país – representado pelas crianças!

Com discussões minuciosas, baseadas em evidências, os temas deste *Tratado* contaram com a contribuição incansável de muitos colaboradores, enfatizando sempre a atualização consistente nas diversas áreas da pediatria como especialidade e nas variadas áreas de atuação.

O conhecimento só atinge seus objetivos se é compartilhado e se beneficia alguém, e com este Tratado temos plena convicção de que esses objetivos são alcançados. Em parceria ética com a Editora Manole, a Sociedade Brasileira de Pediatria se sente honrada de entregar agora esta quarta edição do *Tratado de Pediatria*.

Luciana Rodrigues Silva
Presidente da Sociedade Brasileira de Pediatria
Professora Titular de Pediatria da Universidade Federal da Bahia
Membro da Academia Brasileira de Pediatria
Coordenadora do Serviço de Pediatria do Hospital Aliança

PREFÁCIO À TERCEIRA EDIÇÃO

A comunidade pediátrica do país consolida o amplo espectro de suas atuações e compromissos. Fortalece o cenário de atuação da sua entidade nacional, a Sociedade Brasileira de Pediatria (SBP), enriquecida pelas instâncias filiadas, que agregam energia construtiva, estímulo perseverante e engajamento com as valorosas causas sociais, educativas e científicas. Emerge assim a dimensão da complexa e qualificada abrangência requerida pelo nobre exercício profissional do pediatra.

Além de contribuir para conquistas marcantes no campo dos direitos da criança e do adolescente, a SBP tem interagido com a sociedade civil de forma estimulante, no claro intuito de manter em evidência os valores inerentes à infância e à adolescência, entendendo-os como preciosidades humanas a serem respeitadas, cultivadas e promovidas como único itinerário seguro para a evolução da espécie.

Nesse contexto nasceu, em 2006, o *Tratado de Pediatria* da SBP. Este trouxe a marca que faltava ao espectro científico nacional, reunindo, progressivamente, a cada edição, atualizações e avanços indispensáveis ao domínio de conhecimento que fundamenta a prática pediátrica no Brasil. A obra foi projetada em sintonia com as evidências científicas crescentes e identificada com as distintas realidades epidemiológicas locais e regionais que diversificam as nosologias prevalentes no vasto território do país. Outra característica que singulariza o *Tratado de Pediatria* é a sua produção. O livro resulta de trabalho dedicado, interativo, convergente na forma, sério no conteúdo, amplo no componente participativo dos autores – profissionais de reconhecida capacidade –, demonstrando, com clareza, o elevado nível de identidade própria atingido pela nossa pediatria. Tornou-se, pelas virtudes que o inspiraram, o livro-texto de medicina da criança e do adolescente mais difundido e utilizado pela classe pediátrica, pelas instituições de ensino médico e também pelos programas de residência médica na especialidade que cuida do ser humano no ciclo de vida marcado pelos fenômenos do crescimento e do desenvolvimento.

Esta obra, a de maior perfil científico já produzida pela SBP, chega à terceira edição. Grande avanço. Prova de sua natureza acadêmica consistente e da incontestável consolidação de um projeto bibliográfico que se converte em referência nacional. A nova versão mantém os conteúdos anteriores bem atualizados, além de incluir alguns novos capítulos que enriquecem sobremaneira a estrutura do *Tratado*. Um deles aborda os cuidados pediátricos paliativos, tema que se destaca por contribuir para adequar o texto ao perfil da pediatria no novo século. Muitos outros expandem ainda mais o universo de conhecimentos que integram os cuidados pediátricos em várias seções do livro, tais como: bioética, defesa profissional, segurança da criança e do adolescente, saúde escolar, saúde mental, alergia/imunologia, dermatologia, genética clínica, infectologia, nefrologia, otorrinolaringologia, terapia nutricional, terapia intensiva, ortopedia e oftalmologia.

A terceira edição do *Tratado de Pediatria* da SBP atesta o esforço produtivo e a coerência da entidade que representa a pediatria brasileira e está fortemente fundamentada nos

requisitos primordiais de qualificação contínua do exercício profissional de que depende a excelência dos cuidados médicos especializados oferecidos à infância e à adolescência de uma sociedade que urge melhorar o nível global de saúde de sua gente. Cumpre também realçar o valor da parceria entre a SBP e a Editora Manole, alicerce desta obra que engrandece o valor da produção científica diferenciada, aprimorando a presença da pediatria brasileira na esfera internacional, em cujo horizonte projeta visões e abordagens originais, compartilhadas em favor de crianças e adolescentes no mundo a caminho da globalização.

Eduardo da Silva Vaz
Presidente da Sociedade Brasileira de Pediatria

Dioclécio Campos Júnior
Representante da Sociedade Brasileira de Pediatria no Global Pediatrics Education Consortium (GPEC)

PREFÁCIO À SEGUNDA EDIÇÃO

O *Tratado de Pediatria*, publicação maior da Sociedade Brasileira de Pediatria, chega à segunda edição como marco significativo da sua importância para a classe pediátrica do País. Uma iniciativa vitoriosa a demonstrar o elevado nível de qualificação alcançado, nesse nobre domínio de conhecimentos, ao longo da crescente maturidade científica e acadêmica que permitiu produzir um texto básico, denso, genuinamente brasileiro.

A SBP orgulha-se desta obra escrita pelos membros de seus vinte e sete departamentos científicos. São professores universitários, chefes de serviços de pediatria, pediatras e pesquisadores renomados, que usaram sua competência para vencer o desafio de uma grande lacuna bibliográfica, que carecia de preenchimento à altura de sua relevância. Assim nasceu o *Tratado*. Vibrante na concepção, didático na exposição dos temas, amplo e profundo nos conteúdos, bonito na apresentação, rico nas ilustrações. Um trabalho que engrandece a pediatria nacional, projetando-a no horizonte dos países que buscam originalidade na expressão de sua própria experiência.

O rápido esgotamento da primeira edição comprovou o acerto do investimento. O livro está hoje no acervo da maioria das bibliotecas universitárias como texto recomendado para estudantes, médicos residentes e professores. Está também nas mãos de grande número de pediatras do País, exercendo a função de principal fonte bibliográfica para leitura e consultas necessárias. É uma obra que veio para ficar. Tem o vigor de uma produção coletiva harmonicamente sintonizada com o seu tempo e plenamente identificada com a saúde da criança e do adolescente, nas distintas realidades do nosso território.

Esta segunda edição do *Tratado de Pediatria* surge no ano em que se comemora o centenário da SBP. Situa-se, assim, entre as grandes conquistas que constituem a trajetória histórica da entidade pediátrica. A atualização do conteúdo dos diversos capítulos enriquece e amplia esta edição. Além disso, três novas seções – oftalmologia, cirurgia pediátrica e ortopedia –, de particular importância em pediatria, foram acrescentadas e desenvolvem os tópicos essenciais nesses campos. A necessária expansão de conteúdos e o propósito de facilitar seu manuseio levaram à decisão de publicar a obra em dois volumes. As imagens coloridas de cada capítulo estarão todas disponíveis como conteúdo adicional exclusivo no Companion Website do livro (ver instruções na página V).

Ao registrar, com especial alegria, o lançamento da segunda edição do *Tratado de Pediatria*, a SBP agradece, em nome dos pediatras brasileiros, o denodado empenho dos autores e exalta a qualidade da parceria com a Editora Manole, que tornou viável este valioso projeto.

Dioclécio Campos Júnior
Presidente da Sociedade Brasileira de Pediatria

PREFÁCIO À PRIMEIRA EDIÇÃO

No limiar do século XXI, a Sociedade Brasileira de Pediatria (SBP) constrói um marco científico de elevado valor referencial ao publicar o seu *Tratado de Pediatria*. A obra é uma síntese da ampla ação participativa voltada para a realização de um projeto de grande mérito: a produção de um texto que expresse a experiência, a realidade, a prática e, especialmente, o pensamento unificador do exercício profissional da especialidade médica que cuida do ser humano em crescimento e desenvolvimento no País.

Este *Tratado de Pediatria* reúne conteúdo que, sem pretender a completude, mostra a abrangência necessária à cobertura do vasto campo de atuação do pediatra. O propósito que norteou sua concepção torna a obra singular, porquanto incorpora a maior parte dos temas que movimentam a atualidade da assistência à saúde da criança e do adolescente. Inclui, ademais, a descrição da rica trajetória histórica da pediatria brasileira, as peculiaridades desse mercado de trabalho e as noções fundamentais que regem o funcionamento do Sistema Único de Saúde (SUS) no que concerne ao bem-estar físico, mental e social nesse ciclo da vida humana.

Mereceram ênfase os capítulos referentes à nutrição e à psicologia do desenvolvimento. São duas áreas do conhecimento em que se apóia a doutrina da pediatria, cujos princípios essenciais emergem no horizonte dos novos tempos, exigindo do pediatra extensa revisão de conceitos e atualização científica dinâmica e identificada com a transição epidemiológica em curso nas últimas décadas.

Esta primeira edição do *Tratado de Pediatria* integra o conjunto de estratégias definidas pela Sociedade Brasileira de Pediatria (SBP) com o objetivo de contribuir para o desenvolvimento do perfil profissional mais apropriado ao pediatra do século que se inicia. Trata- se do maior desafio colocado para a entidade no limiar da sociedade pós-industrial. O texto está em sintonia com a modernidade, principalmente se analisada sob a luz das evidências que o processo de transformação social explicita. Vale ressaltar a importância do pediatra como educador na área da saúde, numa época em que a prevenção ganha primazia sobre a cura; nessa fase da evolução social, em que a frenética incorporação de complexas tecnologias à prática da medicina começa a ser repensada em função dos custos insustentáveis que demanda, da expansão impressionante dos agravos que introduziu no campo da iatrogenia, bem como dos dilemas éticos insolúveis que provoca.

A iniciativa de produzir o livro é um passo de apreciável dimensão no caminho das inadiáveis mudanças no processo de formação pediátrica. Mostra a nova face da profissão. Fornece

conteúdos seguros para sustentar a função social do pediatra. Consolida o fundamento científico de uma prática médica insubstituível, posto que primordial. Sela o vínculo indissociável entre cuidado pediátrico qualificado e infância e adolescência saudáveis. Destaca a relevância do papel de uma entidade associativa verdadeira, intransigente nos seus compromissos com o bem comum.

Louve-se, na originalidade dessa conquista, o compromisso das lideranças pediátricas dos departamentos científicos da entidade que tornaram possível o esforço coletivo do qual resultou o volumoso compêndio que passa a figurar entre as mais valiosas obras elaboradas pela medicina nacional.

O *Tratado de Pediatria* tem marca. Tem substância. Veio para ficar. É realização irreversível. Nasce com a essência de seu tempo e com o componente da universalidade que se ajusta a todos os tempos. Esta é a divisa que lhe dá sentido e destinação. É a legenda que lhe assegura lugar de originalidade permanente na bibliografia pediátrica do País.

Os organizadores

SEÇÃO 21

IMUNIZAÇÕES

COORDENADOR

Renato de Ávila Kfouri

Especialista em Pediatria e Neonatologia pelo Hospital do Servidor Público Estadual e em Infectologia Pediátrica pela Sociedade Brasileira de Pediatria (SBP). Mestre em Ciências pela Escola Paulista de Medicina da Universidade Federal de São Paulo (EPM-Unifesp). Representante do Brasil na Rede de Programas de Imunizações das Américas (RNA--OPAS). Membro do Comitê Técnico Assessor do Programa Nacional de Imunizações (PNI) do Ministério da Saúde. Presidente do DC de Imunizações da SBP. Vice-presidente da Sociedade Brasileira de Imunizações (SBIm). Membro da Diretoria de Cursos e Eventos da Sociedade de Pediatria de São Paulo (SPSP).

AUTORES

Eduardo Jorge da Fonseca Lima

Especialista em Pediatria pelo Instituto de Medicina Integral Prof. Fernando Figueira (IMIP). Doutor em Saúde Materno-infantil. Membro do DC de Imunizações da SBP. Coordenador da Prova do TEP seriado da SBP. Vice-presidente da Sociedade de Pediatria de Pernambuco. Coordenador da Pós-graduação *lato sensu* do IMIP.

Heloisa Ihle Garcia Giamberardino

Especialista em Pediatria pelo Hospital Pequeno Príncipe e em Epidemiologia e Controle de Infecção Hospitalar pelo Centro Universitário São Camilo. Mestre em Medicina Interna pela Universidade Federal do Paraná (UFPR). Coordenadora do Serviço de Epidemiologia, Controle de Infecção Hospitalar e Serviço de Imunizações do Hospital Pequeno Príncipe. Presidente da Sociedade Brasileira de Imunizações (SBIm-PR). Membro do DC de Imunizações da SBP.

Isabella Ballalai

Pediatra. Diretora da SBIm. Membro do Grupo Consultivo da Vaccine Safety Network – OMS. Membro do Comitê Técnico Assessor em Imunizações (CTAI) do PNI. Coordenadora Projeto Confianza en las Vacunas Latinoamérica – ConfíaLA. Presidente dos GT de Imunizações da SOPERJ e do GT Vacinas e Imunizações do Conselho Regional de Medicina do Estado do Rio de Janeiro (Cremerj). Membro do DC de Imunizações da SBP. Membro do DC de Saúde Escolar da SOPERJ. Diretora Médica da Urmes – Medicina Escolar e do Grupo Vaccini – Clínica de Vacinação.

José Geraldo Leite Ribeiro

Pediatra. Epidemiologista e Mestre em Medicina Tropical. Professor Emérito da Faculdade de Ciências Médicas de Minas Gerais.

Juarez Cunha

Diretor da SBIm. Especialista em Pediatria e Intensivismo Pediátrico pelo Hospital de Clínicas de Porto Alegre (HCPA). Membro do DC de Imunizações da SBP. Membro do Comitê de Infectologia da Sociedade de Pediatria do Rio Grande do Sul (SPRS). Membro da Comissão Nacional Especializada em Vacinas da Federação Brasileira das Associações de Ginecologia e Obstetrícia (Febrasgo).

Maria do Socorro F. Martins

Presidente do Comitê de Imunizações da Sociedade Paraibana de Pediatria. Membro do DC de Imunizações da SBP. Médica Pediatra da Universidade Federal de Campina Grande (UFCG). Professora da Unifacisa-PB. Delegada do CRM-PB.

Melissa Palmieri

Pediatra com Aperfeiçoamento em Infectologia Pediátrica pela Irmandade da Santa Casa de Misericórdia de São Paulo. Médica da Vigilância Epidemiológica na Coordenação de Vigilância em Saúde da Secretaria Municipal de Saúde de São Paulo. Diretora da SBIm-SP. Membro do DC de Imunizações da SBP. Membro do DC de Infectologia Pediátrica da SPSP.

Renato de Ávila Kfouri

Especialista em Pediatria e Neonatologia pelo Hospital do Servidor Público Estadual e em Infectologia Pediátrica pela SBP. Mestre em Ciências pela EPM-Unifesp. Representante do Brasil na Rede de Programas de Imunizações das Américas (RNA-OPAS). Membro do Comitê Técnico Assessor do Programa Nacional de Imunizações (PNI) do Ministério da Saúde. Presidente do DC de Imunizações da SBP. Vice-presidente da SBIm. Membro da Diretoria de Cursos e Eventos da SPSP.

Ricardo Becker Feijó

Pediatria, Mestre e Doutor em Clínica Médica pela UFRGS. Professor Associado de Pediatria da Faculdade de Medicina da UFRGS. Chefe da Unidade de Adolescentes do HCPA. Membro da Comissão Técnica de Revisão de Calendários Vacinais da SBIm.

Ricardo Queiroz Gurgel

Mestre e Doutor em Pediatria e Saúde da Criança pela Faculdade de Medicina de Ribeirão Preto da Universidade de São Paulo (FMRP-USP). Pós-doutorado em Medicina Tropical pela Liverpool School of Tropical Medicine, Reino Unido. Professor Titular de Pediatria da Universidade Federal de Sergipe (UFS). Pesquisador CNPQ 1C. Membro do DC de Imunizações da SBP e Coordenador do Comitê de Imunizações da Sociedade Sergipana de Pediatria (Sosepe).

Solange Dourado de Andrade

Especialista em Pediatria e Infectologia Pediátrica pela SBP. Membro do Comitê Interinstitucional de Farmacovigilância de Vacinas e outros Imunobiológicos (CIFAVI) do Ministério da Saúde. Membro da Comissão de Revisão de Calendários Vacinais da SBIm. Médica do Centro de Referência em Imunobiológicos Especiais (CRIE) do Amazonas.

Sônia Maria de Faria
Especialista em Pediatria e Infectologia Pediátrica pela SBP. Mestre em Pediatria pela Unifesp. Professora da Universidade do Sul de Santa Catarina (UNISUL). Membro do DC de Imunizações da SBP. Médica do CRIE de Santa Catarina.

Tânia Cristina de Mattos Barros Petraglia
Presidente do Departamento de Infectologia da Sociedade de Pediatria do Estado do Rio de Janeiro (Soperj). Vice-presidente da SBIm-RJ. Secretária do DC de Imunizações da SBC. Titular da Academia de Medicina do Estado do Rio de Janeiro (Acamerj). Professora de Pediatria da Faculdade de Medicina da Universidade Estácio de Sá.

CAPÍTULO 1

VACINAÇÃO DA CRIANÇA

Eduardo Jorge da Fonseca Lima
Juarez Cunha
Melissa Palmieri
Renato de Ávila Kfouri

AO FINAL DA LEITURA DESTE CAPÍTULO, O PEDIATRA DEVE ESTAR APTO A:

- Reconhecer a importância das altas coberturas vacinais.
- Avaliar a situação vacinal da criança.
- Recomendar as vacinas específicas para cada idade.
- Orientar o manejos dos eventos adversos das vacinas pediátricas.

INTRODUÇÃO

Imunizações têm sido uma das principais ferramentas, nas últimas décadas, para controle, eliminação e erradicação de doenças, especialmente na infância.

Foi por meio de extensos programas de vacinação, com elevadas e homogêneas coberturas vacinais, que erradicamos a varíola, eliminamos a pólio, a rubéola, a síndrome da rubéola congênita e o tétano materno neonatal, e que controlamos a coqueluche, o sarampo, a difteria, as meningites, entre tantas outras doenças imunopreveníveis.[1]

O impacto dessas conquistas foi demonstrado pela expressiva queda nas taxas de mortalidade infantil e no aumento significativo da expectativa de vida. Outros aspectos que devem sempre ser considerados no sucesso dos programas de vacinação são: redução no número de visitas a serviços de emergência, no uso de antimicrobianos, nas taxas de hospitalização e em sequelas permanentes.

VACINAÇÃO DA CRIANÇA: DESAFIOS

Sem dúvida, o grande desafio que se impõe num momento de controle dessas enfermidades é manter a motivação dos pais pela vacinação da criança, a despeito da percepção reduzida do risco atribuído a essas doenças.

Neste cenário, a comunicação assume importante e fundamental papel para manter elevadas coberturas vacinais, cruciais para a manutenção do controle epidemiológico deste quadro; vacinar para não voltar.

PRINCÍPIOS BÁSICOS DA VACINAÇÃO

O conhecimento e a capacitação dos pediatras sobre as doenças imunopreveníveis, as vacinas infantis existentes, suas recomendações e esquemas, assim como os diferentes calendários vacinais, é fundamental para o sucesso dessa que é considerada uma das principais estratégias de prevenção e promoção da saúde.

O pediatra deve estar familiarizado com os aspectos relacionados aos eventos adversos, manejo de esquemas vacinais em atraso, possibilidade de intercambialidade entre diferentes vacinas, aplicações simultâneas e intervalos entre doses, entre vários aspectos.

Além disso, deve ter conhecimento sobre o controle de temperatura (rede de frio), o registro de doses, a notificação de eventos adversos graves, a profilaxia pós-exposição e as raras contraindicações de uso de vacinas.

Uma linguagem simples e adequada, evitando termos técnicos, deve ser sempre utilizada com os pais e pacientes.

O documento vacinal deve ser sempre exigido em todas as consultas da criança e do adolescente, e a avaliação da situação vacinal realizada periodicamente.

Intercâmbio de vacinas de diferentes fabricantes

Sempre que possível deve-se aplicar a vacina do mesmo laboratório produtor para completar o esquema recomendado para aquela vacina. Em caso de falta ou desconhecimento do produto utilizado em doses prévias, administrar a apresentação disponível.[2]

Idades e intervalos mínimos entre doses

Tanto idades mínimas para uso de determinada vacina como intervalos mínimos entre doses devem ser respeitados para se obter a resposta imune esperada de cada vacina.

Segundo o Centro de Controle de Doenças dos Estados Unidos (CDC), são consideradas válidas vacinas administradas ≤ 4 dias antes da idade mínima ou do intervalo mínimo. Esse período é denominado *grace period*.[2]

Intervalos entre diferentes vacinas

Os intervalos entre diferentes vacinas dependem dos tipos de vacinas que serão administradas: inativada e/ou atenuada (Tabela 1).[3]

Profilaxia da febre ou dor

Não é recomendado uso rotineiro de medicações analgésicas e/ou antipiréticas profiláticas. Amamentação, anestésicos tópicos e atividades de distração podem ser eficientes em diminuir a dor no momento da vacinação.[3]

Contraindicações, precauções e eventos adversos

Apesar de eventos adversos graves ocorrerem raramente, os serviços que administram vacinas devem estar capacitados e preparados para atendê-los. Reação anafilática prévia a determinado imunobiológico contraindica doses posteriores daquele produto. É importante avaliar histórico de alergia da criança assim como de eventos adversos que ocorreram em doses prévias de vacinas. Dependendo da situação, podem estar contraindicadas determinadas vacinas, utilizando um produto alternativo, ou ainda, por precaução, ser recomendada a administração da vacina em um ambiente seguro. Eventos supostamente atribuíveis à vacinação e imunização (ESAVI) devem ser notificados à Secretaria de Saúde local.[4]

Vacinação dos contactantes

Tanto familiares como os profissionais de saúde devem ter as vacinas recomendadas para sua idade e/ou ocupacional em dia. A Sociedade Brasileira de Pediatria (SBP) recomenda um calendário específico de vacinação para o pediatra. Em situações especiais de saúde da criança, como imunodepressão, existem outras vacinas recomendadas e disponíveis para os contactantes nos Centros de Referência para Imunobiológicos Especiais (CRIE).[4,5]

Amamentação

A nutriz pode e deve receber as vacinas recomendadas para a sua idade. A exceção para essa regra é a vacina contra febre amarela que, quando houver necessidade de vacinação da lactante e o lactente tiver menos de 6 meses de idade, a nutriz deve ser orientada para suspender o aleitamento materno temporariamente, por 10 dias.[6]

Vacinas e imunoglobulinas na pós-exposição a doenças

Após uma exposição a um caso confirmado, vacinas e/ou imunoglobulinas podem evitar ou atenuar as manifestações clínicas de algumas doenças, especialmente em crianças e adolescentes imunocomprometidos. São exemplos: hepatite A e B, tétano, sarampo, rubéola, varicela e raiva.[7]

Intervalo entre vacinas e imunoglobulinas e/ou sangue e seus derivados

O uso de hemoderivados pode interferir na resposta imune de vacinas vivas atenuadas de uso parenteral e intervalos mínimos devem ser respeitados de acordo com o produto utilizado. Para as vacinas inativadas nenhum intervalo é necessário.[8]

Imunossupressores e uso de vacinas

Vacinas inativadas podem ter sua eficácia diminuída na vigência de tratamento com drogas imunossupressoras, porém não se constituem contraindicação para seu uso. Já em relação às vacinas atenuadas, é necessário um maior cuidado, pois dependendo do tipo de medicação e/ou dose administrada, as vacinas podem estar contraindicadas definitiva ou temporariamente.[8]

VACINAS RECOMENDADAS PARA CRIANÇAS

Vacina BCG

A vacina BCG é preparada com bacilos vivos de Calmette-Guérin, a partir de cepas atenuadas por sucessivas passagens em meios de cultura do *Mycobacterium bovis*. A vacina apresenta, no primeiro ano de vida, eficácia de 84,5 a 99,5% para a proteção das formas de tuberculose que dependem da disseminação hematogênica e suas manifestações mais graves, como a meningoencefalite e a tuberculose miliar. Diversos estudos realizados para avaliar a proteção da vacina BCG contra a tuberculose pulmonar têm demonstrado resultados que variam de 0-80%.

Tabela 1 Recomendações de intervalo entre diferentes vacinas

Tipo de vacina	Intervalo mínimo necessário
Vacina inativada + vacina inativada	Nenhum; podem ser administradas no mesmo dia* ou com qualquer intervalo
Vacina inativada + vacina atenuada parenteral ou oral	Nenhum; podem ser administradas no mesmo dia* ou com qualquer intervalo
Vacina atenuada + vacina atenuada, ambas com administração parenteral	Se não forem administradas no mesmo dia*, intervalo de 4 semanas entre elas**
Vacina atenuada parenteral + vacina atenuada oral	Nenhum; podem ser administradas no mesmo dia* ou com qualquer intervalo

* Mesmo dia: é considerado o intervalo de até 24h entre elas.
** Exceção: em crianças <2 anos, na primovacinação das vacinas Tríplice Viral e Febre Amarela, por interferência na resposta imune das duas vacinas se aplicadas no mesmo dia, obedecer ao intervalo de 4 semanas entre elas.

É aplicada em dose única por via intradérmica na inserção do músculo deltoide do braço direito, preferencialmente ainda na maternidade, logo ao nascer, desde que o recém-nascido tenha pelo menos 2.000 gramas.[9]

Em geral, não provoca eventos sistêmicos. Complicações e reações anafiláticas são raras. Cicatrização mais lenta, com evolução de mais de 6 meses de duração, ou enfartamento e supuração de gânglios linfáticos podem ocorrer. O acompanhamento de lesão vacinal incomum e a avaliação da necessidade de investigar a presença de tuberculose ou de utilizar quimioprofilaxia devem ser realizados pela Secretaria de Saúde local.

Crianças menores de 5 anos, comprovadamente não vacinadas previamente, devem receber a vacina. A repetição da vacina BCG nas crianças que não apresentaram cicatriz não é mais recomendada.[10]

Em casos de histórico familiar ou suspeita de imunodeficiência, ou RN cujas mães fizeram uso de biológicos durante a gestação, a vacinação poderá ser postergada ou contraindicada.[10]

Vacina Hepatite B

A hepatite B é uma doença cujo único reservatório do vírus é o ser humano e, portanto, com potencial de erradicação. A aquisição do vírus no período neonatal eleva consideravelmente o risco de cronificação. A vacinação do neonato tem como principal objetivo impedir a transmissão materno-fetal do vírus e deve ser realizada logo ao nascer, ainda na maternidade, nas primeiras 24 horas de vida.

O esquema é de três doses aos 0, 2 e 6 meses. Quando utilizada a vacina pentavalente na rede pública (que contém o componente hepatite B na vacina), o esquema de quatro doses é administrado sem prejuízos (0, 2, 4 e 6 meses). A terceira dose deve ser aplicada após os 6 meses de idade.[11]

São raríssimos os eventos adversos a ela associada, como os locais (dor no local da aplicação) e sistêmicos (febre e irritabilidade).

Vacinas Rotavírus

São vacinas de uso oral, compostas por vírus vivos atenuados. Duas vacinas estão licenciadas no Brasil: vacina monovalente VR1 (G1P[8]), utilizada pelo Programa Nacional de Imunizações (PNI), e a vacina pentavalente VR5 (G1, G2, G3, G4 e P1A[8]), utilizada na rede privada. Protegem contra diarreia causada pelo rotavírus, principalmente suas formas graves. Eficácia para gastroenterite grave, de 68,5 a 90% com a VR1 e 74 a 98% com a VR5.

A vacina monovalente é administrada em duas doses, aos 2 e 4 meses de idade. O limite de idade para administrar a primeira dose é 3 meses e 15 dias, e para a segunda, de 7 meses e 29 dias. A vacina rotavírus pentavalente é administrada em três doses aos 2, 4 e 6 meses de idade. A idade máxima para iniciar a vacinação é de 3 meses e 15 dias, e a terceira dose deve ser aplicada no máximo até 8 meses e 0 dia de vida. O intervalo mínimo entre doses de ambas as vacinas é de 4 semanas

Em caso de vômitos ou regurgitação, não é recomendado repetir a vacina. Caso a vacina administrada em uma das doses tenha sido a pentavalente, ou o produto utilizado para qualquer dose seja desconhecido, um total de três doses deve ser administrado.[10,11]

Eventos adversos

Podem ocorrer irritabilidade, febre, fadiga, choro, perda de apetite, diarreia e vômitos e raramente sangramento intestinal. Nas pesquisas clínicas realizadas, não há relato de aumento de casos de intussuscepção com o uso das vacinas.

Contraindicações

Reação anafilática prévia a qualquer componente da vacina. A vacina é contraindicada para crianças com história de doença gastrintestinal crônica, inclusive malformação congênita do trato gastrintestinal e portadores de imunodepressão. Precaução: postergar a vacina se a criança apresentar alguma doença grave, vômitos ou diarreia.

Vacinas pneumocócicas

Existem quatro vacinas licenciadas no Brasil para a prevenção das infecções pneumocócicas (Tabela 2).

As vacinas são indicadas para a prevenção das infecções pneumocócicas causadas pelos sorotipos incluídos nas vacinas em lactentes, crianças e adolescentes. Elas têm potencial de prevenir doenças invasivas (DPI) como: meningite, bacteriemia e outras, além de doenças pneumocócicas não

Tabela 2 Vacinas licenciadas no Brasil para a prevenção de infecções pneumocócicas

Vacina pneumocócica	Conjugada 10 valente (VPC10)	Conjugada 13 valente (VPC13)	Conjugada 15 valente (VPC15)	Polissacarídica 23 valente (VPP23)
Laboratório	Biomanguinhos/Fiocruz *parceria público-privada – transferência tecnológica com GSK	Pfizer	MSD	MSD
Constituinte ativo por dose	Polissacarídeos capsulares conjugados à proteína carreadora dos sorotipos: 1, 4, 5, 6B, 7F, 9V, 14, 18C, 19F e 23F	Polissacarídeos capsulares conjugados à proteína carreadora dos sorotipos: 1, 3, 4, 5, 6A, 6B, 7F, 9V, 14, 18C, 19A,19F e 23F	Polissacarídeos capsulares conjugados à proteína carreadora dos sorotipos: 1, 3, 4, 5, 6A, 6B, 7F, 9V, 14, 18C, 19A, 19F, 22F, 23F e 33F	Polissacarídeos capsulares simples dos sorotipos 1, 2, 3, 4, 5, 6B, 7F, 8, 9N, 9V, 10A, 11A, 12F, 14, 15B, 17F, 18C, 19A, 19F, 20, 22F, 23F e 33F
Adjuvante	Fosfato de alumínio	Fosfato de alumínio	Fosfato de alumínio	Ausente

invasivas como pneumonias não bacteriêmicas e otite média (OM) causadas pelo *Streptococcus pneumoniae*.

Crianças saudáveis devem receber vacinas conjugadas no primeiro ano de vida, a partir de 2 meses de idade. O PNI utiliza a VPC10 no esquema de duas doses, administradas aos 2 e 4 meses, seguidas de um reforço aos 12 meses, podendo ser aplicada até os 4 anos e 11 meses de idade.

A SBP recomenda, sempre que possível, o uso da VPC13 ou VPC15, pelo seu maior espectro de proteção, no esquema de três doses no primeiro ano de vida (2, 4, e 6 meses) e uma dose de reforço entre 12 e 15 meses.[10,11]

Crianças com esquema completo com a VPC10 podem receber dose(s) adicional(is) da VPC13 ou VPC15, até os 5 anos de idade, com o intuito de ampliar a proteção para os sorotipos adicionais.

Nos CRIE, as crianças e adolescentes com risco aumentado para doença pneumocócica invasiva devem receber esquema sequencial (Quadro 1) de vacinação conjugada com a vacina polissacarídica, a depender de sua condição clínica, a partir dos 2 anos de idade.

No ano de 2023, oito condições clínicas especiais foram contempladas para receber a VPC13 já a partir dos 2 meses de vida: pessoas vivendo com HIV/aids, pacientes oncológicos com doença em atividade ou até alta médica, transplantados de órgãos sólidos ou de células-tronco hematopoiéticas (TCTH), asplenia anatômica ou funcional e doenças relacionadas, imunodeficiências primárias ou erro inato da imunidade, fibrose cística, fístula liquórica e derivação ventrículo peritoneal (DVP). Outras condições clínicas de risco recebem o esquema sequencial a partir de 5 anos de vida (verificar todas as indicações e esquemas no Manual do CRIE 2023).

As vacinas pneumocócicas são consideradas muito seguras. A maioria dos eventos reportados são locais: dor, inchaço ou vermelhidão. Os eventos sistêmicos mais associados são: febre, irritabilidade, perda de apetite e choro intenso. Usualmente, os eventos adversos são autolimitados em até 3 a 5 dias.

Quadro 1 Esquema sequencial VPC13 e VPP23

1ª dose VPC13 → 2 meses → VPP23 → 5 anos → VPP23

As vacinas pneumocócicas são prioritárias até 5 anos de idade, especialmente nos lactentes até 24 meses de idade, considerado um dos períodos de maior vulnerabilidade para a infecção e desenvolvimento de suas manifestações clínicas. As crianças apresentam altas taxas de portador de pneumococo na comunidade; em geral estima-se uma taxa de 40-60% com pico aos 2 anos e declínio com o aumento da idade. Dessa maneira, o uso de vacinas conjugadas na infância reduz as taxas de colonização e promove efeito indireto em outras faixas etárias não vacinadas.

Novas vacinas pneumocócicas conjugadas de maior valência (20 e 21-valente) estão em fase final de desenvolvimento.

Vacinas meningocócicas

Existem distintas vacinas para a prevenção da doença meningocócica, todas são inativadas e administradas por via intramuscular. A Tabela 3 apresenta as características específicas de cada vacina.[11]

As vacinas meningocócicas previnem a doença invasiva causada pela *Neisseria meningitidis* dos sorogrupos ao qual estão contempladas em sua formulação em crianças, adolescentes e adultos.

As vacinas conjugadas (C e ACWY) possuem a capacidade de induzir a produção de níveis elevados de anticorpos, inclusive em lactentes jovens, com maior avidez e maior atividade bacteriana sérica. Induzem ainda a formação de populações de linfócitos B de memória, de duração prolongada, proporcionando uma resposta anamnéstica (efeito *booster*) na reexposição. Além disso, essas vacinas têm a capacidade de reduzir a colonização em nasofaringe, diminuindo o número de portadores entre os vacinados e a transmissão da doença na população (proteção indireta).

Já as vacinas proteicas contra o meningococo B apresentam excelentes resultados de efetividade após sua implantação em programas de imunização em massa, bem como efetiva ação em controle de surtos (a maioria em adoles-

Tabela 3 Características das vacinas para a prevenção da doença meningocócica

Vacina meningocócica	MenC-CRM_{197}	MenACWY-TT	MenACWY-CRM_{197}	MenACWY-TT	MenB (MenB-4C)	Men B (MenB-FHbp)
Laboratório	FUNED Fundação Ezequiel Dias	Pfizer	GSK	SanofiPasteur	GSK	Pfizer
Nome Comercial	*Produzido para PNI	Nimenrix®	Menveo®	MenQuadfi®	Bexsero®	Trumenba®
Constituinte ativo por dose	Oligossacarídeo do meningococo C	Polissacarídeo meningocócico dos grupos A, C, W e Y	Oligossacarídeo do meningococo A liofilizado e oligossacarídeos dos meningococos C, W e Y	Polissacarídeo do meningococo dos grupos A, C, W e Y	Proteínas recombinantes de N. *meningitidis* do sorogrupo B: NHBA, NadA, fHbp e OMV	Proteínas recombinantes de N. *meningitidis* do sorogrupo B: variantes de fHbp que representam as subfamílias A e B

centes). A vacina MenB-4C implementada na Itália apresentou uma efetividade da vacina meningocócica B de 93,6% (IC de 95%: 55,4; 99,1) após 4 anos usando um esquema 3+1 na Toscana, e de 91% (IC de 95%: 59,9; 97,9) após 3 anos usando um esquema 2+1 no Vêneto.[13]

A SBP recomenda o uso rotineiro das vacinas meningocócicas conjugadas para lactentes maiores de 2 meses de idade, crianças e adolescentes. Sempre que possível, utilizar preferencialmente a vacina MenACWY pelo maior espectro de proteção, inclusive para os reforços de crianças previamente vacinadas com MenC.[11]

O PNI fornece a vacina MenC aos 3 e 5 meses com um reforço aos 12 meses, portanto, crianças com esquema vacinal completo do serviço público podem se beneficiar com dose(s) adicional(is) da vacina MenACWY do serviço privado, a qualquer momento, respeitando-se um intervalo mínimo de 1 mês entre as doses. Para adolescentes entre 11 e 14 anos, o PNI disponibiliza a vacina MenACWY.[3]

A SBP recomenda vacinas MenACWY aos 3 meses, 5 meses como esquema primário com primeiro reforço aos 12 meses e segundo reforço entre 4 e 6 anos. Para adolescentes recomenda realizar a vacinação entre 10 e 15 anos e reforço após 5 anos. Entre 16 e 18 anos administrar somente uma dose da vacina. Existem diferenças de posologias das vacinas quadrivalentes ACWY a depender do laboratório produtor.

Já as vacinas Men B não estão disponíveis no PNI. A MenB-4C e é recomendada pela SBP no esquema de duas doses aos 3 e 5 meses com reforço aos 12 meses. Crianças de 12 a 23 meses devem receber duas doses com intervalo de dois meses entre elas com uma dose de reforço entre 12 e 23 meses após esquema primário. Crianças a partir de 24 meses e adolescentes não vacinados devem receber duas doses com intervalo entre 1 e 2 meses. A vacina MenB-FHbp está licenciada para adolescentes e adultos de 10 a 25 anos de idade. Para os indivíduos que apresentam risco aumentado de doença, deve-se administrar duas doses em intervalo mínimo de um mês, seguidas por uma terceira dose, pelo menos quatro meses após a segunda dose. Nas demais situações a vacinação poderá ser feita em apenas duas doses, com a segunda dose 6 meses após a primeira. Não se conhece, até o momento, a duração da proteção conferida pelas vacinas e a eventual necessidade de doses adicionais de reforço.[12]

Os eventos adversos locais mais comumente relatados são dor, edema e hiperemia. Sintomas sistêmicos comumente relatados são cefaleia, sonolência, febre, irritabilidade, inapetência, fadiga e sintomas gastrointestinais (náusea, vômito, diarreia, dor abdominal). As reações são autolimitadas com tendência a desaparecer em até 72 horas.

As vacinas meningocócicas são prioritárias para crianças, especialmente em lactentes até 12 meses de idade, considerado um dos períodos de maior vulnerabilidade para a infecção. Os adolescentes também são outro grupo de risco aumentado e são os principais portadores da bactéria em nasofaringe. Pessoas portadoras de alguma condição que aumente a suscetibilidade às bactérias são outro grupo importante para a prevenção.

Por fim, não se deve menosprezar o grupo de pessoas que se deslocam para áreas com risco epidemiológico aumentado para a doença.

Vacinas combinadas com o componente coqueluche

As vacinas combinadas difteria, tétano e coqueluche (tríplice bacteriana) devem ser administradas no calendário da criança no esquema de cinco doses, aos 2, 4 e 6 meses com reforços aos 15 meses e 4 anos de idade. O componente *pertussis* da vacina está associado a maior reatogenicidade, especialmente febre, irritabilidade, sonolência e eventos adversos locais. Eventos graves como a síndrome hipotônica hiporresponsiva, convulsão febril e choro persistente podem ocorrer. As vacinas Coqueluche acelulares têm risco reduzido de eventos adversos e eficácia semelhante às de células inteiras e, por isso, sempre que possível, devem ser preferíveis.[10]

Crianças com 7 anos ou mais, nunca imunizadas, ou com histórico vacinal desconhecido, devem receber três doses da vacina contendo o componente tetânico, sendo uma delas preferencialmente com a vacina tríplice acelular com intervalo de 2 meses entre elas (0, 2 e 4 meses – intervalo mínimo de 4 semanas).

Vacina *Haemophilus influenza* tipo b (Hib)

O Hib era o principal agente etiológico das meningites bacterianas na era pré-vacinal. Após a introdução da vacinação no calendário infantil, hoje são raros os casos de doença invasiva por este agente.

A vacina conjugada foi capaz de prevenir a doença entre os vacinados e, ao eliminar o estado de portador assintomático da bactéria em nasofaringe, foi capaz de reduzir a circulação do agente na comunidade em países que implantaram programas com altas coberturas vacinais.

A vacina Hib, em geral, é combinada à vacina tríplice bacteriana na formulação penta ou hexavalente. Extremamente segura, é administrada no esquema de três doses aos 2, 4 e 6 meses. a SBP recomenda uma dose de reforço aos 15 meses de vida, especialmente se, no esquema primário, forem utilizadas em combinação com vacinas tríplices bacterianas acelulares.[10]

Vacina poliomielite

Existem duas diferentes vacinas contra a poliomielite licenciadas no Brasil. Vacina de vírus vivo, oral (VOP), bivalente, contendo os poliovírus tipo 1 e 3 e a vacina inativada, injetável (VIP), trivalente, contendo os tipos 1, 2 e 3.

O esquema vacinal no Brasil é de cinco doses, administradas 2, 4 e 6 meses (esquema primário), com reforços aos 15 meses e aos 4 anos de idade.[3]

As três primeiras doses, aos 2, 4 e 6 meses, devem ser feitas obrigatoriamente com a VIP. Pelo potencial de reversão da virulência da vacina oral atenuada, causando surtos de pólio derivado da vacina, a Organização Mundial da

Saúde (OMS) recomenda aos países que substituam, na medida do possível, a VOP pela VIP. Portanto, a recomendação para as doses de reforço é que sejam feitas preferencialmente também com a vacina inativada VIP. Nesta fase de transição da vacina pólio oral atenuada (VOP) para a vacina pólio inativada (VIP) é aceitável o esquema atual recomendado pelo PNI que oferece três doses iniciais de VIP (2, 4 e 6 meses de idade) seguidas de duas doses de VOP (15 meses e 4 anos de idade). Desde 2016, a vacina VOP é bivalente, contendo os tipos 1 e 3 do poliovírus, podendo ser utilizada nas doses de reforço ou nas campanhas nacionais de vacinação[14]. A VOP está contraindicada para crianças imunocomprometidas e para seus contatos domiciliares. Nestas circunstâncias, utilizar a VIP.

Tratam-se de vacinas seguras, com raros eventos adversos associados a elas.

Vacina Influenza

São vacinas subunitárias, compostas por fragmentos de vírus inativados. Como os subtipos virais circulantes mudam, a vacina é atualizada a cada ano conforme orientação da OMS.

No Brasil, dispomos de vacinas trivalentes, com um subtipo A/H1N1, um A/H3N2 e um B (linhagem Yamagata ou Victoria) e vacinas tetravalentes, que contemplam, além desses três subtipos, uma segunda linhagem B, ampliando a possibilidade de proteção.[10,11]

A vacinação contra a gripe é o método mais efetivo de prevenir a infecção e suas complicações potencialmente graves. A eficácia e a efetividade da vacina dependem principalmente da idade e da imunocompetência dos vacinados e do grau de similaridade entre os vírus vacinais e os circulantes. Estudos realizados nos EUA em crianças e adolescentes têm demonstrado efetividade de 54 a 91% contra a influenza A confirmada por laboratório. Em adultos com mais de 65 anos de idade, estudos clínicos randomizados têm mostrado que a vacina previne aproximadamente 70 a 90% das infecções confirmadas por laboratório quando há similaridade entre as cepas vacinais e circulantes. A efetividade em adultos com mais de 65 anos com comorbidades em geral é menor do que a verificada em adultos saudáveis.[15]

Em menores de 9 anos de idade, no primeiro ano de vacinação, devem ser administradas duas doses com 30 dias de intervalo. Nos anos posteriores, dose única anual, aplicada por via intramuscular.

Os eventos adversos mais comuns são: dor local, febre, mialgias, cefaleia, sonolência e sensação de cansaço, que podem ocorrer nas primeiras 48 horas. Reações alérgicas imediatas (urticária, angioedema, asma alérgica, anafilaxia) são extremamente raras.

A vacina trivalente é a utilizada pelo PNI e disponibilizada nos postos de saúde durante a campanha anual da gripe para crianças entre 6 meses e 6 anos incompletos, gestantes, puérperas, pessoas com comorbidades, profissionais da saúde, indígenas, professores, pessoas privadas de liberdade ou que trabalhem nessas instituições, pessoas que trabalham nas forças de segurança e salvamento e pessoas com 60 anos ou mais.[16]

A SBP e a SBIm recomendam o uso da vacina de forma universal, a partir dos 6 meses de idade, sempre que possível com a formulação quadrivalente.[10,11]

Vacina tríplice viral

Vacina combinada tríplice (sarampo, rubéola e caxumba) ou tetra viral (sarampo, rubéola, caxumba e varicela). Composta por vírus vivos atenuados com as cepas: sarampo, Schwars ou Edmonston-linhagem Enders; rubéola, Wistar RA 27/3; caxumba, RIT 4385-derivada da cepa Jeryl Lynn, Urabe AM9 ou Jeryl Lynn-nível B. Na tetra viral, contém a cepa Oka no componente varicela. Deve ser aplicada por via subcutânea.

Protege contra o sarampo, a rubéola e a caxumba. Em relação ao sarampo e à rubéola, com as duas doses recomendadas e aplicadas após 1ano de idade, a eficácia chega a 99%. Em situações de surtos de sarampo, uma dose adicional da vacina pode ser aplicada a partir dos 6 meses de idade, quando a eficácia é diminuída por interferência de anticorpos maternos, sendo chamada de dose "zero". Para caxumba, a eficácia é de aproximadamente 86% com as duas doses. Na apresentação tetra viral, protege também contra a varicela.[17]

O PNI recomenda a vacinação de rotina na infância com duas doses, sendo a primeira aos 12 meses com a tríplice viral e a segunda aos 15 meses de idade com a tetra viral. Para crianças, adolescentes e adultos até 29 anos, suscetíveis, são recomendadas duas doses da vacina tríplice viral, com intervalo mínimo de 30 dias entre elas; dos 30 aos 59 anos em dose única. Pessoas com mais de 60 anos não necessitam ser vacinadas pois são consideradas imunes pela alta possibilidade de ter tido a doença no passado. Profissionais da saúde devem receber duas doses, independentemente da idade.[9] A SBP e SBIm recomendam a vacina tetra viral (ou separadamente tríplice viral e varicela) em duas doses aos 12 e 15 meses de idade.[10,11]

Os eventos adversos, em geral, são leves e transitórios. Dor no local da injeção pode ocorrer por 2 a 3 dias. Eventos sistêmicos, quando ocorrem, são mais tardios, 5 a 12 dias após a vacinação, com febre (5-15%) acima de 39°C por 1 a 2 dias e exantema transitório (2%). Podem causar convulsões febris e trombocitopenia transitória, que é rara. Sintomas característicos de rubéola, sarampo, caxumba ou varicela (vacina tetra) podem ser observados. Os eventos adversos são menos comuns após a segunda dose da vacina.

Está indicada, ainda, em situações de pós-exposição ao sarampo, para pessoas não imunizadas ou insuficientemente imunizadas contra a doença, devendo ser aplicada o mais precocemente possível, em até 72 horas após a exposição, a fim de se obter proteção contra a doença, em especial suas formas graves.

Está contraindicada para gestantes, pessoas com anafilaxia a dose prévia da vacina e que tenham reações alérgicas graves à gelatina, neomicina e indivíduos imunocom-

prometidos. Reações alérgicas ao ingerir ovo de galinha não são contraindicação para o uso da vacina.

Vacina varicela

A varicela é uma infecção aguda, altamente contagiosa causada pelo vírus varicela-zóster (VVZ), da família *Herpetoviridae*. Clinicamente caracteriza-se pelo surgimento de lesões de pele maculopapulares, que em algumas horas tornam-se vesículas, das quais algumas se rompem e evoluem para a formação de pústulas e posteriormente crostas; todo o processo é acompanhado por prurido. Frequentemente, os diferentes estágios evolutivos das lesões cutâneas (pápulas, vesículas, pústulas e crostas) ocorrem simultaneamente.[18]

A evolução para a cura geralmente ocorre em até uma semana. O quadro clínico pode vir acompanhado de febre moderada, prostração, cefaleia, anorexia e dor de garganta. Em crianças, a evolução geralmente é benigna e autolimitada. No entanto, em adolescentes e adultos, o quadro clínico tende a ser mais grave.

A vacinação é a forma mais eficiente de prevenir a ocorrência da doença na população. No Brasil, a vacina está disponível no PNI em duas doses: aos 15 meses na formulação tetraviral (sarampo, rubéola, caxumba e varicela) e aos 4 anos de idade, na apresentação monovalente.[9]

A eficácia global da vacina é de aproximadamente 70% contra a infecção e de mais de 95% contra as formas graves da doença. A SBP recomenda que a segunda dose seja aplicada ainda no segundo ano de vida, com intervalo mínimo de 3 meses após a primeira dose, idealmente aos 12 e 15 meses de vida, prevenindo assim falhas primárias.[11]

Deve ser aplicada por via subcutânea e são raros os eventos adversos associados a ela. Está contraindicada para gestantes, pessoas com anafilaxia à dose prévia da vacina e indivíduos imunocomprometidos.

Vacina hepatite A

A hepatite A é uma doença habitualmente benigna, podendo raramente evoluir para a forma grave (aguda e fulminante), levando à hospitalização e ao óbito em 2 a 7% dos casos. As crianças menores de 13 anos eram responsáveis, na era pré-vacinal, por 68,7% dos casos confirmados e constituíam o grupo etário com as maiores taxas de incidência da doença. A prevenção por meioda vacinação continua a ser a arma mais importante para seu controle, pois não existem medicamentos antivirais específicos contra a doença.[19]

As diferentes vacinas licenciadas no país são inativadas, de vírus inteiros purificados. O esquema vacinal é de duas doses, a partir de 1 ano de vida, com intervalo de 6 meses entre elas. Pode ser aplicada simultaneamente com qualquer outra vacina do calendário infantil. Extremamente segura, deve ser administrada por via intramuscular, sendo raros os eventos adversos.[10,11]

Em função de sua alta imunogenicidade após a primeira dose, o PNI oferece a vacina, até o momento, em dose única, aos 12 meses de idade.[9]

Vacina febre amarela

A vacina Febre Amarela é composta de vírus vivos atenuados, derivados das cepas 17-D ou 17-DD, cultivados em embrião de galinha. Deve ser aplicada por via subcutânea e está indicada para a prevenção da febre amarela, doença causada por um arbovírus da família *Flaviviridae*, do gênero *Flavivírus*. A vacina é altamente eficaz na proteção contra a doença, com imunogenicidade de 90 a 98%. Os anticorpos protetores aparecem entre o 7º e o 10º dia após a aplicação da vacina, razão pela qual a vacinação deve ocorrer ao menos 10 dias antes do indivíduo ingressar em área de risco da doença.[20]

No Brasil, são indicadas duas doses da vacina para crianças menores de 5 anos de idade, aos 9 meses e 4 anos. Acima de 5 anos o esquema preconizado é de dose única no PNI.[9] Entretanto, a aplicação de uma segunda dose para crianças e adolescentes que iniciaram o esquema acima desta idade é desejável, com o intuito de prevenir eventuais falhas vacinais.[11]

A vacina Febre Amarela é, em geral, bem tolerada e raramente associada a eventos adversos graves. Os sintomas gerais relatados do 3º ao 10º dia são leves e desaparecem espontaneamente. Estes incluem: cefaleia, mialgia e febre. Manifestações locais como dor na área de aplicação ocorrem em 4% dos adultos vacinados e um pouco menos em crianças pequenas. A dor dura 1 ou 2 dias, na forma leve ou moderada.

Apesar de muito raros, podem acontecer eventos graves: reações alérgicas, doença neurológica (encefalite, meningite, doenças autoimunes com envolvimento do sistema nervoso central e periférico) e doença em órgãos (infecção pelo vírus vacinal, causando danos semelhantes aos da doença). No Brasil, entre 2007 e 2012, a ocorrência destes eventos graves foi de 0,42 caso por 100 mil vacinados. Crianças e adolescentes portadores de doenças crônicas sem imunossupressão devem ser vacinados na rotina.

São contraindicações para o uso da vacina:[4]

- Crianças menores de 6 meses de idade.
- Imunodeficiência congênita ou secundária por doença (neoplasias, Aids e infecção pelo HIV com comprometimento da imunidade) ou por tratamento (drogas imunossupressoras, radioterapia, pacientes submetidos a transplante de órgãos, etc.).
- Pacientes que tenham apresentado doença neurológica desmielinizante no período de 6 semanas após a aplicação de dose anterior da vacina.
- Gestantes, salvo em situações de alto risco de infecção, que devem ser avaliadas pelo médico.
- Mulheres amamentando bebês com até 6 meses. Se a vacinação não puder ser evitada, suspender o aleitamento materno por 10 dias.
- Pessoas com história de reação anafilática relacionada a substâncias presentes na vacina (ovo de galinha e seus derivados, gelatina bovina ou outras).
- Pacientes com história pregressa de doenças do timo (miastenia *gravis*, timoma, casos de ausência de timo ou remoção cirúrgica).

Em crianças menores de 2 anos de idade, a vacina febre amarela não deve ser aplicada simultaneamente com a vacina tríplice viral (sarampo, caxumba, rubéola) ou a tetraviral (sarampo, caxumba, rubéola e varicela). Um intervalo mínimo de 30 dias deve ser respeitado, porém, em situações de risco epidemiológico, podem ser aplicadas no mesmo dia ou com qualquer intervalo. A partir de 2 anos de idade, não há esta restrição: elas podem ser aplicadas simultaneamente.[4]

Vacina HPV

Em 2014, o PNI introduziu a vacina quadrivalente para meninas de 9 a 14 anos no esquema de duas doses, com intervalo de seis meses entre elas. Em 2017, o programa passou a contemplar também os meninos de 11 a 14 anos, igualmente no esquema de duas doses.[9]

Para alguns grupos especiais, incluindo transplantados de medula óssea ou órgão sólidos, pacientes oncológicos e pacientes vivendo com HIV/Aids, a vacina está disponível para ambos os sexos, na idade de 9 a 26 anos, no esquema de três doses (0, 2 e 6 meses).

A SBP recomenda também a vacinação de meninas e mulheres de 9 a 45 anos de idade e meninos e jovens de 9 a 26 anos, o mais precocemente possível.[11]

A vacina HPV utilizada no Brasil é a quadrivalente (HPV4), contendo partículas semelhantes ao vírus (VLP) dos HPV 6, 11, 16 e 18. Os tipos 6 e 11 são de baixo risco, responsáveis por cerca de 90% dos condilomas acuminados (verrugas genitais) e papilomatoses recorrentes de laringe. Já os tipos 16 e 18 são considerados de alto risco (oncogênicos), associados a 70% dos cânceres uterinos. O HPV está associado, ainda, a cânceres vaginais, vulvares, anais, penianos e de orofaringe, trazendo benefícios adicionais para a vacinação.

Inúmeros estudos demonstraram a importância da vacinação na adolescência, fase de melhor imunogenicidade da vacina e que precede a iniciação sexual, época de maior exposição ao vírus. Além disso, em menores de 15 anos de idade, duas doses da vacina com intervalo mínimo de 6 meses entre elas são suficientes para estabelecer uma proteção robusta e duradoura. Não há intervalo máximo entre as doses e, em caso de atraso vacinal, não há necessidade de reiniciar o esquema.[10]

Os dados de efetividade após a introdução da vacina em programas públicos demonstram uma importante redução no número de casos de verrugas genitais, lesões precursoras do câncer e do câncer cervical propriamente dito. São raríssimos os casos de falha vacinal (*breakthrough*) pelos tipos contidos na vacina.[21] Extremamente segura, apresenta raramente eventos adversos locais (dor, vermelhidão e edema) e sistêmicos (febre, mal-estar e cefaleia) em cerca de 5-10% dos vacinados.

Recentemente foi licenciada no país uma vacina HPV nonavalente (HPV9), que inclui, além dos 4 tipos presentes na HPV os tipos 31, 33, 45, 52 e 58, ampliando a proteção para os diversos tipos de câncer em cerca de 15 a 20%. A vacina HPV9, até o momento, só está disponível nos serviços privados de imunização.

Vacinação contra COVID-19 em crianças

No Brasil, considerando-se os dois primeiros anos desde o início da pandemia, estima-se que a Covid-19 tenha matado duas crianças menores de cinco anos por dia, perfazendo um total de 1.439 vítimas. A Região Nordeste concentrou quase metade desses óbitos. A análise desse período inicial da pandemia no Brasil mostra que crianças de 29 dias a um ano de idade são as mais vulneráveis.

Ainda que considerada rara, porém grave, algumas crianças que tiveram Covid-19 desenvolveram posteriormente a síndrome inflamatória multissistêmica pediátrica (MIS-C).

Em estudo de revisão sistemática da literatura, a prevalência da chamada Covid longa em crianças foi de 25,24%, sendo que as manifestações clínicas mais prevalentes dessa condição foram alterações do humor (16,50%), fadiga (9,66%) e distúrbios do sono (8,42%). Além disso, crianças infectadas por SARS-CoV-2 apresentaram maior risco de dispneia persistente, anosmia/ageusia e/ou febre em comparação com os controles. Embora com limitações, como a própria falta de definições padronizadas, perda de seguimento e heterogeneidade dos estudos incluídos, essa metanálise ilustra possíveis impactos dessa condição, que podem estar subestimados, sobre o desenvolvimento e o aproveitamento escolar, por exemplo

A vacinação tem desempenhado um papel crucial na luta contra a Covid-19, possibilitando a redução das taxas de doença grave e mortalidade, além de conter a disseminação da doença, tendo sido o principal fator para o controle da pandemia.

No Brasil, a vacina de vírus inativados da farmacêutica Sinovac Biotech (CoronaVac) recebeu aprovação condicional para a imunização da população pediátrica com idade acima de três anos, e a vacina de RNA mensageiro (mRNA) BNT162b2, desenvolvida em colaboração pelos laboratórios Pfizer e BioNTech, foi autorizada para uso em crianças a partir de 6 meses.

A prevenção contra a infecção por SARS-CoV-2 em bebês inclui também a proteção induzida pela vacinação materna. Apesar de terem sido excluídas nos ensaios clínicos, os estudos de efetividade demonstraram que as mulheres grávidas se beneficiaram significativamente da vacinação. Além disso, as mães vacinadas antes ou durante a gravidez transferem anticorpos específicos para SARS-CoV-2 para seus bebês por via transplacentária e por meio do leite materno, com possibilidade proteção adicional nos lactentes jovens.

Segurança e eventos adversos das vacinas para Covid-19 para crianças e adolescentes

A preocupação com a segurança e com o surgimento de eventos adversos é sempre presente em relação a qualquer nova vacina. Os raros casos de miocardite e pericardite que foram observados em adolescentes e adultos jovens recebendo especialmente vacinas de plataforma RNAm parecem ser dose e intervalos dependentes e foram relatados

muito raramente com vacinas pediátricas de dose mais baixa em populações mais jovens

Os dados de acompanhamento deste evento adverso demonstraram que todos os indivíduos haviam se recuperado e eram assintomáticos, e, embora alguns pacientes ainda apresentassem pequenas anormalidades cardíacas, elas ocorreram em uma taxa significativamente menor do que após a infecção por SARS-CoV-2

Vacinação contra a Covid-19 para crianças e adolescentes

No Brasil, as vacinas aprovadas em Pediatria, com as respectivas idades, estão descritas nos quadros abaixo de acordo com as recomendações de 2023 do Ministério da Saúde. Como esperado, poderá haver mudanças nas recomendações em função do cenário epidemiológico e do acúmulo de novos conhecimentos.

O PNI incluiu a vacinação no seu calendário para crianças de 6 meses a 4 anos a partir de 2024.

Para ter sucesso nessa estratégia, é preciso superar a hesitação em vacinar, inclusive para crianças. Portanto, políticos, profissionais de saúde e cientistas devem trabalhar juntos e fornecer os dados críticos do mundo real sobre a segurança e eficácia das vacinas, bem como uma mensagem uniforme sobre a importância da vacinação para garantir a proteção contra os efeitos da pandemia de Covid-19 para todas as populações. Deve-se comunicar claramente os aspectos das vacinas pediátricas disponíveis, como elas funcionam, quais são suas limitações e por que os benefícios superam os riscos.

Vacina Dengue

Recentemente foi aprovada no Brasil uma vacina recombinante, tetravalente, de vírus vivo atenuado, contra a

Tabela 4 Esquema vacinal para crianças de 6 meses a 4 anos, 11 meses e 29 dias com a vacina COVID-19 Pfizer

Vacina	Esquema primário	Intervalo	Registro nos sistemas de informação
Pfizer (frasco de tampa vinho)	1ª dose (D1) e 2ª dose (D2) e 3ª dose (D3)	4 semanas após a D1 e 8 semanas após a D2	1ª dose (D1) 2ª dose (D2) 3ª dose (D3)

Fonte: Dimu/SVSA/MS.

Tabela 5 Esquema vacinal para crianças de 3 anos a 4 anos, 11 meses e 29 dias com a vacina CoronaVac

Vacina	Esquema primário	Intervalo	Reforço (Ref)	Intervalo (Ref)	Registro nos sistemas de informação
CoronaVac	1ª dose (D1) e 2ª dose (D2)	4 semanas após a D1	Preferencialmente Pfizer (frasco de tampa vinho). Na indisponibilidade da Pfizer, o reforço poderá ser realizado com a CoronaVac	4 meses após a D2	1ª dose (D1) 2ª dose (D2) 1º reforço (R1), quando for CoronaVac 3ª dose (D3), quando for Pfizer (frasco de tampa vinho)

Fonte: Dimu/SVSA/MS.

Tabela 6 Esquema vacinal a ser considerado para crianças de 5 a 11 anos de idade

Vacina	Esquema primário	Intervalo	Reforço (Ref)	Intervalo (Ref)	Registro nos sistemas de informação
Pfizer (frasco de tampa laranja)	1ª dose (D1) e 2ª dose (D2)	8 semanas após a D1	Preferencialmente Pfizer (frasco de tampa laranja). Na indisponibilidade da Pfizer, o reforço poderá ser realizado com a CoronaVac	Intervalo mínimo de 4 meses após a D2	1ª dose (D1) 2ª dose (D2) 1º reforço (R1)
CoronaVac	1ª dose (D1) e 2ª dose (D2)	4 semanas após a D1			

Fonte: Dimu/SVSA/MS.

Tabela 7 Esquema vacinal para pessoas de 12 a 17 anos de idade

Vacina	Esquema primário	Intervalo	1º reforço monovalente	
Pfizer	1ª dose (D1) e 2ª dose (D2)	8 semanas após a D1	Intervalo mínimo: 4 meses após D2 Preferencialmente Pfizer (frasco de tampa roxa). Na indisponibilidade da Pfizer, o reforço poderá ser realizado com a CoronaVac	1ª dose (D1) 2ª dose (D2) 1º reforço (R1)
CoronaVac	1ª dose (D1) e 2ª dose (D2)	4 semanas após a D1		

Fonte: Dimu/SVSA/MS.

dengue (TAK003 – Qdenga©). Indicada para uso em crianças a partir de 4 anos até adultos de 59 anos no esquema de duas doses com intervalo de 3 meses entre elas. Os estudos pivotais de licenciamento demonstraram eficácia geral de 80% na prevenção da dengue no primeiro ano após a vacinação e de 90% para a prevenção das formas graves da doença. O seguimento de 4,5 anos evidenciou uma discreta queda nas taxas de proteção, porém para as formas graves a proteção se manteve, neste período, acima de 80%. Os eventos adversos são comuns às demais vacinas, com adequado perfil de tolerabilidade. A vacina pode ser administrada independentemente de exposição prévia ao vírus. Em relação à proteção para os diferentes sorotipos, a vacina se mostrou mais eficaz para os sorotipos 1 e 2, e não foi possível demonstrar proteção para o sorotipo 4, que não circulou no período do estudo. A SBP recomenda, sempre que possível, a vacinação de todas as crianças a partir de 4 anos de idade, estando contraindicada somente para gestantes, lactantes e imunocomprometidos. O PNI iniciou a vacinação no país, em 2024, em alguns municípios de maior endemicidade, para crianças de 10 a 14 anos.

CALENDÁRIO VACINAL DA CRIANÇA

No Quadro 2, encontra-se o calendário vacinal da criança recomendado pela SBP.

CONSIDERAÇÕES FINAIS

A vacinação da criança tem se mostrado fundamental no controle e na eliminação de diversas doenças na pediatria, transformando o cenário das doenças infecciosas nas últimas décadas. A manutenção dessas conquistas é dependente da obtenção de elevadas e homogêneas coberturas vacinais em toda a população.[23]

Cabe ao pediatra, principal responsável pelas informações sobre vacinas para toda a população, estar preparado para orientar, informar e esclarecer as famílias sobre o valor e os benefícios da vacinação da criança.

Quadro 2 Calendário de vacinação 2021 (Recomendação da Sociedade Brasileira de Pediatria)

	Meses										Anos					
Idade	Ao nascer	2	3	4	5	6	7 a 11	12	15	18	4 a 6	10	11 a 12	13 a 15	16	17 a 19
BCG ID	•															
Hepatite B	•	•		•		•						Não vacinados anteriormente deverão receber 3 doses				
Rotavírus		•		•												
DTP/DTPa		•		•		•			•		•					
dT/dTpa														•		
Hib		•		•		•			•							
VOP/VIP		•		•		•			•		•					
Pneumocócica conjugada		•		•		•		•								
Meningocócica conjugada C e ACWY			•		•			•			•		•		•	
Meningocócica B recombinante			•		•			•				Não vacinados anteriormente deverão receber 2 doses				
Influenza						A partir dos 6 meses de idade										
SCR/Varicela/SCRV								•	Reforço entre 15 meses a 4 anos			Não vacinados anteriormente deverão receber 2 doses de ambas as vacinas				
Hepatite A								•		•		Não vacinados anteriormente deverão receber 2 doses				
HPV												Meninos e meninas a partir dos 9 anos de idade				
Febre Amarela							A partir dos 9 meses de idade e 1 reforço aos 4 anos					1 dose para não vacinados previamente				
Dengue												Crianças e adolescentes a partir dos 9 anos de idade com infecção prévia comprovada				

Fonte: Sociedade Brasileira de Pediatria; 2021.[10]

REFERÊNCIAS BIBLIOGRÁFICAS

1. Brasil. Ministério da Saúde. Lista nacional de notificação compulsória de doenças, agravos e eventos de saúde Pública. Disponível em: http://bvsms.saude.gov.br/bvs/saudelegis/gm/2017/prc0004_03_ 10_2017.html. Acesso em 28/07/2021.
2. Centers for Disease Control and Prevention (CDC). Immunization schedules. Disponível em: https://www.cdc.gov/vaccines/schedules/hcp/imz/catchup.html. Acesso em 28/07/2021.
3. Brasil. Ministério da Saúde. Secretaria de Vigilância em Saúde. Departamento de Vigilância das Doenças Transmissíveis. Manual de normas e procedimentos para vacinação.Brasília: Ministério da Saúde;2014.
4. Brasil. Ministério da Saúde. Secretaria de Vigilância em Saúde. Departamento de Imunizações e Doenças Transmissíveis. Manual de vigilância epidemiológica de eventos adversos pós-vacinação. Ministério da Saúde, Secretaria de Vigilância em Saúde, Departamento de Imunizações e Doenças Transmissíveis, 4. ed. Brasília: Ministério da Saúde;2020.
5. Sociedade Brasileira de Pediatria (SBP). Campanha Pediatra Vacinado. Disponível em: https://www.sbp.com.br/fileadmin/user_upload/Vacinacao_do_pediatra_-_Campanha_2_-_Atualizacao.pdf. Acesso em 21/11/2023.
6. Sociedade Brasileira de Pediatria (SBP). Documento científico: Vacina Febre Amarela em lactantes. Disponível em: https://www.sbp.com.br/fileadmin/user_upload/2012/12/Febre-Amarela-nota-AleitMat-2.pdf. Acesso em 21/11/2023.
7. Advisory Committee on Immunization Pratices (ACIP). General best practice guidelines for immunization. Disponível em: https://www.cdc.gov/vaccines/hcp/acip-recs/general-recs/downloads/general-recs.pdf. Acesso em 21/11/2023.
8. Centers for Disease Control and Prevention (CDC). Morbidity and mortality weekly report. General recommendations on immunization. Recommendations and Reports. 2011;60(2).
9. Brasil. Ministério da Saúde. Secretaria de Vigilância em Saúde e Ambiente. Departamento de Imunizações e Doenças Imunopreveníveis. Calendários de vacinação. Ministério da Saúde, Secretaria de Vigilância em Saúde e Ambiente, Departamento de Imunizações e Doenças Imunopreveníveis, Coordenação-Geral do Programa Nacional de Imunizações. Disponível em https://www.gov.br/saude/pt-br/vacinacao/calendario. Acesso em 21/11/2023.
10. Sociedade Brasileira de Imunizações (SBIm). Calendários de Vacinação SBIm 2023/2024. Disponível em: https://sbim.org.br/calendarios-de-vacinacao. Acesso em 21/11/2023.
11. Sociedade Brasileira de Pediatria (SBP). Calendário de Vacinaçãoda SBP 2023. Disponível em:https://www.sbp.com.br/fileadmin/user_upload/24158i-DC_Calendario_Vacinacao_-_Atualizacao_2023.pdf. Acesso em 21/11/2023.
12. Brasil. Ministério da Saúde. Secretaria de Vigilância em Saúde e Ambiente. Departamento de Imunizações e Doenças Imunopreveníveis. Manual dos Centros de Referência para Imunobiológicos Especiais / Ministério da Saúde, Secretaria de Vigilância em Saúde e Ambiente, Departamento de Imunizações e Doenças Imunopreveníveis, Coordenação-Geral do Programa Nacional de Imunizações. 6. ed. Brasília: Ministério da Saúde, 2023. Disponível em: http://bvsms.saude.gov.br/bvs/publicacoes/manual_centros_referencia_imunobiologicos_6ed.pdf. Acesso em 21/11/2023.
13. Azzari C, Moriondo M, Nieddu F, et al. Effectiveness and impact of the 4cmenb vaccine against group b meningococcal disease in two italian regions using different vaccination schedules: a five-year retrospective observational study (2014-2018).Vaccines.2020;8:469.
14. Polio Global Erradication Iniciative 2021. Disponível em: https://polioeradication.org/ Acesso em 27/07/2021.
15. Mameli C, Cocchi I, Fumagalli M, et al. Influenza vaccination: effectiveness, indications, and limits in the pediatric population.Front Pediatr. 2019;7:317.
16. Brasil. Ministério da Saúde. 23ª Campanha Nacional de Vacinação contra a Influenza. 2020. Disponível em: https://sbim.org.br/images/files/notas-tecnicas/informe-tecnico-ms-campanha-influenza-2020-final.pdf. Acesso em 28/05/2021.
17. Governo do Estado de São Paulo. Medidas de controle: sarampo/rubéola.Atualização - julho de 2017. Disponível em: https://www.saude.sp.gov.br/resources/cve-centro-de-vigilancia-epidemiologica/areas-de-vigilancia/doencas-de-transmissao-respiratoria/sindrome-da-rubeola-congenita-src/doc/sararub17_medidas_controle.pdf Acesso em 25/07/2021.
18. Gershon AA, Breuer J, Cohen JI, et al. Varicella zoster virus infection. Nat Rev Dis Primers. 2015;1:15016.
19. Koenig KL, Shastry S, Burns MJ. Hepatitis A virus: essential knowledge and a novel identify-isolate-inform tool for frontline healthcare providers.West J Emerg Med. 2017;18(6):1000-7.
20. Chen LH, Wilson ME. Yellow fever control: current epidemiology and vaccination strategies.Trop Dis Travel Med Vaccines. 2020;6:1.
21. Lee LY, Garland SM. Human papillomavirus vaccination: the population impact. F1000Res. 2017;6:866.
22. Thompson LA, Rasmussen SA. Children and COVID-19 vaccines.JAMA Pediatr.2021;175(8):876.
23. Brasil. Ministério da Saúde. Secretaria de Vigilância em Saúde. Departamento de Vigilância Epidemiológica. Programa Nacional de Imunizações (PNI): 40 anos/Ministério da Saúde, Secretaria de Vigilância em Saúde, Departamento de Vigilância Epidemiológica. Brasília: Ministério da Saúde; 2013.
24. Manual CRIE 2023. Disponível em: https://sbim.org.br/images/calendarios/manual-dos-centros-de-referencia-para-imunobiologicos-especiais-6a-edicao-2023.pdf. Acesso 14/11/23.
25. Kitano T, Kitano M, Krueger C, et al. The differential impact of pediatric COVID-19 between high-income countries and low- and middle-income countries: a systematic review of fatality and ICU admission in children worldwide. PLoS One. 2021; 16 (1): e0246326.
26. Levin AT, Owusu-Boaitey N, Pugh S, etal. Assessing the burden of COVID-19 in developing countries: systematic review, meta-analysis and public policy implications. BMJ Glob Health 2022;7:e008477.
27. Lopez-Leon, S., Wegman-Ostrosky, T., Ayuzo del Valle, N.C. et al. Long-COVID in children and adolescents: a systematic review and meta-analyses. Sci Rep 12, 9950 (2022).
28. Zimmermann P, Pittet LF, Finn A, Pollard AJ, Curtis N. Should children be vaccinated against COVID-19? Arch Dis Child. (2021) 107:e1.
29. Tian F, Yang R, Chen Z. Safety and efficacy of COVID-19 vaccines in children and adolescents: A systematic review of randomized controlled trials. J Med Virol. 2022 Oct;94(10):4644-4653.
30. BRASIL. Ministério da Saúde. Agência Nacional de Vigilância Sanitária - Anvisa. Covid-19: Anvisa aprova vacina da Pfizer para crianças entre 6 meses e 4 anos. Brasília, 2022. Disponível em: https://www.gov.br/anvisa/pt-br/assuntos/noticias-anvisa/2022/covid-19-anvisa-aprova-vacina-da-pfizer-para-criancas-entre-6-meses-e-4-anos.
31. BRASIL. Ministério da Saúde. Secretaria de Vigilância em Saúde. Departamento de Imunização e Doenças Transmissíveis. Plano Nacional de Operacionalização da Vacinação contra a Covid-19. [online]/ Ministério da Saúde. Secretaria de Vigilância em Saúde. Departamento de Imunização e Doenças Transmissíveis. 2ª edição. Brasília, 2022.
32. BRASIL. Ministério da Saúde. Secretaria de Vigilância em Saúde. Departamento de Imunização e Doenças Transmissíveis. Coordenação-Geral do Programa Nacional de Imunizações. NOTA TÉCNICA Nº 22/2023-CGPNI/DEIDT/SVS/MS. Brasília, 2023. Disponível em: https://www.gov.br/saude/pt-br/coronavirus/vacinas/plano-nacional-de-operacionalizacao-da-vacina-contra-a-covid-19/notas-tecnicas/2023/nota-tecnica-2023-cgpni-deidt-svs-ms.
33. Du Y, Chen L, Shi Y. Safety, Immunogenicity, and Efficacy of COVID-19 Vaccines in Adolescents, Children, and Infants: A Systematic Review and Meta-Analysis. Front Public Health. 2022 Apr 14;10:829176.
34. Han B, Song Y, Li C, Yang W, Ma Q, Jiang Z, et al. Safety, tolerability, and immunogenicity of an inactivated SARS-CoV-2 vaccine (CoronaVac) in healthy children and adolescents: a double-blind, randomised, controlled, phase 1/2 clinical trial. Lancet Infect Dis. (2021) 21:1645-53.
35. Fowlkes AL, Yoon SK, Lutrick K, et al. Effectiveness of 2-Dose BNT162b2 (Pfizer BioNTech) mRNA Vaccine in Preventing SARS-CoV-2 Infection Among Children Aged 5-11 Years and Adolescents Aged 12–15 Years — PROTECT Cohort, July 2021–February 2022. MMWR Morb Mortal Wkly Rep 2022; 71:422-8.
36. Centers for Disease Control and Prevention – CDC [homepage na internet]. Science Brief: Transmission of SARS-CoV-2 in K-12 schools. [acesso

em 25 jun 2022]. Disponível em: https://www.cdc.gov/coronavirus/2019--ncov/science/science-briefs/transmission_k_12_schools.html.

37. Walter EB, Talaat KR, Sabharwal C, et al. Evaluation of the BNT162b2 Covid-19 vaccine in children 5 to 11years of age. N Engl J Med. 2022; 386: 35- 46.
38. Creech CB, Anderson E, Berthaud V, et al. Evaluation of mRNA-1273 Covid-19 vaccine in children 6 to 11years of age. N Engl J Med. 2022; 386:2011- 23.
39. Giles ML, Gunatilaka A, Palmer K, Sharma K, Roach V. Alignment of national COVID-19 vaccine recommendations for pregnant and lactating women. Bull World Health Organ. 2021; 99: 739-46.
40. Marks KJ, Whitaker M, Agathis NT, et al. Hospitalization of infants and children aged 0–4years with laboratory-confirmed COVID-19 - COVID--NET, 14 states, March 2020–February 2022. MMWR Morb Mortal Wkly Rep. 2022; 71:429-36.
41. Hadley SM, Prakash A, Baker AL, et al. Follow-up cardiac magnetic resonance in children with vaccine-associated myocarditis. Eur J Pediatr. 2022; 1-5.
42. Patel T, Kelleman M, West Z, et al. Comparison of multisystem inflammatory syndrome in children-related myocarditis, classic viral myocarditis, and COVID-19 vaccine-related myocarditis in children. J Am Heart Assoc. 2022; 11:e024393.
43. Lima EJF, Faria SM, Kfouri RÁ. Reflections on the use of COVID-19 vaccines in children and adolescents. Epidemiol Serv Saude. 2021 Dec 15;30(4):e2021957.
44. Cerda AA, García LY. Factors explaining the fear of being infected with COVID-19. Health Expect. (2022) 25:506–12.
45. Cauchemez S, Bosetti P, Kiem CT, Mouro V, Consoli A, Fontanet A. Education and mental health: good reasons to vaccinate children. Lancet. (2021) 398:387.
46. Tricou, V. Efficacy and Safety of Takeda's Tetravalent Dengue Vaccine Candidate (TAK-003) After 4.5 Years of Follow-Up. Presented at the 8th Northern European Conference of Travel Medicine; June 2022.
47. Agência Nacional de Vigilância Sanitária. Anvisa aprova nova vacina contra a dengue. https://www.gov.br/anvisa/pt-br/assuntos/noticiasanvisa/2023/anvisa-aprova-nova-vacina-para-a-dengue. Março 2023.
48. Ministério da Saúde. Nota Técnica Dengue. Disponível em: https://www.gov.br/saude/pt-br/vacinacao/informes-e-notas-tecnicas/sei--ms-0038843414-nota-tecnica.pdf. Acesso em 25 de fevereiro de 2024.

CAPÍTULO 2

VACINAÇÃO DO ADOLESCENTE

Isabella Ballalai
Renato de Ávila Kfouri
Ricardo Becker Feijó

AO FINAL DA LEITURA DESTE CAPÍTULO, O PEDIATRA DEVE ESTAR APTO A:

- Identificar as principais características da adolescência e seu impacto na vacinação dos jovens.
- Conhecer as estratégias para imunização a nível individual, familiar e social.
- Identificar a importância epidemiológica da vacinação de adolescentes.
- Conhecer as características das vacinas que compõem o calendário vacinal de adolescentes.
- Incentivar a vacinação de adolescentes.

INTRODUÇÃO

A adolescência apresenta características peculiares em relação às demais etapas da vida, pois o crescimento e o desenvolvimento físico e psicossocial ocorrem de modo intenso em curto período. Os adolescentes constituem um grupo populacional que necessita ações específicas de saúde e compreensão de suas necessidades e vulnerabilidades. Na medida que estão continuamente em busca de identificação pessoal e de grupo, necessitam informações, atenção, acompanhamento e ações preventivas para construírem uma base sólida para a vida adulta.

Exatamente por essas características dinâmicas, marcadas também por variações individuais, familiares e socioculturais, os jovens frequentemente apresentam, por meio de suas atitudes, uma expressão de preocupação e interesse em compreender essas mudanças e seus significados.

As estratégias de imunizações tornam-se especialmente desafiadoras na população jovem, seja pela necessidade de comunicação, informação e abordagem individualizada, como pelo impacto das coberturas vacinais em relação ao controle de doenças imunopreveníveis em toda a população.[1-3]

CARACTERÍSTICAS DA ADOLESCÊNCIA

A adolescência deve ser analisada da forma mais ampla possível, entendendo-se as mudanças físicas, afetivas e cognitivas que ocorrem durante a segunda década da vida. Do ponto de vista físico, a puberdade dá início às alterações no corpo do jovem, o que gera ansiedade e preocupação para ele e seus familiares. Junto ao processo da puberdade ocorrem as modificações psicossociais, ou seja, a adolescência.

O neurodesenvolvimento manifesta-se por meio do amadurecimento do sistema límbico (prazer e recompensa) e córtex pré-frontal (processo de decisão e controle de impulsos). Esses processos, por mais que sejam intimamente relacionados, podem não ocorrer de forma simultânea, favorecendo a ocorrência de dificuldades de adaptação familiar, escolar, afetiva e social. Dessa forma, tornam-se necessárias ações de saúde integral do adolescente.[4]

Com frequência, esse "descompasso" entre maturação física e neuropsicológica faz com que abordagens preventivas não obtenham sucesso. O cuidado preventivo com a saúde do adolescente é um exemplo observado internacionalmente: as consultas médicas de rotina observadas na infância são substituídas por consultas esporádicas e relacionadas a um objetivo único (processo febril agudo, traumatismos, dores específicas), não havendo interesse em procedimentos e informações que não estejam presentes no dia a dia do jovem. Da mesma maneira, as decisões sobre saúde são compartilhadas (muitas vezes, disputadas) entre pais e filhos, gerando discussões e conflitos.

Os grupos de iguais (em que os adolescentes fortalecem seus vínculos e decisões), apesar de reforçarem a autoestima e independência, podem não reconhecer adequadamente os riscos aos quais os jovens estão submetidos diariamente: riscos físicos em relação a práticas esportivas, hábitos sociais em relação ao consumo de bebidas alcoóli-

cas e drogas ilícitas, sexualidade e doenças transmissíveis, entre outras.[3]

IMUNIZAÇÃO NA ADOLESCÊNCIA

Os jovens constituem uma população com capacidades físicas, afetivas, sociais e cognitivas adequadas para assumirem seus direitos no mundo moderno e, por isso, precisam ser orientados a entender as responsabilidades inseridas nesse contexto. As principais dificuldades de abordagem na adolescência estão relacionadas ao binômio informação-comunicação: com relação à imunidade, devem estar cientes dos riscos individuais e coletivos a que estão submetidos. Uma vez portadores de agentes transmissíveis, a não prevenção por meio de imunizações remete a um risco individual e ao grupo de pares. Dessa maneira, a prevenção de saúde torna-se uma ferramenta de interesse direto a todos os adolescentes.[5]

A resposta imunológica dos adolescentes às vacinas é adequada, principalmente considerando indivíduos hígidos, com boas condições nutricionais e hábitos saudáveis. A imunização na adolescência representa um grande desafio em todos os níveis: individual, familiar e social. Assim como existe dificuldade de adesão a tratamentos longos, esquemas vacinais compostos de várias doses podem dificultar o cumprimento do calendário vacinal, tornando um jovem saudável suscetível a uma doença imunoprevenível, assim como um potencial portador de disseminação de doenças.

As taxas de coberturas vacinais entre os jovens, embora venham crescendo gradativamente, permanecem muito aquém da necessidade para proteção dessa população.[1]

Nos últimos anos, esse tema tem sido objeto de inúmeras pesquisas na comunidade científica internacional, com o objetivo de encontrar respostas e soluções para essa questão. Entre as evidências relatadas, destacam-se algumas que envolvem todos os níveis de inserção do adolescente:[5]

- estímulo às consultas preventivas de saúde;
- orientação de imunizações presentes em todas as oportunidades de consulta;
- materiais informativos sobre doenças imunopreveníveis elaborados de forma didática, clara e com linguagem acessível;
- envolvimento dos adolescentes como agentes de saúde na transmissão de informações;
- envolvimento de instituições de ensino na divulgação, discussão e na aplicação de vacinas em ambiente escolar;
- estímulos às famílias na participação em discussões sobre prevenção da saúde, inclusive em oportunidades de vacinação de grupo de adolescentes no mesmo ambiente (escolas).

A participação ativa dos jovens na elaboração das estratégias, assim como na divulgação das informações, torna-se imprescindível para aquisição de resultados positivos. Contudo, não se pode obter sucesso sem considerar a utilização do maior número dessas estratégias simultaneamente. Alguns autores destacam outros fatores limitantes no sucesso da imunização dos jovens: ainda que a maioria dos médicos e agentes de saúde confirme a importância da proteção oferecida pelas vacinas, muitos relatam dúvidas sobre a eficácia e segurança das imunizações, tornando-se uma barreira inicial para a prevenção. Além disso, o tempo escasso e o excesso de informações necessárias para uma consulta médica tornam-se justificativas para a não inclusão de vacinas como enfoque nessas visitas.

Em relação ao núcleo familiar, existem evidências consistentes de que o grau de convencimento dos pais está diretamente relacionado à vacinação de seus filhos adolescentes. Entre os familiares, a mãe representa um papel fundamental nesse tipo de decisão: insegurança, culpa, desconhecimento sobre o processo de imunização e medo de efeitos adversos graves estão entre as principais preocupações.

Individualmente, o jovem estará mais suscetível a aceitar uma vacina quanto mais esclarecido estiver em relação ao risco de ser infectado, à gravidade da doença e à segurança da vacina, ainda que saiba estar sendo submetido a um procedimento potencialmente doloroso. Deve compreender, também, que a ocorrência de uma doença (por falta de imunização) pode inviabilizar uma atividade importante a curto prazo (festa, viagem) para a qual o adolescente já esteja programado.

As fantasias sobre o desconhecido, principalmente sobre procedimentos na área da saúde, são um dos principais fatores de não aceitação por parte dos jovens, inclusive em relação a consultas médicas de rotina.[1,6,7]

IMPACTO DA VACINAÇÃO E COBERTURA VACINAL DE ADOLESCENTES

Embora a vacinação infantil consiga atingir (e manter) altas taxas de cobertura vacinal, essas metas são desafiadoras quando a população-alvo é de adolescentes. Estudos sobre a transmissão de doenças causadas por *Bordetella pertussis* (coqueluche), papilomavírus humano (HPV) e meningococo têm evidenciado o impacto epidemiológico que a proteção dos jovens pode oferecer na transmissão dessas doenças.[8] Após o sucesso da introdução da vacina conjugada meningocócica C para crianças no Programa Nacional de Imunizações (PNI), observou-se a necessidade de incluir adolescentes no calendário vacinal, a fim de aumentar o impacto em outras faixas etárias, uma vez que esse grupo etário é responsável pela transmissão da bactéria de forma assintomática.[9] Os hábitos sociais diretamente relacionados ao contato próximo e aglomerações, tabagismo, entre outros, potencializa esse risco de uma forma geral.

Infelizmente, a realidade é de manutenção de baixas taxas de coberturas vacinais entre adolescentes. Enquanto a vacina HPV pode atingir taxas de 70% entre meninas, apenas 40% dos meninos receberam a primeira dose, reduzindo esse índice para 40% e 30%, respectivamente, em relação à segunda dose dessa vacina. Embora a cobertura

vacinal para a vacina meningocócica C conjugada entre crianças mantenha-se aproximadamente em 80%, esse índice reduz-se para 40% entre os adolescentes.[10]

Baixas taxas de cobertura vacinal entre os jovens são relatadas internacionalmente, independentemente de características socioculturais, tornando-se um desafio comum a todas as nações.[5]

COMPORTAMENTO DOS ADOLESCENTES NA VACINAÇÃO

Embora a maioria dos adolescentes responda de maneira satisfatória à vacinação (desde que devidamente informados), é fundamental o entendimento sobre manifestações clínicas e psicológicas que podem atingir não apenas o jovem, mas também o grupo social ou escolar a que pertence.

Sinais de ansiedade, agitação, queixas de cefaleia, náuseas, dor abdominal ou tonturas podem manifestar-se muito antes do ato vacinal, tendo início desde o momento em que o adolescente é informado que será vacinado. Os mesmos sintomas podem ocorrer durante ou após a administração do imunobiológico, desde os primeiros instantes até dias após a vacinação.[1]

Inicialmente denominado transtorno psicogênico em massa (MPI – *mass psychogenic illness*), sintomas sugestivos de doenças orgânicas sem causa identificável podem se manifestar em grupos que apresentam características em comum. Desde a década de 1990, surgiram relatos na literatura científica sobre essas reações após a administração de diferentes vacinas em países como Jordânia, Irã, China, Canadá, Itália e Espanha.[11]

Com objetivo de evitar o estigma do termo psicogênico, a Organização Mundial da Saúde (OMS) definiu essa ocorrência como RERI (reação de estresse relacionada à imunização – *immunization anxiety-related reactions*).

Episódios de RERI têm sido frequentemente relatados em adolescentes, podendo se manifestar antes, durante ou após a vacinação por meio de sudorese, palidez, taquicardia, taquipneia, parestesias e espasmos, associados à ansiedade. Quando ocorre no período pós-vacinação deve ser diferenciado de reação vaso-vagal e anafilaxia.

No Brasil, casos de RERI foram observados em campanhas de vacinação contra HPV em São Paulo, Rio Grande do Sul e Acre, e causam grande impacto social, com repercussão negativa na confiança da população na vacinação. Dessa forma, torna-se fundamental estabelecer estratégias preventivas (informação, escolha de ambiente, medidas de conforto), assim como estratégias de diagnóstico e manejo precoce desses eventos, seguido de comunicação efetiva à população.[12]

Entre os aspectos institucionais, a identificação de autoridades responsáveis pela vacinação, contatos prévios com meios de comunicação, atitude positiva e proativa de investigação de efeitos adversos, informação e discussão das características da vacinação para os jovens, familiares e professores, devem estar presentes em um protocolo para o qual todos os profissionais envolvidos devem estar cientes e preparados.

Seguindo as diretrizes para atendimento do adolescente, a informação prévia é fundamental na prevenção de complicações clínicas e comportamentais, devendo ocorrer com todos os indivíduos próximos (familiares, professores e profissionais da saúde). A preocupação de que novos episódios de RERI possam ocorrer em quaisquer vacinações em massa deve sempre estar presente antes da implementação da imunização, para que medidas preventivas ou estratégias de ação estejam previamente definidas.[1]

ESTRATÉGIAS DE VACINAÇÃO NOS ADOLESCENTES

Considerando-se a redução de consultas de rotina na adolescência em relação à infância, o período inicial da adolescência representa o melhor momento de intervenção: taxas de 9 a 15% de consultas preventivas anuais decrescem rapidamente após os 14 anos.

Diante da escassez de tempo nessas oportunidades, a utilização de redes sociais ou de sites, folders, blogs e podcasts podem ser úteis para otimizar o tempo de profissionais de saúde e adolescentes.

A qualidade da abordagem definirá se os resultados serão obtidos, através da adesão do jovem e da multiplicação das informações apresentadas. Portanto, é de fundamental importância o preparo dos profissionais da saúde, de ensino e dos próprios familiares em estarem aptos a discutir sobre prevenção de doenças, riscos e consequências. Assim, é possível obter melhores taxas de cobertura vacinal e menores índices de esquemas vacinais incompletos.1

Órgãos governamentais têm acesso aos mais variados canais de comunicação em massa, e, conforme a experiência de países de menor extensão territorial, mas altamente engajados com informação à população, observam-se estratégias sustentáveis para a saúde dos adolescentes, obtendo-se resultados cada vez mais promissores. O alvo fundamental da mensagem deve ser o próprio adolescente, desde que toda uma rede de comunicação envolvendo família, escola e a própria sociedade esteja engajada no processo.[1]

CONSIDERAÇÕES SOBRE AS VACINAS RECOMENDADAS NA ADOLESCÊNCIA

Tríplice viral (sarampo, caxumba, rubéola)

A tríplice viral (SCR) é recomendada para todo adolescente não anteriormente vacinado (2 doses) ou que recebeu apenas a primeira dose (completar com 1 dose). Para adolescentes grávidas e/ou imunodeprimidas, a vacina está contraindicada (ver calendário de vacinação ao final do capítulo).

Surtos de caxumba costumam acontecer atingindo vacinados e não vacinados, na maioria das vezes em escolas, acometendo adolescentes, mesmo em países com altas coberturas para duas doses da vacina tríplice viral. A ocorrência de casos entre adolescentes adequadamente vacina-

dos sugere que a vacina possa não ser tão eficaz. A eficácia da vacina é avaliada comparando-se a taxa de ataque em pessoas vacinadas com não vacinadas. Na ocorrência de surtos em populações com alta cobertura vacinal, pessoas não vacinadas contra caxumba geralmente têm uma taxa de ataque da infecção muito maior do que aquelas corretamente vacinadas (com duas doses da vacina). No entanto, falha vacinal pode ocorrer e, em situações de surtos, uma terceira dose da vacina pode ser recomendada.[13]

A baixa e não homogênea cobertura vacinal contra o sarampo entre crianças, adolescentes e adultos permitiu a reintrodução do sarampo no país em 2018. O Brasil registrou casos de sarampo em 21 unidades federadas. Dessas, 17 interromperam a cadeia de transmissão do vírus, e quatro ainda mantêm circulação ativa do vírus: Pará, Rio de Janeiro, São Paulo e Amapá. Apesar da faixa etária de 20 a 29 anos apresentar o maior número de registros, com 2.480 casos confirmados até a semana epidemiológica 36 de 2020, o coeficiente de incidência é de 17,77/100.000 habitantes. Quando verificada a incidência por faixas etárias definidas nas estratégias de vacinação, a maior incidência (34,63/100.000 habitantes) é observada no grupo de crianças menores de 5 anos, seguida daqueles entre 15 e 19 anos (23,94/100.000 habitantes). A vacinação de bloqueio é recomendada para suscetíveis contactantes, de preferência dentro de 72 horas após a exposição.[14]

Em 2015, a rubéola e a síndrome da rubéola congênita (SRC) foram consideradas erradicadas das Américas pela OMS. A manutenção da vacinação de crianças e adultos não vacinados anteriormente é estratégia fundamental para manter erradicada a doença no continente.

Nos anos de 2018 a 2022 foram confirmados 9.325, 20.901, 8.100, 676 e 44 casos de sarampo, respectivamente. Em 2022, os estados que confirmaram casos foram: Rio de Janeiro, Pará, São Paulo e Amapá, sendo que o último caso confirmado foi registrado no estado do Amapá, em 05/06/2022.

Hoje, o Brasil está classificado pela OPAS como pendente de verificação para sarampo, o que significa que é um país que interrompeu a transmissão endêmica do vírus causador dessa doença, mas os dados ainda não são suficientes para verificá-lo novamente como livre de sarampo.

Varicela

A infecção primária pelo vírus varicela-zóster (VVZ) causa a varicela e sua reativação, o herpes-zóster. Aproximadamente 1,5% da população mundial, todos os anos, desenvolve a varicela. Em adolescentes e adultos, assim como em imunodeprimidos, a varicela pode acarretar, mais frequentemente, complicações respiratórias e neurológicas graves que podem levar, inclusive, ao óbito. Enquanto apenas 5% dos casos de varicela ocorrem em adultos, a doença grave com risco de morte é 25 vezes maior que em crianças. As gestantes soronegativas para o VVZ são consideradas como grupo de grande risco e devem ter cuidado com a exposição, pois se contraírem o VVZ durante os primeiros meses de gravidez, o feto pode nascer com malformações. Apesar de rara, a síndrome da varicela congênita pode ocorrer quando há infecção na gestante. A varicela adquirida in utero, 5 dias antes do nascimento até 2 dias após o mesmo, também representa risco muito elevado, já que coloca em perigo a vida do neonato, provocando quadro de varicela grave, frequentemente disseminada.

A vacina varicela é recomendada para todo adolescente sem histórico da doença, não anteriormente vacinado (2 doses) ou que recebeu apenas a primeira dose (completar com 1 dose) (ver calendário de vacinação ao final do capítulo).

Hepatites A e B

As vacinas hepatite A (VHA) e hepatite B (VHB) são recomendadas para todo adolescente não anteriormente vacinado ou com vacinação incompleta. Considera-se em dia com essas vacinas aqueles que receberam três doses da VHB e duas doses da VHA. A VHB é altamente recomendada para gestantes (ver calendário de vacinação ao final do capítulo).

O Brasil é considerado uma região de endemicidade intermediária para a hepatite A. O aumento na idade de aquisição da doença, com acréscimo nas hospitalizações e complicações causadas pela hepatite A, é relacionado também à maior gravidade da doença nessa faixa etária.[1] Dos casos acumulados de hepatite A no país, aqueles ocorridos na faixa etária de 0 a 9 anos correspondem a 53,2% (1999 a 2018). A partir de 2017, entretanto, as maiores taxas se verificaram entre os indivíduos na faixa etária de 20 a 39 anos, principalmente entre os homens.[15]

A hepatite B é endêmica no país. De acordo com o Boletim Hepatites Virais do Ministério da Saúde (MS), considerando o período de 2008 a 2018, a distribuição dos casos detectados de hepatite B segundo faixa etária e sexo mostra que, do total de casos acumulados, a maioria se concentrou entre indivíduos de 25 a 39 anos (38,2% dos casos).[15]

A vacinação de adolescentes não imunizados na infância é fundamental no controle dessas doenças.

HPV

Atualmente, a infecção pelo papilomavírus humano (HPV) é considerada uma das principais infecções sexualmente transmissíveis (IST) entre adolescentes. Além de causar 70% do câncer de colo uterino, o HPV está associado a câncer de pênis, vulva, vagina, canal anal e orofaringe. Tem sido crescente o registro de cânceres de ânus e de orofaringe em homens e mulheres (na orofaringe, a prevalência é cinco vezes superior no sexo masculino).[16,19]

Duas vacinas HPV estão atualmente disponíveis no Brasil: HPV4 (subtipos 6, 11, 16 e 18) e HPV9, que apresenta o acréscimo dos tipos 31, 33, 45, 52 e 58. Ambas devem ser administradas em esquema de duas doses com intervalo de 6 meses para indivíduos entre 9 e 14 anos e em três doses (0, 1 a 2 e 6 meses) para maiores de 15 anos e para imunocomprometidos. A HPV4 é a vacina disponível no PNI

CALENDÁRIO VACINAL DO ADOLESCENTE

Vacinas	Recomendação do PNI	Recomendação da SBP e SBIm	Observações
Vacinas recomendadas para adolescentes não vacinados ou em atraso com as doses previstas na infância			
Tríplice viral	2 doses com interval de 30 dias	2 doses com intervalo de 30 dias	Se recebeu uma dose anteriormente, aplicar a segunda
Hepatite B	3 doses (0-1-6 meses)	3 doses (0-1-6 meses)	Se recebeu uma dose ou duas doses anteriormente, aplicar uma ou duas doses, respectivamente, respeitando intervalo de 6 meses entre a primeira e a terceira, e de 4 meses entre a segunda e a terceira
Hepatite A	-	2 doses (0-6 meses)	Se recebeu uma dose anteriormente, aplicar a segunda dose respeitando intervalo de 6 meses
Febre amarela	1 dose	1 dose	Se recebeu uma dose antes de completer 5 anos de idade, aplicar uma segunda
Varicela	-	2 doses (0-1 a 3 meses)	Se recebeu uma dose anteriormente e sem histórico da doença, aplicar a segunda
Dengue	-	Dengvaxia® (Lab Sanofi 3 doses (0, 6 e 12 meses) Qdenga® (Lab Takeda) 2 doses (0 e 3 meses)	Apenas indicar se houve infecção prévia confirmada (soropositivos) Indicada independentemente de contato prévio com dengue (soronegativos)
Vacinas e reforços na adolescência			
HPV4/HPV9	Esquema 0-6 meses para meninas de 9 a 14 anos e meninos de 9 a 14 anos	Esquema 0-6 meses para menores de 15 anos ou 0-2-6 meses para maiores de 15 anos	Para aqueles em atraso: 1. Que iniciaram o esquema de doses antes dos 15 anos: completar esquema com uma dose 2. Que iniciaram esquema de doses com mais de 15 anos, completar com duas doses, respeitando intervalo de 6 meses entre a primeira e a terceira, e de 3 meses entre a segunda e a terceira
Meningocócica Conjugada ACWY	Dose única para aqueles com 11 a 13 anos	Entre 10 e 15 anos: 2 doses com intervalo de 5 anos Entre 16 e 18 anos: dose única	Em virtude da rápida redução dos títulos de anticorpos protetores, reforços são necessários entre 5 e 6 anos (ou 5 anos após a última dose recebida depois dos 12 meses de idade) e na adolescência, aos 11 anos de idade ou 5 anos após a última dose
Meningocócica B	-	2 doses (0-2 meses)	Para adolescentes não vacinados previamente
dTpa/dT	dT	dTpa	Adolescentes com esquema primário de DTP ou DTPa complete devem receber um reforço com dT ou dTpa, preferencialmente com a formulação tríplice acelular, aos 14 anos de idade
Influenza	Grupos de risco: dose anual	Dose anual	Preferir vacina quadrivalente

Fonte: Calendário de Vacinação da SBP, 2023; Calendário de Vacinação SBIm Adolescente; 2023/2024.

para meninas e meninos de 9 a 14 anos e no CRIE, de 9 a 45 anos para indivíduos vivendo com HIV/Aids, pacientes oncológicos em quimioterapia e/ou radioterapia e indivíduos submetidos a transplantes de órgãos sólidos ou de células-tronco hematopoiéticas.

Sempre que possível, recomendar preferencialmente a vacina HPV9, pelo maior espectro de proteção e abrangência de sítios anatômicos além da região genital.[17,20,21]

Tríplice bacteriana acelular do tipo adulto (difteria, tétano e coqueluche) – dTpa ou dupla do tipo adulto – dT

O uso da vacina dTpa, em substituição à dT, para adolescentes objetiva, além da proteção individual contra o tétano, difteria e coqueluche, a redução da transmissão da *Bordetella pertussis*, principalmente para indivíduos suscetíveis com alto risco de complicações, como os lactentes jovens.[17]

Recomenda-se uma dose de reforço a cada 10 anos, em função da queda da proteção conferida pelas vacinas com o passar do tempo (ver calendário de vacinação ao final do capítulo).

Influenza

Embora especialmente recomendada para adolescentes com fatores de risco para a influenza (portadores de doenças crônicas ou imunocomprometidos), sempre que possível, deve ser oferecida para todos. Desde que disponível, a vacina influenza quadrivalente (4V) é preferível à vacina influenza trivalente (3V) por conferir maior cobertura das cepas circulantes. Na impossibilidade de uso da vacina 4V, utilizar a vacina 3V[17] (ver calendário de vacinação ao final do capítulo).

Febre amarela

A vacina febre amarela está, atualmente, recomendada no Brasil para todas as idades, segundo o Ministério da Saúde, em dose única para crianças maiores de 5 anos, adolescentes e adultos, e no esquema de duas doses para crianças menores de 5 anos. Adolescentes que receberam uma dose antes de completar 5 anos devem receber uma segunda dose (ver calendário de vacinação ao final do capítulo).

A Sociedade Brasileira de Pediatria (SBP) considera desejável a aplicação de uma segunda dose da vacina também para crianças e adolescentes que iniciaram o esquema acima de 5 anos de idade, com o intuito de prevenir falhas vacinais.[17]

Vacinas meningocócicas

As crianças constituem o grupo etário mais afetados pela doença meningocócica no Brasil. Entretanto, os adolescentes são considerados os principais reservatórios da *Neisseria meningitidis*.[18] Como portadores assintomáticos são os principais transmissores da doença para as demais faixas etárias, o uso de vacinas conjugadas é capaz de, além de prevenir a doença entre os adolescentes vacinados, reduzir o estado de portador da bactéria em nasofaringe. A SBP recomenda a administração de duas vacinas meningocócicas para adolescentes: meningocócica conjugada ACWY (uma dose com reforço 5 anos após) e a vacina recombinante contra o meningococo B (duas doses com intervalo de 1 a 2 meses)[17] (ver calendário de vacinação ao final do capítulo).

O PNI disponibiliza a vacina ACWY para adolescentes de 11 e 12 anos.

Dengue

A dengue é endêmica em mais de 100 países de cinco regiões da OMS, sendo o Brasil um dos países com maior prevalência da doença.

Duas vacinas contra dengue estão licenciadas no Brasil, ambas quadrivalentes (sorotipos 1, 2, 3 e 4) e atenuadas.

A vacina do laboratório Sanofi (Dengvaxia®), licenciada em 2015 para idade entre 6 e 45 anos, tem esquema de 3 doses (0,6 e 12 meses) e apenas pode ser indicada para quem já teve infecção prévia confirmada pelo vírus da dengue (soropositivos).

A vacina do laboratório Takeda (Qdenga®), licenciada em 2023 para idade entre 4 e 60 anos, tem esquema de 2 doses (0 e 3 meses) e recomendação preferencial, pois pode ser aplicada independentemente de contato prévio com o vírus da dengue (soronegativos).

Ambas são contraindicadas para gestantes, mulheres que amamentam e imunocomprometidos.[17,21,22]

Embora no momento a vacina Qdenga esteja disponível apenas na rede privada, em janeiro de 2024 o Ministério da Saúde informou a inclusão da vacina Qdenga no PNI, provavelmente incluindo adolescentes até 16 anos.[23]

REFERÊNCIAS BIBLIOGRÁFICAS

1. Feijó RB. Vacinação de adolescentes. In: Balallai I. Manual Prático de Imunizações. 3.ed. São Paulo: A.C. Farmacêutica, 2023. p.473-85.
2. Brasil. Ministério da Saúde. Proteger e Cuidar da Saúde de Adolescentes na Atenção Básica. Departamento de Ações Programáticas e Estratégicas. 2.ed. Brasília, 2018. 233p. Disponível em: http://bvsms.saude.gov.br/bvs/publicacoes/proteger_cuidar_adolescentes_atencao_basica_2ed.pdf. Acessado em 21 de julho de 2021.
3. Sociedade Brasileira de Pediatria. Consulta do adolescente: abordagem clínica, orientações éticas e legais como instrumentos ao Pediatra. Manual de Orientação. Departamento Científico de Adolescência. n.10, 2019.
4. Casey BJ, Jones RM, Here TA. The Adolescent Brain. Ann NY Acad Sci. 2008;1123:111-26.
5. Feijó RB. Adolescent immunization: Understanding challenges and framing solutions for healthcare providers. Rev Imunizações. (artigo comentado) 2018;11(1):20-4.
6. Azzari C, Diez-Domingo J, Eisenstein E et al. Experts' opinion for improving global adolescent vaccination rates: a call to action. Eur J Pediatr. 2020;179:547-53.
7. Fisher H, Harding S, Hickman M, et al. Barriers and enables to adolescent self-consent for vaccination: A mixed-methods evidence synthesis. Vaccine. 2019;37:417-29.
8. Vetter V, Baxter R, Denizer G, Sáfadi MA, Silfverdal SA, Vyse A, et al. Routinely vaccinating adolescents against meningococcus: targeting transmission & disease. Expert Rev Vaccines. 2016;15(5):641-58.
9. Macedo LEN, Ferreira VM, Feitosa CA, et al. Impact of meningococcal C conjugate vaccination programs with and without catch-up campaigns in adolescents: Lessons learned from Bahia, Brazil. Hum Vaccin Immunother. 2018:14(5):1131-7.
10. Sociedade Brasileira de Pediatria. Campanha Nacional de Vacinação contra a poliomielite e multivacinação para atualização da caderneta de vacinação da criança e do adolescente. Nota especial, 27 de outubro de 2020.
11. Clements CJ. Mass psychogenic illness after vaccination. Drug Saf. 2003;26(9):599-604.
12. Marchetti RL, Gallucci-Neto J, Kurcgant D, et al. Immunization stress-related responses presenting as psychogenic non-epileptic seizures following HPV vaccination in Rio Branco, Brazil. Vaccine 2020;38:6174-720.
13. Ballalai I. Manual prático de imunizações. 3.ed. São Paulo: A. C. Farmacêutica, 2023.
14. Brasil. Ministério da Saúde. Vigilância epidemiológica do sarampo no Brasil – 2020: semanas epidemiológicas 1 a 36. Boletim Epidemiológico. Volume 5. N. 38. Setembro, 2020.
15. Brasil. Ministério da Saúde. Hepatites Virais. Boletim Epidemiológico. Número Especial | jul. 2020. Disponível em: http://www.aids.gov.br/

pt-br/pub/2020/boletim-epidemiologico-hepatites-virais-2020. Acesso em 21 de julho de 2021.
16. Grulich AE, Jin F, Conway EL, Stein AN, Hocking J. Cancers attributable to human papillomavirus infection. Sex Health. 2010 Sep;7(3): 244-52.
17. Sociedade Brasileira de Pediatria. Calendário de vacinação da criança e do adolescente da SBP 2020. Calendário de Vacinação da SBP 2023. Disponível em: https://www.sbp.com.br/fileadmin/user_upload/24158g-DC_Calendario_Vacinacao_-_Atualizacao_2023.pdf Acesso em 17 de janeiro de 2024.
18. Christensen H, May M, Bowen L, Hickman M, Trotter CL. Meningococcal carriage by age: a systematic review and meta-analysis. Lancet Infect Dis. 2010 Dec;10(12):853-61. Epub 2010 Nov 11. Erratum in: Lancet Infect Dis. 2011 Aug;11(8):584.
19. Sociedade Brasileira de Imunizações. Atualização das vacinas HPV em uso no Brasil: introdução da nonavalente (HPV9). Nota técnica SBIm 15/3/2023. Disponível em: https://sbim.org.br/images/files/notas-tecnicas/nt-sbim-vacina-hpv9-231103.pdf Acesso em 17 de janeiro de 2024.
20. Sociedade Brasileira de Pediatria. Vacina HPV nonavalente (HPV9): posicionamento da Sociedade Brasileira de Pediatria. Nota Técnica 123, 13/12/2023. Disponível em: https://www.sbp.com.br/imprensa/detalhe/nid/vacina-hpv-nonavalente-hpv9-posicionamento-da-sociedade-brasileira-de-pediatria/ Acesso em 17 de janeiro de 2024.
21. Calendário de Vacinação SBIm Adolescente 2023/2024. Disponível em: https://sbim.org.br/images/calendarios/calend-sbim-adolescente.pdf Acesso em 17 de janeiro de 2024.
22. Sociedade Brasileira de Imunizações. Nota técnica conjunta SBIm/SBI/SBMT: vacina Dengue (atenuada) 1, 2, 3 e 4 QDENGA. Disponível em: https://sbim.org.br/images/files/notas-tecnicas/nota-tecnica-sbim-sbi-sbmt-qdenga-v4.pdf Acesso em 17 de janeiro de 2024.
23. Ministério da Saúde incorpora vacina contra dengue no SUS. Disponível em: https://www.gov.br/conitec/pt-br/assuntos/noticias/2023/dezembro/ministerio-da-saude-incorpora-vacina-contra-a-dengue-no-sus Acesso em 17 de janeiro de 2024.

CAPÍTULO 3

IMUNIZAÇÃO DO PREMATURO

José Geraldo Leite Ribeiro
Maria do Socorro F. Martins
Renato de Ávila Kfouri

AO FINAL DA LEITURA DESTE CAPÍTULO, O PEDIATRA DEVE ESTAR APTO A:

- Identificar as especificidades da vacinação do prematuro.
- Conhecer as contraindicações vacinais relacionadas à prematuridade.
- Conduzir a vacinação do prematuro hospitalizado.
- Orientar a conduta em casos de eventos adversos à vacinação.

INTRODUÇÃO

A imunização é um dos meios mais eficazes de combate às doenças infecciosas. A vacinação em grupos mais vulneráveis, como no caso dos prematuros, colabora com a redução da morbimortalidade nos países em desenvolvimento.

Apesar disso, a vacinação dos recém-nascidos prematuros (RNPT) é relegada a um segundo plano devido aos agravos que essas crianças apresentam durante o período de hospitalização. Os atrasos no início da vacinação são comuns, além da baixa adesão ao esquema vacinal em função da resistência dos pais e dos próprios profissionais da saúde que desconhecem os benefícios e temem a ocorrência de eventos adversos associados às vacinas.

As taxas de atraso vacinal variam de 30 e 70%, com tempo médio de atraso de 6 a 40 semanas para as diferentes vacinas. Esse dado é preocupante, principalmente por ocorrer em uma população de elevado risco para contrair doenças imunopreveníveis.[1]

IMUNIDADE DO PREMATURO

O sistema imunológico do recém-nascido apresenta capacidade reduzida de resposta imune efetiva contra patógenos invasivos, ocasionando maior vulnerabilidade a processos infecciosos. Quanto menor a idade gestacional, menos desenvolvido estará o sistema imunológico ao nascer. Recém-nascidos pré-termo abaixo de 28 semanas têm risco 5 a 10 vezes maior de adquirir uma infecção comparado ao recém-nascido a termo (RNT).

De uma maneira geral, o RNPT apresenta concentrações séricas de anticorpos ao nascimento inferiores às encontradas em RNT. Isto ocorre porque a taxa de transmissão de anticorpos maternos da classe IgG por via placentária ser maior no terceiro trimestre da gravidez.

Além disso, em comparação com os RNT, os RNPT apresentam resposta imune humoral e celular mais imatura, desenvolvendo títulos de anticorpos protetores mais baixos após vacinação contra difteria, pertussis, tétano, pneumococo, *Haemophilus influenza* tipo b (Hib), influenza e hepatite B.

IMUNIZANDO O PREMATURO

Para a aplicação de vacinas em RNPT, especialmente de extremo baixo peso, alguns fatores devem ser considerados:

- Condição clínica: a vacinação deve ser adiada se o RN apresentar condições hemodinâmicas instáveis, sepse, distúrbios infecciosos ou metabólicos.
- Local de aplicação: devido à reduzida massa muscular e escasso tecido celular subcutâneo, dá-se preferência à aplicação de vacinas por via intramuscular, de preferência no músculo vasto lateral da coxa, com agulhas curtas e adequadas à anatomia do pré-termo. É importante particularizar o sítio de aplicação e a agulha a ser utilizada em cada caso, levando-se em conta as características físicas, o posicionamento de cateteres e sondas, lesões de pele e outros fatores.
- Doses e intervalos: os RNPT devem receber vacinas nas doses habituais, respeitando-se os intervalos entre as doses de uma mesma vacina e entre as diferentes va-

cinas. Nunca se deve fracionar as doses para não prejudicar a resposta imune.

- Calendário: com exceção da vacina BCG, o calendário proposto para RNPT deve ser seguido de acordo com a idade cronológica da criança.
- Orientação aos pais: os familiares devem ser sempre informados sobre a importância e os benefícios da imunização, potenciais eventos adversos, eficácia e necessidade de doses de reforço. Sempre que a vacinação for feita na unidade neonatal, os pais devem receber documento comprovando o ato vacinal. Também é fundamental orientar os pais sobre a importância de manterem seu próprio calendário vacinal atualizado e de verificarem a vacinação de outros membros da família (irmãos, avós) e cuidadores para evitar que eles possam transmitir doenças como influenza, coqueluche e varicela ao RN[1].

VACINAÇÃO NA UNIDADE NEONATAL

Mesmo ainda hospitalizado, já é possível iniciar o calendário vacinal do RNPT respeitando a sua idade cronológica, porém alguns aspectos precisam ser levados em conta:

- É preciso que a unidade neonatal disponha de material adequado (incluindo refrigerador apropriado) e pessoal de enfermagem habilitado, com experiência em imunização.
- Verificar as condições clínicas do RN. Recomenda-se adiar a vacinação se a criança apresentar condições hemodinâmicas instáveis, doença infecciosa aguda, patologias graves ou distúrbios metabólicos.
- As vacinas que contêm vírus vivos (pólio oral e rotavírus) são contraindicadas em ambiente hospitalar, pelo risco teórico de transmissão do vírus vacinal para imunodeprimidos. Embora vários trabalhos tenham demonstrado a segurança da utilização da vacina rotavírus pentavalente dentro das UTI neonatais, ainda não são recomendadas de rotina.[2]

EVENTOS SUPOSTAMENTE ATRIBUÍVEIS A VACINAÇÃO OU IMUNIZAÇÃO (ESAVI) NO PREMATURO

A ocorrência de eventos adversos leves locais como dor, vermelhidão e edema, ou eventos adversos sistêmicos como febre baixa e irritabilidade não depende da idade gestacional, sendo semelhante em RNPT e RNT.

Têm sido descritos eventos cardiorrespiratórios pós-vacina pentavalente (DTPa + Pólio + Hib) administrada em prematuros aos 2 meses de idade cronológica, sendo que apneia e bradicardia variam em percentuais de 11 a 47% de acordo com a população estudada. Por esse motivo, recomenda-se que os prematuros recebam, preferencialmente, vacinas acelulares contra a coqueluche.

Estratégias como o uso profilático de anti-inflamatórios não hormonais como o ibuprofeno, administrados 30 minutos antes da vacinação, parecem diminuir o risco de eventos cardiorrespiratórios relacionados à vacina penta ou hexavalente.[3]

Apesar dos relatos desses eventos cardiorrespiratórios, não existe recomendação de adiar a imunização de bebês prematuros, mesmo portadores de displasia broncopulmonar, desde que estejam clinicamente estáveis, visto que as alterações descritas são reversíveis e transitórias.

Recém-nascidos de 23 a 24 semanas de idade gestacional ao nascer e os recém-nascidos que apresentam hemorragia intraventricular estão sujeitos a um maior risco de eventos adversos cardiorrespiratórios, devendo haver maior vigilância e cuidado na indicação de imunização e acompanhamento dessas crianças.[4]

É recomendado que todos os prematuros imunizados enquanto internados em unidades neonatais sejam monitorados por 48 horas. A notificação de eventos supostamente atribuíveis a vacinação ou imunização (ESAVI) em RNPT segue as mesmas normas recomendadas pelo Programa Nacional de Imunização (PNI) para RNT.

VACINAS NO PREMATURO E SUAS PARTICULARIDADES

BCG

A vacina BCG confere proteção contra as formas graves da doença em crianças (meningite tuberculosa e tuberculose disseminada). No Brasil, a vacina é administrada via intradérmica na dose de 0,1 mL, preferencialmente no braço direito, na altura da inserção inferior do músculo deltoide[5].

O PNI e a Sociedade Brasileira de Pediatria (SBP) recomendam a aplicação da vacina intradérmica contra a tuberculose (BCG-ID) somente em recém-nascidos com peso superior a 2.000 g.

Em recém-nascidos filhos de mãe que utilizaram imunossupressores na gestação, ou com história familiar de imunossupressão, a vacinação poderá ser adiada ou contraindicada.[6]

Vacina hepatite B

O vírus da hepatite B (VHB) é o mais comum entre os vírus da hepatite que causam infecções crônicas no fígado em humanos e representa um grande problema de saúde pública. A probabilidade de um indivíduo desenvolver infecção crônica está na dependência da idade quando infectado. Em mais de 90% dos recém-nascidos infectados, 25 a 50% das crianças infectadas entre 1 e 5 anos de idade e 6 a 10% de crianças maiores e dos adultos agudamente infectados desenvolverão infecção crônica.

A aplicação dessa vacina logo ao nascimento, em recém-nascidos prematuros com peso inferior a 2.000 g, pode levar a uma menor taxa de soroconversão, com níveis de anticorpos protetores menores.[7]

Após 30 dias de vida, todo recém-nascido, independentemente de seu peso e idade gestacional, responde adequa-

damente à imunização com a vacina hepatite B. Não há relatos de aumento de eventos adversos da vacina hepatite B em prematuros.

Por essa razão, recomenda-se a aplicação de uma quarta dose em todo recém-nascido com menos de 2.000 g ou menor que 33 semanas de idade gestacional ao nascer, que recebeu a vacina imediatamente após o nascimento, ou seja, vacinar com 0, 1, 2 e 6 meses de vida.

No PNI, após a introdução da vacina pentavalente (DTPw + Hib + Hepatite B) aos 2, 4 e 6 meses de vida, já estão contempladas as quatro doses, independentemente do peso ou idade gestacional ao nascimento.

Caso a imunização seja feita em clínicas privadas, pode-se fazer uso da vacina hexavalente acelular (DTPa + Salk + Hib + Hepatite B) aos 2, 4 e 6 meses de idade após a dose da hepatite B em período neonatal, contemplando quatro doses conforme recomendado. Esse esquema propicia resposta imune adequada, semelhante ao de três doses aplicado rotineiramente nos RNT.

Recém-nascidos cujas mães sejam portadoras crônicas do vírus da hepatite B (HBsAg positivas), além da vacinação nas primeiras 12 horas de vida, devem receber a imunoglobulina hiperimune específica para hepatite B (HBIG) também logo ao nascer.[8]

Prevenção da infecção pelo vírus sincicial respiratório (VSR) – anticorpo monoclonal humanizado

O VSR é o principal agente das infecções respiratórias agudas que acometem o trato respiratório inferior em crianças menores de 1 ano de idade. O VSR apresenta, geralmente, a depender da região, uma sazonalidade definida, causando epidemias anuais nos meses do outono e inverno.[9]

O VSR assume fundamental importância quando acomete RNPT, apresentando risco de evolução mais grave. A frequência de hospitalização nesse grupo chega a ser 10 vezes maior que em RNT, e a morbidade da infecção por VSR nos prematuros é maior, associada a um tempo de hospitalização mais prolongado. Outros grupos de risco são os portadores de doença pulmonar crônica, cardiopatas e portadores de imunodeficiências.[10]

Atualmente a prevenção tem sido feita pela imunização passiva, por meio de um anticorpo monoclonal humanizado (palivizumabe), dirigido contra a glicoproteína F do VSR.

O palivizumabe é capaz de reduzir em até 70% as hospitalizações pelo VSR nos prematuros imunizados, além de reduzir a morbidade nos hospitalizados, com diminuição no número de dias de oxigenoterapia e das admissões e permanência em UTI. Também foi evidenciado que as crianças que receberam palivizumabe tiveram menor recorrência de sibilos nos primeiros anos de vida quando comparadas àquelas que não foram imunizadas.[11]

O palivizumabe deve ser aplicado por via intramuscular em até cinco doses mensais consecutivas de 15 mg/kg durante o período de maior circulação do VSR. Não se recomenda a utilização desse produto para o tratamento das infecções pelo VSR.

A SBP recomenda o uso de palivizumabe para os seguintes grupos de crianças:

- Prematuros até 28 semanas gestacionais, no primeiro ano de vida.
- Prematuros de 28 até 32 semanas gestacionais, nos primeiros 6 meses de vida.
- Bebês com doença pulmonar crônica da prematuridade e/ou cardiopatia congênita, até o segundo ano de vida, desde que estejam em tratamento destas condições nos últimos 6 meses.
- O uso do palivizumabe deve ser feito inclusive em recém-nascidos hospitalizados.

O Ministério da Saúde disponibiliza o palivizumabe gratuitamente para:

- Prematuros até 28 semanas gestacionais, no primeiro ano de vida.
- Bebês com doença pulmonar crônica da prematuridade e/ou cardiopatia congênita, até o segundo ano de vida, independentemente da idade gestacional ao nascer.

Recentemente foi licenciado pela Anvisa um novo anticorpo monoclonal humano, recombinante, o nirsevimabe (Beyfortus®), recombinante, neutralizante de imunoglobulina G1 kappa direcionado à conformação de pré-fusão da proteína de fusão (F) do VSR. Ele se liga à proteína F para prevenir a entrada do vírus nas células. O nirsevimabe também tem uma substituição de três aminoácidos, resultando em meia-vida estendida, prolongando, portanto, a duração de sua ação protetora. Levando em conta os benefícios demonstrados de forma consistente nos estudos e antecipando o grande impacto que esta intervenção tem no potencial de promover na saúde dos lactentes e crianças, a SBP recomenda o uso dele em dose única, para todos os recém-nascidos e lactentes menores de um ano nascidos durante ou entrando em sua primeira temporada de circulação do VSR. A dose recomendada é de 50 mg para crianças com peso inferior a 5 kg e 100 mg para aquelas com peso de 5 kg ou mais. A aplicação deve ser realizada próxima ou durante a estação de maior circulação do VSR em cada região.

Também está indicado para crianças de até 24 meses de idade que permanecem vulneráveis à doença grave causada pelo VSR até a sua segunda temporada do VSR. Nesse grupo estão incluídas: doença pulmonar crônica da prematuridade (DPCP); doença cardíaca congênita (DCC) com repercussão hemodinâmica; fibrose cística; doenças neuromusculares; anomalias congênitas das vias aéreas; crianças imunocomprometidas; síndrome de Down deve receber a profilaxia com o nirsevimabe até a segunda temporada do VSR na dose de 200 mg. Foi submetido recentemente um pedido de aprovação à ANVISA, uma vacina contra o VSR para gestantes, ABRYSVO®, do laboratório Pfizer. A vacina voltada para gestantes oferece resposta imune contra infec-

ções do trato respiratório inferior causadas por VSR nos recém-nascidos e bebês até 6 meses de idade, principal grupo de risco para formas graves de infecções pelo vírus.[10] A resposta imunológica gerada pela vacina foi capaz de prevenir 82% das formas graves de doenças respiratórias em crianças de até três meses, seguindo com 69%[1] até os seis meses. A ABRYSVO já está aprovada, para ambos os públicos, nos Estados Unidos e na Europa. A transferência de anticorpos é reduzida em caso de prematuridade.

Vacina pneumocócica conjugada

Streptococcus pneumoniae ou pneumococo é a principal causa de doenças de grande incidência na população, como as pneumonias adquiridas na comunidade, sinusites, otites médias agudas e conjuntivites, sendo também um dos mais frequentes agentes causadores de doenças invasivas graves, como meningites e bacteremias. A vacinação reduz a colonização por sorotipos vacinais em crianças vacinadas, reduzindo sua transmissão na comunidade.

RNPT apresentam maior risco de doença pneumocócica invasiva e são mais propensos a ter respostas mais baixas às vacinas em comparação com bebês a termo. O risco de adquirir doença pneumocócica invasiva e broncopneumonia é maior nos RNPT em comparação com RNT e se eleva quanto menor a idade gestacional e menor o peso ao nascer.

As vacinas conjugadas mostraram-se seguras, bem toleradas, com poucos eventos adversos locais e sistêmicos, sendo indicadas em todas as crianças, mesmo prematuras, a partir de 6 semanas de vida, desde que as condições clínicas do RN permitam.

Existe uma diversidade de calendários da vacina pneumocócica, com uma tendência de reduzir as doses iniciais para duas doses. Crianças vacinadas com o "esquema 2+1" de vacinação (duas doses iniciais de vacina aos 2 e 4 meses com reforço aos 12 meses) produziram títulos de anticorpos mais baixos no primeiro ano de vida em comparação com o "esquema 3+1" de três doses (três doses aos 2, 4 e 6 meses com reforço aos 12 meses), mas títulos semelhantes após o reforço de 12 meses.[12]

A SBP recomenda a realização da vacina pneumocócica conjugada para todos os prematuros, sempre que possível com a vacina 13-valente (VPC13) ou a vacina 15-valente (VPC15), mesmo aqueles sem comorbidades a partir de 2 meses de idade, no esquema habitual de três doses, com intervalo de 2 meses entre elas e um posterior reforço dos 12 aos 15 meses de idade[13]. A vacina pneumocócica 15-valente (VPC15) oferece proteção contra os sorotipos adicionais 22F e 33F, além de apresentar maior imunogenicidade do sorotipo 3, aumentando a prevenção em cerca de 1% comparado com a vacina VPC13.

O PNI recomenda a vacina pneumocócica conjugada contendo 10 sorotipos (VPC10) para todas as crianças, em duas doses (2 e 4 meses idade) antes de 1 ano com reforço aos 15 meses, independentemente da idade gestacional ao nascimento e, desde 2021, disponibiliza para RNPT hospitalizados a VPC13.

Vacinas tríplices bacterianas e suas combinações

Atualmente as vacinas tríplices bacterianas (DTPw ou DTPa) utilizadas em recém-nascidos e crianças menores de 5 anos são combinadas com outros componentes com o intuito de reduzir o número de injeções e otimizar o momento da vacinação.

Basicamente, as vacinas tríplices bacterianas são vacinas compostas pelos componentes difteria, tétano e coqueluche (*pertussis*).

A difteria é causada pela bactéria *C. diphtheriae* que, embora não seja invasiva, causa efeitos sistêmicos graves, ocasionados pela produção da toxina diftérica e pela disseminação hematogênica. Para prematuros os dados sugerem que a resposta imunológica é melhor quando se inicia a vacina tríplice aos 2 meses de vida, independentemente da idade gestacional.

Tétano é uma doença causada pela ação da exotoxina tetanospasmina, produzida pelo *Clostridium tetani*. O tétano neonatal já está praticamente eliminado no Brasil. A vacinação de gestantes teve papel de destaque no controle e redução no número de casos em recém-nascidos.

A coqueluche é uma doença respiratória aguda causada pela *Bordetella pertussis*. Os recém-nascidos e os prematuros são especialmente suscetíveis à doença em sua forma mais grave e, nessa faixa etária, a letalidade é alta. A vacinação de gestantes, introduzida no Brasil pelo PNI, reduziu significativamente o número de casos em bebês menores de 6 meses, especialmente os menores de 2 meses. No entanto, muitas crianças prematuras podem não estar protegidas porque a mãe não teve oportunidade de ser vacinada ou pela baixa transferência de anticorpos em função do parto prematuro.

As vacinas tríplices de células inteiras (DTPw) contêm diversos antígenos da *B. pertussis* e são mais reatogênicas. Por essa razão, sempre que possível, devem-se utilizar vacinas acelulares para os prematuros, com o intuito de minimizar os eventos adversos.

As apresentações disponíveis e licenciadas no Brasil atualmente para bebês a partir de 6 semanas de vida são as seguintes:

- Hexavalente acelular: vacina contra difteria, tétano, coqueluche, *Haemophilus influenzae* tipo b, hepatite B e poliomielite inativada: DTPa + Hib + HepB + VIP.
- Pentavalente acelular: vacina contra difteria, tétano, coqueluche, *Haemophilus influenzae* tipo b e poliomielite inativada: DTPa + Hib + VIP.
- Pentavalente células inteiras: vacina contra difteria, tétano, coqueluche, *Haemophilus influenzae* tipo b, hepatite B. Essa é a vacina utilizada no PNI: DTPw + Hib + HepB.

Elas estão disponíveis na rede privada e no PNI, através dos CRIE, para todo recém-nascido hospitalizado, por ocasião da idade da vacinação e para RN prematuros extremos (menor que 1.000 gramas ou 31 semanas de idade gestacional).

As doses serão recomendadas aos 2, 4 e 6 meses de idade cronológica. O reforço deve ser aplicado idealmente aos

15 meses de idade em prematuros, preferencialmente com vacina contendo o componente Hib. O PNI disponibiliza para prematuros hospitalizados as vacinas penta e hexavalente acelulares.

Em prematuros extremos, considerar o uso de analgésicos/antitérmicos profiláticos com o intuito de reduzir a ocorrência de eventos adversos, principalmente cardiorrespiratórios e convulsão.[14]

Vacina *Haemophilus influenzae* tipo b – Hib

O *Haemophilus influenzae* tipo b (Hib) é uma bactéria que atinge principalmente crianças até 5 anos, causando infecções de mucosa ou invasivas, como sepse e meningite.

Depois de implementar programas de vacinação abrangentes, vários países praticamente eliminaram as doenças causadas pelo Hib.

A vacinação do prematuro para Hib deve respeitar a idade cronológica, iniciando aos 2 meses de vida, de acordo com o calendário de vacinação da criança. O reforço da vacina deve ser aplicado aos 15 meses de vida.

O uso das vacinas combinadas a DTPa (DTPa-HB-VIP-Hib ou DTPa-VIP-Hib) são preferenciais, pois permitem a aplicação simultânea e se mostraram eficazes e seguras para os RNPT.

Vacina poliomielite

Os prematuros devem ser vacinados contra a poliomielite de acordo com a idade cronológica, iniciando aos 2 meses de vida, com mais duas doses aos 4 e 6 meses, além dos reforços entre 15 e 18 meses e aos 4 anos de idade, de acordo com o calendário de vacinação do PNI e da SBP.

Sempre que possível preferir as vacinas acelulares combinadas: DTPa-HB-VIP-Hib e DTPa-VIP-Hib.

- Vacina inativada poliomielite (VIP): é uma vacina inativada, trivalente e injetável, composta por partículas dos vírus da pólio tipos 1, 2 e 3. É disponível na apresentação isolada (VIP) ou combinada com outras vacinas: DTPaVIP/Hib e DTPa-VIP-HB/Hib (para crianças com menos de 7 anos) e dTpa-VIP (para crianças a partir de 3 anos, adolescentes e adultos).
- Vacina oral poliomielite (VOP): é uma vacina oral atenuada bivalente, composta pelos vírus da pólio tipos 1 e 3, vivos, atenuados. A VOP não deve ser administrada em bebês que se encontram hospitalizados.

Desde 2016, o PNI adota a vacina VIP nas três primeiras doses do primeiro ano de vida (aos 2, 4 e 6 meses de idade) e a VOP nos reforços e campanhas anuais de vacinação.

Vacina rotavírus

O rotavírus é uma das principais causas de gastroenterite em crianças, com elevada morbidade e mortalidade em todo o mundo. Atualmente, duas vacinas orais de rotavírus (VOR) vivos atenuadas estão licenciadas: a pentavalente (RV5; Rota Teq®, MSD) e a monovalente (RV1; Rotarix®, GSK). A eliminação do vírus vacinal ocorre nas fezes, bem como sua possível transmissão para crianças não vacinadas, o que poderia representar um grande problema dentro de UTI neonatais.

Por outro lado, sabe-se que o RNPT admitido na UTI neonatal apresenta, em consequência da relativa imaturidade imunológica e dos baixos níveis de anticorpos herdados da mãe, maior risco de gastroenterite grave causada pelo rotavírus após a alta hospitalar e até mesmo dentro das UTI neonatais.[15]

Existem muitas evidências que indicam a segurança e eficácia da VOR em RNPT a partir de 6 semanas de vida, no entanto, muitos desses prematuros, nascidos com peso inferior a 1.500 g não conseguem ser vacinados antes das 14 semanas de vida (idade máxima para início do esquema), em função da permanência na UTI neonatal, enquanto não adquirem peso suficiente para alta.

Alguns estudos com RNPT internados foram realizados com o objetivo de determinar se a vacina RV poderia ser aplicada com segurança em UTI neonatal. Não se observou nenhum achado anormal, incluindo febre, distensão abdominal, hematoquezia, intolerância alimentar e intussuscepção em RN vacinados ou seu contactantes, embora a eliminação dos vírus vacinais tenha sido detectada nas amostras de fezes coletadas após a primeira dose da vacina. Nos bebês não vacinados, nenhum genoma do vírus vacinal foi detectado em amostras de fezes.[16] No entanto, mais estudos são necessários para elucidar se a simples adoção de precauções padrão seriam suficientes para prevenir a disseminação de cepas de vírus vacinais dentro de UTI neonatal.

Quando o prematuro obtém alta em tempo hábil para fazer a vacinação, segue o mesmo esquema de crianças nascidas a termo.

Vacina Influenza

A influenza é uma doença infecciosa aguda, causada pelo vírus influenza, acarretando epidemias e eventualmente pandemias. Na maioria das pessoas a doença é autolimitada, mas sérias complicações secundárias podem se desenvolver em alguns indivíduos de risco.

A proteção contra a influenza, já indicada rotineiramente para lactentes, tem sua indicação reforçada no caso de bebês prematuros.[17] Nesse grupo, a morbidade e as taxas de hospitalização são muito elevadas, e as taxas de complicações e letalidade chegam a 10%, sendo ainda mais altas em recém-nascidos com patologias crônicas respiratórias, cardíacas, renais ou metabólicas. Na primovacinação são necessárias duas doses, com intervalo de um mês entre elas.

Uma estratégia importante é a vacinação da gestante, pois permite que haja a transferência de anticorpos ao bebê através da placenta. Contudo, no caso de RNPT, a transferência de anticorpos da classe IgG da mãe para o feto é pequena ou nula, dependendo da idade gestacional. Entretanto, se a mãe for vacinada antes ou imediatamente após o parto, os benefícios para a criança podem se dar pelo menor risco de contaminação.

Zaman et al. demonstraram a redução de casos de influenza em lactentes quando suas mães foram vacinadas na gestação.[17] A proteção indireta também ocorre quando são vacinados pais, irmãos, outros familiares, cuidadores e profissionais de saúde que lidam com o pré-termo.

Vacinas meningocócicas

O meningococo (*Neisseria meningitidis*), entre os patógenos causadores de meningite bacteriana, causa doença endêmica e epidêmica com constantes mudanças em sua epidemiologia.

Os sorogrupos B, C, W e Y continuam sendo os principais causadores da doença meningocócica no Brasil, mas desde 2010 a frequência de casos associados ao sorogrupo C vem diminuindo no país, especialmente na população vacinada, após a incorporação da vacina meningocócica conjugada C pelo PNI. Sendo assim, a meningite B, proporcionalmente, tornou-se a causa mais frequente em crianças menores de 5 anos de idade nos últimos anos.

O RNPT deve receber as vacinas meningocócicas de acordo com sua idade cronológica, como qualquer criança nascida a termo.

No Brasil, diferentes vacinas meningocócicas conjugadas estão licenciadas para crianças: meningocócica C, meningocócica ACWY-CRM e meningocócica ACWY-TT.

Para todas as vacinas meningocócicas conjugadas estão recomendados dois reforços: entre 5 e 6 e aos 11 anos de idade (ou 5 anos após a última dose), tendo em vista a perda rápida de proteção.[18]

No PNI está disponível a vacina conjugada meningocócica C, recomendada aos 3 e 5 meses, com reforço aos 12 meses de vida. Um reforço com a vacina ACWY é disponibilizado entre 11 e 12 anos.

Para o meningococo B são recomendadas duas doses da vacina no primeiro ano de vida, aos 3 e 5 meses de idade, além de um reforço entre 12 e 15 meses pelo menos 6 meses após o esquema primário.[19]

Tríplice viral e tetra viral

O sarampo ainda é uma doença comum em regiões com cobertura vacinal insatisfatória. Em 2018, o Brasil enfrentou a reintrodução da doença, que se mantém circulando. O controle da transmissão e a erradicação global do sarampo são factíveis, mas a extrema contagiosidade requer que boa parte da população mundial esteja imunizada.

A caxumba é uma doença viral que se caracteriza pelo aparecimento de edema na região das parótidas. A proteção conferida pelas vacinas caxumba varia entre 54 e 91%.

A rubéola é uma doença causada por um RNA vírus da família *Togaviridae*. Desde 2010, o Brasil não registra mais casos de rubéola congênita. O risco de ocorrência de malformações congênitas, em crianças cujas mães apresentaram rubéola sintomática na gestação, varia conforme a idade gestacional de aparecimento da doença, sendo mais elevado nas primeiras 12 semanas de gestação, em que o risco pode chegar a 85%.[20]

A varicela é causada pelo vírus varicela zóster (VVZ), pertencente à família *Herpesviridae*. É de alta contagiosidade. Nos imunocomprometidos, o número de lesões cutâneas costuma ser maior, assim como as taxas de complicações e, nesse aspecto, a preocupação com os bebês menores de 1 ano, especialmente prematuros, é maior. Assim, é desejável que indivíduos suscetíveis, que convivem com crianças menores de 1 ano de idade, estejam adequadamente imunizados.

A varicela em gestantes também é muito preocupante. Mulheres que contraem a varicela 5 dias antes ou até 2 dias após o parto oferecem entre 17 e 30% de risco de varicela grave no recém-nascido, sendo que nessa situação está recomendado o uso, no RN, de imunoglobulina específica precocemente.[21]

A combinação das vacinas contra sarampo, rubéola e caxumba recebe o nome de tríplice viral (SCR) e quando acrescida do componente varicela, recebe o nome de tetra viral (SCRV)[21].

Febre amarela

A febre amarela (FA) é doença infecciosa febril, aguda e grave, para a qual não há ainda tratamento específico, causado por um vírus da família *Flaviviridae*. A principal forma de proteção é a vacinação com vacinas de vírus vivos atenuados.

A vacinação do prematuro com FA segue as mesmas recomendações que as crianças nascidas a termo, ou seja, devem ser vacinadas a partir de 9 meses de idade cronológica.

Hepatite A

A hepatite A é uma doença cuja epidemiologia está em constante transição. A vacina deve ser dada ao prematuro, de acordo com sua idade cronológica, ou seja, a partir de 1 ano de idade.

Embora o PNI disponibilize a vacina em dose única aos 12 meses de idade, a SBP recomenda duas doses da vacina hepatite A, a partir de 1 ano de idade, com intervalo de 6 meses entre elas.

PROTEÇÃO INDIRETA

Além da vacinação do RNPT, outras medidas devem ser tomadas no intuito de prevenir doenças nesse grupo de pacientes. Aleitamento materno, não exposição ao tabaco, retardo no início de frequência a escolas e creches e vacinação em dia são fatores de diminuição de risco de aquisição de doenças respiratórias em prematuros.

Os pais, os irmãos e os cuidadores, inclusive os profissionais de saúde que lidam com o prematuro, devem estar imunizados contra coqueluche, difteria, influenza, sarampo e varicela, reduzindo assim a transmissão desses agentes ao RNPT.

A vacinação da gestante com dTpa e influenza deve ser indicada durante o pré-natal, porém, como isso nem sem-

pre ocorre, vale ressaltar que o esquema vacinal da mãe pode ser atualizado no puerpério imediato, incluindo a imunização contra sarampo, caxumba, rubéola e varicela, se suscetível, a fim de beneficiar não apenas a mãe, mas também o RN.

A completa assistência ao RNPT, pelos neonatologistas e pediatras, envolve a imunização do RN e de todos seus contatos, e já deve ser iniciada ainda na unidade neonatal.

CONCLUSÃO

A imunização do recém-nascido prematuro é ferramenta crucial na proteção contra diversas doenças que acometem de maneira mais grave essa população. Coqueluche, influenza, vírus sincicial respiratório e infecções pneumocócicas merecem especial atenção em sua profilaxia. O calendário de vacinação do prematuro deve ser cumprido de acordo com a sua idade cronológica e os atrasos devem ser evitados, a vacinação dentro das unidades neonatais e dos comunicantes domiciliares não podem ser negligenciadas.

REFERÊNCIAS BIBLIOGRÁFICAS

1. Sociedade Brasileira de Pediatria. Programa de Educação Continuada em Pediatria – PRONAP – Imunizações: Vacinação do Prematuro. Ciclo XX – 20/2017:15-30.
2. Chang LY. Rotavirus in the Neonatal Intensive Care Unit: Different Clinical Characteristics in Premature Neonates. Pediatr Neonatol. 2012; 53:1.
3. Jmaa WB, Hernández AI, Sutherland MR, Cloutier A, Germain N, Lachance C, et al. More Cardio-respiratory Events and Inflammatory Response After Primary Immunization in Preterm Infants < 32 Weeks Gestational Age: A Randomized Controlled Study. Pediatr Infect Dis J. 2017; 36:988-94.
4. Montague EC, Helsinki JA, Williams HO, McCracken CE, Giannopoulos HT, Piazza AJ. Respiratory decompensation and Immunization of preterm infants. Pediatrics. 2016;137: e20154225.
5. Brasil. Ministério da Saúde. Secretaria de Vigilância em Saúde. Departamento de Vigilância das Doenças Transmissíveis. Manual de Normas e Procedimentos para Vacinação/Ministério da Saúde, Secretaria de Vigilância em Saúde, Departamento de Vigilância das Doenças Transmissíveis. – Brasília: Ministério da Saúde, 2014. 176 p.: il
6. Calendário de Imunização SBIm do Prematuro 2021/2022. Disponível em https://sbim.org.br/images/calendarios/calend-sbim-prematuro.pdf. Acesso em 21 de julho de 2021.
7. Sadeck LS, Ramos JL. Resposta imune à vacinação contra a hepatite B em recém-nascidos pré-termo no primeiro dia de vida. J Pediatr (Rio J). 2004; 80:113-8.
8. Sociedade Brasileira de Pediatria (SBP). Calendário de vacinação da criança e do adolescente 2021. Disponível em: https://www.sbp.com.br/especiais/pediatria-para-familias/vacinas/calendario-vacinal-do-bebe-prematuro. Acesso em 21 de julho de 2021.
9. Freitas AR, Donalisio MR. Respiratory syncytial virus seasonality in Brazil: implications for the immunisation policy for at-risk population. Mem Inst Oswaldo Cruz. 2016;111: 294-301.
10. Stein RT, Bont LJ, Zar H, Polack FP, Park C, Claxton A, et al. Respiratory Syncytial Virus Hospitalization and Mortality: Systematic Review and Meta-Analysis. Pediatric Pulmonol. 2017;52:556-69.
11. Hammitt LL, Dagan R, Yuan Y, Cots MB, Bosheva M, Madhi AS, et al. Nirsevimab for Prevention of RSV in Healthy Late Preterm and Term Infants. N Engl J Med. 2022;386(9):837-46.
12. Kent A, Ladhani SN, Andrews NJ, Scorrer T, Pollard AJ, Clarke P, et al. Schedules for Pneumococcal Vaccination of Preterm Infants: An RCT. Pediatrics 2016;138(3): e20153945.
13. Kampmann B, Madhi SA, Munjal I, Simões EAF, Pahud BA, Llapur C, et al. & for the MATISSE Study Group. Bivalent prefusion F vaccine in pregnancy to prevent RSV disease in infants. New England Journal of Medicine. 2023;388(15):1451-64.
14. Kfouri RA. Controvérsias em Imunizações - 2018. Coordenadores Renato de Ávila Kfouri e Guido Carlos Levi. São Paulo: Segmento Farma; 2018. p.65
15. SBIM. (n.d.). Seu Calendário: Prematuro. Sociedade Brasileira de Imunizações. Recuperado de https://familia.sbim.org.br/seu-calendario/prematuro.
16. Esposito S, Pugni L, Mosca F, Principi N. Rotarix® and RotaTeq® administration to preterm infants in the neonatal intensive care unit: Review of available evidence. Vaccine. 2018;36:5430-4.
17. Zaman K, Roy E, Arifeen SE, Rahman M, Raqib R, Wilson E, et al. Effectiveness of maternal influenza immunization in mothers and infants. N Engl J Med. 2008;359:1555-64.
18. Burger M. Controvérsias em Imunizações – 2017/ Coordenadores Renato de Ávila Kfouri e Guido Carlos Levi. São Paulo: Segmento Farma; 2018. p.73
19. Martinón-Torres F, Safadi MAP, Martinez AC, Marquez PI, Torres JCT, Weckx LY, et al. Reduced schedules of 4CMenB vaccine in infants and catch-up series in children: Immunogenicity and safety results from a randomised open-label phase 3b trial. Vaccine. 2017; 35:3548-57.
20. Atualizações, orientações e sugestões sobre imunizações. Editor Vicente Amato Neto. São Paulo: Segmento Farma; 2011.
21. Bricks LF, Sato HK, Oselka GW. Varicella vaccines and measles, mumps and varicella vaccine. J Pediatr (Rio J) 2006; 82(3 Suppl): S101-8.

CAPÍTULO 4

VACINAÇÃO DA GESTANTE NA PREVENÇÃO DO LACTENTE

Heloisa Ihle Garcia Giamberardino
Renato de Ávila Kfouri
Ricardo Queiroz Gurgel

AO FINAL DA LEITURA DESTE CAPÍTULO, O PEDIATRA DEVE ESTAR APTO A:

- Reconhecer as especificidades da resposta imune na gestação.
- Identificar as vacinas recomendadas nesse período.
- Conhecer o calendário vacinal atualizado da gestante.
- Avaliar os benefícios da vacinação da gestante para os lactentes.

INTRODUÇÃO

A vacinação de gestante é tema que vem ganhando importância nas últimas décadas. Não só pela proteção conferida à grávida contra doenças graves, mas também pela transferência de anticorpos maternos com potencial proteção ao recém-nascido (RN).

Infecções maternas durante a gestação estão associadas a morte fetal, malformações, atraso do crescimento intrauterino, parto prematuro, rotura prematura de membranas, infecções neonatais e manifestações tardias, ao longo da infância e da adolescência. Muitas dessas infecções são imunopreveníveis e, quando estratégias de imunização são adequadamente implantadas, asseguram uma gestação livre de várias complicações a elas associadas[1].

Além das vacinas rotineiramente recomendadas, na recente pandemia da COVID-19 causada pelo SARS-CoV-2, o relato do risco aumentado de agravamento da doença na gestante torna prioritária sua imunização, uma vez disponíveis vacinas para essas mulheres[2].

VACINAÇÃO DA GESTANTE – CONQUISTAS E DESAFIOS

Mulheres que estão planejando engravidar, ou que já estejam grávidas, tornam-se mais receptivas à imunização principalmente quando informadas do objetivo de tornar o período gestacional o mais seguro e saudável possível. Programas já consagrados há décadas, como a vacinação contra tétano e influenza, e novos programas como a prevenção da coqueluche e da hepatite B, são estratégias preconizadas, porém nem sempre de fácil adesão.

Ainda há baixas taxas de adesão à vacinação pré-natal, especialmente entre gestantes com baixo nível socioeconômico, baixa escolaridade, alguns grupos raciais e étnicos, e de comportamentos alternativos. Também alguns novos usos de vacinas podem não ser disponíveis no Sistema Único de Saúde ou reembolsados pelos planos de saúde suplementar. Alguns motivos justificam a baixa adesão pelas vacinas: a falta de informação sobre a suscetibilidade e o maior potencial de gravidade que algumas infecções podem acarretar à gestante, o receio dos possíveis efeitos colaterais, os prejuízos ao feto e a falta de informação sobre os reais benefícios que a vacina materna proporciona ao feto e ao RN. Por essa razão, o tema de imunizações na pré-concepção, na gestação e no puerpério deve ser abordado nas consultas de ginecologia, obstetrícia e pediatria. Estes são momentos ímpares na vida da mulher e devem ser valorizados por todos os profissionais de saúde, em especial pelos ginecologistas-obstetras, os quais devem incluir as imunizações como parte de sua prática clínica, e principalmente pelos pediatras, protagonistas na orientação e aconselhamento vacinal da família[3].

RESPOSTA IMUNE MATERNA E TRANSFERÊNCIA DE ANTICORPOS

Resposta imune materna

A gravidez está associada a um estado imunológico singular, pois o sistema imunológico materno precisa "tole-

rar" o feto de forma similar a um aloenxerto. Dessa forma, ocorrem alterações na fisiologia da imunidade da gestante, entre estas a indução de produção de citocinas pró e anti-inflamatórias denominadas *Th2-type state*, além do aumento progressivo da progesterona e do estradiol, os quais, em conjunto, levam a uma redução da imunidade celular na gestante. Como resultado, algumas infecções são mais graves em mulheres grávidas do que em mulheres não grávidas[1].

Transferência de anticorpos

O transporte transplacentário de anticorpos é regulado pelo receptor Fc neonatal (FcRn), e este sistema é altamente seletivo para os anticorpos IgG, praticamente excluindo outras classes de imunoglobulinas, como IgE, IgM e IgA.

Os receptores FcRns são expressos por meio das células sinciciotrofoblásticas, atuando como receptores "chave" para a transferência transplacentária de IgG. A transferência da IgG materna inicia durante o primeiro trimestre de gestação e já pode ser detectada no cordão umbilical entre 8 e 10 semanas de gestação, com aumento progressivo estimado em 10% da concentração materna entre 17 e 22 semanas de gestação, atingindo aproximadamente 50% dos níveis de concentração materna ao redor de 30 semanas de gestação. Em gestações saudáveis e a termo, os níveis de IgG no sangue do cordão umbilical frequentemente excedem os níveis do soro materno no momento do parto. Assim, embora a IgG materna seja transferida pela placenta durante todo o período gestacional, a maior parte da transferência ocorre no último trimestre da gestação, atingindo 100% no neonato a termo.

Dentre os anticorpos IgG, o IgG isotipo 1 é o mais efetivamente transportado, seguido por IgG2, IgG3 e IgG4. Vacinas baseadas em proteínas, como a antitetânica, tendem a induzir predominantemente IgG1, enquanto as vacinas polissacarídicas, como a pneumocócica, tendem a induzir a produção de IgG2. Da mesma forma, a exposição ao HIV intraútero influencia na redução de anticorpos específicos por vacina, como as vacinas para componente pertussis e pneumococo[4].

Durante as primeiras semanas ou meses de vida, os anticorpos maternos reduzem de forma exponencial, por isso a importância em se iniciar o esquema vacinal de rotina na faixa etária preconizada. Por outro lado, sabe-se que altas concentrações de anticorpos maternos induzidos por vacina podem interferir na resposta imune humoral do neonato, com inibição da geração de anticorpos após sua própria vacinação e consequentemente títulos de anticorpos mais baixos. Entretanto, essa interferência é temporária e afeta principalmente a imunidade humoral (linfócitos B) após a vacinação primária e em menor escala após a vacinação de reforço. Ainda não está totalmente esclarecido se altas concentrações de anticorpos maternos também afetariam as respostas imunes celulares em neonatos. Além disso, as consequências clínicas, caso existam, podem variar conforme a vacina e a doença[5].

Proteção materno-fetal e momento ideal para a vacinação

O momento da imunização materna pode variar conforme o objetivo: proteção da mãe, proteção do neonato ou de ambos, e também conforme a dinâmica dos anticorpos: cinética da resposta materna à vacinação, eficiência, tempo de transferência de IgG e meia-vida dos anticorpos. Portanto, conforme a vacina e o momento da vacinação materna, os níveis ideais de anticorpos no neonato podem variar.

VACINAS RECOMENDADAS PARA GESTANTES

As vacinas recomendadas de rotina durante a gestação são: influenza, tétano, difteria e pertussis acelular, e a vacina da hepatite B, se gestante não vacinada previamente. Nas Américas, a imunização materna com toxoide tetânico alcançou literalmente a eliminação do tétano neonatal, com aprovação da vacina. Estas recomendações foram chanceladas pelos órgãos regulatórios mundiais, como *The Advisory Committee on Immunization Practices* (ACIP), dos Estados Unidos, e no Brasil pelo Programa Nacional de Imunizações (PNI), órgão do Ministério da Saúde[6].

Vacinas combinadas com o componente coqueluche

Com o conhecimento atual da redução do tempo de proteção para o componente pertussis da vacina tríplice bacteriana e com a epidemiologia demonstrando número crescente de casos de coqueluche, principalmente nos últimos 10 anos, essa vacina tem importância fundamental. A coqueluche é uma doença grave, principalmente quando acomete lactentes nos primeiros 3 meses de vida, período associado ao maior número de óbitos. Além disso, até os 2 meses de idade, o lactente está totalmente vulnerável à coqueluche. Essa doença é transmitida por meio de gotículas respiratórias de indivíduos infectados próximos. Para garantir proteção máxima para os lactentes, ainda no início do esquema vacinal, é preconizado que a gestante receba, após a 20ª semana de gestação, uma dose da vacina tríplice bacteriana acelular do tipo adulto, a cada gravidez[7,8]. A vacina dTpa aplicada após a 20ª semana de gestação é suficiente para induzir proteção contra o tétano neonatal em gestantes com história prévia de imunização completa (3 doses) com vacinas contendo o componente tetânico, ou que tenham recebido duas doses de dT previamente. Em casos de história vacinal incompleta, com apenas uma dose de dT, recomenda-se uma dose de dT após o primeiro trimestre e uma dose de dTpa após a 20ª semana de gestação. Nos casos de histórico de vacinação não realizada ou desconhecida, recomendam-se duas doses de dT – a primeira no início da gestação e a segunda dose após 4 semanas, e a terceira dose deve ser realizada com a vacina combinada dTpa, após a 20ª semana de gestação. Mulheres que não receberam a vacina dTpa durante a gravidez devem ser imunizadas no período pós-parto imediato.

Mudanças epidemiológicas nos últimos anos indicam que a coqueluche é uma doença de todas as idades, podendo apresentar-se com quadro clínico atípico, com tosse prolongada por mais de 14 dias em adolescentes e adultos, muitas vezes subdiagnosticada e não abordada como preconizado. Desta forma, representam fonte de transmissão da doença para crianças no primeiro ano de vida. A estratégia de imunização, denominada casulo ou *cocoon* (palavra de origem inglesa), contempla todos os familiares que potencialmente cercam a criança e que, portanto, representam o maior risco de transmitir a doença no ambiente doméstico, que é considerado a principal unidade epidêmica da doença. Inclui além da mãe, pai, irmãos, avós, cuidadores e outros contatos próximos. Vale lembrar que o PNI contempla a vacina dTpa para gestantes e puérperas até 45 dias, e a partir de 2020 passou a disponibilizar a vacina também para profissionais da saúde e parteiras tradicionais. A vacinação de rotina com dTpa durante a gestação reduz em cerca de 90% o risco de a criança contrair a coqueluche[9,10] nos primeiros meses de vida.

Vacina influenza

O vírus influenza é um vírus RNA, pertencente à família Orthomyxoviridae e classificado em três tipos: A, B e C. As epidemias sazonais de influenza são causadas pelos tipos A e B, e o influenza tipo C causa doença esporádica, não sendo incluído nas vacinas. O influenza A é subclassificado em dois subtipos, conforme seu antígenos de superfície, hemaglutinina (HA) e a neuraminidase (NA). Estes antígenos, em especial a HA, são determinantes para a virulência e para a imunidade. O influenza tipo B é classificado em duas linhagens, Yamagata e Victória. As principais modificações genéticas dos vírus influenza ocorrem por meio de duas formas de mutações:

- *Shift*: mudança maior com troca dos segmentos de genes na mutação, resultando em um novo subtipo. Esta mudança é a responsável pelas pandemias por influenza.
- *Drift*: são mudanças menores com uma mutação no gene, no mesmo subtipo, e esta mutação está relacionada às epidemias.

A influenza pode ser particularmente mais grave em gestantes, com risco de hospitalização quatro vezes ou mais elevado comparado a mulheres não grávidas. As mudanças físicas e hormonais que ocorrem durante a gestação resultam em aumento da frequência cardíaca, aumento do consumo de oxigênio e redução da capacidade pulmonar, todos fatores combinados, tornam a gestante muito mais suscetível aos riscos potenciais de complicação da influenza. Esse risco aumenta de forma exponencial conforme progride a gestação e pode ainda ser maior se a gestante possuir comorbidades como: asma, diabetes, hipertensão arterial, imunossupressão, entre outras. Em 2009, apesar de as gestantes representarem 1% da população nos Estados Unidos, 5% dos óbitos por H1N1 ocorreram nesta população, sendo que 91% destes no segundo e terceiro trimestres de gestação[11,12].

Os fetos também sofrem. O processo inflamatório e febril materno que acompanha a infecção por influenza contribui para maiores taxas de aborto espontâneo, óbito fetal e prematuridade. Alguns estudos também associam influenza materna com malformações congênitas, como lábio leporino, fenda palatina, cardiopatias congênitas e defeitos do tubo neural.

No Brasil, existem diversas formulações da vacina influenza, dependendo do fabricante, sendo que todas as apresentações disponíveis são baseadas na plataforma de vírus inativado. A eficácia protetora varia conforme a faixa etária, porém a partir dos 2 anos de idade pode alcançar taxas entre 50 e 95%. A duração da proteção está em torno de 6 a 12 meses, sendo necessária a revacinação anual para todas as populações. Portanto, a vacina está recomendada nos meses do período sazonal da circulação do vírus, inclusive no primeiro trimestre de gestação, e, sempre que possível, a vacina quadrivalente é preferível em relação à vacina influenza trivalente[13-15].

Vacina hepatite B

A hepatite B é causada pelo vírus da hepatite B (VHB) e tem como principal via de transmissão o sangue ou fluidos corporais, apesar de o antígeno de superfície do VHB (HBsAg) também ser detectado em múltiplos fluidos corporais, como leite materno, saliva, lágrimas, entre outros.

A transmissão perinatal é altamente eficiente e ocorre em razão da exposição ao sangue materno contaminado durante o parto. Sem a profilaxia pós-exposição, o risco de transmissão para o recém-nascido (RN) é de 70 a 90% nas gestantes com HBsAg e antígeno do VHB (HBeAg marcador de alta transmissibilidade com altas cargas virais) positivos e de 5 a 20% para RN de mães com apenas HBsAg positivo. Já o risco de transmissão intraútero ocorre em menos de 2% das gestações[1].

A utilização da vacina hepatite B durante a gestação não apresenta eventos adversos quanto ao desenvolvimento fetal, sendo extremamente segura. Como a infecção pelo VHB pode resultar em doença grave para a gestante, além de riscos de parto prematuro, RN com baixo peso ao nascimento e, caso ocorra transmissão perinatal o risco de doença hepática crônica para o neonato, a vacinação de gestantes suscetíveis deve ser realizada de forma rotineira.

Para RN filhos de mães portadoras do VHB, deve-se administrar a imunoglobulina contra hepatite B (HBIG) e uma dose da vacina hepatite B nas primeiras 12 horas de vida; este esquema apresenta 95% de efetividade na prevenção da transmissão do VHB para o neonato[1,6].

A vacina hepatite B é composta pelo antígeno do VHB, HBsAg recombinante, produzido pela levedura *Saccharomyces cerevisiae*, na formulação de adultos com quantidade média entre 20 e 40 µg, associado a um dos adjuvan-

tes fosfato de alumínio ou hidróxido de alumínio[1]. O esquema vacinal é de três doses, com intervalo de 1 mês entre a primeira e segunda, e de 6 meses entre a primeira e a terceira dose (esquema 0-1-6 meses)[6].

Vacina COVID-19

Gestantes apresentam risco aumentado para desenvolver formas graves da COVID-19 (pelos mesmos riscos citados para influenza) em comparação com mulheres não grávidas, podendo levar a hospitalização, cuidados intensivos, necessidade de ventilação mecânica e até óbito em maior frequência. Além disso, as grávidas com COVID-19 apresentam risco aumentado de parto prematuro e óbito fetal.

Estudos que incluíram centenas de milhares de pessoas em todo o mundo mostram que a vacinação contra a COVID-19 antes e durante a gravidez é segura, eficaz e benéfica tanto para a mulher grávida como para o bebê.

As vacinas recomendadas na gestação são as vacinas inativadas ou as vacinas de RNA mensageiro (mRNA). Receber vacinas mRNA contra a COVID-19 durante a gravidez reduz riscos de hospitalização devido à COVID-19 dos bebês com menos de 6 meses. Esses estudos mostram que a maioria dos bebês hospitalizados com COVID-19 nasceu de grávidas que não foram vacinadas durante a gravidez.

As mulheres que estão amamentando também devem se manter em dia com a vacinação contra a COVID-19.

Em 2024, o Ministério da Saúde (MS) passou a adotar uma nova estratégia para a vacinação contra a COVID-19, que visa priorizar a imunização daquelas pessoas mais suscetíveis a casos graves e mortes pela doença, como idosos, gestantes e puérperas, imunodeprimidos, crianças e pessoas com comorbidades.

O preconizado pelo MS é que devem receber uma dose da vacina bivalente a cada seis meses as pessoas de 60 anos ou mais, pessoas imunocomprometidas, gestantes e puérperas que receberam uma última dose da vacina monovalente ou bivalente há mais de seis meses, independentemente do número e tipo de dose já realizada.

VACINAS CONTRAINDICADAS PARA GESTANTES

As vacinas desenvolvidas a partir de vírus vivos atenuados causam viremia e por isso são geralmente contraindicadas para o uso durante a gravidez, pelo risco teórico de teratogenicidade. São principalmente as vacinas tríplice viral, varicela, HPV e dengue. Também a vacina febre amarela, a princípio, não está indicada, a não ser que uma decisão clínica considere que o risco de contaminação pelo vírus é maior que o possível risco da vacina. Situações de uso em massa de algumas dessas vacinas incluiu, na maior parte das vezes inadvertidamente, o seu uso em gestantes. Estudos posteriores com as vacinas sarampo, rubéola e febre amarela não detectaram alterações gestacionais ou aumento de malformações nos recém-nascidos advindos da vacinação na gestação. Dentre as gestantes consideradas suscetíveis no momento da vacinação, 1.797 (77,1%) dos seus conceptos foram avaliados sorologicamente e 63 (3,5%) apresentaram IgM reagente para rubéola. Durante o seguimento não se observou nenhum aumento de malformações ou condições que possam estar ligadas ao uso da vacina.[6,17,18]

VACINAS QUE PODEM SER CONSIDERADAS NA GESTAÇÃO

Algumas vacinas inativadas podem ser administradas durante a gestação em situações específicas, em função da presença de fatores de risco ou devido a razões epidemiológicas que justifiquem (epidemias ou surtos e viagens).

Gestantes transplantadas, oncológicas ou portadoras de algum quadro de imunossupressão, asplênicas ou em uso de medicamentos imunossupressores podem se beneficiar da vacinação pneumocócica, hepatite A, meningocócicas, entre outras.

Cada caso deve ser avaliado individualmente e a situação vacinal prévia da mulher deve ser sempre considerada[6,18].

NOVAS PERSPECTIVAS NA VACINAÇÃO DE GESTANTES

Além das vacinas já consagradas e indicadas para uso na gestação (tétano, coqueluche e influenza), várias novas vacinas candidatas estão em desenvolvimento para uso em mulheres grávidas. Infecção por outros patógenos, como vírus da dengue e vírus Zika, durante o período gestacional está associada a eventos fetais adversos graves, e assim, vacinas representam estratégia preventiva extremamente importante. Mas é principalmente contra estreptococo do grupo B (EGB) e vírus sincicial respiratório (VSR) que os estudos de vacinas para o uso na gestação estão mais avançados[19,20]. A colonização por EGB em mulheres grávidas está associada a aumento do risco de parto prematuro, asfixia ao nascimento, natimorto e doença invasiva por EGB em recém-nascidos durante a primeira semana de vida (doença de início precoce). Recém-nascidos de mães colonizadas pelo EGB têm maior risco de desenvolver meningite e sepse, mesmo com o uso precoce de antibiótico intraparto. Casos de sepse e pneumonias graves podem ocorrer, principalmente aqueles de início mais tardio (7 a 90 dias após o nascimento), além de poder interferir na constituição da microbiota do RN. Por causa da maior ocorrência do EGB em países com menor condição socioeconômica, o desenvolvimento de vacinas EGB para imunização de grávidas foi identificado como uma prioridade pela OMS para uso em países de média e baixa renda (LMICs). Vacinas em diversas plataformas estão em desenvolvimento com boas perspectivas próximas. Uma vacina pentamérica com replicação interrompida, uma vacina com adjuvante baseada em

glicoproteína B, vacinas de vetores virais, vacinas de RNA e uma vacina com plasmídeo de DNA estão em desenvolvimento, algumas em fase II/III (Moderna ClinicalTrials. gov identifier: NCT04232280 e NCT05085366). Vacinas baseadas no polissacarídeo capsular da maioria das cepas comuns do EGB conjugadas a uma proteína transportadora são as candidatas mais estudadas e promissoras.

O vírus sincicial respiratório (VSR) é a causa mais comum de infecções respiratórias graves do trato respiratório baixo em crianças menores de 2 anos de idade em todo o mundo, mas com uma carga desproporcional de doenças em países em desenvolvimento, em razão de sua maior taxa de letalidade nesses locais. Prematuros e crianças com doença cardíaca ou pulmonar crônica grave subjacente estão em maior risco de infecção grave por VSR, podendo levar a hospitalização e morte.

No entanto, novos anticorpos monoclonais humanos, o mais recentemente aprovado e disponibilizado, o nirsevimabe, que é um composto recombinante, neutralizante de imunoglobulina G1 kappa direcionado à conformação de pré-fusão da proteína de fusão (F) do VSR. Ele se liga à proteína F para prevenir a entrada do vírus nas células. O nirsevimabe também tem três aminoácidos substituídos, o que resulta em meia-vida estendida, prolongando, portanto, a duração de sua ação protetora. O nirsevimabe mostrou maior redução da carga viral pulmonar em modelos animais. Além disso, o nirsevimabe foi concebido como uma imunização passiva de dose única de 5 meses, o que cobre boa parte do período de maior coerência sazonal do VSR anualmente. Em estudo Fase IIb o Nirsevimabe teve eficácia para a atendimento médico por infecção respiratória aguda por VSR, o desfecho primário do estudo, significativamente inferior, de 70,1% (IC95%: 52,3-81,2, $p < 0,0001$) – incidência de 2,6% no grupo nirsevimabe contra 9,5% no grupo placebo.[12]

Dessa forma, torna-se necessário o desenvolvimento de uma vacina que proteja os recém-nascidos e crianças nos primeiros 6 meses de vida, quando são mais vulneráveis para desenvolver formas graves da doença. A estratégia da vacinação materna parece ser a mais indicada.

SEGURANÇA DAS VACINAS NA GESTAÇÃO

A vacinação durante a gestação tem prioridade em uma abordagem que considera a imunização ao longo da vida e talvez seja a única imunização pela qual duas gerações se beneficiam diretamente de uma única vez e de forma eficiente.

No entanto, ainda há alguns questionamentos sobre a segurança da vacinação durante a gravidez. A maior parte dessas dúvidas dizem respeito às possíveis repercussões no feto e RN, além de possíveis efeitos para a gestante. Vacinas que são compostas por microrganismos inativados (dTpa, e influenza) já têm segurança bastante conhecida. Embora contraindicadas, uma revisão recente avaliou a segurança do uso de vacinas com microrganismos vivos atenuados da varicela, rubéola, poliovírus, febre amarela e dengue em gestantes, somente encontrando possível resultado desfavorável para a vacina da varicela. Assim, os dados apontam que os benefícios são evidentes e superam largamente alguns eventos adversos existentes para as vacinas atualmente preconizadas na gestação[6].

Vale destacar que ainda há muito o que se avançar na vacinação das gestantes, principalmente porque a maior parte dos estudos clínicos que aprovam novas vacinas exclui a possibilidade de mulheres grávidas participarem.

Há uma importante iniciativa do Instituto de Saúde Americano (NIH) – *Task Force on Research Specific to Pregnant Women and Lactating Women* (PRGLAC) – que, desde 2018, vem promovendo e incentivando a maior liberação de estudos de vacinas em mulheres grávidas. Assim recomendam[22]:

1. Incluir e integrar mulheres grávidas e lactantes na agenda de pesquisa clínica, retirando-as da condição de grupo vulnerável.
2. Aumentar a quantidade, qualidade e oportunidade da pesquisa sobre segurança e eficácia de produtos terapêuticos usados por mulheres grávidas e lactantes, envolvendo mais recursos e adaptando regulações para contemplar essas participantes.
3. Expandir a força de trabalho de médicos e pesquisadores com experiência em farmacologia obstétrica e de lactação e terapêutica, promovendo boas pesquisas básicas e clínicas na área.
4. Remover as barreiras regulatórias à pesquisa em mulheres grávidas, que são indivíduos autônomos e podem tomar decisões de consentimento por si em benefício do seu filho.
5. Criar campanhas de conscientização pública para envolver o público e os profissionais de saúde na pesquisa sobre mulheres grávidas e lactantes.
6. Desenvolver e implementar estratégias de comunicação baseadas em evidências com profissionais de saúde sobre informações relevantes para pesquisas em mulheres grávidas e lactantes.
7. Reduzir a responsabilidade para facilitar uma base de evidências para novos produtos terapêuticos que podem ser usados por mulheres que estão, ou podem vir a estar, grávidas e por mulheres lactantes.
8. Desenvolver programas para impulsionar a descoberta e o desenvolvimento de novos produtos terapêuticos para condições específicas de mulheres grávidas e lactantes.
9. Implementar uma abordagem proativa para o desenvolvimento de protocolos e desenhos de estudo para incluir mulheres grávidas e lactantes na pesquisa clínica.
10. Alavancar estruturas existentes e apoiar novas infraestruturas/colaborações para realizar pesquisas em mulheres grávidas e lactantes.

Outras recomendações ainda poderão ser possíveis, mas as já citadas são muito favoráveis para que seja factível ampliar a pesquisa em mulheres grávidas e lactantes com a

CALENDÁRIO VACINAL DA GESTANTE

Os comentários devem ser consultados.

VACINAS COVID-19 – Acesse os dados atualizados sobre a disponibilidade de vacinas e os grupos contemplados pelo PNI em: sbim.org.br/covid-19

Recomendações da Sociedade Brasileira de Imunizações (SBIm) – 2021/2022

Vacinas	Esquemas e recomendações		Comentários	DISPONIBILIZAÇÃO DAS VACINAS	
				Gratuitas nas UBS*	Clínicas privadas de vacinação
RECOMENDADAS					
Tríplice bacteriana acelular do tipo adulto (difteria, tétano e coqueluche) – dTpa ou dTpa-VIP Dupla adulto (difteria e tétano) – dT	**Histórico vacinal**	**Conduta na gestação**	• A dTpa está recomendada em todas as gestações, pois além de proteger a gestante e evitar que ela transmita a *Bordetella pertussis* ao recém-nascido, permite a transferência de anticorpos ao feto protegendo-o nos primeiros meses de vida até que possa ser imunizado. • Mulheres não vacinadas na gestação devem ser vacinadas no puerpério, o mais precocemente possível. • Na indisponibilidade de dTpa, pode-se substituí-la pela dTpa-VIP, ficando a critério médico o uso *off label* em gestantes.	SIM, dT e dTpa	SIM, dTpa e dTpa-VIP
	Previamente vacinada, com pelo menos três doses de vacina contendo o componente tetânico.	Uma dose de dTpa a partir da 20ª semana de gestação.			
	Em gestantes com vacinação incompleta tendo recebido uma dose de vacina contendo o componente tetânico.	Uma dose de dT e uma dose de dTpa, sendo que a dTpa deve ser aplicada a partir da 20ª semana de gestação. Respeitar intervalo mínimo de um mês entre elas.			
	Em gestantes com vacinação incompleta tendo recebido duas doses de vacina contendo o componente tetânico.	Uma dose de dTpa a partir da 20ª semana de gestação.			
	Em gestantes não vacinadas e/ou histórico vacinal desconhecido.	Duas doses de dT e uma dose de dTpa, sendo que a dTpa deve ser aplicada a partir da 20ª semana de gestação. Respeitar intervalo mínimo de um mês entre elas.			
Hepatite B	Três doses, no esquema 0 - 1 - 6 meses.		A vacina hepatite B deve ser aplicada em gestantes não anteriormente vacinadas e suscetíveis à infecção.	SIM	SIM
Influenza (gripe)	Dose única anual.		A gestante é grupo de risco para as complicações da infecção pelo vírus influenza. A vacina está recomendada nos meses da sazonalidade do vírus, mesmo no primeiro trimestre de gestação. Desde que disponível, a vacina influenza 4V é preferível à vacina influenza 3V, por conferir maior cobertura das cepas circulantes. Na impossibilidade de uso da vacina 4V, utilizar a vacina 3V.	SIM, 3V	SIM, 3V e 4V
RECOMENDADAS EM SITUAÇÕES ESPECIAIS					
Hepatite A	Duas doses, no esquema 0 - 6 meses.		É vacina inativada, portanto sem risco teórico para a gestante e o feto. Já que no Brasil as situações de risco de exposição ao VHA são frequentes, a vacinação deve ser considerada.	NÃO	SIM
Hepatite A e B	Para menores de 16 anos: duas doses, aos 0 - 6 meses. A partir de 16 anos: três doses, aos 0 - 1 - 6 meses.		A vacina combinada é uma opção e pode substituir a vacinação isolada das hepatites A e B.	NÃO	SIM

(continua)

(continuação)

Vacinas	Esquemas e recomendações	Comentários	DISPONIBILIZAÇÃO DAS VACINAS	
			Gratuitas nas UBS*	Clínicas privadas de vacinação
Pneumocócicas	Esquema sequencial de VPC13 e VPP23 pode ser feito em gestantes de risco para doença pneumocócicainvasiva (DPI) (consulte os Calendários de vacinação SBIm pacientes especiais).	• VPC13 e VPP23 são vacinas inativadas, portanto sem riscos teóricos para a gestante e o feto.	NÃO	SIM
Meningocócicas conjugadas ACWY/C	Uma dose. Considerar seu uso avaliando a situação epidemiológica e/ou a presença de comorbidades consideradas de risco para a doença meningocócica (consulte os Calendários de vacinação SBIm pacientes especiais).	• As vacinas meningocócicas conjugadas são inativadas, portanto sem risco teórico para a gestante e o feto. • Na indisponibilidade da vacina meningocócica conjugada ACWY, substituir pela vacina meningocócica C conjugada.	NÃO	SIM
Meningocócica B	Duas doses com intervalo de um a dois meses. Considerar seu uso avaliando a situação epidemiológica e/ou a presença de comorbidades consideradas de risco para a doença meningocócica (consulte os Calendários de vacinação SBIm pacientes especiais).	A vacina meningocócica B é inativada, portanto sem risco teórico para a gestante e o feto.	NÃO	SIM
Febre amarela	Normalmente contraindicada em gestantes. Porém, em situações em que o risco da infecção supera os riscos potenciais da vacinação, pode ser feita durante a gravidez. Dose única. Não há consenso sobre a duração da proteção conferida pela vacina. De acordo com o risco epidemiológico, uma segunda dose pode ser considerada pela possibilidade de falha vacinal.	• Gestantes que viajam para países que exigem o Certificado Internacional de Vacinação e Profilaxia (CIVP) devem ser isentadas da vacinação pelo médico assistente, se não houver risco de contrair a infecção. • É contraindicada em nutrizes até que o bebê complete 6 meses; se a vacinação não puder ser evitada, suspender o aleitamento materno por dez dias.	SIM	SIM
CONTRAINDICADAS				
Tríplice viral (sarampo,caxumba e rubéola)	Não vacinar na gestação.	• Pode ser aplicada no puerpério e durante a amamentação.	SIM, para puérperas de até 59 anos	SIM, para puérperas
HPV	Não vacinar na gestação. Se a mulher tiver iniciado esquema antes da gestação, suspendê-lo até puerpério.	• Pode ser aplicada no puerpério e durante a amamentação.	NÃO	SIM, para puérperas
Varicela (catapora)	Não vacinar na gestação.	• Pode ser aplicada no puerpério e durante a amamentação.	NÃO	SIM, para puérperas
Dengue	Não vacinar na gestação.			

* UBS – Unidades Básicas de Saúde

Fonte: calendário de vacinação da gestante da Sociedade Brasileira de Imunizações (SBIm), disponível em:https://sbim.org.br/images/calendarios/calend-sbim-gestante.pdf

11/05/2021 • Sempre que possível, preferir vacinas combinadas • Sempre que possível, considerar aplicações simultâneas na mesma visita • Qualquer dose não administrada na idade recomendada deve ser aplicada na visita subsequente • Eventos adversos significativos devem ser notificados às autoridades competentes.

Algumas vacinas podem estar especialmente recomendadas para pacientes portadores de comorbidades ou em outra situação especial.
Consulte os Calendários de vacinação SBIm pacientes especiais.

mesma segurança que ocorre com outros grupos de indivíduos.

VACINAÇÃO NO PUERPÉRIO E LACTAÇÃO

A vacinação no período puerperal e em mulheres que amamentam proporciona além da proteção materna, o benefício da transferência de anticorpos adicionais aos lactentes. Dúvidas com relação a vacinas e amamentação são comuns, mas é importante destacar o conceito de que quase todas as vacinas, incluindo as vacinas vivas atenuadas, são seguras durante a lactação e a vacinação apropriada não deve ser adiada. Mulheres que não receberam as vacinas preconizadas antes ou durante a gestação podem ser imunizadas durante o período pós-parto, independentemente do momento da lactação[22].

Não há evidência ou razão para acreditar que o uso de vacinas inativadas ou recombinantes em lactantes possa prejudicar o lactente. Até o momento não existem evidências que suportem a preocupação sobre a presença de vírus vacinais vivos no leite materno (LM) se a mãe for imunizada durante a lactação com vacinas de vírus vivos atenuados. Como exemplo, pode-se citar a vacina varicela em nutrizes que receberam a vacina viva atenuada da varicela, o DNA do vírus varicela não foi encontrado no leite materno (pesquisado por ensaio de reação em cadeia da polimerase), enquanto anticorpos contra a varicela não foram detectados no lactente.

Exceção a essas recomendações refere-se à vacina febre amarela, já que há descrição de casos raros de transmissão do vírus pelo LM; por este motivo existe a recomendação de precaução quanto ao uso desta vacina em mulheres que amamentam lactentes menores de 6 meses. Nestes casos, o aleitamento materno deve ser suspenso por 10 dias após a administração da vacina[23-25].

Com relação ao vírus atenuado da vacina rubéola, apesar de detectado no LM e ser transmitido aos lactentes, produz apenas uma infecção subclínica com subsequente soroconversão. Portanto, mães soronegativas para rubéola que amamentam, não imunizadas durante a gestação, devem realizar a vacina contra sarampo-caxumba-rubéola (SCR) durante o período pós-parto inicial.

A vacinação no período puerperal também atende a estratégia de casulo, quando pessoas próximas em contato com o recém-nascido são imunizadas, e neste contexto incluem-se também as nutrizes, com o objetivo principal de proteger recém-nascidos e lactentes muito jovens contra doenças para as quais ainda não podem ser imunizados[26]. Dessa forma, comumente mulheres lactantes e no puerpério podem ser imunizadas conforme calendário vacinal recomendado para adultos e adolescentes.

Todas as vacinas COVID-19 podem ser aplicadas no puerpério e lactação sem necessidade de interrupção da amamentação[4].

Mecanismos de transferência de anticorpos maternos via leite materno

Integrante fundamental para a imunidade neonatal, o leite materno confere proteção principalmente por meio dos anticorpos IgA e também IgG, além de células linfócitos B CD4, entre outras. Os anticorpos IgA são produzidos principalmente pelas células plasmáticas da glândula mamária, assim como em outros tecidos de superfície mucosa. A IgA é considerada a imunoglobulina mais importante produzida nas glândulas mamárias, representando 80 a 90% do total das imunoglobulinas no LM, porém apenas 10% são absorvidas pela mucosa intestinal do RN e transferidas para a corrente sanguínea[27].

Duas subclasses de IgA humanas, a IgA1 e IgA2 são distribuídas de forma diferente nas membranas mucosas, sendo que a IgA1 está mais presente no trato respiratório, saliva, soro e pele, e a IgA2, mais presente na mucosa intestinal. Vários estudos comprovam que o consumo do leite materno pelo neonato traz inúmeros benefícios à saúde, como redução de infecções respiratórias nos primeiros 6 meses de vida, assim como a prevenção de quadros de enterocolite necrosante em prematuros[27-29].

CONSIDERAÇÕES FINAIS

A vacinação na gestação tem prioridade pois é a única imunização pela qual se vacina o trinômio gestante, feto e lactente, e todos são beneficiados com uma única aplicação. Por outro lado, no período puerperal existe a oportunidade de resgate vacinal e proteção do lactente por meio da passagem de anticorpos pelo LM e reforço da estratégia "*cocoon*".

REFERÊNCIAS BIBLIOGRÁFICAS

1. Neves N, Kfouri R. Vacinação da Mulher. Rio de Janeiro: Elsevier; 2016.
2. Takemoto MLS, Menezes M de O, Andreucci CB, et al. The tragedy of COVID-19 in Brazil: 124 maternal deaths and counting. Int J Gynaecol Obstet Off organ Int Fed Gynaecol Obstet. July 2020.
3. ACOG Committee opinion n. 558: Integrating immunizations into practice. Obstet Gynecol. 2013;121(4):897-903.
4. Boonyaratanakornkit J, Chu HY. Why Should We Advocate Maternal Immunization? Pediatr Infect Dis J. 2019 Jun;38(6S Suppl 1):S28-32.
5. Maertens K, Orije MRP, Van Damme P, Leuridan E. Vaccination during pregnancy: current and possible future recommendations. Eur J Pediatr. 2020;179(2):235-42.
6. Sociedade Brasileira de Pediatria, Sociedade Brasileira de Imunizações e Federação Brasileira de Ginecologia e Obstetrícia. Documento Técnico – Imunização na Gestação, Pré-concepção e Puerpério. Outubro de 2020. Disponível em: https://www.sbp.com.br/fileadmin/

user_upload/22771e-DT-Imunizacao_Gestacao_pre-concepcao_e_puerperio.pdf. Acesso em 22 de julho de 2021.

7. Jones CE, Calvert A, Le Doare K. Vaccination in Pregnancy-Recent Developments. Pediatr Infect Dis J. 2018;37(2):191-3.
8. Kaczmarek MC, Ware RS, McEniery JA, Coulthard MG, Lambert SB. Epidemiology of pertussis-related paediatric intensive care unit (ICU) admissions in Australia, 1997-2013: an observational study. BMJ Open. 2016;6(4):e010386.
9. Ministério da Saúde do Brasil. Anexo V – Instrução Normativa Refernte ao Calendário Nacional de Vacinação 2020. Disponível em: https://antigo.saude.gov.br/images/pdf/2020/marco/04/Instru----o-Normativa-Calend--rio-Vacinal-2020.pdf. Acesso em 22 de julho de 2021.
10. Baxter R, Bartlett J, Fireman B, Lewis E, Klein NP. Effectiveness of Vaccination During Pregnancy to Prevent Infant Pertussis. Pediatrics. 2017;139(5).
11. Abu-Raya B, Maertens K, Edwards KM, Omer SB, Englund JA, Flanagan KL, et al. Global Perspectives on Immunization During Pregnancy and Priorities for Future Research and Development: An International Consensus Statement. Front Immunol. 2020;11:1282.
12. Mazur NI, Terstappen J, Baral R, Bardají A, Beutels P, Buchholz UJ, et al. Respiratory syncytial virus prevention within reach: the vaccine and monoclonal antibody landscape. Lancet Infect Dis. 2022 Aug 8:S1473-3099(22)00291-2.
13. Sociedade Brasileira de Imunizações. Calendário vacinal SBIm Gestante. Disponível em: https://sbim.org.br/images/calendarios/calend-sbim-gestante.pdf. Acesso em 22 de julho de 2021.
14. Blanchard-Rohner G, Meier S, Bel M, et al. Influenza vaccination given at least 2 weeks before delivery to pregnant women facilitates transmission of seroprotective influenza-specific antibodies to the newborn. Pediatr Infect Dis J. 2013;32(12):1374-80.
15. Eick AA, Uyeki TM, Klimov A, et al. Maternal influenza vaccination and effect on influenza virus infection in young infants. Arch Pediatr Adolesc Med. 2011;165(2):104-11.
16. Gurol-Urganci I, Jardine JE, Carroll F, et al. Maternal and perinatal outcomes of pregnant women with SARS-CoV-2 infection at the time of birth in England: national cohort study. American Journal of Obstetrics and Gynecology, 2021.
17. Brasil. Ministério da Saúde. Acompanhamento das gestantes vacinadas inadvertidamente (GVI) com a vacina dupla viral (sarampo e rubéola) ou tríplice viral (sarampo, caxumba, rubéola).
18. Sociedade Brasileira de Imunizações. Calendário vacinal SBIm Gestante. Disponível em: https://sbim.org.br/images/calendarios/calend-sbim-gestante.pdf Acesso em 06 de junho de 2021.
19. Esposito S, Principi N. Strategies to develop vaccines of pediatric interest. Expert Rev Vaccines. 2017;16:175-86.
20. Abu-Raya B, Maertens K, Edwards KM, et al. Global Perspectives on Immunization During Pregnancy and Priorities for Future Research and Development: An International Consensus Statement. Frontiers in Immunology. 2020 Jun 24;11:1282.
21. Madhi, Shabir A, et al. Respiratory Syncytial Virus Vaccination during Pregnancy and Effects in Infants. The New England Journal of Medicine. 2020;383(5):426-39.
22. Task Force on Research Specific to Pregnant Women and Lactating Women (PRGLAC) – PRGLAC Report to the HHS Secretary and Congress, September 2018. Disponível em: https://www.nichd.nih.gov/sites/default/files/inline-files/PRGLAC_Implement_Plan_083120.pdf. Acesso em 22 de julho de 2021.
23. Report of the Committee on Infectious Diseases. Red Book. 31.ed. 2018.
24. Practices AC on I. Special Situations/Breastfeeding and Vaccination. ACIP. https://www.cdc.gov/vaccines/hcp/acip-recs/general-recs/special-situations.html. Published 2020. Acesso em 22 de julho de 2021.
25. Alain S, Dommergues M-A, Jacquard AC, Caulin E, Launay O. State of the art: Could nursing mothers be vaccinated with attenuated live virus vaccine? Vaccine. 2012;30(33):4921-6.
26. Kraaijeveld SR. Vaccinating for whom? Distinguishing between self-protective, paternalistic, altruistic and indirect vaccination. Public Health Ethics. 2020;13(2):190-200.
27. Albrecht M, Arck PC. Vertically Transferred Immunity in Neonates: Mothers, Mechanisms and Mediators. Front Immunol. 2020;11(March):1-14.
28. Lebrão CW, Cruz MN, Silva MH da, et al. Early Identification of IgA Anti-SARSCoV-2 in Milk of Mother With COVID-19 Infection. J Hum Lact. 2020;36(4):609-13.
29. Boonyaratanakornkit J, Chu HY. Why Should We Advocate Maternal Immunization? Pediatr Infect Dis J. 2019;38(6S Suppl 1):S28-S32.
30. https://www.cdc.gov/coronavirus/2019-ncov/vaccines/recommendations/pregnancy.html#anchor_1628692520287.
31. LaSalle G. Let's Talk Vaccines. LWW, 2019.
32. Sociedade Brasileira de Pediatria. Posicionamento Conjunto, Departamento de Imunizações e Infectologia, Imunização passiva com nirsevimabe para prevenção da doença pelo Vpirus Respiratório Sincicial (VSR) em crianças. N.129, 18 de janeiro de 2024.

CAPÍTULO 5

VACINAÇÃO DA CRIANÇA E DO ADOLESCENTE EM SITUAÇÕES ESPECIAIS

Renato de Ávila Kfouri
Solange Dourado de Andrade
Sonia Maria de Faria
Tânia Cristina de Mattos Barros Petraglia

AO FINAL DA LEITURA DESTE CAPÍTULO, O PEDIATRA DEVE ESTAR APTO A:

- Recomendar vacinas adicionais para portadores de doenças crônicas e imunocomprometidos.
- Conhecer as contraindicações para vacinação de imunocomprometidos.
- Avaliar os períodos ideais para indicar vacinas para crianças e adolescentes imunocomprometidos.

INTRODUÇÃO

A imunização de crianças e adolescentes em situações especiais inclui as modalidades de imunização (ativa e/ou passiva) destinadas a indivíduos considerados de risco aumentado para aquisição e/ou complicações de doenças imunopreveníveis. No Brasil, a maioria dos imunobiológicos recomendados para esse segmento da população é disponibilizada pelo Programa Nacional de Imunizações (PNI)[1].

Em algumas situações, as crianças e adolescentes que requerem imunização em situações especiais também podem se beneficiar de vacinas em clínicas privadas, principalmente quando há necessidade de completar o esquema vacinal com vacinas não indicadas ou não disponíveis no setor público. Nessa situação, recomendações específicas de vacinas para esses pacientes, nas diversas faixas etárias, são fornecidas no Brasil pela Sociedade Brasileira de Pediatria (SBP) e Sociedade Brasileira de Imunizações (SBIm)[2,3].

VACINAÇÃO EM SITUAÇÕES ESPECIAIS – PARTICULARIDADES DA RESPOSTA IMUNE

A resposta imune a vacinas apresenta variações de acordo com a situação do indivíduo imunizado. Resposta específica por células que induzem a formação de anticorpos entra em ação logo que o imunizante é administrado. O tempo decorrido para que as imunoglobulinas específicas estejam presentes na circulação gira em torno de 2 semanas. Dependendo da patologia de base em indivíduos imunocomprometidos, toda essa dinâmica pode estar alterada em diversas etapas da cascata imunológica[4].

Pacientes portadores de imunodeficiências primárias, dependendo da linhagem comprometida, apresentam resposta inadequada aos imunógenos vacinais. Essa situação se mantém durante a vida e em geral não é corrigida. É necessário um ajuste no calendário vacinal e possivelmente a contraindicação de algumas vacinas vivas[5,6].

Pacientes com imunodeficiências por uso de drogas imunossupressoras apresentam alteração imune temporária, de modo que é possível programar o uso de vacinas para fases prévias à terapia imunossupressora, como no caso de transplantados de órgãos sólidos ou de células-tronco hematopoiéticas e oncológicos[6].

Qualquer que seja a situação dentre as mencionadas, as vacinas representam uma proteção imprescindível contra uma série de patógenos e são de vital importância para sobrevida dessa população[6].

DIFERENTES GRUPOS DE RISCO

As imunodeficiências são classificadas em primárias, atualmente denominadas de erros inatos da imunidade, e secundárias (adquiridas) (Quadro 1).

Neste capítulo, será tratada a vacinação de pacientes com as seguintes imunodeficiências secundárias: crianças e adolescentes vivendo com HIV/Aids, transplantados, oncológicos e aqueles em uso de drogas imunossupressoras.

Quadro 1 Tipos de imunodeficiências

Imunodeficiências primárias	Imunodeficiências secundárias
Deficiências combinadas da imunidade celular e humoral Deficiências da imunidade humoral Deficiências do complemento	Infecção pelo HIV Neoplasias malignas (câncer) Transplantes de células-tronco hematopoiéticas Transplantes de órgãos sólidos Asplenia anatômica ou funcional Terapêutica imunossupressora ou imunomoduladora

Fonte: modificado de American Academy of Pediatrics (Red Book), 2021.[6]

Vacinação de crianças e adolescentes (pessoas) vivendo com HIV/Aids (PVHIV)

A maioria dos casos de síndrome da imunodeficiência adquirida (Aids) na pediatria ainda ocorre por transmissão vertical. O calendário vacinal da criança preconizado pelo PNI, bem como pelas sociedades científicas (SBP e SBIm), prevê a vacinação logo ao nascer. Filhos de mães vivendo com HIV, caso estejam assintomáticos ao nascimento, podem receber as duas vacinas preconizadas: hepatite B e BCG[1,7,8].

As próximas vacinas devem seguir o calendário vacinal da criança com recomendação, nos casos confirmados de infecção pelo HIV, de se considerar o exame de contagem de células LT-CD4+ para indicação de vacinas virais atenuadas. O ideal é que o último exame tenha sido realizado no máximo há 3 meses e ser assegurado que o paciente não tenha manifestações clínicas de imunodeficiência.[1-3]

A seguir são apresentadas algumas considerações sobre vacinas específicas para crianças e adolescentes vivendo com HIV/Aids (CAVHA). As demais vacinas do calendário devem ser administradas de acordo com as recomendações padrão[1,7,8].

- Febre amarela: pais ou responsáveis devem ser alertados sobre o risco/benefício de receber a vacina, considerando a possibilidade de eventos adversos e de não resposta ideal à vacina. Indicada em crianças sem imunodepressão grave, mantidas estáveis por pelo menos 6 meses em menores de 5 anos de idade e com contagem de LT-CD4+ > 200 células/mm^3, mantida por pelo menos 6 meses nos maiores de 5 anos.
- Tríplice viral e varicela: não devem ser administradas em crianças com comprometimento grave da imunidade celular. Indicada em crianças sem imunodepressão grave, mantidas estáveis por pelo menos 6 meses em menores de 5 anos de idade e com contagem de LT-CD4+ > 200 células/mm^3, mantida por pelo menos 6 meses nos maiores de 5 anos. Não devem ser administradas em formulação combinada (tetraviral), por não estarem ainda disponíveis dados de segurança em CAVHA.
- Vacina pólio: a vacina oral está contraindicada em crianças vivendo com HIV, devendo ser substituída pela formulação injetável inativada (VIP) em todas a doses, independentemente de valor de contagem de LT-CD4+. A vacina pólio oral continua contraindicada para crianças expostas perinatal ao HIV, mesmo quando excluída infecção, por serem contato da mãe infectada pelo HIV e possivelmente imunodeprimida.
- Pneumocócica 23 valente: indicada CAVHA, a partir de 2 anos de idade, em duas doses, com intervalo de 5 anos entre elas. O esquema com vacina conjugada pneumocócica 13-valente, de acordo com a idade, deve preceder o uso da vacina pneumocócica polissacarídea 23 valente.
- HPV: indicada a partir de 9 anos de idade, independentemente da contagem de LT-CD4+. Sempre deve ser feita com esquema de três doses, em intervalos de 0, 2 e 6 meses.
- Vacina meningocócica conjugada ACWY: de acordo com manual dos CRIE (6a edição) é recomendada para CAVHA desde os 3 meses de idade. Após esquema básico e dose de reforço aos 12 meses, se confirmada a infecção pelo HIV, recomenda-se doses de reforço a cada 5 anos.

Vacinação de crianças e adolescentes candidatos a transplante ou transplantados de órgãos sólidos

A prevenção de infecção é de extrema importância para os pacientes transplantados de órgãos sólidos (TOS), uma vez que infecção nesses pacientes resulta em aumento na morbidade e mortalidade. A vacinação é um importante instrumento para prevenir infecção nessa população, mesmo considerando que a resposta imunológica às vacinas possa não ser adequada. A eficácia das vacinas nos pacientes TOS varia de acordo com o grau de imunossupressão a que são submetidos, que, por sua vez, depende da doença de base (p.ex.: insuficiência renal ou hepática), do tipo de tratamento imunossupressor, da ocorrência de rejeição do transplante e de outras comorbidades associadas[9].

Os candidatos a receber transplantes de órgãos sólidos devem ter seus esquemas vacinais avaliados e idealmente atualizados pré-transplante. As vacinas de microrganismos vivos, à exceção da vacina BCG, quando indicadas, devem ser administradas previamente ao transplante, observando-se o intervalo de até 30 dias antes, não sendo recomendadas pós-transplante. Por outro lado, as vacinas inativadas podem ser administradas nos períodos pré e pós-transplante, no entanto, para melhor resposta imunológica, devem ser aplicadas preferencialmente antes do transplante. Diante de uma resposta prejudicada às vacinas pela imunossupressão, a imunização passiva com imunoglobulinas específicas deve ser considerada na profilaxia pós-exposição[1,2,9].

Além das vacinas incluídas no calendário nacional de vacinação da criança e do adolescente, são indicadas pelo PNI, para candidatos a transplante e para os pacientes TOS, em qualquer faixa etária, as seguintes vacinas: pneumocócica conjugada 13-valente (esquema de acordo com a faixa etária), pneumocócica polissacarí-

dea 23-valente após os 2 anos de idade, *Haemophilus influenzae* tipo b (Hib), influenza sazonal e vacina hepatite A para aqueles suscetíveis. Nos candidatos a transplante com calendário vacinal incompleto, considerando que o transplante pode ocorrer a qualquer momento, podem ser utilizados esquemas de vacinação mais curtos, respeitando-se os intervalos mínimos para administração de cada vacina[1].

O doador do órgão a ser transplantado também deve ter seu esquema vacinal atualizado, para que não seja fonte de transmissão de doenças imunopreveníveis para o receptor. Sua vacinação deve ser orientada com antecedência suficiente para que ocorra resposta imune efetiva às vacinas antes do transplante, justificando, em algumas circunstâncias, o encurtamento do esquema vacinal.

Com o objetivo de reduzir o risco de infecção no paciente TOS é importante que seus conviventes mantenham seus calendários vacinais atualizados. Além das vacinas influenza sazonal anual, tríplice viral e varicela para os suscetíveis, a vacina hepatite A também é recomendada para os suscetíveis[1,9].

Vacinação de pacientes transplantados de células-tronco hematopoiéticas (TCTH)

O TCTH é uma alternativa terapêutica e frequentemente definitiva para muitas doenças. Tem como objetivo reconstruir o órgão hematopoiético, restaurando a capacidade do corpo de criar glóbulos vermelhos, brancos e plaquetas[10].

Em crianças, o TCTH pode ser indicação para tratamento de doenças como hemoglobinopatias, imunodeficiências e doenças metabólicas congênitas, sendo também considerado para leucemia, linfoma e síndromes mielodisplásicas, quando há falência de tratamentos convencionais[10,11].

No transplante autólogo, o doador e o receptor são a mesma pessoa e está indicado para pacientes que não possuem infiltração neoplásica na medula. No transplante alogênico, o doador é selecionado com base em critérios de compatibilidade do sistema HLA humano. Pode ser alogênico-relacionado, quando o doador é oriundo de familiares do receptor, em geral irmãos. Se o doador e o receptor forem gêmeos idênticos, recebe a denominação de alogênico-relacionado singênico. No transplante alogênico não relacionado o doador é proveniente de bancos de medula óssea ou de cordão umbilical.

A medula óssea, o sangue periférico e o sangue de cordão umbilical são as fontes de células-tronco[10,11].

As infecções, a doença do enxerto contra hospedeiro e a própria doença de base são fatores importantes para o prognóstico desses transplantados[10].

A vacinação constitui importante ferramenta para a prevenção de infecções e visa a diminuir a morbimortalidade desses pacientes. Infecções comuns em transplantados são preveníveis por vacinação, como as pneumocócicas, influenza e hepatite B, além de outras com alta mortalidade, como tétano, difteria, sarampo e poliomielite[11].

A efetiva imunização de indivíduos transplantados pode ser alterada por diversos fatores, como a imunidade do doador, o tipo e o tempo após o transplante, além de tratamento imunossupressor. Praticamente toda a imunidade do paciente é perdida após o transplante, necessitando um novo esquema de vacinação completo[1].

A recuperação imunológica é paulatina, ainda se encontrando alterações da imunidade celular e de subclasses de imunoglobulina G, como IgG 2 e 4, até 2 anos pós-transplante. A imunocompetência é restabelecida após 2 anos do transplante, na ausência de doença enxerto contra hospedeiro e terapia imunossupressora[11].

O doador deve ser vacinado pelo menos 14 dias antes do transplante, para vacinas inativadas, e 30 dias antes, para vacinas atenuadas, o que viabiliza a transferência de uma imunidade de adoção, que é transitória[1,9].

Não há calendário de consenso para vacinação de TCTH, porém a padronização é uma estratégica interessante a ser considerada. O Programa Nacional de Imunizações (PNI), ligado ao Ministério da Saúde do Brasil, recomenda um esquema para vacinação desses transplantados, sugerindo vacinas, número de doses e intervalos (Tabela 1), que consta no *Manual dos Centros de Referência para Imunobiológicos Especiais* (CRIE)[1]. A SBIm amplia essas normas do PNI com vacinas não disponibilizadas na rede pública através de sua publicação *Calendário de Vacinação para Pacientes Especiais*[3].

Como a vacinação para varicela é mais tardia, no caso de exposição ao vírus selvagem, há necessidade de imunização de bloqueio com imunoglobulina humana específica antivaricela zóster, em um período de até 96 horas após o contato[1].

A vacinação dos contactantes deve ser recomendada, principalmente para influenza, varicela, tríplice viral, e a pólio oral deve ser substituída pela vacina pólio inativada. A vacina de rotavírus pode ser utilizada nos contactantes, pois a exposição ao vírus atenuado é preferível ao selvagem[1,9].

Vacinação de crianças e adolescentes com câncer

A vacinação de pacientes com câncer e submetidos a terapia imunossupressora constitui, na área de imunizações, tema complexo e ainda sujeito a controvérsias, principalmente pelo fato de ensaios clínicos com vacinas incluindo pacientes oncológicos serem escassos e limitados.

Em relação à escolha do momento de vacinar e das vacinas a serem administradas ao paciente oncológico, o ideal é que o seu esquema vacinal seja atualizado logo após o diagnóstico da neoplasia, antes da introdução da terapêutica imunossupressora[1]. Se a sua condição clínica e imunológica permitir, o paciente pode receber vacinas vivas atenuadas até 4 semanas antes do início do tratamento. Quanto às vacinas inativadas, podem ser administradas até

Tabela 1 Esquema recomendado pelo Manual dos CRIE para vacinação nos transplantes de células-tronco hematopoiéticas[1]

Vacinas	Número de doses	Intervalo sugerido entre as doses
Penta, DTP, DTPa[2], dTpa[2], dT	3 doses, mais uma dose de reforço a cada 10 anos	Mínimo de 30 dias entre cada dose
Hib	3 doses	Mínimo de 30 dias entre cada dose
VIP	3 doses	Mínimo de 30 dias entre cada dose
HB	3 doses com dose simples	0, 1 e 6 meses
HA	2 doses	0 e 6 meses
SCR[3]	2 doses, sendo a primeira 12 a 24 meses após o transplante	30 a 60 dias entre cada dose
VPC13[4]	3 doses	30 a 60 dias entre cada dose
VPP23	Para maiores de 2 anos de idade, 1 dose 12 meses após o transplante, seguida de outra dose após 5 anos	5 anos
VZ[3]	2 doses, sendo a primeira 24 meses após o transplante	< 13 anos, 90 dias entre cada dose ≥ 13 anos, 30 dias entre cada dose
INF[3]	1 dose: ≥ 9 anos de idade 2 doses: < 9 anos de idade na primovacinação pós-transplante	Anualmente
FA[3]	A partir de 24 meses após o transplante 1 dose	
MenACWY[4]	2 doses	8 a 12 semanas entre cada dose.
HPV[4]	3 doses, para indivíduos de 9 a 45 anos de idade	0, 2 e 6 meses

Fonte: DPNI/SVSA/MS.

[1] Reiniciar vacinação 3 a 12 meses após o transplante.
[2] Em menores de 7 anos de idade, administrar preferencialmente vacinas com o componente pertussis acelular, se disponível.. A partir de 7 anos de idade, administrar 2 doses de dT e 1 dose de dTpa.
[3] Contraindicadas em pacientes com doença do enxerto contra hospedeiro (DECH) ou na vigência de terapêutica imunodepressora.
[4] Para crianças, seguir o esquema vacinal para a idade.

2 semanas pré-tratamento, não sendo recomendada vacinação após esse período[12].

Durante a terapia antineoplásica (quimioterapia e/ou radioterapia e/ou corticoterapia) não é recomendado o uso de vacinas vivas atenuadas pelo risco de provocarem evento adverso grave em indivíduo imunossuprimido. As vacinas inativadas podem ser administradas durante o tratamento se houver necessidade determinada por razões epidemiológicas, no entanto, devem ser repetidas após o seu término para assegurar resposta imune adequada. A vacina influenza sazonal com vírus inativado é recomendada anualmente para os pacientes oncológicos, independentemente da fase do tratamento em que se encontram, pois, estudos têm demonstrado redução da mortalidade por influenza nos pacientes vacinados, mesmo com resposta sorológica à vacina inferior ao padrão.

Em geral, após 3 a 6 meses do término da terapia imunossupressora o paciente pode ser vacinado, inclusive com vacinas vivas atenuadas, dependendo da sua condição clínica. Quando no tratamento for incluído anticorpos anticélulas B (rituximabe), o período mínimo a ser considerado para início da vacinação deve ser de 6 meses.

Além da vacinação da criança e do adolescente com câncer, devem ser vacinadas as pessoas que convivem com eles, seja no domicílio ou no hospital (trabalhadores e profissionais de saúde), pois podem ser fonte importante de transmissão de doenças imunopreveníveis[1,5].

A seguir, é apresentado o calendário de vacinação para pacientes oncológicos e seus conviventes, preconizado pelo Programa Nacional de Imunizações (Tabela 2). As vacinas recomendadas nesse calendário encontram-se disponíveis nas Unidades Básicas de Saúde (UBS) e nos CRIE[1]. A complementação do calendário vacinal com vacinas ainda não disponíveis na rede pública (p.ex.: vacinas meningocócicas B e ACWY) pode ser realizada em serviços privados de vacinação[3].

A imunização passiva com imunoglobulinas específicas deve ser considerada para o paciente oncológico submetido a tratamento imunossupressor nas situações de pós-exposição, mesmo naqueles com esquema vacinal completo, em função do comprometimento de sua resposta imunológica (p.ex.: imunoglobulina específica antivaricela – VZIG)[1].

Vacinação de crianças e adolescentes em uso de drogas imunossupressoras

Para a vacinação de crianças e adolescentes em uso de drogas imunossupresssoras é preciso respeitar algumas premissas que minimizem chances de erros. As vacinas inativadas podem ser aplicadas a qualquer tempo, porém seu efeito fica prejudicado durante a fase de maior imunossupressão, e preferencialmente devem ser aplicadas 15 dias antes do início da terapêutica. Vacinas vivas atenuadas são contraindicadas na vigência de imunossupressão e devem ser feitas 30 dias antes do início do tratamento.

Em relação ao uso de corticoide, as doses de prednisona ≥ 2 mg/kg/dia ou ≥ 20 mg/dia por mais de 14 dias são consideradas imunossupressoras e as vacinas vivas atenuadas não são recomendadas[1,9].

A retomada da vacinação com vacinas atenuadas, após o término de tratamento com drogas imunossupressoras, varia de acordo com a classe de drogas. A Tabela 3 resume

Tabela 2 Vacinas recomendadas para pacientes com oncológicos submetidos a quimioterapia, radioterapia ou outros fármacos imunossupressores e pessoas que convivem com esses pacientes[1]

Vacinas	Pacientes		Conviventes[5]
	Antes do tratamento	Durante o tratamento	
BCG	Não	Não	
DTP/DT/dT/DTPa, Penta acelular e Hexa acelular	Sim[3]	Sim[3]	
VOP	Não	Não	Não
VIP	Sim	Sim	Sim
HB	Sim	Sim	
SCR	Sim[4]	Não	Sim[2]
VZ	Sim[4], se suscetível	Não	Sim, se suscetível
FA	Sim[4]	Não	
Hib	Sim	Sim	
INF[3]	Sim	Sim	Sim
HA	Sim	Sim	
MenC (2 doses)	Sim	Sim	
HPV[4] (3 doses)	Sim (9 a 45 anos)	Sim (9 a 45 anos)	
VPC13/VPP23 (de acordo com a idade)	Sim	Sim	

Fonte: DPNI/SVSA/MS.

[1] Seguir, sempre que possível, os intervalos do calendário vacinal de rotina do PNI.
[2] De acordo com as normas de vacinação de rotina do PNI.
[3] Aplicar preferencialmente vacinas com componente *pertussis* acelular..
[4] Se não houver doença que contraindique o uso de vacinas vivas.
[5] Além das vacinas aqui recomendadas, aqueles que convivem com esses pacientes deverão receber as vacinas do calendário normal de vacinações do PNI, conforme sua idade. A vacinação contra rotavírus e tuberculose, devido à faixa etária restrita de indicação da Rota e da BCG-ID, dificilmente serão aplicáveis a esses indivíduos, mas não estão contraindicadas para os conviventes domiciliares de pacientes imunodeprimidos.

as recomendações vigentes no país, ainda que não haja consenso sobre esses intervalos[1,3].

Uso de biológicos durante a gestação e vacinação do bebê

Por causa da passagem transplacentária dos imunomoduladores, crianças nascidas de mães que utilizaram esses tipos de medicamentos durante os dois últimos trimestres da gestação devem ter a vacina BCG adiada por pelo menos 6 meses, de acordo com a maioria das publicações, porém não há consenso e a SBP e a SBIm recomendam a partir de 6 a 8 meses[2,3].

Em relação à vacina rotavírus, os consensos internacionais contraindicam o uso nessa situação, embora reconheçam a falta de dados. No Brasil, o manual do CRIE não contraindica a vacinação para bebês de gestantes que fizeram uso de biológicos durante a gestação[1].

Tabela 3 Intervalo entre suspensão de drogas em doses imunossupressoras e a retomada da vacinação com agentes atenuados[1,3]

Droga em dose imunossupressora	Intervalo para aplicação de vacinas atenuadas	Observação CRIE/SBIm
Corticoide	1 mês	SBIm recomenda 1 a 3 meses
Sulfassalazina e hidroxicloroquina	Nenhum	
Micofenolato de mofetila, azatioprina, ciclofosfamida, ciclosporina, tacrolimo, 6-mercaptopurina	3 meses	
Biológicos: anticitocinas e inibidores da coestimulação do linfócito T	3 meses	SBIm acrescenta mínimo de cinco meias-vidas ou o que for menor
Biológicos defletores de linfócitos B	6 meses	

Fonte: adaptada do Manual dos CRIE e Calendário de Pacientes Especiais SBIm.[1,3]

DESAFIOS NA COBERTURA VACINAL DO PACIENTE ESPECIAL

No Brasil, existe pouca informação sobre coberturas vacinais do paciente especial, porém, desde a criação dos CRIE em 1993 e com a capilaridade das Sociedades Brasileira de Pediatria e de Imunizações, percebe-se um aumento na disseminação da informação a partir de inúmeros documentos sobre a vacinação de crianças e adolescentes disponíveis nos sites das referidas sociedades; mas, apesar da disponibilidade de imunobiológicos e de informação, as baixas coberturas constituem um grande desafio a ser vencido.

É preciso alcançar melhores coberturas vacinais investindo-se em capacitação de profissionais de saúde, em informação para todas as especialidades e na adesão maciça dos especialistas para a vacinação de pessoas com doenças crônicas e imunocomprometidos[1-3].

A pandemia da COVID-19 trouxe a ferramenta digital como estratégia a ser explorada para a disseminação do conhecimento, atingindo ao mesmo tempo maior número de profissionais, o que poderá ser útil para ampliação das coberturas vacinais para doenças crônicas e explorada amplamente por sociedades médicas e governos[2].

SEGURANÇA DAS VACINAS EM PACIENTES ESPECIAIS

De modo geral, indivíduos imunocomprometidos não apresentam riscos de segurança inerentes às vacinas inativadas. A maior preocupação seria a não resposta satisfatória na produção de anticorpos e defesa específica almejada

pela imunização. Por outro lado, vacinas consideradas vivas, ou seja, com antígenos que mantém sua capacidade replicativa, mesmo que atenuada, podem representar algum tipo de risco e merecem uma avaliação mais rigorosa para sua indicação[1].

Os eventos adversos das vacinas vivas atenuadas resultam da disseminação do agente infeccioso integrante do imunobiológico. Como resultado, leva a quadros de modo geral leves, no entanto, podem ser graves dependendo do tipo e grau de alteração imune e patogenicidade do agente em questão. Neste contexto, a vacina febre amarela representa uma das vacinas a ter sua indicação muito bem avaliada para essa população, uma vez que o potencial de viscerotropismo existe em situações de vulnerabilidade imune. Outras vacinas vivas atenuadas, como sarampo, caxumba e rubéola, podem ser aplicadas com maior segurança, sempre avaliando risco/benefício para cada paciente.

De toda forma, a vacinação programada para um período de menor imunossupressão limita tais riscos a mínimos[1]. Em casos de pacientes transplantados de medula óssea, que atravessam uma etapa de imunossupressão mais avançada nos primeiros meses após transplante, devem ter algumas vacinas postergadas. Assim, a programação de aplicação de vacinas atenuadas deve ser feita para um período posterior ao de imunossupressão máxima, sendo então administradas com maior segurança[10,12].

VACINAÇÃO DE CRIANÇAS E ADOLESCENTES COM DOENÇAS CRÔNICAS

Indivíduos com doenças ou condições clínicas crônicas, além daquelas já destacadas neste texto, requerem atenção especial em relação à vacinação por apresentarem, em geral, aumento da suscetibilidade a infecções imunopreveníveis. As principais doenças crônicas relacionadas a alterações da resposta imune e/ou maior suscetibilidade a quadro infecciosos mais graves são: cardiopatias (congênitas ou adquiridas), pneumopatias (incluindo asma moderada e grave), nefropatias e hepatopatias crônicas, diabetes, asplenia (anatômica ou funcional) e outras situações especiais (síndromes genética, fístulas liquóricas, implante cocleares, doenças neurológicas incapacitantes, entre outras)[1-3].

PROTEÇÃO INDIRETA

A vacinação dos principais contactantes reduz os riscos de infecção de crianças e adolescentes portadores de imunodeficiências e doenças crônicas, principalmente quando a vacinação com vacinas virais atenuadas está contraindicada ou a eficácia da vacina está comprometida pela condição clínica desses pacientes. Pais, irmãos e outros familiares de convívio, cuidadores, profissionais da saúde, por exemplo, devem manter atualizado o calendário vacinal, incluindo os imunobiológicos do Programa Nacional de Imunizações (PNI) e outros não oferecidos de rotina. A vacinação do doador de órgão deve ser recomendada para evitar transmissão de doença imunoprevenível para o receptor.

As principais vacinas indicadas são: influenza, hepatites A e B, tríplice bacteriana acelular (dTpa), tríplice viral e varicela. A única vacina contraindicada para contactantes de indivíduos imunocomprometidos é a vacina pólio oral[1].

CONSIDERAÇÕES FINAIS

A imunização é um amplo campo, permeando todas as faixas etárias e especialidades médicas. Todos têm direito ao acesso a atendimento especializado para imunização. Cabe ao médico, principalmente ao pediatra, recomendar e orientar vacinação, tanto para as crianças e adolescentes hígidos, quanto para aqueles que vivenciam situações especiais, como imunodepressão e/ou doenças crônicas. Muito se progrediu na proteção desses pacientes com vacinas nos últimos anos, no entanto, ainda há muito para ser pesquisado em relação a esquemas e proteção de longo prazo, principalmente na vacinação de imunocomprometidos.

Com a pandemia da Covid-19, passou-se a discutir a vacinação de imunodeprimidos e para os portadores de doenças crônicas. É necessária especial atenção para novas vacinas que possam beneficiar crianças e adolescentes com maior suscetibilidade a doenças imunopreveníveis. A vacinação contra Covid-19 pode reduzir os riscos da doença nessa população. No Brasil, a vacinação contra Covid-19 recomendada para adolescentes imunodeprimidos com idade entre 12 e 17 anos deve ser realizada com vacina

Pfizer monovalente tipo adulto (frasco com tampa roxa) em esquema de 3 doses com intervalo de 8 semanas entre as mesmas. Após a 3ª dose da vacina, respeitado um intervalo mínimo de 4 meses, é indicada uma dose de reforço com a vacina Pfizer bivalente (frasco com tampa cinza), recomendada somente a partir de 12 anos de idade.

Crianças imunocomprometidas na faixa etária entre 5 e 11 anos devem ser vacinadas com a vacina Pfizer, formulação pediátrica (tampa de cor laranja), em esquema de duas doses com intervalo de 8 semanas entre as doses e dose de reforço com a mesma vacina, respeitando-se um período mínimo de 4 meses após a 2ª dose.

As crianças com idade entre 6 meses e 4 anos devem ser vacinadas com vacina Pfizer pediátrica (frasco com tampa de cor vinho), a ser administrada em esquema de 3 doses com intervalo de 4 semanas entre a 1ª e 2ª dose e de 8 semanas entre a 2ª e 3ª dose. Não são recomendadas até o momento doses de reforço para esta faixa etária.

REFERÊNCIAS BIBLIOGRÁFICAS

1. Brasil. Ministério da Saúde. Secretaria de Vigilância em Saúde e Ambiente. Departamento de Imunizações e Doenças Imunopreveníveis. Manual dos Centros de Referência para Imunobiológicos Especiais/ Ministério da Saúde, Secretaria de Vigilância em Saúde e Ambiente, Departamen-

to de Imunizações e Doenças Imunopreveníveis, Coordenação-Geral do Programa Nacional de Imunizações. 6. ed. Brasília: Ministério da Saúde, 2023. 176 p. : il. Disponível em: https://www.gov.br/saude/pt-br/vacinacao/arquivos/manual-dos-centros-de-referencia-para-imunobiologicos-especiais_6a-edicao_2023.pdf. Acesso em: 17/12/2023.

2. Sociedade Brasileira de Pediatria. Departamento Científico de Imunizações. Imunização de crianças e adolescentes em situações especiais. Setembro de 2020. Disponível em: https://www.sbp.com.br/fileadmin/user_upload/22721c-DocCient-Imun_de_crc_e_adl_em_situacoes_especiais.pdf. Acesso em 30 de maio de 2021.
3. Sociedade Brasileira de Imunizações. Calendários de vacinação: Pacientes especiais 2023-2024. Disponível em: https://sbim.org.br/images/calendarios/calend-sbim-pacientes-especiais.pdf. Acesso em 17/12/2023..
4. Marshall GS. The Vaccine Handbook: A practical guide for clinicians. 8.ed. Professional Communications; 2019.
5. Rubin LG, Levin MJ, Ljungman P, et al. 2013 IDAS clinical practice guideline for vaccination of the immunocompromised host. Clin Infect Dis. 2014;58(3):309-18.
6. American Academy of Pediatrics. Immunizations and other considerations in immunocompromised children. In: Kimberlin DW, Barnett ED, Lynfield R, Sawyer MH, eds. Red Book 2021: Report of the Committee on Infectious Diseases. Itasca, IL: American Academy of Pediatrics: 2021. Pgs.72-87.
7. Ministério da Saúde. Secretaria de Vigilância em Saúde. Departamento de doenças e condições crônicas e infecções sexualmente transmissíveis. Protocolo Clínico e Diretrizes Terapêuticas para Manejo da Infecção pelo HIV em Crianças e Adolescentes. Brasília: Ministério da Saúde; 2019.
8. Sociedade Brasileira de Pediatria. Departamento Científico de Imunizações. Imunizações em Crianças e Adolescentes que vivem com HIV/Aids. 2ª atualização. Maio de 2020. Disponível em: https://www.sbp.com.br/fileadmin/user_upload/22338h-DocCientifico_-_Imun_CrianAdoles_com_HIV.pdf. Acesso em 29 de maio de 2021.
9. Petraglia TCMB. Vacinação de pacientes com comorbidades e seus contactantes. In: Ballalai I. Manual Prático de Imunizações. 2.ed. São Paulo: A.C. Farmacêutica; 2016. p. 471-84.
10. Yeşilipek MA. Hematopoetic stem cell transplantation in children. Turk Pediatri Ars. 2014 Jun;49(2):91-8.
11. Carreras E, Dufour C, Mohty M, Kroger N. The EBMT Handbook, Hematopoietic Stem Cell Transplantation and Cellular Therapies. Disponível em: www.ebmt.org/sites/default/files/2019-01/2019_Book_TheEBMTHandbook.pdf. Acesso em: 22 de julho de 2021.
12. Ljungman P. Vaccination of Immunocompromised Hosts. In: Plotkin SA, Orenstein WA, Offit PA, Edwards KM (eds.). Vaccines. 7. ed. Philadelphia: Elsevier Saunders, 2018. p.1355-69.
13. Brasil. Ministério da Saúde. Secretaria de Vigilância em Saúde e Ambiente. Departamento de Imunização e Doenças Imunopreveníveis. Informe técnico operacional de vacinação contra a Covid-19. Brasília, fevereiro de 2023. Disponível em: https://sbim.org.br/images/files/notas-tecnicas/informe-tecnico-operacional-vacinacao-covid-19-2023.pdf. Acesso em 05/03/2023.

SEÇÃO 22

NEFROLOGIA

COORDENADORA

Nilzete Liberato Bresolin
Pediatra Especialista em Nefrologia e Terapia Intensiva Pediátrica. Mestre em Ciências Médicas pela Universidade Federal de Santa Catarina (UFSC). Professora Adjunta de Nefrologia Pediátrica da UFSC. Presidente do Departamento Científico (DC) de Nefrologia da Sociedade Brasileira de Pediatria (SBP). Conselheira da Associação Internacional de Nefrologia Pediátrica e da Associação Latinoamericana de Nefrologia Pediátrica. Vice-Presidente da Associação de Medicina Intensiva Brasileira (AMIB).

AUTORES

Anelise Del Vecchio Gessullo

Professora Assistente do Departamento de Pediatria da Faculdade de Medicina do ABC (FMABC).

Anelise Uhlmann

Nefrologista Infantil do Hospital da Criança Conceição, Porto Alegre. Mestre em Ciências Médicas/Nefrologia pela Universidade Federal do Rio Grande do Sul (UFRGS).

Anna Cristina Gervásio de Britto Lutaif

Especialista em Nefrologia Pediátrica. Mestre em Saúde da Criança e do Adolescente pela Faculdade de Ciências Médicas da Universidade Estadual de Campinas (FCM-Unicamp). Médica Assistente da Disciplina de Nefropediatria do Hospital das Clínicas da Unicamp.

Arnauld Kaufman

Mestre em Nefrologia pela Universidade do Estado do Rio de Janeiro (UERJ). Doutor em Clínica Médica (Saúde da Criança e do Adolescente) pela Universidade Federal do Rio de Janeiro (UFRJ). Médico Nefrologista Pediátrico do Instituto de Puericultura e Pediatria Martagão Gesteira (IPPMG)/UFRJ e do Hospital Federal dos Servidores do Estado (HFSE).

Clotilde Druck Garcia

Professora Doutora de Nefrologia da Universidade Federal de Ciências da Saúde de Porto Alegre (UFCSPA). Chefe do Serviço de Nefrologia Pediátrica da Santa Casa de Misericórdia de Porto Alegre.

Denise Carriconde Marques

Pediatra, Neonatologista e Nefrologista Pediátrica. Professora Associada da Faculdade de Medicina da Universidade Federal de Pelotas (UFPel). Doutora em Epidemiologia pela UFPel.

Eduardo Araujo Oliveira

Professor Titular do Departamento de Pediatria da Faculdade de Medicina da Universidade Federal de Minas Gerais (FM-UFMG). Mestre e Doutor pelo Programa Ciências da Saúde da FM-UFMG. *Visiting Scholar* em Nefrologia Pediátrica na Universidade da Califórnia, San Diego. Membro da Unidade de Nefrologia Pediátrica do HC-UFMG.

Eleonora Moreira Lima

Nefrologista Pediátrica. Professora Associada (Aposentada) da FM-UFMG. Mestre e Doutora em Medicina – Área de Atuação Nefrologia.

Érika Costa de Moura

Pediatra e Nefrologista Pediátrica pela Fundação Santa Casa de Misericórdia do Pará. Especialista em Pediatria pela SBP. Preceptora do Serviço de Pediatria e Nefrologia Pediátrica da Fundação Santa Casa de Misericórdia do Pará. Médica do Serviço de Transplante Renal Pediátrico da Fundação Santa Casa de Misericórdia do Pará.

José Maria Penido Silva

Especialista em Pediatria. Mestre em Medicina Tropical e Doutor em Pediatria pela UFMG. Professor Adjunto de Pediatria/Nefrologia Pediátrica da UFMG. Membro da Academia Mineira de Pediatria.

José Pacheco Martins Ribeiro Neto

Especialista em Pediatria pelo Instituto de Medicina Integral Professor Fernando Figueira (IMIP) e em Nefrologia Pediátrica pela Faculdade de Ciências Médicas da Santa Casa de São Paulo (FCMSCSP). Mestre em Pediatria pela Universidade Federal de Pernambuco (UFPE). Coordenador de Tutores da Escola Pernambucana de Saúde (FBV-IMIP). Membro da International Pediatric Nephrology Association (IPNA).

Julio Toporovski

Professor Emérito de Pediatria da FCMSCSP e do Serviço de Nefrologia Pediátrica da Santa Casa de Misericórdia de São Paulo.

Káthia Liliane da Cunha Ribeiro Zuntini

Nefrologista Pediátrica pela SBP/Sociedade Brasileira de Nefrologia (SBN). Mestre em Saúde da Criança e do Adolescente pela Universidade Estadual do Ceará (UECE). Coordenadora do Serviço de Nefrologia Pediátrica do Hospital Infantil Albert Sabin (HIAS), Fortaleza. Supervisora do Programa de Residência Médica em Nefrologia Pediátrica do HIAS. Presidente do Departamento de Nefrologia Pediátrica da Sociedade Cearense de Pediatria. Membro do DC de Nefrologia da SBP.

Lilian Monteiro Pereira Palma
Nefrologista Pediátrica da LUME Nefrologia e Diálise Campinas. Doutora em Nefrologia pela Universidade de São Paulo (USP). Médica Assistente da Disciplina de Nefrologia Pediátrica e Responsável Técnica do Setor de Hemodiálise da Unicamp. Coordenadora do Transplante Renal do Centro Médico de Campinas. Coordenadora do Departamento de Nefrologia Pediátrica da SBN (2022-2024). Membro do COMDORA/SBN.

Luciana de Santis Feltran
Nefrologista Pediatra. Mestre, Doutora e Pós-doutora em Nefrologia pela Universidade Federal de São Paulo (Unifesp). Médica Nefrologista Pediatra e Responsável pelo Ambulatório de Transplante Renal Pediátrico no Hospital Samaritano Higienópolis e no Hospital Alvorada Moema.

Lucimary de Castro Sylvestre
Mestre em Ciências da Saúde pela Pontifícia Universidade Católica do Paraná (PUC-PR). Professora Adjunta da PUC-PR. Professora das Faculdades Pequeno Príncipe. Nefrologista Pediátrica do Hospital Pequeno Príncipe, Curitiba. Presidente do DC de Nefrologia Pediátrica da Sociedade Paranaense de Pediatria.

Luiz Sérgio Bahia Cardoso
Especialista em Pediatria e Nefrologia Pediátrica pelo HC-FM-UFMG, SBP e SBN. Professor Assistente de Pediatria e Nefrologia Pediátrica da FM-UFMG.

Marcelo de Sousa Tavares
Nefrologista Pediátrico Titulado pela SBN. Especialista em Pediatria pela SBP. Doutor pela Universidade de Hamburgo, Alemanha. Ex-bolsista do Serviço Alemão de Intercâmbio Acadêmico (DAAD). Membro do DC de Nefrologia Pediátrica da SBN. Preceptor do Programa de Residência Médica em Nefrologia Pediátrica da Santa Casa de Belo Horizonte. Nefrologista Pediátrico do Grupo Nefroclínicas e da Rede Mater Dei de Saúde.

Maria Cristina de Andrade
Mestre, Doutora e Pós-doutora em Ciências da Saúde pela Escola Paulista de Medicina da Universidade Federal de São Paulo (EPM-Unifesp). Professora Adjunta do Departamento de Pediatria e Chefe do Setor de Nefrologia Pediátrica da EPM-Unifesp. Coordenadora da Equipe de Nefrologia Pediátrica do Sabará Hospital Infantil e das Maternidades Santa Joana e Pró-Matre Paulista.

Maria de Fátima Santos Bandeira
Mestre em Nefrologia pela UERJ. Nefrologista Pediátrica da Clínica de Doenças Renais do Rio de Janeiro. Nefrologista Pediátrica do Grupo Nefroclínicas, RJ.

Maria Goretti Moreira Guimarães Penido
Mestre e Doutora em Medicina, Área de Concentração em Nefrologia Pediátrica, pela UFMG. Pós-doutorado pela University of Missouri at Kansas City, EUA. Chefe da Unidade de Nefrologia Pediátrica do Centro de Nefrologia da Santa Casa de Belo Horizonte. Professora Associada Aposentada da FM-UFMG. Vice-diretora do DC de Nefrologia Pediátrica da SBN.

Marta Liliane de Almeida Maia
Especialista em Nefrologia Pediátrica. Mestre em Ciências pela EPM-Unifesp. Médica Nefrologista Pediátrica do Hospital Infantil Darcy Vargas. Responsável pelo Ambulatório de Tubulopatias da EPM-Unifesp.

Nilzete Liberato Bresolin
Pediatra Especialista em Nefrologia e Terapia Intensiva Pediátrica. Mestre em Ciências Médicas pela UFSC. Professora Adjunta de Nefrologia Pediátrica da UFSC. Presidente do DC de Nefrologia da SBP. Conselheira da Associação Internacional de Nefrologia Pediátrica e da Associação Latinoamericana de Nefrologia Pediátrica. Vice-Presidente da AMIB.

Olberes Vitor Braga de Andrade
Especialista em Nefrologia e em Nefrologia Pediátrica. Mestre em Nefrologia pela EPM-Unifesp. Doutor em Medicina com Área de Atuação em Pediatria pela FCMSCSP. Professor Assistente do Departamento de Pediatria da FCMSCSP. Presidente do DC de Nefrologia Pediátrica da Sociedade de Pediatria de São Paulo (SPSP).

Paulo Cesar Koch Nogueira
Professor Adjunto do Setor de Nefrologia Pediátrica do Departamento de Pediatria da EPM-Unifesp. Médico do Transplante Renal Pediátrico do Hospital Samaritano de São Paulo.

Rejane de Paula Bernardes
Nefrologista Pediátrica pelo Hospital Necker-Enfants Malades de Paris e Titulada pela SBN. Especialista em Pediatria pela SBP e em Nefrologia pela SBN. Membro do DC de Nefrologia Pediátrica da SBN. Diretora da Clínica Nefrokids de Curitiba.

Ubirajara Barroso Jr.
Professor Livre-docente. Coordenador da Disciplina de Urologia da Universidade Federal da Bahia (UFBA). Professor Adjunto da Escola Bahiana de Medicina. Doutor em Urologia pela Unifesp. *Fellowship* em Urologia Pediátrica pelo Children's Hospital of Michigan, Wayne State University, EUA. Secretário Geral da International Children's Continence Society (ICCS).

Vandrea Carla de Souza
Pediatra Especialista em Nefrologia. Mestre em Farmacologia pela Université Claude Bernard Lyon 1, França. Doutora em Saúde da Criança e Adolescente pela UFRGS. Professora Adjunta de Pediatria e Epidemiologia na Universidade de Caxias do Sul (UCS).

Vera Hermina Kalika Koch
Professora Livre-docente do Departamento de Pediatria da FMUSP – Unidade de Nefrologia Pediátrica I. Coordenadora Geral do COREME-FMUSP.

Vera Maria Santoro Belangero
Professora Associada (MS-5) do Departamento de Pediatria e Coordenadora da Área de Nefrologia Pediátrica do Departamento de Pediatria da FCM-Unicamp.

CAPÍTULO 1

INTERPRETAÇÃO DO EAS, PROTEINÚRIA E HEMATÚRIA

Olberes Vitor Braga de Andrade
Denise Carriconde Marques
Maria Cristina de Andrade
Maria Goretti Moreira Guimarães Penido

AO FINAL DA LEITURA DESTE CAPÍTULO, O PEDIATRA DEVE ESTAR APTO A:

- Compreender que o exame de urina I ou EAS (exame dos elementos anormais e sedimentoscopia da urina) pode fornecer informações importantes em relação às patologias renais, por meio da análise das propriedades físicas, químicas e da microscopia urinária.
- Conhecer os valores de normalidade e as principais alterações no EAS, bem como sua interpretação.
- Conhecer as condições de proteinúria que possam representar uma condição benigna, uma doença renal ou uma enfermidade sistêmica, e avaliar os parâmetros de interpretação quantitativa e qualitativa da proteinúria.
- Conhecer as principais condições e etiologias associadas à hematúria e as principais ferramentas diagnósticas de classificação e investigação.
- Diferenciar os casos de hematúria que necessitarão de intervenção mais agressiva, como a biópsia renal, daqueles que serão apenas acompanhados ambulatorialmente.
- Nos casos de proteinúria e hematúria, estabelecer uma estratégia de investigação diagnóstica e laboratorial diferencial, assim como o encaminhamento ao nefrologista pediátrico.

INTERPRETAÇÃO DO EXAME DOS ELEMENTOS ANORMAIS E SEDIMENTOSCOPIA DA URINA

Introdução

Embora a busca por biomarcadores em amostras biológicas constitua uma obsessão atual da ciência, a avaliação pela anamnese e pelo exame clínico é fundamental para o raciocínio clínico e diagnóstico. Eventualmente, há a necessidade de complementação por meio de exames bioquímicos, exames de imagem, análise tecidual e/ou estudo genético. Apesar de antigo, o exame dos elementos anormais e sedimentoscopia da urina (EAS), urinálise ou exame de urina tipo I constitui um componente básico e indispensável de avaliação e investigação das doenças renais e do trato urinário e de algumas doenças sistêmicas. Não invasivo, relativamente simples e de baixo custo financeiro, complementa muitas vezes aspectos da história e do exame clínico, dados epidemiológicos e outros testes laboratoriais dirigidos, sendo descrito como uma espécie de "janela para o trato urinário".[1] Compreendendo análises física, química e microscópica da urina, a avaliação do EAS pode sinalizar e sugerir anormalidades clínicas importantes, mesmo em um cenário assintomático, e, embora controverso, a detecção precoce das doenças renais por esse método laboratorial pode estabelecer melhora na morbimortalidade em populações e cenários clínicos selecionados.

Do ponto de vista epidemiológico, entre 1-14% dos escolares saudáveis podem apresentar alguma anormalidade inicial no EAS.[2] Grande parte dessas anormalidades iniciais pode refletir aspectos de condições fisiológicas ou condições patológicas de caráter transitório. Além de falso-positivos, resultados falso-negativos também estão presentes na amostra urinária (Quadro 1).

Em vista da falta de benefícios evidentes quanto aos custos e riscos, desde 2007 a Academia Americana de Pediatria não recomenda a realização de triagem urinária rotineira em crianças e adolescentes sadios assintomáticos.[3] De qualquer forma, além do potencial papel de avaliação diagnóstica ou de auxílio na exclusão de enfermidades renais, muitas vezes o EAS também é utilizado no acompanhamento de patologias e/ou terapêuticas específicas.

Quadro 1 Valores normais e condições relacionadas com resultados falso-positivos e negativos na análise urinária (análise física e química) em fitas reagentes

Análise	Variações de análise e normalidade	Falso-positivos	Falso-negativos
pH (avaliação mais adequada por meio de potenciometria)	4,5-8,5 (em geral: 5,8)	• pH elevado: – Tempo prolongado de estoque da amostra. – Presença de bactérias produtoras de urease (ex. *Proteus mirabilis*). – Proteinúria > 7 g/L.	• pH reduzido: – Mistura com reagentes de coleta e formaldeído. • Excesso de urina na fita reagente.
Densidade urinária	1.010-1.030	• Contaminação durante a coleta • ou no armazenamento. • Presença de proteínas, glicose e agentes osmóticos contrastados. • Hiperestimativa com proteinúria > 7 g/L.	• Subestimativa com pH urinário > 6,5
Hemoglobina	Negativa	• Agentes oxidantes (hipoclorito). • Presença de peroxidase microbiana. • Mioglobinúria.	• Níveis elevados de ácido ascórbico. • Presença de nitritos. • DU elevada. • Formaldeído (preservação de amostra).
Proteína	Negativo: traços ou < 1+ Traços: < 0,3 g/L 1+: 0,30-1 g/L 2+: 1-3 g/L 3+: 3-20 g/L 4+: ≥ 20 g/L	• Febre; atividade física. • Hematúria macroscópica. • Urina concentrada (DU > 1.025). • Urina alcalina. • Hematúria macroscópica. • Presença de células e bactérias na urina. • Contaminação com antissépticos (clorexidina, benzalcônio). • Agentes contrastados iodados.	• Urina diluída e urina muito ácida • Presença de proteínas de baixo peso molecular. • Obs.: considerar proteinúria > 1+ para amostras de urina com DU ≤ 1.015. Se DU > 1.015, considerar proteinúria quando > 2+. • Ingestão de ácido ascórbico.
Glicose	Negativo (máx. 2-20 mg/dL)	• Agentes e detergentes oxidantes no frasco de coleta	• Ácido ascórbico. • Presença de bactérias. • DU elevada. • Exposição ao ambiente úmido.
Cetonas	Negativo (máx. 2 mg/dia)	• Captopril; metildopa. • Ácido ascórbico. • Fenazopiridina.	• Tempo prolongado de estoque da amostra. • Mistura com reagentes de coleta.
Bilirrubina	Negativa	• Contaminação com fezes. • Rifampicina; clorpromazina.	• Ácido ascórbico. • Exposição prolongada à luz.
Urobilinogênio	1-4 mg/dia	• Urina alcalina. • Sulfonamidas. • Porfirias agudas.	• Antimicrobianos em geral. • Exposição prolongada à luz
Nitrito	Negativo	• Urina contaminada. • Medicamentos responsáveis por coloração avermelhada da urina. • Hematúria macroscópica.	• Tempo de incubação urinário insuficiente para conversão de nitrato em nitrito (< 4 horas). • Presença de bactérias não redutoras de nitrato em nitrito. • Ácido ascórbico. • Níveis elevados de urobilinogênio. • Ingestão inadequada de nitratos (vegetais).
Leucocitoesterase	Negativo	• Agentes oxidantes. • Formaldeído. • Contaminação com fluido vaginal: • *Trichomonas* etc. • Meropenem (?); imipenem (?). • Clavulanato (?).	• Ácido ascórbico. • Proteinúria elevada. • Glicosúria elevada. • DU elevada. • Cefalosporina; tetraciclina. • Nitrofurantoína; tobramicina.

DU: densidade urinária.

Coleta de amostra urinária

Para redução de resultados falso-positivos e falso-negativos, a amostra urinária deve ser recém-emitida e encaminhada rapidamente ao laboratório. Caso não seja testada no prazo máximo de 1 hora, deve ser refrigerada (não congelada) e, posteriormente, analisada em temperatura ambiente, embora a refrigeração possa afetar determinados resultados.[4] Excepcionalmente, na impossibilidade de refrigeração, conservantes químicos podem ser adicionados à amostra. De forma geral, a primeira amostra da manhã é priorizada para reduzir a possibilidade de proteinúria ortostática, e a leitura das fitas reagentes deve ser realizada entre 15 segundos e 1 minuto após a imersão da tira na urina.[4]

Em crianças com controle esfincteriano, a coleta do jato urinário médio ou intermediário é recomendada após a assepsia dos genitais e do períneo e armazenada em recipiente

estéril. Em lactentes e crianças sem controle esfincteriano, após a higienização dos genitais e períneo, a coleta pode ser feita através de saco coletor estéril (SC), cateterização uretral (sondagem vesical - SV) ou punção suprapúbica (PSP), particularmente na investigação de cenários de risco para infecção do trato urinário (ITU). A coleta por SC invariavelmente é inadequada para análise da urocultura, pois o índice de falso-positivos é elevado, devido ao risco de contaminação (> 85%).[5]

Embora existam controvérsias, a Academia Americana de Pediatria recomenda a coleta de material para urocultura por meio da SV ou da PSP em lactentes sem controle esfincteriano, com febre alta sem sinais localizatórios ou com comprometimento do estado geral (risco de ITU).[5,6] Em neonatos, outra forma de obtenção de amostra de urina para urocultura é o *clean-catch*, que apresenta índice de sucesso satisfatório, baseado na estimulação vesical e em manobras de massagem paravertebral.[7,8]

O exame de rotina procura estabelecer uma avaliação física (cor, aspecto, odor, densidade urinária/gravidade específica e/ou osmolalidade), análise das propriedades químicas (pesquisa de pH, proteína, glicose, bilirrubinas, cetonas etc.) e avaliação das características microscópicas do sedimento urinário com pesquisa de elementos anormais, tais como eritrócitos, leucócitos, cilindros, células epiteliais, cristais, entre outros.[4,9,10] Além da análise microscópica da sedimentoscopia urinária, as tiras ou fitas reagentes quimicamente sensíveis proporcionam uma análise bioquímica múltipla, rápida e simples.[4,9]

Análise das características físicas e químicas[1,4,9-13]

1. Cor, aparência e odor: a aparência geralmente é clara e límpida. Dependendo da dieta, da concentração urinária e da presença de pigmentos (urocromo, uroeritrina e urobilina), a cor urinária normal pode variar desde clara e cristalina até o amarelo-escuro. Vários alimentos e medicamentos também podem alterar a cor urinária (Quadro 2). A urina turva pode ser indicativa da presença de leucócitos, hemácias, células epiteliais, bactérias e mesmo cristais.[1,4,9,13] As condições patológicas que mais frequentemente levam a alterações da cor são situações de hematúria macroscópica, ITU, bilirrubinúria, hemoglobinúria, mioglobinúria e cristalúria maciça. O odor urinário normalmente é "urinoide", sendo pungente, acre ou fétida em situações de retenção urinária, de inflamação e produção elevada de amônia (p. ex., ITU). Pode ter odor adocicado ou frutífero (cetonas, cetoacidose) e pode ser característico em algumas condições raras, tais como na doença de xarope de bordo, fenilcetonúria, acidemia isovalérica, hipermetioninemia, cistinúria e homocistinúria.[1,4,10,11]
2. Densidade urinária: a densidade urinária (DU) depende da concentração osmolar urinária e da proporção de água e de solutos urinários (creatinina, cloretos, glicose, fosfatos, proteínas, sódio, sulfatos, ureia e ácido úrico). Analisa o peso da solução, comparado com volume equivalente de água destilada, e pode ser avaliada por fitas reagentes, urodensímetro e refratometria.[9-12] Avalia a função de filtração e concentração renais, bem como o estado de hidratação do corpo (especialmente a função tubular). Uma DU de 1.010 corresponde a uma osmolalidade aproximada entre 300-400 mOsm/L (grosseiramente, podemos multiplicar o valor decimal da direita por 40).[14] Apresenta correlação com a ingestão hídrica, de tal forma que uma DU elevada pode se correlacionar com uma inadequada ingestão hídrica e desidratação. Uma DU reduzida em paciente desidratado pode indicar inabilidade na capacidade de concentração urinária. DU reduzida (e.g. < 1.007) é observada na polidipsia as-

Quadro 2 Alimentos, drogas e condições que podem alterar a cor da urina*

Cor	Condições, alimentos e medicamentos
Rósea/avermelhada	Hematúria; hemoglobinúria; hemólise; contaminação menstrual; necrose papilar (e.g., com coágulos); beterraba; ruibarbo; frutas contendo antrocianinas (*blueberries*, *blackberries*, ameixa, cereja); fenolftaleína; desferroxamina (marrom avermelhada); fenitoína; rifampicina; fenolftaleína; fenazopiridina (Pyridium®); aminopirina; uratos; cristalúria maciça por ácido úrico; porfirinúria (urina exposta à luz e ao ar); infecção urinária por *Serratia marcescens*.
Amarela/alaranjada	Desidratação (urina concentrada); alimentos com carotenos (cenouras, mamão, abóbora); ruibarbo; amoras silvestres; aspargo; rifampicina; sulfassalazina; metronidazol; fenazopiridina; riboflavina; tiamina; multivitamínicos; bilirrubinúria.
Amarronzada/ enegrecida	*Blackberries*; nitrofurantoína; metronidazol; quinolonas; cloroquina; metildopa; levodopa; argirol; imipenem-cilastatina; anilina; resorcinol; senna; cáscara; presença de carotenos alimentares; mioglobinúria; alcaptonúria (também avermelhada/enegrecida em urina alcalinizada ou exposta ao ar).
Azul/esverdeada	Azul de metileno; complexo de vitamina B (riboflavina); triamtereno; propofol; amitriptilina; indometacina; sildenafil; contrastes radiológicos; corantes artificiais; resorcinol; metocarbamol; aspargos; infecções urinárias por *Pseudomonas sp* (esverdeada); intoxicação por fenol; icterícia obstrutiva; hepatite; "síndrome da fralda azul" (defeito no transporte intestinal de triptofano).
Roxa	Infecção por bactérias em pacientes com sonda vesical de demora – metabolização do triptofano (*purple urine bag syndrome*): *Providencia stuartii, Klebsiella pneumoniae, Pseudomonas aeruginosa, Escherichia coli* ou *Enterococcus*; amoras e beterrabas (grande quantidade).
Esbranquiçada Turva Leitosa	Fístula linfática/quilúria; fosfatúria; piúria; infecção urinária (piúria); uratos e ácido úrico (pH ácido); urolitíase (fosfatúria; oxalúria); síndrome nefrótica (espumosa).

sociada ao diabetes *insipidus*, na necrose tubular aguda e em patologias com comprometimento túbulo-intersticial.[1,4,9,10,14] Entretanto, recém-nascidos podem ter DU baixa devido à imaturidade tubular fisiológica nesse grupo de crianças. Sua análise pode ser afetada por excesso de solutos, tais como albumina, glicose, agentes osmóticos e por outras variáveis.[1,9,10]

3. pH: o pH deve ser valorizado em coleta de amostra urinária recente, podendo variar com a dieta e situando-se, normalmente entre 5-8 em indivíduos saudáveis. Pode ser de utilidade na avaliação dos distúrbios de acidificação urinária e na urolitíase. A mensuração usualmente é realizada por meio da leitura da fita reagente em amostra fresca, apresentando melhor acurácia mediante análise eletrométrica e potenciometria.[1,4,11,14] O pH urinário ácido promove cristalização de ácido úrico e cistina, enquanto o pH alcalino promove precipitação de fosfato e oxalato de cálcio.[9] Pode apresentar utilidade na interpretação dos mecanismos de acidificação urinária, em casos de acidose metabólica, acidose tubular renal e na urolitíase.[4,9,14]
4. Hemoglobina: detectada pela fita reagente, baseia-se na atividade peroxidase-*like* da hemoglobina.[11] A presença de sangue pode ser devida a eritrócitos intactos ou hemoglobina livre.[1,9,10,11] Hemoglobinúria pode estar relacionada a hemólise intravascular ou lise eritrocitária no interior do trato urinário. Na presença de eritrócitos e hemoglobina livre persistentemente positiva em amostras repetitivas, é importante a análise da microscopia urinária.[1,4,9,10] A presença de hematúria inclina em um diagnóstico diferencial extenso, discutido posteriormente.
5. Proteína: a excreção proteica urinária normal é constituída principalmente pela proteína de Tamm-Horsfall, secretada pelos túbulos, albumina, globulina e pelas proteínas de baixo peso molecular (PBPM).[1,4,9] A fita reagente detecta albumina e não PBPM. Na fita reagente, considera-se normal quando < 1+.[1,4,9] A proteinúria deve ser quantificada, utilizando, em amostra aleatória isolada de urina, a relação proteína/creatinina (U P/C). A avaliação da relação albumina/creatinina é útil na pesquisa de proteinúria glomerular, enquanto a avaliação da proteína ligada ao retinol urinário (RBP), N-acetil-glucosaminidase, alfa-1-microglobulina e beta-2-microglobulina em razão da creatinina são úteis para avaliação da proteinúria de origem tubular.[1,4,9,10,13] No Quadro 3 estão registrados métodos de avaliação e valores de referência em relação à proteinúria.[1,4,15] Discussão mais aprofundada será apresentada em outra seção.
6. Glicose: pode refletir a presença de hiperglicemia ou disfunção tubular proximal. Acima dos níveis plasmáticos de 180-200 mg/dL, a carga de glicose excede a capacidade de reabsorção tubular proximal.[9] A glicosúria pode ser isolada (glicosúria renal) ou associada a uma disfunção tubular generalizada (p. ex., síndrome de Fanconi).[9,14]
7. Cetonas: uma pequena quantidade de cetonas pode estar presente em crianças saudáveis após um breve jejum.[9] A cetonúria está presente em distúrbios de cetogênese com alteração do metabolismo da glicose (diabetes *mellitus* descompensado), dieta cetogênica, infecções agudas com oferta nutricional limitada, doenças hepáticas e em algumas formas de glicogenose.[1,9,11,13]
8. Bilirrubinas e urobilinogênio: a bilirrubina conjugada (BC) hidrossolúvel aparece na urina, sendo a maioria eliminada através da bile. A detecção de bilirrubina na urina sugere obstrução do fluxo biliar ou hepatite. O urobilinogênio (UBG) é um produto da BC metabolizada pelas bactérias do cólon. Parte do UBG é reabsorvido e entra pela circulação portal, sendo a maioria processada pelo fígado e pequena quantidade excretada na urina.[9] O aumento do UBG na urina pode ser detectado nas disfunções hepáticas. O aumento do UBG urinário com bilirrubina urinária negativa pode ser visto em casos de hemólise ou hemorragia tecidual.[9] A redução desse UBG urinário pode ser observada em casos de obstrução biliar grave (por ausência de bilirrubina intestinal) e na utilização de antimicrobianos de largo espectro (decréscimo da formação de UBG no cólon).[9]
9. Nitrito e leucocitoesterase: nitrito urinário (NU) positivo é altamente sugestivo da presença de bacilos gram-negativos na urina. Esse é um teste específico, mas pouco sensível, particularmente na infância. A conversão bacteriana de nitrato em nitrito demanda um período de aproximadamente 4 horas, podendo ocorrer falso-positivos na presença de urina vesical por um período reduzido[1,4,5,9] (Quadro 1). Leucocitoesterase (LE) urinária sugere a presença de neutrófilos, associada com situações de ITU bacteriana ou com piúria estéril e processos inflamatórios (febre, infecções virais, vulvovaginites por vários agentes etiológicos, glomerulopatias, nefrites intersticiais, urolitíase etc.).[1,4,9,13] A LE urinária, ao contrário, apresenta alta sensibilidade e baixa especificidade.[1,4,9] Ambos os testes são utilizados como valor preditivo de ITU, e esta precisa ser confirmada com a coleta adequada de urocultura.

Análise da microscopia urinária

O exame microscópico da urina é importante, podendo estabelecer informações de utilidade diagnóstica, particularmente quando a análise da fita reagente for anormal. Após a centrifugação da urina, enquanto o sobrenadante é utilizado para avaliação química, o sedimento é utilizado para avaliação dos eritrócitos, leucócitos, cristais, cilindros e outras células e elementos. A avaliação no microscópio habitualmente é de grande aumento (400 vezes), enquanto a microscopia de contraste de fase é utilizada para avaliação da morfologia eritrocitária e de cilindros hemáticos.[9,13]

1. Eritrócitos: a presença de sangue na fita reagente deve ser confirmada pela microscopia urinária quanto ao aumento de eritrócitos. Em geral, considera-se valor anormal a presença de 5 ou mais eritrócitos/campo de grande aumento ou > 10.000 hemácias/mL de urina, após a centrifugação em microscópio de fase ou > 5.000 hemácias/minuto (contagem de Addis), em pelo menos duas amostras urinárias.[1,9,13] Em pacientes com urina avermelhada

ou amarronzada com fita reagente positiva para sangue e microscopia com eritrócitos urinários normais, hemoglobinúria e mioglobinúria devem ser excluídas.[1,4,9]

A microscopia urinária também pode ser útil na avaliação da origem da hematúria. A presença de hemácias dismórficas (> 75%) e de cilindros hemáticos sugere hematúria de origem glomerular, enquanto sua ausência (predominância de eritrócitos isomórficos com < 25% de dismorfismo) sugere origem do trato urinário baixo (pós-glomerular), embora uma etiologia renal não possa ser descartada.[1,4,9,13]

2. Leucócitos: em geral, considera-se anormal leucocitúria ≥ 5-10 leucócitos/campo de grande aumento ou > 10.000/mL.[9,13] A realização e a coleta adequada de urocultura são fundamentais para o estabelecimento do diagnóstico de ITU, pois existem vários falso-positivos de leucocitúria e piúria, principalmente por contaminação vaginal: vulvovaginites, febre, cistites virais, uretrites, glomerulopatias, urolitíase etc. Persistência prolongada da amostra em urina hipotônica pode resultar em falso-negativos devido à lise dos leucócitos.[9]
3. Eosinófilos: análise não realizada de rotina, a presença de eosinofilúria (> 1% dos leucócitos urinários – coloração de Wright) pode ser observada em casos de nefrite intersticial relacionada com medicamentos, entre outros distúrbios renais, entretanto ocorrem vários falso-positivos e negativos.[9]
4. Células epiteliais: o achado dessas células é comum, e são três tipos descritos: escamosas, transicionais e as originárias dos túbulos renais, podendo ser detectadas em pequena quantidade na urina normal.[1,9] Resultam da descamação normal ou podem representar lesão epitelial devido a injúria renal ou a processos inflamatórios.[9] Um grande aumento das células escamosas, originárias do terço distal da uretra, vulva ou vagina, pode ser um indício de contaminação. O aumento de células transicionais pode ocorrer após cateterização e instrumentação urinária e nos carcinomas renais, enquanto o aumento de células tubulares pode ser observado na necrose tubular aguda e em casos de nefrotoxicidade.[9]
5. Cilindros: em geral, os cilindros urinários são formados no néfron distal, constituídos de uma matriz mucoproteica (proteína de Tamm-Horsfall) com ou sem elementos adicionais.[1,9] Cilindros hialinos são observados em pacientes saudáveis, na febre, associada ao exercício, uso de diuréticos e nas doenças glomerulares e intersticiais. Cilindros granulosos são observados em condições saudáveis e nas doenças glomerulares, intersticiais e infecções. Os cilindros graxos, na síndrome nefrótica. Cilindros céreos na doença renal crônica. Cilindros hemáticos em glomerulonefrites, nefrites túbulo-intersticiais e na necrose tubular aguda. Cilindros leucocitários nas pielonefrites, glomerulonefrites e nefrites túbulo-intersticiais.[1,9,13] A Figura 1 apresenta alguns exemplos de cilindros urinários.

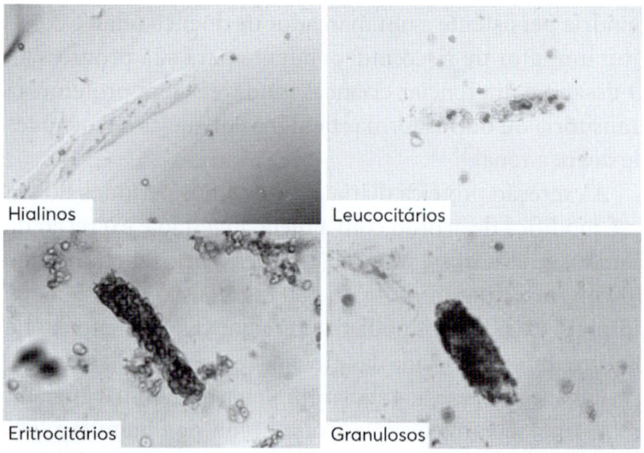

Figura 1 Exemplo de cilindros urinários.

6. Cristais: sua presença é frequente na análise do sedimento urinário normal, apresentando, muitas vezes, significado limitado e relação com a dieta, ingestão hídrica, entre outros fatores físico-químicos promotores ou inibidores da cristalização urinária.[1,9] Sulfas e ampicilina podem se cristalizar na urina. A presença na microscopia urinária de cristais de oxalato, fosfato e urato de sódio não indica necessariamente relação com litogênese. Por outro lado, significado clínico patológico é observado quando há presença de cristais de cistina, tirosina, leucina, fosfato-amônio-magnesiano e colesterol.[1,9,13] Na Figura 2, alguns exemplos de cristais urinários.

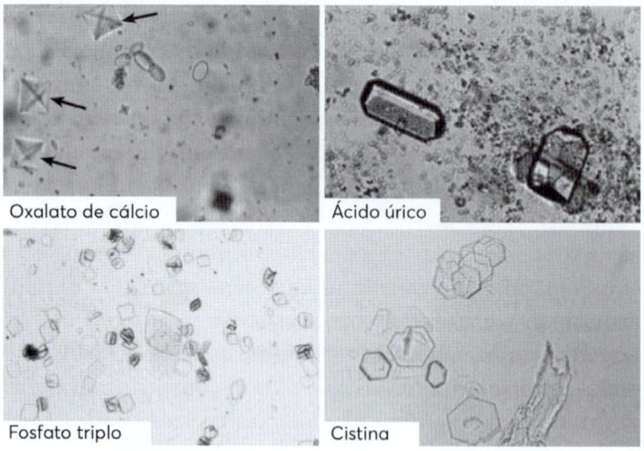

Figura 2 Exemplos de cristais urinários.

7. Muco: é produzido pelo epitélio do túbulo renal e células epiteliais. A presença excessiva pode decorrer de processos inflamatórios do trato urinário inferior ou do trato genital.

PROTEINÚRIA

O exame comum de urina nos fornece informações sobre os rins e as vias urinárias, detectando doenças renais, assim como acometimento renal nas doenças sistêmicas.[4,16] A pro-

teinúria persistente é um marcador de doença renal e constitui um fator de risco independente para sua progressão. O desafio é diferenciar crianças saudáveis com proteinúria transitória ou outras formas benignas daquelas decorrentes de doença renal.[15-18]

A excreção proteica diária é variável nos períodos do dia e se modifica de acordo com a dieta, ingestão e excreção de líquidos, exercícios e repouso. Valores diários menores que 100 mg/m², 4 mg/m²/hora ou 150 mg/dia são considerados normais. Os neonatos podem apresentar valores maiores, até 300 mg/m²/dia.[16] Metade das proteínas excretadas diariamente é originada da secreção tubular (proteína de Tamm-Horsfall), e o restante são proteínas plasmáticas (40% de albumina e 10% de proteínas de baixo peso molecular, tais como a beta-2-microglobulina e aminoácidos). A prevalência de proteinúria em um simples teste urinário ocorre entre 5-15%, reduzindo para 0,1% de positividade em 4 amostras.[17,18,19]

Classificação e etiologia

As formas de apresentação da proteinúria podem ser classificadas em transitória, ortostática e persistente, de acordo com sua duração ou horário de apresentação. A proteinúria transitória geralmente manifesta-se com 1 a 2+ no exame de urina e se associa a episódios de febre, exercícios, estresse, convulsões ou hipovolemia. A ortostática ocorre quando há um aumento de proteinúria quando se está de pé e retorna ao normal quando deitado; mais comum em meninos adolescentes (75% da causa de proteinúria nessa faixa etária).[15,17,19] Geralmente não ultrapassa 1 g em 24 horas, e 3 amostras matinais em 3 dias consecutivos sem proteinúria confirma o diagnóstico. O diagnóstico é feito com a relação proteína/creatinina na primeira urina matinal com valores < 200 mg/g e de pé > 200 mg/g. A mudança do decúbito pode causar aumentos de até 10 vezes na proteinúria.[15,18,19] A síndrome de *nutcracker* (e.g., compressão da veia renal esquerda entre a aorta e a artéria mesentérica superior) é uma causa comum de proteinúria postural.[17] Já a proteinúria persistente deve ser avaliada por um nefrologista. Os métodos de coleta e análise para avaliação da proteinúria e as causas de proteinúria persistente mais frequente estão descritas nos Quadros 3 e 4.

Podemos ainda classificar a proteinúria de acordo com seu local de origem em glomerular (aumento da filtração glomerular de macromoléculas como a albumina), tubular (diminuição da reabsorção tubular de proteínas de baixo peso molecular: beta-2 e alfa-1-microglobulinas, proteína carreadora do retinol urinária) e superprodução sistêmica (situações em que se excede a capacidade de reabsorção tubular:

Quadro 3 Métodos de coleta e análise para avaliação da proteinúria

Método e avaliação	Indicações	Valor de normalidade	Observações
Amostra isolada U Prot/Cr (mg/mg) (U P/C)	Avaliação semiquantitativa (diagnóstica)	• < 0,2 (> 2 anos). • < 0,5 (6 meses a 2 anos).	Preferencialmente, primeira urina da manhã Método simples Tendência atual para caracterização da proteinúria
Fitas reagentes (Labstix, Multistix etc.)	Triagem de rotina rápida, podendo ser realizada "à beira do leito"	Negativo ou traços em amostra de urina concentrada (DU > 1.020)	Falso-positivos: pH urinário muito alcalino (> 8); urina muito concentrada (DU > 1.025); antissépticos e detergentes; hematúrias macroscópicas e contraste iodado. Falso-negativos: Urinas ácidas ou muito diluídas; não detecta proteínas de baixo peso molecular.
Urina de 24 horas Proteína e creatinina	Quantificação da proteinúria e do *clearance* de creatinina	• < 240 mg/m²/24 horas (< 6 meses de idade). • < 150 mg/m²/24 horas (> 6 meses de idade) ou ~ < 150 mg/dia. • < 4 mg/m²/hora.	Limitada utilização no paciente pediátrico devido à dificuldade de coleta urinária. Para valorização da coleta de urina de 24 horas, a análise de creatinúria estimada deve ser de no mínimo 15-20 mg/kg no sexo feminino e 20-25 mg/kg no sexo masculino.
Albuminúria (imunoturbidometria; imunoensaios)	Avaliação do risco de progressão da doença renal	• < 30 mg albumina/g de creatinina urinária em amostra isolada de urina	Avaliação de estágio e/ou progressão: doença renal crônica, glomerulopatias, nefropatia do refluxo, diabetes *mellitus*, hipertensão arterial etc. • 30-300 mg/g de Cr: aumento moderado. • > 300 mg/g de Cr: aumento grave.
Turbidimetria e precipitação Ácido sulfossalicílico (ASS) Ácido tricloroacético	Avaliação semiquantitativa (monitorização)	Leitura: 0-4+: • 0: ausência de turvação ou quase inaparente (~0-10 mg/dL). • 1+: turvação leve e transparente sem formação de grânulos (~15-30 mg/dL). • 2+: turvação com formação de grânulos e manutenção de transparência (~40-100 mg/dL). • 3+: turvação com formação de grânulos e floculação com perda de transparência (~150-350 mg/dL). • 4+: precipitado floculento (> 500 mg/dL).	Pode ser de utilidade na monitorização ambulatorial e domiciliar em casos selecionados. Falso-positivos (ASS): urina concentrada, hematúria macroscópica, contraste radiológico; cefalosporinas, análogos da penicilina, sulfonamidas, miconazole, tolbutamida.

Quadro 4 Causas de proteinúria persistente

Glomerular	Primária	Secundária
	Lesão mínima Síndrome nefrótica congênita Glomeruloesclerose segmentar e focal Nefropatia de IgA (Berger) Glomerulonefrite membranoproliferativa Nefropatia membranosa Síndrome de Alport	Glomerulonefrite aguda pós-estreptocócica Glomerulonefrites infecciosas (hepatite B, C, vírus da imunodeficiência humana, sífilis, malária, mononucleose infecciosa) Diabetes *mellitus* Lúpus eritematoso sistêmico Púrpura de Henoch-Schöenlein Síndrome hemolítico-urêmica
Tubular	**Primária**	**Secundária**
	Cistinose Doença de Wilson Síndrome de Lowe Doença policística Doença mitocondrial	Necrose tubular aguda Nefrite túbulo-intersticial Intoxicação por metal pesado Uropatia obstrutiva Toxicidade por drogas antineoplásicas Antibióticos

leucemia, rabdomiólise, hemólise, mieloma múltiplo).[17,20] A proteinúria glomerular é a mais frequente em crianças, sendo a síndrome nefrótica associada a glomerulopatias, a causa mais comum.[21]

Métodos diagnósticos

Três aspectos devem ser analisados diante de um paciente com proteinúria:

1. Qual tipo de proteína está sendo perdido na urina.
2. Quanto de proteína está sendo perdido.
3. Se a perda é transitória ou persistente.

A detecção de proteinúria utiliza três tipos de métodos diagnósticos: semiquantitativos (fitas reagentes e teste do ácido sulfossalicílico a 3 ou 10%); quantitativos (proteinúria de 24 horas e relação proteína e creatinina em amostra isolada de urina) e qualitativos (p. ex., eletroforese de proteínas, análise de proteinúria glomerular e tubular).[15,16]

- Fita reagente: reação colorimétrica de acordo com quantidade de albumina. Falso-positivo pode ser observado em urinas alcalinas (pH > 8), contaminadas com antissépticos ou contrastes iodados ou concentradas (ideal aguardar 24h após o exame para o teste urinário). Urina diluída pode dar falso-negativo (densidade < 1002).[19] O Quadro 1 apresenta os valores de normalidade e falso-positivos e negativos.
- Teste turbidimétrico (ácido sulfossalicílico 3 ou 10%): detecta todos os tipos de proteínas na urina. Mistura-se uma parte de ácido (ao redor de 2 mL) com 3 partes de urina (6 mL) e observa-se a turvação da urina.[16,17,21] Para interpretação, ver o Quadro 3.
- Proteinúria de 24 horas ou amostra isolada de urina: em crianças, especialmente em uso de fraldas, uma coleta de urina de 24 horas pode ser desafiador. Uma amostra de urina (preferencialmente a primeira da manhã) apresenta boa correlação com a coleta de urina de 24 horas.
  - Normal: valores < 0,2 mg proteína/mg de creatinina nos maiores de 2 anos e < 0,5 mg proteína/mg de creatinina em crianças de 6 meses a 2 anos. Valores da relação entre 0,5-2 são considerados proteinúria moderada e > 2, nefrótica.[9,16,17,21] embora alguns autores considerem como nefrótica uma relação > 2,5.
  - Valores de urina de 24 horas > 150mg/dia são anormais, sendo que acima de 50 mg/kg/dia é considerada proteinúria nefrótica.
- Albuminúria: é utilizada para o diagnóstico de lesões glomerulares incipientes e subclínicas, sendo um marcador de progressão de perda de função renal (diabéticos, hipertensos, cicatrizes renais, rim único etc.). Valores < 30 mg de albumina/g de creatinina são considerados normais em amostra isolada de urina. Ver o Quadro 3 para outras considerações.
- Eletroforese de proteínas na urina: avalia as proteínas plasmáticas, as secretadas pelos túbulos renais e as do trato urinário. A albumina corresponde a 30-40%, imunoglobulina G 5-10%, cadeias leves 5% e imunoglobulina A 3%.[15,21]

Investigação

Os dados de história devem avaliar a presença de edema, cefaleia, hematúria, dores articulares, exantemas, hipertensão arterial, infecção do trato urinário, dor de garganta ou piodermite recente, perda de apetite, cansaço, perda de peso e uso de medicamentos. História de consanguinidade e familiar de doenças císticas renais, surdez, distúrbios visuais, doenças renais e doença renal crônica. O exame físico deve ser completo, incluindo a medida de pressão arterial.[16,17,19,21,22]

A avaliação inicial vai depender de a criança estar assintomática e de a proteinúria ter sido um achado ocasional na fita reagente. Neste caso repete-se o teste por mais 3 vezes em semanas diferentes e se avaliam outras alterações no sedimento urinário (hemácias, leucócitos, cilindros) (Figura 3). Na persistência do achado, solicita-se uma amostra matinal de proteína e creatinina e um exame de urina tipo 1.[19]

Na presença de outros sintomas, deve-se avaliar a suspeita diagnóstica. A presença de edema, hipertensão e hematúria pode estar associada com síndrome nefrítica; edema, dislipidemia e hipoalbuminemia com síndrome nefrótica; disúria, com ou sem febre, leucocitúria, nitrito positivo alerta para ITU; história familiar de surdez e doença renal crônica leva a pensar em síndrome de Alport.[16,17,19-22]

O aumento da pressão glomerular e a hiperfiltração que ocorrem nas doenças crônicas (diabetes, diminuição de tecido renal – agenesia unilateral, hipoplasia unilateral, hipertensão arterial sistêmica e obesidade grave) devem receber avaliação periódica da proteinúria (especialmente valores que não são detectados nas fitas reagentes – albuminúria).

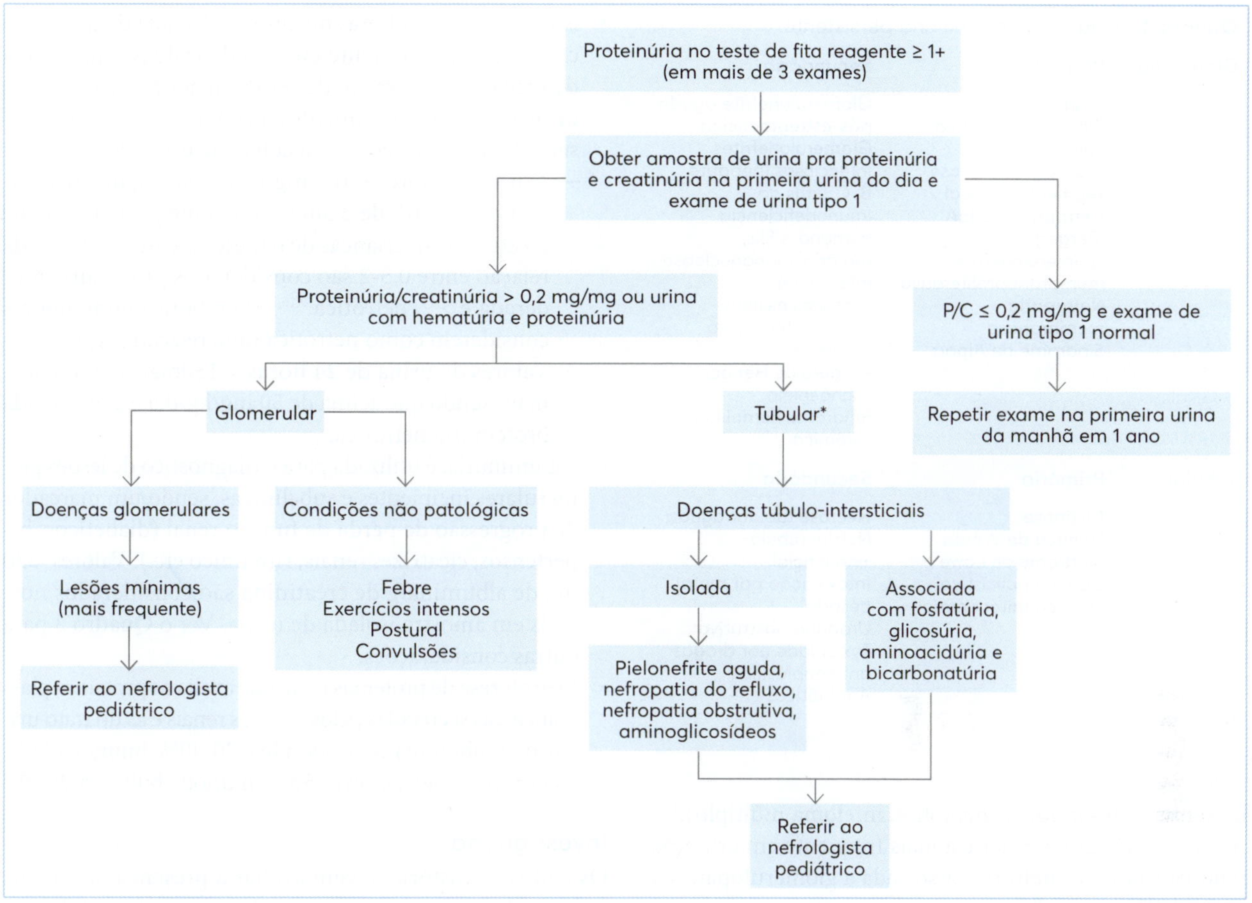

Figura 3 Avaliação inicial da proteinúria.

* Diferenças discrepantes nos resultados entre a fita reagente e teste do ASS fazem pensar em origem tubular quando os valores do teste do ASS são positivos e maiores que os da fita reagente.

Investigação adicional inclui creatinina, eletrólitos sanguíneos, colesterol e albumina. Também considerar ecografia renal e de vias urinárias, complemento sérico (C3, C4), fator antinuclear (FAN) e sorologia para hepatite B e C, HIV. Casos especiais devem ser dirigidos, conforme os achados epidemiológicos, clínicos e laboratoriais. As crianças com proteinúria persistente devem ser referidas ao nefrologista pediátrico para o prosseguimento da investigação e a avaliação da necessidade de biópsia renal.[16,17,19,21,22]

HEMATÚRIA

Introdução

A ocorrência de hematúria na infância é causa frequente de consulta ao pediatra, sendo que estudos populacionais em escolares demonstram prevalência de 0,5 a 4% de hematúria microscópica em crianças em amostra isolada de urina.[23,24] A presença de hematúria habitualmente causa grande ansiedade no paciente e em seus familiares. Dessa forma, é importante que o pediatra confirme o achado, diagnostique as etiologias mais comuns e selecione os pacientes que necessitarão de tratamento e acompanhamento.

A hematúria é uma das principais manifestações de doença renal. Os exames utilizados para detectar essa anormalidade, por sua simplicidade e disponibilidade imediata, são a principal ferramenta para o diagnóstico. Todos os pediatras devem conhecer bem esses exames e devem estar preparados para fazer uma análise crítica dos resultados.

Definição

Define-se hematúria como a presença de quantidades anormais de hemácias na urina, sejam elas intactas ou não. Em urina centrifugada, hematúria é definida pelo encontro de mais do que 5 hemácias/campo ou 10.000 hemácias/mL. Deve-se ressaltar, no entanto, que há controvérsias quanto ao limite de normalidade em relação ao número de hemácias presentes na urina.[25] Alguns autores, no caso de hematúria microscópica, preferem defini-la como sendo aquela que apresenta exame de urina alterado em 2 ou 3 determinações consecutivas, com intervalo de pelo menos uma semana entre elas.

Valores normais e classificação

Indivíduos normais excretam pequenas quantidades de eritrócitos na urina, e considera-se normal a observação de 3

ou 4 eritrócitos por campo de grande aumento ou até 10.000 eritrócitos/mL. A menstruação e o trauma ureteral podem aumentar esses valores, substancialmente.[25]

A hematúria pode ser macro ou microscópica e ocorrer de forma persistente ou recorrente. Se houver concomitância com sintomas clínicos, será considerada sintomática. Caso contrário, é chamada de hematúria assintomática. O termo "hematúria isolada" refere-se à presença de eritrócitos em quantidades anormais, sem qualquer outra anormalidade na urina. A hematúria microscópica é um achado comum na infância. Como ilustrado por dois estudos populacionais, 3-4% de crianças não selecionadas em idade escolar entre 6-15 anos têm fita reagente positiva para hematúria em uma amostra de urina.[23,24] Essa porcentagem diminui para 1% ou menos se considerarmos duas ou mais amostras de urina positivas. Dentro da faixa de 1% das crianças com duas ou mais urinas positivas para hematúria, somente 1/3 tem hematúria persistente, definida como a presença de hematúria após 6 meses. A combinação de hematúria com proteinúria é menos comum, com uma taxa de prevalência menor do que 0,7% de crianças em idade escolar.[13,26]

A hematúria deve ser distinguida de outras situações que também conferem coloração anormal à urina, algumas vezes se assemelhando à hematúria, porém sem haver aumento no número das hemácias (conforme o Quadro 2):

- Pigmentúria: determinada por corantes (anilina), certos alimentos (beterraba) e medicamentos (rifampicina) e complexos vitamínicos.
- Hemoglobinúria: presença de hemoglobina livre na urina resultante de hemólise intravascular, como a induzida por drogas.
- Mioglobinúria: a presença de pigmento de origem muscular: a mioglobina, liberada em consequência de grandes traumatismos, necrose ou queimaduras extensas.[26]

Detecção e quantificação

A hematúria pode ser detectada de duas maneiras: 1) por meio do exame microscópico da urina, que depende da habilidade do examinador e 2) por pesquisa de sangue com uso de fita reagente, que é de execução simples e de grande utilidade. O método de detectar hematúria por fitas de papel impregnado por ortotoluidina (Dipstix®) consegue detectar 2-5 eritrócitos por campo na urina centrifugada. Esse teste também é positivo na presença de hemoglobinúria e mioglobinúria. Dessa forma, todo teste positivo com essas fitas deve ser acompanhado de exame microscópico da urina para diferenciar a hematúria da pigmentúria. Testes falso-negativos podem ocorrer em pacientes recebendo altas doses de vitamina C.[13,26] Testes falso-positivos podem ocorrer com contaminação por meio de agentes usados para limpeza de períneo, como o hipoclorito (Quadro 1).

Outro método para pesquisa de hematúria, como já comentado, é o exame microscópico direto da urina, com ou sem centrifugação prévia. O exame microscópico é sempre o método preferido, pois fornece informações sobre a forma e o tamanho dos eritrócitos, além de mostrar se há a presença de leucócitos e cilindros eritrocitários. Para verificar a presença de dismorfismo eritrocitário é essencial o exame microscópico da urina. Eritrócitos pequenos, fragmentados e pobremente hemoglobulinizados (dismórficos) geralmente são de origem glomerular. Por outro lado, eritrócitos de tamanho e forma normais, bem hemoglobulinizados (isomórficos), são de origem do trato urinário ou do interior do parênquima renal, de origem não glomerular (urolitíase, tumor renal etc.). A pesquisa de dismorfismo por análise microscópica comum tem a peculiaridade de ser subjetiva e de depender bastante da habilidade do examinador. Para que esse fato não venha a constituir uma limitação, alguns serviços têm utilizado a técnica automatizada para avaliação do tamanho e características dos eritrócitos.[26]

Outros achados, além da presença de dismorfismo, sugerem hematúria de origem glomerular, como a presença de proteinúria e/ou cilindros eritrocitários (Quadro 5). No entanto, mesmo quando a causa da hematúria é de origem glomerular, essas alterações podem não ser detectadas. Por outro lado, nem todos os eritrócitos dismórficos na urina são sugestivos de origem glomerular. Eritrócitos sulcados podem ser vistos em urina muito hipertônica que não foi examinada logo após a coleta, independentemente de sua origem ser glomerular ou não glomerular. A urina muito hipotônica, por sua vez, pode provocar a liberação de hemoglobina, mostrando eritrócitos "fantasmas".

Quadro 5 Características diferenciais entre hematúria extraglomerular e glomerular

	Extraglomerular	Glomerular
Cor (se macroscópica)	Vermelha ou rosa	Vermelha, marrom ou cor de Coca-Cola ou chá forte ou vinho do porto
Coágulos	Presentes ou ausentes	Ausentes
Proteinúria	Usualmente ausente	Presente ou ausente
Morfologia eritrocitária	Normal ou isomórfica	Dismórfica
Cilindros eritrocitários	Ausentes	Presentes ou ausentes

Fisiopatologia

Números anormais de eritrócitos na urina podem ter origem de qualquer ponto, desde os capilares glomerulares até a extremidade distal da uretra. Como supracitado, eritrócitos dismórficos tendem a ser fortemente associados com origem glomerular. Presume-se que a hematúria glomerular se origine de pequenas lesões ou descontinuidades da integridade da parede capilar dos glomérulos. Assim, outros elementos circulantes, como proteínas plasmáticas, podem também escapar para o interior da cápsula de Bowman e ser excretados na urina. A eritrocitúria dismórfica acompanhada de proteinúria anormal é sinal confiável de doença glomerular. Por outro lado, um rompimento da arquitetura tubular, in-

cluindo capilares peritubulares, pode também levar à passagem de eritrócitos dos capilares tubulares para sua luz, produzindo hematúria. Nessas circunstâncias, a proteinúria é menos evidente e usualmente de origem tubular.

Anormalidades do trato urinário (desde a pelve renal até a uretra distal) levam a hematúria macro ou microscópica, porém isomórfica, com ou sem a presença de coágulos. Assim, uma hematúria macroscópica, sem coágulos, acompanhada por proteinúria, geralmente leva à suspeita de uma doença glomerular.[27]

As causas de hematúria glomerular, túbulo-intersticial e do trato urinário são diversas, conforme apresentado no Quadro 6.

Quadro 6 Etiologia e condições associadas com hematúria

Associada à infecção do trato urinário
Associada às doenças glomerulares primárias e secundárias:
Glomerulonefrite aguda pós-infecciosa
Nefropatia IgA
Glomerulonefrite membranoproliferativa
Glomeruloesclerose segmentar e focal
Glomerulonefrite membranosa
Glomerulonefrite proliferativa mesangial
Associada a doenças hereditárias:
Síndrome de Alport
Doença da membrana final
Associada à anemia falciforme
Associada aos distúrbios do complemento
Doença policística autossômica dominante
Doença policística autossômica recessiva
Associada a doenças metabólicas:
Hiperexcreção urinária de cálcio e/ou de ácido úrico
Hipoexcreção urinária de citrato e/ou de magnésio
Associada a nefrite intersticial:
Induzida por medicamentos
Associada a malformações do trato urinário:
Doenças císticas
Outras malformações (obstrução da junção ureteropélvica)
Associada a traumatismo abdominal
Associada a tumores:
Renais (p. ex., tumor de Wilms)
Vesicais
Associada a outras etiologias:
Hematúria associada a esforço físico extenuante
Queimaduras
Fístula arteriovenosa
Hemangioma vesical

(continua)

Quadro 6 Etiologia e condições associadas com hematúria (*continuação*)

Tuberculose
Síndrome de *nutcracker*
Hematúria falsa:
Coloração anormal da urina por uso de corantes, medicações etc.

Avaliação da hematúria

Todos os pacientes com hematúria devem ser submetidos a anamnese e exame físico detalhados, com particular atenção às variações de peso, história familiar, ingestão de drogas, sintomas referentes ao trato urinário, hiperemia e prurido perianal ou genital, tendências a sangramentos, anormalidades da córnea ou da audição, dor à percussão do ângulo costovertebral e à palpação da bexiga. Um aspecto prático importante é o fato de que, de maneira geral, as hematúrias não determinam anemia, não havendo a necessidade de realização de avaliações sucessivas de hemoglobina e hematócrito séricos.

Um dos primeiros passos na avaliação do paciente com suspeita de hematúria (considerando que a pigmentúria já foi eliminada) é classificá-la em uma das categorias de provável diagnóstico (Quadro 7): hematúria glomerular e hematúria não glomerular.

Quadro 7 Investigação laboratorial inicial nas hematúrias

Hematúria glomerular:
Ureia, creatinina
Hemograma, coagulograma
Complemento total e frações
Pesquisa de drepanócitos
Sorologia: hepatites; HIV
FAN; antiDNA
Proteinúria de 24 horas ou U P/C
Urina dos pais e irmãos
Hematúria não glomerular:
Ureia; creatinina
Coagulograma
Proteinúria de 24 horas ou U P/C
Hemograma
Urocultura
Calciúria de 24 horas ou U Ca/Cr
Uricosúria de 24 horas ou U AU/Cr

U P/C: proteína/creatinina em amostra isolada de urina; U Ca/Cr: cálcio/creatinina em amostra isolada de urina; U AU/Cr: ácido úrico/creatinina em amostra isolada de urina.

Pacientes com hematúria glomerular devem ser avaliados mais profundamente, para se detectar a causa da doença glomerular. Em muitos pacientes a causa estará bem eviden-

te (p. ex., lúpus eritematoso sistêmico, púrpura de Henoch--Schönlein), enquanto outros necessitarão de uma avaliação clínica e laboratorial sistemática. Sintomas gerais, como febre ou perda de peso, podem sugerir doença sistêmica, como uma vasculite. História familiar de hematúria e/ou doença renal crônica podem sugerir doença de Fabry, síndrome de Alport ou nefropatia de membrana basal fina, entre outras.

A avaliação laboratorial de pacientes com hematúria glomerular depende muito da história e do exame físico, mas grande parte dos pacientes necessitará de hemograma, testes de função renal (ureia e creatinina séricas) e um painel metabólico renal (eletrólitos, cálcio, fósforo, proteína total, albumina, globulina, colesterol total e frações, fosfatase alcalina, desidrogenase láctica, ácido úrico e glicemia). Devem ser mensuradas a proteinúria de 24 horas ou a relação proteína/creatinina em amostra de urina colhida na primeira urina matinal.

O tamanho e a morfologia renal podem ser avaliados pela ultrassonografia (US) renal. Estudos sorológicos devem incluir a dosagem de complemento (C_3, C_4, CH_{50}), anticorpos anticitoplasma de neutrófilos (Anca), anticorpos específicos contra membrana basal do glomérulo, fator antinúcleo (FAN), anticorpo antiDNA (dupla hélice), dosagem de antiestreptolisina O e/ou crioglobulinas. Um audiograma deve ser realizado quando há suspeita de síndrome de Alport.

Obviamente a seleção dos exames diagnósticos será influenciada pela probabilidade da presença de doenças específicas. Em muitos pacientes uma biópsia renal será necessária para definir o diagnóstico, mas a decisão de utilizar esse procedimento vai depender da possibilidade de encontrar uma lesão tratável ou da necessidade de informações de valor diagnóstico e prognóstico.[28]

Pacientes com hematúria indeterminada podem apresentar hematúria de origem glomerular ou não glomerular, e uma avaliação mais profunda dependerá, em muito, das informações obtidas com base na história e no exame físico. Quanto mais significativo o dismorfismo eritrocitário, maior a possibilidade de presença de uma doença glomerular. Todos os pacientes deveriam submeter-se, no mínimo, a exame de urina com dismorfismo eritrocitário, a testes de função renal, quantificação da proteína urinária, painel metabólico renal, além de US renal.

Em pacientes com hematúria de origem no trato urinário, além dos testes de função renal, hemograma e bioquímica sérica, haverá a necessidade de uma profunda e meticulosa investigação do trato urinário, que pode incluir cistoscopia, urografia excretora (UE), tomografia computadorizada (TC) ou ressonância magnética (RM) de abdome. Pacientes com hematúria originada no trato urinário e evidências de massa renal devem realizar primeiramente uma TC. Embora cada vez menos utilizada, a UE pode ser útil para detecção de lesões do trato urinário superior (ureter ou pélvis), como cálculos ou tumores.

Na presença de hematúria macroscópica, a cistoscopia deve ser considerada, para detectar a fonte do sangramento ativo, se com os exames já recomendados não forem suficientes. Se cistoscopia, UE, TC abdominais, RM e US não forem esclarecedores, a arteriografia/angiografia poderá ser necessária, para detectar a presença de malformação arteriovenosa oculta.[28]

Testes de coagulação (TP, TPPA, TS e contagem de plaquetas) serão realizados se houver tendência a hemorragias relatada na história, ou em caso de administração prévia de anticoagulantes. Exames para anemia falciforme também devem ser efetuados, se houver essa possibilidade. PPD e outros testes específicos devem ser realizados quando houver suspeita de tuberculose. Cálcio e ácido úrico urinário de 24 horas podem detectar hipercalciúria ou hiperuricosúria em pacientes com hematúria inexplicável, particularmente em crianças (ver o capítulo sobre urolitíase na infância). As causas mais comuns de hematúria microscópica persistente na infância são: glomerulopatias, hipercalciúria e síndrome do quebra-nozes (*nutcraker*), na qual existe compressão da veia renal esquerda pela aorta e artéria mesentérica proximal superior.

Utilizando-se essa avaliação, 85% ou mais dos pacientes que apresentaram hematúria poderão ser corretamente diagnosticados. Nos 15% restantes com "hematúria idiopática", o diagnóstico poderá vir a se tornar evidente por meio do seguimento, pelo aparecimento de novos sintomas ou sinais.

Acompanhamento do paciente pediátrico com hematúria

De maneira geral, deve-se tranquilizar os pais ou responsáveis, fazer controles ambulatoriais periódicos e permitir atividades físicas habituais. A dieta será sem restrições até segunda ordem e o acompanhamento será feito com: desenvolvimento ponderoestatural, pressão arterial, função renal, exame de urina rotina, pesquisa de proteinúria e US de vias urinárias. Fluxogramas de investigação, abordagem e acompanhamento de diversos cenários de hematúria são descritos na Figura 4.

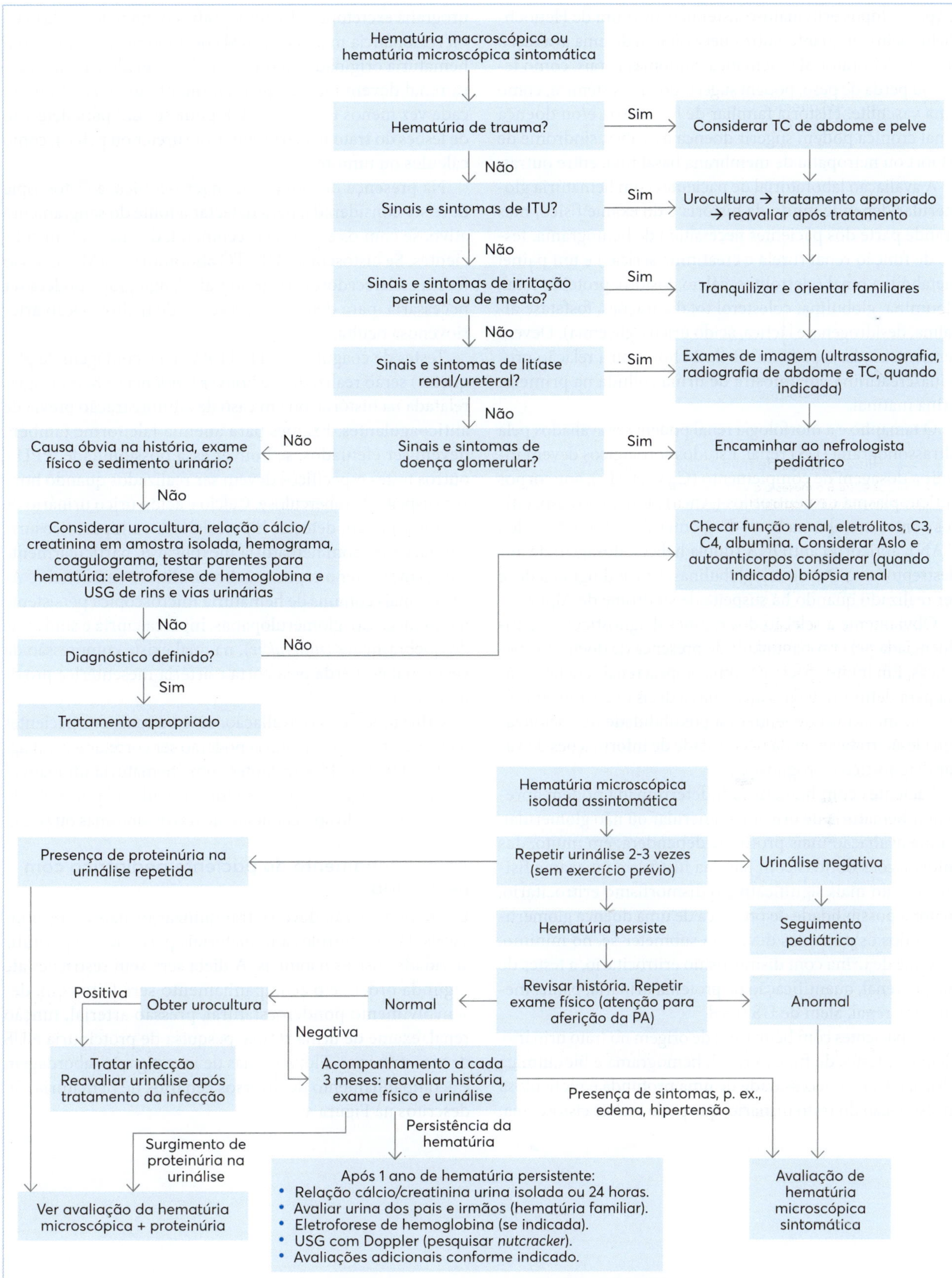

Figura 4 Fluxogramas de investigação, abordagem e acompanhamento da hematúria (*continua*).

* Para crianças entre 6 e meses e o valor de corte para $P/C_{amostra\ urinária}$ isolada é de 0,5.

USG: ultrassonografia; TC: tomografia computadorizada; ITU: infecção do trato urinário; Aslo: Anticorpo antiestreptolisina O.

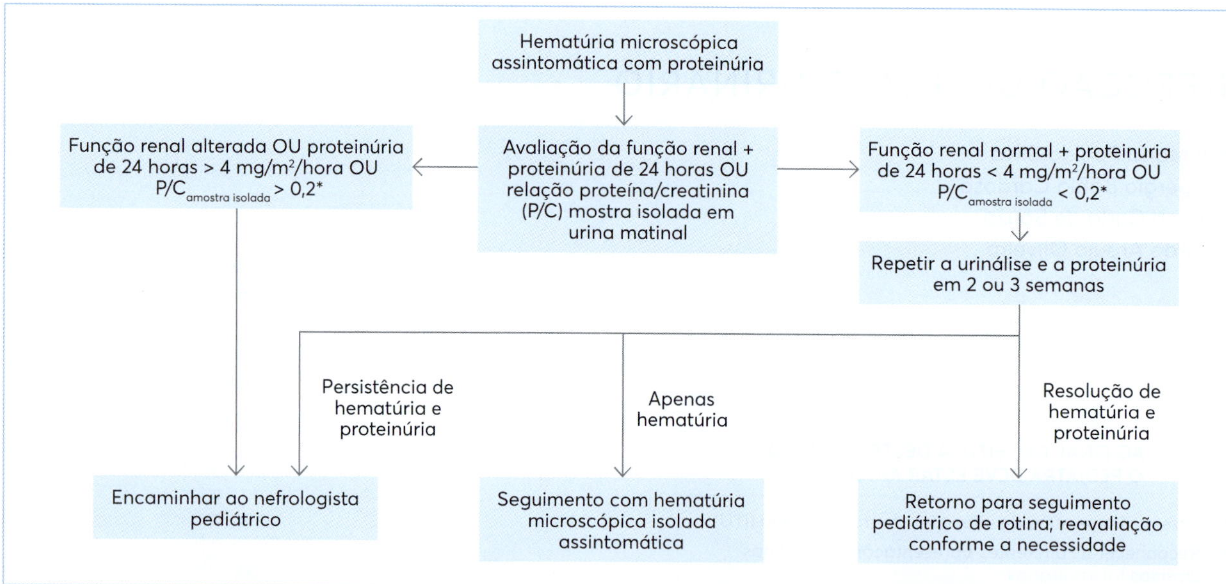

Figura 4 Fluxogramas de investigação, abordagem e acompanhamento da hematúria (*continuação*).

* Para crianças entre 6 e meses e o valor de corte para $P/C_{amostra\ urinária}$ isolada é de 0,5.
USG: ultrassonografia; TC: tomografia computadorizada; ITU: infecção do trato urinário; Aslo: Anticorpo antiestreptolisina O.

REFERÊNCIAS BIBLIOGRÁFICAS

1. Goodyer P, Phadke K. Evaluation of renal disease. In: Phadke KD, Goodyer P, Bitzan M (eds,). Manual of pediatric nephrology. Springer-Verlag Berlin Heidelberg; 2014. p.1-64.
2. Kaplan RE, Springate JE, Feld LG. Screening dipstick urinalysis: a time to change. Pediatrics. 1997;100:919-21.
3. Committee on Practice and Ambulatory Medicine, Bright Futures Steering Committee: Recommendations for preventive pediatric health care. Pediatrics. 2007;120(6):1376.
4. Van der Watt G, Omar F, Brink A, McCulloch M. Laboratory investigation of the child with suspected renal disease. In: Avner ED, Harmon WE, Niaudet P, Yoshikawa N, Emma F, Goldstein SL (eds.). Pediatric nephrology seventh edition. Springer Heildelberg New York Dordrecht London;2016. p.614-36.
5. Roberts KB. Urinary tract infection: clinical practice guideline for the diagnosis and management of the initial UTI in febrile infants and children 2 to 24 months. Pediatrics. 2011;128:595-610.
6. Hodson EM, Craig JC. Urinary tract infections in children. In: Avner ED, Harmon WE, Niaudet P, Yoshikawa N, Emma F, Goldstein SL (eds.). Pediatric nephrology seventh edition. Springer Heildelberg New York Dordrecht London; 2016. p.1695-714.
7. Herreros Fernández ML, González Merino N, Tagarro García A, Pérez Seoane B, de la Serna MM, Contreras Abad MT, et al. A new technique for fast and safe collection of urine in newborns. Arch Dis Child. 2013;98:27-9.
8. Altuntas N, Celebi Tayfur A, Kocak M, Razi HC, Akkurt S. Midstream clean-catch urine collection in newborns: a randomized controlled study. Eur J Pediatr. 2014;174:577-82.
9. Patel H. The urinalysis. In: Chand DH, Valentini R (eds.). Clinician's manual of pediatric nephrology. New Jersey: World Scientific; 2011. p.9-19.
10. Rees L, Bockenhauer D, Webb NJA, PU, MG. Pediatric nephrology: Oxford specialist handbook in paediatrics. 3.ed. 2019.
11. Fogazzi GB, Garigali G. Urinalysis. In: Johnson RJ, Feehally J, Floege J (eds.). Comprehensive clinical nephrology. 50.ed. Philadelphia: Elsevier Saunders; 2015. p.39-52.
12. Israni AK, Kasiske BK. Laboratory Assessment of kidney disease: glomerular filtration rate, urinalysis and proteinuria. In: Taal MW, Cherlow GM, Marsden PA, Skorecki K, Yu ASL, Brenner BM (eds.) Brenner & Rector's the kidney. 9.ed. Philadelphia: Elsevier Sanders; 2012. p.869-96.
13. Penido MGMG. Avaliação laboratorial em nefrologia pediátrica. In: Penido MGMG, Tavares MS (eds.). Nefrologia pediátrica: manual prático. São Paulo: Livraria Balieiro; 2015. p.5-15.
14. Andrade OVB. Tubulopatias na infância. In: Penido MGMG, Tavares MS (eds.). Nefrologia pediátrica: manual prático. São Paulo: Livraria Balieiro; 2015. p.182-248.
15. Fogazzi GB, Verdesca S, Garigali G. Urinalysis: core curriculum 2008. Am J Kidney Dis. 2008;51(6):1052-67.
16. Hogg RJ, Portman RJ, Milliner D, Lemley KV, Eddy A, Ingelfinger J. Evaluation and management of proteinuria and nephrotic syndrome in children: recommendations from a pediatric nephrology panel established at the National Kidney Foundation Conference on Proteinuria, Albuminuria, Risk, Assessment, Detection, and Elimination (PARADE). Pediatrics. 2000;105:1242-49.
17. Boyer OG. Evaluation of proteinuria in children. Post TW, ed. UpToDate. Waltham, MA: UpToDate Inc. Disponível em: https://www.uptodate.com. Acesso em fevereiro 2021.
18. Bökenkamp A. Proteinuria-take a closer look! Pediatr Nephrol. 2020 Apr;35(4):533-41.
19. Alexander KC, Leung MBBS, Alex HCW. Proteinuria in children. Am Fam Physician. 2010;82(6):645-51.
20. Simerville JA, Maxted WC, Pahira JJ. Urinalysis: a comprehensive review. Am Farm Physician. 2005;71(6):1153-62.
21. Ariceta G. Clinical practice: proteinuria. Eur J Pediatr. 2011 Jan;170(1):15-20.
22. Jyothsna G. Highlights for the management of a child with proteinuria and hematuria. Int J Pediatr. 2012;1-7. doi:10.1155/2012/768142.
23. Dodge WF, West EF, Smith EH, Bunce H. Proteinuria and hematuria in schoolchildren: epidemiology and early natural history. J Pediatr. 1976;88:327-47.
24. Diven SC, Travis LB. A practical primary care approach to hematuria in children. Pediatr Nephrol. 2000;14:65-72.
25. Viteri B, Rewid-Adam J. Hematuria and proteinuria in children. Pediatr ver. 2018;39(12):573-87.
26. Gessullo ADV, Schvartsman BGS. Avaliação da criança com hematuria. In: Andrade MC, Carvalhaes JTA (eds.). Nefrologia para pediatrias. São Paulo: Atheneu; 2010. p.295-300.
27. Kallash M, Rheault MN. Approach to persistent microscopic hematuria in children. Am Soc Nephrol. 2020;1:1014-20.
28. Fairley KF, Birch DF. Hematuria: a simple method for identifying glomerular bleeding. Kidney Int. 1982;21:105-8.

CAPÍTULO 2

INFECÇÃO DO TRATO URINÁRIO

José Maria Penido Silva
Luiz Sérgio Bahia Cardoso
Vandrea Carla de Souza
Eduardo Araujo Oliveira

AO FINAL DA LEITURA DESTE CAPÍTULO, O PEDIATRA DEVE ESTAR APTO A:

- Fazer o diagnóstico de infecções do trato urinário (ITU).
- Reconhecer as diferentes apresentações da ITU nas diversas faixas etárias.
- Fazer a abordagem inicial da criança com diagnóstico de ITU.
- Conhecer as diferentes possibilidades de avaliação morfofuncional do trato urinário.
- Conhecer as diretrizes de abordagem investigativas pós-ITU.
- Saber a importância do refluxo vesicoureteral (RVU) na ITU.

DEFINIÇÃO

A infecção do trato urinário (ITU) é definida pela presença de germe patogênico único no sistema urinário associada a processo inflamatório sintomático. A importância da patologia reside na possibilidade de evolução para cicatriz renal, em caso de pielonefrite e *urosepsis* nos lactentes.

EPIDEMIOLOGIA

A ITU é uma infecção bacteriana comum em pediatria, atingindo aproximadamente 8% das meninas e menos de 2% dos meninos menores de 7 anos de idade, com alto risco de recorrência dentro de 12 meses do episódio inicial. A prevalência varia com a idade, o gênero e a etnia (Tabela 1). Há maior incidência de ITU no primeiro ano de vida, estimada em cerca de 1,4%, especialmente para o sexo masculino. Após essa idade ocorre queda brusca da incidência nos meninos, porém mantendo-se relativamente alta nas meninas até os 7 anos de idade. A taxa de recorrência é elevada, sendo que 30% das meninas apresentam um novo episódio dentro do primeiro ano após o episódio inicial e 50% delas apresentam recidiva em 5 anos. Nos meninos, as recidivas variam em torno de 15-20%, sendo raras após o primeiro ano de vida. Outros fatores do hospedeiro, como malformações do trato urinário, refluxo vesicoureteral e disfunção vesical e intestinal, também predispõem a ITU. Principalmente nos lactentes a ITU pode sinalizar a existência de uma alteração estrutural subjacente.

Tabela 1 Prevalência de infecção urinária febril em crianças menores de 2 anos por faixa etária e gênero

Grupo	Prevalência
0 a 3 meses	**7,2% (5,8-8,6)**
Meninas	7,5% (5,1-10)
Meninos circuncidados	2,4% (1,4-3,5)
Meninos não circuncidados	20,1% (16,8-23,4)
3 a 6 meses	**6,6% (1,7-11,5)**
Meninas	5,7% (2,3-9,4)
Meninos	3,3% (1,3-5,3)
6 a 12 meses	**5,4% (3,4-7,4)**
Meninas	8,3% (3,9-12,7)
Meninos	1,7% (0,5-2,9)
12 a 24 meses	**4,5%**
Meninas	2,1% (1,2-3,6)
Meninos circuncidados > 1 ano	< 1%

Fonte: Shaikh N, Morone NE, Bost JE, Farrell MH. Prevalence of urinary tract infection in childhood: a meta-analysis. Pediatr Infect Dis J. Apr 2008;27(4):302-8.

Estudos mostram que, em serviço de urgência, lactentes com febre acima de 38,5° C de origem não determina-

da apresentam uma prevalência global de ITU de cerca de 3,3%. Alguns fatores elevam esse percentual diagnóstico: dor à palpação da região abdominal ou suprapúbica (13%), cor branca (10%), história prévia de ITU (9%), urina com mau cheiro (9%), meninos não circuncisados (8%), lactente toxemiado (6%), sexo feminino (4%) e febre acima de 39 °C (4%).

QUADRO CLÍNICO

A ITU pode ser dividida em duas categorias: cistite (infecção urinária "baixa") e pielonefrite (acometimento do parênquima renal). Além disso, nesse contexto um quadro clínico de importante reconhecimento pelo pediatra é a denominada bacteriúria assintomática. A adequada distinção clínica e laboratorial auxilia na tomada de decisão em relação ao tratamento e investigação. A apresentação clínica é amplamente variável, dependendo da faixa etária (Quadro 1) e da localização da infecção. Em lactentes, a febre pode ser o único sinal clínico, e nos menores de 3 meses os sintomas costumam ser inespecíficos. As crianças maiores, capazes de verbalizar suas queixas, podem apresentar sintomas típicos de ITU. Na pielonefrite o quadro característico é de febre, prostração e dor lombar, e na cistite observa-se disúria, polaciúria e urgência. Já a bacteriúria assintomática (BA) é definida como o crescimento bacteriano significativo na ausência de sintomas clínicos, sem evidências que suportem a necessidade de tratamento.

Em recém-nascidos apresenta-se geralmente como um quadro séptico, com manifestações inespecíficas como insuficiente ganho de peso, anorexia, vômitos, dificuldade de sucção, irritabilidade, hipoatividade, convulsões, pele acinzentada e hipotermia. Pode apresentar-se com um quadro menos agudo, predominando a recusa alimentar, vômitos ocasionais, palidez cutânea e icterícia. Nesse grupo etário há alta probabilidade de bacteriemia, sugerindo via hematogênica de disseminação bacteriana, com alta frequência de mortalidade (cerca de 10%) devido à disseminação de processo infeccioso.[7]

Nos lactentes a febre é a principal manifestação, muitas vezes o único sinal de ITU. Pode ocorrer hiporexia, vômitos, dor abdominal e ganho ponderoestatural insatisfatório. Raramente há sinais ou sintomas ligados ao trato urinário como polaciúria, gotejamento urinário, disúria, urina com odor fétido, dor abdominal ou lombar.

Nos pré-escolares e escolares a febre é também um sinal frequente associado aos sinais e sintomas relacionados ao trato urinário. Os quadros com maior acometimento do estado geral, adinamia, calafrios, dor abdominal e nos flancos sugerem pielonefrite aguda. Sintomas como enurese, urgência, polaciúria, disúria, incontinência e/ou retenção urinária com urina fétida e turva podem corresponder a um quadro de cistite. A presença de disúria nem sempre corresponde a um quadro de ITU, podendo ser determinada por balanopostites e vulvovaginites.

Nos adolescentes a sintomatologia mais comum compreende disúria, polaciúria e dor à micção, podendo ocorrer também urgência miccional, hematúria e febre. Em adolescentes do sexo feminino e nas mulheres jovens pode-se encontrar a chamada "síndrome de disúria-frequência", com sensação de queimação ao urinar, desconforto suprapúbico e frequência urinária aumentada. Alguns desses casos são acompanhados de bacteriúria significativa. O início da atividade sexual nas adolescentes pode ser acompanhado de surtos de ITU.

Quadro 1 Sintomas e sinais clínicos de infecção urinária de acordo com a faixa etária

Neonato e menores de 3 meses	Lactentes	Pré-escolar	Escolar/ adolescente
Sepse/ bacteriemia	Febre*	Febre	Febre
Vômitos	Anorexia	Dor abdominal	Disúria
Hipoatividade	Vômitos	Disúria	Polaciúria
Icterícia	Dor abdominal	Polaciúria	Dor lombar
Pouco ganho ponderal			Urgência
Hipotermia/febre			

* Pode ser o único sinal clínico.

DIAGNÓSTICO

Clínico

A história clínica deve ser detalhada, investigando os possíveis sinais e sintomas de ITU de acordo com cada faixa etária, conforme descrito anteriormente. Além disso, deve ser inquirido sobre a realização do exame ultrassonográfico morfológico fetal, com especial atenção a possíveis achados sugestivos de anomalias dos rins e das vias urinárias. Deve ser ainda enfatizada na história clínica, a avaliação do hábito urinário e intestinal, incluindo controle dos esfíncteres e presença de constipação intestinal. O exame físico deve ser completo, incluindo o crescimento ponderoestatural e o desenvolvimento neuropsicomotor. A palpação abdominal pode revelar estruturas indicativas de rins ectópicos, a presença de fecalomas e a palpação das lojas renais um aumento de volume dos rins, como na hidronefrose. A persistência de bexiga palpável após a micção sugere processo obstrutivo anatômico ou disfunção do trato urinário inferior. Na pielonefrite aguda a punho-percussão lombar pode revelar desconforto a forte reação dolorosa (Giordano positivo). O exame da genitália externa avalia sua conformação anatômica, a aparência e localização do meato da uretra, o hímen e sinéquia de pequenos lábios nas meninas e, estreitamento do prepúcio, que dificulta ou impede a exposição do meato uretral nos meninos.

É importante a observação do jato urinário para avaliar a continuidade, o volume e a força de expulsão. Gotejamento urinário e jato fino e curto podem sugerir obstrução baixa, disfunção vesical ou válvula de uretra posterior nos meni-

nos. A perda constante de urina, observada durante o exame físico, sugere ureter ectópico ou alteração funcional da bexiga. É sempre necessário descartar a presença de vulvovaginite ou de balanopostite, porque podem levar a resultados falso-positivos no exame de urina. Examinar a região sacral verificando desvios da fenda glútea, manchas, presença de pelos, fossetas e lipomas, que podem estar associados à bexiga neurogênica. A mensuração da pressão arterial é importante e deve ser obtida criteriosamente. É importante salientar que essa medida deve ser obtida com a criança calma, sem choro, sendo recomendadas, no mínimo, três medidas consecutivas. Neste contexto, as diretrizes atuais recomendam a aferição da pressão arterial pelos métodos rotineiros apenas após o terceiro ano de vida.

Laboratorial

A adequada coleta de urina é essencial, e qualquer falha nessa etapa poderá resultar em informações não confiáveis, com resultados falso-positivos ou falso-negativos. Sempre avaliar as condições de higiene e normalidade da genitália, coletar a amostra no laboratório, procedendo à limpeza da genitália com água, sem antissépticos. Entretanto, se necessário, pode-se usar sabão ou sabonete comum para limpeza, que deverá ser totalmente removido com água.

O melhor método para a coleta de urina ainda é controverso. Nos pacientes com controle miccional, o jato médio é o modo ideal de coleta de urina para ambos os sexos, com intervalo mínimo de 2 horas desde a última micção. Naqueles sem controle miccional a urina pode ser coletada de quatro maneiras:

1. Eliminação espontânea: uma técnica para conseguir uma micção espontânea com maior rapidez consiste em usar algodão ou gaze embebido em soro fisiológico ou água fria ou gelada para fazer estimulação na região suprapúbica. Deve-se deixar a criança em decúbito dorsal e fazer a higiene habitual da genitália. O responsável pela coleta posiciona o frasco aberto em uma das mãos e com a outra faz movimentos circulares suaves acima da sínfise púbica do bebê durante 5 minutos. Colher a urina logo após a saída do primeiro jato urinário (*jato médio*). Essa técnica permite que a coleta seja bem-sucedida em cerca de 60% dos casos por meio de micção reflexa, que se assemelha à técnica de coleta por jato médio.
2. Saco coletor: deve haver os cuidados de higiene e perfeita adaptação do adesivo no contorno da genitália e com trocas a cada 30 minutos, até que amostra de urina seja obtida. É a técnica mais fácil e mais frequentemente usada, principalmente nos cuidados primários, porém tem alta taxa de culturas falso-positivas devido à contaminação por bactérias da região periuretral. Apenas a cultura negativa por esse método é confiável.
3. Cateterismo vesical: alguns autores e protocolos preconizam este método como rotina na coleta de urina. É um método invasivo, agressivo, podendo lesar a mucosa uretral, oferece menos segurança, é desconfortável para a criança, estressante para os pais e é pouco prático, considerando o grande número de exames que são realizados. Quando indicado deve ser feito obrigatoriamente por profissional treinado para o procedimento. O cateterismo vesical está indicado nas crianças com retenção urinária, desde que não apresentem vulvovaginite ou balanopostite. Se as condições da genitália não permitirem uma coleta confiável, a punção suprapúbica deverá ser usada.
4. Punção supra púbica (PSP): método invasivo, embora seja uma prática segura especialmente quando executada por especialista e guiada por ultrassonografia. A PSP está indicada nos casos em que a coleta por via natural suscita dúvidas (diarreia aguda, dermatite perineal, vulvovaginites e balanopostites). A técnica consiste em introduzir, após assepsia rigorosa, uma agulha montada em seringa, 2 cm acima da sínfise pubiana, em ângulo de 10-30 graus da perpendicular, a uma profundidade de 2-3 cm, fazendo pressão negativa no êmbolo.

É importante que a urina seja imediatamente processada com semeadura para cultura, pesquisa de bactérias pelo método de coloração pelo Gram na gota de urina não centrifugada (Gram de gota) e exame de rotina – EAS (compreendendo os caracteres gerais, pesquisa de elementos anormais e a sedimentoscopia). A coleta de urina longe do local do exame, exigindo transporte do material, deve ser evitada. Porém, quando a coleta for realizada em postos de saúde e encaminhada para o laboratório, o material deve ser preservado sob refrigeração.

A suspeita de ITU é baseada na história clínica e no exame físico e o diagnóstico confirmado pelos resultados laboratoriais. A anamnese e o exame físico podem direcionar para o diagnóstico, os exames de urina rotina e bacterioscopia pelo Gram de gota de urina não centrifugada reforçam a suspeita. Porém, a confirmação da ITU é feita pela cultura da urina, que evidenciará a proliferação significativa de microrganismos no trato urinário. Outros exames laboratoriais, como hemograma e PCR, podem estar normais ou apresentar alterações indicativas de uma infecção bacteriana aguda, principalmente nas pielonefrites e em crianças de mais baixa idade. É importante salientar que o diagnóstico da ITU deve ser baseado na avaliação em conjunto da apresentação clínica associada aos resultados laboratoriais; apenas urocultura positiva pode sugerir contaminação do material ou presença de bacteriúria assintomática.

INTERPRETAÇÃO DOS RESULTADOS

Exame de urina rotina

A presença de leucócitos ou piócitos (piúria) é muito sugestiva de ITU, principalmente grumos de piócitos. Considera-se piúria a presença de 5 ou mais leucócitos por campo microscópico em grande aumento (400 vezes) ou mais de 10 mil piócitos por mL, sendo que na maioria dos episódios de ITU estão presentes campos repletos (inúmeros e/ou incontáveis piócitos). O valor preditivo de piúria varia, entre 40-80%, podendo estar ausente em cerca de 23-50%

dos pacientes com bacteriúria e ITU. A presença de cilindros piocitários sugere processo pielonefrítico, acometimento infeccioso do parênquima renal. Outras condições também podem apresentar leucocitúria, geralmente com poucos leucócitos, sem significar ITU: febre, desidratação grave, inflamação de estruturas contíguas como na apendicite, injúria química do trato urinário, glomerulonefrites e tumores. A tuberculose renal também se acompanha de piúria, porém com "urina estéril" nos meios tradicionais de cultura.

O teste da esterase leucocitária na fita reativa (*dipstick*) detecta a presença de mais de 5 leucócitos por campo de grande aumento, e o teste da conversão do nitrato em nitrito detecta, indiretamente, a presença de bactérias Gram negativas na urina, com pelo menos 4 horas desde a última micção. Em conjunto, a positividade na fita reativa para nitritos (teste do nitrito positivo) e para esterase leucocitária é fortemente sugestiva de ITU (sensibilidade = 93% e especificidade = 72%). Da mesma forma, deve ser valorizada a presença de uma flora bacteriana muito aumentada em urina recém-emitida. Outros achados são também importantes, tais como:

- A baixa densidade urinária, que pode significar um distúrbio da concentração urinária a partir da infecção da medula renal, ou aporte hídrico excessivo.
- O pH alcalino, que pode advir de uma infecção pelo Proteus, que possui a habilidade de desdobrar a amônia, alcalinizando a urina.
- A albuminúria transitória, que pode ocorrer na fase febril do processo ou nos casos de pielonefrite.
- A hematúria microscópica, que também pode ocorrer nessas circunstâncias.

Pesquisa de bactérias em Gram de gota de urina não centrifugada

A presença de uma ou mais bactérias (bastonetes Gram-negativos) em gota de urina recém-emitida não centrifugada corada pelo Gram correlaciona-se fortemente com bacteriúria significativa demonstrada pela urocultura. Sua sensibilidade é de 94% e, sua especificidade de 92%, com valor preditivo de 85% quando associado à piúria. É um exame de pronta e fácil realização e de baixo custo. Além de auxiliar no diagnóstico de ITU, pode ser empregado para o controle do tratamento da ITU e quando os pacientes estão em uso de quimioprofilaxia

Identificação e contagem de bactérias pela urocultura

O diagnóstico de ITU é confirmado pela bacteriúria significativa, que é a presença na urina de um número igual ou superior a 100.000 UFC de uma única bactéria. Achado inferior a 10.000 UFC é considerado negativo, representando a flora ou população bacteriana usual da uretra anterior e, entre 10.000-100.000 UFC, um exame duvidoso, devendo ser repetido. No entanto, um estudo recente sugere que um limite de 10.000 UFC/mL fornece o equilíbrio ideal entre sensibilidade e especificidade para crianças em que a coleta de urina foi obtida por cateterismo vesical. A identificação

Quadro 2 Interpretação da urocultura no diagnóstico de infecção do trato urinário

Método de coleta	ITU
Aspiração suprapúbica	Crescimento bacteriano em qualquer número (exceto 2-3 x 10^3 UFC/mL de estafilo coagulase-negativo)
Cateterização uretral	Entre 1.000-50.000 UFC/mL de um patógeno urinário único
Jato médio	Mais de 10^5 UFC/mL de um patógeno urinário único
Saco coletor	Mais de 10^5 UFC/mL de um patógeno urinário único

Fonte: adaptado de Hellerstein S. Urinary tract infections: old and new concepts. Pediatr Clin North Am. 1995;42:1433-57.

Quadro 3 Causas mais frequentes de erros na realização e análise das uroculturas

Falso-positivo	Coleta inadequada Demora no processamento de urina Contaminação vaginal ou bálano-prepucial
Falso-negativo	pH urinário abaixo de 5 Diluição urinária (densidade menor que 1.003) Contaminação com agentes bacteriostáticos usados na genitália Pacientes em uso de antimicrobianos Curto período de incubação urinária na bexiga Obstrução total do ureter que drena o rim afetado Bactérias de difícil crescimento: lactobacilos, difteroides, micoplasma

Fonte: adaptado de: Adelman RD. Urinary tract infections in children. In: Brenner BM, Stein JH. Pediatric nephrology. New York: Churchill Livingstone; 1984. Cap.4, p.155-90.

de duas ou mais cepas de bactérias diferentes em uma mesma amostra sugere contaminação durante a coleta ou no processamento do exame.

A cultura de urina é um procedimento facilmente sujeito à contaminação. A sensibilidade do método da urocultura é superior a 95% na presença do mesmo microorganismo em 3 culturas de urina obtidas por jato médio. Na presença de sintomas clínicos e piúria, as uroculturas repetidas com valores entre 50.000-100.000 UFC/mL de um mesmo microrganismo são fortemente sugestivas de ITU. Quadros clínicos sugestivos associados a uroculturas com valores abaixo de 100.000 UFC/mL podem ser devidos à hidratação excessiva, ao fluxo urinário aumentado, à quimioprofilaxia ou à antibioticoterapia empírica prévia. O número de UFC/mL considerado significativo é variável de acordo com o método de coleta adotado. No Quadro 2 podem ser observados os valores recomendados como diagnóstico de ITU. As principais falhas na interpretação da urocultura podem ser observadas no Quadro 3.

A maioria dos episódios de ITU é causada por bacilos Gram-negativos aeróbicos, conhecidos como enterobactérias: *Escherichia, Klebsiella, Enterobacter, Citrobacter, Proteus, Serratia* e outros menos frequentes. A *Escherichia coli* é o germe mais frequentemente identificado, sendo o agente etiológico em cerca de 80-90% dos casos no primeiro surto de ITU.

Bactérias da espécie *Proteus* são encontradas aproximadamente em 30% dos meninos com cistite e *Staphylococcus saprophyticus*, em proporção similar em adolescentes de ambos os sexos. Em pacientes com obstrução do trato urinário, bexiga neurogênica e litíase renal as bactérias mais comumente envolvidas são: *Proteus, Pseudomonas, Enterococcus, Staphylococcus aureus, Staphylococcus epidermidis* e, com menor frequência, a *Escherichia coli*.

Outros exames laboratoriais, como hemograma e PCR, podem estar normais ou com alterações indicativas de uma infecção bacteriana aguda, principalmente em crianças de idade mais baixa. A presença de leucocitose e de PCR elevada sugere pielonefrite aguda, mas são suficientemente sensíveis e específicas para o diagnóstico de infecção no parênquima renal. A pró-calcitonina, um precursor da calcitonina liberado pela glândula tireoide em resposta a infecções bacterianas, destaca-se como o teste sanguíneo mais confiável para diagnosticar a pielonefrite e predizer cicatrizes renais subsequentes.

BACTERIÚRIA ASSINTOMÁTICA

Uma situação peculiar é a presença de "bacteriúria significativa" em crianças sem nenhuma sintomatologia relacionada à infecção urinária. O seu achado é ocasional ou em controles de crianças com história de ITU prévia. Estudos em escolares demonstram uma prevalência maior desse achado em meninas, 1-2%, contra 0,03% em meninos.

A bacteriúria assintomática é caracterizada por 3 uroculturas consecutivas com "bacteriúria significativa" em um período de 3 dias a 2 semanas, podendo ser transitória ou persistente. Em meninas com "bacteriúria assintomática transitória", 95% apresentam normalização dos exames em 12 meses, sem qualquer tratamento. Geralmente a bacteriúria desaparece em dias ou semanas e dificilmente recidiva.

Já a bacteriúria assintomática persistente tende a permanecer por anos seguidos. É comumente encontrada em crianças portadoras de meningomielocele, bexiga neurogênica e que necessitem de cateterismo vesical de repetição. As crianças com bacteriúria assintomáticas não devem ser tratadas, pois a eliminação das bactérias pouco agressivas pode favorecer a aderência de bactérias de maior virulência e desenvolver ITU sintomática.

TRATAMENTO

Abordagem da criança com infecção do trato urinário confirmada

Os objetivos do manejo de crianças com ITU são (1) resolução dos sintomas agudos da infecção; (2) reconhecimento imediato de bacteriemia concomitante, particularmente em bebês com menos de 2 meses de idade, e (3) prevenção de dano renal pela erradicação do patógeno bacteriano, (4) identificação de anormalidades do trato urinário e (5) prevenção de infecções recorrentes. O correto diagnóstico e o pronto início do tratamento são cruciais na prevenção do dano renal.

O pediatra deve reconhecer os pacientes de alto risco de lesão renal, aliviar os sintomas, erradicar o agente infeccioso, prevenir recorrências e identificar anomalias funcionais e anatômicas do trato urinário.

Alívio dos sintomas

Instituir, de imediato, procedimentos terapêuticos que visem aliviar os sintomas e promover o bem-estar do paciente. A dor e a febre são tratadas com analgésicos e antitérmicos em doses usuais. Caso haja disúria intensa, pode-se empregar antiespasmódico. Quanto mais nova for a criança, maior deve ser a preocupação em detectar, precocemente, os sinais ou sintomas de sepse e hipovolemia, secundários à disseminação do processo infeccioso. Manifestações sistêmicas, como baixa aceitação por via oral e vômitos, com distúrbios hidroeletrolíticos ou acidobásicos, devem ser prontamente tratadas com reidratação oral ou parenteral.

Tratamento erradicador

O manejo clínico das ITUs em crianças deve ser adaptado de acordo com a idade do paciente, a gravidade da apresentação e a localização da infecção (cistite *vs*. pielonefrite). O tratamento com antibióticos é a base do tratamento para ITU aguda. A decisão de iniciar o tratamento empírico deve ser baseada na suspeita clínica de ITU, que inclui história e exame físico cuidadosos, e amosta de urina adequadamente coletada. O clínico deve basear a escolha do agente nos padrões de sensibilidade antimicrobiana local (se disponível) e deve ajustar a escolha de acordo com o resultado da urocultura e com a resposta clínica.

É necessária a escolha adequada do antimicrobiano, na dose correta e no período de uso suficiente para erradicar a bactéria. A antibioticoterapia deve ser iniciada imediatamente após a coleta da urina, pois a demora para começar o tratamento é fator de risco para o aparecimento de lesão renal. A decisão por tratamento com a criança internada ou tratamento ambulatorial dependerá, principalmente, da idade da criança e da gravidade da infecção.

Crianças acima de 3 meses de vida, sem sinais de toxemia, com estado geral preservado, hidratadas e capazes de ingestão oral devem receber tratamento ambulatorial. Por outro lado, naquelas com febre alta, toxemiadas, desidratadas e com vômitos persistentes, o tratamento inicial deve ser com a criança hospitalizada. Os recém-nascidos são considerados portadores de ITU complicada ou potencialmente grave, devendo iniciar o tratamento em nível hospitalar. Nos lactentes jovens a internação para o tratamento inicial também deve ser considerada. Se a criança apresentar estado geral preservado, pode-se aguardar os resultados de urina rotina e Gram para avaliar a melhor abordagem.

A escolha inicial do antibiótico dependerá da prevalência conhecida dos agentes bacterianos. A bactéria que mais frequentemente causa infecção urinária é a *E. coli*, seguida das outras enterobactérias. Portanto, deve ser escolhido antibiótico de espectro adequado, não nefrotóxico, de boa eliminação renal, de sabor agradável e administrado por via oral. As

cefalosporinas de primeira e segunda geração, a associação sulfametoxazol + trimetoprim e amoxacilina-clavulanato são medicamentos que geralmente preenchem esses requisitos. Os agentes orais que são excretados na urina, mas não atingem concentrações séricas terapêuticas (p. ex., ácido nalidíxico e nitrofurantoína) não devem ser usados rotineiramente no tratamento de ITU em crianças febris, em quem o envolvimento renal é mais provável. A melhora do estado geral e o desaparecimento da febre em 48-72 horas são indicativos de uma boa resposta ao tratamento instituído. Caso não haja resposta clínica nesse período, deve-se avaliar a urocultura para modificação terapêutica. O tempo médio de duração do tratamento deve ser de 10 dias, admitindo-se variação entre 7-14 dias (ver Tabela 2). A melhora do estado geral e o desaparecimento da febre em 48-72 horas são indicativos de uma boa resposta ao tratamento antimicrobiano instituído. Caso não haja resposta clínica nesse período, deve-se avaliar a urocultura para instituir modificação terapêutica. O tempo médio de duração do tratamento deve ser de 10 dias, admitindo-se variação entre 7-14 dias (Tabela 2). Importante ressaltar que um recente ensaio clínico não conseguiu demonstrar que a terapia de curta duração seja estatisticamente superior à terapia padrão, embora os dados sejam sugestivos de que a terapia de curta duração possa ser considerada uma opção razoável para crianças que apresentem melhora clínica após 5 dias de tratamento antimicrobiano.

Para as crianças com grave acometimento do estado geral, especialmente lactentes, com vômitos, desidratados e com distúrbios metabólicos, é necessário iniciar o tratamento parenteral até que as condições clínicas possibilitem a troca para a medicação via oral. Nesse caso, as opções de antibioticoterapia podem ser: as cefalosporinas de terceira geração (ceftriaxona ou ceftazidima), ou secundariamente os aminoglicosídeos (gentamicina ou amicacina) cujas doses podem ser observadas na Tabela 3. Os raros casos de infecções por *Pseudomonas sp.* predominam entre os pacientes portadores de alterações graves do trato urinário, após instrumentação do trato urinário ou naqueles em uso de cateterismo vesical limpo. Quando for necessário o tratamento, as quinolonas são geralmente eficazes. No entanto, uma importante questão surgiu recentemente sobre o uso de fluoroquinolonas para o tratamento da ITU não complicada em todas as faixas etárias. Comitês de avaliação de risco de farmacovigilância de duas importantes agências internacionais, a Food and Drug Administration (FDA) e a Agência Europeia de Medicamentos (EMA), divulgaram documentos alertando que fluoroquinolonas não devem ser prescritas para pacientes que têm outras opções de tratamento para doenças infecciosas, incluindo ITU não complicadas, porque os riscos superam os benefícios nesses pacientes e outros antibióticos para tratar essas condições estão disponíveis. Outra opção é a utilização de cefalosporinas combinadas inicialmente com um aminoglicosídeo. Vale a pena lembrar que a *Pseudomonas* sp., por diversos motivos, pode surgir em culturas urinárias, significando na maioria das vezes contaminação do material colhido. Em geral, as infecções urinárias pela *Pseudomonas*

Tabela 2 Opções de antibióticos por via oral para tratamento da ITU

Droga	Dose: mg/kg/dia	Número de doses/dia
Ácido nalidíxico*	60 mg	4
Amoxicilina + clavulanato	40 mg	2
Cefaclor	40 mg	2
Cefadroxila	30-50 mg	2
Cefalexina	50-100 mg	3 a 4
Cefuroxima	20-30 mg	2
Ciprofloxacino	20-30 mg	2
Nitrofurantoína*	5-7 mg	4
Sulfametoxazol + trimetoprim	40 mg + 8 mg	2

*Restritos ao tratamento da cistite.
A tabela não estabelece hierarquia na indicação de antimicrobianos.

Tabela 3 Opções de antibióticos por via parenteral para tratamento da ITU

Droga	Dose: mg/kg/dia	Via	Número de doses/dia
Amicacina	15 mg	EV ou IM	1 a 2
Cefotaxime	100 – 120 mg	EV ou IM	3 a 4
Ceftriaxona	50-100 mg	EV ou IM	1 a 2
Cefuroxima	100 – 150 mg	EV ou IM	3
Gentamicina	7,5 mg	EV ou IM	3

A tabela não estabelece hierarquia na indicação de antimicrobianos.

mostram sinais de gravidade, indicando um acometimento sistêmico e não só do trato urinário.

Um outro grupo de pacientes que deve ser abordado de maneira específica é o dos recém-nascidos. A flora prevalente na ITU de recém-nascidos prematuros e a termo vem se modificando nos últimos anos, o que parece ter sido desencadeado por uma tecnologia mais avançada utilizada nas unidades neonatais, equipadas com aparelhos de tratamento intensivo. Essa nova situação provocou uma mudança na prevalência da flora, surgindo os fungos como importantes agentes de ITU em neonatos. O uso dos antimicrobianos em recém-nascidos segue orientação diferente daquela dos outros grupos etários. Deve-se iniciar o tratamento, como para a sepse precoce, com a associação de penicilina ou ampicilina com aminoglicosídeo. Naqueles em que as bactérias isoladas forem o *Staphylococcus* ou *Enterococcus* usar vancomicina com aminoglicosídeo. As cefalosporinas de 3ª geração serão usadas conforme a identificação do germe e sua sensibilidade. As infecções por Candida deverão ser tratadas com anfotericina. Mais recentemente tem sido proposto o uso de fluconazol isolado ou associado com flucitosina que parece ter uma penetração renal maior que a anfotericina e é excretado em grande proporção pela urina. Sempre que possível o tratamento deve ser monitorado com os níveis

séricos das drogas empregadas, evitando-se aumentar a nefrotoxicidade inerente.

Tratamento profilático

Profilaxia consiste na administração de doses subterapêuticas de antibióticos ou quimioterápicos com a finalidade de manter a urina estéril e tentar prevenir recidivas de ITU, para diminuir o risco de possíveis lesões adquiridas do parênquima renal, embora haja estudos que não corroboram essa afirmativa. A indicação e a duração de profilaxia são controversas e variam de acordo com vários protocolos. Habitualmente, está indicada nas seguintes situações:

1. Depois de completado o tratamento da ITU e no decorrer da investigação de possíveis alterações morfofuncionais do trato urinário.
2. Quando do diagnóstico de anomalias obstrutivas do trato urinário até a realização da correção cirúrgica.
3. Na presença de refluxo vesicoureteral (RVU) de graus III a V.
4. Nos casos de refluxo de graus I ou II, com ITU de repetição ou com cintilografia estática alterada.
5. Nas crianças que apresentem recidivas frequentes da ITU, mesmo com estudo morfofuncional do trato urinário dentro da normalidade.

Os estudos que avaliam os efeitos colaterais desse uso por longo tempo têm mostrado que existe uma boa segurança com as drogas relacionadas no Quadro 4. Dentre os fármacos, destacam-se a nitrofurantoína, apesar da possibilidade de intolerância gástrica, principalmente no início do tratamento e a associação sulfametoxazol + trimetoprim. Entretanto, devido aos efeitos colaterais dessas drogas nos primeiros dias de vida, elas só devem ser iniciadas em torno de 2 meses de idade, sendo que até essa época estão indicadas as cefalosporinas de primeira geração. A nitrofurantoína deverá ser manipulada em solução com sabor de preferência da criança para maior adesão. Grandes ensaios clínicos randomizados (Swedish reflux trial, PRIVENT e RIVUR) demonstraram benefício da profilaxia com sulfametoxazol +trimetoprim na redução dos episódios de ITU em qualquer grau de refluxo, porém não impactando no surgimento de novas cicatrizes. O papel da profilaxia antibiótica contínua primária em lactentes com refluxo vesicoureteral de grau III, IV ou V e sem ITU prévia foi avaliado no ensaio clínico PREDICT (*Antibiotic Prophylaxis and Renal Damage in Congenital Abnormalities of the Kidney and Urinary Tract*). A profilaxia antibiótica contínua proporcionou um benefício pequeno, mas significativo, na prevenção da primeira ITU, apesar do aumento na ocorrência de organismos não-*E. coli* e maior resistência a antibióticos. O número necessário a tratar por 2 anos para prevenir uma ITU foi de 7 crianças. Entre os participantes não tratados, 64,4% não tiveram ITU durante o estudo. A incidência de novas cicatrizes renais e a taxa de filtração glomerular estimada em 24 meses não diferiram substancialmente entre os dois grupos.

O uso de profilaxia antibiótica contínua deve ser ponderado em relação ao potencial surgimento de germes multirresistentes e aos efeitos adversos na microbiota intestinal, ambos sendo questões importantes de saúde pública. Metanálises indicam que a profilaxia reduz significativamente o risco de ITU sintomática, porém não impactando no surgimento de novas cicatrizes.

Quadro 4 Opções de drogas para quimioprofilaxia da ITU

Droga	Dose (mg/kg/dia)	Posologia
Nitrofurantoína	1-2 mg	Dose única diária
Sulfametoxazol/ trimetoprim	1-2 mg de trimetoprim	Dose única diária
Cefalosporina 1ª geração	¼ dose de tratamento	Dose única diária

AVALIAÇÃO MORFOFUNCIONAL DO TRATO URINÁRIO

A principal condição de defesa do trato urinário contra invasão, fixação e multiplicação bacteriana é o livre fluxo da urina, desde o parênquima renal até a micção. A investigação por imagens do trato urinário está indicada após o primeiro episódio bem documentado de infecção urinária, em qualquer idade e para ambos os sexos e se justifica pela frequente associação de ITU a anomalias do trato urinário, principalmente o RVU e os processos obstrutivos.

Os principais objetivos da avaliação morfofuncional do trato urinário são: detectar condições predisponentes para infecção e recidivas, avaliação da presença de lesão renal e estabelecimento de conduta que possa prevenir o surgimento da lesão renal ou seu agravamento, visando ao melhor prognóstico para o paciente. Utilizam-se os exames ultrassonográficos, radiológicos, cintilográficos, urodinâmicos e urológicos. Não há um método único que permita a avaliação do trato urinário de forma completa, devendo-se, portanto, conjugá-los.

Ultrassonografia

É um método seguro, não invasivo, sem efeitos colaterais, de baixo custo, com capacidade de rastreamento do trato urinário superior e inferior, e pode ser realizado na fase aguda do processo. Permite também a avaliação da dinâmica das vias de drenagem e da micção, entretanto é um exame observador-dependente. Sua qualidade está intrinsecamente associada à experiência e ao zelo do examinador.

É o exame de escolha para o início da investigação. Inclui avaliação do volume e tamanho renal, espessura e características do parênquima renal, diâmetro anteroposterior (AP) da pelve, diferenciação corticomedular etc., e também a espessura da parede vesical, resíduo pré e pós-miccional, morfologia dos ureteres etc. A ultrassonografia (US) também demonstra o crescimento do parênquima renal, as anomalias de posição e localização renais, a presença de dilatações, cálculos, abscesso renal. A US pode ser completada, incluindo

a investigação funcional da bexiga e a dinâmica da micção, com estudo das repercussões na fase de enchimento e esvaziamento vesical. Essa técnica, chamada de ultrassonografia dinâmica da micção, permite demonstrar sinais sugestivos de obstrução, de anomalias congênitas dos rins e do trato urinário, de disfunções vesicais, porém tem baixa sensibilidade na detecção do RVU. Possibilita determinar a capacidade vesical, a presença de contrações do assoalho pélvico e de perdas urinárias associadas, além de quantificar o resíduo pós-miccional. É útil para o acompanhamento das crianças com bexiga neurogênica ou disfunção miccional por causas diversas.

A US realizada durante a gravidez identifica, com muita precisão, as dilatações do trato urinário fetal propiciando condições de atuar no período pré-natal ou no pós-natal imediato, minimizando significativamente a morbimortalidade.

Exames radiológicos

Uretrocistografia miccional

Exame importante na abordagem da criança com ITU, é o método que melhor define a morfologia do trato urinário inferior, com avaliação da uretra, da bexiga e dos ureteres (quando há RVU). Permite identificar anomalias na forma e espessura da parede vesical (divertículos, ureteroceles), na uretra (estenoses ou válvula de uretra posterior - VUP) e a presença de RVU, identificando o grau do acometimento, e se primário ou secundário. É método invasivo, realizado sem sedação, que requer preparo emocional da criança de maior idade, para que ela colabore de forma efetiva durante o exame.

A uretrocistografia miccional (UCM) deve ser realizada somente após o término do tratamento erradicador, para evitar a disseminação da infecção e com a criança em uso de antibioticoprofilaxia para reduzir os riscos de ITU iatrogênica.

Urografia excretora

Tem indicação restrita a situações especiais, como algumas malformações complexas com possibilidade de abordagem cirúrgica. Apresenta riscos com o uso de contraste iodado, carga elevada de radiação, e requer preparo do paciente para sua realização. Deve ser evitada na doença renal crônica, nos pacientes com alergia aos contrastes iodados e nos recém-nascidos e lactentes muito jovens.

Ressonância magnética e angiorressonância dos vasos renais

Exames de grande acurácia para identificação da anatomia do trato urinário, e estudo dos vasos renais, principalmente na identificação de vasos anômalos que podem fazer compressão ureteral. Tem como inconveniente a sedação, naquelas crianças que não colaboram (maioria), não estar disponível na maioria das cidades brasileiras e ter custo elevado.

Exames de medicina nuclear

Em geral apresentam irradiação menor que os exames radiológicos, são muito precisos na determinação de lesões do parênquima renal e na avaliação da função renal individualizada. São de valor na avaliação das obstruções ureterais como nas estenoses da junção ureteropélvica (JUP).

A cintilografia renal estática emprega o ácido dimercaptosuccínico (DMSA) ligado ao ^{99m}Tc. Após a infusão venosa do material, aguardam-se cerca de 3 horas para que a detecção da radiação seja feita por aparelhos de gama-câmara. Permite a avaliação morfológica e funcional quantitativa (captação relativa ou absoluta) e a presença de lesões no parênquima (cicatrizes ou displasias). É sensível para o diagnóstico precoce das lesões corticais agudas, retratando as alterações vasculares e tubulares decorrentes do processo infeccioso local.

A cintilografia renal dinâmica emprega o ácido dietilenotriaminopentacético (DTPA) ligado ao ^{99m}Tc, que sofre filtração e excreção renal, permitindo a aquisição de imagens sequenciais, desde sua captação pelos rins até a eliminação para a bexiga. Permite avaliar se o sistema excretor urinário está pérvio, diferenciando os processos obstrutivos funcionais dos anatômicos. Está, portanto, indicada nos casos de ITU associada a dilatações sugestivas de processos obstrutivos, e não está indicada na presença de RVU.

A cistografia radioisotópica direta é empregada para a avaliação da presença do RVU. A dose de radiação equivalente para o ser humano (cerca de 0,15 mSv) é bem mais baixa que a da UCM (2 mSv), entretanto não fornece dados anatômicos da bexiga, da uretra e da coluna lombossacra e não permite a avaliação dos graus do RVU.

Estudo urodinâmico

Consiste na avaliação urológica da função vesical para estudar a capacidade, a pressão vesical, a atividade do detrusor e da musculatura do assoalho pélvico, durante o enchimento e o ato miccional. Permite o diagnóstico acurado das disfunções vesicais. Está indicado nos casos de ITU associado à bexiga neurogênica e em alguns casos de distúrbios miccionais. Esses dados são obtidos com a sondagem vesical e uso de eletrodos no abdome e no períneo. É também exame de indicação restrita, já que é invasivo e testa uma situação não fisiológica, pois usa cateteres vesicais e retal. O estudo urodinâmico por ultrassom do trato urinário pode suprir grande parte de suas informações.

DIRETRIZES PARA INVESTIGAÇÃO

O debate sobre o protocolo de imagem ideal ainda está em andamento, mas os especialistas concordam que estudos prospectivos longitudinais ainda são necessários para estabelecer protocolos de imagem personalizados para a abordagem da ITU na infância.

A propedêutica dos pacientes portadores de ITU deve ser particularizada para cada caso. Os dados da anamnese e do exame físico são importantes para a decisão quanto a sua necessidade, evitando-se exames invasivos desnecessários. Não há consenso na literatura quanto à sequência de exames de imagens na investigação do trato urinário na ITU. Os autores indicam a seguinte diretriz após um episódio de ITU confirmado (Figura 1).

As crianças são estratificadas de acordo com a idade, tendo como ponto de corte 2 anos, pois há maior chance de se detectar as anomalias do trato urinário em lactentes. Nas crianças abaixo de 2 anos de idade, realizam-se US do trato urinário. Na presença de alterações procede-se à complementação da propedêutica com UCM (uretrocistogafia miccional), exames cintilográficos (cintilografia estática e/ou dinâmica), cuja indicação dependerá da anomalia detectada.

Nos casos de RVU, deve ser avaliada a presença de dano renal pela cintilografia estática, que pode ser realizada após 3 meses da cura da ITU para evitar falsos diagnósticos de lesões definitivas do parênquima (cicatrizes). Nos achados de hidronefrose e/ou na suspeita de obstruções do trato urinário, a cintilografia dinâmica auxilia na diferenciação entre obstrução funcional ou anatômica. Uma abordagem alternativa denominada *top-down approach* tem sido proposta, com base nas dificuldades e limitações relacionadas à UCM. Esta proposta se concentra na identificação de crianças em risco de cicatrizes renais, sejam ou não portadores de RVU. Um estudo realizado em serviço de Belo Horizonte mostrou que a combinação de US e DMSA teve excelente acurácia diagnóstica, tendo detectado 94% dos pacientes com refluxo clinicamente significativo. Entretanto, são ainda necessários estudos prospectivos para uma melhor avaliação dessa abordagem, incluindo a questão do custo-benefício.

Nos casos de ITU recidivante ainda sem investigação de imagens, deve-se realizar US inicialmente e a partir do resultado, definir a necessidade de investigação complementar com UCM e cintilografia renal estática. A UE, a RM, a urodinâmica e as endoscopias urológicas ficam reservadas para casos especiais.

Nos últimos anos foram apresentadas várias novas propostas de investigação da criança com ITU. Existem controvérsias, porém evidências indicam uma tendência a reduzir quantitativamente a propedêutica de imagens para esses pacientes. Há necessidade de identificar o grupo de crianças de alto risco para a presença de ITU associada a anomalias congênitas dos rins e do trato urinário. Esse grupo deverá se submeter a propedêutica de imagens mais extensiva e invasiva.

É importante que a abordagem dessas crianças e adolescentes seja centrada na avaliação clínica periódica, objetivando-se seu desenvolvimento global adequado e a prevenção das recidivas de ITU.

REFLUXO VESICOURETERAL

O refluxo vesicoureteral primário (RVU), alteração mediada por expressão genética, é causado por uma anormalidade estrutural da junção ureterovesical (curto segmento submucoso do ureter), permitindo a ascensão da urina da bexiga pelos ureteres que pode atingir os rins. Classifica-se o RVU em 5 graus: leve (I e II), moderado (III) e grave (IV e V). Estima-se a incidência do RVU em 1% da população pediátrica e em 30-40% das crianças com infecção urinária. Apresenta resolução espontânea na maioria dos casos, justificando-se a maior incidência na infância em relação aos adultos. A associação entre a infecção do trato urinário e RVU, o diagnóstico na investigação de hidronefrose fetal e a avaliação de famílias afetadas aumentaram o diagnóstico precoce em lactentes.

Os pacientes com RVU podem ser classificados em três grupos (baixo, médio e alto risco) quanto às chances de pior evolução (Figura 2), ou seja, o surgimento de cicatrizes renais, persistência do refluxo, surgimento de hipertensão arterial ou evolução para perda progressiva da função renal.

Baixo risco: graus de refluxo I e II uni ou bilateral, sem cicatrizes e sem síndrome de disfunção de eliminação.

Médio risco: grau III uni ou bilateral, grau IV unilateral, e presença de lesão definitiva e/ou sintomatologia de disfunção vesicointestinal.

Alto risco: graus IV bilateral e V uni ou bilateral, lesão renal moderada ou grave, rim único, síndrome de disfunção das eliminações. Os lactentes devem ser considerados também nesse grupo, pois nessa época é maior o risco de pielonefrites com possibilidade de lesões do parênquima que podem evoluir com cicatriz.

O RVU primário apresenta tendência a involução. A associação RVU, infecção urinária e lesões do parênquima renal, com possibilidade de evolução para hipertensão e perda da função renal, induziram a terapêutica de correção cirúrgica. Paralelamente, a evolução natural do refluxo para resolução espontânea propiciou a proposta terapêutica de tratamento conservador (uso de profilaxia com antibióticos ou quimioterápicos por longo prazo)

Não existem estudos mostrando a superioridade de um tratamento em relação ao outro. A tendência atual é a de reservar a profilaxia para as crianças que apresentem RVU de graus maiores. Nas demais a vigilância quanto a episódios de ITU deve ser enfatizada para prevenção de deterioração da função renal.

Não há indicação de tratamento cirúrgico do RVU, exceto em algumas situações especiais, como refluxos que funcionem como obstrução ao fluxo urinário, refluxos associados a defeitos anatômicos da bexiga, que necessitem de correção cirúrgica. É contraindicada a correção cirúrgica em presença de bexigas disfuncionais.

Existem, atualmente, técnicas para correção do refluxo por via endoscópica, utilizando-se injeções subureterais de substâncias biologicamente inertes, que reduzem significativamente o risco cirúrgico e o tempo de permanência hospitalar. Não há estudos de acompanhamento que justifiquem essa intervenção como rotineira, embora possa ser uma opção a ser discutida, nos casos de falha do tratamento convencional, não adesão a profilaxia ou expresso desejo da família.

As crianças com RVU devem ser acompanhadas até a idade adulta, especialmente aquelas com nefropatia do refluxo. O pediatra pode interferir na evolução do refluxo, identificando e tratando a disfunção miccional, situação que retarda a involução e às vezes agrava as lesões no trato urinário superior.

Esse acompanhamento deve ser periódico com controles clínicos e ultrassonográficos sempre atentos para a possibili-

dade de disfunções vesicais e em alguns casos também controles com cintilografia renal estática (DMSA) para acompanhamento de evolução ou surgimento de novas cicatrizes. Não há indicação de controle periódico com UCM, uma vez que, mesmo havendo persistência do RVU, a conduta não será alterada.

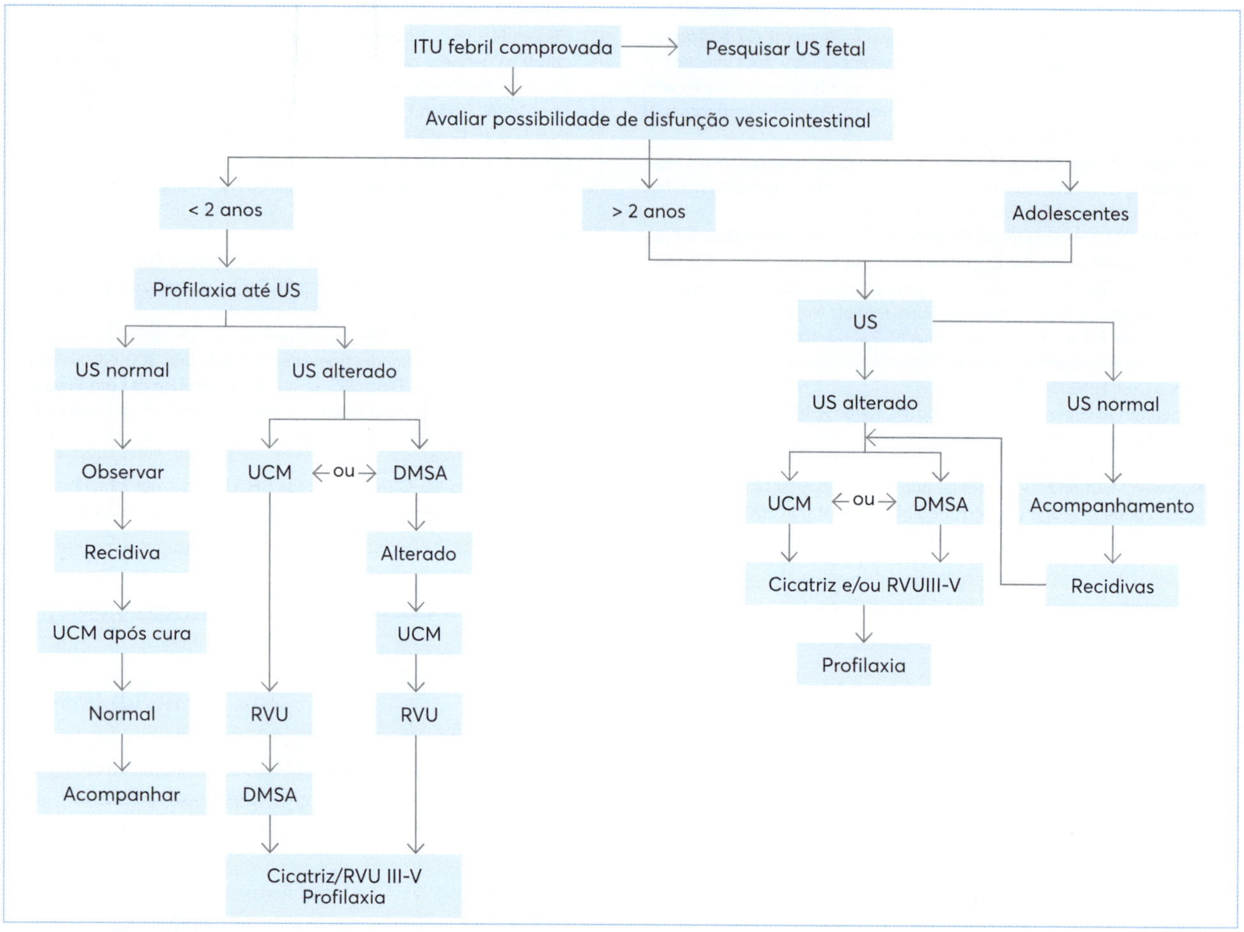

Figura 1 Algoritmo para avaliação do trato urinário após episódio de infecção urinária.

* Ver texto para maiores detalhes.

US: ultrassonografia; UCM: uretrocistografia miccional; UE: urografia excretora; DMSA: cintilografia estática; DTPA: cintilografia dinâmica; RVU: refluxo vesicoureteral.

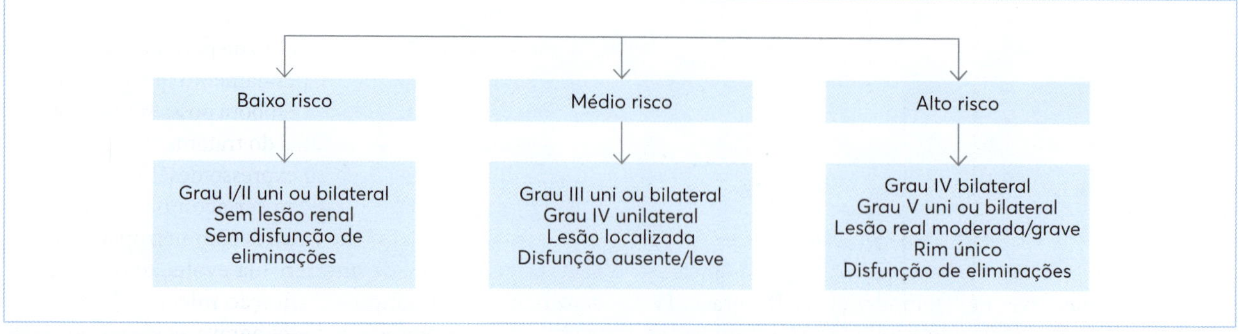

Figura 2 Classificação dos pacientes com refluxo vesicoureteral quanto ao risco de pior evolução.

REFERÊNCIAS BIBLIOGRÁFICAS

1. Montini G, et al. Urinary Tract Infections in Children. In: Emma F, Goldstein SL, Bagga A, Bates CM, Shroff R (eds.). Pediatric Nephrology Eighth Edition. Springer-Verlag, 2022.
2. Tullus K, Shaikh N. Urinary tract infections in children. Lancet. 2020 May;395(10237):1659-68.
3. Craig JC, Simpson JM, Williams GJ, Lowe A, Reynolds GJ, McTaggart SJ, et al. Antibiotic prophylaxis and recurrent urinary tract infection in children: Prevention of recurrent urinary tract infection in children with vesicoureteric reflux and normal renal tracts (Privent) investigators. N Engl J Med. 2009 Oct 29;361(18):1748-59.
4. Smellie JM, Jodal U, Lax H, et al. Outcome at 10 years of severe vesicoureteric reflux managed medically: report of the International Reflux study in children. J Pediatr. 2001;139:656-63.
5. Wheeler DM, Vimalachandra D, Hodson EM, et al. Interventions for primary vesicoureteric reflux. Cochrane Database Syst Rev. 2004:CD001532.
6. Marks SD, Gordon I, Tullus K. Imaging in childhood urinary tract infections: time to reduce investigations. Pediatr Nephrol. 2008;23:9-17.
7. Brandström P, Esbjörner E, Herthelius M, Swerkersson S, Jodal U, Hansson S. The Swedish reflux trial in children: III. Urinary tract infection pattern. J Urol. 2010;184:286-91.
8. Hoberman A, Greenfield SP, Mattoo TK, Keren R, Mathews R, Pohl HG, et al. The Rivur trial: antimicrobial prophylaxis for children with vesicoureteral reflux. N Engl J Med. 2014 Jun 19;370(25):2367-76.
9. Nuutinen M, Uhari M. Recurrence and follow-up after urinary tract infection under the age of 1 year. Pediatr Nephrol. Jan 2001;16(1):69-72.
10. Shaikh N, Morone NE, Bost JE, Farrell MH. Prevalence of urinary tract infection in childhood: a meta-analysis. Pediatr Infect Dis J. Apr 2008;27(4):302-8.
11. Shaikh N, Hoberman A, Keren R, et al. Recurrent urinary tract infections in children with bladder and bowel dysfunction. Pediatrics. Jan 2016;137(1).
12. Okarska-Napierała M, Wasilewska A, Kuchar E. Urinary tract infection in children: diagnosis, treatment, imaging. Comparison of current guidelines. J Pediatr Urol. Dec 2017;13(6):567-73.
13. Shaikh N, Lee S, Krumbeck Ja, et al. Support for the use of a new cutoff to define a positive urine culture in young children. Pediatrics. 2023;152(4):e2023061931.
14. Morello W, Baskin E, Jankauskiene A, et al. Antibiotic Prophylaxis in Infants with Grade III, IV, or V Vesicoureteral Reflux - PREDICT Study Group. N Engl J Med. 2023;389:987-97.
15. Shaikh, N, Lee S, Krumbeck, JA, Kurs-Lasky, M. Support for the Use of a New Cutoff to Define a Positive Urine Culture in Young Children. Pediatrics. 2023;152:e2023061931.
16. Zaoutis T, Shaikh N, Fisher BT, et al. Short-Course Therapy for Urinary Tract Infections in Children. The SCOUT Randomized Clinical Trial. JAMA Pediatr. 2023;177(8):782-9.
17. Pohl HG, Belman AB. The "top-down" approach to the evaluation of children with febrile urinary tract infection. Adv Urol. 2009;2009:783409.
18. Quirino I, Silva JMP, Diniz JSS, et al. Combined Use of Late Phase Dimercapto-Succinic Acid Renal Scintigraphy and Ultrasound as First Line Screening After Urinary Tract Infection in Children. Journal of Urology. 2011;185:258-63.
19. Simões e Silva AC, Oliveira EA, Mak RH. Urinary tract infection in pediatrics: an overview. J Pediatr (Rio J). Mar-Apr 2020;96 Suppl 1:65-79.

CAPÍTULO 3

SÍNDROME HEMOLÍTICO--URÊMICA

Nilzete Liberato Bresolin
Káthia Liliane da Cunha Ribeiro Zuntini
Lilian Monteiro Pereira Palma

AO FINAL DA LEITURA DESTE CAPÍTULO, O PEDIATRA DEVE ESTAR APTO A:

- Saber que a microangiopatia trombótica é um quadro sindrômico grave cujo diagnóstico diferencial deve ser feito rapidamente.
- Saber que é necessário haver apoio laboratorial para coleta de atividade de ADAMTS13, pesquisa de shigatoxina nas fezes e investigação de causas secundárias.
- Saber que o tratamento varia de acordo com a causa, na maioria das vezes sendo de suporte, retirada do fator causador e tratamento específico de doenças de base.
- Saber que, na SHU relacionada à shigatoxina, cujo diagnóstico em nosso meio é, sobretudo clínico-epidemiológico, o tratamento de suporte geralmente permite que o paciente se recupere ad integrum em 2-5 semanas (em alguns pacientes ocorre hipertensão arterial e proteinúria residuais).
- Saber que na SHU atípica, em que pese o efeito da plasmaterapia em controlar a hemólise, por se tratar de doença do complemento na superfície da célula endotelial, o uso de tratamento específico com bloqueio de complemento terminal está indicado uma vez que se tenha alta suspeita clínica e outras causas tenham sido descartadas.
- Saber que a SHU por pneumococo ocorre em crianças com idade menor que 2 anos associada à pneumonia/empiema ou meningite. O teste de Coombs direto é positivo em 90% dos casos; o tratamento é de suporte e antibioticoterapia

A síndrome hemolítico-urêmica (SHU) é uma microangiopatia trombótica (MAT) definida pela ocorrência simultânea de anemia hemolítica microangiopática, trombocitopenia e lesão renal aguda (LRA). Os exames necessários para determinar a presença de MAT estão descritos no Quadro 1. A causa mais comum de SHU na infância é a infecção por *Escherichia coli* produtora de toxina Shiga (STEC-SHU), sendo esta uma das causas mais importantes de LRA em crianças menores de 3 anos.

MAT é uma definição patológica que descreve a formação de trombos que obstruem a microcirculação. Os achados patológicos incluem espessamento da parede dos vasos com edema da célula endotelial, destacamento da membrana basal, acúmulo de *debris* no espaço subendotelial, aumento da expressão do fator de Von Willebrand (FVW), aglutinação de plaquetas, formação de microtrombos, oclusão parcial ou completa da luz dos vasos na microcirculação e, consequentemente, fragmentação de hemácias por cisalhamento. As manifestações clínicas são resultantes da trombocitopenia por consumo, anemia hemolítica não autoimune microangiopática e isquemia em diferentes órgãos, principalmente rins e cérebro, mas também trato gastrointestinal, pâncreas, fígado e coração devido à presença de trombos na microcirculação.

O diagnóstico diferencial das MAT (Figura 1) engloba causas primárias – púrpura trombocitopênica trombótica (PTT), SHU mediada por toxina Shiga e SHU mediada por complemento – e MAT secundárias, causadas por outras doenças ou condições coexistentes (drogas, doenças autoimunes, gestação, entre outras). Portanto, para uma completa avaliação do paciente com MAT está indicada a coleta de coprocultura/pesquisa de shigatoxina nas fezes e da atividade plasmática de ADAMTS13 (do inglês *a metallopeptidase with thrombospondin type 1, motif 13*) logo que o paciente chega ao serviço de saúde.

Quadro 1 Reconhecendo a presença da microangiopatia trombótica

Microangiopatia trombótica (MAT)
Anemia hemolítica microangiopática, plaquetopenia, lesão de pelo menos um órgão
Exames que definem a presença da MAT:
• Hemograma completo: anemia e plaquetopenia (ou queda > 25% do número de plaquetas em relação ao basal).
• Esfregaço de sangue: presença de esquizócitos (hemácias fragmentadas).
• Reticulócitos: podem estar aumentados, mas frequentemente é tardio.
• Teste de Coombs direto: negativo.
• Bilirrubinas: pode haver aumento tanto da fração direta quanto da indireta.
• Desidrogenase láctica: elevação > 2 vezes o limite superior do método.
• Haptoglobina: abaixo do limite inferior.
• Função renal: elevação de ureia e creatinina (vide critérios do KDIGO).
• Urinálise: hematúria, leucocitúria, proteinúria e presença de cilindros confirmam lesão renal.
• Enzimas hepáticas, amilase, lipase: definir envolvimento de outros órgãos viscerais.]
• Provas de coagulação: normais ou discretamente alteradas.
Biopsia renal não é necessária para definir MAT; pode auxiliar se houver doença sistêmica.

Em 2017, a iniciativa *Kidney Disease: Improving Global Outcomes* (KDIGO)[2] elencou todas as causas conhecidas, listadas no Quadro 2, onde também se encontram indicados resumidamente os exames ou roteiro para investigação.

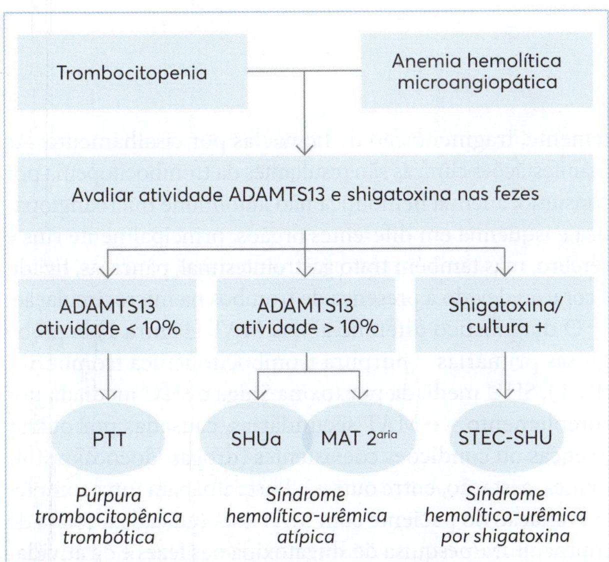

Figura 1 Abordagem prática para diagnóstico diferencial da microangiopatia trombótica.
Fonte: adaptada de Fox et al., 2018.[1]

Quadro 2 Causas de microangiopatia trombótica e investigação

Causa	**Investigação**
Purpura trombocitopênica trombótica (PTT)	Coleta de atividade de ADAMTS13 e pesquisa de inibidor
Síndrome hemolítico-urêmica por shigatoxina (SHU típica, STEC-SHU ou SHU-ST)	• Coleta de coprocultura ou PCR-shigatoxina nas fezes. • A coleta deve ser feita rapidamente em todos os pacientes com MAT, uma vez que com o atraso na coleta pode não se identificar o agente.
Síndrome hemolítico-urêmica atípica ou mediada por complemento (SHUa)	• Excluir deficiência severa de ADAMTS13, presença de shigatoxina e afastar causas secundárias • Análise genética (painel ou exoma) dos genes da via alternativa do complemento e coagulação.
Defeitos da coagulação	• Trombomodulina. • Diacilglicerol kinase épsilon (DGKe). • Plasminogênio. • Plasmaférese com benefício não comprovado.
Defeito da cobalamina	• Altos níveis de homocisteína no sangue. • Níveis normais de vitamina B12. • Acidemia metilmalônica. • Pesquisa genética gene *MMACHC*.
SHU por pneumococo	• Cultura de sangue, líquido pleural, liquor. • Pesquisa de antígeno urinário. • Teste de Coombs direto (positivo em 90% dos casos).
Doenças autoimunes	• FAN, antiDNA ds. • Antifosfolípide. • Anticoagulante lúpico. • Antibeta-2 glicoproteína 1. • Anti-Scl70. • Anca. • C3, C4, CH50.
Drogas	• Ticlopidina. • Clopidogrel. • Gencitabina. • Quinina.
Transplante de células hematopoiéticas	• Afastar toxicidade por inibidor de calcineurina. • Afastar infecção viral (EBV, polioma). • Afastar anticorpo antiABO nos casos ABO incompatíveis. • Tratar doença-enxerto vs. hospedeiro se presente. • Colher atividade de ADAMTS13. • Teste genético para SHUa (raspado de mucosa oral para evitar testar DNA do doador em casos de transplante alogênico).
Infecção	• Sorologias virais hepatites. • PCR para vírus. • Toxoplasmose, CMV, EBV. • H1N1. • Sorologia ou teste rápido dengue. • Sorologia leptospirose. • Painéis de biologia molecular para múltiplos patógenos (respiratório, sangue, gastrointestinal, líquor).
Neoplasia	• Rastrear neoplasia maligna em pacientes com > 60 anos que desenvolvem MAT. • Colher atividade de ADAMTS13 (PTT secundária ou paraneoplásica).

(continua)

Quadro 2 Causas de microangiopatia trombótica e investigação *(continuação)*

Causa	Investigação
Gestação	• PTT gestacional. • Síndrome HELLP. • SHU atípica (75% ocorre nas primeiras 72 horas após o parto).
Pós-transplante renal	• Descartar toxicidade por inibidor de calcineurina. • Tratar infecção. • Descartar rejeição mediada por anticorpos. • História prévia ou familiar de MAT fala a favor de recidiva de SHUa.
Hipertensão arterial maligna	• Checar se MAT desaparece após controle dos níveis tensionais. • Investigar causas secundárias. • Investigar SHUa nos casos que evoluem para doença renal crônica e quando houver hemólise recidivante.

Fonte: adaptado de Goodship et al., 2017.2
MAT: microangiopatia trombótica; ADAMTS13: *a disintegrin and metalloprotease with thrombospondin type-1 repeats, 13th member*; FAN: fator antinuclear; EBV: vírus Epstein-Barr; CMV: citomegalovírus; SHU: síndrome hemolítico-urêmica; PTT: púrpura trombocitopênica trombótica; HELLP: *hemolysis, elevated liver enzymes, low platelets*; Anca: anticorpo anticitoplasma de neutrófilos

SHU CAUSADA POR *ESCHERICHIA COLI* PRODUTORA DE SHIGATOXINA (STEC-SHU)[3]

STEC-SHU é responsável por mais de 90% dos casos de SHU na infância, acometendo principalmente crianças de 2-5 anos de idade. A incidência anual da doença mundial varia de 3-6,1 casos/100.000 crianças menores de 5 anos de idade.

Os casos são mais frequentes nos meses de verão e nas zonas rurais, e geralmente são esporádicos, podendo ocorrer surtos decorrentes da ingestão de alimento ou água contaminada. Diferentes sorotipos de *Escherichia coli* têm sido associadas a casos de SHU. A grande maioria dos casos em crianças se deve à *Escherichia coli* O157: H7; entretanto, outros sorogrupos dessa bactéria também produtores de toxina Shiga 2 podem ser responsáveis. Em maio de 2011, um sorotipo ainda desconhecido, a *Escherichia coli* O104: H4, foi a causa de grande surto de STEC-SHU na Alemanha, acometendo 3.816 pessoas; 20% delas eram crianças, a maioria tinha mais de 10 anos de idade. Embora encontrada em outros animais, o gado sadio é o principal vetor da STEC. A bactéria está presente no intestino e nas fezes do animal. A infecção humana ocorre após a ingestão de carne malcozida, leite não pasteurizado e derivados, água, frutas ou vegetais contaminados.

A patogênese não é inteiramente conhecida. A *E. coli* produtora de shigatoxina, STEC de alto risco, causa diarreia geralmente sanguinolenta e, mais raramente aquosa, de intensidade muito variável. A inflamação na lâmina própria colônica leva à perda da função de barreira, com migração transepitelial de polimorfonucleares e aumento da translocação de shigatoxina na direção oposta, isto é, para dentro da circulação. O dano celular resulta quando a subunidade B da toxina shigatoxina reconhece e se liga à globotriaosilceramida (Gb3 ou CD77), que reside na membrana plasmática de certas células eucariotas como: células endoteliais, células mesangiais e epiteliais do rim (podócitos e células tubulares). A apoptose celular resulta da ligação da toxina a Gb3 com endocitose, transporte retrógrado, translocação citosólica da shigatoxina e, consequentemente, inativação ribossomal. Com isso ocorre lesão da célula endotelial, exposição da camada subendotelial e microangiopatia trombótica. A toxina também tem ação na ativação celular, pró-inflamação e pró-trombose, facilitando a trombose por secreção endotelial de fator de Von Willebrand.

Crianças com STEC-SHU apresentam pródromo característico de dor abdominal e diarreia, geralmente sanguinolenta. Esse quadro precede o desenvolvimento da SHU em cerca de 2-13 dias. O quadro intestinal associado pode ser mais grave e mimetizar abdome agudo, colite ulcerativa, intussuscepção intestinal e apendicite. Cerca de 6-20% das infecções por STEC são complicadas por SHU. A coleta de material fecal para coprocultura e/ou PCR-shigatoxina deve ser feita precocemente quando da menor suspeita de STEC-SHU, uma vez que a positividade cai após o quinto dia de diarreia, sobretudo se houver uso de antibioticoterapia.

Caracteristicamente, SHU tem início com O aparecimento súbito da tríade anemia hemolítica microangiopática, trombocitopenia e LRA. A anemia hemolítica microangiopática é causada pela destruição não imune das hemácias, resultado da fragmentação que sofrem na passagem através dos microtrombos de plaquetas na microcirculação. Em geral, a hemoglobina (Hb) é menor que 8 g/dL, o teste de Coombs é negativo e o esfregaço de sangue periférico é caracterizado por mostrar grande número de esquizócitos (mais de 10% das hemácias). Outros achados de hemólise incluem elevação discreta da bilirrubina indireta, redução da haptoglobina e elevação da lactato desidrogenase (LDH). A trombocitopenia geralmente abaixo de 140.000/mm^3, costuma alcançar valores próximos de 40.000/mm^3, não havendo manifestação de púrpura ou diátese hemorrágica. A intensidade da anemia e da trombocitopenia não se relacionam com a severidade da disfunção renal. A lesão renal é variável, podendo se manifestar desde hematúria microscópica e proteinúria leve a moderada até LRA grave em 50% dos casos. Hematúria macroscópica pode ocorrer. A hipertensão arterial sistêmica é comum. Componente 3 do complemento (C3) pode estar diminuído e, mais raramente, ocorre diminuição de C4. Normalmente esse achado está presente nos casos mais graves e é temporário, associado a um envolvimento secundário do sistema do complemento na inflamação vascular.

Portanto, a presença de C3 baixo em pacientes com MAT não exclui a possibilidade de STEC-SHU. A SHU-STEC com frequência apresenta manifestações de outros sistemas orgânicos:

- Sistema nervoso central: convulsões, acidente vascular cerebral, coma, hemiparesias e amaurose, ocorrem em até 20% dos casos. O envolvimento grave do SNC se associa com aumento da mortalidade.

- Trato gastrointestinal: as apresentações graves são colite hemorrágica severa, necrose e perfuração intestinal, peritonite e intussuscepção. Elevação de enzimas pancreáticas; e intolerância à glicose na fase aguda ocorre em até 10% dos pacientes. Diabete melito transitório pode ocorrer e, raramente, diabete melito permanente nos anos subsequentes. Hepatomegalia e/ou aumento das transaminases são frequentes.
- Disfunção cardíaca também, pode ser observada devido à isquemia cardíaca, com sobrecarga cardiopulmonar e elevação de troponina.

A prevenção de STEC-SHU consiste em prevenir infecção por STEC, incluindo medidas de saúde pública e de higiene, como: lavagem das mãos, géis antissépticos na desinfecção de mãos e superfícies onde alimentos são manuseados, higienização de frutas, verduras e legumes, cozimento adequado de carnes, fervura de leite. Depois que o paciente é infectado com STEC, as tentativas de prevenir a progressão para SHU não são bem-sucedidas. Estudos retrospectivos, prospectivos observacionais e mais recentemente uma metanálise de estudos observacionais relataram risco aumentado de SHU com a administração de antibióticos (trimetoprim-sulfametoxazol, betalactâmicos, metronidazol e azitromicina) durante a fase diarreica com sangue. No entanto, análise do surto ocorrido na Alemanha em 2011 mostrou que o uso agressivo de antibióticos (meropenem, ciprofloxacina, rifoxamina) nos pacientes com grave acometimento sistêmico mostrou-se benéfico. Relatórios do Japão indicam que o tratamento precoce com fosfomicina para infecções por STEC pode ter um papel na prevenção de SHU. Além disso, manter uma hidratação adequada durante a fase diarreica da infecção por STEC parece reduzir o risco de STEC-SHU. O tratamento da STEC-SHU é basicamente de suporte. Uma revisão sistemática demonstrou que nenhuma terapia testada até o momento (incluindo plasmaférese, corticoide, eculizumabe) demonstrou benefício superior ao tratamento de suporte na evolução da doença. A abordagem terapêutica deve objetivar o controle e a estabilização das complicações da SHU, até que a resolução natural do quadro ocorra, geralmente entre 2-5 semanas.

A anemia na SHU, frequentemente, é intensa e súbita. Transfusão de concentrado de hemácias apenas está indicada quando o nível de Hb é < 6 g/dL ou hematócrito < 18, objetivando evitar sobrecarga cardiopulmonar. O alvo é alcançar nível de Hb pós-transfusão de 8-9 dL e, não restaurar o nível de Hb normal, o que poderia contribuir para hipertensão e sobrecarga cardiopulmonar. Se o paciente está em terapia dialítica, transfusões devem ser feitas durante a sessão de hemodiálise. Deve-se evitar a autoimunização utilizando concentrado de hemácias desleucocitado para prevenir rejeição de enxerto em pacientes que evoluam com insuficiência renal crônica terminal e necessitem de transplante renal. A maioria dos pacientes (80%) requer transfusões. A trombocitopenia raramente é inferior a 10.000/mm^3. A indicação de transfusão de plaquetas é incomum, assim como a ocorrência de sangramento de importância clínica. A transfusão de plaquetas está indicada apenas no caso de sangramento ativo ou antes de procedimentos invasivos, quando a contagem de plaquetas for menor que 30.000/mm^3.

O estado hídrico e principalmente volêmico do paciente deve ser cuidadosamente avaliado, para guiar a oferta de líquidos. Há necessidade de monitoramento rigoroso de balanço hídrico, peso e sinais vitais. O objetivo é manter o paciente em estado euvolêmico.

Hipovolemia ou hipervolemia podem ocorrer. Hipovolemia pode resultar da diminuição da ingestão de líquidos, diarreia ou vômitos, enquanto a hipervolemia pode resultar da oligúria progressiva ou anúria súbita. Aumento de peso ou presença de anasarca podem não refletir o volume intravascular, uma vez que a hipoalbuminemia e o extravasamento capilar podem causar edema e aumento de peso, mas um volume intravascular diminuído. Expansão hídrica é indicada nos pacientes hipovolêmicos para alcançar o estado euvolêmico e na tentativa de corrigir uma hipoperfusão renal. Ao contrário, nos pacientes hipervolêmicos em virtude de oligúria ou anúria, devem-se restringir líquidos. Furosemida raramente reverte a anúria ou oligúria progressiva. Uma dose teste de 3-4 mg/kg pode ser feita em estados de congestão cardiopulmonar. Se houver resposta, dose de 2-4 mg/kg/dia pode ser mantida. Caso contrário, não se deve manter a furosemida nem postergar a indicação de diálise.

Distúrbios de eletrólitos são frequentes por causa da LRA: hiperpotassemia, hiperfosfatemia e acidose metabólica devem ser conduzidas como nas outras causas de LRA. Não há evidência de que a diálise precoce favoreça a evolução da SHU. Dessa forma, as indicações de diálise nas crianças com SHU e LRA são as mesmas feitas para outras causas de LRA, e incluem as seguintes condições:

- Sinais e sintomas de uremia (náuseas, vômitos, sonolência, adinamia).
- Ureia > 80 mg/dL, se aumento progressivo.
- Sobrecarga hídrica não responsiva à furosemida.
- Distúrbios eletrolíticos importantes, principalmente hiperpotassemia e acidose metabólica não controladas com terapia medicamentosa.

A modalidade de diálise, peritoneal ou hemodiálise, deve ser escolhida de acordo com a experiência da equipe de nefrologia e as condições de estrutura do hospital. Não há evidências de benefícios superiores de uma em relação a outra na evolução da doença. Não se devem usar drogas nefrotóxicas. As medicações de eliminação renal devem ter suas doses ajustadas de acordo com o estágio de disfunção renal (*clearance* de creatinina estimado pela fórmula de Schwartz). Em caso de anúria, considerar *clearance* < 10 mL/min/1,73m^2; se em diálise, calcular o *clearance* pela creatinina de maior valor ou imediatamente anterior ao início da hemodiálise.

A hipertensão arterial sistêmica nos pacientes com SHU pode ser causada pela hipervolemia e/ou pela ativação do sistema renina-angiotensina, provocada pela isquemia. O tratamento da hipertensão na fase aguda da SHU baseia-se

na correção do estado de hipervolemia e no uso de drogas anti-hipertensivas. A escolha inicial de anti-hipertensivo para SHU são os bloqueadores dos canais de cálcio (anlodipina, nifedipina retard), uma vez que os inibidores da enzima de conversão da angiotensina (captopril, enalapril) podem provocar diminuição da perfusão renal. Os pacientes que apresentam manifestações neurológicas sérias, por exemplo, coma e convulsão de difícil controle, devem ser avaliados com imagem para investigar infarto no sistema nervoso central (SNC). As manifestações do SNC podem estar associadas a hipertensão severa não controlada, encefalopatia hipertensiva, e devem ser tratadas com adequado controle, gradativo e lento, da hipertensão grave.

Na evolução da STEC-SHU, as plaquetas melhoram primeiro (7-10 dias), seguido da melhora da hemoglobina e queda lenta da lactato desidrogenase. A LRA demora em média 2 semanas para recuperar, iniciando-se com retorno da diurese e depois queda da ureia e creatinina. No entanto, a recuperação renal pode ser mais lenta de acordo com a gravidade da lesão, chegando a 5 semanas. Em geral, um prognóstico em curto prazo é favorável, cerca de 60-70% dos pacientes se recuperam completamente da fase aguda. Nos demais pacientes, há um grau variável de sequelas, que se devem principalmente à lesão renal (hipertensão arterial, proteinúria, doença renal crônica); ou menos comumente, sequela neurológica. Paciente com STEC-SHU deve ter seguimento com nefrologista pediátrico após a alta hospitalar.

Os quadros diarreicos secundários a outros agentes infecciosos (ameba, Campylobacter, *Clostridium difficile*, Yersinia, Samonella, Shigella) podem ser clinicamente muito similares à SHU. Quando esses quadros evoluem com desidratação, ureia e creatinina, podem se levar mimetizando LRA da SHU. Porém, diferentemente dos quadros secundários à SHU, haverá melhora da uremia com reidratação e adequação da volemia. Coagulação intravascular disseminada (CIVD) e vasculites sistêmicas apresentam associação frequente com trombocitopenia, anemia hemolítica e LRA. Nas vasculites comumente há outros sintomas sistêmicos, tais como artralgia e exanema. Na maioria das vezes o comprometimento neurológico é periférico e não há pródromo diarreico. Na CIVD há ativação intravascular da cascata de coagulação e, então, deposição intravascular de trombos de fibrina, consumo de todos os componentes da cascata de coagulação e, também, anemia hemolítica microangiopática. Os exames de coagulação anormal diferenciam os pacientes com CIVD daqueles com SHU.

Púrpura trombocitopência trombótica (PTT) é um diagnóstico diferencial e trombocitopenia pode se apresentar com manifestações clínicas semelhantes ao SHU. No passado, acreditava-se ser uma apresentação diferente da mesma entidade. Os achados histológicos são os mesmos da SHU, e, enquanto os trombos de fibrina são encontrados principalmente em vasos renais na SHU, agregação plaquetário-microvascular sistêmica causa isquemia no cérebro e em outros órgãos na PTT. Justifica-se assim, a predominância dos sintomas neurológicos na PTT. Há ainda os casos familiares de PTT em crianças devido a defeito funcional da metaloprotease ADAMTS13. Outras formas de PTT incluem: autoanticorpos contra ADAMTS 13, defeitos transitórios ou adesão anormal de ADAMTS 13 à célula endotelial. A diferenciação entre as duas entidades é particularmente importante para a escolha terapêutica e para otimizar o acompanhamento.

A SHU não causada por STEC ou SHU atípica pode ser um diagnóstico diferencial difícil. Embora geralmente não curse com pródromo de diarreia, em aproximadamente 25% dos casos pode haver diarreia como agente desencadeante

MICROANGIOPATIA TROMBÓTICA MEDIADA POR COMPLEMENTO: SÍNDROME HEMOLÍTICO-URÊMICA ATÍPICA (SHUA)

A SHUa é uma MAT causada pela incapacidade de autorregulação da via alternativa do complemento. Como consequência do desbalanço dessa via, ocorre formação maciça do complexo de ataque à membrana (CAM, C5b-9) – perforina –, provocando dano grave às células endoteliais em todo o organismo.[4] Uma vez lesada a célula endotelial, ocorre formação de trombos de fibrina na microvasculatura, culminando com a adesão plaquetária, destruição intravascular mecânica de hemáceas e isquemia tecidual.

Há uma base genética conhecida para quase 2/3 dos casos de SHUa, a maioria relacionada a uma mutação inativante das proteínas que inibem a via alternativa: fator H (CFH), fator I (CFI), proteína de cofator de membrana (MCP ou CD46), trombomodulina (THBD), proteínas relacionadas ao fator H 1 a 5 (CFHR1a5) ou a uma mutação do tipo ganho de função dos fatores ativadores dessa via do complemento (C3 ou fator B). A formação de anticorpos IgG antifator H é encontrada quase exclusivamente na faixa etária pediátrica e está associada em 87% dos casos a rearranjos genéticos (grandes deleções homozigóticas) nas proteínas relacionadas ao fator H -1 e -3 (CFHR1-CFHR3).

No Registro Global de SHUa,[5] cerca de 40% dos pacientes não apresentaram mutações ou variantes de risco nos genes do complemento em uma população de 851 pacientes estudados. Isso pode ocorrer devido à presença de alterações em outros genes do complemento ou da coagulação, conforme demonstrado em um estudo de sequenciamento do exoma feito em 10 pacientes pediátricos com SHUa. No Brasil, o Grupo Brasileiro de Estudos de SHUa&MAT[6] avaliou 34 pacientes com SHUa (17 pediátricos e 17 adultos), e a presença de alterações genéticas consideradas patogênicas/provavelmente patogênicas foi encontrada em 49% dos pacientes. Ainda existem questões não resolvidas sobre a base genética dos pacientes com SHUa, uma vez que a correlação do genótipo com o fenótipo depende também de genes modificadores e eventos epigenéticos. Existem pacientes assintomáticos que são portadores de alterações genéticas e outros com doença grave cujo estudo genético mostrou-se inconclusivo.

A presença de níveis plasmáticos baixos de C3 ocorre em menos de 20% dos pacientes, e a presença de níveis normais não exclui o diagnóstico de SHUa.

Existe uma variação grande entre os grupos e laboratórios que fazem análise genética de SHUa, sendo o mais comum a realização de um painel por *Next Generation Sequencing* (NGS) que contém genes da via alternativa do complemento (CFH, CFI, CFB, C3, MCP, THBD). Outros serviços também analisam genes da coagulação (PLG, DGKe), grandes deleções ou rearranjos dos genes relacionados ao fator H (CFHR1 a 5) e até genes da via da lectina (MASP2), não havendo ainda um consenso a respeito de quais genes devem compor o painel ideal. Em 2015, a American College of Medical Genetics and Genomics (ACMG)[7] publicou as diretrizes sobre a classificação da patogenicidade de variantes genéticas, sendo essa nomenclatura (patogênica, provavelmente patogênica, variante de significado incerto, provavelmente benigna e benigna) amplamente utilizada hoje em dia. Portanto, embora a análise genética seja uma importante ferramenta para compreensão da patogênese da SHUa, um achado negativo não exclui essa doença e o diagnóstico da SHUa é clínico.

Desde o trabalho seminal publicado por Bell et al. em 1991,[8] plasmaférese (PF) ou infusão de plasma (PI) tem sido usada no manejo de pacientes com SHUa. No entanto, 67% dos pacientes adultos com SHUa tratados com PF/PI necessitaram de diálise ou foram a óbito em 3 anos, com taxa de mortalidade de 8% na primeira manifestação e de 11% em 3 anos de seguimento.[9] Em outro estudo populacional, a taxa de mortalidade foi de 2% em adultos e 8% em crianças em 45 meses de seguimento.[10]

O anticorpo monoclonal humanizado eculizumabe (Soliris, Alexion) liga-se à proteína C5 do complemento com alta afinidade, evitando, assim, a geração subsequente de C5b-9 (complexo de ataque à membrana). Dessa forma, age com grande eficiência na fisiopatologia da SHUa, prevenindo a ativação do complemento terminal. O eculizumabe foi aprovado em 2011 pelo FDA (Food and Drug Administration, EUA), assim como pela EMA (European Medicines Agency). No Brasil, foi registrado na Anvisa (Agência Nacional de Vigilância Sanitária) em março de 2017.

Em 80 pacientes (22 crianças) tratados com eculizumabe durante manifestações ativas de microangiopatia (hemólise, plaquetopenia e lesão renal), a mediana de tempo para normalização plaquetária foi de 7-8 dias e para a normalização da desidrogenase láctica a variação de tempo foi de 14-54 dias. O aumento médio da taxa de filtração glomerular (TFG) estimada ao final de 1-2 anos foi 64 mL/min/1,73 m^2 em crianças comparado a 30-35 mL/min/1,73 m^2 em adultos. Nesses estudos prospectivos, menor intervalo entre o diagnóstico e o tratamento com eculizumabe correlacionou-se com maior ganho de função renal.

O uso de plasmaférese ou infusão de plasma em crianças é complexo devido à volemia e à dificuldade de acessos adequados, de forma que documentos de consenso recomendam que eculizumabe seja a primeira linha de tratamento de SHUa em crianças,[11] devendo ser iniciado nas primeiras 24 horas do diagnóstico, se disponível. Se indisponível, tentar plasmaférese (60 mL/kg/sessão em crianças maiores) ou infusão de plasma fresco congelado (10 mL/kg/dia), em crianças menores, até estabilização hematológica e renal ou até que eculizumabe esteja disponível.

Ravulizumabe é um anticorpo monoclonal derivado do eculizumabe, no qual houve quatro modificações de aminoácidos. Estas modificações permitem que o anticorpo se dissocie de C5 dentro do endossoma e, devido à maior afinidade por receptores neonatais, ocorre reciclagem do ravulizumabe de volta à circulação. Desta forma, a meia-vida passa de 11 dias (eculizumabe) para 51 dias (ravulizumabe), o que permite infusões a cada 4 semanas (crianças pequenas) e 8 semanas (crianças maiores, adolescentes e adultos). A eficácia e segurança de ravulizumabe em crianças diagnosticadas com SHUa foi testada em estudos prospectivos tanto em pacientes virgens de tratamento (Ariceta),[12] como em pacientes convertidos de eculizumabe a ravulizumabe (Tanaka).[13] Um total de 21 pacientes virgens de tratamento com diagnóstico documentado de SHUa foram incluídos (análise total em 18 pacientes que completaram 26 semanas de estudo). A média de idade média foi 6,4 anos e peso médio 22,2 kg. Dois terços dos pacientes apresentaram sinais extrarrenais pré-tratamento (cardiovasculares, pulmonares, sistema nervoso central, gastrointestinal, pele, músculo esquelético) e 33,3% (n = 6) dos pacientes tinham doença renal crônica estágio 5. Um total de 10 pacientes transferidos de eculizumabe para ravulizumabe foram incluídos. Importante: os pacientes deveriam apresentar resposta clínica a eculizumabe durante 3 meses antes da conversão. O desfecho primário foi de resposta completa durante o período de avaliação de 26 semanas: normalização dos parâmetros hematológicos (número de plaquetas e lactato desidrogenase) e melhora de ≥ 25% na creatinina sanguínea em duas avaliações separadas com intervalo mínimo de 28 dias. A resposta completa da MAT foi observada em 14 dos 18 pacientes virgens de tratamento (77,8%) atingida em um tempo mediano de 30 dias (15 a 97 dias). Em pacientes tratados anteriormente com eculizumabe, a troca para ravulizumabe manteve o controle da doença, conforme evidenciado por parâmetros hematológicos e renais estáveis, sem impacto aparente na segurança. O ravulizumabe (Ultomiris, Alexion) foi aprovado na FDA em outubro de 2019 e na ANVISA em janeiro de 2023.

A posologia de acordo com o peso pode ser vista no Quadro 3.

Quadro 3 Posologia de ravulizumabe de acordo com a faixa de peso. Cada frasco contém 100 mg/mL (fórmula concentrada) e há frascos de 3 e 11 mL

Variação de peso	Indução	Manutenção	Intervalo
10-20 kg	600 mg	600 mg	A cada 4 semanas
20-30 kg	900 mg	2100 mg	A cada 8 semanas
30-40 kg	1200 mg	2700 mg	A cada 8 semanas
40-60 kg	2400 mg	3000 mg	A cada 8 semanas
60-100 kg	2700 mg	3300 mg	A cada 8 semanas
≥ 100 kg	3000 mg	3600 mg	A cada 8 semanas

Não há dados específicos sobre a descontinuação do eculizumabe ou ravulizumabe até o momento. Caso os pacientes necessitem descontinuar o tratamento com eculizumabe ou ravulizumabe, deverão ser monitorados atentamente quanto aos sinais e sintomas de MAT continuamente.

É mandatória a vacinação antimeningocócica antes de iniciar eculizumabe ou ravulizumabe e a contraindicação absoluta ao seu uso é infecção meningococócica ativa. Se a vacina não tiver sido administrada previamente, se o prazo de vacinação tiver sido ultrapassado, se o paciente estiver abaixo da idade de vacinação ou se o paciente não tiver sido vacinado pelo menos duas semanas antes de iniciar o tratamento com eculizumabe ou ravulizumabe, deve-se utilizar antibiótico profilático até duas semanas após a vacina (penicilina ou derivados). Em crianças, também é recomendada a vacinação completa conforme calendário de recomendações vigente.

A escolha entre eculizumabe e ravulizumabe é individualizada. Estes agentes não foram comparados diretamente, mas espera-se que tenham perfis de segurança e eficácia semelhantes, sendo a principal diferença a duração da ação (mais longa com ravulizumabe) e o intervalo entre doses (menos frequente com ravulizumabe).

SHU POR PNEUMOCOCO[12]

Um diagnóstico diferencial importante de MAT, principalmente em crianças e no contexto da terapia intensiva, é a SHU por pneumococo. Dentro das causas de SHU na pediatria, 5% são as por pneumococo, 85-90% STEC-SHU (shigatoxina) e 5-10% SHU atípica. A apresentação clínica ocorre por meio da tríade clássica da MAT e geralmente após o início de uma infecção pelo pneumococo, em alguns casos, cerca de 1 semana após. O teste de Coombs direto, diferentemente de todas as outras causas de MAT, é positivo em 90% dos casos. Isso ocorre porque o pneumococo libera uma enzima chamada neuraminidase – que cliva a parte proximal do antígeno de Thomsen-Friedenreich –, induzindo a poliaglutinação das hemácias e, consequentemente, a lesão endotelial, à formação de trombos na microcirculação e suas consequências. A SHU por pneumococo é uma das mais letais causas de MAT, com mortalidade entre 11-13%, muito dependente da resposta ao tratamento antibiótico. Geralmente o óbito ocorre na fase aguda da doença e está mais relacionado à gravidade da infecção do que a suas complicações, como a LRA. Cerca de 60% dos pacientes apresentam empiema e 30% estão associados com casos de meningite.

CRITÉRIOS DIAGNÓSTICOS PARA SHU POR PNEUMOCOCO

Casos definidos

- Evidência de microangiopatia trombótica.
- Evidência de infecção invasiva por *S. pneumoniae* (sangue ou outro fluido biológico estéril) ou cultura de escarro positiva na vigência de pneumonia.
- Sem evidências de coagulação intravascular disseminada (CIVD).

Casos prováveis

- Evidência de microangiopatia trombótica
- Evidência de infecção invasiva por *S. pneumoniae* (sangue ou outro fluido biológico estéril) ou cultura de escarro positiva na vigência de pneumonia
- Com evidências de CIVD.
- Evidência da ativação do antígeno T mediante teste de Coombs direto ou teste da lectina de amendoim positivos.

Casos possíveis

- Evidência de microangiopatia trombótica.
- Paciente toxemiado com pneumonia, meningite ou outra evidência de infecção invasiva sem identificação de um microrganismo específico.
- Evidência da ativação do antígeno T mediante teste de Coombs direto ou teste da lectina de amendoim positivos com ou sem evidência de CIVD OU
- Sem evidência de CIVD.

O tratamento baseia-se em antibioticoterapia, tratamento de suporte e tratamento dialítico sempre que necessário. A detecção precoce e o início rápido de antibióticos diminuem a mortalidade. Como o anticorpo contra o antígeno de Thomsen-Friedenreich está presente no plasma, sua infusão pode aumentar a poliaglutinação e agravar o fenômeno da MAT. Por esse motivo, não é indicada a infusão de plasma fresco nos casos de SHU por pneumococo; caso haja necessidade de transfusões de plaquetas ou concentrado de hemácias, estes devem ser lavados. A retirada da neuroaminidase e alguns fatores pela plasmaférese seria uma hipótese para indicar essa terapia, porém é controverso e ainda existem poucos estudos.

REFERÊNCIAS BIBLIOGRÁFICAS

1. Fox LC, Cohney SJ, Kausman JY, Shortt J, Hughes PD, Wood EM, et al. Consensus opinion on diagnosis and management of thrombotic microangiopathy in Australia and New Zealand. Nephrology (Carlton). 2018;23(6):507-17.
2. Goodship TH, Cook HT, Fakhouri F, Fervenza FC, Fremeaux-Bacchi V, Kavanagh D, et al. Atypical hemolytic uremic syndrome and C3 glomerulopathy: conclusions from a "Kidney Disease: Improving Global Outcomes" (KDIGO) Controversies Conference. Kidney Int. 2017;91(3):539-51.
3. Keir LS. Shiga toxin associated hemolytic uremic syndrome. Hematol Oncol Clin North Am. 2015;29(3):525-39.
4. Noris M, Remuzzi G. Atypical hemolytic-uremic syndrome. N Engl J Med. 2009;361(17):1676-87.
5. Schaefer F, Ardissino G, Ariceta G, Fakhouri F, Scully M, Isbel N, et al. Clinical and genetic predictors of atypical hemolytic uremic syndrome phenotype and outcome. Kidney Int. 2018;94(2):408-18.
6. Palma LMPE, Dantas RG, Tino GC, Santos MK, de Holanda MI. Atypical hemolytic uremic syndrome in Brazil: clinical presentation, genetic findings and outcomes of a case series in adults and children treated with eculizumab. Clin Kidney J. 2021:14(4);1126-35.
7. Richards S, Aziz N, Bale S, Bick D, Das S, Gastier-Foster J, et al. Standards and guidelines for the interpretation of sequence variants: a

joint consensus recommendation of the American College of Medical Genetics and Genomics and the Association for Molecular Pathology. Genet Med. 2015;17(5):405-24.

8. Bell WR, Braine HG, Ness PM, Kickler TS. Improved survival in thrombotic thrombocytopenic purpura-hemolytic uremic syndrome. Clinical experience in 108 patients. N Engl J Med. 1991;325(6):398-403.
9. Noris M, Caprioli J, Bresin E, Mossali C, Pianetti G, Gamba S, et al. Relative role of genetic complement abnormalities in sporadic and familial aHUS and their impact on clinical phenotype. Clin J Am Soc Nephrol. 2010;5(10):1844-59.
10. Fremeaux-Bacchi V, Fakhouri F, Garnier A, Bienaime F, Dragon-Durey MA, Ngo S, et al. Genetics and outcome of atypical hemolytic uremic syndrome: a nationwide French series comparing children and adults. Clin J Am Soc Nephrol. 2013;8(4):554-62.
11. Loirat C, Fakhouri F, Ariceta G, Besbas N, Bitzan M, Bjerre A, et al. An international consensus approach to the management of atypical hemolytic uremic syndrome in children. Pediatr Nephrol. 2016;31(1):15-39.
12. Ariceta G, Dixon BP, Kim SH, Kapur G, Mauch T, Ortiz S, et al; 312 Study Group. The long-acting C5 inhibitor, ravulizumab, is effective and safe in pediatric patients with atypical hemolytic uremic syndrome naïve to complement inhibitor treatment. Kidney Int 2021;100(1):225-37.
13. Tanaka K, Adams B, Aris AM, Fujita N, Ogawa M, Ortiz S, et al. The longacting C5 inhibitor, ravulizumab, is efficacious and safe in pediatric patients with atypical hemolytic uremic syndrome previously treated with eculizumab. Pediatr Nephrol. 2021;36(4):889-98.
14. Scobell RR, Kaplan BS, Copelovitch L. New insights into the pathogenesis of Streptococcus pneumoniae-associated hemolytic uremic syndrome. Pediatr Nephrol. 2020;35(9):1585-91.

CAPÍTULO 4

DISFUNÇÃO VESICAL E INTESTINAL

Rejane de Paula Bernardes
Érika Costa de Moura

AO FINAL DA LEITURA DESTE CAPÍTULO, O PEDIATRA DEVE ESTAR APTO A:

- Reconhecer o espectro de sintomas urinários e intestinais que levam ao diagnóstico de disfunção vesical e intestinal (DVI).
- Compreender a fisiopatologia da DVI.
- Organizar e individualizar a investigação diagnóstica em pacientes com suspeita de DVI.
- Identificar as possíveis repercussões da DVI sobre o trato urinário inferior e superior.
- Compreender a importância de cada item que compõe o tratamento.
- Organizar e individualizar o tratamento de acordo com as manifestações clínicas e o comprometimento sobre o trato urinário.

INTRODUÇÃO[1-6]

As funções do trato urinário inferior e intestinal estão intimamente relacionadas e desempenham funções semelhantes de armazenamento e esvaziamento, e as anormalidades em um sistema podem afetar o outro.

A disfunção vesical e intestinal (DVI) é uma condição clínica frequente em pediatria, sendo causa de elevada morbidade e podendo cursar com infecção do trato urinário (ITU), refluxo vesicoureteral (RVU), cicatrizes renais, hipertensão arterial e perda de função renal nos casos mais graves. Recebeu essa terminologia pela International Children's Continence Society (ICCS), e define um espectro de sintomas urinários e intestinais devido à associação de uma disfunção do trato urinário inferior (DTUI) com uma constipação intestinal funcional (CIF) em crianças, na ausência de anomalias anatômicas ou funcionais

O diagnóstico e tratamento precoce previne as comorbidades, especialmente o dano renal. É uma entidade clínica ainda pouco reconhecida devido à variabilidade na frequência e intensidade dos sintomas: frequência urinária aumentada ou diminuída, incontinência urinária, enurese, manobras de contenção, urgência, dermatite vulvar, dor abdominal, constipação (escala de Bristol e critérios de Roma IV), encoprese e resíduos fecais. Em geral é detectada a partir da recorrência de episódios de ITU.

A incidência de DVI na infância não é devidamente conhecida, no entanto um estudo de revisão sistemática aponta que entre as crianças que apresentam constipação funcional, a prevalência de sintomas de trato urinário inferior varia de 37 a 64%, em diversos estudos. A prevalência de DVI em crianças com RVU é de 34-70%, sendo fator de risco para o insucesso cirúrgico, ITU febril pós-cirurgia e não resolução espontânea do RVU. Histórico de RVU e DTUI em lactentes predispõe a DVI em idade escolar, por isso os deve ser acompanhado a longo prazo.

Diante da suspeita de DVI é preciso avaliar as condições do trato urinário inferior e superior. O tratamento deve ser abrangente e individualizado.

FISIOPATOLOGIA[3,4]

A etiologia da DVI continua em debate, e fatores como idade e método de treinamento de retirada de fraldas, questões emocionais, psicossociais ou déficits de maturação não têm comprovação na gênese das DVI. Possivelmente a etiologia é multifatorial, com fatores genéticos ou congênitos envolvidos.

O trato urinário e o trato gastrointestinal compartilham a mesma origem embriológica, a mesma localização pélvica, mesma inervação do esfíncter uretral externo e anal externo pelo nervo pudendo e passagem pelo músculo elevador do ânus. Várias teorias têm sido propostas para explicar essa interação:

- Efeito mecânico: compressão da parede posterior da bexiga por impactação fecal com efeito obstrutivo,

podendo ser o fator desencadeante da hiperatividade de detrusor e disfunção miccional, resultando em esvaziamento vesical incompleto.

- Relação neurossensorial: interação entre a função vesical e intestinal pela sobreposição de vias neurais envolvendo o gânglio dorsal, a medula espinhal e o cérebro, juntamente com neurotransmissores e mecanismos hormonais. Um desequilíbrio das vias neurais supraespinhais estaria envolvido na gênese da DVI, já que os sinais nervosos aferentes provenientes da bexiga e do reto são processados na mesma região.
- Contração inapropriada do assoalho pélvico: ocorre na micção disfuncional com contração persistente do esfíncter anal externo por retenção de fezes ou decorrente de repetidas manobras retentoras.

Há evidências de conexões neurológicas e do papel do assoalho pélvico durante a micção e a defecação, e estas têm implicação importante no tratamento. O tratamento da constipação pode minimizar os sintomas de hiperatividade de detrusor, no entanto o tratamento da hiperatividade de detrusor com anticolinérgicos pode agravar a constipação. A associação da DVI com depressão, esquizofrenia, transtornos bipolares ou comportamentais é, frequentemente, descrita.

MANIFESTAÇÕES CLÍNICAS[3,4,7]

Os sintomas se apresentam com intensidade e frequência variáveis dependendo do tipo de disfunção predominante. A ocorrência de ITU recorrente é frequente, e sua patogênese pode estar relacionada ao RVU, à isquemia de mucosa vesical decorrente de alta pressão vesical, ao fenômeno "*milk-back*" – transferência da bactéria do meato uretral para a bexiga – e, principalmente, ao resíduo urinário pós-miccional elevado pela retenção fecal.

Os sintomas diurnos muitas vezes são pouco percebidos pelos familiares e cuidadores, por vezes considerados como distração, preguiça, transtorno de comportamento ou pouco relevantes. Conversar com a criança revela informações muitas vezes desconhecidas pelos pais. A anamnese deve ser dirigida a fim de definir os sintomas e sinais:

- Frequência urinária: pode estar aumentada ou reduzida (normal = 3-8 micções por dia), dependendo da predominância do tipo de DTUI.
- Urgência: vontade súbita e incontrolável de urinar.
- Manobras retentoras (saltitar, cruzar as pernas, manipular genitais, comprimir o períneo contra o calcâneo) e postergação: são comuns e muitas vezes interpretadas como "preguiça de ir ao banheiro", podendo tornar as micções menos frequentes com pequenos volumes de escapes urinários.
- Incontinência diurna de intensidade variável.
- Eritema vulvar ou vulvovaginites refratárias nas meninas: ocorrem com frequência relacionadas aos escapes de urina muitas vezes imperceptíveis na roupa.
- Manipulação de genitais ou mesmo priapismo no menino: muitas vezes interpretado como masturbação infantil.
- Dores genitais ou abdominais e hematúria: podem ocorrer especialmente nas crianças que apresentam baixa complacência vesical (baixa elasticidade, que pode estar relacionada a um espessamento da parede vesical), muitas vezes motivo de investigações prévias em busca de outros diagnósticos.
- Enurese noturna: pode ocorrer mais de um episódio de perda de urina na mesma noite, relacionado a baixa capacidade de armazenamento da urina.
- Alterações no jato urinário: jato fraco e/ou intermitente, hesitação, esforço, sensação de esvaziamento vesical incompleto e retenção urinária podem estar presentes.
- Constipação funcional: muitas vezes mal reconhecida pelos familiares, deve ser identificada pela escala de Bristol, que descreve a consistência e o aspecto das fezes (Quadro 1), e pelos critérios Roma IV (Quadro 2), que descrevem as dificuldades evacuatórias.

Quadro 1 Escala fecal de Bristol

Tipo 1 – nódulos duros e separados	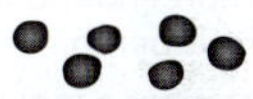
Tipo 2 – fezes endurecidas, nódulos agrupados	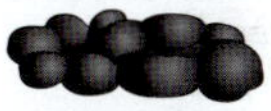
Tipo 3 – fezes moldadas com rachaduras na superfície	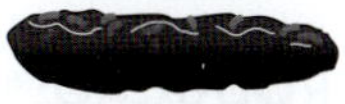
Tipo 4 – fezes moldadas de aspecto liso e amolecido	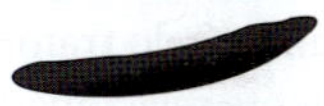
Tipo 5 – fezes não moldadas com bordas definidas	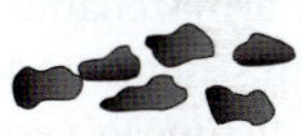
Tipo 6 – fezes pastosas/semilíquidas e bordas irregulares	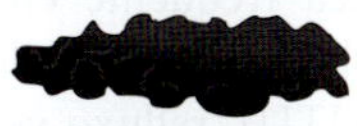
Tipo 7 – fezes líquidas, sem pedaços sólidos	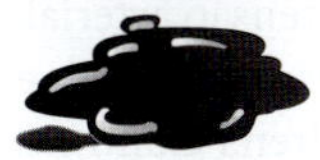

Fonte: elaborado pelos autores.[4]

Quadro 2 Critérios de Roma IV

Dois dentre os critérios abaixo, pelo 1 vez por semana, com pelo menos 1 mês de duração, em crianças com desenvolvimento igual ou maior ao esperado para 4 anos de idade:
• Duas ou menos evacuações por semana.
• Pelo menos um episódio de incontinência fecal por semana.
• História de postura retentiva ou excessiva retenção fecal.
• História de evacuação dolorosa ou difícil.
• Presença de massa fecal palpável no reto.
• Relato de fezes de grosso calibre capazes de obstruir o vaso sanitário.

Fonte: elaborado pelos autores.[4]

- Escapes fecais: podem ocorrer escapes das fezes amolecidas que passam em torno das fezes impactadas no reto.

Alguns pacientes iniciam com sintomas predominantes de hiperatividade, com incontinência diurna e/ou noturna, e quando negligenciados podem evoluir com disfunção miccional e complicações. Estudos ocidentais demostram que, em países desenvolvidos, apenas 16% das crianças recebem atendimento médico oportuno. Informações sobre o desenvolvimento neuropsicomotor, histórico médico pregresso, hábitos alimentares e histórico familiar devem ser incluídas na avaliação geral.

O uso de questionários pode facilitar o diagnóstico. A pontuação dos sintomas avalia a gravidade da disfunção e é um método de monitorar os resultados durante o tratamento, sendo possível traduzir objetivamente as queixas subjetivas em dados semiquantitativos. Podem ser utilizados na prática clínica ou aplicados em pesquisas. O *Childhood Bladder and Bowel Dysfunction Questionnaire* (CBBDQ) é uma ferramenta com 18 itens que contempla 10 sintomas urinários e 8 sintomas intestinais, sinalizando a frequência semanal e mensal, e encontra-se disponível traduzido e adaptado para a língua portuguesa (Quadro 3).

Quadro 3 *Childhood Bladder and Bowel Dysfunction Questionnaire* (CBBDQ) traduzido para língua portuguesa – questionário sobre problemas urinários e de evacuação em crianças de 5-12 anos

1	Urina mais de 8 vezes durante o dia	Nunca	Uma vez por mês ou menos	Várias vezes por mês	Uma ou várias vezes por semana	(Quase) diariamente
2	Molha a cueca/calcinha e/ou a calça durante o dia (pequenas gotas também são consideradas molhado)	Nunca	Uma vez por mês ou menos	Várias vezes por mês	Uma ou várias vezes por semana	(Quase) diariamente
3	Perde gotas de urina imediatamente após ter urinado	Nunca	Uma vez por mês ou menos	Várias vezes por mês	Uma ou várias vezes por semana	(Quase) diariamente
4	Perde urina dentro de 1 hora após ter urinado	Nunca	Uma vez por mês ou menos	Várias vezes por mês	Uma ou várias vezes por semana	(Quase) diariamente
5	Parece ignorar a urgência para urinar	Nunca	Uma vez por mês ou menos	Várias vezes por mês	Uma ou várias vezes por semana	(Quase) diariamente
6	Usa truques para se manter seco, por exemplo, contorcendo ou cruzando as pernas com força.	Nunca	Uma vez por mês ou menos	Várias vezes por mês	Uma ou várias vezes por semana	(Quase) diariamente
7	Tem vontade súbita e incontrolável de urinar	Nunca	Uma vez por mês ou menos	Várias vezes por mês	Uma ou várias vezes por semana	(Quase) diariamente
8	Adia a primeira urina da manhã	Nunca	Uma vez por mês ou menos	Várias vezes por mês	Uma ou várias vezes por semana	(Quase) diariamente
9	Molha a cama ou a fralda durante a noite	Nunca	Menos uma vez por semana	1 ou 2 vezes por semana	3 ou 5 vezes por semana	(Quase) diariamente
10	Acorda à noite para urinar	Nunca	Menos uma vez por semana	1 ou 2 vezes por semana	3 ou 5 vezes por semana	(Quase) diariamente
11	Evacua 2 ou menos vezes por semana	Nunca	1 ou menos de uma vez por mês	1 ou 2 vezes por mês, no máximo	Várias vezes por mês	(Quase) diariamente
12	Mancha ou suja com fezes a cueca/calcinha	Nunca	Uma vez por mês ou menos	Várias vezes por mês	Uma ou várias vezes por semana	(Quase) diariamente
13	Tem fezes duras ou dor durante a evacuação	Nunca	Uma vez por mês ou menos	Várias vezes por mês	Uma ou várias vezes por semana	(Quase) diariamente
14	Faz fezes muito volumosas (que podem entupir o vaso)	Nunca	Uma vez por mês ou menos	Várias vezes por mês	Uma ou várias vezes por semana	(Quase) diariamente
15	Adia as evacuações	Nunca	Uma vez por mês ou menos	Várias vezes por mês	Uma ou várias vezes por semana	(Quase) diariamente
16	Tem vontade súbita e incontrolável de defecar	Nunca	Uma vez por mês ou menos	Várias vezes por mês	Uma ou várias vezes por semana	(Quase) diariamente
17	Tem dor na barriga	Nunca	Uma vez por mês ou menos	Várias vezes por mês	Uma ou várias vezes por semana	(Quase) diariamente
18	Tem a barriga inchada	Nunca	Uma vez por mês ou menos	Várias vezes por mês	Uma ou várias vezes por semana	(Quase) diariamente

Para cada questão, selecione a resposta que melhor se aplica ao seu filho no último mês.
Se você não souber a resposta, por favor, pergunte ao seu filho (ou complete o questionário junto com o seu filho).
Atenção às perguntas. Nem todas têm as mesmas opções de respostas.
Meu filho...

Fonte: elaborado e publicado pelos autores.[7]

No exame físico é importante observar a presença de:

- Estigma em região lombossacra e/ou alterações ortopédicas – sugestivo de disrafismo oculto.
- Resíduo de urina ou fezes na roupa.
- Distensão gasosa, massa fecal e globo vesical.
- Sinais de perdas urinárias, dermatite vulvar ou alterações de meato uretral.
- Sinais de alerta para abuso sexual – medo extremo na inspeção genital, anal ou presença de fissuras e hematomas.

O exame digital anorretal é realizado apenas em situações especiais.

INVESTIGAÇÃO[4,8,9]

1. Diário das micções e evacuações: o diário deve incluir o registro das micções com medida de volumes, presença ou não de escapes urinários, quantidade e horários de ingesta hídrica, frequência e características das fezes ou ocorrência de escapes fecais. É recomendado um registro de 7 noites para avaliação da enurese, de 2 dias para avaliar os sintomas diurnos e de 7 dias para avaliar a constipação. A manutenção de registros na agenda miccional auxilia na monitorização do progresso do tratamento.
2. Exames de urina para avaliar presença de ITU, proteinúria, hematúria ou glicosúria.
3. Ultrassonografia (US) renal e vesical: pode evidenciar dilatação pielocalicinal e/ou ureteral, espessamento de parede vesical, ureterocele, redução de parênquima renal e o volume urinário pré e pós-miccional (Figura 1).
4. Urofluxometria com eletromiografia (EMG) e avaliação de resíduo pós-miccional: é um exame simples e não invasivo que avalia a qualidade da micção. Informa sobre o volume urinado, tempo da micção, tempo para atingir o fluxo máximo, fluxo máximo (Qmáx) e médio (Qave) e aspecto da curva. A curva de micção normal é observada em forma de sino, e nas DTUI pode adquirir aspecto em torre, *staccato,* interrompida ou em *plateau.* A EMG é indispensável para avaliação da atividade do assoalho pélvico, que normalmente deve permanecer em estado de relaxamento durante a micção e cuja contração inapropriada indica uma disfunção miccional (Figura 2). A eficiência da micção é demonstrada pela capacidade de esvaziamento adequado. A medida do volume urinário residual é feita logo após a urofluxometria por ultrassonografia convencional ou portátil Bladderscan®. A qualidade do exame depende da realização em ambiente tranquilo, criança sentada na cadeira de micção com adaptador de assento, apoio nos pés e desejo miccional adequado (volume > 50% e < 115% da capacidade estimada normal). Para corrigir as variações relacionadas ao observador, volume urinário, sexo e resíduo pós-miccional, tem sido recomendado aplicar uma fórmula que resulta em um índice de fluxo, especialmente interessante quando se deseja comparar os resultados ao longo do tratamento.

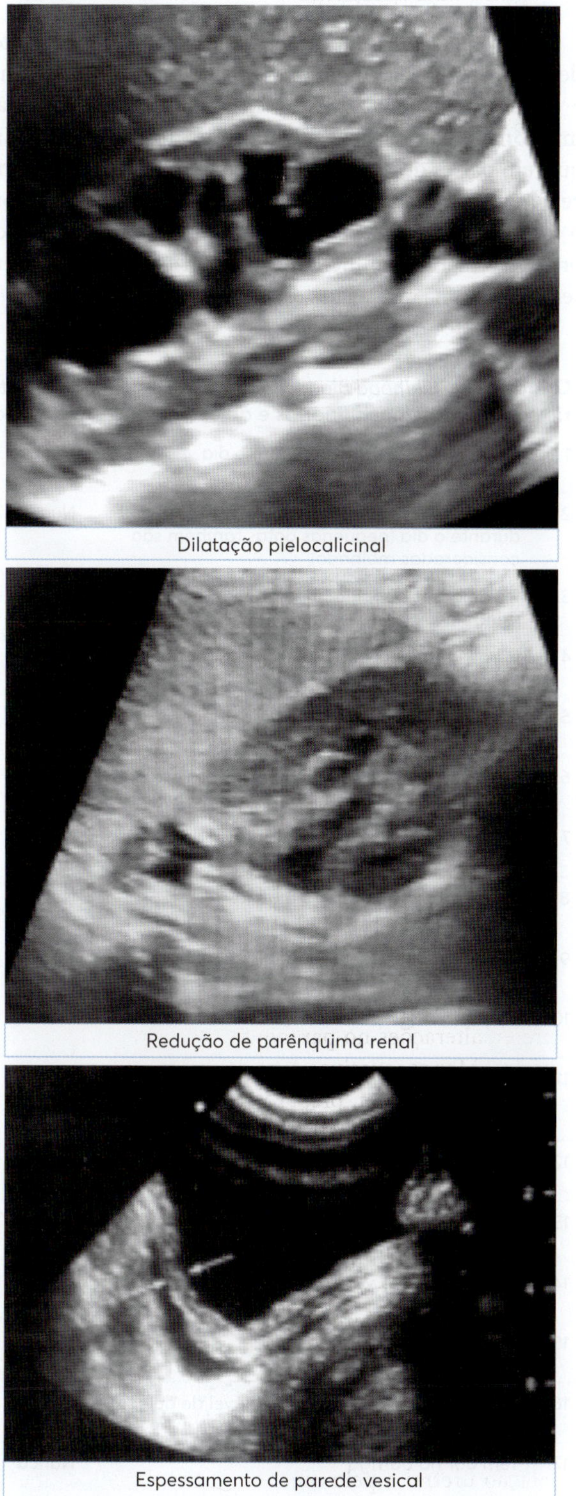

Figura 1 Ultrassonografia renal e vesical.
Fonte: elaborada pelos autores.[4]

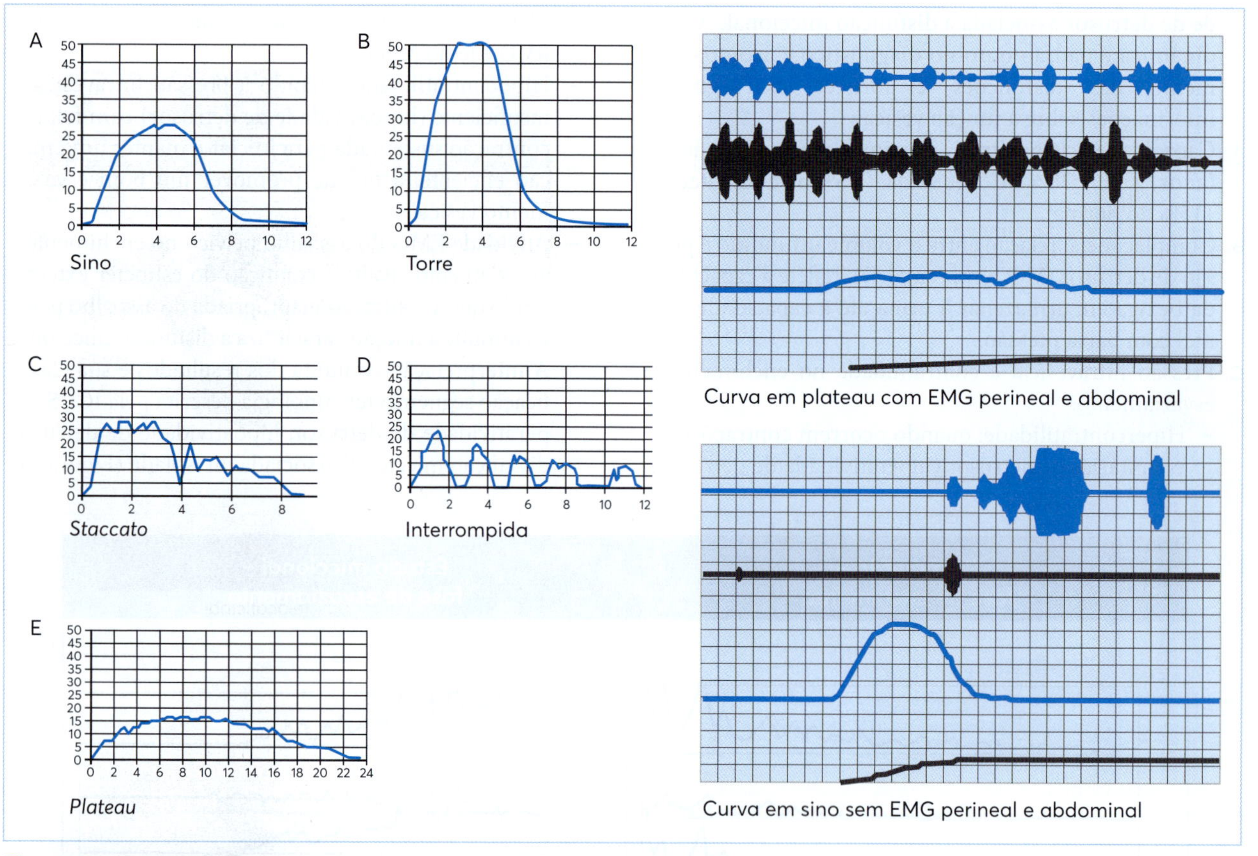

Figura 2 Aspecto da curva de micção e fluxometria com registro EMG.
EMG: eletromiografia.
Fonte: elaborada pelos autores[4] – adaptada de Austin.[2]

5. Uretrocistografia miccional (UCM) e urodinâmica (UD) ou videourodinâmica (VUD): exames indicados na presença de ITU recorrente, dilatação de pelve e/ou ureter, alterações no parênquima renal e sintomas urinários. Menos invasivos quando realizados em ambiente acolhedor, com preparo prévio explicando e demonstrando os detalhes dos exames, treinando a criança para relaxar o assoalho pélvico no momento da sondagem e orientações para evitar dermatites ou constipação que podem tornar os exames mais desconfortáveis. A UCM permite o diagnóstico de refluxo vesicoureteral, trabeculação vesical, divertículos, deformação da uretra (uretra em pião) ou mesmo presença de fecaloma deslocando a bexiga (Figura 3). A uretra em pião é uma dilatação do segmento muscular da uretra durante a micção, para meninos 50% maior que o diâmetro do bulbouretral e para meninas qualquer dilatação uretral a pelo menos 1 cm proximal do meato uretral externo. É sugestivo de disfunção miccional, adquirida por excessiva contração do esfíncter uretral e assoalho pélvico (manobras retentoras), ou defeito na maturação da coordenação detrusor-esfincteriana em lactentes. Ocorre com maior frequência em meninas, provavelmente porque nos meninos há maior competência do esfíncter interno para evitar os escapes. Em geral resulta em alteração do fluxo urinário e resíduo urinário pós-miccional. Na impossibilidade de realizar videourodinâmica, se possível realizar a UCM na sequência da urodinâmica, para evitar duas sondagens. A forma mais comum de DTUI na DVI é a hiperatividade-

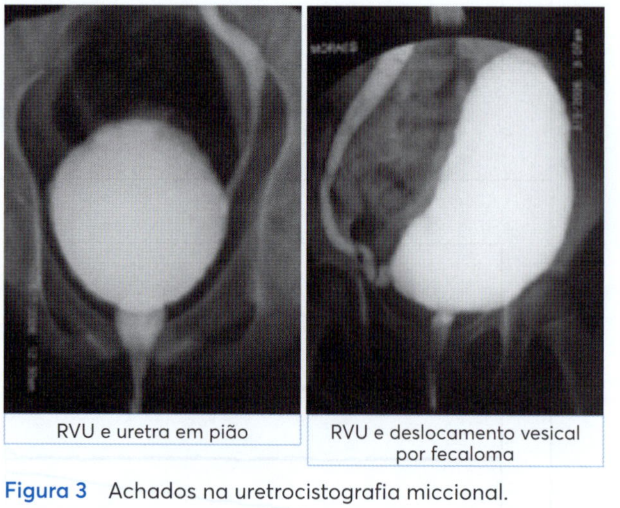

Figura 3 Achados na uretrocistografia miccional.
Fonte: elaborada pelos autores.[4]

de de detrusor associada a disfunção miccional. A urodinâmica é padrão ouro no diagnóstico e acompanhamento das disfunções e fornece as seguintes informações sobre a função vesical:

A. Capacidade cistométrica máxima: normal = idade (anos) X 30 + 30 = mL; reduzida < 65% ou aumentada > 115% do normal.
B. Complacência: relação entre o volume infundido e pressão de detrusor (V/P = mL/cmH_2O), reflete a capacidade da bexiga em armazenar a urina até a capacidade normal com baixa pressão.
C. Pressão intravesical e contratilidade no enchimento e esvaziamento:
   - Hipercontratilidade: quando ocorrem contrações involuntárias de detrusor (hiperatividade de detrusor). Elevada pressão intravesical é fator de risco para RVU e lesão renal.
   - Hipocontratilidade: quando a pressão intravesical é insuficiente (hipoatividade de detrusor) com falta de contração sustentada para iniciar e manter uma micção eficiente, a fim de promover um bom esvaziamento vesical.
   - Atividade EMG do assoalho pélvico no enchimento e esvaziamento: avalia a condição do esfíncter externo, sendo que a contração inapropriada do assoalho pélvico durante a micção caracteriza a disfunção miccional.

A interpretação conjunta dos resultados e sua classificação seguem a terminologia descrita pela ICCS: hiperatividade de detrusor, hipoatividade de detrusor, disfunção miccional associada ou isolada (Figura 4).

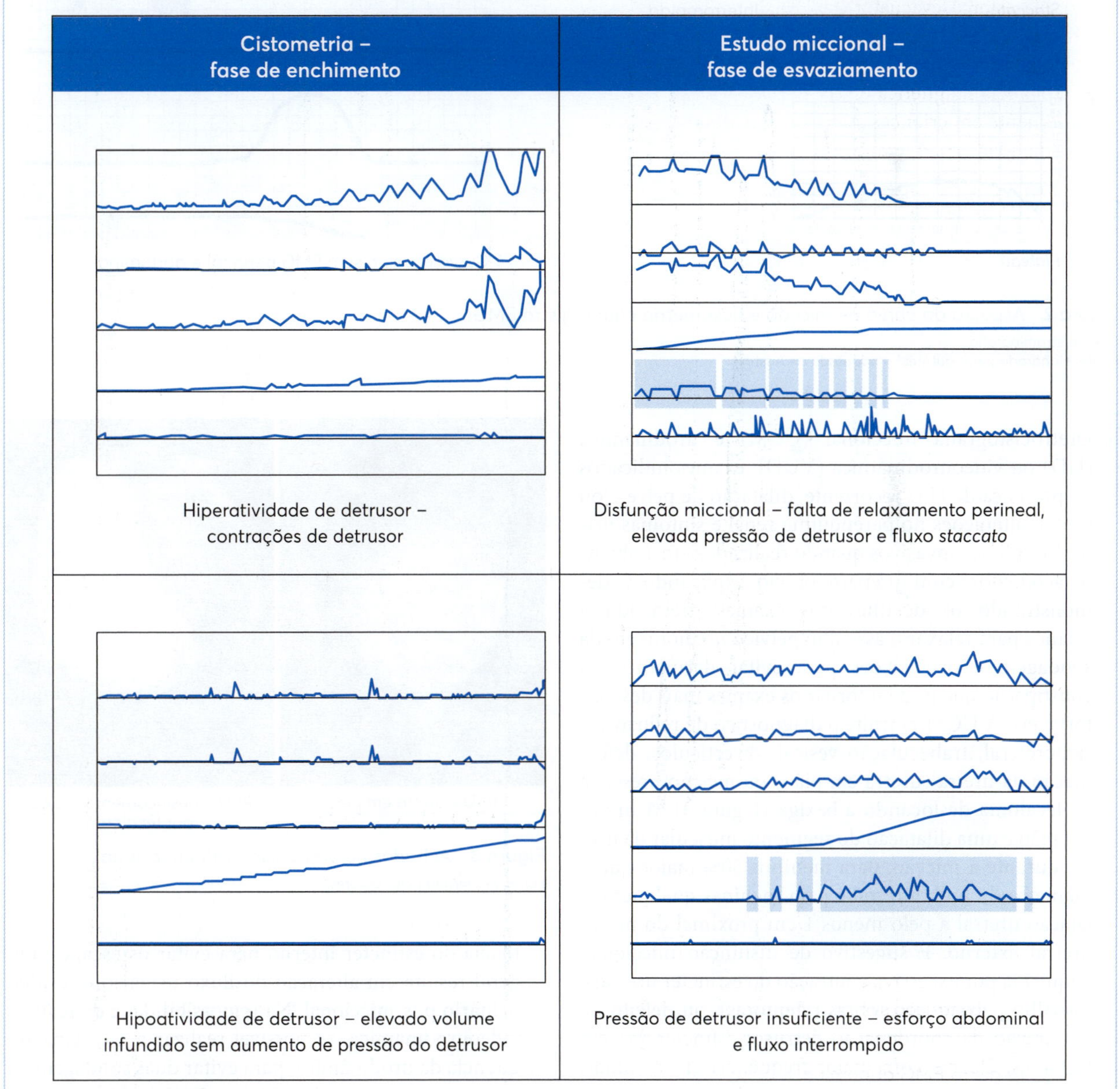

Figura 4 Estudo urodinâmico.

Fonte: elaborada pelos autores.[4]

6. Cintilografia renal estática (DMSA): é um exame que avalia a função tubular e a estrutura anatômica do córtex renal. É um método confiável e acurado para o diagnóstico e acompanhamento de cicatrizes renais. As cicatrizes renais predispõem a hipertensão arterial em torno de 10% dos casos, e quando extensas e bilaterais podem resultar em perda de função renal.
7. Diagnóstico da retenção fecal: uma massa fecal volumosa pode ser detectada no raio x de abdome ou na UCM, **às** vezes deslocando a bexiga. Na ultrassonografia, a medida do diâmetro transversal do reto auxilia no diagnóstico da constipação; valor maior que 3 cm é considerado indicativo de impactação fecal. A constipação funcional pode estar relacionada a hábitos alimentares, trânsito lento, mas também a defecação dissinérgica, definida como contração paradoxal do esfíncter anal externo durante a defecação. No esforço evacuatório o relaxamento do assoalho pélvico deve ser concomitante ao aumento da pressão abdominal para ocorrer defecação sinérgica (Figura 5).
8. Ressonância magnética de coluna vertebral está indicada somente em crianças com DVI e sinais sugestivos de anormalidades na medula espinhal.

COMORBIDADES

A. ITU recorrente.
B. RVU.
C. Cicatrizes renais.
D. Doença renal crônica.
E. Hipertensão arterial.
F. Obesidade.
G. Transtornos de comportamento, dificuldades psicossociais, baixa autoestima e depressão, hiperatividade ou déficit de atenção.

TRATAMENTO[4,8,10,11]

O tratamento da DVI é multidisciplinar e individualizado de acordo com a condição clínica e as comorbidades de cada paciente, combinando diversas formas de terapia. Visa **à** melhora dos sintomas urinários, intestinais e suas consequências, pelo restabelecimento de um padrão de armazenamento, esvaziamento vesical e intestinal o mais próximo possível do normal. A manutenção do resultado é parte importante do tratamento, acompanha toda a infância e os fatores decisivos são a motivação, a paciência e a participação dos familiares.

Uroterapia

É um termo que se refere a terapia não cirúrgica e não farmacológica, e consiste no treinamento cognitivo, consciência muscular, educação e desmistificação, incluindo:

- Explicações sobre a função normal dos sistemas urinário e intestinal e o que ocorre na DVI.
- Condicionamento: micções em intervalos regulares programados e hidratação após cada micção, capazes de evitar urgência, manobras retentoras, postergação e escapes. Um melhor resultado é obtido com o uso dos relógios multialarmes com horários programáveis.

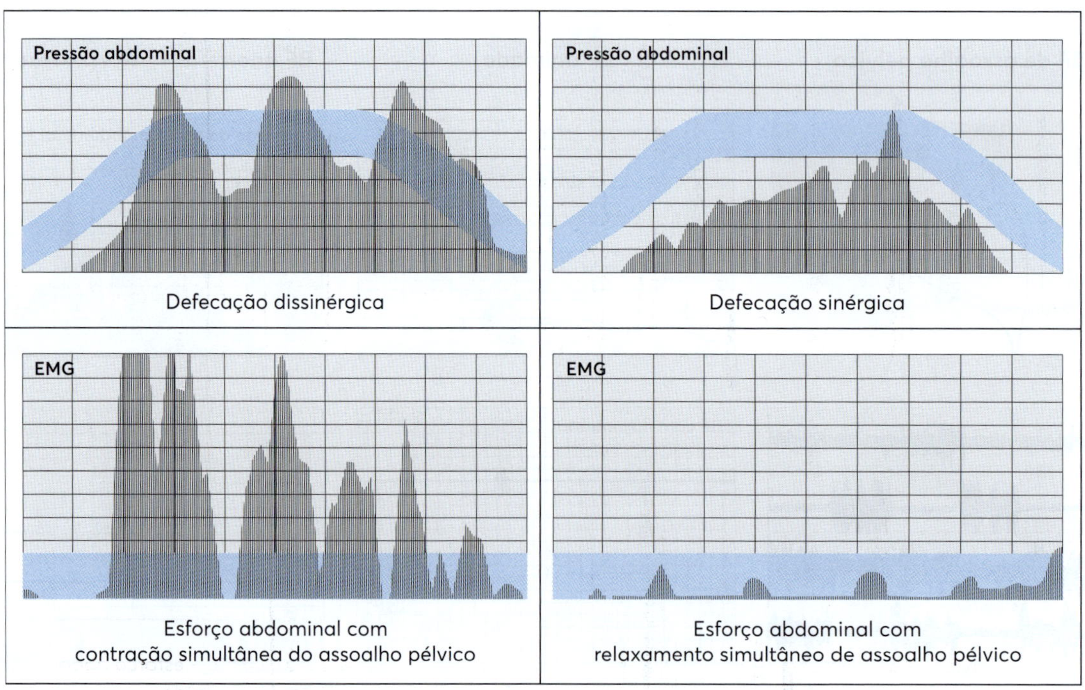

Figura 5 Registro EMG abdominal e perineal no esforço evacuatório.

EMG: eletromiografia.
Fonte: elaborada pelos autores.[4]

- Postura na micção: utilização de adaptador de assento, suporte para os pés, roupa devidamente retirada e micção em 2 tempos.
- Manutenção de diário: registro das micções, evacuações e perdas urinárias e/ou fecais, para acompanhar o progresso do tratamento.
- Programas educativos com uroterapia em grupo têm demonstrado bons resultados.

Biofeedback de assoalho pélvico, com fluxometria e manométrico

O papel da hiperatividade do assoalho pélvico nas disfunções miccionais é bem reconhecido, sendo o *biofeedback* (BF) a terapia de primeira linha nas DVI. O BF foi descrito por Kegel em 1949, demonstrando que o reconhecimento e o controle voluntário do assoalho pélvico melhoram a incontinência urinária. Inicialmente indicado para mulheres com incontinência de esforço, a técnica foi adaptada para crianças, ensinando-as a relaxar o assoalho pélvico e a tomar consciência da possibilidade de controle voluntário. Nas mãos de profissionais habilitados em DTUI em crianças, com paciente e familiares colaborativos, obtêm-se excelentes resultados (ver Figura 5).

Essa terapia está limitada às condições de maturidade e cognitivas, em geral a partir de 4 anos de idade, quando a criança já tem condições de colaborar. Falha no método relaciona-se principalmente à baixa motivação, falta de condições cognitivas, limitações sociais, geográficas ou relacionadas ao plano de saúde, tornando as sessões muito irregulares, assim como a seleção dos pacientes com diagnóstico mal definido.

O BF de assoalho pélvico é realizado com eletromiografia (EMG), por meio de eletrodos de superfície e método audiovisual (Figura 6). A criança aprende a contrair o assoalho pélvico no enchimento e relaxar durante a micção, promovendo melhora do fluxo urinário, do esvaziamento, da continência, reduzindo a ocorrência de ITU e facilitando a regressão do RVU. O BF animado com programações infantis (*biogames*) foi introduzido por McKenna em 1999 e tem a vantagem de manter mais a atenção e adesão, especialmente em crianças pequenas. A realização de fluxometria no final da sessão de BF é importante para a criança visualizar a curva do fluxo e a EMG e assim, treinar a micção (Figura 6). A criança aprende a relaxar a musculatura do assoalho pélvico, permitindo acompanhar o progresso durante o tratamento.

O BF manométrico ou anorretal com visualização simultânea da pressão abdominal e atividade EMG perineal (Figura 6) tem demonstrado eficácia nos casos de constipação por defecação dissinérgica, pois a criança aprende a coordenar a função anorretal.

Estimulação nervosa elétrica transcutânea (TENS)

É um método simples, isento de efeitos adversos, que consiste em aplicar uma corrente elétrica como forma terapêutica, através de eletrodos de superfície mais comumente colocados na região parassacral (S2-3) ou tibial posterior em crianças. Técnica descrita para o tratamento da hiperatividade de detrusor em crianças a partir de 2001 e atualmente tratamento de primeira escolha em pacientes porta-

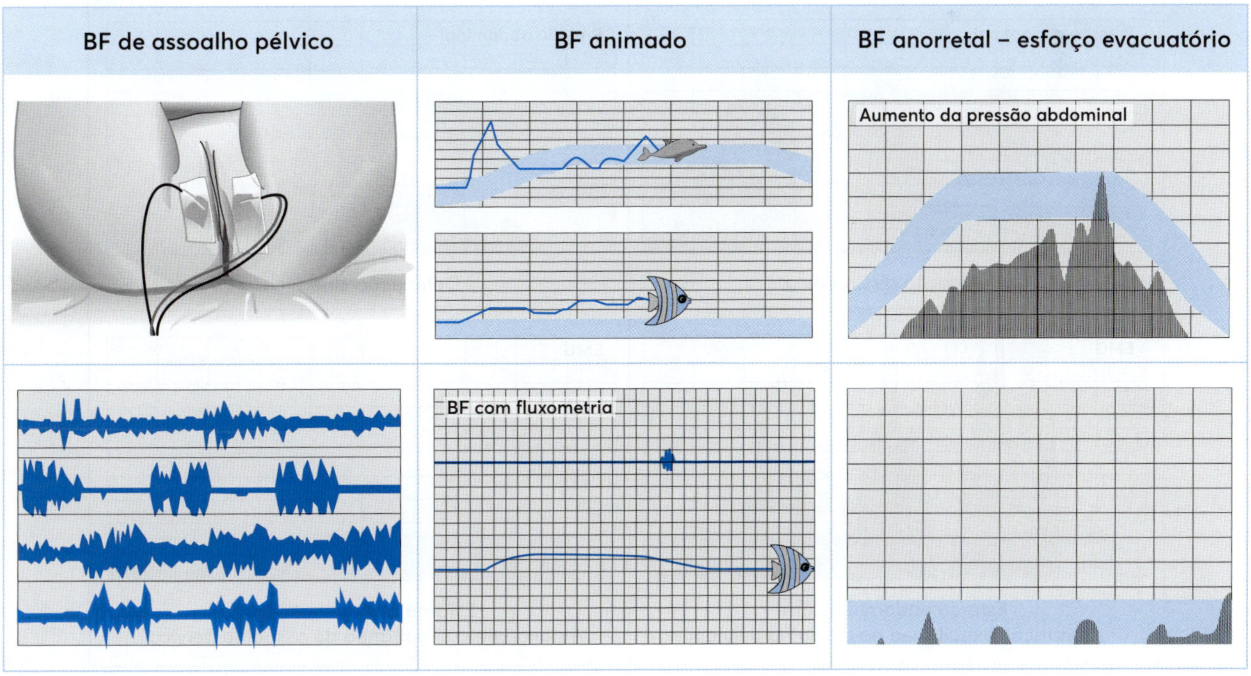

Figura 6 *Biofeedback* de assoalho pélvico com EMG, com fluxometria e anorretal.

Fonte: elaborado pelos autores.[4]
BF: *biofeedback*; EMG: eletromiografia.

dores de DVI, já que os anticolinérgicos agravam a constipação e devem ser usados com critério.

O mecanismo de ação é a modulação das vias neurais aferentes e eferentes, atuando no nível cortical, medular, na musculatura vesical e pélvica. Sabe-se que a TENS afeta não somente as fibras musculares, mas também os reflexos, melhorando a hiperatividade, constipação relacionada a trânsito lento, incontinência fecal e urinária. Além de ativar o cólon descendente, o sigmoide e o reto, inibe o esfíncter anal interno, com melhora da função vesical e intestinal simultaneamente. Parece induzir modificações químicas, aumentando a atividade beta-adrenérgica (relaxando o detrusor), reduzindo a atividade colinérgica e alterando neurotransmissores como serotonina, GABA, óxido nítrico e elevando endorfinas e encefalinas no cérebro. Outra vantagem teórica do uso da TENS na infância comparado com adultos é o aumento da neuroplasticidade do sistema nervoso central e periférico, influenciando o desfecho a longo prazo na vida adulta. Ainda falta uma padronização dos parâmetros ideais a serem utilizados, como frequência, intensidade, duração do pulso, número de sessões e protocolo de manutenção.

Tratamento da constipação

O controle adequado da constipação é obtido em longo prazo e deve ser realizado em 4 etapas: educação, desimpactação, manutenção para prevenção de novo acúmulo e acompanhamento. Mesmo com tratamento adequado para constipação, 40-50% ainda necessitam de tratamento 1 ano após o início e 50% apresentam recaídas até 5 anos depois. Com o restabelecimento do trânsito intestinal observa-se melhora considerável dos sintomas urinários.

A. Educação: orientar dieta com maior ingesta de fibras e água, respeitar o desejo de evacuar, não postergar, estabelecer horários para evacuar após refeições (reflexo gastrocólico) e orientar postura adequada.
B. Desimpactação: esvaziamento do fecaloma quando é identificada presença de massa na palpação abdominal, no toque retal ou na radiografia de abdome. A desimpactação é recomendada para aumentar o sucesso do tratamento e reduzir o risco de incontinência fecal. Pode ser feita, com igual eficácia, com polietilenoglicol (PEG) via oral, de preferência sem eletrólitos, na dose de 1-1,5 g/kg/dia ou com enemas por 3-6 dias.
C. Manutenção: o PEG é primeira linha para tratamento de manutenção, sendo mais efetivo que a lactulose, leite de magnésia, óleo mineral ou placebo. O PEG é um composto de alta massa molecular, pouco absorvido pelo organismo e não metabolizado pelas bactérias intestinais. Exerce uma ação osmótica, não irritativa, com consequente aumento do conteúdo de água das fezes. A dose de manutenção do PEG deve ser usada por pelo menos 2 meses e a descontinuação com redução progressiva das doses. A lactulona é segura em todas as idades e é a segunda opção de tratamento. As evidências são inconclusivas sobre o uso de probióticos. As doses dos emolientes fecais e laxantes devem se basear na idade da criança, no peso corporal e também na intensidade da constipação.

Tratamento farmacológico

Os anticolinérgicos são drogas antimuscarínicas que têm a função de relaxar o músculo detrusor, permitindo melhorar o armazenamento, reduzindo os sintomas de incontinência. Devem ser prescritos com critério, pois o uso empírico pode causar hipoatividade de detrusor, resíduo pós-miccional com ITU e piora da constipação intestinal. A intolerância relacionada aos efeitos colaterais determina muitas vezes a interrupção do tratamento por parte dos pais, mas quando associado a TENS pode-se administrar doses mais reduzidas. A resposta nem sempre corresponde à esperada; o índice de não adesão ao tratamento e recaídas após interrupção é relativamente elevado.

A classe dos alfabloqueadores tem sido utilizada em diversas condições urológicas com o objetivo de promover melhor esvaziamento vesical. Os receptores alfa-adrenérgicos estão localizados principalmente no colo vesical ou esfíncter interno, com resultado duvidoso nas disfunções onde é o esfíncter externo que está envolvido com o processo de obstrução funcional. Os efeitos adversos como hipotensão e tontura levaram à utilização dos alfabloqueadores seletivos. Pela falta de estudos consistentes não há evidência sobre a indicação dessa classe de droga nas DTUI. A terapia farmacológica para esvaziamento vesical é uma terapia *off-label.*

A toxina botulínica, para relaxamento do detrusor ou esfincteriano, pode ser indicada em casos refratários, mais utilizada nas disfunções neurogênicas.

A profilaxia antibiótica está indicada nas condições de ITU recorrente, elevado resíduo urinário, RVU e cicatrizes renais.

Cateterismo intermitente

Raramente indicado, porém, em geral, a terapia combinada bem conduzida permite desobstrução funcional.

Tratamento cirúrgico

A indicação de terapia cirúrgica em pacientes com DVI é limitada. Quando indicado, o tratamento clínico da DVI deve ser realizado previamente. A DVI é causa de insucesso cirúrgico e aumenta o risco de ITU em pós-operatório. A circuncisão tem sido indicada em meninos com alto risco de ITU ou com diagnóstico de balanopostite recorrente.

CONCLUSÃO

As DVI frequentes na infância são causa de incontinência urinária funcional, ITU, RVU e cicatrizes renais. Apesar de raramente evoluir com perda de função renal, as cicatrizes renais podem desencadear hipertensão arterial desde a infância. As disfunções mal resolvidas na infância persistem na vida adulta com complicações como pielonefrites, especialmente durante a gestação.

O diagnóstico de DVI tem sido cada vez mais precoce, já que atualmente está bem definida a recomendação de avaliar os hábitos intestinais nas crianças com DTUI, e da mesma forma avaliar os hábitos urinários em crianças constipadas. O reconhecimento e tratamento precoce da DVI modifica o prognóstico, previne o aparecimento de RVU secundário, promove com frequência uma resolução espontânea do RVU e evita a formação ou progressão de cicatrizes renais.

O protocolo de tratamento deve ser abrangente devido à estreita correlação entre trato urinário inferior, superior e trato gastrointestinal. As propostas terapêuticas não farmacológicas têm sido uma escolha de primeira linha com bons resultados. O tratamento é prolongado e requer a colaboração da criança e familiares. Apesar de não resultar em cura, cumpre os objetivos sociais, melhora a qualidade de vida, previne as agressões ao aparelho urinário superior, restabelece um padrão miccional e intestinal o mais próximo possível do normal, além de resgatar a autoestima das crianças, que muitas vezes convivem durante anos com situações socialmente inaceitáveis.

REFERÊNCIAS BIBLIOGRÁFICAS

1. Austin PF, Bauer SB, Bower W, et al. The standardization of terminology of lower urinary tract function in children and adolescents: update report from the standardization committee of the International Children's Continence Society. Neurourol Urodyn. 2016;35(4):471-81.
2. van Summeren JJGT, Holtman GA, van Ommeren SC, Kollen BJ, Dekker JH, Berger MY. Bladder symptoms in children with functional constipation: a systematic review. J Pediatr Gastroenterol Nutr. 2018;67(5):552-60.
3. Sociedade Brasileira de Pediatria. Guia Prático de Atualização: Departamento Científico de Nefrologia (2019-2021). Disfunção Vesical e Intestinal na Infância. SBP: 2019.
4. Sjöström S, Ekdahl H, Abrahamsson K, Sillén U. Bladder/bowel dysfunction at school age is seen in children with high-grade vesicoureteral reflux and lower urinary tract dysfunction in infancy. Acta Paediatr. 2020;109:388-95.
5. Bernardes RP, Barroso U, Cordeiro DB, Scremim C, Lonkhuyzen MLE, de Bie RA. Translationand cross-cultural adaptation of the Childhood Bladder and Bowel Dysfunction Questionnaire (CBBDQ). J Pediatr (Rio J). 2020.https://doi.org/10.1016/j.jped.2020.10.016.
6. Bernardes RP, Jorge TZ. Impact of Bladder and Bowel Dysfunction in Children with Urinary Tract Infection: Morbidity and Outcomes. J Urol Ren Dis 2021;06:1213.
7. Yang S, Chua ME, B Stuart, et al. Diagnosis and management of bladder bowel dysfunction in children with urinary tract infections: a position statement from the International Children's Continence Society. Pediatr Nephrol. 2017;33(12):2207-19.
8. Franco I, Yang SSD, Chang SJ, et al. A quantitative approach to the interpretation of uroflowmetry in children. Neurourol Urodyn. 2016;35(7):836-46.
9. Burgers RE, Mugie SM, Chase J, et al. Management of functional constipation in children with lower urinary tract symptoms: report from the Standardization. Committee of the International Children's Continence Society. J Urol. 2013;190:29-36.
10. Wright AJ, Haddad M. Electroneurostimulation for the management of bladder bowel dysfunction in childhood. Eur J Paed Neurol. 2017;21:67-74.
11. Panicker JN, Marcelissen T, von Gontard A, Vrijens D, Abram P, Wyndaele M. Bladder-bowel interactions: do we understand pelvic organ cross-sensitization? International Consultation on Incontinence Research Society (ICI-RS). Neurourol Urodyn. 2019;38:S25-S34.

CAPÍTULO 5

ENURESE PRIMÁRIA

Denise Carriconde Marques
Anelise Uhlmann
Eleonora Moreira Lima

AO FINAL DA LEITURA DESTE CAPÍTULO, O PEDIATRA DEVE ESTAR APTO A:

- Definir e classificar a enurese.
- Compreender os principais mecanismos fisiopatológicos envolvidos.
- Realizar uma adequada história e exame físico para avaliar a necessidade de investigação adicional.
- Realizar a investigação necessária em casos selecionados.
- Utilizar o diário miccional como ferramenta importante no diagnóstico e classificação.
- Fazer opções terapêuticas: uroterapia e medicamentos.

INTRODUÇÃO

Enurese é a perda involuntária de urina durante o sono, na ausência de doença orgânica, em uma idade em que seria esperado que a criança se mantivesse seca (geralmente após 5 anos).[1] Sua história natural sugere regressão dos sintomas até a adolescência e vida adulta, com taxas anuais de remissão ao redor de 15%.[2] É uma condição crônica, multifatorial, caracterizada por fatores hereditários, biológicos e psicológicos e tem grande impacto na vida social da criança, do adolescente e sua família, limitando algumas oportunidades e causando impacto negativo na autoimagem, estigmas sociais e emocionais, estresse e inconveniência para a criança e seus pais.[3]

DEFINIÇÃO

De acordo com o *Manual diagnóstico e estatístico de transtornos mentais* (DSM-5) (American Psychiatric Association, 2013), é a eliminação de urina durante o sono, com episódios que ocorrem no mínimo 2 vezes por semana, por pelo menos 3 meses consecutivos. A Classificação Internacional de Doenças (CID) versão 10 e a International Children's Continence Society (ICCS) definem enurese como urinar na cama pelo menos 1 vez no mês, durante 3 meses, em crianças com 5 anos ou mais.[3] O termo enurese é utilizado para perdas noturnas e incontinência urinária para perdas diurnas. Não é necessário utilizar a expressão "enurese noturna".

CLASSIFICAÇÃO

A perda urinária pode ser contínua (dia e noite) ou intermitente. Na perda urinária contínua devemos afastar causas anatômicas (ureter ectópico).[4]

A enurese é classificada em primária (não ter tido pelo menos 6 meses livre de perdas) ou secundária (perdas retornam após o período de controle de 6 meses). De acordo com a presença de outros sintomas do trato urinário inferior, pode ser classificada em monossintomática (EM) (apenas a presença de enurese) ou não monossintomática (ENM), quando associada a sintomas do trato urinário inferior, tais como urgência miccional, incontinência urinária, manobras de contenção, aumento (> 7 vezes ao dia) ou diminuição (< 3 vezes ao dia) do número de micções durante o dia. Essa classificação é importante na busca de etiologia e tratamento.[4]

EPIDEMIOLOGIA

Enurese é uma doença comum na infância e com prevalências variadas. Mais comum entre meninos, a diferença diminui com a idade. Aproximadamente 10% dos escolares apresentam essa condição. Uma taxa anual de remissão de 15% é esperada entre as crianças, com prevalências ao redor de 0,5-1% em adultos.[2] Estudo italiano encontrou prevalências de 21,3% entre 5-6 anos, 25,7% entre 7-8 anos, 19,5% entre 9-10 anos, 18,15% entre 11-12 anos e 15,9% acima de 12 anos.[5] Na China as prevalências foram menores, variando de 7,6% aos 5-6 anos e 2% entre 11-12 anos.[6]

Estudos brasileiros de seguimento de uma coorte de nascimentos apontam uma prevalência de enurese aos 7 anos de 10,2%, sendo 11,7% em meninos e 9,3% em meninas, não monossintomática (ENM) em 88,2% e monossintomática (EM) 11,8% e aos 11 anos 5,5%, sendo 6,5% nos meninos e 4,2% nas meninas, com predomínio também de ENM em relação à EM (81,8% x 18,2%).[7-8]

FISIOPATOLOGIA

Na patogênese da enurese existem vários mecanismos que, isoladamente ou em combinação, explicam os subtipos clínicos e a resposta ao tratamento. Trata-se de uma patofisiologia complexa envolvendo o sistema nervoso central e periférico (simpático e parassimpático), vários transmissores e receptores, ritmo circadiano e hemodinâmico. O conceito de que a bexiga é o centro de todos os distúrbios miccionais (teoria vesicocêntrica) foi substituído pelo conceito de que o sistema nervoso central é o responsável pela grande maioria dos sintomas no trato urinário inferior na criança (teoria neurocêntrica).[9-10]

Portanto, a enurese é causada por uma combinação de fatores que compreendem: poliúria noturna, hiperatividade noturna do detrusor associado à incapacidade de acordar com o estímulo da bexiga cheia e distúrbio do sono.[9-11]

POLIÚRIA NOTURNA

A produção de urina obedece a um ritmo circadiano de produção do hormônio antidiurético (arginina vasopressina, ADH) com elevação de seus níveis à noite e redução acentuada da produção de urina no período noturno ao redor de 50%. Pacientes enuréticos têm alteração nesse ritmo circadiano sem aumento hormonal à noite e, consequentemente, uma produção noturna aumentada de urina superior à capacidade de armazenamento da bexiga (> 130% da capacidade vesical). O defeito do ritmo circadiano de desmopressina pode ser um fenômeno secundário de alterações circadianas da homeostase.

Há, portanto, um subgrupo de pacientes com enurese e poliúria que não é causada pela deficiência de hormônio antidiurético e não responde ao tratamento com esse hormônio. Esse quadro pode ser consequência de um aumento da ingestão de solutos, principalmente sódio, cálcio e ureia na refeição noturna ou mesmo durante 24 horas. Também alterações no ritmo circadiano de diversos hormônios que regulam o metabolismo de sódio e água (como renina, aldosterona, angiotensina II e peptídeo natriurético atrial), prostaglandinas, alteração na taxa de filtração glomerular, pressão arterial e padrão do sono podem alterar a produção noturna de urina.

Detectou-se também uma ligação entre alterações do ritmo circadiano da pressão arterial e enurese, sendo que hipertensão e ausência da queda noturna fisiológica da pressão se associam com poliúria noturna com aumento da excreção de sódio e ausência do ritmo circadiano da função renal, condição que pode ser causada por alterações noturnas do sistema nervoso autônomo com aumento da atividade simpática noturna. É provável que não ocorra a queda noturna fisiológica da taxa de filtração renal devido à mobilização de líquido intersticial e sódio e, junto com uma carga osmótica aumentada, cause hipervolemia e, em consequência, elevação da pressão arterial, hipertensão e hiperfiltração e aumento da excreção osmótica noturna nessas crianças.[12]

CAPACIDADE VESICAL REDUZIDA

A redução funcional da capacidade vesical é definida pela ICCS como um volume de produção de urina inferior a 65% da capacidade vesical esperada para idade (idade + 1) X 30 mL. Crianças com enurese urinam um volume que é significativamente menor que a capacidade vesical máxima, condição que pode ser causada por hiperatividade da bexiga durante o sono.[11] Yeung et al. estudaram crianças com enurese refratária ao tratamento com alarme noturno e desmopressina e verificaram hiperatividade do detrusor evidente seja apenas durante o sono ou em ambos os períodos (diurno e noturno).[13] Portanto, algumas crianças com enurese cuja capacidade vesical é normal durante o dia apresentam uma redução da capacidade vesical apenas durante a noite. Nessas crianças a bexiga não é anatomicamente pequena mas apresenta contrações durante o enchimento que acarretam o evento enurético pela incapacidade de segurar a urina durante o sono.

DISTÚRBIO DO SONO

O sono e o mecanismo de acordar estão envolvidos na enurese, uma vez que a incapacidade de despertar desencadeado pela bexiga cheia não é explicada nem pela poliúria noturna nem pela hiperatividade vesical. O evento enurético ocorre em todos os estágios do sono, embora a maioria dos episódios de enurese ocorra durante o estágio do sono N2 e também no estágio de sono profundo, sendo raros os episódios nos estágios N1 e REM. O problema central se relaciona à dificuldade para acordar pelo comando da bexiga cheia. Estudos mostram que crianças com enurese têm distúrbio do sono com muitas superficializações transitórias, levando à fragmentação e redução da eficácia do sono, indicando uma qualidade de sono comprometida.[11,14]

FATORES GENÉTICOS

A enurese tem um caráter familiar com diferentes formas de herança, caracterizando heterogeneidade genética. Estudos epidemiológicos mostram que fatores genéticos têm papel relevante na aquisição de continência na enurese primária e representam um fator predisponente para recidivas e enurese secundária.[11] O risco de enurese em uma criança cujos pais não sofreram de enurese é de 15%, de 45% das crianças quando um dos pais foi enurético e de 77% quando ambos tiveram enurese. A forma mais comum de herança parece

ser autossômica dominante com alta penetrância. A transmissão autossômica dominante com baixa penetrância e autossômica recessiva são menos frequentes, e cerca de 1/3 dos casos são esporádicos devido a influências ambientais.

AVALIAÇÃO

História

Recomenda-se realizar uma história detalhada com avaliação dos parâmetros de treinamento de esfíncteres, ingestão hídrica, frequência miccional, frequência das perdas noturnas (todas as noites ou esporádica), número de micções, estratégias da família para lidar com o problema, como o uso de fralda noturna ou o hábito de acordar a criança na madrugada para urinar, enurese primária ou secundária, relação entre as micções e eventos diários tais como refeições, intervalos na escola, atividades lúdicas. Sintomas diurnos também devem ser pesquisados e incluir: ocorrência de urgência e ou incontinência, adiamento da micção, jato fraco, esforço miccional e, se presentes, devem ser investigados pelo especialista. Avaliar micção e volume urinado ao acordar e durante o dia, história familiar de enurese, história de cistite/infecção urinária, tratamentos prévios. Investigar com detalhe o aspecto das fezes e frequência das evacuações para detecção de constipação e/ou incontinência fecal, uma vez que a presença de constipação deve ser tratada antes de se iniciar o tratamento específico para a enurese.

A distensão retal pela impactação fecal altera a atividade normal da bexiga e induz disfunção da bexiga como incontinência, enurese, hiperatividade, micção disfuncional, resíduo pós-miccional, infecção urinária. Em muitos casos o tratamento da constipação cura a enurese.

Com relação ao sono, investigar a dificuldade de acordar e se o despertar é total, quadros respiratórios obstrutivos durante o sono como roncos e apneia do sono. Atraso de desenvolvimento, baixo peso ou perda de peso, náusea, sede excessiva, poliúria são indicadores de causa secundária de enurese associado a *diabetes insipidus* ou *mellitus*, distúrbios tubulares renais ou mesmo disfunção renal.[3,9,11,15]

Vários estudos identificaram que a maioria das crianças enuréticas apresenta distúrbios psicológicos, que comprometem sua autoestima e que a enurese está associada a problemas emocionais, problemas de relacionamento e de conduta, sendo o transtorno de déficit de atenção e a hiperatividade (TDAH) um dos mais frequentemente relacionados, tanto em estudos clínicos como epidemiológicos.[8]

Exame físico

Medidas antropométricas, pressão arterial, palpação abdominal na procura de fezes palpadas, massas e bexigoma; exame da genitália para a detecção de processos irritativos locais, balanopostites, vulvovaginites, sinéquia de pequenos lábios e alterações do jato urinário. O exame da coluna lombar para investigação de estigmas cutâneos de disrafismo medular (lipoma, pigmentação, tufos de pelo, fosseta sacral, seio dérmico, hemangioma, assimetria de pregas glúteas), avaliação da força motora, tônus muscular, reflexos cutâneos e, quando necessário, toque retal para detecção de impactação fecal e tônus do esfíncter anal.[10]

Investigação

É realizada de acordo com os achados da história e exame físico. Crianças com enurese monossintomática e sem história familiar de patologias renais não necessitam de investigação adicional.

O exame de urina deve ser realizado para afastar glicosúria, proteinúria e infecção urinária, alterações que se associam a sintomas que não são comuns na enurese monossintomática. Exames de sangue geralmente não são necessários.

Recomenda-se a realização de US renal para avaliar alterações do trato urinário superior como uretero-hidronefrose, espessamento da bexiga, capacidade vesical, resíduo pós-miccional.

O US renal e da dinâmica da micção foi desenvolvido por Filgueiras,[16] sendo a técnica inicial de investigação das crianças e adolescentes portadores de disfunção do trato urinário inferior atendidos no ambulatório de Disfunção do Trato Urinário Inferior da Unidade de Nefrologia Pediátrica do Hospital das Clínicas da Universidade Federal de Minas Gerais (UFMG). O exame consiste na avaliação do trato urinário superior, do trato urinário inferior e na repercussão sobre os rins do enchimento e esvaziamento vesical, como dilatação pielocalicinal e de ureteres, capacidade vesical e comparação com a capacidade vesical esperada para a idade, espessamento/divertículos e trabeculações da bexiga, presença de resíduo pós-miccional após um ou mais tempos miccionais. A medida do diâmetro transverso do reto > 30 mm pode ser um achado se impactação retal sugerindo constipação. O exame permite avaliar alterações anatômicas em curto espaço de tempo, o que é útil para a programação terapêutica.

Diário miccional e intestinal

O uso do diário miccional e intestinal é um instrumento recomendado pela International Continence Society (ICS) como um instrumento de avaliação dos parâmetros urinários simples, barato e não invasivo. É uma importante ferramenta no diagnóstico das alterações miccionais, por permitir a verificação do ciclo miccional e a ingestão de líquidos. Deve ser preenchido por pelo menos 2 dias, com anotações sobre volume urinado em cada micção, número de micções, episódios de urgência e incontinência, ingestão de líquidos e tipo de fezes (escala de Bristol). Apesar disso, a adesão ao preenchimento do diário pelos pais não é adequada. Muitas famílias ignoram a importância dessa ferramenta.

Existem vários modelos na literatura (Anexo 1, utilizado em nosso serviço). Em 2020 desenvolvemos uma ferramenta digital do diário miccional que, além das informações citadas, fornece valores mínimos, máximos e a média por micção, calcula a capacidade vesical estimada, infor-

ma alguns sintomas intestinais para classificar a constipação (sangue nas fezes, força para evacuar, entope o vaso e a escala de Bristol).

MANEJO E TRATAMENTO

Antes de introduzir qualquer forma de tratamento, é importante educar a família e a criança, desmistificar a fisiopatologia da enurese, enfatizar que o limiar do despertar noturno maior que o normal é a causa principal e evitar culpa. Não há soluções simples.[17]

Reduzir a culpa, encorajar a esperança, evitar respostas punitivas, aumentar o comprometimento na criança, incluindo sua cooperação na diminuição de produção de urina noturna.[17]

A conduta conservadora (esperar e ver) pode ser escolhido, quando a criança e a família são incapazes de seguir com o tratamento e se não há pressão social. É importante enfatizar que a qualidade de vida dos pais de criança enurética é prejudicada e que melhorará quando a criança ficar seca.[17] O Anexo 3 apresenta um fluxograma do tratamento descrito a seguir.

- Uroterapia ou terapia comportamental: informar e desmistificar a enurese e dar orientações sobre a modificação de hábitos com melhora de sintomas.[18]
  - Explicação sobre a função normal de trato urinário e como a criança se desvia do normal.
  - Micção regular cada 3-4 horas.
  - Evitar manobras de contenção.
  - Posição apropriada no vaso com relaxamento de andar pélvico (assento apropriado, pés apoiados e flexão do dorso para a frente) (Anexo 2).
  - Hábito intestinal regular.
  - Ingestão de fluido durante o dia, especialmente de manhã e no início de tarde.
  - Alterar hábito dietético noturno (eliminar a cafeína, evitar frutas e sucos cítricos, reduzir a ingestão de sódio à noite).
  - Evitar líquidos pelo menos 2 horas antes de deitar.
  - Urinar antes de deitar.
  - Calendário de noites secas.
  - Seguimento regular com premiação de noites secas.

A taxa de resolução é de 20%. Deve ser considerado o tratamento de primeira linha.

- Alarme: dispositivo eletrônico que usa um sensor de umidade colocado nas roupas e conectado a um circuito sonoro e/ou vibratório que será ativado quando a criança perde urina. O objetivo do alarme é acordar a criança durante o episódio de enurese e fazer a criança ou o responsável ir ao banheiro para completar a micção. O alarme deve ser iniciado entre 6-7 anos de idade quando a criança é madura o suficiente para aceitar o tratamento. O alarme age no despertar, embora alguns estudos demonstrem, também, aumento de capacidade vesical noturna, aumento de produção de vasopressina, além de efeito positivo no comportamento e no despertar. A taxa de sucesso é 62-75% e a taxa de recidiva é 15-30% durante o seguimento a longo prazo.[18]
  - Deve ser bem acompanhado pelos pais e a criança.
  - Necessita uso contínuo, toda a noite, sem interrupção.
  - Os pais necessitam estar preparados para acordar a criança imediatamente quando soar o alarme, desde que inicialmente a criança não acorde.
  - Deve-se contatar a família em 1-3 semanas para encorajar e resolver problemas técnicos com o alarme.
  - Suspender o tratamento se não ocorrer resposta após 6 semanas de tratamento.
  - Se houver melhora, a terapia deverá ser mantida até 14 dias seco.
- Desmopressina: análogo sintético da vasopressina (hormônio antidiurético) que age aumentando a reabsorção de água através dos túbulos renais com aumento de osmolalidade urinária e diminuição de diurese.[18]

Tem nível 1A de evidência. Os melhores resultados podem ser obtidos em crianças com poliúria noturna (primeira micção maior que 130% da capacidade vesical esperada).

Sua administração é oral, 1 hora antes de deitar e 2 horas após o jantar. Inicia-se com dose baixa (0,2 mg), que pode ser aumentada até 0,6 mg. Recomenda-se suspender a ingesta de líquidos 1 hora antes de tomar a medicação para evitar risco de hiponatremia e intoxicação por água. O tratamento inicial deverá ser de 2-4 semanas para obter o efeito máximo e manter por pelo menos 3 meses de boa resposta. Recomenda-se retirada gradual para reduzir recidiva.[19] Nos casos em que há piora dos sintomas com a retirada da medicação, recomenda-se reiniciar com a dose aumentada e mantê-la por pelo menos 3 meses.[19] A taxa de sucesso é de 65%, e a taxa de recidiva é elevada até 80% se a retirada não for gradual.[3,18]

OUTRAS MEDICAÇÕES

- Anticolinérgicos: estão indicados para pacientes com enurese não monossintomática com aumento de frequência urinária e volume vesical diminuído (< 65% de capacidade vesical) e hiperatividade vesical noturna.[18] Embora a oxibutinina seja o anticolinérgico mais comumente utilizado, há outras opções: solifenacin e tolterodina. A medicação deve ser tomada à noite, 1 hora antes de deitar. O efeito favorável, se presente, pode não ser aparente imediatamente (1-2 meses).
- Antidepressivos tricíclicos: a imipramina tem sido levemente melhor que o placebo para tratamento de enurese. Risco de cardiotoxicidade e efeitos colaterais a tornam um tratamento de terceira linha (evidência grau 1C). O mecanismo de ação é controverso. O efeito benéfico parece ser uma combinação de ação noradrenérgica, serotoninérgica e anticolinérgica na bexiga, produção de urina e mecanismo do despertar.[3,18] Mais efetiva a curto prazo. Reduz 1 noite molhada por semana e 20%

das crianças ficam secas por pelo menos 14 dias. Risco de recidiva após a suspensão de medicação.[18]

Deve ser realizado eletrocardiograma para avaliar o intervalo QT antes de iniciar a medicação.

Aconselha-se tomar a medicação 1 hora antes de deitar na dose inicial de 10-25 mg com acréscimo, se necessário, de 25 mg após 1 semana de tratamento. A dose máxima em crianças com 6-12 anos é 50 mg/dia e 75 mg nas > 12 anos.

A cada 3 meses de tratamento, suspender a medicação por 2 semanas para diminuir o risco de tolerância.[3,18]

Enurese resistente ao tratamento

Alguns pacientes não respondem nem ao alarme nem à desmopressina, e outras modalidades de tratamento devem ser testadas.

Questões que devem ser respondidas:[3,18]

1. A enurese é realmente monossintomática ou sintomas diurnos estão presentes?
2. Apresenta poliúria noturna?
3. Diminuiu a ingesta de líquidos 2 horas antes de se deitar?
4. Seguiu orientação dietética (baixa cafeína e ingesta de cítricos)?
5. A desmopressina está sendo tomada como prescrita 1 hora antes de deitar e 2 horas após jantar?
6. A dose de desmopressina é adequada ou pode ser aumentada?
7. O alarme está sendo usado corretamente?
8. Há distúrbio de comportamento, como déficit de atenção e hiperatividade?

Após esses questionamentos terem sido avaliados e se não for obtida resposta, encaminhar ao nefrologista pediátrico para avaliação complementar.

CONCLUSÃO

O conhecimento da enurese, especialmente de sua fisiopatologia, modificou em muito sua avaliação e tratamento nos últimos anos. Sua prevalência é alta em todos os países, com variações importantes. Apesar disso, muitas famílias não procuram auxílio para esse problema, considerando ser uma característica familiar e que "melhorará com o tempo". Embora a enurese não apresente risco de vida para as crianças, deve ser adequadamente manejada e tratada, para evitar os aspectos psicológicos associados e as comorbidades associadas.

"Crianças não morrem por urinar na cama, mas medicamentos para tratá-la podem matar. Cama molhada não causa contusões, abrasões ou concussões, mas a punição administrada à criança por urinar na cama, sim. Urinar na cama não causa distúrbio emocional, mas ridicularizar, repreender, pode." (Friman).

REFERÊNCIAS BIBLIOGRÁFICAS

1. Bogaert G, Stein R, Undre S, Nijman RJM, Quadackers J, Hoen L, et al. Practical recommendations of the EAU-ESPU guidelines commitee for monosymptomatic enuresis: bedwetting. Neurourol Urodyn. 2019;39(2):489-97.
2. Netto JMB, Rondon AV, Lima GRM, Zeratti Filho M, Schneider-Monteiro ED, Molina CAF, et al. Brazilian consensus in enuresis-recomendations for clinical practice. Int Braz J Urol. 2019;45(5):889-900.
3. Neveus T, Fonseca E, Franco I, Kawauchi A, Kovacevic L, Nieuwhof-Leppink A, et al. Management and treatment of nocturnal enuresis-na updated standardization document from the International Children's Continence Society. J Pediatr Urol. 2020;16(1):10-9.
4. Kuwertz-Bröking E, von Gontard A. Cliniial management of noturnal enuresis. Pediatr Nephrol. 2018;33(7):1145-54.
5. Ferrara P, Franceschini G, Di Castelbianco FB, Bombace R, Villani A, Ferrara GC, et al. Epidemiology of enuresis: a large number of children at risk of low regard. Ital J Pediatr. 2020;46:128.
6. Huang HM, Wei J, Sharma S, Bao Y, Li F, Song JW, et al. Prevalence and risk factors of nocturnal enuresis among children ages 5-12 years in Xi'an, China: a cross-sectional study. BMC Pediatr. 2020;20(1):305.
7. Mota DM, Barros AJD, Matijasevich A, Santos IS. Prevalence of enuresis and urinary symptoms at age 7 years in the 2004 birth cohort from Pelotas, Brazil. J Pediatr (Rio J). 2015;91(1):52-8.
8. Mota DM, Matijasevich A, Santos IS, Petresco S, Mota LM. Psychiatric disorders in children with enuresis at 6 and 11 years old in a birth cohort. J Pediatr (Rio J). 2019.
9. Austin PF, Bauer SB, Bower W, Chase J, Franco I, Hoebeke P, et al The standardization of terminology of lower urinary tract function in children and adolescents: update report from the Standardization Committee of the International Children's Continence Society. J Urol. 2014;191(6):1863-5 e13.
10. Neveus T, Eggert P, Evans J, Macedo A, Rittig S, Tekgül S, et al. Evaluation of and treatment for monosymptomatic enuresis: a standardization document from the International Children's Continence Society. J Urol. 2010;183:441-7.
11. Neveus T. Pathogenesis of enuresis: towarda a new understanding. Intern J Urol 2017; 24:172-82.
12. Dossche L, Vande Walle J, Van Herzeele C. The pathophysiology of monosymptomatic nocturnal enuresis with special emphasis on the circadian rhythm of renal physiology. Eur J Pediatr. 2016;175:747-54.
13. Yeung CK, Chiu HN, Sit FK. Bladder dysfunction in children with refractory monosymptomatic primary nocturnal enuresis. J Urol. 1999;162:1049-54.
14. Pedersen MJ, Rittig S, Jennum PJ, Kamperis K. The role of sleep in the pathophysiology of nocturnal enuresis. Sleep Med Rev. 2020. doi:10.1016/j.smrv.2019.101228.
15. Chase J, Bower W, Gibb S, Schaeffer A, von Gontard A. Diagnostic scores, questionnaires, quality of life, and outcome measures in pediatric continence: a review of available tools from the International Children's Continence Society. J Pediatr Urol. 2018;14(2):98-107.
16. Filgueiras MF, Lima EM, Sanchez TM, Goulart EM, Menezes AC, Pires CR. Bladder dysfunction: diagnosis with dynamic US. Radiology. 2003;227(2):340-4.
17. Bogaert G, Stein R, Undre S, Nijman RJM, Quadackers J, Hoen L, et al. Practical recommendations of the EAU-ESPU guidelines commitee for monosymptomatic enuresis: bedwetting. Neurourol Urodyn. 2020;39(2):489-97.
18. Netto JMB, Rondon AV, Lima GRM, Zeratti Filho M, Schneider-Monteiro ED, Molina CAF, et al. Brazilian consensus in enuresis-recomendations for clinical practice. Int Braz J Urol. 2019;45(5):889-900.

Anexo 1 Diário miccional

Registre, durante 4 dias, como o seu filho ou filha urina: a que horas, quanto urina de cada vez, se tem que sair correndo para ir ao banheiro, se faz xixi na calça de dia. Marque também quantos copos de líquido (suco, chá, leite, café, água) toma durante o dia ou noite. Anote se fez cocô e qual o desenho mais parecido. Para cada dia utilize uma folha destas.

Hora em que foi ao banheiro	Quanto fez de xixi	Correu para ir ao banheiro	Molhou a calcinha (cueca)	Tomou água ou suco	Fez cocô
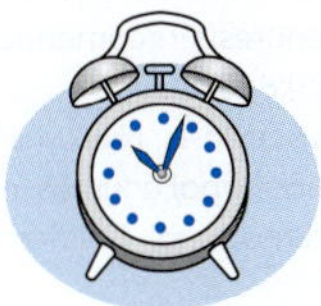	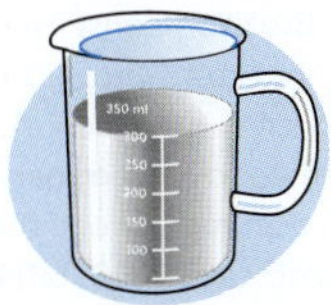	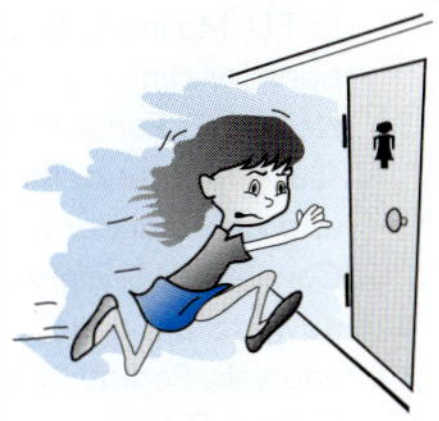	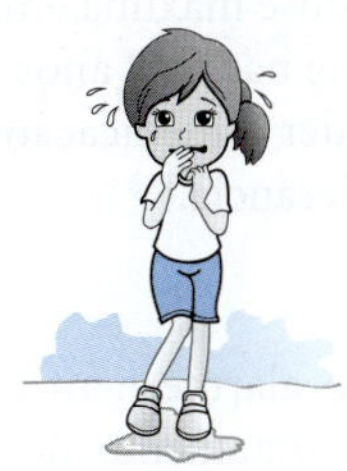	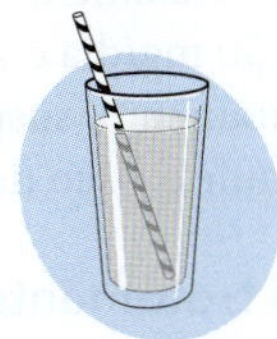	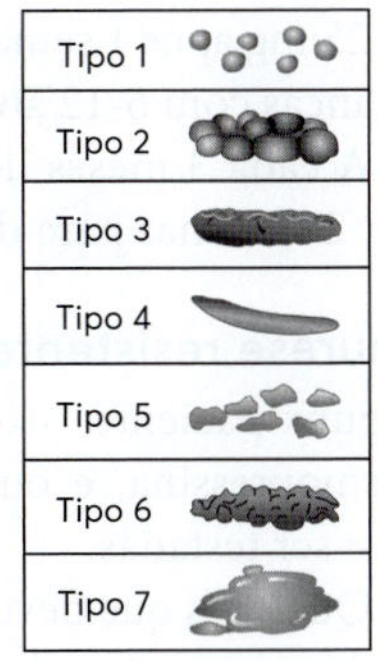
7 horas					
8 horas					
9 horas					
10 horas					
11 horas					
12 horas					
13 horas					
14 horas					
15 horas					
16 horas					
17 horas					
18 horas					
19 horas					
20 horas					
21 horas					
22 horas					
23 horas					
24 horas					
1 hora					
2 horas					
3 horas					
4 horas					
5 horas					
6 horas					

Anexo 2 Posições no vaso

Utilizando o banheiro

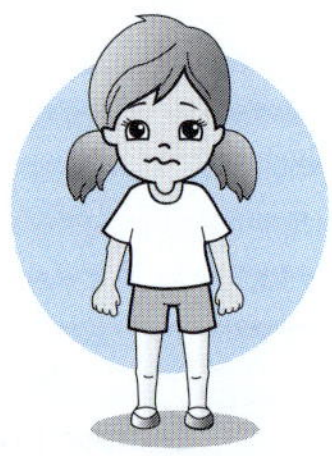

Abaixar a calça e a calcinha

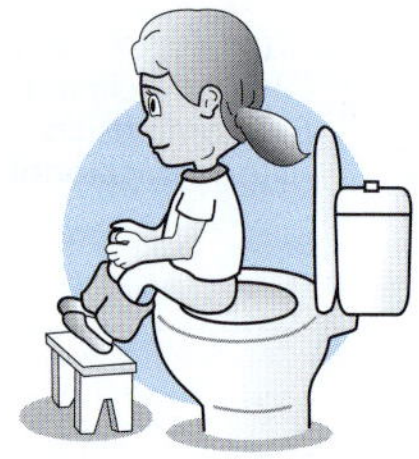

Fazer xixi e cocô no vaso

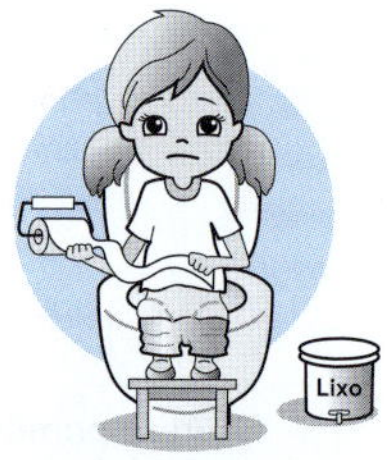

Limpar-se com o papel e jogá-lo no lixo

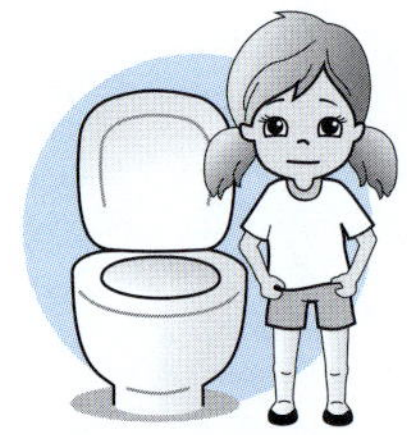

Vestir a calça e a calcinha

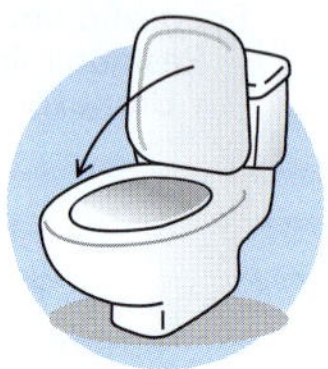

Abaixar a tampa do vaso

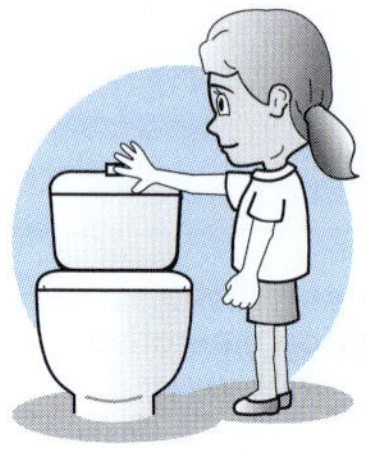

Dar descarga

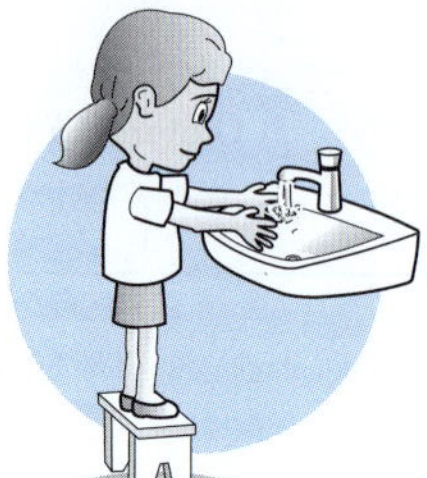

Lavar as mãos

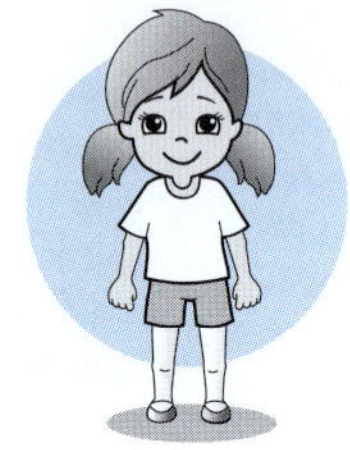

Fim

Utilizando o banheiro

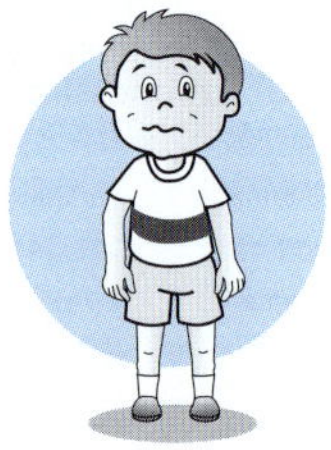

Abaixar a calça e a cueca

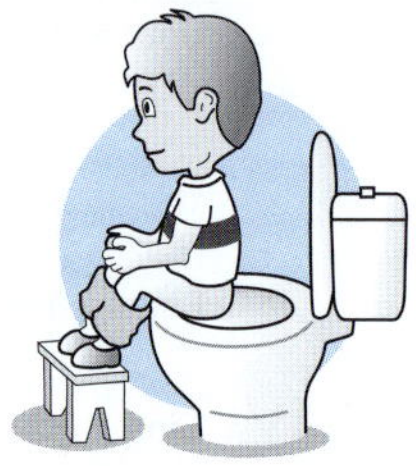

Fazer xixi e cocô no vaso

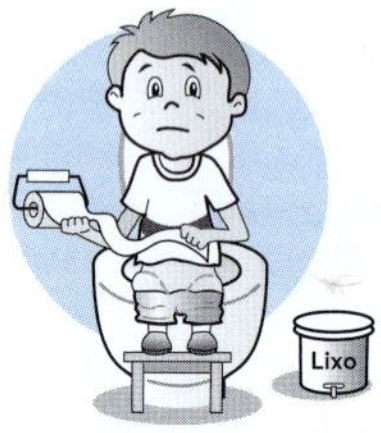

Limpar-se com o papel e jogá-lo no lixo

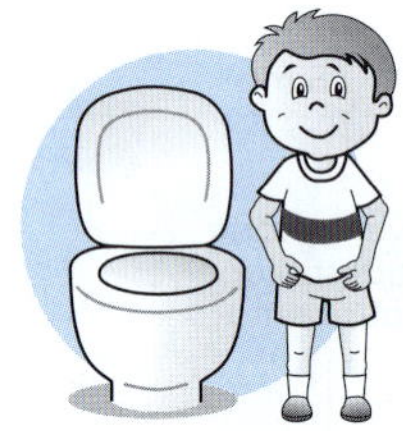

Vestir a calça e a cueca

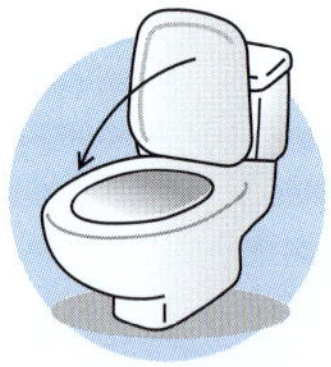

Abaixar a tampa do vaso

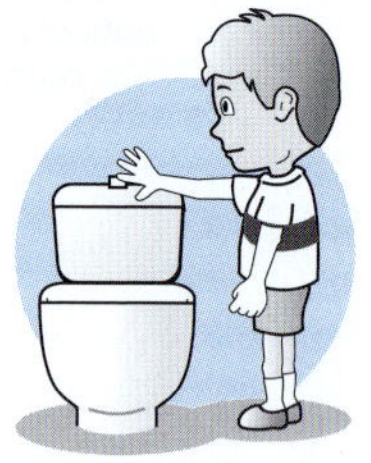

Dar descarga

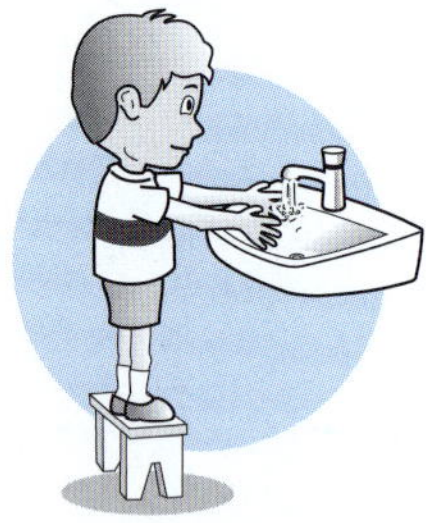

Lavar as mãos

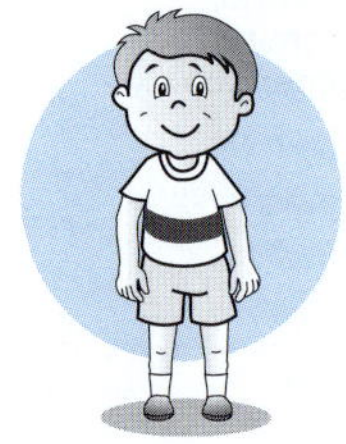

Fim

Anexo 3 Fluxograma de tratamento da enurese

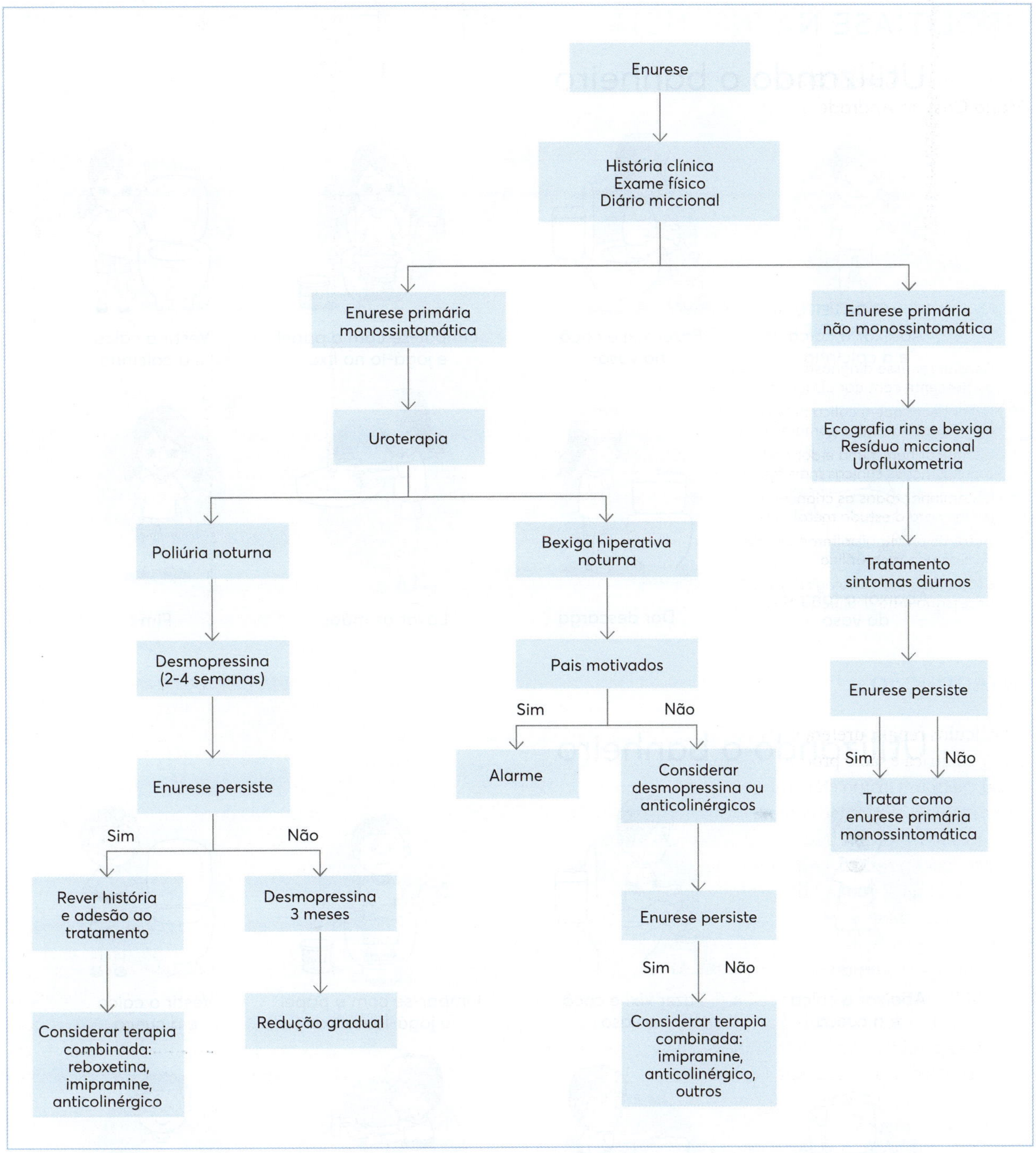

CAPÍTULO 6

UROLITÍASE NA INFÂNCIA

Maria Goretti Moreira Guimarães Penido
Maria Cristina Andrade

AO FINAL DA LEITURA DESTE CAPÍTULO, O PEDIATRA DEVE ESTAR APTO A:

- Considerar esse diagnóstico em toda criança ou adolescente com dor abdominal crônica recorrente.
- Reconhecer que a cólica nefrética clássica não é uma manifestação clínica comum na faixa pediátrica.
- Identificar hematúria e dor abdominal crônica como as manifestações clínicas mais frequentes.
- Encaminhar todas as crianças, adolescentes e adultos jovens para o estudo metabólico da urina.
- Tratar as principais alterações metabólicas orientado pelo estudo metabólico.
- Encaminhar ao nefrologista pediátrico quando for necessária uma avaliação mais especializada.

INTRODUÇÃO

Os cálculos renais, ureterais e vesicais são frequentes na clínica pediátrica e são o produto final de um processo multifatorial. Nenhum grupo etário ou étnico está protegido contra esse problema clínico tão comum e que aflige a humanidade.

A urolitíase (UL) é causa pouco frequente de morte ou doença renal terminal, entretanto representa um problema importante de saúde pública, porque a recorrência é uma característica marcante e confere alta morbidade. Nenhuma técnica de remoção de cálculos pode diminuir essa recorrência ou alterar sua morbidade, que, nos pacientes pediátricos, está diretamente relacionada às intervenções cirúrgicas, às alterações morfofuncionais resultantes de possíveis obstruções do aparelho urinário e, ainda, às suas manifestações clínicas. Além disso, eles têm grande potencial para complicações, pois muitas vezes a sintomatologia é inespecífica e confunde o médico.

Os cálculos urinários são muito prevalentes e recorrentes. O risco para formar novo cálculo aumenta com a idade nos pacientes que já o tiveram. Assim, estima-se um risco de 15% para formar um cálculo em um ano, entre 35-40% para formar um cálculo em 5 anos e de 80% em 10 anos.[1] Sua prevalência varia conforme a população estudada, a região do estudo, o consumo de líquidos daquela população e a faixa etária, sendo mais frequente nos homens. É também mais comum em brancos.

Dados sobre a prevalência e a incidência de cálculos no trato urinário na infância ainda são escassos na literatura. A verdadeira incidência dessa enfermidade permanece desconhecida devido à multiplicidade de fatores etiopatogenéticos e inespecificidade do quadro clínico. Encontram-se variações nessa incidência de 1: 1.714 até 1: 9.500 casos nas diferentes regiões dos EUA. Acredita-se, no entanto, que a prevalência seja de 5% em crianças brancas norte-americanas.[2] No Brasil ainda são necessários estudos multicêntricos para fornecer dados epidemiológicos sobre a doença.

ETIOPATOGÊNESE

Os cálculos urinários podem ocorrer em qualquer parte do sistema coletor renal. Nos países considerados industrializados, 97% dos cálculos urinários encontram-se no parênquima, pelve, papila e cálices, enquanto somente 3% na bexiga e uretra. Cálculos vesicais são mais frequentes em países em desenvolvimento.

A formação de cálculos nos rins e vias urinárias é dependente de cristais e de matriz, e seus constituintes são, na maioria das vezes, diferentes substâncias orgânicas e inorgânicas de estrutura cristalina ou amorfa. Apenas 1/3 dos cálculos urinários tem somente um mineral na sua composição, sendo o oxalato de cálcio o mais comum e encontrado em pelo menos 65% de todos os cálculos.[3]

Diversos fatores estão envolvidos na litogênese de maneira inter-relacionada: fatores infecciosos, anatômicos, epidemiológicos, climáticos, socioeconômicos, dietéticos, genéticos e metabólicos. Esses fatores, aliados a alterações físico-químicas e fisiológicas na urina, alteram os elemen-

tos promotores e inibidores da agregação e crescimento dos cristais, culminando com a formação de cálculos.[4] No entanto, a etiopatogenia da litíase urinária mantém-se obscura, e múltiplos aspectos ainda não têm explicação, por exemplo:

A. Se a constituição da urina é idêntica em ambos os rins, por que a UL é frequentemente unilateral?
B. Por que os cálculos não são eliminados enquanto pequenos, no início da sua formação, de forma assintomática?
C. Por que algumas pessoas formam cálculos grandes e outras formam múltiplos cálculos pequenos?

Há alguns dados já bem definidos. Por exemplo, sabe-se que a hipersaturação da urina é indispensável na litogênese. Assim, a cristalização inicia-se quando a urina está supersaturada para determinado soluto. Se a solução é insaturada, cristais não se formam. A supersaturação depende da força iônica, de anormalidades do pH urinário, da redução do volume urinário, da deficiência dos inibidores da cristalização (citrato, magnésio, pirofosfato, nefrocalcina, glicosaminoglicanos) e dos estados de hiperexcreção de cálcio, ácido úrico, fósforo e mais raramente de oxalato e cistina. Entretanto, não está claro como os cristais formados nos túbulos se tornam cálculos, já que são continuamente lavados pelo fluxo urinário. Acredita-se que esses cristais agregados alcancem dimensão que permite um processo de ancoragem, usualmente no final dos ductos coletores, e lentamente vão aumentando em tamanho ao longo do tempo. Provavelmente esse processo de ancoragem é induzido pelos próprios cristais e ocorre em locais lesados da célula epitelial tubular.

Outra possibilidade é a formação de um núcleo de cristal pela chamada nanobactéria, que é uma bactéria atípica comumente encontrada em cálculos urinários, expressando teste positivo em 97% dos cálculos analisados, independentemente de sua composição.[5] Atualmente, novos rumos norteiam os estudos sobre a etiopatogenia da litíase urinária, e a biologia molecular tem contribuído profundamente para essas novas descobertas. A identificação de outras moléculas na urina com capacidade inibitória da cristalização, bem como os novos princípios de adesão dos cristais no epitélio tubular renal e a endocitose sofrida pelos cristais de oxalato de cálcio nas células tubulares renais, são os principais exemplos.[4]

Alguns fatores são considerados de risco para a formação de cálculos urinários, como: ingestão excessiva de sal e de proteína de origem animal, restrição dietética de cálcio, baixo aporte hídrico, uso de medicamentos litogênicos e herança genética.[4]

A elevada ingestão de sódio em pessoas sadias induz aumento da excreção urinária de cálcio. Estudos experimentais demonstram que o aumento da excreção fracionada de sódio no túbulo proximal produz elevação da excreção fracionada de cálcio nesse mesmo túbulo, com consequente hipercalciúria, observando-se correlação positiva entre a natriúria e a calciúria. Alta quantidade de sal na dieta também determina redução da excreção de citrato por mecanismos ainda não conhecidos.[6]

A ingestão de proteínas de origem animal aumenta a produção de ácidos fixos, com consequente aumento na excreção de cálcio urinário. Dessa forma, quanto maior a ingestão de proteínas, maior a excreção urinária de cálcio.[6]

Restrições importantes do cálcio na dieta determinam aumento da excreção urinária de oxalato e, consequentemente, aumento do risco para a agregação dos cristais de oxalato de cálcio. Além disso, facilitam a ocorrência de redução da densidade mineral óssea, especialmente nas crianças e adolescentes, que estão em franco crescimento.[6]

A aquisição de massa óssea normal depende de nutrição adequada, especialmente no que diz respeito ao cálcio. Nas primeiras décadas de vida, a ingestão adequada de cálcio e de fósforo é essencial, estando relacionada com baixa incidência de osteoporose na idade adulta.[7]

A manutenção do volume urinário adequado é fundamental para garantir a solubilidade de substâncias excretadas na urina. O volume urinário reduzido é consequência de ingestão hídrica diminuída, o que aumenta a saturação dos solutos na urina e predispõe à formação de cálculos urinários por dois mecanismos: aumentando a concentração de substâncias e diminuindo a velocidade do fluxo urinário, favorecendo, assim, a agregação dos cristais no epitélio tubular. O tipo de líquido ingerido também pode ser importante. A ingestão de mais de 1 litro de refrigerantes acidificados com ácido fosfórico por semana pode aumentar o risco de formação de cálculos urinários. Como isso ocorre ainda não está claro, mas a pequena quantidade de ácido ingerido poderia aumentar a excreção urinária de cálcio e de ácido úrico e reduzir a de citrato.[7]

Medicamentos que promovem cristalúria como sulfadiazina, triantereno, indinavir e ceftriaxona são considerados de risco para a formação de cálculos urinários. Uso inadequado de antibióticos também está relacionado com a formação de cálculos urinários. O oxalato é degradado pelo *Oxalobacter formigenes, Bifidobacterium, Lactobacillus, Escherichia coli,* outros que reduzem sua absorção intestinal e protegem contra a formação de cálculos. Antibióticos favorecem um metabolismo de oxalato alterado pelo microbioma comprometido. A exposição a qualquer uma das cinco principais classes de antibióticos nos 3-12 meses anteriores à formação lítica foi associada com aumento do risco de cálculos (sulfas, cefalosporinas, fluoroquinolonas, nitrofurantoína/metenamina e penicilinas de amplo espectro). A magnitude dessa associação foi maior para a exposição em idades mais jovens e 3-6 meses antes do diagnóstico da UL. Assim, o uso de antibióticos deve ser criterioso.

Indivíduos com história familiar positiva para litíase urinária apresentam um risco relativo para desenvolver cálculos urinários 2,57 vezes maior, após um período de 8 anos, quando comparados com aqueles sem história. A cistinúria e a hiperoxalúria primária são doenças monogênicas para as quais genes responsáveis já foram identificados. Contudo, é na hipercalciúria idiopática que esse envolvimento genético tem sido amplamente estudado, e 40% dos pacientes portadores dessa enfermidade têm história familiar de cálculos

urinários. Modelos experimentais têm sugerido possível herança dominante para a hipercalciúria idiopática. Polimorfismo dos genes receptores de vitamina D também tem sido associado à excreção urinária de cálcio. Ele parece representar um dos fatores genéticos que afetam a densidade mineral óssea, embora concorra apenas parcialmente para o efeito genético sobre a massa óssea, e este não é observado em todas as populações avaliadas.[4]

Outros fatores associados à formação dos cálculos no trato urinário, tão importantes quanto os já citados, são: os metabólicos, os decorrentes de alterações anatômicas e de características individuais e os infecciosos.

As alterações metabólicas são responsáveis por 80-90% da formação de cálculos na infância, e os mais frequentemente encontrados são: hipercalciúria, hipocitratúria e baixo volume urinário.[4,6]

As alterações anatômicas e/ou urodinâmicas constituem fatores predisponentes da formação lítica. Elas modificam a dinâmica urinária, aumentando a incidência e gravidade da infecção do trato urinário, e *per se* determinam estase urinária, com consequente predisposição à precipitação de cristaloides na urina.[4,6]

A infecção urinária está diretamente envolvida na litogênese, especialmente quando há infecções por bactérias produtoras de urease (*Proteus, Pseudomonas* e *Klebsiella*). Essa enzima transforma ureia em amônia, aumentando a capacidade de tamponamento dos íons hidrogênio secretados, elevando o pH urinário. Isso favorece a precipitação de cálcio, fósforo e magnésio, formando cálculos mistos de fosfato, amônio e magnésio, que são os chamados cálculos de estruvita, muito comuns durante processos infecciosos pelas referidas bactérias no trato urinário.[4,6]

Além disso, restos de membrana bacteriana, colônias de bactérias, células descamativas do urotélio e proteínas de Tamm-Horsfall serviriam de núcleo cristalizador, iniciando a chamada nucleação heteróloga. Além disso, toxinas bacterianas alteram a musculatura lisa do trato urinário, promovendo estase e precipitação de cristais na urina (Figura 1).

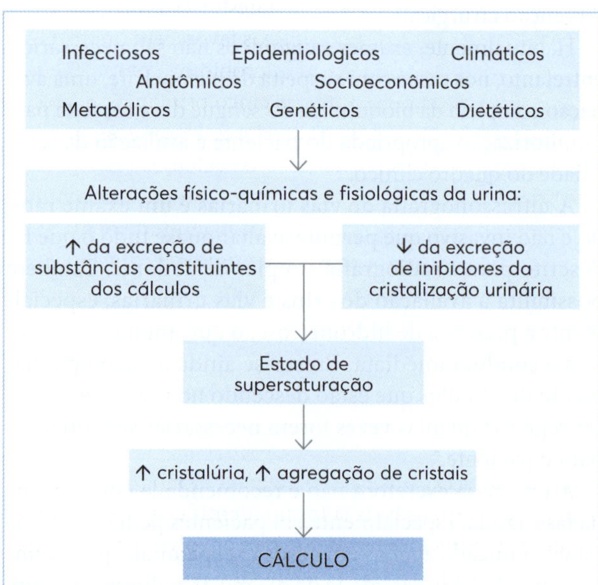

Figura 1 Fatores envolvidos na litogênese.

QUADRO CLÍNICO

Um paciente pediátrico pode ser considerado agudo com um cálculo descendo no ureter, ou pode ter seu diagnóstico como achado casual de um cálculo intrarrenal ou intravesical, por ocasião de propedêutica de imagem no abdome por qualquer outro motivo. Isto é, o quadro clínico da litíase urinária depende da localização do cálculo. No paciente adulto, a manifestação clínica mais frequente é a cólica nefrética clássica ocasionada pela mobilização de cálculos ou coágulos no trato urinário. No paciente pediátrico esse quadro clínico é inespecífico.[6]

Sinais e sintomas como hematúria macro ou microscópica e dor abdominal incaracterística são muito mais prevalentes do que a cólica nefrética clássica, que aparece em apenas 14% de todos os casos pediátricos. Sintomas e sinais gerais como náuseas, vômitos, dor abdominal inespecífica, anorexia e mal-estar podem estar presentes, assim como infecção do trato urinário. Atualmente, a disfunção do trato urinário inferior (enurese noturna e/ou diurna, urgência e/ou incontinência urinárias e dor suprapúbica ou na uretra) também tem sido associada à presença de cálculos urinários. Portanto, muita atenção é necessária diante de pacientes pediátricos, pois apenas a minoria deles exteriorizará clinicamente o seu cálculo urinário como cólica nefrética clássica (Tabela 1).

Tabela 1 Apresentação clínica inicial da urolitíase na faixa pediátrica

Sinal e sintoma	%
Dor abdominal e hematúria	42
Hematúria	22
Cólica nefrética clássica	14
Dor abdominal	12
Outros	10

A crise aguda da cólica nefrética é um processo dinâmico, e o quadro clínico pode variar ou se alterar conforme a localização do cálculo. O quadro clássico apresenta-se como dor de início súbito, do tipo cólica, predominantemente lombar, que pode estar relacionada com os pontos ureterais acompanhando o trajeto ureteral, irradiando para abdome, bexiga, testículos ou grandes lábios e face interior das coxas. A dor em cólica é crescente e o paciente está pálido, agitado, facilmente irritável, com sudorese fria e não assume posição antiálgica. Nesse momento é grande a dificuldade para obtenção da história clínica e realização do exame físico completo. Essa descrição está relacionada com um cálculo na porção alta ou mediana do ureter. Se o cálculo estiver localizado na porção terminal do ureter, na junção ureterovesical ou na bexiga, as queixas principais serão: polaciúria, sensa-

ção de não esvaziamento vesical, sensação de desconforto no baixo-ventre, nas fossas inguinais, testículos ou grandes lábios, períneo e reto. Na bexiga, o cálculo pode dificultar a diurese, obstruir o fluxo urinário para a uretra (jato urinário fino, irregular ou lateralizado) e poderá ser eliminado no jato urinário ou não.[6]

A passagem do cálculo pela uretra pode ser indolor com apenas um discreto desconforto local, pois a uretra tem diâmetro maior que os pontos do trato urinário, onde o cálculo ficaria retido (junções ureteropélvica e ureterovesical). Essa situação é frequentemente observada em crianças. Após o cálculo ter alcançado a bexiga, provavelmente será mais facilmente eliminado. Entretanto, ele pode permanecer aí, onde aumenta de tamanho, dificultando sobremaneira sua eliminação e favorecendo o aparecimento de infecções associadas. Nesses casos a conduta será considerada individualmente.[6]

Outros sistemas podem estar envolvidos durante um quadro agudo de cólica nefrética, especialmente o gastrointestinal, com náuseas, vômitos, distensão abdominal e, às vezes, diarreia.

Ao exame físico observa-se um paciente agitado, desconfortável e irritado, com *facies* dolorosa. O pulso e a pressão arterial podem estar alterados, com taquicardia e hipertensão arterial, respiração ofegante e rápida. Frequentemente, detecta-se dor abdominal difusa, com pontos mais sensíveis à palpação, os quais podem corresponder à localização do cálculo. No exame das lojas renais também se detecta dor, e a punho-percussão (sinal de Giordano) pode ser bastante dolorosa. Ainda que o cálculo esteja localizado ao longo do ureter, pode-se encontrar o sinal de Giordano positivo devido à repercussão da hidronefrose retrógrada aguda no rim. Punho-percussão das lojas renais deve ser feita com especial cuidado. A intensidade de percussão deve ser progressiva, pois há risco de piora do quadro agudo após a realização desse exame com grande vigor. Do mesmo modo, a palpação abdominal deve ser cuidadosa, especialmente pela dor que pode causar.[6]

O diagnóstico diferencial é feito em todos os pacientes com dor abdominal aguda, embora, não seja difícil identificar o paciente com cólica nefrética clássica. Entretanto, é importante lembrar que várias doenças podem mimetizar o episódio agudo da calculose das vias urinárias, por exemplo: gastrointestinais (cólica biliar, apendicite, pancreatite aguda, diverticulite aguda, úlcera gastroduodenal), vasculares (aneurisma de aorta, infarto renal, obstrução arterial esplênica, obstrução arterial intestinal), ginecológicas (anexite, cisto de ovário, endometriose, gravidez ectópica) e outras (infarto cardíaco, hérnia inguinal, abscesso no psoas, massas retroperitoniais, doenças agudas da coluna vertebral).[6]

Abordagem do paciente pediátrico agudo

Os principais objetivos na abordagem do paciente pediátrico agudo são: controle da dor, facilitação da descida do cálculo no ureter e remoção do cálculo quando necessário. Essa abordagem depende da intensidade da dor e da presença de infecção e/ou obstrução. Frequentemente, é necessário o uso de medicação antiálgica e antiemética antes do início da propedêutica. Os exames realizados na fase aguda são: urina rotina, gram de gota de urina não centrifugada, urocultura e antibiograma, raio x simples de abdome sem preparo e ultrassonografia de vias urinárias.[6]

O exame de urina geralmente demonstra macro ou micro-hematúria, o que reforça o diagnóstico prévio de cólica nefrética aguda. A urina turva com cheiro pútrido, leucocitúria e bacteriúria, com ou sem teste do nitrito positivo, sugere infecção urinária associada, piorando sensivelmente o prognóstico. A suspeita de infecção urinária será reforçada com o achado de bastonetes Gram-negativos ao exame de gram de gota de urina não centrifugada. Nesse caso, institui-se a terapêutica medicamentosa antimicrobiana, aguardando o resultado da urocultura. Outros achados ao exame de urina são: proteinúria discreta e cristalúria. O achado de cristais no sedimento urinário, especialmente de oxalato de cálcio, de ácido úrico ou de cistina, contribui para o diagnóstico. Desse modo, a presença de cristalúria deve ser valorizada pelo clínico em paciente de qualquer faixa etária, havendo necessidade de investigação de história de urolitíase nos familiares. Entretanto, não há associação direta entre cristalúria e calculose renal e entre cristalúria e atividade da doença calculosa.[8]

A avaliação clínica, laboratorial e por imagem deve ser feita sistematicamente no paciente com um cálculo descendo no ureter. O paciente deve ser instruído a observar a eliminação do cálculo, porque ela pode ocorrer mesmo sem dor. Cerca de 60-70% dos cálculos serão eliminados espontaneamente e o tamanho, e as características de sua superfície limitam sua passagem. O período de espera pela migração do cálculo sem dano ao parênquima renal é de 2 semanas, porém o período de espera pela migração do cálculo sem afetar o parênquima renal é de 6 semanas no máximo. Após esse período, o paciente deve ser encaminhado ao urologista, pois poderá ser necessário terapia expulsiva ou uma intervenção cirúrgica.[9]

Habitualmente, exames sanguíneos não são necessários, entretanto, nos casos com suspeita de pielonefrite, uma avaliação completa da bioquímica do sangue deve ser feita para monitorização apropriada do paciente e avaliação da severidade do quadro clínico.

A ultrassonografia de vias urinárias é um exame rápido e não invasivo que permite avaliar quase tudo o que foi descrito para a radiografia simples de abdome. Também possibilita a avaliação dos rins e vias urinárias, especialmente a presença de hidronefrose, o que, muitas vezes, altera a conduta imediata. Presta-se ainda ao acompanhamento de cálculos que estão descendo no ureter, podendo ser repetida quantas vezes forem necessárias sem prejuízo para o paciente.[6]

A urografia excretora não é recomendada como rotina na fase aguda, especialmente em pacientes pediátricos. Ela estaria indicada apenas em casos excepcionais, por exemplo, quando há necessidade de diagnóstico diferencial com quadros clínicos atípicos e/ou complicados com outras

doenças. Durante o quadro agudo, a urografia excretora é um procedimento bastante desconfortável, e a injeção do contraste pode provocar novas crises de vômitos e dores. Além disso, o paciente pode estar com diarreia e não hidratado adequadamente, aumentando sensivelmente o risco de nefrotoxicidade pelo contraste radiológico. Outro problema é a impossibilidade de boa qualidade técnica do procedimento nessa fase devido à agitação do paciente e ao processo semiobstrutivo/obstrutivo que pode estar presente. As fases da urografia excretora (vascular, secreção, filtração e excreção) estarão prejudicadas pela contração do volume extracelular. A semiobstrução/obstrução determina a liberação de aminas vasoativas, especialmente o tromboxane, provocando vasoconstrição, redução do fluxo vascular renal, redução da filtração glomerular, redução do fluxo urinário e redução da pressão intratubular, que dificultam a progressão do cálculo. Embora esse processo esteja ocorrendo em um rim, o reflexo renorrenal pode ser desencadeado, acometendo o rim contralateral e levando à exclusão renal na urografia excretora.[6] Condutas errôneas e intempestivas podem ser adotadas nessa situação, prejudicando sobremaneira o paciente.

A tomografia computadorizada (TC) helicoidal não contrastada é considerada atualmente o padrão ouro para diagnóstico de urolitíase e pode identificar obstrução e distinguir cálculos de coágulos ou tumores. No entanto, a US de vias urinárias é recomendada como técnica de primeira linha de imagem, e a TC será indicada em casos que a US não foi suficiente para uma decisão clínica.[6] A TC é um procedimento dispendioso e que resulta em alta taxa de irradiação.[6]

Tratamento do paciente pediátrico agudo

Cálculos urinários se movendo dentro do sistema coletor renal podem gerar situação de emergência, causando cólica intensa ou infecção em um trato urinário parcial ou totalmente obstruído. Essa dor pode ser explicada por dois mecanismos: distensão de receptores de dor devido à dilatação do sistema urinário obstruído e liberação de mediadores da dor decorrente de irritação local e edema da parede do ureter ou da pelve renal. A dor da cólica renal é uma das mais intensas dores descritas e requer atendimento imediato e eficaz.

Alívio dos sintomas

O uso de antiinflamatórios não esteroidais (Aine) pode ser indicado como primeira escolha, devido a seus maiores benefícios nessa situação: redução do edema ureteral ao redor do cálculo e facilitação de sua descida. Assim, o edema ureteral, o aumento do peristaltismo e o aumento da pressão pélvica que são tentativas agudas para eliminar o cálculo podem ser efetivamente atenuadas pelos Aine por inibição da síntese de prostaglandinas vasoconstritoras. Durante seu uso, a função renal deve ser monitorada devido ao risco de nefrotoxicidade, e só devem ser prescritos se a função renal estiver normal e o paciente estiver bem hidratado. Além disso, devem ser suspensos pelo menos 3 dias antes de intervenção urológica para minimizar o risco de sangramento.[6]

Drogas antiespasmódicas e/ou analgésicas

- Diclofenaco sódico: utilizado pelas vias oral, retal e intramuscular. Dose: 1-3 mg/kg cada 8 horas. Apresentação: comprimidos de 50 e 75 mg; supositório de 50 mg e ampolas de 75 mg em 3 mL. Os anti-inflamatórios não esteroidais devem ser interrompidos 3 dias antes de intervenção urológica para minimizar o risco de sangramento.
- N-butilbrometo de escopolamina: utilizado pelas vias oral, intramuscular e endovenosa diretamente ou diluído em soro para gotejamento lento. A dose de n-butilbrometo de escopolamina baseada no peso corpóreo de uma criança pode ser calculada como segue:
  - Crianças até 3 meses de idade: 1,5 mg/kg/dose, repetidas 3 vezes ao dia.
  - Crianças entre 3-11 meses de idade: 0,7 mg/kg/dose, repetidas 3 vezes ao dia.
  - Crianças de 1-6 anos de idade: 0,3-0,5 mg/kg/dose, repetidas 3 vezes ao dia.
  - Apresentação: drágeas de 10 mg, solução oral de 10 mg/mL, ampolas de 20 mg em 1 mL.

Outras drogas antiespasmódicas e/ou analgésicas que poderiam também ser usadas para esse controle agudo da dor:

- Morfina e análogos:
  - Meperidina: utilizada nas vias intramuscular ou subcutânea. Dose: 1-1,5 mg/kg, dose máxima de 100 mg. Apresentação: ampolas de 100 mg em 2 mL. Essas são drogas utilizadas em situações muito especiais, como a dor intratável.[6]
  - São drogas utilizadas em situações muito especiais e com critérios bem definidos, em razão de riscos inerentes. São utilizadas somente se há dor intratável com medicação habitual.
- Drogas antieméticas:
  - Cloridrato de ondansetrona SL 6 meses a 2 anos: 0,2 a 0,4 mg/kg/dose > 30 kg: 4 mg/dose 8/8h. Cloridrato de ondansetrona IV/IM 5 mg/m^2 SC. Apresentações: comprimidos: 8 mg. Ampolas: 4 e 8 mg.
  - Dimenidrinato: utilizada nas vias oral e intramuscular/endovenosa. Dose: 1-5 mg/kg a cada 6 horas (dose máxima: 300 mg/kg/dia). Apresentação: comprimidos de 50 mg; gotas de 25 mg/mL; e ampolas de 50 mg/2 mL. A dose para o dimenidrinato B6 é 1,25 mg/kg/dose, 3 gotas para 2 kg a cada 6 horas (dose máxima até 6 anos de idade: 75 mg/dia).

CUIDADOS GERAIS

Hidratação

Será incrementada logo após a comprovação de que o cálculo pode migrar e ser eliminado. O fluxo urinário aumentado será garantido através de hidratação oral ou mesmo parenteral, nos casos com vômitos intensos, diarreia ou

falta de aceitação oral. Recomenda-se a ingestão de pelo menos 30-40 mL de líquidos/kg, distribuídos durante as 24 horas. A oligúria é um dos principais fatores de risco para a formação de cálculos. Penido et al. relataram 63% de seus pacientes pediátricos com UL com débito urinário menor que 1 mL/kg/h.[4]

Acompanhamentos clínico, laboratorial e de imagem periodicamente

A avaliação clínica, laboratorial e de imagem deve ser feita sistematicamente no paciente que estiver com um cálculo descendo no trato urinário. A periodicidade do exame clínico depende da gravidade do paciente. Habitualmente, não são necessários exames de sangue. Os exames de urina rotina e urocultura serão feitos semanalmente, assim como a ultrassonografia das vias urinárias para acompanhamento da descida do cálculo até sua eliminação.

O pediatra deverá orientar o paciente para observar a eliminação do seu cálculo, pois ela pode acontecer sem dor associada. Ele deve recomendar que a criança ou adolescente carregue junto com seu material escolar um filtro de papel (filtro para coar café), que será utilizado ao urinar, quando estiver fora do ambiente domiciliar. O período máximo de espera para a descida do cálculo sem consequências para o rim é de 6 semanas. Entretanto, a partir da segunda semana já existe alguma repercussão sobre o parênquima renal.[9] Após esse período, é aconselhável a interconsulta com um urologista.

Embora a sensibilidade e especificidade da tomografia computadorizada elicoidal (TCe) sejam maiores e esta seja considerada o padrão ouro para o diagnóstico de UL, a US de vias urinárias é recomendada como técnica de primeira linha de imagem. A TCe somente será indicada em casos que a US não foi suficiente para uma decisão clínica.[6] Importante ressaltar que a TCe é um procedimento dispendioso, nem sempre disponível, e pode aumentar o risco de câncer abdominal e pélvico em crianças.

A UL tem grande morbidade e mortalidade quando está associada à infecção configurando pielonefrite obstrutiva, e não há, necessariamente, cólica renal associada. O paciente apresenta-se com dores nos flancos, febre, oligoanúria, prostração e a US mostra dilatação do sistema coletor renal homolateral. Trata-se de uma emergência com alta taxa de mortalidade (> 50%) e somente os antibióticos não são suficientes para impedir o desenvolvimento de sepse. O tratamento dessa condição clínica, muitas vezes dramática, exige a resolução do fator obstrutivo, tão logo quanto possível, com procedimentos endoscópicos ou cirúrgicos.[6]

Terapia expulsiva

A terapia expulsiva, incluindo alfabloqueadores, esteroides e bloqueadores dos canais de cálcio, tem sido extensivamente estudada devido a uma possível ação benéfica, facilitando a passagem dos cálculos e diminuindo a necessidade de intervenção urológica. Recomenda-se que pacientes com cálculos ureterais com menos de 10 mm devem ser submetidos a terapia expulsiva. A tamsulosina tem sido a droga mais utilizada. Vale lembrar que esse bloqueador alfa-adrenérgico está indicado para crianças com mais de 5 anos de idade, com cálculos ureteral ou vesical sintomáticos, devendo-se aguardar 2 semanas pelo seu efeito.

Conduta cirúrgica nos cálculos urinários no paciente agudo

A presença de um cálculo no rim não implica obrigatoriamente sua remoção cirúrgica, e existem critérios que auxiliam nessa decisão. Entretanto, a UL é considerada cirurgicamente ativa em casos de dor intratável, obstrução urinária, infecção urinária associada, obstrução parcial em rim único, lesão renal aguda, ausência de migração do cálculo por 6 semanas e em casos de cálculos coraliformes.

Cerca de 60-70% de todos os cálculos serão eliminados espontaneamente, e algumas atitudes podem ser adotadas para facilitar sua passagem: alívio da dor e prevenção de novos episódios de cólica nefrética, normalização da função intestinal, aumento da diurese e aumento da atividade física. Quando o cálculo não é eliminado espontaneamente, o paciente exigirá monitorização delicada e constante. As limitações para a passagem do cálculo estão relacionadas com seu tamanho e com as características da sua superfície. Constituem indicação para remoção:

- Ureter proximal: cálculo com diâmetro > 5 mm ou cálculo com diâmetro < 4 mm associado a obstrução completa, urossepse, rim único, deterioração da função renal, sintomatologia intratável, não progressão do cálculo durante o período de 6 semanas.
- Ureter distal: cálculo com diâmetro > 7 mm ou cálculo com diâmetro < 6 mm associado a obstrução completa, urossepse, rim único, deterioração da função renal, sintomatologia intratável, não progressão do cálculo durante período de 6 semanas.

A conduta será escolhida de acordo com a localização do cálculo e suas repercussões sobre os rins, e frequentemente é necessária consultoria da urologia. As opções terapêuticas para os cálculos que não progrediram incluem: litotripsia extracorpórea (LECO), litotripsia endoscópica com ultrassonografia, pielolitotomia aberta e nefrolitotomia percutânea. A LECO é o tratamento de escolha em 85% dos casos e está particularmente indicado para cálculos no ureter proximal e em pelve renal.[6]

Abordagem propedêutica do paciente após a fase aguda

Após a resolução da fase aguda, sendo o cálculo eliminado espontaneamente ou retirado por qualquer técnica, o paciente será conduzido para o estudo metabólico. Recomenda-se um repouso metabólico de pelo menos 30 dias. Do mesmo modo, se o paciente não era agudo

e o diagnóstico foi feito por exames de imagem, ele será encaminhado para o estudo metabólico de acordo com o protocolo:

- Urina para sedimentoscopia, pesquisa de dismorfismo eritrocitário, Gram de gota de urina não centrifugada e urocultura.
- Urina de 24 horas: duas amostras coletadas em dias diferentes (pelo menos 1 semana de intervalo), para dosagem de creatinina, cálcio, ácido úrico, citrato, fosfato, oxalato, magnésio, sódio, potássio e cistina qualitativa.
- Urina de segunda micção matinal coletada em jejum: duas amostras para medida do pH urinário avaliado no pHmetro, valores da relação cálcio/creatinina e de ácido úrico/creatinina.
- Sangue venoso: uma amostra coletada em jejum para dosagem de creatinina, cálcio, fósforo, ácido úrico, magnésio, sódio, cloro, potássio; hemograma e gasometria venosa.
- Ultrassonografia de vias urinárias.
- Outros exames, quando necessário e se disponíveis.[4,6]

Se o paciente não tiver controle completo de esfíncteres, utiliza-se a amostra urinária única corrigida pela creatinina para avaliar a excreção de cálcio, ácido úrico, citrato, fosfato, oxalato, magnésio, sódio e potássio. A cistina qualitativa poderá ser feita também nessa amostra. Outra possibilidade é avaliar a excreção urinária dessas substâncias em amostra urinária única corrigida pelo RFG, utilizando a fórmula de Simkin et al.[10] A seguir um exemplo do cálculo da excreção urinária de ácido úrico corrigida pelo RFG:

$$\text{Eau} = \frac{\text{Uau} \times \text{Scr}}{\text{Ucr}}$$

Em que:
Eau = excreção urinária de ácido úrico corrigida pelo RFG.
Uau = concentração de ácido úrico urinário em mg/dL.
Scr = concentração de creatinina sérica em mg/dL.
Ucr = concentração de creatinina urinária em mg/dL.

A partir da análise de toda essa investigação é possível fazer o diagnóstico metabólico do paciente e instituir o tratamento adequado. A seguir estão descritos os valores de anormalidade para a excreção urinária das diversas substâncias.

Tabela 2 Valores normais para excreção urinária em amostra isolada e em amostra de 24 horas de várias substâncias para crianças e adolescentes

	Urina 24 horas	Urina amostra isolada corrigida pela creatinina		Urina amostra isolada corrigida pelo RFG
Volume	≥ 1 mL/kg/h			
Creatinina	2-3a: 6-22 mg/kg > 3a: 12-30 mg/kg			
Cálcio	≤ 4 mg/kg (0,10 mmol/kg)	Idade	mg/mg; mmol/mmol	< 0,10
		0-6m	< 0,80; < 2,24	
		6-12m	< 0,60; < 1,68	
		1-2a	< 0,40; < 1,12	
		2-18a	< 0,21; < 0,56	
Citrato	≥ 400 mg/g creatinina	≥ 0,28 (mmol/L/mmol/L)		> 0,18 (mg/L/mg/L)
Cálcio/citrato	< 0,33	< 0,33		
Na/K	≤ 3,5	≤ 3,5		
Ácido úrico	< 815 mg/1,73 m² SC	< 0,65		< 0,56 mg < 0,03 mmol
Cistina	< 60 mg/1,73 m² SC	< 0,02 (mg/mg) < 0,01 (mmol/mmol)		
Magnésio	> 88 mg/1,73 m² SC			
Oxalato	< 50 mg/1,73 m² SC < 0,49 mmol/1,73 m² BS	Idade	(mg/mg)	
		0-6m	< 0,30	
		7m – 4a	< 0,15	
		> 4a	< 0,10	
Fosfato	TP/RFG: > 2,8 e < 4,4 mg/dL*			

* TP/RFG: reabsorção tubular de fosfato pelo ritmo de filtração glomerular
RFG: ritmo de filtração glomerular; SC: superfície corpórea.

Após essa avaliação, o diagnóstico metabólico pode ser feito. Valores de excreção urinária das diversas substâncias estão descritos na Tabela 2.

TRATAMENTO E ACOMPANHAMENTO DO PACIENTE APÓS A FASE AGUDA

Os tratamentos existentes são direcionados para restaurar a bioquímica e a físico-química urinárias, já que a eliminação espontânea ou cirúrgica de um cálculo não impede sua neoformação, não diminui a morbidade e não determina a correção das manifestações extrarrenais das doenças de base coexistentes. Após a fase aguda, o tratamento proposto é em longo prazo, devendo constar de medidas gerais e medidas específicas.

Medidas gerais ou tratamento não farmacológico

O tratamento não farmacológico da UL é feito em longo prazo e consiste sobretudo em hidratação, nutrição e atividade física. A ingestão hídrica adequada é a base para evitar a supersaturação da urina.

Hidratação

A finalidade da ingestão hídrica é diluir a concentração das substâncias litogênicas na urina, pois a probabilidade de se formarem cálculos é inversamente proporcional à diurese. Deve-se garantir aporte hídrico que mantenha a urina diluída, ou seja, de coloração amarelo-clara. Se há maiores gastos ou perdas, deve-se aumentar a ingestão de acordo com eles. A quantidade ingerida de líquidos deverá ser distribuída durante todo o dia, para manutenção de bom e constante fluxo urinário. Cerca de metade dessa quantidade líquida deve ser água e a outra metade poderá ser escolhida pelo paciente (sucos, chás etc.). Deve-se garantir um fluxo urinário de pelo menos 1 mL/kg/h para reduzir a concentração urinária, mas idealmente seriam 2-3 mL/kg/h. A quantidade de ingestão de líquidos deve ser distribuída ao longo do dia para uma boa e constante manutenção do fluxo urinário. Cerca de metade da ingestão líquida deve ser água e a outra metade pode ser escolhida pelo paciente (sucos, chás etc.).

Dieta

Restrições alimentares graves são contraindicadas. Em primeiro lugar porque podem dificultar a adesão ao tratamento; em segundo, porque podem determinar deficiências nutricionais eventualmente mais significativas que a própria urolitíase. A dieta deve ser corrigida e adequada às necessidades da criança ou adolescente, em especial no que se refere à ingestão de cálcio, proteínas, carboidratos, gorduras e sal. A ingestão diária ideal de sódio varia de acordo com a idade: 1,2 g para crianças de 4-8 anos, 1,5 g para aqueles com idade entre 9-18 anos. Os limites superiores correspondentes são 1,9 e 2,3 g, respectivamente, acima dos quais há risco para a saúde.[41]

Para a população em risco (doença renal crônica, hipertensão, diabetes), a ingestão diária de sódio deve ser inferior a 1,5 g. A ingestão de potássio é considerada protetora contra a formação de cálculos urinários. Recomendações ótimas para sua ingestão também variam de acordo com a idade: 3,8 g para crianças de 4-8 anos e 4,5 g para aquelas entre 9-18 anos. Isso é aproximadamente equivalente a 3 unidades de frutas por dia. A quantidade de cálcio na dieta é muito importante, e há risco maior de formar cálculos entre aqueles que ingerem menos cálcio. Restrições desse íon na dieta não são recomendadas porque aumentam a excreção urinária de oxalato favorecendo a agregação de cristais de oxalato de cálcio.

Outra possível intervenção dietética é a correção da ingestão de proteína de origem animal (carne vermelha), porque o consumo aumentado desse alimento aumentará a excreção urinária de cálcio. O metabolismo da proteína ingerida cria uma carga ácida que inibe a reabsorção de cálcio tubular renal. A formação de cálculos urinários está também associada à ingestão de outros açúcares (sacarose, frutose) e vitaminas (vitamina C). Gorduras e açúcares devem ser evitados. Magnésio e os fitatos são considerados protetores. Recomenda-se que um nutricionista seja envolvido na condução da UL pediátrica para fornecer à família os detalhes sobre como atingir as metas nutricionais propostas.

Atividades físicas

Exercícios físicos devem ser regulares, uma vez que a incidência de cálculos é diretamente proporcional ao sedentarismo, assim como a obesidade. Entretanto, é preciso dar ênfase ao cuidado com a reposição de líquidos após a atividade física para que não se favoreça a concentração e saturação urinárias.[6]

MEDIDAS ESPECÍFICAS

O tratamento específico é proposto na dependência das alterações metabólicas encontradas. As principais são:

Hipercalciúria idiopática

A abordagem inicial consiste em modificações dietéticas durante 4 meses (ingestão elevada de líquidos, ingestão normal de cálcio, proteína, sódio e potássio). Em caso de não normalização da calciúria, o citrato de potássio é iniciado (0,5-1 mEq/kg/dia), juntamente com as medidas dietéticas, durante mais 2 meses. O controle clínico ambulatorial será a cada 4 meses, e a ultrassonografia deve ser repetida a cada 6 meses, pelo menos.

- Citrato de potássio: utilizado via oral. Dose: 0,5-1 mEq/kg duas vezes ao dia com alimento. Apresentação: xarope manipulado, e 5 mL contém 20 mEq de citrato.
  Fórmula:

  Citrato de potássio______200 g_______100 g
  Xarope com sabor______500 mL______250 mL

  Sabor a escolher: framboesa, groselha, morango, abacaxi etc.

Apresentação em cápsulas: manipuladas de 5 e 10 mEq de citrato.

O tratamento com diurético tiazídico é iniciado (0,5-1 mg/kg/dia), combinado com citrato de potássio, se não houver normalização da calciúria após 2 meses de tratamento apenas com o citrato de potássio, e/ou se os sintomas persistirem.

A hipercalciúria idiopática é considerada a principal alteração metabólica responsável pela formação desses cálculos em adultos ou crianças. Associação entre essa alteração metabólica e redução da densidade mineral óssea tem sido, também, descrita em adultos e crianças. Essa perda óssea é nociva para seres que estão em crescimento, pois o maior acúmulo de massa óssea acontece na infância, com aceleração máxima na adolescência.[6,7]

Hipocitratúria idiopática

O citrato é um importante inibidor da cristalização urinária, particularmente dos cristais de cálcio, e a citratúria é o resultado do citrato filtrado nos glomérulos menos a fração que é reabsorvida no segmento tubular proximal. É a segunda alteração metabólica mais frequente na infância depois da hipercalciúria. A abordagem inicial também consiste em modificações dietéticas durante 4 meses (ingestão elevada de líquidos, ingestão normal de cálcio, proteína, sódio e potássio). O citrato de potássio é iniciado, juntamente com as medidas dietéticas.

- Citrato de potássio utilizado por via oral. Dose: 1- 3 mEq duas vezes ao dia com alimento. Apresentação: xarope ou cápsulas manipulados, como descrito para a hipercalciúria idiopática.[6]

Hiperuricosúria idiopática

A hiperexcreção de ácido úrico é decorrente da elevada produção endógena desse ácido e/ou excessiva ingestão de alimentos ricos em purinas. Cristais de ácido úrico podem agir como núcleo heterogêneo para promover cristalização de sais de cálcio ou podem precipitar a formação de cálculo puro de ácido úrico, o que ocorre em 5-8 % dos casos. Geralmente está associada a outras alterações metabólicas nos pacientes pediátricos. O tratamento é feito com:

- Citrato de potássio, via oral. Dose: 1-3 mEq/kg, duas vezes ao dia com alimento. Apresentação: xarope ou cápsulas manipulados como descrito para a hipercalciúria idiopática.

É importante esclarecer à família que os alimentos ricos em ácido úrico deverão ser diminuídos. Frutos do mar, peixes pequenos (especialmente sardinha), leguminosas (feijão, ervilha, grão-de-bico etc.) e miúdos (fígado de galinha, coração, vísceras etc.) contêm taxas significativas de purina, porém a cocção retira grande parte delas. O alopurinol é utilizado raramente, uma vez que, com as medidas citadas, a uricosúria é controlada. Nos casos rebeldes aos tratamentos descritos e uricosúria > 1 g em 24 horas, utiliza-se essa droga na dose de 50 mg/dia para crianças menores de 10 anos de idade e 100 mg/dia para crianças maiores de 10 anos.[6]

Hiperoxalúria absortiva

Recomenda-se dieta pobre em oxalato, ou seja, reduzir a ingestão de espinafre, ruibarbo, chás escuros, *nuts*, arroz integral e frutas vermelhas (*berries*). A recomendação dietética envolve também a redução de gorduras, ingestão normal de cálcio para a faixa etária, líquidos em grande quantidade e evitar o uso de vitamina C.

- Piridoxina (vitamina B_6): utilizada por via oral. Dose: 30 mg/kg/dia a cada 12 horas.
- Ortofosfato neutro ou fosfato neutro: utilizado por via oral. Dose: 30 mg/kg/dia a cada 12 horas. Apresentação: xarope manipulado, 5 mL contêm 270 mg de fosfato neutro.

  Fórmula:

  Fosfato de potássio ______ 150 mg
  Fosfato de sódio ______ 350 mg
  QSP água destilada ______ 5 L

  O ortofosfato reduz o cálcio urinário e aumenta o pirofosfato e a excreção de citrato na urina. Assim, a saturação urinária do oxalato de cálcio é reduzida e a atividade inibidora contra a cristalização do oxalato de cálcio pode ser aumentada pela ação do pirofosfato.
- Citrato de magnésio: utilizado por via oral. Dose: 10 mEq/dia a cada 12 horas.

O magnésio forma um complexo solúvel com o oxalato reduzindo sua concentração na forma livre e, consequentemente, reduz a saturação urinária de oxalato de cálcio.[6]

Cistinúria

A cistinúria é uma doença rara hereditária autossômica recessiva e que se caracteriza pela inabilidade no manuseio e transporte renal e gastrointestinal dos aminoácidos dibásicos: cistina, lisina, arginina e ornitina. Sua triagem é feita por meio do teste qualitativo do nitroprussiato de sódio. Se esse teste é positivo, passa-se à dosagem quantitativa em urina de 24 horas, em que o valor de referência para hiperexcreção é > 60 mg/1,73 m^2 SC (Tabela 1).

Recomendações gerais: urinar 3-3,5 L por dia ou 1,5 L/m^2/dia; manter pH urinário entre 7-7,5; não realizar exercícios extremos; não usar laxativos.

Recomendações dietéticas: dieta rica em fibras; restrição de sal; restrição de proteína (metionina) 0,8-1 g/kg/dia; proibido alimentos defumados e picles; evitar bebidas com alto teor de ácido fosfórico ("cola"); evitar bebidas alcoólicas, limonada e café.

Tratamento medicamentoso

- Citrato de potássio: utilizado por via oral. Dose: 1-3 mEq/kg duas vezes ao dia com alimentos. Apresentação: xarope e cápsulas manipulados, como já descrito para a hipercalciúria idiopática.
- Vitamina C: utilizada por via oral. Dose: 1-2 g por dia. Apresentação: comprimidos efervescentes.

- Prevenção de infecção urinária com sulfametoxazol-trimetropim 10 mg/kg/dia de sulfametoxazol.
- D-penicilamina (20 mg/kg/dia).[6]

Hipomagnesiúria

O magnésio é considerado um protetor urinário. Seu tratamento consiste em:

Citrato de magnésio: utilizado por via oral. Dose: 10 mEq duas vezes ao dia.

Fórmula:

Citrato__________31,5 mEq
Magnésio__________12,5 mEq

Sabor a escolher: framboesa, groselha, morango, abacaxi etc.

Para crianças maiores de 30 kg devem-se preparar cápsulas com metade dessa dose e dar 2 vezes ao dia. Pode ser necessária mais de 1 cápsula. Para crianças menores deve ser preparado o xarope e calcular 0,5-1 mEq/kg/dia divididos em 2 doses.[6]

Hiperfosfatúria

A hiperfosfatúria decorre da perda renal de fósforo pelo túbulo renal e consequente redução de seu nível plasmático. A hipofosfatemia resultante estimula a hidroxilação renal de vitamina D e o consequente aumento da absorção intestinal de cálcio. Nessa condição clínica, podem coexistir hiperfosfatúria e hipercalciúria, que é secundária. O tratamento é feito com:

- Ortofosfato neutro ou fosfato neutro: utilizado por via oral. Dose: 30 mg/kg/dia a cada 12 horas. Apresentação: xarope manipulado, 5 mL contêm 270 mg de fosfato neutro.

  Solução de fosfato neutro:

  Fosfato de Na__________70 g
  Fosfato de K__________30 g
  Xarope não alcoólico__________1000 mL q.s.p.

  Dose empírica: iniciar com 30 mg/kg/dia (BID ou TID) (5 mL = 269,85 mg de Pi/1 mL = 54 mg de Pi)[6]

UROLITÍASES GENÉTICAS

É importante destacar que sempre se deve pensar na possibilidade de doença genética para pacientes pediátricos com urolitíase. Sabe-se que essas doenças são raras, entretanto, são muito graves. Elas se iniciam principalmente no lactente jovem, mas não no feto. Frequentemente há história familiar de urolitíase e consanguinidade. Na maioria das vezes são bilaterais, múltiplos, recorrentes e a nefrocalcinose está presente.

Os pacientes podem apresentar poliúria, polidipsia, retardo de crescimento, acidose metabólica e defeito de concentração urinária. Os sinais e sintomas extrarrenais são muito específicos.

De acordo com a base de dados OMIM (Online Mendelian Inheritance in Man), mais de 30 condições genéticas contribuem para a fisiopatologia da urolitíase.

Existe uma grande heterogeneidade e a herança não segue um padrão simples de herança, mas é caracterizada por um traço genético complexo, em que um mesmo genótipo pode resultar em fenótipos iguais ou diferentes.

A importância de se fazer o diagnóstico o mais breve possível reside nos seguintes fatos: (1) mais de 15% dos pacientes e aproximadamente 30% dos formadores de cálculos recorrentes com menos de 25 anos têm um diagnóstico molecular monogênico; (2) a prevalência de urolitíase com herança monogênica é de aproximadamente 15%; (3) a herdabilidade é superior a 45% para urolitíase e superior a 50% para hipercalciúria; (4) a história familiar está presente em 35-65% dos indivíduos com urolitíase e apenas em 5-20% daqueles não formadores de cálculos; e (5) as crianças com esta história têm mais probabilidade de apresentar a doença.

Os pacientes podem evoluir com um prognóstico desfavorável, chegando à doença renal crônica, há risco de receber um tratamento inconsistente e risco do diagnóstico ser feito após o transplante renal. Quando há nefrocalcinose ou outras formas de nefrite induzida por cristais, existe a possibilidade de um dano renal irreversível e progressivo, culminando com a doença renal crônica em estágio terminal.

Com respeito às doenças de herança monogênica, que são causadas por alterações em um único gene, que geralmente se manifestam na infância e podem ser hereditárias, elas correspondem a 21% dos casos pediátricos com um total de 41 genes conhecidos que conferem patogenicidade.

CONSIDERAÇÕES FINAIS

A UL é muito prevalente, confere alta morbidade e a recorrência é sua principal característica. A eliminação do cálculo não descarta a possibilidade de nova formação lítica. Assim, a implementação de protocolos de estudos metabólicos, observações epidemiológicas relacionadas a fatores nutricionais, ambientais, genéticos e avaliação dos principais elementos que propiciam a supersaturação urinária mostraram que o diagnóstico metabólico seria não só factível, mas absolutamente necessário e de grande utilidade para a prevenção da formação lítica. A criação de programas efetivos de diagnóstico, tratamento e acompanhamento ambulatorial permite a categorização apurada e o manejo adequados dos pacientes com UL, prevenindo, dessa maneira, a recorrência dos litos.

REFERÊNCIAS BIBLIOGRÁFICAS

1. Johnson CM, Wilson DM, O'Fallon WM, et al. Renal stone epidemiology; a 25-year study in Rochester, Minnesota. Kidney Int.1979;16(5):624-31.
2. Walther PC, Lamm D, Kaplan, GW. Pediatric urolithiasis: ten years review. Pediatrics. 1980;65:1068-72.
3. Coelho STSN. Físico-química da litogênese. In: Calculose renal: fisiopatologia, diagnóstico e tratamento. São Paulo: Sarvier; 1995. p.5-12.

4. Penido MGMG, Srivastava T, Alon US. Pediatric primary urolithiasis: 12-year experience at a Midwestern Children's Hospital. J Urol. 201;189:1493-7.
5. Ciftcioglu N, Bjorklund M, Kuorikoski K, et al. Nanobacteria: an infectious cause for kidney stone formation. Kidney Int. 1999;56(5):1893-8.
6. Penido MGMG, Tavares MS. Pediatric primary urolithiasis: symptoms, medical management and prevention strategies. World J Nephrol. 2015;4:444-54.
7. Penido MGMG, Lima EM Tupinambá ALF, et al. Bone alterations in children with idiopathic hypercalciuria at the time of diagnosis. Pediatr Nephrol. 2003;18:133-9.
8. Tasian GE, Kabarriti AE, Kalmus A, Furth SL. Kidney stone recurrence among children and adolescents. J Urol. 2017:197:246-52.
9. Parvex P, Pippi-Salle JL, Goodyer PR. Rapid loss of renal parenchyma after acute obstruction. Pediatr Nephrol. 2001;16:1076-9.
10. Simkin PA, Hoover PL, Paxson CS, et al. Uric acid excretion: quantitative assessment from spot, midmorning serum urine samples. Ann Intem Med. 1979;91:44-7.

CAPÍTULO 7

SÍNDROME NEFRÍTICA

Olberes Vitor Braga de Andrade
Arnauld Kaufman
José Pacheco Martins Ribeiro Neto
Julio Toporovski

AO FINAL DA LEITURA DESTE CAPÍTULO, O PEDIATRA DEVE ESTAR APTO A:

- Entender o conceito de síndrome nefrítica e conhecer as principais etiologias e glomerulopatias envolvidas.
- Conhecer as principais formas de apresentação clínica e os exames laboratoriais que permitam o diagnóstico da glomerulonefrite difusa aguda pós-estreptocócica (GNDA-PE).
- Reconhecer os mecanismos etiofisiopatogênicos e as principais complicações da GNDA-PE.
- Elaborar e reconhecer os principais diagnósticos diferenciais da síndrome nefrítica e da GNDA-PE, as principais indicações de biopsia renal e o encaminhamento para o nefrologista pediátrico.
- Abordar e tratar as principais complicações da GNDA-PE.

INTRODUÇÃO

A síndrome nefrítica (SNi) é uma condição clínica caracterizada pela associação de edema, hipertensão arterial (HA) e hematúria.[1,2,3] Frequentemente, observa-se associação de proteinúria e, em algumas situações, ocorre perda da função renal. Correlaciona-se com glomerulopatias, as quais podem estar presentes em todas as faixas etárias, podendo-se apresentar de forma aguda ou crônica, quando podem se relacionar com falência crônica dos rins.[1]

A apresentação clínica principal na infância é a SNi aguda. Entretanto, outras formas de apresentação incluem desde formas subclínicas, como quadros de diferencial de hematúria recorrente, uma síndrome com curso clínico-laboratorial de perda rápida e progressiva da função renal (glomerulonefrite rapidamente progressiva – GNRP) e quadros de SNi crônica.[1]

A causa mais comum de síndrome nefrítica em crianças é a glomerulonefrite aguda pós-infecciosa (GNDA-PI), associada principalmente com a infecção estreptocócica, condição que será avaliada mais detalhadamente.[4]

ETIOLOGIA DA SÍNDROME NEFRÍTICA NA CRIANÇA

A SNi abrange um amplo espectro de condições com comprometimento histológico inflamatório e alterações variáveis do sedimento urinário, envolvendo glomerulopatias primárias e glomerulopatias secundárias[1] (Quadro 1). Essas glomerulopatias podem se apresentar de várias formas, incluindo além da SNi, a síndrome nefrótica (a qual se caracteriza por proteinúria de caráter nefrótico, hipoalbumi-

Quadro 1 Síndrome nefrítica e glomerulopatias relacionadas

Síndrome nefrítica primária (glomerulonefrite primária)
Glomerulopatia do C3
Nefropatia por IgA
Doença antimembrana basal glomerular
Glomerulonefrite crescêntica idiopática
Glomerulopatia membranosa
Síndrome nefrítica secundária (glomerulonefrite secundária)
Glomerulonefrite pós-estreptocócica
Outras glomerulonefrites pós-infecciosas
Infecções virais, bacterianas, fúngicas e parasitárias
Púrpura de Henoch-Schönlein
Nefrite lúpica
Poliangeíte granulomatosa (Wegener)
Síndrome de Churg-Strauss
Crioglobulinemia
Doença reumática, artrite reumatoide, síndrome de Sjogren
Doenças neoplásicas etc.

nemia, edema e dislipidemia – ver a seção sobre síndrome nefrótica) ou com características de ambas, também denominada síndrome mista.[2-8]

ASPECTOS CLÍNICOS E LABORATORIAIS DA SÍNDROME NEFRÍTICA[1-3,7-9]

A SNi aguda pode manifestar uma apresentação típica de início súbito de hematúria, edema, proteinúria de grau variável, HA e azotemia. Inicialmente, pode estar associada com febre, cefaleia e dor abdominal. Progressivamente se instala edema, ganho de peso e astenia. Outras manifestações extrarrenais podem estar presentes, dependendo da doença de base e/ou patologias sistêmicas eventualmente associadas. O edema é frequentemente moderado, porém pode ser mais pronunciado e evoluir para anasarca e estados graves de sobrecarga hídrica. O edema e a HA são secundários e relacionados basicamente à expansão do volume extracelular, quando complicações graves podem se estabelecer, tais como edema agudo pulmonar, insuficiência cardíaca e crise hipertensiva, habitualmente estratificadas como urgência ou emergência hipertensiva (nesta há a presença de disfunção de órgãos-alvo). A emergência hipertensiva, quando presente, cursa principalmente com sinais de encefalopatia hipertensiva, podendo se manifestar com cefaleia, crises convulsivas, perda da acuidade visual e alterações variáveis do sensório, além de acidente vascular cerebral.

Entre as manifestações urinárias, além da hematúria, observa-se também oligúria. A hematúria pode ser microscópica ou macroscópica e frequentemente acompanhada de cilindros hemáticos e evidências de origem glomerular, realçando a presença de dismorfismo eritrocitário (ver Capítulo 1).

A taxa de filtração glomerular (TFG) pode estar reduzida na fase aguda, refletindo-se, na prática clínica, no aumento de creatinina sérica ou de outros biomarcadores da função glomerular. Dependendo da etiologia da SNi, a TFG pode ou não se normalizar, fato que ocorre na maioria dos casos de GNDA-PI.

Em algumas ocasiões, a apresentação pode ser atípica, sendo estabelecida como diagnóstico diferencial de quadros de oligúria e lesão renal aguda (LRA) ou HA ou hematúria macroscópica isolada ou na investigação de proteinúria.[1,7]

Nos casos de glomerulonefrite difusa aguda pós-estreptocócica (GNDA-PE), algumas vezes a apresentação é subclínica, sendo estabelecido o diagnóstico por meio da investigação, por exemplo, de familiares do caso índex. Em outras ocasiões, ocorre perda rápida e progressiva da função renal, condição conhecida como glomerulonefrite rapidamente progressiva.

AVALIAÇÃO E DIAGNÓSTICO DA SÍNDROME NEFRÍTICA[1,2,6,7]

A história clínica, a história familiar, a presença de sinais e sintomas extrarrenais e o exame físico são importantes, podendo fornecer evidências, por exemplo, de uma doença sistêmica e do grau e comprometimento das potenciais complicações. A glomerulonefrite pode ser isolada ao rim (síndrome nefrítica primária) ou pode ser um componente de um distúrbio sistêmico (síndrome nefrítica secundária).

Um pródomo recente de infecção de pele ou orofaringe pode sugerir GNDA-PE. Exantema facial e artrite em uma menina podem sugerir lúpus eritematoso sistêmico. Dor abdominal, artralgia e lesões purpúricas em nádegas, membros inferiores e/ou superiores podem estar relacionados com a púrpura de Henoch-Schönlein.[1,5,6]

A investigação laboratorial é necessária em todos os casos, podendo ser extensa, dependendo do grau de suspeição etiológica da glomerulopatia, das manifestações clínicas e/ou da causa secundária associada (ver Quadro 2). Esses exames são necessários e importantes para o diagnóstico precoce e a instituição da terapia, o que pode influenciar no prognóstico em determinados casos. Resultados de exames laboratoriais dirigidos, principalmente da área imunológica e/ou a análise histológica tecidual em casos selecionados, geralmente identificam a etiologia associada.[1,2,3,7,10]

Quadro 2 Investigação e exames subsidiários eventualmente preconizados em crianças com síndrome nefrítica aguda, glomerulonefrite pós-infecciosa ou glomerulonefrite rapidamente progressiva*

Urina I com pesquisa de dismorfismo eritrocitário e microscopia urinária
• Hemoglobinúria; proteinúria
• Avaliação do sedimento urinário (hematúria; cilindrúria)
U P/C (relação proteína/creatinina em amostras isolada de urina)
Hemograma; PCR, VHS
Creatinina; ureia; cistatina C
Eletrólitos séricos e gasometria venosa
Radiografia de tórax
Ecocardiograma
Tomografia de tórax e ressonância magnética ou angiorressonância cerebral (casos especiais)
Complemento total e frações (CH50, C3 e C4)
Aslo, antiDNAse B, antiestreptoquinase, anti-hialuronidase
Fator antinúcleo; anticorpos antinucleares, antiDNA
Anca-c, Anca-p
Anticorpo antimembrana basal (antiMBG)
Anticorpo anti-PLA2R
Imunoeletroforese sérica (incluindo IgA sérica)
Crioglobulinas
Eletroforese urinária
Sorologias
• Hepatite B, hepatite C, EBV, HIV etc.
Biopsia renal com microscopia ótica e imunofluorescência (em alguns casos, microscopia eletrônica)

* Investigação ampla, entretanto dirigida, conforme apresentação clínica e suspeição diagnóstica.
Aslo: antiestreptolisina O; Anca: anticorpo contra citoplasma de neutrófilos; EBV: vírus Epstein-Barr.

O exame de urina I pode sinalizar a presença de hematúria, cilindros hemáticos, hialinos, granulosos, leucocitários e proteinúria.[1,7,10,11] A microscopia urinária pode revelar a presença de hemácias crenadas, sugestivo de origem glomerular, juntamente com o achado de cilindros hemáticos. A avaliação da razão da proteína/creatinina em amostra isolada de urina (U P/C) avalia o grau de proteinúria, lembrando que, em situações de hematúria macroscópica, a proteinúria pode se elevar devido ao componente globina. Em alguns casos, proteinúria nefrótica ou síndrome nefrótica podem estar presentes.

Exames séricos devem ser dirigidos para avaliar a presença de síndrome infecciosa associada (vírus, bactérias e outros agentes), enfermidades de caráter imunológico, potenciais processos linfoproliferativos e o grau de atividade inflamatória (p. ex., PCR, VHS).[1,3,7] Algumas vasculites podem se acompanhar de anemia e outras alterações no hemograma e em provas inflamatórias.

Deve-se estabelecer a função renal por meio da análise da creatinina sérica e da estimativa do *clearance* de creatinina (existem outros biomarcadores mais específicos, como a cistatina) e o grau de azotemia (elevação de metabólitos nitrogenados estabelecido na prática, principalmente pela elevação da ureia sérica). Nos casos de oligúria e LRA é importante analisar o perfil eletrolítico (distúrbios do Na, K, cloro, cálcio iônico, fosfato, magnésio) e a presença de distúrbios ácido-bases (análise gasométrica). Na avaliação diagnóstica de determinadas enfermidades e nos casos de hipervolemia ou de comprometimento cardíaco de várias glomerulopatias ou vasculites, podem-se realizar exames funcionais e/ou de imagem, como o ecocardiograma, a radiografia e/ou a tomografia de tórax (neste caso, evitar a utilização de contraste radiológico).

A análise do complemento sérico e frações fornece informações importantes para a classificação e acompanhamento da SNi aguda. Entre as glomerulopatias hipocomplementêmicas temos a GNDA-PE, a nefrite lúpica, a glomerulopatia do C3, a nefrite do *shunt*, a glomerulonefrite crioglobulinêmica, a glomerulonefrite associada à endocardite bacteriana, entre outras[4,5,6,7,11]

Nos casos de GNDA-PE, pode-se estabelecer uma infecção estreptocócica pregressa por meio da análise da antiestreptolisina O (Aslo) e/ou da antiDNAse B (esta é mais específica).[7,8,9] Testes com painéis de mensuração de vários anticorpos estreptococos diferentes são positivos em mais de 95% dos pacientes com faringite e aproximadamente 80% com infecções de pele.[9,10] A cultura em orofaringe pode ser positiva em somente 25% dos casos de infecção estreptocócica.[9,10] A análise do fator antinúcleo (FAN), antiDNA (dupla-hélice) e o painel de anticorpos nucleares dirigidos contra antígenos extraíveis nucleares (antiENA) são importantes no diagnóstico do lúpus eritematoso sistêmico e de outras doenças autoimunes.[1,2,10] Na nefrite lúpica, outros marcadores de atividade estão sendo evidenciados. Vale lembrar que não serão realizadas aqui considerações mais aprofundadas quanto à nefrite lúpica e outras vasculites com envolvimento renal.

A realização de outros marcadores imunes pode ser necessária, sendo importante a interação multiprofissional, por exemplo, com reumatologia ou imunologia pediátrica. Entre esses exames, principalmente na avaliação das vasculites, incluem-se a análise do Anca (anticorpo contra citoplasma de neutrófilos). O Anca-c (padrão difuso citoplasmático) está associado com anticorpos antiproteinase 3, sendo um teste importante para o diagnóstico de poliangeíte granulomatosa (Wegener). O Anca-p (padrão perinuclear) está associado com inúmeros anticorpos, incluindo antimieloperoxidase, podendo estar presentes na poliarterite nodosa e em outras patologias renais, reumáticas e sistêmicas.[5,6,7,9,10]

O anticorpo antiPLA2R (receptor da fosfolipase A2) responde por grande parte dos casos de glomerulonefrite membranosa primária (GMP). Outras causas secundárias de GMP também devem ser afastadas. Na nefropatia por IgA pode-se observar aumento da IgA sérica, porém esse achado é pouco sensível e inespecífico. Sorologias para infecções virais devem ser realizadas para afastar causas secundárias (p. ex., hepatite B, hepatite C, vírus Epstein-Barr, HIV etc.).[5,6,7,10]

A Figura 1 apresenta um fluxograma de auxílio diagnóstico, utilizando alguns desses marcadores de glomerulopatias que podem cursar com síndrome nefrítica.[5]

A biópsia renal pode ser necessária para o estabelecimento diagnóstico e a demonstração da extensão do processo inflamatório glomerular, comprometimento túbulo-intersticial eventual e para a presença e padrão de depósitos imunes, imunocomplexos, além de anticorpos específicos. A presença de depósitos imunes na imunofluorescência ou na microscopia eletrônica e sua especificidade histológica frequentemente estabelecem o diagnóstico na nefrite lúpica, na nefropatia por IgA e na GMP, por exemplo.[1,7,11]

GLOMERULONEFRITE E INFECÇÕES: GLOMERULONEFRITE DIFUSA AGUDA PÓS-ESTREPTOCÓCICA[1,4,7,9,11-13]

As glomerulonefrites pós-infecciosas (GNPI) caracterizam-se por um processo de inflamação e proliferação celular glomerular, englobando um grande grupo de glomerulonefrites mediadas imunologicamente e associadas com diversos agentes infecciosos, incluindo bactérias, vírus, fungos, protozoários e helmintos.[13,14] Vários agentes infecciosos se associam com glomerulonefrite difusa aguda (GNDA) – ver Quadro 3. Na infância, a maioria das infecções associadas à GNPI é causada por infecções estreptocócicas.[4,7,9,13]

EPIDEMIOLOGIA DA GNDA-PE[1,4,7,9-14]

A GNDA-PE se caracteriza por um processo inflamatório glomerular e difuso, usualmente relacionada a uma infecção pregressa pelo estreptococo, sendo considerada uma das complicações não supurativas por cepas nefritogênicas do *Streptococcus pyogenes*, representado principalmente pelo *Streptococcus beta-hemolítico do grupo A*.

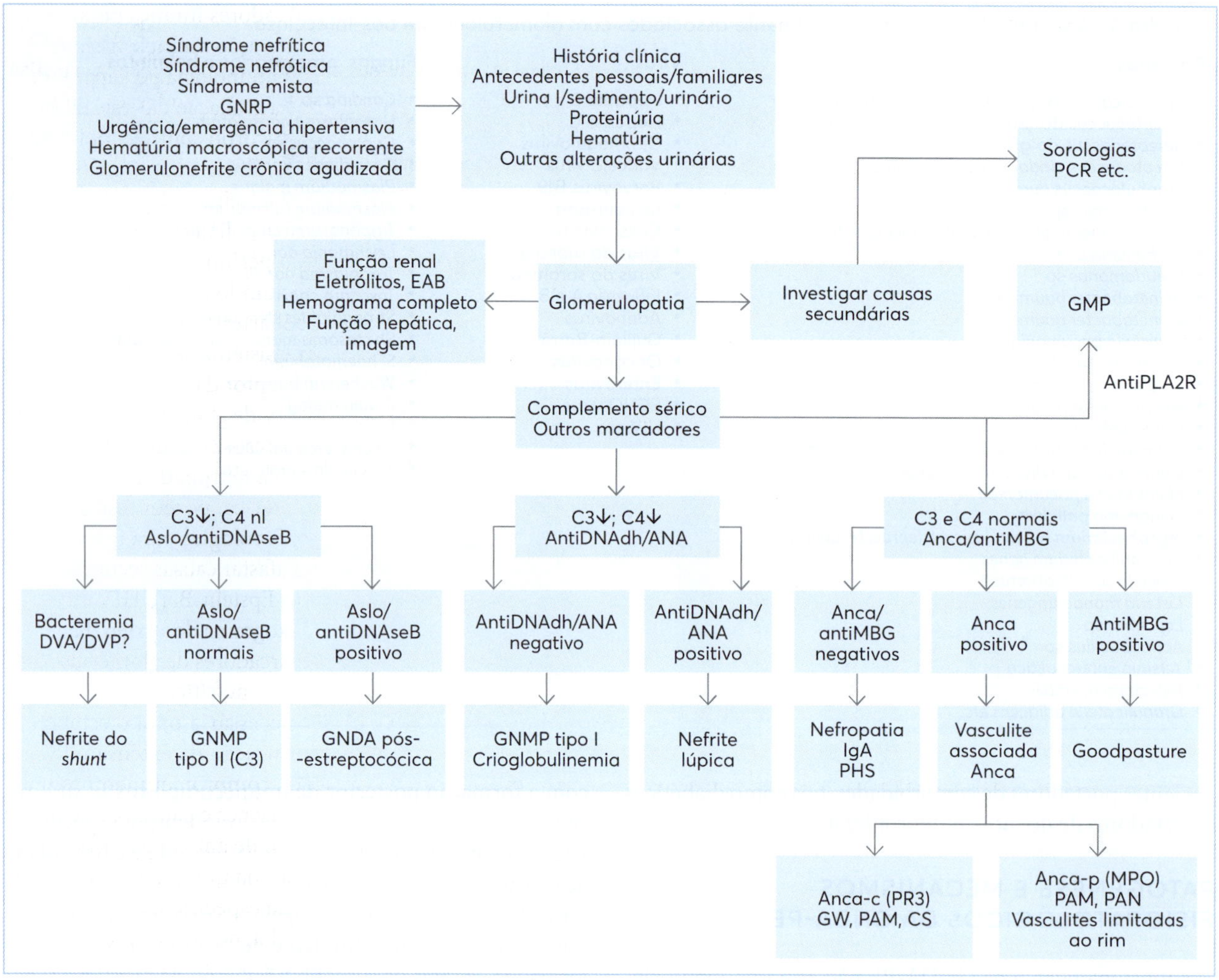

Figura 1 Fluxograma de investigação diagnóstica das glomerulopatias primárias e secundárias que podem cursar com síndrome nefrítica e/ou nefrótica.

GMP: glomerulonefrite membranosa primária; GNMP: glomerulonefrite membranoproliferativa; PHS: púrpura de Henoch-Schönlein; Aslo: antiestreptolisina O; DVA: derivação ventrículo-atrial; DVP: derivação ventrículo-peritoneal; MBG: membrana basal glomerular; Anca: anticorpo contra citoplasma de neutrófilos; GW: poliangeíte granulomatosa (Wegener); PAM: poliangeíte microscópica; PAN: poliarterite nodosa; MPO: mieloperoxidase.

A GNDA-PE é considerada o protótipo e a mais estudada das GNPI e, de forma global, constitui a glomerulonefrite aguda mais comum em pediatria, embora a nefropatia por IgA se estabeleça como a glomerulopatia cosmopolita mais prevalente.[4,8,10,14,15]

Apesar de sua prevalência entre as glomerulonefrites agudas na infância, não se conhece sua real prevalência. Há estimativas anuais de 470 mil casos novos/ano e de 9,5-28,5 novos casos/100000 pessoas-ano, sendo que sua incidência é mais elevada em países subdesenvolvidos, relacionada com fatores de risco tradicionais para infecção estreptocócica na comunidade. Estima-se que, para cada caso índex, 3-4 casos sejam assintomáticos. Pode estar relacionada a surtos epidêmicos de infecção estreptocócica na comunidade ou pode se apresentar de forma endêmica. Formas mais graves foram registradas em crianças de comunidades aborígenes australianas e, de certa forma, fatores genéticos podem estar envolvidos.

A GNDA-PE ocorre mais em pré-escolares, escolares e adultos jovens, principalmente entre 5-15 anos de idade, sendo rara antes dos 2 anos. Em relação às infecções estreptocócicas de vias aéreas, observa-se predominância no sexo masculino (2:1), com equivalência entre os gêneros quando a infecção é de pele.[11]

Em países desenvolvidos e industrializados, observa-se um declínio da incidência geral e das formas graves da GNDA-PE. Esse fato pode estar relacionado com a melhora das condições nutricionais e de vida da população, facilitação e acesso aos serviços de saúde, redução nas últimas décadas das infecções estreptocócicas (principalmente cutâneas), diagnóstico e tratamento precoce das infecções estreptocócicas e fluoretação e tratamento da água. Nesses países, a GNDA-PE é agora considerada como evento raro, evidenciando-se mudança de agente etológico com associação com *Staphylococcus aureus*, aparecimento em faixa etária mais tardia e formas mais graves associadas com

Quadro 3 Agentes infecciosos potencialmente associados com glomerulonefrite pós-infecciosa

Bactérias	Vírus	Fungos, protozoários e helmintos
• *Spreptococcus* beta-hemolítico do grupo A • *Streptococcus* do grupo C (*S. zooepidemicus*) • *Spreptococcus* do grupo G • *Streptococcus viridans; S. pneumoniae* • *Staphylococcus aureus; S. epidermidis* • *Enterococcus* sp • *Neisseria meningitidis; N. gonorrhoeae; N. flava* • *Escherichia coli* • *Pseudomonas* sp • *Acinetobacter baumanni* • *Acinetobacter baumanni* • *Klebsiella pneumoniae* • *Proteus mirabilis* • *Enterobacter clocae* • *Haemophylus influenzae* • *Campylobacter* sp • *Salmonella typhi; S. paratyphi; S. typhimurium* • *Corynebaterium diphteriae; C. bovis* • *Micoplasma pneumoniae* • *Treponema pallidum* • *Mycobacterium tuberculosis; M. leprae; M. avium* • *Propionibacterium acnes* • *Brucella suis; B. abortus* • *Listeria monocytogenes* • *Leptspira* sp • *Actinobacillus* sp • *Yersinia enterocolitica* • *Rickettsia rickettsii* • *Granulicatella adiacens etc.*	• Hepatite B • Hepatite C • Citomegalovírus • Varicela vírus • Parvovírus B19 • Epstein-Barr • Coxsackie B • Vírus da rubéola • Vírus do sarampo • *Influenza* A e B • Adenovírus • Guillain-Barré • Onconavírus • Enterovírus • ECHO vírus • HIV etc.	• *Candida* sp • *Histoplasma capsulatum* • *Criptococcus* sp • *Coccidiodes immitus* • *Plasmodium malarie* • *Plasmodium falciparum* • *Trypanosoma cruzi; T. bruci* • *Leishmania donovani* • *Toxoplasma gondii* • *Toxocara canis* • *Strongyloides stercoralis* • *Shistosoma mansoni; S. japonicum* • *S. haematobium* • *Wuchereria bancrofti* • *Brugia malayi* • *Loa* • *Onchocerca valvulus* • *Trichinella spiralis* etc.

pacientes portadores de comorbidades, tais como diabéticos e portadores de doenças linfoproliferativas, entre outras.

PATOGÊNESE E MECANISMOS FISIOPATOLÓGICOS DA GNDA-PE[4,7,9,12,13]

A etiofisiopatogenia da GNDA-PE não está totalmente definida. Devido à enorme diversidade de agentes infecciosos associados à GNPI, existe um amplo campo aberto sobre sua patogênese. Em relação à GNDA-PE, as evidências sugerem um caráter imunológico associado, entretanto um grande debate persiste sobre qual seria o antígeno estreptococo nefritogênico e quais mecanismos desencadeariam o comprometimento glomerular.

Historicamente, vários componentes do estreptococo ou produtos secretados foram implicados como antígenos responsáveis pela patogênese, como a proteína M, a estreptoquinase, a endoestreptosina, entre outros. Além disso, várias teorias e mecanismos foram estabelecidos, tais como a formação de imunocomplexos circulantes com deposição renal, reatividade cruzada, formação de imunecomplexos *in situ* (teorias heteróloga e autóloga), entre outros.

Atualmente há dois principais antígenos estreptocócicos nefritogênicos candidatos: o receptor de plasmina estreptocócico associado à nefrite (NAPlr), uma enzima glicolítica com atividade gliceraldeído-3-fosfato desidrogenase (GAPDH); e a exotoxina B pirogênica estreptocócica (SpeB) e seu precursor (zSpeB), uma proteinase catiônica (protease cisteínica) extracelular.

As evidências atuais sugerem que esses antígenos nefritogênicos seriam depositados no rim ("antígenos plantados") com a formação posterior de imunecomplexos *in situ*, resultantes da deposição secundária de anticorpos específicos. Alguns relatos demonstram a coparticipação e a habilidade de ligação desses antígenos à plasmina, a qual, deixando de ser inativada, promoveria lesão glomerular, juntamente com a ativação do sistema complemento pelos imunecomplexos formados. Fatores de suscetibilidade (ou de resistência) genéticas ou adquiridas do hospedeiro e anormalidades da regulação da via alternada do sistema complemento certamente também são importantes na patogênese, embora não totalmente esclarecidos (Figura 2).

Considerando esses dois potenciais antígenos, na sequência dos eventos, após a liberação de NAPlr ou SpeB na circulação pelo estreptococo nefritogênico, ocorreria a deposição de NAPlr (carga aniônica) ou SpeB (carga catiônica) na face endotelial e no espaço subepitelial da membrana basal glomerular (MBG) do capilar glomerular, respectivamente. Nesse período, a resposta imune do hospedeiro promoveria a formação de anticorpos Ac-NAPlr ou Ac-SpeB. NAPlr e SpeB se ligariam à plasmina, prevenindo sua degradação nos tecidos glomerulares, promovendo a indução de lesão inflamatória tecidual glomerular pela plasmina. Entre as múltiplas ações da plasmina, destacam-se a ativação de metaloproteinases, o aumento do *turnover* e a degradação de proteínas da matriz extracelular (fibronectina e laminina), fibrinólise, migração celular e angiogênese. Após a lesão inflamatória da MBG, induzida pela plasmina, ocorreria a migração de NAPlr para o espaço subepitelial. O anticorpo Ac-NaPlr se ligaria ao NAPlr com posterior formação do imunecomplexo *in situ*. Alternativamente, o complexo NAPlr-Ac-NAPlr poderia ser pré-formado na face endotelial,

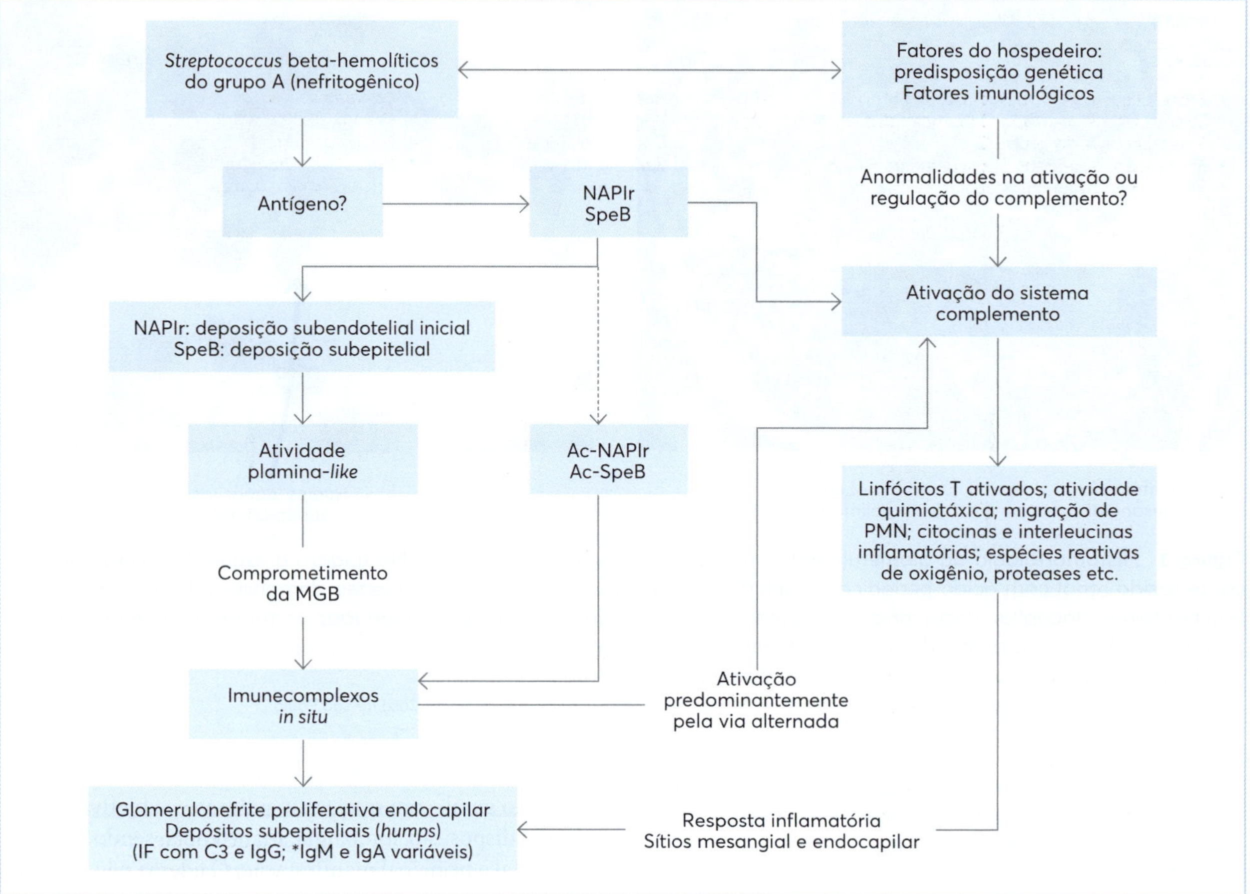

Figura 2 Etiofisiopatogenia da glomerulonefrite difusa aguda pós-estreptocócica.

migrando posteriormente para a área subepitelial da barreira de ultrafiltração glomerular (BUFG). Anticorpos Ac-SpeB cruzariam também a MBG danificada e se ligariam *in situ* ao Speb na região subepitelial formando também um imunecomplexo *in situ*.

Paralelamente, ocorre ativação do sistema complemento (preferencialmente por via alternada), atividade quimiotáxica e migração de polimorfonucleares. A resposta inflamatória seria ampliada com a participação de linfócitos T sensibilizados, citocinas e interleucinas inflamatórias, proteína quimiotática de monócitos, espécies reativas de oxigênio, proteases, entre outros componentes e moduladores.

Como resultado, ocorre proliferação difusa de células endoteliais e mesangiais com evidência de formação de imunecomplexos *in situ* na região subepitelial (*humps*) e no mesângio. Estes são os achados clássicos de glomerulonefrite proliferativa endocapilar com presença na imunofluorescência de depósitos subepiteliais (*humps*) com C3 e IgG, além de IgM, IgA, fibrina e outros componentes do complemento que também podem ser detectados (Figuras 2 e 3).

Ocorre então uma sequência de mecanismos fisiopatológicos na GNDA-PE (ver Figura 4). O processo inflamatório nos capilares glomerulares, com perda da integridade, condiciona a passagem anormal de elementos através da BUFG, determinando hematúria, leucocitúria e proteinúria. Entretanto, há controvérsias sobre o mecanismo íntimo responsável pela hematúria. Observa-se redução da luz dos capilares, diminuição da TFG e do coeficiente de ultrafiltração (Kf) com retenção de elementos filtrantes, tais como creatinina, ureia, potássio, entre outros elementos, condicionando azotemia, uremia e hipercalemia, conforme o grau de LRA. Ocorre redução da oferta de água e sódio aos túbulos renais e, ao mesmo tempo, a reabsorção tubular de sódio e de água estão preservados. Esses eventos conjuntos com a manutenção da ingestão hídrica e salina, promovem balanço positivo de sódio e água, edema, expansão do volume circulante efetivo, hipervolemia e complicações potenciais, tais como congestão cardiocirculatória, insuficiência cardíaca e crise hipertensiva. O edema também poderia ser resultado de alterações das forças determinantes da lei de Starling nos capilares sistêmicos.

ASPECTOS CLÍNICOS E LABORATORIAIS DA GNDA-PE[1,4,7,9,11-13]

Após um período de incubação médio de 2-3 semanas (máximo de 6 semanas) após uma infecção estreptocócica de vias aéreas ou de pele, respectivamente, estabelece-se o diag-

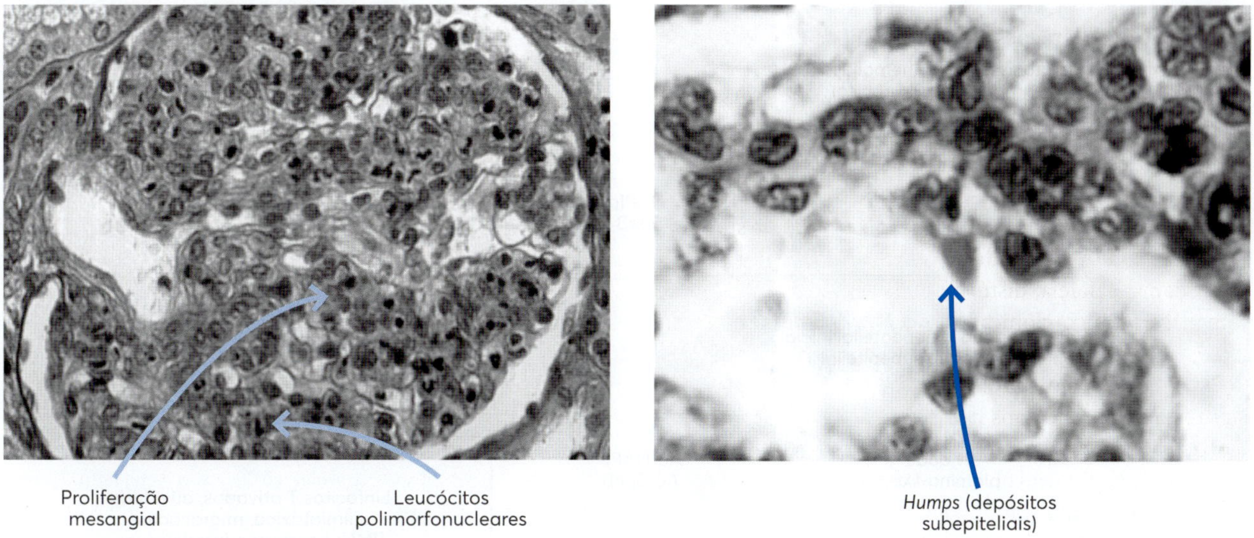

Figura 3 Histomorfologia da glomerulonefrite difusa aguda pós-estreptocócica. No quadro à esquerda: microscopia ótica de tecido renal com ácido periódico de Schiff (PAS), ampliação original de 550 vezes, demonstrando glomerulonefrite proliferativa endocapilar, destacando-se o aumento do glomérulo, nítida hipercelularidade com presença de proliferação mesangial e leucócitos polimorfonucleares. No quadro à direita, a presença de depósitos subepiteliais (*humps*) – tricrômico de Masson (ampliação original de 400 vezes). *Vide* o texto para maiores detalhes.

Fonte: cortesia dos Drs. Dino Martini Filho e Fabiana Bueno, do Serviço de Anatomia Patológica da Santa Casa de São Paulo.

- Processo inflamatório glomerular
  - Alteração do sedimento urinário (hematúria, proteinúria etc.)
- ↓ da TFG
  - ↓ do coeficiente de ultrafiltração (Kf)
  - "*Shunt* sanguíneo": arteríola aferente → arteríola eferente
  - Azotemia, uremia e distúrbios eletrolíticos
- Manutenção da reabsorção tubular de sódio e água
- Manutenção da ingestão hídrica e salina
- Balanço positivo de sódio e água
- Expansão do volume circulante efetivo (VCE)
- Hipervolemia:
  - → edema, congestão cardiocirculatória, hipertensão arterial
- Complicações:
  - → referentes à hipervolemia, disfunção renal e distúrbios eletrolíticos
- Congestão cardiocirculatória, ICC, EAP, crise hipertensiva, LRA etc.

Figura 4 Sequência dos mecanismos fisiopatológicos estabelecidos na glomerulonefrite difusa aguda pós-estreptocócica.

TFG: taxa de filtração glomerular; Kf: coeficiente de ultrafiltração glomerular; ICC: insuficiência cardíaca congestiva; EAP: edema agudo pulmonar; LRA: lesão renal aguda.

nóstico sobre bases clínicas e sorológicas. Habitualmente, detectam-se as alterações típicas de síndrome nefrítica: edema, hipertensão arterial e hematúria, associadas com oligúria. Entretanto, a apresentação clínica pode ser variável, desde assintomática ou oligossintomática, como derivada do diagnóstico diferencial de hematúria microscópica e até quadros de GNRP e/ou LRA.

Em geral, a maioria dos pacientes encontra-se em regular estado geral, com queixas insidiosas e subjetivas de cefaleia, indisposição, lombalgia, inapetência, sendo o edema periorbital a principal manifestação. O edema não costuma ser muito intenso e, muitas vezes é evidenciado apenas por queixas indiretas como "roupa apertada" e dificuldade em "calçar os sapatos".[11] Outras vezes, com menor frequência, o edema é mais generalizado e influenciado pela postura. Em geral, o edema antecede a hematúria, a qual pode ser macroscópica nas fases iniciais ("lavado de carne ou Coca-Cola").[11] A hematúria macroscópica ocorre entre 25-60% dos casos, e micro e macroscópica em torno de 95%. A evidência de hipertensão arterial se estabelece entre 50-97% dos casos, na grande maioria dos casos de intensidade moderada, podendo ser agravada pela ingestão de alimentos com elevado teor de sódio e nos casos de redução importante da TFG.

Entre as complicações, ressaltamos os quadros de congestão cardiocirculatória/hipervolemia, evidenciados em até 50% dos casos (clínica e radiografia de tórax), insuficiência cardíaca (ICC) com ou sem edema agudo de pulmão (EAP), crise hipertensiva e LRA, podendo apresentar características de GNRP.

A congestão cardiocirculatória é a complicação mais frequente, caracterizada por sinais clínicos de hipervolemia, como taquicardia, dispneia, tosse, estertores subcrepitantes em bases pulmonares e, eventualmente, hepatomegalia.[11] Pode evoluir para ICC e EAP, se não detectada ou abordada precoce e adequadamente.

Nos casos de crise hipertensiva, a encefalopatia hipertensiva é a forma mais comum de manifestação com quadro clínico variável. Além de cefaleia, podemos evidenciar vômitos, cólicas abdominais, crises convulsivas e outras complicações

neurológicas. Alterações visuais podem se estabelecer, tais como diplopia e amaurose, em geral transitória.

Outra complicação potencial associada é a síndrome da encefalopatia posterior reversível (PRES), cujo diagnóstico definitivo é estabelecido por meio de ressonância magnética.[7] Deve-se considerar essa possibilidade quando há manifestações neurológicas associadas ao cenário de síndrome nefrítica/GNDA-PE. Pode-se observar distúrbios do sensório, coma, cefaleia, distúrbios visuais, alucinações, crises convulsivas tônico-clônicas, associados com crise hipertensiva. Os achados típicos são estabelecidos pela neuroimagem (REMA – principalmente em T2 *flair*) como edema simétrico da substância branca nos hemisférios cerebrais posteriores (particularmente nas regiões parieto-occipitais). Entretanto, pode ser observado envolvimento anterior cortical ou outros achados com localização topográfica variável.

Alteração da função renal estabelecida, por elevação da creatinina sérica, ocorre em torno de 60% dos casos. A LRA dialítica é a menos comum das complicações.

Proteinúria pode estar presente, podendo apresentar, raramente, caráter nefrótico (U P/C > 2 ou > 50 mg/kg/dia). Alguns casos apresentam síndrome mista com associação da síndrome nefrítica e síndrome nefrótica.

Do ponto de vista evolutivo, na regressão desses sintomas, constata-se inicialmente o desaparecimento do edema, em média 7-15 dias após o início da doença, acompanhado por crise de diurese, seguindo-se a normalização dos níveis pressóricos, geralmente 2-3 dias após o desaparecimento do edema. Nos casos não complicados, ao redor da terceira ou quarta semana após o início da sintomatologia ocorre o restabelecimento clínico geral da criança.[11] Importante considerar que a hematúria microscópica pode persistir por 1-2 anos, sem necessariamente implicar um quadro de complicação. Na Figura 5 observa-se o curso clínico-laboratorial clássico da GNDA-PE.[12]

Do ponto de vista laboratorial, a Aslo habitualmente se eleva após 2 semanas da faringite estreptocócica, enquanto os

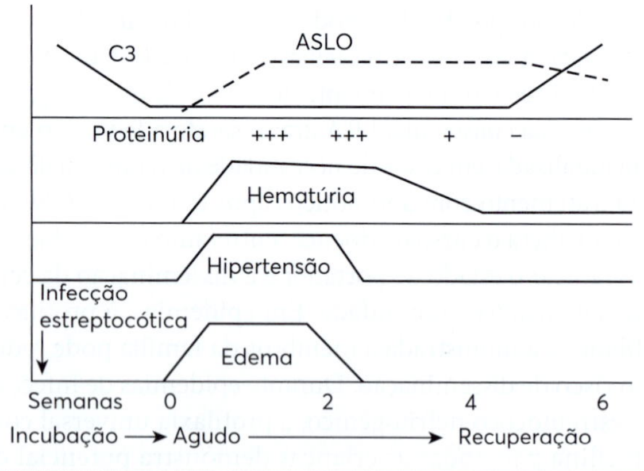

Figura 5 Curso clínico-laboratorial da glomerulonefrite difusa aguda pós-estreptocócica.
Fonte: adaptada Eison et al., 2011.[12]

títulos, em geral, não se elevam após as infecções de pele.[9,11] Entre outros anticorpos que evidenciam infecção estreptocócica pregressa, como a antiestreptoquinase e a anti-hialuronidase, a antiDNAse B se apresenta com maior acurácia.

Como já comentado, na urina I observa-se hematúria, além de leucocitúria e proteinúria. Em geral a densidade e a osmolalidade urinária encontram-se preservadas, devido à capacidade preservada de concentração urinária e à integridade tubular.

Distúrbios eletrolíticos podem estar presentes, dependendo do grau de disfunção renal e hipervolemia, destacando-se as disnatremias, a hipercalemia, a hiperfosfatemia e a acidose metabólica. Devido à hipervolemia associada, a atividade da renina plasmática encontra-se normal ou reduzida.

Em geral, devido à expansão do espaço extracelular, observa-se hiponatremia, embora a massa total de sódio encontre-se aumentada. Hipernatremia pode estar presente, porém mais raramente. A fração de excreção de sódio é reduzida, encontrando-se habitualmente < 0,5%.

A avaliação da atividade do sistema complemento é muito importante, já que a GNDA-PE se comporta como uma glomerulopatia hipocomplementêmica. A redução do C3 se estabelece como um marcador importante de atividade, entretanto pode estar normal em torno de 5-15% dos casos. Os níveis de C3 se normalizam em torno de 6-8 semanas da instalação da doença. Os níveis de C4, em geral, encontram-se normais, refletindo a ativação principalmente pela via alternada do sistema complemento.

Os sinais de congestão cardiocirculatória cursando com ICC e/ou EAP demonstram, na radiografia de tórax e em outros exames de imagem, cardiomegalia e infiltrado interstício-alveolar. Conforme a apresentação e evidências das complicações, pode haver necessidade de realização de níveis de BNP (péptide cerebral natriurético), eletrocardiograma, ecocardiograma com Doppler, ressonância magnética cerebral, entre outros exames.

Como na infância, a GNDA-PE é uma glomerulopatia de evolução favorável, não é indicada a execução de biópsia renal (BR), a qual deve ser realizada apenas quando houver suspeita clínica de que o padrão anatomopatológico não seja de proliferação endotelial e mesangial ou de patologia sistêmica secundária.[11] Os critérios gerais para indicação de BR são: cenários de GNRP; HA, hematúria macroscópica e alteração da função renal persistentes por mais de 3-4 semanas; proteinúria significativa por mais de 6 semanas ou de caráter nefrótico por mais de 4 semanas e hipocomplementemia persistente por mais de 8 semanas.

Pacientes com apresentação e evolução clínico-laboratorial atípica e quadros de GNRP devem ser referidos imediatamente ao nefrologista pediátrico.

Embora o diagnóstico da GNDA-PE não ofereça dificuldades, algumas glomerulopatias podem apresentar-se no início, com quadro semelhante, destacando-se as GNPI por outros agentes (vírus, bactérias etc.), a glomerulopatia do C3, a nefrite lúpica, a nefropatia por IgA (doença de Berger), a glomerulonefrite associada à endocardite bacteriana, a crio-

globulinemia, a GNPI com depósito dominante de IgA (e.g., após infecção por *Staphylococcus aureus* resistente à meticilina) e outros quadros etiológicos de GNRP (glomerulonefrite crescêntica).[2] No diagnóstico diferencial, deve-se valorizar a presença de sinais e sintomas extrarrenais e a temporalidade e persistência das manifestações clínico-laboratoriais, ressaltando, em pediatria, os cenários diferenciais de nefrite lúpica, nefropatia por IgA e a glomerulopatia do C3.

Na nefropatia por IgA, os níveis de complemento são habitualmente normais, e pode-se observar episódios recorrentes de hematúria.[1,25,7,8,10] A nefropatia por IgA se caracteriza pela presença de depósitos intercapilares de IgA e IgG em biopsias renais de pacientes com hematúria e proteinúria, associadas a hematúria seguida aos episódios de infecções do trato respiratório superior. Acomete, preferencialmente, homens adolescentes e adultos jovens, correspondendo à mais comum das glomerulonefrites primárias no mundo. O mecanismo fisiopatogênico na IgA se estabelece devido à glicosilação anormal da galactose presente na região da dobradiça da cadeia IgA1, produzindo uma resposta anormal aos antígenos de mucosa com formação de complexos imunes com IgA e IgG, as quais se depositam no mesângio glomerular. Em resposta a essa deposição, ocorre a proliferação de células mesangiais com aumento da secreção de matriz e liberação de fatores pró-inflamatórios, contribuindo para o comprometimento renal.[15] Os sintomas mais característicos da nefropatia por IgA são a hematúria microscópica assintomática ou macroscópica recorrente, proteinúria patológica ou em casos mais graves em níveis nefróticos ou, menos frequentemente, cenários de GNRP.[15] Os níveis de IgA sérica podem estar aumentados, porém, como já comentado, não é específico para seu diagnóstico, sendo este confirmado através da biopsia renal com estudos de imunofluorescência ou imunoperoxidase para depósitos de IgA.[3]

A glomerulopatia do C3 (GC3) é uma entidade rara e que se caracteriza na imunofluorescência pela presença de depósitos predominantes de C3 e com pouca ou nenhuma imunoglobulina. Inclui 2 padrões de apresentação, conforme a microscopia eletrônica: a glomerulonefrite do C3 com depósitos eletrodensos em localização subendotelial, subepitelial e/ou mesangial e a doença de depósito denso (DDD) com depósitos localizados na lâmina densa da membrana basal glomerular.[16,17] A patogênese se correlaciona com a desregulação da via alternada do complemento. Alterações adquiridas ou genéticas das proteínas regulatórias da via do complemento estão associadas com a GC3. A apresentação inicial da GC3 pode ser heterogênea, incluindo o diferencial de hematúria macroscópica, proteinúria ou síndrome nefrótica associada com hematúria microscópica e síndrome nefrítica similar à apresentação inicial da glomerulonefrite pós-infecciosa.[17] Ao contrário da GNDA-PE, os níveis séricos de C3 permanecem reduzidos por períodos mais longos que 8-12 semanas, associado a não resolução da doença, com remissão crônica ou curso recorrente referidos.[10,17] Após a fase inicial, a doença tende a ser crônica e recidivante, com alto grau de variabilidade evolutiva individual, podendo evoluir em alguns casos para doença renal crônica.[17] O tratamento da G3C é feito de acordo com os níveis de proteinúria, função renal e achados na biópsia renal, incluindo inibidores da ECA ou BRA e imunossupressores com pulsoterapia com metilprednisolona, ciclofosfamida ou micofenolato mofetila. O uso de eculizumabe ainda não apresenta consenso.[17] Novas alternativas de inibição do sistema complemento apresentam futuro potencial terapêutico nesta condição.[18]

TRATAMENTO DA GNDA-PE[1,4,7,9,11-13]

A base do tratamento consiste na terapia de suporte. O tratamento deve ser dirigido conforme a apresentação clínica e a presença ou não de complicações.

Na ausência de complicações, a maioria dos casos pode ser acompanhada ambulatorialmente, dependendo também das condições socioculturais e econômicas que possam permitir ou não o devido acompanhamento ambulatorial. Crianças sem complicações hipervolêmicas (congestão cardiocirculatória, ICC, EAP), crise hipertensiva, distúrbios eletrolíticos críticos, oligúria grave ou disfunção renal significativa precisam apenas de acompanhamento ambulatorial rigoroso. Os pacientes que desenvolvem HA moderada a grave, LRA ou hipercalemia geralmente requerem hospitalização para monitorar o equilíbrio de fluidos e eletrólitos, controle da hipertensão e, eventualmente, terapia dialítica.

O repouso deve ser limitado pelo próprio paciente e recomendado enquanto persistirem edema e HA ou em caso de complicações. A restrição dietética é importante para redução do edema, controle da HA e atenuação das complicações. A restrição hídrica inicial preconizada é de 20 mL/kg/dia ou 300-400 mL/m²/dia.[11] Na regressão do edema, deve-se acrescentar as perdas do dia anterior (diurese e outras). Recomenda-se dieta assódica (< 2 g de NaCl/m²/dia) e a restrição hídrica enquanto também ocorrer oligúria, edema e hipertensão arterial. Em geral, após 3-7 dias do início da sintomatologia, ocorre aumento da diurese nos casos não complicados, quando a restrição hídrica deve ser individualizada para sua liberação.[11] Na sequência, após 2-5 dias, a pressão arterial tende a se normalizar, quando se indica a dieta hipossódica. Persistindo boa evolução após 2-3 dias, pode-se então liberar a dieta normossódica. A restrição de proteínas, potássio e fosfato deve ser individualizada, principalmente nos casos de oligúria grave, hipercalemia constatada, LRA grave, sendo adequadamente individualizada, em casos de necessidade de terapia dialítica.

O tratamento com antibióticos após o início da GNDA-PE não altera o curso da doença, entretanto tem o objetivo de erradicar o estado de portador e a disseminação da cepa nefritogênica na comunidade. Em epidemias, a profilaxia antibiótica administrada a membros da família pode reduzir o risco de disseminação. Durante epidemias de infecção por estreptococo nefritogênico, a profilaxia universal com penicilina para todas as crianças demonstra potencial de prevenir a transmissão de cepas nefritogênicas e proteger contra o desenvolvimento da glomerulopatias. Penicilina e derivados e a eritromicina são opções terapêuticas utilizadas.

A hipertensão arterial é basicamente resultado da retenção de sódio e da expansão do volume extracelular ("volume dependente"). Portanto, o tratamento é direcionado à restrição de sódio e terapia diurética, além de medicamentos anti-hipertensivos, se necessário. A combinação de um diurético de alça (furosemida) associado ou não a um tiazídico (hidroclorotiazida) e/ou um bloqueador dos canais de cálcio (amlodipino) costuma ser eficaz. Deve-se ter cuidado com o uso de inibidores da enzima de conversão da angiotensina (captopril, enalapril) ou bloqueadores do receptor da angiotensina (losartana) devido ao risco de hipercalemia ou piora da TFG em pacientes já portadores de lesão renal aguda.

Nos casos de urgência hipertensiva (ausência de disfunção de órgãos-alvo cursando com sintomas leves, como náuseas, cefaleia ou vômitos) estão indicadas medicações anti-hipertensivas por via oral, englobando diuréticos de alça (furosemida), tiazídicos (hidroclorotiazida) e bloqueadores dos canais de cálcio ou vasodilatadores (p. ex., amlodipino e hidralazina, respectivamente). Em situações de emergência hipertensiva (evidência de disfunção de órgãos-alvo com sintomas mais graves como convulsões, sinais de ICC, AVC etc.), deve-se optar por anti-hipertensivos por via parenteral e com infusão e titulação contínua, evitando o risco de hipofluxo cerebral (p. ex., nitroprussiato de sódio).

Em todos os casos de hipercalemia grave, LRA com uremia e sinais de sobrecarga hídrica, emergência hipertensiva grave, especialmente se houver oligoanúria ou oligúria não responsiva aos diuréticos, deve-se considerar a necessidade de terapia dialítica, desde a diálise peritoneal, hemodiálise clássica ou a hemodiafiltração venovenosa contínua.[7]

Em geral, o prognóstico da GNDA-PE em pediatria é muito bom, com alguns relatos de evolução para falência crônica dos rins em < 5% dos casos. A mortalidade está associada com o diagnóstico tardio associado com complicações graves, ausência de acesso ao serviço médico ou condições de abordagem terapêutica inadequadas.[11]

GLOMERULONEFRITE RAPIDAMENTE PROGRESSIVA

A glomerulonefrite rapidamente progressiva (GNRP) é uma entidade rara, caracterizada por uma síndrome clínica decorrente da perda rápida da função renal em curto período (dias a semanas) associado à proteinúria, hematúria micro ou macroscópica com dismorfismo eritrocitário ou cilindros hemáticos, e a formação de crescentes celulares (glomeruonefrite crescêntica) nos glomérulos.[19] Entre outras manifestações, pode-se caracterizar por uma síndrome nefrítica subaguda com deterioração da função renal. As crescentes são compostas de monócitos e células epiteliais parietais que se proliferam no espaço de Bowman. A formação de crescentes é uma resposta não específica das células epiteliais a uma agressão grave à parede do capilar glomerular com formação de espaços (*gaps*) na parede do capilar, resultando em movimento de produtos do plasma ao espaço de Bowman, incluindo fibrinogênio e formação de fibrina, influxo de macrófagos e participação de linfócitos T e diversos moduladores e citoquinas pró-inflamatórias (p. ex., IL-1, TNF-alfa). As crescentes podem ser segmentares ou circunferenciais e, embora inicialmente celulares, podem progredir rapidamente para fibrose. O prognóstico está relacionado à proporção de crescentes, sua extensão (segmentar ou circunferencial) e seu conteúdo (celular, fibrocelular ou fibrosa). Além de formas primárias, a glomerulonefrite crescêntica pode estar associada a causas secundárias e doenças sistêmicas, incluindo a associação com infecção estreptocócica, síndrome de Goodpasture (anticorpos antiMBG) e vasculites com envolvimento renal, entre outras patologias.

A glomerulonefrite crescêntica pode ser classificada conforme os achados histopatológicos e a deposição de imunocomplexos. Depósitos lineares ao longo da MBG são observados na síndrome de Goodpasture (doença antiMBG), depósitos granulares são observados na GNDA-PE, na nefrite lúpica, na nefropatia por IgA e na glomerulonefrite membranosa com topografias e disposições específicas. Nas glomerulonefrites pauci-imunes não se observam depósitos imunológicos.[7,19]

Os casos de GNRP e glomerulonefrite crescêntica representam um desafio terapêutico, dependendo da doença de base e/ou da glomerulopatia associada, embora os casos de GNDA-PE revelem melhor prognóstico. Pacientes com poucas crescentes na biópsia renal (< 50% dos glomérulos afetados) podem apresentar evolução mais protraída, sem um curso rápido e progressivo para falência crônica dos rins.[20] Não há evidências terapêuticas e diretrizes bem estabelecidas. Além do tratamento de suporte e abordagem das complicações, abordagens empíricas isoladas ou parcialmente associadas de pulsoterapia com metilprednisolona, ciclofosfamida, plasmaférese e rituximabe são utilizadas na maioria dos casos, entretanto com benefícios isolados em alguns relatos.[20] Ensaios terapêuticos com prednisona, ciclofosfamida, azatioprina, dipiradamol e heparina não demonstraram benefícios na maioria dos estudos.[7,20]

REFERÊNCIAS BIBLIOGRÁFICAS

1. Niaudet P. Nephritic syndrome. In: Geary DG, Schaefer F (eds.). Comprehensive pediatric Nephrology. Philadelphia: Mosby Elsevier; 2008. p.195-203.
2. Rodriguez-Iturbe B, Najafian B, Silva AE, Alpers C. Acute postinfectious glomerulonephritis in children. In: Avner E, Harmon WE, Niaudet P, Yoshikawa N (eds.). Pediatric Nephrology. 7.ed. New York: Lippincott Williams and Wilkins; 2016. p.959-69.
3. Lamba P, Nam KH, Contractor J, Kim A. Nephritic syndrome. Prim Care. 2020 Dec;47(4):615-29.
4. VanDeVoorde RG 3rd. Acute poststreptococcal glomerulonephritis: the most common acute glomerulonephritis. Pediatr Rev. 2015 Jan;36(1): 3-12.
5. Wenderfer SE, Samuel JP. Braun MC. Acute glomerulonephritis. In: Silverstein DM, Symons JM, Alon US (eds). Pediatric Nephrology: a handbook for training health care providers. New Jersey: World Scientific; 2012. p.249-76.
6. Braun MC. Postinfectious glomerulonephritis. In: Chand DH, Valentini RP (eds.). Clinicians's manual of pediatric nephrology. New Jersey: World Scientific; 2011. p.201-9.

7. Aviles DH, Vehaskari VM. Acute glomerulonephritis. In: Kher K, Schnapper HW, Greenbaum LA (eds.). Clinical pediatric nephrology. 3.ed. Boca Ratón: Taylor & Francis Group, CRC Press; 2017.
8. Niaudet P. Overview of the pathogenesis and causes of glomerulonephritis in children TW, ed. UpToDate. Waltham, MA: UpToDate Inc. Disponível em: https://www.uptodate.com (acesso abr 2021).
9. Niaudet P. Poststreptococcal glomerulonephritis. TW, ed. UpToDate. Waltham, MA: UpToDate Inc. Disponível em: https://www.uptodate.com (acesso jan 2024).
10. Niaudet P. Glomerular disease: evaluation in children. TW, ed. UpToDate. Waltham, MA: UpToDate Inc. Disponível em: https://www.uptodate.com (acesso jan 2024).
11. Toporovski J. Glomerulonefrite difusa aguda pós-estreptocócica na infância. In: Toporovski J, Mello VR, Martini Filho D, Benini V, Andrade OVB (eds.). Nefrologia pediátrica. 2.ed. São Paulo: Guanabara Koogan; 2006. p.176-85.
12. Eison TM, Ault BH, Jones DP, Chesney RW, Wyatt RJ. Post-streptococcal acute glomerulonephritis in children: clinical features and pathogenesis. Pediatr Nephrol. 2011 Feb;26(2):165-80.
13. Kanjanabuch T, Kittikowit W, Eiam-Ong S. An update on acute postinfectious glomerulonephritis worldwide. Nat Rev Nephrol. 2009 May;5(5):259-69.
14. Hunt EAK, Somers MJG. Infection-related glomerulonephritis. Pediatr Clin North Am. 2019 Feb;66(1):59-72.
15. Brown DD, Reidy KJ. Approach to the child with hematuria. Pediatr Clin North Am. 2019 Feb;66(1):15-30.
16. Riedl M, Thorner P, Licht C. C3 glomerulopathy. Pediatr Nephrol. 2017 Jan;32(1):43-57.
17. Vivarelli M, van de Kar N, Labbadia R, Diomedi-Camassei F, Thurman JM. A clinical approach to children with C3 glomerulopathy. Pediatr Nephrol. 2022;37:521-35.
18. Antonucci L, Thurman JM, Vivarelli M. Complement inhibitors in pediatric kidney diseases: new therapeutic opportunities. Pediatr Nephrol. 2023 Sep 21.
19. Naik RH, Shawar SH. Rapidly Progressive Glomerulonephritis. In: StatPearls [Internet]. Treasure Island (FL): StatPearls Publishing; 2021 Jan-. Disponível em: https://www.ncbi.nlm.nih.gov/books/NBK557430/ Acesso em julho 2021.
20. Appel GB, Kaplan AA. Overview of the classification and treatment of rapidly progressive (crescentic) glomerulonephritis. TW, ed. UpToDate. Waltham, MA: UpToDate Inc. Disponível em: https://www.uptodate.com. Acesso em jan 2024.

CAPÍTULO 8

SÍNDROME NEFRÓTICA PRIMÁRIA

Olberes Vitor Braga de Andrade
Luciana de Santis Feltran
Paulo Cesar Koch Nogueira
Julio Toporovski

AO FINAL DA LEITURA DESTE CAPÍTULO, O PEDIATRA DEVE ESTAR APTO A:

- Estabelecer o diagnóstico de síndrome nefrótica e conhecer as causas primárias e secundárias dessa síndrome em crianças.
- Reconhecer as classificações clínicas e de resposta terapêutica na síndrome nefrótica primária.
- Compreender os principais mecanismos relacionados com a etiofisiopatogenia da síndrome nefrótica.
- Reconhecer as principais manifestações clínicas, alterações laboratoriais e complicações da síndrome nefrótica primária.
- Instituir o tratamento adequado e reconhecer as diferenças evolutivas entre os pacientes corticossensíveis e corticorresistentes e os desafios da abordagem terapêutica imunossupressora.

INTRODUÇÃO E EPIDEMIOLOGIA[1-3]

Síndrome nefrótica (SN) é um conjunto de manifestações clínicas que resulta do aumento de permeabilidade da barreira de ultrafiltração glomerular (BUFG) renal às proteínas. É caracterizada por: proteinúria, hipoalbuminemia, edema e hiperlipidemia. Essencialmente o diagnóstico é feito pela presença de proteinúria maciça (proteinúria de 24 horas ≥ 50 mg/kg/dia ou ≥ 40 mg/m2/h ou relação urinária de proteína/creatinina (U P/C) em amostra isolada > 2 mg/mg) e hipoalbuminemia (≤ 2,5 g/dL) ou edema.

SN pode ser manifestação clínica de doenças sistêmicas ou infecciosas ou do uso de drogas, sendo nesse caso considerada SN secundária (Quadro 1). No entanto, na faixa etária pediátrica, 80-90% dos casos de SN são primários ou idiopáticos (SNI), com etiopatogenia ainda desconhecida e que será discutida a seguir. Nas últimas décadas foram descobertas mutações em genes que codificam proteínas importantes no funcionamento da BUFG e que quando presentes também causam quadro clínico de SN. Desde então, parte das SNI passou a ter etiopatogenia conhecida e a ser classificada como SN de causa hereditária ou monogênica.

A SNI pode afetar crianças de qualquer faixa etária, sendo mais comum nas crianças de idade pré-escolar (2 a 7 anos de idade), e os meninos parecem ser mais afetados (2-3 vezes mais que meninas). A prevalência aproximada é de 16/100.000 e incidência de 2-7 novos casos/100.000 crianças.

Quadro 1 Etiologia e algumas condições associadas à síndrome nefrótica

Causas primárias	Lesão histológica mínima (LHM); glomeruloesclerose segmentar e focal (GESF); glomerulonefrite proliferativa mesangial; glomerulonefrite membranoproliferativa (tipos I, II e III); glomerulopatia membranosa; glomerulonefrite crescêntica; esclerose mesangial difusa
Causas hereditárias	Mutações genéticas – NPHS1, NPHS2, WT1, entre outros (> 60 genes conhecidos)
Pós-infecciosa e agentes parasitários	Lues, malária, tuberculose, varicela, hepatite B e C, HIV, endocardite infecciosa, Epstein-Barr vírus, citomegalovírus, toxoplasmose, *Streptococcus beta*-hemolítico do grupo A, esquistossomose, nefrite do *shunt* etc.
Colagenoses e vasculites	Lúpus eritematoso sistêmico, púrpura de Henoch-Schöenlein, artrite reumatoide, poliarterite nodosa, poliarterite granulomatosa (Wegener)
Neoplasias	Linfoma de Hodgkin, linfoma não Hodgkin, leucemias, tumor de Wilms, carcinoma de cólon, carcinoma broncogênico
Drogas	Anti-inflamatórios não hormonais, ampicilina, ouro, lítio, mercúrio, heroína, pamidronato, trimetadiona, mesalamine, interferon, penicilamina
Processos alérgicos	Pólen, fungos, leite de vaca, picada de abelhas, pelos de gato etc.
Outras condições	Nefropatia por IgA (Berger), síndrome de Alport, cicatriz pielonefrítica, *diabetes mellitus*, miastenia *gravis*, anemia falciforme, doença inflamatória intestinal crônica, febre familiar do Mediterrâneo, feocromocitoma

De modo geral, as SNI são classificadas de acordo com a resposta do paciente ao tratamento com corticoesteroide (CE). Aproximadamente 80-90% das crianças com SNI são classificadas como portadoras de síndrome nefrótica corticossensível (SNCS) e apresentam remissão da síndrome em um período de 4 semanas de tratamento. Entretanto, no curso natural da SNCS, aproximadamente 80% dos casos apresentam recidivas da doença, o que classifica esses pacientes em portadores de SNCS recidivante-infrequentes, recidivante-frequentes e córtico-dependentes. Pacientes que não apresentam resposta ao tratamento com CE são denominados corticorresistentes (SNCR) (Quadro 2).

A maioria das crianças com SN não tem indicação de biópsia renal (BR), já que 93% das crianças que apresentam boa resposta ao CE apresentam lesão histológica mínima (LHM) como diagnóstico histológico e um bom prognóstico. No entanto, caso seja realizada a BR, a SNI também pode ser classificada, de acordo com o padrão histológico, em 2 grupos principais: SNI com lesão histológica mínima (LHM) e SNI com glomeruloesclerose segmentar e focal (GESF). LHM é a forma mais comum de SNI em crianças, e nesse caso a análise do tecido renal por microscopia óptica é normal e apenas na microscopia eletrônica aparecem fusões de podócitos. Já na GESF se identifica parte dos glomérulos com esclerose segmentar. LHM e GESF podem aparecer no mesmo paciente quando mais de uma biópsia for realizada em tempos diferentes de evolução da doença.

A importância dessas classificações é sua associação com o prognóstico da doença. Nos casos de SNCR e/ou GESF há maior probabilidade de evolução da doença para falência crônica dos rins e necessidade de terapia renal substitutiva (diálise ou transplante) (Quadro 2).

Quadro 2 Classificação e definições de síndrome nefrótica em pediatria

Classificação		Definição
Síndrome nefrótica		Proteinúria > 50 mg/kg/dia ou > 40 mg/h/m² ou U P/C > 2 ou proteína +++ (fita reagente urinária) e hipoalbuminemia < 2,5 mg/dL ou edema
De acordo com:		
Etiopatogenia:	SN primária ou idiopática	Causa desconhecida (disfunção do sistema imune)
	SN hereditária	Mutações em genes que codificam proteínas importantes na BUFG
	SN secundária	Causada por outras doenças ou uso drogas (Quadro 1)
Idade de início:	SN congênita	Antes dos 3 meses de vida
	SN infantil	Entre 3 meses e 1 ano de vida
	SN na infância	Após o primeiro ano de vida
Histologia (biópsia renal):	Lesão histológica mínima (LHM)	MO normal e fusão dos processos podocitários na ME
	Glomeruloesclerose segmentar e focal (GESF)	MO com esclerose glomerular focal em parte dos glomérulos
	Outras lesões histológicas	Glomerulonefrite proliferativa mesangial; glomerulonefrite membranoproliferativa (tipos I, II e III); glomerulopatia membranosa, glomerulonefrite crescêntica; esclerose mesangial difusa.
Resposta ao tratamento com corticosteroide:	SN corticossensível (SNCS)	Remissão completa após ≥ 4 semanas de uso de prednisona ou prednisolona na dose padronizada (2 mg/kg/d ou 60/mg/m²/dia; máx. 60 mg/d). SNCS respondedor tardio: remissão completa entre 4 e 6 semanas de tratamento
	• Recidivante infrequente.	Uma recidiva dentro de 6 meses da resposta inicial ou 1-3 recidivas no período de 12 meses
	• Recidivante frequente.	Duas ou mais recidivas no período de 6 meses da resposta inicial ou ≥ 4 recidivas no período de 12 meses
	• Córtico-dependente.	Duas recidivas consecutivas durante a corticoterapia (período de 8-12 semanas de tratamento) ou nos primeiros 14 dias da suspensão do corticoide
	SN corticorresistente (SNCR)	Ausência de remissão após 4-6 semanas de uso de prednisona ou prednisolona na dose padronizada
Evolução:	Remissão completa	U P/C ≤ 0,2* ou proteína < + (fita reagente urinária) por 3 dias consecutivos
	Remissão parcial	Redução da proteinúria em 50% ou mais do valor basal e U P/C entre 0,2-2
	Ausência de remissão	Falência em reduzir a proteinúria em 50% do basal ou proteinúria persistente com U P/C ≥ 2
	Recidiva/recaída	U P/C ≥ 2 ou proteína +++ (fita reagente urinária) por 3 dias consecutivos, com ou sem edema, após a remissão completa ou parcial

* Abaixo de 2 anos de idade: ≤ 0,5.
U P/C: relação proteína/creatinina em amostras isoladas de urina; BUFG: barreira de filtração; glomerular; ME: microscopia eletrônica; MO: microscopia ótica; SN: síndrome nefrítica.

ETIOFISIOPATOGENIA[1,3,4]

A grande maioria dos casos de SN apresenta mecanismos etiofisiopatogênicos relacionados com fatores genéticos, disfunção podocitária (podocidopatia), disfunção imunológica ou a presença de fatores circulantes.

A filtração glomerular proporciona, seletivamente, a eliminação de água e escórias e a retenção de proteínas, células sanguíneas e outros elementos da circulação. A excreção de grandes quantidades de proteína através da BUFG seria decorrente de agravos diversos sobre seus componentes, determinando aumento da permeabilidade às proteínas plasmáticas. Concorre para esse fato a perda de cargas elétricas negativas da membrana basal glomerular (MBG), mutações e alterações de proteínas do podócito ou outras estruturas da BUFG, disfunção podocitária (podocidopatia), desorganização ou disfunção dos componentes da fenda diafragmática, presença de autoanticorpos, fatores circulantes e diversas anormalidades imunológicas. Atualmente, o foco das pesquisas realça o papel da fenda diafragmática e sua relação com a integridade estrutural e funcional do podócito.

Vários autores defendem a existência de um fator circulante provavelmente secretado pelos linfócitos T dos pacientes com LHM, o qual desencadearia proteinúria maciça e fusão dos processos podais. Na LHM, o papel do CD80 estabelece-se como possível biomarcador de diagnóstico e atividade da doença. Pacientes portadores de LHM em recidiva denotam aumento significativo do CD80 urinário quando comparados com controles ou com portadores de LHM em remissão ou com portadores de outras glomerulopatias.

Alguns autores consideram que a LHM seja um distúrbio de "dois golpes". "O primeiro golpe" reside na indução podocitária de CD80, por exemplo, por meio de fatores circulantes como citoquinas (IL-13), alérgenos, produtos microbianos, os quais induziriam a expressão podocitária de CD80. Esse fato, associado à disfunção dos mecanismos contrarregulatórios que normalmente inibiriam a expressão do CD80, como as células T regulatórias (Treg) e seus produtos (IL-10, CTLA4, TGF-beta), determinaria uma limitação na autoregulação do podócito ("segundo golpe"), perpetuando a proteinúria e a injúria glomerular observada na LHM.

Outros estudos sugerem que os níveis séricos do receptor ativador de plasminogênio tipo urokinase na sua forma solúvel (suPAR) estão significativamente elevados em pacientes com GESF, quando comparados com pacientes portadores de outras glomerulopatias. Acredita-se que o suPAR promova ativação das betaintegrinas induzindo processos intracelulares que culminam em modificações no citoesqueleto e consequente proteinúria. Dados experimentais e de observação clínica sugerem a existência de outros fatores circulantes (p. ex., hemopexina; citocina cardiotropina-*like* 1 (CLC-1); esfingomielina fosfodiesterase ácida 3b (SMPDL3b) e angiopoietina 4).

As evidências sugerem que os pacientes com SNI, particularmente por LHM, apresentam uma disfunção imunológica com a presença de fatores circulantes durante a recidiva da doença com alteração da permeabilidade da BUFG.

Classicamente, observa-se a participação de citoquinas na patogênese da LHM e do provável papel das células T *helper* (TH tipo 2) com associação de atopia e alergia, aumento de IgE, indução de c-maf etc. Evidências sugerem que tanto os linfócitos como os podócitos estão envolvidos na patogênese da LHM e que esta provavelmente resulte da interação entre fatores humorais e uma disfunção podocitária. Alguns relatos realçam o papel dos linfócitos T ativados na fisiopatogênese da LHM com estímulo direto sobre os podócitos por meio de gatilhos, tais como infecções virais ou bacterianas, alérgenos, citoquinas, os quais promovem aumento da expressão de CD80 (coestimulador de células T) e desorganização do citoesqueleto do podócito e proteinúria. No entanto, os mecanismos subjacentes desses distúrbios imunológicos não são completamente conhecidos. Uma proporção de pacientes apresenta autoanticorpos circulantes contra a nefrina durante períodos de atividade da doença, enquanto alguns pacientes podem desenvolver autoanticorpos contra células endoteliais vasculares. Essas observações apoiam uma base autoimune para NS, envolvendo participação importante dos lifócitos B em algumas crianças. Além disso postula-se a presença de fatores circulantes.

Os podócitos expressam em sua membrana os receptores de angiotensina, II e tal expressão está aumentada nos quadros de proteinúria. A angiotensina II parece interferir na reorganização do citoesqueleto podocitário e sua inibição, por meio do uso de drogas que atuam no sistema renina-angiotensina-aldosterona (captopril, enalapril, losartan), constitui uma estratégica terapêutica atual no manejo da SN. Várias outras drogas com propriedades imunomodulatoras e imunorregulatórias, independentemente de outros mecanismos primários de atuação, parecem também agir diretamente no podócito, estabilizando seu citoesqueleto, a fenda diafragmática, reduzindo a proteinúria. Esse fato pode abrir perspectivas de melhor compreensão dos diversos mecanismos fisiopatogênicos envolvidos e novos horizontes terapêuticos.

A hiperlipidemia é consequência do aumento da síntese hepática de colesterol, triglicerídeos e lipoproteínas; redução no catabolismo das lipoproteínas devido ao aumento da atividade das lipases lipoproteicas; perda urinária de HDL e redução da atividade do receptor de LDL.

ASPECTOS GENÉTICOS[5]

De modo geral, 20-30% das crianças portadoras de SNCR apresentam mutação em um gene codificador de proteínas importantes na BUFG. A SN monogênica é mais frequente nos casos em que o início da doença é mais precoce, quando há malformações associadas ou consanguinidade na família. Mais de 60 genes já foram identificados como causadores de SN, sendo mais frequentes na infância os genes *NPHS1*, *NPHS2* e *WT1*. A pesquisa de mutação genética é indicada para portadores de SNCR assim que esse diagnóstico seja

feito, e pode ser realizada por meio da análise de exoma, painéis genéticos (sequenciamento de nova geração), ou mesmo pesquisa individualizada de determinado gene por teste de Sanger. Crianças portadoras de SN monogênica em geral não respondem ao tratamento com CE ou imunossupressores, evoluem para falência crônica dos rins e não apresentam recidiva da doença após um transplante renal. O diagnóstico precoce evita que essas crianças sejam expostas ao uso prolongado de imunossupressores, e, nesse caso, as famílias devem ser direcionadas para um aconselhamento genético e preparo para o transplante renal individualizado.

QUADRO CLÍNICO[1,3]

A principal manifestação clínica da SN, embora sua presença não seja essencial para o diagnóstico, é o edema, que em LHM geralmente é intenso, mole, frio, depressível, sujeito à ação da gravidade, em geral insidioso, podendo evoluir para anasarca. Existem duas grandes teorias implicadas no mecanismo de formação do edema na SN. A primeira, conhecida como teoria do "hipofluxo", considera que a proteinúria maciça e subsequente hipoalbuminemia promovam uma diminuição da pressão oncótica plasmática. Esse fato, por sua vez, acarreta a passagem de fluido do espaço intravascular para o interstício (edema), desencadeando hipovolemia, hipoperfusão renal, ativação do sistema renina-angiotensina-aldosterona (SRAA) e retenção renal secundária de sódio. A segunda teoria, do "hiperfluxo", propõe como fator inicial na formação do edema a retenção primária intrarrenal de sódio e água. A resistência ao peptídeo natriurético atrial (ANP) associada à ativação dos canais epiteliais de sódio (ENaC) por proteases (como a plasmina) nos ductos coletores promove retenção hídrica e salina, que contribui para a formação do edema. Devido aos mecanismos múltiplos e variáveis na geração do edema e perfil de apresentação heterogêneo, uma teoria unificada, condicionando aspectos celulares e moleculares das duas teorias clássicas, pode estar implicado, aguardando novos estudos.

Espuma na urina é relatada em crianças maiores com parte do quadro clínico. A criança não tratada ou que não responde bem à terapia apresenta-se adinâmica, evoluindo com ascite, derrame pleural, edema dos genitais e hepatomegalia. Taquipneia pode estar presente devido à compressão torácica pela ascite ou derrame pleural. A pele é seca e friável com tendência à formação de estrias. A pressão arterial na LHM geralmente é normal, mas em alguns casos ocorre hipertensão transitória. No caso de GESF, a hipertensão arterial pode estar presente, sendo necessário o uso de anti-hipertensivos.

A presença de distúrbios eletrolíticos (hipocalcemia, hipocalemia, hiponatremia etc.) pode se manifestar por alterações clínicas como cãibras, parestesias, síndrome convulsiva etc. Na GESF e nas outras glomerulopatias que não a LHM, manifestações clínicas, como náuseas, vômitos, cefaleia e alteração do sensório, podem estar relacionadas com a uremia.

A dor abdominal também se manifesta nas grandes descompensações e em situações de hipovolemia ou associadas à peritonite primária ou celulites de parede abdominal, algumas vezes podendo confundir-se com apendicite aguda. É possível observar sinais de descalcificação óssea relacionada às alterações do metabolismo de vitamina D, cálcio e fósforo, particularmente naqueles casos de longa duração e/ou resistência à terapia imunossupressora e/ou uso de CE prolongado. Os pacientes nefróticos apresentam risco elevado de deficiência de vitamina D. A atopia é frequente, com prevalência de processos alérgicos das vias aéreas ou de pele.

Essas crianças são propensas à aquisição de processos infecciosos por vários motivos: baixa produção e perda urinária de IgG com redução de imunoglobulinas séricas (IgG), desnutrição, edema, hipoalbuminemia, perda urinária e redução dos fatores B e D da via alternada do sistema complemento, hipogamaglobulinemia, anticorpogênese inadequada, imunidade celular mediada inadequada, disfunção dos linfócitos T, redução da resposta aos estímulos mitogênicos, imunidade humoral anormal, redução da transferrina; hipozincemia, uso das medicações imunossupressoras, déficit de opsonização (predisposição às bactérias encapsuladas), entre outros fatores.

EXAMES LABORATORIAIS

- Sedimento urinário: além de proteinúria, em 25% dos pacientes com LHM há hematúria, geralmente microscópica. Observa-se cilindrúria relacionada às perdas proteicas e lipidúria.
- Proteinúria: acima de 50 mg/kg/dia ou 40 mg/m^2/h ou > 2 mg/mg em amostra isolada de urina (U P/C) ou > 3+ na fita reagente. O teste com ácido sulfossalicílico a 10% e as fitas reagentes (*dipstick*) são métodos alternativos e úteis principalmente no acompanhamento ambulatorial.
- Eletroforese de proteínas plasmáticas: são observados hipoalbuminemia (≤ 2,5 g/dL) e aumento da fração alfa-2. IgG, especialmente IgG1 e IgG2, apresenta-se muito baixa na LHM, bem como a IgA. IgM encontra-se elevada. IgE pode estar aumentada, e observa-se hipogamablobulinemia na SNI. A presença de hipergamaglobulinemia pode ser indicativa de patologia secundária subjacente.
- Lípides: os níveis séricos do colesterol total, triglicérides e lipoproteínas acham-se elevados.
- Complemento: apresenta-se normal na LHM e na GESF; a constatação de hipocomplementenemia é indicação formal para BR, podendo estar presente, por exemplo, no lúpus eritematoso, na glomerulonefrite membranoproliferativa, na glomerulonefrite crescêntica e na nefrite do *shunt*.
- Ureia e creatinina: podem estar elevadas na instalação do edema ou em situações de hipovolemia. O aumento permanente pode aparecer na GESF, na nefrotoxicidade ou devido à evolução e progressão da doença.

Devem ser pesquisadas causas secundárias com solicitação de reações sorológicas para HIV, hepatite A, B e C, toxoplasmose, citomegalovírus, lues e mononucleose. Conforme

a história e a epidemiologia, avaliações específicas devem ser realizadas (p. ex., esquistossomose, malária etc.).

INDICAÇÕES DE BIÓPSIA RENAL

Atualmente, as crianças entre 1-10 anos com sintomatologia exuberante e complemento sérico normal devem ser consideradas e tratadas como portadoras de LHM. A BR fica indicada para casos em que o quadro clínico e laboratorial seja diferente do quadro clássico esperado de SNI ou quando não haja resposta ao tratamento com CE, conforme mostra o Quadro 3. No entanto, a tendência atual é que o teste genético suprima a necessidade de biópsia em alguns casos.

Quadro 3 Indicações de biópsia renal na síndrome nefrótica idiopática

1. Crianças com idade < 1 ano ou > 10 anos (alguns autores recomendam > 16 anos).
2. Hematúria macroscópica ou hematúria microscópica persistente.
3. Hipertensão severa.
4. Disfunção renal.
5. Hipocomplementenemia.
6. Sintomas extrarrenais (p. ex., exantema, púrpura).
7. Síndrome nefrótica corticorresistente.
8. Avaliação de potencial nefrotoxicidade dos inibidores de calcineurina.

TRATAMENTO INESPECÍFICO[1,3]

No tratamento da SN é importante o bom relacionamento entre médico, família e paciente e a conscientização da natureza, da progressão e do comportamento da doença. O tratamento conjunto com equipe multidisciplinar muitas vezes se faz necessário para lidar com a baixa autoestima, o ganho de peso e incertezas em relação à evolução da doença, que são comuns.

Durante as fases de edema ou quando houver hipertensão, recomenda-se dieta hipossódica ou assódica. Importante avaliar a presença de evidências de hipovolemia como taquicardia, pulsos fracos, extremidades frias, hipotensão e outros fatores adicionais como hemoconcentração, elevação desproporcional da ureia e baixa fração de excreção de sódio (< 0,2-0,5%). Nessa situação, pode-se realizar infusão de solução salina 10-20 mL/kg por 20-30 minutos e repetir se necessário, principalmente em situações de perdas hidrossalinas comprovadas, por exemplo, em situações de gastroenterite e desidratação. A infusão de albumina 20% (0,5-1 g/kg) é útil para aqueles pacientes que não respondem à expansão inicial.

Os diuréticos devem ser evitados, de forma geral, pelo risco de piora da função renal, pois muitos nefróticos apresentam redução do volume sanguíneo efetivo. Na ausência de hipovolemia e na presença de edema grave, sintomático ou refratário, os diuréticos estão indicados. Esses cenários são observados quando há mais de 15% de aumento de peso, associado com anasarca, edema escrotal ou de vulva, derrame pleural significativo ou sinais clínicos de sobrecarga hídrica (p. ex., insuficiência cardíaca).

Quando necessário, nos quadros de anasarca e sem evidências de hipovolemia, pode-se introduzir diuréticos tiazídicos como a hidroclorotiazida (2-5 mg/kg/dia em 2 tomadas). Evita-se a depleção de potássio usando reposição com cloreto de potássio (2-4 mEq/kg/dia) ou espironolactona (1-5 mg/kg/dia). Nos casos com anasarca e hipervolemia pode ser associado furosemida (1-5 mg/kg/dia). Nos edemas volumosos e persistentes, utiliza-se infusão de albumina a 20% (0,5-1 g/kg/dia) associada à furosemida (lentamente pelo risco de ototoxicidade), que, proporcionando aumento transitório da pressão oncótica plasmática e da taxa de filtração glomerular, melhora a resposta natriurética. Albumina e furosemida podem também ser utilizadas em infusão contínua (0,1-0,2 mg/kg/h ou 1-5 mg/kg/dia). Pode-se associar amiloride à hidroclorotiazida ou clortalidona. Devem ser monitorados os efeitos colaterais potenciais e graves dos diuréticos, incluindo o risco de tromboembolismo.

Na ausência de hipervolemia, a ingestão hídrica é livre. O repouso não deve ser imposto e não há evidência de que traga benefícios para o paciente. As atividades escolares e esportivas podem ser retomadas após os períodos de descompensação.

Por causa das disfunções imunológicas citadas, da desnutrição, do edema e do uso de medicações imunossupressoras, o nefrótico apresenta grande suscetibilidade às infecções: celulites, peritonites, infecções de vias aéreas superiores, sinusites e pneumonias, que podem evoluir para sepse. O tratamento antimicrobiano deve ser precoce e o risco de nefrotoxicidade deve ser considerado, conforme as medicações utilizadas.

Todos os pacientes com varicela devem receber aciclovir oral por 7 dias ou endovenoso de acordo com a gravidade. Imunoglobulina específica (VZIG) na dose de 125 UI para cada 10 kg de peso (dose mínima 125 UI e dose máxima 625 UI) dentro de 96 horas do contato, ou imunoglobulina (400 mg/kg dose única), impede ou minimiza a gravidade da doença nos pacientes suscetíveis e expostos a varicela.

PRINCIPAIS COMPLICAÇÕES DA SÍNDROME NEFRÓTICA

As complicações mais frequentes nas crianças portadoras de SNI são os quadros de hipovolemia ("crise hipovolêmica"), distúrbios eletrolíticos e metabólicos, lesão renal aguda, infecções, hipertensão arterial e tromboembolismo. Outras complicações podem estar presentes em curto e longo prazo, relacionadas ao estado nefrótico ou como efeito adverso das medicações utilizadas, tais como atraso de crescimento, complicações oftalmológicas (catarata posterior; glaucoma), dislipidemia e risco de aterosclerose, falência crônica dos rins, disfunções tireoideanas, anemia, obesidade, infertilidade, risco mais elevado de neoplasias, além de distúrbios psicossociais.

Entre as complicações infecciosas, ressaltam-se as infecções de vias aéreas superiores (rinofaringites, sinusites e broncopneumonias), infecções de pele (celulite), peritonites, gastroenterites, infecção do trato urinário e sepse. Os agentes virais frequentemente estão associados às descompensações, podendo favorecer infecções bacterianas secundárias. Os principais agentes bacterianos são o Streptococcus pneumoniae e as bactérias Gram-negativas (*Escherichia coli*, *Klebsiella* sp., *Proteus* sp. e *Haemophilus influenzae*). Os *Staphylococcus aureus* e coagulase negativos, assim como os fungos também devem ser lembrados, devido à imunossupressão.

As pneumonias apresentam incidência elevada em pacientes hospitalizados e é provavelmente subestimada. Pode estar associada a derrames pleurais e empiemas, sendo frequentes as infecções por *Streptococcus pneumonia*, *Haemophylus influenzae*, *Staphylococcus aureus* e bactérias Gram-negativas. As infecções de pele, como as celulites, são frequentes, ocorrendo facilitação devido ao edema e podem estar associadas com tromboembolismo, principalmente nos membros inferiores.

A peritonite é uma infecção potencialmente grave, e entre os fatores relacionados temos a ascite (meio de cultura), o aumento da excreção urinária de IgG, disfunção do sistema complemento e redução do fluxo sanguíneo esplâncnico. Potencialmente pode levar à sepse, constituindo uma das principais causas de mortalidade.

Os processos infecciosos de vias aéreas superiores são comumente relacionados com as recidivas, sendo os agentes etiológicos prevalentes, o vírus sincicial respiratório, *influenza*, parainfluenza, *Mycoplasma pneumoniae*, entre outros. Estão relacionados com até 50% dos casos de recidivas.

Todos esses processos infecciosos devem ser abordados, considerando-se o foco e os agentes etiológicos prevalentes e a sensibilidade antimicrobiana relacionados com as características epidemiológicas da comunidade e os serviços de atendimento.

É muito importante a estratégia de atualização vacinal nesses pacientes, lembrando da imunização dirigida para *influenza* anual, pneumococo (vacinas conjugada e polissacarídica). Lembrar que, em situação de imunossupressão, há contraindicação para a utilização de vacinas com vírus vivos: varicela; vacina oral (VOP) da poliomielite; rotavírus; febre amarela; dengue, SCR (sarampo/caxumba/rubéola) e herpes-zóster. Os eventos de hipercoagulabilidade e tromboembolismo estão relacionados com vários fatores, entre os quais: perdas urinárias de antitrombina III, proteína S e plasminogênio, aumento de fibrinogênio e fatores V, VII, VIII, X e XIII, trombocitose e aumento da agregação e ativação plaquetária, hemoconcentração, imobilização (especialmente em pacientes com anasarca), utilização de diuréticos (aumento de viscosidade sanguínea), infecções, hipercolesterolemia, utilização de cateteres venosos centrais e fatores genéticos para trombofilia (p. ex., deficiência de proteína C ou S) e redução dos níveis de vitamina D. O tromboembolismo pode se apresentar oligossintomático ou com edema e dor nas extremidades, tromboembolismo pulmonar e síndrome da veia cava superior. O tromboembolismo cerebral e do seio venoso cerebral pode cursar com cefaleia, vômitos, letargia, crise convulsiva, alteração do nível de consciência, hemiparesia, papiledema e paralisia do sexto par craniano.

O risco de tromboembolismo é mais elevado naqueles pacientes com trombose prévia, hipoalbumina < 2 g/dL, D-dímero > 1.000 ng/mL e fibrinogênio > 6 g/L. É importante evitar o uso indiscriminado de diuréticos e cateter venoso central. A tromboprofilaxia farmacológica é controversa em crianças, podendo ser limitada às situações de risco elevado, constando utilização de ácido acetilsalicílico, enoxparina ou anticoagulantes por via oral. A terapêutica farmacológica aguda engloba o uso de heparina regular ou enoxparina, seguida de anticoagulante oral (varfarina), sendo importante considerar doses adequadas, controle de anticoagulação alvo, entre outros fatores de posologia e individuais.

TRATAMENTO ESPECÍFICO: SÍNDROME NEFRÓTICA CORTICOSSENSÍVEL E CORTICORRESISTENTE[6-10]

A maioria dos serviços utiliza as diretrizes clínicas práticas estabelecidas pelo KDIGO 2021 (*Kidney disease: improving global outcomes*) ou as recomendações para prática clínica da IPNA (Intenational Pediatric Nephrology Association 2020/2023) como guia de tratamento.

Para induzir a remissão da doença, utiliza-se prednisona diária (60 mg/m2 ou 2 mg/kg/dia; máximo de 60 mg/dia dose única) durante 4-6 semanas. Caso tenha ocorrido remissão, reduz-se a dose de prednisona para 40 mg/m^2 ou 1,5 mg/kg em dias alternados em dose única pela manhã (máximo de 40 mg/dia) por mais 4-6 semanas, com suspensão da medicação a seguir.

Estudos mais recentes mostraram que o esquema anteriormente utilizado de redução lenta e gradual do corticoide (> 12 semanas) não trazia benefícios em termos de reduzir as chances de recidiva da doença e acarretava mais efeitos colaterais ao paciente pelo uso prolongado da medicação. Esses estudos modificaram o tratamento atualmente proposto para SN conforme descrito anteriormente. Também foi criado o conceito do "respondedor tardio ao corticoide" para crianças com remissão da doença entre 4 e 6 semanas de tratamento inicial, sendo que essas crianças parecem ter evolução menos favorável.

Nos casos de recidiva da doença, recomenda-se reiniciar o tratamento com prednisona 2 mg/kg/dia ou 60 mg/m^2/dia (máx. 60 mg) até remissão da proteinúria por 3 dias consecutivos e a seguir utilizar prednisona 1,5 mg/kg/dose ou 40 mg/m^2/dose, em dias alternados, por 4 semanas.

Os pacientes recidivantes frequentes podem se beneficiar de baixas dose de prednisona (< 0,5 mg/kg em dias alternados (máx. 20 mg DA) ou < 0,25 mg/kg/dia (máx. 10 mg/dia) por tempo prolongado, por recomendação da IPNA, para tentar reduzir o número de recidivas.

Outras alternativas terapêuticas com drogas que substituam o corticoide devem ser utilizadas nos pacientes reci-

divantes frequentes e córtico-dependentes na tentativa de reduzir os efeitos colaterais do corticoide por tempo prolongado e tentar reduzir as recidivas.

As infecções funcionam como gatilho para a descompensação da SN e devem ser tratadas precocemente. Dessa forma, durante os processos infecciosos recomenda-se o uso de CE diário, na mesma dose em que vinha sendo usado em dias alternados, ou na dose de 0,5 mg/kg/dia, por 5-7 dias em crianças com recidivas frequentes ou córtico-dependentes para reduzir o risco de recidivas.

A terapia prolongada com CE pode ocasionar efeitos adversos significativos como atraso no crescimento, ganho de peso, aumento de pressão arterial, alteração da densidade mineral óssea, catarata, entre outros. Muitas vezes se utiliza CE em doses baixas ou outros medicamentos para tentar reduzir o número de recidivas e, consequentemente, os efeitos colaterais dos CE. Imunossupressores tais como ciclofosfamida, ciclosporina, tacrolimo, micofenolato mofetil e levamisole (imunomodulador) são alternativas terapêuticas utilizadas nos pacientes com SN recidivante-frequentes ou córtico-dependentes. A opção por uma dessas drogas, nesses casos, vai ser individualizada, já que não há estudos que comprovem benefícios de uma em relação à outra na redução das recidivas. Os inibidores da calcineurina (ciclosporina e tacrolimo) são considerados terapia de primeira linha no manuseio da SNCR e como alternativa para os recidivante-frequentes e córtico-dependentes. O Quadro 4 resume as doses, principais efeitos colaterais e sugestão de tempo de uso de cada uma dessas drogas. Após a introdução de uma dessas drogas, sua retirada, em geral à partir de 1 ano de uso, com exceção da ciclofosfamida que é utilizada por tempo determinado e respeitando dose total/peso do paciente, pode estar associada a recidivas da doença, mesmo nos caso em que se tenha obtido remissão parcial ou completa.

No serviço de Nefrologia Pediátrica da Santa Casa de São Paulo, a análise de 101 crianças tratadas com ciclosporina mostrou remissão completa da proteinúria em 93% de 37 pacientes córtico-dependentes e 53% de 64 córtico-resistentes. Apesar de sua considerável eficácia, 60-90% dos pacientes apresentaram recidiva da SN após a retirada de ciclosporina. Atualmente ciclosporina e tacrolimo têm sido usados com resultados comparáveis. Nesse mesmo serviço, Mello et al. obtiveram remissão completa e parcial da SN em 23 e 37% de 52 crianças resistentes ao uso de ciclosporina e ciclofosfamida, com o uso de micofenolato mofetil, constituindo essa droga uma alternativa terapêutica a esses pacientes.

Outra opção medicamentosa para casos de SN de difícil tratamento é o Rituximabe (RTX), anticorpo monoclonal antiCD20 que depleta células B. O guia de recomendações da IPNA sugere a utilização de RTX no tratamento de pacientes córtico-dependentes e recidivante-frequentes que não apresentaram reposta a outras drogas. Sua eficácia em reduzir recidivas foi demonstrada tanto em descrições de casos como em estudos randomizados. No entanto, recidiva da doença após períodos de 6-12 meses do uso dessa droga

Quadro 4 Drogas habitualmente usadas no manejo da síndrome nefrótica de difícil tratamento

Droga	Posologia	Duração	Observações e efeitos adversos
Ciclosporina (CsA)	4-5 mg/kg/dia VO ajuste da dose conforme concentração sérica	12-36 meses	Comuns: nefrotoxicidade aguda e crônica; hirsutismo e hiperplasia gengival (CsA > Tac); hipertensão; hipercolesterolemia (CsA > Tac)
Tacrolimo (Tac)	0,1-0,2mg/kg/dia VO ajuste da dose conforme concentração sérica	12-36 meses	Hiperglicemia; aumento de transaminases; neurotoxicidade com cefaleia e convulsões (Tac > CsA)
Micofenolato Mofetil	600-1.200 mg/m^2	12-36 meses	Leucopenia; dor abdominal; diarreia; dispepsia; náusea; pancreatite
Levamisole	2,5 mg/kg VO em dias alternados	> 12 meses	Bem tolerado. Neutropenia; sintomas abdominais; hepatotoxicidade. Disponibilidade limitada
Ciclofosfamida (CYC)	2-2,5 mg/kg/dia (máx 100 mg/dose e 168 mg/kg de dose cumulativa) VO	8-12 semanas	Leucopenia; alopecia; náuseas e vômitos; toxicidade gonadal; cistite hemorrágica
Rituximabe	375 mg/m^2 por infusão EV	1-4 doses com intervalos semanais (não definido)	Risco de reações alérgicas/anafiláticas graves, infecções oportunistas e teratogenicidade. Risco de toxicidade pulmonar e leucoencefalopatia multifocal. Vigiar leucograma e linfócitos B (CD19)
Captopril	0,1-1 mg/kg/dia em duas tomadas	Tempo indeterminado	Teratogenicidade, hiperpotassemia, redução de fluxo sanguíneo renal Monitorar função renal e K
Enalapril	0,08-0,5 mg/kg/dia em uma ou duas tomadas	Tempo indeterminado	Teratogenicidade, hiperpotassemia, redução de fluxo sanguíneo renal Monitorar função renal e K
Losartan	0,4-0,8 mg/kg/dia em tomada única	Tempo indeterminado	Teratogenicidade, hiperpotassemia, redução de fluxo sanguíneo renal Monitorar função renal e K

VO: via oral; EV: endovenosa.

são comuns. Sua eficácia em pacientes portadores de SNCR refratária aos imunossupressores não é confirmada e, portanto, não está indicada classicamente nesses casos (Quadro 4). Em pacientes com SNCR e refratários à utilização de inibidores da calcineurina e sem evidência de mutações genéticas ou formas sindrômicas, a utilização de RTX pode ser considerada, entretanto com baixas evidências de eficácia na literatura.

O uso de drogas de efeito antiproteinúrico como os inibidores da enzima de conversão da angiotensina (Ieca) e/ou os bloqueadores do receptor da angiotensina (BRA) está indicado no controle da proteinúria, se não houver hiperpotassemia ou injúria renal aguda. Os Ieca (p. ex., captopril e enalapril) e/ou os BRA (p. ex., losartan) têm sido usados com relativo sucesso, reduzindo inespecificamente a proteinúria, além de possuírem ação imunomoduladora com potencial redução de fibrose túbulo-intersticial.

Em pacientes que não respondem aos inibidores da ciclosporina e ao rituximabe, pode ser considerada, em casos especiais, a utilização de ofatumumabe ou métodos de plasmaferese ou imunoadsorção ou aférese lipídica.

A Figura 1 resume a estratégia de abordagem terapêutica específica mais utilizada nos casos de SNI na criança.

O tratamento das crianças portadoras de SNCR deve ser acompanhado em conjunto com o nefrologista pediátrico e não será abordado neste momento. Por causa da tradicional baixa resposta à corticoterapia e do grande risco de evolução para falência crônica dos rins, é comum a utilização de uma sucessão ou combinação de drogas na busca de uma resposta terapêutica.

Deve ser lembrado que pacientes portadores de SN monogênica não se beneficiam do tratamento com imunossupressores, requerendo tratamento de suporte, inibidores de ECA quando possível e programação para transplante renal.

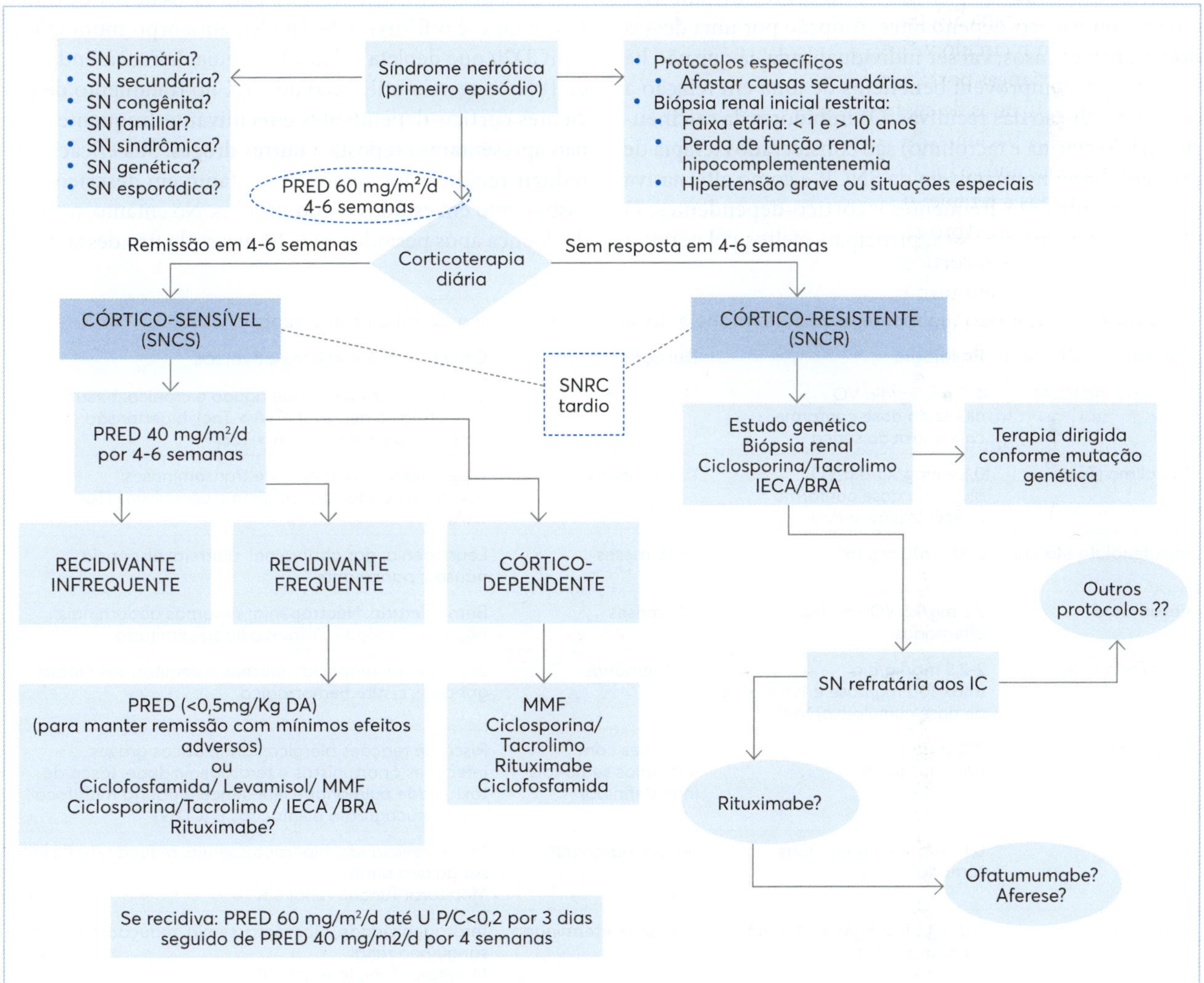

Figura 1 Fluxograma terapêutico nos casos de síndrome nefrótica idiopática

* Período questionável na literatura. A prednisolona pode ser alternativa à prednisona. A tendência atual de redução de uso de prednisona deve prevalecer nos futuros fluxogramas.

Ieca: inibidores da enzima de conversão da angiotensina; BRA: bloqueadores do receptor da angiotensina; MP: metilprednisolona ; IC: inibidores da calcineurina.

A dislipidemia relacionada aos períodos de recidivas não merece tratamento específico. Entretanto, o emprego das estatinas para os pacientes que apresentam hiperlipidemia persistente, sobretudo os portadores de SNCR, está recomendado. Além de atuarem no metabolismo lipídico, as estatinas exercem efeito benéfico na função mitocondrial dos podócitos. Após o início da terapia, deve ser realizada monitorização laboratorial periódica com controle de transaminases e CPK, devido aos riscos de miopatia, hepatotoxicidade e rabdomiólise.

EVOLUÇÃO[1-3]

A SN é uma doença crônica com possíveis complicações e que pode evoluir para perda da função renal em alguns casos. A mortalidade por SNI após a introdução dos CE e antibióticos diminuiu de 67 para 0,7%. Avanços no suporte clínico e nutricional, além de novos imunossupressores, também contribuíram para esse fato. A principal causa de óbito ainda são os processos infecciosos, os quais continuam sendo o grande risco na SN, pois desencadeiam e mantêm as crises, criando um círculo vicioso. De modo geral, a sobrevida renal das crianças portadoras de SNI é de aproximadamente 60% em 10 anos de evolução da doença.

A resposta dos pacientes ao uso de CE, o tempo para remissão da doença após o início do tratamento e a frequência das recidivas após a terapia inicial são alguns fatores prognósticos de evolução. Aproximadamente 85% das crianças portadoras de SNI são corticossensíveis (em geral apresentam LHM na BR), e em torno de 80% delas vão apresentar ao menos uma recidiva em 12 meses após a primeira manifestação. Em torno de 40% dos recidivantes serão recidivante-frequentes. Estima-se que, com o passar dos anos, a frequência das recidivas diminua; após 5 anos de doença, 50-70% não apresentarão recidivas; e, após 10 anos, 85% estarão livres de novas descompensações. Considera-se "eventualmente curada" uma criança que permanece 5 anos sem crises e sem medicação.

Aproximadamente 15% das crianças serão classificadas como portadoras de SNCR (GESF nesses casos é a lesão histológica mais comum), e, nesse caso, a sobrevida renal em 10 anos é estimada em 94, 72 e 43% quando há remissão completa, parcial e refratária ao uso de imunossupressores, respectivamente. Portanto, atingir remissão da proteinúria é essencial para o prognóstico em longo prazo. Em caso de falência crônica dos rins, existe aproximadamente 30% de chance de recidiva da SN após um primeiro transplante renal e 90% após um segundo transplante, caso tenha havido recidiva no primeiro.

REFERÊNCIAS BIBLIOGRÁFICAS

1. Noone DG, Iijima K, Parekh R. Idiopathic nephrotic syndrome in children. Lancet. 2018;392(10141): 61-74.
2. Wang CS, Greenbaum LA. Nephrotic syndrome. Pediatr Clin North Am. 2019;66(1):73-85.
3. Niaudet P, Boyer O. Pediatric nephrology. 7.ed. Heidelberg: Springer; 2016.
4. Ellis D. Pathophysiology, evaluation, and management of edema in childhood nephrotic syndrome. Front Pediatr. 2015;3: 111.
5. Trautmann A, Bodria M, Ozaltin F, et al. Spectrum of steroid-resistant and congenital nephrotic syndrome in children: the PodoNet registry cohort. Clin J Am Soc Nephrol. 2015;10(4):592-600.
6. Kidney Disease: Improving Global Outcomes (KDIGO) Glomerular Diseases Work Group (2021). KDIGO 2021 clinical practice guideline for the management of glomerular diseases. Kidney Int. 100:S1-S276.
7. Trautmann A, Boyer O, Hodson E, et al. International Pediatric Nephrology Association. IPNA clinical practice recommendations for the diagnosis and management of children with steroid-sensitive nephrotic syndrome. Pediatr Nephrol. 2023 Mar;38(3):877-919.
8. de Mello VR, Rodrigues MT, Mastrocinque TH, et al. Mycophenolate mofetil in children with steroid/cyclophosphamide-resistant nephrotic syndrome. Pediatr Nephrol. 2010;25(3):453-60.
9. Christian MT, Maxted AP. Optimizing the corticosteroid dose in steroid-sensitive nephrotic syndrome. Pediatr Nephrol. 2021.
10. Trautmann A, Vivarelli M, Samuel S, et al. IPNA clinical practice recommendations for the diagnosis and management of children with steroid-resistant nephrotic syndrome. Pediatr Nephrol. 2020;35(8):1529-61.

CAPÍTULO 9

INJÚRIA RENAL AGUDA

Nilzete Liberato Bresolin
Maria de Fátima Santos Bandeira
Marcelo de Sousa Tavares
Káthia Liliane da Cunha Ribeiro Zuntini

AO FINAL DA LEITURA DESTE CAPÍTULO, O PEDIATRA DEVE ESTAR APTO A:

- Identificar precocemente os pacientes em alto risco de desenvolver IRA e instituir as medidas de prevenção apropriadas, além de reconhecer os sinais e sintomas presentes desde o período neonatal até a adolescência.
- Conhecer a etiologia e as principais condições clínicas que cursam com IRA.
- Organizar e individualizar a investigação diagnóstica com exames adequados.
- Conduzir o tratamento desses pacientes atento à prevenção de novos agravos.
- Indicar a necessidade de acompanhamento com nefrologista pediátrico para todos os casos com diagnóstico de IRA nas UTIs neonatal e pediátrica. Especialmente, prematuros e crianças com recuperação parcial da função renal necessitam acompanhamento em relaçãoao controle de função renal, proteinúria, microalbuminúria e controle de pressão arterial.

INTRODUÇÃO

A injúria renal aguda (IRA) é definida como súbita redução da função renal, potencialmente reversível. Uma curta definição, mas que abrange desde pequenas alterações nas escórias nitrogenadas e nos equilíbrios hidroeletrolítico e ácido-base com pronta resolutividade, até acometimentos graves com complicações sistêmicas, necessidade de terapia as, necessidade de terapia de suporte renal (TSR) e elevada mortalidade nas UTI neonatal e pediátrica. Como descritor em Ciências da Saúde, o antigo termo "lesão renal aguda" foi substituído por"injúria renal aguda" para melhor refletir o espectro do quadro desde a agressão (isquêmica ou tóxica) ao rim (IRA subclínica ou Angina Renal) à alteração da função renal e manifestação clínico-laboratorial; além do uso coloquial consagrado. Nem sempre a LRA é completamente reversível e, em muitos casos, pode se associar com fatores de morbidade (longos períodos em ventilação mecânica e hospitalizações prolongadas) e recuperação parcial da função renal evoluindo a médio/longo prazo com proteinúria, hipertensão, queda da filtração glomerular e doença crônica.[1]

Nos setores de baixa e média complexidade a LRA pode ser assintomática. A busca atenta aos dados de história clínica (Quadro 1), exame físico e exames complementares permitem diagnosticar IRA por nefrotoxicidade a anti-inflamatórios não esteroidais (Aine), aminoglicosídeos, vancomicina, antifúngicos etc. A diarreia sanguinolenta é sinal de alerta para síndrome hemolítico-urêmica, e a tríade edema, hematúria e hipertensão aponta para a possibilidade de glomerulonefrites pós-infecciosas ou colagenoses. Um estudo demonstrou LRA em 1/3 das admissões em setor de baixa complexidade, em pacientes recebendo aminoglicosídeos por mais de 3 dias ou pacientes que receberam 3 ou mais drogas nefrotóxicas durante a internação.[2]

A IRA é altamente prevalente em neonatologia. Os prematuros têm risco maior de desenvolver IRA pela imaturidade da função renal associada aos fatores de risco como asfixia, sepse e exposição a drogas nefrotóxicas. A etiologia pode ser multifatorial e resultar de fatores de agressão pré-natal, perinatal ou pós-natal, isoladamente ou em conjunto. Durante a vida intrauterina a homeostase fetal é regulada pela placenta, mas os rins estão envolvidos em funções como produção de urina, maturação pulmonar e produção hormonal. O crescimento renal e as funções de filtração glomerular e tubulares progridem na nefrogênese. A prematuridade interrompe esse progresso, quando, ao nascimento, os rins possuem menos da metade de número de néfrons quando comparados ao

Quadro 1 Dados relevantes da história clínica na avaliação da criança com LRA

Redução na ingestão de líquidos
Aumento nas perdas (vômitos, diarreia sanguinolenta, hemorragias)
Redução do débito urinário – alterações na coloração – hematúria
Edema/febre
Infecção recente da garganta ou da pele Dor articular, *rash* cutâneo
Picadas de animais peçonhentos
Sepse; choque de qualquer natureza
Medicações nefrotóxicas – vancomicina, antifúngicos, piperacilina, anti-inflamatórios não hormonais – aminoglicosídeos por mais de 3 dias
História gestacional/neonatal – asfixia, prematuridade extrema, drogas nefrotóxicas, cateterismo umbilical
Malformações congênitas – *congenital anomalies of kidney and urinary tract* (CAKUT); cardiopatias congênitas
História familiar de doença renal
Doenças cardíacas/hepáticas/neoplásicas

recém-nato a termo. A adaptação desses rins à vida extrauterina é um desafio tanto nos prematuros como em bebês que tenham sofrido diferentes tipos de agressão perinatais, citados previamente. Um acompanhamento de 18 anos, em 20 prematuros que haviam apresentado IRA na UTI neonatal, demonstrou que 9 (45%) apresentaram deterioração crônica da função renal e os fatores de risco identificados foram relação proteína/creatinina urinária > 0,6 e creatinina sérica maior que 0,6 mg/dL no primeiro ano de vida.[3] Esses resultados alertam para a necessidade de acompanhamento em longo prazo, em casos semelhantes. A dosagem da creatinina sérica, mesmo com as limitações já conhecidas de refletir a creatinina materna nas primeiras horas de vida, de ter uma geração dependente da massa muscular e da ingesta de proteína animal, continua sendo o marcador mais utilizado para avaliar a função renal.

O critério de definição de IRA do KDIGO (***K**idney **D**isease: **I**mproving **G**lobal **O**utcomes*), utilizado para adultos e crianças, foi ajustado para neonatos (2012-2016) e tem como base a creatinina sérica mais baixa do RN e avalia o seu incremento nas dosagens subsequentes, além das alterações do débito urinário (ver descrição detalhada mais adiante).

Nas crianças portadoras de cardiopatias congênitas, a IRA é uma complicação comum no pós-operatório de cirurgia cardíaca, com indicação frequente de TSR, e está associada a alta morbidade e mortalidade. Várias modalidades de TSR podem ser indicadas, porém a diálise peritoneal contínua é a modalidade de escolha pela facilidade de execução e pela provável remoção de citocinas inflamatórias (IL6 e IL8). Algumas condições estão associadas a maior necessidade de TSR: baixo peso do paciente, cardiopatias cianóticas complexas e tempo de circulação extracorpórea (CEC) superior a 180 minutos.[4] Nestes casos, o cateter de Tenckhoff para diálise peritoneal é colocado no momento da cirurgia e a diálise pode ser iniciada no pós-operatório imediato, evitando sobrecarga volêmica e desequilíbrio metabólico. A necessidade de drogas vasoativas e a sobrecarga de volume são fatores de mau prognóstico. A sobrecarga de volume definida como balanço hídrico superior a 5-8% do peso corporal ao final do primeiro dia de pós-operatório pode indicar a presença de IRA. Alguns biomarcadores como NGAL (*neutrophil gelatinase associated lipocalin*), KIM-1 (*Kidney Injury Molecule-1*) e a cistatina C podem predizer a IRA em 2-4 horas de pós-operatório, porém a análise destes biomarcadores no período neonatal ainda é controversa.

A sepse é a causa mais frequente de LRA. Em países desenvolvidos, a sepse é responsável por 26% das LRA em adultos e 50% em crianças. A sepse associada a LRA (S-LRA, em inglês, *S-AKI*) constitui uma condição grave com características clínicas e evolutivas diferentes da LRA sem sepse e apresenta prognóstico mais reservado. Embora o entendimento da fisiopatologia seja incompleto, sabe-se que há o envolvimento de uma constelação de mecanismos hemodinâmicos, inflamatórios e do sistema imune. Não há terapia específica que altere a história natural. Os desafios clínicos se voltam para a detecção precoce da injúria renal, tratamento antimicrobiano apropriado, prevenção de nefrotoxicidade e restauração da estabilidade hemodinâmica e da homeostase do paciente. Pacientes com S-LRA apresentam mais oligúria com sobrecarga de volume e necessidade de TSR.

Os riscos de balanço hídrico positivo cumulativo, em paciente gravemente enfermo tornaram-se evidentes nos últimos anos e diversos estudos têm demonstrado que valores cumulativos entre 10 e 20% do peso corporal elevam o risco relativo de óbito e aumentam o tempo de internação hospitalar mesmo após as correções para fatores demográficos e para a gravidade da doença.[6]

A decisão de TSR com bastante frequência é influenciada por estes riscos e não há consenso em relação à modalidade de diálise ideal.

A pandemia causada pelo vírus SARS-CoV-2, chamada Covid-19, acometeu a população pediátrica com prevalência baixa e apresentação clínica com sintomas respiratórios leves na maioria dos infectados. Entretanto, em alguns casos houve a manifestação de formas graves com febre, taquicardia, dor abdominal, diarreia e evolução para síndrome inflamatória multissistêmica (*MIS-C*) com mecanismos de injúria renal relacionados à liberação de citocinas, especialmente interleucina 6, aumento da permeabilidade vascular, perda para terceiro espaço, hipovolemia e consequente choque. Além disso, parece haver uma ação direta do vírus, nos túbulos proximais, que necessita de maiores comprovações.[6]

Outras infecções virais muito prevalentes em países em desenvolvimento, como a dengue, podem resultar em injúria renal aguda em 0,9% em crianças e até 35,7% em adultos, dependendo do método utilizado para avaliação. Os mecanismos fisiopatológicos da injúria renal pelo vírus da dengue incluem mecanismos de choque resultante de hipotensão, lesão direta provocada pelo vírus, mecanismo indireto via sistema imunológico e rabdomiólise.[7]

Quadro 2 Estudos em diferentes países sobre injúria renal aguda: principais etiologias

Ano	Local do estudo	Características dos pacientes	Etiologias
2005	EUA	0-21 anos com diagnóstico de LRA	Isquemia, nefrotoxicidade e sepse
2006	Tailândia	0-17 anos com diagnóstico de LRA	Sepse, hipovolemia, glomerulonefrite aguda
2007	EUA	0-21 anos com diagnóstico de LRA	Pneumonia, sepse, choque
2007	EUA	0-25 anos que receberam TRS contínua	Sepse, transplante de medula óssea e doenças cardíacas
2008	Nova Zelândia	0-15 anos que receberam TRS	Cirurgia cardíaca, síndrome hemolítico--urêmica e sepse
2010	Espanha	Idade média de 52 meses que receberam TRS contínua	Doenças cardíacas, sepse e exacerbação de falência renal
2013	EUA	0-18 anos admitidos em 4.121 hospitais	Choque, sepse e doenças hepáticas
2013	China	0-17 anos admitidos em 27 hospitais	Glomerulonefrite aguda, desidratação severa e síndrome nefrótica
2016	Índia	0-18 anos admitidos em UTIP em 1 hospital	Choque, sepse e falência respiratória
2016	Paquistão	0-15 anos admitidos em 1 hospital	Glomerulonefrite pós-infecciosa
2023	Índia	2 meses - 12 anos com diagnósticos de IRA (adquirida na comunidade)	Diarreia com desidratação e sepse
2023	Índia	1 mês - 18 anos	Glomerulonefrite aguda, desidratação, síndrome hemolítico-urêmica, sepse, acidente ofídico

TRS: terapia renal substitutiva; UTIP: unidade de terapia intensiva pediátrica.
Reproduzido com autorização.

Quadro 3 Estudos sobre a epidemiologia da lesão renal aguda no Brasil

Ano	Desenho do estudo	Critério diagnóstico de LRA	Características dos pacientes	Número	%TRS	Mortalidade
2008	Retrospectivo (4a)	Pacientes submetidos a diálise peritoneal	0-12 anos admitidos em UTIP e neo	45	100	53,3
2009	Prospectivo (2a)	Cr acima do valor ref p/ idade/ estatura	0-15 anos admitidos em UTIP	110	49,1	33,6
2013	Prospectivo (3m)	pRIFLE	28 dias a 15 anos admitidos em UTIP	126	12	36,2
2015	Retrospectivo (1a)	pRIFLE	29 dias a 18 anos admitidos em UTIP	375		54,9
2016	Prospectivo (6m)	pRIFLE/Kdigo	0-20 anos admitidos em UTIP	160		11,4
2017	Retrospectivo (4a)	pRIFLE	1 mês a 11 anos admitidos em UTIP	77	42,8	33
2021	Transversal	p-RIFLE, AKIN e KDIGO	1 mês - 17 anos	143	3,7	28,7

UTIP: unidade de terapia intensiva pediátrica.
Reproduzido com autorização.

Os estudos epidemiológicos da LRA em pediatria sempre foram difíceis de interpretar pela falta de uniformidade de critérios e pela variedade de definições utilizadas.

As classificações de pRIFLE (*pediatric **R**isk, **I**njury, **F**ailure, **L**oss, **E**nd stage renal disease*), AKIN (***A**cute **K**idney **I**njury **N**etwork*) e KDIGO (***K**idney **D**isease: **I**mproving **G**lobal **O**utcomes*) e suas atualizações facilitaram a padronização dos estudos.

Em um estudo extenso de epidemiologia mundial da LRA em pediatria, os autores demonstraram que a maioria dos dados publicados provém de países desenvolvidos e com pacientes em TSR. Em relação à etiologia, estudos de 7 países estão citados no Quadro 2. A sepse e as cirurgias cardíacas são os principais agentes etiológicos relacionados à LRA. Em países em desenvolvimento, as doenças renais primárias e a hipovolemia ainda configuram causas frequentes de LRA[2] (Quadro 2).

Entre os países a mortalidade na LRA variou entre 11-63%.[2] Em alguns trabalhos a mortalidade é referida, em separado, para LRA com TRS e sem TRS, observando sempre taxas maiores para LRA com TRS. Em um estudo multicêntrico nos EUA, com 3.396 pacientes, observou mortalidade de 42,5% com TRS x 30% sem TRS, apontando gravidade maior nos casos que necessitam de TRS. Na Tailândia, a mortalidade foi de 63% na LRA, com TRS e 41,5% sem TRS. Na Índia

e no Paquistão a taxa de mortalidade global relatada foi de 36 e 50,3%, respectivamente. Ainda nos EUA, foram avaliados 455 prematuros com peso menor ou igual a 1.500 g. A LRA pelo KDIGO (modificado para os neonatos) acometeu 181 (39,8%). Somente um paciente precisou de diálise e a mortalidade foi de 14,4%. No Brasil, em 6 estudos de centro único, 4 deles com pacientes com TRS, a mortalidade variou entre 11,4-53,3,9%[2] (Quadro 3).

ELEMENTOS PARA O DIAGNÓSTICO

A LRA é determinada pela diminuição na taxa de filtração glomerular (TFG), e tradicionalmente se manifesta pelo aumento da creatinina sérica em relação ao valor basal ou normal e/ou redução da diurese. Clinicamente, apesar de a elevação da creatinina sérica ser o marcador laboratorial mais utilizado para o diagnóstico de LRA, este é frequentemente tardio e impreciso, pois é consequência da lesão renal e não marcador da injúria em si. Em estágio inicial de LRA, a creatinina pode ainda ser normal ou apenas ligeiramente elevada. A redução de seu nível pela diálise também dificulta a adequada avaliação após o início da TRS. Outros fatores que influenciam seu nível incluem idade, sexo, massa muscular, sepse, estado nutricional e de hidratação. Apesar do registro de diurese poder ser prejudicado por dificuldades na medição, os estudos mostram que o grau de oligúria está fortemente associado ao prognóstico renal em crianças com LRA e que a exclusão de oligúria no critério diagnóstico da LRA pode levar a subdiagnóstico substancial. Apesar das imprecisões da creatinina sérica e da quantificação da diurese já citadas, estes dados são os mais utilizados nas definições de diagnóstico e estadiamento de IRA pediátrica e neonatal já validados por estudos pRIFLE, AKIN e KDIGO.

O RIFLE pediátrico (pRIFLE) é uma modificação da classificação RIFLE para adultos e consiste em três graus de agravo (risco, injúria, falência) baseados na redução da TFG estimada (*clearance* de creatinina estimado), OU na redução da diurese; e em duas definições de evolução da função renal na LRA (perda da função renal e doença renal em estágio terminal).[8]

Uma classificação mais abrangente para pacientes pediátricos e neonatos resultou na elaboração do KDIGO-AKI (definição única de IRA que leva em consideração os critérios RIFLE, pRIFLE e AKIN com base em uma revisão sistemática da literatura).[9] Recomenda-se que o critério KDIGO AKI seja usado para orientar a conduta clínica, padronizar dados e desfechos em estudos pediátricos de IRA (Tabela 1).[9,10]

A LRA neonatal tem sido definida de forma prática como SCr maior que 1,5 mg/dL ou um aumento da SCr de pelo menos 0,3 mg/dL por dia em relação ao valor anterior. Ressalta-se que o valor de SCr ao nascimento reflete a SCr materna e normalmente diminui com o tempo. Na Tabela 1 estão representados os critérios para LRA em neonatos.[10]

A necessidade de prever com maior sensibilidade a probabilidade de evolução para formas graves de LRA (KDIGO estágios 2 e 3) levou à elaboração do índice de angina renal (RAI), que considera o uso de droga vasopressora, ventilação mecânica invasiva, porcentagem de sobrecarga hídrica e *clearance* de creatinina estimada, como características de injúria. Esses parâmetros devem ser avaliados em até 12 horas da admissão em UTI (dia 0) e reavaliados em 72 horas (dia 3). As características de injúria somadas geram uma pontuação que é multiplicada pela pontuação obtida pela soma das características de risco, criando um escore que, maior ou igual a 8, aponta para a ocorrência de IRA grave no terceiro dia de hospitalização. Exemplificando: 1 (admissão na UTI) + 5 (ventilação mecânica) = 6, multiplicado por 2 (sobrecarga de volume de pelo menos 8% do peso corporal) perfaz um total de 12: escore superior a 8 prediz LRA. Uma metanálise de 11 estudos envolvendo 3.701 crianças mostrou que o RAI previa LRA em crianças com alto grau de sensibilidade e especificidade.[11] No entanto, o uso clínico de rotina do RAI

Tabela 1 Critérios *Kidney Disease Improving Global Outcomes*(KDIGO) para IRA em pacientes pediátricos e neonatos (adaptado de Zappitelli et al10)

Creatinina sérica (em mg/dL)				Diurese (em mL/kg/h)		
Estágio	Definição pediátrica	Modificação neonatal 2012	Modificação neonatal 2015-2016	Definição pediátrica	Modificação neonatal 2013	Modificação neonatal 2016
1	Aumento ≥ 0,3 em 48 horas ou ≥ 1,5-1,9 x em relação ao valor basal em 7 dias	Aumento ≥ 0,3 ou ≥ 1,5-1,9 x em relação ao valor basal (definido como valor anterior mais baixo/vale)	Aumento ≥ 0,3 em 48 horas ou ≥ 1,5-1,9 x aumento em relação ao valor basal (valor mais baixo anterior) em 7 dias	< 0,5 por 8 horas	< 1,5 por 24 horas	≤ 1 por 24 horas
2	Aumento ≥ 2-2,9 x ao valor basal	Inalterada	Inalterada	< 0,5 por ≥ 16h	< 1 por 24 horas	≤ 0,5 por 24 horas
3	Aumento ≥ 3 x em relação ao valor basal ou ≥ 4,0 ou TFGe < 35 mL/min por 1,73 m² ou início de TSR	Aumento ≥ 3 x em relação ao valor basal ou ≥ 2,5 ou início de TSR	Aumento ≥ 3 x em relação ao valor basal ou ≥ 2,5 ou início de TSR	< 0,3 por ≥ 24 horas ou anúria por ≥ 12 horas	< 0,7 por 24 horas ou anúria por 12 horas	≤ 0,3 por 24 horas

requer validação adicional. Os parâmetros utilizados para o cálculo do RAI estão elencados na Tabela 2.

Tabela 2 Parâmetros para cálculo do índice de angina renal

Fatores de risco	Categoria de risco	Escore de risco
Admissão em UTI	Médio	1
Transplante (órgão sólido ou medula óssea)	Alto	3
Ventilação ou vasopressores	Muito alto	5
MULTIPLICADO POR		
Mudança na creatinina	**Sobrecarga hídrica**	**Escore de lesão/injúria**
< 0	< 5%	1
1-1,49 x	5-9,99%	2
1,5-1,99 x	10-14,99%	4
> 2 x	≥ 15%	8

As crianças com IRA podem se apresentar com quadros inespecíficos e, por isso, é fundamental alto grau de suspeita em relação à possibilidade de IRA, ou podem se apresentar com sinais e sintomas que resultam diretamente de alterações da função renal, como: edema, congestão cardiopulmonar, oligúria ou anúria, hematúria macroscópica e/ou microscópica e/ou hipertensão. Nesses pacientes, geralmente há uma causa conhecida que predispõe a criança à LRA, como choque ou insuficiência cardíaca, ou glomerulonefrites. Situações clínicas que se associam frequentemente à LRA ocorrem em crianças e neonatos graves que requerem cuidados intensivos, em uso de medicamentos nefrotóxicos, com doenças crônicas subjacentes, sepse, falência de múltiplos órgãos, doença cardíaca congênita, neoplasias, doença renal primária, choque, hipoxemia. Nos pacientes em ventilação mecânica e/ou suporte vasopressor, esse risco alcança mais de 80% e está associado ao aumento da mortalidade. Isso foi mostrado em estudo multinacional prospectivo que avaliou o risco e a gravidade da LRA em 4.683 pacientes atendidos em 32 UTI pediátricas na Ásia, Austrália, Europa e América do Norte durante 3 meses consecutivos em 2014: 26,9% dos pacientes desenvolveram LRA e 11,6% LRA grave (estágio 2 ou 3), com base nos critérios KDIGO.

LRA grave foi associada a risco aumentado de morte no 28º dia após o ajuste de variáveis.[9] Esse estudo utilizou ambos os critérios de creatinina sérica e débito urinário para diagnosticar LRA em crianças graves. Mais de 67% das crianças diagnosticadas com LRA por oligúria não teriam sido detectadas se fossem usados apenas os critérios de creatinina sérica. Além disso, houve um aumento na mortalidade quando KDIGO estágio 2 ou 3 foi alcançado com base na oligúria *versus* alteração da creatinina sérica (7,8 *vs*. 2,9%). Esses dados reforçam a necessidade de identificar os pacientes com risco de LRA ou com LRA leve usando critérios de creatinina sérica e débito urinário, em conjunto, para que intervenções precoces possam ser realizadas e resultem em prevenção de novas lesões. As drogas com potencial nefrotóxico em crianças hospitalizadas incluem aminoglicosídeos, vancomicina, piperacilina-tazobactam, agentes antivirais, inibidores da enzima de conversão da angiotensina, bloqueadores de receptor de angiotensina II, inibidores da calcineurina e Aine.

Os Aine são as nefrotoxinas potenciais mais comuns e são responsáveis por cerca 3-7% dos casos de LRA em crianças hospitalizadas. O risco de LRA induzida por Aine aumenta em crianças com hipoperfusão renal, como observado em pacientes desidratados com gastroenterite aguda. Em estudo com crianças internadas em UTI, as nefrotoxinas mais usados foram vancomicina, furosemida e gentamicina, sendo as 2 últimas associadas a um risco 2 vezes maior de desenvolver LRA após o ajuste para outros fatores de risco.

TRATAMENTO CLÍNICO

Até o momento não há tratamento curativo para LRA. A maioria das estratégias validadas na literatura está focada em prevenção e minimização da disfunção renal.[13] Incluem-se nessas estratégias medidas preventivas, diagnóstico e tratamento da doença-base, manutenção da homeostase renal e, também, prevenção de novos agravos. A seguir serão apresentadas medidas preventivas, tratamento conservador e TSR.

PREVENÇÃO DA INJÚRIA RENAL AGUDA

Nesse contexto é fundamental identificar os pacientes de risco e eliminar os fatores predisponentes. São considerados de risco os pacientes que necessitam de cuidados intensivos, os prematuros, os sépticos, os pacientes portadores de doenças crônicas (em especial renal e/ou cardíaca), os pacientes críticos em uso de drogas nefrotóxicas, os submetidos a exames contrastados, as vítimas de acidentes por animais peçonhentos, os politraumatizados, aqueles em pós-operatório (PO) de cirurgia cardíaca ou outras grandes cirurgias e os oncológicos. Cabe ressaltar aqui as situações nas quais há aumento de nefrotoxinas endógenas, destacando-se: a hemoglobinúria, que é comum em PO de cirurgia cardíaca com circulação extracorpórea (CEC) e após reações transfusionais; a mioglobinúria secundária a rabdomiólise por esmagamento, viroses (Covid-19, dengue), acidentes por animais peçonhentos, hipertermia maligna e/ou distúrbios metabólicos do fósforo e cálcio e hiperuricosúria, comumente associada a síndrome de lise tumoral (SLT).[14] Essas endotoxinas podem causar LRA por toxicidade celular direta e vasoconstrição, resultando em hipoperfusão e liberação de radicais livres de oxigênio. A hiperuricosúria pode causar, também, cristalização e precipitação nos túbulos renais.[14,15] Especificamente na hemoglobinúria a LRA parece estar associada a alterações do pigmento heme.

Em contato com a urina ácida, a hemoglobina se dissocia e a hematina age como um pigmento tóxico. Especialmente em situações de depleção de volume, pode predispor à LRA. Em PO de cirurgia cardíaca, conforme demonstrado em diversos estudos, a LRA é reconhecida como um dos mais potentes fatores prognósticos. Isso se deve não apenas à retenção hídrica e aos distúrbios metabólicos (acidose, hipercalemia e uremia) mas, também, à CEC e a reação inflamatória que resulta em aumento da permeabilidade capilar, edema tecidual generalizado e disfunção miocárdica com diminuição do débito urinário e aumento do tempo de ventilação mecânica.[16] Com a maior duração da ventilação mecânica há maior risco de barotrauma, infecção, desenvolvimento de síndrome de angústia respiratória aguda (SARA), disfunção de múltiplos órgãos e sistemas, incluindo, neste contexto, a LRA e aumento da taxa de mortalidade. Os neonatos devem ser considerados de alto risco para ocorrência de LRA. A asfixia perinatal causa vasoconstrição renal secundária a metabólitos de adenosina que causam diminuição da TFG e da fração de filtração.[17] Os pacientes com Covid também devem ser "vigiados" quanto à LRA. Há diversos mecanismos fisiopatológicos descritos: invasão direta do músculo cardíaco por vírus, tempestade de citocinas resultando em dano muscular, lesão muscular por toxinas virais circulantes e vários relatos que associam a LRA com mioglobinúria por rabdomiólise.[5,14] Embora não tenhamos dados de biópsias musculares em pacientes com rabdomiólise associada à Covid-19, sabe-se que essa doença está associada a marcadores inflamatórios elevados, e isso pode indicar que a rabdomiólise em Covid-19 possa ser mediada por citocinas.[6,15] Os fatores predisponentes que podem agravar essas condições incluem: hipovolemia, sobrecarga hídrica, hipoxemia, hipotensão, hipoperfusão e uso de nefrotoxinas. [6,15]

MEDIDAS PREVENTIVAS

Em pacientes críticos, com diagnóstico de choque de qualquer natureza, é necessário restaurar e otimizar o suporte hemodinâmico, reestabelecendo volemia, oxigenação, pressão arterial média (PAM) e transporte de oxigênio. Esses objetivos podem ser atingidos com administração de volume, inotrópicos, vasopressores e/ou vasodilatadores de acordo com a condição de cada paciente.

Evitar nefrotoxinas exógenas e, caso não seja possível, adequar as doses ao *clearance* de creatinina e/ou à dialisância das drogas nos pacientes em TRS. Uso de alertas eletrônicos sobre nefrotoxinas prescritas têm reduzido a incidência de LRA.[13]

Em relação às endotoxinas, na maioria dos casos o dano renal pode ser prevenido instituindo-se hiperidratação e uso de furosemida visando melhorar o fluxo tubular e prevenir obstrução (desde que o paciente responda com diurese). Para os casos de SLT com hiperuricemia, a opção mais eficaz é a rasburicase, que catalisa a redução enzimática do ácido úrico em alantoína (totalmente hidrossolúvel) e é facilmente eliminada.[14] O alopurinol, inibidor da xantino-oxidase, que inibe a produção de ácido úrico não atua na hiperuricemia já existente, sendo recomendado, de forma isolada, apenas em pacientes com risco baixo ou intermediário de SLT.

A eficácia da rasburicase é superior à do alopurinol na redução dos níveis de ácido úrico. No que se refere à alcalinização urinária, embora tenha sido, historicamente, reconhecida como parte do tratamento nos casos de SLT, por facilitar a eliminação urinária do ácido úrico, estudos da última década demonstram que não deve ser utilizada como rotina (exceto nos casos de acidose metabólica concomitante) devido ao risco de precipitação de cristais de fosfato de cálcio que também pode resultar em comprometimento renal. Nos casos de IRA secundária a mioglobinúria, também não há evidências para recomendar alcalinização urinária. Em pacientes que serão submetidos à infusão de contraste em exames radiológicos, em relação à alcalinização, o guideline da KDIGO recomenda a administração de solução salina intravenosa ou bicarbonato de sódio para os pacientes em risco de IRA. Embora não haja consenso, estudo de Haase et al. com alcalinização urinária, também demonstrou redução significante no risco de IRA em pacientes submetidos à cirurgia cardíaca com CEC.

Em PO de cirurgia cardíaca diversos estudos justificam a indicação profilática da TRS objetivando prevenir acúmulo de líquido e reduzir a mortalidade.[5] Pacientes de alto risco saem do centro cirúrgico com cateter de diálise peritoneal instalado. Nos neonatos anoxiados a vasoconstricção mediada por metabólitos de adenosina pode ser inibida por antagonistas de receptores de adenosina, por exemplo, teofilina, com aplicação clínica comprovada.[17]

Alguns estudos também demonstram que no pós-operatório de cardiopatia congênita, a teofilina na dose de 2 mg/kg/h, pode melhorar o débito urinário, em até 48 h após cirurgia.[18]

O manejo da oferta hídrica durante a ressuscitação de crianças gravemente enfermas é altamente empírico. Pouco fluido pode resultar em hipoperfusão tissular e piora da disfunção de órgãos, e a oferta excessiva de fluidos pode resultar em riscos sobre a função de órgãos e deve ser evitada.[5]

Outro ponto importante no manuseio desses pacientes é o suporte nutricional (SN). A restrição nutricional não se aplica ao paciente com LRA não somente devido ao risco de desnutrição e perda de massa corpórea, mas também devido ao risco de disfunção orgânica e déficit imunológico. Para crianças criticamente enfermas com LRA o SN deve ser individualizado, sugerindo-se reposição de 120-130% das necessidades calóricas basais e oferta proteica de 2-3 g/kg/dia. Havendo dificuldade em adequar o SN, devido à dificuldade em manter balanço hídrico adequado, deve-se indicar TRS.[5]

No que se refere ao uso de furosemida e suas controvérsias, vários autores concordam que seu uso se justifica nos pacientes com LRA que respondam à sua administração com diurese, sempre levando em consideração a possibilidade de ototoxicidade, nefrotoxicidade, ocorrência de nefrocalcinose e risco de depleção de volume.[12,13] Dentre suas vantagens, destacam-se: redução do consumo de oxigênio na medula renal externa devido a inibição do mecanismo de contracorrente na alça ascendente de Henle (AAH); aumento do

fluxo urinário tubular, minimizando o risco de obstrução por restos celulares, cristais e *debris*; auxílio no controle da hiperpotassemia e no manuseio hídrico nos pacientes que respondam à sua administração.[13]

O teste de estresse a furosemida (TEF) tem sua importância demonstrada em estudos, em relação ao diagnóstico e prognóstico evolutivo dos pacientes críticos com IRA. O TEF é um teste de integridade tubular realizado a partir da administração de 1 mg/kg de furosemida endovenoso em *bolus* nos pacientes que tenham suspeita de IRA e não estejam em uso de diurético e 1,5 mg/kg endovenoso, em *bolus*, em pacientes em uso de diurético seguido por monitorização da diurese em um período de 2 horas.[13] O teste é dito não responsivo quando a diurese for inferior a 100 mL/h em adultos e inferior a 1 mL/kg/hora em crianças. O TEF não responsivo prediz progressão para estágios mais avançados de LRA com alta sensibilidade e especificidade e, além disso, pode ser útil para auxiliar na decisão sobre iniciar TSR.[13] O uso de furosemida é comum em UTIs, de modo a influenciar a excreção de sódio, cuja fração de excreção passa a ser influenciada por seu uso, dificultando a diferenciação entre IRA pré-renal e renal. Em pacientes que já fazem uso de furosemida, o cálculo da fração de excreção de ureia pode ser útil nesta diferenciação (FeUrea, em %), que pode ser calculada pela fórmula = (ureia urinária/ureia plasmática)/(creatinina urinária/creatinina plasmática) x 100. Certifique-se de que as unidades de medida para ureia na urina e plasma e para creatinina na urina e plasma sejam as mesmas. FE ureia < 35% sugere diminuição da perfusão renal com diminuição adaptativa na TFG/responsividade a fluidos. Fe ureia > 50% sugere IRA intrínseca.

Outro ponto a ser observado é o risco de desenvolvimento de resistência diurética por uso crônico de furosemida (p. ex., em cardiopatas). Deve-se suspeitar desta quando ocorre diminuição da resposta diurética sem haver piora da função renal, comprometimento hemodinâmico ou redução da oferta de fluidos. Essa condição parece estar associada, dentre outros mecanismos, à hipertrofia das células tubulares distais renais devido ao aumento da concentração distal tubular de sódio induzida por inibição do mecanismo de contracorrente na AAH. A hipertrofia seria uma tentativa de compensar e aumentar a reabsorção de sódio nesse local. Essa complicação pode ser tratada por administração concomitante de um diurético com ação no túbulo distal (p. ex., hidroclorotiazida), droga esta que, também, está indicada para tratamento e prevenção da nefrocalcinose, outra complicação induzida por uso de furosemida. Em situação de hipoalbuminemia, também pode ocorrer resistência diurética e, especialmente em pacientes nefróticos descompensados, podem ser necessárias doses maiores de furosemida, além da reposição de albumina. A furosemida para atuar na alça ascendente de Henle e necessita da ligação com a albumina. Particularmente importante é evitar nefrotoxinas nos pacientes com LRA e, na impossibilidade de serem evitadas, ajustá-las de acordo com o *clearance* da creatinina nos pacientes fora de terapia dialítica ou de acordo com a dialisância naqueles em TRS.[12,13]

TERAPIA DE SUPORTE RENAL

Introdução e indicações

A visão atual da TRS nos casos de LRA consiste em terapia de suporte a esses pacientes, o que vai além de situações do passado em que a indicação desse tipo de intervenção ocorria somente quando nada mais havia a ser oferecido. Atualmente a decisão de iniciá-la inclui diversos aspectos: evitar sobrecarga hídrica maior que 10-20% do peso, apesar do uso de diuréticos; possibilitar a administração de altas taxas de volume necessárias para drogas vasoativas, hemoderivados, antibióticos e suporte nutricional; corrigir acidose metabólica grave com sinais de redução de perfusão de órgãos vitais; tratar distúrbios eletrolíticos: hipercalemia mantida ou em ascensão ≥ 6,5 mEq/L e disnatremia grave (sódio >160 ou < 115 mEq/L).

Outras situações menos frequentes que são beneficiadas pelas modalidades de diálise são hipertermia maligna, intoxicação por droga dialisável, hiperamonemia e outros erros inatos de metabolismo. Naqueles pacientes com doença renal crônica agudizada, a TSR visa evitar sinais de uremia, como pericardite, encefalopatia, neuropatia e miopatia. Neste contexto, nota-se diferença entre faixas etárias ou doença desencadeante da IRA, sendo a hipervolemia mais marcante em recém-nascidos em pós-operatório de cirurgias cardíacas, condição que representa a causa mais frequente de necessidade de TSR. A variedade de modalidades permite escolha dependente do tipo de transporte mais necessário para cada indivíduo. Difusão (troca entre 2 meios através de gradiente de concentração, com foco na troca de íons e moléculas pequenas) ou transporte convectivo (onde há efeito de arraste de moléculas através da membrana, havendo perda de íons e de mediadores inflamatórios em maior proporção que em outras modalidades). Destaca-se que a maioria dos centros de terapias intensivas neonatais e pediátricas, em nosso país, dispõe de diálise peritoneal (difusão).

DIÁLISE PERITONEAL (DP)

Preparo prévio à opção pela DP

Caso a decisão pelo início de TRS seja por oligoanúria (definida sempre após esvaziamento vesical com cateter de demora), é importante considerar que medidas para minimizar ou abordar a síndrome compartimental também podem reestabelecer o débito urinário devido à redução da pressão intra-abdominal e, consequentemente, a pressão sobre as artérias renais. Punção abdominal ou descompressão por punção com cateter (se houver líquido ascítico confirmado por ultrassonografia) e esvaziamento do conteúdo ascítico pode melhorar a função renal e restabelecer a diurese devido à melhora da perfusão dos rins. O acesso através do implante do cateter de Tenckoff deve preferencialmente ser acompanhado de omentectomia, pois o omento é exuberante, principalmente em lactentes. Após o implante, solicitar raio x de abdome para visualizar a ponta do cateter (idealmente em fundo de saco de Douglas). A prescrição inicial da DP

sugerida é constituída por: solução de diálise a 1,5%: volume de troca inicial – 10-15 mL/kg, tempo de permanência na cavidade: 30 minutos (esse tempo pode ser aumentado, principalmente em crianças acima de 2 anos). Número de ciclos (prescrição inicial): 20.[18] As principais complicações e abordagens iniciais estão listadas no Quadro 4.

Quadro 4 Complicações associadas à diálise peritoneal e respectivas abordagens

Complicações	Abordagem
Falta de drenagem do dialisato	• Identificação do trajeto do cateter pelo raio x de abdome. • Mudança de decúbito. • Promover esvaziamento intestinal.
Piora do padrão respiratório e/ou distensão abdominal e vômitos	Reduzir o volume de infusão
Líquido hemorrágico	• Manter heparina no banho para evitar oclusão do cateter (heparina não é absorvida pelo peritônio). • Aumentar o tempo de permanência por pelo menos 2 ciclos; caso persista, avaliar interrupção e abordagem.
Líquido turvo	Coletar citometria e cultura de dialisato (aventar diagnóstico de peritonite)
Retenção do dialisato (drenagem de volume menor do que foi infundido) e piora de edema	Avaliar glicemia e nível de albumina do paciente, avaliar posição do cateter
Baixa eficiência em melhorar distúrbios metabólicos associados	Mudar tempo de permanência na cavidade e volume de infusão

TERAPIAS QUE ENVOLVEM CIRCULAÇÃO EXTRACORPÓREA

Existem as seguintes opções de terapia extracorpórea, conforme o objetivo principal: hemodiálise convencional (HD), hemodiálise estendida de baixa eficiência (SLED), hemodiafiltração (HDF) e ultrafiltração isolada.

Os métodos TSR que envolvem circulação extracorpórea são especialmente dirigidos para pacientes gravemente enfermos em UTIs pediátrica e neonatal e naqueles em que a DP não é possível. Nos casos em que há importante instabilidade hemodinâmica, os métodos contínuos, também conhecidos pela sigla CRRT (*Continuous renal replacement Therapy*), permitem a remoção lenta e continuada de volume, além de manter o equilíbrio ácido-base e eletrolítico fundamental para o tratamento e recuperação destes pacientes. . Não abordaremos hemofiltração isolada nem ultrafiltração seca, sendo ambas consideradas variantes. As características inerentes a cada modalidade estão elencadas no Quadro 5. As formas estendidas de TRS em crianças criticamente doentes, bem como as principais recomendações e evidências, são bem descritas em Sethi et al.[18]

Quadro 5 Modalidades de terapias renais de suporte que envolvem circulação extracorpórea e suas respectivas características

Modalidade	Duração	Mecanismo de transporte
Hemodiálise convencional	4 horas	Difusão
Diálise estendida de baixa eficiência (SLED)	6-12 horas	Difusão
Hemodiafiltração (CRRT)	> 12 horas	Difusão + convecção

A escolha da modalidade de diálise e a respectiva prescrição cabem à equipe de nefrologia especializada, juntamente com a equipe intensivista. A interação entre essas especialidades é fundamental para o sucesso do tratamento desses pacientes. Vale ressaltar que abordagem inicial para as complicações desses procedimentos, que em muitas ocasiões ocorrem em períodos em que o especialista não se encontra na UTI e que exigem pronta intervenção, é da equipe intensivista. Isso é particularmente importante no contexto de terapias contínuas como a HDF, disponível em várias UTIs em nosso meio. Para as terapias agudas, a Prisma-flex® é o equipamento mais prevalente em nosso meio e sua versão mais atual, a Prismax®, sendo os filtros mais utilizados o HF20 (com superfície de 0,2 m, para crianças até 10 kg) e o M60 (0,6 m, para crianças de 11 a 40 kg). Outros equipamentos para terapias contínuas incluem a Multifiltrate® (para crianças acima de 25 kg e equipamentos específicos como Carpediem (*Cardio Renal Pediatric Dialysis Emergency Machine*), primeiro do gênero dedicado a recém-nascidos ou lactentes de baixo peso. Nesse contexto estão listadas as principais situações envolvendo essas formas de terapia e suas abordagens iniciais no Quadro 6.

Situações especiais

Em determinadas situações, os métodos de escolha da TSR envolvem otimização na melhora dos respectivos quadros clínicos devido às características das membranas (peritoneal, filtro capilar de baixo/alto fluxo, hemofiltro). São elas as intoxicações exógenas em que a maioria deve ser abordada por hemodiálise com filtros capilares de alto fluxo.[2,19] Entre os erros inatos do metabolismo, as acidúrias orgânicas ou defeitos do ciclo da ureia são caracterizados por uma deficiência de enzimas do ciclo da ureia (carbamil fosfato sintetase ou a ornitina transcarbamilase). Sem essas enzimas, o nitrogênio não pode ser convertido em ureia para posterior excreção pelo organismo, levando a níveis séricos elevados de amônia. Valores superiores a três vezes os normais e sinais de encefalopatia são indicadores de TSR. O início precoce de TSR seja HD, HDF ou DP melhora o prognóstico neurológico.[22] Também são indicações de TSR os acidentes graves por animais peçonhentos (abelhas, cobras, aranhas e escorpiões) que cursam com IRA multifatorial (hemólise intravascular, rabdomiólise, hipotensão e toxicidade direta dos componentes do veneno aos túbulos renais. Vale lembrar que as indicações

de TSR envolvem a disponibilidade do método no centro, bem como a experiência da equipe local.

Quadro 6 Situações que exigem pronta intervenção em TRS com circulação extracorpórea e respectivas abordagens

Complicações	Abordagem
Hipotensão	• Avaliar se o tamanho do hemodialisador é compatível com o tamanho da criança (no máximo 100% da superfície corpórea) ou se o volume extracorpóreo extrapola 10% da volemia estimada (80 mL/kg do peso seco). • Reduzir o volume de ultrafiltração. • Infundir soro sifiológico 0,9%. • Aumentar a infusão de drogas vasopressoras.
Convulsão	• Se ocorrer em hemodiálise convencional, deve-se excluir síndrome do desequilíbrio (retirada excessiva de ureia e outros metabólitos após a primeira hora da sessão) e interromper a sessão. • Corrigir distúrbios metabólicos (como hipocalcemia). • Avaliar a dialisância de anticonvulsivantes que porventura estejam prescritos (nível pode baixar com a diálise). • Descartar encefalopatia hipertensiva e hemorragia intracraniana.
Sangramento	• Avaliar a dose do anticoagulante em uso e interromper a sessão, se necessário; caso haja infusão acidental de heparina em excesso, avaliar neutralização com protamina (1 mL de protamina neutraliza 1.000 UI de heparina 0,2 mL); caso persista, avaliar interrupção. • No caso de uso de citrato em hemodiafiltração: conferir a infusão do cálcio e checar o último nível de cálcio iônico do paciente.
Alcalose metabólica	• Mais comum em HDF, principalmente pelo uso de citrato trissódico a 4%; avaliar o nível de bicarbonato na bolsa de reposição; outra abordagem é a interrupção da reposição e infusão de SF 0,9%, que tem pH ácido, por cerca de 1 hora, com nova coleta de gasometria.
Piora progressiva do edema	• Descompasso entre a soma de tudo que é ofertado ao paciente e o que é ultrafiltrado; ajustar a relação oferta/retirada. • Avaliar albuminemia.
Hipertensão arterial	• Ajuste eventual de drogas vasoativas. • Avaliar a dialisância de drogas anti-hipertensivas que eventualmente estejam em uso. • Piora de hipertensão intracraniana.
Hipernatremia	Redução da oferta de sódio na nutrição parenteral, aumento da oferta de água livre, mudança do sódio no dialisato.

CONSIDERAÇÕES FINAIS

As indicações, equipamento e conhecimento referentes às TRS no paciente pediátrico apresentaram enorme incremento e sofisticação ao longo das últimas 2 décadas. O acesso a esses procedimentos foi ampliado, e mesmo em cidades de médio porte pelo menos 1 das modalidades pode ser oferecida aos nossos pequenos pacientes.

PERSPECTIVAS FUTURAS

Ainda que não possamos prever, em um futuro breve, um tratamento específico que mude a história natural da IRA em pediatria, as perspectivas são promissoras. A padronização das definições com a utilização dos critérios KDIGO representa um passo importante no diagnóstico ainda que seja baseada em variações de creatinina e diurese que, sabe-se, são marcadores imprecisos da IRA. Recentemente, o índice de angina renal surgiu como mais uma ferramenta útil, fácil de ser usada à beira do leito, chamando a atenção para prevenir novos agravos como alterações hemodinâmicas e nefrotoxicidade. Alertas eletrônicos em prontuários podem ser úteis para apontar indicadores de injúria renal. Novas recomendações sobre o manejo de crianças com choque séptico e sepse associada à disfunção orgânica formam uma base consistente no cuidado, reduzindo a S-IRA que apresenta o pior prognóstico. A tecnologia melhora constantemente máquinas e equipamentos para a TSR, inclusive para neonatos, e as UTIs Pediátrica e Neonatal estão incorporando as novas tecnologias com mais familiaridade. Infelizmente a reversibilidade da IRA não ocorre para todos, e o dano renal crônico deve ser acompanhado em longo prazo, especialmente para prematuros e para aqueles com longo tempo de internação e ventilação mecânica. A interação entre as equipes de terapia intensiva neonatal e pediátrica com nefropediatria é fundamental para reduzir a morbimortalidade da IRA no Brasil e fornecer o cuidado humanizado de que esses pacientes tanto precisam.

REFERÊNCIAS BIBLIOGRÁFICAS

1. Uber AM, Sutherland SM. Acute kidney injury in hospitalized children: consequences and outcomes. Pediatric Nephrology. 2020;35:213-20.
2. Cleto-Yamane TL, Gomes CLR, Suassuna JHR, Nogueira PK. Epidemiologia da lesão renal aguda em pediatria. Braz J Nephrol (J Bras Nefrol). 2019;275-83.
3. Abitbol CL, Bauer CR, Montane B, Chandar J, Duara S, Zilleruelo G. Long-term follow-up of extremely low birth weight infants with neonatal renal failure. Pediatr Nephrol. 2003;887-93.
4. Yuan SM. Acute kidney injury after pediatric cardiac surgery. Pediatr Neonatol. 2019;3-11.
5. Selewski DT, Goldstein SL. The role of fluid overload in the prediction of outcome in acute kidney injury: revalence, impact and management challenges. Pediatr Nephrol. 2018;33;13-24
6. Deep A, Bansal M, Rici Z. Acute kidney injury and special considerations during renal replacement therapy in children with coronavirus disease-19: perspective from the Critical Care Nephrology Section of the European Society of Paediatric and Neonatal Intensive Care. Blood Purif. 2021;150-60.
7. Oliveira JF, Burdmann EA. Dengue-associated acute kidney injury. Clin Kidney J. 2015 Dec;8(6):681-5.
8. Akcan-Arikan A, Zappitelli M, Loftis LL, Washburn KK, Jefferson LS, Goldstein SL. Modified RIFLE criteria in critically ill children with acute kidney injury. Kidney Int. 2007;71(10):1028.
9. Kidney Disease: Improving Global Outcomes (KDIGO) Acute Kidney Injury Work Group. KDIGO Clinical Practice Guideline for Acute Kidney Injury. Kidney Int Suppl. 2012;2:1.
10. Zappitelli M, Ambalavanan N, Askenazi DJ, Moxey-Mims MM, Kimmel PL, Star RA, Abitbol CL, Brophy PD, Hidalgo G, Hanna M, Morgan CM,

Raju TNK, Ray P, Reyes-Bou Z, Roushdi A, Goldstein SL. Developing a neonatal acute kidney injury research definition: a report from the NIDDK neonatal AKI workshop. Pediatr Res. 2017 Oct;82(4):569-573.

11. Abbasi A, Mehdipour Rabori P, Farajollahi R, Mohammed Ali K, Ataei N, Yousefifard M, et al. Discriminatory precision of renal angina index in predicting acute kidney injury in children; a systematic review and meta-analysis. Arch Acad Emerg Med. 2020;8(1):e39.
12. Kaddourah A, Basu RK, Bagshaw SM, Goldstein SL, AWARE investigators. epidemiology of acute kidney injury in critically ill children and young adults. N Engl J Med. 2017;376(1):11.
13. Scott M, McCall G. Fifteen-minute consultation: how to identify and treat children with acute kidney injury. Arch Dis Child Educ Pract Ed. 2021 Jan 12:edpract-2020-319928.
14. Alakel N, Middeke JM, Schetelig J, Bornhäuser M. Prevention and treatment of tumor lysis syndrome, and the efficacy and role of rasburicase. Onco Targets Ther. 2017 Feb 2;10:597-605.
15. Gefen AM, Palumbo N, Nathan SK, Singer PS, Castellanos-Reyes LJ, Sethna CB. Pediatric Covid-19-associated rhabdomyolysis: a case report. Pediatr Nephrol. 2020 Aug;35(8):1517-20
16. Haase M, Haase-Fielitz A, Bellomo R, Devarajan P, Story D, Matalanis G, et al. Sodium bicarbonate to prevent increases in serum creatinine after cardiac surgery: a pilot double-blind, randomized controlled trial. Crit Care Med. 2009;37(1):39-47
17. Raina A, Pandita A, Harish R, Yachha M, Jamwal A. Treating perinatal asphyxia with theophylline at birth helps to reduce the severity of renal dysfunction in term neonates. Acta Paediatr. 2016 Oct;105(10):e448-51.
18. Andrade OV, Pereira LN, Giorjão AM, Gago PC, Miranda RL, Pacheco JT. Acute Kidney Injury in the postoperative care. In Pediatric Cardiac Postoperative Handbook - cap 13 Nova Science Publishers Inc 2020.
19. Vasudevan A, Phadke K, Yap HK. Peritoneal dialysis for the management of pediatric patients with acute kidney injury. Pediatr Nephrol. 2017 Jul;32(7):1145-56.
20. Raina R, Grewal MK, Blackford M, Symons JM, Somers MJG, Licht C, et al. Renal replacement therapy in the management of intoxications in children: recommendations from the Pediatric Continuous Renal Replacement Therapy (PCRRT) workgroup. Pediatr Nephrol. 2019 Nov;34(11):2427-48.
21. Sethi SK, Mittal A, Nair N, Bagga A, Iyenger A, Ali U, Sinha R, Agarwal I, de Sousa Tavares M, Abeyagunawardena A, Hanif M, Shreshtha D, Moorani K, Asim S, Kher V, Alhasan K, Mourani C, Al Riyami M, Bunchman TE, McCulloch M, Raina R. Pediatric Continuous Renal Replacement Therapy (PCRRT) expert committee recommendation on prescribing prolonged intermittent renal replacement therapy (PIRRT) in critically ill children.
22. Gupta S,Fenves AZ,Hootkins R, The Role of RRT in Hyperammonemic Patients Clin J Am Soc Nephrol.2016 Oct 7; 11(10): 1872-8.

CAPÍTULO 10

DOENÇA RENAL CRÔNICA

Vera Maria Santoro Belangero
Anna Cristina Gervásio de Britto Lutaif
Maria Cristina de Andrade
Vandréa Carla de Souza
Clotilde Druck Garcia

AO FINAL DA LEITURA DESTE CAPÍTULO, O PEDIATRA DEVE ESTAR APTO A:

- Compreender que a doença renal crônica é subestimada em crianças.
- Compreender que sinais clínicos podem alertar o pediatra para a possibilidade diagnóstica.
- Saber que a detecção precoce permite muitas vezes retardar a progressão da doença.
- Saber que a abordagem terapêutica é influenciada pelo estágio da doença e etiologia.
- Compreender que evitar medicamentos nefrotóxicos é fundamental no prognóstico.
- Compreender que a suspeição, avaliação da função renal e encaminhamento ao nefrologista são imprescindíveis para a melhora do desfecho.

DEFINIÇÃO E EPIDEMIOLOGIA

A doença renal crônica (DRC) se refere a um estado de dano irreversível e/ou redução na função renal, que pode ser progressivo. Atualmente o termo mais aceito na comunidade nefrológica é DRC, em substituição à nomenclatura prévia insuficiência/falência renal crônica, uma vez que descreve de maneira mais clara os diferentes graus de disfunção renal. A DRC define de modo mais objetivo a disfunção como um *continuum*.

O *clinical practice guideline* do KDIGO (*Kidney Disease Improving Global Outcomes*) de 2012 revisou a classificação proposta pelo guideline do KDOQI (*Kidney Disease Outcomes Quality Initiative*) de 2002.[1] No momento da redação deste capítulo, a Diretriz KDIGO está passando por revisão, com previsão de publicação em breve. A classificação do KDIGO inclui a avaliação da função renal com base na taxa de filtração glomerular e da presença/taxa de excreção de albuminúria.

O diagnóstico de DRC pediátrica pelo KDIGO é baseado em um dos critérios clínicos apresentados no Quadro 1.

A diretriz do KDIGO de DRC sugere o uso da equação de Schwartz por ser de fácil aplicação, utilizando apenas a creatinina plasmática em mg/dL e a altura (em cm) (Quadro 2).[1] Deve-se atentar para a técnica de dosagem da creatinina, se método de Jaffe (picrato alcalino) ou a partir de espectrometria de massa de diluição isotópica (IDMS).

Quadro 1 Critérios para o diagnóstico de doença renal crônica

TFG < 60 mL/min/1,73 m² por mais de 3 meses com implicação para a saúde, de modo independente da presença de outros marcadores de DRC.
TFG > 60 mL/min/1,73 m² acompanhado de evidência de alteração estrutural ou marcadores de anormalidades funcionais renais, como proteinúria, hematúria, desordens tubulares renais ou anormalidades detectadas por histologia ou inferidas por métodos de imagem.

TFG: taxa de filtração glomerular; DRC: doença renal crônica.

Quadro 2 Equação de Schwartz para estimar a taxa de filtração glomerular

TFG (mL/min/1,73 m^2) = k* x altura (em cm) / creatinina plasmática (em mg/dL)

** k varia de acordo com a técnica de dosagem da creatinina*

Método de Jaffe (picrato alcalino)[2]			
Prematuros (1° ano de vida)	**Lactentes a termo** (1° ano de vida)	**Crianças**	**Adolescente masculino**
k = 0,33	k = 0,45	k = 0,55	k = 0,70
Método de calibração rastreável ao IDMS:[3,4]			
Prematuros (1° ano de vida)	**Lactentes a termo** (1° ano de vida)	**Crianças e adolescentes**	
k = 0,25	k = 0,34	k = 0,413	

TFG: taxa de filtragem glomerular.

Crianças abaixo de 2 anos de idade não podem ser submetidas a tal classificação, pois em geral apresentam menor TFG quando corrigida pela superfície corporal.

Quadro 3 Classificação do KDIGO para doença renal crônica

Estágio	Descrição da função renal	Taxa de filtração glomerular
G1	Normal ou alta	≥ 90 mL/min/1,73 m²
G2	Discretamente reduzida	60 a 89 mL/min/1,73 m²
G3a	Discreta a moderadamente reduzida	45 a 59 mL/min/1,73 m²
G3b	Moderada a gravemente reduzida	30 a 44 mL/min/1,73 m²
G4	Gravemente reduzida	16 a 29 mL/min/1,73 m²
G5	Falência renal	< 15 mL/min/1,73 m²
Categoria	**Descrição da albuminúria**	**Albuminúria**
A1	Normal a discretamente aumentada	< 30 mg/g creatinina
A2	Moderadamente aumentada	30-300 mg/g creatinina
A3	Gravemente aumentada	> 30 mg/g creatinina

KDIGO: *Kidney Disease Outcomes Quality Initiative.*

A obtenção de dados acurados sobre a epidemiologia da DRC pediátrica é uma tarefa desafiadora. Acredita-se que o número de crianças portadoras de DRC seja subestimado, por se tratar de uma condição assintomática em seus estágios iniciais, o que leva a um subdiagnóstico. Adicionalmente, existe um subdiagnóstico nos países com limitações de acesso aos serviços de saúde, o que faz com que o diagnóstico da DRC seja tardio e incompleto.

Desse modo, há uma heterogeneidade nos dados sobre doença renal crônica ao redor do mundo. Tal fato foi ilustrado por um artigo de revisão que avaliou dados populacionais, buscando determinar a prevalência de DRC moderada a grave e de DRC terminal com necessidade de terapia renal substitutiva.[5] Foram observados os seguintes dados em relação à incidência de DRC moderada a grave, em número de casos por milhão de população em idade equivalente (pmpie): Europa = 11,9, América Latina = taxas variáveis entre 2,8-15,8 e África subsaariana = 1-3. Em relação à incidência de DRC terminal com necessidade de terapia renal substitutiva, os dados também são variáveis e estão relacionados à disponibilidade de TRS, conforme ilustrado a seguir: Nova Zelândia = 18 casos pmpie, EUA = 15,5 casos pmpie, Austrália e Europa Ocidental = 9,5 casos pmpie e Rússia = < 4 casos pmpie.

Dados do Brasil foram publicados por Konstantyner et al. em 2015, sendo observada uma prevalência de DRC terminal em pediatria de 20 casos pmpie, com uma incidência de 6,6 casos novos pmpie, apresentando significativas desigualdades regionais.[6]

No que se refere ao impacto da etnia, dados dos EUA mostram uma prevalência de DRC 2-3 vezes maior em crianças de origem afro-americana em comparação com crianças de origem caucasiana, o que pode estar relacionado a genótipos de risco envolvendo o gene Apol1 (apolipoproteína L1).

ETIOLOGIA NA INFÂNCIA

As causas de DRC (Quadro 4) variam de acordo com a região geográfica e a faixa etária do paciente. Nos menores de 5 anos são mais frequentes as malformações congênitas do trato urinário, principalmente rins displásicos e hipoplásicos e a válvula de uretra posterior (VUP). Nos escolares e adolescentes observam-se as glomerulopatias, as uropatias (bexiga neurogênica, nefropatia do refluxo), as doenças hereditárias (nefronoftise, Alport, cistinose), a doença renal policística e as sequelas de doenças sistêmicas (lúpus eritematoso sistêmico, síndrome hemolítico urêmica, púrpura de Henoch-Schönlein e demais vasculites). Entre as glomerulopatias, destaca-se a glomeruloesclerose segmentar e focal (GESF), especialmente após os 12 anos de vida.[6-8] No Brasil, 1/3 das crianças que iniciam diálise crônica apresentam causa indeterminada.[6] Dos transplantados renais pediátricos brasileiros, 40% apresentam como doença de base malformações congênitas do trato urinário e 28% glomerulopatias.[9]

Quadro 4 Causas de doença renal crônica em pediatria por ordem de frequência

Malformações congênitas do trato urinário
Doenças císticas renais
Nefronoftise
Glomerulonefrite
Eventos vasculares
Síndrome hemolítico-urêmica atípica
Nefrolitíase
Nefropatias familiares
Doenças sistêmicas
Lúpus eritematoso sistêmico
Vasculites
Sequela de lesão renal aguda

Fonte: Rees et al., 2019[8]

DIAGNÓSTICO E MANIFESTAÇÕES CLÍNICAS

Pacientes com DRC podem ser assintomáticos por longos períodos. Alguns sinais clínicos podem alertar o pediatra para a possibilidade diagnóstica (Quadro 5). As principais manifestações são alterações cardiovasculares, anemia, doença óssea associada ao hiperparatireoidismo, anorexia e

alteração do crescimento. Os pacientes em maior risco são aqueles com antecedentes de malformações do trato urinário associados ou não a pielonefrite de repetição ou com histórico de DRC na família.

Quadro 5 Sinais de alerta ao pediatra para a possibilidade diagnóstica de doença renal crônica

Exames alterados
Creatinina sérica acima do valor de referência para a idade (preferencialmente, calcular a TFG com a equação de Schwartz)
Ultrassonografia evidenciando malformação renal bilateral em qualquer momento (obstétrica ou posterior ao nascimento)
Anemia de difícil manejo (descartada deficiência de ferro)
Proteinúria persistente
Sinais clínicos
Atraso do crescimento sem fator identificável
Hipertensão arterial
Noctúria (pode sinalizar déficit de concentração urinária)
Antecedentes mórbidos
Baixo peso ao nascer ou prematuridade
Lesão renal aguda ou síndrome hemolítico-urêmica
Síndrome nefrítica ou nefrótica
Diabete melito
Lúpus eritematoso sistêmico
Trombose no período neonatal
Antecedentes familiares
Doença renal crônica
Doença policística renal ou outras doenças genéticas do rim

Fonte: adaptado de Rees et al., 2019[8] e KDIGO 2012.[1]

A anemia (normocrômica e normocítica) resulta do déficit de eritropoietina e está associada a maior morbidade e mortalidade na DRC. Necessita de identificação precoce, por ser potencialmente reversível com o tratamento adequado. Pode ser agravada pela deficiência de ferro, vitamina B12 ou folato, menor sobrevida das hemácias e inibição medular pela uremia e inflamação crônica.[1,8] Os valores de hemoglobina para definir anemia na DRC variam com a idade (Quadro 6).

Quadro 6 Limiar de hemoglobina para definir anemia na doença renal crônica

Idade	Hemoglobina (mg/dL)
6 meses a 5 anos	11
5-12 anos	11,5
12-15 anos	12
> 15 anos	
meninas	12
meninos	13

Fonte: adaptado de KDIGO 2012.[1]

Os distúrbios eletrolíticos e acidobásicos mais comuns são acidose metabólica, hipercalemia e hiperfosfatemia. A prevalência e a gravidade da acidose metabólica aumentam à medida que a DRC progride. Níveis de bicarbonato inferiores a 22 mEq/L estão associados a maior risco de progressão da DRC e mortalidade, necessitando de pronta correção. A hipercalemia é mais frequente nos estágios finais de DRC e pode ser decorrente de ingesta excessiva de potássio, baixa ingesta energética, acidose, uso de inibidores da enzima conversora de angiotensina ou diuréticos poupadores de potássio.

As crianças com displasia renal e patologias tubulares podem apresentar poliúria por dificuldade de contração urinária, levando a perdas elevadas de sódio, bicarbonato e água, com risco de desidratação e lesão renal aguda. Por outro lado, aquelas com doença glomerular costumam reter sódio e água, levando a hipertensão arterial.[8]

As anormalidades do metabolismo mineral e ósseo da DRC (DMO-DRC) envolvem alterações clínicas, bioquímicas (cálcio, fósforo e seus hormônios reguladores) e anormalidades ósseas. A manifestação pode ser de redução da velocidade de crescimento, baixa estatura, fraturas, dor e deformidades ósseas.[10]

A retenção de fósforo ocorre por diminuição da sua depuração na DRC, levando a aumento compensatório da secreção de PTH e do fator de crescimento de fibroblastos 23 (FGF-23), com resultante aumento da fosfatúria. Nos estágios iniciais da doença esse processo é suficiente para manter os níveis séricos de fósforo dentro da normalidade. Com a progressão da DRC, a compensação não se mantém, ocorrendo hiperfosfatemia, elevação dos níveis de PTH e redução da atividade da 1-alfa-hidroxilase, responsável pela conversão de 25(OH)D em 1,25$(OH)_2$D (forma ativa da vitamina D), com consequente baixa absorção de cálcio. A hipocalcemia estimula a secreção de paratormônio (PTH) através dos receptores sensíveis ao cálcio.[8] O estímulo constante do PTH, de causa multifatorial, estimula o aumento da absorção renal e gastrointestinal de cálcio, aumentando o remodelamento ósseo, com efluxo de cálcio do osso e redução da reabsorção tubular de fosfato. O persistente estímulo das glândulas paratireoides, sem intervenção precoce, pode resultar em resistência ao PTH. O efeito do PTH no esqueleto é de aumento da atividade dos osteoclastos e osteoblastos. Elevados níveis de PTH levam a alto remodelamento ósseo.[8] O crescimento é mantido até o estágio 3 de DRC, e nos estágios mais avançados pode ser necessário alimentação enteral para a manutenção do desenvolvimento somático e neurológico em lactentes.

Nas crianças com glomerulopatia, a manifestação clínica pode ser de edema, alterações macroscópicas da urina, deformidades ósseas e manifestações da hipertensão arterial.

No exame físico não existem dados específicos, devendo-se salientar a interpretação correta dos dados antropométricos, da pressão arterial, da pesquisa de anemia, da palpação dos rins e da presença de outras malformações (trato gastrointestinal – TGI, pavilhão auricular), que estão associados ao maior risco de malformação do trato urinário.

FATORES DE PROGRESSÃO DA DOENÇA RENAL CRÔNICA

Os eventos envolvidos pela perda da massa renal geram um círculo vicioso de perda de néfrons por adaptação fisiológica que leva à hipertrofia e à hiperfunção, causando perda aditiva de função. O resultado final é a lesão tubular e/ou glomerular, secundária a um ciclo de desdiferenciação celular, disfunção endotelial, aumento da demanda metabólica, hipóxia tecidual, acidose e geração de radicais livres.[11] O ritmo de perda de função renal é influenciado pelas características da doença de base (mais rápido em doenças glomerulares, mais lento em malformações do trato urinário), pela idade de incidência da insuficiência renal (pior nas fase de desenvolvimento rápido – lactância e puberdade), além do background genético, e do controle metabólico da DRC (acidose metabólica, intensidade da proteinúria).[18]

Quando a massa renal diminui em valores significativos, independentemente da etiologia inicial da DRC, quatro mediadores principais contribuem para a progressão da DRC: a perda continuada da massa renal de néfrons; a presença de hipertensão arterial, proteinúria e anemia. Dentre esses parâmetros, três são passíveis de conduta clínica já bem estabelecida: controle rigoroso da pressão arterial, diminuição da proteinúria e correção da anemia (ver o item seguinte).

TRATAMENTO DA DOENÇA RENAL CRÔNICA

O tratamento da DRC é repleto de desafios, pois engloba medidas dirigidas à correção de diferentes distúrbios metabólicos para o pleno desenvolvimento da criança.

O tratamento da DRC, nos estágios 2, 3 e 4, é conservador, abrangendo medidas dirigidas à correção dos distúrbios eletrolíticos, da anemia, do distúrbio ósseo e mineral, da hipertensão arterial, dos distúrbios hormonais (da tireoide, da paratireoide e da ação do hormônio do crescimento) e da manutenção de oferta nutricional adequada.

A abordagem terapêutica é fortemente influenciada pelo estágio da DRC e pela etiologia da doença renal. Deve-se atentar ao fato de que, a cada progressão do estágio, intensificação e aparecimento de outros distúrbios irão ocorrer. Por exemplo, a diminuição da produção de eritropoietina começa a ser significativa a partir da DRC no estágio 3. Por outro lado, o distúrbio mineral ósseo se inicia muito mais precoce em crianças (prevalência de 38% no estágio 3) e é especialmente grave em doenças que cursam com acidose metabólica, como ocorre em diversas tubulopatias.[8,11] Nos casos de DRC secundária a malformações do trato urinário, em grande parte há preservação do volume urinário e elevada possibilidade de distúrbios do sódio e da acidificação urinária (por comprometimento grave dos túbulos distais e coletores); por outro lado, nas doenças glomerulares, com exceção das congênitas, que são raras, a DRC tende a ser mais abrupta e com redução importante do volume urinário.

Em todos os casos de DRC progressiva, deve-se preparar o paciente para a necessidade de terapia renal substitutiva, que é quase sempre necessária no estágio 5, realizada com a diálise crônica (peritoneal ou hemodiálise), almejando-se o transplante renal o quanto antes, inclusive, de preferência, de forma preemptiva, isto é, sem a realização da fase dialítica.[11]

O retardo de crescimento permanece o principal problema das crianças com DRC. Apesar da melhora do tratamento conservador, dados recentes ainda demonstram elevada prevalência (30-60%) de baixa estatura em adultos com DRC iniciada durante a infância. Para que o crescimento permaneça em ritmo normal, é necessário que haja adequação na ingestão alimentar, bem como correção de todos os distúrbios metabólicos já citados, a correção da anemia e a adequação das condições ambientais e sociais.[8]

Como medidas gerais de tratamento, devem ser consideradas as abordagens vistas a seguir.

Abordagem nutricional

Quanto mais precoce for e quanto maior for o estágio da DRC, mais difícil será a obtenção da ingestão alimentar adequada e pior será a repercussão da DRC no crescimento e desenvolvimento da criança.[8,11]

Como os lactentes têm elevado potencial de crescimento, qualquer diminuição de ingestão alimentar pode comprometer o crescimento. Por outro lado, esse elevado potencial é também a razão pelo qual a oferta nutricional deva ser mantida, mesmo com diminuição importante da função renal. Com o crescimento, a oferta nutricional será incorporada a novos tecidos, o que foi descrito por McCance "como se o crescimento funcionasse como um terceiro rim". Essa vantagem pode ser aproveitada desde que não existam outros distúrbios que impeçam o anabolismo. Tais conceitos são a base para a abordagem nutricional da criança com DRC. Isto é, se a oferta nutricional for totalmente ajustada ao crescimento, mesmo com graves restrições da TFG, poderá haver um bom desenvolvimento físico.

No entanto, a oferta alimentar nem sempre é facilmente obtida, pela ocorrência frequente de anorexia (secundária a uremia ou a distúrbios metabólicos) e de recusa alimentar. Por isso a utilização da via enteral tem demonstrado grande efeito na prevenção e recuperação do retardo de crescimento na DRC, especialmente em crianças menores de 3 anos de idade.[8] A via de acesso ao TGI pode ser por sonda nasogástrica ou por gastrostomia.

Na orientação dietética, tem grande papel o volume urinário residual, visto que, quando muito reduzido, pode ser fator limitante para a oferta nutricional adequada. Estratégia como aumento da concentração da dieta pode ser necessária.

A orientação dietética deve também levar em consideração os limites máximos de ingestão de fosfato, cálcio e potássio, dependendo da necessidade de ajustar o distúrbio mineral e a hiperpotassemia.

Na DRC em Pediatria, a restrição calórica ou proteica somente pode ser aceita por períodos muito curtos (dias), sendo, na prática, uma das principais indicações de tratamento de substituição renal.

Abordagem da doença mineral óssea

A mineralização óssea durante a infância e a adolescência estabelece o fundamento para a saúde óssea pelo resto da vida, visto que 90% da massa óssea é adquirida nos primeiros 20 anos de vida.[11] A prevalência do distúrbio do metabolismo mineral e ósseo em crianças e adolescentes com DRC é muito elevada, ocorrendo em 22% das crianças com DRC estágio 2, em 38% no estágio 3 e na maioria das crianças em diálise.[11] Importante salientar que, além das alterações no tecido ósseo, o distúrbio mineral pode favorecer a calcificação no sistema cardiovascular, representando um dos principais fatores de risco para a doença cardiovascular, a principal causa de mortalidade na DRC da criança e do adulto.

A abordagem da DMO-DRC exige a manutenção do turnover ósseo normal, obtenção do crescimento físico normal e a prevenção da doença cardiovascular. Do ponto de vista prático, um aspecto importante é manter os valores da calcemia e fosfatemia dentro dos parâmetros de normalidade, para cada faixa etária. O valor do PTH deve estar adequado para cada classe da DRC.[12]

Esses objetivos têm sido extensamente estudados, e excelentes revisões de literatura foram publicadas nas últimas décadas, tais como as Diretrizes brasileiras de prática clínica para distúrbio mineral e ósseo na doença renal crônica da criança de 2011, atualizada em 2021.[12,19]

Abordagem da anemia

A anemia é a principal anormalidade hematológica da DRC e está associada a aumento da morbidade e mortalidade, risco cardiovascular e comprometimento na qualidade de vida.[11] Em recente estudo de uma coorte de crianças acompanhadas no Brasil, a presença de anemia no início do estudo também foi associada a pior prognóstico da DRC.[13]

As diretrizes para conduta da anemia estão também muito bem discutidas em vários protocolos, inclusive em uma publicação nacional.[14] Essas publicações têm contribuído para se obter um melhor resultado no tratamento da anemia na DRC.

Correção dos distúrbios eletrolíticos e ácido-base

A ocorrência de distúrbios eletrolíticos e ácido-base é bastante frequente na DRC na infância, tanto na DRC causada por malformações do trato urinário como nas tubulopatias (Síndrome de Fanconi, acidose tubular renal, Síndrome de Bartter) e muitas vezes é bastante grave, com repercussões importantes. Vários distúrbios, quando presentes cronicamente, levam a grande déficit de crescimento tanto por diminuição da síntese proteica como da massa muscular (hiponatremia, hipofosfatemia) ou por alterações no eixo do hormônio de crescimento (GH), inclusive com diminuição da expressão dos receptores hepáticos de GH, no eixo GH-IGFBP (hipocalemia crônica, acidose ou alcalose metabólica crônica).[8,11]

Deve-se estar sempre alerta para a pesquisa dos distúrbios eletrolíticos e ácido-base. O uso de soluções orais de cloreto de sódio a 1% (para hiponatremia), ou de alimentos ricos em potássio acrescido de soluções de cloreto de potássio (para a hipopotassemia), como o uso de soluções alcalinizantes, por exemplo, o bicarbonato de sódio em solução a 3% (para a manter a bicarbonatemia > 22 mmol/L), são medidas essenciais para o desenvolvimento adequado da criança.[8]

A hiperfostatemia e a hipercalemia podem ocorrer com frequência nos estágios mais avançados da DRC. A conduta da hiperfosfatemia inclui o uso de quelantes de fósforo e de ingestão controlada de fosfato. Para a hipercalemia a ingestão de potássio deve ser diminuída, acrescida de outras medidas que incluem o uso de quelantes, diuréticos em sequências individualizadas a cada caso.

Controle da pressão arterial e da proteinúria

A prevalência de hipertensão arterial (HA) na DRC é elevada, ocorrendo em mais da metade dos casos. Estudos de coorte mostram que, em pacientes com DRC, em torno de 50% dos casos a HA não está controlada. Por outro lado, a repercussão negativa da hipertensão na progressão da DRC e na doença cardiovascular é indiscutível.[11]

Resultados do estudo CKiD mostraram que o uso de inibidor de enzima conversora ou do inibidor do receptor de angiotensina II teve desempenho melhor que o de outros hipotensores, havendo uma porcentagem maior de casos com a pressão controlada (89%) quando em uso desses medicamentos.[11] O uso dos inibidores da enzima conversora de angiotensina (Ieca) e/ou dos bloqueadores do receptor da angiotensina II (BRA) tem sido sugerido especialmente quando associada à proteinúria. No entanto, os efeitos colaterais como hiperpotassemia e diminuição da TFG devem ser frequentemente avaliados, principalmente quando nos estágios mais graves da DRC. Outras classes de medicações podem ser utilizadas, em função dos mecanismos fisiopatológicos presentes, seguindo a farmacocinética de cada medicação e evitando-se estímulo exagerado dos servomecanismos de cada droga.

O valor ideal para a manutenção dos níveis pressóricos ($P_{90th,}$ $P_{75th\ ou}$ P_{50th}) variam em diversos *guidelines* da literatura, dependem da classe da DRC e da presença ou não de proteinúria, almejando-se os menores valores de percentil para as situações mais graves.[15]

A abordagem da proteinúria

As tentativas de diminuição da proteinúria são justificadas pelo papel deletério da proteinúria na progressão da DRC. Em estudo sobre a prevalência de complicações da DRC na infância, Wong et al., em 2006, mostraram que proteinúria ocorria em 11,5% já nos estágios iniciais e em 76% nos estágios 4 e 5, sendo não nefrótica em 62%. Na avaliação prospectiva foi possível demonstrar que para cada aumento de 14% na proteinúria havia diminuição de 10% da TFG.

As estratégias mais estudadas e utilizadas para minimização da proteinúria têm sido a utilização dos Ieca e a dos BRA. Não se recomenda a associação de IECA + BRA.[8] Se o bloqueio duplo do sistema renina angiotensina aldosterona é mais efetivo que o isolado, não está ainda esclareci-

do.[8] Não está determinado o nível a partir do qual o Ieca ou o BRA deveria ser utilizados, mas há sugestão de que desde que exista microalbuminúria. O alerta para a possibilidade de hipotensão arterial, redução da TFG e hiperpotassemia é sempre necessário, e a adolescente do sexo feminino deve estar ciente dos efeitos teratogênicos dessas medicações. A inibição da aldosterona também é justificada como medida antiproteinúrica, considerando-se a presença dos receptores de aldosterona não somente nos túbulos distais, fibroblastos, células musculares lisas, mas também em podócitos e células mesangiais. Em pacientes pediátricos os estudos são escassos.

Imunização para lactentes e crianças

O objetivo deve ser completar o esquema básico de vacinação em toda criança com DRC, o mais precoce possível. Somente circunstâncias muito específicas podem retardar o esquema de vacinação, que deve estar completo antes do transplante renal.[8]

Encaminhamento para terapia de substituição renal

Há um longo caminho para a criança com DRC. A possibilidade de necessitar de terapia de substituição renal (TSR)vai depender do nível de função renal residual, da possibilidade de tratamento cirúrgico das más-formações e da possibilidade de progressão da DRC. O paciente deverá ser encaminhado para ingressar na lista de Tx quando TFGe for menor ou igual a 15 mL/min/1,73m^2 ou encaminhado para Tx com doador vivo. Não há um valor preciso da TFG que indique a necessidade de início de diálise, embora o valor de 15 mL/min/1,73 m^2 seja bastante citado. Em pediatria é comum que valores até menores ainda sejam aceitáveis para o tratamento conservador exclusivo, principalmente em casos de volume urinário residual elevado.[8,11] A necessidade de TSR deveria ser prevista para o estudo da possibilidade do transplante renal preemptivo. As seguintes situações são indicações de necessidade absoluta de TSR: sobrecarga de volume, sintomas urêmicos, distúrbios eletrolíticos não corrigíveis e retardo de crescimento estatural e/ou do perímetro cefálico.[8]

PROGNÓSTICO E EVOLUÇÃO EM LONGO PRAZO

A sobrevida da criança com DRC tem aumentado nas últimas décadas, mas a mortalidade ainda é muito superior à da população pediátrica geral, principalmente em decorrência de doença cardiovascular e infecções.[16] Fatores de risco para mortalidade incluem diagnóstico tardio, tempo prolongado em diálise e hipertensão arterial persistente.[17] Em publicação recente observou-se a baixa incidência de DRC em terapia renal substitutiva na população pediátrica brasileira em comparação aos dados mundiais.[6] O achado provavelmente está associado ao subdiagnóstico da doença e ao acesso desigual ao sistema de saúde nas diferentes regiões do país. Para minimizar o problema é importante reconhecer precocemente as situações que predispõem à DRC (Quadro 5). Os pacientes em risco devem ser submetidos a estimativa da função renal a intervalos regulares e orientados quanto a medidas de nefroproteção. Dentre elas, destaca-se o controle da pressão arterial, com alvo menor ou igual ao percentil 50 para idade, sexo e estatura.[1] Outras medidas importantes incluem hábitos saudáveis, evitando a obesidade e a prescrição de drogas nefrotóxicas, especialmente anti-inflamatórios não esteroides e contrastes radiológicos. A oferta de sódio deve ser restrita nas crianças hipertensas ou com pressão arterial elevada conforme a recomendação diária para a idade (Tabela 1). Pacientes com tubulopatias, geralmente poliúricos, necessitam de suplementação de sal e água para evitar a depleção crônica de volume e favorecer o crescimento.[1] O diagnóstico precoce permite retardar a progressão da DRC e facilita o encaminhamento ao transplante renal de forma preemptiva. Cuidados adicionais (Quadro 7) podem melhorar a qualidade de vida e os resultados do transplante.

Tabela 1 Recomendações de ingesta diária de sódio por crianças de acordo com a idade

Idade	Ingesta diária de sódio recomendada (g/dia)
0-6 meses	0,110
7-12 meses	0,370
1-3 anos	0,370
4-8 anos	1,0
9-13 anos	1,2
Acima de 14 anos	1,5

Fonte: *The National Academies Press - Dietary Reference Intakes for Sodium and Potassium.* [20]

Quadro 7 Medidas prévias ao transplante renal que melhoram os resultados

Diagnóstico precoce
Controlar:
Anemia, acidose e doença óssea
Proteinúria
Pressão arterial
Nutrição adequada
Evitar:
Medicamentos nefrotóxicos
Acesso venoso central e punções venosas desnecessárias
Transfusão de hemoderivados
Encaminhar precocemente pacientes que necessitam de correções urológicas
Imunização completa (exceto aqueles em uso de imunossupressão)

REFERÊNCIAS BIBLIOGRÁFICAS

1. KDIGO 2012 Clinical practice guideline for the evaluation and management of chronic kidney disease. Kidney International Supplements. 2013;3(1):1-150.
2. Schwartz GJ, Haycock GB, Edelmann CM, Jr., Spitzer A. A simple estimate of glomerular filtration rate in children derived from body length and plasma creatinine. Pediatrics. 1976 Aug;58(2):259-63.
3. Schwartz GJ, Muñoz A, Schneider MF, et al. New equations to estimate GFR in children with CKD. J Am Soc Nephrol. Mar 2009;20(3):629-37.
4. Mian AN, Schwartz GJ. Measurement and estimation of glomerular filtration rate in children. Adv Chronic Kidney Dis. Nov 2017;24(6):348-56.
5. Harambat J, van Stralen KJ, Kim JJ, Tizard EJ. Epidemiology of chronic kidney disease in children. Pediatr Nephrol. Mar 2012;27(3):363-73.
6. Konstantyner T, Sesso R, de Camargo MF, de Santis Feltran L, Koch-Nogueira PC. Pediatric chronic dialysis in Brazil: epidemiology and regional inequalities. PLoS One. 2015;10(8):e0135649.
7. Koch Nogueira PC, Santis Feltran Ld, Camargo MF, et al. Prevalência estimada da doença renal crônica terminal em crianças no Estado de São Paulo. Rev Assoc Med Bras. 2011;57(4):443-9.
8. Rees L. Chronic kidney disease. In: Rees L, Bockenhauer D, Webb NJA, Punaro MG (eds.). Paediatric Nephrology. 3.ed. Oxford; 2019. Chapter 18, p.451.
9. de Souza VC, Garcia CD, Pestana JM, et al. Collaborative Brazilian pediatric renal transplant registry (CoBrazPed-RTx): a report from 2004 to 2018. Pediatr Transplant. 2019 Sep;23(6):e13463.
10. Group KDIGOKC-MW. KDIGO clinical practice guideline for the diagnosis, evaluation, prevention, and treatment of Chronic Kidney Disease-Mineral and Bone Disorder (CKD-MBD). Kidney Int Suppl. 2019 Aug;(113):S1-130.
11. Belangero V. Tratamento conservador da doença renal crônica. In: Moura LRR, Alves MAR, dos Santos DR, Pecoits Filho R (eds.). Tratado de nefrologia. Atheneu; 2017.
12. Lima EM, Gesteira MeF, Bandeira MeF, Nefrologia SBd. [Brazilian guidelines for bone and mineral disorders in CKD children]. J Bras Nefrol. 2011 Apr;33(Suppl 1):42-57.
13. Belangero VMS, Prates LC, Watanabe A, et al. Prospective cohort analyzing risk factors for chronic kidney disease progression in children. J Pediatr (Rio J). 2018 Sep/Oct 2018;94(5):525-31.
14. Bandeira MeF, Garcia CD. [Recommendations for anemia treatment in pediatric patients]. J Bras Nefrol. 2014 Mar;36(1 Suppl 1):36-45.
15. Weaver DJ. Pediatric hypertension: review of updated guidelines. Pediatr Rev. 2019 Jul;40(7):354-8.
16. McDonald SP, Craig JC, Association AaNZPN. Long-term survival of children with end-stage renal disease. N Engl J Med. 2004 Jun;350(26):2654-62.
17. Groothoff JW. Long-term outcomes of children with end-stage renal disease. Pediatr Nephrol. 2005 Jun;20(7):849-53.
18. Emma F, Goldestein SL, Bagga A, Bates CM, Shroff R (Ed) Pediatric Nephrology; 8.ed. Springer Publisher; Philadelphia, 2022.
19. Santos Abreu ALC, Soeiro EMD, Bedram LG, Andrade M, Lopes R. Diretrizes brasileiras dos distúrbios do metabolismo mineral e ósseo na doença renal crônica da criança e dos adolescentes. Braz J Nephrol. 2021.
20. National Academies of Sciences, Engineering, and Medicine 2019. Dietary Reference Intakes for Sodium and Potassium. Washington, DC: The National Academies Press.

CAPÍTULO 11

DOENÇAS CÍSTICAS RENAIS

Anelise Del Vecchio Gessullo
Lucimary de Castro Sylvestre
Paulo Cesar Koch Nogueira
Vera Hermina Kalika Koch

AO FINAL DA LEITURA DESTE CAPÍTULO, O PEDIATRA DEVE ESTAR APTO A:

- Compreender que os cistos renais podem ser manifestação isolada ou parte de doença que acomete vários órgãos. Podem evoluir sem consequências, ou até associados à perda progressiva das funções renais.
- Compreender que a doença renal policística autossômica recessiva (DRPAR) é rara, grave e envolve rins, fígado e vias biliares precocemente. É possível que seja necessário transplante duplo fígado-rim.
- Saber que a nefronoftise é doença cística renal hereditária que causa falência dos rins nas primeiras décadas. Os sintomas consistem em poliúria, polidipsia, déficit em concentração urinária, enurese secundária, anemia e perda da função renal.
- Saber que o rim multicístico displásico, na maioria dos casos, é unilateral e caracteriza-se por cistos de tamanhos variados e pela ausência de um sistema pielocalicial normal. O manejo conservador não operatório apresenta-se como estratégia de tratamento adequada
- Compreender que o cisto renal simples adquirido é a mais comum entre as doenças císticas renais. É mais raro em crianças do que em adultos, com incidência de menos de 0,5% em crianças.
- Compreender que crianças com doença renal crônica desenvolvem frequentemente uma doença cística renal adquirida, caracterizada por pequenos e múltiplos cistos em rins de tamanho reduzido.

INTRODUÇÃO

Doenças císticas renais são condições nas quais os cistos podem ser a única manifestação, ou, alternativamente, ser parte de doença que acomete vários órgãos. A expressão clínica pode variar desde um achado sem consequências até a perda progressiva das funções renais, e os cistos podem ser focais, multifocais, uni ou bilaterais. Quanto à transmissão, podem ser hereditárias, congênitas não hereditárias ou adquiridas, estas últimas mais frequentes. Existe confusão de terminologia, sendo frequentes os casos com hidronefrose, que são mal denominados como doenças císticas renais. O glossário a seguir pode subsidiar o pediatra na designação apropriada das doenças císticas renais.

A. Cisto: cavidade fechada circundada por tecido epitelial, preenchida por conteúdo líquido.
B. Doença policística: designa duas formas de doenças hereditárias (autossômica dominante e autossômica recessiva), antes chamadas de doença policística do adulto e infantil, respectivamente.
C. Doença multicística: designa nefropatia cística múltipla, mais frequentemente esporádica e geralmente unilateral.
D. Doença microcística: designa síndrome nefrótica congênita do tipo finlandês.
E. Cistos adquiridos: são consequência de mecanismos obstrutivos, degenerativos ou neoplásicos;

O Quadro 1 apresenta a classificação das diversas doenças císticas renais.

No caso das doenças hereditárias, dados recentes sugerem que todas podem ter substrato comum, e postula-se que sejam devidas a anormalidades de uma estrutura celular apenas, o cílio primário (CP) apical. Trata-se de estrutura que se projeta da borda apical da maioria das células do organismo e consiste em microtúbulos de proteína, ancorados em sua base em um dos corpos basais (centríolos) e que,

Quadro 1 Classificação das doenças renais císticas

Doenças hereditárias
Doença renal policística autossômica dominante
Doença renal policística autossômica recessiva
Nefronoftise/complexo de doenças císticas medulares
Cistos renais em síndromes hereditárias: a) Esclerose tuberosa b) Síndrome de Bardet-Biedl.
Doenças congênitas não hereditárias
Doença displásica renal
Doenças adquiridas

envoltos pela membrana celular, emergem do polo luminal das células dando origem ao CP em forma de espícula. O CP é complexo, englobando o centríolo, que dá origem aos microtúbulos, e centenas de proteínas, que formam o centrossomo. O CP atua no reconhecimento de estímulos mecânicos (p. ex., fluxo de fluidos e eletrólitos) e químicos. As doenças císticas renais hereditárias são alterações em algumas das proteínas que compõem o centrossomo, mudando a estrutura e a função do CP, que tem como consequência o descontrole da proliferação celular, determinando a formação de cistos. Além de ter importância científica pela descoberta da fisiopatologia molecular das doenças císticas, o recém-descoberto papel do CP permitiu vislumbrar novas formas de tratamento para as ciliopatias.[1]

DOENÇAS CÍSTICAS HEREDITÁRIAS

Doença renal policística autossômica dominante

É a doença genética mais comum em adultos, com prevalência estimada de 1:500 a 1:2500. A herança é autossômico-dominante e caracteriza-se por mutação nos genes PKD1 (85% dos casos) e PKD2 (15%). O PKD1 codifica a proteína policistina 1 e normalmente apresenta evolução mais precoce e mais grave. O PKD2, por sua vez, codifica a policistina 2, e a doença pode ser mais branda.[2]

Ambas as policistinas, 1 e 2, localizam-se no cílio primário das células do túbulo renal e participam da função de receptor de estímulos mecânicos exercida pelo cílio primário; esses estímulos seriam transmitidos ao espaço intracelular via aumento de cálcio citosólico. O não funcionamento desse mecanismo de recepção e transmissão de estímulos seria responsável pelo descontrole da proliferação celular e pela formação e crescimento dos cistos.[3]

A formação dos cistos já começa na infância, mas não há muitas manifestações nessa faixa etária. A avaliação genética ainda não é rotineira em nosso meio, portanto o diagnóstico da doença renal policística autossômica dominante (DRPAD) em crianças e adolescentes é feito principalmente por achados ecográficos em pacientes investigados por terem história familiar positiva ou na investigação de infecção do trato urinário, hematúria ou dor abdominal. O padrão ouro na investigação radiológica em crianças é a ultrasssonografia, se possível de alta resolução. Na investigação familiar, o fato de não encontrar nenhum cisto na criança não exclui a doença. Em menores de 15 anos com história familiar positiva, a presença de mais de 1 cisto já é altamente sugestiva, e, em maiores de 15 anos, quando há 3 ou mais cistos uni ou bilaterais. A ressonância magnética (RM) é mais utilizada em adultos, e não há critérios diagnósticos de DRPAD por RM para crianças abaixo dos 15 anos.[2,4]

O quadro clínico é muito variável, e o acompanhamento clínico deve ser feito com o objetivo de identificar sinais precoces de comprometimento renal, como proteinúria e hipertensão arterial sistêmica (HAS), que precisam ser tratadas para retardar a progressão da doença, que atinge o estágio V de doença renal crônica (DRC) em geral após a quarta década de vida. O tratamento anti-hipertensivo de escolha é inibidor da enzima conversora de angiotensina (Ieca) ou bloqueador do receptor de angiotensina (BRA). As manifestações extrarrenais como os cistos hepáticos e pancreáticos e o aneurisma cerebral não são achados frequentes na faixa etária pediátrica.[2]

Não existe tratamento específico comprovadamente eficaz na infância e adolescência. Há um estudo, em andamento, analisando a eficácia do Tolvaptan, um antagonista da vasopressina já aprovado para uso em adultos. Na infância, 3% das crianças com a mutação genética podem manifestar a doença muito precocemente ou ter uma doença de progressão rápida,[4] sendo o principal diagnóstico diferencial, nesses casos, a doença renal policística autossômica recessiva, a ser abordada a seguir.

Doença renal policística autossômica recessiva

É uma doença genética rara, grave, que envolve os rins, fígado e vias biliares precocemente, com incidência estimada de 1:20.000 nascidos vivos. A herança é autossômica recessiva e caracteriza-se por mutação no gene PKHD1, que codifica a proteína fibrocistina/poliductina (FPC), que também se localiza no cílio primário. A formação dos cistos pode ser secundária à perturbação da função de receptor de estímulos mecânicos das células tubulares renais.[3]

O diagnóstico já pode ser suspeitado durante o pré-natal, caracterizando-se pela presença de aumento do tamanho dos rins do feto, com hiperecogenicidade e perda da diferenciação corticomedular, oligodrâmnio importante e sinais de hipoplasia pulmonar. As gestantes devem ser encaminhadas para um serviço que tenha capacidade de atendimento adequado a um recém-nascido grave. O tamanho dos rins interfere na função pulmonar, com necessidade de ventilação mecânica. Além disso, pode haver dificuldade na alimentação pela compressão dos rins aumentados sobre o estômago, e muitos já necessitarão realizar diálise. Apesar das melhores condições de cuidados neonatais, ainda há alta mortalidade nessas crianças. A abordagem deve ser sempre multiprofissional e, em vários momentos, suscita dilemas éticos.

Uma parcela dos pacientes não evolui de forma tão devastadora, e a suspeição diagnóstica é feita quando da investigação de aumento do volume abdominal e que mostre

comprometimento renal, com rins muito volumosos, apresentando perda da diferenciação corticomedular e comprometimento hepático concomitante, caracterizado por fibrose hepática congênita.

O quadro clínico é marcado por HAS em 33-80% dos casos, com necessidade de controle com anti-hipertensivos, inicialmente Ieca ou BRA, também objetivando retardo na evolução para DRC estágio V. Frequentemente haverá necessidade de outras classes de anti-hipertensivos para controle adequado.[3]

O comprometimento hepático normalmente é devido à fibrose hepática congênita, evoluindo com hipertensão portal (HP), com risco de hemorragia pelas varizes esofágicas, esplenomegalia e hiperesplenismo. A doença das vias biliares pode ser sutil, não alterando a bioquímica ou sendo detectada por imagem e, mesmo assim, ocorrer colangite. Na evolução em longo prazo, é possível que seja necessário transplante duplo fígado-rim.[3]

Nefronoftise

Nefronoftise é doença cística renal hereditária de transmissão autossômica recessiva, que causa DRC estágio 5 nas primeiras décadas de vida. Três formas clínicas foram descritas: infantil, com desenvolvimento de falência renal (FR) em média em torno 1 ano de idade; juvenil, com desenvolvimento da FR em média aos 13 anos de idade; adolescente, com desenvolvimento de FR em média aos 19 anos. É descrita em todas as regiões do mundo, e sua incidência é de 1 acometido por 50 mil habitantes. Apesar de ser rara, representa frequente causa de FR nas primeiras décadas de vida.

Foram identificadas mutações recessivas em ao menos 25 genes como causa de nefronofitise, mas só 30% dos casos são explicados com análise molecular, o que implica que novos genes serão identificados. Surge na infância e ao estudo histopatológico apresenta cistos na medula. Os sintomas iniciais são leves, o que retarda o diagnóstico; consistem em poliúria, polidipsia, déficit em concentração urinária, enurese secundária e anemia. Ocorre também nefropatia perdedora de sal e acidose tubular renal, resultado da lesão do túbulo distal e do ducto coletor. Crianças com nefronoftise apresentam aumento de creatinina em média aos 9 anos de idade e a ocorrência de FR alguns anos após.

Ciliopatias similares à nefronoftise podem cursar com manifestações extrarrenais como retinite pigmentar (síndrome de Senior-Loken), aplasia do *vermix* cerebelar (síndrome de Joubert), apraxia oculomotora tipo Cogan, retardo mental e fibrose hepática. A nefronoftise infantil pode estar associada a *situs inversus*, retinite pigmentar ou defeito septal cardíaco.

A ultrassonografia revela aumento da ecogenicidade renal; nem sempre os cistos são visíveis aos exames de imagem, devido a seu tamanho reduzido. Deve-se suspeitar da doença em crianças ou adolescentes com doença renal crônica inexplicável, história familiar positiva, e nestes casos há indicação de estudo genético específico.[1]

Cistos renais em síndromes hereditárias

- Esclerose tuberosa: complexo de malformações de herança autossômica dominante, afetando 1:6.000 indivíduos. É ligada a dois genes supressores chamados TSC1 e TSC2, que mapeiam no cromossomo 9 e 16 respectivamente. O primeiro codifica a hamartina e o TSC2 codifica a tuberina, e sua mutação responde por cerca de 70% dos casos. O diagnóstico fundamenta-se em sinais clínicos como: (a) angiofibromas faciais, (b) fibromas ungueais, (c) máculas hipomelanóticas, (d) hamartomas e astrcitomas retinianos, (e) nódulos subependimais, (f) rabdomiomas cardíacos, (g) angiomiolipomas renais e (h) cistos renais. Estes últimos têm localização medular e cortical e algumas vezes glomerulares. No entanto, raramente os cistos renais determinam sintomas, mas nessa doença existe a

Quadro 2 Comparação entre DRPAD e DRPAR

	DRPAD	DRPAR
Herança	Autossômica dominante	Autossômica recessiva
Genes envolvidos	PKD1, PKD2	PKHD1
Frequência	1:500- 1:2500	1:20000
Localização dos cistos	Qualquer segmento do néfron	Ductos coletores
Envolvimento extrarrenal	• Cistos no fígado, pâncreas, pulmão. • Aneurisma cerebral. • Prolapso de valva mitral.	Fígado – fibrose hepática congênita
Sinais e sintomas	Aumento do volume abdominal, hematúria, proteinúria, HAS, litíase renal	Aumento do volume abdominal, hematúria, HAS, HP, anemia
Aspecto macroscópico do rim	Aumentado de volume, deformidade do rim causada pelos cistos	Aumentado de volume, mas com forma preservada
Evolução	DRC entre a 4ª e a 5ª décadas de vida	DRC na 1ª década de vida
Tratamento	• Controle da HAS, ingestão hídrica aumentada, Tolvaptan. • TRS.	• Controle da HAS e da HP. • TRS.

DRPAD: doença renal policística autossômica dominante; DRPAR: doença renal policística autossômica recessiva; HAS: hipertensão arterial sistêmica; HP: hipertensão portal; TRS: terapia renal substitutiva; DRC: doença renal crônica.

possibilidade rara de coexistência de esclerose tuberosa com DRPAD devido a uma deleção extensa que envolve os genes vizinhos TSC2 e PKD1, alteração conhecida como síndrome do gene adjacente.[5]

- Síndrome de Bardet-Biedl: doença com a frequência de 1:140.000, herdada de maneira autossômica recessiva. O acometimento é sistêmico, envolvendo a doença renal, que se assemelha ao encontrado na nefronoftise, obesidade, distrofia de retina, polidactilia, hipogonadismo e retardo do desenvolvimento neuropsicomotor. Com a idade, os pacientes tornam-se hipertensos e progride a doença renal crônica. Até o momento, 22 variantes patogênicas foram identificadas na gênese dessa doença, e as proteínas codificadas pelos genes BBS se localizam no complexo cílio primário, sendo a síndrome de Bardet-Biedl mais um exemplo de ciliopatia provocando doença cística renal.

DOENÇAS CÍSTICAS CONGÊNITAS NÃO HEREDITÁRIAS

Anomalias congênitas mais clinicamente relevantes dos rins ou do trato urinário inferior (CAKUT) originam-se da ruptura entre circuitos reguladores e células progenitoras envolvidos na morfogênese do sistema urinário ou nos aspectos funcionais da peristalse pieloureteral.

O pronefro é o primeiro estágio da formação do rim no embrião humano, e se forma por volta da quarta semana de desenvolvimento na região cervical do embrião. Divisões segmentadas de mesoderma intermediário formam túbulos, conhecidos como nefrotomas. No total, 6-10 pares de nefrotomas são formados. Os túbulos se juntam formando o ducto pronéfrico, que se estende da região cervical até a cloaca do embrião. Esse sistema inicial não é funcionante e regride completamente até o final da quarta semana de desenvolvimento do embrião. O ducto pronéfrico induz o mesoderma intermediário da região toracolombar a formar túbulos mesonéfricos. O mesonefro, segundo estágio da formação do rim no embrião humano, desenvolve-se caudalmente ao pronefro.

Os túbulos mesonéfricos recebem um tufo de capilares da aorta dorsal, o que permite a filtração de sangue e a drenagem do fluido para o ducto mesonéfrico. Esse sistema age como sistema excretor primitivo no embrião, sendo que a maioria dos túbulos regride até o final do segundo mês. A partir do ducto mesonéfrico desenvolve-se caudalmente o broto ureteral, indutor do desenvolvimento do rim definitivo. O metanefro forma o rim definitivo. Aparece na quinta semana de desenvolvimento e torna-se funcional por volta da décima segunda semana. O botão ureteral do ducto mesonéfrico faz contato com uma região caudal do mesoderma intermediário – o blastema metanéfrico. Esse blastema forma o sistema metanéfrico, que possui dois componentes: o sistema coletor, derivado do broto ureteral, e o sistema excretor, derivado do blastema metanéfrico. Se o broto ureteral se separar muito cedo, podem se formar dois ureteres ou duas pelves renais conectadas a um ureter.

Do sistema coletor derivam ureter, pelve renal, cálices maiores e menores e túbulos coletores, terminando no túbulo contorcido distal. Cada túbulo coletor do sistema coletor é coberto por uma tampa de tecido metanéfrico que dá origem aos túbulos excretores, que, juntamente com os glomérulos em desenvolvimento, formam as unidades funcionais do rim chamadas de néfrons.

A extremidade proximal do túbulo excretor forma a cápsula de Bowman em torno de um glomérulo, enquanto a extremidade distal se alonga para formar o túbulo contornado proximal, a alça de Henle e o túbulo contornado distal

Os rins displásicos apresentam arquitetura anormal, néfrons imaturos, estroma indiferenciado e ramificação incompleta. Sugere-se que sejam o resultado de assincronismo da sinalização organizadora da nefrogênese, com perda de coordenação das interações recíprocas entre o broto ureteral, as células mesenquimais do metanefro e o estroma durante a fase de ramificação da morfogênese. A displasia pode ser causada por defeitos primários na morfogênese ramificada ou secundária ao refluxo vesicoureteral. Os rins displásicos podem ser pequenos, de tamanho normal ou ligeiramente maior que os rins saudáveis e podem apresentar alterações císticas. A displasia pode ser unilateral (1/4.300 em rins displásicos multicísticos e 1/1.000 em rins displásicos) ou bilateral (1/7.500). A displasia bilateral é incompatível com a vida.

Embora o diagnóstico definitivo de displasia requeira avaliação histológica, o diagnóstico clínico muitas vezes é feito por meio da ecografia fetal. A displasia pode afetar o rim como um todo ou parcialmente. Na displasia renal unilateral, malformações no rim contralateral podem ocorrer em até 50-70% dos pacientes e podem se apresentar concomitantemente a outros fenótipos de alterações congênitas do sistema urinário, denominadas em conjunto CAKUT na literatura inglesa. O prognóstico da displasia unilateral é geralmente bom se comorbidades possíveis como infecções urinárias e a hipertensão arterial forem devidamente identificadas e adequadamente tratadas.

A aplasia renal é uma manifestação extrema de displasia ou parada na fase de ramificação da morfogênese resultando no desaparecimento completo do parênquima renal ou na permanência de rins rudimentares, de difícil detecção no exame de imagem.

Do ponto de vista histológico, os rins displásicos apresentam elementos de blastema; glomérulos fetais; cistos glomerulares, tubulares ou de duto coletor; colarinhos de músculo liso circundando dutos coletores primitivos, assim como a presença de cartilagem em 30% dos casos. A displasia multicística ou rim multicístico displásico (RMD) é uma forma de diferenciação metanéfrica caracterizada pela presença de cistos de tamanhos variados e pela ausência de um sistema pielocalicial normal. Rins displásicos multicísticos podem persistir sem mudança perceptível ou apresentar aumento de tamanho ou involução espontânea.[6]

A incidência é de 1/4.300 nascidos vivos. A maioria dos casos é unilateral, sendo o rim esquerdo mais afetado. A incidência é maior em meninos, e o rim contralateral pode ser afetado por outros defeitos, como vícios de rotação, hipo/displasia, refluxo vesicoureteral (25% dos casos), ureterocele, estenose de junção ureteropélvica ou anormalidades genitais. Malformações extrarrenais também podem ocorrer, como defeitos cardíacos, atresia intestinal ou esofágica e mielomeningocele. O diagnóstico pode ser feito na ecografia fetal, no neonato, e após o nascimento pode haver massa palpável (diagnóstico diferencial com hidronefrose)

Não existe um protocolo padronizado para investigação e manejo não operatório do RMD pediátrico unilateral. Estudo de revisão sistemática analisou 44 estudos de coorte de paciente com RMD unilateral, publicados entre 1968 e abril de 2017 (2.820 pacientes), demonstrando que a involução do RMD ocorreu em 53,3% (1.502/2.820) dos casos, o risco de desenvolvimento hipertensão arterial é de 3,2% (27/838) e o risco de malignidade é de 0,07% (2/2.820). Pode-se concluir, portanto, que, tendo em vista o baixo risco de hipertensão e malignidade associado ao RMD, que é semelhante à população em geral, o manejo conservador não operatório apresenta-se como estratégia de tratamento adequada.[7]

DOENÇAS CÍSTICAS ADQUIRIDAS

Cisto renal simples

O cisto renal simples é a mais comum entre as doenças císticas renais. É mais raro em crianças do que em adultos, com incidência de menos de 0,5% em crianças, mais que 10% em adultos de mais de 50 anos e mais de 30% em adultos com mais de 70 anos. Caracteriza-se por cistos de variados tamanhos (mais comumente 0,5-1 cm), com pressão hidrostática na cavidade cística de 1-42 mmHg (média 15 mmHg), de limites precisos, paredes finas e lisas, esféricos, uniloculares, corticais, sem sinais de vascularização e separado do sistema coletor. Cistos simples podem ocorrer em qualquer região do parênquima renal. Cistos com achados adicionais ao ultrassom, como presença de componentes sólidos, septações ou espessamento de parede, são considerados cistos complexos. Pacientes com cistos simples isolados, com função renal normal e sem displasia renal foram seguidos por anos sem nenhuma evidência de deterioração da função renal. Podem ser assintomáticos, porém hematúria pode ocorrer, mas hipertensão e infecção do trato urinário são incomuns.[8]

A criança com diagnóstico inicial de cisto simples renal, sem histórico de doença cística renal prévia e sem alterações clínicas, deve ser acompanhada a longo prazo. O cisto simples renal em crianças pode ser a primeira manifestação de doença cística de origem genética ou mais raramente de neoplasia. Um cisto renal simples ao exame ultrassonográfico deve ser considerado um diagnóstico de exclusão e precisa ser monitorizado ao longo do tempo para observar o aparecimento de novos cistos, além de mudanças no tamanho e nas características. Ultrassonografia com Doppler de vasos é suficiente para o seguimento, sem necessidade de ressonância magnética ou de tomografia computadorizada com contraste. O diagnóstico diferencial inclui manifestações de outras doenças císticas, como divertículo caliceal, hidrocálice, displasia cística e, muito raramente, cisto hidático.

Os cistos complexos são caracterizados por ultrassonografia como uma massa cística única unilateral com paredes espessas, septações, calcificações e aumento da vascularização. O diagnóstico diferencial de cistos complexos inclui tumores como nefroma cístico, nefroma mesoblástico, nefroblastoma cístico (tumor de Wilms) e, mais raramente, tumores renais não císticos: carcinoma de células renais ou tumores rabdoides.

Cistos renais complexos podem ocorrer em crianças com síndromes que predispõem ao desenvolvimento de tumores renais como a síndrome Beckwith-Wiedemann, que pode apresentar nefromegalia, cistos renais ou tumor de Wilms. Pacientes com síndrome de Von Hippel-Lindau podem desenvolver cistos simples ou complexos e/ou carcinoma de célula renal.

Ultrassonografia deve ser usada no diagnóstico inicial de cistos complexos, com imagem adicional realizada por ressonância magnética e tomografia computadorizada abdominal com contraste em casos de suspeita de malignidade. Biópsia do cisto também deve ser realizada para diagnóstico diferencial de cistos suspeitos.

Doença cística renal adquirida

Doença cística renal adquirida (DCRA) é caracterizada por pequenos e múltiplos cistos em rins pequenos acometidos por doença renal crônica em estágio 5. Um número limitado de artigos sugere que a incidência de DCRA em crianças em diálise é alta, de 22-46%, sendo comparável aos adultos em tratamento dialítico. Porém, a DCRA também tem sido descrita em crianças em tratamento conservador de doença renal crônica. Há associação de DRCA com diálise de longa duração, mas não está associada com raça, sexo ou diagnóstico da doença renal de base. Em pacientes com terapia de suporte renal é recomendada a realização de exame ultrassonográfico dos rins para monitorizar o aparecimento de DCRA. A DCRA é um importante fator de risco para o desenvolvimento de carcinoma de células renais em adultos com doença renal terminal. Como essa degeneração pode ocorrer também na infância, está recomendada também vigilância no paciente pediátrico com doença renal terminal e DCRA por meio de ultrassonografia anual.[9]

Rim em esponja medular

O rim em esponja medular (REM) é uma rara condição que afeta o túbulo distal, com prevalência entre 5/10.000 e 5/100.000 indivíduos. Acomete principalmente adultos jovens entre 20-30 anos, mas existem descrições de casos em neonatos e lactentes. É definida como a dilatação das porções medulares e papilares dos ductos coletores devido ao aparecimento de cistos no nefro distal. A patogenia é desconhecida, e clinicamente os pacientes podem ser assintomáticos ou apresentar hematúria, nefrocalcinose, urolitía-

se, infecção do trato urinário de repetição, acidose tubular renal e hipocitratúria. Pode ocorrer em associação com tumor de Wilms, rim em ferradura, síndrome de Beckwith-Wiedemann e hemi-hipertrofia congênita. Também está associada a doenças hepáticas como doença de Caroli e fibrose hepática.

O REM se apresenta como uma formação difusa de pequenos (microscópicos) cistos medulares que não atingem o córtex renal. Muitos pacientes têm envolvimento renal bilateral, porém somente um rim pode estar acometido ou até somente alguns cálices. É considerada doença benigna, raras vezes associada a evolução para falência dos rins.

Na maioria dos casos as alterações renais observadas são resultado de anormalidades do desenvolvimento, sem evidência de transmissão genética, porém há algumas famílias que parecem mostrar transmissão autossômica dominante. O diagnóstico diferencial deve ser feito com outras doenças císticas renais que sabidamente têm transmissão genética e pior curso clínico.

O diagnóstico se faz por urografia excretora ou tomografia computadorizada, na qual se identificam dilatações císticas com aspecto de esponja, alargamento das pirâmides e presença de concreções intraductais. Cálculos pequenos e agrupados podem estar presentes, limitados aos cálices afetados. A ultrassonografia revela a junção corticomedular uniformemente ecogênica devido à formação de depósitos de cálcio, porém é um exame considerado menos específico.[10]

REFERÊNCIAS BIBLIOGRÁFICAS

1. McConnachie DJ, Stow JL, Mallett AJ. Ciliopathies and the kidney: a review. Am J Kidney Dis. 2021;77(3):410-9.
2. Gimpel C, Bergmann C, Bockenhauer D, Breysem L, Cadnapaphornchai MA, Cetiner M, et al. International consensus statement on the diagnosis and management of autosomal dominant polycystic kidney disease in children and young people. Nat Rev Nephrol. 2019;15(11):713-26.
3. Bergmann C. ARPKD and early manifestations of ADPKD: the original polycystic kidney disease and phenocopies. Pediatr Nephrol. 2015;30(1):15-30.
4. Gimpel C, Avni EF, Breysem L, Burgmaier K, Caroli A, Cetiner M, et al. Imaging of kidney cysts and cystic kidney diseases in children: an international working group consensus statement. Radiology. 2019;290(3):769-82.
5. Bisceglia M, Galliani CA, Senger C, Stallone C, Sessa A. Renal cystic diseases: a review. Adv Anat Pathol. 2006;13(1):26-56.
6. Jain S, Chen F. Developmental pathology of congenital kidney and urinary tract anomalies. Clin Kidney J. 2019;12(3):382-99.
7. Chang A, Sivananthan D, Nataraja RM, Johnstone L, Webb N, Lopez PJ. Evidence-based treatment of multicystic dysplastic kidney: a systematic review. J Pediatr Urol. 2018;14(6):510-9.
8. Bayram MT, Alaygut D, Soylu A, Serdaroğlu E, Cakmakçı H, Kavukçu S. Clinical and radiological course of simple renal cysts in children. Urology. 2014;83(2):433-7.
9. Chan EYH, Warady BA. Acquired cystic kidney disease: an under-recognized condition in children with end-stage renal disease. Pediatr Nephrol. 2018;33(1):41-51.
10. Imam TH, Patail H. Medullary sponge kidney: current perspectives. Int J Nephrol Renovasc Dis. 2019;12:213-8.

CAPÍTULO 12

TUBULOPATIAS NA INFÂNCIA E NA ADOLESCÊNCIA

Olberes Vitor Braga de Andrade
Marta Liliane de Almeida Maia

AO FINAL DA LEITURA DESTE CAPÍTULO, O PEDIATRA DEVE ESTAR APTO A:

- Conhecer as manifestações clínico-laboratoriais que podem estar associadas com as principais tubulopatias na infância e na adolescência.
- Na suspeita de uma tubulopatia, estabelecer ferramentas de investigação inicial, conforme a apresentação clínica, os distúrbios metabólicos e/ou eletrolíticos e os exames de imagem, procurando estabelecer o diagnóstico adequado.
- Compreender as bases genéticas envolvidas e alguns dos principais mecanismos de transporte de solutos e água ao longo do néfron e a sua relação fisiopatológica com as tubulopatias hereditárias.
- Conhecer as estratégias terapêuticas oferecidas para as diversas tubulopatias hereditárias e reconhecer a necessidade de abordagem e acompanhamento multiprofissional.

INTRODUÇÃO

As tubulopatias constituem um grupo heterogêneo de patologias renais, hereditárias e de caráter genético ou adquiridas, primárias ou secundárias, envolvendo ampla diversidade de distúrbios hidroeletrolíticos e metabólicos. Podem ser subdivididas em *(1) primárias/isoladas*, a maioria de caráter hereditário, envolvendo um distúrbio único da função tubular, ou *(2) generalizadas*, podendo ser hereditárias ou adquiridas, em geral envolvendo vários sistemas complexos do transporte tubular.[1] As desordens relacionadas às funções do túbulo renal podem por sua vez, estar associadas às alterações do interstício e do glomérulo, envolvendo ampla diversidade de comprometimento, incluindo distúrbios nos mecanismos de acidificação, concentração urinária, homeostase hidroeletrolítica, controle do transporte de íons, proteínas e oligoelementos pelo néfron. Além de alterações fisiológicas e metabólicas variáveis, tradicionalmente foco do estudo da apresentação das tubulopatias, os avanços na biologia molecular e o estudo genético vieram trazer nova e mais ampla compreensão desses achados.[1,2] Posteriormente serão descritas as tubulopatias hereditárias consideradas as mais frequentes e importantes, conforme a topografia principal em que ocorrem esses distúrbios. Observa-se que, invariavelmente, o comprometimento principal primário em um sítio tubular específico se correlaciona com disfunções secundárias em outros setores do néfron.

QUANDO PENSAR EM UMA TUBULOPATIA?

Decorrentes das alterações da enfermidade primária ou dos distúrbios fisiopatológicos secundários, várias manifestações clínico-laboratoriais podem levantar a possibilidade de uma tubulopatia, muitas delas, a princípio, insidiosas e inespecíficas. Outras manifestações podem ser adicionadas, relacionadas com complicações em longo prazo ou estabelecidas somente na vida adulta. Dessa forma, achados persistentes e/ou recorrentes das condições apresentadas no Quadro 1 devem levantar a suspeita para uma investigação diagnóstica de possível disfunção túbulo-intersticial decorrente de uma enfermidade primária renal ou de um processo metabólico sistêmico.

A presença de ganho ponderoestatural insuficiente, síndrome de poliúria-polidipsia ou quadro de doença óssea e/ou raquitismo secundário são achados clínicos ou situações frequentes, embora inespecíficas em inúmeras tubulopatias. As condições de poliúria (volume urinário > 5 mL/kg/h ou > 2.000 mL/m²/dia) também podem representar uma disfunção tubular renal, podendo estar relacionadas com inabilidade da reabsorção de solutos (em

Quadro 1 Dados de história, exame clínico, laboratório e imagem eventualmente associados com tubulopatias na infância e na adolescência

História e exame clínico	Dados laboratoriais/ imagem
Deficiência ponderoestatural	Acidose metabólica hiperclorêmica
Poliúria e polidipsia; enurese	Alcalose metabólica hipoclorêmica (principalmente salino-resistente)
Raquitismo secundário; doença óssea metabólica	Hiponatremia; hipernatremia
Anorexia; adinamia; fraqueza; vômitos; diarreia; constipação	Hipocalemia; hipercalemia, hipocalcemia, hipercalcemia
Paralisia periódica; hipotonia; tetania; espasmos musculares, cãibras	Hipomagnesemia
Hipertensão arterial	Hipercalciúria; hipocalciúria; hipocitratúria; hipermagnesiúria
Episódios intermitentes de desidratação; febre de origem indeterminada	Hipofosfatemia com hiperfosfatúria
Alterações oculares; surdez neurossensorial	Glicosúria com glicemia normal
Encefalopatias metabólicas e/ou citopatias mitocondriais associadas	Proteinúria tubular; aminoacidúria patológica
Ataxia, epilepsia, síndrome convulsiva	Urina alcalina na vigência de acidose metabólica persistente
História familiar de consanguinidade e/ou presença de enfermidades similares	Nefrocalcinose; litíase renal
História de exposição a medicamentos ou drogas nefrotóxicas	Uropatia obstrutiva; pielonefrite

geral, túbulo proximal) ou inabilidade na concentração urinária (ducto coletor).[3,4]

Eventualmente, manifestações clínicas relacionadas a determinados distúrbios ácido-bases (DAB) persistentes (p. ex., acidose metabólica hiperclorêmica ou alcalose metabólica hipocalêmica) podem constituir um ponto de partida inicial na investigação das tubulopatias (Figura 1). Avaliação inicial da função renal, imagem (ultrassonografia a princípio) e do equilíbrio ácido-base (EAB) e eletrolítico, sob condições hemodinâmicas e de hidratação estáveis, podem nos inserir ou não, por exemplo, em um provável distúrbio de acidificação. A avaliação inicial pode sugerir uma doença renal crônica (DRC) em progressão que, independentemente da etiologia, glomerulopatia, anomalia congênita do rim e do trato urinário (CAKUT), entre outras etiologias, em determinado momento, pode apresentar manifestações similares a uma tubulopatia. A avaliação do EAB e eletrolítico, exames bioquímicos e urinários com determinações seriadas é fundamental para o diagnóstico de algumas tubulopatias, principalmente na evidência de acidose metabólica, alcalose metabólica, hipo ou hipercalemia, hipocalcemia, hipofosfatemia, hipomagnesemia, hipercalciúria, nefrolitíase e nefrocalcinose. A ausência inicial de DAB remete a investigar a possibilidade de outras condições ou de outras tubulopatias, conforme a apresentação preferencial de determinado distúrbio eletrolítico (p. ex., distúrbios primários do sódio, potássio, fosfato, magnésio etc.) ou distúrbios primários da concentração urinária, como a possibilidade de *diabetes insipidus* nefrogênico.

AVALIAÇÃO CLÍNICO-LABORATORIAL E FERRAMENTAS DE INVESTIGAÇÃO

Várias ferramentas e testes diagnósticos podem auxiliar na investigação de um distúrbio tubular.[3-12] A avaliação pode ser bem ampla e complexa, utilizando, muitas vezes, cálculos derivativos e, infelizmente, normatizações heterogêneas, dependendo da faixa etária, estado metabólico e metodologia e referência laboratorial utilizadas. Entre os diversos exames incluem-se: exame de urina I (EAS) e avaliação funcional dos eletrólitos séricos e urinários. Esses parâmetros buscam avaliar o papel dos rins como responsáveis pela perda ou retenção urinária desses elementos. Alguns desses testes e ferramentas de investigação estão descritos no Quadro 2.

Muitas tubulopatias cursam, inicialmente, com função renal preservada, entretanto, dependendo da etiologia e na presença de causas secundárias, evolutivamente pode ocorrer perda progressiva da taxa de filtração glomerular (TFG) com elevação da creatinina e ureia séricas, como alteração de outros biomarcadores da função renal (p. ex., cistatina C).

No exame de urina I, a avaliação da densidade urinária na primeira urina matinal após um período de jejum noturno (normalmente > 1.020) e/ou, mais apropriadamente, a avaliação da osmolalidade urinária e da osmolalidade sérica pode sugerir um defeito na habilidade da concentração urinária.[3,4] Diversos parâmetros urinários metabólicos também podem contribuir, e incluem: avaliação da presença de glicosúria, calciúria, excreção de magnésio urinário, citratúria, entre outros elementos. A proteinúria tubular (caracteristicamente proteínas de baixo peso molecular) representada por beta-2-microglobulina, proteína transportadora de retinol urinária (U RBP), entre outras, pode estar presente em distúrbios túbulo-intersticiais e, particularmente, em algumas tubulopatias que comprometem o túbulo proximal.

Na investigação de situações de acidemia metabólica, a análise do ânion *gap* sérico (AGs) é de grande utilidade.[13,14,15] O AGs equivale ao Na^{+}– (HCO_3^{-}+ Cl^{-}) com valores de normalidade habitualmente entre 12±4 mEq/L, dependendo de critérios laboratoriais de cada instituição. Nos casos de AGS elevado, existe adição ou retenção primária de cargas ácidas (ex. acidose lática, cetoacidose diabética, erros inatos do metabolismo etc.). Dessa forma, devido à presença de cargas ácidas, há necessidade de elevação das cargas aniônicas (ânions não mensuráveis –

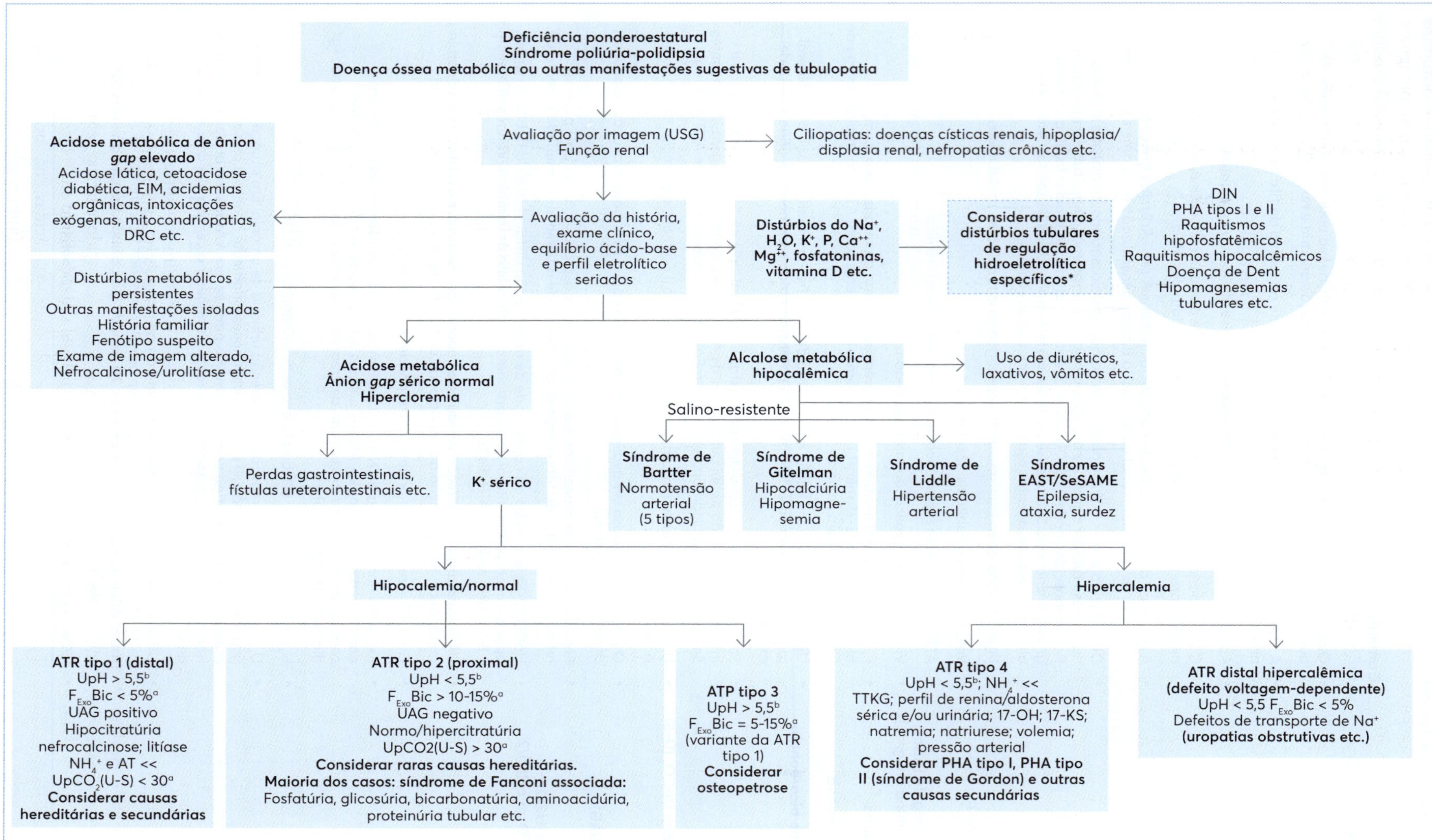

Figura 1 Fluxograma diagnóstico geral inicial para avaliação das principais tubulopatias, conforme avaliação do equilíbrio ácido-base e eletrolítico. Algumas características clínicas citadas fazem parte de um contexto clínico-laboratorial mais completo.

* Considerar os diversos tipos de raquitismos hereditários, tubulopatias associadas aos distúrbios do cálcio, magnésio, *diabetes insipidus* nefrogênico, entre outras patologias.

ATR: acidose tubular renal; UAG: ânion *gap* urinário; AT: acidez titulável; $UpCO_2$ (U-S): diferença entre pCO_2 urinário e sérico; TTKG: gradiente transtubular de potássio; PHA: pseudo-hipoaldosteronismo; DRC: doença renal crônica; DIN: *diabetes insipidus* nefrogênico; EIM: erros inatos do metabolismo.

[a] após infusão e restauração da bicarbonatemia acima de 22 mEq/L; alguns autores consideram diferença significativa de 20 e não 30 mmHg;

[b] pH urinário sob acidemia metabólica. Algumas mitocondriopatias podem cursar com tubulopatias. Considerar gasometria arterial em casos específicos e duvidosos. Na ATR proximal, o UAG pode ser negativo, refletindo a capacidade de manutenção de excreção de amônio.

Obs.: alguns autores não discriminam a ATR distal hipercalêmica, considerando essa variante como do tipo 4. Ver texto para maiores detalhes.

Quadro 2 Testes diagnósticos e valores derivados de auxílio para investigação e interpretação dos principais distúrbios tubulares*

Exames, distúrbios, testes e ferramentas diagnósticas	Comentários
Urina I (EAS) **a) pH urinário** **b) Glicosúria** **c) Densidade urinária (DU)**	• O pH urinário alcalino em jejum ou na vigência de acidemia pode ser uma triagem de auxílio na investigação dos distúrbios de acidificação urinária e na urolitíase (vide abaixo). • A mensuração usualmente é realizada com base na leitura da fita reagente em amostra fresca. • Apresenta melhor acurácia com base em análise eletrométrica e potenciometria. • O pH urinário ácido promove a cristalização de ácido úrico e cistina, enquanto o pH alcalino promove precipitação de fosfato e oxalato de cálcio. • A presença de glicosúria ou de substâncias redutoras sob glicemia normal pode ser sugestiva de glicosúria renal ou disfunção tubular generalizada (síndrome de Fanconi). • DU reduzida (e.g., < 1.007) é observada na polidipsia associada ao *diabetes insipidus*, na necrose tubular aguda e em patologias com comprometimento túbulo-intersticial. Recém-nascidos podem ter DU baixa devido à imaturidade tubular fisiológica nesse grupo de crianças. Sua análise pode ser afetada por excesso de solutos, tais como albumina, glicose, agentes osmóticos e por outras variáveis.
Ânion *gap* sérico **a) Ânion *gap* sérico (AGs):** **$Na^+ - (HCO_3^- + Cl^-)$** **b) Ânion *gap* sérico corrigido (AGc):** **AGs + [2,5 x (4,4 – albumina em g/dL)]**	• Interpretação do mecanismo etiofisiopatogênico das acidoses metabólicas. • Valores normais habituais: 12±4 mEq/L.[d] • ATR distal: acidose metabólica de AGs normal, hiperclorêmica. • Vide texto para explicação mais detalhada.
Reabsorção de bicarbonato **Análise de acidificação urinária** **a) Fração de excreção de bicarbonato (F_{Exc}Bic)** **b) pH urinário (UpH)** **c) $UpCO_2$ (urinária-sérica): $UpCO_2$ (U-S)** **d) Ânion *gap* urinário (UAG):** **$UNa^+ + UK^+ - UCl$[a]** **e) *Gap* osmolar urinário (UGO):** **NH_4^+ = (UOsm mens – UOsm calc*)/2[b]**	• $F_E$xcBic: avaliada durante a infusão parenteral ou oral de bicarbonato (com bicarbonatemia 22-25 mEq/L). Classicamente, pacientes com ATR proximal/síndrome de Fanconi apresentam valores > 15%. • UpH: o ideal é a mensuração em amostra de urina fresca e matinal e sob óleo mineral (análise eletrométrica e determinação potenciométrica – pHmetro). A urina não pode estar infectada. • Sob acidemia sistêmica, o UpH deve estar < 5,5. Com UpH < 5,5, ATR distal clássica é improvável, mas não exclui outros tipos de ATR tipo 4 e defeitos voltagem-dependentes. Se UpH < 6,3, sob bicarbonatemia < 16 mEq/L: baixa probabilidade de ATR proximal. • Um pH urinário baixo não certifica acidificação distal normal (se excreção de amônio é baixa) e vice-versa. • O pH urinário precisa ser avaliado em conjunção com o NH_4^+ para avaliação adequada da acidificação distal. • Em casos suspeitos específicos e sem acidose franca, a avaliação do UpH pode ser refinada após testes de sobrecarga ácida (cloreto de amônio ou furosemida parenteral). • $UpCO_2$(U-S): avaliação da capacidade de acidificação distal, realizada habitualmente após sobrecarga parenteral de bicarbonato e sob coleta anaeróbica. Valores diferenciais < 30 mmHg sugerem ATR distal.[d] • UAG: estimativa da excreção urinária de cátions não mensuráveis (~NH_4^+) sob acidemia metabólica. Interpretação da capacidade do túbulo distal na acidificação urinária. • Com AG = zero, o NH_4^+ urinário corresponde a ~ 80 mmol/L. • Excreção normal diária de NH_4^+ ~ 0,7-0,8 mmol/kg sem acidemia. Sob acidemia: normalmente 3-5 mmol/kg. Alguns autores estimam a excreção urinária de NH_4^+ correlacionando-a com a excreção de creatinina urinária normal (125-150 micromol/kg/dia ou 14-17 mg/kg/dia). • U_{AG}: valores negativos: adequada excreção urinária de amônio. • U_{AG}: valores positivos: redução da excreção urinária de amônio. Em situações de ânion *gap* urinário positivo não se pode concluir necessariamente quanto à presença ou ausência de NH_4^+ na urina porque o amônio pode ser excretado com outros ânions que não o cloro (p. ex., lítio, cetonas e hipurato). Considerar o cenário clínico e a avaliação do UGO. • UGO: outra forma de estimativa indireta da excreção de NH_4^+ urinária. A concentração de NH_4^+ é equivalente à metade do *gap* osmolar urinário.[d] No contexto de acidose metabólica, concentração estimada < 20 mmol/L indica impedimento da excreção urinária de NH_4^+. • UOsm calculada: [(2 ($UNa^+ + UK^+$) + (U ureia/6) + (U glicose/18)].[b]

(continua)

Quadro 2 Testes diagnósticos e valores derivados de auxílio para investigação e interpretação dos principais distúrbios tubulares* (*continuação*)

Exames, distúrbios, testes e ferramentas diagnósticas	Comentários
Alcalemia metabólica **Amostra isolada do cloro urinário: (UCl^-)**	• Interpretação do mecanismo etiofisiopatogênico das alcaloses metabólicas. • UCl^- < 15-20 mEq/L: alcalose metabólica salinossensível. • UCl^- > 20-25 mEq/L: alcalose metabólica salino-resistente.[d] • Outras avaliações séricas complementares podem ser importantes também, como Na, K, Cl, renina e aldosterona.
Alterações do potássio plasmático **a) TTKG (gradiente transtubular de K^+): UK/PK] × [Posm/Uosm]c** **b) FeK (fração de excreção de K^+): (UK x PCr)/(PK x UCr) x 100**[c,d] **c) Outros testes**	• TTKG: estimativa de excreção tubular de K^+ sob influência da aldosterona (p. ex., diagnóstico de ATR tipo 4). • Recentemente, a utilização do TTKG vem recebendo críticas quanto à sua acurácia. • Considerar o TTKG quando UNa^+> 25 mEq/L e quando UOsm excede a plasmática (há limitações do teste com urina diluída ou em situações de alto fluxo urinário). • Valores esperados normais: hipercalemia: > 7-8 e hipocalemia: < 2,5-5,0.[d] • TTKG < 7-8, sob hipercalemia: sugere inadequada secreção distal de K+ por deficiência ou irresponsividade à aldosterona.[d] TTKG > 4 (sob hipocalemia): sugere perda renal de potássio. • FeK: na vigência de hipercalemia: valores < 15% indicam inapropriada secreção de K^+ (ATR tipo 4). Na vigência de hipocalemia: FEK > 30-40% sugere perda renal.[d] Considerar variações conforme a dieta e o RFG (ideal uso de nomogramas). • Potássio urinário (amostra isolada): na vigência de hipocalemia: U K > 20 mEq/L ou, mais apropriadamente, U K/Cr > 15 mEq/g sugere perda renal de potássio. • Outras testes/avaliações: dosagem de renina, aldosterona, cortisol, eletrólitos séricos (principalmente Na^+), pH, bicarbonato, UNa e UOsm.
Fosfato sérico: hipofosfatemia **a) RTP (reabsorção tubular de fosfato): 1 – (UP x PCr)/(Pp x UCr)**[d,e] **b) TmP/RFG (reabsorção tubular máxima de fosfato por ritmo de filtração glomerular) – comparável à concentração máxima de fosfato sérico após a qual a fosfatúria se estabeleceria: Pp – (Up x PCr)/UCr**[d,e]	• Avaliação da fosfatúria por perda renal na hipofosfatemia. • Investigação na síndrome de Fanconi e nos diversos tipos de raquitismo. • Excreção urinária normal: 20-25 mg/kg/dia. • Valores normais para RTP: > 85% sob hipofosfatemia (considerar variações conforme a dieta e a faixa etária).[d] • Em geral, valores normais de TmP/RFG entre 2,8-4,4 mg/d. Alguns autores consideram nomogramas específicos e variações conforme a idade: a) crianças > 2 anos: 4-6 mg/dL; b) 20 anos de idade: 2,8-4,2 mg/dL.[d] • Ponderar análise de outros parâmetros: Ca, P, Mg, PTH, 25(OH)vitamina D, $1,25(OH)_2$ vitamina D, FGF-23, estudo genético, etc.
Aminoacidúria **Proteinúria** **Citratúria** **Avaliação qualitativa/quantitativa dos aminoácidos, proteínas de baixo peso molecular (PBPM) e citratúria**	• Aminoacidúria presente de forma variável em aminoacidúrias hereditárias específicas e na síndrome de Fanconi. • PBPM: RBP urinária (URBP), N-acetil-glucosaminidase etc. presentes na doença de Dent (> 5-10 x acima do normal), síndrome de Fanconi e algumas doenças túbulo-intersticiais. • Hipocitratúria na vigência de acidemia metabólica e hipercalciúria contribuem para o diagnóstico de ATR distal.
Calciúria **Avaliação da hipercalciúria e hipocalciúria (UCa:Cr) ou UCa/24 horas**	• Hipercalciúria: relação UCa/Cr em amostra isolada, variável conforme a idade e a ingestão de cálcio.[d] Valores normais de U Ca/Cr: até 6 m: < 0,8; 6-12 m: < 0,6 e > 2 anos: < 0,2. Calciúria nas 24 horas: U 24 horas: > 4 mg/kg/dia. Presente em várias condições: ATR, síndrome de Bartter, hipercalciúria idiopática etc. • Hipocalciúria: < 0,5 mg/kg/dia. Considerar na síndrome de Gitelman, na hipomagnesemia isolada dominante e em outras condições tubulares.
Magnésio urinário (hipermagnesiúria) **Fração de excreção de magnésio urinário FE_{Mg}: (UMgxPCr)/(0,7 x PMg x PCr) x 100**	• Valores normais: 5% do Mg filtrado é excretado. Em neonatos, 2-4%. • Sob hipomagnesemia, Fe_{Mg} > 4-5% sugere perda renal de magnésio.
Habilidade na concentração urinária **a) Densidade urinária: (DU)** **b) U Osm, POsm e UOsm/POsm** **c) Teste de restrição hídrica (TRH) e administração de DDAVP (acetato de desmopressina)**	• Auxílio no diagnóstico inicial dos quadros de hipertonicidade, hipotonicidade, poliúria e avaliação do *diabetes insipidus* (DI). Avaliar conjuntamente com eletrólitos e outros metabólitos séricos e urinários, • DU: após jejum noturno, geralmente > 1.020. Isostenúria sugere defeito na concentração urinária. Triagem urinária com primeira urina matinal com DU > 1.010 torna pouco provável o diagnóstico de *diabetes insipidus*.

(continua)

Quadro 2 Testes diagnósticos e valores derivados de auxílio para investigação e interpretação dos principais distúrbios tubulares* (*continuação*)

Exames, distúrbios, testes e ferramentas diagnósticas	Comentários
	• Em geral: U Osm: ~ DU x 40.000 (ex: DU: 1,010 Þ 0,010 x 40.000 = 400 mOsm/kg. Limitações de análise devido à presença de solutos urinários (glicose e albumina). Em geral, DU normal na polidipsia primária.
	• UOsm matinal: valores normais esperados de osmolalidade urinária após jejum ou TRH: > 750-800 mOsm/kg. Valores esperados após teste com DDAVP: aumento em 50% do basal (em geral, > 800 mOsm/kg em crianças maiores e > 600 mOsm/kg em lactentes).[d]
	• TRH: limitado e perigoso em lactentes e contraindicado na vigência de hipernatremia ou hiperosmolalidade plasmática. Realização monitorada em ambiente hospitalar. Muitas vezes dispensável. Suspensão do teste se perda de peso > 3% ou POsm > 300 mOsm/kg.[d]
	• UOsm/POsm: avaliação aproximada do clearance de água livre e na interpretação dos distúrbios da água e do sódio.
	• UOsm/POsm: valores normais esperados: se POsm > 290 (mOsm/L): > 2,5; Se POsm < 275: < 1. Evidência de UOsm < POsm na presença de osmolalidade plasmática elevada é sugestiva de *diabetes insipidus*.[d]
	• DDAVP: protocolos variáveis e heterogêneos. Em geral: DI central: UOsm > 800 mOsm/kg e > 600 mOsm/kg em crianças e lactentes, respectivamente. DI nefrogênico: UOsm sem mudanças e DI nefrogênico parcial: UOsm: 300-600 mOsm/kg.[d]

* Ver texto para maiores explicações.
[a] O UAG não deve ser valorizado: na ausência de acidemia, em hipovolemia, UNa^+ < 25 mEq/L, em situações com aumento da excreção de outros ânions não mensuráveis (p. ex., lítio, cetonas e hipurato) e na faixa neonatal. A acurácia se reduz com o UpH > 6,5.
[b] Valores expressos em mmol/L
[c] Limitações de interpretação sob urina muito diluída ou fluxo urinário elevado. Valores muito variáveis, conforme a dieta e o ritmo de filtração glomerular. Pode ser usado na impossibilidade de realização do TTKG.
[d] Considerar valores de normatização conforme instituição, fonte consultada, parâmetros dietéticos, faixa etária, entre outras variáveis.
[e] Na vigência de hipofosfatemia, sob dieta e função renal normais.
RFG: ritmo de filtração glomerular.
Algumas ferramentas e testes diagnósticos foram omitidos.

ANM) com desvio do intracelular para o intravascular para manutenção da eletroneutralidade, sem necessidade de alteração do cloro sérico. Assim, um AGs elevado reflete um aumento de ANM (usualmente, ácidos orgânicos que não são normalmente incluídos nas determinações padronizadas de outros ânions, tais como bicarbonato e cloretos).[14] Como a albumina é um componente importante dos ANM (cerca de 75%), em pacientes com acidose metabólica com AGS elevado, a hipoalbuminemia pode mascarar a presença desse distúrbio. Deve-se utilizar um fator de correção entre a albuminemia e o ânion *gap*, estabelecendo o ânion *gap* corrigido (AGc): AGc = AGs + [2,5 × (4,4 – albumina em g/dL)].[16]

Nos casos de acidose metabólica com AGs normal, existe perda primária de bicarbonato (tratos gastrointestinal ou urinário) sem existir adição de cargas ácidas, não havendo necessidade de elevação da somatória de cargas aniônicas; o organismo compensa a eletroneutralidade, em alguns casos, aumentando a reabsorção de cloreto pelo túbulo renal proximal. Nessa situação se encaixam os casos de acidose tubular renal (ATR) e os casos de diarreia (diagnóstico diferencial importante e frequente), além de fístulas ureterointestinais, entre outras causas.[17] A avaliação do potássio sérico, do pH urinário e de outras características clínicas e laboratoriais auxilia na diferenciação dos diversos tipos de ATR (ver Figura 1). O pH urinário elevado na presença de acidemia pode sugerir ATR distal. Entretanto, um baixo pH urinário com acidemia não exclui a possibilidade de um distúrbio de acidificação.[3,4]

O cálculo do ânion *gap* urinário (UAG) pode ser uma estimativa da presença da excreção de amônio urinário. Derivado igualmente do conceito de eletroneutralidade de cátions e ânions urinários, o UAG é definido como [(Na^+ + K^+) – Cl^-]. Quando a excreção urinária de Cl^- excede a de Na^+ e a de K^+, o UAG é negativo, indicando provável concentração adequada de NH_4^+ urinário. Ao contrário, se a excreção de Na^+ e K^+ excede a de Cl^- (UAG positivo), provavelmente haverá concentração insuficiente de NH_4^+ na urina. Outro teste diagnóstico utilizado para avaliação da excreção urinária de NH_4^+ urinário é a avaliação do *gap* osmolar urinário (ver Quadro 2).

A presença de alcalose metabólica hipocalêmica e hipoclorêmica na suspeita de condições associadas às tubulopatias pode sugerir o diagnóstico de síndrome de Bartter (SB) e de outras tubulopatias mais raras, como a síndrome de Gitelman, a síndrome de Liddle e a síndrome de EAST-SeSAME (ver adiante).[18,19] Em situações de hipovolemia e hipocloremia (p. ex., vômitos) há a necessidade de reabsorção de cloro pelo rim (túbulo proximal) com redução do cloro urinário (alcalose metabólica salinossensível, em geral com UCl^- < 15-20 mEq/L). Cenários de alcalose metabólica hipocalêmica e normotensão arterial (p. ex., síndromes de Bartter e Gitelman) sugerem distúrbios tubulares com perda de função cursando com alcalose metabólica

salino-resistente. Nestes casos e em outras tubulopatias pode ocorrer aumento de atividade mineralocorticoide ou de outros distúrbios tubulares cursando com perdas urinárias de potássio e cloro ($UCl^- > 20$-25 mEq/L – em geral, > 40 mEq/L), não ocorrendo resposta duradoura ao distúrbio com a administração de cloreto de sódio.[16] A alcalose metabólica hipocalêmica combinada com hipertensão arterial pode estar relacionada com situações de excesso mineralocorticoide, presença de moléculas aldosterona-*like* ou distúrbios tubulares sugestivos de ganhos de função dos canais epiteliais de sódio (ENaC).[19]

Deve-se lembrar de que, em situações de instabilidade hemodinâmica, desidratação, infecções ou imaturidade tubular (como no período neonatal), há a possibilidade de os pacientes apresentarem distúrbios eletrolíticos e do EAB diversos da patologia de base e há necessidade de correção, equilíbrio e interpretação evolutiva adequada desses fatores.[9,15]

A avaliação do potássio sérico e do potássio e cloro urinários pode ser de utilidade, conjuntamente com outros dados clínicos e laboratoriais, no diagnóstico de algumas tubulopatias.[3,5,9,19] A hipocalemia é observada na ATR (exceto ATR tipo 4) e nas síndromes de Fanconi, Bartter, Gitelman e Liddle. A hipercalemia na ATR tipo 4 como no pseudo-hipoaldosteronismo tipo 1. Episódios de hipernatremia associada à inabilidade na concentração urinária são típicos do *diabetes insipidus* nefrogênico.

O potássio sérico normal ou, mais frequentemente, a hipocalemia é observada na ATR dos tipos 1, 2 e 3. A análise do pH urinário sob acidemia e de outros dados clínicos, laboratoriais e de imagem pode auxiliar na distinção desses tipos (ver Figura 1). Assim, na ATR tipo 1, distal ou clássica, há predisposição de nefrocalcinose e de litíase renal. Nos exames laboratoriais encontram-se pH urinário alcalino (sob acidemia), hipocitratúria, fração de excreção de bicarbonato (FE_{HCO3-}) < 5% após restauração da bicarbonatemia sérica, redução de amônio e acidez titulável e pCO_2 (urinária-sérica) < 30 mmHg.[3,10,20] No caso da ATR tipo 2 (proximal), a sintomatologia em geral é mais intensa quando comparada à ATR do tipo 1; a perda de bicarbonato é maior, observando-se F_{Exc}Bic > 10-15% após restauração da bicarbonatemia, a pCO_2 (urinária-sérica) encontra-se > 30 mmHg e, na grande maioria dos casos, acompanha a síndrome de Fanconi (disfunção generalizada do túbulo proximal), cursando com glicosúria, aminoacidúria, fosfatúria, uricosúria, proteinúria tubular, entre outras alterações funcionais do túbulo proximal. Na ATR do tipo 2, o pH urinário sob acidemia tende a ser ácido, pois em situações de apresentação diagnóstica com bicarbonatemia sérica reduzida, apesar da deficiência de reabsorção proximal, como o túbulo distal está íntegro, estabelecem-se condições de acidificação urinária, evidenciando-se, nesse cenário, pH urinário < 5,5.[3,10,20]

A ATR do tipo 3 (ou mista) se caracteriza por F_{Exc}Bic entre 5-15%, correspondendo, conforme a maioria dos autores, a um distúrbio distal com disfunção proximal provisória (ATR tipo 1 com perda de bicarbonato), encontrada temporariamente em crianças. A deficiência da isomerase da anidrase carbônica tipo II, presente nas células do túbulo proximal e distal, é o distúrbio básico evidenciado na osteopretose (ver a seguir).[3,10,20]

A presença de hipercalemia pode sugerir ausência ou falta de resposta tubular à aldosterona, condição relacionada com acidose tubular renal tipo 4. A presença ou não de hipertensão arterial, a análise de renina e aldosterona séricos e metabólitos urinários da suprarrenal podem auxiliar na distinção entre as causas.[10] Classicamente, na ATR tipo 4, a capacidade de acidificação urinária é preservada e o pH urinário sob acidemia é < 5,5.[11,20,21] Deve-se levar em conta que a hipercalemia também pode estar presente nos casos de ATR distal hipercalêmica (defeito voltagem-dependente) em que o pH urinário apresenta-se > 5,5 sob acidemia, frequentemente associada à nefrocalcinose/litíase, hipercalciúria e aos defeitos no transporte do sódio (uropatias obstrutivas, anemia falciforme, uso de drogas como a pentamidina etc.), diferenciando-se da ATR tipo 4. No entanto, nem todos os autores reconhecem essa diferenciação.

Nos distúrbios do potássio, a avaliação do potássio urinário em amostra isolada de urina (U K/Cr), a fração de excreção urinária de potássio (FEK) e a avaliação do gradiente transtubular de K^+ (TTKG) também constituem elementos de investigação[3,5] (ver Quadro 2).

Distúrbios eletrolíticos primários e/ou de concentração urinária e outros achados específicos podem estabelecer desordens tubulares primárias ou secundárias, de caráter genético ou não, sem necessariamente comprometer diretamente o EAB. A presença de poliúria-polidipsia pode estar relacionada ao *diabetes insipidus* nefrogênico (DIN). Além disso, a presença de irritabilidade, ganho ponderoestatural insatisfatório, febre, desidratação ou hipernatremia também pode ser sugestiva de DIN. Enurese noturna pode estar presente em crianças mais velhas. Além do DIN, poliúria e resposta inadequada ao hormônio antidiurético também podem ser observadas na síndrome de Bartter, cistinose, uropatias obstrutivas, nefronoftise, entre outras situações.[5,10]

Diversas patologias podem cursar com disfunção isolada ou não na absorção de determinados elementos reabsorvidos pelo túbulo renal, podendo apresentar curso assintomático ou com manifestações específicas ou secundárias de uma doença sistêmica ou de doença genética metabólica, tais como vômitos, diarreia, atraso de desenvolvimento neuropsicomotor, alteração do sensório, ataxia, coma, alterações dermatológicas, hepatoesplenomegalia, alteração da cor/odor urinária, litíase renal etc. Assim, temos as aminoacidúrias hereditárias, a glicosúria renal, a doença de Hartnup, a cistinúria, algumas citopatias mitocondriais, entre outras enfermidades (ver Quadro 3). A presença de distúrbios do metabolismo do cálcio, fósforo e vitamina D pode se relacionar com tubulopatias específicas, podendo estar inserida no diferencial dos raquitismos. Dados clínicos, exames urinários (calciúria, fosfatúria), cálculos derivativos (p. ex., reab-

sorção tubular de fosfato e TmP/RFG) e exames séricos auxiliam no diagnóstico dos diversos tipos de raquitismo, ressaltando, os valores séricos de cálcio, fosfato, PTH, 25 (OH)D, 1,25$(OH)_2$D3 e FGF-23 (ver Quadro 5).

PRINCIPAIS DISTÚRBIOS DO TÚBULO PROXIMAL[22-31]

O túbulo proximal (TP) é o segmento tubular mais rico em mitocôndrias, sendo responsável pela reabsorção de íons e outras substâncias do filtrado glomerular, através de canais (proteínas) transportadores ou trocadores. Alterações nessas proteínas, direta ou indiretamente, podem causar as tubulopatias. Entre as substâncias reabsorvidas no TP, por meio dessas proteínas, temos potássio, fosfato, cálcio, magnésio, ureia, ácido úrico, aminoácidos, glicose e bicarbonato, além de mais da metade do sódio, cloro e água filtrados. Esse processo ocorre através das microvilosidades, permitindo reabsorção passiva de água, sódio e cloro. Além disso, o TP secreta drogas e produz amônia por meio da glutamina, gerando bicarbonato (glutamina ↔ $2NH_4^+$ + $ânion_2$ ↔ 2 HCO_3^- + $2NH_4^+$).

De forma resumida, entre outras inúmeras propriedades, as duas principais funções do túbulo proximal (TP) são: a) a reabsorção de praticamente todo aminoácido, glicose, fosfato e bicarbonato filtrados e b) a reabsorção de mais da metade do sódio, cloro e água filtrados.[3,4,11,21]

Na Figura 2 e no Quadro 3 demonstram-se vários aspectos do transporte de água e solutos no TP e uma descrição dos principais distúrbios de transporte hereditários nesse segmento. Cerca de 80-90% do bicarbonato filtrado é reabsorvido no túbulo proximal. Por meio de troca eletroneutra entre Na^+/H^+ na membrana luminal via transportador específico (NHE-3) e graças à presença da anidrase carbônica presente na membrana luminal (ACIV), o íon H^+ no lúmen tubular é conjugado com o HCO_3^-, produzindo ácido carbônico e, secundariamente, água e CO_2, que se difunde para a célula tubular.[3,4,11,20,21] No intracelular, a reação inversa, catalisada por uma isomerase da AC (ACII), resulta na formação de ácido carbônico pela hidratação do CO_2. O ácido carbônico ioniza-se e o H^+ é secretado por meio de troca com o Na^+ luminal, enquanto o bicarbonato é reabsorvido na membrana basolateral por cotransporte passivo $1Na^+$-$3HCO_3^-$ através do transportador específico (NBC-1) presente na membrana basolateral (Figura 2).

Acidose tubular renal proximal

A acidose tubular renal proximal (ATRp) é uma patologia rara, de causa genética ou adquirida, que se caracteriza por uma redução do transporte máximo de bicarbonato no TP e da capacidade de reabsorção de bicarbonato, resultando em redução no bicarbonato plasmático, causando acidose metabólica hiperclorêmica com AGs normal. Essa incapacidade de reabsorver bicarbonato pode ser ocasionada por defeito genético na NBC1 basolateral (autossômica recessiva; gene *SLC4A4; 4q21*), causando, além da acidose, baixa estatura, alterações oculares (incluindo glaucoma, catarata e ceratopatia), defeitos do esmalte dos dentes permanentes, função psicomotora e cognitiva prejudicada e opacificação dos gânglios da base. Outra possibilidade é uma mutação no canal de potássio basolateral (Kir4.2). A disfunção desse canal de potássio leva a uma diminuição da eletronegatividade da célula, resultando em menor saída de bicarbonato acoplada aos íons de sódio via NBC-1 para o sangue e, consequentemente, acidose tubular renal. Além disso, algumas proteínas tubulares são expressas apenas após o nascimento e podem causar com ATRp transitória, como o trocador sódio-hidrogênio proximal (NHE3), resultando em bicarbonatúria transitória, o que pode interferir no crescimento e no apetite da criança, associada a taquipneia e/ou vômitos recorrentes. A resolução dos sintomas e um rápido ganho estatural são observados com a terapia alcalina.

O diagnóstico de ATRp ocorre pela presença associada de pH urinário < 5,5 na vigência de bicarbonatemia < 18 mEq/L e subsequente elevação do pH acima de 6 quando a bicarbonatemia se apresenta > 20-22 mEq/L. Nesta última situação, a fração de excreção do HCO_3^- é maior que 10-15%.

O comprometimento da ACII causa uma síndrome autossômica recessiva (AR) rara denominada ATR mista (tipo 3), também conhecida como síndrome de Guibaud-Vainsel (ou "doença do cérebro de mármore"), apresentando características de ATRp e distal, osteopetrose, calcificação cerebral e retardo mental. O crescimento excessivo do osso facial ocasiona dismorfismo facial, perda auditiva condutiva e, devido a um estreitamento dos forames dos nervos cranianos, ocorre cegueira pela compressão do nervo óptico. Esse tipo de ATR pode ser mimetizado bioquimicamente com o uso de topiramato ou acetazolamida.

A ATRp raramente apresenta-se como um defeito isolado. A maioria dos casos de ATRp ocorre associada a um defeito múltiplo de transporte proximal, envolvendo distúrbios complexos da reabsorção com perdas urinárias de glicose, aminoácidos, ácido úrico, fosfato, citrato, proteínas tubulares, entre outras substâncias, constituindo a síndrome de Fanconi (SF) (Quadro 4).

A SF pode estar relacionada a causas genéticas ou secundárias a algum comprometimento tubular, porém ambas apresentam baixo ganho ponderoestatural, hipovolemia, raquitismo (devido a acidose, hipofosfatemia e baixos níveis de vitamina D) e fraqueza muscular (potássio sérico < 3 mEq/L).

Na criança, várias patologias se associam à SF, como erros inatos do metabolismo (cistinose, galactosemia, intolerância hereditária à frutose etc.), quadros sindrômicos (síndrome de Lowe) e drogas (quimioterápicos e metais pesados), sendo que os mecanismos associados a elas são múltiplos, como redução na produção de energia e ATP, defeitos em transportadores específicos (GLUT2, frutose-1-fosfato aldolase), defeitos de carreadores e distúrbios primários de receptores como a megalina e a cubilina, entre outros. Além destas, foram descritas recentemente SF com mutações primárias no rim.

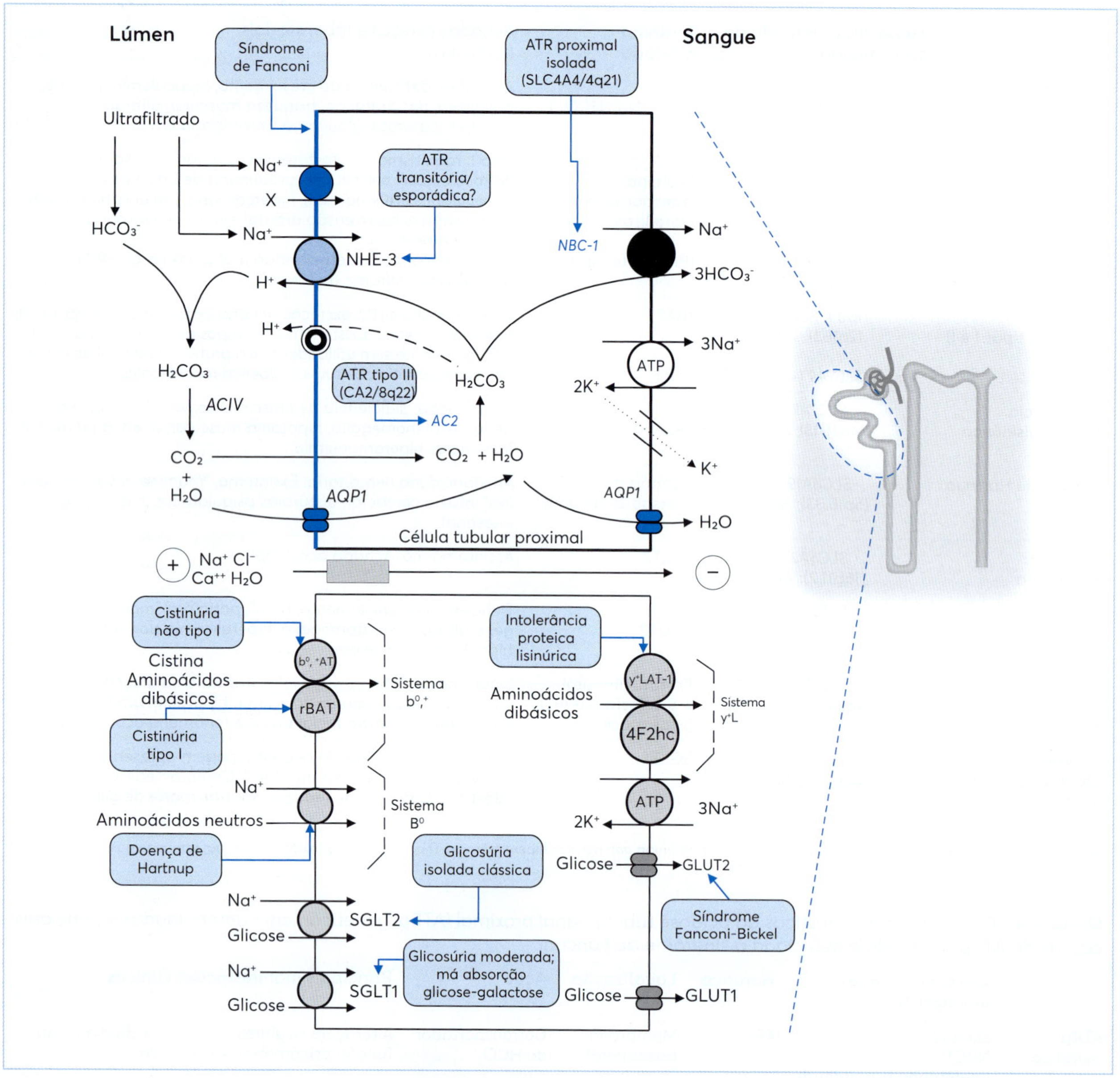

Figura 2 Modelo esquemático geral de transporte de solutos, água e reabsorção de bicarbonato, aminoácidos e glicose pelo túbulo proximal. O modelo celular superior demonstra a reabsorção de bicarbonato. A Na^+-K^+-ATPase basolateral gera um gradiente eletroquímico aos transportadores de sódio presentes na membrana luminal, facilitando a troca Na^+-H^+ e a reabsorção de Na+ acoplado a vários elementos (X): aminoácidos, glicose, ácido úrico, fosfato, proteínas etc. A reabsorção do bicarbonato luminal ocorre de forma indireta. A secreção apical de H^+ ocorre pela H^+-ATPase e pela troca Na^+-H^+, modulada pelo trocador NHE-3. O HCO_3^- filtrado e o H^+ secretado formam o ácido carbônico, que, pela ação da anidrase carbônica tipo IV (ACIV), promove a geração luminal de água e CO_2, o qual sofre retrodifusão para a célula. A hidratação intracelular de CO_2 por meio da anidrase carbônica tipo II (ACII) gera H^+ e HCO_3^-. Este é transferido para o capilar peritubular pelo cotransportador NBC-1, que promove a troca Na^+-HCO_3^- na membrana basolateral, resultando na reabsorção peritubular. O modelo celular inferior demonstra as vias de transporte de glicose e de alguns aminoácidos através das membranas luminal e basolateral. A síndrome de Fanconi se refere aos vários distúrbios genéticos ou adquiridos, relacionados com mecanismos fisiopatológicos diversos, cursando com disfunção generalizada dos mecanismos de reabsorção no túbulo proximal. Em destaque, as principais síndromes hereditárias relacionadas aos defeitos de transporte do túbulo proximal, entre elas acidose tubular renal proximal, síndrome de Fanconi, diversas aminoacidúrias como a cistinúria e a doença de Hartnup e a glicosúria hereditária.

AQP1: aquaporina 1 (vide texto e Quadro 3 para outros detalhes).

Quadro 3 Principais tubulopatias hereditárias relacionadas com distúrbios de transporte preponderantes no túbulo proximal

Distúrbios	Gene (*locus*) e modo de transmissão	Proteína alterada	Achados clínicos e laboratoriais (variáveis)*
ATR isolada tipo 2	*SLC4A4* (4q21); AR	NBC1 (Na^+/HCO_3^-)	AMAGNH; deficiência de crescimento, hipocalemia, poliúria, polidipsia, desidratação, fraqueza muscular, alterações oculares (catarata, glaucoma, ceratopatia em faixa).
Doença de Dent	Tipo 1: *CLCN5* (Xp11.22) Ligado ao X Tipo 2: *OCLR-1* (Xq26.1)	(CLC-5) Proteína transportadora cloro lisossomal (PIP2) 5-fosfatase	Tipo 1: raquitismo hipofosfatêmico, síndrome de Fanconi, nefrocalcinose, nefrolitíase, proteinúria de baixo peso molecular (> 5-10x normal), hipercalciúria, poliúria, hematúria microscópica, hipertensão arterial, síndrome nefrótica, disfunção renal etc. Tipo 2: similaridades, envolvendo mutações no *OCLR-1* e fenótipo da síndrome de Lowe.
Cistinúria tipos I e II	Tipo I: *SLC3A1* (2p163); AR Tipo II: *SLC7A9* (19q13); AR	rBAT BAT1	Litíase urinária e ITU; excreção urinária excessiva de cistina, lisina, arginina e ornitina. Existem três fenótipos de cistinúria (tipos I, II e III), entretanto sem utilidade clínica prática. Potencial de evolução com uropatia obstrutiva e doença renal crônica.
Intolerância proteica lisinúrica	*SLC7A7* (14q11-13); AR	y+LAT-1	Desnutrição; deficiência de crescimento, vômitos, diarreia, hepatoesplenomegalia, hipotonia muscular, doença pulmonar intersticial, hiperamoniemia.
Doença de Hartnup	*SLC6A19* (5p15.33); AR	Sistema de transporte de aa B^0	Aminoacidúria hereditária. Exantema, "manifestações pelagra-*like*", ataxia cerebelar, distúrbios psiquiátricos, má absorção intestinal.
Glicosúria hereditária	*SLC5A2* (16p11.2); AR	SGLT2	Assintomático. Achado ocasional.
Síndrome de Fanconi-Bickel	*SLC2A2* (3q26.1); AR	GLUT2	Deficiência de crescimento, tubulopatia proximal generalizada; hepatomegalia, hiperglicemia pós-prandial, hipoglicemia em jejum.
Síndrome oculocerebrorrenal (Lowe)	*OCRL-1* (Xq24-26); AR	Fosfatidilinositol 4-5-bifosfato (PIP2) 5-fosfatase	Síndrome de Fanconi variável, catarata e/ou glaucoma congênito, atraso neuropsicomotor, hipotonia, arreflexia, raquitismo, dismorfia facial típica e fenômeno oculodigital.
Síndrome de má absorção glicose--galactose	*SCL5A1* (22q13.1); AR	SGLT1	Homozigotos no período neonatal podem apresentar diarreia grave com má absorção intestinal. Comprometimento renal e intestinal. Capacidade reduzida de transporte de glicose.

*Outros achados podem estar presentes.
AR: autossômica recessiva; AMAGNH: acidose metabólica de ânion *gap* normal/hiperclorêmica; ITU: infecção do trato urinário; aa: aminoácidos.

Quadro 4 Etiologia e características da acidose tubular renal proximal (ATRp) geneticamente determinadas e principais causas de ATRp adquirida e associada à síndrome de Fanconi

	Gene, proteína e localização	Herança	Localização	Ação	Principais manifestações clínicas
ATRp genética	*SLC4A4* NBC1 (membrana basolateral)	AR	Membrana basolateral	Cotransportador do HCO_3^-	Alterações oculares, do esmalte do dente, da função psicomotora e cognitiva
	SLC9A3 NHE3 (membrana apical	AD	Membrana apical	Trocador Na^+/H^+	Uma descrição de pacientes com acidose metabólica e baixa estatura na Costa Rica sugeria esta mutação, entretanto, posteriormente, não foi confirmada. Associa-se atualmente com diarreia secretora de sódio congênita.
	KCNJ15 Kir 4.2 (membrana basolateral)	AD	Membrana basolateral	Transportador de potássio	Acidose metabólica e baixa estatura
ATRp adquirida	Topiramato, acetazolamida, hidroclorotiazida				
Síndrome de Fanconi	**Causas genéticas e/ou secundárias** Cistinose, SF renotubular de 1 (GATM) AD, 2 (SLC34A1) AR, 3 (EHHADH) AD, 4 (HNF4A) AD e 5 (NDUFAF6) AR, síndrome de Lowe, doença de Dent, galactosemia, glicogenose, tirosinemia, intolerância hereditária à frutose, doença de Wilson, citopatias mitocondriais, leucodistrofia metacromática, acidemia metilmalônica, síndrome de Fanconi-Bickel, síndrome de Sjogren, amiloidose, doenças císticas medulares/nefronoftise, síndrome nefrótica, trombose de veia renal, mieloma múltiplo, hipergamaglobulinemias, osteopetrose, hemoglobinúria paroxística noturna, deficiência de piruvato carboxilase, deficiência de anidrase carbônica, transplante renal, gestação, hemoglobinúria paroxística noturna etc.				
	Drogas Ifosfamida, ácido valproico, aminoglicosídeos (gentamicina), cefalotina, sulfas, metais pesados, chumbo, cádmio, mercúrio, tetracicilina vencida, tolueno, cisplatina, ciclosporina, tacrolimo, azatioprina, estreptozotocina, ácido maleico, mercaptopurina, lisol, acetazolamida, ranitidina, suramin, paraquat, adefovir, cidofovir, tenofovir, ddi (didensozinosina) etc.				

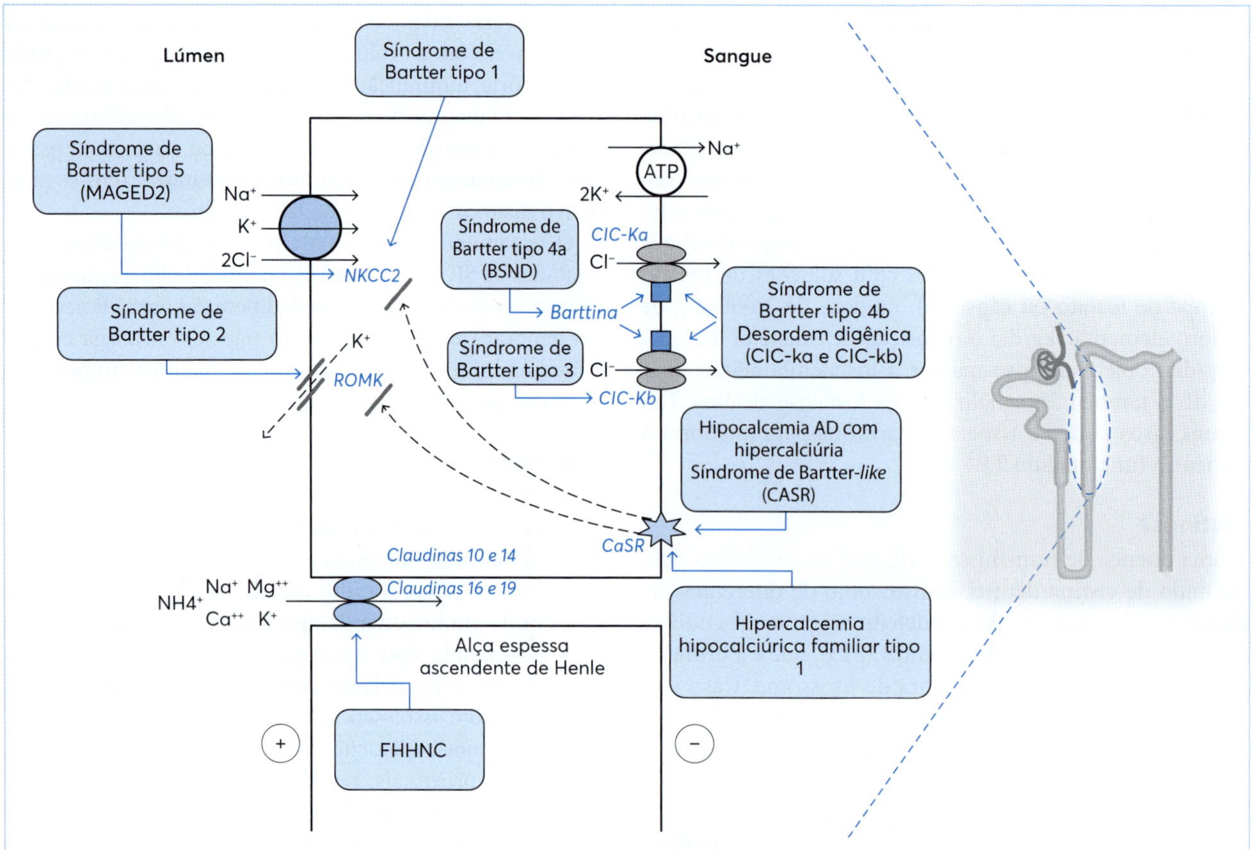

Figura 3 Modelo esquemático geral de transporte transcelular e paracelular na alça ascendente espessa de Henle (*vide* texto para detalhes). Esse segmento é impermeável à água e apresenta alto índice de transporte de cloreto de sódio, resultando em hipertonicidade medular. A reabsorção de cloro e sódio através da membrana luminal ocorre por meio do cotransportador Na^+-K^+-$2Cl^-$ (NKCC2). O cotransporte é impulsionado pelas baixas concentrações intracelulares de Na^+ e Cl^- geradas pelas Na^+-K^+-ATPase e ClC-Kb basolaterais. O canal de potássio da medula renal externa (ROMK ou Kir1.1) facilita a função da NKCC2, reciclando K^+ para o lúmen urinário. A saída de K^+ luminal e de Cl^- pela via basolateral cria um gradiente elétrico luminal positivo, modulando a reabsorção paracelular de Ca^{++} e Mg^{++} através das claudinas 16 e 19 e também de Na^+ e NH_4^+. A ativação do receptor cálcio sensível (CaSR) através de altas concentrações séricas de Ca^{++} e Mg^{++} promove uma sinalização intracelular, resultando na inibição da ROMK e da NKCC2, resultando na redução da reabsorção de NaCl, redução do gradiente luminal positivo e aumento da excreção urinária de Ca^{++} e Mg^{++}. Em destaque, várias tubulopatias hereditárias relacionadas aos defeitos no transporte desses mecanismos.

BSND: síndrome de Bartter com surdez; AD: autossômica dominante; FHHNC: hipomagnesemia familiar com hipercalciúria e nefrocalcinose.

As manifestações clínicas dependem da doença de base, quando presente e, geralmente, estão associadas aos distúrbios eletrolíticos, ocasionando hipotonia, câibras, tetania e hipertermia de origem indeterminada, associados a episódios de desidratação. A nefrocalcinose e a nefrolitíase são incomuns, visto que esses pacientes apresentam normo ou hipercitratúria e, frequentemente, quando descompensados, o pH urinário é ácido. Os achados laboratoriais encontrados são acidose metabólica hiperclorêmica associada à hipofosfatemia, hipouricemia, hipocalcemia e hipocalemia, hipercalciúria, hiperaminoacidúria, hipericosúria e glicosúria. Observa-se diminuição da reabsorção tubular de fosfato (↓ RTP ou do TmP/RFG-ajuste da fosfatúria pelo ritmo de filtração glomerular) e proteinúria tubular, caracterizando a SF.

Quanto ao tratamento da SF, havendo causa secundária, deve ser corrigida ou removida sempre que possível (p. ex., drogas), com probabilidade ou não da correção dos distúrbios hidroeletrolíticos e metabólicos estabelecidos. Caso isso não ocorra, a terapêutica de reposição deve ser instituída. A quantidade de bicarbonato necessária varia entre os pacientes, de 10-40 mEq/kg/dia de álcali, com elevação gradual e individual, tendo como alvo um bicarbonato sérico próximo do normal. A oferta de álcalis com bicarbonato de sódio ou soluções de citrato de sódio (p. ex., solução de Sholl) e/ou potássio (p.ex.: solução de Eisemberg), preferencialmente, constitui a primeira escolha da terapêutica. A associação de tiazídicos (1-2 mg/kg/dia) e inibidores da prostaglandina (p. ex., indometacina, 1-5 mg/kg/dia) pode ser utilizada como tentativa de modulação mais controlada do distúrbio metabólico, lembrando que o diurético tiazídico aumenta as perdas de potássio na urina e que a associação com diurético poupador de potássio

(amilorida ou espironolactona) pode reduzir a necessidade de suplementos de potássio. Em alguns casos, está indicada a utilização criteriosa de indometacina, porém deve-se atentar para a função renal e para o risco de enterocolite necrosante neonatal, hepatotoxicidade e nefrotoxicidade. Além disso, pode ser necessário utilizar um protetor gástrico como prevenção de lesões da mucosa gastroduodenal. A hipofosfatemia, associada à doença óssea metabólica, também deve ser combatida com soluções de fosfato (xarope de fosfato ou cápsulas), na dose de 30-90 mg de fósforo elementar/kg/dia e reposição de calcitriol 0,25-2,0 mcg/dia, objetivando-se manter a fosfatemia acima de 3 mg/dL e, também, normalização da fosfatase alcalina. Em alguns casos pode-se associar L-carnitina para melhorar a eficiência funcional do TP.

Cistinose

É uma doença de transmissão AR, que se caracteriza pelo acúmulo de cistina dentro do lisossomo de diferentes órgãos e tecidos, ocasionado por defeito no gene que codifica a cistinosina (CTNS/cromossomo:17p13), que é a proteína que transporta a cistina para fora do lisossomo. Caso isso não ocorra, haverá acúmulo de cistina dentro dos lisossomos formando cristais, contribuindo com estresse oxidativo, disfunção e apoptose celular. No rim, está associada à depleção de ATP e à diminuição da expressão da megalina, cubilina e canais dependentes de sódio, causando disfunção tubular. Existem três formas clínicas, relacionadas com o mesmo gene: a) forma infantil (nefropática), com incidência de 1:200.000 crianças (porém essa incidência pode diferir conforme a região), que apresenta sintomatologia mais precoce; b) forma de início tardio (juvenil), menos grave; e c) forma adulta, benigna, ocular ou não nefropática, que se caracteriza, quando diagnosticada, por depósitos de cristais na córnea, causando fotofobia.

Os pacientes com cistinose apresentam geralmente cabelos aloirados e pele branca (pela ação da *CNTS* na melanogênese) e idade de apresentação da SF entre 3-6 meses, com a presença de poliúria, polidipsia, baixo ganho ponderoestatural, vômitos, constipação, fraqueza, febre e desidratação aguda. A acidose metabólica pode se apresentar com taquipneia; a hipocalemia, com cãibras, hipotonia e paralisia; a hipofosfatemia se associa com o raquitismo secundário com fronte proeminente, fraturas, dores musculares, geno valgo e, dependendo da intensidade, pode cursar com hipóxia grave e hemólise (por redução na síntese de 2,3-difosfoglicerato, que é um intermediário glicolítico capaz de se ligar à hemoglobina e promover a liberação de oxigênio aos tecidos).

Além do comprometimento renal, a cistina se deposita em outros órgãos, propiciando manifestações sistêmicas, entre elas: puberdade atrasada, fotofobia e blefarospasmo (devido aos depósitos de cistina na córnea e na conjuntiva, evidentes no exame de lâmpada de fenda após os 12 meses de idade), hepatoesplenomegalia, hipotiroidismo (frequente entre 8-12 anos) e diabetes insulinodependente, além de fraqueza muscular. Podem ocorrer comprometimentos mais graves com a evolução, como neurológico, com perda de memória, diminuição da função intelectual e quadro demencial. O diagnóstico se estabelece pela demonstração da presença ocular de cristais de cistina ou na medula óssea, além do aumento da cistina intraleucocitária. Tem-se também o diagnóstico através do teste genético.

O tratamento consiste na reposição das medicações já relatadas da SF, associadas à cisteamina de liberação rápida (bitartrato de cisteamina) ou de liberação lenta. É necessário lembrar que essa medicação não tem ação na córnea quando administrada por via oral, o que torna importante a associação com a terapia tópica.

Tirosinemia

A hipertirosinemia é causada por uma variedade de doenças genéticas e adquiridas, dentre elas, as associadas a deficiências herdadas de enzimas na via de degradação, evoluindo com distúrbio do metabolismo da tirosina. É classificado em tirosinemia tipo 1,2,3 e alcaptonúria.

A tirosinemia tipo 1 é a mais grave, com transmissão AR e se caracteriza pela deficiência da fumarilacetoacetato hidrolase, com isso, seu substrato (fumarilacetoacetato), acumula-se nos hepatócitos deficientes e nas células tubulares renais proximais, resultando em danos no fígado e nos rins, cursando com SF.

Esses pacientes apresentam atraso no crescimento e hepatomegalia, com hipoglicemias e alteração da coagulação e evolução para cirrose. Podem apresentar também alterações neurológicas e cardiomiopatia. O diagnóstico pode ser pelo teste do pezinho ampliado e/ou teste molecular. O tratamento consiste em nitisinona e restrição alimentar de proteínas. O transplante hepático é realizado em pacientes com insuficiência hepática persistente que não respondem à terapia com nitisinona ou têm malignidade hepática.[43]

Síndrome de Lowe

A síndrome de Lowe (SL), também conhecida como oculocerebrorrenal, é uma desordem hereditária AR (cromossomo Xq24-26) que envolve diversos órgãos, incluindo olhos, sistema nervoso e rins. A disfunção renal se caracteriza por proteinúria, aminoacidúria generalizada, perda de carnitina e fosfatúria no primeiro ano de vida. O gene mutante é o OCRL-1, que codifica a fosfatidilinositol 4-5-bifosfato (PIP2) 5-fosfatase. Apesar de não estar claro como a deficiência dessa enzima resulta nas manifestações da síndrome, sabe-se que proteínas de ligação de actina são controladas pela PIP2, e que a actina desempenha um papel fundamental na formação, manutenção e função das vias paracelulares no TP (*tight junctions*). Afeta praticamente o sexo masculino, apresentando catarata e/ou glaucoma congênito, atraso neuropsicomotor, hipotonia, arreflexia, raquitismo e alterações renais evolutivas, como proteinúria (inicialmente tubular), aminoacidúria, ATR proximal, seguido de SF. Podem-se observar, também, concentrações elevadas de enzimas musculares tais como

creatinoquinase e aspartato aminotransferase (TGO), sugerindo envolvimento muscular. A terapêutica envolve abordagem neuro-oftalmológica, fisioterapia especializada, terapia de alcalinização, além de suplementação de potássio, fosfato, cálcio e carnitina.

Doença de Dent

A doença de Dent (DD) é um distúrbio genético recessivo, ligado ao cromossoma X, predominante no sexo masculino, que se caracteriza por proteinúria de baixo peso molecular, hipercalciúria, nefrocalcinose, nefrolitíase e potencial evolução para DRC. Além disso, pode apresentar raquitismo, acidose metabólica, hiperfosfatúria, aminoacidúria, glicosúria, entre outras manifestações. Eventualmente constitui diferencial de síndrome nefrótica. Ocorre por mutações no gene *CLCN5*, localizado no cromossoma Xp11.22, que codifica a proteína ClC-5 (trocador Cl/próton), localizada nos endossomos do túbulo proximal, ramo ascendente espesso medular e células intercaladas tipo A do ducto coletor, sendo conhecida como DD tipo 1 (60% dos casos). Existe uma minoria de pacientes com DD que apresenta mutações no gene *OCRL1* (15%), denominados DD tipo 2, com características fenotípicas similares à SL, porém mais brandas. A fisiopatogenia não está totalmente elucidada e compreendida, porém sabe-se que no TP os canais de cloro estão presentes nos endossomos e nos lisossomos junto com as H^+-ATPases (V-ATPases), desempenhando um papel importante na acidificação do endossomo responsável pela degradação proteica, cuja ação comprometida prejudica a absorção de proteínas, resultando em proteinúria, hipercalciúria, hiperfosfatúria e nefrolitíase. Os mecanismos da hipercalciúria e hiperfosfatúria não são totalmente conhecidos, mas podem estar relacionados à reabsorção de PTH luminal reduzida, levando ao acúmulo intraluminal, estimulando a hidroxilação do colecalciferol em calcitriol, com consequente hipercalciúria, pelo aumento da reabsorção intestinal de cálcio. O PTH intraluminal também pode acarretar a inibição do cotransportador apical Na-fosfato (NaPi-2a), provocando a perda de fosfato urinário. Além disso, a hipercalciúria também pode ser potencializada pelo não bloqueio do canal de cálcio intestinal (TRPV6). O tratamento em geral engloba uma oferta hídrica adequada, medidas para redução da hipercalciúria e redução da progressão da nefrocalcinose/litíase e da DRC. Habitualmente, empregam-se tiazídicos, citrato de potássio e se necessário reposição de fosfato e vitamina D, além de estratégia antiproteinúrica com inibidores da enzima de conversão da angiotensina (Ieca) ou bloqueadores do receptor AT1 da angiotensina II (BRA2). Estudos recentes sugerem que os inibidores da PI3-quinase (p. ex., alpelisibe) corrigem a polimerização aberrante da actina com melhora da proteinúria e dos níveis celulares de megalina, podendo representar uma nova estratégia terapêutica.

Cistinúria

A aminoacidúria ocorre quando um defeito de transporte reduz a capacidade reabsortiva para um ou diversos aminoácidos ou como resultado de uma aminoacidúria por *overflow* devido a distúrbios metabólicos específicos. Algumas aminoacidúrias podem ser detectadas por meio de testes de triagem neonatal, tais como fenilcetonúria, cistinúria, histidinemia, doença de Hartnup, iminoglicinúria etc.[19] Entre as aminoacidúrias, será descrita de forma sucinta a cistinúria, por ser a mais frequente e conhecida e pelas implicações práticas nefrológicas.

O TP reabsorve mais de 95% dos aminoácidos filtrados através de uma grande variedade de transportadores, entre eles a cistina. A cistinúria é um distúrbio de transmissão AR que se caracteriza pela diminuição da reabsorção no TP da cistina filtrada, resultando em aumento da excreção urinária de cistina e, consequentemente, risco de nefrolitíase, sendo responsável por 5% dos cálculos renais pediátricos. Ocorre por mutações e/ou rearranjos genômicos em dois genes, *SLC3A1* e *SLC7A9*, causando a cistinúria tipo A e a cistinúria B, respectivamente, ou AB quando heterozigotos dos dois genes. As mutações promovem a falência na reabsorção da cistina filtrada pelo TP, promovendo nefrolitíase recorrente. Esse distúrbio se acompanha da perda dos outros aminoácidos dibásicos (arginina, lisina e ornitina), porém sem significância patológica clínica. O quadro clínico pode se acompanhar de infecção urinária recorrente, uropatia obstrutiva e risco de evolução para falência crônica dos rins. O diagnóstico pode ser feito utilizando desde testes de triagem neonatal ampliados até a pesquisa de cistina na urina ou com base na análise do cálculo. O tratamento baseia-se no aumento da ingestão hídrica, alcalinização urinária (citrato, bicarbonato), além de uso individualizado de thiols (tiopronina e penicilamina) e captopril e, no caso da urolitíase, o tratamento com intervenções cirúrgicas, conforme cada caso.

Doenças (citopatias) mitocondriais

São doenças multissistêmicas e raras, envolvendo praticamente qualquer órgão no corpo, entre eles o rim, evoluindo principalmente com SF. Podem ser representadas por síndrome de Pearson (aplasia de medula, SF e pancreatite), Melas (miopatia mitocondrial, encefalopatia, acidose lática e episódios de acidente vascular cerebral-*like*), síndrome de Leigh (distúrbio neurodegenerativo progressivo e grave), síndrome de Kearns-Sayre (alterações oculares e cardíacas), entre outras. O tratamento consiste na reposição de eletrólitos, bicarbonato e antioxidantes, como L-carnitina, coenzima Q10, riboflavina, etc., sendo, em alguns casos, controverso o uso de álcalis.

Causas adquiridas de síndrome de Fanconi

Algumas medicações têm ação tubular, podendo desencadear SF, entre elas ifosfamida, cisplatina, aminoglicosídeos, ácido valproico, adefovir, cidofovir, tenofovir, entre outras (*vide* Quadro 4). Esse efeito pode ser minimizado com hidratação, alcalinização e suspensão da droga precocemente.

Pode ocorrer tubulopatia associada a intoxicações por metais pesados como chumbo, cádmio, cobre e urânio. Sa-

be-se que a exposição em curto prazo ao chumbo e ao cádmio pode causar disfunção tubular proximal com aminoacidúria e glicosúria renal. O diagnóstico habitualmente é feito pela demonstração de concentrações séricas elevadas. Uma vez instituído o tratamento, inclusive com a remoção da exposição, a recuperação tubular pode ser incompleta.

Raquitismos hereditários[3,5,7,19,29]

Outro grupo de tubulopatias relacionadas com distúrbios no transporte e reabsorção de fosfato ou do metabolismo da vitamina D e cálcio são os raquitismos hereditários (RH), que interferem na homeostase desses elementos, resultando em doença óssea metabólica.

O raquitismo se caracteriza pela deficiência da mineralização da placa de crescimento, sendo classificado de acordo com a escassez do mineral predominante: cálcio ou fósforo. Nos casos em que há resistência ou deficiência de vitamina D (raquitismo calcipênico), observa-se a presença de hipocalcemia associada à hipofosfatemia, sendo que a deficiência de vitamina D pode ser secundária ou primária, como se observa no raquitismo carencial.

O fosfato é reabsorvido quase que exclusivamente (85-95%) pelo TP, através de uma via transcelular. O transporte desse íon ocorre por cotransportadores apicais Na-fosfato (NPT), estimulados pelo gradiente de sódio resultante da atividade da Na^+-K^+-ATPase basolateral. A hipofosfatemia e os distúrbios relacionados à vitamina D condicionam manifestações variáveis, como baixa estatura e sinais clínicos e radiológicos de raquitismo (alargamento de punhos, deformidade torácica, fronte proeminente, geno varo, geno valgo, hipotonia, fraqueza muscular, idade óssea atrasada, alargamento metafisário, rosário raquítico, sulco de Harrison, fraturas ósseas), dependendo do tipo de raquitismo estabelecido.

Existem algumas síndromes que se caracterizam pela perda isolada de fosfato, resultando em hipofosfatemia, normocalcemia e raquitismo primário. De acordo com o modo de herança, essas síndromes são classificadas em: raquitismo hipofosfatêmico dominante ligado ao X, raquitismo hipofosfatêmico autossômico dominante e recessivo e raquitismo hipofosfatêmico com hipercalciúria.

O raquitismo hipofosfatêmico dominante ligado ao X (XLH), forma mais comum de raquitismo primário (80% dos casos), tem incidência de 1:20.000. Caracteriza-se por defeito na reabsorção tubular proximal de fosfato, secundário à mutação de inativação do gene PHEX, que codifica uma endopeptidase que degrada e inativa substâncias hormônio-*like* chamadas fosfatoninas (proteínas da família dos FGF). Nessa enfermidade, há aumento da expressão da FGF-23 (devido à redução da degradação e inativação do FGF), que normalmente inibe a reabsorção tubular de fósforo por meio do bloqueio dos cotransportadores Na-P no túbulo proximal. Esse fato resulta no aumento da excreção de fosfato, comprometendo assim a mineralização óssea.

O raquitismo hipofosfatêmico autossômico dominante (ADHR) tem expressão clínica variável com penetrância incompleta. Essa forma decorre de mutações no gene do FGF-23 no cromossomo 12p13, com ganho de função, resultando em altos níveis de FGF-23, que, além de inibir a reabsorção de fosfato, inibe a síntese de calcitriol (forma ativa da vitamina D). Nesse tipo de raquitismo observa-se fosfatúria, $1,25(OH)_2D3$ sérica diminuída (ou inapropriadamente normal) e alterações esqueléticas típicas dessa patologia, tais como fraturas, rosário raquítico e/ou osteomalácia. Pode estar associada também com deficiência de ferro.

O raquitismo hipofosfatêmico autossômico recessivo (ARHR), sem hipercalciúria, possui três subtipos (mutação no DMP1, ENPP1 ou FAM) e caracteriza-se por exibir perda isolada de fosfato renal. Está, em geral, associado ao aumento da expressão do FGF-23 e defeito na maturação do osteócito.

O raquitismo hipofosfatêmico hereditário com hipercalciúria (HHRH) caracteriza-se por mutações no gene do cotransportador sódio-fósforo apical (*SLC34A3*), que levam a graves disfunções no cotransportador sódio-fosfato. O quadro clínico caracteriza-se por raquitismo e/ou osteomalácia. As formas mais leves podem ser subdiagnosticadas. Essas formas diferem das anteriores descritas por apresentarem concentrações de calcitriol elevadas para o grau de hipofosfatemia e FGF-23 diminuído. A hipercalciúria provavelmente ocorre pelo alto nível de calcitriol, com consequente aumento da absorção intestinal de cálcio e, também, pelo não bloqueio do canal de cálcio intestinal.

Existem também os raquitismos calcipênicos relacionados à vitamina D, como o raquitismo por defeito no metabolismo da vitamina D, que ocorre por inativação do gene que codifica a 1-alfa-hidroxilase (*CYP27B1*), responsável pela hidroxilação da 25(OH)D3 em calcitriol, ocasionando níveis muito baixos ou indetectáveis de $1,25(OH)_2D3$ e 25(OH)D3 normais ou aumentados, e o raquitismo por defeito na ação da vitamina D (resistência hereditária à vitamina D), que ocorre por mutação no gene que codifica o receptor da vitamina D (*VDR*), causando aumento dos níveis séricos de $1,25(OH)_2D3$ e baixa resposta ao calcitriol, necessitando muitas vezes de suplementação de cálcio. Essa doença pode cursar com alopecia e se classifica em HRVD 2a e 2B.

Além dessas síndromes, existem outros quadros que podem se manifestar com raquitismo hipofosfatêmico, tais como as mutações no fator regulador 1 do *antiporter* sódio-hidrogênio (NHERF1), deficiência de SGK3 (codifica uma quinase proteica que regula o transporte de fosfato no túbulo renal), mutações no Klotho (raquitismo hipofosfatêmico com hiperparatireoidismo), entre outras formas mais raras e graves. Outras enfermidades associadas com raquitismo hipofosfatêmico são a síndrome de McCune-Albright (displasia fibrosa óssea, manchas café-com-leite e puberdade precoce, entre outras manifestações), a osteomalácia induzida por tumores (síndrome paraneoplásica) e a síndrome do nevo epidérmico, condições que também cursam com aumento da FGF-23. É importante também considerar o diagnóstico diferencial de raquitismo carencial em nosso meio.

Além de critérios clínicos, a avaliação laboratorial é importante para auxiliar no diagnóstico diferencial dos raqui-

Quadro 5 Características clínico-laboratoriais dos principais tipos de raquitismos hereditários (fosfopênicos, calcipênicos e devido aos distúrbios na ação do FGF-23 e da vitamina D)

Raquitismo	Gene/ proteína	Ca	P	$1,25(OH)_2D3$	FGF-23	PTH	Características e comentários
Raquitismo hipofosfatêmico dominante ligado ao X (XLH)	*PHEX*/PHEX (Xp22.1)	NL/↑	↓	↓ ou inapropriadamente NL	↑	NL	Mutação da PHEX levando ao ↑ da expressão de FGF-23 óssea por mecanismo não totalmente elucidado. Causa mais comum de raquitismo hereditário. Sexo masculino mais afetado. Manifestações nos primeiros 2 anos de vida. Força muscular preservada. Anormalidades dentárias. Normocalciúria. Sinal precoce: ↑ da fosfatase alcalina. Tratamento tradicional com doses farmacológicas elevadas combinadas de fosfato e calcitriol com risco potencial de nefrocalcinose e nefropatia crônica. Tratamento específico atual com burosumabe (anticorpo monoclonal antiFGF-23) por via SC.
Raquitismo hipofosfatêmico autossômico recessivo 1 (ARHR1)	*DMP1*/DMP1	NL	↓	↓ ou inapropriadamente NL	↑	↑/NL	Mutações de inativação do DMP1. Aumento da expressão de FGF-23 óssea. Anormalidades dentárias. Tratamento análogo ao XLH.
Raquitismo hipofosfatêmico autossômico recessivo 2 (ARHR2)	*ENPP1*/ENPP1	NL	↓	↓ ou inapropriadamente NL	↑	↑/NL	Mutações de inativação do ENPP1. Aumento da expressão de FGF-23 óssea. Calcificação arterial generalizada em alguns pacientes. Tratamento análogo ao XLH.
Raquitismo hipofosfatêmico autossômico dominante (ADHR)	*FGF23*/FGF-23 (12p13)	NL	↓	↓ ou inapropriadamente NL	↑	NL	Mutações de ativação do FGF-23. Anormalidades dentárias (abscessos). Força muscular pode estar comprometida. Fraturas e dores ósseas. Normocalciúria. Tratamento análogo ao XLH.
Nefrolitíase/ osteoporose hipofosfatêmica 2 (NPHLOP2)	*SCL9A3R1*/ NHERF-1 (AD)	NL	↓	↑	NL	NL	Perda de função da proteína ancoradora do complexo do receptor de PTH e regulação da NaPI-2a. Nefrolitíase.
Raquitismo hipofosfatêmico com hiperparatireoidismo	*Klotho*/ KLOTHO	↑/NL	↓	↑	↑	↑	↑ da expressão de Klotho resultando em hipofosfatemia. Anormalidades esqueléticas e faciais.
Síndrome de Fanconi renotubular 2 (FRTS2)	*SLC34A1*/ NaPi-2a	↑	↓	↑	↓/NL	NL	Mutação com perda de função da NaPi-2a. Disfunção generalizada do túbulo proximal. Tratamento com fosfato. Calcitriol individualizado e monitorado. Reposição hidroeletrolítica e com álcalis.
Raquitismo hipofosfatêmico com hipercalciúria, AR (HHRH)	*SLC34A3*/ NaPi-2c (9q34)	NL	↓	↑/NL	↓/NL	↓/NL	Mutações com ↓ de função do NaPI-2c. Níveis apropriadamente elevados de $1,25(OH)_2D3$. Hipercalciúria. Nefrolitíase/ nefrocalcinose. Dor óssea. Força muscular pode estar comprometida. Tratamento com fosfato. Análogos de vitamina D não são recomendados.
Raquitismo dependente de vitamina D tipo I (VDDR-I)	*CYP27B1*/1 alfa-OHase 12q13.1-q13.3 AR	↓	↓	↓↓	?	↑	Deficiência de 1-alfa-hidroxilase. Início precoce no segundo semestre. Pode apresentar fraqueza muscular, hipotonia e retardo do desenvolvimento motor. Níveis de $25(OH)_2D$ em geral, normais.[a] Resposta adequada com calcitriol.
Raquitismo dependente de vitamina D tipo II ou raquitismo hereditário resistente à vitamina D (HVDRR)	*VDR*/VDR 12q/12-q14 AR	↓	↓	↑	?	↑	Defeito no receptor da vitamina D. Início precoce. Fraqueza muscular e hipotonia. Fraturas e pseudofraturas são comuns. Pode apresentar alopecia universal. Níveis de $25(OH)_2D$ em geral, normais.[a] Em geral, resistência à terapêutica com todas as formas de vitamina D. Requer oferta de cálcio.

[a] Exceto em casos de deficiência;

PTH: paratormônio; NL: normal; n.d.: não determinado/não definido; PHEX: proteína codificada pelo gene regulador de fosfato com homologia para as endopeptidases; DMP1: proteína da matriz da dentina-1; FGF-23: fator de crescimento dos fibroblastos 23; ENPP1: ectonucleotídeo pirofosfatase/fosfodiesterase 1; NHERF1: fator regulatório do trocador Na^+/H^+.

Válido referir que as análises dos parâmetros bioquímicos e laboratoriais aqui registrados podem variar, conforme características cronológicas individuais, e, conjuntamente com o tratamento, são passíveis de mudanças, conforme o avanço dos conhecimentos da literatura.

tismos fosfopênicos/hipofosfatêmicos, calcipênicos e aqueles com distúrbios na ação da vitamina D. A hipofosfatemia com hiperfosfatúria pode ser avaliada pela reabsorção tubular de fosfato e pela TmP/RFG (Quadro 2). A análise dos níveis de cálcio, fosfato, PTH, vitamina D, em conjunto com os outros elementos clínico-laboratoriais, auxiliam no diagnóstico. A análise da FGF-23, entre outros marcadores moleculares, e o estudo genético são críticos para um diagnóstico mais apropriado. A análise do diagnóstico e do tratamento dos diversos tipos de RH deve ser reportada às publicações especializadas, fugindo do escopo deste capítulo.

O tratamento do raquitismo hipofosfatêmico consiste basicamente na reposição de fósforo, calcitriol e, no caso do RH ligado ao X, já existe medicação específica, o burosumabe (0,8 mg/kg/dose, via subcutânea com aplicação quinzenal), devendo ser suspensa a reposição do fósforo e da vitamina D previamente ao início da medicação e monitorizado o perfil ósseo para o ajuste da dose. É importante reportar que o tratamento tradicional com doses farmacológicas elevadas e combinadas de fosfato e calcitriol apresenta risco potencial de nefrocalcinose e evolução para DRC. Alguns pacientes com RH secundário a tumores podem se beneficiar do burosumabe. No Quadro 5 estão descritas as características dos principais tipos de RH.

PRINCIPAIS DISTÚRBIOS DA ALÇA DE HENLE[32-37]

A alça de Henle é responsável pela reabsorção de 15-20% do cloreto de sódio filtrado, sendo essa absorção proporcionalmente maior em relação à água, processo este necessário para o ajuste da osmolalidade urinária. A porção ascendente espessa da alça de Henle (AEAH) é altamente permeável ao transporte de cloreto de sódio e impermeável à água, processo primordial para a geração da hipertonicidade do interstício medular. A reabsorção de NaCl sem água na AEAH torna o fluido tubular hipotônico e a medula hipertônica, o que permite que a excreção ou reabsorção de água seja controlada pelos ductos coletores, principalmente via hormônio antidiurético. Vários cotransportadores da AEAH são importantes para a reabsorção de eletrólitos e a manutenção do mecanismo de contracorrente multiplicador, e algumas tubulopatias hereditárias podem estar relacionadas a defeitos no transporte desses mecanismos. Na Figura 3 são sinalizados os principais mecanismos relacionados com o transporte de solutos e água na AEAH, enquanto no Quadro 6 são descritas algumas das principais tubulopatias hereditárias relacionadas com distúrbios no transporte desse segmento do néfron.

Síndrome de Bartter

A síndrome de Bartter (SB) compreende um grupo de tubulopatias hereditárias perdedoras de cloro, com incidência presumida de 1:1.000.000, que se caracteriza por perda de sódio, potássio e cloro na alça de Henle, causando poliúria, hipocalemia, hipocloremia e aumento da oferta de sal para o túbulo distal. Esse aumento de sódio tubular leva a uma depleção de volume e a aumento significativo de renina e aldosterona com hiperplasia do aparelho justaglomerular. O hiperaldosteronismo causa hipocalemia e alcalose metabólica, por meio da troca de sódio por potássio e/ou hidrogênio. Esses pacientes apresentam prostaglandinas (PG) urinárias elevadas, provavelmente reduzindo a reatividade vascular e mantendo a pressão arterial normal. Além disso, a PG pode estimular a hidroxilação da vitamina D, aumentando a reabsorção de cálcio e favorecendo a evolução para nefrocalcinose. As manifestações gerais também incluem retardo ponderoestatural, episódios de desidratação, além do achado ocasional de nefrocalcinose e *facies* típica em alguns pacientes (olhos grandes, orelhas protusas e fronte proeminente). No período neonatal podem ser identificados antecedentes de polidrâmnio e prematuridade. Algumas variedades apresentam maior tendência à hipomagnesemia. Características clínicas, como gravidade das anormalidades bioquímicas, presença de polidrâmnio com parto prematuro, hipercalciúria com ou sem nefrocalcinose medular e presença de surdez neurossensorial, relacionam-se a padrões fenotípicos que, em geral, correlacionam-se com mutações genéticas específicas, entretanto sobreposições de apresentação podem estar presentes.

Sete formas de apresentação foram identificadas até o momento, derivadas da caracterização molecular e genética, estabelecendo-se uma classificação atual da SB em 5 tipos, sendo o tipo 4 estratificado em 4a e 4b. Uma forma de apresentação envolvendo o gene *CASR* agora é considerada por alguns autores como uma apresentação Bartter-*like*. O defeito molecular primário em todos os tipos de SB provoca reabsorção prejudicada de sal, potássio e cloro na AEAH, propiciando manifestações clínicas similares às do uso crônico de diuréticos de alça (p. ex., furosemida).

A apresentação perinatal é característica nos tipos 1, 2, 4 e 5, sendo a tipo 5 grave, porém reversível nas primeiras semanas e meses de vida, enquanto a tipo 3 (forma clássica) habitualmente se apresenta entre 1-5 anos de idade. Hipercalemia inicial pode estar presente na SB tipo 2. Hipomagnesemia não é evidenciada habitualmente nos tipos 1 e 2, sendo um achado variável nos demais tipos. Hipercalciúria e nefrocalcinose são mais evidentes nos tipos 1 e 2 (ver Quadro 6).

Assim como na síndrome de Gitelman (a ser vista a seguir), é importante a exclusão de cenários de vômitos furtivos e provocados, utilização oculta de diuréticos e distúrbios psiquiátricos (p. ex., síndrome de Munchausen por procuração). A análise regular do cloro urinário ou, se possível, a triagem laboratorial diagnóstica para diuréticos pode auxiliar no estabelecimento do diagnóstico diferencial. O estudo genético (painel dirigido) estabelece o diagnóstico das formas hereditárias até o momento conhecidas.

A abordagem terapêutica da SB deve ser individualizada, incluindo reposição hídrica, reposição de potássio (cloreto de potássio, espironolactona, amilorida, triantereno ou inibidores da enzima de conversão), inibidores da prostaglandina

Quadro 6 Principais tubulopatias hereditárias relacionadas com distúrbios de transporte na alça de Henle

Distúrbios	Gene (locus) e modo de transmissão	Proteína alterada	Achados clínicos e laboratoriais (variáveis)*
Síndrome de Bartter (tipo 1)	*SLC12A1* (15q21); AR	NKCC2 (cotransportador Na^{+}-K^{+}-$2Cl^{-}$)	Variedade grave perinatal. Polidrâmnio grave, natriurese, hipocalemia, AMH, deficiência de crescimento, poliúria, desidratação, fraqueza muscular, hipercalciúria, nefrocalcinose frequentemente presente. Níveis de magnésio sérico, em geral normal.
Síndrome de Bartter (tipo 2)	*KCNJ1* (11q24); AR	ROMK ou Kir1.1 (canal de potássio)	Idem SB tipo I. Pode ocorrer hipercalemia inicial transitória com acidose metabólica.
Síndrome de Bartter (tipo 3)	*CLCNKB* (1p36); AR	ClC-Kb (canal de cloro)	Idem SB tipo I, entretanto com nefrocalcinose variável e início mais tardio (1-5 anos); polidrâmnio ausente ou leve; hipomagnesemia frequente, hipercalciúria variável. Déficit de crescimento.
Síndrome de Bartter (tipo 4a)	*BSND* (1p31); AR	Barttina (subunidade beta da ClC-Ka/ ClC-Kb)	Idem SB tipo I, usualmente início neonatal; surdez neurossensorial; magnesemia e hipercalciúria variáveis; variedade grave com evolução potencial para DRC.
Síndrome de Bartter (tipo 4b)	*CLCKNA* e *CLCKNB* AR	ClC-Ka e ClC-CKb (canais de cloro)	Forma com mutação digênica. Polidrâmnio grave. Hipercalciúria e hipomagnesemia variáveis. Poliúria importante. Surdez. Risco de evolução para DRC.
Síndrome de Bartter (tipo 5)	*MAGED2* recessivo ligado ao X	MAGE-D2 (*melanoma-associated antigen* D2) (regulação do NKCC2)	Forma grave em prematuros mas transitória no período neonatal (30-33 semanas). Polidrâmnio grave. Poliúria e hipercalciúria transitórias. Ausência de nefrocalcinose. Sem evolução para DRC
Hipocalcemia AD com hipercalciúria (síndrome Bartter-*like*)	*CASR* (3q21); AD	CaSR	Idem SB tipo I; hipocalcemia leve, hipercalciúria, PTH baixo, hipomagnesemia ocasional. *Obs.: anteriormente, alguns autores consideravam essa condição como a SB tipo 5.
Hipomagnesemia familiar com hipercalciúria e nefrocalcinose (FHHNC)	*CLDN16* (3q28); *CLDN19* (1p34); AR	Claudina 16 e claudina 19	Fraqueza muscular, tetania, litíase urinária, ITU recorrente, hematúria, proteinúria, poliúria, polidpsia, anormalidades oculares (particularmente CLDN19).
Hipercalcemia hipocalciúrica familiar/hiperparatireodismo primário neonatal grave	*CASR* (3q21); AD/AR	CaSR	Mutações de perda de função. Homozigose com hipercalcemia moderada ou grave, fraturas, déficit de crescimento, hipermagnesemia, hipomagnesiúria e hipocalciúria.
Nefropatia hiperuricêmica juvenil familiar	*UMOD* (16p12); *AD*	Uromodulina (proteína de Tamm-Horsfall)	Hiperuricemia, gota e doença renal crônica progressiva. Excreção urinária reduzida de uromodulina e ácido úrico.

*Outros achados podem estar presentes.
AR: autossômica recessiva; AD: autossômica dominante; AMH: alcalose metabólica hipoclorêmica; SB: síndrome de Bartter.

(IP- indometacina, ibuprofeno, nimesulida, entre outros) e reposição de magnésio quando necessário. É importante monitorar a nefrocalcinose e os possíveis efeitos adversos dos IP (e.g., lesão renal aguda, enterocolite necrotizante, gastrite ou úlceras) e instituir medidas de proteção da mucosa gástrica. Podem ser necessárias abordagens visando a estratégias antiproteinúricas, utilização do hormônio do crescimento e aquelas relacionadas ao tratamento conservador da DRC, entre outras, conforme a apresentação individual. O diagnóstico diferencial deve ser feito com outras tubulopatias, como síndrome de Gitelman, síndrome de EAST/SeSAME, síndrome de Liddle, cistinose, síndrome de Hellix (mutação da claudina 10), além de estenose hipertrófica de piloro, vômitos, cloridorreia e o uso crônico de diuréticos de alça.

Hipomagnesemia familiar com hipercalciúria e nefrocalcinose (hipomagnesemia tipo 3 ou tipo 5)

A hipomagnesemia familiar com hipercalciúria e nefrocalcinose (FHHNCC) é uma doença monogênica, de transmissão AR, rara, que se manifesta próximo aos 5 anos de vida, caracterizada por hipomagnesemia, hipermagnesiúria, hipercalciúria, nefrocalcinose com nefropatia crônica túbulo-intersticial, evoluindo com hiperparatireoidismo e progressão para DRC. Esses pacientes apresentam mutações nos genes responsáveis pela codificação das claudinas 16 (*CLDN16*) ou 19 (*CLDN19*), proteínas importantes das *tight junctions* de muitos tecidos como retina e AEAH, onde estão envolvidas na reabsorção paracelular de cálcio e magnésio. Manifestações clínicas incluem poliúria-polidipsia, atraso no crescimento e infecções recorrentes do trato urinário. Outros achados incluem hiperuricemia, hipocitratúria, leucocitúria asséptica, tetania, dor abdominal, vômitos, enurese, convulsões e sibilância (devido a hipocalcemia ou hipomagnesemia sintomáticas). Como esses genes também são expressos em outros órgãos além do rim, podem-se observar alterações do esmalte dentário e anormalidades oculares (devido à expressão do CLDN19 na retina), como miopia e nis-

tagmo horizontal). Outra característica clínica mais raramente relacionada ao FHHNC diz respeito à deposição de pirofosfato di-hidrato de cálcio nas articulações, também conhecido como condrocalcinose. Isso se deve à hipomagnesemia crônica, também comum em outras tubulopatias. O tratamento consiste em hidratação, reposição do magnésio na dose inicial de 10-20 mg/kg/dia, hidroclorotiazida (com cautela, pois favorece a magnesiúria), citrato de potássio e abordagem dos fatores de progressão para DRC. Alguns trabalhos também indicam indometacina, porém existem controvérsias e limitações pelo risco de nefrotoxicidade e progressão da DRC.

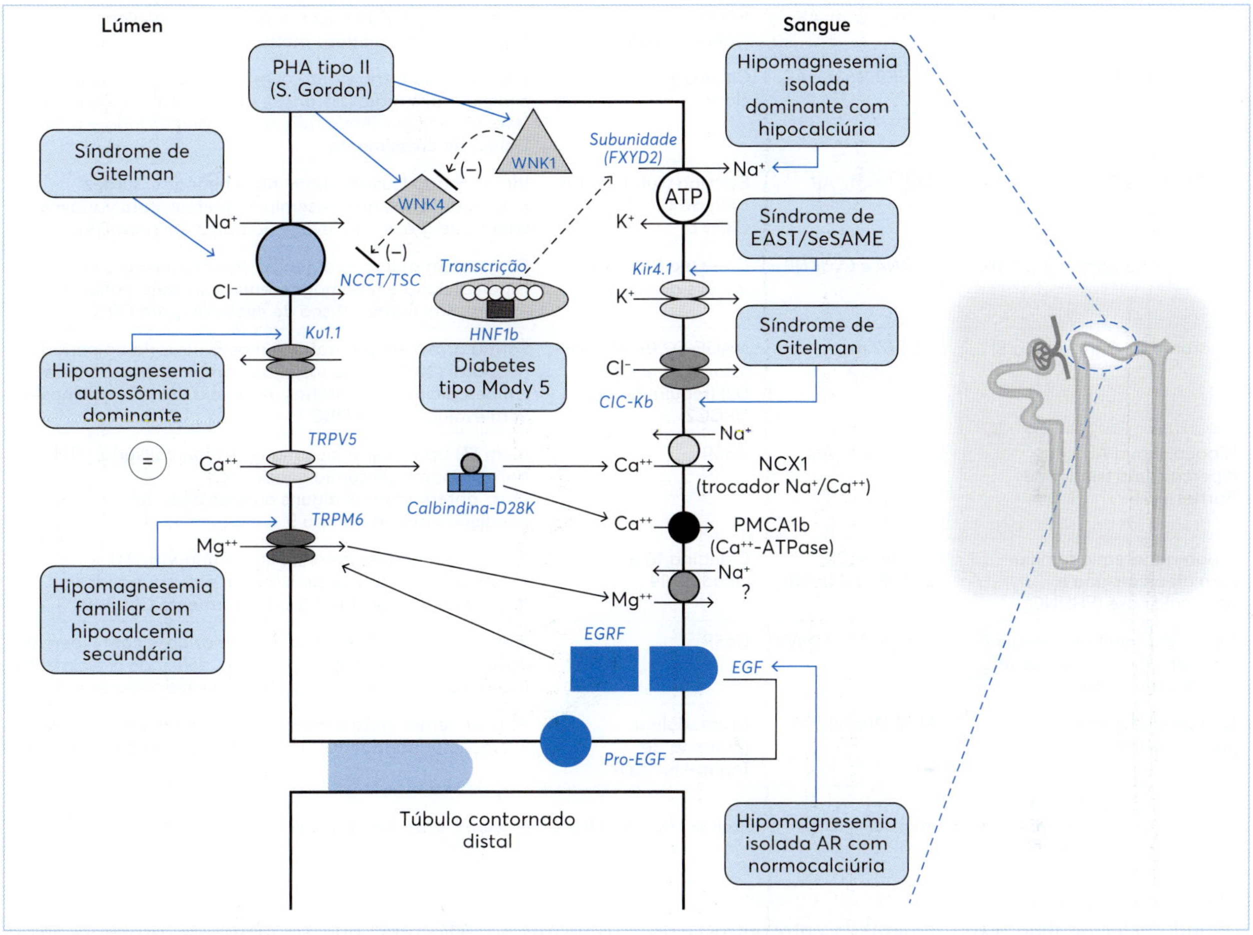

Figura 4 Principais mecanismos de transporte no túbulo contornado distal. A reabsorção luminal de Na^+ e Cl^- ocorre via cotransportador tiazídico-sensível (NCCT/TSC), cuja atividade é modulada por vários fatores, entre os quais pela ação das WNKs – WNK4 e WNK1 (proteínas da família das serinas treonina-quinases). A atividade do NCCT é inibida pela WNK4, e a atividade do WNK4 é suprimida pela WNK1. Na^+ e Cl^- são transferidos da célula, através da Na^+-K^+-ATPase (composta pelas subunidades alfa, beta e gama) e da ClC-Kb basolaterais, respectivamente. O Ca^{++} entra na célula através do canal de cálcio luminal TRPV5, sendo transportado pela calbindina dependente-de-vitamina-D-D28K (CaBP), saindo da célula através da Ca^{++}-ATPase (isoforma PMCA1b) e pelo trocador Na^+-Ca^{++} (NCX1), transportadores basolaterais. Esse processo é regulado pela $1{,}25(OH)_2D3$, que aumenta a expressão de TRPV5, dos transportadores NCX1 e pelo PTH, aumentando a reabsorção de cálcio (não demonstrado na figura). O Mg^{++} entra na célula através do canal de Mg^{++} luminal TRPM6 e sai da célula através do trocador basolateral Na^+-Mg^{++}. A atividade da Na^+-K^+-ATPase mantém a concentração elevada de K^+ intracelular, o qual favorece a extrusão desse íon pela ação dos canais de potássio Kv1.1 (luminal) e Kir 4.1 (basolateral, o qual recicla o K^+ intracelular para o interstício, via Na^+-K^+-ATPase), estabelecendo um gradiente elétrico positivo lúmen-célula. Esse fato favorece a entrada de Mg^{++} na célula através do canal apical TRPM6. Assim, o TRPM6 modula a entrada de Mg^{++} promovido pelo potencial negativo da membrana intracelular. Dessa forma, a reabsorção de Mg^{++} está correlacionada ao potencial de membrana luminal induzido pelo canal Kv1.1. A subunidade gama da Na^+-K^+-ATPase (FXYD2) é regulada pelo fator nuclear hepatocítico 1b (HNF1b). O receptor do EGF-fator de crescimento epidérmico (EGFR), por sua vez, ativa o canal TRPM6, promovendo o aumento da reabsorção luminal de Mg^{++}. A identidade molecular do trocador Na^+/Mg^{++} ainda é desconhecida. Em destaque, tubulopatias genéticas causadas por defeitos no transporte de vários mecanismos acima citados (*vide* texto e Quadros 7 e 8 para outras informações).

PHA: pseudo-hipoaldosteronismo; AR: autossômica recessiva.

PRINCIPAIS DISTÚRBIOS DO TÚBULO DISTAL[1,3,5,7,19,32,37]

O túbulo distal (TD) é responsável pela reabsorção de até 5% do cloreto de sódio filtrado, que ocorre através do cotransportador apical tiazídico-sensível (NCCT/TSC), facilitada pela atividade da Na^+-K^+-ATPase basolateral, que gera um gradiente eletroquímico devido ao transporte de sódio para o extracelular.[4,5,11] O TD também participa da regulação da reabsorção de cálcio e magnésio. Além do NCCT, outros canais, trocadores, transportadores e receptores são importantes para a atividade de reabsorção de cloreto de sódio, cálcio e magnésio, tais como o ClC-Kb (canal de cloro basolateral), o TRVP5 (canal de cálcio), o TRMP6 (canal de magnésio), entre outros (*vide* maiores explicações na Figura 4). Além da calcemia e fosfatemia, vários outros elementos participam na regulação desses mecanismos, tais como o PTH e a vitamina D.

Síndrome de Gitelman

A síndrome de Gitelman (SG), considerada uma tubulopatia hereditária muito frequente, é uma desordem AR causada por inativação do gene *SLC12A3* (com disfunção do NCCT) ou, raramente, por mutações do gene *CLCNKB*, ocasionando disfunção do canal de cloro ClC-kb basolateral. A natriurese resultante promove perda de Na^+, Cl^- com hipovolemia secundária e ativação do sistema renina-angiotensina-aldosterona (SRAA). Essa ativação do SRAA, conjuntamente com o aumento da oferta de sódio para o ducto coletor cortical, aumenta a reabsorção de sódio pelos canais epiteliais de sódio (ENac), contrabalançada pela excreção de K^+ e H^+, resultando em alcalose metabólica hipocalêmica. Outros dados associados são hipomagnesemia e hipocalciúria, quadro laboratorial característico. A hipocalciúria pode estar relacionada com o aumento da reabsorção passiva paracelular de cálcio no TP devido à hipovolemia ou pelo influxo de cálcio tubular pelo aumento da atividade dos canais apicais de cálcio (TRPV5) devido à hiperpolarização do TD secundário ao impedimento de reabsorção de Na^+ apical associado com a contínua extrusão de Cl^- basolateral. A hipomagnesemia provavelmente se relaciona com a redução de atividade do TRPM6. Ao contrário dos pacientes com SB, na SG a apresentação clínica é mais benigna, a idade de acometimento é mais tardia (idade escolar ou adolescência), não há associação com polidrâmnio, déficit de crescimento e nefrocalcinose, sendo a evolução para DRC infrequente. Muitos diagnósticos são casuais. Os sintomas, quando presentes, incluem fraqueza muscular, cãibras dos braços e pernas, tetania, dor abdominal, eventualmente fadiga e a presença de condrocalcinose, artralgia, entre outras manifestações atípicas (Quadro 7). O tratamento in-

Quadro 7 Principais tubulopatias hereditárias relacionadas com distúrbios de transporte no túbulo contornado distal

Distúrbios	Gene (*locus*) e modo de transmissão	Proteína alterada	Achados clínicos e laboratoriais (variáveis)*
Síndrome de Gitelman	*SLC12A3* (16q13) *CLCNKB* (1p36); AR	NCCT ou TSC (SLC12A3) e ClC-Kb (CLCNKB)	Avidez pelo sal, hipocalemia, AMH, fraqueza muscular, cãibras, parestesias, tetania, espasmos, dor abdominal, vertigem, hipomagnesemia, hipocalciúria, condrocalcinose, artralgia, polidipsia etc.
Pseudo-hipoaldosteronismo tipo II (síndrome de Gordon)	*WNK4* (17q21) e *WNK1* (12p13); AD	WNK4 e WNK1 (WNK-kinases)	Hipertensão arterial tiazídico-sensível, hipercalemia, acidose metabólica hiperclorêmica, função renal preservada, atividade de renina e aldosterona plasmáticas, em geral reduzidas.
Síndrome EAST/SeSAME	*KCNJ10* (1q23); AR	KCNJ10/Kir4.1	Epilepsia, ataxia, atraso mental, surdez neurossensorial, natriurese, hipomagnesemia, AMH, hipocalemia, hipocalciúria.
Hipomagnesemia familiar com hipocalcemia secundária	*TRPM6* (9q22); AR	TRPM6	Hipomagnesemia grave, hipocalcemia, atraso mental, tetania, espasmos, epilepsia.
Hipomagnesemia autossômica dominante	*KCNA1*(12p13); (AD)	Kv1.1	Hipomagnesemia grave, tetania, fraqueza muscular, atrofia cerebelar, ataxia episódica.
Hipomagnesemia isolada autossômica recessiva com normocalciúria	*EGF* (4q25); AR	Pro-EGF	Hipomagnesemia grave, atraso mental, epilepsia.
Hipomagnesemia isolada autossômica dominante com hipocalciúria	*FXYD2* (11q23); AD	Subunidade gama da Na^+-K^+-ATPase	Hipomagnesemia grave, hipocalciúria.
Diabetes tipo Mody 5	*HNF1B* (17q12); AD	HNF1B	Hipomagnesemia, cistos renais e diabetes mellitus.
Pseudo-hipoparatireoidismo tipo Ia	*GNAS* (20q13.2); AD	Proteína Gs	Hipocalcemia e hiperfosfatemia. Fenótipo de osteodistrofia hereditária de Albright. Baixa estatura, obesidade, facies arredondada, ossificação heterotópica, braquidactilia, encurtamento dos metacarpos e/ou metatarsos, retardo mental, calcificações cerebrais, ↑ níveis de PTH e resistência à ação do PTH em órgãos-alvo.

* Outros achados podem estar presentes.
AR: autossômica recessiva; AD: autossômica dominante; Mody: *maturity onset diabetes of the young* (diabetes familiar com idade de diagnóstico precoce: infância, adolescência ou adultos jovens); AMH: alcalose metabólica hipoclorêmica.

clui a suplementação de magnésio e potássio, espironolactona e amilorida. O benefício da utilização de IP e anti-inflamatórios não hormonais é questionável.[1,5,7,10,11,35]

Pseudo-hipoaldosteronismo tipo II[1,3,5,19,38]

O pseudo-hipoaldosteronismo tipo II (PHAII), também conhecido como síndrome de Gordon ou hipertensão hipercalêmica familiar, caracteriza-se pela presença de hipercalemia persistente, hipertensão arterial e hiporreninemia com função renal preservada. Trata-se de uma doença geneticamente heterogênea com *locus* nos cromossomas 17q21 e 12p13.[1,19] Os genes *WNK4* e *WNK1* codificam as proteínas WNK – WNK4 e WNK1 (proteínas da família das serinas treonina-quinases) –, que estão envolvidas na regulação de coordenação em cascata de diversos transportes iônicos presentes tanto no TD como no ducto coletor cortical. As mutações parecem ativar WNK1 (ganho de função) e inativar WNK4 (perda de função), promovendo o aumento de atividade do NCCT/TSC com consequente aumento paracelular da reabsorção de cloreto de sódio, resultando em reabsorção excessiva de sal, expansão intravascular e hipertensão arterial. Entretanto, os efeitos de mutação do WNK4 são distintos e divergentes conforme o segmento do néfron. Enquanto a mutação de WNK4 resulta em perda da inibição do NCCT no TD, a mesma mutação promove uma inibição exagerada da ROMK no ducto coletor cortical (resultando em hipercalemia) – *vide* Figuras 4 e 5. Na síndrome de Gordon, posteriormente, observou-se outros dois genes envolvidos na degradação das WNK kinases: CUL3 e KLHL3. Assim, não só mutações de ganho de função do WNK1 e de perda de função do WNK4, mas também mutações de CUL3 e KLHL3 (que degradam WNK1 e WNK4) promovem, indiretamente, também aumento da atividade da NCT/TSC. Clinicamente, hipercalemia inexplicada é uma das primeiras manifestações, ocorrendo antes da evidência de hipertensão arterial. Outras manifestações são fraqueza muscular, baixa estatura e retardo neurológico. A redução da secreção de H^+ é acompanhada de acidose metabólica hiperclorêmica, atividade suprimida de renina e aldosterona com níveis variáveis, dependendo do nível de hipercalemia.[1,19,38] O perfil de apresentação do PHA tipo II devido às mutações da WNK4 e WNK1 é considerado a "imagem em espelho" da SG, onde há redução da atividade da NCCT/TSC, resultando em hipocalemia e alcalose metabólica. O tratamento se baseia na utilização de tiazídicos e restrição de sal.[19,38]

Síndrome EAST ou SeSAME[1,3,5,7,19]

A síndrome EAST, acronímia de epilepsia, ataxia, surdez neurossensorial e tubulopatia, também denominada SeSAME (convulsões, surdez neurossensorial, ataxia, retardo mental e distúrbios eletrolíticos), engloba manifestações associadas do sistema nervoso central, sistema auditivo e uma tubulopatia Gitelman-*like*, cursando com alcalose metabólica hipoclorêmica e hipocalêmica, hipomagnesemia e hipocalciúria. As manifestações neurológicas são predominantes, detectando-se, em geral, as outras anormalidades durante a evolução e investigação clínico-laboratorial. Observa-se aumento de renina e aldosterona séricas. Nessa entidade de caráter genético AR, ocorre um defeito no gene *KCNJ10,* o qual codifica o transportador de K^+ basolateral Kir4.1, responsável pelo efluxo de K^+ no TD (*vide* Figura 4). A disfunção do Kir4.1 leva à redução da ciclagem basolateral de K^+, resultando na disfunção da Na^+-K^+-ATPase com despolarização da membrana apical do TD e inibição da reabsorção de cloreto de sódio (via NCT/TSC) e de Mg^{++} (via TRPM6). Não há tratamento específico, e, além da reposição de potássio e magnésio, o benefício de IP é questionável (assim como na SG). Outros distúrbios tubulares referentes ao túbulo distal estão descritos no Quadro 7.

Quadro 8 Tubulopatias hereditárias que podem estar associadas com hipomagnesemia

Distúrbio	Gene(s)/proteína(s)/(transmissão)
Síndrome de Bartter tipo 3 (clássica)	*CLCNKB* (1p36); ClC-Kb; (AR)
Síndrome de Bartter tipo 4a	*BSND* (1p31); subunidade barttina; (AR)
Síndrome de Bartter-*like*/hipocalcemia AD com hipercalciúria	*CASR* (3q21); CaSR; (AD)
Síndrome de Gitelman	*SLC12A3* (16q13) e *CLCNKB* (1p36); *NCCT* (SLC12A3) e ClC-Kb (CLCNKB); (AR)
Hipomagnesemia isolada recessiva com normocalciúria	*EGF* (4q25); AR; pro-EGF; (AR)
Hipomagnesemia isolada dominante com hipocalciúria	*FXYD2* (11q23); Subunidade gama da Na^+-K^+-ATPase; (AD)
Hipomagnesemia autossômica dominante	*KCNA1*(12p13); Kv1.1; (AD)
Hipoparatireodismo autossômico dominante	*CASR* (3q13.2-21); CaSR-receptor Ca/Mg^{++} sensível; (AD)
Hipercalcemia hipocalciúrica familiar	*CASR* (3q21); CaSR-receptor Ca/Mg^{++} sensível; (AD)
Hipomagnesemia familiar com hipercalciúria e nefrocalcinose (FHHNC)	*CLDN16* (3q28); CLDN19 (1p34); claudinas 16 e 19; (AR)
Hipomagnesemia com hipocalcemia secundária	*TRPM6* (9q22); TRPM6; (AR)
Síndrome EAST/SeSAME	*KCNJ10* (1q23); Kir4.1; (AR)
Hipomagnesemia mitocondrial	Gene *tRNAIle* ou MTTI (herança mitocondrial/materna)

Hipomagnesemia de origem tubular

A hipomagnesemia pode ser decorrente de redução da ingestão enteral, de perdas extrarrenais e secundária a perdas renais. Entre as causas renais, os distúrbios tubulares constituem um grupo de patologias genéticas e hereditárias, comprometendo diferentes segmentos do néfron e com variabilidade de manifestações clínicas, relacionadas principalmente com distúrbios na AEAH e no TD. Chamam a atenção os distúrbios situados na AEAH, responsável pela reabsorção de 50-72% do Mg filtrado, algumas delas citadas previamente.[19] Entre os distúrbios, destacam-se aqueles com alterações preponderantes na AEAH, a hipomagnesemia familiar com hipercalciúria e

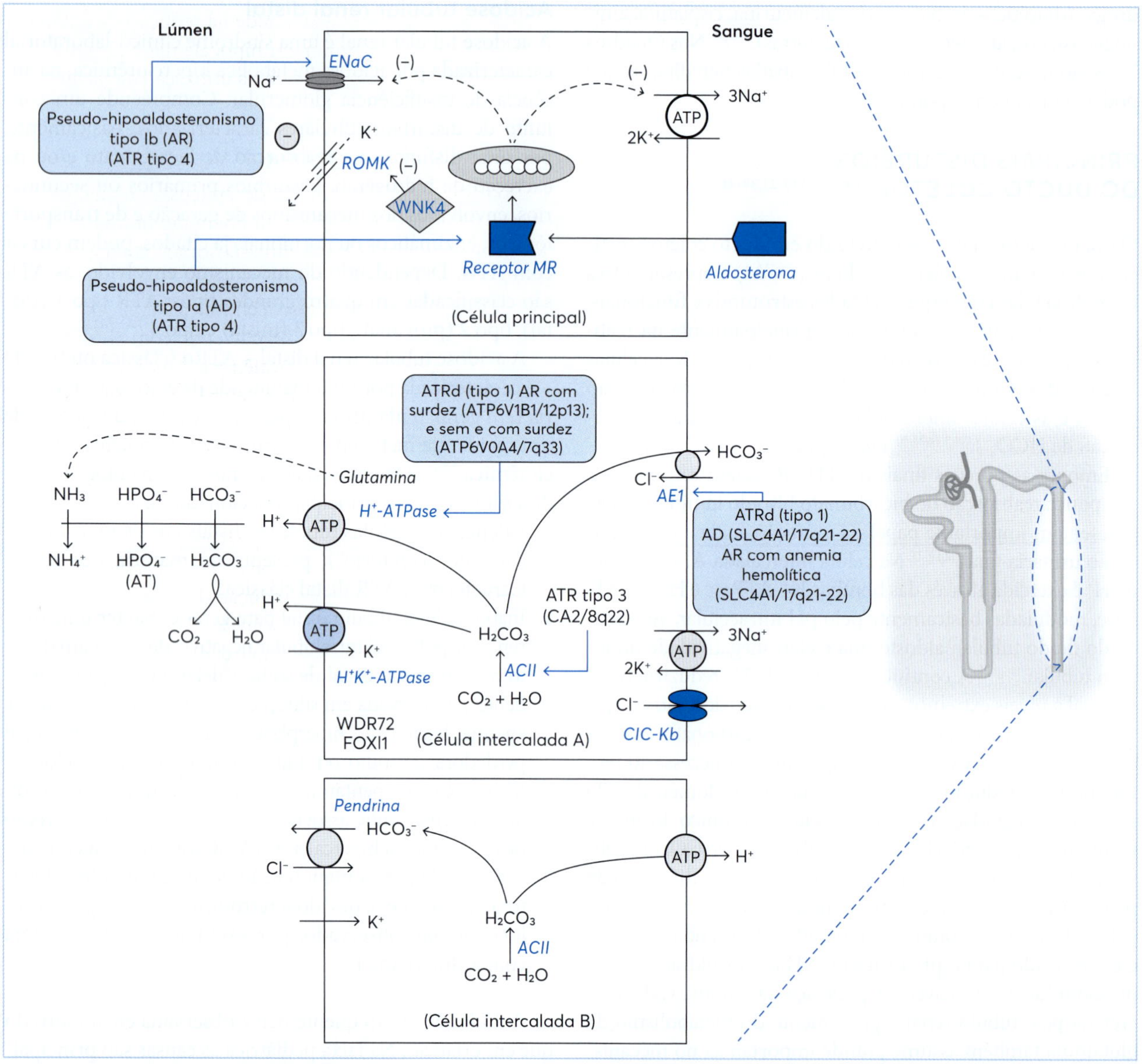

Figura 5 Modelo esquemático e mecanismos envolvidos no transporte de eletrólitos e do equilíbrio ácido-base nas células principais, intercaladas A (alfa) e intercaladas B (beta) do ducto coletor cortical. Na célula principal, o complexo formado pela aldosterona e seu receptor interage com elementos responsivos de DNA no núcleo da célula, resultando em ativação do ENaC e aumento da reabsorção luminal de Na^+, ativação da Na^+-K^+-ATPase e reabsorção basolateral de Na^+ e excreção luminal de K^+ (via ROMK). Mutações do WNK4 exacerbam a inibição da ROMK, resultando em hipercalemia. H^+ e HCO_3^- são formados na célula tubular intercalada A como resultado da ação da anidrase carbônica intracelular (ACII), resultando em secreção luminal de H^+ através da H^+-ATPase ou da H^+-K^+-ATPase. Os principais tampões urinários locais são o próprio HCO_3^-, ainda presente nesse segmento tubular (resultando na formação de pCO_2 e água), os sais de fosfato (resultando na formação de acidez titulável) e, principalmente, a amônia/NH_3 (resultando na formação de amônio). Na célula intercalada B, o H^+ é secretado para o interstício através da H^+-ATPase basolateral, enquanto o HCO_3^- é secretado para o lúmen pela troca com o cloro, por meio da atividade da pendrina na membrana apical. Em destaque, algumas tubulopatias genéticas causadas por defeitos no transporte dos mecanismos citados (*uide* texto e Quadro 10 para maiores detalhes).

PHA: pseudo-hipoaldosteronismo; AT: acidez titulável; MR: mineralocorticoide; ENaC: canais epiteliais de sódio; AR: autossômica recessiva; AD: autossômica dominante.

nefrocalcinose (FHHNC – mutação e disfunção das claudinas), e, no TD, a hipomagnesemia familiar com hipocalcemia secundária (mutação e disfunção do TRPM6). Na vigência de hipomagnesemia, a fração de excreção de magnésio urinário > 5% é sugestiva de perda urinária (Quadro 2). É preciso lembrar de outras condições que podem cursar com aumento da excreção urinária de Mg: hipervolemia, situações de poliúria e drogas (diuréticos, inibidores de calcineurina, cisplatina, aminoglicosídeos, anfotericina B, entre outras).[3,5,7,10] Nos Quadros 7 e 8 são descritas as principais tubulopatias hereditárias que podem cursar com hipomagnesemia.

PRINCIPAIS DISTÚRBIOS DO DUCTO COLETOR[1,3,4,5,7,10,19-21,39-41]

O ducto coletor (DC) é subdividido em ducto coletor cortical (DCC) e ducto coletor medular (DCM) e apresenta três tipos de células com especificidades estruturais e funcionais: células principais (CP– envolvidas principalmente na reabsorção de Na^+, reabsorção de água e secreção de K^+); células intercaladas A ou alfa (envolvidas basicamente na secreção de H^+) e as células intercaladas B ou beta (basicamente secreção de HCO_3^-).[3,4,5,11,21,40] *Vide* Figura 5.

Embora as porções finais do TD/DC sejam responsáveis por pouca reabsorção do bicarbonato filtrado luminal, os DC apresentam importante papel na excreção ácida e na acidificação urinária final.[12,19-21] Na célula intercalada A, a excreção de H^+ é exercida através das bombas H^+-ATPase e H^+-K^+-ATPase, moduladas basicamente pelo pH intracelular, velocidade do fluido tubular, aldosterona e eletronegatividade do lúmen tubular.[19,20,21] A contínua excreção de H^+ reduziria o pH luminal a níveis extremos, com possibilidade de lesão do epitélio tubular. Assim, fatores locais, como bicarbonato, amônia e fosfato urinário, exercem o tamponamento necessário (ver Figura 5). A redução de atividade da AC no lúmen do TD permite a degradação lenta do ácido carbônico formado. Como nesse setor não há retrodifusibilidade de CO_2, a análise da pCO_2 urinária e, mais apropriadamente, a diferença de pCO_2 (urinária-sérica) constitui um índice de excreção de H^+ pelo néfron distal, como já comentado. O mesmo raciocínio é estabelecido para o pH urinário, $NH4^+$ e di-hidrato fosfato de sódio (acidez titulável). A presença da amônia (NH_3) secretada pelo túbulo renal e proveniente do metabolismo da glutamina também assume grande importância no mecanismo de tamponamento. O bicarbonato formado na região intracelular deixa a célula por um mecanismo envolvendo troca Cl^-/HCO_3^-, facilitado por um transportador de troca aniônico (AE1 ou proteína banda 3).

A aldosterona influencia a acidificação distal por meio dos seguintes mecanismos: 1) aumentando o transporte de Na^+, com consequente aumento da diferença de potencial entre o lúmen e a célula, tornando o lúmen mais eletronegativo e favorecendo a secreção de H^+ e K^+; 2) aumentando a atividade da H^+-ATPase; e 3) aumentando a excreção de NH_4^+ por aumento da síntese de NH_3. Distúrbios envolvendo a integridade da bomba de excreção de H^+, pH intracelular, diferença de potencial transepitelial, impermeabilidade do lúmen ao H^+ e a ação da aldosterona podem estar implicados nas alterações da acidificação distal. Portanto, em situações de acidose metabólica a resposta fisiológica normal no DC é a de acidificação urinária, elevação da pCO_2 luminal e elevação da amônia e da acidez titulável.

Acidose tubular renal distal

A acidose tubular renal é uma síndrome clínico-laboratorial caracterizada por acidose metabólica hiperclorêmica, na ausência de insuficiência glomerular. Compreende um conjunto de distúrbios tubulares caracterizados, basicamente, por uma disfunção na reabsorção de bicarbonato e/ou na excreção de hidrogênio. Distúrbios primários ou secundários, envolvidos nos mecanismos de geração e de transporte iônicos, enzimáticos ou hormonais já citados, podem cursar com ATR. Dependendo do mecanismo envolvido, as ATR são classificadas em quatro grandes tipos: ATR tipo 1 (distal), tipo 2 (proximal), tipo 3 (mista) e tipo 4.[1,3,5,7,11,21]

A acidose tubular renal distal – ATRd (clássica ou tipo 1) – é caracterizada por uma inabilidade da acidificação urinária (em geral, o pH urinário permanece > 6), na vigência de uma acidemia metabólica sistêmica de AG normal e hiperclorêmica.[3,5,11] Diversos mecanismos fisiopatológicos são descritos, sendo os principais relacionados à:

1. Falência das células tubulares distais em secretar íon H^+ ("defeito secretório"), presente na maioria dos casos. Caracteriza a ATR distal clássica.
2. Inabilidade do túbulo distal para gerar e manter uma diferença de potencial intratubular negativo, devido a um defeito no transporte distal de sódio ("defeito voltagem-dependente"). Observada em situações como uropatia obstrutiva, anemia falciforme, hiperplasia congênita da suprarrenal perdedora de sódio ou administração de lítio, amilorida, trimetropim ou pentamidina. Quando há um processo voltagem-dependente, associa-se a impedimento na secreção de K^+, levando à hipercalemia (ATR distal hipercalêmica).
3. Inabilidade para a manutenção de um gradiente ("defeito de gradiente"), devido à retrodifusão de H^+ para a célula tubular, observado, por exemplo, durante terapia com anfotericina B.

A ATRd é mais frequentemente observada em adultos do que em crianças. Na faixa pediátrica as causas são principalmente entidades primárias, herdadas como traço autossômico dominante ou recessivo – *vide* Quadros 9 e 10.[1,3,5,7,40] Mutações do gene *AE1*, *SLC4A1*, localizado no cromossomo 17q21-22, estão relacionadas com ATR distal de padrão autossômico dominante. Mutações no trocador AE1 (*SLC4A1*) causando ATRd de padrão autossômico recessivo em associação com anemia hemolítica são descritas, principalmente no Sudeste Asiático. O gene *ATP6V1B1*, localizado no cromossoma 12q13, que codifica a subunidade beta-1 da H^+-ATPAse da célula intercalada A, relaciona-se com ATRd AR com surdez neurossensorial de início precoce. A expressão desse gene na cóclea provavelmente afeta a função audi-

Quadro 9 Causas de acidose tubular renal distal

Primária
Genéticas ou idiopáticas
ATRd AR com surdez neurossensorial (12q13; *ATP6V1B1*): defeito na subunidade beta-1 da H^+-ATPase
Surdez neurossensorial; nefrocalcinose precoce; urolitíase
ATR d AR sem ou com surdez (7q33-34; *ATP6VOA4*): defeito da subunidade alfa-4 da H^+-ATPase
Surdez neurossensorial mais tardia; nefrocalcinose; urolitíase
ATR d AR com anemia hemolítica: mutações SLC4A1, AE1
Nefrocalcinose, osteomalácia; raramente evidência de anemia hemolítica
ATRd AD (SLC4A1; 17q21-22): mutação SLC4A1, *AE1*
Quadro mediano; apresentação mais frequente na adolescência. Surdez e anemia hemolítica raras
ATR mista (tipo 3) com osteopetrose: defeito na anidrase carbônica tipo II, CAII
Osteopetrose e outras manifestações; síndrome de Guibaud-Vainsel
FOXI1 (FOXI1; AR): fator de transcrição FOXI1
Associação com surdez neurossensorial precoce
WDR72 (WDR72; AR): mutações de domínio de repetição de triptofano-aspartato 72 (WDR72)
Quadro mediano; prevalente entre 4-12 anos de idade; associação com amelogênese imperfeita
Distúrbios e disfunções na H^+-ATPase
Secundária
Doenças sistêmicas genéticas ou hereditárias
Anemia falciforme, eliptocitose hereditária, síndrome de Ehlers-Danlos, síndrome de Marfan, deficiência de anidrase carbônica, doença de Fabry, doença de Wilson, glicogenose tipo III, intolerância hereditária à frutose, mieloma múltiplo, doenças císticas medulares renais, rim em esponja medular, uropatias obstrutivas
Desordens do metabolismo do cálcio
Hipercalciúria idiopática, intoxicação por vitamina D
Hiperparatireoidismo primário, hipertireoidismo
Doenças autoimunes
Síndrome de Sjogren, lúpus eritematoso sistêmico, hipergamaglobulinemia, crioglobulinemia, cirrose biliar primária, hepatite ativa crônica, tiroidites autoimunes, fibrose pulmonar idiopática, arterites
Drogas
Anfotericina B; lítio, analgésicos; ciclamatos; tolueno; vanádio
Doenças com comprometimento túbulo-intersticial
Pielonefrite crônica; hiperoxalúria; nefropatia dos Balcãs,
Uropatia obstrutiva; mal de Hansen, transplante renal

Quadro 10 Principais tubulopatias hereditárias relacionadas com distúrbios de transporte no ducto coletor cortical

Distúrbio	Gene (locus) e modo de transmissão	Proteína alterada	Achados clínicos e laboratoriais (variáveis)*
ATR distal (tipo 1) AD	*SLC4A1* (17q21-22); AD	AE1	AMAGNH moderada, hipocalemia, hipercalciúria, hipocitratúria, nefrolitíase, nefrocalcinose, raquitismo ou osteomalácia.
ATR distal (tipo 1) AR com anemia hemolítica	*SLC4A1* (17q21-22); AR	AE1	AMAGNH, hipocalemia, hipercalciúria, nefrolitíase, anemia hemolítica (prevalente no Sudeste Asiático).
ATR distal (tipo 1) com surdez AR	*ATP6V1B1* (12q13); AR	Subunidade beta-1 da H^+-ATPase	AMAGNH precoce, nefrocalcinose, vômitos, desidratação, retardo de crescimento, raquitismo, surdez neurossensorial bilateral.
ATR distal (tipo 1) sem ou com surdez de início tardio AR	*ATP6V0A4* (7q33); AR	Subunidade alfa-4 da H^+-ATPase	AMAGNH precoce, nefrocalcinose, vômitos, desidratação, retardo de crescimento, raquitismo, surdez neurossensorial de início tardio ou audição normal.
ATR tipo 3 (distal/proximal)	*CA2* (8q22); AR	CAII	AMAGNH, hipocalemia, nefrocalcinose precoce, osteopetrose, surdez, cegueira, calcificações cerebrais, atraso de DNPM.

(continua)

Quadro 10 Principais tubulopatias hereditárias relacionadas com distúrbios de transporte no ducto coletor cortical (*continuação*)

Distúrbio	Gene (locus) e modo de transmissão	Proteína alterada	Achados clínicos e laboratoriais (variáveis)*
ATR distal (tipo 1)	*FOXI1*; AR	FOXI1	Fator de transcrição FOXI1. Associação com surdez neurossensorial de início precoce. Correlação com alargamento do aqueduto vestibular não sindrômico e síndrome de Pendred.
ATR distal (tipo 1)	*WDR72*; AR	WDR72	Mutações de domínio de repetição de triptofano-aspartato 72 (WDR72). Quadro de ATRd menos grave; prevalente entre 4-12 anos de idade. Pode existir associação com amelogênese imperfeita.
Pseudo-hipoaldosteronismo tipo Ia (AD)	*MR/NR3C2* (4q31); AD	Receptor mineralocorticoide	Hiponatremia, hipercalemia, acidose metabólica hiperclorêmica, aumento de atividade de renina e aldosterona plasmáticas. Forma restrita ao rim, menos grave (comparada ao PHA tipo II). Remite com a idade.
Pseudo-hipoaldosteronismo tipo Ib (AR)	*SCNN1A* (12p13.1); *SCNN1B* (16p13); *SCNN1C* (16p12)	Subunidades do ENaC (alfa, beta, gama)	Natriurese grave, desidratação grave, hipercalemia grave, acidose metabólica, hiponatremia, distúrbios respiratórios. Defeitos no transporte de Na+ nos tecidos-alvo da aldosterona, incluindo rins, pulmões, glândulas salivares e sudoríparas. Suplementação individualizada de sal e/ou bicarbonato de sódio e resinas trocadoras de potássio.
Síndrome de Liddle	*SCNN1B* (16p13);AD *SCNN1G* Síndrome nefrogênica de diurese inapropriada	Subunidades beta e gama do ENaC	HA, AMH, hipocalemia, renina e aldosterona séricas baixas, risco de acidentes cerebrovasculares. Mutações de ganho do ENaC. Tratamento com restrição de sal, amiloride ou triantereno.
Síndrome de excesso aparente de mineralocorticoides (AME)	*HSD11B2* (16q22); AR	11-beta-hidro-xisteroide-desidro-genase	HA, retardo de crescimento intrauterino; poliúria/ polidipsia, renina e aldosterona séricas baixas; AMH, hipocalemia, nefrocalcinose frequente, AVC em crianças não tratadas.
Hiperaldosteronismo remediável por glicocorticoides (GRA)	*CYP11B1/CYP11B2* (8q21); AD	11-beta-hidroxilases	HA, renina baixa; aldosterona elevada; AMH, normo ou hipocalemia (menos comum), acidentes cerebrovasculares.
HCSR tipo I	*CYP21A2/CYP21/CYP21B* (6P12) AR	Subunidade da 21-hidroxilase	Virilização, renina elevada, aldosterona baixa, AMAGNH, hipercalemia.
HCSR tipo II	*HSD3B2* (1p13); AR	3-beta-hidroxiste-roide desidrogenase	Hipospádia, pseudo-hermafroditismo masculino, renina elevada, aldosterona baixa, AMAGNH, hipercalemia.
HCSR tipo IV (deficiência de 11-beta-hidroxilase)	*CYP11B1* (8q21); AR	11-beta-hidroxilase	HA, renina e aldosterona baixas; AMH, hipocalemia, virilização.
HCSR tipo V (deficiência de 17-alfa-hidroxilase)	*CYP17A1* (10q24); AR	17-alfa-hidroxilase	HA, renina e aldosterona baixas; AMH, hipocalemia, genitália ambígua/hipogonadismo, pseudo-hermafroditismo.
Diabetes *insipidus* nefrogênico (ligado ao X)	*AVPR2* (Xq28); ligado ao X	V2R	Polidipsia, poliúria, hipostenúria, desidratação hipernatrêmica, deficiência de crescimento, calcificações cerebrais, atraso de DNPM, distúrbios neurológicos e comportamentais. Tratamento convencional individualizado com reposição hídrica, restrição de sal, hidroclorotiazida, amilorida e indometacina.
Diabetes *insipidus* nefrogênico (AR ou AD)	*AQP2* (12q13); AR	AQP2	Idem ao DIN ligado ao X.
Síndrome nefrogênica de diurese inapropriada	AVPR2 (Xq28); ligada ao X	V2R	Hiponatremia, convulsões, urina hipertônica.

* Outros achados podem estar presentes.
HCSR: hiperplasia congênita da suprarrenal; AR: autossômica recessiva; AD: autossômica dominante; HÁ: hipertensão arterial; AMH: alcalose metabólica hipoclorêmica; AVC: acidente vascular cerebral; AMAGNH: acidose metabólica de ânion *gap* normal/hiperclorêmica; DNPM: desenvolvimento neuropsicomotor.

tiva, interferindo no pH da endolinfa da orelha interna. Em nosso material observamos hipoacusia em cerca de 20% dos casos dos pacientes portadores de ATRd. Há relatos de mutações no canal de amônia (Rhcg) na membrana apical em nefron distal, cursar com ATRd incompleta. Além desses genes, trabalhos recentes observaram que mutações no FOXI1 e no WDR72 podem evoluir com ATRd, sendo que a mutação no FOXI1 está associada a surdez neurossensorial de início precoce e no WDR72 está associada à amelogênese imperfeita. A mutação WDR72 apresenta-se mais branda, com manifestação entre 4-12 anos de idade[41]. Ambas têm transmissão autossômica recessiva.

A acidose tubular renal tipo 3, também denominada mista, foi assim designada para caracterizar a ATRd associada à perda importante de bicarbonato de origem proximal. O TP ainda imaturo apresentaria perda considerável de bicarbonato, situando-se a FE_{HCO3-} entre 5-15%. É causada por mutações AR do gene *CAII*, localizado no cromossomo 8q22, expresso nos rins, ossos e cérebros, manifestando-se por osteopetrose, calcificações cerebrais e atraso de desenvolvimento neuropsicomotor, caracterizando a síndrome de Guibaud-Vainsel. Outros distúrbios e mutações conhecidas estão descritos nos Quadros 9 e 10.

Na infância, os principais sintomas e manifestações clínicas da ATRd são deficiência ponderoestatural, hipotonia e/ou fraqueza muscular, vômitos, desidratação, poliúria-polidipsia, constipação, tetania e doença óssea metabólica, caracterizada por osteomalácia, fraturas patológicas ou raquitismo.[3,5,7,10,11,21,40,41] Não são incomuns antecedentes de longo acompanhamento com outros profissionais, para atendimento de patologias ortopédicas ou raquitismo carencial até a definição diagnóstica. A acidose metabólica promove descalcificação óssea e redução da produção de 1,25-$(OH)_2D_3$ nas células tubulares renais, proporcionando diminuição da absorção intestinal de cálcio. A hipocalcemia leva ao hiperparatireoidismo e à desmineralização óssea. A acidose intracelular, responsável pela hipocitratúria e pela hipercalciúria, associadas ao pH urinário alcalino, propicia o desenvolvimento de nefrolitíase e nefrocalcinose. A acidose metabólica, além de induzir a doença óssea, inibe a liberação de hormônio do crescimento e a síntese de colágeno, condicionando o retardo do crescimento.[1,3,5,7,11,16,40] A nefrolitíase e a nefrocalcinose podem elevar o risco de pielonefrite e de progressão para nefropatia túbulo-intersticial e DRC, independentemente da etiologia de base. A hipocalemia crônica pode causar paralisia periódica e poliúria, cursando com *diabetes insipidus* nefrogênico secundário. A nefrocalcinose pode resultar em diminuição da habilidade de concentração urinária, incrementando a poliúria.[1,3,5,7,4,16]

O diagnóstico laboratorial é suspeitado em um paciente com acidose metabólica hiperclorêmica, hipocalemia, urina persistentemente alcalina e ânion *gap* urinário positivo (ver Figura 1 e Quadro 2). A evidência de hipercalciúria, hipocitratúria e nefrocalcinose pela ultrassonografia renal complementam a investigação. Em raros pacientes pediátricos portadores de ATRd parcial ou com ATRd incompleta, há a necessidade de prova de acidificação com sobrecarga ácida induzida, por exemplo, com cloreto de amônio ou prova com furosemida. A urina deve ser coletada, na ausência de infecção urinária, preferencialmente matinal, sob óleo mineral para prevenção de perda de CO_2 e mensurada por meio de pHmetria. A prova de acidificação avalia o pH urinário, a produção de amônio e a acidez titulável, com acidose metabólica já presente ou induzida. Após intervalo variável, avaliam-se os parâmetros já mencionados, além da bicarbonatúria, da análise da pCO_2 urinária e do cálculo da FE_{HCO3^-}, quando possível. Estes dois últimos parâmetros devem ser interpretados e valorizados em uma segunda avaliação, após a infusão de bicarbonato (EV ou VO, preferencialmente), na presença de bicarbonato sérico > 22 mEq/L. Deve-se ressaltar que na maioria dos casos, na infância, não há necessidade de prova de acidificação com cloreto de amônio, por exemplo, em virtude da acidemia espontânea na apresentação diagnóstica.

A terapêutica da ATRd visa à neutralização da acidose metabólica, incremento do desenvolvimento ponderoestatural e prevenção da nefrocalcinose, doença óssea e doença renal crônica.[40] A terapia com álcalis objetiva correção da acidemia, manutenção do bicarbonato plasmático acima de 22 mEq/l e calciúria abaixo de 4 mg/kg/dia. Utiliza-se bicarbonato de sódio ou, preferencialmente, soluções contendo citrato de potássio (2-5 mEq/kg/dia), objetivando-se aumento do citrato urinário, correção gradual da hipocalemia, acidose e prevenção da nefrocalcinose. A hipocalemia também deve ser corrigida, e a reposição de potássio por via oral ou associação de espironolactona pode ser necessária. A correção da acidemia deve ser lenta e vigiada clínica e laboratorialmente, devido à possibilidade de hipocalcemia e/ou hipocalemia sintomáticas e eventualmente fatais.

A acidose tubular renal tipo 4 caracteriza-se por acidose metabólica hiperclorêmica e hipercalemia, com redução da excreção renal de K^+, na ausência ou redução leve da TFG, podendo resultar da deficiência ou da irresponsividade tubular à aldosterona nos ductos coletores (Figura 5). A redução da reabsorção de Na^+ mediada pelos ENaC nas CP também contribui para o impedimento de secreção eletrogênica de H^+ pelas células intercaladas A. Na prática clínica, é a causa mais comum de ATR,[3,4,5,10,12] associada com várias condições (ver Quadro 11). A aldosterona, como já citado, é importante no mecanismo de acidificação tubular distal, por meio da estimulação direta das bombas de íon hidrogênio, secretando H^+ e K^+. A aldosterona também estimula a produção de amônia tubular e, pela reabsorção preferencial de Na^+, é capaz de aumentar o gradiente elétrico e o potencial negativo intraluminal, favorecendo a excreção de H^+. Nesses pacientes, a habilidade de acidificação urinária máxima é mantida, entretanto a excreção urinária de amônio e a excreção urinária de ácido [(acidez titulável + amônia) – bicarbonato urinário] é inapropriadamente reduzida. Uma explicação para tal fato é que a redução na produção de amônia, decorrente da hipercalemia, promoveria menos amônio necessário para o tamponamento dos íons H^+ secretados, dessa forma, acidificando a urina. Assim, esses pacientes conseguem acidificar a urina após uma sobrecarga ácida ou sob acidemia, associada à excreção ácida subnormal devido ao baixo índice de excreção de NH_4^+. Embora curse com hipercalemia, ao contrário dos pacientes portadores de ATRd hipercalêmica (voltagem dependente), esses pacientes conseguem acidificar a urina em resposta à acidemia sistêmica – UpH < 5,5.[3,11] Na ATR tipo 4, a hipercalemia se associa com TTKG e FeK reduzidos (*vide* Quadro 2). Outra característica, agora clínica, é que nefrocalcinose e litíase são habitualmente ausentes nessa patologia, enquanto a doença óssea metabólica é observada

somente naqueles pacientes com comprometimento da função renal. Além de duas condições primárias hereditárias de resistência à aldosterona, denominadas pseudo-hipoaldosteronismo tipo I e tipo II, várias condições secundárias, associam-se à ATR tipo 4 (ver Quadros 10 e 11).

Quadro 11 Causas de acidose tubular renal tipo 4

Pseudo-hipoaldosteronismo tipo Ia (AD) – mutação do receptor mineralocorticoide
Pseudo-hipoaldosteronismo tipo Ib (AR) – mutação do ENaC
Pseudo-hipoaldosteronismo tipo II – mutações do WNK1 e WNK4
Pseudo-hipoaldosteronismo secundário
Uropatias obstrutivas, refluxo vesicoureteral, pielonefrite
Síndrome de Bartter (tipo 2)
Insuficiência adrenal primária
Doença de Addison, adrenalectomia bilateral
Hiperplasia congênita de suprarrenal (principalmente deficiência de 21-hidroxilase)
Nefrite intersticial
Nefropatia diabética
Nefrite lúpica
Nefropatia do HIV
Glomerulonefrite com depósitos de fibronectina
Nefropatia da anemia falciforme
Hiperparatireoidismo com hipercalciúria (período neonatal)
Amiloidose associada à gamopatias
Drogas
Inibidores da calcineurina, heparinização prolongada
Inibidores da ECA (Ieca), bloqueadores AT1 da angiotensina II (BRA2)
Sulfametoxazol-trimetropim, anti-inflamatórios não hormonais
Amilorida, espironolactona, pentamidina, eplerenona
Outras condições e drogas

Pseudo-hipoaldosteronismo tipo I

O pseudo-hipoaldosteronismo tipo I (PHAI) é um dos exemplos de condições que cursam com ATR tipo 4. Ocorre classicamente em neonatos e lactentes, que apresentam nefropatia perdedora grave de sal, déficit ponderoestatural, episódios de desidratação, hipercalemia, acidose metabólica hiperclorêmica, aumento da atividade plasmática da renina e aldosterona e irresponsividade aos mineralocorticoides.[1,3,5,7,19] Há duas formas de transmissão com diferentes mecanismos fisiopatogênicos. A forma autossômica dominante (PHA tipo Ia), restrita ao rim, é causada por mutações de perda de função no gene do receptor mineralocorticoide; comparativamente o quadro é menos grave e remite em torno dos 2 anos de idade. Já a forma AR (PHA tipo Ib) se apresenta com defeitos no transporte de sódio nos rins, pulmões, cólon, glândulas salivares e sudoríparas, apresentando quadro mais grave e cursando também com desidratação, vômitos eventuais, hipovolemia/hipotensão, déficit de crescimento e hipercalemia grave e potencialmente fatal. No PHA tipo Ib há mutações de perda de função dos genes responsáveis pelas subunidades alfa, beta e gama dos ENaC, cursando com natriurese grave. Há necessidade de reposição de sal nas duas variedades, principalmente na forma AR. No PHA tipo Ib, invariavelmente, também é necessária a utilização individualizada de bicarbonato de sódio, resinas trocadoras de potássio e/ou realização de gastrostomia.

A ATR tipo 4 também pode ser causada por distúrbios da esteroidogênese adrenal com deficiência de aldosterona, como nos diversos tipos de hiperplasia congênita da suprarrenal (ver Quadro 10, com algumas especificações).[3,5,7,10] PHA secundário pode ser observado transitoriamente em situações de uropatia obstrutiva (válvula de uretra posterior, retenção urinária e bexiga neurogênica), refluxo vesicoureteral e pielonefrite (ver Quadro 11). Nestes casos, a suplementação de sal ou bicarbonato de sódio e a resolução do processo obstrutivo corrigem a acidose. O PHA tipo II (síndrome de Gordon) foi discutido anteriormente na seção dos distúrbios do túbulo distal.

Síndrome de Liddle

A síndrome de Liddle é uma desordem AD caracterizada por hipertensão arterial, alcalose metabólica, hipocalemia e baixos níveis de renina e aldosterona plasmáticas (pseudo-hiperaldosteronismo).[3,4,5,7,19] Resulta de *mutações de ganho* nas subunidades beta ou gama do ENaC cursando com inapropriada reabsorção de sódio e hipertensão com renina baixa.[3,4,5,7,19] O distúrbio do ENaC promove excessiva atividade do canal de sódio e secreção de potássio, independentemente da ação mineralocorticoide. Esses pacientes apresentam risco de acidentes cerebrovasculares devido à hipertensão grave. A hipertensão não é controlada com espironolactona. O tratamento consiste em restrição de sal e utilização de antagonistas do ENaC (amilorida ou triantereno).[3,4,5,7,19]

Diabetes insipidus nefrogênico

O *diabetes insipidus* nefrogênico (DIN) se caracteriza pela irresponsividade tubular ao hormônio antidiurético ou arginina vasopressina (AVP), resultando em poliúria, hipostenúria e polidipsia.[1,3,5,7,19,39,42] O diagnóstico diferencial da etiologia dos quadros de poliúria é importante, visando a critérios diferenciais entre DIN e *diabetes insipidus* central (ver Figura 6). Neste diferencial, a ausência de resposta ao teste de restrição hídrica (quando cabível) e ao teste com acetato de desmopressina (DDAVP) constituem etapas importantes. Recentemente, a mensuração da copeptina plasmática (péptide precursor e biomarcador da atividade da AVP, com vantagens de mensuração e estabilidade mais fáceis) vem se se tornando promissora na diferenciação entre DIN e diabetes insipidus central. São reconhecidas formas adquiridas ou secundárias (a maioria dos casos) e formas congênitas (mais raras e mais graves). Outras manifestações observadas são déficit ponderoestatural, irritabilida-

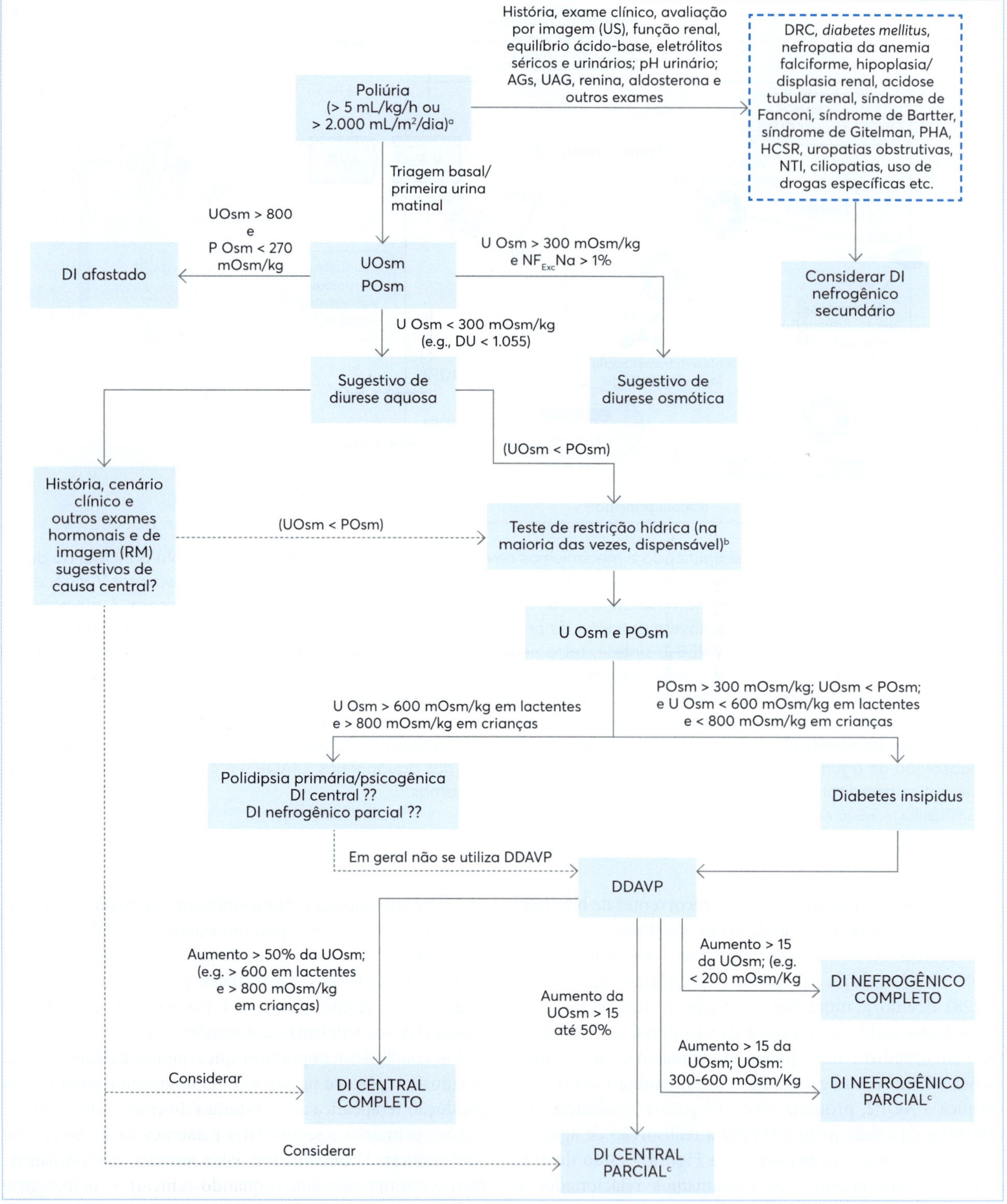

Figura 6 Diagnóstico diferencial da poliúria e do *diabetes insipidus* (DI).

[a] Alguns autores definem poliúria como diurese > 4 mL/kg/h em lactentes e crianças e > 6 mL/kg/h em neonatos.

[b] O teste de restrição hídrica (TRH) muitas vezes é dispensável e deve ser realizado somente sob condições de vigilância médica e hospitalar; uso limitado e perigoso em lactentes e contraindicado na vigência de hipernatremia ou hiperosmolalidade plasmática; em situação de hipernatremia, considerar a relação entre UOsm e POsm, sendo a UOsm < POsm, altamente sugestiva de *diabetes insipidus*. O TRH deve ser suspenso em caso de perda de peso > 3%, sinais de hipovolemia ou se POsm > 300 mOsm/kg (com urina diluída, confirma o diagnóstico de *diabetes insipidus*).

[c] Crianças < 3 anos de idade podem não ser capazes fisiologicamente de obtenção de uma concentração urinária máxima, atingindo valores intermediários. Considerar também a inacurácia dos resultados, conforme a metodologia do teste utilizado (p. ex., administração de DDAVP intranasal em vez de parenteral). Considerar protocolos com metodologia e interpretações heterogêneos.

DI: *diabetes insipidus;* US: ultrassonografia; AGs: ânion *gap* sérico; UAG: ânion *gap* urinário; DRC: doença renal crônica; PHA: pseudo-hipoaldosteronismo; HCS: hiperplasia congênita da suprarrenal; NTI: nefrites túbulo-intersticiais; DDAVP: des-D-aminoarginina vasopressina; RM: ressonância magnética.

Recentemente, relatos demonstram que a copeptina basal plasmática encontra-se habitualmente elevada (> 21,4 pmol/L) no diabetes insípidus nefrogênico. Quando esses valores basais são baixos, protocolos utilizando infusão com salina hipertônica podem contribuir na diferenciação dos quadros de poliúria-polidipsia. Estes dados parecem mais consistentes em adultos e aguardam validação na faixa pediátrica.

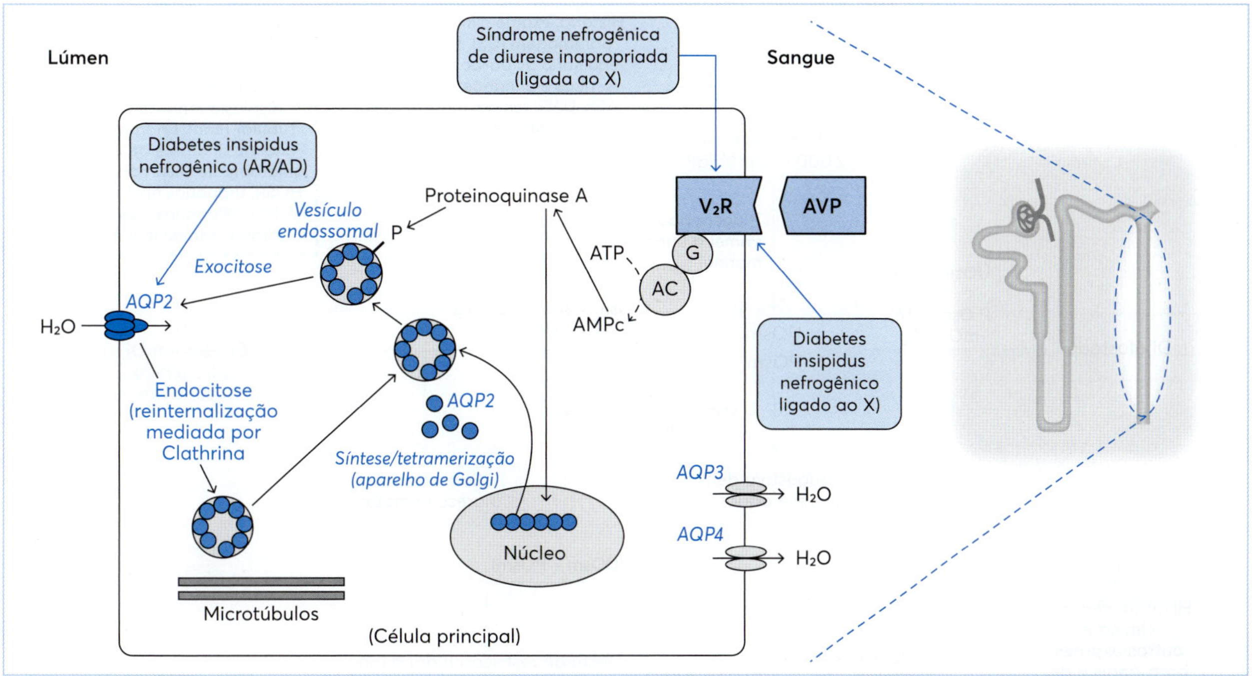

Figura 7 Modelo esquemático simplificado e mecanismos envolvidos na reabsorção de água na célula principal do ducto coletor, regulada pela AVP (arginina vasopressina) e pela aquaporina 2 (AQP2). A AVP se liga ao seu receptor V_2R (receptor da vasopressina tipo 2) na membrana basolateral, promovendo uma sinalização intracelular em cascata. A ativação da proteína G, aumenta o AMPc e promove a ativação da proteinoquinase A, resultando em fosforilação nuclear da proteína 1 ligada ao elemento responsivo CREB-1, síntese, tetramerização (aparelho de Golgi) e fosforilação da AQP2. Posteriormente, ocorre transporte e fusão das vesículas endossomais funcionais com a membrana apical, tornando a célula mais permeável à água. O processo de internalização e endocitose da AQP2, mediada pela clatrina, promove reciclagem endossomal, retornando a célula ao estado de impermeabilidade à água. Microtúbulos, filamentos de actina e outros processos celulares (não demonstrados) são necessarios para o movimento, estabilização e reciclagem das vesículas no citoplasma. A reabsorção de água pela membrana basolateral ocorre através das aquaporinas 3 (AQP3) e 4 (AQP4). Em destaque, as tubulopatias hereditárias relacionadas com defeitos nesses mecanismos.

AR: autossômica recessiva; AD: autossômica dominante.

de, febre não esclarecida, episódios recorrentes de hipernatremia, hipercloremia, calcificações cerebrais e sequelas neurológicas e/ou comportamentais em longo prazo.[3,5,7,19,39,42] A maioria das formas hereditárias é ligada ao X (Xq28) devido a mutações de *perda de função* no gene *AVPR2*, que codifica o receptor da vasopressina (V2R) (ver também Quadro 10). Pequena porcentagem se deve a mutações AR ou AD do gene *AQP2* (cromossoma 12q13), que codifica a AQP2, proteína essencial para a sinalização intracelular da célula principal para a reabsorção de água livre mediada pela vasopressina. Na Figura 7 estão ilustrados com mais detalhes os mecanismos relacionados à reabsorção de água na CP do ducto coletor cortical. A abordagem terapêutica convencional inclui reposição hídrica adequada, restrição de sal, hidroclorotiazida, amilorida e inibidores da prostaglandina (p. ex., indometacina) de forma individualizada e controlada, monitorando os possíveis efeitos adversos.[39,42] Perspectivas terapêuticas baseadas em mecanismos genéticos/moleculares, conforme a mutação envolvida, incluem a utilização de agonistas moleculares e chaperones farmacológicos.[39,42]

Outra tubulopatia rara é a síndrome nefrogênica de diurese inapropriada ("imagem em espelho" do DIN), condição associada com mutações de ganho de função do gene *AVPR2*, níveis séricos indetectáveis de AVP, cursando com inapropriada retenção hídrica, hiponatremia, urina hipertônica (UOsm > POsm) e convulsões.[1]

Em conclusão, é importante que o pediatra estabeleça um diagnóstico precoce na suspeita de uma tubulopatia e uma condução terapêutica adequada nas diversas disfunções tubulares primárias e secundárias presentes na infância e na adolescência. Habitualmente, é importante o acompanhamento multiprofissional, o qual deve incluir o nefrologista pediátrico e outros profissionais envolvidos com doenças renais e endócrinas, além do geneticista. Com a melhor abordagem terapêutica resultante do melhor conhecimento fisiopatológico e o aumento da sobrevida, diversas complicações em longo prazo também podem ser detectadas e prevenidas. Na ausência de um ambulatório de transição, os profissionais de saúde de adultos também se defrontarão em sua prática clínica com esse fascinante e ao mesmo tempo desafiador capítulo da nefrologia.

REFERÊNCIAS BIBLIOGRÁFICAS

1. Zelikovic I. Hereditary tubulopathies. In: Oh W, Baum M, Polin RA (eds). Nephrology and fluid/electrolyte physiology neonatology questions and contoversies. 2.ed. Philadelphia: Saunders Elsevier; 2019 p.315-44.
2. Downie ML, Lopez Garcia SC, Kleta R, Bockenhauer D. Inherited tubulopathies of the kidney: insights from genetics. Clin J Am Soc Nephrol. 2021.
3. Geary DF, Schaefer F. Comprehensive pediatric nephrology. Philadelphia: Mosby Elsevier; 2008.
4. Symons J. How to assess tubular function. In: Silverstein DM, Symons JM, Alon US (eds.). Pediatric nephrology: a handbook for training health care providers. New Jersey: World Scientific Publishing; 2012. p.33-50.
5. Avner ED, Harmon WE, Niaudet P, Yoshikawa N. Pediatric nephrology. 6.ed. Springer-Verlag: Berlin; 2009.
6. Bagga A, Bajpai A, Menon S. Approach to renal tubular disorders. Indian J Pediatr. 2005;72(9):771-6.
7. Rees L, Bockenhauer D, Webb NJA, Punaro MG. Paediatric nephrology. Series: Oxford Specialist Handbooks in Paediatrics. 3.ed. Oxford University Press; 2019.
8. Mistry K, Herrin JT. Tools for the diagnosis of renal disease. In: Kiessling SG, Goebel J, Somers MJJ (eds.). Pediatric nephrology in the ICU. Berlin: Springer-Verlag; 2009. p.139-62.
9. Feld LG, Kaskel FJ. Fluid and electrolytes in pediatrics. New York: Humana Press; 2010.
10. Chand D, Valentini RP. Clinician's manual of pediatric nephrology. New Jersey: World Scientific; 2011.
11. Bockenhauer D. Fluid, electrolyte, and acid-base disorders in children. In: Yu ASL, Chertow GM, Luyckx VA, Marsden PA, Skorecki K, Taal MW, et al. (eds.). Brenner & Rector's the kidney. 11.ed. Philadelphia: Elsevier; 2020. p.2378-405.e4.
12. Battle D, Chen S, Haque SK. Physiologic principles in the clinical evaluation of electrolyte, water, and acid-base disorders. In: Alpern RJ, Caplan MJ, Moe OW (eds.). Seldin and Giebisch's the kidney physiology and pathophysiology. 5.ed. London: Elsevier; 2013. p.2477-511.
13. Andrade OV, Ihara FO, Troster EJ. Metabolic acidosis in childhood: why, when and how to treat. J Pediatr (Rio J). 2007;83(2 Suppl):S11-21.
14. Kraut JA, Madias NE. Metabolic acidosis: pathophysiology, diagnosis and management. Nat Rev Nephrol. 2010;6:274-85.
15. Iacobelli S, Guignard JP. Renal aspects of metabolic acid-base disorders in neonates. Pediatr Nephrol. 2020 Feb;35(2):221-8.
16. Carrillo-Lopes H, Chaves A, Jarillo-Quijada A. Acid-base disorders. In: Fuhrman BP, Zimmerman JJ, Carcillo JA, Clark RSB, Relvas M, Rotta AT, et al. (eds.). Pediatric critical care. 5.ed. Elsevier Saunders, Philadelphia, 2017, pp. 1061-1097.
17. Kraut JA, Madias NE. Differential diagnosis of nongap metabolic acidosis: value of a systematic approach. Clin J Am Soc Nephrol. 2012;7:671-9.
18. DuBose Jr, TD. Metabolic alkalosis. In: Gilbert SJ, Weiner DE, Gipson DS, Perazella MA, Tonelli M (eds.). National Kidney Foundation's primer on kidney diseases. 6.ed. Philadelphia: Elsevier; 2014. p.137-43.
19. Bonnardeaux A, Bichet DG. Inherited disorders of the renal tubule. In: Yu ASL, Chertow GM, Luyckx VA, Marsden PA, Skorecki K, Taal MW, et al. (eds.). Brenner & Rector's the kidney. 11.ed. Philadelphia: Elsevier; 2020. p.1450-89.e8.
20. Rodriguez Soriano J. Renal tubular acidosis: the clinical entity. J Am Soc Nephrol. 2002;13:2160-70.
21. Hamm LL, Alpern RJ, Preisig PA. Cellular mechanisms of renal tubular acidification. In: Alpern RJ, Caplan MJ, Moe OW (eds.). Seldin and Giebisch's the kidney physiology and pathophysiology. 5.ed. London: Elsevier; 2013. p.1917-78.
22. Blazquez Gomez CJ, Gil-Pena H, Ordonez Alvarez FA, Santos Rodriguez F. Outcome of primary tubular tubulopathies diagnosed in pediatric age. Nefrologia (Engl Ed). 2021;41(2):182-90.
23. Fukumoto S. FGF23-related hypophosphatemic rickets/osteomalacia: diagnosis and new treatment. J Mol Endocrinol. 2021;66(2):R57-R65.
24. Athonvarangkul D, Insogna KL. New therapies for hypophosphatemia-related to fgf23 excess. Calcif Tissue Int. 2021;108(1):143-57.
25. Govers LP, Toka HR, Hariri A, Walsh SB, Bockenhauer D. Mitochondrial DNA mutations in renal disease: an overview. Pediatr Nephrol. 2021;36(1):9-17.
26. Sakakibara N, Nagano C, Ishiko S, Horinouchi T, Yamamura T, Minamikawa S, et al. Comparison of clinical and genetic characteristics between Dent disease 1 and Dent disease 2. Pediatr Nephrol. 2020;35(12):2319-26.
27. Lemaire M. Novel Fanconi renotubular syndromes provide insights in proximal tubule pathophysiology. Am J Physiol Renal Physiol. 2021;320(2):F145-F60.
28. Servais A, Thomas K, Dello Strologo L, Sayer JA, Bekri S, Bertholet-Thomas A, et al. Cystinuria: clinical practice recommendation. Kidney Int. 2021;99(1):48-58.
29. Carpenter TO, Shaw NJ, Portale AA, Ward LM, Abrams SA, Pettifor JM. Rickets. Nat Rev Dis Primers. 2017 Dec 21;3:17101.
30. Hartmannová H, Piherová L, Tauchmannová K, Kidd K, Acott PD, Crocker JF, et al. Acadian variant of Fanconi syndrome is caused by mitochondrial respiratory chain complex I deficiency due to a non-coding mutation in complex I assembly factor NDUFAF6. Hum Mol Genet. 2016 Sep 15;25(18):4062-79.
31. Chinsky JM, Singh R, Ficicioglu C, van Karnebeek CDM, Grompe M, Mitchell G, et al. Diagnosis and treatment of tyrosinemia type I: a US and Canadian consensus group review and recommendations. Genet Med. 2017 Dec;19(12).
32. Nozu K, Yamamura T, Horinouchi T, Nagano C, Sakakibara N, Ishikura K, et al. Inherited salt-losing tubulopathy: an old condition but a new category of tubulopathy. Pediatr Int. 2020 Apr;62(4):428-37.
33. Bamgbola OF, Ahmed Y. Differential diagnosis of perinatal Bartter, Bartter and Gitelman syndromes. Clin Kidney J. 2021;14(1):36-48.
34. Konrad M, Nijenhuis T, Ariceta G, Bertholet-Thomas A, Calo LA, Capasso G, et al. Diagnosis and management of Bartter syndrome: executive summary of the consensus and recommendations from the European Rare Kidney Disease Reference Network Working Group for Tubular Disorders. Kidney Int. 2021;99(2):324-35.
35. Vargas-Poussou R. Pathophysiological aspects of the thick ascending limb and novel genetic defects: HELIX syndrome and transient antenatal Bartter syndrome. Pediatr Nephrol. 2021. Epub 2021/03/19.
36. Vall-Palomar M, Madariaga L, Ariceta G. Familial hypomagnesemia with hypercalciuria and nephrocalcinosis. Pediatr Nephrol. 2021. Epub 2021/02/18.
37. Emmett, M, Ellison DH. Bartter and Gitelman syndromes. TW, ed. UpToDate. Waltham, MA: UpToDate Inc. Disponível em: https://www.uptodate.com. Acesso abril 2021.
38. Young WF. Etiology, diagnosis, and treatment of hypoaldosteronism (type 4 RTA). TW, ed. UpToDate. Waltham, MA: UpToDate Inc. Disponível em: https://www.uptodate.com. Acesso abril 2021.
39. Wesche D, Deen PMT, Knoers VAM. Congenital nephrogenic diabetes insipidus: the current state of affairs. Pediatr Nephrol. 2012;27:2183-204.
40. Alexander RT, Bitzan M. Renal tubular acidosis. Pediatr Clin North Am. 2019 Feb;66(1):135-57.
41. Trepiccione F, Walsh SB, Ariceta G, Boyer O, Emma F, Camilla R, et al. Distal renal tubular acidosis: ERKNet/ESPN clinical practice points. Nephrol Dial Transplant. 2021. Epub ahead of print.
42. Kavanagh C, Uy NS. Nephrogenic Diabetes Insipidus. Pediatr Clin North Am. 2019;66(1):227-34.

CAPÍTULO 13

ATUALIZAÇÃO NO DIAGNÓSTICO E TRATAMENTO DA HIPERTENSÃO ARTERIAL

Lucimary de Castro Sylvestre
Nilzete Liberato Bresolin
Vera Hermina Kalika Koch

AO FINAL DA LEITURA DESTE CAPÍTULO, O PEDIATRA DEVE ESTAR APTO A:

- Medir a pressão arterial de todas as crianças acima de 3 anos pelo menos 1 vez ao ano.
- Saber que hipertensão arterial = média da pressão arterial sistólica e/ou diastólica ≥ percentil 95 para sexo, idade e percentil da altura em 3 ocasiões diferentes.
- Iniciar tratamento farmacológico com Ieca, BRA, BCC de longa duração ou diurético tiazídico em crianças e adolescentes com hipertensão arterial (HA) sintomática, HA estágio 2 sem fator de risco modificável, hipertrofia de ventrículo esquerdo à ecocardiografia ou falha no controle da HA com medidas não farmacológica.
- Iniciar medicação anti-hipertensiva, na emergência hipertensiva, por via endovenosa. A pressão arterial deve ser reduzida em não mais de 25% da redução prevista nas primeiras 8 horas, com o restante da redução pressórica estabelecida nas próximas 24-48 horas.

AVALIAÇÃO E CLASSIFICAÇÃO DA PRESSÃO ARTERIAL

A medida da pressão arterial (PA) em crianças e adolescentes tem sido frequentemente negligenciada nas consultas pediátricas de rotina.

Preconiza-se medida anual em crianças acima de 3 anos de idade, medida em cada consulta em crianças e adolescentes com sobrepeso e obesidade e naquelas que, mesmo abaixo de 3 anos, apresentem fatores de risco tais como prematuridade, doença renal, doença cardiovascular, situações que aumentem a pressão intracraniana, transplante de órgãos sólidos, uso de medicamentos que elevam a PA, entre outras.[1,2,3]

A medida da PA, especialmente em crianças pequenas, pode ser desafiadora, e para ter sucesso é necessário seguir os passos adequados.

Primeiramente, devemos nos assegurar que o paciente não tenha praticado atividade física nos 60 minutos precedentes e esteja em repouso há pelo menos 5 minutos. A medida deve ser feita com bexiga vazia e não deve ser precedida por ingestão de café ou bebida alcoólica ou fumo, o que pode acontecer na população adolescente. Durante o procedimento, é importante que tanto o examinador quanto o examinado mantenham-se em silêncio. O paciente deve estar deitado ou sentado, com o dorso recostado na cadeira, com as pernas descruzadas e os pés apoiados no chão. Independentemente da posição, o braço deve estar ao nível do coração, apoiado, com a palma da mão voltada para cima e livre de roupas que possam garrotear o membro ou que impeçam o contato do manguito direto com a pele. A preferência é pela medida no braço direito, evitando-se falsas medidas baixas no braço esquerdo no caso de coarctação da aorta.[1,2]

A escolha do manguito a ser utilizado deve levar em conta a medida da circunferência do braço e não a faixa etária. A medida de PA deve respeitar a seguinte ordem.

1. Medir a distância do acrômio ao olecrano.
2. Identificar o ponto médio da distância entre o acrômio e o olécrano.
3. Medir a circunferência do braço ao nível desse ponto médio. A bolsa inflável do manguito selecionado deve cobrir 45-55% da circunferência do braço na largura e 80-100% da circunferência do braço no comprimento.[1,2] Atualmente, a maioria das braçadeiras tem impressas na sua parte externa as circunferências referentes ao manguito que está dentro delas.

A técnica preferencial de medida é a auscultatória. O aparelho padrão ouro para a medida da pressão arterial é o manômetro de mercúrio, todavia, devido ao risco de contaminação, entrou em desuso. Utilizam-se então os esfigmomanômetros aneroides, que devem ser calibrados regularmente. Atualmente há no mercado uma grande oferta de aparelhos

digitais que utilizam o método oscilométrico. Para sua utilização, deve ser feita a verificação se a marca foi validada para uso pediátrico no site www.dableducational.org.[1] Os esfigmomanômetro de punho não são recomendados para diagnóstico e acompanhamento de crianças e adolescentes, pois não há estudos confiáveis que mostrem segurança em sua medida. Alguns até demonstraram boa correlação com a pressão sistólica (PAS), mas não com a pressão diastólica (PAD).[1] Quando a PA tem medida alterada pelo método oscilométrico, deve ser confirmada com método auscultatório.

O próximo passo, então, é a medida da PA.

1. Colocar o manguito, sem deixar folgas, 2-3 cm acima da fossa cubital.
2. Centralizar o meio da parte compressiva do manguito sobre a artéria braquial.
3. Estimar o nível da PAS pela palpação do pulso radial.
4. Palpar a artéria braquial na fossa cubital e colocar a campânula ou o diafragma do estetoscópio sem compressão excessiva sobre ela.
5. Inflar rapidamente até ultrapassar 20-30 mmHg o nível estimado da PAS obtido pela palpação.
6. Proceder à deflação lentamente (velocidade de 2 mmHg por segundo).
7. Determinar a PAS pela ausculta do primeiro som (fase I de Korotkoff) e, após, aumentar ligeiramente a velocidade de deflação.
8. Considerar como PAD a partir do desaparecimento completo dos sons (fase V de Korotkoff).
9. Auscultar cerca de 20-30 mmHg abaixo do último som para confirmar seu desaparecimento e depois proceder à deflação rápida e completa.
10. Se os batimentos persistirem até o nível zero, determinar a PAD no abafamento dos sons (fase IV de Korotkoff) e anotar valores da PAS/PAD/zero.
11. Anotar os valores exatos sem "arredondamentos", lembrando que, pelo método auscultatório, o intervalo entre os valores marcados no manômetro é de 2 mmHg.[1,2]

Após a aferição da PAS e da PAD procede-se à comparação dos valores medidos com os padrões de normalidade de acordo com idade e percentil de altura segundo as curvas do CDC 2000.[1] As tabelas de referência incluem crianças de 1-17 anos, e as mais utilizadas atualmente são as do *Clinical practice guideline for screening and management of high blood pressure in children and adolescents,* da Academia Americana de Pediatria, publicado em 2017.[1] As novas tabelas utilizaram os mesmos dados que serviram como referência das Diretrizes de 2004,[3] mas excluíram os indivíduos com sobrepeso e obesidade para evitar uma superestimação da PA que pode ocorrer com o aumento do tamanho corporal (Tabelas 1 e 2).

Como interpretar as tabelas de pressão arterial?

1. Localizar a idade da criança na 1ª coluna.
2. Localizar a coluna do percentil da estatura correspondente ao visto no gráfico do CDC 2000 ou a estatura medida que mais se aproxima na tabela, tanto para a PAS quanto para a PAD
3. Verificar os percentis 50, 90, 95 e o percentil 95 +12 mmHg referentes a essa criança.
4. Classificar a PA do indivíduo de acordo com os percentis encontrados.

Na população de crianças e adolescentes com doenças crônicas que levam ao comprometimento importante da estatura, temos a opção de utilizar os percentis da PA referentes à idade em que a estatura do paciente se encontra no percentil 5. Exemplificando, caso a criança tenha 9 anos, mas sua estatura se encontre no percentil 5 de 7 anos, os percentis da PA de referência para ele serão os correspondentes ao percentil 5 de 7 anos.

Define-se hipertensão arterial sistêmica (HAS) como a média da PAS e/ou PAD ≥ percentil 95 para sexo, idade e percentil da altura em 3 ocasiões diferentes. Para alinhamento com as diretrizes de HAS em adultos e para facilitar o manejo e a transição de adolescentes mais velhos com PA elevada e HAS, sugere-se que, a partir de 13 anos, os níveis de PA de adultos sejam adotados para a classificação, porém é importante que o estágio puberal da criança também seja levado em conta e não só a idade cronológica (Quadro 1). Para maior precisão ou para efeitos de pesquisa, prevalecem os percentis fornecidos nas Tabelas 1 e 2.[1,2]

Quadro 1 Classificação da pressão arterial de acordo com a faixa etária

Crianças de 1-13 anos de idade	Crianças com idade ≥ 13 anos
Normotensão: PA < P90 p/sexo, idade e altura	Normotensão: PA < 120/< 80 mmHg
Pressão arterial elevada: PA ≥ P90 e < P95 p/sexo, idade e altura ou PA 120/80 mmHg mas < P95 (o que for menor)	Pressão arterial elevada: PA 120/< 80 mmHg a PA 129/ <80 mmHg
Hipertensão estágio 1: PA ≥ P95 p/sexo, idade e altura até <P95 + 12 mmHg ou PA entre 130/80 o até 139/89 (o que for menor)	Hipertensão estágio 1: PA 130/80 até 139/89
Hipertensão estágio 2: PA ≥ P95 + 12 mmHg para sexo idade ou altura ou PA ≥ entre 140/90 (o que for menor)	Hipertensão estágio 2: PA ≥ entre 140/90

Fonte: adaptado de Flynn et al.[1]

A classificação final será feita de acordo com o nível que for mais elevado quer seja da PA sistólica ou da diastólica.

Em situações em que há dificuldade da avaliação da estatura no momento da aferição da PA, há uma tabela simplificada com níveis de corte por sexo e idade que devem chamar a atenção do examinador para uma avaliação posterior mais detalhada[1] (Tabela 3).

Tabela 1 Percentis de pressão arterial sistêmica para meninos por idade e percentis de estatura

		Pressão arterial sistólica (mmHg) Percentis da estatura ou medida da estatura (cm)							Pressão arterial diastólica (mmHg) Percentis da estatura ou medida da estatura (cm)						
Idade (anos)	**Percentis da PA**	**5%**	**10%**	**25%**	**50%**	**75%**	**90%**	**95%**	**5%**	**10%**	**25%**	**50%**	**75%**	**90%**	**95%**
1	Estatura (cm)	77,2	78,3	80,2	82,4	84,6	86,7	87,9	77,2	78,3	80,2	82,4	84,6	86,7	87,9
	P50	85	85	86	86	87	88	88	40	40	40	41	41	42	42
	P90	98	99	99	100	100	101	101	52	52	53	53	54	54	54
	P95	102	102	103	103	104	105	105	54	54	55	55	56	57	57
	P95 + 12 mmHg	114	114	115	115	116	117	117	66	66	67	67	68	69	69
2	Estatura (cm)	86,1	87,4	89,6	92,1	94,7	97,1	98,5	86,1	87,4	89,6	92,1	94,7	97,1	98,5
	P50	87	87	88	89	89	90	91	43	43	44	44	45	46	46
	P90	100	100	101	102	103	103	104	55	55	56	56	57	58	58
	P95	104	105	105	106	107	107	108	57	58	58	59	60	61	61
	P95 + 12 mmHg	116	117	117	118	119	119	120	69	70	70	71	72	73	73
3	Estatura (cm)	92,5	93,9	96,3	99	101,8	104,3	105,8	92,5	93,9	96,3	99	101,8	104,3	105,8
	P50	88	89	89	90	91	92	92	45	46	46	47	48	49	49
	P90	101	102	102	103	104	105	105	58	58	59	59	60	61	61
	P95	106	106	107	107	108	109	109	60	61	61	62	63	64	64
	P95 + 12 mmHg	118	118	119	119	120	121	121	72	73	73	74	75	76	76
4	Estatura (cm)	98,5	100,2	102,9	105,9	108,9	111,5	113,2	98,5	100,2	102,9	105,9	108,9	111,5	113,2
	P50	90	90	91	92	93	94	94	48	49	49	50	51	52	52
	P90	102	103	104	105	105	106	107	60	61	62	62	63	64	64
	P95	107	107	108	108	109	110	110	63	64	65	66	67	67	68
	P95 + 12 mmHg	119	119	120	120	121	122	122	75	76	77	78	79	79	80
5	Estatura (cm)	104,4	106,2	109,1	112,4	115,7	118,6	120,3	104,4	106,2	109,1	112,4	115,7	118,6	120,3
	P50	91	92	93	94	95	96	96	51	51	52	53	54	55	55
	P90	103	104	105	106	107	108	108	63	64	65	65	66	67	67
	P95	107	108	109	109	110	111	112	66	67	68	69	70	70	71
	P95 + 12 mmHg	119	120	121	121	122	123	124	78	79	80	81	82	82	83

(continua)

Tabela 1 Percentis de pressão arterial sistêmica para meninos por idade e percentis de estatura (*continuação*)

		Pressão arterial sistólica (mmHg) Percentis da estatura ou medida da estatura (cm)							Pressão arterial diastólica (mmHg) Percentis da estatura ou medida da estatura (cm)						
Idade (anos)	Percentis da PA	5%	10%	25%	50%	75%	90%	95%	5%	10%	25%	50%	75%	90%	95%
6	Estatura (cm)	110,3	112,2	115,3	118,9	122,4	125,6	127,5	110,3	112,2	115,3	118,9	122,4	125,6	127,5
	P50	93	93	94	95	96	97	98	54	54	55	56	57	57	58
	P90	105	105	106	107	109	110	110	66	66	67	68	68	69	69
	P95	108	109	110	111	112	113	114	69	70	70	71	72	72	73
	P95 + 12 mmHg	120	121	122	123	124	125	126	81	82	82	83	84	84	85
7	Estatura (cm)	116,1	118	121,4	125,1	128,9	132,4	134,5	116,1	118	121,4	125,1	128,9	132,4	134,5
	P50	94	94	95	97	98	98	99	56	56	57	58	58	59	59
	P90	106	107	108	109	110	111	111	68	68	69	70	70	71	71
	P95	110	110	111	112	114	115	116	71	71	72	73	73	74	74
	P95 + 12 mmHg	122	122	123	124	126	127	128	83	83	84	85	85	86	86
8	Estatura (cm)	121,4	123,5	127	131	135,1	138,8	141	121,4	123,5	127	131	135,1	138,8	141
	P50	95	96	97	98	99	99	100	57	57	58	59	59	60	60
	P90	107	108	109	110	111	112	112	69	70	70	71	72	72	73
	P95	111	112	112	114	115	116	117	72	73	73	74	75	75	75
	P95 + 12 mmHg	123	124	124	126	127	128	129	84	85	85	86	87	87	87
9	Estatura (cm)	126	128,3	132,1	136,3	140,7	144,7	147,1	126	128,3	132,1	136,3	140,7	144,7	147,1
	P50	96	97	98	99	100	101	101	57	58	59	60	61	62	62
	P90	107	108	109	110	112	113	114	70	71	72	73	74	74	74
	P95	112	112	113	115	116	118	119	74	74	75	76	76	77	77
	P95 + 12 mmHg	124	124	125	127	128	130	131	86	86	87	88	88	89	89
10	Estatura (cm)	130,2	132,7	136,7	141,3	145,9	150,1	152,7	130,2	132,7	136,7	141,3	145,9	150,1	152,7
	P50	97	98	99	100	101	102	103	59	60	61	62	63	63	64
	P90	108	109	111	112	113	115	116	72	73	74	74	75	75	76
	P95	112	113	114	116	118	120	121	76	76	77	77	78	78	78
	P95 + 12 mmHg	124	125	126	128	130	132	133	88	88	89	89	90	90	90

(*continua*)

Tabela 1 Percentis de pressão arterial sistêmica para meninos por idade e percentis de estatura (*continuação*)

		Pressão arterial sistólica (mmHg) Percentis da estatura ou medida da estatura (cm)							Pressão arterial diastólica (mmHg) Percentis da estatura ou medida da estatura (cm)						
Idade (anos)	Percentis da PA	5%	10%	25%	50%	75%	90%	95%	5%	10%	25%	50%	75%	90%	95%
11	Estatura (cm)	134,7	137,3	141,5	146,4	151,3	155,8	158,6	134,7	137,3	141,5	146,4	151,3	155,8	158,6
	P50	99	99	101	102	103	104	106	61	61	62	63	63	63	63
	P90	110	111	112	114	116	117	118	74	74	75	75	75	76	76
	P95	114	114	116	118	120	123	124	77	78	78	78	78	78	78
	P95 + 12 mmHg	126	126	128	130	132	135	136	89	90	90	90	90	90	90
12	Estatura (cm)	140,3	143	147,5	152,7	157,9	162,6	165,5	140,3	143	147,5	152,7	157,9	162,6	165,5
	P50	101	101	102	104	106	108	109	61	62	62	62	62	63	63
	P90	113	114	115	117	119	121	122	75	75	75	75	75	76	76
	P95	116	117	118	121	124	126	128	78	78	78	78	78	79	79
	P95 + 12 mmHg	128	129	130	133	136	138	140	90	90	90	90	90	91	91
13	Estatura (cm)	147	150	154,9	160,3	165,7	170,5	173,4	147	150	154,9	160,3	165,7	170,5	173,4
	P50	103	104	105	108	110	111	112	61	60	61	62	63	64	65
	P90	115	116	118	121	124	126	126	74	74	74	75	76	77	77
	P95	119	120	122	125	128	130	131	78	78	78	78	80	81	81
	P95 + 12 mmHg	131	132	134	137	140	142	143	90	90	90	90	92	93	93
14	Estatura (cm)	153,8	156,9	162	167,5	172,7	177,4	180,1	153,8	156,9	162	167,5	172,7	177,4	180,1
	P50	105	106	109	111	112	113	113	60	60	62	64	65	66	67
	P90	119	120	123	126	127	128	129	74	74	75	77	78	79	80
	P95	123	125	127	130	132	133	134	77	78	79	81	82	83	84
	P95 + 12 mmHg	135	137	139	142	144	145	146	89	90	91	93	94	95	96
15	Estatura (cm)	159	162	166,9	172,2	177,2	181,6	184,2	159	162	166,9	172,2	177,2	181,6	184,2
	P50	108	110	112	113	114	114	114	61	62	64	65	66	67	68
	P90	123	124	126	128	129	130	130	75	76	78	79	80	81	81
	P95	127	129	131	132	134	135	135	78	79	81	83	84	85	85
	P95 + 12 mmHg	139	141	143	144	146	147	147	90	91	93	95	96	97	97

(*continua*)

Tabela 1 Percentis de pressão arterial sistêmica para meninos por idade e percentis de estatura (*continuação*)

		Pressão arterial sistólica (mmHg) Percentis da estatura ou medida da estatura (cm)							Pressão arterial diastólica (mmHg) Percentis da estatura ou medida da estatura (cm)						
Idade (anos)	Percentis da PA	5%	10%	25%	50%	75%	90%	95%	5%	10%	25%	50%	75%	90%	95%
16	Estatura (cm)	162,1	165	169,6	174,6	179,5	183,8	186,4	162,1	165	169,6	174,6	179,5	183,8	186,4
	P50	111	112	114	115	115	116	116	63	64	66	67	68	69	69
	P90	126	127	128	129	131	131	132	77	78	79	80	81	82	82
	P95	130	131	133	134	135	136	137	80	81	83	84	85	86	86
	P95 + 12 mmHg	142	143	145	146	147	148	149	92	93	95	96	97	98	98
17	Estatura (cm)	163,8	166,5	170,9	175,8	180,7	184,9	187,5	163,8	166,5	170,9	175,8	180,7	184,9	187,5
	P50	114	115	116	117	117	118	118	65	66	67	68	69	70	70
	P90	128	129	130	131	132	133	134	78	79	80	81	82	82	83
	P95	132	133	134	135	137	138	138	81	82	84	85	86	86	87
	P95 + 12 mmHg	144	145	146	147	149	150	150	93	94	96	97	98	98	99

Fonte: adaptada de Flynn et al.[7]

Tabela 2 Percentis de pressão arterial sistêmica para meninas por idade e percentis de estatura

		Pressão arterial sistólica (mmHg) Percentis da estatura ou medida da estatura (cm)							Pressão arterial diastólica (mmHg) Percentis da estatura ou medida da estatura (cm)						
Idade (anos)	Percentis da PA	5%	10%	25%	50%	75%	90%	95%	5%	10%	25%	50%	75%	90%	95%
1	Estatura (cm)	75,4	76,6	78,6	80,8	83	84,9	86,1	75,4	76,6	78,6	80,8	83	84,9	86,1
	P50	84	85	86	86	87	88	88	41	42	42	43	44	45	46
	P90	98	99	99	100	101	102	102	54	55	56	56	57	58	58
	P95	101	102	102	103	104	105	105	59	59	60	60	61	62	62
	P95 + 12 mmHg	113	114	114	115	116	117	117	71	71	72	72	73	74	74
2	Estatura (cm)	84,9	86,3	88,6	91,1	93,7	96	97,4	84,9	86,3	88,6	91,1	93,7	96	97,4
	P50	87	87	88	89	90	91	91	45	46	47	48	49	50	51
	P90	101	101	102	103	104	105	106	58	58	59	60	61	62	62
	P95	104	105	106	106	107	108	109	62	63	63	64	65	66	66
	P95 + 12 mmHg	116	117	118	118	119	120	121	74	75	75	76	77	78	78
3	Estatura (cm)	91	92,4	94,9	97,6	100,5	103,1	104,6	91	92,4	94,9	97,6	100,5	103,1	104,6
	P50	88	89	89	90	91	92	93	48	48	49	50	51	53	53
	P90	102	103	104	104	105	106	107	60	61	61	62	63	64	65
	P95	106	106	107	108	109	110	110	64	65	65	66	67	68	69
	P95 + 12 mmHg	118	118	119	120	121	122	122	76	77	77	78	79	80	81
4	Estatura (cm)	97,2	98,8	101,4	104,5	107,6	110,5	112,2	97,2	98,8	101,4	104,5	107,6	110,5	112,2
	P50	89	90	91	92	93	94	94	50	51	51	53	54	55	55
	P90	103	104	105	106	107	108	108	62	63	64	65	66	67	67
	P95	107	108	109	109	110	111	112	66	67	68	69	70	70	71
	P95 + 12 mmHg	119	120	121	121	122	123	124	78	79	80	81	82	82	83
5	Estatura (cm)	103,6	105,3	108,2	111,5	114,9	118,1	120	103,6	105,3	108,2	111,5	114,9	118,1	120
	P50	90	91	92	93	94	95	96	52	52	53	55	56	57	57
	P90	104	105	106	107	108	109	110	64	65	66	67	68	69	70
	P95	108	109	109	110	111	112	113	68	69	70	71	72	73	73
	P95 + 12 mmHg	120	121	121	122	123	124	125	80	81	82	83	84	85	85

(continua)

Tabela 2 Percentis de pressão arterial sistêmica para meninas por idade e percentis de estatura (*continuação*)

		Pressão arterial sistólica (mmHg) Percentis da estatura ou medida da estatura (cm)							Pressão arterial diastólica (mmHg) Percentis da estatura ou medida da estatura (cm)						
Idade (anos)	Percentis da PA	5%	10%	25%	50%	75%	90%	95%	5%	10%	25%	50%	75%	90%	95%
6	Estatura (cm)	110	111,8	114,9	118,4	122,1	125,6	127,7	110	111,8	114,9	118,4	122,1	125,6	127,7
	P50	92	92	93	94	96	97	97	54	54	55	56	57	58	59
	P90	105	106	107	108	109	110	111	67	67	68	69	70	71	71
	P95	109	109	110	111	112	113	114	70	71	72	72	73	74	74
	P95 + 12 mmHg	121	121	122	123	124	125	126	82	83	84	84	85	86	86
7	Estatura (cm)	115,9	117,8	121,1	124,9	128,8	132,5	134,7	115,9	117,8	121,1	124,9	128,8	132,5	134,7
	P50	92	93	94	95	97	98	99	55	55	56	57	58	59	60
	P90	106	106	107	109	110	111	112	68	68	69	70	71	72	72
	P95	109	110	111	112	113	114	115	72	72	73	73	74	74	75
	P95 + 12 mmHg	121	122	123	124	125	126	127	84	84	85	85	86	86	87
8	Estatura (cm)	121	123	126,5	130,6	134,7	138,5	140,9	121	123	126,5	130,6	134,7	138,5	140,9
	P50	93	94	95	97	98	99	100	56	56	57	59	60	61	61
	P90	107	107	108	110	111	112	113	69	70	71	72	72	73	73
	P95	110	111	112	113	115	116	117	72	73	74	74	75	75	75
	P95 + 12 mmHg	122	123	124	125	127	128	129	84	85	86	86	87	87	87
9	Estatura (cm)	125,3	127,6	131,3	135,6	140,1	144,1	146,6	125,3	127,6	131,3	135,6	140,1	144,1	146,6
	P50	95	95	97	98	99	100	101	57	58	59	60	60	61	61
	P90	108	108	109	111	112	113	114	71	71	72	73	73	73	73
	P95	112	112	113	114	116	117	118	74	74	75	75	75	75	75
	P95 + 12 mmHg	124	124	125	126	128	129	130	86	86	87	87	87	87	87
10	Estatura (cm)	129,7	132,2	136,3	141	145,8	150,2	152,8	129,7	132,2	136,3	141	145,8	150,2	152,8
	P50	96	97	98	99	101	102	103	58	59	59	60	61	61	61
	P90	109	110	111	112	113	115	116	72	73	73	73	73	73	73
	P95	113	114	114	116	117	119	120	75	75	76	76	76	76	76
	P95 + 12 mmHg	125	126	126	128	129	131	132	87	87	88	88	88	88	88

(*continua*)

Tabela 2 Percentis de pressão arterial sistêmica para meninas por idade e percentis de estatura (*continuação*)

		Pressão arterial sistólica (mmHg) Percentis da estatura ou medida da estatura (cm)							Pressão arterial diastólica (mmHg) Percentis da estatura ou medida da estatura (cm)						
Idade (anos)	Percentis da PA	5%	10%	25%	50%	75%	90%	95%	5%	10%	25%	50%	75%	90%	95%
11	Estatura (cm)	135,6	138,3	142,8	147,8	152,8	157,3	160	135,6	138,3	142,8	147,8	152,8	157,3	160
	P50	98	99	101	102	104	105	106	60	60	60	61	62	63	64
	P90	111	112	113	114	116	118	120	74	74	74	74	74	75	75
	P95	115	116	117	118	120	123	124	76	77	77	77	77	77	77
	P95 + 12 mmHg	127	128	129	130	132	135	136	88	89	89	89	89	89	89
12	Estatura (cm)	142,8	145,5	149,9	154,8	159,6	163,8	166,4	142,8	145,5	149,9	154,8	159,6	163,8	166,4
	P50	102	102	104	105	107	108	108	61	61	61	62	64	65	65
	P90	114	115	116	118	120	122	122	75	75	75	75	76	76	76
	P95	118	119	120	122	124	125	126	78	78	78	78	79	79	79
	P95 + 12 mmHg	130	131	132	134	136	137	138	90	90	90	90	91	91	91
13	Estatura (cm)	148,1	150,6	154,7	159,2	163,7	167,8	170,2	148,1	150,6	154,7	159,2	163,7	167,8	170,2
	P50	104	105	106	107	108	108	109	62	62	63	64	65	65	65
	P90	116	117	119	121	122	123	123	75	75	75	76	76	76	76
	P95	121	122	123	124	126	126	127	79	79	79	79	80	80	81
	P95 + 12 mmHg	133	134	135	136	138	138	139	91	91	91	91	92	92	93
14	Estatura (cm)	150,6	153	156,9	161,3	165,7	169,7	172,1	150,6	153	156,9	161,3	165,7	169,7	172,1
	P50	105	106	107	108	109	109	109	63	63	64	65	66	66	66
	P90	118	118	120	122	123	123	123	76	76	76	76	77	77	77
	P95	123	123	124	125	126	127	127	80	80	80	80	81	81	82
	P95 + 12 mmHg	135	135	136	137	138	139	139	92	92	92	92	93	93	94
15	Estatura (cm)	151,7	154	157,9	162,3	166,7	170,6	173	151,7	154	157,9	162,3	166,7	170,6	173
	P50	105	106	107	108	109	109	109	64	64	64	65	66	67	67
	P90	118	119	121	122	123	123	124	76	76	76	77	77	78	78
	P95	124	124	125	126	127	127	128	80	80	80	81	82	82	82
	P95 + 12 mmHg	136	136	137	138	139	139	140	92	92	92	93	94	94	94

(*continua*)

Tabela 2 Percentis de pressão arterial sistêmica para meninas por idade e percentis de estatura (*continuação*)

		Pressão arterial sistólica (mmHg) Percentis da estatura ou medida da estatura (cm)							Pressão arterial diastólica (mmHg) Percentis da estatura ou medida da estatura (cm)						
Idade (anos)	Percentis da PA	5%	10%	25%	50%	75%	90%	95%	5%	10%	25%	50%	75%	90%	95%
16	Estatura (cm)	152,1	154,5	158,4	162,8	167,1	171,1	173,4	152,1	154,5	158,4	162,8	167,1	171,1	173,4
	P50	106	107	108	109	109	110	110	64	64	65	66	66	67	67
	P90	119	120	122	123	124	124	124	76	76	76	77	78	78	78
	P95	124	125	125	127	127	128	128	80	80	80	81	82	82	82
	P95 + 12 mmHg	136	137	137	139	139	140	140	92	92	92	93	94	94	94
17	Estatura (cm)	152,4	154,7	158,7	163	167,4	171,3	173,7	152,4	154,7	158,7	163	167,4	171,3	173,7
	P50	107	108	109	110	110	110	111	64	64	65	66	66	66	67
	P90	120	121	123	124	124	125	125	76	76	77	77	78	78	78
	P95	125	125	126	127	128	128	128	80	80	80	81	82	82	82
	P95 + 12 mmHg	137	137	138	139	140	140	140	92	92	92	93	94	94	94

Fonte: adaptada de Flynn et al.[7]

Tabela 3 Valores de pressão arterial que requerem avaliação adicional

Idade em anos	Pressão arterial em mmHg			
	Meninos		Meninas	
	PA sistólica	PA diastólica	PA sistólica	PA diastólica
1	98	52	98	54
2	100	55	101	58
3	101	58	102	60
4	102	60	103	62
5	103	63	104	64
6	105	66	105	67
7	106	68	106	68
8	107	69	107	69
9	107	70	108	71
10	108	72	109	72
11	110	74	111	74
12	113	75	114	75
≥ 13	120	80	120	80

Fonte: adaptada de Flynn et al.[3]

Para avaliação da normalidade da PA em recém-nascidos utiliza-se a tabela de referência publicada por Dionne et al.[4] (Tabela 4).

Para lactentes abaixo de 1 ano ainda estão vigentes as curvas da 2ª Diretriz de Hipertensão Pediátrica (2nd Task Force)[5] (Figuras 1 e 2).

QUADRO CLÍNICO E INVESTIGAÇÃO

Em relação à criança hipertensa, é fundamental reconhecer que a apresentação clínica pode ser bastante variável e, em muitos casos, absolutamente inespecífica. Na fase inicial, na maioria das vezes, a criança encontra-se assintomática ou apresenta sintomas tais como cefaleia occipital e ao acordar, irritabilidade, dificuldade para iniciar o sono, dificuldade escolar e de concentração, dor abdominal, dor torácica, cansaço diurno e, nos casos de crianças com HAS secundária, sintomas específicos da doença de base.[6] Estima-se que apenas um percentual das crianças hipertensas seja diagnosticado, e isso, em parte, resulta da falta de rastreamento rotineiro para HAS nas consultas médicas. As razões para não realização do diagnóstico de HAS incluem: não aferição da PA, aferição inadequada da PA, aferição adequada, porém sem utilização de referências validadas, ou descarte de medidas elevadas por suposição de que sejam fruto de HAS do "jaleco branco".[6,7]

Investigação etiológica

Feito o diagnóstico de HAS, com base em aferição adequada e na utilização de referências validadas, deve-se iniciar a investigação direcionada à etiologia da doença de base e à

Tabela 4 Valores estimados de PA após 2 semanas em recém-nascidos de 26-44 semanas de idade pós-concepção

Idade pós-concepção	Percentil 50	Percentil 95	Percentil 99
44 semanas			
PAS	88	105	110
PAD	50	68	73
PAM	**63**	**80**	**85**
42 semanas			
PAS	85	98	102
PAD	50	65	70
PAM	**62**	**76**	**81**
40 semanas			
PAS	80	95	100
PAD	50	65	70
PAM	**60**	**75**	**80**
38 semanas			
PAS	77	92	97
PAD	50	65	70
PAM	**59**	**74**	**79**
36 semanas			
PAS	72	87	92
PAD	50	65	70
PAM	**57**	**72**	**71**
34 semanas			
PAS	70	85	90
PAD	40	55	60
PAM	**50**	**65**	**70**
32 semanas			
PAS	68	83	88
PAD	40	55	60
PAM	**48**	**62**	**69**
30 semanas			
PAS	65	80	85
PAD	40	55	60
PAM	**48**	**65**	**68**
28 semanas			
PAS	60	75	80
PAD	38	50	54
PAM	**45**	**58**	**63**
26 semanas			
PAS		72	77
PAD	30	50	56
PAM	**38**	**57**	**63**

PAS: pressão arterial sistólica; PAD: pressão arterial diastólica; PAM: pressão arterial média.
Fonte: adaptada de Dionne et al.[4]

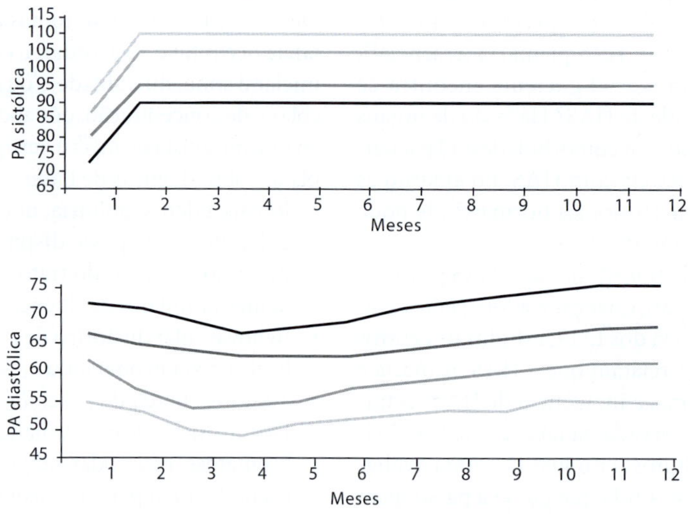

Percentil 90

PA sistólica	87	101	106	106	106	106	106	106	106	106	106	106	106
PA diastólica	68	66	63	63	63	66	66	67	68	68	69	69	69
Altura em cm	51	59	63	66	68	70	72	73	74	76	77	78	80
Peso em kg	4	4	5	5	6	7	8	9	9	10	10	11	11

Figura 1 Valores de pressão arterial para meninos do nascimento até 12 meses de idade.

Fonte: adaptado do 2nd Task Force.[5]

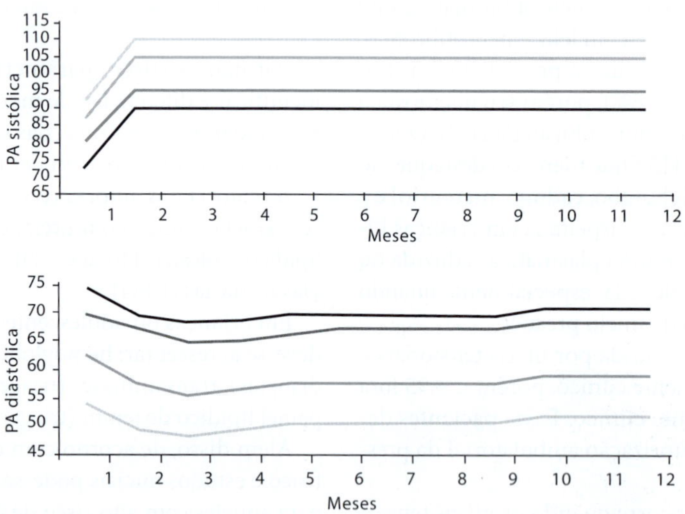

Percentil 90

PA sistólica	76	96	101	104	105	106	106	106	106	106	106	106	106
PA diastólica	68	66	64	64	65	66	66	66	66	67	67	67	67
Altura em cm	54	56	56	56	61	63	66	68	70	72	74	75	77
Peso em kg	4	4	4	5	5	6	7	8	9	9	10	10	11

Figura 2 Valores de pressão arterial para meninas do nascimento até 12 meses de idade.

Fonte: adaptada do 2nd Task Force.[5]

pesquisa de fatores de risco para hipertensão primária. Os principais questionamentos a serem respondidos são: estamos diante de um paciente com HAS primária (essencial), secundária ou do jaleco branco? O paciente encontra-se em estágio 1 ou 2 de gravidade de HAS? Há lesão de órgãos alvo? O paciente é obeso e/ou tem comorbidades? O paciente apresenta queixas compatíveis com HAS, no entanto as aferições demonstram níveis tensionais normais? Ele pode ser portador de HAS mascarada?[1,7]

Embora dados recentes demonstrem que a HAS primária seja o principal diagnóstico para crianças e adolescentes avaliados em centros de referência dos EUA, estudos de centros únicos fora desse país ainda relatam que a HAS primária é incomum. De qualquer forma, a incidência de HAS secundária é mais comumente observada na faixa etária pediátrica em comparação com adultos. Isso justifica uma avaliação pediátrica mais vigorosa, ainda que passo a passo, para evitar sobrecarga de exames desnecessários.

Pacientes com HAS primária apresentam, na maioria das vezes, um perfil característico: idade ≥ 6anos, história familiar de HAS e associação com sobrepeso/obesidade. A possibilidade de HAS secundária deve ser considerada em crianças com idade < 6 anos, e nos casos de HAS grave em vigência de lesão de órgão alvo.[1] A doença renal e a doença renovascular estão entre as causas mais comuns de HAS secundária em crianças, representando 34-79% e 12-13%, respectivamente, dos diagnósticos. Dentre as causas de doença renovascular, a coartação de aorta se caracteriza por níveis tensionais mais elevados (≥ 20 mmHg) em membros superiores que em membros inferiores e a neurofibromatose tipo 1, pela presença de manchas café com leite e neurofibromas. Causas endocrinológicas estão pouco representados na etiologia da HAS pediátrica (0,05--6%), porém seu diagnóstico e tratamento podem resultar em resolução da HAS. Outras causas menos frequentes de HAS que merecem destaque são as intoxicações ambientais (chumbo, cadmio, mercúrio) e a HAS monogênica, que deve ser suspeitada em crianças hipertensas com atividade de renina plasmática reduzida ou relação aldosterona renina elevada, especialmente quando há história familiar de HAS de início precoce.

HAS do jaleco branco é definida por níveis tensionais ≥ P95 no consultório ou ambiente clínico, porém < %95 fora do consultório e do ambiente clínico. Esses pacientes devem ser submetidos à monitorização ambulatorial da pressão arterial (Mapa).

Hipertensão mascarada ocorre quando os níveis tensionais são normais no consultório/ambiente clínico, porém elevados no Mapa. Tem sido observada em 5,8% das crianças não selecionadas estudadas por Mapa.[1] Esses pacientes têm risco de dano hipertensivo de órgãos alvo. Os pacientes com maior risco de HAS mascarada são aqueles com obesidade, com formas secundárias de HAS tais como renais crônicos e aqueles submetidos a reparo de coartação de aorta. Por ser particularmente prevalente em renais crônicos, esses pacientes devem ter a inclusão do Mapa como parte do acompanhamento de rotina.[1]

Anamnese e exame físico completos são fundamentais. Devem-se investigar sintomas associados à HAS como cefaleia occipital e ao acordar, irritabilidade, dificuldade para iniciar o sono, dificuldade e/ou declínio do desempenho escolar e de concentração, dor abdominal, dor torácica, cansaço diurno, epistaxe, *flush* e vertigem.[1,6,7] É importante buscar pistas sobre doenças de base:

- Renais: edema, poliúria, noctúria, fadiga, fraqueza muscular, perda de peso, dispneia. Antecedentes de oligodrâmnio, infecção do trato urinário recorrente e antecedentes familiares de doença renal.
- Renovascular: histórico de cateterização de artéria umbilical, asfixia neonatal ou episódios de hipotensão grave.
- Tumores: perda de peso, *flushing*, sudorese
- Doença sistêmica: anormalidades em pele (LES, neurofibromatose, esclerodermia) e antecedentes familiares, por exemplo, de hipertireoidismo.
- HAS iatrogênica: história médica pregressa, uso de medicações tais como: anti-inflamatórios não hormonais, descongestionantes, estimulantes (p. ex., em déficit de atenção), antidepressivo tricíclico, imunossupressores, anticoncepcional.
- Pistas para HAS essencial: obesos, ingestão de fumo\álcool. Antecedentes familiares de doença cardiovascular ou diabetes, distúrbios do sono (apneia do sono).
- Pistas ligadas à teoria da programação fetal: baixo peso ao nascer, disfunção placentária, desnutrição materna, prematuridade, estresse intrauterino (IU) e pós-natal, superalimentação IU e pós-natal, bem como desequilíbrios alimentares de macro e micronutrientes.[8]

Por não existirem parâmetros clínicos que permitam identificar e diferenciar, de modo definitivo, HAS primária e secundária, há controvérsias sobre como investigar os pacientes com HAS leve e moderada.

A maioria dos autores recomenda inicialmente: urinálise, painel químico com ureia, creatinina, eletrólitos, perfil lipídico (colesterol total e HDL) e ultrassonografia de rins e vias urinárias (USG).[1,7]

Em crianças ou adolescentes obesos com (IMC > %95) deve-se acrescentar: hemoglobina A1c (triagem aceita para diabetes), transaminases (triagem para esteatose hepática), painel lipídico de jejum (triagem para dislipidemia).

Além disso, de acordo com dados de anamnese, exame físico e estudos iniciais pode-se solicitar: glicemia de jejum para aqueles com alto risco de *diabetes mellitus*, hormônio estimulador da tireoide, triagem para drogas, polissonografia do sono (ronco alto, sonolência diurna ou história de apneia), hemograma completo em pacientes com retardo do crescimento ou alteração da função renal.[1]

Importante atentar para hipocalemia e alcalose metabólica que podem ocorrer em formas monogênicas de HAS (hiperaldosteronismo familiar tipo 1; síndrome de Liddle caracterizada por pseudo-hipoaldosteronismo e retardo do crescimento; excesso aparente de mineralocorticoide). Formas monogênicas devem ser consideradas em crianças hi-

pertensas com história familiar de início precoce de HAS, e, neste caso, sugere-se solicitar análise genética.[1,7]

A avaliação extensa para causas secundárias de HAS não é recomendada em crianças com idade ≥ 6 anos com diagnóstico de sobrepeso ou obesidade e história familiar de hipertensão sem sinais de alerta na anamnese e exame físico.[1] Exames adicionais para avaliação para HAS secundária deverão ser realizados para casos que estejam fora do padrão de HAS essencial, nos pacientes com HAS estágio 2 ou se houver sinais e sintomas de outras doenças.

Especificamente em relação à doença renovascular, embora não existam critérios baseados em evidências clínicas, especialistas recomendam aprofundar a avaliação em pacientes em estágio 2 de HAS, hipertensão diastólica significativa (especialmente por Mapa), HAS com hipocalemia e naqueles com discrepância anormal no tamanho entre os rins à USG. A ausculta de sopros sobre as artérias renais, embora nem sempre esteja presente, sugere HAS renovascular. A triagem não invasiva para HAS renovascular pode ser iniciada com USG renal com Doppler, em crianças ≥ 8 anos e adolescentes, com peso normal, capazes de cooperar com o procedimento. A tomografia computadorizada e/ou ressonância magnética são também boas opções de estudos de triagem não invasivos. O "padrão ouro" para diagnóstico da HAS renovascular é a angiografia de subtração digital, que, quando sugestiva, deve ser seguida de arteriografia renal, exame capaz de refinar o diagnóstico e estabelecer o tratamento em casos nos quais a balonização da região estenosada ou a colocação de *stents* esteja indicada.[1]

Estudos diagnósticos adicionais podem ser apropriados na dependência de dados clínicos que levantem suspeita de endocrinopatia: hormônio tireóideo, esteroides séricos e urinários, aldosterona sérica. Similarmente, na suspeita de feocromocitoma devem ser solicitadas metanefrinas séricas e catecolaminas urinárias. Outros exames de imagem (uretrocistografia miccional, cintilografia renal com DMSA, cintilografia com MIGB) e biopsia renal devem ser considerados com base em dados de anamnese, quadro clínico e exame físico.

Mapa é um procedimento no qual um aparelho portátil de PA é utilizado pelo paciente para registrar valores de PA durante um determinado período, usualmente 24 horas, no ambiente habitual do indivíduo e durante a execução de suas atividades. Suas principais indicações são: diagnóstico de HA primária e de HA secundária, avaliação da eficácia da terapêutica, diagnóstico de HA do jaleco branco e HAS mascarada e, também, para avaliar a gravidade da HAS e determinar se há padrão de ritmo circadiano anormal da PA, o que pode indicar maior risco de lesão de órgão alvo.[1] É importante destacar que a MAPA deve ser realizado dentro de uma abordagem padrão com monitores que tenham sido validados para a população pediátrica e os estudos devem ser interpretados utilizando dados normativos pediátricos. A Tabela 5 apresenta a classificação dos valores de pressão arterial obtidos pela MAPA.[9]

Tabela 5 Definições atualizadas para o diagnóstico e o estadiamento da PA casual na criança e adolescente de 1 a 17 anos de idade

Idade de 1–13 anos	Idade ≥ 13 anos
PA Normal: < p 90	PA normal: < 120/< 80 mmHg
PA elevada: ≥ p 90 até < p 95 OU 120/80 mm Hg até < p 95 (o que for mais baixo)	PA elevada: 120/<80 até 129/< 80 mmHg
HA estágio 1: p ≥ 95 até p 95 + 12 mmHg OU 130/80 até 139/89 mmHg (o que for mais baixo)	HA estágio 1: 130/80 a 139/89 mmHg
HA estágio 2: ≥ p 95 + 12 mmHg OU ≥ 140/90 mmHg (o que for mais baixo)	HA estágio 2: ≥ 140/90 mmHg

p: percentil.
Fonte: Flynn JT, et al., 2022.

A monitorização de lesão de órgãos-alvo (alterações cardiovasculares, hiperfiltração glomerular, alterações na fundoscopia ocular) também deve ser iniciada precocemente, com reavaliações em intervalos que dependerão da extensão do dano e do grau de HAS.[7] Recomenda-se solicitar ecocardiograma para acessar dano cardíaco sempre que se considerar o início de tratamento medicamentoso e repeti-lo para monitorar a melhora ou progressão de lesão de órgão alvo em intervalos de 6-12 meses.[1] Além do ecocardiograma, deve ser avaliado o fundo de olho, e alguns *guidelines* recomendam análise da espessura da carótida e presença de microalbuminúria, embora nesse caso não haja consenso para pacientes com HAS primária.[7]

Tratamento farmacológico e não farmacológico

O tratamento da HAS em crianças e adolescentes visa à redução de risco de lesão de órgãos alvo na infância e de acometimento cardiovascular na idade adulta. Tem-se demonstrado que as opções de tratamento atualmente disponíveis podem inclusive reverter o dano a órgãos alvo no jovem hipertenso.

A demonstração de que a redução da PA para valores < P90 resulta em redução no índice de massa de ventrículo esquerdo (IMVE) e na prevalência de hipertrofia ventricular esquerda (HVE), assim como a manutenção de valores de PA ≤ 120/80 mmHg na adolescência, diminui a chance de doença cardiovascular no adulto jovem, motivaram a eleição do alvo de pressão arterial a ser alcançado com o tratamento farmacológico e não farmacológico da HAS, na criança e no adolescente, como sendo < percentil 90 e < 130/80 mmHg no adolescente ≥ 13 anos de idade.[1]

Intervenção não farmacológica

A influência positiva da atividade física regular e de dietas ricas em frutas, vegetais, laticínios com baixo teor de gordura, grãos inteiros, peixes, aves, nozes e carne vermelha magra, com baixo teor de açúcar simples e de sódio (como por exemplo a dieta tipo DASH), pode ser demonstrada também em crianças e adolescentes hipertensos com ou sem sobrepeso/obesi-

dade/síndrome metabólica. Recomenda-se, portanto, que, ao se diagnosticar PA elevada ou HAS em criança ou adolescente, oriente-se a introdução de uma dieta tipo DASH e o início de treinamento físico moderado a vigoroso por pelo menos 3-5 dias por semana (30-60 minutos por sessão). No sentido de favorecer a perda de peso, deve-se recomendar, em pacientes obesos, atividade física diária de pelo menos 60 minutos, de intensidade moderada ou vigorosa. Para apoio à redução do estresse, outras atividades podem ser sugeridas, como meditação com conscientização dos movimentos respiratórios, *mindfulness* ou ioga. A Tabela 6 demonstra a provisão dos vários grupos de alimentos na composição diária da dieta tipo DASH.[1]

Tabela 6 Provisão dos vários grupos de alimentos na composição diária da dieta tipo DASH

Alimento	Porção/dia
Frutas e verduras	4-5
Produtos lácteos com baixo teor de gordura	≥ 2
Cereais integrais	6
Peixe, frango e carne vermelha magra	≤ 2
Legumes e nozes	1
Óleos e gorduras	2-3
Açúcar adicionado, doces e bebidas adoçadas	≤ 1
Na dietético	< 2.300 mg/dia

Fonte: adaptada de Flynn et al.[1]

Tratamento farmacológico

Deve ser iniciado para toda criança/adolescente com HAS sintomática, HAS estágio 2 (sem fator modificável), HAS associada a *diabetes mellitus* ou doença renal crônica ou cuja PA não tenha atingido os valores alvo após intervenções não farmacológicas.[1]

Recomenda-se que uma única medicação seja introduzida inicialmente, em dose baixa. A dose pode ser aumentada até a dose máxima preconizada ou o surgimento de efeitos colaterais, a cada 2-4 semanas, até que a PA seja controlada. Se o controle da PA não for atingido com medicação única, um segundo agente pode ser adicionado ao regime terapêutico e titulado de acordo com o realizado para a primeira opção medicamentosa. As modificações de estilo de vida devem ser mantidas em vigência da terapêutica farmacológica, reforçando-se a ingestão de dieta saudável rica em frutas e verduras, com baixo conteúdo de sal e a realização rotineira de atividade física moderada a vigorosa como adjuvantes da terapêutica medicamentosa anti-hipertensiva.[1]

A indústria farmacêutica, estimulada por incentivos legais de extensão de patente recentemente introduzidos, tem incluído a população pediátrica nos estudos de desenvolvimento de novos medicamentos. Essa vantagem tem gerado alguns dados pediátricos de eficácia e segurança para novos anti-hipertensivos, o mesmo não ocorrendo com outras medicações mais tradicionais sem proteção de patente. Os poucos estudos pediátricos que comparam diferentes agentes anti-hipertensivos não demonstram diferenças clinicamente significativas, na eficiência de redução da PA, entre os agentes avaliados. Não há ensaios clínicos pediátricos com inclusão de eventos cardiovasculares entre os desfechos estudados, e os estudos de longo prazo, sobre a segurança de medicamentos anti-hipertensivos em crianças e seu impacto no desenvolvimento futuro de doença cardiovascular, são limitados.

Sugere-se que o tratamento farmacológico da HAS em crianças e adolescentes seja iniciado com um inibidor da enzima de conversão da angiotensina (Ieca), um bloqueador da angiotensina 2 (BRA), um bloqueador do canal de cálcio de longa ação ou um diurético tiazídico. Crianças afro-americanas não apresentam uma boa resposta aos Ieca, e recomenda-se que seu tratamento anti-hipertensivo seja iniciado com dose mais elevada de Ieca ou, alternativamente, com diurético tiazídico ou bloqueador dos canais de cálcio (BCC) de longa ação. Os betabloqueadores não são recomendados como tratamento inicial em crianças. Os Ieca e os BRA estão formalmente contraindicados na gravidez, pois sua utilização está ligada a alterações no desenvolvimento fetal e ao óbito fetal. Recomenda-se que adolescentes com potencial para engravidar sejam esclarecidas sobre essa contraindicação e sobre a necessidade de substituição desses medicamentos por agentes bloqueadores do canal de cálcio ou betabloqueadores, antes do início da gestação.[1]

Em crianças com HA e doença renal crônica, proteinúria ou *diabetes mellitus*, o tratamento da HA deve ser iniciado com Ieca ou BRA, a menos que haja uma contraindicação absoluta.

Em crianças e adolescentes com HA sintomática, HA estágio 2 sem fator de risco modificável, hipertrofia de VE à ecocardiografia ou falha no controle da HA com medidas não farmacológicas, deve-se iniciar tratamento farmacológico com IECA, BRA, BCC de longa ação, ou diurético tiazídico.

Outras classes de medicamentos anti-hipertensivos (p. ex., alfabloqueadores, betabloqueadores, alfa e betabloqueadores, agentes de ação central, diuréticos poupadores de potássio e vasodilatadores) devem ser reservados para o caso de não resposta a 2 ou mais dos agentes preferenciais.

Acompanhamento clínico

O tratamento não farmacológico pode ser acompanhado por meio de visitas a intervalos de 3-6 meses, para reforço da adesão à mudança de estilo de vida e reavaliação da necessidade de introdução de terapêutica farmacológica. Por outro lado, a criança/adolescente em tratamento farmacológico requer monitoramento clínico mais amiúde, inicialmente a cada 4-6 semanas, para ajustes de dose e/ou adição de um segundo ou terceiro agente, até o alcance da meta de controle pressórico, com espaçamento posterior dos retornos para cada 3-4 meses. A aderência às medidas não farmacológicas deve ser avaliada e reforçada em todos os retornos. Recomenda-se também avaliação, em todas as consultas, da adesão à terapia prescrita e da pesquisa de efeitos adversos do medicamento em utilização, por meio de sinais e sintomas clínicos e de alterações em exames laboratoriais pertinentes

A medida rotineira da PA no domicílio pode ser um apoio importante ao tratamento não farmacológico/farmacológico. Em pacientes com doenças de base, por exemplo, doença renal crônica, recomenda-se que a avaliação do controle pressórico evolutivo da criança/adolescente com HAS seja embasada também na repetição da Mapa.[1]

MANEJO DO CONTROLE PRESSÓRICO EM SITUAÇÕES ESPECIAIS E COMORBIDADES

Conduta na hipertensão arterial no atleta

Apesar de não haver dados que associem a participação esportiva de crianças e adolescentes com HAS à morte súbita, a participação de crianças e adolescentes com HAS em esportes competitivos deve estar vinculada à realização de avaliação clínica cuidadosa que inclua pesquisa de lesões de órgãos alvo e à introdução de terapêutica farmacológica/não farmacológica para manutenção de valores de PA abaixo daqueles compatíveis com HA estágio 2. No caso de esportes que envolvam grandes esforços estáticos como luta livre, boxe e levantamento de peso, a American Heart Association e o American College of Cardiology sugerem que pacientes com HA estágio 2, com ou sem hipertrofia de ventrículo esquerdo, só sejam liberados para a pratica esportiva com controle pressórico adequado por medidas terapêuticas farmacológica/não farmacológica.[1]

Hipertensão arterial em paciente com proteinúria ou doença renal crônica

A HAS é uma comorbidade frequente na evolução da doença renal crônica (DRC) e um dos fatores de agravamento da perda funcional renal em crianças e adultos. Nessa condição clínica, a PA deve ser avaliada em todas as consultas pois há evidências de que o tratamento adequado da HAS em crianças/adolescentes com DRC pode retardar a progressão ou reverter a lesão de órgão alvo. A hipertensão mascarada é frequentemente diagnosticada nas crianças e adolescentes com DRC avaliados pela Mapa. Sua persistência está associada ao agravamento de lesões de órgãos alvo, com a hipertrofia ventricular esquerda. Portanto, independentemente do controle aparente da PA avaliada em consultório, a criança/adolescente com DRC e HAS deve ser avaliada, pelo menos anualmente, pela Mapa de 24 horas.[1]

O estudo *Escape* avaliou a eficácia e segurança de um Ieca no controle pressórico e na evolução da função renal de crianças e adolescentes com DRC, comparando duas metas terapêuticas avaliadas com base na Mapa de 24 horas: pressão arterial média entre o percentil 50-95 e pressão arterial média < percentil 50. O desfecho primário foi o tempo para um declínio de 50% na taxa de filtração glomerular ou progressão para doença renal em estágio terminal. Os desfechos secundários incluíram mudanças na pressão arterial, na taxa de filtração glomerular e na proteinúria. O grupo que atingiu a meta mais baixa de PA apresentou resultados melhores do que o grupo cujos valores de PA ficaram em percentis mais elevados anteriormente considerados adequados. Esses resultados motivaram a orientação de que nessa condição clínica o alvo terapêutico no manejo da HA é a manutenção da pressão arterial média medida pela Mapa de 24 horas abaixo do percentil 50.[10]

A quantificação da proteinúria é medida obrigatória no seguimento de crianças e adolescentes com DRC. Sabe-se que a persistência de proteinúria, assim como ocorre com a HA não controlada, constitui-se como fator de risco para perda funcional renal. Recomenda-se que no manejo da HA e da proteinúria associadas à DRC, Ieca ou BRA sejam consideradas classes de anti-hipertensivos de primeira escolha por apresentarem benefícios comprovados sobre o prognóstico evolutivo da função renal.[10]

Hipertensão arterial em paciente com *diabetes mellitus*

A prevalência de HAS é maior em jovens com *diabetes mellitus* (DM) tipo 2 em comparação com DM tipo 1, variando entre 12-31% dos casos. Estudos de coortes tem demonstrado que a PA e a rigidez arterial se correlacionam com o índice de massa corpórea, sexo masculino, etnia afro-americana e idade de início do diabetes. Diferentemente do que ocorre na DM tipo 1, na DM tipo 2, a HA se desenvolve precocemente, evolui rapidamente com efeitos cardíacos adversos, não apresenta correlação com níveis de hemoglobina glicada ou índices de falha no controle glicêmico e pode não responder a medidas dietéticas A simultaneidade da obesidade e da DM tipo 2 aumenta os riscos para desenvolvimento de lesões de órgãos alvo.[1]

Recomenda-se que crianças e adolescentes com DM tipo 1 ou DM tipo 2 tenham a PA avaliada em todas as consultas. O manejo anti-hipertensivo deve incluir medidas não farmacológicas, e a introdução de medicamentos anti-hipertensivos se a PA for ≥ percentil 95 ou > 130/80 mm Hg em adolescentes ≥ 13 anos de idade.[1]

Síndrome da apneia e hipopneia obstrutiva do sono

A síndrome da apneia e hipopneia obstrutiva do sono (Sahos) pode se manifestar na criança e no adolescente, por meio de ronco, sonolência diurna (em adolescentes), ou hiperatividade (em crianças menores), e pode levar a hipertensão arterial. Quanto mais grave a Sahos, maior a chance de desenvolvimento de pressão elevada ou HAS, portanto nos pacientes com história clínica positiva para essa sintomatologia devem ter PA avaliada cuidadosamente. Como a Sahos afeta a PA ao longo do dia e da noite, esta avaliação deve incluir a Mapa de 24 horas.[1]

Ainda não há evidências de que a abordagem terapêutica da Sahos, seja por meio de adenotonsilectomia ou com equipamento de pressão positiva contínua (CPAP), nos casos indicados, beneficie a normalização a PA em todos os afetados, principalmente em pacientes obesos.[1]

HAS em pacientes pós-transplante

A prevalência de HAS em crianças e adolescentes após transplantes de órgãos sólidos varia de 50-90% casos. Dentre os

fatores de risco para o desenvolvimento de HAS destaca-se o uso de imunossupressores como esteroides, inibidores de calcineurina e inibidores de mTOR. No caso de receptores de transplante renal, contribuem para o desenvolvimento de HAS: a presença de rins nativos, a DRC e a glomerulopatia do transplante. O paciente pós-transplante apresenta alta prevalência de HAS mascarada e de hipertensão noturna, portanto a realização de Mapa de 24 horas, assim como a medida domiciliar de pressão arterial, são metodologias fundamentais para o diagnóstico e seguimento terapêutico desses pacientes. O controle pressórico no paciente pediátrico pós-transplante pode ser desafiador, e as taxas de sucesso na obtenção da meta terapêutica variam de 33-55%. Em pacientes pós-transplante renal, a instituição de terapêutica anti-hipertensiva intensificada promove melhora da pressão arterial sistólica noturna, redução da proteinúria e estabilização da função do enxerto, principalmente se a meta terapêutica para controle da HA for atingida. Não há estudos sistemáticos sobre a eficácia das diferentes classes de anti-hipertensivos nesses pacientes; sabe-se, no entanto, que a associação de Ieca e BRA deve ser evitada no transplantado renal, pois pode levar a acidose e hiperpotassemia.[1]

Dislipidemia

A HA e a dislipidemia se associam como fator de risco para aterosclerose subclínica. Crianças e adolescentes com HAS apresentam risco aumentado de dislipidemia, portanto são da maior importância a triagem e a confirmação diagnóstica das disfunções lipídicas precocemente para que medidas terapêuticas possam ser iniciadas de acordo com as diretrizes pediátricas vigentes, a saber, aconselhamento de estilo de vida, medidas para adequação do peso corpóreo e instituição de fármacos, quando necessário.[11]

Deficiência cognitiva

Dados de estudos realizados em adultos sugerem que o sistema nervoso central pode ser afetado pela HA não controlada. Estudos preliminares em crianças sugerem que essa possibilidade também se aplica às crianças. Crianças hipertensas apresentam pontuação mais baixa em avaliações cognitivas e de função executiva e maior prevalência de dificuldade de aprendizagem quando comparadas com crianças com PA normal. Essas alterações talvez sejam motivadas por um prejuízo da reatividade cerebrovascular e enfatizam a importância da detecção precoce e de tratamento adequado da HAS pediátrica.[1]

Crise hipertensiva

A crise hipertensiva constitui-se em evento raro no paciente pediátrico caracterizado por elevação importante e súbita da PA com potencial de causar danos rápidos aos órgãos alvo, podendo ser classificada em urgência hipertensiva e emergência hipertensiva.

A urgência hipertensiva apresenta-se como uma elevação importante e frequentemente abrupta da PA, sem dano agudo demonstrável ao órgão alvo, enquanto a emergência hipertensiva se caracteriza como uma elevação abrupta de PA, em presença de dano agudo concomitante de órgão alvo. Na crise hipertensiva identificam-se valores de PA iguais ou superiores aos limites de definição da hipertensão estágio 2.

Quadro 2 Principais causas de crise hipertensiva na criança e no adolescente, de acordo com faixa etária

Faixa etária	Etiologia
0-1 anos	• Trombose de artéria/veia renal
	• Doença renal policística autossômico recessiva ou dominante
	• Coartação de aorta
	• Síndrome nefrótica congênita
	• Outras doenças parenquimatosas renais
	• Estenose da artéria renal
	• Tumores (Wilms, neuroblastoma)
	• Iatrogênica
	• Uso de colírios midriáticos
	• Superdose de teofilina (RN)
	• Superdose de cafeína (RN)
2-12 anos	• Doença parenquimatosa renal
	• Doença policística renal autossômica dominante ou recessiva
	• Doença renovascular/vasculites
	• Tumores (feocromocitoma, Wilms, neuroblastoma)
	• Causas endócrinas (síndrome de Cushing, tireotoxicose, formas raras de hiperplasia congênita de adrenal)
	• Coartação da aorta
	• Hipertensão monogênica (síndrome de Liddle, síndrome de Gordon, excesso aparente de mineralocorticoide, hiperaldosteronismo corticoide remediável)
	• Medicações (corticosteroides, inibidores de calcineurina, anti-inflamatórios não hormonais, descongestionantes etc.)
13-18 anos	• Hipertensão essencial
	• Síndrome metabólica
	• Doença parenquimatosa renal
	• Vasculites
	• Iatrogênica
	• Uso de esteroides anabolizantes
	• Abuso de substâncias (cocaína, MDMA)
	• Medicações (corticosteroides, inibidores de calcineurina, anti-inflamatórios não hormonais, descongestionantes etc.)
	• Doença renovascular
	• Coartação aórtica
	• Causas endócrinas
	• Retirada abrupta de medicação anti-hipertensiva crônica: clonidina, betabloqueador

Fonte: adaptado de Seeman et al.[12] e Chandar e Zilleruelo.[13]

Em termos etiológicos, ocorre variação com a idade, podendo estar associada a HAS primária ou secundária.

A Tabela 7 mostra as principais causas de crise hipertensiva na criança e no adolescente de acordo com a faixa de idade

A patogênese da crise hipertensiva está associada ao mecanismo gerador da HA, seja ele dependente de elevação de volume ou de resistência periférica

A elevação da PA pode levar à ativação do sistema renina-angiotensina, estresse oxidativo e disfunção endotelial, resultando na fragmentação de proteínas e formação de neoantígenos, com consequente ativação de células T, no rim e na vasculatura, desencadeando um processo inflamatório de células T com liberação de citocinas e intensificação da vasoconstrição, retenção de sódio e água, com piora da hipertensão e lesão de órgãos alvo.[12]

MANIFESTAÇÕES CLÍNICAS[12,13]

As manifestações clínicas são variadas, podendo ser mínimas ou ausentes na urgência hipertensiva, ou muito graves, na emergência hipertensiva, situação na qual as manifestações mais frequentes são neurológicas, cardíacas e renais.

No recém-nascido e no lactente, a HAS grave pode ser assintomática, manifestar-se por sintomas inespecíficos como intolerância alimentar, irritabilidade ou déficit de ganho de peso e altura, ou por meio de franca descompensação cardíaca/choque cardiogênico ou sintomas neurológicos podem incluir letargia, tremores, apneia e convulsões.

O sistema mais frequentemente afetado é o sistema nervosos central. Crianças menores (< 6 anos de idade) têm maior probabilidade de se apresentar com alterações do nível de consciência ou atividade convulsiva. Crianças maiores podem relatar cefaleia, alterações visuais agudas, tontura, sensação de opressão torácica, náuseas e vômitos. A presença de ortopneia, falta de ar e edema periférico pode sugerir insuficiência cardíaca ou renal concomitante.

A encefalopatia hipertensiva pode se apresentar em exames de imagem como síndrome de encefalopatia posterior reversível (PRES). A PRES é uma síndrome clínica e radiológica caracterizada por uma edema vasogênico potencialmente reversível da substância branca e córtex com predileção por parênquima vascularizado pela circulação posterior do sistema nervoso central. As condições clínicas que predispõem a PRES têm como mecanismo comum a promoção de disfunção endotelial com falha da autorregulação cerebral e desenvolvimento de edema vasogênico e incluem hipertensão, eclâmpsia, transplante de órgãos, exposição a vários imunossupressores e drogas citostáticas e condições inflamatórias sistêmicas com função renal comprometida. A PRES caracteriza-se pelo encontro na ressonância magnética (MRI) de alterações bilaterais e simétricas da substância branca em regiões occipitoparietais, mas outras regiões do sistema nervoso central podem ser comprometidas. Apesar de a PRES ser, por definição, uma condição reversível, existem raros relatos de sequelas neurológicas de longa duração.[14] Alterações visuais agudas estão frequentemente associadas à encefalopatia hipertensiva e à PRES e podem incluir hemorragia ou infarto da retina, edema do disco óptico, cegueira cortical, neuropatia óptica isquêmica aguda e distúrbios visuais com aumento da pressão intracraniana. Outras situações clínicas, como hemorragia intracraniana, trombose cerebral, uremia com encefalopatia, tumores cerebrais, encefalite, *pseudotumor cerebri* e estados histéricos, devem ser consideradas no diagnóstico diferencial da encefalopatia hipertensiva.

Manifestações cardiovasculares da crise hipertensiva podem incluir dor torácica, dispneia aos esforços, ausculta de ritmo de galope e edema pulmonar, como apresentação de insuficiência cardíaca congestiva. O acometimento renal na crise hipertensiva pode se manifestar por meio de injúria renal aguda, hematúria e/ou proteinúria. Os pacientes podem apresentar poliúria, polidipsia, acompanhados de cefaleia ou outros sintomas de acometimento neurológico. Pacientes com estenose da artéria renal unilateral podem desenvolver uma síndrome hipertensiva hiponatrêmica por associação de ativação do sistema renina angiotensina aldosterona no rim afetado com hiperfiltração, diurese pressórica e natriurese no rim contralateral.

O quadro laboratorial inclui hiponatremia, hipocalemia, alcalose hipoclorêmica e proteinúria, que pode alcançar níveis nefróticos.[15]

DIAGNÓSTICO E EXAMES COMPLEMENTARES[12,13]

A investigação inicial da crise hipertensiva deve ser simples e objetiva visando orientar o manejo terapêutico inicial e deve incluir

- Urina 1.
- Dosagem sérica de ureia, creatinina, eletrólitos (Na, K, cálcio total, magnésio), pH e bicarbonato.
- Hemograma completo.
- Eletrocardiograma.
- Radiografia de tórax.
- Tomografia computadorizada de crânio (em caso de alterações neurológicas).
- Fundoscopia ocular.

Após a estabilização da PA, outros exames complementares podem ser incluídos, a depender dos achados iniciais, no sentido de estabelecer um diagnóstico clínico definitivo.

TRATAMENTO

Não há evidências robustas que definam o manejo da criança e do adolescente com crise hipertensiva.[1]

Em crianças e adolescentes com HAS grave, a introdução imediata de medicação anti-hipertensiva deve ocorrer a partir de valores de PA 30 mmHg acima do percentil 95 para minimizar o desenvolvimento potencial de comorbidades associadas à HAS grave, que clinicamente caracterizam a emergência hipertensiva.[1]

Na urgência hipertensiva utilizam-se medicamentos por via oral sempre que a criança/adolescente estiver em condição que permitam o uso dessa via.

Na emergência hipertensiva a medicação anti-hipertensiva deve ser iniciada por via endovenosa, a PA deve ser reduzi-

da em não mais de 25% da redução prevista nas primeiras 8 horas, com o restante da redução pressórica estabelecida nas próximas 24-48 horas. A meta terapêutica da crise hipertensiva consiste em atingir valores de PA próximos ao percentil 95.[1]

As Tabelas 8, 9 e 10 apresentam respectivamente as medicações mais utilizadas para uso oral do paciente com HA, medicações mais utilizadas na crise hipertensiva da criança e do adolescente e medicações mais utilizadas em situações clínicas especiais.

O manejo da HA grave no período neonatal deve ser preferencialmente realizado com agentes de ação rápida, em infusão contínua. Como anteriormente mencionado, não é conveniente que a introdução de um agente hipotensor leve a uma queda abrupta de PA. Idealmente, deve-se pla-

Tabela 8 Medicações anti-hipertensivas para uso oral

Medicamento	Idade	Dose inicial	Dose máxima (max) e intervalo
Ieca Contraindicações: gravidez, angioedema Efeitos adversos comuns: tosse, dor de cabeça, tontura, astenia Efeitos adversos graves: hipercalemia, lesão renal aguda, angioedema, toxicidade fetal			
Benazepril	≥ 6 anos	0,2 mg/kg/dia	0,6 mg/kg/dia (máx: 40 mg), dose única diária
Captopril	Recém-nascidos	0,05 mg/kg/dose	6 mg/kg/dia, 1-4 doses/dia
	Crianças	0,5 mg/kg /dose	6mg/kg/dia, 3 doses/dia
Enalapril	≥ 1 mês	0,08 mg/kg/dia	0,6 mg/kg/dia (máx: 40 mg) 1 ou 2 vezes ao dia
Lisinopril	≥ 6 anos	0,07 mg/kg/dia	0,6 mg/kg/dia (máx: 40 mg), dose única diária
Ramipril	–	1,6 mg/m^2/dia	6 mg/m^2 /dia. Dose única diária
BRA Contraindicações: gravidez Efeitos adversos comuns: dor de cabeça, tontura Efeitos adversos graves: hipercalemia, lesão renal aguda, toxicidade fetal			
Irbesartan	6-12 anos ≥ 13 anos	75 mg/dia 150 mg/dia	150 mg/dia 300 mg/dia Dose única diária
Losartan	≥ 6 anos	0,7 mg/kg/dia (até 50 mg)	1,4 mg/kg (máx: 100 mg) Dose única diária
Valsartan	≥ 6 anos	1,3 mg/kg/dia (até 40 mg)	2,7 mg/kg (máx: 160 mg) Dose única diária
Diuréticos tiazídicos Contraindicações: anúria Efeitos adversos comuns: tontura, hipocalemia Efeitos adversos graves: disritmias cardíacas, icterícia colestática, diabetes mellitus de novo, pancreatite			
Clortalidona	Criança	0,3 mg/kg	2 mg/kg/dia (máx.: 50 mg) Dose única diária
Clorotiazida	Criança	10 mg/kg/dia	20 mg/kg/dia (máx.: 375 mg), 1-2 doses por dia
Hidroclorotiazida	Criança	1 mg/kg/dia	2 mg/kg/dia (máx.: 37,5 mg), 1-2 doses por dia
BCC Contraindicações: hipersensibilidade a BCC Efeitos adversos comuns: rubor, edema periférico, tontura Efeitos adversos graves: angioedema			
Anlodipina	1-5 anos ≥ 6 anos	0,1 mg/kg 2,5 mg	0,6 mg/kg (até 5 mg), dose única diária 10 mg Dose única diária
Felodipina	≥ 6 anos	2,5 mg	10 mg Dose única diária
Isradipina	Criança	0,05-0,1 mg/kg	0,6 mg/kg (max: 10 mg dia) 2-3 doses dia OU formulação liberação prolongada Dose única diária
Nifedipina liberação prolongada	Criança	0,2-0,5 mg/kg/dia	3 mg/kg/dia (max: 120 mg por dia) 1 ou 2 tomadas/dia

BRA: bloqueador da angiotensina 2; Ieca: inibidor da enzima de conversão da angiotensina.
Fonte: Flynn et al.[1]

Tabela 9 Medicações mais utilizadas na urgência e emergência hipertensiva da criança e do adolescente

Medicação	Classe	Dose	Observação
Uso oral			
Captopril	Ieca	0,1-0,2 mg/kg/dose 0,01-0,1 mg/kg/dose no recém-nascido	IA:10-20 minutos Contraindicado na estenose bilateral artéria renal
Clonidina	Alfa-agonista central	0,05-0,1 mg/dose Repetir até a dose total de 0,8 mg	IA: 30-60 minutos Boa experiência pediátrica EA: sedação, bradicardia. Hipertensão rebote se retirada rápida
Isradipina	BCC	0,05-0,1 mg/kg/dose (max 5 mg/dose)	IA em 1 hora Larga experiência pediátrica EA náusea, cefaleia, hipotensão Não usar com antifúngicos azóis (aumento do nível sérico da isradipina com hipotensão importante)
Minoxidil	Vasodilatador	0,1-0,2 mg/kg/dose	IA 30 minutos EA: edema, hipertricose, alteração onda T no ECG Efeito potente e prolongado
Nifedipina	BCC	0,1-0,25 mg/kg dose até 10 mg por dose	IA: #15 minutos EA IRA, hipercalemia, hipotensão RN > risco de hipotensão e IRA
Uso endovenoso			
Esmolol	Bloqueador adrenérgico beta-1-cardiosseletivo (em dose alta perde a beta-1 seletividade)	Dose de ataque infusão contínua 100-500 mcg/kg, depois infusão contínua de 50-300 mcg/kg/min	IA: ,1 minuto Um dos únicos com estudo duplo cego randomizado em crianças EA bradicardia, sibilância. Não usar em insuficiência cardíaca descompensada
Hidralazina	Vasodilator direto arteriolar	Dose em bolo: 0,1-0,6 mg/kg por dose, até 1,7-3 mg/kg/d dividido em 4-6 doses (máx.: 20 mg por dose)	IA 5-20 minutos EA: taquicardia reflexa, ativação SRA, retenção de sódio
Fentolamina	Alfabloqueador	Dose em bolo 0,1-5 mg/kg	IA 1-2 minutos EA: taquicardia Uso somente no feocromocitoma
Furosemida	Diurético de alça	Dose em bolo 0,5-5 mg/kg	IA:1-2 minutos EA hipocalemia Indicado na hipervolemia
Labetalol	Alfa e betabloqueador	Dose em bolo: 0,2-1 mg/kg por dose, até 40 mg por dose; infusão contínua: 0,2-3 mg/kg/h	IA 2-5 minutos
Nicardipina	BCC	Infusão contínua: 0,5-3 mcg/kg/min	IA alguns minutos EA: taquicardia, vasodilatação
Nitroprussiato de Na	Vasodilatador direto arterial e venoso	Infusão contínua: 0,5-10 mcg/kg/min	IA ,2 minutos EA acúmulo de tiocianato

IA: início da ação; EA: efeitos adversos; BCC: bloqueador do canal de cálcio; Ieca: inibidor da enzima conversora de angiotensina; IRA: injúria renal aguda; SRA: sistema renina angiotensina aldosterona.
Fonte: adaptada de Stein e Ferguson[16] e Patel et al.[17]

Tabela 10 Terapia anti-hipertensiva em situações clínicas especiais

Condição	Medicamento
Doença renovascular (unilateral)	Ieca, BRA, diurético, vasodilatador
Doença renal crônica	Ieca, BRA
Nefrite aguda	Diurético de alça, vasodilatador
Coarctação da aorta	Betabloqueador
Hipertensão relacionada a obesidade	Ieca, BRA

(continua)

Tabela 10 Terapia anti-hipertensiva em situações clínicas especiais (*continuação*)

Condição	Medicamento
Feocromocitoma	Alfa e betabloqueadores
FORMAS MONOGÊNICAS DE HIPERTENSÃO	
Síndrome de Liddle	Amiloride, triantereno
Excesso aparente de mineralocorticoide	Espironolactona, eplerenona
Aldosteronismo glicocorticoide remediável	Amiloride, triantereno,
Síndrome de Gordon	Tiazídicos

Ieca: inibidor da enzima de conversão da angiotensina; BRA: bloqueador do receptor da angiotensina.
Fonte: Stein e Ferguson.[16]

Tabela 11 Agentes hipotensores utilizáveis na crise hipertensiva no período neonatal

Medicação	Classe	Dose	Observação
Nicardipina	BCC	Infusão contínua: 0,5-4 mcg/kg/min	Usar veia central. Cuidado na asfixia perinatal
Labetalol	Alfa e betabloqueador	Infusão contínua: 0,25-3 mg/kg/hora Dose em bolo EV: 0,2-1 mg/kg/dose a cada 10 minutos até efeito Max: 4 mg/kg	Cuidado na doença pulmonar crônica, distúrbios de ritmo cardíaco, insuficiência cardíaca instável e na lesão neurológica
Esmolol	Betabloqueador	Infusão contínua: 50-1.000 mcg/kg/min	Cuidado no distúrbio de ritmo cardíaco, na doença pulmonar crônica e na insuficiência cardíaca instável
Nitroprussiato de sódio	Vasodilatador	Infusão contínua: 0,25-8 mcg/kg/min	Monitorizar toxicidade por cianeto; cuidado na falência renal e hepática
Hidralazina	Vasodilatador	Dose em bolo EV: 0,2-1 mg/kg/dose a cada 4-6 horas	Agranulocitose (raro)
Isradipina	BCC	VO: 0,05-0,15 mg/kg/dose a cada 6-8 horas	Cuidado com prolongamento QTc
Nifedipina	BCC	VO: 0,1-0,25 mg/kg/dose a cada 4-6 horas	Cuidado com dano neurológico
Clonidina	Alfa-agonista central	VO: 0,5-2,5 mcg/kg/dose a cada 6 horas	Sonolência, xerostomia, hipertensão rebote

BCC: bloqueador dos canais de cálcio; EV: endovenoso; VO: via oral.
Fonte: adaptada de Dionne et al.[18]

nejar a redução dos valores de PA em 30% nas primeiras 6 horas, 30% nas 24-36 horas seguintes e 30% entre 48-72 horas, tendo como meta PA em torno do percentil 95. O método preferido de monitorização da pressão arterial é contínuo, usando medida intra-arterial, mas, se essa metodologia estiver indisponível, controle com medidas oscilométricas a cada 10 minutos é recomendado. Caso medicamentos de infusão contínua não estejam disponíveis em um primeiro momento, a terapêutica pode ser iniciada com medicamentos endovenosos em bolo ou mesmo com hipotensores de uso oral. Agentes hipotensores apropriados para o manejo da crise hipertensiva previamente utilizados no período neonatal estão listados na Tabela 9. É importante enfatizar que a maioria das medicações anti-hipertensivas não foi oficialmente aprovada para uso no período neonatal.

Os inibidores da ECA foram usados para o manejo da HA neonatal, mas podem levar a uma queda profunda de PA, nem sempre responsiva a fluidoterapia e a agentes inotrópicos, assim como à lesão renal e neurológica aguda e, eventualmente, à morte. Reações adversas foram verificadas tanto com captopril como com enalalpril. O sistema renina-angiotensina-aldosterona é importante para o desenvolvimento embriológico do sistema urinário, portanto os inibidores desse sistema não têm sido mais recomendados para uso geral no recém-nascido.[18]

COMPLICAÇÕES

Como descrito, a crise hipertensiva pode levar a múltiplas possibilidades de lesão aguda de órgão alvo ou, mais raramente, ao óbito. Essas alterações podem ser reversíveis após

o controle da crise hipertensiva, mas, dependendo do tipo de acometimento, a resolução do agravo agudo não devolve ao órgão acometido sua função plena.

Uma redução intensa e abrupta da PA durante o manejo terapêutico da crise hipertensiva pode levar a exacerbação da lesão de órgão alvo, devendo, portanto, ser evitada. Essa complicação é mais frequente na hipertensão crônica em que, por autorregulação compensatória do fluxo sanguíneo cerebral, o fluxo sanguíneo cerebral se mantém estável mesmo com valores mais elevados de PA sistêmica. Nessa condição, a redução abrupta da PA leva a hipoperfusão cerebral, enquanto a redução mais lenta dos níveis de PA favorece o restabelecimento da relação fluxo-pressão, permitindo o equilíbrio da perfusão cerebral em condições de PA mais próximas ao desejável (percentil 95). Entre as complicações associadas ao controle abrupto de PA na crise hipertensiva estão a perda visual transitória ou permanente, injúria renal aguda transitória e mielopatia isquêmica transitória.[16,17]

PROGNÓSTICO

O prognóstico da crise hipertensiva depende de três variáveis:

1. Extensão do acometimento crônico de órgãos alvo quando do diagnóstico da crise hipertensiva.
2. Manejo imediato e adequado da crise hipertensiva evitando a instalação de lesões agudas de órgãos alvo por falta ou excesso de tratamento.
3. Manutenção de níveis pressóricos adequados após o controle da crise hipertensiva, em longo prazo.[16,17]

CONSIDERAÇÕES FINAIS

O tratamento da HA na criança e no adolescente é pleno de desafios, e entre estes está a aderência ao seguimento clínico e à terapêutica estabelecida. Para tanto, é necessária a manutenção de ampla via de comunicação entre o paciente, familiares e a equipe multiprofissional de saúde. Se pacientes e seus familiares tiveram compreensão do embasamento científico de todas as medidas sugeridas, sua aceitação será mais fácil e, portanto, a adesão do paciente ao tratamento mais eficiente. Sugere-se que os seguintes aspectos sejam trabalhados com o paciente e seus familiares: dosagem adequada de medicação, adequação dietética e de nível de atividade física, importância do fumo e álcool como fatores de risco de HA, identificação dos sintomas de alerta e monitoramento apropriado da PA no domicílio (incluindo o tamanho do manguito).

REFERÊNCIAS BIBLIOGRÁFICAS

1. Flynn JT, Kaelber DC, Baker-Smith CM, et al. Clinical practice guideline for screening and management of high blood pressure in children and adolescents. Pediatrics. 2017;140(3):e20171904.
2. Barroso WKS, Rodrigues CIS, Bortolotto LA, MotaGomes MA, Brandão AA, Feitosa ADM, et al. Diretrizes brasileiras de hipertensão arterial. Arq Bras Cardiol. 2021;116(3):516-658.
3. National High Blood Pressure Education Program Working Group on High Blood Pressure in Children and Adolescents. The fourth report on the diagnosis, evaluation, and treatment of high blood pressure in children and adolescents. Pediatrics. 2004;114(2,suppl 4th Report):555-76.
4. Dionne JM, Abitbol CL, Flynn JT. Hypertension in infancy: diagnosis, management and outcome. Pediatr Nephrol. 2012;27(1):17-32.
5. Report of the Second Task Force on Blood Pressure Control in Children. Pediatrics. 1987;79(1):1-25.
6. Croix B, Feig DI. Childhood hypertension is not a silent disease. Pediatr Nephrol. 2006;21:527-32.
7. Gimpel C, Wühl E. Investigation of hypertension in childhood. In: Geory DF, Schaefer F (eds.). Pediatric kidney disease. Berlin-Heidelberg: Springer-Verlag; 2016. p.1339-60.
8. Nüsken E, Dötsch J, Weber LT, Nüsken KD. Developmental programming of renal function and re-programming approaches. Front Pediatr. 2018;6:36.
9. Flynn JT, Urbina EM, Brady TM, Baker-Smith C, Daniels SR, Hayman LL, et al.; Atherosclerosis, Hypertension, and Obesity in the Young Committee of the American Heart Association Council on Lifelong Congenital Heart Disease and Heart Health in the Young; Council on Cardiovascular Radiology and Intervention; Council on Epidemiology and Prevention; Council on Hypertension; and Council on Lifestyle and Cardiometabolic Health. Ambulatory Blood Pressure Monitoring in Children and Adolescents: 2022 Update: A Scientific Statement From the American Heart Association. Hypertension. 2022 Jul;79(7):e114-e124.
10. Wuhl E, Trivelli A, Picca S, et al.; Escape Trial Group. Strict blood-pressure control and progression of renal failure in children. N Engl J Med. 2009;361(17):1639-50.
11. Expert Panel on Integrated Guidelines for Cardiovascular Health and Risk Reduction in Children and Adolescents; National Heart, Lung, and Blood Institute. Expert panel on integrated guidelines for cardiovascular health and risk reduction in children and adolescents: summary report. Pediatrics. 2011;128(Suppl 5):S213-S256.
12. Seeman T, Hamdani G Mitsnefes M. Hypertensive crisis in children and adolescents. Pediatr Nephrol. 2018.
13. Chandar J, Zilleruelo G. Hypertensive crisis in children. Pediatr Nephrol. 2012;27(5):741-51.
14. Yamamoto H, Natsume J, Kidokoro H, Ishihara N, Suzuki M, Tsuji T, et al. Clinical and neuroimaging findings in children with posterior reversible encephalopathy syndrome. Eur J Paediatr Neurol. 2015;19(6):672-8
15. Kovalski Y, Cleper R, Krause I, Dekel B, Belenky A, Davidovits M. Hyponatremic hypertensive syndrome in pediatric patients: is it really so rare? Pediatr Nephrol. 2020;27(6):1037-40.
16. Stein DR, Ferguson MA, Evaluation and treatment of hypertensive crises in children. Integr Blood Press Control. 2016;9:49-58.
17. Patel NH, Romero SK, Kaelber DC. Evaluation and management of pediatric hypertensive crises: hypertensive urgency and hypertensive emergencies. Open Access Emerg Med. 2012;4:85-92.
18. Dionne J, Flynn JT. Management of severe hypertension in the newborn. Arch Dis Child. 2017;102:1176-79.

CAPÍTULO 14

AFECÇÕES UROLÓGICAS

Ubirajara Barroso Jr.

AO FINAL DA LEITURA DESTE CAPÍTULO, O PEDIATRA DEVE ESTAR APTO A:

- Reconhecer e diagnosticar as patológicas urológicas comuns em pediatria.
- Estabelecer as condutas pertinentes a cada caso.
- Elaborar o plano de acompanhamento
- Reconhecer e encaminhar os casos que necessitam de avaliação urológica.

INTRODUÇÃO

Afecções urológicas são comumente vistas no consultório do pediatra. Saber reconhecê-las não somente permite que esses problemas muitas vezes sejam tratados pelo próprio pediatra mas faz com que possam ser diagnosticados e os pacientes, encaminhados ao especialista quando necessário. O exame físico genital é obrigatório na propedêutica do pediatra, e o médico generalista se vê diante de problemas frequentes como a fimose, a criptorquidia e a hidrocele. Após o desfralde, muitas crianças apresentam sintomas urinários como urgência miccional, polaciúria e incontinência diurna e noturna. Não é raro o neonatologista deparar-se com diagnóstico de hidronefrose, que exigirá orientação adequada, a fim de se prevenir a infecção do trato urinário (ITU) e a lesão renal. Outras vezes os problemas são mais evidentes como ocorre nas anomalias congênitas, nas quais se incluem as hipospádias, as epispádias, as bexigas extróficas e as desordens do desenvolvimento sexual (DDS).

ALTERAÇÕES GENITAIS COMUNS

Fimose

A fimose é a exposição incompleta da glande (Figura 1). Cerca de 97-99% das crianças nascem com fimose. À medida que a criança vai crescendo, a pele e a glande vão epitelizando e se separam naturalmente uma da outra. Cerca de 90% das fimoses resolvem-se até os 3 anos de idade e cerca de 95% resolverão até a idade adulta.[1] Em outras palavras, a fimose é fisiológica na maior parte dos casos e a tendência é o descolamento natural da glande.

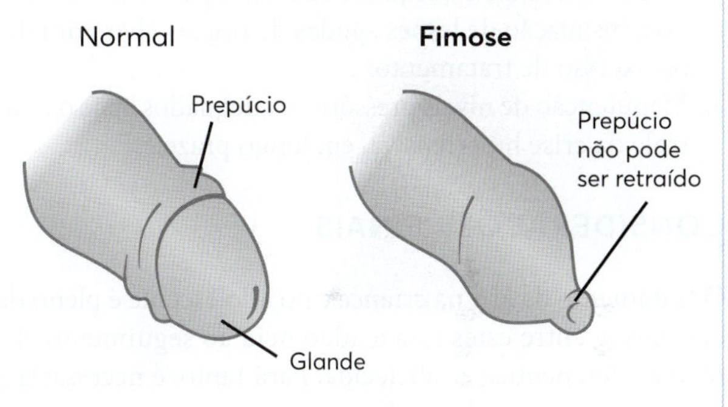

Figura 1 Ilustração do prepúcio passível de retração e da fimose.

A classificação mais utilizada na prática é proposta por Kayaba, que classifica a fimose em 5 graus (Figura 2). Um problema das classificações, em geral, é que estas avaliam apenas a exposição da glande, não diferenciando entre aderência balanoprepucial e anel fimótico. A aderência nada mais é que a união entre o prepúcio e a glande (Figura 3). A tendência é a aderência resolver-se espontaneamente. Eventualmente há um espaço deixado nesse deslocamento, havendo a criação de um ou mais cistos amarelados, que alguns chamam de cisto de esmegma (Figura 4). Não há necessidade de tratar esses cistos; pelo contrário, a presença deles representa já um indício de que a fimose está em processo de resolução e que o prepúcio está descolando da glande. Já o anel prepucial difere da aderência e pode não se resolver espontaneamente, a depender da sua extensão e grau de fibrose (Figura 5). Sendo assim, para o prognóstico é mais importante o anel prepucial que a aderência balanoprepucial.

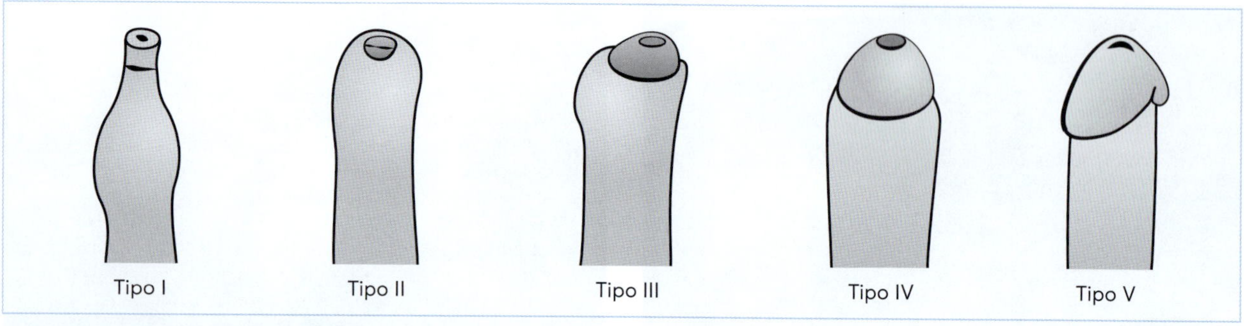

Figura 2 Classificação de Kayaba.
Fonte: Kayaba H, et al. Journal of Urology. 1996;156(5):1813-5.

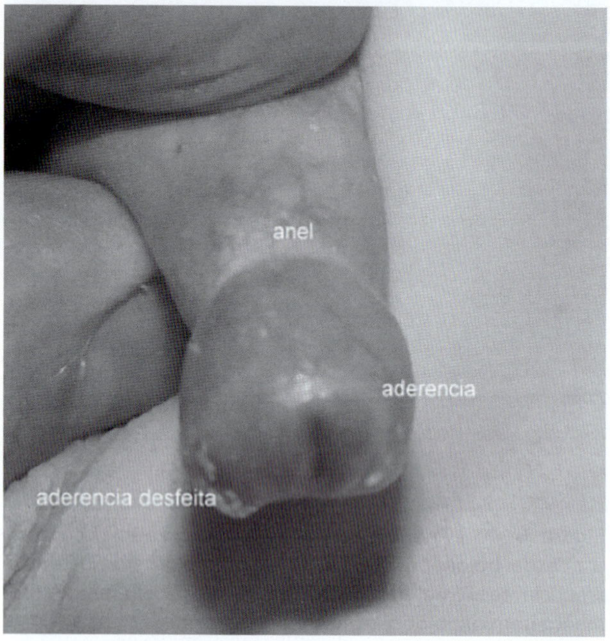

Figura 3 Exemplo de aderência balanoprepucial. Nesse caso observam-se pequenos cistos amarelados, sendo um sinal de que a aderência balanoprepucial está se desfazendo espontaneamente. Observa-se também um discreto anel prepucial estenótico que não precisa de tratamento.

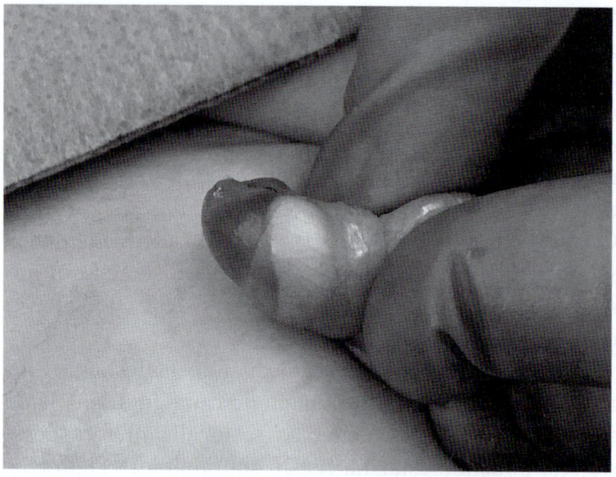

Figura 4 Demonstração de um cisto de esmegma.

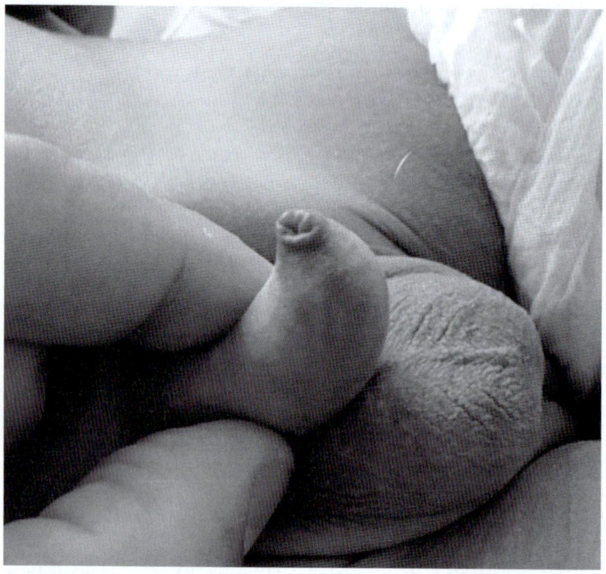

Figura 5 Foto ilustrando uma fimose com importante anel prepucial.

O tratamento da fimose pode ser medicamentoso ou cirúrgico. Em geral, indica-se primeiro o tratamento medicamentoso, e a cirurgia quando este falha.

As indicações de tratamento são:

1. Manutenção do anel fimótico com a idade. Nesse caso, indicamos que seja antes da puberdade, pois a cirurgia nessa faixa etária associa-se a um pós-operatório mais doloroso e com maior risco de sangramento
2. ITU. Mesmo que haja uma causa para a ITU de repetição, é necessário reduzir a fonte de bactérias que é a fimose.
3. Parafimose (Figura 6). Quando a glande é exposta pela própria criança ou por cuidadores por manobras forçadas. Nesse caso, a cirurgia é geralmente necessária.
4. Presença de "balanismo", que é a dilatação prepucial por urina na hora da micção. Nessa situação, o tratamento resolve essa condição na maioria das vezes.
5. Bexiga prepucial ou megaprepúcio (Figura 7). Caso extremo de balanismo, no qual o anel prepucial é tão estenótico que represa urina dentro do prepúcio e embute o pênis na gordura pubiana. A cirurgia tem indicação ab-

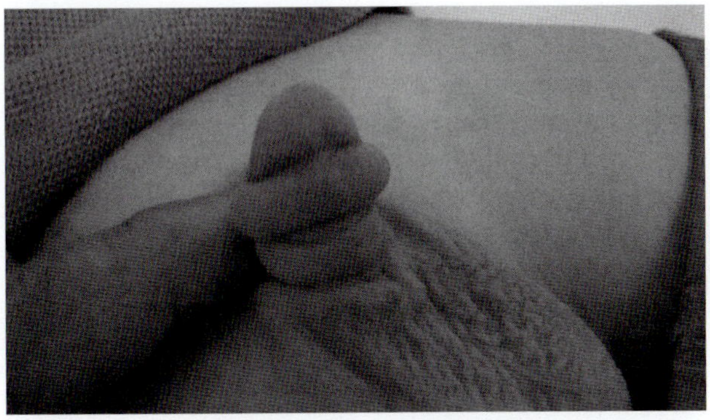

Figura 6 Parafimose. Nota-se o edema prepucial distal ao anel fimótico, que "garroteia" a haste peniana e dificulta o retorno venoso, causando edema.

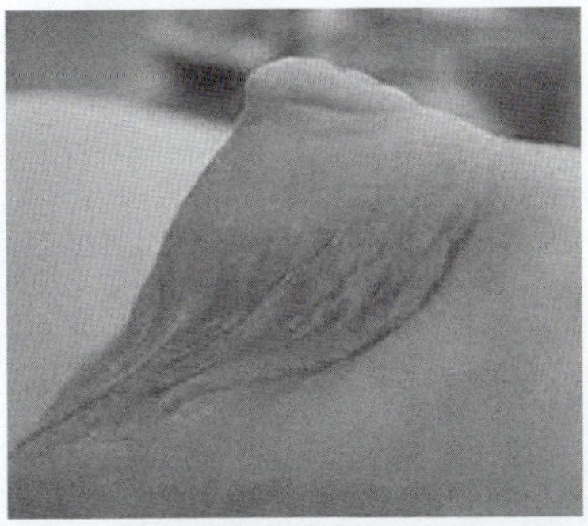

Figura 7 Foto demonstrando uma bexiga prepucial.

soluta, sendo muito mais complexa que uma cirurgia habitual de fimose

6. Balanopostite de repetição (Figura 8). Corresponde a inflamações do prepúcio e da glande, que, quando se repetem, indicam tratamento. Se persiste após o tratamento medicamentoso, a cirurgia está indicada.

Não há necessidade de tratar a fimose antes dos 2 anos de idade, a não ser que haja alguma das indicações absolutas listadas anteriormente. O tratamento medicamentoso é realizado com betametasona ou clobetasol tópicos. O esquema de tratamento é variável, sendo preferível por 2 meses, duas vezes ao dia. Uso preferencialmente a betametasona a 0,1%. A associação de betametasona com hialuronidase não traz benefícios e tem maior custo.[2]

O tratamento cirúrgico consiste na retirada do excesso de prepúcio. Pode ser realizado por via aberta ou com dispositivos tipo Plastibell. Prefere-se o procedimento por via aberta, por ter a noção exata do resultado final cosmético. O Plastibell pode demorar para descolar o anel e causar incômodo. A cirurgia é em regime de hospital dia, e os pontos são absorvíveis, não precisando ser retirados. A cirurgia traz outras vantagens, como a redução da prevalência de câncer de pênis, de infecções sexualmente transmissíveis por HIV, herpes e HPV, a diminuição da chance de ITU em lactentes em até 10 vezes, além de melhorar muito a higiene genital.

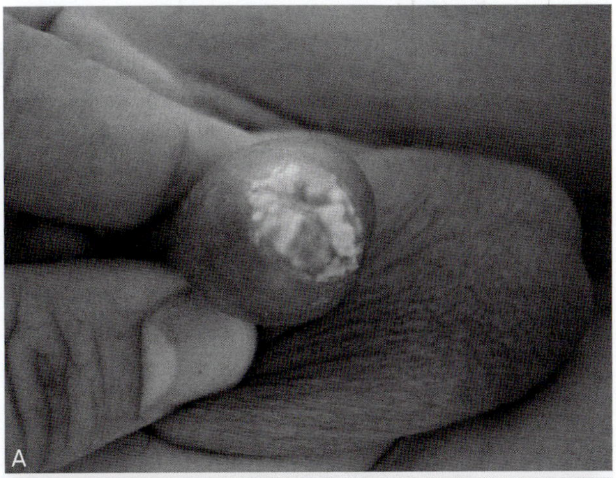

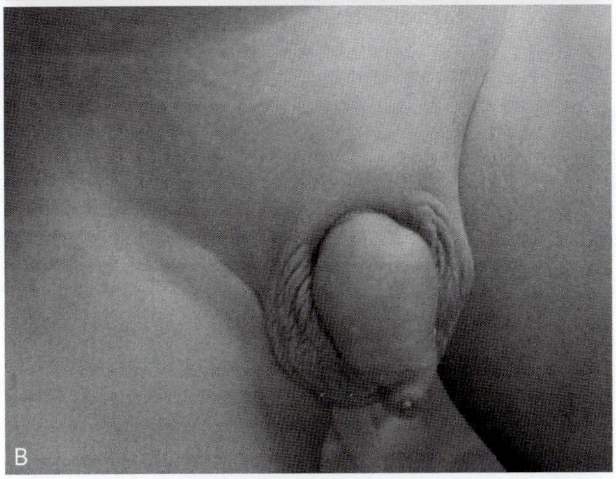

Figura 8 A: evidencia-se pus sobre o prepúcio, característico de balanopostite. Nesse caso, o tratamento tópico é suficiente. B: balanopostite associada à celulite; o tratamento com antibióticos orais é obrigatório.

Nota importante: não se devem fazer exercícios forçados, buscando retrair o prepúcio à força. Essas manobras aumentam a chance de parafimose e fibrose do prepúcio.

Criptorquidia

Os testículos são órgãos intra-abdominais no feto, iniciando seu trajeto de descida à bolsa testicular por volta do sexto ou sétimo mês gestacional. Possui duas fases, uma abdominal, cuja insulina-*like* 3 é a principal responsável, e uma inguinoescrotal, na qual os andrógenos têm um grande papel. O *gubernaculum testis* parece exercer um relevante papel guiando os testículos até a bolsa. Quando o processo de descida não se dá adequadamente, seja por alteração da produção dessas substâncias ou insensibilidade de receptores testiculares a elas, pode haver criptorquidia uni ou bilateralmente.

Diz-se testículo não descido quando os testículos interrompem o descenso no trajeto do canal inguinal. Já no testículo ectópico os testículos se localizam fora desse trajeto, podendo estar na região suprapúbica (Figura 9), períneo ou raiz da coxa.

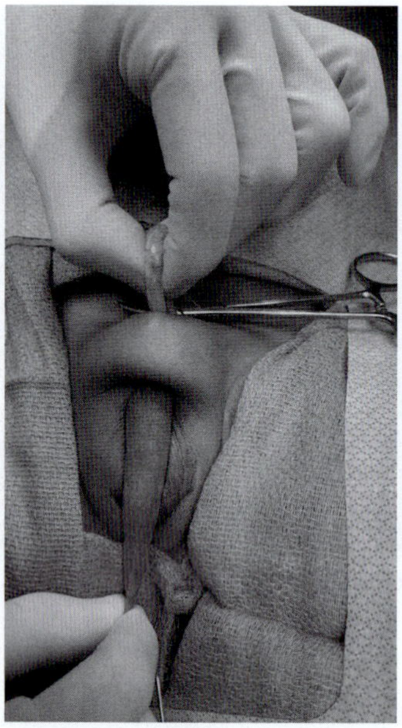

Figura 9 Demonstração de um testículo ectópico em região suprapúbica. Fonte: cortesia do Dr. Andrew Kirsch.

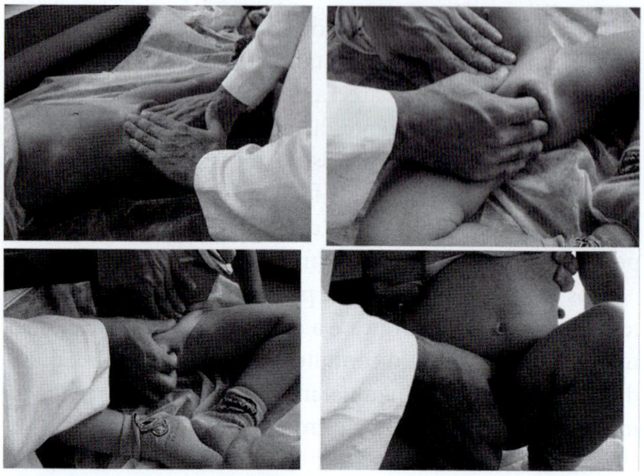

Figura 10 Manobras propedêuticas para palpação dos testículos.

A temperatura da bolsa testicular é 3-4 °C menor que a temperatura intracorporal, sendo a temperatura ideal para o funcionamento testicular. Portanto, o testículo criptorquídico expõe-se ao estresse oxidativo relacionado ao calor, predispondo as células germinativas à apoptose e dano do DNA. Por isso, a criptorquidia bilateral está associada à infertilidade e à queda na produção de testosterona no longo prazo. Há também um risco aumentado de cerca de 5 vezes na formação de tumores, principalmente o seminoma.

Um dado importante é que o testículo pode descer espontaneamente nos primeiros 3 meses de vida pós-natal, devido à produção de gonadotrofina endógena pela criança nesse período. Por isso, não se deve tomar qualquer conduta nessa fase da vida. Em contrapartida, após 1 ano de idade, o risco de lesão testicular está aumentado. Portanto, a idade ideal para realizar a orquidopexia é entre 6 meses e 1 ano de idade.

A criptorquidia associa-se à prematuridade e a diversas síndromes. Quando vem junto à hipospádia, deve-se pensar em desordens do desenvolvimento sexual, sendo a avaliação do cariótipo necessária.

O diagnóstico da criptorquidia é principalmente clínico. A sensibilidade da palpação é ainda maior do que a ultrassonografia (US). Deve-se observar uma sequência propedêutica no exame físico. Primeiro, deslizar os dedos sobre a região inguinal tentando sentir a gônada (Figura 10). Se o testículo não for palpado com essa manobra, deve-se, em sequência, fletir as pernas na posição supina, sentar a criança e, por fim, agachá-la. Não raro, consegue-se palpar o testículo na última manobra. Quando o testículo não é palpável, há indicação de laparoscopia diagnóstica. A tomografia computadorizada e a ressonância magnética têm também pouco valor, pois se detectarem o testículo no abdome a conduta é a cirurgia laparoscópica; se não detectarem, indica-se a laparoscopia diagnóstica. Portanto, esses exames não alterariam a indicação de laparoscopia.

Quando o testículo é palpável, a cirurgia é a orquidopexia aberta, que pode ser realizada por via inguinal ou escrotal. Quando o testículo não é palpável, ele está intra-abdominal em cerca de 50% dos casos, não existe em 30% e é atrófico em torno de 20% das vezes. Quando o testículo está ausente, a principal causa é a torção prenatal, denominando-se testículo evanescente. Nos casos de atrofia testicular, o testículo deve ser retirado e uma prótese testicular está indicada ou durante o procedimento ou no final da puberdade.

Eventualmente os testículos são retráteis por reflexos cremastéricos exagerados ou por deficiência da fixação testicular na bolsa. Normalmente não necessitam de tratamento desde que passem mais tempo na bolsa. Entretanto, esses testículos precisam ser seguidos anualmente, pois cerca de 5% deles ascendem e passam a se localizar definitivamente na região inguinal, denominando-se testículo ascendido, que deve ser tratado com orquidopexia tão logo haja o diagnóstico.[3]

Em raras situações, como na criptorquidia bilateral, quando associada a alteração do eixo hipotálamo-hipofisário, o tratamento com gonadotrofina coriônica humana pode ser tentado, em uma dose variável e pouco padronizada. Importante enfatizar que não há indicação do tratamento hormonal da criptorquidia para além desse propósito.

Hidrocele

Deve-se à persistência do conduto peritônio-vaginal após o descenso testicular do abdome ao escroto, a qual permite passagem de líquido abdominal dentro da túnica vaginal. Quando há passagem de conteúdo como gordura ou alça intestinal, denomina-se hérnia. Portanto, a diferença entre hidrocele e hérnia é apenas o que entra no conduto peritônio-vaginal.

Incide em 1-4% dos meninos que nascem a termo e em até 30% dos prematuros. A hidrocele do neonato tende a se

resolver até 1 ano e meio de vida em 70% dos casos. Já a hérnia geralmente precisa ser tratada brevemente após o diagnóstico pelo risco de encarceramento e estrangulamento.

A hidrocele é facilmente diagnosticada no exame físico (Figura 11), não sendo preciso a transiluminação, apesar de essa técnica propedêutica facilitar para os menos experientes. No caso de dúvida, a US define o diagnóstico e permite a identificação de hérnia inguinal associada.

Nos casos de hidrocele que persiste após 1 ano e meio de idade a conduta é cirúrgica e a abordagem é idêntica à hérnia, ou seja, abertura do conduto peritônio vaginal e laqueadura no nível do anel inguinal interno, por meio de pequena incisão inguinal. A cirurgia é em regime de hospital dia.

Varicocele

A varicocele ocorre em até 20% dos adolescentes. Ocorre em 90% no lado esquerdo e 10% é bilateral. Raramente ocorre somente no lado direito. A ocorrência predominante no lado esquerdo deve-se ao fato de a veia gonadal esquerda drenar para a veia renal em um ângulo de 90 graus e o direito para a veia cava em um ângulo oblíquo. Portanto, a veia gonadal esquerda drena para um ambiente de maior pressão, havendo maior chance de estase sanguínea.

A varicocele é a maior causa de infertilidade masculina. O diagnóstico é pelo exame físico, sendo classificada em grau 1 quando identificada por manobra de Valsalva, grau 2 quando é visível por manobra de Valsalva e grau 3 se visível mesmo sem manobra (Figura 12). Na dúvida, a US dos testículos com Doppler dos cordões espermáticos esclarece o diagnóstico.

A varicocele somente precisa for tratada se houver indícios de dano ao testículo. O espermograma seria o parâmetro mais efetivo para identificar a lesão do órgão, porém apenas os adolescentes que completaram a puberdade teriam o resultado mais confiável. Sendo assim, outra medida de risco deve ser identificada. O parâmetro mais indicativo atualmente de lesão testicular é a desproporção de tamanho entre os testículos, sendo indicação de cirurgia quando a discrepância é maior que 15-20%, a depender dos autores.[4]

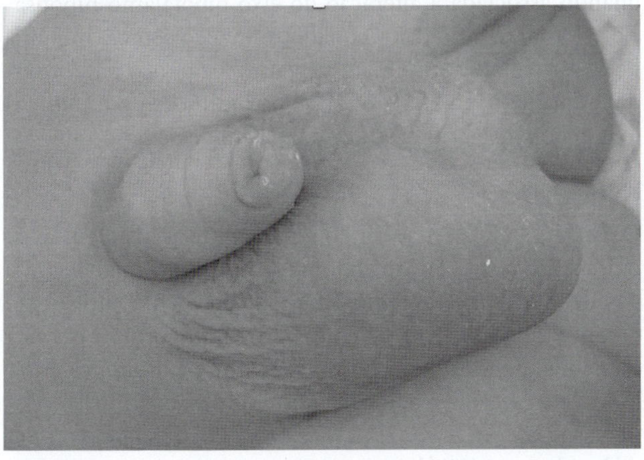

Figura 11 Aumento de testículo direito secundário à enurese.

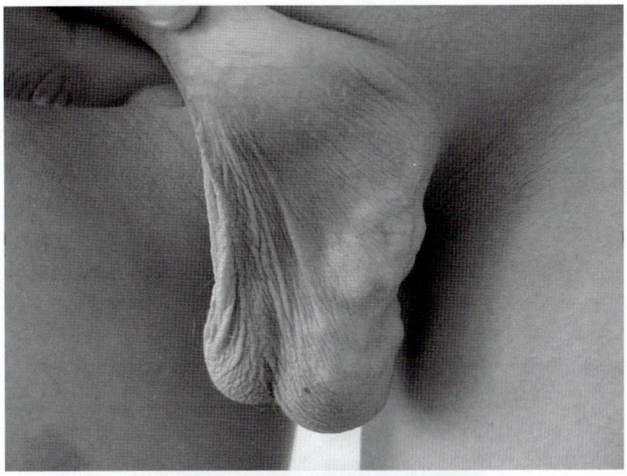

Figura 12 Exemplo de varicocele grau 3.

A cirurgia pode ser realizada por via laparoscópica ou aberta com lupa ou microscópica.

ALTERAÇÕES CONGÊNITAS

Hipospádia

A hipospádia é a ectopia do meato uretral na posição ventral. Ocorre em 1:250 a 300 nascidos vivos. A uretra anterior é formada pela ação da di-hidrotestosterona a partir da conversão da testosterona pela ação da 5-alfa reductase. Acredita-se que a hipospádia resulte da produção inadequada de di-hidrotestosterona ou da insensibilidade dos receptores locais a esse hormônio.

Quando se associa à criptorquidia, deve-se pensar em desordens do desenvolvimento sexual (DDS) e uma análise genética está indicada. Várias síndromes estão associadas à hipospádia. A não ser que haja suspeita de alguma destas em razão de alterações fenotípicas detectadas, na hipospádia isolada não há necessidade de realizar qualquer tipo de exame, nem mesmo ultrassonografia abdominal.

A hipospádia pode ser distal (glandar, coronal e subcoronal) em 75% das vezes, médio-peniana em 20% das vezes e proximal em 5% dos casos (peniana-proximal, escrotal ou perineal) (Figura 13). É comum a hipospádia vir associada à curvatura peniana ventral. O tratamento cirúrgico é realizado normalmente entre 6 meses e 1 ano e meio de idade e pode ser em um ou dois tempos a depender da localização da hipospádia. Eventualmente, nos casos de falha cirúrgica, enxerto de mucosa da boca pode ser usado com sucesso.[5]

Complexo extrofia/epispádia

A extrofia de bexiga parece ser devida à ruptura da membrana cloacal impedindo a migração mesenquimal, fazendo com que a bexiga nasça aberta no abdome inferior (Figura 14). Essa alteração do fechamento da bexiga leva a uretra a permanecer aberta em sua porção dorsal (epispádia). A extrofia/epispádia ocorre em cerca de 1:30.000 nascidos vivos e incide mais em meninos.

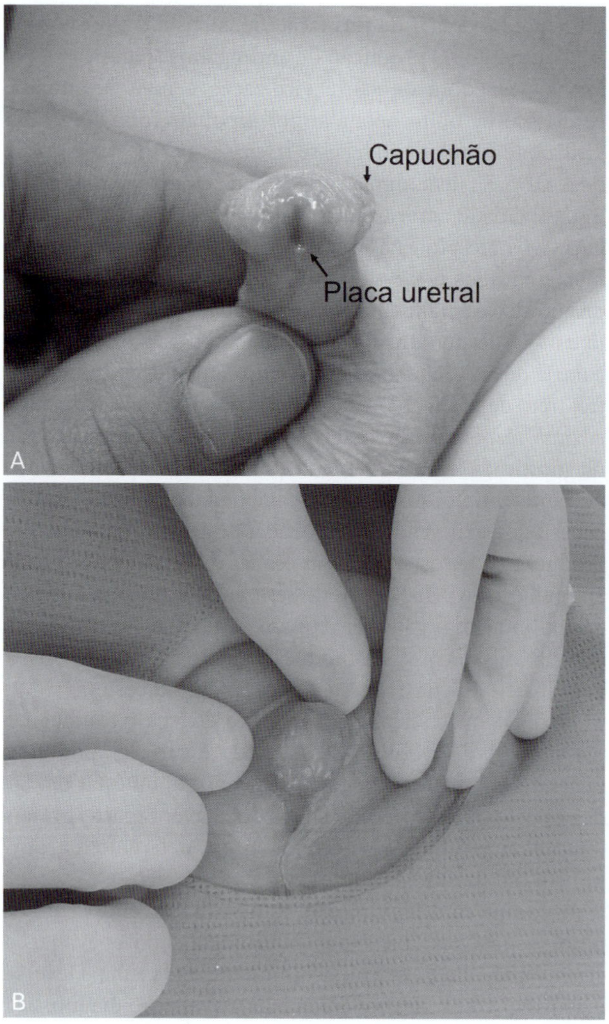

Figura 13 A: hipospádia distal (glandar). É chamada placa uretral a estrutura uretral aberta e capuchão, o prepúcio excedente dorsal que não se fechou na porção anterior. B: hipospádia proximal com transposição penoescrotal.

Quando há extrofia de bexiga, o esfíncter uretral externo é incompetente e a aquisição da continência urinária é sempre um desafio, sendo necessárias, muitas vezes, múltiplas correções cirúrgicas.

A cirurgia consiste no fechamento da bexiga, da reconstrução do colo vesical com o intuito de aumentar a resistência uretral e melhorar as taxas de continência, e da reconstrução da uretra com a correção da epispádia. A cirurgia pode ser realizada em um tempo ou em estágios. Atualmente há um tipo de reconstrução chamada técnica de Kelly que parece fornecer uma taxa de continência maior, bem como permite maior comprimento peniano. No futuro esses pacientes podem necessitar ampliar a bexiga com intestino.

Desordens do desenvolvimento sexual

Define-se desordem do desenvolvimento sexual (DDS) quando há incongruência entre o sexo gonadal, o sexo fenotípico e o genotípico. Caracteriza-se na maioria das vezes ao nascimento por atipia genital (Figura 15), havendo características genitais que lembram o órgão genital masculino e o feminino. A DDS pode surgir clinicamente na adolescência, como é o caso da hiperplasia adrenal congênita não clássica. Em algumas situações, como na insensibilidade androgênica completa (acrônimo em inglês CAIS) ou na disgenesia gonadal pura, mesmo havendo cromossoma 46,XY, a genitália é tipicamente feminina.

A DDS provoca enorme ansiedade na família, necessita de preparo técnico e de grande acolhimento da equipe médica, que deve ser multidisciplinar. A equipe deverá atuar no diagnóstico, tratamento clínico e discutir com a família aspectos relacionados ao gênero de criação e realização de cirurgias.

De modo geral, a DDS pode ser dividida em DDS XX, XY e ovotesticular. Geralmente na DDS XX há excesso de andrógeno na gestação, seja exógeno ou endógeno. A causa mais frequente é a hiperplasia adrenal congênita (HAD), principalmente por deficiência de alfa-21-hidroxilase. Por deficiência dessa enzima no metabolismo do colesterol, ge-

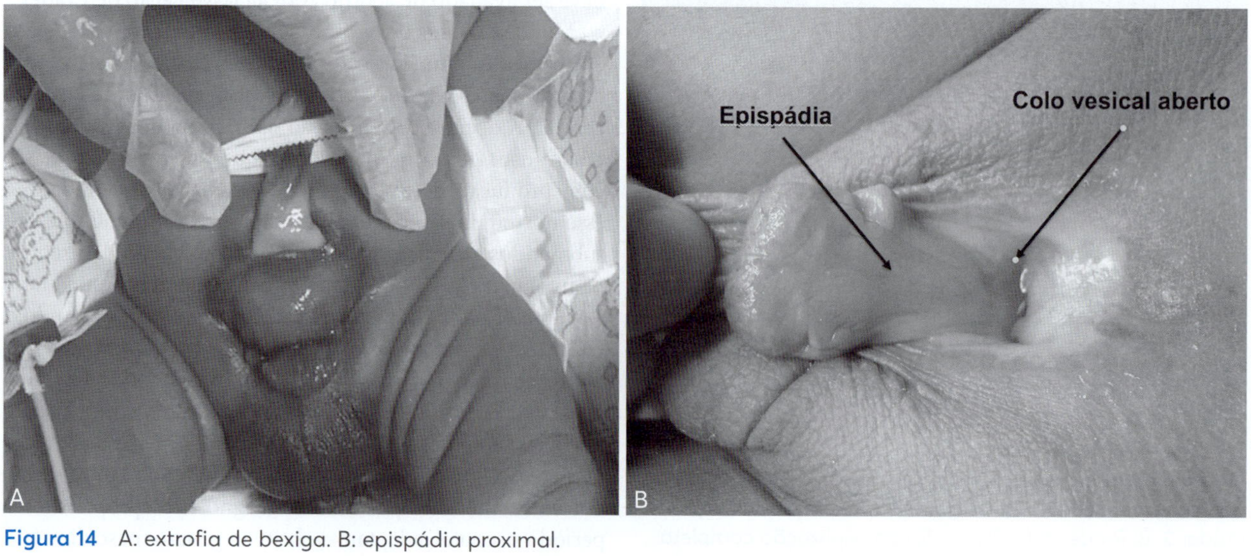

Figura 14 A: extrofia de bexiga. B: epispádia proximal.

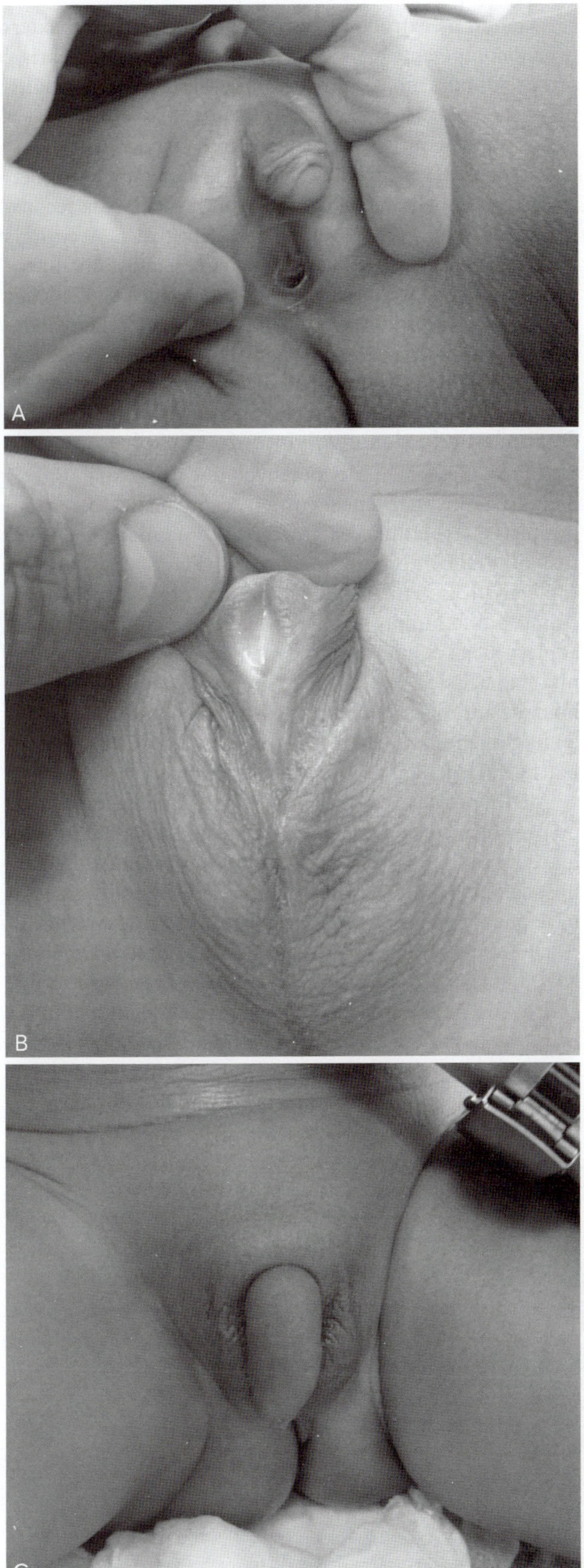

Figura 15 Imagens demonstrando atipia genital típica de pacientes com HAC 46,XX e graus variáveis de virilização. A: Prader 2. B: Prader 4. C: Prader 5, com virilização completa.

ralmente há deficit de formação de cortisol e aldosterona, com aumento na produção de andrógenos (Figura 16). Na forma perdedora de sal, a virilização é mais acentuada, com risco de óbito neonatal por hiponatremia. Na forma virilizante simples não há esse risco.

A DDS XY tem ampla variedade de espectro. Quando há insensibilidade androgênica parcial e completa (PAIS e CAIS), os receptores à testosterona não são ou são parcialmente ativados por esse hormônio. No PAIS (Figura 17), o diagnóstico é geralmente por ambiguidade genital no neonato e no CAIS por amenorreia primária ou palpação do testículo, já que o genital nesse caso é tipicamente feminino. Outro tipo de DDS XY é a deficiência de 5-alfa-reductase, enzima responsável pela formação da di-hidrotestosterona, diagnosticada mais comumente por meio de hipospádia importante e criptorquidia, ou por ambiguidade genital. Na disgenesia gonadal, sendo duas gônadas disgenéticas, não haverá produção de testosterona pelas células de Leydig e hormônio antimülleriano pelas células de Sertoli. Nesso caso, o fenótipo é feminino e os órgãos pélvicos são femininos. Na disgenesia gonadal mista, como há produção parcial de andrógenos, a genitália é ambígua e os testículos, criptorquídicos.

Na DDS ovotesticular há presença de tecido testicular e ovariano. A distribuição desse tecido é variável, podendo ocorrer em uma mesma gônada (ovotestis) ou estar em lados opostos. Nesse tipo de DDS pode haver órgãos genitais internos masculinos e femininos (p. ex., deferentes e trompa) em um mesmo paciente.

A equipe multidisciplinar, composta por endocrinologista, geneticista, psicóloga e urologista deve avaliar a criança para diagnóstico e acolhimento da família. Deve-se evitar registrar a criança até que haja avaliação diagnóstica ampla e discussão com a família. A avaliação do cariótipo é importante para a definição do tipo de cromossoma. Exames laboratoriais como dosagens de eletrólitos, hormônio antimülleriano, 17-hidroxiprogesterona, testosterona e outros são importantes na definição do diagnóstico. Uma ultrassonografia pélvica é comumente solicitada. O genital deve ser avaliado de acordo com a classificação de Prader.

Muito se conhece hoje a respeito da identidade de gênero em pacientes com DDS. Esse aspecto é importante para a decisão sobre o sexo de criação e da realização de cirurgia genital. A decisão da realização da cirurgia deve ser individualizada. Grosso modo, criança que nasce com DDS,XY, com produção de testosterona e suficiente sensibilidade a esse hormônio são conduzidos como sexo masculino e são submetidos a cirurgia genital com reconstrução da uretra e pênis (Figura 18). Nos casos de HAC, cujo diagnóstico hoje é, na maior parte das vezes, pela triagem neonatal, quando o tratamento é precoce e os pais aderem ao tratamento com corticosteroide, a genitoplastia feminilizante pode ser indicada. Essa cirurgia consiste em clitoroplastia, vaginoplastia e labioplastia (Figura 19). Estudos nossos e outros têm demonstrado que crianças com HAC 46,XX, que são registrados como meninos por falta de diagnóstico apropriado no período neonatal, adaptam-se bem ao gênero masculino.[6]

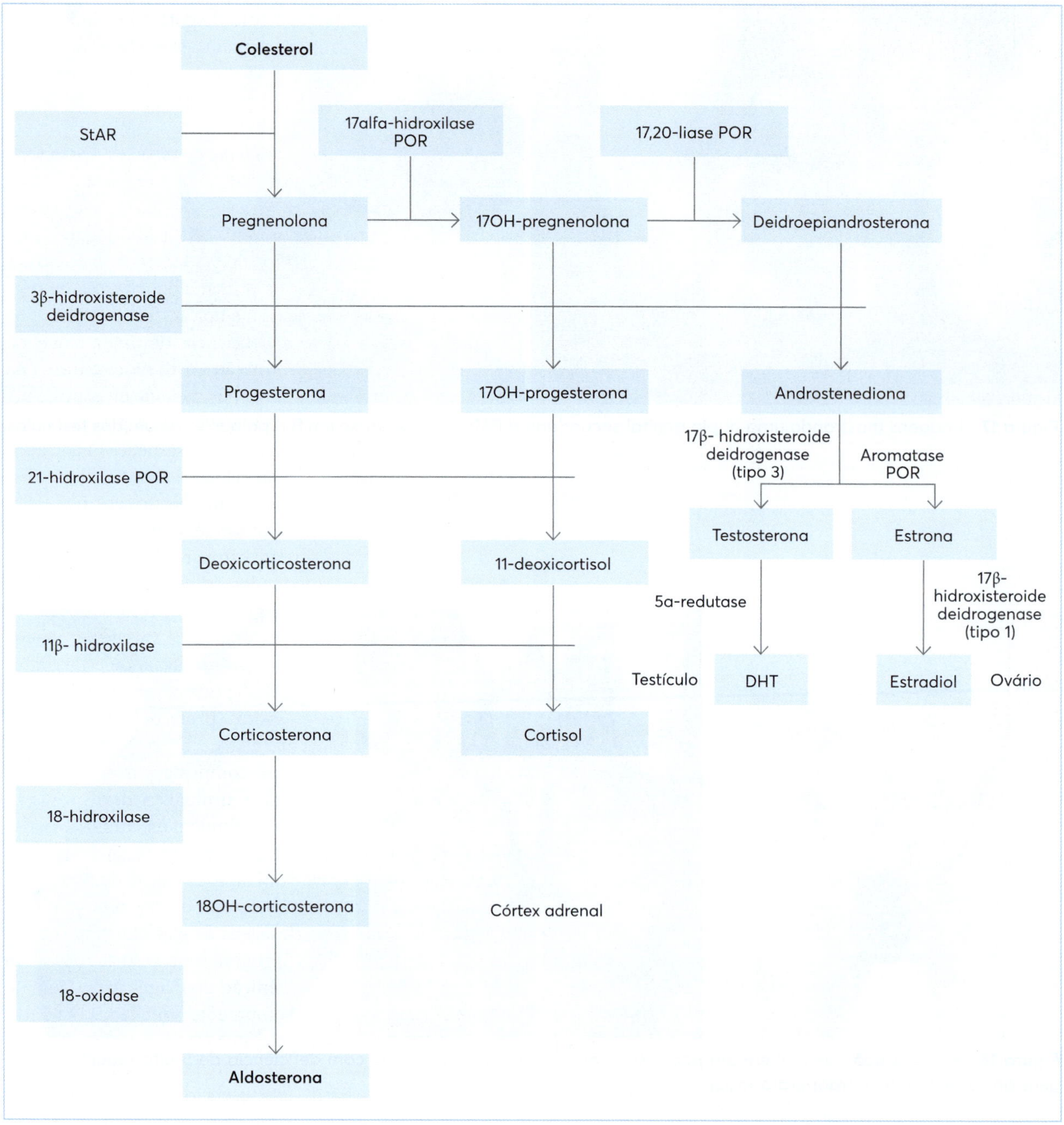

Figura 16 Metabolismo do colesterol na adrenal.

Prune-belly

A síndrome de *prune-belly* (barriga em ameixa em inglês) ocorre em 1:35.000 a 1:50.000 nascidos vivos. Trata-se de uma tríade que ocorre no sexo masculino, compreendendo a criptorquidia bilateral, abdome flácido e enrugado, além de dilatação do trato urinário superior (Figura 20). A causa não está bem esclarecida, mas a teoria mais aceita é a de que há nos primeiros meses de gestação uma obstrução infravesical causando obstrução e consequente dilatação da bexiga. Essa distensão da bexiga provocaria o refluxo vesicoureteral (RVU) e dilatação do trato urinário superior, impediria o descenso dos testículos ao escroto e dificultaria a formação dos retos abdominais na linha média do abdome. Não é incomum pacientes com *prune-belly* apresentarem-se com oligo-hidrâmnio, displasia renal e insuficiência renal.

Durante o crescimento, é comum haver resíduo pós-miccional elevado e infecção urinária de repetição. Além da US, a cintilografia renal com DMSA é necessária para avaliar sinais de cicatrizes e displasia no rim. O tratamento é cirúrgico, por meio de abdominoplastia, orquidopexia bilateral e, na maior parte das vezes, reimplante ureteral bilateral (Figura 21). A cirurgia é realizada por volta de 1-2 anos de idade. Quando os rins têm bom funcionamento, o prognóstico é bastante favorável.

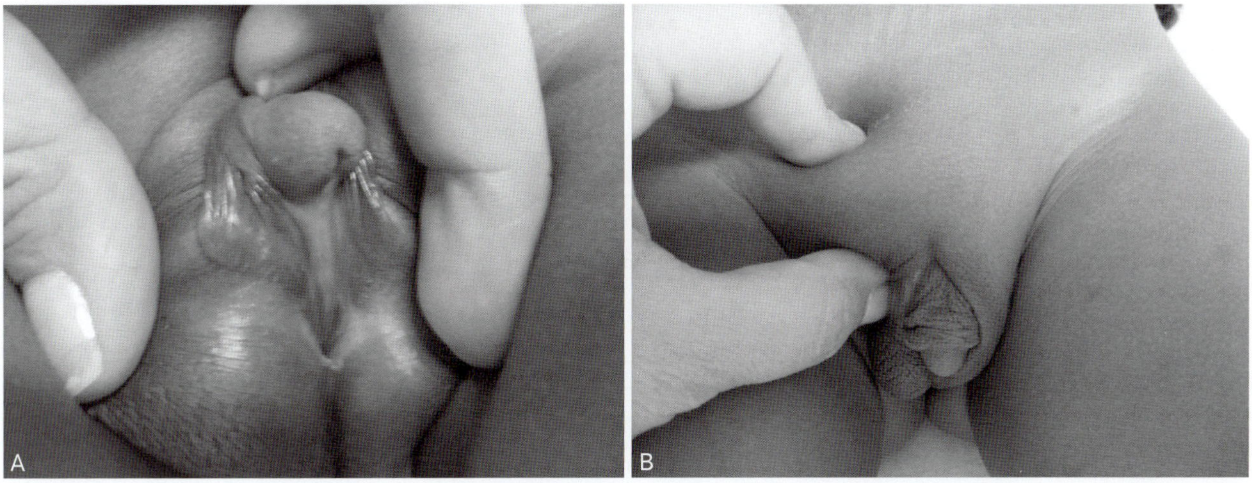

Figura 17 Imagens mostrando uma atipia genital secundária à PAIS. A: observa-se em B a palpação de um dos testículos.

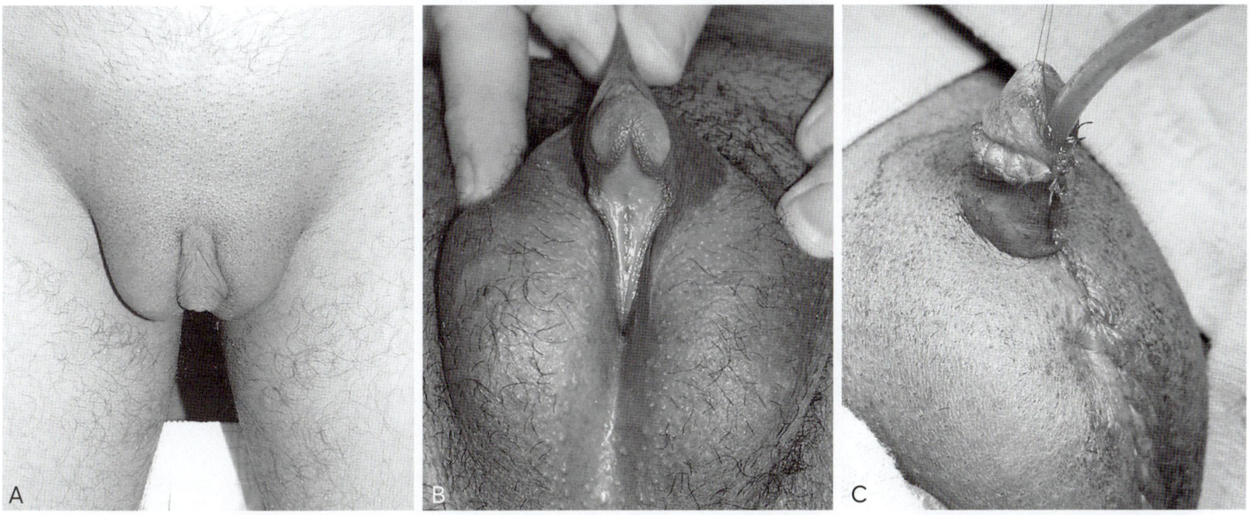

Figura 18 Reconstrução genital em um paciente com cariótipo 46,XY, nascido com deficiência de 5-alfa-reductase. Imagens antes (A, B) e no intraoperatório (C)

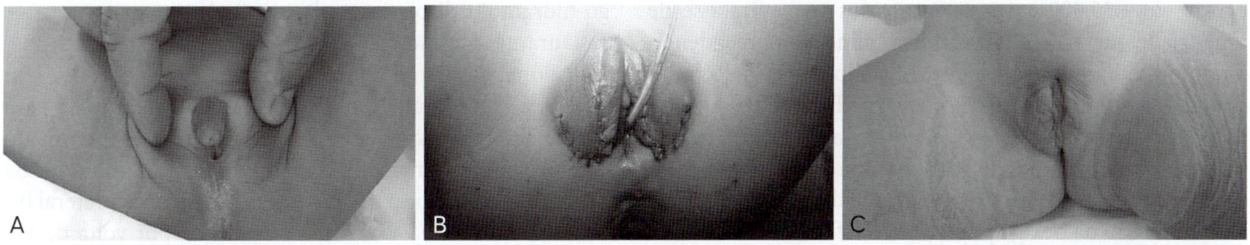

Figura 19 Imagem antes e depois de uma genitoplastia feminilizante para hiperplasia adrenal congênita. Imagens antes (A), no intraoperatório (B) e no pós-operatório tardio (C).

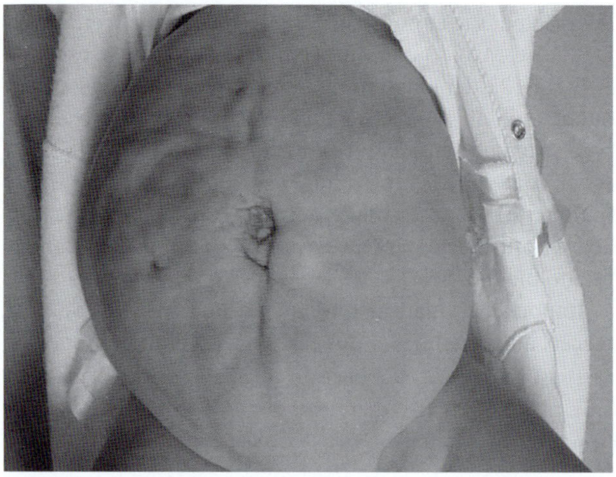

Figura 20 Imagem mostra criança com síndrome de *prune-belly*.

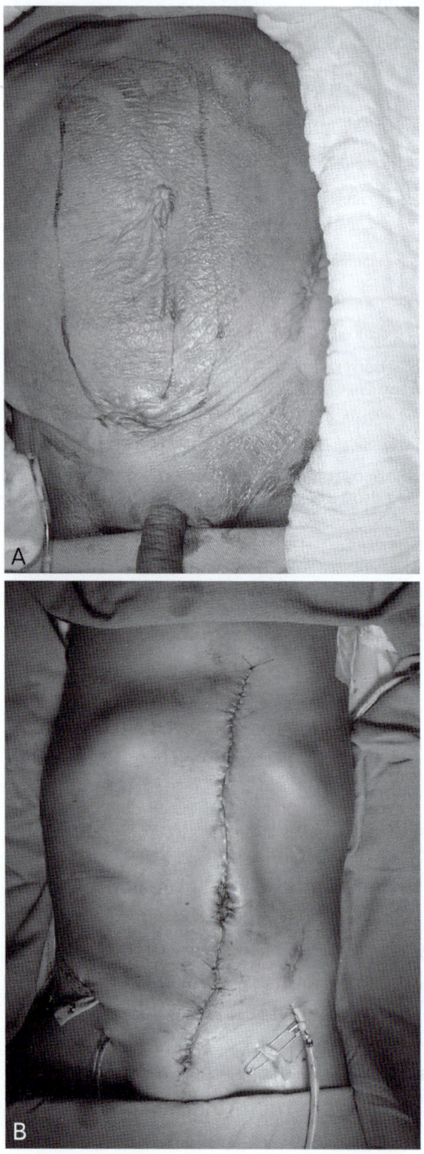

Figura 21 Imagem da cirurgia de prune-belly. A: imagem antes da incisão. B: resultado final

UROPATIAS OBSTRUTIVAS

Hidronefrose pré-natal

Ocorre em cerca de 1% de todas as gestações. Todos os fetos com diâmetro anteroposterior da pelve de pelo menos 8 mm devem ser investigados no período pós-natal, apesar de esse ponto de corte ser de 1 ou 1,2 cm de acordo com alguns autores. A Figura 22 demonstra o espectro de uma hidronefrose discreta e uma grande hidronefrose. Ao nascimento, aqueles que merecem ser investigados devem usar antibióticos profiláticos, por exemplo, a cefalexina 20 mg/kg/dia, em única dose diária. A US permite graduar a hidronefrose, sendo o grau 1 uma pequena dilatação piélica, o grau 2 uma dilatação maior com um ou dois grupos calicilares dilatados, o grau 3 representado pela dilatação de todos os cálices, mas com parênquima de espessura normal, e o grau 4 onde há redução da espessura do parênquima renal pela grande dilatação.

No período neonatal, a hidronefrose precisa ser confirmada por US de rins e vias urinárias. De preferência, deve ser realizada a partir do sétimo dia de vida, já que sua realização nas primeiras 72 horas pode produzir um resultado falso-ne-

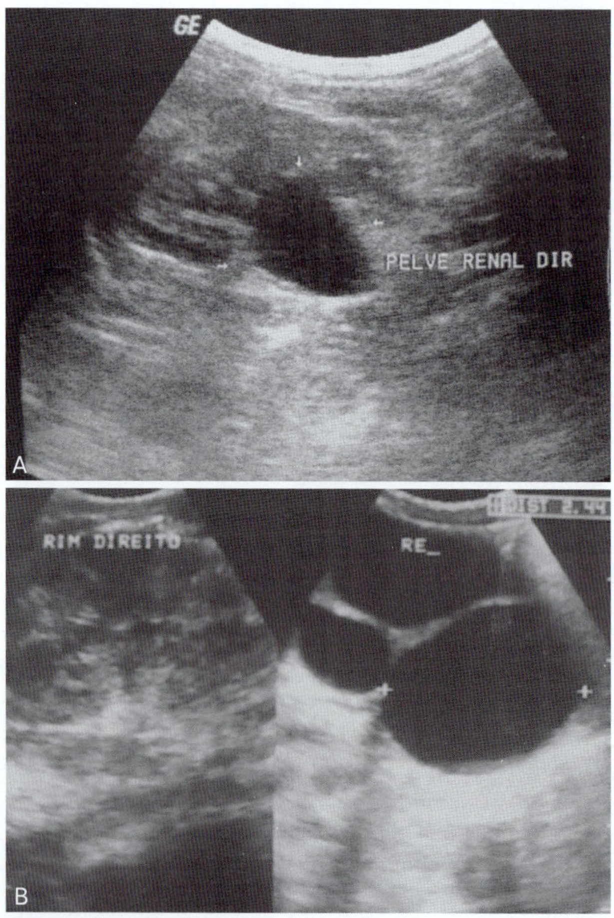

Figura 22 A: hidronefrose discreta, observando-se basicamente dilatação piélica. B: grande hidronefrose, com dilatação importante de pelve e cálices com redução da espessura do parênquima renal, em uma imagem conhecida como pata de urso.

gativo em virtude da desidratação fisiológica do neonato. Se a US for negativa, suspende-se a antibioticoprofilaxia, que é repetida com 1 mês de vida. Caso essa última seja normal ou acuse uma pequena hidronefrose, o paciente deve ter alta.

Quando há hidronefrose com pelve maior do que 1,5 cm ou hidronefrose grau 3-4 ou dilatação ureteral, novos exames são necessários e a antibioticoprofilaxia deve ser mantida. A cistouretrografia miccional (CUM) serve para diagnosticar o RVU e é realizada por volta de 1 mês de vida. Se houver refluxo de médio ou alto grau (grau 3-5), mantém-se antibiótico profilático. Caso não haja refluxo, deve-se pensar em obstrução, e a cintilografia renal com DTPA ou MAG-3 com furosemida é o exame de escolha. A Figura 23 demonstra um algoritmo que sumariza a sequência de diagnósticos e condutas na hidronefrose pré-natal. Por sua vez, a Figura 24 evidencia uma cintilografia renal com DTPA mostrando obstrução urinária. Eventualmente, há necessidade de ressonância magnética do aparelho urinário para avaliação da anatomia e esclarecimento diagnóstico.

Importante enfatizar que, quando há suspeita de obstrução, ainda assim, 2/3 dos casos irão evoluir com melho-

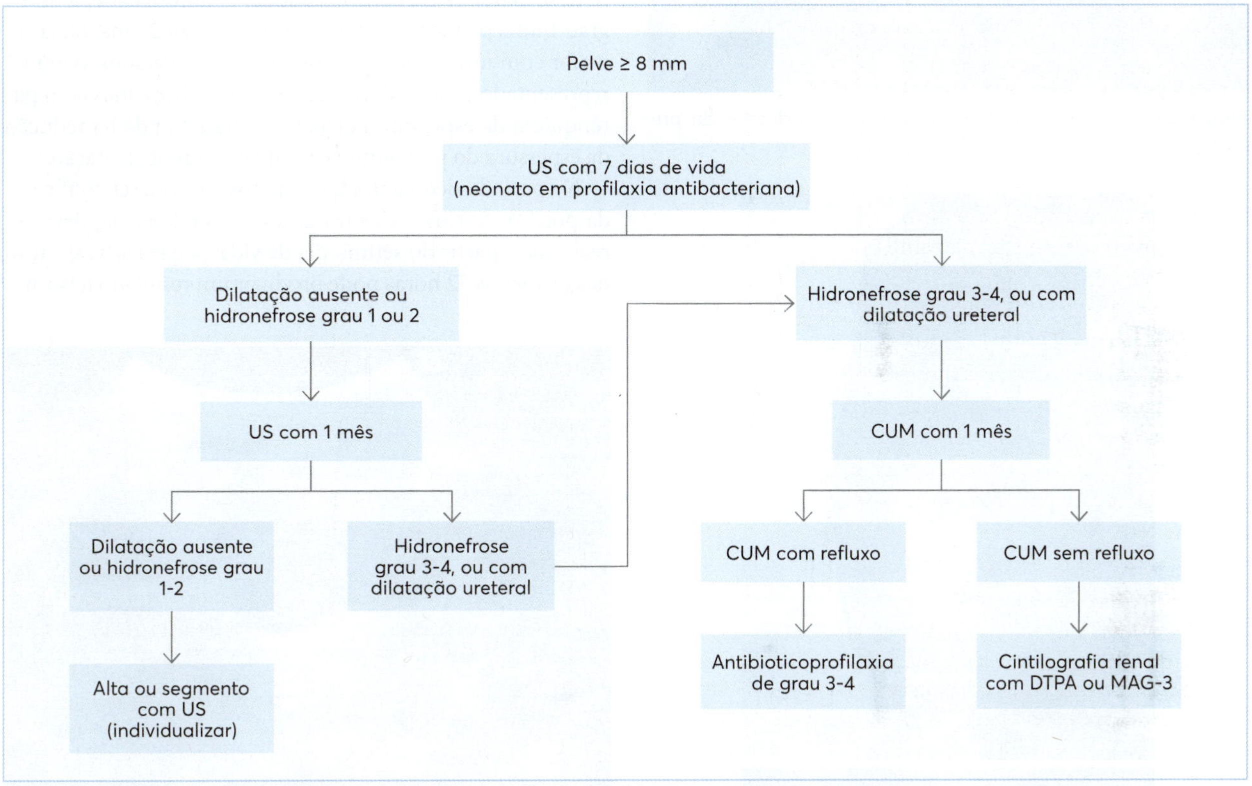

Figura 23 Algoritmo demonstrando a abordagem na criança com hidronefrose pré-natal.

US: ultrassonografia; CUM: cistouretrografia miccional.

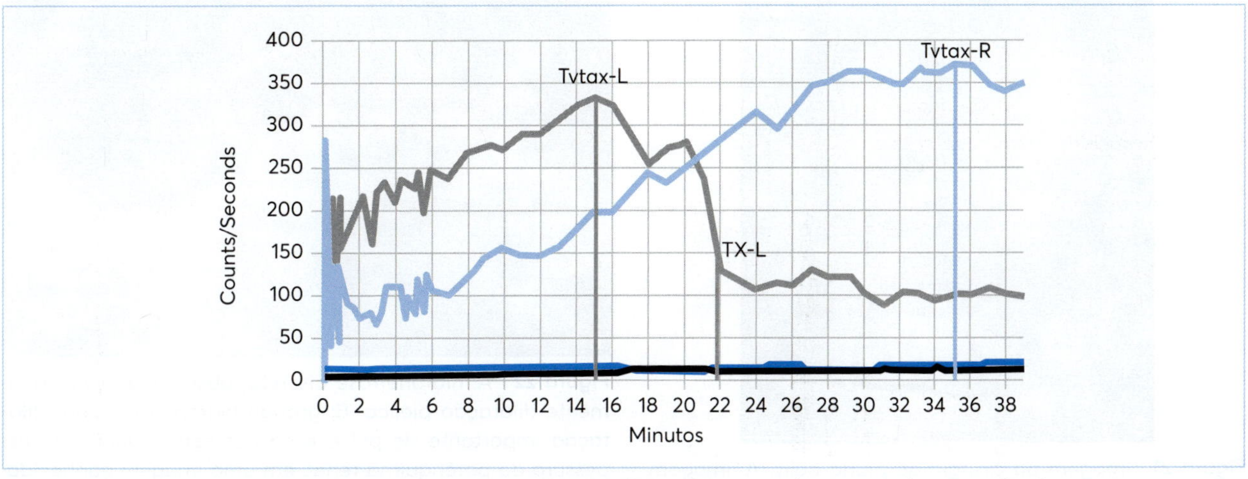

Figura 24 Curva cinza descendente, mostrando um rim desobstruído e a verde não, sendo típica de obstrução.

ra da dilatação sem necessidade de cirurgia. Isso ocorre porque, na gestação, pode haver um período de obstrução transitória que resolve espontaneamente com o amadurecimento embriológico.

As principais causas de hidronefrose são a obstrução do trato urinário, sendo a obstrução da junção ureteropiélica (JUP) a mais frequente e refluxo vesicoureteral. Eventualmente, bexiga neurogênica secundária a mielomeningocele podem provocar hidronefrose. O Quadro 1 lista as principais causas de obstrução e os sinais clínicos que chamam a atenção para a suspeita diagnóstica. A válvula de uretra posterior deve ser diagnosticada e tratada ainda com o neonato hospitalizado após o parto. A CUM confirmará o diagnóstico (Figura 25).

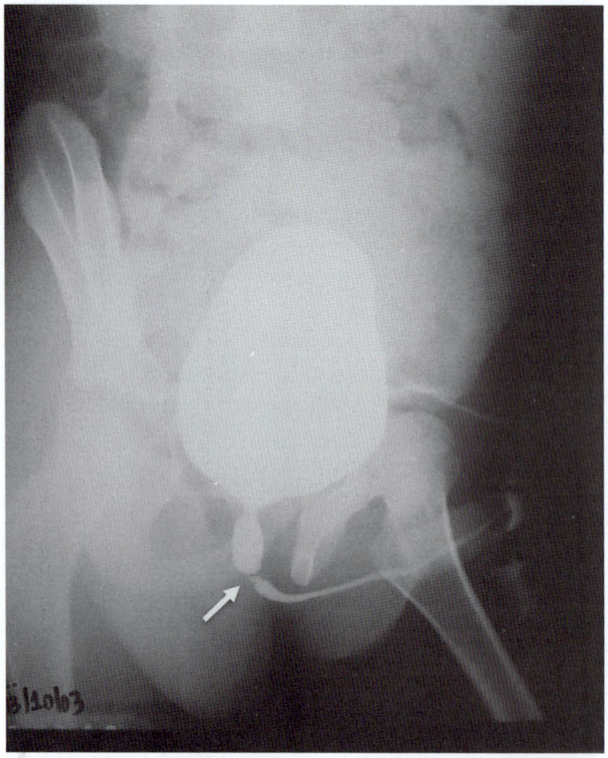

Figura 25 Cistouretrografia miccional evidenciando válvula de uretra posterior

REFLUXO VESICOURETERAL

O refluxo vesicoureteral (RVU) pode ser primário, quando congênito, ou secundário, quando associado a alteração anatômica ou neurológica do trato urinário inferior. O refluxo primário decorre principalmente do túnel ureterovesical mais curto. Já o secundário pode ser devido a condições como válvula de uretra posterior e disfunções do trato urinário inferior (DTUI). Uma diferença importante entre os dois tipos de condições é que o RVU secundário melhora espontaneamente na maior parte dos casos após o tratamento da doença de base que gerou o refluxo. A Figura 26 demonstra RVU secundário a bexiga neurogênica.

O RVU ocorre em 15% dos neonatos que nascem com hidronefrose prenatal e em cerca de 30% após o primeiro episódio de pielonefrite. Entretanto, geralmente se indica a CUM no segundo episódio de infecção urinária febril ou após o primeiro, desde que haja alteração ultrassonográfica como dilatação ou contração do parênquima renal. Exceção são as infecções urinárias no período neonatal ou por bactérias atípicas, que devem ser realizadas já após primeiro episódio. É classificado em 5 graus (Figura 27). Crianças com graus 3 a 5 devem ser mantidas com antibioticoprofilaxia. A Figura 28 mostra um RVU bilateral.

Se a criança evolui com ITU apesar da profilaxia antibacteriana, a conduta é cirúrgica. Porém, se a criança não apresenta infecção, a CUM após o desfralde é importante para definição do tratamento. É necessário avaliar os fatores que interferem negativamente na resolução espontânea do RVU. Por exemplo, refluxos de alto grau, ou que o ocorrem na fase inicial do enchimento vesical, ou se há cicatriz renal são fatores que predizem maior probabilidade de persistência do refluxo. Com o resultado da segunda CUM, deve-se discutir com a família a possibilidade de suspender

Quadro 1 Causas de hidronefrose antenatal, principais achados e formas mais usuais de tratamento

Condição	Achada ultrassonográfico	Tratamento cirúrgico
Válvula de uretra posterior	Uretero-hidronefrose bilateral, bexiga sempre repleta, muitas vezes associada a oligo-hidrâmnio na gestação	Ablação da válvula após o nascimento. O diagnóstico é por cistouretrografia com a criança ainda internada
Obstrução da JUP	Dilatação de pelve renal e todos os cálices, muitas vezes com redução da espessura do parênquima	Pieloplastia
Megaureter obstrutivo	Dilatação do ureter em toda a sua extensão, além de hidronefrose	Reimplante ureteral
Ureterocele	Dilatação cística do ureter intravesical. Nas meninas, comumente se associa à duplicidade pieloureteral, atingindo a unidade superior. Nos meninos, na maior parte das vezes, ocorre em sistema simples	Punção endoscópica da ureterocele. Eventualmente, reimplante ureteral, ureteroureterostomia ou nefrectomia da unidade superior
Ureter ectópico	Assim como a ureterocele, geralmente se associa a duplicidade pieloureteral, atingindo a unidade superior. Pode desembocar na vagina nas meninas, sendo causa de incontinência urinária	Nefrectomia polar, reimplante ureteral ou ureteroureterostomia

JUP: junção ureteropiélica.
Obviamente, os casos devem ser individualizados e outras condutas podem ser tomadas.

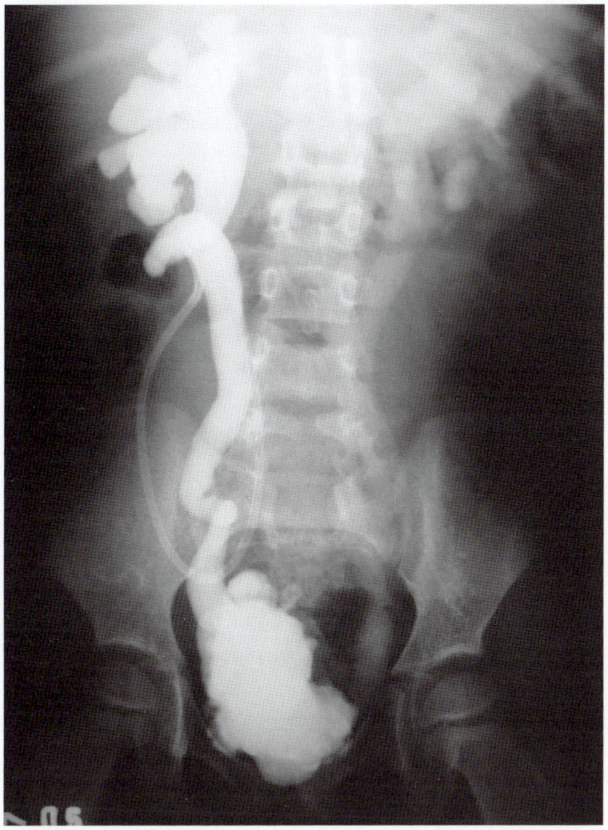

Figura 26 Refluxo bilateral em bexiga trabeculada em criança com mielomeningocele.

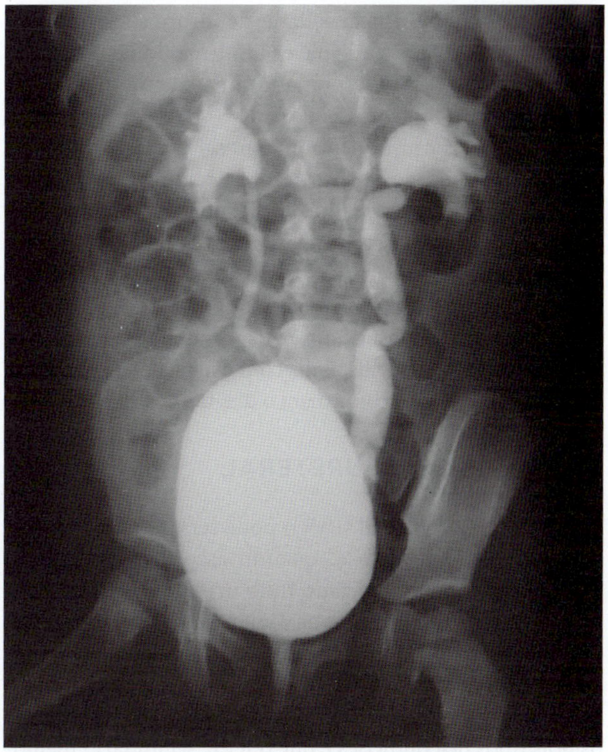

Figura 28 Refluxo vesicoureteral grau 3 à direita e 4 à esquerda.

a antibioticoprofilaxia e acompanhar clinicamente o paciente ou realizar um procedimento corretivo. Se optado por cirurgia, hoje em dia a grande maioria é tratada por injeção endoscópica (usa-se poliálcool/poliacrilato ou ácido hialurônico/hialuronidase), que aumenta a resistência na região subureteral ou intraureteral, evitando o refluxo. Trata-se de um procedimento de hospital dia com cerca de 80-90% de sucesso.[7] Nos casos de refluxo grau 5, pode ser necessário o reimplante ureteral. A Figura 29 demonstra um algoritmo simplificado da investigação do RVU.

Não há indicação de antibioticoprofilaxia por anos e CUM anual, como se fazia anos atrás. É possível suspender o uso de antibióticos desde que o desfralde tenha sido efetivo e não haja sintomas do trato urinário inferior. Importante enfatizar que ITU após o desfralde é geralmente devida a disfunção da bexiga e não há indicação de diagnóstico de refluxo nesses casos.

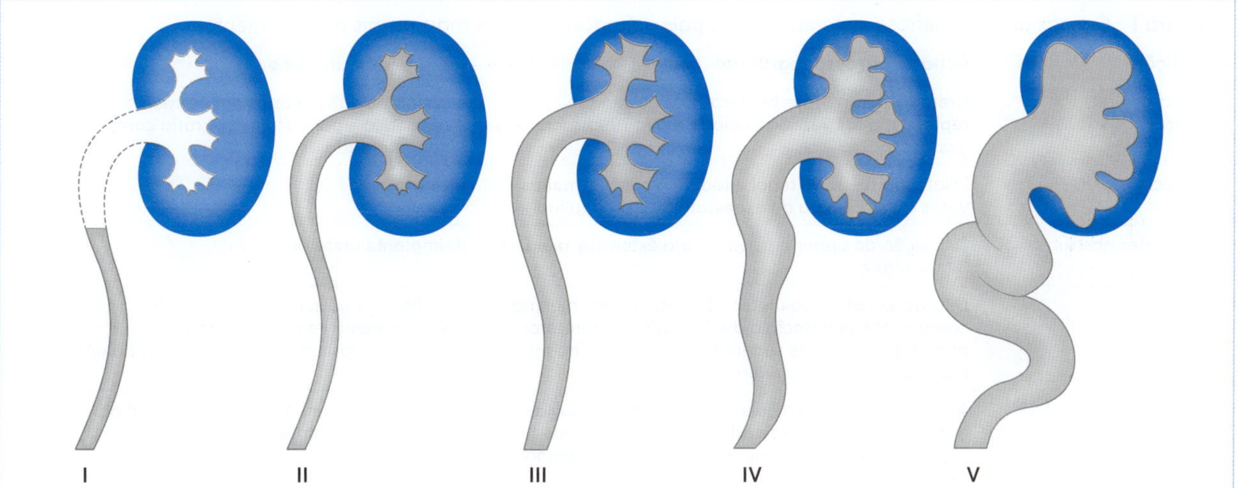

Figura 27 Graduação do refluxo.

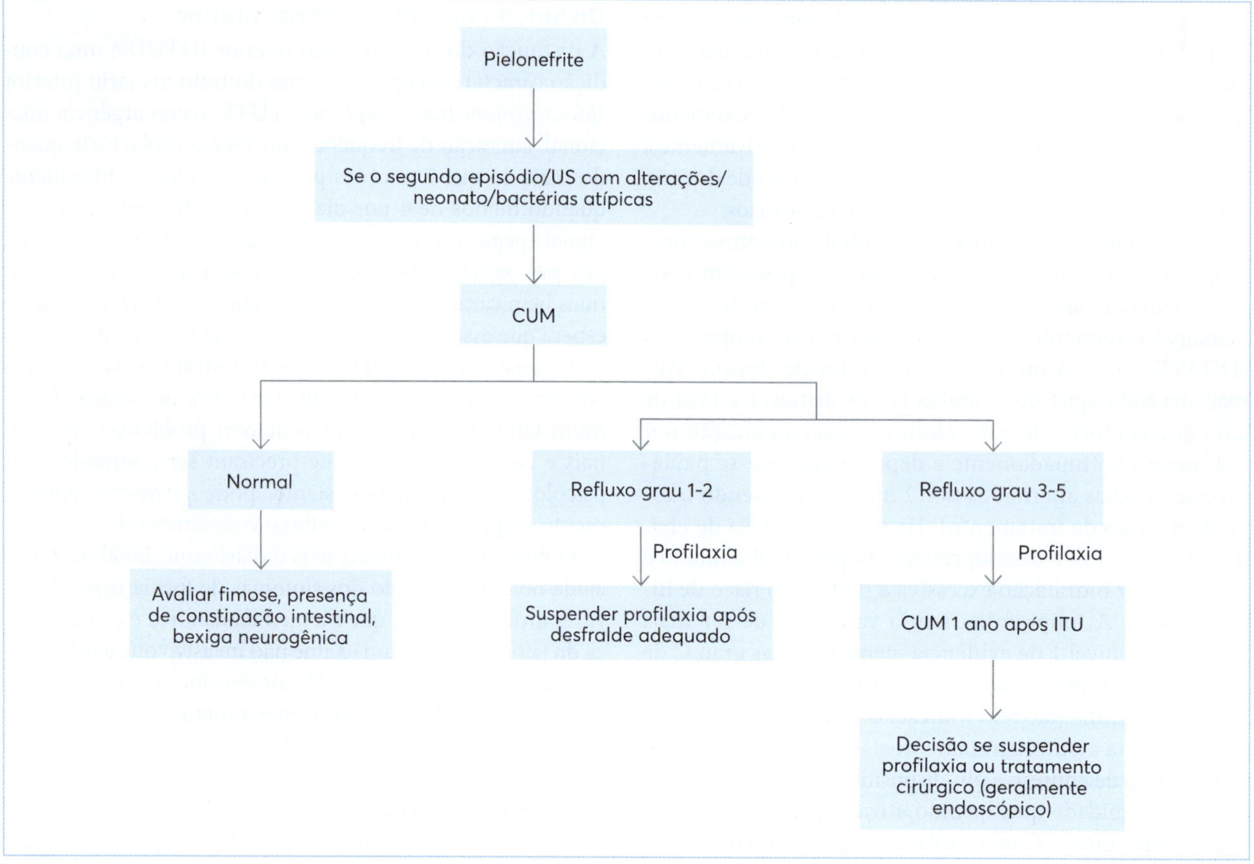

Figura 29 Algoritmo simplificado para o refluxo vesicoureteral.

SINTOMAS DO TRATO URINÁRIO INFERIOR

Enurese

Enurese é a incontinência urinária enquanto a criança dorme. É um sintoma e não uma doença. Tende a resolver espontaneamente em uma taxa de cerca de 15% ao ano. Porém, associa-se a problemas psicológicos como baixa autoestima, sentimento de inferioridade, isolamento e risco de *bullying*. Por isso, toda criança com enurese, a partir dos 6 anos de idade, que urine na cama pelo menos uma vez por semana deve ser tratada. É muito importante evitar punir a criança enurética. Em 75% dos casos, ou o pai ou a mãe foram enuréticos, demonstrando a importância da hereditariedade nesses casos.

A enurese pode ser primária, quando o paciente sempre urinou na cama, ou secundária, quando passou pelo menos 6 meses sem enurese. A enurese secundária geralmente associa-se a maior vulnerabilidade a problemas emocionais e comportamentais e sempre suscita a avaliação com psicólogo. A enurese também pode ser classificada em mono ou não monossintomática (EM ou ENM). Na EM, urinar na cama é o único sintoma. Na ENM, que ocorre em cerca de 50% dos casos, há sintomas durante o dia, como urgência miccional, incontinência urinária diurna e posturas de contenção urinária (cruzar as pernas, apertar os genitais, ficar na ponta dos pés e agachar). É importante identificar se a enurese é não monossintomática, pois o tratamento é diferente e há necessidade de outros exames. O diagnóstico e tratamento da ENM é idêntico ao da DTUI, que será discutido a seguir.

A EM tem sua origem no alto limiar de excitabilidade da área do despertar do cérebro, o *locus coeruleus*. A maior dificuldade de ativação dessa zona cerebral explica a impressão geral de que as crianças enuréticas são mais difíceis de acordar do que as não enuréticas. A redução da produção noturna de hormônio antidiurético e contrações involuntárias da bexiga estão também implicadas na fisiopatologia.

Na EM não há necessidade de exames diagnósticos. Realizamos um diário miccional por 2 dias, no qual se deve anotar o horário em que o paciente bebe líquidos, a quantidade de líquidos ingerido, o horário em que a criança urina e o volume urinado.

Os pais ou as crianças devem diariamente preencher por 15 dias o calendário sol e chuva, onde se anotam as noites secas e molhadas, respectivamente. A fralda noturna pode ser pesada para avaliação da diurese noturna, apesar de o valor desse método na prática ainda ser questionável. Não há necessidade de realizar US na EM.

O tratamento inicial deve ser por meio de orientações comportamentais. Entre elas incluem-se beber mais líqui-

dos durante o dia para reduzir a sede à noite; jantar com pouco sal (para reduzir sede e absorção de água que será excretada quando a criança dorme); evitar cafeína (aumenta a possibilidade contração vesical); espaço de pelo menos 2 horas entre o jantar e o sono; reduzir significativamente a ingestão de líquidos após o jantar e urinar antes de dormir. Essas orientações resolvem cerca de 20% dos casos.

Os tratamentos específicos são o medicamentoso (desmopressina) e o alarme para enurese, que possuem nível 1 de evidência científica e grau A de recomendação.[8] O principal tratamento medicamentoso é a desmopressina (DDAVP), 0,2-0,4 mg/dia, 1 hora antes de dormir. Age reabsorvendo água dos túbulos renais distais, e a taxa de cura gira em torno de 30%. Utiliza-se essa medicação por 3-4 meses continuadamente e depois suspende-se paulatinamente (dias alternados por 2 meses, perfazendo o total de 6 meses de tratamento). Há uma baixa taxa de efeitos adversos com a desmopressina. O principal cuidado é não permitir hidratação excessiva à noite pelo risco de hiponatremia. A imipramina tem a vantagem de ser mais barata, com nível 1 de evidência científica, mas grau C de recomendação pelo risco de cardiotoxicidade, se overdose. A oxibutinina não tem indicação na EM, a não ser que seja refratária a outros tratamentos.

O alarme de enurese é um dispositivo constituído de um sensor de umidade que, quando ativado por urina, aciona um circuito sonoro. Como vantagem, age no aprendizado e cura cerca de 30-50% dos casos. Como desvantagem, cerca de 50% desistem por desmotivação, já que a criança continua urinando na cama por semanas. Nos casos de falha, o DDAVP e o alarme podem ser usados conjuntamente.

Se houver falha, outras condições podem estar influenciando, como obstrução noturna da vias aéreas, constipação intestinal, *diabetes mellitus* ou *insipidus* ou hipercalciúria.

Medidas como dormir de fralda e acordar sistematicamente a criança à noite não surtem efeitos e devem ser evitadas.

Disfunção do trato urinário inferior

A disfunção do trato urinário inferior (DTUI) é uma condição caracterizada por sintomas do trato urinário inferior (*lower urinary tract symptoms* – LUTS) como urgência miccional, alteração da frequência miccional (polaciúria quando mais do que 7 micções por dia, ou micção infrequente quando menos de 4 por dia), posturas de contenção miccional (pegar nos genitais, cruzar as pernas, ficar na ponta dos pés, agachamento) e incontinência urinária diurna. É mais bem caracterizada após os 5 anos de idade, quando se espera que esses sintomas urinários não mais existam.

É a maior causa de ITU após o desfralde e associa-se à constipação intestinal em cerca de 50% dos casos. É comum também crianças apresentarem problemas emocionais e comportamentais que precisam ser abordados por psicólogos. Quando persistente, pode provocar espessamento da parede vesical e refluxo vesicoureteral.

O diagnóstico é clínico, mas o diário miccional de 2 dias ajuda no entendimento dos sintomas de forma mais objetiva. A urofluxometria, que é a medida da força e característica do jato urinário, é um exame não invasivo que ajuda a entender como está a micção. Fluxos em sino sugerem micção normal e achatado, irregular e interrompido são características anormais (Figura 30). A US com avaliação de resíduo pós-miccional detecta dilatações no trato urinário superior e investiga se o esvaziamento vesical está sendo completo. O estudo urodinâmico, com passagem de sonda na bexiga ou a cistouretrografia miccional, raramente é necessário.

A DTUI pode ser dividida em 4 grandes grupos. A bexiga hiperativa: caracterizada por urgência miccional, geralmente associada à polaciúria e perdas urinárias na roupa. A postergação miccional: formada por crianças que demoram para urinar e comumente fazem posturas para conter a urina por mais tempo. A micção disfuncional, na qual se observa uma falta de relaxamento do esfíncter externo na hora da micção, com alteração do jato urinário. Por fim, a

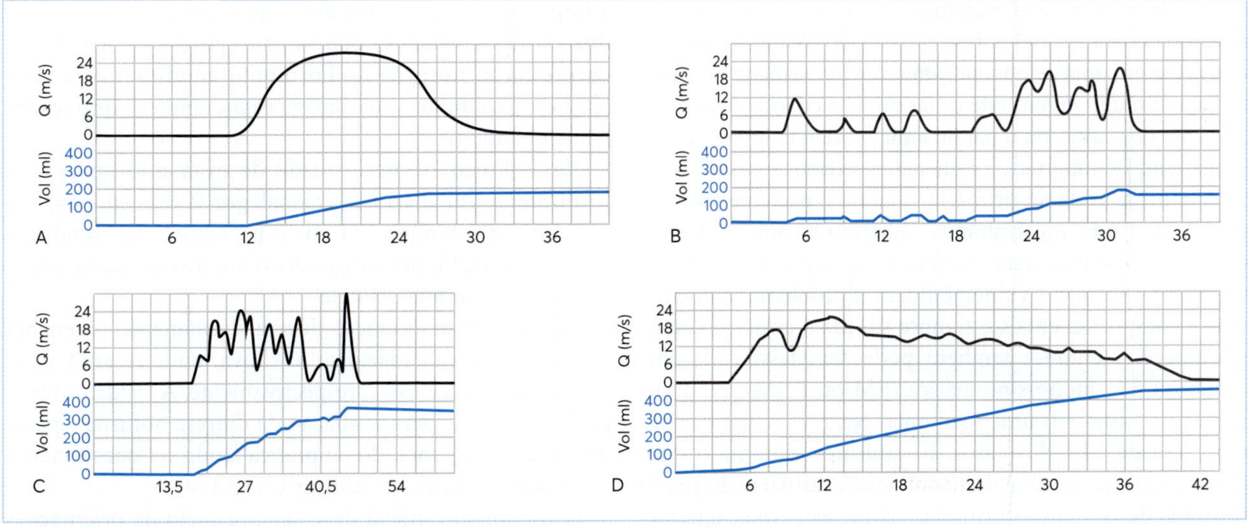

Figura 30 Urofluxometria demonstrando fluxo em sino (A), intermitente (B), irregular (em *staccato*) (C) e achatado (D).

bexiga hipoativa, considerada a fase de descompensação da bexiga, na qual se evidencia hipocontratilidade do detrusor e grandes resíduos pós-miccionais.

O tratamento depende do tipo de condição, porém orientações com relação ao hábito miccional devem ser a primeira medida. Não postergar a micção, não demorar mais do que 3 horas para urinar, hidratar-se corretamente e adotar posturas corretas na micção e na defecação (colocar os pés em um suporte, afastar as pernas e curvar a coluna levemente para a frente) (Figura 31) são orientações relevantes, chamadas de uroterapia padrão.

A bexiga hiperativa pode ser tratada com medicações anticolinérgicas, como a oxibutinina (0,2-0,4 mg/kg/dia, dividida em 2-3 doses diárias) ou por eletroestimulação transcutânea (TENS) parassacral.[9] A oxibutinina tem como desvantagens a ocorrência em cerca de metade dos casos de efeitos adversos como boca seca, constipação intestinal, intolerância ao calor e elevação da temperatura. A TENS parassacral é um método não invasivo que tem a taxa de sucesso comparada à oxibutinina, porém não apresenta os efeitos adversos. Pelo contrário, a TENS parassacral ajuda a normalizar o ritmo intestinal comumente comprometida na DTUI.

A micção disfuncional é tratada com *biofeedback*, que é um treinamento da musculatura do assoalho pélvico, ajudando-a a relaxar no momento da micção (Figura 32). A postergação miccional resolve com a uroterapia padrão na maior parte dos casos, e a bexiga hipoativa geralmente necessita ser tratada com cateterismo intermitente e outras medidas como a TENS parassacral (Figura 33) e medicações alfabloqueadoras como a doxasosina. O Quadro 2 demonstra as características, o diagnóstico e tratamentos para cada condição, que, muitas vezes, apresentam-se em conjunto. Por exemplo, um paciente postergador miccional pode ter também um jato urinário fraco decorrente de micção disfuncional.

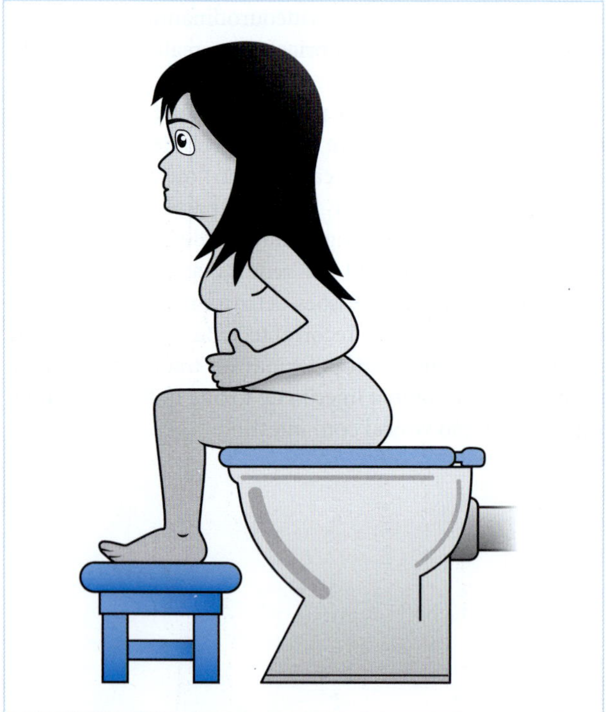

Figura 31 Postura correta para eliminar urina e fezes.

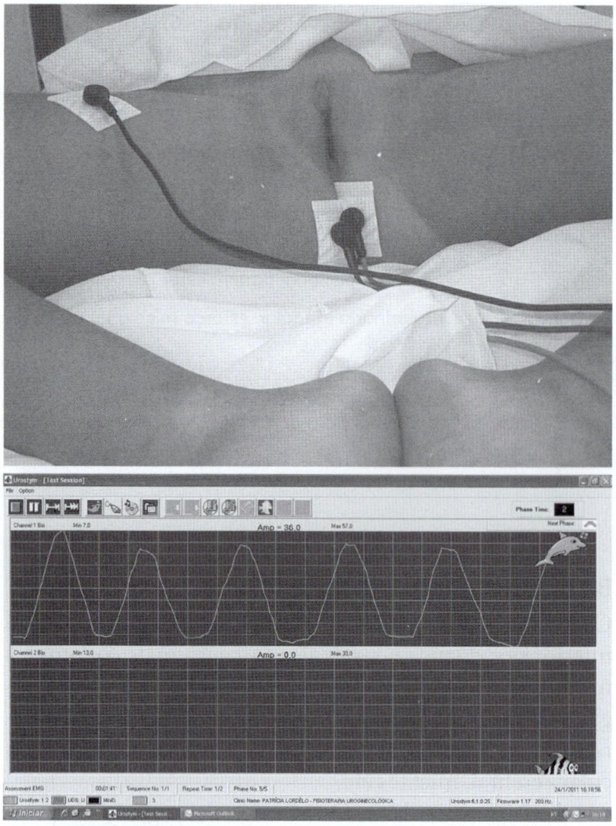

Figura 32 Eletrodos de superfície em uma criança que está sendo submetida a *biofeedback* e a gamificação usada para o treinamento. Quando o golfinho vai à superfície, a criança está contraindo o esfíncter uretral externo.

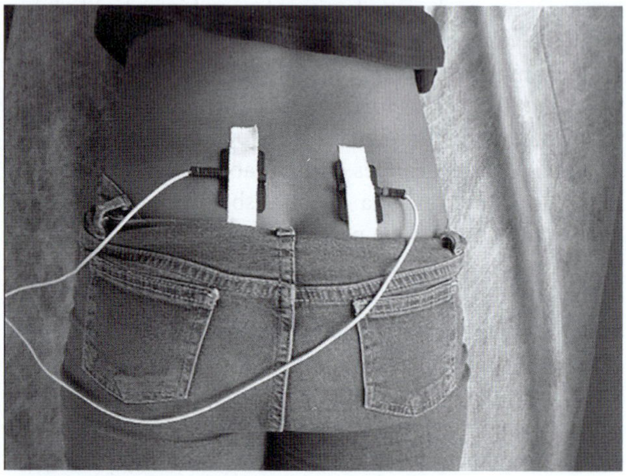

Figura 33 Local onde os eletrodos são colocados para a eletroestimulação transcutânea parassacral.

Quadro 2 Condições relacionadas à disfunção do trato urinário inferior, suas características clínicas, achados diagnósticos e tratamento

Condição	Características clínicas	Achados diagnósticos na US e urofluxometria	Tratamento
Bexiga hiperativa	Urgência, polaciúria, incontinência diurna	Ausência de resíduo pós-miccional, curva urinária em sino	Uroterapia padrão + anticolinérgicos/eletroestimulação
Postergação miccional	Pouca frequência miccional, precisa ser lembrado para urinar, posturas para evitar perdas urinárias. Incontinência e urgência miccional podem estar presentes	Ausência de resíduo pós-miccional, curva urinária em sino	Uroterapia padrão
Micção disfuncional	Jato urinário irregular, esforço miccional	Resíduo pós-miccional pode estar presente, mas não em grande quantidade, curva urinária irregular	Uroterapia padrão + *biofeedback*/alfabloqueadores
Bexiga hipoativa	Jato urinário entrecortado, esforço abdominal para urinar	Grande resíduo pós-miccional, curva urinária interrompida	Uroterapia padrão, eletroestimulação, *biofeedback*/alfabloqueadores, cateterismo intermitente

Bexiga neurogênica

Caracteriza-se por alteração da função do trato urinário inferior por doença neurológica. A causa mais comum é a mielomeningocele, responsável por cerca de 80% das bexigas neurogênicas em crianças. Outras causas incluem paralisia cerebral, traumatismo raquimedular, acidente vascular cerebral, mielites etc.

Na maior parte das vezes a bexiga neurogênica é caracterizada por incontinência urinária, que pode ser intermitente ou contínua. ITU é frequente. Pelo risco de alta pressão na bexiga, a incidência de lesão renal é maior na bexiga neurogênica quando comparada à DTUI.

Quanto ao funcionamento da parede vesical, a bexiga neurogênica pode ser classificada em hiperatividade ou arreflexia detrusora. Na hiperatividade detrusora há contrações involuntárias do músculo da bexiga. Caracteriza-se clinicamente por incontinência urinária em jatos. Na arreflexia há impossibilidade de expulsar a urina da bexiga a não ser com grandes esforços abdominais. Caracteriza-se por incontinência por transbordamento, também chamada incontinência paradoxal, e a bexiga está sempre repleta na US.

Quanto ao funcionamento do esfíncter uretral externo, pode ser ativo, hipoativo ou dissinérgico. O ativo tem funcionamento normal, enquanto no hipoativo há dano neurológico do esfíncter, que se torna incompetente e não contém a urina na bexiga. O esfíncter dissinérgico ocorre quando há contração esfincteriana no momento da contração detrusora, gerando altas pressões vesicais. A dissinergia vesicoesfincteriana é um grande fator de risco para lesão renal.

A bexiga neurogênica deve ser abordada precocemente em todos os casos. A US de rins e vias urinárias pode demonstrar hidronefrose e paredes vesicais espessadas. O estudo urodinâmico é imperativo para o diagnóstico e tratamento e se caracteriza pela passagem de uma sonda na bexiga com duas vias, medindo-se a pressão detrusora em uma e infundindo-se líquido na outra. Uma sonda retal é essencial para controlar a pressão abdominal, que interfere na interpretação do exame. A Figura 34 evidencia um detrusor hiperativo ao enchimento no estudo urodinâmico. A CUM é importante para avaliar refluxo vesicoureteral e pode ser realizada juntamente com o estudo urodinâmico, em um exame denominado videourodinâmico. Se há antecedente de pielonefrite, é obrigatória a realização de cintilografia renal com DMSA.

O tratamento na maior parte dos casos é com anticolinérgicos (ver a seção sobre DTUI), geralmente necessário durante toda a vida.[10] O cateterismo intermitente limpo (CIL) também será preciso na maior parte das vezes. Trata-se da sondagem da bexiga em torno de 4 vezes por dia e não precisa ser estéreo. O CIL reduz a taxa de ITU e de lesão renal. Quando as pressões detrusoras persistem elevadas, a ITU mantém-se recorrente e/ou há incontinência urinária persistente, outras formas de tratamento podem ser necessárias, como a injeção de toxina botulínica na bexiga e ampliação vesical com intestino.

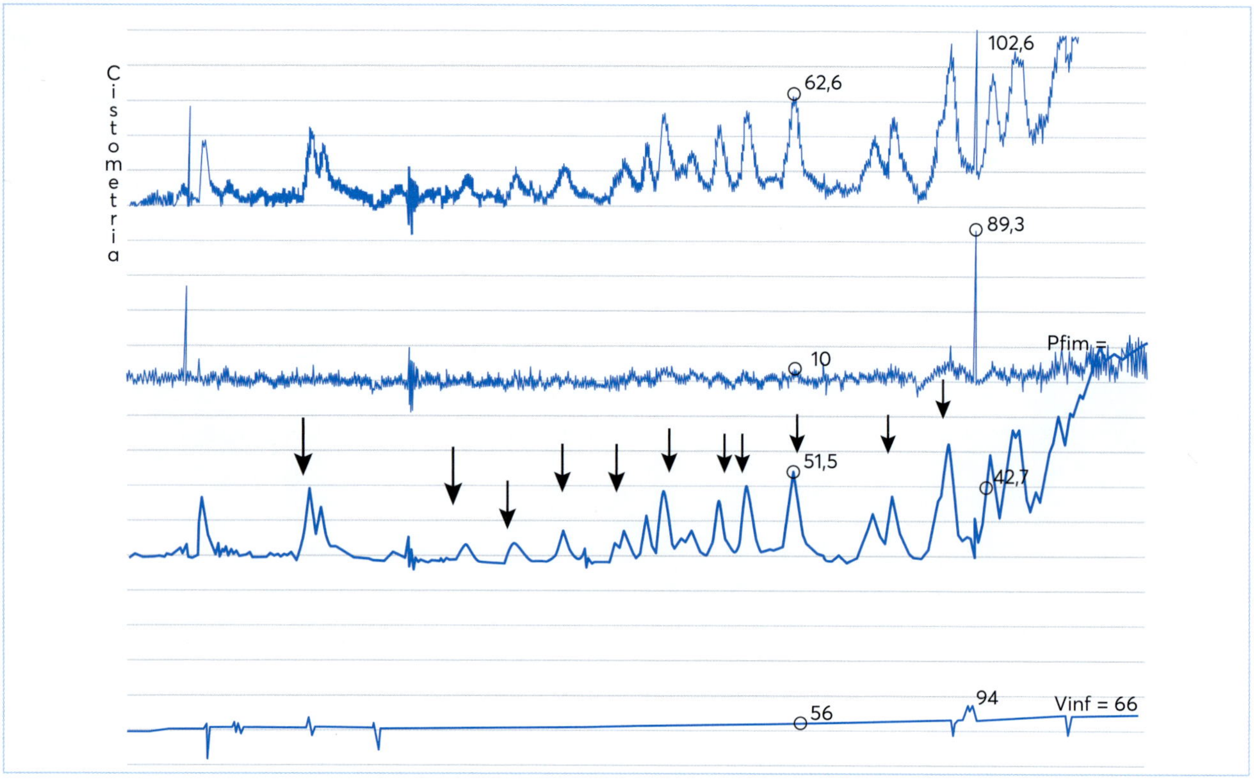

Figura 34 Hiperatividade detrusora (setas).

REFERÊNCIAS BIBLIOGRÁFICAS

1. Øster J. further fate of the foreskin: incidence of preputial adhesions, phimosis, and smegma among Danish schoolboys. Arch Dis Child. 1968 Apr;200-2.
2. Nascimento FJ, Pereira RF, Silva 2nd JL, Tavares A, Pompeo ACL. Topical betamethasone and hyaluronidase in the treatment of phimosis in boys: a double-blind, randomized, placebo-controlled trial. Int Braz J Urol. 2011 May-Jun;37(3):314-9.
3. Stec AA, Thomas JC, DeMarco RT, Pope JC 4th, Brock JW 3rd, Adams MCJ. Incidence of testicular ascent in boys with retractile testes. Urol. 2007 Oct;178(4 Pt 2):1722-4; discussion 1724-5.
4. Silay MS, Hoen L, Quadackaers J, Undre S, Bogaert G, Dogan HS, et al. Treatment of varicocele in children and adolescents: a systematic review and meta-analysis from the European Association of Urology/ European Society for Paediatric Urology Guidelines Panel. Eur Urol. 2019 Mar;75(3):448-61.
5. Barroso Jr U, Macedo Jr A. Initial experience with "inverted U" staged buccal mucosa graft (bracka) for hypospadias repair. J Pediatr Urol. 2009 Apr;5(2):90-2.
6. Apóstolos RAC, Canguçu-Campinho AK, Lago R, Costa ACS, Oliveira LMB, Toralles MB, et al. Gender identity and sexual function in 46,XX patients with congenital adrenal hyperplasia raised as males. Arch Sex Behav. 2018 Nov;47(8):2491-6.
7. Lorenzo AJ, Salle JL, Barroso U, Cook A, Grober E, Wallis MC, et al. What are the most powerful determinants of endoscopic vesicoureteral reflux correction? Multivariate analysis of a single institution experience during 6 years. J Urol. 2006 Oct;176(4 Pt 2):1851-5.
8. Bastos JM Netto BJM, Rondon AV, de Lima GRM, Zerati M Filho, Schneider-Monteiro ED, Molina CAF, et al. Brazilian consensus in enuresis: recomendations for clinical practice. Int Braz J Urol. 2019 Sep-Oct; 45(5):889-900.
9. Quintiliano F, Veiga ML, Moraes M, Cunha C, Oliveira LF, Lordelo P, et al. Transcutaneous parasacral electrical stimulation vs oxybutynin for the treatment of overactive bladder in children: a randomized clinical trial. J Urol. 2015 May;193(5 Suppl):1749-53.
10. Stein R, Bogaert G, Dogan HS, Hoen L, Kocvara R, Nijman RJM, et al. EAU/ESPU guidelines on the management of neurogenic bladder in childrenand adolescent part I diagnostics and conservative treatment. Neurourol Urodyn. 2020 Jan;39(1):45-57.

SEÇÃO 23

NEUROLOGIA

COORDENADORA

Magda Lahorgue Nunes

Professora Titular de Neurologia da Escola de Medicina da Pontifícia Universidade Católica do Rio Grande do Sul (PUC-RS). Doutora em Neurociências pela Universidade Estadual de Campinas (Unicamp). Pós-doutorado pelo Albert Einstein College of Medicine, NY. Neurologista Infantil com Área de Atuação em Medicina do Sono.

AUTORES

Alexandra Prufer de Queiroz Campos Araujo
Mestre em Pediatria pela Universidade Federal do Rio de Janeiro (UFRJ). Doutora em Neurologia pela Universidade Federal Fluminense (UFF). Professora Associada de Neuropediatria do Departamento de Pediatria da UFRJ.

André Luis Santos do Carmo
Título de Especialista em Pediatria com Área de Atuação em Neuropediatria pela Sociedade Brasileira de Pediatria (SBP)/Associação Médica Brasileira (AMB). Mestre em Saúde da Criança e do Adolescente pela Universidade Federal do Paraná (UFPR). Especialista em Preceptoria em Saúde pela Universidade Federal do Rio Grande do Norte (UFRN). Médico Neuropediatra no Centro de Neuropediatria do Hospital de Clínicas da UFPR.

Anita Seixas Dias Saporta
Especialista em Pediatria e Neurologia Infantil pela AMB. Ex-*fellow* de Pesquisa em Neurologia Infantil e Neuroimagem do Positron Emission Tomography Center – Wayne State University, EUA, de Pesquisa em Neurogenética da Charcot Marie Tooth Clinic e CMT North American Database, EUA, e de Pesquisa em Neurologia Neonatal e Neuroimagem do Neonatal Brain Disorders.

Bruna Klein da Costa
Médica Neurologista no Hospital São Lucas da PUC-RS. Preceptora da Residência Médica em Neurologia da PUC-RS. Coordenadora do Estudo Multicêntrico Observacional para Caracterização da Esclerose Múltipla Pediátrica no Brasil. Membro do *International Pediatric Multiple Sclerosis Study Group* (IPMSSG). Responsável pelo Ambulatório de Doença Inflamatória do Sistema Nervoso Central em Pediatria e Encefalites Autoimunes. Doutora em Neurociências/Neuroimunologia pela PUC-RS.

Douglas Kazutoshi Sato
Médico Neurologista. Preceptor da Residência Médica em Neurologia da PUC-RS. Diretor do Instituto de Geriatria e Gerontologia da PUC-RS. Coordenador do Laboratório de Neuroinflamação e Neuroimunologia do Instituto do Cérebro do Rio Grande do Sul (InsCer). Professor Adjunto da Escola de Medicina da PUC-RS. Pesquisador Produtividade do CNPq. Pós-doutor em Neurologia pela Faculdade de Medicina da Universidade de São Paulo (FMUSP). Doutor em Ciências Médicas pela Tohoku University, Sendai, Japão.

Eduardo Jorge Custodio da Silva
Membro do Departamento Científico (DC) de Neurologia da SBP. Mestre em Neurologia pela UFRJ. Doutor em Saúde da Criança pela Fundação Oswaldo Cruz (Fiocruz). Chefe do Setor de Eletroencefalografia do Hospital Universitário Pedro Ernesto (HUPE)/UERJ. Membro da Câmara Técnica de Neurologia do Conselho Regional de Medicina do Estado do Rio de Janeiro (CREMERJ).

Felipe Kalil Neto
Médico Pediatra com Área de Atuação em Neurologia Infantil. Doutor em Pediatria e Saúde da Criança pela PUC-RS. Membro do DC de Neurologia da SBP.

Fernanda Wagner Fredo dos Santos
Especialista em Neuropediatria pelo Centro de Neuropediatria da UFPR e em Preceptoria em Saúde pela UFRN. Título de Especialista em Pediatria com Área de Atuação em Neuropediatria pela SBP/AMB. Mestre em Saúde da Criança e do Adolescente, Área de Neurologia Infantil, com ênfase em Neurodesenvolvimento, pela UFPR. Neuropediatra no Hospital de Clínicas da UFPR.

Gustavo Adolfo Rodrigues Valle
Neurologista Infantil. Chefe do Setor de Neurologia Infantil do Serviço de Pediatria do Hospital Federal dos Servidores do Estado do Estado do Rio de Janeiro. Coordenador e Preceptor da Residência em Neurologia Infantil do Hospital Federal dos Servidores do Estado do Rio de Janeiro. Membro do DC de Neurologia da Sociedade de Pediatria do Estado do Estado do Rio de Janeiro (Soperj).

Kette Dualibi Valente
Professora Livre-docente de Neurologia Infantil da FMUSP. Presidente da Liga Brasileira de Epilepsia. Membro da Comissão de Neuropsiquiatria do *Lancet Neurology Commission* e *Chair* da *Task Force of Psychiatric Conditions in Pediatric Epilepsy – International League Against Epilepsy*. Editora Associada dos Periódicos *Frontiers* (*Epilepsy and Pediatric Neurology*) e *Epilepsy and Behavior*.

Letícia Pereira de Brito Sampaio
Doutora em Neurologia pela FMUSP. Neurologista Infantil no Instituto da Criança e do Adolescente (ICr) do Hospital das Clínicas (HC) da FMUSP. Neurologista Infantil e Neurofisiologista Clínica no Hospital Israelita Albert Einstein (HIAE). Presidente da Sociedade Brasileira de Neurologia Infantil (SBNI).

Magda Lahorgue Nunes
Professora Titular de Neurologia da Escola de Medicina da PUC-RS. Doutora em Neurociências pela Unicamp. Pós-doutora no Albert Einstein College of Medicine, NY. Neurologista Infantil com Área de Atuação em Medicina do Sono.

Marcelo Masruha Rodrigues
Neurologista e Neurologista Infantil. Livre-docente em Neurologia pela Escola Paulista de Medicina da Universidade Federal de São Paulo (EPM-Unifesp). Ex-presidente da SBNI.

Marcio Moacyr Vasconcelos
Professor Associado de Pediatria da Universidade Federal Fluminense (UFF). *Fellow* em Neurologia Pediátrica pela George Washington University, EUA. Membro do Comitê Científico de Neurologia da Soperj.

Mariana Richartz Schwind
Médica Psiquiatra pelo Centro de Neuropediatria do Hospital de Clínicas da UFPR.

Rosana Cardoso Alves
Neurologista Infantil. Coordenadora do Serviço de Neurofisiologia Clínica no Grupo Fleury.

Sérgio Antonio Antoniuk
Neurologista Infantil. Professor Associado do Departamento de Pediatria da UFPR. Doutor em Saúde da Criança e do Adolescente pela UFPR. Coordenador Científico do Centro de Neuropediatria do Hospital de Clínicas da UFPR.

Victor Hugo Pantoja Leão
Neurologista e Neurologista Infantil. Preceptor da Residência Médica em Neurologia Infantil da EPM-Unifesp.

CAPÍTULO 1

CRISE FEBRIL

Eduardo Jorge Custodio da Silva

AO FINAL DA LEITURA DESTE CAPÍTULO, O PEDIATRA DEVE ESTAR APTO A:

- Compreender que convulsões febris são aquelas que ocorrem em crianças neurologicamente normais com menos de 6 anos de idade, sem convulsão afebril prévia e sem uma causa identificável.
- Compreender que as convulsões febris podem ser simples (duração menor que 15 minutos, sem características focais) ou complexas (duração maior que 15 minutos, com características focais ou recorrência em 24 horas).
- Saber que exames laboratoriais não são necessários rotineiramente, mas pacientes com crises complexas, déficits neurológicos ou sinais de doença grave subjacente devem ser investigados.
- Saber que tratamento contínuo não é habitualmente indicado, e que crises prolongadas podem necessitar de tratamento medicamentoso.
- Compreender que o risco de ocorrência de epilepsia após um episódio de crise febril é inferior a 5%.
- Compreender que fatores genéticos aumentam sua incidência.

DEFINIÇÃO

A definição do National Institutes of Health (NIH) de convulsão febril é "um evento na primeira infância ou na infância que geralmente ocorre entre 3 meses e 5 anos de idade, associado a febre, mas sem evidências de infecção intracraniana ou causa definida para sua convulsão",[1] após ter excluído crianças com convulsões afebris anteriores.

EPIDEMIOLOGIA

Cerca de 2-5% das crianças nos EUA e na Europa Ocidental, e 6-9% no Japão, terão experimentado pelo menos um episódio até os 5 anos de idade. Consequentemente, as convulsões febris são as crises convulsivas mais comuns.

A idade de pico é 18 meses, com cerca de 80% das crises febris ocorrendo entre 1-3 anos de idade.[2]

No Brasil, Dalben et al. observaram a prevalência de 6,4%, sendo crises febris simples em 88,8% dos casos, sem diferença entre gêneros.[3]

CLÍNICA

Em geral, as convulsões febris ocorrem no início da rápida elevação da temperatura e a maior parte nas 24 horas do começo da febre. As convulsões são tipicamente generalizadas.

Um período de sonolência após o evento ictal de alguns minutos é comum, podendo durar até algumas horas. Se o período pós-ictal for prolongado ou se as crises tiverem características focais, é importante avaliar a presença de doença aguda subjacente do sistema nervoso central.

As convulsões febris ocorrem durante infecções virais ou bacterianas. Vacinação para sarampo, caxumba e rubéola pode ser a causa da febre. Fatores familiares e genéticos parecem aumentar a suscetibilidade às convulsões febris.

As crises podem ser simples ou complexas:

- As crises febris simples são generalizadas e têm curta duração. A American Academy of Pediatrics define que essa breve duração deve ser menor que 15 minutos; habitualmente não ocorrem mais de uma vez em 24 horas e resolvem espontaneamente.[4]
- Convulsões febris complexas são mais duradouras, têm sintomas focais (no início ou durante a convulsão) e podem recorrer dentro de 24 horas ou na mesma doença febril.

Estado epiléptico febril é caracterizado por convulsões contínuas ou intermitentes com duração ≥ 20 minutos, sem recuperação do nível de consciência entre elas, e geralmente requer a administração de anticonvulsivantes para sua interrupção.[5]

DIAGNÓSTICO

As convulsões são diagnosticadas como febris após a exclusão de outras causas.

Exames de rotina não são necessários para convulsões febris simples, exceto para diagnosticar a origem da febre, mas, se as crianças têm convulsões complexas, período pós-ictal prolongado, déficits neurológicos ou sinais de uma doença grave subjacente (p. ex., meningite, distúrbios metabólicos, entre outras), é necessário prosseguir com a investigação.[6]

Exames laboratoriais

- Análise do líquor para excluir meningite e encefalite em crianças menores que 6 meses de idade, caso estejam presentes sinais meníngeos, sinais de depressão do sistema nervoso central ou que têm convulsões após vários dias de doença febril; crianças que não estão totalmente imunizadas ou em uso de antibióticos também devem ter avaliação liquórica.
- Testes de função hepática e renal e dos níveis séricos de glicose, sódio, cálcio, magnésio e potássio se houver história recente de vômitos, diarreia ou ingestão de líquidos escassa; se houver sinais de desidratação ou edema; ou se ocorrerem convulsões febris complexas.
- Exame de imagem (tomografia computadorizada ou ressonância magnética do crânio) se o exame neurológico detectar anormalidades focais ou se características focais ocorrerem durante a convulsão ou período pós-ictal.
- Eletroencefalograma (EEG) se convulsões febris têm características focais ou são recorrentes.[7]

Aspectos genéticos

Scheffer et al. descreveram várias famílias com uma doença inicialmente chamada de "epilepsia generalizada com convulsões febris plus (GEFS +)".[8]

A herança é autossômica dominante com penetrância variável. Cerca de 1/3 dos membros da família afetados só têm convulsões febris, embora estas tendam a reaparecer bem além de 5-6 anos de idade, mesmo até a adolescência.

Cerca de 1/3 desenvolve convulsões tônico-clônicas generalizadas afebris na infância com remissão na adolescência.

O terço restante pode ter um variedade de epilepsias generalizadas, incluindo a ausência típica e epilepsia astática mioclônica. Algumas famílias incluem pacientes com epilepsia focal, particularmente epilepsia do lobo temporal, de gravidade variável.[9,10]

O gene mais comumente associado é o SCN1A.[11] Como as manifestações clínicas são muito variadas, outros genes e fatores ambientais ajudam a determinar a gravidade da condição.

Fatores de risco

A causa das crises febris é provavelmente multifatorial. Doenças virais, certas vacinas e predisposição genética são fatores de risco comuns que podem afetar um sistema nervoso vulnerável em desenvolvimento sob o estresse de uma febre. Outros fatores de risco incluem exposições no útero, como tabagismo e estresse materno; internação em UTI neonatal por mais de 28 dias e atraso no desenvolvimento.

Recorrência e epilepsia subsequente

Em geral, a frequência da recorrência das convulsões febris é de aproximadamente 35%. O risco de recorrência é mais elevado em crianças com menos de 1 ano de idade na ocasião da primeira crise ou na presença de familiar de primeiro grau com crises febris.

Quadro 1 Fatores de risco para convulsão futura não provocada depois de uma convulsão febril

Convulsão febril complexa
História familiar de epilepsia
Duração da febre de menos de 1 hora antes do início da convulsão
Anormalidade do neurodesenvolvimento

Sequelas neurológicas

Convulsões febris simples não causam anormalidades neurológicas. Entretanto, em algumas crianças com distúrbio neurológico não reconhecido, uma convulsão febril pode ser a primeira manifestação da doença.

Estado de mal epiléptico febril pode estar associado a alterações no hipocampo.

Mortalidade não é relatada.

TRATAMENTO

Pacientes com crises febris não devem ser hospitalizadas se o exame clínico for normal e se a fonte da infecção for clara. A criança pode receber alta após um período de observação.

A maioria dos episódios é de curta duração, autolimitada e não requer tratamento de longo prazo com drogas antiepilépticas.

No episódio agudo no pronto-socorro, as indicações para administração de fármacos anticrise (FAC) são: convulsões com duração superior a 5 minutos, convulsões recorrentes e estado de mal.

Hospitalização para observação é necessária quando uma criança apresenta sinais e sintomas de alerta, ou achados neurológicos residuais, por exemplo, a paralisia transitória de Todd; se há suspeita de infecção grave, ou a fonte de infecção não está claramente determinada; se a idade é inferior a 18 meses, ou se os pais não são capazes de fornecer monitoramento regular após a crise.

Na fase aguda, o tratamento é direcionado a identificar a causa subjacente da febre e seu tratamento sintomático. É importante garantir uma hidratação adequada, e analgésicos podem ser administrados para aliviar o desconforto causado pela infecção. No caso de infecções bacterianas febris, como amigdalite, otite média ou pneumonia, devem ser administrados antibióticos.

FAC para uso de longo prazo geralmente não são prescritos como profilaxia, pois não reduzem o risco de desenvolver epilepsia, e seus potenciais efeitos colaterais superam seus benefícios potenciais.

Benzodiazepínicos podem ser usados em crianças que apresentam crises frequentes em um curto período ou para crises que durem mais de 15 minutos, ou se drogas antiepilépticas foram previamente necessárias para interromper as convulsões. Um estudo recente por Offringa et al. reviu os efeitos dos FAC e antipiréticos na convulsão febril e concluiu que nem o tratamento contínuo nem o intermitente com FAC ou antipiréticos é recomendado para crianças com crises febris.

Pais e familiares devem ser esclarecidos com informações adequadas sobre a benignidade e a recorrência das crises.[12]

Tratamento de crises prolongadas

O tratamento das convulsões febris é de suporte se durarem menos de 15 minutos.

Se as convulsões tiverem duração igual ou maior que 15 minutos, fármacos podem ser necessários para cessá-las, com cuidados de monitoramento das condições circulatórias e respiratórias. Nos casos em que a resposta à medicação não for imediata e a convulsão persistir, a intubação orotraqueal poderá ser necessária.

A terapia medicamentosa é geralmente intravenosa (IV) com benzodiazepínico de ação rápida (midazolam, ou diazepam). Fenitoína, na dose de 15-20 mg/kg, IV, deve ser administrada durante 15-30 minutos se a convulsão persistir. Em crianças de até 5 anos, pode-se administrar 0,5 mg/kg de diazepam retal uma vez e repetir em 4-12 horas se o benzodiazepínico não puder ser administrado por via IV. Para tratar uma convulsão persistente, podem também ser administrados fenobarbital, valproato de sódio ou levetiracetam.[13]

PREVENÇÃO

Deve-se aconselhar os pais de uma criança que teve convulsão febril a monitorar atentamente a temperatura da criança durante episódios febris e a administrar antipiréticos se a temperatura estiver alta (embora estudos controlados não tenham demonstrado que esse tratamento previna a recorrência das crises).

O uso de midazolam bucal ou retal pode ser utilizado em casos específicos como terapia de resgate

A terapia de manutenção com anticonvulsivantes para prevenir convulsões febris recorrentes ou o aparecimento de convulsões afebris geralmente não é indicada, a menos que tenham ocorrido episódios múltiplos ou prolongados.

Várias intervenções farmacológicas foram estudadas para prevenir a recorrência de convulsões febris. Contudo, os benefícios potenciais devem ser pesados contra os riscos.

Uma revisão da Cochrane mostrou que o diazepam intermitente reduziu significativamente as convulsões febris recorrentes por até 48 meses em comparação com placebo ou nenhum tratamento. Tratamento contínuo com fenobarbital reduziu convulsões febris recorrentes em comparação com o placebo em 6, 12 e 24 meses, mas não em 18 ou 72 meses.[12]

REFERÊNCIAS BIBLIOGRÁFICAS

1. Subcommittee on Febrile Seizures. American Academy of Pediatrics. Febrile seizures: guideline for the neurodiagnostic evaluation of the child with a simple febrile seizure. Pediatrics. 2011;127(2):389-94.
2. Smith DK, Sadler KP, Benedum M. Febrile seizures: risks, evaluation, and prognosis. Am Fam Physician. 2019 Apr 1;99(7):445-50.
3. Dalbem JS, Siqueira HH, Espinosa MM, Alvarenga RP. Febrile seizures: a population-based study. J Pediatr (Rio J). 2015;91(6):529-34.
4. National Institute for Health and Care Excellence. Clinical knowledge summaries: Febrile Seizures. London NICE: 2013.
5. Hesdorffer DC, Shinnar S, Lax DN, Pellock JM, Nordli Jr. DR, Seinfeld S, et al. Risk factors for subsequent febrile seizures in the FEBSTAT study. Epilepsia [Internet]. 201757(7):1042-47. Disponível em: https://www.ncbi.nlm.nih.gov/pmc/articles/PMC4935556/ (acesso 26 nov 2020).
6. National Institute for Health and Care Excellence. Feverish illness in children: assessment and initial management in children younger than 5 years. NICE clinical guideline, London, ed. 160, 2013.
7. Shah PB, James S, Elayaraja S. EEG for children with complex febrile seizures. Cochrane Database Syst Rev. 2017;10(10):CD009196.
8. Scheffer IE, Berkovic SF. Generalized epilepsy with febrile seizures plus: a genetic disorder with heterogeneous clinical phenotypes. Brian [Internet]. 1997;120(3). Disponível em: https://academic.oup.com/brain/article/120/3/479/271828 (acesso 19 nov 2020).
9. Myers KA, Scheffer IE, Berkovic SF, ILAE Genetics Commission. Epileptic Disord. [Internet]. 2018;20(4):232-38. Disponível em: https://pubmed.ncbi.nlm.nih.gov/30078767/ (acesso em 10 dez 2020).
10. Zhang YH, Burgess R, Malone JP, Glubb GC, Helbig KL, Vadlamudi L, et al. Genetic epilepsy with febrile seizures plus: refining the spectrum. Neurology. 2017;89:1210-9.
11. Myers KA, Scheffer IE, Berkovic SF, ILAE Genetics Commission. Genetic literacy series: genetic epilepsy with febrile seizures plus. Epileptic Disord. 2018;20(4):232-8.
12. Offringa M, Newton R, Cozijnsen MA, Nevitt SJ. Prophylactic drug management for febrile seizures in children. Cochrane Database Syst Rev. 2017;2(2):CD003031.
13. Lux A. Treatment of febrile seizures: historical perspective, current opinions, and potential future directions. Brain Dev. 2010;32(1):42-50.

CAPÍTULO 2

EPILEPSIA NA INFÂNCIA

Magda Lahorgue Nunes
Kette Dualibi Valente

AO FINAL DA LEITURA DESTE CAPÍTULO, O PEDIATRA DEVE ESTAR APTO A:

- Diferenciar crises provocadas de epilepsia.
- Conhecer a definição de epilepsia.
- Reconhecer os diferentes tipos de crises epilépticas.
- Conhecer o raciocínio diagnóstico para classificação de uma síndrome epiléptica.
- Reconhecer as principais síndromes epilépticas que ocorrem na faixa etária pediátrica (do neonato ao adolescente).

INTRODUÇÃO

A epilepsia é uma doença cerebral caracterizada por uma das seguintes condições:

- ter no mínimo duas crises não provocadas (ou reflexas) ocorrendo em intervalo superior a 24 horas, ou
- ter uma crise não provocada (ou reflexa) com probabilidade de recorrência, ou ainda
- diante do diagnóstico de uma síndrome epiléptica.

A epilepsia é uma doença associada a crises recorrentes espontâneas. Já a convulsão é um evento clínico que pode ser único ou recorrente, provocado por diferentes fatores, tais como hipertermia, abstinência, alterações metabólicas (eletrólitos, glicemia, hipóxia), toxicidade (reação a drogas, insuficiência renal), síncope, imediatamente após trauma craniano, infecção ou acidente vascular cerebral.[1,2]

Em 2017 a International League against Epilepsy (Ilae) lançou uma nova classificação das síndromes epilépticas baseando sua proposta em uma estrutura com múltiplos níveis e que pudesse ser utilizada em centros com diferentes complexidades visando tornar homogênea a linguagem utilizada não somente na assistência mas também nas publicações científicas. Essa classificação apresenta três níveis, iniciando com o tipo de crise (semiologia da crise), o tipo de epilepsia (focal, generalizada ou combinada) e finalizando com o diagnóstico da síndrome epiléptica (SE) propriamente dita. Acompanham os três níveis a etiologia (estrutural, genética, infecciosa, metabólica, autoimune ou desconhecida) e as comorbidades (distúrbio de aprendizagem, problemas cognitivos ou comportamentais, depressão, transtorno do espectro autista, distúrbios psiquiátricos, déficit motor e paralisia cerebral, distúrbios do sono, entre outros). Uma nova terminologia foi cunhada, "encefalopatias epilépticas do desenvolvimento". O termo "benigna", que acompanhava algumas SE, foi modificado para "autolimitada/farmacorresponsiva".[1]

Como o diagnóstico da epilepsia inicia pela descrição semiológica do tipo de crise epiléptica, é fundamental que o pediatra domine a terminologia semiológica utilizada. A Figura 1 evidencia a nova classificação das crises epilépticas sugerida pela ILAE. O primeiro passo é definir se a crise teve início generalizado ou focal, lembrando que muitas vezes os pais/cuidadores descrevem com mais exatidão o final do evento do que o início, então essa informação não é disponível. Se o início foi focal, é importante definir se a criança estava ou não com a percepção intacta (algo difícil de identificar em neonatos e lactentes). Depois, deve-se identificar se a crise foi motora ou não motora. Nas crises generalizadas, em função do rápido comprometimento dos dois hemisférios, acredita-se que a percepção esteja sempre comprometida, então já se passa direto para a definição do fenômeno motor ou não motor[2] (Figura 1).

SÍNDROMES EPILÉPTICAS DO PERÍODO NEONATAL

A maioria das crises convulsivas que ocorrem em neonatos está relacionada ou é provocada por uma doença de base ou alguma condição patológica e deve ser considerada uma "crise sintomática aguda". Entretanto, dentro da nova classificação das síndromes epilépticas proposta pela ILAE, pode-

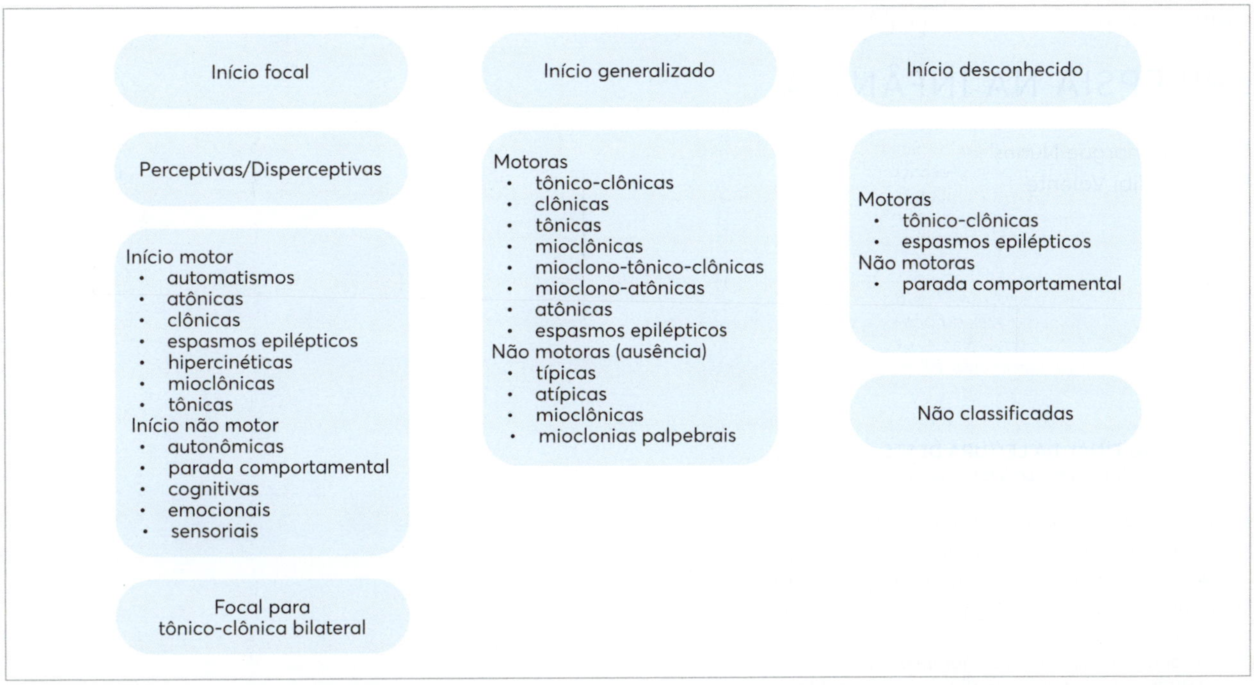

Figura 1 Classificação semiológica dos tipos de crises epilépticas segundo a Liga Internacional contra Epilepsia (ILAE).
Fonte: adaptada de Fischer et al. Epilepsia, 2017.

mos caracterizar síndromes epilépticas neonatais específicas, com base na semiologia das crises, achados eletroencefalográficos e história familiar. O diagnóstico diferencial entre essas duas situações é de fundamental importância, pois irá orientar a investigação que deverá ser realizada, a escolha terapêutica e o prognóstico.[1]

Na classificação atual houve um aumento do espectro das síndromes epilépticas reconhecidas nessa faixa etária. Anteriormente eram reconhecidas três síndromes neonatais (convulsões neonatais familiares benignas, encefalopatia mioclônica precoce e síndrome de Ohtahara ou encefalopatia epiléptica infantil precoce). Na classificação atual, com a definição etiológica, muitos quadros que anteriormente eram descritos como Ohtahara ganham características próprias e ficam classificados como epilepsias genéticas e/ou metabólicas.

As síndromes epilépticas do período neonatal apresentam prognóstico variável e podem estar relacionadas a anomalias do desenvolvimento cortical (distúrbios da migração neuronal ou malformações), a defeitos metabólicos (epilepsia piridoxina-dependente) ou causas genéticas que podem levar a disfunção cortical (hiperexcitabilidade) sem alterações metabólicas ou estruturais, por exemplo, as canalopatias.[3] A Tabela 1 apresenta as características clínicas e eletroencefalográficas das epilepsias de início no período neonatal.

SÍNDROMES EPILÉPTICAS DO LACTENTE

Serão detalhadas neste capítulo duas síndromes epilépticas do lactente caracterizadas por epilepsia grave, com início precoce, farmacorresistente, associadas a alterações persistentes ao eletroencefalograma e deterioração cognitiva e comportamental. Ambas entram na categoria denominada Síndromes com Encefalopatia Epiléptica e do Desenvolvimento (EED) na nova classificação.

Síndrome dos espasmos epilépticos infantis (ex-síndrome de West)

Estima-se que a incidência de espasmos epilépticos (EE) seja de 0,249 casos/1.000 nascidos vivos, com prevalência de 1/10.000 crianças até os 10 anos. Em aproximadamente 80-90% dos casos os espasmos ocorrem no primeiro ano de vida (do quarto ao nono mês).[4]

Características clínicas: os espasmos epilépticos são caracterizados por contrações abruptas seguidas por uma contração tônica com duração de segundos que envolve o tronco e o pescoço com adução ou abdução dos braços. Os espasmos podem ser bilaterais e simétricos ou assimétricos. Os espasmos assimétricos são predominantemente observados nos casos lesionais, frequentemente associados a outros tipos de crises epilépticas (p. ex., crises focais motoras). Há um circadianismo evidente, sendo que os espasmos ocorrem predominantemente na fase N1 do sono (sonolência) ou ao despertar. Nos fenótipos ictais mais graves, as crises podem ocorrer durante o sono.

A síndrome SEE é caracterizada por uma tríade: espasmos, hipsarritmia e parada ou regressão do desenvolvimento neuropsicomotor. A SEE é o subtipo mais frequente de espasmos epilépticos, com início nos dois primeiros anos de vida, predominantemente no primeiro semestre do primeiro ano.

O atraso e regressão do desenvolvimento são características associadas.[4]

Tabela 1 Características das síndromes epilépticas do período neonatal segundo a ILAE

Síndrome	Epilepsia neonatal (familiar) autolimitada	Epilepsia neonatal-infantil (familiar) autolimitada	Encefalopatia epiléptica e do desenvolvimento precoce do lactente
Aspectos gerais	Características clínicas e EEG semelhantes, diferem pela presença ou ausência de história familiar. A base genética é semelhante, casos não familiares decorrentes de mutações *de novo*.	Síndrome autossômica dominante com início no período neonatal ou até 23 meses de vida (média 11 semanas).	Etiologia variável, inclui os diagnósticos prévios de síndrome de Ohtahara e epilepsia mioclônica precoce.
Contexto clínico	As crises iniciam em torno do 2-7° dia vida (em prematuros na idade corrigida de 40 semanas), ambos sexos afetados de forma equivalente, gestação e parto sem intercorrências, PC e EN, ambos normais.	As crises se iniciam entre o segundo dia de vida e o 7° mês. A história familiar auxilia no diagnóstico, tratamento, investigação e prognóstico.	Início antes do 3° mês de vida, crises frequentes fármaco-resistentes. EN anormal (tônus, postura, movimentos). PC varia com etiologia, mas geralmente normal ao nascimento.
Epidemiologia	Incidência estimada de 5.3/100.00 nascidos vivos	Incidência desconhecida	Incidência: 10/100.000 nascidos vivos
Semiologia das crises	Predomínio de crises clônicas e tônicas focais em face e membros, lateralização variável, podem progredir na forma sequencial incluindo mioclônica e autonômica (apneia e/ou cianose) e automatismos. A crises têm duração de minutos e são mais longas que em eventos agudos. Ocorrem em salvas. O recém-nascido tem exame neurológico normal entre as crises.	Inicialmente observa-se desvio ocular e da cabeça, seguido por crises clônicas e tônicas. Pode ocorrer apneia ou olhar fixo. Duração: entre 20 s a 4 minutos. Podem ocorrer em salvas e serem recorrentes (horas/dias). A frequência das crises varia muito de indivíduo a indivíduo, em alguns casos não é necessário uso de fármacos anticrise.	As crises podem se apresentar como tônica focal ou generalizada, mioclônica, clônica focal, crises sequenciais e espasmos epilépticos.
Evolução clínica	Remissão até 6 meses de vida (maioria até 6 semanas). DNPM normal, (raros relatos de atraso ou dificuldade aprendizagem) 1/3 pode ter outras CC (crise febril, salvas de crises focais, TCG isolada, rolândica). Algumas variantes genéticas levam a miokimia (contração muscular contínua com rigidez e torção).	As crises remitem em torno de 12 a 24 meses e geralmente não recorrem. DNPM, EN e PC normais	As crises são refratárias (exceto nas metabólicas/genéticas ou estruturais com alvo para terapia de precisão). Evoluem com frequência para Síndrome de Espasmos Epilépticos Infantis (West). Déficit intelectual profundo. O padrão SS evolui para hispssaritmia ou EEG multifocal. Podem apresentar transtornos paroxísticos não epilépticos associadamente (tremor, coreia, distonia). Diversas comorbidades associadas (déficit cortical visual, déficit motor, problemas ortopédicos-comportamentais-deglutição, declínio cognitivo, elevada morbimortalidade.
EEG Ictal e Interictal	**Interictal**: ritmo de base geralmente normal. Anormalidades epileptiformes focais podem ocorrer (regiões CT, FT). **Ictal**: atenuação do EEG (±20s) seguido por descargas de pontas (geralmente CT) bilateral e assíncrona. Topografia e lateralidade podem mudar a cada episódio.	**Interictal**: ritmo de base normal. Pode ter descargas posteriores ou rolândica. **Ictal**: No período de crises mais ativas pode ocorrer descargas focais em regiões posteriores ou alentecimento generalizado.	**Interictal**: padrão de surto-supressão, alentecimento difuso ou descargas multifocais. **Ictal**: padrão de surto-supressão,
Neuroimagem	Normal	Normal	Mandatória, muitos casos associados a malformações do desenvolvimento cortical e outras lesões.
Genética	Herança autossômica dominante com penetrância variável. Mutações de novo do *KCNQ2* and *KCNQ3*. Na familiar a história de crises neonatais autolimitadas tem que ser positiva. Achado mais comum são variações patogênicas do *KCNQ2*. *KCNQ3* e *SCN2A* são menos frequentes.	Herança autossômica dominante com penetrância variável observada em vários membros da família. Variantes do *SCN2A* ou mais raramente *KCNQ2* . Nos casos não familiares mutações de novo.	Diversos genes podem estar envolvidos tais como *KCNQ2*, *SCN2A*, *SCN8A*, *STXBP1*, *CDKL5*, *KCNT1*, *UBA5*.

Modificado de Zuberi SM, Wirrell E, Yozawitz E et al. Epilepsia 2022; 00:1-49.
PC = perímetro cefálico, EM = exame neurológico, DNPM = desenvolvimento neuropsicomotor, TCG = crise tônico - clônica generalizada, CC = crise convulsiva, CT = centro-temporal, FT= frontotemporal, SS = surto-supressão.

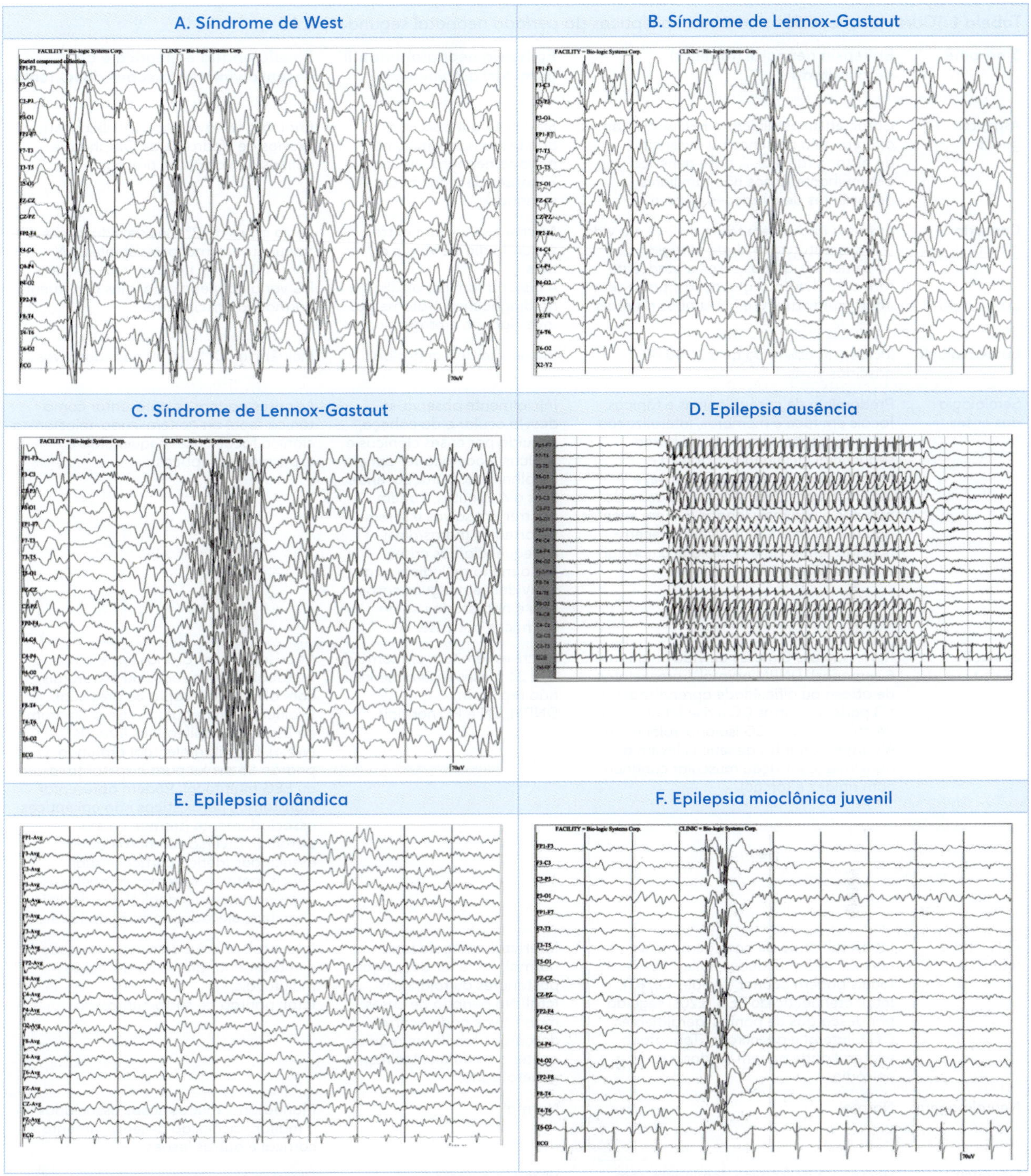

Figura 2 Padrões eletroencefalográficos e as síndromes epilépticas, a) síndrome de West e EEG com hipsarritmia, b) síndrome de Lennox-Gastaut e EEG com complexo espícula-onda lenta, c) síndrome de Lennox-Gastaut EEG com ritmo recrutante, d) epilepsia ausência e EEG com complexo espícula-onda a 3 Hz, e) epilepsia rolândica e EEG com atividade epileptiforme centrotemporal, f) epilepsia mioclônica juvenil e EEG com complexos de multiespícula onda generalizados.

Características eletroencefalográficas: a hipsarritmia é caracterizada por ondas lentas de amplitude elevada a muito elevada mescladas à atividade epileptiforme, variando em amplitude, duração, morfologia e localização (Figura 2A).

Etiologia: na maior parte dos casos, a etiologia é conhecida, com causas estruturais (adquiridas ou congênitas), infecciosas, metabólicas, imunológicas e anomalias genéticas. Todos esses fatores podem agir como agente causal isolado (p. ex,. encefalopatia hipóxico-isquêmica) ou em associa-

ções complexas (p. ex., mutações do gene *TSC2* levando a túberes corticais epileptogênicos na esclerose tuberosa – etiologia genético-estrutural). Em aproximadamente 35% dos casos a etiologia é desconhecida. Acredita-se que nesses casos o prognóstico seja mais favorável, podendo ocorrer desenvolvimento normal após o cessar dos espasmos em até 15% dos pacientes, se o tratamento for precoce.[5]

Tratamento: o ACTH, a vigabatrina e os corticosteroides, em especial a prednisolona, são eficazes. A associação da vigabatrina com a prednisolona parece ser mais eficaz do que a prednisolona usada isoladamente. Os fatores determinantes do sucesso terapêutico parecem ser a precocidade do tratamento e a etiologia dos espasmos.[5]

Prognóstico: o atraso de desenvolvimento é variável e geralmente está presente antes do início dos espasmos, agravando-se com a instalação destes. A deficiência intelectual e o transtorno do espectro autista, com gravidades variáveis, são frequentemente relatados após a remissão dos EE.[4]

Os espasmos tendem a cessar por volta dos 3-4 anos de idade, e a transição de espasmos para a síndrome de Lennox-Gastaut é relatada em 18% dos casos. A evolução fatal pode ocorrer nos casos mais graves.[4,5]

Vários fatores influenciam a evolução clínica, entre eles a resposta mais pobre ao tratamento, a evolução para outras síndromes epilépticas e a coexistência de comorbidades clínicas.

Síndrome de Dravet

A incidência da síndrome de Dravet (SD), ou epilepsia miocônica grave do lactente, varia de 1:15.000 a 1:40.000. A primeira crise usualmente ocorre durante o primeiro ano de vida, sendo que 3-7% dos pacientes que apresentam crises no primeiro ano de vida têm a SD.[6]

Características clínicas: há uma variação relacionada à idade. Os sintomas principais são crises epilépticas, atraso do desenvolvimento, deterioração cognitiva, comportamental e disfunção motora.[6,7]

Crises epilépticas: a primeira crise ocorre no primeiro ano de vida, entre 5-8 meses, sendo predominantemente motora – focal ou generalizada. Essa primeira crise pode ser afebril ou ocorrer após febre, vacinação, banho quente ou infecção. Após um breve intervalo de tempo, crises epilépticas farmacorresistentes aparecem e aumentam gradualmente em frequência. No segundo ano de vida, a gravidade e a frequência das crises podem levar ao estado de mal, e há a regressão do desenvolvimento neuropsicomotor.[6]

As crises com fenômenos motores podem ser TCG, hemiclônicas e mioclônicas. As crises motoras mais comum são as com clonias unilaterais migrando de um dimídio para o outro na mesma crise ou em crises subsequentes. As crises mioclônicas aparecem entre 1-5 anos (85% dos casos), ocorrendo inúmeras vezes ao dia e podendo ser axiais e/ou apendiculares. As ausências atípicas podem ocorrer até os 12 anos de idade. Geralmente as ausências atípicas da SD estão associadas a mioclonias e quedas do segmento cefálico.[6]

O fenômeno conhecido como *obtudantion status* é observado em 40% dos pacientes e consiste na diminuição do contato com o meio acompanhada por mioclonias erráticas fragmentadas e segmentadas, envolvendo face e membros. Esse estado pode durar minutos a horas, e durante seu curso há a perda total ou parcial da percepção do meio.[6]

As crises focais aparecem entre 4 meses e 4 anos. As mais frequentes são as crises focais motoras e as crises focais disperceptivas com fenômenos autonômicos (palidez, cianose, rubor, alterações do padrão respiratório, sialorreia excessiva, sudorese).[6]

Fatores precipitantes: a febre e variações discretas de temperatura, assim como alterações da temperatura do meio (verão, banhos quentes), podem desencadear ou agravar as crises epilépticas. A fotossensibildade pode ocorrer em diferentes estágios da doença e pode ser transitória.

Atraso do desenvolvimento: o atraso do desenvolvimento se torna evidente após os 2 anos de idade. As crianças deambulam, mas apresentam uma marcha instável persistente. Embora a linguagem tenha início na idade adequada, seu desenvolvimento é lento e frequentemente não atinge a construção de frases. Os distúrbios de comportamento (hiperatividade, comportamento opositor, traços autísticos) e a deficiência intelectual fazem parte do quadro clínico. Essas características afetam significantemente o comportamento adaptativo e a vida social.[6]

Características eletroencefalográficas: no segundo ano de vida, o padrão com multiespícula onda generalizado se instala, muitas vezes acompanhado de mioclonias. Com o agravamento do quadro, observa-se a redução dos elementos fisiológicos da normalidade.

Etiologia: a mutação *de novo* na subunidade alfa-1 do gene de canal de cálcio voltagem-dependente (SCN1A), no cromossomo 2q24, ocorre em 70-80% dos casos. Mais de 90% das mutações são *de novo* (esporádicas), e casos familiais representam 5-10%. Outros genes identificados nos pacientes com fenótipo classificável como SD são: *PCDH19*, *GABRA1*, *STXBP1*, *CHD2*, *SCN1B*, *SCN2A* e, mais raramente, *KCNA2*, *HCN1* e *GABRG2*.[6,7]

Tratamento: o tratamento desses pacientes é um desafio, considerando a refratariedade das crises. Os fármacos são utilizados em politerapia, com algoritmos de tratamento que incluem fármacos mais inespecíficos (valproato, clobazam, canabidiol) e mais específicos para essa síndrome (fenflumina e estirepentol).[7]

***Prognóstico*:** a morte prematura é frequente, e suas principais causas são a morte súbita e o estado de mal. Estima-se que 10-20% dos pacientes com SD morram antes dos 10 anos. O declínio cognitivo e comportamental pode ser melhorado com a prevenção do estado de mal em idades precoces.[7]

SÍNDROMES EPILÉPTICAS DA INFÂNCIA

Dentre as síndromes epilépticas cujas crises iniciam após o segundo ano de vida, serão destacadas neste capítulo três delas:

a síndrome de Lennox-Gastaut, que entra na categoria das Síndromes com Encefalopatia Epiléptica e do Desenvolvimento (EED) e duas síndromes autolimitadas e farmacorresponsivas: a Epilepsia com Ausências e a Epilepsia Autolimitada com Espículas Centrotemporais.

Síndrome de Lennox-Gastaut

A síndrome de Lennox-Gastaut (SLG) é uma encefalopatia epiléptica grave caracterizada por crises polimórficas e declínio cognitivo. Os pacientes com SLG representam 5-10% das crianças com epilepsia.

Características Clínicas: os critérios diagnósticos clássicos consistem em uma tríade com múltiplos tipos de crises, eletroencefalograma (EEG) anormal e regressão cognitiva.[8,9]

Múltiplos tipos de crises: a presença das crises tônicas durante o sono é um marco do diagnóstico. Múltiplos tipos de crises são documentados: tônica, ausência atípica, atônicas e, mais raramente, crises mioclônicas.

O estado de mal não convulsivo – crises de ausência atípica – tem duração de dias a semanas e ocorre em metade dos pacientes. Aproximadamente 50% dos pacientes com SLG apresentam crises de queda, tipicamente precedidas por um abalo mioclônico generalizado seguido de uma contração tônica ou atonia da musculatura axial, ou uma combinação, levando a uma queda súbita.[8]

Declínio cognitivo: o declínio cognitivo é frequentemente acompanhado por distúrbios comportamentais. A avaliação ao longo do tempo desses pacientes demonstrou que 69% apresentavam algum grau de deficiência intelectual na primeira visita, comparado com 99% após 17 anos de acompanhamento. Os problemas comportamentais (hiperatividade, agressão e transtorno do espectro autista) ocorrem em metade dos casos. Tais manifestações clínicas são frequentemente observadas nos pacientes com idade de início precoce e SLG com lesão estrutural.[8]

Características eletroencefalográficas: o padrão eletroencefalográfico mais comum é o de complexo espícula-onda lenta (< 3 Hz) durante vigília.[8] Embora esse padrão seja observado durante as crises de ausência atípica (ictal), é frequentemente interictal e pode ocorrer sem nenhuma manifestação clínica (Figura 2B). Durante o sono não REM (*rapid eye movement*), o ritmo recrutante, que é um ritmo rápido de 10-20 Hz, é considerado essencial para o diagnóstico (Figura 2C).

Etiologia: a maior parte dos casos tem etiologia bem definida, decorrente de lesões estruturais graves (p. ex., leucomalácia periventricular). Os pacientes sem etiologia definida, mas com deterioração global, devem ser investigados para SLC2A1 (deficiência do transportador da glicose), CLN2 (lipofucinose creoide infantil tardia) e TSC1 e 2 (esclerose tuberosa).[8,9]

Tratamento: o objetivo do tratamento é a diminuição da frequência e gravidade das crises para melhorar a qualidade de vida e o prognóstico, reconhecendo que o controle total das crises não é possível. Não há um consenso sobre o tratamento farmacológico ideal, e inúmeros fármacos são utilizados, tais como valproato, lamotrigina, topiramato, rufinamida, clobazam, felbamato, levetiracetam, zonisamida e canabidiol.[9]

Os tratamentos não farmacológicos podem ter um papel central no tratamento da SLG. A dieta cetogênica e a neuromodulação podem diminuir as crises epilépticas nessa síndrome. A estimulação do nervo vago é utilizada em concomitância com outros tratamentos e leva à redução das crises > 50% em mais da metade dos pacientes. Esse tratamento parece ser mais eficaz nos pacientes que apresentam crises mioclônicas, mas tem eficácia limitada nas crises tônicas. A cirurgia de epilepsia com ressecções extensas pode levar ao controle das crises. A calosotomia, uma cirurgia paliativa que tem como objetivo a diminuição das crises de queda, tem eficácia superior à da neuromodulação nas crises atônicas.[9]

Prognóstico: o prognóstico da SLG é pobre: 5% das crianças morrem, 80-90% continuam a ter crises na vida adulta e quase todos apresentam problemas cognitivos e comportamentais. O risco de morte é 14 vezes maior do que nas crianças e adolescentes da população em geral; a maior parte dos óbitos resulta de causas neurológicas.[9]

Epilepsia com ausências

A epilepsia com ausência (EA) é definida por crises de ausência diárias e frequentes na idade escolar. Representa 8-15% de todas as epilepsias da infância, com uma incidência anual de 4,7-80% por 100 mil crianças entre 1-15 anos. A média da idade de início é de aproximadamente 6 anos (2-10 anos).[10]

Características clínicas: as crises de ausência ocorrem inúmeras vezes ao dia e são desencadeadas pela hiperventilação em 90% das crianças. A duração média de uma crise de ausência é de 10 segundos (4-20 segundos). Durante a crise, as crianças frequentemente param suas atividades ou as executam de forma mais lenta. Um discreto movimento das pálpebras (*eyelid flutter*) ocorre em 40% dos pacientes, e a resposta aos estímulos do meio é ausente ou muito diminuída. Embora as crises sejam diárias antes do tratamento, não deve haver nenhum tipo de regressão do desenvolvimento neuropsicomotor.[10]

Características eletroencefalográficas: a atividade de complexo espícula-onda generalizada na frequência de 3 Hz (41% durante a vigília; 100% durante o sono) é um marco dessa síndrome. A resposta à fotoestimulação intermitente é baixa, sendo observada em 13-18% das crianças[10] (Figura 2D).

Etiologia: a EA é uma epilepsia generalizada geneticamente determinada. Não há indicação de exame genético neste tipo de epilepsia pelo seu caráter poligênico, exceto nos casos familiais que são raros.

Tratamento: a primeira linha de tratamento medicamentoso é formada pela etossuximida, valproato e lamotrigina. A etossuximida e o valproato parecem ter eficácia similares e superiores à da lamotrigina. O valproato pode ter mais efeitos adversos cognitivos e comportamentais.

Carbamazepina, oxcarbazepina, fenitoína, vigabatrina e gabapentina são ineficazes na EA, e podem levar ao estado

de mal de ausência. Como a EA é uma epilepsia autolimitada, o tratamento deve ser dado por tempo limitado. O tempo ideal não foi determinado, mas acredita-se que o tratamento deva ser dado por 1-3 anos.[10]

Prognóstico: a maior parte (82%) tem remissão total das crises aos 12 anos, com uma média de duração da epilepsia de 3,6 anos. De 7-9% dos pacientes têm crises de ausência persistentes, 13-30% têm CTCG e 15% têm crises mioclônicas.[10]

Epilepsia autolimitada com espículas centrotemporais

A epilepsia da infância com paroxismos centrotemporais ou rolândica é uma das síndromes mais comuns da infância, representando 15-25% das síndromes epilépticas que ocorrem dos 4-12 anos.

Características clínicas: a idade de início varia entre 4-10 anos em 90% dos pacientes, com um pico aos 7 anos de idade. As crises ocorrem somente durante o sono em 80-90% dos pacientes. A frequência das crises é geralmente muito baixa, e 10% terá apenas uma. A duração das crises varia entre 1-3 minutos.

Os sintomas são particulares e facilmente reconhecíveis, sendo caracterizados por: (1) sinais motores orofaciais com clonias em um dos lados do rosto (predominantemente na comissura labial); (2) alteração da fala (disartria); (3) sialorreia; (4) sintomas sensoriais com dormência e parestesia da língua, lábios, gengiva e porção inferior da bochecha. As crises generalizadas (tônico-clônicas bilaterais) são infrequentes e representam uma difusão da crise focal.[11]

Características eletroencefalográficas: o marco dessa síndrome é o padrão interictal, caracterizado por ondas agudas bifásicas, com alta amplitude, seguidas de ondas lentas com projeção nas regiões centrotemporais ou centrotemporoparietais que se exacerbam durante o sono (Figura 2E).

Etiologia: a epilepsia rolândica tem etiologia indeterminada. Embora seja evidente que essa síndrome é geneticamente determinada, é classificada como indeterminada pelo desconhecimento dos genes.

Tratamento: na epilepsia rolândica, o período de crises ativas é de aproximadamente 1 ano em 50% dos pacientes. As crises são difíceis de controlar na minoria e são frequentes em apenas 6% dos pacientes. Portanto, muitos autores sugerem o não tratamento dessa síndrome epiléptica. O tratamento farmacológico deve ser considerado para os pacientes com 3 crises, um pequeno intervalo entre as crises, idade precoce de início, CTCG, crises durante os dias e queixas cognitivas.[11]

SÍNDROMES EPILÉPTICAS DA ADOLESCÊNCIA

Epilepsia mioclônica juvenil

A epilepsia mioclônica juvenil (EMJ), a epilepsia ausência juvenil e a epilepsia com crises tônico-clônicas são as síndromes que compõem a tríade das epilepsias generalizadas geneticamente determinadas do adolescente. A EMJ é mais frequente e representa 10% de todas as epilepsias, sendo que as crises têm início entre 12 e 18 anos (média de 14 anos).[12]

Características clínicas: a principal característica é a presença de crises mioclônicas que são frequentemente negligenciadas pelos pacientes. Essas crises afetam braços, ombros, pescoço e pernas e crises ocorrem predominantemente ao despertar, em especial após privação de sono. A percepção do meio é preservada ou brevemente diminuída. As crises mioclônicas são o único tipo de crise em aproximadamente 5% dos pacientes. Entretanto, a maior parte dos pacientes (90%) apresenta ainda CTCG ou mioclônica-tônico-clônica generalizadas (MTCG), geralmente precedidas por crises mioclônicas. As ausências ocorrem em 30% dos pacientes.

Os fatores precipitantes são privação de sono, fadiga, estresse e álcool. A fotoestimulação intermitente é um fator em 30% dos pacientes.[12]

Características eletroencefalográficas: o EEG interictal é caracterizando por complexos de espícula e multiespícula-onda (3,5-6 Hz) com amplitude elevada e projeção generalizada presentes predominantemente ao despertar – são o padrão eletroencefalográfico que, associado ao quadro clínico, permite o diagnóstico (Figura 2F).

Etiologia: a EMJ é uma epilepsia generalizada geneticamente determinada com herança poligênica.

Tratamento: o tratamento é representado por uma associação entre tratamento farmacológico e esquiva dos fatores precipitantes.

Os fármacos de primeira linha são o valproato de sódio e o levetiracetam. O topiramato é um fármaco eficaz se o paciente não apresentar ausências associadas; entretanto, esse fármaco é evitado pelo seu impacto cognitivo. A lamotrigina controla as CTCG, mas pode não ser eficaz e até agravar as crises mioclônicas. O ácido valproico controla os três tipos de crises, mas não deve ser usado nas adolescentes em idade fértil pelo risco de teratogenia dose-relacionada (> 750 mg/dia). O levetiracetam é eficaz nas crises mioclônicas e TCG, sendo o fármaco de escolha para meninas, levando em consideração a possibilidade de agravamento de sintomas depressivos e ansiosos previamente existentes e não tratados.

Carbamazepina, oxcarbazepina, fenitoína, vigabatrina e gabapentina são contraindicados, pois podem levar ao estado de mal mioclônico.

Prognóstico: a EMJ tem um prognóstico excelente, com controle total das crises, em 80% dos pacientes. Entretanto, a retirada da medicação leva à recidiva das crises em 80-100% dos casos. Portanto, essa síndrome caracteriza-se como uma forma de epilepsia farmacodependente para a qual, a despeito do controle das crises, o tratamento medicamentoso e a esquiva relacionada aos fatores precipitantes são mandatórios.[12]

REFERÊNCIAS BIBLIOGRÁFICAS

1. Scheffer IE, Berkovic S, Capovilla G, et al. ILAE classification of the epilepsies: position paper of the ILAE Commission for Classification and Terminology. Epilepsia. 2017;58(4):512-21.
2. Fischer RS, Cross JH, French JA, Higurashi N, Hirsch E, Jansen FE, et al. Operational classification of seizure types by the International League Against Epilepsy: position paper of the ILAE Commission for Classification and Terminology. Epilepsia. 2017.
3. Ronit M, Pressler RM, Cilio MR, Mizrahi EM. The ILAE classification of seizures and the epilepsies: modification for seizures in the neonate. Position paper by the ILAE Task Force on Neonatal Seizures. Epilepsia (in press).
4. Pavone P, Polizzi A, Marino SD, Corsello G, Falsaperla R, Marino S, et al. West syndrome: a comprehensive review. Neurol Sci. 2020 Dec;41(12):3547-62.
5. O'Callaghan FJ, Edwards SW, Alber FD, Hancock E, Johnson AL, Kennedy CR, et al.; participating investigators. Safety and effectiveness of hormonal treatment versus hormonal treatment with vigabatrin for infantile spasms (ICISS): a randomised, multicentre, open-label trial. Lancet Neurol. 2017 Jan;16(1):33-42.
6. Dravet C. Severe moclonic epilepsy of infancy. In: Duchowny M, Cross H, Arzimanoglou A (eds.). Pediatric epilepsy. New York: McGraw-Hill, Medical Publishing Division; 2013. p.99-111.
7. Lagae L. Dravet syndrome. Curr Opin Neurol.
8. Resnick T, Sheth RD. Early diagnosis and treatment of Lennox-Gastaut syndrome. J Child Neurol. 2017 Oct;32(11):947-55.
9. Morita DA, Glauser TA. Lennox-Gastaut and related syndromes. In: Duchowny M, Cross H, Arzimanoglou A (eds.). Pediatric epilepsy. New York: McGraw-Hill, Medical Publishing Division; 2013. p.213-22.
10. Sadleir LG. Childhood absence epilepsy and myoclonic absence epilepsy. In: Duchowny M, Cross H, Arzimanoglou A (eds.). Pediatric epilepsy. New York: McGraw-Hill, Medical Publishing Division; 2013. p.152-61.
11. Fejerman N, Gobbi G, Grosso S. Benign epilepsy with centrotemporal spikes. In: Duchowny M, Cross H, Arzimanoglou A (eds.). Pediatric epilepsy. New York: McGraw-Hill, Medical Publishing Division; 2013.
12. Giraldez BG, Marinas A, Serratosa JM. Juvenile myoclonic epilepsy. In: Duchowny M, Cross H, Arzimanoglou A (eds.). Pediatric epilepsy. New York: McGraw-Hill, Medical Publishing Division; 2013. p.172-8.
13. Zuberi SM, Wirrell E, Yozawitz E et al. ILAE classification and definition of epilepsy syndromes with onset in neonates and infants: Position statement by the ILAE Task Force on Nosology and Definitions. Epilepsia. 2022; 00:1-49.

CAPÍTULO 3

ESTADO DE MAL EPILÉPTICO

Letícia Pereira de Brito Sampaio

AO FINAL DA LEITURA DESTE CAPÍTULO, O PEDIATRA DEVE ESTAR APTO A:

- Compreender que o estado de mal epiléptico (EME) é a emergência neurológica mais comum da infância.
- Compreender que, dos pacientes que apresentam crises epilépticas pela primeira vez, em quase 1/3 será uma crise provocada aguda. Pacientes com epilepsia conhecida geralmente apresentam estado de mal epiléptico secundário a mudanças de medicamentos ou abandono, e os níveis de fármacos anticrises devem ser verificados na apresentação.
- Saber que o manejo agressivo das convulsões deve começar após 5-10 minutos de atividade convulsiva contínua, denominado *status epilepticus* iminente, com o uso de benzodiazepínicos.
- Saber que o tratamento do EME estabelecido deve se iniciar em até 30 minutos, com o uso da fenitoína. Outros fármacos, como ácido valproico, levetiracetam e lacosamida, têm apresentado resultados encorajadores nessa fase.
- No EME refratário e super-refratário a escolha dos fármacos ainda é motivo de debate, sendo baseada em séries de casos e em estudos não controlados.
- O EME não convulsivo é cada vez mais reconhecido em crianças internadas em UTI pediátrica com encefalopatia aguda de várias causas, e o monitoramento contínuo por videoeletroencefalograma por 24-48 horas é recomendado.

INTRODUÇÃO

O estado de mal epiléptico (EME) ou *status epilepticus* é a emergência neurológica mais frequente em crianças, e nele, claramente, o tempo está relacionado com alta morbidade e mortalidade.[1]

A incidência é de 18-23 por 100 mil crianças por ano, sendo maior no primeiro ano de vida. Aproximadamente 60% das crianças são neurologicamente saudáveis antes do primeiro episódio de EME.[2]

Não é uma entidade única, ocorrendo em diferentes formas e de diferentes etiologias. O tratamento precoce pode reduzir significativamente a morbidade e a mortalidade, que estão relacionadas a três fatores principais: dano ao sistema nervoso central causado pelo insulto inicial levou ao EME, estresse sistêmico pelas crises repetidas e descargas elétricas repetitivas no sistema nervoso central (SNC).

DEFINIÇÃO

A definição do EME vem evoluindo no decorrer dos anos, porém o fator *tempo* sempre esteve envolvido.

Em 2015, a força-tarefa da Liga Internacional contra a Epilepsia propôs uma nova definição, baseada em dois tempos operacionais, T1 e T2, com implicações clínicas claras:[3]

- T1: tempo no qual se considera uma crise como anormalmente prolongada e que determina o início do tratamento.
- T2: tempo no qual o tratamento deve ser agressivo para prevenir as consequências a longo prazo: morte neuronal, lesão e alteração das vias neuronais, dependendo do tipo e duração da crise.

Para se formar uma diretriz segura para uso clínico, os tempos estipulados foram sugeridos com base em experimentos animais e em estudos clínicos.

Para o EME convulsivo generalizado foram estipulados 5 minutos para o T1, a janela de tempo na qual devemos iniciar o tratamento e, 30 minutos para o T2, quando o tratamento deve ser mais agressivo.

Para outras formas de EME, esses intervalos de tempo ainda não estão bem definidos, principalmente para o EME não convulsivo, quando são registradas somente crises eletrográficas, sem manifestação clínica evidente.

Para o EME focal com alteração da consciência, o tempo sugerido é de 10 minutos para o T1 e de mais de 60 minutos para o T2.

Para o EME de ausência, 10-15 minutos para o T1.

Crises eletrográficas ou subclínicas são reconhecidas somente no eletroencefalograma (EEG). Essas crises podem persistir após a crise epiléptica clínica ter cessado com o fármaco anticrise (FAC). Podem ser acompanhadas de movimentos sutis, como desvio tônico dos olhos, discretos movimentos rítmicos dos membros. O diagnóstico só é possível com o EEG.

CLASSIFICAÇÃO

O EME é classificado de acordo com sua apresentação clínica. Os principais critérios são a presença ou ausência de sintomas motores e o comprometimento da consciência, sendo as principais formas:[3]

- EME convulsivo generalizado: crises tônico-clônicas, tônicas ou clônicas, sempre com perda de consciência.
- EME focal sem alteração da consciência: atividade focal motora repetitiva ou sensorial, sem alteração da consciência.
- EME focal com alteração da consciência: episódios contínuos ou repetitivos de crises focais motoras, sensitivas ou com sintomas cognitivos acompanhados de alteração da consciência. Em alguns desses pacientes as manifestações clínicas da atividade epileptiforme podem ser sutis e não identificadas pelo clínico, nesses casos sendo chamado de EME não convulsivo ou sutil.
- EME de ausência: crises generalizadas, com alteração da consciência, mas não necessariamente com perda da consciência.

Em alguns pacientes, a semiologia das crises epilépticas e o EEG podem alterar em curtos períodos de tempo em um mesmo paciente. O EME pode se iniciar focal motor, evoluindo para tônico-clônico bilateral, e depois EME não convulsivo ou sutil.

ETIOLOGIA

No EME, a investigação da etiologia deve ser feita simultaneamente ao tratamento e muitas vezes será realizada após a estabilização da criança – sinais vitais, pressão atmosférica, frequência cardíaca e saturação de O2. Durante o atendimento inicial, deve-se investigar a história clínica, realizar o exame clínico e neurológico. A etiologia nem sempre é aparente, e pode-se demorar um tempo para identificar.

A etiologia mais frequente de EME na infância é o EME febril. Nesses pacientes a crise epiléptica está associada a doença febril não causada por uma infecção do sistema nervoso central, sem história de crise epiléptica anterior não provocada e que não atenda aos critérios para outras crises sintomáticas agudas.[1]

O EME também pode ser a primeira manifestação de uma epilepsia, ou pode ser o sintoma agudo de uma condição médica ou neurológica.

É diferente quando se avalia uma criança que já sabemos ter epilepsia e uma criança que se apresenta em EME pela primeira vez, de início recente.

EME de início recente

Nesses pacientes, é importante a investigação de uma possível etiologia tratável. Aproximadamente 12% das crianças e adolescentes com crise epiléptica pela primeira vez se apresentam como EME.[2]

O exame de sangue de rotina para glicose e eletrólitos deve ser padrão em salas de emergência. É útil para a triagem de causas secundárias facilmente tratáveis de crise epiléptica. Embora rara, a hiponatremia é uma causa de EME em 1% dos casos de EME de início recente na infância, principalmente em crianças pequenas. Hemograma e hemoculturas são necessárias se houver suspeita clínica de *sepsis*.[1,2,4]

Entre os pacientes que apresentam EME sintomático agudo, a infecção do sistema nervoso central é a causa mais comum e deve ser suspeitada em todas as crianças que apresentem febre. A punção lombar deve ser realizada sempre que houver suspeita clínica de meningite/encefalite, principalmente em crianças pequenas (< 2 anos). Os resultados do líquor cefalorraquidiano (LCR) devem ser interpretados com cautela, uma vez que 4- 20% dos pacientes em EME podem ter pleocitose no LCR de até 10-12 células/mL devido às próprias crises epilépticas. Não existem evidências para indicar a punção lombar na ausência de febre, apesar de poder ser considerada clinicamente quando nenhuma outra causa for identificada, principalmente quando o paciente persiste com alteração do estado mental. A encefalite autoimune está se tornando cada vez mais comum, especialmente em adolescentes e adultos jovens, devendo ser considerada quando a investigação infecciosa for negativa. Exames toxicológicos devem ser considerados se a avaliação inicial não revelar nenhuma causa.[1]

O EEG é padrão para todas as crianças que apresentam EME. O EEG ajuda a caracterizar o tipo de crise epiléptica, se focal ou generalizada, a identificar se o paciente está em EME não convulsivo e também a diferenciar crises epilépticas de crises não epilépticas.[2,5]

Após o EME, a maioria dos pacientes terá EEG anormais, com alentecimento da atividade de base ou paroxismos epileptiformes. Crises eletrográficas, com ou sem manifestações clínicas, são observadas em 1/3 dos pacientes monitorados com EEG após o EME. Se após o EME a criança retornar a seu estado basal, o EEG de roti-

na pode ser suficiente. Se permanecer com alteração do estado mental, é indicada a monitorização por videoeletroeletroencefalograma.[2]

A neuroimagem sempre deve ser realizada nos pacientes com EME de início recente. A ressonância magnética de crânio (RMC) tem maior sensibilidade na identificação de lesões relevantes, e a tomografia de crânio (TC) na detecção de sangramentos. A TC é mais facilmente obtida e está amplamente disponível, tornando-a muitas vezes a primeira escolha na emergência. A RMC tem alta sensibilidade para disgenesia cerebral e outras malformações, entretanto não está disponível em muitas instituições e geralmente necessita de sedação em crianças.[2]

As principais causas neurológicas são:

- Infecção do sistema nervoso central.
- Insulto hipóxico-isquêmico agudo.
- Doença metabólica (erro inato do metabolismo).
- Distúrbio hidroeletrolítico.
- Trauma cranioencefálico.
- Drogas, intoxicação, envenenamento.
- Acidente vascular cerebral.

EME na criança com epilepsia

Os fatores de risco para EME são definidos para os pacientes com epilepsia. Em torno de 10-20% das crianças com epilepsia vão apresentar pelo menos um episódio de EME, geralmente em até 2,5 anos após o diagnóstico.[1,2]

Crianças com epilepsia focal, nas quais as crises tendem a ocorrer agrupadas (3 ou mais em 24 horas), tendem a apresentar EME em maior incidência. Nas epilepsias sintomáticas, são consideradas com maior fator de risco crianças que apresentam:

- Crises focais com evolução para tônico-clônica bilateral.
- Ocorrência de EME como primeira crise.
- Idade precoce na primeira crise epiléptica.
- Anormalidades focais da atividade elétrica cerebral de base.
- Anormalidades estruturais e metabólicas.

Em algumas síndromes genéticas, por exemplo, síndrome de Dravet e síndrome de Angelman, o EME pode ser recorrente.

A avaliação de uma criança com epilepsia apresentando EME deve ser individualizada, sendo importante considerar alguns pontos:

- Falta de adesão ao tratamento.
- Suspensão de FAC.
- Mudança ou doses inadequadas de FAC.
- Interações medicamentosas.
- Efeitos paradoxais dos FAC.

Alguns FAC podem paradoxalmente desencadear o EME, principalmente com crises mioclônicas e o EME não convulsivo.[2]

- Carbamazepina, fenitoína e lamotrigina: podem piorar crises mioclônicas.
- Carbamazepina e fenitoína em níveis séricos altos podem piorar crises focais e tônico-clônicas generalizadas.
- Carbamazepina pode precipitar crises de queda e ausências atípicas.
- Carbamazepina e lamotrigina podem piorar as crises em crianças com síndrome de Dravet.

A investigação com exame de LCR, hemocultura, pesquisa de erros inatos do metabolismo, testes genéticos, neuroimagem e exames toxicológicos deve ser realizada na suspeita de uma causa específica, com base na história e em achados de exame.

TRATAMENTO

É importante ter um plano esquematizado para tratamento do EME, em uma estrutura clara e baseada no tempo. O melhor cenário é que o EME seja controlado em até 1 hora do início.[2,5]

No início do EME as necessidades cerebrais de oxigênio e glicose aumentam. As alterações sistêmicas podem levar

Quadro 1 Recomendações para avaliação etiológica em uma criança com EME

EME de início recente		EME em paciente com epilepsia	
Sempre recomendado	Eletrólitos, glicemia	Sempre recomendado	Nível sérico de FAC
	EEG		
	Tomografia/RM de crânio		
Suspeita clínica	Toxicológico de urina	Considerar	Eletrólitos, glicemia
	Teste genético/metabólico		EEG
	Punção lombar		Teste genético
			Tomografia/RM de crânio
Se febril	Hemograma	Se febril	Hemograma
	Punção lombar		Punção lombar
Se refratário ou persistir sonolento	Monitorização contínua com EEG	Se refratário ou persistir sonolento	Monitorização contínua com EEG

EME: estado de mal epiléptico; FAC: fármaco anticrise; EEG: eletroencefalograma; RM: ressonância magnética.

a lesão cerebral secundária. Na evolução podem ocorrer hipotensão e alteração respiratória, como resultado do próprio EME e de FAC, levando a hipóxia cerebral, hipoglicemia e acidose. Hipertermia, rabdomiólise e falência renal podem se desenvolver.

O EEG tem indicação urgente quando existe suspeita de EME de origem psicogênica, evitando a exposição a drogas sedativas e a indução de coma.

O primeiro passo é estabilizar a criança:

- Proteger vias aéreas e assegurar melhor ventilação com o posicionamento da cabeça.
- Intubação, se comprometimento respiratório ou aumento de pressão intracraniana.
- Monitorar sinais vitais.
- Acesso venoso periférico.
- Glicemia capilar. Se hipoglicemia, administrar glicose 50%.
- Exame clínico e neurológico.
- Colher exames – hemograma, creatinina, ureia, sódio, potássio, cálcio, magnésio, TGO, TGP, CPK e gasometria.

Pode-se dividir o tratamento do EME em estágios, possibilitando melhor orientação para o manejo dos fármacos.[3]

Estágio I: EME precoce ou iminente

O tratamento inicial do EME deve ser realizado nos primeiros 5 minutos.[2,5]

Nessa fase, o tratamento é realizado com benzodiazepínicos, que levam ao aumento da neurotransmissão inibitória através dos receptores GABA-A, com subsequente aumento da condutância do cloreto e hiperpolarização neuronal.

Com a persistência do EME, a eficácia dos benzodiazepínicos é reduzida, pela redução dos receptores GABA-A pós-sinápticos, que são relocados para o interior da célula. Nessa fase, a ativação dos receptores NMDA também leva à redução da inibição gabaérgica.

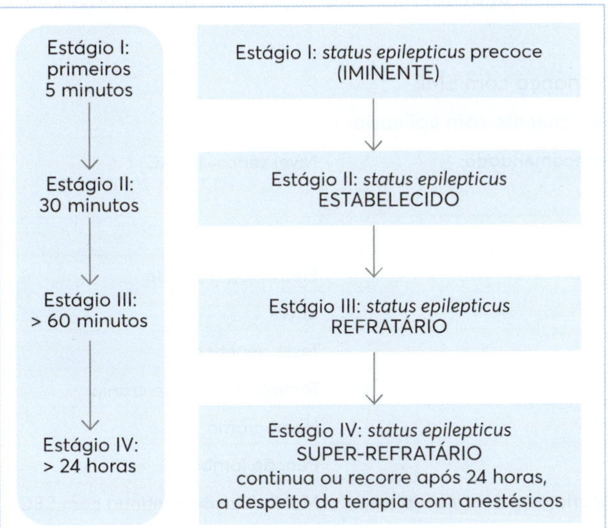

Figura 1 Estágios do estado de mal epiléptico.

Os benzodiazepínicos comumente usados em nosso meio como primeiro tratamento no EME são o midazolam ou o diazepam.[6]

O midazolam é um benzodiazepínico hidrossolúvel, possibilitando diferentes vias de administração: intravenosa, intramuscular, bucal e intranasal.

O diazepam é um benzodiazepínico altamente lipofílico, que ultrapassa a barreira hematoencefálica, sendo subsequentemente redistribuído aos tecidos periféricos, com apenas 3-5% da dose total permanecendo no cérebro. Esda propriedade farmacocinética é responsável por seu efeito anticrise rápido, porém transitório. O diazepam pode ser administrado por via intramuscular, intravenosa ou por via retal. Como a absorção após a injeção intramuscular é lenta, com um longo tempo para atingir o pico da concentração sérica de 1 hora, essa via não pode ser recomendada para o tratamento de emergência do EME.

- **Midazolam** (ampolas de 5 mg/5 mL, 15 mg/3 mL ou 50 mg/10 mL):
  - Criança (0,2 mg/kg) IM ou nasal: < 1 ano = 2,5 mg; 1-5 anos = 5 mg; 5-10 anos = 10 mg.
  - Adolescente e adulto IV, IM ou nasal: 13-40 kg ou idosos = 5 mg; > 40 kg = 10 mg;

Repetir se necessário em 5 minutos.

- **Diazepam** (ampolas de 10 mg/2mL):
  - Criança: intravenoso ou retal: 0,2-0,5 mg/kg.
  - Adolescente ou adulto: intravenoso ou retal: 10 mg.

Repetir se necessário em 5 minutos.

Estágio II: EME estabelecido

Aproximadamente 40% dos pacientes com EME são refratários ao tratamento com benzodiazepínicos. Essa fase, com a manutenção da atividade epiléptica contínua, é denominada EME estabelecido ou estágio II, e seu manejo deve ser iniciado em até 30 minutos. A literatura recente recomenda o escalonamento rápido do tratamento, a partir de 10 minutos após a falha dos benzodiazepínicos.[2,5]

Os FAC recomendados para o tratamento de EME estabelecido são fenitoína, fenobarbital, valproato de sódio e levetiracetam. Entre os mais novos medicamentos antiepilépticos, apenas a lacosamida está disponível como fórmula intravenosa, mas ainda há apenas evidências limitadas de seu uso no EME. No Brasil, em 2021, para uso endovenoso (EV) temos a fenitoína, o fenobarbital e a lacosamida.

A fenitoína é o FAC geralmente utilizado como primeira escolha. Arritmia cardíaca como efeito adverso pode ocorrer, mas é raro. A fenitoína é considerada FAC focal e pode ser ineficaz no tratamento do EME relacionado à epilepsia generalizada. É um forte indutor das enzimas hepáticas e possui alta ligação às proteínas, levando a interações medicamentosas.

O fenobarbital é comumente usado como agente de primeira linha para tratar o EME no período neonatal, e costuma ser considerado um medicamento de segunda linha em nosso meio e, em outros países, onde outros FAC endovenosos estão disponíveis, como terceira ou quarta linha em algoritmos de EME pediátrico.

O fenobarbital pode causar sedação, depressão respiratória e hipotensão. É um indutor de enzima hepática que também leva a interações medicamentosas.

O valproato de sódio é um FAC de amplo espectro e foi relatado como bem tolerado e altamente eficaz no EME, sendo uma opção de tratamento. Os efeitos adversos incluem hepatotoxicidade (maior risco em crianças menores de 2 anos, em uso de politerapia com outros FAC e crianças com doenças mitocondriais), pancreatite, pancitopenia, trombocitopenia, disfunção plaquetária, reações de hipersensibilidade e encefalopatia com ou sem amônia elevada.

O levetiracetam é um anticonvulsivante de amplo espectro, bem tolerado e eficaz no tratamento do EME. O levetiracetam não tem metabolismo hepático, o que pode ser benéfico em pacientes complexos com disfunção hepática, distúrbios metabólicos ou naqueles em risco de interações medicamentosas.

Em comparação com outros FAC intravenosos, o levetiracetam apresenta baixo risco de sedação, depressão cardiorrespiratória ou coagulopatia. Sua depuração é dependente da função renal. Em crianças com insuficiência renal é necessária menor dose de manutenção.

Se 15 minutos após o término da infusão continuar com crises epilépticas ou EME não convulsivo, considerar como EME refratário e encaminhar a UTI para tratamento com fármacos anestésicos. Se isso não for possível, fazer outro FAC EV.

Realizar dose de manutenção nas doses diárias usuais, a intervalos de 6-24 horas após o término da infusão, conforme a vida média do FAC.

A lacosamida é um FAC efetivo e bem tolerado para o tratamento da epilepsia focal farmacorresistente e o EME refratário em crianças. Ela exerce sua função aumentando a inativação lenta dos canais de sódio dependentes de voltagem, sem afetar a inativação rápida. A evidência atual para uso no EME é restrita a séries de casos. Os efeitos adversos relatados foram sedação leve, angioedema, reações alérgicas cutâneas, hipotensão e prurido.

Estágio III: EME refratário

Independentemente do tempo decorrido, se as crises epilépticas continuarem após os benzodiazepínicos e um segundo FAC, a criança está em EME refratário. A criança deve ser transferida para a UTI e providenciada a monitorização contínua com o eletroencefalograma para analisar a persistências de crises eletroencefalográficas.[2,5,7]

No EME refratário são utilizados os anestésicos, sendo mais frequente a infusão com midazolam contínuo, propofol e barbitúricos. Nesse momento, se ainda não foi necessário, as crianças evoluem com necessidade de ventilação mecânica. Nessa fase a monitorização contínua com EEG vai orientar a eficácia do tratamento e o ajuste de FAC até o padrão de surto-supressão no EEG.

1. Midazolan (infusão contínua). Apresentação: ampolas de 5 mg/5 mL, 15 mg/3 mL ou 50 mg/10 mL (diluição salina ou glicose 5%); bolo EV 0,2 mg/kg (< 4 mg/minuto). Manutenção 0,05-0,4 mg/kg/hora. Efeitos adversos: alterações cardíacas leves.
2. Tiopental (infusão contínua). Apresentação: frasco com 500 ou 1.000 mg (diluição salina, água ou glicose 5%); bolo EV 3-5 mg/kg → bolos de 1-2 mg/kg cada 3-5 minutos até a parada da crise. Manutenção 3-7 mg/kg/hora. Efeitos adversos: depressão respiratória, hipotensão, depressão do miocárdio.
3. Propofol (infusão contínua). Apresentação: frascos 1% (10 mg/mL) ou 2% (20 mg/mL) para diluição salina ou glicose 5%); bolo EV 2-3 mg/kg → bolos de 1-2 mg/kg cada 3-5 minutos até a para da crise. Manutenção 4-10 mg/kg/hora. Atenção: evitar uso prolongado (> 48 horas) e em altas doses (maiores de 4-5 mg/kg/hora) particularmente em crianças – risco da síndrome da infusão do propofol: acidose metabólica, rabdomiólise, falência renal e cardíaca. O propofol não deve ser utilizado em crianças com dieta cetogênica.
4. Quetamina (infusão contínua). Apresentação: ampolas 10 mL (50 mg/mL). Crianças: bolo inicial 2-3 mg/kg (até 2 vezes) → infusão EV 2,4 mg/kg/h (0,6-3,6 mg/kg/hora). Adultos: bolo inicial 1-5 mg/kg → infusão EV 0,6-15 mg/kg/hora. Preferencial para EME com ≥ 1 hora de duração associado a diazepínico (menor risco de hipotensão, eventual hipertensão).

Infelizmente, devido à falta de estudos randomizados que orientem a prática clínica, o objetivo do tratamento com anestésicos é o término das crises e atividade surto-supressão no EEG.

Os FAC são utilizados em doses de ataque + doses fracionadas (1/2 dose inicial) até o controle da crise e/ou padrão surto-supressão no EEG contínuo:[6]

A. Ajustar a dose de manutenção até obter 2-3 intervalos de supressão a cada 10 segundos no padrão surto-su-

Tabela 1 Fármacos utilizados no EME estabelecido

	Fenitoína	Valproato	Fenobarbital	Levetiracetam
Apresentação	250 mg/5 mL	500 mg/5 mL	200 mg/2 mL	500 mg/5 mL
Dose inicial	20 mg/kg	30 mg/kg	20 mg/kg	25-50 mg/kg 2,5-4 g EV
Diluição		100 mL salina		100 mL salina
Velocidade máxima	50 mg/kg/min	3-6 mg/kg/minuto	100 mg/kg/minuto	5-15 minutos
Manutenção	6 horas	2 mL/kg/hora → 6 horas	12 horas	12 horas

Fonte: Yacubian et al., 2020.[6]

pressão no EEG. Não aumentar a dose se houver hipotensão arterial não controlada com medicamento vasoativo.

B. Manter o tratamento por 24-48 horas após o controle do EME.
C. Usar FAE de manutenção em dose adequada, sugerindo a associação de ao menos 2 FAE.
D. Retirada gradual do fármaco anestésico em 12-24 horas (redução de 20% dose inicial a cada 2-3 horas).
E. Se recidiva das crises durante a retirada, voltar a subir a dose do FAC e manter por mais 24-48 horas.
F. Se recidiva das crises repetidas ou EME não convulsivo, trocar por outro anestésico.

Estágio IV: EME super-refratário

É definido como a manutenção da atividade epiléptica ou recorrência de crise em 24 horas ou mais após início das drogas anestésicas, incluindo a recorrência de crises após suspensão do anestésico.[2,5,7]

Nesse estágio, o tratamento é baseado em relatos de caso e séries de poucos casos. Os fármacos utilizados como tratamento adicional incluem topiramato, lacosamida, levetiracetam, pré-gabalina e perampanel. É recomendada a politerapia racional com não mais de duas drogas endovenosas em altas doses, evitando trocas frequentes e rápidas.

A escolha do fármaco deve levar em conta o fator de risco individual do paciente, evitando interações de fármacos. A avaliação de eficácia individual de cada fármaco é difícil, pois muitos são administrados simultaneamente.

Devido às evidências de inflamação como um fator importante na epileptogênese, bem como à crescente descoberta de anticorpos contra alvos neurais como causa subjacente de algumas formas de encefalopatias que apresentam crises epilépticas e EME, o uso de esteroides e imunoglobulinas, bem como a plasmaférese torna-se mais frequente no EME super-refratário, em pacientes com forte suspeita ou comprovação de doença imunológica.

A dieta cetogênica é uma opção de tratamento para o EME refratário e super-refratário e deve ser indicada precocemente. Pesquisas sobre seu mecanismo de ação sugerem efeitos nos neurotransmissores, mitocôndrias, canais iônicos, inflamação, microbioma intestinal, entre outros. Em séries de casos tem apresentado boa resposta, principalmente em crianças com diagnóstico de FIRES.

Para a realização da dieta cetogênica são necessários um neurologista e um nutricionista que estejam familiarizados com o tratamento. A dieta é administrada de forma enteral, via sonda nasogástrica. Os efeitos adversos devem ser monitorados, e é importante atentar para hepatotoxicidade e pancreatite. As contraindicações são as doenças metabólicas relacionadas ao metabolismo dos ácidos graxos. Pacientes com falência hepática ou renal, acidose metabólica, pancreatite aguda ou íleo paralítico também não podem receber a dieta. Pacientes em uso de propofol devem fazer a troca de anestésico antes de iniciar a dieta.

Outros relatos anedóticos nessa fase incluem terapia electroconvulsiva, hipotermia terapêutica, estimulação do nervo vago, sulfato de magnésio e uso de alopregnanolone.[7]

As abordagens de tratamento para o EME refratário e super-refratário são heterogêneas e geralmente por tentativa e erro, até que a resposta seja alcançada

0-5 minutos Estabilização

- Estabilizar o paciente (vias aéreas, respiração circulação, posicionamento, exame neurológico).
- Determinar o tempo de início da crise, monitorar sinais vitais.
- Oxigênio por máscara ou cânula, considerar intubação se necessário.
- Medir glicose capilar: se < 60mg/dL, corrigir.
- Garantir acesso endovenoso e colher eletrólitos, hemograma, exames toxicológicos e, se apropriado, nível sérico de fármacos anticrise.

EME IMINENTE 5-20 minutos

- Benzodiazepínicos são o tratamento de escolha.
- Escolher uma das opções:
  - Midazolam intramuscular (10 mg para > 40 kg; 5 mg para 13-40 kg; 2,5 mg para < 13 kg – dose única) ou
  - Diazepam endovenoso (0,15-0,2 mg/kg/dose, máximo 10 mg/dose, pode repetir 1 vez).
- Se nenhuma dessas opções estiver disponível:
  - Fenobarbital endovenoso (15 mg/kg/dose, dose única) ou
  - Diazepam retal (0,2 -0,5 mg/kg, máximo 20 mg/dose, dose única) ou
  - Midazolam intranasal (10 mg para > 40 kg; 5 mg para 13-40 kg; 2,5 mg para < 13 kg – dose única)

EME ESTABELECIDO 20-60 minutos

- Escolher um dos fármacos de segunda linha e administrar em dose única:
  - Fenitoína endovenosa (20 mg/kg, máximo 1.500 mg/dose, dose única) ou
  - Ácido valproico endovenoso (40 mg/kg máximo 3.000 mg/dose, dose única) ou
- Levetiracetam endovenoso (60 mg/kg máximo 4.500 mg/dose, dose única).Se nenhuma dessas opções estiver disponível (se ainda não foi administrado):
  - Fenobarbital endovenoso (15 mg/kg/dose, dose única).

EME REFRATÁRIO > 60 minutos

- Não existem evidência claras nessa fase; escolher uma dos fármacos anestésicos, sempre com monitorização contínua de EEG:
- Midazolam contínuo: bolo EV 0,2 mg/kg (< 4 mg/minuto); manutenção 0,05-0,4 mg/kg/hora.
- Tiopental contínuo: bolo EV 3-5 mg/kg → bolos de 1-2 mg/kg cada 3-5 minuto até a parada da crise. Manutenção 3-7 mg/kg/hora.
- Propofol contínuo: bolo EV 2-3 mg/kg → bolos de 1-2 mg/kg cada 3-5 minutos até a parada da crise. Manutenção 4-10 mg/kg/hora.
- Quetamina contínua: bolo inicial 2-3 mg/kg (até 2 vezes) → infusão EV 2,4 mg/kg/h (0,6-3,6 mg/kg/hora).

EME REFRATÁRIO > 24 horas

- As abordagens são heterogêneas, geralmente por tentativa e erro.
- Os fármacos utilizados como tratamento adicional incluem topiramato, lacosamida, levetiracetam, pré-gabalina e perampanel.
- Dieta cetogênica.
- Esteroides, imunoglobulinas e plasmaférese.

Figura 2 Tratamento do EME.

Fonte: Abend e Loddenkemper, 2014;[2] Trinka et al., 2016;[5] Vasquez et al., 2019;[7] Glauser et al., 2016.[8]

REFERÊNCIAS BIBLIOGRÁFICAS

1. Freilich ER, Schreiber JM, Zelleke T, Gaillard WD. Pediatric status epilepticus: identification and evaluation. Curr Opin Pediatr. 2014 Dec;26(6):655-61.
2. Abend NS, Loddenkemper T. Pediatric status epilepticus management. Curr Opin Pediatr. 2014 Dec;26(6):668-74.
3. Trinka E, Cock H, Hesdorffer D, Rossetti AO, Scheffer IE, Shinnar S, et al. A definition and classification of status epilepticus: report of the ILAE Task Force on Classification of Status Epilepticus. Epilepsia. 2015 Oct;56(10):1515-23.
4. Zimmern V, Korff C. Status epilepticus in children. J Clin Neurophysiol. 2020 Sep;37(5):429-33.
5. Trinka E, Höfler J, Leitinger M, Rohracher A, Kalss G, Brigo F. Pharmacologic treatment of status epilepticus. Expert Opin Pharmacother. 2016;17(4):513-34.
6. Yacubian EMT, Manreza ML, Terra VC. Purple book: guia prático para tratamento das epilepsias. 2.ed. São Paulo: Planmark; 2020.
7. Vasquez A, Farias-Moeller R, Tatum W. Pediatric refractory and super-refractory status epilepticus. Seizure. 2019 May;68:62-71.
8. Glauser T, Shinnar S, Gloss D, Alldredge B, Arya R, Bainbridge J, et al. Evidence-based guideline: treatment of convulsive status epilepticus in children and adults: report of the Guideline Committee of the American Epilepsy Society. Epilepsy Curr. 2016 Jan-Feb;16(1):48-61.

CAPÍTULO 4

MACROCEFALIA, MICROCEFALIA E ALTERAÇÕES NO FORMATO CRANIANO

André Luis Santos do Carmo
Fernanda Wagner Fredo dos Santos

AO FINAL DA LEITURA DESTE CAPÍTULO, O PEDIATRA DEVE ESTAR APTO A:

- Reconhecer o padrão de crescimento normal do perímetro cefálico da criança.
- Distinguir os principais sinais patológicos associados à macrocefalia.
- Identificar as principais causas de microcefalia.
- Conduzir a investigação etiológica das alterações de crescimento craniano.

INTRODUÇÃO

A medida do perímetro cefálico (PC) faz parte da avaliação tanto antropométrica quanto de desenvolvimento neurológico de todas as crianças e deve ser realizada na rotina de todas as consultas pediátricas desde o nascimento.

A medida do PC deve ser realizada com fita métrica não extensível ao redor da maior circunferência da cabeça da criança, geralmente entre a glabela e a protuberância occipital externa. Devem-se tomar 3 medidas e escolher a maior, uma vez que discretas variações são esperadas devido ao movimento da cabeça, à presença de cabelo, entre outros interferentes.[1,2]

Considerando lactentes nascidos a termo, o PC cresce 1,5-2 cm por mês no primeiro trimestre de vida, cerca de 1 cm por mês no segundo trimestre e cerca de 0,5 cm por mês no segundo semestre, totalizando um crescimento de cerca de 12 cm no primeiro ano de vida.[1-3]

O PC normal é uma medida que se encontra entre dois desvios-padrão (DP) acima e dois DP abaixo da média para a idade e sexo ou entre os percentis 2,5-97,5. É importante ressaltar que os ossos do crânio têm seu crescimento determinado pelo crescimento volumétrico das estruturas intracranianas, tal qual um balão ao ser inflado. O crescimento acima do esperado representa um aumento excessivo do conteúdo intracraniano, o qual pode ser causado por hematomas, hidrocefalia, aumento do parênquima cerebral de origem metabólica, genética ou ainda macrocefalia familiar. O crescimento abaixo do normal geralmente indica alteração do crescimento do tecido cerebral, como malformações congênitas, ou insultos como hipóxia e infecção.[1-3]

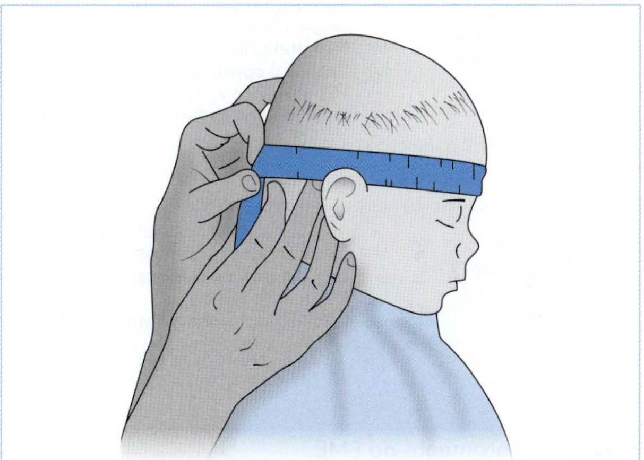

Figura 1 Medida do perímetro cefálico. Desenho esquemático do posicionamento para medida da circunferência craniana.

Além das alterações patológicas, características genéticas e familiares podem influenciar no tamanho e no formato do crânio. Os escores das medidas de PC devem ser comparados aos escores de peso e estatura da criança. As medidas do PC dos pais, sempre que possível, também devem ser avaliadas.[1-3]

MACROCEFALIA

A macrocefalia ou macrocrania é definida quando a circunferência craniana encontra-se maior que 2DP ou acima do percentil 97 e afeta até 5% da população pediátrica com desenvol-

vimento normal. A cabeça é composta por 80% de parênquima, 10% de sangue e 10% de líquido cefalorraquidiano.[4,5]

Após o fechamento das suturas ocorre um equilíbrio dinâmico dos volumes de cada componente intracraniano. Macrocefalia implica o aumento dos conteúdos normais do parênquima cerebral (megaencefalia); aumento do LCR intraventricular (hidrocefalia) ou extraventricular (coleções subdurais; lesões parenquimatosas (neoplasias, edema cerebral, malformações vasculares); ou ainda espessamento ósseo.[4,5]

Avaliação clínica

Deve-se avaliar os antecedentes familiares, a história gestacional e do parto. Sempre que disponíveis, devem ser analisadas as ecografias e os exames pré-natais. Considerar o PC dos familiares, principalmente nos casos assintomáticos, para afastar uma macrocefalia fisiológica familiar. É importante investigar a ocorrência de antecedentes familiares de doenças neurocutâneas e síndromes genéticas. Observar a associação de sintomas de hipertensão intracraniana, tais como cefaleia e vômitos, e se o desenvolvimento neuropsicomotor é normal.

O exame do crânio deve ser detalhado. Deve ser destinada a devida atenção à presença de dismorfismos, alterações fenotípicas condizentes com síndromes genéticas e pesquisa de sinais cutâneos. Observar a forma do crânio, sinais de hipertensão intracraniana (fontanela abaulada, tensa, não pulsátil, aumento da circulação venosa e disjunção de suturas) e auscultar na busca de sopros intracranianos. Além disso, avaliar a presença de visceromegalias, que constituem um importante sinal de alerta para doenças metabólicas que cursam com macrocefalia.

Macrocefalia: etiologia

Como citado anteriormente, a macrocefalia é causada pelo aumento do conteúdo intracraniano: parênquima cerebral, líquido cefalorraquidiano, sangue ou calota óssea.

Aumento do parênquima cerebral

A megalencefalia pode ser classificada como metabólica ou anatômica:

- Metabólica: é causada pelo depósito de produtos metabólicos nos tecidos cerebrais, edema cerebral ou edema cerebral secundário a um erro inato do metabolismo. Entre os exemplos dessas doenças incluem-se as leucodistrofias (doença de Alexander, doença de Canavan) e doenças lisossomais como as mucopolissacaridoses.[6]
- Anatômica: é causada pelo aumento do número e tamanho das células cerebrais na ausência de doenças metabólicas ou encefalopatias agudas. Está presente desde o nascimento e persiste com crescimento paralelo às curvas dos percentis superiores. O tipo mais comum é a familiar com desenvolvimento normal. Pode ser associada às síndromes neurocutâneas, como a neurofibromatose e a esclerose tuberosa; aos transtornos do espectro autista (15-35% dos casos); à acondroplasia e a outras síndromes genéticas (síndrome de Sotos, síndrome do X frágil e síndrome de Hunter).[4,7]

Aumento da pressão intracraniana

A hipertensão intracraniana (HI) pode ser causada por aumento do conteúdo intracraniano originado por edema cerebral, hidrocefalia, hemorragias, neoplasias, infecções ou anormalidades metabólicas (p. ex., intoxicação por chumbo, deficiência de vitamina A e galactosemia) ou ainda idiopática (pseudotumor cerebral). Como manifestações, a HI pode apresentar dois padrões: nas crianças com as fontanelas abertas e suturas ainda não coladas, normalmente menores que 2 anos, ocorre desvio dos olhos para baixo (olhar do sol poente), fontanelas tensas, não pulsáteis, aumento da circulação venosa, disjunção de suturas e atraso do desenvolvimento; nas crianças maiores, com fontanelas fechadas e suturas coladas, ocorre cefaleia, vômitos, papiledema e sonolência, que pode evoluir para o coma.[4]

Aumento do volume do líquor cefalorraquidiano

- Hidrocefalia: ocorre quando há uma excessiva quantidade de aumento do volume do líquor cefalorraquidiano (LCR) e consequente aumento da pressão intracraniana, causando compressão das estruturas cerebrais. Nesse caso, os ventrículos cerebrais costumam estar aumentados de tamanho. A hidrocefalia pode ser não comunicante, quando ocorre obstrução do fluxo do LCR em algum ponto do sistema ventricular; ou pode ser comunicante, quando não há comprometimento da circulação do LCR, ocorrendo devido a um excesso de produção liquórica ou dificuldade na absorção do LCR.
- Coleção subdural benigna da infância: também denominada "alargamento idiopático benigno do espaço subaracnóideo frontal". O aumento do PC pode não estar presente ao nascimento, mas aumenta rapidamente, superando os limites superiores da normalidade, com posterior crescimento acima da curva. Pode ser de etiologia familiar. Clinicamente o crânio é dolicocéfalo, no estudo de imagem mostra aumento do espaço subaracnóideo frontal e aumento da fissura inter-hemisférica. Na maioria dos casos não há alterações do desenvolvimento e não há necessidade de tratamento.[8]

Aumento do volume sanguíneo

Ocorre devido a aumento do volume sanguíneo causado por hemorragia (intraventricular, subdural ou epidural) e/ou malformação vascular, em especial no período neonatal.

Aumento da espessura óssea

Encontrada em algumas doenças, como talassemia "major" e displasias craniais.

Investigação complementar

Quando a hipótese diagnóstica principal é a de uma macrocefalia constitucional, em que a evolução do PC é proporcional (sempre seguindo o desenho das curvas de nor-

malidade, sem aumento abrupto) e acompanhada de desenvolvimento psicomotor adequado, a avaliação e o seguimento clínico seriado são suficientes e não há necessidade de recorrer a estudo de imagem, sobretudo quando existe história familiar de macrocefalia.

A investigação está indicada quando na presença de sintomas associados (cefaleia, ataxia, alteração visual), atraso do desenvolvimento, estigmas genéticos, história familiar de doenças neurológicas ou síndromes cutâneas, macrocefalia progressiva ou antecedentes de trauma, infecção ou intercorrências neonatais

Os exames de imagem são os primeiros a serem solicitados (Quadro 1).

Quadro 1 Principais exames de imagem a serem solicitados e seus achados

Radiografia de crânio	Pode ser útil nas displasias esqueléticas primárias.
Ultrassonografia intracraniana	Baixo custo, não invasivo, não necessita de sedação e é indicada nas crianças com fontanela anterior aberta. Permite estudo principalmente do sistema ventricular e espaço subaracnóideo.
Tomografia computadorizada de crânio	Estudo das calcificações, hidrocefalias, neoplasias, malformações maiores e colamento precoce de suturas (cranioestenose).
Ressonância magnética de crânio	Exame de eleição quando a suspeita clínica exige maior acurácia, demonstra o tamanho e a posição dos ventrículos cerebrais, a dimensão do espaço subaracnóideo, diferencia hidrocefalia comunicante de não comunicante, anormalidades da substância branca, neoplasias, malformações vasculares, malformações cerebrais, coleções subdurais e lesões císticas.

Nos quadros sindrômicos pode ser necessária a investigação de anormalidades associadas com estudos cardiológicos, oftalmológicos, otorrinolaringológicos, ecografias e estudos radiológicos ósseos. Estudos genéticos e metabólicos podem ser solicitados dependendo da hipótese diagnóstica.

Encaminhamentos e conduta

Os casos de megaencefalia familiar não requerem tratamento. Nas coleções subdurais benignas, as crianças devem ser acompanhadas até a estabilização do perímetro craniano.

Como em todas as doenças neurológicas da infância e transtornos do desenvolvimento, crianças com atrasos neuropsicomotores devem ser imediatamente encaminhadas para estimulação terapêutica. Crianças com sinais genéticos sindrômicos ou distúrbios metabólicos devem ser encaminhadas ao médico geneticista ou neuropediatra experiente na área. Casos com epilepsia devem ser encaminhados ao especialista. Lesões neoplásicas devem ser referenciadas ao oncologista pediátrico e neurocirurgião. Hidrocefalias requerem um atendimento com neurocirurgião.

MICROCEFALIA

A microcefalia se dá quando o perímetro craniano está abaixo do 2 DP para a idade e sexo. Aproximadamente 2% da população pediátrica normal tem PC abaixo do 2 DP, e a maioria desse grupo apresenta um desenvolvimento neuropsicomotor normal. Já a microcefalia grave se refere a um PC abaixo do 3 DP (0,1% da população), geralmente com atraso no desenvolvimento associado.[2] A microcefalia é considerada absoluta quando ocorre em uma criança com peso e estatura adequada a sua idade e sexo (desproporcional) e relativa quando essas medidas são proporcionais à microcefalia.

Avaliação clínica

A avaliação clínica deve ser realizada com base na história e no exame físico e visa determinar a causa, sintomas neurológicos e sistêmicos associados, com definição de prognóstico, quando possível. Os sintomas e sinais clínicos associados à microcefalia incluem crises epilépticas, comprometimento cognitivo, comprometimento motor, limitações na socialização e comunicação, transtorno da linguagem, comportamento, alterações visuais, auditivas, gástricas e urinárias.

Microcefalia: etiologia

As microcefalias podem ser de causas genéticas ou adquiridas.

Podem representar acometimento exclusivo do sistema nervoso central (microcefalia não sindrômica) ou estar associadas a dismorfismos faciais e comprometimento de outros órgãos (microcefalia sindrômica).

Microcefalia de causa genética

As causas genéticas são variáveis.[1]

Crianças com microcefalia sem fatores de risco gestacionais, perinatais ou pós-natais são denominadas portadoras de microcefalia vera. Nesses casos o cérebro é pequeno, com as estruturas anatômicas em seu aspecto habitual, e os sintomas clínicos são discretos, como leve atraso intelectual. Pode apresentar herança gênica, autossômica recessiva, autossômica dominante ou ligada ao X.[9]

Um grande número de síndromes associa-se à microcefalia. Deve-se observar os dismorfismos faciais e outros sinais genéticos que nem sempre são identificados nos primeiros meses de vida. Outros sinais clínicos devem ser observados, como alterações visuais e auditivas, alterações cutâneas, malformações de membros e baixa estatura.

Cerca de metade dos pacientes com microcefalia apresenta uma causa genética associada, seja ela sindrômica ou familiar. As malformações cerebrais são outra causa comum de microcefalia. Apesar da melhora importante dos meios diagnósticos nas últimas décadas, a etiologia indeterminada permanece uma constante causa de microcefalia.[3]

Microcefalia adquirida

As microcefalias adquiridas são causadas por insultos que costumam acontecer após a formação estrutural das estrutu-

ras encefálicas, no período de vida que pode variar de intraútero até os primeiros anos de desenvolvimento cerebral.

Um grupo relevante é composto pelas adquiridas intraútero, como as infecções crônicas, toxoplasmose, rubéola, citomegalovírus, herpes, sífilis e zika (TORCHSZ). Todas podem apresentar calcificações intracranianas e retinopatia, exceto a sífilis. A hidrocefalia pode estar presente, e a surdez é vista de forma eventual nos casos congênitos de citomegalovírus, rubéola e sífilis.

Além das infecções já citadas, as microcefalias intraútero podem estar associadas a doenças da gestante que causam hipóxia, irradiação do feto, uso de drogas como o álcool e cocaína, antiepilépticos e outras doenças maternas, como anemia, infecção e desnutrição. Ocorrências no primeiro trimestre da gestação interferem no desenvolvimento neuronal, causando malformações que serão evidentes na evolução.[1,10]

As microcefalias adquiridas no período pós-natal podem ter como causa as mesmas infecções intraútero, mas também doenças metabólicas, cerebrovasculares, hipóxia neonatal, encefalopatias epilépticas, entre outras.[1,10]

Investigação complementar

Exames de imagem, avaliação metabólica ou testes genéticos devem ser considerados na evolução.

A neuroimagem de preferência é a ressonância magnética de crânio, que é capaz de determinar com maior qualidade a presença de malformações congênitas ou sequelas de insultos neurológicos mais antigos (tais quais hipóxia, vasculares ou infecciosos). Como complementação, a tomografia computadorizada de crânio é capaz de dar uma ideia do acometimento do parênquima, bem como da presença de calcificações indicativas de infecções congênitas.

Quando a neuroimagem inicial é normal, deve-se seguir a investigação com testes genéticos ou provas neurológicas, principalmente se a criança apresenta outros sinais clínicos, como dismorfismos ou sinais de deterioração neurológica. Avaliações auditiva e oftalmológica devem ser realizadas de rotina nas crianças com microcefalia, uma vez que boa parte das causas de insulto parenquimatoso cerebral costumam também acometer a visão e a audição. O eletroencefalograma deve ser realizado apenas se houver histórico de crises convulsivas.[11]

Na microcefalia familiar benigna, geralmente não há comprometimento neurológico, por isso a importância de medida do PC dos pais.[1]

Encaminhamentos e condutas

Geralmente não há tratamento específico para a microcefalia. A importância da definição diagnóstica concentra-se em estimar o prognóstico e para fins de aconselhamento genético. As comorbidades e as alterações funcionais devem ser identificadas, para que haja manejo clínico e terapêutico com objetivo de melhorar a qualidade de vida. Da mesma maneira, crianças com microcefalia que apresentem alterações do desenvolvimento neuropsicomotor devem ser encaminhadas para estimulação terapêutica precoce.

O apoio à família deve ser preconizado e o encaminhamento para centros de atendimento multiprofissional especializado não deve ser postergado.

ALTERAÇÕES NO FORMATO DO CRÂNIO

Além da avaliação do tamanho, a avaliação do crescimento craniano inclui a análise do formato e é fundamental no acompanhamento pediátrico do lactente. Os ossos do crânio têm seu crescimento determinado pelo crescimento volumétrico das estruturas intracranianas, tal qual um balão ao ser inflado, e só é possível devido à presença das suturas entre os ossos do crânio (Figura 2). O fechamento prematuro das suturas (craniossinostose) pode levar a alterações importantes do formato craniano. Craniossinostoses podem estar associadas a outras malformações congênitas e síndromes genéticas, entretanto, a maior causa segue sendo idiopática.[12]

Forças mecânicas, em geral relacionadas ao posicionamento do bebê ao deitar, podem levar a alterações de formato, que são genericamente denominadas "plagiocefalia".[12] A etiologia da maioria dos casos de plagiocefalia segue desconhecida.[13]

O fechamento precoce de cada uma das suturas leva a um formato específico (ver Figura 3).

A plagiocefalia é chamada de posicional quando não está relacionada a alterações nas suturas. Considerada a causa mais prevalente, apresentou aumento considerável na incidência desde a década de 1990, quando passou a ser recomendado que os bebês permaneçam na posição supina, como prevenção à síndrome da morte súbita do lactente. Afeta mais comumente lactentes do sexo masculino. Pode ser uni ou bilateral e, em geral, está relacionada ao

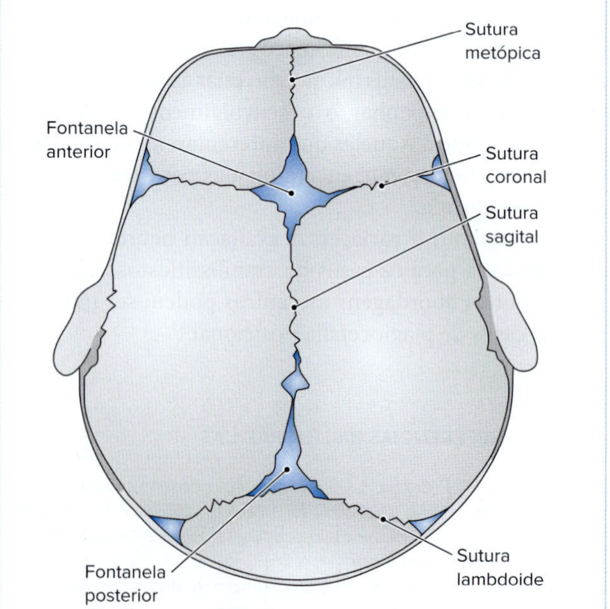

Figura 2 Suturas e fontanelas. Desenho esquemático do posicionamento das suturas e fontanelas cranianas.
Fonte: imagem do acervo dos autores.

Quadro 2 Sutura colada e respectiva alteração do formato craniano

Sagital	Mais frequente, leva ao aumento do diâmetro anteroposterior e à diminuição do diâmetro biparietal do crânio, que assume a forma de um barco (escafocefalia).
Coronal	Provoca assimetria frontal. Existe uma proeminência frontotemporal do lado contralateral à sutura afetada, levando também à assimetria facial.
Metópica	Causa deformida de frontal de formato triangular (trigonocefalia). É a alteração que mais se relaciona a anormalidades cromossômicas ou outras síndromes genéticas.
Lambdoide	Leva a um achatamento da região occipitoparietal, com subsequente diminuição volumétrica, e a maior proeminência da região occipitoparietal contralateral. É a alteração menos comum.

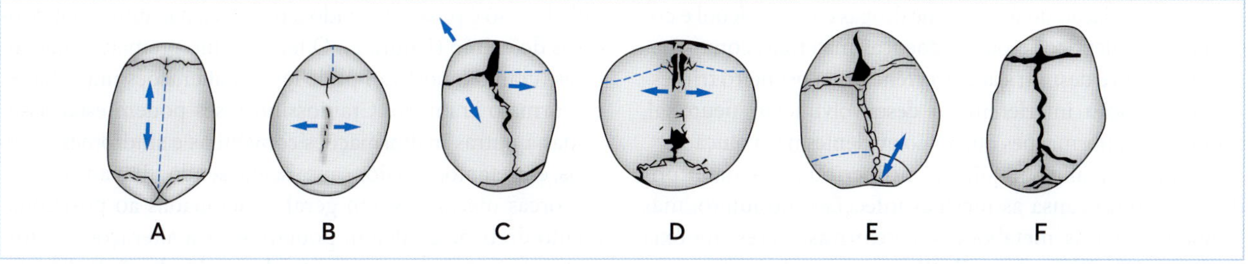

Figura 3 Alterações no formato craniano. A: fechamento da sutura sagital. B: fechamento da sutura metópica. C: fechamento da sutura coronal direita. D: fechamento das suturas coronais bilateralmente. E: fechamento da sutura lambdoide esquerda. F: Plagiocefalia posicional, com achatamento parieto-occipital direito.

Fonte: imagem do acervo dos autores.

posicionamento do bebê em decúbito ou ao torcicolo. Provoca uma assimetria craniana, com diminuição da distância entre o olho e a orelha do lado afetado, classicamente assumindo o formato de um paralelogramo.[12,13]

O diagnóstico é clínico, de acordo com a forma apresentada. No entanto, exames de imagem podem auxiliar na confirmação diagnóstica e prover dados extras na avaliação médica. A radiografia de crânio é útil para avaliação das sinostoses sagital, coronal e lambdoide, enquanto a tomografia computadorizada pode dar mais informações sobre a forma, suturas e anormalidades cerebrais que podem estar associadas.[15]

Deve-se acompanhar o desenvolvimento neuropsicomotor da criança. Aquelas que apresentarem algum desvio devem ser prontamente encaminhadas para avaliação médica especializada.[12]

O tratamento é variável. A avaliação neurocirúrgica é recomendada para os casos de craniossinostose.[12] Fisioterapia e outras abordagens mecânicas podem ser indicadas para os casos de plagiocefalia posicional.[16]

REFERÊNCIAS BIBLIOGRÁFICAS

1. Arroyo HA, De Pediatría H, Garrahan JP. Actualización en neurología infantil V. Microcefalía (Buenos Aires) [Internet]. 2018;78:94-100. Available: https://www.medicinabuenosaires.com/revistas/vol78-18/s2/94-100-S.II-17-Arroyo-Neurología-D.pdf.
2. Fenichel G. Disorders of cranial volume and shape. In: Fenichel G. (ed.). Clinical pediatric neurology: a signs and symptoms approch. 5.ed. Philadelphia: Elsevier Saunders; 2005. p.2005.
3. Graham KA, Fox DJ, Talati A, Pantea C, Brady L, Carter SL, et al. Prevalence and clinical attributes of congenital microcephaly. New York, 2013-2015. Morb Mortal Wkly Rep. 2017;66(5):125-9.
4. Tan AP, Mankad K, Gonçalves FG, Talenti G, Alexia E. Macrocephaly: solving the diagnostic dilemma. Top Magn Reson Imaging. 2018;27(4):197-217.
5. Winden KD, Yuskaitis CJ, Poduri A. Megalencephaly and macrocephaly. Semin Neurol. 2015;35(3):277-87.
6. Williams CA, Dagli A, Battaglia A. Genetic disorders associated with macrocephaly. Am J Med Genet Part A. 2008;146(15):2023-37.
7. Gaona VA. Macrocefalía en la Infancia (Buenos Aires) [Internet]. 2018;78:101-7. Available: http://www.medicinabuenosaires.com/PMID/30199374.pdf.
8. Haws ME, Linscott L, Thomas C, Orscheln E, Radhakrishnan R, Kline-Fath B. A Retrospective analysis of the utility of head computed tomography and/or magnetic resonance imaging in the management of benign macrocrania. J Pediatr [Internet]. 2017;182:283-289.e1. Available: http://dx.doi.org/10.1016/j.jpeds.2016.11.033.
9. Duerinckx S, Abramowicz M. The genetics of congenitally small brains. Semin Cell Dev Biol [Internet]. 2018;76:76-85. Available: http://dx.doi.org/10.1016/j.semcdb.2017.09.015.
10. Pirozzi F, Nelson B, Mirzaa G. From microcephaly to megalencephaly: Determinants of brain size. Dialogues Clin Neurosci. 2018;20(4):267-82.
11. Ashwal S, Michelson D, Plawner L, Dobys WB. Practice Parameter: diagnostic assessment of the child with Report of the Quality Standards Subcommittee of the American Academy of Neurology and the Practice Committee of the Child Neurology Society. Neurology. 2010;73:887-97.
12. Sanchez P, Graham, John M J. Congenital anomalies of the skull. In: Swaiman K, Ashwal S, Ferriero D, Schor N, Finkel R, Gropman A, et al. (eds.). Swaiman's pediatric neurology. 6.ed. Elsevier; 2017. p.233-41.
13. Ghizoni E, Denadai R, Raposo-Amaral CA, Joaquim A, Tedeschi H, et al. Diagnósticos das deformidades cranianas sinostóticas e não sinostóticas em bebês: uma revisão para pediatras. Rev Paul Pediatr. 2016;34(4):495-502.
14. De Bock F, Braun V, Renz-Polster H. Deformational plagiocephaly in normal infants: a systematic review of causes and hypotheses. Arch Dis Child. 2017;102(6):535-42.
15. Massimi L, Bianchi F, Frassanito P, Calandrelli R, Tamburrini G, Caldarelli M. Imaging in craniosynostosis: when and what? Child's Nerv Syst. 2019;35(11):2055-69.
16. Di Chiara A, La Rosa E, Ramieri V, Vellone V, Cascone P. Treatment of deformational plagiocephaly with physiotherapy. J Craniofac Surg. 2019;30(7).

CAPÍTULO 5

IMPACTO DAS DOENÇAS NEUROLÓGICAS NO SONO

Magda Lahorgue Nunes
Rosana Cardoso Alves

AO FINAL DA LEITURA DESTE CAPÍTULO, O PEDIATRA DEVE ESTAR APTO A:

- Reconhecer os mecanismos que explicam as relações entre sono e epilepsia.
- Identificar a relação entre eventos ictais (crises epilépticas) nos diferentes tipos de síndromes epilépticas e temporalidade com o ciclo sono-vigília.
- Identificar efeitos dos fármacos antiepilépticos no sono.
- Reconhecer alterações do sono em pacientes com transtorno do espectro autista (TEA).
- Reconhecer alterações do sono em pacientes com síndromes de Prader-Willi, Rett e Angelman.
- Ter noções básicas do tratamento dos transtornos do sono em síndromes neuropsiquiátricas.

INTRODUÇÃO

O sono é um ritmo biológico que ocorre em todos os seres vivos. Segue um padrão cíclico que é dependente do ambiente externo (dia\noite, luz\escuro). Crianças e adolescentes com doenças neurológicas e/ou transtornos do desenvolvimento frequentemente apresentam queixas que envolvem o sono, sendo a mais recorrente a dificuldade para iniciar ou manter o sono. Neste capítulo serão abordadas algumas situações específicas que se justificam por sua prevalência.

SONO E EPILEPSIA

A epilepsia é um distúrbio neurológico crônico caracterizado por crises convulsivas não provocadas e recorrentes. A crise epiléptica é o resultado de uma descarga elétrica súbita, excessiva e geralmente rápida de um grupo de neurônios que pode estar localizado em qualquer região do cérebro. A epilepsia é caracterizada por uma das seguintes condições:

- O relato de no mínimo duas crises não provocadas (ou reflexas) ocorrendo em intervalo superior a 24 horas.
- O relato de uma crise não provocada (ou reflexa) com probabilidade de recorrência ou frente ao diagnóstico de uma síndrome epiléptica.[1]

Tanto as epilepsias quanto os distúrbios do sono são situações clínicas prevalentes na população geral e principalmente na faixa etária pediátrica. Consequentemente, comorbidades entre essas entidades podem ser encontradas com frequência. É sabido que crianças com epilepsia podem apresentar um amplo espectro de comorbidades, além de problemas no sono (depressão, ansiedade, transtorno do espectro autista, transtorno do déficit de atenção, problemas cognitivos e migrânea). Na maioria dessas situações existe uma associação bidirecional: tanto a morbidade pode aumentar o risco de epilepsia como a epilepsia pode piorar a condição da comorbidade.[2,3]

O papel das epilepsias modificando/alterando a organização do sono e a influência do sono nas epilepsias têm sido extensamente investigados desde o estudo original publicado por Gowers em 1851. Mais recentemente, alguns estudos avaliam essas condições em síndromes epilépticas exclusivas da infância, principalmente nos casos de epilepsias refratárias.[2,4]

A relação entre sono e epileptogênese pode ser explicada por mecanismos relacionados aos diferentes estágios do sono. Em sono NREM *(not rapid eye movement)*, no qual temos ausência de movimentos oculares rápidos, ocorre maior sincronização neuronal com consequente facilitação da propagação das descargas. Isso, adicionado à ativação do tono muscular antigravitário, resulta como facilitador para atividade epiléptica ictal e interictal. Em sono REM *(rapid eye movement)* (com movimentos oculares rápidos) ocorre uma dessincronização da atividade elétrica cerebral, resultando em diminuição da propagação e supressão de

descargas epilépticas. Adicionalmente, a redução do tono muscular em sono REM reduz as manifestações clínicas motoras das crises epilépticas. A privação de sono também é um facilitador de crises e pode levar a aumento destas até em crianças com quadros bem controlados.[3,4]

Pacientes com epilepsia geralmente apresentam alterações na macroestrutura do sono, tais como aumento da latência para início do sono, aumento do número e duração dos episódios de despertar após o início do sono, eficiência do sono reduzida, redução ou alteração dos complexos k e fusos do sono, redução ou fragmentação do sono REM, aumento da alternância de estados. A gravidade, o tempo de duração da epilepsia e a presença de crises epilépticas noturnas têm como consequência uma maior desorganização do sono. Crianças com epilepsia, quando comparadas a controles, apresentam mais sonolência excessiva diurna, parassonias e alterações cognitivas.[2-5]

Considerando a classificação internacional das crises epilépticas, observa-se que alterações do sono são mais frequentemente observadas em pacientes com crises generalizadas do que naqueles com crises focais. Pacientes com crises refratárias têm mais alterações no sono do que aqueles com crises controladas.[1]

O Quadro 1 evidencia a relação temporal entre a ocorrência de crises em determinadas síndromes epilépticas e o ciclo sono-vigília.

Quadro 1 Relação entre a ocorrência de crises em determinadas síndromes epilépticas e o ciclo sono-vigília

Síndrome epiléptica	Predomínio no ciclo sono-vigília
Epilepsia com espiculas centrotemporais	Durante o sono ou nas transições vigília-sono, sono-vigília
Ausência infantil	Vigília
Mioclônica juvenil	Vigília, logo ao despertar
Epilepsia lobo frontal	Sono
Epilepsia do lobo temporal	Vigília
Síndrome de West	Vigília, transição vigília-sono
Epilepsia com descargas de ponta-onda contínua durante o sono	Sono

O tratamento das epilepsias é realizado com fármacos anticrise (FAC) que possuem diferentes mecanismos de ação. Essas medicações produzem efeitos variados no sono tanto quando utilizadas em monoterapia quanto em associação. De maneira geral, ao se iniciar o tratamento farmacológico das epilepsias com controle ou redução das crises, observa-se de imediato maior organização do sono. Entretanto, o uso crônico de FAC pode alterar a arquitetura do sono, principalmente quando benzodiazepínicos/barbitúricos fazem parte do esquema terapêutico. Os estudos mais atuais sobre efeitos dos FAC no sono levaram em consideração somente pacientes adultos com epilepsia e mostraram que gabapentina, tiagabina, pregabalina, clobazan e carbamazepina reduzem a latência do sono e melhoram a eficiência. Fenobarbital, ácido valproico e levetiracetam em altas doses agravam a sonolência diurna. Topiramato e zonizamida não parecem alterar a estrutura do sono.[5,6]

TRANSTORNO DO ESPECTRO AUTISTA

O transtorno do espectro autista (TEA) e um distúrbio do neurodesenvolvimento complexo que inclui comprometimento da comunicação e padrões de comportamento estereotipados.

Os transtornos do sono estão associados a alteração do comportamento diurno, com aumento do risco de lesões, obesidade e baixo nível de desempenho acadêmico em crianças normais e mais acentuadamente em pacientes com TEA.

As alterações de sono em TEA são muito comuns, incluindo dificuldade para iniciar e manter o sono, despertares noturnos frequentes e prolongados, padrões de sono-vigília irregulares, curta duração do sono e despertar precoce. Entre 44-83% das crianças e adolescentes com TEA relatam anormalidades do sono que afetam negativamente o funcionamento diurno. A gravidade do distúrbio do sono afeta a saúde emocional e a qualidade de vida.

O sono insuficiente e a qualidade ruim do sono noturno podem exacerbar características básicas e associadas do TEA, contribuindo para efeitos negativos sobre humor e regulação emocional, prejudicando o comportamento e aspectos cognitivos. Os distúrbios do sono estão associados a piora do déficit de comunicação e de comportamentos repetitivos no TEA.

Um ritmo circadiano irregular contribui potencialmente para a síntese desregulada de melatonina ou alteração do padrão de secreção de melatonina, anomalias no gene do relógio circadiano e diminuição da consciência de pistas ambientais que ajudam a habituar o ciclo sono-vigília.

Comorbidades como epilepsia, refluxo gastroesofágico noturno (DRGE), ansiedade, depressão, transtorno bipolar, psicose e transtorno de déficit de atenção/hiperatividade (TDAH) podem contribuir ainda mais para os problemas de sono.

Quanto à terapia, crianças e adolescentes com TEA e distúrbios do sono frequentemente recebem tratamentos medicamentoso e comportamental. Uma opção bem utilizada atualmente é a melatonina, importante biomarcador para a regulação circadiana do sono. A melatonina tem funções cronobiológicas (circadianas) e efeitos hipnóticos. Crianças acima de 6 anos e adolescentes podem responder à terapia cognitivo-comportamental (TCC), adaptada da TCC em adultos. Essas intervenções são tratamentos psicoterapêuticos de curto prazo e com o objetivo de modificar os padrões de pensamentos e comportamentos que perpetuam a insônia (p. ex.: hábitos inadequados, falta de rotina e má higiene do sono).[7]

SÍNDROME DE PRADER-WILLI

A síndrome de Prader-Willi é uma doença congênita caracterizada por obesidade hipotalâmica, deficiência mental, hipotonia e hipogonadismo. Apesar dos pacientes com Prader-Willi não apresentarem hipoventilação central clássica, eles podem apresentar anormalidades do controle ventilatório. Quando avaliados, é difícil separar os efeitos da obesidade dos efeitos da própria síndrome. Apneia obstrutiva do sono (AOS) com dessaturações associadas ao sono REM são frequentemente vistas. Os pacientes tendem a apresentar doença pulmonar restritiva por causa da obesidade e da fraqueza muscular, o que pode explicar a tendência a dessaturação que apresentam.

Sonolência excessiva diurna é comum, e não está bem esclarecido se é devida ao transtorno respiratório ou a um componente central. Há incidência maior de narcolepsia nesse grupo de pacientes.[8,9]

SÍNDROME DE RETT

É uma doença genética, que afeta majoritariamente pessoas do sexo feminino. Atualmente se identificam cerca de 200 mutações genéticas que ocorrem no cromossomo sexual X, mais especificamente no gene *MECP2*. Essas mutações ocorrem de forma espontânea e raramente de forma hereditária. Os sintomas geralmente iniciam a partir do sexto mês de vida e são caracterizados por: crescimento lento do perímetro cefálico, perda das habilidades motoras (mais significativa entre 12-18 meses), perda da capacidade de falar e de interagir socialmente, irritabilidade, movimento anormal das mãos (torção, apertos, palmas), convulsões, escoliose, arritmias cardíacas e problemas respiratórios que incluem apneia, hiperventilação, expiração forçada de ar, entre outros. Cerca de 70% das meninas com Rett apresentam queixas de sono. Frequentemente se observa atraso de fase, múltiplos despertares noturnos, redução do tempo de sono noturno, além do relato de acordar à noite rindo. Os pacientes apresentam mais sonolência diurna e maior incidência de paroxismos (ondas agudas e espículas) na atividade elétrica cerebral, além de distúrbios respiratórios do sono.[8]

SÍNDROME DE ANGELMAN

É um distúrbio genético complexo, raro, que afeta principalmente o sistema nervoso, causado por perda da função do gene *UBE3A*, que está localizado no cromossomo 15. É caracterizada por atraso no desenvolvimento; deficiência intelectual; sorrisos e risos frequentes; convulsões; movimentos rígidos ou bruscos; microcefalia com braquicefalia, hipopigmentação de cabelo, pele e olhos. As crianças com síndrome de Angelman têm um comportamento aparentemente feliz e exuberante (da literatura em inglês "*happy puppet*") , com movimentos frequentes de sorrisos e batidas de mão. Hiperatividade, atenção reduzida e fascínio pela água também são comuns. A prevalência de distúrbios do sono na síndrome de Angelman é muito alta (cerca de 90%), sendo mais comum a dificuldade para iniciar e manter o sono, com tempo total de sono reduzido.[9]

REFERÊNCIAS BIBLIOGRÁFICAS

1. Scheffer IE, Berkovic S, Capovilla G, et al. ILAE classification of the epilepsies: position paper of the ILAE Commission for Classification and Terminology. Epilepsia. 2017;58(4):512-21.
2. Larson AM, Ryther RC, Jennesson M, Geffrey AL, Bruno PL, Anagnos CJ, et al. Impact of pediatric epilepsy on sleep patterns and behaviors in children and parents. Epilepsia. 2012;53:1162-9.
3. Chan SY-S. Sleep architecture and homeostasis in children with epilepsy: a neurodevelopmental perspective. Dev Med Child Neurol. 2020 Apr;62(4):426-33.
4. Pereira AM, Bruni O, Ferri R, Palmini A, Nunes ML. The impact of epilepsy on sleep architecture during childhood. Epilepsia. 2012;53:1519-25.
5. Winsor AA, Richards C, Bissell S, Seri S, Liew A, Bagshaw AP. Sleep disruption in children and adolescents with epilepsy: a systematic review and meta-analysis. Sleep Medicine Reviews. 2021;57:101416.
6. Jain SV, Glauser TA. Effects of epilepsy treatments on sleep architecture and daytime sleepiness: an evidence-based review of objective sleep metrics. Epilepsia. 2014 Jan;55(1):26-37.
7. Buckley AW, Hirtz D, Oskoui M, et al. Practice guideline: treatment for insomnia and disrupted sleep behavior in children and adolescents with autism spectrum disorder. Neurology. 2020;94:392-404.
8. Dorris L, Scott N, Zuberi S, Gibson N, Espie C. Sleep problems in children with neurological disorders. Developmental Neurorehabilitation. 2008;11(2):95-114.
9. Richdale AL, Cotton S, Hibbit K. Sleep and behaviour disturbance in Prader-Willi and Angelman syndromes. Journal of Intellectual Disability Research. 1999;43:380-92.

CAPÍTULO 6

TRANSTORNOS PAROXÍSTICOS NÃO EPILÉPTICOS

Sérgio Antonio Antoniuk
Mariana Richartz Schwind

AO FINAL DA LEITURA DESTE CAPÍTULO, O PEDIATRA DEVE ESTAR APTO A:

- Considerar os transtornos paroxísticos não epilépticos no diagnóstico diferencial das crises epilépticas, pois eles são comuns na infância e adolescência. A taxa de diagnósticos falso-positivos de epilepsia na população pediátrica pode ultrapassar 30%.
- Diagnosticar corretamente os transtornos paroxísticos não epilépticos para evitar o uso desnecessário de fármacos anticrise (FAC) e para conduzir o tratamento de forma adequada.
- Categorizar os transtornos paroxísticos não epilépticos em crises não epilépticas fisiológicas e crises não epilépticas psicogênicas. No primeiro grupo, destacam-se fenômenos de hipoperfusão cerebral, transtornos do sono, transtornos do movimento e vertigem paroxística benigna. O segundo grupo se refere ao transtorno conversivo (ou transtorno de sintomas neurológicos funcionais).
- Investigar com base na história clínica detalhada e no exame físico e neurológico. Muitas vezes são necessários exames complementares para excluir epilepsia e outras patologias. Destacam-se o eletroencefalograma e os exames de neuroimagem. Em alguns casos, avaliação cardiológica ou oftalmológica são indicadas.
- Identificar condições paroxísticas não epilépticas benignas, que têm remissão espontânea sem intervenções específicas. Em outros casos, há necessidade de acompanhamento próximo e tratamento farmacológico e/ou não farmacológico específicos.

INTRODUÇÃO[1]

Os transtornos paroxísticos não epilépticos, ou crises não epilépticas, caracterizam-se por eventos clínicos similares às crises epilépticas, porém desacompanhados de descargas elétricas anormais no cérebro. Envolvem atividade motora, alterações sensitivas, alterações sensoriais, alterações emocionais e/ou comprometimento da consciência. São classificados em crises não epilépticas fisiológicas (CNEF) e crises não epilépticas psicogênicas (CNEP), conforme apresentado no Quadro 1.

A distinção entre crises epilépticas verdadeiras e eventos não epilépticos é fundamental no raciocínio clínico do pediatra para estabelecer um diagnóstico correto e um tratamento adequado ao paciente e sua família. No entanto, nem sempre essa distinção é evidente ou fácil. A literatura aponta que a taxa de diagnóstico falso-positivo de epilepsia pode variar de 2,5-39% na população pediátrica. Um diagnóstico incorreto de epilepsia pode cursar com o uso inapropriado de fármacos anticrise – e seus potenciais efeitos adversos – e com consequências psicossociais negativas.

CRISES NÃO EPILÉPTICAS FISIOLÓGICAS

Fenômenos de hipoperfusão cerebral

Síncope[2,3]

A síncope é uma perda súbita e transitória da consciência e tônus postural, com recuperação rápida e completa. Não se trata de uma doença, mas sim de um sintoma, cujo mecanismo é a hipoperfusão cerebral global e transitória.

Existem diversas formas de síncope, conforme descrito no Quadro 2.

Quadro 1 Classificação dos transtornos paroxísticos não epilépticos na infância e adolescência

Crises não epilépticas fisiológicas	Fenômenos de hipoperfusão cerebral	Síncope Crise de perda de fôlego
	Transtornos do sono	Narcolepsia/Cataplexia Parassonias do sono não REM (despertar confuso, terror noturno, sonambulismo) Transtornos do movimento relacionado ao sono (síndrome das pernas inquietas, transtorno de movimentos periódicos de membros, transtorno de movimentos rítmicos do sono, mioclonia benigna do sono)
	Transtornos do movimento	Tremor neonatal benigno Transtornos de tique Comportamento de gratificação na infância Spasmus nutans Desvio tônico paroxístico do olhar para cima Arrepios Hiperecplexia Torcicolo paroxístico benigno Estereotipias Síndrome de Sandifer Distonias Discinesias paroxísticas Ataxias episódicas
	Vertigem paroxística benigna	
Crises não epilépticas psicogênicas	Transtorno conversivo	

REM: *rapid eye movement*.

Quadro 2 Tipos de síncope

Síncope reflexa (neuromediada)	Síncope por hipotensão ortostática	Síncope cardíaca
• Vasovagal • Situacional • Síndrome do seio carotídeo • Formas não clássicas	• Induzida por medicamentos (p. ex., vasodilatadores, diuréticos) • Depleção de volume • (p. ex., hemorragia, diarreia, vômito) • Neurogênica primária ou secundária (p. ex., falência autonômica pura, lesão medular, diabetes)	• Arritmias • Alteração cardíaca estrutural • Alteração cardiopulmonar e em grandes vasos

Fonte: Brignole et al., 2018.[3]

A forma mais comum, a síncope neuromediada ou reflexa, envolve dois principais mecanismos, que podem ocorrer de forma isolada ou combinada: vasodepressão (falha de vasoconstrição levando a hipotensão) e cardioinibição (predominância do tônus parassimpático, levando a bradicardia ou assistolia).

Os diferentes subtipos da síncope reflexa possuem algumas particularidades. Na síncope vasovagal os episódios geralmente são acompanhados por pródromos, tais como tontura, náusea, sudorese, dor abdominal e palidez. Podem estar associados a estresse ortostático (como ficar em pé por tempo prolongado) ou a estímulo emocional, doloroso ou desagradável (p. ex., temperatura ambiente elevada, coleta de sangue ou vacinação). Na síncope situacional, os episódios são desencadeados por estímulos específicos, tais como micção, deglutição, defecação, tosse, espirro, atividade física ou risadas, entre outros. Na síndrome do seio carotídeo, as crises estão associadas à rotação do pescoço ou a uma pressão no seio carotídeo, ocorrendo em atividades como espreguiçar-se, girar a cabeça ou barbear-se. Os quadros não clássicos ocorrem sem pródromos, sem gatilhos aparentes e/ou com apresentação atípica.

A síncope por hipotensão ortostática clássica se caracteriza por uma queda sustentada na pressão arterial nos primeiros 3 minutos após o paciente assumir a posição ortostática (queda ≥ 20 mmHg na pressão sistólica, ≥ 10 mmHg na pressão diastólica ou valor de pressão sistólica < 90 mmHg). Na hipotensão ortostática de origem neurogênica não ocorre um aumento significativo da frequência cardíaca, já que existe uma falha na resposta autonômica. Por outro lado, nos casos de hipotensão ortostática associada a depleção de volume, a frequência cardíaca tende a aumentar.

A síndrome da taquicardia postural ortostática (ou POTS, de *postural orthostatic tachycardia syndrome*) é uma causa particular de intolerância ortostática comum em adolescentes, principalmente do sexo feminino. O quadro se manifesta por aumento significativo na frequência cardíaca (em adultos, aumento > 30 bpm ou FC > 120 bpm; em adolescentes, aumento >40bpm) em um período de 10 minutos de posição ortostática, sem hipotensão. Ocorre sensação de tontura, palpitações, tremores, fraqueza generalizada, visão turva e fadiga. Apesar de não ser comum, o episodio pode evoluir com síncope vasovagal. Algumas condições associadas a POTS são infecções recentes, sín-

drome de hipermobilidade articular e falta de condicionamento (p. ex., por repouso prolongado).

A síncope de origem cardíaca, apesar não ser a mais comum, merece especial atenção pela possibilidade de indicar uma condição de saúde grave. São alguns sinais de alerta para esse tipo de síncope: alteração na ausculta cardíaca, história de cardiopatia, ausência de pródromos ou de desencadeantes clássicos da síncope reflexa, presença de taquipneia ou cianose, síncope durante exercício ou diante de estresse emocional extremo e história familiar de morte súbita ou de cardiopatia.

A avaliação do paciente com síncope e o diagnóstico diferencial com crise epiléptica são feitos principalmente com base nas características do episódio, na anamnese e no exame físico. Alguns elementos podem ser úteis nessa diferenciação: a síncope costuma cursar com fatores desencadeantes, pródromos de ativação autonômica, ausência (ou rara) mordedura de língua, retorno rápido da consciência (em até 30 segundos) e ausência de confusão prolongada após o episódio (pode, no entanto, haver cansaço). Apesar da distinção, síncope e crise epiléptica podem coexistir.

Em relação a exames complementares, o eletroencefalograma (EEG) intercrítico tem pouco valor para o diagnóstico de síncope e, a princípio, não deve ser realizado. O eletrocardiograma é importante para investigar síncope de origem cardíaca, e, na suspeita desse tipo de episódio, é recomendada a avaliação com cardiologista pediátrico. O teste da mesa inclinada (*Tilt test*), na investigação da síncope reflexa, pode ser considerado, a partir de crianças maiores de 5 anos.

O tratamento deve ser direcionado para o mecanismo identificado e causas relacionadas. Para a síncope reflexa, o paciente e a família devem ser orientados sobre o caráter benigno do quadro. São recomendas condutas como aumentar a ingestão líquida e salina, colocar a cabeça entre a pernas ou passar para a posição deitada, além de se evitar e prevenir os fatores desencadeantes. Manobras de contrapressão (cruzar as pernas e tensionar os braços, p. ex.) podem ser feitas para tentar interromper os episódios ou evitar a perda de consciência no início dos sintomas. Nos casos recorrentes, pode-se considerar terapia medicamentosa. Algumas opções são fludrocortisona, agentes alfa-adrenérgicos e inibidores da recaptação de serotonina. Atualmente os betabloqueadores não são recomendados. Ainda em relação à síncope reflexa, o marcapasso deve ser evitado na infância devido à característica benigna e transitória do quadro.

Crise de perda de fôlego[4]

A crise de perda de fôlego costuma ter início entre 6-18 meses, ocorrendo geralmente até os 5 anos de idade. Há duas entidades clínicas: a forma cianótica e a pálida, com mecanismos fisiopatológicos distintos. Os dois tipos podem coexistir, mas em geral um deles predomina.

A forma cianótica é a mais comum, e os episódios sempre ocorrem após um fator desencadeante emocional, como frustração ou raiva. A criança chora e, ao final da expiração, não é capaz de relaxar, ocorrendo apneia, cianose, hipotonia ou rigidez e perda de consciência. Assim, o componente respiratório é determinante para o evento, e o comprometimento circulatório ocorre de forma secundária. A duração varia entre 10-60 segundos.

Já a forma pálida ocorre após um estímulo desagradável, em geral dor ou medo, sendo que o choro é mínimo ou silencioso. A criança evolui com breve apneia, palidez, alterações posturais e perda de consciência. Esse tipo é compreendido como uma forma de síncope reflexa, com cardioinibição desencadeada pelos estímulos negativos. Assim, o componente circulatório (bradicardia/assistolia) é central na fisiopatologia.

Os episódios podem cursar com hipotonia, postura tônica, opistótono e movimentos clônicos, características que fazem parte do quadro de perda de fôlego e não devem ser confundidas com crises epilépticas. Apesar dessa distinção, crises convulsivas de breve duração podem de fato ocorrer após o evento não epiléptico.

Deficiência de ferro e anemia devem ser investigados, pois há evidências de que nessas condições a suplementação de ferro reduz a frequência dos episódios.

A evolução das crises é em geral benigna e com bom prognóstico, tendendo à resolução em idade escolar. Entretanto, o quadro pode trazer grande preocupação e sofrimento para a família. Educação, tranquilização e orientações sobre o manejo comportamental da criança diante de situações adversas fazem parte do tratamento. Nos casos graves da forma pálida pode ser considerado tratamento farmacológico, com atropina ou glicopirrolato. Outros fármacos descritos na literatura com resultados positivos são piracetam, fluoxetina, teofilina e melatonina. Há ainda relatos de implantação de marcapasso em casos graves e refratários às intervenções medicamentosas.

Transtornos do sono

Narcolepsia com cataplexia[5]

A narcolepsia do tipo 1 se caracteriza por sonolência diurna excessiva e entrada rápida no sono *rapid eye movement* (REM), associada a cataplexia. Podem ocorrer ainda alucinações hipnagógicas, hipnopômpicas, paralisia do sono e sono conturbado. A condição costuma ter início entre 10-19 anos.

A cataplexia é a perda do tônus muscular de forma súbita e transitória, com consciência mantida, sendo que os episódios costumam ser desencadeados por emoções e duram poucos segundos a minutos. Tais episódios podem ser confundidos com crises atônicas.

Nas crianças, a sonolência da narcolepsia pode se manifestar não só pela necessidade de dormir, mas também por hiperatividade, irritação ou labilidade emocional. Além disso, os pacientes podem apresentar hipotonia generalizada ou redução do tônus muscular em face, sem haver um fator emocional desencadeante. Isso pode levar a uma marcha instável e também a uma face típica, com ptose palpebral, abertura de boca e protrusão de língua (face cataplética).

A fisiopatologia da narcolepsia do tipo I envolve uma redução da transmissão de hipocretina, um neuropeptídeo neurotransmissor produzido no hipotálamo relacionado à manutenção do ciclo sono-vigília. O diagnóstico é feito pela história clínica e por exames complementares, como polissonografia, teste de múltiplas latências do sono e dosagem da concentração de hipocretina-1 no liquor.

O tratamento inclui intervenções comportamentais a respeito do sono. Por exemplo, podem ser recomendados cochilos curtos programados durante o dia. Agentes farmacológicos podem ser considerados para a sonolência diurna, como metilfenidato, anfetamínicos e modafinil. Para a cataplexia os inibidores seletivos de recaptação de serotonina, os inibidores de recaptação de serotonina e noradrenalina e os antidepressivos tricíclicos são opções terapêuticas.

Parassonias do sono não REM[5,6]

As parassonias são eventos físicos ou experiências indesejadas relacionadas ao sono. Na infância, merecem destaque as parassonias do sono não REM, que acometem 13% das crianças, mais comumente na faixa etária dos 4-10 anos. São episódios de despertar incompleto que ocorrem no primeiro terço da noite, na transição do sono de ondas lentas para estágios mais superficiais. Os episódios costumam durar cerca de 10-20 minutos, e nesse período a criança não responde ou responde inapropriadamente às tentativas de intervenção de terceiros. Ocorre amnésia parcial ou total do evento. Privação de sono, medicação hipnótica, infecções e estimulação ambiental são possíveis fatores desencadeantes. Serão descritos três tipos de pasassonias: o despertar confuso, o terror noturno e o sonambulismo.

No despertar confuso ocorre confusão, desorientação, agitação e choro ou resmungo. A criança pode ainda falar de forma repetida expressões como "ah, não" ou "vá embora". No terror noturno, o despertar é súbito, com gritos intensos e expressão facial de pavor. Ocorrem fenômenos autonômicos como sudorese, taquicardia e rubor facial. No sonambulismo, os comportamentos são mais complexos, como andar, comer, abrir e fechar gavetas e tocar objetos. Alguns pacientes podem ficar agitados e até se expor a riscos ou se machucar. Também podem estar presentes sintomas autonômicos.

No diagnóstico diferencial das parassonias do sono não REM encontram-se as crises epilépticas, especialmente as crises de lobo frontal. Esse tipo de crise pode ocorrer em qualquer parte da noite e se apresenta com movimentos estereotipados, com duração menor que 2 minutos e início e término abruptos. Na suspeita de crises epilépticas noturnas, a polissonografia com eletroencefalograma (EEG) pode ser necessária.

As parassonias são condições benignas, e o tratamento envolve orientação familiar, medidas de segurança (p. ex., trancar as janelas) e técnicas comportamentais (como o despertar programado). Para os casos de episódios frequentes, benzodiazepínicos (clonazepam) podem ser prescritos.

Transtornos do movimento relacionado ao sono[5,6,7]

Nesse grupo encontram-se a síndrome das pernas inquietas, o transtorno de movimentos periódicos de membros, o transtorno de movimentos rítmicos do sono e a mioclonia benigna do sono.

A síndrome das pernas inquietas se caracteriza pela presença de sensação desagradável principalmente nas pernas (outros membros podem estar acometidos) e pela necessidade irresistível de movimentar o membro para obter alívio. Os sintomas pioram no repouso e são exacerbados no final do dia ou à noite. Já o transtorno de movimentos periódicos de membros cursa com movimentos periódicos simples, repetitivos e estereotipados durante o sono. É mais frequente em membros inferiores, com extensão de hálux e flexão parcial de tornozelo, joelho e, às vezes, quadril.

Sintomas intermitentes da síndrome das pernas inquietas e do transtorno de movimentos periódicos de membros ocorrem em 2-6% da população pediátrica de 8-17 anos. Apesar de serem condições distintas, podem coexistir. Possíveis mecanismos em comum dessas duas condições envolvem componente genético e disfunção dopaminérgica relacionada a deficiência de ferro. Níveis baixos de ferritina se mostram associados aos dois transtornos. Além disso, cafeína e alguns medicamentos, como inibidores seletivos da recaptação da serotonina, tricíclicos, lítio e antagonistas dopaminérgicos, podem desencadear ou piorar os sintomas.

O diagnóstico da síndrome das pernas inquietas é clínico. Para a confirmação do transtorno de movimentos periódicos de membros, no entanto, a polissonografia é necessária (com pelo menos 5 movimentos/hora). O tratamento de ambos envolve higiene do sono, redução dos fatores desencadeantes e suplementação de ferro se ferritina abaixo de 50 ng/mL. São opções de tratamento farmacológico agentes dopaminérgicos, gabapentina, pregabalina, clonidina e benzodiazepínicos, porém com nível limitado de evidência.

O transtorno de movimentos rítmicos do sono (também chamado de *jactatio capitis noturna*, *jactatio corporia noturna* ou *rhythmie du sommeil*), por sua vez, manifesta-se por movimentos repetitivos de grandes grupos musculares, com cerca de um movimento por segundo e com duração de segundos até 30 minutos. Ocorre nas fases inicias do sono não REM. Costuma se iniciar antes do primeiro ano de vida, ao redor dos 9 meses, com diminuição gradual dos sintomas até os 5 anos. Pode haver associação com deficiência intelectual. Os principais movimentos são: *head banging* (movimentos rítmicos da cabeça em sentido anteroposterior, golpeando o travesseiro ou a cabeceira da cama; são os mais frequentes); *head rolling* (giro lateral da cabeça enquanto a criança está deitada em supino); e *body rocking* (com as mãos sobre o joelho, a criança move o corpo de forma rítmica em sentido anteroposterior). Vocalizações podem estar presentes. Por se tratar de uma condição benigna, a conduta é orientação familiar e medidas de segurança para evitar que a criança se machuque.

Já a mioclonia benigna do sono se refere a contrações mioclônicas dos membros superiores e inferiores, tronco

ou corpo todo, que se originam predominantemente no sono não REM e cessam com o despertar. Em geral o quadro se inicia no período neonatal, com evolução benigna e resolução em semanas a meses.

Transtornos do movimento

Tremor neonatal benigno[6,7]

O tremor neonatal benigno se refere a episódios de tremor de alta frequência e baixa amplitude, no queixo e nas extremidades, nas 2 primeiras semanas de vida. Os sintomas ocorrem em bebês saudáveis. Os tremores podem ser desencadeados por estimulação e cessados quando se segura a criança. O quadro pode ser confundido com crises epilépticas, e, eventualmente, EEG pode ser necessário para o diagnóstico diferencial. Não há necessidade de tratamento específico, somente orientação familiar. A evolução é benigna, em geral com remissão do quadro no primeiro ano de a vida, sendo mais comum o desaparecimento dos sintomas ainda no período neonatal.

Transtornos de tique[8]

Nos transtornos de tique há movimentos ou vocalizações, de forma repentina, rápida, recorrente e não ritmada. O paciente pode ter sensação premonitória e a percepção de que o tique é incontrolável. Há, no entanto, alguma capacidade de supressão.

Os tiques são classificados como tipo motor simples (afeta um músculo ou grupo muscular), motor complexo (afeta vários grupos musculares) ou fônico (vocal, incluindo ruídos simples ou linguagem articulada – ecolalia, palilalia ou coprolalia). Cada tipo pode ocorrer de forma isolada ou combinada, sendo que a associação de múltiplos tiques motores e um ou mais tiques vocais caracteriza o transtorno de Tourette.

Os transtornos de tique são mais comuns no sexo masculino e costumam ter início entre 4-6 anos. A maior parte dos casos é transitória, com duração menor de 12 meses, porém, se esse período for ultrapassado, o quadro é considerado persistente ou crônico. Não é incomum a presença de comorbidades neuropsiquiátricas, como transtorno obsessivo-compulsivo e transtorno de déficit de atenção e hiperatividade.

Os tiques motores podem ser confundidos com crises mioclônicas, porém essas são mais rápidas, não podem ser suprimidas e, diferentemente dos tiques, podem ocorrer durante o sono.

A abordagem ao paciente com um transtorno de tique se baseia em psicoeducação e terapia comportamental. Se necessário, intervenção farmacológica pode ser utilizada, com clonidina, sulpirida, baclofeno, topiramato ou antipsicóticos típicos e atípicos como opções.

Comportamento de gratificação na infância[6,7]

O quadro de comportamento de gratificação na infância, também conhecido como crises de masturbação, pode se iniciar a partir de 2 meses de vida até os 6 anos de idade. Caracteriza-se por movimentos de flexão de quadril e adução de coxa, além de movimento pélvico rítmico, ruídos e rubor facial. Os episódios são interrompidos se a criança se distrai. Pelo caráter repetitivo, o quadro pode inicialmente ser confundido com crises epilépticas ou movimentos involuntários. A conduta é orientação familiar.

Spasmus nutans[6,7]

O *spasmus nutans* é uma condição que se manifesta por movimentos de cabeça e nistagmo de forma paroxística. Pode ocorrer também torcicolo. Os episódios não ocorrem no sono e não há comprometimento de consciência. O início típico é entre 4-18 meses de idade. A investigação requer exame neurológico e oftalmológico completos, além de exames complementares, como ressonância magnética de crânio, potencial evocado visual e eletrorretinograma. A partir da investigação e com a exclusão de outras patologias, pode-se fazer o diagnóstico de *spasmus nutans*. É uma condição benigna, porém o paciente deve ser monitorado para se descartar o aparecimento de novos sintomas. O quadro costuma se resolver em 1-2 anos após seu início.

Desvio tônico paroxístico do olhar para cima[6,7]

O desvio tônico paroxístico do olhar para cima se manifesta por episódios de desvio do olhar para cima, de forma conjugada, com flexão do pescoço e, eventualmente, ataxia de tronco. Durante as crises há dificuldade de olhar para baixo. A movimentação lateral está preservada e não há alteração do nível de consciência. A duração costuma ser de horas, mas pode se prolongar para dias. Febre ou outras condições de doença podem ser fatores precipitantes. O início em geral é nos primeiros meses de vida, e os sintomas tendem a desaparecer até os 4 anos.

Os episódios podem ser confundidos com crises parciais ou crises de ausência atípicas. A investigação deve incluir EEG, ressonância magnética de crânio e avaliação oftalmológica para descartar outras patologias. Apesar de ser tradicionalmente considerado um quadro benigno, o desvio paroxístico do olhar pode estar associado a lesões estruturais do sistema nervoso. Além disso, algumas crianças podem apresentar alterações neurológicas no acompanhamento a longo prazo, tais como transtornos de aprendizagem, déficit intelectual, anormalidades oculomotoras e ataxia. Não há tratamento farmacológico consistentemente efetivo.

Hiperecplexia[6]

A hiperecplexia é uma condição que ocorre no período neonatal e nos primeiros anos de vida. Classicamente está associada a mutação no gene do receptor de glicina (*GLRA-1*), entre outros genes possivelmente envolvidos. Caracteriza-se por episódios de resposta exagerada de sobressalto a partir de estímulos auditivos, visuais ou somatossensoriais. Os episódios evoluem com rigidez tônica, o que pode levar a apneia. Há descrição de aumento de risco de morte súbita nesses pacientes. Ao exame físico, os sintomas são desencadeados por um leve toque na ponta do na-

riz ou na glabela. A hiperecplexia pode ser confundia com crises epilépticas tônicas. O tratamento de escolha é com clonazepam, além de manobra específica na situação de apneia (flexão da cabeça e das pernas em direção ao tronco, chamada de manobra de Vigevano).

Arrepios[6,7]

Os arrepios são movimentos rápidos em cabeça, ombro e eventualmente tronco, podendo ocorrer flexão cervical. O início é no primeiro ano de vida. Os episódios ocorrem várias vezes ao dia (5-100 vezes) e duram poucos segundos. Não ocorrem durante o sono e não há comprometimento da consciência. Podem ser desencadeados em situações específicas, como alimentação ou brincadeiras. O exame clínico e o eletroencefalograma são normais. Trata-se de uma condição benigna, não sendo necessária nenhuma intervenção específica. A resolução é comum até os 4 anos de idade.

Torcicolo paroxístico benigno[6,7]

O torcicolo paroxístico benigno se manifesta por episódios recorrentes de rotação e inclinação da cabeça, às vezes associados à curvatura lateral de tronco. Não há alteração de consciência. Podem ocorrer ainda irritabilidade, náusea, vômito, palidez e ataxia. A duração dos episódios varia de minutos a dias. O início pode ser desde a primeira semana até o terceiro ano de vida, porém a maior parte dos casos começa antes dos 3 meses. O curso é benigno e a frequência dos episódios vai diminuindo gradualmente, com resolução até os 4 anos. Alguns pacientes podem desenvolver migrânea ou síndromes relacionadas a migrânea após a resolução do quadro do torcicolo. Dentre os diagnósticos diferenciais, crises tônicas devem ser consideradas. A investigação deve ser cuidadosa, com eletroencefalograma e ressonância magnética de crânio e cervical para excluir outras patologias neurológicas.

Estereotipias[6,7]

As estereotipias motoras se referem a um padrão de atividade motora involuntária, coordenada, repetitiva, rítmica, sem propósito e não reflexa. São exemplos: chupar o polegar, balançar o corpo, movimentar a cabeça (lateralmente ou de cima pata baixo), fazer caretas, *flapping*, aceno, abrir e fechar a mão, flexão e extensão de punho. O quadro geralmente começa antes dos 3 anos de idade, e cada criança apresenta um padrão próprio, que é sempre repetido da mesma forma. Os sintomas duram segundos a minutos e podem ser suprimidos por distração. Eventualmente são acompanhados de extensão de cabeça, movimento de boca e fechamento de pálpebras. Os episódios não ocorrem durante o sono e estão associados a momentos de alegria, estresse e tédio. Em geral não há sensação premonitória.

As estereotipias podem ocorrer em crianças saudáveis com desenvolvimento típico, porém também podem estar associadas a transtornos do neurodesenvolvimento. A partir dos 4 anos os episódios vão, em geral, tornando-se mais discretos. Em alguns casos, no entanto, o quadro pode se estender até a adolescência. Intervenções de terapia comportamental podem ser consideradas. Destaca-se que entre os principais diagnósticos diferenciais estão os transtornos de tiques.

Síndrome de Sandifer[6,7]

A síndrome de Sandifer é um transtorno paroxístico associado à doença do refluxo gastroesofágico (DRGE). Observa-se postura pseudodistônica do pescoço, com extensão ou flexão lateral. Outras alterações possíveis são: opistótono, movimentos distônicos do corpo, desvio ocular para cima, espasmos e crises de apneia. Os episódios ocorrem após a alimentação. O início pode ser nas primeiras semanas de vida ou até a adolescência.

Na suspeita da síndrome é importante a investigação de outras manifestações de DRGE, como sintomas de esofagite, crescimento abaixo do esperado, doenças respiratórias e anemia por deficiência de ferro. Exames complementares, como PHmetria, podem ser necessários. O exame neurológico em geral é normal, mas EEG durante o episódio e estudos de imagem podem ser solicitados se a história não for evidente para DRGE.

O tratamento da síndrome de Sandifer envolve orientação dietética e medicamentos de supressão ácida (bloqueadores de receptor H2 e inibidores de bomba de próton), com resolução dos episódios após algumas semanas.

Distonias[7,9]

A distonia transitória do lactente ocorre em geral entre 5-10 meses de vida e se manifesta por episódios de postura distônica de membro superior, com pronação do antebraço e hiperflexão de punho. Pode haver associação com distonia de membro inferior e tronco. Quando a criança faz movimentos intencionais a alteração postural cessa. O quadro é benigno e não necessita de tratamento específico. A remissão ocorre em um período de 3 meses a 5 anos.

A distonia associada ao uso de medicamentos também merece atenção. Os bloqueadores dos receptores dopaminérgicos podem levar a uma reação distônica aguda. Destacam-se os antipsicóticos e os antieméticos (como metoclopramida e bromoprida). O efeito colateral pode ocorrer mesmo com doses terapêuticas dos medicamentos. Podem também ocorrer contrações musculares, opistótono, torcicolo, disartria e movimentos oculares. O tratamento do quadro agudo é feito com fármacos com ação anticolinérgica (como o biperideno).

Discinesias paroxísticas[9]

As discinesias paroxísticas (DP) se manifestam por episódios de movimentos involuntários, de diferentes apresentações, como distonia, coreia, balismo, mioclonia ou combinações destes. São condições clínicas de origem genética, com início na infância. Existem três síndromes clássicas.

A DP cinesiogênica está associada a mutações no gene *PRRT2* e se caracteriza por episódios curtos (duração de segundos), desencadeados por movimentação súbita ou pela

intenção de movimento. O tratamento é feito com doses baixas de drogas antiepilépticas, principalmente carbamazepina.

A DP não cinesiogênica, relacionada a mutações no gene *PNKD*, é desencadeada por cafeína, álcool e estresse. Os episódios apresentam maior duração (minutos a horas) e o tratamento é conduzido com benzodiazepínicos.

A DP induzida por exercício, por sua vez, tem como gatilho a atividade física prolongada. Os pacientes com esse tipo de discinesia podem apresentar anormalidades neurológicas fora do período do episódio, por exemplo, deficiência intelectual e alterações motoras persistentes, como ataxia e distonia. Esse tipo pode estar associado a síndrome de deficiência do transportador de glicose tipo 1 (GLUT-1), e, nesse caso, o tratamento é com dieta cetogênica. A DP induzida por exercício raramente se associa a deficiência de piruvatodesidrogenase.

Ataxias episódicas[9]

As ataxias episódicas apresentam início na faixa dos 2-20 anos de idade e cursam com episódios discretos e intermitentes de ataxia. A ataxia episódica do tipo 1 se associa a mutação no gene *KCNA1* (canal de potássio) e se caracteriza por eventos curtos (segundos a minutos) de ataxia desencadeados por sobressaltos ou por exercício. A ataxia episódica do tipo 2 se relaciona a mutação do gene *CACNA1* (canal de cálcio) e é a mais comum. As crises são mais longas (minutos a horas), sendo que pode haver nistagmo entre os episódios. Acetazolamida pode ter resultado favorável no tratamento das duas condições, especialmente no tipo 2.

Vertigem paroxística benigna[6]

A vertigem paroxística benigna é uma síndrome episódica que se manifesta por episódios de vertigem, desequilíbrio e náusea. Costuma ocorrer na faixa dos 2-4 anos de idade, com crises durando de minutos a horas. Nistagmo pode estar presente e muitas vezes a criança se mostra amedrontada, com recusa de permanecer de pé. O quadro é benigno, em geral sem necessidade de tratamento, com remissão na idade escolar. Para os casos de maior gravidade há descrição de resposta com ciproeptadina. É comum o diagnóstico posterior de migrânea nesses pacientes. Na investigação, além de anamnese e exame neurológico detalhados, exames complementares como EEG e ressonância magnética de crânio podem ser necessários para a exclusão de outras patologias, como lesões de fossa posterior ou crises atônicas.

CRISES NÃO EPILÉPTICAS PSICOGÊNICAS

Transtorno conversivo (transtorno de sintomas neurológicos funcionais)[1,8,10]

As crises não epilépticas psicogênicas (CNEP) são alterações no comportamento, na atividade motora, na consciência ou na sensação que se assemelham a crises epilépticas, mas sem atividade epileptiforme correspondente no EEG. No DSM-5 as CNEP são enquadradas no transtorno conversivo (ou transtorno de sintomas neurológicos funcionais). Entende-se que o quadro surge como reposta a um estresse psicológico.

Na população pediátrica a idade de início costuma ser a partir dos 10 anos, porém há casos de início precoce. Grande parte dos estudos encontra predominância no sexo feminino. A prevalência de CNEP em pacientes encaminhados para serviços ambulatoriais de epilepsia é ao redor de 10-20%. É comum a associação de CNEP com comorbidades clínicas, com transtornos psiquiátricos (como transtorno de ansiedade, transtorno depressivo e transtorno de estresse pós-traumático), com fatores estressores psicossociais (como *bullying*, dificuldade escolar, conflito familiar e adversidades no geral) e com psicopatologia familiar. Destaca-se que cerca de 15% dos pacientes com CNEP apresentam também epilepsia.

Em comparação às crises epilépticas, as crises psicogênicas costumam ter algumas características particulares, entre elas: início gradual, movimentação assíncrona e assimétrica, atividade motora variando com fases de maior e menor intensidade, presença de movimentos pélvicos e fechamento de olhos e boca.

Deve-se suspeitar de quadro psicogênico em pacientes com múltiplos e variados episódios, sem resposta ao tratamento com várias drogas antiepilépticas e sem alterações no EEG durante a crise. O diagnóstico é feito com base na história clínica detalhada, no exame físico e neurológico e no vídeo-EEG. A avaliação psiquiátrica deve fazer parte da investigação, em paralelo com a avaliação neurológica.

A conduta é multidisciplinar e envolve orientação familiar, tratamento das comorbidades e psicoterapia. Deve-se ressaltar para os familiares que os sintomas físicos estão associados com aspectos emocionais e que são involuntários, ou seja, que a criança não está fingindo ou produzindo o quadro intencionalmente. Não há evidência de benefício de tratamento farmacológico específico para as crises.

CONCLUSÃO

Os transtornos paroxísticos não epilépticos são comuns na infância e na adolescência e devem ser considerados como diagnóstico diferencial das crises epilépticas. Nesse contexto, a história clínica detalhada e o exame neurológico são essenciais, e muitas vezes exames complementares se fazem necessários. O diagnóstico precoce dos eventos não epilépticos evita o uso indevido de fármacos anticrise e orienta o tratamento adequado. Além das intervenções específicas para algumas das condições paroxísticas, a orientação familiar é uma parte importante da conduta.

REFERÊNCIAS BIBLIOGRÁFICAS

1. Xu Y, Nguyen D, Mohamed A, Carcel C, Li Q, Kutlubaev MA, et al. Frequency of a false positive diagnosis of epilepsy: a systematic review of observational studies. Seizure. 2016 Oct;41:167-74.
2. Singhi P, Saini AG. Syncope in pediatric practice. Indian J Pediatr. 2018 Aug;85(8):636-40.
3. Brignole M, Moya A, de Lange FJ, Deharo JC, Elliott PM, Fanciulli A, et al. ESC scientific document group. 2018 ESC guidelines for the diagnosis and management of syncope. Eur Heart J. 2018 Jun 1;39(21):1883-948.
4. Leung AKC, Leung AAM, Wong AHC, Hon KL. Breath-holding spells in pediatrics: a narrative review of the current evidence. CurrPediatr Rev. 2019;15(1):22-9.
5. Maski K, Owens J. Pediatric sleep disorders. Continuum (Minneap Minn). 2018 Feb;24(1, Child Neurology):210-27.
6. Tatlı B, Güler S. Non epileptic paroxysmal events in childhood. Turk Pediatri Ars. 2017 Jun 1;52(2):59-65.
7. Bonnet C, Roubertie A, Doummar D, Bahi-Buisson N, Cochen de Cock V, Roze E. Developmental and benign movement disorders in childhood. Mov Disord. 2010;25(10):1317-34.
8. American Psychiatric Association. Diagnostic and statistical manual of mental disorders. 5.ed. Washington, DC: American Psychiatric Association; 2014.
9. Pearson TS, Pons R. Movement disorders in children. Continuum (MinneapMinn). 2019 Aug;25(4):1099-20.
10. Doss JL, Plioplys S. Pediatric psychogenic nonepileptic seizures: a concise review. Child Adolesc Psychiatr Clin N Am. 2018;27(1):53-61.

CAPÍTULO 7

PARALISIA CEREBRAL

Felipe Kalil Neto

AO FINAL DA LEITURA DESTE CAPÍTULO, O PEDIATRA DEVE ESTAR APTO A:

- Reconhecer a incidência e a epidemiologia da paralisia cerebral (PC).
- Orientar cuidados de prevenção.
- Identificar sinais e sintomas que possam causar e cursar com PC.
- Individualizar a investigação diagnóstica e encaminhamento para tratamento.

INTRODUÇÃO

A paralisia cerebral (ou encefalopatia crônica não progressiva da infância) refere-se a um conjunto de condições heterogêneas caracterizadas por alterações motoras, não progressivas, que afetam postura, tônus muscular e/ou movimento. É a principal causa de deficiência na infância e resulta geralmente de afecções no cérebro imaturo, em desenvolvimento, tendo diferentes causas. Apesar de ser considerada uma patologia não progressiva, as manifestações clínicas podem variar com o tempo devido ao processo maturacional do sistema nervoso central (SNC). A apresentação é bastante variada, geralmente é referente a disfunções motoras, porém é importante frisar que deficiência intelectual não é um comorbidade obrigatória, mesmo em paciente com limitações físicas graves.

EPIDEMIOLOGIA

A prevalência geral é de aproximadamente 2/1.000 nascidos vivos, sendo mais frequente em prematuros do que em bebês a termo.[1] O risco de paralisia cerebral é aumentado quanto menor o peso de nascimento e a idade gestacional (IG):[1]

- IG < 28 semanas – 82/1.000 nascidos vivos.
- IG 28-31 semanas – 43/1.000 nascidos vivos.
- IG 32-36 semanas – 6,8/1.000 nascidos vivos.
- IG > 36 semanas – 1.4/1000 nascidos vivos.
- Peso < 1.500 g – 59,2/1.000 nascidos vivos.
- Peso de 1.500-2.499 g – 10,2/1.000 nascidos vivos.
- Peso > 2.500 g – 1,33/1.000 nascidos vivos.

Apesar de os prematuros apresentarem maior risco de ter paralisia cerebral, 60% dos casos de PC são representados por recém-nascidos a termo, 10-20% por prematuros tardios (IG 32-36 semanas) e 25% por prematuros extremos (IG < 32 semanas).[2]

ETIOLOGIA E FATORES DE RISCO

As causas são múltiplas e envolvem aquelas passíveis de causar lesões no cérebro em desenvolvimento, como prematuridade, asfixia, infecções, alterações metabólicas, crescimento intrauterino restrito, malformações congênitas, acidentes vasculares, dentre outras.

Fatores pré-natais potencialmente modificáveis que podem contribuir para o risco de PC incluem consumo excessivo de álcool pela mãe, tabagismo materno, obesidade materna e infecções durante a gravidez.[2] Atualmente, sabe-se que existem fatores imunológicos e de base genética que podem potencializar a cascata de eventos inflamatórios que são responsáveis pelo desfecho final da lesão.[2]

CLÍNICA

Sinais de alerta:

- Neurocomportamentais: irritabilidade excessiva, dificuldade de alimentação no período neonatal, pobre atenção ao chamado.
- Persistência de reflexos arcaicos, assim como hipo ou hiper-reflexia.
- Alteração de tônus e postura (hipotonia ou rigidez de extremidades).

- Atraso nos marcos motores (não sentar aos 8 meses, não deambular com 18 meses, preferência manual antes dos 12 meses).

Existe uma grande variabilidade de apresentações clínicas e funcionais. Dentre as escalas de função utilizadas, a GMFCS[3] (*Gross Motor Function Classification Scale*) é a mais conhecida. Pacientes que se enquadram em níveis de maior comprometimento (III, IV e V) geralmente apresentam mais comorbidades, maiores necessidades de cuidado e pior prognóstico de independência.

- Nível I: caminha em todas as situações; sobe escadas sem usar corrimão; corre e pula, mas a velocidade, o equilíbrio e a coordenação podem ser limitados.
- Nível II: caminha na maioria dos ambientes, embora possa ter dificuldade em caminhar longas distâncias e em se equilibrar em terreno irregular; sobe e desce escadas segurando um corrimão; habilidade mínima para correr e pular.
- Nível III: caminha com dispositivo de mobilidade manual (bengalas, muletas e andadores anteriores e posteriores que não suportam o tronco); pode usar mobilidade com rodas para distâncias mais longas; quando sentado, pode exigir um cinto de segurança para se equilibrar; pode exigir assistência física ao passar da posição sentada para a de pé; pode subir e descer escadas segurando em um corrimão com supervisão ou assistência.
- Nível IV: geralmente dependente da mobilidade sobre rodas; pode ser capaz de usar a mobilidade elétrica de forma independente; pode caminhar curtas distâncias com apoio em ambientes familiares; em casa, pode usar a mobilidade no solo (rolar, arrastar ou engatinhar); requer assento adaptativo para controle do tronco e pélvico; requer assistência física para a maioria das transferências.
- Nível V: transportado em cadeira de rodas manual em todos os ambientes; capacidade limitada de manter posturas antigravitacionais da cabeça e do tronco e controlar os movimentos dos braços e pernas; as transferências requerem assistência física completa.

Já em relação à classificação clínica, a topografia do déficit motor e as formas espásticas (espasticidade se refere ao aumento da resistência em resposta ao alongamento muscular passivo) podem se apresentar como diplegia espástica (13-25%), hemiplegia espástica (21-40%), tetraplegia ou quadriplegia espástica (20-43%). Além dessas apresentações, há a forma atáxica (4-13%) e a discinética (12-14%).[4]

- Diplegia espástica: caracteriza-se por comprometimento bilateral, envolvendo os quatro membros, com predomínio dos membros inferiores. Os pacientes afetados apresentam graus variáveis de flexão dos cotovelos, joelhos e flexão, assim como adução e rotação interna dos quadris. A extensão dos dedos, a abdução do polegar, a extensão do punho e a supinação do antebraço podem ser limitadas.
- Hemiplegia espástica: o membro superior normalmente é mais afetado do que o membro inferior, embora a apresentação seja variável. O ombro do lado afetado geralmente está retraído e os dedos tendem a ser mantidos em flexão com adução do polegar. O quadril é parcialmente flexionado e aduzido, e joelho e tornozelo são flexionados.
- Tetraplegia espástica: normalmente têm deficiências graves, sendo mais propensos a ter comorbidades associadas, como deficiência intelectual grave, deficiência de comunicação, deficiência visual, epilepsia, dificuldades de alimentação e/ou doença pulmonar em comparação com crianças com hemiplegia ou diplegia.
- Atáxica: marcos motores e linguagem normalmente são atrasados. A ataxia pode melhorar com o tempo. A fala, que está relacionada à capacidade intelectual, normalmente é lenta, irregular e explosiva.
- Discinética: geralmente apresentam mais de uma forma de movimento involuntário, e os tipos podem se sobrepor em alguns casos. Discinesia também pode ser observada em algumas crianças com PC espástica.
- Coreoatetósica: coreia consiste em contrações rápidas, irregulares e imprevisíveis de músculos individuais ou pequenos grupos de músculos. A atetose consiste em movimentos lentos, suaves e de contorção que envolvem os músculos distais, sendo esta mais aparente durante o movimento de alcance. Emoções, sons repentinos, mudanças bruscas na postura podem acentuar ou induzir os movimentos anormais.
- Distônica: distonia é um distúrbio do movimento caracterizado por contração muscular involuntária e sustentada, resultando em movimentos ou posturas de torção e repetitivos.

COMORBIDADES

A paralisia cerebral é frequentemente associada a diferentes comorbidades, variando com a gravidade e a extensão da lesão. Em uma importante metanálise,[5] Novak et al. demonstraram estimativas dessas comorbidades em pacientes com PC:

- Dor (50-75%).
- Deficiência intelectual (50%).
- Distúrbios da fala e linguagem (40-60%).
- Distúrbios da bexiga (30-60%).
- Deficiência visual (30-50%).
- Epilepsia (25-45%).
- Transtorno de comportamento (25-40%).
- Deslocamento do quadril (30%).
- Distúrbio do sono (20%).
- Sialorreia (20%).
- Deficiência auditiva (10-20%).
- Gastrostomia (7%).

Em geral, crianças com deficiências motoras mais graves têm maior probabilidade de apresentar comorbidades. Por essa razão, todas as crianças com PC devem ser submetidas a exames de rotina para deficiência intelectual, visual, auditiva e de fala.

AVALIAÇÃO E DIAGNÓSTICO

A avaliação e o diagnóstico de PC são feitos clinicamente, e um dos maiores desafios é que estes sejam realizado precocemente. Nenhum teste/exame específico confirma ou exclui o diagnóstico de PC. No entanto, uma avaliação diagnóstica deve ser realizada em todas as crianças com PC para identificar a causa subjacente da PC quando possível e para excluir outras condições.

O diagnóstico precoce da PC começa com uma história médica detalhada e exame físico e envolve avaliações padronizadas do desenvolvimento neurológico e motor. Alguns sinais são de importante reconhecimento para diagnóstico diferencial de PC, sendo mais sugestivos de doenças neurodegenerativas ou metabólicas:

- Ausência de um fator de risco conhecido para CP.
- História familiar de doença neurológica.
- Perda de marcos de desenvolvimento previamente adquiridos.
- Atrofia muscular ou perda sensorial.
- Deterioração rápida dos sinais neurológicos.
- Piora acentuada durante os períodos de catabolismo (jejum ou doença).

A avaliação inicial pode levar à necessidade de exames adicionais, que geralmente incluem neuroimagem. Outros testes/exames dependem de questões clínicas e podem incluir:

- Testes metabólicos e genéticos, se houver sintomas atípicos, achados atípicos de ressonância magnética (p. ex., malformação ou lesão cerebral) ou se nenhuma etiologia for identificada pela história clínica e neuroimagem.
- Eletroencefalograma (EEG), se houver suspeita de atividade convulsiva.
- Investigação infecciosa (STORCH), se a história pré ou perinatal for sugestiva.

Em exames de neuroimagem, a ressonância magnética (RM) é preferencial em relação à tomografia computadorizada (TC) por apresentar maior acurácia diagnóstica e pode ser útil para determinar tanto a etiologia quanto o momento do insulto. Além disso, a TC expõe o cérebro em desenvolvimento a uma grande dose de radiação. A TC pode ser útil em situações urgentes, como hemorragia intracraniana, tumores e aumento de pressão.[6]

A ultrassonografia craniana é uma modalidade de neuroimagem que pode ser usada em neonatos e crianças pequenas que apresentam a fontanela anterior aberta. A ultrassonografia pode identificar hemorragia, leucomalácia periventricular e hidrocefalia, mas não é sensível a lesões de substância branca. No contexto da avaliação de uma criança para PC, os achados anormais na ultrassonografia craniana geralmente devem ser acompanhados com ressonância magnética.[6]

A ressonância magnética é anormal em 85-90% das crianças com PC. A acurácia do diagnóstico depende do tipo e padrão de PC e do momento do nascimento (os exames são mais frequentemente anormais em bebês prematuros em comparação com bebês a termo). A ressonância magnética, em combinação com a história clínica, pode ajudar a determinar se a lesão foi pré-natal, perinatal ou pós-natal no início. O momento de uma lesão não pode ser determinado apenas por ressonância magnética, a menos que obtido em um cenário agudo.[7]

TRATAMENTO

As intervenções para PC concentram-se em maximizar as habilidades funcionais e a independência da criança, ao mesmo tempo que reduzem a extensão da deficiência. O desenvolvimento psicológico, a comunicação e a educação são prioridades importantes. O manejo inclui intervenções que tratam especificamente do comprometimento motor da criança (p. ex., tratamentos para espasticidade, órteses, cirurgia ortopédica) e do tratamento de demais comorbidades.

As intervenções de tratamento devem ser oferecidas do menos ao mais invasivo. O programa de reabilitação e estimulação precoce é complexo e deverá ser composto por uma equipe multiprofissional, formada por fisioterapeuta, psicólogo, fonoaudiólogo, terapeuta ocupacional, psicopedagogo, assistente social (quando necessário) e médicos (pediatra, neurologista, fisiatra e ortopedista). Infelizmente é difícil achar uma instituição com a presença de todos os profissionais. Cabe aqui frisar a importância do tratamento, principalmente psicológico, aos pais, a fim de que estejam orientados e preparados ao cuidado intenso, não prejudicando o contexto familiar .

- Fisioterapia e terapia ocupacional: fisioterapia é parte consagrada dos programas de tratamento para PC, visando à autonomia da criança. A terapia ocupacional é igualmente importante e integrada ao plano de tratamento, com foco nas habilidades de autoajuda e motricidade fina, que são importantes para o sucesso escolar.
- Órteses e outros dispositivos: vários dispositivos estão disponíveis para ajudar a promover a função, mobilidade e participação de crianças com paralisia cerebral. Incluem suspensórios, órteses, suportes, sistemas de assento e dispositivos de mobilidade
- Espasticidade: tratar a espasticidade objetiva prevenir contraturas, corrigir padrões patológicos de movimento e auxiliar na postura e marcha. Em relação ao uso de drogas orais, a eficácia é variável. Entre as mais utilizadas estão os benzodiazepínicos (em especial o diazepam), os quais agem no SNC e têm muitas vezes ação sedativa e aumento de secreção respiratória, razão pela qual seu uso pode ser contraindicado. Da mesma forma, e também muito indicada, o tratamento com uso de baclofeno, droga que age no nível da medula espinhal, auxilia na espasticidade geralmente em doses altas, pelo fato de não cruzar a barreira hematoencefálica. Uma opção cada vez mais utilizada é a bomba de baclofeno intratecal, que tem ação mais rápida e com menos efeitos sedativos.

Outra opção bastante utilizada é a toxina botulínica do tipo A, que age na placa motora, e tem indicação principalmente em grupos musculares específicos, auxiliando na hipertonia e facilitando o trabalho fisioterapêutico.

- Intervenções ortopédicas: problemas ortopédicos comuns em crianças com PC incluem contraturas; displasia, subluxação e luxação do quadril; deformidades em pés e mãos; e escoliose neuromuscular progressiva.
- Cirurgia: tratamento cirúrgico com tenotomia e rizotomia são geralmente indicados quando há refratariedade ao tratamento clínico.

PROGNÓSTICO

A maioria das crianças com PC sobrevive até a idade adulta. A expectativa de vida para indivíduos com PC é geralmente menor do que para a população em geral, embora dependa da gravidade da deficiência. Doenças respiratórias, geralmente pneumonia por aspiração, são a causa mais comum de morte.[8]

Em relação ao prognóstico motor, conforme estudo de Sala et al.,[9] pode-se citar:

1. Fatores associados com bom prognóstico para alcançar caminhada independente incluem:
   - Sentar aos 2 anos: algumas crianças que se sentam entre 3-4 anos de idade eventualmente andam, mas a maioria precisa de ajuda ou aparelho ortodôntico ou tem mobilidade funcional restrita.
   - Engatinhar antes dos 30 meses de idade.
2. Fatores associados ao mau prognóstico para alcançar caminhada independente incluem:
   - Sem controle de cabeça aos 20 meses de idade.
   - Persistência de reflexos primitivos após 18-24 meses de idade.
   - Sem reações posturais em 24 meses.
   - Nada de engatinhar por volta dos 5 anos de idade.

Da mesma forma, qualidade de vida é subjetiva e difícil de medir em crianças que não conseguem se comunicar. A qualidade de vida relatada pelos pais é menor em crianças com baixa função motora, déficit intelectual e altos índices de estresse parental. Além disso, a dor crônica está fortemente associada à baixa qualidade de vida.[10]

CONCLUSÃO

O manejo, tratamento e cuidados de pacientes com paralisia cerebral segue sendo um desafio. Há diversos pontos ainda que merecem discussão, tal qual a importância da inclusão e adaptação dessas crianças no ambiente escolar, tanto na questão da mobilidade quanto da aprendizagem.

Para que isso seja possível, reitera-se a necessidade de suspeita, diagnóstico e tratamentos precoces, sendo estes multidisciplinares e com participação da família.

REFERÊNCIAS BIBLIOGRÁFICAS

1. Hirvonen M, Ojala R, Korhonen P, Haataja P, Eriksson K, Gissler M, et al. Cerebral palsy among children born moderately and late preterm. Tammela O. Pediatrics. 2014 Dec;134(6):e1584-93.
2. Pereira HVFS, Valle GAR. Paralisia cerebral (encefalopatia crônica não progressiva). In: Pereira HVFS, Moreira ASS. Neurologia pediátrica. 2.ed. Barueri: Manole; 2020. p.100-17.
3. Palisano R, Rosenbaum P, Bartlett D, Livingston M. Gross motor function classification system, expanded and revised. CanChild Centre for Childhood Disability Research, McMaster University (2007). Available: https://canchild.ca/system/tenon/assets/attachments/000/000/058/original/GMFCS-ER_English.pdf.
4. Dan B, Mayston M, Paneth N, Rosemblomm L (eds.). Cerebral palsy: science and clinical practice. In: Clinics in developmental medicine. Mac Keith Press; 2014.
5. Novak I, Hines M, Goldsmith S, Barclay R . Clinical prognostic messages from a systematic review on cerebral palsy. Pediatrics. 2012 Nov;130(5):e1285-312.
6. Ashwal S, Russman BS, Blasco PA, Miller G, Sandler A, Shevell M, et al. Practice parameter: diagnostic assessment of the child with cerebral palsy: report of the Quality Standards Subcommittee of the American Academy of Neurology and the Practice Committee of the Child Neurology Society. Quality Standards Subcommittee of the American Academy of Neurology, Practice Committee of the Child Neurology Society. Neurology. 2004;62(6):851.
7. Krägeloh-Mann I, Horber V. The role of magnetic resonance imaging in elucidating the pathogenesis of cerebral palsy: a systematic review. Dev Med Child Neurol. 2007;49(2):144.
8. Duruflé-Tapin A, Colin A, Nicolas B, Lebreton C, Dauvergne F, Gallien P. Analysis of the medical causes of death in cerebral palsy. Ann Phys Rehabil Med. 2014;57(1):24.
9. Sala DA, Grant AD. Prognosis for ambulation in cerebral palsy. Dev Med Child Neurol. 1995;37(11):1020.
10. Arnaud C, White-Koning M, Michelsen SI, Parkes J, Parkinson K, Thyen U, et al. Parent-reported quality of life of children with cerebral palsy in Europe. Pediatrics. 2008 Jan;121(1):54-64.

CAPÍTULO 8

DOENÇAS AUTOIMUNES

Bruna Klein da Costa
Douglas Kazutoshi Sato

AO FINAL DA LEITURA DESTE CAPÍTULO, O PEDIATRA DEVE ESTAR APTO A:

- Compreender que doenças autoimunes do sistema nervoso central são raras em pediatria, mas apresentam alto risco de incapacidade neurológica.
- Compreender que o diagnóstico diferencial dessas condições é amplo e inclui doenças infecciosas, autoimunes sistêmicas, metabólicas, genéticas, tóxicas e psiquiátricas.
- Compreender o papel da neuroimagem e de exames laboratoriais séricos e de líquido cefalorraquidiano no diagnóstico, e da neuroimagem no acompanhamento.
- Saber que há alta prevalência de casos monofásicos na faixa pediátrica.
- Saber que o autoanticorpo mais comum nessa faixa etária é o anti-MOG (glicoproteína da mielina do oligodendrócito).
- Lembrar que a esclerose múltipla é a doença sabidamente recorrente mais comum na faixa pediátrica.

INTRODUÇÃO

As doenças inflamatórias imunomediadas do sistema nervoso central (SNC) são condições raras, porém estão entre as principais causas de morbidade em pacientes jovens. Já se sabe que mesmo um evento único de inflamação no SNC em pacientes pediátricos pode reduzir a taxa esperada de crescimento cerebral e prejudicar o desenvolvimento neuropsicomotor.

Em até 70% dos casos, os eventos inflamatórios iniciais, ou síndromes desmielinizantes adquiridas (do inglês, *acquired demyelinating syndromes* – ADS), são monofásicos,[1] ou seja, não apresentarão recorrência. Porém, o diagnóstico de doenças autoimunes recorrentes do SNC tem se tornado mais frequente nessa faixa etária. Isso se deve ao desenvolvimento de técnicas avançadas de neuroimagem, da identificação de biomarcadores e do acompanhamento de longo prazo.

Nas doenças recorrentes, está indicado o uso de tratamentos modificadores da doença, com o objetivo de reduzir o número de surtos e a incapacidade a longo prazo. Porém, as opções terapêuticas ainda são limitadas na faixa etária pediátrica se comparadas às dos adultos. Os tratamentos devem ser escolhidos cuidadosamente, considerando seus possíveis impactos de longo prazo no sistema imunológico e neurológico em desenvolvimento.

FENÓTIPOS CLÍNICOS E BIOMARCADORES

Esclerose múltipla pediátrica

Embora antigamente se acreditasse que a esclerose múltipla não ocorria na faixa etária pediátrica, hoje se sabe que até 10% de todos os casos de esclerose múltipla (EM) iniciam em menores de 18 anos.[2] Além disso, após um primeiro evento inflamatório do SNC, aproximadamente 20% dos pacientes pediátricos serão diagnosticados com EM no primeiro ano de acompanhamento.[1]

A EM apresenta formas clínicas remitente-recorrentes (surtos clínicos caracterizados por sinais neurológicos focais que iniciam de forma subaguda com recuperação variável) e progressivas (EM primariamente progressiva ou secundariamente progressiva, nas quais os pacientes apresenta progressão gradual crônica dos sintomas independentemente dos surtos). Na faixa etária pediátrica, a forma clínica mais comum é a remitente-recorrente. Existem apenas descrições anedóticas das formas progressivas em

crianças e adolescentes. Porém, caso não tratada na fase remitente-recorrente, os pacientes potencialmente podem evoluir, na idade adulta, para os fenótipos progressivos.

As manifestações clínicas iniciais mais frequentes, em ordem decrescente, são:

- Sintomas neurológicos polifocais sem encefalopatia* (indicam comprometimento de mais de um local do SNC – p. ex., hemiparesia e ataxia cerebelar ou hemi-hipoestesia e neurite óptica).
- Sintomas neurológicos monofocais (indicam comprometimento de um único local do SNC – p. ex. paraparesia e hipoestesia em membros inferiores indicando comprometimento medular isolado).
- Sintomas multifocais com encefalopatia (encefalomielite disseminada aguda, do inglês, ADEM – *acute disseminated encephalomyelitis*).

Diante de uma síndrome clínica sugestiva de EM, é necessário realizar investigação complementar para confirmar a hipótese diagnóstica e descartar diagnósticos diferenciais. Para tanto, usualmente são necessários ressonância magnética (RM) de encéfalo e medula cervical (se síndrome clínica de neurite óptica, também RM de órbitas), além de exames laboratoriais séricos e de líquido cefalorraquidiano (LCR) (Quadro 1). O diagnóstico de EM pediátrica pode ser feito após o primeiro evento clínico, conforme os critérios diagnósticos de McDonald de 2017,[3] que inclui avaliação dos sinais e sintomas, ressonância com lesões em localizações típicas (Figura 1) e presença de bandas oligoclonais no LCR. Quando a manifestação inicial inclui encefalopatia,* especialmente nos pacientes menores de 12 anos deve haver evidência adicional de atividade clínica sem encefalopatia ao longo do tempo. Os critérios diagnósticos para EM só devem ser aplicados após a exclusão cuidadosa de diagnósticos alternativos.

Quadro 1 Investigação inicial das doenças autoimunes do sistema nervoso central

Laboratoriais gerais (função renal, hepática, tireóidea, hemograma, HIV, hepatites, sífilis)*
Reumatológicos (FAN, FR, ANCA, anti-TPO, antitireoglobulina, anti-SSA, anti-SSB)
Liquor (celularidade, proteínas, glicose – pareada com a sérica –, bandas oligoclonais – pareadas com as séricas –, lactato, piruvato, índice de IgG, bacteriológico, micológico e culturas)
Ressonância magnética de encéfalo/órbitas/medula espinhal com contraste – de acordo com a manifestação clínica e o diagnóstico topográfico.

*Outros exames serão solicitados de acordo com a história pessoal, familiar, sintomas sistêmicos associados e exposições.

Alguns achados clínico-laboratoriais podem sugerir outras doenças, por exemplo: evolução progressiva dos sintomas, história familiar de doenças neurológicas não autoimunes, alteração prévia do desenvolvimento neuropsicomotor, sinais de doença inflamatória sistêmica no exame físico geral e exames reumatológicos, presença de febre, crises epilépticas como manifestação inicial, lesões com realce persistente pelo gadolínio na RM mesmo após a fase aguda e sinais de comprometimento do sistema nervoso periférico.

O tratamento dos surtos é feito com pulsoterapia com metilprednisolona na dose de 30 mg/kg/dia por 3-5 dias,

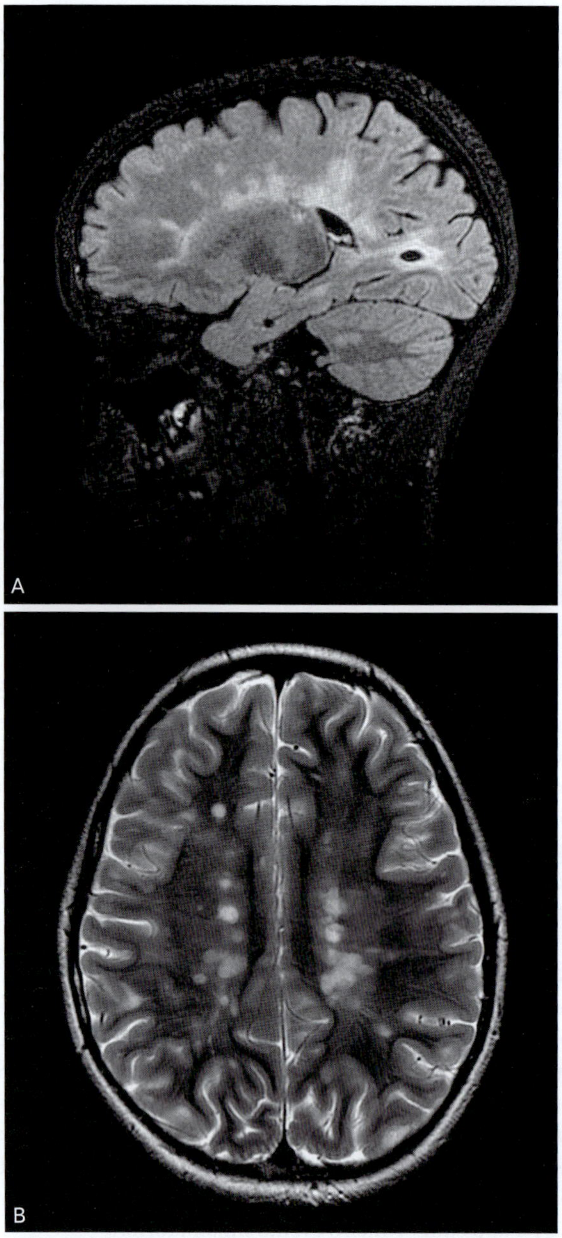

Figura 1 Ressonância magnética de encéfalo, T2 FLAIR sagital, com lesões encefálicas típicas de esclerose múltipla, periventriculares perpendiculares ao eixo longitudinal do corpo caloso. Observa-se também lesão em substância branca cerebelar (A). Secções axiais em T2 demonstrando múltiplas lesões periventriculares perpendiculares ao corpo caloso e lesões justacorticais (B).

* Encefalopatia: definida como rebaixamento do nível de consciência ou alteração comportamental que não pode ser justificada por febre.

que pode ser associada a imunoglobulina humana intravenosa 2 g/kg (divididos em 2-5 dias) ou plasmaférese (3-7 sessões) em casos graves e/ou refratários.

Após estabelecido o diagnóstico, deverá ser escolhido o tratamento de manutenção que visa evitar novos surtos, surgimento ou aumento de lesões inflamatórias na RM e aumento da incapacidade funcional.

No Brasil atualmente estão disponíveis para os pacientes pediátricos o acetato de glatiramer e os interferons injetáveis (interferon beta-1a subcutâneo e intramuscular e interferon beta-1b subcutâneo). Recentemente também se tornou disponível o tratamento oral com fingolimode 0,5 mg (> 40 kg) ou 0,25 mg/dia (≤ 40 kg) após resultados do primeiro ensaio clínico randomizado controlado nessa faixa etária.[4] Esse estudo demonstrou redução significativa dos surtos e atividade radiológica quando comparado com interferon-beta-1a intramuscular. Outros ensaios clínicos randomizados estão em andamento, e existe evidência de estudos observacionais com bons resultados, com o uso de outras medicações nessa faixa etária, como natalizumabe, rituximabe, fumarato de dimetila e alemtuzumabe.

O acompanhamento desses pacientes envolve também avaliação especializada periódica, RM anual para detecção de atividade radiológica pré-sintomática, reabilitação, estímulo a atividades físicas regulares, manutenção do peso normal, prevenção do tabagismo, suporte psicológico ao paciente e às famílias e exames específicos de monitorização de segurança das medicações e risco de infecções oportunistas.

Doença do espectro da neuromielite óptica

A doença do espectro da neuromielite óptica (do inglês, *neuromyelitis optica spectrum disorder* – NMOSD) é rara na faixa etária pediátrica. A maioria dos pacientes com NMOSD apresenta positividade no soro para o anticorpo antiaquaporina-4 (anti-AQP-4). Contudo, considerando todas as doenças inflamatórias do sistema nervoso central, menos de 1% dos pacientes pediátricos apresenta positividade para o anti-AQP4 após um primeiro evento inflamatório.

As síndromes clínicas mais fortemente associadas à NMOSD são a neurite óptica unilateral extensa ou bilateral quiasmática graves, a mielite centromedular longitudinalmente extensa e a síndrome de área postrema, caracterizada por náuseas e vômitos ou soluços incoercíveis. Outras síndromes clínicas são possíveis, porém devem ser acompanhadas das síndromes clássicas para o diagnóstico. É possível estabelecer o diagnóstico com um episódio clínico clássico na presença do anticorpo sérico positivo direcionado aos canais de aquaporina-4 ou na presença de pelo menos dois eventos ou de um evento com mais de um achado clínico clássico (na impossibilidade de testagem ou negatividade do anticorpo).

A testagem dos autoanticorpos deve ser feita preferencialmente antes da imunoterapia (especialmente plasmaférese), e devem ser usados métodos altamente sensíveis e específicos. O método preconizado, atualmente, é o ensaio baseado em células (do inglês, *cell-based assay* – CBA), preferencialmente em células vivas transfectadas, que podem ser analisadas por microscopia por fluorescência ou citometria de fluxo.

Antes dos novos critérios diagnósticos de 2015[5] e da descoberta dos anticorpos antiglicoproteína da mielina do oligodendrócito (anti-MOG), mais pacientes eram diagnosticados com neuromielite óptica. Porém, é preciso atentar aos novos critérios e à identificação de novos biomarcadores para reclassificar os pacientes e oferecer abordagens atualizadas aos conhecimentos atuais.

Os surtos da NMOSD usualmente requerem tratamentos mais agressivos, como a plasmaférese. A pulsoterapia com metilprednisolona geralmente é menos eficaz nesses casos e não deve ser motivo para postergar o tratamento com plasmaférese. Todos os pacientes com diagnóstico de NMOSD devem receber tratamentos modificadores da doença. No Brasil estão disponíveis para uso *off-label* o rituximabe, a azatioprina e o micofenolato mofetila. Todos têm demonstrado redução da taxa de surtos em estudos observacionais.[6] Recentemente um novo tratamento foi aprovado após primeiro ensaio clínico randomizado controlado com ótimos resultados em combinação com as medicações anteriormente citadas e também em monoterapia em adultos. O satralizumabe é um anticorpo monoclonal direcionado aos receptores de interleucina 6 que demonstrou redução significativa dos surtos. O estudo pivotal incluiu pacientes de 12-17 anos.[7] Outro estudo em pacientes pediátricos está em andamento com eculizumabe (inibidor de C5 do complemento).

Embora não haja progressão da doença independente dos surtos, como ocorre na EM, a NMOSD é uma doença altamente agressiva, com altas taxas de incapacidade. Além disso, o diagnóstico incorreto de EM no início da doença pode expor os pacientes ao uso de medicações como os interferons, que podem aumentar o número de surtos da doença.

Assim como na EM, o suporte multidisciplinar (psicoterapia, terapia ocupacional) e a reabilitação também são essenciais nesses casos, especialmente quando há sequelas permanentes da doença.

Doença associada ao anticorpo anti-MOG

A doença associada ao anticorpo anti-MOG (MOGAD, do inglês, *anti-myelin oligodendrocyte glicoprotein associated disease*) vem sendo descrita nos últimos anos por vários grupos ao redor do mundo, incluindo o nosso grupo no Brasil. Acredita-se que seja mais frequente em crianças e adolescentes do que em adultos. Até 30% dos pacientes pediátricos terão anticorpos positivos para anti-MOG após um primeiro evento desmielinizante do SNC.

A maioria dos casos de MOGAD apresentará curso clínico monofásico, porém alguns casos podem ter recorrência, e os fatores de risco para recorrência ainda estão sendo elucidados. As manifestações clínicas mais comuns da MOGAD são neurite óptica (unilateral ou bilateral, geral-

mente anterior, com papilite) – Figura 2 –, encefalomielite disseminada aguda (ADEM), mielite (Figura 2) e encefalite cortical.[8] Outros fenótipos já foram descritos associados à presença do anticorpo, como o de leucoencefalopatia, porém o significado fisiopatológico do anticorpo nessas condições ainda está sendo esclarecido.

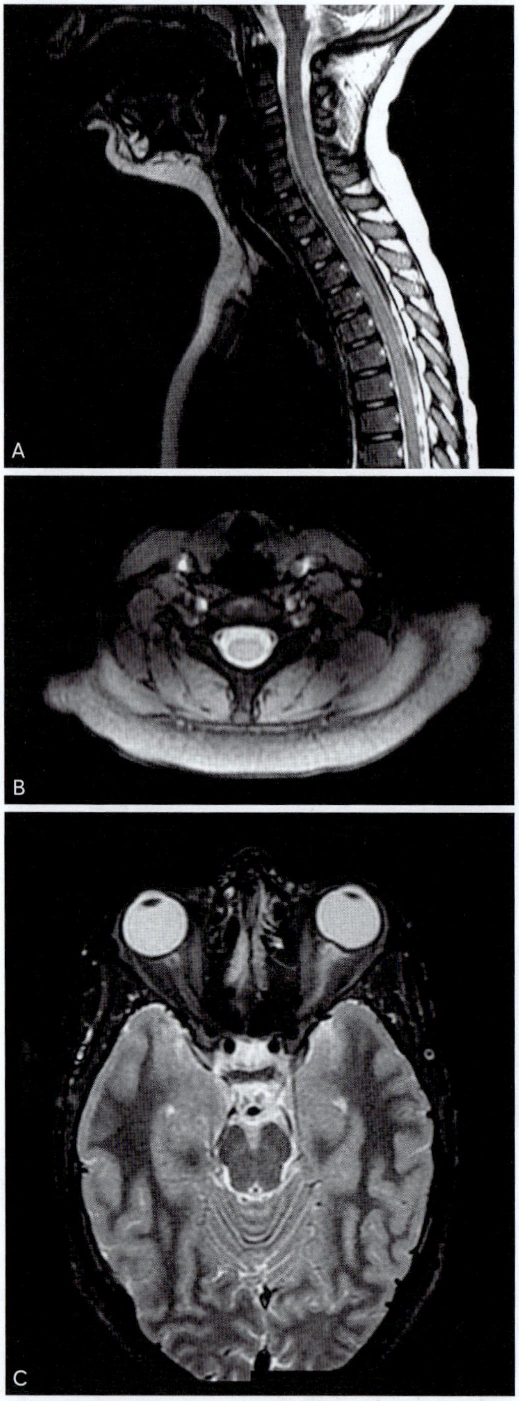

Figura 2 Ressonância magnética de órbitas demonstrando neurite óptica com acometimento dos dois terços anteriores do nervo óptico esquerdo com sinais de perineurite, em paciente de 17 anos, anti-MOG positivo.

É importante ressaltar que o diagnóstico de MOGAD atualmente depende em grande parte da testagem sorológica. Para tanto é necessário realizar coleta de sangue preferencialmente nos primeiros dias de sintomas e previamente à imunoterapia. Além disso, para garantir resultados sensíveis e específicos, o método de análise deve ser o ensaio baseado em células, preferencialmente com células vivas transfectadas para a proteína MOG humana. Resultados fracamente positivos devem ser interpretados com cautela.

O tratamento da MOGAD inclui redução da inflamação na fase aguda. Em geral, os pacientes apresentam boa resposta à imunoterapia com metilprednisolona 30 mg/kg/dia (até 1 g/dia) por 3-5 dias. Quando há resposta insuficiente ou em casos graves (p. ex., encefalites graves), pode-se complementar o tratamento com imunoglobulina humana IV 2 g/kg (divididos em 2-5 dias) ou plasmaférese (3-7 sessões). Alguns centros utilizam corticoide oral em redução gradual, embora as doses sejam variáveis e não haja consenso nesse sentido até o momento. Porém, quando usado, recomendamos que o corticoide oral tenha uso limitado por períodos superiores a 4 semanas sob risco de efeitos deletérios do corticoide de longo prazo (p. ex., ganho de peso, prejuízo no crescimento).

Em caso de recorrência (novos surtos clínicos da doença ao longo do acompanhamento), recomenda-se imunoterapia de manutenção. Com base em resultados de estudos observacionais, os tratamentos aparentemente mais eficazes são a imunoglobulina humana intravenosa a cada 4 semanas e o rituximabe.[9] Porém há relatos de boa resposta a outros tratamentos, como azatioprina, micofenolato mofetila e ciclofosfamida. É importante ressaltar que tratamentos utilizados para EM, como interferons e glatiramer, parecem não ser eficazes em MOGAD. Por isso, deve-se avaliar cuidadosamente o diagnóstico diferencial entre as duas condições.

Os pacientes geralmente recuperam-se muito bem dos surtos, porém é necessário realizar acompanhamento de longo prazo, pois até o momento ainda não há dados definitivos a respeito de recorrência ou pioras funcionais independentes de surtos. Recomendam-se seguimento especializado e seguimento de neuroimagem (p. ex., RM de encéfalo anual) para todos os pacientes, por ora por tempo indeterminado.

Quadros monofásicos sem associação com autoanticorpos conhecidos

Diante de a um primeiro evento inflamatório do SNC, deve-se atentar para doenças recorrentes (Quadro 2) que possam demandar tratamentos de manutenção para prevenir novos eventos e incapacidade permanente. Porém, a maioria dos eventos será monofásica (aproximadamente 70%). Nesses casos é comum a associação com infecção sistêmica e mais raramente vacinação. Nesse grupo estão os casos de ADEM anti-MOG negativos (Figura 3), mielites, rombencefalites e cerebelites, por exemplo. Deve-se tratar os pacientes na fase aguda e sempre buscar identificar precocemente sinais de doenças crônicas.

Quadro 2 Quadro comparativo das doenças inflamatórias autoimunes do sistema nervoso central potencialmente recorrentes

Doença	Manifestação clínica mais comum	Fatores de risco	Exames complementares
Esclerose múltipla	• Polifocal sem encefalopatia • Monofocal	• Obesidade • Tabagismo (passivo e ativo) • EBV-IgG+ / CMV-IgG- • História familiar positiva de EM • Etnia caucasiana	• LCR: presença de BOC no LCR (ausentes no soro) • Predomínio de linfócitos • RM: lesões em localizações típicas para EM na RM
NMOSD	• Mielite longitudinalmente extensa • Neurite óptica bilateral e grave • Náuseas, vômitos e/ou soluços incoercíveis (pouca resposta ao corticoide)	• Doenças autoimunes (LES, síndrome de Sjögren, miastenia gravis) • Etnia asiática e afrodescendentes	• LCR: presença de neutrófilos e/ou eosinófilos. Pode haver BOC no LCR porém geralmente não são persistentes. • RM: mielite centromedular e com mais de 3 segmentos vertebrais longitudinalmente extensa. • Anti-AQP4 positivo no soro (CBA).
MOGAD	• Neurite óptica anterior com boa resposta ao corticoide • Mielite • ADEM • Encefalite cortical	• Desconhecidos	• LCR: predomínio de linfócitos e monócitos. • RM: hipersinal cortical, hipersinal em H medular, lesões medulares mal definidas. • Anti-MOG positivo no soro (CBA).

IgG-EBV: anticorpo IgG para o vírus Esptein-Barr; IgG-CMV: anticorpo IgG para citomegalovírus; EM: esclerose múltipla; LCR: líquido cefalorraquidiano; BOC: bandas oligoclonais; RM: ressonância magnética; NMOSD; doença do espectro da neuromielite óptica (em inglês, *neuromyelitis optica spectrum disorder*); anti-AQP4, antiaquaporina-4; CBA: ensaio baseado em células (do inglês, *cell-based assay*); MOGAD: doença associada ao anticorpo antiglicoproteína da mielina do oligodendrócito (do inglês, *anti-myelin oligodendrocyte glicoprotein associated disease*); ADEM: encefalomielite disseminada aguda (do inglês, *acute disseminated encephalomyelitis*); LES: lúpus erimatoso sistêmico.

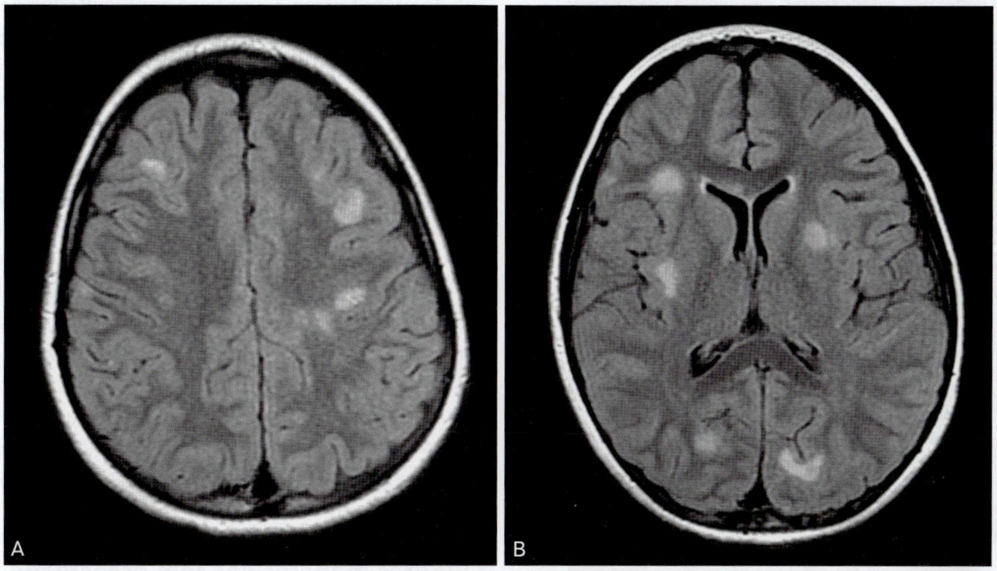

Figura 3 Lesões corticossubcorticais com predomínio em substância branca bilaterais, assimétricas vistas em ressonância de encéfalo, T2 FLAIR axial em paciente com sintomas multifocais com encefalopatia. Diagnóstico clínico de ADEM anti-MOG negativo.

Sinais de alerta para doenças recorrentes são história pessoal ou familiar de doenças autoimunes, presença de autoanticorpos específicos (anti-MOG e anti-AQP4), surgimento de novas lesões ou evidência de atividade inflamatória de lesões prévias na ressonância de acompanhamento, flutuações dos sintomas com piora após melhora inicial acompanhadas de novas alterações inflamatórias em LCR. Deve ser reforçada com as famílias a necessidade de acompanhamento especializado ao longo dos primeiros anos após o primeiro evento inflamatório.

Além disso, já se tem evidência de que um único evento inflamatório do SNC, especialmente na presença de lesões inflamatórias cerebrais, pode causar redução da taxa de crescimento cerebral e talâmico esperados para a idade, redução do crescimento esperado do perímetro cefálico e dificuldades neurocognitivas. Logo, deve-se acompanhar

cuidadosamente esses pacientes para identificação de possíveis dificuldades escolares, na execução das atividades de vida diária e relação interpessoal para intervenção precoce.

Encefalites autoimunes

As encefalites autoimunes são um grupo de doenças cuja manifestação clínica inclui encefalopatia de início subagudo (≤ 3 meses) com evidência de disfunção neurológica e inflamação em SNC, descartadas causas alterantivas.[10] As encefalites autoimunes são frequentemente associadas a biomarcadores específicos (anticorpos direcionados a antígenos de superfície neuronal ou sinápticos).

As manifestações clínicas da doença dependem dos anticorpos específicos que são produzidos direcionados a antígenos neuronais ou proteínas sinápticas. Usualmente os sintomas iniciam de forma subaguda com progressão em semanas a meses (até 3 meses). Em pediatria, as principais encefalites autoimunes são anti-NMDAr (receptor N-metil-D-aspartato) e anti-GAD65. Outros anticorpos também podem ocorrer menos frequentemente, como anti-D2, anti-GABAb, antiglicina e anti-mGlu, com destaque para o anti-GABAa, que, embora mais raro, tem fenótipo radiológico que faz diagnóstico diferencial com ADEM (ver Quadro 3).

Nas encefalites autoimunes, o sistema imunológico gera anticorpos direcionados a antígenos neuronais normais. Após a ligação desses anticorpos nos receptores, eles passam por uma alteração de sua função (internalização dos receptores, inativação, redução do potencial de ativação), e isso ocasiona os sinais e sintomas de acordo com a expressão desses receptores e sua função esperada.

Alguns possíveis gatilhos para esse comportamento anormal do sistema imunológico já foram identificados, por exemplo, a infecção viral por herpes simples (a grave lesão neuronal pelo vírus poderia expor proteínas neuronais ao sistema imunológico) ou tumores como o neuroblastoma e os teratomas ovarianos (pela expressão de proteínas similares às proteínas neuronais ativando o sistema imunológico).

Essas doenças são de difícil diagnóstico dada a dificuldade de testagem dos anticorpos específicos (idealmente por CBA, análise pareada de LCR e soro). Por isso se recomenda considerar o diagnóstico de encefalite autoimune quando descartadas causas inflamatórias sistêmicas, infecciosas, metabólicas, tóxicas, psiquiátricas e na presença de evidência de disfunção neurológica (exame físico, eletroencefalograma) e inflamação encefálica nos exames de RM, LCR ou biopsia cerebral. Especialmente em pacientes com encefalite herpética que apresentam recuperação inicial dos sintomas e nova piora depois. Caso alta suspeita clínica, recomenda-se tratamento empírico com metilprednisolona 30 mg/kg/dia por 3-7 dias associada a imunoglobulina humana intravenosa 2 g/kg divididos em 2-5 dias ou associada a plasmaférese 3-7 sessões. Nos casos refratários ou em caso de identificação de anticorpos, especialmente o anti-NMDAr, pode ser utilizado um tratamento de segunda linha com rituximabe para evitar a recorrência. Alternativa ao rituximabe é a ciclofosfamida, porém esta última tem potencial de gerar infertilidade, e esse risco deve ser discutido com a família.

A recuperação dos sintomas é lenta (semanas a meses), e nesse período os pacientes necessitam de suporte multidisciplinar e muitas vezes de assistência para alimentação, deslocamento, comunicação e, em casos mais graves, suporte ventilatório. Diversas medicações sintomáticas podem ser usadas, porém sempre que possível os antipsicóticos devem ser evitados pelo risco de síndrome neuroléptica maligna. Usualmente se utilizam benzodiazepínicos de longa ação, clonidina e antagonistas de canais de sódio (carbamazepina, oxcarbazepina). Outras medicações podem ser necessárias ao longo da recuperação, e a escolha deve ser individualizada. Com o efeito da imunoterapia, espera-se que os pacientes apresentem recuperação neurológica e não necessitem de medicações sintomáticas a longo prazo.

Quadro 3 Principais encefalites autoimunes em pediatria

Anticorpo	Manifestações clínicas	Exames complementares	Doenças associadas
Anti-NMDAr	• Movimentos anormais (acatisia, coreia, movimentos bizarros não rítmicos), crises epilépticas, alteração do nível de consciência, alucinações, disautonomia, sinais neurológicos focais, redução do fluxo verbal	• RM encéfalo com alterações inflamatórias inespecíficas em 40% (Figura 4) • EEG anormal em 90% com lentificação difusa, atividade epiléptica ou lentificação focal e padrão *extreme delta brush* • Maior positividade do anti-NMDAr no LCR do que no soro	• Encefalite herpética • Neuroblastoma • Teratoma ovariano (adolescentes do sexo feminino)
Anti-GAD65	• Quadro clínico variável (*stiff person*, encefalite límbica – alterações do humor, memória, comportamento e crises epilépticas temporais, ataxia cerebelar) • Resistente a imunoterapia	• RM encéfalo pode mostrar hipersinal em sistema límbico (classicamente bilateral) • Anti-GAD65 testado no soro (deve estar 100-1000 vezes acima do limite superior da normalidade*) e LCR	• Associação com diabetes *mellitus* tipo 1
Anti-GABAa	• Crises epilépticas refratárias, *status epilepticus* ou epilepsia parcial contínua • Porém quadro clínico variável	• RM encéfalo alterada na maioria dos casos com lesões inflamatórias corticossubcorticais difusas bilaterais em 70% (faz diagnóstico diferencial com ADEM) • EEG descargas epilépticas e lentificação generalizada	• Pode se associar com anticorpos anti-GAD e autoanticorpos antitireoideanos

* O anti-GAD65 pode ser observado em títulos mais baixos em pacientes sem encefalite autoimune (ainda mais comum se paciente diabético).

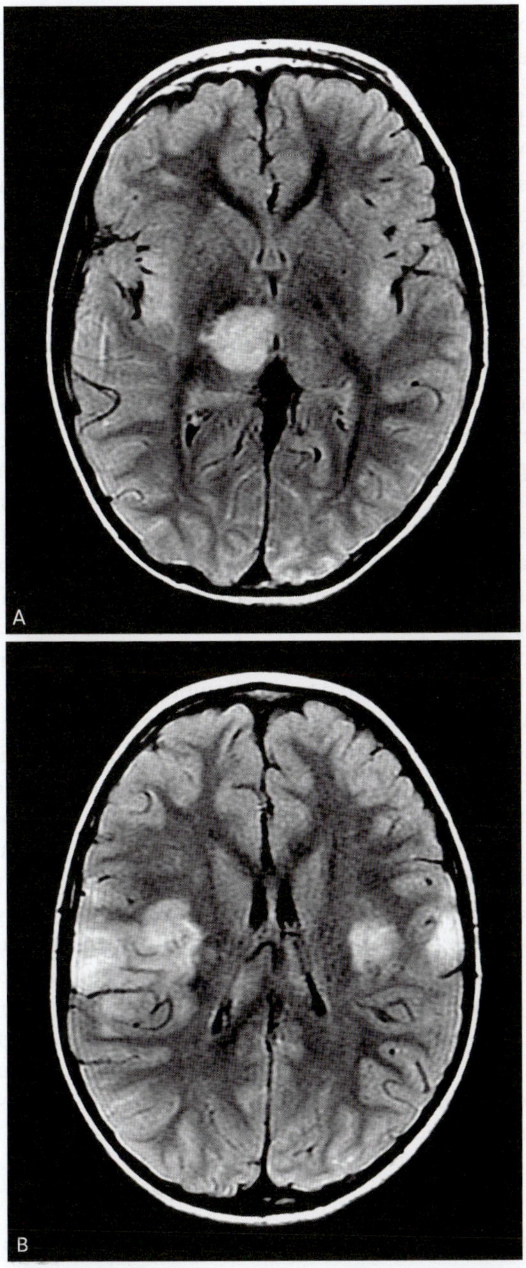

Figura 4 Ressonância magnética de encéfalo de paciente anti-NMDAr positivo. Lesões inespecíficas corticossubcorticais e em tálamo à direita. Embora a maioria dos pacientes com encefalite anti-NMDAr apresente neuroimagem normal, alguns casos demonstram lesões inflamatórias inespecíficas.

REFERÊNCIAS BIBLIOGRÁFICAS

1. Fadda G, Brown RA, Longoni G, et al. MRI and laboratory features and the performance of international criteria in the diagnosis of multiple sclerosis in children and adolescents: a prospective cohort study. Lancet Child Adolesc Health. 2018;2:191-204. 2018/02/01.
2. Tenembaum SN. Pediatric Multiple sclerosis: distinguishing clinical and MR imaging features. Neuroimaging Clin N Am. 2017;27:229-50.
3. Thompson AJ, Banwell BL, Barkhof F, et al. Diagnosis of multiple sclerosis: 2017 revisions of the McDonald criteria. Lancet Neurol. 2018;17:162-73.
4. Arnold DL, Banwell B, Bar-Or A, et al. Effect of fingolimod on MRI outcomes in patients with paediatric-onset multiple sclerosis: results from the phase 3 PARADIG. J Neurol Neurosurg Psychiatry. 2020;91:483-92. 2020/03/04.
5. Wingerchuk DM, Banwell B, Bennett JL, et al. International consensus diagnostic criteria for neuromyelitis optica spectrum disorders. Neurology. 2015;85:177-89. 2015/06/19.
6. Paolilo RB, Hacohen Y, Yazbeck E, et al. Treatment and outcome of aquaporin-4 antibody-positive NMOSD: a multinational pediatric study. Neurol Neuroimmunol Neuroinflamm. 2020; 7 2020/07/30.
7. Yamamura T, Kleiter I, Fujihara K, et al. Trial of satralizumab in neuromyelitis optica spectrum disorder. N Engl J Med. 2019;381:2114-24.
8. Dos Passos GR, Oliveira LM, da Costa BK, et al. MOG-IgG-associated optic neuritis, encephalitis, and myelitis: lessons learned from neuromyelitis optica spectrum disorder. Front Neurol. 2018;9:217.
9. Bruijstens AL, Wendel EM, Lechner C, et al. E.U. paediatric MOG consortium consensus: Part 5 – Treatment of paediatric myelin oligodendrocyte glycoprotein antibody-associated disorders. Eur J Paediatr Neurol.
10. Cellucci T, Van Mater H, Graus F, et al. Clinical approach to the diagnosis of autoimmune encephalitis in the pediatric patient. Neurol Neuroimmunol Neuroinflamm. 2020;7(2):e663.

CAPÍTULO 9

DOENÇAS NEUROMUSCULARES

Victor Hugo Pantoja Leão
Marcelo Masruha Rodrigues

AO FINAL DA LEITURA DESTE CAPÍTULO, O PEDIATRA DEVE ESTAR APTO A:

- Suspeitar de uma doença neuromuscular, reconhecendo suas manifestações com base na anamnese e no exame físico.
- Reconhecer o quadro clínico das principais doenças neuromusculares da faixa etária pediátrica, como a distrofia muscular de Duchenne, a atrofia muscular espinhal e a síndrome de Guillain-Barré.
- Entender a abordagem diagnóstica para as doenças neuromusculares.
- Conhecer o tratamento das principais doenças neuromusculares em crianças e adolescentes.

ABORDAGEM DIAGNÓSTICA DO PACIENTE COM DOENÇA NEUROMUSCULAR[1,2]

Uma história detalhada e um exame físico adequado são os primeiros passos a serem dados antes de qualquer hipótese diagnóstica ou de uma investigação complementar. O primeiro ponto é diferenciar uma fraqueza muscular de causa no sistema nervoso central (SNC) do sistema nervoso periférico (SNP). A fraqueza que topografa o SNC pode ocorrer devido a lesões no encéfalo (p. ex., acidente vascular cerebral e hematomas intracranianos) e na medula (p. ex., trauma, tumores e mielites infecciosas, entre outros). Já a fraqueza de topografia em SNP está associada às doenças do corno anterior da medula espinhal, onde estão localizados os corpos dos neurônios motores inferiores (p. ex., atrofia muscular espinhal e poliomielite), do nervo periférico, onde se localizam os axônios dos nervos (p. ex., polineuropatias hereditárias, incluindo a doença de Charcot-Marie-Tooth e a síndrome de Guillain-Barré), da junção neuromuscular (p. ex., miastenia gravis) e dos músculos (p. ex., miopatias).

Anamnese

Fraqueza é normalmente o principal sintoma que todos os pacientes apresentam. Outros sintomas incluem fadiga, atrofia e intolerância aos exercícios. Caracterizar o padrão temporal é de extrema importância, sobretudo a idade de início e a instalação, em aguda, subaguda ou crônica.

A distribuição da fraqueza pode ser relatada, conforme o envolvimento das musculatura proximal distal ou relacionada aos nervos cranianos, em:

1. Fraqueza proximal de membros superiores (MMSS) (dificuldade para elevar o braço acima do ombro: alcançar objetos altos ou pentear o cabelo) e de membros inferiores (MMII) (subir escadas ou levantar-se de uma cadeira ou do chão).
2. Fraqueza distal de MMSS (abrir ou fechar garrafas e botões) e de MMII (dificuldade para andar na ponta dos pés ou até mesmo pé caído).
3. Fraqueza relacionada aos nervos cranianos, incluindo diplopia, ptose palpebral, disartria, disfagia e diparesia facial.

Os sintomas associados às miopatias, na maioria das vezes, terão padrão de fraqueza proximal.

Nas doenças com envolvimento do nervo periférico podem ocorrer sintomas sensitivos associados, de forma mais proeminente, incluindo alodínia (dor desencadeada por estímulos sensoriais que habitualmente não provocariam o sintoma álgico), disestesia (sensação de calor ou de formigamento), hipoestesia (redução da sensibilidade) e dor neuropática periférica (com características em "pontadas" ou em "choque"). Os sintomas autonômicos também podem ocorrer nessas condições, incluindo arritmias (bradicardia ou taquicardia), hipotensão postural, hipertensão arterial e sudorese.

Os sintomas frequentemente atribuídos às doenças da junção neuromuscular têm como característica específica a flutuação durante o dia. Por exemplo, na miastenia *gravis*, o paciente costuma ter pouca ou nenhuma fraqueza durante o período matinal, entretanto, no período vespertino e/ou noturno, ela pode surgir ou se intensificar.

Na fraqueza muscular decorrente de doenças que envolvem o SNC, incluindo o cérebro e a medula espinal, em geral a anamnese inclui a presença de outros sintomas associados além dos já descritos, como: atraso global do desenvolvimento, deficiência intelectual, epilepsia, entre outros.

Exame físico

A atrofia muscular, assim como a hipotonia (redução do tônus muscular), são sinais presentes, em graus variáveis, nas doenças do nervo e do músculo. A pseudo-hipertrofia de panturrilhas é uma característica marcante da distrofia muscular de Duchenne. As fasciculações são sugestivas de envolvimento do nervo periférico e do corno anterior da medula, como no caso da atrofia muscular espinhal. A avaliação da musculatura ocular é importante para detectar oftalmoparesia (estrabismo com comprometimento da movimentação ocular unilateral ou bilateral) e ptose palpebral.

Para avaliação da força muscular, deve-se solicitar para o paciente realizar força contra a resistência do examinador, tanto para os músculos proximais quanto nos músculos distais dos MMSS e dos MMII, que devem ser testados separadamente. Caso o paciente não seja colaborativo (sobretudo nos pré-escolares, lactentes e recém-nascidos), a avaliação da força pode ser feita por meio da observação enquanto ele se movimenta ativamente, usando comandos lúdicos, para os quais a criança vai acreditar que esteja se divertindo, enquanto o examinador consegue avaliar a força de maneira não habitual, ou usando manobras deficitárias, cuja descrição foge do escopo deste capítulo. Os reflexos osteotendinosos, em geral, estão presentes nas miopatias (embora reduzidos) e ausentes nas doenças com acometimento do corno anterior da medula e nas neuropatias periféricas (nos axônios dos mesmos).

Por outro lado, no exame físico de uma criança com fraqueza decorrente de envolvimento de SNC (incluindo o encéfalo e a medula espinal), pode haver a presença de outros sinais, por exemplo: hiper-reflexia (aumento dos reflexos osteotendinosos profundos), espasticidade (aumento do tônus muscular) e reflexo cutâneo-plantar em extensão (sinal de Babinski). Vale ressaltar que o reflexo cutâneo-plantar em extensão é um reflexo primitivo e está presente nos lactentes, durante o primeiro ano de vida, sem qualquer conotação patológica.

Investigação complementar

Nas miopatias, a creatinoquinase (CK) é o exame mais usado para avaliação inicial. O nível da CK não se correlaciona com o grau de fraqueza muscular e pode ser inclusive normal nas doenças com envolvimento do músculo. A aldolase pode ser seletivamente elevada (com CK normal) nas miopatias inflamatórias.

Os eletrólitos (potássio, cálcio e magnésio) também são testados rotineiramente em pacientes com suspeita de fraqueza muscular. Níveis altos ou baixos do hormônio tireoidiano (TSH e T4 livre) podem causar miopatia. A velocidade de hemossedimentação (VHS) e o nível de anticorpos antinucleares (FAN) devem ser obtidos em pacientes com suspeita de miopatia inflamatória. O lactato arterial pode ser útil na avaliação complementar das miopatias de etiologia mitocondrial.

A avaliação bioquímica por fita reagente na urina (EAS ou urina tipo 1) sugestiva de sangue, na ausência de glóbulos vermelhos no sedimento urinário, é sugestivo de mioglobinúria, que pode ocorrer quando há aumento expressivo de CK no sangue, cursando com rabdomiólise. Deve-se considerar, a depender da suspeita clínica, a triagem para erros inatos do metabolismo, incluindo: dosagem sérica de aminoácidos, perfil de acilcarnitinas no sangue, ácidos orgânicos urinários, lactato, piruvato e amônia séricos, ácidos graxos de cadeia muito longa, ferro, ferritina e vitamina B12.

A eletroneuromiografia (ENMG), quando realizada por profissional experiente, traz informações fundamentais para o diagnóstico das doenças neuromusculares. De modo geral, esse estudo permite a distinção entre uma neuropatia periférica, uma miopatia ou uma doença da junção neuromuscular.

A biópsia muscular ainda tem seu valor no diagnóstico de doenças musculares, porém vem sendo cada vez menos indicada, devido à maior facilidade de realização de exames genéticos moleculares. As amostras devem ser analisadas por microscopia óptica, microscopia eletrônica e, em alguns casos, por estudos bioquímicos e imunológicos. A análise imuno-histoquímica de proteínas musculares é útil em determinadas miopatias.

A ressonância magnética (RM) muscular tornou-se uma ferramenta muito útil no diagnóstico de pacientes com miopatias geneticamente determinadas e das miopatias inflamatórias (miosites), fornecendo informações sobre muitos aspectos da estrutura e função dos músculos esqueléticos, como a presença de edema ou de infiltração gordurosa.

Por fim, os testes moleculares (para análise do DNA) por meio de sangue periférico ou da saliva (células obtidas por raspagem da mucosa bucal com o uso de *swab*) têm sido cada vez mais utilizados para o diagnóstico preciso das doenças neuromusculares geneticamente determinadas. A Figura 1 ilustra as topografias e as respectivas doenças que serão abordadas neste capítulo.

DISTROFIA MUSCULAR DE DUCHENNE[2,3]

As miopatias são doenças decorrentes de alterações da estrutura ou da função do músculo esquelético, com ou sem comprometimento do músculo cardíaco, podendo ter etiologia geneticamente determinada ou causas adquiridas.

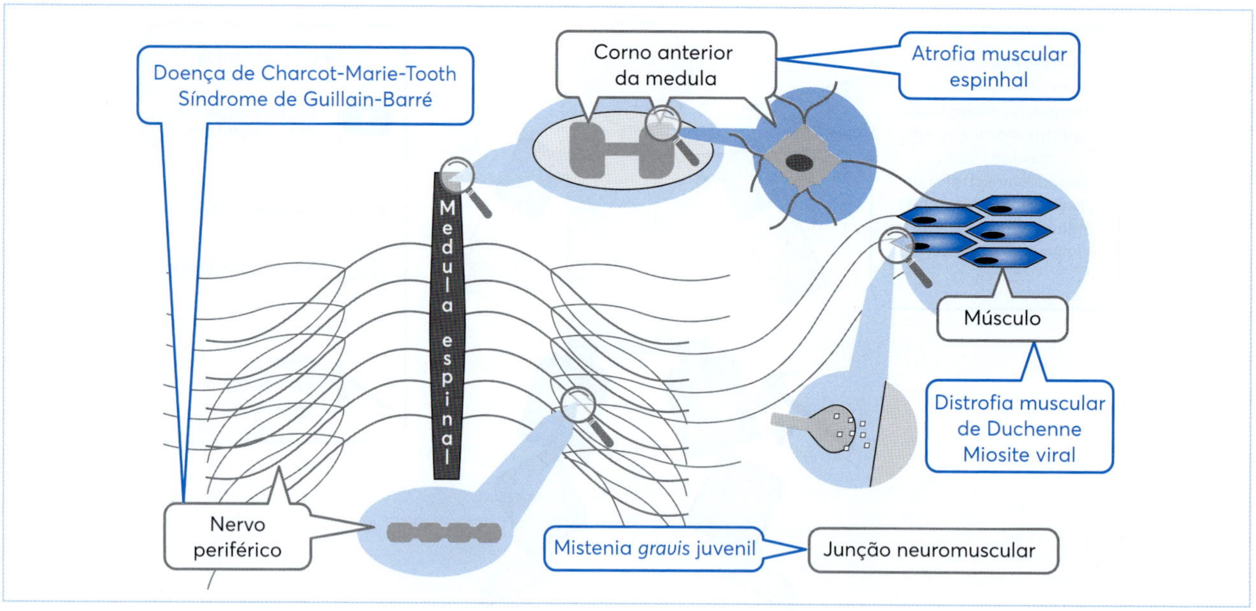

Figura 1 Doenças neuromusculares descritas neste capítulo e suas respectivas topografias.

O termo "miopatia" pode ser utilizado para quaisquer doenças com comprometimento do músculo. Já o termo "distrofia muscular" é reservado àquelas miopatias nas quais a destruição do tecido muscular é uma característica marcante, caracterizadas com base na histopatologia por padrão distrófico, e que apresentam curso clínico progressivo.

A distrofia muscular de Duchenne (DMD) é a principal doença do grupo das distrofias musculares. Ela é considerada uma distrofinopatia porque tem como causa variantes patogênicas no maior gene humano, o *DMD*, que é responsável pela produção de uma proteína chamada distrofina. Essa proteína atua como uma âncora, conectando a estrutura de cada célula muscular (citoesqueleto) com a rede de proteínas e outras moléculas fora da célula (matriz extracelular). A distrofina está localizada principalmente nos músculos esqueléticos e no músculo cardíaco. Pequenas quantidades de distrofina estão presentes nas células nervosas do cérebro. A DMD é a miopatia mais encontrada em crianças, apresentando uma incidência de cerca de 1:5.000 meninos nascidos vivos. Devido à herança recessiva ligada ao cromossomo X, é predominantemente associada ao sexo masculino.

Quadro clínico

A apresentação clínica típica da doença (Figura 2) é descrita por fraqueza muscular simétrica progressiva (proximal > distal), muitas vezes com hipertrofia da panturrilha (Figura 3). Em geral, os sinais e sintomas têm seu curso natural seguindo uma cronologia específica, caracterizado por:

1. Atraso do desenvolvimento motor, percebido sobretudo à aquisição da marcha independente, que ocorre em média aos 18 meses de idade.
2. Marcha digitígrada e hipertrofia de panturrilhas, manifestando-se antes de 4 anos de idade.
3. Início da fraqueza muscular na cintura pélvica, ocorrendo entre 3-4 anos de idade, caracterizada por acentuação da lordose lombar, marcha anserina e sinal de Gowers (levantar miopático).
4. Início da fraqueza na cintura escapular, ocorrendo entre 6-8 anos de idade; e incapacidade de marcha independente entre 8-12 anos de idade.

O óbito ocorre na terceira ou quarta década de vida, por insuficiência cardíaca ou respiratória. Entre as crianças com DMD, a incidência de cardiomiopatia aumenta de forma constante na adolescência, com aproximadamente 1/3 dos indivíduos afetados aos 14 anos e 100% acima dos 18 anos.

As comorbidades relacionadas ao desenvolvimento cognitivo e comportamental têm prevalência aumentada na DMD, e ocorrem nas seguintes frequências: 19% têm deficiência intelectual (DI); 32% têm transtorno de déficit de atenção e hiperatividade (TDAH) e 15% têm transtorno do espectro autista (TEA).

Investigação complementar

O primeiro passo após a suspeição clínica é a avaliação dos níveis séricos de CK, os quais atingem mais de 10 vezes (por vezes até mais de 100 vezes) o valor da normalidade. O diagnóstico poderá ser confirmado por meio de testes genéticos (moleculares) do gene DMD.

O *multiplex ligation-dependent probe amplification* (MLPA) tem sido uma das principais técnicas para a detecção de deleções e duplicações do gene DMD, com possibilidade de diagnóstico em 70-80% dos casos. Entre 20-30% dos pacientes, ocorrem mutações de ponto ou duplicações/deleções muito pequenas, nas quais apenas o sequenciamento total do gene (pelas técnicas de Sanger

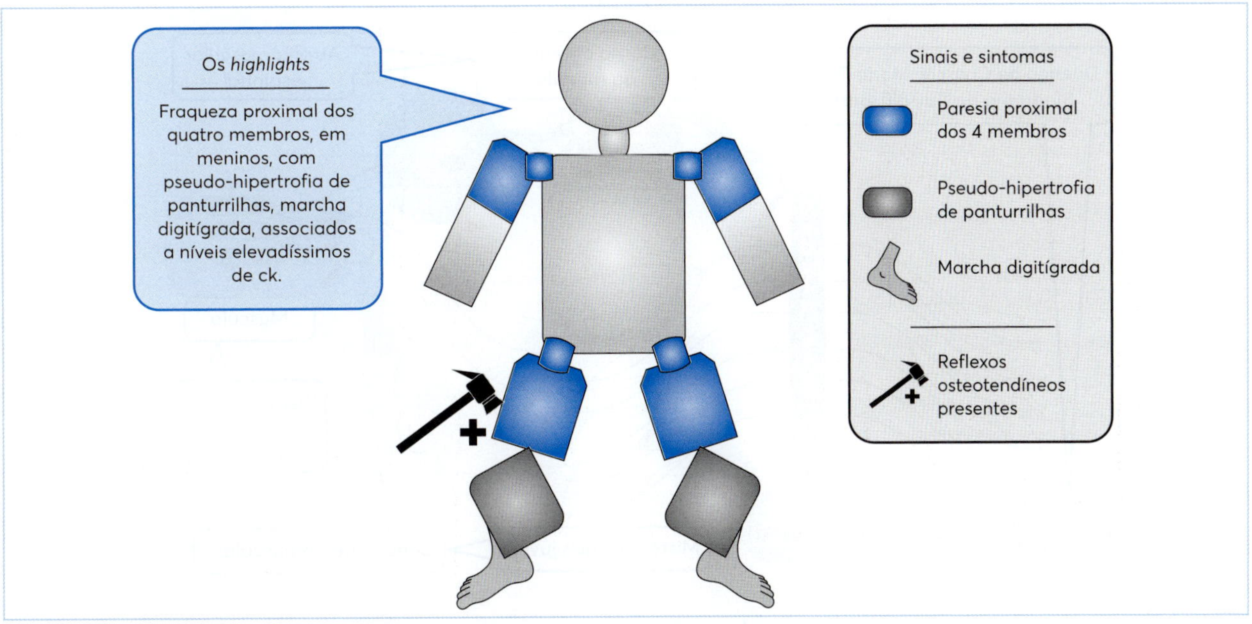

Figura 2 Principais manifestações clínicas da distrofia muscular de Duchenne.

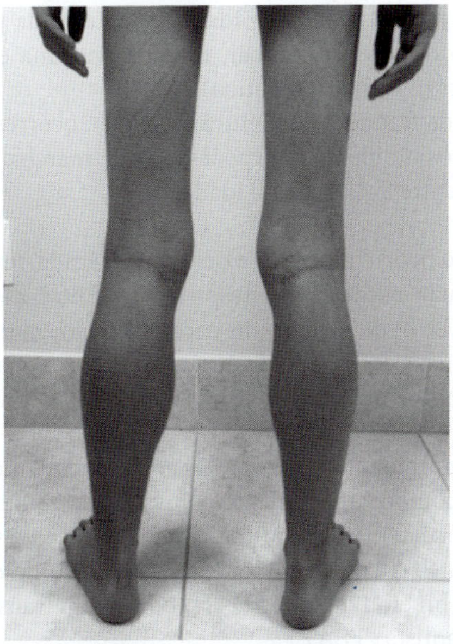

Figura 3 Pseudo-hipertrofia de panturrilhas em paciente com distrofia muscular de Duchenne. Observar que as panturrilhas têm diâmetro igual ou até superior ao das coxas do paciente.

ou de nova geração – NGS, do inglês *next generation sequencing*) pode confirmar o diagnóstico. Muitos laboratórios, atualmente, utilizam o sequenciamento de nova geração combinado com testes de deleção e duplicação. Entretanto, em cerca de 5% dos pacientes a mutação não é identificada, e, diante de quadro clínico típico, procede-se à biópsia muscular. No momento do diagnóstico ou aos 6 anos de idade deve-se solicitar avaliação de eletrocardiograma e ecocardiograma.

Tratamento

O tratamento de suporte e seguimento multidisciplinar, sobretudo cardiológico, ortopédico, nutricional e fisioterápico, são fundamentais para o paciente com DMD.

Estudos demonstraram que os corticosteroides melhoram a função muscular dos indivíduos com DMD, postergando a idade de perda da deambulação e do início da cardiopatia. Essa terapia está indicada para ser iniciada em crianças a partir dos 4 anos de idade. A corticoterapia não é recomendada em crianças antes dos 2 anos de idade.

Existem protocolos distintos de corticoterapia em DMD. Entretanto, os mais aceitos são realizados por meio da prednisona (0,75 mg/kg/dia; dose diária máxima: 30-40 mg) ou deflazacort (0,9 mg/kg/dia; dose diária máxima: 36-39 mg). Recomenda-se o início de um inibidor da enzima de conversão da angiotensina ou um bloqueador do receptor de angiotensina para meninos com DMD, começando aos 10 anos de idade.

As terapias genéticas para DMD envolvem dois principais mecanismos, a depender das variantes genéticas responsáveis pela doença: *exon skipping*, permitindo que a leitura do RNA mensageiro (RNAm) "pule" os éxons defeituosos durante a leitura do DNA do gene DMD, gerando uma proteína funcional, a exemplo dos fármacos eteplirsen, golodirsen e viltolarsen; ou a leitura através do códon de parada prematura, a exemplo do atalureno. O benefício clínico desses remédios é variável e objeto de discussão. Dentre essas opções, a única comercialmente disponível no Brasil é o atalureno, que tem possível benefício para os 15% dos pacientes com DMD com mutação do tipo *nonsense*, a qual resulta em um códon de parada prematuro de leitura do DNA, sinalizando o término antecipado de leitura dos aminoácidos subsequentes pelo RNAm. O fármaco em questão atua viabilizan-

do essa leitura para além do códon de parada da mutação *nonsense*, gerando uma proteína funcional ao final do processo de tradução do DNA. Dessa forma, o atalureno está indicado para o tratamento da DMD resultante de mutação *nonsense* no gene da distrofina, em pacientes com deambulação, a partir dos 5 anos de idade no sexo masculino. Ele deve ser administrado por via oral, em 3 doses diárias, totalizando 40 mg/kg por dia, e existe contraindicação absoluta ao uso concomitante de aminoglicosídeo, devido à potencialização da nefrotoxicidade.

ATROFIA MUSCULAR ESPINHAL[2,4]

As atrofias musculares espinhais (AME) representam um grupo de doenças geneticamente determinadas, em sua maioria autossômicas recessivas, caracterizadas por fraqueza muscular progressiva, em geral simétrica, com amiotrofia (atrofia muscular de causa neurogênica) e hipotonia muscular, tendo como fisiopatologia em comum a degeneração dos corpos dos neurônios motores, localizados no corno anterior da medula.

Em aproximadamente 95% dos casos a doença é causada pela deleção ou mutação nos 2 alelos (do cromossomo materno e do cromossomo paterno) do gene *SMN1* (do inglês, *survival of motor neuron*), o qual está localizado no braço longo do cromossomo 5 e, por esse motivo, pode ser também chamada de AME 5q (no decorrer do capítulo, onde estiver escrito somente AME, subentende-se que se trata de AME 5q). Os outros 5% dos casos, são doenças raras, com etiologias genéticas distintas e descritas como as formas não 5q. Por se tratar de doenças muito raras, elas não serão abordadas neste capítulo. A prevalência estimada das formas de AME 5q na população está entre 1-2 para cada 100 mil pessoas.

Quadro clínico

O início da fraqueza varia desde antes do nascimento até a idade adulta, com envolvimento simétrico, de predomínio proximal nos membros, com envolvimento associado de tronco e curso progressivo. Em geral, a sensibilidade encontra-se preservada, apesar de haver evidências de alterações subclínicas sensitivas. Classifica-se a AME em 5 tipos (do tipo 0 até o tipo 4), de acordo com a idade de início, o curso clínico e com as características genéticas do indivíduo (em especial relacionada à quantidade de cópias do gene de *backup* do *SMN1*, intitulado *SMN2*, que é responsável pela produção de uma pequena parcela das proteínas SMN funcionais quando comparadas à contribuição do *SMN1*, variando em torno de 10-15% da quantidade total destas).

Ao exame físico, os achados mais típicos além da fraqueza de predomínio proximal (Figura 4) são arreflexia (abolição dos reflexos profundos), hipotonia (Figura 5), amiotrofia e fasciculações (contrações musculares finas e rápidas, melhor vistas na língua, com auxílio de uma lanterna). As contraturas são mais frequentes nas formas precoces da doença, incluindo a AME tipo 0 e 1. A presença de hipotonia e fraqueza muscular graves, com contraturas articulares congênitas (artrogripose), é característica do tipo 0 (de início pré-natal). As minipolimioclonias – mioclonias semelhantes a um tremor, ocorrendo sobretudo em região distal, membros e com padrão postural (após manter os antebraços estendidos, parados, contra a ação da gravidade) – são vistas com maior frequência nas AME tipos 2 e 3. As fasciculações, apesar de serem frequentes na AME tipo 1, podem estar ausentes, sobretudo na forma do adulto (AME tipo 4). O Quadro 1 resume a idade de início, sobrevida e os marcos de desenvolvimento na AME.

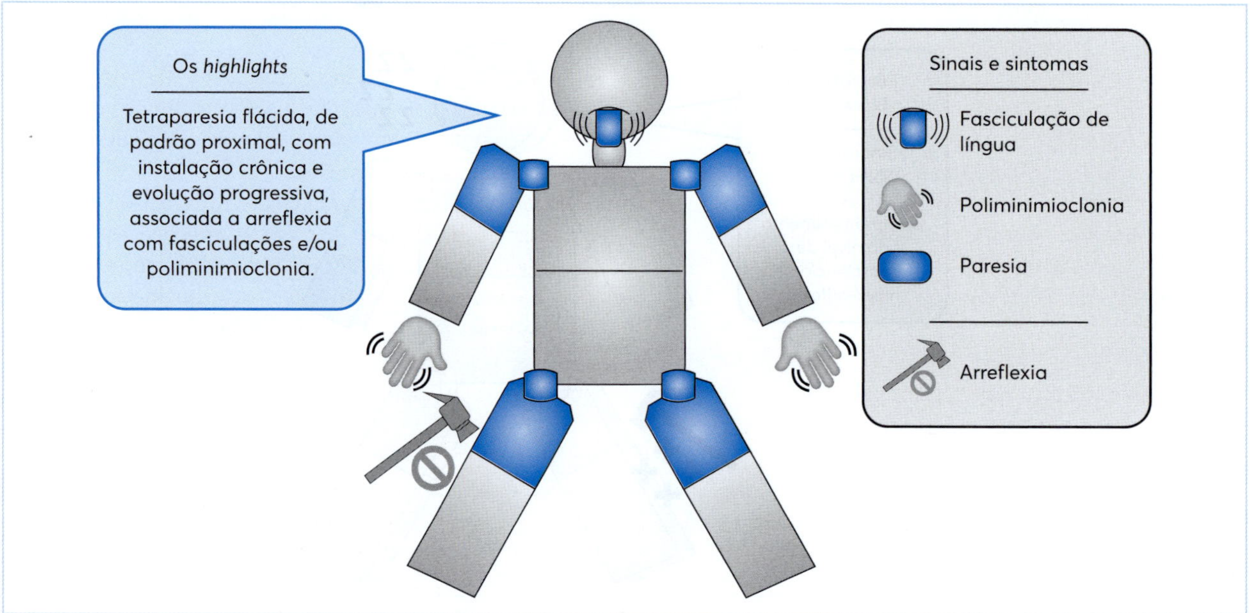

Figura 4 Principais manifestações clínicas da atrofia muscular espinhal.

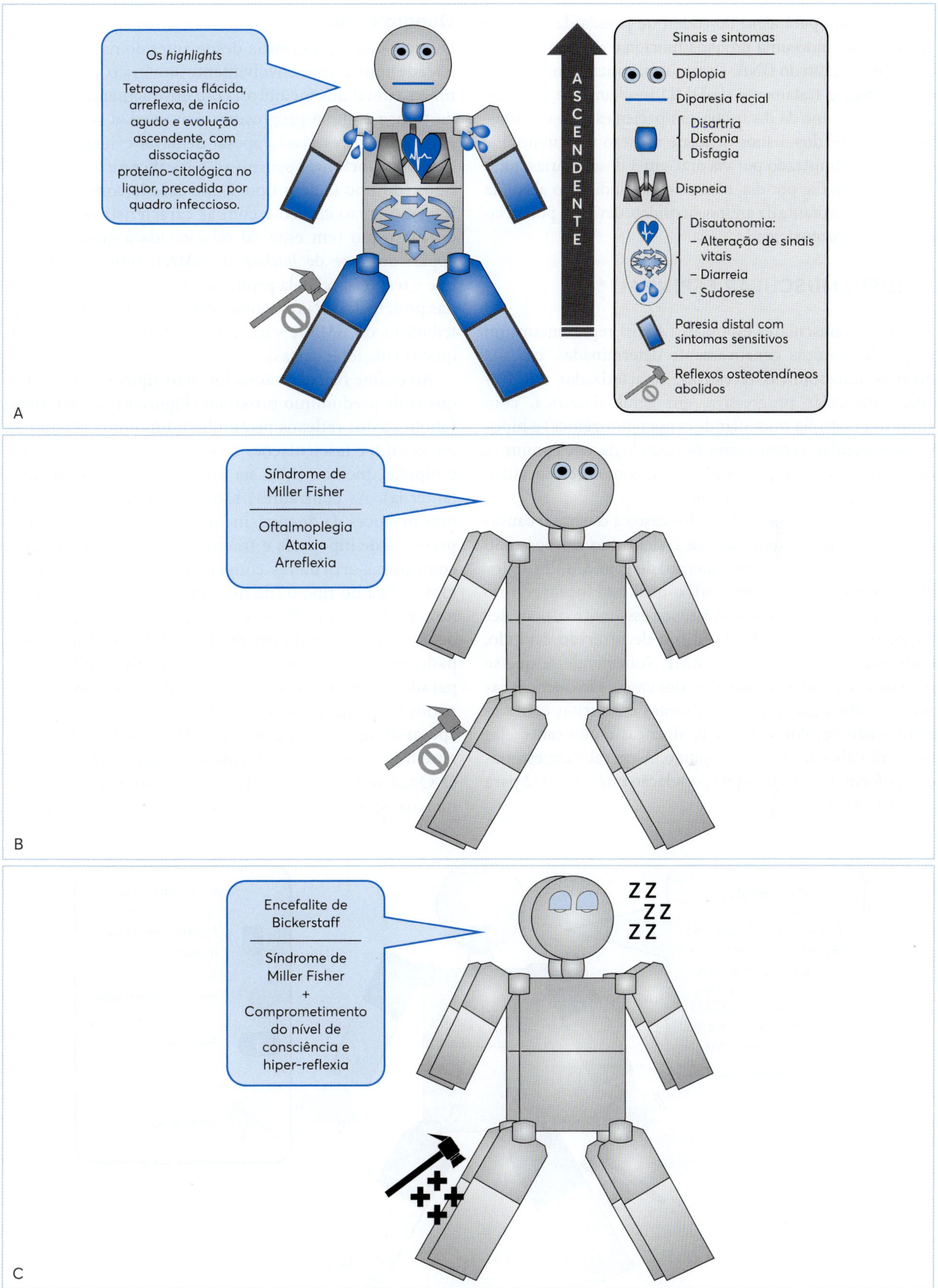

Figura 5 Principais manifestações clínicas da síndrome de Guillain-Barré e suas variantes, incluindo a síndrome de Miller Fisher (B) e a síndrome de Bickerstaff (C).

Quadro 1 Idade de início dos sintomas, sobrevida média e desenvolvimento dos marcos motores em pacientes com AME

Tipos clínicos	Início	Marcos motores*	Sobrevida**
AME tipo 0	Pré-natal	Nenhum	< 6 meses
AME tipo 1	< 6 meses	Não senta	8-10 meses
AME tipo 2	6-18 meses	Senta, mas não anda	70% está vivo com 25 anos de idade
AME tipo 3	> 18 meses	Marcha independente	Normal
AME tipo 4	> 10 anos	Aquisição normal	Normal

AME: atrofias musculares espinhais.
* São os marcos motores que definem o tipo clínico de AME.
** Sobrevida média de pacientes não submetidos a terapias modificadoras da doença.

Investigação complementar

O diagnóstico das AME é feito com base no quadro clínico característico associado, nas formas clássicas, à pesquisa da deleção nos dois alelos (conforme a herança autossômica recessiva da doença) do gene *SMN1*, que ocorre em cerca de 95-98% dos casos. A ENMG atualmente se encontra reservada para os casos nos quais a pesquisa da deleção ou mutação do *SMN1* encontra-se negativa, e tem valor prognóstico limitado. A CK encontra-se elevada, em geral, entre 2-4 vezes o valor da normalidade. Não há indicação de biópsia muscular. As possibilidades dos testes diagnósticos incluem a reação em cadeia da polimerase quantitativa (qPCR) e a amplificação multiplex de sondas dependente de ligação (MLPA) do gene *SMN1* e do seu gene de *backup*, o *SMN2*.

Tratamento

O tratamento consiste em medidas de suporte, sobretudo respiratório, nutricional e fisioterapia, associadas a terapias modificadoras da doença. Atualmente existem 3 fármacos aprovados pela Agência Nacional de Vigilância Sanitária (Anvisa): o onasemnogeno abeparvoveque (Zolgensma®), a nusinersena (Spinraza®) e o risdiplam (Evrysdi®).

O onasemnogeno abeparvoveque (Zolgensma®) consiste em uma terapia gênica baseada em um vetor viral adenoassociado (sorotipo 9), responsável por internalizar o material genético do *SMN1* para dentro do núcleo da célula. Dessa forma, esse material genético torna-se funcional dentro dos neurônios motores, viabilizando o aumento da produção da proteína SMN, proporcionando melhora da função muscular. O tratamento está indicado para os pacientes com AME tipo 1, com menos de 2 anos de vida. É realizado por via endovenosa, em dose única.

Outra opção de tratamento da AME é a nusinersena (Spinraza®). Trata-se de um oligonucleotídeo antissentido sintético (um tipo de material genético) que permite que o gene *SMN2* produza a proteína SMN de comprimento completo e funcional. O tratamento tem benefício comprovado para todos os subtipos de AME, entretanto se sabe que eles são melhores quando o tratamento é instituído de forma precoce e em pacientes com o menor comprometimento funcional possível. A via de administração é intratecal, com intervalo entre as aplicações de 14 dias nas primeiras 3 doses, de 30 dias antes da quarta dose e de 4 meses antes da quinta dose em diante.

Por fim, recentemente foi aprovado pela Anvisa o uso do risdiplam (Evrysdi®). Trata-se de uma pequena molécula capaz de modificar o *splicing* do RNA do gene SMN2, aumentando a produção da proteína SMN funcional. Tem como vantagem a possibilidade de uso oral ou por gastrostomia, necessitando de administração diária.

SÍNDROME DE GUILLAIN-BARRÉ[2,5,6]

A síndrome de Guillain-Barré (SGB) é descrita classicamente como uma polirradiculoneuropatia inflamatória aguda, monofásica e autoimune, que tem pico máximo de instalação em até 4 semanas após quadros infecciosos, sobretudo gastrointestinais ou respiratórios, sendo o principal agente etiológico a bactéria *Campylobacter jejuni* (em 26% dos casos). Outros potenciais causadores são o citomegalovírus (em 15% dos casos), o vírus Epstein-Barr (EBV), as viroses do trato respiratório (incluindo o vírus *influenza*), o vírus da imunodeficiência humana (HIV), entre outros. O risco da SGB pós-imunização, apesar de existir, é muito baixo. Trata-se da causa mais comum de paralisia flácida aguda no mundo. Nas crianças, a incidência é estimada entre 0,34-1,34 por 100 mil indivíduos.

Quadro clínico

A SGB mais comumente manifesta-se por tetraparesia flácida, hiporreflexa, de progressão ascendente (iniciando em MMII distais, progredindo para MMII proximais e MMSS), evoluindo com arreflexia (no decorrer do curso clínico da doença), associada ou não a sintomas sensitivos e autonômicos.

Nas crianças, os sintomas iniciais mais frequentes são instabilidade na marcha (inclusive com incapacidade para a deambulação) e dor neuropática. Os sintomas sensoriais são geralmente "positivos" (p. ex., dor ou parestesia, refletindo a irritabilidade do nervo), em vez de "negativos" (p. ex., perda de sensibilidade). O envolvimento de nervos cranianos é variável, sendo mais prevalente o envolvimento dos nervos faciais, com sintoma de paralisia facial associada, seguido do envolvimento do nervo oculomotor, com sintomas de visão dupla (diplopia) e estrabismo às custas de oftalmoplegia (perda da força da musculatura ocular extrínseca, gerando graus variados de estrabismo paralítico, incluindo o estrabismo convergente). Noventa por cento dos pacientes têm o nadir dos sintomas em até 4 semanas, seguido por recuperação gradual nos meses subsequentes.

Os sintomas descritos acima correspondem a mais de 90% das crianças com SGB. Variantes da SGB, menos prevalentes, mas com apresentação clínica peculiar, são caracterizadas pela síndrome do anticorpo anti-GQ1b, que en-

globa como os principais representantes a síndrome de Miller Fisher (caracterizada pela tríade clássica de oftalmoplegia, ataxia e arreflexia) e a encefalite de Bickerstaff (a qual tem sinais e sintomas semelhantes aos da síndrome de Miller Fisher, entretanto com as características adicionais de comprometimento do nível de consciência e de hiper-reflexia, em vez da arreflexia). Os demais subtipos, por serem infrequentes, não serão comentados neste capítulo.

Exame físico

O exame físico tipicamente revela fraqueza simétrica com reflexos diminuídos ou ausentes e anormalidades da marcha, à custa de fraqueza (paresia) e/ou de incoordenação motora (ataxia sensitiva), sendo este último mais associado à marcha com base alargada e cambaleante (Figura 5). Alguns casos podem apresentar fraqueza proximal inicial, mas se trata de exceções. A avaliação dos nervos cranianos pode demonstrar graus variados de fraqueza da musculatura ocular extrínseca e da mímica facial.

Investigação complementar

O diagnóstico desta condição é predominantemente clínico. O exame do líquor é importante, sendo a dissociação proteinocitológica (aumento dos níveis de proteína, sem aumento de celularidade) um achado frequente da doença, porém geralmente encontrado somente a partir de 10 dias do início dos sintomas. Na grande maioria das vezes, a celularidade liquórica é menor que 10 células/mm^3. O aumento da celularidade com níveis superiores a 50 células/mm^3 deve levantar suspeita de infecção pelo vírus da imunodeficiência humana (HIV), citomegalovírus, tuberculose, esquistossomose ou um processo leptomeníngeo infiltrativo neoplásico.

A dosagem dos anticorpos associados no sangue não é necessária de rotina, entretanto se mostra importante, sobretudo na investigação da síndrome de Miller Fisher e da encefalite de Bickerstaff, nos quais títulos elevados de IgG anti-GQ1b podem ser encontrados em até 90% dos casos. A ENMG é importante para o diagnóstico e estimativa do prognóstico. A RM de crânio e coluna lombar com contraste podem evidenciar realce das raízes nervosas, incluindo da cauda equina e dos nervos cranianos em até 95% dos casos, embora sejam alterações inespecíficas que só refletem o envolvimento do nervo periférico (podendo ocorrer em outras doenças do nervo).

Tratamento

O tratamento consiste em medidas de suporte hospitalares, monitorização intensiva em UTI, conforme a gravidade dos sintomas motores, autonômicos e respiratórios, além de manejo dos sintomas, incluindo a dor. Como tratamento específico, recomenda-se a imunoterapia com imunoglobulina humana intravenosa (IVIg) ou a plasmaférese. A IVIg deve ser administrada na dose de 0,4 g/kg/dose, por 5 dias seguidos (totalizando 2 g/kg), lembrando da realizar a dosagem da imunoglobulina A (IgA) antes da primeira dose devido ao risco aumentado de anafilaxia em indivíduos com níveis de IgA reduzidos. A plasmaférese é realizada por meio da troca do volume plasmático em um total de 250 mL/kg, que costuma ser dividida em 5 dias alternados. O prognóstico das crianças tem se mostrado melhor do que nos adultos, de forma que 88% dos pacientes pediátricos são capazes de deambular após 6 meses do início dos sintomas.

NEUROPATIAS PERIFÉRICAS HEREDITÁRIAS E A DOENÇA DE CHARCOT-MARIE-TOOTH[2]

As neuropatias periféricas hereditárias abrangem um grupo heterogêneo de doenças genéticas, caracterizadas por comprometimento do SNP, na maioria das vezes de forma distal, simétrica e progressiva, de início predominantemente nas duas primeiras décadas de vida.

O grupo mais prevalente é o das neuropatias hereditárias sensitivo-motoras, mais conhecidas pelo epônimo de doença de Charcot-Marie-Tooth (CMT). Devido ao envolvimento dos nervos periféricos, essa condição clínica compartilha seus sinais e sintomas principais semelhantes aos da síndrome de Guillain-Barré, entretanto com evolução ao longo de anos ou décadas, com sintomas motores e sensitivos em comum. Quando há predomínio de sintomas autonômicos e sensitivos, sem componente motor evidente, as neuropatias hereditárias são denominadas neuropatias hereditárias sensitivo-autonômicas (HSAN, do inglês *hereditary sensory autonomic neuropathy*).

As várias formas de CMT são classificadas de acordo com a velocidade de condução nervosa, o tipo predominante de dano ao nervo (desmielinizante ou axonal), padrão de herança (autossômico dominante, recessivo ou ligado ao cromossomo X), assim como a idade de início dos sintomas e pelas variantes genéticas específicas, que englobam dezenas de causas genéticas já descritas. Dessa forma, os principais exames complementares são a ENMG e os testes genéticos específicos. O tratamento, entretanto, resume-se às medidas de suporte, sem medicamentos específicos para esse grupo de doenças até o presente momento.

MIASTENIA *GRAVIS* JUVENIL[2,7]

A miastenia *gravis* juvenil é uma doença neuromuscular autoimune, mediada por anticorpos, que tem como principais características clínicas, em intensidade e combinações variáveis, a fraqueza flutuante dos músculos oculares, bulbares e dos 4 membros. Sua complicação mais grave é a crise miastênica, uma emergência neurológica caracterizada por insuficiência respiratória aguda.

O termo miastenia *gravis* juvenil (MGJ) é aplicado quando a miastenia *gravis* tem início em indivíduos de até 18 anos de idade. A incidência anual de MGJ é de, aproximadamente, 1-5 para cada milhão de indivíduos. É uma doença distinta das síndromes miastênicas congênitas e da miastenia *gravis* neonatal.

Apresentação clínica

A fraqueza muscular flutuante é um sintoma característico da MGJ. A criança começa o dia com pouca ou nenhuma queixa e, ao final da tarde e início da noite, os sintomas tornam-se mais proeminentes. Esses sintomas são caracterizados sobretudo com os 5 "Ds": sintomas oculares, caracterizados por **d**iplopia (visão dupla), que, quando ocorre, frequentemente está acompanhada de ptose palpebral (pálpebra caída), sendo este último sintoma inclusive o mais prevalente dos oculares; sintomas bulbares, caracterizados por **d**isfonia (fala anasalada), **d**isartria (dificuldade para articulação verbal das palavras) e **d**isfagia (dificuldade para a deglutição); **d**iparesia facial (fraqueza dos músculos da face, com dificuldade para sorrir e assoviar); além de fraqueza nos 4 membros, de predomínio proximal, a qual é um sintoma inicial menos frequente na faixa etária infantil, sobretudo nas crianças pré-púberes (Figura 6).

Sua complicação mais grave é a crise miastênica, uma emergência neurológica caracterizada por insuficiência respiratória aguda, na qual o paciente se queixa de **d**ispneia franca, que, por definição, exige necessidade de suporte ventilatório (intubação orotraqueal ou ventilação não invasiva). Essa complicação caracteriza o sexto "D" dos sintomas atribuíveis à doença, entretanto com a ressalva de ser acompanhada do suporte ventilatório.

As duas principais formas de apresentação da doença são a forma ocular e a generalizada. Outras formas clínicas são menos comuns, podendo ser caracterizadas por fraqueza isolada dos 4 membros, de musculatura cervical ou da respiratória. Na forma ocular, como o próprio nome diz, os sintomas são restritos aos músculos oculares (diplopia e ptose palpebral). Na forma generalizada, os sintomas oculares são acompanhados, em combinação e intensidade variáveis por sintomas atribuídos à fraqueza dos músculos bulbares, dos 4 membros e respiratórios, englobando os 6 "Ds" descritos anteriormente.

Investigação complementar

A presença de anticorpos antirreceptores de acetilcolina (anti-AChR) é vista na maioria dos pacientes com MGJ, com sensibilidade de 68% em crianças peripúberes e de 50% em pré-púberes. Os anticorpos antitirosina quinase músculo específico (anti-MuSK) são raros nas crianças e parecem estar associados a casos mais graves, nas formas generalizadas. A positividade de outros anticorpos, incluindo o antimúsculo estriado e o anti-LRP4, não tem relação bem estabelecida nas crianças.

A ENMG com teste de estimulação repetitiva (TER) é uma ferramenta útil no diagnóstico da MGJ. O achado clássico é o de decremento do potencial de ação muscular composto acima de 10% em resposta à estimulação supramáxima repetitiva do nervo. Esse padrão decremental representa a fatigabilidade muscular. Já a eletromiografia de fibra única é um exame mais sensível, podendo demonstrar alterações patológicas nos pacientes em que o TER não evidenciou resposta decremental.

Vários testes diagnósticos, como o teste do edrofônio e o teste da bolsa de gelo, são realizados com menor frequência para confirmar o diagnóstico de MGJ. O teste de edrofônio usa cloreto de edrofônio por via endovenosa, com avaliação clínica pré e pós-medicação, com o intuito de avaliar a resposta terapêutica. É importante selecionar um parâmetro claro que possa ser graduado objetivamente, como ptose ou oftalmoparesia. Pode ser realizado a partir de 1 ano de vida, entretanto, devido a potenciais efeitos adversos (aumento da salivação, sudorese, náusea, bradicardia e hipotensão), deve ser realizado em UTI.

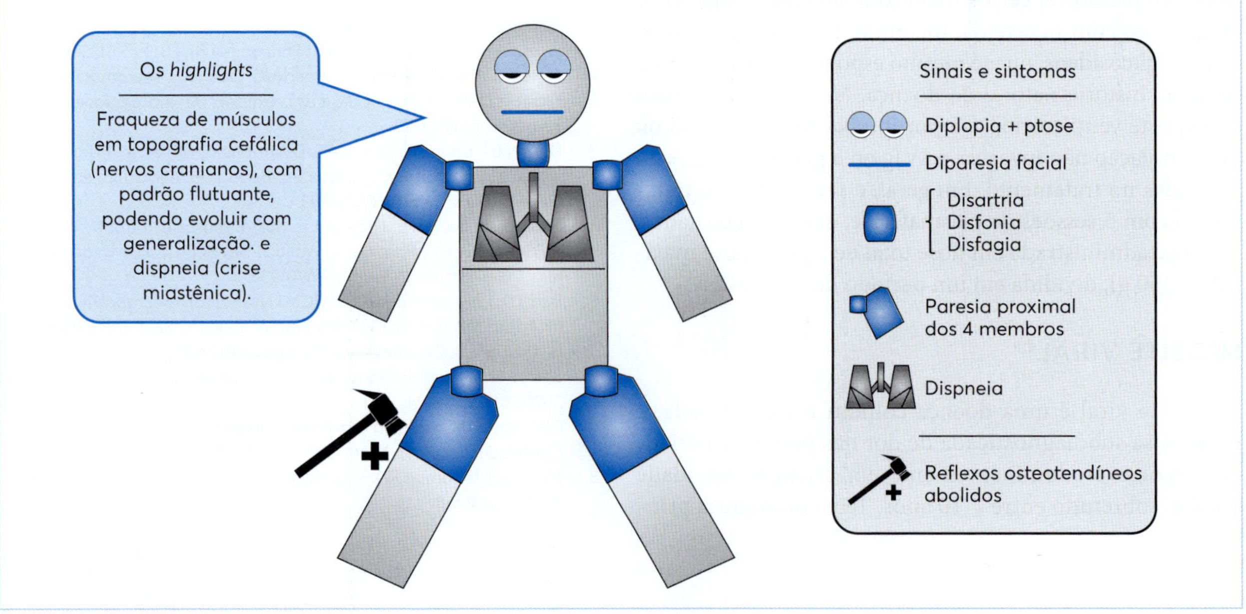

Figura 6 Principais manifestações clínicas da miastenia *gravis* juvenil.

O teste da bolsa de gelo é um teste simples à beira do leito, com alta especificidade diagnóstica e sensibilidade para distinguir a ptose miastênica de outras causas de ptose. Uma bolsa de gelo é aplicada na pálpebra com ptose, durante 5 minutos, garantindo que o gelo seja coberto para evitar queimaduras. Uma melhora da ptose por meio do aumento da fenda palpebral de pelo menos 2 mm é considerada um teste positivo. Por isso, deve-se realizar a medição da fenda palpebral pré e pós-teste.

A realização de tomografia computadorizada ou RM é necessária para averiguar a presença de hiperplasia de timo ou timoma. Pela exposição à radiação, a RM é o exame de escolha nas crianças.

Tratamento

A piridostigmina é geralmente o tratamento de primeira linha nos pacientes com MGJ. A prednisona e a prednisolona são a terapia de primeira linha em pacientes com sintomas persistentes. A dose inicial é de 0,5-1 mg/kg, dividida a cada 4-6 horas, durante o período de vigília, podendo chegar até a dose máxima de 7 mg/kg/dia (máximo de 300 mg/dia). A azatioprina é o principal agente imunomodulador usado na MGJ. A dose inicial recomendada é de 0,5-1 mg/kg/dia, aumentando-se 0,5 mg/kg/dia a cada 4 semanas, até alcançar 2,5 mg/kg/dia (dose máxima de 150-200 mg/dia), dividida em 2 tomadas.

A timectomia tem potencial benéfico nas crianças, tanto em relação aos sintomas quanto aos níveis de remissão, em especial quando é realizada de forma precoce, mesmo nas crianças sem timoma associado. Entretanto, no caso da ausência de timoma, o maior benefício ocorre naquelas com a forma generalizada da doença, em associação com anticorpo anti-AChR positivo.

A crise miastênica pode ser precipitada por infecção simultânea, cirurgia, redução gradual dos medicamentos imunossupressores, certos medicamentos contraindicados em pessoas com miastenia, incluindo as fluoroquinolonas e aminoglicosídeos, ou até mesmo espontaneamente, como parte da história natural da doença. Nessa situação, além do suporte ventilatório, seja por intubação orotraqueal ou por ventilação não invasiva, a IVIg ou a plasmaférese estão indicadas no tratamento. Em geral, é preconizado o tratamento com 5 sessões de plasmaférese, em dias alternados. A IVIg é administrada em dose total de 2 g/kg (dose máxima de 150 g), dividida em um período de 2-5 dias.

MIOSITE VIRAL[2,8]

A miosite viral é uma doença comum e autolimitada, e uma causa subdiagnosticada de dor nas pernas em crianças. Ocorre predominantemente em crianças em idade escolar, sobretudo entre 7-10 anos. Tem como causa principal uma infecção pregressa pelo vírus *influenza* B. No Brasil, pode estar associada à dengue. Mais raramente, associa-se com infecção viral por *influenza* A, parainfluenza, adenovírus, herpes simples, Epstein-Barr, Coxsackie, rotavírus e micoplasma.

A apresentação clínica da miosite viral se dá de forma aguda, como recusa à deambulação, associada a forte dor na parte inferior e posterior da perna (em região das panturrilhas), acometendo os músculos gastrocnêmios e sóleos, de forma bilateral e simétrica. A doença ocorre, em média, 3 dias após a resolução da doença viral prévia. Ao exame físico, durante a palpação, a musculatura afetada mostra-se edemaciada e dolorosa. Além da recusa para andar, a criança tende a manter os pés em flexão plantar e, quando deambula, apresenta marcha digitígrada, que pode levantar a suspeita da existência de um déficit motor.

O exame laboratorial que confirma o diagnóstico, sendo em geral o único requerido, é a dosagem de CK, que mostra níveis altos, podendo ultrapassar 5.000 UI/L. Outros exames laboratoriais estão de acordo com a infecção viral subjacente. Os estudos de imagem devem ser usados apenas para excluir diagnósticos alternativos, como trauma, osteomielite, malignidade ou trombose venosa profunda. A RM pode servir como ferramenta de confirmação não invasiva, mas não é rotineiramente recomendada. Em pacientes que evoluem para rabdomiólise, a distribuição do envolvimento muscular é mais difusa. Entretanto, essa complicação ocorre em menos de 3% dos casos de miosite viral.

O tratamento é apenas sintomático, e o prognóstico, excelente. A recuperação pode ocorrer até além do oitavo dia de doença, embora em geral tenha resolução mais rápida, ocorrendo em média de 3 dias.

REFERÊNCIAS BIBLIOGRÁFICAS

1. Pasnoor M, Dimachkie MM. Approach to muscle and neuromuscular junction disorders. Continuum (Minneap Minn). 2019;25(6):1536-63.
2. Fonseca ATQSM, Zanoteli E, Reed UC. Doenças neuromusculares. In: Masruha MR, Vilanova LCP (eds.). Tratado de. Rio de Janeiro: Atheneu; 2017. p. 991-1150.
3. Darras BT, Urion DK, Ghosh PS. Dystrophinopathies. In: Adam MP, Ardinger HH, Pagon RA, Wallace SE, Bean LJH, Mirzaa G, et al. (eds.). GeneReviews®. Seattle (WA)1993.
4. Prior TW, Leach ME, Finanger E. Spinal muscular atrophy. In: Adam MP, Ardinger HH, Pagon RA, Wallace SE, Bean LJH, Mirzaa G, et al. (eds.). GeneReviews®. Seattle (WA)1993.
5. Bird TD. Charcot-Marie-Tooth (CMT) Hereditary neuropathy overview. In: Adam MP, Ardinger HH, Pagon RA, Wallace SE, Bean LJH, Mirzaa G, et al. (eds.). GeneReviews®. Seattle (WA)1993.
6. Sheikh KA. Guillain-Barre syndrome. Continuum (Minneap Minn). 2020;26(5):1184-204.
7. Ciafaloni E. Myasthenia gravis and congenital myasthenic syndromes. Continuum (Minneap Minn). 2019;25(6):1767-84.
8. Magee H, Goldman RD. Viral myositis in children. Can Fam Physician. 2017;63(5):365-8.

CAPÍTULO 10

NEUROPATIAS PERIFÉRICAS EM CRIANÇAS E ADOLESCENTES

Alexandra Prufer de Queiroz Campos Araujo
Anita Seixas Dias Saporta

AO FINAL DA LEITURA DESTE CAPÍTULO, O PEDIATRA DEVE ESTAR APTO A:

- Relacionar queixas de alterações na marcha com a possibilidade de neuropatia periférica nas crianças.
- Considerar o diagnóstico de SGB nos casos em que esses sintomas se desenvolvem de forma aguda ou subaguda.
- Considerar o diagnóstico de CMT em casos de evolução desses sintomas de forma lentamente progressiva.
- Iniciar os cuidados terapêuticos para os casos de provável SGB em até 7 dias do início, mesmo sem a confirmação laboratorial.
- Saber que a doença de CMT tem formas de herança diferentes, e dessa forma o aconselhamento genético também é diferente.

DEFINIÇÃO

Neuropatia periférica refere-se a qualquer distúrbio, agudo ou crônico, focal ou generalizado, de causa variada, que decorre de lesão do nervo periférico. Manifesta-se por sintomas e sinais motores e/ou sensitivos e/ou autonômicos. Pode envolver lesão da bainha de mielina e/ou axônio. As neuropatias periféricas podem ser classificadas pela sua topografia ou por sua evolução temporal, conforme o seguinte:

Classificação topográfica:

A. Mononeuropatia: envolvimento de um único nervo periférico.
B. Mononeuropatia múltipla: envolvimento de mais de um nervo periférico.
C. Polineuropatia: envolvimento difuso dos nervos periféricos.

Clasificação temporal:

A. Agudas:
  - Por efeitos de agentes tóxicos: arsênico, chumbo, hexano (solventes, cola), organofosforados, tálio.
  - Medicamentos: amiodarona, cisplatino, dapsona, hidralazina, isoniazida, metronidazole, nitrofurantoína, antirretrovirais análogos dos nucleosídeos (ddC, ddI, d4T), fenitoína, piridoxina, vincristina, hipervitaminose (B6).
  - Processos infecciosos: difteria.
  - Processos inflamatórios: polineuropatia inflamatória aguda ou síndrome de Guillain-Barré.
  - Trauma.
  - Vascular.

B. Crônicas:
  - De causa hereditária
  - Associadas a doenças sistêmicas: diabetes, síndrome de Churg-Strauss, púrpura de Henoch-Schönlein, doença inflamatória intestinal, artrite juvenil idiopática, poliarterite nodosa, Sjögren, lúpus, granulomatose de Wegener, insuficiência renal, hipovitaminoses (B1, B2, B6, B12, E), doença celíaca, hipotireoidismo.
  - Infecciosa: hanseníase.
- Inflamatória: polineuropatia inflamatória desmielinizante crônica.

Serão abordadas neste capítulo:

A. A síndrome de Guillain-Barré (SGB), como exemplo de neuropatia periférica aguda inflamatória autoimune.
B. A doença de Charcot-Marie-Tooth (CMT), como exemplo de neuropatia periférica crônica geneticamente determinada.

SÍNDROME DE GUILLAIN-BARRÉ

Epidemiologia

A síndrome de Guillain-Barré (SGB) é a principal causa de fraqueza aguda de causa neuromuscular, com incidência anual mundial de 1,3-2 por 100 mil. A natureza inflamatória da lesão do nervo periférico pode envolver a

bainha de mielina (forma desmielinizante) ou o axônio (forma axonal). Tem uma fisiopatogenia que parte de um processo deflagrador, infecção ou imunização, a partir do qual a resposta imunológica é voltada para outros alvos que não apenas o agente que a disparou. Dessa forma, uma infecção pelo *Campylobacter jejuni* pode desencadear a produção de autoanticorpos com reação cruzada para epítopos do axônio.[1]

Em crianças e adolescentes são observados com maior frequência antecedentes infecciosos, sendo os mais encontrados os vírus *influenza*, Ebstein-Barr, citomegalovírus, além do *Campylobacter* e do *Mycoplasma pneumoniae*.[2] As recentes epidemias, das arboviroses e do coronavírus, mostram que esses agentes também podem ser associados à SGB.[3,4]

Quadro clínico

A queixa inicial pode ser de dor nas pernas, mas que logo é seguida de forma insidiosa e progressiva por fraqueza muscular dos membros inferiores. Dessa forma surgem dificuldades para pular e correr, levantar-se do chão e gradativamente dificuldade na marcha, com quedas, podendo evoluir para perda da marcha e até mesmo da capacidade de se sentar. Esse quadro pode ser ou não precedido em 4 semanas por um quadro de infecção de vias aéreas ou gastrointestinal, ou ainda de imunizações.[1,5]

O auge da fraqueza costuma ocorrer em até 9 dias, seguindo-se então uma estabilização nesse pior patamar, para em cerca de 2 até no máximo 4 semanas começar uma recuperação gradual que pode durar meses.[1,5]

Apesar de as manifestações motoras chamarem mais a atenção do leigo, o envolvimento inflamatório do nervo periférico pode ocasionar sintomas e sinais sensitivos assim como autonômicos (retenção ou incontinência fecal e vesical, arritmias cardíacas ou alterações da pressão arterial, anidrose ou diaforese).

Podem ainda estar envolvidos os nervos cranianos, particularmente o nervo facial e o nervo frênico. Este último determina a fraqueza diafragmática com insuficiência ventilatória.[1,5]

Ao exame neurológico se confirma-se a presença da paresia arreflexa, associada ou não a achados sensitivos ou autonômicos, caracterizando uma síndrome de topografia radicular ou de nervo periférico simétrica. Não há nível sensitivo (situação que sugeriria uma síndrome medular).[1,5]

Diagnóstico

O diagnóstico na primeira semana de doença é fundamental, no entanto nessa fase ele deve ser baseado apenas no quadro clínico da fraqueza ascendente progressiva associada à presença de arreflexia.[1,5]

As alterações características no exame do líquido cefalorraquiano, a dissociação albumino-citológica, a elevação do teor proteico sem elevação da celularidade, ocorrerão em geral a partir da segunda semana de doença. Seu pico de elevação ocorre da quarta à sexta semana de doença.[1,5]

A eletroneuromiografia ajuda não na definição do diagnóstico, mas no prognóstico. Os casos com envolvimento apenas da mielina (aumento de latência, diminuição de velocidade de condução na condução neural) têm prognóstico melhor que as formas axonais (diminuição de amplitude dos potenciais de ação).[1,5]

Um prognóstico mais sombrio pode ser esperado nos casos de apresentação com envolvimento de nervo facial e com manifestação autonômica, e, conforme já mencionado acima, nos casos de envolvimento axonal.[6]

Tratamento

O suporte com monitorização dos sinais de acometimento autonômico (frequência cardíaca, pressão arterial) e ventilatório (capacidade vital forçada, pico de fluxo de tosse) é fundamentais. A morbidade da SGB está diretamente relacionada a essas complicações. A fisioterapia deve ser instituída precocemente. Mudanças de decúbito, evitar posturas viciosas, evitar o acúmulo de secreções ajudam na prevenção de complicações como escaras, atelectasia, dentre outros.

Para pacientes com menos de 7 dias de evolução e nas formas graves. o uso de medidas que neutralizem os anticorpos circulantes ajudam a reduzir o tempo de hospitalização, reduzem o número de casos que precisam de ventilação e aceleram a recuperação. Nesse sentido, pode-se optar por um dos esquemas a seguir:

- Plasmaférese 50 mL/kg/vez em 4-5 vezes.[3]
- Imunoglobulina endovenosa 0,4 g/kg/dia por 5 dias.[4,5]

Desafios

O grande desafio é realizar o diagnóstico clínico e iniciar a abordagem dentro da janela terapêutica, possibilitando a prevenção das complicações que são as causas da mortalidade na SGB.

DOENÇA DE CHARCOT-MARIE-TOOTH

Epidemiologia

A Charcot-Marie-Tooth (CMT) é a doença neurológica hereditária mais frequente no mundo, com prevalência de 1:2.500 pessoas. Na infância, 70% dos casos de polineuropatia são hereditários, e dentre esses, a CMT é a causa mais prevalente.

A maioria dos casos são de herança autossômica dominante, embora formas ligadas ao X e autossômicas recessivas não sejam incomuns. Mutações pontuais e variações no número de cópias gênicas em mais de 90 genes responsáveis pela manutenção da estrutura ou funcionamento dos neurônios periféricos (neurônios motores e sensitivos) e/ou das células de Schwann (que formam a bainha de mielina) já foram associadas à doença até o momento. Dentre estes, as alterações encontradas em 4 genes, o *PMP22* (*peripheral myelin protein 22*), o *GJB1* (*gap junction protein beta 1*), o *MFN2* (*mitofusin 2*) e o *MPZ* (*myelin protein zero*), são responsáveis por mais de 90% dos casos com teste genético positivo.[10,11,12]

Classificação

CMT é o epônimo mais utilizado para se referir a doenças do grupo das neuropatias periféricas hereditárias, antes também conhecido pela sigla HMSN (*hereditary motor-sensory neuropathy*), acrônimo do termo em inglês para "neuropatia hereditária sensitivo-motora".[10,11]

A CMT é classificada de acordo com características anatomopatológicas, neurofisiológicas e de herança genética em: CMT1 ou desmielinizante e autossômica dominante (ou HMSN1); CMT2 ou axonal e autossômica dominante (ou HMSN2); AR-CMT2 ou axonal e autossômica recessiva; CMT4 ou desmielinizante e autossômica recessiva; CMTX ou com herança ligada ao X. À medida que genes específicos foram descobertos, subtipos identificados por letras foram adicionados à classificação acima (p. ex., CMT1A-PMP22, CMT1B-MPZ, CMT2A-MFN2, CMT1X-GJB1). Algumas mutações podem causar fenótipos desmielinizantes e axonais em uma mesma família ou fenótipo misto em um mesmo paciente, podendo ser classificados como intermediários com herança dominante (DI-CMT) ou recessiva (CMTRI), ou em um dos grupos anteriores, como o CMTX.[10,11,13]

Dentro do espectro de polineuropatias hereditárias relacionadas ao termo CMT, existem fenótipos com características distintas que são classificados separadamente. São estes: neuropatia periférica hereditária com susceptibilidade a paralisia por pressão ou HNPP (do inglês *hereditary neuropathy with liability to pressure palsies*); neuropatia periférica hereditária puramente motora ou HMN (do inglês *hereditary motor neuropathy*); e neuropatia periférica hereditária puramente sensitiva associada a disautonomia ou HSAN (do inglês *hereditary sensory autonomic neuropathy*).[10,11]

A crescente importância da informação genética no diagnóstico de CMT eliminou o termo CMT3 (ou HMSN3), que se refere à síndrome de Dejerine-Sottas e que não possui herança ou gene específicos, e que tem gerado discussões sobre a necessidade de nova mudança no sistema de classificação geral das neuropatias hereditárias para que agregue também o genótipo.[13]

Quadro clínico

A polineuropatia periférica do tipo comprimento-dependente (padrão luvas e botas) sempre é o sintoma principal de todos os tipos de CMT, podendo estar isolada ou associada a outros sintomas. O fenótipo "clássico" é caracterizado por início dos sintomas nas primeiras 2 décadas de vida, fraqueza distal, perda sensitiva, deformidades dos pés (*pes cavus* e dedos em martelo) e ausência de reflexos Aquileus. Esse também é o fenótipo mais encontrado no subtipo mais frequente da doença, *CMT1A*, que é causada pela duplicação do gene *PMP22* (*peripheral myelin protein 22*), localizada no cromossomo 17p11.2.[10,11,12]

O pediatra geral deve estar atentos a sinais muitas vezes discretos e inespecíficos que podem representar o início da doença, tais como atraso do desenvolvimento motor e caminhar na ponta dos pés, junto com queixas de tropeços e quedas frequentes em pré-escolares; e lesões repetitivas nos tornozelos, dificuldades em atividades esportivas e correr mais devagar que colegas da mesma idade, em escolares e adolescentes.[10,11,12]

Discrepância significativa entre a intensidade dos sintomas e a fraqueza ou déficit sensitivo ao exame é muito comum. Crianças não se queixam muito de dormência, formigamento, cãibras ou dor, mesmo que a perda sensitiva seja evidente. Os primeiros sinais de fraqueza das mãos podem não ser evidentes até que a criança apresente problemas para se vestir, amarrar os sapatos ou escrever na escola.

Geralmente a doença tem curso longo e lentamente progressivo, porém alguns pacientes podem ser gravemente comprometidos desde a infância. A neuropatia congênita hipomielinizante e a síndrome de Dejerine-Sottas são historicamente descritas separadamente como formas clínicas infantis raras e graves de CMT, mas atualmente se sabe que são quadros que pertencem ao amplo espectro das neuropatias desmielinizantes. A principal diferença entre elas é a idade de início dos sintomas dos pacientes. A primeira é responsável por quadro neurológico grave em neonatos, e a segunda, em lactentes. Ambas apresentam características em comum com as da síndrome do bebê-hipotônico: hipotonia generalizada inespecífica; displasia de quadril; sucção deficiente; e, nos mais graves, problemas respiratórios. Mutações *de novo* dos genes *MPZ* (*myelin protein zero*), *PMP22* e *EGR2* (*early growth factor 2*) estão tipicamente associadas às duas formas, mas não exclusivamente a elas.[10,11,12]

Diagnóstico

A CMT deve fazer parte do diagnóstico diferencial de qualquer criança com suspeita de neuropatia comprimento-dependente, e a história familiar negativa não exclui o diagnóstico, pois existem muitos casos decorrentes de mutações novas.[10,11]

Não é incomum obter o diagnóstico de CMT em casos inicialmente considerados adquiridos e que apresentaram falha terapêutica ao uso de imunossupressores, ou ainda em casos nos quais a criança estava em tratamento para outra patologia e apresentou início ou agravamento de um quadro de neuropatia antes sutil. Algumas drogas, normalmente neurotóxicas, já citadas no início deste capítulo, são responsáveis por piora clínica de pacientes com CMT, sendo a vincristina a droga de mais alto risco.[10,11]

A investigação diagnóstica ideal deve sempre incluir a eletroneuromiografia (ENMG) como exame complementar para confirmar a presença de neuropatia periférica e determinar seu padrão neuropatológico de acordo com a velocidade de condução nervosa (VCN) (VCN do nervo mediano: desmielinizante ≤ 35 m/s; intermediário = 35-45 m/s; axonal ≥ 45 m/s).[10,11,12]

A biópsia de nervo é indicada quando a neuropatia é tão grave que a ENMG não consegue definir seu padrão ou se

existe forte suspeita de neuropatia adquirida (p. ex., neuropatia por vasculite), pois permite a pesquisa de achados clássicos como o espessamento dos nervos e o padrão bulbo de cebola, que representa ciclos de desmielinização e remielinização, causados por intensa produção de bainha de mielina defeituosa e redundante, em uma tentativa ineficaz de regeneração neuronal nos tipos desmielinizantes, ou o achado de diminuição do número de axônios nos tipos axonais. A biópsia pode ser desnecessária quando a testagem genética dos principais genes está disponível.[10,11,12]

Pacientes com CMT necessitam de acompanhamento rotineiro por médicos neurologistas e ortopedistas, além de outros especialistas, entre eles fisioterapeutas e terapeutas ocupacionais. A investigação genética deverá ser feita por geneticista, mas existem fluxogramas disponíveis e utilizados internacionalmente que podem auxiliar o pediatra geral na decisão de quais genes pesquisar, se necessário. Lembrando-se de que a realização de um teste genético só deve ser feita por decisão do paciente ou de seus responsáveis (quando os pacientes são menores de idade) e com aconselhamento genético profissional adequado.[10,11,12]

Tratamento

No passado, alguns ensaios clínicos realizados não mostraram em humanos os bons resultados obtidos em modelos animais (p. ex., vitamina C), mas recentemente a droga PXT3003, uma combinação de baclofeno, naltrexona e sorbitol, demonstrou alguma eficácia nas fases I e II e, atualmente, em fase III com final previsto para 2024 (fonte: clinicaltrials.gov). É uma futura forte candidata para o tratamento de CMT1A.[14]

Na ausência de tratamento curativo para a CMT, as técnicas de reabilitação ainda constituem a principal estratégia terapêutica para CMT.[10,11,12]

A fisioterapia deve trabalhar o fortalecimento muscular, o alongamento, e o equilíbrio, para manter a mobilidade desses pacientes. Hidroterapias e natação podem ser úteis para fortalecimento da musculatura axial e a prevenção de escoliose. A terapia ocupacional deve prover aos pacientes utensílios e métodos para a realização de tarefas de rotina diária, particularmente auxiliando as crianças na realização de suas tarefas escolares.[10,11]

Pacientes com fraqueza significativa de pés e tornozelos devem ser avaliados quanto à necessidade de órteses que limitem o movimento do tornozelo, especificamente a dorsiflexão excessiva na fase de apoio terminal da marcha e/ou flexão plantar durante a oscilação. Cirurgias ortopédicas devem ser indicadas apenas quando outras técnicas de suporte foram utilizadas com todo o seu potencial e não obtiveram mais sucesso em corrigir limitações funcionais causadas pela progressão da doença.[10,11]

Alguns estudos mostraram que a dor, mais especificamente cãibras nos membros inferiores, é um dos principais fatores que negativamente afetam a qualidade de vida de pacientes pediátricos com CMT. Ela não é do tipo neuropático e costuma estar relacionada a problemas estruturais e funcionais nos membros inferiores ou a cãibras. As dores por calosidades plantares estão relacionadas à distribuição anormal do peso sobre os pés, e palmilhas especiais podem ajudar, mas intervenções cirúrgicas são frequentemente necessárias evolutivamente. As cãibras musculares são tipicamente dos músculos gastrocnêmios e estão frequentemente relacionadas à diminuição da flexibilidade do tornozelo e ao andar na ponta dos pés. Dores nos joelhos e quadris estão relacionadas aos mecanismos de compensação da marcha anormal. Medicamentos como abapentina, pregabalina, relaxantes musculares e anti-inflamatórios podem ser úteis, mas são inadequados para uso crônico. O manejo da dor e das cãibras é difícil, mas o tratamento fisioterapêutico e intervenções ortopédicas definitivamente ajudam e devem ser sempre implementados de acordo com a gravidade do caso.[10,11]

O acompanhamento clínico de rotina também pode ser aprimorado com o uso do questionário de qualidade de vida para CMT pediátrica (do inglês *pediatric CMT quality of Life - pCMTQOL*) e de escalas que fornecem escores de déficit funcional para crianças com CMT, como a escala para lactentes e pré-escolares, de 6-48 meses; e a escala pediátrica, de 3-20 anos (respectivamente, do inglês *CMT Infant Scale - CMTInfS* e *CMT Pediatric Scale* - CMTPedS. Fonte: clinicaloutcomemeasures.org). Dentre esses instrumentos, a escala pediátrica para a faixa etária de 3-20 anos é a única disponível na língua portuguesa (CMTPedS-Br) e aborda 7 áreas de medições: força, desteridade, sensibilidade, marcha, equilíbrio, potência e resistência. Ela apresenta grande potencial para avaliar a progressão da doença e deverá ser muito útil para a avaliação terapêutica e a inclusão de crianças brasileiras em futuros ensaios clínicos multicêntricos.[10,15,16,17]

Prevenção

Pacientes com diagnóstico genético positivo podem prevenir a transmissão da CMT para gerações futuras por meio de técnicas de fertilização *in vitro* assistida com a pré-seleção de ovos fertilizados que não tenham a mutação. O aconselhamento genético apropriado é fundamental na orientação do planejamento familiar de pacientes com CMT.[10,11]

DESAFIOS

Muitas mutações gênicas e potenciais mecanismos causadores de doença foram estudados nos últimos anos, e espera-se que, com novas técnicas de biologia molecular e celular, novos tratamentos para estabilizar ou curar as diferentes formas de CMT sejam desenvolvidos em um futuro próximo.

REFERÊNCIAS BIBLIOGRÁFICAS

1. Govoni V, Granieri E. Epidemiology of the Guillain-Barré syndrome. Curr Opin Neurol. 2001;14: 605-13.
2. Leung J, Sejvar JJ, Soares J, Lanzieri TM. Guillain-Barré syndrome and antecedent cytomegalovirus infection, USA 2009-2015. Neurol Sci. 2020 Apr;41(4):885-91.

3. Araujo AQ, Silva MT, Araujo AP. Zika virus-associated neurological disorders: a review. Brain. 2016 Aug;139(Pt 8):2122-30.
4. Singer TG, Evankovich KD, Fisher K, Demmler-Harrison GJ, Risen SR. Coronavirus infections in the nervous system of children: a scoping review making the case for long-term neurodevelopmental surveillance. Pediatr Neurol. 2021 Apr;117:47-63.
5. Ryan MM. Pediatric Guillain-Barré syndrome. Curr Opin Pediatr. 2013;25(6):689-93.
6. Estrade S, Guiomard C, Fabry V, Baudou E, Cances C, Chaix Y, et al. Prognostic factors for the sequelae and severity of Guillain-Barré syndrome in children. Muscle Nerve. 2019 Dec;60(6):716-23.
7. Cortese I, Chaudhry V, So YT, Cantor F, Cornblath DR, Rae-Grant A. Evidence-based guideline update: plasmapheresis in neurologic disorders: report of the Therapeutics and Technology Assessment Subcommittee of the American Academy of Neurology. Neurology. 2011 Jan 18;76(3):294-300.
8. Hughes RA, Swan AV, van Doorn PA. Intravenous immunoglobulin for Guillain-Barré syndrome. Cochrane Database Syst Rev. 2012 Jul 11;7:CD002063.
9. Nascimento OJM, Freitas MRG, Escada TM, Araujo E, Araujo APQC, Araujo AQC. Síndrome de Guillain-Barré na criança: tratamento com altas doses de imunoglobulina endovenosa. Jornal de Pediatria. 1992;68(9/10):352-6.
10. Jani-Acsadi A, Ounpuu S, Pierz K, Acsadi G. Pediatric Charcot-Marie--Tooth disease. Pediatr Clin North Am. 2015. Jun;62(3):767-86.
11. Saporta MA. Charcot-Marie-Tooth disease and other inherited neuropathies. Continuum (Minneap Minn). 2014 Oct;20(5 Peripheral Nervous System Disorders):1208-25.
12. Saporta AS, Sottile SL, Miller LJ, Feely SM, Siskind CE, Shy ME. Charcot-Marie-Tooth disease subtypes and genetic testing strategies. Ann Neurol. 2011 Jan;69(1):22-33.
13. Bird TD. Charcot-Marie-Tooth (CMT) hereditary neuropathy overview. 1998 Sep 28 [Updated 2021 May 20]. In: Adam MP, Ardinger HH, Pagon RA, et al. (eds.). GeneReviews [Internet]. Seattle (WA): University of Washington, Seattle; 1993-2021. Available: https://www.ncbi.nlm.nih.gov/books/NBK1358/#Updating the classification of inherited neuropathies (acesso 22 maio 2021).
14. Jennings MJ, Lochmüller A, Atalaia A, Horvath R. Targeted therapies for hereditary peripheral neuropathies: systematic review and steps towards a "tretabolome". Journal of Neuromuscular Diseases. 2021;8:383-400.
15. Mandarakas MR, Menezes MP, Rose KJ, Shy R, Eichinger K, Foscan M, et al. for the Inherited Neuropathies consortium. Development and validation of the Charcot-Marie-Tooth disease infant scale. Brain. 2018;141:3319-30.
16. Ramchandren S, Wu TT, Finkel RS, Siskind CE, Feely SME, Burns J, et al. Development and validation of the pediatric Charcot-Marie-Tooth disease Quality of Life Outcome Measure. Ann Neurol. 2021;89:369-79.
17. Cruz KLT, Camargos ACR, Cardoso J, Baptista CRJA, Ramos AD, Mattiello-Sverzut AC, et al. Translation and cross-cultural adaptation of the Charcot-Marie-Tooth disease pediatric scale to Brazilian Portuguese and determination of its measurement properties. Brazilian Journal of Physical Therapy. 2021;25(Issue 3):303-10.

CAPÍTULO 11

ACIDENTES VASCULARES ENCEFÁLICOS

Marcio Moacyr de Vasconcelos

AO FINAL DA LEITURA DESTE CAPÍTULO, O PEDIATRA DEVE ESTAR APTO A:

- Saber que o tempo mediano entre a apresentação clínica e o diagnóstico de um acidente vascular encefálico (AVE) pediátrico é de quase 24 horas, e a maior parte da demora na sua identificação ocorre enquanto o paciente está hospitalizado.
- Ver todo déficit neurológico focal de início como evidência de um AVE, até prova em contrário.
- Saber que crianças que não completam o calendário de vacinações têm risco oito vezes maior de sofrer AVE.
- Saber que as principais etiologias são anemia falciforme, arteriopatia cerebral focal, doença de moyamoya, dissecção arterial, vasculite, cardiopatias congênitas, cirurgia cardíaca, traumatismo craniano ou cervical, trombofilia e infecções.
- Reconhecer as manifestações clínicas mais comuns: hemiparesia e paralisia facial unilateral, perda da sensibilidade em um dimídio corporal, alterações na fala ou linguagem, alterações visuais ou ataxia. Qualquer uma dessas manifestações deve levantar a suspeita imediata de AVE, a menos que exista outra etiologia claramente definida.
- Suspeitar de trombose de seio venoso cerebral na associação da síndrome clínica de hipertensão intracraniana com sinais neurológicos focais.
- Considerar o uso de anticoagulação ou aspirina durante os 7 dias iniciais de investigação nas crianças com AVE isquêmico.

INTRODUÇÃO

A importância do estudo dos acidentes vasculares encefálicos (AVE) em pediatria é realçada por estatísticas sombrias: 10-25% das crianças acometidas vão a óbito, configurando uma das 10 principais causas de mortalidade pediátrica, e 2/3 dos sobreviventes terão déficits neurológicos permanentes.[1]

Os AVE são definidos como o início agudo de um sinal ou sintoma neurológico oriundo de infarto ou hemorragia no encéfalo. Constituem um grupo heterogêneo e multiforme de condições neurológicas que encerram risco significativo de disfunção prolongada e letalidade. As consequências duradouras podem incluir déficits sensitivomotores, comprometimento da linguagem, deficiência intelectual, distúrbios do comportamento e epilepsia. Estima-se uma incidência de 5-8 por 100 mil crianças por ano, porém, em recém-nascidos, a taxa de AVE isquêmico é 6 vezes mais alta, sendo que alguns estudos citam uma incidência de até 1 em 4 mil neonatos. O sexo é um fator de risco relevante, pois os meninos correm um risco relativo de 2 para AVE perinatais e 1,25 para eventos pediátricos.[2]

Atualmente considerados uma emergência médica, foram criados protocolos para o atendimento pré-hospitalar e hospitalar, e pacientes adultos têm se beneficiado de equipes e unidades especializadas. Por exemplo, a trombólise é uma intervenção estabelecida para adultos que se apresentam à emergência menos de 4,5 horas após o início do quadro clínico. Infelizmente, os protocolos para adultos não são plenamente aplicáveis aos pacientes pediátricos, tendo em vista que as etiologias e a fisiopatologia diferem significativamente. Estudos documentaram que o pediatra levantou a suspeita de AVE no atendimento inicial em apenas 26-38% das crianças.[1]

O pediatra deve se capacitar para sentir-se confortável no manejo inicial desses pacientes, pois um diagnóstico precoce protegerá o futuro de seu pacientes. O tempo mediano entre a apresentação clínica e o diagnóstico de um AVE pediátrico é de quase 24 horas, e a maior parte da demora em sua identificação se dá enquanto o paciente está hospitalizado. A dificuldade no diagnóstico pode ser maior nos pacientes que se apresentam com sintomas inespecíficos, como cefaleia, crise epiléptica, ataxia ou incoordenação motora fina. O diagnóstico tende a ser retardado naqueles com quadro clínico inicial flutuante, alteração da consciência ou na ausência de um exame de neuroimagem inicial.[3]

Os AVE podem assumir diferentes manifestações de acordo com a fisiopatologia, três das quais este capítulo descreverá: AVE isquêmico, hemorragia e trombose de seio venoso cerebral, com ênfase em algumas entidades específicas da faixa etária, como a doença/síndrome de moyamoya e a síndrome do bebê sacudido.

ETIOLOGIA

A anemia falciforme é a principal causa pediátrica de AVE em algumas populações.[1] A despeito da escassez de dados abrangentes, deve ser uma das principais causas na população brasileira. O estudo internacional de Mackay et al. recrutou 676 crianças com AVE, cuja principal etiologia foram as arteriopatias, incluindo anemia falciforme, arteriopatia cerebral focal, doença de moyamoya, dissecção arterial e vasculite.[4] Outras etiologias relevantes foram cardiopatias congênitas, cirurgia cardíaca, traumatismo craniano ou cervical, trombofilia e infecções.

O Quadro 1 contém uma lista parcial das principais etiologias e fatores de risco associados aos AVE pediátricos. Ao avaliar uma criança com sinais e sintomas neurológicos agudos, o pediatra deve ter em mente essa lista, pois a presença de qualquer uma das condições citadas eleva a probabilidade de diagnóstico precoce do AVE.

Um estudo internacional recente analisou o papel das infecções como fatores de risco para os AVE pediátricos ao comparar 355 casos confirmados na faixa etária de 29 dias a 18 anos de idade com 354 controles. Os autores concluíram que o descumprimento do calendário de vacinações resultou em risco 8 vezes mais alto de sofrer AVE na faixa etária estudada.[5]

Ao contrário de adultos, um grande número de crianças tem uma doença associada, porém, na ausência de estudos de casos-controles satisfatórios, convém interpretar tal associação com cautela, pois em determinadas situações é impossível estabelecer uma relação de causa e efeito.[6]

APRESENTAÇÃO CLÍNICA

As manifestações clínicas mais comuns são hemiparesia e paralisia facial unilateral, perda da sensibilidade em um dimídio corporal, alterações na fala ou na linguagem, alterações visuais ou ataxia. Qualquer uma dessas manifestações deve levantar a suspeita imediata de AVE, a menos que exista outra etiologia claramente definida. Um subgrupo particularmente desafiador é o de pacientes com sintomas inespecíficos,

Quadro 1 Etiologias e fatores de risco dos acidentes vasculares encefálicos em pediatria

Arteriopatias	**Cardiopatias**	**Trombofilias**
Anemia falciforme	Cardiopatias congênitas	Lipoproteína a elevada
Arteriopatia cerebral focal	Cardiopatias adquiridas	Deficiência de proteína C
Doença/síndrome de moyamoya	Cirurgia cardíaca prévia	Deficiência de proteína S
Dissecção arterial	Cateterismo cardíaco	Mutação do fator V de Leiden
Após radioterapia	Arritmias	Mutação 20210 da protrombina (fator II)
Displasia fibromuscular	Endocardite, p. ex., Libman-Sacks	Deficiência de antitrombina III
Angiopatia pós-varicela	Miocardiopatia	Resistência à proteína C ativada
Enxaqueca	Mixoma atrial	Síndrome de anticorpos antifosfolipídeo
Vasculite, p. ex., poliarterite nodosa, LES	CIA, CIV ou PFO	Hiper-homocisteinemia e mutação de MTHFR
Síndrome hemolítico-urêmica	Valva cardíaca protética	Fator VIII elevado
Arterite de Takayasu	**Doenças metabólicas**	**Defeitos/malformações**
Síndrome Phaces	Homocistinúria	Malformação arteriovenosa
Arteriopatia inespecífica	Mitocondriopatias, p. ex., Melas	Aneurisma intracraniano
Infecções	Doença de Fabry	Malformação da veia de Galeno
Sepse	Distúrbios do ciclo da ureia	Hemangioma intracraniano
Meningite bacteriana	Acidúrias orgânicas	Fístula carotidocavernosa
Tuberculose	Acidúria glutárica do tipo I	**Outros**
Otite média aguda	**Doenças crônicas**	Traumatismo craniano ou cervical
Sinusite ou faringite	Leucemia	Desidratação
Mastoidite	Artrite reumatoide	Complicações perinatais
HIV	Hiperlipidemia	Abuso de cocaína, anfetaminas
CMV	Anemia por deficiência de ferro	ECMO
Causas genéticas	Cetoacidose diabética	Tumores cerebrais
Neurofibromatose tipo I	**Medicamentos**	Cateter intravascular permanente
Síndrome de Ehlers-Danlos	Contraceptivos orais	Derivação ventriculoperitoneal
Síndrome de Marfan	Anticoagulantes	Policitemia ou trombocitose
Síndrome de Down	Antidepressivos	Doença hemorrágica do recém-nascido
Suscetibilidade – genes *F2, F5, NOS3*	L-asparaginase	Coagulação intravascular disseminada

CIA: comunicação interatrial; CIV: comunicação interventricular; CMV: citomegalovírus; ECMO: oxigenação por membrana extracorpórea; HIV: vírus da imunodeficiência humana; LES: lúpus eritematoso sistêmico; PFO: persistência do forame oval.

como cefaleia e alteração da consciência. A apresentação de um AVE com crise epiléptica é mais comum em crianças do que em adultos, sobretudo em menores de 6 anos.[7]

O estudo prospectivo de Mackay et al.[8] selecionou pacientes que chegavam à sala de emergência com disfunção cerebral focal de início abrupto. As 287 crianças recrutadas sofreram 301 eventos, dos quais 21 foram AVE (7%). O sintoma inicial mais frequente foi cefaleia (56%), seguida por vômitos (36%), fraqueza focal (35%) e dormência focal (24%). Apenas 46% dos pacientes obtiveram um exame de neuroimagem à apresentação, e o intervalo mediano entre a chegada do paciente à emergência e a realização do primeiro exame de neuroimagem foi de 4,5 horas. A idade mediana à apresentação foi de 9,8 anos.

A apresentação clínica naturalmente depende da idade do paciente. Recém-nascidos e lactentes costumam ter manifestações inespecíficas, como vômitos, letargia, fontanela abaulada ou crises epilépticas.

A dissecção arterial é uma causa de AVE bem mais comum em crianças do que em adultos. Deve ser contemplada particularmente em meninos de idade escolar que sofreram traumatismo há 1-2 semanas.

Todo déficit neurológico focal de início agudo deve ser visto como evidência de um AVE, até prova em contrário.[8,9]

DIAGNÓSTICO DIFERENCIAL

No referido estudo de Mackay et al., um AVE foi identificado como a causa da disfunção cerebral focal em apenas 7% das crianças. Por conseguinte, embora o pediatra deva cultivar um alto índice de suspeição para os AVE, sobretudo no contexto do atendimento em salas de emergência, é preciso considerar o espectro de diagnósticos diferenciais (Quadro 2).

A enxaqueca é um diagnóstico diferencial importante, principalmente em crianças maiores de 5 anos. Obviamente, a presença de cefaleia não serve de elemento distintivo. Como regra, os sintomas neurológicos da enxaqueca tendem a remitir dentro de 30 minutos.[1] A enxaqueca confusional aguda e a hemiplégica familiar, embora incomuns, podem confundir a diferenciação.

Na faixa etária pediátrica, os distúrbios que mais frequentemente simulam um AVE são enxaqueca, síncope, crises epilépticas, paralisia de Bell e fraqueza de origem psicogênica, a denominada fraqueza funcional.

Há que se considerar a possibilidade de pseudoparalisia na criança que se apresenta com fraqueza aguda. Nessa situação, a força muscular está preservada, mas a função motora é prejudicada por outro fator, mais comumente dor. São exemplos a dor nas panturrilhas da miosite viral aguda, a artralgia na artrite piogênica e a periostite de diversas etiologias.[10]

CLASSIFICAÇÃO

Existem várias formas de classificar os AVE. A classificação segundo a idade de ocorrência do evento distingue dois grupos:

- Eventos perinatais: entre 28 semanas de idade gestacional e 28 dias de vida.
- Eventos pediátricos: entre 28 dias e 18 anos de idade.

Os AVE perinatais podem ser agudos, quando o recém-nascido manifesta crises epilépticas focais ou encefalopatia, ou presumidos, quando a detecção de crises epilépticas focais, atraso do desenvolvimento motor, ou uso preferencial de uma das mãos antes de 18 meses de idade leva à investigação.

Os AVE pediátricos englobam três síndromes: eventos isquêmicos ou hemorrágicos e trombose de seio venoso ce-

Quadro 2 Diagnóstico diferencial dos acidentes vasculares encefálicos em pediatria

Categoria	Diagnóstico diferencial
Outros distúrbios do sistema nervoso central	• Cerebelite pós-infecciosa • Hipertensão intracraniana idiopática • Tumor cerebral • Síndrome de encefalopatia posterior reversível
Distúrbios do sistema nervoso periférico	• Miastenia *gravis* • Botulismo • Síndrome de Guillain-Barré • Paralisia de Bell • Síndrome miastênica congênita • Neuropatia periférica
Mielopatias	• Mielite transversa • Mielite flácida aguda • Infarto medular • Encefalomielite disseminada aguda • Abscesso, hematoma ou massa epidural • Tumor da medula espinhal
Transtornos metabólicos	• Hipoglicemia • Distúrbios eletrolíticos e acidobásicos • Doença mitocondrial • Erros inatos do metabolismo
Infecções	• Meningite • Encefalite • Miosite viral
Intoxicações	• Inalantes • Álcool • Drogas ilícitas • Cianeto • Monóxido de carbono • Metotrexato intratecal
Epilepsia	• Paralisia de Todd • Epilepsia parcial contínua • Estado de mal epiléptico não motor
Outras	• Enxaqueca • Hemiplegia alternante da infância • Paralisias periódicas • Distúrbio funcional (déficit psicogênico)

Fonte: adaptado de Buckowski, Rose, 2019.[1]

rebral. Uma categoria particular é a de hemorragia intracraniana associada à síndrome do bebê sacudido.

Ao contrário dos pacientes adultos, os AVE hemorrágicos são tão frequentes quanto os isquêmicos em pediatria, porém encerram letalidade mais alta.[1]

INVESTIGAÇÃO

A investigação diagnóstica de uma criança suspeita de AVE deve dedicar-se às causas e aos fatores de risco descritos no Quadro 1. Os exames de neuroimagem são imprescindíveis para confirmar o diagnóstico de AVE, definir sua localização e classificação e avaliar eventuais riscos de complicações. Assim, os seguintes exames podem ser oportunos:

- Tomografia computadorizada (TC) de crânio: a facilidade de obtenção e a curta duração lhe conferem vantagem sobre a ressonância magnética, mas deve-se ter em mente que uma TC normal não exclui o diagnóstico nas primeiras 24 horas de evolução. Nos pacientes suspeitos de traumatismo, torna-se um exame essencial.
- Ressonância magnética (RM) do encéfalo: a despeito da longa duração e da necessidade frequente de sedação, a RM oferece uma gama de sequências para identificar o AVE desde as primeiras horas de evolução, delinear sua extensão e avaliar a fisiopatologia do evento. O acréscimo da angiorressonância magnética pode ser um recurso diagnóstico valioso.
- Exames básicos de triagem, como hemograma completo, glicemia, eletrólitos, função hepática e renal, amônia e lactato.
- Proteína C-reativa e velocidade de hemossedimentação.
- Hemocultura e outras culturas à procura de infecção.
- Exame simples de urina e urinocultura com antibiograma.
- Eletroforese de hemoglobina.
- Eletrocardiograma e ecocardiograma transtorácico à procura de cardiopatias e fontes de êmbolos. Se esse exame for normal, um ecocardiograma transesofágico com administração concomitante de soro fisiológico contendo pequenas bolhas pode revelar anormalidades ocultas.
- Fator antinuclear (FAN) e outros exames para doenças reumatológicas.
- Nos casos de AVE da circulação posterior ou de AVE recorrentes, angiografia por subtração digital ou angiotomografia computadorizada dos vasos cervicais.
- Pesquisa de fatores associados às trombofilias (Quadro 1), empreendida quando os exames iniciais não revelam a etiologia. A extensão da pesquisa é controversa.
- Coagulograma e níveis de fibrinogênio, fatores IX e XI.
- Punção lombar na presença de febre e outros sinais de infecção do sistema nervoso central.
- Se o AVE advier de arteriopatia cerebral focal, punção lombar com solicitação de PCR para HSV1/HSV2 e VZV e títulos de anticorpos IgG/IgM anti-VZV.
- Monitoração com Holter à procura de arritmias cardíacas.
- Sequenciamento de próxima geração (NGS) de determinados genes de acordo com o quadro clínico (Quadro 3).

Quadro 3 Sequenciamento NGS de genes na investigação de acidentes vasculares encefálicos

Contexto clínico	Genes
AVE recorrente	*MTHFR*
AVE que não respeitam territórios vasculares (Melas)	*MTTL1, MTTQ, MTTH, MTTK* etc.
CADASIL	*NOTCH3*
Doença da aorta	*ACTA2*
Doença de moyamoya	*RNF213*
Elevação dos marcadores inflamatórios	*CECR1 (ADA2)*
Hipermobilidade articular, outros sinais da síndrome de Ehlers-Danlos	*COL1A1, COL3A1, COL4A1*
Síndrome de Aicardi-Goutieres	*SAMHD1*
Síndrome de Loeys-Dietz	*TGFBR1, TGFBR2, SMAD3*
Telangiectasia hemorrágica hereditária	*ACVRL1, ENG, SMAD4*

AVE: acidente vascular encefálico.
Fonte: Ferriero et al., 2019;[7] Online *Mendelian Inheritance in Man* (www.omim.org).

SÍNDROMES CLÍNICAS

Acidente vascular encefálico isquêmico

O território vascular afetado e a extensão da lesão determinam os sinais e sintomas iniciais. Na série de casos pediátricos de Mackay et al.,[4] 82% dos pacientes manifestaram déficits neurológicos focais, como hemiparesia, alterações da fala e perturbações visuais.

A maioria dos AVE isquêmicos afeta o território da artéria cerebral média.

Quando os pacientes se apresentam com sinais e sintomas neurológicos transitórios, com duração inferior a 1 hora, usa-se o termo ataque isquêmico transitório (AIT).

Um AVE isquêmico pode sofrer transformação hemorrágica, particularmente na presença de uma cardiopatia. Esse risco é um argumento em favor do uso criterioso da terapia anticoagulante em crianças.

Nos pacientes com arteriopatia cerebral focal, uma das principais causas pediátricas, o risco de recorrência do AVE nos primeiros 12 meses após o evento inicial, é de 19-25%.

Os casos clínicos 1, 2, 4, 5 e 6 descrevem contextos clínicos comuns de um AVE isquêmico.

Acidente vascular encefálico hemorrágico

A apresentação clínica da criança com AVE hemorrágico pode ser dramática, com alteração da consciência evoluindo para coma rapidamente. As manifestações clínicas também podem incluir cefaleia intensa, vômitos, déficits focais e crises epilépticas. A suspeita de hemorragia contraindica a punção lombar, até prova em contrário, em razão do possível surgimento de efeito de massa.

As lesões estruturais compreendem 75% dos casos de AVE hemorrágico em pediatria, sendo que as mais comuns são as malformações arteriovenosas. O sangramento pode ser intracerebral, intraventricular ou subaracnóideo.[7]

Os fatores de risco particularmente associados abrangem o uso de anticoagulantes, distúrbios hemorrágicos, trombocitopenia (Caso 3), câncer e anemia falciforme. Algumas entidades pediátricas podem levar ao aparecimento de aneurismas intracerebrais, por exemplo, síndrome de Ehlers-Danlos ou de Klippel-Trenaunay, doença renal policística, displasia fibromuscular, telangiectasia hemorrágica hereditária, pseudoxantoma elástico e doença de Marfan.[1]

Trombose de seio venoso cerebral

A expressão clínica da trombose de seio venoso cerebral (TSVC) depende da localização e extensão do trombo. A associação da síndrome clínica de hipertensão intracraniana com sinais neurológicos focais deve levantar a suspeita da TSVC. Nos pacientes que exibem quadro clínico compatível com hipertensão intracraniana idiopática, 26% apresentam TSVC, a qual sempre deve ser pesquisada, pois sua presença modifica a conduta terapêutica.[11]

Os vasos mais comumente afetados são os seios sagital superior e transverso. A trombose pode provocar um infarto venoso com ou sem transformação hemorrágica. Os fatores predisponentes englobam infecção focal como otite média aguda, cirurgia recente, desidratação, trombofilia e medicamentos pró-trombóticos.[1]

A identificação de hemorragias ou infartos venosos parassagitais bilaterais é sugestiva de trombose do seio sagital. O exame de escolha para o diagnóstico da TSVC é a ressonância magnética do encéfalo com angiorressonância venosa.

Doença/síndrome de moyamoya

Usa-se o termo doença de moyamoya para os casos idiopáticos, enquanto aqueles associados a outras entidades como a síndrome de Down e a neurofibromatose do tipo I são denominados síndrome de moyamoya. As duas condições respondem por 6-10% dos casos pediátricos de AVE.[2] Sua denominação advém da palavra em japonês para a típica "nuvem de fumaça" produzida por vasos colaterais intracerebrais que surgem para contornar a oclusão arterial progressiva.

Os AVE recorrentes associados à doença/síndrome decorrem de uma arteriopatia inflamatória crônica e progressiva que geralmente envolve as duas artérias carótidas, mas no início pode ser unilateral.

Após um evento inicial, o risco de recorrência chega a 3% nos 12 meses subsequentes. Os pacientes são candidatos à revascularização cirúrgica.

Síndrome do bebê sacudido

Os maus-tratos infantis infelizmente são uma causa significativa de AVE na infância. O ato de sacudir repetidas vezes o lactente pelos braços ou ombros suscita lesões vasculares intracranianas por diferentes mecanismos: dissecção arterial, contusão por choque dos lobos frontais e occipitais contra o crânio e ruptura das veias que transpõem os sulcos cerebrais. Os eventos mais característicos são a ocorrência de hematomas subdurais de idades diferentes. O exame físico deve incluir a fundoscopia, pois 85% dos lactentes agredidos apresentam hemorragias retinianas, que geralmente são bilaterais.

Devemos ter em mente que a acidúria glutárica do tipo I, secundária à deficiência da enzima mitocondrial glutaril-CoA-desidrogenase, também pode causar hematomas subdurais e/ou hemorragias retinianas, simulando a síndrome do bebê sacudido.

O Caso 7 é um exemplo típico da síndrome.

TRATAMENTO

O atendimento da criança suspeita de AVE começa com avaliação da via aérea, respiração e circulação (ABC), seguida por um exame neurológico detalhado. As medidas instituídas visam ao suporte e à estabilização do paciente, incluindo:[2,3,7,12]

- Internação em leito de terapia intensiva.
- Dieta zero.
- A cabeceira do leito deve ser mantida na posição plana se o AVE for isquêmico ou elevada em 30 graus se o AVE for hemorrágico.
- Deve-se ter como meta níveis glicêmicos normais, pois a hiperglicemia piora o prognóstico; se idade > 2 anos e normoglicemia, a hidratação intravenosa não deve conter glicose; se idade < 2 anos, deve-se acrescentar glicose à solução de NaCl a 0,9%.
- No paciente normovolêmico, institui-se hidratação intravenosa com solução de NaCl a 0,9% e taxa hídrica de manutenção.
- A febre deve ser combatida prontamente, pois tende a piorar o estado clínico da criança. Se a temperatura axilar subir acima de 36,5°C, pode-se fornecer paracetamol por via oral ou dipirona por via intravenosa.
- A hipotensão arterial deve ser combatida. A pressão arterial sistólica deve permanecer entre os percentis 50-95 para a idade, a estatura e o sexo. A hipertensão deve ser tratada com a meta de reduzi-la em no máximo 15% ao longo de 24 horas. As crianças com arteriopatia intracraniana são especialmente vulneráveis à redução abrupta da pressão arterial, resultando em hipoperfusão cerebral.
- O uso profilático de anticonvulsivantes não está indicado, mas não se deve hesitar em prescrevê-los ao primeiro sinal de crises epilépticas clínicas. A monitoração do eletroencefalograma à beira do leito pode ser útil para a detecção de crises subclínicas. Cerca de 60% dos recém-nascidos e das crianças pequenas terão crises epilépticas.
- A cefaleia intensa deve ser tratada com analgésicos.
- Se houver infecção bacteriana, antibioticoterapia.
- Na criança com anemia falciforme, deve-se evitar que a transfusão eleve o nível de hemoglobina acima de 10 g/dL. Se necessário, deve-se remover sangue.

- A hemicraniectomia descompressiva pode ser oportuna para prevenir herniação cerebral nos raros pacientes com AVE agudo associado a edema cerebral maciço. Pode salvar a vida do paciente com AVE supratentorial volumoso.
- No AVE hemorrágico secundário a malformação arteriovenosa, a ressecção cirúrgica da lesão é o tratamento de primeira linha.

Terapia anticoagulante

Nas crianças com AVE isquêmico, deve-se considerar o uso de anticoagulação ou aspirina durante os 7 dias iniciais de investigação. Após o esclarecimento da etiologia do evento, pode-se refinar a terapia.

Nas crianças com TSVC, a terapia com anticoagulação é considerada padrão de assistência. Pode-se usar a heparina não fracionada (HNF) intravenosa, a heparina de baixo peso molecular (HBPM) ou a varfarina oral. A HNF oferece a vantagem de reversão rápida de sua ação, logo é preferível nos pacientes sob risco de lesão hemorrágica. A transição para HPBM ou varfarina pode ocorrer depois que exames de neuroimagem adicionais demonstrarem que não houve transformação hemorrágica.

Quando a anticoagulação não é instituída em virtude de traumatismo ou cirurgia recente, deve-se repetir o exame de neuroimagem dentro de 3-7 dias. Em geral mantém-se a anticoagulação por 3-6 meses. Durante esse período, a monitoração estreita é fundamental e baseia-se no tempo parcial de tromboplastina ativada para a HNF, nível de antifator Xa para a HBPM e INR para a varfarina.

A experiência pediátrica com intervenções endovasculares, como trombólise ou trombectomia, é muito menor do que em pacientes adultos. Tais intervenções só devem se contempladas no raro paciente com alto risco de mortalidade.

CASOS CLÍNICOS

Caso 1

Menino diagnosticado com anemia falciforme no segundo ano de vida passou por múltiplas internações por descompensação de sua doença de base. O quadro clínico à internação variava: crises álgicas, cefaleia intensa, déficit motor agudo ou alteração da consciência. Os exames de neuroimagem demonstraram que ele havia sofrido vários AVE prévios. As imagens da Figura 1 referem-se a duas internações distintas, aos 9 e aos 11 anos de idade.

Caso 2

Menina de 2 anos e 4 meses de idade apresentou-se há 19 dias com febre, tosse e cansaço. Foi diagnosticada com pneumonia e tratada com antibiótico. Três dias depois, episódio de choro incoercível, cianose perioral, hipotonia e vômito. Deu entrada na emergência com sonolência intensa. No segundo dia de internação, o exame físico revelou hemiparesia esquerda e paralisia facial à esquerda. Obteve-se uma tomografia computadorizada do crânio no sétimo dia de internação. Quinze dias após o início dos sinais e sintomas, ela mantinha dificuldade para deambular, mas estava livre de confusão mental ou outros sintomas. A ressonância magnética do encéfalo foi obtida 2,5 meses após o início do quadro (Figura 2). Suspeitou-se da doença de moyamoya, mas a angiorressonância magnética das artérias cerebrais não confirmou o diagnóstico. Ela permaneceu com hemiparesia esquerda leve.

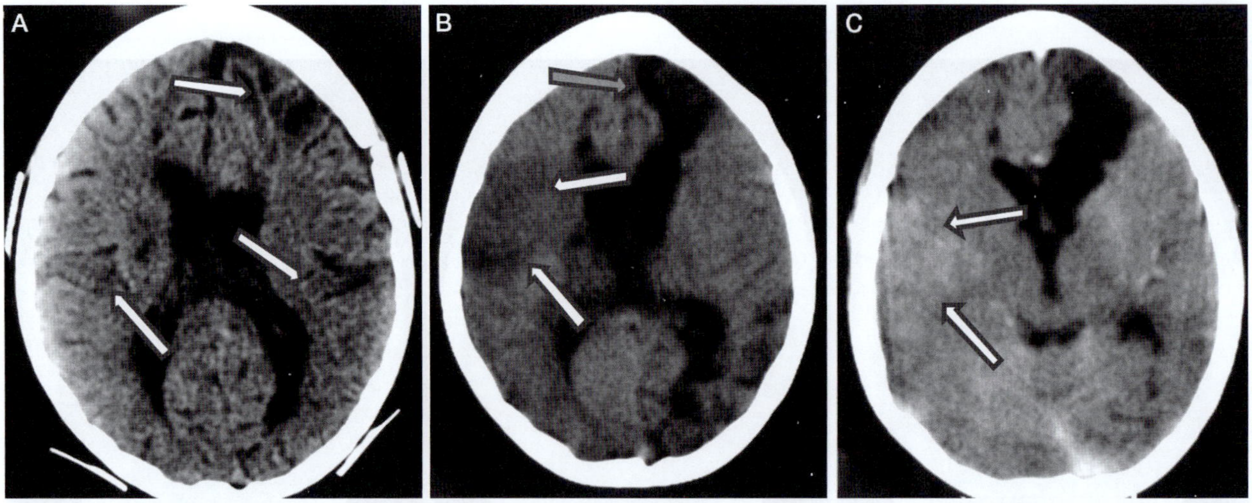

Figura 1 A: TC de crânio aos 9 anos de idade mostra múltiplas áreas hipodensas (setas) nos dois hemisférios cerebrais referentes a AVE antigos. Alguns desses eventos foram clinicamente silenciosos. B e C: aos 11 anos de idade, à internação por início agudo de hemiparesia esquerda, TC sem contraste (B) revela a transformação de um antigo AVE em encefalomalácia (seta cinza) no lobo frontal esquerdo e uma área hipodensa (setas brancas) na região frontoparietal direita de aspecto recente. A imagem com contraste (C) mostra captação da área hipodensa (setas) à direita.

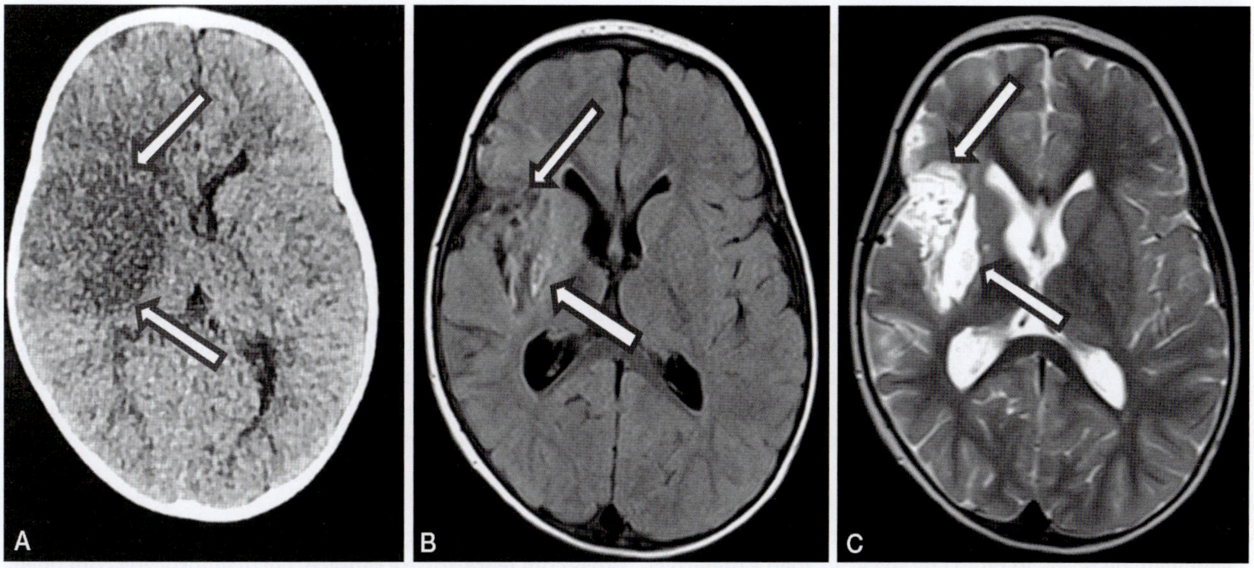

Figura 2 A: TC de crânio mostra extensa área hipodensa (setas) envolvendo a região frontoparietal direita. A imagem é compatível com um AVE isquêmico no território da artéria cerebral média direita. B: imagem axial de RM do encéfalo, sequência Flair, mostra extensa área corticossubcortical (setas) de alteração do sinal. Há dilatação compensatória do ventrículo lateral direito. C: imagem axial ponderada em T2 do mesmo exame evidencia área de encefalomalácia (setas) na ínsula, cápsula externa e núcleo lentiforme direitos.

Caso 3

Adolescente, sexo feminino, de 15,5 anos de idade recebeu o diagnóstico de leucemia mieloide aguda há 6 meses. Enquanto estava na fase de indução da quimioterapia, apresentou-se com febre e confusão. Os exames iniciais mostraram trombocitopenia grave (contagem plaquetária de 12.000/mm^3). Uma tomografia computadorizada de crânio à internação evidenciou múltiplos AVE agudos hemorrágicos (Figura 3). A paciente foi internada no CTI e recebeu múltiplas transfusões de plaquetas. Seu quadro neurológico inicial consistiu em *delirium* seguido de coma. Ela evoluiu com melhora lentamente gradual da encefalopatia.

Caso 4

Menino de 4 anos de idade, portador de cardiopatia congênita cianótica complexa, apresentou-se com ataxia da marcha de início abrupto. A TC do crânio foi obtida no segundo dia de internação (Figura 4). Ele evoluiu com melhora gradual da ataxia, mas em seguida apresentou crises epilépticas recorrentes e piora do estado mental. Exames de neuroimagem

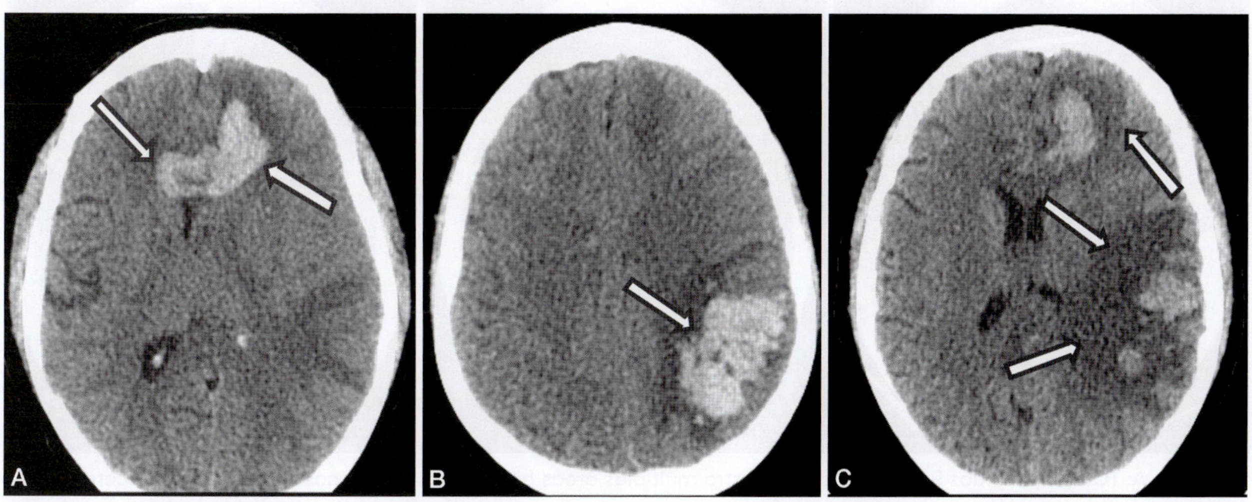

Figura 3 A e B: TC de crânio mostra duas grandes áreas hiperdensas (setas) envolvendo os lobos frontais e a região parietal esquerda, secundárias a sangramento parenquimatoso. C: oito dias depois, uma nova TC evidencia reabsorção parcial dos hematomas e aumento significativo do edema perilesional (setas).

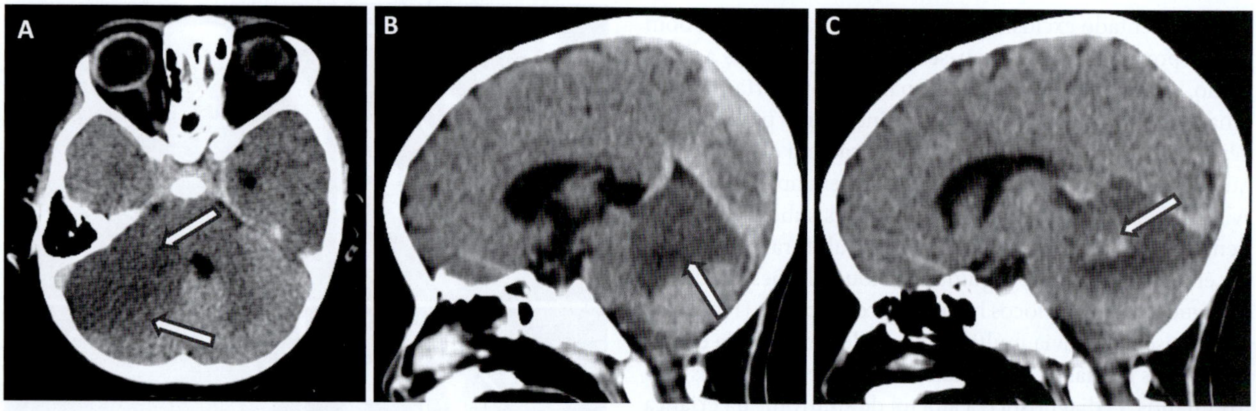

Figura 4 A: TC de crânio evidencia grande área hipodensa (setas) no hemisfério cerebelar direito. B: a imagem sagital por reconstrução 3D delineia a área hipodensa no território da artéria cerebelar superior, que provavelmente foi ocluída por um êmbolo de origem cardíaca. C: os focos hiperdensos dentro da área hipodensa devem representar pequenas hemorragias (seta).

subsequentes demonstraram eventos embólicos adicionais. A estabilização clínica e a prevenção de novos eventos só foram possíveis após a introdução de anticoagulação.

Caso 5

Menino destro de 7 anos de idade, previamente sadio, apresentou início súbito de hemiparesia esquerda. O déficit motor melhorou gradualmente, de modo que ao final de 10 dias a força muscular estava normal. A RM do encéfalo foi obtida no nono dia de evolução (Figura 5).

Caso 6

Menino apresentou-se aos 3 anos de idade com crises epilépticas afebris, hemiparesia à esquerda e dificuldades globais do desenvolvimento. Não havia relato de intercorrências durante a gestação ou o parto, e ele recebera alta do berçário com 1 dia de vida. A mãe observou redução dos movimentos do braço esquerdo no primeiro ano de vida. Ele adquiriu os marcos do desenvolvimento motor com atraso. A hemiparesia à esquerda adveio de um AVE perinatal presumido, e o paciente recebeu os diagnósticos de epilepsia focal e transtorno do espectro autista (Figura 6).

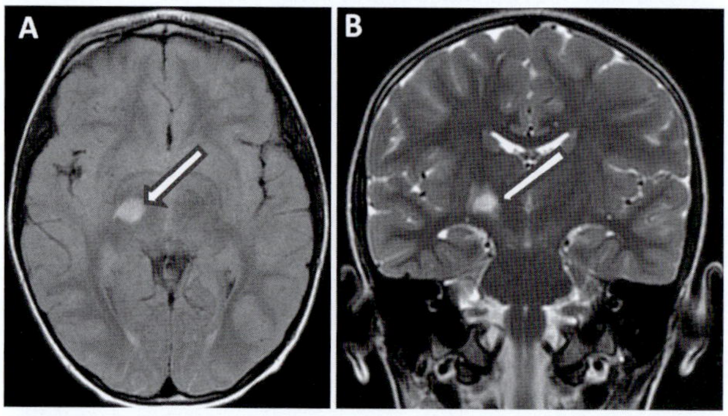

Figura 5 A: imagem axial Flair de RM do encéfalo mostra uma área arredondada (seta) de sinal hiperintenso no tálamo e cápsula interna direitos. B: imagem coronal ponderada em T2 mostra a mesma lesão (seta) com edema circundante. As imagens sugerem um AVE no território da artéria coroidal anterior, mas ainda não se pode excluir uma lesão expansiva neoplásica.

Caso 7

Lactente de 1,5 mês de vida, nascido a termo de parto cesáreo, escores de Apgar = 9/10, peso ao nascer de 2.430 g, perímetro cefálico de 32 cm, alta hospitalar com 3 dias de

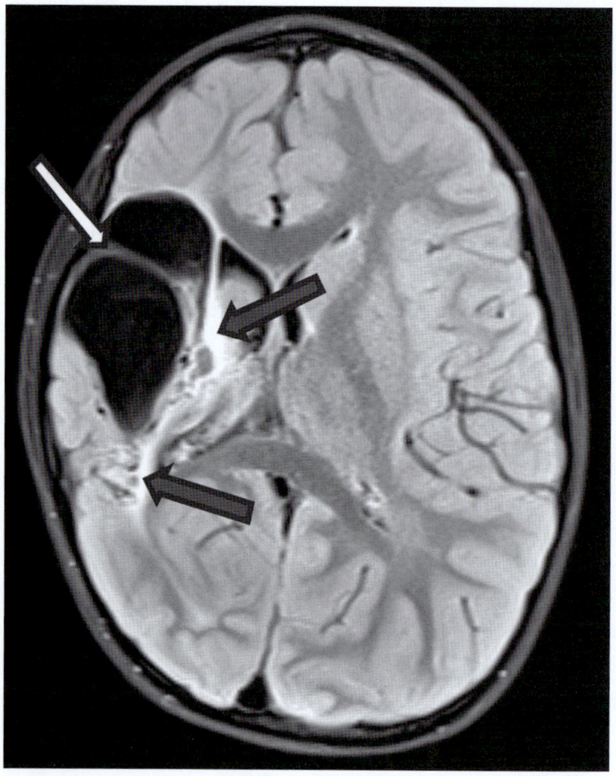

Figura 6 Imagem axial, sequência Flair, de RM do encéfalo obtida aos 4 anos de idade. Há uma área extensa de encefalomalácia (seta branca) com gliose circundante (setas cinza) no território da artéria cerebral média direita.

vida, alimentado exclusivamente ao seio materno com bom ganho ponderal, apresentou-se há 1 dia, logo após a defecação, com episódio de cianose, parada comportamental e olhar vago. Os pais o trouxeram prontamente para a emergência. O perímetro cefálico à internação era de 36,5 cm, o que demonstrou aumento significativo em apenas 45 dias. A TC do crânio detectou múltiplas áreas subdurais hiperdensas, compatíveis com hematomas subdurais. A RM do encéfalo obtida no dia seguinte revelou coleções subdurais subagudas além dos focos hemorrágicos recentes (Figura 7). À fundoscopia, havia múltiplas áreas de hemorragia em labareda nas retinas, o que fortaleceu a suspeita de maus-tratos infantis. O diagnóstico à alta foi de síndrome da criança sacudida. Enviou-se uma queixa ao Conselho Tutelar local para investigação.

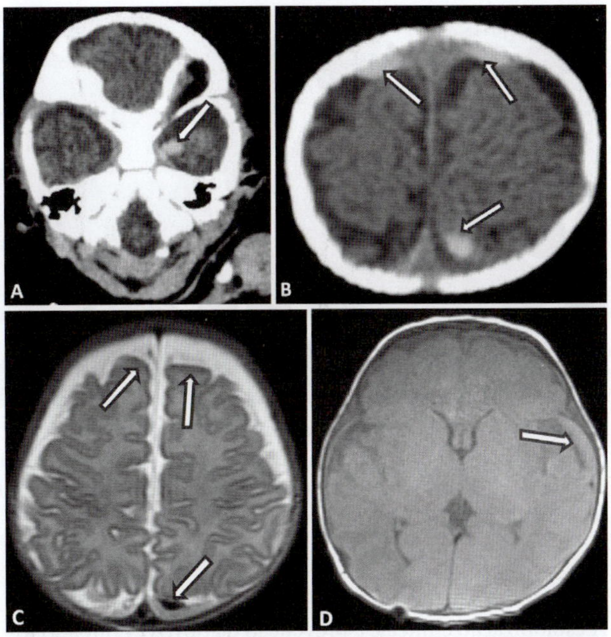

Figura 7 A e B: TC do crânio obtida à internação revela várias áreas hiperdensas (setas), produzidas por sangramento subdural agudo. C: imagem axial ponderada em T2 de RM do encéfalo delineou áreas de sinal hipointenso (setas), sugestivos de sangramento agudo. D: a imagem ponderada em 1 revela uma coleção subdural (seta) isointensa com o parênquima cerebral, sugestiva de hematoma subdural subagudo.

CONCLUSÃO

Os pediatras devem envidar todos os esforços para reconhecer precocemente os pacientes pediátricos com AVE. A abordagem sistemática com exames de neuroimagem e investigação em etapas permite o esclarecimento da etiologia em um bom número de casos.

REFERÊNCIAS BIBLIOGRÁFICAS

1. Buckowski A, Rose E. Pediatric stroke: diagnosis and management in the emergency department. Pediatr Emerg Med Pract. 2019;16(11):1-20.
2. Felling RJ, Sun LR, Maxwell EC, Goldenberg N, Bernard T. Pediatric arterial ischemic stroke: epidemiology, risk factors, and management. Blood Cells, Molecules and Diseases. 2017;67:23-33.
3. Elbers J, Wainwright MS, Amlie-Lefond C. The pediatric stroke code: early management of the child with stroke. J Pediatr. 2015;167(1):19-24.
4. Mackay MT, Wiznitzer M, Benedict SL, Lee KJ, Deveber GA, Ganesan V, et al. Arterial ischemic stroke risk factors: The international pediatric stroke study. Ann Neurol. 2011;69:130-40.
5. Fullerton HJ, Hills NK, Dowling MM, et al. Infection, vaccination, and childhood arterial ischemic stroke. Results of the VIPS study. Neurology. 2015;85:1-8.
6. Moraitis E, Ganesan V. Childhood infections and trauma as risk factors for stroke. Curr Cardiol Rep. 2014;16:527.
7. Ferriero DM, Fullerton HJ, Bernard TJ, Billinghurst L, Daniels SR, DeBaun MR, et al. Management of stroke in neonates and children. Stroke. 2019;50(3):e51-e96.
8. Mackay MT, Chua ZK, Lee M, Yock-Corrales A, Churilov L, Monagle P, et al. Stroke and nonstroke brain attacks in children. Neurology. 2014;82(16):1434-40.
9. Vasconcelos LGA, Vasconcelos MM. Acidentes vasculares encefálicos. In: Vasconcelos MM (org.). GPS pediatria. Rio de Janeiro: Guanabara Koogan; 2018. p.787-94.
10. Vasconcelos MM, Vasconcelos LGA, Brito AR. Assessment of acute motor deficit in the pediatric emergency room. J Pediatr (Rio J). 2017;93(s1):26-35.
11. Brito AR, Vasconcelos MM, Domingues RC, Esteves L, Olivaes MCD, Cruz Jr LCH, et al. Pseudotumor cerebral secundário a trombose venosa dural. Arq Neuropsiquiatr. 2005;63(3-A):697-700.
12. Rivkin MJ, Bernard TJ, Dowling MM, Amlie-Lefond C. Guidelines for urgent management of stroke in children. Pediatric Neurology. 2016;56:8-17.

CAPÍTULO 12

CEFALEIAS

Gustavo Adolfo Rodrigues Valle

AO FINAL DA LEITURA DESTE CAPÍTULO, O PEDIATRA DEVE ESTAR APTO A:

- Orientar a anamnese e o exame clínico para o diagnóstico diferencial entre
- cefaleias primárias e secundárias.
- Afastar as hipóteses de cefaleias de origem sistêmica.
- Saber quando pedir um exame de neuroimagem.
- Reconhecer e orientar as cefaleias primárias não complicadas.

INTRODUÇÃO

As dores de cabeça são comuns na infância e na adolescência e podem causar sofrimento significativo e incapacidade para a criança e sua família. É um sintoma de elevada prevalência, amplo espectro de causas e dificuldades diagnósticas específicas. No entanto, os diagnósticos diferenciais são amplos, obrigando o pediatra a estar atento às diferentes causas possíveis da dor de cabeça. O cuidado na coleta de dados da anamnese e do exame físico detalhado é importante para uma diretriz etiológica correta.

Em crianças e adolescentes o tipo mais comum de cefaleia são as denominadas primárias, definidas como não estando associadas a nenhum substrato orgânico que justifique a dor de cabeça. Já as cefaleias secundárias são aquelas associadas a uma doença de base e geralmente são pouco frequentes nos pacientes com dores de cabeça recorrentes. As causas mais comuns de cefaleias secundárias são as relacionadas a infecções virais respiratórias e a traumatismos cranianos leves. Apesar da preocupação dos pais diante da possibilidade de a dor de cabeça poder ser um sintoma de uma doença grave, como um tumor ou aneurisma cerebral, na verdade essas causas são bem mais raras.[1]

O pediatra precisa ser capaz de identificar os sinais de alerta para causas preocupantes de cefaleias secundárias e reconhecer as características típicas da cefaleia primária para fornecer a cada paciente o melhor atendimento possível e encaminhar ao especialista quando necessário, para melhorar sua qualidade de vida e minimizar a incapacidade.[1] São sinais de alerta: início recente, mudança das características da cefaleia anteriormente citadas pelo paciente, dor de cabeça que provoca o despertar noturno, cefaleia progressiva e exame neurológico anormal.[2]

CLASSIFICAÇÃO

As cefaleias podem ser classificadas de acordo com sua intensidade e duração. As cefaleias agudas são de início recente e curta duração, podendo ter um começo abrupto e piorar rapidamente. Esse tipo de cefaleia pode ser recorrente, como na migrânea, ou única, como sintoma de infecção extracraniana (resfriado), intracraniana (meningite) ou traumatismo craniano. As cefaleias crônicas são aquelas que têm duração mais prolongada e podem ser de intensidade moderada, como a cefaleia tensional, ou de intensidade progressiva, como nos casos de hipertensão intracraniana.

A última revisão da classificação pela Sociedade Internacional de Cefaleias atualizou os critérios diagnósticos.[3] Essa classificação divide as cefaleias em primárias, secundárias e neuropatias cranianas dolorosas e outras dores faciais (Quadro 1). Inicialmente ela foi definida para a população adulta, mas nas últimas revisões tem sido feito um esforço para adaptá-la para a população pediátrica.

ABORDAGEM CLÍNICA

A história clínica de crianças com cefaleia deve ser minuciosa, detalhada e sistematizada. Essas informações são di-

Quadro 1 Classificação das cefaleias

Classificação internacional de cefaleias (ICHD 3-2018)
Cefaleias primárias
1. Migrânea.
2. Cefaleia do tipo tensão.
3. Cefaleias trigeminoautonômicas.
4. Outras cefaleias primárias.
Cefaleias secundárias
5. Cefaleia atribuída a trauma ou lesão cefálica e/ou cervical.
6. Cefaleia atribuída a transtorno vascular craniano e/ou cervical.
7. Cefaleia atribuída a transtorno intracraniano não vascular.
8. Cefaleia atribuída ao uso de substância ou a sua supressão.
9. Cefaleia atribuída a infecção.
10. Cefaleia atribuída a transtorno da homeostase.
11. Cefaleia ou dor facial atribuída a transtorno do crânio, pescoço, olhos, orelhas, nariz, seios paranasais, dentes, boca ou outra estrutura facial ou cervical.
12. Cefaleia atribuída a transtorno psiquiátrico.
Neuropatias cranianas dolorosas, outras dores faciais e outras cefaleias
13. Lesões dolorosas dos nervos cranianos e outras dores faciais.
14. Outras cefaleias.

Fonte: adaptado de ICHD 3, Cephalalgia 2018.[3]

fíceis de conseguir, sendo que a criança, como a principal fonte de informação, muitas vezes tem dificuldade em expressar seus sintomas. É preciso que na entrevista estejam a criança e a mãe, a fim de poder confrontar os dados de ambos. Porém, deve-se oferecer a oportunidade de um relato livre, sem qualquer interferência, e posteriormente efetuar perguntas dirigidas para que se possa conseguir informações mais concretas.

Algumas questões relacionadas ao aspecto clínico de uma criança com cefaleia devem ser abordadas e são descritas no Quadro 2.

Quadro 2 Aspectos clínicos que deverão ser abordados em uma criança com cefaleia

História clínica de uma criança com cefaleia
1. Antecedentes pessoais: alergia/asma brônquica, dor abdominal crônica recidivante, vômitos cíclicos, febre recorrente, dores de crescimento, vertigem paroxística, transtorno do sono e epilepsia.
2. Antecedentes familiares de migrânea.
3. Antecedentes familiares de cefaleias tensionais.
4. Lateralização da dor.
5. Local da dor.
6. Tempo de evolução
7. Periodicidade. Caráter contínuo ou intermitente.

(continua)

Quadro 2 Aspectos clínicos que deverão ser abordados em uma criança com cefaleia (*continuação*)

História clínica de uma criança com cefaleia
8. Aura: visual, auditiva, vertigem, paresia/parestesia, transtorno da linguagem ou da fala, progressão da aura, duração, relação temporal com a cefaleia.
9. Desencadeantes da cefaleia: estresse, nervosismo, excesso de estudos, chocolate, caramelos, frutos secos, produtos lácteos, cítricos, exposição ao sol, falta ou excesso de sono, viajar, exercício físico, menstruação, traumatismos leves, infecções leves.
10. Sintomas que acompanham a cefaleia: náuseas, vômitos, fotofobia, fonofobia, dor abdominal,vertigem, piora com atividade física, hemiparestesia, hemiparesia, disfasia, disartria, alterações neurovegetativas, febre, estado confusional, mudança de caráter, mudança no aspecto físico, necessidade de interromper as atividades habituais, números de episódios anteriores.
11. Duração dos episódios.
12. Relação com o sono.
13. Frequência.
14. Outros sintomas: mudança de conduta, diminuição do rendimento escolar, retardo do crescimento, sintomas depressivos.
15. Tratamentos utilizados anteriormente: para aliviar as crises, tratamentos profiláticos.

EXAME CLÍNICO

A maioria das crianças com queixa de dor de cabeça se apresenta bem de saúde na consulta ambulatorial, e é muito importante o cuidado para serem examinadas. O exame físico deve excluir a possibilidade de uma doença sistêmica como fator causal. As medidas da pressão arterial e da temperatura corporal devem fazer parte da rotina a ser respeitada em todos os casos. No exame da cabeça devem-se excluir afecções que secundariamente podem gerar dores de cabeça, tais como sinusopatia, traumas e patologias do couro cabeludo, osteoarticulares (articulação temporomandibular e da região cervical), odontológicas e oftalmológicas.

O exame neurológico deve ser completo, excluindo sinais de hipertensão intracraniana, sinais neurológicos de localização e irritação meníngea. A medida do perímetro cefálico e a realização de exame de fundo de olho também são dados clínicos importantes para o direcionamento diagnóstico.

CAUSAS

As causas de cefaleia diferem segundo o caráter esporádico, intermitente ou crônico da dor. O Quadro 3 mostra as principais causas de cefaleia aguda e crônica na infância.

DIAGNÓSTICO

As cefaleias primárias dispensam a investigação complementar, uma vez que seu diagnóstico é clínico. Quando surgirem dúvidas na anamnese quanto à natureza da dor ou o exame clínico se mostrar alterado, devem-se pedir os exames complementares pertinentes aos achados clínicos encontrados, pois se pode estar diante de uma cefaleia se-

Quadro 3 Diagnóstico diferencial das cefaleias na infância

Causas de cefaleia aguda/subaguda sem história prévia de cefaleias
1. Infecção sistêmica. Febre.
2. Primeira crise de migrânea/estado migranoso.
3. Sinisopatia aguda.
4. Meningite/encefalite.
5. Cefaleia secundária a punção lombar.
6. Hematoma subdural.
7. Tumor.
8. Abscesso cerebral.
9. Pseudotumor cerebral.
10. Hidrocefalia aguda.
11. Glaucoma.
12. Neurite óptica.
Causas de cefaleias recorrentes
13. Migrânea.
14. Cefaleia tensional episódica
15. Hidrocefalia intermitente.
16. Feocromocitoma.
17. Cefaleia pulsante idiopática.
18. Cefaleia em salvas.
19. Hemicrania crônica paroxística.
20. Neuralgia do trigêmeo.
21. Cefaleia benigna desencadeada por exercício.
Causas de cefaleias persistentes
22. Cefaleia tensional crônica.
23. Cefaleia por abuso de analgésicos.
24. Colapso ventricular por válvula hiperfuncionante.
25. Cefaleia relacionada com síndrome de apneia obstrutiva do sono.
26. Tumor.
27. Pseudotumor cerebral.

Quadro 4 Indicação de solicitação de exame de neuroimagem para cefaleias

Indicação de exames de neuroimagem
1. Sintomas neurológicos persistentes.
2. Recentes (menos de 3 meses) e de caráter progressivo.
3. Alteração no exame neurológico.
4. Sintomas visuais permanentes.
5. Edema de papila.
6. Mudança do padrão da cefaleia prévia.
7. Início de uma cefaleia frequente sem história prévia anterior.
8. Cefaleia que desperta durante o sono.
9. Cefaleia diária pela manhã.
10. Vômitos sem causa evidente, principalmente se não coincide com a cefaleia.
11. Precipitadas por esforço físico, manobras de Valsalva ou mudança de postura.
12. Crises epilépticas.
13. Mudança de caráter ou diminuição do rendimento escolar.
14. Manchas hipocrômicas ou de coloração tipo café com leite.
15. Retardo no crescimento.
16. Idade inferior a 5 anos.
17. Macrocefalia.
18. Sintomas neurológicos durante um episódio de migrânea.
19. Cefaleia unilateral e sempre do mesmo lado.
20. Cefaleia de qualquer tipo que não melhora após algum tempo com os tratamentos habituais.

cundária. As circunstâncias que devem motivar a solicitação de um exame de neuroimagem na busca de processos estruturais suscetíveis de manifestar-se em forma de cefaleia são referidos no Quadro 4.

CEFALEIAS PRIMÁRIAS

A migrânea é um transtorno neurológico de suma importância dentro da pediatria e uma das causas mais comuns das cefaleias primárias da infância. Seu interesse se justifica tanto pela frequência como pela severidade. A Organização Mundial de Saúde (OMS) classifica a migrânea como uma das 10 causas mais incapacitantes em qualquer idade. Em crianças e adolescentes costuma ser causa frequente de absenteísmo escolar, baixo rendimento acadêmico e comprometimento da função emocional. O desempenho escolar é mais prejudicado em crianças com migrânea do que naqueles que não sofrem de cefaleia. Esse fator é influenciado significativamente pela frequência, severidade e duração das crises.

Em geral é definida como um transtorno neurovascular de base hereditária, em que vários genes têm sido relacionados. Parentes de primeiro grau de pacientes com migrânea tem cerca de duas vezes mais chances de desenvolver esse tipo de cefaleia em comparação com a população geral. Foram identificadas até o momento 8 genes associados a migrânea com e sem aura: os genes *MTDH*, *LRP1*, *PRDM16*, *MEF2D*, *ASTN2* e *PHACTR1* estão envolvidos nas vias neuronais e glutamatérgicas; o gene *TGFBR* é responsável pela manutenção da integridade e a função vascular, enquanto o *TRPM8* está envolvido nas vias de sinalização da dor.[4]

O gênero influencia a manifestação de alguns sintomas relacionados ao quadro de migrânea. No sexo feminino, a diminuição da atividade física e a presença de aura parecem ser mais comuns, enquanto no sexo masculino o vômito e a fonofobia ocorrem com maior frequência. No geral, a prevalência estimada relatada de migrânea na faixa etária pediátrica (3-18 anos) varia de 7,7-17,8%, com uma diferença de 3,7% entre os sexos (9,7% em mulheres e 6% em homens).[5]

Diferentes desencadeantes ambientais específicos podem iniciar a excitação neuronal que conduz as manifestações clínicas nos pacientes com predisposição genética a migrânea. Entre eles foram descritos desencadeantes específicos como alimentos que contêm aminas vasoativas (p. ex., tiramina e feniletilamina), as flutuações hormonais, o estresse e diferentes estados de ânimo como a ansiedade, a fadiga, a falta de sono, além da luz e de mudanças rápidas de temperatura, que induzem a ativação das fibras sensoriais do nervo trigêmeo e, uma vez inervando os vasos sanguíneos intracranianos, provocam sua dilatação e dor. A infância e a adolescência são períodos de rápido crescimento, de mudanças fisiológicas, hormonais e emocionais que podem influir na expressão de cefaleias primárias naquelas pessoas com predisposição genética.[4,5]

Os dois subtipos mais frequentes de migrânea na população pediátrica são a migrânea sem aura e a migrânea com aura.

A aura é definida como um fenômeno neurológico focal (localizado em uma região precisa do corpo) transitório, que ocorre antes ou durante uma dor de cabeça. Aparece gradualmente durante vários minutos e geralmente tem duração de menos de 1 hora. Os sintomas podem ser visuais, sensoriais ou motores, e muitas crianças podem experimentar mais de um sintoma.[6]

Os critérios para o diagnóstico de migrânea na infância e na adolescência encontram-se bem definidos na classificação da Sociedade Internacional de Cefaleias. Há necessidade de definir esses critérios pelo fato de não existir um marcador biológico que possa ajudar a confirmar esse diagnóstico.

O quadro clínico da migrânea caracteriza-se por história familiar positiva, dor do tipo pulsátil (latejante), de média a forte intensidade e muitas vezes incapacitante. O paciente costuma parar suas atividades do dia e procura um ambiente tranquilo e com pouca luz para se deitar. Quando não tratada de forma adequada, a crise pode durar até 72 horas.[3,6]

A localização da dor pode ser uni ou bilateral, geralmente nas regiões frontal ou temporal. Sintomas associados como fotofobia, fonofobia, náuseas e/ou vômitos estão presentes. Exercícios físicos pioram a intensidade da dor, e o sono alivia o quadro.

O Quadro 5 mostra os critérios para identificar a migrânea sem aura e com aura.

Em crianças muito pequenas, o diagnóstico de enxaqueca pode ser difícil devido a sua incapacidade de verbalizar sintomas. A apresentação clássica é palidez facial, vômitos ocasionais, perda de apetite, intolerância à luz ou ruído e irritabilidade. Os relatórios são comumente baseados nas observações dos pais ou do cuidador, que costumam estar no centro do diagnóstico.[5] Os critérios diagnósticos propostos para migrânea em crianças menores, que enfatizam pistas comportamentais em vez de relatos verbais, estão resumidos no Quadro 6.

A cefaleia tensional é frequente na criança sem, no entanto, alcançar a elevada prevalência que é observada no adulto. Geralmente pode ser subdividida nas formas crônica ou episódica. A frequência média dos ataques é de 2 por mês, e a duração de cada episódio é de cerca de 2 horas. Em crianças, a cefaleia do tipo tensional pode ser desencadeada por estresse psicossocial. Também pode estar associada a transtornos psiquiátricos, disfunção oromandibular ou estresse muscular. Ansiedade e transtornos de humor são comorbidades comuns, especialmente quando a cefaleia do tipo tensional é crônica.[6]

A cefaleia do tipo tensional episódica pode ter características particulares em crianças. A dor geralmente começa à tarde na escola, e muitas vezes a criança pode continuar com suas atividades favoritas, apesar da dor de cabeça forte

Quadro 5 Critérios de diagnóstico da Sociedade Internacional de Cefaleias

Migrânea sem aura, migrânea com aura (ICHD-3)
Migrânea sem aura
A. Ao menos 5 crises que cumprem os critérios B e D.
B. Crises de dores de cabeça que duram 4-72 horas (não tratadas ou tratados sem êxito). Em crianças as crises podem durar 1-72 horas.
C. A cefaleia tem ao menos duas das seguintes características:
• Localização unilateral (comumente bilateral nas crianças pequenas).
• Característica pulsátil.
• Intensidade moderada ou severa (impede atividades diárias).
• É agravada pela atividade física, como subir escadas ou atividade similar rotineira.
D. Durante a cefaleia, ao menos uma das seguintes características:
• Náuseas e/ou vômitos.
• Fotofobia e fonofobia (intolerância à luz e ao ruído).
E. Não melhor explicado por outros diagnósticos.
Migrânea com aura
A. Ao menos 2 crises que cumprem os critérios B e D.
B. Aura consistente em ao menos uma das seguintes características, mas não fraqueza motora:
• Sintomas visuais totalmente reversíveis, que incluem sinais positivos (p. ex., luzes piscantes, manchas ou linhas) e/ou sinais positivos (p. ex., perda da visão).
• Sintomas sensoriais totalmente reversíveis, que incluem sinais de alfinetadas ou agulhadas) e/ou sinais negativos (p. ex., adormecimento local).
• Alterações da fala totalmente reversíveis (disfasia).
C. Ao menos duas das seguintes características:
• Sintomas visuais homônimos e/ou sintomas sensoriais unilaterais.
• Ao menos um dos sintomas da aura se desenvolve gradualmente durante ≥ 5 minutos, e/ou diferentes sintomas da aura ocorrem em sucessão durante ≥ 5 minutos.
• Cada sintoma dura ≥ 5 e ≤ 60 minutos.
D. Cefaleias que cumprem os critérios B e D para a migrânea e que começam durante a aura ou seguem a aura dentro dos 60 minutos.
E. Não melhor explicado por outros diagnósticos.

Fonte: ICHD 3.ed., Cephalalgia 2018.[3]

Quadro 6 Critérios propostos para migrânea em crianças de 5 anos ou menos

A. Pelo menos 5 crises de dor de cabeça cumprindo os critérios B a D.
B. A dor de cabeça dura 30 minutos ou mais (não tratada ou tratada).
C. A dor de cabeça tem pelo menos uma das seguintes características:
• Dor de gravidade pelo menos moderada.
• Cefaleia unilateral ou bilateral.
• Natureza latejante da dor (explica a criança se bate igual o coração).
• Intolerância ao esforço (evita de andar ou brincar).
D. A dor de cabeça está associada a pelo menos um dos seguintes sintomas:
• Perda de apetite, desconforto estomacal ou tontura
• Sensibilidade à luz e sons, conforme indicado pela incapacidade de assistir TV ou jogar no computador ou em jogos eletrônicos
• Ter um sintoma autonômico associado às crises de dor (coriza, hiperemia conjuntival, lacrimejamento, etc...)
E. Não melhor explicado por outros diagnósticos.

Fonte: adaptado de por Özge A et al. The Journal of Headache and Pain. 2017.[7]

Quadro 7 Critérios de diagnóstico da Sociedade Internacional de Cefaleias

Cefaleia tensional (ICHD-3)
Cefaleia tensional
A. Ao menos 10 episódios que ocorrem em < 1 dia/mês em média (12 dias/ano) e que cumprem os critérios B e D.
B. Cefaleia que dura de 30 minutos a 7 dias.
C. Ao menos duas das quatro seguintes características:
• Localização bilateral.
• Qualidade em pressão ou aperto (não pulsátil).
• Intensidade leve a moderada.
• Não agravada por atividade física rotineira como caminhar ou subir escadas.
D. Ao menos um dos seguintes sintomas associados:
• Ausência de náuseas ou vômitos.
• Fotofobia ou fonofobia (apenas uma delas pode estar presente).
E. Não melhor explicado por outros diagnósticos.

Fonte: ICHD 3. ed., Cephalalgia 2018.[3]

ou constante. Como as cefaleias costumam ser raras ou ausentes durante feriados prolongados, a confirmação clínica do diagnóstico pode exigir uma avaliação nesses períodos.[6]

Os sinais que melhor descrevem a cefaleia tensional na criança são:

1. Cefaleia prolongada com ausência de sinais neurológicos.
2. Distribuição bilateral e do tipo compressiva.
3. Dor generalizada e ausência de náuseas e vômitos.
4. Piora em relação às atividades escolares, conflitos pessoais e estresse familiar.

Os critérios diagnósticos para cefaleia tensional de acordo com a Sociedade Internacional de Cefaleias estão descritos no Quadro 7.

Os sinais de alerta que o médico deve buscar para conduzir investigações adicionais para cefaleia do tipo tensional incluem cefaleia unilateral severa súbita, particularmente na ausência de uma história familiar de enxaqueca, o que justifica o exame de neuroimagem para excluir doenças vasculares.

Na prática clínica nem sempre é fácil distinguir entre a cefaleia tensional e a migrânea, sobretudo em crianças, já que parece haver mais similitudes que diferenças entre as duas, somadas à dificuldade de colher dados na infância, e muitas vezes a dor de cabeça se torna inclassificável.

Assim, as características mais específicas que distinguem a enxaqueca da cefaleia tensional são a melhora após o sono, a presença de náuseas e vômitos, fonofobia e fotofobia e a piora com a atividade física. É somente quando as crianças passam pela adolescência que suas enxaquecas começam a se assemelhar à enxaqueca em adultos, devido ao processo de maturação cerebral.

A cefaleia em salvas (*cluster*) é rara na infância, tendo uma prevalência que varia de 0,03--0,1%, com maior acometimento masculino (2,5:1). Cerca de 5-10% dos casos na população geral com cefaleia em salvas começam na adolescência (idade média de 11-14 anos). Uma história familiar positiva de cefaleia em salvas é encontrada em aproximadamente 10% dos casos pediátricos em comparação com 25% para enxaqueca.[6]

As características clínicas da cefaleia em salvas de início pediátrico parecem ser semelhantes às do tipo de início na idade adulta e estão descritas no Quadro 8. As características autonômicas cranianas podem ser menos proeminentes em crianças do que em adultos, embora haja pouca diferença por idade na distribuição dos sintomas autonômicos oculares, nasais e faciais. O lacrimejamento é o sintoma mais comum de cefaleia em salvas na idade pediátrica, seguida por hiperemia conjuntival e secreção nasal. A frequência de períodos de *cluster* parece ser menor na infância do que na idade adulta. As crises podem ser menos frequentes e de menor duração em crianças mais novas. A inquietação pode não ser grave e difícil de caracterizar. Como as crises de enxaqueca, a observação do comportamento é primordial para o diagnóstico em crianças pequenas.[6]

CEFALEIAS SECUNDÁRIAS

Sabemos que a cefaleia é um sintoma inespecífico que pode ocorrer em qualquer processo febril. A sinusite como causa de cefaleia é pouco importante, uma vez que a clínica

Quadro 8 Critérios de diagnóstico da Sociedade Internacional de Cefaleias

Cefaleia em salvas (ICHD-3)
Cefaleia em salvas
A. Ao menos 5 crises preenchendo os critérios B e D.
B. Dor forte unilateral, orbital, supraorbital e/ou temporal, durando 15-180 minutos (quando não tratada).
C. Um dos sintomas ou ambos os seguintes:
1. Ao menos um dos seguintes sintomas ou sinais, ipsilaterais à cefaleia:
• Injeção conjuntival e/ou lacrimejamento.
• Congestão nasal e/ou rinorreia.
• Edema palpebral.
• Sudorese frontal e facial.
• Miose e/ou ptose.
2. Sensação de inquietude ou agitação.
D. Ocorrendo com uma frequência entre 1 a cada 2 dias e 8 por dia.
E. Não melhor explicado por outros diagnósticos.

Fonte: ICHD 3. ed., Cephalalgia 2018.[3]

é de um quadro agudo, com sintomas inflamatórios locais, como rinorreia e dor à palpação dos seios da face, orientando facilmente para o diagnóstico de sinusite.

Uma cefaleia de início brusco pode corresponder a uma meningite ou a uma hemorragia subaracnóidea. A febre, sinais de irritação meníngea e outros sinais neurológicos devem direcionar para uma possível infecção do sistema nervoso central.[7]

Diante de uma cefaleia persistente depois de um antecedente traumático, mesmo que tenha sido praticado previamente um exame de neuroimagem com resultado normal, deve-se pensar na possibilidade de ser um hematoma subdural. No entanto, esse diagnóstico passa a ser remoto após 1 mês de transcorrido o traumatismo, quando a criança não teve nenhuma complicação imediata e obteve alta hospitalar em boas condições neurológicas. A clínica da cefaleia pós-traumática crônica é semelhante à das cefaleias primárias do tipo enxaqueca ou do tipo tensional. Nesses casos o uso abusivo de analgésicos deve ser observado e evitado. Tratamentos não farmacológicos, em especial psicoterapia, parece, ter melhores resultados.[7]

A cefaleia por uso continuado de analgésicos é outra causa de cefaleia crônica. O uso diário dessas substâncias conduz a um efeito rebote: quanto maior o consumo, maior a produção de dor de cabeça. Nesses casos é preciso eliminar a causa para suprimir ou melhorar a cefaleia, o que nem sempre é fácil de conseguir.

É conhecida a cefaleia pós-realização de punção lombar, muitas vezes associada a vômitos e sinais meníngeos. Não levada em consideração acaba por gerar desnecessariamente novas provas complementares, incluindo nova punção lombar, agravando mais o quadro.

A dor de cabeça é um sintoma que aparece com maior frequência nos tumores cerebrais, mas estima-se que sejam apenas 2% de todas as etiologias de cefaleia na infância.[7] O padrão mais comum costuma ser uma cefaleia pouco intensa e intermitente e pode vir associada a vômitos. Nem sempre melhora com analgésicos. Nos casos típicos, é de predomínio matutino e que desperta pela noite.

O pseudotumor cerebral caracteriza-se por cefaleia e sintomas de hipertensão intracraniana, incluindo papiledema, mas não em todos os casos. O exame neurológico habitualmente é normal. O diagnóstico pode ser comprovado por raquicentese com raquimanometria (valores normais: até 1 mês de 10-14 mmH_2O; 1 a 24 meses de 20 a 70 mmH_2O; 24 a 72 meses de 40 a 100 mmH_2O). Os estudos por neuroimagem podem mostrar, ainda que de forma inconstante, ventrículos pequenos ou colabados.

A hidrocefalia intermitente em consequência de bloqueios transitórios na circulação de líquido cefalorraquidiano costuma ser de breve duração e geralmente ocorre em decorrência de processos expansivos ou malformações situadas no interior dos ventrículos, tais como cistos coloides de terceiro ventrículo, papiloma de plexos coroides, hamartomas, ependimomas, gliomas e malformações vasculares.

O colapso ventricular por válvula hiperfuncionante produz uma cefaleia de características semelhantes às da cefaleia de tensão crônica. O diagnóstico é fácil, mas a solução muitas vezes é difícil.[8]

É comum a crença popular de que a dor de cabeça pode ser secundária aos distúrbios da visão. Sabe-se também que o uso de lentes corretivas não produz o alívio esperado em muitas dessas crianças. A cefaleia por erros de refração é sintomática após tarefas visuais prolongadas e melhora muito quando o esforço visual é interrompido. Sua importância como causadora de cefaleia é superestimada pela população em geral.

Outra condição ocular associada a cefaleia aguda ou crônica é o glaucoma, presente em diferentes doenças congênitas ou adquiridas, devendo ser abordada de imediato pelo oftalmologista.

Hipertensão arterial, lúpus eritematoso e outras vasculites, malformações arteriovenosas, doença mitocondrial e hipoglicemia são outras doenças sistêmicas que podem ocasionar cefaleia aguda, intermitente ou crônica. Entretanto, por serem doenças que estão dentro de um contexto de outros sinais e sintomas que apontam para a natureza do quadro clínico, os exames de investigação terminam por definir o diagnóstico.

TRATAMENTO

O investimento em modificar certos hábitos e condutas de maneira geral é provável que melhore notadamente o curso das cefaleias primárias. Corrigir condutas alimentares inadequadas e estimular a família para que se cumpram as quatro refeições diárias ajuda a evitar jejuns prolongados. Manter horários adequados de sono, principalmente os adolescentes, que costumam atrasar o sono noturno, e fa-

vorecer a prática de exercícios físicos regulares são boas estratégias. Muitas das crianças e adolescentes têm identificados seus fatores desencadeantes ou agravantes de suas cefaleias, e procurar evitá-los pode ser uma medida eficaz para suspender ou diminuir o uso de analgésicos.[9]

O diário da dor é um instrumento fundamental para o acompanhamento dessas crianças com cefaleia. Ao final do mês a somatória da descrição de suas crises de dor nos auxiliará no acompanhamento do tratamento da criança, pois por meio dela podemos identificar a frequência, intensidade, duração e horário, facilitando a correlação com os fatores desencadeantes e a melhor conduta terapêutica a adotar no caso.

O Quadro 9 mostra um exemplo de calendário de dor para o acompanhamento ambulatorial das queixas de cefaleias.

A descrição de todas as características da dor no diário é um instrumento de grande valia não somente para o tratamento, mas também para o diagnóstico.

O tratamento farmacológico de primeira linha para a cefaleia aguda pediátrica são os analgésicos comuns. O uso prolongado desses analgésicos pode provocar efeitos adversos gástricos e renais e também pode atuar como deflagrador da dor, devendo-se sempre orientar os familiares sobre a importância do acompanhamento médico, inibindo a automedicação.[9]

Dos analgésicos comuns, dipirona, paracetamol e ibuprofeno são os mais utilizados. O mesilato de diidroergotamina é um remédio da classe das ergotaminas indicado para migrânea aguda. Geralmente é encontrado em associação com outras substâncias como cafeína, dipirona e paracetamol, potencializando seu efeito e diminuindo as náuseas e os vômitos causados pela migrânea. A metoclopramida também pode ser usada para tratar as náuseas e os vômitos das crises de migrânea. Os corticoides podem ser indicados para as crises agudas de dores de cabeça refratárias ao tratamento usual, em especial pelo uso excessivo de analgésicos comuns. Os triptanos são medicamentos desenvolvidos mais recentemente para tratar a enxaqueca. Eles agem reduzindo a inflamação e contraindo os vasos sanguíneos, o que leva ao alívio dos sintomas da enxaqueca. O uso de triptanos não é recomendado para crianças abaixo de 18 anos. Dentre os triptanos, somente o sumatriptano e o zolmitriptano, utilizados sob a forma de spray nasal, e o rizatriptano, sob a forma de comprimido, mostraram-se seguros e eficazes no tratamento de crises em crianças acima de 12 anos.

Quando a cefaleia se torna recorrente, de curso crônico, de características migranosas e afetando de tal maneira a qualidade de vida da criança, está indicado o tratamento profilático das crises de dor. Não existem medicamentos preventivos com nível de evidência "A" na população infantil que estejam disponíveis. O único medicamento com evidência de nivel "B" é a flunarizina. As evidências também são insuficientes para proporcionar uma recomendação rotineira para o uso profilático do topiramato, valproato, cipro-heptadina, amitriptilina e propranolol. No entanto, há vários estudos clínicos que mostram resultados positivos na profilaxia da migrânea com topiramato, valproato e propranolol. O uso de anticorpos monoclonais (erenumabe, fremanezumabe e galcanezumabe) e toxina botulínica A não têm até o momento autorização para serem usados em crianças.

O Quadro 10 exemplifica as drogas no tratamento da crise aguda e profilaxia, assim como a posologia em crianças.

A escala PedMIDAS (Pediatric Migraine Disability Assessment) é uma ferramenta de avaliação de incapacidade da migrânea em crianças e adolescentes entre 4 e 18 anos de idade.[11] É um questionário que pode ser usado para entender a frequência e a gravidade dos ataques de migrânea. Porém a interpretação dos resultados desta escala pode ser subestimada quando comparado com os dias letivos e os não letivos e com o ano letivo em relação às férias escolares.[12] A escala PedMIDAS é autoadministrada pelo paciente e seu responsável, e pode ser preenchida em colaboração. Ela consiste em 6 questões que avaliam a perda de dias de escola ou atividades sociais e redução da produtividade escolar, doméstica e social devido à migrânea. As respostas são pontuadas e somadas para fornecer uma pontuação total, que pode ser usada para classificar a gravidade da enxaqueca. A pontuação total varia de 0 a 30, com pontuações mais altas indicando maior gravidade. A escala de avaliação da incapacidade provocada pela dor de cabeça está exemplificada no Quadro 11.

Por vezes nos colocamos em situações que o tratamento farmacológico não obtém o resultado esperado. Neste caso, uma vez descartadas causas secundárias de cefaleia, devemos rever a história, procurando avaliar aspectos psicológicos, sociais e de relações interpessoais, incluindo o meio familiar e escolar, e determinar uma abordagem psicológica e psicopedagógica, com o objetivo de melhorar sua percepção pessoal, discutindo as dificuldades e programando estratégias de aprendizagem. Os professores e psicopedagogos são muito importantes tanto na investigação das dificuldades quanto na adequação curricular do aluno. Com frequência são os responsáveis por diminuir os níveis de estresse muitas vezes impostos pela família ou mesmo um suporte emocional diante de situações mais graves, como abusos sexuais, maus-tratos e assédio moral. O *bullying* na escola e o divórcio dos pais foram identificados como fatores de risco para cefaleias em crianças.[10]

Técnicas de relaxamento e prevenção de situações estressantes podem ajudar a prevenir dores de cabeça do tipo tensional. Muitas coisas podem desencadear uma dor de cabeça do tipo tensional. Identificar e corrigir um ou mais gatilhos pode reduzir a frequência e a gravidade da dor de cabeça. Para as cefaleias tensionais episódicas pouco frequentes, os analgésicos comuns podem ser eficazes.

As cefaleias em salvas podem ser difíceis de avaliar e tratar, uma vez que requerem medicamentos de ação rápida. Costumam responder à inalação de oxigênio a 100%. O uso de triptanos como sumatriptano e zolmitriptano intranasal pode trazer algum alívio. Para evitar novos episódios

Quadro 9 Diário da dor para acompanhamento ambulatorial

Características da dor

Data: Mês / Ano (............ / ....)	1	2	3	4	5	6	7	8	9	10	11	12	13	14	15	16	17	18	19	20	21	22	23	24	25	26	27	28	29	30
Intensidade da dor: (L); (M); (I)																														
É mais forte de um lado? (D); (E)																														
A dor ocorreu de manhã?																														
A dor ocorreu à tarde?																														
A dor ocorreu à noite?																														
É como se desse golpes? (pulsátil)																														
É como se apertasse a cabeça? (compressiva)																														
Impede as atividades habituais?																														
Aumenta subindo escadas ou fazendo esforço?																														
Náuseas?																														
Vômitos?																														
A luz incomoda?																														
O ruído incomoda?																														
Quanto tempo dura?																														
Tem faltado no colégio?																														
Antes da dor teve sensação visual?																														
Antes da dor teve sensação auditiva?																														
Antes da dor teve sensação de vertigem?																														
Eficácia da medicação: (B); (R); (P)																														
Fatores desencadeantes																														
Ando nervoso? Estou em período de provas?																														
Tive algum desgosto? Ando muito irritado?																														
Andei comendo chocolates?																														
Andei comendo balas e caramelos?																														
Andei comendo castanhas e amendoins?																														
Andei comendo produtos lácteos?																														
Outras comidas e bebidas?																														
Fiquei muito tempo exposto ao sol?																														
Tenho tido problemas com o sono?																														
Viajei?																														
Pratiquei exercícios físicos?																														
A menstruação foi um fator de gatilho?																														
Sofri algum traumatismo leve?																														
Tive alguma infecção no período?																														
Alguma outra causa?																														

L: leve; D: direito; B: boa; M: média; E: esquerdo; R: regular; I: intensa; P: pouco.

Quadro 10 Tratamento farmacológico da migrânea em crianças

Tratamento	Drogas	Dosagem
Crise aguda	Paracetamol	10-12,5 mg/kg até 4x/dia; > 13 anos: 650-1 000 mg (máx.: 4 g/dia)
	Dipirona	Até 10 mg/kg dose até 4x/dia
	Ibuprofeno	10 mg/kg/dose até 4x/dia; > 12 anos: 400-600 mg (máx.: 2.400 mg/dia)
	Naproxeno	5-7 mg/kg até 3x/dia; > 13 anos: 250-500 mg (máx.: 1.250 mg/dia)
	Sumatriptano	Nasal 4-6anos: 5 mg; 7-11 anos: 10 mg; > 12 anos: 20 mg SC: 0,06 mg/kg, idade > 12 anos: 6 mg Oral: 1 mg/kg, máx. 50 mg/dia
	Rizatriptano	5 mg/dose até 3x/dia > 12 anos
	Zolmitriptano	2,5 mg/dose até dose máx. 10 mg (somente para adolescentes maiores)
Profilático	Flunarizina	5-10 mg/dia
	Propranolol	1-4 mg/kg/dia (dose inicial = 10 mg)
	Amitriptilina	10-7 5mg/dia (dose inicial = 0,25-0,5 mg/kg/dia; máx.: 10 mg)
	Topiramato	2-3 mg/kg/dia (dose inicial = 0,5-1 mg/kg/dia)
	Divalproato de sódio	10-35 mg/kg/dia (dose inicial = 250 mg/dia)
	Cipro-heptadina	0,2-0,4 mg/kg/dia

Fonte: Pediatr Ann. 2017;[1] J Headache Pain. 2011.[9]

As perguntas abaixo são para entender o quanto as dores de cabeça estão atrapalhando suas atividades do dia a dia. Cada pergunta deverá ser respondida de acordo com a média de intensidade do que aconteceu nos últimos 3 meses. Não tem resposta "certa" ou "errada", responda o que você acha que é mais próximo da verdade. A pontuação de cada pergunta varia de 0 a 3, sendo que 0 significa que a atividade não foi afetada e 3 significa que a atividade foi completamente afetada. A pontuação total varia de 0 a 18, sendo que uma pontuação maior indica um impacto maior da migrânea na vida diária da criança e do adolescente.

Quadro 11

Perguntas sobre a incapacidade provocada pela dor de cabeça	Pontuação
1 - Nos últimos 3 meses, quantos dias inteiros de aula você faltou por causa de dor de cabeça?	
2 - Fora aqueles dias inteiros que você perdeu, nos últimos 3 meses, quantos dias você perdeu mais da metade das aulas por causa da dor de cabeça?	
3 - Fora os dias que você faltou à escola ou alguma aula, nos últimos 3 meses, quantos dias você não foi capaz de fazer nem metade do que você normalmente faz na escola por causa de dor de cabeça?	
4 - Quantos dias você não conseguiu fazer atividades em casa por causa de dor de cabeça (por exemplo, obrigações de casa, lição de casa, etc.)?	
5 - Quantos dias você não conseguiu participar de outras atividades por causa de dor de cabeça (por exemplo, brincar, sair para a rua, praticar esportes)?	
6 - Fora os dias que você não participou das atividades da pergunta anterior, quantos dias você participou, mas não conseguiu fazer nem metade do que é capaz?	
PONTUAÇÃO TOTAL	

Grau I (0 a 5): pouca ou nenhuma deficiência
Grau II (6 a 10): deficiência leve
Grau III (11 a 15): deficiência moderada
Grau IV (16 a 18): deficiência grave
Fonte: adaptada de Sampaio Rocha-Filho PA, Hershey AD. Headache 2017.[11]

têm sido usados flunarizina, corticoides e antiepilépticos como topiramato com alguma resposta.[9]

O tratamento das cefaleias secundárias está intrinsecamente relacionado à etiologia da doença causadora da cefaleia.

CONCLUSÃO

Dor de cabeça em crianças e adolescentes é um problema crescente, possivelmente relacionado a mudanças no estilo de vida e fatores estressantes. É considerado uma condição incapacitante, causando prejuízos na qualidade de vida dos indivíduos. A migrânea e a cefaleia tensional são as causas mais frequentes nessa faixa etária. Mas o diagnóstico muitas vezes é difícil devido às dificuldades na coleta de dados e sintomas sobrepostos. O diário de cefaleia é uma ferramenta obrigatória para o diagnóstico e o acompanhamento eficaz em pacientes com cefaleias recorrentes. As crianças com cefaleia têm maior probabilidade de sofrer adversidades psicossociais e de crescer com dores de cabe-

ça recorrentes e outros sintomas físicos e psiquiátricos, o que cria um importante problema de saúde para sua vida futura. Obter uma história cuidadosa de um paciente que apresente cefaleia é o pré-requisito fundamental para um diagnóstico e tratamento terapêutico corretos.

REFERÊNCIAS BIBLIOGRÁFICAS

1. Blume HK. Childhood headache: a brief review. Pediatr Ann. 2017;46(4):e155-65.
2. Langdon R, Di Sabella MT. Pediatric headache: an overview. Curr Probl Pediatr Adolesc Health Care. 2017;47:44-65.
3. International Headache Society. The International Classification of Headache Disorders, 3rd edition Cephalalgia. 2018;38(1):1-211.
4. Heidi GS, Cassie LA, Lyn RG. Advances in genetics of migraine. The Journal of Headache and Pain. 2019;20:1-20.
5. Abu-Arafeh I, Razak S, Sivaraman B, et al. Prevalence of headache and migraine in children and adolescents: a systematic review of population based studies. Dev Med Child Neurol. 2010;52:1088-97.
6. Özge A, Faedda N, Abu-Arafeh I, Gelfand AA, Goadsby PJ, Cuvellier JC, et al. Experts' opinion about the pediatric primary headaches diagnostic criteria of the ICHD-3 beta in children and adolescent. The Journal of Headache and Pain. 2017;18:1-9.
7. Özge A, Faedda N, Abu-Arafeh I, Gelfand AA, Goadsby PJ, Cuvellier JC, et al. Experts' opinion about the pediatric secondary headaches diagnostic criteria of the ICHD-3 beta. The Journal of Headache and Pain. 2017;18:1-11.
8. Harold LR. Shunt-related headaches: the slit ventricle syndromes. Child's Nervous System. 2008;24(4):423-30.
9. Cristiano T, Özge A, Fabio A, Sophia N, Vincenzo G, Wöber-Bingöl Ç. Overview of diagnosis and management of pediatric headache. Part II: therapeutic management. J Headache Pain. 2011;12 25-34.
10. Albers L, von Kries R, Heinen F, Straube A. Headache in school children: is the prevalence increasing? Curr Pain Headache Rep. 2015;19(4):1-9.
11. Sampaio Rocha-Filho PA, Hershey AD. Pediatric Migraine Disability Assessment (PedMIDAS): translation into Brazilian Portuguese and cross-cultural adaptation. Headache. 2017;57:1409-15.
12. Heyer, Geoffrey L, et al. PedMIDAS-Based Scoring Underestimates Migraine Disability on Non-School Days. Headache: The Journal of Head and Face Pain 6.54 (2014):1048-53.

SEÇÃO 24

NUTROLOGIA

COORDENADORA

Fabíola Isabel Suano de Souza
Professora Adjunta da Disciplina de Pediatria Geral e Comunitária do Departamento de Pediatria da Escola Paulista de Medicina da Universidade Federal de São Paulo (EPM-Unifesp). Professora Associada da Disciplina de Clínica Pediátrica do Centro Universitário Faculdade de Medicina (FMABC). Presidente do Departamento Científico (DC) de Nutrologia da Sociedade Brasileira de Pediatria (SBP).

AUTORES

Ana Paula Aragão

Pediatra com Área de Atuação em Nutrologia Pediátrica pela SBP. Pediatra Nutróloga do Serviço de Metabologia e Nutrologia do Hospital Infantil Joana de Gusmão (HIJG), SC. Coordenadora Técnico-administrativa da EMTN do HIJG. Presidente do DC de Nutrologia Pediátrica da Sociedade Catarinense de Pediatria (SCP). Membro do DC de Suporte Nutricional da SBP.

Ângela Peixoto de Mattos

Gastroenterologista Pediátrica pela Escola Paulista de Medicina (EPM) da Universidade Federal de São Paulo (Unifesp) e Nutróloga Infantil pela SBP/ABRAN. Professora Associada do Departamento de Pediatria da Faculdade de Medicina da Universidade Federal da Bahia (UFBA). Chefe do Serviço de Nutrologia Pediátrica do Hospital das Clínicas da UFBA.

Benito Lourenço

Doutor em Ciências da Saúde. Médico-chefe da Unidade de Adolescentes do Instituto da Criança e do Adolescente do Hospital das Clínicas da Faculdade de Medicina da Universidade de São Paulo (FMUSP). Membro dos Departamentos de Adolescência da SBP e da SPSP.

Carlos Alberto Nogueira-de-Almeida

Especialista em Pediatria pelo HCFMRP-USP. Mestre e Doutor em Saúde da Criança pela USP. Pós-doutor em Clínica Médica, Área de Nutrologia, pela USP. Professor Adjunto II da Universidade Federal de São Carlos. Professor Orientador do Programa de Pós-graduação em Clínica Médica, Área de Nutrologia, da FMRP-USP. Diretor do Departamento de Nutrologia Pediátrica da ABRAN. Secretário do Departamento de Nutrição da SPSP. *Fellow* da The Obesity Society – USA. Ex-presidente do Working Group de obesidade da LASPGHAN. Membro do Conselho Científico e de Administração do International Life Science Institute Brasil. Coordenador do Curso Nacional de Nutrologia Pediátrica da ABRAN.

Denise Tiemi Miyakawa

Título de Especialista em Pediatria com área de atuação em Gastroenterologia Pediátrica e Nutrologia Pediátrica pela SBP. Mestre em Biotecnologia da Saúde da Criança e do Adolescente pela Faculdade Pequeno Príncipe. Médica do Corpo Clínico do Hospital Pequeno Príncipe. Médica do Serviço de Gastroenterologia Pediátrica do Hospital de Clínicas da Universidade Federal do Paraná (UFPR). Presidente do Departamento de Nutrologia da Sociedade Paranaense de Pediatria (SPP).

Elza Daniel de Mello

Pediatra e Nutróloga com áreas de atuação em Nutrologia Pediátrica, Gastroenterologia Pediátrica e Nutrição Enteral e Parenteral. Mestre e Doutora em Pediatria pela Universidade Federal do Rio Grande do Sul (UFRGS). Professora Titular Aposentada do Departamento de Pediatria e do Programa de Pós-graduação em Saúde da Criança e do Adolescente da Faculdade de Medicina da UFRGS. Professora da Pós-graduação em Nutrologia do Hospital Israelita Albert Einstein. Membro do Departamento Científico de Nutrologia da SBP.

Fabíola Isabel Suano de Souza

Professora Adjunta da Disciplina de Pediatria Geral e Comunitária do Departamento de Pediatria da EPM-Unifesp. Professora Associada da Disciplina de Clínica Pediátrica da FMABC. Presidente do DC de Nutrologia da SBP.

Fernanda Luisa Ceragioli Oliveira

Título de Especialista em Pediatria com áreas de atuação em Nutrologia Pediátrica e Nutrição Parenteral e Enteral em Pediatria. Doutora em Medicina pelo Departamento de Pediatria da EPM/Unifesp. Pediatra da Disciplina de Nutrologia, responsável pelo Setor de Suporte Nutricional e pelo Ambulatório de Dislipidemia da Disciplina de Nutrologia do Departamento de Pediatria da EPM/Unifesp. Pesquisadora da Pósgraduação em Nutrição da Unifesp. Membro do Departamento de Nutrição da SPSP e do Conselho Científico do Departamento Científico de Nutrologia da SBP.

Heitor Pons Leite

Doutor em Medicina pela EPM-Unifesp. Orientador do Programa de Pós-graduação em Pediatria e Ciências Aplicadas à Pediatria da EPM-Unifesp.

Hélcio de Sousa Maranhão

Professor Titular do Departamento de Pediatria da Universidade Federal do Rio Grande do Norte (UFRN). Doutor em Ciências e Mestre em Pediatria pela EPM/Unifesp. Especialista em Gastroenterologia Pediátrica pela EPM/Unifesp e pela UFRN. Especialista em Pediatria pela UFRN e SBP. Áreas de atuação em Gastroenterologia Pediátrica pela SBP e em Nutrologia Pediátrica pela SBP/ABRAN. Secretário atual do Departamento Científico de Nutrologia (triênio 2019-2021) da SBP.

Jocemara Gurmini
Pediatra com área de atuação em Gastroenterologia, Nutrologia e Suporte Nutricional Parenteral e Enteral. Mestre em Ciências da Saúde pela PUC-PR. Doutora em Medicina Interna e Ciências da Saúde pela Universidade Federal do Paraná - UFPR. Coordenadora do Serviço de Terapia Nutricional e Nutrição Clínica do Hospital Pequeno Príncipe, Curitiba, PR. Professora de Pediatria da Escola de Medicina da PUC-PR.

Junaura Rocha Barretto
Especialista em Pediatria pela SBP, em Nutrologia Pediátrica pela ABRAN/SBP e em Nutrição Enteral e Parenteral pela Sociedade Brasileira de Nutrição Parenteral e Enteral (SBNPE). Mestre em Medicina e Saúde pela Universidade Federal da Bahia (UFBA). Doutoranda em Medicina e Saúde pela Escola Bahiana de Medicina e Saúde Pública. Professora Assistente de Pediatria da Escola Bahiana de Medicina e Saúde Pública. Nutróloga Pediatra da Secretaria Estadual de Saúde (SESAB) e do Hospital Universitário Professor Edgard Santos. Membro do Conselho Científico do Departamento Científico de Nutrologia da SBP.

Jussara Melo de Cerqueira Maia
Professora Associada do Departamento de Pediatria da UFRN. Especialista em Pediatria pela UFRN e SBP e em Gastroenterologia Pediátrica pela UFRN. Mestre em Pediatria pela EPM/Unifesp. Doutora em Ciências da Saúde pela UFRN. Presidente do Comitê de Gastropediatria/SOPERN. Supervisora do Programa de RM Pediatria do HUOL/UFRN.

Luiz Anderson Lopes
Professor Titular de Pediatria da Faculdade de Medicina da Universidade de Santo Amaro (Unisa). Médico Pediatra do Departamento de Pediatria e Responsável pelos Ambulatórios de Distúrbios do Crescimento da Disciplina de Nutrologia da EPM/Unifesp e do Núcleo de Pediatria da Faculdade de Medicina da Unisa.

Liliane Maria Abreu Paiva
Mestre em Ciências da Saúde pela Universidade de Brasília (UnB). Especialização em Gastroenterologia Pediátrica, em Nutrologia pela ABRAN, em Nutrologia Pediátrica pela SBP, em Terapia Nutricional Enteral e Parenteral pela SBP. Coordenadora da Equipe Multidisciplinar de Terapia Nutricional do Hospital da Criança de Brasília e Hospital Materno-Infantil de Brasília. Professor da Faculdade de Medicina do Centro Universitário de Brasília. Membro do Departamento de Nutrologia da SBP. Presidente do Departamento de Nutrologia da SPDF.

Mara Alves da Cruz Gouveia
Professora de Pediatria da Universidade Federal de Pernambuco (UFPE). Gastroenterologista e Nutróloga Pediatra e Chefe do Serviço de Gastroenterologia Pediátrica do Hospital das Clínicas/UFPE. Título de Especialista em Pediatria com Área de Atuação em Nutrologia Pediátrica pela SBP/AMB. Mestre em Saúde da Criança e do Adolescente pela UFPE. Residência em Gastroenterologia Pediátrica pelo Instituto de Medicina Integral Prof. Fernando Figueira (IMIP). Especialização em Gastroenterologia e Nutrologia Pediátrica pelo Hospital La Paz, Madrid/Espanha, em Nutrologia pela ABRAN e em Nutrição Enteral e Parenteral pela ABRAN. Membro do DC de Nutrologia da SBP. Chefe do Departamento de Nutrologia da Sociedade de Pediatria de Pernambuco.

Maria Arlete Meil Schimith Escrivão
Pediatra com área de atuação em Nutrologia pela SBP/ABRAN. Mestre e Doutora pelo Programa de Pós-graduação em Pediatria da Unifesp. Orientadora do Programa de Pósgraduação em Nutrição da Unifesp. Membro do DC de Nutrição da SPSP.

Maria Marlene de Souza Pires
Pós-graduada em Nutrologia e Doutora em Medicina/Pediatria pelo Departamento de Pediatria da FMUSP. Professora Titular do Departamento de Pediatria da Universidade Federal de Santa Catarina (UFSC). Coordenadora do Laboratório de Pesquisa Experimental e Clínica em Metabologia e Nutrologia e Professora Orientadora da Pósgraduação em Ciências Médicas da UFSC. Diretora de Ensino e Pesquisa da SCP.

Marileise dos Santos Obelar
Especialista em Pediatria pela SBP. Pósgraduada em Nutrologia Pediátrica pelo HIJG/UFSC e em Nutrologia pela ABRAN. Mestre em Ciências Médicas, com área de concentração em Pediatria pela UFSC. Coordenadora Clínica da EMTN do Hospital Universitário da UFSC e do HIJG. Membro Participante do Departamento de Nutrologia Pediátrica e Terapia Nutricional da SBP.

Mauro Fisberg
Doutor em Ciências – Nutrição Infantil – pela EPM/Unifesp. Professor Associado Sênior do Departamento de Pediatria da EPM/Unifesp. Coordenador do Centro de Excelência em Nutrição e Dificuldades Alimentares do Instituto Pensi/Hospital Infantil Sabará. *Past President* e *General Secretary* da Sociedad Latinoamericana de Investigación Pediátrica. *Alumni Leadership Program Fellows VII – Partners of the Americas* – Kellogg's Foundation. *Alumni – World Hunger Program* – United Nations University.

Mônica Chang Wayhs
Pediatra com área de atuação em Nutrologia Pediátrica e Gastroenterologia pela SBP. Mestre em Pediatria e Doutora em Medicina pela EPM/Unifesp. Professora Associada do Departamento de Pediatria da UFSC. Pediatra Nutróloga do Serviço de Metabologia e Nutrologia do HIJG.

Mônica de Araújo Moretzsohn
Pediatra com área de atuação em Nutrologia Pediátrica pela SBP e em Suporte Nutricional Enteral e Parenteral pela BRASPEN. Médica do Serviço de Nutrologia Pediátrica do Instituto de Puericultura e Pediatria Martagão Gesteira (IPPMG/UFRJ). Médica da Unidade Materno-infantil do Hospital Municipal Miguel Couto. Membro do Departamento de Nutrologia Pediátrica da Sociedade de Pediatria do Estado do Rio de Janeiro (SOPERJ).

Pedro Henrique Vidal Rodrigues
Especialista em Pediatria pela SBP e em Nutrologia Pediátrica pela UFRJ. Professor Auxiliar de Pediatria na FTE Souza Marques. Pediatra em missão no *Medecins Sans Frontieres* (MSF) em Serra Leoa (2020).

Renata Acelina J. Pires Perlin
Residência Médica em Pediatria e Nutrologia Pediátrica pelo HIJG. Professora Auxiliar do Departamento de Pediatria e Coordenadora do Internato Médico em Saúde da Criança da UFSC. Pediatra Nutróloga do Serviço de Metabologia e Nutrologia do HIJG. Membro da EMTN do HIJG. Preceptora da Residência Médica em Pediatria e Coordenadora da Residência Médica em Nutrologia Pediátrica do HIJG.

Silvana Gomes Benzecry
Doutoranda em Medicina pelo Departamento de Pediatria da EPM/Unifesp. Coordenadora e Professora da Disciplina de Saúde da Criança da Universidade Estadual do Amazonas. Membro do Departamento Científico de Nutrologia da SBP.

Tulio Konstantyner
Pediatra com área de atuação em Nutrologia. Mestre e Doutor em Ciências Aplicadas à Pediatria pela EPM/Unifesp. Pós-doutor em Epidemiologia e Saúde Pública pela London School of Hygiene & Tropical Medicine. Professor Adjunto e Chefe da Disciplina de Nutrologia do Departamento de Pediatria da Unifesp. Membro Titular do Departamento Científico de Nutrologia da SBP. Vice-presidente do Departamento Científico de Nutrição da SPSP e Membro da Diretoria do ILSI Brasil.

Virgínia Resende Silva Weffort
Especialista em Pediatria pela Universidade Federal do Triângulo Mineiro (UFTM). Área de atuação em Nutrologia Pediátrica pela Sociedade Brasileira de Pediatria (SBP) e Associação Brasileira de Nutrologia (ABRAN). Mestre e Doutora em Pediatria pela Faculdade de Medicina de Ribeirão Preto da Universidade de São Paulo (FMRP-USP). Professora Associada do Departamento de Pediatria da UFTM e Presidente do Departamento Científico de Nutrologia da Sociedade Mineira de Pediatria. Coordenadora do Curso de Aprimoramento em Pediatria (CANP) da SBP e do Curso de Nutrologia em EAD da SBP/Manole. Membro da Academia Mineira e Brasileira de Pediatria.

CAPÍTULO 1

AVALIAÇÃO DO ESTADO NUTRICIONAL

Virgínia Resende Silva Weffort
Hélcio de Sousa Maranhão
Carlos Alberto Nogueira-de-Almeida
Mauro Fisberg
Luiz Anderson Lopes

AO FINAL DA LEITURA DESTE CAPÍTULO, O PEDIATRA DEVE ESTAR APTO A:

- Conhecer as várias técnicas para a realização de uma avaliação nutricional.
- Saber interpretar os dados para realizar a classificação do estado nutricional de crianças e adolescentes.
- Saber identificar quais fatores interferem no crescimento.
- Saber escolher o indicador bioquímico para auxiliar no diagnóstico nutricional.
- Saber orientar a família.

INTRODUÇÃO

A avaliação nutrológica (avaliação clínico-nutricional integral) a é de grande importância no diagnóstico de risco nutricional, para se definir estratégias de prevenção ou tratamento para todas as condições de carências ou excessos e para o acompanhamento da criança em condições de normalidade.[1,2]

Em todas as faixas etárias, devem ser realizados: anamnese clínica e nutricional; exame físico detalhado acompanhado das medidas antropométricas, da velocidade de crescimento e avaliação neuropsicomotora. Deve-se também avaliar antecedentes pessoais e familiares, prática de atividade física, horas de sono, consumo de álcool e outras drogas, nível socioeconômico, condições de habitação e saneamento.[1-4]

Exames bioquímicos e dosagens hormonais para essa avaliação só devem ser realizados em condições específicas, jamais como regra. Os exames de composição corporal, como bioimpedância, absorciometria de raio X de dupla energia - densitometria (DXA) e ultrassonografia, têm suas indicações em situações particulares.

O crescimento é um processo multifatorial, complexo e progressivo, podendo ser definido pelo aumento linear contínuo, mas não constante, das estruturas que o compõem e resultante da interação de fatores intrínsecos ou orgânicos (genéticos, neuroendócrinos) e extrínsecos ou ambientais (nutricionais, condições geofísicas, atividades físicas, vínculo mãe-filho), que são refletidos no aumento das dimensões corporais.

ANTROPOMETRIA

Uma série de medidas faz parte da avaliação antropométrica, dependendo do tipo de público ao qual é destinada. Em geral, incluem peso, estatura, circunferências corpóreas (crânio, braço, cintura ou abdome, quadril, panturrilha, pescoço), dobras cutâneas (tricipital, bicipital, suprailíaca, subescapular, panturrilha, abdominal) e tamanho dos segmentos corpóreos.[2,3] As utilizadas na rotina pediátrica são peso, estatura, índice de massa corpórea (IMC), circunferência do meio do braço ou circunferência tricipital, circunferência craniana e abdominal.[1,2]

O valor da antropometria é indiscutível, contudo, todas as medidas estão sujeitas a erros, se não forem adequadamente padronizadas; para isso, é necessário manter o treinamento dos observadores quanto às técnicas e ao uso de equipamentos adequados, além do ajuste dos equipamentos necessários antes de cada medição. Após a obtenção das medidas, é preciso também analisá-las de maneira correta, utilizando indicadores, padrões de referência, níveis de corte e classificações adequadas. Podem ser utilizados os programas Anthro e Anthro Plus disponibilizado pela Organização Mundial da Saúde (OMS)/Ministério da Saúde, que são *softwares* desenvolvidos pela OMS para facilitar a aplicação das curvas de referência de crescimento para crianças de 0 a 5 anos (Anthro) e de 5 a 19 anos (Anthro Plus). Estes dois programas estão disponíveis gratuitamente no site da OMS e podem ser instalados tanto em computadores de mesa como em *notebooks*, com sistema operacional Windows. São ado-

tados por vários países, incluindo o Brasil, que apoiam os novos padrões de crescimento propostos pela OMS desde 2006.[5,6] Para uso em telefones celulares ou *tablets*, existem programas que usam os dados da OMS e do NCHS para cálculo em consultas. Deve-se estar atento quanto à avaliação nutrológica de crianças com doenças neurológicas e com síndrome de Down, que têm curvas específicas.[1,2]

Peso

O peso é a medida mais comumente realizada na avaliação nutricional, lembrando que uma observação isolada tem valor relativo. Deve-se sempre valorizar a curva ponderal de forma longitudinal. A medida do peso deve ser feita com a criança despida ou, nas crianças maiores, com roupas leves. A balança, manual ou eletrônica, deve ser verificada e calibrada antes de se colocar a criança. A aferição periódica da balança, por assistência técnica credenciada pelo Instituto Nacional de Metrologia, Normalização e Qualidade Industrial (INMETRO), é de extrema importância para a confiabilidade dos dados coletados.

Em algumas condições adversas (congênitas ou adquiridas), a amputação ou falta de um segmento corpóreo pode modificar a estimativa do peso ideal; nestas, pode ser necessária a utilização de regras que possibilitem calcular novas referências. Uma delas baseia-se na subtração do percentual representado pelo segmento comprometido, tendo-se como base o peso. Apenas como valor estimativo, descreve-se que cada membro superior representa 5% do peso corpóreo total (braço: 2,7%; antebraço: 1,6%; e mão: 0,7%); por sua vez, cada membro inferior representa 16% do total (coxa: 10,1%; perna: 4,4%; e pé: 1,5%).[7] Nestes casos, pode-se estimar o peso não amputado a partir da equação abaixo (SBP, 2017). Em seguida, é possível classificar o estado nutricional antropométrico nas curvas de crescimento.

$$\text{Peso não amputado corrigido (estimado)} = \frac{\text{peso atual} \times 100}{100 - \%\ \text{amputação}}$$

Lactentes (0 a 2 anos)

Para a medida do peso de lactentes, deve-se utilizar balança pediátrica com gradação de 10 g previamente calibrada (se for necessário o uso de qualquer tipo de proteção sobre a balança, ela deverá ser colocada antes de se fazer a calibração).

O lactente deve estar despido, posicionado deitado ou sentado de modo que o peso seja igualmente distribuído pela superfície da balança, a fim de proporcionar maior conforto e menor risco de acidentes. Os pés ou as mãos do lactente não devem tocar em nenhuma outra superfície.

Crianças maiores de 2 anos e adolescentes

Pré-escolares, escolares e adolescentes devem utilizar balança do tipo adulto com gradação de 100 g previamente conferida quanto à regulagem, voltando-se ao zero.

A criança (que se mantenha em pé sem apoio) ou o adolescente devem ser pesados em pé, com os braços estendidos ao longo do corpo, vestindo o mínimo de roupas possível, descalço, posicionado no centro da plataforma e evitando movimentar-se.

Estatura

O termo estatura compreende o comprimento (medido com o indivíduo deitado) e a altura (medida com o indivíduo em pé). Para a correta interpretação da estatura, é importante a observação longitudinal da criança por determinado período (± 4 meses), a fim de se calcular sua velocidade de crescimento e verificar se está seguindo um canal constante. Uma medida única dificilmente permitirá o diagnóstico correto.

Para a realização dessa medida, utilizam-se como instrumentos a régua antropométrica (em crianças de até 24 meses para medir o comprimento) e o antropômetro (para medir a altura) ou, na sua ausência, uma trena ou fita métrica, com divisões em milímetros, afixada à parede (observando-se que tal parede não tenha rodapé, o que provocaria erro na medição).[1-4,8] Para fins de padronização com a OMS, as crianças até 2 anos devem ser medidas deitadas e, a partir dessa idade, em pé. Havendo obstáculos à técnica, para aquelas menores de 2 anos quando medidas em pé, deverá ser acrescido 0,7 cm ao resultado final, mesmo valor que deverá ser subtraído para aquelas maiores de 2 anos quando medidas deitadas.[1,4]

Em pacientes hospitalizados que não deambulam, a medição pode ser feita quando estiverem deitados em superfície plana[9], seguindo o mesmo procedimento realizado em crianças até 2 anos de idade, com uma fita métrica posicionada em sua lateral. O comprimento é utilizado para crianças até 2 a 3 anos de idade, medido com régua antropométrica horizontal, graduada em centímetros e milímetros, com haste fixa junto à graduação zero e, na parte oposta, um cursor que desliza sobre a escala milimetrada. Mantém-se o ápice da cabeça apoiado no anteparo vertical fixo da régua, e os membros inferiores devem ser mantidos em extensão e juntos, com a planta dos pés apoiada no anteparo vertical móvel.

Para a aferição da altura, a criança maior de 2 anos deve ser medida em pé e sem sapatos. Deve estar ereta, com os dois pés unidos e todo o corpo encostado no antropômetro. A cabeça deve estar posicionada de modo que seja possível olhar horizontalmente – plano horizontal de Frankfort. O esquadro deve ficar acima da cabeça, fazendo pressão suficiente para comprimir o cabelo.[2-4]

Outra opção para pacientes impossibilitados de permanecer na posição ereta é a medição da extensão dos braços (envergadura).[4] Os braços devem ficar estendidos, formando um ângulo de 90° com o corpo. Mede-se a distância entre os dedos médios das mãos com uma fita métrica flexível. Para a estimativa da estatura do indivíduo, a medida obtida deve ser aplicada à fórmula:

$$\text{Estatura estimada} = [0{,}73 \times (2 \times \text{envergadura do braço (m)})] + 0{,}43$$

Para crianças com limitações físicas na faixa etária de 2 a 12 anos, as medidas de segmentos dos membros superio-

res e inferiores permitem estimar a estatura com a utilização de equações propostas por Stevenson.[10] As medidas de segmento utilizadas são: comprimento superior do braço (CSB, distância do acrômio até a cabeça do rádio, medida com o membro superior fletido a 90°); comprimento tibial (CT, distância da borda superior medial da tíbia até a borda do maléolo medial inferior, feita com fita inextensível); e comprimento do membro inferior a partir do joelho (CJ, distância do joelho ao tornozelo). Usando-se as medidas dos segmentos, são empregadas as fórmulas para estimativa da estatura descritas na Tabela 1 e mostradas na Figura 1.[10]

Tabela 1 Fórmulas para estimativa da estatura

Medida do segmento	Estatura estimada (cm)	Desvio-padrão (cm)
Comprimento superior do braço (CSB)	E = (4,35 × CSB) + 21,8	± 1,7
Comprimento tibial (CT)	E = (3,26 × CT) + 30,8	± 1,4
Comprimento a partir do joelho (CJ)	E = (2,69 × CJ) + 24,2	± 1,1

Avaliação dos incrementos ao longo do tempo

Nos primeiros 12 meses, o aumento ponderal médio esperado, por trimestre, para recém-nascido a termo, adequado para idade gestacional e com peso no percentil 50, é de 700 g/mês (25 a 30 g/dia) no 1º trimestre, 600 g/mês (20 g/dia) no 2º trimestre, 500 g/mês (15 g/dia) no 3º trimestre e de 300 g/mês (10 g/dia) no 4º trimestre. Nos primeiros dias, o recém-nascido a termo pode perder até 10% do seu peso de nascimento, que deverá ser recuperado até o 10º dia de vida. A distribuição em escore Z do incremento de peso (g/dia) de meninos e meninas, de acordo com a faixa etária, pode ser acompanhada nas tabelas da WHO, 2006.

Além de avaliar a estatura da criança e do adolescente em relação ao padrão da população de referência, é importante realizar a avaliação evolutiva, que é feita com a estimativa da velocidade de crescimento (VC).

A VC é calculada pela equação apresentada a seguir, sendo importante que tenha um intervalo (D) mínimo de 6 meses e máximo de 12 meses entre as medidas.

$$\text{VC (cm/ano)} = \frac{\text{Altura atual} - \text{Altura anterior}}{\text{D de tempo entre as duas medidas (anos)}}$$

O crescimento normal pode ser dividido em 5 fases de acordo com o período da vida, que diferem quanto a velocidade e a influência dos fatores determinantes (Tabela 2).

Canal familiar

A estatura da criança também deve ser relacionada à estatura de seus pais, pois é uma das características fenotípicas que recebem grande influência da herança genética. A estatura-alvo (EA) de crianças do sexo feminino e masculino podem ser calculadas pelas fórmulas:[2,3]

$$\textbf{Masculino: } \text{EA} = \frac{(\text{estatura do pai} - 13) + \text{estatura da mãe}}{2}$$

$$\textbf{Feminino: } \text{EA} = \frac{\text{estatura do pai} + (\text{estatura da mãe} + 13)}{2}$$

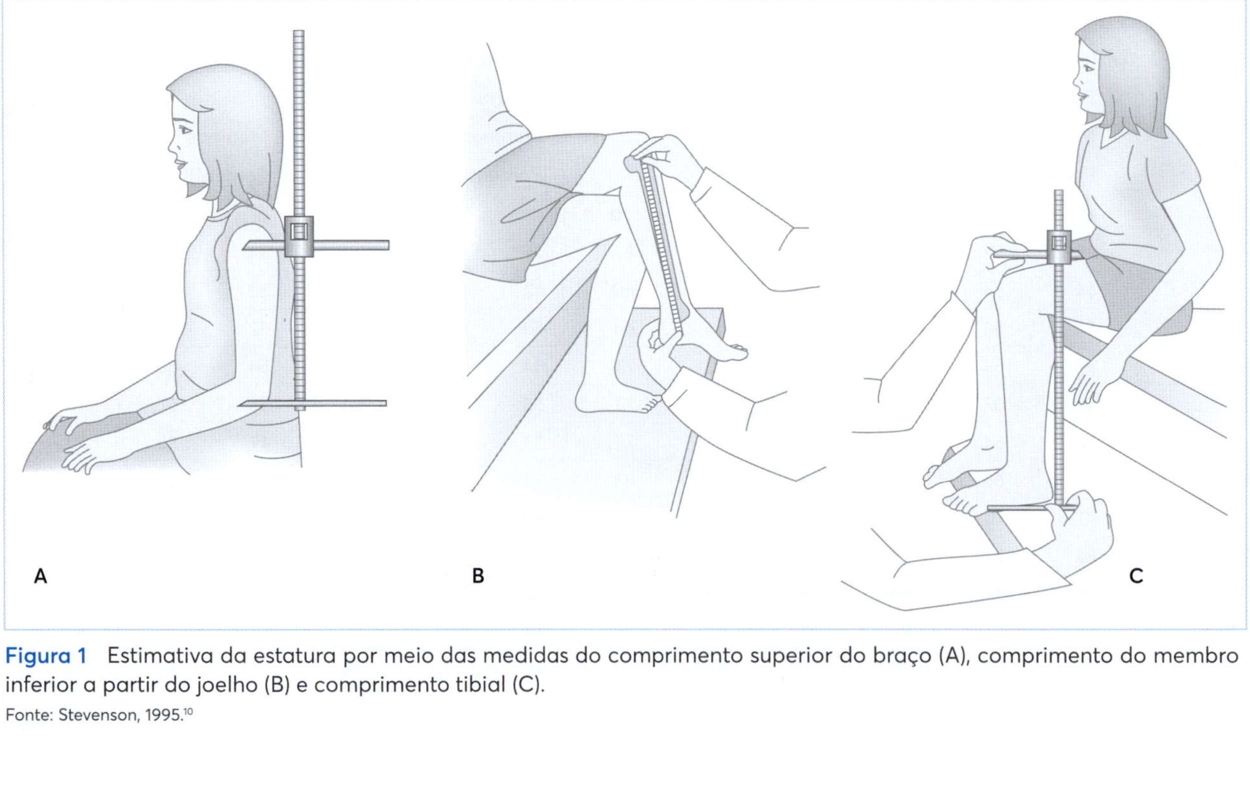

Figura 1 Estimativa da estatura por meio das medidas do comprimento superior do braço (A), comprimento do membro inferior a partir do joelho (B) e comprimento tibial (C).

Fonte: Stevenson, 1995.[10]

Tabela 2 Fases do crescimento

Período	Velocidade de crescimento (VC)	Fatores envolvidos/ hormônios
Fase intrauterina	1º trimestre: 1,2-1,5 cm/sem 2º trimestre: 2,5 cm/sem Final: 0,5 cm/sem	Nutrição (saúde) materna, insulina, hormônio lactogênio placentário (PHL), somatomedinas
Lactente (29 dias a 2 anos)	1º ano: 25 cm/ano 2º ano: 15 cm/ano	Nutrição e ambiente/ hormônios tireoidianos, insulina e hormônio do crescimento hipofisário (GH)
Fase pré-púbere (3 a 10-12 anos)	5-7 cm/ano	Genéticos e hormonais (GH)
Fase puberal [12 (menina) – 14 (menino)] anos	Menina: 8 cm/ano Menino: 10 cm/ano	Nutrição, hormônios esteroides sexuais, GH e somatomedinas
Puberal final (14 a 18 anos)	1-1,5 cm/ano	Nutrição e ambiente

Fonte: Weffort e Lamounier, 2018;[2] Weffort et al., 2018.[3]

O resultado desse cálculo indica o canal de crescimento da família. Considera-se normal uma variação de ± 5 cm do valor resultante da fórmula; quando há diferença acima de 1 desvio padrão (DP) entre a estatura do pai e a da mãe ou o padrão familiar é inferior a – 2 DP, deve-se interpretar a EA com cautela. A EA é uma medida apenas ilustrativa, para orientação, e não um diagnóstico da estatura final prevista.

Circunferências corpóreas

Várias são as aplicações das circunferências corpóreas. A circunferência do crânio é amplamente utilizada para acompanhar o crescimento em crianças até 3 anos de idade, utilizando uma fita métrica inextensível na porção posterior mais proeminente do crânio (occipício) e na parte frontal da cabeça (glabela). A medida do punho, quando associada à altura, pode ser útil para avaliar a compleição do indivíduo. A circunferência de cintura ou circunferência abdominal é fortemente associada à gordura visceral e relacionada ao risco cardiovascular. Existem várias formas de aferição, e a mais empregada é a que utiliza o ponto médio entre a última costela fixa e a borda superior da crista ilíaca (cintura natural), aproximadamente 2 dedos acima da cicatriz umbilical. Estudos mostram que a circunferência abdominal (quando acima do percentil 90) tem correlação positiva com o desenvolvimento de dislipidemia, hipertensão arterial e resistência insulínica. O referencial sugerido para comparação é o proposto por Freedman et al.[11] (Tabela 3).

Quando relacionada à estatura, pode ser considerada alterada quando a relação Circunferência abdominal/estatura estiver maior que 0,5.[2-4]

Para a avaliação do risco cardiovascular, também é possível realizar a circunferência de pescoço a partir dos 10 anos de idade[12] (Tabela 4).

A circunferência do braço (CB) é representada pelo perímetro ocupado pelos tecidos ósseo e muscular acrescido do tecido adiposo. O instrumento a ser utilizado é a fita métrica inextensível. A OMS disponibiliza medidas de circunferência do braço em seu site (https://www.who.int/toolkits/child-growth-standards/standards) com tabelas e gráficos, sob a forma de percentis e escore Z, para crianças de 3 meses a 5 anos de idade, estratificadas por sexo. Existem fitas de medição para aplicação em regiões carentes, com o diagnóstico de risco estabelecido por cores ou medidas.

Tabela 3 Distribuição em percentis da circunferência abdominal segundo sexo e idade

Idade (anos)	Brancos						Negros					
	Meninos			Meninas			Meninos			Meninas		
	Percentil			Percentil			Percentil			Percentil		
	n	50	90	n	50	90	n	50	90	n	50	90
5	28	52	59	34	51	57	36	52	56	34	52	56
6	44	54	61	60	53	60	42	54	60	52	53	59
7	54	55	61	55	54	64	53	56	61	52	56	57
8	95	59	75	75	58	73	54	58	67	54	58	65
9	53	62	77	84	60	73	53	60	74	56	61	78
10	72	64	88	67	63	75	53	64	79	49	62	79
11	97	68	90	95	66	83	58	64	79	67	67	87
12	102	70	89	89	67	83	60	68	87	73	67	84
13	82	77	95	78	69	94	49	68	87	64	67	81
14	88	73	99	54	69	96	62	72	85	51	68	92
15	58	73	99	58	69	88	44	72	81	54	72	85
16	41	77	97	58	68	93	41	75	91	34	75	90
17	22	79	90	42	66	86	31	78	101	35	71	105

Fonte: Freedman, 1999.[5]

Tabela 4 Circunferência de pescoço em adolescentes

Sexo	Idade (anos)	Sobrepeso (cm)	Obesidade (cm)
Feminino	10-12	≥ 29,35	≥ 30,95
	13-15	≥ 31,25	≥ 32,60
	16-17	≥ 31,65	≥ 32,45
Masculino	10-12	≥ 29,65	≥ 30,20
	13-15	≥ 33,90	≥ 33,55
	16-17	≥ 36,45	≥ 38,45

Fonte: adaptada de Ferretti et al., 2015.[12]

A criança ou o adolescente deve permanecer em pé com o braço direito estendido paralelamente ao lado do corpo; depois, flexionar até formar ângulo reto com o antebraço. Mede-se a distância entre o acrômio e o olécrano (extremidade do cotovelo) e determina-se o ponto médio. Posicionar a fita métrica inextensível sobre esse ponto. A leitura é feita em milímetros.

A CB avalia reservas corpóreas de tecido adiposo e estima a massa magra do indivíduo, enquanto a circunferência muscular do braço (CMB), obtida por meio de uma fórmula a partir das medidas de CB e da dobra cutânea tricipital (DCT), pode estimar o tecido muscular. Os resultados encontrados são comparados com os valores observados no percentil 50 das tabelas de referência.[4]

$$\text{CMB (cm)} = \text{CB (cm)} - [0{,}314 \times \text{DCT (mm)}]$$

Dobras cutâneas

São usadas para monitorar a quantidade de gordura existente no organismo. Pode-se utilizar a soma dessas medidas para verificar a composição corporal do paciente. Existem várias medidas de dobras cutâneas, porém as mais utilizadas na área clínica são tricipital, bicipital, subescapular e suprailíaca[13] (Figuras 2 e 3). Essas medidas devem ser coletadas por profissionais devidamente treinados, pois a falta de habilidade na realização desse procedimento pode resultar em erros. Os resultados obtidos podem ser comparados com tabelas de referência e servir para avaliar o estado nutricional, ou pode-se utilizar o próprio indivíduo como referencial para acompanhar sua evolução. A classificação por percentis obedece à regra de normalidade, representada por valores entre 5 e 95. Os valores P5-15 e P85-95 devem ser acompanhados, pois são faixas de risco de desnutrição e obesidade, respectivamente. A OMS disponibiliza medidas de dobras cutâneas (tricipital e subescapular) no seu *site*, com tabelas e gráficos, sob a forma de percentis e escore z, além do programa WHO Anthro, para crianças de 0 a 5 anos de idade, estratificadas por sexo.[4,5,14,15] Para avaliar a composição corpórea de pacientes obesos, o uso desse método não é indicado, uma vez que são observados muitos erros na coleta das dobras cutâneas. Nessa situação, as circunferências têm maior validade.[3]

Índice de massa corporal

Em todas as faixas etárias, pode-se avaliar o estado nutricional pelo IMC, que é obtido pela equação: $P(kg)/E^2$ (m).

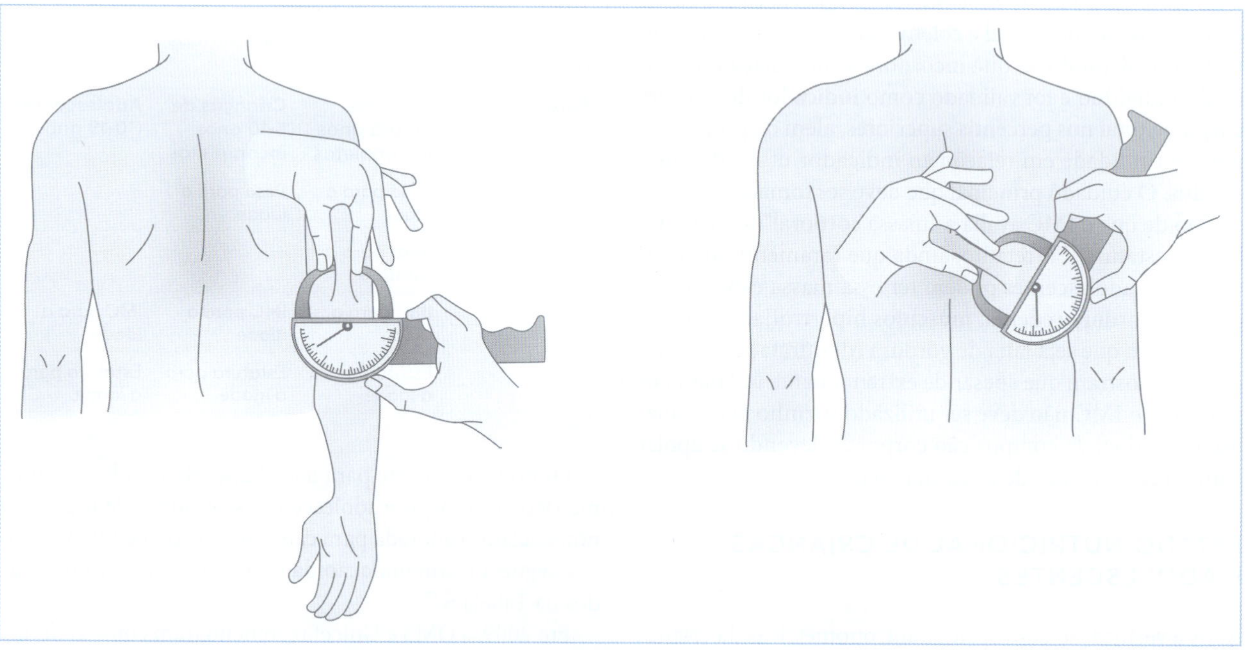

Figura 2 Medida da prega cutânea tricipital e subescapular.
Fonte: Frisancho, 1981.[13]

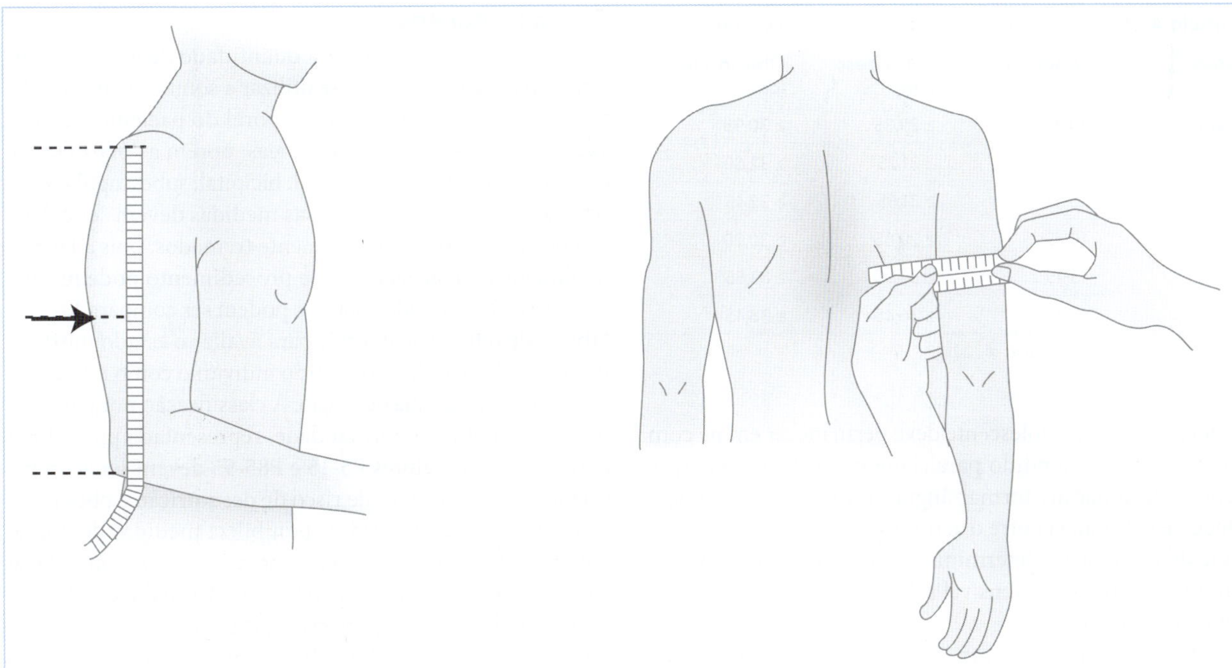

Figura 3 Medidas da circunferência braquial e do comprimento do braço.
Fonte: Frisancho, 1981.[13]

Também está disponível no programa WHO Anthro e WHO Anthro Plus.[6]

O IMC também pode ser utilizado para classificar o estado nutricional de crianças e adolescentes, no entanto, deve-se levar em consideração a idade e o sexo.[1-4,15,16]

O IMC para a idade é recomendado internacionalmente no diagnóstico individual e coletivo dos distúrbios nutricionais, considerando-se que incorpora a informação da idade do indivíduo e foi validado como indicador de gordura corpórea total nos percentis superiores, além de proporcionar continuidade em relação ao indicador utilizado entre adultos. O cuidado principal que deve ser tomado refere-se ao fato de que o IMC avalia a "massa corporal" total em relação à estatura. Entretanto, ainda que raramente, algumas crianças e adolescentes podem ter essa massa elevada sem que seja gordura (edema, músculos hipertrofiados) ou reduzida sem que seja falta de gordura (desidratação). Vários estudos mostram que apesar de extremamente útil para populações, o IMC não deve ser utilizado sozinho para a análise individual da composicão corporal, devendo se apoiar com outras medidas de circunferência.

ESTADO NUTRICIONAL DE CRIANÇAS E ADOLESCENTES

Após a verificação das medidas antropométricas da criança ou adolescente por meio de técnica padronizada e já descrita, o profissional de saúde deve estar apto para o uso dos indicadores antropométricos.[9] Destes, os mais amplamente usados, recomendados pela OMS e adotados pelo Ministério da Saúde, na avaliação do estado nutricional de acordo com a faixa etária da criança e adolescente estão na Tabela 5. O cálculo desses indicadores antropométricos pode ser facilitado e acompanhado pelos programas WHO Anthro (para avaliação de crianças menores de 5 anos) e WHO Anthro Plus (para crianças maiores de 5 anos e adolescentes).[5,6,14]

Tabela 5 Indicadores antropométricos utilizados de acordo com a idade

Faixa etária	Crianças de 0-5 anos incompletos	Crianças de 5-10 anos incompletos	Adolescentes (10-19 anos)
Indicador antropométrico	Peso para a idade	Peso para a idade	-
	Peso para a estatura	-	-
	IMC para a idade	IMC para a idade	IMC para a idade
	Estatura para a idade	Estatura para a idade	Estatura para a idade

Os pontos de corte para a avaliação do estado antropométrico de crianças e adolescentes segundo cada índice e a nomenclatura adotada para cada faixa de percentil ou escore z segue a recomendação da OMS e podem ser observados na Tabela 6.[15]

Em 2009, a OMS e Unicef recomendaram como critérios diagnósticos para desnutrição aguda grave (SAM – *severe acute malnutrition*) em crianças de 6 a 60 meses de idade o uso dos seguintes parâmetros: Peso para Estatura < – 3 DP (pelo referencial OMS-2006), Circunferência do Braço (MUAC – *mid-upper arm circumference*) < 115 mm e/ou a

Tabela 6 Classificação do estado nutricional de crianças e adolescentes

Valores críticos		Índices antropométricos						
		Crianças de 0-5 anos incompletos				Crianças de 5-10 anos incompletos		
		Peso para a idade	Peso para a estatura	IMC para a idade	Estatura para a idade	Peso para a idade	IMC para a idade	Estatura para a idade
< percentil 0,1	< escore z − 3	Muito baixo peso para a idade	Magreza acentuada	Magreza acentuada	Muito baixa estatura para a idade	Muito baixo peso para a idade	Magreza acentuada	Muito baixa estatura para a idade
≥ percentil 0,1 e < percentil 3	≥ escore z − 3 e < escore z − 2	Baixo peso para a idade	Magreza	Magreza	Baixa estatura para a idade	Baixo peso para a idade	Magreza	Baixa estatura para a idade
≥ percentil 3 e < percentil 15	≥ escore z − 2 e < escore z − 1	Peso adequado para a idade	Eutrofia	Eutrofia	Estatura adequada para a idade[b]	Peso adequado para a idade	Eutrofia	Estatura adequada para a idade[b]
≥ percentil 15 e < percentil 85	≥ escore z − 1 e < escore z +1							
> percentil 85 e ≤ percentil 97	> escore z +1 e ≤ escore z +2		Risco de sobrepeso	Risco de sobrepeso			Sobrepeso	
> percentil 97 e ≤ percentil 99,9	> escore z +2 e ≤ escore z +3	Peso elevado para a idade[a]	Sobrepeso	Sobrepeso		Peso elevado para a idade[a]	Obesidade	
> percentil 99,9	> escore z +3		Obesidade	Obesidade		Peso elevado para a idade[a]	Obesidade grave	

[a] Uma criança classificada na faixa de peso elevado para a idade pode ter problemas de crescimento, mas esse não é o índice antropométrico mais recomendado para a avaliação de excesso de peso entre crianças. Essa situação deve ser avaliada pela interpretação dos índices de peso para estatura ou IMC para idade.

[b] Uma criança classificada na faixa de estatura para a idade acima do percentil 99,9 (escore z +3) é muito alta, mas isso raramente representa um problema. Contudo, alguns casos correspondem a disfunções endócrinas e tumores. Se houver essa suspeita, a criança deve ser encaminhada para atendimento especializado.

Nota: a OMS apresenta referências de peso para estatura apenas para menores de 5 anos pelo padrão de crescimento de 2006. A partir dessa idade, deve-se utilizar o IMC para a idade na avaliação da proporção entre peso e estatura da criança.

Fonte: adaptada de OMS, 2006;[14] Brasil, , 2011;[8] SBP, 2009.[4]

presença de edema bilateral como sinal clínico. Os dois últimos critérios são bastante úteis, por exemplo, para situações em que as condições ambientais são bastante adversas para a verificação adequada do peso e da estatura.[16]

IDADE ÓSSEA

Outro elemento importante na avaliação do crescimento é a idade óssea (IO). O desenvolvimento dos ossos é caracterizado por uma sequência de maturação, na qual ocorre o aparecimento progressivo de núcleos de ossificação, que variam em tamanho e forma desde o nascimento até o término do crescimento, no final do desenvolvimento puberal. O método de Greulich e Pyle é o mais clássico e simplificado, porém tem o inconveniente de estabelecer padrões de IO com longos intervalos entre si, às vezes superiores a 12 meses. O principal valor da IO é oferecer um índice de maturação endócrina global, visto que os fatores reguladores do desenvolvimento ósseo são similares aos que regulam a maturação hipotálamo-hipofisária.[2] A IO é muito útil para o diagnóstico dos atrasos constitucionais do crescimento e sua diferenciação com a baixa estatura familiar ou endocrinológica.

INQUÉRITOS ALIMENTARES

A investigação do consumo e do hábito alimentar é de suma importância para o diagnóstico nutricional. Para realizar essa avaliação, devem-se considerar situações que possam limitar a disponibilidade e o consumo de alimentos, como fatores culturais, socioeconômicos, emocionais, estrutura familiar, grau de escolaridade, bem como aqueles relacionados a alimento, sazonalidades e regionalidade.[17]

A validade e a reprodutividade dos métodos de investigação do consumo alimentar dependem muito da habilidade do investigador e da cooperação do entrevistado.

Para a avaliação de consumo alimentar, vários métodos estão disponíveis, com possibilidade de aplicação clínica ou epidemiológica (Tabela 7). Dentre eles, os mais utiliza-

Tabela 7 Tipos de inquérito alimentar

Tipo de inquérito	Definição	Pontos críticos
Recordatório de 24 horas	Entrevista na qual a criança (ou o adolescente) e a mãe (ou cuidador) recordam toda a alimentação ingerida nas 24 horas precedentes	Reflete a alimentação de apenas 1 dia, que pode ser atípico. Depende da memória do entrevistado. Está sujeito a vieses de resposta
Registro alimentar	Preenchimento de uma planilha estruturada, anotando-se toda a alimentação ingerida durante 3 ou 4 dias alternados (2 dias de semana e 2 de fim de semana)	Exige maior tempo e dedicação no preenchimento. A anotação pode estar sujeita a modificações desencadeadas pela consulta (p. ex., não incluir alimentos industrializados, ricos em gorduras, sal ou açúcar)
Frequência alimentar	Estima o número de vezes que determinado alimento ou grupo alimentar foi ingerido durante um determinado período	Na prática, é importante que se escolha o alimento ou grupo que se quer avaliar e, então, se indague sobre a frequência; p. ex., em situações de anemia, perguntar com que frequência se ingere carnes e vísceras

dos são o recordatório de 24 horas (informa o consumo no dia anterior ao dia da entrevista), o registro alimentar (informa todos os alimentos consumidos no momento da sua ingestão por 3 ou 4 dias) e o questionário de frequência alimentar (informa a frequência retrospectiva de consumo de grupos de alimentos em um dado período). Esses métodos reconhecem inadequações alimentares, ou seja, identificam indivíduos em risco nutricional, quantificando o consumo de energia ou de algum nutriente de interesse. No entanto, para o diagnóstico nutricional, os métodos de consumo alimentar devem ser associados a outros critérios, como antropometria, avaliação clínica e bioquímica.[17]

Na área clínica, em pacientes internados, são fundamentais as anotações referentes a qualidade, quantidade, composição da dieta, horários, consistência e quantidade de alimentos aceitos. Com esse registro, torna-se possível controlar a ingestão hídrica, energética e de outros nutrientes específicos, auxiliando, em um segundo momento, na programação de uma dieta que atenda às necessidades de pacientes em situações específicas.

EXAME CLÍNICO

O exame clínico complementa o estudo, verificando-se características físicas sugestivas de carência ou excesso alimentar, demonstradas na pele, anexos, boca e língua. Vale ressaltar a importância da aferição da pressão arterial sistêmica, em todas as consultas para crianças maiores de 3 anos, utilizando-se manguitos apropriados. A classificação que leva em conta sexo, idade e estatura. As tabelas para classificação encontram-se disponíveis no manual "Obesidade na infância e adolescência", do Departamento Científico de Nutrologia da SBP.[17] Importante também realizar a avaliação do estadiamento puberal, segundo Tanner.[1,2,4]

EXAMES BIOQUÍMICOS

Os exames laboratoriais são as medidas mais objetivas do estado nutricional. Em muitas situações, para se obter um diagnóstico do estado nutricional, é necessário combinar diversos indicadores e levar em consideração mais de uma medida, pois esses indicadores podem sofrer variações diárias ou semanais. O uso desses indicadores em pacientes hospitalizados permite verificar a massa proteica somática, a integridade das proteínas viscerais e plasmáticas (albumina, pré-albumina, transferrina e proteína fixadora de retinol) e a competência imunológica do indivíduo. Nesses pacientes, destaca-se a participação dos indicadores bioquímicos para verificar a massa magra (massa muscular sem gordura), pela relação entre creatinina urinária e altura. Também servem para avaliar a desnutrição grave, por meio da análise de proteínas totais e albumina, para diagnosticar anemia ferropriva, realizando-se a avaliação da hemoglobinemia e de reservas de ferro séricas (ferritina) ou, ainda, para diagnosticar a recuperação nutricional em situações hospitalares, utilizando-se a análise das proteínas de meia-vida curta, a pré-albumina, que é a proteína transportadora do retinol, e de outras[2-4] (Tabela 8).

COMPOSIÇÃO CORPÓREA

O peso corpóreo como referencial deve ser usado com atenção, pelo fato de que pessoas de mesma compleição corpórea, peso, estatura, idade e sexo podem apresentar diferente distribuição de tecidos e células. Os dados sobre a composição corpórea têm-se mostrado relevantes na avaliação do diagnóstico nutricional e na orientação de condutas que incluam o controle do peso Com as técnicas descritas anteriormente, procura-se acompanhar a variação das medidas antropométricas durante o processo de crescimento; contudo, dados referentes à composição corpórea não podem ser obtidos de modo adequado por meio dessas medidas, de modo que outras técnicas podem complementar o exame físico. Existem vários métodos para a avaliação da composição corpórea: bioimpedância, ultrassonografia, scanner 3D, pesagem hidrostática, densitometria corpórea total (DXA), também chamada de absorciometria de duplo feixe de raios X, quando se utiliza para a análise da quantidade de gorduras e massa gordurosa regional ou total, ressonância magnética (RM), tomografia computadorizada (TC), pletismografia por deslocamento de ar, água duplamente marcada e infravermelho (Futrex).[2-4]

CONSIDERAÇÕES FINAIS

Avaliar o estado nutricional de um paciente pediátrico é tarefa obrigatória de todo pediatra ou profissional de saúde

Tabela 8 Indicadores bioquímicos dosados no sangue e valores considerados normais

Indicador	Valor normal	Observação
Albumina	≥ 3,5 g/dL	Lactentes ≥ 2,5 g/dL
Transferrina	170-250 mg/dL	
Ferritina	Sem infecção: > 15 mcg/L Com infecção: 30 mcg/L	Solicitar PCR para identificar infecção
Fibronectina	30-40 mg/dL	
Glicemia de jejum	70-110 mg/dL	Jejum de 8 horas
Folato sérico	> 6 ng/dL	
Tempo de protrombina	11-15 s	
Alfatocoferol	≥ 0,7 mg/dL	
Ácido ascórbico	> 0,2 mg/dL	
Retinol	≥ 30 mg/dL	
Glutationa redutase	< 20%	
Vitamina B12	≥ 200 pg/dL	
Fósforo	5-8 mg/dL	
Zinco	60-120 mcg/dL	
Colesterol total (2-19 anos de idade)	Desejável: < 150 mg/dL Limítrofe: 150-169 mg/dL Aumentado: ≥ 170 mg/dL	
LDL-colesterol total (2-19 anos de idade)	Desejável: < 100 mg/dL Limítrofe: 110-129 mg/dL Aumentado: ≥ 130 mg/dL	
HDL-colesterol	≥ 45 mg/dL	
Triglicerídios	Desejável: < 100 mg/dL Limítrofe: 110-129 mg/dL Aumentado: > 130 mg/dL	
Glicemia de jejum – 8-12 horas	< 100 mg/dL Alterada: > 126 mg/dL	
GTTo 2 h	< 140 mg/dL Alterada: > 200 mg/dL	

Fonte: SBP, 2009.[4]

que tem como objetivo analisar individualmente condutas clínicas, medicamentosas, intervenção nutricional ou cirúrgica. Técnicas adequadas e bem treinadas facilitam a rotina e não demandam tempo desnecessário. A informação nutricional correta, que abrange história clínica, antecedentes pessoais e familiares, verificação e análise de dados antropométricos, complementados pela avaliação da alimentação, suas condições de preparo, local, hábitos de vida e da refeição, permite um acompanhamento para o adequado crescimento e desenvolvimento. Se necessário, deve-se solicitar ajuda de um profissional de outra área ou especialidade para auxiliar no acompanhamento do paciente. Estabelecer uma rotina facilita a análise nutricional completa sem dificuldades.

REFERÊNCIAS BIBLIOGRÁFICAS

1. Sociedade Brasileira de Pediatria (SBP). Departamento Científico de Nutrologia. Guia prático de atualização. Avaliação nutrológica no consultório. Novembro 2016. Disponível em https://www.sbp.com.br/fileadmin/user_upload/Nutrologia-GuiaPratico_AvalNutrol_Consultorio-retificado20dez16.compressed.pdf; acessado em: 1/2021.
2. Weffort VRS, Lamounier JA. Nutrição em pediatria: da neonatologia à adolescência. 2.ed. Barueri: Manole; 2018.
3. Weffort VRS, Maranhão HS, Nogueira-de-Almeida CA, Fisberg M, Lopes LA. Avaliação do estado nutricional. In: Campos Júnior D, Burns DAR, Lopez FA (orgs.). Tratado de Pediatria. 4.ed. Barueri: Manole. 2018.
4. Sociedade Brasileira de Pediatria (SBP). Departamento Científico de Nutrologia. Avaliação nutricional da criança e do adolescente – Manual de Orientação São Paulo: SBP; 2009. Disponível em https://www.sbp.com.br/fileadmin/user_upload/2015/02/manual-aval-nutr2009.pdf; acessado em: 1/2021.
5. Sociedade Brasileira de Pediatria (SBP). Departamento Científico de Nutrologia. Guia prático de atualização. Avaliação do crescimento infantil. Entendendo o WHO Anthto e o WHO Anthro Plus. 2019. Disponível em https://www.sbp.com.br/fileadmin/user_upload/22066E-GPA_-_Avaliacao_Crescimento_Infantil.pdf; acessado em: 1/2021.
6. WHO. Anthro for personal computers, version 3.2.2, 2011: Software for assessing growth and development of the world's children. Geneva: WHO; 2010. Disponível em: http://www.who. int/childgrowth/software/en; acessado em: 1/2021.
7. Osterkamp LK. Current perspective on assessment of human body proportions of relevance to amputees. J Am Diet Assoc. 1995;95(2):215-8.
8. Brasil. Ministério da Saúde. Secretaria de Atenção à Saúde. Departamento de Atenção Básica. Orientações para a coleta e análise de dados antropométricos em serviços de saúde: Norma Técnica do Sistema de Vigilância Alimentar e Nutricional – SISVAN. Brasília: Ministério da Saúde; 2011. Disponível em http://189.28.128.100/dab/docs/portaldab/publicacoes/orientacoes_ coleta_analise_dados_antropometricos.pdf; acessado em: 1/2021.
9. Sociedade Brasileira de Pediatria (SBP). Departamento Científico de Nutrologia. Guia prático de atualização. Avaliação nutrológica da criança hospitalizada. Janeiro 2017. Disponível em https://www.sbp.com.br/fileadmin/user_upload/publicacoes/Nutrologia-AvalNutrol-Criana-Hospitalizada.pdf; acessada em: 1/2021.
10. Stevenson RD. Use of segmental measures to estimate stature in children with cerebral palsy. Arch Pediatr Adolesc Med. 1995;149:658-62.
11. Freedman DS, Serdula MK, Srinivasan SR, Berenson GS. Relation of circumference and skinfold thicknesses to lipid and insulin concentrations in children and adolescents: the Bogalusa Heart Study. Am J Clin Nutr. 1999;69:308-17.
12. Ferretti RL, Cintra IP, Passos MAZ, Ferrari GLM, Fisberg M. Elevated neck circumference and associated factors in adolescents. BMC Public Health. 2015;15:208.
13. Frisancho AR. New norms of upper limb fat and muscle areas for assessment of nutritional status. The American Journal of Clinical Nutrition. 1981;34:2540-5.
14. Organização Mundial da Saúde (OMS). Curvas de crescimento. Disponíveis em http://www.who.int/childgrowth/standards/en; acessado em: 1/2021.
15. Brasil. Ministério da Saúde. Curvas de crescimento. Disponíveis em: http://dab.saude.gov.br/portaldab/ape_vigilancia_alimentar.php?conteudo=curvas_de_crescimento(P/I,A/I,P/A,P/C,C/I, IMC); acessado em: 1/2021.
16. de Onis M, Onyango AW, Borghi E, Siyam A, Nishida C, Siekmann J. Development of a WHO growth reference for school-aged children and adolescents. Bull World Health Organ. 2007;85:660-7.
17. Fisberg RM, Slater B, Marchioni DML, Martini LA. Inquéritos alimentares: métodos e bases científicos. Barueri: Manole; 2005.
18. Sociedade Brasileira de Pediatria (SBP). Departamento Científico de Nutrologia. Obesidade na infância e adolescência – Manual de Orientação. 3.ed. São Paulo: SBP; 2019. Disponível em https://www.sbp.com.br/fileadmin/user_upload/Manual_de_Obesidade_-_3a_Ed_web_compressed.pdf; acessado em: 1/2021.

CAPÍTULO 2

ALIMENTAÇÃO EM DIFERENTES FASES DA VIDA

Fabíola Isabel Suano de Souza
Mara Alves da Cruz Gouveia
Liliane Maria Abreu Paiva

AO FINAL DA LEITURA DESTE CAPÍTULO, O PEDIATRA DEVE ESTAR APTO A:

- Saber orientar sobre alimentação e estilo de vida saudáveis em todas as faixas etárias.
- Reconhecer que a participação da família é essencial para a construção de hábitos alimentares saudáveis.
- Ter segurança para fazer intervenções alimentares quando necessárias.
- Conhecer as peculiaridades de cada faixa etária e incluir as orientações alimentares na rotina da consulta pediátrica de lactentes a adolescentes.

LACTENTE

A alimentação tem papel fundamental para a promoção de saúde da criança, para seu crescimento e desenvolvimento adequados, formação do hábito alimentar e redução do risco de doenças crônicas não transmissíveis ao longo da vida. Diversas pesquisas foram desenvolvidas, publicadas e divulgadas nos últimos anos sobre a importância da alimentação do lactente, e seus resultados já podem ser incorporados à prática clínica.

A adesão às recomendações de aleitamento materno; a época de introdução, frequência, diversidade e tipo de alimentos consumidos durante a fase de alimentação complementar; a forma como a criança é alimentada; o respeito aos aspectos culturais, a educação e a proteção das famílias contra a propaganda abusiva de alimentos são alguns dos alicerces da alimentação saudável e sustentável.

Por outro lado, as práticas alimentares inadequadas aumentam o risco para distúrbios nutricionais tanto relacionados às carências quanto aos excessos. A interrupção precoce e a curta duração do aleitamento materno exclusivo e total; a introdução antecipada de alimentos complementares; a exposição ao açúcar e alimentos ultraprocessados; o consumo excessivo e prolongado de fórmulas infantis, compostos lácteos e leite de vaca são fatores que podem se associar, de forma simultânea e combinada, com excesso de peso, desnutrição e carência de micronutrientes.[1,2]

O aleitamento materno é um processo único e uma das mais importantes estratégias promotoras de saúde para a criança, nutriz, família, sociedade e meio ambiente em curto e longo prazo. O leite materno é um fluido biológico complexo, espécie-específico, adaptado do ponto de vista evolutivo para ser um alimento inigualável e que atende às necessidades da criança nos primeiros anos de vida. Além dos nutrientes, ele contém substâncias biologicamente ativas como células do sistema imunológico, anticorpos, bactérias vivas e vesículas extracelulares que atuam, em conjunto e de forma personalizada, no desenvolvimento, amadurecimento, expressão gênica de tecidos, órgãos e sistemas do lactente. Pode ser considerado um "tecido vivo", sendo por isso impossível comparar sua composição com qualquer outro leite ou alimento.[1-3]

Estudos epidemiológicos associam a amamentação – em suas diferentes modalidades – a benefícios em curto e longo prazo, para o lactente e nutriz[4] (Quadro 1).

A recomendação da Organização Mundial da Saúde, Ministério da Saúde do Brasil e Sociedade Brasileira de Pediatria é de que a amamentação aconteça de forma exclusiva até os 6 meses de vida e com outros alimentos, por 2 anos ou mais.[1-3]

Amamentar e ser amamentado são direitos da mãe e da criança, respectivamente. Mas o exercício desse direito não depende apenas da vontade e decisão da mulher. Para que ele possa ser exercido é necessário apoio e proteção de todos os setores da sociedade – família, empregadores, colegas de

Quadro 1 Principais benefícios do aleitamento materno para os lactentes e suas mães em curto e longo prazo

Lactente – curto prazo	Lactente – longo prazo	Nutriz
Mortalidade infantil	Redução da asma e sibilância	Incidência de câncer de mama
Incidência de doença diarreica	Sobrepeso e obesidade	Incidência de câncer de ovário
Incidência de doenças respiratórias	Diabetes tipo 2	Diabetes tipo 2
Internação por doenças respiratórias	Hipertensão arterial sistêmica	
Incidência de otite média aguda	Desenvolvimento	
Má oclusão dentária		

Fonte: Victora et al.[4]

trabalho, creches, escolas, profissionais de saúde, imprensa, mídia e políticas públicas.[5,6]

A alimentação complementar é definida como o processo de introdução de alimentos, além do leite materno, para os lactentes. Seu início se dá por volta de 6 meses e continua até os 23 meses de idade, devendo a amamentação continuar durante esse período. Trata-se de uma fase crucial para a oferta adequada de nutrientes, crescimento, desenvolvimento e estabelecimento dos hábitos alimentares da criança. Também coincide com período de grande risco nutricional para carências e excessos.[1-3]

As consequências imediatas da alimentação inadequada nessa fase relacionam-se a crescimento inadequado, desnutrição, excesso de peso e carência de micronutrientes; prejuízo do desenvolvimento motor, cognitivo e socioemocional. Em longo prazo, associa-se a aumento do risco para doenças crônicas não transmissíveis como obesidade, diabetes tipo 2, hipertensão arterial e doenças cardiovasculares; redução da capacidade de trabalho e da renda. Esses fatores são potencializados quando há nutrição inadequada no período intrauterino.

No Brasil, as recomendações mais recentes e atualizadas disponíveis que versam sobre alimentação de lactentes se encontram no *Guia alimentar para crianças brasileiras menores de 2 anos* publicado pelo Ministério da Saúde em 2019.[1] Trata-se de um documento que foi construído no decorrer de 4 anos, com o melhor nível de evidência possível, controle de conflito de interesses, respeitando aspectos culturais, socioeconômicos e com escuta abrangente de setores da sociedade (órgãos governamentais, academia, mídia, famílias, formadores de opinião).

O documento é embasado em 7 princípios (Quadro 2) e propõe 12 passos (Quadro 3). Os pontos centrais dessa diretriz envolvem o apoio à amamentação; a promoção da alimentação variada, saudável e sustentável, respeito ao perfil socioeconômico, características culturais e regionais.[1]

O profissional de saúde deve estar preparado, disponível e acessível para apoiar e orientar a família durante esse processo. O conhecimento prévio das características socioeconômicas, culturais, habilidades culinárias e hábitos alimentares da família da criança auxiliam na comunicação e orientações necessárias nessa fase. As diretrizes e os guias alimentares

Quadro 2 Princípios do guia alimentar para crianças menores de 2 anos

1. A saúde da criança é prioridade absoluta e responsabilidade de todos.
2. O ambiente familiar é espaço para a promoção da saúde.
3. Os primeiros anos de vida são importantes para a formação dos hábitos alimentares.
4. O acesso a alimentos adequados e saudáveis e à informação de qualidade fortalece a autonomia das famílias.
5. A alimentação é uma prática social e cultural.
6. Adotar uma alimentação adequada e saudável para a criança é uma forma de fortalecer sistemas alimentares sustentáveis.
7. O estímulo à autonomia da criança contribui para o desenvolvimento de uma relação saudável com a alimentação.

Fonte: Brasil.[7]

Quadro 3 Doze passos para alimentação saudável de crianças menores de 2 anos

1. Amamentar até 2 anos ou mais, oferecendo somente o leite materno até 6 meses.
2. Oferecer alimentos *in natura* ou minimamente processados, além do leite materno, a partir dos 6 meses.
3. Oferecer água própria para o consumo à criança em vez de sucos, refrigerantes e outras bebidas açucaradas.
4. Oferecer a comida amassada quando a criança começar outros alimentos, além do leite materno.
5. Não oferecer açúcar, preparações ou produtos que contenham açúcar à criança até os 2 anos de idade.
6. Não oferecer alimentos ultraprocessados para a criança.
7. Cozinhar a mesma comida para a criança e para a família.
8. Zelar para que a hora da alimentação da criança seja um momento de experiências positivas, aprendizado e afeto junto da família.
9. Prestar atenção aos sinais de fome e saciedade da criança e conversar com ela durante a refeição.
10. Cuidar da higiene em todas as etapas da alimentação da criança e da família.
11. Oferecer à criança alimentação adequada e saudável também fora de casa.
12. Proteger a criança da publicidade de alimentos.

Fonte: Brasil.[1]

devem ampliar as escolhas e possibilidades dentro do contexto de cada domicílio.[1,7]

Se a comida preparada e consumida em casa pela família é adequada e saudável, a criança por volta dos 6 meses de vida, pode recebê-la, com ajuste da consistência. Quando a qualidade da alimentação do domicílio não for adequada, o profissional de saúde deve fazer as orientações individualizadas para a criança, além dos ajustes necessários para a melhora dos hábitos da família. A diversidade da dieta, escolha dos alimentos, forma de preparo, de oferta e a frequência das refeições são itens fundamentais para o estabelecimento de uma alimentação adequada para todos.

Por volta dos 6 meses de vida deve-se oferecer a primeira refeição principal (almoço ou jantar) e um lanche na forma de fruta *in natura*. A segunda refeição principal pode ser inserida 30 dias após a introdução da primeira, juntamente com mais um horário (lanche) de fruta. Nos outros horários a criança deve ser amamentada (Quadro 4).[1,2]

A base da alimentação da criança deve ser de preparações culinárias caseiras compostas por alimentos *in natura* e minimamente processados, incluindo os diferentes grupos (cereais e tubérculos, leguminosas, hortaliças, carnes e ovos), com ingredientes culinários e temperos naturais. Deve-se evitar o consumo de alimentos ultraprocessados, doces e açúcar nos 2 primeiros anos de vida. As frutas devem ser consumidas *in natura*, por conterem outros nutrientes importantes para a criança, como as fibras, e não na forma de sucos nos quais predominam os carboidratos simples.

Quadro 4 Esquema sugerido de sequência de introdução de alimentos complementares

Idade	Orientação
Até os 6 meses de idade	Aleitamento materno exclusivo
Dos 6 aos 24 meses ou mais	Aleitamento materno nos intervalos das refeições com outros alimentos
Por volta de 6 meses de idade	Primeira refeição principal (almoço ou jantar – com todos os grupos alimentares) Fruta *in natura* (1 vez ao dia)
Por volta de 7 meses de idade (ou 30 dias após a introdução da primeira refeição principal)	Segunda refeição principal (almoço ou jantar – com todos os grupos alimentares) Fruta *in natura* (2 vezes ao dia)
Dos 6 aos 12 meses	Progressão da diversidade, consistência e quantidade dos alimentos oferecidos

Nota: diversidade alimentar mínima sugerida (consumo de pelo menos 5 grupos alimentares diferentes ao dia) e frequência alimentar mínima de refeições com alimentos complementares aos 6 a 8 meses (2 a 3 vezes ao dia), 9 a 11 meses e 12 a 24 meses (3 a 4 vezes ao dia).

Importante oferecer água potável, a partir da introdução do início da alimentação complementar.

Em relação à preparação, aconselha-se que os alimentos sejam bem cozidos, amassados com garfo e oferecidos por meio de colher. Evitar batê-los no liquidificador, usar processador e peneiras. Com o passar dos meses a consistência poderá se aproximar cada vez mais dos alimentos consumidos pela família, sem necessidade de ajustes, e a quantidade

Quadro 5 Classificação dos alimentos segundo a extensão e propósito do processamento

Alimentos *in natura* ou minimante processados	Os alimentos *in natura* são aqueles obtidos diretamente das plantas ou animais e não sofrem qualquer alteração depois de deixar a natureza. Os minimamente processados passam por alguma modificação, como limpeza, remoção de partes indesejáveis, divisão, moagem, secagem, fermentação, pasteurização, refrigeração, congelamento ou processos semelhantes que não envolvam adição de sal, açúcar, óleos, gorduras ou qualquer outra substância ao alimento original. Eles devem ser a base da alimentação da criança e da sua família.
Ingredientes culinários processados	São produtos utilizados para preparar as refeições, fabricados pela indústria a partir de substâncias que existem em alimentos *in natura*. São eles o sal de cozinha iodado; açúcar branco, cristal, demerara, mascavo, de coco; melado e rapadura; mel de abelha; óleos e gorduras como óleo de soja, de girassol, de milho; azeite de oliva; manteiga (com e sem sal); banha; amido extraído do milho ou de outras plantas; vinagres. Os açúcares, melado, rapadura e mel não devem ser oferecidos para crianças menores de 2 anos. Os demais podem ser utilizados nas preparações culinárias com alimentos *in natura* e minimamente processados com moderação.
Alimentos processados	São alimentos elaborados a partir de alimentos *in natura*, adicionados de sal ou de açúcar (ou outro ingrediente culinário) para durarem mais ou permitir outras formas de consumo. São exemplos desse grupo: conservas de legumes, de verduras, de cereais ou de leguminosas; extrato e concentrado de tomate (com açúcar e sal); carnes salgadas; peixe conservado em óleo ou água e sal; frutas em calda ou cristalizadas; queijos (minas, prato, muçarela, ricota, gouda, brie, coalho, provolone, *cottage*) e pães (feitos de farinha de trigo refinada ou integral, leveduras, água e sal). Em adultos esses alimentos podem ser consumidos em pequena quantidade e com moderação como ingredientes de preparações culinárias ou parte das refeições baseadas em alimentos *in natura* e alimentos minimamente processados. Para crianças menores de 2 anos sugere-se que o consumo se restrinja a episódios esporádicos e apenas a pães e queijos.
Alimentos ultraprocessados	São produzidos pela indústria por meio de várias técnicas e etapas de processamento e levam muitos ingredientes como sal, açúcar (sacarose, maltodextrina, dextrose, xarope de milho, de malte e açúcar invertido), óleos, gorduras e aditivos alimentares (corantes artificiais, conservantes, fermentos químicos, realçadores de sabor, estabilizantes, aromatizantes e adoçantes). São alguns exemplos: bebidas açucaradas (sucos em pó, néctar, com e sem soja) e gaseificadas (refrigerantes); iogurtes com sabores e tipo *petit-suisse*; leite fermentado; pão de forma, bisnaguinha e pão de queijo pronto para assar; gelatinas em pó com sabor; balas, chiclete, pirulito e chocolates; cereais instantâneos com açúcar; compostos lácteos; temperos prontos (tablete ou pacote); maioneses e molhos prontos; produtos congelados prontos para aquecer (rotas, massas, *pizzas*); empanados congelados; salsicha, hambúrguer e outros produtos com carne reconstituída; macarrão instantâneo; salgadinhos de pacote; bolachas com ou sem recheio. Esses alimentos não devem ser oferecidos para crianças menores de 2 anos e devem ser evitados pelos adultos.

Fonte: Brasil.[1]

de alimento consumido aumenta (6 a 8 meses: 2 a 4 colheres de sopa; 12 meses: fundo de um prato médio). O aleitamento materno deve ser mantido durante o processo de introdução de alimentos complementares.

As famílias brasileiras consomem quase três vezes mais sódio do que o limite recomendado, por isso a orientação sobre a redução de seu consumo pelas famílias (sal de adição, temperos prontos e alimentos ultraprocessados) deve estar presente desde o início da introdução dos alimentos complementares. O consumo excessivo de sal por lactentes deve ser evitado e associa-se com o desenvolvimento de hipertensão arterial no futuro. No primeiro ano de vida também não se recomenda o uso de mel, pois nessa faixa etária os esporos do *Clostridium botulinum* são capazes de produzir toxinas na luz intestinal e causar botulismo.

O desenvolvimento das preferências alimentares é um processo de aprendizado ativo e progressivo. Não considerar que a criança não gosta de um ou outro alimento porque não o aceitou inicialmente. A exposição frequente (8 a 10 vezes), a diversidade na preparação e a apresentação sob diferentes formas podem facilitar sua aceitação. Sugere-se, também, que os alimentos sejam oferecidos individualmente (separados) no prato, para que o lactente entre em contato com sabores diversificados. O *Guia alimentar para crianças brasileiras menores de 2 anos*[1] e o *Guia de alimentos regionais brasileiros*[2] disponibilizam várias receitas e opções de alimentos saudáveis, respeitando a cultura, a diversidade e a disponibilidade de cada região do país.

O momento das refeições também deve ser de aprendizado e interação entre cuidadores e a criança. Recomenda-se que os alimentos sejam oferecidos de forma "responsiva e sensível", respeitando o ritmo e os sinais de fome e saciedade do bebê.[1,3] Deve-se evitar distrações excessivas (celular, *tablet*, TV), comportamentos exageradamente aprovadores ou reprovadores. Os cuidadores não devem forçar a criança a comer, oferecer alimentos na forma líquida, adicionar leite ou suco nas preparações para melhorar a aceitação.

Além das recomendações publicadas nas diretrizes oficiais, há outras abordagens sendo difundidas no nosso meio, como o *Baby-Led Weaning* (BLW) e a *Baby-Led Introduction to Solids* (BLISS) como alternativas para introdução de novos alimentos para lactentes. Ambas as modalidades preconizam a "introdução aos sólidos guiada pelo bebê". Não há evidências suficientes, até o momento, para afirmar que esses métodos sejam superiores à oferta tradicional de alimentos. O lactente deve receber os alimentos na colher, com ajuste de consistência, se necessário, com auxílio e supervisão de um membro da família. Ele também deve experimentar e explorar com as mãos os alimentos oferecidos (inteiros ou parcialmente cortados), para que entre diretamente em contato com diferentes formas, texturas e temperatura como parte natural de seu aprendizado sensório-motor. Deve-se estimular a interação com a comida, evoluindo de acordo com seu tempo de desenvolvimento.[3]

O Guia Alimentar do Ministério da Saúde sugere que as fórmulas infantis são indicadas para crianças saudáveis e não amamentadas até os 9 meses de vida. A Academia Americana de Pediatria (AAP), a Sociedade Europeia de Gastroenterologia, Hepatologia e Nutrição (ESPGHAN) e a Sociedade Brasileira de Pediatria (SBP, 2018) propõem que o uso das fórmulas infantis aconteça até 12 meses de idade. Recentemente, a Diretriz da Organização Mundial da Saúde (OMS) coloca que em lactentes não amamentados entre 6 e 11 meses fórmulas infantis à base de leite de vaca são recomendadas e leite de vaca não modificado pode ser oferecido.[2]

A partir dos 12 meses de vida as fórmulas infantis e/ ou compostos lácteos não são recomendados em lactentes saudáveis, tendo em vista que não apresentam evidência de vantagens nutricionais e têm maior custo.[2,8,9] Em todas as situações, outros alimentos complementares devem ser oferecidos na frequência e diversidade recomendada para reduzir o risco de carências e excessos e estimular hábito alimentar saudável.

A introdução dos alimentos considerados potencialmente alergênicos, como ovo, peixe, amendoim, castanhas, leite de vaca em preparações e trigo, pode ser realizada a partir do sexto mês de vida, mesmo em crianças com história familiar de atopia. Os estudos apontam que a introdução tardia aumenta o risco de doenças alérgicas, especialmente após o primeiro ano de vida. O glúten também pode ser introduzido a partir do sexto mês, tendo em vista que os estudos não mostraram clara associação entre a época de introdução e o desenvolvimento de doença celíaca.[3]

Finalmente, os profissionais de saúde e famílias devem usar as recomendações para ampliar as escolhas alimentares da criança, respeitando os aspectos socioeconômicos e culturais da família e o local em que ela vive.

PRÉ-ESCOLAR E ESCOLAR

Introdução

A nutrição na idade pré-escolar e escolar tem recebido um nível desproporcionalmente baixo de atenção da comunidade científica em comparação com as outras faixas etárias.[10] Entre pediatras e familiares a atenção à alimentação também diminui. Contudo, um objetivo importante da nutrição na primeira infância é garantir a saúde presente e futura das crianças, promovendo o desenvolvimento de comportamentos alimentares saudáveis. Para isso é necessário realizar uma ponte bem-sucedida da primeira infância até a idade adulta. A idade escolar constitui uma última grande janela de oportunidade para influenciar o crescimento, poder ajudar a superar precocemente déficits e corrigir excessos. Ademais, a partir dos 2 anos de idade as crianças começam a definir suas preferências e o padrão alimentar para o resto da vida.

Padrões e comportamento alimentar do pré-escolar e do escolar

Caracteristicamente as crianças dos 2 anos de idade até a puberdade apresentam um crescimento ponderoestatural mais lento, em média ganham de 2 a 3 kg e crescem 5 a 8 cm ao ano.[11] Em contraste, apresentam uma aceleração do

desenvolvimento cognitivo e social e o estabelecimento da autonomia. À medida que a velocidade de crescimento diminui, é comum que as crianças pré-escolares diminuam o apetite e que a ingestão de alimentos seja errática e imprevisível, com períodos de desinteresse pela comida.[12] Além disso, têm dificuldade de se concentrar na refeição e sua atenção é desviada a outras atividades, como o brincar. O tempo destinado à alimentação fica limitado, e frequentemente não quer sentar-se à mesa.

É entre os pré-escolares e escolares que ocorre o estabelecimento do comportamento alimentar. As crianças começam a definir suas preferências e autonomia na escolha dos alimentos. Com isso, tornam-se resistentes a comidas novas, e seu cardápio fica limitado aos alimentos preferidos. É frequente que os pais se queixem que seus filhos não comem bem, possuem uma variedade limitada de alimentos ingeridos, não consomem vegetais e carnes, são lentos e distraídos durante a refeição, mas são ávidos por doces. Assim, os cuidadores podem adotar comportamentos prejudiciais, como a alimentação coercitiva ou restritiva, e levar a um transtorno alimentar.

Outra característica típica dessa fase é o consumo excessivo de alimentos não saudáveis, como os ultraprocessados. Estes são fabricados, em geral, por indústrias, e envolvem diversas etapas e técnicas de processamento e muitos ingredientes, incluindo sal, açúcar, óleos e gorduras e substâncias de uso exclusivamente industrial.[1] Por conta de sua formulação e apresentação, são produtos hiperpalatáveis, portanto prejudicam o controle da fome e da saciedade e estimulam o comer sem atenção, induzindo ao consumo excessivo e à substituição de alimentos *in natura* ou minimamente processados,[13] principalmente nessa faixa etária em que há uma seletividade natural. Além de estimular um padrão de consumo alimentar que poderá permanecer até a vida adulta, pode aumentar o risco de obesidade infantil, cáries e o desenvolvimento de doenças crônicas como hipertensão arterial, dislipidemias, diabetes e câncer.

À medida que as crianças passam da primeira infância para a idade pré-escolar, tornam-se cada vez mais conscientes do ambiente em que ocorre a alimentação, particularmente dos aspectos sociais dela. O ambiente é um importante influenciador de suas preferências. Ao interagir e observar outras crianças e adultos, elas aprendem quando e onde ocorre a alimentação e que tipos de alimentos são consumidos em ocasiões específicas (p. ex., sabem que o sorvete é uma sobremesa ou que a salada está presente nas grandes refeições). O desenvolvimento do padrão alimentar e da autorregulação da fome e da saciedade é marcado pela influência de uma variedade de sinais ambientais, como a hora do dia, alimentos de alta densidade energética e tamanho das porções oferecidas.[13]

Um desses sinais ambientais é a exposição às telas. Quanto mais tempo as crianças passam na frente delas, maior é a probabilidade de terem maior consumo de calorias e de terem excesso de peso em comparação com crianças com menor tempo de tela.[14] A exposição a anúncios de alimentos ricos em gorduras saturadas, adição de sal e açúcar, incluindo *fast food* e refrigerantes, e a associação desses alimentos a personagens infantis, podem contribuir para essa relação.[15] Em 2009, 48 empresas gastaram 1,8 bilhão de dólares em *marketing* de alimentos direcionado para crianças dos 2 aos 17 anos de idade.[16]

Durante os anos escolares, as crianças têm maior liberdade em suas escolhas alimentares, e durante o ano letivo fazem pelo menos 1 refeição por dia fora de casa. Essas escolhas, como a decisão de consumir merenda escolar ou refeição em lanchonete, podem afetar a qualidade da dieta. Os pais, muitas vezes, ficam preocupados com o ganho excessivo de peso de seus filhos. Ademais, amigos e pessoas fora da família podem alterar as atitudes e escolhas alimentares dos escolares. Nessa faixa etária, as crianças começam a fazer mais comparações com seus pares, incluindo aquelas relativas ao peso e à forma corporal.[10]

Por isso, e por apresentarem maior capacidade cognitiva, é importante que os conceitos básicos de educação nutricional sejam ensinados. Contudo, a ênfase deve ser colocada no sabor dos alimentos saudáveis (p. ex., frutas e vegetais) em vez de focar exclusivamente na importância para a saúde, porque as crianças tendem a pensar que saúde e o sabor são características mutuamente exclusivas.[17] Além disso, não se deve promover inadvertidamente comportamentos prejudiciais de controle de peso ou preocupações com a imagem corporal.

Necessidades nutricionais

As necessidades diárias de energia variam pela idade, sexo e nível de atividade física. As diferenças entre os sexos na taxa metabólica e no gasto energético são, em parte, motivadas pelas diferenças na gordura corporal e na massa livre de gordura que surgem durante a idade escolar. Além disso, a faixa etária escolar é um período de intensa atividade física. Por isso, as diferenças de necessidade energética entre uma criança sedentária e ativa é maior do que em adultos, estima-se que em torno de 35%. A taxa metabólica cerebral de utilização da glicose atinge seu segundo nível mais elevado no meio da infância e no início da adolescência (exceto durante o período neonatal), caindo depois no final da adolescência.[12] Portanto, a adequação energética para essa faixa etária é importante, e devemos evitar jejuns prolongados, sem pular refeições, para garantir um bom desempenho escolar. Existem diversas formas de estimar a necessidade energética de uma criança, e uma delas é por meio das equações, como as *Dietary Reference Intakes* (DRI), que recentemente foram atualizadas (Tabela 1).[18]

Esse aumento das necessidades e utilização de energia também depende da presença de quantidades adequadas de vários micronutrientes. Estes incluem riboflavina (vitamina B2), niacina (nicotinamida; vitamina B3), piridoxina (vitamina B6), cobalamina (vitamina B12), vitamina C, vitamina D, cálcio, ferro e fósforo. Todos eles atuam como cofatores para enzimas essenciais nas vias metabólicas que geram e utilizam energia. Especial atenção deve ser dada ao

Tabela 1 Necessidade estimada de energia por idade, sexo, atividade física

Idade	Sexo	Atividade física	Necessidade calórica (Kcal/dia)
3-13,99 anos	M	Inativo	−447,51 + (3,68 x idade) + (13,01 x altura) + (13,15 x peso) + 20/15/256
		Atividade leve	19,12 + (3.68 x idade) + (8,62 x altura) + (20,28 x peso) + 20/15/25
		Ativo	−388,19 + (3,68 x idade) + (12,66 x altura) + (20,46 x peso) + 20/15/25
		Muito ativo	−671,75 + (3,68 x idade) + (15,38 x altura) + (23,25 x peso) + 20/15/25
	F	Inativo	55,59 − (22.25 x idade) + (8,43 x altura) + (17,07 x peso) + 15/30
		Atividade leve	−297,54 − (22,25 x idade) + (12,77 x altura) + (14,73 x peso) + 15/30
		Ativo	−189,55 − (22,25 x idade) + (11,74 x altura) + (18,34 x peso) + 15/30
		Muito ativo	−709,59 − (22,25 x idade) + (18,22 x altura) + (14,25 x peso) + 15/30

Fonte: Institute of Medicine – Dietary Reference Intake.[18]
Notas: a idade está em anos, o peso em quilogramas e a altura em centímetros.
[a] Caloria para crescimento em meninos: 3 anos = 20 kcal/dia; 4-8 anos = 15 kcal/dia; 9-13 anos = 25 kcal/dia.
[b] Caloria para crescimento em meninas: 3 anos = 15 kcal/dia; 4-8 anos = 15 kcal/dia; 9-13 anos = 30 kcal/dia.

ferro, já que a anemia ferropriva tem uma prevalência nacional estimada de 33%.[19]

As necessidades de proteínas não mudam significativamente por idade ou sexo durante os anos escolares. A ingestão dietética recomendada é de 0,95 g/kg/dia, representando 10 a 30% do total de calorias, dos 4 aos 13 anos de idade.[20] Em geral, as proteínas de origem animal fornecem todos os aminoácidos indispensáveis e são referidas como "proteínas completas". É importante avaliar a ingestão desses alimentos para estimar adequação proteica.

A distribuição energética dos macronutrientes para crianças de 4 a 18 anos deve estar de 10 a 30% de proteína, 25 a 30% de lipídios e 45 a 65% de carboidratos.[20] Segundo a Organização Mundial de Saúde (OMS), do total de energia consumida, menos que 10% deve ser de gordura saturada e de açúcar. Ademais, o consumo de colesterol deve ser menor que 300 mg ao dia.[21]

Devido às características dos pré-escolares e escolares discutidas, muitos fazem uma ingestão pobre de água e fibras. As recomendações para o consumo de fibras geralmente variam entre 19 e 25 g ao dia (idade + 5, máximo de 25 g/dia). A ingestão hídrica pode ser estimada por meio da equação de Holliday-Segar, o que seria em torno de 1,3 a 1,7 litros por dia.[20]

Orientações para a alimentação dos pré-escolares e escolares

Regras gerais

A regra geral para a alimentação dos pré-escolares e escolares (como também para outras faixas etárias) é que seja predominantemente composta por alimentos *in natura* e minimamente processados. Os alimentos processados podem fazer parte da alimentação se forem utilizados em pequenas quantidades, como parte ou acompanhamento de preparações culinárias com alimentos *in natura* ou minimamente processados.[1]

Por outro lado, os alimentos ultraprocessados devem ser evitados. Eles possuem alto teor de sal e de gordura saturada, que são prejudiciais à saúde. Incluem vários tipos de guloseimas, bebidas adoçadas com açúcar ou adoçantes artificiais, pós para refrescos, embutidos, produtos congelados prontos para aquecer, produtos desidratados (como misturas para bolo, sopas em pó, "macarrão" instantâneo e "tempero" pronto), salgadinhos, cereais matinais, barras de cereal, bebidas energéticas, entre outros. Pães e produtos panificados tornam-se alimentos ultraprocessados quando seus ingredientes incluem substâncias como gordura vegetal hidrogenada, açúcar, amido, soro de leite, emulsificantes e outros aditivos. Uma forma prática de identificar os alimentos ultraprocessados é consultar a lista de ingredientes. Um número elevado de ingredientes (mais que quatro) e, sobretudo, a presença de ingredientes com nomes pouco familiares e não usados em preparações culinárias (gordura vegetal hidrogenada, óleos interesterificados, xarope de frutose, isolados proteicos, agentes de massa, espessantes, emulsificantes, corantes, aromatizantes, realçadores de sabor e vários outros tipos de aditivos) indicam que o produto pertence à categoria de alimentos ultraprocessados.[1]

Uma maneira de não os consumir é substituir o mesmo alimento por um feito em casa. É o caso de hambúrgueres feitos com carne moída, macarrão e lasanha feitos com massa e molhos caseiros, bolos caseiros, entre outros. Para facilitar o cotidiano, os alimentos preparados com ingredientes *in natura* ou minimamente processados podem ser congelados de forma segura em pequenas porções e descongelados conforme a necessidade. É importante ressaltar que a família é uma referência para a criança, e todos os familiares também devem evitar os ultraprocessados. Deve-se evitar comprar esses produtos e armazenar em casa. Nem eles podem ser oferecidos como prêmio ou recompensa, já que a criança poderá entender que são alimentos valiosos e desejáveis.[22]

A alimentação deve ser estruturada em 5 a 6 refeições: café da manhã, lanche matinal, almoço, lanche vespertino, jantar e ceia (opcional). As grandes refeições não devem ser substituídas por lanches. Estes possuem maior quantidade de energia, são ricos em gorduras, sal e açúcar e com menor teor de micronutrientes. Deve-se evitar o consumo de

leite e outras bebidas adoçadas ou sanduíches na hora do almoço e jantar.[22]

Uma refeição deve ter variedade de textura, cores e formas, evitando a monotonia alimentar. O consumo de alimentos ricos em ferro e zinco (carnes magras, grãos e cerais integrais), cálcio (leite e derivados), vitamina A (legumes amarelo-alaranjados, carnes, ovos), como também de selênio (presente em carnes, castanhas, nozes, amêndoas) e magnésio (presente em vegetais folhosos, legumes, frutos do mar, nozes, cereais e leite), deve ser incentivado.[23] A suplementação de vitaminas e minerais de rotina não é necessária para crianças em crescimento saudável e que consomem uma dieta variada.

Todas as refeições devem ter pelo menos um alimento rico em fibras (frutas, verduras, legumes, cereais e grãos integrais). É necessário priorizar o consumo de carboidratos complexos em detrimento dos simples (inferior a 10% do valor energético total). Ademais, limitar o consumo para menos que 30% do valor energético total de gorduras saturadas, menos que 2% de gordura trans, 10% de gordura monoinsaturadas e menos de 300 mg de colesterol. As gorduras poli-insaturadas devem constituir 10% do valor energético total.[23]

Distribuição dos alimentos

Almoço e jantar

No almoço e no jantar, oriente o consumo de comida caseira, como arroz e feijão, macarrão, carnes, ovos, legumes e verduras, mandioca/macaxeira/aipim, panquecas e tortas caseiras, entre outros. Essas refeições não devem ser substituídas por alimentos ultraprocessados, como macarrão instantâneo (com ou sem o tempero), *nuggets* e preparações congeladas.[22] A distribuição do prato deve continuar a seguir a orientação para os lactentes: 50% do prato formado por legumes e verduras, 25% por cereais e tubérculos e o restante composto por leguminosas e/ou proteína animal.[3]

O consumo de leguminosas deve ser diário, preferencialmente no almoço e no jantar da criança e de seus familiares. Podem ser oferecidos de forma variada por meio dos diversos tipos de feijão (preto, carioca, branco, de corda, fradinho, verde etc.) e outras leguminosas, como lentilha, grão-de-bico ou ervilha, assim como variar a forma de apresentação e o tempero para facilitar a aceitação e evitar monotonia.[22]

Legumes e verduras podem ser apresentados à criança de diversas formas, como em preparações frias, como saladas cruas, ou quentes como legumes cozidos, ou no vapor, refogados, assados, gratinados, empanados, ou ainda em sopas, recheados ou na forma de purês. Podem ter seus sabores realçados com temperos naturais, como cebola, alho, ervas frescas. Molhos caseiros, como molho de azeite com vinagre, molho de queijo, molho de limão, molho de iogurte com manjericão, entre outros, também podem ser acrescentados. Outras formas de preparos culinários com verduras também podem ser estimuladas, como omelete com legumes, arroz ou carne com legumes, bolinho de espinafre, suflês, quiches e tortas salgadas, ou ainda cozidos junto com o feijão. Estimular o consumo de verduras verde-escuras, como brócolis, couve, espinafre, agrião, rúcula, taioba, jambu e alimentos vermelho/ alaranjados como abóbora/jerimum, cenoura, tomate e beterraba. Os familiares devem valorizar qualquer consumo de legumes e verduras, mesmo que em pequenas quantidades.[22]

O consumo de peixe deve ser estimulado devido aos ácidos graxos poli-insaturados de cadeia longa (LC-Pufa) contidos. Sugerem-se 2 vezes por semana, em torno de 200 mg. No grupo dos cereais, deve-se preferir aqueles na forma integral por apresentarem índice glicêmico menor e maior teor de fibras.[3] Por fim, orienta-se que a sobremesa, quando oferecida, seja composta por frutas inteiras em vez de doces ou guloseimas.

Lanches e lancheira

É comum as crianças comerem inúmeros lanches diariamente, além das refeições. Embora muitas vezes consideradas uma refeição pequena, podem contribuir com mais energia para a dieta das crianças do que qualquer outra refeição isolada. Eles podem fornecer quase 40% da ingestão diária de açúcar adicionado entre crianças em idade pré-escolar, principalmente entre crianças que têm o costume de beliscar com frequência.[10]

Assim, no lugar de salgadinhos e biscoitos ou bolachas, a família deve oferecer uma variedade de preparações como frutas, leite batido com frutas, iogurte natural (aqueles sem adição de açúcar ou sabor artificial) acompanhado de frutas frescas ou secas, bolos e pães caseiros, tapioca, pipoca feita na panela, pamonha, pão francês, cuscuz, entre outros são boas opções.[22]

As frutas devem sempre fazer parte dos lanches, mas podem ser oferecidas de diversas maneiras: frescas, cozidas, em sucos, secas. Para facilitar a aceitação, pode ser a fruta inteira ou por meio de preparações como salada de frutas, espetinho de frutas, junto com aveia, iogurte natural ou leite. A fruta inteira, com todas as suas partes – casca, bagaço, fibras –, oferece mais nutrientes do que sucos de fruta, que podem ter perda desses nutrientes durante o preparo. Seu consumo diário confere sabor às refeições, amplia o repertório alimentar das crianças e dá saciedade.

Para a preparação e organização da lancheira, é importante envolver a criança. É interessante escolher a lancheira e utensílios com as cores ou desenho de que a criança mais gosta. Deve ser composta de:[22]

- Um líquido: preferencialmente água. Alternativas: suco da fruta sem açúcar, chás caseiros ou água de coco natural.
- Uma fruta fresca já higienizada, de preferência frutas orgânicas e da estação, pois possuem menor teor de agrotóxicos e são mais saborosas. Ou vegetais (palitinhos de cenoura, abobrinha, brócolis cozidos, beterraba etc.).
- Um complemento: pão de queijo caseiro, tapioca, pipoca de panela, milho cozido, cuscuz, sanduíche, iogurte natural, bolo caseiro sem recheio. O sanduíche pode ser recheado com: ovo, carne moída, ricota temperada com ervas frescas e cenoura ralada; atum ou frango desfia-

do com tomate e alface; pasta de grão-de-bico; abacate, queijo, tomate e orégano. Oriente que se evitem embutidos como presunto, salsicha, mortadela e peito de peru.

Ressalta-se que salgadinhos de pacote, biscoitos salgados, refrigerante e sucos industrializados de caixinha, achocolatados, iogurte com sabor artificial, iogurte tipo *petit-suisse* ou leite fermentado, balas e guloseimas, bolos prontos, biscoitos recheados ou do tipo "maria" não devem compor uma lancheira saudável.[22]

Bebidas

O consumo excessivo de suco tem sido associado a desfechos clínicos adversos: má-absorção de carboidratos, diarreia crônica, cárie dentária, desnutrição, mas principalmente à obesidade. Por outro lado, o consumo de suco de fruta 100% tem sido positivamente associado à ingestão de vitamina C, ácido fólico, magnésio e potássio pelas crianças.[10]

Deve ser oferecido prioritariamente água às crianças ao longo de todo o dia. Sucos naturais feitos a partir da fruta ou água de coco natural podem ou não ser consumidos, mas em quantidades limitadas. Ressalta-se que não fornecem os mesmos benefícios e nutrientes que a água ou a fruta inteira. A fruta também contém açúcar (frutose), e o consumo, na forma de suco, se dá em maior quantidade do que quando se consome a fruta, com menor teor de fibras, aumentando o índice glicêmico. No caso de sucos de frutas naturais, oferecê-los preferencialmente sem adição de açúcar. A ingestão deve ser limitada, no máximo, a 175 mL para crianças de 4 a 6 anos de idade e a 250 mL dos 7 aos 18 anos.[3]

Bebidas adoçadas com açúcar, incluindo sucos com sabor de frutas, refrigerantes, bebidas lácteas, achocolatados, chás adoçados e bebidas esportivas e energéticas são comumente consumidas entre crianças e contribuem significativamente para a ingestão de calorias e de açúcares adicionados. Assim, estão relacionadas com ganho de peso e adiposidade entre crianças. Por isso, elas devem ser evitadas. É importante salientar que os sucos de caixinha ou em pó não são alternativas saudáveis ao consumo de refrigerantes. Se necessário, sugerir a opção da água saborizada com rodelas de limão, laranja, hortelã, gengibre, ou outros da preferência da criança. Como alternativa ao leite com achocolatado, orientar os familiares que ofereçam leite puro ou batido com frutas, preferencialmente sem adição de açúcar.[22]

Na última década, houve um aumento do consumo de bebidas desportivas e energéticas entre crianças e adolescentes. Embora ambas contenham calorias significativas, a principal distinção entre elas é o teor de cafeína das bebidas energéticas. O café também faz parte do cardápio alimentar da população brasileira e é muitas vezes ofertado às crianças com adição ou não de leite. Contudo, alguns estudos demonstram que o consumo de cafeína pode até interferir no desenvolvimento neurocognitivo, influenciar o sistema cardiovascular e levar a dependência e intoxicação. Além disso, não existe consenso ou recomendação mundial que estabeleça limites saudáveis para o consumo de cafeína por crianças e adolescentes. Por isso, a SBP sugere evitar o consumo de bebidas contendo cafeína.[24]

Orientações comportamentais

As ações dos pais alteram o comportamento alimentar da criança. É sugerido que os cuidadores deveriam adotar um modelo de divisão de responsabilidade; os pais (responsáveis) determinam onde, quando e com que a criança é alimentada; a criança determina quanto comer.[25] Os pais deveriam orientar a alimentação da criança em vez de controlá-la. Estabelecer limites, serem modelos de alimentação equilibrada, falar positivamente sobre a comida e responder aos sinais de fome e saciedade dos filhos.

É importante estruturar o momento e os horários das refeições. Essa é uma oportunidade para limitar os lanches e estabelecer rotinas alimentares. Deve-se respeitar os intervalos entre as comidas e evitar que a criança "belisque" nos intervalos para que tenha apetite nas refeições principais. Idealmente, a alimentação deve ocorrer em uma área designada da casa, com assentos e utensílios adequados ao desenvolvimento da criança. O ambiente deve ser tranquilo, silencioso e livre de distrações (televisão, *tablet*, *smartphone*, brinquedos etc.).

As refeições em família, com a presença de adultos e comendo pelo menos alguns dos mesmos alimentos que a criança, têm sido associadas a uma série de resultados positivos. Os cuidadores devem consumir alimentos variados e *in natura*, proporcionando repetidas oportunidades para a criança provar novos alimentos saudáveis. Por outro lado, todos os familiares não devem consumir ultraprocessados, principalmente na frente das crianças. Ressalta-se que as refeições em família são excelentes oportunidades de convívio familiar e escuta da criança.[22]

É necessário que a criança coma devagar, com atenção e mastigue mais vezes os alimentos. Essas práticas possibilitam que a criança desfrute do momento da alimentação e experimente diferentes sabores e texturas dos alimentos e das preparações culinárias. É importante que ela participe das refeições familiares durante períodos razoáveis (máximo 30 minutos) – quer decidam comer ou não. Após esse tempo a alimentação deve ser encerrada independentemente da ingestão da criança, não devendo haver substituições, caso a refeição não tenha sido de agrado da criança.[25]

Deve-se evitar o controle excessivo na forma de pressão para comer, coerções ou restrição. Isso vai gerar conflito e interferir na capacidade dele de reconhecer as sensações internas de fome e de saciedade. Não é recomendado o estímulo a "raspar" o prato, uma vez que a criança pode começar a perder a capacidade da saciedade pela mensagem neurológica e sim pela distensão gástrica. Não usar comidas, especialmente doces, como recompensa por comer alimentos saudáveis, como consolo, presente ou como uma expressão de afeto por seu filho. As crianças formam associações fortes com esse tipo de alimento e podem passar a ter forte preferência por seu consumo.[25]

Porém, é importante fazer orientações sensíveis em forma de incentivo à ingestão de alimentos saudáveis. Cumprimentar a criança por sua habilidade de comer de forma independente, mas manter uma atitude neutra em relação à quantidade de alimento ingerido. Os pais não devem elogiar ou criticar pelo muito ou pouco que comeu.[25]

Sobre as orientações a respeito da pouca variabilidade do cardápio e do baixo consumo de frutas e verduras, primeiramente, deve-se tranquilizar a família, explicando que a recusa é normal nessa fase e que o mais importante é que esses alimentos continuem sendo apresentados para a criança, mesmo que ela não os consuma ou consuma muito pouco. Os alimentos recusados devem ser oferecidos com paciência, em pequenas quantidades e repetidamente (até 8 a 10 vezes), podendo variar a forma de apresentação e temperos. Toda a família deve ser envolvida, incluindo as crianças, na compra, organização e no preparo das refeições. Isso torna o preparo mais rápido e estimula as crianças a experimentarem os alimentos.[22]

Por fim, é importante estabelecer momentos recreativos e de interação familiar e social que não envolvam ambientes com amplo estímulo ao consumo de *fast foods* e guloseimas. Incentivar brincadeiras ao ar livre, interação com a natureza e prática de esportes. Restringir o tempo de atividades sedentárias (uso de telas) para no máximo 2 horas por dia.

ADOLESCENTE

A adolescência é o período de desenvolvimento que começa na puberdade e termina no início da idade adulta. A definição etária desse grupo não gera um consenso mesmo que a partir de marcos biológicos, expressando alguma elasticidade conceitual. A OMS considera como adolescência o intervalo entre 10 e 19 anos, reconhecendo como juventude o período de 15 a 24 anos. Mais comumente, a adolescência é dividida em três períodos de desenvolvimento: início da adolescência (10 a 14 anos), adolescência final (15 a 19 anos) e idade adulta jovem (20 a 24 anos).[26]

O período da adolescência é caracterizado por importantes transformações físicas – crescimento como um todo e surgimento da puberdade, evidenciada pelos caracteres sexuais secundários –, reorganização psíquica, peculiaridades afetivo-sexuais, comportamentais, socioculturais, espirituais, com busca de projetos de vida e outra percepção do mundo.[27]

Aproximadamente 42 milhões de pessoas nos EUA, ou 14% da população têm de 10 a 19 anos.[28] Na América Latina e no Caribe, os adolescentes e jovens representam 30% da população.[29]

Fora do primeiro ano de vida, a adolescência é o período de maior crescimento e desenvolvimento ao longo da vida; por isso, o conhecimento sobre a fisiologia e a nutrição dessa fase são importantes.

Fisiologia

Embora a puberdade geralmente ocorra entre as idades definidas durante a adolescência, ela pode começar já aos 8 anos e se estender além dos 19. Os hormônios sexuais puberais e os hormônios do crescimento geralmente aumentam juntos e são responsáveis pelo aumento do crescimento esquelético e pela maturação sexual.[30]

A altura longitudinal aumenta 20%, o peso corporal duplica, 40 a 60% do pico de massa óssea é acumulado, a massa muscular aumenta, o volume sanguíneo se expande e o coração, o cérebro, os pulmões, o fígado e os rins aumentam de tamanho.[31] Como o período de mudanças corporais durante a puberdade tem duração longa, é possível que as necessidades nutricionais totais durante a puberdade sejam maiores do que durante qualquer outro período da vida.

O momento e a duração das alterações na composição corporal estão diretamente ligados à maturação sexual; assim, as necessidades nutricionais dependem mais da maturidade sexual do que da idade cronológica. Para avaliação da maturação sexual utilizam-se os estágios de Tanner.[32] Nas meninas existem cinco estágios de Tanner para o desenvolvimento das mamas (estágios M1-M5) e desenvolvimento dos pelos pubianos (estágios P1-P5). A menarca ocorre na fase M4, com a idade variando entre as populações, com média de 12,6 anos, e tem diminuído significativamente no último século. A velocidade de crescimento atinge o pico em M3, geralmente, entre 11 e 12 anos.[30,33]

O pico de ganho de peso fica 6 meses atrás do pico de velocidade de crescimento e, na maioria dos casos, chega a atingir 8,3 kg/ano. A altura final geralmente é alcançada 1 ano após a menarca e inclui aumento da mineralização óssea e acúmulo de gordura.[26]

Para os meninos existem, também, cinco estágios de Tanner para desenvolvimento genital (estágios G1-G5) e pelos pubianos (estágios P1-P5). O estágio G1 reflete o estágio pré-puberal em meninos, e a puberdade começa com um aumento no volume testicular (estágio G2), com a idade variando entre 9,5 e 13,3 anos. O pico de velocidade de crescimento ocorre em torno de P4 e G4 por volta dos 14 anos. O crescimento estatural dos meninos ocorre por um período mais longo do que o das meninas, e a altura adulta final é geralmente alcançada por volta dos 17 anos.[34] Os meninos têm pico de velocidade de altura e peso aproximadamente ao mesmo tempo e ganham cerca de 9 kg/ano.[26]

Comportamento alimentar na adolescência

As dietas dos adolescentes frequentemente excedem as recomendações de gordura total, gordura saturada, açúcar, sódio e colesterol, o que contribui para o ganho excessivo de peso nessa fase e predispõe ao desenvolvimento de doenças crônicas como obesidade, dislipidemias e diabetes tipo 2. Por outro lado, muitos adolescentes, entre 9 e 18 anos, consomem quantidades inadequadas de alimentos importantes, como frutas, verduras, legumes e grãos integrais.[35]

Os hábitos alimentares dos adolescentes são caracterizados por:

- Uma tendência aumentada de pular refeições, principalmente café da manhã e almoço.
- Fazerem mais refeições fora de casa.

- Consumirem lanches e *fast food*, com alto teor energético.
- Fazerem regimes alimentares mais restritivos e seguirem dietas da moda em busca de satisfação da imagem corporal e aceitação dos pares.[36]

Muitos adolescentes são fisicamente inativos e desenvolvem mudanças nos padrões de sono caracterizadas por uma propensão a ficar acordado até tarde da noite e dormir no final da manhã,[37] o que exige atenção no aproveitamento de oportunidades para uma alimentação adequada.

Os adolescentes e jovens estão sujeitos a situações especiais, como gravidez, transtornos alimentares como anorexia e bulimia, inserção no mercado de trabalho e prática de esportes de alta *performance*, o que pode aumentar suas necessidades nutricionais.

Outros comportamentos pouco saudáveis, como fumar, beber e usar drogas ilícitas, muitas vezes começam na adolescência e estão intimamente relacionados com aspectos fisiológicos e nutricionais.[38] Além do contexto comportamental, existem questões como trabalho infantil, segurança alimentar, pobreza, conflitos e emergências humanitárias que afetam direta ou indiretamente a nutrição, o crescimento e o desenvolvimento dos adolescentes.[39]

Recomendações dietéticas

As *Dietary Reference Intakes* (DRI) fornecem diretrizes para a ingestão dietética de adolescentes do sexo masculino e feminino em duas categorias de idade - 9 a 13 anos e 14 a 18 anos -, e inclui *Recommended Dietary Allowance* (RDA), que orienta a ingestão e relaciona-se à estimativa do mínimo nível dietético médio diário, atendendo às necessidades de nutrientes em 97 a 98% dos indivíduos saudáveis.[28]

Embora não existam RDA estabelecidas para ingestão de energia, a *Estimate Average Requirement* (EAR) fornece orientação na ingestão de calorias necessárias para manter o equilíbrio energético com base em idade, sexo, peso, altura e atividade física. A avaliação das necessidades energéticas dos adolescentes deve incluir o estágio da puberdade, o crescimento físico, o apetite, o nível de atividade e o ganho de peso. As RDA para micronutrientes, incluindo vitaminas e minerais, são projetadas para atender às necessidades de quase todos os adolescentes saudáveis.[28]

Uma alimentação saudável para toda a população, incluindo os adolescentes, deve fornecer aproximadamente 25 a 35% de calorias provenientes de gordura, 45 a 65% de calorias provenientes de carboidratos e 10 a 30% das calorias provenientes de proteínas dietéticas. A ingestão energética média para adolescentes moderadamente ativos é de aproximadamente 2.700 kcal para homens e 2.300 kcal para mulheres.[40]

A seguir descrevemos necessidades e preocupações específicas de nutrientes durante a adolescência:

- Proteína: a proteína é necessária para o crescimento, desenvolvimento e manutenção dos tecidos do corpo. O pico na ingestão de proteínas se correlaciona com o pico na ingestão de energia, e, durante a adolescência, necessidades proteicas, como aquelas para energia, correlacionam-se mais estreitamente com o padrão de crescimento do que com o padrão cronológico. Nos EUA, a ingestão média de proteínas é muito maior do que as RDA, portanto a deficiência de proteína não é comum, mas pode ocorrer em estritos veganos, em dietas crônicas ou em agregados familiares com insegurança alimentar.[40]
- Ferro: a necessidade de ferro para homens e mulheres aumenta durante a adolescência para sustentar o rápido aumento da massa muscular, a expansão do volume sanguíneo e o aumento da concentração de hemoglobina; nas mulheres, é necessária para compensar as perdas menstruais, e as adolescentes com metrorragia apresentam risco aumentado de desenvolver deficiência de ferro. A RDA para ferro é de 15 mg/dia para mulheres e de 12 mg/dia para homens. O ferro heme das carne é a melhor fonte de ferro, dada sua taxa de absorção relativamente alta.[40]
- Zinco: o zinco é essencial para o crescimento e a maturação sexual. Atraso de crescimento e hipogonadismo foram relatados em adolescentes do sexo masculino com deficiência de zinco. Dietas ricas em fitatos podem reduzir a biodisponibilidade desse mineral.[40]

Preocupações nutricionais para a saúde óssea do adolescente

A adolescência é um momento crítico para o acúmulo de massa óssea, e 40 a 60% da massa óssea é acumulada durante a adolescência. As taxas máximas de acréscimo mineral ósseo ocorrem em média aos 12,5 anos de idade para meninas e aos 14 anos para meninos. Fatores que influenciam a massa óssea durante a adolescência incluem genética, hormônios, exercício, adequação de ingestão de cálcio e vitamina D na dieta. De acordo com o Institute of Medicine (IOM) e o American Academy of Pediatrics (AAP), a dose diária recomendada de cálcio para adolescentes é de 1.300 mg/dia, sendo sugerido o consumo de 4 porções de leite e derivados por dia.[41]

A vitamina D é necessária para a absorção e a utilização de cálcio. A RDA de vitamina D é de 600 UI/dia para adolescentes. A vitamina D é sintetizada principalmente na pele após exposição à luz ultravioleta da luz solar. Fontes dietéticas incluem óleo de fígado de bacalhau; peixes gordurosos como salmão, sardinha e atum; e alimentos fortificados. Os dados atuais não apoiam a suplementação rotineira de cálcio ou vitamina D para adolescentes saudáveis. Atividades físicas regular contribuem para a saúde óssea ideal.[42]

Os adolescentes são vulneráveis e merecem atenção especial na nutrição porque a saúde dos adultos pode ser afetada pela nutrição durante a adolescência. Essa população deve ser o foco de política e implementação futuras, uma vez que investir nessa geração pode render dividendos para as gerações vindouras.

REFERÊNCIAS BIBLIOGRÁFICAS

1. Brasil. Ministério da Saúde. Secretaria de Atenção Primaria à Saúde. Departamento de Promoção da Saúde. Guia alimentar para crianças brasileiras menores de 2 anos. Brasília, DF: Ministério da Saúde; 2019.
2. WHO guideline for complementary feeding of infants and young children 6-23 months of age. Geneva: World Health Organization; 2023. Licence: CC BY-NC-SA 3.0 IGO. Disponível em: https://reliefweb.int/report/world/who-guideline-complementary-feeding-infants-and-young-children-6-23-months-age?gad_source=1&gclid=Cj0KCQjwy4KqBhD0ARIsAEbCt6iXOcbyLW76capicaYmlWNUDAEt5Lnm9vgvCrl6BCMg5ND98vjbBDYaAoh2EALw_wcB. Acesso em: 6 jun. 2024.
3. Sociedade Brasileira de Pediatria (SBP). Departamento de Nutrologia Manual de Alimentação: orientações para alimentação do lactente ao adolescente, na escola, na gestante, na prevenção de doenças e segurança alimentar. 4. ed. São Paulo: SBP; 2018.
4. Victora CG, Bahl R, Barros AJ, França GV, Horton S, Krasevec J, et al.; Lancet Breastfeeding Series Group. Breastfeeding in the 21st century: epidemiology, mechanisms, and lifelong effect. Lancet. 2016 Jan 30;387(10017):475-90.
5. Norma Brasileira de Comercialização de Alimentos para Lactentes, Crianças de Primeira Infância, Bicos, Chupetas e Mamadeiras (NBCAL). Para conhecer a lei: um guia prático para todos. Disponível em: http://www.ibfan.org.br/site/wp-content/uploads/2022/05/CARTILHA-NBCAL-Para-conhecer-a-lei-17-MAI-22.pdf. Acessado em: 6 jun. 2024.
6. Rollins N, Piwoz E, Baker P, Kingston G, Mabaso KM, McCoy D, et al. Marketing of commercial milk formula: a system to capture parents, communities, science, and policy. Lancet. 2023;401(10375):486-502.
7. Brasil. Ministério da Saúde. Secretaria de Atenção à Saúde. Departamento de Atenção Básica. Alimentos regionais brasileiros. 2.ed. Brasília, DF: Ministério da Saúde; 2015.
8. Fuchs GJ III, Abrams SA, Amevor AA; Committee on Nutrition. Older Infant-Young Child "Formulas". Pediatrics. 2023 Oct 20:e2023064050.
9. Fewtrell M, Bronsky J, Campoy C. Complementary feeding: a position paper by the European Society for Paediatric Gastroenterology, Hepatology, and Nutrition (ESPGHAN) Committee on nutrition. J. Pediatr Gastroenterol Nutr. 2017;64:119-32.
10. American Academy of Pediatrics (APA). Committee on Nutrition. Feeding the Child. In: Kleinman RE, Greer FR (eds.). Pediatric Nutrition. 8.ed. Itasca, IL: American Academy of Pediatrics; 2019. p.189-226.
11. WHO. Multicentre Growth Reference Study Group. WHO Child Growth Standards: Length/height-for-age, weight-for-age, weight-for-length, weightfor-height, and body mass index-for-age: methods and development. Geneva, Switzerland: World Health Organization; 2006.
12. Birch LL, Johnson SL, Andresen G, Peters JC, Schulte MC. The variability of young children's energy intake. N Engl J Med. 1991;324(4):232-5.
13. Carnell S, Benson L, Gibson EL, Mais LA, Warkentin S. Caloric compensation in preschool children: relationships with body mass and differences by food category. Appetite. 2017 Sep 1;116:82-89.
14. Borghese MM, Tremblay MS, Leduc G, Boyer C, Bélanger P, LeBlanc AG, et al. Independent and combined associations of total sedentary time and television viewing time with food intake patterns of 9- to 11-year-old Canadian children. Appl Physiol Nutr Metab. 2014;39(8):937-43.
15. Kraak VI, Story M. Influence of food companies' brand mascots and entertainment companies' cartoon media characters on children's diet and health: a systematic review and research needs. Obes Rev. 2015;16(2):107-26.
16. Leibovitz J, Rosch JT, Ramirez E, Brill J, Ohlhausen M. A review of food marketing to children and adolescents: follow-up report. Federal Trade Commission; Washington, DC, USA: 2012. Disponível em: http://www.ftc.gov/os/2012/12/121221foodmarketingreport.pdf. Acesso em: 4 mar. 2024.
17. Wardle J, Huon G. An experimental investigation of the influence of health information on children's taste preferences. Health Educ Res. 2000 Feb;15(1):39-44.
18. National Academies of Sciences, Engineering, and Medicine; Health and Medicine Division; Food and Nutrition Board; Committee on the Dietary Reference Intakes for Energy. Dietary Reference Intakes for energy. Washington (DC): National Academies Press (US); January 17, 2023.
19. Nogueira-de-Almeida CA, Ued FDV, Del Ciampo LA, Martinez EZ, Ferraz IS, et al. Prevalence of childhood anaemia in Brazil: still a serious health problem: a systematic review and meta-analysis. Public Health Nutr. 2021 Dec;24(18):6450-5.
20. Institute of Medicine (IOM). Dietary reference intakes for energy, carbohydrate, fiber, fat, fatty acids, cholesterol, protein, and amino acids. Washington (DC): National Academy Press; 2005.
21. PAHO/WHO. Guiding principles for complementary feeding of the breastfed child. Division of health promotion and protection. Washington (DC): Food and Nutrition; 2003.
22. Brasil. Ministério da Saúde. Fascículo 4: protocolos de uso do guia alimentar para a população brasileira na orientação alimentar de crianças de 2 a 10 anos. Brasília, DF: Ministério da Saúde; 2022. Disponível em: http://bvsms.saude.gov.br/bvs/publicacoes/protocolos_guia_alimentar_fasciculo4.pdf. Acesso em: 4 mar. 2024.
23. Sociedade Brasileira de Pediatria (SBP). Departamento de Nutrologia. Manual de lanches saudáveis. 2.ed. São Paulo: SBP; 2018.
24. Sociedade Brasileira de Pediatria (SBP). Departamento de Pediatria Ambulatorial. Nota de alerta: cafeína – cuidado com as crianças. São Paulo: SBP; 2022.
25. Kerzner B, Milano K, MacLean WC Jr, Berall G, Stuart S, Chatoor I. A practical approach to classifying and managing feeding difficulties. Pediatrics. 2015;135(2):344-53.
26. Das JK, Salam RA, Thornburg KL, Prentice AM, Campisi S, Lassi ZS, et al. Nutrition in adolescents: physiology, metabolism, and nutritional needs. Annals of the New York Academy of Sciences. 2017 Apr;1393(1):21-33. Disponível em: https://nyaspubs.onlinelibrary.wiley.com/doi/full/10.1111/nyas.13330. Acesso em: 6 jun. 2024.
27. Lopez FA, Campos Junior, D. Tratado de pediatria. Barueri: Manole; 2021.
28. Kleinman RE, Greer FR (eds.). Pediatric nutrition. American Academy of PediatricsItasca, IL, 2020.
29. Organização Pan-Americana da Saúde (Opas/OMS). Saúde do adolescente. Disponível em: https://www.paho.org/pt/topicos/saude-do-adolescente. Acesso em: 6 jun. 2024.
30. O'Donohue W, Tolle LW. Behavioral approaches to chronic disease in adolescence. Springer eBooks, 2009.
31. Corkins MR, Daniels SR, de Ferranti SD, Golden NH, Kim JH, Magge SN, et al. Nutrition in children and adolescents. Medical Clinics of North America. 2016 Nov;100(6):1217-35.
32. Tanner JM Crescimento na adolescência. 2.ed. Oxford: Blackwell Scientific Publications; 1962.
33. Fellmeth GL, Heffernan C, Nurse J, Habibula S, Sethi D. Educational and skills-based interventions for preventing relationship and dating violence in adolescents and young adults. Cochrane Database of Systematic Reviews. 2013 Jun 19.
34. Robeva R, Kumanov P. Physical changes during pubertal transition. In: Kumanov P, Agarwal A (eds). Puberty: physiology and abnormalities. Cham: Springer International Publishing; 2016. p.39-64.
35. Wilson MM, Reedy J, Krebs-Smith SM. American diet quality: where it is, where it is heading, and what it could be. Journal of the Academy of Nutrition and Dietetics. 2016 Feb 1;116(2):302-310.e1. Disponível em: https://jandonline.org/article/S2212-2672(15)01511-7/abstract. Acesso em: 6 jun. 2024.
36. Roenneberg T, Kuehnle T, Pramstaller PP, Ricken J, Havel M, Guth A, et al. A marker for the end of adolescence. Current Biology]. 2004 Dec;14(24):R1038-9. Disponível em: https://ac.els-cdn.com/S0960982204009285/1-s2.0-S0960982204009285-main.pdf?_tid=e47b10f8-bba8-41cf-9af0-12207e25638b&acdnat=1549798431_7916dbb457e754b9bb4f2e0817642d54. Acesso em: 6 jun. 2024.
37. Rosen DS. Identification and management of eating disorders in children and adolescents. Pediatrics. 2010 Nov 29;126(6):1240-53. Disponível em: https://pediatrics.aappublications.org/content/pediatrics/126/6/1240.full.pdf. Acesso em: 6 jun. 2024.
38. Mental health of adolescents. Disponível em: https://www.who.int//news-room/fact-sheets/detail/adolescent-mental-health/?gclid=CjwKCAiAkp6tBhB5EiwANTCx1LBhwrRURotEgTvdNgL7Me1nJ7zJY7ShHJztMMkg8ir41olkpCNI0BoCQbgQAvD_BwE. Acesso em: 6 jun. 2024.
39. Ruel MT, Alderman H. Nutrition-sensitive interventions and programmes: how can they help to accelerate progress in improving maternal and child nutrition? The Lancet. 2013 Aug;382(9891):536-51.

40. Food And Nutrition Board. Dietary reference intakes: the essential guide to nutrient requirements. National Academies Press; 2006.
41. Golden NH, Abrams SA. Optimizing bone health in children and adolescents. Pediatrics. 2014 Sep 29;134(4):e1229-43. Disponível em: https://pediatrics.aappublications.org/content/134/4/e1229. Acesso em: 6 jun. 2024.
42. Ross AC, Manson JE, Abrams SA, Aloia JF, Brannon PM, Clinton SK, et al. The 2011 report on dietary reference intakes for calcium and vitamin D from the Institute of Medicine: what clinicians need to know. The Journal of Clinical Endocrinology & Metabolism. 2011 Jan;96(1):53-8. Disponível em: https://www.ncbi.nlm.nih.gov/pmc/articles/PMC3046611/. Acesso em: 6 jun. 2024.

CAPÍTULO 3

FÓRMULAS INFANTIS

Virgínia Resende Silva Weffort
Tulio Konstantyner

AO FINAL DA LEITURA DESTE CAPÍTULO, O PEDIATRA DEVE ESTAR APTO A:

- Conhecer o conceito e a legislação que regulamenta as fórmulas infantis no Brasil.
- Reconhecer a superioridade do leite materno em relação às fórmulas infantis.
- Identificar os principais componentes/nutrientes de uma fórmula infantil.
- Reconhecer as diferentes categorias e a composição das fórmulas infantis.

INTRODUÇÃO

O Departamento Científico de Nutrologia da Sociedade Brasileira de Pediatria (SBP) adota a recomendação da Organização Mundial da Saúde (OMS) que preconiza o uso de leite materno exclusivo até os 6 meses de idade. A partir daí, está indicada a introdução de alimentos complementares, promovendo-se a amamentação até os 2 anos de idade.[1,2]

Na ausência do leite materno, as fórmulas infantis são as mais apropriadas para substituí-lo na alimentação da criança no 1º ano de vida.[1,3,4] A Organização Mundial da Saúde (OMS) em 2023 divulgou novas recomendações sobre alimentação complementar a serem utilizadas em países de baixo, médio e alto nível socioeconômico, para lactentes amamentados e não amamentados.[5] Neste documento indicam leite de vaca integral ou fórmula infantil após 6 meses. Porém, a Academia Americana de Pediatria (AAP), a Sociedade Europeia de Gastroenterologia, Hepatologia e Nutrição (ESPGHAN) e a Sociedade Brasileira de Pediatria (SBP, 2018) propõem que o uso das fórmulas infantis aconteça até 12 meses de idade.[1,6,7]

O leite de vaca integral não é recomendado para crianças menores de 1 ano de idade, por ter:

- Alto teor de ácidos graxos saturados.
- Baixos teores de ácidos graxos essenciais, oligoelementos e vitaminas D, E e C.
- Menor biodisponibilidade de micronutrientes, como ferro e zinco.
- Altas taxas de sódio.
- Alto teor proteico.
- Relação inadequada entre caseína/proteínas do soro.

Nesta fase, a melhor alternativa disponível para substituir o leite materno é o uso de fórmulas infantis. O objetivo desta alternativa alimentar é garantir a oferta nutricional e a manutenção do bem-estar biopsicossocial da mãe e do lactente, que pode ser realizada de forma definitiva, momentânea ou pontual.[1-4]

As fórmulas infantis de partida (para lactentes do nascimento até 6 meses), as de seguimento (para lactentes a partir dos 6 meses) e as fórmulas infantis de 1ª infância (para crianças de 1 a 3 anos) seguem criteriosas exigências da Agência Nacional de Vigilância Sanitária (Anvisa) para obtenção do seu registro.

As fórmulas infantis devem:[3]

- Estar dentro do recomendado pelo Codex/FAO/OMS/MS.
- Satisfazer as necessidades nutricionais dos lactentes durante os primeiros meses de vida até a introdução de uma alimentação complementar adequada.
- Ser seguras para alimentação.
- Assegurar crescimento e desenvolvimento normais.
- Ser isentas de contaminação.

São possíveis indicações para uso das fórmulas infantis:[1,3,4]

- Substituto ou complemento do leite materno para crianças cujas mães não têm leite ou estão momentaneamente impossibilitadas de amamentar.
- Substituto do leite materno quando este for contraindicado, como nos casos das infecções causadas pelos retrovírus – vírus da imunodeficiência humana (HIV-1), vírus T-linfotrópico humano tipo 1 (HTLV-1) e vírus T-linfotrópico humano tipo 2 (HTLV-2); citomegalovi-

rose em prematuros; por alguns erros inatos do metabolismo (como galactosemia) e por outros casos raros que podem ser consultados no site da SBP na internet.

- Complementação do leite materno para recém-nascidos que não estão ganhando peso adequadamente.

DEFINIÇÕES

Leite de vaca integral

É o leite que não sofre modificação na sua composição, com todos os nutrientes intactos. Nesse grupo, estão os leites em pó, os leites frescos tipos A e B, os leites tipo UHT e os longa vida. Esses leites devem ser consumidos apenas por crianças maiores de 1 ano de idade. As versões desnatadas e semidesnatadas só devem ser utilizadas sob indicação médica para os maiores de 2 anos de idade. Várias pesquisas têm mostrado a inadequação do leite integral de vaca para os lactentes menores de 1 ano de idade.[1,3,4]

Fórmula infantil (FI)

São produtos, na forma líquida ou em pó, nos quais se utiliza a proteína isolada do leite de vaca e/ou de soja e/ou de arroz, intacta ou hidrolisada, com acréscimo de nutrientes, nas quantidades e proporções recomendadas para as faixas etárias até 1 ano e maiores de 1 ano. As fórmulas infantis de partida (para lactentes do nascimento até 6 meses), as de seguimento (para lactentes a partir dos 6 meses) e as fórmulas infantis de 1ª infância (para crianças de 1 a 3 anos), que estão seguindo o nome de fórmula para crianças pequenas (*Young child formulae* -YCF), seguem as criteriosas exigências da Anvisa para obtenção do seu registro. São três resoluções vigentes, publicada em 2011 pela Anvisa:[8]

1. Resolução RDC n. 43/2011 – Regulamento Técnico para fórmulas infantis para lactentes.
2. Resolução RDC n. 44/2011 – Regulamento Técnico para fórmulas infantis de seguimento para lactentes e crianças de primeira infância.
3. Resolução RDC n. 45/2011 – Regulamento Técnico para fórmulas infantis para lactentes destinadas a necessidades dietoterápicas específicas e fórmulas infantis de seguimento para lactentes e crianças de primeira infância destinadas a necessidades dietoterápicas específicas.

Estas resoluções seguem exigências do *Codex Alimentarius*, com quantidade mínima e máxima de cada nutriente; exigência de requisitos específicos da formulação de acordo com a necessidade nutricional de cada faixa etária; composição comprovada por análise; necessidade de estudos que comprovem adequação; composição nutricional contendo apenas nutrientes que também estão presentes no leite materno; obrigatoriedade de adequação de macronutrientes (proteínas/aminoácidos, gorduras e carboidratos) e micronutrientes (vitaminas e minerais). Poucos aditivos são permitidos, e a adição de corantes é proibida.[9]

Composto lácteo

Outra categoria é a dos compostos lácteos, assim registrados no Brasil. Em outros países, existem há algumas décadas, são chamados de leite para crescimento (*growing up milk* - GUM) e são regulamentados pelo Ministério da Agricultura, Pecuária e Abastecimento (MAPA). Seguem apenas a exigência de proteína (quantidade mínima); mínimo de 51% de ingredientes lácteos; adição opcional de vitaminas e minerais; pode ter adição de açúcar e aditivos alimentares (corantes e aromatizantes).[1,9]

É definido como

> [...] o produto em pó resultante da mistura do leite (1) e produto(s) ou substância(s) alimentícia(s) láctea(s) (2) ou não láctea(s) (3), ou ambas (4), adicionado ou não de produto(s) ou substância(s) alimentícia(s) láctea(s) ou não láctea(s) ou ambas permitida(s) no presente Regulamento, apta(s) para alimentação humana, mediante processo tecnologicamente adequado. Os ingredientes lácteos devem representar no mínimo 51% (cinquenta e um por cento) massa/massa (m/m) do total de ingredientes (obrigatórios ou matéria-prima) do produto.

Os compostos lácteos podem ser indicados para as crianças como uma alternativa de ajuste da oferta de nutrientes para atingir as recomendações de ingestão diária, preferencialmente para maiores de 3 anos em substituição à formula infantil. Potencialmente, crianças com dificuldades alimentares como seletividade, neofobia ou *picky eating* se beneficiam destes produtos até a adequação do consumo alimentar.

Destaca-se a importância de escolher o composto lácteo de forma assertiva, pois nesta categoria há produtos de qualidade nutricional variada e, muitas vezes, inadequados para a primeira infância.

Na Tabela 1, está a descrição das fórmulas infantis, composto lácteo e leite de vaca, seguindo a legislação brasileira para cada produto.

DILUIÇÃO DAS FÓRMULAS INFANTIS

A correta reconstituição das FI na forma de pó é fundamental para que se mantenha a segurança físico-química e microbiológica da preparação. Para diluição da FI, deve ser utilizada a medida padrão fornecida pelo fabricante, garantindo a adequada osmolaridade da solução entre 200 e 350 mOsm/L (isosmolar). De um modo geral, as fórmulas infantis têm um padrão de diluição comum 1:30 que corresponde a uma medida do leite em pó (a medida acompanha o produto dentro da lata e equivale a 4,3 g) para cada 30 mL de água morna previamente fervida. Não se deve adicionar à fórmula outros componentes como açúcar, mucilagem e espessantes, exceto em situações excepcionais e sob prescrição, para não alterar a osmolaridade da solução e a absorção dos nutrientes.[3,4] A diluição deve ser realizada com água fervida ou filtrada. Levando-se em conta aspectos microbiológicos, a OMS e a Anvisa recomendam que a temperatura da água para diluição das FI não seja inferior a 70 °C e que o pro-

Tabela 1 Características de regulamentação e composição de nutrientes dos substitutos do leite materno[9]

	Tipo de substituto			
	Fórmulas infantis de partida e de seguimento para lactentes	Fórmula infantil de seguimento para crianças de 1ª infância	Composto lácteo	Leite de vaca integral
Faixa etária	0-12 meses	1-3 anos	Sem recomendação específica Não indicados para crianças menores de 1 ano de idade	
Regulamentação	Anvisa		Mapa	
Resumo das características nutricionais e de composição	Segue exigências do *Codex alimentarius* (quantidade mínima e máxima) Exigência de requisitos específicos da formulação de acordo com a necessidade nutricional de cada faixa etária Composição comprovada por análise	Há necessidade de estudos que comprovem adequação Sua composição nutricional deve conter apenas nutrientes que também estão presentes no leite materno Obrigatoriedade de adequação de aminoácidos, vitaminas e minerais Poucos aditivos são permitidos e a adição de corantes é proibida	Seguem apenas as exigências mínimas de proteínas Mínimo de 50% de ingredientes lácteos Adição opcional de vitaminas, minerais, gorduras vegetais e fibras Pode ter adição de açúcares e aditivos alimentares (emulsificantes e estabilizantes)	Sem exigências nutricionais 100% de ingredientes lácteos O leite de vaca pode receber apenas a adição de nutrientes essenciais Permite poucos aditivos e proíbe a adição de corantes

duto diluído não fique exposto à temperatura ambiente por mais de 2 horas, além dos cuidados relacionados ao preparo, à manipulação e ao armazenamento, tendo em vista a possibilidade de contaminação durante o preparo ou o consumo do produto.[8,10] A mamadeira e seus acessórios devem ser esterilizados (lavados com escova, com água e sabão e fervidos em vasilha exclusiva para esta finalidade) após o uso e guardados em recipientes com tampa.

Em média, o volume e o número de mamadas por faixa etária no 1º ano de vida pode ser visto na Tabela 2. Deve-se desprezar o que sobrou na mamadeira.[8,10]

COMPOSIÇÃO DAS FÓRMULAS INFANTIS

A composição do leite materno tem sido utilizada como referência para as FI. A superioridade do leite materno é indiscutível. Sua composição é extremamente variável e não completamente conhecida. Apesar dos avanços na tecnologia dos alimentos, a quantidade, a biodisponibilidade, a organização e a complexidade das estruturas bioquímicas dos componentes do leite materno não foram até hoje reproduzidas de forma integral pela indústria.

Tabela 2 Volume e número de mamadas por faixa etária no 1º ano de vida

Idade	Volume	Número de mamadas
Nascimento-30 dias	60-120 mL	6-8
30-60 dias	120-150 mL	6-8
2-3 meses	150-180 mL	5-6
3-6 meses	180-200 mL	4-5
Maiores de 6 meses (início da alimentação complementar)	180-200 mL	3

Algumas FI sofrem modificações que as afastam da composição do leite materno para ajustar sua composição a situações clínicas e necessidades nutricionais específicas, como se pode observar nas FI utilizadas para os prematuros e para o tratamento de lactentes com alergia à proteína do leite de vaca (APLV).

Proteína

As FI, em sua grande maioria, possuem como fonte proteica e leite de vaca com proporção variável de proteínas do soro e caseína. A quantidade e a qualidade das proteínas das FI têm sido melhoradas constantemente. Atualmente, as FI possuem redução proteica, de acordo com a recomendação do *Codex Alimentarius*, e algumas apresentam perfil de aminoácidos mais semelhante ao do leite materno.[11]

A proteína isolada de soja adicionada de metionina (para melhorar o perfil de aminoácidos) também é utilizada nas FI. Seu uso é indicado para crianças com galactosemia e nas formas IgE-mediadas de APLV, para lactentes acima de 6 meses (ver Tabela 3).[12]

A proteína hidrolisada de arroz é complementada pelos aminoácidos lisina e triptofano, seguindo a regulamentação da Anvisa para todos os nutrientes. Pode ser usada desde o nascimento e é segura para crescimento e para tratamento da APLV.[13-15]

A proteína nas FI pode estar sob a forma intacta (FI polimérica), hidrolisada (parcialmente ou extensamente) ou na forma de aminoácidos livres (fórmulas elementares) (Figura 1). Apesar de o uso de FI com proteína parcialmente hidrolisada ser uma alternativa para algumas situações de

Tabela 3 Grupo de fórmulas infantis disponíveis, principais características e indicações

Grupo	Características	Indicações
FIs para lactentes saudáveis de 0-6 meses FIs para lactentes saudáveis de 6-12 meses FIs para 1ª infância	Fórmulas poliméricas à base de proteína de leite de vaca, com óleos vegetais (predomínio de TCL) e lactose	Indicadas para lactentes saudáveis, nascidos a termo e com trato gastrintestinal íntegro, na impossibilidade do aleitamento materno
FIs hidrolisadas e com redução da quantidade de lactose	Fórmulas parcial ou extensamente hidrolisadas, com predomínio de TCL (TCM em quantidades variáveis) e redução do conteúdo de lactose (em seu lugar, são adicionados maltodextrina e/ou polímeros de glicose)	Fórmulas que se afastam da composição do leite materno. Estudos sugerem um benefício das fórmulas parcialmente hidrolisadas no tratamento de cólicas infantis, regurgitação e constipação.[18] Destacando que a hidrolisação parcial da proteína é apenas uma das várias alterações na composição da fórmula em todos esses estudos. Outras alterações incluem redução da lactose, alteração no conteúdo lipídico e adição de um agente espessante.[19] Não são seguras para uso em lactentes prematuros (p. ex., pré-termos tardios) e/ou com baixo peso ao nascer
FIs espessadas	Fórmulas poliméricas à base de proteína de leite de vaca, com TCL, predomínio de lactose e adição de espessantes (amido de arroz, milho ou batata pré-gelatinizado)	Não há evidências de benefícios do uso de fórmulas espessadas para lactentes saudáveis com refluxo fisiológico. Metanálise incluindo 14 estudos que compararam o uso de FI espessadas *vs.* não espessadas em lactentes saudáveis encontrou apenas redução discreta no número de regurgitações diárias, sem impacto clínico e modificações significativas na pHmetria Em lactentes com DRGE associada a baixo ganho de peso, pode ser uma alternativa durante a fase de investigação
FIs extensamente hidrolisadas sem lactose	Podem ser à base de caseína, proteínas do soro do leite e soja/colágeno extensamente hidrolisadas. Contêm cerca de 40 a 50% de TCM e substituição de lactose por maltodextrina ou polímeros de glicose	Utilizadas no tratamento da APLV em lactentes menores de 6 meses, nos que possuem comprometimento do trato gastrintestinal e naqueles com ≥ 6 meses que não evoluem bem com fórmulas à base de proteína isolada de soja Opção em quadros de síndrome de má absorção de outras causas (p. ex., síndrome do intestino curto), na realimentação após jejum prolongado (> 10-14 dias) e no hipermetabolismo (p. ex., sepse, choque) em lactentes
FIs extensamente hidrolisadas com lactose	À base de proteínas do soro do leite extensamente hidrolisadas. Predomínio de lactose e TCL como fonte de gordura	Podem ser utilizadas no tratamento da APLV quando não há comprometimento da vilosidade intestinal (p. ex., urticária, colite)
FIs à base de proteína hidrolisada de arroz	Contém proteína extensamente hidrolisada à base de arroz, enriquecida com lisina e triptofano. Sem lactose, substituído pela maltodextrina. Predomínio de óleos vegetais (TCL). Adição de DHA e ARA	Podem ser utilizadas desde o nascimento para tratamento da APLV, segura para crescimento e de sabor agradável
FIs com proteína isolada de soja	Contêm proteína de soja isolada e adição de metionina. Predomínio de óleos vegetais (TCL) e substituição de lactose por maltodextrina e/ou polímeros de glicose	Podem ser utilizadas para tratamento da APLV em lactentes maiores de 6 meses, com formas IgE-mediadas, sem comprometimento do trato gastrintestinal Utilizadas na galactosemia
FIs à base de aminoácidos	Possuem aminoácidos livres. Predomínio de TCL (95%) e substituição de lactose por maltodextrina e/ou polímeros de glicose	Podem ser utilizadas no tratamento da APLV em lactentes com história de anafilaxia e quando não houve resolução dos sintomas com o uso de fórmulas extensamente hidrolisadas e nas alergias múltiplas com intenso comprometimento nutricional Opção em quadros de síndrome de má absorção grave (p. ex., intestino curto e atrofia vilositária intensa) com importante comprometimento nutricional
FIs para RNPT	Fórmulas poliméricas à base de proteína de leite de vaca (soro e caseína). Maior quantidade de energia e proteína, percentual variável de gordura à custa de TCM, adição de lactose e maltodextrina e/ou polímeros de glicose. Maior quantidade de micronutrientes. Todas são adicionadas de DHA e ARA	Devem ser utilizadas em RNPT até eles completarem 40 semanas e/ou 1.800-2.000 g e/ou até a alta hospitalar Fórmulas hidrolisadas, à base de aminoácidos e espessadas não devem ser utilizadas de forma rotineira em RNPT, exceto em situações especiais e por período limitado. Sua composição não atende às necessidades nutricionais desses lactentes
FIs infantis isentas de lactose	Fórmulas poliméricas à base de proteína de leite de vaca com ácidos graxos de cadeia longa. No lugar da lactose, há maltodextrina e/ou polímeros de glicose	Utilizadas na intolerância secundária à lactose (p. ex., diarreia persistente) e no tratamento da criança gravemente desnutrida (fase de estabilização)

APLV: alergia à proteína do leite de vaca; ARA: ácido araquidônico; DHA: ácido docosa-hexaenoico; DRGE: doença do refluxo gastresofágico; TCL: triglicerídios de cadeia longa; TCM: triglicerídios de cadeia média; FIs: fórmulas infantis; RNPT: recém-nascidos pré-termo.

distúrbios gastrointestinais funcionais (FGIDs), lactentes saudáveis e com trato gastrintestinal íntegro devem receber fórmulas com proteína intacta.[16] Somente aqueles com APLV e/ou síndrome de má absorção podem necessitar de fórmulas extensamente hidrolisadas ou à base de aminoácidos.

No entanto, o novo consenso do ESPGHAN (2022) sobre APLV enfatiza que para lactentes que não podem ser amamentados exclusivamente, não existem provas suficientes para recomendar fórmulas parcialmente, extensamente de soro ou de caseína para prevenir APLV.[17]

Carboidratos

A principal fonte de carboidratos para fornecimento de energia nas FI é a lactose, seguida pela maltodextrina e os polímeros de glicose (Figura 2). FI para lactentes saudáveis devem conter lactose como carboidrato predominante; a lactose tem importante efeito bifidogênico e é um facilitador da absorção de cálcio no trato gastrintestinal.

As fórmulas com proteína hidrolisada ou à base de aminoácido podem ter a lactose substituída por maltodextrina ou polímeros de glicose para contemplar situações clínicas que cursam com má absorção. As fórmulas isentas de lactose, mas com proteína intacta, apresentam osmolaridade baixa e são indicadas no tratamento da intolerância à lactose, que pode acontecer, por exemplo, após infecção de trato gastrintestinal que evolua para diarreia persistente e no tratamento de crianças gravemente desnutridas na fase de estabilização.

Outros tipos de carboidratos, como os oligossacarídios e os espessantes (amido e goma), podem ser adicionados às FI também com objetivos distintos do fornecimento de energia. Os oligossacarídios são carboidratos que não são digeridos e chegam intactos ao cólon, onde exercem efeito prebiótico, isto é, são fermentados por bifidobactérias. O leite materno possui mais de 100 tipos diferentes de oligossacarídios cuja estrutura química e ações não são completamente conhecidas. As FI possuem, em sua maioria, uma mistura de dois tipos simples de oligossacarídios (galacto-oligossacarídio e fruto-oligossacarídio) e os efeitos a eles relacionados são de

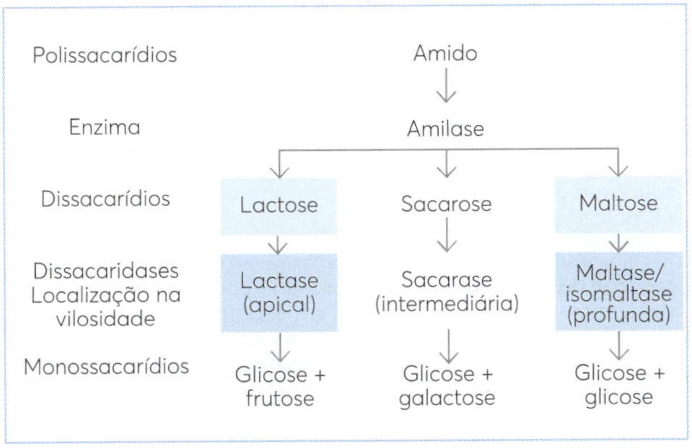

Figura 2 Estrutura dos principais carboidratos presentes nas fórmulas infantis e vias de digestão/absorção.

*A lactose é o carboidrato mais utilizado nas fórmulas infantis para lactentes saudáveis. Situações clínicas que cursem com atrofia da vilosidade intestinal podem resultar em redução da produção/atividade de lactase e, consequentemente, intolerância secundária à lactose. Nessas situações, o uso de fórmulas infantis com maltodextrina (maltose) e polímeros de glicose pode ser necessário, pois o sistema de dissacaridases maltase/isomaltase fica preservado, mesmo em condições de atrofia vilositária intensa.

aumento na frequência e modificação na consistência das evacuações e promoção de efeito bifidogênico.[20]

Mais recentemente, os oligossacarídios do leite humano (*human milk oligosaccharides* – HMO) têm sido adicionados às FI, pois exercem diversas propriedades funcionais na promoção da saúde do lactente, como melhora da digestão, imunidade e desenvolvimento cognitivo. Os HMO são o 3º componente sólido mais abundante do leite materno, após a lactose e os lipídios. Apenas o leite humano possui elevada quantidade e diversidade destes carboidratos, comparado ao leite de vaca e de outros animais.[21]

Os espessantes, como o amido pré-gelatinizado e a goma, são carboidratos cuja função é espessar as FI. Não há recomendação para uso em lactentes saudáveis[22] e devem ser utilizados no tratamento da doença do refluxo gastresofágico de crianças não amamentadas.[23]

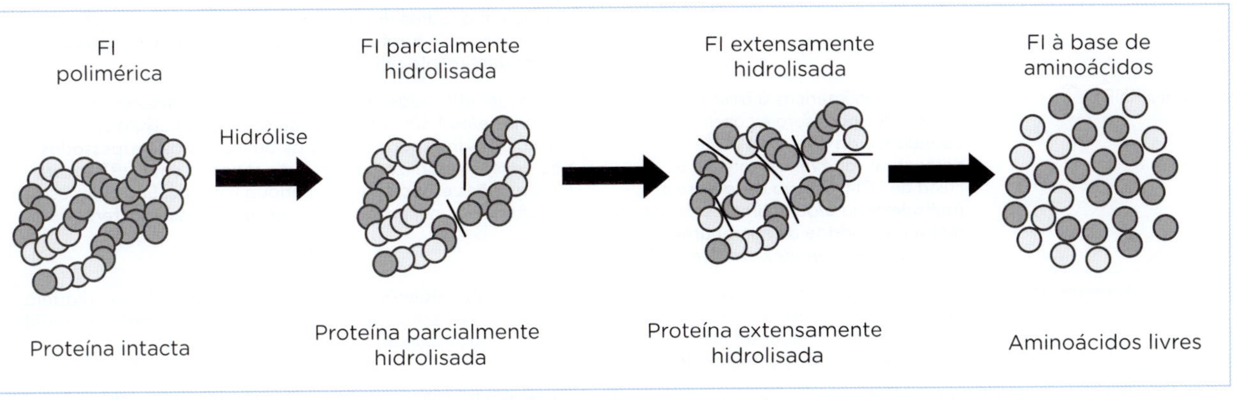

Figura 1 Classificação das fórmulas infantis em relação à conformação da estrutura das proteínas/aminoácidos.

Gorduras

As FI possuem uma mistura de óleos vegetais (milho, açafrão, soja, girassol) para o fornecimento de ácidos graxos em quantidade e qualidade adequadas para o crescimento do lactente. Em todas, é obrigatória a adição dos ácidos graxos essenciais das famílias ômega-6 (linoleico) e ômega-3 (alfalinolênico) e opcional a dos ácidos graxos poli-insaturados de cadeia longa (LC-PUFAS, ácido docosaexaenoico – DHA e araquidônico – ARA), tendo em vista que é possível a síntese de ambos a partir de ácido alfalinolênico e linolênico, respectivamente (Figura 3).

A adição de DHA e ARA às FI tem como objetivo ajustar as concentrações plasmáticas desses ácidos graxos. Em fórmulas para recém-nascidos prematuros, sua adição é obrigatória, uma vez que essas crianças possuem vias enzimáticas de elongação e dessaturação imaturas e, por isso, não conseguem formar DHA e ARA em quantidades adequadas[3,4] (Figura 4).

Os ácidos graxos de cadeia média (triglicerídios de cadeia média – TCM) são adicionados às FI em situações relacionadas à má absorção, pois são rapidamente absorvidos. As FI extensamente hidrolisadas geralmente contêm 40 a 50% da oferta de gordura à custa de TCM, visando ao seu uso em situações em que o trato gastrintestinal está comprometido.[3,4]

Recentemente foi incorporado em algumas fórmulas o MFGM (*milk fat globule membrane* ou membrana do glóbulo de gordura do leite) – uma membrana de tripla camada encontrada em cada gota de gordura do leite materno. Nela estão presentes mais de 25 compostos bioativos que exercem efeito benéfico na imunidade, na saúde digestiva e no neurodesenvolvimento.[24]

Minerais e eletrólitos

São adicionados na forma de sais de cálcio, fósforo, magnésio, sódio e potássio, tendo como base a quantidade presente no leite materno. Fórmulas para prematuros possuem maior quantidade desses eletrólitos, especialmente cálcio e fósforo, tendo em vista a maior demanda desses recém-nascidos.[3,4]

Vitaminas e oligoelementos

São adicionadas nas FI vitaminas lipossolúveis (A, D, E e K), hidrossolúveis (tiamina, riboflavina, niacina, B6, B12, ácido pantotênico, ácido fólico, vitamina C e biotina) e oligoelementos (ferro, selênio, manganês, zinco, molibdênio, flúor, iodo e cobre).

A quantidade de oligoelementos acrescida às FI é superior à presente no leite materno, por causa da menor biodisponibilidade desses micronutrientes, pois eles estão presentes no leite materno na forma de sais ligados a aminoácidos.[3,4]

Outros componentes/substâncias

Ainda podem estar presentes nas FI a colina (amina natural encontrada nos lipídios presentes na membrana celular e no neurotransmissor acetilcolina), o inositol (poliálcool cíclico que atua como cofator em diversas reações bioquímicas que contam com a participação das vitaminas do complexo B), os nucleotídios (compostos com um ácido fosfórico, uma ribose ou desoxirribose e uma base azotada que têm papel relevante na renovação celular no trato gastrintestinal e linfócitos) e probióticos (bactérias que resistem a acidez gástrica e chegam viáveis em número suficiente no trato gastrintestinal).[3,4]

CONSIDERAÇÕES FINAIS

Avanços na composição das FI nos últimos anos aumentou a segurança do seu uso em lactentes saudáveis não amamentados e com necessidades nutricionais específicas. A referência para composição das FI é o leite materno, que apresenta

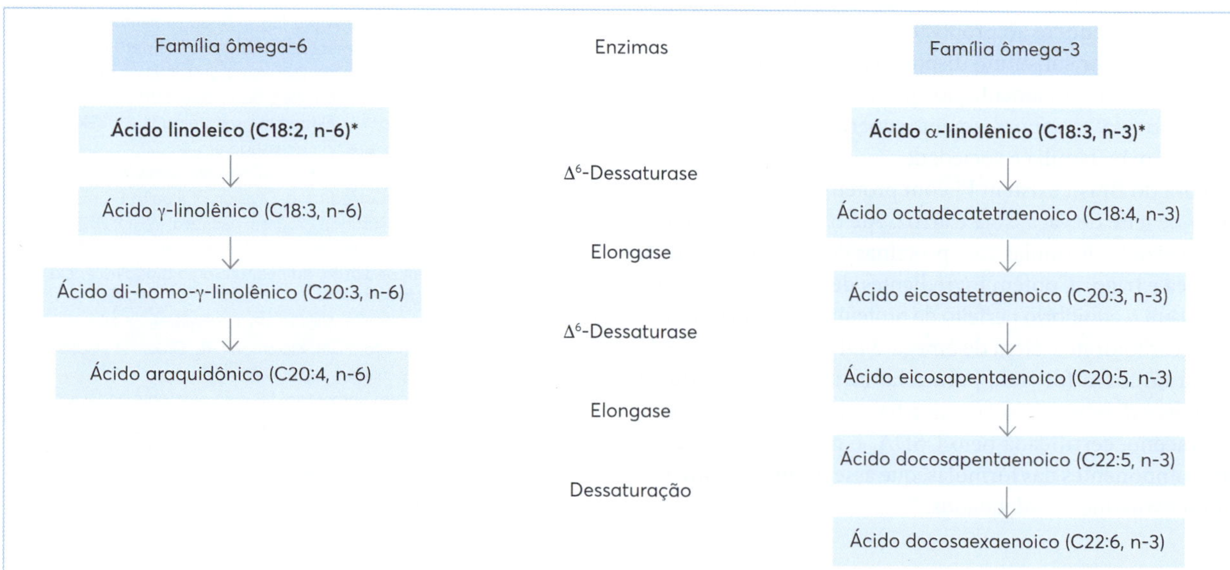

Figura 3 Metabolismo dos ácidos graxos essenciais.
* Ácidos graxos essenciais.

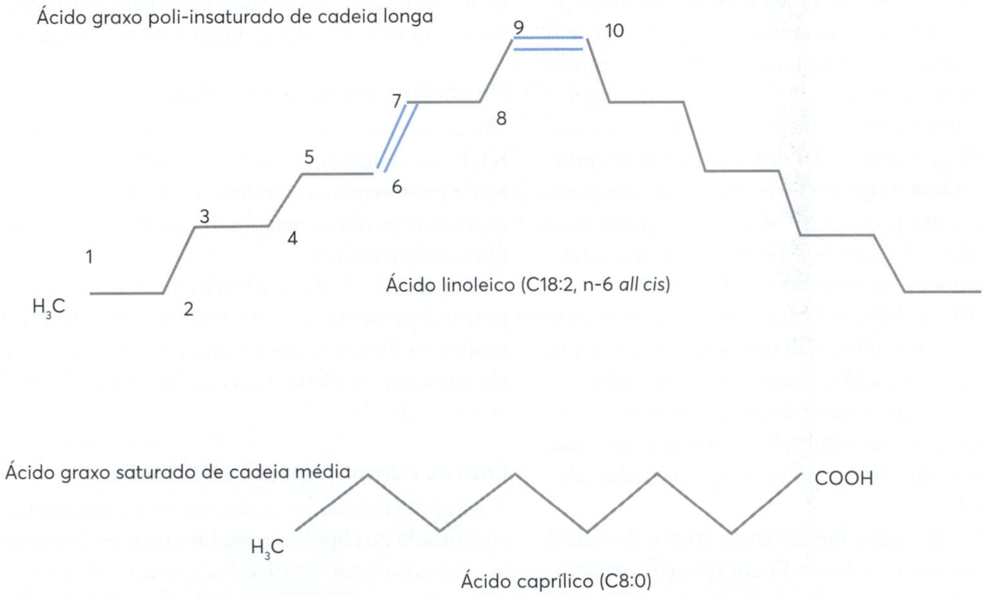

	Digestão e absorção	Metabolismo
Ácidos graxos de cadeia longa (com mais de 8 carbonos)	Precisa ser emulsificado com sais biliares no íleo terminal para ser absorvido na forma de micelas	Entra na mitocôndria para sofrer β-oxidação somente por processo com gasto energético (ATP) e ligado a uma molécula de carnitina
Ácidos graxos de cadeia média (com menos de 8 carbonos)	Não precisa ser emulsificado e pode ser absorvido diretamente pelo enterócito	Entra na mitocôndria sem gasto de ATP e não precisa de carnitina

Figura 4 Características gerais dos ácidos graxos.

indiscutível superioridade como um alimento vivo, dinâmico e com grande variabilidade na sua composição. Todas as fórmulas infantis disponíveis no mercado brasileiro são seguras, pois atendem ao proposto nas resoluções da Anvisa. A FI é o melhor substituto disponível do leite materno, mas os benefícios da amamentação, que deve ser incansavelmente promovida, são enormemente superiores para a saúde da criança, mãe, família e sociedade.

Fora do Brasil existem FI com proteína de outras fontes, além de leite de vaca, soja e arroz. Até o momento, são comercializadas fórmulas com proteínas de ervilha, amêndoa, tapioca e trigo. Contêm ingredientes de alta qualidade que fornecem o equilíbrio perfeito de proteínas, vitaminas, minerais e carboidratos, além de ômega-3 DHA e ômega-6 ARA.

Há também fórmula para criança maior (YCF) que é *plant based*, isenta de soja, mas à base de amêndoas e trigo-sarraceno, certificada pelo USDA. É preciso estar atento aos componentes das fórmulas, que asseguram crescimento e desenvolvimento adequados.[25]

REFERÊNCIAS BIBLIOGRÁFICAS

1. Sociedade Brasileira de Pediatria (SBP). Departamento Científico de Nutrologia. Manual de alimentação: orientações para alimentação do lactente ao adolescente, na escola, na gestante, na prevenção de doenças e segurança alimentar. 4.ed. São Paulo: SBP; 2018. Disponível em https://www.sbp.com.br/fileadmin/user_upload/_21089k-ManNutro_Alimentacao_para_site.pdf; acessado em: 1/2021.
2. World Health Organization (WHO). Guiding principles for complementary feeding of the breastfed child. Division of Health Promotion and Protection. Food and Nutrition Program. Geneva: WHO; 2004.
3. Weffort VRS Formulas e suplementos infantis. In: Weffort VRS, Lamounier JA. Nutrição em pediatria: da neonatologia a adolescência. 2.ed. Barueri: Manole; 2017.
4. American Academy of Pediatrics (AAP). Committee on Nutrition. Formula feeding of term infants. In: Kleinmanv RE, Greer FR. Pediatric nutrition 7.ed. Elk Glove Village: AAP; 2014.
5. WHO Guideline for complementary feeding of infants and young children 6–23 months of age. Geneva: World Health Organization; 2023. Licence: CC BY-NC-SA 3.0 IGO. Disponível em https://reliefweb.int/report/world/who-guideline-complementary-feeding-infants-and-young-children-6-23-months-age. Acesso em 3 jun 2024.

6. Fuchs GJ III, Abrams SA, Amevor AA; COMMITTEE ON NUTRITION. Older Infant-Young Child "Formulas". Pediatrics. 2023 Oct 20:e2023064050.
7. Fewtrell M, Bronsky J, Campoy C. Complementary feeding: A position paper by the European Society for Paediatric Gastroenterology, Hepatology, and Nutrition (ESPGHAN) Committee on nutrition. J Pediatr Gastroenterol Nutr. 2017;64:119-32.
8. Agência Nacional de Vigilância Sanitária (Anvisa). Perguntas & respostas. Fórmulas infantis. 2019. Disponível em https://www.gov.br/anvisa/pt-br/centraisdeconteudo/publicacoes/alimentos/perguntas-e-respostas/formulas-infantis.pdf; acessado em: 2/2021.
9. Sociedade Brasileira de Pediatria (SBP). Departamento Científico de Nutrologia. Fórmulas e compostos lácteos infantis: em que diferem? Ed. Atual. 2021. Disponível em: https://www.sbp.com.br/fileadmin/user_upload/22701g-MO_Formulas_e_compostos_Lacteos_Infantis_LayNew.pdf; acessado em: 2/2021.
10. FAO/WHO. Safe preparation, storage and handling of powdered infant formula. WHO Library Cataloguing-in-Publication Data. World Health Organization, 2007. Disponível em: https://www.who.int/foodsafety/publications/powdered-infant-formula/en/; acessado em: 2/2021.
11. Koletzko B, Demmelmair H, Grote V, Totzauer M. Optimized protein intakes in term infants support physiological growth and promote long-term health. Semin Perinatol. 2019;43(7):151153.
12. Sociedade Brasileira de Pediatria (SBP), Associação Brasileira de Alergia e Imunopatologia. Consenso Brasileiro sobre Alergia Alimentar: 2018 – Parte 2. Arq Asma Alerg Imunol. 2018;2(1):39-82.
13. Vandenplas Y, De Greef E, Hauser B. Safety and tolerance of a new extensively hydrolyzed rice protein-based formula in the management of infants with cow's milk protein allergy. Eur J Pediatr. 2014;73:1209-16.
14. Dupont C, Bocquet A, Tomé D, Bernard M, Campeotto F, Dumond P, et al. Hydrolyzed rice protein-based formulas, a vegetal alternative in cow's milk allergy. Nutrients. 2020;12(9):2654.
15. Bocquet A, Dupont C, Chouraqui JP, Darmaun D, Feillet F, Frelut ML, et al. Efficacy and safety of hydrolyzed rice-protein formulas for the treatment of cow's milk protein allergy. Arch Pediatr. 2019;26(4):238-46.
16. Vandenplas Y, Alarcon P, Fleischer D, Hernell O, Kolacek S, Laignelet H, et al. Should partial hydrolysates be used as starter infant formula? A working group consensus. J Pediatr Gastroenterol Nutr. 2016;62(1):22-35.
17. Vandenplas Y, Broekaert I, Domellöf M, Indrio F, Lapillonne A, Pienar C, et al. An ESPGHAN position paper on the diagnosis, management and prevention of cow's milk allergy. J Pediatr Gastroenterol Nutr. 2023 Jul 26.
18. Vandenplas Y, Salvatore S. Fórmula infantil com proteínas parcialmente hidrolisadas em distúrbios gastrointestinais funcionais. Proteína Neonatal Infantil Nutr. 2016;86:29-37.
19. Vandenplas Y, Ksiażyk J, Luna MS, Migacheva N, Picaud JC, Ramenghi LA, et al. Partial Hydrolyzed Protein as a Protein Source for Infant Feeding: Do or Don't? Nutrients. 2022 Apr 21;14(9):1720.
20. Braegger C, Chmielewska A, Decsi T, Kolacek S, Mihatsch W, Moreno L, et al. ESPGHAN Committee on Nutrition. Supplementation of infant formula with probiotics and/or prebiotics: a systematic review and comment by the ESPGHAN committee on nutrition. J Pediatr Gastroenterol Nutr. 2011;52(2):238-50.
21. Urashima T, Asakuma S, Leo F, Fukuda K, Messer M, Oftedal OT. The predominance of type I oligosaccharides is a feature specific to human breast milk. Adv Nutr. 2012;3(3):473S-482S.
22. Rosen R, Vandenplas Y, Singendonk M, Cabana M, DiLorenzo C, Gottrand F, et al. Pediatric gastroesophageal reflux clinical practices guidelines of the NASPGHAN and ESPGHAN. J Pediatr Gastroenterol Nutr. 2018;66(3):516-54.
23. Qawasmi A, Landeros-Weisenberger A, Leckman JF, Bloch MH. Meta-analysis of long-chain polyunsaturated fatty acid supplementation of formula and infant cognition. Pediatrics. 2012;129(6):1141-9.
24. Ambrozej D, Dumycz K, Dziechciarz P, et al. Milk Fat Globule Membrane Supplementation in Children: Systematic Review with Metanalysis. Nutrients. 2021;13:714.
25. Disponível em: https://foodfornet.com/plant-based-baby-formula/ e https://elsenutrition.com/products/else-plant-based-complete-nutrition-for-toddlers.

CAPÍTULO 4

MICRONUTRIENTES

Virgínia Resende Silva Weffort
Hélcio de Sousa Maranhão
Mauro Fisberg
Tulio Konstantyner

AO FINAL DA LEITURA DESTE CAPÍTULO, O PEDIATRA DEVE ESTAR APTO A:

- Reconhecer a importância dos micronutrientes (vitaminas e minerais) para o crescimento e o desenvolvimento saudável da criança e do adolescente.
- Entender as principais funções dos micronutrientes, as fontes e as necessidades básicas na alimentação da criança e do adolescente.
- Reconhecer sobretudo os estados de carência, mas também os de excesso dos micronutrientes e suas implicações clínicas.
- Instituir o tratamento dietético e o medicamento adequados às situações de carência e de excesso dos micronutrientes.
- Estabelecer mecanismo de prevenção das carências dos micronutrientes por meio de alimentação adequada ou outras políticas de promoção da saúde.

INTRODUÇÃO

Micronutrientes são substâncias necessárias ao bom funcionamento do organismo, requeridos em pequenas quantidades e considerados elementos essenciais, que devem ser consumidos diariamente por meio da alimentação. As vitaminas e os minerais são os principais representantes e estão relacionados a várias atividades metabólicas do corpo humano, como antioxidantes (vitaminas C e E), pré-hormônios (vitamina D), indutores da síntese proteica (vitaminas A e D), coenzimas (vitaminas B1, B2, B3, B5, B7, B9, B12 e K) e em funções não bem reconhecidas.

São muitos os fatores influentes sobre as necessidades dietéticas de cada micronutriente que podem determinar estados de carência: a biodisponibilidade, a capacidade de armazenamento, as fases (infância, adolescência, gravidez), os hábitos e os estilos de vida, a ocorrência de doenças como os erros inatos do metabolismo e as síndromes de má absorção e a interação com medicamentos.

No panorama mundial da fome oculta, os micronutrientes, cuja falta causa grande impacto na saúde das crianças, são: iodo, vitamina A, ferro, ácido fólico e zinco. Outros ganham importância em algumas situações, como cálcio, magnésio, fósforo, cobre, selênio e vitaminas B, D e C.

Neste capítulo, o foco está nos micronutrientes não abordados em sessões específicas ou cuja relevância se dá em virtude da deficiência importante em parte da população ou pelos conhecimentos sobre suas funções. Os capítulos complementares relacionados ao assunto são:

- Seção 16 – Endocrinologia; Capítulo 10 – Distúrbios do metabolismo do cálcio, do fósforo e do magnésio (cálcio, fósforo, magnésio, vitamina D);
- Seção 31 – Terapia intensiva; Capítulo 11 – Distúrbios metabólicos do sódio, do potássio e do equilíbrio acidobásico;
- Seção 24 – Nutrologia; Capítulo 2 – Alimentação em diferentes fases da vida).

Dessa forma, as vitaminas e os minerais abordados nesta seção serão: vitaminas A, D, C e do complexo B, cálcio, selênio, cobre e zinco.

VITAMINAS

As vitaminas são micronutrientes de origem orgânica e adquiridas a partir das fontes alimentares, exceto a vitamina D, que pode ser sintetizada via exposição solar adequada. De acordo com a solubilidade, as vitaminas são lipossolúveis (E, D, K, A) ou hidrossolúveis (complexo B e C).

Vitamina A

A Organização Mundial da Saúde (OMS)[1] estima que a deficiência de vitamina A (DVA) foi responsável, anualmente, por 250 mil a 500 mil crianças cegas, com cerca de 14 milhões de pré-escolares com dano ocular entre 1995 e 2005. No Brasil, consideram-se áreas de DVA: o Vale do Jequitinhonha, o semiárido nordestino e o Vale do Ribeira. Para a OMS, o Brasil apresenta prevalência moderada de DVA em pré-escolares, ou seja, entre 10 e 20%. Dados mais atuais do ENANI-2019 (Estudo Nacional de Alimentação e Nutrição) demonstraram redução da prevalência de DVA em crianças menores de cinco anos de idade para 6%, com diferenças regionais de 9,5% para o Centro-Oeste, 8,9% para o Sul, 8,3% para o Norte, 5,2% para o Nordeste e 4,3% para o Sudeste. Para crianças menores de dois anos, a prevalência geral aumenta para 6,4%.

A vitamina A desempenha importante função em vários processos metabólicos do organismo humano. Além de sua relevante participação para a visão, a vitamina A é necessária para hematopoiese, desenvolvimento embrionário, diferenciação celular, integridade epitelial, sistema imune, transcrição genética e função reprodutiva.

A falta ou excesso de vitamina A repercute de forma negativa no organismo. A DVA é a principal causa de cegueira adquirida em crianças, além de estar relacionada à maior vulnerabilidade para doenças infecciosas, como diarreia, infecções respiratórias e sarampo, determinando grande impacto na morbimortalidade em menores de 5 anos.[2]

No período perinatal, a DVA está associada a prematuridade, retardo do crescimento intrauterino e infecções neonatais. Estudos em animais têm demonstrado que o ácido retinoico está relacionado a fisiologia e plasticidade neuronal do cérebro (neurogênese, diferenciação celular, conectividade de sinapses, potencial eletrofisiológico), plasticidade do comportamento e memória. O excesso está relacionado a alterações ósseas, alopecia, hepatomegalia, aumento da pressão liquórica e efeito teratogênico em fetos.

A DVA também compromete a resposta imunológica do organismo à vacinação, oral ou nasal, com importante diminuição de anticorpos IgA e IgG e significativo impacto na eficácia da vacinação em locais com alta prevalência da deficiência. Outra importante função está relacionada ao metabolismo do ferro, por meio da regulação dos níveis de mRNA da hepcidina e da ferritina. A associação do betacaroteno ou retinil acetato contribui para tornar os sais de ferro mais solúveis, aumentando sua captação pelas células intestinais.

A vitamina A é um composto da subclasse dos retinoides, encontrado na alimentação em duas formas: os retinóis (origem animal) e os carotenoides (origem vegetal). O retinol é encontrado em alimentos de origem animal, depositado nos tecidos como éster de retinol e em maior concentração no fígado. Convertido em retinal (retinaldeído), é essencial para a visão, formando moléculas absorvedoras de luz, importantes para situações de baixa luminosidade (estimulação dos bastonetes) e definição de cores (estimulação dos cones). Convertido em ácido retinoico, é fator semelhante ao hormônio do crescimento, com importante função no crescimento e na diferenciação das células epiteliais.

Os carotenoides são pigmentos encontrados nas plantas. Na forma de carotenos, são responsáveis pela coloração amarelo-alaranjada de frutas e vegetais. O betacaroteno é o pigmento vermelho-alaranjado, cuja concentração determina maior ou menor coloração alaranjada das frutas e verduras. Sua absorção ocorre no duodeno e depende da presença de lipídios, sendo considerado o mais eficiente carotenoide a ser convertido em vitamina A.

O retinol é absorvido no intestino delgado, incorporado ao fígado na forma de éster de retinol e, quando necessário, é transportado pela proteína de ligação do retinol ao tecido. Ao entrar na célula-alvo, é transformado em éster de retinil, retinal e ácido retinoico; este último é a forma ativa da vitamina A, que se liga aos receptores nucleares e facilita a transcrição genética.

A quantidade de vitamina A pode ser expressa em mcg de equivalentes da atividade do retinol (RAE), sendo 1 RAE = 1 mcg de retinol ou 12 mcg de betacaroteno ou 24 mcg de outros carotenoides provitamina A. As necessidades diárias de vitamina A são de 400 a 500 RAE no 1º ano de vida, variam de 300 a 400 RAE para crianças e de 600 a 900 RAE para adolescentes e adultos. Nutrizes devem ingerir de 1.200 a 1.300 RAE de acordo com a idade. São suas fontes vegetais: cenoura, brócolis, batata-doce, espinafre, abóbora, melão persa, couve, azeite de dendê, manga, goiaba, mamão, entre outros vegetais de coloração amarelo-alaranjada ou folhas verde-escuras. Dos alimentos de origem animal, o fígado apresenta o maior conteúdo de retinol, mas também são fontes importantes peixes, ostras, óleo de fígado de peixe, gema de ovos, manteiga e margarinas, além do leite materno, que depende do estado corporal materno de vitamina A.

A OMS define DVA como "concentração tissular baixa o suficiente para apresentar consequências adversas à saúde, mesmo sem evidência clínica de xeroftalmia". A principal causa da DVA é a baixa ingestão de vitamina A ou de gorduras. Pode ser secundária a doenças como má absorção, parasitoses, doença inflamatória intestinal, hepatopatias, pancreatopatias e infecções. Está relacionada à desnutrição energético-proteica, deficiência de zinco e vitamina E, com maior risco na infância, gestação e lactação.

Clinicamente, a DVA manifesta-se pelas alterações da visão, anemia, predisposição a infecções, inapetência e alteração do paladar por queratinização das papilas gustativas, alteração do crescimento, deformidades ósseas, xerodermia, queratinização de mucosas dos tratos respiratório, digestório e geniturinário e hiperqueratose folicular. Os sinais cutâneos não são específicos da DVA: hiperqueratose folicular ou frinoderma, xerose cutânea ou xerodermia.

A cegueira noturna é a manifestação mais precoce. Na córnea e na conjuntiva, as alterações são predominantemente somáticas, ao passo que, na retina, são funcionais. Chama-se xeroftalmia ("olho seco") a série de eventos clínicos sucessivos que ocorre nos olhos, resultando em cegueira noturna ou nictalopia, xerose conjuntival, mancha de Bitot (depósito de

material espumoso, resultante do acúmulo de células epiteliais descamadas, fosfolípides e bacilos saprófitas), xerose corneana (fase ainda reversível); em seguida, pode ocorrer úlcera de córnea sem perfuração, tendo como sequela a cicatriz (leucoma) e a queratomalacia, que é o estágio mais avançado da carência, quando ocorre necrose com amolecimento da córnea, perfuração e extrusão do cristalino e perda do olho. A cicatriz corneana compreende nébula, mácula e leucoma, que são sequelas resultantes da ulceração corneana de menor extensão.

O diagnóstico da DVA é suspeito pela existência de fatores predisponentes e sinais clínicos. Exames complementares podem ser úteis, como a citologia da impressão conjuntival (prova do CICO), a avaliação funcional do comprometimento da visão (prova de adaptação rápida ao escuro e tempo de restauração da visão), a dosagem da concentração de retinol, da proteína carreadora do retinol e da relação proteína carreadora do retinol e transtirretina. A avaliação do estado corpóreo de vitamina A deve ser feita pela dosagem do retinol sérico. Níveis entre 10 e 20 mcg/dL correspondem à deficiência leve a moderada, e inferiores a 10 mcg/dL, à deficiência grave (Tabela 1).[3]

Tabela 1 Pontos de corte para classificação dos níveis séricos de retinol

Classificação	Níveis séricos de retinol
Normal	> 30 mcg/dL ou ≥ 1,05 mcmol/L
Aceitável	20-20,9 mcg/dL ou 0,7-1,05 mcmol/L
Deficiência leve a moderada	10-19 mcg/dL ou 0,35-0,69 mcmol/L
Deficiente grave	< 10 mcg/dL ou < 0,35 mcmol/L

O excesso de vitamina A também é prejudicial ao organismo. São sinais e sintomas da hipervitaminose A: náusea, vômitos, anorexia, cefaleia, borramento da visão, perda de cabelo, fraqueza muscular, anemia, emagrecimento, alterações ósseas e aumento da pressão intracraniana. As alterações ósseas observadas na hipervitaminose A, como osteoporose e fraturas, são decorrentes da competição da vitamina A pelos mesmos receptores da vitamina D.

A Tabela 2 resume as indicações e as dosagens para o tratamento da DVA.

Tabela 2 Tratamento da deficiência de vitamina A

Lactentes e crianças com DEP grave*	Vitamina A (dose) (UI)
0-5 meses	50.000
6-11 meses	100.000
Acima de 12 meses	200.000
Xeroftalmia, cegueira noturna e/ou manchas de Bitot	10.000/dia ou 25.000/semana por, pelo menos, 3 meses
Lesões ativas na córnea (raras)	200.000 nos dias 1, 2 e 14

*DEP: desnutrição energético-proteica grave: dose em dia 1, de acordo com a idade, e repetir no 2º dia e 14 dias depois, quando há sinais clínicos de deficiência.[3]

A prevenção da DVA é feita por meio de alimentação variada, qualitativa e quantitativamente adequada, e incentivo ao aleitamento materno. Além disso, no Brasil, há o "Vitamina A Mais" – Programa Nacional de Suplementação de Vitamina A, do Ministério da Saúde, que tem por objetivo reduzir e controlar a DVA em crianças de 6 a 59 meses e mulheres no pós-parto residentes em regiões consideradas de risco (região Nordeste, o Estado de Minas Gerais – região norte, Vale do Jequitinhonha e Vale do Mucuri – e o Vale do Ribeira, em São Paulo). Nessas regiões de risco, deve-se fazer a suplementação da vitamina A em megadoses a cada 6 meses, de 100.000 UI para lactentes entre 6 e 11 meses, e de 200.000 UI para crianças entre 12 e 59 meses de idade. As puérperas devem receber 200.000 UI, em dose única, no pós-parto imediato. Essa mesma recomendação é feita pela OMS para as áreas de risco no mundo, ampliando-a para crianças infectadas pelo HIV.[3] Mais recentemente, em 2022, a Secretaria de Atenção Primária à Saúde do Departamento de Promoção da Saúde do Ministério da Saúde do Brasil publicou novas recomendações da suplementação de vitamina A no Caderno dos Programas Nacionais de Suplementação de Micronutrientes, tendo como público prioritário as crianças atendidas na Atenção Primária à Saúde (APS), com modificações no período de suplementação, sendo para as regiões Norte, Nordeste e Centro-Oeste para crianças de 6 a 59 meses e para as regiões Sul e Sudeste de 6 a 24 meses. Tal redução para as últimas regiões foi justificada pela menor vulnerabilidade destes locais e ao maior risco de deficiências de micronutrientes em crianças menores de 2 anos. Não se recomenda a suplementação de vitamina A como uma medida de saúde pública no período neonatal e até os 6 meses incompletos.[1,3] Deve-se atentar para a realização de anamnese alimentar para identificar crianças em risco de DVA ou as que recebam outro suplemento vitamínico com a VA associada, para não causar a hipervitaminose. Para as crianças fora da área de risco, deve-se fazer orientação nutricional usando os alimentos ricos em vitamina A ou provitamina, seguindo as recomendações de ingestão.

Outras formas de prevenção da DVA são a fortificação de alimentos, como leite e cereais, a manipulação genética e o uso de sachês de micronutrientes. Por causa da alta prevalência de deficiência global de micronutrientes, a OMS tem sugerido como uma das soluções a fortificação domiciliar dos alimentos por meio do uso de sachês de micronutrientes, contendo, por exemplo, ferro, zinco e vitaminas D e A.[1]

Neste sentido, o Ministério da Saúde do Brasil instituiu a Estratégia de Fortificação da Alimentação Infantil com Micronutrientes em Pó (NutriSUS), cujos sachês constam de 15 vitaminas e minerais, incluindo a vitamina A, cujo público prioritário seria crianças de 6 a 24 meses acompanhadas na APS e beneficiárias de transferência de renda, bem como indígenas de 6 a 59 meses, assistidas diretamente pelo Subsistema de Atenção à Saúde Indígena (SasiSUS). Há a recomendação de que as crianças, enquanto beneficiadas por este programa, não recebam as megadoses de vitamina A.

Vitamina D

A vitamina D apresenta duas formas biologicamente ativas: a vitamina D2 ou ergocalciferol e a vitamina D3 ou colecalciferol. Ambas são resistentes à luz, à cocção e ao meio ácido e, por suas características, atualmente é considerada um pró-hormônio (secosteroide). A vitamina D2 possui origem vegetal e é ingerida por seres humanos principalmente por meio de alimentos fortificados. A vitamina D3 é derivada principalmente de seu precursor presente na pele, o 7-deidrocolesterol, quando em condições adequadas de exposição solar aos raios ultravioletas, embora também possa ser proveniente da dieta por meio de alimentos enriquecidos com vitamina D3 ou outras fontes.[3,4]

Após sua formação na pele, a vitamina D sofre nova hidroxilação, sendo transformada em 25-OH-D (calcidiol) no fígado e, depois, em 1,25-OH-D3 (calcitriol) no rim. A enzima responsável por esta última conversão (25-OH-D-1-alfa-hidroxilase) tem sua transcrição ativada pelo paratormônio (PTH), que é secretado pela paratireoide em resposta à diminuição dos níveis séricos de cálcio, e também de níveis séricos muito baixos de fosfato. O calcitriol estimula a absorção intestinal de cálcio e fosfatos e, em conjunto com o PTH, estimula a produção e a secreção da citocina conhecida como RANKL (ativador do receptor do fator nuclear kappa-B), que exerce papel fundamental na osteoclastogênese e na ativação dos osteoclastos gigantes que induzem a reabsorção óssea. O PTH e o calcitriol também são responsáveis pela indução da reabsorção de cálcio nos túbulos distais do rim. Além de influir no metabolismo de cálcio, o calcitriol é considerado regulador transcripcional de vários genes, sendo sua ação dependente da ligação com o receptor nuclear da vitamina D. A descoberta desses receptores da vitamina D (RVD) em várias células não relacionadas à homeostase de cálcio e fósforo desencadeou o conhecimento de várias outras ações dessa vitamina, além de sua relação no metabolismo destes micronutrientes e na saúde óssea.[3,5] A vitamina D é considerada a vitamina "antirraquitismo", cuja principal função é manter a homeostase do cálcio, promovendo o aumento da absorção e a manutenção de suas concentrações séricas e do fósforo.[6]

A principal fonte de vitamina D é advinda da produção endógena, a partir da exposição aos raios UVB, com formação da vitamina D3, responsável por 80 a 90% da vitamina D do organismo. Apenas 10 a 20% da vitamina D é proveniente da dieta, sobretudo o consumo de D3, presentes em produtos animais, como o óleo de fígado de bacalhau, peixes de águas frias como o atum e o salmão, cação, sardinha, gema de ovo, manteiga e pescados gordos (arenque). Algumas plantas e fungos comestíveis são fontes de vitamina D2, porém, o baixo consumo não contribui sobre a quantidade ingerida, exceto em produtos fortificados. O leite materno apresenta concentrações de aproximadamente 22 UI/L, enquanto as fórmulas, se fortificadas, têm cerca de 400 UI/L. Os suprimentos recebidos durante a gestação são suficientes para as primeiras 3 semanas.[3,4]

Em 2011, o Institute of Medicine atualizou as recomendações (DRI) para vitamina D conforme a seguir:

- 0-12 meses = 400 UI (AI);
- 1-18 anos, gestantes e lactantes = 400 UI (EAR) e 600 UI (RDA).

Não existe consenso sobre o ponto de corte (*cutt off value*) que defina a suficiência, insuficiência ou deficiência da vitamina D. Esses valores são baseados em estudos populacionais avaliando quais valores de 25-OH-vitamina D se associam à elevação da fosfatase alcalina, aumento do PTH e dos marcadores de remodelação óssea, indicando alteração na homeostasia do cálcio e deficiência da mineralização óssea.[7]

A determinação dos valores séricos da 25(OH)D é o melhor indicador para definir deficiência, insuficiência, suficiência e toxicidade. Os três critérios mais utilizados para avaliar o status da 25-OH-vitamina D são os da American Academy of Pediatrics8, Endocrine Society Clinical Practice Guideline[9] e o recente Global Consensus for Nutritional Rickets10. A seguir, estão os critérios seguidos pela Endocrino Society.

- < 20 ng/mL - deficiência;
- 21 a 29 ng/mL - insuficiência;
- ≥ 30 a 100 ng/mL - adequado;
- > 100 ng/mL - intoxicação.

A deficiência de vitamina D provoca um balanço negativo de cálcio (Ca) e fósforo (P). O raquitismo seria provocado pela falta desses dois íons, ocasionando alteração da mineralização da matriz óssea e cartilaginosa. Nos adultos, a desmineralização dos ossos é conhecida como osteomalácia. Se o nível da 25-OH-vitamina D for inferior a 20 ng/mL, deve-se investigar a possibilidade de raquitismo, solicitando-se a dosagem de: cálcio, fósforo, magnésio, fosfatase alcalina, proteínas totais e frações e PTH. A deficiência de vitamina D diminui a absorção intestinal de Ca da dieta de 30% para 10 a 15%. O Ca ionizado começa a baixar, com consequente aumento da liberação de PTH (hiperparatireoidismo secundário), que tenta compensar o nível sérico de Ca pelo aumento da mobilização óssea e da absorção tubular renal. O aumento do PTH ocasiona também diminuição da reabsorção tubular proximal de P, resultando em hiperfosfatúria e hiperaminoacidúria. A relação Ca/P torna-se inadequada para a mineralização óssea. Como o PTH também aumenta a produção renal de $1,25(OH)_2D$, sua concentração está normal ou até elevada. Por isso, o diagnóstico da deficiência de vitamina D é feito pelo nível sérico da 25(OH)D.[3,4]

As principais causas da deficiência são ingestão abaixo do recomendado, baixa exposição solar, deficiência da conversão renal na forma ativa ou por má absorção e uso de medicamentos, como fenobarbital, hidantoína, carbamazepina, valproato, rifampicina, isoniazida e corticosteroides.[2] Fatores de riscos para alterações na mineralização óssea incluem: baixo peso, dietas deficientes, hábitos de vida inadequados, alergia à proteína do leite de vaca, intolerância à

lactose, doença celíaca, fibrose cística, hepatopatias, doença inflamatória intestinal, uso de corticosteroides e vegetarianismo puro. Crianças prematuras e de baixo peso ao nascer são de risco para o raquitismo carencial e de futura osteoporose. A obesidade está associada à deficiência, pois a vitamina D é armazenada eficientemente no tecido adiposo e torna-se não biodisponível.[3-5]

O raquitismo é a apresentação clássica da deficiência da vitamina D em lactentes e crianças maiores. As alterações clínicas e radiológicas podem demorar vários meses para aparecer, dependendo da velocidade de crescimento da criança, do grau da deficiência da vitamina D e do conteúdo de cálcio da dieta.[3,4] A anamnese e o exame clínico são importantes na identificação da etiologia de deficiência de vitamina D e pode detectar uma deficiência subclínica ou já instalada. As alterações clínicas observadas no raquitismo incluem:[3,4]

1. Sinais gerais – Déficit de crescimento ponderoestatural, atraso no desenvolvimento neuropsicomotor, palidez, irritabilidade, sudorese, hipotonia muscular, distensão abdominal, hérnias, aumento do baço e dos gânglios linfáticos, estridor laríngeo e laringoespasmo.
2. Sinais ósseos – As alterações ósseas são simétricas e indolores e acometem a cartilagem de crescimento no segmento cefálico: craniotabes, aumento do crânio, cabeça "quadrada", atraso no fechamento das fontanelas, atraso e irregularidades na erupção dentária; no segmento torácico: rosário raquítico, cintura diafragmática (sulco de Harrinson), tórax em peito de pombo ou quilha; na coluna: escoliose, lordose e cifose dorsolombar; nas extremidades: alargamento epifisário (punho e tornozelo), encurvamento da diáfise (*genu varum* e *valgum*), fraturas (em galho verde), pé chato; na pelve: estreitamento e desproporção da relação segmento superior/segmento inferior.
3. Estudos radiológicos – Extremidade irregular (aspecto "em pente"), desmineralização da diáfise e do núcleo epifisário secundário, que se torna pouco nítido, apagado, ausência da linha de calcificação provisória na região metafisária. Aparente aumento do espaço articular no sentido longitudinal. Pode haver duplo contorno perióstico na diáfise, resultante do osteoide não calcificado e do alargamento da extremidade dos ossos longos, com fraturas em galho verde e osteoporose. Tórax com alargamento das junções costocondrais, ou rosário costal raquítico. Com a evolução, há desmineralização das estruturas ósseas com outras alterações ("pulmão raquítico").

Nos exames laboratoriais, há diminuição do fósforo sérico, com cálcio normal (em casos graves, podem estar reduzidos) e aumento do PTH e da fosfatase alcalina, conforme a Tabela 3.

Estudos mais atuais demonstram que a deficiência de vitamina D pode comprometer o desenvolvimento do sistema nervoso central e dos rins e, em virtude das ações na expressão genética e na proliferação celular, pode estar associada a maiores riscos de doenças cardiovasculares, câncer, diabetes, doença metabólica, doença inflamatória intestinal e artrite reumatoide.

Tabela 3

Estágios da deficiência da vitamina D	Cálcio sérico	Fósforo sérico	Fosfatase alcalina	PTH	Sinais radiológicos
Leve	↓	Normal	Normal	↑	-
Moderada	Normal ou ↓	↓	↑	↑↑	+
Grave	↓↓	↓↓	↑↑	↑↑	++

O tratamento medicamentoso de acordo com Global Consensus Recomendations on Prevention and Management of Nutritional Rickets (2016),[10] na deficiência, além da ingestão adequada de cálcio, deve ser recomendada a ingestão de vitamina D conforme segue:[3]

- 1 a 12 meses: 2.000 UI/dia por 12 semanas, após manutenção de 400 UI/dia.
- 1 a 12 anos: 3.000-6.000 UI/dia por 12 semanas, após manutenção de 600 UI/dia.
- > 12 anos: 6.000 UI/dia por 12 semanas, após manutenção de 600 UI/dia.

Ou seguir a Endocrine Society Clinical Practice Guidalines (2011):[8]

- < 1 ano 2000 UI/dia, por 8-12 semanas ou 50.000 UI/sem, por 6-8 semanas manutenção 400-1000 UI/dia.
- 1-18 anos 2000 UI/dia, por 8-12 semanas ou 50.000 UI/sem, por 6-8 semanas, manutenção 600-1000 UI/dia.
- > 18 anos 6000 UI/dia, por 6-8 semanas ou 50.000 UI/sem, por 6-8 semanas, manutenção de 1500-2000 UI/dia.

A duração deve ser de 2 a 3 meses, seguida de manutenção de 400 a 1.000 UI/dia por 4 a 6 meses. Depois do 1º mês de tratamento, é recomendável dosar cálcio, fósforo e magnésio. Após 3 meses, dosar cálcio, fósforo, magnésio, fosfatase alcalina, 25-OH-D, paratormônio e cálcio urinário/creatinina, além de realizar radiografia dos membros (se houver alteração ao diagnóstico). O tratamento do raquitismo necessita de dosagens maiores de acordo com a idade e tempo mais prolongado, conforme segue:[3]

- De 1 a 6 meses = 3.000 UI/dia.
- De 6 a 12 meses = 6.000 UI/dia.
- De 12 a 18 meses = 10.000 UI/dia.
- Tratar por 8 a 12 semanas. Seguir com a manutenção de 400 UI/dia para aqueles de 1 a 12 meses e 600 UI/dia para aqueles de 12 a 18 meses.

Na hipovitaminose D, a suplementação de cálcio é recomendada nos pacientes com diagnóstico de raquitismo, ou naqueles nos quais a ingestão de cálcio for insuficiente. A suplementação de cálcio é prescrita por 2 a 4 semanas. O carbonato de cálcio (1 grama de carbonato de cálcio = 400 mg de cálcio elementar) é a preparação de escolha, devendo ser ingerido junto com as refeições para otimizar sua absorção. A dose recomendada é de 30-80 mg/kcal/dia, de cálcio elementar, VO, 8/8 horas. A prevalência de vitamina

D deficiente na população pré-escolar brasileira, avaliada no estudo ENANI (UFRJ), em 2021, é de 4,3%, no entanto, consideraram os níveis de insuficiência como menores de 50 nml/L, bastante acima das recomendações internacionais.

Para a prevenção da deficiência de vitamina D, o Departamento Científico de Nutrologia da Sociedade Brasileira de Pediatria recomenda a suplementação profilática de 400 UI/dia a partir da 1ª semana de vida até os 12 meses, e de 600 UI/dia dos 12 aos 24 meses, inclusive para crianças em aleitamento materno exclusivo. Continuar a suplementação de 600 UI a 1800 UI se a criança estiver no grupo de risco para deficiência.[7] Os recém-nascidos prematuros devem receber suplementação oral (400 UI/dia) quando o peso for superior a 1.500 g e houver plena tolerância à nutrição enteral. Em relação à exposição solar, a maioria dos documentos recomenda 30 minutos de exposição semanal (ou 9 a 10 minutos/dia, 3 vezes/semana) para lactentes, vestindo apenas fraldas, no 1º ano de vida, ou de 2 horas semanais (17 minutos/dia) em lactentes em uso de vestes, com exposição apenas de face e mãos. Salienta-se que a síntese de vitamina D3 é mínima quando a exposição é feita antes das 10 e após as 15 horas, pois a incidência dos raios solares (UVB) é mais oblíqua. No entanto, a exposição ao sol nesse intervalo pode ser associada ao aumento no risco de câncer de pele. Em virtude disso, deve-se garantir que a exposição solar seja segura e, portanto, a suplementação de vitamina D para lactentes é altamente recomendável. Crianças e adolescentes devem ser estimulados à prática de atividades ao ar livre sob condições adequadas de fotoproteção para a idade e ao consumo regular de alimentos fontes de vitamina D.

Cuidado com a intoxicação medicamentosa de vitamina D, com doses superiores a 10.000 UI/dia. As manifestações clínicas da intoxicação pela vitamina D são aquelas decorrentes da hipercalcemia e hipercalciúria, como náusea, vômito, dor abdominal, poliúria, polidipsia, constipação intestinal, calcificação ectópica, nefrolitíase e depressão do sistema nervoso central.

Vitamina C

A vitamina C ou ácido ascórbico é uma substância hidrossolúvel com propriedades redutoras que, ao se oxidar no radical ascorbil, tem capacidade de doar elétrons. O ascorbato, formado pela dismutação de duas moléculas do radical ascorbil, tem ações enzimáticas e não enzimáticas, que contribuem com absorção de ferro não heme, síntese de colágeno, biossíntese de carnitina e epinefrina, metabolismo do ácido fólico e hormônios peptídios (TSH, LH e FSH) e função vascular, pela síntese de óxido nítrico. A vitamina C é estável em solução ácida e sofre prejuízo da estabilidade com exposição à luz solar, ar, aquecimento e alcalinização.[3,11]

As necessidades diárias de vitamina C variam de 40 a 50 mg para lactentes, 60 a 90 mg para adultos e 120 mg para nutrizes. As melhores fontes de vitamina C são as frutas como acerola, laranja, caju, kiwi, manga, mamão papaia, goiaba, e vegetais frescos como pimentão, tomate, brócolis cozido, couve-flor e repolho. No entanto, o conteúdo de vitamina C nos alimentos é muito instável, sendo fortemente influenciado pelas estações do ano, transporte para o mercado, conservação, prazo de validade, tempo de armazenamento, práticas de cozimento e cloração da água.

Apesar da principal causa da deficiência de vitamina C ser a ingestão inadequada, alguns fatores podem ser considerados de risco: tabagismo, gestação, baixo nível socioeconômico, desnutrição, alterações comportamentais ou disfagia, prática extenuante de atividade física, infância ou senescência, hipertensão, diabetes, obesidade, doença de Chron e síndrome do cólon irritável.[3] A carência da vitamina C determina quadro clínico do escorbuto, doença considerada rara ou raramente diagnosticada. Em geral, ocorre associada a desnutrição energético-proteica, uso de dietas exóticas e em pessoas em condições de cuidados precários.

Os achados clínicos observados no escorbuto são mais frequentemente encontrados em crianças entre os 6 meses e os 2 anos de idade. São relacionados ao defeito da formação da substância intercelular (colágeno) e constam de hemorragias cutâneas, petéquias, púrpuras, equimoses e hematomas gengivais, se houver erupção dentária. Há também dor à manipulação dos membros, principalmente os inferiores, em consequência das hemorragias subperiosteais, além de incapacidades motoras e posições de defesa (antálgicas) que podem simular pseudoparalisias. Nos locais com hemorragias subperiosteais volumosas, nas extremidades dos ossos longos, percebem-se tumefações cutâneas muito dolorosas, que limitam a movimentação da criança.[3,4,11]

O diagnóstico é suspeitado pela verificação da história alimentar carente e a ausência de sua suplementação prévia. As dosagens de vitamina C na urina e no sangue refletem principalmente a ingestão recente da vitamina e devem ser avaliadas com cautela. Além disso, as concentrações plasmáticas podem diminuir durante a resposta inflamatória sistêmica. Valores inferiores a 0,2 mg/dL devem ser considerados deficientes, ao passo que os valores indicativos de bom estado nutricional são de 0,6 mg/dL ou maiores.[3,4]

O melhor diagnóstico é feito pelo estudo radiológico dos ossos longos e do tórax. Os achados radiológicos observados devem-se à alteração de formação do colágeno, que se torna escasso e imperfeito, propiciando as alterações ósseas descritas a seguir: osteopenia (insuficiência da matriz óssea); cortical afilada; linha escorbútica ou de Fraenkel, que é a linha de classificação provisória, com deposição exagerada e anômala de cálcio; sinal do anel de Wimberger; zona hipodensa ou escorbútica (faixa de maior transparência entre a linha densa e a diáfise); deslizamentos epifisários e hemorragias subperiosteais nas extremidades dos ossos longos que se evidenciam após o início do tratamento pela formação de nova camada óssea a partir do periósteo elevado pelo hematoma. Assim, adquirem forma de imagens estreitas, triangulares e até o clássico aspecto em halteres ou clava. A radiografia de tórax pode evidenciar a presença do rosário costal escorbútico nas junções costocondrais. Cabe salientar que o rosário costal clínico do desnutrido

não tem correspondência radiológica com aquele observado no escorbuto e no raquitismo. No escorbuto é devido a sangramento e no raquitismo pelo aumento da cartilagem e falta de calcificação.

O diagnóstico diferencial do escorbuto deve ser feito com doenças neurológicas com paralisias flácidas, raquitismo, síndrome da criança espancada, osteomielites e doenças hematológicas.

O tratamento é feito com a administração de ácido ascórbico medicamentoso, 300 a 500 mg de vitamina C, fracionada em 2 a 3 doses/dia, administrada preferentemente por via oral, ou, dependendo da gravidade, por via parenteral, até a cura radiológica, em geral após 3 a 4 semanas. Em seguida, passa-se a utilizar profilaxia medicamentosa e/ou alimentos com maiores teores da vitamina C.[3,4]

Vitaminas do complexo B

O complexo vitamínico B é composto por 8 vitaminas principais: B1 (tiamina); B2 (riboflavina); B3 (niacina); B5 (ácido pantotênico); B6 (piridoxina); B7 (biotina ou vitamina H); B9 (folacina ou ácido fólico); e B12 (cobalamina).[4] Atuam como coenzimas em vários processos metabólicos do organismo e, por serem armazenadas em pequenas quantidades, devem ser constantemente consumidas na dieta. A hidrossolubilidade e as fontes alimentares nas quais podem ser encontradas são características comuns a todas. As deficiências de vitaminas desse grupo geralmente ocorrem em conjunto, estando habitualmente associadas a desnutrição energético-proteica, seletividade alimentar, uso prolongado de dietas com muita restrição de produtos de origem animal, aumento da necessidade (crescimento, infecções crônicas), aumento da excreção (diabetes insípido) e falha na absorção (cirrose, insuficiência cardíaca).[4,12] A microbiota intestinal sintetiza algumas vitaminas do complexo B (tiamina, riboflavina, piridoxina, cobalamina, folato e biotina), porém em pequena quantidade, necessitando da ingestão das vitaminas para que os sinais de deficiência não apareçam.[13] As vitaminas do complexo B também servem para alimentar a microbiota intestinal.[13]

As Tabelas 4 e 5 descrevem características, ação bioquímica, sinais de deficiência, exame para diagnóstico de deficiência, efeitos do excesso, principais fontes, tratamento e recomendações nutricionais para cada vitamina do complexo B.

Colina

A colina é um nutriente essencial para a vida humana, associada ao grupo das vitaminas do complexo B, suas funções relacionadas ao metabolismo celular e ao crescimento, como neurotransmissão, síntese de membranas, transporte lipídico e metabolismo do carbono. É precursora da síntese da acetilcolina, importante para a neutrotransmissão, e da fosfatidilcolina, que representa o fosfolipídeo mais abundante no corpo humano.

A deficiência de colina está associada a defeitos congênitos (tubo neural, cardiopatias, hipospádias, fenda palatina), alterações do desenvolvimento neuropsicomotor e da cognição, esteatose hepática, doenças cardiovasculares e câncer. Recém-nascidos prematuros possuem maior risco da deficiência de colina, comprometendo o ganho de massa magra e os desenvolvimentos pulmonar e cognitivo, sendo recomendado maior aporte de colina nessa fase.

A concentração de colina é maior em alimentos de origem animal, como fígado, ovos, leite, carne de gado, peixe, carne suína e frangos, na forma de fosfatidilcolina e esfingomielina. Fatores de risco para deficiência: veganos, dificuldades alimentares, doença hepática.

Todas as deficiências devem ser corrigidas com orientação alimentar e suplementação, para depois continuar só com a alimentação adequada.

Ainda utilizando os dados nacionais de prevalência de deficiência de micronutrientes em pré-escolares brasileiros – estudo ENANI (UFRJ), os valores para vitamina B12 são

Tabela 4 Aspectos gerais das vitaminas hidrossolúveis do complexo B

Nome	Tiamina (B1)	Riboflavina (B2)	Niacina (B3)	Piridoxina (B6)
Características	Termolábil Síntese pela flora intestinal Absorção via duodeno e jejuno (meio ácido)	Sensível à luz Estável ao calor Síntese pela flora intestinal Absorção via intestino delgado	Ácido nicotínico e nicotinamida Termo e fotoestável Síntese a partir do triptofano (intestino) Absorção via estômago e intestino delgado	Termo e fotolábil Interferência com isoniazida e hidralazida Forma ativa – piridoxal Absorção via intestino delgado
Ação bioquímica	Descarboxilação oxidativa do piruvato formando acetil-CoA Transmissão de impulsos nervosos	Participa do transporte de elétrons na mitocôndria Reações de oxirredução Funções no metabolismo do ferro	Integra NAD e NADPH Participa da glicólise e respiração tecidual Função anti--hiperlipidêmica	Cofator das enzimas transaminases e descarboxilases Metabolismo de proteínas, síntese de neurotransmissores (ácido gama-aminobutírico – GABA, serotonina, taurina, dopamina, norepinefrina) e de hemoglobina, metabolismo de outras vitaminas

(continua)

Tabela 4 Aspectos gerais das vitaminas hidrossolúveis do complexo B (*continuação*)

Nome	Tiamina (B1)	Riboflavina (B2)	Niacina (B3)	Piridoxina (B6)
Deficiência	Beribéri: neurite, insuficiência cardíaca congestiva, edema, anorexia, afonia e agitação	Pura é rara Fotofobia, queilite, glossite, alterações de córnea (vascularização) e déficit de crescimento	Pelagra: dermatite, demência e diarreia	Dermatite, neurite periférica, glossite, queilite Lactentes: anemia microcítica hipocrômica com ferro aumentado, irritabilidade e convulsões
Diagnóstico	Atividade da transquetolase eritrocitária (aumentada) e da transcetolase (reduzida)	Dosagem da glutationa peroxidase eritrocitária (reduzida)	Dosagem da vitamina (porém pouco confiável), dosar metilnicotinamida (valores de referência: > 1,6 mg/g de creatinina urinária)	Atividade da transaminase eritrocitária
Excesso	Desconhecido	Desconhecido	Ácido nicotínico (não amida): rubor, prurido, alterações hepáticas, náuseas	Neuropatia sensorial e alterações dermatológicas
Fontes	Fígado, carne, leite, cereais integrais, ovos, vegetais verdes	Carnes, fígado, leites, ovos, vegetais verdes, cereais integrais, leguminosas	Carne, peixes, fígado, ovos, vegetais verdes e cereais integrais, germe de trigo	Fígado, carne, cereais integrais, milho e soja
Tratamento	Grave: 50-100 mg EV/2 semanas, seguidos de 5 a 10 mg/dia, VO, por 30 dias Casos leves: 5-20 mg/dia, por 30 dias, VO	1-3 mg, 3 vezes/dia, VO, por 30 dias (melhora), seguidos de 0,5 mg, 2 vezes/semana	50-100 mg, 3 vezes/dia, VO até melhora dos sintomas (em torno de 30 dias) Casos leves: 10 mg/dia	5-25 mg/dia, VO, por 3 semanas, seguidos de 1,5-2,5 mg/dia Nas convulsões: 100 mg, IM
Nome	**Ácido pantotênico (B5)**	**Biotina (B7)**	**Folacina (B9)**	**Cobalamina (B12)**
Características	Termoestável	Termoestável, síntese por bactérias intestinais Avidina (clara) combina--se com biotina (forma não disponível) Absorção via intestino delgado	Fotossensível e termoestável Interferência de anticoncepcionais orais e anticonvulsivante (fenobarbitol, fenitoína), trimetoprim, pirimetamina	Termoestável e fotossensível Absorção ileal, depende de fator intrínseco
Ação bioquímica	Componente da CoA Reações de liberação energética dos carboidratos Metabolismo de ácidos graxos (colesterol), hormônios e síntese da hemoglobina	Coenzima na fixação do CO_2 e na síntese e oxidação de ácidos graxos acetil-CoA carboxilase Metabolismo de proteínas e glicídios	Ác. tetraidrofólico – forma ativa Síntese de purinas e pirimidinas componentes do DNA, maturação de hemácias e leucócitos	Maturação dos eritrócitos Metabolismo de carboidratos, lipídios e proteínas, formação de ácidos nucleicos, da bainha de mielina e maturação das células sanguíneas
Deficiência	Emagrecimento, insônia, depressão, hipotensão, fraqueza muscular, dor abdominal	Dermatite seborreica, anorexia, náusea, palidez, alopécia, parestesia, mialgias, diminuição do aprendizado	Anemia megaloblástica, alterações da imunidade celular, irritabilidade, hiper-homocisteinemia	Anemia (megalobástica) perniciosa Deterioração neurológica
Diagnóstico	Determinação de níveis de ácido pantotênico urinário, plasmático ou eritrocitário	Dosagem da vitamina	Dosagem da vitamina ou do 5-metiltetraidrofalato	Dosagem sérica da vitamina ou da homocisteína ou dosagem urinária do ácido metilmalônico (MMA)
Excesso	Diarreia	Desconhecido	Desconhecido	Desconhecido
Fontes	Carne, gema, legumes, cereais integrais	Fígado, gema, grãos, leite e nozes	Fígado, vegetais verdes, cereais, laranja, amendoim	Carne, leite, gema, vísceras
Tratamento	500 mg, IM quando absorção está comprometida	100 mcg/dia	200-500 mcg/dia	Falta fator intrínseco, deve ser IM 30-50 mcg/2 semanas, manutenção 100 mcg/mês Se VO, 150-500 mcg/dia, conforme causa da deficiência

Fonte: AAP, 2019;[12] Weffort e Souza, 2017.[4]

Tabela 5 Recomendações nutricionais das vitaminas do complexo B

Idade	Lactentes		Crianças		Adol. Fem.		Adol. Masc.	
	0-6m	7-1a	1-3a	4-8a	9-13a	14-18a	9-13a	14-18a
Vitamina B1 (mg)	0,2	0,3	0,5	0,6	0,9	1,0	0,9	1,2
Vitamina B2 (mg)	0,3	0,4	0,5	0,6	0,9	1,0	0,9	1,3
Niacina B3 (mg)	2	4	6	8	12	14	12	16
Ácido pantotênico B5 (mg)	1,7	1,8	2,0	3,0	4,0	5,0	4,0	5,0
Vitamina B6 (mg)	0,1	0,3	0,5	0,6	1,0	1,2	1,0	1,3
Biotina B7 (mcg)	5,0	6,0	8,0	12,0	20,0	25,0	20,0	25,0
Ácido fólico B9 (mcg)	65	80	150	200	300	400	300	400
Vitamina B12 (mcg)	0,4	0,5	0,9	1,2	1,8	2,4	1,8	2,4

Fonte: Institute of Medicine, 2006.[14]

de 14,2%, especialmente na região Norte, entre 6 e 23 meses de idade e nas camadas menos favorecidas da população.

MINERAIS

Os minerais participam de importantes processos orgânicos e podem chegar a constituir 4% do peso corpóreo. São amplamente encontrados na natureza, sob diversas e variadas apresentações.

Aqueles com concentrações superiores a 0,01% do peso corpóreo, como cálcio, magnésio e fósforo, são denominados macrominerais; aqueles com concentração corpórea igual ou abaixo, como ferro, sódio, cloro, cobre, selênio, potássio, cromo, manganês, zinco, flúor e iodo, são denominados elementos-traço ou oligoelementos.

Cálcio

O cálcio é responsável por aproximadamente metade do conteúdo mineral do corpo e quase a totalidade da sua forma orgânica constitui os ossos e os dentes, seus principais reservatórios corpóreos. A homeostase do cálcio sistêmico é alcançada pela regulação da vitamina D e do PTH nos órgãos-alvo (intestino, rins e osso). Essa regulação permite a manutenção dos valores de cálcio em limites estreitos. O cálcio tem inúmeras funções fisiológicas essenciais, especialmente ligadas ao crescimento, mas também a inúmeros processos incluindo coagulação sanguínea, comunicação celular, exocitose, endocitose, contração muscular e transmissão neuromuscular. A ingestão adequada do cálcio é fundamental para maximizar a massa óssea e minimizar o risco de fraturas na adolescência e o desenvolvimento de osteoporose na senilidade. Aproximadamente metade do total de cálcio do corpo é incorporado durante a puberdade, no sexo feminino, e de metade a dois terços, no masculino. De forma geral, o aumento de tamanho do osso ocorre antes do incremento mineral, responsável pela densidade óssea. Esses fenômenos ocorrem mais precocemente no sexo feminino.[15]

O cálcio plasmático, que está em equilíbrio com o cálcio do líquido extracelular (LEC), é regulado para atingir concentração entre 7 e 11 mg/dL no recém-nascido e entre 8,8 e 11 mg/dL em lactentes e crianças. Quando a concentração do cálcio plasmático diminui, o PTH é liberado, causando aumento do *clearance* renal de fosfato e da reabsorção tubular de cálcio e ativação da atividade osteoclástica, da reabsorção óssea e da vitamina D.

O cálcio tem absorção ativa mais eficiente no duodeno e no jejuno proximal, no qual o pH é mais ácido. No entanto, pelo tempo de trânsito maior, sua maior absorção se dá no íleo. Vários fatores interferem na absorção do cálcio, como o *status* da vitamina D, o tempo de trânsito, a permeabilidade da mucosa intestinal e a presença ou não de oxalatos e fitatos na luz intestinal. O balanço de cálcio é bastante complexo, dependendo de uma cadeia de fenômenos e nutrientes em equilíbrio.

A estimativa da necessidade nutricional de cálcio em seres humanos não é simples, pois não há testes bioquímicos que indiquem o *status* nutricional real do cálcio corpóreo. Lactentes, crianças e adolescentes, pelo acelerado metabolismo associado ao crescimento, estão em particular risco para sua deficiência e vários estudos com suplementação diária de cálcio como complementação da dieta já foram realizados em crianças. Esses estudos sugerem que a suplementação pode favorecer o ganho de massa óssea em crianças com consumo dietético de cálcio insuficiente. Lactentes jovens em aleitamento materno exclusivo ou em uso de fórmulas infantis para lactentes habitualmente têm ingestão diária de cálcio adequada. De acordo com a faixa etária, as necessidades de ingestão diária estimadas de cálcio são 200 mg (0 a 6 meses), 260 mg (6 a 12 meses), 700 mg (1 a 3 anos), 1000 mg (4 a 8 anos) e 1300 mg (9 a 18 anos).[16]

Crianças com dieta inadequada e/ou capacidade de absorção do cálcio comprometida por tempo prolongado podem apresentar alterações do crescimento e sintomas de raquitismo semelhantes àqueles associados à deficiência de vitamina D.[17]

O leite e os derivados são a principal fonte de cálcio. Vegetais folhosos verde-escuros, oleaginosas e algumas frutas também são fontes desse mineral, contudo, pela baixa biodisponibilidade, não são considerados como substitutos ade-

quados dos alimentos lácteos, devendo ocorrer orientação específica por profissionais de nutrição, especialmente em grupos com hábitos vegetarianos mais estritos.

Selênio

O selênio é um micronutriente não metálico relativamente raro. Está presente na natureza tanto na forma inorgânica como na forma orgânica. Nos alimentos de origem animal, encontra-se ligado à cisteína, e, nos de origem vegetal, ligado à metionina.

O conteúdo normal de selênio no organismo humano pode variar dependendo do teor desse elemento no solo de diferentes regiões. Aproximadamente 30% do selênio estão contidos no fígado, 15% nos rins, 30% nos músculos e 10% no plasma. O selênio é constituinte de, pelo menos, 15 selenoproteínas e, particularmente, de duas classes importantes de enzimas: a glutationa peroxidase (GPX) e a tiredoxina redutase. Essas enzimas, ao exercerem controle tissular de radicais livres de oxigênio, estão diretamente envolvidas na defesa antioxidante do organismo.[18]

A deficiência de selênio pode ocorrer em pacientes renais crônicos que estão em hemodiálise prolongada, naqueles em nutrição parenteral total prolongada, desnutridos graves e também nos lactentes alimentados com formulações à base de proteína de soja sem modificação. Entre as doenças relacionadas com a deficiência de selênio, estão: câncer, doenças degenerativas, deficiências imunológicas, artrite reumatoide e doenças cardíacas.

Manifestações clínicas de deficiência de selênio são incomuns e, embora ainda pobremente definidas, podem incluir fraqueza muscular, mialgia e, em casos graves, insuficiência cardíaca.

Na avaliação de possíveis condições de deficiência, podem-se dosar os níveis séricos, que refletem a ingestão dietética recente, e os níveis do selênio eritrocitário, que refletem uma ingestão de mais longa duração. A atividade plasmática da glutamina peroxidase e a dosagem plasmática de selenoproteína P também podem ser realizadas.[19]

A dosagem da GPX tem sido utilizada como um marcador do estado de selênio em humanos, contudo, no que diz respeito a sua distribuição plasmática, apenas 12 a 15% do selênio estão ligados a essa enzima. Em condições de baixa ingestão de selênio, tanto os níveis plasmáticos quanto a GPX têm boa relação com o baixo consumo, diferentemente do que acontece em países nos quais a dieta é rica em selênio.[19]

As principais fontes de selênio são carnes, cereais, frutos do mar e castanhas, em particular, a castanha-do-pará. Em contraste com a pequena concentração de 0,01 a 1 mcg/g encontrada na maioria dos alimentos, a castanha-do-pará apresenta elevada concentração de 16 a 30 mcg/g. Também o leite humano contém grande quantidade de selênio, com concentração que varia habitualmente entre 15 e 20 mcg/g. A cocção parece ter pouco efeito na biodisponibilidade do selênio.

Cobre

O cobre faz parte da estrutura molecular de várias enzimas, sendo parte da hemoglobina, da ceruloplasmina e também de outras proteínas que contêm ferro. Suas funções são correlacionadas com as vias metabólicas das quais essas enzimas participam, por exemplo, síntese de hemoglobina, mineralização óssea, síntese do tecido conjuntivo, função imunológica, formação de mielina, metabolismo do ferro, proteção antioxidante, atividade anti-inflamatória e coagulação sanguínea.[20-22]

O corpo humano tem cerca de 50 a 120 mg de cobre corpóreo total e os níveis teciduais variam, sendo o fígado e o cérebro os sítios mais ricos nesse elemento. No sangue, o cobre é distribuído principalmente entre os eritrócitos e o plasma, sendo 60% em forma de superóxido dismutase de cobre e zinco e os 40% restantes ligados a outras proteínas e aminoácidos. No plasma, 93% do cobre estão ligados à enzima ceruloplasmina. O remanescente está fracamente ligado a albumina e aminoácidos e funciona como um transporte eficaz de cobre através das membranas celulares.[23]

A absorção do cobre ocorre por difusão facilitada na mucosa do intestino delgado, enquanto sua saída ocorre por transporte ativo na membrana basolateral do enterócito. Os níveis corpóreos de cobre parecem estar de acordo com o equilíbrio absorção-excreção e, embora avanços importantes tenham sido feitos no entendimento da excreção do cobre, o mecanismo que domina a absorção intestinal ainda não está claro. A regulação da absorção e da excreção de cobre é feita principalmente pelo conteúdo de cobre da dieta, e não pelo *status* desse elemento do organismo.[23]

A regulação da absorção de cobre é feita pela necessidade do organismo. Nos casos de dieta deficiente em cobre, a absorção ocorre provavelmente por mecanismo de transporte ativo saturável, ao passo que, em dietas ricas em cobre, a absorção é feita por difusão passiva. Após absorvido, o cobre é transportado pela albumina até o fígado, onde se liga à ceruloplasmina. O cobre não armazenado no fígado volta à circulação ligado à ceruloplasmina e é levado para as células de todos os órgãos que possuem receptores de ceruloplasmina em sua superfície. A maior parte do cobre endógeno é secretada pela bile e, após se combinar com o cobre não absorvido, é eliminada pelas fezes.[23]

Outros fatores que interferem na absorção do cobre são: doses elevadas de ácido ascórbico e ingestões excessivas de cálcio e fósforo, que agem aumentando a perda fecal desse nutriente. Fitatos e fibras têm efeitos variáveis na absorção do cobre e parecem não interferir tanto quanto ocorre com o zinco. Ingestão de zinco superior a 150 mg/dia pode reduzir a absorção intestinal de cobre a partir de mecanismos competitivos.

Casos clássicos de deficiência de cobre foram relatados na década de 1960 em bebês que consumiam leite de vaca diluído. A carência de cobre tem sido relatada em crianças desnutridas, em prematuros, em recém-nascidos pequenos para a idade gestacional alimentados com leite de vaca in-

tegral e em pacientes em nutrição parenteral prolongada. Considerando o armazenamento de cobre no fígado, sua deficiência desenvolve-se lentamente. A deficiência desse nutriente caracteriza-se por anemia, neutropenia e anormalidades esqueléticas, como osteopenia e fraturas patológicas, além de despigmentação da pele e de cabelos.[23]

A avaliação laboratorial do cobre pode ser realizada com dosagens plasmáticas, urinárias, capilares e de enzimas como a ceruloplasmina e a superóxido dismutase.

Níveis elevados de cobre sérico e ceruloplasmina são encontrados na intoxicação por cobre, na cirrose biliar primária e na colangite esclerosante primária. O cobre sérico baixo está presente na doença de Wilson, na desnutrição, na doença de Menkes e no uso de doses elevadas de complexos vitamínicos contendo zinco.

A ingestão de cobre varia de acordo com a alimentação, sendo que os alimentos mais ricos contêm de 0,3 a 2 mg de cobre/100 g. O leite e seus derivados são pobres em cobre. Os alimentos com maior teor de cobre são carnes, fígado e peixes.[23]

Zinco

O zinco participa de diversos processos enzimáticos, sendo componente essencial de grande parte das enzimas responsáveis pelo equilíbrio metabólico; por promover rápido *turnover* celular, é essencial ao crescimento, particularmente em tecidos como ossos, pele e cabelo.[20,22] Sua ação biológica no crescimento, no desenvolvimento cognitivo, na reparação tissular e na replicação celular torna-o elemento de grande importância para o organismo, particularmente para o sistema imunológico. É o segundo elemento-traço mais abundante no corpo humano.[24]

As funções do zinco podem ser divididas em:

- Estrutural: funciona como determinante da forma e da disposição espacial de enzimas e proteínas. Por exemplo, faz parte da estrutura da proteína transportadora de retinol, dos receptores de ácido retinoico e vitamina D.
- Enzimática: aproximadamente 300 enzimas necessitam do zinco para sua ação catalítica, dentre elas a DNA polimerase e a sintetase de transferência do RNA. (p.ex., nucleoproteínas → expressão gênica; timulina → maturação dos linfócitos; superóxido dismutase → combate ao estresse oxidativo).
- Reguladora: o zinco é captado ativamente pelas vesículas sinápticas, atuando na atividade neuronal e na memória. Atua também no funcionamento dos linfócitos, mobilização de neutrófilos, ação de fibroblastos (defesa imunológica e cicatrização) e na apoptose.

O zinco é necessário para síntese proteica, replicação de ácidos nucleicos, divisão celular, metabolismo da somatomedina, modulação da prolactina, ação da insulina e hormônios do timo, tireoide, suprarrenal e testículos. É essencial para o funcionamento de linfócitos e fibroblastos, o que o torna essencial na defesa imunológica e na cicatrização.[24]

A deficiência de zinco, tanto hereditária quanto adquirida, está associada a importantes prejuízos dos mecanismos de defesa do corpo, como atrofia do tecido linfoide, diminuição da resposta à hipersensibilidade cutânea retardada, diminuição do *pool* de células produtoras de anticorpos e também da ação dos linfócitos T *killer*.

A acrodermatite enteropática é um defeito genético raro e caracteriza-se por imunossupressão, atrofia vilositária, diarreia grave e falha de crescimento; apresenta resposta clínica favorável com a suplementação de zinco, sendo o modelo clínico da deficiência congênita de zinco de origem genética, autossômica recessiva por distúrbio de absorção do nutriente.[24]

A deficiência adquirida habitualmente se associa a níveis baixos de zinco ao nascimento, perdas durante episódios de doença diarreica, fases do crescimento com elevada demanda desse micronutriente, práticas inadequadas da alimentação complementar e uso de dietas vegetarianas com baixa biodisponibilidade.

No trato digestório, o zinco exerce importante papel, sendo responsável pela manutenção da estrutura e função da mucosa intestinal. É absorvido e excretado pelo intestino, com pequena quantidade encontrada na urina. A prevalência de deficiência bioquímica de zinco em pré-escolares brasileiros, pelo estudo ENANI, da UFRJ, é de 17,8%, considerando novamente que utilizaram critérios de deficiência mais baixos que os recomendados pela literatura internacional.

As manifestações clínicas da deficiência podem estar associadas à desnutrição energético-proteica, às dietas restritivas e às alterações genéticas. Podem ocorrer comprometimento do crescimento somático, alterações do apetite, do paladar e do sistema imune e atraso puberal. A deficiência pode diminuir a síntese das proteínas ligadas ao transporte do retinol plasmático, levando à deficiência periférica de vitamina A, pela liberação hepática insuficiente.[24]

O diagnóstico é suspeitado pela presença das manifestações clínicas sugestivas e na constatação de dieta carente. A dosagem sérica de zinco pode ser útil, embora não reflita com segurança o real *status* nutricional em relação ao mineral. O ponto de corte para indicar risco de deficiência do zinco no plasma e no soro é de < 70 mcg/dL (< 10,71 mcmol/L).[20] A dosagem de zinco no cabelo pode refletir deficiência mais prolongada, sofrendo, entretanto, as mesmas limitações observadas na dosagem sérica. A dosagem do zinco eritrocitário também não está claramente definida para avaliar o estado nutricional em relação ao zinco, uma vez que a meia-vida do eritrócito é de 120 dias, não reflete alteração recente e sua concentração se altera com doenças.

Nos casos duvidosos, sem confirmação laboratorial convincente, o teste terapêutico pode ser realizado utilizando-se o zinco na dosagem de 1 mg/kg/dia e observando-se a resposta clínica em 5 a 10 dias de uso.[20,21]

Estudos mostraram redução na duração da diarreia aguda e no risco de sua evolução para diarreia persistente em crianças que fizeram uso de zinco. Dessa forma, a OMS recomendou, em 2004, a suplementação de zinco na presença de episódio de diarreia, na dose de 10 mg/dia nas crianças menores de 6 meses e de 20 mg/dia nas crianças maiores de

6 meses, durante 14 dias. Contudo, em 2016, revisão sistemática considerou o benefício da suplementação do zinco na diarreia aguda apenas para crianças de 6 meses ou mais, de áreas onde as prevalências da deficiência do micronutriente e de desnutrição seriam altas. Os autores concluem que não há evidências atuais que recomendem o uso de suplementação do zinco em crianças menores de 6 meses de idade, assim como para aquelas com bom estado nutricional e em regiões onde as crianças têm baixo risco de deficiência de zinco.[25]

As principais fontes alimentares de zinco são carnes, ovos, leite e crustáceos.[22] Os vegetais apresentam quantidades menores do mineral e, muitas vezes, contêm substâncias como fitatos, que prejudicam sua biodisponibilidade e absorção. A proteína animal aumenta a biodisponibilidade do zinco. Devem-se observar as interações do zinco com cálcio, cobre, cádmio, ferro e vitamina A.[24]

REFERÊNCIAS BIBLIOGRÁFICAS

1. World Health Organization (WHO). Guideline: vitamin A supplementation in infants and children 6–59 months of age. Genève: WHO; 2011.
2. Mason J, Greiner T, Shrimpton R, Sanders D, Yukich J. Vitamin A polices need rethinking. Int J Epidemiol. 2015;44(1):283-92.
3. Pires MMS, Obelar MS, Wayhs MLC. Deficiência de vitaminas. In: Almeida CAN, Melo ED. Nutrologia pediátrica. Prática baseada em evidências. Barueri: Manole; 2016. p.194-225.
4. Weffort VRS, Souza CSB. Carências vitamínicas. In: Weffort VRS, Lamounier JA. Nutrição em pediatria: da neonatologia à adolescência. 2.ed. Barueri: Manole; 2017. p.263-95.
5. Brustad N, Garland J, Thorsen J, Sevelsted A, Krakauer M, Vinding R, et al. Effect of high-dose vs standard-dose vitamin D supplementation in pregnancy on bone mineralization in offspring until age 6 years. A prespecified secondary analysis of a double-blinded, randomized clinical trial. JAMA Pediatr. 2020;174(5):419-27
6. Das S, Sanchez JJ, Alam A, Haque A, Mahfuz M, Ahmed T, et al. Dietary magnesium, vitamin D, and animal protein intake and their association to the linear growth trajectory of children from birth to 24 months of age: results from MAL-ED Birth Cohort Study Conducted in Dhaka, Bangladesh. Food and Nutrition Bulletin. 2020;41(2):200-10.
7. Departamento Científico de Endocrinologia. SBP. Guia prático de atualização. Hipovitaminose D em pediatria: recomendações para o diagnóstico, prevenção e tratamento, 2016.
8. Holick MF, Brinkley NC, Bisschoff -Ferrari HA, et al. Evaluation, treatment and prevention of vitamin D deficiency: an Endocrine Society Clinical Practice Guideline. J Clin Endocrinol Metab. 2011;96:1911-30.
9. Misra M, Pacaud D, Petryk A, et al. Drug and Therapeutics Committee of the Lawson Wilkins Pediatric Endocrine Society. Vitamin deficiency in children and its management: review of current knowledge and recommendations. Pediatrics. 2008;122:398-417.
10. Munns CF, Shaw N, Kiely M, et al. Global Consensus recommendations on prevention and management of nutritional rickets. J Clin Endocrinol Metab. 2016;101:394-415.
11. Lykkesfeldt J, Michels AJ, Frei B. Vitamin C. Advan Nutr. 2014;5(1):16-8.
12. Kleinman RE, Greer FR. Pediatric nutrition handbook. 8.ed. Elk Glove Village: AAP Press; 2019.
13. Rowland I, Gibson G, Heinken A, Scott K, Swann J, Thele I, et al. Gut microbiota functions: metabolism of nutrients and other food components. Eur J Nutr. 2018;57(1):1-24.
14. Institute of Medicine. Dietary Reference Intakes. Washington: NAP Press; 2006. 543p.
15. Nappo A, Sparano S, Intemann T, Kourides YA, Lissner L, Molnar D, et al. Dietary calcium intake and adiposity in children and adolescents: cross-sectional and longitudinal results from IDEFICS/I. Family cohort. Nutr Metab Cardiovasc Dis. 2019;29(5):440-9.
16. Institute of Medicine, Food and Nutrition Board. Dietary Reference Intakes for Calcium and Vitamin D. Washington, DC: National Academy Press; 2011.
17. Herber C, Bogler L, Subramanian SV, Vollmer S. Association between milk consumption and child growth for children aged 6-59 months. Sci Rep. 2020;10(1):6730.
18. Dos Santos M, Penteado JO, Baisch PRM, Soares BM, Muccillo-Baisch AL, da Silva Júnior FMR. Selenium dietary intake, urinary excretion, and toxicity symptoms among children from a coal mining area in Brazil. Environ Geochem Health. 2021;43(1):65-75.
19. Kawai M. For debate: when is selenium deficiency suspected and when is its measurement indicated? Pediatr Endocrinol Rev. 2019;16(3):307-10.
20. Norton RC, Starling ALP. Deficiências minerais. In: Almeida CAN, Melo ED. Nutrologia pediátrica. Prática baseada em evidências. Barueri: Manole; 2016. p.169-77.
21. American Academy of Pediatrics. Committee on Nutrition. Micronutrients and macronutrients. In: Kleinmanv RE, Greer FR. Pediatric nutrition 7.ed. Elk Glove Village: AAP; 2014.
22. Norton RC. Carências e excessos de minerais. In: Weffort VRS, Lamounier JA. Nutrição em pediatria: da neonatologia à adolescência. 2.ed. Barueri: Manole; 2017. p.297-304.
23. Altarelli M, Ben-Hamouda N, Schneider A, Berger MM. Copper deficiency: causes, manifestations, and treatment. Nutr Clin Pract. 2019;4(4):504-13.
24. Ackland ML, Michalczyk AA. Zinc and infant nutrition. Arch Biochem Biophys. 2016;611:51-7.
25. Lazzerini M, Wanzira H. Oral zinc for treating diarrhoea in children. Cochrane Database Syst Rev. 2016;12(12):CD005436.

CAPÍTULO 5

DESNUTRIÇÃO EM PEDIATRIA

Jocemara Gurmini
Mara Alves da Cruz Gouveia

AO FINAL DA LEITURA DESTE CAPÍTULO, O PEDIATRA DEVE ESTAR APTO A:

- Definir desnutrição pediátrica (desnutrição) como um desequilíbrio entre as necessidades e a ingestão de nutrientes, resultando em défices cumulativos de energia, proteínas ou micronutrientes que podem afetar negativamente o crescimento e o desenvolvimento.
- Conhecer o novo quadro que define proposto para definir a desnutrição pediátrica, com base nas discussões para cada domínio (variáveis antropométricas, crescimento, cronicidade, etiologia e o impacto da desnutrição no estado funcional). Esse esquema para definir a desnutrição incorpora os conceitos de cronicidade, etiologia e patogênese da desnutrição; sua relação com a inflamação; e seu impacto nos resultados funcionais.
- Conhecer o plano terapêutico proposto pela Organização Mundial da Saúde (OMS) para a desnutrição grave estruturado em 10 passos divididos em 3 etapas (estabilização, reabilitação e seguimento após a alta hospitalar). As etapas foram mantidas em todas as atualizações, sendo a última de 2021.

INTRODUÇÃO

A desnutrição infantil é definida como um desequilíbrio entre as necessidades e a ingestão de nutrientes que resulta em déficits acumulativos de energia, proteínas e micronutrientes que podem afetar negativamente o crescimento, o desenvolvimento e levar a outros desfechos importantes.[1] Mais de 45 milhões de crianças com menos de 5 anos em todo o mundo sofreram de desnutrição aguda em 2022. Em relação à desnutrição crônica, os dados são mais alarmantes: cerca de 148 milhões de crianças menores de 5 anos são afetadas.[2] As crianças que apresentam alguma condição médica ou que vivem em regiões com piores indicadores socioeconômicos têm maiores chances de serem desnutridas, e o risco pode aumentar com as cada vez mais frequentes crises pelas quais o mundo tem passado, incluindo as mudanças climáticas, a pandemia de covid-19 e os conflitos armados.[2]

O estado nutricional durante a infância tem o potencial de influenciar o indivíduo pelo resto de sua vida. Uma criança tem um risco de morrer 2,2 vezes maior se for desnutrida moderada e 6,8 vezes maior se for desnutrida grave. Estima-se que 45% de todas as mortes infantis estão relacionadas com a desnutrição.[3] Entre as que sobrevivem, é comum o comprometimento do desenvolvimento intelectual ou cognitivo e motor. A desnutrição crônica também leva a piores desfechos: está associada ao aumento do risco metabólico, problemas de desenvolvimento e comportamentais, incluindo diminuição do quociente de inteligência (QI) e desregulação imunológica.[2,3]

Por se tratar de um desequilíbrio na ingestão de energia e/ou nutrientes de uma pessoa, a desnutrição é um termo amplo que aborda três grandes condições: a subnutrição (desnutrição aguda, caquexia, déficit de crescimento, crescimento intrauterino restrito, baixo peso ao nascer), a desnutrição relacionada aos micronutrientes (deficiência ou excesso de vitaminas e oligoelementos) e a supernutrição (sobrepeso, obesidade e síndrome metabólica).[2] Contudo, o objetivo deste capítulo será a discussão da subnutrição e não inclui a faixa etária neonatal (bebês menores de 1 mês de idade).

DEFINIÇÕES

As terminologias tradicionais, como desnutrição proteico-energética, marasmo e kwashiorkor, descrevem os efeitos da desnutrição, mas não levam em conta a variedade de etiologias e interações dinâmicas que são relevantes para a deterioração nutricional em crianças. Por isso, desde a publicação de Metha et al. em 2013, recomenda-se que a definição de desnutrição deva englobar 5 domínios:

1. Etiologia.
2. Mecanismos fisiopatológicos.
3. Cronicidade.
4. Antropometria e padrões de crescimento.
5. Resultados relacionados (Figura 1).[1]

Em relação à etiologia, a desnutrição é: relacionada a doenças (ou secundária) e não relacionada a doenças (ou primária). A desnutrição primária é causada pela ingestão reduzida de todos os nutrientes ou de nutrientes específicos devido a fatores ambientais (condições socioeconômicas ad-

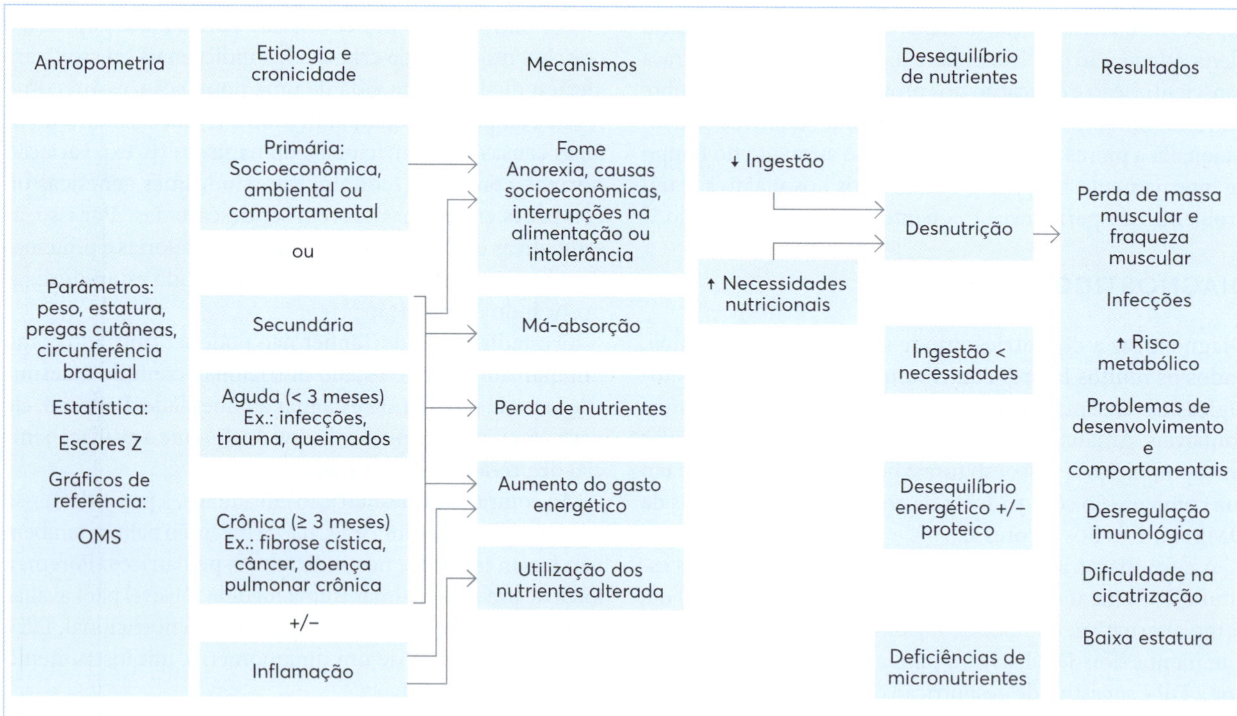

Figura 1 Definição da desnutrição pediátrica baseada nos cinco domínios.

Fonte: adaptada de Metha.[1]

versas) ou comportamentais (distúrbios alimentares como anorexia e os transtornos restritivos evitativos). A desnutrição secundária está associada a um incidente agudo (ou seja, trauma, queimaduras, infecção) ou a uma condição médica crônica (p. ex., câncer, fibrose cística, doença inflamatória intestinal, doença renal crônica, cardiopatia congênita).[4,5] Diferentemente da primária, os mecanismos fisiopatológicos são diversos, como: diminuição da ingestão alimentar, aumento das necessidades nutricionais, presença de inflamação, aumento das perdas de nutrientes e alteração na utilização dos alimentos.[4,5]

A nova definição especifica a desnutrição por duração: aguda, se a duração for inferior a 3 meses, ou crônica, se for igual ou superior a 3 meses. Ressalta-se que uma criança com desnutrição secundária e com desnutrição crônica pode apresentar piora ou surtos da doença que pode levar a uma piora do estado nutricional, ou seja, uma desnutrição crônica agudizada.[1]

Outra classificação da desnutrição é através dos graus de comprometimento nutricional em leve, moderada e grave. Para isso, utilizam-se as medidas antropométricas, comparando-as com os padrões de crescimento da Organização Mundial da Saúde (OMS) através dos escores Z. A desnutrição leve apresenta escore Z entre −1 e −1,99, a moderada entre −2 e −2,99, e a grave valores menores que −3. As doenças ou condições agudas são tipicamente graves e de início súbito. Uma doença ou condição crônica tende a se desenvolver e se tornar mais grave com o passar do tempo.[1,4]

Uma definição importante, porém não tão precisa, é como classificar crianças em risco de desnutrição. Essas crianças deveriam receber cuidados e acompanhamento regulares por parte dos profissionais de saúde para permitir uma intervenção mais precoce e com melhor efetividade. O objetivo imediato seria a detecção precoce de quaisquer problemas médicos agudos e a prevenção de que as crianças fiquem gravemente abaixo do peso ou gravemente debilitadas. O objetivo a longo prazo é permitir que essas crianças cresçam e se desenvolvam de forma saudável e, assim, atinjam seu pleno potencial.[4,5]

Geralmente, as crianças em risco de desnutrição ainda seriam eutróficas mas teriam uma velocidade de crescimento baixa. A velocidade de crescimento é definida como a taxa de mudança no peso ou estatura ao longo do tempo. São crianças que: não ganham ou perdem peso e/ou estatura; possuem uma curva de crescimento horizontal ou descendente; ou que ganham peso insuficiente em gramas/dia para sua faixa etária.[5]

Define-se desnutrição hospitalar como aquela diagnosticada durante qualquer momento do internamento. Nesse cenário, a desnutrição está muitas vezes associada, principalmente nos países desenvolvidos, a doenças crônicas subjacentes. Segundo a Sociedade Americana de Nutrição Parenteral e Enteral (Aspen), a desnutrição hospitalar adquirida refere-se ao desequilíbrio nutricional ocorrido durante a hospitalização – seja em pacientes já previamente desnutridos ou naqueles que ingressaram em boas condições nutricionais.[6]

Os fatores implicados na desnutrição hospitalar são diversos, podem estar relacionados à própria doença – quanto maior o grau de inflamação, maior será o comprometimento nutricional – ou ao internamento – tempo de jejum e inter-

rupções da dieta, aceitação da dieta, tempo para atingir a dieta plena, adequação da dieta às necessidades nutricionais, fraca conscientização e educação dos profissionais de saúde sobre nutrição. Embora a desnutrição hospitalar adquirida seja relacionada a piores desfechos clínicos, ao aumento do tempo de internamento hospitalar e dos custos hospitalares, é um problema que permanece frequentemente negligenciado.[6,7]

DIAGNÓSTICO

Diagnosticar a desnutrição pode ser um processo difícil, dados os muitos fatores contribuintes, as causas fisiopatológicas e a ausência de marcadores séricos de diagnóstico confiáveis. Atualmente, os critérios se baseiam em medidas antropométricas (peso, estatura e perímetro braquial) e em sua comparação com padrões de crescimento (as curvas da OMS) através dos escores Z.[7]

A desnutrição aguda é o definida como o peso para a estatura (P/E) menor que menos dois desvios padrão (DP) ou, como alternativa, o índice de massa corporal (IMC) menor que menos dois DP. Estatura para a idade menor que menos 2 DP é sugestiva de desnutrição crônica.[5,8] A desnutrição crônica agudizada ocorre quando os índices de peso para a idade e a estatura para a idade estão menores que 2 DP. A desnutrição aguda grave é definida em crianças de 6 a 60 meses de idade quando há presença de algum dos parâmetros: P/E < –3 DP; perímetro braquial < 115 mm e/ou a presença de edema bilateral, geralmente tibial, de causa nutricional.[8]

Assim, para diagnosticar são necessárias medidas acuradas dos parâmetros e índices antropométricos, como peso, altura e IMC. Obter esses dados de forma seriada é, geralmente, uma baixa prioridade para os profissionais de saúde. Além disso, as doenças podem estar associadas à retenção hídrica e edema, que tornam a medida do peso incerta.[3] Durante o internamento hospitalar, o peso pode ser afetado por roupas, tubos e outros equipamentos utilizados nos cuidados. Pacientes graves são considerados muito debilitados para serem movidos e pesados.[6,7]

O perímetro braquial é uma medida de fácil realização (só é necessária uma fita métrica) e útil em crianças com ascite ou edema. Está correlacionado com mudanças no IMC e pode refletir a composição corporal (massa magra). É capaz de determinar de forma independente desnutrição em crianças de 6 a 59 meses de idade. Valores menores que 12,5 e 11,5 cm são classificados como desnutrição e desnutrição grave, respectivamente.[6,8]

O índice peso para a idade é importante para a avaliação da velocidade do crescimento, mas não diferencia se o baixo peso é por comprometimento nutricional agudo ou crônico. Deve ser sempre comparado com crescimento linear porque ele pode estar baixo devido a uma baixa estatura familiar ou baixa estatura de causa hormonal, por exemplo. Mais uma vez, o julgamento clínico é crucial quando se utilizam os indicadores de desnutrição pediátrica; eles devem sempre ser interpretados dentro do contexto do quadro clínico mais amplo.[3,4]

Por outro lado, o índice estatura para a idade expressa o crescimento linear da criança. É o índice mais sensível para aferir a qualidade de vida de uma população, assim como revela comprometimento nutricional crônico. Naturalmente, as causas não nutricionais do nanismo (p. ex., variação normal, condições teratológicas, síndromes genéticas ou condições endócrinas) devem ser descartadas.[4] Por isso, as estimativas da adequação da ingestão de calorias e proteínas devem ser rotineiramente avaliadas quando estamos diagnosticando desnutrição.[8,9]

O estadiamento de Tanner não pode ser utilizado como um marcador para o estado nutricional, contudo a desnutrição pode retardar ou estagnar a puberdade. Portanto, ele deve ser cuidadosamente observado durante a avaliação inicial de pré-adolescentes e adolescentes.[9]

Ao contrário da desnutrição em adultos, a perda de massa muscular ou de gordura e a força de preensão palmar também não foram incluídas nos indicadores pediátricos. Porém, a força de preensão palmar é uma medida sensível para avaliar estado funcional e resposta à intervenção nutricional. Ela é realizada por meio de um dinamômetro, um instrumento simples e não invasivo.[7,9]

Por fim, os exames laboratoriais não são confiáveis para realizar o diagnóstico de desnutrição. Albumina, pré-albumina e transferrina são proteínas de fase aguda negativa e são afetadas por inflamação, estado de fluidos e outros fatores. Por isso, podem não refletir mudanças do estado nutricional. Já a decisão de avaliar os estoques de vitaminas e minerais deve considerar a fisiopatologia subjacente do quadro (p. ex., medir as vitaminas lipossolúveis em casos de má-absorção de gordura). [3,4]

DESNUTRIÇÃO PRIMÁRIA

Na última década foram registrados ganhos importantes na melhoria da nutrição materna e infantil, incluindo redução na proporção de crianças que sofrem de atraso no crescimento. No entanto, a desnutrição continua a comprometer o desenvolvimento infantil.[2]

A prevenção e o controle da desnutrição dependem de medidas mais amplamente eficazes de combate à pobreza e à fome e as políticas de inclusão social.[10] O sucesso no cuidado da criança com desnutrição grave requer que problemas clínicos e sociais sejam identificados, prevenidos e resolvidos da melhor forma possível.

A abordagem adequada da recuperação nutricional, baseada em conhecimento científico atualizado e implementada por profissionais devidamente capacitados, deve ser efetivada nos diferentes níveis de atenção à saúde incluindo a família/comunidade.[10] A Figura 2 apresenta os principais fatores associados à desnutrição primária.

Existem 4 formas de desnutrição: *stunting* (baixa estatura para a idade), *wasting* (baixo peso para a estatura), baixo peso para a idade e as deficiências de vitaminas e minerais (Figura 3).[11]

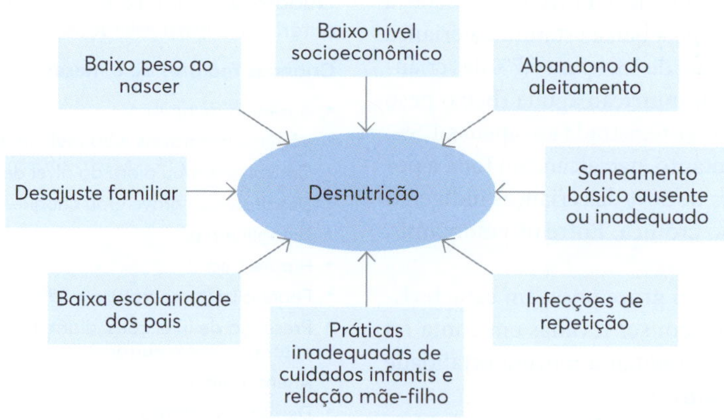

Figura 2 Fatores associados a desnutrição primária.

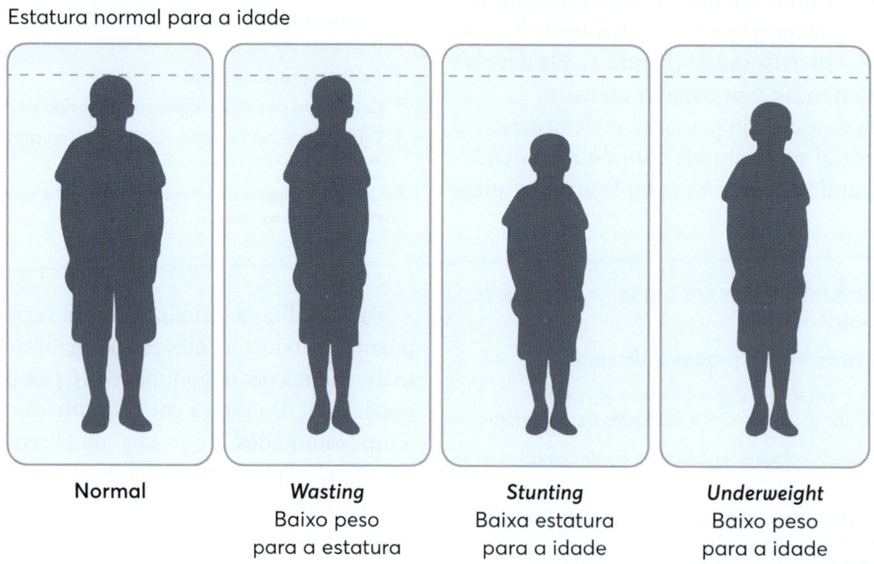

Figura 3 Formas de desnutrição.
Fonte: Unicef/WHO/World Bank Group.[2]

O *stunting* (baixa estatura para a idade), também conhecido como nanismo nutricional, é o resultado da desnutrição crônica ou recorrente, geralmente associada a más condições socioeconômicas, desnutrição materna, doenças frequentes e/ou alimentação e cuidados inadequados de bebês e crianças pequenas no início da vida. O atraso no crescimento impede as crianças de atingirem seu potencial físico e cognitivo.[2,11] O atraso no crescimento tem diminuído ao longo da última década, com 148,1 milhões, ou 22,3% das crianças menores de 5 anos em todo o mundo, afetadas em 2022. Os mais afetados estão na Ásia (52%) e na África (43%).[2]

O *wasting* (baixo peso para a estatura) indica perda de peso recente e grave pela baixa ingestão e/ou doença infecciosa, como diarreia, que a fez perder peso.[2,11] Em 2022, estima-se que 45 milhões de crianças com menos de 5 anos (6,8%) foram afetadas, das quais 13,6 milhões (2,1%) com alterações graves. Mais de três quartos de todas as crianças com baixo peso para a estatura vivem na Ásia e outros 22% na África.[2]

Uma criança com baixo peso pode apresentar atraso no crescimento, desnutrição ou ambos. As deficiências de micronutrientes são a falta de vitaminas e minerais, essenciais para as funções do corpo, como a produção de enzimas, hormônios e outras substâncias essenciais para o crescimento e desenvolvimento.[10,11] A desnutrição aguda pode apresentar-se como moderada ou grave. A grave e/ou a presença de edema bilateral são conhecidas como desnutrição aguda grave. Uma criança com desnutrição aguda grave é muito vulnerável e corre alto risco de morte. Uma complicação médica na presença de desnutrição aguda grave aumenta o risco de morte e requer cuidados hospitalares especializados para tratar as complicações médicas (tratamento de pacientes internados).[11]

No Brasil, segundo dados da Unicef, Entre 1996 e 2006, a desnutrição crônica (medida pela baixa estatura da criança para a idade) caiu 50%, passando de 13,4 para 6,7% das crianças menores de 5 anos. Já a desnutrição aguda (baixo peso em relação à altura) passou a ser registrada em apenas 1,5%.

Os bons resultados, no entanto, não alcançam toda a população brasileira, pois cerca de 30% das crianças indígenas são afetadas por desnutrição crônica. Entre os ianomâmis, o percentual supera 80%.

As crianças com desnutrição grave possuem características fisiopatológicas que devem ser levadas em conta no diagnóstico e tratamento para reduzir a morbimortalidade em curto e longo prazo (Quadro 1).

Na avaliação do estado nutricional do paciente com desnutrição aguda grave, além do peso e estatura a partir dos quais são calculados os índices antropométricos, também é importante a identificação de edema e a medida da circunferência do braço que é uma boa indicação das reservas nutricionais do corpo, e, quando baixa, está significativamente correlacionada com o risco de morte (Figura 4). Ela deve ser medida apenas em crianças com 6 meses ou mais.

O tratamento da desnutrição primária pode ocorrer em ambiente ambulatorial ou hospitalar, sendo recomendada a internação quando ocorrerem complicações clínicas (Quadro 2).

Quadro 1 Principais alterações em órgãos e sistemas relacionados à desnutrição

	Alterações em órgãos e sistemas
Sistema endócrino	↓ T3, insulina e IGV-1 e ↑ GH e cortisol ↓ Glicose início com ↓ estoques de glicogênio
Sistema imunológico	Aumento da suscetibilidade a infecções
Sistema gastrointestinal	Atrofia vilositária com perda de dissacaridases Hipoplasia de cripta Permeabilidade intestinal alterada Sobrecrescimento bacteriano (↓ acidez gástrica) atrofia pancreática Infiltração gordurosa do fígado
Sistema cardiovascular	Comprometimento das miofibrilas com piora na contratilidade Diminuição do débito cardíaco Bradicardia e hipotensão * Predisposição a arritmias (bradicardia + ↓ contratilidade + distúrbios hidroeletrolíticos)
Sistema respiratório	↓ Massa muscular torácica Piora da função ventilatória à hipóxia * Risco de piora da função respiratória se hipocalemia e hipofosfatemia
Sistema neurológico	↓ Número de neurônios ↓ Sinapses, arborizações dendríticas e mielinização *Diminuição do tamanho do cérebro (córtex cerebral mais fino e crescimento cerebral mais lento) – ↓ função global, motora e memória
Sistema hematológico	Anemia normocrômica (exacerbada por deficiência de ferro e folato e/ou infecções – malária e outras infecções parasitárias) Coagulação preservada

Fonte: adaptada de *Training course on the inpatient management of severe acute malnutrition*.[12]

Quadro 2 Complicações a serem consideradas como critérios de hospitalização na desnutrição grave

Crianças maiores de 6 meses

- Ausência de apetite.
- Vômitos intratáveis e/ou inabilidade de ser alimentado.
- Convulsões e/ou piora do nível de consciência.
- Desidratação grave e/ou choque.
- Hipoglicemia.
- Hipotermia.
- Febre alta (temperatura > 39°C central ou > 38,5°C axilar).
- Presença de infecções: diarreia, malária, respiratórias, cutâneas, entre outras.
- Anemia grave.
- Dermatose intensa.
- Edema +++grave.
- Sinais oculares de deficiência de vitamina A.

Crianças menores de 6 meses

- Escore Z peso para estatura (ZPE) ou escore Z índice de massa corporal < –3 (ZIMC).
- Presença de edema em membros bilateralmente.
- Perda de peso recente.
- Ganho de peso inadequado por longo período.
- Dificuldade na amamentação mesmo após orientação materna do manejo.

Fonte: SBP;[12] adaptado de *Training course on the inpatient management of severe acute malnutrition*.[13]

Para facilitar a visualização das várias tarefas que compõem o tratamento, elas estão organizadas em um conjunto de orientações denominado "10 passos para recuperação nutricional da criança com desnutrição grave". No Quadro 3 um resumo dos "10 passos" da Diretriz da OMS de 2021 para tratamento da desnutrição grave.

Para facilitar a visualização das várias tarefas que compõem o tratamento, elas estão organizadas em um conjunto de orientações denominado "10 passos para a recuperação nutricional da criança com desnutrição grave" (Quadro 4).

DESNUTRIÇÃO SECUNDÁRIA

Típica dos países desenvolvidos (contudo, também ocorre nos países em desenvolvimento), a desnutrição relacionada à doença está associada a um incidente agudo (ou seja, trauma, queimaduras, infecção) ou uma condição médica crônica (p. ex., câncer, fibrose cística, doença inflamatória intestinal, doença renal crônica, doença cardíaca congênita).[5] Tem vários mecanismos possíveis:

- Diminuição da ingestão alimentar: restrição de líquidos, insuficiência cardíaca, anorexia, intolerância alimentar.
- Aumento das necessidades de nutrientes (aumento do gasto de energético): aumento do esforço respiratório e cardíaco, hipermetabolismo, aumento do processo inflamatório.
- Perdas de nutrientes: diarreia, vômitos, enteropatia perdedora de proteínas, queimaduras, proteinúria, diuréticos.

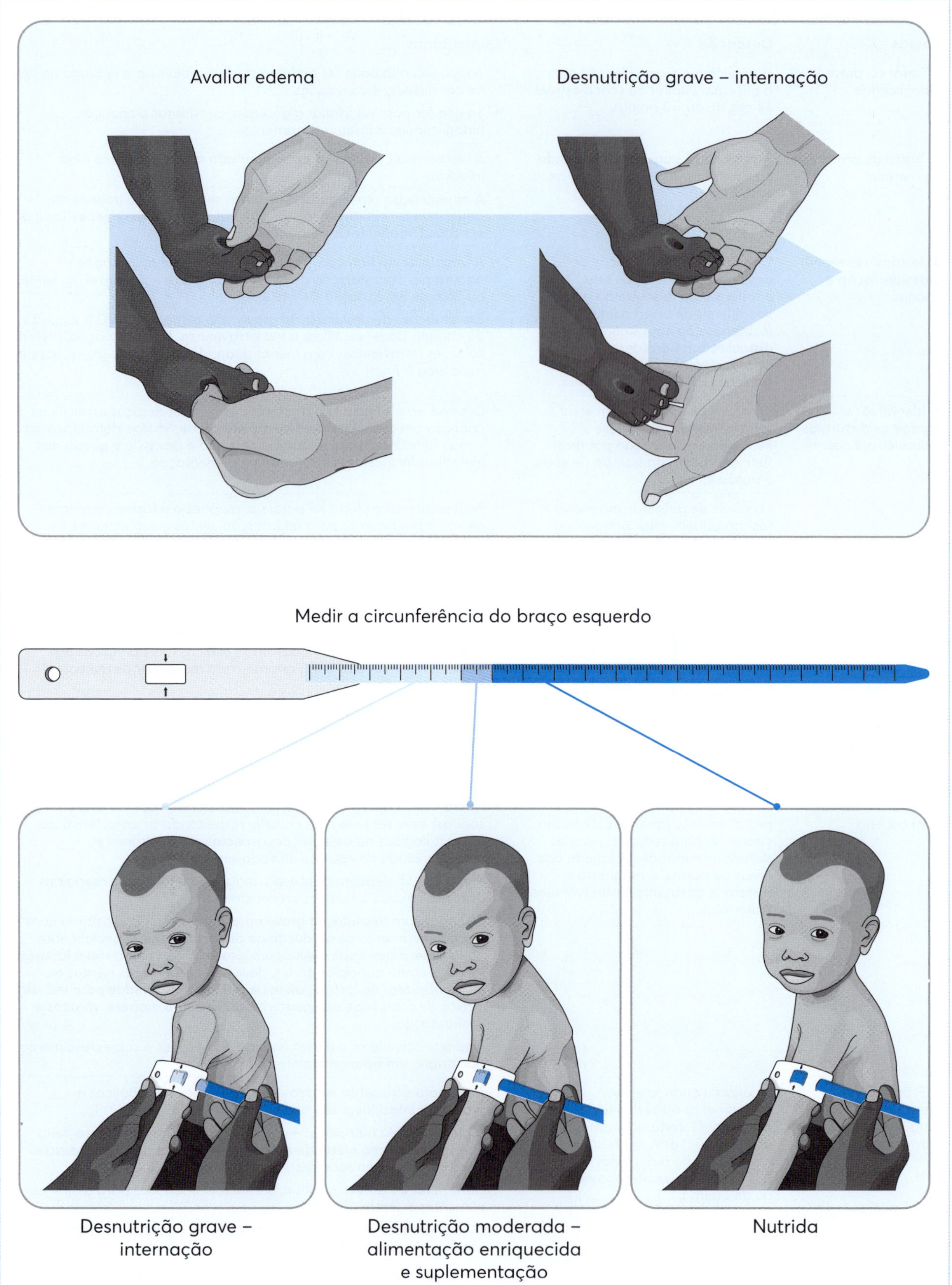

Figura 4 Avaliação do edema e circunferência do braço na desnutrição aguda grave.

Fonte: Unicef/WHO/World Bank Grop;[2] *Training course on the inpatient management of severe acute malnutrition: clinical instructor's guide.*[11]

Quadro 3 Tratamento e prevenção das principais alterações associadas a desnutrição grave

Passos	Descrição	Comentários
1. Tratar ou prevenir a hipoglicemia	Hipoglicemia é considerada quando a glicemia capilar ou sérica estiver < 54 mg/dL ou < 3 nmol/L	• A hipoglicemia pode ser assintomática e evoluir para redução do nível de consciência e convulsões. • Se não for possível avaliar a glicemia, considerar a criança hipoglicêmica e instituir tratamento.
2. Tratar ou prevenir a hipotermia	Hipotermia é considerada quando temperatura retal < 35,5°C ou axilar < 35°C.	• A hipotermia costuma vir acompanhada da hipoglicemia e/ou infecção. • A manutenção prolongada da criança sem proteção (roupas ou aquecimento) em ambientes frios ou refrigerados deve ser evitada por ser causa frequente de hipotermia.
3. Tratar ou prevenir a desidratação e choque	Os sinais clínicos clássicos de desidratação e choque em crianças com desnutrição grave são difíceis de serem identificados (sobreposição com sinais de desnutrição). Considerar a história de ingestão nas últimas 24 horas, presença de vômitos e diarreia.	• A terapia de reidratação oral (TRO) com sais de reidratação adaptados para situação de desnutrição grave é preferível (ReSoMal ou Soro de Reidratação Oral diluído). • Em situações de desidratação grave, não resposta à TRO e suspeita de choque, pode-se utilizar a via intravenosa. Nessa situação, preferir soluções intravenosas com menor quantidade de sódio (p. ex., soro ao meio e/ou Ringer).
4. Identificar e corrigir os distúrbios hidroeletrolíticos	Os níveis de sódio podem estar falsamente baixos na fase inicial da estabilização por mau funcionamento da bomba de sódio e potássio.	• Deve-se levar em conta características fisiopatológicas específicas da criança com desnutrição grave na interpretação dos eletrólitos séricos – mau funcionamento da bomba de sódio e potássio e queda dos eletrólitos intracelulares durante a realimentação.
	Os níveis de potássio, magnésio e fósforo podem estar normais ou baixos, mas tendem a cair de forma rápida, especialmente, durante a fase de realimentação.	• Sugere-se maior oferta de potássio, magnésio e fósforo, e menor de sódio por insumos para reidratação, dietas e suplementos de vitaminas/minerais. • Ter acesso a soluções de eletrólitos (por via oral ou intravenosa) para o tratamento dos distúrbios eletrolíticos.
5. Identificar e tratar as infecções	Os sinais e sintomas clássicos de infecção podem não estar presentes em crianças com desnutrição grave (p. ex., febre, piora do estado geral, alteração de leucocrama e proteínas inflamatórias).	• Na suspeita de infecção, coletar culturas, iniciar tratamento com antibioticoterapia e manter a criança em observação. • A redução do apetite é um dos sinais clínicos mais precoces da presença de infecção, e seu retorno é um marcador de melhora do quadro.
6. Corrigir a deficiência de micronutrientes	Não é necessário realizar dosagem laboratorial de vitaminas e minerais. O quadro de deficiência acompanha a desnutrição grave.	As diretrizes propõem a reposição de multivitaminas e minerais antes do início da fase de recuperação nutricional.
7. Iniciar alimentação com cautela	A dieta deve ser iniciada o mais precocemente possível e de forma cautelosa para reduzir o risco de distúrbios metabólicos (queda dos níveis de potássio, magnésio e fósforo) e gastrointestinais (vômitos e diarreia).	• Nessa fase, a alimentação (terapia nutricional – por via oral ou sondas) deve ser feita com cautela, respeitando as características fisiopatológicas da desnutrição, aspectos socioculturais e disponibilidade de insumos de cada serviço. • Monitorar os eletrólitos (potássio, magnésio e fósforo) e corrigir os distúrbios hidroeletrolíticos precocemente. • Crianças com desnutrição grave apresentam atrofia vilositária com comprometimento da produção de dissacaridases, especialmente da lactase, o que pode resultar em intolerância secundária à lactose. Por isso, como princípios gerais, deve-se utilizar dietas isentas ou com baixo teor de lactose, além de baixa osmolaridade para reduzir o risco de complicações gastrointestinais como diarreia, vômitos e desidratação. • Avaliar e considerar o tratamento de infestações e sobrecrescimento bacteriano em trato gastrointestinal
8. Progredir a oferta da dieta para recuperação nutricional	Quando a criança estiver clinicamente estável, a terapia nutricional (oferta da dieta e alimentação) deve ser feita visando à recuperação nutricional – melhora dos indicadores antropométricos e/ou do edema.	• A melhora do apetite, estado geral, distúrbios metabólicos e processos infecciosos são observados nessa fase. • A dieta (terapia nutricional – por via oral ou sondas) deve ser feita para garantir uma oferta de nutrientes suficiente para recuperação dos indicadores antropométricos e/ou melhora do edema. • Considerar os aspectos culturais e socioeconômicos para definir os alimentos a serem oferecidos • Utilizar gráficos de crescimento, controle de ingestão e perdas para o seguimento dessas crianças.
9. Promover a estimulação sensorial e emocional	Processo de recuperação nutricional envolve a reabilitação neuropsicomotora.	Durante a hospitalização, a criança deve ser acompanhada por equipe multiprofissional para reabilitação e promoção do cuidado integrado junto com os familiares.

(continua)

Quadro 3 Tratamento e prevenção das principais alterações associadas a desnutrição grave (continuação)

Passos	Descrição	Comentários
10. Preparar para alta hospitalar e seguimento	Alguns critérios podem ser utilizados para considerar a alta hospitalar: **Maiores de 6 meses** – ZPE ou ZIMC ≥ –2. – Circunferência braquial ≥ 12,5 cm. – Ausência de edema há, pelo menos, 2 semanas. **Menores de 6 meses** – Boa aceitação do aleitamento materno e/ou da dieta oferecida. – Ganho de peso efetivo (curvas ascendentes). – ZPE ou ZIMC ≥ –2.	• Organizar plano de alta e acompanhamento ambulatorial/domiciliar frequente (diário ou semanal) em conjunto com os serviços de saúde do território que a família mora. • Acompanhar e promover a recuperação de todos os indicadores antropométricos e do desenvolvimento neuropsicomotor. • Manter a suplementação de micronutrientes (vitaminas e minerais).

Fonte: SBP;[13] adaptado de *Training course on the inpatient management of severe acute malnutrition: clinical instructor's guide*.[11]

Quadro 4 Esquema para o tratamento de uma criança com desnutrição grave

Atividades	Tratamento inicial		Reabilitação	Acompanhamento
	Dias 1-2	Dias 3-7	Semanas 2-6	Semanas 7-26
Tratar ou prevenir				
Hipoglicemia				
Hipotermia				
Desidratação				
Corrigir desequilíbrio eletrolítico				
Tratar infecção				
Corrigir deficiência de micronutrientes				
Começar a alimentação				
Progredir dieta – recuperação nutricional				
Estimular o desenvolvimento emocional e sensorial				
Preparar alta				

Fonte: Brasil.[10]

- Má-absorção: atrofia e edema intestinal, deficiências enzimáticas, menor área de superfície de absorção.
- Alteração na utilização de nutrientes: em estados inflamatórios há um aumento do excretas nitrogenadas

Esses mecanismos básicos podem estar inter-relacionados, e mais de um mecanismo frequentemente está envolvido. Se a criança tiver mais de uma condição ou doença, terá mais chances de ser desnutrida.[5]

Ao longo das últimas décadas, está cada vez mais evidente que a fisiopatologia da desnutrição secundária inclui invariavelmente a inflamação. Ela, por meio da liberação de mediadores inflamatórios, incluindo TNF-alfa, pode afetar o apetite e alterar a utilização de nutrientes, cujo efeito geral depende de a inflamação ser aguda (inflamação clássica) ou de baixo grau e crônica (metainflamação).[1] A resposta inflamatória de fase aguda está associada a elevado gasto de energia em repouso e excreção de nitrogênio e, portanto, necessidades de energia e proteína, respectivamente. Promovendo o colapso do músculo esquelético, mediado por uma via induzida por citocinas.[1] A anorexia que acompanha a inflamação promoverá mais perda de tecido magro se a ingestão de nutrição for inadequada, induzindo um estado catabólico no corpo e desviando os nutrientes do crescimento. A desnutrição crônica está relacionada à doença com grau de inflamação leve a moderado. A perda de massa e função muscular pode ocorrer de forma insidiosa no estado de doença crônica ao longo de meses a anos e afeta a placa de crescimento por meio de vias independentes do fator de crescimento semelhante à insulina 1 (IGF-1) ou dependentes de IGF-1.[1,4,5]

Diferentemente da desnutrição primária, que apresenta um quadro clínico mais exuberante e de mais fácil identificação, crianças com desnutrição relacionada a doenças, dependendo da etiologia, podem parecer proporcionais e não ser diagnosticadas.[14] Clinicamente são crianças geralmente mais baixas do que outras crianças de sua faixa etária e que têm peso adequado para sua estatura, podem apresentar sinais de perda de gordura e de massa muscular, presença de deficiência de micronutrientes (p. ex., anemia), ou com atraso do desenvolvimento.[6,14]

Na desnutrição primária, com o tempo, dependendo da gravidade, é esperada uma recuperação do crescimento.

Contudo, a desnutrição secundária nem sempre pode ser imediatamente corrigida. A inflamação, por exemplo, pode limitar a eficácia das intervenções nutricionais. Primeiramente, devemos buscar diagnosticar a condição médica e tratá-la (p. ex., diagnosticar uma doença celíaca e retirar o glúten). Em situações em que uma condição médica crônica deve ser acompanhada em vez de corrigida, um objetivo razoável é otimizar a nutrição para que a criança fique menos desnutrida. Uma vez que a condição estivesse mais controlada, os objetivos podem ser modificados para alcançar uma recuperação nutricional e voltar crescer em seu padrão para a idade.[14,15]

O tratamento irá depender do mecanismo fisiopatológico da desnutrição. Na Figura 5 são sugeridas algumas intervenções. Deve-se enfrentar barreiras modificáveis para receber ingestão adequada, como: evitar a desconexão desnecessária da alimentação enteral, usar regimes de alimentação enteral noturna, adicionar suplementos modulares para aumentar a ingestão de energia ou proteína, usar gráficos de incentivos para atingir as metas nutricionais e realizar cardápio alimentar de melhor aceitação. Se aceitação por via oral não supre as necessidades calóricas, pode ser necessário fornecer a dieta por meio de tubo nasogástrico. A nutrição parenteral total, se disponível, pode ser usada para melhorar a nutrição em crianças que não toleram grandes quantidades de alimentos por via enteral.[14,15]

Às vezes, no entanto, a ingestão de calorias e proteínas pode já exceder as estimativas dietéticas, e fornecer mais não resultará em crescimento e sim em aumento da deposição de gordura ou piora das perdas. Por exemplo, no cenário de má-absorção, mudar para uma fórmula hidrolisada ou de aminoácidos é a intervenção preferida, não aumentando

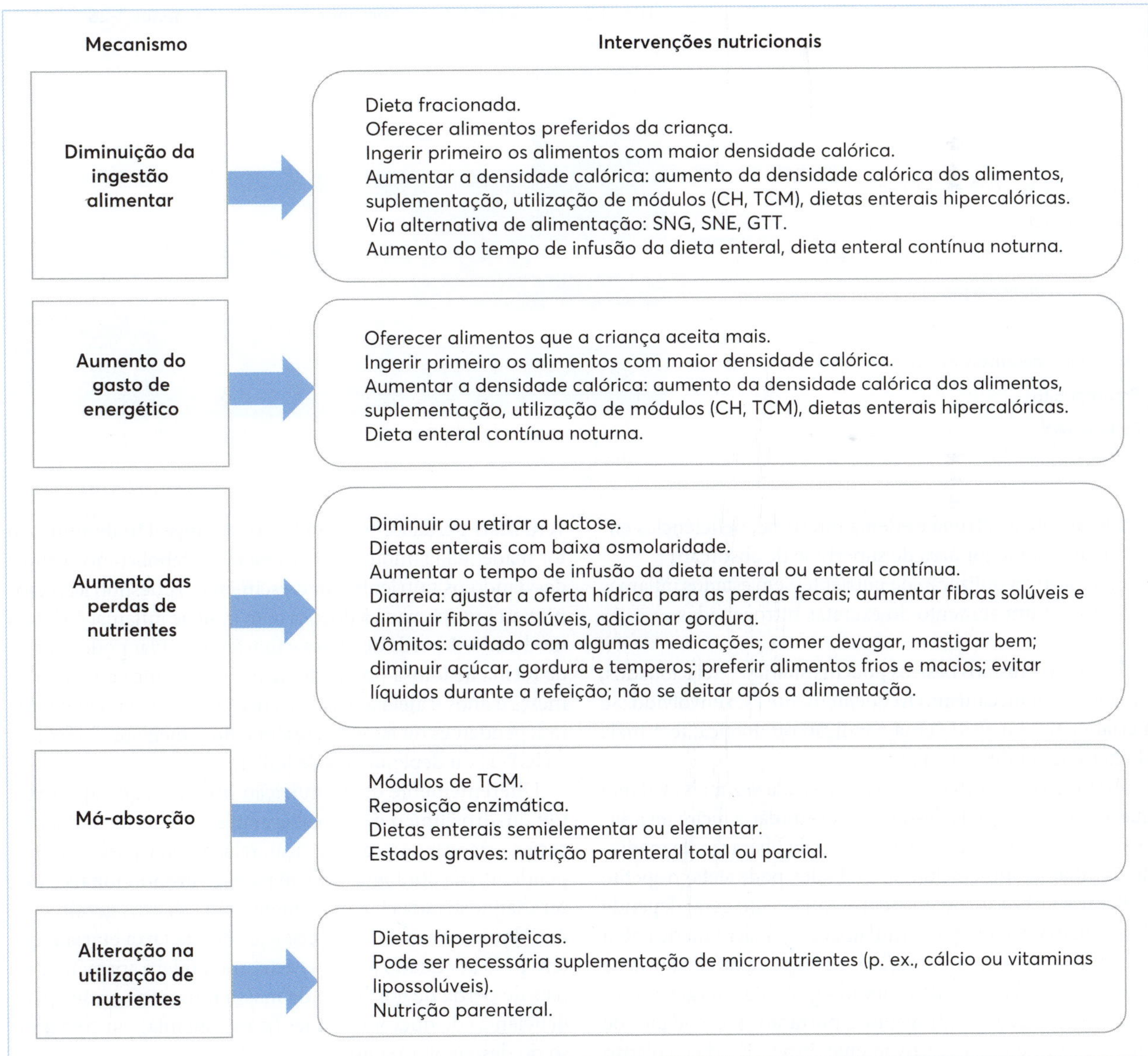

Figura 5 Intervenções nutricionais baseadas no mecanismo fisiopatológico da desnutrição secundária.
CH: carboidratos; GTT: gastrostomia; SNG: sonda nasogástrica; TCM: triglicerídeos de cadeia média.

as calorias. Por fim, os princípios do tratamento da desnutrição grave são semelhantes aos da desnutrição aguda primária grave.[14,15]

CONSIDERAÇÕES FINAIS

O pediatra tem papel importante na formação, treinamento da equipe multiprofissional, implantação das recomendações e tratamento adequado na desnutrição. Devido ao alto risco de morte, as crianças com desnutrição grave devem ser adequadamente diagnosticadas e não raras vezes necessitam de internação hospitalar até que esse risco diminua. O sucesso no cuidado da criança com desnutrição grave requer que problemas clínicos e sociais sejam identificados, prevenidos e resolvidos da melhor forma possível. Se a doença for abordada apenas do ponto de vista clínico, é provável que a criança tenha uma recaída quando voltar para casa, necessitando de nova internação.

Na desnutrição secundária, a identificação precoce é de extrema importância para uma adequada intervenção. Como a criança desnutrida é mais suscetível a processos infecciosos e apresenta uma série de particularidades fisiopatológicas, é de fundamental importância o diagnóstico, seguimento e cuidado adequados para reduzir o tempo de internação, a morbidade e a mortalidade.

REFERÊNCIAS BIBLIOGRÁFICAS

1. Mehta NM, Corkins MR, Lyman B, Malone A, Goday PS, Carney LN, et al. Defining pediatric malnutrition: a paradigm shift toward etiology-related definitions. JPEN J Parenter Enteral Nutr. 2013;37(4):460-81.
2. United Nations Children's Fund (Unicef), World Health Organization (WHO), International Bank for Reconstruction and Development / The World Bank. Levels and trends in child malnutrition: Unicef / WHO / World Bank Group Joint Child Malnutrition Estimates: key findings of the 2023 edition. New York: Unicef and WHO; 2023.
3. WHO guideline on the prevention and management of wasting and nutritional oedema (acute malnutrition) in infants and children under 5 years. Geneva: WHO; 2023.
4. Becker P, Carney LN, Corkins MR, Moncza J, Smith E, Smith SE, et al. Consensus statement of the Academy of Nutrition and Dietetics / American Society for Parenteral and Enteral Nutrition: indicators recommended for the identification and documentation of pediatric malnutrition (undernutrition). Nutr Clin Pract. 2015;30(1):147-61.
5. Primary and secondary malnutrition. Koletzko B, et al. (eds.). Pediatric nutrition in practice. World Rev Nutr Diet. Basel, Karger, 2015, v.113. p.139-46.
6. Bouma S. Diagnosing pediatric malnutrition: paradigm shifts of etiology-related definitions and appraisal of the indicators. Nutr Clin Pract. 2017;32(1):52-67.
7. Corkins MR. Why is diagnosing pediatric malnutrition important? Nutr Clin Pract. 2017;32(1):15-8.
8. Guideline: updates on the management of severe acute malnutrition in infants and children. Geneva: World Health Organization; 2013.
9. Herdes RE, Oliveira SB. 50 years ago in The Journal of Pediatrics: our evolving understanding of pediatric malnutrition. J Pediatr. 2021;235:137.
10. Brasil. Ministério da Saúde. Secretaria de Atenção à Saúde. Coordenação Geral da Política de Alimentação e Nutrição. Manual de atendimento da criança com desnutrição grave em nível hospitalar. Brasília, DF: Ministério da Saúde; 2005 (Série A. Normas e Manuais Técnicos).
11. Training course on the inpatient management of severe acute malnutrition: clinical instructor's guide. Geneva: World Health Organization; 2021 (Training course on the inpatient management of severe acute malnutrition). Licence: CC BY-NC-SA 3.0 IGO.
12. Training course on the inpatient management of severe acute malnutrition. Module 2. Principles of care. Geneva: World Health Organization; 2021 (Training course on the inpatient management of severe acute malnutrition). Licence: CC BY-NC-SA 3.0 IGO.
13. Sociedade Brasileira de Pediatria (SBP). Princípios da abordagem e tratamento da desnutrição grave em crianças. Documento científico n. 41, de 1 de fevereiro de 2023 do Departamento Científico de Nutrologia (gestão 2022-2024). Disponível em: https://www.sbp.com.br/imprensa/detalhe/nid/principios-da-abordagem-e-tratamento-da-desnutricao-grave-em-criancas/. Acesso em: 20 maio 2024.
14. Larson-Nath C, Goday P. Malnutrition in children with chronic disease. Nutr Clin Pract. 2019;34(3):349-58.
15. Hartman C, Shamir R. Nutrition and growth in chronic disease. World Rev Nutr Diet. 2018;117:84-110.

CAPÍTULO 6

DISLIPIDEMIA

Fernanda Luisa Ceragioli Oliveira
Maria Arlete Meil Schimith Escrivão
Carlos Alberto Nogueira-de-Almeida
Tulio Konstantyner

AO FINAL DA LEITURA DESTE CAPÍTULO, O PEDIATRA DEVE ESTAR APTO A:

- Reconhecer o risco aterosclerótico na infância.
- Identificar a causa e diagnosticar a dislipidemia.
- Orientar a alimentação e a atividade física no tratamento da dislipidemia.
- Prescrever o tratamento medicamentoso adequado da dislipidemia.
- Prevenir a dislipidemia secundária.

INTRODUÇÃO

A história natural da arteriosclerose inicia-se na infância, cabendo ao pediatra sua prevenção, em razão do risco de morbidade e mortalidade na fase adulta, acarretando alto custo à sociedade. Estudos epidemiológicos, como os de Bogalusa, Muscatine e Cincinatti, demonstraram fatores de riscos genéticos e ambientais para o desenvolvimento de arteriosclerose na população pediátrica.[1] Destacam-se o hábito alimentar e o estilo de vida entre os fatores de risco ambientais.[1] A dieta, o estado nutricional, a composição corporal e o sedentarismo estão associados ao perfil lipídico plasmático inadequado de crianças e adolescentes.[2]

O papel do pediatra é identificar os antecedentes familiares de dislipidemia primária ou doenças que possam desencadeá-la, a fim de orientar adequada nutrição e estímulo a estilo de vida saudável. Se o diagnóstico for realizado, deve iniciar o tratamento dietético, estimular atividade física regular e, se necessário, iniciar o tratamento medicamentoso.

Atualmente, preconiza-se a dosagem de não HDL-colesterol (não HDL-c) em exames de rotina para crianças de 8 a 11 anos e adolescentes acima de 17 anos, sendo considerado risco aterosclerótico quando a concentração sérica estiver maior que 145 mg/dL. A dosagem do não HDL-c não necessita de jejum.[1,2] Para as crianças mais jovens, se houver outros fatores de risco para dislipidemia, como antecedentes familiares, doenças ou uso de medicamentos, orienta-se solicitar perfil lipídico completo.[1] A Sociedade Brasileira de Cardiologia e a Sociedade Brasileira de Pediatria recomendam, na I Diretriz de Prevenção de Arteriosclerose na Infância e Adolescência, que a avaliação do perfil lipídico (triglicerídios, colesterol total e frações) deve ser realizada em todos os pacientes acima de 10 anos.[3] A conduta baseia-se no fato de que, nessa fase, ocorrem fatores fisiológicos de modificação do perfil lipídico, além de exposição a fatores de riscos ambientais, como tabagismo, álcool e uso de anticoncepcionais.

ETIOLOGIA

A dislipidemia pode ser primária ou secundária. Geralmente, as causas primárias decorrem de modificações genéticas do metabolismo lipídico, que podem sofrer influência do fator ambiental, como consumo inadequado de gordura na dieta. As causas secundárias de dislipidemias são hábitos de vida inadequados (dieta rica em carboidratos simples e/ou gorduras saturadas e trans, tabagismo e etilismo), síndromes, doenças crônicas e utilização de medicações de uso contínuo ou de longo prazo (Quadro 1).

A dislipidemia secundária da obesidade é a mais prevalente na população pediátrica e faz parte da síndrome metabólica do paciente obeso, que está envolvida na gênese da arteriosclerose com risco maior de ocorrência precoce de doenças cardiovasculares e morte. Caracteriza-se por aumento de triglicerídios, do VLDL-1 e remanescentes, além da quantidade de LDL-colesterol (LDL-c) de partículas densas e pequenas. Ocorre diminuição da produção da fração HDL-c. Assim, os valores de LDL-c e do colesterol total tendem a estar dentro dos valores adequados de referência.[6]

A hipercolesterolemia familiar heterozigótica é a dislipidemia primária mais comum na infância e na adolescência. Causada por defeito molecular, apresenta mais de 800 mutações, que afetam o processo de síntese do receptor do LDL-c. O defeito no receptor de LDL-c na grande parte das células do organismo acarreta prejuízo na endocitose da fração

Quadro 1 Causas de dislipidemias secundárias

Estilo de vida: dieta, inatividade física, tabagismo, obesidade, anorexia
Uso rotineiro de medicamentos: corticosteroides, ácido retinoico, estrógenos exógenos, drogas imunossupressoras (ciclosporina), inibidores de protease antiviral HIV, betabloqueadores, testosterona, contraceptivo oral, esteroides anabólicos
Doenças: metabólicas (diabete melito tipos 1 e 2, lipodistrofias), distúrbios hormonais (hipotireoidismo, síndrome de Cushing), depósito (síndromes de Gaucher, Juvenile-Sachs e Niemann-Pick), tratamento de neoplasias, síndrome de Kawasaki, inflamações crônicas (lúpus eritematoso sistêmico, artrite reumatoide), cardiopatia congênita (coarctação da aorta), hepáticas (cirrose, atresia biliar congênita), renais (insuficiência renal crônica)

Fontes: Expert Panel on Integrated Guidelines for Cardiovascular Health and Risk Reduction in Children and Adolescents Reduction in Children and Adolescents, 2011;[1] Kwiterovich, 2008;[2] American Heart Association, 1992;[4] Oliveira, Patin e Escrivão, 2010.[5]

LDL-c e na produção de colesterol endógeno, que seria controlado pelo receptor LDL-c hepático.[7-9] Tem herança autossômica codominante, cujo número de receptores de LDL-c teria 100% de comprometimento nos homozigóticos e 50% nos heterozigóticos. O diagnóstico de hipercolesterolemia familiar é realizado por meio de avaliação da história familiar de evento cardiovascular, exame físico e perfil lipídico. A análise do DNA para determinação genética das mutações funcionais do receptor LDL-c confirma o diagnóstico.

As manifestações clínicas dermatológicas, como xantomas tendinosos, surgem na infância na forma homozigota. Xantomas plantares e tuberosos na superfície extensora das mãos, dos joelhos, dos cotovelos e os xantelasmas do arco corneano aparecem na 1ª e na 2ª década de vida. O aparecimento de xantomas ocorre tardiamente na 3ª década. Na adolescência, podem-se observar depósitos de colesterol éster nos tendões e nos tecidos frouxos. Nos pacientes homozigotos, a doença arterial coronariana manifesta-se precocemente, sendo que 50% dos pacientes têm sintomatologia de angina *pectoris* aos 20 anos de idade. As doenças cardiovasculares atingem a forma heterozigótica na 4ª e 5ª décadas nos homens e na 5ª e 6ª décadas nas mulheres. Nos casos homozigóticos, as concentrações séricas de colesterol variam entre 500 e 1.000 mg/dL, sendo que o aumento da fração LDL-c atinge cerca de 600 mg/dL, a fração HDL-c apresenta concentrações abaixo da normalidade e a concentração de triglicerídios não está alterada. O colesterol total está elevado em torno de 235 mg/dL.[7,8]

DIAGNÓSTICO

O diagnóstico de dislipidemia deve ser efetuado após constatação de mais de uma mensuração de perfil lipídico alterado, coletado adequadamente no mesmo laboratório de análises clínicas, com ou sem jejum (Tabela 1). A fórmula utilizada para calcular o LDL-c modifica-se segundo o valor de triglicerídios acima de 400 mg/dL. Nesses casos, a fórmula de Martin deve ser utilizada em vez que da fórmula de Friedewald, frequentemente comum nos laboratórios de análises clínicas, após jejum de pelo menos 8 horas.[10]

Tabela 1 Valores de referência adequados para o perfil lipídico (mg/dL) com ou sem jejum, na faixa pediátrica de 2-19 anos

Perfil lipídico (mg/dL)	Em jejum	Sem jejum
Colesterol total	< 170	< 170
LDL-c	< 110	< 110
HDL-c	> 45	> 45
Triglicerídios 2-9 anos 10-19 anos	 < 75 < 90	 < 85 < 100
Não HDL-c	< 120	-
Apolipoproteína B	< 90	-

Fonte: SBP, 2007.[10]

Considera-se perfil lipídico alterado quando um ou mais valores séricos de triglicerídios, colesterol total e frações estiverem com valores inadequados.[2,3,6] A Sociedade Brasileira de Pediatria e a Sociedade Brasileira de Cardiologia recomendam a classificação da I Diretriz Brasileira sobre Dislipidemia e Prevenção da Aterosclerose (Tabela 2) para determinação do perfil lipídico da criança maior de 2 anos e do adolescente até 19 anos.[3] Outros valores do perfil lipídico também podem ser utilizados, com valores de normalidade para colesterol total e suas frações não HDL-c, apolipoproteína AI e B (Apo-AI e Apo-B) para crianças e adolescentes (Tabela 3).[2] A fração não HDL-c (fração aterogênica do colesterol: LDL-c e VLD-c) deve ser utilizada como triagem universal e não necessita de jejum (Tabela 4).[1] O diagnóstico de dis-

Tabela 2 Valores séricos do perfil lipídico para crianças acima de 2 anos e adolescentes

Perfil lipídico (mg/dL)	Desejáveis	Valores limítrofes	Alterados
Colesterol total	< 150	150-169	> 170
LDL-c	< 100	100-129	≥ 130
HDL-c	≥ 45		
Triglicerídios	< 100	100-129	≥ 130

Fonte: Giuliano et al., 2005.[3]

Tabela 3 Perfil lipídico: valores de referência para crianças e adolescentes

Perfil lipídico (mg/dL)	Adequado	Limítrofe	Alterado
Colesterol total	< 170	170-199	≥ 200
LDL-c	< 110	110-129	≥ 130
Não HDL-c	< 120	120-144	≥ 145
Triglicerídios 0-9 anos 10-19 anos	 < 75 < 90	 75-99 90-129	 ≥ 100 ≥ 130
HDL-c	> 45	45-40	< 40
Apolipoproteína B	< 90	90-109	> 110
Apolipoproteína AI	> 120	110-120	< 110

Fonte: Kwiterovich, 2008.[2]

Tabela 4 Triagem universal para identificação precoce de dislipidemia

Idade	Conduta
Até 2 anos	Sem triagem universal para perfil lipídico
2-8 anos	Perfil lipídico completo, somente nas condições de risco cardiovascular
9-11 anos	Triagem universal com dosagem de não HDL-c Se estiver aumentado (≥ 145 mg/dL) → perfil lipídico completo*
12-16 anos	Perfil lipídico completo somente nas condições de risco cardiovascular.
17-21 anos	Triagem universal com dosagem da fração não HDL-c Se estiver alterado (≥ 145 mg/dL) → perfil lipídico completo*

Fonte: Expert Panel on Integrated Guidelines for Cardiovascular Health and Risk Reduction in Children and Adolescents Reduction in Children and Adolescents, 2011.[1]

lipidemia deve ser realizado solicitando perfil lipídico com 8 a 12 horas de jejum. A Figura 1 descreve resumidamente o algoritmo de diagnóstico e conduta das dislipidemias.[1,2,4,5]

NUTRIÇÃO

Famílias com história positiva de doenças cardiovasculares, pais com dislipidemias ou outras doenças, que podem desencadear o desenvolvimento de arteriosclerose, devem estabelecer precocemente medidas preventivas para reduzir o risco de morbimortalidade de seus filhos.

A prevenção deve iniciar no período de preconcepção, preocupando-se com o estado nutricional, os hábitos alimentares e a atividade física regular dos futuros pais. O aleitamento materno exclusivo dos filhos e a alimentação adequada da lactante também colaboram para favorecimento de um perfil lipídico adequado e menor risco de adiposidade do lactente.[11-13] Este benefício parece também se aplicar para a lactante em relação a dislipidemia materna.[14]

Modificações na dieta e no comportamento da criança só são viáveis quando há mudanças no hábito alimentar e no estilo de vida de toda a família.[15] O consumo exagerado de alimentos industrializados, que apresentam maior densidade energética, teor de sal, açúcar, gorduras saturadas e trans está associado a perfil lipídico inadequado e maior risco de doença cardiovascular.[16] Em estudo realizando necrópsia em adolescentes que morreram após traumatismo, observou-se associação entre o perfil lipídico, a pressão arterial sistólica e o grau de arteriosclerose coronariana.[17]

A orientação dietética considera a alimentação saudável da família, visando a peso corpóreo adequado, perfil lipídico e níveis pressóricos sanguíneos desejáveis:[15,18]

- Monitorar a necessidade energética adequada para crescimento e desenvolvimento.
- Incentivar o consumo de frutas, vegetais, legumes, grãos integrais, produtos derivados de leite e carnes (peixes, aves e bovinos).
- Limitar o consumo das gorduras provenientes dos ácidos graxos trans (1% do valor energético total).
- Limitar a ingestão de sal a 5 g/dia (1 colher de café/dia)
- Limitar o consumo de carboidratos simples a 10% (açúcar, frutose, glicose, dextrinomaltose).

O balanceamento da dieta com adequada proporção de proteína (15 a 12% do total de energia), carboidratos (50 a 60% do total das calorias) e lipídios (30%) parece ser o modo mais prudente de prevenir arteriosclerose nas crianças (maiores de 2 anos) e nos adultos na população geral.[15,18]

Não se recomenda restrição do valor energético total de gordura para crianças menores de 2 anos.[19] Grandes modificações na qualidade de gordura na alimentação de lactentes podem causar danos significativos na composição e na função das membranas celulares, podendo afetar o desenvolvimento neurológico e da retina, além de modificar as respostas inflamatórias e imunológicas. Sabe-se que, nessa fase, as necessidades dos lactentes estão aumentadas em razão do crescimento e do desenvolvimento, pois o colesterol tem função primordial na membrana celular e na produção de hormônios esteroides. Os lactentes alimentados com leite materno possuem concentrações plasmáticas de colesterol muito maiores que os lactentes alimentados com fórmulas lácteas, ricas em óleos vegetais poli-insaturados e baixo colesterol. As vantagens do aleitamento materno e sua excelente condição de nutrição e crescimento, durante os primeiros meses de vida, garantem que qualquer modificação na alimentação deve ser feita somente após o 6º mês de vida. Exceções podem ocorrer quando o lactente apresentar doenças do metabolismo lipídico, como concentrações de triglicerídios acima de 500 mg/dL ou LDL-c acima de 300 mg/dL. Estes lactentes devem ser avaliados e conduzidos por especialistas em lipídios.

A atividade física auxilia a controlar o peso corpóreo, melhora o condicionamento físico (cardiorrespiratório), melhora a resistência à insulina, adequa a pressão arterial, colabora para a diminuição de LDL-c e triglicerídios e aumenta o HDL-c.[20] A recomendação atual sugerida pela Academia Americana de Cardiologia e pela Academia Americana de Pediatria é que a atividade física seja diária, com redução do tempo gasto com atividades sedentárias (até 2 horas/dia). Preconiza-se que haja avaliação de atividade física em toda consulta com profissional de saúde:[18]

- Para crianças menores de 2 anos, deve-se abolir o tempo gasto em telas como vídeo e desenhos.
- Para crianças menores de 5 anos, as medidas recomendadas são atividades lúdicas em ambiente seguro, com espaço, de preferência em atividade familiar pelo menos 1 vez/semana, tempo gasto em atividades com tela menor que 2 horas/dia e não colocar televisão no quarto.
- Para crianças maiores de 6 anos, recomenda-se a realização de atividade física por 1 hora/dia, moderada a intensa; atividade intensa musculoesquelética por 3 vezes/semana e redução para 2 horas/dia de atividade sedentária.

Escolares com não HDL-c > 145 mg/dL (sem jejum)
Adolescentes
História familiar positiva para DCV
Pais com dislipidemia
Dislipidemia secundária
Condições clínicas:

- Distúrbios nutricionais → obesidade
- Uso regular de medicação
- Doenças metabólicas, renais/hepáticas
- Alterações hormonais

Jejum 8 a 12 horas:
CT, TG, LDL-c, HDL-c
Repetir e usar as médias

TG > 500 mg/dL
LDL-c > 250 mg/dL → **Encaminhar ao Especialista**

LDL-c < 110 mg/dL, TG < 100 mg/dL (< 10 anos) e TG < 130 mg/dL (10-19 anos)

- Repetir em 1 ano
- Educação nutricional
- Abolir fatores de risco e mudar estilo de vida

LDL-c entre 110-130 mg/dL

- Reavaliar estilo de vida a cada 3 meses
- Repetir perfil lipídico em 1 ano
- Orientar fatores de risco
- Tratamento: dieta mais restrita aliada à atividade física

TG ≥ 100 mg/dL (< 10 anos) e ≥ 130 mg/dL (10-19 anos)

- Reavaliar estilo de vida a cada mês
- Repetir perfil lipídico a cada 3 meses
- Perda de peso, se necessário
- Modificação do medicamento uso contínuo, se possível
- Monitorar e controlar a doença gênese da hipertrigliceridemia, se possível
- Orientar dieta específica para alteração de TG:
  - Aumentar oferta de peixe na dieta
  - Diminuir consumo de carboidratos simples – 10% do valor energético total
  - Limitar consumo de gordura a 30% do valor energético total
  - Evitar consumo excessivo de energia

LDL c > 130 mg/dL

- Reavaliar estilo de vida mensalmente
- Repetir perfil lipídico a cada 3 meses
- Avaliar causa primária ou secundária
- Triagem de toda família
- Intervenção clínica agressiva:
  - Dietoterapia mais restritiva e atividade física regular
  - Meta: mínima < 130 mg/dL
  - Menores de 10 anos: redução 50% LDL-c
  - Ideal < 110 mg/dL

Terapia medicamentosa + Dietoterapia + Atividade física

- LDL-c ≥ 190 mg/dL
- LDL-c ≥ 160 mg/dL associada a outros fatores de risco para DCV:
  - História familiar positiva
  - Evento precoce DCV nos pais
  - Síndrome metabólica
  - Tabagismo
- LDL-c ≥ 130 mg/dL – diabete melito
- TG > 500 mg/dL / > 1.000 mg/dL pós-prandial } Alto risco de pancreatite

Figura 1 Algoritmo para diagnóstico e tratamento de dislipidemia.

DCV: doenças cardiovasculares; TG: triglicerídios.
Fontes: Oliveira, Patin e Escrivão, 2010;[5] Kwiterovich, 2008;[2] Expert Panel on Integrated Guidelines for Cardiovascular Health and Risk Reduction in Children and Adolescents Reduction in Children and Adolescents, 2011.[1]

- Para adolescentes, recomendam-se exercícios repetitivos com moderada intensidade (10 a 15 vezes), associados à atividade aeróbica.

TRATAMENTO

A maioria das crianças que requer tratamento e acompanhamento por dislipidemia apresenta perfil lipídico com concentração de LDL-c e/ou triglicerídios alterados, sendo que, no segundo perfil, associa-se redução da fração HDL-c.

Tratamento dietético

Deve ser o primeiro passo em crianças e adolescentes com alteração lipídica, modificando-se a dieta conforme a lipoproteína alterada (LDL-c ou VLDL-c/TG). Enfatiza-se a preocupação da redução de gorduras para menos de 25% do valor energético total diário (VET), pois compromete o crescimento e o desenvolvimento.[19] A quantidade de minerais e de vitaminas deve ser adequada para promover crescimento e desenvolvimento normais, além de que muito micronutrientes são potentes antioxidantes exógenos, que colaboram na proteção do desenvolvimento do processo arteriosclerótico.

A meta a ser atingida é a normalização dos valores séricos:

- Triglicerídios < 100 mg/dL (< 10 anos) e < 130 mg/dL (10 a 19 anos).
- LDL-c < 130 mg/dL.

Nas dislipidemias primárias com alteração de LDL-c, alguns autores preconizam redução de 30 a 50% do valor do LDL-c nos adolescentes de 10 a 14 anos, para posteriormente atingir a meta.[21] As crianças maiores de 2 anos de idade com aumento da fração LDL-c, com elevação da Apo-B e diminuição da fração HDL-c são orientadas a seguir a fase II, que se constitui em dieta normocalórica e com restrição lipídica (Tabela 5).[1,2,4,5,21,22] O consumo de fibra solúvel auxilia na diminuição do LDL-c, assim como a utilização de fitosteróis (2 g/dia), que contribui para a redução de 10 a 15% do LDL-c.[1,2,4,5,21,22] A indicação de margarinas enriquecidas com fitosteróis limita-se aos pacientes dislipidêmicos com a finalidade de reduzir LDL-c e não tem ação preventiva. A utilização de aveia nas preparações como vitaminas de frutas, bolos, frutas e nas refeições auxilia a reduzir o LDL-c. Atua como fibra funcional e possui betaglutana (flavonoide).[23]

Nas crianças e nos adolescentes com hipertrigliceridemia[1,2,4,5,21,22], deve-se aumentar a oferta de peixe na dieta (aumentando o consumo de ácidos graxos ômega 3), diminuir o consumo de carboidratos simples, limitar o consumo de gordura a 30% do VET diário e evitar o consumo excessivo de energia. Nessas crianças, deve-se atentar para o consumo de açúcar, glicose e frutose presentes em alimentos industrializados (bebidas, sucos, refrigerantes, doces, balas, gomas de mascar, bolos prontos, pão doce), pois o excesso desses carboidratos contribui para maior elevação de triglicerídios. O incremento do consumo de carboidratos complexos e integrais (arroz, aveia, batata) e a ingestão de fibras (idade + 5 g/dia, dose máxima de 25 g/dia) devem ser sempre incentivados. Frutas, grãos (soja, linhaça) e cereais (aveia) colaboram para o aumento da ingestão diária de fibras. Deve-se abolir o suco de frutas e água de coco, por sua alta concentração de frutose e glicose, respectivamente.

Tabela 5 Orientação nutricional na prevenção e tratamento da dislipidemia

Fase I – Prevenção	Fase II – Tratamento
Gordura: 30% do VET	Gordura: 30% do VET
• Saturada: < 10% do VET	• Saturada: < 7% do VET
• Poli-insaturada: 10% do VET	• Poli-insaturada: 10% do VET
• Monossaturada: 10-15% do VET	• Monossaturada: 10-15% do VET
• Trans: < 1% do VET	• Trans: < 1% do VET
• Colesterol: < 300 mg/dia	• Colesterol: < 200 mg/dia
Carboidratos: 50-60% do VET	Carboidratos: 50-60% do VET
Carboidratos simples (sacarose, frutose, glicose, maltodextrina): < 10% do VET	Carboidratos simples (sacarose, frutose, glicose, maltodextrina): < 10% do VET
Proteína: 10-12% do VET	Proteína: 10-12% do VET

VET: valor energético total diário.
Fontes: American Heart Association, 1992,[4] Expert Panel on Integrated Guidelines for Cardiovascular Health and Risk Reduction in Children and Adolescents Reduction in Children and Adolescents: Summary Report, 2011.[1]

A meta dietética pode ser atingida utilizando-se alguns pontos essenciais:

1. Evitar o consumo de alimentos com alto teor lipídico e de carboidratos simples (industrializados).
2. Trocar alguns alimentos ricos em gorduras saturadas e trans por gorduras poli-insaturadas (peixes, azeites, frutas como abacate).
3. Escolher alimentos contendo alto teor de carboidratos complexos e fibras (frutas, grãos, leguminosas, cereais, como aveia e arroz integral).

Se o objetivo principal é a educação nutricional dessas crianças, deve-se ensiná-las "o quê" e "quanto" comer, assim como para toda família. Este parece ser o modo mais eficiente de controlar o hábito alimentar. Modelo educacional parece facilitar o tratamento dietético: o primeiro ponto a ser atingido é o conhecimento, por parte dos pais e do paciente, dos alimentos preferidos, identificando aqueles com altos teores de gordura, principalmente aqueles com alto teor de gorduras saturada e trans, aprendendo, assim, a trabalhar com esses novos conceitos. O segundo passo consiste em ensinar os pais e o paciente como reduzir a ingestão de gordura, como realizar a adequação à qualidade dos ácidos graxos (priorizando peixes, pelo ômega-3; azeite, amendoim, abacate, pelos monossaturados), como ler e entender os rótulos dos alimentos, como fazer substituições adequadas, como fazer refeições fora de casa e como modificar receitas.

O pediatra deve explicar ao paciente e a sua família que o consumo diário de manteiga, margarina ou creme vegetal

deve ser monitorado e limitado. Infelizmente, as melhores opções disponíveis no mercado brasileiro exigem maior poder aquisitivo para obtenção desses produtos. Por meio de novos processos de interesterificação das gorduras do leite de vaca e dos óleos vegetais (milho), conseguiu-se aumentar a consistência da mistura sem a utilização de ácidos graxos trans.

A substituição dos alimentos consiste em manter a escolha de alimentos preferenciais e substituí-los por alimentos com restrição lipídica; um exemplo é a troca de leite integral por derivados semidesnatados. A escolha de leite semidesnatado e derivados deve-se à quantidade de vitaminas lipossolúveis e carotenoides contidos nesses alimentos, que têm função de combater os radicais livres como antioxidantes exógenos.

Com a finalidade de reduzir a ingestão lipídica, deve-se optar por: diminuir a ingestão de gorduras visíveis (limitando o consumo de óleos vegetais, margarina, temperos de salada, maionese, cremes, molhos e manteiga); reduzir as gorduras invisíveis (limitando o consumo de alimentos panificados industrializados, biscoitos, salgadinhos); evitar carnes processadas; utilizar leite semidesnatado e derivados; escolher a carne mais magra e fazer prevalecer as preparações que não necessitem de fritura (ferver, grelhar, cozinhar e assar). Evitar alimentos industrializados enlatados, congelados ou pré-preparados com óleos (girassol, algodão, milho, coco) ou margarinas ou banhas de animais (ditas naturais) ou gordura trans. Escolher preparações que contenham água como veículo, por exemplo, o atum. Deve-se utilizar leite semidesnatado em todas as preparações como pudins e bolos. Reduzir ou abolir a quantidade de óleos vegetais na preparação dos molhos e dos alimentos, preferindo o uso de óleo de soja ou canola, por apresentar maior quantidade de ácidos graxos poli-insaturados ômega 3 (ácido graxo essencial linolênico). Utilizar azeite de oliva (gordura monossaturada) para preparo de saladas e molhos, por seu efeito benéfico nas lipoproteínas e sua ação antioxidante.

Outras trocas de alimentos propiciam melhor escolha; por exemplo, alimentos de alto teor de lipídios, como amendoim, nozes, pipoca de micro-ondas substituídos por pipocas caseiras (preparadas na panela com pouco óleo ou água ou sem nada), além de escolher iogurtes congelados desnatados em vez de sorvetes.

O hábito da família de consumir grandes quantidades de embutidos (salsicha, presunto, linguiça, mortadela) e industrializados (pipocas de micro-ondas ou do cinema, bolos, tortas, bolachas, lasanhas) também contribui para aumento do LDL-c. O primeiro grupo de alimentos de origem animal é rico em gordura, principalmente a saturada, enquanto o segundo grupo também tem alto teor em gordura e gordura trans. A solução é diminuir a frequência de consumo desses alimentos semanais e, aos poucos, aboli-los.

A exclusão envolve certos grupos de alimentos, como petiscos amanteigados e salgadinhos, sendo especialmente difícil retirar da dieta da criança alimentos prediletos ou aqueles que os amigos ou irmãos consomem muito. A intervenção dietética deve envolver toda família. Nesse impasse, orienta-se a família a abolir ou diminuir a frequência do consumo desse alimento em casa.

O conhecimento da alimentação das crianças em casa e na escola torna-se fundamental para interferir no hábito familiar, pois a orientação específica para cada família é o único meio de conseguir o sucesso terapêutico. Uma eficiente conduta terapêutica dietética, com objetivo de modificar o hábito e o estilo de vida familiar, deve, sempre que possível, ser complementada por apoio nutricional, psicológico e de assistência social para obtenção de sucesso pleno.

Crianças e adolescentes com dislipidemias também são orientados a praticar atividade física regular, seguindo as propostas descritas para a população geral.[18]

Terapia medicamentosa

Deve ser utilizada nas crianças maiores de 10 anos de idade que não responderam adequadamente após 6 meses de tratamento dietético e mudança do estilo de vida adequados, permanecendo com valor plasmático da fração LDL-c acima de 190 mg/dL ou acima de 160 mg/dL com história familiar de evento precoce, sugerindo alto risco de desenvolver doença cardiovascular precocemente.

Os medicamentos utilizados no tratamento das dislipidemias atuam diretamente no aumento da excreção ou do metabolismo da fração LDL-c, reduzindo a produção dessa fração. Os critérios para tratamento medicamentoso são os mesmos do consenso de 1992[4], porém a droga de primeira escolha é a estatina. Nas crianças menores, a primeira escolha ainda consiste nos sequestradores de ácidos biliares, mesmo com efeito colateral de manifestações gastrintestinais.[4]

Crianças com anormalidades do perfil lipídico aliadas à presença adicional de fatores de risco podem ter seu ponto de corte da concentração sérica de LDL-c reduzido (LDL-c ≥ 160 mg/dL) para iniciar terapia medicamentosa. São considerados fatores de risco:[1,2,4]

- História familiar marcante de doença ou evento cardiovascular precoce.
- Associação com concentração de HDL-c abaixo do normal, valores elevados de triglicerídios e presença de partículas de LDL-c de tamanho pequeno.
- Associação à obesidade e presença de síndrome metabólica.
- Presença de outra condição médica associada ao aumento do risco de arteriosclerose, como diabetes, síndrome imunodeficiência adquirida (Aids), lúpus eritematoso sistêmico, transplante de órgão ou câncer.
- Presença de hipertensão arterial.
- Tabagismo, assim como exposição passiva ao fumo.
- Presença de outros marcadores, como elevação de homocisteína e proteína C-reativa.

As estatinas são consideradas a primeira opção para o tratamento medicamentoso em hipercolesterolemia familiar em crianças e adolescentes.[1,2,4,5,24] A estatina é um inibidor da HMG-CoA redutase, que bloqueia a síntese do colesterol. A

redução da biossíntese total do colesterol acarreta resposta das células e dos órgãos, aumentando a síntese dessa enzima e do receptor LDL-c. A concentração sérica de colesterol diminui à custa da remoção da fração LDL-c aumentada no fígado, decorrente do incremento dos receptores LDL-c. Essa medicação parece baixar as concentrações séricas de triglicerídios em 15 a 25%, do colesterol total em 21 a 32% e da a fração LDL-c em 25 a 39%, além de aumentar a fração HDL-c em 5 a 10%. Os efeitos colaterais das estatinas incluem hepatotoxicidade com aumento das transaminases (geralmente transitório), miotoxicidade com mialgia e/ou raramente rabdomiólise e ainda teratogenicidade. Adolescentes do sexo feminino em uso de estatinas devem estar devidamente orientadas quanto aos métodos contraceptivos. Podem ocorrer ainda interações medicamentosas com aumento do risco de toxicidade (macrolídios, antifúngicos, inibidores de protease, bloqueadores do canal de cálcio e ciclosporina), com diminuição da concentração sérica das estatinas (rifampicina, barbitúricos e carbamazepina). Sua eficácia e segurança em crianças e em adolescentes são similares às encontradas em adultos. Deve-se monitorar a função hepática e as enzimas musculares. Queixas como insônia, cefaleia e sintomas gastrintestinais foram observados com o uso desse medicamento. Existem estatinas aprovadas pela Food and Drug Administration (FDA) nos EUA para o uso clínico pediátrico, como sinvastatina, lovastatina, atorvastatina e pravastatina. A preferência atual é a atorvastatina ou a pravastatina.

A American Heart Association desenvolveu manual para uso de estatinas em crianças. Suas recomendações incluem os critérios de seleção (idade e concentração sérica de LDL-c), podendo ser influenciado pela presença e magnitude de outros fatores de risco para doença cardiovascular, assim como a presença de xantomas cutâneos. Importante incluir pais e familiares na decisão do tratamento.[1,4,24]

Em geral, o tratamento medicamentoso não deve ser iniciado antes dos 10 anos em meninos e antes da menarca nas meninas, devendo-se aguardar o estágio puberal de Tanner igual ou maior que II.[24] Crianças com dislipidemias familiares graves devem ser avaliadas de forma individualizada em relação à idade de início, ponderando-se os riscos e os benefícios do tratamento medicamentoso precoce.[25] Doença hepática, insuficiência renal, miopatia e gravidez constituem contraindicações para o tratamento medicamentoso com estatinas. Os pacientes em tratamento com estatinas devem ser monitorados quanto a crescimento (estatura, peso, índice de massa corporal), maturação sexual e desenvolvimento (estádio puberal de Tanner). Dosagens laboratoriais bioquímicas (creatinina fosfoquinase, alanina aminotransferase e aspartato aminotransferase) devem ser solicitadas a cada 3 ou 6 meses.

A dieta deve ser monitorada, estimulando-se o baixo teor de lipídio e deixando clara sua importância para o sucesso do tratamento. As crianças devem ser aconselhadas sobre outros fatores de risco, como ganho de peso, tabagismo e sedentarismo. Embora haja estudos que mostrem segurança e efetividade do tratamento com estatinas em crianças, a ausência de estudos em longo prazo leva essas recomendações a ser usadas com critério. A Tabela 6 mostra as doses das estatinas mais comumente usadas.[26]

Tabela 6 Doses das estatinas mais comumente usadas em pediatria de acordo com a idade.

Estatina	Idade (anos)	Dose (mg/dia)
Atorvastatina*	10	10-20
Fluvastatina	10	20-80
Lovastatina	10	10-40
Pravastatina*	8-13 ≥ 14	20 40
Rosuvastatina	10	5-20
Sivastatina	10	10-40

*Escolhas de preferência: atorvastatina ou pravastatina.
Fonte: Belay, Belamarich e Tom-Revzon, 2007.[26]

Há poucos estudos com tratamento medicamentoso para dislipidemia na síndrome metabólica. Em adultos, as drogas mais utilizadas para dislipidemia secundária à síndrome metabólica são os fibratos e as estatinas. O uso da metformina, utilizada para tratar a diabetes melito tipo 2, pode auxiliar no controle do perfil lipídico, pois atua diminuindo os ácidos graxos livres plasmáticos.[27]

Os fibratos são medicamentos derivados do ácido fíbrico, com mecanismo de ação complexo, que age reduzindo as concentrações séricas de triglicerídios e aumentando as concentrações séricas de HDL-c.[1,2,4,5,20,21,24] Esta classe de drogas deve ser usada preferencialmente em crianças e adolescentes com elevação grave de triglicerídios, com alto risco de desenvolverem pancreatite (TG ≥ 500 mg/dL).[1,2,4,5,20,21] Podem ainda causar diminuição nas concentrações séricas de LDL-c. A dose recomendada do benzofibrato e do ciprofibrato é de 5 a 20 mg/kg/dia (máximo 20 kg) para crianças e adolescentes. Nos adolescentes, observa-se uso de doses maiores chegando a 1.000 mg/dia. Os efeitos colaterais incluem: elevação das transaminases e creatinoquinases, miopatia e rabdomiólise, principalmente quando combinado ao uso de estatinas. Aumento de creatinina pode ser observado no uso de fibratos, sendo que, nos casos de doenças renais, a dose deve ser ajustada para cada doença renal.[28]

Inibidores da PCSK9 (enzima que degrada os receptores hepáticos de LDL-c) representam uma nova classe de fármacos com elevada capacidade de redução da LDL. Entretanto, sua indicação de uso na idade pediátrica ainda necessita de mais estudos de eficácia e segurança.[29]

CONSIDERAÇÕES FINAIS

A dislipidemia representa um dos distúrbios nutricionais decorrentes da influência genética e é potencializada pelo hábito alimentar e pelo estilo de vida, acarretando modificações no metabolismo lipídico. O pediatra deve prevenir a ocorrência, estimulando estilo de vida saudável nas fases

precoces de vida e, se necessário, diagnosticando, por meio de investigação de fatores de risco. Se a doença estiver instalada, deve introduzir a terapia nutricional, estimular a atividade física e monitorar o paciente. O tratamento medicamentoso deve ser indicado com critérios rígidos.

REFERÊNCIAS BIBLIOGRÁFICAS

1. Expert Panel on Integrated Guidelines for Cardiovascular Health and Risk Reduction in Children and Adolescents Reduction in Children and Adolescents: Summary Report. Expert Panel on Integrated Guidelines for Cardiovascular Health and Risk. Pediatrics. 2011;128:S213-S55.
2. Kwiterovich PO. Clinical and laboratory assessment of cardiovascular risk in children: Guidelines for screening, evaluation, and treatment. J Clin Lipidol. 2008;2(4):248-66.
3. Giuliano IC, Caramelli B, Pellanda L, Duncan B, Mattos S, Fonseca FH. I Guideline for preventing atherosclerosis in childhood and adolescence. Arq Bras Cardiol. 2005;85(Suppl 6):4-36.
4. American Heart Association. National Heart, Lung and Blood Institute. National Cholesterol Education Program Expert: Painel on blood cholesterol levels in children and adolescents. Washington DC: Department of Health and Human Services; 1992.
5. Sociedade Brasileira de Pediatria (SBP). Guia Prático de Atualização. Departamento Científico de Endocrinologia. Novas orientações sobre o jejum para determinação laboratorial do perfil lipídico. Publicado em: 2/7/2007. Disponível em: https://www.sbp.com.br/fileadmin/user_upload/19922c-GPA_Jejum_para_Perfil_Lipidico.pdf.
6. Raal FJ. Pathogenesis and management of the dyslipidemia of the metabolic syndrome. Metab Syndr Relat Disord. 2009;7(2):83-8.
7. Chacra APM. Hipercolesterolemia familiar homozigótica. In: Martinez TLR, Lopes AC. Dislipidemias: da teoria à prática. São Paulo: Atheneu; 2004. p.305-15.
8. Fernandes SC, Chacra APM. Hipercolesterolemia familiar heterozigótica In: Martinez TLR, Lopes AC. Dislipidemias da teoria à prática. São Paulo: Atheneu; 2004. p.317-29.
9. Wiegman A, Gidding SS, Watts GF, Chapman MJ, Gisberg HN, Cuchel M, et al. Familial hypercholesterolaemia in children and adolescents: gaining decades of life by optimizing detection and treatment. Eur Heart J. 2015;36(36):2425-37.
10. Oliveira FL, Patin RV, Escrivão MA. Atherosclerosis prevention and treatment in children and adolescents. Expert Rev Cardiovasc Ther. 2010;8(4):513-28.
11. Vard B, Adham A, Riahi R, Karimi G, Motlagh ME, Heshmat R, et al. Association of early life factors with dyslipidemia in children and adolescents: The CASPIAN-V study. Health Promotion Perspectives. 2020;10(4):349-58.
12. Shalitin S, Battelino T, Moreno LA. Obesity, metabolic syndrome, and nutrition. In: Koletzko B, Shamir R, Turck D, Phillip M. Nutrition and growth: yearbook. World Review of Nutrition and Dietetics. 2017;116:16-51.
13. Schneider-Worthington CR, Bahorski JS, Fields DA, Gower BA, Fernández JR, Chandler-Laney PC. Associations among maternal adiposity, insulin, and adipokines in circulation and human milk. Journal of Human Lactation. 2020;;890334420962711.
14. Cho, S Han, E. Association of breastfeeding duration with dyslipidemia in women aged over 20 years: Korea National Health and Nutrition Examination Survey 2010-2014. J Clin Lipidol. 2018;12(2):437-46.
15. Hayman LL. Prevention of atherosclerotic cardiovascular disease in childhood. Curr Cardiol Rep. 2020;22(9):86.
16. Beserra JB, Soares NI da S, Marreiros CM, Carvalho CMRG, Martins MCC, Freitas BJSA, et al. Do children and adolescents who consume ultra-processed foods have a worse lipid profile? a systematic review. Ciência & Saúde Coletiva. 2020;25:4979-89.
17. McMahan CA, Gidding SS, Malcolm GT, Schreiner PJ, Strong JP, Tracy RE, et al. Pathobiological Determinants of Atherosclerosis in Youth (PDAY) Research Group. Comparison of coronary heart disease risk factors in autopsied young adults from the PDAY Study with living young adults from the CARDIA study. Cardiovasc Pathol. 2007;16(3):151-8.
18. Daniels SR, Pratt CA, Hayman LL. Reduction of risk for cardiovascular disease in children and adolescents. Circulation. 2011;124:1673-86.
19. Uauy R, Castillo C. Lipid requirements of infants: implications for nutrient composition of fortified complementary foods. J Nutr. 2003;133:2962S-72S.
20. Iughetti L, Predieri B, Bruzzi P, Balli F. Approaches to dyslipidemia treatment in children and adolescents. Expert Rev Endocrinol Metab. 2008;3(5):615-33.
21. Descamps OS, Tenoutasse S, Stephenne X, Gies I, Beauloye V, Lebrethon MC, et al. Management of familial hypercholesterolemia in children and young adults: consensus paper developed by a panel of lipidologists, cardiologists, pediatricians, nutritionists, gastroenterologists, general practitioners and a patient organization. Atherosclerosis. 2011;218(2):272-80.
22. Lichtenstein AH, Appel LJ, Brands M, Carnethon M, Daniels E, Franch HA, et al. Diet and lifestyle recommendations revision 2006. A scientific statement from the American Heart Association Nutrition Committee. Circulation. 2006;114:82-96.
23. Queenan KM, Stewart ML, Smith KN, Thomas W, Fulcher RG, Slavin JL. Concentrated oat β-glucan, a fermentable fiber, lowers serum cholesterol in hypercholesterolemic adults in a randomized controlled trial. Nutr J. 2007;6:6-13.
24. McCrindle BW, Urbina EM, Dennison BA, Jacobson MS, Steinberger J, Rocchini AP, et al. Drug therapy of high-risk lipid abnormalities in children and adolescents. A scientific statement from the American Heart Association Atherosclerosis, Hypertension, and Obesity in Youth Committee, Council of Cardiovascular Disease in the Young, with the Council on Cardiovascular Nursing. Circulation. 2007;115:1948-67.
25. Robinson JG. Management of familial hypercholesterolemia: a review of the recommendations from the National Lipid Association Expert Panel on Familial Hypercholesterolemia. J Manag Care Pharm. 2013;19(2):139-49.
26. Belay B, Belamarich PF, Tom-Revzon C. The use of statins in pediatrics: knowledge base, limitations, and future directions. Pediatrics. 2007;119:370-80.
27. Kay JP, Alemzadeh R, Langley G, D'Angelo L, Smith P, Holshouser S, et al. Beneficial effects of metformin in normoglycemic morbidly obese adolescents. Metabolism. 2001;50:1457-61.
28. Nagasaka H, Yorifuji T, Hirano K, Ota A, Toyama-Nakagawa Y, Takatani T, et al. Effects of bezafibrate on dyslipidemia with cholestasis in children with familial intrahepatic cholestasis-1 deficiency manifesting progressive familial intrahepatic cholestasis. Metabolism. 2009;58(1):48-54.
29. Pećin I, Reiner Z. Novel experimental agents for the treatment of hypercholesterolemia. Journal of Experimental Pharmacology. 2021;13:91-100.

CAPÍTULO 7

OBESIDADE EXÓGENA

Elza Daniel de Mello
Fernanda Luisa Ceragioli Oliveira
Junaura Rocha Barretto
Maria Arlete Meil Schimith Escrivão
Virgínia Resende Silva Weffort

AO FINAL DA LEITURA DESTE CAPÍTULO, O PEDIATRA DEVE ESTAR APTO A:

- Reconhecer a importância da obesidade e suas medidas para prevenção.
- Identificar e diagnosticar as comorbidades relacionadas à obesidade.
- Saber orientar as mudanças de estilo de vida (alimentação e atividade física).
- Reconhecer a importância do acompanhamento multidisciplinar para o sucesso do tratamento.

DEFINIÇÃO

A obesidade exógena é um distúrbio do metabolismo energético que acarreta acúmulo excessivo de gordura corporal, em decorrência de um desequilíbrio entre a quantidade de energia ingerida e o gasto energético do organismo, por um longo período. Seu desenvolvimento ocorre pela associação de fatores genéticos, ambientais e comportamentais.[1]

EPIDEMIOLOGIA

A obesidade infantil vem crescendo de forma acentuada em idades cada vez mais precoces, tornando-se um problema de saúde pública. Em 2019, dados nacionais mostram que 3 a cada 10 crianças de 5 a 9 anos estão acima do peso no país.[2] Segundo o Atlas Mundial da Obesidade e a Organização Mundial da Saúde (OMS), o Brasil estará na 5ª posição no *ranking* de países com o maior número de crianças e adolescentes com obesidade em 2030, com apenas 2% de chance de reverter essa situação se nada for feito.[3] Dados de 2018 do Sistema de Vigilância Alimentar e Nutricional (Sisvan)[2] mostram obesidade em: 7,9% das crianças menores de 2 anos; 6,5% das crianças de 2 a 4 anos; 13,2% com idade de 5 a 9 anos; e, entre os adolescentes, a prevalência de obesidade é cerca de 18%. Ao observar os indicadores de consumo alimentar, nota-se que 54% das crianças menores de 6 meses estão em aleitamento materno exclusivo, 79% das crianças de 2 a 5 anos consumiram fruta no dia anterior, 62% das crianças de 5 a 9 anos consumiram verduras e legumes e 83% dos adolescentes referiram o consumo de feijão no dia anterior. Paralelamente, observa-se também a frequência de consumo de alimentos ultraprocessados em 48% das crianças de 6 a 23 meses; o consumo de biscoito recheado, doces ou guloseimas em 60% das crianças de 2 a 5 anos; 68% de consumo de bebidas adoçadas em crianças de 5 a 9 anos e; 45% de consumo de hambúrguer e/ou embutidos entre os adolescentes.[2]

Reduzir os índices de obesidade infantil representa um dos grandes desafios atuais. A intervenção precoce é fundamental, pois crianças obesas têm maior tendência a se tornarem adultos obesos. Para isso, é preciso garantir uma alimentação saudável, evitando alimentos industrializados, gordurosos e doces, além de incentivar a atividade física. Essas são tarefas necessárias e dependem do envolvimento dos pais ou responsáveis pela criança, pois ela precisa se sentir motivada.

FISIOPATOLOGIA DA OBESIDADE

A obesidade é considerada um distúrbio da homeostase energética que acarreta excessivo acúmulo de gordura corporal. Vários mecanismos fisiológicos estão envolvidos na regulação do peso corporal, com atuações na ingestão alimentar, no gasto energético ou modulando estas duas ações. Participam desse controle diversos componentes, como hormônios, receptores, neurotransmissores, enzimas, neuropeptídios, adipocinas, entre outros.[4]

A necessidade de integrar fatores moleculares, genéticos, comportamentais e ambientais indica o grande desafio inerente à compreensão da patogênese do excesso de peso.[5]

REGULAÇÃO DA INGESTÃO ALIMENTAR E DO GASTO ENERGÉTICO

Insulina e leptina

A insulina e a leptina têm papel de destaque na informação, ao sistema nervoso central (SNC), do grau de adiposidade do organismo. Secretadas em proporção ao conteúdo de gordura corporal, agem no hipotálamo ativando vias efetoras catabólicas formadas pelo CART (transcrito regulado por cocaína e anfetamina) e POMC (pró-opiomelanocortina), resultando em efeito anorexígeno. Paralelamente, inibem as vias efetoras anabólicas NPY/AGRP (neuropeptídio Y/proteína relacionada ao gene Agouti), com ações orexígenas. O resultado final é diminuição da ingestão alimentar. Como essas vias têm efeitos opostos no balanço energético, em última análise, determinam os estoques de energia, sob a forma de gordura.[6]

As pesquisas em seres humanos comparando obesos e não obesos (adultos e crianças), demonstram que os obesos têm níveis séricos aumentados de leptina e que esses aumentos estão positivamente relacionados com a massa de tecido adiposo.[7] Esses achados sugerem diminuição da sensibilidade à leptina nos obesos.[8]

Neuropeptídios orexígenos e anorexígenos

O neuropeptídio Y (NPY) é um dos mais potentes estimuladores da ingestão alimentar no SNC. A secreção do NPY, no hipotálamo, aumenta com a depleção dos estoques de gordura corporal e/ou reduzida sinalização dada ao cérebro pela leptina. Por um mecanismo de *feedback*, a leptina inibe sua secreção. O NPY é liberado pelos neurônios do núcleo arqueado e aumenta em situações associadas ao jejum ou à hipoglicemia. A insulina parece também ser responsável pelas variações na secreção do NPY. Administração central de insulina em ratos diminui os níveis de RNA mensageiro do NPY, no núcleo arqueado, enquanto a diminuição da insulina aumenta seus níveis.[9] Existem outros peptídios que também promovem aumento da ingestão alimentar, como o hormônio concentrador de melanina (MCH), as orexinas A e B e a proteína relacionada ao gene Agouti.

Entre os neuropeptídios anorexígenos, que promovem balanço energético negativo e cujas sínteses são estimuladas pelo aumento dos sinais de adiposidade no SNC, estão o hormônio melanócito estimulante (MSH), hormônio liberador de corticotrofina (CRH), hormônio liberador de tireotrofina (TRH) e o transcrito regulado por cocaína e anfetamina (CART). As melanocortinas, como o alfa-MSH, são peptídios derivados da pró-opiomelanocortina (POMC), de grande importância na homeostase energética. O papel da melanocortina no balanço energético ficou evidenciado após o isolamento de genes que codificam os receptores MC3 e MC4 e a constatação de que agonistas sintéticos desses receptores suprimiam a ingestão alimentar, enquanto antagonistas tinham efeito contrário.[10]

Grelina

A grelina é um peptídio produzido predominantemente no estômago, que age na regulação da ingestão alimentar. As concentrações plasmáticas de grelina aumentam gradualmente antes das refeições e diminuem após estas. A grelina estimula a expressão do neuropeptídio Y e da AGRP no hipotálamo, aumentando a ingestão alimentar.[11]

Na síndrome de Prader-Willi, os níveis de grelina estão elevados, o que pode explicar a intensa hiperfagia e a obesidade grave características desta síndrome.[12]

Colecistoquinina (CCK)

A secreção da colecistoquinina é realizada pelas células da mucosa duodenal, estimulada pelo consumo alimentar, principalmente de proteínas e gorduras. Os seus receptores (CCK-A) na região pilórica do estômago são ativados e enviam sinal, via vagal aferente, para o trato solitário e daí para o núcleo paraventricular e região ventromedial do hipotálamo, diminuindo a ingestão alimentar. A colecistoquinina está relacionada ao término da refeição (efeito na saciação).[13]

Peptídio YY$^{2\text{-}36}$

Esse peptídio é secretado pelas células do intestino delgado distal e do cólon em resposta à alimentação. Seus níveis permanecem altos entre as refeições. Níveis elevados inibem a ingestão alimentar por até 12 horas. Baixas concentrações séricas estão associadas à obesidade e ao menor grau de saciedade pós-prandial.[14]

ATIVIDADE ENDÓCRINA DO TECIDO ADIPOSO

O tecido adiposo não é apenas um órgão de depósito de triglicerídios, mas também local de síntese de substâncias com importantes papéis na regulação da ingestão alimentar, do gasto energético e de uma série de processos metabólicos. Entre essas substâncias, destacam-se: adiponectina, MCP-1 (*macrophages and monocytes chemoattractant protein*), TNF-alfa, IL-6, proteínas do sistema renina-angiotensina (SRA) e PAI-1 (*plasminogen activator inhibitor*).[15]

Adiponectina

A adiponectina é produzida por adipócitos diferenciados, sendo considerada a mais abundante proteína do tecido adiposo. Vários mecanismos têm sido descritos para explicar os efeitos metabólicos da adiponectina. No fígado, aumenta a sensibilidade insulínica, diminui o afluxo de ácidos graxos não esterificados, aumenta a oxidação de ácidos graxos e reduz a produção da glicose hepática. No músculo, a adiponectina estimula a utilização da glicose e a oxidação de ácidos graxos. Na parede vascular, inibe a adesão de monócitos, a transformação de macrófagos em células espumosas e diminui a proliferação de células da musculatura lisa. Também aumenta a produção de ácido nítrico nas células

endoteliais e estimula a angiogênese. Considerando todas essas ações, pode-se dizer que a adiponectina é um hormônio derivado dos adipócitos com efeitos antidiabético, antiaterogênico e anti-inflamatório.[15]

Os níveis de adiponectina são mais baixos em obesos quando comparados com indivíduos magros. Estudo realizado em 439 crianças e adolescentes obesos verificou que os níveis de adiponectina diminuíam com o aumento do grau de obesidade, sendo que os valores mais baixos de adiponectina foram observados nos indivíduos com os graus mais altos de resistência insulínica.[16]

MCP-1 (*macrophages and monocytes chemoattractant protein*)

Na obesidade, a MCP-1 propicia aumento da infiltração de macrófagos no tecido adiposo, os quais secretam fatores inflamatórios (TNF-alfa e IL-6) que contribuem para o desenvolvimento das anormalidades metabólicas associadas ao excesso de peso, como a resistência insulínica.

A MCP-1 também promove aumento de monócitos circulantes, acúmulo de monócitos em artérias e aumento na formação da neoíntima, indicando a participação da MCP-1 no desenvolvimento da aterosclerose, outra consequência comum da obesidade.[17]

TNF-alfa (fator de necrose tumoral alfa)

O TNF-alfa, pertencente à família das citoquinas, afeta de forma significativa o balanço metabólico. Os níveis de RNA mensageiro do TNF-alfa, no tecido adiposo, estão positivamente correlacionados com a gordura corporal, com os níveis séricos de insulina e triglicerídios e diminuem com a redução de peso. O TNF-alfa parece agir como mediador da resistência insulínica na obesidade.[18]

IL-6 (interleucina-6)

A IL-6 é outra citoquina associada com obesidade e resistência insulínica. No tecido adiposo, a IL-6 e o seu receptor (IL-6R) são expressos pelos adipócitos e pela matriz do tecido adiposo. A expressão da IL-6 é 2 a 3 vezes maior no tecido adiposo visceral do que no subcutâneo. A expressão da IL-6 no tecido adiposo e suas concentrações circulantes são positivamente correlacionadas com obesidade, intolerância à glicose e resistência insulínica. Tanto a expressão quanto os seus níveis diminuem com a perda de peso.[18]

PROTEÍNAS DO SISTEMA RENINA-ANGIOTENSINA (SRA)

Proteínas do SRA como renina, angiotensina I, angiotensina II, os receptores de angiotensina (tipo 1 e 2) e o angiotensinogênio são produzidos pelo tecido adiposo.

Modelos experimentais de aumento e diminuição da expressão do angiotensinogênio em camundongos apontam o papel causal do SRA, derivado do tecido adiposo, na obesidade e na hipertensão arterial. Animais com deficiência de angiotensinogênio apresentam diminuição da pressão arterial e da massa de tecido adiposo, enquanto aqueles com superexpressão transgênica do angiotensinogênio no tecido adiposo têm efeitos opostos. O angiotensinogênio plasmático, a atividade da renina plasmática e a expressão do angiotensinogênio no tecido adiposo são positivamente correlacionados com adiposidade em humanos.[19]

PAI-1 (*plasminogen activator inhibitor*)

Proteínas do sistema hemostático e fibrinolítico, como o PAI-1, são secretadas pelos adipócitos. A expressão do PAI - 1 é maior no tecido adiposo visceral do que no subcutâneo. O PAI-1 está envolvido no processo da aterogênese. Os níveis plasmáticos do PAI-1 estão elevados na obesidade e na resistência insulínica e são positivamente correlacionados com características da síndrome metabólica, sendo preditores de risco para o desenvolvimento de doença cardiovascular e diabetes tipo 2.[20]

DIAGNÓSTICO

Existem vários métodos para diagnosticar a criança ou o adolescente em sobrepeso ou obesidade. O índice universalmente aceito para classificação da obesidade é o índice de massa corporal (IMC, peso/estatura^2), salientando-se que ele avalia o peso corporal em relação à altura, e não gordura corporal. Como padrão de referência, utilizam-se as Curvas da OMS 2006 e 2007. Os valores do IMC estão distribuídos em percentis e escores Z, segundo sexo e idade (0 a 19 anos). As crianças de 0 a 5 anos são consideradas em risco de sobrepeso quando os valores de IMC estão entre os percentis 85 e 97 ou entre os escores Z +1 e +2; com sobrepeso, quando os valores de IMC estiverem entre os percentis 97 e 99,9 ou entre escores Z +2 e +3; e com obesidade, quando os valores estiverem acima do percentil 99,9 ou escore Z acima de +3. Para aqueles acima de 5 anos até 19 anos incompletos, o diagnóstico de sobrepeso é feito quando o valor do IMC estiver entre os percentis 85 e 97 ou entre escores Z +1 e +2; obesidade quando o valor do IMC estiver entre os percentis 97 e 99,9 ou entre escores Z +2 e +3 e obesidade grave quando o valor do IMC estiver acima do percentil 99,9 ou de escore Z +3 (Tabela 1).[21-23]

Tabela 1 Classificação de sobrepeso e obesidade, segundo escore Z e percentil do índice de massa corporal

Percentil	Escore Z	0-5 anos incompletos	5-20 anos incompletos
> 85 e ≤ 97	> +1 e ≤ +2	Risco de sobrepeso	Sobrepeso
> 97 e ≤ 99,9	> +2 e ≤ +3	Sobrepeso	Obesidade
> 99,9	> +3	Obesidade	Obesidade grave

Fonte: WHO, 2006.[23]

Pode-se utilizar também o índice de peso/estatura, que é a relação entre o peso encontrado e o peso no percentil 50 e a estatura encontrada e a estatura no percentil 50, multipli-

cados por 100. O padrão de referência deve ser o do NCHS. Considera-se sobrepeso quando o índice peso/estatura for maior que 110% e obesidade quando maior de 120%. Também se pode diagnosticar obesidade quando a criança estiver acima do percentil 97 para peso para a sua idade, mas deve-se considerar a estatura, pois, para esse critério, ela deve estar igual ou abaixo o percentil 50 para idade.[23]

A escolha de um ou vários métodos deve ser criteriosa, devendo-se considerar sexo, idade e maturidade sexual para obter valores de referência e classificações de obesidade. Na criança e no adolescente, o IMC está relacionado com a idade e o estágio de maturação sexual.[23-25]

Apesar de se tratar de procedimentos simples, as medidas antropométricas devem ser realizadas cuidadosamente, seguindo-se uma padronização, e os instrumentos utilizados para sua aferição devem ser frequentemente calibrados para a obtenção de medidas precisas. As medidas antropométricas mais utilizadas na faixa etária pediátrica são o peso, a estatura (altura/comprimento) e a circunferência abdominal. Outras medidas também podem ser úteis, como a circunferência do braço e as pregas cutâneas tricipital e subescapular.[22,24,25]

O peso corporal ou a relação com a estatura não informam a distribuição ou a quantidade de gordura, nem a massa livre de gordura (água, osso, tecido muscular). Há diferenças entre as pessoas quanto a idade e sexo na quantidade de gordura e na sua distribuição regional. As razões desse fato são desconhecidas, mas certamente existe uma contribuição genética. Em adolescentes brasileiros, houve uma tendência de centralização de gordura mais pronunciada no sexo masculino.[26] O estudo da composição corporal visa ao fracionamento dos componentes gordura e massa livre de gordura. Geralmente, as técnicas para a avaliação da composição corporal *in vivo* são indiretas e utilizam métodos simples, como determinação de dobras cutâneas e bioimpedância elétrica (BIA), ou sofisticados, como peso hidrostático e tomografia computadorizada (TC). Em razão de sua praticidade e pelo desenvolvimento de equações específicas para crianças, a medida de dobras cutâneas é hoje um dos métodos mais práticos, embora com pouca reprodutibilidade no obeso. A OMS considera a aferição das dobras cutâneas como complemento do peso e da estatura para a estimativa de adiposidade: PCT > p90. No sexo feminino, as pregas cutâneas podem ser maiores, pela maior quantidade de gordura.[27-29]

A BIA é outro método para avaliação da composição corporal que se baseia na oposição de fluxo de corrente elétrica alternada de baixa intensidade, imperceptível, empregada em um hemisfério do corpo, que se dá através dos tecidos moles. Por avaliar a quantidade de água corporal total, sua análise é influenciada por hidratação, temperatura cutânea, horário, presença de metais, entre outras.[23,25-28]

Pela aferição da circunferência da cintura, pode-se inferir o excesso de adiposidade abdominal, que tem implicações importantes para a saúde. Essa medida serve para a avaliação indireta da gordura visceral. O local de medida é o ponto médio entre a última costela fixa (10ª) e a borda superior da crista ilíaca, e valores acima ponto de corte são indicativos de adiposidade abdominal elevada (Tabela 2).[30] A relação circunferência abdominal/estatura é considerada adequada quando menor ou igual a 0,5, sendo considerada, quando alterada, risco de adiposidade central.[26,29]

Tabela 2 Pontos de corte em cm para medida da circunferência abdominal

Idade	Meninos brancos	Meninas brancas	Meninos negros	Meninas negras
5	59	57	56	56
6	61	60	60	59
7	61	64	61	67
8	75	73	67	65
9	77	73	74	78
10	88	75	79	79
11	90	83	79	87
12	89	83	87	84
13	95	94	87	81
14	99	96	85	92
15	99	88	81	85
16	97	93	91	90
17	90	86	101	105

Fonte: Freedman et al., 1999.[29]

São muito importantes a anamnese e outros dados do exame físico que identificam aspectos relacionados com comorbidades e orientam em relação ao tratamento.

Na anamnese, é importante considerar:

- História da obesidade – idade de início, relação com fatores desencadeantes, tentativas anteriores de tratamento e percepção da família sobre o problema.
- Antecedentes pessoais – alto ou baixo peso ao nascer, ganho de peso acentuado no 1º ano de vida e uso de medicamentos (anti-histamínicos, corticosteroides e imunossupressores, psicotrópicos, entre outros).
- Antecedentes familiares – dados relacionados a obesidade e doença cardiovascular precoce, considerando-se risco cardiovascular familiar, se houver, em pais, avós, tios e tias, história de doença cardiovascular antes dos 55 anos de idade nos homens e dos 65 anos, nas mulheres. Também devem ser incluídas informações sobre hipertensão arterial, dislipidemias, diabetes e tabagismo.
- Uso de drogas, álcool (1 g = 7 kcal) e tabaco – para que essa informação seja obtida de forma fidedigna, é importante que o adolescente esteja confiante e à vontade no momento da consulta, sem a presença de familiares.
- Antecedentes alimentares – tempo de aleitamento materno; introdução da alimentação complementar e seus aspectos quantitativos e qualitativos.
- Hábitos alimentares – esses dados são obtidos com base em informações sobre o dia alimentar habitual e/ou pelo recordatório de 24 horas, além da frequência de consumo dos alimentos com maior densidade energética. Deve-se

investigar também a dinâmica da refeição: onde é realizada, se ocorre com ou sem a presença de pais e irmãos, em que ambiente, horários, intervalos, o tempo gasto, se ocorre repetição, se há ingestão concomitante de líquidos, e como é a mastigação.

- Comportamento e estilo de vida – comportamento com familiares e colegas da escola, rendimento escolar; investigar a presença de ansiedade, depressão e compulsão alimentar. Pesquisar como a criança ou o adolescente vai para a escola, a periodicidade e a duração da prática de atividades físicas curriculares e extracurriculares realizadas por eles, o tempo gasto com televisão, videogames e computador e quais são as brincadeiras e atividades que eles preferem. Também investigar a ocorrência de *bullying*.[22,24,25]

Nenhum exame laboratorial faz diagnóstico de excesso de peso; eles apenas auxiliam no diagnóstico das comorbidades (resistência à insulina, dislipidemia, esteatose hepática não alcoólica) (Tabela 3).[22,31]

COMORBIDADES

Por ser uma doença crônica, a obesidade apresenta comprometimento psíquico-social e clínico na criança e no adolescente. Acarreta constrangimento, dificuldades nas atividades físicas, comprometimento no aprendizado, ansiedade, depressão e isolamento social,[32] além das repercussões clínicas, que corroboram para maior risco de doenças cardiovasculares e mortalidade precoce.[33]

Quanto maior o grau de obesidade, maior as consequências nos diversos sistemas do organismo:[34]

- Alterações endócrinas (dislipidemia, diabete melito tipo 2, hiperandrogenismo, comprometimento da massa óssea).
- Alterações cardiovasculares (hipertensão arterial, comprometimento de função e estrutura cardíaca).
- Alterações pulmonares (apneia obstrutiva do sono, asma, síndrome de hipoventilação).
- Alterações hepáticas (doença gordurosa hepática não alcóolica).
- Alterações renais (nefropatia diabética, nefroesclerose hipertensiva, esclerose glomerular e urolitíase).

No obeso, a protrusão do abdome por adiposidade central determina o deslocamento anterior do centro de gravidade corporal, com acentuação da lordose lombar e aumento da inclinação anterior da pelve. Essas modificações posturais propiciam alterações em estruturas músculo-ligamentares das regiões glúteas e dos quadris, que irão influenciar na marcha e no aparecimento de deformidades distais, como os joelhos valgos e os pés planos valgos. O impacto provocado pelo excesso de peso nas articulações dos quadris, joelhos e tornozelos determina desenvolvimento de processos degenerativos, com dores articulares importantes.[35]

Tabela 3 Exames complementares para avaliação laboratorial de crianças e adolescentes obesos

Exame		Valores de referência	Interpretação dos valores
Glicemia de jejum (feita com mínimo de 8 horas e máximo de 12 horas de jejum)		< 100 mg/dL	Adequado
100-126 mg/dL		Alterada (ampliar a investigação com teste de tolerância oral à glicose)	
≥ 126 mg/dL		Diabete melito	
Teste de tolerância oral à glicose 2 h após 75 g de glicose		< 140	Adequado
≥ 140 a < 200		Diminuído – Intolerância à glicose	
≥ 200		Diabete melito	
Glicemia casual*		≥ 200	Diabete melito
Perfil lipídico (jejum de 12 horas)	Colesterol total	< 150 mg/dL	Desejável
		150-169 mg/dL	Limítrofe
		≥ 170 mg/dL	Aumentado
	LDL-c	< 100 mg/dL	Desejável
		100-129 mg/dL	Limítrofe
		≥ 130 mg/dL	Aumentado
	HDL-c	≥ 45 mg/dL	Desejável
	Triglicerídios	< 100 mg/dL	Desejável
		100-129 mg/dL	Limítrofe
		≥ 130 mg/dL	Aumentado
Alanina aminotransferase (ALT ou TGP)		< 40 U/L	Alguns estudos propõem valores inferiores, especialmente para crianças, sendo importante o acompanhamento longitudinal desses valores

*Glicemia plasmática casual é aquela realizada a qualquer hora do dia, sem observar o intervalo desde a última refeição, devendo ser confirmada.
Fonte: Giulliano et al., 2005.[31]

As alterações de pele são bastante comuns na obesidade, como as estrias, que surgem em razão do esgarçamento da pele provocado pelo excesso de tecido adiposo subcutâneo. Infecções fúngicas e/ou bacterianas também ocorrem com muita frequência nas regiões das dobras, facilitadas pela umidade local e pelo atrito com tecidos, especialmente os sintéticos. A acantose *nigricans*, uma hiperpigmentação da pele que surge principalmente nas axilas e no pescoço, pode ser detectada nos casos de obesidade com hiperinsulinismo.[36]

Crianças e adolescentes obesos costumam apresentar alterações do metabolismo da glicose, como resistência insulínica, hiperinsulinemia e intolerância à glicose, que podem culminar com o diabete melito tipo 2.[37,38] Para a manutenção da tolerância normal à glicose, ocorre aumento compensatório da secreção de insulina pelas células beta pancreáticas, acarretando o hiperinsulinismo. São considerados normais os valores de glicemia de jejum abaixo de 100 mg/dL e alterados, entre 100 e 126 mg/dL, com indicação para o teste de tolerância oral à glicose.[37,38] A resistência insulínica pode ser avaliada pelo índice HOMA-IR (*homeostasis model assessment of insulin resistance*),[37,38] que apresenta boa correlação com o clampe euglicêmico-hiperinsulinêmico, considerado o padrão-ouro para essa avaliação. Esse índice é calculado utilizando-se uma fórmula, cujas variáveis são os valores da glicemia e da insulinemia de jejum: HOMA-IR = glicemia de jejum (mmol/L) × insulinemia de jejum (uU/mL)/22,5.

Outra repercussão metabólica comum na obesidade é dislipidemia secundária.[37,38] As alterações mais frequentes do perfil lipídico consistem no aumento das concentrações de triglicerídios, na diminuição da fração HDL-colesterol (HDL-c) e quantidade adequada de LDL-colesterol (LDL-c), mas com composição anormal (maior proporção de partículas pequenas e densas, que são mais aterogênicas).[37,38] Segundo a I Diretriz de Prevenção da Aterosclerose na Infância e Adolescência, os valores considerados alterados são: colesterol total ≥ 170 mg/dL, LDL-c ≥ 130 mg/dL, HDL-c < 45 mg/dL e triglicerídios ≥ 130 mg/dL.

A obesidade é uma das principais causas de hipertensão arterial em crianças e adolescentes, favorecendo complicações cerebrovasculares e cardiovasculares futuras.[37,38] Tanto a pressão sistólica quanto a diastólica aumentam com o incremento do índice de massa corporal (IMC). Observa-se associação positiva entre pressão arterial e peso corporal, ocorrendo redução da pressão arterial com a perda de peso. Alguns mecanismos estão envolvidos no aumento dos níveis pressóricos na obesidade, como a resistência insulínica, a hiperatividade do sistema nervoso simpático, as alterações vasculares estruturais e funcionais e a ação de proteínas do sistema renina-angiotensina secretadas pelo tecido adiposo.[37,38]

A associação entre obesidade, hipertensão arterial, dislipidemia (aumento de TG, diminuição de HDL-c e alterações no metabolismo da glicose (resistência insulínica, intolerância à glicose ou diabetes tipo 2), caracteriza a síndrome metabólica. A síndrome metabólica está relacionada especialmente à adiposidade central (abdominal), com depósitos viscerais de gordura. O predomínio de receptores beta-adrenérgicos nessa região explica a elevada atividade lipolítica, com grande produção de ácidos graxos livres. Esses ácidos graxos livres atingem o fígado pela circulação portal e estimulam a síntese de VLDL-c e triglicerídios. A transferência de triglicerídios para o LDL-c favorece a formação de partículas pequenas e densas, que são mais aterogênicas, e a diminuição das concentrações séricas de HDL-c resulta da transferência de colesterol do HDL-c para o VLDL-c. Os ácidos graxos livres também agem em tecidos periféricos insulinodependentes, como o tecido muscular, competindo com a captação de glicose pelas células. Ocorre diminuição da sinalização da insulina, em nível hepático e periférico, com instalação da resistência insulínica e subsequente hiperinsulinemia compensatória. Ainda não há um critério bem estabelecido para o diagnóstico de síndrome metabólica em crianças e adolescentes. Um dos mais utilizados é o critério da International Diabetes Federation (IDF), que se baseia na distribuição central da gordura corporal (circunferência abdominal ≥ P90) e na presença de dislipidemia, glicemia alterada e hipertensão arterial.[39] Em estudos com crianças e adolescentes obesos, a prevalência de síndrome metabólica verificada varia em função do critério diagnóstico utilizado. A doença gordurosa hepática não alcoólica e o aumento do ácido úrico são manifestações clínicas decorrentes do processo inflamatório gerado pela síndrome metabólica. Estudos descrevem associação entre concentração de ácido úrico e preditor da síndrome metabólica, assim como disfunção renal.[40]

A doença gordurosa hepática não alcoólica pode ser encontrada em crianças e adolescentes obesos. O aumento de triglicerídios e ácidos graxos livres circulantes contribui para o acúmulo de gordura no fígado, desencadeando a esteatose hepática, que tem possibilidade de progredir para esteato-hepatite e cirrose hepática. As lesões hepáticas são decorrentes de mecanismos combinados, que envolvem a resistência insulínica e o estresse oxidativo. Em geral, crianças e adolescentes com esteatose não têm sintomas. Os casos com esteato-hepatite podem apresentar náuseas, desconforto no quadrante superior direito do abdome e hepatomegalia, além de alterar as dosagens das enzimas hepáticas (aspartato aminotransferase – AST e gamaglutamiltransferase – GTT). A piora da enzima hepática alanina aminotransferase (ALT) também está associada a evolução da esteato-hepatite e maior gravidade histológica hepática da doença.[5,37,38]

Adolescentes obesas podem apresentar manifestações clínicas da síndrome dos ovários policísticos (SOP),[37,38] que são relacionadas ao hiperandrogenismo (hirsutismo, acne, irregularidades menstruais) e à resistência insulínica (obesidade central, acantose *nigricans*). O diagnóstico da SOP é difícil de ser feito em adolescentes, pela falta de critérios bem estabelecidos para essa faixa etária e também pela presença de ciclos menstruais irregulares, que podem ocorrer até 2 anos após a menarca. O diagnóstico nessa faixa etária é baseado principalmente nos achados clínicos e laboratoriais de hiperandrogenismo.

Distúrbios respiratórios são comuns em obesos, em razão da deposição de gordura na faringe e nas estruturas perifaríngeas, que dificulta a passagem do ar pelas vias aéreas

superiores, e também pela restrição na expansibilidade da caixa torácica, provocada pelo excesso de tecido adiposo na região torácica. A apneia obstrutiva do sono caracteriza-se por episódios repetidos de pausas respiratórias durante o sono e múltiplos despertares.[40] Costuma acarretar sonolência diurna, comprometimento de atenção, dificuldade no aprendizado e aumento do risco para o desenvolvimento de doenças cardiovasculares futuras. A confirmação diagnóstica é feita pela polissonografia.

Importante salientar que crianças e adolescentes obesos podem ter deficiências nutricionais, como carências de ferro (pobre ingestão, aumento das necessidades pelo aumento do volume sanguíneo pelo aumento da massa corporal), vitamina D (redução da absorção cutânea, inibição mediada pela leptina da enzima renal responsável pela formação da vitamina D ativa), vitamina B12 (pobre ingestão, aumento das necessidades, sequestro pela massa adiposa aumentada) e ácido fólico (pobre ingestão, aumento das necessidades).[45]

TRATAMENTO

O tratamento da obesidade deve ter uma abordagem ampla, sequencial, dinâmica e multidisciplinar. A individualização de condutas e estratégias é fundamental para o sucesso terapêutico.[22]

A educação nutricional do paciente e da sua família, as orientações quanto à prática da alimentação saudável e atividade física são os pilares do tratamento não farmacológico, e são conhecidas como orientações de mudanças de estilo de vida.[22,41] Dentro dessas intervenções relacionadas às mudanças no estilo de vida, orienta-se a redução do consumo de alimentos industrializados, como bebidas açucaradas, a redução do consumo de gorduras de origem animal e o incentivo do aumento do consumo de frutas e vegetais.[22,41-43]

Na consulta multidisciplinar, o médico diagnostica a obesidade e suas comorbidades (hipertensão arterial, dislipidemia, diabete melito, alterações ortopédicas, dentre outras), tratando-se individualmente ou referenciando aos especialistas quando necessário.[5,22,41]

O educador físico orienta a prática esportiva, embora se saiba que as recomendações atuais, incluindo as da OMS, são que, para tratamento e prevenção da obesidade, crianças e adolescentes realizem entre 30 e 60 minutos de atividade física de vigorosa diariamente. Essas intervenções anteriormente descritas na maioria das vezes são suficientes para manter o peso corporal e, com isso, o IMC reduzirá com o crescimento da criança.[4,22]

A perda ponderal é recomendada em pacientes com obesidade grave ou na presença de comorbidades associadas. A recomendação é de redução de 0,5 a 1 kg/mês em pré-escolares ou escolares e de até 1 kg em adolescentes.[5]

O tempo de tela deve ser reduzido ao mínimo possível; as recomendações da American Association of Pediatrics (AAP) são de não exposição para crianças menores de 2 anos e, para crianças maiores de 2 anos, um total diário máximo de 2 horas.

Pela importante associação entre privação de sono e obesidade, a higiene e a duração do sono fazem parte das orientações terapêuticas. Recomenda-se de 10 a 13 horas para crianças em idade pré-escolar e de 8 a 10 horas para adolescentes.[5,22]

O apoio psicoterápico, de forma individual ou em grupos terapêuticos, é um grande aliado para fortalecer e mobilizar o paciente para suportar um tratamento de longo prazo, bem como os transtornos emocionais relacionados à doença.[5,22]

Os programas de modificação do estilo de vida, apesar de difíceis de serem incorporados inicialmente, são eficazes no controle do peso do paciente pediátrico, tanto no curto quanto no longo prazo, quando acompanhados em equipe multidisciplinar e com o apoio da família.[4,22,41]

O tratamento farmacológico da obesidade infantil ainda é tema não consensual.[5,37,42]

A metformina é considerada uma droga segura para uso em crianças e adolescentes obesos com resistência insulínica, por promover a redução da produção de glicose hepática e o aumento da sensibilidade periférica à ação da insulina.[5,42]

O orlistat (liberado para crianças maiores de 12 anos de idade) é um potente inibidor das lipases gastrintestinais e impede a absorção das gorduras da dieta em até 30%. Sabe-se que sua eficácia é bem modesta na perda ponderal, além das reações adversas e de interferir na absorção de vitaminas lipossolúveis.[5,42]

Outras drogas que têm sido usadas de forma não específica para o manejo da obesidade são o topiramato e análogos do receptor do peptídio 1 semelhante ao glucagon (exenatida e liraglutida), estes últimos mais especificamente em adolescentes. Apesar de resultados semelhantes aos encontrados em adultos, em relação à segurança e à perda ponderal em adolescentes, as evidências atuais são insuficientes para recomendar o uso de liraglutida e topiramato na faixa etária pediátrica.[5,37,42]

O topiramato tem sido utilizado em algumas situações para diminuir estado compulsivo. Desde 2023, a ANVISA libera uso de semalutida em adolescentes com mais de 12 anos de idade, podendo, então, ser seu uso considerado.[42-44]

A cirurgia bariátrica está indicada para os casos de insucesso na perda ponderal e no controle das comorbidades após a implantação das mudanças no estilo de vida e/ou tratamento farmacológico. Não é indicado antes de o adolescente atingir os estágios IV e V do desenvolvimento puberal de Tanner.[5,37,42]

Para um tratamento eficaz da obesidade infantil, importa identificar as barreiras no ambiente familiar que podem prejudicar as mudanças no estilo de vida e procurar não manter o foco apenas na perda ponderal, pois este não deve ser o único objetivo do tratamento, mas sim incentivar a manutenção dos hábitos saudáveis já adquiridos como reforço positivo, auxiliando na melhora da autoestima e fortalecendo a relação equipe-paciente, fundamental para o sucesso terapêutico.

PREVENÇÃO

Uma das primeiras medidas preventivas para obesidade infantil tem início na gestação. Os estudos de programação metabólica apontam para a importância no controle de ganho de peso excessivo na gestação e no controle das doenças crônicas, como a obesidade e o diabetes gestacional.[5,22]

O aleitamento materno é uma das mais importantes medidas de prevenção primária para reduzir os índices de obesidade infantil. Alguns estudos relatam uma redução de 26% nas chances de desenvolver sobrepeso ou obesidade ao longo da vida em crianças que receberam aleitamento materno.[5,22]

A introdução de uma alimentação complementar adequada e balanceada, o seguimento de puericultura, especialmente nos primeiros 2 anos de vida, bem como a promoção de incentivo a educação nutricional e a práticas de atividade física envolvendo o núcleo familiar, são ações preventivas de elevado impacto no combate à obesidade.[5,22]

REFERÊNCIAS BIBLIOGRÁFICAS

1. World Health Organization (WHO). Prevention and control of non communicable diseases: formal meeting of Member States to conclude the work on the comprehensive global monitoring framework, including indicators, and a set of voluntary global targets for the prevention and control of non communicable diseases. Report by the Director-General; 2012. Disponível em: http://apps.who.int/gb/ebwha/pdf_files/EB132/B132_6-en.pdf; acessado em; 2/2021.
2. Brasil, Ministério da Saúde. Sistema de Vigilância Alimentar e Nutricional – Sisvan. 2018. Disponível em: http://www.blog.saude.gov.br/index.php/promocao-da-saude/54034-a-obesidade-infantil-e-um-problema-serio-e-traz-riscos-para-a-saude-adulta#:~:text=Uma%20em%20cada%20tr%C3%AAs%20crian%C3%A7as,%C3%A0%20diminui%C3%A7%C3%A3o%20da%20atividade%20f%C3%ADsica; acessado em: 2/2021.
3. World Obesity Federation. Atlas of Childhood Obesity. Outubro/2019. Disponível em: https://www.worldobesity.org/membersarea/global-atlas-on-childhood-obesity; acessado em: 2/2021.
4. Lister NB, Baur LA, Felix JF, HillAJ, MarcusC, ReinehrT, et al. Child and adolescent obesity. Nat Rev Dis Primers. 2023;9:24.
5. Hampl SE, Hassink SG, Skinner AC, Armstrong SC, Barlow SE, Bolling CF, et al. Clinical Practice Guideline for the Evaluation and Treatment of Children and Adolescents With Obesity. Pediatrics. 2023;151(2):e2022060640.
6. Morton GJ, Meek TH, Schwartz MW. Neurobiology of food intake in health and disease. Nat Rev Neurosci. 2014;15:367-78.
7. Considine RV, Sinha MK, Heiman ML, Kriauciunas A, Stephens TW, Nyce MR, et al. Serum immunoreactive-leptin concentrations in normal-weight and obese humans. N Engl J Med. 1996;334(5):292-5.
8. Myers MG Jr. Leptin keeps working, even in obesity. Cell Metab. 2015;21:791-92.
9. Reichman F, Holzer P. Neuropeptide Y: a stressful review. Neuropeptides. 2016;55:99-109.
10. Kleinendorst L, van Haelst MM. Molecular basis of obesity disorders. In: Kumar D. Clinical molecular medicine. Elsevier; 2020. p.73-88.
11. Cummings DE. Ghrelin and the short-and long-term regulation of appetite and body weight. Physiol Behav. 2006;89:71-84.
12. Cummings DE, Clement K, Purnell JQ, Vaisse C, Foster KE, Frayo RS, et al. Elevated plasma ghrelin levels in Prader-Willi syndrome. Nat Med. 2002;8(7):643-4.
13. Moehlecke M, Canani LH, Silva LOJ, Trindade MRM, Friedman R, Leitão CB. Determinants of body weight regulation in humans. Arch Endocrinol Metab. 2016;60(2):152-62.
14. Wu Y, He H, Cheng Z, Bai Y, Ma X. The role of neuropeptide Y and peptide YY in the development of obesity via gut-brain axis. Curr Protein Pept Sci. 2019;20(7):750-8.
15. Cypess AM. Reassessing Human Adipose Tissue. N Engl J Med. 2022;386:768-79.
16. Weiss R, Dziura J, Burgert TS, Tamborlane WV, Taksali SE, Yeckel CW, et al. Obesity and the metabolic syndrome in children and adolescents. N Engl J Med. 2004;350:2362-74.
17. Kováčiková M, Sengenes C, Kováčová Z, Šiklová-Vítková M, Klimčáková E, Polák J, et al. Dietary intervention-induced weight loss decreases macrophage content in adipose tissue of obese women. International Journal of Obesity. 2011;35:91-8.
18. Bahceci M, Gokalp D, Bahceci S, Tuzcu A, AtmacaS, Arikan S. The correlation between adiposity and adiponectin, tumor necrosis factor alpha, interleukin-6 and high sensitivity C-reactive protein levels. Is adipocyte size associated with inflammation in adults. J Endocrinol Invest. 2007;30:210-4.
19. Goossens GH, Blaak EE, van Baak MA. Possible involvement of the adipose tissue renin-angiotensin system in the pathophysiology of obesity and obesity-related disorders. Obes ver. 2003;4:43-55.
20. Juhan-Vague I, Alessi MC, Mavri A, Morange PE. Plasminogen activator inhibitor-1, inflammation, obesity, insulin resistance and vascular risk. J Thromb Haemost. 2003;1:1575-9.
21. World Health Organization (WHO). Growth reference. Anthro e Anthro plus. Disponível em: https://www.who.int/childgrowth/software/en/ e https://www.who.int/growthref/tools/en/.
22. Sociedade Brasileira de Pediatria (SBP). Departamento Científico de Nutrologia. Obesidade na infância e adolescente: manual de orientação. 3.ed. Rio de Janeiro: SBP; 2019. Disponível em: https://www.sbp.com.br/fileadmin/user_upload/Manual_de_Obesidade_-_3a_Ed_web_compressed.pdf; acessado em: 2/2021.
23. World Health Organization (WHO). WHO Child growth standards: length/height-for-age, weight-for-age, weight-for-length, weight-for-height and body mass index-for-age. Methods and development. WHO (nonserial publication). Geneva: WHO; 2006.
24. Nogueira-de-Almeida C, Mello ED. Obesidade. In: Nutrologia pediátrica baseada em evidências. Barueri: Manole; 2006.
25. Weffort VRS. Lamounier JA. Aspectos epidemiológicos, clínicos, metabólicos da obesidade na infância e na adolescência. In: Weffort VRS. Lamounier JA. Nutrição em pediatria: da neonatologia à adolescência. 2.ed. Barueri: Manole; 2017.
26. Buonani C, Fernandes RA, Bueno DR, Bastos KN, Segatto AFM, Silveira LS, et al. Desempenho de diferentes equações antropométricas na predição de gordura corporal excessiva em crianças e adolescentes. Rev Nutr Campinas. 2011;24(1):41-50.
27. Andaki ACR, Quadros TMB de, Gordia AP, Mota J, Tinôco ALA, Mendes EL. Skinfold reference curves and their use in predicting metabolic syndrome risk in children. J Pediatr (Rio J). 2017;93(5):490-6.
28. Frisancho AR. Antropometric standards for the assessment of growth and nutritional status. Ann Arbor: University of Michigan Press; 1990.
29. Freedman DS, Serdula MK, Srinivasan SR, Berenson GS. Relation of circumferences and skinfold thicknesses to lipid and insulin concentrations in children and adolescents: the Bogalusa Heart Study. Am J Clin Nutr. 1999;69(2):308-17.
30. Qiao Q, Nyamdorj R. The optimal cut-off values and their performance of waist circumference and waist-to-hip ratio for diagnosing type II diabetes. Eur J Clin Nutr. 2010;64:23-9.
31. Giuliano ICB, Caramelli B, Pellanda L, et al. I Diretriz de prevenção da aterosclerose na infância e adolescência. Arq Bras Cardiol. 2005; 85: S4-36.
32. Braet C, Verbeken S. Avaliação psicológica de crianças e adolescentes obesos. Disponível em http:///ECOG-Obesity-eBook-Avaliacao-psicologica-de-criancas-e-adolescentes-obesos-principios.pdf; acessado em: 2/2021.
33. Irace C, Scavelli F, Carallo C, Serra R, Cortese C, Gnasso A. Body mass index, metabolic syndrome and carotid atherosclerosis. Coronary Artery Disease. 2009;20:94-9.
34. Mello ED. Diagnóstico de principais comorbidades. In: Manual de orientação: obesidade na infância e adolescência. São Paulo: SBP; 2019. p.46-53.

35. Gettys FK, Jackson JB, Frick SL. Obesity in pediatric orthopaedics. Orthop Clin North Am. 2011;42(1):95-105.
36. Yosipovitch G, DeVore A, Dawn A. Obesity and the skin: skin physiology and skin manifestations of obesity. J Am Acad Dermatol. 2007;56:901-16.
37. Kansra AR, lakkunarajah S, Jay MS Childhood and adolescent obesity: a review. Frontiers in Pediatrics. 2021;9:581461.
38. Nehus E, Mitsnefes M. Childhood obesity and the metabolic Syndrome. Ped Clin North Am. 2019;66(1):31-43.
39. Zimmet P, Alberti G, Kaufman F, Tajima N, Silink M, Arslanian S, et al. International Diabetes Federation Task Force on Epidemiology and Prevention of Diabetes. The metabolic syndrome in children and adolescents. Lancet. 2007;369(9579):2059-61.
40. Özalp Kızılay D, Şen S, Ersoy B. Associations between serum uric acid concentrations and cardiometabolic risk and renal injury in obese and overweight children. J Clin Res Pediatr Endocrinol. 2019;11(3):262-9.
41. Spear BA, Barlow SE, Ervin C, Ludwig DS, Saelens BE, Schetzina KE, et al. Recommendations for treatment of child and adolescent overweight and obesity. Pediatrics. 2007;120(Suppl 4):S254-S288.
42. Cornejo-Estrada A, Nieto-Rodríguez C, León-Figueroa DA, Moreno--Ramos E, Cabanillas-Ramirez C, Barboza JJ. Efficacy of Liraglutide in Obesity in Children and Adolescents: Systematic Review and Meta-Analysis of Randomized Controlled Trials. Children (Basel). 2023;10(2):208.
43. Zhao G, Zhang Q, Wu F, Yin S, Xie Y, Liu H. Comparison of weight loss and adverse events of obesity drugs in children and adolescents: a systematic review and meta-analysis. Expert Rev Clin Pharmacol. 2022 Sep;15(9):1119-25.
44. Vajravelu ME, Tas E, Arslanian S. Pediatric Obesity: Complications and Current Day Management. Life 2023; 13(7):1591.
45. Calcaterra V, Verduci E, Milanta C, Agostinelli M, Todisco CF, Bona F, et al. Micronutrient Deficiency in Children and Adolescents with Obesity--A Narrative Review. Children (Basel). 2023;10(4):695.

CAPÍTULO 8

DIFICULDADE ALIMENTAR

Mauro Fisberg
Hélcio de Sousa Maranhão
Virgínia Resende Silva Weffort
Carlos Alberto Nogueira-de-Almeida
Mara Alves da Cruz Gouveia

AO FINAL DA LEITURA DESTE CAPÍTULO, O PEDIATRA DEVE ESTAR APTO A:

- Entender as diferentes situações que levam a criança a não se alimentar.
- Diferenciar os problemas orgânicos, funcionais, comportamentais e a inter-relação entre eles.
- Realizar os principais diagnósticos das dificuldades alimentares, agudas ou crônicas.
- Avaliar e diagnosticar o comportamento dos pais e, ao mesmo tempo, desenvolver estratégias para prevenção e tratamento da criança que não come.
- Reconhecer a importância da equipe multiprofissional no acompanhamento da criança que não come.

INTRODUÇÃO

A dificuldade alimentar (DA) é geralmente definida como qualquer problema que afeta negativamente o processo de alimentação da criança por parte dos pais ou cuidadores. É um termo "guarda-chuva", que engloba comportamentos como aversão múltipla a alimentos, recusa parcial ou total da alimentação, neofobia alimentar exacerbada, restrição a grupos ou tipos específicos de alimentos (conforme cor, sabor, temperatura ou textura), preferências alimentares seletivas e limitadas, dificuldades com mastigação e deglutição, vômitos autoinduzidos, birras e/ou crises de ansiedade e fobia no momento da refeição, além de reações agressivas quando confrontadas por seus cuidadores. A preferência marcante por líquidos – de mais fácil aceitação, incluindo leite e derivados, sucos, alimentos liquefeitos e papas – também é característica do quadro. Cada uma destas queixas e situações pode apresentar distintos níveis de gravidade e pode ser transitória ou persistente, com possibilidade de repercussão tanto no estado nutricional como na relação entre cuidadores e crianças, e no seu desenvolvimento psicossocial. Em geral, independentemente do tipo de queixa, quando um cuidador refere uma queixa alimentar, considera-se que a DA já esteja estabelecida.[1,2]

Por outro lado, os transtornos alimentares são reconhecidos no Manual Diagnóstico e Estatístico de Transtornos Mentais, Quinta Edição (DSM-V), e nos sistemas médicos de codificação da Classificação Internacional de Doenças e Problemas Relacionados à Saúde (CID). Eles, caracteristicamente, geram consequências orgânicas, nutricionais, de habilidade ou psicossociais.[3] Dentre eles, o transtorno alimentar restritivo/evitativo (TARE) ocorre mais caracteristicamente na primeira infância e não está relacionado a preocupações com o peso ou imagem corporal. É marcado por restrição da quantidade de alimentos consumidos e/ou da variedade (isto é, evitação de alimentos específicos), resultando em perda de peso ou crescimento deficiente, deficiências nutricionais, dependência de alimentação enteral/suplementar e/ou interferência no funcionamento psicossocial.[4]

As dificuldades alimentares podem ser uma situação passageira ou se apresentar durante todo o crescimento até a vida adulta, surgindo em diferentes fases, como a introdução do alimento complementar, no período da modificação da alimentação infantil para mais sólida, idade pré-escolar, escolar e adolescência As dificuldades alimentares podem levar a rigidez nas preferências, aversões, pânicos e fobias em relação à escolha dos alimentos ou formas de preparação, alterando a rotina familiar e social. Muitos dos problemas podem derivar da atitude familiar, com famílias com comportamentos disruptivos, excesso de controle, dificuldades de estabelecer limites ou muito permissivas ou até comportamentos negligentes. A falta de referenciais que proporcionem um ambiente de educação alimentar e nutricional pode corroborar para a manutenção de hábitos inadequados na infância. Culpa, falta de preparo, educação, medos e famílias nucleares e sem experiência, ou com padrões corporais de risco, podem ser elementos de perigo.[2,5-8]

Estima-se que de 25 a 40% dos lactentes e crianças pequenas saudáveis apresentem algum sintoma de problema alimentar. Mais recentemente, em 2023, estudo em 585 crianças polonesas de 2 a 7 anos de idade, encontrou percentuais de aproximadamente 24% de dificuldades alimentares, sendo consideradas leves, moderadas e graves em 10,1%, 6,8% e 7,1%. Quando a análise é de crianças com doenças orgânicas relacionadas a desconforto gastrintestinal e problemas de desenvolvimento, como prematuridade e baixo peso ao nascer, o índice oscila entre 33 e 80%; vale ressaltar que esse grupo é propenso a dificuldades alimentares mais intensas. Estudo recente mostra que, em amostra representativa de mães com problemas alimentares, aproximadamente metade das crianças apresentam dificuldades na alimentação.[5,10-12]

No Brasil, apesar da escassez de estudos na área, sobretudo de prevalência, há dados que corroboram esta estatística. Maranhão et al., (2018), em Natal, RN, na região Nordeste, encontraram dificuldade alimentar em 37,2% das 301 crianças de 2 a 6 anos avaliadas em creches e escolas públicas e privadas, com predomínio do perfil "ingestão altamente seletiva" em 25,4%.[13] Em São Paulo, na região Sudeste, Machado et al. encontraram em 43%.[14] Estudo de 2022 que entrevistou familiares mostrou prevalência de 62% entre crianças de 1 a 4 anos.[15]

CLASSIFICAÇÃO DAS DIFICULDADES ALIMENTARES

Com a finalidade de organizar os conhecimentos existentes, Kerzner et al.,[16,17] em duas publicações, propuseram que as crianças podem ser categorizadas com base nas preocupações expressas pelos pais sobre o comportamento alimentar de seus filhos em três principais categorias: aquelas que não comem o suficiente (apetite limitado); aquelas que comem uma variedade inadequada de alimentos (ingestão seletiva); e aquelas com medo de comer (medo de se alimentar). Cada categoria inclui: crianças sem distúrbios alimentares e que são mal interpretadas pelos cuidadores; crianças com distúrbios alimentares com intensidade leve a grave; e crianças com dificuldades alimentares de etiologia orgânica. Assim, a maioria dos casos estaria enquadrada em uma das situações a seguir:

- Interpretação equivocada dos pais: situação em que os pais interpretam que a criança come pouco, mas, na verdade, sua alimentação está de acordo com suas necessidades nutricionais e calóricas.
- Criança agitada com pouco apetite: crianças agitadas apresentam, em sua maioria, baixo apetite ou recusa alimentar, em razão de estarem mais interessadas nos estímulos do ambiente (brincar e relacionar-se com pessoas) do que propriamente na alimentação. Ao manifestarem fome, saciam-se rapidamente e se "desligam da refeição após poucas garfadas, sendo difícil mantê-las à mesa." Este perfil é o que mais frequentemente pode levar a comprometimento nutricional e à deficiência de macro e micronutrientes. Em geral, crianças muito agitadas podem ser confundidas com portadoras de transtorno de déficit de atenção e hiperatividade ou outros diagnósticos e devem ser diferenciadas clinicamente, sobretudo se associadas a transtornos de atenção, problemas motores ou degenerativos. No entanto, a maior parte destas crianças é somente muito ativa, bem alerta, curiosa e tem pouco interesse pela alimentação. A falta de controle e percepção familiar sobre o problema são condições frequentemente associadas.
- Criança emocionalmente comprometidas ou negligenciadas: são crianças com quadro de apatia ou problemas de vínculo com a mãe e/ou a família, fazendo com que a apatia reflita no desinteresse pela comida e pelo processo de se alimentar. Atualmente, a terceirização excessiva de cuidados, a escolarização precoce ou a delegação a cuidadores não adequados tem levado a maiores riscos para a alimentação de crianças mais suscetíveis. Mais recentemente, passou-se a trabalhar com o conceito de "não envolvimento", em que os pais têm pouca interatividade com os seus filhos. Este aspecto pode estar relacionado a terceirização de cuidados, com delegar responsabilidades a outros cuidadores com supervisão adequada por motivos profissionais ou necessidade de ausência dos pais (terceirização responsável) ou simplesmente a terceirização total de cuidados com a presença de escola, babás, crianças mais velhas, com menor interação na alimentação (terceirização não envolvida).
- Fobia alimentar: em geral, ocorre em crianças que sofreram algum tipo de trauma relacionado ao sistema digestório. São exemplos: procedimentos invasivos, entubação, sondagem nasal ou orofaríngea, acidentes como engasgo, asfixia, sufocação ou outras situações que tenham causado grande desconforto (como vômitos, que aparecem especialmente ao serem alimentadas de maneira forçada). Em geral, são crianças que mostram comportamento bastante agressivo ao serem confrontadas com alimentos específicos, utensílios e, às vezes, ao próprio cuidador, com reações de ansiedade, sudorese, taquicardia, posições extremas de coluna, palidez e pânico total. Quando afastados do fator agressor, podem ter comportamento adequado e mesmo ingerir alimentos diferentes de forma muito tranquila.
- Choro que interfere na alimentação: quadro específico do lactente nos primeiros meses de vida, que apresenta choro difícil de ser controlado, o que leva a mãe a tentar alimentá-lo constantemente, acreditando que a causa do choro é fome. Refere-se, na maioria das vezes, a presença de cólica intensa que costuma ter curta duração (em média 3 meses) e, por isso, não se considera como quadro específico de dificuldade alimentar clássico. É necessário descartar outras causas de choro intenso e repetitivo, como a constipação intestinal, o refluxo gastresofágico e as alergias alimentares, mesmo na fase da chamada cólica funcional. A ocorrência da cólica implica a avaliação de negativismo, técnicas inadequadas de alimentação ao

peito ou fórmula e aspectos emocionais da lactante e da família.

Para efeitos pediátricos, o profissional de saúde deve tentar avaliar, de forma inicialmente dicotômica, se a criança apresenta ou não uma doença orgânica como causadora do problema ou como fator agravante de uma alimentação inicialmente adequada que foi se modificando por situações ambientais. Como análise de causalidade, pode-se dividir a criança com dificuldades alimentares de uma forma mais simplificada em:

- Erro de interpretação por parte dos familiares ou profissionais de saúde.
- Doenças orgânicas.
- Situações relacionadas ao entorno ou meio ambiente.
- Restrições de apetite intensa (altamente seletiva).
- Modificações da sensorialidade.
- Presença de doença orgânica de base, que pode atuar como fator desencadeante. A diminuição do apetite é uma condição frequente de qualquer afecção clínica, sendo usualmente um sintoma que pode persistir até depois da cura. É importante separar condições passageiras e de rápida resolução, como aftas, estomatites e queilites, das sistêmicas, que podem ser agudas ou crônicas. Doenças gastrintestinais, neurológicas, psicomotoras e cardíacas podem ocasionar grande diminuição do apetite. Algumas situações podem ser de difícil diagnóstico inicial, em razão da pobreza de manifestações, demandando anamnese e exame clínico detalhados e, algumas vezes, investigação apropriada.[7,8,18-20]
- Ingestão seletiva: situação em que a criança apresenta recusa total ou parcial a determinado(s) tipo(s) de alimento(s) por causa de características como cheiro, sabor, textura, aparência ou consistência. Outros aspectos sensoriais costumam estar envolvidos, como baixa tolerância a ruídos ou sujeira e desconforto em manipular produtos de determinadas consistências, como massas de modelar ou cera, pisar em areia e sentir o toque de determinados tecidos ou materiais. A dificuldade pode ser leve, com aversão a poucos alimentos ou grupos específicos, como as frutas ou as verduras, ou ser mais extensa. A criança mostra-se, com frequência, muito contrariada, reagindo de forma negativa e hostil, quando exposta forçosamente aos alimentos que não tolera.[5] A criança altamente seletiva, geralmente, limita sua dieta a 10 a 15 tipos de alimentos ou preparações[21] e pode se expressar de maneira mais radical, com seleção de uma única forma de preparação, marca comercial ou local de ingestão da refeição, apego excessivo à maneira como os alimentos são arrumados no prato, lentidão para comer, extrema resistência em experimentar alimentos novos (neofobia alimentar prolongada ou exacerbada), preferências muito intensas, restrições amplas, além da preferência marcante por líquidos, que são de mais fácil aceitação, incluindo leite e derivados, sucos, alimentos liquefeitos e papas.[7,8] Estes comportamentos, além de interferirem nas relações familiares, causando conflitos entre pai, mãe e filhos,[18] limitam as atividades sociais e aumentam o risco de alterações de crescimento, deficiências de vitaminas e minerais, infecções de repetição, perda exagerada de peso, problemas no aprendizado ou mesmo obesidade.

Os aspectos sensoriais são parte integrante da seletividade, sendo marcante a escolha por cores, texturas, sabores, misturas e outros aspectos na área alimentar. No entanto, a sensorialidade não se manifesta apenas neste setor da vida, estando relacionada a vestuário, toque, afeição, afetividade, contato social, olfato, audição e todos os outros órgãos de sentidos. Pode ser relacionada a características individuais, familiares, culturais, hábitos, manias e processos mais complexos, como transtorno obsessivo-compulsivo ou o transtorno de espectro autista.

DEFINIÇÃO E AVALIAÇÃO DOS ESTILOS PARENTAIS E PRÁTICAS ALIMENTARES PARENTAIS

Hughes et al. foram pioneiros em conceituar e definir esses estilos para o momento da alimentação da criança, para avaliar a atitude geral e o clima emocional especificamente na alimentação da criança, levando em consideração a combinação das duas dimensões descritas anteriormente para o contexto da parentalidade geral – exigência e responsividade.[22]

A dimensão chamada de exigência ou demanda, refere-se à quanto os pais encorajam a alimentação, ou seja, ao nível de exigências feitas durante a alimentação. Já a dimensão responsividade ou capacidade de resposta refere-se a como os pais encorajam, como são sensíveis às necessidades individuais dos seus filhos.

Com base nessas duas dimensões, a diferença entre elas resulta em 4 estilos parentais na alimentação, que são similares ao exposto sobre a parentalidade geral:

1. Autoritativo.
2. Autoritário.
3. Indulgente.
4. Não envolvido (também chamado de negligente).

Enquanto os estilos parentais refletem o clima emocional durante as refeições, as práticas alimentares parentais são os comportamentos adotados pelos pais com o objetivo de influenciar diretamente os hábitos alimentares e o consumo da criança (Tabela 1).

A sugestão de que os comportamentos dos pais na refeição estariam associados ao peso e à dieta das crianças surgiu a partir da observação clínica e de pesquisas com crianças com dificuldade alimentar severa e com base em teorias do desenvolvimento humano (ecológicas e sociais).

DIFERENÇA DE PADRÕES PARENTAIS DIANTE DA ALIMENTAÇÃO INFANTIL

Estilos parentais

Os pais com estilo autoritativo, também chamados de responsivos, são envolvidos e caracterizados por estabelecerem

Tabela 1 Estilo parental *vs.* prática alimentar parental

Estilo parental	Prática alimentar parental
Responsivo	Estabelece limites e expectativas claras
	Usa diálogo racional e elogios para incentivar a alimentação saudável
	Ensina conceitos de alimentação
	Exige e encoraja seus filhos de forma sensível
	Estrutura a alimentação da criança
Controlador ou autoritário	Exerce pressão ou algum tipo de restrição na alimentação
	Tem altos níveis de controle (não responsivo)
	Ignora as necessidades e os comportamentos da criança
	Exerce o encorajamento diretivo (obrigações, imposições, uso de recompensas e punições)
Permissivo ou indulgente	Propõe poucos limites
	Cede às pressões facilmente
	Faz refeições não estruturadas (a criança decide onde, quando e o que comer), com oferta de muitas opções de preparações
	Ignora a autorregulação da criança de fome e saciedade
Não envolvido	Tem menor interação com a criança
	Propõe poucos limites
	Ignora as necessidades e os comportamentos da criança

limites e expectativas claras, respondem às necessidades da criança e interpretam adequadamente o comportamento alimentar. Eles dividem as responsabilidades com a criança, incentivando o "comer saudável" com comportamentos não diretivos e de apoio, ou seja, com o uso de diálogos e elogios. São exigentes e encorajam ativamente seus filhos, porém de forma sensível. Nesse estilo, os pais determinam quando e o que a criança vai comer, e a criança determina a quantidade que irá comer. Reforçando tais características positivas, é interessante observar que Maranhão et al. (2018)[13] identificaram o estilo responsivo (autoritativo) da mãe como fator de proteção contra a ocorrência das dificuldades alimentares, quando comparado aos estilos não responsivos.

Os pais com estilo autoritário, também chamado de controlador, exercem pressão ou algum tipo de restrição na alimentação, demonstram altos níveis de controle, porém o fazem de forma não responsiva, ignorando as necessidades e os comportamentos dos seus filhos. Encorajam as crianças usando comportamentos altamente diretivos (com obrigações, imposições, uso de recompensas e punições).

Os pais com estilo indulgente, também chamado de permissivo, propõem poucos limites para as crianças e respondem de forma exagerada às necessidades da criança, cedendo às pressões. Nesse estilo, há a tendência de alimentar a criança onde, quando e com os alimentos que ela determinar, oferecendo inúmeras opções de preparações e ignorando a autorregulação da criança de fome e saciedade.

Os pais com estilo não envolvido propõem poucos limites para as crianças e ainda ignoram as necessidades e os comportamentos delas.[22]

Práticas alimentares parentais

O controle coercivo é um tipo de ação que se expressa em tentativas de domínio, pressão ou imposição da vontade dos pais sobre a das crianças e gera um impacto negativo nos seus hábitos alimentares e preferências. Essas ações podem incluir tanto punição física e ameaças de qualquer forma, como também o controle e a intromissão nos sentimentos, pensamentos e hábitos dos filhos. Sob efeito dessas práticas centradas nos desejos dos pais, as crianças podem despertar sentimento de culpa, ansiedade e carência.

Restringir, pressionar, subornar, ameaçar e usar a comida para controlar emoções negativas são práticas coercivas que podem criar um ambiente estressante, gerando um resultado contrário ao desejado no cenário da alimentação, com recusa de alimentos específicos ou da refeição como um todo, afetando não somente os hábitos alimentares, mas também o peso e as preferências da criança.

Estudos longitudinais têm mostrado que restringir um alimento considerado não saudável, geralmente para controlar o peso da criança, é uma prática que pode induzir maior desejo pelo alimento proibido, tendência ao comer excessivo, entre outros desfechos negativos para os hábitos alimentares da criança. Contudo, se a motivação para a restrição é a promoção de hábitos saudáveis e esta é exercida considerando-se as perspectivas da criança, pode ser enquadrada como uma prática positiva.[23]

Os trabalhos mostram que aumentar a familiaridade com um alimento, por meio de exposição repetida, pode ser uma chave para redução da neofobia alimentar e para aumentar a probabilidade de a criança experimentar, porém, esse efeito positivo depende de diversas características individuais da criança (idade, neofobia, seletividade, sensibilidade sensorial). Sugere-se que, ao introduzir novos alimentos, os cuidadores devem proporcionar entre 8 e 15 exposições repetidas para melhorar a aceitação da criança.

PRINCIPAIS SINAIS DE ALERTA PARA O ACOMPANHAMENTO DO PEDIATRA

A maioria dos casos de dificuldades alimentares (DA) na prática clínica está relacionada ao comportamento alimentar da criança, às práticas adotadas pelos pais no processo de alimentação ou a um evento "gatilho" que dá início à recusa alimentar. Frequentemente, doenças orgânicas (DO) são eventos gatilhos para o início da DA. A presença de uma alteração orgânica (estrutural, anatômica ou funcional) predispõe, precipita ou perpetua os sintomas relacionados à alimentação, causando dificuldades alimentares relacionadas à doença orgânica (DA relacionada à DO). A atribuição de sintomas relacionados à alimentação e da DA a uma condi-

ção orgânica de base implica que a DA decorra de alterações orgânicas que provocam recusa alimentar, baixo apetite ou medo de comer. Exemplos de doenças que restringem a alimentação típica e os mecanismos que levam à restrição estão listados nos Quadros 1 e 2.

Quadro 1 Doenças orgânicas que conferem maior vulnerabilidade para distúrbios alimentares

Prematuridade
Erros inatos do metabolismo
Doenças neurológicas/paralisia cerebral
Doenças cardiovasculares e respiratórias crônicas e agudas
Alterações anatômicas e deformidades orofaciais
Cromossomopatias e síndromes genéticas
Doenças gastrintestinais: alergia alimentar, doença celíaca, esofagite eosinofílica, doença do refluxo gastresofágico, alterações de motilidade intestinal, constipação intestinal, acalasia

Quadro 2 Alterações que restringem a alimentação em crianças com comorbidades orgânicas

Dor, irritabilidade e desconforto desencadeados pela alimentação
Diferenças anatômicas, força muscular, coordenação motora, deglutição
Intervenções e tratamentos dolorosos ou desagradáveis
Associação de comer com dor ou desconforto
"Falta de oportunidade" de comer (internações, complicações)
Atraso do desenvolvimento motor oral, sensorialidade oral

Por outro lado, a ausência de fatores orgânicos caracteriza uma DA não relacionada a DO na maioria dos pacientes atendidos em centros especializados, como o Centro de Excelência em Nutrição e Dificuldades Alimentares (CENDA)/Instituto PENSI, no Brasil. Nestes casos, nenhuma DO pode ser identificada como causa dos sintomas relacionados à alimentação no momento da avaliação, sugerindo que estejam relacionados a fatores de etiologia não orgânica (ambientais, sociais, emocionais e comportamentais).[24] Em ambos os casos, a prevalência de DO como gatilhos é alta, evidenciando a interferência de comorbidades no processo de alimentação.

Além de sintomas de dor, desconforto, alterações do paladar, do apetite e da digestão, as DO provocam mudanças nas práticas alimentares adotadas pelos pais e cuidadores (como estilo de alimentação intrusivo e persecutório), o que também contribui para o estabelecimento de problemas com a alimentação. A abordagem de DA proposta por alguns grupos ainda requer alterações de estado nutricional ou *failure to thrive*, excluindo grande proporção de crianças que têm DA sem comprometimento pôndero-estatural ou que mantêm ganho de peso e crescimento adequados por meio de vias alternativas de alimentação. Dessa forma, os critérios diagnósticos existentes até o momento não dispensam uma extensa investigação complementar apropriada para distinguir entre crianças que apresentam sintomas de dificuldades alimentares secundários a uma DO. Estudo chinês, em 2021, avaliando 924 crianças de 1 a 3 anos de idade, observou associação entre dificuldades alimentares e níveis mais baixos de escores Z P/I, P/E,IMC/I e outros.[25]

A classificação que mais se aproximou de uma representação adequada das etiologias de DA foi a elaborada por Kerzner,[17] que demonstra que os 3 padrões de DA (apetite limitado, seletividade, medo de comer), independentemente da gravidade, podem ser causados por DO.[14] A interpretação equivocada dos pais também foi incluída como potencial etiologia de qualquer apresentação de DA, aumentando a amplitude do conceito de DA e a sensibilidade desta classificação às apresentações mais típicas ou leves, que ainda assim requerem um olhar atento. Os casos de percepção equivocada dos pais chama atenção pela desproporção entre o excesso de preocupação dos pais e a ausência de alterações ponderoestaturais. Isto ocorre com frequência em crianças prematuras que comem pouco porque são pequenas, mas crescem de forma adequada; no entanto, a percepção dos pais é de que são pequenas porque comem pouco.

Apesar da inquestionável contribuição das propostas de classificação existentes ao estudo e ao tratamento das DA, o que todas elas falham em categorizar são as inúmeras e talvez inclassificáveis possibilidades de sobreposições, associações, interferências e contribuições das diferentes etiologias de DA em um mesmo caso, principalmente considerando-se a evolução da DA ao longo do tempo de acompanhamento. Essa dificuldade reside no fato de o desenvolvimento da alimentação ser um processo mutável, individual, dinâmico e resultante de interações e relações. Para compreender a etiologia e a evolução das DA na infância, é necessário ter clareza de que a relação da DA com uma DO não exclui a coexistência de fatores ambientais, psicossociais e comportamentais que interferem na alimentação da criança e que, por sua vez, podem ser engatilhados pela própria DA. Após a resolução ou correção dos gatilhos orgânicos, a permanência de fatores não orgânicos (os mais difíceis de modificar) leva à persistência da DA. Da mesma forma, a relação com fatores não orgânicos não descarta a presença simultânea de outras comorbidades orgânicas que não provoquem alterações da alimentação da criança.

A distinção entre os casos em que a DO é o principal fator causal ou é apenas uma comorbidade associada a DA é fundamental para a eficácia do tratamento. Entretanto, é importante lembrar que condições agudas e transitórias, como quadros de resfriado comum, bronquiolite, estomatite e pneumonias comunitárias, são muito presentes no histórico dos pacientes atendidos em ambulatórios clínicos. Nestes casos, a família reconhece a DO como o fator-gatilho, especialmente nos casos em que houve hospitalização e necessidade de cuidados mais intensivos, como alimentação por sondas, entubação orotraqueal, aspiração de vias aéreas superiores, uso de terapias e medicamentos que alterem o paladar (p. ex., radioterapia). Mesmo que um evento agudo

possa precipitar uma DA, é fundamental identificar os fatores ambientais, psicossociais e comportamentais associados que podem levar à persistência da DA após resolução do quadro agudo. A evolução de uma DA relacionada à DO para uma DA não relacionada à DO resulta do ciclo iniciado pela intolerância dos pais à recusa alimentar, reagindo com modificações de práticas alimentares, que, por sua vez, reforçam o comportamento de recusa e, consequentemente, resultam em práticas intrusivas e persecutórias, que agravam ainda mais o comportamento de recusa alimentar.

Inicialmente, a DO pode restringir a alimentação da criança, resultando em DA. Os sintomas relacionados à alimentação podem persistir mesmo após a resolução do quadro orgânico de base, como resultado da interferência de fatores não orgânicos, perpetuando a DA na ausência de DO.

As crianças com DA relacionadas a DO apresentam comportamentos semelhantes às crianças que não têm uma DO de base, como recusa alimentar, baixo apetite, limitação de texturas (p. ex., consome apenas papas ou purês), dificuldades em transicionar entre fases da alimentação (mamadeira, texturas mais sólidas), refeições muito longas (> 30 minutos) e comportamentos alimentares problemáticos frequentes (agitação, fuga, aversão, irritabilidade, desinteresse e recusa). As queixas relacionadas ao processo de alimentação de crianças com DO também podem corresponder à percepção equivocada dos pais, que nutrem grandes expectativas em relação ao ganho de peso e crescimento da criança, especialmente após quadros de exacerbação de doença e períodos de internação.

As DA podem se manifestar com uma variedade de sintomas, como vômitos, *gagging* ou engasgos, náuseas, irritabilidade, disfagia e *failure to thrive*. Desta forma, mimetizam doenças orgânicas que provocam dor e desconforto relacionados à alimentação, como doença do refluxo gastroesofageano (DRGE), alergias alimentares (AA), obstrução de vias aéreas e distúrbios de deglutição. Doença inflamatória intestinal, hepatopatias, esofagite, gastroparesia, constipação, anomalias anatômicas das estruturas associadas com a alimentação (freio curto, fenda do palato/lábio, macroglossia, anel esofágico, fístula esofágica, estreitamento esofágico), disfunções motoras orais e outras patologias orgânicas, como as disfunções metabólicas (intolerância hereditária à frutose, distúrbios do ciclo da ureia, acidose orgânica) e doenças cardiorrespiratórias (doenças cardíacas congênitas, displasia broncopulmonar) também podem ser causadoras de dificuldades com a alimentação.

Assim, além da possibilidade de uma condição orgânica identificada ser ou não o fator causal da DA, há ainda um terceiro cenário de associação de DA e DO em que a DA é uma manifestação clínica de uma DO ainda não identificada, subdiagnosticada ou oligossintomática. Em virtude da similaridade dos sintomas, a recusa alimentar pode ser interpretada equivocadamente como um problema comportamental, emocional ou ambiental, mas corresponder a uma manifestação clínica de doença orgânica não diagnosticada. Por outro lado, muitas crianças recebem diagnósticos de doenças orgânicas antes da correta identificação do quadro de DA, havendo um atraso no diagnóstico de DA.[6,26]

Em levantamento realizado em 2019 no CENDA, foram analisados dados de 189 crianças com dificuldades alimentares atendidas no serviço ambulatorial, sendo a maioria do sexo masculino (64%), com média de idade de 4,2 anos ± 3,2 e sem doenças associadas (69,8%). A prevalência de diagnósticos de comorbidades orgânicas em crianças com dificuldades alimentares foi 30,2%.[24]

Com base em revisão da literatura, o pediatra deve tentar identificar *red flags* ou sinais de alerta em história clínica, exame físico, sintomas, exames subsidiários e evolução dos pacientes, e ser capaz de distinguir uma potencial relação ou associação com DO em crianças que manifestam problemas com a alimentação (Tabela 2).

Red flags são sintomas, sinais e comportamentos que o pediatra observa ao avaliar a criança e que exigem atenção, investigação ou tratamento específico, pois sugerem a presença de condições que colocam a saúde da criança em risco. Pacientes que apresentam estes sinais de alerta, especialmente aquelas que apresentam sinais orgânicos e comportamentais de alarme simultaneamente, se beneficiam do encaminhamento precoce para equipe especializada multiprofissional sempre que possível. A falha de tratamento pode ser compreendida como um aviso de atenção em alguns casos. Estes pacientes devem ser avaliados quanto à segurança da via oral para alimentação e a necessidade de suporte nutricional por vias alternativas. Nestes casos, o pediatra tem o papel crucial de reconhecer os sinais de alarme e iniciar a investigação necessária.[19] Em 2023, Hasbani et al, em São Paulo, observaram maiores percentuais do diagnóstico de depressão e de dificuldades alimentares em pais ou mães de crianças com dificuldades alimentares quando comparadas as sem dificuldades.[27]

DIAGNÓSTICO CLÍNICO INICIAL

A consulta do profissional de saúde deve inicialmente avaliar a presença ou não de uma DO de base que seja possível de

Tabela 2 Sinais de alerta (*red flags*) para doenças orgânicas em crianças que apresentam dificuldades alimentares

Red flags orgânicos	*Red flags* comportamentais
Broncoaspiração, engasgos, tosse, ronco e estridor	Fixação (aceitar apenas 1 tipo ou textura de alimento)
Disfagia	Alimentação forçada
Odinofagia	Interrupção da alimentação após um evento-gatilho
Alterações do crescimento e baixa estatura	*Gagging* precoce
Diarreia	*Failure to thrive*
Vômitos	
Alterações motoras, cognitivas e de linguagem (desenvolvimento)	
Failure to thrive	

ser analisada e tratada especificamente. De acordo com história clínica, antecedentes, exame clínico e antropometria, podem-se pedir exames laboratoriais para analisar deficiências nutricionais isoladas ou múltiplas, avaliar o crescimento e o desenvolvimento, além do fator causal da dificuldade alimentar. Algumas situações importantes que devem ser observadas: doenças gastrintestinais (alergias, intolerâncias, esofagite eosinofílica, má absorção de nutrientes), doenças com alterações da sensorialidade (hipo ou hipersensorialidade, transtorno do espectro autista), problemas ou causas neurológicas e fonoaudiológicas.[23]

As causas comportamentais demandam maior observação clínica, análise de comportamentos em casa e fora dela, o ambiente familiar, os hábitos culturais e a reatividade dos pais ao processo da alimentação.

TRATAMENTO DAS DIFICULDADES ALIMENTARES

O tratamento das DA deve ser, eminentemente, dirigido pelo diagnóstico. Em razão do perfil sindrômico do quadro, não é possível estabelecer um único esquema terapêutico para quadros que, muitas vezes, são bastante distintos. Por outro lado, pelo menos um aspecto pode ser considerado como componente de qualquer estratégia: o acolhimento da família. É importante lembrar que o surgimento de uma criança cujos cuidadores não se sentem capazes de alimentá-la gera grande angústia, levando a elevação do estresse familiar, fenômenos disruptivos e, às vezes, violência. Dessa forma, é fundamental que tanto o paciente como seus familiares sejam cuidadosamente acolhidos.

O aspecto inicial a ser pontuado talvez seja não exatamente o que "fazer", mas sim o que "não fazer". Não há qualquer respaldo na literatura científica para o uso de polivitamínicos, poliminerais e estimulantes de apetite. Também não se deve minimizar o problema, tratando-o como algo passageiro e sem riscos. Estudos mostram que as consequências das dificuldades alimentares, em médio e longo prazos, podem ser impactantes para a saúde biopssicossocial da criança.

Para casos leves, caracterizados geralmente pela presença da neofobia simples, orientações básicas costumam ser suficientes. Enquadram-se nesse grupo as crianças sem grandes aberrações nos inquéritos alimentares, com medidas antropométricas adequadas, neurodesenvolvimento satisfatório e exames laboratoriais (quando tiverem sido solicitados) normais. O profissional pode ajudar a família e distribuir adequadamente as calorias da dieta, garantir o equilíbrio entre os macronutrientes e a oferta de micronutrientes. Isso pode ser conseguido com a utilização de guias alimentares, com a pirâmide, por exemplo, quase sempre sem a necessidade de cálculos dietéticos.[19]

Também existem casos em que são detectadas questões comportamentais. Muitas vezes, o tratamento tem que passar por ensinar a família sobre a importância do momento da alimentação, do uso do cadeirão, de se evitar distrações, de tornar o momento de comer algo prazeroso, sem brigas, cobranças, violência etc. Existem também tempos ideais para se começar e completar a refeição, regras simples de apresentação dos pratos e utensílios próprios para cada faixa etária. Essas orientações gerais sobre alimentação ajudam os cuidadores a se tornarem alimentadores mais responsivos e evitam práticas alimentares contraproducentes. Os pediatras devem ajustar suas instruções com base no estilo de alimentação dos pais. Os pais controladores devem ser orientados a oferecer alimentos de forma não coercitiva, e não sobre as quantidades ou tipos específicos de alimentos a serem dados. Os conselhos aos pais indulgentes ou negligentes devem ser mais estruturados e precisos.[17]

Diferentes perfis de seletividade podem levar a consequências distintas. Quadros de aspecto pontual podem ser tratados apenas com pequenos ajustes, intercambiando alimentos entre os grupos alimentares, de modo que as necessidades sejam satisfeitas.[14] Por exemplo, uma criança em que a seletividade leva à retirada da carne da dieta pode se beneficiada pela prescrição de alimentos fortificados, estratégias para incremento da absorção de ferro de origem vegetal e, eventualmente, suplementação específica de ferro. Maximino et al., em 2020, encontraram maiores percentuais de inadequação de ingestão de fibra, vitamina A, cálcio e ferro em crianças com dificuldades alimentares quando comparadas àquelas sem dificuldades.[28] Quando de perfil amplo, em que persistem na dieta pouquíssimos alimentos, é comum a necessidade do uso de suplementos alimentares completos.

Muitas crianças deixam de comer por apresentarem doenças, orgânicas ou psíquicas, agudas ou crônicas. Nesses casos, o tratamento deve passar sempre pela abordagem do quadro de base. Às vezes, esse tratamento pode ser excessivamente longo, complexo e nem sempre resolutivo. Quando isso ocorrer, é fundamental garantir a segurança alimentar da criança, eventualmente com uso de suplementos. Também pode acontecer de a DA não estar ligada a uma doença em si, mas a seu tratamento. Fármacos como quimioterápicos, anfetaminérgicos e alguns antidepressivos podem reduzir o apetite. Algumas vezes, o uso destes fármacos ocorre por tempo limitado ou é possível trocá-los, resolvendo o problema, mas, eventualmente, quando isso não é possível, também pode ser necessária a suplementação.

O pediatra que se defronta com uma criança com dificuldades de alimentação deve avaliar a criança, a família e seu entorno, visando a uma abordagem mais holística, sensível às condições do ambiente, ao momento do grupo familiar e a seus antecedentes, e não somente à condição clínica subjacente. Identificar todas as oportunidades de melhoria da alimentação da família, utilizando o caso da criança como modelo, é uma diferenciação para o pediatra do presente e do futuro.[6,26]

INDICAÇÕES DE SUPLEMENTAÇÃO SEGUNDO O CONSENSO ABRAN (2022)[29]

1. Polivitamínicos não têm indicação para o tratamento das dificuldades alimentares.

2. Vitaminas isoladamente podem ser utilizadas para crianças que apresentem deficiências específicas plasmáticas ou de ingestão comprovadas.
3. Poliminerais não têm indicação para o tratamento das dificuldades alimentares.
4. Minerais específicos isoladamente podem ser utilizados para crianças que apresentem deficiências específicas plasmáticas ou de ingestão comprovadas.
5. Suplementos modulares podem ser utilizados quando houver deficiência isolada comprovada na ingestão de um macronutrientes específico ou prejuízo no estado nutricional da criança de acordo com a idade.
6. Suplementos hipercalóricos podem ser usados desde que apresentem composição semelhante aos suplementos completos isocalóricos, apenas com a característica particular de apresentarem densidade energética elevada, o que pode ser indicado para crianças com dificuldade na ingestão do volume habitualmente prescrito.
7. Suplementos de nutrição completa isocalóricos (suplementos completos) devem ser considerados como a principal estratégia de tratamento, podendo ser indicados prioritariamente nos seguintes casos:
   A. Quando os inquéritos alimentares demonstrarem ingestão calórica-nutricional insuficiente.
   B. Sempre que peso, estatura e/ou índice de massa corporal estiverem abaixo do recomendado ou desacelerando, de acordo com a curva de crescimento da criança.
   C. Sempre que estiverem presentes agravos à saúde a fim de oferecer segurança nutricional para a recuperação;
   D. Quando o tempo para a reeducação alimentar for muito longo, expondo a criança a risco nutricional até que seja implementada.
   E. Face à presença de pais excessivamente ansiosos e incapazes de implementar as medidas educativas, com o objetivo de assegurar nutrição adequada enquanto os pais sejam também preparados.
   F. Quando houver casos semelhantes na família que evoluíram mal sem a suplementação.
   G. Sempre que for detectada doença de base (orgânica ou psíquica) a ser tratada, mas espera-se tempo longo para esse tratamento.
   H. Quando a criança estiver em uso de medicamentos que sabidamente reduzem o apetite.
   I. Em casos de seletividade alimentar ampla por muito tempo, abrangendo macro e micronutrientes.

REFERÊNCIAS BIBLIOGRÁFICAS

1. Birch LL, Birch D, Marlin DW, Kramer L. Effects of instrumental consumption on children's food preference. Appetite. 1982;3(2):125-34.
2. Birch LL, Fisher JO. Development of eating behaviors among children and adolescents. Pediatrics. 1998;101(3 Pt 2):539-49.
3. Chatoor I. Feeding disorders in infants and toddlers: diagnosis and treatment. Child Adolesc Psychiatr Clin N Am. 2002;11(2):163-83.
4. American Psychiatric Association. Diagnostic and statistical manual of mental disorders (DSM-5®). American Psychiatric Pub; 2013 May 22. Available from: https://repository.poltekkes-kaltim.ac.id/657/1/Diagnostic%20and%20statistical%20manual%20of%20mental%20disorders%20_%20DSM-5%20(%20PDFDrive.com%20).pdf
5. Fernandez C, McCaffery H, Miller AL, Kaciroti N, Lumeng JC, Pesch MH. Trajectories of picky eating in low-income US children. Pediatrics. 2020;145(6).
6. Fisberg M. Editorial: feeding difficulties in children and adolescents. Frontiers in Pediatrics. 2018;6.
7. Maximino P, Machado RHV, Fontanezi NM, Nogueira LR, Ramos CdC, Fisberg M. Aspectos comportamentais e ambientais associados às dificuldades alimentares na infância: estudo com grupo controle. International Journal of Nutrology. 2020;12(3):109-15.
8. Maximino P, Machado RHV, Junqueira P, Ciari M, Tosatti AM, Ramos CdC, et al. How to monitor children with feeding diffi culties in a multidisciplinary scope? Multidisciplinary care protocol for children and adolescents – pilot study. Journal of Human Growth and Development. 2016;26(3).
9. Bialek-Dratwa A, Kowalski O. Prevalence of feeding problems in children and associated factors – a cross-sectional study among Polish children aged 2-7 years. Nutrients, 2023:15:3185.
10. Carruth BR, Skinner JD. Revisiting the picky eater phenomenon: neophobic behaviors of young children. J Am Coll Nutr. 2000;19(6):771-80.
11. Chatoor I, Surles J, Ganiban J, Beker L, Paez LM, Kerzner B. Failure to thrive and cognitive development in toddlers with infantile anorexia. Pediatrics. 2004;113(5):e440-7.
12. Dovey TM, Kumari V, Blissett J. Eating behaviour, behavioural problems and sensory profiles of children with avoidant/restrictive food intake disorder (ARFID), autistic spectrum disorders or picky eating: same or different? European Psychiatry. 2019;61:56-62.
13. Maranhao HS, Aguiar RC, Lira DTJ, Sales MUF, Nóbrega NAN. Dificuldades alimentares em pré-escolares, práticas alimentares pregressas e estado nutricional. Rev Paul Pediatr [online]. 2018:36(1):45-51.
14. Machado RHV, Tosatti AM, Malzyner G, Maximino P, Ramos CC, Bozzini AB, et al. Maternal feeding practices among children with feeding difficulties – Cross-sectional study in a Brazilian reference center. Frontiers in Pediatrics. 2018;5.
15. Nogueira-de-Almeida CA, Del Ciampo LA, Ued F da V, Ferraz IS, Contini AA, Epifanio M, et al. Feeding difficulties among Brazilian children: prevalence and associated factors. Research Society and Development. 2022;11(13):e180111335126.
16. Kerzner B. Clinical investigation of feeding difficulties in young children: a practical approach. Clinical Pediatrics. 2009;48(9):960-5.
17. Kerzner B, Milano K, MacLean WC, Berall G, Stuart S, Chatoor I. A practical approach to classifying and managing feeding difficulties. Pediatrics. 2015;135(2):344-53.
18. Milano K, Chatoor I, Kerzner B. A Functional Approach to Feeding Difficulties in Children. Current Gastroenterology Reports. 2019;21(10):51.
19. Nogueira-de-Almeida C, de Mello E, Filho D, Maximino P, Fisberg M. Consenso da Associação Brasileira de Nutrologia sobre o uso de suplementos alimentares para crianças com dificuldades alimentares. International Journal of Nutrology. 2018;11(S 01):S4-S15.
20. Nogueira-de-Almeida CA, de Mello ED, Maranhão ES, Vieira MC, Barros R, Fisberg M, et al. Dificuldades alimentares na infância: revisão da literatura com foco nas repercussões à saúde. Pediatria Moderna. 2012;48(9):9.
21. Fraker C, Fishbein M, Cox S, Walbert L. Food Chaining: The Proven 6-Step Plan to Stop Picky Eating, Solve Feeding Problems and Expand Your Child's Diet. New York: Marlowe & Company; 2007.
22. Hughes SO, Power TG, Liu Y, Sharp C, Nicklas TA. Parent emotional distress and feeding styles in low – income families. The role of parent depression and parenting stress. Appetite. 2015;92:337-42.
23. Pichardo D, Franke K, Smith HM, Suarez LV, Kozlowski AM. A systematic review of food preference assessments for children with pediatric feeding disorders: a need for modifications and technological descriptions. Behavioral Development. 2020;25(2):66-87.
24. Okuizumi AM, Morimoto JM, Nogueira LR, Maximino P, Fisberg M. Fatores associados aos tipos de dificuldades alimentares em crianças entre 0 e 10 anos de idade: um estudo retrospectivo em um centro de referência brasileiro. Scientia Medica. 2020;30(1).
25. Ren Z, Lan H, Szeto IMY, et al. Feeding difficulty among Chinese toddlers aged 1-3 years and its association with health and development. Front Pediatr. 2021;(9):article 758176.

26. Fisberg M, Duarte Batista L. Nutrition related-practices in Brazilian preschoolers: identifying challenges and addressing barriers. Building future health and well-being of thriving toddlers and young children. Nestlé Nutrition Institute Workshop Series. 2020. p.1-10.
27. Hasbani GC, Félix PV, Sauan PK, MAximino P, MAchado RHV, Ferrari E, et al. How parents' feeding styles, attitudes, and multifactorial aspects are associated with feeding difficulties in children. BMC Pediatrics. 2023;(23):543.
28. Maximino P, Ricci R, Machado RHV, Ramos CC, Nogueira LR, Fisberg M. Children with feeding difficulties have insuffient intake of vitamins, minerals and dietary fibers, Nutrire. 2020;45:22.
29. Nogueira-de-Almeida CA, Mello ED de, Ribas Filho D, Maximino P, Fisberg M. Consenso da Associação Brasileira de Nutrologia sobre o uso de suplementos alimentares para crianças com dificuldades alimentares. International Journal of Nutrology. 2022;11(4):4-15.

BIBLIOGRAFIA

1. Haines J, Haycraft E, Lytle L, Nicklaus S, Kok FJ, Merdji M, et al. Nurturing children's healthy eating: position statement. Appetite. 2019;137:124-33.

CAPÍTULO 9

VEGETARIANISMO NA INFÂNCIA E NA ADOLESCÊNCIA

Elza Daniel de Mello
Fernanda Luisa Ceragioli Oliveira
Hélcio de Sousa Maranhão
Tulio Konstantyner

AO FINAL DA LEITURA DESTE CAPÍTULO, O PEDIATRA DEVE ESTAR APTO A:

- Conhecer os tipos de dietas vegetarianas.
- Compreender os riscos e benefícios das dietas vegetarianas na faixa etária pediátrica.
- Recomendar o consumo adequado de alimentos de dietas vegetarianas, mas reconhecer a importância do atendimento conjunto com nutricionista.
- Suplementar crianças e adolescentes com dietas vegetarianas de forma individualizada e condicional.

INTRODUÇÃO

Dietas à base de plantas (DBP) ou *plant-based diets*, que incluem as vegetarianas, são tendências crescentes em países ocidentais. Essas dietas apresentam diferentes padrões alimentares, pois abrangem o consumo de alimentos primariamente a partir das plantas (frutas, vegetais, nozes, óleos, grãos integrais e leguminosas), mas podem incluir pequenas quantidades de alimentos de origem animal como leites, ovos, carnes e peixes.[1] As razões frequentemente relatadas para a adesão de DBP incluem preocupações com a saúde e o ambiente, sustentabilidade, cuidados com animais, rejeição à carne e crenças religiosas. Outras razões são o desejo de perder peso, economizar dinheiro e interesses políticos.[2]

Dietas vegetarianas são definidas de acordo com o grau de restrição de alimentos de origem animal (carnes, peixes/frutos do mar, leites e derivados, ovos e mel).[3-6] O Quadro 1 mostra os tipos de vegetarianismo de acordo com os grupos de alimentos excluídos e a possível redução de ingestão de nutrientes específicos.

BENEFÍCIOS E RISCOS

Dietas vegetarianas/veganas bem planejadas promovem diversos benefícios à saúde, como redução do peso corporal, menor incidência de síndrome metabólica ou diabetes, melhora da pressão arterial e dislipidemia, redução do risco de câncer e de doença isquêmica do coração. Esses benefícios são bem estabelecidos para adultos, porém ainda pouco comprovados para crianças pela ausência de estudos de acompanhamento em longo prazo.

Apesar dos benefícios, uma dieta vegetariana, especialmente a vegana, também pode estar relacionada a riscos à saúde, incluindo deficiências nutricionais, como a de vitamina B12, zinco e ferro.[2] Especialmente em crianças, as dietas vegetarianas podem levar a deficiências nutricionais específicas, caso não estejam adequadamente equilibradas, combinando cereais com leguminosas, leite, ovos e alimentos enriquecidos. Isso pode ocorrer principalmente nos primeiros 5 anos de vida e nos adolescentes pelos requerimentos nutricionais relacionados à demanda metabólica inerente a maior velocidade de crescimento físico dessas faixas etárias. Especialmente nos lactentes e pré-escolares, podem ocorrer prejuízos na aquisição de habilidades do desenvolvimento neuropsicomotor pela multiplicação acentuada de células e tecidos do sistema nervoso central.[8] No Quadro 2 estão destacados alguns dos nutrientes que podem estar deficientes nos principais tipos de dietas vegetarianas.

Esse cenário potencialmente de risco tem motivado o estabelecimento de guias, posições e diretrizes nutricionais em todo o mundo.[3-6] Segundo a Associação Dietética Americana, a Academia Americana de Pediatria e a Sociedade Canadense

Quadro 1 Tipos de dietas vegetarianas de acordo com os grupos de alimentos excluídos e a possível redução de ingestão de nutrientes

Tipo	Grupos de alimentos excluídos	Possível redução da ingestão de nutrientes[b]
Lacto--ovovegetariano	Carnes e peixes/frutos do mar	Carne: vitamina B12, proteína animal, ferro, zinco (alta biodisponibilidade). Peixes: vitamina D, iodo, ácidos graxos ômega 3.
Lactovegetariano	Carnes, peixes/frutos do mar e ovos	Igual lacto-ovovegetariano + Ovos: proteína animal, colina e vitamina D e A.
Ovovegetariano	Carnes, peixe/frutos do mar, leite e derivados	Igual lacto-ovovegetariano + Leite: proteína animal, cálcio, iodo, vitaminas B12, B2, D e A.
Pescovegetariano[a]	Carnes	Carne: vitamina B12, proteína animal, ferro, zinco (alta biodisponibilidade).
Flexitariano	Carnes e peixes/frutos do mar. Consumo ocasional e pequenas porções	Igual pescovegetariano + Peixes: vitamina D, iodo, ácidos graxos ômega-3. Pequena redução de nutrientes.
Vegetariano estrito e vegano	Produtos de origem animal*	Carne: vitamina B12, proteína animal, ferro, zinco (alta biodisponibilidade). Peixes: vitamina D, iodo, ácidos graxos ômega .3. Leite: proteína animal, cálcio, iodo, vitamina B12, B2, D e A. Ovos: proteína animal, vitamina D e A.
Vegano cru	Produtos de origem animal,* certas plantas e alimentos cozidos	Igual vegano + Calorias da gordura.

* Carnes, peixes/frutos do mar, leites e derivados, ovos e mel.
[a] Alguns pescovegetarianos não incluem ovos e produtos lácteos em sua alimentação.
[b] O risco para ingestão insuficiente aumenta com o grau de restrição dietética e se certos alimentos à base de plantas são evitados.
Fonte: Konstantyner et al.[7]

Quadro 2 Nutrientes em que dietas vegetarianas podem ser deficientes

Dieta	Vitaminas				Minerais			
	A	B2	B12	D	Cálcio	Ferro	Zinco	DHA
Lacto-ovovegetariana				X		X	X	X
Lactovegetariana				X		X	X	X
Ovovegetariana			X	X	X	X	X	X
Vegana	X	X	X	X	X	X	X	X

DHA: Ácido docosa-hexaenoico.
Fonte: Redecillas-Ferreiro et al.[9]

de Pediatria, uma dieta vegetariana bem elaborada e balanceada é capaz de promover crescimento e desenvolvimento adequados em crianças e adolescentes.[3] A German Society for Paediatric and Adolescent Medicine também destacou que dietas vegetarianas bem conduzidas por nutricionista e nutrólogo podem proporcionar um bom crescimento e desenvolvimento da criança.[10] Por sua vez, a Sociedade Europeia de Gastroenterologia, Hepatologia e Nutrição (ESPGHAN) não contradiz as anteriores, mas enfatiza a necessidade de cuidado particular durante a alimentação complementar com dietas vegetarianas/veganas, incluindo supervisão dietética médica regular e especializada, sugerindo especial cuidado com ferro, zinco, folato, ômega 3, proteínas, cálcio e vitaminas B2, B12 e D.[11]

ELABORAÇÃO DO CARDÁPIO

Para os lactentes cujos pais optam por dietas vegetarianas, o aleitamento materno, exclusivo nos primeiros 6 meses e complementado até os 2 anos ou mais, é igualmente recomendado. No entanto, mães vegetarianas que amamentam podem necessitar de suplementação de vitamina B12 e ômega 3.[12] Na impossibilidade da amamentação, a fórmula infantil de partida e de seguimento deverá ser indicada até os 12 meses de vida.[5,12-14] Caso os pais não queiram incluir fórmula infantil à base de leite de vaca, pode-se optar por fórmulas à base de arroz (em qualquer idade) ou soja (apenas a partir dos 6 meses).[4,12,15]

No segundo semestre de vida, a alimentação complementar deverá ser iniciada com enfoque na qualidade da dieta vegetariana. O cardápio deverá conter alimentos *in natura* ou minimamente processados, respeitando-se a progressão da consistência, a variedade e a quantidade por faixa etária.[12-14] A partir de 1 ano de idade, bebidas vegetais caseiras podem ser introduzidas na alimentação na forma de preparações, sendo mantido o leite materno/fórmula infantil como bebida principal.[12] O café da manhã e o lanche da tarde poderão conter tubérculos, pães, panquecas ou cereais matinais.[12-14] Já bebidas vegetais industrializadas fortificadas sem adição de açúcar, se forem introduzidas, devem ser oferecidas apenas após os 2 anos de idade.[12]

Para os adeptos da dieta lacto-ovovegetariana, aos 6 meses de vida podem ser oferecidos derivados do leite de vaca (queijos e iogurtes) em pequenas quantidades nas prepara-

ções.[12-14] Após o primeiro ano, se a alimentação complementar estiver bem estabelecida, o leite de vaca poderá ser ofertado.[14]

As refeições principais (almoço e jantar) devem fornecer principalmente energia, proteína, ferro e zinco, sendo composta por cereais, hortaliças (legumes e verduras) e leguminosas.[12-14] Na dieta lacto-ovovegetariana, ovos podem contribuir como fonte proteica de alta qualidade desde o início da introdução da alimentação complementar.[12] Quanto à ingestão de lipídios, a taxa de conversão de ômega 3 (ácido alfa-linolênico) em ácido docosa-hexaenoico (DHA) e ácido eicosapentaenoico (EPA) é modesto em crianças.[16] Dessa forma, é sugerida a suplementação diária de DHA a partir de 6 meses.

Mesmo com a suplementação, é importante que façam parte da alimentação diária fontes de ômega 3 como nozes, azeite, óleo de linhaça ou de chia. As sementes devem ser oferecidas trituradas para facilitar a absorção do ômega 3 e evitar engasgos.[12] Particularmente, como as sementes são ricas em fibras, seus óleos são mais bem indicados na primeira infância.[12,15] As sobremesas podem ser compostas por fruta fonte de vitamina C ou outros ácidos orgânicos para auxiliar na absorção do ferro não heme das fontes vegetais.[5,12]

De forma geral, na alimentação de crianças e adolescentes, que adotam o vegetarianismo, é necessário incluir alimentos que forneçam nutrientes que dietas vegetarianas/veganas podem ser deficientes. O Quadro 3 apresenta os alimentos que podem suprir essa necessidade de acordo com o nutriente em risco de deficiência.

Além da escolha dos alimentos de acordo com a presença dos nutrientes necessários às crianças e adolescentes, o pediatra geral, o pediatra nutrólogo e o nutricionista devem organizar a alimentação vegetariana também com foco na biodisponibilidade dos nutrientes nos alimentos, pois dietas vegetarianas costumam exceder na quantidade de fitato e fibras, que são fatores inibidores da absorção de minerais (como ferro, cálcio, zinco e magnésio), proteínas e gorduras, incluindo os ácidos graxos essenciais.[16]

Principalmente nos primeiros 2 anos de vida, a criança não tolera grandes volumes de refeições, e o excesso de fibras pode causar saciedade precoce. Por isso, seu consumo deve ser controlado, optando por escolhas como grãos refinados ou retirada da casca de leguminosas.[4,17] Após os 6 meses de idade, podem ser utilizados cereais enriquecidos com ferro e zinco e sem fibras para aumentar a absorção, além de utilizar farinhas com ferro e cálcio para reduzir o risco de anemia e alterações ósseas.

Neste contexto, não se trata apenas de substituir alimentos, mas de viabilizar o aproveitamento dos nutrientes dos alimentos. Uma barreira para o oferecimento e o consumo dos alimentos selecionados é que nem sempre há infraestrutura familiar e recursos disponíveis para tornar a dieta vegetariana efetivamente adequada. Por isso, é necessário conversar e discutir com a família sobre as possibilidades existentes e os potenciais riscos de acordo com a faixa etária e o tipo de dieta vegetariana escolhida.

O acompanhamento em conjunto com um nutricionista é fundamental para o fornecimento de alternativas operacionais e dicas culinárias para as famílias, como a escolha da fonte proteica, a preparação de refeições, a combinação de alimentos oferecidos e o uso de técnicas para melhorar a digestibilidade e a biodisponibilidade dos nutrientes, como o remolho, o cozimento, a fermentação e a germinação

Quadro 3 Nutrientes potencialmente deficientes e fontes alimentares que podem suprir a necessidade nas dietas vegetarianas

Nutriente	Alimentos
Proteínas	Leguminosas, produtos à base de soja, cereais integrais, quinoa, amaranto, trigo-sarraceno, tremoços, sementes, laticínios e ovo.
Ômega-3	Algas, microalgas (*Isochrysis galbana, Pavlova lutheri*), sementes e óleos de linhaça, chia, cânhamo, soja, óleo de soja, nozes e beldroegas.
Ferro	Leguminosas, cereais matinais fortificados, cereais integrais, gérmen de trigo, tofu, vegetais de cor verde-escura, sementes, *tempeh*,* ovo, gergelim/tahine, temperos (frescos e secos como o tomilho), semente de abóbora, chia, amaranto e quinoa.
Zinco	Cereais integrais, leguminosas, sementes, ovo, laticínios, gérmen de trigo, gergelim, semente de abóbora, castanha-de-caju, nozes, temperos (frescos e secos), produtos de soja, levedura nutricional (*Saccharomyces cerevisiae*).
Cálcio	Gergelim, tahine, amêndoas, castanhas, nozes, chia, linhaça, folhas escuras (couve, agrião, rúcula, mostarda, brócolis, almeirão, catalonha), temperos (salsinha, coentro, manjericão), feijão-branco, grão-de-bico, soja, *tempeh*,* tofu coagulado com sulfato de cálcio, laranja, figo, bebidas vegetais enriquecidas sem adição de açúcar.
Iodo	Laticínios, ovo, banana, ameixa, ervilha, sal iodado.
Vitamina A	Vegetais e frutas alaranjados e vegetais verde--escuros.
Vitamina D	Alimentos fortificados como leite, bebidas e cremes vegetais, cereais matinais, ovo (proveniente de galinhas alimentadas com algas).
Vitamina B2	Cereais integrais, feijões e certas frutas e vegetais verde-escuros.
Vitamina B12	Algas ou fungos, mas com biodisponibilidade limitada. Levedura nutricional fortificada (*nutritional yeast*), queijos veganos fortificados com B12. *Tempeh** pode aumentar os níveis de B12, mas não é suficiente para veganos.

* Alimento milenar, típico da Indonésia, produzido pela junção de dois ingredientes: grãos cozidos e o fungo *Rhizopus oligosporus*.
Fonte: Konstantyner et al.[7]

SUPLEMENTAÇÃO

As deficiências nutricionais em crianças em dietas vegetarianas podem levar a distúrbios de desenvolvimento, que podem ser irreversíveis. Além disso, fraturas ósseas devido à deficiência de vitamina D, hospitalizações por deficiência grave de vitamina B12, hipocalcemia grave seguida de convulsões, anemia grave, dificuldade respiratória com alcalose metabólica, retardo de crescimento e morte já foram notifi-

cados em regimes alimentares alternativos e/ou restritivos durante os primeiros 2 anos de vida.[18,19]

Portanto, a suplementação profilática deve ser realizada quando a quantidade de ingestão diária dos nutrientes não atinja a recomendação ou há maior risco de deficiências em situações individualizadas. A suplementação de nutrientes para crianças até 5 anos de idade é recomendada de acordo com o tipo de dieta vegetariana adotada (Quadro 4). As doses recomendadas de suplementação para essa faixa etária e os fatores condicionantes são apresentados no Quadro 5. Destaca-se

Quadro 4 Recomendações de suplementação profilática de nutrientes nos primeiros 5 anos de vida, de acordo com o tipo de alimentação vegetariana

Dieta	Vitaminas				Minerais				Macronutrientes	
	A	B2	B12	D	Cálcio	Ferro	Zinco	Iodo	DHA	Proteínas
Lacto-ovovegetariana	Não	Não	SC	Sempre*	SC	Sempre*	Sim*	Não	Sempre*	SC
Lactovegetariana	SC	Não	SC	Sempre*	SC	Sempre*	Sim*	Não	Sempre*	SC
Ovovegetariana	SC	Não	Sempre*	Sempre*	Sim*	Sempre*	Sim*	Não	Sempre*	SC
Pescovegetariana	Não	Não	SC	Sempre*	SC	Sempre*	SC	Não	SC	SC
Flexitariana	Não	Não	SC	Sempre*	SC	Sempre*	SC	Não	SC	SC
Vegana	SC	SC	Sempre*	Sempre*	Sim*	Sempre*	Sim*	SC	Sempre*	↑ oferta

DHA: ácido docosa-hexaenoico; SC: suplementação condicionada à disponibilidade e ao consumo de alimentos-fonte, à forma de preparo da alimentação e ao uso ou não de suplementos alimentares, como fórmulas infantis e alimentos fortificados.
* Exceto (ver Quadro 5, coluna "Observação").
Fonte: Konstantyner et al.[7]

Quadro 5 Recomendações de suplementação profilática de nutrientes nos primeiros 5 anos de vida (nutrientes, doses e observações)

Nutriente	Dose	Observação
Vitamina B12	4 mcg/dia – do nascimento até 6 meses 5 mcg/dia – 6 meses a 3 anos 25 mcg/dia – 3-5 anos	Exceto até 1 ano em aleitamento materno de mãe suplementada e não deficiente.
Vitamina D	400 UI/dia (10 mcg) – 1 semana a 1 ano 600 UI/dia (15 mcg) – maiores de 1 ano	Exceto maior de 2 anos com exposição solar regular sem fator de risco e uso de alimentos fortificados.
Vitamina A	Indicada nas regiões endêmicas brasileiras independentemente da alimentação 100.00 UI 1x entre 6-12 meses 200.000 UI 1x a cada 6 meses entre 12-59 meses	Exceto se tem ingestão maior que o recomendado para a mesma faixa etária.
Cálcio	200 mg/dia – 0-6 meses 260 mg/dia – 6-12 meses 700 mg/dia – 1-5 anos 1.000 mg/dia – 5-10 anos 1.300 mg/dia – maiores 10 anos	Exceto maiores de 2 anos em uso de alimentos fortificados.
Ferro	Mesma recomendação da SBP para crianças onívoras, porém com início aos 3 meses de vida na dose de 1 mg/kg/dia	Exceto aos 2 anos de idade com ingestão de ferro 1,8 a 2 vezes maiores que o recomendado para mesma faixa etária e sexo 6-12 meses – 11 mg/dia 1-5 anos – 7 mg/dia 5-10 anos – 10 mg/dia 9-13 anos – 8 mg/dia 14-18 anos – 15 mg/dia
Zinco	1-3 anos: 3 mg 4-8 anos: 5 mg 9-13 anos: 8 mg	Exceto se ingestão de zinco for 1,5 vez maior que o recomendado para mesma faixa etária e sexo.
Iodo	90 mcg – 1-8 anos	Suplementação não é recomendada. Atenção em lactentes amamentados, filhos de mães veganas que não consomem sal iodado.
DHA	Gestantes e lactantes: 200 mg/dia 6-24 meses: 10-12 mg/kg/dia 2-4 anos: 100-150 mg/dia 4-6 anos: 150-200 mg/dia	Exceto se a ingestão for adequada. Os vegetarianos tendem a ingerir a mesma quantidade de ômega-3 e mais ômega-6 que os onívoros. Os veganos ingerem muito pouco EPA e DHA em suas formas ativas.
Proteínas	Aumentar a oferta entre 10-35%, de acordo com a faixa etária e a digestibilidade da fonte vegetal 1-3 anos – 1,05 g/kg 4-8 anos – 0,95 g/kg	A faixa de distribuição aceitável de proteína é de 5-20% do total energético diário para crianças de 1-3 anos e de 10-30% para 4-18 anos.

Atenção: (1) O risco para ingestão insuficiente aumenta com o grau de restrição dietética e as características de biodisponibilidade do nutriente no alimento e na alimentação. (2) Pescovegetarianos podem não incluir ovos e produtos lácteos em sua alimentação. (3) Veganos crus podem reduzir o consumo de calorias de gordura. (4) Em geral, a suplementação é recomendada até a efetividade da orientação dietética (garantia da ingestão alimentar diária recomendada dos nutrientes).
DHA: ácido docosa-hexaenoico; EPA: ácido eicosapentaenoico; SBP: Sociedade Brasileira de Pediatria.
Fontes: Konstantyner et al.;[7] IOM DRI;[20,21] SBV.[12]

que a suplementação de lactentes com ferro e vitaminas A e D deve seguir as mesmas diretrizes de lactentes onívoros.[14]

CONSIDERAÇÕES FINAIS

Destaca-se que, quanto mais rigorosa a dieta vegetariana/vegana, maior o risco à saúde das crianças, levando ao risco de deficiências nutricionais: vitaminas A, B2, B12 e D, cálcio, ferro, zinco, DHA e proteínas. Quanto à suplementação, a de ferro, vitamina B12, vitamina D e DHA é sempre necessária nos primeiros 2 anos de vida, enquanto a do cálcio, zinco e outros nutrientes deve ser suplementada de acordo com as condições nutricionais e a ingestão de cada criança.

Outro ponto importante é considerar que o aparecimento de sinais e sintomas de deficiências de micronutrientes é tardio e precedido de alterações físico-químicas e metabólicas que comprometem a saúde das crianças (fome oculta). Portanto, a avaliação da ingestão de vitaminas e minerais é extremamente importante em crianças e adolescentes com dieta vegetariana/vegana.

Apesar dos riscos e cuidados que devem ser tomados, reforça-se que a dieta lacto-ovovegetariana equilibrada como parte de um estilo de vida saudável durante a infância pode atender às necessidades nutricionais e promover o crescimento normal e o desenvolvimento adequado à idade. Além disso, bem planejada e efetiva, potencialmente, reflete de forma positiva na saúde do adulto.

Profissionais de saúde, principalmente pediatras e nutricionistas devem ser capazes de atender pais ou cuidadores adeptos à dieta vegetariana, que desejam manter essa escolha para seus filhos, dedicando tempo para planejar as refeições, orientar os grupos alimentares adequados, explicar as possíveis consequências à saúde e prescrever de suplementos, quando necessário.

REFERÊNCIAS BIBLIOGRÁFICAS

1. Fehér A, Gazdecki M, Véha M, Szakály M, Szakály Z. A comprehensive review of the benefits of and the barriers to the switch to a plant-based diet. Sustainability. 2020;12(10). doi:10.3390/su12104136.
2. Cramer H, Kessler CS, Sundberg T, Leach MJ, Schuman D, Adams J, et al. Characteristics of Americans choosing vegetarian and vegan diets for health reasons. J Nutr Educ Behav. 2017;49(7):561-67.e1. doi: 10.1016/j.jneb.2017.04.011.
3. Amit M, Canadian Paediatric S, Community Paediatrics C. Vegetarian diets in children and adolescents. Paediatrics & Child Health. 2010;15(5):303-14. doi: 10.1093/pch/15.5.303.
4. Sociedade Brasileira de Pediatria (SBP). Vegetarianismo na infância e adolescência: guia prático de atualização. Departamento Científico de Nutrologia. Sociedade Brasileira de Pediatria, 2017.
5. Melina V, Craig W, Levin S. Position of the Academy of Nutrition and Dietetics: vegetarian diets. Journal of the Academy of Nutrition and Dietetics. 2016;116(12):1970-80. doi:https://doi.org/10.1016/j.jand.2016.09.025.
6. Rudloff S, Buhrer C, Jochum F, Kauth T, Kersting M, Kömer A, et al. Vegetarian diets in childhood and adolescence: position paper of the nutrition committee, German Society for Paediatric and Adolescent Medicine (DGKJ). Mol Cell Pediatr. 2019;6(1):4. doi:10.1186/s40348-019-0091-z.
7. Konstantyner T, Nogueira-de-Almeida CA, Mello ED, Falcão MC, Oliveira FLC, Dreux APB, et al. Consenso do Ilsi Brasil sobre vegetarianismo nos primeiros cinco anos de vida: repercussões na saúde, manejo e recomendações. ILSI Brasil. 2022. Disponível em: https://ilsibrasil.org/publication/consenso-do-ilsi-brasil-sobre-vegetarianismo-nos-primeiros-cinco-anos-de-vida-repercussoes-na-saude-manejo-e-recomendacoes/. Acessado em: 22 maio 2024.
8. Peretti N, Darmaun D, Chouraqui JP, Bocquet A, Briend A, Feillet F, et al. Vegetarian diet in children and adolescents: a health benefit? Arch Pediatr. 2020;27(4):173-5. doi:10.1016/j.arcped.2020.03.010.
9. Redecillas-Ferreiro S, Moráis-López A, Moreno-Villares JM. Position paper on vegetarian diets in infants and children. Committee on Nutrition and Breastfeed of the Spanish Paediatric Association. An Pediatr (Barc). 2020;92:306.e301-6.
10. Rudloff S, Buhrer C, Jochum F, Kauth T, Kersting M, Körner A, et al. Vegetarian diets in childhood and adolescence: position paper of the nutrition committee, German Society for Paediatric and Adolescent Medicine (DGKJ). Mol Cell Pediatr. 2019;6(1):4. doi:10.1186/s40348-019-0091-z.
11. Fewtrell M, Bronsky J, Campoy C, Domellöf M, Embleton N, Fidler Mis N, et al. Complementary feeding: a position paper by the European Society for Paediatric Gastroenterology, Hepatology, and Nutrition (ESPGHAN) Committee on Nutrition. J Pediatr Gastroenterol Nutr. 2017;64(1):119-32.
12. Navolar TS, Vieira A. Alimentação vegetariana para crianças e adolescentes: guia alimentar para a família. Departamento de Saúde e Nutrição – Sociedade Vegetariana Brasileira, 2020.
13. Brasil. Ministério da Saúde. Secretaria de Atenção Primária à Saúde. Departamento de Promoção da Saúde. Guia alimentar para crianças menores de 2 anos. 2019.
14. Sociedade Brasileira de Pediatria (SBP). Departamento de Nutrologia. Manual de alimentação: orientações para alimentação do lactente ao adolescente, na escola, na gestante, na prevenção de doenças e segurança alimentar. 4. ed. São Paulo: Sociedade Brasileira de Pediatria. Departamento Cientí co de Nutrologia; 2018.
15. Lemale J, Mas E, Jung C, Bellaiche M, Tounian P. Vegan diet in children and adolescents: recommendations from the French-speaking Pediatric Hepatology, Gastroenterology and Nutrition Group (GFHGNP). Arch Pediatr. 2019;26(7):442-50.
16. Burns-Whitmore B, Froyen E, Heskey C, Parker T, San Pablo G. Alpha-linolenic and linoleic fatty acids in the vegan diet: do they require dietary reference intake/adequate intake special consideration? Nutrients. 2019;11:2365.
17. Baroni L, Goggi S, Battaglino R, Berveglieri M, Fasan I, Filippin D, et al. Vegan nutrition for mothers and children: practical tools for healthcare providers. Nutrients. 2018;11(1):5.
18. Petit LM, Nydegger A, Müller P. Alimentation végétalienne de l'enfant: quels déficits surveiller? Revue pratique pour le médecin [Vegan diet in children: what potential deficits to monitor?]. Rev Med Suisse. 2019.13;15(638):373-5.
19. Kirby M, Danner E. Nutritional deficiencies in children on restricted diets. Pediatr Clin N Am. 2009;56:1085-103.
20. Institute of Medicine (US) Panel of Micronutrients. Dietary reference intakes for vitamin A, vitamin K, arsenic, boron, chromium, copper, iodine, iron, manganese, molybdenum, nickel, silicon, vanadium, and zinc. Washington (DC): National Academy Press; 2001.
21. Institute of Medicine (US) Committee to Review Dietary Reference Intakes for Vitamin D and Calcium. Editors: A Catharine Ross, Christine L Taylor, Ann L Yaktine, and Heather B Del Valle. Dietary reference intakes for calcium and vitamin D. Washington (DC): National Academies Press; 2011.

CAPÍTULO 10.1

SUPORTE NUTRICIONAL NA CRIANÇA COM CÂNCER

Elza Daniel de Mello
Fernanda Luisa Ceragioli Oliveira
Jocemara Gurmini
Tulio Konstantyner

AO FINAL DA LEITURA DESTE CAPÍTULO, O PEDIATRA DEVE ESTAR APTO A:

- Identificar a presença de risco nutricional para o paciente oncológico.
- Saber a importância da terapia nutricional precoce.
- Saber calcular as necessidades energéticas e proteicas.
- Saber lidar com as intercorrências que surgem durante o tratamento oncológico.

INTRODUÇÃO

O número de casos novos de câncer infantojuvenil estimado para o Brasil, para cada ano do triênio de 2023 a 2025, é de 7.930 casos, o que corresponde a um risco estimado de 134,81 por milhão de crianças e adolescentes. Os principais tipos de câncer que ocorrem em crianças são leucemias, tumores do sistema nervos central e linfomas. Os tumores embrionários (neuroblastoma, tumores renais e retinoblastoma) acometem, em sua maioria, as crianças. Nos adolescentes de 15 a 19 anos, os mais frequentes são os tumores epiteliais, tais como tireoide e carcinomas, e os melanomas.[1] Assim, é necessário abordar este assunto: a terapia nutrológica no paciente pediátrico com câncer.

Pacientes pediátricos com câncer podem apresentar algum grau de desnutrição ao diagnóstico e elevada incidência de desnutrição após o início do tratamento, afetando até 70% nessa faixa etária.[2] Há evidências crescentes de que a presença de desnutrição está associada negativamente com a ocorrência de toxicidade à quimioterapia e até mesmo com a evolução da doença.[3]

Como é uma doença que habitualmente aumenta o gasto energético, é importante uma atenção à ingestão calórica e proteica ótima do paciente, pois devido à quimioterapia e ao estresse relacionado ao diagnóstico e tratamento costuma-se observar uma diminuição da ingestão. E, como consequência, pode ocorrer a caquexia.[4]

Classicamente, a caquexia é definida como o estado de desnutrição grave, caracterizado por anorexia, perda de peso, perda de massa muscular e anemia. A fisiopatologia da desnutrição relacionada ao câncer inclui um estado inflamatório sistêmico, associado ou não à anorexia, acrescido de baixa ou insuficiente ingestão calórica, redução da prática de atividade física e perda de massa celular (destacando-se a perda de massa magra) e necessidade de mais nutrientes para manter crescimento e desenvolvimento próprios da faixa etária. E a desnutrição, por sua vez, está relacionada com pior qualidade de vida, maior suscetibilidade a infecções, alteração do metabolismo das drogas terapêuticas e piora da massa corporal e suscetibilidade ao desenvolvimento de outras doenças.[4,5]

A perda de peso durante o tratamento oncológico vem sendo relacionada com redução da sobrevida. O risco de desnutrição é diferente conforme o tipo de câncer, sua gravidade e o estado nutricional prévio ao tratamento. Tumores como neuroblastoma, nefroblastoma estágio III ou IV, rabdomiossarcoma, metabolicamente ativos, metastáticos, de nasofaringe, primitivos, do sistema nervoso central e leucemias agudas têm alto risco nutricional.[4,6] O Quadro 1 apresenta fatores de risco para desnutrição em crianças com câncer.[7,8]

O processo catabólico têm três principais mecanismos envolvidos:[9]

1. Ingestão nutricional insuficiente: definida mais comumente como a incapacidade de comer por mais de 1 semana ou ingerir menos de 60% do esperado por mais de 1 a 2 semanas. Pode ter origem, bem como ser agravada, por anorexia primária (origem central) e por fatores secundários ao tratamento (xerostomia, controle álgico insuficiente, alterações quimiossensoriais, diarreia, constipação, mucosite, náuseas e vômitos).
2. Perda muscular por consumo: é o principal fator envolvido no processo de caquexia, impactando diretamente a perda muscular, que influencia também de maneira dire-

Quadro 1 Fatores de risco para desnutrição em crianças com câncer

Por ocasião do diagnóstico:

- Tumores sólidos em estágios avançados (neuroblastoma, tumor de Wilms, rabdomiossarcoma, sarcoma de Ewing).
- Tumores do sistema nervoso central (craniofaringioma, meduloblastoma, astrocitoma, ependimoma).
- Leucemias e linfomas agudos de alto risco e múltiplas recidivas.
- Carcinoma nasofaringeal.
- Presença de caquexia ou desnutrição evidente.

Durante o tratamento:

- Terapia prolongada com corticosteroides em grandes doses.
- Transplante de células-tronco hematopoiéticas.
- Doença do enxerto *versus* hospedeiro.
- Grande cirurgia abdominal.
- Irradiação para o trato gastrointestinal.
- Radioterapia craniana/cranioespinhal em altas doses.
- Manifestações gastrointestinais graves: mucosite, diarreia, constipação, perda de apetite, enterite.
- Idade menor de 2 meses de idade.
- Recidiva da doença.
- Complicação pós-cirúrgica: íleo adinâmico prolongado ou síndrome do intestino curto.

Fonte: Tripodi et al.;[7] AAP.[8]

ta o comprometimento funcional, as taxas de complicações pós-operatórias, a toxicidade pelos quimioterápicos e a mortalidade.

3. Síndrome inflamatória sistêmica: frequentemente presente em diferentes graus, impactando diversas rotas metabólicas. No metabolismo proteico, altera o *turnover* das proteínas, aumentando o consumo proteico e a produção de proteínas inflamatórias de fase aguda. No metabolismo dos carboidratos, pode aumentar a resistência periférica à insulina, e, no lipídico, manter ou aumentar a capacidade de oxidação dos lipídios.

É necessário, então, que esses pacientes tenham seu estado nutricional estabelecido no momento da internação ou logo após seu diagnóstico. A precocidade em identificar os pacientes em risco nutricional ou com desnutrição contribui para a instituição de medidas de intervenção nutricional cada vez mais precoces, facilitando a recuperação e a melhora do prognóstico.[2,8] Para a classificação do estado nutricional, é necessária uma avaliação nutricional completa, que inclui parâmetros antropométricos (peso, estatura, medidas de dobra cutânea tricipital [DCT] e circunferência muscular do braço [CMB]), bioquímica, clínica e dietética. Essa avaliação é semelhante em qualquer criança e adolescente.[2,8,9]

São considerados critérios para diagnosticar a criança com risco nutricional:

- Perda total de peso maior que 5% do peso usual no mês anterior ao diagnóstico da doença.
- Peso menor que percentil 5 para a idade.
- Altura menor que percentil 5 para a idade.
- Peso para a altura < que percentil 5.
- Peso menor que 90% do peso corpóreo ideal para a altura.
- Dobra cutânea tricipital menor que percentil 10 para a idade e o sexo.
- Circunferência muscular do braço menor que percentil 5 para a idade e o sexo.
- Índice de massa corporal (IMC) menor que percentil 5 para a idade e o sexo.
- Albumina sérica menor que 3,2 g/dL.
- Ingestão oral menor que 80% das necessidades estimadas.[9]

Deve-se também tentar determinar os níveis séricos de vitaminas A, C, E, D e B12, zinco, magnésio e selênio.[2,8,10]

TERAPIA NUTRICIONAL

Os objetivos da terapia nutricional e metabólica devem focar primariamente a manutenção ou O ganho de massa muscular.[2,8,9]

Em crianças desnutridas em recuperação, que necessitam de oferta calórica adicional para corrigir déficits de crescimento, as fórmulas podem ser calculadas com o peso observado no percentil 50 para a estatura. Crianças com maior estresse metabólico, como pós-operatório de grandes cirurgias e infecções, ou com aumento de perdas podem ter necessidades aumentadas de proteínas. Nesses casos, pode-se utilizar a relação nitrogênio:calorias não proteicas em torno de 1:80 a 1:100.[8,9]

Algumas especificidades do paciente oncológico devem ser destacadas, tais como:

- A significativa imunossupressão causada pelos agentes antineoplásicos, levando a períodos de neutropenia (nos quais há maior comprometimento da imunidade e risco de infecções).
- Os períodos de mucosite e/ou colite que se apresentam nas semanas subsequentes à administração de quimioterapia ou nos períodos de radioterapia.
- As perdas eletrolíticas (principalmente potássio, cálcio e magnésio), que podem ocorrer após dano renal induzido por alguns agentes quimioterápicos ou antimicrobianos.

A intensidade de efeitos varia com o tipo e o estágio da doença, o esquema de tratamento, a dose-intensidade utilizada em cada plano de terapêutico e as associações de drogas utilizadas.[2,8,9,11]

As especificidades do manejo nutricional de crianças e adolescentes com câncer ainda não são consenso na literatura.[6] Como sempre, a via enteral é a preferencial, mas, quando não se consegue suprir de forma contínua as necessidades calóricas e de macro e micronutrientes, pode ser necessário o uso de nutrição por via enteral e, em casos específicos, poderá haver a indicação de nutrição parenteral suplementar ou total. Sugere-se um alvo calórico de 120% das necessidades calóricas médias estimadas e um aporte de 2 a 4 g/kg de proteína.[2,8,9,11]

A suplementação de ômega 3 tem sido considerada, apesar dos efeitos colaterais como náuseas, diminuição da agregação plaquetária e retardo da cicatrização de feridas. Sua indicação baseia-se na melhora do controle glicêmico e da resistência insulínica, na qualidade de vida e no apetite após quimioterapia; na proteção de neurônios pela diminuição do estresse oxidativo; e na prevenção da injúria cardíaca. A dose recomendada é de 100 mg crianças e de 250 mg para adolescentes.[2]

Costuma-se prescrever uma dieta com "poucas bactérias", ou dieta para neutropenia, que tem por objetivo reduzir as chances de contaminação e as taxas de infecções, embora não haja evidências que sustentem sua eficácia (nem evidências que demonstrem ausência de benefícios). Além disso, são fundamentais os cuidados de higiene e segurança alimentar no paciente imunocomprometido (Quadro 2).[8,12,13]

Quadro 2 Cuidados de higiene com a alimentação para pacientes imunossuprimidos

- Higiene das mãos.
- Higiene adequada de utensílios da cozinha.
- Não compartilhar alimentos.
- Evitar comidas em restaurantes de rua, bufê ou vendidos a granel.
- Higiene adequada de produtos crus.
- Proteínas animais bem cozidas.
- Evitar ovos crus.
- Evitar embutidos crus, patês e embutidos fatiados.
- Evitar sucos não pasteurizados.
- Não guardar sobras de preparos por mais de 3 dias.
- Manter alimentos em temperaturas < 4°C ou > 60°C.
- Higienizar adequadamente todas as frutas e verduras que serão utilizadas, dando sempre preferência ao cozimento delas.
- Utilizar água potável fervida guardada em geladeira ou mineral de 1 litro com padrão de qualidade sem reutilizar embalagem.
- Ingerir leites e derivados preferencialmente esterilizados e em embalagens pequenas.
- Utilizar preparações que foram confeccionadas nos padrões das boas práticas de segurança alimentar.
- Não ingerir oleaginosas nem chás em sachês ou folhas secas.
- Sempre preferir alimentos industrializados em embalagens individuais.

Fonte: AAP;[8] Van Dalen et al.;[12] Rogers.[13]

Pacientes em tratamento para câncer comumente apresentam perda de apetite, náuseas e/ou vômitos, aftas orais e/ou mucosite e paladar alterado. Para isso, existem recomendações gerais, que estão apresentadas no Quadro 3.[8,9,14]

O uso de suplementos orais é indicado precocemente para atingir com maior facilidade as metas nutricionais, principalmente energéticas e proteicas.[8,9]

Em relação à alimentação enteral, recomenda-se evitar a colocação da sonda em períodos de neutropenia, mucosite

Quadro 3 Estratégias para melhor aceitação oral

Perda de apetite:

- Mostrar ao paciente e ao acompanhante a importância da alimentação, apesar da disgeusia e da disosmia.
- Refeições frequentes, em pequenas porções (6-8 vezes/dia).
- Suplementos alimentares líquidos entre refeições.
- Optar por preferências alimentares nos períodos sem tratamento para evitar o desenvolvimento de aversão.
- Modificar a consistência dos alimentos conforme a aceitação, liquidificando-os quando necessário.
- Dar preferência a alimentos com sabores mais fortes e em temperaturas extremas, para estimular outros sentidos.

Saciedade precoce:

- Modificar a consistência da dieta, preferindo aquelas com fibra abrandada e menor quantidade de fibra solúvel.
- Aumentar o fracionamento da refeição e diminuir o volume.
- Aumentar a densidade calórica das preparações.
- Não oferecer líquidos nas refeições.
- Evitar o excesso de lipídios nas preparações.

Náusea e vômitos:

- Refeição 3-4 horas antes da quimioterapia emetogênica.
- Alimentos frios/gelados em pequenas porções e lentamente.
- Evitar odores intensos.
- Beber líquidos claros entre as refeições. Canudo e copo coberto podem ajudar.
- Conscientizar o paciente e o acompanhante da necessidade da alimentação, apesar das náuseas e dos vômitos, oferecendo a refeição uma segunda vez, aproximadamente 20 minutos após a primeira oferta.
- Aumentar o fracionamento da dieta e reduzir o volume por refeição, oferecendo 6-8 refeições/dia.
- Dar preferência a alimentos mais secos, de consistência branda.
- Evitar jejuns prolongados.
- Orientar a mastigar ou chupar gelo 40 minutos antes das refeições.
- Revisar a prescrição e os horários de administração de medicamentos antieméticos e daqueles que podem causar náuseas e vômitos.

Xerostomia:

- Estimular a ingestão de alimentos mais prazerosos.
- Adequar os alimentos conforme a aceitação, ajustando a consistência quando necessário.
- Utilizar complementos nutricionais industrializados com flavorizantes cítricos.
- Dar preferência a alimentos umedecidos.
- Utilizar gotas de limão nas saladas e bebidas.
- Ingerir líquidos junto com as refeições para facilitar a mastigação e a deglutição.
- Adicionar caldos e molhos às preparações.
- Usar ervas aromáticas como tempero nas preparações, evitando sal e condimentos em excesso.
- Mastigar e chupar gelo feito de água, água de coco e suco de fruta adoçado.
- Utilizar goma de mascar ou balas sem açúcar com sabor cítrico para aumentar a produção de saliva e a sensação de sede.

(continua)

Quadro 3 Estratégias para melhor aceitação oral

Aftas orais/mucosite:

- Alimentos macios ou em textura pastosa ou líquidos.
- Deixar alimentos mais úmidos.
- Evitar alimentos muito condimentados ou muito duros.
- Modificar a consistência da dieta de acordo com o grau de mucosite.
- Evitar alimentos secos, duros ou picantes.
- Utilizar alimentos em temperatura ambiente, fria ou gelada.
- Diminuir o sal das preparações.
- Consumir alimentos mais macios e pastosos.
- Evitar vegetais frescos crus.
- Evitar líquidos e temperos abrasivos.
- Revisar a prescrição e os horários da administração dos analgésicos.
- Intensificar a higiene oral, de acordo com as condições clínicas do paciente, desde a escovação dentária com escova extramacia até bochechos com água.

Disfagia:

- Modificar a consistência da dieta conforme aceitação.
- Em caso de disfagia a líquidos, semilíquidos e pastosos, usar espessantes.
- Em caso de disfagia a alimentos sólidos, orientar o paciente a ingerir pequenos volumes de líquidos junto com as refeições para facilitar a mastigação e a deglutição.
- Evitar alimentos secos.
- Dar preferência a alimentos umedecidos.
- Usar preparações de fácil mastigação e/ou deglutição.
- Estimular a mastigação em caso de disfagia para sólidos.

Odinofagia:

- Modificar a consistência da dieta conforme aceitação pelo paciente (pastoso ou líquido).
- Aumentar o fracionamento da refeição e diminuir o volume.
- Utilizar alimentos secos e em temperatura ambiente.
- Não utilizar sal nas preparações.
- Evitar condimentos ácidos, assim como sucos e frutas que possam irritar a mucosa.
- Orientar a mastigação cuidadosa para diminuir a aerofagia.

Esofagite:

- Modificar a consistência da dieta de acordo com a aceitação do paciente (intensidade da dor).
- Aumentar o fracionamento da dieta e reduzir o volume por refeição, oferecendo 6-8 refeições/dia.
- Quando necessário, utilizar complementos nutricionais com flavorizantes não cítricos.
- Evitar alimentos secos e duros.
- Utilizar alimentos em temperatura ambiente.
- Utilizar dieta hipolipídica e pobre em fibras insolúveis.
- Diminuir o sal das preparações.
- Dar preferência a alimentos na consistência pastosa (carnes macias, bem cozidas, picadas, desfiadas ou moídas) ou liquidificados.
- Usar papas de frutas e sucos não ácidos.
- Mastigar bem os alimentos, evitando a aerofagia.
- Manter a cabeceira elevada (45 graus) durante e após as refeições.
- Evitar a ingestão de café, bebidas alcoólicas, refrigerantes ou qualquer bebida gaseificada.
- Evitar condimentos ácidos que possam irritar a mucosa.

(continua)

Quadro 3 Estratégias para melhor aceitação oral

Paladar alterado:

- Testar temperos mais intensos, alimentos mais salgados.
- Evitar alimentos muito doces.
- Testar variedade de alimentos.

Fonte: AAP;[8] Arends et al.;[9] Corkins.[14]

e de risco de sangramento aumentado (plaquetopenia e alterações da coagulação). Consideração especial quanto aos pacientes submetidos a transplante de medula óssea deve ser feita, pois já foram demonstrados benefícios da indicação precoce de nutrição por sonda. A terapia nutricional por sonda deve ser considerada diante da impossibilidade da utilização da via oral ou na presença de ingestão alimentar inadequada (menor do que 60% das recomendações por até 5 dias consecutivos), sem expectativa de melhora da ingestão. Sua descontinuidade está indicada na presença de instabilidade hemodinâmica ou quando a ingestão oral alcançar 60 a 70% das recomendações por 2 a 3 dias consecutivos.[2,3,5,8]

A indicação da terapia parenteral é cada vez mais restrita, e preferencialmente deverá ocorrer quando se prevê seu uso por mais de 1 semana. Essencialmente estará indicada quando houver impossibilidade de uso do trato gastrointestinal, seja por dano extenso à mucosa e desabsorção, seja por quadros de obstrução; e, mais raramente, nos quadros de quiloascite secundários a cirurgias abdominais extensas. Quanto aos pacientes em alto risco para desnutrição ou que já estão em processo de desnutrição energético-proteica e que podem necessitar de nutrição parenteral, o atraso na indicação deve ser evitado, pois pode impactar diretamente o prognóstico.[2,3,5,8]

Os quadros de dano à mucosa merecem destaque, pois são a principal indicação de nutrição parenteral. A colite neutropênica, ou tiflite, ainda não apresenta patogênese bem definida, mas se supõe que a inflamação da mucosa (por toxicidade de quimioterápicos, lesão por radioterapia, doença do enxerto contra hospedeiro) leva à edema da parede intestinal e ruptura da superfície luminal, ocasionando quebra da barreira, que, associada à imunossupressão grave, favorece a invasão intramural por bactérias. Os pilares de seu tratamento são a antibioticoterapia, a correção de alterações hidroeletrolíticas e o repouso intestinal. A nutrição parenteral será importante durante o período de repouso da mucosa intestinal, para manter o aporte de nutrientes, lembrando que a recuperação imunológica é fator diretamente relacionado com a melhora do quadro de tiflite e que os pacientes que apresentam esse quadro estão geralmente já em risco nutricional ou desnutridos.[8] É consenso que o repouso intestinal está relacionado com atrofia de vilositária e com maior permeabilidade intestinal, sendo defendido a manutenção de uma dieta enteral mínima em pacientes selecionados.[2,4,6,8,9,14]

A prescrição da nutrição parenteral não apresenta particularidades maiores para o paciente oncológico. O alvo energético e de macronutrientes baseia-se nas necessidades

já avaliadas previamente; e sempre se deve estar atento aos possíveis desequilíbrios eletrolíticos específicos.[8,9,14]

Entre os riscos associados à nutrição parenteral, há o importante incremento da taxa de infecção de cateteres, e pode ser necessária a instalação de um cateter venoso central temporário, dependendo do cateter de longa permanência em uso. Muitos dos quimioterápicos são hepatotóxicos, e com a associação da nutrição parenteral pode levar a agravo do dano hepático (como esteatose, complicações biliares). Importante salientar que os pacientes oncológicos são suscetíveis a desbalanço hidroeletrolítico, e a nutrição parenteral pode representar um importante fator para hipervolemia, que apresenta efeitos negativos nos quadros de sepse, síndrome obstrutiva sinusoidal e cardiotoxicidade.[2,5,7-9]

A suplementação de glutamina ainda parece ser controversa e sem estudos suficientes. Seu uso tem sido relacionado com diminuição da incidência e gravidade da mucosite, embora já tenham sido relatadas taxas de recidiva mais altas após transplante de células-tronco hematopoiéticas em pacientes tratados com suplementação parenteral de glutamina.[2] Estudo recente concluiu que suplementação com 400 mg/kg/dia de glutamina pode prevenir mucosite, encurtar a duração do tratamento e reduzir o custo dos cuidados em crianças com leucemia linfocítica aguda.[15]

TERAPIA NUTROLÓGICA APÓS A CURA

Mais de 85% dos pacientes com câncer infantil se tornam sobreviventes de longo prazo. Ainda assim, o câncer e suas terapias estão associados a complicações em longo prazo. Essas crianças habitualmente apresentam ingestão alimentar e estado nutricional deficientes.[4,7]

Com o crescimento das taxas de obesidade na população, mais crianças e adolescentes se apresentam obesos quando diagnosticados com câncer. Diversos estudos identificaram impactos negativos na sobrevida e aumento do risco de toxicidade em pacientes pediátricos com excesso de peso tratados para leucemia linfoblástica aguda. Outro efeito direto identificado é o risco aumentado de eventos tromboembólicos em pacientes com excesso de peso em tratamento para tumores sólidos.[8,11]

Também se têm identificado maiores índices de excesso de peso após o tratamento oncológico. Esses pacientes, em geral, apresentam ganho de peso de forma não saudável e acelerada, elevando precocemente o risco cardiovascular.[16] Foi demonstrado que após o tratamento oncológico os pacientes tendem a manter hábitos alimentares não saudáveis e uma importante tendência ao sedentarismo, resultando em significativo desequilíbrio entre ingestão calórica e gasto energético.[8,11,17]

As barreiras descritas para uma adequada ingestão alimentar são efeitos adversos relacionados ao tratamento (fadiga e dor), pouco conhecimento ou motivação para uma alimentação saudável, estressores psicológicos (alterações de humor e imagem corporal ruim) e hábitos familiares, percepções culturais e fatores ambientais. Considerando essas barreiras, identificam-se oportunidades de intervenções, como avaliação nutricional e orientação nutricionais precoce e sistemática, consideração de aspectos psicológicos e intervenção multidisciplinar.[4]

Pacientes com câncer infantil e suas famílias enfrentam desafios nutricionais significativos e angustiantes durante o tratamento. A padronização das informações prestadas aos pacientes e seus familiares pode otimizar o suporte nutricional aos pacientes oncológicos pediátricos e reduzir a discordância entre famílias e profissionais de saúde. A implementação futura de auxílio à decisão nutricional nessa população é garantida.[17]

Algumas dietas e suplementos são considerados no manejo e prevenção do câncer, como a dieta mediterrânea (diminui a inflamação e estimula a produção de ácidos graxos de cadeia curta), a dieta neutropênica (aparentemente não tem benefícios e não tem menos carga bacteriana que a dieta habitual), probióticos (poderia influenciar na profilaxia das infecções, mas ainda faltam conhecimentos) e fruto-oligossacarídeos (poderia estimular a síntese de IgA, a produção de muco, a modulação das citocinas inflamatórias que diminuiriam o estado inflamatório e estimulariam o crescimento físico).[5]

CONSIDERAÇÕES FINAIS

Dentro do abordado neste capítulo, os pontos mais importantes a destacar são o impacto da desnutrição, e também da obesidade, nos desfechos desfavoráveis de crianças e adolescentes em tratamento oncológico. É imprescindível a identificação adequada dos riscos de cada paciente e a realização do planejamento de intervenções precocemente, em busca dos melhores impactos nos desfechos do tratamento. As medidas mais importantes partem de hábitos e cuidados com a nutrição que devem ser constantemente estimulados, com um acompanhamento atento e contínuo, com o objetivo de transpor da melhor forma os desafios desse tratamento intensivo, com o menor número de intercorrências.

Outro desafio a ser destacado é o papel do acompanhamento adequado dos pacientes após o término do tratamento, visando garantir um estilo de vida saudável, com controle do ganho de peso e melhora das taxas de prática de atividade física, objetivando a redução do risco cardiovascular e suas consequências.

O campo de estudo da nutrição em pacientes oncológicos pediátricos ainda tem muito espaço para a busca de evidências da dimensão dos impactos no manejo nutricional, bem como de novas intervenções com o objetivo de melhorar os resultados do tratamento de pacientes que demandam cuidados de alta complexidade.

REFERÊNCIAS BIBLIOGRÁFICAS

1. Brasil. Instituto Nacional de Câncer (Inca). Estimativa 2023: incidência de câncer no Brasil. Rio de Janeiro: Inca; 2022.

2. Podpeskar A, Crazzolara R, Kropshofer G, Hetzer B, Rabensteiner E, Meister B, et al. Recommendations for nutritional supplementation in pediatric oncology: a compilation of the facts. Nutrients. 2023;15:3239.
3. Bauer J, Jurgens H, Frühwald MC. Important aspects of nutrition in children with cancer. Advances in Nutrition: An International Review Journal. 2011;2:67-77.
4. Feit T, Beals E, Dandekar S, Kadan-Lottick N, Joffe L. Nutritional assessment and dietary intervention among survivors of childhood cancer: current landscape and a look to the future. Front Nutr. 2024;10:1343104.
5. Pedretti L, Massa S, Leardini D, Muratore E, Rahman S, Pession A, et al. Role of nutrition in pediatric patients with cancer. Nutrients. 2023;15:710.
6. Gaynor EP, Sullivan PB. Nutritional status and nutritional management in children with cancer. Arch Dis Child. 2015;100(12):1169-72.
7. Tripodi SI, Bergami E, Panigari A, Caissutti V, Brovia C, Cicco MD, et al. The role of nutrition in children with cancer. Tumori Journal 2023;109(1):19-27.
8. American Academy of Pediatrics. Committee on Nutrition. Nutritional management of children with cancer. In: Kleinman RE, Greer FR (eds.). Pediatric nutrition. 8.ed. Itasca, IL: American Academy of Pediatrics; 2019. p.1151-68.
9. Arends J, Bachmann P, Baracos V, Barthelemy N, Bertz H, Bozzetti F, et. al. Espen guidelines on nutrition in cancer patients. Clin Nutr. 2017;36(1):11-48.
10. Barr RD, Ladas EJ. The role of nutrition in pediatric oncology. Expert Rev Anticancer Ther. 2020;20(2):109-16.
11. Joffe L, Ladas EJ. Nutrition during childhood cancer treatment: current understanding and a path for future research. Lancet Child Adolesc Health. 2020;4(6):465-75.
12. Van Dalen EC, Mank A, Leclercq E, Mulder RL, Davies M, Kersten MJ, et al. Low bacterial diet versus control diet to prevent infection in cancer patients treated with chemotherapy causing episodes of neutropenia. Cochrane Database Syst Rev. 2016;4(4):CD006247.
13. Rogers P. Importance of nutrition in pediatric oncology. Indian J Cancer. 2016;52(2):176.
14. Corkins MR, Griggs KC, Groh-Wargo S, Han-Markey TL, Helms RA, Muir LV, et al. Standards for nutrition support pediatric hospitalized patients. Nutr Clin Pract. 2013;28:263-76.
15. Widjaja NA, Pratama A, Prihaningtyas R, Irawan R, Ugrasena I. Efficacy oral glutamine to prevent oral mucositis and reduce hospital costs during chemotherapy in children with acute lymphoblastic leukemia. Asian Pac. J. Cancer Prev. 2020;21:2117-21.
16. Widjaja NA, Pratama A, Prihaningtyas R, Irawan R, Ugrasena I. Efficacy oral glutamine to prevent oral mucositis and reduce hospital costs during chemotherapy in children with acute lymphoblastic leukemia. Asian Pac. J. Cancer Prev. 2020;21:2117-21.
17. Clarke E, Pugh G, Heuvel EVD, Winstanley M, Wood AC, Laughton SJ, et al. Understanding the patient and family experience of nutrition and dietetic support during childhood cancer treatment. Supportive Care in Cancer. 2023;31:326.
18. Rodrigues FG, Dasilva G, Wexner SD. Neutropenic enterocolitis. World J Gastroenterol. 2017;23(1):42-7.

CAPÍTULO 10.2

SUPORTE NUTRICIONAL NA CRIANÇA COM DOENÇA RENAL

Elza Daniel de Mello
Fernanda Luisa Ceragioli Oliveira
Jocemara Gurmini
Tulio Konstantyner

AO FINAL DA LEITURA DESTE CAPÍTULO, O PEDIATRA DEVE ESTAR APTO A:

- Compreender que o manejo nutricional da criança com nefropatia deve ser individualizado.
- Saber os princípios básicos do manejo nutricional para cada enfermidade renal.
- Entender que o manejo nutricional precoce e adequado altera de forma positiva a evolução da doença.

INTRODUÇÃO

O acompanhamento nutricional da criança com nefropatia é, ao mesmo tempo, amplo e específico. Amplo porque depende da situação clínica envolvida, uma vez que a própria insuficiência renal crônica (IRC) pode ser considerada um quadro sindrômico; e específico, porque depende do comprometimento da função renal em cada situação.[1-5]

As causas de IRC são várias, sendo as mais prevalentes as congênitas (hipoplasia ou displasia renal e uropatia obstrutiva) e as adquiridas (glomerulonefrite crônica, glomerulonefrite membranoproliferativa e glomerulonefrite esclerosante focal segmentativa).[3]

A desnutrição pode comprometer a função renal, diminuindo a taxa de filtração glomerular (TFG) e a capacidade de concentrar e acidificar a urina. No entanto, estas funções podem se normalizar com a melhora do estado nutricional.[1,3,4]

As crianças com IRC, sobretudo com até 4 anos de idade, devem ser cuidadosamente acompanhadas do ponto de vista nutricional. Um dos objetivos é assegurar a taxa de crescimento, preferencialmente acima do percentil 5 de altura para idade. Quanto menor a idade da ocorrência da IRC (TFG menor que 30%) na criança, maior é o impacto no seu crescimento. A estatura baixa é um fator negativo na qualidade de vida.[3]

CONSEQUÊNCIAS METABÓLICAS DA INSUFICIÊNCIA RENAL AGUDA

As consequências da IRC são: desequilíbrio hidreletrolítico, acúmulo de toxinas endógenas e exógenas, hipertensão arterial sistêmica, acidose metabólica, anemia, osteodistrofia renal, anorexia e desnutrição. Além disso, muitos pacientes necessitam de corticoterapia, que interfere em vários aspectos nutricionais, como comprometimento ósseo, resistência insulínica e aumento de peso.[1-6]

A IRC interfere na secreção de adipocitocinas, mediada por processos inflamatórios. Maggio et al. verificaram que os níveis séricos de insulina e glicemia alterados são importantes fatores de risco cardiovascular e que níveis normais de resistina expressam adequação do estado nutricional e metabólico, sugerindo que a resistina pode ser um marcador do estado inflamatório e nutricional em crianças com IRC.[7]

A IRC tem como uma das complicações a uremia, que pode acarretar náuseas, astenia, fadiga, diminuição da atenção, comprometimento do desempenho escolar, retardo de crescimento, alteração do débito urinário, respiração encurtada, edema de face e extremidades e amenorreia em adolescentes. Portanto, a uremia compromete o desenvolvimento normal da criança e todos os esforços devem ser utilizados para evitá-la ou retardá-la o maior tempo possível.[1-5]

Outras consequências metabólicas da IRC são:[2,5]

1. Expansão do volume extracelular – O fluido extracelular mantém-se próximo do normal até os estágios finais da IRC, uma vez que os rins têm a capacidade de aumentar a excreção de sódio. Quando esta função é perdida, observa-se aumento do sódio sérico com consequente retenção hídrica (edema e hipervolemia) e hipertensão arterial.
2. Acidose metabólica – Ocorre mais nos estágios finais da doença, mas compromete o estado nutricional, determinando degradação de aminoácidos e comprometimento da massa magra. A acidose metabólica aumenta o catabolismo proteico e reduz a proteína corporal; determina perda e doença óssea; ocasiona uma progressão mais rápida da perda da função renal; induz várias doenças en-

dócrinas; aumenta o nível sérico de algumas citocinas pró-inflamatórias e da inflamação sistêmica; aumenta a mioglobulina beta-2; determina hipertrigliceridemia; e, quando grave, causa hipotensão e fraqueza.

3. Anemia – Em decorrência do comprometimento da produção da eritropoietina; por isso, a conduta está baseada no uso de eritropoietina recombinante humana e ferro endovenoso. Se o nível sérico de ferritina estiver baixo, pode-se também suplementar ferro.[8]
4. Doença cardiovascular – É a principal causa de morte no paciente adulto.
5. Osteodistrofia renal – Relacionada com as alterações no metabolismo de cálcio, fósforo e calcitriol, pelo hiperparatireoidismo e acúmulo de alumínio.[9] Os lactentes com IRC são especialmente propensos a distúrbios minerais e ósseos. A infância já representa um período de crescimento mais rápido, resultando em altas demandas de cálcio e fosfato, a fim de construir um equilíbrio mineral positivo e ossificação endocondral adequada. Isto torna esses lactentes particularmente vulneráveis a complicações como raquitismo, deformidades esqueléticas, dores ósseas e atraso de crescimento. A deficiência de cálcio pode piorar ainda mais o hiperparatireoidismo secundário, especialmente em conjunto com a deficiência de fósforo, levando a anomalias de mineralização e raquitismo.[10]
6. Alterações no perfil lipídico – Aumento sérico dos triglicerídios e diminuição das lipoproteínas de alta densidade (fração HDL do colesterol – HDL-c).
7. Alteração no metabolismo da insulina – Ocorre redução na secreção de insulina quando há comprometimento de 50% da função renal, contribuindo para perda de massa magra. No entanto, com a piora da função renal, a depuração da insulina diminui, havendo aumento de insulina com risco de hipoglicemia.
8. Alteração no trato digestório – Refluxo gastresofágico, esofagite, gastrite, náusea, vômito e paladar metalizado, especialmente nos estágios finais.

Vários fatores contribuem para a redução da ingestão alimentar e o aumento do catabolismo na IRC (Tabela 1).[6]

AVALIAÇÃO NUTRICIONAL

A avaliação nutricional precisa no paciente renal pediátrico requer atenção longitudinal às medidas laboratoriais e de crescimento por uma equipe médica multidisciplinar. Os principais marcadores de crescimento incluem altura (ou comprimento em crianças com menos de 2 anos ou naquelas incapazes de ficar em pé sem ajuda), perímetro cefálico (em crianças com menos de 3 anos) e peso. Essas medidas devem ser plotadas em gráficos de crescimento padronizados para idade e/ou condição preexistente. A avaliação abrangente do crescimento requer uma compreensão do "peso seco" ideal ou estimado do paciente. O peso seco é mais crítico em um

Tabela 1 Fatores que contribuem para anorexia e aumento de catabolismo proteico na IRC[1,3,14]

Redução da ingestão alimentar	Alteração do paladar
	Inflamação crônica
	Restrição alimentar iatrogênica
	Uso de muitos medicamentos
	Aspectos psicológicos
	Uremia
	Diálise peritoneal (saciedade precoce)
Aumento do catabolismo proteico	Resistência insulínica
	Acidose metabólica
	Presença de outras enfermidades
	Hiperparatireoidismo
	Inflamação crônica decorrente de peritonite, depuração reduzida de citrinas inflamatórias, inflamação relacionada à diálise

paciente em diálise, mas pode ser um desafio em outros com doença renal.[1]

Desnutrição e caquexia são comorbidades comuns na IRC. A desnutrição resulta da ingestão ou absorção inadequada de nutrientes apesar de apetite preservado e manifesta-se como perda de peso associada a respostas metabólicas adaptativas. Em contraste, a caquexia é caracterizada por respostas desadaptativas, incluindo anorexia e alta taxa metabólica e está associada a perda de peso, diminuição da massa muscular (circunferência do braço), baixa albumina sérica, massa gorda variável, baixa massa corporal, índice de massa corporal (IMC) e biomarcadores séricos, como proteína C reativa, albumina, transferrina e colesterol.[11]

Exames laboratoriais de rotina são componentes-chave para avaliar a adequação nutricional na doença renal. A albumina sérica é frequentemente depletada. A hipoalbuminemia também pode ser observada em estados de doença com perda de proteína urinária, como síndrome nefrótica, ou durante episódios de peritonite para aqueles em diálise peritoneal; nessas condições, a concentração sérica de albumina pode ser uma medida difícil do estado nutricional. A concentração de nitrogênio ureico no sangue também pode ser usada para avaliar a ingestão de proteínas. Uma concentração baixa de nitrogênio ureico, juntamente com creatinina elevada (p. ex., doença renal progressiva), é sugestiva de ingestão inadequada de proteínas e/ou desnutrição significativa.[1]

Portanto, a avaliação do estado nutricional em crianças com IRC é um desafio, pois está sujeita a mudanças dinâmicas na composição corporal, etiologia da IRC, gravidade das comorbidades e presença de edema e são fatores-chave que impactam a avaliação de rotina. Atualmente, instrumentos de avaliação como peso seco, altura/comprimento, peso para altura/comprimento e IMC para altura a idade e o perímetro cefálico são fortemente recomendados para avaliação do estado nutricional em lactentes e crianças.[1,11]

ACOMPANHAMENTO NUTRICIONAL

A síntese de 1,25-di-hidroxicolecalciferol e a excreção de fósforo estão diminuídas na IRC, ocasionando osteodistrofia e hiperfosfatemia. Sendo assim, devem-se adotar medidas dietoterápicas:[1-4,9]

- Restringir a ingestão de produtos lácteos, chocolates, nozes e bebidas à base de cola.
- Suplementar vitamina D e cálcio.
- Prescrever quelantes de fósforo sem alumínio ou magnésio.
- Priorizar as fórmulas lácteas ou de soja com relação cálcio/fósforo 2:1.
- Prevenir e tratar a hipertensão arterial secundária, com controle da ingestão de sódio e de fluidos (repor líquidos de acordo com a perda urinária e as perdas insensíveis).
- Repor vitaminas e suplementar ácido fólico.

O aporte de proteínas é fundamental para o crescimento linear, mas quando se restringe o fósforo e o sódio, ele acaba sendo consequentemente controlado. O ferro deve ser especialmente ofertado se o paciente estiver em uso de eritropoietina e/ou os níveis séricos de ferritina e transferrina estiverem diminuídos.[8] O aumento dos níveis de triglicerídios é secundário à menor atividade da lipase hepática e é discutível se o controle da ingestão de carboidratos seja eficaz.[1-4]

Se os pacientes estão em diálise, o controle de sódio, potássio e fluidos deve ser individualizado. Cabe ressaltar que alguma porção de proteína sempre é perdida para o líquido dialisado e a glicose é absorvida. O balanço nitrogenado deve ser mantido positivo para garantir o crescimento linear.[3,7]

As principais considerações nutricionais são:[1-6,12-15]

1. Fósforo – Na IRC e no aumento sérico do paratormônio e da fosfatase alcalina, com ou sem hiperfosfatemia, deve-se utilizar quelante de fósforo, dieta pobre em fósforo e suplementar vitamina D e cálcio. Cabe salientar que o fósforo está presente na maioria dos tipos de produtos alimentícios, tanto na forma orgânica quanto na inorgânica. Em particular, o fósforo inorgânico, encontrado em alimentos conservados, e fontes orgânicas de origem animal têm uma biodisponibilidade substancial de fósforo. Produtos alimentícios contendo aditivos de fósforo têm níveis 70% mais altos de fósforo em comparação com produtos similares sem aditivos.[16] Na perda tubular pós-transplante, deve-se suplementar fósforo. Os alimentos ricos em fósforo são leite e seus derivados, carne, frango, peixe, ovo e nozes. A Tabela 2 mostra a restrição de fósforo necessária, conforme o peso corporal.
2. Sódio – Deve ser controlado na hipertensão arterial sistêmica, na retenção hídrica e na terapia com corticosteroide, mas deve-se aumentar sua suplementação quando a perda urinária for maior ou ocorrer perda peritoneal para o líquido dialisado. Conforme a quantidade de sódio liberado, uma conduta é necessária: 3-4 g de sódio (dieta habitual sem sal adicional) – os alimentos são preparados com pouco sódio e limita-se a ingestão de alimentos com altas concentrações, como pizzas, embutidos, alimentos em conserva e temperos prontos: 2 g de Na – alimentos preparados sem sal.

Tabela 2 Quantidade de fósforo permitido na IRC, de acordo com o peso corporal[4]

Peso corporal (kg)	Fósforo permitido (mg/dia)
< 10	< 400
10-20	< 600
20-40	< 800
> 40	< 1.000

3. Potássio – Ocorre hiperpotassemia quando a TFG é menor que 5%. Nestes casos, a dieta deve ser restrita em potássio. Todavia, na terapia com diurético e na hipopotassemia secundária à diálise peritoneal, pós-transplante ou diarreia, o potássio deve ser reposto. Fontes dietéticas são sucos, frutas e nozes.
4. Proteína – Na criança com menos de 2 anos de idade com IRC, deve ser ofertada quantidade menor ou igual a 0,15 g/cm/dia de proteína. A ingestão proteica-alvo em crianças com IRC 2 a 5 deve estar no limite superior da ingestão recomendada para promover o crescimento ideal, e não deve ser reduzida abaixo do limite inferior da ingestão, faixa recomendada que é considerada a quantidade mínima segura. Quando estiver em hemodiálise e com mais de 2 anos de idade, ofertar quantidade menor ou igual de 0,3 g/cm/dia de proteína. Na vigência de diálise peritoneal, o aporte usualmente deve ser maior e, pós-transplante, a RDA de proteína deve ser aquela definida para estatura e idade. Em crianças com concentrações persistentemente elevadas de nitrogênio ureico no sangue, a ingestão de proteínas deve ser ajustada ao limite inferior do RDA para evitar comorbidades como acidose metabólica, que é conhecida por ter importante associação com a progressão da IRC. Geralmente as crianças ingerem mais proteínas de alimentos sólidos, então, a ingestão de leite e derivados deve ser controlada. Cerca de 70% das proteínas devem ser de alto valor biológico, encontradas em carne, peixe, queijo, ovo e leite. Deve-se salientar que, pelo alto conteúdo de fósforo, habitualmente deve-se limitar a ingestão de queijo, ovos e leite. A Tabela 3 mostra as necessidades nutricionais de proteína nas crianças em diálise.[2]
5. Calorias – Quando a criança estiver desnutrida, ofertar 80 a 100% da RDA para estatura e idade. Na criança com menos de 2 anos de idade, com IRC e sem tratamento dialítico, deve-se ofertar 6 a 12 kcal/cm/dia; se maior de 2 anos de idade em hemodiálise, 10 kcal/cm/dia. A ingestão oral comumente vai ser comprometida. Inicialmente, suplementos por via oral podem ser suficientes, mas, quando a taxa de crescimento começa a desacelerar, passa a ser necessário uso de sonda ou gastrostomia para que o aporte calórico necessário seja ingerido. Quando a criança estiver em diálise peritoneal, deve-se atentar que a glicose do líquido dialítico é absorvida, representando 8 a 12 kcal/kg/dia. Este

Tabela 3 Necessidade de proteínas em crianças em diálise, de acordo com sexo, idade ou estágio puberal[4]

Meninas e meninos	Recomendação de ingestão proteica g/kg/dia	
	Diálise peritoneal	Hemodiálise
Pré-termo	3-4	3
0-6 meses	2,1-3	2,1
6-12 meses	2-3	1,5-2
1-2 anos	2-3	1,5-1,8
2 anos-puberdade	2,5	1-1,5
Puberdade	2	1-1,5
Pós-puberdade	1,5	1-1,5

aspecto deve ser valorizado se estiver ocorrendo excesso de peso, e não desnutrição. Pode ser necessário ofertar preparações com 2 cal/mL quando houver restrição hídrica.[18,19]

6. Vitaminas e minerais – Deve-se garantir o aporte de todas as vitaminas e minerais conforme recomendado para todas as crianças na mesma faixa etária e sexo, exceto para as vitaminas A e D. A excreção da vitamina A pode estar comprometida e a hipervitaminose A pode estar associada com hipercalcemia, anemia e hiperlipidemia. A vitamina D deve ser prescrita na sua forma ativa para prevenir a osteodistrofia.

A Tabela 4 mostra o manejo nutricional geral na insuficiência renal crônica.[1-3]

NEFROLITÍASE RENAL

A incidência de nefrolitíase em pacientes pediátricos aumentou nos últimos 20 anos, com algumas especulações de que esse aumento esteja relacionado ao aumento da prevalência de obesidade, hipertensão arterial e diabetes na população pediátrica.[1]

A formação dos cálculos no trato urinário é um fenômeno multifatorial que resulta da supersaturação urinária, nucleação, agregação, retenção e crescimento dos cristais. Em geral, a cristalização decorre de anormalidades na composição urinária que causam a supersaturação dos promotores (cálcio, oxalato e ácido úrico) ou a diminuição dos inibidores da formação de cristais (citrato, glicosaminoglicanos e nefrocalcina), ou ambos. Outros fatores também envolvidos na litogênese são pH urinário, volume urinário e dieta. Existem vários tipos de cálculos renais que diferem em composição e patogênese. Cerca de 80% dos cálculos contêm sais de cálcio compostos por oxalato ou fosfato, sendo o distúrbio metabólico frequentemente associado a hipercalciúria.[16] A maioria dos cálculos renais é formada por cálcio e oxalato; menos comumente, a cistina ou o ácido úrico são os principais constituintes dos cálculos renais em pacientes pediátricos.[1,19]

Múltiplos fatores podem influenciar o modo como a dieta promove alterações urinárias que levam à formação de cálculos. A baixa ingestão de líquidos ou a desidratação podem aumentar a concentração e mudar o pH da urina, como também causar hipocitratúria. A alta ingestão de sódio estimula a hipercalciúria e diminui a concentração de citrato urinário. A dieta rica em proteína animal aumenta o ácido úrico e o cálcio urinário. O cálcio influencia a concentração urinária de cálcio e oxalato.[1,19]

Além do cálcio, as modificações da dieta para controle da formação de cálculo nos pacientes com hipercalciúria devem incluir outros componentes, como oxalato, sódio e purinas. Algumas pesquisas demonstram que a baixa ingestão de cálcio diminui a sua excreção urinária, porém essa restrição pode levar à hiperoxalúria secundária. A menor disponibilidade de cálcio na luz intestinal para ligação com o

Tabela 4 Manejo nutricional geral na insuficiência renal crônica[1,2,3]

	TFG < 15 a 59 mL/min/1,73 m² (estágio 3 a 5)	Em HD	Em DP
Energia	Conforme sexo e idade		
Proteína	TFG 30-59 (estágio 3): 100-140% das ND/kg* TFG < 15-29 (estágios 4-5): 100-120% das ND/kg*	ND + 1g/kg*	ND + 0,15-0,3 g/kg*
Sódio	1-3 mEq/kg, de acordo com edema e hipertensão		
Potássio	A maioria tolera > 3 mEq/kg/dia	1-3 mEq/kg/dia, de acordo com nível sérico e idade	Geralmente sem restrição
Fósforo	Limitado a 80-100% das ND para manter nível sérico normal	Limitado a 80-100% das ND para manter nível sérico normal	Limitado a 80-100% das ND para manter nível sérico normal
Fluidos	Geralmente sem restrição	Repor diurese, perdas insensíveis e ultrafiltração	Repor diurese, perdas insensíveis e mais 1 litro, aproximadamente
Micronutrientes	100% das ND Suplementar vitaminas hidrossolúveis S/N	100% das ND Repor vitaminas hidrossolúveis	100% das ND Repor vitaminas hidrossolúveis

*Considerar o peso corporal ideal.
TFG: taxa de filtração glomerular; HD: hemodiálise; DP: diálise peritoneal; ND: necessidades diárias; S/N: se necessário.

oxalato resulta em maior quantidade de oxalato livre dentro do trato gastrintestinal e aumenta, assim, o risco para litíase renal, pelo consequente aumento da concentração urinária de oxalato. Um ponto importante a ser destacado é que a restrição de cálcio da dieta torna-se inapropriada, pois também pode levar à deficiência de cálcio e perda da massa óssea.[1,19]

O papel do cálcio na dieta para crianças com hipercalciúria e litíase renal é frequentemente discutido. Recomenda-se sua ingestão de acordo com as recomendações para a faixa etária, redução da ingestão de sal e diminuição do consumo de oxalato. O oxalato está presente em grande quantidade nos alimentos de origem vegetal, no entanto, somente espinafre e ruibarbo são considerados alimentos de alto risco, pois apresentam grande concentração de oxalato biodisponível. Amendoim, amêndoa, chocolate, noz pecã e chá instantâneo são considerados alimentos de moderado risco.[16] A ingestão excessiva de vitamina C (mais de 100 mg/dia) deve ser desencorajada, pois a vitamina C pode ser convertida em oxalato na urina alcalina.[1,19]

Em todos os casos, alta ingestão de líquidos é a intervenção primária. Especificamente, o volume de ingestão de líquidos deve ser ajustado para manter o volume de urina superior a 750 mL/dia para lactentes, superior a 1.000 mL/dia para crianças menores de 5 anos, superior a 1.500 mL/dia para crianças entre 5 e 10 anos, e mais de 2.000 mL/dia para crianças com mais de 10 anos.[12] Para evitar a ingestão excessiva de calorias devido ao aumento das necessidades de líquidos, o líquido primário deve vir de água e/ou água com sabor de baixa caloria. As crianças devem cumprir sua meta nutricional diária de ingestão de proteínas sem restrições ou excessos específicos. Fontes de frutas e vegetais frescos devem ser incentivadas, pois o citrato e o potássio encontrados nesses alimentos servem como inibidores de cálculos urinários.[1]

CONSIDERAÇÕES FINAIS

O impacto da insuficiência renal crônica no crescimento depende da gravidade e da duração da lesão. A prescrição dietética não é estática e as mudanças dependem da perda gradual da taxa de filtração glomerular (TFG) e da capacidade de filtração correspondente à produção de urina.[20] Com uma variedade de doenças renais em crianças, não existe uma prescrição nutricional universal que pode ser amplamente recomendada. As crianças com lesão renal correm alto risco nutricional devido ao impacto que eletrólitos, minerais, proteínas e fluidos têm sobre as anomalias metabólicas e crescimento.[1,20] Também deve ser levado em consideração o desenvolvimento neurológico (incluindo habilidades), disgeusia e anorexia associadas à uremia, além de potenciais problemas socioeconômicos que limitam às fontes nutricionais.[1] A somatória de vários fatores torna a nutrição um especto desafiador na doença renal tanto para profissionais de saúde quanto para as famílias administrarem; por isso, o ideal é uma terapia nutricional individualizada e acompanhada por equipe multiprofissional.[1,20]

REFERÊNCIAS BIBLIOGRÁFICAS

1. American Academy of Pediatrics Committee on Nutrition. Nutrition in Renal Disease. In: Kleinman RE, Greer FR, eds. Pediatric Nutrition. 8.ed. Itasca: American Academy of Pediatrics; 2019:1123-50.
2. Mello ED, Nogueira-de-Almeida C. Crianças com doença renal. In: Nogueira-de-Almeida C, Mello ED. Nutrologia pediátrica baseada em evidências. Barueri: Manole; 2016.
3. National Kidney Foundation – DOQI. Clinical practice guidelines for nutrition in chronic renal failure. Am J Kidney Dis. 2000;35:S105-37.
4. Sylvestre LC, Fonseca KDP, Stighen AEM, Pereira AM, Meneses RP, Pecoits-Filho R. The malnutrition and inflammation axis in pediatric patients with chronic kidney disease. Pediatric Nephron. 2007;22:864-73.
5. Warady BA, Neu AM, Schaefer F. Optimal care of the infant, child, and adolescent on dialysis: 2014 update. Am J Kidney Dis. 2014;64:128-42.
6. Kopple JD. Nutrition, diet, and the kidney. In: Ross AC, Caballero B, Cousins RJ, Tucker KL, Ziegler TR (eds.). Modern nutrition and health disease. 11.ed. Philadelphia: Lippincott Williams & Wilkins; 2014.
7. Maggio MC, Montaperto D, Maringhini S, Corrado C, Gucciardino E, Corsello G. Adiponectin, resistin and leptin in paediatric chronic renal failure: correlation with auxological and endocrine profiles. J Nephrol. 2014;27(3):275-9
8. Borzych-Duzalka D, Bilginer Y, Ha IS, Bak M, Rees L, Cano F, et al. Management of anemia in children receiving chronic peritoneal dialysis. J Am Soc Nephrol. 2013;24(4):665-76.
9. Wesseling-Perry K, Salusky IB. Chronic kidney disease: mineral and bone disorder in children. Semin Nephrol. 2013;33(2):169-79.
10. Bacchetta J, Schmitt CS, Bakkaloglu AS, Cleghorn S, Leifheit-Nestler M, Prytula A, et al. Diagnosis and management of mineral and bone disorders in infants with CKD: clinical practice points from the ESPN CKD-MBD and Dialysis working groups and the Pediatric Renal Nutrition Taskforce. Pediatric Nephrology. 2023;38:3163-81.
11. Mak RH, Iyengar A, Lai WM, McAlister L, Oliveira EA, Xu H, et al. Nutrition in Children With Chronic Kidney Disease: How to Thrive? Journal of Renal Nutrition. 2023;33(6S):S49-S55.
12. Warady BA, Neu AM, Schaefer F. Optimal care of the infant, child, and adolescent on dialysis: 2014 Update. Am J Kidney Dis. 2014;64(1):128-42.
13. Rees L, Guignard JP. Renal disease. Koletzko B (ed.). Pediatric nutrition in practice. Basel: Karger; 2008.
14. Ress L, Shaw V. Nutrition in children with CRF and on dialysis. Pediatric Nephrol. 2007;22:1689-702.
15. Nelms CL, Juarez M, Warady BA. Renal disease. In: Corkins MR. The A.S.P.E.N. Pediatric nutrition support core curriculum. 2.ed. Silver Spring: ASPEN; 2015.
16. Hansen NM, Kamper A, Rix M, Rasmussen BF, Leipziger J, Sørensen MV, et al. Health effects of the New Nordic Renal Diet in patients with stage 3 and 4 chronic kidney disease, compared with habitual diet: a randomized trial. The American Journal of Clinical Nutrition. 2023;118:1042-54.
17. Chen W, Ducharme-Smith K, Davis L, Hui WF, Warady BA, Furth SL, et al. Dietary sources of energy and nutriente intake among children and adolescents with CKD. Pediatr Nephol. 2017;32(7):1233-41.
18. Hui WF, Betoko A, Savant JD, Abraham AG, Greenbaum LA, Warady B, et al. Assessment of dietary intake of children with chronic kidney disease. Pediatr Nephol. 2017;32(3):485-94.
19. Mello ED, Schneider MAO. A importância da dieta no manejo da hipercalciúria. Rev HCPA. 2006;26(2):15-20.
20. Vega MRW, Cerminara D, Desloovere A, et al. Nutritional management of children with acute kidney injury-clinical practice recommendations from the Pediatric Renal Nutrition Taskforce. Pediatr Nephrol. 2023;38(11):3559-80.

CAPÍTULO 10.3

SUPORTE NUTRICIONAL NA CRIANÇA COM PARALISIA CEREBRAL

Elza Daniel de Mello
Fernanda Luisa Ceragioli Oliveira
Jocemara Gurmini
Tulio Konstantyner

AO FINAL DA LEITURA DESTE CAPÍTULO, O PEDIATRA DEVE ESTAR APTO A:

- Compreender que o manejo nutricional da criança com nefropatia deve ser individualizado.
- Saber os princípios básicos do manejo nutricional para cada enfermidade renal.
- Entender que o manejo nutricional precoce e adequado altera de forma positiva a evolução da doença.

INTRODUÇÃO

Paralisia cerebral (PC) é uma lesão permanente e não progressiva do sistema nervoso em desenvolvimento que afeta o tônus, os reflexos e as posturas, comprometendo o desenvolvimento motor do indivíduo. A desordem motora na PC pode ser acompanhada por distúrbios sensoriais, perceptivos, cognitivos, de comunicação e comportamentais, por epilepsia e por problemas musculoesqueléticos secundários. A classificação das síndromes de PC baseia-se no tipo e distribuição das anormalidades motoras. No entanto, pode haver sobreposição substancial entre as características clínicas:

- Espástica: tônus muscular aumentado, que pode atingir um lado do corpo (hemiparesia), membros inferiores (diplegia) ou os quatro membros (quadriplegia).
- Discinética ou atetoide: hipertônica ou hipotônica, caracterizada por movimentos involuntários.
- Atáxica: incoordenação, distúrbios de equilíbrio que dificultam a movimentação voluntária e marcha com diminuição da tonicidade muscular.
- Mista: combinação de diferentes tipos.[1-3]

O acompanhamento do estado nutricional é particularmente importante nas crianças com PC, pois a disfagia, as alterações motoras, as convulsões, o uso de diversos medicamentos e as alterações sensoriais são fatores de risco para desnutrição, que está intimamente relacionada com a morbidade dessas crianças e adolescentes. Apesar disso, não existe consenso na literatura sobre o melhor método de triagem nutricional.[2-5]

Habitualmente, crianças com PC adequadamente nutridas são menores que as crianças que não têm deficiência, possivelmente em razão de questões como inatividade física, forças mecânicas sobre ossos, articulações e musculatura, fatores endócrinos, altas prevalências de prematuridade e baixo peso ao nascer.[6] Os fatores que conferem menor crescimento linear e corpóreo às crianças com PC parecem atuar de maneira sinérgica para afetar o crescimento em cada uma de suas dimensões, incluindo diminuição do crescimento linear, ganho de peso e alterações na composição corporal, como o decréscimo de massa muscular, massa gordurosa e densidade óssea.[1-4,6]

Stevenson desenvolveu fórmulas para estimar a estatura da criança a partir de medidas segmentares e concluiu que, na impossibilidade de medir a estatura diretamente, qualquer medida segmentar seria interessante para estimar a altura, sendo a mais utilizada a que considera a medida da distância do joelho ao calcanhar, que é mensurada por meio de um paquímetro, com a criança na posição sentada e posicionando a perna em flexão de 90 graus.[7] Para calcular a estatura, utiliza-se a seguinte fórmula:

$$E = (2{,}69 \times CJ) + 24{,}2,$$

sendo E a estatura estimada e CJ o comprimento do joelho ao calcanhar.

Entretanto, deve-se considerar que os indivíduos podem variar no tamanho dos membros, podendo comprometer a validade dessa avaliação. Além disso, muitos dos pacientes com PC não conseguem ficar na posição adequada para essa aferição por causa das contraturas. Motta et al. avaliaram a concordância entre os métodos de avaliação antropométrica em crianças com PC, tendo evidenciado que, em relação à aferição da estatura, pelo método de Stevenson, em 40,4% dos participantes ela discordou em mais de 3 cm (para mais ou para menos) do valor da estatura aferida.[8]

Crianças com comprometimentos motores moderados e graves frequentemente apresentam dores musculares e fraturas patológicas. Prejuízos na densidade óssea tendem a ser mais graves com avanço da idade, intensidade do prejuízo motor, presença e grau de desnutrição e disfunção motora oral que prejudique a deglutição. São fatores de risco para fratura excesso de gordura corporal e antecedentes de fratura. Para avaliação da saúde óssea, importante avaliar a ingestão diária e a dosagem de cálcio, fósforo, fosfatase alcalina e vitamina D.[3,9,10] Na possibilidade socioeconômica, deve-se quantificar e monitorizar a massa óssea por meio da dupla emissão de raio X (DXA).[10]

Crianças com PC apresentam peso e altura abaixo do normal, com menos músculos e massa óssea quando comparadas com as crianças saudáveis, salientando a necessidade de utilização de uso de gráficos específicos. Krick et al.[11] desenvolveram gráficos de crescimento específicos para crianças portadoras de PC quadriplégico de 2 a 12 anos de idade. O percentil 50 da altura para a idade e do peso para a idade dos gráficos de referência para PC ficam abaixo do percentil 10 em comparação aos gráficos de referência do National Center for Health Statistic (NCHS).[12]

Atualmente, utiliza-se o sistema de classificação pela função motora grossa (em inglês, *gross motor function classification system - GMFCS)*, que diferencia crianças e adolescentes com diagnóstico de PC por níveis de mobilidade funcional. Em 2008, surgiu uma nova versão, elaborada na língua inglesa, que já passou pelo processo de adaptação transcultural em diversos países, inclusive no Brasil, viabilizando sua utilização.[13-15] Versão mais atual inclui idades de 2 a 20 anos e consiste em 5 níveis de acometimento:

1. Grupo 1: caminha sem limitações.
2. Grupo 2: caminha com limitações, mas sem auxílio.
3. Grupo 3: não caminha, mas se arrasta usando as mãos.
4. Grupo 4: não caminha, mas se arrasta com limitações.
5. Grupo 5a: usa cadeira de rodas e alimenta-se por via oral.
6. Grupo 5b: usa cadeira de rodas e alimenta-se por sonda.[13-15]

A European Society for Paediatric Gastroenterology, Hepatology and Nutrition (ESPGHAN) sugere o uso de 1 ou mais dos seguintes sinais de alerta para identificar a desnutrição em pacientes com PC:

- Sinais físicos de desnutrição, como lesão de pressão, afecções de pele e má circulação periférica.
- Peso para a idade escore Z menor –2.
- Dobra cutânea tricipital < percentil 10 para a idade e o sexo.
- Circunferência muscular do braço ou área muscular menor percentil 10.
- Peso estacionado e/ou falha no crescimento.[3]

Lembrar que o PC tem comprometimento de crescimento; assim, para adequar o índice antropométrico peso para a idade, avaliando os índices proporcionais (IMC e P/E) há uma tendência de excesso de peso, que não auxilia na mobilização diária, nos transportes e nas atividades de tratamento como fisioterapia.

TERAPIA NUTROLÓGICA

Antes de se iniciar qualquer intervenção nutricional, os requerimentos devem ser estabelecidos. Vários métodos têm sido propostos para estimar as necessidades energéticas da criança PC, embora sem consenso de qual seja melhor (Quadro 1).[3,16-18]

Quadro 1 Métodos de determinação das necessidades energéticas

Métodos de cálculos das necessidades energéticas
1. Método Krick kcal/dia – (gasto energético basal x tônus muscular x atividade física) + fator de crescimento Gasto energético basal = superfície corporal(m^2) x taxa metabólica padrão (kcal/m^2/hora) x 24 horas Fator de tônus muscular = 0,9 se diminuído, 1 se normal e 1,1 se aumentado Fator atividade = 1,1 acamado, 1,2 em cadeira de rodas ou rastejar e 1,3 caminha Fator de crescimento = 5 kcal/g de ganho de peso desejado
2. Método baseado na altura 14,7 kcal/cm sem disfunção motora 13,9 kcal/cm com disfunção motora, mas caminha 11,0 kcal/cm não caminha
3. Gasto energético basal 1,1 x gasto energético basal

Fonte: Andrew e Sullivan.[18]

Esses requerimentos devem ser individualizados, pois se deve levar em consideração a mobilidade, o tônus muscular, o nível de atividade, o metabolismo alterado e o crescimento. Essas crianças têm necessidades energéticas diminuídas em comparação às crianças com desenvolvimento normal. As diferenças ocorrem, em parte, pela diminuição da taxa metabólica basal (relacionada à diminuição da massa magra e à adaptação à má nutrição crônica) e pela redução da prática de atividade física. Tem sido relatado que as crianças que dependem de cadeira de rodas necessitam de 60 a 70% das calorias recomendadas para as crianças não deficientes de mesmo sexo e faixa etária. Aquelas crianças que usam dieta enteral mostram gasto calórico menor e aumento de gordura corporal. No entanto, essas necessidades podem aumentar se houver incremento no gasto energético, com fisioterapias respiratórias e motoras. Assim, além de se ajustar o aporte calórico de acordo com o gasto energético, deve-se fazer maior aporte de proteína de fácil absorção após seções de fisioterapia motora. A meta calórica deve inicialmente ser menor, mas, em seguida, deve ser ajustada para que o paciente mantenha um peso corporal adequado, evitando-se a obesidade por aumento de tecido adiposo. Algumas crianças podem ser hipocatabólicas como resultado da hipotonia, enquanto outras podem ser hipermetabólicas por tônus muscular aumentado.[2,3,5,10,17]

Em relação ao aporte proteico, ele deve ser em torno de 10 a 15% valor energético diário. Considera-se maior suplementação após fisioterapia motora, desnutridos graves, crianças com úlceras de pressão ou sarcopênicas.[2-4,19]

Pacientes com PC que recebem menos de 60% das calorias recomendadas para mesma faixa etária e sexo certamente devem receber suplementação de vitaminas e minerais, devendo-se calcular o que estão recebendo e comparar com as recomendações. A vitamina D habitualmente deve ser suplementada, pois diversos anticonvulsivantes (carbamazepina, fenobarbital, fenitoína, topiramato, oxcarbazepina e primidone) interferem em seu metabolismo.[3,6,16,20,21]

A hidratação deve ser avaliada, pois crianças com PC correm risco de desidratação por uma variedade de causas (incapacidade de comunicar sede, excesso de salivação e/ou dificuldade de deglutição).[3,4]

As crianças com PC apresentam muita dificuldade alimentar especialmente por:

- Musculatura oral fraca, incluindo os músculos dos lábios, língua, mandíbula e da garganta.
- Movimentos dos músculos extraorais.
- Má coordenação dos músculos orais.
- Má postura e controle da cabeça.
- Maior sensibilidade sensorial.
- Presença de refluxo gastroesofágico.

Os transtornos de deglutição, que podem gerar aspiração traqueal, são conhecidos como disfagias orofaríngeas. É importante redobrar a atenção se a criança apresentar os seguintes sinais:

- Demorar muito tempo para terminar a refeição (mais de 45 minutos).
- Demorar para engolir, ficando com o alimento parado na boca.
- Ocorrer retorno do alimento para a boca ou o nariz.
- Ocorrer saída do alimento da boca.
- Presença de restos de comida na boca.
- Presença de engasgos com saliva ou alimentos.
- Presença de saliva excessiva durante e após a alimentação.
- Presença de pigarro ou tosse durante e após a alimentação.
- Presença de rouquidão ou mudança na voz durante e após a alimentação.
- Ocorrer problemas respiratórios frequentes.
- Ocorrer cansaço excessivo ou sonolência após a alimentação.
- Presença de suor excessivo durante e após a alimentação.[3,19,20,22,23]

Devido à hipomotilidade intestinal, é comum que pacientes com PC tenham doença do refluxo gastroesofágico e constipação crônica. A constipação pode resultar em outras complicações, como infecção urinária, manifestações mais expressivas de refluxo gastroesofágico, vômitos, náusea, dor abdominal e saciedade precoce.[24] O refluxo gastroesofágico, por sua vez, pode agravar a dificuldade alimentar, provocar dor com contraturas e mesmo convulsões e ser mais um fator de risco para broncopneumonias aspirativas. Esses pacientes também podem apresentar gastroparesia. Ela pode se manifestar com dor abdominal, náusea, vômito e saciedade precoce. Medicações procinéticas, como metoclopramida e domperidona, apresentam efeito procinético eficiente, porém seus efeitos adversos, como sintomas extrapiramidais e alterações cardíacas, contraindicam seu uso, estando indicado o uso de eritromicina, que, infelizmente, pode haver perda de seu efeito.[20, 24-27]

Existem no mercado fórmulas infantis/dietas enterais com densidade energética aumentada e sabores variados para melhor aceitação; se a terapia nutricional oral não atingir as metas, a nutrição enteral deve ser considerada. Há discussão entre qual a melhor fórmula infantil/dieta enteral a utilizar, com proteínas extensamente hidrolisadas/parcialmente hidrolisadas, que podem facilitar o esvaziamento gástrico, ou íntegras, que determinam menor osmolaridade da fórmula infantil/dieta enteral e consequentemente menos cólica intestinal. Deve-se adaptar a fórmula infantil / dieta enteral para cada paciente, avaliando o estado nutricional e as morbidades (refluxo gastroesofágico, doença diarreica, intolerância à lactose).[28-30]

A alimentação por sonda é indicada para crianças com o trato digestório funcionante, mas incapazes de atingir as necessidades nutricionais por via oral. Esse tipo de alimentação também pode ser necessário para crianças desnutridas e que não melhoram seus indicadores antropométricos com a ingestão de quantidades e composições adequadas por via oral e para crianças com risco de aspiração.[3,4,16]

De acordo com a ESPGHAN, a nutrição enteral deveria ser considerada quando:

- Ingestão oral insuficiente para atender mais de 60 a 80% das necessidades.
- O tempo de alimentação exceder 3 horas/dia.
- Crescimento e/ou ganho de peso insuficientes.
- Queda ou estabilização na velocidade de crescimento.
- Dobra cutânea tricipital inferior ao percentil 5 para a idade.[3]

Sondas nasoentéricas são pouco invasivas e podem ser usadas por curtos períodos. Seu uso prolongado pode facilitar a ocorrência de otites, sinusites, ulcerações esofágicas, perfurações intestinais ou gástricas. O procedimento de gastrostomia é recomendado diante da perspectiva da necessidade prolongada de nutrição enteral, pois melhora as condições de saúde neurológica e respiratória e reduz o tempo gasto com a alimentação do paciente, ampliando a qualidade de vida para a criança e sua família. As sondas nasoentéricas podem ser instaladas por via endoscópica em procedimento cirúrgico minimamente invasivo. A gastrostomia cirúrgica fica reservada para crianças com contraindicações para a colocação da gastrostomia endoscópica, como a presença de refluxo gastroesofágico grave que requeira a cirurgia de fundoplicatura. Efeitos indesejáveis da gastrostomia incluem infecção da ferida operatória, vazamento pelo estoma e saída acidental.[3,4,16,24,28-31]

CONSIDERAÇÕES FINAIS

Pacientes com o diagnóstico de paralisia cerebral integram grupo de pacientes com questões clínicas complexas e devem ter seu diagnóstico realizado precocemente e sua classificação de doença por topografia e funcional estabelecida com atenção para a reabilitação baseada em evidências, supervisão de saúde global e de complicações de alta morbidade.

REFERÊNCIAS BIBLIOGRÁFICAS

1. Ikeudenta BA, Rutkofsky IH. Unmasking the enigma of cerebral palsy: a traditional review. Cureus. 2020;12(10): e11004.
2. Sadowska M, Sarecka-Hujar, B, Kopyta I. Cerebral palsy: current opinions on definition, epidemiology, risk factors, classification and treatment options. Neuropsychiatr Dis Treat. 2020;16:1505-18.
3. Romano C, Van Wynckel M, Hulst J, Broekaert I, Bronsky J, Dall'Oglio L, et al. Guidelines for the evaluation and treatment of gastrointestinal and nutritional complications in children with neurological impairment: European Society for Paediatric Gastroenterology, Hepatology and Nutrition. J Pediatr Gastroenterol Nutr. 2017;65(2):242-64.
4. Trivić I, Hojsak I. Evaluation and treatment of malnutrition and associated gastrointestinal complications in children with cerebral palsy. Pediatr Gastroenterol Hepatol Nutr. 2019;22(2):122-31.
5. Sørensen SJ, BrekkeG, Kok K, Sørensen JL, Born AP, Mølgaard C, Høi-Hansen CE. Nutritional screening of children and adolescents with cerebral palsy: a scoping review. Developmental Medicine & Child Neurology. 2021. doi:10.1111/dmcn.14981.
6. Leonard M, Dain E, Pelc K, Dan B, De Laet C. Nutritional status of neurologically impaired children: impact on comorbidity. Arch Pediatr. 2020;27(2):95-103.
7. Stevenson, RD. Use of segmental measures to estimate stature in children with cerebral palsy. Arch Pediatr Adolesc Med. 1995;149(6):658-62.
8. Mota MA, Beguetto MG, Silveira CRM, Mello ED. Crianças com paralisia cerebral: concordância entre métodos de avaliação antropométrica. Revista HCPA. 2012:4:420-6.
9. Jesus AO, Stevenson RD. Optimizing nutrition and bone health in children with cerebral palsy. Physical Medicine and Rehabilitation Clinics of North America. 2020;31(1):25-37.
10. Sadowska M, Sarecka-Hujar B, Kopyta I. Cerebral palsy: current opinions on definition, epidemiology, risk factors, classification and treatment options. Neuropsychiatr Dis Treat. 2020;16:1505-18.
11. Krick, J, Miller MP, Zeger S, Weight E. Pattern of growth in children with cerebral palsy. J Am Diet Assoc. 1996;96(7):680-5.
12. Morris C, Bartlett D. Gross motor function classification system: impact and utility. Developmental Medicine and Child Neurology. 2004;46:60-5.
13. Palisano RJ, Rosenbaun P, Bartlett D, Livingston MH. Content validity of the expanded and revised Gross Motor Function Classification System. Developmental Medicine and Child Neurology. 2008;50:744-50.
14. Brooks J, Day S, Shavelle R, Strauss D. Low weight, morbidity, and mortality in children with cerebral palsy: new clinical growth charts. Pediatrics. 2011;128:e299-e307.
15. Hiratuka E, Matsukura TS, Pfeifer LI. Adaptação transcultural para o Brasil do sistema de classificação da função motora grossa – GMFCS. Revista Brasileira de Fisioterapia. 2010;14(6):537-44.
16. Rebelo F, Mansur IR, Miglioli TC, Meio MDB, Junior SCG. Dietary and nutritional interventions in children with cerebral palsy: a systematic literature review. PLoS One. 2022;17(7):e0271993.
17. Foster BA, Lane JE, Massey E, Noelck M, Green S, Austin JP. The impact of malnutrition on hospitalized children with cerebral palsy. Hospital Pediatrics. 2020;10(12):1087-95.
18. Andrew MJ, Sullivan PB. Growth in cerebral palsy. Nutr Clin Pract. 2010;25(4):357-61.
19. Snik DAC, Roos NM. Criterion validity of assessment methods to estimate body composition in children with cerebral palsy: a systematic review. Annals of Physical and Rehabilitation Medicine. 2021;64:101271.
20. Verschuren O, Smorenburg ARP, Luiking Y, Bell K, Barber L, Peterson MD. Determinants of muscle preservation in individuals with cerebral palsy across the lifespan: a narrative review of the literature. Journal of Cachexia, Sarcopenia and Muscle. 2018;9:453-64.
21. Kuperminc MN, Gottrand F, Samson-Fang L, Arvedson J, Bell K, Craig GM, et al. Nutritional management of children with cerebral palsy: a practical guide European Journal of Clinical Nutrition. 2013;67:S21-S23.
22. Junges C, Machado TD, Nunes Filho PRS, Riesgo R, Mello ED. Vitamin D deficiency in pediatric patients using antiepileptic drugs: systematic review with meta-analysis. J Pediatr (Rio J). 2020;96(5):559-68.
23. Modlesky CM, Zhang C. Complicated muscle-bone interactions in children with cerebral palsy. Curr Osteoporos Rep. 2020;18(1):47-56.
24. Batra A, Beattie RM. Recognising malnutrition in children with neurodisability. Clin Nutr. 2020;39(2):327-30.
25. Dipasquale V, Gottrand F, Sullivan PB, Romano C. Top-ten tips for managing nutritional issues and gastrointestinal symptoms in children with neurological impairment. Ital J Pediatr. 2020;46(1):35.
26. Kovacic K, Elfar W, Rosen JM, Yacob D, Raynor J, Mostamand S, et al. Update on pediatric gastroparesis: a review of the published literature and recommendations for future research. Neurogastroenterol Motil. 2020;32(3):1-24.
27. Febo-Rodriguez L, Chumpitazi BP, Shulman RJ. Childhood gastroparesis is a unique entity in need of further investigation. Neurogastroenterol Motil. 2020;32(3):1-13.
28. Corsello A, Scatigno L, Govoni A, Zuccotti G, Gottrand F, Romano C, Verduci E. Gut dysmotility in children with neurological impairment: the nutritional management. Front Neurol. 2023;14:1200101.
29. Leal-Martínez F, Franco D, Peña-Ruiz A, Castro-Silva F, Escudero-Espinosa AA, Rolón-Lacarrier OG, et al. Effect of a nutritional support system (diet and supplements) for improving gross motor function in cerebral palsy: an exploratory randomized controlled clinical trial. Foods. 2020;9(10):1449.
30. Breaks A, Smith C, Bloch S, Morgan S. Blended diets for gastrostomy fed children and young people: a scoping review. J Hum Nutr Diet. 2018;31(5):634-46.
31. Batsis ID, Davis L, Prichett L, Wu L, Shores D, Au Yeung K, et al. Efficacy and tolerance of blended diets in children receiving gastrostomy feeds. Nutr Clin Pract. 2020;35(2):282-8.

CAPÍTULO 10.4

SUPORTE NUTRICIONAL NA CRIANÇA COM DOENÇA CARDÍACA

Elza Daniel de Mello
Fernanda Luisa Ceragioli Oliveira
Jocemara Gurmini
Tulio Konstantyner

AO FINAL DA LEITURA DESTE CAPÍTULO, O PEDIATRA DEVE ESTAR APTO A:

- Reconhecer crianças com doença cardíaca que apresentam alto risco de desnutrição.
- Associar os distúrbios nutricionais a maior risco de desfechos clínicos desfavoráveis e morte.
- Monitorar o estado nutricional atentamente.
- Incluir no manejo nutricional aporte de macro e micronutrientes de forma individualizada, de acordo com o momento clínico e as características da doença de base.
- Realizar a terapia nutricional por equipe especializada em um contexto transdisciplinar.

INTRODUÇÃO

A causa mais frequente de doença cardíaca em pediatria é a cardiopatia congênita. Ela é considerada uma das malformações congênitas mais frequentes, podendo estar associada a outras malformações extracardíacas em 7 a 50% dos casos. Sua incidência é em torno de 4 a 19/1.000 nascidos vivos, podendo chegar 8 a 26,6/1.000 nascidos vivos em algumas estatísticas.[1,2]

O espectro clínico das cardiopatias varia de leve a grave, podendo necessitar de intervenção imediata logo após o nascimento. As cardiopatias graves, definidas como aquelas que necessitam de intervenção hemodinâmica ou cirúrgica no primeiro ano de vida, correspondem a 25% dessa população.[3]

A desnutrição energético-proteica é uma das morbidades mais frequentemente associadas à cardiopatia congênita, podendo acometer 15 a 64% das crianças afetadas. As malformações cardíacas que apresentam cianose, insuficiência cardíaca congestiva e hipertensão pulmonar estão associadas a maior risco nutricional.

As causas de desnutrição e retardo de crescimento são multifatoriais, podendo ser verificadas já no primeiro ano de vida, e seu manejo pode ser muito difícil.[4-6] As principais causas de desnutrição são: hipermetabolismo, restrição hídrica, redução da absorção intestinal de nutrientes (por edema de enterócito, por exemplo), hipóxia celular, acidose metabólica, hipotonia e dificuldade de aporte calórico adequado devido ao risco aumentado de enterocolite em neonatos com lesões canal-dependentes em uso de prostaglandina e/ou vasopressores.[1,4-6] Associado a isso, a criança com cardiopatia congênita apresenta frequentemente vômitos, refluxo gastroesofágico e intolerâncias alimentares, que prejudicam a ingestão e podem ser fator de risco para aversão oral.[4] No período pós-operatório, a presença de paralisia de cordas vocais, disfagia, alteração nos níveis séricos de hormônios de crescimento, quilotórax, enteropatia perdedora de proteína (em crianças com cardiopatia univentricular), assim como retardo ao reiniciar a dieta enteral, perpetuam os quadros de desnutrição.[1,6,7]

A desnutrição e o baixo peso estão relacionados ao aumento da mortalidade e outros desfechos clínicos desfavoráveis no período pós-operatório, como aumento da incidência de infecções (principalmente pneumonia), dificuldade de cicatrização, disfunção miocárdica, dano endotelial, tempo de ventilação prolongado, aumento do tempo de internação hospitalar, restrição do crescimento pôndero-estatural, prejuízo no desenvolvimento neurológico (com redução do quociente de inteligência – QI) e imunodeficiências, com maior taxa de mortalidade em até 1 ano após a cirurgia.[1,2,7]

TERAPIA NUTROLÓGICA

Para que a terapia nutricional seja individualizada e específica, deve-se inicialmente realizar a avaliação nutricional para que o estado nutricional seja estabelecido.[3]

A avaliação nutricional consiste em:

- História clínica (tipo de cardiopatia – cianótica ou acianótica – e mediações em uso).
- História alimentar (tipo, concentração e método de preparo da fórmula, quantidade consumida e tempo para se alimentar).
- Exame físico (presença de edema e/ou cianose, frequência cardíaca).
- Exames laboratoriais (eletrólitos, albumina, linfócitos totais).

- Antropometria (peso, comprimento/estatura, circunferência cefálica, prega tricipital, circunferência muscular do braço, velocidade de crescimento, ganho de peso diário).
- Função gastrointestinal: padrão evacuatório (frequência e consistência), presença de náuseas e vômitos.[1,3,4]

A terapia nutrológica tem como objetivo a recuperação ou a manutenção do estado nutricional.[6,8] É importante avaliar precocidade, via de administração, velocidade de infusão e quantidade de nutriente a ser oferecido, bem como a composição da dieta e a carga de sódio.[8,9] Muitas vezes as crianças com cardiopatia apresentam aumento da demanda metabólica, podendo ser necessário de 150 a 200 kcal/kg/dia, com oferta proteica 1,5 a 2 vezes a recomendada para crianças saudáveis.[8,9] Para garantir esse aporte, em 60 a 80% das crianças é indicado o uso de sonda nasogástrica ou gastrostomia, conduta que não deve adiada.

A oferta da dieta pode ser intermitente ou contínua.[7,10] Quando infundida de modo contínuo ou lento, há menor oscilação do gasto energético e melhor aproveitamento dos nutrientes. Não é recomendada a infusão em bólus ou por gavagem, pois pode causar distensão gástrica e reduzir a complacência pulmonar no paciente em ventilação pulmonar mecânica.[1,7,11] Em crianças com insuficiência cardíaca grave, é preciso restringir o volume da dieta, o que pode inviabilizar a oferta calórica necessária se o aumento da densidade calórica não for tolerado (presença de edema das vilosidades).[10]

Pode-se concentrar a fórmula infantil (1:25) para tentar atingir a oferta energética e não ter prejuízo do excesso do volume, sempre avaliando a osmolaridade e a tolerância da fórmula infantil ou dieta enteral adaptada.[11] Pode ser necessária a suplementação de triglicérides de cadeia média e maltodextrina para atingir a necessidade energética para crescimento, uma vez que pode ocorrer linfangiectasia intestinal funcional no paciente com cardiopatia.[12] A restrição de sódio, muitas vezes necessária, pode comprometer a oferta proteica, pois proteína tem grande quantidade intrínseca de sódio.[11,13] A relação nitrogênio-calorias não proteicas deve ser de 1:200 a 1:150, pois, diante da oferta de pouco carboidrato e/ou lipídio como fonte de energia, a proteína será utilizada para essa finalidade não será sintetizada para a formação da massa magra.[11-14]

Sempre considerar a possibilidade de descompensação cardíaca com a terapia nutrológica:

- Realimentação após período de jejum, mesmo sem ser a síndrome de hiperalimentação, pode aumentar o gasto energético.
- Aporte excessivo de carboidrato pode determinar a retenção de CO_2, piorando a taquipneia.
- Aumento da liberação de insulina, por seu efeito antinatriurético, pode intensificar a retenção de sódio.
- Retenção de sódio e consequente aumento da volemia.
- Deficiência de vitamina B1 (tiamina), potássio, fósforo e magnésio diminui a contratilidade miocárdica e o débito cardíaco.[1,2,3,11,14,15]

Os micronutrientes são essenciais para o metabolismo intermediário e oxidativo. É provável que, nas crianças com cardiopatias, as recomendações habituais não sejam suficientes para atender às necessidades aumentadas de alguns micronutrientes. Para saber quais micronutrientes e vitaminas suplementar, deve-se avaliar qual fórmula/dieta está sendo ofertada e as necessidades recomendadas para a faixa etária, verificando a possibilidade de perdas e/ou de pobre absorção e/ou de maior utilização pela enfermidade. Deve-se atendar especialmente ao aporte de cálcio, magnésio, zinco e vitaminas A, D, E e K.[1-3,9,14] Pode ser necessária a suplementação de triglicérides de cadeia média, uma vez que pode ocorrer linfangiectasia intestinal funcional no paciente com cardiopatia.[12]

Também é importante a suplementação de vitamina B1, que atua como coenzima em vários processos e é espoliada pela furosemida. A deficiência grave de tiamina pode causar um quadro de insuficiência cardíaca descompensada chamado *shoshin beribéri*, que, se não for prontamente reconhecido e tratado, resulta em choque hemodinâmico e morte. O tratamento consiste em administrar 25 a 100 mg de tiamina por via intravenosa, de forma lenta e diluída em 100 mL de solução salina ou glicosada, durante 1 semana, seguida de 35 mg/dia por via oral por mais 6 semanas.[16]

A carnitina, um composto amônio quaternário presente em produtos de origem animal, transporta os ácidos graxos de cadeia longa para dentro da mitocôndria, onde sofrem betaoxidação e são convertidos em acetilcoenzima A para subsequente entrada no ciclo de Krebs e produção de ATP. Na miocardiopatia dilatada secundária a deficiência primária de carnitina, a suplementação de carnitina é curativa. Nos demais casos de cardiomiopatia dilatada em que não há esse diagnóstico específico, os sintomas de insuficiência cardíaca costumam melhorar com a suplementação de L-carnitina na dose de 100 mg/kg/dia, com resultado superior em relação ao tratamento convencional. Contudo, considerando a heterogeneidade do delineamento e dos métodos dos estudos disponíveis, a indicação da L-carnitina para essa finalidade ainda não está bem definida.[6-15,17]

O Quadro 1 apresenta algumas condições que podem ocorrer durante a terapia nutricional da criança com cardiopatia no período pré-operatório, assim como uma sugestão de manejo.

SITUAÇÕES ESPECIAIS

1. Enterocolite necrotizante: recém-nascidos com cardiopatia congênita, especialmente aqueles com lesões ducto-dependentes em uso de prostaglandina, associada ou não ao uso de vasopressores, apresentam risco aumentado de apresentar enterocolite necrotizante. A incidência de enterocolite é de 3,3 a 6,8% nessa população, sendo 10 a 100 vezes maior quando comparado com recém-nascidos a termo sem cardiopatia. As altas taxas de enterocolite são decorrentes do baixo débito cardíaco, ocasionando circulação mesentérica insuficiente, hiperfluxo pulmonar

Quadro 1 Condições que podem ocorrer durante a terapia nutricional da criança com cardiopatia no período pré-operatório e sugestão de manejo

Condição	Manejo
Anorexia	Fracionar a dieta, oferecendo primeiro alimentos com maior densidade energética e de maior preferência da criança
Taquipneia e infecções frequentes de vias aéreas causam astenia e diminuição da ingestão alimentar	Durante a alimentação, a criança deve ficar na posição sentada. Diminuir o volume (ou o tempo de mamada) e aumentar a frequência
Risco de descompensação cardíaca por oferta hídrica excessiva, ou de desidratação por aumento das perdas insensíveis de água e uso de diuréticos	Ajustar a oferta hídrica conforme a recomendação do cardiologista
A oferta excessiva de carboidratos aumenta a secreção de insulina, que, por seu efeito antinatriurético, promove retenção de sódio e água	Evitar excesso de açúcar, sal e temperos industrializados
O excesso de proteína na dieta pode causar ureagênese e aumento da carga renal de solutos, e predispor à doença renal crônica no longo prazo	A oferta proteica na dieta deve seguir as diretrizes da RDA
A hiperalimentação pode aumentar o gasto energético, a frequência cardíaca e o consumo miocárdico de oxigênio	Adotar medidas para prevenir a síndrome da realimentação: aumentar a oferta gradativamente; monitorar potássio, fósforo e magnésio séricos; suplementar tiamina
Pode haver maior necessidade de potássio, cálcio, magnésio e fósforo, eletrólitos cuja deficiência prejudica a contratilidade miocárdica	Monitorar as concentrações séricas de eletrólitos. Suplementar, se a ingestão não satisfizer as recomendações e/ou a criança estiver em uso de doses elevadas de diuréticos

RDA: ingestão dietética recomendada.
Fonte: APA;[1] Gu et al.;[8] Elgersma et al.[9]

e/ou insuficiência cardíaca congestiva. Cada um desses fatores leva a redução da perfusão intestinal e consequente isquemia. Além disso, crianças com cardiopatia congênita apresentam resposta inflamatória aumentada, determinando anormalidades da permeabilidade intestinal.[18] Por esses motivos, há receio em iniciar dieta enteral pré-operatória, principalmente em pacientes com fisiologia univentricular, como na síndrome do ventrículo esquerdo hipoplásico. Parece ser seguro, em relação ao risco de enterocolite necrotizante, iniciar dieta enteral trófica (volumes de até 10 a 20 mL/kg/dia) em neonatos com doenças ducto-dependentes hemodinamicamente estáveis no período pré-operatório, que pode inclusive reduzir o tempo de ventilação mecânica e melhorar a tolerância ao reiniciar a dieta no período pós-operatório. Entretanto, ainda são necessários mais estudos para determinar os riscos e benefícios ao iniciar a dieta pré-operatória nesse tipo de paciente, assim como definir volume, tipo e via de alimentação mais adequados.[6,11,18]

2. Quilotórax: complicação pós-operatória comum em crianças que realizam cirurgia cardíaca, sendo consequência da lesão do ducto torácico durante o procedimento cirúrgico. Sua incidência é de 9%, embora esteja sendo relatado que, com o avanço da técnica cirúrgica, tem diminuído nas últimas duas décadas para 2 a 5%. O tratamento de quilotórax é um desafio para a equipe assistencial, sendo associado a altas taxas de morbimortalidade.[12,19] A terapia nutricional baseia-se no uso de fórmula infantil com triglicerídeos de cadeia média – TCM – (100%), acrescida de módulos de carboidratos e proteína. Na ausência dessa dieta, utiliza-se leite desnatado com suplementação de carboidratos e TCM. Os triglicerídeos de cadeia longa passam pelo sistema linfático como quilomícron, enquanto os de cadeia média passam diretamente para a circulação portal.[7,14] Em caso de quilotórax volumoso ou persistente, a despeito do ajuste nutricional, pode ser necessário suspender a dieta enteral e iniciar terapia exclusivamente parenteral, com componente lipídico, garantindo o aporte proteico-calórico adequado e a reposição de eletrólitos perdidos no líquido quiloso.[1,12,20,22] Outra opção é a utilização de leite humano, após ultracentrifugação e retirada do componente lipídico.[21-23]
3. Enteropatia perdedora de proteínas: distúrbio caracterizado por perda entérica de proteínas plasmáticas e má-absorção de nutrientes, resultante de cardiopatias que cursam com aumento da pressão venosa. A incidência é de 3 a 18% dos pacientes submetidos à cirurgia de Fontan. Há dilatação de vasos linfáticos intestinais com consequente perda de proteínas, hipoalbuminemia, linfopenia, efusões pleural e pericárdica, diarreia, esteatorreia e distúrbios hidroeletrolíticos. O tempo de aparecimento é variável (semanas a anos), o que exige avaliação periódica de perda proteica fecal, após a cirurgia, por meio do *clearance* de 24 horas de alta-1-antitripsina nas fezes.[24]

   A dieta deve ter maior teor proteico (≥ 2 g/kg/dia), baixo teor de gordura e sódio e ser acrescida de TCM, que são absorvidos diretamente na circulação sanguínea sem passar pelo sistema linfático intestinal. Para os lactentes, prescreve-se fórmula infantil com baixo teor de ácidos graxos de cadeia longa (0 a 20%) com TCM ou leite desnatado com módulos de carboidrato e proteína, além de TCM.[24]
4. Alta hospitalar: o consumo de no mínimo 110 kcal/kg/dia e o ganho ponderal adequado são critérios para alta

hospitalar.[9] Entretanto, têm sido relatados altos índices de *failure to thrive* em crianças com cardiopatia após a alta hospitalar. Apesar de o ganho ponderal melhorar nos primeiros meses após o procedimento cirúrgico, o crescimento longitudinal e o perímetro cefálico podem apresentar retardo de crescimento por 1 ano ou mais. O ganho ponderal da criança, após a alta hospitalar, é um dos principais estressores para a família. Cerca de 50% das crianças cardiopatas, no momento da alta, necessitam de alimentação enteral através de sonda nasogástrica ou gastrostomia, para receberem o aporte calórico diário necessário. Os pais e/ou cuidadores devem ser orientados quanto ao surgimento de sinais de alerta (Quadro 2). Na presença de sinais de alerta, a avaliação clínica deve ser realizada o mais rápido possível, para descartar causas anatômicas (como coarctação da aorta), piora da insuficiência cardíaca ou outras intercorrências clínicas. Uma vez descartadas essas causas, deve-se realizar ajustes no plano nutricional dessa criança.[1,2,4,8,10]

Quadro 2 Sinais de alerta no acompanhamento pós-alta

Consumo enteral < 100 mL/kg/dia
Perda de peso > 30 g/dia
Ganho ponderal inferior a 20 g em 3 dias

Fonte: APA.[1]

CONSIDERAÇÕES FINAIS

Crianças com cardiopatia congênita estão sujeitas a maior risco de desnutrição e retardo do crescimento pôndero-estatural, podendo apresentar desenvolvimento neurológico prejudicado em longo prazo, assim como aumento da mortalidade, principalmente no primeiro ano após o procedimento cirúrgico. Diversos fatores estão associados ao quadro de desnutrição, sendo, portanto, de suma importância a avaliação e o acompanhamento multiprofissional desses pacientes. O manejo nutricional das crianças cardiopatas ainda é um desafio, mas altamente importante, não apenas para garantir o aporte de nutrientes necessários para o crescimento físico e desenvolvimento neuropsicomotor, mas também para minimizar complicações clínicas e o risco de morte.

Não existem protocolos nutricionais específicos para esses pacientes, entretanto não há dúvidas sobre o papel da terapia nutricional precoce no manejo das crianças com cardiopatia congênita a fim de minimizar as consequências da desnutrição e de seus desfechos desfavoráveis. O pediatra que assiste crianças com doença cardíaca no ambulatório, enfermaria ou unidade de terapia intensiva (UTI) deve reconhecer os riscos nutricionais existentes nesse grupo de pacientes durante o pré-operatório, no pós-operatório e no seguimento ambulatorial. Recomenda-se o seguimento clínico com equipe especializada com nutrólogo pediátrico e nutricionista de referência na área.

REFERÊNCIAS BIBLIOGRÁFICAS

1. American Academy of Pediatrics (AAP). Committee on Nutrition. Cardiac disease. In: Kleinmann RE, Greer FR (ed.). Pediatric nutrition. 8.ed. Elk Grove Village: American Academy of Pediatrics; 2020.
2. Rosa RCM, Rosa RFM, Zen Pr G, Paskulin Ga. Cardiopatias congênitas e malformações extracardíacas. Rev Paul Pediatr. 2013.
3. Algahtani M, Torres, A. Successful implementation of nutritional screening and assessment in infants with congenital heart disease... Check! Now what? Pediatric Critical Care Medicine. 2020; 21(6):600-1.
4. Yung GU. Implementation of an evidence-based guideline of enteral nutrition for infants with congenital heart disease: a controlled before-and-after study. Pediatric Critical Care Medicine. 2020;21(6).
5. Tsintoni A, Dimitriou G, Karatza AA. Nutrition of neonates with congenital heart disease: existing evidence, conflicts and concerns. The Journal of Maternal-Fetal & Neonatal Medicine. 2019. doi:10.4081/pmc.2018.196.
6. Leite HP, Lima LFP. Thiamine (vitamin B1) deficiency in intensive care: physiology, risk factors, diagnosis, and treatment. In: Rajendram R, Preedy VR, Patel VB (eds.). Diet and nutrition in critical care. New York: Springer; 2014. p.1-16.
7. Marino LV, Johnson MJ, Davies NJ, Kidd CS, Fienberg J, Richens T, et al. Improving growth of infants with congenital heart disease using a consensus-based nutritional pathway. Clin Nutr. 2020;39:2455-62.
8. Alqahtani M, Torres A. Successful implementation of nutritional screening and assessment in infants with congenital heart disease. Check! Now what? Pediatr Crit Care Med. 2020;21(6):600-1.
9. Gu Y, Hu Y, Zhang H, Fu W, Yang Y, Latour JM. Implementation of an evidence-based guideline of enteral nutrition for infants with congenital heart disease: a controlled before-and-after study. Pediatr Crit Care Med. 2020;21(6):e369-77.
10. Elgersma KM, McKechnie AC, Gallagher T, Trebilcock AL, Pridham KF, Spatz DL. Feeding infants with complex congenital heart disease: a modified Delphi survey to examine potential research and practice gaps. Cardiol Young. 2021;31(4):577-88.
11. Beers KM, Bettenhausen A, Prihoda TJ, Calhoon JH, Husain SA. Gastrostomy tube placement in neonates undergoing congenital heart surgery: a novel assessment for improving utilization and timing of placement. World J Pediatr Congenit Hear Surg. 2021;12(4):480-6.
12. Justice L, Buckley JR, Floh A, Horsley M, Alten J, Anand V, et al. Nutrition considerations in the pediatric cardiac intensive care unit patient. World J Pediatr Congenit Hear Surg. 2018;9(3):333-43.
13. Kelly B, Mohanakumar S, Hjortdal VE. Diagnosis and management of lymphatic disorders in congenital heart disease. Curr Cardiol Rep. 2020;22(12).
14. Jones CE, Desai H, Fogel JL, Negrin KA, Torzone A, Willette S, et al. Disruptions in the development of feeding for infants with congenital heart disease. Cardiol Young. 2021;31(4):589-96.
15. Marino L V., Johnson MJ, Davies NJ, Kidd CS, Fienberg J, Richens T, et al. Improving growth of infants with congenital heart disease using a consensus: based nutritional pathway. Clin Nutr. 2020;39(8):2455-62.
16. Helton E, Darragh R, Francis P, Fricker FJ, Jue K, Koch G, et al. Metabolic aspects of myocardial disease and a role for L-carnitine in the treatment of childhood cardiomyopathy. Pediatrics. 2000;105(6):1260-70.
17. Martini S, Beghetti I, Annunziata M, Aceti A, Galletti S, Ragni L, et al. Enteral nutrition in term infants with congenital heart disease: knowledge gaps and future directions to improve clinical practice. Nutrients. 2021;13(3):1-13.
18. Weng Y, Zhang S, Huang W, Xie X, Ma Z, Fan Q. Efficacy of L-carnitine for dilated cardiomyopathy: a meta-analysis of randomized controlled trials. Biomed Res Int. 2021;2021.
19. Zheng J, Chen YY, Zhang CY, Zhang WQ, Rao ZY. Incidence and nutritional management of chylothorax after surgery for congenital heart diseases in children. Heart Surg Forum. 2020;23(6):E902-6.
20. Lisanti AJ, Savoca M, Gaynor JW, Mascarenhas MR, Ravishankar C, Sullivan E, et al. Standardized feeding approach mitigates weight loss in infants with congenital heart disease. J Pediatr. 2021;231:124-130.e1.
21. Rooze S, Namane SA, Beretta X, Vicinanza A, Vens D, Voglet C, et al. Is a semi-elemental diet better than a polymeric diet after congenital heart surgery? Eur J Pediatr. 2020;179(3):423-30.

22. Drewniak M, Waterhouse CCM, Lyon AW, Fenton TR. Immunoglobulin A and protein content of low-fat human milk prepared for the treatment of chylothorax. Nutr Clin Pract. 2018 Oct;33(5):667-70.
23. Neumann L, Springer T, Nieschke K, Kostelka M, Dähnert I. Chylobest: chylothorax in infants and nutrition with low-fat breast milk. Pediatr Cardiol. 2020 Jan;41(1):108-13.
24. Concheiro-Guisan A, Alonso-Clemente S, Suarez-Albo M, Duran-Fernandez Feijoo C, Fiel-Ozores A, Fernandez-Lorenzo JR. The practicality of feeding defatted human milk in the treatment of congenital chylothorax. Breastfeed Med. 2019 Nov;14(9):648-53.
25. Johnson JN, Driscoll DJ, O'Leary PW. Protein-losing enteropathy and the Fontan operation. Nutr Clin Pract. 2012;27:375-84.

SEÇÃO 25

SUPORTE NUTRICIONAL

COORDENADOR

Rubens Feferbaum
Professor Livre-docente em Pediatria da Faculdade de Medicina da Universidade de São Paulo (FMUSP). Especialista em Neonatologia e Nutrologia pela Sociedade Brasileira de Pediatria (SBP) e em Nutrição Parenteral e Enteral pela Sociedade Brasileira de Nutrição Parenteral e Enteral (Braspen/SBNPE). Presidente dos Departamento Científicos (DC) de Suporte Nutricional da SBP e de Nutrição da Sociedade de Pediatria de São Paulo (SPSP).

AUTORES

Ary Lopes Cardoso
Médico Pediatra. Mestre e Doutor em Medicina pelo Departamento de Pediatria da FMUSP. Médico Assistente do Instituto da Criança e do Adolescente (ICr) do Hospital das Clínicas (HC) da FMUSP. Responsável pela Unidade de Nutrologia do ICr-HCFMUSP.

Christiane Araujo Chaves Leite
Pediatra com Área de Atuação em Suporte Nutricional Parenteral e Enteral e em Gastroenterologia pela SBP. Mestre em Pediatria e Doutora em Ciências pela Escola Paulista de Medicina da Universidade Federal de São Paulo (EPM-Unifesp). Professora Adjunta do Departamento de Pediatria da Universidade Federal do Ceará (UFC). Presidente do DC de Suporte Nutricional Parenteral e Enteral da Sociedade Cearense de Pediatria (Socep).

Gislayne Castro e Souza de Nieto
Pediatra, Neonatologista. Especialização em Nutrologia pela Associação Brasileira de Nutrologia (Abran). Chefe Médica da UTI Neonatal do Hospital e Maternidade Santa Brígida, Curitiba. Coordenadora do Programa de Reanimação Neonatal da Sociedade Pediatria do Paraná (SPP). Professora de Medicina das Faculdades Pequeno Príncipe, Curitiba.

Izaura Merola Faria
Pediatra e Nutróloga, com Área de Atuação em Nutrição Parenteral e Enteral e Medicina Intensiva Pediátrica. Secretária do DC de Suporte Nutricional da SBP. Membro do DC de Suporte Nutricional da SPP. Membro da EMTN da Maternidade Santa Brígida, do Hospital Vita e do Hospital Pequeno Príncipe, Curitiba.

Jocemara Gurmini
Pediatra com Área de Atuação em Gastroenterologia, Nutrologia e Suporte Nutricional Parenteral e Enteral. Mestre em Ciências da Saúde pela Pontifícia Universidade Católica (PUC-PR). Coordenadora do Serviço de Suporte Nutricional do Hospital Pequeno Príncipe, Curitiba. Professora da Escola de Medicina da PUC-PR.

José Vicente Spolidoro
Vice-presidente da LASPGHAN. Mestre e Doutor em Pediatria. Pediatra Gastroenterólogo e Nutrólogo. Professor da Escola de Medicina da PUC-RS. Preceptor da Residência em Pediatria do Hospital Moinhos de Vento, Porto Alegre.

Maria Thereza Cabedo
Especialista em Terapia Intensiva Pediátrica e Coordenadora da UTI Pediátrica do Instituto de Tratamento do Câncer Infantil (Itaci) do Icr-HCFMUSP.

Marina Neto Rafael
Nutricionista Especializada em Nutrição Clínica em Pediatria pelo Icr-HCFMUSP.

Mônica Chang Wayhs
Pediatra com Área de Atuação em Nutrologia Pediátrica, Terapia Nutricional Pediátrica e Gastroenterologia pela SBP. Mestre em Pediatria e Doutora em Medicina pela EPM-Unifesp. Professora Associada do Departamento de Pediatria da Universidade Federal de Santa Catarina (UFSC). Pediatra Nutróloga do Serviço de Metabologia e Nutrologia do Hospital Infantil Joana de Gusmão (HIJG).

Nayara Dorascenzi Magri Teles
Nutricionista Especialista em Nutrição Oncológica pelo Programa de Residência Multiprofissional da Unifesp.

Rubens Feferbaum
Professor Livre-docente em Pediatria da FMUSP. Especialista em Neonatologia e Nutrologia pela SBP e em Nutrição Parenteral e Enteral pela Braspen/SBNPE. Presidente dos DC de Suporte Nutricional da SBP e de Nutrição da SPSP.

Tania Mara Perini Dillem Rosa
Título de Especialista em Nutrição Enteral e Parenteral, em Pediatria, em Terapia Intensiva Pediátrica e em Nutrologia Pediátrica pela SBP. Preceptora da Residência Médica em Terapia Intensiva Pediátrica do Hospital Infantil Nossa Senhora da Glória, Vitória.

Vanessa Yumie Salomão Watanabe Liberalesso
Pediatra com Área de Atuação em Neonatologia, Nutrologia e Terapia Nutricional Parenteral e Enteral. Mestre em Ciências da Saúde pela PUC-PR. Professora do Departamento de Pediatria da Escola de Medicina da PUC-PR.

CAPÍTULO 1

NUTRIÇÃO PARENTERAL

José Vicente Spolidoro
Mônica Chang Wayhs
Rubens Feferbaum
Izaura Merola Faria
Maria Thereza Cabedo
Gislayne Castro e Souza de Nieto
Marina Neto Rafael
Nayara Dorascenzi Magri Teles
Vanessa Yumi Salomão Watanabe Liberalesso
Jocemara Gurmini

AO FINAL DA LEITURA DESTE CAPÍTULO, O PEDIATRA DEVE ESTAR APTO A:

- Conhecer os pontos principais da legislação vigente em terapia nutricional parenteral.
- Conhecer as necessidades de macronutrientes, vitaminas, oligoelementos, eletrólitos e hídrica.
- Aprender sobre o controle clínico do paciente durante a terapia nutricional parenteral.
- Identificar as complicações da terapia nutricional parenteral.
- Compreender os conceitos de estabilidade e compatibilidade da nutrição parenteral.

DEFINIÇÃO

A nutrição parenteral (NP) é um método de composição e administração de nutrientes diretamente na veia, quando não é possível ou é insuficiente para a manutenção das funções homeostáticas do organismo administrá-los através das vias naturais de alimentação.

NORMAS TÉCNICAS LEGAIS

As normas técnicas para terapia nutricional parenteral estão definidas na Portaria n. 272, de 8 de abril de 1998, do Ministério da Saúde.

A terapia nutricional parenteral segue um fluxo obrigatório de etapas que inclui indicação, prescrição, preparo, administração, controle clínico, controle laboratorial e avaliação final. Recomenda-se que todas as etapas sejam registradas em prontuário.

O início e os ajustes de toda terapia nutricional são fundamentados na avaliação nutricional. Com base nessa avaliação, o médico indica e prescreve a NP, além de realizar o acompanhamento clínico.

O preparo da NP é de responsabilidade do farmacêutico. Essa etapa envolve avaliação farmacêutica, manipulação, controle de qualidade, conservação e transporte. Os insumos utilizados nesse preparo passam por assepsia externa e inspeção para verificar a presença de partículas. O processo de manipulação envolve técnica asséptica em área limpa grau A ou B (classe 100) ou sob fluxo laminar em área limpa grau C (classe 10.000) além de possuir pressão negativa, circundada por área grau C (classe 10.000). No rótulo na bolsa devem constar o nome do paciente, leito e registro hospitalar, composição, osmolaridade, volume total, velocidade de infusão, via de acesso, data e hora da manipulação, validade, número sequencial de controle, condição de temperatura para transporte e conservação, nome e CRF do farmacêutico. Após o preparo, manter a bolsa em temperatura entre 2-8 °C até o transporte. A partir desse momento até a instalação no paciente, alguns aspectos relacionados ao controle de qualidade são importantes. O transporte não deve ultrapassar 12 horas, e a temperatura deverá manter-se entre 2-20 °C. As amostras para contraprova e avaliação microbiológica de cada bolsa preparada são armazenadas entre 2-8 °C.

O enfermeiro é responsável pela administração. Preferencialmente, garantir um acesso venoso exclusivo para NP. A infusão de outros medicamentos concomitantes à NP deverá ser avaliada pela equipe multiprofissional de terapia nutricional (EMTN).

Essa equipe, além de promover educação médica continuada, supervisiona as etapas mencionadas. Ela é composta por pelo menos um profissional de cada área (médico, nutricionista, farmacêutico e enfermeiro). Entre os integrantes, elege-se um coordenador técnico-administrativo e um

coordenador clínico. O trabalho transdisciplinar e multiprofissional confere excelência ao atendimento ao paciente.

INDICAÇÕES

Toda criança que não consiga suprir suas necessidades nutricionais por via enteral pode se beneficiar do uso da NP, particularmente quando se encontra desnutrida. Em crianças a prescrição da NP é individualizada em decorrência das particularidades e características fisiológicas de cada faixa etária.

Diferentemente do adulto, na criança a NP deve também fornecer nutrientes para possibilitar seu crescimento e desenvolvimento, o que ocorre em situações crônicas de falência intestinal.

A NP está indicada quando não houver possibilidade do uso do trato gastrointestinal para alimentação durante um período de 5-7 dias, ou no primeiro dia, caso o paciente seja desnutrido. No recém-nascido (RN) prematuro, o início da NP nas primeiras 24 horas evita a desnutrição precoce. As principais indicações de NP estão listadas no Quadro 1.

Quando a nutrição enteral (NE) fornecer pelo menos 2/3 das necessidades nutricionais estimadas, a NP poderá ser suspensa.

Dependendo da enfermidade de base e do grau de desnutrição da criança, a NP pode ser prescrita em associação à NE.

Importante ressaltar que a NP não deve ser utilizada quando a função intestinal está preservada e se consegue suprir as necessidades da criança pela via enteral.

Em resumo, a NP deve ser iniciada quando a NE for impossível ou insuficiente, e as condições clínicas permitirem.

VIAS DE ACESSO

A via venosa periférica deve ser utilizada por períodos inferiores a 2 semanas. Possibilita a infusão de soluções com osmolaridade de até 900 mOsm/L. Embora a duração dessas vias seja de 24-72 horas, recomenda-se a troca do acesso a cada 48 horas, visando permitir a recuperação mais rápida da veia e sua posterior reutilização, uma vez que as veias superficiais, por possuírem baixo fluxo, podem apresentar esclerose e flebite durante a infusão de soluções hipertônicas. Além da glicose, quantidades variáveis de aminoácidos e eletrólitos contribuem para a osmolaridade final da solução.

A utilização de acesso venoso central deve ser considerada quando as concentrações da NP forem mais elevadas, as necessidades nutricionais não forem atingidas ou houver perspectiva de uso prolongado de NP.

O acesso venoso central cursa com maior risco de complicações infecciosas e mecânicas.

Os cateteres podem ser de curta ou longa permanência (parcial ou totalmente implantados), de inserção central ou periférica, com um ou mais lúmens (dois ou três).

O cateter PICC (*peripherally inserted central catheter*) evoluiu para materiais de melhor qualidade e maior biocompatibilidade, sendo hoje considerado um dispositivo de longa permanência, como na classificação de semi-implantado, com indicação de permanência máxima de 1 ano, com a possibilidade de inserção à beira de leito, que o tornou o dispositivo preferido para infusão de terapia nutricional parenteral (TNP) por via central na população pediátrica, principalmente em neonatos e microprematuros; recebendo grau de recomendação "C" pela European Society for Clinical Nutrition and Metabolism (Espen) e pela European Society for Paediatric Gastroenterology Hepatology and Nutrition (ESPGHAN) em 2005. Não deve ser utilizado para infusões de grande volume em bolo, nem para coleta de amostras de sangue. Também não deve ser utilizado em pacientes renais crônicos, pois há necessidade de preservar as veias do membro superior e subclávias para futuras fístulas.

Independentemente do tipo de cateter, a NP deve correr em via exclusiva, sendo proscrita a administração de outros medicamentos de uso contínuo pela mesma via.

Quadro 1 Nutrição parenteral – indicações

Condições gastrointestinais		Prematuridade	Extradigestivas
• Anomalias congênitas do trato gastrointestinal • Síndrome do intestino curto • Enterocolite necrosante • Isquemia intestinal • Trauma abdominal • Pseudo-obstrução intestinal • Pós-operatório de cirurgia abdominal • Doença inflamatória intestinal • Dismotilidade intestinal grave • Intussuscepção, volvo intestinal, aganglionose colônica • Transplante intestinal • Alterações da parede abdominal (gastrosquise, onfalocele)	• Má absorção intestinal: displasia intestinal, inclusão microvilositária, enterostomia proximal, diarreia grave prolongada, imunodeficiências, fístula enterocutânea de alto débito) • Outras condições gastrointestinais: hemorragia digestiva, vômitos incoercíveis, isquemia intestinal, íleo meconial, mucosite ou enterite grave por quimioterapia, insuficiência hepática grave, pancreatite complicada, fístula pancreática	• Prematuridade extrema • Insuficiência respiratória com hipoxemia e acidose, hipotensão com necessidade de drogas vasoativas, asfixia perinatal • Enterocolite necrosante ou obstrução intestinal • Cardiopatias congênitas com repercussão hemodinâmica • Íleo paralítico	• Pós-operatório de cirurgia cardíaca, caquexia cardíaca • Broncodisplasia • Quilotórax • Anorexia nervosa • Paciente criticamente enfermo • Insuficiência renal grave • Perioperatório de paciente desnutrido grave

Em casos de crianças em estado grave, dá-se preferência a cateteres de duplo ou triplo lúmen, para que uma via fique exclusiva para a NP.

Após a passagem de um cateter central, é indispensável a realização de radiografia para visualização do trajeto e da extremidade do cateter, que deve ficar na porção inferior da veia cava superior, junto ao átrio direito.

É importante que se conheça a osmolaridade final da solução de NP previamente à sua infusão. Existem diversas fórmulas propostas.

A fórmula apresentada no Quadro 2 foi validada para estimar a osmolaridade da NP para crianças, especialmente prematuros.

COMPOSIÇÃO DE MACRONUTRIENTES

Energia

A recomendação de energia referendada foi atualizada pelo Espen 2018 para se adequar ***às*** diferentes fases da doença em que o paciente se encontre, variando por faixa etária e se fase aguda, estabilidade ou recuperação, listadas na Tabela 1.

A glicose, quando na forma monoidratada, fornece 3,4 kcal/g, enquanto na forma anidra fornecerá 3,75-4 kcal/g (perguntar ao farmacêutico sobre o produto que é usado em sua instituição).

A emulsões lipídicas disponíveis no mercado se apresentam em concentrações de 10% (que fornece 11 kcal/g de lipídeo) e 20% (que fornece 10 kcal/g), mas serão utilizadas sempre as emulsões a 20%.

Os aminoácidos fornecem 4 kcal/g. As calorias dos aminoácidos devem estar incluídas no cálculo da oferta calórica, mesmo sabendo que suas calorias devem ser contabilizadas como aporte de massa magra e não calórica.

Quadro 2 Cálculo da osmolaridade da solução NP

Osmolaridade (mOsm/L) = (A x 8) + (G x 7) + (Na x 2) + (P x 0,2) – 50
G: glicose (g/L); A: aminoácidos (mg/L); Na: sódio (mEq/L); P: fósforo (mg/L).

Fonte: Pereira Silva, 2004.

Tabela 1 Necessidade de energia (kcal/kg) em diferentes fases de doença

Idade (anos)	Fase aguda	Fase estável	Fase de recuperação
Prematuro	45-55*		90-120
0-1	45-50	60-65	75-85
1-7	40-45	55-60	65-75
7-12	30-40	40-55	55-65
12-18	20-30	25-40	30-55

* Recomendação para o primeiro dia de vida.
Fonte: adaptada de Joosten et al., 2018.[7]

A distribuição ideal de calorias para lactentes e pré-escolares deve ser carboidratos 40-60%; proteínas 10-15%; e gorduras 25-35%. Nos pacientes em NP prolongada, a orientação é utilizar em torno de 25% de lipídeos e no máximo 30%.

A glicose é a principal fonte energética da NP.

Crianças usualmente toleram bem uma taxa de infusão de glicose de 8-10 mg/kg/min, por vezes ainda mais altas. A tolerância à glicose na NP é determinada por um criterioso controle de glicosúria e/ou glicemia (usualmente se emprega a glicemia capilar). Inicialmente se recomenda controle de glicemia capilar uma vez por turno, espaçando os controles, conforme a tolerância.

Hiperglicemia deve ser evitada, pois está associada a piora dos desfechos nos pacientes críticos. A glicemia deve ser mantida entre 100-180 mg/dL. Se ocorrer hiperglicemia e a infusão de glicose não for excessiva, pode-se cogitar a presença de infecção em criança previamente tolerante e pode ser considerada a utilização de insulina contínua em bomba de infusão em crianças maiores.

O uso acima da tolerância de glicose pode induzir ao aumento na produção de CO_2, que eleva o coeficiente respiratório (QR).

O QR (QR = CO_2/O_2), quando elevado, causa lipogênese e acúmulo de CO_2, que aumenta por sua vez o estímulo ventilatório, podendo acarretar insuficiência respiratória em pacientes gravemente enfermos.

Assim, recomenda-se sempre a utilização combinada de glicose e lipídeos nas soluções de NP.

Os lipídeos têm alto valor calórico e baixa osmolaridade. As partículas de gordura são metabolizadas de forma semelhante às dos quilomícrons naturais. Em geral, utilizam-se 2-3 g/kg/dia, podendo ser utilizados até 3,5 g/kg/dia de lipídeos, considerando que a quantidade de calorias de lipídeos em relação à quantidade de calorias totais fique em torno de 25-30% e não ultrapasse 35%.

Os lipídeos devem preferentemente ser administrados em solução 3:1, junto com todos os demais componentes da NP.

O nível de triglicerídeos indica a tolerância aos lipídeos e permite a progressão da oferta. Como a NP é continuamente infundida, atualmente se consideram adequados níveis até 240 mg/dL e crianças até 390 mg/dL. Se os triglicerídeos séricos estiverem superiores a 250 ou 400 mg/dL, é melhor reduzir a oferta lipídica.

A emulsão lipídica mais utilizada em nosso meio é a que contém 50% de triglicerídeos de cadeia longa e 50% de triglicerídeos de cadeia média. Em NPT prolongada, em caso de hiperbilirrubinemia ou colestase, assim como hipetrigliceridemia, as emulsões lipídicas de terceira geração, contendo óleo de oliva, soja, coco e peixe (com ômega-3), são as mais recomendadas.

A necessidade mínima de gordura para satisfazer as exigências de ácidos graxos essenciais (linoleico e linolênico) é da ordem de 0,5-1,0 g/kg/dia, lembrando que para o fornecimento de ácidos graxos essenciais são necessários os triglicerídeos de cadeia longa. A necessidade mínima de

ácido linoleico é 0,25 g/kg/dia para prematuros e de 0,1 g/kg/dia para lactentes e crianças maiores.

A emulsão lipídica mais usada que é a TCM/TCL (triglicerídeos de cadeia média e triglicerídeos de cadeia longa) **é** composta de 27% como ácido linoleico, o que significa que o mínimo necessário para suprir esse ácido graxo essencial é 1 g/kg/dia dessa emulsão para prematuros e 0,4 g/kg/dia para lactentes a termo e crianças maiores.

A deficiência de ácidos graxos essenciais provoca alterações cutâneas, dermatite, alopecia, erupções descamativas pruriginosas na face e regiões periorificiais, cicatrização lenta de feridas, anemia, trombocitopenia com fenômenos hemorrágicos, retardo de crescimento e aumento da suscetibilidade a infecções bacterianas.

A orientação atual é sempre utilizar lipídeos ao prescrever uma NP.

Não há contraindicações ao uso de lipídeos em crianças, mesmo em prematuros.

Em RN de muito baixo peso (< 800 g), a progressão de lipídeos deve ser feita com cautela. Em prematuros com hiperbilirrubinemia indireta, considerando a competição pelo transportador (albumina), o uso deve ser cauteloso e monitorizado pelos triglicerídeos e bilirrubina séricos, mas não deve ser suspenso.

A progressão cautelosa, monitorizando os níveis séricos de triglicerídeos, é recomendável também em insuficiência respiratória aguda com ou sem hipertensão pulmonar e em grave trombocitopenia sem outra causa evidente.

Os lipídeos não devem ser suspensos. A oferta mínima determinada anteriormente deve ser mantida.

As emulsões lipídicas são estáveis na solução de NP graças à presença de fosfolípides. No mercado brasileiro existem emulsões lipídicas a 10 e 20%, sendo que em ambas a quantidade de fosfolipídeos é a mesma. Em pediatria recomenda-se a emulsão a 20%, que contém melhor relação triglicerídeos/fosfolipídeos e maior concentração calórica (2 kcal/ml). As emulsões lipídicas hoje disponíveis no mercado brasileiro estão listadas no Quadro 3.

Em paciente em UTI pediátrica que utilize propofol em infusão contínua para sedação, deve-se lembrar que esse medicamento é uma emulsão lipídica a 10%, e isso deve ser considerado no cálculo da NP.

As proteínas são componentes essenciais para a estrutura celular, resposta imunológica, crescimento, processos neuromusculares, enzimáticos e mentais. A meta principal de nutrir é promover síntese proteica. Nos pacientes em NP, o objetivo é promover formação de massa magra, e para isso é necessário oferecer proteínas, que são seu principal substrato, e calorias não proteicas para que essas proteínas sejam utilizadas para tal fim e não para neoglicogênese (queima como energia).

Os aminoácidos da NP são fontes de nitrogênio, e cada grama de nitrogênio corresponde a 6,25 g de AA. Em pediatria a quantidade de calorias não proteicas por grama de nitrogênio deve ser 120-180 kcal não proteicas/gN^2.

A administração de calorias não proteicas (carboidratos e lipídeos) em quantidades insuficientes faz com que os aminoácidos sejam utilizados como fonte calórica e não para a síntese proteica, assim como o excesso de calorias não proteicas por grama de nitrogênio pode promover formação de massa gorda.

As recomendações de calorias não proteicas por grama de nitrogênio estão dispostas na Tabela 2.

As recomendações da ESPGHAN/Espen 2018 (van Goudoever et al., 2018) para oferta de proteínas em NP de crianças variam conforme a faixa etária e também conforme a situação clínica da criança, e estão adaptadas na Tabela 3.

No mercado brasileiro existem diferentes tipos de soluções de aminoácidos cristalinos.

Em pediatria, empregam-se sistematicamente as soluções de aminoácidos pediátricos ou para RN, descritas no Quadro 4.

Quadro 3 Emulsões lipídicas disponíveis no Brasil

TCL à base de óleo de soja	As emulsões de óleo de soja puro contêm 62% dos Pufa, ômega-6 e os demais são ácidos graxos saturados não essenciais. Essas emulsões de TCL têm maior estímulo pró-inflamatório e não são recomendadas para crianças, especialmente prematuros, em quem a hepatotoxicidade está bem estabelecida
TCL e TCM à base de óleo de soja e coco (1:1)	A emulsão mais utilizada em nosso meio contém TCL e TCM, com ácidos graxos ômega-6, mas com menor estímulo pró-inflamatório que aquelas apenas com óleo de soja. As emulsões TCL e TCM são compostas de 50% de óleo de coco (TCM) e 50% de óleo de soja (TCL), mesmo assim a quantidade total de ácidos graxos Pufa ainda não corresponde à oferta de lipídios habitual em indivíduos saudáveis (30% de ácidos graxos poli-insaturados)
Óleo de oliva e óleo de soja (80:20)	As emulsões com óleo de oliva (ômega-9) têm ação imunológica neutra. As emulsões preparadas a partir de uma mistura de óleo de soja e óleo de oliva contêm apenas TCL, mas têm menor proporção de ácidos graxos poli-insaturados (20%) e 60% de Mufa
Emulsão de óleo de peixe: ácidos graxos poli--insaturados ômega-3 (3)	As emulsões lipídicas com ácidos graxos ômega-3, oriundos do óleo de peixe, têm reconhecido efeito imunológico favorável e com reduzido estímulo inflamatório. Emulsões com óleo de peixe isolado não fornecem todos os ácidos graxos essenciais e devem ser utilizadas acrescidas a outras emulsões lipídicas
Emulsão com óleo de soja, oliva, coco e peixe	Essa emulsão lipídica contém TCL (soja) 30%; TCM (coco) 30%; ômega-9 (azeite de oliva) 25% e ômega-3 (óleo de peixe) 15%. Ela é recomendável em casos de colestase associada a NP e em pacientes com NP prolongada (p. ex., com insuficiência intestinal). Em RN prematuros parece ter vantagens, mas estudos controlados não evidenciam benefício que justifique seu uso rotineiro

TCL: triglicerídeo de cadeia longa; TCM: triglicerídeos de cadeia longa e média; Pufa: ácidos graxos poli-insaturados; Mufa: ácidos graxos monoinsaturados; NP: nutrição parenteral; RN: recém-nascido.

Tabela 2 Relação de calorias não proteicas por grama de nitrogênio por faixa etária

Idade em anos	Kcal não proteicas/gN[2] (paciente estável)	Kcal não proteicas/gN[2] (paciente instável)
Prematuros	150-180	120-140
0-1	130-150	110-120
1-7	120-140	100-115
7-12	110-130	95-110
12-18	110-130	95-110

Tabela 3 Oferta proteica parenteral para pacientes estáveis

Faixa etária	g/kg/dia
PT 1° dia de vida	1,5-2,5
PT 2° dia em diante	2,5-3,5
RN termo	1,5-3
2 meses – 3 anos	2,5
3-18 anos	2

RN: recém-nascido; PT: prematuro.
Fonte: adaptado de van Goudoever et al., 2018.[13]

Necessidades hídricas

A necessidade hídrica das crianças depende de sua faixa etária. Os RN e RN prematuros necessitam de volumes que podem variar desde 60 mL/kg (no primeiro dia de vida) até 180 mL/kg. Enfatiza-se que, quanto menor e mais imaturo o RN, maiores serão suas perdas insensíveis e, consequentemente, sua necessidade hídrica.

A partir do primeiro ano segue-se a fórmula de Holliday-Segar (Tabela 4), uma vez que as necessidades calóricas e hídricas são idênticas, a menos que haja condição clínica que exija, por exemplo, uma restrição de volume.

Tabela 4 Holliday-Segar (hídrica/calórica)

Peso	Calorias
0-10 kg	100 cal/kg
10-20 kg	1.000 cal + 50 cal/kg > 10 kg
> 10 kg	1.500 cal + 20 cal/kg > 20 kg

No caso de o paciente apresentar perdas anormais (diarreia, vômito, fístulas, ostomias, dremens, fototerapia), deve ser acrescido ao volume de manutenção o suficiente para compensar as perdas.

As crianças gravemente desnutridas têm um volume de água maior com relação às eutróficas, o que deve ser considerado no cálculo do volume a ser administrado.

Eletrólitos

Devem ser administrados conforme as necessidades do paciente. Em geral, na NP devem ser colocadas as quantidades de manutenção, e, se o paciente apresentar desequilíbrio hidroeletrolítico, a complementação deve ser feita em solução endovenosa paralela, sem modificar a prescrição da parenteral todos os dias, ou até mesmo várias vezes por dia, o que oneraria desnecessariamente o tratamento.

Em relação à acreção e à saúde óssea, deve-se ter especial cuidado com a oferta de cálcio, magnésio e fósforo. As recomendações atuais sugeridas encontram-se na Tabela 5.

Vitaminas

As necessidades de vitaminas variam conforme a idade e a condição clínica. Costuma-se utilizar soluções padronizadas de mistura de vitaminas para pediatria, podendo-se adequar a dose às necessidades do paciente. Nenhuma solução de vitaminas específicas para RN existe no mercado brasileiro, e as quantidades devem ser ajustadas. As apresentações comerciais disponíveis em geral fornecem quantidades insuficientes de vitamina A para RN prematuros.

Quadro 4 Soluções de aminoácidos disponíveis no mercado brasileiro

Solução de aminoácidos cristalinos para adultos	Com os 20 principais aminoácidos que existem nas proteínas naturais
Solução de aminoácidos pediátricos	Com 20 aminoácidos em concentrações ajustadas às necessidades pediátricas. As soluções de AA pediátricas procuram imitar a concentração plasmática em um lactente, após ter sido amamentado ao seio
Solução de aminoácidos para neonatologia	Considerando que certos aminoácidos são essenciais para RNT e RNPT, essas soluções contêm taurina, tirosina, histidina, ácido aspártico e ácido glutâmico em quantidades semelhantes às encontradas no leite humano, e contêm menor concentração de metionina, glicina e fenilalanina
Solução de aminoácidos para insuficiência renal	Contendo os 8 aminoácidos essenciais, com acréscimo de histidina. Uma vez que hoje os pacientes em insuficiência renal logo são levados à hemodiálise, eles devem receber soluções completas de AA, inclusive em dose mais alta. Assim, essas soluções para doença renal praticamente não são mais utilizadas
Solução de aminoácidos para insuficiência hepática	Solução enriquecida com aminoácidos de cadeia ramificada (leucina, isoleucina e valina), parece ser útil em paciente com insuficiência hepática acompanhada de encefalopatia. Esta parece ser a única indicação para tais soluções. No mercado brasileiro, essas soluções contêm aproximadamente 50% de AA de cadeia ramificada e 50% de AA aromatizados

RNT: recém-nascido a termo; RNPT: recém-nascido prematuro.

Tabela 5 Recomendações de minerais (Ca, P, Mg) na nutrição parenteral

	Oferta parenteral sugerida em mmol ou (mg)/kg/dia		
Idade	**Ca**	**P**	**Mg**
PT nos primeiros dias de vida	0,8-2 (32-80)	1,0-2 (31-62)	0,1-0,2 (2,5-5)
PT em crescimento	1,6-3,5 (100-140)	1,6-3,5 (77-108)	0,2-0,3 (5-7,5)
RNT – 6 meses	0,8-1,5 (30-60)	0,7-1,3 (20-40)	0,1-0,2 (2,4-5)
7-12 meses	0,5 (20)	0,5 (15)	0,15 (4)
1-18 anos	0,25-0,4 (10-16)	0,2-0,7 (6-22)	0,1 (2,4)

RNT: recém-nascido a termo; PT: prematuro.
Fonte: adaptada de Mihatsch et al. Clin Nutr. 2018.

Na prática costuma-se infundir esses elementos juntos, pois as possíveis interações entre os componentes não causam dano significativo.

As soluções de vitaminas e as recomendações encontram-se nas Tabelas 6 e 7.

A bolsa com a solução de NP deve ser sempre protegida da luz por um invólucro opaco, assim como ficar longe da janela e de fontes de luz, como fototerapia. A luz inativa diversas vitaminas e causa peroxidação tanto de vitaminas como de lipídeos. As novas bolsas para NP são multilaminares, reduzindo parte dessa interferência, mas sem dispensar o uso da proteção contra a luz.

Nos pacientes em NP cuja composição utilizada de vitaminas não contenha vitamina K, é recomendado o uso de 5 mg/semana ou com intervalos maiores, conforme o tempo de protrombina. Naqueles que recebem NP associada a NE, a administração de vitamina K pode ser dispensada, quando o controle de tempo de protrombina permanece normal.

A vitamina B12 é absorvida exclusivamente no íleo terminal, e jamais outro segmento intestinal desenvolverá a capacidade de absorvê-la. Os pacientes com síndrome do intestino curto que perderam esse segmento intestinal deverão receber essa vitamina via intramuscular, nas doses de 100 mcg/mês ou 300 mcg a cada 3 meses, se a composição de vitaminas utilizadas na NP não contiver vitamina B12, ou quando não estiverem mais recebendo NP.

Tabela 6 Recomendação de requerimentos de polivitamínicos

Recomendação do fabricante	
Peso (kg)	Dose
< 1	1,5 (mL/kg)
1-3	3,25 (mL total)
> 3	5 (mL total)
Recomendações da NAG-AMA	
< 2,5	2 (mL/kg)
> 2,5	5 (mL total)

NAG-AMA: Nutrition Advisory Group of the American Medical Association.
Fonte: adaptada de Corkins, 2010.[3]

Oligoelementos

São os minerais necessários às principais funções metabólicas, em geral como cofatores fundamentais. São eles: zinco, cobre, manganês, cromo, selênio, molibdênio e iodo. Esses minerais também deveriam ser particularizados para cada paciente. Controles laboratoriais de seus níveis séricos ou nos tecidos devem ser feitos periodicamente quando disponível. As soluções de oligoelementos pediátricas disponíveis contêm zinco, cobre, cromo e manganês, não oferecendo selênio, iodo e molibdênio. O selênio é conhecido por sua função antioxidante, sendo recomendado em pacientes críticos. Em prematuros, sua deficiência está associada à displasia broncopulmonar e à retinopatia da prematuridade, que são consideradas doenças oxidativas. O selênio interfere no metabolismo do cobre. Em pacientes com NPT, sem NE, especialmente em prematuros, é recomendável seu uso endovenoso (EV) e na dose de 2-3 mcg/kg/dia.

As soluções de oligoelementos pediátricos disponíveis no mercado brasileiro têm composições completamente diferentes, sendo fundamental saber do farmacêutico qual

Tabela 7 Recomendações diárias unitárias de vitaminas

Vitamina	Unidade	Dose (RN) (kg/dia)	Dose crianças (por/dia)
Vitamina A	mcg	150-300	150
Vitamina D	mcg	0,8 (32 UI)	10 (400 UI)
Vitamina E	mg	2,8-3,5	7
Vitamina K	mcg	10	200
Vitamina C	mg	15-25	80
Tiamina (B1)	mg	0,35-0,5	1,2
Riboflavina (B2)	mg	0,15-0,2	1,4
Niacina (B3)	mg	4-6,8	17
Ácido pantotênico (B5)	mg	1-2	5
Piridoxina (B6)	mg	0,15-0,2	1
Biotina (B7)	mcg	5-8	20
Ácido fólico (B9)	mcg	56	140
Cobalamina (B12)	mcg	0,3	1

RN: recém-nascido.

a formulação que está sendo disponibilizada, para assim determinar a quantidade a ser prescrita.

Considerando que o cobre em dose elevada tem certa toxicidade, especialmente hepática, recomenda-se adequar a dose de oligoelementos a esse mineral, complementando com zinco na forma de sulfato de zinco, quando necessário.

As crianças com colestase não devem receber soluções de oligoelementos que contenham cobre e manganês.

Em insuficiência renal, zinco, selênio, molibdênio e cromo devem ser evitados ou usados com cautela.

As crianças com diarreia importante, com perdas excessivas por ileostomia ou com fístulas digestivas de alto débito devem receber suplementação adicional de zinco.

FORMULAÇÃO, PREPARO E ARMAZENAMENTO

O preparo de NP deve ser realizado por farmacêutico seguindo as normas da Portaria n. 272 da Secretaria de Vigilância Sanitária do Ministério da Saúde. Muitos hospitais hoje terceirizam a preparação das bolsas de NP para empresas especializadas que seguem todas as recomendações técnicas para o preparo dessas misturas.

As formulações de NP podem ser preparadas na forma 3:1 ou usando o sistema glicídico (2:1). As soluções 3:1 têm todos os seus componentes misturados: glicose, aminoácidos, lipídeos, eletrólitos, minerais, vitaminas e oligoelementos. Há suficiente respaldo na literatura para o uso dessas soluções sem qualquer complicação, uma vez preparadas por farmacêutico em condições ideais, conhecedor da ordem da mistura e das quantidades de cada componente, que permanecem estáveis na solução final. Essas soluções permitem a oferta de todos os nutrientes, lembrando que o uso de lipídeos hoje definitivamente é indispensável, e a administração de forma contínua permite melhor tolerância aos lipídeos endovenosos. A solução 3:1 facilita a administração, reduzindo a manipulação do acesso com a infusão de vários frascos.

O armazenamento, enquanto aguarda o início da infusão, deve ser ao abrigo da luz e sob refrigeração. As soluções de NP com lipídeos podem ser armazenadas com segurança até 72 horas, e sem lipídeos até 7 dias. É improvável que muitas vitaminas estejam presentes nas doses desejadas após 24 horas de armazenamento das soluções, recomendando-se o preparo diário ou a não inclusão de vitaminas naquelas que ficarão armazenadas, administrando-as em paralelo. Antes de serem infundidas, as soluções devem permanecer em local seguro para retornar à temperatura ambiente. Isso deve ser feito apenas mantendo as bolsas de NP fora do refrigerador, sem receber qualquer estímulo térmico. Antes da aplicação, o profissional de enfermagem deve inspecionar se as condições da bolsa estão normais (mudança de coloração, precipitação).

Soluções de NP-padrão estão indicadas para pacientes estáveis, eutróficos, sem requerimentos especiais. Essas soluções têm o equilíbrio da formulação garantido, reduzindo a chance de erro no cálculo e no preparo, podendo inclusive reduzir custos.

NP pronta para uso (*ready-to-use*) estão disponíveis para adultos e podem ser usadas para crianças maiores.

Soluções de NPT *ready-to-use* pediátricas já estão sendo disponibilizadas no mercado brasileiro.

Podem ser 2:1 e 3:1, compartimentalizadas em duas ou três divisões. Entre os compartimentos há dispositivo que deve ser rompido na hora da instalação, misturando todas as soluções. Essas bolsas incluem em sua composição alguns eletrólitos, mas não contêm vitaminas e oligoelementos que devam ser administrados em separado.

Em virtude de seu preparo industrial, têm esterilidade garantida, podendo ser armazenadas por longo período, sem refrigeração.

O prescritor deve analisar atentamente as apresentações e escolher aquela que atenda **às** necessidades de seu paciente.

CONTROLE CLÍNICO

Para acompanhar clinicamente um paciente em NP, deve-se ter os seguintes cuidados:

1. Exame clínico diário completo (atividade, estado geral, cor da pele e mucosas, hidratação, perfusão periférica, pulsos, respiração, acesso venoso, edemas etc.).
2. Controle de sinais vitais a cada 4 horas.
3. Peso diário.
4. Balanço hídrico.
5. Controle semanal de estatura e perímetro cefálico em prematuros.
6. Controle laboratorial (Quadro 5).

Proteinúria, gasometria, culturais (hemoculturas, uroculturas, secreções) ou repetições mais frequentes dos exames laboratoriais serão realizados sempre que existir indicações específicas.

Nos RN submetidos a NP devem ser avaliados o peso diário, o perímetro cefálico semanal e o comprimento semanal. Em RNPT, principalmente menores do que 32 semanas ou 1.500 g, devem ser determinados níveis séricos de cálcio, fósforo e fosfatase alcalina na segunda semana de vida e depois a cada 15 dias. O ideal é que todas essas determinações laboratoriais sejam realizadas por micrométodos, para evitar a espoliação de sangue e eventual necessidade de transfusões.

COMPLICAÇÕES

A terapia nutricional é fundamental, e em caso de complicações o tratamento adequado é importante, sem deixar de manter a adequada oferta nutricional do paciente.

Infecção

A complicação mais frequente da NP é a infecção.

A Comissão de Controle de Infecções Hospitalares (CCIH) deve trabalhar em conjunto com a EMTN na

Quadro 5 Controle laboratorial

	Primeira semana	A seguir
Sódio, potássio e cálcio	Cada 2 ou 4 dias*	Semanal
Fósforo e magnésio	Semanal*	Se necessário
Ureia e creatinina	A cada 3 dias	Semanal
Glicemia	A cada 2 ou 3 dias*	Semanal
Glicemia capilar	3 vezes ao dia	Conforme necessário
Triglicerídeos e colesterol	A cada 2 ou 3 dias	Semanal ou quando aumentar a infusão de lipídios
TGO, TGP, GGT	Semanal	Semanal
Turvação plasmática	Se possível a cada 2 dias	Semanal
Glicosúria	A cada 8 horas	Diário
Densidade urinária	A cada 8 horas	Diário
Pré-albumina	Semanal	Semanal
Hemograma	Semanal	Semanal
Albumina	Avaliação inicial	A cada 3 semanas

* Quando há risco de síndrome de realimentação, está indicada coleta diária, particularmente de glicemia capilar, fósforo, magnésio e potássio.

orientação, controle e monitoração de dados relacionados às infecções decorrentes do uso da NP.

Síndrome da realimentação

Clinicamente, a síndrome de realimentação se caracteriza por hiperglicemia, hipofosfatemia, hipocalemia e hipomagnesemia. Assim, o início da terapia nutricional nessas crianças deve ser mais cauteloso e acompanhado de perto. Para reduzir o risco de complicações da realimentação, várias condições são necessárias na fase inicial da alimentação de lactentes e crianças desnutridos graves: redução de volume total, do sódio e monitorização da retenção hídrica.

Deve-se iniciar com oferta de 30-50% das necessidades calculadas no primeiro dia e progredir para as metas calórico-proteicas em 5-7 dias, monitorizando os sinais indicativos de síndrome de realimentação: sinais vitais, hiperglicemia, hipofosfatemia, hipomagnesemia e hipocalemia.

Metabólicas

As complicações metabólicas da NP podem ser muitas, e o cuidadoso acompanhamento clínico e laboratorial do paciente costuma detectá-las.

Entre elas estão as alterações da função hepática, pela frequência com que ocorrem. Em geral, ocorrem quando o paciente em uso de NP apresenta concomitantemente sepse e, principalmente, quando não está utilizando NE. Muitos autores têm sugerido que a solução de lipídeos, sobretudo aquelas com óleo de soja isolado, seja o componente da NP mais envolvido com a hepatotoxicidade, em razão de seu efeito pró-inflamatório.

A síndrome de sobrecarga de gordura é um quadro raro, caracterizado por extrema elevação de triglicerídeos séricos, febre, hepatomegalia, esplenomegalia, coagulopatia e disfunção de órgãos. A monitorização dos níveis séricos de triglicerídeos permite o diagnóstico precoce.

A elevação de provas hepáticas em pacientes em terapia intensiva usando NP é multifatorial, e o entendimento dos fatores envolvidos é importante.

ASPECTOS FARMACOLÓGICOS ASSOCIADOS A CONSEQUÊNCIAS

A mistura de nutrientes para uso intravenoso pode conter em sua composição mais de 50 componentes com alto potencial de interações químicas e físico-químicas entre si, entre os componentes e a bolsa e ainda apresentarem alteração de sua estabilidade pela ação de fatores ambientais como o oxigênio, a temperatura, a luz e o tempo de contato.

Os componentes devem ser estáveis e compatíveis.

A estabilidade se refere ao potencial de degradação dos nutrientes através do tempo.

A concentração final de aminoácidos, glicose e lipídeos influi diretamente na estabilidade, bem como o pH final da solução.

Na formulação 3 em 1, a concentração dos macronutrientes deve estar entre > 1 e 6,7% para os lipídeos, entre > 2 e 5% para os aminoácidos e entre > 5 e 20% para os carboidratos.

Na formulação 2 em 1 os carboidratos podem ter a concentração entre 3,33-30%.

A compatibilidade se refere à permanência dos componentes individuais em forma segura para ser administrada, as combinações não devem precipitar

O fósforo na sua forma inorgânica (fosfato de potássio ou fosfato de sódio = 2 mEq de potássio ou sódio e 1,1 mmol de fósforo por mL) é reativo, forma precipitados na presença de cálcio e depende de fatores de compatibilidade. Quando se utiliza gluconato de cálcio 10% e fosfato de potássio 2 mEq/mL juntos, uma regra prática pode ser utilizada para evitar precipitação: o volume do gluconato de cálcio 10% não deve exceder 2,2% do volume total da NP, prescrevendo fosfato de potássio em um volume que corresponda ao volume de gluconato de cálcio dividido por 4,4.

O fósforo em sua forma orgânica tem a vantagem de ter melhor compatibilidade com o cálcio na forma de gluconato, sem qualquer limite de concentração.

Cada mL de solução de fósforo orgânico contém fósforo 0,33 mmol (10,23 mg), sódio 0,66 mEq (15,33 mg) e glicose 0,33 mmol (60,09 mg).

Porém, alguns cuidados devem ser considerados na oferta de eletrólitos nas soluções 3:1. A quantidade de íons divalentes e trivalentes desestabiliza a emulsão lipídica, então não se devem utilizar íons trivalentes (*dextrans* de ferro) e a somatória dos cátions divalentes (cálcio e magnésio) deve permanecer abaixo de 16 mEq/L, com exceção das soluções com altas concentrações de aminoácido e lipídeo.

Quando se utiliza acesso periférico mesmo com osmolaridades < 900, é prudente manter a concentração de gluconato de cálcio abaixo de 10 mEq/L devido à possibilidade de flebite.

ADMINISTRAÇÃO EM Y (NPT E MEDICAMENTOS)

Caso a formulação esteja nos limites inferiores de concentração, qualquer diluição, mesmo com água destilada, pode desestabilizar a emulsão. Por esse motivo, mesmo que a droga seja compatível para administração em Y, é indispensável verificar as concentrações finais da NP antes desse procedimento. Podem ocorrer incompatibilidades e desestabilização na luz dos equipos ou cateteres, sem a possibilidade da visualização.

Administrar em Y não está condicionado apenas à compatibilidade do fármaco x NP; outros fatores devem ser rigorosamente observados:

1. O pH da NP deve se manter entre 5,5-6,4.
2. Concentração final de cátions divalentes:
   - A. somatória de Ca e Mg < 16 mEq/L – segura;
   - B. 16-20 mEq/L à na dependência de:
     - B.1) concentração de AA > 4%;
     - B.2) glicose > 10%;
     - B.3) lipídeos > 2%.
3. Cátions trivalentes são praticamente incompatíveis e não devem ser utilizados (p. ex., sais de ferro) em mistura totais e nutrientes.

Deve-se seguir as seguintes recomendações gerais para uma administração segura de fármacos em pacientes que recebem NP:

A. A informação disponível sobre a compatibilidade deve ser avaliada de acordo com a concentração do fármaco utilizado e a formulação da NP, se 2:1 ou 3:1.

B. A informação adquirida deve embasar-se em fontes confiáveis e as recomendações do fabricante devem ser verificadas.

C. Na ausência de dados de compatibilidade ou em caso de dúvida, os medicamentos e a NP devem ser administrados através de cateteres separados. Se isso não for possível e não houver informação disponível sobre seu uso através do mesmo cateter (administração em Y), deve-se interromper a NP e lavar a via antes e depois de administrar o fármaco.

D. É recomendável utilizar cateteres de múltiplos lumens nos pacientes que recebem NP.

E. Deve-se considerar que fármacos com o mesmo princípio ativo, porém de fabricantes diferentes, podem ter propriedades diferentes, influenciando na compatibilidade/estabilidade.

F. Não se deve adicionar fármacos à bolsa de NP.

G. A segurança na infusão concomitante em Y deve ser avaliada. Sempre que possível, consultar o farmacêutico responsável pela manipulação para confirmação da adição proposta.

CONSIDERAÇÕES FINAIS

Observe-se que essa compatibilidade se refere apenas à mistura em uma linha em Y; medicamentos não devem ser adicionados à bolsa de nutrição parenteral. A coinfusão de drogas e NP deve ser evitada. As soluções de NP são diversas em sua composição, e a compatibilidade com drogas nunca pode ser 100% garantida.

A administração de drogas em pacientes com NP deve ser em outra veia ou outro lúmen do cateter. Se um acesso ou via não está disponível, a droga pode ser dada através de uma linha separada com uma conexão em Y para a linha da NP, o mais próximo possível do paciente.

A NP não deve estar correndo (deve ser interrompida e fechado o lacre do equipo) e a tubulação comum deve ser lavada adequadamente com soro fisiológico, antes e depois da administração.

Para qualquer droga não listada neste capítulo, o médico prescritor deve discutir com o farmacêutico as informações disponíveis sobre o medicamento e os riscos/benefícios da infusão de uma droga em particular com NP.

O médico que decide correr (ou não correr) uma droga simultaneamente com a NP deve documentar essa decisão, como uma ordem do médico, por exemplo, "A droga X pode ser infundida simultaneamente com a NP". Sempre que drogas forem coinfundidas com NP, as linhas devem ser cuidadosamente monitoradas quanto a sinais de incompatibilidade (p. ex., precipitação, mudança de cor).

Derivados de sangue não devem ser coinfundidos com NP.

Tabela 8 Tabela de compatibilidade em Y

Medicação	Tipo de mistura		
	2 em 1	Lipídeo	3 em 1
Acetazolamida	I	–	–
Aciclovir	I	I	I
Ácido clorídrico	C	–	–
Albumina	C	I	I
Aldesleucina	C	C	–
Alprostadil	C	–	–
Amicacina	C	C/I	C/I
Aminofilina	C/I	C	C
Anfotericina B	I	I	I
Ampicilina	C/I	C	C
Ampicilina + sulbactam	C	C	C
Ácido ascórbico	C	–	–
Atracúrio	C	–	–
Aztreonam	C	C	C
Bicarbonato de sódio	I	I	I
Bumetanida C	C	C	C
Boprenorfina	C	C	C
Butorfanol	C	C	C
Cafeína citrato	C	–	–
Carboplatina	C	C	C
Cefamandol	C	C	C
Cefazolina	C/I	C	C
Cefepima	C	–	–
Cefoperazona	C	C	C
Cefotaxima	C	C	C
Cefotetano	C	C	C
Cefoxitina	C	C	C
Ceftazidima	C	C	C
Ceftizoxima	C	C	C
Ceftriaxona	C/I	C	C/I
Cefuroxima	C	C	C
Cefalotina	C	–	–
Cloranfenicol	C	C	–
Clorpromazina	C	C	C
Cimetidina	C	C	C
Ciprofloxacino	I	C	C
Clindamicina	C	C	C
Ciclofosfamida	C	C	C
Citarabina	I	C	C
Dexametasona	C	C	C
Diazepam	C	–	–
Digoxina	C	C	C
Difenidramina	C	C	C

Medicação	Tipo de mistura		
	2 em 1	Lipídeo	3 em 1
Dobutamina	C	C	C
Dopamina	C	C/I	C/I
Doxorrubicina	I	I	I
Doxacilina	C	I	I
Droperidol	C	I	I
Enalapril	C	C	C
Epinefrina	C	–	–
Eritropoetina alfa	C	–	–
Eritromicina	C	C	C
Famotidina	C	C	C
Fentanil	C	C	C
Fluconazol	C	C	C
Fluorouracil	I	C/I	C/I
Folato (ácido fólico)	C	–	–
Foscarnet	C	–	–
Furosemida	C/I	C	C
Gálio nitrato	C	C	C
Ganciclovir	I/C	I	I
Gentamicina	C	C	C
Granisetrona	C	C	C
Haloperidol	C	I	I
Heparina	C	I	I
Hidromorfona	C	I/C	I/C
Hidroxizina	C	C	C
Desferroxamina	I	I	I
Ferro dextran	C/I	–	I/C
Ibuprofeno	I	–	–
Idarrubicina	C	–	–
Ifosfamida	C	C	C
Imipenem + cilastatina	C	C	C
Imunoglobulina	I	–	–
Insulina regular humana	C	C	C
Isoproterenol	C	C	C
Kanamicina	C	C	C
Leucovorin	C	C	C
Levorfanol	C	I	I
Lidocaína	C	C	C
Linezolida	C	–	–
Lorazepam	C	I	I
Magnésio sulfato	C	C	C
Manitol	C	C	C
Meperidina	C	C	C

(continua)

Tabela 8 Tabela de compatibilidade em Y *(continuação)*

Medicação	Tipo de mistura		
	2 em 1	Lipídeo	3 em 1
Meropenem	–	C	C
Mesna	C	C	C
Metotrexato	I	C	C
Metildopa	C	C/I	C/I
Metilprednisolona	C	C	C
Metoclorpramida	I/C	C	C
Metronidazol	C/I	C/I	C/I
Mezlocilina	C	C	C
Miconazol	C	C	C
Midazolam	I/C	I	I
Milrinona	C	–	–
Minociclina	I	I	I
Mitoxantrona	I	C	C
Morfina	C	C/I	C/I
Nafcilina	C	C	C
Nalbufina	C	I	I
Netilmicina	C	C	C
Nitroglicerina	C	C	C
Norepinefrina	C	C	C
Octreotídeo	C	C	C
Ondasetrona	C	I	I
Oxacilina	C	C	C
Paclitaxel	C	C	C
Penicilina G potássica	C	C	C
Penicilina G sódica	C	–	–
Fenobarbital	C	I	I
Fenitoína	I	I	–
Piperacilina + tazobactam	C	C	C
Potássio cloreto	C	C	C
Potássio fosfato	I	I	I
Proclorperazina	C	C	C
Prometazina	C/I	C	C
Propofol	C	–	–
Ranitidina	C	C	C
Nitroprussiato sódio	C	C	C
Fosfato de sódio	I	I	I
Tacrolimo	C	C	C
Ticarcilina sódica	C	C	C
Ticarcilina + clavulanato	C	C	C
Tobramicina	C	C	C
Sulfametoxazol + trimetoprima	C	C	C
Uroquinase	C	–	–
Vancomicina	C	C	C
Vecurônio brometo	C	–	–
Vitamina K1	C	C	–
Zidovudina	C	C	C
Teniposídeo	I	I	I
Pantoprazol	I	I	I

C: compatibilidade foi demonstrada. Quando a compatibilidade em Y não estava disponível, os medicamentos compatíveis em solução por 24 horas foram assumidos como compatíveis em Y. Medicamentos compatíveis com misturas 3 em 1 foram consideradas compatíveis com lipídeos isoladamente. I: incompatibilidade foi demonstrada ou dados de compatibilidade não disponíveis. C/I: compatibilidade conflitante foi demonstrada e a força da evidência suporta compatibilidade. I/C: compatibilidade conflitante foi demonstrada e a força da evidência suporta incompatibilidade.

Quadro 6 Relação e composição de insumos disponíveis utilizados pela neonatologia e pela pediatria

Insumos disponíveis para neonatologia e pediatria
Macronutrientes
Aminoácidos
Aminoácidos totais a 10% com taurina
Aminoácidos totais a 10% adulto
Aminoácidos ramificados segundo Fischer a 8%
Aminoácidos essenciais a 10% com histidina
Ananilglutamina a 20%
Lipídios
TCL a 20%
TCM/TCL a 20%
Óleo de peixe a 10%
Soja/TCM/oliva/peixe a 20%
Glicose
Solução de glicose anidra ou monoidratada a 50%
Micronutrientes
Oligoelementos
Oligoelementos pediátricos (Cu, Cr, Mn, Zn)
Selênio
Zinco
Vitaminas
Polivitamínicos
Eletrólitos
Cálcio
Fósforo
Magnésio
Potássio
Sódio

(continua)

Quadro 6 Relação e composição de insumos disponíveis utilizados pela neonatologia e pela pediatria *(continuação)*

Composição dos insumos		
Soluções de eletrólitos		
Eletrólito	mEq/mL	mg/mL
Acetato de sódio	2 de Na^+	45,9 de Na^+
Fosfatos de potássio	2 de K^+	78,97 de K^+
	1,1 mmol P^-	34,69 de P^-
Cloreto de sódio 20%	3,42 de Na^+	78,6 de Na^+
	3,42 de Cl^-	121,4 de Cl^-
Cloreto de potássio 19,1%	2,56 de K^+	98,3 de K^+
	2,56 de Cl^-	90,9 de Cl^-
Gluconato de cálcio 10%	0,46 de Ca^{2+}	8,9 de Ca^{2+}
Sulfato de magnésio 10%	0,81 de Mg^{2+}	9,9 de Mg^{2+}
Fósforo orgânico (glicerofosfato de sódio)	2 de Na^+	46 de Na^+
	1 mmol de Po_4^{3-}	31 de P^-
Oligoelementos – pediátricos	**Quantidade por mL**	
Cobre	20 mcg	
Cromo	0,2 mcg	
Manganês	1 mcg	
Zinco	250 mcg	
Selênio	6 mcg	
Zinco	200 mcg	
Polivitamínico A – pediátrico	**Quantidade por mL**	
Vitamina A (palmitato de retinol)	460 UI	
Vitamina D3 (colecalciferol)	80 UI	
Vitamina E (acetato de alfa-tocoferol)	1,4 UI	
Vitamina K1 (fitomenadiona)	40 mcg	
Vitamina B1 (cloridrato de tiamina)	240 mcg	
Vitamina B2 (fosfato sódico de riboflavina)	280 mcg	
Vitamina B3 (nicotinamida)	3,4 mg	
Vitamina B5 (dexpantenol)	1 mg	
Vitamina B6 (cloridrato de piridoxina)	200 mcg	
Vitamina C (ácido ascórbico)	16 mg	
Polivitamínico B – pediátrico	**Quantidade por mL**	
Vitamina B7 (biotina)	4 mcg	
Vitamina B9 (ácido fólico)	28 mcg	
Vitamina B12 (cianocobalamina)	0,2 mcg	

REFERÊNCIAS BIBLIOGRÁFICAS

1. Aspen Board of Directors and the Clinical Guidelines Task Force. Guidelines for the use of parenteral and enteral nutrition in adult and pediatric patients. J Parenter Enteral Nutr. 2002;26(1 Suppl):1SA-138SA.
2. Boullata JI, Gilbert K, Sacks G, Labossieri RJ, Crill C, et al. Aspen Clinical Guidelines: Parenteral Nutrition Ordering, Order Review, Compounding, Labeling, and Dispensing.
3. Corkins MR. The Aspen Pediatrica Nutrition Support Core Curriculum. American Society for Parenteral and Enteral Nutrition; 2010.
4. Faria IM, Nieto GCS. Técnica de inserção de cateter central de inserção periférica. In: Campos ACL Campos (org.). Tratado de nutrição e metabolismo em cirurgia. Rio de Janeiro: Rubio, 2013. v.1. p.347-53.
5. Fivez T, Kerklaan D, Mesotten D, Verbruggen S, Wouters PJ, Vanhorebeek I, et al. Early vs late parenteral nutrition in critically ill children. N Eng J Med. 2016;374:1111-22 (PePanic Study).
6. Giner CP, Vendrell MCM, Martinez RG, López LG, Muñoz PG, Terradillos II, et al. Guía de práctica clínica SENPE/SEGHNP/SEFH sobre nutrición parenteral pediátrica. Nutr Hosp. 2017;34(3):745-58.
7. Joosten K, Embleton N, Yan W, Senterre T; ESPGHAN/Espen/ESPR/CSPEN guidelines on pediatric parenteral nutrition: Energy Clin Nutr. 2018;37:2309-314.
8. Koletzko B, Goulet O, Hunt J, Krohn K, Shamir R. Parenteral Nutrition Guidelines Working G, et al. Guidelines on Paediatric Parenteral Nutrition of the European Society of Paediatric Gastroenterology, Hepatology and Nutrition (ESPGHAN) and the European Society for Clinical Nutrition and Metabolism (espen), supported by the European Society of Paediatric Research (ESPR). J Pediatr Gastroenterol Nutr. 2005;41(Suppl 2):S1-87.
9. Lapillonne A, Fidler Mis N, Goulet O, van den Akker CHP, Wu J, Koletzko B, ESPGHAN/Espen/ESPR/CSPEN guidelines on pediatric parenteral nutrition: Lipids. Clin Nutr. 2018 Jun 18. pii: S0261-5614(18)31165-8.
10. Mehta NM, Skillman HE, Irving SY, Coss-Bu JA, Vermilyea S, Farrington EA, et al. Guidelines for the provision and assessment of nutrition support therapy in the pediatric critically ill patient: Society of Critical Care Medicine and American Society for Parenteral and Enteral Nutrition. Pediatr Crit Care Med. 2017;18(7):675-715.
11. Riskin A, Hartman C, Shamir R. Parenteral nutrition in very low birth weight preterm infants. Isr Med Assoc J. 2015;17(5):310-5.
12. Senterre T, et al. Practice of enteral nutrition in very low birth weight and extremely low birth weight infants. In: Koletzko B, Poindexter B, Uauy R (eds.). Nutritional care of preterm infants. Basel: Karger; 2014. p.201.
13. van Goudoever JB, Carnielli V, Darmaun D, Sainz de Pipaon M; ESPGHAN/ESPEN/ESPR guidelines on pediatric parenteral nutrition. Amino acids, Clin Nutr. 2018;S0261-5614(18)31164-6
14. Trissel LA. Handbook injectable drugs. Amino acid injection. American Society of Health-System Pharmacists; 2011. p.47-90.

CAPÍTULO 2.1

NUTRIÇÃO ENTERAL

Ary Lopes Cardoso
Mônica Chang Wayhs
José Vicente Spolidoro
Jocemara Gurmini
Rubens Feferbaum

AO FINAL DA LEITURA DESTE CAPÍTULO, O PEDIATRA DEVE ESTAR APTO A:

- Realizar nutrição enteral.
- Avaliar as necessidades nutricionais do paciente.
- Reconhecer as indicações da nutrição enteral.
- Descrever indicações e características das fórmulas enterais.

INTRODUÇÃO

O suporte nutricional é fundamental para a redução da morbimortalidade hospitalar. A desnutrição em uma criança hospitalizada prolonga o tempo de internação, aumenta o risco de complicações e o custo financeiro e social. A determinação do tipo de intervenção nutricional dependerá da enfermidade de base, do quadro clínico do paciente, idade, avaliação nutricional e risco nutricional, capacidade digestivo-absortiva do trato gastrointestinal, necessidade nutricional, possibilidade de ingestão oral, hábitos alimentares prévios à internação e custo. A terapia nutricional poderá variar desde o aconselhamento dietético, uso de suplementos nutricionais, dietas especiais via oral ou via sonda e nutrição parenteral.[1]

A RDC n. 63/2000 da Anvisa define nutrição enteral como "alimento para fins especiais, com ingestão controlada de nutrientes, na forma isolada ou combinada, de composição definida ou estimada, especialmente formulada e elaborada para uso por sondas ou via oral em pacientes desnutridos ou não, conforme suas necessidades nutricionais, em regime hospitalar, ambulatorial ou domiciliar, visando à síntese ou manutenção dos tecidos, órgãos ou sistemas".

Para os pacientes com trato gastrointestinal funcionante, a nutrição enteral é sempre a primeira escolha em relação à nutrição parenteral devido a sua eficácia e segurança. A nutrição enteral reduz a translocação bacteriana, diminui o nível das citocinas inflamatórias circulantes, auxilia na recuperação da função intestinal, é tecnicamente mais simples, mais barata e tem menor risco de complicações que a nutrição parenteral. Eventualmente, dependendo da condição clínica do paciente, pode haver necessidade de receber suporte nutricional enteral associado ao parenteral.[1,2]

Exceto nos casos de contraindicação absoluta, o jejum deve ser evitado sempre que possível, utilizando no mínimo uma nutrição enteral trófica associada à nutrição parenteral.

O uso de sondas para administração da dieta é indicado sempre que a via oral não é possível ou não é suficiente para suprir as necessidades do paciente com o trato gastrointestinal íntegro.[1,3] A condição clínica do paciente e a expectativa do tempo de uso da sonda determinarão o tipo que será utilizado (naso ou orogástrica, naso ou orojejunal, gastrostomia ou jejunostomia). As crianças com bom esvaziamento gástrico e baixo risco de aspiração podem utilizar sondas oro ou nasogástricas, quando a expectativa de uso da sonda não for superior a 4 semanas. Quando o uso ou a expectativa do uso da sonda ultrapassar 6-8 semanas, deve-se considerar a realização de uma gastrostomia ou jejunostomia.

Ingestão oral insuficiente:

- Disfagia.
- Como terapia primária.
- Alterações do trato gastrointestinal.
- Paciente criticamente enfermo.
- Gasto energético aumentado.
- Aumento das perdas gastrointestinal.

São indicações da nutrição enteral:[3,4]

1. Ingestão oral insuficiente:

- Anorexia nervosa.
- Anorexia secundária a enfermidade ou tratamento.
- Aversão alimentar.
- Disfagia:

  - prematuridade;
  - doença neuromuscular;
  - encefalopatia crônica progressiva ou não progressiva;
2. Como terapia primária:
- Doença metabólica.
- Doença inflamatória intestinal.
- Intolerância ao jejum.
3. Alterações do trato gastrointestinal:
- Malformações congênitas.
- Estenose de esôfago.
- Pseudo-obstrução intestinal.
- Fístula proximal de alto débito.
4. Paciente criticamente enfermo:
- Grande queimado
- Politrauma.
- Sepse.
- Cirurgia.
- Paciente em ventilação mecânica.
5. Gasto energético aumentado:
- Cardiopatia congênita.
- Fibrose cística.
- Nefropatias.
- Infecção.
- Broncodisplasia.
6. Aumento das perdas gastrointestinais:
- Insuficiência pancreática.
- Síndrome do intestino curto.
- Doença colestática.
- Atresia de vias biliares.
- Síndromes disabsortivas.

Critérios para suporte nutricional enteral sugeridos pela ESPGHAN (2010).[1]

Ingestão oral insuficiente:

1. Não atingir ≥ 60-80% da necessidade nutricional estimada por um período maior que 10 dias.

A. Em crianças maiores que 1 ano, iniciar o suporte nutricional em até 5 dias. Em crianças menores que 1 ano, iniciar em até 3 dias.

B. Tempo total de alimentação em crianças com necessidades especiais maior que 4-6 horas ao dia.

2. Desnutrição aguda e crônica:

A. Crescimento ou ganho ponderal insuficientes por > 1 mês em crianças menores que 2 anos.

B. Perda ou não ganho ponderal por > 3 meses em crianças maiores que 2 anos.

C. "Queda" em dois canais de crescimento no gráfico de peso para a idade.

D. Prega cutânea tricipital consistentemente < percentil 5 para a idade.

E. Diminuição da velocidade de crescimento > 0,3 DP/ano.

F. Diminuição da velocidade de crescimento > 2 cm/ano em relação ao ano anterior no início/meio da puberdade.

Contraindicações absolutas e relativas da nutrição enteral[1] (adaptado de ESPGHAN 2010):

1. Absolutas:
- Íleo paralítico ou mecânico.
- Obstrução intestinal.
- Perfuração intestinal.
- Enterocolite necrotizante.
2. Relativas:
- Dismotilidade intestinal.
- Megacólon tóxico.
- Peritonite.
- Hemorragia digestiva.
- Fístula entérica de alto débito.
- Vômitos incoercíveis.
- Diarreia intratável.

DIETAS ENTERAIS

As dietas enterais apresentam várias especificações, com diferenças em relação ao tipo de proteína, carboidrato, gordura, osmolaridade e densidade calórica, além de minerais, oligoelementos, vitaminas e fibras. Podem ser classificadas de acordo com seu conteúdo de carboidrato e proteína em: poliméricas, semielementares e elementares. As dietas poliméricas apresentam proteína intacta e carboidratos complexos; as semielementares, pequenos peptídeos e aminoácidos; e as elementares, apenas aminoácidos livres e carboidratos simples.

São também categorizadas em nutrição enteral e suplementos enterais. Para serem consideradas nutrição enteral, devem suprir como única fonte dietética, no mínimo, 100% das necessidades nutricionais de uma criança saudável daquela faixa etária, mesmo por períodos prolongados. Devem ser sempre produzidas para suprir as necessidades de macro e micronutrientes para determinada faixa etária, considerando que, na ausência de formulação específica, estão indicadas dietas para adultos a partir dos 8-10 anos de idade. Os suplementos nutricionais são indicados para complementar a alimentação do paciente visando ao maior fornecimento de energia e nutrientes. Devem fornecer energia, proteína e outros nutrientes, mas não necessariamente em uma composição balanceada, uma vez que não são a fonte única de nutrição.[1]

De acordo com suas especificações, são indicadas para diferentes faixas etárias e enfermidades, sendo de extrema importância seu conhecimento para sua correta indicação.[2] Suas características afetam sua absorção, metabolismo e tolerância, influenciando diretamente na recuperação do paciente.[5]

Em relação aos macronutrientes, a parte proteica da dieta pode ser composta por polipeptídeos, oligopeptídeos ou aminoácidos livres. Em geral a fonte proteica é de origem vegetal (soja, arroz) ou de origem animal (leite ou ovo), sendo as de origem animal de maior valor biológico e utilizadas de forma mais eficiente.[5] A fonte proteica influencia na osmolalidade da dieta, sendo mais alta quanto maior o grau de hidrólise da proteína (Quadro 1).

Os carboidratos podem ser polissacarídeos (necessitam de digestão enzimática) ou oligossacarídeos e fibras, que são fermentadas pelas bactérias intestinais formando ácidos graxos de cadeia curta. Pela abundante quantidade de lactase no intestino de lactentes, o uso de formulações com lactose é indicada nessa faixa etária, não sendo utilizada para as dietas enterais das crianças maiores.

Os lipídeos podem ser triglicerídeos de cadeia curta ou longa. Os triglicerídeos de cadeia longa necessitam de digestão enzimática e dos sais biliares para sua absorção, enquanto os triglicerídeos de cadeia curta são absorvidos diretamente pela mucosa intestinal.

Dietas com alto teor de gordura (> 40% do conteúdo energético) e consequentemente baixo índice glicêmico podem ser benéficas em situações de estresse metabólico, como na hiperglicemia, resistência insulínica, sepse e grande queimado. Dietas com maior percentual de triglicerídeos de cadeia média podem ser vantajosas para pacientes com má absorção de gordura, intestino curto ou doenças do sistema linfático. As dietas devem apresentar também 5-10% de suas calorias na forma de ácidos graxos essenciais (alfalinolênico e alfalinolênico), pois estes não são sintetizados pelo organismo humano, sendo sua única fonte a dieta. Quando não fornecidos pela dieta, pode ocorrer deficiência de ácidos graxos essenciais, com o aparecimento de dermatite, alopecia, má cicatrização, anemia, trombocitopenia e falência do crescimento.

Alguns componentes imunomodulatórios também podem estar presentes, como ômega-3, ácido ribonucleico, glutamina ou arginina.[2]

As dietas enterais devem ser preferencialmente iso-osmolares, ou seja, com osmolaridade entre 300-350 mOsm/kg. Dietas com osmolalidade superior apresentam maior risco de induzir diarreia, devendo ser evitadas principalmente em pacientes que estejam recebendo dieta por sonda pós-pilórica (jejunal contínua).

As dietas podem ser fornecidas em sistema aberto ou fechado, de acordo com sua forma de apresentação. As dietas fornecidas em sistema aberto ou que sofreram modularização devem permanecer no máximo 4 horas em temperatura ambiente para infusão e, mesmo quando mantidas em refrigeração, devem ser descartadas após 24 horas do preparo. As dietas em sistema fechado podem ficar disponíveis para infusão com validade de no mínimo 30 dias. Uma vez conectadas para infusão, são seguras por 24-48 horas. Os equipos para infusão das dietas devem ser trocados no mínimo a cada 24 horas.[6]

As dietas podem ser individualizadas de acordo com as necessidades específicas de cada paciente por meio da adição de módulos de carboidratos, lipídeos ou proteínas.

As fórmulas infantis não são consideradas dietas para fins especiais, mas podem ser utilizadas para alimentação por sondas enterais ou gastrostomia em crianças com impossibilidade de suprir suas necessidades nutricionais pela via oral, mas possuem trato gastrointestinal funcionante. Nessa situação são geralmente fornecidas em sistema aberto aos pacientes e podem ser moduladas para se adequar às necessidades nutricionais específicas com a adição de módulos, apenas quando não houver uma dieta industrializada que atenda a essas demandas nutricionais.

Indicações das fórmulas infantis/dietas enterais:

1. Fórmula prematuro pós-alta: para prematuros em risco nutricional ou que não apresentaram recuperação nutricional.
2. Fórmula de partida/seguimento: crianças com trato gastrointestinal íntegro.
3. Fórmula à base de proteína da soja: galactosemia, intolerância à lactose, vegetarianos.
4. Fórmula com proteína extensamente hidrolisada: alergia alimentar, esteatorreia, diarreia intratável.
5. Fórmula de aminoácidos: alergia alimentar grave ou alergia múltipla, má absorção intestinal, enteropatia eosinofílica.
6. Suplementos/dietas hipercalóricas isentas de lactose: trato gastrointestinal íntegro, aumento da necessidade energética, restrição hídrica, intolerância ao volume.
7. Suplementos/dietas com proteína hidrolisada: má absorção intestinal, síndrome do intestino curto, diarreia crônica, intolerância às dietas com proteína intacta.
8. Suplementos/dietas com aminoácidos livres: alergia alimentar múltipla, gastroenteropatias eosinofílicas, má absorção intestinal, síndrome do intestino curto.

Quadro 1 Seleção de fórmulas para nutrição enteral de acordo com a fonte de nitrogênio

	Polimérica	Semielementar	Elementar
Nitrogênio (caseína, lactoalbumina, soja)	Proteína inteira	Pequenos peptídeos	Aminoácidos
Carboidratos	Polímeros de glicose		
Gorduras	Triglicerídeos de cadeia longa (TCL) ou TCL e triglicerídeos de cadeia média (TCM)		
Osmolaridade	300	300-450	300-600
Indicações	Múltiplas	Alergia, má absorção	Alergias múltiplas, má absorção grave
Vantagens	Palatabilidade, custo	Hipoalergênica, rápida absorção	Não alergênica
Desvantagens	Trato gastrointestinal íntegro	Sabor, custo	Custo, sabor, osmolaridade elevada

REFERÊNCIAS BIBLIOGRÁFICAS

1. Braegger C, Decsi T, Dias JA, Hartman C, Kolacek S, Koletzko B, et al. Practical approach to paediatric enteral nutrition: a comment by the ESPGHAN committee on nutrition. J Pediatr Gastroenterol Nutr. 2010;51(1):110-22.
2. Nguyen DL. Guidance for supplemental enteral nutrition across patient populations. Am J Manag Care. 2017;23(12 Suppl):S210-S9.
3. Singhal S, Baker SS, Bojczuk GA, Baker RD. Tube feeding in children. Pediatr Rev. 2017;38(1):23-34.
4. Corkins MR. The Aspen Pediatrica Nutrition Support Core Curriculum. American Society for Parenteral and Enteral Nutrition; 2010.
5. Savino P. Knowledge of constituent ingredients in enteral nutrition formulas can make a difference in patient response to enteral feeding. Nutr Clin Pract. 2017:884533617724759.
6. Bankhead R, Boullata J, Brantley S, Corkins M, Guenter P, Krenitsky J, et al. Enteral nutrition practice recommendations. JPEN J Parenter Enteral Nutr. 2009;33(2):122-67.

CAPÍTULO 2.2

DISPOSITIVOS PARA NUTRIÇÃO ENTERAL

Ary Lopes Cardoso
José Vicente Spolidoro

AO FINAL DA LEITURA DESTE CAPÍTULO, O PEDIATRA DEVE ESTAR APTO A:

- Reconhecer as indicações e contraindicações do uso de sondas.
- Definir tipos e qual a melhor maneira de usá-las.
- Conhecer os métodos de colocação de sonda nasogástrica e de gastrostomia.

INTRODUÇÃO

As sondas nasogástricas e nasoentéricas são flexíveis de lúmen duplo ou único que são passadas proximalmente do nariz distalmente para o estômago ou intestino delgado.[1,2] As sondas entéricas que serão removidas dentro de um curto período de tempo também podem ser passadas pela boca (orogástrica), sendo indicadas em prematuros, deixando as narinas livres.

INDICAÇÕES

Sondas são indicadas pelas seguintes razões:

- Tratamento do íleo ou obstrução intestinal: a descompressão gastrointestinal utilizando sondas nasogástricas é importante para o tratamento de pacientes com obstrução intestinal ou íleo prolongado. A descompressão nasogástrica melhora o conforto do paciente, minimiza ou evita os vômitos recorrentes.
- Administração de medicamentos: sonda nasogástrica pode ser necessária para administrar medicamentos, ou contraste oral para tomografia computadorizada, para pacientes que não podem engolir ou com deficiência neurológica.
- Nutrição enteral: as sondas nasogástricas e nasoentéricas são utilizadas para fornecer nutrição enteral no estômago (alimentação gástrica) ou no intestino delgado (pós-pilórica).
- Lavagem estomacal: lavagem pode ser necessária para remover sangue ou coágulos para facilitar a endoscopia e em algumas ingestões de produtos químicos e tóxicos.

CONTRAINDICAÇÕES

- Em pacientes com estenose esofágica deve ser passadas com cuidado, sob radioscopia devido ao risco de perfuração esofágica e em pacientes com fratura de crânio basilar ou fratura facial devido ao potencial de inserção intracraniana.
- Sondas nasogástricas também devem ser evitadas em pacientes com varizes esofágicas, porque a colocação da sonda pode desencadear sangramentos. O mesmo pode ocorrer em pacientes com diátese hemorrágica, trauma mínimo na faringe, esôfago ou estômago.

TIPOS DE SONDAS E USOS

Sondas nasogástricas

São feitas de PVC, poliuretano ou silicone e existem em vários tamanhos. Grande variedade de sondas está disponível para descompressão gastrointestinal, ou para a administração de medicamentos, ou ainda para fornecer uma fórmula enteral. As sondas nasogástricas feitas de PVC são relativamente rígidas e, assim, mais irritantes a longo prazo. Daí serem indicadas para descompressão gástrica apenas.

As sondas nasoentéricas são mais flexíveis, têm diâmetro menor e variam em comprimento (15-170 cm). Embora as sondas nasogástricas possam ser usadas para alimentar o paciente, não devem ser usadas para descompressão gástrica porque suas paredes macias tendem a colabar quando a sucção é aplicada.

Sempre é importante lembrar que o uso profilático de sonda nasogástrica para descomprimir o estômago tem suas recomendações cada vez mais limitadas. Apenas cerca de 10% dos pacientes operados precisam desse procedimento. Já em situações de um íleo pós-operatório prolongado ou de obstrução do intestino delgado pós-operatória precoce, isso pode ser indicado.

Nutrição enteral: sondas nasogástricas ou nasoentéricas são usadas para administrar medicamentos ou nutrição enteral. As sondas recomendadas são as de silicone ou de poliuretano, que são flexíveis e confortáveis, causando menos reação com o tubo digestivo e a dieta. Devem ter calibre fino (em geral 6 ou 8 Fr). As sondas duodenais e jejunais são mais longas. Não há evidência da necessidade do peso na ponta distal das sondas para manter o posicionamento ou atingir a posição pós-pilórica.

Antes da colocação da sonda nasogástrica, o comprimento apropriado pode ser estimado usando vários meios. Uma técnica comum é usar a distância entre a ponta do nariz e a ponta da orelha até a ponta do xifoide como o comprimento inicial da sonda nasogástrica para inserção. Esse método pode subestimar ou superestimar o comprimento do tubo nasogástrico necessário para a colocação adequada. Para posicionar em jejuno, medir a distância até a cicatriz umbilical. Qualquer que seja a medida efetuada, deve ser seguida por uma radiografia abdominal simples para excluir a torção da sonda e para avaliar o posicionamento correto.

As sondas que se destinam à alimentação podem ser posicionadas no antro, duodeno (pós-pilórica) ou no jejuno. Isso vai depender de levar em conta a integridade morfológica e funcional do trato gastrointestinal, a duração da nutrição enteral e o risco de aspiração. Indicações de sondagem nasojejunal estão associadas a risco importante de aspiração pulmonar, retardo do esvaziamento gástrico, refluxo gastresofágico grave ou vômitos excessivos por outras causas. Nesses casos a sonda deve ser posicionada em jejuno, pois nas primeiras porções do duodeno ocorre frequente refluxo duodenogástrico, não protegendo do risco de aspiração. Não é recomendável o uso de sonda duodenal, pois perde a função pilórica de controle do esvaziamento gástrico, sem atingir o objetivo da progressão da sonda além do estômago.

Sempre que possível, a alimentação gástrica é preferível porque é posicionamento seguro, mais fácil de conseguir e mais fisiológico. O estômago tolera dietas com osmolalidade mais alta, pois tem capacidade de secretar e diluir. Já quando se infundem alimentos em região pós-pilórica, se forem hiperosmolares podem induzir diarreia e não devem ser administrados. Esse acesso é indicado em condições clínicas em que a aspiração traqueal, a gastroparesia, a obstrução da saída gástrica ou a cirurgia gástrica prévia impedem a alimentação gástrica. A evidência para apoiar essas recomendações não é baseada em estudos controlados. Em recém-nascidos prematuros, a alimentação pós-pilórica deve ser evitada.

Gastrostomia

Quando o suporte nutricional enteral tem previsão de se prolongar por prazos maiores de 6-8 semanas, recomenda-se fazer gastrostomia (GTM) endoscópica percutânea[3] ou a enterostomia por via cirúrgica.

As indicações e contraindicações para o uso de GTM estão listadas no Quadro 1.

Em crianças com deficiência neurológica, tanto a sonda nasogástrica quanto a GTM servem para otimizar a infusão da alimentação. O estado nutricional melhorado é acompanhado, muitas vezes, de melhor percepção do bem-estar. Em crianças com doença renal terminal em diálise peritoneal, ambos os métodos são associados com taxas de complicações semelhantes, sendo perfeitamente realizável a gastrostomia endoscópica em uso de diálise peritoneal.

COLOCAÇÃO DE GASTROSTOMIA ENDOSCÓPICA PERCUTÂNEA

Antes da colocação da GTM, deve-se avaliar cuidadosamente as vantagens e desvantagens, por uma equipe multidisciplinar de suporte nutricional.

A preparação pré-operatória também deve incluir a obtenção de consentimento informado dos responsáveis, testes laboratoriais (hemoglobina, contagem de plaquetas e estudos de coagulação) e jejum pré-procedimento (6 horas de alimento sólido, 4 horas de leite materno, 2 horas de água).

Após a inserção da GTM, o tempo recomendado para reiniciar a alimentação varia de 1-24 horas. Em geral isso se faz 6 horas após o procedimento.

Quadro 1 Indicações e contraindicações de GTM

Indicações	Contraindicações relativas	Contraindicações absolutas
• Doenças crônicas associadas com desnutrição (doença pulmonar crônica, Aids, IRC, intestino curto) • Doenças neurológicas • Doenças oncológicas • Pseudo-obstrução intestinal • Para alimentar e para descomprimir	• Parede abdominal difícil de ser transiluminada (obeso, visceromegalia) • Comorbidades do paciente – hipertensão portal, gastrite grave ou úlcera gástrica, ascite, peritonite, diálise peritoneal, *shunt* ventrículo-peritoneal • Doença terminal com expectativa de vida limitada	• Incapacidade de fazer o exame endoscópico – estenose de laringe ou de esôfago • Coagulopatia incorrigível

GTM: gastrostomia; IRC: insuficiência renal crônica.

É indicada profilaxia antibiótica na expectativa de reduzir a prevalência da infecção da ferida.

As crianças com distúrbios de deglutição, frequentemente portadoras de paralisia cerebral, frequentemente apresentam refluxo gastroesofágico (RGE). No passado, esses pacientes costumavam ser submetidos a fundoplicatura quando realizavam gastrostomia, mas hoje a maioria tolera perfeitamente a gastrostomia endoscópica sem cirurgia antirrefluxo. Considera-se que o paciente que está tolerando nutrição enteral por sonda nasogástrica tolerará a nutrição enteral por gastrostomia endoscópica, não sendo necessária investigação de RGE nesses pacientes.

COMPLICAÇÕES DA GASTROSTOMIA

Nas crianças, a taxa de complicações iniciais é de 8-30%, dependendo da definição de complicações.[4,5]

Estas incluem celulite, intolerância alimentar, lacerações e perfurações, hematoma duodenal, pneumoperitônio complicado, fasciíte necrotizante e migração de cateter.

A complicação mais frequente é a infecção da ferida. Como não existe um consenso a respeito de uso profilático de antibióticos, usam-se os resultados já publicados como orientação. Um ensaio não randomizado mostrou taxas de infecção semelhantes com uma dose única de profilaxia de uma cefalosporina, em comparação com 2 doses e mais metronidazol oral.[6]

Pacientes portadores de *shunts* ventrículo-peritoneais ou cateteres são os que mais apresentam complicações quando colocam GTM.[7] Antibióticos, profilaxia antifúngica e adiamento de colocação de cateter por 2-3 dias são sugestões de precauções para reduzir esse risco.

Taxas de complicações tardias de até 44% foram descritas em crianças. Em alguns estudos, foram relatadas complicações relacionadas ao estoma em 73% dos pacientes, a maioria delas de resolução simples sem maior morbidade, ocorrendo principalmente nos primeiros 2 anos após sua inserção.[8] A fístula gastrocutânea após a remoção da GTM foi bastante relatada. Às vezes requer fechamento cirúrgico, mas na maioria das vezes curativo compressivo garante o fechamento espontâneo da estomia.

Colocação para alimentação: sondas macias e de pequeno calibre são utilizadas para alimentação. Assim, minimizam o desconforto do paciente. Para colocar uma sonda enteral, o fio-guia é colocado no seu interior, o que vai permitir uma colocação mais precisa.

A confirmação da colocação será feita por uma radiografia da parte inferior do tórax/abdome superior.[9]

É importante perceber que a ausculta sobre o epigástrio durante a injeção de ar em qualquer sonda não é uma maneira precisa de avaliar sua posição, pois ela poderá estar muito longe ou não suficientemente distante. Dessa forma, é melhor esperar a confirmação radiológica para então iniciar a infusão de alimentos.

Em pacientes que se encontram com intubação orotraqueal, a capnografia é um método alternativo para verificar a posição da sonda nasogástrica, especialmente naqueles que estão sendo ventilados mecanicamente. Em uma revisão sistemática, a capnografia calorimétrica (monitoração semiquantitativa de CO_2) foi um preditor confiável de deslocamento do tubo nasogástrico para a via aérea, com uma sensibilidade de 88-100% e uma especificidade de 99-100%.[10]

Muitos pacientes experimentam desconforto orofaríngeo, que geralmente se resolve em 24-48 horas. O *spray* anestésico local aplicado à orofaringe pode aliviar alguns reflexos e o desconforto associado à presença da sonda.[10]

COMPLICAÇÕES DE SONDAS NASOGÁSTRICAS E NASOENTÉRICAS

Embora as sondas de PVC (apenas para drenagem) exijam substituições frequentes (cada 3-5 dias), sondas finas (de silicone e poliuretano), utilizadas para alimentação, podem ser mantidas por até 8 semanas.

Algumas complicações precisam ser lembradas:

- Gastrointestinais: no trato gastrointestinal podem ocorrer mau posicionamento da sonda, em qualquer posição, enrolamentos ou nós – desde a faringe, seio piriforme, esôfago, estômago e duodeno.[12] O deslocamento do sínus faríngeo e piriforme pode ser reconhecido em um paciente que tem êmese significativa. Em pacientes que podem não se queixar, um exame laringoscópico permite visualizar facilmente a lesão. Pode ser necessária uma fluoroscopia ou endoscopia para remover com segurança uma sonda enrolada. Controle radiológico pós-passagem de sonda evita essas complicações relacionadas a mau posicionamento.

O desenvolvimento de dor epigástrica ou torácica de início súbito, sugerindo refluxo ácido, pode indicar o desenvolvimento de esofagite, e, idealmente, a sonda deve ser removida.[13] Para os pacientes que continuam precisando da sonda, a supressão da secreção de ácido gástrico pode ser indicada.

As sondas nasogástricas podem causar gastrite ou sangramento gástrico por irritação crônica ou necrose por pressão causada pela sucção da mucosa gastrointestinal.[14] Isso geralmente é reconhecido quando o conteúdo gástrico aspirado fica sanguinolento. Os pacientes com drenagem gástrica sangrenta requerem avaliação adicional, e, sempre que possível, a sonda nasogástrica deve ser removida.

- Pulmonar: o risco de complicações pulmonares aumenta em pacientes com sondas nasogástricas. A prevenção da descompressão nasogástrica pós-operatória profilática diminui as complicações pulmonares e tem outros efeitos benéficos.
- Perfuração: além da perfuração potencial de estruturas pulmonares ou do trato gastrointestinal, as sondas nasogástricas e nasoentéricas podem perfurar outras estruturas em pacientes com certas condições patológicas.

Pacientes com cirurgia esofágica ou gástrica anterior correm o risco de perfuração gastrointestinal. Já os lactentes, as crianças e os pacientes com traumatismo facial têm risco de perfuração de placa cribriforme e intubação intracraniana.[1,2]

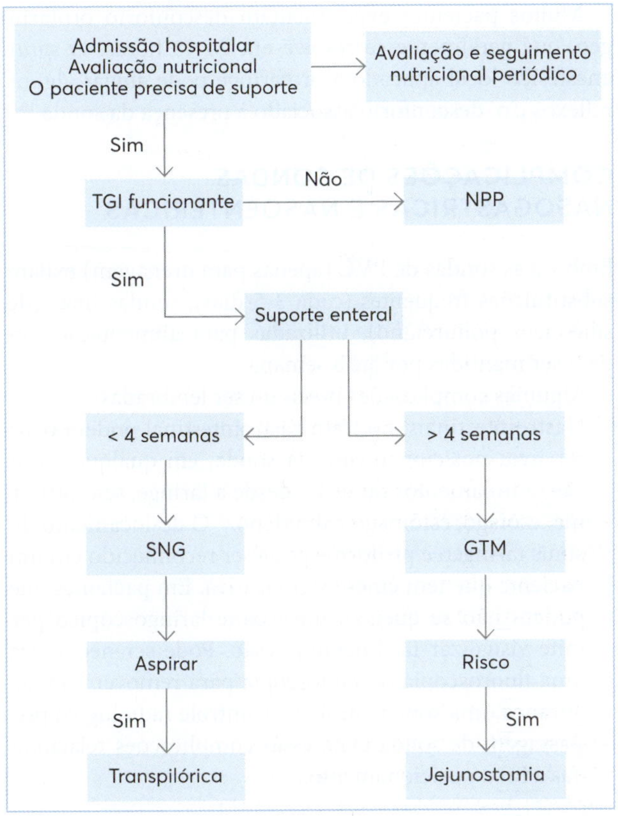

Figura 1 Árvore de decisão para o suporte nutricional enteral.

GTM: gastrostomia; NPP: nutrição parenteral periférica; SNG: sonda nasogástrica; TGI: trato gastrointestinal.

REFERÊNCIAS BIBLIOGRÁFICAS

1. Agostoni C, Axelson I, Colomb V, Goulet O, Koletzko B, Michaelsen KF, et al. The need for nutrition support teams in pediatric units: a commentary by the ESPGHAN Committee on Nutrition. J Pediatr Gastroenterol Nutr. 2005;4(1):8-11.
2. Jonkers CF, Prins F, Van Kempen A, Tepaske R, Sauerwein HP. Towards implementation of optimum nutrition and better clinical nutrition support. Clin Nutr. 2001;20(4):361-6.
3. Gauderer MW, Ponsky JL, Izant RJ Jr. Gastrostomy without laparotomy: a percutaneous endoscopic technique. J Pediatr Surg. 1980;15(6):872-5.
4. Behrens R, Lang T, Muschweck H, Richter T, Hofbeck M. Percutaneous endoscopic gastrostomy in children and adolescents. J Pediatr Gastroenterol Nutr. 1997;25(5):487-91.
5. Khattak IU, Kimber C, Kiely EM, Spitz L. Percutaneous endoscopic gastrostomy in paediatric practice: complications and outcome. J Pediatr Surg. 1998;33(1):67-72.
6. Rawat D, Srivistava A, Thomson M. Antibody prophylaxis for children undergoing percutaneous endoscopic gastrostomy. J Pediatr Gastroenterol Nutr. 2005;40(2):234-5.
7. von Schnakenburg C, Feneberg R, Plank C, Zimmering M, Arbeiter K, Bald M, et al. Percutaneous endoscopic gastrostomy in children on peritoneal dialysis. Perit Dial Int. 2006;26(1):69-77.
8. Ségal D, Michaud L, Guimber D, Ganga-Zandzou PS, Turck D, Gottrand F. Late-onset complications of percutaneous endoscopic gastrostomy in children. J Pediatr Gastroenterol Nutr. 2001;33(4):495-500.
9. Reddy P, Malone M. Cost and outcome analysis of home parenteral and enteral nutrition. JPEN J. 1998;22(5):302-10.
10. Lopez-Hercl J, Santiago MJ, Sanchez, Mencía S, Carrillo A, Vigil D. Risk factors for gastrointestinal complications in critically ill children with transpyloric enteral nutrition. Eur J Clin Nutr. 2008;62(3):395-400.
11. Aggett P, Agostoni C, Axelsson I, Edwards CA, Goulet O, Hernell O, et al. Non-digestible carbohydrates in the diets of infants and young children. A commentary by the ESPGHAN Committee on Nutrition. J Pediatr Gastroenterol Nutr. 2003;36(3):329-37.
12. Kien CL. Digestible and indigestible carbohydrates. In: Koletzko B, Cooper P, Garza C (eds.). Children's nutrition: a practical reference guide. Basel: Karger; 2008. p.42-6.
13. Meier R, Burri E, Steuerwald M. The role of nutrition in diarrhoea syndromes. Curr Opin Clin Nutr Metab Care. 2003;6(5):563-7.

CAPÍTULO 3.1

DIETA CETOGÊNICA PARA EPILEPSIA: O QUE O PEDIATRA PRECISA SABER?

Izaura Merola Faria
Vanessa Yumi Salomão Watanabe Liberalesso

AO FINAL DA LEITURA DESTE CAPÍTULO, O PEDIATRA DEVE ESTAR APTO A:

- Compreender a composição das dietas cetogênicas.
- Conhecer as indicações e contraindicações da dieta cetogênica.
- Saber manejar situações de intercorrências no pronto atendimento da criança que está em dieta cetogênica quando adoece.

INTRODUÇÃO

Em 1921, Wilder relatou benefício do jejum na epilepsia. Ele hipotetizou que uma dieta com maior teor de gordura e menor de carboidrato produziria efeitos metabólicos semelhantes ao jejum provocando cetogênese (produção de corpos cetônicos). Essa dieta foi chamada de dieta cetogênica (DC). Para que a dieta reproduza o estado cetótico do jejum, deverá conter em sua composição de macronutrientes alto percentual de gordura, em geral acima de 65%, ficando o restante distribuído entre carboidratos e proteínas. Para que seja considerada eficaz, o alvo é redução de pelo menos 50% das crises epilépticas.

Atualmente quatro DC estão em evidência:

- DC clássica.
- DC clássica modificada.
- DC de Atkins modificada.
- DC com triglicerídeo de cadeia média (TCM) e dieta de baixo índice glicêmico.

Uma visão global dessas variações encontra-se no final deste capítulo no Anexo 1.

Quadro 1 Corpos cetônicos

São compostos hidrossolúveis formados na quebra de grande quantidade de gordura para produzir energia. Em algumas circunstâncias, são utilizados pelo organismo com efeitos particulares na função cerebral.

MECANISMOS DE AÇÃO

Estudos experimentais demonstraram que acetona e acetoacetato têm atividade anticonvulsivante. Em estudos clínicos, os pacientes que respondem bem à DC têm aumento dos níveis de acetona nos exames de ressonância magnética (RM) com espectrometria, e também se observou melhora do metabolismo energético com o aumento da reserva energética, sendo associada à resistência às convulsões. A elevação sérica e cerebral dos ácidos graxos poli-insaturados (Pufa) aumenta a expressão de proteínas não pareadas nas mitocôndrias, alterando o gradiente de prótons em suas membranas internas e reduzindo a produção de radicais livres. A eventual utilização de triglicerídeos de cadeia média (TCM), que independem da carnitina para adentrar nas mitocôndrias, também otimiza o funcionamento destas, contribuindo para reserva energética positiva.

INDICAÇÃO

Atualmente, pode-se indicar DC após falha no tratamento da epilepsia com o uso de dois anticonvulsivantes.

Duas situações clínicas têm indicação formal de DC para a vida toda. São elas a deficiência de Glut 1 (um transportador de glicose encontrado nos glóbulos vermelhos e na barreira hematoencefálica que, na sua falta não ocorre a transferência de glicose para o cérebro) e a deficiência de piruvato desidrogenase (enzima que metaboliza o piruvato, que não podendo ser metabolizado à acetil CoA, não inicia o ciclo de Krebs, impedindo esta via de produção energia mitocondrial e resultando em acidose láctica). Nas síndromes epilépticas graves o ideal é que a opção por DC ocorra mais precocemente, principalmente naquelas epilepsias de causas citadas no Quadro 2 como índice de resposta à terapia > 75%.

Quadro 2 Síndromes epilépticas com indicação de dieta cetogênica

Benefício > 50% redução de crises	
> 70% índice de resposta	**> 50% índice de resposta**
• Deficiência de piruvato desidrogenase • Deficiência de Glut-1 • Desordens mitocondriais do complexo I • Espasmos infantis • Síndrome de Angelman • Síndrome de Doose • Síndrome de Dravet • Síndrome de deficiência de proteína transportadora de glicose 1 (Glut -1) (Glut1DS) • Síndrome de epilepsia relacionada à infecção febril (Fires) • Crianças ou bebês alimentados exclusivamente por fórmulas • Espasmos infantis • Síndrome de Ohtahara • Deficiência de piruvato desidrogenase (PDHD) • Estado epilético super--refratário • Complexo esclerose tuberosa	• Deficiência de adenilosuccinatoliase • Encefalopatia CDKL5 • Epilepsia de ausência na criança • Malformação cortical • Epilepsia da infância com convulsões focais migratórias • Encefalopatia epiléptica com pico contínuo e onda durante o sono • Glicogenose tipo V • Epilepsia juvenil mioclônica • Doença do corpo de Lafora • Síndrome de Landau-Kleffner • Síndrome de Lennox-Gastaut • Deficiência de fosfofrutoquinase • Síndrome de Rett • Panencefalite subaguda esclerosante (SSPE)

Fonte: adaptado de Kossoff, 2018.[1]

As contraindicações estão listadas no Quadro 3.

No Brasil, em 2018, a Comissão Nacional de Incorporação de Tecnologias no SUS (Conitec) incluiu a DC como opção terapêutica para epilepsias no plano clínico de diretrizes terapêuticas do Ministério da Saúde. Isso é muito importante para organizar políticas públicas em relação aos centros de terapia de dieta cetogênica.

ANTES DE INICIAR

A família é orientada em relação as particularidades da dieta, a diminuir os carboidratos paulatinamente, a adquirir balança de cozinha que pese em gramas, fitas urinárias para medir cetonuria e se possível aparelho e fita para medir cetose capilar.

Quadro 3 Contraindicações ao uso da dieta cetogênica

Absolutas	Relativas
Deficiência primária de carnitina Deficiência de carnitina palmitoiltransferase (CPT) I ou II Deficiência de carnitina translocase Defeito de betaoxidação Deficiência de piruvato carboxilase Porfiria	Incapacidade de manter uma nutrição adequada Foco cirúrgico identificado por neuroimagem e monitoramento de vídeo (EEG) Inconformidade dos pais ou cuidadores Uso concomitante de propofol (o risco de síndrome de infusão de propofol pode ser maior)

EEG: eletroencefalograma.
Fonte: adaptado de Kossoff, 2018.[1]

Quadro 4 Marco histórico da DC no Brasil

Brasil – 2018
Conitec cita a dieta cetogênica como opção terapêutica em epilepsia no PCDT do Ministério da Saúde.

Conitec: Comissão Nacional de Incorporação de Tecnologias no SUS; PCDT: protocolos clínicos e diretrizes terapêuticas.

O QUE INICIAR?

A preocupação com fatores relacionados ao crescimento e desenvolvimento recomenda a utilização da DC em crianças acima de 2 anos de idade, porém estudos mostram segurança em seu uso abaixo dessa idade.

A decisão de como iniciar a DC é realizada juntamente com a família do paciente.

Como a gordura é o principal substrato da dieta e há limitação de legumes, frutas e muitos grãos ricos em proteína e amido, é necessário que a criança receba uma suplementação multivitamínica e mineral.

ADAPTAÇÕES À DIETA CETOGÊNICA

Como já é sabido, a DC rica em gordura, pobre em carboidratos e contendo apenas o suficiente de proteínas para

Quadro 5 Peculiaridades da DC pediátrica

- A DC deve ser individualizada com base nas condições da família e da criança, juntamente com a experiência do centro de DC.
- Restrição hídrica de calorias não é mais recomendada.
- Crianças com menos de 2 anos de idade devem começar com a DC clássica e uma DC baseada em fórmula pode ser útil para essa faixa etária.
- Há evidências razoáveis para o uso do TCM.
- DAM e BIG – existe consenso para adolescentes e a DAM tem sido pensada para áreas com baixo nivel de acesso a recursos.

DC: dieta cetogênica; TCM: triglicerídeo de cadeia média; DAM: dieta de Atkins modificada; BIG: dieta do baixo índice glicêmico.

Quadro 6 Suplementação na DC

- Todas as crianças devem receber um multivitamínico e cálcio diariamente com vitamina D adequada.
- Os citratos orais podem prevenir litíase renal, porém não houve consenso em seu uso, permanecendo opcional.
- Apesar de os níveis de vitamina D diminuírem durante a DC, ainda não há consenso sobre a suplementação extra.
- Não há recomendação para o uso empírico de antiácidos, laxantes, probióticos, cetonas exógenas, selênio adicional ou carnitina em conjunto com a DC no momento.

DC: dieta cetogênica.

Quadro 7 Acompanhamento ambulatorial da DC

- As crianças devem ser acompanhadas pela equipe multiprofissional de EMDC. Em cada visita serão avaliadas por neurologista, pediatra, nutricionista e nutrólogo, além da verificação de dados laboratoriais, histórico de crises, a adesão à dieta propriamente dita e o uso de anticonvulsivantes.
- Com visita periódica com 1, 3, 6, 9 e 12 meses ao EMDC no primeiro ano, com visitas espaçadas a cada 6 meses depois disso. O contato mais frequente é necessário para bebês e outros pacientes com alto risco de deficiência nutricional.

EMDC: equipe multiprofissional de dieta cetogênica.

manter o crescimento, obriga o organismo a usar a gordura como fonte de energia para o cérebro e outros órgãos, enquanto mais corpos cetônicos – unidades de energia – passam a ser produzidos pelo fígado. Entretanto, até serem utilizados como fonte principal de energia, o cérebro demorará cerca de 3 semanas para se adaptar completamente. Isso envolve alguns sinais clínicos, como sonolência e náuseas, na adaptação do tratamento.

Após iniciar o tratamento dietoterápico, que é indicado e conduzido por uma equipe multidisciplinar, recomenda-se que este dure pelo menos 3 meses antes de tirar conclusões sobre sua efetividade e decidir por sua manutenção.

PARTICULARIDADES DA CRIANÇA CETOGÊNICA QUANDO APRESENTA DOENÇAS INFANTIS

Quando uma criança em DC adoece, em geral necessita de avaliação hospitalar se apresentar vômitos e diarreia (muitas vezes causados por gastroenterite) ou doença febril, que possam levar a descompensação, intolerância à dieta e aumento das crises.

Quando a criança não está bem, o plano dietoterápico deve ficar em segundo lugar em relação ao tratamento necessário. No entanto, deve-se reconhecer que a perda abrupta de cetose pode exacerbar significativamente o controle das crises.

Sempre que possível, medicamentos sem açúcar, carboidratos permitidos e tratamentos intravenosos (IV) cautelosos devem ser usados para evitar a perda de cetose.

As medições devem ser feitas em qualquer momento de jejum, por exemplo, ao acordar de manhã ou se as refeições forem perdidas ou não forem concluídas em virtude da falta de apetite.

A hipercetose (> 6 mol) ou hipoglicemia (< 50 mg/dL) devem ser tratadas rapidamente.

AVALIAÇÃO PEDIÁTRICA NAS INTERCORRÊNCIAS CLÍNICAS

Diretrizes gerais

Os medicamentos devem ser em forma de comprimido, pois os xaropes em geral contêm adoçantes ou açúcares que não são compatíveis com uma dieta cetogênica.

Quadro 8 Ingredientes adicionados em produtos em relação ao conteúdo de carboidrato

Não podem ser utilizados	Podem ser utilizados
Açúcares: • Dextrose, frutose, glicose, lactose, sacarose, açúcar de baunilha **Amidos:** • Amido de milho, amido pré-gelatinizado, glicolato de amido sódico **Edulcorantes:** • Sorbitol, manitol, xilitol, maltitol, isomalte, eritritol **Outros:** • Amido hidrolisado hidrogenado (HSH), ácido ascórbico, álcool, glicerina	**Edulcorantes:** • Aspartame, sacarina, acesulfame de potássio **Outros:** • Celulose, carboximetilcelulose, hidroximetilcelulose, celulose microcristalina, polietilenoglicol, estearato de magnésio

Em geral: não utilize medicamentos intravenosos, elixires, xaropes, pastilhas para mastigar ou comprimidos com revestimento entérico.

Observe-se que nem todas as formulações de comprimidos de medicamentos têm necessariamente a menor quantidade de carboidratos.

Deve-se discutir todos os novos medicamentos com a equipe neurologista, nutricionista e farmacêutico.

Se o carboidrato total na medicação for maior que 0,5 g/dia, ajustar a composição de carboidratos da dieta com o nutricionista conforme necessário.

Informar o nutricionista o mais rápido possível sobre mudanças em quaisquer medicamentos. No Quadro 8 são apresentados alguns ingredientes, geralmente utilizados pela indústria, que podem conter carboidratos.

Situações emergenciais

Existem quatro fatores-chave para a avaliação de uma criança em terapia com DC que está agudamente mal e se apresenta ao hospital para tratamento.

1. Verificar o diagnóstico causal.
2. Checar o nível de hidratação do paciente.
3. Checar se o nível de cetonúria está excessivo (muito escuro).
4. Medir o nível de cetona sérica (beta-hidroxibutirato) por punção digital: geralmente mantido entre 2,4-5 mmol/l, > 5 ficar alerta > 6 já está excessivo.

Quadro 9 Sinais clínicos de cetose excessiva

- Fadiga excessiva ou letargia
- Náusea
- Vômito
- Hálito de fruta azeda (cetônico)
- Respiração rápida
- Aumento da frequência cardíaca

GESTÃO DA DESIDRATAÇÃO

Reidratação oral

Aumentar a frequência dos fluidos permitidos na DC usual (pode-se incluir água, fórmula cetogênica Ketocal® na proporção correta e outros) e verificar com o nutricionista se os fluidos adequados estão sendo fornecidos.

Não são permitidos refrigerantes regulares, leite, licores, sucos.

Podem ser usadas soluções de reidratação oral, na concentração de 1,5-1,8 g glicose/100 mL (p. ex., diluir 1 pacote de soro oral com 20 g de glicose em 1.300 mL de água = 1,5 g glicose/100 mL).

A reidratação é mais importante do que qualquer perda de cetose que possa ocorrer.

Reidratação nasogástrica

Seguirá a mesma recomendação de concentração de glicose do soro oral + intercalar com a DC na preparação de Ketocal®.

Reidratação intravenosa

Qualquer criança com desidratação grave pode requerer *bolus* imediatos de solução salina normal (10-20 mL/kg) e, em seguida, fluidos de manutenção ajustados de acordo com a situação clínica.

Não deve ser administrada glicose intravenosa a não ser que ocorra impossibilidade do uso de via digestiva em presença de cetose elevada ou acidose. Considerar utilizar solução salina isotônica com concentrações de glicose em torno de 1-2% se for por curto período de tempo. Se se prolongar por mais de 24 horas, considerar aumentar a oferta de glicose para 5%.

Investigações urgentes

Ureia e eletrólitos, glicose, gasometria capilar, urinálise, hemograma, PCR, lipase, amilase (se dor abdominal associada).

Contatar a equipe de neurologia e DC e considerar internamento ou UTI:

A. Se o paciente estiver hemodinamicamente instável.
B. Se tiver histórico de cirurgia intestinal.
C. Se tiver histórico de outra doença significativa,
D. Se houver anormalidades eletrolíticas.

TRATAMENTO DA CETOSE EXCESSIVA

A cetose excessiva deve ser controlada pela administração de carboidratos extras.

Por via oral, nasogástrica

Administrar 30 mL de suco de maçã ou de laranja.

Testar novamente as cetonas séricas usando punção digital 15 minutos após a administração.

Quadro 10 Condutas na hipercetonemia

- Cetose > 5 e clinicamente bem – nenhuma preocupação.
- Cetose excessiva > 6 e sonolência – avaliar para outros fatores médicos contribuintes e, se não houver fator médico contribuinte, realizar manutenção de hidratação isotônica com glicose de 2-5% de concentração.
- Cetose excessiva e hipoglicemia – corrigir a hipoglicemia em *bolus* e manter protocolo de hidratação até poder reiniciar a dieta.

Se o nível de cetona sérica ≥ 6 mmol/L e/ou o paciente apresentar sintomas clínicos de cetose excessiva, administrar outra dose de suco de 30 mL e monitorar os sintomas clínicos.

Se a segunda dose não resultar em melhora, a criança pode precisar de *bolus* intravenoso de glicose com 30 mL de glicose a 10% ou solução glicosada 5% de manutenção.

As cetonas séricas precisam ser monitoradas cada 6 ou 4 horas enquanto os níveis de cetonas estiverem altos ou instáveis.

Os níveis de glicose no sangue precisarão ser monitorados ao mesmo tempo que os níveis de cetonas no sangue ou conforme indicação clínica. A glicose deve ser ≥ 50 mg/dL.

Contatar a neurologia antes de qualquer tratamento.

Por via intravenosa

Se houver cetose excessiva mantida, uma criança pode precisar de tratamento com dextrose 5% de manutenção e solução salina normal ou *bolus* IV.

Se houver hipoglicemia (< 50 mg/dL), o *bolus* IV é mandatório.

Bolus IV de 2 mL/kg de glicose 10% ou 0,4 mL/kg de glicose 50% diluída 1:3 em solução fisiológica.

Nota: um *bolus* IV de (30 mL de glicose a 10% é equivalente a 30 mL de limonada/suco.

CONSIDERAÇÕES FINAIS

O pediatra, seja como o médico de confiança da família ou o médico que estará presente no pronto atendimento, é muito importante para conduzir o atendimento inicial e dar o correto seguimento da criança.

A terapia dietoterápica é eficaz e segura nas situações indicadas, mas deve ser realizada por equipe multidisciplinar (neurologista, nutricionista, pediatra, nutrólogo), com essencial participação do profissional nutricionista com formação para dieta cetogênica.

Quadro 11 Papel do pediatra

- Ao pediatra da rotina cabe acompanhar a saúde geral, manter as rotinas em dia, checar se estão seguindo as orientações de DC e suplementação, além de saber reconhecer possíveis complicações e estar informado para agir nas situações de intercorrência clínica e emergencial.
- Caso se verifique alguma irregularidade, deve-se contatar a EMDC.

DC: dieta cetogênica; EMDC: equipe multidisciplinar de dieta cetogênica.

REFERÊNCIAS BIBLIOGRÁFICAS

1. Kossoff EH, Zupec-Kania BA, Auvin S, Ballaban-gil KR, Bergqvist AGC, Blackford R, et al. Optimal clinical management of children receiving dietary therapies for epilepsy: updated recommendations of the International Ketogenic Diet Study Group. Epilepsia Open. 2018;3(2):175-92.
2. Conitec, 2018. Available: http://conitec.gov.br/images/Protocolos/PCDT_Epilepsia.pdf.
3. Thompson L, Fecske E, Salim M, Hall A. Use of the ketogenic diet in the neonatal intensive care unit: safety and tolerability. Epilepsia. 2017;58(2):e36-e39.
4. van der Louw E, van den Hurk D, Neal E, Leiendecker B, Fitzsimmon G, Dority L, et al. Ketogenic diet guidelines for infants with refractory epilepsy. Eur J Paediatr Neurol. 2016;20(6):798-809.
5. Neal EG, Chaffe H, Schwartz RH, Lawson MS, Edwards N, Fitzsimmons G, et al. The ketogenic diet for the treatment of childhood epilepsy: a randomised controlled trial. Lancet Neurol. 2008;7:500-6.

Anexo 1 Visão global dos tipos de dieta cetogênica

Razão de macronutrientes G:(C+L)	Características	Visualize		% de macronutrientes		
				Gord	Carbo	Prot
DCC	4:1	Individualizada, estruturada, rígida, ingredientes devem ser rigorosamente pesados, deve ingerir todo o conteúdo da refeição.	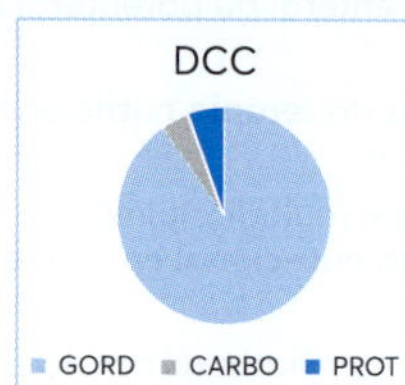	90	4	6
DC clássica modificada	3:1 2:1 1:1	Modifica a restrição da DC clássica, interessante para o início e a retirada da DC e para seguimento a longo prazo em crianças.	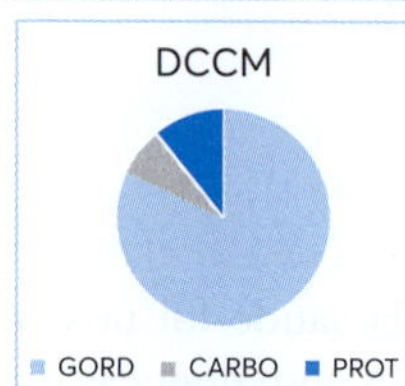	87 82 70	3 6 15	10 12 15
DC com TCM	1,9:1	Contém triglicerídeos de cadeia média que são altamente cetogênicos, permitindo um conteúdo maior de carboidrato e/ou proteína.	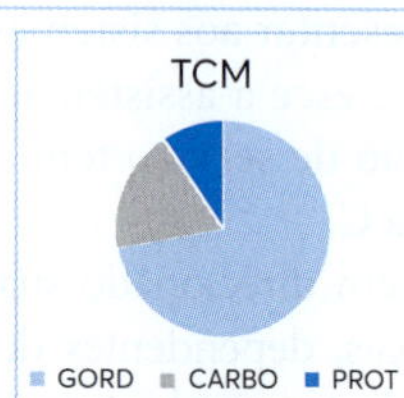	71 21 LCT 50 TCM	10	19
DAM**	0,8:1	Limita a quantidade de carboidratos, encoraja as gorduras e não limita as proteínas. Carboidratos devem sempre ser acompanhados por gordura quando consumidos.	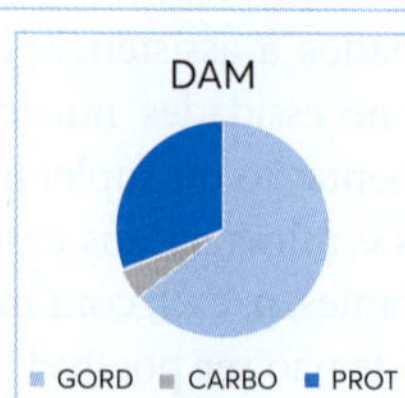	65	3-6	29-32
BIG**	2:3	Individualizada, mas menos estruturada, enfatiza carboidratos complexos, usa listas de substituições. Não tem o objetivo de induzir cetose.	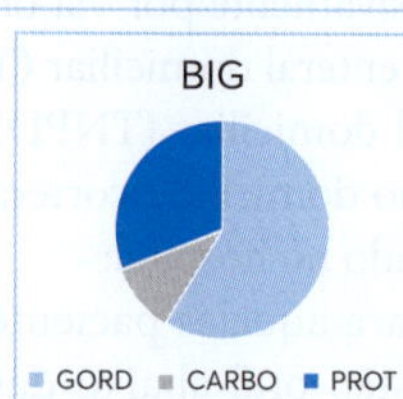	60	12	28

DC: dieta cetogênica; DCC: dieta cetogênica clássica; TCM: triglicerídeo de cadeia média; DAM: dieta de Atkins modificada; BIG: dieta do baixo índice glicêmico.
** Não adequadas para crianças até 12 anos; indicadas para adolescentes devido ao alto conteúdo proteico e maior necessidade de controle de crises, crescimento e desenvolvimento.
Fonte: adaptado de Charlie Foundation (charliefoundation.org).

CAPÍTULO 3.2

TERAPIA NUTRICIONAL PEDIÁTRICA DOMICILIAR

Tania Mara Perini Dillem Rosa
José Vicente Spolidoro

AO FINAL DA LEITURA DESTE CAPÍTULO, O PEDIATRA DEVE ESTAR APTO A:

- Receber o paciente egresso da hospitalização em nutrição enteral ou parenteral.
- Dar continuidade à terapia nutricional enteral ou parenteral no domicílio.
- Indicar a terapia nutricional enteral ou parenteral em ambiente domiciliar.
- Reconhecer as complicações da terapia nutricional enteral e parenteral domiciliar.
- Orientar e coordenar a equipe multidisciplinar no acompanhamento da terapia nutricional enteral e parenteral domiciliar.
- Apoiar, acolher e orientar as famílias e as crianças em terapia nutricional enteral e parenteral domiciliar.

INTRODUÇÃO

Com o progresso na área da saúde foi possível conceber novos limites à vida. Pacientes com doenças graves e maior sobrevida passaram a se apresentar aos sistemas de saúde.[1] Acompanhando tal quadro, cresce a assistência domiciliar. Essa modalidade de prestação de serviço tem seus primeiros registros no século XIII a.C.

O *home care* atualmente tem direcionado sua atenção às crianças com doenças crônicas, dependentes de tecnologia, assim como àquelas em estado terminal.[2] A maioria dos pacientes pediátricos encaminhados à assistência domiciliar é formada por portadores de necessidades nutricionais especiais, quer seja com complementação ou suplementação oral (suplementação de vitaminas e minerais nos casos de depleção pelo uso de anticonvulsivantes, p. ex.), com instituição de sondas ou ostomias (no caso de não ser possível atingir as necessidades nutricionais exclusivamente por via oral). As indicações de terapia nutricional enteral domiciliar (TNED) e de terapia nutricional parenteral domiciliar (TNPD) são similares às das hospitalares, pois no domicílio ocorrerá a continuidade do atendimento já iniciado no hospital:

- A TNED está indicada para aqueles pacientes que apresentam redução na ingestão oral abaixo das necessidades para manter seu estado nutricional e de hidratação.
- A TNPD está indicada para aqueles pacientes em que a nutrição oral e a enteral estão temporariamente ou definitivamente impossibilitadas.[3]

O objetivo da terapia nutricional domiciliar para crianças é melhorar o estado nutricional e promover o crescimento adequado. Para tanto se faz necessária a avaliação multidisciplinar nutricional completa com exame clínico, ingestão dietética, antropometria, composição corporal (quando possível) e exames laboratoriais subsidiários. A partir dessas avaliações tem-se um diagnóstico da condição clínica e nutricional do paciente, possibilitando a escolha da via de administração, da oferta hídrica e calórica e da dieta a ser utilizada. De forma geral, os pacientes com função digestivo-absortiva preservadas e na ausência de alergias alimentares, utilizam-se preferencialmente fórmulas ou dietas enterais poliméricas. Em crianças sem comprometimento nutricional importante é possível utilizar dietas combinando industrializadas e artesanais. As orientações são transmitidas aos familiares, de forma a torná-los aptos, cooperativos e seguros na assistência alimentar ao paciente.[4]

É necessário observar o rigoroso cuidado com a higiene dos alimentos e a manipulação da fórmula enteral, seja ela industrializada ou artesanal, com o armazenamento, a administração e a troca adequada de frascos e equipos, conforme protocolos de cada serviço de *home care* e de acordo com a Portaria n. 337, de 14 de abril de 1999.[5] Embora as necessidades nutricionais de crianças e adolescentes em *home care* sejam as mesmas das hospitalizadas, grande parte da população pediátrica da assistência domiciliar é composta de crianças com encefalopatia crônica não progressiva (ECNP), doenças neuromusculares, miopatias etc., e suas necessidades energé-

ticas são diferentes, especialmente em decorrência da composição corporal e do nível de atividade física peculiar. Por isso ainda há dúvidas sobre qual o melhor método para calcular as necessidades energéticas para essas crianças. Nesse sentido, a North American Society for Pediatric Gastroenterology, Hepatology and Nutrition (NASPGHAN) recomenda que o cálculo das necessidades energéticas para as crianças com comprometimento neurológico seja estimado pelo *Dietary Reference Intakes* (DRI) para gasto energético basal, calorimetria indireta ou pela altura[6] (Quadro 1).

Mesmo adotando uma referência de cálculo, cada paciente necessita ser avaliado de forma individualizada. Gráficos de crescimento para as crianças com paralisia cerebral (PC) estão disponíveis, no entanto só descrevem como algumas amostras de crianças com PC têm crescido, e não são padrões de como todas as crianças com PC devem crescer.[7]

Nesses casos a Tabela 1 pode ser utilizada para determinar a estatura estimada em crianças que não conseguirem ficar na posição ereta, possuírem articulações contraídas, espasmos musculares involuntários, escolioses e pouca cooperação devido a deficiência cognitiva.

O esquema de alimentação e o regime de medicação devem ser ajustados à rotina da família. Permitir ao paciente e sua família o estabelecimento de seu próprio horário pode facilitar a aceitação da terapia enteral domiciliar.[8]

COMPLICAÇÕES DA NUTRIÇÃO ENTERAL DOMICILIAR

Complicações mecânicas

- Retirada acidental da sonda nasogástrica ou de ostomias.
- Deslocamento da sonda para o esôfago, provocando tosse, asfixia e engasgos, ou migração para o intestino, provocando diarreia.
- Obstrução da sonda.
- Irritação ou infecção da ostomia.

Complicação gastrointestinal

- Diarreia – deslocamento da sonda – antibioticoterapia ou medicamentos indutores de diarreia – fórmula muito fria – contaminação bacteriana – velocidade de infusão muito rápida – alta osmolalidade da fórmula – dieta com poucos resíduos.
- Constipação – ingestão inadequada de líquidos – dieta pobre em resíduos – inatividade – medicamentos.
- Náuseas e vômitos – velocidade de infusão muito rápida – obstrução de esvaziamento gástrico – migração da sonda – volume muito grande – gastroparesia.
- Distensão, gás, borborigmos, cólicas – velocidade de infusão rápida – adaptação temporária à alimentação – ar dentro das sondas – imobilismo – gastroparesia.

NUTRIÇÃO PARENTERAL DOMICILIAR (NPT)

A nutrição parenteral é modalidade de terapia nutricional domiciliar de forma temporária ou definitiva que permite manter adequadamente o estado nutricional de doentes impossibilitados da utilização do trato digestivo. A possibilidade de realizar a nutrição parenteral domiciliar permite não somente maior conforto à criança como também comodidade aos pais e familiares. Além desse fato, deve-se levar em conta as indiscutíveis vantagens econômicas, pois são abolidos os custos da internação hospitalar. Assim, a nutrição parenteral domiciliar, realizada pelos pais, com auxílio de profissionais de enfermagem, ou mesmo por serviços de *home care*, tem

Tabela 1 Medidas de segmento para estimativa de estatura

Medida do segmento	Cálculo da estatura estimada	DP
Comprimento do braço	(4,35 x CB) + 21,8	1,7
Comprimento da tíbia	(3,26 x CT) + 30,8	1,4
Altura do joelho	(2,69 x AJ) + 24,2	1,1

Quadro 1 Métodos de cálculos das necessidades energéticas

Ingestão diária através do gasto energético basal Consumo de energia = gasto energético* basal x 1,1	http://www.nal.usda.gov/fnic/etxt/000105.html
Calorimetria indireta Consumo energético = [gasto energético basal (BRM) x tônus muscular x fator atividade] + crescimento • Em que: BRM = área da superfície corporal (m) x taxa metabólica padrão (kcal/m²/h) x 24 horas) x taxa • Tônus muscular = 0,9 se estiver diminuído; 1,0 se estiver normal e 1,1 se estiver aumentado • Fator atividade = 1,1 se estiver acamado; 1,2 se depender de cadeira de rodas ou rastejar e 1,3 se deambular • Crescimento = 5 kcal/g de ganho de peso desejado	Krick J, Murphy PE, Markham JF, et al. A proposed formula for calculating energy needs of children with cerebral palsy. Dev Med Child Neurol. 1992;34(6):481-7.
Altura 15 kcal/cm quando não apresentar disfunção motora 14 kcal/cm quando apresentar disfunção motora, mas deambular 11 kcal/cm quando não deambular	Culley WJ, Middleton TO. Caloric requirements of mentally requirements of mentally retarded children with and without motor dysfunction. J Pediatr. 1969;75(3):380-4.

Fonte: Mota et al., 2013.[6]

atraído grande interesse dos planos de assistência médica e seguros de saúde.

A síndrome do intestino curto foi a primeira indicação para nutrição parenteral prolongada em seres humanos e, no Brasil, o primeiro motivo para que o método fosse realizado no domicílio do paciente. Atualmente continua sendo a principal indicação na criança, seguida da síndrome da pseudo-obstrução intestinal e de outras afecções, citadas na literatura, porém pouco frequentes em nosso meio, como: doença de Crohn, diarreia crônica de causas indeterminadas e enteropatias por deficiência imunológica.

Operacionalização da nutrição parenteral domiciliar

Admissão

É necessária a presença de uma equipe especializada para a condução desses casos no domicílio. Devem existir protocolos de enfermagem rígidos com o intuito de minimizar as complicações decorrentes dessa prática. O ambiente também deve ser favorável à administração da NPT, com condições de higiene adequadas, iluminação satisfatória e higiene pessoal da criança compatível com o procedimento.

O cateter venoso central (totalmente implantado ou semi-implantado) é o principal responsável pelas complicações da nutrição parenteral domiciliar: obstruções da luz e infecção (localizada no túnel subcutâneo ou infecção sistêmica). Diante dessas situações, deve-se priorizar a manutenção do cateter, uma vez que a falta de via de acesso vascular constituirá o fator limitante para a nutrição parenteral.

Redução da infusão

Na maioria das vezes a infusão da NPT é inicialmente contínua, e no domicílio inicia-se a redução progressiva do tempo de infusão, até chegarmos a um período de 8-12 horas, podendo ser durante o dia ou à noite, conforme for a rotina do paciente ou da família. É o que chamamos de NPT cíclica.

Término da infusão

Deve-se enfatizar a importância da heparinização do cateter ao final do procedimento para evitar, a qualquer custo, sua obstrução. O curativo que protege a agulha do *port-a-cath* ou a entrada do lúmen do Broviac deve ser feito com técnica asséptica, assim como todas as condutas de enfermagem vistas até este ponto. A NPT cíclica tem como vantagem a redução da insulinemia permanente e a esteatose hepática, além de aumentar a tolerância enteral e a aceitação oral durante o dia, garantindo mobilidade ao paciente e permitindo o tratamento domiciliar.[11]

COMPLICAÇÕES DA NUTRIÇÃO PARENTERAL DOMICILIAR

Relacionadas ao cateter venoso profundo:

- Mecânicas: trombose induzida pelo cateter, secundária a irritação do endotélio vascular.
- Infecciosas: infecção da linha central frequentemente ocorre por contaminação durante manipulação e geralmente envolve estafilococos coagulase-negativa.
- Metabólicas: complicações metabólicas são comuns nos pacientes que recebem NPT domiciliar. Esses problemas estão frequentemente associados a alterações de volume ou aos efeitos das doenças associadas. Geralmente eles causam alterações na glicemia e nos eletrólitos.[3]

CONSIDERAÇÕES FINAIS

Otimizar a saúde e o bem-estar de crianças com necessidades nutricionais específicas no domicílio implica o cuidado focado na família, por meio de um trabalho envolvendo membros de uma equipe multidisciplinar de terapia nutricional. A avaliação da dinâmica familiar pode ajudar a guiar intervenções e planejamento terapêutico

REFERÊNCIAS BIBLIOGRÁFICAS

1. Mendes W. Home care, uma modalidade de assistência à saúde. Rio de Janeiro: Uerj; UnATI; 2001.
2. Mendes RAGCS. Programa de Assistência Domiciliar do Instituto Fernandes Figueira: limites e possibilidades na construção de uma prática integral no cuidado à criança dependente de tecnologia. Rio de Janeiro, 2005.
3. DiBaise JK, Scolapio JS. Home parenteral and enteral nutrition. Gastroenterol Clin North Am. 2007;36:123-44.
4. Tamez RN, Silva MJP. Enfermagem na UTI neonatal: assistência ao recém-nascido de alto risco. Rio de Janeiro: Guanabara Koogan; 2006. p.213-9.
5. Portaria n. 337/MS, de 14 de abril de 1999. Regulamento Técnico para a Terapia de Nutrição Enteral. Diário Oficial da União 15 de abril de 1999.
6. Mota MA, Silveira CRM, Mello ED. Children with cerebral palsy: how can we assess and manage their nutritional. Int J Nutrology. 2013;6(2):60-8.
7. Liptak GS, Murphy NA; Council on Children with Disabilities. Providing a primary care medical home for children and youth with cerebral palsy. Pediatrics. 2011;128:e1321-9.
8. Waitzberg DL. Nutrição oral, enteral e parenteral na prática clínica. 3.ed. São Paulo: Atheneu; 2004.
9. Tannuri U. Síndrome do intestino curto na criança: tratamento com nutrição parenteral domiciliar. Rev Assoc Med Bras. 2004;50:330-7.
10. Wesley JR. Efficacy and safety of total parenteral nutrition in pediatric patients. Mayo Clin Proc. 1992;67:671-5.
11. Goulet O, Olieman J, Ksiazyk J, Spolidoro J, Tibboe D, Köhler H, et al. Neonatal short bowel syndrome as a modelo of intestinal failure: physiological background for enteral feeding. Clin Nutr. 2013;32(2):162-71.

CAPÍTULO 3.3

INSUFICIÊNCIA INTESTINAL

José Vicente Spolidoro
Christiane Araujo Chaves Leite
Mônica Chang Wayhs

AO FINAL DA LEITURA DESTE CAPÍTULO, O PEDIATRA DEVE ESTAR APTO A:

- Conceituar insuficiência intestinal.
- Conhecer as causas mais comuns da síndrome do intestino curto.
- Promover a adaptação intestinal após a ressecção.
- Instituir a conduta nutricional da síndrome do intestino curto.

INTRODUÇÃO

A insuficiência ou falência intestinal ocorre quando o intestino não apresenta capacidade funcional suficiente para suprir as necessidades nutricionais ou hídricas do organismo, ou seja, não é capaz de absorver macronutrientes (carboidratos, proteínas e gordura), micronutrientes (vitaminas, eletrólitos e minerais) ou água. Para manter a saúde e o crescimento, os indivíduos com insuficiência intestinal necessitam da nutrição parenteral. Apesar de ser rara, a insuficiência intestinal provoca alto impacto social, em decorrência de internações prolongadas e do elevado custo da nutrição parenteral.[1]

A insuficiência intestinal pode ser congênita ou adquirida, causada por perda de intestino ou por doença gastrointestinal ou sistêmica que comprometa o funcionamento intestinal, impossibilitando seu uso para a função nutricional.[1]

O intestino curto se caracteriza pela importante perda de área de superfície absortiva, sendo que a insuficiência intestinal também pode ocorrer por incapacidade absortiva.

As causas mais comuns da síndrome do intestino curto (SIC) são: enterocolite necrosante, gastrosquise, volvo intestinal, atresia intestinal, íleo meconial complicado e aganglionose.[2]

As patologias, sem intestino curto, que cursam com insuficiência intestinal são as doenças congênitas disabsortivas e os distúrbios motores graves do trato gastrointestinal, como a pseudo-obstrução intestinal crônica idiopática.[2]

Nos casos de ressecção intestinal, a repercussão clínica dependerá do segmento intestinal e do tamanho ressecado. O duodeno e o jejuno são responsáveis pela absorção da gorduras, proteínas e carboidratos, vitaminas e minerais (cálcio, magnésio, fósforo, ferro e ácido fólico). O íleo terminal é responsável pela absorção da vitamina B12 e sais biliares, além de participar da regulação da colecistoquinina, peptídeo YY e peptídeo glucagon-*like* 2. A principal função do cólon é absorver fluidos e eletrólitos, mas pode ser fonte de energia por meio da conversão de carboidratos não digeríveis em ácidos graxos de cadeia curta.[2] O tamanho do intestino remanescente, a ausência da válvula ileocecal, episódios recorrentes de sepse e o tempo de fechamento da ostomia estão relacionados a maior morbidade e mortalidade. Logo após a ressecção intestinal o organismo inicia uma resposta adaptativa, com alterações anatômicas e fisiológicas para melhorar a capacidade absortiva intestinal, visando a sua autonomia e ao consequente crescimento normal da criança. Essa resposta é lenta e progressiva, geralmente demorando 24-60 meses.[2]

A SIC é a principal causa da insuficiência intestinal na infância. Usualmente ocorre após cirurgia com extensa ressecção de intestino delgado, deixando um comprimento abaixo de um mínimo que possa garantir adequado suprimento nutricional enteral.[2] Ao nascimento, recém-nascidos a termo têm aproximadamente 250 cm de intestino delgado, e este cresce significativamente durante o primeiro ano de vida. Lactentes prematuros têm potencial de crescimento intestinal ainda maior.[3] O intestino delgado praticamente dobra de tamanho no último trimestre de gestação e dobra mais uma vez do nascimento à vida adulta.

O ponto de corte para o comprimento mínimo de intestino delgado depende de vários fatores. Em geral, a insuficiência intestinal ocorre quando há menos de 40 cm de intestino delgado viável remanescente. Um comprimento do intestino residual de apenas 15-40 cm tem sido

associado com adaptação do intestino, autonomia intestinal e desmame da nutrição parenteral (NP).[4] Importantes fatores determinam o prognóstico na SIC: o diagnóstico da doença de base; o tipo de segmento preservado; estoma de longa duração *versus* uma anastomose primária; a presença de válvula ileocecal; assim como a idade do paciente por ocasião da cirurgia.[4] Outros fatores relevantes para o desenvolvimento de SIC são a funcionalidade do intestino remanescente, particularmente quando ocorrem distúrbios da motilidade nesse segmento (p. ex., em gastrosquise).[4]

Aperfeiçoamentos técnicos e avanços contínuos no desenvolvimento de soluções de nutrientes com combinações adequadas de macro e micronutrientes possibilitam que a NP seja uma técnica de alimentação segura e que desempenhe um papel-chave no manejo desses pacientes.[2] No entanto, NP de longa duração pode estar associada a várias complicações, incluindo sepse relacionada ao catéter, déficit de crescimento, doenças metabólicas e doença óssea. Doença hepática colestática (DHC) é um dos fatores limitantes para o manejo de pacientes com insuficiência intestinal de longo prazo, e, assim como as tromboses vasculares, que comprometem os acessos vasculares para NP, é causa de "insuficiência nutricional", sendo considerada a principal indicação para o transplante intestinal, ou transplante combinado fígado-intestino.[2]

MANEJO NUTRICIONAL E ADAPTAÇÃO INTESTINAL

Adaptação intestinal após ressecção do intestino delgado é um processo fisiológico.[5] O manejo da SIC visa promover a adaptação do intestino delgado e hiperplasia das vilosidades usando ao máximo possível o trato gastrointestinal (GI) por alimentação oral ou nutrição enteral por sonda e promovendo o crescimento somático normal com NP.

O trato GI deve ser usado para alimentação, uma vez que é o modo mais fisiológico e mais seguro para proporcionar nutrição. Contudo, a NP não deve ser interrompida até que o paciente possa receber suficiente quantidade de nutrientes, para crescimento adequado, exclusivamente por meio de alimentação via oral ou por sonda. A estratégia ideal para nutrição enteral, via oral *versus* alimentação por sonda, assim como dieta contínua *versus bolus*, permanecem assunto em debate.[6] A vantagem da via oral é permitir as funções de sucção e deglutição com interesse e prazer associados ao ato de comer, o que previne distúrbios alimentares futuros. É importante realçar que a via oral promove liberação de fator de crescimento das glândulas salivares e aumenta a secreção de fatores tróficos pelo trato GI.[5]

A nutrição enteral, preferentemente oral, deve ser iniciada tão logo seja possível depois da cirurgia. O leite materno ao seio deve ser estimulado.[6] O leite humano (LH) contém uma série de fatores imunoestimulantes para o neonato, incluindo nucleotídeos, imunoglobulina A e leucócitos. O LH também contém glutamina e fatores de crescimento, tais como fator de crescimento epidermal (EGF), que promovem adaptação intestinal . Quando o LH não está disponível, usualmente a preferência é por fórmulas com proteína extensamente hidrolisada. Não são usadas dietas poliméricas na fase inicial. Fórmulas com proteína extensamente hidrolisada têm a vantagem de conter pequenos peptídeos facilmente absorvidos, assim como triglicerídeos de cadeia média (TCM).[6] Fórmulas de aminoácidos (FAA) são usualmente utilizadas em alergia alimentar ou em caso de intolerância às proteínas hidrolisadas do leite.[6]

A alimentação deve ser aumentada gradualmente, conforme a tolerância. A tolerância é avaliada medindo o volume e o número de fezes e pela observação dos vômitos, irritabilidade e distensão intestinal. Muitos fatores podem afetar o volume das fezes na SIC, incluindo: (1) o comprimento do segmento intestinal residual; (2) o tipo de segmento (quanto mais proximal à ressecção, tanto maiores as perdas de fluidos e sódio); (3) a mucosa e variáveis endoluminais (atividade enzimática residual e capacidade de absorção, supercrescimento bacteriano); (4) a presença do cólon, que pode absorver grandes quantidades de água, sódio, TCM e peptídeos, bem como metabolizar carboidratos em ácidos graxos de cadeia curta (AGCC).[7] Má absorção de sais biliares deve ser considerada em pacientes sem válvula ileocecal e/ou cólon, que podem apresentar grandes volumes fecais e lesões perianais. Esses sintomas e achados costumam melhorar com uso de quelantes como colestiramina. As perdas de fluidos nesses doentes são muitas vezes acompanhadas por perdas e depleção de sódio e zinco, que necessitam ser suplementados.[7]

PAPEL DO CÓLON NA SÍNDROME DO INTESTINO CURTO

O papel do cólon no manejo e adaptação da SIC é fundamental, reduzindo as perdas de energia e produzindo fatores tróficos.[7]

Além dos seus efeitos locais, AGCC têm efeitos sistêmicos. Os AGCC, tanto sistêmicos quanto entéricos, exercem efeito trófico no jejuno por meio do aumento de massa da mucosa, DNA e altura das vilosidades. São a fonte de energia preferencial para colonócitos, sendo que em pacientes com SIC o cólon torna-se um órgão importante para calorias de salvamento.[7] Restaurar a continuidade intestinal, tal como anastomose do intestino delgado com o cólon, deve ser feito logo que possível. Além disso, a anastomose do cólon permitirá a fermentação de hidratos de carbono não absorvidos pelo intestino delgado, promovendo importante fonte de energia adicional. O cólon remanescente e sua microbiota associada desempenham um papel importante para a evolução de pacientes com SIC.

SUPERCRESCIMENTO BACTERIANO NO INTESTINO DELGADO E COLESTASE

Em geral se acredita que a nutrição enteral contínua facilite a digestão e a absorção.

No entanto, a infusão contínua muda o padrão de motilidade intestinal por falta de período de jejum.[8] A dismotilidade significativa prejudica a depuração bacteriana intestinal, levando a supercrescimento bacteriano do intestino delgado (SBID) e favorecendo a ocorrência de sepse por bactérias gram-negativas.[8]

Nutrição enteral por sonda contínua agressiva, com o objetivo de poder suspender a NP mais precocemente, mimetiza a condição de hiperfagia, que é uma das causas de lesão hepática. Esses pacientes apresentam alças intestinais dilatadas, com conteúdo residual de nutrientes não absorvidos. Isso promove um aumento de SBID que pode causar inflamação da mucosa intestinal e aumento da permeabilidade, podendo sensibilizar o intestino e causar alergia, assim como translocação bacteriana, sepse e colestase.[8] Além disso, nutrição enteral por sonda em excesso pode resultar em desconforto abdominal, distensão intestinal e perda da autorregulação da ingestão alimentar, levando a distúrbios alimentares.

Fatores que se associam à infecção com colestase são citocinas (principalmente TNF-alfa, IL-1b, IL-6) ou receptores agonistas microbianos TLR2 or TLR4.[9] Os alvos hepáticos primariamente incluem hepatócitos, estendendo-se também às células de Küpfer, colangiócitos, células endoteliais e células estreladas. Não há estudos diretos em humanos do fluxo biliar e endotoxinas, contudo há suficientes evidências indiretas para associar endotoxinas e citocinas indutoras de endotoxinas à colestase. Durante sepse grave, incluindo choque séptico, a hiperbilirrubinemia é um achado característico, frequentemente de forma desproporcional às elevações típicas de transaminases séricas.[9]

TERAPIA HORMONAL E OUTROS TRATAMENTOS ADAPTATIVOS

A terapia hormonal é promissora no tratamento de crianças com SIC. No entanto, os resultados dos ensaios clínicos recentes reduziram o entusiasmo em torno dessa opção terapêutica. Ensaios clínicos com adultos utilizando hormônio de crescimento humano em baixa dose apresentaram resultados positivos em melhorar a absorção intestinal em pacientes com SIC, sem demonstrar efeitos colaterais significativos. Alguns estudos de GH isolado ou em combinação com glutamina foram realizados em crianças com SIC dependentes de NP.[10] Apesar de alguma diminuição na necessidade de NP durante o tratamento, esses ensaios mostraram poucos benefícios na composição corporal e absorção da mucosa a longo prazo.[10]

O peptídeo glucagon-*like* 2 (GLP-2) é produzido pelas células L do íleo terminal e ceco em resposta a nutrientes intraluminais e tem efeito trófico no intestino, promovendo absorção e adaptação. O GLP-2 promove aumento da superfície da mucosa intestinal, aumenta a absorção de nutrientes, melhora a função de barreira intestinal, aumenta o fluxo sanguíneo intestinal e diminui a reabsorção óssea.[11] Pacientes com baixos níveis de GLP-2, secundários à ressecção do íleo terminal e/ou válvula ileocecal, melhoraram a absorção intestinal e o estado nutricional após tratamento com análogo do GLP-2.[11] Estudo multicêntrico recente incluindo pacientes pediátricos portadores de SIC que receberam análogo do GLP-2 (teduglutide) apresentou significativo aumento da adaptação intestinal, e muitos voltaram a necessitar de NP após a suspensão do medicamento, indicando que esse medicamento pode permitir a suspensão da NP nos pacientes com SIC, mas devem permanecer em uso contínuo de teduglutide.[12]

DOENÇA HEPÁTICA ASSOCIADA À INSUFICIÊNCIA INTESTINAL

Possíveis mecanismos do DHAII

A doença hepática associada à insuficiência intestinal (DHAII) é provavelmente a mais importante e persistente complicação afetando crianças portadoras de IF em NP de longa duração. A prevalência dessa complicação é desconhecida, porque a definição de doença hepática não está estabelecida nesse contexto e não está claro se DHAII deve ser diagnosticada com base em critérios clínicos, biológicos ou histológicos. Além disso, há insuficiência de dados quanto ao grau e ao tipo de envolvimento hepático em pacientes em uso prolongado de NP.[13]

Os principais fatores que contribuem para essa complicação são: sepse recorrente relacionada a catéter; SBID com translocação bacteriana e liberação de endotoxinas; e ausência de nutrição oral e enteral (Tabela 1).

A combinação desses fatores favorece doença hepática colestática. Em relação à NP, o inadequado suprimento de aminoácidos; a administração de excessiva de glicose; a duração do período de infusão de NP (infusão contínua); o inapropriado uso de emulsões lipídicas e finalmente o desbalanço de micronutrientes são fatores determinantes. Fatores mais significativos que levam a DHAII são aqueles relacionados a características individuais dos pacientes e, muito importante, os episódios de sepse.

A DHAII desenvolve-se frequentemente em idades muito precoces, especialmente em lactentes prematuros cujo

Tabela 1 Situações de alto risco para desenvolver doença hepática

• Prematuridade
• Enterocolite necrosante ou gastrosquise ± atresia
• Jejum prolongado/estase intestinal
• Supercrescimento bacteriano/sepse por Gram-negativo
• Sepse recorrente associada a cateter
• Nutrição parenteral contínua ou não adaptada

fígado é imaturo, e com história prévia de sepse e enterocolite necrosante, facilitando a inflamação e dano grave ao fígado.[13] Nessas crianças pequenas a NP é frequentemente administrada de forma contínua em 24 horas e a sepse relacionada a cateter é mais frequente.

A inflamação hepática tem papel importante nesse processo, causada por infecções extra-hepáticas nas quais produtos biológicos trazidos ao fígado pela circulação sanguínea, tanto diretamente quanto por meio da produção de citocinas, comprometem o fluxo biliar. A inflamação associada a essas mudanças pode causar rapidamente fibrose e eventualmente cirrose biliar, levando a doença hepática terminal.[14]

Emulsões lipídicas intravenosas e doença hepática/DHAII

Vários fatores devem ser considerados quando se escolhe uma emulsão lipídica intravenosa para nutrição parenteral: o conteúdo de ácidos graxos essenciais, a razão ω- 6/ω-3, o conteúdo de ácidos graxos poli-insaturados (Pufa), a quantidade de triglicerídeos de cadeia média (TCM), a quantidade de alfa-tocoferol e de fitoesteróis.

O provável efeito deletério dos ácidos graxos ω-6 na função hepática é indicado por estudos que mostram a capacidade do tratamento com as emulsões de gordura baseadas em óleo de peixe puro (contendo ácidos graxos ω-3) em recuperar doença hepática grave nos pacientes pediátricos com síndrome do intestino curto.[15] A infusão exclusiva de ácidos graxos ω-3 definitivamente mudou o manejo desses pacientes desde que eles reduzem a oferta de emulsões com ácidos graxos ω-6, com efeito pró-inflamatório e fitoesteróis, além de aumentar a oferta de alfa tocoferol, um poderoso antioxidante.[16]

As evidências obtidas sobre os efeitos benéficos do óleo de peixe nesses pacientes levaram à sua utilização na prática clínica, no entanto duas abordagens diferentes têm sido desenvolvidas na América do Norte em comparação com a Europa. Na América do Norte estão disponíveis no mercado apenas soluções com óleo de peixe puro (Omegaven®), enquanto na Europa, assim como no Brasil, é também possível usar as emulsões contendo mistura de óleo de soja (30%), óleo de coco (30%), óleo de oliva (25%) e óleo de peixe (15%) (SMOF-lipid®). Ambas as emulsões lipídicas intravenosas contêm 200 mg/L de alfatocoferol.

Algumas preocupações têm surgido quanto ao uso exclusivo de óleo de peixe como fonte lipídica por tempo muito prolongado, por conter menor quantidade de ácidos graxos essenciais ω-6 que o recomendado atualmente para lactentes e crianças pequenas.[17] Além disto, Omegaven® (ômega) deve ser administrado em infusão mais lenta em comparação com o SMOF-lipid®. Omegaven® pode não prover calorias suficientes para garantir crescimento. Assim, a combinação de vários tipos de óleos na mistura, incluindo óleo de soja (rico em ácidos graxos ω-6), óleo de coco (rico em triglicerídeos de cadeia média), óleo de oliva (rico em ácidos graxos monoinsaturados) e óleo de peixe (rico em ácidos graxos ω-3), parece promover melhor crescimento, enquanto limita a toxicidade hepática.[17] Os fitoesteróis presentes no óleo de soja têm sido associados a doença hepática progressiva, e sua redução na emulsão lipídica endovenosa é benéfica para crianças em NP.[18]

MANEJO A LONGO PRAZO DA INSUFICIÊNCIA INTESTINAL

Realizada com intervenção multidisciplinar e interdisciplinar por médico, cirurgião, enfermeiro, nutricionista, farmacêutico, fonoaudiólogo e outros profissionais da área de saúde, ou seja, todos aqueles envolvidos com a equipe multidisciplinar em terapia nutricional.

NUTRIÇÃO PARENTERAL DOMICILIAR (NPD)

Ver também o capítulo "Terapia nutricional pediátrica domiciliar".

Nutrição parenteral domiciliar, usada desde o início dos anos 1980, permite completo suporte nutricional em casa para crianças e adultos com insuficiência intestinal temporária ou permanente.[19]

A prescrição de NP para esses pacientes, tanto domiciliar quando hospitalar, requer muita experiência e conhecimento das necessidades nutricionais de macro e micronutrientes e uma equipe multiprofissional habituada ao manejo de insuficiência intestinal, sobre como orientar os cuidados com o cateter, e atenta aos riscos de complicações da NP prolongada.

O desenvolvimento de "centros de reabilitação intestinal" com equipe multiprofissional para acompanhamento desses pacientes é fundamental para o sucesso do tratamento e a adaptação dos pacientes, que poderão ficar independentes da NP em algum momento.[19] Os pacientes permanecem internados até que estejam estáveis e adaptados ao tratamento, com estabelecimento de alimentação preferentemente oral até o limite de sua tolerância e suplementado por NP cíclica, à noite. Os familiares e o pacientes são treinados para o manejo da NP, utilizando rígidas técnicas de cuidados para evitar complicações, para assim ter alta para o domicílio. Após a alta, rigoroso acompanhamento clínico e laboratorial, com enfoque multidisciplinar, garantirá o sucesso do tratamento.

Alguns pacientes podem desenvolver complicações e tornar-se candidatos a transplante hepático.

No Hospital São Lucas da Pontifícia Universidade Católica do Rio Grande do Sul (PUCRS), o serviço de gastroenterologia pediátrico tem manejado pacientes com insuficiência intestinal há mais de 25 anos, sendo nosso serviço hoje referência para outros estados no atendimento desses pacientes. Nesse período atendemos 42 pacientes, sendo 2 adultos (1 com doença de Crohn e outro com trombose mesentérica). Entre as 40 crianças o diagnóstico mais frequente é gastrosquise (12/40); doen-

ça de Hirschsprung (6/40); enterocolite necrosante (6/40); atresia de delgado (6/40); e os demais com 1 ou 2 casos (má rotação intestinal do tipo "*apple peal*", pseudo-obstrução intestinal crónica – CIPO –, volvo intestinal, doença de Crohn). Dois pacientes apresentaram perda intestinal secundária a trauma. Dos 42 pacientes houve 7 óbitos, todos associados a infecção associada a cateter. Nenhum paciente evoluiu com DHAII grave, no entanto muitos com colestase, que resolveu com a redução e suspensão da NPT, e mais recentemente com o uso de emulsões lipídicas com óleo de peixe. Desde a introdução de SMOF-lipid® para todos os pacientes com nutrição parenteral prolongada, não temos mais verificado casos de colestase importante.

A IMPORTÂNCIA DA EQUIPE MULTIDISCIPLINAR

Insuficiência intestinal pediátrica é uma condição multifacetada necessitando da competente contribuição de muitos médicos e profissionais da área de saúde, tanto para pacientes hospitalizados quanto para domiciliares. Assim, a formação de equipes multidisciplinares é vital para atingir resultados ótimos.[19]

A equipe de insuficiência intestinal deve incluir idealmente cirurgiões especializados, gastroenterologistas e nutrólogos, nutricionistas pediátricos, farmacêuticos e enfermeiros experientes em cuidados de cateteres venosos centrais e infusão de nutrição parenteral, além de fonoaudiólogos, terapeutas ocupacionais e psicólogos. É de suma importância manter um canal de comunicação constante entre as equipes hospitalar e domiciliar.[15,20,21] Essa integração é vital para garantir alta qualidade, melhorando, assim, a sobrevida desses pacientes.

CONSIDERAÇÕES FINAIS

O tratamento da insuficiência Intestinal continua sendo um grande desafio, apesar de todos os avanços na última década. O estabelecimento de programas multidisciplinares de reabilitação intestinal nos centros de referência tem melhorado a sobrevida de crianças com IF, enquanto a morbidade associada tanto a IF quanto NP têm significativamente diminuído. Avanços recentes no conhecimento de fatores implicados em complicações de NP e IF, e a melhora no manejo médico e cirúrgico de síndrome do intestino curto resultam em melhores desfechos para esses pacientes. O transplante intestinal é considerado uma terapêutica para os casos em que a condução clínica não é mais possível, muito embora a tendência em diferentes partes do mundo seja de redução de 20% no número de transplantes intestinais pediátricos. Isso pode ser explicado por alguns destes fatores:[15,20,21]

- A presença de diretrizes e treinamentos.
- O desenvolvimento de centros de reabilitação intestinal com especialistas em IF.
- O aumento de procedimentos cirúrgicos não transplante.
- A melhor prevenção de DHAII, com o envolvimento de emulsões lipídicas à base de óleo de peixe.
- A melhora da prevenção de sepse relacionada a cateter pelo uso de taurolidina e etanol para fechar os cateteres.

REFERÊNCIAS BIBLIOGRÁFICAS

1. Allan P, Lal S. Intestinal failure: a review. F1000Res. 2018;7:85.
2. Merritt RJ, Cohran V, Raphael BP, Sentongo T, Volpert D, Warner BW, et al. Intestinal rehabilitation programs in the management of pediatric intestinal failure and short bowel syndrome. J Pediatr Gastroenterol Nutr. 2017;65(5):588-96.
3. Touloukian RJ, Smith GJ. Normal intestinal length in preterm infants. J Pediatr Surg. 1983;18(6):720-3.
4. Goulet O, Baglin-Gobet S, Talbotec C, Fourcade L, Colomb V, Sauvat F, et al. Outcome and long-term growth after extensive small bowel resection in the neonatal period: a survey of 87 children. Eur J Pediatr Surg. 2005;15(2):95-101.
5. Parvadia JK, Keswani SG, Vaikunth S, Maldonado AR, Marwan A, Stehr W, et al. Role of VEGF in small bowel adaptation after resection: the adaptive response is angiogenesis dependent. Am J Physiol Gastrointest Liver Physiol. 2007;293(3):G591-8.
6. Andorsky DJ, Lund DP, Lillehei CW, Jaksic T, Dicanzio J, Richardson DS, et al. Nutritional and other postoperative management of neonates with short bowel syndrome correlates with clinical outcomes. J Pediatr. 2001;139(1):27-33.
7. Goulet O, Colomb-Jung V, Joly F. Role of the colon in short bowel syndrome and intestinal transplantation. J Pediatr Gastroenterol Nutr. 2009;48(Suppl 2):S66-71.
8. Cole CR, Ziegler TR. Small bowel bacterial overgrowth: a negative factor in gut adaptation in pediatric SBS. Curr Gastroenterol Rep. 2007;9(6):456-62.
9. Cole CR, Frem JC, Schmotzer B, Gewirtz AT, Meddings JB, Gold BD, et al. The rate of bloodstream infection is high in infants with short bowel syndrome: relationship with small bowel bacterial overgrowth, enteral feeding, and inflammatory and immune responses. J Pediatr. 2010;156(6):941-7.
10. Wales PW, Nasr A, de Silva N, Yamada J. Human growth hormone and glutamine for patients with short bowel syndrome. Cochrane Database Syst Rev. 2010;(6):CD006321.
11. Jeppesen PB. Gut hormones in the treatment of short-bowel syndrome and intestinal failure. Curr Opin Endocrinol Diabetes Obes. 2015;22(1):14-20.
12. Carter BA, Cohran VC, Cole CR, Corkins MR, Dimmitt RA, Duggan C, et al. Outcomes from a 12-week, open-label, multicenter clinical trial of teduglutide in pediatric short bowel syndrome. J Pediatr. 2017;181:102-11.
13. Copple BL, Jaeschke H, Klaassen CD. Oxidative stress and the pathogenesis of cholestasis. Semin Liver Dis. 2010;30(2):193-202.
14. Geier A, Fickert P, Trauner M. Mechanisms of disease: mechanisms and clinical implications of cholestasis in sepsis. Nat Clin Pract Gastroenterol Hepatol. 2006;3(10):574-85.
15. Marschall J, Mermel L, Fakih M, Hadaway L, Kallen A, O'Grady N, et al. Strategies to Prevent Central Line- Associated Bloodstream Infections in Acute Care Hospitals: 2014 Update. Infect Control Hosp Epidemiol. 2014;35:753-71.
16. Colomb V, Jobert-Giraud A, Lacaille F, Goulet O, Fournet JC, Ricour C. Role of lipid emulsions in cholestasis associated with long-term parenteral nutrition in children. JPEN J. 2000;24(6):345-50.
17. Koletzko B, Goulet O. Fish oil containing intravenous lipid emulsions in parenteral nutrition-associated cholestatic liver disease. Curr Opin Clin Nutr Metab Care. 2010;13(3):321-6.
18. Forchielli ML, Bersani G, Tala S, Grossi G, Puggioli C, Masi M. The spectrum of plant and animal sterols in different oil-derived intravenous emulsions. Lipids. 2010;45(1):63-71.
19. Norman JL, Crill CM. Optimizing the transition to home parenteral nutrition in pediatric patients. Nutr Clin Pract. 2011;26(3):273-85.

20. Pironi L, Joly F, Forbes A, Colomb V, Lyszkowska M, Baxter J, et al. Home Artificial Nutrition & Chronic Intestinal Failure Working Group of the European Society for Clinical Nutrition and Metabolism (ESPEN). Long-term follow-up of patients on home parenteral nutrition in Europe: implications for intestinal transplantation. Gut. 2011;60(1):17-25.
21. Wales P, Allen N, Worthington P, George D, Compher C, the American Society for Parenteral and Enteral Nutrition, Teitelbaum D. Aspen Clinical guidelines: support of pediatric patients with intestinal failure at risk of parenteral nutrition-associated liver disease. JPEN J. 2014;38(5):538-57.

CAPÍTULO 3

SÍNDROME DE REALIMENTAÇÃO (*REFEEDING*) EM PEDIATRIA

Rubens Feferbaum

AO FINAL DA LEITURA DESTE CAPÍTULO, O PEDIATRA DEVE ESTAR APTO A:

- Compreender a relevância do problema em crianças e adolescentes com desnutrição, condições crônicas ou jejum prolongado.
- Identificar os fatores predisponentes, como desnutrição grave e jejum prolongado.
- Identificar sinais como hipofosfatemia, hipocalemia, hipomagnesemia, fraqueza muscular e convulsões.
- Diagnosticar a síndrome com base na história clínica, exame físico e resultados laboratoriais.

INTRODUÇÃO

A síndrome de realimentação é definida como uma manifestação clínica complexa, que abrange alterações hidroeletrolíticas associadas a anormalidades metabólicas, que podem ocorrer em consequência de alimentação ou terapia nutricional (enteral ou parenteral), em pacientes gravemente subnutridos. Caracteriza-se clinicamente por alterações neurológicas, sintomas respiratórios, arritmia e falência cardíaca, poucos dias após a realimentação. Decorre de sobrecarga na ingestão calórica e capacidade reduzida do sistema cardiovascular.

Apesar de estudos prévios terem enfatizado a hipofosfatemia grave como fator predominante da condição, existem outras consequências metabólicas, sendo as mais importantes as alterações do balanço hídrico e da glicose, deficiências vitamínicas (tiamina), hipocalemia e hipomagnesemia.

Os eletrólitos plasmáticos, particularmente sódio, potássio, fosfato e magnésio, devem ser monitorados antes e durante a realimentação, por pelo menos 4 dias, assim como a glicose plasmática e os eletrólitos urinários. Antes da realimentação os distúrbios eletrolíticos devem ser corrigidos e o volume circulatório cuidadosamente restabelecido. Na prática clínica, essas medidas podem retardar o reinício da alimentação, mas geralmente podem ser completadas nas primeiras 12 a 24 horas.

No planejamento das necessidades energéticas, é importante considerar uma oferta calórica, seja por via oral, enteral ou parenteral, de forma lenta e gradual, de modo a atingir o estabelecido em 3 a 5 dias. A progressão deve ser feita sempre de acordo com os resultados da monitorização diária de eletrólitos séricos, funções vitais e balanço de fluidos.

GRUPOS DE RISCO

Alguns grupos de pacientes têm risco aumentado para a síndrome de realimentação, como pacientes subnutridos graves com anorexia nervosa, doença mental grave, síndromes de má-absorção, falência renal, doença crítica e doença oncológica e recém-nascidos (RN) pré-termo.[1]

Os pacientes que tiveram um período de jejum ou de baixo aporte calórico por cerca de 7 a 10 dias têm risco de desenvolver síndrome de realimentação quando expostos a um aporte nutricional, assim como os pacientes previamente desnutridos. A transição de um estado catabólico para anabólico no organismo resulta em aumento da demanda intracelular de eletrólitos e tiamina, provocando redução de seus níveis séricos.[2] As crianças criticamente enfermas internadas em unidades de terapia intensiva (UTI) são muito suscetíveis à síndrome de realimentação, considerando a elevada prevalência de desnutrição que ocorre nessa população (15 a 25%),[3] e muitas vezes a internação em UTI provoca deterioração nutricional devido à necessidade de retardar a terapia nutricional,[4] apesar da recomendação de iniciar a nutrição enteral nas primeiras 24 horas de internação na UTI.[5]

Os pacientes com desnutrição grave têm alterações nas bombas de Na+/K+-ATPase celulares, que mantêm os níveis de fluidos, eletrólitos e substratos, potencialmente como uma forma de adaptação para reduzir o gasto energético, podendo ter aumento da permeabilidade da membrana celular e redução da atividade da Na+/K+-ATPase, com maior propensão a distúrbios eletrolíticos.[6]

SÍNDROME DE REALIMENTAÇÃO EM PACIENTES COM DOENÇA ONCOLÓGICA

Pacientes com doença oncológica (tumores sólidos ou hematológicos) podem apresentar, devido à quimioterapia, náuseas, vômitos e anorexia, limitando a aceitação oral de dieta.[7,8] Além disso, o próprio tumor pode liberar substâncias citotóxicas capazes de causar diminuição da aceitação oral, depleção de proteína visceral e musculatura esquelética, com consequente diminuição de fosfato.[7,9]

Cabe lembrar que distúrbios eletrolíticos são comuns em pacientes com doença oncológica, seja paraneoplásico ou por esquemas quimioterápicos. A hipofosfatemia pode ser encontrada na sepse, principalmente por germes Gram-negativos e isso estar relacionado à gravidade da doença.[8]

A melhor forma de tratar a síndrome de realimentação em pacientes com doença oncológica é avaliando risco, identificação precoce de desnutrição, introdução de terapia nutricional individualizada e principalmente conhecimento da existência dessa condição grave.[9]

SÍNDROME DE REALIMENTAÇÃO DO RECÉM-NASCIDO PREMATURO

Existem algumas evidências atuais de que o equilíbrio de água e eletrólitos, juntamente com a homeostase de eletrólitos, pode ser influenciado pela nutrição parenteral (NP) precoce. Estudos demonstram que uma maior concentração de aminoácidos logo após o nascimento pode prevenir a hiperpotassemia não oligúrica, inibindo o catabolismo celular e promovendo o crescimento.[10-12]

O metabolismo do fósforo e sua concentração plasmática também podem ser influenciados por essa abordagem nutricional. O teor de fosfato é muito abundante na célula, pois representa o principal ânion no espaço intracelular e entra na composição dos ácidos nucleicos, da adenosina trifosfato (ATP) e das membranas celulares. O papel do fosfato no desenvolvimento ósseo e na mineralização, mas também no anabolismo celular, pode causar variações em sua concentração sérica durante o início da NP. Estudos clínicos recentes apoiam essa hipótese observando uma condição grave de hipofosfatemia e hipocalemia desencadeadas por NP precoce em RN de muito baixo peso.[12]

A interrupção abrupta do fluxo placentário contínuo de aminoácidos e energia promove catabolismo e liberação de eletrólitos pela célula. Isso ocasiona distúrbios como hiperfosfatemia e hiperpotassemia, apesar da quebra de fósforo e do fornecimento de potássio. No entanto, o fornecimento parenteral de aminoácidos e energia mantém a célula em estado anabólico e promovem a absorção de fósforo e potássio, diminuindo suas concentrações plasmáticas.[10,12]

HIPÓTESES PARA O MECANISMO DA "SÍNDROME DA REALIMENTAÇÃO DO RECÉM-NASCIDO PRÉ-TERMO"

Estudos recentes[10-12] consideram o desequilíbrio de fósforo e cálcio parte de uma "síndrome da realimentação do prematuro", relacionada ao fornecimento incompleto de nutrientes após a interrupção abrupta da nutrição placentária ao nascimento.

A introdução precoce de aminoácidos na NP, logo após o nascimento, deve ser completada pela ingestão precoce de fósforo, uma vez que aminoácidos e fósforo (juntamente com potássio) são os principais determinantes do anabolismo celular.[11]

FISIOPATOLOGIA

Durante um período de privação nutricional, ocorrem modificações no organismo, para manutenção da homeostase. Há redução da produção de insulina e elevação do glucagon, com mobilização das reservas, produzindo glicogenólise, gliconeogênese e mobilização das reservas proteicas. Também ocorre depleção dos eletrólitos intracelulares, principalmente, fósforo, potássio e magnésio, mesmo que os níveis séricos desses íons estejam mantidos[1,13,14] (Figura 1).

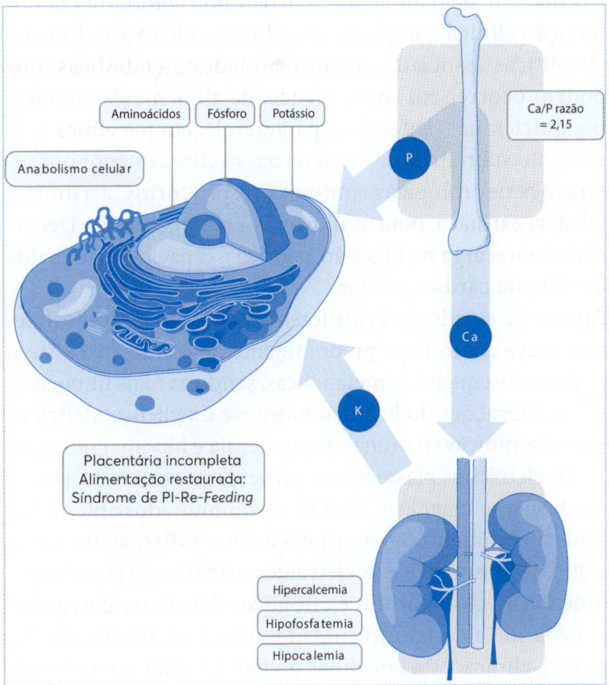

Figura 1 Relação entre o anabolismo celular devido à oferta de aminoácidos e energia e desvios eletrolíticos do fósforo (P), cálcio (Ca) e potássio (K).

Fonte: adaptada de Bonsante et al.[12]

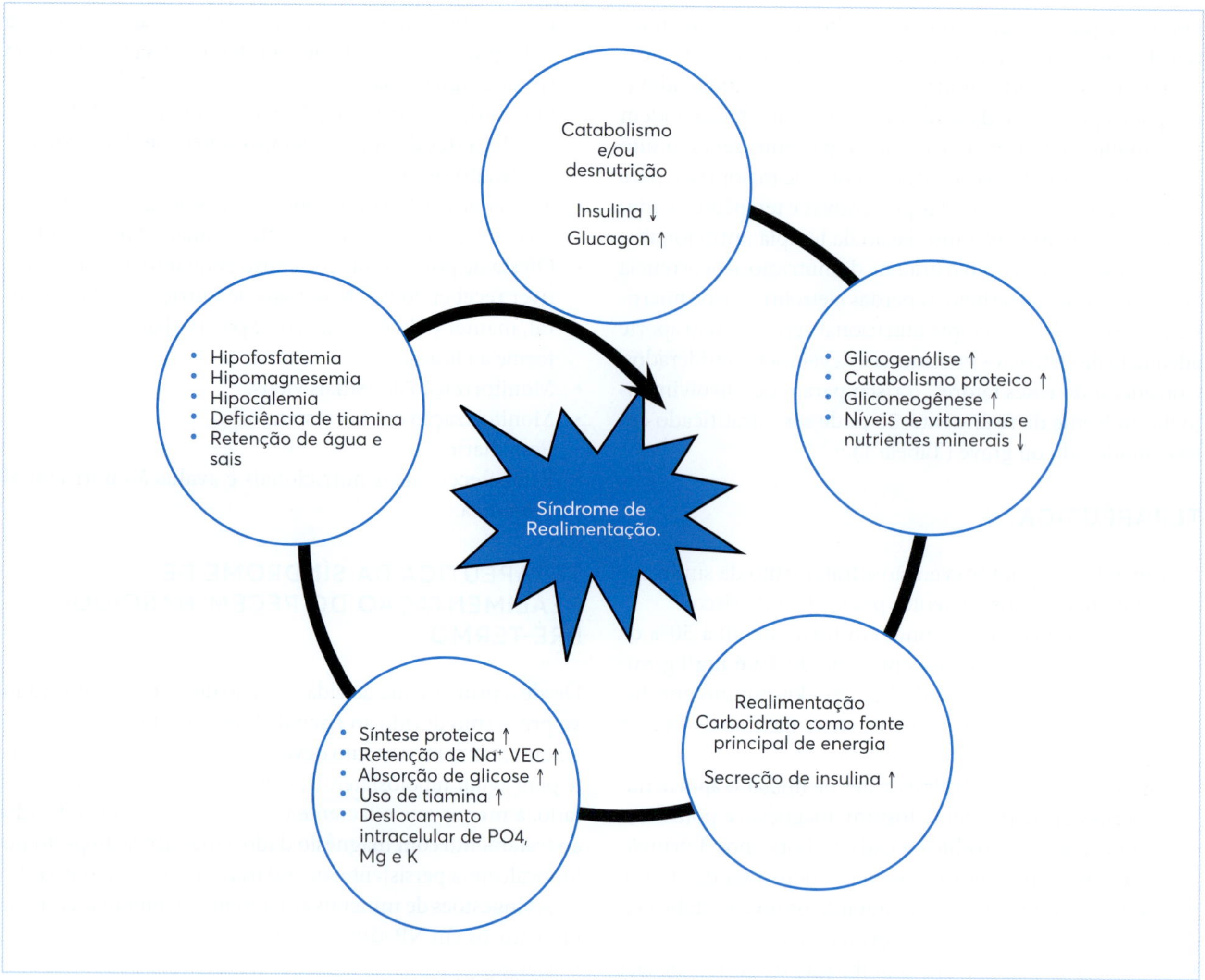

Figura 2 Fisiopatologia da síndrome de realimentação.
Fonte: adaptada de Krutkyte et al.[14]

Quando se inicia o aporte nutricional, com oferta de carboidrato e elevação dos níveis de glicose, rapidamente há elevação da insulina e redução do glucagon. Com o aumento da insulina e o metabolismo da glicose ocorre consumo de vitaminas de complexo B e dos eletrólitos, principalmente fósforo, envolvido em várias etapas do metabolismo como síntese de ATP.[13]

A insulina também tem um efeito antinatriurético nos túbulos renais, provocando retenção de sódio e água, com sobrecarga hídrica, podendo causar insuficiência cardíaca congestiva, arritmias e edema pulmonar.[1,13] O fosfato é um íon predominantemente intracelular que tem papel fundamental na produção de energia, como componente do ATP e necessário em vias metabólicas celulares. Na realimentação, o consumo elevado de fosfato leva à redução da produção de ATP, com prejuízo na função cardiorrespiratória e redução da oferta de oxigênio[2] (Figura 2).

Outro íon cujo consumo é elevado na realimentação é o potássio. A hipocalemia provoca desequilíbrio no gradiente sódio-potássio da membrana celular e transmissão prejudicada de impulsos elétricos, resultando em arritmias, parada cardíaca e sintomas neurológicos.[13] O magnésio exerce papel como cofator na fosforilação do ATP e é importante na manutenção de funções enzimáticas e neuromusculares. A hipomagnesemia resulta em aumento das perdas renais de potássio, agravando a hipocalemia, causando arritmias, desconforto abdominal e sintomas neuromusculares[13] (Figura 2).

As vitaminas do complexo B participam no metabolismo dos carboidratos. A tiamina tem papel fundamental como cofator na produção de ATP1.[13,14] O consumo aumentado de tiamina durante a realimentação pode levar a distúrbios neurológicos (encefalopatia de Wernicke e síndrome de Korsakoff), distúrbios cardiovasculares e acidose metabólica.[13] A tiamina tem papel na transformação de piruvato em lactato, e em sua deficiência ocorre elevação do lactato15 (Figura 2).

DIAGNÓSTICO

A síndrome de realimentação é uma condição potencialmente grave, encontrada na prática atual dos cuidados de saúde,

porém frequentemente pouco reconhecida. A equipe multiprofissional envolvida com a terapia nutricional deve ficar atenta à possibilidade de sua ocorrência.[13,14] Medidas adotadas para a prevenção da síndrome de realimentação podem fazer muita diferença na evolução do paciente, sendo muito importante a identificação dos pacientes de maior risco para essa ocorrência para medidas preventivas e terapêuticas adequadas[1,13] sem atraso na instalação da terapia nutricional.

Fatores de risco como o grau de desnutrição, a ocorrência de doenças que exacerbem as perdas eletrolíticas e de micronutrientes, também a terapia nutricional agressiva sem aporte adequado de eletrólitos e vitaminas, devem ser considerados. Considerando esses fatores, o risco para o desenvolvimento da síndrome de realimentação pode ser estratificado em leve, moderado ou grave (Tabela 1).[1,13,14]

TERAPÊUTICA

Recomendações para prevenção e tratamento da síndrome de realimentação nos pacientes pediátricos de risco:[1]

- Iniciar o aporte nutricional em torno de 40 a 50% da meta e infusão de glicose em torno de 4 a 6 mg/kg/minuto, aumentando cerca de 1 a 2 mg/kg/minuto por dia, controlando níveis de glicemia, até o máximo de 14 a 18 mg/kg/minuto.
- Checar o nível de eletrólitos antes de iniciar o aporte nutricional (principalmente fósforo, magnésio e potássio).
- Monitorizar os eletrólitos a cada 12 horas nos 3 primeiros dias ou com maior frequência a depender da clínica.
- Reposição dos eletrólitos, mantendo os níveis estabelecidos dentro dos padrões da normalidade.
- Se houver dificuldade na estabilização dos níveis de eletrólitos, reduzir o aporte calórico/gramas de dextrose em 50% e posteriormente aumentar 33% a cada 1 a 2 dias conforme a estabilização clínica. Nos casos em que os distúrbios eletrolíticos sejam graves e ameaçadores à vida, pode ser considerada a interrupção transitória do suporte nutricional;
- Oferta de tiamina 2 mg/kg até o máximo de 100 a 200 mg/dia antes de iniciar a terapia nutricional nos pacientes de alto risco.
- Manter oferta de tiamina por 5 a 7 dias ou mais nos pacientes com alto risco de deficiência ou sinais clínicos desta.
- Oferta de polivitamínico venoso enquanto o paciente estiver recebendo NP. Nos casos de nutrição oral ou enteral, manter polivitamínico oral por 10 dias ou mais conforme a clínica.
- Monitorização dos sinais vitais.
- Monitorização cardiorrespiratória.
- Peso diário.
- Estabelecer metas nutricionais e avaliação nutricional periódica.

TERAPÊUTICA DA SÍNDROME DE REALIMENTAÇÃO DO RECÉM-NASCIDO PRÉ-TERMO

Desde o primeiro dia de vida, o cálcio deve ser administrado ao pré-termo devido ao risco de hipocalcemia precoce. No entanto, também o fosfato deve ser adicionado precocemente para evitar hipofosfatemia. O magnésio raramente é ajustado, a menos que o lactente tenha níveis elevados devido ao tratamento com magnésio dado à mãe antes do parto ou hipocalcemia persistente secundária a hipomagnesemia.[10,11]

As ingestões de minerais atualmente recomendadas para prematuros em NP são:

- Cálcio:
  - Ao iniciar a NP nas primeiras 48 horas após o nascimento: 0,8 a 1 mmol/kg/dia; aumentar para intervalo de manutenção de 1,5 a 2,5 mmol/kg/dia.

Tabela 1 Risco para o desenvolvimento da síndrome de realimentação

	Risco leve	Risco moderado	Risco grave
Escore Z P/E (até 2 anos) IMC/I (2-20 anos)	−1 a −1,9	−2 a −2,9	< −3
Perda ponderal	< 75% do ganho ponderal esperado	< 50% do ganho ponderal esperado	< 25% do ganho ponderal esperado
Consumo de energia	3-5 dias com aporte proteico ou energético < 75% das necessidades	5-7 dias com aporte proteico ou energético < 75% das necessidades	> 7 dias com aporte proteico ou energético < 75% das necessidades
Concentrações anormais de fósforo, potássio e magnésio pré-alimentação	Até 25% abaixo do limite inferior da normalidade	25-50% abaixo do limite inferior da normalidade	25-50% abaixo do limite inferior da normalidade
Comorbidades	Doença leve	Doença moderada	Doença grave
Perda de gordura subcutânea	Evidência de perda leve	Evidência de perda moderada	Evidência de perda grave
Perda de massa muscular	Escore Z circunferência do braço −1 a −1,9	Escore Z circunferência do braço −2 a −2,9	Escore Z circunferência do braço < −3

IMC/I: índice de massa corporal para a idade; P/E: peso para a estatura.
Fonte: da Silva et al.[1]

  - Após 48 horas: cálcio 60 a 100 mg/kg/dia (1,5 a 2,5 mmol/kg/dia), fósforo 50 a 80 mg/kg/dia (1,5 a 2,5 mmol/kg/dia) e magnésio 0,25 a 0,4 mmol/kg/dia.[10,11,12]
- Fosfato:
  - Ao iniciar a NP nas primeiras 48 horas após o nascimento: oferecer 1 mmol/kg/dia.
  - Após 48 horas: aumentar para 2 mmol/kg/dia.[10-12]

A proporção ideal de cálcio:fósforo na NP é 1,3-1,7:1 Ca:P (peso mg:peso/mg) e quase 1:1 na razão molar. Essa relação Ca:P parece promover maior retenção de ambos os minerais e simular taxas de crescimento mineral ósseo semelhantes ao crescimento intrauterino. Proporções mais baixas levam a níveis urinários e séricos elevados de fósforo, sugerindo utilização inadequada desse eletrólito devido à ingestão insuficiente de cálcio.[10,11]

Com relação ao sódio e ao potássio, podem ser recomendados desde o primeiro dia de vida em RN de muito baixo peso, devido à prescrição dos aminoácidos e fornecimento de energia recomendados, desde que a diurese esteja presente e os níveis séricos de K sejam monitorados por causa de risco potencial para o desenvolvimento de hiperpotassemia não oligúrica.[15]

A guia ESPGHAN/Espen/ESPR de 201815 recomenda que para RN pré-termo menores de 1.500 g o sódio pode ser prescrito desde o nascimento e até o terceiro dia em até 2 mmol/kg/dia, e o potássio entre 0 e 3 mmol/kg/dia (desde que com diurese presente e monitoração sérica dos níveis de potássio).

CONSIDERAÇÕES FINAIS

A terapia nutricional é parte fundamental da assistência à saúde, e em sua programação é muito importante a identificação dos pacientes suscetíveis ao desenvolvimento de síndrome de realimentação a fim de serem tomadas medidas preventivas e terapêuticas para evitar consequências graves.

A ocorrência de síndrome de realimentação pode aumentar o tempo de internação e a incidência de complicações; o uso de protocolos e o alinhamento da equipe multiprofissional responsável pelos cuidados do paciente pode exercer um papel crucial para a evolução do paciente.

REFERÊNCIAS BIBLIOGRÁFICAS

1. da Silva JSV, Seres DS, Sabino K, Adams SC, Berdahl GJ, Citty SW, et al. Aspen Consensus Recommendations for Refeeding Syndrome. Nutr Clin Pract. 2020;35:178-95.
2. Blanc S, Vasileva T, Tume LN, Baudin F, Ford CC, Jotterand CC, et al. Incidence of refeeding syndrome in critically ill children with nutritional support. Front Pediatr. 2022;10:932290.
3. Valla FV, Berthiller J, Gaillard-Le-Roux B, Ford-Chessel C, Ginhoux T, Rooze S, et al. Faltering growth in the critically ill child: prevalence, risk factors, and impaired outcome. Eur J Pediatr. 2018;177:345-53.
4. Valla FV, Baudin F, Gaillard-Le-Roux B, Ford-Chessel C, Gervet E, Giraud C, et al. Nutritional status deterioration occurs frequently during children's ICU stay. Pediatr Crit Care Med. 2019;20(8):714-21.
5. Tume LN, Valla FV, Joosten K, Jotterand Chaparro C, Latten L, Marino LV, et al. Nutritional support for children during critical illness: European Society of Pediatric and Neonatal Intensive Care (ESPNIC). Metabolism, Endocrine and Nutrition Section position statement and clinical recommendations. Int Care Med. 2020;46:411-25.
6. Bhutta ZA, Berkley JA, Bandsma RHJ, Kerac M, Trehan I, Briend A. Severe childhood malnutrition. Nat Rev Dis Primers. 2017;3:17067.
7. Marinella MA. Refeeding syndrome in cancer patients. Int J Clin Pract. 2008;62(3):460-5.
8. Windpessl M, Mayrbaeurl B, Baldinger C, Tiefenthaller G, Prischl FC, Wallner M, et al. Refeeding syndrome in oncology: report of four cases. World J Oncol. 2017;8(1):25-9.
9. Szeja N, Grosicki S. Refeeding syndrome in hematological cancer patients current approach. Expert Rev Hematol. 2020;13(3):201-212.
10. Carnielli V, Correani A, Giretti I, D Apos Ascenzo R, Bellagamba MP, Burattini I, et al. Practice of parenteral nutrition in preterm infants. World Rev Nutr Diet Basel. 2021;122:198-211.
11. Nice guideline [NG154]. Neonatal parenteral nutrition 2020. Disponível em: www.nice.org.uk/ guidance/ng154. Acesso em: jul. 2023.
12. Bonsante F, Iacobelli S, Latorre G, Rigo J, De Felice C. Initial amino acid intake influences phosphorus and calcium homeostasisin preterm infants: it is time to change the composition of the early parenteral nutrition. PLoS One. 2013;8(8): e72880.
13. Krutkyte G, Wenk L, Odermatt J, Schuetz P, Stanga Z, Friedli N. Refeeding syndrome: a critical reality in patients with chronic disease. Nutrients. 2022;14:2859.
14. Marino LV, Chaparro CJ, Moullet C. Refeeding syndrome and other related issues in the paediatric intensive care unit. Pediatr Med. 2020;3:15.
15. Jochum F, Moltu SJ, Senterre T, Nomayo A, Goulet O, Iacobelli S, et al. ESPGHAN / Espen / ESPR guidelines on pediatric parenteral nutrition: fluid and electrolyte. Clin Nutr. 2018;37:2344-53.

CAPÍTULO 3.5

TERAPIA NUTRICIONAL HOSPITALAR DA INFECÇÃO PELA COVID-19 EM CRIANÇAS

José Vicente Spolidoro
Ary Lopes Cardoso
Christiane Araujo Chaves Leite
Izaura Merola Faria
Jocemara Gurmini
Rubens Feferbaum
Tania Mara Perini Dillem Rosa
Vanessa Yumie Salomão Watanabe Liberalesso

AO FINAL DA LEITURA DESTE CAPÍTULO, O PEDIATRA DEVE ESTAR APTO A:

- Reconhecer a terapia nutricional no paciente grave com Covid-19 no hospital.
- Realizar a avaliação nutricional do paciente.
- Realizar terapia enteral e parenteral do paciente com Covid-19.
- Selecionar a melhor fórmula.
- Realizar nutrição em posição prona.

INTRODUÇÃO

A doença do coronavírus 2019, também conhecida como Covid-19, síndrome respiratória aguda grave coronavírus 2 (SARS-CoV-2), é uma doença infecciosa causada pelo novo coronavírus, que foi detectado pela primeira vez na China, disseminando-se para mais de 150 países[1] e levando a Organização Mundial da Saúde (OMS) a defini-la como pandemia em 11 de março de 2020.

Além da propagação de gotículas em aerossol, a presença de SARS-CoV-2 nas fezes sugere a possibilidade de propagação fecal-oral.[1] Evidências crescentes de estudos anteriores da SARS indicaram o tropismo para o intestino do coronavírus SARS (SARS-CoV) com detecção viral em amostras de saliva, fezes e mesmo em biópsia intestinal de pacientes que receberam alta, o que pode fornecer parcialmente explicações para os sintomas gastrointestinais.[2]

Na maior série de casos pediátricos publicados recentemente, mais de 90% das 2.143 crianças diagnosticadas em laboratório ou clinicamente com Covid-19 apresentavam doença assintomática, leve ou moderada.[3] Do restante, 5,2% apresentavam doença grave e 0,6% apresentavam doença crítica. De acordo com a classificação de gravidade da doença usada por várias publicações chinesas, a doença grave foi definida como dispneia, cianose central e saturação de oxigênio inferior a 92%.

Dados provenientes da Itália publicados em 18 de março de 2020 relatam que apenas 1,2% dos 22.512 casos de Covid-19 eram crianças, sem mortes.[4] Dos 4.226 casos de Covid-19 detectados nos EUA até 16 de março de 2020, 5% eram crianças. As crianças constituíram menos de 1% de todas as hospitalizações nos EUA.[5]

De acordo com o registro norte-americano (*Virtual PICU Systems*), 74 crianças nos EUA foram admitidas em UTI pediátricas entre 18 de março e 6 de abril de 2020, sinalizando que outras 176.190 crianças provavelmente foram infectadas durante esse período.[6] Crianças com menos de 2 anos representaram 30% dos casos, 24% tinham entre 2-11 anos e 46% dos casos de UTI pediátricas eram crianças entre 12-17 anos. A prevalência de doença grave e crítica foi de 10,6% em crianças com idade < 1 no diagnóstico, 1-5 anos (7,3%), 6-10 anos (4,2%), 11-15 anos (4,1%) e 16-17 anos (3%). Metade das crianças com Covid-19 crítico nesse estudo tinha menos de 1 ano de idade, e alta prevalência de doença grave foi observada em crianças muito jovens também em outro estudo.[7] Os pesquisadores apontam que, se 25% da população dos EUA for infectada com o coronavírus antes do final de 2020, 50 mil crianças com doenças graves precisarão ser hospitalizadas, com 5.400 delas gravemente doentes e necessitando de ventilação mecânica. Os relatórios clínicos indicam que o tempo médio de permanência na Covid-19 pediátrica é de 14 dias.[6]

Riphagen et al.[8] (maio de 2020) relataram quadro de hiperinflamação em crianças com insuficiência múltipla de órgãos e sistemas e quadro similar à doença de Kawasaki. Os casos descritos tiveram quadro inicial com febre incessante (38-40 °C), erupção cutânea variável, conjuntivite, edema periférico e dor generalizada nas extremidades com sintomas gastrointestinais significativos. Alguns evoluíram para choque refratário à ressuscitação volêmica necessi-

tando de drogas vasoativas para suporte hemodinâmico. Alguns necessitaram de ventilação mecânica para estabilização cardiovascular. Outras características incluíram o desenvolvimento de pequenos derrames pleurais, pericárdicos e ascíticos, sugestivos de processo inflamatório difuso. O envolvimento do miocárdio nessa síndrome é evidenciado pelas enzimas cardíacas elevadas durante o curso da doença. Indicam, assim, apresentação de síndrome hiperinflamatória com envolvimento de múltiplos órgãos, semelhante à síndrome de choque tóxico e/ou doença de Kawasaki.[8,9]

Dessa forma, trata-se de uma síndrome hiperinflamatória de acometimento múltiplo de órgãos e sistemas, necessitando de planejamento e monitoração na terapia nutricional da criança hospitalizada.[10]

AVALIAÇÃO NUTRICIONAL

A triagem nutricional deve ser realizada nas primeiras 24 horas de admissão do paciente com o objetivo de identificar o risco nutricional da criança ou adolescente e, assim, instituir uma intervenção nutricional precoce, se necessária.[11] De modo geral, a triagem nutricional é realizada pelo nutricionista, mas pode ser realizada por qualquer um dos membros da equipe assistencial devidamente treinado para tal. O responsável pelo paciente será entrevistado e o profissional deve utilizar os equipamentos de proteção individual (EPI) estabelecidos por cada instituição, e que devem seguir as recomendações da Agência Nacional de Vigilância Sanitária (Anvisa) do Ministério da Saúde.

O manejo nutricional é organizado em três etapas:[12]

1. 24 horas após a admissão: a triagem para risco nutricional deve ser feita no nível da unidade. Realizar as perguntas do instrumento utilizado pelo serviço (sugerimos o Strong Kids). Realizar o recordatório alimentar.
2. A avaliação objetiva antropométrica deve ser realizada somente se imprescindível em pacientes com Covid-19, para evitar sua manipulação e, consequentemente, a propagação do vírus. Caso seja necessária a realização da avaliação antropométrica, o profissional deve utilizar os EPI necessários.
3. Os pacientes que permanecerem por mais de 48 horas na UTI devem ser considerados em risco de desnutrição. Conforme a recomendação da European Society for Clinical Nutrition and Metabolism (Espen) 2019,[13] estes beneficiam-se de terapia nutricional precoce e individualizada.

Algumas recomendações devem ser seguidas para pacientes hospitalizados:[12,14]

- A infecção respiratória grave induz a uma síndrome inflamatória e a hipercatabolismo, bem como aumento no gasto de energia associado ao trabalho ventilatório com necessidades nutricionais (energia e proteína) aumentadas.
- A ingestão de alimentos geralmente é reduzida por vários fatores: anorexia secundária à infecção, desconforto respiratório, anosmia, ageusia, distúrbios alimentares pregressos como a obesidade, estresse, confinamento e organizacionais que limitam a aceitação das refeições.
- É necessário monitorar regularmente a ingestão de alimentos (qualitativa e quantitativamente); ingestão alimentar < 70% das necessidades calórico-proteicas diárias evolui para provável desnutrição, e < 50% requer suporte nutricional. É fundamental manter controle do balanço hídrico e ingestão de alimentos pelo serviço de nutrição.
- Bioimpedância, calorimetria indireta e medida da força muscular por dinamômetro de preensão manual não são recomendadas em pacientes com Covid-19 em razão do aumento do risco de transmissão viral pelo contato com o paciente nesse contexto pandêmico.[12]

Os métodos de terapia nutricional são os mesmos dos pacientes internados por outras patologias agudas, de acordo com o fluxograma do cuidado nutricional adotado no serviço.[12,14,15]

Em linhas gerais, recomenda-se:

- Na ausência de desnutrição inicial: prevenção do agravo pelo estabelecimento de uma dieta hiperenergética e hiperproteica.
- Se desnutrição moderada já estiver presente e/ou ingestão de alimentos < 70%: dieta hiperenergética e hiperproteína + suplementos nutricionais orais entre as refeições.
- Se desnutrição grave e/ou ingestão de alimentos ≤ 50%: nutrição enteral precoce por sonda nasogástrica, a menos que contraindicado, de acordo com os métodos usuais, sendo o trato digestivo (TGI) dos pacientes com Covid-19 geralmente funcional. A presença de envolvimento sintomático do TGI não significa que o paciente tenha intolerância à nutrição enteral (NE).

TERAPIA NUTRICIONAL ENTERAL E PARENTERAL

Aspen (American Society of Parenteral and Enteral Nutrition), Espen e Braspen (Sociedade Brasileira de Nutrição Parenteral e Enteral) lançaram orientações para o manejo da SARS-CoV2. Embora baseados em estudos de adultos, esses documentos podem auxiliar na terapia nutricional pediátrica.[14-16] As orientações de terapia nutricional em crianças, como determinação de necessidades calórico-proteicas, seguem as recomendações gerais para os pacientes graves descritas com maior detalhe no *Manual de Suporte Nutricional* publicado pelo Departamento de Suporte Nutricional da Sociedade Brasileira de Pediatria em 2019.[15]

A terapia nutricional deve seguir as seguintes recomendações:

1. Agrupar os pacientes com Covid-19 para limitar a exposição.
2. Seguir as recomendações dos Centros de Controle de Doenças (CDC-USA) e da Anvisa a fim de minimizar a

exposição aos aerossóis/gotículas com ênfase na higiene das mãos e na utilização de EPI para proteção dos profissionais de saúde e de limitar a propagação de doenças. Recomenda-se cuidado com as fezes, especialmente nas crianças sem controle esfincteriano.

3. Os nutricionistas, ao abordar esses pacientes, podem basear seus dados de avaliação nutricional nas informações obtidas por outros membros da EMTN (médico intensivista, enfermeiro e outros), reduzindo as chances de contaminação e gastos com EPI. Os nutricionistas também podem usar outras maneiras de coletar dados de avaliação, incluindo ligar para o paciente ou familiar, ou usar visitas de telessaúde (virtual e por telefone), incluindo várias plataformas (áudio e visual). O importante é que o nutricionista e a equipe médica estejam trabalhando juntos para que o atendimento nutricional seja o melhor possível.

Início da terapia nutricional

Iniciar a nutrição enteral (NE) precoce 24-36 horas após admissão na UTI ou 12 horas após a intubação e a colocação em ventilação mecânica. No paciente incapaz de manter a ingestão oral, a NE precoce é recomendada pelas diretrizes da Braspen, Aspen 2016 e Espen 2019.[13-16]

Nos pacientes que necessitam de passagem de sonda alimentar, recomenda-se que o procedimento seja realizado em conjunto com outros visando minimizar a manipulação do paciente e potencial contaminação. Por exemplo, realizar a passagem da sonda alimentar quando realizar a intubação orotraqueal.

Nos pacientes em ventilação não invasiva (VNI), a colocação da sonda nasogástrica (SNG) para nutrição pode resultar em:[17]

1. Vazamento de ar que pode comprometer a eficácia da VNI.
2. Dilatação do estômago, que pode afetar a função diafragmática e a eficácia da VNI.

As observações vistas podem resultar em atraso no início da alimentação do paciente, especialmente nas primeiras 48 horas de permanência na UTI, além de maior risco de desnutrição e complicações relacionadas.[18] A NP periférica ou central pode ser considerada precocemente nessas condições.[14]

Pacientes com oxigênio por cateter nasal ou alto fluxo por cateter nasal (AFCN) geralmente podem ser considerados clinicamente estáveis para retomar a alimentação oral;[19] no entanto, a ingestão de calorias e proteínas pode permanecer baixa e inadequada para prevenir ou tratar a desnutrição em pacientes com AFCN.[20] A avaliação adequada da ingestão é importante, e deve-se considerar uso de suplementos nutricionais orais ou nutrição enteral (NE) se a via oral for insuficiente.[14]

Demonstrou-se que a maioria dos pacientes com sepse ou choque circulatório tolera a NE precoce limitada à oferta trófica.[21]

A NP precoce está indicada quando o paciente:

- Está em uso de vasopressores para equilíbrio hemodinâmico associado à intolerância da alimentação enteral com sintomas de íleo paralítico (distensão abdominal, vômitos).
- Necessita de suporte respiratório de alta pressão (VNI com *PEEP* elevados).
- Não atinge aporte calórico-proteico > 60% por via digestiva após 5-7 dias.

Vias de acesso à nutrição enteral

A via oral é de eleição, respeitando as preferências alimentares do paciente e as indicações por faixa etária.

Indicações de sonda alimentar:

- Recusa alimentar secundária à anosmia e anorexia próprias da infecção por Covid-19.
- Pacientes em suporte ventilatório por máscara, ventilação não invasiva, ou intubação orotraqueal com ventilação mecânica.

A sonda alimentar deve ser posicionada de preferência no estômago e de calibre apropriado ao tamanho do paciente (6-10 Fr). A colocação da extremidade da sonda no estômago reduz a manipulação do paciente, facilitando o início precoce da alimentação. Se a alimentação gástrica não for bem-sucedida devido a intolerância à alimentação enteral, recomenda-se o uso de um agente procinético visando ao aumento da motilidade e à administração pós-pilórica de NE somente após falha dessas estratégias. A colocação de tubos de alimentação pós-pilóricos pode levar mais tempo que os tubos gástricos, aumentando o tempo de exposição ao vírus do profissional de saúde. A sonda deve ser posicionada com o paciente em seu leito, evitando a necessidade de endoscopia ou orientação fluoroscópica.

A passagem da sonda alimentar, seja em posição gástrica ou pós-pilórica, deve ocorrer preferencialmente durante o procedimento de intubação orotraqueal. Radiografias abdominais confirmatórias da posição da sonda devem ser solicitadas em conjunto com as de tórax. A colocação de qualquer dispositivo de acesso enteral pode provocar tosse e deve ser considerada um procedimento de geração de aerossol. Se possível, manter a boca do paciente coberta durante a passagem da sonda pelas narinas e seguir as diretrizes do CDC sobre o uso de máscaras N-95 e PAPR (*powered air-purifying respirator*) durante a colocação do tubo.

A infusão lenta da dieta, preferencialmente com bomba de infusão, é mais bem tolerada nos pacientes em ventilação mecânica e/ou oxigenioterapia. O uso da bomba de infusão permite menor intervenção do profissional de enfermagem à beira do leito. Se o quarto do paciente permitir que as bombas sejam colocadas do lado de fora, isso também deverá incluir a bomba de alimentação e o conjunto de frascos ou bolsas. Usar o máximo de tubos de extensão possível, distanciando o profissional de enfermagem do paciente. Consultar o farmacêutico para dúvidas sobre a

administração e a compatibilidade de medicamentos através do tubo de alimentação enteral.

Intolerância à alimentação enteral é comum durante as fases crítica aguda e tardia da doença. A experiência inicial nos pacientes adultos com Covid-19 sugere que os sintomas gastrointestinais (que podem se manifestar como intolerância à NE) estão associados a maior gravidade da doença. A monitoração do volume residual gástrico não é confiável para determinar atraso no esvaziamento gástrico e risco de aspiração, sendo motivo de suspensão desnecessária da NE, e não deve ser utilizada nesses pacientes, que podem promover aumento da manipulação e risco de contaminação da equipe assistencial.[22]

Nos pacientes com jejum prolongado na ausência de suporte nutricional ou muito desnutridos, deve-se monitorar o desenvolvimento da síndrome de realimentação.[15] Se houver esse risco, recomenda-se iniciar a terapia nutricional com 25% da meta calórica em pacientes alimentados com NE ou NP e monitoramento frequente dos níveis séricos de fósforo, magnésio e potássio, à medida que aumenta a oferta calórica. As primeiras 72 horas de realimentação são o período de maior risco.

Suspender a NE e indicar a NP deve ser considerado em pacientes com instabilidade hemodinâmica, que requer suporte de drogas vasopressoras em doses altas ou níveis crescentes de lactato.

O *guideline* publicado pela Aspen[16] para manejo nutricional dos pacientes com Covid-19 considera que a indicação da NP nesses pacientes, especialmente naqueles com choque séptico grave ou quando é necessário suporte respiratório de alta pressão (VNI, CPAP ou PEEP), pode diminuir o risco de isquemia intestinal e reduzir a transmissão de aerossóis de gotículas aos profissionais de saúde, evitando procedimentos como a colocação de dispositivos de acesso enteral e os necessários cuidados de enfermagem.[16]

Os pacientes adultos e particularmente os idosos, quando não necessitam mais de ventilação mecânica, após extubação traqueal, apresentam alta incidência de problemas de deglutição e consequente disfagia, o que pode limitar fortemente a ingestão de nutrientes por via oral.[14] Nas crianças isso é menos frequente, mas pode ocorrer. Em pacientes de UTI com disfagia, alimentos com textura adequada devem ser considerados após a extubação. Se a deglutição não for segura, a NE deverá ser indicada.[14]

Seleção da fórmula

No lactente em aleitamento materno, a amamentação deverá ser mantida, uma vez que não há elementos que comprovem que o vírus possa ser transmitido pelo leite materno. Uma revisão publicada pelo Centers for Disease Control and Prevention (CDC)[23] norte-americano e outra pelo Royal College of Obstetricians and Gynaecologists (RCOG)[24] de Londres afirmam que "os benefícios da amamentação superam quaisquer riscos potenciais de transmissão do vírus através do leite materno, devendo a mãe ser orientada a seguir as recomendações e medidas preventivas adequadas". Nos lactentes com aleitamento materno e que necessitem de NE, o leite materno deve ser o alimento de preferência, podendo ser suplementado, quando indicado, por fórmula com concentração calórica de 1 kcal/mL e proteína mais elevada que fórmulas infantis de partida.

Uma fórmula enteral isosmótica, polimérica, de preferência com maior concentração proteica que as fórmulas usuais para a faixa etária, pode ser indicada na fase aguda da doença. Sugere-se utilizar fórmulas enterais com alta densidade calórica (1-1,5 kcal/mL) em pacientes com disfunção respiratória aguda e/ou renal visando à restrição de fluidos. Se houver disfunção gastrointestinal significativa, uma fórmula sem fibras pode ser mais bem tolerada. Assim que a disfunção gastrointestinal melhorar, uma fórmula que contenha fibras prebióticas poderá ser indicada visando a benefícios para a microbiota intestinal.

Se a NP for necessária na primeira semana de internação na UTI durante a fase aguda da Covid-19, recomenda-se o uso de emulsão lipídica TCM-TCL. Nos pacientes críticos e gravemente inflamados, pode-se considerar o uso de emulsão lipídica com ômega-3 (emulsão multicompartimentada com óleos de soja, oliva, coco e peixe). Atenção aos pacientes em uso de propofol na sedação, visto que contém emulsão lipídica, que deve ser descontada no cálculo da NP. É importante monitorar os níveis séricos de triglicerídeos nesses pacientes (a partir de 24 horas do início da infusão).

Um subconjunto de pacientes com SARS-CoV2 pode desenvolver tempestade de citocinas semelhante a histiocitose hemofagocítica secundária (HLH secundária). O triglicerídeo sérico faz parte dos critérios para a identificação de HLH secundário. Recomenda-se contextualizar outros critérios para o diagnóstico de HLH.[25]

No *guideline* publicado pelo Espen, o uso de ácidos graxos ômega-3 na nutrição enteral foi considerado útil para melhorar a oxigenação, porém sem fortes evidências.[14] Há indicações de que os ácidos graxos ômega-3 sejam precursores de mediadores para resolução da inflamação (SPM: *specialized pro-resolving mediators*).[26]

Embora seja importante prevenir e tratar deficiências de micronutrientes, não há evidências estabelecidas no uso empírico de rotina de concentrações suprafisiológica ou terapêutica de micronutrientes na prevenção ou melhora dos resultados clínicos da infecção pelo Covid-19. A ESPEN sugere asegurar a provisão de doses diárias de vitaminas e oligoelementos para pacientes desnutridos com Covid-19 visando maximizar a defesa imunológica.[14]

Como a disbiose microbiana foi identificada em vários pacientes com Covid-19, é possível que o uso de prebióticos ou probióticos (na forma de suplementos alimentares com várias cepas) impeça a infecção secundária por meio da translocação bacteriana.[13]

O fluxograma adaptado que resume a terapia nutricional nos pacientes com Covid-19 sugerido pelo Departamento de Suporte Nutricional da Sociedade Brasileira de Pediatria (SBP) está representado na Figura 1.[27]

NUTRIÇÃO PARA O PACIENTE EM POSIÇÃO PRONA

Vários estudos demonstraram que a NE em posição prona não está associada ao aumento do risco de complicações gastrointestinais ou pulmonares, e recomendamos que o paciente que necessite de posição prona receba NE precoce.[28] A Braspen sugere, para pacientes adultos, pausar a dieta enteral e abrir a sonda em sifonagem 2 horas antes da manobra de posicionar o paciente em posição prona e reiniciar a NE 1 hora após o procedimento.[29]

A maioria dos pacientes tolera NE administrada no estômago em decúbito ventral, porém ocasionalmente poderá ser indicada a colocação pós-pilórica do tubo de alimentação. Quando a NE é introduzida durante o posicionamento de bruços, recomenda-se manter a cabeceira da cama elevada (Trendelenburg reverso) a pelo menos 10-25 graus para diminuir o risco de aspiração do conteúdo gástrico, edema facial e hipertensão intra-abdominal.[30]

CONSIDERAÇÕES FINAIS

Os autores após extensa revisão da literatura, sem encontrar estudos específicos para terapia nutricional em crianças com Covid-19, baseiam suas orientações naquelas descritas para adultos adaptadas à prática de terapia

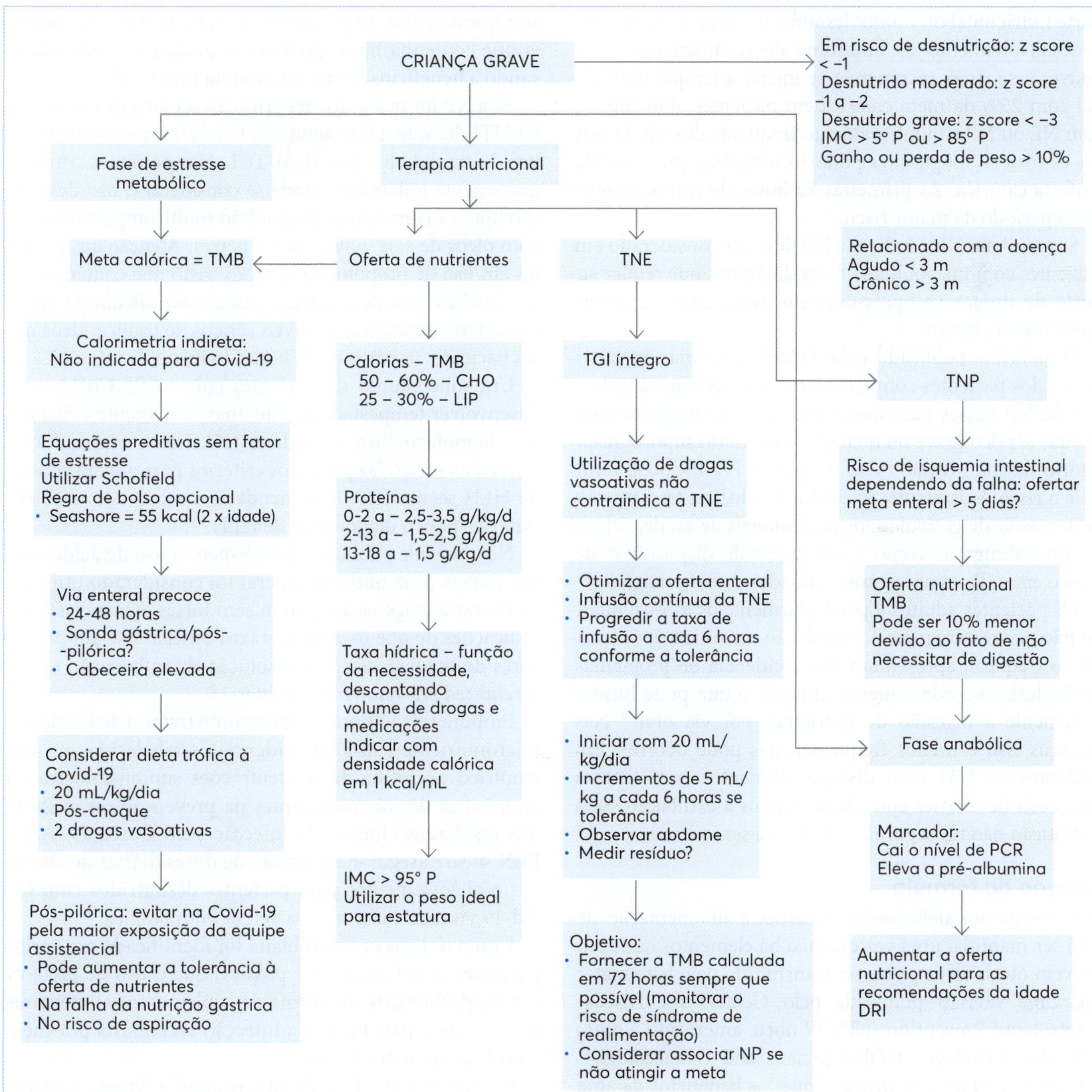

Figura 1 Fluxograma de manejo da terapia nutricional em crianças com Covid-19.[29]

TMB: taxa metabólica basal; IMC: índice de massa corporal; TNE: terapia nutricional enteral; CHO: carboidratos; LIP: lipídeos; TGI: trato gastrointestinal; TNP: terapia nutricional parenteral; DRI: *diary reference intakes*.

nutricional pediátrica. Importante reforçar que a apresentação clínica em crianças é usualmente leve ou assintomática, mas casos graves com síndrome de hiperinflamação com falha de múltiplos órgãos são cada vez mais relatados.[10]

Nessa situação, há necessidade da utilização de *guidelines* específicos pediátricos para a terapia nutricional individualizada da disfunção orgânica apresentada (p. ex., pulmonar, renal, cardíaca). Quanto às orientações básicas da terapia nutricional em pediatria, podem ser encontradas no *Manual de Suporte Nutricional da Sociedade Brasileira de Pediatria* (2020).[15]

REFERÊNCIAS BIBLIOGRÁFICAS

1. Murray KF, Gold BD, Shamir R, Agostoni C, Pierre-Alvarez RMD, Kolacek S. Covid-19 and the pediatric gastroenterologist. J Pediatr Gastroenterol Nutr. 2020;70(6):720-6.
2. Gu J, Han B, Wang J. Covid-19: gastrointestinal manifestations and potential fecal-oral transmission. Gastroenterology. 2020;158(6):1518-9.
3. Dong Y, Mo XI, Hu Y, Qi X, Jiang F, Jiang Z, et al. Epidemiological characteristics of 2143 pediatric patients with 2019 coronavirus disease in China. Pediatrics. 2020;16:16.
4. Livingston E, Bucher K. Coronavirus disease 2019 (Covid-19) in Italy. JAMA. 2020 Mar 17. Online ahead of print.
5. Bialek S, Boundy E, Bowen V, et al. Severe outcomes among patients with coronavirus disease 2019 (Covid-19) — United States, February 12 – March 16, 2020. MMWR Morb Mortal Wkly Rep. 2020;69:343-6.
6. Pathak EB, Salemi JL, Sobers N, Menard J, Hambleton IR. Covid-19 in children in the United States: intensive care admissions, estimated total infected, and projected numbers of severe pediatric cases in 2020. J Public Health Manag Pract. 2020;26(4):325-33.
7. Cui Y, Tian M, Huang D, Wang X, Huang Y, FanL, et al. A 55-day-old female infant infected with Covid 19: presenting with pneumonia, liver injury, and heart damage. J Infect Dis. 2020;221(11):1775-81.
8. Riphagen S, Gomez X, Gonzalez-Martinez C, Wilkinson N, Theocharis P. Hyperinflammatory shock in children during Covid-19 pandemic. Lancet. 2020;395(10237):1607-8.
9. Li XY, Du B, Wang YS, Kang HYJ, Wang F, Sun B, et al. The keypoints in treatment of the critical coronavirus disease 2019 patient. Zhonghua Jie He He Hu Xi Za Zhi. 2020;43(4):277-81.
10. Brasil. Sociedade Brasileira de Pediatria – SBP. Síndrome inflamatória multissistêmica em crianças e adolescentes associada à Covid-19. Nota de alerta Conjunta Ministério da Saúde e Sociedade Brasileira de Pediatria. Available: https://www.sbp.com.br/fileadmin/user_upload/11_Nota_de_Alerta_-_conjunta_MS__RAS_.pdf(acesso 25maio2020).
11. Conselho Federal de Nutricionistas. Nota oficial: orientações para à população geral população e para os nutricionistas sobre o novo coronavírus. Brasília: Conselho Federal de Nutricionistas; 2020. Available: https://www.cfn.org. br/index.php/destaques/19913/.
12. Thibaulta R, Quilliotd D,Seguinb P, Stéphane Schneiderg T, Déchelotteh P. Nutritional care at hospital during the Covid-19 viral epidemic: expert opinion from the French-speaking Society for Clinical Nutrition and Metabolism (SFNCM). Nutrition Clinique et Métabolisme. 30 March 2020.
13. Singer P, Blaser AR, Berger MM, Alhazzani W, Calder PC, Casaer MP, et al. Espen guideline on clinical nutrition in the intensive care unit. Clin Nutr. 2019;38(1):48-79.
14. Barazzoni R, Bischoff SC, Breda J, Wickramasinghe K, Krznaric Z, Nitzan D, et al.; endorsed by the Espen Council. Espen expert statements and practical guidance for nutritional management of individuals with SARS-CoV-2 infection. Clin Nutr. 2020 Mar 31:S0261-5614(20)30140-0.
15. Feferbaum R (org.). Manual de suporte nutricional. 2.ed. Sociedade Brasileira de Pediatria – Departamento de Suporte Nutricional. Sociedade Brasileira de Pediatria; 2020.
16. Martindale R, Patel JJ, Taylor B, Warren M, McClave SA. Nutrition therapy in the patient with Covid-19 disease requiring ICU care. Aspen, Updated March 30, 2020. Available: https://www.sccm.org/getattachment/Disaster/Nutrition-Therapy-Covid-19-SCCM-ASPEN.pdf?lang=en-US.
17. Kogo M, Nagata K, Morimoto T, Ito J, Sato Y, Teraoka S, et al. Enteral nutrition is a risk factor for airway complications in subjects undergoing noninvasive ventilation for acute respiratory failure. Respir Care. 2017;62(4):459-67.
18. Leder SB, Siner JM, Bizzaro MJ, McGinley BM, Lefton-Greif MA. Oral alimentation in neonatal and adult populations requiring high-low oxygen via nasal cannula. Dysphagia. 2016;31:154e9.
19. Frat JP, Thille AW, Mercat A, Girault C, Ragot S, Perbet S, et al.; FLORALI Study Group; REVA Network. High-low oxygen through nasal cannula in acute hypoxemic respiratory failure. N Engl J Med. 2015;372:2185e96.
20. Singer P, Rattanachaiwong S. To eat or to breathe? The answer is both! Nutritional management during noninvasive ventilation. Crit Care. 2018;6:22.
21. Patel JJ, Rice T, Heyland DK. Safety and outcomes of early enteral nutrition in circulatory shock. JPEN J. 2020 Feb 12.
22. Reignier J, Mercier E, Le Gouge A, Boulain T, Desachy A, Bellec F, et al.; Clinical Research in Intensive Care and Sepsis (CRICS) Group. Effect of not monitoring residual gastric volume on Updated March 30, 2020 risk of ventilator-associated pneumonia in adults receiving mechanical ventilation and early enteral feeding: a randomized controlled trial. JAMA. 2013;309(3):249-56.
23. Centers for Disease Control and Prevention (CDC). Interim considerations for infection prevention and control of coronavirus disease 2019 (Covid-19) in inpatient obstetric healthcare settings. Available: https://www.cdc.gov/coronavirus/2019-ncov/hcp/inpatient-obstetric-healthcare-guidance.html (acesso 12 mar 2020).
24. Royal College of Obstetricians and Gynaecologists. Coronavirus (Covid-19) infection in pregnancy. Information for healthcare professionals. Version 1: Published Monday 9 March, 2020. Available: https://www.rcog.org.uk/globalassets/documents/guidelines/coronavirus-covid-19-virus-infection-in-pregnancy-2020-03-09.pdf (acesso12 mar 2020).
25. Mehta P, McAuley DF, Brown M, Sanchez E, Tattersall RS, Manson JJ, et al.; HLH Across Speciality Collaboration, UK. Covid-19: consider cytokine storm syndromes and immunosuppression. Lancet. 2020;395(10229):1033-4.
26. Serhan CN, Levy BD. Resolvins in inflammation: emergence of the pro-resolving superfamily of mediators. J Clin Invest. 2018:128(7):2657-69.
27. Faria IM, Delgado AF. Principais cuidados com a criança grave. In: Rosenfeld R, Mendes CL (org.). Terapia nutricional no paciente grave (Série Clínicas de Medicina Intensiva Brasileira). São Paulo: Atheneu; 2014. v.1. Cap.16, p.165-76.
28. Saez de la Fuente I, Saez de la Fuente J, Quintana Estelles MD, Garcia Gigorro R, Terceros Almanza LJ, Sanchez Izguierdo JA, et al. Enteral nutrition in patients receiving mechanical ventilation in a prone position. JPEN J. 2016;40(2):250-5.
29. Campos LF, Barreto PA, Ceniccola GP, Gonçalves RC, Matos LBN, Zambelli CMSF, et al. Parecer Braspen/Amib para o enfrentamento do Covid-19 em pacientes hospitalizados. Apoio institucional da Associação de Medicina Intensiva Brasileira (Amib). Braspen J. 2020;35(1):3-5
30. Kallet RH. The vexing problem of ventilator-associated pneumonia: observations on pathophysiology, public policy, and clinical science. Respiratory Care. 2015;60(10):1495-508

SEÇÃO 26

ONCOLOGIA

COORDENADORA

Denise Bousfield da Silva

Especialista em Pediatria pela Associação Médica Brasileira (AMB) e Sociedade Brasileira de Pediatria (SBP), em Cancerologia Pediátrica pela AMB e Sociedade Brasileira de Cancerologia (SBC) e em Hematologia e Hemoterapia pela AMB e Associação Brasileira de Hematologia, Hemoterapia e Terapia Celular (ABHH). Mestre em Ciências Médicas pela Universidade Federal de Santa Catarina (UFSC). Professora Adjunta do Departamento de Pediatria da UFSC. Presidente do Departamento Científico (DC) de Oncologia da SBP e do DC de Hematologia da Sociedade Catarinense de Pediatria (SCP). Membro da Câmara Técnica de Hematologia do Conselho Federal de Medicina (CFM).

AUTORES

Ana Paula Kuczynski Pedro Bom
Especialista em Pediatria pela SBP e em Cancerologia Pediátrica pela SBC. Mestre e Doutora em Pediatria pela Universidade de São Paulo (USP). Professora Titular da Disciplina de Pediatria do Departamento de Pediatria da Pontifícia Universidade Católica do Paraná (PUC-PR). Médica Pediatra Cancerologista do Hospital Pequeno Príncipe.

Andréa Gadelha Nóbrega Lins
Especialista em Pediatria pela AMB/SBP e Oncopediatria pela AMB/SBC. Área de Atuação em Medicina Paliativa pela AMB. Mestre em Pediatria pela Universidade Federal de São Paulo (Unifesp). Professora de Oncopediatria da Famene, PB. Presidente do DC de Oncopediatria da Sociedade Paraibana de Pediatria. Coordenadora da Oncopediatria do Hospital do Câncer Napoleão Laureano e da Unidade de Oncologia do Hospital Alberto Urquiza Wanderley.

Arun Singh
Diretor do Setor de Oncologia Ocular do Cole Eye – Cleveland Clinic, EUA.

Claudio Galvão de Castro Junior
Especialista em Pediatria pela AMB/SBP, com Área de Atuação em Oncologia Pediátrica, e em Hematologia e Hemoterapia, com Área de Atuação em Transplante de Medula Óssea pela AMB/ABHH. Mestre pela Universidade Federal do Rio Grande do Sul (UFRGS). Médico da Hemomed São Paulo.

Denise Bousfield da Silva
Especialista em Pediatria pela AMB/SBP, em Cancerologia Pediátrica pela AMB/SBC e em Hematologia e Hemoterapia pela AMB/ABHH. Mestre em Ciências Médicas pela UFSC. Professora Adjunta do Departamento de Pediatria da UFSC. Presidente do DC de Oncologia da SBP e Presidente do DC de Hematologia da SCP. Membro da Câmara Técnica de Hematologia do CFM.

Ethel Fernandes Gorender
Oncologista Pediatra do Hospital Santa Marcelina. Mestre em Oncologia pela Faculdade de Medicina da Universidade de São Paulo (FMUSP). Professora de Cancerologia Clínica na Faculdade de Medicina Santa Marcelina.

José Carlos Córdoba
Especialista em Onco-hematologia Pediátrica pela St. Jude Children Research Hospital, Memphis, EUA. Mestre em Imunologia e Genética Aplicadas e Doutor em Ciências da Saúde pela Universidade de Brasília (UnB).

José Henrique Silva Barreto
Especialista em Oncologia Pediátrica pelo Instituto de Pediatria e Puericultura Martagão Gesteira. Mestre em Epidemiologia em Saúde Coletiva pelo Instituto de Saúde Coletiva da Universidade Federal da Bahia (UFBA). Doutor em Medicina e Saúde pela UFBA. Membro Efetivo da Sociedade Brasileira de Oncologia Pediátrica (Sobope) e da Sociedade Baiana de Pediatria (Sobape). Presidente do DC de Onco-hematologia da Sobape e Secretário do DC de Oncologia da SBP. Coordenador do Serviço de Onco-hematologia do Hospital São Rafael (Rede D'Or), Salvador, Bahia.

Liane Esteves Daudt
Professora Assistente do Departamento de Pediatria da Faculdade de Medicina da Universidade Federal do Rio Grande do Sul (FAMED-UFRGS). Especialista em Pediatria pela AMB/SBP e em Hematologia e Hemoterapia e Área de Atuação em Transplante de Medula Óssea pela AMB/ABHH. Doutora em Ciências Médicas: Pediatria pela UFRGS. Chefe da Unidade de Hematologia e Transplante de Medula Óssea Pediátrica do Hospital de Clínicas de Porto Alegre e do Hospital Moinhos de Vento. Membro do DC de Hematologia da SBP e da Sociedade de Pediatria do Rio Grande do Sul (SPRS).

Lisandro Lima Ribeiro
Mestre em Pediatria na Área de Hematologia Pediátrica pelo Departamento de Pediatria do HC-UFPR. Hematologista Pediatra do Serviço de Transplante de Medula Óssea do HC-UFPR e Pilar Hospital/Grupo Oncoclínicas de Curitiba. Membro do DC de Hematologia e Oncologia da SPSP e SBP.

Mara Albonei Dudeque Pianovski
Doutora em Saúde da Criança e do Adolescente pela Universidade Federal do Paraná (UFPR). Professora Adjunta do Departamento de Pediatria do Hospital de Clínicas da UFPR. Médica Pediatra Cancerologista do Hospital Erasto Gaertner.

Maria Zélia Fernandes
Especialista em Hematologia pelo Hospital dos Servidores do Estado do Rio de Janeiro. Professora Doutora do Departamento de Medicina Clínica da Universidade Federal do Rio Grande do Norte (UFRN). Professora Doutora Nível Superior IV da Universidade Potiguar. Médica do Hospital Infantil Varela Santiago. Membro Efetivo da SBP, Sobope e SBHH.

Rosana Cipolotti
Professora Titular do Departamento de Medicina da Universidade Federal de Sergipe (UFS). Mestre e Doutora pela FMRP/USP. Membro dos Departamentos de Hematologia da ABHH, SBP e Sociedade Sergipana de Pediatria (SOSEPE). Membro da SOBOPE.

Rubens Belfort Neto
Especialista em Oftalmologia pela Escola Paulista de Medicina (EPM) da Universidade Federal de São Paulo (Unifesp) e em Patologia e Oncologia Ocular pela McGill University, Canadá. Doutor em Oftalmologia pela EPM Unifesp.

CAPÍTULO 1

EPIDEMIOLOGIA E DIAGNÓSTICO PRECOCE DO CÂNCER INFANTOJUVENIL

Denise Bousfield da Silva
José Henrique Silva Barreto
Mara Albonei Dudeque Pianovski

AO FINAL DA LEITURA DESTE CAPÍTULO, O PEDIATRA DEVE ESTAR APTO A:

- Reconhecer que o câncer infantojuvenil é a principal causa de morte por doença no Brasil, na faixa etária de 1-19 anos.
- Entender que, na criança, as neoplasias malignas geralmente se originam das células do sistema sanguíneo e dos tecidos de sustentação, enquanto no adulto derivam das células epiteliais.
- Reconhecer que algumas síndromes genéticas (síndrome de Down, síndrome de Noonan, neurofibromatose, anemia de Fanconi, síndrome de Bloom, ataxia-telangiectasia, Beckwith-Wiedemann, hemi-hipertrofia, xeroderma pigmentoso, Li-Fraumeni) favorecem o aparecimento de câncer, por isso se deve fortalecer a suspeita de que nesses pacientes os sinais e sintomas de doenças comuns estejam na realidade apontando para o diagnóstico de neoplasias.
- Entender que a frequência dos diferentes tipos histológicos varia com a idade e o local de apresentação.
- Compreender que o sucesso do tratamento do câncer na criança e no adolescente depende do diagnóstico precoce (sendo o papel do pediatra fundamental) e de a terapêutica ser realizada em centros de referência por equipe multiprofissional.
- Diagnosticar precocemente o câncer infantojuvenil, já que raramente é possível fazer prevenção primária. É fundamental, assim, o diagnóstico precoce (prevenção secundária), atuar na prevenção de sequelas e investir na reabilitação (prevenção terciária), a fim de evitar as consequências do intervencionismo médico excessivo (prevenção quaternária, que permeia os demais tipos de prevenção).

INTRODUÇÃO E DEFINIÇÃO

O câncer, em nível molecular, é uma doença causada pela combinação de alterações hereditárias (células germinativas) e adquiridas (células somáticas) no genoma. O DNA das células neoplásicas pode adquirir mutações pontuais, inserções virais, amplificações, deleções ou rearranjos dos genes, que conduzem a alterações no perfil de expressão gênica, determinando distúrbios no crescimento celular, falha na diferenciação ou redução da apoptose.[1]

O câncer na criança difere daquele que ocorre no indivíduo adulto, em decorrência do tipo de célula progenitora envolvida e dos mecanismos de transformação maligna.[1]

Na criança, as neoplasias geralmente afetam as células do sistema sanguíneo e os tecidos de sustentação, enquanto no adulto comprometem as células dos epitélios, que recobrem os diferentes órgãos.[1-5] Os cânceres pediátricos mais frequentes são as leucemias, os tumores do sistema nervoso central e os linfomas. Entretanto, observa-se que há considerável variação mundial nessa ocorrência, geralmente relacionada a fatores demográficos e socioeconômicos da área analisada.[1,5]

Nos estudos atualmente disponíveis, observa-se que os adultos e as crianças podem eventualmente ter o mesmo tipo histológico de câncer, no entanto seu comportamento biológico pode não ser equivalente. Esse fato pode ser cla-

ramente observado em relação à leucemia linfoide aguda pré-B, que possui prognóstico muito bom nas crianças com os atuais protocolos de tratamento, enquanto no adulto a mesma doença apresenta prognóstico pior.[1]

Diferentemente do que ocorre no adulto, as neoplasias malignas pediátricas tendem a apresentar menores períodos de latência, crescem quase sempre rapidamente, em geral são invasivas e respondem melhor à quimioterapia.[1-4]

No Brasil, de acordo com os dados atualmente consolidados nos registros de câncer, infelizmente muitos pacientes ainda são encaminhados aos centros de tratamento com doenças em estadio avançado.[2-6] Nesse contexto, desde 1981, com a criação da Sociedade Brasileira de Oncologia Pediátrica (SOBOPE), e em conjunto com o Ministério da Saúde, têm sido constantemente realizadas campanhas para a população em geral e cursos de educação continuada aos profissionais da saúde, objetivando divulgar os sinais e sintomas de alerta relacionados com a doença.[4] Visando informar a população e os profissionais da saúde sobre os principais sinais e sintomas da doença foi instituído, no Brasil, o Dia Nacional de Combate ao Câncer Infantojuvenil.[7]

Quando o câncer é detectado em estadios iniciais, há maior probabilidade de cura, com realização de tratamentos menos agressivos, com consequente redução das complicações agudas e tardias deles decorrentes. Nesse aspecto, o pediatra tem papel fundamental, pois lhe compete incluir e investigar a hipótese de câncer em algumas situações clínicas da prática pediátrica.[1-7]

EPIDEMIOLOGIA E FATORES DE RISCO

O câncer da criança representa 0,5-3% de todas as neoplasias malignas. Sua incidência é de aproximadamente 124 casos a cada milhão de crianças brancas e de 98 casos por milhão de crianças afrodescendentes.[1]

Nos EUA são diagnosticados, ao ano, aproximadamente 1-2 casos de câncer em cada 10 mil crianças com 14 anos de idade ou menos.[1]

Apesar da raridade, aproximadamente 15.100 crianças e adolescentes menores de 20 anos serão diagnosticados com câncer por ano nos Estados Unidos da América. A probabilidade de um jovem atingindo a idade adulta ter sido diagnosticado com câncer durante a infância é de aproximadamente 1 em 300 para homens e de 1 em 333 para mulheres.[1]

O Instituto Nacional do Câncer (INCA) estimou que no triênio 2023/2025 ocorrerão, a cada ano, 7.930 casos novos de câncer em crianças e adolescentes até a idade de 19 anos (134,81 casos novos/milhão), sendo 4.230 casos no sexo masculino (140,5 casos novos/milhão) e 3.700 no feminino (128,87 casos novos/milhão).[3]

Estudos epidemiológicos têm demonstrado que a frequência de todos os tipos de câncer combinados, na criança e no adolescente, é geralmente maior no sexo masculino, nas crianças menores de 5 anos de idade e no grupo de adolescentes entre 15-19 anos de idade.[1-7]

O câncer não é uma doença frequente, mas representa a primeira causa de óbito por doença nos países desenvolvidos, e, no Brasil, entre crianças e adolescentes, de 1-19 anos de idade.[1,2,4,5]

As taxas de sobrevida livre de eventos em 5 anos variam conforme o tipo de câncer, desde próximo a 40% para os de pior prognóstico até próximo de 100% para os de boa evolução, com sobrevida média ao redor de 80%.[1]

O aparecimento do câncer na criança está diretamente vinculado a uma multiplicidade de causas, sendo que, em alguns tipos de câncer, a suscetibilidade genética tem papel importante. Entre os fatores de risco estão os familiares (retinoblastoma), as síndromes genéticas, a radiação ionizante e não ionizante, as drogas citotóxicas (ciclofosfamida, etoposídeo), o dietilestilbestrol, o vírus de Epstein-Barr e o vírus linfotrópico da célula T (HTLV1), entre outros.[1,5,8,9]

É descrito na literatura um vasto número de doenças raras ligadas à instabilidade cromossômica, ao defeito de replicação e/ou no reparo do DNA, que apresentam risco elevado de desenvolvimento de neoplasias ao longo da vida. As mutações e os rearranjos que se acumulam, secundários a danos no DNA, que não foram corretamente reparados, podem ser resultantes da ativação de um proto-oncogene ou da inativação dos dois alelos de um gene supressor de tumor. Entre as síndromes cromossômicas com risco aumentado para o desenvolvimento de neoplasia estão a trissomia 21, a síndrome WARG (microdeleção do gene *WT1*) e as de instabilidade cromossômica (ataxia telangiectasia, anemia de Fanconi, síndrome de Bloom, síndrome de Nijmegen e xeroderma pigmentoso).[1,7,8]

Na trissomia 21/mosaicismo genético, pode ocorrer mutação do gene *GATA 1*, que interfere na diferenciação celular, determinando aparecimento de uma desordem pré-leucêmica, a mielopoiese anormal transitória (TAM). Esses pacientes com trissomia 21 têm risco aumentado para o desenvolvimento de leucemias (cerca de 20 vezes maior), neoplasias de testículo, gástrica e hepática.[8]

A anemia de Fanconi cursa com suscetibilidade aumentada para o aparecimento precoce de leucemia mieloide, e em período mais tardio de tumores sólidos, como hepatocarcinomas (representando 10%) e carcinomas de orofaringe, possivelmente relacionados ao tipo de tratamento recebido, seja androgênios ou transplante de células-tronco hematopoéticas (TCTH).[1,8]

Entre as síndromes genéticas que apresentam predisposição para desenvolver neoplasias incluem-se as síndromes de deficiência de crescimento (como a de Noonan, Leopard), as síndromes com aceleração do crescimento (como a hemi-hipertrofia idiopática e a síndrome de Beckwith-Wiedemann), as síndromes neurocutâneas (neurofibromatose, esclerose tuberosa, síndrome de Proteus) e as síndromes de imunodeficiência/imunodesregulação.[1,7,8] A neurofibromatose é a mais frequente síndrome hereditária de predisposição a neoplasias. Entre elas estão a leucemia mielomonocítica juvenil, os tumores malignos dos nervos periféricos, o glioma óptico e o feocromocitoma.[1,7,8]

Embora as crianças com síndromes de predisposição genética a neoplasias correspondam a cerca de 3% dos casos de câncer diagnosticados, elas devem ser constantemente supervisionadas e avaliadas pelos pediatras, visando ao diagnóstico precoce da doença neoplásica, bem como o aconselhamento genético.[1,8,10] Estudos mais recentes sugerem que esse percentual de predisposição genética ao câncer possa ser bem maior que o atualmente descrito.[10]

O câncer na faixa etária pediátrica raramente é hereditário e, na maioria dos casos, não apresenta história familiar e/ou associações com alterações genéticas ou congênitas. Entretanto, o retinoblastoma (tumor maligno intraocular) pode ser de origem genética em 40% dos casos.[1,5]

Um aspecto peculiar do Sul e Sudeste do Brasil é a maior incidência de tumor do córtex suprarrenal (TCSR), quando comparada com outras regiões do mundo. Enquanto nos EUA a incidência é de 0,3 por milhão de crianças menores de 15 anos, e na França, de 0,2 por milhão de crianças nessa mesma faixa etária, no Paraná, estima-se incidência de 3,5 por milhão, ou seja, de 12-18 vezes maior do que nos países citados. Essa maior incidência está relacionada à mutação *TP53* R337H, que tem se comportado como efeito fundador, encontrada em praticamente todas as crianças com TCSR e proveniente de um dos progenitores. Em 2020, Pinto et al., publicaram o achado de que 69% dos recém-nascidos do Sul do Brasil, que apresentam a mutação *TP53* R337H, também portam no mesmo haplótipo a variante *XAF1*-E134*, que funciona como um modulador da função da p53. Os achados sugerem que o haplótipo, mais do que o alelo isolado, possa determinar o risco de câncer.[9,11]

DIAGNÓSTICO E QUADRO CLÍNICO

A história clínica, baseada principalmente na queixa principal, e o exame físico são os passos iniciais no processo de diagnóstico do câncer. A história familiar e a presença de doenças genéticas ou de doenças constitucionais também podem auxiliar na elaboração diagnóstica.[1,4,5,7,12]

O alto nível de suspeição deve estar presente no raciocínio médico, para permitir atenção especial a determinados sinais e sintomas, promovendo dessa maneira um reconhecimento mais rápido da neoplasia. É importante estar ciente de que, na maioria das vezes, esses sinais/sintomas são similares aos de doenças benignas, comuns da infância, motivo pelo qual o pediatra deve estar atento, pois o câncer é uma doença mimetizante.[4,5,7,12]

Considerando que os sinais e sintomas do câncer infantojuvenil são geralmente inespecíficos e que, não raras vezes, a criança ou o adolescente podem ter seu estado geral de saúde ainda não comprometido no início da doença, é fundamental que o pediatra considere a possibilidade diagnóstica da doença diante de alguns sinais e sintomas que possam sugerir determinadas neoplasias, conforme listados no Quadro 1.[5]

Alterações no hemograma, como leucocitose ou leucopenia, associada principalmente à presença de neutropenia, ou, ainda, pancitopenia, podem refletir infiltração de medula óssea por neoplasias, geralmente leucemias, linfomas, neuroblastoma e, mais raramente, retinoblastoma.[4,5,7]

O aspirado de medula óssea está indicado na presença de:[4,5,7]

- Diminuição significativa e inexplicada de um ou mais tipos de células no hemograma.
- Blastos ou alterações leucoeritroblásticas no sangue periférico.
- Associação com linfonodomegalia ou hepatoesplenomegalia inexplicada.
- Associação com massa mediastinal anterior.

A presença de dor nos membros, associada a mais de um parâmetro alterado no hemograma, sugere neoplasia maligna, e não doença reumatoide, mesmo na ausência de blastos no sangue periférico.[4,5,7]

O pediatra também deve evitar o uso de corticosteroides antes da definição diagnóstica, já que esses medicamentos podem mascarar o quadro clínico, selecionar células leucêmicas resistentes e piorar o prognóstico.[4,5,7]

Na suspeita de câncer, é imprescindível o encaminhamento imediato a um centro especializado no diagnóstico e no tratamento da doença.[4,5,7]

Os exames complementares necessários para o diagnóstico e a avaliação da extensão clínica da doença (estadiamento) variam de acordo com o tipo histológico da neoplasia maligna primária.

No Quadro 2 estão listadas as neoplasias malignas pediátricas mais frequentes de acordo com a idade e o sítio primário.[12]

TRATAMENTO E PROGNÓSTICO

As chances de cura, a sobrevida, a qualidade de vida do paciente e a relação efetividade/custo da doença são maiores quanto mais precoce for o diagnóstico do câncer. O tratamento se inicia com o diagnóstico e o estadiamento corretos. Deve ser efetuado em centro especializado pediátrico, por equipe multiprofissional, compreendendo diversas modalidades terapêuticas (quimioterapia, cirurgia, radioterapia, imunoterapia, TCTH), aplicadas de forma racional, individualizada e de acordo com o tipo histológico e a extensão clínica da doença.[5,7] Dependendo da história natural, do órgão afetado, do grau de disseminação e da diversidade de resposta à terapêutica antineoplásica, pode ocorrer acentuada variabilidade entre as taxas de sobrevida nas crianças tecnológica, a medicina de precisão e a produção de terapia alvo, o tratamento vem se tornando cada vez mais individualizado.[10]

Quando tratados em centros oncológicos pediátricos, observa-se diferença substancial, com melhores taxas de sobrevida para participantes de ensaios clínicos terapêuticos, que seguem rigorosamente os protocolos de grupos cooperativos, quando comparados com tratamentos aleatórios. Nos EUA, por exemplo, constatou-se que a probabilidade de uma criança sobreviver 5 anos após o diagnóstico

Quadro 1 Sinais e sintomas de câncer na criança e no adolescente

Sinais e sintomas	Neoplasias
Aumento de volume em partes moles (história de trauma é comum, porém não tem relação de causa e efeito)	Sarcomas, leucemias
Aumento de volume de testículo	Leucemias, tumores de células germinativas
Cefaleia matutina, persistente, podendo estar associada a alterações neurológicas, diabete insípido, neurofibromatose, radioterapia prévia para tratamento de leucemia	Tumores de sistema nervoso central Histiocitose de células de Langerhans
Dor abdominal, massa abdominal	Tumores sólidos (diferenciar de hepatoesplenomegalia)
"Dor de dente" rebelde ao tratamento	Linfomas, rabdomiossarcomas
Dor nas costas, que piora na posição supina, com ou sem sinais de compressão medular	Linfomas, neuroblastoma, tumor neuroectodérmico primitivo, rabdomiossarcoma, leucemias
Dor óssea ou articular, especialmente se persistente e se despertar a criança à noite, associada ou não a edema, massa ou limitação funcional	Leucemias, tumores ósseos malignos, neuroblastoma
Equimoses, petéquias e outros sangramentos	Envolvimento medular por leucemias, linfomas, neuroblastoma
Estrabismo, nistagmo	Retinoblastoma, tumores do sistema nervoso central
Excessivo ganho de peso	Carcinoma de córtex suprarrenal
Exoftalmia, equimose palpebral	Neuroblastoma (sinal do guaxinim), rabdomiossarcoma, histiocitose de células de Langerhans, leucemia mieloide aguda
Febre prolongada de causa não identificada	Linfomas, leucemias, neuroblastoma, sarcoma de Ewing
Hematúria, hipertensão a rterial sistêmica	Tumor de Wilms
Hepatoesplenomegalia	Leucemias, linfomas
Heterocromia, anisocromia	Neuroblastoma
Leucocoria ou "reflexo do olho de gato"	Retinoblastoma
Linfonodomegalias assimétricas, lembrando "saco de batatas"	Linfoma Hodgkin
Linfonodomegalia cervical baixa em adolescente	Carcinoma de tireoide
Linfonodomegalias, especialmente em região auricular posterior, epitroclear e supraclavicular	Leucemias e linfomas
Nevos com modificação de características prévias, em áreas de exposição solar ou de atrito	Melanoma (raro na criança)
Obstrução nasal, sangramento	Rabdomiossarcoma, angiofibroma
Otalgia crônica e/ou otorreia crônica, especialmente se associada a dermatite seborreica	Histiocitose de células de Langerhans, rabdomiossarcoma
Palidez, fadiga	Anemia, por envolvimento de medula óssea
Perda de peso inexplicada	Linfoma Hodgkin, sarcoma de Ewing
Prurido, sudorese noturna	Linfoma Hodgkin
Pseudopuberdade precoce	Carcinoma de córtex suprarrenal
Sangramento vaginal	Rabdomiossarcoma
Tosse seca, persistente	Leucemia ou linfoma, com massa de mediastino

Fonte: Silva et al., 2014.[5]

de neoplasia maligna passou de 28% em 1960 para aproximadamente 70% no final da década de 1980 em decorrência das estratégias anteriormente descritas.[5]

No Brasil, nos últimos anos, houve marcante melhoria na sobrevida das crianças com câncer, decorrente da utilização de protocolos cooperativos de tratamento, coordenados pela SOBOPE. Os resultados obtidos para a maioria dos tipos histológicos são similares aos de países desenvolvidos.[5,7]

Na faixa etária pediátrica, é relevante realizar ações que visem contribuir para o diagnóstico precoce do câncer, como a atuação efetiva da atenção básica no seguimento, vigilância e promoção da saúde da criança e do adolescente; estratégias de divulgação de informações para profissionais e para população abordando o diagnóstico precoce; programa de educação continuada para os profissionais que atuam com cuidados primários e aumento da comunicação entre os serviços primário e especializado, objetivando acelerar o encaminhamento desses pacientes para os centros de referência.[4,5,7]

Sugere-se que o pediatra faça o seguimento clínico de seu paciente junto à equipe da oncologia pediátrica, intei-

Quadro 2 Neoplasias predominantes de acordo com a idade e o sítio primário

Neoplasias	< 1 ano	1-3 anos	3-11 anos	12-21 anos
Leucemias	Leucemia congênita	LLA	LLA	LLA
	LMA	LMA	LMA	LMA
	LMMoA	LMC juvenil		
	LMC juvenil			
Linfomas	Muito raro	LNH	LNH	LH
			LH	LNH
Sistema nervoso central	Meduloblastoma	Meduloblastoma	Astrocitoma cerebelar	Astrocitoma cerebelar
	Ependimoma	Ependimoma	Meduloblastoma	Astrocitoma
	Astrocitoma/glioma	Astrocitoma/glioma	Astrocitoma/glioma	Craniofaringioma
	Papiloma do plexo coroide	Papiloma do plexo coroide	Ependimoma	Meduloblastoma
			Craniofaringioma	
Cabeça e pescoço	Retinoblastoma	Retinoblastoma	Rabdomiossarcoma	Linfoma
	Neuroblastoma	Neuroblastoma	Linfoma	Sarcoma de partes moles
	Rabdomiossarcoma	Rabdomiossarcoma		
Torácica	Neuroblastoma	Neuroblastoma	Linfoma	Linfoma
	Teratoma	Rabdomiossarcoma	Neuroblastoma	Sarcoma de Ewing
		Teratoma		
Abdominal	Neuroblastoma	Neuroblastoma	Neuroblastoma	Linfoma
	Nefroma mesoblástico	Tumor de Wilms	Tumor de Wilms	Carcinoma hepatocelular
	Tumor de Wilms (> 6 meses)	Leucemia	Linfoma	Sarcoma de partes moles
	Tumor do seio endodérmico (testículos)	Hepatoblastoma	Hepatoma	Disgerminomas
		Rabdomiossarcoma	Rabdomiossarcoma	
Geniturinário	Teratoma	Rabdomiossarcoma		Teratocarcinoma
		Tumor do seio endodérmico (testículos)		Teratoma
				Carcinoma embrionário do testículo
		Sarcoma de células claras (rim)		
				Carcinoma embrionário e tumores do seio endodermal do ovário
Extremidade	Fibrossarcoma	Fibrossarcoma	Rabdomiossarcoma	Osteossarcoma
		Rabdomiossarcoma		Sarcoma de Ewing
		Sarcoma de Ewing		Sarcoma de partes moles

LMA: leucemia mieloide aguda; LMMoA: leucemia mielomonocítica aguda; LMC juvenil: leucemia mieloide crônica juvenil; LLA: leucemia linfoide aguda; LNH: linfoma não Hodgkin; LH: linfoma Hodgkin.
Fonte: Allen-Rhoades W et al., 2016.[12]

rando-se do diagnóstico, do tratamento, das complicações e das condutas a serem adotadas durante e após o término do tratamento.

Considerando o impacto multidimensional do câncer, é fundamental a participação da equipe multiprofissional desde o início do tratamento, pois a cura da doença envolve não somente a recuperação biológica, mas o bem-estar, a qualidade de vida do paciente/família, bem como sua reintegração social.[1,3,4,13]

PREVENÇÃO

A prevenção primária em oncologia visa interromper a evolução da doença pela ação antecipada com base no conhecimento de sua história natural. Na criança/adolescente, raramente é possível a prevenção primária do câncer, pois os fatores ambientais exercem pouca ou nenhuma influência.[1,4] Portanto, não existem medidas efetivas de prevenção primária para impedir o desenvolvimento do cân-

cer na faixa etária pediátrica, exceto a vacinação contra hepatite B e contra o papilomavírus humano (HPV).[4,5,7]

No entanto, é fundamental atuar na prevenção secundária nessa faixa etária, principalmente no diagnóstico precoce da doença, objetivando detectar o câncer em seu estágio inicial de desenvolvimento. Outra modalidade da prevenção secundária é o rastreamento, que, nas crianças, não se mostra efetivo ou é restrito a uma pequena percentagem de pacientes, como aqueles com determinadas malformações e síndromes genéticas.[4,5] Considerando que, na criança, o retinoblastoma pode ser hereditário, é importante, nesses casos, a realização do aconselhamento genético.[1,5,7]

Nos últimos anos tem sido demonstrado que uma considerável proporção de câncer na criança é devida a mutações nas células germinativas ou em mosaico, nos genes que predispõem ao câncer. Estudando pacientes com síndrome de predisposição ao câncer (SPC), torna-se evidente a necessidade de melhorar a prevenção, acompanhamento, tratamento, seguimento e apoio psicológico aos indivíduos afetados. Pesquisadores alemães desenvolveram um grupo de trabalho sobre esse assunto e comentam, a partir de seus estudos, que parece haver maior porcentagem de crianças que se enquadram em SPC do que até então se acreditava. Orientam 6 itens para compor a abordagem da criança com câncer:

1. História familiar, câncer em um ou mais membros da família, especialmente se jovens; ou câncer na família com consanguinidade (devido a maior probabilidade de ocorrência em condições recessivas).
2. Tipos especiais de câncer: carcinoma de suprarrenal, carcinoma de plexo coroide, retinoblastoma; ou características do câncer diagnosticado: leucemia linfoide aguda com hipodiploidia, rabdomiossarcoma botrioide de bexiga ou cérvix, ou início na infância de câncer típico de adulto são indícios fortes da probabilidade de SPC.
3. A análise genética do tumor revelando uma alteração na linhagem germinativa.
4. Mais de duas neoplasias (secundária, bilateral, multifocal, metacrônica) no paciente.
5. Sinais obviamente não malignos, sugerindo uma condição genética.
6. Sensibilidade excessiva ao tratamento antineoplásico (sugerindo, p. ex., um distúrbio no reparo do DNA). Aos interessados em obter mais detalhes sobre SPC, recomenda-se consultar Ripperger T et al.[10]

Na vida adulta, o câncer pode ter origem na combinação de vários fatores, como os genéticos, ambientais e de modos de vida, por exemplo, tabagismo, inatividade física, alimentação inadequada, excesso de peso, consumo excessivo de álcool, exposição a radiações ionizantes e a agentes infecciosos específicos.[4,5] O pediatra deve orientar a família da criança e/ou adolescente a incorporar ações de prevenção primária para evitar/reduzir o desenvolvimento de câncer na vida adulta, com ênfase nos fatores associados ao modo de vida em todas as idades e com intervenções de combate a agentes ambientais e ocupacionais cancerígenos.[4,5,7]

Na infância e na adolescência ocorrem mudanças não apenas biológicas, mas também psicológicas, que podem ser modificadas de forma favorável ou desfavorável ao desenvolvimento de doenças. Portanto, a aquisição de hábitos de vida saudáveis nessa fase é vista, hoje, como estratégia preventiva que pode ajudar os indivíduos a se manterem saudáveis por mais tempo, evitando doenças crônicas na idade adulta.[4,5]

Nesse sentido, nas primeiras décadas de vida, é imprescindível difundir o conhecimento sobre os efeitos dos fatores de risco na expectativa média de vida da população, além de desenvolver estratégias de prevenção que envolvam diversos setores da sociedade.

Outro aspecto a ser considerado em oncologia é a prevenção terciária, cuja finalidade é reduzir os custos sociais e econômicos das doenças na população pela reabilitação e reintegração precoces dos indivíduos. As ações necessárias para a viabilização das estratégias de prevenção terciária incluem o desenvolvimento de um sistema de busca ativa de casos; disponibilidade de métodos terapêuticos efetivos; promoção da reabilitação; implantação de registros de câncer; além do diagnóstico, do tratamento, das complicações e das condutas a serem adotadas durante e após o término do tratamento.[13]

Em relação à prevenção quaternária em oncologia, estão inseridos os cuidados paliativos, cujo objetivo é a melhoria da qualidade de vida dos doentes, prevenindo e aliviando seu sofrimento e de seus familiares mediante a detecção e o tratamento, o mais precoce possível, dos sintomas relacionados com a doença.[6,13]

Considerando que a infância e a adolescência são períodos críticos do desenvolvimento em que, além da formação de hábitos de vida, a exposição a fatores ambientais pode afetar a estrutura ou a função de órgãos ou tecidos, comprometendo a saúde do adulto, é fundamental a orientação sobre os fatores de risco conhecidos para o câncer relacionados a exposições de longa duração, como a ausência da prática regular de exercícios físicos, a alimentação inadequada, a exposição à radiação ultravioleta sem proteção, o uso de tabaco e de álcool, a não vacinação contra agentes infecciosos, como hepatite B e contra HPV, e a prática sexual sem proteção.[4,5]

Atualmente, o desenvolvimento de testes genéticos permite identificar mutações em genes supressores de tumor, identificando, assim, portadores de risco. Entretanto, é importante estar alerta para as possíveis consequências éticas, psicossociais e econômicas de identificar, na criança/adolescente, um risco aumentado para o câncer na vida adulta.[5,10]

DESAFIOS

A potencial importância do sistema imunológico na etiologia, patologia, morbidade e terapia do câncer permanece especulativa em razão do inadequado entendimento dos componentes básicos da oncogênese e biologia imune. Desafios futuros para melhorar o entendimento dessa interação permitirão a criação de novas imunoterapias efetivas

contra as neoplasias malignas pediátricas, especialmente naqueles pacientes com doença residual mínima e naqueles com alto risco para recorrência.[1]

Outro desafio a ser considerado é o detalhamento do perfil genético para cada criança com câncer, produzindo, assim, não somente a melhoria no manejo clínico, mas a validação de ensaios clínicos promissores com a introdução da nova era da medicina molecular individualizada.[1,10]

REFERÊNCIAS BIBLIOGRÁFICAS

1. Scheurer ME, Lupo PJ, Bondy ML. Epidemiology of childhood cancer. In: Pizzo PA, Poplack DG (eds.). Principles and practice of pediatric oncology. 7.ed. Philadelphia: Lippincott Williams & Wilkins; 2016. p.1-12.
2. Brasil. Ministério da Saúde. Instituto Nacional de Câncer José Alencar Gomes da Silva. Incidência, mortalidade e morbidade hospitalar por câncer em crianças, adolescentes e adultos jovens no Brasil: informações dos registros de câncer e do sistema de mortalidade. Disponível em: inca.gov. br/sites/ufu.sti.inca.local/files//media/document//incidencia-mortalidade-morbidade-hospitalar-por cancer-pdf (acesso 28 fev 2021).
3. Instituto Nacional de Câncer (Brasil). Estimativa 2023: incidência de câncer no Brasil / Instituto Nacional de Câncer. Rio de Janeiro: INCA, 2022.160 p. [acesso em 11 out 2023]. Disponível em: https://www.inca.gov.br/sites/ufu.sti.inca.local/files/media/document/estimativa-2023.pdf.
4. Brasil. Instituto Nacional de Câncer (Inca). Diagnóstico precoce do câncer na criança e no adolescente/Instituto Nacional de Câncer, Instituto Ronald McDonald. 2.ed. rev. ampl. Rio de Janeiro: Inca; 2011.
5. Silva DB, Barreto JHS, Pianovski MA, Morais VLL, Land M. Epidemiologia e diagnóstico precoce do câncer na criança. In: Campos Júnior D, Burns DAR, Lopez FA (eds.). Tratado de pediatria: Sociedade Brasileira de Pediatria. 3.ed. Barueri: Manole; 2014. p.2203-8.
6. Hospital Infantil Joana de Gusmão. Registro hospitalar de câncer do Hospital Infantil Joana de Gusmão (Santa Catarina): 2009 a 2013. Florianópolis: HIJG; 2014.
7. Sociedade Brasileira de Oncologia Pediátrica (Sobope). Disponível em: www.sobope.org.br (acesso 7 mar 2021).
8. Cardoso MTO, Medina CTN. Síndromes infantis de predisposição às neoplasias: como reconhecer. In: Sociedade Brasileira de Pediatria. Pronap: módulo de reciclagem. Rio de Janeiro: Sociedade Brasileira de Pediatria; 2011. n. 3. p.41-69.
9. Pianovski MA, Maluf EM, de Carvalho DS, Ribeiro RC, Rodriguez-Galindo C, Boffetta P, et al. Mortality rate of adrenocortical tumors in children under 15 years of age in Curitiba, Brazil. Pediatr Blood Cancer. 2006;47(1):56-60.
10. Ripperger T, Bielack SS, Borkhardt A, Brecht IB, Burkhardt B, Calaminus G, et al. Childhood cancer predisposition syndromes: a concise review and recommendations by the Cancer Predisposition Working Group of the Society for Pediatric Oncology and Hematology. Am J Med Gen. 2017;9999:1-21.
11. Pinto EM, Figueiredo BC, Chen W, Galvão HCR, Formiga MN, Fragoso MCBV, et al. XAF-1 as a modifier of p53 function and cancer susceptibility. Aci Adv. 2020:6(26):eaba3231.
12. Allen-Rhoades W, Steuber CP. Clinical assessment and differential diagnosis of the child with suspected cancer. In: Pizzo PA, Poplack DG (eds.). Principles and practice of pediatric oncology. 7.ed. Philadelphia: Lippincott Williams & Wilkins; 2016. p.101-12.
13. Almeida LM. Da prevenção primordial à prevenção quaternária. Revista Portuguesa de Saúde Pública. 2005;13(1):91-6.

CAPÍTULO 2

LEUCEMIAS

Ana Paula Kuczynski Pedro Bom
José Carlos Córdoba

AO FINAL DA LEITURA DESTE CAPÍTULO, O PEDIATRA DEVE ESTAR APTO A:

- Entender que as leucemias são as neoplasias malignas mais frequentes e representam aproximadamente 28% dos cânceres na faixa etária pediátrica.
- Compreender que a leucemia linfoide aguda (LLA) é a mais comum, correspondendo a 75-80% dos casos, e tem bom prognóstico.
- Reconhecer os sinais/sintomas predominantes da LLA: astenia, dor óssea, febre, fenômenos hemorrágicos, hepatoesplenomegalia e linfonodomegalias.
- Compreender que a leucemia mieloide aguda (LMA) é menos prevalente, manifestando-se sobretudo com fenômenos hemorrágicos súbitos, anemia e febre.
- Reconhecer que a esplenomegalia é um achado frequente no exame físico, na leucemia mieloide crônica (LMC), e que é muito rara na infância, em geral, assintomática na fase inicial.
- Observar que nas leucemias agudas, no sangue periférico há anemia, leucocitose, neutropenia e plaquetopenia na maioria dos casos, e blastos em porcentagens variadas.
- Reconhecer, na LMC, nos quadros iniciais, que a alteração em sangue periférico mais prevalente é leucocitose importante com desvio não escalonado para esquerda.
- Encaminhar com urgência os pacientes com leucemia para os hospitais de referência em oncologia pediátrica.

INTRODUÇÃO

As leucemias são as neoplasias malignas mais comuns da infância, correspondendo a aproximadamente 28% de todos os tipos de câncer na faixa etária pediátrica.[1] Associadas a outras neoplasias malignas da infância, são as doenças com maior índice de mortalidade no Brasil e nos demais países.[1,2]

A sobrevida global das crianças vem aumentando progressivamente e relaciona-se principalmente ao aperfeiçoamento constante dos protocolos de tratamento quimioterápico, bem como aos cuidados intensivos de suporte. Dentre estes se destacam o tratamento apropriado e precoce de infecções, indicações transfusionais precisas e cuidados de terapia intensiva.[3]

A etiologia ainda é desconhecida, entretanto existem fatores de risco que podem estar relacionados às leucemias na infância:

- Radiação ionizante: exposição pré-natal a radiografias, irradiação terapêutica.[3]
- Agentes quimioterápicos: alquilantes e epipodofilotoxinas aumentam o risco para leucemia mieloide aguda.[3]
- Condições genéticas: síndrome de Down, neurofibromatose tipo 1, síndrome de Klinefelter, síndrome de Kostmann, anemia de Fanconi.[4]
- Tabagismo paterno e materno.[5]

As leucemias linfoides agudas são as mais comuns, correspondendo de 75-80% dos casos, seguidas pelas leucemias mieloides agudas (15-20%). As leucemias mieloides crônicas são incomuns, variando de 2-5% na infância e adolescência.[1]

LEUCEMIA LINFOIDE AGUDA

Epidemiologia

A faixa etária de maior incidência é do 2º ao 5º ano de vida, sendo rara no recém-nascido. Há discreto predomínio no sexo masculino (1,2:1).[1]

Segundo estimativa do Instituto Nacional do Câncer (INCA), para cada ano do triênio 2023/2025, serão diag-

nosticados 7.930 casos novos de câncer infantojuvenil. Considerando que as leucemias representam cerca de 28% das neoplasias malignas, e destas aproximadamente 80% correspondem a leucemia linfoide aguda (LLA), estima-se ao ano o diagnóstico de cerca de 1.776 casos novos da doença.[2]

Biologia e patologia

A LLA é uma neoplasia maligna com origem na medula óssea, decorrente da expansão clonal de células progenitoras, associada a mutações que inibem a apoptose. Em consequência à multiplicação desordenada de células anormais (linfoblastos), ocorre diminuição na produção de precursores de eritrócitos, leucócitos normais e plaquetas.[3]

Manifestações clínicas

Os sinais e sintomas da LLA são decorrentes da infiltração neoplásica (linfoblastos) na medula óssea e da disseminação dessas células através da corrente sanguínea, para outros órgãos e sistemas. Geralmente a evolução ocorre em dias ou semanas, com piora gradativa ou mesmo súbita.[6]

A dor óssea é frequente, geralmente ocorre em membros, principalmente inferiores, e pode tornar-se muito intensa, impedindo a deambulação. Ocorre em qualquer horário, diurno ou noturno, sendo de difícil controle com analgésicos habituais. Artralgias e eventualmente artrites, resultantes de infiltrações articulares, podem ser confundidas com doenças reumatológicas.[6]

Alguns pacientes podem apresentar dor em determinado segmento de coluna vertebral, geralmente toracolombar, e à radiografia pode ser observado colapso vertebral. Embora o diagnóstico da doença seja realizado pela punção aspirativa de medula óssea (mielograma), as lesões ósseas podem preceder os achados clínicos.[6]

A febre também é um sintoma prevalente, que ocorre em cerca de 50-60% dos casos, sendo uma manifestação relacionada à produção de citocinas pelas células normais ou leucêmicas. Frequentemente pode estar associada a infecção bacteriana, relacionada à neutropenia presente ao diagnóstico.[6]

Palidez, astenia, petéquias e equimoses são comuns na fase inicial da doença.[6]

No exame clínico, além da palidez, fenômenos hemorrágicos e febre, frequentemente se observam hepatomegalia, esplenomegalia e linfonodomegalias generalizadas. Outros órgãos, como timo, rins, pele, ovários, testículos e sistema nervoso central (SNC), também podem estar acometidos. Cerca de 5% das crianças apresentam infiltração no SNC ao diagnóstico, porém raramente apresentam sintomas neurológicos como cefaleia, vômitos, distúrbios visuais ou crises convulsivas.[6]

Pacientes com subtipo de linfoblasto da linhagem de células T podem apresentar sintomas respiratórios, como tosse, taquipneia e dispneia, devido à presença de massa (aglomerados de linfonodos) no mediastino. Torna-se imprescindível a realização de radiografia de tórax nos pacientes que apresentem essa sintomatologia.[6]

Exames complementares para o diagnóstico

Ao diagnóstico o hemograma revela várias alterações sugestivas da doença. A anemia é evidente em praticamente todos os casos, sendo, em geral, normocrômica e normocítica, com diminuição do número de reticulócitos. Pode ser leve, moderada ou grave. O número de leucócitos está quase sempre aumentado, não sendo rara a leucopenia. Em algumas crianças pode ser observada hiperleucocitose, acima de 50 mil leucócitos/mm^3, o que indica maior gravidade. Os blastos (linfoblastos) quase sempre serão descritos, em porcentagens variadas. Linfocitose poderá ocorrer, e em grande número de pacientes se observa neutropenia. Considera-se neutropenia grave quando a contagem absoluta de neutrófilos está abaixo de 500/mm^3, relacionada a maior risco de infecção. Os outros tipos de leucócitos (eosinófilos, monócitos e basófilos) geralmente estão diminuídos ou ausentes. A trombocitopenia ocorre na maioria dos pacientes, e aproximadamente 75% têm níveis abaixo de 100 mil plaquetas/mm^3. Entretanto, trombocitopenia isolada é um evento raro. A gravidade do sangramento se correlaciona ao grau da trombocitopenia.[3]

Outras alterações laboratoriais devem ser avaliadas, podendo refletir o grau do excesso da proliferação e destruição das células leucêmicas.[3] Na primeira avaliação deverão ser incluídos ureia, creatinina, eletrólitos, ácido úrico, gasometria, enzimas hepáticas, albumina, desidrogenase lática e sorologias para toxoplasmose, citomegalovírus, rubéola, herpes simples, vírus da imunodeficiência humana (HIV), hepatites e sífilis. Caso o paciente tenha histórico de febre, também deverão ser solicitadas hemoculturas, uroculturas e proteína C-reativa (PCR).[3]

O envolvimento extramedular da doença pode ser detectado clinicamente ou demonstrado por meio de exames e procedimentos específicos. Os sítios mais comuns são SNC, testículos, fígado, rins, linfonodos e baço.[4]

A infiltração no SNC é observada em 5% dos pacientes, sendo analisada por meio do liquor.[3] Eletroencefalograma, tomografia computadoriza e ressonância magnética de crânio e/ou de coluna vertebral podem ser indicados em situações eventuais e específicas, conforme as apresentações clínicas.[3]

Doença testicular raramente é demonstrada clinicamente ao diagnóstico e geralmente se manifesta como aumento de volume indolor, sendo mais frequente a unilateral.[4]

A confirmação do diagnóstico é realizada pelo mielograma, avaliando-se as características citomorfológicas dos blastos. Para o diagnóstico de LLA, devem ser observados no mínimo 25% de linfoblastos na medula óssea. De acordo com a classificação Franco-Americano-Britânica (FAB), existem três subtipos de blastos (L1, L2 e L3), sendo o L1 mais comum e de melhor prognóstico.[3]

A imunofenotipagem, empregando-se anticorpos monoclonais e citometria de fluxo, permite confirmar o diagnóstico e possibilita a detecção de doença residual. De acordo com a expressão de imunoglobulina citoplasmática e de superfície, podem ser indicados os três estágios de

maturação de precursor B, ou seja, pró-B, pré-B e B maduro. O antígeno CD10 (CALLA: antígeno comum da LLA), presente em 90% das leucemias pró-B e 95% das pré-B, indica bom prognóstico. Os antígenos CD2, CD3, CD5 e CD7 estão presentes nas leucemias de células T, com prognósticos mais reservados.[7]

Os marcadores citogenéticos e moleculares complementam a análise dos blastos, podendo evidenciar alterações cromossômicas que interferem no prognóstico. Essas alterações podem ser numéricas ou estruturais e acometem cerca de 60-85% dos casos de LLA.[3]

Diagnóstico diferencial

Os principais diagnósticos diferenciais incluem artrite reumatoide juvenil, trombocitopenia imune primária, anemia aplástica, mielodisplasia, mononucleose infecciosa e outras infecções, leucemia mieloide aguda, neuroblastoma, linfoma não Hodgkin, rabdomiossarcoma metastático, histiocitose das células de Langerhans e síndromes hemofagocíticas.[3]

Tratamento

O tratamento específico para LLA consiste em quimioterapia sistêmica e intratecal, visando à profilaxia do SNC. O progresso no tratamento está baseado na terapia ajustada ao grupo de risco, com taxas de sobrevida global ultrapassando 85% em muitos centros de tratamento.[8]

Os estudos moleculares têm permitido identificar alvos terapêuticos com moléculas específicas.[3] O transplante de células tronco hematopoéticas (TCTH) para esses pacientes é indicado em situações específicas, entre elas para as recidivas precoces.[9]

LEUCEMIA MIELOIDE AGUDA

Epidemiologia

A leucemia mieloide aguda (LMA) é uma neoplasia considerada rara em criança, heterogênea, com vários subtipos celulares. Tem incidência anual aproximada de 7,7 casos/milhão, de 0-14 anos de idade, com um pico de maior incidência em menores de 2 anos de idade e outro pico menor na adolescência (Figura 1). Essa incidência não é uniforme em todos os países, variando de 2 no Kuwait a 14,4 por milhão em Maori, na Nova Zelândia.[10] No Brasil, as taxas estimadas para 2020 foram 6,7 para crianças de 0-14 anos e 6,57 para crianças e adolescentes de 0-19 anos.[11]

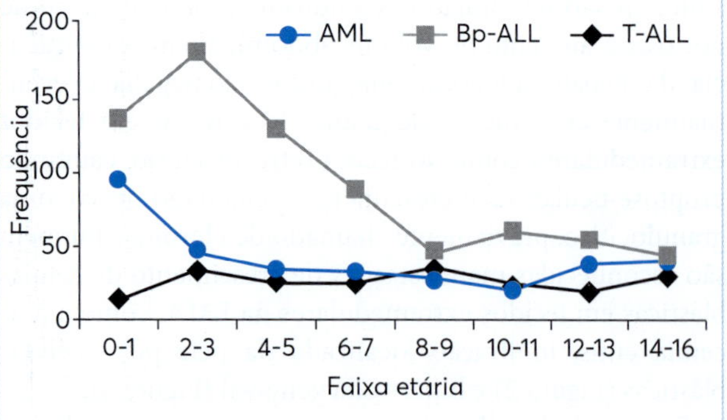

Figura 1 Distribuição por faixa etária dos principais subtipos de leucemias agudas.

Fonte: Pombo-de-Oliveira et al. Rev Bras Hematol Hemoter. 2005;27(1):21-2.

É o segundo tipo de leucemia na faixa etária pediátrica, correspondendo a 18% dos diagnósticos de leucemia pediátrica.[10]

Os fatores etiológicos são menos conhecidos, sendo a exposição *in utero* à radiação ionizante reconhecida como causa de LMA pediátrica. Síndromes genéticas são associadas a LMA, especialmente a síndrome de Down. Demais fatores de risco estudados são ainda conflitantes, tais como idade paterna, perda gestacional prévia, ordem de nascimento, exposição perinatal ao álcool, tabaco, inibidores de topoisomerase II de origem da dieta, medicamentos, exposição ocupacional com benzeno e pesticidas, alto peso de nascimento e amamentação.[10] Em estudo brasileiro, foi identificada, em pacientes pediátricos com LMA, associação com história familial de câncer em parentes em primeiro grau.[12]

Biologia e patologia

A LMA é caracterizada por proliferação e diferenciação anormais de células precursoras mieloides da medula óssea, ocasionando produção insuficiente de células sanguíneas maduras normais. Diferentemente da LLA, apresenta grande diversidade morfológica e subtipos biologicamente distintos. Morfologicamente, os blastos podem apresentar características de diferenciação principalmente granulocítica, monocítica, eritroide e megacariocítica. Na ausência de sinais morfológicos de diferenciação, são utilizados marcadores citoplasmáticos e de superfície que indicam a linhagem mieloide, geralmente por imunofenotipagem, utilizando-se anticorpos monocolonais.[13]

Os marcadores que definem a linhagem mieloide são: mieloperoxidase citoplasmática, CD33, CD13, CD117, além dos marcadores específicos de diferenciação monocítica: CD16, CD64, lisozima; diferenciação eritroide: CD235a; e diferenciação megacariocítica: CD41, CD42a, CD61. Em raros casos pode haver coexpressão de antígenos de diferenciação linfoide, podendo caracterizar linhagem ambígua, chamados de leucemia aguda bifenotípica. Esses casos são desafiadores na definição diagnóstica e condução terapêutica. Dessa forma, a classificação morfológica das leucemias mieloides conforme o grau de diferenciação granulocítica, monocítica, e mais raramente eritroide e megacariocítica, auxilia e direciona na classificação de subtipos específicos e biologicamente diversos de LMA.[13]

São reconhecidos alguns marcadores citogenéticos e moleculares recorrentes associados a determinados subtipos morfológicos. Destaca-se a leucemia promielocítica (previamente chamada de M3), que apresenta em 98% dos casos a translocação t(15,17)(q24;q21), com rearranjo gê-

nico envolvendo os genes PML e do receptor do ácido retinoico RARA. Esse subtipo manifesta-se com coagulopatia grave e que requer abordagem especializada. Alguns desses marcadores genético-moleculares têm valor fundamental na classificação e no diagnóstico. Em 2016 a Organização Mundial da Saúde (OMS) apresentou revisão da classificação das neoplasias mieloides e leucemias agudas, incorporando fatores genético-moleculares de importância diagnóstica, prognóstica e de possibilidade de terapia alvo.[14,15]

Síndrome mielodisplásica pode preceder o quadro de LMA, mais frequentemente nos adultos, no entanto em pediatria algumas síndromes genéticas são consideradas de risco para o desenvolvimento de LMA, como síndrome de Down, anemia de Fanconi, neurofibromatose tipo 1, ataxia-telangiectasia, síndrome de Bloom, síndrome de Schawchaman-Diamond, síndrome de Noonan, neutropenia congênita (Kostman), monossomia familial, doença plaquetária familial e disceratose congênita. Costumam apresentar quadro hematológico semelhante ao da síndrome mielodisplásica, que precede o diagnóstico de LMA. O quadro de mielodisplasia é caracterizado por citopenias de causa não nutricional, inexplicadas e com baixa contagem de células imaturas, blásticas, não preenchendo critérios para leucemia aguda.[15,16]

Destaca-se a síndrome de Down como predisposição à ocorrência de leucemia mieloide. Nessa síndrome, a trissomia do cromossomo 21 se associa à mutação do gene de diferenciação de eritrócitos e megacariócitos GATA1. Cerca de 28% dos recém-nascidos com síndrome de Down podem apresentar mutação desse gene, detectada por várias metodologias de sequenciamento. Podem apresentar, em cerca de 10% dos recém-nascidos, quadro hematológico de leucopenia, blastos circulantes, plaquetopenia, associados a mutação do gene GATA1, semelhante ao quadro de leucemia aguda, porém com regressão espontânea na maioria dos casos, chamada de *transient abnormal myelopoiesis* (TAM) da síndrome de Down.[16]

No entanto, cerca de 10% dessas crianças podem ter reaparecimento do clone com alterações hematológicas e mutação GATA1 e diagnóstico de LMA com diferenciação megacariocítica (M7) até os 4 anos de idade.[16] Não é incomum haver dificuldade diagnóstica dessa leucemia, pela característica de baixa contagem de blastos no aspirado de medula óssea, frequentemente diagnosticado como mielodisplasia e de difícil obtenção pela presença de fibrose reticulínica. Muitas vezes o diagnóstico necessita de biópsia de medula óssea.[17]

Essas crianças devem ser monitoradas com exames hematológicos periódicos e prontamente encaminhadas para o centro de referência que realizará os exames necessários, incluindo a pesquisa da mutação do gene GATA1. A LMA da síndrome de Down apresenta blastos de diferenciação megacariocítica e/ou eritroide. Em crianças sem síndrome de Down esse subtipo de LMA é de difícil tratamento pela alta frequência de refratariedade e recaída, com sobrevida global abaixo de 20% em 3 anos. Ao contrário, na síndrome de Down, esse subtipo de LMA tem alta sensibilidade à terapia, e, com tratamento de suporte avançado e intensivo, a sobrevida é superior a 80% em 3 anos. Ainda não são completamente conhecidos os eventos genéticos secundários que promovem o ressurgimento do clone com mutação GATA1, responsável pela LMA da SD, sendo investigados alteração da regulação da expressão dos marcadores da resposta imune, como receptor IL3, IL5 e GM-CSF, bem como via de sinalização JAK/STAT.[17]

Uma proporção não negligenciável, embora pequena, de casos de LMA em crianças e adolescentes é decorrente do uso prévio de quimioterápicos específicos, denominada leucemia mieloide relacionada a terapia antineoplásica. Crianças com tumores sólidos ou leucemias tratadas com agentes alquilantes (como ciclofosfamida e melfalan) têm chance de desenvolver, até 10 anos depois, quadro de mielodisplasia associada em grande proporção à deleção clonal do braço longo ou monossomia do cromossomo 7 e transformação em LMA. O uso de inibidores de topoisomerase II (como etoposídeo e teniposídeo) também pode desencadear LMA em período mais curto, de 2-3 anos, sem quadro precedente de mielodisplasia e geralmente com rearranjo genético envolvendo gene KMT2A.[18]

Assim, a OMS, em sua recente revisão da classificação das neoplasias mieloides e leucemias agudas, define os seguintes tipos de LMA:

- LMA com anomalias genéticas recorrentes.
- LMA com características de mielodisplasia.
- LMA relacionada à terapia (t-LMA).
- LMA sem outras especificações (NOS).
- Sarcoma mieloide.
- Proliferações mieloides relacionadas à síndrome de Down.

Manifestações clínicas

Em consequência da insuficiência de produção de células sanguíneas maduras normais, os sintomas estarão relacionados às citopenias. Observam-se palidez e cansaço pela anemia, equimoses, petéquias e sangramento de mucosa pela plaquetopenia, além de neutropenia febril. Outros sintomas são relacionados à síndrome proliferativa, como dor óssea, aumento do volume abdominal em consequência da hepatoesplenomegalia, linfonodomegalia e eventualmente crescimento de células leucêmicas em tecidos extramedulares, como no tecido retro-orbitário, causando proptose ocular. Esse crescimento é chamado de sarcoma granulocítico, previamente chamado de cloroma. Também são reconhecidas manifestações de crescimento de células blásticas em tecidos extramedulares na LMA, como a leucemia cútis, infiltração localizada da pele pelas células blásticas (Figura 2) e hipertrofia gengival (Figura 3).[15]

Em estudo brasileiro[19] encontrou-se maior prevalência de febre em 41%, astenia e inapetência em 35%, manifestações hemorrágicas em 27%, palidez em 25% e dor óssea em 21%. Os demais sintomas iniciais, em menor frequên-

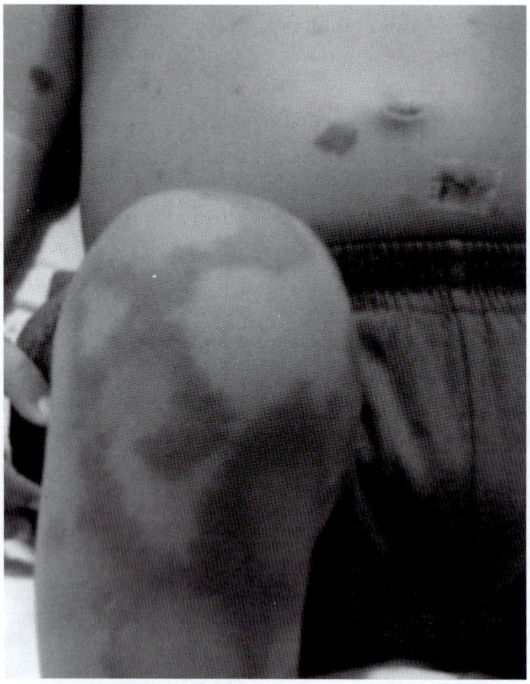

Figura 2 Paciente com leucemia mieloide aguda apresentando infiltração localizada de pele. Histopatológico confirmou infiltração leucêmica (*leucemia cútis*).

Fonte: acervo pessoal do autor José Carlos Córdoba, com permissão da família.

cia, incluíram aumento do volume de partes moles, linfonodomegalia, dor abdominal, hipertrofia gengival e sintomas respiratórios. No mesmo estudo foi demonstrado que a frequência de leucocitose em LMA, diferentemente da LLA, é menor, com 80% dos pacientes apresentando leucometria < 50.000/mm^3.

Destaca-se que muitos desses sintomas são inespecíficos e causa de entradas pela emergência pediátrica. Assim, o pediatra que atende na emergência deve estar atento aos sinais, especialmente quando eles se repetem em consultas médicas nos últimos 3 meses. Em estudo dinamarquês, foram identificados 12 sintomas de alerta, com alto valor

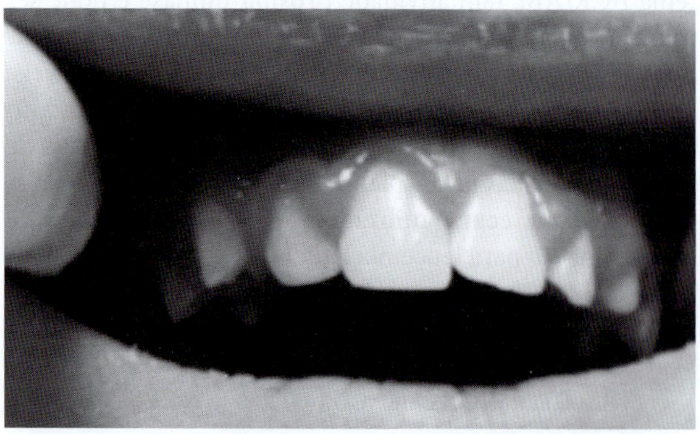

Figura 3 Paciente com leucemia mieloide aguda e hipertrofia de gengiva.

Fonte: acervo pessoal do autor José Carlos Córdoba, com permissão da família.

preditivo do diagnóstico de câncer pediátrico, especialmente quando associados à ocorrência de consultas pela mesma queixa nos últimos 3 meses.[20] Para leucemia aguda, os sintomas com maior *odds ratio* acima de 15 foram equimoses, palidez, fadiga, linfonodomegalia cervical ou tumoração em tecidos moles. Portanto, há que estar atento à periodicidade da queixa ou do sintoma atual, especialmente no serviço de emergência pediátrica.

Destacam-se os sinais clínicos das síndromes genéticas, especialmente a síndrome de Down, que requer avaliação de anormalidades hematológicas nos primeiros 3 meses de vida, especialmente na primeira semana, com leucocitose, presença de mais de 10% de blastos, plaquetopenia e anemia com macrocitose, associadas à mutação do gene GATA1, caracterizando TAM. Esses pacientes devem receber acompanhamento hematológico regular, pelo menos até 2 anos de idade, pela alta chance de desenvolver LMA da síndrome de Down.[21]

Exames complementares para o diagnóstico

Citopenias inexplicadas por virose prévia ou causa nutricional devem ser atentamente avaliadas pela possibilidade de doença onco-hematológica, especialmente leucemia aguda. Portanto, o exame mais comumente solicitado é o que nos orienta para o diagnóstico. O hemograma é o ponto de partida para o diagnóstico. Em menos de 5% dos pacientes o hemograma é normal, ou a leucemia é diagnosticada como achado eventual de exame de rotina.

A suspeita diagnóstica de leucemia deve fazer parte da linha de cuidado do especialista onco-hematologista. Ao pediatra cabe a nobre tarefa de manter a suspeição da doença para o diagnóstico precoce e antes que ocorram complicações clínicas importantes. O suporte de estabilização hemodinâmica, tratamento de neutropenia febril, suporte hemoterápico adequado são de extrema importância para a adequada abordagem de cada caso. Os exames confirmatórios para o diagnóstico da LMA são coletados no aspirado e/ou biópsia de medula óssea por agulha. Devem ser realizados sob sedoanalgesia e encaminhados para laboratórios que têm experiência no diagnóstico onco-hematológico. Deve-se coletar material para análise morfológica (lâminas), imunofenotipagem, estudo citogenético com cariótipo, com bandamento e estudos genético-moleculares apropriados para cada tipo e subtipo, conforme recomendações já estabelecidas pelas Sociedades Americanas de Oncologia e Hematologia, além do Colégio Americano de Patologia.[22]

Destaca-se a importância do pediatra na investigação de recorrência da queixa ou dos sintomas nos últimos 3 meses, na interpretação do hemograma, na atenção aos sinais de síndrome genética, na história familiar de câncer e história de tratamento prévio com quimioterapia.

Diagnóstico diferencial

Os principais diagnósticos diferenciais são as síndromes mielodisplásicas, alterações hematológicas secundárias a

viroses ou infecção grave, citopenias nutricionais. Nos pacientes com síndrome genética, especialmente síndrome de Down e anemia de Fanconi, pode haver alterações hematológicas próprias da síndrome, com citopenias. Na síndrome de Down, quando as alterações não estão associadas à mutação do gene GATA1, especialmente com contagem de blastos abaixo de 10%, muito provavelmente são próprias da síndrome de Down e não requerem investigação adicional. Na anemia de Fanconi, as citopenias podem estar associadas a falência da medula óssea que ocorre na síndrome, porém se deve estar atento à ocorrência de transformação para LMA.

Tratamento

Diferentemente das LLA, na LMA o desafio terapêutico é maior, devido à diversidade de tipos biologicamente distintos. O tratamento específico é baseado em protocolos de quimioterapia estabelecidos. No entanto, o sucesso do tratamento depende de um conjunto de ações que incluem suspeição diagnóstica e encaminhamento precoce ao centro de referência, após estabilização e tratamento de suporte adequado.

Pela presença de sinais de falência medular, a infecção em neutropênico, o suporte hemoterápico adequado com transfusão de concentrado de hemácias adequadamente fenotipadas e filtradas para evitar aloimunização, transfusão de concentrado de plaquetas, bem como identificação de coagulopatia, são de extrema importância para o sucesso do tratamento.

No centro de referência, após diagnóstico adequado da linhagem celular, grau de diferenciação e alterações genético-moleculares de importância diagnóstica e prognóstica, o pronto início de protocolo adequado de quimioterapia deve ser estabelecido. A vigilância da resposta terapêutica com identificação de doença residual e classificação do risco adequado são fatores que se associam ao adequado tratamento. A continuidade do tratamento de suporte dos efeitos adversos da quimioterapia e a indicação do transplante de células-tronco hematopoiéticas são os fatores que têm aumentado a probabilidade de sobrevida dos pacientes pediátricos com LMA, atualmente em torno de 70% de sobrevida global e 56% de sobrevida livre de eventos em 3 anos nos principais centros de países desenvolvidos.[14]

A diversidade de tipos biologicamente distintos e a frequente ocorrência de subclones refratários a quimioterapia, além da alta taxa de complicações e necessidade de tratamento de suporte com o tratamento quimioterápico, são grande desafio da melhoria da sobrevida na LMA. Os estudos moleculares adicionais da LMA têm permitido identificar alvos terapêuticos com moléculas específicas, menos tóxicas e tratamento personalizado. Alguns tratamentos já estão disponíveis atualmente, porém ainda em estudos clínicos controlados. São exemplos os anticorpos monoclonais conjugados contra CD33, CD123 e mesotelina. Há ainda estudos com moléculas inibidoras de alvos como selectina-e, KMT2A, mutações na via de sinalização RAS e MDM2, além dos inibidores de tirosina-quinase para FLT3 e JAK.[23]

Dois tipos de LMA merecem destaque no tratamento específico da leucemia da síndrome de Down e da leucemia promielocítica. Para LMA da síndrome de Down estão disponíveis protocolos com redução de doses, especialmente de antraciclinas, sem comprometer a taxa de cura. Para a leucemia promielocítica, o tratamento quimioterápico é acompanhado de complicações hemorrágicas e efeitos cardiotóxicos tardios, que podem comprometer a sobrevida. Biologicamente esse tipo de LMA responde a agentes de diferenciação, como o derivado da vitamina A, *all-transretinoic acid* (Atra) e ao trióxido de arsênico. Portanto, sem usar quimioterapia a remissão pode ser atingida. A manutenção da remissão é obtida com doses contínuas de quimioterápicos antimetabólicos (mercaptopurina e metotrexato), com poucos efeitos adversos.

LEUCEMIA MIELOIDE CRÔNICA

A leucemia mieloide crônica (LMC) é muito mais frequente em adultos, rara em crianças e adolescentes. Corresponde a 2-3% das leucemias em crianças até 15 anos de idade.[24]

Caracteriza-se por apresentar proliferação anormal dos precursores mieloides da medula óssea, com maturação preservada. Diferentemente das leucemias agudas, apresenta grande quantidade de células maduras no sangue periférico. O aspecto proliferativo acarreta apresentação clínica característica com hepatoesplenomegalia volumosa, hemograma com leucocitose acentuada e neutrofilia, muitas vezes com desvio à esquerda.[24]

Pacientes pediátricos tendem a ter um curso mais agressivo, comparado com adultos. O surgimento de células imaturas e blásticas pode fazer parte da transformação para leucemia aguda, que ocorre em proporção maior em crianças. A proliferação é decorrente do rearranjo gênico entre os genes BCR e ABL consequente da translocação t(91,22)(q34,q11), ou cromossomo Filadélfia. A oncoproteína BCR/ABL tem atividade tirosina-quinase e pode ser inibida por moléculas específicas como imatinibe, dasatinibe, entre outras. Esses medicamentos estão disponíveis, sendo o tratamento de escolha para a LMC, mudando o curso natural dessa doença e apresentando altas taxas de sobrevida longa. O transplante de células-tronco hematopoiéticas é um recurso utilizado nos casos de recaída ou de transformação para leucemia aguda.[24]

REFERÊNCIAS BIBLIOGRÁFICAS

1. Ward E, DeSantis C, Robbins A, Kohler B, Jemal ASO. Childhood and adolescent cancer statistics, 2014. Cancer J Clin. 2014;64(2):83.
2. Instituto Nacional de Câncer (Brasil). Estimativa 2023: incidência de câncer no Brasil/Instituto Nacional de Câncer. Rio de Janeiro: INCA, 2022.160

p. [acesso em 11 out 2023]. Disponível em: https://www.inca.gov.br/sites/ufu.sti.inca.local/files/media/document/estimativa-2023.pdf.

3. Rabin KR, Gramatges MM, Margolin JF, Poplack DG. Acute lymphoblastic leukemia. In: Pizzo PA; Poplack DG (eds.). Principles and practice of pediatric oncology. 7.ed. Philadelphia: Lippincott-Williams &Wilkins Publishers; 2016. p.463-97.
4. Ross JA, Spector LG, Robison LL, Olshan AF. Epidemiology of leukemia in children with Down syndrome. Pediatr Blood Cancer. 2005:44 (1):8-12.
5. Milene E, Greenop KR, Scott RJ, Bailey HD, Attia J, Dalla-Pozza L, et al. Parental prenatal smoking and risk of childhood acute lymphoblastic leukemia. Am J Epidemiol. 2012;175(1):43-53.
6. Clarke RT, Van den Bruel A, Bankhead C, Mitchell CD, Phillips B, Thompson MJ. Clinical presentation of childhood leukaemia: a systematic review and meta-analysis. Arch Dis Child. 2016;101(10):894-901.
7. Quixabiera VBL, Saddi VA. A importância da imunofenotipagem e da citogenética no diagnóstico das leucemias: uma revisão de literatura. Rev Bras Anal Clin. 2008:40 (3):199-202.
8. SEER. Cancer Statistics Review, National Cancer Institute. Bethesda, MD. Disponível em: http://seer.cancer.gov/faststats/selections.php?#Output (acesso 31 mar 2021).
9. Bader P, Kreyenberg H, von Stackelberg A, Eckert C, Salzmann-Manrique E, Meisel R, et al. Monitoring of minimal residual disease after allogeneic stem-cell transplantation in relapsed childhood acute lymphoblastic leukemia allows for the identification of impending relapse: results of the ALL-BFM-SCT 2003 trial. J Clin Oncol. 2015;33(11):1275-84.
10. Puumala SE, Ross JA, Aplenc R, Spector LG. Epidemiology of childhood acute myeloid leukemia. Pediatr Blood Cancer. 2013;60(5):728-33.
11. Ministério da Saúde. Instituto Nacional de Câncer José Alencar. Incidência, mortalidade e morbidade hospitalar por câncer em crianças, adolescentes e adultos jovens no Brasil: informações dos registros de câncer e do sistema de mortalidade. Rio de Janeiro: Inca; 2016.
12. Mendes-de-Andrade DP, Andrade FG, Carvalho MP, Cordoba JC, Souza MS, Spector LG, et al.; Grupo EMiLI. Identifying families with an excess of hematological malignancies in first-degree relatives in Brazil: a case-case study. American Association for Cancer Research – AACR Annual Meeting 2021. Disponível em: https://www.aacr.org/meeting/aacr-annual-meeting-2021/abstracts/ (acesso 26 mar 2021).
13. Creutzig U, van den Heuvel-Eibrink MM, Gibson B, Dworzak MN, Adachi S, de Bont E, et al. Diagnosis and management of acute myeloid leukemia in children and adolescents: recommendations from an international expert panel. Blood. 2012;120(16):3187-205.
14. Aber DA, Orazi A, Hasserjian R, Thiele J, Borowitz MJ, Le Beau MM, et al. The 2016 revision of the World Health Organization classification of myeloid neoplasms and acute leukemia. Blood. 2016;127(20):2391-405.
15. Taga T, Tomizawa D, Takahashi H, Adachi S. Acute myeloid leukemia in children: current status and future directions. Pediatrics International. 2016;58:71-80.
16. Roberts I, Alford K, Hall G, Juban G, Richmond H, Norton A, et al. Oxford-Imperial Down Syndrome Cohort Study Group. GATA1-mutant clones are frequent and often unsuspected in babies with Down syndrome: identification of a population at risk of leukemia. Blood. 2013;122:3908-17.
17. Chen J, Glasser CL. New and emerging targeted therapies for pediatric acute myeloid leukemia (AML). Children. 2020; 7(2):12.
18. Godley LA, Larson RA. Therapy-related myeloid leukemia. Semin Oncol. 2008;35(4):418-29.
19. de Lima MC, da Silva DB, Freund AP, Dacoregio JS, Costa TE, Costa I, et al. Acute myeloid leukemia: analysis of epidemiological profile and survival rate. J Pediatr. 2016;92:283-9.
20. Dommett RM, Redaniel T, Stevens MC, Martin RM, Hamilton W. Risk of childhhod cancer with symptoms in primary care: a population-based case-control study. Br J Gen Pract. 2013;63(606):e22-e29.
21. Birger Y, Shilon R, Izraeli S. Mechanisms of leukemia evolution: lessons from a congenital syndrome. Cancer Cell. 2019;36:115-7.
22. Chen J, Glasser CL. New and emerging targeted therapies for pediatric acute myeloid leukemia (AML). Children. 2020;7:12.
23. Haas V, Ismaila N, Advani A, Arber DA, Dabney RS, Patel-Donely D, et al. Initial diagnostic work-up of acutem leukemia: ASCO clinical practice guidelines endorsment of the college of american pathologists and American Society of Hematology guideline. J Clin Oncol. 2018;37:239-52.
24. Athale U, Hijiya N, Patterson BC, Bergsagel J, Andolina JR, Bittencourt H, et al. Management of chronic myeloid leukemia in children and adolescents: recommendations from the Children's Oncology Group CML Working Group. Pediatr Blood Cancer. 2019;66(9):e27827.

CAPÍTULO 3

LINFOMAS

Andréa Gadelha Nóbrega Lins
Denise Bousfield da Silva

AO FINAL DA LEITURA DESTE CAPÍTULO, O PEDIATRA DEVE ESTAR APTO A:

- Entender que os linfomas compreendem aproximadamente 15% de todas as malignidades infantis e representam o terceiro câncer mais comum nessa faixa etária.
- Compreender que, nas crianças e nos adolescentes, o linfoma não Hodgkin (LNH) representa um grupo de doenças heterogêneas e geralmente com comportamento agressivo.
- Reconhecer que, clinicamente, as crianças com LNH têm uma doença mais generalizada que o linfoma Hodgkin (LH), com disseminação hematológica.
- Saber que a apresentação clínica do LNH varia com o subtipo da doença e com as áreas de envolvimento.
- Entender que o LH é uma neoplasia linfoproliferativa de crescimento lento e insidioso, com altas taxas de sobrevida. Em 80% dos casos compromete os linfonodos da região cervical e supraclavicular.
- Compreender que o LH acomete mais frequentemente adolescentes e pacientes imunodeficientes, tendo associação com a exposição a vírus, como o Epstein-Barr.
- Reconhecer que a presença de sintomas "B" (febre, perda de peso, sudorese noturna intensa) está associada ao LH mais avançado.
- Entender que, nas crianças com linfomas, as taxas de sobrevida, global e livre de doença, são elevadas se adequadamente diagnosticadas e tratadas em centros de referência em oncologia pediátrica.

INTRODUÇÃO

Nos Estados Unidos da América, a incidência dos linfomas é de 15 casos por milhão de crianças, representando o terceiro câncer mais comum na idade pediátrica. São divididos em duas grandes categorias, o linfoma não Hodgkin (LNH) e o linfoma Hodgkin (LH), cada um com manifestações clínicas e terapêutica distintas.[1-3]

O LNH e o LH compreendem aproximadamente 15% de todas as malignidades infantojuvenis.[1,4] Nas crianças o LNH representa 60% dos casos e o LH, 40%.[5]

No Brasil, estudo baseado nos registros de câncer de base populacional identificou incidência geral dos linfomas de 15,5 casos por milhão, e nos adolescentes, de 47,4 casos por milhão.[6]

As taxas de sobrevida livre de eventos em 5 anos para LH e LNH nos países desenvolvidos evoluíram significativamente durante as últimas duas décadas, sendo de quase 100% e 85%, respectivamente.[4]

LINFOMA NÃO HODGKIN

Introdução e epidemiologia

O LNH representa um grupo heterogêneo de malignidades que surgem nos principais pontos regulatórios durante o desenvolvimento das células B ou T na medula óssea, centro germinal ou timo.[4,7] Decorrem, assim, da transformação maligna das células maturas e imaturas do sistema imune, afetando linfócitos B (cerca de 86%) e em menor proporção as células T e *natural Killer*.[8]

É a terceira neoplasia maligna mais comum em crianças, adolescentes e adultos jovens, correspondendo aproximadamente a 7% dos cânceres infantis.[2,4,7]

Nos EUA são diagnosticados 750-800 casos novos ao ano, com predomínio marcante no sexo masculino em todas as idades, particularmente em menores de 15 anos.[1]

No Programa de Vigilância, Epidemiologia e Resultados Finais (SEER) dos EUA se observou que a frequência da doença em crianças, adolescentes/adultos jovens e adultos maiores de 40 anos foi de 0,5-1,2/100.000, de 1,8-7,2/100.000 e de 10,5-116,4/100.000, respectivamente.[9]

A incidência do LNH está associada a considerável variabilidade geográfica e temporal em todo o mundo.[8] Essa heterogeneidade das taxas e tendências de incidência do LNH está relacionada com a prevalência e distribuição dos fatores de risco conhecidos. Na África, partes da América do Sul e Ásia, as taxas de incidência estimadas podem, em parte, refletir a origem infecciosa do LNH.[8]

A distribuição dos subtipos específicos e a incidência diferem de acordo com idade, raça/cor e região geográfica. Os subtipos mais comuns, em geral, são os derivados de progenitores de células B. Nos EUA e nos países desenvolvidos os subtipos mais frequentes nas crianças são linfoma de Burkitt, linfoma difuso de grandes células B, linfoma

linfoblástico de células B ou T e linfoma anaplásico de grandes células. Nas crianças mais jovens o linfoma de Burkitt predomina, enquanto, nos adolescentes e adultos jovens, o linfoma difuso de grandes células B e o linfoma folicular são os mais frequentes.[2,10]

É incomum em menores de 5 anos (3%). A incidência aumenta nas crianças acima de 10 anos, representando 8-9% dos cânceres.[1] A idade média ao diagnóstico é de aproximadamente 10 anos. Os brancos são mais comumente afetados que os afrodescendentes.[2]

A etiologia da doença não está completamente estabelecida. Determinantes genéticos, incluindo história familiar de LNH, foram implicados na origem da doença, assim como certos fatores relacionados ao estilo de vida e ambientais, incluindo obesidade e certas exposições ocupacionais.[8]

O uso de pesticidas em casa tem sido ligado ao LNH, apesar de não haver um agente específico identificado. Exposição a drogas e irradiação não tem demonstrado maior risco, exceto pelos imunossupressores. LNH secundário a terapia em crianças é raro. Imunodeficiências, hereditárias ou adquiridas, estão claramente relacionadas ao desenvolvimento da doença (100 vezes mais comparados ao grupo controle). O vírus de Epstein Barr está associado à forma endêmica do linfoma de Burkitt e em 10-20% dos casos de linfoma de Burkitt esporádico. Foi ainda descrito que o vírus da hepatite C (HCV) e o *Helicobacter pylori* (*H. pylori*) podem aumentar ou modular o risco de NHL.[1,8]

Quadro clínico

A maioria dos casos de LNH pediátricos é de alto grau e tem comportamento agressivo.[2] Clinicamente as crianças têm uma doença mais generalizada que as com LH, com disseminação hematológica e quadro clínico mais parecido com o observado nas leucemias.[1]

A apresentação clínica (Quadro 1) varia com o subtipo da doença e com as áreas de envolvimento.[1,2]

Quadro 1 Localização e frequência dos mais comuns subtipos histológicos de linfoma não Hodgkin

Classificação	Localização	Frequência
Linfoblástico B precursor	Pele, linfonodos e osso	3%
Linfoblástico T precursor	Mediastino anterior, linfonodos	15-20%
Burkitt e Burkitt-*like*	Abdome, intestino com intussuscepção	35-40%
Difuso de grandes células B	Linfonodos, abdome, osso	15-20%
Anaplásico de grandes células	Pele, linfonodos e osso	15-20%

Fonte: adaptado de Allen et al., 2016.[1]

O linfoma de Burkitt é classificado em endêmico, esporádico (áreas não relacionadas à malária) e relacionado à imunodeficiência.[1]

No linfoma de Burkitt endêmico (cinturão da malária) a mandíbula é o local mais comum de comprometimento, especialmente em menores de 5 anos. A doença abdominal também é frequente, envolvendo mesentério e omento com maior frequência. O linfoma de Burkitt esporádico predomina nos meninos de 5-10 anos, e o sítio mais comum é o abdome, seguido pela região de cabeça e pescoço.[1]

A variante associada a imunodeficiência é observada principalmente em pessoas com infecção pelo vírus da imunodeficiência adquirida (HIV) e menos comumente naqueles com outras imunodeficiências.[2]

O linfoma linfoblástico se apresenta mais comumente como uma massa intratorácica ou mediastinal, com tendência a metastizar para medula óssea e sistema nervoso central (SNC). Já o linfoma difuso de grandes células B pode manifestar-se como massa abdominal ou mediastinal e raramente metastatiza para medula óssea e SNC.[3]

Emergências oncológicas podem estar presentes ao diagnóstico, como obstrução da veia cava superior ou inferior, obstrução aguda das vias aéreas, obstrução intestinal, compressão da medula espinal, tamponamento pericárdico, meningite linfomatosa/massa no SNC, hiperuricemia, síndrome de lise tumoral, obstrução ureteral, hidronefrose e doença tromboembólica venosa.[2]

Usualmente o LNH se apresenta com linfonodomegalia não dolorosa ou com sintomas devido à compressão de estruturas adjacentes, com sibilância, edema facial, dificuldade respiratória, tonsilas assimétricas ou dor abdominal. Hepatomegalia e/ou esplenomegalia podem estar presentes na doença avançada. O envolvimento do SNC ocorre, em média, em 6% dos casos, embora varie com o subtipo da doença.[2]

O prognóstico é afetado quando há comprometimento da medula óssea e do SNC.[1]

Diagnósticos diferenciais

O diagnóstico diferencial dos LNH é variável, na dependência das manifestações clínicas iniciais, que estão, na maioria das vezes, relacionadas ao local primário de comprometimento. Nos linfomas primários de linfonodos periféricos, principalmente os que cursam com febre, o diagnóstico diferencial é com as linfonodomegalias febris de origem infecciosa, como toxoplasmose, mononucleose, infecção pelo citomegalovírus, tuberculose, doença da arranhadura do gato, entre outras. Linfomas primários de mediastino têm como diagnóstico diferencial os tumores germinativos (muito mais raros), tireoide mergulhante e o próprio timo. Linfomas abdominais (geralmente extensos ao diagnóstico) fazem diagnósticos diferenciais geralmente com outros tumores, como neuroblastoma ou rabdomiossarcoma. Menos frequentemente, os linfomas poderão ter sua origem em órgãos abdominais localizados, como o fígado, fazendo diagnóstico diferencial com hepatoblastoma e hepatocarcinoma. O linfoma primário de ovário faz diagnóstico diferencial com tumores germinativos, adenocarcinoma e até torção ovariana. Linfomas primários do intestino delgado, da válvula íleo cecal, que se manifestam com obstrução intestinal

por invaginação, fazem diagnóstico diferencial com as causas não malignas de invaginação em crianças.[1,2]

Características laboratoriais e estudos de imagem

O hemograma pode ser normal ou apresentar anemia e trombocitopenia, decorrentes da infiltração medular ou de hiperesplenismo.[1,2]

Pacientes com tumores de rápida proliferação, como linfoma de Burkitt ou o linfoblástico, podem apresentar as manifestações da síndrome de lise tumoral, com elevação do ácido úrico, potássio e fósforo.[1,2]

Nível elevado da lactato desidrogenase sérica (LDH) pode estar presente devido à elevada carga tumoral, à proliferação rápida ou à infiltração extensa hepática. Pacientes com LDH elevados, especialmente se maior que 2-3 vezes o valor normal, estão associados a um pior prognóstico.[1,2]

Os estudos de imagem iniciais, na dependência das manifestações clínicas, incluem radiografia convencional, ultrassonografia, tomografia computadorizada (TC) e/ou ressonância magnética (RM), visando determinar o estadiamento clínico da doença. Em crianças a massa mediastinal anterior deve ser diferenciada do timo normal.[1,2,5]

A tomografia por emissão de pósitrons (PET-TC) com mapeamento das áreas comprometidas com glicose marcada parece ser mais sensível e específica do que a TC em certos subtipos histológicos, incluindo os mais frequentes nas crianças.[1,2,5]

Na presença de dor óssea ou na suspeita de fratura patológica, pode ser solicitada a radiografia convencional, TC e/ou RM. As lesões ósseas são predominantemente osteolíticas, enquanto as do LH são principalmente osteoblásticas.[2]

A aspiração/biópsia da medula óssea e a punção lombar para exame do líquido cefalorraquidiano devem ser solicitadas, visando avaliar a extensão da doença.[2]

Diagnóstico e estadiamento clínico

Os pediatras devem encaminhar imediatamente as crianças e adolescentes com suspeita de LNH a um centro de referência em oncologia pediátrica para avaliação, diagnóstico e tratamento precoces, visando a um melhor prognóstico.

A biópsia tecidual deve ser obtida para o diagnóstico histológico pelo método menos invasivo. Avanços na histopatologia, imunologia, citogenética e biologia molecular permitiram identificar os subtipos da doença e resultaram em progresso no entendimento da biologia do LNH, conduzindo a uma classificação racional da doença.[1]

Se o diagnóstico for de linfoma linfoblástico, é importante a avaliação de medula óssea bilateralmente e do líquido cefalorraquidiano.[1]

O estadiamento clínico visa avaliar a extensão da doença. O sistema de estadiamento de Murphy é o mais utilizado (Quadro 2). Um grupo internacional de oncologistas pediátricos, patologistas e radiologistas propôs outro sistema de estadiamento, *International Pediatric NHL Staging System*, que é uma revisão do sistema de estadiamento de Murphy. As modificações propostas nesse estadiamento ainda necessitam de validação.[2]

Quadro 2 Estadiamento de Murphy para linfoma não Hodgkin

Estadio I: acometimento de uma única região extranodal ou única área nodal com exclusão do mediastino e do abdome.
Estadio II: uma única região extranodal com acometimento de linfonodo regional ou duas ou mais áreas nodais no mesmo lado do diafragma ou dois sítios extranodais com ou sem acometimento de linfonodo regional do mesmo lado do diafragma ou tumor primário gastrintestinal, geralmente ileocecal, com ou sem acometimento de linfonodos mesentéricos.
Estadio III: duas regiões extranodais em lados opostos do diafragma ou duas ou mais regiões nodais acima e abaixo do diafragma ou todos os tumores primários intratorácicos (mediastino, pleura e timo) ou acometimento intra-abdominal extenso (irressecável) ou acometimento paraespinhal ou epidural.
Estadio IV: qualquer dos mencionados acima, com acometimento do SNC e/ou da medula óssea.

Fonte: Allen et al., 2016.[1]

Tratamento e prognóstico

O tratamento do LNH envolve abordagem multidisciplinar em um centro de referência em oncologia pediátrica. A quimioterapia combinada é a modalidade terapêutica inicial, variando de acordo com o subtipo histológico da doença.

Ao diagnóstico deve-se ter atenção especial à função renal e à síndrome de lise tumoral, em particular nos pacientes com linfoma de Burkitt e linfoma linfoblástico (temas abordados no capítulo sobre emergências oncológicas).[1,2]

Os pacientes com linfoma linfoblástico utilizam protocolos para leucemia linfoide aguda, baseado na significativa sobreposição biológica e clínica entre as duas entidades. A OMS considera essas duas entidades a mesma doença com apresentações clínicas diferentes.[1,2]

A terapêutica utilizada para o linfoma anaplásico de grandes células historicamente é a terapia intermitente com vincristina, antracíclicos e esteroides. Outra droga, o brentuximabe vedotin (CD30-positivo), está sendo utilizada nesse subtipo histológico.[2]

No linfoma de Burkitt as células são extremamente sensíveis à quimioterapia multiagente (incluindo usualmente ciclofosfamida), podendo ser incorporado ao regime anticorpo monoclonal anti-CD20 (rituximabe).[2]

Os pacientes com linfoma difuso de grandes células B são tratados com regimes utilizados para o linfoma de Burkitt.[2]

Terapia quimioterápica direcionada para o SNC é um importante componente terapêutico, especialmente para as crianças com linfoma linfoblástico e de Burkitt. Entretanto, a adição de radioterapia à quimioterapia não demonstrou melhora na sobrevida, nem para os pacientes com doença avançada. Estudos de seguimento em longo prazo têm demonstrado que o mais significante fator de óbito tardio nesses pacientes foi a radioterapia. Assim, deve ser recomendada somente para pacientes selecionados, como aqueles do subtipo linfoblástico que estão tratando doença

em SNC e nas situações de emergência que ameacem a vida ao diagnóstico, como a compressão da via aérea por massa mediastinal.[1]

O papel da cirurgia no tratamento do LNH está limitado à realização de biópsia diagnóstica, na intussuscepção ileocecal secundária ao linfoma de Burkitt, na colocação de dispositivo de acesso ao SNC ou dispositivo de acesso venoso central e no tratamento de complicações da terapia.[1]

De modo geral, o transplante de de células-tronco hematopoéticas (TCTH) no tratamento do LNH tem papel na terapia de resgate para os pacientes sensíveis à quimioterapia, após recidiva.[2]

Novas terapias continuam a ser desenvolvidas para o LNH, incluindo anticorpos monoclonais, inibidores de tirosina-quinase, agentes de modificação epigenética e imunomoduladores ou agentes imunoterapêuticos.[10]

A resposta ao tratamento para os casos novos diagnosticados é geralmente melhor nas crianças do que nos adolescentes e adultos. Nesse contexto, o *clearance* das drogas pode variar com a idade, sendo a dose máxima tolerada maior em pacientes mais jovens. Outros fatores a serem considerados são as interações entre as drogas que podem influenciar o *clearance* e o metabolismo de certos agentes quimioterápicos. Adicionalmente há ainda contribuição do subtipo do LNH e de sua biologia.[9]

Em relação ao prognóstico e ao estadio da doença, atualmente a taxa de sobrevida livre da doença em 5 anos para os pacientes com estadios iniciais é 85-95%, e para aqueles com estadios mais avançados é de 70-90%.[1,2]

O prognóstico para os pacientes com doença refratária/recaída é sombrio, com sobrevida livre de eventos inferior a 20%.[7]

Fator importante a ser considerado na terapêutica está relacionado aos eventos adversos agudos e tardios dos protocolos atuais de tratamento inicial, ainda significativos. Assim, novas terapias alvo poderiam reduzir a toxicidade em pacientes recém-diagnosticados e sobretudo aumentar significativamente a sobrevida em pacientes com doença refratária/recaída.[7]

LINFOMA HODGKIN

Introdução

O linfoma Hodgkin (LH) é uma neoplasia do tecido linfático, decorrente da multiplicação clonal de células de Reed-Sternberg, derivadas da transformação maligna dos linfócitos B do centro germinativo. O pediatra deve estar ciente de que o sistema linfático é composto pela linfa, vasos linfáticos, gânglios linfáticos, baço, timo, medula óssea e amígdalas. O tecido linfático pode ainda ser encontrado nos brônquios, pele e revestindo o trato gastrintestinal.

Epidemiologia

Em países desenvolvidos, o LH na infância tem pico de incidência entre 15-19 anos de idade, sendo considerado a neoplasia mais comum na adolescência (15%).[11] Nos países em desenvolvimento, há alta incidência do tipo celularidade mista, geralmente associado ao vírus Epstein-Barr (80% dos casos). Corresponde a 7% dos cânceres infantis nos EUA.[12] Na forma infantil (< 15 anos), existe uma ligeira predominância do sexo masculino, sendo raro antes dos 5 anos de idade (acometendo 5 vezes mais meninos abaixo de 5 anos). Nos adolescentes, é discretamente mais frequente no sexo feminino (15-19 anos).[11,12]

A doença pode ser o resultado de múltiplos processos patológicos, que incluem infecção viral e exposição a um hospedeiro geneticamente suscetível. É comum em pacientes com imunodeficiência, como ataxia telangiectasia; síndromes linfoproliferativas autoimunes; pacientes em uso de drogas imunossupressoras por longo prazo, após transplantes de órgãos sólidos; infectados pelo vírus da imunodeficiência humana (HIV); entre outros. O LH é o segundo tipo de câncer mais comum na infância, nos pacientes submetidos a transplante de órgãos sólidos.[13]

O vírus Epstein-Barr (EBV) tem sido implicado na origem de muitos LH, principalmente em crianças menores de 14 anos (27-54%) acometidas com LH tipos, celularidade mista ou predominância linfocitária nodular. Os tumores com genoma positivos para EBV são mais frequentes em crianças menores de 10 anos, em famílias grandes e com baixa condição socioeconômica.[13] A infecção pelo EBV não é fator de mau prognóstico para a população pediátrica, mas sim para os adultos.[13]

Observa-se maior chance de LH em pessoas da mesma família (parentes de 1º grau), sugerindo predisposição genética e/ou exposição a fatores ambientais compartilhados. A exposição precoce a infecções comuns na primeira infância promove maturação da imunidade celular e parece diminuir o risco de LH.[13]

Diagnóstico e classificação

O diagnóstico do LH, assim como do LNH, é feito pela biópsia do local comprometido de maior representatividade. Ao contrário do LNH, a grande maioria das manifestações do LH é linfonodal periférica. São classificados em dois tipos histológicos, LH com predominância linfocitária nodular (LHPL nodular) e LH clássico (Figura 1). O clássico engloba 4 subtipos: esclerose nodular, celularidade mista, depleção linfocitária e LH rico em linfócitos.[12,14]

Quadro clínico

Em 80% das crianças com LH a manifestação clínica inicial é de linfonodomegalia periférica indolor, preferencialmente na região cervical ou supraclavicular.[13] Os linfonodos comprometidos são endurecidos, geralmente formando conglomerado nodal (para crianças conglomerado nodal ≥ 6 cm), aderidos a planos profundos (Figura 2), podendo ser avermelhados e sensíveis à palpação, mas não dolorosos como nos processos inflamatórios.[12]

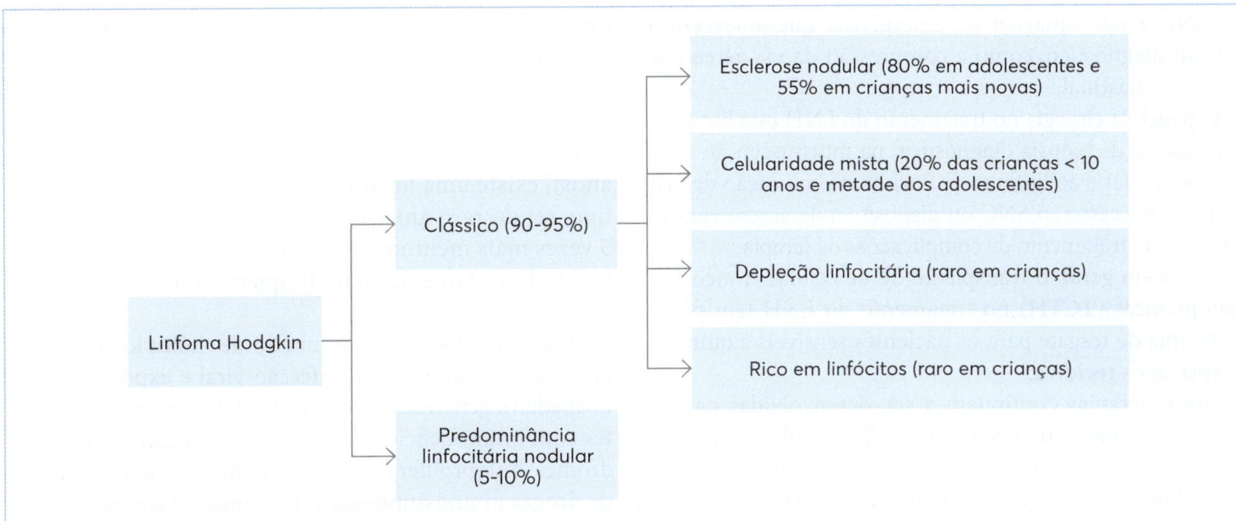

Figura 1 Classificação histológica do LH e incidência na infância.
Fonte: McClein K, Kala K, 2021;[12] Swerdlow SH, 2016.[14]

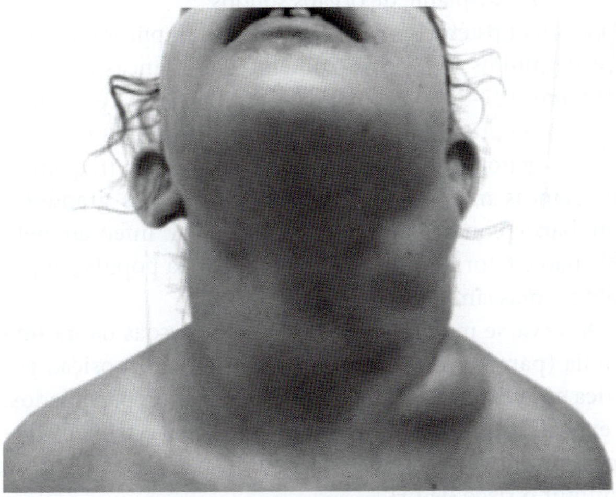

Figura 2 Conglomerado linfonodal cervical e supraclavicular.
Fonte: arquivo pessoal da autora Andréa Gadelha Nóbrega Lins.

Massa mediastinal é encontrada em 75% dos adolescentes, podendo ser assintomática. Apenas 35% das crianças mais jovens têm doença mediastinal.[12]

Sintomas constitucionais como anorexia, fadiga, tosse, dispneia e prurido (este último mais visto em adultos) estão presentes em 25% dos casos.[13]

Os pacientes com LH podem apresentar sintomas sistêmicos chamados de "B", que incluem febre (> 38 °C), sudorese noturna importante (profusa) e/ou perda de peso (maior que 10% nos últimos 6 meses). Os sintomas "B" podem ser percebidos em qualquer estadio, embora sejam mais frequentes na doença avançada, e têm importância tanto no estadiamento quanto no prognóstico.[13]

Achados laboratoriais

Anemia, hipoalbuminemia e velocidade de hemossedimentação (VHS) elevada são preditores de prognóstico. Na grande maioria das vezes, as contagens hematimétricas não possuem maior especificidade no LH localizado. Citopenias podem estar presentes, sugerindo infiltração medular. Várias manifestações autoimunes podem ser encontradas ao diagnóstico no LH, como anemia hemolítica autoimune, neutropenia autoimune, trombocitopenia imune e síndrome nefrótica. Ferritina e VHS podem estar aumentados, refletindo alteração do sistema reticuloendotelial.[13]

Diagnóstico diferencial

O diagnóstico diferencial do LH na infância e na adolescência deve ser feito principalmente com as doenças infectocontagiosas que cursam com linfonodomegalias e febre. Dentre elas, merecem citação especial a mononucleose, a tuberculose, a toxoplasmose, a citomegalovirose e a doença da arranhadura de gato, além de linfonodos metastáticos, por exemplo, dos carcinomas de rinofaringe e de sarcomas de partes moles. Na maioria das vezes, o diagnóstico das doenças infecciosas é feito por meio das sorologias e da pesquisa por reação em cadeia da polimerase (PCR), que, quando negativos, orientam para a biópsia diagnóstica.[12]

Entre LH e LNH, a história evolutiva pode ajudar muito na orientação. Os LNH são geralmente mais agressivos e com história clínica mais curta. O LH é mais indolente, e a história de aumento de linfonodos é de semanas ou meses. Outros fatores relevantes são as alterações bioquímicas de ácido úrico e de LDH, mais frequentemente observados nos LNH.[12]

Avaliação diagnóstica[12]

Para o diagnóstico e estadiamento do LH em crianças e adolescentes, são necessários os seguintes exames e avaliações:

- Anamnese, exame físico, com medidas dos linfonodos, *performance*, sintomas B.

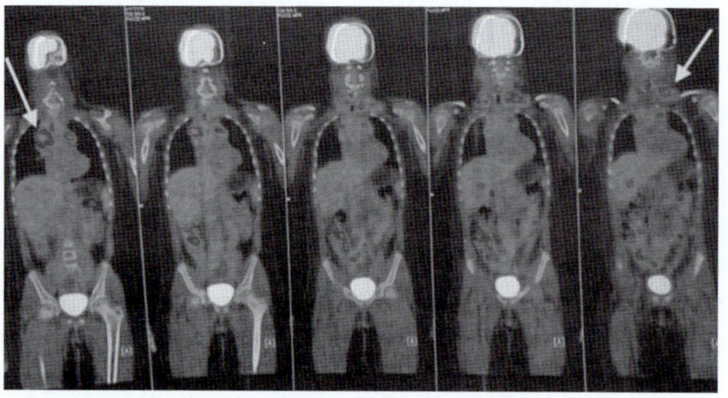

Figura 3 PET/TC com conglomerado linfonodal supraclavicular esquerdo e mediastinal.

Fonte: arquivo pessoal da autora Andréa Gadelha Nóbrega Lins.
PET/TC: tomografia computadorizada com emissão de prótons.

Quadro 3 Estadiamento de Ann Arbor, modificado por Cotswolds, para linfoma de Hodgkin

I	Envolvimento de uma região linfonodal (I) ou um órgão ou local extranodal (IE); sem envolvimento nodal
II	2 ou + regiões linfonodais, no mesmo lado do diafragma
III	Acometimento de linfonodos nos 2 lados do diafragma, podendo incluir o baço, (II S) e/ou acometimento limitado de órgãos ou local extralinfáticos contíguos (II E / III ES)
IV	Doença disseminada em 1 ou mais órgãos ou tecidos extralinfáticos, com ou sem envolvimento linfonodal (p. ex., medula óssea, pulmões, fígado)
Subclassificação	
E	Tecido ou órgão extralinfonodal adjacente ao linfonodo causador (cabe no mesmo campo de radioterapia)
X	*Bulky* (doença volumosa), dimensão > 10 cm ou massa mediastinal mais de 1/3 de diâmetro no tórax, na altura de T5/6 (pela TC ou raio x)
S	Baço envolvido
A	Sem sintomas B
B	Com sintomas B

Fonte: Xavier FD et al., 2018.[15]
Nota: a presença de febre, sudorese noturna e/ou perda de peso maior que 10% nos últimos 6 meses, em qualquer estadio, recebe o sufixo B. A ausência de qualquer desses sintomas recebe o sufixo A.

- Hemograma, VHS, função renal, fosfatase alcalina, transaminases (TGO, TGP, GGT), bilirrubinas, albumina, cálcio, T3, T4 livre, TSH, anticorpos antitireoide, IgM, IgG e IgA.
- Sorologias: hepatite (A, B, C), HIV, sífilis, HTLV, Epstein-Barr, varicela.
- Ecocardiograma (paciente fará uso de droga miocardiotóxica).
- Idade fértil: teste de gravidez negativo; espermograma.
- LH, FSH, testosterona, estradiol, inibina B, hormônio antimülleriano.
- Biópsia de medula óssea (MO).
- Aconselhamento sobre fertilidade.
- Biópsia de linfonodo excisional (que é a remoção de um linfonodo inteiro) para realizar coloração com hematoxilina eosina e estudos imuno-histoquímico e molecular. Atenção: aspirados por agulha (punção do linfonodo) não são boa opção para diagnóstico, pois não oferecem material adequado para estudos moleculares.
- Ultrassonografia (USG) da tireoide.
- PET-CT (Figura 3), útil na determinação de todos os locais de acometimento. Se não for possível PET/TC, fazer as TC com contraste do pescoço, tórax, abdome (superior e pelve) e fazer a cintilografia com Gálio-67.

Quadro 4 Grupos de risco do linfoma de Hodgkin

Baixo risco (favorável): estadios I A e II A, com massa mediastinal não volumosa e < 4 regiões ganglionares envolvidas, sem doença *bulky*.
Intermediário: estadio I A e II A, com massa mediastinal volumosa; I B e II B, massa mediastinal não volumosa; e/ou doença *bulky* II AE e III A.
Alto risco: estadios II B, III B e IV.

Fonte: McClein K, Kala K, 2021;[12] Cheson BD et al., 2016.[16]

Estadiamento

Obedece à classificação de Ann Arbor modificada por Cotswolds,[15] sendo estadiado em I, II, III ou IV (Quadro 3). Estadios I e II são considerados doenças localizadas e III e IV são doenças avançadas. As letras A, B, E ou S podem ser incorporadas ao estadio. Por exemplo, estágio III B significa que tem doença nos dois lados do diafragma e apresenta algum sintoma B.

Tratamento

O tratamento é adaptado ao risco, com base no estadio da doença e na presença ou ausência de doença volumosa (Quadro 4), estratificando assim a doença em três grupos: baixo risco, risco intermédio e alto risco.[12,16]

A maioria dos protocolos de tratamento utiliza a quimioterapia sistêmica, combinada ou não à radioterapia. O uso da radioterapia em doses mais altas tem sido evitado em crianças, em virtude das sequelas graves musculoesqueléticas, infertilidade, inibição do crescimento e doença arterial coronariana. Nas recaídas da doença, podem ser usadas ainda as terapias direcionadas, imunoterapia, cirurgia, TCTH.[12]

Os esquemas de drogas mais frequentemente usados em pediatria são:[12]

- OPPA: vincristina, procarbazina, prednisona e adriamicina (para meninas).
- COPP: ciclofosfamida, vincristina, prednisona, procarbazina (para meninas, pois se evita a procarbazina em meninos pelo alto risco de infertilidade masculina).
- OEPA: vincristina, etoposídeo, prednisona e adriamicina (para meninos).
- COPDAC: ciclofosfamida, vincristina, prednisona e dacarbazina (para meninos).
- ABVD: doxorrubicina, bleomicina, vimblastina e dacarbazina.
- ABVE: doxorrubicina, bleomicina, vimblastina e etoposídeo.

Quadro 5 Eventos adversos relacionados ao tratamento no linfoma Hodgkin

Eventos adversos	Tratamento associado
Toxicidade gonadal em meninos	Agentes alquilantes
Infertilidade feminina	Radioterapia, agentes alquilantes
Tireoide: hipotireoidismo, nódulos, câncer	Radioterapia (pescoço/tórax)
Toxicidade cardíaca: pericardite, pancardite, miopatia, doença coronariana, lesão valvar, defeito de condução	Antracíclicos, radioterapia (tórax)
Pulmão: fibrose	Bleomicina, radioterapia
Músculo esquelético: alterações de crescimento, assimetrias	Radioterapia
Necroses avasculares	Corticosteroides
Neoplasias secundárias	Radioterapia, agentes alquilantes, etoposídeo, antracíclicos

Fonte: Metzger M et al., 2011.[17]

- VAMP: vimblastina, doxorrubicina, metotrexato, prednisona.
- ICE: ifosfamida, carboplatina e etoposídeo.

Para recaída é necessário fazer biópsia a fim de excluir outros diagnósticos, por exemplo, tumores secundários.

Em caso de recaídas ou doenças refratárias, deve-se fazer novo tratamento com quimioterapia, seguido por TCTH. Porém, não se pode esquecer que a imunoterapia é uma grande arma terapêutica, destacando-se várias drogas, como brentuximabe vedotina (BV), rituximabe (LHPL nodular) e nivolumabe, entre outras.

Sem dúvida, o melhor que se pode fazer por esses pacientes é o diagnóstico precoce, pois os estadios iniciais propiciam altos índices de cura, com tratamentos menos agressivos. Atenção tem sido voltada para os eventos adversos (Quadro 5), principalmente os tardios, consequentes ao tratamento.[17]

Avaliação de resposta

A avaliação de resposta é feita pelos critérios de Lugano, referindo resposta completa, resposta parcial, doença estável ou progressão de doença.[15] Deve ser realizada em torno de 3 semanas após o fim da quimioterapia ou 8-12 semanas após o fim da radioterapia. É realizada por imagem com PET/CT, pois tem alta sensibilidade e especificidade tanto para estadiamento quanto para avaliação de resposta ao tratamento de linfomas. O PET/CT deve ser realizado com 6 meses e 12 meses após o término do tratamento. Para os pacientes de alto risco se deve acrescentar outro PET após 18 meses do fim do tratamento.

Fatores prognósticos

Predizem a probabilidade de um tratamento ser bem-sucedido. Os principais fatores prognósticos no LH em criança são: estadio (sendo I e II localizados, enquanto III e IV são avançados), volume tumoral e agressividade biológica do tumor.[12,18]

Fatores preditivos independentes, associados a um resultado desfavorável, são estágio IV, albumina < 3,5, presença de febre (> 38 °C) e grande massa mediastinal (relação tumor de mediastino/diâmetro torácico > 0,33).[18]

Outros fatores prognósticos a serem considerados incluem a resposta inicial ao tratamento (avaliado após o segundo ciclo de quimioterapia); extensão extranodal; mais de 3 sítios nodais envolvidos; presença de sintomas "B"; níveis de VHS > 50 mm/h, anemia (Hb < 10,5 g/dL); presença de derrame pleural e/ou pericárdico; tempo entre o final do tratamento e a recidiva (se recorrência menor que 12 meses do término do tratamento).[12,13,18]

Estudos em pediatria estão em curso, para avaliar o real papel do PET/CT na avaliação precoce (após 2 ciclos de quimioterapia) como fator prognóstico, com a intenção de modificar o tratamento e aumentar as chances de cura.[13]

Taxas de sobrevida

Com os protocolos de tratamento atuais, as taxas de sobrevida correspondem a:[12]

- Baixo risco: taxa de sobrevida global (SG) de 98% e taxa de sobrevida livre de eventos (SLE) de 92%.
- Risco intermediário: SG de 93% e SLE de 85%.
- Alto risco: SG de 94% e SLE de 83%.

REFERÊNCIAS BIBLIOGRÁFICAS

1. Allen CE, Kamdar KY, Bollard CM, Gross TG. Malignant non-Hodgkin lymphomas in children. In: Pizzo PA, Poplack DG (eds.). Principles and practice of pediatric oncology. 7.ed. Philadelphia: Lippincott Williams & Wilkins; 2016. p.587-603.
2. Termuhlen AM, Gross TG. Overview of non-Hodgkin lymphoma in children and adolescentes [acesso em 05/10/2023]. Disponível em: http://www.uptodate.com.
3. Marginean CO, Melit LE, Horvath E, Gozar H, Chincesan MI. Non-Hodgkin lymphoma, diagnostic, and prognostic particularities in children: a series of case reports and a review of the literature (CARE compliant). Medicine. 2018;97(8):1-5.
4. Körholz CM, Ströter N, Baumann J, Botzen A, Körholz K, Körholz D. Pharmacotherapeutic management of pediatric lymphoma. Pediatr Drugs. 2018;20(1):43-57.
5. McCarten KM, Nadel HR, Shulkin BL, Cho SY. Imaging for diagnosis, staging and response assessment of Hodgkin lymphoma and non-Hodgkin lymphoma. Pediatric Radiology. 2019;49:1545-64.
6. Feliciano SVM, Santos MO, Pombo-de-Oliveira MS. Incidência e mortalidade por câncer entre crianças e adolescentes: uma revisão narrativa. Revista Brasileira de Cancerologia. 2018;64(3):389-96.
7. Cairo MS, Beishuizen A. Childhood, adolescent and young adult non-Hodgkin lymphoma: current perspectives. Br J Haematol. 2019;185(6):1021-42.
8. Miranda Filho A, Pineros M, Znaor A, Gragera R M, Foucher ES, Bray F. Global patterns and trends in the incidence of non-Hodgkin Lymphoma. Cancer Causes & Control. 2019;30:489-99.

9. Sandlund JT, Martin MG. Non-Hodgkin lymphoma across the pediatric and adolescent and young adult age spectrum. Hematology. 2016:589-97.
10. Barth MJ, Colin VM. Novel targeted therapeutic agents for the treatment of childhood, adolescent and young adult non-Hodgkin lymphoma. British Journal of Haematology. 2019;185:1111-24.
11. Ward E, DeSantis C, Robbins A, Kohler B, Jemal A. Childhood and adolescent cancer statistics, 2014. Cancer J Clin. 2014;64(2):83-103.
12. McClain KL, Kamdar K. Overview of Hodgkin lymphoma in children and adolescents [acesso em 11/10/23]. Disponível em: http://www.uptodate.com.
13. National Cancer Institute (NCI). Childhood Hodgkin Lymphoma Treatment (PDQ®)–Health Professional Version. Disponível em: https://www.cancer.gov/types/lymphoma/hp/child-hodgkin-treatment-pdq (acesso 11/10/23).
14. Swerdlow SH, Campo E, Pileri SA, Harris NL, Stein H, Siebert R, et al. The 2016 revision of the World Health Organization classification of lymphoid neoplasms. Blood. 2016;127(20):2375-90.
15. Xavier FD, Ferreira FSB, Abreu CEV, Bonifácio LA. Linfomas de Hodgkin. Diretrizes Oncológicas. 2018;28:405-51.
16. Cheson BD, Fisher RI, Barrington SF, Cavalli F, Schwartz LH, Zucca E, et al. Recommendations for initial evaluation, staging, and response assessment of Hodgkin and non-Hodgkin lymphoma: the Lugano classification. J Clin Oncol. 2014;32(27):3059-68.
17. Metzger M, Krasin MJ, Hudson MM, Onciu M. Hodgkin lymphoma. In: Pizzo PA, Poplack DG, editors. Principles and practice of pediatric oncology. 6th ed. Philadelphia: Lippincott Williams & Wilkins; 2011. p. 638-62.
18. Schwartz CL, Chen L, McCarten K, Wolden S, Constine LS, Hutchison RE, et al. Childhood Hodgkin International Prognostic Score (CHIPS) Predicts event-free survival in Hodgkin Lymphoma: A Report from the Children's Oncology Group. Pediatr Blood Cancer 2017;64:e26278.

CAPÍTULO 4

TUMORES DO SISTEMA NERVOSO CENTRAL

Andréa Gadelha Nóbrega Lins
Denise Bousfield da Silva
Mara Albonei Dudeque Pianovski

AO FINAL DA LEITURA DESTE CAPÍTULO, O PEDIATRA DEVE ESTAR APTO A:

- Saber que os tumores do sistema nervoso central (SNC) são considerados os tumores sólidos mais comuns na infância e representam um grupo heterogêneo de doenças.
- Reconhecer que as manifestações clínicas iniciais podem atrasar o diagnóstico, pois se confundem com sinais e sintomas de doenças próprias da faixa etária.
- Observar sinais mais específicos, como marcha atáxica, estrabismo, perda de habilidades físicas, entre outros.
- Entender que a classificação dos tumores de SNC mudou no ano de 2016, incorporando estudo molecular à neuroimagem e estudo histológico para identificar, prognosticar e direcionar o tratamento dessas neoplasias para alterações moleculares específicas (terapia alvo).

INTRODUÇÃO E EPIDEMIOLOGIA

Os tumores do sistema nervoso central (SNC) são considerados as neoplasias sólidas mais frequentes em crianças e adolescentes abaixo de 19 anos de idade. No Brasil, sua incidência é em torno de 20% das neoplasias infantis.[1] Nos Estados Unidos da América representou 17,3% de todos os casos novos de câncer na infância, com pico de incidência entre 5-9 anos (Tabela 1), no período de 2013-2017.[2] Estima-se que 3.460 casos novos de tumores cerebrais na infância deverão ser diagnosticados nos EUA em 2021.[3] Com base no Programa de Vigilância Epidemiológica e Resultados Finais (SEER) dos EUA, 79% dos casos foram diagnosticados em estadio localizado, tendo uma sobrevida global de 77,6% no período de 2010-2016.[2] Representa a maior causa de óbito por câncer entre 0-14 anos de idade nos EUA.[3]

Tabela 1 Incidência dos tumores de SNC em crianças e adolescentes nos EUA, de acordo com a faixa etária

Idade	Incidência
< 1 ano	5,8%
1-4 anos	26,1%
5-9 anos	26,7%
10-14 anos	22,7%
15-19 anos	18,7%

Fonte: SEER, 2013-2017.[2]

Esses tumores formam um grupo heterogêneo de doenças, podendo originar-se de vários tecidos e locais do SNC. A classificação mais atualizada foi desenvolvida pela Organização Mundial da Saúde (OMS) em 2016, que os avalia de acordo com sua origem histológica, grau de malignidade e características moleculares.[4]

Os tumores de SNC ocorrem com mais frequência na fossa posterior. Segundo o Instituto Nacional de Câncer (Inca), nos primeiros 2 anos de vida e nos adolescentes há predomínio dos tumores supratentoriais, enquanto os infratentoriais ocorrem com maior frequência na faixa etária entre 2-10 anos.[1] A exposição à radiação ionizante e os distúrbios genéticos são descritos como fatores predisponentes para tumores de SNC na infância.[1,5]

Estudos de biologia molecular e de citogenética têm evidenciado que cada tumor apresenta uma identidade molecular própria. Dessa forma, alguns tumores de SNC podem ser agrupados e classificados quanto a seu comportamento biológico, a exemplo do meduloblastoma. Essa classificação pode ser útil quanto ao diagnóstico, orientação terapêutica, prognóstico e prevenção.

SÍNDROMES ASSOCIADAS AOS TUMORES DE SISTEMA NERVOSO CENTRAL (FATORES DE RISCO)[5]

Algumas síndromes genéticas podem estar associadas e predispor (em 10% dos casos) ao desenvolvimento de tu-

mores do SNC, apesar de na maioria dos casos não haver uma causa conhecida. Entre elas citam-se:

- Síndrome de Li-Fraumeni: associa-se ao meduloblastoma e a astrocitomas.
- Neurofibromatose tipo I (Figura 1A): associa-se aos gliomas de vias ópticas e meningiomas.
- Esclerose tuberosa: associa-se a gliomas e ependimomas (Figura 1B).
- Síndromes de Gorlin-Goltz e Turcot: associam-se ao meduloblastoma.

MANIFESTAÇÕES CLÍNICAS

A anamnese e o exame físico são fundamentais para direcionar o raciocínio clínico. É necessário estar atento, pois as manifestações clínicas iniciais do tumor cerebral em crianças são semelhantes às de doenças próprias da infância, contribuindo para o atraso no diagnóstico. A clínica varia com a idade, localização do tumor e características biológicas. Na grande maioria dos casos, os sintomas são secundários ao aumento da pressão intracraniana (PIC) provocada pela presença do tumor. Vale a pena salientar que o aumento da PIC não ocorre exclusivamente em torno da lesão, mas é distribuído por todo o SNC através do líquido cefalorraquidiano (LCR). Os lactentes, com fontanelas abertas, têm a capacidade de expandir o conteúdo craniano, demonstrando clínica diferente das crianças mais velhas.

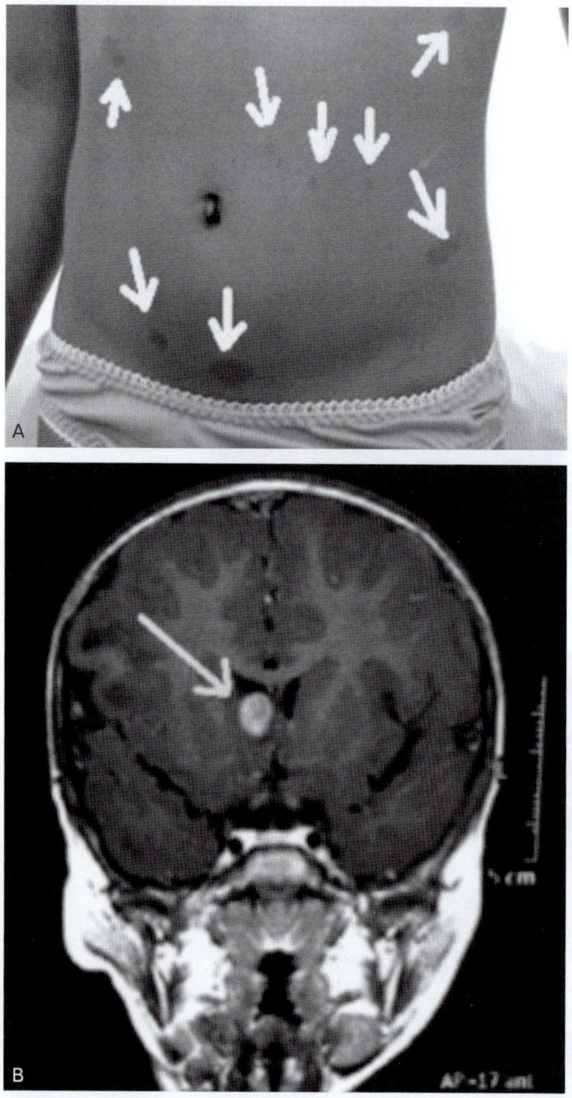

Figura 1 A: neurofibromatose (manchas café com leite). B: esclerose tuberosa (com glioma).
Fonte: arquivo pessoal da autora Andréa Gadelha Nóbrega Lins.

Quanto à idade

Estão listados a seguir os principais sinais e sintomas em crianças, abaixo e acima de 4 anos de idade, com suas respectivas incidências:[5,6]

- Menores de 4 anos de idade: macrocefalia (41%); náusea e vômito (30%); irritabilidade (24%); letargia (21%); alteração da marcha e da coordenação (19%); perda de peso (14%); abaulamento de fontanela, hidrocefalia (13%); convulsões, papiledema, cefaleia (10%); sinais neurológicos focais (10%); sinais e sintomas inespecíficos de hipertensão intracraniana (9%); deficiência motora focal (7%).
- Maiores de 4 anos de idade: cefaleia (33%); náusea e vômito (32%); alteração da marcha e da coordenação (27%); papiledema (13%); convulsões (13%); sinais e sintomas inespecíficos de hipertensão intracraniana (10%); estrabismo (7%); macrocefalia (7%); paralisia de nervos cranianos (7%); letargia (6%); nistagmos (6%).

Quanto aos sinais e sintomas

Podem ser divididos em gerais e com base na localização do tumor:

Sinais e sintomas gerais[5,6]

Alguns sinais chamam a atenção para diagnóstico de tumor de SNC em crianças, como a tríade clássica da hipertensão intracraniana (HIC), a saber, cefaleia, vômitos e letargia. Além disso, outros sinais e sintomas podem ser lembrados, como anormalidades do sistema motor e visual, puberdade precoce e macrocefalia (Figuras 2 e 3).

- Cefaleia: pelo aumento da PIC e por distensão da dura-máter, dos vasos e dos nervos cranianos (que têm terminações nervosas sensitivas). Piora quando o paciente está em decúbito. A posição supina (30 graus) melhora a cefaleia por facilitar o retorno venoso. Esse sintoma chama a atenção quando a cefaleia é contínua ou recorrente por mais de 4 semanas e desperta o paciente à noite. Acomete crianças menores de 4 anos de idade ou associa-se a desorientação.
- Vômito persistente ao acordar, em jato: ocorre em 70% dos casos de HIC, devido ao aumento da PIC e por distensão do assoalho do IV ventrículo. Na maioria dos casos, vem associado a cefaleia.
- Letargia e distúrbios de comportamento: apresenta-se em 20% dos casos de HIC. O paciente se encontra sonolento, com redução do nível de consciência.

- Papiledema: ocorre em 80% dos casos de HIC. O nervo óptico é envolvido por um prolongamento do espaço subaracnóideo, sendo assim circundado por LCR. O aumento da PIC (que é distribuída pelo LCR para todo o SNC) leva à compressão da veia oftálmica (que tem um trajeto parcial dentro do nervo óptico), dificultando, assim, o retorno venoso e promovendo o ingurgitamento da veia central da retina. O papiledema é detectado pelo exame de fundo de olho (Figura 2A).
- Inclinação da cabeça: é referida em tumores da fossa posterior, tendo como possível causa a paralisia do VI par craniano. O paciente apresenta desvio medial do olho por paresia ou paralisia do músculo reto lateral do olho. Dessa forma, o olho não consegue fazer a abdução completa porque o reto medial, que está normal, traciona o olho para dentro. O paciente apresenta diplopia e inclinação da cabeça (torcicolo adquirido) para o mesmo lado da lesão, em decorrência de tentativas de compensar a diplopia (Figura 2B).
- Lactentes: macrocefalia pela fontanela ainda aberta, permitindo que o encéfalo expanda seu conteúdo; fontanelas abauladas; disjunção das suturas (Figura 3A); irritabilidade; atraso no desenvolvimento neuropsicomotor ou perda de habilidades físicas ou intelectuais; olhar do "sol poente" (olhos voltados para baixo, deixando a esclera visível entre a pálpebra superior e a íris; elevação da sobrancelha; fronte proeminente); opistótono (Figura 3B).
- Outros sinais/sintomas em crianças mais velhas: mudança de personalidade (irritabilidade ou letargia); perda de habilidades físicas ou intelectuais; baixo desempenho escolar, dificuldade para escrever, com alteração da letra habitual, muitas vezes percebida pelos professores.

Sinais e sintomas com base na localização do tumor[5,6]

- Suprasselar: alteração visual (acuidade reduzida, redução do campo visual, proptose, nistagmo, estrabismo paralítico, papiledema), endocrinopatias (diabetes *insi-*

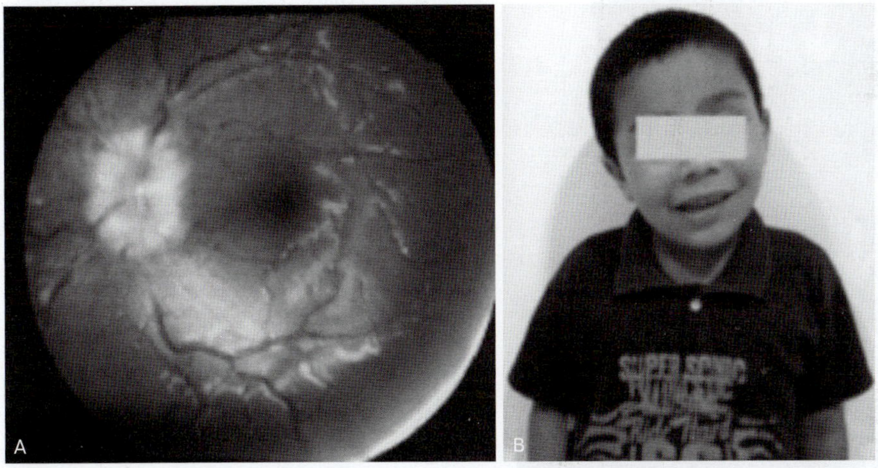

Figura 2 A: papiledema. B: inclinação da cabeça.
Fonte: arquivo pessoal da autora Andréa Gadelha Nóbrega Lins.

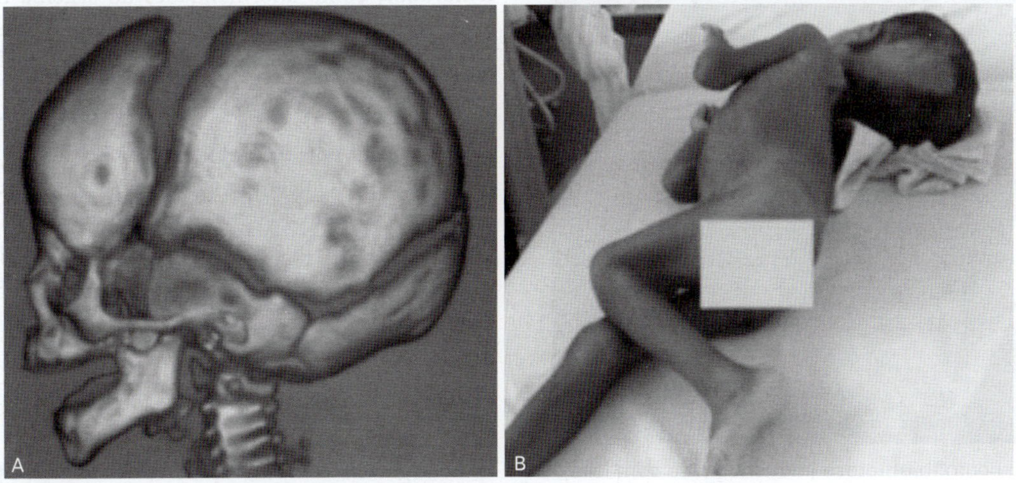

Figura 3 A: disjunção de suturas cranianas. B: opistótono.
Fonte: arquivo pessoal da autora Andréa Gadelha Nóbrega Lins.

pidus, hipotireoidismo, puberdade precoce, atraso no desenvolvimento de caracteres sexuais secundários), perda ou ganho de peso, aumento da PIC, síndrome diencefálica (emagrecimento extremo, ausência de acúmulo de tecido adiposo, hiperatividade motora, euforia e estado de alerta), mudança de personalidade, entre outros.

- Hemisférios cerebrais: hemiparesia, aumento da PIC, convulsão, mudança de comportamento.
- Fossa posterior: náuseas e vômitos, cefaleia, marcha atáxica, deficiência na coordenação, papiledema, disfagia, disartria.
- Tronco cerebral: déficit neurológico, hemiparesia, aumento da PIC, disfagia, estrabismo, cefaleia, papiledema, marcha atáxica, nistagmo.
- Vias ópticas: nistagmo, proptose, alterações visuais.
- Região espinhal: dor nas costas, disfunção intestinal, bexiga neurogênica, anormalidades na marcha e coordenação, parestesias, paresias.

DIAGNÓSTICO

É realizado pelas manifestações clínicas, neuroimagens (localização topográfica, tamanho do tumor, extensão para outras regiões), estudo histopatológico/imuno-histoquímico e biologia molecular.

Exames de imagem

A ressonância nuclear magnética (RNM) é o padrão ouro para detectar os tumores de SNC (encéfalo e medula espinhal). Ela tem sua acurácia aumentada quando usa o agente paramagnético gadolínio. Estudos referem que a RNM com gadolínio é mais sensível para detectar disseminação do tumor na subaracnoide do que outros meios, como a pesquisa de células neoplásicas no LCR ou mielotomografia. Além disso, também são utilizadas técnicas de difusão e espectroscopia, que auxiliam na diferenciação entre tumores malignos e outras lesões intracranianas.[5,7]

A tomografia computadorizada (TC) é geralmente o primeiro exame de imagem, por ser amplamente disponível e de rápida execução. É de preferência para casos de urgência, mas não é o melhor exame para avaliar os tumores cerebrais. Tem boa utilidade para avaliar os ossos do crânio. Pode ser usada quando a RNM não estiver disponível.

A tomografia por emissão de pósitrons (PET-CT), segundo a American Cancer Society, fornece imagem não muito detalhada comparada à RNM ou à TC, sendo mais usada para complementá-los, principalmente em casos de tumores de crescimento rápido. Não é um exame de rotina em todos os centros para investigar tumores cerebrais. É bastante útil para controle do tratamento, ou seja, para ajudar a esclarecer se uma área que ainda aparece na RNM possa ser tumor remanescente ou tecido cicatricial.[5,7]

PET-CT é o método de escolha para estudar a expressão de alvos terapêuticos moleculares unindo as aplicações diagnósticas e teranósticas, tornando-se uma ferramenta que permite avaliar a distribuição das drogas alvo, além da barreira hematocerebral presumidamente intacta. Atualmente, PET-CT pode empregar uma variedade de marcadores como teranósticos, servindo como navegadores corporais totais não invasivos, implementando o estadiamento primário dos tumores de SNC e a efetividade de novas drogas, embasando a transição da medicina por tentativas e erros para medicina preditiva, preventiva e personalizada.[8]

Estudo histopatológico e imuno-histoquímico

A Organização Mundial da Saúde (OMS), em 2016, incorporou características moleculares na classificação dos tumores do SNC. O uso de parâmetros histológicos fenotípicos e genotípicos leva a maior precisão diagnóstica e orienta terapias mais eficazes.[4] Os tipos histológicos são: gliomas, tumores embrionários, neurogliais mistos e neuronais, tumores de plexo coroide, tumores de região de pineal, tumores de nervos cranianos/paraespinhais, meningiomas, tumores mesenquimais e não meningoendoteliais, tumores da região selar, entre outros.[4,9]

Histologia

Critérios histológicos avaliam atipia citológica, atividade mitótica, proliferação microvascular e necrose, definindo os graus de I a IV. De acordo com a localização, os tumores têm predileção histológica. Os tumores supratentoriais mais frequentes incluem os gliomas de baixo grau (astrocitoma pilocítico), gliomas de alto grau (astrocitoma anaplásico, glioblastoma multiforme) e os craniofaringiomas. Já os tumores infratentoriais mais comuns são os astrocitomas cerebelares, meduloblastomas, ependimomas e tumores de tronco cerebral.

Citologia do LCR

O LCR tem a capacidade de disseminar o tumor para qualquer parte do SNC. A coleta do liquor para análise citológica não é feita para diagnóstico de tumores cerebrais, mas deve ser realizada pelo especialista para fins de estadiamento. Antes da coleta desse exame, é obrigatório descartar HIC com uso de imagem (TC ou RNM), pois a descompressão pós-punção pode levar a herniação cerebral, sendo este um quadro muito grave.

Imuno-histoquímica

É usada na avaliação convencional para diagnóstico, que demonstra expressão de marcadores para tumores primários do sistema nervoso, sendo útil para fins de prognóstico.[10]

Considerando que a classificação dos gliomas mudou, são necessários parâmetros moleculares nas amostras de biópsia de gliomas difusos para definir diagnóstico, podendo ajudar inclusive a distinguir um astrocitoma infiltrante de uma gliose reativa. A imuno-histoquímica (IHQ) pode ser usada para identificar marcadores moleculares, que predizem agressividade tumoral e podem apontar alvo para tratamento específico.[10] Portanto, a conduta terapêutica em pacientes com hipótese diagnóstica de glioma se ba-

seia em estudo dos critérios clínicos, localização topográfica, idade, grau de ressecção da lesão (parcial ou total), seguida de avaliação histológica e dos marcadores moleculares específicos (mutações dos genes *IDH1* e *IDH-2, MGMT, TERT, p53, ATRX*) para condução do caso, determinando a necessidade de terapia adjuvante (radioterapia, quimioterapia e terapia alvo).

ESTADIAMENTO[5]

Os tumores do SNC têm a capacidade de disseminação para outras partes do sistema nervoso, mas raramente atingem outros órgãos. É por esse motivo que esses tumores não têm um sistema de estadiamento formal como a maioria dos outros tipos de câncer, segundo a Sociedade Americana de Câncer.[11]

Após o diagnóstico do tumor de SNC, o paciente deve ser encaminhado para um serviço de referência em oncologia pediátrica para fazer exames de estadiamento (para avaliar a extensão da doença) e tratamento especializado. Os exames mais usados são a RNM do neuroeixo (que avalia encéfalo e coluna espinhal) e a citologia do LCR. No entanto, o estadiamento depende de cada tipo de tumor, podendo ser necessários outros exames complementares, a exemplo da biópsia de medula óssea.

TUMORES MAIS FREQUENTES NA INFÂNCIA

Os tumores do SNC foram classificados pela OMS (2016) pela histologia, grau e parâmetro molecular, que conferem um amplo espectro de agressividade biológica, com base no padrão de crescimento, comportamento e perfil genético.[4,9]

Características de alguns tumores do tecido neuroepitelial:

Astrocitomas

Correspondem a 42% das neoplasias do SNC na faixa etária pediátrica.[9] São classificados em baixo grau (I e II) e alto grau (III e IV). Associam-se a neurofibromatose tipo I (NFI) em 15% dos casos. Podem acometer todas as regiões do SNC. A localização anatômica determina a ressecabilidade, que é fator relevante, pois, quanto maior a ressecção, maior a sobrevida. Novos marcadores biológicos aliados a modernas técnicas de radioterapia (de intensidade modulada – IMRT; com feixe de prótons) estão alterando as avaliações de risco e, consequentemente, as decisões clínicas.[11]

Astrocitomas pilocíticos, grau I da OMS[5,6,11]

Apresentam-se com área cístico/sólida e são mais comuns na região intratentorial, principalmente nos hemisférios cerebelares (Figura 4), mas também acometem o tronco cerebral e diencéfalo (vias ópticas e hipotálamo). Têm crescimento lento (indolente) e sobrevida longa. São mais comuns em crianças que adultos. Em 10% dos astrocitomas pilocíticos se observa a mutação no gene *BRAF*, e 60-80% dos astrocitomas pilocíticos esporádicos têm fusão dos genes *BRAF* e *KIAA1549*.

Gliomas infratentoriais

Podem comprimir o IV ventrículo, provocando quadro clínico de HIC. A intenção terapêutica, nessa localização, é a ressecção completa. Se a ressecção for completa, não é necessário tratamento complementar.

Gliomas diencefálicos

Pico de incidência em torno de 3 anos de vida. Tendem a ser de baixo grau. Em 10-20% dos casos, associam-se com a neurofibromatose tipo 1. A visão é ameaçada em todas as idades. Apresentam-se com grandes tumores durante a infância e hidrocefalia. Podem conter áreas cístico-sólidas. São crônicos e recidivantes. O objetivo geral é "ganhar tempo", controlando a progressão do tumor com estratégias clínicas, visando minimizar os danos. O tratamento utilizado é a quimioterapia. Ressecção cirúrgica não é o tratamento padrão atualmente recomendado para gliomas hipotalâmicos/quiasmáticos, pelo risco de danos visuais (Figura 4).

Astrocitomas difusos, grau II da OMS[5,6,10,12]

São tumores de baixo grau com crescimento lento, mas tendem a infiltrar os tecidos próximos, sendo mais difíceis de exérese cirúrgica. Mais de 70% dos casos de glioma de baixo grau exibem a mutação no isocitrato desidrogenase (IDH), que promove o desenvolvimento do glioma de baixo grau. Mesmo assim, essa mutação está associada a um prognóstico melhor. Estudos estão sendo realizados para terapia direcionada contra o *IDH* mutante.

Astrocitomas difusos: anaplásicos (grau III) e glioblastomas (grau IV)[5,6,9,12]

Pouco frequentes na infância. Ocorrem classicamente em hemisférios cerebrais. Na pediatria, são mais comuns em adolescentes, mas podem ser encontrados em qualquer idade. São tumores com alta velocidade de crescimento, infiltrativos, irregulares e com áreas de necrose. São muito recidivantes e altamente vascularizados, sugerindo interferência do fator de crescimento vascular endotelial (*vascular endothelial growth factor* – VEGF). No entanto, o uso de terapia alvo, anti-VEGF (bevacizumabe), em crianças foi desapontador. Essas características conferem mau prognóstico. O tratamento padrão é a ressecção cirúrgica máxima, seguida por radioterapia e quimioterapia.

Glioma difuso de linha média, mutante H3K27 (grau IV)[5,6,11]

Responsável por 10-20% dos tumores do SNC na infância. Cresce intrinsecamente a ponte, tálamo ou medula espinhal. Em sua maioria de alto grau, IV da OMS. Típico de pacientes jovens. A ressonância é o exame de escolha para imagens no tronco encefálico, e o uso da espectroscopia na RNM pode ajudar a diferenciar lesões de baixo e de alto grau. A biópsia estereotáxica é usada apenas para efeito de estudo clínico e em casos selecionados (para explorar a natureza biológica desses tumores). De forma ge-

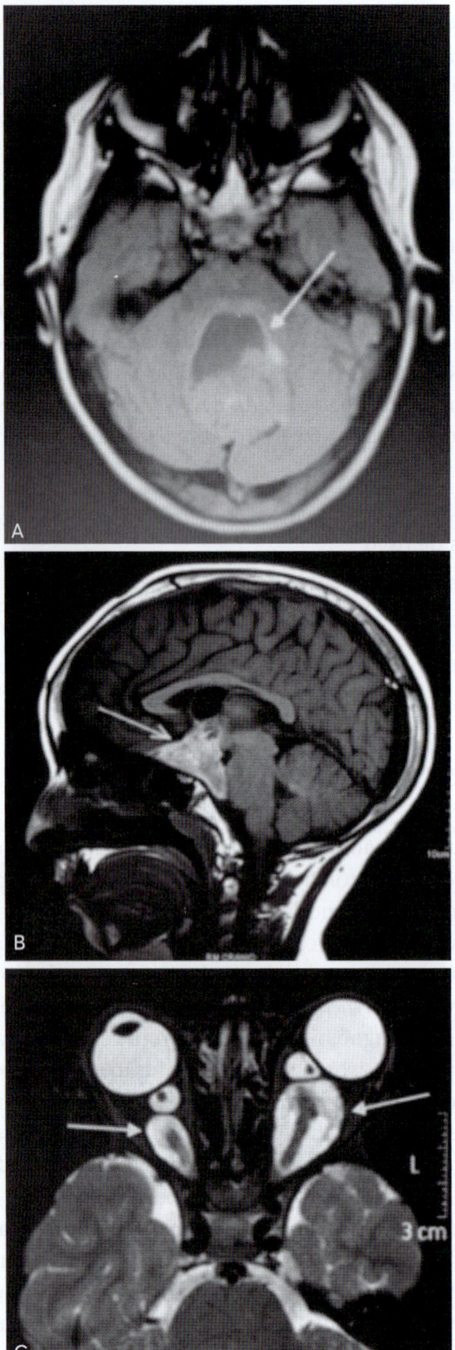

Figura 4 A: tumor infratentorial (cístico-sólido cerebelar). B: tumor diencefálico. C: tumor de nervo óptico bilateral.

Fonte: arquivo pessoal da autora Andréa Gadelha Nóbrega Lins.

ral a cirurgia não é recomendada para os tumores pontinos difusos (Figura 5), e o tratamento é feito sem biópsia.

Ependimomas[13]

Correspondem a 5% dos tumores cerebrais da infância. Incidem mais em crianças abaixo de 5 anos de idade. Em 75% dos casos a localização é a fossa posterior. Nascem a partir de células ependimárias (que revestem as cavidades

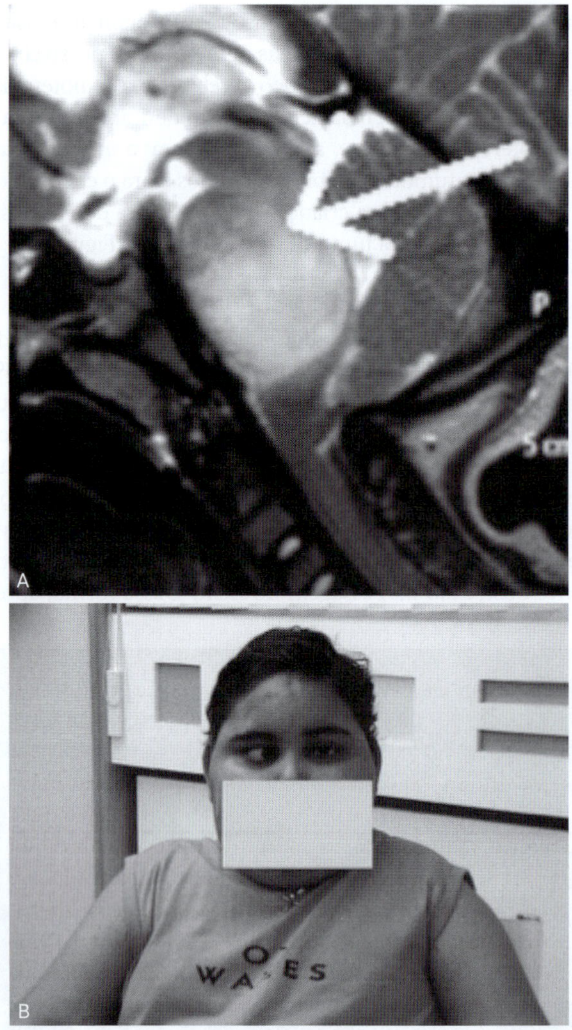

Figura 5 A: glioma difuso de linha média. B: estrabismo.

Fonte: arquivo pessoal da autora Andréa Gadelha Nóbrega Lins.

ventriculares e o canal da medula espinal). A apresentação é heterogênea, incluindo hemorragias, necrose, cistos e padrão de crescimento infiltrativo.

Ependimomas tendem a disseminar para coluna espinhal, mas não para fora do SNC. Tumores infratentoriais evoluem frequentemente com hidrocefalia por obstrução do fluxo liquórico. Já os pacientes com tumor supratentorial apresentam-se com convulsões ou déficits neurológicos focais. Dois terços dos casos ocorrem na região infratentorial e 1/3 no córtex (supratentorial). A fusão *RELA* é observada em 70% de todos os ependimomas supratentoriais da infância. O estadiamento é realizado pela RNM do cérebro e coluna, com contraste e citologia do liquor, porém a punção lombar é contraindicada no momento do diagnóstico devido à presença de hidrocefalia obstrutiva. Em 10% dos casos há doença disseminada ao diagnóstico.

Existem dois subtipos distintos de ependimoma da fossa posterior: grupo A, encontrado predominantemente em lactentes, sendo associado com mau prognóstico, apesar de terapia agressiva, e grupo B, encontrado em crianças mais ve-

lhas e adultos, com bom prognóstico. O tratamento visa a ressecção cirúrgica máxima (mas nem sempre é possível devido ao envolvimento do tronco cerebral) e a radioterapia, que deve ser evitada em lactentes abaixo de 1 ano. Embora a quimioterapia adjuvante seja rotina para a maioria das crianças com tumores cerebrais malignos, para o ependimoma ela é reservada para crianças menores, para doença residual volumosa e para tumores recorrentes (ver Figura 6).

Meduloblastoma (tumor embrionário)[14]

É um tumor altamente maligno, frequente em menores de 10 anos de idade, e corresponde a aproximadamente 20% dos tumores de SNC em crianças. Historicamente é um tumor embrionário de pequenas células redondas e azuis que ocorre exclusivamente no cerebelo (Figura 7).[5] Do ponto de vista clínico, o tumor acomete o cerebelo, comprime ou cresce para dentro do IV ventrículo, e pode também estender-se através do forame de Magendie e de Luschka.[6] Promove obstrução na passagem do LCR. Dessa forma, apresenta-se com quadro clínico de HIC, com cefaleia matutina, vômito, letargia, ataxia (tronco/membros/marcha), disfunção dos pares cranianos VI e IV, além de papiledema. Em crianças com fontanela anterior aberta, ocorrem macrocefalia e olhar do "sol poente".[14] A etiologia do meduloblastoma é desconhecida na maioria dos casos, mas tem grande associação com síndromes familiares, como a síndrome de Gorlin-Goltz (gene *PTCH1*), síndrome de Turcot (gene *APC*), síndrome de Li-Fraumeni (gene *TP53*) e anemia de Fanconi (gene *BCRA2*). Antes da era molecular, o meduloblastoma era estratificado em 2 grupos de risco (médio e alto risco) para fins de tratamento (Quadro 1),[14] com taxas de sobrevida de 80% para os pacientes de médio risco e de 60-65% para aqueles de alto risco.[15]

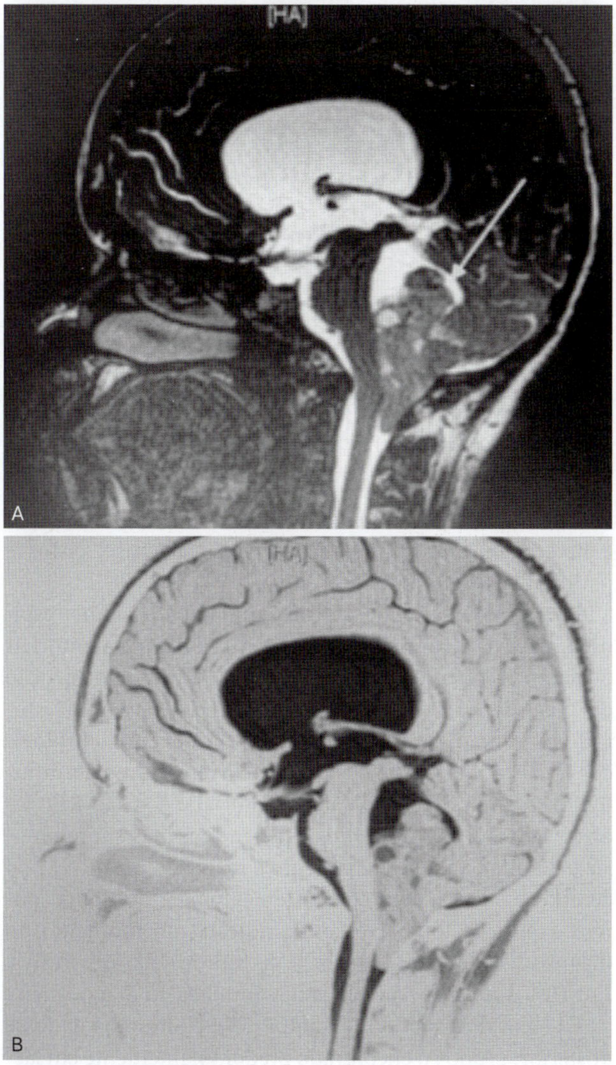

Figura 6 Ependimoma.
Fonte: arquivo pessoal da autora Andréa Gadelha Nóbrega Lins.

Quadro 1 Meduloblastoma: classificação quanto aos grupos de risco

Médio risco	> 3 anos de idade ao diagnóstico; tumor residual < 1,5 cm³; LCR com citologia oncótica negativa e ausência de metástases em coluna pela RNM.
Alto risco	< 3 anos de idade ao diagnóstico; massa residual > 1,5 cm³; LCR positivo; RNM com disseminação (metástases) e/ou histologia anaplásica/grandes células.

Fonte: Juraschka K, Taylor MD, 2019.[15]

A classificação histológica realizada pela OMS subdivide o meduloblastoma em 4 tipos: clássico, desmoplásico/nodular, extensiva nodularidade e anaplásico.[13] O consenso mais atual classifica o meduloblastoma biologicamente em 4 subgrupos moleculares distintos: ativados por vias *WNT*, via *Sonic-hedgehog* (Shh), grupo 3 (*Myc*) e grupo 4.[6,15] Para o diagnóstico por imagem deve ser feita a RNM de crânio, com uso do gadolínio, difusão e espectroscopia, revelando um tumor cerebelar (preferencialmente no vermis), bem definido, heterogêneo, captando bem o contraste, com restrição à difusão e evidenciando um padrão de lesão tumoral à espectroscopia.[6]

Pacientes com meduloblastoma devem ser estadiados quanto ao tamanho da lesão, extensão do tumor e presença de metástase para o SNC (via LCR) ou para fora do SNC. Esse tumor tem forte tendência a se disseminar para dentro do SNC, sendo associado a um desfecho desfavorável. Raras metástases ocorrem fora do SNC, como na medula óssea e nos ossos. Para estadiamento, devem ser realizadas RNM do neuroeixo (antes da cirurgia)[6] e coleta do LCR para análise citológica (coletar durante ou após a cirurgia). Não deve ser realizada punção liquórica antes da cirurgia, pelo risco da descompressão levando a herniação cerebral. A terapêutica visa combater a HIC (intervenção neurocirúrgica urgente), seguida por ressecção tumoral, radioterapia (de crânio e medula espinal) e quimioterapia.

É importante citar que se deve evitar a radioterapia em crianças com idade abaixo de 3 anos de idade, pelo risco de sequelas cognitivas graves. Segundo o protocolo do Children's Oncology Group (COG), a taxa de sobrevida

em 5 anos para o grupo padrão é de 81% e para pacientes de alto risco é de 65%. Prognóstico segundo a característica molecular: via WNT é muito bom; SHH em crianças pequenas é bom, crianças/adultos é intermediário; grupo 3 é pobre; e grupo 4 é intermediário.[6]

Craniofaringioma[6,14,16]

Na embriologia, ocorre a migração de componentes da região anterior do cérebro para a região selar, para formar a adeno-hipófise. O craniofaringioma é um tumor benigno, originário desses componentes malformados durante essa migração celular (remanescentes da bolsa de Rathke). Portanto, localiza-se seguindo o trajeto do ducto faríngeo. Corresponde a cerca de 4% dos tumores cerebrais em pediatria e se localiza na região selar e suprasselar. Associa-se frequentemente com alterações hormonais (diabetes *insipidus*, puberdade precoce, baixa estatura, obesidade hipotalâmica, entre outros), por compressão da glândula pituitária e hipotálamo. Por nascer muito próximo aos nervos ópticos, causa também alterações visuais (estrabismo, baixa acuidade visual, proptose).

O exame de imagem revela a presença de tumor cístico/sólido e multilobulado (Figura 8). Calcificações são frequentes, na ordem de 70%. A lesão cística é preenchida por conteúdo proteico e hemorrágico. Em relação à abordagem terapêutica, não há consenso na literatura. Alguns centros fazem a cirurgia exclusiva, porém a região é muito delicada para o procedimento. Caso seja completamente ressecado, não necessita de terapia complementar, porém a completa ressecção pode resultar em aumento da morbidade endócrina e neurológica (com alto risco de sangramentos, deficiência hormonal e perda da visão). Outros centros fazem a radioterapia exclusiva, e outros ainda fazem a associação de ambos. Para o componente cístico, alguns centros têm feito apenas aspiração, outros utilizam a quimioterapia intracavitária (interferon ou a bleomicina) para impedir sua evolução, outros ainda fazem radioterapia intracavitária. Estudos atuais estão voltados para terapia alvo nos pacientes com craniofaringiomas papilares recorrentes ou progressivos, que apresentam mutações *BRAF* V600E.[16] A taxa de sobrevida é em torno de 80-100%.

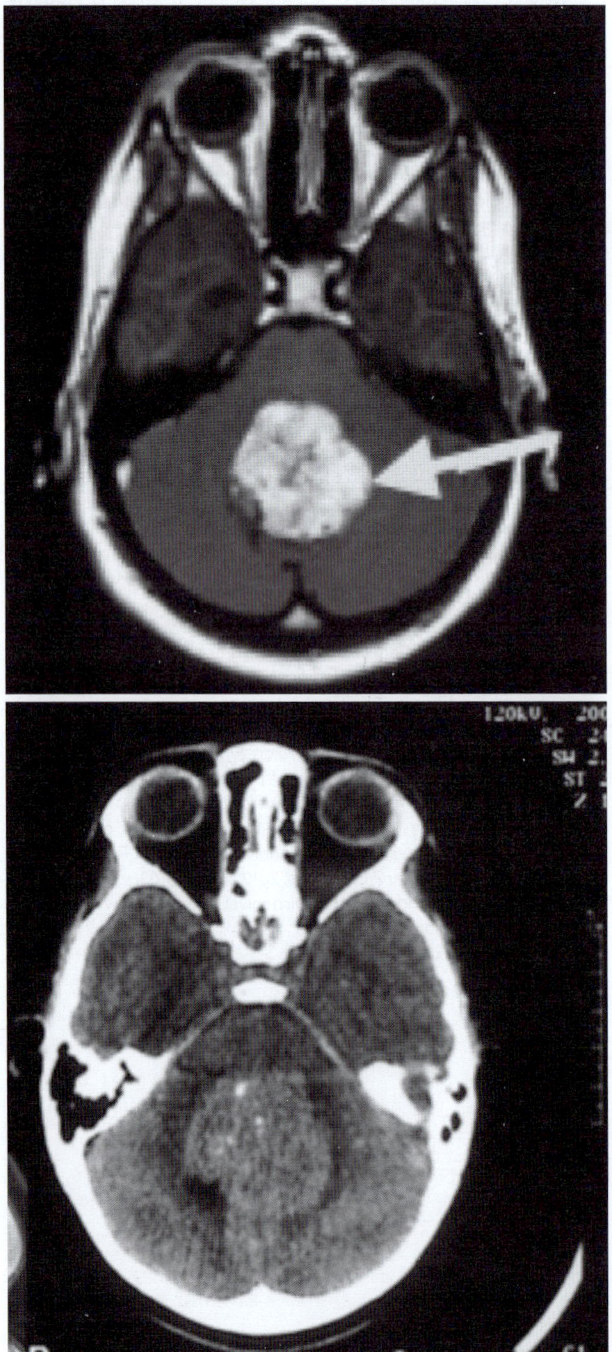

Figura 7 Meduloblastoma (tumor cerebelar).

Fonte: arquivo pessoal da autora Andréa Gadelha Nóbrega Lins.

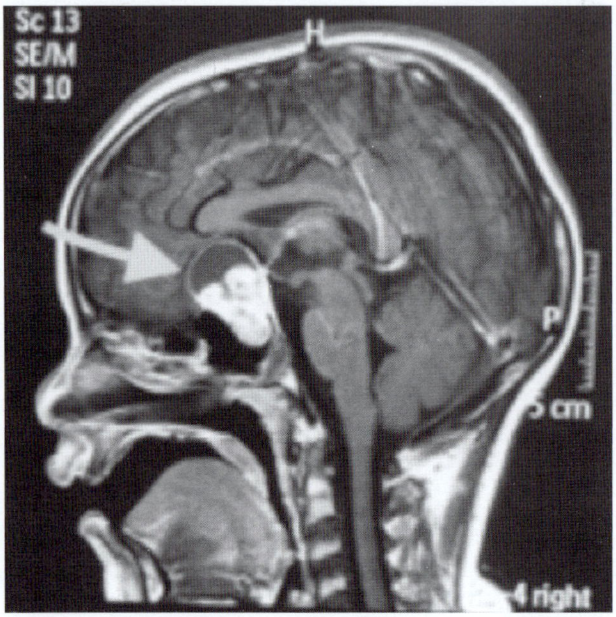

Figura 8 Craniofaringioma (tumor cístico-sólido).

Fonte: arquivo pessoal da autora Andréa Gadelha Nóbrega Lins.

PROGNÓSTICO DOS TUMORES DE SISTEMA NERVOSO CENTRAL

Dados colhidos durante o diagnóstico influenciam o prognóstico, como os clínicos, os de imagens, os histológicos e os moleculares. Não se pode esquecer de outros fatores prognósticos de grande importância, como a idade, o grau de ressecção da lesão (não ressecção, ressecção parcial ou total) e a resposta terapêutica. Existem tumores que, apesar de terem histologia bastante favorável, podem não ter um bom prognóstico pela impossibilidade de ressecção, a exemplo dos tumores de nervo óptico/quiasma, habitualmente não ressecados. A idade também contribui para o prognóstico, considerando que existem tumores que precisam da radioterapia em seu arsenal terapêutico, mas tem de ser evitada nos pacientes menores de 3 anos de idade, piorando o prognóstico nesse grupo de crianças. Além do tratamento convencional com cirurgia, quimioterapia e radioterapia, estudos têm sido realizados para identificar mutações genéticas *IDH1* ou *IDH2*, codeleções cromossômicas 1p19q, metilação do promotor MGMT para prever prognóstico e consequentemente orientar o melhor tratamento, visando terapias alvo (com drogas direcionadas às mudanças genéticas tumorais), inibidores de angiogênese e imunoterapia.[9,15] Contudo, embora a sofisticação diagnóstica esteja cada vez mais trazendo informações sobre os diferentes comportamentos biológicos e prognósticos dos tumores de SNC, o diagnóstico precoce permanece como importante variável prognóstica quanto à sobrevida e à qualidade de vida, pois, quanto antes se diagnosticar, menos sequelas o tecido nervoso normal sofrerá, reforçando a importância do pediatra em sua evolução.

REFERÊNCIAS BIBLIOGRÁFICAS

1. Instituto Nacional do câncer. Tumores do sistema nervoso central (em crianças): versão para profissionais de saúde. [acesso em 15 mar 2021]. Disponível em: https://www.inca.gov.br/tipos-de-cancer/cancer-infantojuvenil/tumores-do-sistema-nervoso-central/profissional-de-saude.
2. SEER. Childhood Brain and Other Nervous System Cancer – Cancer Stat Facts. New Cases and Deaths. Disponível em: https://seer.cancer.gov/statfacts/html/childbrain.html [acesso 1 mar 2021].
3. Ostrom QT, Patil N, Cioffi G, Waite K, Kruchko C, Barnholtz-Sloan JS. CBTRUS Statistical Report: Primary Brain and Other Central Nervous System Tumors Diagnosed in the United States in 2013-2017. Neuro Oncol. 2020 Oct 30;22(12 Suppl 2):iv1-iv96.
4. Louis DN, Perry A, Reifenberger G, von Deimling A, Figarella-Branger D, Cavenee WK, et al. The 2016 World Health Organization Classification of Tumors of the Central Nervous System: a summary. Acta Neuropathol (2016) 131:803–820.
5. Parsons DW, Pollack IF, Hass-Kogan DA, Poussaint TY, Adesina AM, Chintagumpala MM. Gliomas, ependymomas, and other nonembryonal tumors of central nervous system. In: Pizzo PA, Poplack DG (eds.). Principles and practice of pediatric oncology. 7.ed. Philadelphia: Lippincott Williams & Wilkins, 2016. p.628 70.
6. Wilne S, Collier J, Kennedy C, Koller K, Grundy R, Walker D. Presentation of childhood CNS tumors: a systematic review and meta-analisis. The Lancet Oncology. 2007;8(8):685 95.
7. Fonte MVM, Amaral RPG, Costa MOR, Otaduy MCG, Lucato LT, Reed UC, et al. Meduloblastoma: correlação entre ressonância magnética convencional, difusão e espectroscopia de prótons. Radiol Bras. 2008; 41(6):373-8.
8. Pruis IJ, van Dongen GAMS, Veldhuijzen van Zanten SEM. The added value of diagnostic and theranostic PET imaging for the treatment of CNS tumors. Int J Mol Sci. 2020;21(3):1029.
9. Adamski J, Tabori U, Bouffet E. Advances in the management of pediatric high-grade glioma. Curr Oncol Rep. 2014;16:414.
10. Santos BA, Araújo IL, Brito JNPO, Ibiapina JO, Zeron RMC. Auxílio dos marcadores imuno-histoquímico e molecular na classificação e condução de gliomas difusos de baixo grau de malignidade. J Bras Neurocirurg. 2018;29(2):3-7.
11. American Cancer Society. Brain and spinal cord tumors in adults: prognostic factors. Disponível em: https//www.cancer.org/cancer/brain-spinal-cord-tumors-adults/detection-diagnosis-staging/staging.html (acesso 15 mar 2021).
12. Walker DA, Liu J, Kieran M, Jabado N, Picton S, Parker R, et al. Multidisciplinary consensus statement concerning surgical approaches to low grade, high grade astrocytomas and diffuse intrinsic pontine gliomas in childhood (CPN Paris 2011) using the Delphi Method. Neuro Oncology. 2013;15(4):462 8.
13. Pajtler KW, Witt H, Sill M, Jones DTW, Hovestad V, Kratochwil F, et al. Molecular classification of ependymal tumors across all CNS compartments, histopathological grades and age groups. Cancer Cell. 2015;27(5):728 43.
14. Chintagumpala MM, Paulino A, Panigrahy A, Hawkins C, Jae A, Parsons DW. Embrional and pineal region tumors. In: Pizzo PA, Poplack DG (eds.). Principles and practice of pediatric oncology. 7.ed. Philadelphia: Lippincott Williams & Wilkins; 2016. p.671 99.
15. Juraschka K, Taylor MD. Medulloblastoma in the age of molecular subgroups: a review: JNSPG 75th Anniversary Invited Review Article. Journal of Neurosurgery: Pediatrics. 2019;24(4):353-63.
16. Harsh GR. Craniopharyngioma. Disponível em: http://www.uptodate.com (acesso 1 mar 2021).

CAPÍTULO 5

TUMORES ÓSSEOS

Ana Paula Kuczynski Pedro Bom
José Henrique Silva Barreto

AO FINAL DA LEITURA DESTE CAPÍTULO, O PEDIATRA DEVE ESTAR APTO A:

- Reconhecer que os tumores ósseos primários malignos correspondem a aproximadamente 8% das neoplasias malignas da infância e da adolescência.
- Entender que o osteossarcoma e o sarcoma de Ewing são os tumores ósseos malignos mais comuns, sendo a apresentação clínica semelhante para ambos.
- Compreender que não é rara a história pregressa de trauma ou queda, sem relação causal, evoluindo com sintomas dolorosos que pioram progressivamente, quase sempre associados a aumento de volume localizado.
- Saber que as metástases podem estar presentes ao diagnóstico da doença.
- Interpretar a radiografia simples do osso afetado, que já evidencia alterações características no osteossarcoma e no sarcoma de Ewing.
- Encaminhar prontamente os pacientes, na suspeita diagnóstica, para os centros de referência em oncologia pediátrica.
- Relacionar o prognóstico dos pacientes ao diagnóstico precoce.

INTRODUÇÃO

Os tumores ósseos se caracterizam por uma proliferação anormal de células em determinado local do esqueleto. Podem ser primários, quando se desenvolvem originalmente no próprio tecido ósseo, ou secundários, quando são provenientes de outro local. Os tumores primários são mais frequentes em crianças, adolescentes e adultos jovens, podendo ser benignos ou malignos.[1]

Os tumores benignos geralmente têm evoluções arrastadas, iniciando na faixa etária pediátrica, geralmente diagnosticados apenas na idade adulta. Os mais prevalentes são osteocondroma, encondroma, osteoblastoma, cisto aneurismático e displasia fibrosa.[1]

Os tumores malignos apresentam crescimento rápido e progressivo, manifestando-se geralmente com aumento de volume doloroso, sem alívio com analgésicos comuns. Muitos pacientes já apresentam metástases ao diagnóstico. Correspondem aproximadamente a 8% das neoplasias malignas da infância e adolescência, sendo o osteossarcoma e o sarcoma de Ewing os mais comuns.[1]

SARCOMA DE EWING

O sarcoma de Ewing (SE), tumor neuroectodérmico primitivo (PNET), o sarcoma de Ewing extraósseo e o PNET toracopulmonar (tumor de Askin) fazem parte dos tumores da família Ewing (TFE). Devido às semelhanças histológicas, imuno-histoquímicas e de translocações cromossômicas, sugere-se que esses tumores tenham a mesma origem, ou seja, a partir das células progenitoras mesenquimais da medula óssea. O sarcoma de Ewing ósseo é mais comum e geralmente acomete ossos longos, a pelve e o esqueleto axial.[2]

Epidemiologia

O SE é o segundo tumor ósseo primário maligno mais comum da infância e adolescência. A incidência aproximada é de 9-10 casos por 1 milhão em pacientes entre 10-19 anos de idade nos Estados Unidos da América. A ocorrência desse tumor é 9 vezes mais comum em caucasianos, com leve predominância no sexo masculino (1,1:1).[3]

Biologia e patologia

O aspecto histológico do SE se caracteriza por uma proliferação uniforme de pequenas células redondas, azuis, com citoplasma eosinofílico e nucléolos não evidentes. Pseudorrosetas podem ocasionalmente estar presentes no PNET. Cerca de 80% dos sarcomas de Ewing e PNET expressam o marcador imuno-histoquímico CD99 (produto do gene MIC2), sendo útil para auxiliar o diagnóstico.[4] Aproximadamente 95% dos SE/PNET têm uma translocação específica, t(11;22) (q24;q12), caracterizada como EWSR1-FLI1 pela biologia molecular.[5]

Manifestações clínicas e diagnóstico

Os sintomas mais frequentes são dor e aumento de volume do local acometido, com piora progressiva, podendo limitar os movimentos. Nos pacientes com comprometimento da coluna vertebral, eventualmente podem surgir sintomas neurológicos decorrentes de compressão de raízes nervosas. Nos diagnósticos tardios, febre, hiporexia, perda de peso, astenia e anemia também podem ocorrer.[6]

O SE primário ósseo pode acometer ossos longos, chatos e planos, ocorrendo em membros inferiores (41%), pelve (26%), parede torácica (16%), membros superiores (9%), coluna vertebral (6%), mãos e pés (3%) e crânio (2%).[6]

Aproximadamente 25% dos pacientes apresentam metástases ao diagnóstico. O pulmão e os ossos são os locais mais acometidos, seguidos pela medula óssea. Geralmente as metástases pulmonares são assintomáticas. Os pacientes com metástases ósseas e/ou em medula óssea podem referir dor nos locais acometidos. Nos diagnósticos muito tardios alguns pacientes podem apresentar linfonodomegalias, próximas ao local do tumor primário. Os pacientes com metástases pulmonares têm melhor prognóstico do que os que apresentam metástases em outros locais.[6]

A radiografia simples revela destruição óssea com margens pouco definidas, associada a descolamento do periósteo, com aspecto de "casca de cebola". A ressonância magnética (RM) é o exame mais adequado para complementar a radiografia simples, pois permite detalhar todas as características do tumor, as relações com os tecidos adjacentes, vasos e nervos e a extensão intramedular.[6]

Para o estadiamento é necessário solicitar tomografia computadorizada (TC) de tórax, cintilografia óssea e biópsia de medula óssea.[6]

Diagnóstico diferencial

A osteomielite pode ter quadro clínico e achados radiológicos semelhantes aos do SE. Nos pacientes com doença metastática, sintomas inespecíficos como febre e comprometimento do estado geral podem simular sintomas de septicemia. As crianças abaixo de 5 anos de idade com doença disseminada também podem ter sintomatologia semelhante às das leucemias agudas e do neuroblastoma avançado.[6]

Fatores prognósticos

Pacientes com metástases ao diagnóstico têm baixos índices de cura, com sobrevida global em 5 anos de 20-40%, variando conforme os centros de tratamento. A doença metastática é mais prevalente quando os tumores são maiores que 8 cm e quando localizados no esqueleto axial.[7]

Foram definidos 4 grupos de risco para o SE:[7]

1. Favorável: idade abaixo de 14 anos com tumores localizados, exceto em pelve.
2. Intermediário: idade acima de 14 anos com tumores localizados, ou localização pélvica.
3. Desfavorável: pulmonar: metástases pulmonares isoladas.
4. Desfavorável: extrapulmonar: metástases extrapulmonares.

Assim como para o osteossarcoma não existe um marcador específico para SE, entretanto, níveis elevados de desidrogenase láctica (DHL) estão relacionados a piores prognósticos.[7]

Tratamento

Anteriormente à era da quimioterapia, menos de 10% dos pacientes com TFE sobreviviam apesar da utilização da radioterapia. A partir da utilização de combinações de quimioterápicos, associados à cirurgia e à radioterapia, os índices de cura passaram a ultrapassar 50%. A maioria dos centros de tratamento segue as orientações dos grupos cooperativos específicos para o tratamento dos TFE, visando a melhores resultados.[6]

Após a confirmação do diagnóstico pela biópsia do tumor, o paciente deve ser submetido ao tratamento quimioterápico, antes do tratamento cirúrgico local. Os protocolos indicam 4-6 ciclos de combinação de drogas, como ifosfamida, etoposídeo, vincristina, dactinomicina, ciclofosfamida e doxorrubicina.[6]

O tratamento local com cirurgia, sempre que possível, deve ser direcionado para ressecção completa do tumor, com preservação do membro. Entretanto, devido à complexidade do sistema musculoesquelético e à localização do tumor primário, alguns tumores podem ser ressecados apenas parcialmente e outros podem ser irressecáveis. Nessas eventualidades é indicada a radioterapia, bem como para os tumores com margens cirúrgicas comprometidas pelo tumor.[6]

Após o tratamento cirúrgico e/ou radioterápico, os pacientes continuam recebendo quimioterapia, em geral, com os mesmos quimioterápicos inicialmente utilizados. O tratamento global tem duração aproximada de 12 meses.

As baixas chances de cura nos pacientes com doença metastática não têm mudado significativamente, apesar de décadas de pesquisas e terapias mais intensivas. Pela evidência da baixa sobrevida nesse grupo de pacientes, a radioterapia frequentemente é o tratamento de escolha para o controle local da doença, não se levando em consideração o risco de uma segunda neoplasia. Portanto, os protocolos de tratamento atuais recomendam a terapia local para todos os sí-

tios conhecidos de doença metastática. Evidências recentes sugerem que a terapia local agressiva pode estar associada a maior sobrevida livre doença nesse grupo de pacientes.[8]

O papel do transplante autólogo de células-tronco hematopoiéticas, utilizando altas doses de quimioterapia para pacientes de alto risco, com metástases ao diagnóstico ou para as recidivas, ainda é controverso. A maioria desses estudos relata sobrevida livre de eventos de 20-30% em um período de 2-3 anos.[9]

OSTEOSSARCOMA

Epidemiologia

Osteossarcoma, também chamado sarcoma osteogênico, é um tumor em que a célula fusiforme maligna produz matriz óssea. É derivado do mesênquima primitivo, e produz tecido osteoide ou osso imaturo associado a células estromais anaplásicas, razão pela qual é chamado de osteogênico. É o tumor ósseo maligno mais frequente na faixa etária pediátrica.[10]

A doença é mais frequente no sexo masculino em uma relação masculino: feminino em torno de 1,6:1. É vista mais comumente em adolescentes, na fase mais rápida de crescimento (estirão de crescimento), com pico de incidência entre 10-19 anos.[11]

Os locais mais comuns de ocorrência são as metáfises dos ossos que apresentam crescimento mais rápido (fêmur distal, tíbia proximal, úmero proximal). Os pacientes são mais altos que a média para a idade, e as meninas tendem a desenvolver esse tumor mais cedo do que os meninos, porque atingem a puberdade mais precocemente que eles.[11]

A associação desse tumor ósseo a fatores genéticos é descrita para pacientes com retinoblastoma, na forma hereditária, que podem desenvolver osteossarcoma secundário, independentemente da modalidade terapêutica. O tumor pode desenvolver-se fora da área de radioterapia utilizada no tratamento do retinoblastoma. O oncogene *RB* está implicado no desenvolvimento de ambos os tumores.[12,13]

Pacientes com síndromes de Li-Fraumeni, Rothmund-Thompson e Werner apresentam maior predisposição para o desenvolvimento do osteossarcoma.[12,13]

Dentre os fatores ambientais causadores de câncer, a radiação está implicada no desenvolvimento desse tumor. Cerca de 3% dos osteossarcomas se desenvolvem em áreas previamente irradiadas, com um intervalo que varia entre 4-40 anos.[14]

Manifestações clínicas

Habitualmente o paciente apresenta dor óssea localizada (90%), lancinante e que piora com o repouso. A média de duração desse sintoma é de 3 meses, e frequentemente está associado a história de trauma sem, contudo, haver relação de causa e efeito. O aumento de volume (50%) denuncia o aparecimento do tumor propriamente dito e pode estar associado a calor e hiperemia locais. O crescimento tumoral leva ao aparecimento de circulação colateral e impotência funcional (45%). Fratura patológica acontece em 8% dos casos.[11]

É um tumor que tem localização habitual na metáfise dos ossos longos, principalmente no fêmur distal (53%), tíbia proximal (26%), úmero proximal (12%) e fíbula (5%). Excepcionalmente, é visto em ossos chatos (15% a 20%), como mandíbula (7%), vértebras (6%), costelas (12%) e bacia (10%).[11]

A via de disseminação do osteossarcoma é preferentemente hematogênica, sendo os pulmões os órgãos mais frequentemente afetados. Cerca de 15-20% dos pacientes apresentam metástases pulmonares ao diagnóstico, e cerca de 95% dos pacientes apresentam esse tipo de metástase como forma de recorrência da doença. As metástases ósseas ocorrem em cerca de 15-30% dos casos.[15] Comprometimento de linfonodos ocorre em fase avançada da doença.[11]

Diagnóstico

O raio x simples do osso afetado mostra destruição óssea permeativa, com perda da trabeculação normal e surgimento de áreas radiolucentes. A neoformação óssea ocorre tanto na própria área óssea como nas partes moles. Alguns tumores podem ter características apenas escleróticas (45%), somente osteolíticas (30%) ou mistas (25%). Esses achados refletem o nível de ossificação e mineralização, assim como a quantidade de osso neoformado. A imagem descrita como em "raio de sol" ou "refulgência" é clássica, mas não é um achado específico desse tumor. Como sinal de agressividade, ocorre a elevação do periósteo, determinando a formação do triângulo de Codman.[16]

Embora a radiografia simples seja de extremo auxílio diagnóstico, a extensão do tumor é subestimada por esse método de imagem. Tanto a TC quanto a RM contribuem substancialmente para a avaliação de extensão local de doença antes da cirurgia, sendo este último mais preciso em mostrar o tumor e suas relações com estruturas vizinhas.[10,16]

A cintilografia óssea é utilizada para avaliação inicial tanto da extensão local de doença quanto da presença de tumor em outros ossos. É utilizada também para avaliar a presença de *skip* metástases que podem ocorrer nesses pacientes. Tais lesões referem-se à presença de lesões tumorais espalhadas no osso de origem, sem aparente conexão com o tumor que levou ao diagnóstico.[16]

Arteriografia óssea pode ser útil para avaliação do tumor primário, nos casos que têm indicação de cirurgia conservadora, embora alguns investigadores achem de valor limitado.[15]

Para avaliação de metástases pulmonares é imperativa a realização de raio x simples de tórax e TC do tórax.[13,15]

A avaliação laboratorial para o osteossarcoma é inespecífica. Aproximadamente 40-50% dos pacientes têm fosfatase alcalina aumentada ao diagnóstico, mas esse achado não corresponde à extensão da doença, embora tenha significado prognóstico. O aumento ocorre provavelmente devido à grande atividade osteoblástica. É dito que, quanto mais elevados os níveis da fosfatase alcalina, maior a chance de desenvolvimento de metástases. A DHL está elevada em 30% dos pacientes com osteossarcoma não metastático, e esse marcador biológico tem sido descrito como importante fa-

tor prognóstico em pacientes tratados com quimioterapia adjuvante. Estudos mostram que pacientes com elevação da DHL apresentam maior risco de desenvolver metástases.[13,15]

Tratamento

A cirurgia e a quimioterapia são as duas modalidades terapêuticas fundamentais para o tratamento do paciente com osteossarcoma. A radioterapia não tem papel no tratamento desse tumor, pois se trata de um tumor radiorresistente.[10,11]

Muitos avanços têm ocorrido no tratamento cirúrgico de pacientes com osteossarcoma. As técnicas para realização da biópsia até a cirurgia definitiva para controle local da doença têm sido refinadas no intuito de causar impacto menor na esfera psicossocial. Embora alguns procedimentos mutiladores ainda sejam necessários (30% dos casos), sua realização requer preparo adequado, promovendo a manutenção da integridade e a reinserção social do paciente.[10]

A tendência atual é adotar as técnicas cirúrgicas conservadoras, por meio da preservação do membro. Porém, as técnicas conservadoras só devem ser empregadas por profissionais experientes nesse tipo de procedimento. Nas resoluções conservadoras podem ser utilizados osso proveniente de banco de osso (osso de cadáver), soluções biológicas (substituições ósseas, placas e enxertos) e próteses de material sintético.[10]

A associação da quimioterapia ao tratamento desse tumor aumentou a sobrevida livre de doença em 5 anos para 55-85%. A quimioterapia produz resposta em 20-50% dos pacientes com osteossarcoma metastático, direcionando seu uso para o controle das micrometástases pulmonares. O tratamento quimioterápico é realizado antes da cirurgia para controle local da doença (neoadjuvante) e após a realização do procedimento cirúrgico (adjuvante).[13]

Avanços na quimioterapia e cirurgia são estratégias terapêuticas que têm mudado o curso clínico do osteossarcoma, passando de uma doença universalmente fatal para uma doença em que a maioria dos pacientes obtém cura, com qualidade de vida. Apesar disso, alguns pacientes com osteossarcoma desenvolverão doença metastática ou complicações sérias associadas ao tratamento, necessitando de avanços clínicos para reparar ou controlar esses danos.[15]

Diagnóstico precoce, quimioterapia pré-operatória, ressecção cirúrgica, quimioterapia pós-operatória e acompanhamento em longo prazo são medidas vitais no manejo desse tumor potencialmente fatal.[15]

REFERÊNCIAS BIBLIOGRÁFICAS

1. Randall L. Clinical, radiological and classifications aspects. In: Folpe AL, Inwards CY. Bone and soft tissue pathology. Philadelphia: Saunders/Elsevier; 2010. p.3-17.
2. http://www.uptodate.com/contents/clinical-presentation-staging-and-prognostic-factors-of-the-ewing-sarcoma-family-of-tumors/abstract/1 https://www.ncbi.nlm.nih.gov/pmc/articles/PMC2872742/ 2010;3(4):338-47.
3. Esiashvili N, Goodman M, Marcus RB Jr. Changes in incidence and survival of Ewing sarcoma patients over the past 3 decades: surveillance epidemiology and end results data. J Pediatr Hematol Oncol. 2008;30(6):425-30.
4. Ambros IM, Ambros PF, Strehl S, Kovar H, Gadner H, Salzer-Kuntschik M. MIC2 is a specific marker of Ewing's sarcoma and peripheral neuroectodermal tumors. Cancer. 1991;67:1886-93.
5. Khoury JD. Ewing sarcoma family of tumors: a model for the new era of integrated laboratory diagnostics. Expert Rev Mol Diagn. 2008;8:97-105.
6. Hawkins DS, Brennan BMD, Bölling T, Davidson BJ, Dirksen U, DuBois SG, et al. Ewing sarcoma. In: Pizzo PA, Poplack DG (eds.). Principles and practice of pediatric oncology. 7.ed. Philadelphia: Lippincott Williams & Wilkins; 2016. p.855-76.
7. Rodríguez-Galindo C, Liu T, Krasin MJ, Wu J, Billups CA, Daw NC, et al. Analysis of prognostic factors in Ewing sarcoma family of tumors: review of St. Jude Children's Research Hospital studies. Cancer. 2007;110:375-84.
8. Liu AK, Stinauer M, Albano E, Greffe B, Tello T, Malon K. Local control of metastatic sites with radiation therapy in metastatic Ewing sarcoma and rhabdomyosarcoma. Pediatr Blood Cancer. 2011;57:169-71.
9. Rosenthal J, Pawlowska AB. High-dose chemotherapy and stem cell rescue for high-risk Ewing's family of tumors. Expert Rev Anticancer Ther. 2011;11:251-62.
10. Zhao X, Wu Q, Gong X, Liu J, Ma Y. Osteosarcoma: a review of current and future therapeutic approaches. Bio Med Eng. 2021;20:24.
11. Gorlick R, Janeway K, Marina N. Osteosarcoma. In: Pizzo PA, Poplack DG (eds.). Principles and practice of pediatrics oncology. 7.ed. Philadelphia: Lippincott Williams & Wilkins; 2016. p. 877-98.
12. Azevedo JWV, Fernandes TAAM, Fernandes JV, Azevedo JCV, Lanza DCF, Bezerra CM, et al. Biology and pathogenesis of human osteosarcoma (review). Oncology Letters. 2020;19:1099-116.
13. Dolati S. Osteosarcoma: a comprehensive review of management and treatment strategies. Annals of Diagnostic Pathology. 2020;49:151654.
14. Kleinerman RA, Schonfeld SJ, Tucker MA. Sarcomas in hereditary retinoblastoma. Clin Sarcoma Res. 2012;2(1):15.
15. Durfee RA, Mohammed M, Luu HH. Review of osteosarcoma and current management. Reumathol Ther. 2016;3(2):221-43.
16. Misaghi A, Goldin A, Awad M, Kulidjian AA. Osteosarcoma: a comprehensive review. SICOT-J 2018;4,12.

CAPÍTULO 6

TUMORES SÓLIDOS

Denise Bousfield da Silva
José Henrique Silva Barreto
Mara Albonei Dudeque Pianovski

AO FINAL DA LEITURA DESTE CAPÍTULO, O PEDIATRA DEVE ESTAR APTO A:

- Compreender que os tumores sólidos correspondem a cerca da metade das neoplasias pediátricas, sendo representados principalmente pelos tumores do sistema nervoso central (SNC) e pelas massas abdominais.
- Entender que os tumores do SNC são o grupo de tumores sólidos mais frequentes na população infantojuvenil, e o quadro clínico depende de sua localização.
- Reconhecer que o retinoblastoma é a neoplasia maligna intraocular mais comum na criança, sendo o reflexo ocular branco a apresentação clínica mais frequente.
- Saber que os tumores abdominais apresentam etiologia variada, cujo comportamento depende de sua histogênese, localização e relações com órgãos vizinhos.
- Compreender que o tumor de Wilms é o tumor maligno primário do rim mais comum, sendo a massa palpável sua principal manifestação ao diagnóstico.
- Entender que o neuroblastoma é o tumor maligno mais comum nos lactentes, sendo seu comportamento biológico diverso.
- Saber que os tumores ósseos malignos mais frequentes são o osteossarcoma e o sarcoma de Ewing.
- Reconhecer que o rabdomiossarcoma (RMS) é o mais frequente sarcoma de partes moles entre crianças e adolescentes até a idade de 14 anos.
- Entender que os tumores de células germinativas (TCG) compreendem um grupo heterogêneo de neoplasias. Os tumores com elementos do saco vitelínico produzem alfafetoproteína e os derivados do tecido trofoblástico, fração beta da gonadotrofina coriônica humana.
- Saber que cerca de 60-70% dos tumores hepáticos primários em crianças são malignos, sendo os mais comuns o hepatoblastoma e o carcinoma hepatocelular.
- Compreender que, no Sul e Sudeste do Brasil, puberdade precoce é igual a tumor de córtex adrenal, até que se prove o contrário.

INTRODUÇÃO

Tumor é uma massa constituída pela multiplicação das células de um tecido, sem a composição dos processos inflamatórios ou parasitários conhecidos. Pode ser definido simplesmente como qualquer aumento de volume desenvolvido em uma parte qualquer do corpo.[1]

De acordo com seu comportamento e características biológicas, pode ser de natureza maligna ou benigna, conforme apresente ou não tendência a se disseminar localmente, a emitir metástase e cursar com recidiva após ablação. Classificam-se de acordo com o tecido de origem.[1]

Os tumores sólidos representam cerca da metade das neoplasias pediátricas, sendo os mais frequentes os tumores do sistema nervoso central (SNC) e as massas abdominais, representadas principalmente pelo tumor de Wilms e o neuroblastoma. Entre outros tumores sólidos da faixa infantojuvenil se encontram retinoblastoma, tumores ósseos, sarcomas de partes moles, tumores hepáticos, tumores das células germinativas, carcinoma de córtex adrenal e outros tumores menos frequentes.[2,3]

TUMORES DO SISTEMA NERVOSO CENTRAL

Os tumores do SNC são o grupo de tumores sólidos mais frequentes na população infantojuvenil, correspondendo à segunda malignidade nessa faixa etária. Representam o grupo de tumores sólidos mais comum na população infantojuvenil.[2]

Podem ocorrer em qualquer idade, com maior frequência entre 5-10 anos, mostrando discreta predominância no sexo masculino. Não existe predomínio entre raças ou nível socioeconômico. O quadro clínico depende da localização do tumor.[2,3]

Os tumores malignos mais frequentes são os astrocitomas (alto e baixo grau) e o meduloblastoma/PNET e estão abordados em capítulo específico neste Tratado de Pediatria.[2,3]

RETINOBLASTOMA

É a neoplasia maligna intraocular mais comum da criança, ocorrendo em cerca de 1 para cada 20 mil nascidos vivos. Pode comprometer um olho (unilateral) ou ambos (bilate-

ral). Em países desenvolvidos, a doença unilateral é diagnosticada durante o segundo e o terceiro anos de vida, enquanto a bilateral se manifesta mais precocemente, sendo diagnosticada no primeiro ano de vida. A apresentação clínica mais comum é a do reflexo ocular branco ou sinal do "olho de gato".[3] Abordagem detalhada sobre retinoblastoma está no capítulo sobre neoplasias no lactente neste Tratado de Pediatria.

TUMORES ABDOMINAIS

Introdução

Os tumores abdominais em crianças apresentam etiologia variada, cujo comportamento depende de sua histogênese, localização e relações com órgãos vizinhos. Sua avaliação requer urgência para determinar se a massa é maligna, se comprime órgãos vitais ou se existe a presença de hemorragia.

A história clínica e o exame físico, realizados com rigor, fornecerão subsídios sobre a natureza do tumor.[3]

A idade é um fator importante para nortear a linha de raciocínio diagnóstico. Tumores ou massas detectados no período neonatal são, na grande maioria das vezes, de natureza benigna, correspondendo em sua quase totalidade a malformações e defeitos do desenvolvimento embrionário. Para alguns tumores, a exemplo do teratoma, à proporção em que se afasta do período neonatal aumenta a chance de malignidade da lesão.[3]

No lactente e na criança existe um aumento significativo dos tumores malignos, sendo que sua localização no abdome já sugere malignidade. A frequência de comportamento maligno das massas retroperitoniais aproxima-se de 80%.[4]

As características das massas auxiliam na diferenciação dos tumores intra-abdominais e retroperitoniais (Quadro 1).[3]

Quadro 1 Características das massas, segundo sua localização no abdome

	Tumores intra-abdominais	Tumores retroperitoniais
Mobilidade	Móvel à palpação	Fixa
Fossa lombar	Vazia	Ocupada
Respiração	Move-se	Não se move
Radiografia simples	Desloca os gases para trás, na incidência de perfil, e preserva a sombra do psoas, na incidência posteroanterior (PA)	Desloca os gases para a frente, na incidência de perfil, e apaga a sombra do psoas, na incidência de PA

Fonte: Silva DB et al., 2017.[3]

Os dois tumores abdominais malignos mais comuns na criança são o tumor de Wilms e o neuroblastoma. Além desses, são observados o carcinoma de adrenal, com maior frequência no Sudeste/Sul do Brasil (São Paulo, Curitiba e Santa Catarina), e massas gonadais, representadas pelos tumores de células germinativas.[3]

TUMOR DE WILMS

Epidemiologia

Também conhecido por nefroblastoma, é o tumor maligno primário do rim mais comum. A incidência é de 7 por milhão de crianças abaixo de 16 anos, parecendo ser menor no Japão e em Cingapura e maior na Escandinávia, África e Brasil.[3] Apresenta frequência igual entre os sexos, e cerca de 78% dos casos acontecem na faixa etária de 1-5 anos. A idade média ao diagnóstico é de 3 anos e 6 meses, sendo mais raro a partir dos 6 anos.[2,3]

Geralmente ocorre de forma esporádica, mas 1% é de origem familiar. Algumas anomalias e síndromes genéticas têm sido associadas ao risco aumentado de tumor de Wilms, como síndrome de Beckwith-Wiedemann, síndrome WAGR, síndrome Denys-Drash e anomalias do trato geniturinário (criptorquidia, hipospádia, pseudo-hermafroditismo, disgenesia gonadal, malformações renais e do sistema coletor). A aniridia e a hemi-hipertrofia são anomalias congênitas mais raras, que se associam ao tumor de Wilms, orientando para a necessidade de exame clínico mais frequente.[5]Alguns genes supressores estão reconhecidamente envolvidos na gênese do tumor de Wilms, entre eles o *WT1* e a deleção 11p13. Esse gene tem sido associado à síndrome WAGR e Denys-Drash e em alguns casos de tumor bilateral. Mutações específicas do *WT1* têm sido descritas em apenas 10% ou menos dos casos esporádicos desse tumor.[4] A deleção 11p15.5, associada ao gene supressor *WT2,* é vista em associação à síndrome de Beckwith-Wiedemann. A cópia do 11p15.5 perdida é derivada da mãe, sugerindo que esse *locus* está sujeito ao fenômeno de *imprint* genômico. Cerca de 20% das síndromes associadas ao tumor de Wilms têm perda de alelo no braço longo do cromossomo 16.[4]

Características clínicas

O tumor de Wilms é assintomático ou oligossintomático e na maioria das vezes é descoberto pelos familiares ao acariciar, brincar ou banhar a criança. Outra porcentagem desse tumor é vista pelo pediatra durante o exame físico de rotina. Por ser de crescimento insidioso, é comum que os pais não notem a presença da massa e achem que a criança está normalmente engordando. As manifestações clínicas, em ordem de frequência, são massa palpável (60%), hipertensão arterial (25%), hematúria (15%), dor abdominal (8%), obstipação (4%), perda de peso (4%) e infecção do trato urinário (3%).[3,5] O abdome deve ser palpado com delicadeza, pois é um tumor que se rompe facilmente, e, se isso acontecer, o estadiamento passa para III e há indicação de radioterapia abdominal, o que leva a sequelas tardias.

Diagnóstico

A avaliação inicial é feita com a realização de radiografia simples do abdome, nas incidências posteroanterior (PA) e de perfil, para avaliar a localização da massa e a presença de calcificação (mais frequente em neuroblastoma). A realização de ultrassonografia abdominal fornece informações

sobre tamanho, localização, presença de trombo em vasos renais e se há lesão no rim contralateral. É um exame de baixo custo, mas deve ser realizado por profissionais que tenham experiência em oncologia. De forma complementar, é necessária a realização da tomografia computadorizada (TC) ou ressonância magnética (RM) de abdome, para detectar lesões menos visualizadas, relações com órgãos vizinhos e proceder ao estadiamento da doença. TC de tórax é necessária para detectar metástases pulmonares.[2,3,5]

Tratamento e prognóstico

O tratamento é constituído de cirurgia, quimioterapia e/ou radioterapia na dependência do estadiamento e sempre deverá ser feito em serviço especializado no diagnóstico e tratamento do câncer infantojuvenil.[3,5]

Graças aos progressos obtidos no tratamento do tumor de Wilms, aproximadamente 85% dos pacientes são passíveis de cura. Investigadores em todo o mundo têm dedicado seus esforços para a identificação de novos marcadores prognósticos que possam distinguir os pacientes que necessitam de tratamento mais intensivo daqueles que podem ser curados com terapia menos agressiva, evitando-se assim os efeitos tardios indesejáveis.[5]

NEUROBLASTOMA

Epidemiologia

É um desafio para o oncologista pediátrico por ser um tumor complexo e possuir comportamento biológico diverso. Esse tumor tem origem nas células primordiais da crista neural que formam a medula adrenal e gânglios simpáticos. É o tumor mais comum entre os lactentes, correspondendo a 7% de todas as malignidades. Possui pico de incidência nos primeiros 2 anos de vida. Cerca de 75% dos pacientes têm menos de 4 anos de idade e 90% se encontram abaixo dos 10 anos. Raramente é visto em adolescentes.[2,3,5]

Há risco aumentado de desenvolvimento do neuroblastoma em pacientes com neurofibromatose, doença de Hirschprung, heterocromia da íris, síndrome hidantoíno-fetal, síndrome álcool-fetal. Da mesma forma, tem sido relatada maior frequência em crianças com síndrome de Beckwith-Wiedemann.[3,5]

De acordo com a localização, 40% estão presentes na adrenal, seguido da cadeia paraespinhal (25%), tórax (15%), pescoço (5%) e pélvis (5%). A maioria dos tumores primários surge no abdome (65%). Neuroblastomas pélvicos surgem dos órgãos de Zuckerkandl (4% dos tumores).[5]

Características clínicas

As manifestações clínicas desse tumor diferem quanto à sua localização, mas existe uma série de sinais e sintomas sistêmicos, além de síndromes paraneoplásicas associadas. O achado mais comum é o de massa palpável com origem ao longo da cadeia simpática periférica, na maioria das vezes assintomática ou oligossintomática, com a presença de metástases ao diagnóstico em 75% dos casos. Quando presentes, os sintomas relacionados às metástases determinam os achados clínicos.[3,5]

É comum encontrar sintomas referentes à liberação de catecolaminas produzidas pelo tumor, como sudorese, hipertensão arterial, irritabilidade, rubor e palpitação. A doença metastática determina queixa de dor óssea, achados de anemia decorrente da infiltração da medula óssea, proptose e equimose palpebral nos casos com metástase orbitária. Ptose palpebral (síndrome de Horner) pode ocorrer no neuroblastoma cervical. Em lactentes, são comuns as metástases hepáticas, a infiltração da medula óssea até 10% e a presença de nódulos subcutâneos, encontrados no grupo estadiado como IVS (S de *special*), e que apresentam grande probabilidade de remissão espontânea.[5,6]

A presença de febre é um relato constante associado a esse tumor (37%). Manifestações neurológicas decorrentes da síndrome de compressão medular são observadas nos casos de neuroblastoma de localização paraespinhal (19%), chamando a atenção para queixas de fraqueza, formigamento, alterações no tônus muscular e dificulade para andar. Trata-se de uma emergência oncológica, necessitando de intervenção cirúrgica descompressiva nas primeiras 24 horas do bloqueio medular sob o risco de irreversibilidade do quadro.[3,5]

Outra manifestação observada em neuroblastoma é a síndrome da opsomioclonia, também conhecida como síndrome da dança dos olhos, secundária ao comprometimento cerebelar, por anticorpos direcionados aos epítopos das células dessa região (síndrome de Krisbourne).[3,5]

Neuroblastoma associado a diarreia crônica e intratável, resultante da produção pelo tumor de um peptídeo vasoativo intestinal (VIP), constitui a síndrome de Kerner-Morrison. A remoção do tumor primário e o controle da doença são essenciais para a resolução da diarreia.[3,5,6]

Diagnóstico

Quanto aos exames diagnósticos, além dos de imagem já referidos para o tumor de Wilms, indica-se a RM, para os casos de tumor paraespinhal que necessitem de intervenção neurocirúrgica.[7]

O mapeamento de corpo inteiro com cintilografia utilizando metaiodobenzilguanidina (MIBG) é útil para estadiamento, pois as células do neuroblastoma apresentam afinidade pelo MIBG, detectando-se assim locais com atividade da doença. A cintilografia óssea avalia o comprometimento ósseo associado ao neuroblastoma.[3,5,7]

Importante na avaliação é o hemograma, em decorrência da invasão da medula óssea por essa neoplasia, mostrando a necessidade de confirmação com a realização de vários mielogramas ou biópsia de medula óssea.[3,5,8]

Em todas as crianças com suspeita de neuroblastoma devem ser dosados os produtos da degradação das catecolaminas, a dopamina, o ácido vanil-mandélico e o ácido homovanílico, na urina e/ou no sangue. Essas substâncias funcionam como marcador biológico da doença, normalizando com seu controle e voltando a apresentar concentrações urinárias elevadas quando a doença é recidiva. Chama

a atenção o fato de que nem todos os pacientes irão apresentar alteração nesses marcadores biológicos ao diagnóstico, mas é importante sua dosagem na fase de diagnóstico, para orientar o seguimento da doença.[3,5]

Tratamento

O tratamento envolve cirurgia, quimioterapia e a utilização de modificadores da resposta biológica, devendo ser realizado em centros especializados para tratamento do câncer infantojuvenil. O prognóstico depende de variáveis específicas, entre as quais estão a idade, o estadiamento, a determinação da expressão da amplificação do oncogene *MYCN*, a histologia e a determinação da ploidia do DNA, para classificar o grupo de risco. Vale ressaltar que esse tumor ainda apresenta resultados pouco alentadores, pois a maioria das crianças apresenta doença metastática ao diagnóstico. Chama-se a atenção para a possibilidade de amadurecimento desse tumor, evoluindo para cura espontânea em alguns casos.[3,5]

TUMORES ÓSSEOS

Os tumores malignos primitivos do osso correspondem a aproximadamente 8% das neoplasias que incidem até a idade de 21 anos, sendo o terceiro tumor mais frequente nos adolescentes e adultos jovens. Os tumores ósseos malignos mais frequentes são o osteossarcoma e o sarcoma de Ewing e são abordados em capítulo específico neste Tratado de Pediatria.[3,5]

TUMORES DE PARTES MOLES

Introdução e epidemiologia

Os tumores de partes moles na criança constituem um grupo heterogêneo de doenças, frequentemente malignas e de origem mesenquimal ou de seus derivados (músculos, tecidos conectivos, fibroso e adiposo, tecidos de suporte e vascular). Esse grupo de tumores representa 7,4% das malignidades primárias de crianças e adolescentes com idade inferior a 20 anos.[3,5]

Os sarcomas de partes moles apresentam incidência discretamente mais elevada no sexo masculino e na raça preta. Estão associados com distintas alterações cromossômicas, contrastando, assim, com a raridade de translocações observadas nos adultos.[3,5]

O rabdomiossarcoma (RMS) é o mais frequente sarcoma entre as crianças e adolescentes até a idade de 14 anos. Correspondem a aproximadamente 5% de todos os casos de câncer em pacientes menores de 15 anos de idade, e cerca de 2/3 dos casos ocorrem em crianças até os 6 anos de idade. Outros tipos de sarcomas são raros e apresentam maior incidência nos adolescentes.[3,5]

Histologicamente, o RMS pode ser classificado em embrionário, alveolar, indiferenciado e pleomórfico. Os dois principais subtipos, embrionário e alveolar, apresentam alterações moleculares distintas que atualmente estão sendo utilizadas para diagnóstico e seguimento da doença.[5,9]

O subtipo embrionário é o mais frequente em crianças, correspondendo a cerca de 60-70% dos casos. Esse subtipo geralmente se localiza na região da cabeça e pescoço, trato geniturinário ou paratesticular. O subtipo alveolar corresponde a 20% de todos os RMS. É mais frequente em adolescentes e geralmente acomete as extremidades, tronco e períneo. Os subtipos pleomórfico e indiferenciado são raros, correspondendo a cerca de 5% dos casos.[9]

Características clínicas

As manifestações clínicas variam de acordo com a localização do tumor primário e com a presença ou ausência de metástases.[3,5]

Os tumores de cabeça e pescoço podem localizar-se na órbita, região oral, nasofaringe, seios paranasais, ouvido médio e região cervical. Esses tumores podem comprometer o SNC por invasão direta, causando paralisia dos nervos cranianos, sintomas meníngeos e dificuldade respiratória, quando invadem o tronco cerebral.[5]

Os tumores localizados em tronco e extremidades são mais frequentes em adolescentes e ocorrem mais nas porções proximais dos membros inferiores.[5]

Queixas de hematúria, sangramento vaginal, massas polipoides exteriorizadas na vagina ou uretra, obstrução urinária, obstipação intestinal e a presença de massa testicular ou paratesticular devem levantar a suspeita para a possibilidade diagnóstica de sarcoma em aparelho geniturinário. Os sarcomas de partes moles podem também se localizar no abdome, e a sintomatologia dependerá do local primário do tumor. Esses tumores podem também se apresentar em outras localizações, porém são menos frequentes.[5]

As metástases ocorrem com maior frequência para pulmão, osso e medula óssea. A invasão do SNC pode ser observada nos tumores de cabeça e pescoço.[5]

Considerando que a presença de tumoração local é a manifestação mais frequente da doença, principalmente com crescimento rápido, enfatiza-se ao pediatra a importância de monitorar qualquer tumoração nos tecidos moles e indicar sua ressecção completa em caso de dúvidas em relação ao diagnóstico.

Diagnóstico

O diagnóstico é realizado pela história clínica, exame físico minucioso, exames de imagem, biópsia ou ressecção do tumor e seu estudo anatomopatológico e/ou imuno-histoquímico. A pesquisa de translocações cromossômicas no tecido tumoral deve ser realizada. O mielograma e/ou biópsia de medula óssea complementam o estadiamento clínico (extensão da doença) em alguns casos.[5]

Tratamento

A avaliação diagnóstica tem por objetivo definir a extensão da doença para o planejamento adequado da abordagem terapêutica multidisciplinar.[5,9]

A cirurgia, quando possível, é o tratamento inicial de escolha e deve ser realizada por meio da ressecção total

com margem macroscópica mínima de 1-2 cm. Se a abordagem cirúrgica inicial puder resultar em mutilação, deve-se realizar quimioterapia previamente com a intenção de reduzir o tumor e facilitar a cirurgia. A quimioterapia sistêmica deve ser realizada de acordo com o grau do tumor, visando à citorredução primária e à erradicação das metástases. A radioterapia está indicada para pacientes com tumor residual micro ou macroscópico.[3,5]

Fatores de risco e prognóstico

Certas anomalias congênitas e condições genéticas, tais como a síndrome de Li-Fraumeni e a neurofibromatose tipo I, são os mais fortes fatores de risco conhecidos para o desenvolvimento do RMS, apesar de explicarem somente pequena percentagem dos casos.[10]

Os fatores prognósticos dos tumores de partes moles incluem a presença ou ausência de metástases a distância, o sítio primário, a ressecabilidade cirúrgica, a histologia, a idade do paciente ao diagnóstico e a resposta ao tratamento (mais importante variável prognóstica). Crianças mais jovens têm melhor sobrevida que as mais velhas e que os adolescentes. O prognóstico é mais favorável para as crianças com RMS embrionário em relação àquelas com RMS alveolar.[5,9]

TUMORES DAS CÉLULAS GERMINATIVAS

Introdução

Os tumores de células germinativas (TCG) compreendem um grupo de tumores benignos e malignos muito distintos, entre eles os teratomas, os germinomas, os tumores de seio endodérmico, os coriocarcinomas, os carcinomas embrionários e os tumores mistos. Acometem pacientes de diferentes faixas etárias, sendo encontradas desde lesões congênitas até lesões na adolescência.[2,11,12]

Os TCG correspondem a aproximadamente 3% dos tumores malignos diagnosticados em crianças e adolescentes com menos de 15 anos. A incidência dos sítios extragonadais excede a dos gonadais em pacientes menores de 15 anos de idade. Porém, na população entre 15-19 anos, os tumores ovarianos e testiculares são mais frequentemente encontrados e representam 14% dos tumores malignos nessa faixa etária.[2]

O tumor ginecológico é responsável por 1,2% de todos os tumores malignos na infância, e 60-70% têm origem no ovário, em contraste com a apresentação dos tumores ginecológicos de adulto, que frequentemente acometem vulva, vagina, colo e corpo do útero.[11]

Os tumores gonadais estão localizados nos ovários e nos testículos, e os extragonadais, em geral, são sacrococcígeos, retroperitoneais, mediastinais, de sistema nervoso central e outras localizações mais raras.[2,11]

Os TCG são originários das células germinativas primordiais, que sofrem alterações em seu processo de migração da crista neural até as gônadas, ainda na fase embrionária. Essas células são pluripotentes e dão origem aos tecidos embrionários e extraembrionários. No momento em que os precursores permanecem indiferenciados, assemelhando-se a células germinativas primitivas, são conhecidos como seminomas (testículo), disgerminomas (ovário) e germinomas (SNC).[12,13] Aqueles que exibem diferenciação para tecidos somáticos das linhagens endodérmicas, mesodérmicas e/ou ectodérmicas são conhecidos como teratomas. As células precursoras do TCG podem ainda se diferenciar para se assemelhar a estruturas extraembrionárias, como o saco vitelino (tumor do seio endodérmico) ou placenta (coriocarcinoma).[12,13] Por essa razão, podem gerar tumores no SNC, região cervical, mediastino, abdome, região sacrococcígea e gônadas.[12]

Características clínicas e biológicas

Como é um grupo heterogêneo de tumores, é difícil generalizar o comportamento. Os casos devem ser avaliados individualmente, levando em consideração a idade do paciente ao diagnóstico, a localização do tumor, sua histologia e os níveis séricos dos marcadores biológicos. Marcadores séricos, como alfafetoproteína (AFP) e a fração beta da gonadotrofina coriônica humana (beta-hCG), estão presentes em associação a alguns subtipos e têm valor tanto para o prognóstico quanto para seguimento.

Os tumores germinativos malignos do ovário correspondem a cerca de 20% de todas as neoplasias ovarianas em crianças e adolescentes e 1% dos tumores malignos da infância.[2,12]

Em contraste com os tumores ovarianos que acometem mulheres adultas, 2/3 dos tumores ovarianos das crianças e adolescentes são TCG. Os tumores de origem epitelial e estromal ocorrem em menor frequência.[2]

Os tumores testiculares e paratesticulares na infância são raros, constituindo 1% do total de tumores sólidos pediátricos, com incidência anual de 0,5 a 2/100.000 meninos. Esses tumores se subdividem em dois grupos: tumores de células germinativas e tumores de células não germinativas, podendo ocorrer em todas as idades, mas com dois picos de ocorrência, antes dos 3 anos de idade e no período pós-puberal. Cerca de 75% desses tumores são malignos, e cerca de 19% destes apresentam metástases ao diagnóstico.[11]

Tumores testiculares possuem características biológicas específicas, que se diferenciam das neoplasias testiculares em adultos, devendo, dessa forma, ser estudados à parte.[2] Em função disso, alguns aspectos devem ser levados em consideração:

1. Nos adultos, tumores de células não germinativas testiculares são raros, enquanto, entre os meninos, são patologias comuns, em torno de 25-40%.[14]
2. Os seminomas e os coriocarcinomas habitualmente não ocorrem na infância, por isso a frequência relativa dos diversos tipos de tumores germinativos difere da observada nos adultos. Os TCG representam cerca de 60-75% dos tumores testiculares na infância, tendo como principal representante o tumor de saco vitelínico (ou tumor do seio endodérmico), correspondendo a 65% das neoplasias, seguido pelos teratomas (14%), apesar de existirem alguns trabalhos em que o teratoma se apresenta como o mais comum.[12-14]

3. Teratomas maduros são considerados doenças benignas, com raros relatos de metástases.[14]
4. Cerca de 10% dos tumores testiculares são identificados no período neonatal, e, nesse grupo particular, aproximadamente 2/3 dos casos são representados pelos tumores do estroma gonadal.[14]

A forma mais comum de apresentação clínica é de massa testicular indolor. Os tumores testiculares na infância merecem atenção especial do ponto de vista terapêutico. A massa sólida testicular deve ser considerada maligna até que se prove o contrário. Existe uma tendência à realização de ressecções conservadoras para lesões de comportamento benigno, tais como o teratoma, o tumor de células de Leydig e o cisto epidermoide, desde que sejam confirmadas por biópsia de congelação. Em outros tumores malignos, de alto grau, a quimioterapia torna-se importante para controle de doença e metástases a distância.[11]

Os TCG que se localizam primariamente no tórax em geral se apresentam como massas no mediastino anterior em adolescentes. É mais comum no sexo masculino. A maior parte desses tumores é composta de teratomas benignos, mas também podem ser encontrados coriocarcinoma e tumores do saco hialino nessa localização. A manifestação clínica está relacionada à compressão traqueobrônquica, incluindo tosse, dispneia e dor torácica. A radiografia simples de tórax demonstra massa mediastinal anterior, e o diagnóstico é definido por meio da biópsia do tumor primário ou de um linfonodo supraclavicular comprometido, além da quantificação dos marcadores tumorais (AFP e BHCG).[15]

Marcadores tumorais

Os principais marcadores biológicos dos TCG são AFP e beta-HCG. Os tumores com elementos do saco vitelínico produzem AFP e os derivados do tecido trofoblástico, beta-HCG. Os teratomas maduros e os germinomas não secretam AFP ou beta-HCG. Esses marcadores são os mais sensíveis parâmetros para controle da atividade tumoral.[3,11]

Tratamento

A abordagem terapêutica deve ser individualizada, levando em consideração o sítio primário, idade, tipo histológico, estadiamento, além da ressecabilidade do tumor. Na maioria dos casos a cirurgia é a base do tratamento, principalmente em tumores benignos e nos tumores malignos em fase inicial. Importante lembrar que a abordagem cirúrgica do tumor de testículo não deve ser feita pela bolsa escrotal, mas sim pelo canal inguinal. A quimioterapia é recomendada em casos de tumores avançados ou como complemento da cirurgia.[3]

TUMORES HEPÁTICOS PRIMÁRIOS

Introdução

Os tumores malignos primários do fígado são extremamente raros, representando apenas 1% de todas as doenças malignas na criança e no adolescente, com menos de 1,5 caso por milhão em menores de 18 anos.[16]

Cerca de 60-70% dos tumores hepáticos primários em crianças são malignos, sendo que os mais comuns são o hepatoblastoma e o carcinoma hepatocelular. As lesões benignas mais comuns são o hemangioma e os hamartomas.[17]

O hepatoblastoma é mais frequente que o carcinoma hepatocelular, sendo mais frequente em crianças mais jovens, com a idade média ao diagnóstico de 1 ano.[2] Ao contrário, o carcinoma hepatocelular é tipicamente mais comum em crianças mais velhas, com idade média ao diagnóstico de 12 anos. Ambos os tumores ocorrem mais em meninos.[2]

Embora a causa do desenvolvimento do hepatoblastoma ainda seja desconhecida, há algumas anormalidades e condições genéticas associadas ao risco aumentado de desenvolver hepatoblastoma, como síndrome de Beckwith-Wiedemann, polipose adenomatosa familiar, trissomia do cromossomo 18, hemihipertrofia, tirosinemia, galactosemia, deficiência de alfa-1-antitripsina, doença do armazenamento do glicogênio I, divertículo de Meckel, agenesia renal e de glândula suprarrenal, além de hérnia umbilical e onfalocele.[3] Crianças prematuras ou com peso muito baixo ao nascimento parecem apresentar um risco maior de desenvolver o hepatoblastoma.[18,19]

O carcinoma hepatocelular tem forte associação à infecção pelo vírus da hepatite B. Esse vírus pode ser adquirido por via vertical, de mães soropositivas ou por exposição a produtos sanguíneos contaminados. Pacientes com várias doenças de base têm apresentado o diagnóstico adicional de carcinoma hepatocelular, por exemplo, crianças com tirosinemia, galactosemia, atresia biliar, cirrose colestática familiar progressiva, anemia de Fanconi, neurofibromatose, entre outras.[5,15]

Características clínicas, laboratoriais e de imagem

Na maioria das vezes, as crianças com tumores hepáticos são levadas ao pediatra devido à queixa de distensão abdominal ou de palpação de uma massa em abdome superior, além de perda de peso, anorexia e febre. A icterícia é rara.[3]

Na anamnese, deve-se investigar a ocorrência prévia de icterícia ou hepatite, uso pré-natal de hormônios esteroides pela mãe, exposição prévia a agentes hepatotóxicos e antecedentes de doenças hepáticas ou biliares nos pais ou irmãos do paciente.[5]

A avaliação laboratorial inclui hemograma completo e testes de função hepática e renal. O nível sérico de AFP está elevado nos hepatoblastomas (em geral muito elevado) e nos hepatocarcinomas (que podem estar normais).[5]Alguns pacientes podem apresentar puberdade precoce associada ao aumento da beta-HCG.[5] Esses são tidos como marcadores tumorais, que servem para monitorar atividade de doença ao diagnóstico, durante o tratamento e durante o seguimento fora de terapia.

Os exames de imagem incluem TC e RM do abdome. Raramente os tumores hepáticos malignos são calcificados.

A ultrassonografia abdominal pode demonstrar a presença e a extensão de uma massa sólida, além de avaliar as lojas renais e a veia cava inferior, o que é útil no diagnóstico diferencial e na avaliação pré-cirúrgica.[5]

Tratamento

O tratamento curativo dos tumores hepáticos compreende ressecção cirúrgica completa. A quimioterapia pode ser administrada antes da cirurgia (neoadjuvante), no intuito de reduzir as dimensões da massa e de possibilitar a ressecção tumoral. Com o tratamento atual, cerca de 70-80% das crianças podem ser curadas. Os avanços se devem a métodos de imagem modernos, técnicas cirúrgicas sofisticadas, incluindo o transplante hepático e o uso eficiente de regimes de quimioterapia.[20]

TUMORES DO CÓRTEX ADRENAL

Epidemiologia

Os tumores do córtex adrenal (TCA) são raros, e sua incidência é semelhante na maioria dos países, variando entre 0,2 na França[21] e 0,38/milhão de crianças até 15 anos de idade na Inglaterra.[21] Nos EUA a estimativa é que a incidência seja de 0,3 por milhão de crianças até 20 anos.[21]

No Sul e Sudeste do Brasil, contudo, existe incidência aumentada desses tumores. Analisando dados de base populacional para a região metropolitana de Curitiba, foi possível demonstrar que a incidência de TCA, nessa região, é de 3,5/milhão de crianças até 15 anos de idade.[21]

Embora já tenham ocorrido avanços no conhecimento da base molecular dos TCA, sua origem e sua progressão ainda não estão totalmente esclarecidas. Um achado importante nos casos de TCA no Paraná foi o da mutação no gene de supressão tumoral, encontrada na linhagem germinativa (*TP53* R337H), em 97,2% das crianças avaliadas.[22] Trata-se de uma mutação de ponto, cujo códon resultante (CAC) codifica o aminoácido histidina em vez de arginina (CGC). Esse estudo mostrou também que a perda somática do segundo alelo do gene *TP53* tem sido documentada em quase todos os casos.[22]

Características clínicas e prognóstico

A distribuição dos TCA quanto à idade é bimodal, com um pico na primeira e outro na quinta década. O comportamento biológico do tumor nas crianças é diferente do observado no adulto. Em ambos, ocorre maior frequência no sexo feminino.[3]

Pacientes com TCA podem se apresentar clinicamente, com uma das quatro associações de sinais e sintomas descritas a seguir:[3]

1. Síndrome de Cushing: obesidade centrípeta, fácies de "lua cheia", giba, pletora, retardo do crescimento, hipertensão arterial, hipotrofia muscular, acne e/ou abdome proeminente.
2. Síndrome virilizante: meninas apresentando clitorimegalia, pubarca precoce e/ou hirsutismo, voz grave, hipertrofia muscular, crescimento acelerado e acne; meninos com puberdade precoce, com os típicos sinais de aumento da pilificação pubiana, aumento de tamanho do pênis, sem aumento concomitante do tamanho testicular, crescimento acelerado e hipertrofia muscular.
3. Apresentação clínica mista: combinação de sinais clínicos de virilização e síndrome de Cushing; ou associação de síndrome de Cushing e hiperaldosteronismo.
4. Apresentação clínica hormonalmente não funcionante: na ausência de manifestações clínicas e/ou laboratoriais de aumento de produção hormonal adrenocortical.

> No Sul e Sudeste do Brasil, puberdade precoce é igual a tumor de córtex adrenal, até que se prove o contrário.

Com a finalidade de conhecer as características clínicas e biológicas dos TCA em crianças, foi feita análise dos dados coletados pelo International Pediatric Adrenocortical Tumor Registry (IPACTR), vinculado ao International Outreach Program do St. Jude Children's Research Hospital. Nesse registro foram incluídos, de janeiro de 1990 a dezembro de 2001, 254 pacientes com menos de 21 anos, 79,5% provenientes de São Paulo e do Sul do Brasil.[23] Quase 60% estavam abaixo de 4 anos. A porcentagem de crianças com apresentação clínica funcionante foi de 90%. Virilização isolada, ou em combinação com aumento da secreção de cortisol, ou de outros hormônios, ocorreu em 84,3% dos casos, e tumores não produtores de hormônios representaram apenas 10% do total. TCA em crianças apresentando-se clinicamente apenas com síndrome de Cushing é raro.[23] Em contraste, menos de 50% dos tumores são funcionantes nos adultos, e a maioria apresenta síndrome de Cushing isolada ou hiperaldosteronismo.[23]

Quanto ao sexo, nos casos do IPACTR, a relação feminino/masculino global foi de 1,6:1, mas variou de acordo com grupos etários. Houve predomínio de meninas no grupo etário até 3 anos e com idade igual ou superior a 13 anos, porém a distribuição quanto ao sexo foi similar para as idades de 4-12 anos.[23]

Pacientes com tumores pequenos (< 100 g) são curados com tratamento exclusivamente cirúrgico.

Algumas síndromes genéticas predispõem ao desenvolvimento de TCA (Quadro 2).[24] No entanto, nos pacientes do Paraná e de São Paulo, o TCA ocorre sem associação a tais síndromes.

Do ponto de vista histológico, existe dificuldade para diferenciar carcinomas de adenomas de córtex adrenal. Na busca por fatores prognósticos, tem-se evidenciado que a presença de Ki-67 ≥ 10% está associada a pior prognóstico.[25]

A sobrevida livre de doença em 5 anos é de 52,4%, sendo para os pacientes em estadio I, de 91,1% e, para aqueles em estadio II, de 52,7%.[23]

Tratamento

A modalidade terapêutica principal para o paciente com TCA é a cirurgia. Pacientes com tumores totalmente resse-

Quadro 2 Síndromes genéticas que predispõem aos tumores do córtex adrenal

Síndromes	Manifestações clínicas	Defeitos moleculares
Beckwith-Wiedemann	Macrossomia, macroglossia, onfalocele, visceromegalia, hemi-hipertrofia, hipoglicemia neonatal, e vários tumores (nefroblastoma, carcinoma adrenocortical, neuroblastoma e hepatoblastoma)	Perda alélica ou *imprinting* da região cromossômica 11p15 (genes *H19*, *p57kip2* e *IGF-II*)
Li-Fraumeni	Suscetibilidade familiar a vários cânceres (mama, córtex adrenal, cérebro, leucemia)	Mutação germinativa do p53
McCune-Albright	Displasia fibrosa poliostótica, manchas café com leite, puberdade precoce, tumores endócrinos	Mosaicismo para mutação ativadora do gene *GNAS1*
Complexo de Carney	Doença adrenocortical primária nodular pigmentada, schwannomas, mixomas, lentigo	Mutação no locus *2p16*
Neoplasia endócrina múltipla tipo 1	Hiperparatireoidismo, tumor duodenal pancreático, tumores hipofisários	Mutação germinativa do gene *MEN1*

Fonte: traduzido de Gicquel C et al., 2000.[24]

cados têm maior probabilidade de cura, daí a importância de fazer diagnóstico precoce. A quimioterapia está indicada para os casos em que a ressecção completa não é possível e para aqueles com tumor metastático, com a intenção de torná-los ressecáveis.[23] Revisão de estadiamento visando à busca de novos fatores prognósticos está sendo organizada pelo Grupo de Tumores Endócrinos da Sociedade Brasileira de Oncologia Pediátrica (Sobope) para melhor identificação de quais pacientes se beneficiam com quimioterapia.

Diferentes combinações de quimioterápicos, associadas ou não ao mitotano, têm sido testadas. Melhores resultados têm sido obtidos com a utilização de cisplatina, doxorrubicina, etoposídeo e mitotano.[3]

Os efeitos colaterais secundários ao uso do mitotano são frequentes e incluem náuseas, vômitos, diarreia, supressão da adrenal contralateral, da tireoide e paratireoide. Podem ocorrer também sintomas neurológicos como letargia, sonolência, mudança no humor e mais raramente coma. Com frequência, há falta de adesão por intolerância gástrica. O uso de sonda nasoenteral, para garantir a ingestão da droga, contornando assim a intolerância de alguns pacientes ao uso do mitotano, pode ser indicado.[26]

Concentrações séricas de mitotano devem ser monitorizadas, sendo consideradas terapêuticas entre 14-20 ug/mL.[26]

Pacientes em quimioterapia apresentam, com frequência, vômitos secundários aos citostáticos, associados a dor abdominal e febre (quando neutropênicos com infecção); são sinais e sintomas que se confundem com os de crise de insuficiência adrenal. Assim, para as crianças com TCA em quimioterapia e uso de mitotano, deve-se pensar sempre em insuficiência adrenal, devendo receber adequada terapia antiemética e reposição endovenosa de corticoide durante esses episódios, além de rigoroso controle dos níveis de pressão arterial, para detectar precocemente hipotensão.[3]

Por sua vez, os sinais e sintomas da deficiência de glico e mineralocorticoide são fadiga, emagrecimento, tonturas, hipotensão e aumento da pigmentação da pele, podendo evoluir para crise de insuficiência adrenal, com hipoglicemia, choque e óbito se não tratado adequadamente.[3]

Prevenção

Dada a importância do diagnóstico precoce na cura de crianças com TCA, sugere-se a inclusão da pesquisa da mutação *p53* R337H, no teste do pezinho, nos Estados do Sul e Sudeste do Brasil, para permitir melhor orientação e aconselhamento genético, alertando os familiares e profissionais para a valorização adequada de sinais de puberdade precoce.

REFERÊNCIAS BIBLIOGRÁFICAS

1. Ferreira ABH. Novo Aurélio século XXI: o dicionário da língua portuguesa. Aurélio Buarque de Holanda Ferreira. 3.ed. Rio de Janeiro: Nova Fronteira; 1999.
2. Lima ER, Fonseca KC, Cavacami E, Rodrigues KES, Ibiapina CC, Oliveira BM. Apresentação clínica dos tumores sólidos mais comuns na infância e adolescência. Rev Med Minas Gerais. 2008;18(4):S27-S33.
3. Silva DB, Barreto JHSB, Pianovski MA, Morais VLL. Diagnóstico diferencial dos tumores sólidos. In: Campos Junior D, Bums DAR, Silva LR, Borges WG (eds.). Tratado de pediatria. Sociedade Brasileira de Pediatria. 4.ed. Barueri: Manole; 2017. p.1552-59.
4. Kumar V, Abbas AK, Aster JC. Neoplasia. In: Robbins and Cotran pathologic basic of disease. 10.ed. Philadelphia: Elsevier; 2021. p.259-330.
5. Pizzo PA, Poplack DG (eds.). Principles and practice of pediatrics oncology. 7.ed. Philadelphia: Lippincott Williams & Wilkins; 2016.
6. Schaarschmidt K, Morcate JJ, Schleef M, Saxena A, Willital GH. Diarrea aguda como síntoma principal de un glanglioneuroblastoma. Anales Españoles de Pediatria.1998;29(5):519-22.
7. Brisse HJ, McCarville B, Granata C, Krug B, Wootton-Gorges SL, Kanegawa K, et al. Guidelines for imaging and staging of neuroblastic tumors: consensus report from the International Neuroblastoma Risk Group Project. Radiology 2011. Disponível em: https://pubs.rsna.org/doi/pdf/10.1148/radiol.11101352 (acesso 27 fev 2021).
8. Madhumathi DS, Premalata CS, Lakshmi Devi V, Appaji L, Aruna BS Kumari, Padma M, Mukherjee G. Bone marrow involvement at presentation in pediatric non-haematological small round cell tumours. Indian J Pathol Microbiol. 2007;50(4):886-9.
9. Fish J, Lipton J, Lanzkowsky P (eds.). Lanzkowsky's manual of pediatric hematology and oncology. 7.ed. California: Academic Press; 2021.

10. Inca. Instituto Nacional de Câncer. Rabdomiossarcoma. Disponível em: https://www.inca.gov.br/tipos-de-cancer/cancer-infantojuvenil/rabdomiossarcoma (acesso 2 mar 2021).
11. Lopes LF. Tumores de células germinativas na infância. Available: https://www.cure4kids.org/private/oncochap/ocrev_248/Onco-Ch51-Tumores_de_Celulas.pdf (acesso 2 mar 2021).
12. Zacharin M. Disorders of ovarian function in childhood and adolescence: evolving needs of the growing child: an endocrine perspective. BJOG-an International Journal of Obstetrics and Gynaecology. 2010;117(2):156-62.
13. Akakpo PK, Derkyi-Kwarteng L, Quayson SE, Gyasi RK, Anim JT. Ovarian tumors in children and adolescents: a 10-Yr histopathologic review in korle-bu teaching hospital, Ghana. International Journal of Gynecological Pathology. 2016;35(4):333-6.
14. Teixeira RL, Rossini A, Paim NP. Tumores testiculares na infância. Rev Col Bras Cir. 2009;36(1):85-9.
15. Bouzas LF, Calazans M. Tumores sólidos e hematológicos na infância e na adolescência – parte 2. Adolescência Saúde (on line). 2007;4(2):12-8.
16. Spector LG, Birch J. The epidemiology of hepatoblastoma. Pediatr Blood Cancer. 2012;59(5):776-9.
17. Ranganathan S, Lopez-Terrada D, Alaggio R. Hepatoblastoma and pediatric hepatocellular carcinoma: an update. Pediatr Dev Pathol. 2020;23(2):79-95.
18. Feusner J. Prematurity and hepatoblastoma: more than just na association? J Pediatr. 1998;133(4):585-6.
19. Ideda H, Matsuyama S, Tauimura M. Association between hepatoblastoma and very low birth weigth: a trend or a chance? J Pediatr. 1997;130(4):557-60.
20. Inca. Instituto Nacional de Câncer. Hepatoblastoma. Disponível em: https://www.inca.gov.br/tipos-de-cancer/cancer-infantojuvenil/hepatoblastoma (acesso 25 mar 2021).
21. Pianovski MA, Maluf EMCP, Carvalho DS, Ribeiro RC, Rodriguez-Galindo C, Boffetta P, et al. Mortality rate of adrenocortical tumors in children under 15 years of age in Curitiba, Brazil. Pediatr Blood Cancer. 2006;47(1):56-60.
22. Figueiredo BC, Sandrini R, Zambetti GP, Pereira RM, Cheng C, Liu W, et al. Penetrance of adrenocortical tumors associated with the germline TP53 R337H mutation. J Med Genet. 2006;43:91-96.
23. Michalkiewicz E, Sandrini R, Figueiredo B, Miranda EC, Caran E, Oliveira-Filho AG, et al. Clinical and outcome characteristics of children with adrenocortical tumors: a report from the International Pediatric Adrenocortical Tumor Registry. J Clin Oncol. 2004;22(5):838-45.
24. Gicquel C, Bertherat J, Le Bouc Y, Bertagna X. Pathogenesis of adrenocortical incidentalomas and genetic syndromes associated with adrenocortical neoplasms. Endocrinol Metab Clin North Am. 2000;29(1):1-13.
25. Fassnacht M, Dekkers O, Else T, Baudin E, Berruti A, Ronald de Krijger, et al. European Society of Endocrinology Clinical Practice Guidelines on the management of adrenocortical carcinoma in adults, in collaboration with the European Network for the Study of Adrenal Tumors. Eur J Endocrinol. 2018;179(4):G1-G46.
26. Zancanella P, Pianovski MA, Oliveira BH, Ferman S, Piovezan GC, Lichtvan LL, et al. Mitotane associated with cisplatin, etoposide, and doxorubicin in advanced childhood adrenocortical carcinoma: mitotane monitoring and tumor regression. J Pediatr Hematol Oncol. 2006;28(8):513-24.

CAPÍTULO 7

HISTIOCITOSE DE CÉLULAS DE LANGERHANS

Denise Bousfield da Silva
José Henrique Silva Barreto
Andréa Gadelha Nóbrega Lins
Maria Zélia Fernandes

AO FINAL DA LEITURA DESTE CAPÍTULO, O PEDIATRA DEVE ESTAR APTO A:

- Compreender que a histiocitose de células de Langerhans (HCL) é considerada um distúrbio monoclonal com proliferação de células dendríticas.
- Reconhecer que na HCL o espectro clínico é amplo, desde uma lesão isolada assintomática em pele ou osso, a um quadro agudo, disseminado, fulminante, multissitêmico, com risco de vida.
- Identificar que os locais de envolvimento, em ordem decrescente de frequência, incluem osso, pele, glândula hipófise, fígado, medula óssea, baço, linfonodos, pulmões e sistema nervoso central.
- Saber que a forma multissistêmica da HCL ocorre mais frequentemente em lactentes e o acometimento ósseo multifocal tende a ocorrer em maiores de 2 anos de idade.
- Entender que o prognóstico da HCL é muito variável, sendo o comprometimento funcional de órgãos vitais como pulmões, medula óssea e fígado, os mais importantes.

INTRODUÇÃO

As desordens histiocíticas compreendem um grupo heterogêneo de doenças proliferativas envolvendo as células dendríticas e os macrófagos.[1] Os critérios clínicos e histopatológicos incluídos pela Histiocyte Society contribuíram para uniformizar os diagnósticos e estratificar esses pacientes.[2-4]

A classificação da Organização Mundial da Saúde (OMS) de tumores hematopoiéticos e linfoides dividiu os distúrbios dessas células em três categorias: distúrbios das células dendríticas, nos quais a histiocitose de células de Langerhans (HCL) está incluída, distúrbios relacionados aos macrófagos e distúrbios histiocíticos malignos (Quadro 1).[5]

Quadro 1 Classificação das histiocitoses

Distúrbios de células dendríticas	Histiocitose das células de Langerhans Processos celulares dendríticos secundários Xantogranuloma juvenil Doença de Erdheim-Chester Histiocitomas solitários com um fenótipo dendrítico
Distúrbios relacionados aos macrófagos	Síndromes hemofagocíticas primárias e secundárias Histiocitose sinusal com linfadenopatia maciça (doença de Rosai-Dorfman) Histiocitomas solitários com um fenótipo de macrófago
Distúrbios histiocíticos malignos	Leucemias relacionada aos monócitos Tumor extramedular de células monocíticas (sarcoma mieloide) Tumores malignos de células dendríticas Sarcoma histiocítico relacionado a macrófagos

Fonte: Jaffe R et al., 2008.[5]

A HCL é considerada um distúrbio monoclonal com proliferação de células dendríticas. Embora sua etiologia ainda não esteja completamente estabelecida, há debates sobre a patogênese focada na desregulação imune e na transformação maligna.[2-4,6,7]

Esforços concentrados no âmbito genético têm reforçado a teoria neoplásica. Em 2010 houve a descoberta de que a doença é caracterizada pela ativação da via ERK (quinase regulada por sinal extracelular), incluindo mutações BRAF V600E. O BRAF é uma quinase central da via de transdução de sinal RAS-RAF-MEK que está envolvida em várias funções celulares. Além do BRAF V600E, outras mutações ativadoras no BRAF, incluindo deleções, fusões e duplicações *in-frame*, foram relatadas em lesões de HCL. Há ainda evidências substanciais de que a HCL é impulsionada pela ativação patológica de MAPK (proteína quinase ativada por mitógeno) em precursores mieloides. A via de sinalização MAPK exerce um papel crítico nas funções celulares, incluindo diferenciação, proliferação e sobrevivência celular de maneira específica. Em decorrência dessas mutações, atualmente se considera a HCL um tipo de câncer de linhagem mieloide causado por oncogene.[8]

Nesse contexto, os primeiros relatórios e testes dos inibidores BRAF e MEK são promissores, embora os efeitos colaterais não sejam triviais e o potencial de cura seja incerto. Oportunidades terapêuticas adicionais podem ser identificadas à medida que os contornos dos mecanismos patogenéticos, além da ativação de ERK, sejam preenchidos.[7]

A doença apresenta amplo espectro clínico, sendo possível identificar alterações solitárias ou múltiplas e benignas ou malignas.[2-4,6,7]

A classificação clínica atual da HCL considera o número de sistemas acometidos e o envolvimento de órgãos de risco. Assim, a HCL é classificada quanto ao número de sistemas envolvidos, em monossistêmica (envolvimento de um único órgão ou sistema) e multissistêmica (envolvimento de dois ou mais órgãos ou sistemas). No que se refere ao acometimento de órgãos de risco, a HCL é estratificada em baixo risco (comprometimento de ossos, pele, pulmão, linfonodos ou a glândula pituitária) e alto risco (comprometimento do fígado, baço e medula óssea).[2-4,6]

A HCL acomete principalmente a pele e os ossos, sendo a calota craniana o sítio mais comum. Outros locais que podem estar acometidos incluem glândula hipófise, fígado, baço, medula óssea, pulmões, linfonodos e sistema nervoso central. O acometimento da hipófise pode estar associado a desordens endocrinológicas, sendo diabetes *insipidus* a mais comum. A doença pode evoluir de forma rápida e fatal, de forma crônica recidivante, ou apresentar resolução espontânea.[2,6]

EPIDEMIOLOGIA

A incidência média é de aproximadamente 2-10 casos/milhão ao ano em crianças com idade inferior a 15 anos.[6]

Na Inglaterra, França e Suécia, reportou-se incidência de 2,6-8,9 casos por milhão de crianças ao ano. Há predomínio no sexo masculino, na proporção de 1,5:1.[4]

AHCL pode ocorrer em qualquer idade, embora apresente pico de incidência entre 1-4 anos.[4]

A forma multissistêmica ocorre mais frequentemente em lactentes, e o acometimento ósseo multifocal tende a ocorrer em maiores de 2 anos de idade.[4]

Estudos de registro nos EUA mostraram um aumento na incidência entre hispânicos e uma diminuição na incidência entre crianças negras. Adicionalmente, um estudo envolvendo pacientes com HCL no Texas mostrou que as mães hispânicas eram mais propensas a ter filhos com HCL do que as mães não hispânicas. A HCL pode apresentar-se antes, depois ou junto com outros cânceres, frequentemente com mutações compartilhadas sugerindo clonalidade, embora não esteja claro se uma história de HCL confere um risco aumentado de câncer em crianças.[8]

Observou-se ainda frequência aumentada de HCL em membros de família com doença em tireoide.[6]

QUADRO CLÍNICO

As manifestações clínicas da doença vão desde uma lesão única benigna a um quadro disseminado e fatal.[4,8,9] Considerando que os achados clínicos são muito variáveis, é importante o pediatra estar familiarizado com as principais manifestações da doença.

As apresentações clínicas variam dependendo dos locais comprometidos e da extensão do envolvimento. Assim, o espectro clínico é amplo, desde uma lesão isolada assintomática em pele ou osso a um quadro agudo, disseminado, fulminante, multissistêmico, com risco de vida.[4,9,10]

A HCL pode apresentar-se na forma multissistêmica com febre, erupção cutânea, anemia, trombocitopenia, linfonodomegalia e hepatoesplenomegalia.[11] Locais de envolvimento, em ordem decrescente de frequência, incluem o osso (79%), pele (36%), glândula hipófise (25%), fígado (16%), medula óssea (15%), baço (14%), linfonodos (13%), pulmões (13%) e sistema nervoso central (5%). Os rins e as gônadas geralmente são poupados.[12]

Nos ossos, a apresentação clínica mais frequente é a falha óssea ou o abaulamento em determinada superfície óssea, mais comum no crânio (na região frontal, parietal ou occipital), costelas, vértebras e ossos longos. Na coluna, o processo lítico pode resultar em compressão ou colapso do corpo vertebral (Figuras 1A e 1B).[9]

No ouvido médio, causa destruição dos ossículos, podendo ocorrer otorreia. Na mandíbula há dor, tumefação, acompanhada de gengivas hipertrofiadas com perda dos dentes ou queda fácil deles.[11,12]

A pele é um dos locais mais acometidos no lactente. Muitas vezes, um quadro de dermatite seborreica resistente ao tratamento pode conduzir ao diagnóstico da doença. A manifestação característica é de *rash* purpúrico eczematoide com aspecto maculopapuloso. Esse *rash* frequentemente descama e ulcera, podendo ser porta de entrada para microrganismos.[4]

A linfadenite ou hipertrofia ganglionar pode ser a única ou a manifestação inicial da doença, devendo ser investigada no diagnóstico diferencial das linfonodomegalias.[4]

O envolvimento pulmonar ocorre mais comumente em crianças pequenas. A tosse seca e a dispneia, com esforços, compõem a apresentação comum da doença. O diagnóstico diferencial com pneumonia é difícil. A presença das células de Langerhans na análise histopatológica do lavado broncoalveolar pode definir o diagnóstico.[4]

O envolvimento do fígado e do baço é comum nas formas graves, com doença disseminada, podendo indicar mau prognóstico. Ascite pode ser um sinal de disfunção hepática acompanhada de icterícia e alteração das provas funcionais hepáticas (Figuras 2A a 2C).[13]

O comprometimento do trato gastrintestinal pode manifestar-se com distúrbios de má absorção, com perda proteica enteropática, sendo o diagnóstico confirmado por biópsia da mucosa intestinal por endoscopia.[13]

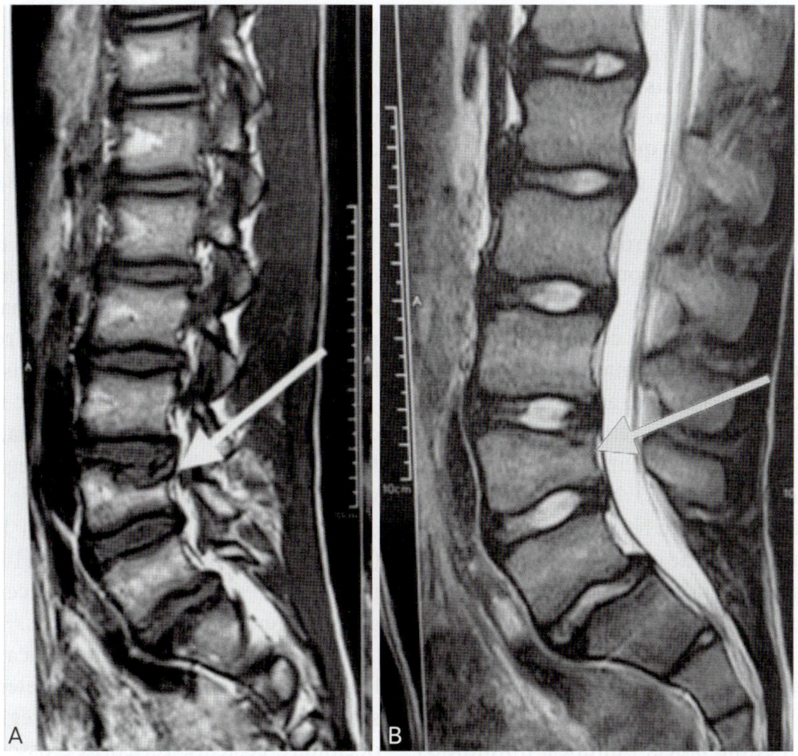

Figura 1 A: antes do tratamento: ressonância magnética evidenciando achatamento de vértebra L4 (principalmente no contorno posterior), com alteração difusa de sinal no corpo vertebral e com realce anômalo após o uso de agente paramagnético; B: depois do tratamento: RM evidenciando leve acunhamento do corpo vertebral de L4 posterior, de natureza sequelar.

Fonte: arquivo pessoal da autora Andréa Gadelha Nóbrega Lins.

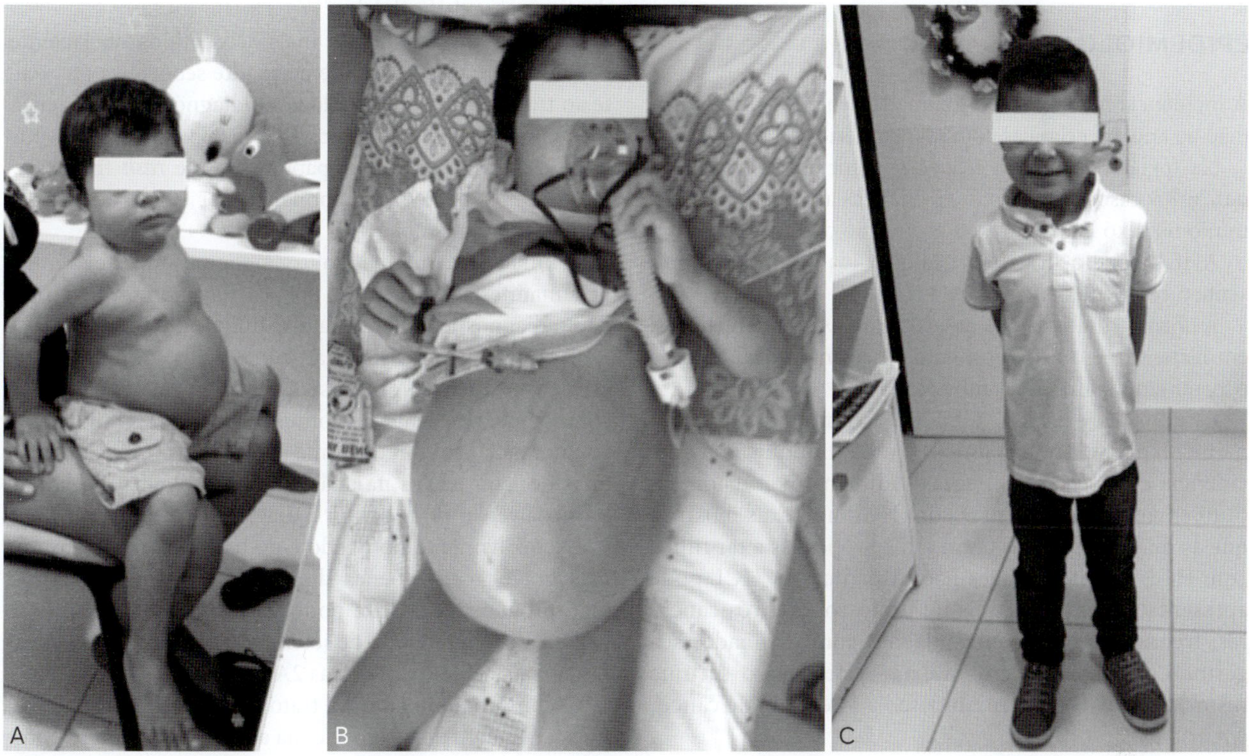

Figura 2 A. Histiocitose das células de Langerhans (HCL) após término do tratamento quimioterápico; B. Quadro de colangite esclerosante secundária a HCL; C. Evolução favorável após transplante hepático.

Fonte: arquivo pessoal da autora Andréa Gadelha Nóbrega Lins.

Classicamente, o comprometimento do sistema endócrino se caracteriza pela presença de diabetes insípido neurogênico (central). Aproximadamente 50% dos pacientes que desenvolvem diabetes insípido central desenvolvem deficiência de hormônios da glândula pituitária anterior (hormônio de crescimento, hormônio estimulante da tireoide, hormônio adrenocorticotrófico, hormônio luteinizante e hormônio folículo-estimulante), resultando em deficiência de crescimento com nanismo, hipotireoidismo, hiperprolactinemia, hipoadrenalismo, hipogonadismo, amenorreia e atraso de puberdade.[13] O diagnóstico definitivo é realizado mediante exame histopatológico da lesão, sendo mandatória a utilização de técnica de imuno-histoquímica com a positividade do marcador CD1a, proteína S100 e/ou CD207 (Langerina). A visualização dos grânulos de Birbeck à microscopia eletrônica pode não ser necessária, pois a presença da Langerina confere 100% de concordância com a presença dos grânulos de Birbeck.[13-15]

ASPECTOS LABORATORIAIS E DE IMAGEM

Os testes laboratoriais recomendados incluem hemograma, proteína C-reativa, dosagem dos eletrólitos séricos, avaliação das funções renal e hepática, estudos de coagulação e teste para detecção de mutações no gene *BRAF*, que idealmente deveria ser realizado em todos os pacientes com suspeita de HCL, porém não está universalmente disponível.[16]

A avaliação radiológica deve incluir raio x de todo o esqueleto, podendo ser observadas lesões líticas ou insuflantes, únicas ou múltiplas. No tórax, infiltrado intersticial ou micronodular, sugerindo a imagem de "favo de mel", é característico do comprometimento pulmonar. A ultrassonografia abdominal deve ser realizada especialmente para crianças pequenas. Ressonância magnética ou tomografia computadorizada de crânio deve ser considerada para pacientes com disfunção hipofisária, sintomas neurológicos ou lesões cranianas.[9,10]

Nos pacientes com comprometimento multissistêmico ou com alterações no hemograma (citopenias inexplicadas) é necessária a realização de mielograma e/ou biópsia da medula óssea.[9]

A avaliação da densidade urinária após teste de privação hídrica por 12 horas é importante para o diagnóstico do diabetes *insipidus*.[4]

TRATAMENTO E PROGNÓSTICO

No momento do diagnóstico, os pacientes são estratificados com base na extensão da doença e no envolvimento dos órgãos de "risco" (medula óssea, fígado ou baço).[16]

Pacientes com diabetes *insipidus* e/ou lesões na órbita, mastoide ou osso temporal apresentam alto risco de envolvimento do sistema nervoso central tanto no momento do diagnóstico inicial quanto no da recidiva.[16]

As crianças com doença em um único sistema correm o risco de recorrência local e a distância. Assim, esses pacientes devem ser observados cuidadosamente em busca de evidências de doenças em outros órgãos.[16]

Para pacientes com HCL em um único sistema, a escolha da terapia geralmente é feita com base no local de envolvimento e no número de lesões com o objetivo de minimizar a toxicidade.[16]

As formas localizadas da HCL podem ser conduzidas com terapêuticas menos agressivas, incluindo cirurgia ou corticoterapia administrada por via oral ou localmente. O tratamento das formas sistêmicas é baseado na quimioterapia.[9]

O papel do transplante de células hematopoiéticas alogênicas (TCH) ainda não está completamente esclarecido. Relatos de casos e pequenas séries de casos sugerem que o TCH pode ser eficaz na prevenção da recaída entre os pacientes em remissão completa no momento do procedimento.[16]

Avanços acelerados na última década definiram a HCL como um distúrbio impulsionado pela diferenciação mieloide mal orientada, com a extensão da doença determinada pela célula de origem na qual surgem mutações somáticas ativadoras de MAPK. O desafio enfrentado agora é traduzir a descoberta biológica em melhores resultados para crianças com HCL.[8]

O prognóstico é muito variável, sendo o comprometimento funcional de órgãos vitais como pulmões, medula óssea e fígado os mais importantes. Doença localizada apresenta melhor prognóstico.[9]

REFERÊNCIAS BIBLIOGRÁFICAS

1. Margo CE, Goldman DR. Langerhans cell histiocytosis. Surv Ophthalmol. 2008;53(4):332-58.
2. Satter EK, High WA. Langerhans cell histiocytosis: a review of the current recommendations of the Histiocyte Society. Pediatr Dermatol. 2008;25(3):291-5.
3. Haupt R, Minkov M, Astigarraga I, Schäfer E, Nanduri V, Jubran, et al; Euro Histio Network. Langerhans cell histiocytosis (LCH): guidelines for diagnosis, clinical work-up, and treatment for patients till the age of 18 years. Pediatr Blood Cancer. 2013;60(2):175-84.
4. Werneck FA, Lins AGN, Fernandes MZ. Histiocitose das células de Langerhans. In: Tratado de pediatria. Sociedade Brasileira de Pediatria. 4. ed. Barueri: Manole; 2017. p.1560-63.
5. Jaffe R, Weiss LM, Facchetti F. Tumores derivados de células de Langerhans. In: Classificação da Organização Mundial da Saúde de Tumores de Tecidos Hematopoiéticos e Linfoides. Swerdlow SH, Campo E, Harris NL, et al. (eds.). Lyon: IARC Press; 2008. p.358.
6. McClain KL, Allen CR, Hicks MJ. Histiocytic diseases. In: Pizzo PA, Poplack DG (eds.). Principles and practice of pediatric oncology. 7.ed. Philadelphia: Lippincott Williams & Wilkins; 2016. p.617-27.
7. Postini AM, Del Prever AB, Pagano M, Rivetti E, Berger M, Asaftei SD, et al. Langerhans cell histiocytosis: 40 years' experience. J Pediatr Hematol Oncol. 2012;34(5):353-8.
8. Allen CE, Merad M, McClain KL. Langerhans-cell histiocytosis. N Engl J Med. 2018;379:856-68.
9. Leung, AKC, Lam, JM, Leong, KF. Childhood Langerhans cell histiocytosis: a disease with many faces. World J Pediatr. 2019;15:536-45.
10. Thacker NH, Abla O. Pediatric Langerhans cell histiocytosis: state of the science and future direction. Clin Adv Hematol Oncol. 2019;17:122-31.

11. Langerhans cell histiocytosis in childhood: review, symptoms in the oral cavity, differential diagnosis and report of two cases. J Craniomaxillofac Surg. 2014;42(2):93-100.
12. Papadopoulou M, Panagopoulou P, Papadopoulou A, Hatzipantelis E, Efstratiou I, GalliTsinopoulou A, et al. The multiple faces of Langerhans cell histiocytosis in childhood: a gentle reminder. Molecular and Clinical Oncology. 2018;8:489-92.
13. Jezierska M, Stefanowicz J, Romanowicz G, Kosiak W, Lange M. Langerhans cell histiocytosis in children: a disease with many faces. Recent advances in pathogenesis, diagnostic examinations and treatment. Postepy Dermatol Alergol. 2018;35(1):6-17.
14. Dabas A, Batra A, Khadgawat R, Jyotsna VP, Bakhshi S. Growth and endocrinal abnormalities in pediatric Langerhans cell histiocytosis. Indian J Pediatr. 2016;83:657-60.
15. Haupt R, Minkov M, Astigarraga I, Schäfer E, Nanduri V, Jubran R, et al. Langerhans cell histiocytosis (LCH): guidelines for diagnosis, clinical work-up, and treatment for patients till the age of 18 years. Pediatr Blood Cancer. 2013;60:175-84.
16. McClain KL. Treatment of Langerhans cell histiocytosis. Disponível em: www.uptodate.com (acesso 2 mar 2021).

CAPÍTULO 8

NEOPLASIAS NO LACTENTE

Mara Albonei Dudeque Pianovski
Denise Bousfield da Silva
Rubens Belfort Neto
Arun Singh

AO FINAL DA LEITURA DESTE CAPÍTULO, O PEDIATRA DEVE ESTAR APTO A:

- Estar familiarizado com os tipos histológicos e apresentações clínicas, pois sua atuação é fundamental para o diagnóstico precoce e o sucesso terapêutico.
- Saber que, no Brasil, as neoplasias do lactente representam 6,3% do total de câncer nas crianças de 0-14 anos.
- Reconhecer os tipos mais comuns de câncer no lactente: neuroblastoma, leucemias, tumores do sistema nervoso central (SNC), retinoblastoma, tumores de células germinativas, sarcomas e tumores renais.
- Entender que tumores de predisposição familiar (tumor de Wilms, retinoblastoma) ocorrem mais frequentemente nessa faixa etária do que em crianças de mais idade.
- Compreender que o teste do olhinho negativo para alterações não afasta o desenvolvimento de retinoblastoma.
- Realizar, nas consultas de rotina, a busca por alterações oculares, a palpação suave do abdome, incluindo a avaliação da fossa lombar, a verificação atenta da genitália, a palpação de toda a superfície cutânea, o que pode favorecer o diagnóstico precoce de neoplasias nessa faixa etária.
- Saber que o tratamento das neoplasias do lactente impõe atenção ao estágio de maturação fisiológica dos órgãos vitais, especialmente nos primeiros 3 meses de vida.

EPIDEMIOLOGIA

A incidência de câncer em lactentes, nos EUA, é de 234 casos por milhão de lactentes por ano.[1]

No Brasil, representa 6,3% do total de casos de câncer em crianças de 0-14 anos.[2]

Os tipos mais comuns são, em ordem decrescente de frequência: neuroblastoma, leucemias, tumores de SNC, retinoblastoma, tumores de células germinativas, sarcomas, tumores renais e hepatoblastomas.[1] No período neonatal, predominam os neuroblastomas (54%), leucemias (13%) e tumores renais (13%), seguidos dos sarcomas (11%).[1-3]

Alguns fatores devem ser considerados causa de câncer em lactentes, como suscetibilidade genética, adquirida ou constitucional; exposição ambiental parental, intrauterina ou pós-natal; e metástase transplacentária.[1]

Em algumas situações, o diagnóstico pode ser suspeitado na ultrassonografia do terceiro trimestre de gestação.[1,4]

O tratamento das neoplasias do lactente impõe atenção ao estágio de maturação fisiológica dos órgãos vitais. Especialmente no neonato, devem ser consideradas a imaturidade hepática e renal no metabolismo das drogas, bem como a imaturidade do SNC, com predisposição a sequelas do tratamento.[1,4] Recomenda-se calcular quimioterapia com base no peso da criança e não na superfície corporal, relativamente maior nessa faixa etária. Por ser um organismo em desenvolvimento, a sensibilidade à radioterapia está aumentada.[1]

Quanto ao prognóstico, enquanto neuroblastoma, retinoblastoma e tumores renais diagnosticados nessa faixa etária apresentam melhor prognóstico do que em crianças maiores, o contrário se verifica para as leucemias e os tumores de SNC.[1]

ETIOLOGIA

Diferentemente do que acontece nos adultos, em crianças, particularmente no lactente, o processo de oncogênese ocorre em íntima relação temporal com a embriogênese. Casos familiares de tumor de Wilms (TW) e retinoblastoma ocorrem mais precocemente que os casos esporádicos. Algumas síndromes genéticas estão associadas com desenvolvimento de câncer nessa faixa etária, por exemplo, polipose adenomatosa familiar, que se associa com hepatoblastoma.[1]

Determinadas alterações moleculares observadas em neoplasias são encontradas com mais frequência nos lactentes, entre elas alterações em 11q23 nas leucemias, baixo número de cópias do *MYC-N* em neuroblastoma de baixo risco no lactente, alterações nos genes *WT1* e *RB1*, encontradas nos lactentes com TW e com retinoblastoma, respectivamente.[1]

No que diz respeito às leucemias, entre os possíveis fatores de risco estão algumas síndromes genéticas como a síndrome de Down, de Noonan e a trissomia 9, alto peso ao nascimento (> 4 kg), aborto prévio, comportamento materno como uso de anti-histamínico, metronidazol, dipirona, estrogênio, consumo de álcool, maconha (associado ao aparecimento de leucemia mieloide aguda), drogas alucinógenas, radiação, exposição a inseticidas e agrotóxicos. Dieta materna pobre em frutas, vegetais, vitamina C, folato ou nitrato pode favorecer o aparecimento de tumor do SNC. Ocupação materna com exposição a metais, hidrocarbonetos, tintas e pigmentos, bem como exposição ocupacional dos pais a metais, estão associadas ao desenvolvimento de tumores hepáticos.[1,5] Portanto, a anamnese deve incluir a busca de fatores parentais que podem favorecer o aparecimento da neoplasia.[1]

SINAIS E SINTOMAS

A busca por sinais deve ser objetiva, padronizada e fazer parte do exame físico. Nos lactentes, principalmente nos neonatos, achados não específicos como letargia, sonolência, irritabilidade, dificuldade para se alimentar, vômitos, febre ou hipotermia e dificuldade de crescimento devem suscitar, entre outros diagnósticos, a procura de neoplasia, embora seja rara nessa idade.[1,3,4]

Nódulos cutâneos podem ser vistos em neuroblastoma, leucemias ou reticuloendotelioses. Massas em cabeça e pescoço são encontradas em rabdomiossarcoma e neuroblastoma. Massas pélvicas ou abdominais são observadas em neuroblastoma, TW, sarcomas, tumores de células germinativas. Hepatomegalia é observada em neuroblastoma, leucemias agudas e hepatoblastoma. Anemia ou pancitopenia ocorre em leucemias ou neuroblastoma. Estrabismo e leucocoria podem ser verificados em retinoblastoma. Massas na região sacral ou testículo podem ser sinal de tumor de células germinativas. Aumento do perímetro cefálico e abaulamento de fontanela podem estar associados aos tumores do SNC.[1]

DESCRIÇÃO DAS NEOPLASIAS DOS LACTENTES

A seguir serão apresentadas variáveis importantes para o pediatra considerar no raciocínio diagnóstico de neoplasias no lactente.

Neuroblastoma

É um tumor embrionário que se origina das células do sistema nervoso simpático, derivadas da crista neural, na vida fetal ou precocemente pós-natal, e histologicamente pertence ao grupo de neoplasia de células pequenas, redondas e azuis. Como pode se originar em qualquer cadeia simpática, apresenta grande variabilidade clínica. O neuroblastoma é a neoplasia mais frequente no primeiro ano de vida.[1,2,6] No período neonatal, representa 5% de todos os casos de neuroblastoma. Entre 20-35% de todos os neuroblastomas ocorrem antes de 1 ano de vida. Sua incidência possivelmente é subestimada, porque muitos deles regridem espontaneamente antes de serem diagnosticados.[1] Essa informação é inferida do achado em necrópsias de lactentes falecidos por outras causas, cuja análise detectou frequência de neuroblastoma 40 vezes maior do que a esperada clinicamente.[1]

Os sinais e sintomas do neuroblastoma refletem a localização primária, envolvimento regional ou metastático. Tumores torácicos podem ser encontrados incidentalmente em exames radiológicos indicados por outra razão. Massas cervicais e torácicas podem ser associadas com síndrome de Horner, que consiste em ptose, miose e anidrose unilateral. A compressão do nervo simpático oftálmico pode ser responsável pela heterocromia de íris.[7]

Tumores paraespinhais, em qualquer região ao longo da coluna, podem causar sintomas de compressão de medula e raízes nervosas. Em consequência, o pediatra deve estar atento para queixas de dor aparentemente localizada no abdome e nos membros inferiores. Equimose periorbital e proptose são sinais de doença metastática, responsáveis pelo chamado sinal de guaxinim. A doença metastática para medula óssea e esqueleto pode ser responsável por citopenias, febre, palidez, manifestações hemorrágicas, irritabilidade, dor e imobilidade.[7] Diarreia intratável, secretora, explosiva pode ser causada pela produção de polipeptídeos vasoativos intestinais.[1,3]

A maioria dos lactentes se apresenta com tumores localizados (40%) ou em estádio IVS (30%), que se refere ao envolvimento metastático cutâneo, hepático ou de medula óssea (< 10% das células nucleadas), na presença de tumores pequenos, que não cruzam a linha média.[1]

Como diferencial clínico, visto com muito maior frequência no lactente do que nas crianças maiores, chamam a atenção nódulos subcutâneos, de coloração vinhosa, espalhados pelo corpo.[1,7] A palpação de toda a extensão cutânea pode direcionar precocemente para esse diagnóstico.

Neuroblastomas podem apresentar-se com síndrome paraneoplásica incomum, caracterizada por ataxia e opsomio-

clônus, clinicamente manifesta por movimentos oculares aleatórios, perda do equilíbrio, mioclonias e ataxia. Resulta da reatividade cruzada de anticorpos antineuroblastoma que reconhecem as células de Purkinje no cerebelo.[7]

Em geral, os tumores no período neonatal podem apresentar crescimento rápido, principalmente quando comprometem o fígado e causam restrição pulmonar e insuficiência renal. A abordagem orquestrada pelo oncologista pediátrico e pelo cirurgião pediátrico pode levar a melhor evolução, com o uso de quimioterapia de baixa intensidade, desencadeando regressão tumoral ou com cirurgia de ampliação da cavidade abdominal, para diminuir a restrição pulmonar e a pressão sobre os rins.[1,7]

O prognóstico para crianças com neuroblastoma está associado com a idade. Abaixo de 1 ano, a sobrevida em 5 anos é de 83%; entre 1-4 anos, 55%; e, para os maiores de 4 anos, 40%.[1]

O diagnóstico precoce e a idade são muito importantes para melhor sobrevida, porém outros fatores biológicos incluem histopatologia, conteúdo celular de DNA, ferritina, deleção do braço curto do cromossomo 1, amplificação do *MYC-N*, expressão de TrkA.

O Sistema de Classificação Internacional de Neuroblastoma divide os tumores em prognóstico favorável e desfavorável, com probabilidade de sobrevida em 5 anos bem distinta, de 90% e 27%, respectivamente.[1]

Por sua vez, a Classificação Internacional Pré-Tratamento de Grupo de Risco em Neuroblastoma agrupa o estadiamento por imagem, idade, características histológicas, grau de diferenciação, ploidia, amplificação do *MYC-N* e alterações em 11q, definindo grupos de risco muito baixo, baixo, intermediário ou alto.[1] Os pacientes com doença de baixo risco (estadio I, IIA ou IIB), idade de 2-12 meses, sem amplificação do MYC-N, podem ser tratados somente com cirurgia. Alguns pacientes com doença mediastinal posterior (estadio II) podem necessitar de radioterapia complementar.[1]

Para os pacientes em estádios III e IV, a proposição terapêutica inclui combinação de cirurgia, poliquimioterapia e metaiodobenzilguanidina (MIBG), além de transplante de células-tronco hematopoéticas (TCTH) e anticorpos monoclonais antigangliosídeo GD2, como dinutuximabe ou naxitamabe.[1] Terapêuticas adicionais experimentais com foco no sistema imunológico estão sendo desenvolvidas, com a criação de vacinas e, também, com terapias-alvo.[1]

O tratamento de crianças com estádio IVS, sem amplificação do *MYC-N,* permanece controverso, entre tratar ou manter em observação apenas instituindo tratamento no caso de as manifestações clínicas progredirem.[1]

Na tentativa de melhorar o prognóstico, grupo de cientistas do Japão iniciou um programa amplo de triagem mediante análise de concentração de catecolaminas na urina (que são produzidas pelo tumor), oferecido para todas as crianças aos 6 meses de idade. Houve um aumento de número de diagnósticos de tumores com prognóstico favorável, no primeiro ano de vida, sem alterar o prognóstico quanto ao tumor, ao contrário, gerando morbidade aumentada pelo aumento do número de cirurgias. Esse método de triagem não alterou a incidência de neuroblastoma em crianças maiores de 1 ano. Portanto, a prática de triagem, baseada em catecolaminas na urina, não é recomendada.[1]

Leucemias

Constituem o segundo câncer mais comum nos lactentes menores de 1 ano, com discreto predomínio da leucemia linfoide aguda (LLA).[5,8,9] Nos lactentes menores de 1 ano, observa-se maior frequência no sexo feminino, em contraste à predominância masculina observada após essa faixa etária.[5,8-10]

No período neonatal, a alteração hematológica mais comum é a mielopoiese anormal transitória (TAM), associada com a trissomia do 21 (T21)/mosaicismo genético. O recém-nascido pode apresentar leucocitose ou hiperleucocitose com presença de mais de 10% de blastos no sangue periférico. Mutações no gene *GATA1* confirmam o diagnóstico. TAM regride espontaneamente em poucas semanas na maioria dos casos, porém 20% dos lactentes desenvolvem leucemia mieloide aguda (LMA) até os 5 anos de idade, sendo importante, portanto, o seguimento com hematologista pediátrico.[11]

Recém-nascidos com síndrome de Noonan podem desenvolver uma síndrome transitória similar à TAM, que pode ser um prenúncio de neoplasia na forma de leucemia mielomonocítica juvenil. Ao contrário da TAM associada a T21/mosaicismo genético, na síndrome de Noonan, o sangue periférico não costuma apresentar blastos, observando-se apenas trombocitopenia. As alterações genéticas associadas à síndrome de Noonan envolvem a via de sinalização do *RAS*, mais comumente *PTPN11* (cr 12q24.13).[11]

Os pacientes sem síndromes genéticas clinicamente detectáveis, diagnosticados no primeiro ano de vida, representam 2-4% dos casos de LLA e são predominantemente da linhagem B derivada.[5]

Na maioria dos casos de LLA e de leucemia mieloide aguda (LMA), as anormalidades somáticas afetam o gene *KMT2A* no período intraútero. Estudos epidemiológicos revelaram que o pico de incidência da LLA é aos 6 meses e o da LMA aos 12 meses, embasando então a premissa de que a doença se inicia durante a vida fetal, bem como as lesões genômicas adicionais cumulativas.[10]

As leucemias em lactentes têm características epidemiológicas, biológicas e clínicas distintas das encontradas nas crianças das outras faixas etárias. Nesses pacientes as leucemias são frequentemente de alterações citológicas e imunológicas, em linhagem celular muito imatura.[5,8-10]

Além dos fatores clínicos e laboratoriais, os aspectos biológicos, características citogenéticas e marcadores moleculares interferem significantemente na sobrevida desses pacientes. Nessa população se identifica alta frequência do envolvimento do gene *KMT2A*, localizado na banda 11q23, rearranjado com uma variedade de outros genes, gerando produtos de fusão comprovadamente leu-

cemogênicos. A presença desse tipo de rearranjo está associada a pior prognóstico da doença.[5,8,9]

Nos lactentes menores de 1 ano com LLA observam-se ainda outros fatores de pobre prognóstico, como a contagem leucocitária alta ao diagnóstico, comprometimento do SNC e pele, além de pobre resposta ao tratamento.[5,8,9]

O prognóstico da LLA é pior nos lactentes menores de 3 meses, intermédio nos de 3-6 meses e melhor naqueles entre 6-12 meses de idade. Nesse grupo de pacientes observou-se que a taxa de sobrevida livre de eventos variou de acordo com a estratificação da faixa etária. Nos menores de 3 meses essa taxa foi de 0-29%, nos de 3-6 meses foi 26-50% e nos maiores de 6 meses foi de 49-71%. Lactentes menores de 3 meses com rearranjos no gente *KMT2A* tiveram o pior prognóstico.[8]

Adicionalmente os lactentes menores de 1 ano são mais vulneráveis aos efeitos tóxicos da terapia, especialmente as infecções, além dos riscos de toxicidade aguda e tardia.[9,10]

Em relação ao tratamento da LLA nessa faixa etária, utilizam-se protocolos intensivos e específicos desenvolvidos por grupos cooperativos internacionais, pois os pacientes não costumam responder ao tratamento tradicional para leucemias da infância, apresentando resistência a drogas como corticosteroides e asparaginase.[5] Esses pacientes apresentam diminuição da tolerância à intensidade das doses de algumas drogas, como antracíclicos e agentes alquilantes, além de toxicidades agudas e tardias a regimes de condicionamento.[10]

A intensificação da terapêutica com drogas convencionais não melhorou os resultados nesses pacientes, sendo necessário utilizar estratégias envolvendo as alterações moleculares da leucemia, por exemplo, as causadas por agentes epigenéticos, visando incrementar os resultados. TCTH alogênico para esses pacientes em primeira remissão completa permanece controverso.[5,8,9,12]

Em relação à LMA, a incidência em menores de 1 ano é em torno de duas vezes a das crianças mais velhas e dos adolescentes. A biologia da leucemia nessa faixa etária difere daquela das crianças > 1 ano, observando-se elevada frequência dos subtipos monocítica aguda, megacariocítica e/ou mielomonocítica. A leucemia megacariocítica é encontrada muito mais frequentemente em crianças com síndrome de Down. A morfologia, citogenética, biologia molecular e a resposta inicial ao tratamento indicam prognóstico reservado.[10,12]

O protocolo terapêutico utilizado para LMA geralmente é o mesmo das crianças mais velhas, incluindo quimioterapia com múltiplos agentes na terapia de indução, seguida pela consolidação com agentes quimioterápicos adicionais ou TCTH alogênico para aqueles com prognóstico mais reservado. Gemtuzumab tem sido adicionado a quimioterapia, baseado nos resultados favoráveis obtidos nos pacientes pediátricos, em especial para os menores de 1 ano.[12]

Tumores do sistema nervoso central

Representam aproximadamente 15% das neoplasias do lactente.[1] Astrocitomas correspondem a 30,5% de todos os tumores, sendo a maioria de baixo grau (75%). Meduloblastoma é o segundo tumor mais comum (12,2%), seguindo-se ependimomas (11,1%), carcinomas de plexo coroide (11%), tumores neuroectodérmicos primitivos supratentoriais (7,7%) e teratomas (4,9%).[13]

Tumores rabdoides teratoides atípicos (ATRT) representam menos que 2% dos tumores de SNC em pacientes abaixo de 20 anos, mas são o tumor maligno de SNC mais comum nos lactentes, abaixo de 6 meses.[1] Durante o período neonatal, ATRT são manejados com intuito paliativo.[13]

A manifestação mais comum é o aumento do perímetro cefálico e abaulamento de fontanela, observada em mais de 50% dos casos. Devido à plasticidade da calota craniana nessa idade, a tríade de sinais de hipertensão intracraniana não é comum, exceto pela presença de vômitos. Pode ocorrer o sinal do sol poente, que é a inabilidade de elevar os olhos, secundária à dilatação ventricular.[1,13]

Dificuldade de crescimento, irritabilidade, letargia e atraso do desenvolvimento psicomotor são vistos em 1/3 dos casos. Outros sinais incluem paresias, paralisias de nervos cranianos, convulsões (5-25%), rigidez de nuca, bem como a perda de habilidades motoras previamente adquiridas. Movimentos oculares alterados podem estar associados a tumores suprasselares. Nistagmo é observado mais frequentemente em crianças com pinealoblastoma. Nos lactentes é observada maior frequência de tumores supratentoriais do que infratentoriais, em comparação ao que ocorre em crianças de mais idade.[1,13]

O prognóstico dos tumores de SNC nos lactentes é pobre, com alta morbidade e mortalidade.[1,13]

Nos pacientes com meduloblastoma, o prognóstico é influenciado pelas características moleculares dos tumores, devendo ser incentivada a análise de expressão de painel de genes.[1]

O tratamento primário dos tumores cerebrais da criança inclui cirurgia, radioterapia e em alguns casos quimioterapia. Devido às doses de radioterapia utilizadas, as sequelas neurológicas são uma certeza, quando utilizada em lactentes. Vários estudos utilizam combinações de quimioterapia com o intuito de postergar a radioterapia para após 24 ou 36 meses de idade, ou até evitar seu uso. Novas modalidades de radioterapia, com uso de prótons e radioterapia de intensidade modulada, estão sendo investigadas em lactentes com a esperança de melhorar a evolução em longo prazo, no que diz respeito às sequelas. Os efeitos tardios incluem deficiências neurocognitivas, endocrinopatias e risco de segunda neoplasia.[1]

Tumores renais

Representam 11% dos cânceres dos lactentes. Além do TW (nefroblastoma), outros tumores congêneres ocorrem com maior frequência no neonato e no lactente.[1,3]

A apresentação clínica do TW nessa faixa etária é similar à que ocorre em crianças de mais idade: massa abdominal palpável eventualmente pelos pais, durante o banho, hematúria e hipertensão arterial, constituem a tríade clás-

sica. Os fatores prognósticos mais importantes incluem estadiamento, tipo histológico e resposta à quimioterapia. Perda de heterozigose (LOH) do cromossomo 16q está associada com pior prognóstico, enquanto LOH de 16q e 1p estão associadas com maior risco de recaída e óbito em pacientes com TW de histologia favorável.[1,3]

Crianças menores que 24 meses, com tumor localizado, pesando menos que 550 g (estadio I), com histologia favorável, têm sobrevida livre de eventos de 93%.[1,3]

O tratamento varia conforme o estadiamento, o tipo histológico e a resposta inicial à quimioterapia. Constitui-se de cirurgia, com ressecção total do tumor primário e de metástases, quimioterapia com 2, 3 ou 4 drogas e radioterapia em casos selecionados.[1,3] Como é um tumor que se rompe facilmente, e esse fato aumenta o estadiamento com consequente necessidade de utilizar radioterapia e três drogas, o pediatra deve palpar o abdome com suavidade, sem impor pressão.

Lactentes tratados por TW podem apresentar vários efeitos tardios do tratamento, incluindo insuficiência renal, principalmente se tratados com radioterapia ou se o comprometimento for bilateral, toxicidade cardíaca associada a antraciclinas, hepatotoxicidade associada a vincristina e/ou actinomicina D, atrofia muscular, escoliose e baixa estatura, associadas à radioterapia e neoplasias malignas secundárias.[1,3]

Nefroma mesoblástico congênito (hamartoma mesenquimal do rim) é não encapsulado e infiltra o parênquima renal. Em 95% dos casos, tem comportamento benigno. O tratamento é a ressecção completa. Recidiva pode ocorrer se a ressecção for incompleta. Metástases são citadas, porém raramente ocorrem.[3]

Nefroma mesoblástico congênito raramente é diagnosticado depois de 3 meses de vida e TW raramente é diagnosticado antes de 6 meses de idade.[1,3]

Entre os diagnósticos diferenciais encontram-se hidronefrose, lesão benigna como a causa mais frequente de massa palpável em flanco, trombose de veia renal, levando a congestão venosa do rim associada a hematúria, trombocitopenia e hipertensão.[3]

Sarcomas

Rabdomiossarcoma

Sarcomas de partes moles são raros no lactente, sendo que somente 5% do total de rabdomiossarcomas (RMS) das crianças ocorre nessa faixa etária. Representa 1/3 dos sarcomas de partes moles, encontrados no primeiro ano de vida e 5-8% de todas as neoplasias malignas nessa idade.[14]

Na maioria dos casos é de ocorrência esporádica, mas também tem sido associado com síndromes genéticas como neurofibromatose, Beckwith-Wiedeman, Li-Fraumeni e Costello. Crianças com menos de 3 anos que apresentam RMS devem ser avaliadas quanto a mutações do *p53* nas células germinativas.[1]

O pediatra deve pensar em RMS diante de qualquer aumento de volume relacionado a músculo.

Ao contrário do que acontece com TW e neuroblastoma, RMS ocorrendo no primeiro ano de vida não está associado com melhor prognóstico. Os resultados do *Intergroup Rhabdomyosarcoma Study Group* (IRGS) demonstram que as taxas de sobrevida para lactentes com RMS são significativamente menores.[1]

É para o oncologista pediátrico um desafio fascinante e difícil, devido à importante heterogeneidade que tem sido observada, com alguns tumores muito agressivos e resistentes à quimioterapia, enquanto outros são quimiossensíveis e facilmente curados. Adicionalmente não há pistas diagnósticas para diferenciar esses dois grupos.[1]

Estudo realizado pelo grupo europeu avaliou 37 casos de RMS em lactentes < 6 meses tratados na França em um período de 25 anos, e analisou as variáveis biológicas associadas ao prognóstico. Os tumores com rearranjo VGLL2 tiveram excelente prognóstico, enquanto RMS alveolar e mesmo os embrionários evoluíram com curso clínico agressivo.[14]

Sarcoma de Ewing

É um tumor raro no grupo de lactentes. Em uma série de 734 pacientes, somente 19 (2,5%) foram encontrados abaixo de 3 anos. É excepcionalmente raro no neonato e incomum em negros. Descrições isoladas de comprometimento no lactente têm sido encontradas.[15]

Desenvolve-se em várias partes do corpo, contudo ocorre mais frequentemente no esqueleto axial. Localização primária intracraniana é extremamente rara, compreendendo 1-4% dos casos.[16]

A evolução clínica em lactentes é controversa. Kim et al. reportaram somente 5% de probabilidade de sobrevida em longo prazo em 21 pacientes com sarcoma de Ewing congênito. Wong et al. relataram resultados do *Surveillance, epidemiology, and end results* (SEER) de 1.957 pacientes com sarcoma de Ewing, excluindo localização intracraniana, e encontraram que a sobrevida em 5 anos foi similar entre lactentes e crianças de mais idade.[16]

Em crianças de mais idade, o tratamento atual se compõe de poliquimioterapia neoadjuvante com vincristina, doxorrubicina e ciclofosfamida, alternando com ifosfamida e etoposídeo, por aproximadamente 12 semanas, antes do tratamento local definitivo. Sarcoma de Ewing (SE) é um tumor radiossensível e a radioterapia pode ser utilizada para controle local, em situações específicas. O tratamento ideal para lactentes com SE não é conhecido devido a sua raridade. O racional do tratamento é obter o máximo possível de cura com o mínimo de toxicidade. Contudo, radioterapia não deve ser utilizada em lactentes, devido a toxicidade a longo prazo.[16]

Carcinoma de suprarrenal

A incidência de carcinoma de suprarrenal em crianças no Sul do Brasil é aproximadamente 10-15 vezes maior do que nos EUA, onde é considerado um tumor raro (0,2-0,3 casos por milhão de indivíduos).[17,18]

Apresentam-se durante os primeiros 5 anos de vida, muitas vezes sendo diagnosticados em estadio avançado da doença, o que pode prejudicar o desfecho terapêutico.[18]

Ao contrário do que se observa em outros países, no Brasil os familiares dos pacientes não apresentam alta incidência dos tipos de câncer encontrados na síndrome de Li-Fraumeni.[19] Mutação no códon 337 do exon 10 do *p53* (*p53* R337H) está presente em mais de 95% dos casos. No estudo de triagem neonatal para carcinoma de suprarrenal realizado no Paraná, os tumores identificados no grupo acompanhado procurando ativamente sinais de produção hormonal e massa tumoral foram menores e mais curáveis do que no grupo que não concordou em participar do acompanhamento.[19]

Assim, identificar precocemente os tumores pode vir a mudar a faixa etária atual de maior incidência (3-4 anos) para diagnóstico no período de lactente, o que deve aumentar o número de detecção de tumores menores, localizados e curáveis com cirurgia.

O pediatra deve, portanto, estar atento às manifestações clínicas de virilização e Cushing, encontradas em 97% desses pacientes. São elas: puberdade precoce, com pilificação pubiana, hipertrofia de clitóris ou de pênis, hirsutismo, voz grave, hipertensão arterial, hiperemia malar, fácies de lua cheia, acne, obesidade centrípeta, ganho de peso e estatura acima do padrão de crescimento esperado.[18,19]

A investigação diagnóstica começa com ultrassonografia, seguida de tomografia ou ressonância, para identificação de detalhes tumorais e programação cirúrgica. O hormônio que se altera mais precocemente é o sulfato de deidroepiandrosterona (DHEA-sulfato), mas também podem estar alterados a testosterona, androstenediona e cortisol.[18,19]

Tumores com menos de 50 g são curáveis pela cirurgia em 100% dos casos.[19] Tumores estadios II e III necessitam de quimioterapia adjuvante, com cisplatina, doxorrubicina, etoposídeo e mitotano. Crianças com tumores metastáticos têm menor probabilidade de sobrevida (ao redor de 20%), mesmo se submetendo a quimioterapia e inúmeros procedimentos cirúrgicos.[18]

Hepatoblastoma

É a única neoplasia maligna primária do fígado presente em neonatos e lactentes. Representa 1% das neoplasias malignas pediátricas. Está associada com síndrome de Beckwith-Wiedemann (macrossomia, macroglossia, visceromegalias e onfalocele).[1]

Manifesta-se basicamente por hepatomegalia, podendo apresentar icterícia na evolução. O melhor prognóstico está associado à ressecção completa do tumor. Quimioterapia pode ser utilizada com a intenção de reduzir o tumor e torná-lo ressecável. Sobrevida para os estadios I e II é maior que 90%. Se o tumor for estadio III inicialmente, mas se tornar completamente ressecável, a sobrevida se aproxima de 80%. Para pacientes com doença metastática, a sobrevida cai a 27%.[1]

Tumores de células germinativas

Compreendem um grande espectro de tumores heterogêneos histologicamente e biologicamente diversos que podem se originar nas gônadas ou regiões extragonadais.[20]

No período fetal, precocemente as células germinativas são separadas das somáticas, e o desenvolvimento da linhagem germinativa segue em uma série de passos programados. Defeitos nesse programa de desenvolvimento podem originar tumores de células germinativas (TCG) no neonato e no feto.[20]

Teratomas (maduros ou imaturos) representam a grande maioria dos tumores de células germinativas, com incidência de 1:35.000 nascidos vivos, 5% dos quais contêm componente maligno, predominantemente tumor de saco vitelino.[1,3,20]

A manifestação clínica mais comum é a apresentação de uma massa detectada por imagem antenatal ou após o nascimento ao exame físico.[4] No período neonatal, a região sacrococcígea é a mais comum (40%), seguida por intracraniana (13%), cardíaca (7,5%), mediastinal (3%) e gástrica (3%).[20]

Os TCG podem se apresentar como massa intra-abdominal e intrapélvica, contudo em alguns casos a localização é somente intrapélvica.[3] O diagnóstico pré-natal é feito por ultrassonografia, podendo associar-se a polidrâmnio e hemorragia tumoral. O tratamento é cirúrgico associado a quimioterapia, quando há componente maligno.[20]

Os marcadores séricos tumorais como alfafetoproteína (AFP) e hormônio gonadotrofina coriônica humana beta (beta-hCG) auxiliam no diagnóstico dos TCG, na estratificação de risco, no prognóstico, na avaliação de resposta ao tratamento e na detecção de recidivas.[20]

AFP é produzida na embriogênese precoce no saco vitelino e posteriormente nos hepatócitos e no trato gastrintestinal. Nos primeiros 2 anos de vida, declina gradualmente às concentrações séricas observadas no adulto. Está elevada em todos os recém-nascidos, e, para se considerar patologicamente elevada, deve-se comparar com valores esperados para idade.[20]

Beta-hCG é produzida pelo embrião logo após a concepção e depois pelo sinciciotrofoblasto na placenta para evitar desintegração do corpo lúteo no ovário, assim mantendo a produção de progesterona. Está elevada nos tumores que se originam dos tecidos extraembriônicos como o coriocarcinoma.[20]

A maioria dos TCG no lactente é curável somente com cirurgia. Se houver indicação de quimioterapia, regimes contendo carboplatina devem ser considerados, para minimizar a toxicidade relacionada ao tratamento.[20]

Coriocarcinoma infantil é um TCG composto de citotrofoblastos, sinciciotrofoblasto e trofoblasto viloso, que se apresenta em média na idade de 1 mês de vida (variando entre 0-5 meses). Os sinais clássicos são anemia, inadequado ganho de peso e hepatomegalia. Pode também se apresentar com hemoptise, insuficiência respiratória, convulsões e puberdade precoce.

Nesses pacientes o beta-hCG está muito elevado. A evolução pode ser rápida e fatal, se não for instituído tratamento adequado e imediato. Assim, não se deve retardar o tratamento até definição histológica. Não está recomendado cirurgia inicial, pois é um tumor extremamente sangrante. O tratamento deve ser quimioterapia com esquemas contendo carboplatina ou cisplatina.[20]

Acredita-se que possa representar foco metastático de um tumor trofoblástico gestacional placentário ou materno, de tal forma que se deve avaliar a beta-HCG na mãe, como triagem diagnóstica.[20]

Retinoblastomas

É um tumor uni ou bilateral, originado nas células do neuroepitélio da retina. Geralmente acomete crianças até os 4 anos de idade, por isso sua incidência costuma ser expressa em número de casos por milhão de crianças entre 0-4 anos de idade, referida como 10,6 por milhão, nessa faixa etária.[21]

São tumores agressivos que, se não tratados, crescem rapidamente e destroem a arquitetura interna do olho. Acredita-se que o tumor tenha origem na retina, crescendo como uma massa rosada até que suas células adquiram a capacidade de sobreviver em ambiente mais isquêmico e se soltem, dando origem às células tumorais dispersas no vítreo, chamadas de sementes vítreas.[22]

Outras manifestações da doença incluem glaucoma neovascular, hemorragia intraocular, celulite asséptica pela necrose tumoral, atrofia ocular (*phtisis*) e tumor acometendo o segmento anterior e o nervo óptico. As células saem do globo ocular principalmente por contiguidade, através dos nervos óptico e coroide e, depois, pelas vias hematogênica e linfática.[22]

Os pacientes com retinoblastoma hereditário têm maior suscetibilidade para desenvolver outros tumores malignos, principalmente em regiões irradiadas. Desses, os principais são osteossarcomas, sarcomas de partes moles e pinealoblastomas, embora rabdomiossarcomas, melanomas e leucemias também tenham sido descritos.[22]

A radioterapia externa aumenta a chance de segundas neoplasias, principalmente se utilizada antes do primeiro ano de vida, devendo ser evitada sempre que possível. A incidência de segundo tumor é de 38% após 50 anos do diagnóstico de retinoblastoma, e os pacientes irradiados apresentam 3 vezes mais tumores que aqueles que não receberam radiação.[22]

O retinoblastoma é causado pela mutação do gene RB1, gene supressor tumoral localizado no braço longo do cromossomo 13 (13q14).[21] A teoria do *second hit* (segundo evento), proposta por Knudson, sugere a necessidade de mutação das duas cópias do gene para desenvolver a doença. Nos casos de retinoblastoma familiar, por exemplo, a criança já apresenta o primeiro evento na célula germinativa (herdado de um dos pais), precisando apenas de uma mutação a mais para desenvolver a doença. Isso explica por que esses pacientes também apresentam maior chance de desenvolver câncer em outros órgãos.[21]

Nesses casos, quase 95% das crianças desenvolvem o tumor, por consequência da alta penetrância da mutação, e quase 90% dos casos são bilaterais. Esses pacientes podem transmitir o gene mutante a seus descendentes.[21,22]

A outra forma de apresentação é esporádica não hereditária, responsável por cerca de 60% dos casos, sendo ainda mais frequente em países em desenvolvimento, talvez pela baixa sobrevida das crianças com a forma bilateral da doença. Na forma esporádica não hereditária, deve haver mutação nos dois alelos de uma célula depois da concepção (mutação somática). Nesses casos, a doença é unilateral e unifocal, e não existe chance de transmitir a mutação aos descendentes.[21,22]

Assim, o retinoblastoma pode ser classificado como familiar ou esporádico, unilateral ou bilateral, hereditário ou não hereditário. Todos os casos bilaterais são hereditários, e 10% dos pacientes com doença unilateral também são hereditários.[21]

Os casos hereditários costumam ser detectados mais precocemente, sendo que, no caso de retinoblastoma familiar, as crianças devem ser examinadas desde o nascimento em busca do tumor, exceto se um exame genético demonstrar ausência da mutação.[21,22]

O diagnóstico dos casos unilaterais é um pouco mais tardio, e a suspeita costuma surgir quando a família percebe algo de errado no olho da criança. Um importante sinal é a leucocoria, alteração do reflexo vermelho, principalmente em fotografias com *flash* (Figura 1). Essa alteração está presente em até 80% dos casos e é causada pelo reflexo da luz sobre a superfície do tumor.[22]

Entre outros sinais, podem aparecer estrabismo, anisocoria (pupilas de tamanhos diferentes), proptose, olho vermelho e doloroso, hifema (sangue na câmara anterior) e heterocromia de íris, podem ser encontrados em casos avançados. Maior tempo até o diagnóstico, doença avançada e extensão extraocular são mais frequentes em países em desenvolvimento.[2,22]

O diagnóstico é baseado no exame oftalmológico e na ultrassonografia. Todos os casos suspeitos devem ser avaliados por um oftalmologista, e o exame sob narcose deve ser considerado para permitir exame detalhado, minimizando dor

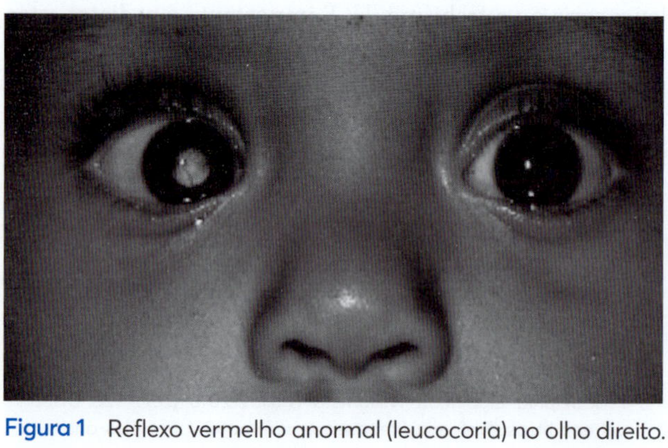

Figura 1 Reflexo vermelho anormal (leucocoria) no olho direito.

e trauma da criança. Em razão do risco de extensão extraocular, que piora o prognóstico, nunca se deve realizar biópsia ou vitrectomia em caso de suspeita de retinoblastoma.[21,22]

A tomografia computadorizada do crânio ajuda a identificar calcificações, mas é cada vez menos indicada porque a exposição à radiação é desnecessária e prejudicial, dando-se preferência à ressonância magnética nuclear sempre que disponível. A ressonância também permite melhor visualização do nervo óptico para detectar espessamento.[21,22]

A avaliação completa da criança com retinoblastoma deve incluir a equipe multidisciplinar, contando com oncologista pediátrico, geneticista, assistente social e psicólogo, além do oftalmologista.

A terapêutica do retinoblastoma consiste em tratamento local de lesões pequenas e quimioterapia associada para consolidação nos casos hereditários, ou enucleação nos casos avançados. Desde a década de 1990, quando a quimioterapia passou a ser utilizada para tumores intraoculares hereditários e não apenas para doença extraocular, o sucesso no tratamento aumentou.[21,22]

Como modalidades de tratamento local, há a laserterapia (fotocoagulação a *laser* ou termoterapia transpupilar – TTT), a braquiterapia (colocação de placa radioativa extraescleral), a crioterapia (congelamento das lesões) e/ou enucleação. A indicação de cada uma dessas modalidades depende de sua disponibilidade e de características como local do tumor, seu tamanho e a presença de sementes vítreas. Como regra, evita-se a radioterapia externa porque existe a possibilidade de induzir deformidades faciais e aumentar o risco de outras neoplasias.[21,22]

A quimioterapia sistêmica costuma ser utilizada para diminuir a necessidade de radioterapia externa e de enucleação, podendo ser indicada pela apresentação inicial ou após anatomia patológica. Existem inúmeros protocolos, entre eles a utilização de carboplatina e vincristina.[21,22]

A quimioterapia intra-arterial é cada vez mais utilizada em todos os grandes centros pelo mundo. O principal fator de mau prognóstico no retinoblastoma é o diagnóstico tardio. Quando a doença é diagnosticada precocemente, quase todas as crianças são curadas e muitas mantêm boa visão em pelo menos um olho. É fundamental que os pediatras realizem o exame do reflexo vermelho e considerem o retinoblastoma diagnóstico diferencial em casos de leucocoria ou estrabismo.[21,22] É importante o pediatra estar ciente de que tumores pequenos podem não alterar o exame do reflexo vermelho, sendo, portanto, recomendado indicar avaliação oftalmológica durante o primeiro ano de vida.

REFERÊNCIAS BIBLIOGRÁFICAS

1. Dreyer Z, Indelicato DJ, Reaman, GJ, Bleyer WA. Infants and adolescents with cancer: special considerations. In: Pizzo PA, Poplack DG (eds.). Principles and practice of pediatric oncology. 7.ed. (livro on line) Philadelphia: Lippincott Williams & Wilkins; 2016. p.877-928. Disponível em: https://frefnenal.firebaseapp.com/aa981/principles-and-practice-of-pediatric-oncology-by-philip-a-pizzo-david-g-poplack-b010c5pvpg.pdf (acesso 26 fev 2021).
2. Brasil. Ministério da Saúde. Instituto Nacional de Câncer José Alencar Gomes da Silva. Incidência, mortalidade e morbidade hospitalar por câncer em crianças, adolescentes e adultos jovens no Brasil: informações dos registros de câncer e do sistema de mortalidade. Disponível em: inca.gov.br/sites/ufu.sti.inca.local/files//media/document//incidencia-mortalidade-morbidade-hospitalar-por-cancer-pdf (acesso 28 fev 2021).
3. Chandler JC, Gauderer MWL. The neonate with an abdominal mass. Pediatr Clin N Am. 2004;51:979-97.
4. Fernandez-Pineda I. Current management of fetal and neonatal tumors (editorial). Current Pediatric Reviews. 2015;11(3):142.
5. Ibagy A, Silva DB, Seiben J, Winneshoffer APFF, Costa TEJB, Dacoregio JS, et al. Leucemia linfoblástica aguda em lactentes: 20 anos de experiência. J Pediatr. 2013;89(1):64-9.
6. Ward E, DeSantis C, Robbins A, Kohler B, Jemal A. Childhood and adolescent cancer statistics, 2014. CA Cancer J Clin. 2014;64(2):83-103.
7. Altman, Schwartz. Tumors of the sympathetic nervous system. In: Malignant disease of infancy, childhood and adolescence. 2nd ed. Philadelphia: WB Saunders Company;1983. p.368-80.
8. Rabin KR, Gramatges MM, Margolin JF, Poplack DG. Acute lymphoblastic leukemia. In: Pizzo PA, Poplack DG (eds.). Principles and practice of pediatric oncology. 7.ed. Philadelphia: Lippincott Williams & Wilkins; 2016. p.463-97.
9. Gutierrez A, Silverman LB. In: Orkin SH, Fisher DE, Look AT, Lux SE, Ginsburg D, Nathan DG. Acute lymphoblastic leukemia. In: Nathan and Oski's, Hematology of Infancy and Childhood. 8.ed. Philadelphia: Saunders Elsevier; 2015. p.1527-54.
10. Pombo-de-Oliveira MS, Andrade FG, Brazilian Collaborative Study Group of Infant Acute Leukaemia. Early-age acute leukemia: revisiting two decades of the Brazilian Collaborative Study Group. Archives of Medical Research. 2016;47(8):593-606.
11. Mitchell SG, Pencheva B, Westfall E, Porter CC. cancer predisposition in neonates and infants. Neonatal Malignant Disorders In Clinics in Perinatology. 2021;48(1):7-13.
12. Brown P, Pieters R, Biondi A. How I treat infant leucemia. Blood. 2019;133(3):205-14.
13. Larouceh V, Huang A, Bartels U, Bouffet E. Tumors of the central nervous system in the first year of life. Pediatr Blood Cancer. 2007;49:1074-82.
14. Butel T, Karanian M, Pierron G, Orbach D, Ranchere D, Cozic N, et al. Integrative clinical and biopathology analyses to understand the clinical heterogeneity of infantile rhabdomyosarcoma: A report from the French MMT committee. Cancer Med. 200;9(8):2698-709.
15. Okpokowuruk FS, Oloyede I. Congenital Ewing's sarcoma in a neonate in Uyo: a case report. Pan African Am. J. 2013;15:90. Disponível em: https://www.panafrican-med-journal.com/content/article/15/90/full/ (acesso 28 mar 2021).
16. Esen ÇSB, Gültekin M, Aydin GB, Akyüz C, Oguz KK, Orhan D, et al. Ewing sarcoma in na infant and review of the literature. The Turkish J of Pediatrics. 2019;61:760-4.
17. Pianovski MA, Maluf EM, de Carvalho DS, Ribeiro RC, Rodriguez-Galindo C, Boffetta P, et al. Mortality rate of adrenocortical tumors in children under 15 years of age in Curitiba, Brazil. Pediatr Blood Cancer. 2006;47(1):56-60.
18. PDQ Pediatric Treatment Editorial Board. 2020 Jun 8. In: PDQ Cancer Information Summaries. Bethesda (MD): National Cancer Institute. Disponível em: https://www.ncbi.nlm.nih.gov/books/NBK549129/ (acesso 28 fev 2021).
19. Custódio G, Parise GA, Kiesel Filho N, Komechen H, Sabbaga CC, Rosati R, et al. Impact of neonatal screening and surveillance for the TP53 R337H mutation on early detection of childhood adrenocortical tumors. J Clin Oncol. 2013;31(20):2619-26.
20. Shah R, Weil BR, Weldon CB, Amatruda JF, Lindsay-Frazier A. Cancer predisposition in neonates and infants. Neonatal malignant disorders: germ cell tumors. In: Weschler DS. Clinics in Perinatology. 2021;48(1):147-65.
21. Abramson DH, Schefler AC. Update on retinoblastoma. Retina. 2004;24(6):828-48.
22. Belfort Neto R, Singh A. Retinoblastoma. In: Burns DAR, Campos Júnior D, Silva LR, Borges WG (eds.). Tratado de pediatria. 4.ed. São Paulo: Manole; 2017. P.2292-96.

CAPÍTULO 9

CÂNCER NO ADOLESCENTE

Ethel Fernandes Gorender
José Henrique Silva Barreto

AO FINAL DA LEITURA DESTE CAPÍTULO, O PEDIATRA DEVE ESTAR APTO A:

- Saber que a incidência de câncer no adolescente varia entre 2-6% do total de casos diagnosticados.
- Reconhecer que as neoplasias malignas que ocorrem preferencialmente na adolescência são linfoma de Hodgkin, osteossarcoma e tumor testicular.
- Entender que a menor sobrevida nos adolescentes é reflexo de diferenças na biologia tumoral, no risco genômico, na sensibilidade à quimioterapia, no diagnóstico mais tardio e na menor participação em protocolos de tratamento.
- Compreender que o atendimento do adolescente com câncer requer equipe multidisciplinar ampliada, incluindo cosmetologistas, especialistas em fertilidade e em sexualidade.

INTRODUÇÃO

O câncer no adolescente, assim como o câncer infantil, é uma doença rara. Sua incidência varia entre 2-6% do total de casos de câncer. São estimados 85 mil casos novos no mundo anualmente nos indivíduos entre 15-19 anos, segundo a Agência Internacional de Pesquisa em Câncer (Iarc).

No Brasil, a estimativa do Instituto Nacional de Câncer (Inca) com base nos dados do Registro de Câncer de Base Populacional é de cerca de 6 mil casos novos por ano nessa faixa etária. A despeito dos grandes avanços na terapia do câncer na infância, que apresenta atualmente altas taxas de cura, em torno de 70-80%, os adolescentes apresentam menor evolução na sobrevida e menor redução na mortalidade. Esse pior desempenho é reflexo de diferenças na biologia tumoral, no risco genômico, na sensibilidade à quimioterapia, no diagnóstico mais tardio e na menor participação em protocolos de tratamento.

EPIDEMIOLOGIA

As neoplasias malignas mais incidentes na adolescência são os linfomas, correspondendo a 30% dos casos, com destaque para o linfoma de Hodgkin, que representa 20% dos tipos de câncer nessa faixa etária. Na sequência das maiores incidências aparecem as leucemias e os tumores cerebrais, 10% cada, estes que são os principais tipos de câncer na primeira década de vida. Os tumores originados em células mesenquimais como os tumores ósseos e os sarcomas de partes moles correspondem a 8% cada, e o carcinoma de tireoide e os tumores de células germinativas testiculares, 7% cada. Na adolescência manifestam-se tumores de origem epitelial, que são praticamente ausentes na infância e por outro lado correspondem a 85% dos tumores malignos nos indivíduos acima de 50 anos. A heterogeneidade de diagnósticos pode ser dividida em 4 subgrupos:[1,2]

- Câncer que ocorre preferencialmente no adolescente: linfoma de Hodgkin, osteossarcoma e tumor testicular.
- Câncer que ocorre em todas as idades: linfoma não Hodgkin, leucemias e tumores de sistema nervoso central.
- Câncer da infância com apresentação tardia: rabdomiossarcoma, neuroblastoma e tumores renais.
- Câncer do adulto com apresentação precoce: carcinoma de tireoide, carcinomas do trato digestório e melanoma.

O ADOLESCENTE COM CÂNCER

Os motivos pelos quais o prognóstico do adolescente com câncer é pior em relação ao câncer da criança podem ser divididos em:

- Características do tumor.
- Características do diagnóstico.
- Características do tratamento.

CARACTERÍSTICAS DO TUMOR

O câncer no adolescente apresenta comportamento biológico diferente em relação ao mesmo tumor na infância ou na idade adulta. Essas variantes biológicas englobam diferentes riscos genômicos e subtipos histológicos, e diferentes vias de ativação/regulação oncogênicas. As diferenças muitas vezes se traduzem em pior prognóstico. No subgrupo câncer que ocorre em todas as idades, o linfoma não Hodgkin na adolescência se apresenta predominantemente com linfoma linfoblástico, em geral oriundo de células T, com pior prognóstico, e o linfoma de grandes células. As leucemias nessa idade são também em sua maioria derivadas de células T e apresentam comportamento mais agressivo e pior evolução.[3,4]

Dentre os tumores de sistema nervoso central nessa idade, 50% correspondem a astrocitomas e 10% a tumores embrionários, sendo que estes correspondem a 20% na infância. Os tumores cerebrais no adolescente têm melhor prognóstico em relação a esses mesmos tumores na idade adulta.[3,4]

Em relação aos tipos de câncer que ocorrem preferencialmente no adolescente, o linfoma de Hodgkin caracteriza-se nessa faixa etária pela preponderância do subtipo histológico esclerose nodular. O linfoma de Hodgkin e o osteossarcoma são doenças que ocorrem em dois picos, em geral na segunda e na sexta décadas de vida, sendo mais incidente na adolescência.[3,4]

Os tumores de células germinativas de testículo também são doença característica dessa faixa etária e apresentam bom prognóstico. Quanto aos tipos de câncer associados a outras idades, como os tumores da infância com apresentação tardia ou os tumores do adulto com apresentação precoce, estes tendem a ser mais agressivos em sua apresentação na adolescência, em geral com pior prognóstico. Muitos tumores intracavitários ou do esqueleto axial também podem crescer sem sintomas até surgir como uma doença volumosa.[3,4]

CARACTERÍSTICAS DO DIAGNÓSTICO

O diagnóstico de câncer no adolescente, em geral, é mais tardio em relação ao diagnóstico de câncer na infância. Esse fato decorre não só de características próprias do tumor nessa idade, muitas vezes mais agressivo, mas também de fatores relacionados ao paciente, a seus familiares e ao atendimento médico inicial.

A juventude é a época em que o indivíduo está no auge de sua forma física. É o período em que ocorre o desenvolvimento de habilidades motoras e intelectuais, a formação de valores pessoais, o desenvolvimento da sexualidade, a preparação para o mercado de trabalho, o ajuste às expectativas da sociedade, em resumo, a construção da personalidade. Quando ocorre algo errado com o corpo, a primeira sensação de estranhamento é quanto a esse sinal ou sintoma desconhecido, seja ele uma mancha, um nódulo, o aumento de um órgão ou de um membro, o aparecimento de uma dor não prevista, não relacionada a trauma ou exercício intenso. Essa alteração do corpo sem uma causa que a explique traz o medo de não saber o que é, de que vá atrapalhar atividades, por exemplo, esportivas, e muitas vezes culpa ou vergonha. Então, em um primeiro momento, o sinal ou sintoma não é valorizado; é negado, é escondido da família.

Quando o paciente comunica à família, sejam os pais, tutores ou parceiro, muitas vezes o primeiro movimento também é de não valorização do sinal ou do sintoma apresentado pelo adolescente. É inesperado que ele apresente alguma doença, já passou a fase de consultas pediátricas de rotina, das doenças da infância. E surge o medo por parte da família de que a alteração esteja relacionada a uma doença mais séria, muitas vezes incurável. Eis então o momento de procurar atendimento médico: qual médico? Muitos serviços de pediatria não atendem pacientes acima de 12 ou 15 anos; o paciente procura um clínico, ou um especialista relacionado ao sintoma, um ortopedista, por exemplo, para investigar um aumento do joelho. E novamente, nas primeiras consultas, os sintomas, muitas vezes inespecíficos, dor, um gânglio aumentado, febre sem causa aparente, não são valorizados, seja por fazerem parte de uma gama extensa de doenças, seja pelo fato de ser inesperado um câncer nesse indivíduo jovem, seja por desconhecimento do profissional da oncologia pediátrica, matéria nem sempre presente no currículo das faculdades de medicina.

O médico generalista reconhece o problema, e surge a dúvida: para quem encaminhar? Sem dúvida para um serviço terciário, mas para o oncologista clínico ou pediátrico? Advogamos que o adolescente com câncer deve ser tratado pelo oncologista pediátrico em um centro de tratamento de câncer, com acesso aos melhores métodos de diagnóstico, em relação a exames de imagem, exames de imuno-histoquímica e pesquisa de alterações moleculares, fundamentais atualmente para o diagnóstico mais preciso e a consequente melhor indicação de tratamento. Os serviços de regulação médica de cada município e de cada estado devem ser municiados de vagas nesses centros terciários.

Como exemplo de diagnóstico tardio na adolescência, relatamos um caso ocorrido há 2 anos, de um paciente de 14 anos, masculino, procedente da cidade de São Paulo (e não dos confins do país, lugares em que o acesso aos serviços médicos é mais precário), com história de dor nas costas há 4 meses, aparecimento de um tumor em região dorsal há 3 meses com crescimento progressivo e, há 1 mês, cansaço e dificuldade de deambular. A família procurou atendimento médico em pronto atendimento clínico, sendo o adolescente diagnosticado com pneumonia e prescrito antibiótico. Por não apresentar melhora, a mãe retornou ao atendimento, sendo trocada a medicação. Após piora clínica do paciente, a família procurou hospital geral secundário, sendo o paciente encaminhado em seguida a um serviço de oncologia pediátrica em hospital terciário. O paciente apresentava-se em regular estado geral, emagreci-

do, dispneico, sem deambular, com uma massa endurecida de 17 cm de diâmetro em região dorsal, portanto em local visível ao exame clínico, e uma radiografia de pulmão com múltiplos nódulos bilaterais. O paciente foi diagnosticado com sarcoma de Ewing metastático para pulmão, e, a despeito do tratamento intensivo rapidamente instituído, evoluiu a óbito em 20 dias. As Figuras 1 a 3 demonstram a neoplasia ao exame clínico, à tomografia e à radiografia simples de pulmão.

CARACTERÍSTICAS DO TRATAMENTO

Uma vez realizado o diagnóstico de forma precisa e correta e a classificação de risco do paciente, este deve ser, sempre que possível, incluído em protocolos de tratamento. Já é bem demonstrado na literatura que os pacientes com câncer em protocolos de tratamento específico para a doença apresentam melhor evolução do que os que seguem apenas esquemas quimioterápicos preconizados. Estudos demonstraram que até a década de 1990 cerca de

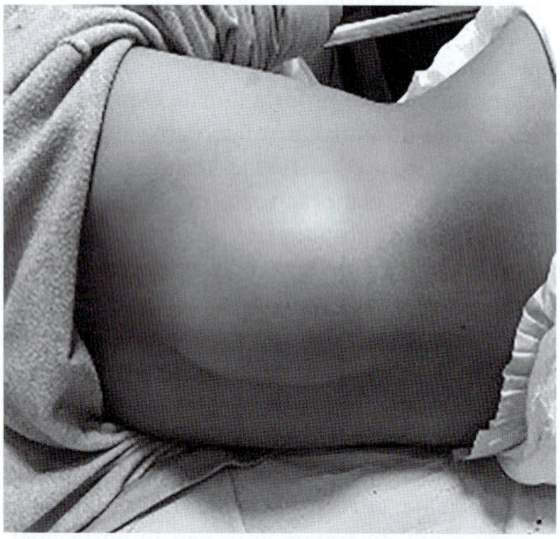

Figura 1 Massa endurecida em região dorsal.
Fonte: arquivo pessoal da autora Ethel Fernandes Gorender.

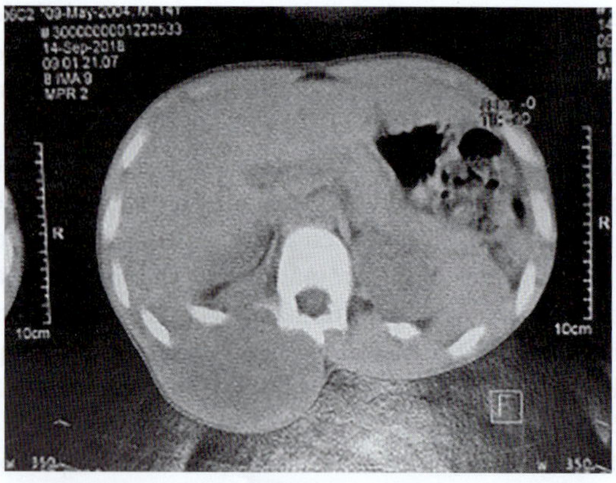

Figura 2 Tomografia computadorizada da massa tumoral.
Fonte: arquivo pessoal da autora Ethel Fernandes Gorender.

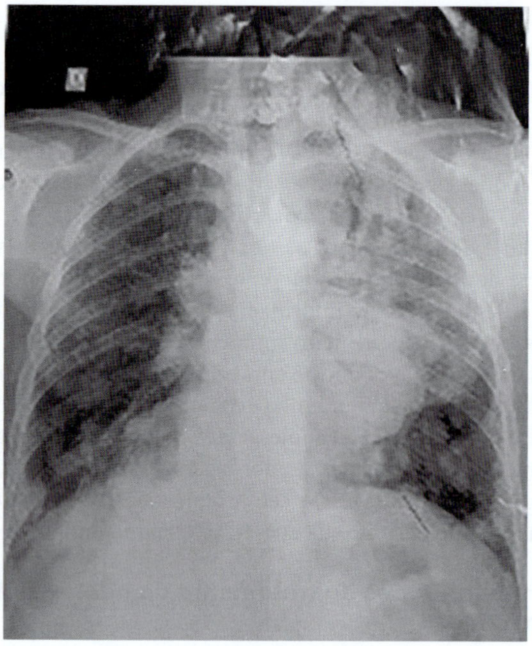

Figura 3 Radiografia simples de pulmão com múltiplos nódulos bilaterais.
Fonte: arquivo pessoal da autora Ethel Fernandes Gorender.

65% dos pacientes com menos de 15 anos faziam parte de protocolos de tratamento, enquanto somente 5% dos pacientes de 15-19 anos eram incluídos nesses tratamentos. Pacientes adolescentes com leucemia linfoide aguda e sarcoma de Ewing incluídos em protocolos pediátricos apresentaram melhor evolução e sobrevida do que os tratados com esquemas voltados para o adulto. Os esquemas de tratamento propostos para adultos levam em conta menor tolerância, seja por fatores metabólicos, seja pela presença de morbidades prévias (cardíacas, renais, endócrinas etc.), sendo a quimioterapia muitas vezes menos intensiva e com menor eficácia.[5-8]

A adesão ao tratamento pelo adolescente é outro tópico importante. Ao contrário do adulto, que procura por conta própria o atendimento médico, e da criança, que é conduzida pela família, o adolescente questiona a doença, as terapias propostas e suas sequelas. Se esse comportamento já é observado em outras situações e especialidades, por exemplo, doenças crônicas, diabetes melito, doenças inflamatórias intestinais, fibrose cística, na oncologia ele se manifesta abertamente. O câncer e seu tratamento alteram a relação do adolescente com seu corpo, modificando suas capacidades físicas, seus desejos, deformando sua aparência e os sinais de sua sexualidade. O paciente questiona primeiro por que a doença aconteceu nele, posteriormente como é o tratamento, e por fim se a morte é um fim que pode acontecer. Por que submeter-se a um tratamento que lhe causará náuseas e vômitos, alopecia, possibilidade de amputação de membro, cicatrizes, entre outras sequelas? É fundamental que, uma vez estabelecidas as diretrizes do tratamento, seja realizada uma reunião com o paciente,

sua família, o *staff* médico, a equipe de enfermagem, psicologia, assistente social e demais profissionais do time multidisciplinar, se necessário (fisioterapeuta, fonoaudiólogo, odontólogo etc.) a fim de esclarecer o diagnóstico, que nem o paciente nem a família têm culpa pela doença, que a doença é agressiva e, sim, pode causar morte e que, sim, a doença é curável, mas, para que isso ocorra, o tratamento é agressivo, com os possíveis efeitos colaterais. E, acima de tudo, que o tratamento tem um tempo determinado de duração. As informações não precisam ser todas passadas em um primeiro momento, mas o paciente tem de saber que sua doença é curável se tratada naquele momento, que o tratamento não é agradável, mas que ele tem um tempo limitado. O adolescente entende o diagnóstico, a gravidade da doença, a abordagem (quimioterapia, cirurgia, radioterapia etc.) e seu prognóstico, e é esse entendimento que permite sua adesão ao tratamento.[5-8]

Particularidades do tratamento do adolescente com câncer

Embora exista há algum tempo a discussão sobre a subespecialidade oncologia para o adolescente e para o adulto jovem, conhecida na sigla em inglês AYA (*adolescent and young adult*), algumas particularidades no tratamento do adolescente com câncer ainda devem ser transpostas. O local de tratamento é uma delas. Os ambientes dos ambulatórios de oncologia pediátrica, em geral com brinquedotecas, são muito infantis. Por outro lado, o ambiente dos ambulatórios de oncologia clínica são descritos como muito depressivos pelos adolescentes lá tratados. Espaços multifuncionais, com acesso à internet, computadores, *tablets*, livros e revistas e locais tranquilos, às vezes mais reservados, onde possam interagir com seus pares, são mais adequados para o jovem permanecer muitas vezes durante o dia inteiro recebendo quimioterapia. Esses espaços podem ser criados nos serviços de oncologia clínica ou oncologia pediátrica.

Outra particularidade do atendimento é a equipe multidisciplinar, não só em relação a quais profissionais, mas também em relação a sua atuação. Além dos profissionais pertinentes ao atendimento pediátrico, tais como psicólogos, equipe de enfermagem, farmácia, nutrição, fisioterapeutas, fonoaudiólogos, odontólogos, terapeuta ocupacional e assistente social, há demanda, por exemplo, por cosmetologistas, especialistas em fertilidade e especialistas em sexualidade. A alopecia decorrente da quimioterapia, o escurecimento da pele causado por algumas drogas e radioterapia, cicatrizes de cirurgias, em resumo, alterações na aparência que afetam mais o adolescente que a criança pequena, podem ser minimizados pela atuação dos cosmetologistas. Também em relação à autopercepção do jovem quanto à sua capacidade de atração do outro, por mudanças ocorridas em seu corpo, tais como amputação de membros, cirurgias mutiladoras, paraplegias, a atuação do sexólogo permite ao paciente a discussão para melhor realização e expressão de sua sexualidade. Outro assunto muitas vezes mais abordado pelo adulto jovem e nem tanto pelo adolescente é a questão da fertilidade. A abordagem do médico ao diagnóstico ou nas primeiras consultas permite ao paciente ver a continuidade da vida após o tratamento.

Algumas doenças, como o linfoma de Hodgkin, podem por si sós acarretar azoospermia, mas as principais alterações da fertilidade estão relacionadas a alguns quimioterápicos, principalmente agentes alquilantes, e a radioterapia em campo pélvico e testículos. A consulta com especialista em fertilidade em alguns casos pode sugerir soluções para o futuro, como criopreservação de esperma, transposição cirúrgica de ovários, entre outros procedimentos.

O profissional do serviço social, presente em todas as equipes de oncologia, seja de criança ou de adulto, muitas vezes tem papel mais abrangente para o adolescente. Problemas com emprego, já que muitos já trabalham, benefícios sociais, adolescentes que já são pais e arrimos de família, adolescentes com pais idosos, questões previdenciárias, são questões próprias da atuação do assistente social a esse paciente.[2]

O acompanhamento psicológico é parte fundamental do tratamento do câncer, não importa a faixa etária do paciente. Para o adolescente, é um dos primeiros momentos de confronto com a própria morte. O pensamento sobre a separação do outro, a solidão absoluta, pode estar presente desde o diagnóstico e tornar-se insuportável para o adolescente elaborar sozinho uma trajetória para superar a ansiedade resultante, e que pode persistir durante todo o tratamento. Quando este termina, surge o medo da recaída (síndrome de Dâmocles), que se manifesta a cada consulta de retorno ou exame de reavaliação. Para o paciente cujo tratamento falha, ou quando a doença retorna, surgem questões sobre dor, sofrimento, abandono, e futuro da família sem sua presença. O profissional da psicologia, e não só ele, como toda a equipe que cuida do paciente, deve acompanhar o paciente do diagnóstico até o fim do tratamento, não importa qual seja esse fim, de modo a acolher suas angústias e a permitir a elaboração de sua passagem. O paciente adolescente compreende seu diagnóstico e prognóstico, tem capacidade de expressar sua condição clínica, tem maturidade legal para decidir sobre seu tratamento, e seu entorno envolve muitas vezes não só os pais, mas também parceiro, namorado, ou cônjuge, e filhos pequenos.[8]

O financiamento do tratamento é outra particularidade comum a todos os pacientes com câncer. Novos métodos diagnósticos, terapias com drogas alvo, muitas vezes não são cobertos pelo sistema público de saúde. O papel do terceiro setor como entidade de captação de recursos, muito presente no caso do câncer infantil, pelo próprio apelo da criança com câncer, deve ser capaz de demonstrar para seus doadores e para a sociedade em geral a importância de oferecer o tratamento mais adequado ao adolescente que irá se tornar um adulto com longa vida de qualidade e produtiva.

FATORES PSICOLÓGICOS DO CÂNCER NOS ADOLESCENTES E ADULTOS JOVENS

Embora a idade de independência legal seja aos 18 anos, o desenvolvimento fisiológico do cérebro continua até os 30 anos, e o desenvolvimento psicológico das habilidades de enfrentamento continua ao longo da vida do indivíduo. O marco fundamental da idade adulta é a aquisição de mecanismos de enfrentamento maduros e saudáveis que permitem a um indivíduo negociar os desafios de uma sociedade adulta.[9]

Adolescentes e adultos jovens que estão amadurecendo adequadamente antes de um diagnóstico de câncer relatam capacidade reduzida de manter o emprego, completar a educação e manter relacionamentos maduros durante e após um diagnóstico de câncer, indicando que seu desenvolvimento psicológico pode desacelerar, parar ou mesmo regredir (Quadro 1).[10] Por causa dessas considerações de desenvolvimento únicas, a população desse grupo etário tem várias necessidades que se manifestam durante a terapia.[10]

Quadro 1 Questões sociais para pacientes adolescentes e jovens adultos com câncer

Idade	Preocupações sociais e de desenvolvimento
Meia adolescência: < 18 anos	• Interrupção do desenvolvimento de habilidades sociais.
	• Atraso no desempenho do ensino médio/graduação.
	• Atraso em viver de forma independente.
Idade adulta emergente: 18-25 anos	• Atraso no ensino superior.
	• Interrupções no emprego.
	• Barreiras para alcançar a independência financeira.
	• Dificuldades em obter seguro-saúde adequado.
Adulto jovem: 26-39 anos	• Dificuldade significativa em desenvolver e manter relacionamentos com outras pessoas/cônjuges.
	• Problema com função sexual e relacionamentos íntimos.
	• Problema de fertilidade afetando a paternidade.
	• Barreiras para alcançar a independência financeira.
	• Dificuldades em obter seguro-saúde adequado.

Fonte: adaptado de Warner et al., 2016.[10]

Os sistemas de saúde e os profissionais médicos devem reconhecer que os adolescentes e adultos jovens requerem ensinamentos especializados e maior apoio psicológico ao discutir terapias e experimentar os rigores e os efeitos colaterais do tratamento. Muito de sua ansiedade pode ser aliviada provendo informações direcionadas para suas inquietações específicas. Adolescentes e adultos jovens têm muita preocupação relacionada à saúde sexual e reprodutiva, e as necessidades não atendidas podem afetar relacionamentos futuros, autoimagem, saúde e qualidade de vida.[11,12]

As adolescentes comumente expressam dúvidas sobre feminilidade e autovalor quando confrontadas com a questão da infertilidade. Da mesma forma, os adolescentes relatam percepções de dúvidas semelhantes.[13] Esses pacientes se preocupam com a possibilidade de redução da fertilidade após o tratamento do câncer e necessitam de aconselhamento sobre riscos e opções de preservação de óvulos e de espermatozoides.[11,14] No passado, apenas a minoria dos pacientes adolescentes e adultos jovens era abordada sobre opções reprodutivas antes da quimioterapia.[11,13,14] Desde a descoberta da importância da fertilidade para jovens sobreviventes de câncer, esses adolescentes passaram a receber, mais recentemente, orientações médicas sobre distúrbios da saúde sexual e reprodutiva.

Adicionalmente, os adolescentes e adultos jovens necessitam de apoio à saúde mental. Estudos apontam que quase 1/3 dos adolescentes e adultos jovens com câncer apresenta aumento de quadros depressivos.[15] Apresentar dificuldades psicossociais está associado a pior qualidade de vida, aumento dos problemas de saúde, fadiga e mau rendimento no trabalho/escola.[15] Há relatos de que pacientes com condições médicas crônicas, diferentes do câncer, apresentaram melhores resultados quando receberam apoio psicossocial.[16]

São notórios os impactos e os efeitos que o adoecimento por câncer na adolescência e no adulto jovem traz para o sujeito nessa fase complexa, enfrentando diversos questionamentos e inquietações, principalmente devido à indefinição de sua inserção em dada fase, uma vez que não se é mais criança nem adulto o suficiente para ser tratado como tal.

Dentre os efeitos colaterais observados nessa faixa etária, tem-se o físico, o qual está densamente relacionado aos impactos causados pelos tratamentos, que incluem radioterapia, quimioterapia, imunoterapia, procedimentos cirúrgicos, intubações, drenagens, punções, entre outros, resultando principalmente em alteração da autoimagem.[12] De forma que, para além das repercussões orgânicas, os efeitos adversos do adoecimento e do tratamento atinjam o âmbito psicossocial e emocional do adolescente adoecido por câncer.[12]

No campo psicossocial, a forçada adaptação à nova rotina de hospitalização, modificando, na maioria das vezes, o estilo de vida e hábitos comuns da fase juvenil, é um resultado evidente do adoecimento por câncer e necessidade de realização de tratamento.[17] Apesar dos avanços técnico-científicos, o câncer carrega rótulos e tem sido associado diretamente à ideia de morte. Logo, o sujeito que vivencia a fase do adolescer tem influências impactantes no que se refere à esfera psicológica e social, já que se correlacionam às representações sociais e às restrições às atividades cotidianas do sujeito.[17,18]

No que concerne à parte emocional, apresenta-se como mobilizador de sentimentos, destacando-se angústia, medo e ansiedade. Os sentimentos de tristeza e soli-

dão afetam tanto o processo terapêutico quanto o processo de vida e de enfrentamento à doença de câncer durante a fase da adolescência.[17,18] Muitas vezes a percepção e a vivência dessa doença de forma negativa fazem com que o adolescente se feche ainda mais para possibilidades de enfrentamentos positivos. Enfatiza-se também a questão relacionada ao fato de que os profissionais não disponibilizam espaço de expressão nem de escuta diferenciada para esses adolescentes, os quais, muitas vezes, sofrem a dor física, emocional e psicossocial concomitantemente.

O tratamento do adolescente e do adulto jovem com câncer deve ser abrangente, oferecendo atenção não só às necessidades físicas como também às psicológicas e sociais. Seguindo esse objetivo, é importante que a equipe multiprofissional trabalhe preferencialmente de forma interdisciplinar, englobando, além da habilidade técnica e científica de cada área de atuação, a disponibilidade dos profissionais para escutar as percepções, dúvidas, inquietações e dificuldades de cada paciente, visando compreender como vivenciam o adoecimento.

REFERÊNCIAS BIBLIOGRÁFICAS

1. de Camargo B, Reis RS, Santos MO. Epidemiologia das Neoplasias em adolescentes e adultos jovens. In: Epelman S. Oncologia no adolescente. Atheneu; 2014. p.1-14.
2. Gorender EF, Epelman S. O adolescente com câncer: a necessidade de uma nova abordagem. In: Loggetto SR, Park MVF, Braga JAP. Oncologia para o pediatra. Atheneu; 2012. p.367-72.
3. Ostrom QT, Gittlelman H, de Blank PM, et al. American Brain Tumor Association Adolescent and young adult primary brain and central nervous system tumors diagnosed in the United States in 2008-2012. Neuro Oncol. 2016;18(Suppl.1):i1-i50.
4. Yi JC, Syrjala KL. Overview of cancer survivorship in adolescents and young adults. Disponível em: https://www.uptodate.com/contents/overview-of-cancer-survivorship-in-adolescents-and-young-adults (acesso 15 mar 2021).
5. Zebrack B, Matheus-Bradshaw B, Siegel S. Quality cancer care for adolescents and young adults: a position statement. J Clin Oncol. 2010:28:4862-7.
6. Ferrari A, Thomas D, Franklin ARK, Hayes-Lattin BM, Mascarin M, van der Graaf W, et al. Starting an adolescent and young adult program: some success stories and some obstacles to overcome. J Clin Oncol. 2010;28:4850-7.
7. Klein-Geltink J, Shaw AK, Morrison HI, Barr RD, Greenberg ML. Use of paediatric versus adult oncology treatment centers by adolescents 15-19 years old: The Canadian Childhood Cancer Surveillance and Control Program. Eur J Cancer. 2005;41(3):404-10.
8. Epelman CL. Aspectos psicológicos. In: Epelman S. Oncologia no adolescente. Atheneu; 2014. p.95-102.
9. Rosenberg AR, Kroon L, Chen L, Li CI, Jones B. Insurance status and risk of cancer mortality among adolescents and young adults. Cancer. 2015;121:1279-86.
10. Warner EL, Kent EE, Trevino KM, Parsons HM, Zebrack BJ, Kirchhoff AC. Social well-being among adolescents and young adults with cancer: a systematic review. Cancer. 2016;122:1029-37.
11. Acquati C, Zebrack BJ, Faul AC, B, Embry L, Aguilar C, Block R, et al. Sexual functioning among young adult cancer patients: a 2-year longitudinal study. Cancer. 2018;124:398-405.
12. Martins A, Taylor RM, Lobel B, McCann B, Soanes L, Whelan JS, et al. Sex, body image, and relationships: a Brightlight workshop on information and support needs of adolescents and young adults. J Adolesc Young Adult Oncol. 2018;7:572-78.
13. Schick M, Rosner S, Toth B, Strowitzki T, Wischmann T. Exploring involuntary childlessness in men: a qualitative study assessing quality of life, role aspects and control beliefs in men's perception of the fertility treatment process. Hum Fertil. 2016;19:32-42.
14. Chemaitilly W, Li Z, Krasin MJ, Brooke RJ, Wilson CL, Green DM, et al. Premature ovarian insufficiency in childhood cancer survivors: a report from the St. Jude Lifetime Cohort. J Clin Endocrinol Metab. 2017;102(7):2242-50.
15. Geue K, Brahler E, Faller H, Härter M, Schulz H, Weis J, et al. Prevalence of mental disorders and psychosocial distress in German adolescent and young adult cancer patients (AYA). Psychooncology. 2018;27(7):1802-9.
16. Sansom-Daly UM, Peate M, Wakefield CE, Bryant RA, Cohn RJ. A systematic review of psychological interventions for adolescents and young adults living with chronic illness. Health Psychol. 2012;31:380-93.
17. Souza DSM, Santos LG. O adolescente com câncer: o adoecimento potencializando os conflitos da adolescência. Cientefico. 2015;15(30):61-78.
18. Duarte IV, Galvão IA. Câncer na adolescência e suas repercussões psicossociais: percepções dos pacientes. Rev SBPH. 2014;17(1):26-48.

CAPÍTULO 10

EMERGÊNCIAS ONCOLÓGICAS

Denise Bousfield da Silva
Mara Albonei Dudeque Pianovski
José Henrique Silva Barreto
Andrea Gadelha Nóbrega Lins

AO FINAL DA LEITURA DESTE CAPÍTULO, O PEDIATRA DEVE ESTAR APTO A:

- Identificar as situações de emergência/urgência oncológica e seu risco potencial.
- Compreender que, no manejo da hiperleucocitose, o paciente deve ser clinicamente estabilizado e a contagem leucocitária, diminuída.
- Saber que, na síndrome de lise tumoral, o melhor tratamento é a prevenção pela utilização da hidratação e medicamentos que reduzam a concentração sérica do ácido úrico.
- Realizar da maneira mais rápida e menos invasiva possível a comprovação diagnóstica na síndrome de veia cava superior/mediastinal superior.
- Entender que a compressão medular é uma complicação grave, e o atraso no manejo pode resultar em perda definitiva de função.
- Tratar de forma eficaz e rápida a infecção, que representa a maior causa de letalidade nos pacientes com câncer.

INTRODUÇÃO

O tratamento do câncer infantojuvenil envolve o uso de combinações terapêuticas intensivas, as quais determinaram aumento na taxa de sobrevida global e na sobrevida livre de doença. No entanto, a própria doença, bem como a terapêutica instituída, podem determinar eventos adversos agudos e crônicos, gerando sinais e sintomas que devem ser rapidamente reconhecidos, bem como adequadamente tratados.

Considerando que o pediatra geralmente é o primeiro profissional a realizar o atendimento de uma criança ou adolescente com câncer, suas condutas iniciais são fundamentais até que seja realizada a avaliação pelo oncologista pediátrico.

Nesta abordagem diagnóstica e terapêutica, levando em conta a extensão do tema foram priorizadas algumas situações de emergência/urgência oncológicas de maior significado clínico para o pediatra, tais como hiperleucocitose, síndrome de lise tumoral, síndrome da veia cava superior/ síndrome mediastinal superior, compressão da medula espinhal e neutropenia febril pós-quimioterapia.

HIPERLEUCOCITOSE

É definida pela presença de leucócitos no sangue periférico em número superior a 100.000/mm^3. Observa-se, entretanto, que a hiperleucocitose clinicamente significante ocorre quando os leucócitos no sangue periférico são superiores a 200.000/mm^3 na leucemia mieloide aguda (LMA) e superiores a 300.000/mm^3 na leucemia linfoide aguda (LLA) e na leucemia mieloide crônica (LMC).[1,2] Pacientes com hiperleucocitose possuem elevado índice de morbidade, pois essa alteração hematológica pode determinar hemorragia ou trombose no sistema nervoso central, leucostase pulmonar e distúrbios metabólicos que acompanham a síndrome de lise tumoral.[3] A viscosidade sanguínea aumentada, bem como as interações de adesão entre o endotélio lesado e os blastos leucêmicos, são responsáveis por determinar a leucostase.[3,4] Ocasionalmente os sintomas de leucostase podem desenvolver-se em pacientes com contagem leucocitária inferior a 100.000/mm^3, sendo os blastos leucêmicos ativados pelas citocinas e toxinas liberadas pelo dano endotelial.[4]

O óbito nesses pacientes pode ser determinado por trombose ou hemorragia no sistema nervoso central (SNC), leucostase pulmonar e pelos distúrbios metabólicos que acompanham a síndrome de lise tumoral.[2]

DIAGNÓSTICO

O estabelecimento diagnóstico requer alto grau de suspeita, sendo inicialmente fundamentado na história clínica e no exame físico minucioso, com especial atenção na pressão arterial, no ritmo cardíaco, na frequência cardíaca, na presença de massa abdominal e de efusões pleurais, além da ascite, sinais de compressão de veia cava superior/síndrome mediastinal superior e sinais de hipóxia cerebral. Muitos pacientes são assintomáticos ao diagnóstico, porém outros apresentam alterações no *status* mental, cefaleia, visão turva, convulsões, coma, sintomas de acidente vascular cerebral, papiledema, distensão da artéria ou veia da retina, priapismo, dactilite, entre outros.[1,2] Aproximadamente 80% dos pacientes com leucostase são febris, devido a inflamação associada a leucostase ou a infecção concomitante.[1,2,5]

A avaliação laboratorial deve incluir hemograma, desidrogenase láctica (LDH), eletrólitos, ácido úrico, função renal, albumina, parcial de urina e coagulograma. A radiografia de tórax pode revelar a presença de massa mediastinal ou infiltrado intersticial difuso. Na dependência do quadro clínico e laboratorial, devem ser solicitados também eletrocardiograma, ecocardiograma, ultrassonografia, tomografia computadorizada e ressonância magnética, não contrastados, caso a função renal esteja comprometida pela leucostase ou pela síndrome de lise tumoral e desidratação.[1,2]

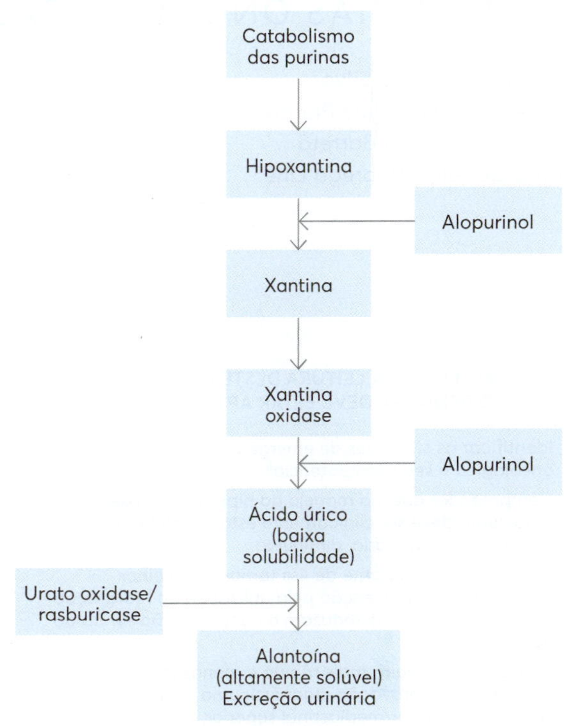

Figura 1 Catabolismo das purinas.
Fonte: Coiffier B et al., 2008.[7]

TRATAMENTO

O paciente deve ser clinicamente estabilizado e a contagem leucocitária, diminuída.[1,2] Embora ainda não haja estudos controlados e randomizados para o tratamento da hiperleucocitose, recomenda-se a utilização imediata de hidratação intravenosa no volume de 3 L/m^2 por dia, alopurinol (250-500 mg/m^2/dia, via oral, cada 8 horas, máximo de 800 mg/dia) ou urato-oxidase recombinante (0,1-0,2 mg/kg/dia, via intravenosa). Em relação à hidratação, deve-se ter cuidado para evitar a hiperhidratação e hipervolemia, pela possibilidade de determinar exacerbação dos sintomas pulmonares.[1,2,6,7]

O alopurinol inibe diretamente a formação do ácido úrico pelo bloqueio da enzima xantino-oxidase, que catalisa a conversão da hipoxantina em xantina e desta em ácido úrico, enquanto a urato-oxidase converte o ácido úrico em alantoína, um produto mais solúvel na urina (Figura 1). Nos pacientes com deficiência de glicose 6-fosfato desidrogenase (G6PD) é contraindicado o uso de urato-oxidase.[1,2,6,7]

A utilização da urato-oxidase recombinante está recomendada, segundo Cairo et al.,[7] para crianças e adolescentes considerados de alto risco para síndrome de lise tumoral, ou seja, pacientes com linfoma de Burkitt e linfoma linfoblástico, estadio III/IV e/ou LDH ≥ 2 vezes o limite superior da normalidade; doença com risco intermédio com disfunção renal e/ou envolvimento renal; doença de risco intermédio com ácido úrico, potássio e/ou fosfato > limite superior da normalidade; pacientes com LLA e leucometria ≥ 100.000 mm^3 e/ou LDH ≥ 2 vezes o limite superior da normalidade; pacientes com LMA e leucometria ≥ 100.000 mm^3.

Embora o uso de bicarbonato de sódio para alcalinizar a urina tenha sido historicamente recomendado, não há clara evidência demonstrando seu benefício.[7] Alguns autores recomendavam a alcalinização para manter o pH urinário entre 7-7,5, fundamentado em seu efeito protetor para as células do túbulo renal em relação ao ácido úrico e à hemoglobinúria. No entanto, a alcalinização excessiva (pH urinário > 7,5) pode levar a piora da nefropatia, pois no pH > 7,5 pode ocorrer formação de cálculos de xantina e hipoxantina e no pH de 8 ou mais o fosfato de cálcio pode cristalizar nos rins.[6] Os distúrbios metabólicos, acidobásico e a função renal devem ser constantemente monitorados e corrigidos.[1,2,6]

Os pacientes com contagem de plaquetas inferiores a 20.000/mm^3 deveriam receber, de forma profilática, concentrado de plaquetas para prevenir o aparecimento de hemorragia cerebral.[1] O risco de hemorragia intracraniana é maior após importante redução da contagem de leu-

cócitos, sugerindo que o dano da reperfusão pode ocorrer quando a circulação é restabelecida nos leitos capilares hipoxêmicos ou isquêmicos.[5] A administração de concentrado de hemácias deve ser evitada se o paciente estiver hemodinamicamente estável, devido ao aumento da viscosidade sanguínea.[1,3,4]

O uso de hidroxiureia fica reservado para pacientes com hiperleucocitose assintomática secundária a leucemia mieloide, que não podem receber quimioterapia de indução imediata. A hidroxiureia na dose de 50-100 mg/kg/dia por via oral reduz a contagem leucocitária em torno de 50-80% em 24-48 horas. Essa medicação é continuada até que a contagem leucocitária esteja < 50.000/mm^3.[3,5]

A exsanguineotransfusão e/ou leucaférese podem rapidamente baixar o número de leucócitos e melhorar a coagulopatia. Entretanto, o papel desses procedimentos na prevenção e no manejo das complicações relacionadas à leucostase ainda não está bem estabelecido.[1,2]

O tratamento quimioterápico sistêmico deve ser iniciado logo que as anormalidades metabólicas e a função renal sejam corrigidas, considerando que é a abordagem mais efetiva para o tratamento da hiperleucocitose.[1,2]

SÍNDROME DE LISE TUMORAL

A síndrome de lise tumoral (SLT) consiste na presença de anormalidades metabólicas que são resultantes da morte de diversas células tumorais com liberação de seu conteúdo na circulação. A tríade clássica dessa síndrome é hiperuricemia, hiperfosfatemia e hipercalemia. Hipocalcemia sintomática pode ocorrer secundária à formação de fosfato de cálcio, advinda da hiperfosfatemia. A SLT pode conduzir à uremia, insuficiência renal, arritmias, convulsões e até mesmo óbito. As manifestações da síndrome usualmente aparecem 12-72 horas após o início da terapia citotóxica, embora possam ocorrer antes do início do tratamento em pacientes com doença extensa e que não tenham recebido adequado tratamento de suporte ao diagnóstico.[1,8] Ocorre mais comumente em pacientes com tumores de alta taxa de proliferação, naqueles pacientes que apresentam massas volumosas ou muito disseminadas, e nos tumores com alta sensibilidade à terapia citotóxica. A SLT é rara na LMA e na LMC, apesar do número de leucócitos elevado.[1] Outras situações que têm sido associadas com o desenvolvimento da síndrome são a presença de hepatoesplenomegalia, hiperleucocitose, massa mediastinal, ácido úrico e desidrogenase láctica pré-tratamento elevados, baixo fluxo urinário e baixa taxa de filtração glomerular.[1,6]

Na SLT a concentração de potássio, principal íon intracelular, aumenta no soro, e sua excreção encontra-se prejudicada pela disfunção renal. O rápido aumento da concentração sérica do potássio pode conduzir a arritmias e parada cardíaca. Os ácidos nucleicos são metabolizados em ácido úrico, pouco solúveis em meio ácido, o que facilita seu depósito nos túbulos coletores renais, podendo conduzir a lesão renal.[1,8]

Os linfoblastos são ricos em fosfato, sendo seu nível 4 vezes maior que o dos linfócitos. Níveis elevados de fosfato no soro são também exacerbados pela acidose metabólica, a qual induz ao desvio do fosfato intracelular para o espaço extracelular. Quando a relação cálcio/fósforo é maior que 60, o fosfato de cálcio precipita na microcirculação, causando hipocalcemia secundária. A precipitação dos cristais de ácido úrico e de fosfato de cálcio dentro dos túbulos renais e da microcirculação conduz a lesão renal aguda.[1,2,6]

Nessa síndrome, a lesão renal aguda é um preditor independente, em curto e longo prazo, de mortalidade. A lesão renal ocorre por mecanismos dependentes e independentes do depósito de cristais. Os mecanismos dependentes são a uropatia obstrutiva resultante da precipitação do ácido úrico e de fosfato de cálcio. Os mecanismos independentes decorrem da perda da autorregulação, da vasoconstrição renal e da inflamação local.[8]

DIAGNÓSTICO

O encontro da tríade clássica da síndrome, com ou sem alterações renais, faz seu diagnóstico.[1] Os exames complementares devem incluir a solicitação de hemograma, desidrogenase láctica, eletrólitos, ácido úrico, função renal, albumina sérica e parcial de urina. Na dependência do quadro clínico e laboratorial devem ser solicitados exames adicionais, incluindo os de imagem.[1,8]

TRATAMENTO

O melhor tratamento é a prevenção pela utilização da hidratação e medicamentos que reduzam o nível de ácido úrico, além da correção dos distúrbios metabólicos associados. A hidratação provavelmente é o fator mais importante na prevenção da SLT, determinando aumento do fluxo urinário e da taxa de filtração glomerular. Potássio, cálcio e fósforo não devem ser adicionados, exceto para os pacientes que tenham deficiências sintomáticas.[1,2,6-8] Coiffier et al.[7] propuseram intervenção terapêutica de acordo com os fatores de risco ao diagnóstico (Quadro 1).

A função renal e as alterações metabólicas devem ser monitoradas constantemente, e a frequência de sua solicitação depende do risco do paciente. Os pacientes com alto risco para desenvolvimento da SLT devem ser monitorados clínica e laboratorialmente, 4 horas após o início da quimioterapia e, posteriormente, 4-6 vezes ao dia. O volume urinário deve ser mantido maior que 80-100 mL/m^2/hora, e a densidade urinária não deve ser maior que 1.010. Apesar de os diuréticos e o manitol serem contraindicados nos pacientes com depleção de volume, eles podem ser utilizados naqueles com baixo fluxo por acúmulo de fluidos no terceiro espaço.[1,2]

Caso o fluxo urinário diminua para menos de 60 mL/m^2/hora ou < 1 mL/kg/hora, furosemida pode ser utilizada na dose de 0,5-1 mg/kg, por via intravenosa. Intervenções adicionais (carbonato de cálcio, kayexalate, entre outras)

Quadro 1 Algoritmo para prevenção e tratamento da hiperuricemia

Avaliação dos fatores de risco do paciente		
Baixo risco	**Risco intermédio**	**Alto risco**
↓	↓	↓
Avaliação clínica e monitoramento	Hidratação + manejo inicial com alopurinol. Caso se desenvolva hiperuricemia, iniciar urato-oxidase recombinante	Hidratação + manejo inicial com urato-oxidase recombinante

Fonte: Coiffier B et al., 2008.[7]

devem ser iniciadas se as anormalidades metabólicas piorarem, no sentido de evitar a diálise.[1,2] Quando as intervenções medicamentosas falham para correção dos distúrbios metabólicos, ou a oligúria persiste, ou quando a hipervolemia e a hipertensão arterial são incontroláveis, pode ser necessária utilização da diálise. É preferível a hemodiálise à diálise peritoneal, pois a correção das anormalidades eletrolíticas é mais rápida e a diálise peritoneal não remove o ácido úrico. A diálise peritoneal está contraindicada na presença de massas abdominais ou pélvicas.[1,2]

SÍNDROME DE VEIA CAVA SUPERIOR/ MEDIASTINAL SUPERIOR

A síndrome da veia cava superior (SVCS) se caracteriza por obstrução do fluxo sanguíneo nesse vaso, seja intrínseca ou extrinsecamente. Nos casos em que houver compressão da traqueia, utiliza-se o termo síndrome mediastinal superior. Entre as causas de obstrução intrínseca estão os trombos, de natureza infecciosa ou associados a dispositivos de infusão, como os cateteres, além da compressão extrínseca da VCS, que geralmente ocorre pela presença de um tumor no mediastino. Nas crianças, a VCS possui paredes finas, baixa pressão intraluminal e é cercada por linfonodos, que, quando comprometidos por neoplasias, apresentam aumento de volume e causam compressão local.[1,2]

As massas tumorais que ocorrem no mediastino anterior são as que mais frequentemente causam compressão da VCS, destacando-se os linfomas Hodgkin e os não Hodgkin, além dos tumores de células germinativas, em menor frequência. As leucemias também podem ser causa de compressão, secundariamente à infiltração de linfonodos mediastinais, acompanhada de derrames serosos.[1,2]

Na criança, em decorrência da maior maleabilidade da traqueia e do brônquio fonte, ambos são mais vulneráveis à compressão extrínseca, podendo ocorrer apresentação concomitante dos sinais e sintomas dessas síndromes. Em determinadas situações, a via aérea pode estar tão reduzida que a simples mudança de posição da criança, para posição supina ou de flexão, pode precipitar total restrição de ar e parada cardiorrespiratória.[1,2]

DIAGNÓSTICO

Crianças com SMS e/ou SVCS podem ser assintomáticas na apresentação inicial ou ser levadas ao pediatra imediatamente antes do colapso cardiopulmonar. Geralmente as crianças com massa mediastinal anterior se apresentam com sintomas sugestivos de infecção respiratória, como tosse, febre e sibilância. É necessário o pediatra ter alto índice de suspeição diante do primeiro quadro de asma em crianças maiores, sobretudo a partir do final da primeira década. Além de tosse e sibilância, podem ser verificados os sinais resultantes da compressão da VCS, tais como edema facial, pletora, edema cervical e da parte superior do tórax, taquicardia, sufusão e edema conjuntivais. Esses pacientes podem ainda evoluir com sinais e sintomas neurológicos, como cefaleia, alteração de consciência e síncope.[1,2]

A comprovação diagnóstica deve ser realizada da maneira mais rápida e menos invasiva possível. A radiografia de tórax fornece informações importantes quanto à presença de massa mediastinal anterior, seu tamanho, associada ou não a derrame pleural.[1,2]

Anestesia geral nesses pacientes deve ser evitada, pois causa o relaxamento da musculatura abdominal, torácica e lisa dos brônquios, e consequentemente redução no volume pulmonar. A retomada da respiração espontânea pode ser muito dificultada.[1,2]

A tomografia computadorizada (TC) fornece a área traqueal transversal, que, comparada aos padrões esperados para idade e gênero, é um indicador de segurança para anestesia. Outro exame de referência é a avaliação da função pulmonar, obtendo-se o pico de fluxo expiratório, à beira do leito, com equipamento portátil, nas posições sentada e supina. Criança com mais de 50% do valor esperado para a idade nesses dois parâmetros pode ser submetida seguramente a sedação ou anestesia.[1,2]

O diagnóstico da neoplasia pode ser obtido por exames de sangue, como hemograma no caso de leucemias ou dosagens hormonais (alfafetoproteína ou B-HCG), se o tumor for de células germinativas.[1,2]

TRATAMENTO

Devem-se monitorar as condições respiratórias, sendo indispensável a oximetria de pulso. Em casos graves, pode ser necessário iniciar tratamento até mesmo antes de obter material tumoral para diagnóstico histopatológico. A administração de corticoide pode desencadear a SLT, não devendo ser realizada onde não houver familiaridade com o manejo terapêutico dessa síndrome, que exige avaliação

por oncologista, nefrologista e intensivista pediátricos. No caso de linfomas não Hodgkin, há também o risco de, em poucos dias de uso de corticoide, não se conseguir tecido para adequada classificação histológica, comprometendo o prognóstico em virtude da possibilidade de não receber o tratamento quimioterápico mais adequado.[1,2]

Deve-se tentar conseguir amostra tumoral para o diagnóstico, mesmo que seja com punção por agulha e anestesia local, procedimentos que devem ser feitos por mãos experientes, em serviços habilitados. Menos frequentemente, a massa pode não ser sensível à corticoterapia, devendo-se então considerar radioterapia de emergência.[1,2] O tratamento da doença de base na grande maioria dos casos é suficiente para o paciente sair do risco de morte iminente.[1,2]

COMPRESSÃO MEDULAR

A compressão medular (CME) ocorre em 3-5% dos pacientes pediátricos oncológicos e em 8% das crianças e dos adolescentes com tumores sólidos. É uma complicação grave, e o atraso no manejo pode resultar em perda definitiva de função, com paralisias motoras dos membros e esfincterianas. A CME pode se originar do comprometimento de uma vértebra, de tumores intrínsecos ao cordão espinhal ou de lesões infiltrativas. Na criança, a maioria dos casos resulta de um tumor paravertebral, que se estende através do forame intervertebral. São os chamados tumores extradurais, que representam 71% dos casos de CME, dentre os quais se destacam os sarcomas e o neuroblastoma. Entre os tumores intradurais, a maioria se localiza fora do cordão espinhal e decorre de metástases de meduloblastoma. As lesões primárias do cordão, como astrocitoma intramedular, também podem ocorrer e, mais raramente, os sarcomas mieloides (também conhecidos como sarcomas granulocíticos ou cloromas), secundários à leucemia não linfoide aguda. As infiltrações leucêmicas têm predileção pela cauda equina e pelo cone medular.[1,2,9]

DIAGNÓSTICO

O diagnóstico da CME se inicia com anamnese e exame físico, sendo a dor o sintoma mais comum. Em geral, é referida na região lombar ou torácica, mas em crianças de mais baixa idade pode ser referida como abdominal, o que leva a atraso diagnóstico. Portanto, é importante o pediatra estar atento para a queixa de dor abdominal, principalmente se acompanhada de dor nos membros inferiores, pois pode revelar lesão paravertebral. Esses pacientes podem apresentar ainda queixas motoras ou de alteração da sensibilidade. A anamnese deve abordar também os hábitos intestinais e de funcionamento vesical. Em lactentes e nas crianças entre 1-4 anos, a regressão nos marcos de desenvolvimento motor ou a recusa para deambular podem ser sintomas iniciais.[1,2,9]

Os exames de imagem devem ser obtidos tão rápido quanto possível. O raio x simples pode ser o primeiro e mais rápido exame a ser feito, mas outros exames mais precisos, como ressonância magnética (RM) ou, na sua indisponibilidade, TC devem ser solicitados para melhor detalhamento da lesão e grau de compressão.

Caso a criança/adolescente apresente sintomas ou sinais que sugiram algum tipo de neoplasia, por exemplo, equimose palpebral (neuroblastoma) ou anemia/sangramentos (leucemias), o exame de medula óssea pode auxiliar no diagnóstico rápido e no início do tratamento quimioterápico. Na ausência de sinais clínicos relevantes para o diagnóstico de doença sistêmica, deve ser realizada a biópsia por agulha ou, então, conforme avaliação por neurocirurgião, a cirurgia com descompressão.[1,2,9]

TRATAMENTO

Na suspeita de CME, a corticoterapia deve ser iniciada imediatamente, pois pode determinar diminuição do edema do cordão espinhal e preservar a função neurológica, enquanto se avalia o tratamento definitivo. Sugere-se dexametasona por via intravenosa, na dose de ataque de 1-2 mg/kg, seguida por 0,25-0,5 mg a cada 6 horas. Deve-se estar atento para o fato de que, se o diagnóstico for de leucemia ou linfoma, o uso de corticoide pode desencadear SLT. A cirurgia com descompressão pode ser indicada, conforme apresentação clínica e avaliação do neurocirurgião.[1,2,9]

NEUTROPENIA FEBRIL PÓS-QUIMIOTERAPIA

A febre pode ser a primeira manifestação de uma infecção grave, particularmente durante os períodos de neutropenia induzidos pela quimioterapia.[2,10] Dos pacientes que recebem quimioterapia mais de 80% apresentarão pelo menos um episódio febril durante o período de neutropenia e, destes, 5-10% evoluem a óbito, apesar da antibioticoterapia de amplo espectro.[2,10]

A neutropenia torna-se clinicamente importante nos pacientes com câncer quando a contagem absoluta de neutrófilos for $< 500/mm^3$ ou $< 1.000/mm^3$, com previsão de queda nas próximas 48 horas.[2,10,11] Embora o risco relativo de infecção esteja relacionado ao grau e à duração da neutropenia, é relevante o pediatra estar ciente de que o paciente com doença oncológica possui risco aumentado de infecção, mesmo quando a contagem de neutrófilos é normal, pois essas crianças possuem alterações hematológicas qualitativas, ou seja, apresentam a chamada "neutropenia funcional".[2,10,11]

Fatores de risco para infecção, independentemente do número absoluto de neutrófilos, estão presentes nos pacientes com doenças hematológicas malignas que apresentam fagocitose deficiente e falha na destruição dos patógenos, quebra da barreira cutâneo-mucosa e/ou pelo uso de cateter venoso central.[2,10,11]

Em alguns pacientes, em vez de febre, pode ocorrer hipotermia, hipotensão arterial ou confusão mental. Assim, infecção deve ser considerada e tratada empiricamente, se houver qualquer sinal de deterioração clínica na criança neutropênica, independentemente da temperatura aferida.[11]

A infecção representa a maior causa de letalidade nos pacientes com câncer, devendo ser tratada de forma eficaz e rápida. Nesse contexto, a avaliação das complicações infecciosas em pacientes neutropênicos febris, pela classificação de risco, pode orientar a conduta a ser utilizada pelo pediatra, auxiliando-o na definição do antibiótico empírico, no tipo de regime de tratamento, na via a ser utilizada, na duração da terapêutica e até na necessidade de profilaxia.[10,12] Os pacientes considerados de alto risco são aqueles que estavam internados na época do diagnóstico da febre e neutropenia e aqueles não internados que apresentem comorbidades ou câncer não controlado.[10]

A taxa documentada de infecção na neutropenia induzida pela quimioterapia varia de 10-40%, sendo a bacteremia a mais comum forma de infecção registrada.[10,13] Outros sítios de infecção incluem o trato gastrintestinal (mucosite oral ou intestinal, diarreia causada pelo *Clostridium difficile* e *Salmonella* spp.), infecções do trato respiratório superior e inferior, trato urinário, pele e tecidos moles.[10,13] A maioria das infecções nesses pacientes são de etiologia bacteriana, pelo mecanismo de translocação através do trato gastrintestinal para a corrente sanguínea. A percentagem de identificação de bactérias gram-positivas ou gram-negativas varia em diferentes países, sendo fundamental o conhecimento da epidemiologia local para escolha racional da terapia antibiótica empírica, como já apontado por diversos estudos.[12] Outros microrganismos, entretanto, podem ser responsáveis pela febre, sendo importante, assim, além da investigação microbiológica para pesquisa de bactérias, a inclusão de identificação de fungos, micobactérias atípicas e infecções virais, quando pertinente.[10,12]

Pacientes que devem ser considerados de alto risco para doença fúngica invasiva são aqueles com leucemia mieloide aguda, leucemia linfoide aguda de alto risco, recaída de leucemia aguda, os submetidos ao transplante alogênico de medula óssea, aqueles com neutropenia prolongada e as crianças recebendo altas doses de corticosteroides.[14]

DIAGNÓSTICO

A anamnese e o exame físico minucioso, além da estratificação de risco do paciente com doença oncológica e neutropenia febril, são importantes na avaliação inicial.[14] O pediatra deve questionar sobre o tipo histológico da neoplasia, a data da última quimioterapia, o tipo de quimioterapia utilizada, comorbidades associadas, causas concomitantes não infecciosas de febre (como recebimento de produtos sanguíneos), o uso de antibiótico ou antifúngico recente (terapêutico ou profilático), a presença de infecção prévia e o uso de cateter intravascular, ou a presença de outros dispositivos.[10,12,14]

Os sinais vitais devem ser monitorados, pois podem ser o único indicador a chamar a atenção para possibilidade de infecção grave, mesmo que a criança mantenha aparente bom estado geral.[10] No exame físico, o pediatra deve ter atenção especial na avaliação da pele, mucosas, fâneros, região genital, anal, oral e locais de inserção de cateteres, visando à identificação do foco infeccioso. Os sinais inflamatórios e os possíveis focos de infecção podem estar ausentes nos pacientes com neutropenia devido à resposta diminuída à inflamação. A presença de dor, ou eritema local, mesmo que discretos, pode sinalizar a possibilidade de infecção. Os sinais visuais de inflamação podem tornar-se evidentes somente quando houver a recuperação da contagem de neutrófilos. Assim, a realização de exame físico seriado é essencial nesses pacientes.[10]

Hemograma completo, funções renal e hepática, eletrólitos, lactato, proteína C-reativa, procalcitonina, exame qualitativo de urina em < 5 anos de idade, hemocultura e cultura de secreções ou feridas, quando presentes, são importantes na avaliação desses pacientes. A urocultura pode ser útil em meninas com neutropenia febril ou em crianças pequenas, que podem não se queixar de sintomas urinários. A aspiração ou biópsia está indicada em crianças com lesões cutâneas e de tecidos moles, devendo ser enviadas para microbiologia, cultura, histologia e citologia.[14,15] A hemocultura deve ser coletada imediatamente e retirada de cada lúmen de cateter, quando esse acesso estiver disponível.[2,10] O raciocínio clínico para solicitar cultura do cateter central, e também do sangue periférico, é diferenciar uma infecção relacionada ao cateter de uma bacteremia de outra fonte e orientar a decisão sobre a retirada ou não do cateter central. A infecção sanguínea relacionada com o cateter pode ser diagnosticada se a contagem de colônias do sangue obtido do cateter for pelo menos 3 vezes superior à obtida do sangue periférico, ou se a cultura obtida do cateter for positiva pelo menos 2 horas antes da coletada do sangue periférico, quando utilizado o sistema de leitura contínuo. No entanto, como as recomendações para o tratamento das infecções relacionadas ao cateter central e para bacteremia de outras fontes são semelhantes, muitas instituições não recomendam a cultura rotineira do sangue periférico, mesmo sendo as culturas obtidas do sangue periférico necessárias para confirmar o diagnóstico de infecção relacionada ao cateter.[14,15]

A obtenção de mais de uma hemocultura é útil na interpretação dos resultados. A bacteremia verdadeira é mais provável, do que a contaminação, se houver crescimento bacteriano em duas ou mais amostras.[15] Li et al. demonstraram resultados similares quando as amostras foram coletadas simultaneamente, dentro de 2 horas ou em 24 horas, não havendo, então, necessidade de intervalo na coleta das amostras.[15] A hemocultura deve ser repetida caso a criança permaneça febril após o início da antibioticoterapia empírica, ou se houver mudança do quadro clínico, ou se a febre retornar após a defervescência inicial em resposta à antibioticoterapia empírica.[11,15] Na hemocultura, a observação de *Candida* sp. não deve ser interpretada como contaminação, devendo sempre ser pesquisada a fonte da fungemia.[15]

A utilização do exame qualitativo de urina anormal como triagem para solicitação da urocultura não é recomendada porque a piúria está presente em somente 4% das

infecções do trato urinário durante episódios de neutropenia, enfatizando assim que a solicitação de urocultura somente para os pacientes sintomáticos é inadequada.[15]

A radiografia de tórax deve ser solicitada somente para os pacientes com sinais e sintomas respiratórios (forte recomendação e moderada qualidade de evidência). As crianças assintomáticas que não realizaram raio x de tórax não apresentaram eventos adversos clínicos significantes.[15] Em relação aos exames de imagem para os pacientes com neutropenia febril com elevado risco para infecção fúngica invasiva, as recomendações são:[14]

- TC de pulmões: forte recomendação, baixa qualidade de evidência. Os pulmões são frequentemente o sítio de infecção, e os sinais característicos radiológicos são frequentemente observados.
- Exames de imagem de abdome, em pacientes sem sinais ou sintomas de localização: fraca recomendação, baixa qualidade de evidência. Achados consistentes com doença fúngica invasiva foram observados em muitos pacientes sem sinais ou sintomas de localização. O exame de imagem ideal é controverso. Porém, a ultrassonografia é um exame prontamente disponível, usualmente não requer sedação e não está associado a exposição à radiação, sendo assim preferível na avaliação inicial.
- Considerar não realizar rotineiramente CT dos seios da face em pacientes sem sinais ou sintomas de localização: fraca recomendação e baixa qualidade de evidência. As imagens dos seios da face são frequentemente anormais nos pacientes com neutropenia febril e não parecem distinguir entre aqueles com ou sem doença fúngica invasiva nos seios da face. A recomendação é fraca, pois os estudos avaliando a utilidade do uso rotineiro da CT dos seios da face na ausência de sintomas são limitados.
- Em decorrência das limitações na recomendação do uso de biomarcadores para o diagnóstico das infecções fúngicas, é importante a realização de estudos multicêntricos e randomizados comparativos que possam validar seu uso. A recomendação atual é assumir que a febre prolongada é um bom preditor de infecção fúngica, devendo ser indicado o uso empírico da terapia antifúngica em pacientes de alto risco. Localmente, as instituições que tratam de pacientes imunodeprimidos devem investir esforços na identificação adequada do tipo de fungo para melhor adequação do tratamento.

TRATAMENTO

O manejo inicial da neutropenia febril deve seguir uma rotina baseada em 3 pontos, conforme previsto nos mais recentes *guidelines*:[14-16]

1. Estratificação de risco: adotar uma estratégia de estratificação de risco validada e incorporá-la à prática clínica.
2. Coleta de exames e análises laboratoriais, conforme descrito anteriormente.
3. Antibioticoterapia empírica para neutropenia febril de alto risco:
   A. Monoterapia com um betalactâmico antipseudomonas, cefalosporina de quarta geração ou carbapenêmico como terapêutica empírica.
   B. Reservar o acréscimo de um segundo agente antigram negativo ou glicopeptídeo para pacientes que estão clinicamente instáveis, quando se suspeita de uma infecção resistente ou em centros com alta taxa de germes patogênicos resistentes.

Nos pacientes com neutropenia febril, pós-quimioterapia, é fundamental que o antibiótico empírico seja imediatamente iniciado até que se aguarde o resultado dos exames complementares, pois as infecções no hospedeiro imunocomprometido progridem rapidamente. Nos casos em que a infecção é documentada, direciona-se o tratamento para etiologia. É essencial ainda, nesses pacientes, não indicar o uso de supositório ou clister, pelo risco de translocação bacteriana entérica e choque séptico.[2,10]

Adicionalmente, é importante o pediatra estar ciente de que o manejo da neutropenia febril pós-quimioterapia é influenciado por muitos fatores, como características do paciente, apresentação clínica, infraestrutura local para apoiar diferentes modelos de cuidado, disponibilidade e custo de medicamentos, epidemiologia local e os padrões de resistência. Geralmente a cobertura deve incluir organismos gram-negativos em todos os pacientes, bem como estreptococo do grupo *viridans* e *Pseudomonas aeruginosa* para os pacientes de alto risco. A comunicação com os centros de referência para dar continuidade ao tratamento antimicrobiano é fundamental, porque tais centros estão mais bem preparados para combater os processos infecciosos nesses pacientes.

REFERÊNCIAS BIBLIOGRÁFICAS

1. Freedman JL, Rheingold SR, Fischer MJ. Oncologic emergencies. In: Pizzo PA, Poplack DG (eds.). Principles and practice of pediatric oncology. 7.ed. Philadelphia: Lippincott Williams & Wilkins; 2016. p.967-91.
2. Silva DB, Andréa MLM, Lins AGN. Emergências oncológicas. In: Burns DAR, Campos Júnior D, Silva LR, Borges WG (eds.). Tratado de pediatria. 4.ed. São Paulo: Manole; 2017. p.1564-70.
3. Porcu P, Farag S, Marcucci G, Cataland RC, Kennedy MS, Bissel M. Leukocytoreduction for acute leucemia. Ther Apher. 2002;6(1):15-23.
4. Porcu P, Cripe LD, Ng EW, Bhatia S, Danielson CM, et al. Hyperleukocytic leukemias and leukostasis: a review of pathophysiology, clinical presentation and management. Leuk Lymphoma. 2000;39(1-2):1-18.
5. Schiffer CA. Hyperleukocytosis and leukostasis in hematologic malignancies. Disponível em: https://www.uptodate.com/contents/hyperleukocytosis-and-leukostasis-in-hematologic-malignancies. (acesso 2 fev 2021).
6. Coiffier B, Altman A, Pui CH, Yones A, Cairo MS. Guidelines for the management of pediatric and adult tumor lysis syndrome: an evidence-based review. J Clin Oncol. 2008;26(16):2767-78.
7. Cairo MS, Coiffier B, Reiter R, Younes A. Recommendations for the evaluation of risk and prophylaxis of tumor lysis syndrome (TLS) in adults and children with malignant diseases: an expert TLS consensus. Br J Haematol. 2010;149:578-86.
8. Williams SM, Killeen AA. Tumor lysis syndrome. Arch Pathol Lab Med. Disponível em: www.archivesofpathology.org/doi/pdf/10.5858/arpa.2017-0278-RS (acesso 30 nov 2018).

9. Pollono D, Tomarchia S, Drut R, Ibañez O, Ferreyra M, Cédola J. Spinal cord compression: a review of 70 pediatric patients. Pediatr Hematol Oncol. 2003;20(6):457-66.
10. Ardura MI, Koh AY. Infectious complications in pediatric cancer patients. In: Pizzo PA, Poplack DG (eds.). Principles and practice of pediatric oncology. 7.ed. Philadelphia: Lippincott-Williams & Wilkins; 2016. p.1010-57.
11. Freifeld AG, Bow EJ, Sepkowitz KA, Boeckh MJ, Ito JI, Mullen CA, et al. Clinical practice guideline for the use of antimicrobial agents in neutropenic patients with cancer: 2010 Update by The Infectious Diseases Society of America. Clin Infect Dis. 2011; 52:e56-93.
12. Lehrnbecher T, Phillips R, Alexander S, Alvaro F, Carlesse F, Fisheret B, et al. Guideline for the management of fever and neutropenia in children with cancer and/or undergoing hematopoietic stem-cell transplantation. J Clin Oncol. 2012;30(35):4427-38.
13. Agyeman P, Kontny U, Nadal D, Agyeman P, Kontny U, Nadal D, et al. A prospective multicenter study of microbiologically defined infections in pediatric cancer patients with fever and neutropenia. Swiss Pediatric Oncology Group. 2003 – Fever and Neutropenia Study. Pediatr Infect Dis J. 2014;33:e219-25.
14. Lehrnbecher T, Robinson P, Fisher B, Alexander S, Ammann RA, Beauchemin M, et al. Guideline for the management of fever and neutropenia in children with cancer and hematopoietic stem-cell transplantation recipients: 2017 update. J Clin Oncol. 35:2082-94.
15. Silva DB, Barreto JHS, Córdoba JCM, Tone LG, Pianovski MAD, Michalowski MB, et al. N. 02/2018. Diretrizes para o manejo inicial da neutropenia febril, após quimioterapia, em crianças e adolescentes com câncer. Departamento Científico de Oncologia da Sociedade Brasileira de Pediatria.
16. Delebarre M, Macher E, Mazingue F, Martinot A, Dubos F. Which decision rules meet methodological standards in children with febrile neutropenia? Results of a systematic review and analysis. Pediatr Blood Cancer. 2014;61(10):1786-91.

CAPÍTULO 11

INDICAÇÃO DE SANGUE E HEMOCOMPONENTES NA CRIANÇA COM CÂNCER

Denise Bousfield da Silva
Mara Albonei Dudeque Pianovski

AO FINAL DA LEITURA DESTE CAPÍTULO, O PEDIATRA DEVE ESTAR APTO A:

- Elaborar estratégias de transfusão restritiva na criança com câncer.
- Realizar transfusão de concentrado de hemácias se a hemoglobina estiver < 7 g/dL nos pacientes criticamente enfermos e hemodinamicamente estáveis.
- Realizar transfusão profilática de concentrado de plaquetas se a contagem de plaquetas for < 10.000/mm³ nas crianças clinicamente estáveis. Limiares mais altos de transfusão, especialmente nas malignidades hematológicas, são recomendados na presença de sangramentos, febre elevada, hiperleucocitose, queda rápida na contagem de plaquetas, anormalidades na coagulação e naquelas crianças submetidas a procedimentos invasivos.
- Orientar a transfusão de plasma para pacientes com sangramento significativo e razão normalizada internacional (RNI) > 2,5, apesar da falta de estudos controlados e randomizados.

INTRODUÇÃO

O suporte hemoterápico é uma importante tecnologia na terapêutica médica, devendo ser indicado de forma precisa e criteriosa, considerando as diferenças fisiológicas entre as diversas fases do desenvolvimento da criança, bem como avaliando seus riscos e benefícios.[1-3]

Os hemocomponentes são produtos oriundos do sangue total obtido de doadores voluntários, por meio de processos físicos, como a centrifugação e o congelamento, enquanto os hemoderivados são produtos obtidos de forma industrial, de um *pool* de doadores, a partir do fracionamento do plasma por processos físicoquímicos.[2,4]

Os hemocomponentes podem ser obtidos pela coleta do sangue total ou pela aférese. O processo de aférese consiste na remoção do sangue total de um paciente, seguida pela separação em componentes por centrifugação ou filtros específicos, com retenção do elemento desejado e retorno dos remanescentes. O procedimento pode ser realizado com o objetivo de remover uma substância ou componente sanguíneo presente em quantidade excessiva na circulação pela retirada de plasma (plasmaférese não seletiva) ou elementos figurados do sangue, as chamadas citaféreses (leucocitaférese, plaquetaférese e eritrocitaférese).[1,3]

Os produtos sanguíneos são conservados pela utilização de soluções anticoagulantes preservadoras e soluções aditivas, visando impedir a coagulação e manter a viabilidade das células do sangue durante o armazenamento. Na dependência da composição das soluções anticoagulantes preservadoras, a data de validade para a preservação do sangue total e concentrados de hemácias pode variar de 21-35 dias a partir da coleta. As soluções aditivas, portanto, são utilizadas para aumentar a sobrevida e a possibilidade de armazenamento das hemácias por até 42 dias em 4 ± 2 °C.[3]

As indicações básicas para as transfusões são restaurar ou manter a capacidade de transporte de oxigênio, o volume sanguíneo e a hemostasia.[3]

Algumas situações na clínica hemoterápica exigem cuidados adicionais na transfusão, podendo, então, os hemocomponentes ser leucorreduzidos (deleucotizados ou filtrados), irradiados, lavados com solução salina ou fenotipados.[1-4]

A leucorredução é um procedimento realizado pela utilização de filtros específicos para remoção de leucócitos de um componente sanguíneo celular (glóbulos vermelhos e plaquetas). O componente leucorreduzido reduz em 99% os leucócitos do produto final. Esse é um procedimento consagrado na prática hemoterápica, e a maioria dos equipamen-

tos para coleta por aférese já produz hemocomponentes leucorreduzidos. Está recomendada na prevenção de complicações relacionadas à transfusão de hemocomponentes alogênicos, devido à exposição do receptor aos leucócitos do doador.[1-4] A leucorredução leva à diminuição das reações transfusionais não hemolíticas, reduz o risco de transmissão de certas infecções, notadamente pelo citomegalovírus, e reduz o risco de aloimunização pelo antígeno leucocitário humano (HLA). Os poucos leucócitos remanescentes são capazes de replicar e causar a doença enxerto *versus* hospedeiro. Portanto, a leucorredução não elimina todos os linfócitos e não substitui a irradiação.[2,5-7]

A irradiação dos hemocomponentes é realizada para a prevenção da doença do enxerto *versus* hospedeiro associada à transfusão (DECHAT), complicação imunológica usualmente fatal, causada pela enxertia e pela expansão clonal dos linfócitos do doador em receptores suscetíveis. Os hemocomponentes celulares (concentrado de hemácias e de plaquetas) são submetidos à irradiação gama na dose de, pelo menos, 2500 cGy (25Gy), impossibilitando a proliferação dos linfócitos.[1-3]

A lavagem dos hemocomponentes celulares (glóbulos vermelhos e plaquetas) é obtida por meio da solução isotônica de cloreto de sódio estéril em quantidade suficiente (1-3 litros), objetivando eliminar a maior quantidade possível das proteínas do plasma e aditivos.[1-3] Seu uso está indicado para o paciente que possua antecedentes de reações alérgicas graves, mediadas por proteínas circulantes e do complemento, na necessidade de retirar o excesso de citrato e potássio, e para os pacientes deficientes de Ig A, haptoglobina ou transferrina com história prévia de reação anafilática durante transfusões anteriores.[3] Há redução de sua vida média pelo procedimento. Os hemocomponentes devem ser transfundidos dentro de 24 horas quando estocadas a 1-6ºC. Lavar as hemácias não substitui a leucorredução.[2,4,6]

A fenotipagem dos antígenos eritrocitários busca identificar maior número de antígenos, além do sistema ABO e Rh, priorizando-se os mais imunogênicos, visando reduzir a chance de alossensibilização e reações transfusionais. Está indicada principalmente nos pacientes com doenças que necessitem de transfusão de concentrado de hemácias regulares, por toda a vida ou a longo prazo.[2,3]

Neste capítulo serão abordadas as indicações para o uso dos principais hemocomponentes, visando auxiliar os pediatras na escolha do momento adequado para sua prescrição nas crianças com câncer.

INDICAÇÕES DOS HEMOCOMPONENTES

Transfusão de concentrado de hemácias

A tolerância à anemia e a necessidade de transfusão de concentrado de hemácias é variável de acordo com a doença de base, presença de comorbidades, condição clínica do paciente, habilidade de compensar a anemia, fatores de risco cardiovascular, expectativa de recuperação da anemia, além das complicações das transfusões prévias.[6,7]

Usualmente quando há necessidade transfusional a dose sugerida é de 10-15 mL/kg, podendo também ser calculada pela fórmula que considera a hemoglobina (Hb) do paciente, a Hb desejada e o volume sanguíneo da criança (80 mL/kg em < 2 anos e 70 mL/kg de 2-14 anos). Nesse cálculo deve ser considerada também a Hb da unidade transfundida, que é de aproximadamente 20 g/dL (dose de concentrado de hemácias = (Hb alvo – Hb observada) × peso × volume sanguíneo/Hb da unidade transfundida).[7]

Os componentes sanguíneos com linfócitos viáveis podem necessitar de irradiação, prevenindo assim a proliferação dos linfócitos T e diminuindo o risco da doença enxerto *versus* hospedeiro, que apesar de rara é uma complicação fatal em pacientes imunocomprometidos. Portanto, a gama-irradiação (25-50 Gy) do concentrado de hemácias é necessária para a maioria dos pacientes oncológicos pediátricos, assim como a leucorredução. É importante lembrar que a dose de irradiação não é suficiente para matar os vírus. Deve-se considerar ainda que a irradiação danifica a membrana da célula vermelha, conduzindo a um aumento do potássio extracelular e da Hb livre. Assim, a vida média do concentrado de hemácias irradiados é encurtada para no máximo de 28-42 dias.[2,6,7]

O gatilho transfusional proposto para pacientes criticamente enfermos e hemodinamicamente estáveis é de Hb < 7 g/dL, fundamentado em estudo randomizado, prospectivo e multicêntrico, que não demonstrou piores resultados que os pacientes em que foi utilizado gatilho < 9,5 g/dL. Embora não haja estudo randomizado em pacientes oncológicos pediátricos hemodinamicamente estáveis, ou seja, sem sangramentos ativos, sem choque refratário ou hipoxemia, as evidências sugerem que a transfusão de concentrado de hemácias seja indicada quando Hb < 7 g/dL, usualmente na dose de 10-15 mL/kg. É esperado que esse volume eleve a concentração de Hb 2-3 g/dL.[2,7]

Concentrado de plaquetas

A trombocitopenia pode estar presente na evolução nas crianças com câncer devido a infiltração medular, quimioterapia ou secundária a doenças associadas, por exemplo, sepse ou coagulação intravascular disseminada. A insuficiência renal ou o uso de terapia antiplaquetária nesses pacientes pode determinar alterações plaquetárias qualitativas.[6] Assim, na avaliação dos pacientes com câncer, fatores clínicos, como história de transfusão prévia, sítio do sangramento, presença de febre ou infecção, grau da anemia, coexistência de coagulopatia, taxa de decréscimo da contagem de plaquetas, estado de consumo plaquetário, medicações em uso ou hiperleucocitose, podem predispor ao sangramento e devem ser considerados.[7]

A dose de administração usualmente utilizada é de 10-15 mL/kg de plaquetas randômicas ou de aférese, resultando em incremento na contagem de plaquetas de 40.000-50.000/mm^3. Para pacientes maiores de 10 kg utiliza-se uma unidade de plaquetas randômicas. Sempre que possível, as plaquetas devem ser ABO e Rh D compatíveis entre doador e receptor.[1,7]

As transfusões de concentrados de plaquetas podem ser profiláticas ou terapêuticas.[6] As transfusões terapêuticas são indicadas na vigência de hemorragia, e as profiláticas, na presença de fatores predisponentes, antes de procedimentos cirúrgicos ou invasivos.[7] A International Collaboration for Transfusion Medicine (ICTMG) e a American Society Oncology (ASCO) recomendam uso profilático do que somente o terapêutico para os pacientes oncológicos pediátricos.[6] Ambos os grupos (ICTMG e Asco) recomendam que o limiar de transfusão de plaquetas seja de 10.000/mm^3, fundamentado em dois estudos realizados em adultos com leucemia que randomizou o limiar de transfusão em 10.000/mm^3 e 20.000/mm^3, e não observou aumento na morbidade e mortalidade quando o limite transfusional foi de 10.000/mm^3. A recomendação, portanto, para uso profilático de concentrado de plaquetas para pacientes clinicamente estáveis é de contagem plaquetária < 10.000/mm^3. Transfusões com limiares mais elevados, especialmente nas malignidades hematológicas, podem ser recomendadas para pacientes com sinais de hemorragia, febre elevada, hiperleucocitose, queda rápida na contagem de plaquetas, anormalidades na coagulação, naqueles submetidos a procedimentos invasivos ou em circunstâncias nas quais a transfusão de plaquetas não possa estar prontamente disponível em situações de emergência.[6,8]

Os pacientes com leucemia promielocítica aguda têm coagulopatia coexistente, portanto seu limiar de transfusão é mais elevado (contagem de plaquetas de 30.000-50.000/mm^3).[6,7]

Em relação à punção lombar, a recomendação da Asco é que o limiar de transfusão plaquetária seja de ≥ 50.000/mm^3, na ausência de anormalidades de coagulação associada. É importante a obtenção da contagem de plaquetas para verificar se o nível desejável foi atingido no pós-transfusional e antes do procedimento. Para pacientes aloimunizados, plaquetas histocompatíveis devem estar disponíveis.[8]

Nos pacientes em início de tratamento para leucemia linfoide aguda (terapia de indução) em vigência de realizar a primeira punção lombar diagnóstica, recomenda-se contagem de plaquetas ≥ 100.000/mm^3, com base em estudos do St Jude Children's Research Hospital, que demonstraram aumento da incidência de leucemia em sistema nervoso central na punção lombar traumática pela possível introdução de blastos leucêmicos no fluido cerebroespinhal.[7]

O mielograma ou a biópsia de medula óssea podem ser realizados em pacientes com significativa plaquetopenia, com adequada pressão no local do procedimento, sem necessidade de suporte plaquetário. Para procedimentos cirúrgicos maiores recomenda-se que a contagem de plaquetas esteja ≥ 50.000/mm^3. Em áreas em que um pequeno sangramento possa determinar deficiências permanentes, como nos olhos e no sistema nervoso central, recomenda-se manter a contagem de plaquetas ≥ 100.000/mm^3 em procedimentos.[1,7] Alguns estudos suportam a prática segura para inserção de cateter venoso central em pacientes estáveis com contagem de plaquetas de 50.000/mm^3.[7]

Os benefícios em relação ao uso de concentrado de plaquetas lavadas, leucorreduzidas e irradiadas são semelhantes ao utilizado para o concentrado de hemácias.[6,7]

Plasma fresco congelado

As indicações para transfusão de plasma em pacientes críticos são menos bem estabelecidas do que aquelas para transfusão de hemácias. Como regra geral, a hemostasia pode ser alcançada quando a atividade dos fatores de coagulação é de pelo menos 25-30% do normal, na ausência de um inibidor como a heparina e quando o nível de fibrinogênio é de pelo menos 75-100 mg/dL.[9]

Não há dados robustos, até o momento, que suportem a eficácia do uso de plasma para tratar hemorragias, ou como profilaxia para procedimentos invasivos em pacientes com RNI < 2. O pediatra deve também considerar em sua indicação os riscos de complicações inerentes ao procedimento.[9]

Uma metanálise de 80 estudos controlados e randomizados demonstrou a falta de evidências para transfusão profilática de plasma. Parece razoável transfundir plasma para pacientes com sangramento significante e RNI > 2,5, apesar da falta de estudos controlados e randomizados.[6] Está indicado seu uso para o tratamento de distúrbios de coagulação, em que há deficiência de múltiplos fatores e na indisponibilidade de concentrados específicos de coagulação, que têm menor risco de contaminação viral. A dose usual utilizada é de 10-20 mL/kg, determinando incremento de aproximadamente 25% nos fatores de coagulação, suficiente para atingir a hemostasia na maioria dos casos.[7] Devido à presença de aloanticorpos A e/ou B em pacientes dos grupos sanguíneos A, B e O, o plasma do doador deve ser idêntico ao ABO ou compatível com receptor.[9] Não há indicação de transfusão de plasma para expansão de volume circulatório, hipoproteinemia, correção de deficiências imunes, suporte nutricional, correção de deficiências congênitas ou adquiridas de fatores da coagulação na ausência de hemorragia ou correção de desordens da hemostasia nos pacientes com doença hepática crônica que não estejam sangrando.[1,2,4,6]

Asparaginase é um medicamento utilizado no tratamento oncológico, que determina a diminuição na produção de antitrombina (AT) e fibrinogênio. Estudos observacionais, entretanto, não têm demonstrado que a transfusão de plasma corrija o nível de AT e fibrinogênio nesses pacientes.[6]

Crioprecipitado

É obtido pela centrifugação do precipitado que aparece quando o plasma fresco é descongelado a 4°C. É rico em fator VIII, fibrinogênio, fibronectina, fator XIII e fator de Von Willebrand. A dose indicada é de 1 (10-15 mL) a 2 unidades para cada 5-10 kg de peso corpóreo, aumentando o nível de fibrinogênio em 60-100 mg/dL. Esse produto não possui hemácias, não sendo necessária compatibilidade ABO. Está indicado para correção de sangramentos nas deficiências congênitas e adquiridas de fibrinogênio, e do fator XIII, quando não se dispuser do concentrado industrial.[2,7]

REFERÊNCIAS BIBLIOGRÁFICAS

1. Sloan SR. Transfusion medicine. In: Orkin SH, Fisher DE, Look AT, Lux SE, Ginsburg D, Nathan DG. Nathan and Oski's, hematology of infancy and childhood. 8.ed. Philadelphia: Saunders Elsevier; 2015. p.1127-64.
2. Campanaro CM, Lyra IM, Daudt LE. Hemoterapia em pediatria. In: Burns DAR Campos Júnior D, Silva LR, Borges WG (eds.). Tratado de pediatria. 4.ed. São Paulo: Manole; 2017. p.1606-12.
3. Brasil. Ministério da Saúde. Secretaria de Atenção à Saúde. Departamento de Atenção Especializada e Temática. Guia para uso de hemocomponentes/Ministério da Saúde, Secretaria de Atenção à Saúde, Departamento de Atenção Especializada e Temática. 2.ed. Brasília: Ministério da Saúde; 2015.
4. Silva DB, Ibagy A. Hemoterapia. In: Capella MR, Bresolin NL, Silva DB (coord.). Hospital Infantil Joana de Gusmão. Pediatria: orientação diagnóstica e terapêutica. Palhoça: Unisul; 2018. p.733-41.
5. Teruya J. Red blood cell transfusion in infants and children: indications. Disponível em: https://www.uptodate.com/contents/red-blood-cell-transfusion-in-infants-and-children-indications (acesso 20 jun 2020).
6. Nellis ME, Goel R. Transfusion management in pediatric oncology patients. Hematol Oncol Clin N Am. 2019;33(5):903-13.
7. Andrews J, Galel SA, Wong W, Glader G. Hematologic supportive care for children with cancer. In: Pizzo PA, Poplack DG. Principles and practice of pediatric oncology. 7.ed. Philadelphia: Lippincott Williams & Wilkins; 2016. p.992-1009.
8. Schiffer CA, Bohlke K, Delaney M, Hume H, Magdalinski AJ, Cullough JJ, et al. Platelet transfusion for patients with câncer: American Society of Clinical Oncology Practice. Guideline Update. J Clin Oncol. 2018;36(3):283-99.
9. Silvergleid AJ. Clinical use of plasma components. Disponível em: https://somepomed.org/articulos/contents/mobipreview.htm?31/53/32607?source=see_link (acesso 27 jan 2021).

CAPÍTULO 12

TRANSPLANTE DE CÉLULA-TRONCO HEMATOPOIÉTICA

Liane Esteves Daudt
Claudio Galvão de Castro Junior

AO FINAL DA LEITURA DESTE CAPÍTULO, O PEDIATRA DEVE ESTAR APTO A:

- Conhecer o transplante de célula-tronco hematopoiética (TCTH) autólogo: o doador é o próprio paciente.
- Entender o TCTH alogênico: o doador é um indivíduo com compatibilidade HLA, podendo ser familiar ou não aparentado.
- Reconhecer as indicações em pediatria: neoplasias hematológicas (leucemias e linfomas), aplasia de medula óssea, imunodeficiências congênitas, hemoglobinopatias, erros inatos do metabolismo, alguns tumores sólidos e doenças autoimunes.
- Reconhecer as principais complicações: toxicidade do condicionamento, infecções, doença do enxerto contra o hospedeiro, infertilidade, retardo do crescimento, segunda neoplasia.

INTRODUÇÃO

O transplante de célula-tronco hematopoiética (TCTH), no passado chamado de transplante de medula óssea, constitui a infusão da célula-tronco hematopoiética no receptor, após altas doses de quimioterapia e/ou radioterapia para ablação da medula óssea doente e imunossupressão necessária para pega. Esse procedimento é utilizado como alternativa de cura para muitos pacientes com neoplasias hematológicas, aplasia de medula óssea, imunodeficiências congênitas, hemoglobinopatias, erros inatos do metabolismo, alguns tumores sólidos e doenças autoimunes.[1]

CLASSIFICAÇÃO E TIPOS

O TCTH pode ser classificado de acordo com o tipo de doador, sua compatibilidade, origem da célula-tronco hematopoiética e tipo de condicionamento.[2] Essas informações são importantes para determinar as indicações para cada patologia, sua evolução, manejo e complicações.

- Segundo o doador das células hematopoiéticas: autólogo: do próprio paciente; singênico: o doador é um irmão gêmeo univitelino; alogênico: o doador é um indivíduo geneticamente distinto, em geral com compatibilidade do sistema de histocompatibilidade humano (HLA). Aparentados: doadores familiares, em geral irmão HLA-compatível, ou haploidênticos (pais ou irmãos com compatibilidade parcial); não aparentados: doadores adultos ou unidades de sangue de cordão umbilical obtidas nos registros nacionais e internacionais, requerendo compatibilidade HLA.
- Segundo a origem das células tronco hematopoiéticas: medula óssea (MO): é a fonte mais comum em transplantes alogênicos pediátricos; sangue periférico (SP): as células são coletadas por leucoaférese. Mais frequentemente utilizada para TCTH autólogos; sangue de cordão umbilical e placentário (SCUP): alternativa em transplantes alogênicos, principalmente não aparentados.
- Segundo a compatibilidade HLA: compatíveis: quando a tipagem HLA do doador é idêntica à do receptor; parcialmente compatíveis (*mismatch*): em geral 1-2 antígenos HLA distintos. Haploidênticos: doadores familiares com compatibilidade em um haplótipo, cerca de 50% dos alelos do HLA compatíveis.
- Segundo regime de condicionamento: mieloablativo: utiliza doses letais à medula óssea de quimioterapia e/ou radioterapia; transplante de intensidade reduzida (não mieloablativo): baseia-se na imunossupressão para impedir que o receptor rejeite as células do doador, favorecendo a troca gradual e tolerância da hematopoese do receptor para a do doador.[1-4]

O SISTEMA DE HISTOCOMPATILIDADE HUMANO

O sucesso do TCTH alogênico depende do conhecimento do complexo de histocompatibilidade maior (MCH – *major histocompatibility complex*) humano, representado nos antígenos leucocitários humanos (HLA – *human leucocyte antigen*), que determinam a compatibilidade tecidual e a resposta imune. Está localizado no cromossomo 6, é altamente polimórfico e possui mais de 200 genes identificados. Tem padrão de herança mendeliano simples em bloco de haplótipos. Entre irmãos, a compatibilidade HLA em ambos os haplótipos ocorre em 25% dos nascimentos. Os genes do HLA mais envolvidos na resposta imune são: os genes da classe I (regiões HLA-A, HLA-B e HLA-C), expressos pela maioria das células somáticas; e os genes da classe II (região D, famílias M, O, P, Q ou R), normalmente expressos pelas células imunes, como linfócitos B, linfócitos T ativados, macrófagos, células dendríticas e células epiteliais do timo. A principal função dessas moléculas é apresentar peptídeos derivados dos patógenos às células T e iniciar a resposta imune celular adaptativa.[5]

A resposta imune contra os antígenos HLA representa a maior barreira para a realização do TCTH alogênico, e a compatibilidade dos alelos de classe I (A, B e C) e classe II (DR, DP e DQ) é o principal determinante do resultado do procedimento.[1,4]

INDICAÇÕES EM PEDIATRIA

O TCTH é a alternativa de cura para várias doenças. Entretanto, em razão dos riscos em curto e em longo prazo associados ao procedimento, sua indicação se restringe ao tratamento de doenças nas quais a sobrevida com o TCTH é significantemente superior à sobrevida com o tratamento convencional (p. ex., quimioterapia), ou quando o transplante pode promover melhora significativa da qualidade de sobrevida, como a eliminação da necessidade de regimes de hipertransfusão nos pacientes com hemoglobinopatias. Suas indicações são continuamente avaliadas, considerando os resultados em estudos clínicos, novas alternativas terapêuticas, custos e melhora das medidas de suporte que possam beneficiar os resultados imediatos e tardios.

O TCTH autólogo é preferido para pacientes com doenças sensíveis à quimioterapia, como linfomas, tumores sólidos (neuroblastoma, tumores do sistema nervoso central e sarcoma de Ewing) e, mais recentemente, em algumas doenças autoimunes, como lúpus eritematoso sistêmico e artrite reumatoide juvenil. O TCTH alogênico é indicado para o tratamento de leucemias e outras doenças com envolvimento da medula óssea (mielodisplasias, aplasias) e doenças congênitas como erros inatos do metabolismo, como as mucopolissacaridoses e imunodeficiências primárias.[1,4] No Brasil, o Ministério da Saúde, por meio de portarias, regulamenta as indicações de TCTH pelo Sistema Único de Saúde (SUS), além de estabelecer os critérios de priorização para a lista de atendimento, favorecendo os pacientes com maior urgência, curabilidade e tempo de espera, enquanto a Sociedade Brasileira de Terapia Celular e Transplante de Medula Óssea (SBTMO) mantém atualizadas as Diretrizes de indicações e de melhores práticas baseadas em evidências científicas.[6,7]

- Síndromes de falência medular: na infância o TCTH alogênico de doador aparentado compatível constitui a primeira escolha terapêutica, por oferecer taxa de sobrevida livre de doença de 90%. Entretanto, deve ser realizado o mais cedo possível após o diagnóstico, pois entre os fatores que reduzem essa resposta está o número de transfusões prévias. Nos pacientes sem doador familiar compatível é indicado após falha da terapia imunossupressora, ou em casos muito graves e com doadores disponíveis poderá ser usado como primeira linha de tratamento. As síndromes de falência medular constitucionais também são indicações de TCTH alogênico, como a anemia de Fanconi, a síndrome de Diamond-Blackfan e a disceratose congênita.[7]
- Leucemia linfoide aguda (LLA): atualmente, mais de 80% das crianças com diagnóstico de LLA são curadas sem a necessidade de terapia de resgate. Entretanto, pacientes classificados como de muito alto risco, refratários ou que recaem com a terapia convencional podem beneficiar-se do TCTH alogênico.[3,7]
- Leucemia mieloide aguda (LMA) e síndrome mielodisplásica (SMD): apesar da melhora das curvas de sobrevida de crianças com LMA, o TCTH permanece como melhor alternativa de cura para pacientes com doença de alto risco. Atualmente está indicado o TCTH alogênico em primeira remissão para pacientes com LMA ou síndrome mielodisplásica com fatores de mau prognóstico e para todos os pacientes em segunda remissão ou refratários.[3,7]
- Leucemia mieloide crônica (LMC): o TCTH alogênico ainda é considerado a alternativa de cura em crianças. Entretanto, o desenvolvimento de drogas inibidoras das tirosino-quinases, como o imatinibe e outros de segunda geração capazes de induzir remissão molecular em longo prazo, modificaram as estratégias de tratamento de pacientes com LMC com cromossoma Philadelphia

Tabela 1 Possíveis indicações de TCTH em pediatria

TCTH autólogo	TCTH alogênico
Doença de Hodgkin em segunda remissão	Leucemia mieloide aguda
Linfomas não Hodgkin em segunda remissão	Leucemia linfocítica aguda de muito alto risco ou em segunda remissão
Neuroblastoma	Aplasia de medula óssea
Tumores germinativos	Síndromes mielodisplásicas
	Hemoglobinopatias
	Imunodeficiências congênitas
	Osteopetrose
	Erros inatos do metabolismo

positivo (t(9:22)) e limitaram a indicação para pacientes não respondedores.[1,7]

- Imunodeficiências congênitas: a síndrome de imunodeficiência combinada grave, outras imunodeficiências congênitas graves e síndromes histiocíticas hereditárias têm como opção de cura o TCTH alogênico. O diagnóstico e o encaminhamento precoces para o centro de transplante é fundamental para obter os melhores resultados.[1,7]
- Erros inatos do metabolismo: o TCTH alogênico é uma alternativa de cura para pacientes selecionados com mucopolissacaridoses, adenoleucodistrofia, osteopetrose e outras doenças metabólicas raras para as quais ainda não dispomos de outras formas de tratamento.[7]
- Hemoglobinopatias: o TCTH alogênico é, até o presente, única alternativa de cura para as hemoglobinopatias. Em geral, está indicado para pacientes jovens com betatalassemia maior e anemia falciforme com manifestações clínicas graves como acidente vascular cerebral.[1,2]
- Linfomas e tumores sólidos na infância: o TCTH autólogo está indicado no linfoma de Hodgkin e nos linfomas não Hodgkin a partir da segunda remissão e nos tumores sólidos quimiossensíveis, como tumores de células germinativas em segunda remissão ou neuroblastoma de alto risco. Também pode trazer benefícios no sarcoma de Ewing metastático ou em segunda remissão, meduloblastoma e tumores primitivos do sistema nervoso central (SNC) disseminados ou em segunda remissão, retinoblastoma extraocular e tumor de Wilms após a segunda remissão.[3,7]

QUIMERISMO

No TCTH autólogo, o efeito principal antitumoral é exercido pelo efeito da quimioterapia de altas doses usadas no condicionamento. O TCTH alogênico provê a presença de um sistema geneticamente diverso (quimerismo) formado pelas células hematopoiéticas e imunes do doador. A figura *Chimera*, originária da mitologia grega, gerou o termo quimerismo, que representa esse estado, no qual um organismo possui células derivadas de duas ou mais linhagens zigóticas com função e impacto em sua sobrevida.[8] No TCTH alogênico a atividade do sistema imune competente do doador no organismo do receptor desenvolve dois mecanismos contraditórios: a doença enxerto contra o hospedeiro (DECH) e o efeito enxerto contra o tumor.

DOENÇA ENXERTO CONTRA O HOSPEDEIRO

A DECH resulta da atividade do sistema imunológico competente do doador, principalmente dos linfócitos, que reconhece as células dos tecidos do receptor como estranhas e monta uma resposta imune para destruir ou impedir seu crescimento. É a consequência da interação entre os antígenos expressos nas células do receptor e os linfócitos T maduros do doador. É a principal complicação pós-TCTH alogênico, podendo acontecer apesar do uso profilático de imunossupressão e da perfeita compatibilidade HLA. Sua incidência varia entre 20-80% nos estudos pediátricos e depende do número de fatores de risco presentes, como: grau de incompatibilidade entre doador e receptor, regime de condicionamento, doador não aparentado, idade avançada, doadora multípara, origem da célula-tronco (sangue periférico maior incidência, SCUP menor incidência) e aloimunização prévia.[1,9]

A DECH tem duas apresentações clínicas e patofisiológicas distintas: aguda e crônica. A DECH aguda ocorre nos primeiros meses após o transplante e se caracteriza por citotoxicidade contra órgãos-alvo como pele (eritrodermia maculopapular), intestino (diarreia secretória) e fígado (colestase).[1,9]

A DECH crônica é a principal causa de mortalidade tardia não associada a recaída. Sua apresentação clínica se assemelha a doenças autoimunes como esclerodermia, síndrome de Sjögren, cirrose biliar primária, bronquilolite obliterante, anemia e/ou plaquetopenia imune e imunodeficiência crônica. Os sintomas geralmente se manifestam nos primeiros 3 anos após o TCTH e, frequentemente, nos pacientes que também apresentaram DECH agudo.[1]

O manejo da DECH inclui a profilaxia com imunossupressores, sendo os inibidores da calcioneurina (p. ex., ciclosporina ou tacrolimo) associados ao metotrexato os mais usados. Nos pacientes com manifestações clínicas maiores de DECH é necessário aumentar a imunossupressão para controle da doença, e a corticoterapia é a melhor escolha como terapia inicial.[1,9]

EFEITO ENXERTO CONTRA LEUCEMIA

A reação imunológica desencadeada pela diferença genética entre o receptor e o doador, chamada de efeito enxerto contra a leucemia, pode trazer efeitos benéficos pelo controle da doença neoplásica. Pacientes com DECH, principalmente crônica, apresentam menos recaídas. Apesar de ser difícil a dissociação clínica e laboratorial da atividade dos linfócitos T competentes do doador entre a DECH e o efeito de imunovigilância, esse fenômeno é fundamental para a compreensão dos resultados superiores obtidos com o TCTH alogênico para as doenças onco-hematológicas e abre caminho para técnicas de imunoterapia celular como forma de aumentar a imunidade específica após o TCTH sem aumentar os riscos do desenvolvimento de alorreatividade e de DECH.[1,4,8]

O PROCEDIMENTO TCTH

- Condicionamento: é o regime preparatório para a infusão da célula-tronco hematopoiética. Tem três objetivos: criar espaço na medula óssea do paciente, erradicar a doença neoplásica e evitar a DECH. Assim, além do efeito de mieloablação, deve ser imunossupressor. É realizado com altas doses de quimioterapia e/ou radioterapia, de acordo com a doença e condições do paciente. Os esquemas mais convencionais utilizam combinações de bussulfano, fludarabina, ciclofosfamida, etoposídeo e

irradiação corporal total. Em pediatria, a escolha do melhor condicionamento deve considerar os possíveis efeitos deletérios da quimioterapia e radioterapia em curto prazo, ou seja, a toxicidade imediata como mucosite, doença veno-oclusiva hepática, infecções, bem como sua toxicidade tardia (déficit de crescimento, segunda neoplasia, distúrbios endócrinos e outros).[1,3,10]

- Coleta das células-tronco hematopoiéticas: nos transplantes autólogos, a coleta de células-tronco é realizada com o paciente em remissão e criopreservada para posteriormente submetê-lo ao regime de condicionamento. Nos transplantes alogênicos a coleta das células do doador costuma ser realizada após o condicionamento e próximo ao dia da infusão sem criopreservação. Os doadores devem ser cuidadosamente avaliados quanto à saúde e a possíveis riscos anestésicos ou relacionados ao procedimento antes da doação de medula.
- Medula óssea (MO): as células são coletadas das cristas ilíacas posteriores por meio de punções por agulha e com o doador sob anestesia (Figura 1). São removidos entre 10 e 15 mL de medula por quilograma de peso do receptor (aproximadamente 2-5 x 10^8 células nucleadas/kg de peso do receptor). Em crianças, costuma-se limitar a coleta a 20 mL/kg de peso do doador. Os riscos para o doador são poucos, mas se requer equipe treinada e capacitada.[1]
- Sangue de cordão umbilical e placentário (SCUP): é coletado no centro obstétrico logo após o nascimento, antes ou após a dequitação, tanto de partos normais como de cesáreas, por meio de punção das veias do cordão umbilical, e criopreservado para utilização posterior. Atualmente há em funcionamento no Brasil e no mundo diversos bancos SCUP alogênico. Tem a vantagem de ser rapidamente disponibilizado e permite compatibilidade HLA de até 60% (4/6). Entretanto, sua celularidade é limitada, levando a um tempo de pega maior, com retardo na reconstituição imune, maior risco de infecções e de recaída, além de custo maior.[1,3]

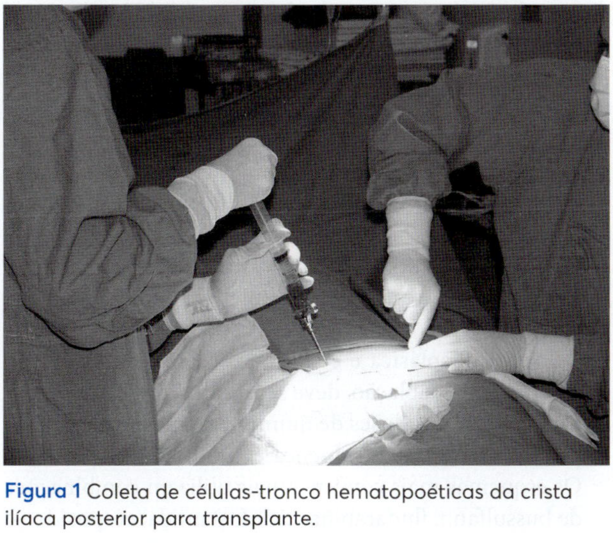

Figura 1 Coleta de células-tronco hematopoéticas da crista ilíaca posterior para transplante.

- Sangue periférico (SP): as células-tronco hematopoiéticas são coletadas do sangue periférico por aférese na fase de recuperação de um ciclo de quimioterapia e/ou após a administração de fatores de crescimento hematopoiéticos (p. ex., filgrastima). Em crianças, seu uso é limitado pelo peso mínimo necessário para a realização da aférese, a colocação de cateter venoso central e tempo prolongado do procedimento (2-4 horas). Suas vantagens são: não expor o doador/paciente ao desconforto da coleta de medula no centro cirúrgico; a pega mais rápida; possível menor contaminação do enxerto com células tumorais. Os transplantes alogênicos com células-tronco periféricas estão associados à maior incidência de DECH, sendo menos utilizados em crianças.[3]

INFUSÃO DE CÉLULAS-TRONCO HEMATOPOIÉTICAS

As células provenientes de qualquer uma das três fontes são infundidas através de cateter venoso central no leito do paciente, aproveitando o mecanismo de migração para o nicho da medula óssea. No TCTH alogênico de medula óssea, se existir incompatibilidade sanguínea ABO maior, é necessário remover os eritrócitos e/ou o plasma do receptor para retirar os anticorpos A ou B e evitar reação hemolítica durante a infusão. Nos transplantes autólogos as células são descongeladas no momento da infusão. O agente utilizado na criopreservação (dimetilsulfóxido – DMSO) pode causar reações alérgicas graves, náuseas e vômitos, hipertensão, bradicardia, nefrotoxicidade e distúrbios hemodinâmicos. Os pacientes devem receber hiperidratação. Manitol pode ser usado para forçar a diurese. Anti-histamínicos e corticoides são administrados antes para reduzir os paraefeitos. Os pacientes devem ser cuidadosamente monitorizados.[1]

A pega ou enxertia da célula-tronco hematopoiética ocorre quando o paciente mantém mais de 500 granulócitos/mm^3 por 3 dias consecutivos. Normalmente ocorre próximo do décimo dia após a infusão de células autólogas e entre o 15º e 21º dias após a infusão de células alogênica.[1,3] Considera-se que houve enxertia de plaquetas quando contagens acima de 20.000/mm^3 são mantidas sem que o paciente tenha recebido transfusões de plaquetas por mais de 7 dias.

RECONSTITUIÇÃO IMUNE APÓS TCTH

O sistema imune do receptor se reconstitui de forma gradual (Figura 2) durante o primeiro ano após o TCTH. O regime de condicionamento destrói os neutrófilos, monócitos, macrófagos e linfócitos da hematopoiese normal e provoca lesão das mucosas, reduzindo a integridade da barreira mucocutânea. Potencialmente, todos os pacientes submetidos ao TCTH perdem precocemente todos os linfócitos B e T após o condicionamento, perdendo a memória imunológica acumulada pela exposição prévia a agentes infecciosos, antígenos do ambiente e vacinas. Da mesma forma, a imunidade passiva adquirida do doador não ofe-

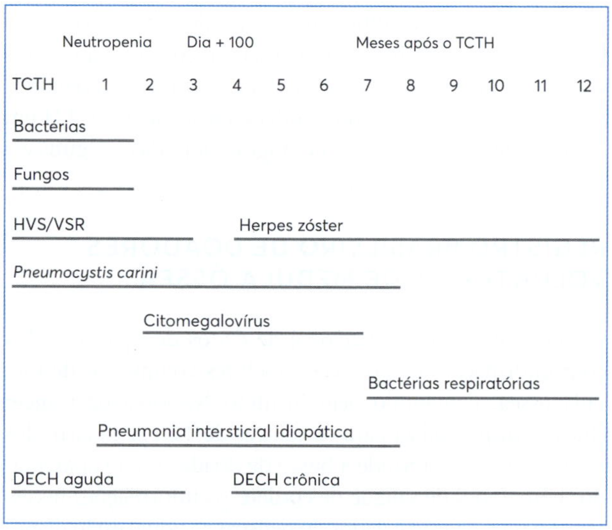

Figura 2 Padrão de ocorrência de infecções após o TCTH de acordo com o período de surgimento.
TCTH: transplante de células-tronco hematopoéticas; HVS: herpes vírus simples; VSR: vírus sincicial respiratório; DECH: doença enxerto contra hospedeiro.

rece proteção de longo prazo segura, pois a transferência imunológica é variável e depende do tempo de exposição entre a vacinação do doador e a realização do TCTH, assim como a presença de DECH e imunossupressão.[1,2]

O primeiro período após o TCTH, tanto autólogo como alogênico, é caracterizado pela fase de aplasia até a recuperação dos neutrófilos do enxerto. As complicações infecciosas são semelhantes àquelas dos pacientes com neutropenia severa agravada pela mucosite, secundária ao condicionamento. Também existe o risco para infecções fúngicas invasivas, como a aspergilose e infecções virais. A mortalidade secundária à infecção desse período ocorre por sepse bacteriana, pneumonia e infecções fúngicas.[1,3]

A segunda fase da reconstituição imune corresponde ao período imediato após a pega do enxerto e se caracteriza por deficiência da imunidade celular com redução do número e função das células citotóxicas. As infecções virais, como citomegalovírus, adenovírus e outros vírus respiratórios e entéricos, apresentam maior incidência e gravidade.

Na terceira e última fase, cerca de 6 meses depois, a maioria dos pacientes apresenta deficiência de imunoglobulinas, principalmente de IgG2, e redução na resposta a antígenos polissacarídeos. Os pacientes são mais vulneráveis a infecções por bactérias encapsuladas (p. ex., *S. pneumoniae* e *H. influenzae*). A ocorrência e a gravidade da DECH são o principal fator em retardar a reconstituição imune e favorecer essas infecções.[1,3]

Uma vez que os pacientes submetidos ao TCTH permanecem sob risco de infecções bacterianas, virais e fúngicas por um longo período, são importantes as medidas para prevenção e tratamento precoce adotadas de acordo com o grau de imunossupressão e da reconstituição imune.[3] Estas incluem: proteção ambiental, quartos com filtro de ar e fluxo contínuo, lavagem rigorosa das mãos, evitar contato com pessoas passíveis de contágio (p. ex., escola); medidas profiláticas com o uso de antibióticos, antifúngicos e antivirais e antipneumocistose; e medidas para identificação precoce de reativação do citomegalovírus (antigenemia anti-CMV ou PCR quantitativo) e de infecções fúngicas (antígeno galactomanana, PCR, tomografias seriadas). A imunização após o transplante permite readquirir a proteção obtida com calendário vacinal da infância e oferecer proteção contra patógenos mais frequentes e com maior gravidade após o procedimento. Vacinas com organismos vivos podem causar doença em imunossuprimidos e devem ser aplicadas de forma criteriosa, respeitando o momento da reconstituição imune, o uso de imunossupressor e a presença de DECH.[1,2]

TRATAMENTO DE SUPORTE DURANTE O TCTH

Nas últimas décadas houve marcada melhora dos resultados obtidos com TCTH reflexo direto do progresso no tratamento de suporte oferecido aos pacientes antes e após o procedimento. Além das medidas anti-infeciosas e da moderna tecnologia de diagnósticos, outros aspectos são fundamentais para o sucesso do TCTH, entre eles:

- Hemoterapia: é necessário o uso de hemocomponentes de qualidade e em quantidade adequada. Concentrados de hemácias e de plaquetas devem sempre ser irradiados e deleucotizados; há preferência por plaquetas de doador único (plaquetaférese). A prática transfusional antes do TCTH também se reflete no resultado, e os mesmos cuidados devem ser aplicados, utilizando criteriosamente os indicativos para a transfusão sem expor o paciente a aloimunização.
- Suporte nutricional: o estado nutricional precário é um fator de prognóstico negativo. Manter um adequado suporte nutricional é fundamental durante o procedimento. Como a maioria dos pacientes apresenta mucosite com limitação da ingesta e absorção, a utilização de nutrição parenteral total é prática usual nos TCTH alogênicos. Após a alta, também é importante manter a atenção sobre o estado nutricional, inclusive sobre a qualidade biológica e higiênica dos alimentos.
- Cuidado com cateter central: apesar de os cateteres venosos centrais serem indispensáveis no TCTH, estão associados a complicações infecciosas e tromboembólicas. As medidas assépticas e equipe treinada para seu manejo são fundamentais.[1,2]

TOXICIDADE APÓS O TCTH

A toxicidade do TCTH pode ser dividida em precoce ou aguda, quando se manifesta durante ou nos primeiros meses do procedimento, e tardia. Está principalmente relacionada ao efeito tóxico das altas doses de quimioterapia e ra-

dioterapia utilizada no condicionamento e representa parcela significativa entre as causas de mortalidade relacionada ao procedimento.

Toxicidade aguda: as mais frequentes na pediatria são:[1,2,10]

- Mucosite oral e em todo o trato gastrointestinal; náuseas, vômitos e diarreia de intensidade variável.
- Cistite hemorrágica: secundária a toxicidade direta do esquema de condicionamento ao urotélio ou a infecções virais, principalmente do grupo poliomavírus. Requer medicações uroprotetoras (mesna) durante o condicionamento, e o tratamento consiste em hiperidratação.
- Síndrome de obstrução sinusoidal: caracterizada por hepatomegalia dolorosa, hiperbilirrubinemia e retenção de líquidos com aumento de peso e ascite durante as primeiras 3 semanas após o condicionamento. É mais frequente em pacientes oncológicos submetidos a vários esquemas de quimioterapia previamente. O tratamento inclui restrição hídrica, medidas de suporte hemodinâmico e infusão de defibrotida quando disponível.
- Outros, como insuficiência renal aguda, hipertensão, pneumonite intersticial, neutrotoxicidade e síndrome de permeabilidade capilar.

Toxicidade tardia

Os efeitos tardios após o TCTH estão relacionados a uma combinação de fatores como a doença de base, o condicionamento utilizado e complicações agudas. Em crianças, a escolha do condicionamento influencia diretamente efeitos tardios como baixo crescimento, retardo puberal e alterações endócrinas, que devem ser monitoradas e diagnosticadas precocemente. Os condicionamentos que incluem irradiação corporal apresentam maior risco de toxicidade neuroendócrina, enquanto as altas doses de alquilantes aumentam o risco de alterações endócrinas e puberais e infertilidade. A ocorrência de segunda neoplasia, leucemia e mielodisplasias, além de tumores do sistema nervoso central e sarcomas, também é aumentada após TCTH.

PERSPECTIVAS FUTURAS

Nas últimas duas décadas, o TCTH vem sendo cada vez mais utilizado para o tratamento de crianças com doenças hematológicas, imunodeficiências congênitas, alguns erros inatos do metabolismo, tumores sólidos e doenças autoimunes. Entretanto, o TCTH ainda apresenta considerável possibilidade de falha, principalmente relacionada a complicações imunológicas como a DECH, recaída da neoplasia, ou profundo estado de imunodeficiência, que favorece a ocorrência de infecções fatais, além de seus efeitos tardios. Estratégias que visam melhorar a terapia de suporte, selecionar o melhor doador e aumentar o efeito imune sem causar DECH são hoje valorizadas e estimuladas com o intuito de obter melhores resultados. Outras modalidades de terapia celular vêm sendo exploradas para melhorar os resultados em crianças, como o uso de componentes celulares específicos para aumentar o efeito do enxerto contra o tumor ou da proteção às infecções, bem como terapias quiméricas como os *Car-T cell* (*chimeric antigen receptor T Cell*) e a terapia gênica, que poderá substituir o TCTH em doenças genéticas como as hemoglobinopatias e alguns erros inatos do metabolismo.

REGISTRO BRASILEIRO DE DOADORES VOLUNTÁRIOS DE MEDULA ÓSSEA

O Redome é o banco nacional de dados de tipagem HLA com informações de possíveis doadores voluntários de medula óssea. É mantido pelo Instituto Nacional de Câncer (Inca) e disponibiliza para os centros de TCTH cadastrados pelo Ministério da Saúde a busca de doadores não aparentados e unidades de sangue de cordão. As informações necessárias para a doação e dados do registro nacional estão disponíveis nas páginas do Inca (http://inca.gov.br/redome) e do Ministério da Saúde do Brasil (http://portal.saude.gov.br).

REFERÊNCIAS BIBLIOGRÁFICAS

1. Forman SJ, Negrin RS, Antin JH, Appelbaum FR (eds.). Thomas' hematopoietic cell transplantation. 5.ed. Wiley-Blackwell; 2016.
2. Seber A, Galvão Jr CG, Daudt L. Transplante de medula óssea. In: Logetto SR, Braga JÁ e Toni LG (eds.). Hematologia e hemoterapia pediátrica. Série de Atualização em Pediatria. Atheneu; 2014. Cap.41. p.473-85.
3. Bollard CM, Krance RA, Heslop HE. Stem cell transplantation in pediatric oncology. In: Principles and practice of pediatric oncology. Pizzo PA, Poplack DG (eds.). 7.ed. Philadelphia: Lippincott-Williams & Wilkins; 2016. p.468-90.
4. Li HW, Sykes M. Emerging concepts in haematopoietic cell transplantation. Nature Reviews – Immunology. 2012;12:403-16.
5. Wang E, Adams S, Stroncek DF, Marincola FM. Human leucokyte antigen and human neutrophil antigen systems. In: Hoffman R, Benz EJ, Silberstein LE, et al. (eds.). Hematology: basic principles and practice. Elsevier; 2013. p.1659-71.
6. Ministério da Saúde: {https://bvsms.saude.gov.br/bvs/saudelegis/gm/2017/prc0004_03_10_2017.html] Portaria de Consolidação nº 4, de 28 de Setembro de 2017. Consolidação das normas sobre os sistemas e os subsistemas do Sistema Único de Saúde que dispõe sobre Transplante De Células-Tronco Hematopoéticas, e os atributos dos procedimentos na Tabela de Procedimentos, Medicamentos, Órteses, Próteses e Materiais Especiais do Sistema Único de Saúde (SUS). Data de acesso 12/11/2023.
7. Seber A, Gomes A, Vieira C AK. HSCT for pediatric diseases. Journal of Bone Marrow Transplantation and Cellular Therapy. 2021;4(1):138-46.
8. Liesveld JL, Rothberg PG. Mixed chimerism in STC: conflict or peaceful coexistence? BMT. 2008;42:297-310.
9. Socie G, Blazar BR. Acute graft-versus-host disease: from the bench to the bedside. Blood. 2009;114:4327-36.
10. Majhail NS, Rizzo JD, Lee SJ, Aljurf M, Atsuta Y, Bonfim C, et al. Práticas recomendadas para triagem e prevenção de complicações em sobreviventes de longo prazo após transplante de células hematopoiéticas. Rev Bras Hematol Hemoter. 2012;34(2):109-33.
11. Duarte RF, Labopin M, Bader P, Basak GW, Bonini C, Chabannon C, et al. Indications for haematopoietic stem cell transplantation for haematological diseases, solid tumors and immune disorders: current practice in Europe, 2019. Bone Marrow Transplantation. 2019. Disponível em: https://doi.org/10.1038/s41409-019-0516-2.

CAPÍTULO 13

LINFO-HISTIOCITOSE HEMOFAGOCÍTICA

Ana Paula Kuczynski Pedro Bom
Lisandro Lima Ribeiro
Rosana Cipolotti

AO FINAL DA LEITURA DESTE CAPÍTULO, O PEDIATRA DEVE ESTAR APTO A:

- Entender que linfo-histiocitose é um diagnóstico clínico que depende de elevado grau de suspeição, dada a alta taxa de mortalidade associada.
- Saber que a forma primária ou familiar associa-se mais frequentemente a mutações genéticas ou a imunodeficiências graves, enquanto para a forma secundária a associação mais frequente é com infecções virais.
- Reconhecer o quadro clínico caracterizado mais frequentemente por febre persistente, esplenomegalia, citopenias, aumento dos níveis de ferritina, hipertrigliceridemia e hipofibrinogenemia.
- Saber que hemofagocitose, ainda que frequentemente observada em aspirado de medula óssea, não é patognomônica nem essencial ao diagnóstico.
- Fazer a suspeita clínica e prontamente iniciar o tratamento, direcionado sempre que possível ao fator desencadeante.

INTRODUÇÃO

A linfo-histiocitose (LH) é uma doença incomum, caracterizada por ativação expressiva do sistema imune, sendo potencialmente fatal.[1] O reconhecimento da doença e o diagnóstico precoce são essenciais para a sobrevida dos pacientes.

EPIDEMIOLOGIA

Trata-se de uma doença primariamente pediátrica, sendo mais comum em lactentes, com incidência maior em menores de 3 meses, sem predominância em relação ao sexo.[1]

Estima-se que aproximadamente 1 entre 3 mil crianças internadas por ano em algum hospital pediátrico nos EUA terá a síndrome.[2] No Brasil ainda não há uma estimativa da incidência anual de casos novos por ano, com poucos relatos descritos na literatura nacional.

Classificação

As variações das LH têm sido sugeridas desde a descrição do primeiro caso como "reticulocitose hemofagocítica familiar" em 1952.[3] As formas descritas como "LH primária" são para relacionar a presença de uma doença genética prévia, e a "LH secundária", para evidenciar uma doença desencadeada por outro fator etiológico. Tanto a forma primária como a secundária podem ser desencadeadas por infecções ou outros eventos imunológicos ativadores, e as mutações genéticas podem estar presentes em pacientes de qualquer faixa etária e com qualquer histórico familiar.[3]

Estão listados a seguir alguns aspectos clínicos e laboratoriais das LH primárias e secundárias:

1. LH primária:

Também denominada linfo-histiocitose familiar (LHF), é causada por mutação genética em determinado lócus da LHF ou em algum gene responsável por uma das síndromes de imunodeficiências graves.

Subtipos por mutação de lócus:

- LHF1: defeito genético pouco conhecido.[3]
- LHF2: mutação no gene PRF1 que codifica a perforina, uma proteína atuante no apoptose presente em linfócitos T e *natural killer* (NK).[4]
- LHF3: mutação no lócus do gene UNC13D, que codifica a proteína Munc 13-4, interagindo na maturação dos grânulos de células citolíticas.[5]

- LHF4: mutação no lócus do gene STX11, que codifica a proteína sintaxina 11, resultando em defeito na degranulação.[6]
- LHF5: mutação no lócus do gene STXBP2, que codifica a sintaxina ligadora da proteína 2 (Munc 18-2). Essa proteína liga-se à sintaxina 11 e promove a liberação dos grânulos citotóxicos.[7]

A probabilidade de identificar uma mutação é maior em crianças menores. Em um estudo com 476 crianças norte-americanas, uma mutação genética foi identificada em 45% das que tinham menos de 1 ano de vida. Nas crianças entre 2 meses e 1 ano, 1-2 anos e maiores de 2 anos, a frequência de identificação de mutação genética foi de 39, 20 e 6%, respectivamente.[2] Em outro estudo envolvendo 174 adultos (idade entre 18-75 anos), 14% apresentavam mutação genética, com defeitos parciais nas funções das proteínas.[8]

Subtipos relacionados a mutações associados a imunodeficiências graves:

- Síndrome de Griscelli tipo 2: causada por mutação no gene RAB27A, que codifica a proteína GTP. É caracterizada por hipopigmentação, deficiência imunológica, trombocitopenia e alterações neurológicas.[9]
- Síndrome de Chédiak-Higashi: causada por mutações no CHS/LYST, que codifica uma proteína reguladora lisossomal. Caracteriza-se por albinismo oculocutâneo parcial, defeitos nos neutrófilos, neutropenia e alterações neurológicas.
- Doença linfoproliferativa ligada ao X: o tipo 1 é causado por mutações no SH2D1A, que codifica um ativador de linfócitos T e NK, e o tipo 2 é causado por mutações no BIRC4, que codifica proteínas, as quais protegem as células da apoptose. Também pode ser denominada doença Duncan e está relacionada a complicações da infecção pelo vírus Epstein-Barr (EBV).
- Doença granulomatosa crônica: doença genética heterogênea associada a infecções bacterianas e fúngicas.[3]

2. LH secundária (esporádica ou adquirida):

Relaciona-se, em geral, a pacientes que não apresentam mutação familiar conhecida, porém são portadores de defeitos genéticos (como defeitos heterozigóticos, mutações resultando em expressão parcial de proteínas) e têm um fator desencadeante identificado, que são:

1. Infecções: as associações com infecções por vírus são as mais frequentes, predominando o EBV. Destacam-se outros, como citomegalovírus, parvovírus, herpes simples, vírus varicela-zóster, vírus do sarampo, vírus herpes humano-8, vírus *influenza* H1N1 e vírus da imunodeficiência humana (HIV). Podem estar isolados ou combinados. Menos comumente, bactérias, parasitas (leishmaniose, malária) e fungos também podem ser desencadeantes.
2. Neoplasias malignas: geralmente leucemias linfoides e linfomas. Frequentemente, nesses pacientes, a LH pode ser desencadeada por algum agente infeccioso, no decorrer do tratamento.
3. Doenças reumatológicas: dentro desse grupo de doenças, a LH pode ser denominada síndrome de ativação macrofágica (SAM), sendo com a artrite idiopática juvenil (AIJ) a associação mais comum. A SAM também pode ser desencadeada pela doença de Kawasaki.[3]

FISIOPATOLOGIA

A LH não é uma doença maligna e caracteriza-se por um processo inflamatório exacerbado disseminado, causado por ativação anormal do sistema imune. Presume-se que todo o processo decorra da perda da regulação de macrófagos ativados e linfócitos.

Na LH os linfócitos T e NK falham em eliminar macrófagos ativados, e, consequentemente, a perda da regulação normal (*feedback*) resulta na excessiva ativação macrofágica. Como resultado final, ocorre elevação persistente de interferon-gama, fator de necrose tumoral-alfa (TNF-alfa), interleucinas (IL-1b, IL-6, IL-8, IL-10, IL-12) e do receptor solúvel da IL-2 (CD25) no sangue periférico e em tecidos. Acredita-se que o excesso de citocinas inflamatórias seja responsável pela maioria dos sinais e sintomas da doença, pela falência múltipla dos órgãos e pelas altas taxas de mortalidade.

Associados à apresentação de antígenos e à produção exacerbada de citocinas, os macrófagos também podem fagocitar células hospedeiras. A hemofagocitose refere-se ao aprisionamento das células sanguíneas e da medula óssea pelos macrófagos. As células ou fragmentos celulares podem ser visualizados no citoplasma dos macrófagos, em materiais de biópsias de linfonodos, baço, fígado e medula óssea. Embora possa ser um marcador de excesso de ativação macrofágica, sustentando o diagnóstico de SH, a hemofagocitose isolada não é patognomônica nem obrigatória para o diagnóstico.[3]

MANIFESTAÇÕES CLÍNICAS

A LH apresenta-se como uma doença febril associada ao envolvimento de múltiplos órgãos. Portanto, os sinais e sintomas da LH podem ser confundidos com infecções, febre de origem indeterminada, hepatite ou encefalite. A febre geralmente é prolongada e intermitente, estando presente em cerca de 95% dos casos. Esplenomegalia e hepatomegalia volumosas são muito comuns, podendo estar associadas a linfonodomegalias, *rash*, em geral transitório, e sintomas neurológicos.[3]

Anormalidades neurológicas já foram descritas em um terço de pacientes com LH, entre elas convulsões, alterações do nível de consciência (incluindo manifestações graves consistentes com encefalites) e ataxia. Pacientes com LH têm risco aumentado para desenvolver a síndrome da encefalopatia posterior reversível (PRES), a qual se manifesta como cefaleia, alteração da consciência, distúrbios visuais e/ou convulsões. Ao exame, os pacientes podem apresentar hemorragias na retina e edema do nervo óptico.[3] A ressonância magnética (RM) encefálica pode mostrar áreas hipodensas ou necróticas. Aproximadamente 50% dos pacientes têm anormalidades do líquido cefalorraquidiano (LCR), espe-

cialmente hiperproteinorraquia, que está associado a maior índice de mortalidade e de sequelas neurológicas. Na RM a PRES pode ter achados característicos, incluindo edema cerebral vasogênico, predominantemente nos hemisférios cerebrais posteriores.[3]

ALTERAÇÕES LABORATORIAIS

1. Citopenias: especialmente anemia e trombocitopenia são observadas em mais de 80% dos pacientes. Podem ocorrer tardiamente na SAM, sobretudo nas crianças com ARJ.[3]
2. Níveis séricos de ferritina: nível sérico muito alto de ferritina é comum na LH; níveis acima de 500 foram descritos em mais de 90% de pacientes estudados.[3]
3. Função hepática e alterações da coagulação: quase todos os pacientes têm hepatite, manifestando-se com elevação de enzimas (transaminases, gama GT), desidrogenase lática (LDH) e bilirrubinas. Aumento de triglicérides e hipofibrinogenemia, causado por disfunção hepática e coagulação intravascular disseminada (CIVD), também são frequentes. Os achados de biópsia hepática geralmente evidenciam acúmulos de linfócitos e hepatite crônica com infiltração linfocítica periportal.[3]

DIAGNÓSTICO

Avaliação inicial

A maioria dos pacientes com LH manifesta-se inicialmente com quadro grave, apresentando envolvimento de múltiplos órgãos, citopenias, alteração de função hepática e sintomas neurológicos. Muitos pacientes têm um histórico de internações prolongadas ou piora do quadro clínico, sem um diagnóstico preciso antes da possibilidade de LH ser cogitada. Nesses casos, deve ser realizada investigação rápida incluindo hemograma, punção aspirado/biópsia de medula óssea, testes de função hepática e da coagulação, ferritina e avaliação neurológica, com o objetivo de iniciar o tratamento o mais rapidamente possível.[2]

Os pais das crianças com suspeita de LH devem ser questionados sobre consanguinidade, doenças familiares, antecedentes infecciosos, histórico de febre recorrente e deficiências imunológicas preexistentes (como HIV, doenças reumatológicas, uso de imunossupressores etc.). O exame físico deve ser completo e minucioso, procurando por *rash* cutâneo, sangramento, linfonodomegalias, hepatoesplenomegalia, sinais neurológicos, além do exame dos aparelhos cardiovascular e respiratório.

Todos os pacientes devem realizar hemograma, coagulograma (incluindo tempo de atividade da protrombina – TAP, tempo parcial de tromboplastina ativada – TTPA, fibrinogênio, D-dímero), ferritina sérica, enzimas hepáticas, bilirrubinas, albumina, LDH e triglicérides.[3]

A partir dos sintomas e sinais de envolvimento específico de determinado órgão e/ou do grau de suspeita de LH, estudos adicionais devem ser realizados:

- Culturas de sangue, medula óssea, urina, LCR e outros líquidos que possam estar infectados; pesquisa de vírus por meio de titulações e reação em cadeia da polimerase (PCR) para EBV, citomegalovírus, adenovírus e outros vírus suspeitos. É essencial o acompanhamento dos níveis de possíveis vírus que venham a ser identificados para que terapia antiviral apropriada seja realizada.[3]
- Punção aspirativa e biópsia de medula óssea: devem ser realizados em todos os pacientes para avaliar a causa de citopenias e/ou para detectar hemofagocitose. Também deve ser realizada cultura da medula óssea, associada ao exame microscópico para pesquisa de agente infeccioso (leishmaniose, malária). Deve ainda ser investigada a presença de neoplasia maligna que curse com invasão da medula óssea. Na LH, a celularidade da medula óssea pode ser alta, baixa ou normal.[2] É importante lembrar que em alguns pacientes a hemofagocitose aparece tardiamente no curso da doença, até mesmo na fase de melhora clínica.[2]
- Eletrocardiograma, radiografia de tórax e ecocardiograma.[3]

Critérios diagnósticos

A Sociedade Internacional de Histiocitose, baseada no protocolo de tratamento HLH-2004,[2] definiu critérios para o diagnóstico da LH:

1. Identificação de mutações nos genes: PRF1, UNC13D, STX11, STXBP2, Rab27A, SH2D1A ou BIRC4, ou
2. Cinco dos seguintes achados:
   - Febre ≥ 38,5 °C.
   - Esplenomegalia.
   - Citopenias em pelo menos de duas linhagens: hemoglobina < 9 g/dL para lactentes menores de 4 semanas ou hemoglobina < 10 g/dL para as outras faixas etárias; plaquetas < 100.000/mm^3; contagem absoluta de neutrófilos < 1.000/mm^3.
   - Hipertrigliceridemia > 265 mg/dL.
   - Hipofibrinogenemia (fibrinogênio < 150 mg/dL).
   - Hemofagocitose na medula óssea, baço, linfonodo ou fígado.
   - Atividade de célula NK baixa ou ausente.
   - Ferritina > 500 ng/mL.
   - Aumento de CD25 solúvel.

Em razão das altas taxas de mortalidade da LH na ausência de tratamento apropriado, McClain et al.[3] consideram que esses critérios diagnósticos não são indispensáveis para que se indique o tratamento. Ao contrário, esses autores recomendam não atrasar o tratamento enquanto se aguardam os resultados de exames imunológicos e genéticos especializados. É comum para um paciente apresentar apenas 3 ou 4 dos 8 critérios diagnósticos, mas também ter sintomas neurológicos, hipotensão e insuficiência respiratória ou renal. Para abordar essa questão, foi proposta uma modificação desses critérios, sendo necessários três de quatro critérios clínico-hematológicos (febre, esplenomegalia, citopenias, hepatite), mais um de quatro marcadores imunológicos (hemofagocitose, aumento

de ferritina acima de 3.000 ng/mL, hipofibrinogenemia, ausência ou diminuição importante da função da célula NK).[3] Jordan et al.[2] também consideram essa modificação de critérios suficientes para o diagnóstico.

Outras considerações para o diagnóstico

Embora hemofagocitose e altos níveis de ferritina sejam muito sugestivos para o diagnóstico da LH, devem-se considerar:

- Hemofagocitose não é patognomônica nem é necessária para o diagnóstico da LH. Para pacientes com falência de múltiplos órgãos, com perfil imunológico típico de LH e com doença aguda, as avaliações seriadas de medula óssea para hemofagocitose podem ser conduzidas simultaneamente com o início do tratamento.[3]
- Com base na experiência de McClain et al.,[3] em crianças com níveis de ferritina maiores que 3.000 ng/mL e quadro clínico característico, o diagnóstico de SH deve ser considerado; quando forem superiores a 10.000 ng/mL, é fortemente sugestivo.

Diagnóstico diferencial

A LH pode simular várias doenças que cursam com febre, pancitopenia, alterações hepáticas ou neurológicas. Citopenias, níveis muito elevados de ferritina e alterações de função hepática (AFH) são muito úteis para distinguir LH de outras situações. A frequência de AFH é tão alta na LH que a ausência dessas alterações deve levar a uma busca minuciosa de um diagnóstico alternativo. É importante lembrar também que LH pode ocorrer em associação com muitas outras condições, que devem ser incluídas no diagnóstico diferencial.[3] Alguns diagnósticos diferenciais que devem ser considerados são:

1. Infecções/sepse: compartilham muitas características semelhantes com LH, como febre, citopenias e alterações hepáticas. Tanto sepse como LH podem evoluir com CIVD e inflamação disseminada com liberação aumentada de citocinas. Entretanto, a LH geralmente é desencadeada por infecção viral, ao contrário da sepse, mais frequentemente causada por bactéria ou fungo e não cursa com ativação linfocitária. Em um grupo de 19 crianças com diagnóstico inicial de febre de origem indeterminada, foram detectados níveis extremamente altos de ferritina e LDH nos pacientes que tiveram diagnósticos subsequentes de LH. Níveis de ferritina tendem a se manter estabilizados em pacientes com infecções, mas estão propensos a aumentar drasticamente na LH.[3]
2. Hepatopatia/insuficiência hepática: tanto doença hepática primária como LH podem cursar com hepatomegalia e AFH. Também ambas podem causar coagulopatia com TAP e TTPA prolongados, hipofibrinogenemia e aumento de D-dímero. Ambas as doenças podem ainda causar encefalopatia. Contudo, ao contrário da hepatopatia, a LH é uma doença multissistêmica. Na LH, ocorre envolvimento expressivo de outros órgãos, citopenias, níveis muito altos de ferritina e alterações neurológicas. Excesso de citocinas circulantes não é observado em pacientes com doenças primárias hepáticas.[3]
3. Encefalite: pode ser causada por microrganismos e por doença autoimune. As manifestações clínicas podem variar desde déficits neurológicos súbitos até coma. Na LH, além das apresentações neurológicas, que podem ser idênticas às da encefalite, os pacientes também apresentam envolvimento mais extenso de órgãos, além das diversas alterações laboratoriais que não ocorrem nas encefalites isoladas.[3]
4. Maus-tratos: podem ter apresentação clínica semelhante à LH com envolvimento de sistema nervoso central (SNC). As manifestações clínicas podem variar desde irritabilidade até coma, e os achados podem ser de hemorragias em retina e intracranianas em ambos os casos. A maioria das crianças vítimas de maus-tratos com lesão cerebral também pode ter alterações laboratoriais, como TTPA prolongado. Entretanto, citopenias, alterações hepáticas e altos índices de ferritina não são característicos de maus-tratos.

TRATAMENTO E PROGNÓSTICO

A partir do primeiro protocolo de tratamento (HLH-94) para LH, proposto pela Sociedade de Histiocitose em 1994 houve aumento significativo da sobrevida dos pacientes, atingindo 54% em uma coorte com tempo de seguimento mediano de 6 anos. A maior barreira para o tratamento correto e consequentemente para o prognóstico favorável de pacientes com LH é o atraso no diagnóstico. Vários aspectos podem contribuir para esse atraso, como o fato de se tratar de uma doença rara, com manifestações clínicas muito variadas e escassez de especificidade dos achados clínicos e laboratoriais.

Toda criança com quadro sugestivo de LH deve ser avaliada por um hematologista e aqueles pacientes agudamente enfermos devem ser transferidos para centros especializados, onde possam receber o tratamento específico.

O objetivo do tratamento consiste em suprimir o processo inflamatório descontrolado a partir da lise das células da resposta imune. A terapia de indução baseada no protocolo HLH-94 consiste em série de tratamento semanal com dexametasona e etoposídeo, seguido por ciclosporina. Pacientes com doença em SNC devem receber metotrexato intratecal. Após a indução, os pacientes que se recuperam têm seu tratamento concluído, enquanto aqueles que não respondem à medicação imunossupressora devem continuar até que sejam direcionados ao transplante de célula-tronco hematopoética (TCTH) alogênico. Esse tipo de tratamento também está indicado para aqueles pacientes com mutações genéticas e/ou envolvimento de SNC.[3] Em 2004 foi iniciado outro protocolo (HLH-2004), que incluiu modificações como o início mais precoce de ciclosporina (durante a fase de indução) e o acréscimo da hidrocortisona ao metotrexato intratecal.

Quando a LH é desencadeada por uma infecção aguda e o paciente encontra-se clinicamente estável, o tratamento deve

ser direcionado para a infecção.[3] Entretanto, se o paciente estiver gravemente enfermo, o tratamento específico para a LH não deve ser adiado enquanto se aguarda a resolução da infecção.[3] Na eventualidade de uma doença reumatológica, quando o paciente está estável o suficiente para adiar a terapia para LH, McClain et al.[3] indicam corticosteroides associados ou não ao tratamento específico para a doença desencadeante. Para as crianças com SAM, o aumento da dosagem do imunossupressor geralmente é suficiente.[3]

Apesar do aumento significativo da sobrevida desde a introdução do protocolo HLH-94, a mortalidade de pacientes com LH ainda é alta. O prognóstico também é desfavorável entre as crianças menores, naqueles com acometimento do SNC e falha da terapia de indução.[3]

Indicações para TCTH alogênico

Pacientes com mutações genéticas, doenças malignas, recidivas durante ou após o tratamento da LH e/ou presença de doença em SNC necessitam de TCTH alogênico.[3] Como a resposta ao tratamento da LH é imprevisível, todos os pacientes e familiares (pais e irmãos) devem ser encaminhados para pesquisa do antígeno leucocitário humano (HLA), com a finalidade de identificar precocemente um possível doador de células-tronco hematopoiéticas.[3] Se os irmãos forem considerados como possíveis doadores, também devem ser submetidos à pesquisa de mutações genéticas.

Tratamento de suporte

Praticamente todos os pacientes necessitam de transfusões de hemocomponentes para prevenção e controle de sangramento, profilaxia de infecções oportunistas e antibióticos de largo espectro. O controle da pressão arterial é essencial para minimizar os riscos de PRES.[3]

LH E CORONAVÍRUS

Apesar de os estudos até agora descreverem que a morbidade e mortalidade por doença decorrente de infecção por Coronavírus-2019 (Covid-19) em crianças é muito baixa, ainda na primeira metade de 2020 casos de envolvimento de múltiplos órgãos com choque circulatório e resposta inflamatória sistêmica exacerbada foram relatados pela primeira vez em crianças com Covid-19. As características dessa síndrome eram também encontradas em linfo-histiocitose hemofagocítica, síndrome de ativação macrofágica, doença de Kawasaki (DK) e síndrome do choque tóxico (SST). Diversos vírus foram associados a LH secundária, incluindo *Influenza* subtipo H1N1, Coronavírus, vírus Epstein-Barr e rotavírus.[10]

Admite-se que a produção excessiva de citocinas ("tempestade" de citocinas) por macrófagos, células NK e linfócitos T citotóxicos seja o mediador primário do dano tecidual. A síndrome de tempestade de citocinas de Covid-19 é caracterizada por perda de *feedback* negativo dentro do sistema imunológico, que, então, resulta em um sistema de retroalimentação positiva e na superprodução de citocinas inflamatórias.[10]

A relação causal entre SARS-CoV-2 e LH está na capacidade do vírus induzir a tempestade de citocinas e liberar interleucinas, além da identificação de hemofagocitose em amostras de tecido pulmonar coletadas de pacientes graves com Covid-19. Nesses pacientes também foram descritos níveis significativamente mais elevados de ferritina, levantando a hipótese (ainda não confirmada) de que pudesse representar um marcador prognóstico.

Ainda não há consenso sobre qual a melhor opção terapêutica para a LH secundária associada à Covid-19. Alguns resultados foram relatados com a utilização de protocolo semelhante ao tratamento da LH primária, com ciclosporina administrada precocemente, dexametasona associada ou não ao etoposídeo e, nos casos com acometimento neurológico, metotrexato intratecal.

Outras opções de tratamento

Há relatos de casos de outras terapias que incluíram alemtuzumabe (anticorpo monoclonal anti-CD52), anakinra (bloqueador de IL-1) e emapalumabe (inibidor de INF-gama).[10]

CONSIDERAÇÕES FINAIS

As crianças com LH que não são submetidas ao tratamento têm sobrevida de poucas semanas ou meses, em razão da falência de múltiplos órgãos. Em geral, a maior dificuldade para o tratamento é o atraso do diagnóstico. A sobrevida pode aumentar significativamente com a terapia específica para LH, a qual não deve ser adiada enquanto se aguardam testes imunológicos ou análises genéticas.

REFERÊNCIAS BIBLIOGRÁFICAS

1. Henter JI, Elinder G, Söder O, Ost A. Incidence in Sweden and clinical features of familial hemophagocytic lymphohistiocytosis. Acta Paediatr Scand. 1991;80:428.
2. Jordan MB, Allen CE, Weitzman S, et al. How I treat hemophagocytic lymphohistiocytosis. Blood. 2011;118:4041.
3. McClain KL, Boxer LA, Tirnauer JS. Clinical features and diagnosis of hemophagocytic lymphohistiocytosis; treatment and prognosis of hemophagocytic lymphohistiocytosis. UpToDate Terms of Use. 2015.
4. Göransdotter Ericson K, Fadeel B, Nilsson-Ardnor S, et al. Spectrum of perforin gene mutations in familial hemophagocytic lymphohistiocytosis. Am J Hum Genet. 2001;68:590.
5. Meeths M, Chiang SC, Wood SM, et al. Familial hemophagocytic lymphohistiocytosis type 3 (FHL3) caused by deep intronic mutation and inversion in UNC13D. Blood. 2011;118:5783.
6. Zur Stadt U, Schmidt S, Kasper B, et al. Linkage of familial hemophagocytic lymphohistiocytosis (FHL) type-4 to chromosome 6q24 and identification of mutations in syntaxin 11. Hum Mol Genet. 2005;14:827.
7. Spessott WA, Sanmillan ML, McCormick ME, et al. Hemophagocytic lymphohistiocytosis caused by dominant-negative mutations in STXBP2 that inhibit SNARE-mediated membrane fusion. Blood. 2015; 25:1566.
8. Zhang K, Jordan MB, Marsh RA, et al. Hypomorphic mutations in PRF1, MUNC13-4, and STXBP2 are associated with adult-onset familial HLH. Blood. 2011;118:5794.
9. Ménasché G, Pastural E, Feldmann J, et al. Mutations in RAB27A cause Griscelli syndrome associated with haemophagocytic syndrome. Nat Genet. 2000;25:173.
10. Icenogle T. Covid-19: infection or autoimmunity. Front Immunol. 2020;11:2055.

SEÇÃO 27

HEMATOLOGIA E HEMOTERAPIA

COORDENADORA

Josefina Aparecida Pellegrini Braga
Professora do Departamento de Pediatria da Escola Paulista de Medicina da Universidade Federal de São Paulo (EPM--Unifesp). Chefe da Hematologia Pediátrica e Supervisora da Residência Médica em Hematologia e Hemoterapia Pediátrica da EPM-Unifesp. Mestre e Doutora pela EPM-Unifesp. Presidente do Departamento Científico (DC) de Hematologia da Sociedade Brasileira de Pediatria (SBP). Membro do DC de Hematologia da Sociedade de Pediatria de São Paulo (SPSP). Título de Especialista em Pediatria pela SBP/Associação Médica Brasileira (AMB) e em Hematologia e Hemoterapia pela Associação Brasileira de Hematologia e Hemoterapia (ABHH)/AMB.

AUTORES

Ana Paula Kuczynski Pedro Bom
Especialista em Pediatria pela SBP e em Cancerologia Pediátrica pela Sociedade Brasileira de Cancerologia (SBC). Mestre e Doutora em Pediatria pela Universidade de São Paulo (USP). Professora Titular da Disciplina Pediatria do Departamento de Pediatria da Pontifícia Universidade Católica do Paraná (PUC-PR). Médica Pediatra Cancerologista do Hospital Pequeno Príncipe.

Cecília Fernandes Lorea
Professora Adjunta do Departamento Materno-Infantil da Faculdade de Medicina da Universidade Federal de Pelotas (FAMED-UFPel). Mestre e Doutora em Saúde da Criança e do Adolescente pela Faculdade de Medicina de Ribeirão Preto – Universidade de São Paulo (FMRP-USP). Especialista em Pediatria pela SBP/AMB e em Cancerologia Pediátrica pelo Hospital das Clínicas (HC) da FMRP-USP. Área de Atuação em Hematologia e Hemoterapia Pediátrica pela ABHH/AMB/SBP. Membro do DC de Hematologia da SBP.

Cecilia Maria Guimarães Figueira
Professora Adjunta e Chefe do Departamento de Pediatria da Universidade Federal do Espírito Santo (UFES). Doutora em Ciências Aplicadas à Pediatria pela Unifesp. Mestre em Doenças Infecciosas pela UFES. Especialista em Pediatria pela SBP e em Cancerologia Pediátrica pela SBC.

Célia Martins Campanaro
Professora Adjunta do Departamento de Pediatria da Faculdade de Medicina de Jundiaí. Doutora em Ciências da Saúde pela Unifesp, com Área de Atuação em Hematologia Pediátrica pela SBP/ABHH/AMB. Membro da SPSP.

Clarissa Barros Ferreira
Médica Pediatra, Responsável Técnica pelo Hemocentro do Estado do Rio Grande do Sul. Responsável pelo Programa de Coagulopatias Hereditárias do Estado. Médica Hemoterapeuta no Hospital Nossa Senhora da Conceição (GHC). Especialista em Hematologia Pediátrica pela ABHH. Especialista em Hematologia e Hemoterapia pela ABHH. Mestre em Saúde da Criança e do Adolescente pela UFRGS.

Denise Bousfield da Silva
Especialista em Pediatria pela AMB/SBP, em Cancerologia Pediátrica pela AMB/SBC e em Hematologia e Hemoterapia pela AMB/ABHH. Mestre em Ciências Médicas pela Universidade Federal de Santa Catarina (UFSC). Professora Adjunta do Departamento de Pediatria da UFSC. Presidente do DC de Oncologia da SBP e do DC de Hematologia da Sociedade Catarinense de Pediatria (SCP). Membro da Câmara Técnica de Hematologia do Conselho Federal de Medicina (CFM).

Isa Menezes Lyra
Doutora em Medicina e Saúde pela Universidade Federal da Bahia (UFBA). Professora Titular IV da Universidade Salvador/*Laureate International Universities*. Hematopediatra da UFBA e da Fundação de Hematologia e Hemoterapia da Bahia. Pesquisadora Colaboradora do Instituto Gonçalo Moniz da Fundação Oswaldo Cruz (Fiocruz). Secretária do DC de Hematologia e Hemoterapia Pediátrica da SBP.

Josefina Aparecida Pellegrini Braga
Professora do Departamento de Pediatria da EPM-Unifesp. Chefe da Hematologia Pediátrica e Supervisora da Residência Médica em Hematologia e Hemoterapia Pediátrica da EPM-Unifesp. Mestre e Doutora pela EPM-Unifesp. Presidente do DC de Hematologia da SBP. Membro do DC de Hematologia da SPSP. Título de Especialista em Pediatria pela SBP/AMB e em Hematologia e Hemoterapia pela ABHH/AMB.

Liane Esteves Daudt
Professora Assistente do Departamento de Pediatria da Faculdade de Medicina da Universidade Federal do Rio Grande do Sul (FAMED-UFRGS). Especialista em Pediatria pela AMB/SBP e em Hematologia e Hemoterapia e Área de Atuação em Transplante de Medula Óssea pela AMB/ABHH. Doutora em Ciências Médicas: Pediatria pela UFRGS. Chefe da Unidade de Hematologia e Transplante de Medula Óssea Pediátrica do Hospital de Clínicas de Porto Alegre e do Hospital Moinhos de Vento. Membro do DC de Onco-hematologia da SBP e da Sociedade de Pediatria do Rio Grande do Sul (SPRS).

Maria Lúcia de Martino Lee
Hematologista Pediátrica pela SBP. Especialista em Hematologia/Hemoterapia pela ABHH. Mestre em Pediatria pela EPM-Unifesp. Coordenadora da Hematologia Pediátrica do Hospital A Beneficência Portuguesa de São Paulo.

Pablo Santiago
Especialista em Pediatria pela AMB/SBP, em Hematologia e Hemoterapia com Área de atuação em Hematologia Pediátrica pela AMB/ABHH e em Oncologia Pediátrica pela AMB/Sociedade Brasileira de Oncologia Pediátrica (SOBOPE). Professor do Departamento de Pediatria da Faculdade de Medicina da Universidade de Passo Fundo (FAMED-UPF). Chefe do Serviço de Oncologia Pediátrica do Hospital São

Vicente de Paulo de Passo Fundo. Membro do DC de Onco-hematologia da SBP e da SPRS.

Paulo Ivo Cortez de Araujo
Hematologista Pediátrico do Instituto de Puericultura e Pediatria Martagão Gesteira/Universidade Federal do Rio de Janeiro (UFRJ). Especialista em Hematologia Pediátrica pela UFRJ. Coordenador e Consultor Técnico da Área Técnica de Doença Falciforme (ATDF) da Coordenação Geral de Sangue e Hemoderivados (CGSH) do Ministério da Saúde.

Rosana Cipolotti
Professora Titular do Departamento de Medicina da Universidade Federal de Sergipe (UFS). Mestre e Doutora pela FMRP/USP. Membro dos Departamentos de Hematologia da ABHH, SBP e Sociedade Sergipana de Pediatria (SOSEPE). Membro da SOBOPE.

Sandra Regina Loggetto
Mestre em Pediatria na Área de Hematologia Pediátrica pela EPM-Unifesp. Título de Especialista em Hematologia e Hemoterapia pela ABHH/AMB. Coordenadora da Equipe de Hematologia do Hospital Infantil Sabará. Gerente Médica do Ambulatório de Hemoglobinopatias do Banco de Sangue de São Paulo – Grupo GSH. Coordenadora do Comitê de Hematologia e Hemoterapia Pediátrica da ABHH. Membro do DC de Hematologia da e Hemoterapia SPSP e SBP.

Virginia Tafas da Nóbrega
Professora do Núcleo de Pediatria da PUC-RS. Mestre em Saúde da Criança e do Adolescente pela Unicamp. Membro do DC de Hematologia da SBP. Membro da Diretoria da SPRS. Título de Especialista em Pediatria pela SBP/AMB. Título de Hematologia e Hemoterapia pela ABHH/AMB.

CAPÍTULO 1

INTERPRETAÇÃO DO HEMOGRAMA E DOS EXAMES DE COAGULAÇÃO

Denise Bousfield da Silva
Sandra Regina Loggetto
Josefina Aparecida Pellegrini Braga

AO FINAL DA LEITURA DESTE CAPÍTULO, O PEDIATRA DEVE ESTAR APTO A:

- Interpretar as séries vermelha, branca e plaquetária no sangue periférico, descrevendo sua variação de acordo com faixa etária, fatores biológicos e outros fatores externos envolvidos.
- Identificar as alterações qualitativas e quantitativas celulares que podem ser observadas no hemograma e suas correlações com a história clínica e o exame físico, fundamentais para o raciocínio clínico e a construção das hipóteses diagnósticas.
- Interpretar as provas de coagulação, levando em consideração as limitações dos testes de hemostasia, os resultados de exames laboratoriais anteriormente realizados, os antecedentes pessoais e familiares de sangramento ou trombose, a presença de fatores externos ou doenças associadas e sua correlação com o quadro clínico do paciente.

INTRODUÇÃO

O hemograma é um exame laboratorial de baixo custo que fornece informações qualitativas e quantitativas dos glóbulos vermelhos (GV), dos glóbulos brancos (GB) e das plaquetas, sempre devendo ser interpretado junto com a história clínica, exame físico, idade e sexo do paciente. Fatores demográficos e biológicos, doenças subjacentes, uso de medicamentos e influências externas (variação diurna, gravidez, trabalho de parto, menstruação, exercício, tabagismo, local da coleta, obesidade) podem interferir na avaliação do hemograma.[1-4]

Para a interpretação das provas de coagulação, deve-se considerar a história clínica do paciente, os exames laboratoriais anteriormente realizados, doenças e uso de medicações, antecedentes pessoais e familiares de hemorragia ou trombose e histórico de distúrbios menstruais pessoais ou familiares.[1,2]

INTERPRETAÇÃO DO HEMOGRAMA

Avaliação do eritrograma

A análise completa do eritrograma inclui a avaliação da hemoglobina (Hb), do hematócrito (Ht), dos índices hematimétricos e da morfologia dos GV no esfregaço periférico (Quadro 1 e Tabela 1).[2,4] Os valores normais de Hb, segundo a Organização Mundial da Saúde (OMS), estão na Tabela 2.[5] O esfregaço periférico auxilia no diagnóstico de várias doenças, como a anemia ferropriva e a talassemia menor com hipocromia e microcitose, anemia falciforme com as hemácias em foice, policromasia (GV volumosos com coloração róseo-azulada porque têm Hb e RNA ribossômico residual) indicando hemácias jovens, anisocitose (variação no tamanho das hemácias) e poiquilocitose (alteração na forma da hemácia).[2,4]

Considera-se policitemia quando o Ht é maior que 60% nos homens e maior que 56% nas mulheres. Pode-se pensar em neoplasia mieloproliferativa quando Hb > 18,5 g/dL em homens e Hb > 16,5 g/dL em mulheres.[1] A policitemia pode ser primária (policitemia vera ou policitemia primária familial) ou secundária (algumas doenças renais, tumor de fossa posterior do cérebro, cardiopatia congênita cianótica, defeitos na síntese de 2,3-difosfoglicerato, altitudes elevadas, transfusão materno-fetal ou feto-fetal, alterações na molécula de Hb que aumentam sua afinidade pelo oxigênio, doença pulmonar crônica, apneia do sono, idiopática, entre outras).[1]

O paciente com anemia deve ser avaliado em função do tamanho dos GV com o volume corpuscular médio (VCM). Por exemplo, na suspeita de anemia carencial, a hemácia microcítica sugere deficiência de ferro, enquanto a hemácia macrocítica sugere deficiência de vitamina B12 e/ou de áci-

Quadro 1 Parâmetros relacionados com a análise da série vermelha no hemograma

	Unidade	Significado	Valor de referência
Contagem de GV	x 10^6/mm^3	Fornece o número de GV	• 1-10 anos: 4,1-5,1 milhões/mm^3 • Mulher: 4-5,4 milhões/mm^3 • Homem: 4,5-6,1 milhões/mm^3
Hb	g/dL	Proteína de cor avermelhada	Varia com idade e sexo (Tabela 2)
Ht	%	Proporção do volume do sangue que é ocupado pelas células vermelhas	Varia com idade e sexo (Tabela 2)
Índices hematimétricos			
HCM	Picogramas (pg)	Média da Hb contida dentro do GV (HCM = Hb/GV)	27-32 pg
VCM	Fentolitros (fL)	Volume médio do GV (VCM = Ht × 1.000/GV)	Varia com idade e sexo (Tabela 1)
CHCM	g/dL	Concentração média de Hb em um volume de GV (CHCM = Hb/Ht)	Varia com idade e sexo (Tabela 1)
RDW	%	Medida de intensidade de anisocitose, isto é, da variação do tamanho dos GV em uma amostra de sangue	11,5-15%

GV: glóbulos vermelhos; Hb: hemoglobina; Ht: hematócrito; HCM: hemoglobina corpuscular média; VCM: volume corpuscular médio; CHCM: concentração da hemoglobina corpuscular média; RDW: amplitude de variação eritrocitária (*red cell distribution width*).
Fonte: Silva e Loggetto, 2017.[2]

Tabela 1 Valores da média e do limite inferior da normalidade para hemoglobina, hematócrito, VCM e CHCM de acordo com a idade e o sexo

Idade	Hb (g/dL)		Ht (%)		VCM (fL)		CHCM (g/dL)	
	Média	-2DP	Média	-2DP	Média	-2DP	Média	-2DP
RNT	18	15	58	45	108	98	33	30
1 semana	17	13,5	54	42	107	88	33	28
2 semanas	16	12,5	52	39	105	86	33	28
1 mês	14	10	43	31	104	85	33	29
2 meses	11,5	9	35	28	96	77	33	29
3-6 meses	11,5	9,5	35	29	91	74	33	30
6-24 meses	12	10,5	36	33	78	70	33	30
2 a 6 anos	12,5	11,5	37	34	81	75	34	31
6-12 anos	13,5	11,5	40	35	86	77	34	31
12-18 anos Feminino	14	12	41	36	90	78	34	31
Masculino	14,5	13	43	37	88	78	34	31
18-49 anos Feminino	14	12	42	37	90	80	34	31
Masculino	16	13	47	40	90	80	34	31

RNT: recém-nascido a termo; Hb: hemoglobina; Ht: hematócrito; VCM: volume corpuscular médio; CHCM: concentração da hemoglobina corpuscular média; DP: desvio padrão.
Fonte: adaptada de Orkin et al., 2009;[4] Barone, 2006.

Tabela 2 Valores de referência mínimos para hemoglobina e para diagnóstico de anemia de acordo com a idade (Organização Mundial da Saúde)

Idade	Hemoglobina g/dL			
	Sem anemia	Anemia leve	Anemia moderada	Anemia grave
6-59 meses	≥ 11	10-10,9	7-9,9	< 7
5-11 anos	≥ 11,5	11-11,4	8-10,9	< 8
12-14 anos	≥ 12	11-11,9	8-10,9	< 8
Mulher ≥ 15 anos não grávida	≥ 12	11-11,9	8-10,9	< 8
Mulher ≥ 15 anos grávida	≥ 11	10-10,9	7-9,9	< 7
Homem ≥ 15 anos	≥ 13	11-12,9	8-10,9	< 8

Fonte: WHO, 2017.[5]

do fólico (Quadro 2).[6] O diagnóstico das anemias é muito auxiliado pela correta interpretação dos índices hematimétricos (Quadro 3), bem como da poiquilocitose observada no esfregaço periférico (Quadro 4) e das inclusões nos GV (Quadro 5).[2,6] A presença de eritroblastos circulantes (eritrócitos jovens nucleados) indica quadro de hemólise.[4]

Quadro 2 Diagnóstico diferencial das anemias conforme o tamanho da hemácia (VCM)

Tipo de anemia conforme o VCM	Possíveis condições
Anemias normocíticas (VCM normal)	• Anemias hemolíticas congênitas (eritroenzimopatias, defeitos de membrana eritrocitária, hemoglobinopatias)
	• Anemia hemolítica adquirida (anemia hemolítica autoimune)
	• Perda de sangue aguda
	• Anemia de doença crônica ou da inflamação
	• Anemia de inflamação aguda
	• Insuficiência renal crônica
	• Aplasia pura ou adquirida da série vermelha
	• Aplasia de medula óssea congênita ou adquirida
	• Infiltração tumoral da medula óssea
	• Hiperesplenismo
Anemias microcíticas (VCM diminuído)	• Deficiência de ferro
	• Síndromes talassêmicas
	• Anemia de doença crônica ou da inflamação quando associada a anemia ferropriva
	• Envenenamento pelo chumbo
	• Hemoglobina instável
	• Anemia sideroblástica
Anemias macrocíticas (VCM aumentado)	• Anemia megaloblástica (deficiência de vitamina B12 ou de ácido fólico)
	• Anemia por deficiência de tiamina
	• Aplasia de medula óssea congênita ou adquirida
	• Aplasia pura ou adquirida da série vermelha
	• Medicamentos que interferem na eritropoese (p. ex., valproato, zidovudina, alguns imunossupressores)
	• Infiltração tumoral da medula óssea
	• Anemia diseritropoética congênita
	• Síndrome mielodisplásica
	• Hepatopatias
	• Hipotireoidismo

VCM: volume corpuscular médio.
Fonte: adaptada de Campanaro e Chopard, 2014.[6]

Quadro 3 Alterações nos índices hematimétricos relacionados à série vermelha e diagnóstico da anemia

Parâmetro	Alteração	Possíveis condições
Contagem de GV	Hipocromia e microcitose com:	
	Aumento da contagem de GV	Traço alfa ou betatalassemia
	Diminuição da contagem de GV	Anemia ferropriva
HCM	Hipocromia	• Anemia ferropriva • Traço alfa ou betatalassemia
	Aumentado	Hiperlipidemia pode elevar falsamente a HCM
CHCM	Aumentado	• Esferocitose • Alguns casos de anemia falciforme ou doença da HbC • AHAI
RDW	Elevado	• Anemia ferropriva • Doença da HbH (alfatalassemia) • HbS-betatalassemia (doença falciforme)
	Normal	Traço alfa ou betatalassemia

GV: glóbulos vermelhos; HCM: hemoglobina corpuscular média; CHCM: concentração da hemoglobina corpuscular média; AHAI: anemia hemolítica autoimune; RDW: amplitude de variação eritrocitária (*red cell distribution width*).
Fonte: Silva e Loggetto, 2017.[2]

Reticulócitos

A avaliação dos reticulócitos (células vermelhas imaturas sem núcleo) também é importante para auxiliar o diagnóstico. Os valores normais para o recém-nascido (RN) são 2,5-6,5%, caindo para valores de adultos (0,5-1,5%) com 15 dias de vida.[1] Reticulócitos diminuídos sugerem falha na produção da medula óssea (hipoplasia e aplasia), e aumentados sugerem aumento da eritropoese (anemias hemolíticas).[1,4]

A contagem de reticulócitos realizada por citometria de fluxo é mais objetiva e exata do que a contagem manual, de modo que a melhor avaliação é do número absoluto de reticulócitos, o qual varia conforme a referência de diferentes aparelhos automatizados (Tabela 3).[1] A automação ainda permite detectar diferenças nas quantidades de RNA, que são importantes na avaliação precoce de crescimento na medula óssea após transplante (índice de maturidade de reticulócitos, RMI; reticulócitos de alta fluorescência, HFR; e fração de reticulócitos imaturos, IRF) e na avaliação da eritropoese no diagnóstico e monitoramento da deficiência de ferro e da terapia com eritropoetina (volume reticulocitário médio, MCVr; hemoglobina reticulocitária, CHr; e concentração de hemoglobina reticulocitária média, CHCMr).[1]

Quadro 4 Poiquilocitose e suas possibilidades diagnósticas

Poiquilocitose	Forma da hemácia	Possibilidades diagnósticas
Acantócitos	Vesículas na membrana celular	Insuficiência renal, pós-esplenectomia, hepatopatias
Dacriócitos	Hemácias em lágrima	Anemia ferropriva, anemia megaloblástica, talassemias
Drepanócitos	Hemácias em foice	Anemia falciforme, doença falciforme, traço falciforme
Eliptócitos ou ovalócitos	Hemácias em forma de charuto	Eliptocitose hereditária, anemia ferropriva, anemia megaloblástica, talassemias
Esferócitos	Hemácias esféricas, pequenas e hipercrômicas	Esferocitose, anemia hemolítica autoimune
Esquizócitos	Hemácias fragmentadas	CIVD, queimaduras, hemólise microangiopática
Estomatócitos	Área central da célula lembra boca (células com áreas estreitas e alongadas na região central)	Estomatocitose hereditária
Hemácias aglutinadas	Agrupamentos de hemácias	Hemólise causada por um anticorpo contra hemácias (crioaglutininas na AHAI)
Hemácias em *rouleaux* (hemácias empilhadas)	Empilhamento de hemácias	Bloqueio da carga negativa na superfície do eritrócito pelas proteínas plasmáticas. Comum em processos inflamatórios com VHS aumentada
Hemácias crenadas	Hemácias com várias pontas pequenas	Uremia, síndrome hemolítico-urêmica, deficiência de piruvatoquinase, artefato de técnica
Hemácias em alvo	Com halo branco com área central hipocorada	Deficiência de ferro, talassemias, hemoglobinopatias C, D e E, pós-esplenectomia, doença hepática
Hemácias policromáticas	Reticulócitos azulados	Anemias hemolíticas

CIVD: coagulação intravascular disseminada; VHS: velocidade de hemossedimentação; AHAI: anemia hemolítica autoimune.
Fonte: Silva e Loggetto, 2017.[2]

Quadro 5 Inclusões nos glóbulos vermelhos vistas no esfregaço periférico e seus significados

Inclusões	Significado	Condições
Anéis de Cabot	Restos do fuso mitótico remanescente de mitose anômala (forma de anel ou de 8)	Anemias hemolíticas graves
Corpúsculos de Heinz	Grânulos azuis que ocorrem pela precipitação da hemoglobina oxidada	Deficiência de glicose-6-fosfato desidrogenase (G6PD)
Corpúsculos de Howell-Jolly	Restos de cromatina nuclear que não foram eliminados dos GV maduros	• Hipofunção esplênica • Asplenia
Inclusões de hemoglobina H	Precipitação de cadeias betaglobina em excesso (tetrâmeros de betaglobina)	Alfatalassemia
Pontilhado basófilo	Grumos de RNA ou agregados de ribossomos que formam minúsculos grânulos no citoplasma	• Talassemia • Intoxicação por chumbo • Anemias hemolíticas

Fonte: Silva e Loggetto, 2017.[2]

Tabela 3 Valores automatizados para contagem de reticulócitos, fração de reticulócitos imaturos e volume reticulocitário médio, derivados das mesmas amostras em diferentes instrumentos

Instrumento	Reticulócitos (×10³)	Fração de reticulócitos imaturos (%)	Volume reticulocitário médio (fL)
Cell-Dyn 4000	28.000-119.000	0,20-0,40	–
Sysmex XE-2100	27.000-99.000	0,02-0,11	–
Advia 120	33.000-104.000	0,06-0,20	100-114
ABX Pentra 120	30.000-105.000	0,09-017	91-111
Coulter LH 750	18.000-114.000	0,22-0,40	98-120

Fonte: adaptada de Bain, 2016.[1]

Avaliação do leucograma

O leucograma fornece o número total dos GB e sua contagem diferencial no sangue periférico.[1,2] O pediatra deve considerar o contexto clínico do paciente para fazer suas hipóteses diagnósticas.[2]

As contagens de leucócitos e de neutrófilos são mais baixas em negros e em judeus iemenitas do que em brancos. Nos negros, a leucometria mais baixa é observada a partir de 1 ano de idade e é cerca de 20% menor do que nos brancos, bem como a contagem de neutrófilos é menor em torno de 200-600 células/mm^3.[1]

O RN tem contagem de neutrófilos geralmente maior, além de desvio à esquerda, elevando-se ainda mais durante as primeiras horas de vida. Esse aumento ocorre pela elevação das formas jovens imaturas, decrescendo em torno de 72 horas de vida. Os linfócitos são células mais numerosas nos primeiros 4 anos de vida, quando, então, ocorre predomínio dos neutrófilos como nos adultos.[1,2,4] O número absoluto de eosinófilos ao nascer é maior do que o dos adultos. A eosinofilia pós-natal observada em alguns estudos foi relacionada ao uso de transfusões sanguíneas e de medidas de suporte terapêutico.[1] O número absoluto de monócitos também é mais elevado nos RN.[1] Os valores globais e diferenciais dos leucócitos de acordo com a idade encontram-se listados na Tabela 4.[7]

Leucocitose

A leucocitose é definida como contagem leucocitária acima de 2 desvios padrão da média para a idade. Pode ocorrer pelo aumento principalmente de neutrófilos, mas também de linfócitos, eosinófilos, monócitos e células imaturas (blastos leucêmicos).[1,2]

Neutrofilia

Os neutrófilos têm a função de quimiotaxia e fagocitose, representando a primeira linha de defesa contra infecções bacterianas.[1,2] A abordagem inicial do paciente com neutrofilia envolve história clínica e exame físico detalhados em busca de presença ou ausência de infecção, inflamação ou malignidade.[1] No Quadro 6 estão listadas algumas das principais causas hereditárias e adquiridas de neutrofilia, que é definida como aumento da contagem absoluta de neutrófilos acima da esperada para a idade em estado fisiológico.[1]

Quadro 6 Causas de neutrofilia

Hereditárias
Neutrofilia hereditária, rearranjo defeituoso da integrina em resposta a citocinas e quimiotáticos, distúrbios metabólicos hereditários, síndrome de hiperimunoglobulina D, urticária familiar ao frio com leucocitose etc.
Adquiridas
• Infecções (bacterianas, algumas virais e fúngicas, algumas parasitoses)
• Dano e infarto tecidual
• Inflamação aguda e crônica grave (gota, artrite reumatoide etc.)
• Hemorragia aguda, hipóxia aguda, estresse pelo calor
• Distúrbios endócrinos e metabólicos

(continua)

Tabela 4 Valores de referência dos leucócitos conforme a idade

	Leucócitos totais		Neutrófilos			Linfócitos			Monócitos		Eosinófilos	
Idade	Média	Variação	Média	Variação	%	Média	Variação	%	Média	%	Média	%
Nasc.	18,1	9-30	11	6-26	61	5,5	2-11	31	1,1	6	0,4	2
12 h	22,8	13-38	15,5	6-28	68	5,5	2-11	24	1,2	5	0,5	2
24 h	18,9	9,4-34	11,5	5-21	61	5,8	2-11,5	31	1,1	6	0,5	2
1 sem.	12,2	5-21	5,5	1,5-10	45	5	2-17	41	1,1	9	0,5	4
2 sem.	11,4	5-20	4,5	1-9,5	40	5,5	2-17	48	1	9	0,4	3
1 mês	10,8	5-19,5	3,8	1-9	35	6	2,5-16,5	56	0,7	7	0,3	3
6 meses	11,9	6-17,5	3,8	1-8,5	32	7,3	4-13,5	61	0,6	5	0,3	3
1 ano	11,4	6-17,5	3,5	1,5-8,5	31	7	4-10,5	61	0,6	5	0,3	3
2 anos	10,6	6-17	3,5	1,5-8,5	33	6,3	3-9,5	59	0,5	5	0,3	3
4 anos	9,1	5,5-15,5	3,8	1,5-8,5	42	4,5	2-8	50	0,5	5	0,3	3
6 anos	8,5	5-14,5	4,3	1,5-8	51	3,5	1,5-7	42	0,4	5	0,2	3
8 anos	8,3	4,5-13,5	4,4	1,5-8	53	3,3	1,5-6,8	39	0,4	4	0,2	2
10 anos	8,1	4,5-13,5	4,4	1,8-8	54	3,1	1,5-6,5	38	0,4	4	0,2	2
16 anos	7,8	4,5-13	4,4	1,8-8	57	2,8	1,2-5,2	35	0,4	5	0,2	3
21 anos	7,4	4,5-11	4,4	1,8-7,7	59	2,5	1-4,8	34	0,3	4	0,2	3

Número dos leucócitos em milhares/mcL; variações estimadas em limites de confiança de 95%; neutrófilos incluem bastões em todas as idades e pequeno número de metamielócitos e mielócitos nos primeiros dias de vida.
Nasc.: nascimento; sem.: semana(s).
Fonte: Dallman, 1977.[7]

Quadro 6 Causas de neutrofilia (*continuação*)

Adquiridas
• Doenças malignas, síndromes mieloproliferativas
• Administração de medicamentos (adrenalina, corticosteroide, lítio)
• Rebote pós-neutropenia, administração de citocinas
• Intoxicação por medicamentos e agentes químicos (ferro, etilenoglicol)
• Reações de hipersensibilidade
• Tabagismo, exercício vigoroso
• Envenenamento (escorpião, cobra)
• Eclâmpsia e pré-eclâmpsia
• Dor aguda, convulsões epilépticas, choque elétrico
• Doença de Kawasaki, taquicardia paroxística
• Transfusão em pacientes em estado crítico, infusão de crioprecipitado
• Neutrofilia crônica idiopática

Fonte: adaptado de Bain, 2016.[1]

Reação leucemoide

É definida pela leucometria maior que 50.000 leucócitos/mm^3, associada ao aumento no número de células mieloides imaturas. Pode haver desvio à esquerda até o promielócito e, eventualmente, até o mieloblasto. Deve ser diferenciada da leucemia mieloide crônica ou da leucemia mielomonocítica juvenil. As principais causas de reação leucemoide são:[1,2]

- Infecções piogênicas.
- Doenças inflamatórias (glomerulonefrite aguda, artrite idiopática juvenil).
- Insuficiência hepática.
- Acidose diabética.
- Doença mieloproliferativa transitória da síndrome de Down.

Eosinofilia

Os eosinófilos têm função na mediação de processos inflamatórios associados à alergia, na defesa contra parasitas metazoários helmínticos e em certos distúrbios cutâneos alérgicos e neoplásicos.[1] O grau de eosinofilia pode ser categorizado em:[8]

- Leve: 500-1.500/mm^3.
- Moderado: 1.500-5.000/mm^3.
- Grave: > 5.000/mm^3.

A síndrome hipereosinofílica é definida como uma contagem absoluta de eosinófilos maior que 1.500/mm^3 em duas ocasiões com pelo menos 1 mês de intervalo ou eosinofilia tecidual intensa.[8] Algumas causas de eosinofilia (> 500/mm^3) estão listadas no Quadro 7.[8]

Quadro 7 Causas de eosinofilia

Primárias
• Leucemia eosinofílica crônica
• Neoplasias mieloides e linfoides com rearranjos dos genes *PDGFRA, PDGFRAB* ou *FGFR1*
• Eosinofilia hereditária
• Síndrome hipereosinofílica idiopática
Secundárias
• Infestações parasitárias: ancilostomíase, ascaridíase, cisticercose, equinococose (cisto hidático), esquistossomose, estrongiloidíase, triquinelose, larva migrans visceral (toxocaríase)
• Infecções fúngicas e bacterianas: aspergilose broncopulmonar, tuberculose crônica (ocasionalmente), coccidioidomicose, histoplasmose disseminada, escarlatina
• Doenças alérgicas: asma brônquica, febre do feno, síndrome de Stevens-Johnson, reações alérgicas a medicamentos e alimentos, síndrome de DRESS
• Doenças cutâneas: dermatite atópica, eczema, pênfigo, micose fungoide, síndrome de Sézary
• Doença do enxerto contra o hospedeiro
• Doença do tecido conjuntivo: síndrome de Chrug-Strauss, síndrome de mialgia eosinofílica
• Diversos: eosinofilia pulmonar reativa, eosinofilia tropical, pancreatite, gastroenterite eosinofílica

DRESS: *drug rash with eosinophilia and systemic symptoms* – erupção à droga com eosinofilia e sintomas sistêmicos.
Fonte: adaptado de Kanuru, 2021.[8]

Linfocitose

A contagem de linfócitos é mais elevada em lactentes e crianças, e não difere entre os sexos nem entre os grupos étnicos. A presença de anemia, trombocitopenia ou neutropenia associada à linfocitose pode sugerir o diagnóstico de processo maligno, e o paciente deve ser imediatamente encaminhado para o hematologista.[1]

Os linfócitos atípicos (linfocitose reativa) são linfócitos reacionais não malignos no sangue periférico que aparecem como resposta a processo inflamatório ou infeccioso. Geralmente está associado a infecção viral, especialmente a mononucleose infecciosa (vírus Epstein-Baar) condição na qual se espera pelo menos 10% de linfócitos atípicos.[1]

Os Quadros 8 e 9 descrevem, respectivamente, algumas causas de linfocitose (> 4.000/mm^3 nos maiores de 12 anos e nos adultos) e de linfocitose atípica.[1]

Quadro 8 Causas de linfocitose

Constitucionais
Síndrome de DiGeorge, rearranjo defeituoso da integrina
Adquiridas
• Infecções virais
• Certas infecções bacterianas (coqueluche, brucelose, tuberculose)
• Malária
• Fase aguda da doença de Chagas
• Linfocitose transitória relacionada com o estresse (infarto do miocárdio, trauma, crises de anemia na doença falciforme)

(continua)

Quadro 8 Causas de linfocitose (*continuação*)

Adquiridas
• Administração de adrenalina
• Contração muscular vigorosa (exercício intenso, *status epilepticus*)
• Administração de citocinas (interleucina-3, fator estimulante de colônias de neutrófilos)
• Reações alérgicas a medicamentos
• Vasculites
• Doença do soro
• Timoma
• Pós-esplenectomia
• Distúrbios endócrinos (hipertireoidismo, hipopituitarismo etc.)
• Leucemias linfoides e síndromes linfoproliferativas

Fonte: adaptado de Bain, 2016.[1]

Quadro 9 Causas de linfocitose atípica

- Infecções virais (HIV, EBV, CMV, hepatite B crônica) e bacterianas
- Infecções protozoárias (toxoplasmose, malária, babesiose)
- Imunizações
- Doença do soro
- Doença do enxerto contra o hospedeiro
- Hipersensibilidade a drogas (fenitoína sódica, fenotiazinas, estreptoquinase etc.)
- Lúpus eritematoso sistêmico juvenil
- Sarcoidose
- Doença de Hodgkin
- Doença de Kawasaki
- Linfo-histiocitose hemofagocítica familiar

Fonte: adaptado de Bain, 2016.[1]

Monocitose

Os monócitos participam da fagocitose de células mortas, senescentes, corpos estranhos, regulação da função de outras células, processamento e apresentação de antígenos, reações inflamatórias e destruição de microrganismos e células tumorais. Algumas causas mais comuns de monocitose (> 800/mm^3) estão descritas no Quadro 10.[1]

Quadro 10 Causas de monocitose

- Infecções crônicas (tuberculose miliar, sífilis congênita etc.)
- Recuperação de agranulocitose e melhora de infecção aguda
- Malária
- Babesiose
- Granulomatose linfomatoide
- Doença de depósito lipídico

(continua)

Quadro 10 Causas de monocitose (*continuação*)

- Condições inflamatórias crônicas (doença de Crohn, colite ulcerativa, artrite reumatoide, lúpus eritematoso sistêmico juvenil)
- Neoplasias mieloides
- Síndromes mielodisplásicas
- Carcinomas
- Doença de Hodgkin e outros linfomas
- Administração de citocinas
- Desmopressina
- Síndromes de neutropenia e imunodeficiência de diversas causas
- Hemodiálise em longo prazo
- Endocardite
- Pós-esplenectomia

Fonte: adaptado de Bain, 2016.[1]

Basofilia

Os basófilos representam menos do que 0,4% do número total de leucócitos ao nascimento e, a partir do primeiro mês de vida e durante a fase adulta, passam a representar 0,5% do número total de leucócitos circulantes. Produzem diversos mediadores inflamatórios, sendo um dos principais a histamina. Possuem também receptores de IgE na membrana citoplasmática.[4] Algumas causas de basofilia reacional e as associadas às síndromes mieloproliferativas (contagem absoluta > 100-150/mm^3) estão listadas no Quadro 11.[1]

Quadro 11 Causas de basofilia

- Leucemias: LMC, leucemia mieloide aguda (rara), alguns casos de leucemia linfoblástica aguda Ph+
- Doença de Hodgkin
- Distúrbios mieloproliferativos
- Basofilia reacional: hipotireoidismo, hiperlipidemia, colite ulcerativa, artrite reumatoide juvenil, reações de hipersensibilidade imediata, administração de estrógeno, síndrome hipereosinofílica idiopática, varicela, pós-esplenectomia etc.

LMC: leucemia mieloide crônica; Ph+: Philadelphia positivo.
Fonte: adaptado de Bain, 2016.[1]

Leucopenia

A leucopenia é definida pela redução da contagem total de leucócitos prevista para um indivíduo sadio de mesmo sexo, idade, estado fisiológico e etnia. Pode ocorrer pela diminuição do número dos neutrófilos ou linfócitos.[1,2]

Neutropenia

A neutropenia nas crianças de 2 semanas de vida até 1 ano de idade é definida quando a contagem absoluta de neutrófilos é < 1.000/mm^3 e, após 1 ano de idade, quando essa contagem é < 1.500/mm^3. A neutropenia é classificada em:[4]

- Leve: entre 1.000-1.500/mm^3.
- Moderada: entre 500-1.000/mm^3.
- Grave: < 500/mm^3.

As infecções recorrentes representam importante consequência clínica para esses pacientes. Entretanto, é imprescindível estar ciente de que as alterações quantitativas e qualitativas dos neutrófilos diminuem as reações inflamatórias e que os sinais e sintomas clássicos de infecção podem não estar presentes, ser mascarados ou retardados.[4] Algumas das principais causas de neutropenia estão descritas nos Quadros 12 e 13.[1]

Quadro 12 Causas de neutropenia adquirida

Sem doença de base
• Imune
• Medicamentosa (antineoplásicos; antimicrobianos, como meticilina, sulfonamidas, penicilina, cefalosporina, cloranfenicol; antirreumáticos, como penicilamina, ibuprofeno; anticonvulsivantes, como fenitoína, carbamazepina, ácido valproico; anti-inflamatórios, analgésicos, benzodiazepínicos, tiazídicos etc.)
• Radiação e metais pesados
• Idiopática
Com doença de base
• Leucemias, linfomas, doença metastática
• Infecções
• Deficiência de vitamina B12 ou de ácido fólico
• Sequestro reticuloendotelial
• Má absorção
• Síndromes metabólicas

Fonte: adaptado de Bain, 2016.[1]

Quadro 13 Causas de neutropenia congênita

• Fenótipo anormal: anemia de Fanconi, disceratose congênita, síndrome de Shwachman-Diamond, osteopetrose etc.
• Fenótipo normal, com infecções repetidas: neutropenia cíclica, agranulocitose infantil, anormalidades das células T e B etc.
• Fenótipo normal, sem infecções graves e repetidas: neutropenia crônica, neutropenia benigna familiar

Fonte: adaptado de Bain, 2016.[1]

Linfocitopenia

A linfocitopenia é observada comumente como parte da resposta aguda ao estresse. No indivíduo adulto, a linfocitopenia é definida quando o número absoluto de linfócitos está inferior a 1.000/mm^3 e, no primeiro ano de vida, quando está inferior a 2.500/mm^3. Podem ocorrer reduções nas subpopulações de linfócitos circulantes, caracterizando diversos distúrbios específicos, como os estados de imunodeficiência primária ou adquirida.[1,2] Algumas causas frequentes de linfocitopenia estão descritas no Quadro 14.[1]

Alterações morfológicas dos leucócitos

Os leucócitos também podem apresentar alterações morfológicas, conforme listado no Quadro 15.[1,2]

Quadro 14 Causas de linfocitopenia

Hereditárias
Síndromes de imunodeficiências congênitas
Adquiridas
• Estresse agudo (trauma, cirurgia, infecção aguda, queimaduras)
• Insuficiência renal aguda e crônica
• Administração de hormônio adrenocorticotrófico ou corticosteroide
• Síndrome de Cushing
• Sarcoidose
• Artrite reumatoide
• Lúpus eritematoso sistêmico juvenil
• Carcinomas
• Alguns linfomas não Hodgkin
• Doença de Hodgkin (particularmente doença avançada)
• Síndromes mielodisplásicas
• Síndrome de imunodeficiência adquirida
• Terapia citotóxica e imunossupressora
• Irradiação
• Alcoolismo
• Uso de eritropoetina
• Anemias aplástica, megaloblástica e ferropriva
• Sepse fúngica ou bacteriana

Fonte: adaptado de Bain, 2016.[1]

Quadro 15 Algumas anormalidades morfológicas nos leucócitos

Anormalidade morfológica	Possíveis condições
Granulações tóxicas	• Doenças infecciosas
	• Doenças inflamatórias
	• Doenças autoimunes
	• Toxemia
	• Gestação
	• Uso de fator estimulante de colônias de granulócitos e monócitos
	• Cirurgia, trauma, infarto (dano tecidual)
	• Tratamento com corticosteroide
Corpúsculos de Döhle (inclusões citoplasmáticas azuis, mais comumente vistas nos neutrófilos)	• Doenças infecciosas
	• Doenças inflamatórias
	• Doenças autoimunes
	• Queimaduras
	• Cirurgia, trauma, infarto (dano tecidual)
	• Síndromes mielodisplásicas
	• Gestação

(continua)

Quadro 15 Algumas anormalidades morfológicas nos leucócitos (*continuação*)

Anormalidade morfológica	Possíveis patologias
Corpúsculos de Döhle (inclusões citoplasmáticas azuis, mais comumente vistas nos neutrófilos)	• Uso de fator estimulante de colônias de granulócitos e monócitos
	• Plaquetopenia familiar associada à mutação do gene MYH9
	• Anomalia de May-Hegglin (quando associada à leucopenia, a plaquetas gigantes e à trombocitopenia)
Grânulos de Alder-Reilly (inclusões azurofílicas citoplasmáticas)	• Mucopolissacaridoses
	• Síndromes mielodisplásicas
	• Mutações da mieloperoxidase
	• Síndrome de Chédiak-Higashi
Vacuolização no citoplasma	• Doenças infecciosas
	• Conservação *in vitro* do sangue com EDTA
Hipersegmentação nos neutrófilos (> 5 lóbulos)	• Deficiência de vitamina B12 ou de folato
	• Síndromes mielodisplásicas
	• Anemia ferropriva (raramente)
	• Defeito genético (muito raro)
	• Insuficiência renal crônica
	• Tratamento com corticosteroide
	• Tratamento com hidroxiureia
	• Queimaduras extensas
Hipossegmentação nuclear nos neutrófilos	• Anomalia de Pelger-Huet
	• Síndromes mielodisplásicas
	• Síndromes mieloproliferativas (raramente)

EDTA: ácido etilenodiamino tetra-acético.
Fonte: Silva e Loggetto, 2017.[2]

Pancitopenia

A pancitopenia é outra alteração que pode ocorrer no sangue periférico e se caracteriza pela presença de anemia, leucopenia e trombocitopenia. A leucopenia geralmente ocorre por diminuição do número de neutrófilos. A pancitopenia frequentemente é determinada por infiltração da medula óssea e substituição das células normais por células doentes (como nas leucemias e linfomas) ou por insuficiência da produção da medula óssea. Entretanto, algumas vezes, a pancitopenia pode ocorrer pela retenção das células em um baço aumentado (hiperesplenismo) ou pela destruição periférica de células maduras.[1] No Quadro 16 estão listadas algumas causas de pancitopenia.[1]

Quadro 16 Causas de pancitopenia

Hereditárias
Anemia de Fanconi, disceratose congênita, osteopetrose, distúrbios metabólicos
Adquiridas
• Anemias aplásticas e hipoplásticas
• Infiltração da medula óssea por neoplasia
• Infecções agudas e crônicas
• Síndrome hemofagocítica
• Síndrome da imunodeficiência adquirida
• Hiperesplenismo
• Lúpus eritematoso sistêmico juvenil
• Drogas (sulfonamidas, rifampicina, quinidina etc.)
• Doença do enxerto contra o hospedeiro crônica ou grave
• Fusariose
• Imunocitopenia combinada

Fonte: adaptado de Bain, 2016.[1]

Avaliação das plaquetas

No laudo do hemograma encontram-se não só o número de plaquetas, mas também parâmetros como volume plaquetário médio (VPM), índice de amplitude de distribuição do tamanho das plaquetas (PDW = *platelet distribution width*; avalia a heterogeneidade do tamanho das plaquetas) e plaquetócrito (PCT). A contagem normal das plaquetas (150.000-450.000/mm^3) é igual para todas as faixas etárias.[4] Cada laboratório deve definir seu valor de VPM conforme a população atendida e o equipamento utilizado. Em aparelhos cuja metodologia seja a do princípio da impedância, o valor de referência para o VPM encontrado foi de 8-13 fL e para o PDW 9-14 fL, enquanto em aparelhos que utilizam o sistema óptico observou VMP normal entre 7,4-11,2 fL e o PDW entre 44-56%. Portanto, ao analisar esses valores, deve-se verificar o valor de referência do laboratório no qual o exame foi realizado.[9] VPM e PDW estão aumentados no aumento de consumo ou destruição plaquetária e VPM está baixo quando a produção na medula óssea é insuficiente.[1]

Quando se interpreta a série plaquetária no hemograma, devem ser considerados o número (trombocitopenia, normal e trombocitose), a morfologia (microplaquetas, macroplaquetas, plaquetas gigantes, anisocitose plaquetária e degranulação de plaquetas) e, se disponível, o VPM.[4]

Trombocitopenia

A principal causa de trombocitopenia em pediatria é a trombocitopenia imune (PTI), porém inúmeras outras doenças podem reduzir o número de plaquetas (Quadro 17). Deve-se ter cuidado com o diagnóstico das púrpuras congênitas para evitar classificá-las de forma equivocada como PTI, pois implica tratamento diferente.[2] Nas púrpuras congênitas, o VPM é fator importante para o diagnóstico, como na síndrome de Wiskott-Aldrich (VPM diminuído pela presença de microplaquetas) ou na síndrome de Bernard-Soulier (VPM aumentado pela presença de macroplaquetas) (Quadro 18).[10] Medicações também causam trombocitopenia (Quadro 19).[11]

Quadro 17 Causas de trombocitopenia em pediatria

Deficiência de produção	Aumento de destruição	Sequestro	Artefatos de técnica
Congênitas	**Causas imunológicas**	**Esplenomegalia**	**Pseudotrombocitopenia**
• Anemia de Fanconi • Síndrome de Bernard-Soulier • Síndrome de Wiskott-Aldrich • Trombocitopenia amegacariocítica • Trombocitopenia com ausência do rádio	• Trombocitopenia imune (PTI) • Doenças autoimunes; medicações • Púrpura pós-transfusional; trombocitopenia isoimune e aloimune neonatal	Hemangioma gigante	• Satelismo plaquetário • Plaquetas gigantes (contador não consegue identificar como plaquetas, subestimando sua contagem)
Adquiridas	**Causas não imunológicas**		
• Anemia aplástica • Deficiência de folato ou vitamina B12 • Infecções bacterianas; virais (incluindo síndrome da imunodeficiência adquirida, hepatite C, rubéola, citomegalovírus, herpes simples) • Medicamentos; neoplasias; radioterapia • Toxoplasmose	• Anemia hemolítica microangiopática crônica • Cardiopatias congênitas e adquiridas • CIVD • Próteses • Síndrome hemolítico-urêmica • Síndrome de Kasabach-Merritt • Período neonatal: aspiração, distúrbios metabólicos, fototerapia, hipertensão pulmonar persistente e pós-exsanguineotransfusão		

PTI: púrpura trombocitopênica imune; CIVD: coagulação intravascular disseminada.
Fonte: Silva e Loggetto, 2017.[2]

Quadro 18 Classificação das trombocitopenias hereditárias de acordo com o tamanho das plaquetas

Condição	Clínica e laboratório
Plaquetas pequenas – VPM diminuído	
Síndrome de Wiskott-Aldrich (SWA)	• Imunodeficiência grave • Eczema • Defeito da proteína WAS • Trombocitopenia ligada ao X: forma moderada da SWA
Plaquetas de tamanho normal – VPM normal	
Distúrbio plaquetário familiar com predisposição a LMA.	• Propensão a evoluir para síndrome mielodisplásica ou LMA • Plaquetas com disfunção
Trombocitopenia amegacariocítica congênita	Trombocitopenia hipomegacariocítica evoluindo para aplasia de medula óssea
Trombocitopenia amegacariocítica com sinostose radiulnar	• Sinostose radiulnar, com ou sem outras malformações • Possível perda auditiva neurossensorial • Megacariócitos ausentes ou reduzidos
Trombocitopenia com ausência do rádio	• Aplasia bilateral do rádio com ou sem outras malformações • Trombocitopenia grave no 1º ano de vida • Diminuição dos megacariócitos
Plaquetas grandes – VMP aumentado	
Síndrome de Bernard-Soulier	• Defeito do complexo glicoproteico (GP) Ib/Ix/V • TS prolongado • Sangramentos • Homozigotos: defeito de agregação plaquetária com ristocetina; plaquetas gigantes • Heterozigotos: trombocitopenia moderada, agregação com ristocetina normal; plaquetas grandes.
Síndrome velocardiofacial (DiGeorge)	• Defeito no coração direito e palato • Síndrome de Evans • Imunodeficiência das células T

(continua)

Quadro 18 Classificação das trombocitopenias hereditárias em função do tamanho das plaquetas (*continuação*)

Patologia	Clínica e laboratório
Plaquetas grandes – VMP aumentado	
Doença de von Willebrand IIB tipo plaquetário	Defeito de agregação plaquetária com ristocetina (hiper-reativa)
Macrotrombocitopenia benigna do Mediterrâneo	Dismegacariocitopoese
Trombocitopenia ligada ao X com diseritropoese	Anemia
Trombocitopenia-talassemia ligada ao X	• Sangramentos • Defeito na síntese da cadeia de globina da betatalassemia • .Displasia eritroide e mieloide
Síndrome de Jacobsen	• Deficiência mental, alterações cardíacas e faciais • Aumento do número de megacariócitos, micromegacariócitos • Grânulos nas plaquetas
Síndrome de Paris-Trousseau	• Fenótipo mais leve que na síndrome de Jacobsen • Aumento do número de megacariócitos, micromegacariócitos • Grânulos nas plaquetas
• Trombocitopenia relacionada ao MYH9: anomalia de May-Hegglin • Síndrome de Sebastian • Síndrome de Fechtner • Síndrome de Epstein	• Doenças relacionadas à mutação do gene MYH9 • Sangramentos, perda auditiva neurossensorial, glomerulonefrite e catarata
Síndrome da plaqueta cinza	Plaquetas pálidas por ausência ou redução de grânulos alfa
Síndrome da plaqueta de Montreal	• Agregação plaquetária espontânea • TS prolongado • Tendência ao sangramento
Macrotrombocitopenia com expressão plaquetária de glicoforina A	• Tendência moderada ao sangramento • Perda auditiva • Presença de glicoforina A na superfície das plaquetas

VPM: volume plaquetário médio; LMA: leucemia mieloide aguda; TS: tempo de sangramento.
Fonte: adaptada de Loggetto, 2014.[10]

Quadro 19 Principais medicações que causam trombocitopenia

Mecanismo imunológico	
Nível 1 (deve preencher critérios 1 a 4)**	Paracetamol,* alprenolol, aminoglutetimida, ácido aminossalicílico, amiodarona, anfotericina B, anrinona, atorvastatina, cefalotina, clorotiazida, clorpromazina, cimetidina, danazol,* deferoxamina, diatrizoato de meglumina, diatrizoato sódico, diazepam, diazóxido, diclofenaco, dietilestilbestrol, difluormetilornitina, digoxina,* etambutol, haloperidol, heparina, indinavir, interferon-alfa, ácido iopanoico, isoniazida, levamizol, lítio, meclofenamato, mesalamina, meticilina, metildopa,* minoxidil, ácido nalidíxico, nafazolina, nitroglicerina, novobiocina, oxprenolol, pentoxifilina, piperacilina, quinidina,* quinino,* rifampicina,* sulfassalazina, sulfasoxazol, tamoxifeno, tiotixeno, tolmetina, trimetoprim-sulfametoxazol,* vancomicina
Nível 2 (deve preencher critérios 1 a 3)**	Acetazolamida, ampicilina, captopril, carbamazepina,* clorpropamida,* fenitoína, fluconazol, glibenclamida, hidroclorotiazida,* ibuprofeno, ouro,* oxifenbutazona, oxitetraciclina, procainamida,* ranitidina,* sulindaco, ticlopidina
Inibição da produção	
Álcool, anticonvulsivantes, benzeno e derivados, cloranfenicol, estrógeno, irradiação ionizante e quimioterápicos	

* Medicamentos mais comuns que causam trombocitopenia autoimune.
** Critérios de nível de evidência para associar a medicação como causa de trombocitopenia:

- A medicação precede a trombocitopenia, com normalização das plaquetas após suspensão do medicamento.
- A única medicação utilizada antes da trombocitopenia foi o medicamento em questão. Com sua suspensão, as plaquetas normalizam. Mesmo utilizando outras medicações depois, as plaquetas mantêm-se normais.
- Exclusão de outras causas de trombocitopenia.
- Novo contato com a medicação em questão resulta mais uma vez em trombocitopenia.

Fonte: adaptado de Thienelt e Calverley, 2009.[11]

Falsa trombocitopenia pode ocorrer em função do anticoagulante utilizado, uma vez que agregados plaquetários podem ser formados na presença de ácido etilenodiamino tetra-acético (EDTA), resultando em pseudotrombocitopenia (incidência de 0,1%). A coleta de sangue com citrato, ou mesmo com EDTA, desde que a leitura do exame seja imediata, elimina a possibilidade de pseudotrombocitopenia. A leitura da lâmina do hemograma é importante para detecção da pseudotrombocitopenia.[1]

Deve-se ficar atento a plaquetopenia incidental. Situações em que a intensidade da plaquetopenia não reflete a clínica do paciente, como a ausência de sinais de sangramento, devem ser revistas. Variações pré-analíticas como garroteamento prolongado, punção traumática, volume inadequado da amostra, coágulo no tubo de coleta, armazenamento inadequado, tempo prolongado entre a coleta e o encaminhamento dos exames ao laboratório, exames coletados de cateter e uso de medicações podem representar até 70% dos exames com resultados alterados.

Trombocitemia e trombocitose

A trombocitemia indica aumento do número de plaquetas de origem clonal (trombocitemia essencial) e trombocitose ocorre quando existe uma causa não clonal para a plaquetose (secundária ou reativa). Em pediatria, a trombocitose secundária é a mais frequente (Quadro 20). A plaquetose é classificada em leve (> 500.000-700.000/mm^3), moderada (> 700.000-900.000/mm^3), grave (> 900.000-1.000.000/mm^3) e extrema (acima de 1.000.000/mm^3).[1]

Quadro 20 Principais causas de trombocitose em pediatria

Primária	Secundária
Contagem plaquetária > 1.000.000/mm^3	Geralmente contagem plaquetária < 800.000/mm^3
Morfologia das plaquetas: dismórficas, grandes ou pequenas	Morfologia das plaquetas: grandes, sem dismorfismo
Síndromes mieloproliferativas (raras): policitemia vera, trombocitemia essencial, leucemia mieloide crônica	• Infecções (37-78% dos casos) • Anemias ferropriva e hemolítica (3,7-12%) • Doenças inflamatórias crônicas: doença inflamatória intestinal, artrite reumatoide juvenil, poliarterite nodosa e doença de Kawasaki, artrite idiopática juvenil sistêmica (2-9%) • Lesão tecidual: traumas, cirurgias ou queimaduras (3,3-21%) • Neoplasias: hepatoblastoma (1-3%) • Esplenectomia • Medicamentos: corticosteroides e alcaloides da vinca

Fonte: Silva e Loggetto, 2017.[2]

O hemograma na Covid-19

Os casos mais graves da infecção pelo SARS-CoV-2 em adultos causaram linfopenia, neutrofilia e diminuição das plaquetas,[12] além de valores mais altos para a razão neutrófilos/linfócitos (RNL) e para a razão monócitos/linfócitos (RML) e valores menores para a razão plaquetas/linfócitos (RPL), sendo a RNL o melhor fator preditivo de gravidade.[13] Baixa contagem de monócitos e maior RNL estão associados a mortalidade.[12]

As variações hematológicas em crianças com COVID-19 não são tão evidentes como em adultos. Revisões da literatura identificaram principalmente neutropenia em casos leves[14] e leucopenia.[15]

EXAMES DE COAGULAÇÃO

Fisiologia da hemostasia

O sistema hemostático é composto por eventos integrados que envolvem vasos sanguíneos, plaquetas, fatores de coagulação, anticoagulantes naturais e proteínas da fibrinólise. A resposta primária da hemostasia (endotélio e plaquetas), após uma lesão vascular, resulta na formação de um trombo plaquetário de efeito hemostático transitório. A partir do endotélio lesado, ocorre exposição de colágeno tipos I e III, seguido de ligação do fator de von Willebrand, que é responsável pela adesão e posterior agregação plaquetária. A ativação sequencial dos fatores de coagulação (fase secundária ou de coagulação sanguínea) resulta na formação de uma rede de fibrina que reforça esse trombo, coibindo de forma definitiva a perda sanguínea decorrente da lesão vascular. Os anticoagulantes naturais controlam a ação dos fatores de coagulação, evitando que a geração de trombina seja excessiva e impedindo, assim, a oclusão vascular. Os anticoagulantes naturais de maior relevância fisiológica são o inibidor da via do fator tecidual (*tissue factor pathway inhibitor* – TFPI), a proteína C, a proteína S e a antitrombina. A coagulação deve estar integrada à fibrinólise, permitindo que ocorra a dissolução do coágulo de fibrina e a manutenção da hemostasia. O desequilíbrio na hemostasia por alterações de um de seus componentes pode resultar no aparecimento de doenças hemorrágicas ou trombóticas.[2,4,16]

Apresentação clínica e tipo de sangramento

As principais causas de sangramento incluem anormalidades anatômicas, defeitos plaquetários quantitativos e qualitativos (comprometem a hemostasia primária, afetando a formação do tampão plaquetário) e defeitos quantitativos e qualitativos da formação do coágulo (hemostasia secundária). Os distúrbios de coagulação podem ser hereditários ou adquiridos. As diferenças clínicas entre o sangramento decorrente de defeito da hemostasia primária (vasos e plaquetas) e da deficiência de fatores de coagulação estão na Tabela 5.[4]

A epistaxe é comum nas crianças com distúrbios hemostáticos, mas também nas saudáveis, e secundária a mucosa nasal seca, trauma ou rinite alérgica. Entre 25-33% das crianças encaminhadas para o hematologista por epistaxe tem uma doença hemorrágica, que pode ser, por exemplo, doença de

von Willebrand (DvW) tipo 1 ou defeito de agregação plaquetária ou deficiência leve de fator VII.[4]

A menorragia pode sugerir distúrbio hemorrágico leve ou moderado, como DvW, distúrbios da função plaquetária e outras coagulopatias.

O sangramento anormal na cirurgia (circuncisão, amigdalectomia) ou na extração dentária também pode estar associado a distúrbios de hemostasia. Na telangiectasia hemorrágica hereditária pode-se ter sangramento da mucosa, principalmente epistaxe.[4]

Hemartrose e hematomas importantes sugerem hemofilia A (deficiência de fator VIII) ou hemofilia B (deficiência de fator IX), onde também pode-se ter sangramento em sistema nervoso central e pós-operatório.[4,16]

O sangramento do coto umbilical é comum na deficiência de fator XIII, mas também ocorre nas deficiências de protrombina, fator X e fibrinogênio.[4]

Diversos mecanismos podem estar envolvidos na formação da púrpura (extravasamento de hemácias dos vasos para pele ou tecido celular subcutâneo), como fragilidade capilar, alterações da hemostasia e aumento da pressão do sangue circulante nos capilares. Em relação a seu tamanho, pode ser classificada como petéquia (menor que 2 mm de diâmetro), púrpura (entre 2 mm e 1 cm de diâmetro) e equimose (maior que 1 cm de diâmetro).[16]

A forma aguda da coagulação intravascular disseminada (CIVD) representa uma ativação maciça da coagulação com consumo exacerbado de fatores de coagulação, plaquetas e de fatores anticoagulantes. Em sua forma crônica, há uma ativação constante da coagulação, com menos intensidade e com compensação variável das deficiências dos fatores consumidos nesse processo. O quadro clínico da CIVD depende da doença de base que a determinou e se caracteriza por sangramentos especialmente na CIVD aguda, que podem manifestar-se como hematomas, sangramentos simultâneos nos locais de punção venosa ou feridas operatórias, além de fenômenos trombóticos e tromboembólicos variados.[16]

As alterações da hemostasia na doença hepática são decorrentes da colestase, que interfere na absorção da vitamina K pelo trato gastrointestinal; da deficiência de síntese dos fatores de coagulação; da hipertensão portal; da diminuição da depuração de fatores de coagulação ativados; da redução da depuração das toxinas provenientes do trato gastrointestinal; e da trombocitopenia nos pacientes com hiperesplenismo secundário a hipertensão portal.[16]

As considerações diagnósticas para o neonato com sangramento são diferentes daquelas das crianças maiores e adolescentes, uma vez que naturalmente já produzem menos fatores de coagulação. É importante levar em conta as diferenças dos valores normais para essa faixa etária na seleção e na interpretação dos exames laboratoriais de investigação da hemostasia (Tabela 6).[4]

Avaliação laboratorial da hemostasia

Para interpretar as provas de coagulação, deve-se considerar a correlação clínico-laboratorial, os resultados de exames anteriormente realizados e os fatores associados, como doenças, uso recente ou atual de medicamentos (especialmente drogas antiplaquetárias, anticoagulantes e antifibrinolíticas), antecedentes pessoais de hemorragias ou equimoses em locais não característicos de traumas, antecedentes familiares de hemorragias ou tromboses e a presença de distúrbios menstruais. Os cuidados e as informações sobre o método de coleta (garroteamento prolongado, dificuldade de acesso venoso etc.) e o tempo entre a coleta e a realização do exame laboratorial interferem nos resultados, caso as normas padronizadas não sejam obedecidas durante o processamento.[2,19]

Na avaliação inicial da hemostasia, o tipo de exame laboratorial a ser solicitado difere dependendo da clínica e da fase de coagulação a ser estudada, conforme listado a seguir.

APRESENTAÇÃO CLÍNICA DA TROMBOSE

A maioria das crianças com trombose venosa tem um evento desencadeante, como cateteres, desidratação, infecção, cirurgia (principalmente cardíacas, neurológicas e ortopédicas), trauma, grande queimado, câncer e quimioterapia (asparaginase), vasculite, síndrome nefrótica, uso de anticoncepcional, cardiopatia congênita ou até mesmo tabagismo. Cerca de 50% dos casos têm três a quatro fatores de risco simultaneamente. Portanto, a investigação de trombofilia é realizada quando não se tem fatores de risco para trombose. As crianças têm redução da capacidade de gerar trombina porque os fatores de coagulação dependentes de vitamina K (II, VII, IX e X) e os fatores de contato (XII, XI, pré-calicreína

Tabela 5 Diferenças nas manifestações clínicas dos defeitos hemostáticos primários e deficiências de fatores de coagulação[4]

Características clínicas	Defeito primário da hemostasia	Deficiência de fator de coagulação
Local do sangramento	Pele, mucosas	Partes moles, músculos, articulações
Sangramento após pequenos cortes	Sim	Raro
Petéquias	Presentes	Ausentes
Equimoses	Pequenas, superficiais	Grandes, profundas, palpáveis
Hemartrose	Rara	Comum
Sangramento após trauma/cirurgia	Imediato	Atrasado

Tabela 6 Valores de referência para testes de coagulação em bebês e crianças saudáveis a termo com o analisador STA*

Exames	Idade						
	1 dia	3 dias	1 a 12 meses	1 a 5 anos	6 a 10 anos	11 a 16 anos	Adultos
TESTES DE COAGULAÇÃO							
TTPA (segundos)[†]	38,7 (34,3-44,8)[‡]	36,3 (29,5-42,2)[‡]	39,3 (35,1-46,3)[‡]	37,7 (33,6-43,8)[‡]	37,3 (31,8-43,7)[‡]	39,5 (33,9-46,1)[‡]	33,2 (28,6-38,2)
TP (segundos)[§]	15,6 (14,4-16,4)[‡]	14,9 (13,5-16,4)[‡]	13,1 (11,5-15,3)	13,3 (12,1-14,5)[‡]	13,4 (11,7-15,1)[‡]	13,8 (12,7-16,1)[‡]	13 (11,5-14,5)
RNI	1,26 (1,15-1,35)[‡]	1,20 (1,05-1,35)[‡]	1 (0,86-1,22)	1,03 (0,92-1,14)[‡]	1,04 (0,87-1,20)[‡]	1,08 (0,97-1,30)[‡]	1 (0,80-1,20)
Fibrinogênio (g/L)	2,80 (1,92-3,74)	3,30 (2,83-4,01)	2,42 (0,82-3,83)[‡]	2,82 (1,62-4,01)[‡]	3,04 (1,99-4,09)	3,15 (2,12-4,33)	3,10 (1,9-4,3)
FATORES DE COAGULAÇÃO							
Fator II (%)	54 (41-69)[‡]	62 (50-73)[‡]	90 (62-103)[‡]	89 (70-109)[‡]	89 (67-110)[‡]	90 (61-107)[‡]	110 (78-138)
Fator V (%)	81 (64-103)[‡]	122 (92-154)	113 (94-141)	97 (67-127)[‡]	99 (56-141)[‡]	89 (67-141)[‡]	118 (78-152)
Fator VII (%)	70 (52-88)[‡]	86 (67-107)[‡]	128 (83-160)	111 (72-150)[‡]	113 (70-156)[‡]	118 (69-200)	129 (61-199)
Fator VIII (%)	182 (105-329)	159 (83-274)	94 (54-145)[‡]	110 (36-185)[‡]	117 (52-182)[‡]	120 (59-200)[‡]	160 (52-290)
Fator IX (%)	48 (35-56)[‡]	72 (44-97)[‡]	71 (43-121)[‡]	85 (44-127)[‡]	96 (48-145)[‡]	111 (64-216)[‡]	130 (59-254)
Fator X (%)	55 (46-67)[‡]	60 (46-75)[‡]	95 (77-122)[‡]	98 (72-125)[‡]	97 (68-125)[‡]	91 (53-122)[‡]	124 (96-171)
Fator XI (%)	30 (7-41)[‡]	57 (24-79)[‡]	89 (62-125)[‡]	113 (65-162)	113 (65-162)	111 (65-139)	112 (67-196)
Fator XII (%)	58 (43-80)[‡]	53 (14-80)[‡]	79 (20-135)[‡]	85 (36-135)[‡]	81 (26-137)[‡]	75 (14-117)[‡]	115 (35-207)
INIBIDORES DA COAGULAÇÃO							
AT (%)	76 (58-90)[‡]	74 (60-89)[‡]	109 (72-134)[‡]	116 (101-131)[‡]	114 (95-134)[‡]	111 (96-126)[‡]	96 (66-124)
Proteína C, cromogênica (%)	36 (24-44)[‡]	44 (28-54)[‡]	71 (31-112)[‡]	96 (65-127)[‡]	100 (71-129)	94 (66-118)[‡]	104 (74-164)
Proteína C, coagulação (%)	32 (24-40)[‡]	33 (24-51)[‡]	77 (28-124)[‡]	94 (50-134)[‡]	94 (64-125)[‡]	88 (59-112)[‡]	103 (54-166)
Proteína S, coagulação (%)	36 (28-47)[‡]	49 (33-67)[‡]	102 (29-162)[‡]	101 (67-136)[‡]	109 (64-154)[‡]	103 (65-140)[‡]	75 (54-103)

*Valores representam médias. Os limites que incluem 95% da população são mostrados entre parênteses. Todos os bebês receberam 1 mg de vitamina K por via intramuscular no momento do nascimento.
†Reagente usado: STA-PTT-A.
‡ Valores significantemente diferentes dos valores dos adultos ($p<0,05$).
§Reagente usado: Neoplastine CI.
TTPA: tempo de tromboplastina parcial ativada; AT: antitrombina; RNI: razão normalizada internacional; TP: tempo de protrombina.
Fonte: Monagle P et al., 2006.[19] Adaptada de Orkin et al., 2015.[4]

Tabela 7 Exames para avaliação da coagulação primária

Exame	Avaliação
Plaquetas	Número, volume médio plaquetário e morfologia
Tempo de sangramento	Teste de baixa sensibilidade e reprodutibilidade. Pode prolongar: - defeitos funcionais das plaquetas congênitos e adquiridos: medicamentos, uremia, cardiopatia congênita cianótica - doença de von Willebrand - vasculites - desordens do tecido conjuntivo
Agregação plaquetária	Avalia a função de agregação plaquetária com agentes agonistas: ADP, adrenalina (epinefrina), colágeno, ristocetina e ácido aracdônico
Citometria de fluxo	Quantifica as glicoproteínas da membrana plaquetária
Microscopia eletrônica	Avalia a ultraestrutura anatômica das plaquetas
PFA-100 (*platelet function analyzer*)	Determinação laboratorial da função plaquetária *in vitro* com metodologia de alto fluxo, capaz de uma avaliação rápida e simples, eliminando em grande parte os fatores interferentes observados na agregação convencional Mede o tempo necessário para a formação do tampão plaquetário na presença de uma membrana sintética, permitindo assim determinar o nível da função plaquetária Não é sensível para avaliação de distúrbios vasculares e do colágeno

Fontes: Silva e Loggetto, 2017;[2] Orkin et al., 2015;[4] Laffan e Manning, 2021.[17]

Tabela 8 Exames para avaliação da coagulação secundária e da formação de fibrina

Exame	Avaliação
Tempo parcial de tromboplastina ativado (TTPA)	Avalia a via intrínseca da coagulação: fatores XII, XI, IX e VIII Avalia a via comum da coagulação: fatores X, V, II e I O resultado é interpretado pela relação entre o paciente e o controle do dia Também é útil para monitoramento da terapia com heparina não fracionada
Tempo de protrombina (TP) Atividade da protrombina (AP) Índice normatizado internacional de correção de cada reagente (INR)	Avaliam a via extrínseca da coagulação: fator VII Avaliam a via comum da coagulação: fatores X, V, II e I TP prolongado isoladamente pode refletir deficiência grave do fator VII Também é útil para o monitoramento do efeito de anticoagulantes cumarínicos
Tempo de trombina (TT)	Avalia a formação do coágulo após a adição de trombina ao sangue citratado Está alterado nas deficiências ou anormalidades do fibrinogênio, na presença de produto de degradação do fibrinogênio/fibrina, nas paraproteinemias e na presença de algum inibidor de reação, mais comumente a heparina não fracionada

Fontes: Silva e Loggetto, 2017;[2] Orkin et al., 2015;[4] Laffan e Manning, 2021.[17]

Tabela 9 Exames para avaliação da regulação e ativação da coagulação

Exame	Avaliação
Tempo de lise da euglobina	Está diminuído no aumento da atividade do plasminogênio ou da plasmina
Atividade do plasminogênio	Investiga anormalidades do sistema fibrinolítico Permite diagnóstico de deficiência congênita ou adquirida de plasminogênio Como o plasminogênio é uma proteína de fase aguda, pode estar aumentado nas infecções, traumas e infarto agudo do miocárdio
Alfa-2-antiplasmina	A deficiência leva à quebra acentuada do coágulo de fibrina, permitindo a ação exagerada da plasmina e aumentando o risco hemorrágico
Produtos de degradação da fibrina	Quando aumentado, reflete a formação intravascular de fibrina
Dímero-D	Marcador de trombose e fibrinólise Pode aumentar também no pós-operatório, gestação, puerpério, doença vascular periférica, câncer, insuficiência renal, sepse e doenças inflamatórias
Proteína C	Avalia deficiência congênita ou adquirida de proteína C (anticoagulante natural dependente da vitamina K sintetizado no fígado) A deficiência está associada a trombose
Proteína S	Avalia deficiência congênita ou adquirida da proteína S A deficiência está associada a trombose
Antitrombina	É o inibidor primário da trombina e de outras enzimas da coagulação A deficiência está associada a trombose
Fator IV plaquetário	Proteína liberada a partir dos grânulos alfaplaquetários e com alta afinidade pela heparina, inibindo a atividade da antitrombina

Fontes: Silva e Loggetto, 2017;[2] Orkin et al., 2015;[4] Laffan e Manning, 2021.[17]

e cininogênio de alto peso molecular) são fisiologicamente menores na infância. Elas também têm menor inibição da trombina porque os níveis de antitrombina, de cofator II da heparina, de proteína C e de proteína S são 50% menores do que nos adultos (Tabela 6). A alta concentração de alfa-2--macroglobulina (inibidor direto da atividade pró-coagulante da trombina) durante a infância é responsável pelo baixo risco de trombose nas crianças.[20]

No período neonatal pode-se ter trombose espontânea da veia renal, manifestando-se com massa abdominal, hematúria (na maioria dos casos, macroscópica), proteinúria, plaquetopenia e disfunção do rim comprometido. Na trombose aguda da veia cava inferior, observam-se membros inferiores frios, cianóticos e edemaciados, enquanto na trombose crônica ocorre dilatação e formação de veias colaterais no abdome e nas coxas. A trombose relacionada ao cateterismo vascular pode apresentar edema e dor do membro acometido, edema de face, da região cervical ou torácica, embolia pulmonar, quilotórax, síndrome da veia cava superior e síndrome pós-trombótica. A trombose venosa secundária ao cateterismo pode ser assintomática.[20]

A trombose venosa profunda de membros inferiores não relacionada a cateter é a mais frequente na infância, manifestando-se com dor difusa no membro acometido que piora com o movimento, empastamento muscular na região comprometida, edema de subcutâneo e músculos e calor local. Alguns casos são assintomáticos, sendo descobertos durante investigação de tromboembolismo pulmonar (TEP) ou síndrome pós-trombótica. O TEP tem como manifestação clínica dor torácica, dispneia, taquipneia, hemoptise, taqui-

cardia, cianose, síncope e cor pulmonale agudo (se embolia maciça).[20]

Na trombose arterial ocorre diminuição ou ausência de pulso distal à lesão no membro afetado, com diminuição de temperatura e palidez do respectivo membro. Hipertensão arterial pode ocorrer na trombose de aorta; oligúria e hipertensão na trombose da artéria renal; e vômito, distensão abdominal, ausência dos ruídos hidroaéreos e melena na isquemia mesentérica. Na trombose cerebral a manifestação clínica é de convulsões e alterações do nível de consciência.[20]

Estudo das tromboses[2,4,17]

- Anticorpos antifosfolípides (anticorpos anticardiolipina IgG ou IgM, anticoagulante lúpico e anticorpos antibeta-2-glicoproteína I IgG ou IgM): aumentam o risco de trombose arterial e venosa. Podem estar associados com distúrbios autoimunes, doenças infecciosas, deficiências imunes adquiridas, malignidades hematológicas, distúrbios linfoproliferativos etc.
- Proteína C.
- Proteína S.
- Antitrombina.
- Homocisteína: aumentada eleva o risco de trombose.
- Fator V de Leiden (resistência à proteína C ativada).
- Mutação do gene da protrombina.
- Fibrinogênio: certas disfibrinogenemias aumentam o risco de trombose venosa.
- Fator VIII.
- Fator XII.

Exames laboratoriais para investigação inicial de distúrbios agudos da hemostasia relacionados a sangramento

Os testes de triagem iniciais habitualmente utilizados para avaliação dos distúrbios hemorrágicos incluem hemograma com contagem plaquetária, TP, TTPA e TT. Quando os tempos desses testes estiverem alterados, devem ser retestados com mistura com plasma de indivíduo normal-controle. Caso os resultados normalizem, é indicativo de deficiência de fator de coagulação, e quando ainda persistem prolongados, sugere-se pesquisar a presença de inibidores.[2] O Quadro 21 descreve os testes laboratoriais inicialmente utilizados na investigação dos distúrbios agudos da hemostasia e as condições clínicas que podem estar associadas.[17]

Quadro 21 Testes laboratoriais de primeira linha utilizados na investigação dos distúrbios agudos da hemostasia

TP	TTPA	TT	Fibrinogênio	CP	Condição clínica
N	N	N	N	N	• Hemostasia normal • Alteração na função plaquetária • Deficiência do fator XIII • Distúrbio vascular da hemostasia • Deficiência leve de fator da coagulação • Doença de von Willebrand leve • Distúrbios da fibrinólise
P	N	N	N	N	• Deficiência do fator VII • Anticoagulação oral • Anticoagulante lúpico (alguns reagentes) • Deficiência leve dos fatores II, V ou X
N	P	N	N	N	• Deficiência dos fatores VIII, IX, XI, XII • Deficiência da pré-calicreína • Deficiência do cininogênio de alto peso molecular • Anticoagulante circulante • Deficiência leve dos fatores II, V ou X
P	P	N	N	N	• Deficiência de vitamina K • Anticoagulantes orais • Deficiência dos fatores II, V ou X • Deficiência múltipla de fatores (p. ex., na insuficiência hepática) • Deficiência combinada dos fatores V e VIII
P	P	P	N ou anormal	N	• Grande quantidade de heparina • Doença hepática • Distúrbio/deficiência do fibrinogênio • Inibição da polimerização da fibrina • Hiperfibrinólise
N	N	N	N	D	Trombocitopenia

(continua)

Quadro 21 Testes laboratoriais de primeira linha utilizados na investigação dos distúrbios agudos da hemostasia *(continuação)*

TP	TTPA	TT	Fibrinogênio	CP	Condição clínica
P	P	N	N ou anormal	D	• Transfusão maciça • Doença hepática
P	P	P	D	D	• Coagulação intravascular disseminada • Doença hepática aguda

TP: tempo de protrombina; TTPA: tempo parcial de tromboplastina ativado; TT: tempo de trombina; CP: contagem de plaquetas; N: normal; P: prolongado; D: diminuído.
Fonte: Laffan e Manning, 2012.[17]

REFERÊNCIAS BIBLIOGRÁFICAS

1. Bain BJ. Células sanguíneas: um guia prático. Tradução Renato Failace. 5ª ed. Porto Alegre: Artmed; 2016.
2. Silva DB, Loggetto SR. Interpretação do hemograma e das provas de coagulação. In: Burns DAR, Campos Jr D, Silva LR, Borges WC (eds.). Tratado de pediatria: Sociedade Brasileira de Pediatria. 4ª ed. Barueri: Manole; 2017. p.1515-27.
3. Garanito MP, Park MVF. Plaquetose. In: Loggetto SR, Braga JAP, Tone LG (coords.). Hematologia e hemoterapia pediátrica. São Paulo: Atheneu; 2014. p.221-5.
4. Orkin SH, Fisher DE, Look AT, Lux SE IV, Ginsburg D, Nathan DG. Nathan and Oski's hematology and oncology of infancy and childhood. 8.ed. Philadelphia: Saunders Elsevier, 2015.
5. World Health Organization (WHO). Nutritional anaemias: tools for effective prevention and control. Geneva, 2017.
6. Campanaro CM, Chopard MRT. Anemias: investigação e diagnóstico diferencial. In: Loggetto SR, Braga JAP, Tone LG (eds.). Hematologia e hemoterapia pediátrica. São Paulo: Atheneu; 2014. p.25-40.
7. Dallman PR. Blood and blood-forming tissues. In: Rudolph AM (ed.). Pediatrics. 16a ed. New York: Appleton-Century Crotts; 1977. p.1178.
8. Kanuru S, Sapra A. Eosinophilia. 2020 Aug 10. In: StatPearls [Internet]. Treasure Island (FL): StatPearls Publishing; 2021 Jan. PMID: 32809764.
9. Comar SR, Silva PH. Determinação laboratorial e aplicação clínica dos parâmetros de volume plaquetário. Rev Bras An Clí. 2009;41(4):257-65.
10. Loggetto SR. Diagnóstico diferencial das plaquetopenias. In: Loggetto SR, Braga JAP, Tone LG (eds.). Hematologia e hemoterapia pediátrica. São Paulo: Atheneu; 2014. p.41-50.
11. Thienelt CD, Calverley DC. Thrombocytopenia caused by immunologic platelet destruction. In: Greer JP, Foerster J, Rodgers GM, et al. (eds.). Wintrobe's clinical hematology. 12a ed. Baltimore: Lippincott Williams & Wilkins; 2009. p.1292-313.
12. Pakos IS, Lo KB, Salacup G, Pelayo J, Bhargav R, Peterson E, et al. Characteristics of peripheral blood differential counts in hospitalized patients with Covid-19. Eur J Haematol. 2020;105(6):773-8.
13. Asan A, Üstündağ Y, Koca N, Şimşek A, Sayan HE, Parildar H, et al. Do initial hematologic indices predict the severity of Covid-19 patients? Turk J Med Sci. 2021 Feb 26;51(1):39-44.
14. Henry BM, Lippi G, Plebani M. Laboratory abnormalities in children with novel coronavirus disease 2019. Clin Chem Lab Med. 2020;58(7):1135-8.
15. Kosmeri C, Koumpis E, Tsabouri S, Siomou E, Makis A. Hematological manifestations of SARS-CoV-2 in children. Pediatr Blood Cancer. 2020 Dec;67(12):e28745.
16. Figueiredo MS, Kerbaury J, Lourenço DM (coords.). Guia de hematologia. Barueri: Manole; 2011.
17. Laffan MA, Manning R. Investigation of haemostasis. In: Bain BJ, Bates I, Laffan MA, et al. (eds.). Dacie and Lewis practical haematology. 11a ed. Philadelphia: Churchill Livingstone Elsevier; 2012. p.393-445.
18. Celeste DM. Achados Incidentais em Exames de Laboratório de Hemostasia. In: Loggetto SR, Braga JAP eds. Hematologia e hemoterapia pediátrica: desvendando casos clínicos - Rio de Janeiro: Atheneu, 2021. p.23.
19. Monagle P, Barnes C, Ignjatovic V et al. Hemostasia do desenvolvimento: impacto para laboratórios de hemostasia clínica. Thromb Haemost. 2006;95:362-72.
20. Carneiro JDA, Villaça PR, Hoepers ATC. Doença tromboembólica e anticoagulação em crianças. In: Loggetto SR, Braga JAP, Tone LG (coords.). Hematologia e hemoterapia pediátrica. São Paulo: Atheneu; 2014. p.248-59

CAPÍTULO 2

DIAGNÓSTICO DIFERENCIAL DAS ANEMIAS

Sandra Regina Loggetto
Denise Bousfield da Silva
Josefina Aparecida Pellegrini Braga

AO FINAL DA LEITURA DESTE CAPÍTULO, O PEDIATRA DEVE ESTAR APTO A:

- Reconhecer os diagnósticos diferenciais para que o tratamento correto seja estabelecido.
- Entender que anemia fisiológica do recém-nascido é do tipo normocrômica e normocítica, e reflete o ajuste hematológico desse período da vida.
- Saber que, na infância, a anemia por carência nutricional é frequente, sendo a deficiência de ferro a forma mais prevalente.
- Classificar as anemias do ponto de vista fisiológico e morfológico, sendo frequentemente utilizadas ambas as abordagens no diagnóstico diferencial, considerando que muitas vezes mais de um mecanismo pode estar envolvido.

INTRODUÇÃO

As anemias estão entre as doenças mais frequentes no mundo. Acometem cerca de 1/3 da população mundial, sendo a mais comum a anemia ferropriva.[1] Entretanto, inúmeras outras etiologias podem causar a anemia, o que torna fundamental que os diagnósticos diferenciais sejam reconhecidos para que o tratamento correto seja estabelecido.

FISIOLOGIA DO ERITRÓCITO E DA HEMOGLOBINA

O eritrócito maduro é uma célula anucleada que tem em seu interior moléculas de hemoglobina (Hb) densamente compactadas. Os glóbulos vermelhos são produzidos na medula óssea, fase em que possuem núcleo celular. Passam por vários estágios de amadurecimento dentro da medula óssea e, no estágio de reticulócitos (sem núcleo, mas com restos de RNA), são liberados na circulação. No sangue periférico os reticulócitos passam rapidamente a eritrócitos maduros, que vivem em média 120 dias na circulação. São produzidos diariamente em torno de 10^{12} novos eritrócitos por meio de processo complexo e regulado de eritropoese.[2,3]

A eritropoetina regula a eritropoese de acordo com a tensão de oxigênio nos tecidos dos rins. A produção de eritropoetina aumenta quando a Hb, por algum motivo metabólico ou estrutural, é incapaz de liberar oxigênio normalmente, quando o oxigênio atmosférico está baixo ou quando há disfunção cardíaca, pulmonar ou lesão na circulação renal que afete a liberação de oxigênio ao rim.[3]

As moléculas da Hb são compostas por 4 cadeias polipeptídicas, sendo um par de cadeias de globina alfa e outro par de cadeias de globina não alfa (beta, delta ou gama), cada qual ligada ao heme, que, por sua vez, contém um átomo de ferro.[3]

Na vida fetal, antes da oitava semana, predominam as hemoglobinas embrionárias e, após esse período, a hemoglobina fetal (2 cadeias alfa e 2 cadeias gama). A partir do nascimento, a Hb fetal (HbF) decresce progressivamente, sendo substituída paulatinamente pela HbA. Nas crianças e nos adultos, cerca de 96% da Hb presente nos eritrócitos é do tipo HbA_1 (2 cadeias alfa e 2 cadeias beta) e o restante é constituído pela HbA_2 (2 cadeias alfa e 2 cadeias delta – valor normal 2-3,5%) e HbF (valor normal 0,3-1,2%). Essa transição decorre da maior ou menor produção das diversas cadeias de globina ao longo da evolução intra e extrauterina.[2,4]

A molécula de Hb presente nos eritrócitos tem a função de transporte de oxigênio e de gás carbônico. Uma função da globina é manter o grupo heme na forma reduzida, ou seja, com o ferro no estado ferroso (Fe^{++} ou Hb^{++}). Para que a Hb esteja em contato estreito com os tecidos e para o sucesso das trocas gasosas, o eritrócito deve ser capaz de passar repetidamente através da microcirculação, manter a Hb na forma reduzida (ferrosa) e manter o equilíbrio osmótico, apesar da alta concentração da Hb na célula.[2,3] Ao nascimento, os recém-nascidos a termo têm policitemia, aumento de eritroblastos, são hipervolêmicos, têm aumento de ferro e o

volume corpuscular médio dos eritrócitos é elevado. Após as primeiras respirações no período pós-natal, ocorre aumento importante do oxigênio no sangue arterial, inibindo a produção de eritropoetina. Com a diminuição da produção dos eritrócitos, a vida média da hemácia fetal é em torno de 90 dias e a Hb diminui progressivamente até que se necessite de mais oxigênio tecidual do que a Hb circulante pode fornecer. Assim, com a diminuição da oxigenação, os rins respondem aumentando a produção de eritropoetina. Essa anemia é chamada de anemia fisiológica, que é normocrômica e normocítica, refletindo o ajuste hematológico desse período da vida. A anemia fisiológica ocorre entre 6-12 semanas de vida, com Hb atingindo valores entre 9,5-11 g/dL nos recém-nascidos a termo de peso adequado para a idade gestacional.[4,5]

ANEMIA: DEFINIÇÃO E EPIDEMIOLOGIA

Define-se anemia como a redução da concentração de Hb e/ou massa eritrocitária, com variações de acordo com a idade, o sexo, a raça e a altitude em relação ao nível do mar.[4,5] Em geral, o limiar para definição de anemia é o hematócrito (Ht) ou a Hb abaixo de dois desvios padrão da média da população normal.[4] Os valores para Hb, Ht e índices hematimétricos, segundo idade e sexo, estão descritos na Tabela 2 do capítulo Interpretação do hemograma e das provas de coagulação.

A anemia acomete cerca de 1/3 da população mundial, incluindo 800 milhões de mulheres e crianças. A anemia ferropriva é responsável por 50% dos casos de anemia nas mulheres e 42% nas crianças menores de 5 anos. A prevalência da anemia ferropriva varia entre os diferentes países, com menores taxas nos desenvolvidos. Portanto, a anemia ferropriva é um grave problema de saúde pública (Tabela 1).[1]

Tabela 1 Classificação da condição de gravidade em saúde pública segundo a prevalência de anemia

Prevalência de anemia	Gravidade do problema em saúde pública
≤ 4,9%	Normal
5-19,9%	Leve
20-39,9%	Moderada
≥ 40%	Grave

Fonte: adaptada de WHO, 2017.[1]

Mujica-Coopman et al. publicaram, em 2015, revisão sistemática sobre a prevalência da anemia na América Latina e no Caribe e verificaram que, na Guatemala, no Brasil, na República Dominicana e na Bolívia, a anemia foi identificada como moderado problema de saúde pública, com prevalência variando entre 21-38%. No Panamá e no Haiti, a anemia foi considerada um grave problema de saúde pública, com prevalência de 40 e 45,5%, respectivamente. As mais baixas taxas de anemia foram encontradas no Chile (4%), na Costa Rica (4%), na Argentina (7,6%) e no México (19,9%).[6]

No Brasil, em 2006, segundo dados da Pesquisa Nacional de Demografia e Saúde da Mulher e da Criança, a prevalência de anemia em crianças de 6-59 meses foi de 20,9%, sendo que as maiores prevalências foram observadas nas regiões Sudeste e Nordeste do país (22,6 e 25,5%, respectivamente).[7] Estudos multicêntricos nacionais avaliando a prevalência de anemia em adolescentes não são encontrados, existindo estudos pontuais, que apontam valores entre 6-17%, com predomínio no sexo feminino.[8]

CLASSIFICAÇÃO DAS ANEMIAS

As anemias podem ser classificadas do ponto de vista fisiológico e morfológico. São frequentemente utilizadas ambas as abordagens no diagnóstico diferencial das anemias, e muitas vezes mais de um mecanismo pode estar envolvido.[4,5]

A anemia pode ser categorizada do ponto de vista fisiológico em alterações na produção efetiva dos eritrócitos por falta de produção ou por produção ineficaz (taxa de produção da Hb diminuída), e nos distúrbios em que há destruição aumentada de eritrócitos (hemólise) (Quadro 1).[4,5,9]

Quadro 1 Algumas causas de anemia segundo a classificação fisiológica

Deficiência de produção	Eritropoiese ineficaz	Destruição aumentada
Aplasia da medula óssea adquirida e congênita	Deficiência de ferro, ácido fólico e vitamina B12	Defeitos de membrana eritrocitária (p. ex., esferocitose)
Infiltração por neoplasias	Anemias sideroblásticas	Defeitos no metabolismo eritrocitário (p. ex., deficiência de G6PD)
Osteopetrose	Síndromes talassêmicas	Defeitos estruturais ou de síntese da hemoglobina (p. ex., anemia falciforme)
Doenças inflamatórias crônicas	Anemias deseritropoéticas primárias	Anemia mediada por anticorpos (anemia hemolítica autoimune)
Doença renal crônica	Protoporfiria eritropoética	Hemoglobinúria paroxística noturna
Hipotireoidismo		Dano mecânico ou térmico ao eritrócito (p. ex., próteses valvulares cardíacas, queimaduras)
Hipopituitarismo		Infecções
Insuficiência pancreática		Medicamentos

G6PD: glicose-6-fosfato desidrogenase.
Fonte: adaptado de Brugnara et al., 2015;[4] Campanaro e Chopard, 2014.[5]

A classificação morfológica das anemias baseia-se no volume corpuscular médio (VCM), segundo o qual as anemias podem ser divididas em microcíticas (VCM abaixo do valor normal para sexo e idade), macrocíticas (VCM acima do valor esperado para sexo e idade) e normocítica (VCM dentro dos valores da normalidade) (Quadro 2).[4,5,9]

Quadro 2 Algumas causas de anemia segundo a classificação morfológica

Microcíticas	Macrocíticas	Normocíticas
Deficiência de ferro	Deficiência de vitamina B12 e ácido fólico	Anemias hemolíticas congênitas
Intoxicação pelo chumbo	Deficiência de tiamina	Anemias hemolíticas adquiridas (mediadas por anticorpos, secundárias a infecções agudas e microangiopáticas)
Síndromes talassêmicas	Aplasia de medula óssea congênita ou adquirida	Aplasia de medula óssea congênita ou adquirida
Anemia sideroblástica	Doença hepática	Doença renal crônica
Doença inflamatória crônica	Medicamentos (valproato, imunossupressores etc.)	Hiperesplenismo
Algumas anemias hemolíticas congênitas com hemoglobina instável	Hipotireoidismo	Perda sanguínea aguda
Anemia de doença crônica associada a anemia ferropriva	Infiltração da medula óssea por neoplasias	Anemia de doença crônica
	Síndrome mielodisplásica	
	Anemias deseritropoéticas	

Fonte: adaptado de Brugnara et al., 2015;[4] Campanaro e Chopard, 2014.[5]

Quadro 3 Algumas anemias hereditárias e adquiridas

Hereditárias	Adquiridas
Déficit na produção: • Anemia de Fanconi • Anemia de Blackfan--Diamond	Déficit na produção: • Nutricional (ferropriva, megaloblástica) • Infiltração neoplásica • Aplasia de medula óssea
Hemolíticas: • Hemoglobinopatias (doença falciforme, talassemias) • Eritroenzimopatias (deficiência de G6PD) • Distúrbios de membrana (esferocitose)	Hemolíticas: • Anemia hemolítica autoimune • Exposição a agentes infecciosos ou medicamentos • Infecções parasitárias (malária)
	Perdas sanguíneas agudas ou crônicas

Fonte: Braga e Loggetto, 2010.[9]

As anemias podem ser hereditárias ou adquiridas (Quadro 3).[4,5,9]

Anemia no recém-nascido

O maior incremento na reserva de ferro no feto ocorre via placenta no último trimestre da gestação. A quantidade de ferro ao nascimento é de cerca de 75 mg/kg de peso corporal. A deficiência de ferro ao nascimento pode decorrer de condições como hemorragia feto-materna, descolamento prematuro da placenta, placenta prévia, inserção velamentosa do cordão umbilical, transfusão feto-fetal, clampeamento tardio do cordão umbilical, ou mesmo situações como diabetes melito materna e retardo do crescimento intrauterino.[10]

Após o nascimento, a deficiência de ferro pode ocorrer por diversos fatores como prematuridade, baixo peso ao nascimento, espoliação sanguínea ou crescimento pós-natal.[10]

As principais causas de anemia no recém-nascido a termo estão apresentadas na Tabela 2.

DIAGNÓSTICO CLÍNICO

A abordagem inicial do paciente com anemia inclui a anamnese e o exame físico detalhados, visando identificar sua possível etiologia. A presença das manifestações clínicas está relacionada à velocidade e à intensidade de instalação da anemia, à idade em que a doença ocorre e à curva de dissociação entre o oxigênio e a hemoglobina.[3]

A maioria das crianças com anemia leve não apresenta sinais ou sintomas. Algumas podem apresentar sinais e sintomas gerais, como palidez das mucosas, fadiga, cansaço, anorexia e irritabilidade.[4,5,9]

A palidez tem pouca sensibilidade para predizer anemia leve, mas correlaciona-se bem com anemia grave. Estudo realizado por Luby et al. demonstrou que a palidez de conjuntiva, língua, mãos e leito ungueal apresentou 93% de sensibilidade e 57% de especificidade no diagnóstico de anemia em pacientes cuja hemoglobina era menor do que 5 g/dL. A sensibilidade diminuiu para 66% quando o nível de hemoglobina estava entre 5-8 g/dL.[11]

Dependendo da intensidade e da velocidade de instalação da anemia, ocorre hipercinese circulatória, com taquicardia, pulso amplo, cardiomegalia e presença de sopro sistólico.[4,5,9] Alguns aspectos na história clínica da criança com anemia podem estar associados com causas específicas e podem auxiliar no diagnóstico, conforme descrito a seguir.[4,9,11,12]

A idade da ocorrência da anemia pode ajudar a direcionar o diagnóstico. Nos neonatos, a anemia é geralmente resultante de perda sanguínea, isoimunização, anemia hemolítica congênita (esferocitose, deficiência enzimática) ou infecção congênita. A prematuridade predispõe ao desenvolvimento precoce de deficiência de ferro. A anemia detectada entre o terceiro e o sexto mês de vida sugere hemoglobinopatia. Em recém-nascido a termo, com peso adequado para a idade ges-

Tabela 2 Causas de anemia no recém-nascido a termo

Perda sanguínea	Diminuição da produção	Aumento da destruição
Antenatal	**Anemia hipoplásica**	**Alterações enzimática**
Transfusão feto-materna Transfusão feto-placenta Transfusão feto-fetal	Anemia de Blackfan-Diamond	Deficiência de G6PD Deficiência de PK
Durante o parto	**Infecciosas**	**Defeitos da membrana do eritrócito**
Complicações obstétricas Malformação do cordão umbilical Malformação da placenta	Infecções virais Infecções bacterianas	Esferocitose Eliptocitose
Sangramento interno	**Neoplásicas**	**Outras**
Céfalo-hematoma intracraniano Rotura visceral Flebotomias	Leucemia congênita SMD congênita Anemia sideroblástica congênita	Infecções virais e bacterianas Doenças metabólicas hereditárias CIVD
		Hemoglobinopatia
		Alfatalassemia grave (hidropsia fetal de Hb Bart's)

G6PD: glicose-6-fosfato-desidrogenase; PK: piruvatoquinase; SMD: síndrome mielodisplásica; CIVD: coagulação intravascular disseminada.
Fonte: Campanaro e Chopard, 2014.[5]

tacional, com idade inferior a 6 meses, é improvável ocorrer anemia por deficiência nutricional do ferro.[4,12]

Algumas causas de anemia hereditária são ligadas ao cromossomo X, como a deficiência de glicose-6-fosfato desidrogenase (G6PD) e a deficiência de piruvatoquinase.[4,9]

A HbS e a HbC são mais comuns em afrodescentes. A betatalassemia é mais comum em indivíduos oriundos do Mediterrâneo, Oriente Médio, sul e sudeste da Ásia e sul da China, enquanto a alfatalassemia é mais comum na África tropical, Oriente Médio, China, Índia, sudeste da Ásia e algumas regiões do Pacífico sul.[4,9]

O tempo de aleitamento materno e a introdução de leite de vaca antes do primeiro ano de vida sugerem anemia por deficiência de ferro. Deve-se avaliar o consumo de alimentos, perguntando sobre a quantidade, qualidade, biodisponibilidade e interação com os demais alimentos, com atenção ao conteúdo da dieta de em ferro, vitamina B12, ácido fólico e outros oligoelementos, que podem sugerir anemia carencial. História de pica (perversão do apetite), geofagia (necessidade de comer terra) ou pagofagia (necessidade de comer gelo ou beber bebidas geladas) sugere a presença de deficiência de ferro.[4,9]

Na anamnese, deve-se perguntar sobre exposição a medicamentos ou a agentes tóxicos. Anemia após exposição a medicamentos oxidantes ou fava sugere anemia por deficiência de G6PD. O uso de anti-inflamatórios não hormonais (AINH) ou de ácido acetilsalicílico (AAS) pode favorecer as perdas sanguíneas. O uso de cloranfenicol, AINH ou agentes imunossupressores pode determinar anemia aplástica.[4,9]

Nos antecedentes pessoais, pesquisar quanto à presença de insuficiência renal, doença hepática, neoplasias, hipotireoidismo, doenças inflamatórias, doenças autoimunes, em busca de anemia secundária a doenças crônicas. Icterícia neonatal sugere anemia hemolítica. Anemia em paciente com hemograma prévio normal sugere etiologia adquirida.[4,9]

Familiares com histórico de icterícia, cálculos de vesícula biliar ou esplenomegalia sugerem anemia hemolítica hereditária.[4,9]

Mudanças na coloração da urina e icterícia sugerem anemia hemolítica. Sangramento nas fezes, hematêmese, epistaxe importante ou perda menstrual excessiva sugerem anemia por perda sanguínea e/ou deficiência de ferro. Atraso no desenvolvimento neuropsicomotor pode estar associado com deficiência de ferro ou deficiência de vitamina B12.[4,9]

O exame físico minucioso do paciente com anemia também fornece algumas orientações em relação à causa da anemia (Quadro 4).[4,5,9]

Quadro 4 Relação entre achados do exame físico e possível etiologia da anemia

Pele	
Hiperpigmentação	Anemia de Fanconi
Púrpura, petéquia	• Síndrome de Evans (anemia hemolítica e plaquetopenia ou neutropenia autoimunes) • Síndrome hemolítico-urêmica • Aplasia de medula óssea • Infiltração da medula óssea
Icterícia	• Anemia hemolítica • Hepatite
Hemangioma cavernoso	Anemia hemolítica microangiopática
Úlceras em membros inferiores (em adultos)	• Hemoglobinopatia S • Hemoglobinopatia C • Talassemia
Face	
Fronte, malar e maxilar proeminentes	• Talassemia intermediária • Talassemia maior não tratada

(continua)

Quadro 4 Relação entre achados do exame físico e possível etiologia da anemia (*continuação*)

Olhos	
Micrognatia	Anemia de Fanconi
Tortuosidade da conjuntiva e tortuosidade ou microaneurismas dos vasos retinianos	Hemoglobinopatias S e C após 10 anos de idade
Catarata	• Deficiência de G6PD • Galactosemia com anemia hemolítica no período neonatal
Hemorragia vítrea	Hemoglobinopatia C
Hemorragia retiniana	Anemia crônica e grave
Edema palpebral	• Mononucleose infecciosa • Enteropatia exsudativa com deficiência de ferro • Insuficiência renal
Cegueira	Osteopetrose
Boca	
Glossite	• Deficiência de vitamina B12 • Deficiência de ferro
Queilite angular	Deficiência de ferro
Mãos	
Polegar com 3 falanges	Anemia de Blackfan-Diamond
Hipoplasia da eminência tenar	Anemia de Fanconi
Unhas em forma de colher	Deficiência de ferro
Unhas distróficas	Disceratose congênita
Baço	
Esplenomegalia	• Anemia hemolítica congênita • Leucemia • Linfoma • Infecção aguda • Hipertensão portal • Hiperesplenismo
Sistema nervoso central	
Irritabilidade, apatia	Deficiência de ferro
Ataxia	Deficiência de vitamina B12
Acidente vascular cerebral	Anemia falciforme

DIAGNÓSTICO LABORATORIAL

Os exames laboratoriais devem ser direcionados pela anamnese e pelo exame físico. O exame do sangue periférico (hemograma) e a contagem de reticulócitos são os procedimentos mais úteis para avaliação laboratorial inicial do paciente com anemia. No hemograma deve-se sempre consultar, além dos valores de Hb e Ht para a faixa etária, os índices hematimétricos (VCM, HCM, CHCM), a morfologia das hemácias, o leucograma e a contagem e morfologia das plaquetas.[4,13] As informações detalhadas sobre os achados do hemograma podem ser obtidas no capítulo Interpretação do hemograma e dos exames de coagulação.

Dependendo da suspeita clínica, outros exames devem ser considerados (Quadro 5).[4,5,9]

Quadro 5 Investigação laboratorial das anemias

Suspeita clínica	Exame a ser solicitado
Anemia ferropriva	• Ferro sérico • Capacidade total de ligação do ferro • Índice de saturação da transferrina • Ferritina (como é uma proteína de fase aguda, pode estar elevada em processos infecciosos e inflamatórios)
Anemia megaloblástica	• Ácido fólico • Vitamina B12
Hemoglobinopatia	Eletroforese de Hb em pH alcalino e ácido, com confirmação pelo método de cromatografia líquida de alto desempenho (HPLC)
Anemia autoimune	Pesquisa de autoanticorpos antieritrocitários (teste de Coombs direto)
Defeitos enzimáticos	Dosagem das enzimas eritrocitárias específicas (p. ex., G6PD, piruvatoquinase)
Esferocitose	Curva de fragilidade osmótica a temperatura ambiente e a 37 °C
Alteração da hematopoese	Mielograma e/ou biópsia de medula óssea
Alteração renal ou hepática	Testes de funções renal e hepática
Perdas	• Pesquisa de sangue oculto nas fezes • Urina I
Alterações hormonais	• TSH • T4 livre • Hormônios sexuais
Infecções específicas	• Sorologia para vírus Epstein-Barr • Sorologia para eritrovírus B19
Anemia de Fanconi	Sequenciamento genético e número de cópias (genes *FANC, BRCA2*)
Infecções congênitas	Sorologias, principalmente na anemia em menores de 6 meses de idade

TRATAMENTO

O diagnóstico correto da etiologia da anemia é fundamental para que sejam instituídas as medidas terapêuticas e profiláticas adequadas. A terapêutica para cada tipo de anemia é abordada em capítulos específicos deste Tratado de Pediatria.

A indicação de transfusão de concentrado de hemácias depende da etiologia da anemia, da idade da criança, das

condições clínicas e da necessidade de suporte ventilatório e hemodinâmico. Em capítulo específico deste livro são abordadas as indicações de transfusão de concentrado de hemácias, de hemocomponentes e de hemoderivados.

REFERÊNCIAS BIBLIOGRÁFICAS

1. World Health Organization (WHO). Nutritional anaemias: tools for effective prevention and control. Geneva, 2017.
2. del Giglio A, Kaliks R. Anemias. In: del Giglio A, Kaliks R. Princípios de hematologia clínica. Barueri: Manole; 2006. p.59-62.
3. Hoffbrand AV, Moss PAH. Eritropoiese e aspectos gerais da anemia. In: Hoffbrand AV, Moss PAH. Fundamentos em hematologia. Tradução Failace R. 7ª ed. Porto Alegre: Artmed; 2018. Capítulo 2.
4. Brugnara C, Oski FA, Nathan DC. Diagnostic approach to the anemic patient. In: Fisher DE, Look AT, Lux IV SE, Ginsburg D, Nathan DG. Nathan and Oski's hematology and oncology of infancy and childhood. 8th ed. Philadelphia: Saunders Elsevier; 2015. p.293-307.
5. Campanaro CM, Chopard MRT. Anemias: investigação e diagnóstico diferencial. In: Braga JAP, Tone LG, Loggetto SR (eds.). Hematologia e hemoterapia pediátrica. São Paulo: Atheneu; 2014. p.25-39.
6. Mujica-Coopman MF, Brito A, Romaña DL, Rios-Castillo I, Cori H, Olivares M. Prevalence of anemia in Latin America and the Caribbean. Food and Nutrition Bulletin 2015;36(Supl.2):119-28.
7. Brasil. Pesquisa Nacional de Demografia e Saúde da Criança e da Mulher. Brasília: Biblioteca Virtual em Saúde do Ministério da Saúde, 2009.
8. Silva FC, Vitalle MSS, Quaqlia EC, Braga JAP, Medeiros EHGR. Proporção de anemia de acordo com o estadiamento puberal, segundo dois critérios diagnósticos. Rev Nutr. 2007;20:297-306.
9. Braga JAP, Loggetto SR. Diagnóstico diferencial das anemias. In: Campos Júnior D, Burns DAR, Lopez FA (eds.). Tratado de pediatria: Sociedade Brasileira de Pediatria. 3ª ed. Barueri: Manole; 2014. p.2285-95.
10. Santos AMN. Deficiência de ferro no feto no recém-nascido. In: Braga JAP, Amancio OMS, Vitale MSS. O ferro e a saúde das populações. São Paulo: Roca, 2006.
11. Luby SP, Kazembe PN, Redd SC, Ziba C, Nwanyanwu OC, Hightower AW, et al. Using clinical signs to diagnose anaemia in African children. Bull Worl Health Organ. 1995;73(4):477-82.
12. Vaz FAC. Anemia no período neonatal. In: Marcondes E (coord.). Pediatria básica. São Paulo: Servier; 2002. p.485-91.
13. Bain BJ. Células sanguíneas: um guia prático. Tradução Failace R. 5ª ed. Porto Alegre: Artmed; 2016.

CAPÍTULO 3

NEUTROPENIAS

Josefina Aparecida Pellegrini Braga
Pablo Santiago

AO FINAL DA LEITURA DESTE CAPÍTULO, O PEDIATRA DEVE ESTAR APTO A:

- Considerar neutropenia quando o valor de neutrófilo é < 1.500/mm³ em crianças maiores de 1 ano de idade. Na criança menor de 1 ano de idade considera-se neutropenia quando o valor da contagem de neutrófilos é < 1.000/mm³.
- Entender que a causa mais frequente da neutropenia aguda são as infecções virais.
- Saber que a neutropenia autoimune primária e, em geral, é autolimitada e devida a anticorpos antineutrófilos.
- Reconhecer a neutropenia crônica benigna da infância e seu curso benigno. Não há doença infecciosa, inflamatória ou maligna subjacente nesses pacientes, nem história de doença semelhante na família.
- Definir como neutropenia crônica (persistente) um valor abaixo de 1.500/mm³, identificado em três ou mais momentos e com duração superior a 3 meses.
- Saber que a neutropenia congênita grave acomete as crianças já no primeiro ano de vida, com infecções graves e risco à vida.
- Saber que a neutropenia grave (< 500 neutrófilos/mm³), que se apresenta com febre, tem alto risco de septicemia e evolução para choque séptico, devendo ter manejo antibiótico na primeira hora da admissão.

CONCEITO E FISIOLOGIA DOS NEUTRÓFILOS

Os neutrófilos são leucócitos originados da medula óssea, envolvidos no sistema de defesa, contribuindo com a resposta inflamatória e fagocitária, como parte do sistema imune inato, sendo a primeira resposta às invasões, em face da exposição diária a patógenos unicelulares e a organismos multicelulares. Em humanos, os neutrófilos perfazem 50-70% de todos os leucócitos circulantes.[1]

O granulócito demora 15-19 dias para ser produzido e amadurecido, mas tem uma vida curta na circulação de 7-12 horas no sangue periférico, de onde migra para os tecidos e morre por apoptose, ou participa da fagocitose de substâncias agressoras.[2,3]

Os valores de normalidade dos leucócitos e a contagem absoluta de neutrófilos variam da criança para a adolescência e segundo a etnia. Em razão desse fato é importante conhecer os valores de normalidade e os limites considerados para neutropenia nas diferentes faixas etárias. A contagem de neutrófilos depende primeiramente de sua produção, sendo o montante diário de aproximadamente 0,85 a 1,6 × 10^9 neutrófilos/kg de peso. Antes de ser liberado da medula óssea para a corrente sanguínea, o neutrófilo passa por uma sequência formal de maturação: mieloblasto → promielócito → mielócito → metamielócito → bastão → segmentado. O tempo de maturação na medula óssea da fase de mielócito até a liberação para o sangue leva em média 5 dias, podendo esse tempo, durante infecções, ser resumido a 48 horas.[4]

Na fase de bastão/segmentado, os neutrófilos são liberados, com meia-vida de permanência na circulação sanguínea de cerca de 7 horas. As células então entram nos diversos tecidos do corpo, onde provavelmente funcionam por 1-2 dias antes de serem consumidos por macrófagos teciduais ou serem perdidas no trato gastrointestinal através das superfícies mucosas.[1]

Quando se realiza um leucograma, é importante lembrar que o número de neutrófilos no exame representa somente cerca de 5% do total de neutrófilos do corpo. Os 95% restantes são representados por granulócitos em maturação na medula óssea, o *pool* de estoque na medula e de células marginadas. A neutropenia pode ser resultado de algum problema em qualquer um dos passos no processo fisiológico, isto é, defeitos com origem na medula óssea envolvendo as células-tronco, na maturação granulocítica ou nas fases de estocagem.[5]

QUAL O VALOR NORMAL DE NEUTRÓFILOS NA CRIANÇA E NO ADOLESCENTE?

Os valores de normalidade dos leucócitos e a contagem absoluta de neutrófilos variam da criança para a adolescência e segundo a etnia.[5,6] Em razão desse fato é importante conhecer os valores de normalidade e os limites considerados para neutropenia nas diferentes faixas etárias.

No recém-nascido (RN) a termo, nas primeiras 72 horas de vida, o número de neutrófilos pode variar entre 12.000-15.000/mm³, sendo aceito como limite inferior de neutrófilos, 6.000/mm³ no RN e 3.000/mm³ a partir da primeira semana de vida. Além disso, é necessário saber que em recém-nascidos com menos de 2 semanas há uma grande variabilidade na contagem, relacionada ao sexo (meninas têm maior contagem absoluta de neutrófilos), idade gestacional, tipo de parto e possível retardo de crescimento intrauterino.[7]

Em indivíduos de origem caucasiana, o limite inferior de neutrófilos é de 1.000/mm³ em crianças de 2-12 meses de idade e de 1.500/mm³ a partir de 1 ano até a idade adulta.[5-8] Indivíduos afrodescendentes, algumas populações árabes e procedentes do México podem apresentar contagem de neutrófilos 200-600 neutrófilos/mm³ a menos do que um indivíduo caucasiano.[6,9]

COMO É DEFINIDA E CLASSIFICADA A NEUTROPENIA QUANTO À CONTAGEM DOS NEUTRÓFILOS?

Neutropenia é uma desordem caracterizada pela redução da contagem absoluta de neutrófilos circulantes, abaixo do limite mínimo, e que varia de acordo com a raça e a idade.[6]

A neutropenia é classificada como leve se a contagem de neutrófilos estiver entre 1.000-1.500/mm³, moderada entre 500-1.000/mm³, grave entre 500-200/mm³ e muito grave quando < 200/mm³.[6,10] Antes de 1 ano de idade, na população ocidental em geral, o limite inferior para considerar neutropenia é de 1.000 neutrófilos/mm³.[5-8]

Dependendo do valor da neutropenia, o risco de infecção aumenta. Na neutropenia leve, o risco infeccioso é baixo e os indivíduos acometidos costumam ser assintomáticos ou apresentar poucos sintomas, sendo algumas vezes um achado incidental no hemograma. Na neutropenia moderada, o risco infeccioso é moderado e os sintomas mais frequentes são otite, gengivite, impetigo; na grave, as repercussões podem ser maiores, como pneumonia, bacteremia e peritonite. Por fim, na neutropenia gravíssima, os indivíduos ficam extremamente vulneráveis a infecções invasivas, com alto risco de evoluções para choque séptico.

COMO SE CLASSIFICA A NEUTROPENIA QUANTO À FISIOPATOLOGIA?

Existem inúmeras formas de classificar a neutropenia.

Quanto à fisiopatologia, pode ser devida à produção diminuída ou ineficaz dos neutrófilos na medula óssea, destruição dos neutrófilos no sangue periférico, distribuição anormal nos tecidos (hiperesplenismo) ou sequestro dos neutrófilos no *pool* marginal (pseudoneutropenia).[5]

A neutropenia também pode ser classificada como aguda ou crônica e congênita ou adquirida.[10] A neutropenia adquirida é a forma mais frequente de neutropenia. A neutropenia congênita pode apresentar-se com manifestações unicamente hematopoiéticas, sendo denominada primária, ou com manifestações que também afetam o sistema imune ou órgãos extra-hematopoiéticos, sendo denominada secundária.[6,9,10]

A neutropenia aguda também é chamada de transitória e a crônica de persistente, sendo considerada crônica quando identificada em três ou mais momentos e com duração superior a 3 meses.[6,11]

Neutropenia aguda

A neutropenia aguda (transitória) tem duração de menos de 3 meses, sendo a mais frequente das neutropenias. Pode ocorrer tanto no quadro agudo das infecções como durante a convalescença. A causa mais frequente da neutropenia aguda são as infecções virais, entre elas o Epstein-Barr vírus (EBV), no entanto qualquer infecção viral pode ser associada a uma queda transitória de neutrófilos. Outros agentes também são reconhecidos: citomegalovírus, vírus da imunodeficiência humana (HIV), *influenza*, eritrovírus humano (parvovírus B19), *brucella*, tularemia, *rickettsia*, *Plasmodium vivax*, *Plasmodium falciparum*, e os agentes responsáveis pela tuberculose, febre tifoide/paratifoide.[6,11,12]

A neutropenia causada por medicamentos é a segunda causa mais frequente de neutropenia. O mecanismo envolvido inclui a diminuição da população de precursores de células da medula óssea, influência na produção de neutrófilos, destruição por mecanismo imunomediado ou envolvendo haptenos, autoimunidade e modificações oxidativas pelas drogas.[13] Alguns medicamentos estão apresentados no Quadro 1.

Quadro 1 Principais medicamentos (não quimioterápicos) relacionados à neutropenia aguda

Analgésicos e anti-inflamatórios não hormonais	Acetaminofeno, ácido acetilsalicílico, ácido mefenâmico, diclofenaco, dipirona, fenilbutazona, ibuprofeno, naproxeno, piroxicam
Antibióticos	Abacavir, ácido fusídico, amoxicilina, amoxicilina-clavulanato, ampicilina, benzilpenicilina, cefalexina, cefalotina, cefepima, cefotaxima, cefuroxima, ceftriaxona, ciprofloxacina, claritromicina, clindamicina, clotrimoxazol, dapsona, flucitosina, hidroxicloroquina, indinavir, isoniazida, linezolida, mebendazol, meropenem, metronidazol, nifuroxazida, nitrofurantoína, norfloxacina, oxacilina, penicilina G procaína, piperacilina + tazobactam, sulfametoxazol-trimetoprim, terbinafina, vancomicina, zidovudina, teicoplanina, ticarcilina, tobramicina, valganciclovir

(continua)

Quadro 1 Principais medicamentos (não quimioterápicos) relacionados à neutropenia aguda (*continuação*)

Anticonvulsivantes	Ácido valproico, fenitoína, carbamazepina, lamotrigina
Antirreumáticos	Ifliximabe, penicilamina, sulfasalazina
Antiarrítmicos	Amiodarona, aprindina, disopiramida, procainamida, quinidina
Antitireoideanos	Carbimazol, metimazol, propiltiouracil, tiamazol
Cardiovasculares	Bezafibrato, captopril, clopidogrel, espironolactona, metildopa, ramipril, ticlopidina
Gastrointestinais	Cimetidina, famotidina, mesalazina, metoclopramida, omeprazol, pirenzepina, ranitidina
Hipoglicemiantes	Clorpropamida
Psicotrópicos	Clomipramina, clorpromazina, clozapina, desipramina, dotiepina, fluoxetina, imipramina, levomapromazina, meprobamato, mianserina, olanzapina, quetiapina, tioridazina, venlafaxina, ziprasidona

Fonte: adaptado de Andersohn et al., 2007;[14] Curtis, 2017.[15]

A neutropenia isoimune neonatal é a única neutropenia imune transitória. É semelhante à doença hemolítica do recém-nascido. Ocorre pela transferência de anticorpos maternos isoimunes ou autoimunes, produzidos na mãe sensibilizada contra os antígenos nos neutrófilos do bebê (HNA1, HNA2, HNA3, HNB1 e HNC1). Esses anticorpos diminuem ao longo das semanas que seguem após o parto.[5,16,17]

Neutropenia crônica

A neutropenia crônica (persistente) é usualmente definida quando um valor abaixo de 1.500/mm³ é identificado em três ou mais momentos e com duração superior a 3 meses. Pode ser classificada em causas extrínsecas (infecciosas, medicamentosas, autoimunes), intrínsecas (defeitos nas células mieloides e seus progenitores) e idiopáticas.[12]

NEUTROPENIA CRÔNICA BENIGNA NA INFÂNCIA

A neutropenia crônica benigna da infância é a causa mais comum de neutropenia em crianças com idade inferior a 4 anos. Em geral é um achado incidental no hemograma, com média de idade aos 8 meses. A neutropenia varia de moderada a grave, com contagens absolutas de neutrófilos de 500-200/mm³. Tem curso benigno, não há doença infecciosa, inflamatória ou maligna subjacente nesses pacientes nem história de doença semelhante na família.[5,16]

NEUTROPENIA FAMILIAR BENIGNA/ÉTNICA

A neutropenia étnica benigna representa a variante mais comum de neutropenia. É comum em alguns grupos étnicos, por exemplo, indivíduos afrodescendentes, árabes, judeus e em algumas populações do México. A contagem de neutrófilos varia entre 1.500-1.000/mm³, sem predisposição a infecções. O diagnóstico pode ser auxiliado com o encontro de neutropenia leve ou moderada em parentes próximos. O receptor do antígeno Duffy para quimiocinas (*DARC*) – genótipo nulo – é predominante em populações de ancestrais da África subsaariana, e é o principal determinante genético da neutropenia étnica benigna.[5,10,18]

Quadro 2 Neutropenias crônicas

Extrínseca	
Nutricional	Deficiências: vitamina B12, folato, cobre ou proteico-calórica
Imunológica	Autoimune primária e secundária, desordens imunológicas congênitas
Infecções	Virais, bacterianas
Drogas (exclui quimioterápicos)	Vários agentes (consultar o Quadro 1)
Intrínseca	
Neutropenia isolada	Neutropenia congênita severa e neutropenia cíclica
Falência medular hereditária	Anemia de Fanconi, disqueratose congênita, síndrome de Shwachman-Diamond
Falência medular adquirida	Anemia aplásica
Síndromes neutropênicas por:	Desordens imunológicas: síndrome hiper-IgM, hipogamaglobulinemia, hipoplasia cartilagem-cabelo, displasia imuno-óssea de Shimke, síndrome WHIM
Síndromes neutropênicas por:	Desordens do metabolismo: glicogenose tipo 1, síndromes de Barth e de Pearson
Síndromes neutropênicas por:	Desordens da granulação: síndrome de Chediak-Higashi, síndrome de Cohen, síndrome de Griscelli tipo 2, síndrome de Hermansky-Pudlak de deficiência de p14
Síndrome mielodisplásica	
Neoplasias	Leucemia linfocítica aguda, leucemia mieloide aguda, linfomas, neoplasias metastáticas para a medula óssea (sarcomas, neuroblastoma)
Idiopática	

NEUTROPENIA AUTOIMUNE PRIMÁRIA E SECUNDÁRIA

A neutropenia autoimune primária da infância é causa relativamente frequente de neutropenia adquirida, caracterizada por baixo risco de infecção grave e com início antes dos 2 anos de idade. Tem bom prognóstico e geralmente melhora espontaneamente aos 5 ou 6 anos de idade. O diagnóstico é realizado pelo encontro de anticorpos antineutrófilos (anti-HNA), que são produzidos contra antígenos específicos dos neutrófilos, mas a ausência destes não exclui o diagnóstico.[7,10,16]

A neutropenia autoimune secundária acomete crianças maiores e adultos e é caracterizada por um curso clínico mais

grave, menor tendência a recuperação espontânea e maior associação com outras desordens autoimunes, como lúpus e artrite reumatoide. Também devem ser consideradas a síndrome linfoproliferativa autoimune (ALPS) e a síndrome de Evans.[7,16]

NEUTROPENIA CONGÊNITA

A neutropenia congênita compreende um grupo de doenças hereditárias raras, que acomete os neutrófilos, com uma variedade de fenótipos geneticamente heterogêneos. Pode ser classificada em neutropenias congênitas que apresentam apenas alteração hematológica e neutropenias congênitas que apresentam características associadas com envolvimento extra-hematopoiético e defeitos associados.[6,8,9,17,19]

A neutropenia também pode ocorrer como um componente da expressão clínica nas doenças de desordens da granulação, desordens metabólicas, desordens imunológicas e nas síndromes de falência medular hereditária.

NEUTROPENIA CÍCLICA

É uma desordem rara de herança autossômica dominante. Os sintomas em geral se iniciam antes de 1 ano de idade, e se caracterizam por infecções recorrentes com a presença de febre, úlceras orais, linfoadenopatia, em geral em média a cada 21 dias. No hemograma a contagem de neutrófilos oscila de próximo a zero até a contagem próxima do normal dentro de um período de aproximadamente 21 dias. Por outro lado, os monócitos oscilam em sentido oposto ao do ciclo dos neutrófilos. Infecções graves podem acompanhar os 3 a 4 dias, quando os neutrófilos atingem a contagem mínima a cada ciclo. Mutações do gene *ELANE (ELA2)*, que codifica o gene para a elastase dos neutrófilos, são observadas e em 80% casos de neutropenia cíclica. Hemograma seriado, realizado 2-3 vezes por semana, durante 6 semanas, auxiliam o diagnóstico, para constatar o nadir dos neutrófilos.[9,10,16,17]

Quadro 3 Doenças associadas às neutropenias segundo herança, mutação gênica e características clínicas e laboratoriais

Doenças associadas às neutropenias	Herança/mutação gênica	Características clínicas e laboratoriais
1. Desordens da granulação		
Síndrome de Chédiak-Higashi	Autossômica recessiva/*LYST*	Albinismo oculocutâneo; neuropatia; hepatoesplenomegalia; corpúsculos de inclusão nos granulócitos
Síndrome de Cohen	Autossômica recessiva/*COH*	Retardo mental; dismorfismo
Síndrome de Griscelli tipo 2	Autossômica recessiva/*RAB27A*	Albinismo parcial; trombocitopenia; hipogamaglobulinemia
Síndrome Hermansky-Pudlak	Autossômica recessiva/*AP3B1*	Albinismo; fibrose pulmonar
2. Desordens do metabolismo		
Doença do glicogênio tipo1	Autossômica recessiva/*G6PT1*	Hipoglicemia, acidose, hiperlipidemia, hepatomegalia
Síndrome de Barth	Ligada ao X/*Xq28*	Cardiomiopatia hipertrófica, miopatia proximal, atraso do desenvolvimento motor
Síndrome de Person	Nenhuma/*mtDNA*	Anemia sideroblástica com vacuolização de eritroblastos, disfunção pancreática exócrina
3. Desordens imunológicas		
Hiper-IgM	Autossômica recessiva ligada ao X *CD40L*	Níveis séricos baixos ou ausentes de IgG, IgA, IgE e normal ou aumentado de IgM
Hipoplasia cartilagem-cabelo	Autossômica recessiva/*RMPR*	Nanismo; displasia metafisária; linfopenia, trombocitopenia
Displasia imuno-óssea de Shimke	Autossômica recessiva/*SMARCAL1*	Baixa estatura; nefropatia
Síndrome WHIM	Autossômica dominante/*CXCR4*	Linfopenia; trombocitopenia
4. Síndromes de falência medular hereditária		
Anemia de Fanconi	Autossômica recessiva *FANCA, B,C, D1, D2, E, F, G, H*	Retardo do crescimento; manchas café-com-leite; malformação renal, cardíaca e esquelética
Disqueratose congênita	Autossômica dominante Autossômica recessiva Ligada ao X *TERC, TERT, DKC1, TNF2, NPH2*	Hiperpigmentação reticulada da pele; unhas distróficas
Síndrome de Shwachman-Diamond	Autossômica recessiva/*SDBS* (90%)	Condrodisplasia; insuficiência pancreática exócrina; cardiomiopatia Retardo mental

NEUTROPENIA CONGÊNITA GRAVE

A neutropenia congênita grave inclui um grupo de doenças, com mutações gênicas diversas e herança autossômica dominante ou recessiva. Essa apresentação usualmente inicia-se antes do primeiro ano de vida, com febre e infecções bacterianas que não se resolvem ou são recorrentes, podendo apresentar risco de vida. Entre as infecções mais frequentes estão a otite média aguda, a celulite, a pneumonia e a osteomielite.[17,19]

Deve ser considerada em todo paciente com neutropenia grave e manifestação precoce. A neutropenia pode ser uma manifestação isolada, no entanto, devido ao fato de os genes relacionados terem expressão em tecidos diferentes, muitos pacientes apresentam manifestações adicionais envolvendo o sistema neurológico, imunológico, cardíaco ou gastrointestinal.[17,19]

Mutações gênicas, quando presentes, por exemplo, tipo *ELANE* heterozigotas, *HAX1*, *G6PC3*, *GF11* e *WAS* (forma ligada ao X), ajudam a estabelecer o diagnóstico quando identificadas.[12,16,17,19]

A síndrome de Kostmann é uma das formas de neutropenia congênita grave, com infecções (gengivite, úlceras orais, abscessos de pele, pneumonia e septicemia) nos primeiros meses de vida e contagem de neutrófilos abaixo de 200/mm^3. A medula óssea mostra "parada de maturação" no estágio de promielócito-mielócito. A herança é autossômica recessiva – tipo 3 –, com mutação afetando o gene *HAX1*.[12,17,19]

AVALIAÇÃO INICIAL DO PACIENTE COM NEUTROPENIA[5,7,16,17]

1. Suspeitar em crianças que apresentam: periodontite crônica; gengivoestomatite/aftas recorrentes; otites, sinusite, amigdalites recorrentes; abscessos, linfadenites supurativas; infecções graves recorrentes.
2. Anamnese e exame físico cuidadosos são fundamentais. Na avaliação do paciente neutropênico inúmeros itens devem ser observados e perguntados:
   A. Raça e etnia dada a importância no valor da contagem dos neutrófilos.
   B. Idade de início da neutropenia.
   C. Ocorrência de processo infeccioso recente, uso de medicamentos, exposição a toxinas, idade de início da neutropenia, ocorrência de infecções de repetição, número, tipo (gengivite, periodontite, abscesso dentário, piodermite, pneumonia), localização e idade de início.
   D. Antecedentes pessoais: ocorrência de infecções de repetição, internações e tempo de duração das infecções e das internações. Perguntar sobre histórico de gengivite, periodontite, abscesso dentário, infecções de pele, pneumonias.
   E. Antecedentes familiares: perguntar sobre história de consanguinidade, de infecções e neutropenia em outros membros da família e morte inexplicada em criança menor de 1 ano de idade.
3. Exame físico: avaliar com atenção se existem anormalidades fenotípicas, examinar cuidadosamente sinais de infecção em pele (abscessos, piodermite), na mucosa oral (úlceras de boca, doença periodontal, estomatite) e área perianal. Atenção à palpação dos gânglios e do fígado e baço, à procura de adenomegalias e hepatoesplenomegalia. Inspecionar se existe a presença de petéquias e equimoses.
4. Exames laboratoriais iniciais: a gravidade e a duração da neutropenia, a história e o exame físico determinam a coleta dos exames laboratoriais. Verificar o número absoluto de neutrófilos e se as demais séries vermelha e plaquetária estão normais. Atenção à morfologia do esfregaço periférico, se normal ou se apresenta alterações. Se a neutropenia foi isolada e um achado durante ou logo após uma infecção viral, repetir o hemograma com reticulócitos e solicitar sorologias: HIV, EBV, citomegalovírus, anticorpo anti-HNA e dosagem de imunoglobulinas séricas, dosagem de vitamina B12 e ácido fólico, se houver suspeita de deficiência vitamínica.
5. Hemograma seriado: 3 vezes por semana, por 6 semanas, pode ajudar a identificar padrão cíclico, na suspeita de neutropenia cíclica.
6. Solicitar exames prévios de hemogramas do paciente e de familiares.

Quadro 4 Neutropenias congênitas segundo características e alterações genéticas

Nome	Características	Herança	Mutação	Cromossomo
Neutropenia congênita grave	Sem manifestações extra-hematopoiéticas	Autossômica dominante; autossômica dominante; ligada ao X	*ELANE*; *CSF3R*; *WAS*	19q13.3 1p35p34 Xp11.22-p11.231
Neutropenia congênita grave	Defeito da imunidade inata/ adaptativa	Autossômica dominante	*GFI1*	1p22
Neutropenia congênita grave – síndrome de Kostmann	Atraso do desenvolvimento; retardo mental; convulsão	Autossômica recessiva – tipo 3	*HAX1*	1q21.3
Neutropenia cíclica	Monocitopenia nos períodos de neutrofilia	Autossômica dominante	*ELANE*	19q13.3

Fonte: adaptado de Errante et al., 2013.[19]

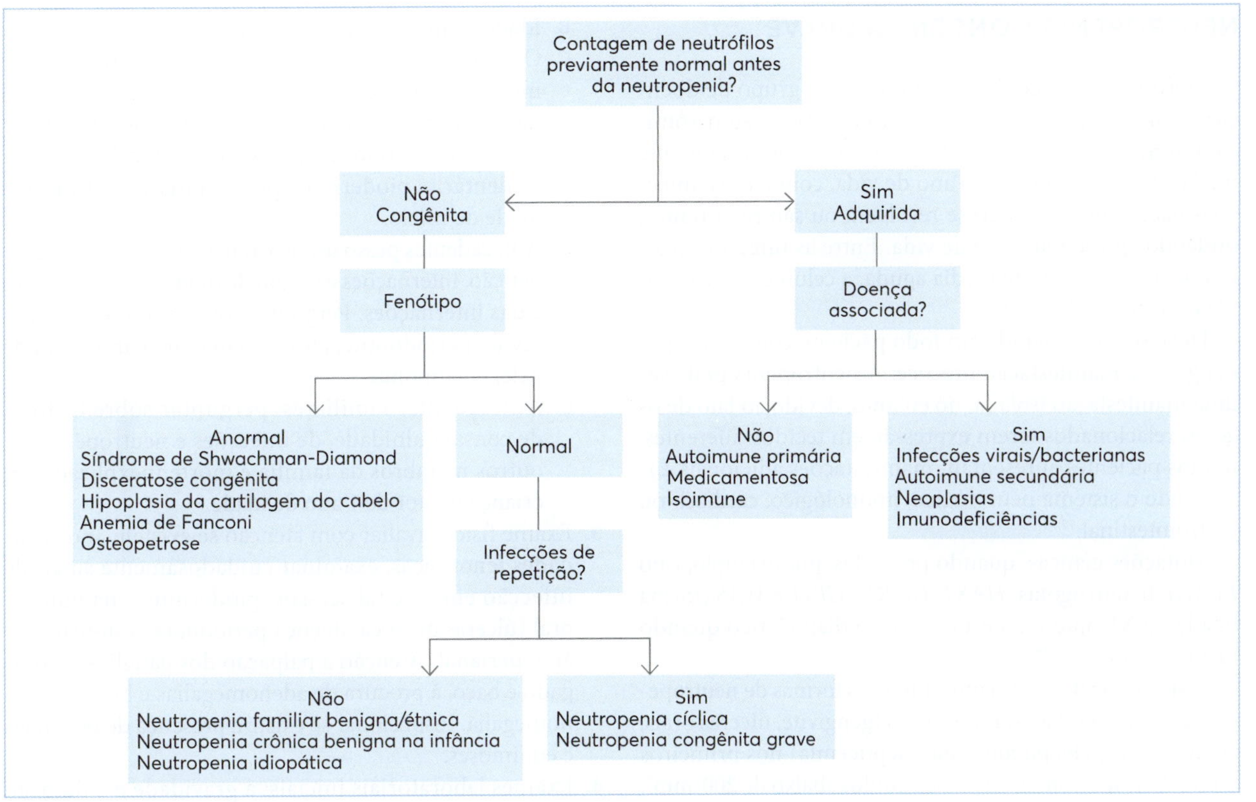

Figura 1 Abordagem diagnóstica da neutropenia.

7. Mielograma: indicado inicialmente em casos selecionados. Se o paciente é sintomático com neutropenia persistente e neutrófilos < 1.000/mm^3. Se o paciente apresentar pancitopenia ou suspeita de neoplasia, coletar mielograma, citogenética e biópsia de medula óssea, radiografia de esqueleto.
8. Os casos que persistem com neutropenia e nos quais foram afastadas causas constitucionais, infecciosas e medicamentosas deverão ser encaminhados para o hematologista pediátrico.

COMO MANEJAR INICIALMENTE O PACIENTE COM NEUTROPENIA GRAVE E FEBRIL[9,16,17]

1. Internar o paciente se apresentar temperatura persistente > 37,5 °C.
2. Anamnese completa e cuidadosa. Perguntar sobre eventos recentes, medicações em uso.
3. Exame físico minucioso (lembrar que, em pacientes com neutropenia grave, muitas vezes não se observam sinais infecciosos).
4. Hemograma com reticulócitos.
5. Coletar sorologias e culturas.
6. Exame de imagem de múltiplas áreas (lembrar que, em pacientes com neutropenia grave, pode não se observar imagem de sinais infecciosos).
7. Iniciar com antibiótico de amplo espectro, com cobertura para Gram-positivo, Gram-negativo e pseudomonas, na primeira hora da admissão do paciente, nos casos de neutropenia grave febril.
8. Iniciar com terapia antifúngica/antiviral quando apropriada.
9. Se o paciente tem o diagnóstico de neutropenia grave, por exemplo, síndrome de Kostmann, iniciar com fator estimulador de colônia de granulócitos recombinante (rHUG-G-CSF) na dose de 5 mcg/kg/dia.
10. Atenção aos sinais vitais.
11. Lembrar do risco de septicemia e choque séptico.

REFERÊNCIAS BIBLIOGRÁFICAS

1. Kauskanky K, Lichtman MA, Marcel M, Levi MM, Press OW, Burns LJ, et al. Williams hematology. 9th ed. New York: McGraw Hill Education/ Medical; 2016.
2. Niero-Melo L, Resende LSR, Hokama NK, Gaiolla RD, Oliveira CT. Hematopoiese e fatores de crescimento. In: Braga JAP, Tone LG, Loggetto SR (coords.). Hematologia e hemoterapia pediátrica. São Paulo: Atheneu; 2014 (Série Atualizações Pediátricas).

3. Thomas AE, Simpson LA. A step-by-step approach to paediatric neutropenia. Paediatrics and Child Health. 2017;27(11):511-6.
4. Liew PX, Kubes P. The neutrophil's role during health and disease. Physiol Rev. 2019;99(2):1223-48.
5. Frater JL. How I investigate neutropenia. Int J Lab Hematol. 2020;42(Suppl.1):121-32.
6. Fioredda F, Calvillo M, Bonanomi S, Coliva T, Tucci F, Farruggia P, et al Congenital and acquired neutropenia consensus guidelines on diagnosis from the Neutropenia Committee of the Marrow Failure Syndrome Group of the AIEOP (Associazione Italiana Emato-Oncologia Pediatrica). Pediatr Blood Cancer. 2011;57(1):10-7.
7. Farruggia P, Dufour C. Diagnosis and management of primary autoimmune neutropenia in children: insights for clinicians. Ther Adv Hematol. 2015;6(1):15-24.
8. Donadieu J, Beaupain B, Fenneteau O, Bellané-Chantelot C. Congenital neutropenia in the era of genomics classification: diagnosis, and natural history. Br J Haematol. 2017;179:557-74.
9. Boxer LA. How to approuch neutropenia. American Society Hematology. 2012:174-82.
10. Reagan JL, Castillo JJ. Why is my patient neutropenic? Hematol Oncol Clin N Am. 2012;26:253-66.
11. Dale DC, Bolyard AA. An update on the diagnosis and treatment of chronic idiopathic neutropenia. Curr Opin Hematol. 2017;24(1):46-53.
12. Newburger PE, Dale DC. Evaluation and management of patients with isolated neutropenia. Semin Hematol. 2013;50(3):198-206.
13. Andres E, Zimmer J, Affenberger S, Federici L, Alt M, Maloisel F. Idiosyncratic drug-induced agranulocytosis: update of an old disorder. Eur J Intern Med. 2006;17(8):529-35.
14. Andersohn F, Konzen C, Garbe E. Systematic review: agranulocytosis induced by nonchemotherapy drugs. Ann Intern Med. 2007;146:657-65.
15. Curtis BR. Non-chemotherapy drug-induced neutropenia: key points to manage the challenges. Hematology Am Soc Hematol Educ Program. 2017 Dec 8;2017(1):187-93.
16. Celkan T, Koç BŞ. Approach to the patient with neutropenia in childhood. Turk Pediatri Arsivi. 2015;50(3):136-44.
17. Dale DC. How I manage children with neutropenia. Br J Haematol. 2017 Aug;178(3):351-63.
18. Atallah-Yunes AS, Ready A, Newburguer PE. Benign ethnic neutropenia. Blood Rev. 2019;37:100586.
19. Errante PR, Frazão JB, Condino A. Neutropenia congênita. Braz J Allergy Immunol. 2013;1(1):23-38.

CAPÍTULO 4

HEMOGLOBINOPATIAS

Sandra Regina Loggetto
Denise Bousfield da Silva
Josefina Aparecida Pellegrini Braga
Isa Menezes Lyra
Cecilia Maria Guimarães Figueira
Paulo Ivo Cortez de Araujo

AO FINAL DA LEITURA DESTE CAPÍTULO, O PEDIATRA DEVE ESTAR APTO A:

- Saber que as talassemias são doenças hereditárias e heterogêneas que determinam deficiências seletivas na síntese de cadeias de globina.
- Compreender que a betatalassemia maior e a hidropsia fetal (alfatalassemia) correspondem ao grau máximo da doença. A expressão clínica da gravidade do fenótipo nas síndromes talassêmicas é heterogênea e dependente de uma variedade de fatores.
- Conhecer os princípios do tratamento para a betatalassemia maior fundamentados no regime de transfusão crônica de hemácias combinada com terapia quelante de ferro, medidas de suporte direcionadas às complicações da expansão eritroide e da sobrecarga de ferro, além do transplante de medula óssea.
- Entender que, na doença falciforme, a gravidade da evolução clínica depende dos níveis de HbF, da concomitância de alfatalassemia e dos haplótipos associados ao gene da HbS.
- Saber que as crises dolorosas representam as complicações mais frequentes da doença falciforme e as infecções constituem causa importante de mortalidade, sobretudo nas crianças.
- Realizar diagnóstico e tratamento precoces da doença falciforme, fundamentais para aumentar a sobrevida.

INTRODUÇÃO

No ser humano adulto sadio, aproximadamente 96-98% da hemoglobina (Hb) é constituída por HbA (também chamada de HbA_1) e o restante por HbA_2 e/ou HbF (fetal). A HbA_1 é formada por um tetrâmero de 2 cadeias de globina alfa e 2 cadeias de globina beta.[1] A HbA_2 é composta por 2 cadeias alfa e 2 cadeias delta e a HbF por 2 cadeias alfa e 2 cadeias gama (< 2% em indivíduos adultos).[1,2] As hemoglobinopatias podem ser divididas em dois grandes grupos: as talassemias (diminuição da produção de cadeia da globina) e as variantes estruturais da Hb (HbS, HbC etc.).[1]

Mundialmente, tem sido descrito um grande número de hemoglobinas variantes, porém a maioria não causa problemas clínicos ou hematológicos. Neste capítulo serão abordadas as talassemias e a doença falciforme, em decorrência de sua importância clínica.

TALASSEMIAS

As talassemias são doenças hereditárias e heterogêneas que determinam deficiências seletivas na síntese de cadeias de globina, resultando em eritropoese ineficaz, hemólise intramedular e anemia de grau variável. São classificadas segundo a cadeia polipeptídica afetada, sendo as do tipo alfa e beta as mais frequentes e bem definidas.[1-4] No cromossomo 16 localizam-se os genes que codificam a produção das globinas alfa, e no cromossomo 11 os genes das globinas beta, delta e gama. O padrão de herança da doença talassemia é autossômico recessivo, sendo causada por alterações nesses genes, que variam desde total deleção ou rearranjos do lócus até mutações pontuais.[1-5]

Os genótipos das betatalassemias são identificados por beta zero ($beta^0$), beta mais ($beta^+$) e $beta^{++}$, que refletem, respectivamente, a ausência, a redução e a diminuição

leve da síntese das cadeias beta por esses genes. Pacientes heterozigotos para o gene da betatalassemia (beta/beta^0; beta/beta$^+$; beta/beta^{++}) são assintomáticos. Já os pacientes homozigotos e heterozigotos compostos para esses genes apresentam a doença nas formas betatalassemia intermediária (alguns exemplos: beta^0/beta^{++}; beta$^+$/beta^{++}; beta^{++}/beta^{++}; alguma associação com co-herança com a alfatalassemia) ou betatalassemia maior (beta^0/beta^0; beta^0/beta$^+$; beta$^+$/beta$^+$). Portadores silenciosos da β-talassemia foram identificados em estudos familiares e apresentam hemograma normal.[2]

A HbE, comum no sudeste da Ásia, é produzida por mutação no gene da betaglobina e, quando associada a mutação no gene da talassemia, resulta na doença HbE/betatalassemia, que se manifesta como quadro grave de talassemia.[2]

As talassemias alfa decorrem de alterações nos grupamentos de genes codificadores de globinas alfa (alfa-1 e alfa-2). O gene do lócus alfa é duplicado nos seres humanos, tendo, portanto, cada indivíduo, 4 genes de cadeia alfaglobina. A alfatalassemia^0 resulta da deleção desses 4 genes das cadeias alfa (--/--) do cromossomo 16, resultando na ausência de produção de cadeias alfa e óbito fetal, a não ser que o diagnóstico seja intraútero e as transfusões de concentrado de hemáceas sejam iniciadas também na fase intrauterina. Outras apresentações da alfatalassemia são αα/α-, αα/- - ou α-/α - e α-/--, representando, respectivamente, os fenótipos de portador silencioso (perda de um gene alfa, assintomático), traço alfatalassemia (perda de 2 genes alfa, anemia leve) e doença da hemoglobina H (perda de 3 genes alfa, anemia mais grave). Portanto, na alfatalassemia, ocorre deleção de 1, 2, 3 ou 4 genes. A Hb de *Constant Spring* (HbCS) é uma variante em que a mutação do gene da alfaglobina pode produzir fenótipo talassêmico.[1,4,5]

Epidemiologia

Os indivíduos com betatalassemia são mais comumente encontrados no Mediterrâneo, Oriente Médio, sul e sudeste da Ásia e sul da China. A HbE ocorre com maior frequência no sudeste da Ásia. Estima-se que 1,5% da população mundial tenha o gene da betatalassemia.[2] No Brasil, segundo o banco de dados de variantes de hemoglobina humana e mutações de talassemia (Hb VAR – http://globin.cse.psu.edu), em 2013 estimou-se que 1,3% da população seja portadora do gene da betatalassemia.[6] Dados do Ministério da Saúde do Brasil de 2016 apontaram 305 pacientes com betatalassemia maior, 256 com betatalassemia intermediária e 32 com a doença da hemoglobina H, com 60% dos casos na região Sudeste.[3] A alfatalassemia é mais frequente na África tropical, Oriente Médio, China, Índia, sudeste da Ásia e algumas regiões do Pacífico sul. As formas mais graves da doença estão no Mediterrâneo e sudeste da Ásia.[1,2,5] No Brasil, dados de triagem neonatal de Uberaba (MG) encontraram frequência de 10% para a situação de portador do gene da alfatalassemia.[7]

Fisiopatologia

A betatalassemia decorre de falha na produção de cadeias de betaglobina, conduzindo a um excesso de cadeias alfa que determina instabilidade e incapacidade de formar tetrâmeros de Hb solúveis, levando a sua precipitação dentro das células. O grau de excesso de cadeias alfa determina a gravidade das manifestações clínicas, as quais são mais importantes na forma homozigota. Ocorre eritropoese ineficaz, hemólise e hematopoiese extramedular, além da diminuição da hepcidina (reguladora da absorção do ferro), resultando em aumento da absorção do ferro pelo intestino e acentuação da sobrecarga de ferro naqueles pacientes que não fazem tratamento adequado com transfusões crônicas de hemácias.[1,2,4]

As síndromes alfatalassêmicas decorrem de falha na produção de cadeias alfa, levando a um excesso das cadeias beta. A toxicidade decorrente do excesso de cadeias beta sobre a membrana da célula vermelha parece ser menor que a decorrente do excesso das cadeias alfa na betatalassemia.[1,4,5]

Diagnóstico clínico

Atualmente, a talassemia é classificada em dependente de transfusão (TDT) e não dependente de transfusão (TNDT). Essa classificação se fez necessária porque alguns pacientes com betatalassemia intermediária e doença da HbH podem necessitar de transfusões crônicas de hemácias em algum momento da vida.[2,9]

Betatalassemia

No exame da triagem neonatal para hemoglobinopatias é possível fazer o diagnóstico da betatalassemia maior (TDT), uma vez que o resultado deste exame é HbF. No caso das betatalassemias intermediária (TNDT) e menor o resultado é HbFA; portanto, na suspeita diagnóstica, é necessário fazer a eletroforese de hemoglobina após o sexto mês de vida.

A maioria das pessoas com betatalassemia menor é assintomática, com ou sem anemia leve.[1-4]

A betatalassemia maior corresponde ao grau máximo da doença, estando associada à anemia dependente de transfusão durante toda a vida. As crianças com betatalassemia maior nascem bem porque a produção da cadeia beta não é essencial para a vida fetal e o período perinatal imediato, uma vez que a principal hemoglobina é a HbF (formada por 2 cadeias de globina alfa e 2 de globina gama). Portanto, os sintomas decorrentes da anemia iniciam-se geralmente a partir do terceiro mês de vida, quando a produção de cadeia de gamaglobina diminui e seria substituída pela produção de betaglobina para formar a Hb adulta (HbA_1 alfa-2/beta-2). Assim, o diagnóstico na betatalassemia maior é realizado em torno dos 6-12 meses de vida.[1-4]

O quadro clínico no paciente com betatalassemia maior não tratado adequadamente é de palidez, irritabilidade, icterícia, retardo do crescimento e distensão abdominal pela presença de hepatoesplenomegalia, refletindo a presença de anemia hemolítica crônica. As alterações ósseas em crâ-

nio, ossos da face, costelas e extremidades dos ossos longos são decorrentes da expansão medular. A hepatomegalia e a esplenomegalia maciça precoces, além do aparecimento de massas paravertebrais, representam a hematopoiese extramedular. Também pode ocorrer hiperesplenismo. Cálculos biliares podem decorrer da anemia hemolítica crônica. Os indivíduos com betatalassemia intermediária não dependentes de transfusão têm maior risco de trombose.[1,2,4]

Na betatalassemia maior que não recebe quelação de ferro adequadamente, são observadas alterações endócrinas (hipogonadismo, retardo de crescimento, diabetes melito, hipotireoidismo etc.) e fibrose hepática atribuíveis à sobrecarga crônica de ferro. Anormalidades cardíacas por sobrecarga cardíaca de ferro, incluindo a insuficiência cardíaca e as arritmias fatais, eram frequentes causas de óbito na adolescência e entre adultos jovens quando a quelação de ferro era inadequada.[2]

Em suma, os pacientes com betatalassemia maior que não recebem transfusões de hemáceas e não fazem quelação de ferro adequadas apresentam manifestações clínicas decorrentes da anemia crônica, da hemólise crônica, do dano dos órgãos decorrentes da sobrecarga de ferro, dos efeitos sistêmicos e locais da hematopoiese extramedular, além das eventuais infecções decorrentes das transfusões de concentrado de hemácias.[1-4]

Na betatalassemia intermediária, o paciente é sintomático e a gravidade da anemia é variável, na dependência da associação entre beta^0, beta$^+$, beta^{++} ou alfa. O espectro clínico varia de um comportamento assintomático como na betatalassemia menor até a necessidade de repetidas transfusões como na betatalassemia maior, passando por possíveis períodos de transfusões ocasionais (cirurgia, infecção, gravidez) ou intermitentes (fase de crescimento, comorbidades). Os pacientes que não transfundem apresentam os estigmas clássicos da doença, incluindo expansão da medula óssea, hepatoesplenomegalia e anemia hemolítica crônica. É importante lembrar que muitos desses pacientes podem desenvolver sobrecarga de ferro mesmo na ausência de terapia transfusional crônica, porque a absorção do ferro pelo intestino está aumentada, necessitando de terapia quelante de ferro. Podem evoluir com osteoporose.[2]

Alfatalassemia

O portador silencioso da alfatalassemia é assintomático do ponto de vista clínico e laboratorial, incluindo o hemograma normal. Na alfatalassemia menor a anemia é leve, e pode ocorrer palidez.[1,4,5]

Na doença da HbH o paciente apresenta anemia hemolítica crônica moderada, com hepatoesplenomegalia e litíase biliar. O recém-nascido pode ser sintomático, com icterícia e anemia. As alterações esqueléticas, metabólicas e de desenvolvimento decorrem da eritropoese ineficaz. Os adultos podem evoluir com úlcera de perna, litíase biliar e sobrecarga de ferro. O quadro clínico do paciente com doença da HbH é muito semelhante ao do indivíduo com betatalassemia intermediária, não requerendo, em sua maioria, suporte transfusional crônico.[1,4,5]

A hidropsia fetal (ausência total da síntese de cadeias alfa) é uma condição incompatível com a vida extrauterina. A morte fetal por hidropsia geralmente ocorre no final do segundo para o terceiro trimestre de gravidez, a não ser que se iniciem transfusões crônicas de hemácias ainda durante a vida intrauterina.[1,4,5]

Diagnóstico laboratorial

O principal diagnóstico diferencial das talassemias beta menor e traço alfa é a anemia ferropriva.[4]

A abordagem inicial para detecção das talassemias deve incluir avaliação clínica, hemograma, esfregaço de sangue periférico, contagem de reticulócitos, pesquisa de corpos de Heinz e a eletroforese de Hb em acetato de celulose ou eletroforese capilar ou HPLC (*high performance cation-exchange chromatography* = cromatografia de alto desempenho) ou focalização isoelétrica.[1,2]

No caso de dúvida quanto ao diagnóstico, pode-se realizar o diagnóstico molecular da betatalassemia pelo sequenciamento genético da betaglobina (HBB) e da alfatalassemia pela análise da variação do número de cópias dos loci do gene da alfaglobina por MLPA (*Multiplex Ligation-dependent Probe Amplification*). Vale ressaltar que o sequenciamento HBB não identifica a variação do número de cópias da alfatalassemia (alfadeleções, alfatriplicações ou alfaquadruplicações).[1,2]

Tanto na alfa quanto na betatalassemia, a anemia é hipocrômica e microcítica, exceto no fenótipo portador da alfatalassemia e portador silencioso da betatalassemia, que tem o hemograma normal.[1,2]

Na betatalassemia menor, a anemia é leve (Hb > 10 g/dL), o número de eritrócitos é normal e o RDW (*red cell distribution width*) normal. A sobrevida das hemácias e a contagem de reticulócitos geralmente são normais. Na eletroforese de hemoglobina, observa-se elevação da HbA2. A HbA2 pode ser normal nos casos de traço talassêmico delta-beta, gama-delta-beta e associação com a mutação do gene da deltaglobina.[1,4]

Na betatalassemia intermediária, a Hb geralmente está entre 7-10 g/dL. Na betatalassemia maior, a anemia é importante (Hb < 5 g/dL), com presença de células em alvo no esfregaço periférico e reticulócitos aumentados. Na presença de hiperesplenismo, pode-se observar pancitopenia.[1,2,4]

Como nas síndromes alfatalassemia a eletroforese de Hb é normal, uma oportunidade de diagnóstico é o teste da triagem neonatal para hemoglobinopatias, no qual se pode detectar a Hb Bart's (tetrâmero de 4 globinas gama), cuja porcentagem varia com o genótipo do paciente. Porém ela rapidamente desaparece e não se identifica mais na eletroforese de hemoglobina. Após a idade perinatal, na coloração azul de cresil brilhante, podem-se observar os corpos de inclusão de HbH e na eletroforese de Hb identifica-se a HbH. Em alguns indivíduos α-/α- ou ainda na dúvida diagnóstica, o diagnóstico é realizado por técnicas moleculares genéticas (MLPA).[1,5]

Tabela 1 Características laboratoriais da alfatalassemia

Fenótipo	Características
Portador silencioso	Sem alteração hematológica *Hb Bart's no período neonatal: 1-3%
Traço da alfatalassemia	Anemia hipocrômica e microcítica leve *Hb Bart's no período neonatal: 3-6%
Doença da hemoglobina H	Anemia hipocrômica e microcítica moderada a grave *Hb Bart's no período neonatal: 5-30%
Hidropsia fetal	Sobrevida curta se não forem iniciadas transfusões intrauterinas *Hb Bart's no período neonatal: 100%

* Bender et al., 2020.[8]

Tabela 2 Diagnóstico clínico e laboratorial das betatalassemias

Características	Talassemia maior	Talassemia intermediária	Talassemia menor
Idade ao diagnóstico	< 2 anos	> 2 anos	Qualquer idade
Hepatoesplenomegalia	Grave	Moderada/grave	Ausente
Hemoglobina	< 7 g/dL	7-10 g/dL	> 10 g/dL
HbA_2	> 4%	> 4%	> 3,6-4%*
Hb fetal	Até 100%	10-50% (até 100%)	0,1-5%

* Depende do valor de referência do exame. Para valores < 4%, depende da presença ou não de hipocromia e microcitose.
Hb: hemoglobina.
Fonte: Cappellini et al., 2021.[9]

Na doença da HbH, a anemia é moderada. A HbH apresenta curva de dissociação do oxigênio desviada para a esquerda, comprometendo, assim, o transporte de oxigênio.[1,4]

As Tabelas 1 e 2 descrevem, respectivamente, as características laboratoriais da alfatalassemia e o diagnóstico diferencial das betatalassemias.

Tratamento

O efetivo controle das talassemias requer os tratamentos individual e comunitário, baseados em processos educacionais para conscientização sobre a doença. O aconselhamento genético deve ser realizado para os casais de risco.[1,3-5]

Atualmente, a única medida curativa disponível para os pacientes com betatalassemia maior é o transplante de células-tronco hematopoética (TCTH). No entanto, é necessária avaliação cuidadosa pré-transplante dos pacientes em relação à sobrecarga de ferro, já que esse é um fator prognóstico importante. Os indivíduos com regime transfusional e terapia quelante de ferro adequada para prevenir o dano tecidual que o ferro promove apresentam sobrevida global e sobrevida livre de doença em torno de 90 e 80%, respectivamente, quando o doador é um irmão totalmente compatível. Os melhores resultados ocorrem quando o TCTH é feito com menos de 14 anos de idade. Os riscos e benefícios de indicar o TCTH são paciente-específicos, baseados em estudo do caso e levando em consideração os valores, a qualidade de vida, as preferências do indivíduo/família e o entendimento da morbidade e mortalidade relacionada ao procedimento.[10]

O tratamento não curativo da betatalassemia varia de acordo com o tipo da doença. Pacientes com betatalassemia intermediária devem ser cuidadosamente monitorados na progressão de sua anemia e/ou no desenvolvimento de piora das complicações da hemólise e da eritropoese extramedular, nas limitações da atividade do indivíduo e de seu crescimento e desenvolvimento, podendo levar à indicação de transfusão de concentrado de hemácias. Esses pacientes podem desenvolver sobrecarga de ferro mesmo sem o uso de transfusões de concentrado de hemácias por causa do aumento da absorção de ferro intestinal associado ao aumento da taxa de eritropoese. As medicações para quelação de ferro (por via oral ou subcutânea) possuem indicações precisas, conforme protocolos de tratamento específicos, e devem ser manuseadas por hematologistas.[1-3]

Os princípios do tratamento da betatalassemia maior fundamentam-se no regime de transfusão crônica de hemácias combinada com terapia quelante de ferro. As transfusões são realizadas a cada 2-5 semanas para manter a Hb pré-transfusional entre 9,5-10,5 g/dL, conforme as necessidades individuais do paciente, com o objetivo de inibir a eritropoese ineficaz e a absorção intestinal de ferro. Consequentemente, não deve ocorrer hepatoesplenomegalia e alterações ósseas. A quelação de ferro vai prevenir o depósito de ferro nos órgãos. É importante realizar a fenotipagem ou a genotipagem para o grupo Rh e para subgrupos sanguíneos menores antes de se iniciar as tranfusões para que o sangue mais compatível seja transfundido, além de utilizar concentrados leucodepletados visando diminuir a

aloimunização e outras complicações transfusionais nesses indivíduos.[1-3,9]

A esplenectomia tem indicação restrita e deve ser avaliada pelo hematologista.[1-3]

Estudos com agentes farmacológicos que aumentam o nível de Hb, desregulam o ferro ou visam a eritropoiese ineficaz e estudos com terapia gênica estão em andamento.[2]

DOENÇA FALCIFORME

Doença falciforme é o termo utilizado para definir um grupo de alterações genéticas caracterizadas pelo predomínio da hemoglobina S (HbS). Essas alterações incluem a anemia falciforme (HbSS), as duplas heterozigoses (associações de HbS com outras variantes de hemoglobinas como HbD e HbC) e as interações com talassemias (HbS/beta^0 talassemia, HbS/beta$^+$ talassemia, HbS/alfatalassemia). Essas associações possuem particularidades e graus variados de gravidade. A heterozigose para HbS (traço falciforme) define uma situação relativamente comum, mas clinicamente benigna.[11,12]

Epidemiologia

A doença falciforme é comum na África subsaariana e em outras partes do mundo endêmicas para a malária, como na Ásia.[11,12] Com os movimentos migratórios forçados da população africana, o gene se espalhou nas Américas, incluindo o Brasil.[11] Mais recentemente, um novo movimento migratório de fuga de conflitos armados da África para a Europa levou o gene para toda a Europa.

No Brasil, a distribuição da doença é heterogênea, sendo predominante entre negros e pardos, embora também ocorra entre brancos. No Sul e Sudeste do país, a prevalência de heterozigotos para a HbS (portadores) é de 2-3%, enquanto no Norte e Nordeste aumenta para 6-10%. Dados de 2020 do Relatório Anual do Plano Nacional de Triagem Neonatal do Ministério da Saúde (PNTN-CGSH/DAET/SAES/MS) fornecem incidência de doença falciforme no Brasil de 3,68 a cada 10.000 nascidos vivos e nascimento de cerca de mil novos casos por ano.[13]

Fisiopatogenia

A HbS é uma Hb anormal, resultante da troca de ácido glutâmico pela valina na posição 6 da cadeia beta do gene da globina. A polimerização dessa Hb é o determinante primário da gravidade da doença. Entretanto, há outros fatores que contribuem para a fisiopatologia da doença, como mudanças na estrutura e função da membrana da célula vermelha, distúrbios no controle do volume celular, aumento na aderência ao endotélio vascular e fenômenos inflamatórios crônicos, exacerbados por episódios agudos.[12,14] A leucocitose e a inflamação característica da anemia falciforme levam à ativação leucocitária, e a molécula de adesão L-selectina do glóbulo branco promove a adesão do leucócito ao endotélio. O estado inflamatório constante ativa as plaquetas de modo que suas moléculas de adesão (GP 1b-IX) também se expressam, e proteínas plasmáticas, como o fator de von Willebrand, passam a ter importante papel nesse mecanismo de adesão ao endotélio. Durante o estresse inflamatório, a adesão das hemácias HbSS ao endotélio vascular pode estar ampliada como resultado do aumento de expressão de VCAM-1.[12,14] A Hb liberada durante a hemólise na anemia falciforme consome o óxido nítrico para sua transformação em meta-hemoglobina. Assim, a deficiência relativa de óxido nítrico também tem papel na fisiopatologia da doença, favorecendo a vasoconstrição.[15]

A associação desses fatores, ou seja, a polimerização da HbS, junto com a adesão das hemácias, dos leucócitos e das plaquetas e a redução da biodisponibilidade do óxido nítrico, contribuem para a formação de microtrombos na circulação periférica, que são os responsáveis pelo quadro clínico de vaso-oclusão no paciente com doença falciforme. Os microtrombos determinam os sintomas álgicos, acidente vascular cerebral (AVC), síndrome torácica aguda (STA), osteonecrose, hipertensão pulmonar, úlceras de pernas e toda a sintomatologia característica da doença.[12,14-16]

Diagnóstico clínico

A gravidade da evolução clínica da doença falciforme depende dos níveis de HbF, da concomitância com a alfatalassemia e dos haplótipos associados ao gene da HbS. Maiores níveis de HbF estão associados a menor a gravidade da doença. Assim, o quadro clínico, dependendo do genótipo da doença, é caracterizado por episódios de dores osteoarticulares, dores abdominais, infecções, STA, retardo do crescimento e da maturação sexual, complicações oftalmológicas, AVC e comprometimento crônico de múltiplos órgãos. Os pacientes com anemia falciforme (HbSS) não têm esplenomegalia após 5 anos de idade porque os repetidos episódios de vaso-oclusão determinam fibrose e atrofia do baço. Os pacientes com doença falciforme, como SC e S betatalassemia, podem manter a esplenomegalia durante a vida.[11,12]

O diagnóstico e o tratamento precoces da doença falciforme contribuíram para aumentar a sobrevida e melhorar expressivamente a qualidade de vida dessas pessoas. É importante que o pediatra esteja ciente e alerta para os sinais e sintomas de risco que podem ser observados na criança com doença falciforme, conforme listado a seguir:[11,12]

- Aumento súbito da palidez.
- Piora súbita da icterícia.
- Distensão abdominal.
- Aumento do baço ou do fígado.
- Hematúria.
- Priapismo.
- Dor sem resposta ao tratamento.
- Tosse ou dificuldade respiratória.
- Febre.
- Alterações neurológicas (convulsões, letargia, fraqueza muscular, mudança de comportamento).
- Impossibilidade de ingerir líquidos, vômitos, diarreia e sinais de desidratação.

As manifestações clínicas de maior relevância da doença serão detalhadas a seguir.

Crises dolorosas

Representam as complicações mais frequentes da doença falciforme e comumente constituem sua primeira manifestação. A vaso-oclusão é iniciada e mantida por interações entre as hemácias falcizadas, células endoteliais e constituintes plasmáticos. A dor aguda é causada por dano tecidual isquêmico, resultante da oclusão do leito microvascular por hemácias falcizadas durante a crise. Pode ocorrer em qualquer parte do corpo, porém são mais comuns nos ossos longos e no abdome. Até 2 anos de idade a manifestação da dor ocorre com dactilite (dor e edema nas mãos e pés). A frequência das crises dolorosas é maior na pessoa com HbSS, seguida por HbSbeta^{0}talassemia, HbSC e HbSbeta$^+$talassemia.[11,12,16]

Síndrome torácica aguda

É uma das complicações pulmonares agudas que podem determinar mortalidade e importante morbidade na criança e no adolescente com doença falciforme. O termo STA é utilizado para definir um evento agudo em paciente com doença falciforme, caracterizado pela presença de febre e/ou sintomas respiratórios (taquipneia, dispneia, tosse e dor torácica), acompanhado de infiltrado pulmonar recente à radiografia de tórax. É mais frequente nos pacientes com anemia falciforme. A frequência é maior na pessoa com HbSS, seguida por HbSbeta^{0}talassemia, HbSC e HbSbeta$^+$talassemia. Representa a segunda causa mais comum de hospitalização e uma das mais frequentes causas de óbito nesses pacientes. Sua patogênese é complexa, e a identificação da causa específica é, algumas vezes, difícil de ser estabelecida.[11,12,17]

Febre

É um sintoma comum presente em muitas manifestações da doença falciforme. Frequentemente pode ser sinal de infecção bacteriana ou estar associada a outras condições, como a STA e crises vaso-oclusivas. As infecções nesses pacientes são frequentes e, geralmente, graves. Constituem causa importante de mortalidade, sobretudo nas crianças. Os patógenos mais frequentes são as bactérias encapsuladas, sendo o pneumoco o responsável por mais de 70% das infecções. Outros patógenos responsáveis são estafilococos, neisséria, micoplasma e *Haemophilus influenzae*. As salmonelas podem ser causa de infecção grave, alcançando a corrente sanguínea pelos fenômenos de vaso-oclusão na microcirculação intestinal. A infecção ocorre principalmente pelo desenvolvimento da asplenia funcional (94% dos pacientes a apresentam aos 5 anos de idade), levando à deficiência da opsonização de bactérias encapsuladas. Outro fator predisponente à infecção nesses pacientes são as áreas de infarto tecidual, decorrentes do efeito fisiopatológico da doença, que propiciam o surgimento de focos de infecção. Defeitos na ativação do sistema de complemento e deficiência do zinco também são apontados como fatores predisponentes à infecção.[11,12,18]

Crise de sequestro esplênico

É a segunda causa mais comum de morte em crianças menores de 5 anos de idade. A etiologia é desconhecida. No entanto, tem-se observado que as infecções virais parecem preceder a maioria dos episódios. Na anemia falciforme, o sequestro esplênico ocorre principalmente nos dois primeiros anos de vida, sendo menos frequente após os 6 anos. Nos pacientes em que a esplenomegalia é persistente (HbSC e HbS-talassemias), o sequestro esplênico pode ocorrer acima dessa faixa etária. Os principais sinais incluem aumento súbito do baço e redução intensa da hemoglobina, podendo evoluir para choque com instabilidade hemodinâmica.[12,19]

Crise aplástica

No paciente com doença falciforme, a principal causa de aplasia medular eritrocítica é a infecção pelo eritrovírus humano (parvovírus B19), que acomete principalmente crianças na faixa etária de 4-10 anos, por seu tropismo pelas células precursoras eritropoéticas. O quadro inclui febre variável, palidez e fraqueza, podendo evoluir para falência cardíaca em consequência da acentuação da anemia. Observa-se redução acentuada dos níveis de hemoglobina e da contagem de reticulócitos. Trata-se geralmente de um evento transitório.[11,12,18]

Acidente vascular cerebral

É uma das mais graves complicações da doença falciforme. Quando isquêmico, resulta de infarto em áreas irrigadas pelas artérias cerebrais do polígono de Willis. O AVC hemorrágico, mais comum em adultos, responde por 5% dos casos e apresenta mais morbimortalidade. O AVC isquêmico ocorre principalmente em pacientes com HbSS, sendo menos comum naqueles com HbSC e S/talassemias. A incidência dessa complicação é de 11% até os 18 anos de idade, sendo mais comprometidas as crianças a partir dos 3-4 anos. As manifestações neurológicas são predominantemente focais. As recidivas dos AVC provocam danos maiores e aumentam ainda mais os índices de mortalidade. Pacientes que apresentam sintomas neurológicos agudos devem sempre ser internados e investigados, principalmente se houver febre ou cefaleia, devendo ser excluída a possibilidade de meningite.[11,12,20]

Priapismo

É a ereção persistente e dolorosa do pênis, não acompanhada de desejo ou estímulo sexual. Pode ocorrer na doença falciforme em todas as faixas etárias, sendo mais frequente após os 10 anos de idade. São descritos dois tipos de priapismo: o de alto fluxo (não isquêmico) e o de baixo fluxo (isquêmico), este último mais comum na doença falciforme. Os corpos cavernosos ficam rígidos e edemaciados, e o paciente relata dor. Alguns fatores desencadeantes são febre, desidratação, exposição ao álcool, uso de maconha ou cocaína e uso de agentes psicotrópicos.[11,12,21]

Síndrome hiper-hemolítica

A síndrome hiper-hemolítica é uma complicação potencialmente fatal do tratamento transfusional que ocorre após uma transfusão de concentrado de hemácias e é secundária à produção de aloanticorpos. O paciente apresenta anemia grave após uma transfusão de concentrado de hemácias, febre, icterícia e dor intensa, com aumento de DHL e de bilirrubina indireta e reticulocitopenia. Dependendo do tempo entre a transfusão e o início dos sintomas e a formação de aloanticorpos, a síndrome hiper-hemolítica pode ser aguda (até sete dias após a transfusão, Coombs direto negativo) ou tardia (após 7 dias da transfusão, Coombs direto positivo).[22] A real prevalência da síndrome hiper-hemolítica ainda é desconhecida, mas estudo retrospectivo unicêntrico estimou uma prevalência de cerca de 0,39%.23 O tratamento da síndrome hiper-hemolítica consiste em não transfundir para evitar mais hemólise. Os corticosteroides e a imunoglobulina intravenosa podem ajudar a prevenir mais hemólise e facilitar a recuperação da Hb. Outras opções de tratamento relatadas na literatura incluem rituximabe e eculizumabe.[22]

Outras manifestações

As crianças com doença falciforme podem apresentar comprometimento do crescimento e desenvolvimento. Os pacientes com doença falciforme podem ainda apresentar manifestações crônicas em órgãos, como alterações cardiopulmonares, renais, oftalmológicas, ósseas, cutâneas (úlceras e litíase biliar).[11,12]

Diagnóstico laboratorial[11,12,24]

O diagnóstico precoce da doença falciforme pelo programa de triagem neonatal, aliado aos cuidados multiprofissionais, permitiu reduzir significativamente a morbidade e a mortalidade decorrentes da doença, além de propiciar o aconselhamento genético.

No Brasil, o diagnóstico da doença falciforme pelo teste de triagem neonatal foi instituído em junho de 2001 por meio do Programa Nacional de Triagem Neonatal (PNTN), sendo oferecida a sua realização em todos os estados do país. As metodologias para a realização da triagem neonatal das hemoglobinopatias são cromatografia líquida de alta performance (HPLC) ou focalização isoelétrica (IEF). Como a Hb é expressa em ordem decrescente de concentração, a HbF será sempre a primeira a ser relatada nos resultados, seguida por pelo menos uma outra Hb (Tabela 3). A confirmação diagnóstica deve ser realizada por eletroforese de hemoglobina após seis meses de vida.[22]

Caso a criança tenha recebido transfusão sanguínea (inclusive intrauterina), é necessária nova coleta de sangue 3 meses após a última transfusão, ou no sexto mês de vida, quando o perfil hemoglobínico geralmente já está estabelecido.

A anemia da doença falciforme é normocrômica e normocítica. A contagem de reticulócitos é elevada. Na pediatria, a concentração basal de Hb na anemia falciforme varia entre 7-11,5 g/dL, sendo mais elevada nas crianças com hemoglobinopatia SC (8-12 g/dL). Redução do volume corpuscular médio (VCM) e/ou da hemoglobina corpuscular média (HCM) podem indicar associação com betatalassemia (HbS/betatalassemia) ou co-herança de alfatalassemia. É importante descartar a possibilidade de anemia ferropriva, uma deficiência nutricional comum em pediatria. A leucocitose é um achado frequente, podendo ocorrer desvio para a esquerda, mesmo com o paciente fora de crise. Portanto, leucocitose nem sempre é sinal de infecção. O grau de leucocitose basal guarda relação com a gravidade clínica da doença, ou seja, quanto mais elevada a leucometria, mais grave o quadro clínico. Plaquetopenia pode estar presente nos quadros de hiperesplenismo (doença SC e na HbS/betatalassemia). A presença de hemácias "em foice" é achado clássico na doença falciforme, mas nos recém-nascidos elas estão ausentes porque a HbF é alta. Outros achados incluem hemácias em alvo (principalmente na HbS/betatalassemia e hemoglobinopatia SC), corpúsculos de Howell-Jolly (refletem hipofunção esplênica), eritroblastos circulantes, hemácias fragmentadas e policromasia. À microscopia de contraste de interferência, podem ser observadas depressões intracelulares que revelam perda de função esplênica (quantificação de hemácias com *pits*), podendo constituir-se em critério de avaliação da função esplênica.

Tratamento

O diagnóstico e o tratamento precoces da doença falciforme são fundamentais para aumentar a sobrevida. O risco de infecção nesses pacientes pode ser diminuído pelo uso de antibióticos profiláticos dos 3 meses até os 5 anos de idade e pela imunização (incluindo vacinação contra *Streptococcus pneumoniae*, *Haemophilus influenzae* tipo B, *Neisseria meningitidis*, hepatite B, *influenza* e varicela, *influenza*, varicela e SARS-CoV-2, conforme preconizado pela Sociedade Brasileira de Pediatria).[26] As doses de antibiótico profilático estão na Tabela 4.[27]

Apesar da disponibilidade das vacinas antipneumocócicas e anti-*Haemophilus influenzae*, e da profilaxia com penicilina, essas crianças ainda são de risco para infecções invasivas pelo pneumococo e outros organismos, principalmente em decorrência da asplenia funcional. Portanto, os pacientes com doença falciforme e febre devem ser avaliados e tratados prontamente, visando reduzir a morbidade e a mortalidade pela maior suscetibilidade a infecções por organismos encapsulados.[11,12,14]

Febre[11,12,14]

Os pacientes com febre devem ser avaliados dentro das 4 horas de início do sintoma, em busca de sinais de instabilidade hemodinâmica, palidez, tamanho do baço, saturação de oxigênio e sinais e sintomas neurológicos. A febre é uma urgência clínica pelo risco de sepse. O uso empírico de antibiótico de amplo espectro deve ser considerado.

A avaliação laboratorial inicial inclui hemograma, contagem de reticulócitos e hemocultura. No caso de sinais meníngeos, sinais de toxemia ou em menores de 1 ano de idade sem foco definido, realizar punção lombar com cultura do fluido

Tabela 3 Resultados da triagem neonatal relacionados à doença falciforme

Resultado	Interpretação
FA	Sem doença falciforme
FAS	Traço falciforme
FSC	Doença falciforme SC
FSD	Doença falciforme SD
FS	Doença falciforme SS (anemia falciforme) Doença falciforme S/beta^0-talassemia HbS associada à persistência hereditária da Hb fetal
FSA ou FS	Doença falciforme S/beta$^+$-talassemia Se a porcentagem da HbA for muito pequena, o fenótipo é FS
FSE	Doença falciforme SE
FSV*	Doença falciforme SV

*FSV: V indica variantes de Hb diferentes de Hb A, Hb S, Hb C, Hb E, Hb D e Hb Bart's. As seguintes variantes de Hb foram identificadas no Brasil: Hb Woodville, Hb Chad, Hb G-Phil, Hb E-Saskatoon, Hb Richmond, Hb O-Arab, Hb Beckman, Hb Hope.
Fonte: adaptada de Braga JA, 2016.[25]

Tabela 4 Profilaxia antibiótica para a doença falciforme

Antibiótico	Dose
Penicilina G benzatina	50.000 U/kg/dose, a cada 21-28 dias
	OU
Penicilina V oral	Até 15 kg ou 3 anos de idade: 125 mg 2 vezes ao dia Até 15-25 kg ou dos 3-5 anos de idade: 250 mg 2 vezes ao dia Acima de 25 kg: 500 mg 2 vezes ao dia
	OU
Eritromicina	Caso o paciente seja alérgico a penicilina 20 mg/kg/dia, fracionada em 2 vezes, por via oral.

Fonte: adaptada de Lyra IM, 2021.[27]

espinal. Outros exames laboratoriais ou de imagem devem ser solicitados de acordo com o quadro clínico e a evolução do paciente. Todos os pacientes menores de 5 anos de idade e com temperatura superior a 38,3 °C devem ser internados.

Considerando que os pacientes com doença falciforme continuam sendo de risco para bacteremia pelo *Streptococcus pneumoniae, Salmonella, Escherichia coli, Staphylococcus aureus, Haemophilus influenzae e Neisseria meningitidis*, a antibioticoterapia parenteral deve ser administrada, mesmo antes de os exames laboratoriais e de imagem estarem prontos. Nesses pacientes, a escolha do antibiótico deve seguir o protocolo institucional e os padrões de resistência bacteriana de cada serviço, sendo a escolha na dependência do agente etiológico e do tipo de infecção suspeitada (pulmonar, bactérias atípicas, meningite, osteomielite).

Nas infecções com foco evidente, a antibioticoterapia deve ser direcionada.

Em caso de pneumonia, a associação com macrolídeo deve ser considerada, pela incidência aumentada de clamídia e micoplasma.

Nos pacientes com doença falciforme e osteomielite, o patógeno mais comum é a *Salmonella*, seguido pelo *Staphylococcus aureus* e Gram-negativos entéricos. Deve ser realizado esquema de cobertura para essas bactérias, com cefuroxima na dose de 100 mg/kg/dia, visando obter adequada penetração óssea.

Na avaliação da febre, se não for detectada a etiologia, os antibióticos devem ser mantidos por 72 horas e suspensos caso as hemoculturas sejam negativas e o paciente esteja clinicamente estável. É importante ressaltar que todo paciente febril deverá ser considerado de risco para sepse, mesmo aqueles que tenham recebido as vacinas anti-hemófilos e antipneumocócicas e que estejam em uso de penicilina profilática. Deve-se lembrar ainda que podem ser esplenectomizados ou terem evoluído para a autoesplenectomia. Os pacientes podem receber alta após 72 horas com antibiótico via oral, se estiverem afebris, sem toxemia e com nível de hemoglobina seguro.

Crise vaso-oclusiva dolorosa[11,12,17,25]

Os principais fatores desencadeantes da crise vaso-oclusiva dolorosa são frio, traumas, esforço físico, desidratação, infecções e hipóxia. Caso o paciente apresente vômitos, devem-se garantir a administração de antiemético e a hidratação intravenosa de manutenção. NÃO hiperidratar porque o paciente com doença falciforme tem água corporal aumentada e risco de desenvolver edema agudo de pulmão, principalmente os que apresentam algum grau de

cardiopatia. Nesses pacientes, devem ser evitadas as mudanças bruscas de temperatura. As articulações acometidas devem ser aquecidas. É importante efetuar o tratamento imediato e eficaz da dor, mesmo quando inicialmente for de leve intensidade, pois a própria dor pode levar à piora da crise. Caso não haja melhora da dor após 24 horas da abordagem inicial, o paciente deve ser internado para intensificação do tratamento.

A dor pode ser tratada utilizando-se a abordagem analgésica da escada da Organização Mundial da Saúde (OMS), sendo necessário, entretanto, controlar os eventos adversos das medicações administradas. As recomendações da OMS baseiam-se em cinco princípios:[28]

1. Administração oral de analgésicos: a via para a administração de medicação deve ser a menos invasiva possível. Portanto, quando houver condição para a via oral, esta deve ser a primeira escolha, seguida da transdérmica, hipodermóclise, intravenosa e subcutânea. A via intramuscular é a última opção, uma vez que as outras vias apresentam efeitos semelhantes, com menos desconforto e eventos adversos associados.
2. Prescrição de analgésicos em intervalos regulares: os analgésicos devem ser prescritos de horário, de acordo com o tempo de ação de cada um, e não "se necessário". O objetivo não é apenas tratar a dor, mas também prevenir que ela se manifeste. Além das doses de horário em intervalos regulares, é recomendado deixar alguma dose de resgate, para usar, agora sim, se necessário, nos intervalos da dose de horário.
3. Analgesia prescrita de acordo com a intensidade da dor: avaliar a dor segundo escalas próprias. A OMS desenvolveu uma ferramenta conhecida como "escada analgésica" para guiar o tratamento farmacológico, associando a intensidade da dor com as classes de medicamentos indicados para aquela situação.
4. A dose da medicação deve ser adaptada individualmente: todo tratamento deve ser individualizado, levando-se em conta as características do paciente e sua resposta à terapêutica instituída.
5. Atenção aos detalhes: reavaliações devem ser feitas continuamente, para compreender como o paciente responde à terapia e perceber quais situações melhoram ou pioram a dor. Atentar-se também para prevenção e tratamento de possíveis eventos adversos da terapia analgésica.

As normas orientadoras da OMS para o tratamento da dor nas crianças com 12 anos ou mais usam uma abordagem em três níveis (dor leve, moderada e grave). Vale ressaltar que essas orientações foram escritas pensando-se na dor oncológica,[29] mas também aplicável para a intensidade da dor na doença falciforme. Já para crianças com menos de 12 anos, a abordagem da dor em geral se realiza em dois níveis (leve e moderada/grave).[30] Importante lembrar que o tratamento correto da dor deve considerar que as doses de analgésicos sejam efetivamente prescritas em intervalos regulares, e não "se necessário", com adaptação do tratamento a cada paciente.[3] A avaliação da dor nem sempre é fácil, devendo-se considerar condições subjacentes, estabilidade hemodinâmica, acuidade das condições e da dor, tratamentos anteriores e atuais, fatores psicossociais (idade, cultura, religião, saúde mental e situações familiares e sociais do paciente). As ferramentas de avaliação da dor podem ser uma parte importante da avaliação de um paciente com dor.[29]

A codeína é um pró-fármaco da morfina e, portanto, para ter seu efeito analgésico, precisa ser metabolizada pelo CYP2D6 em morfina. O metabolismo da codeína em morfina via CYP2D6 tem alta variabilidade devido a diferenças genéticas entre indivíduos e grupos étnicos, fazendo com que os benefícios e riscos sejam imprevisíveis. Entre 77 e 92% das pessoas metabolizam extensivamente a codeína em morfina; 5 a 10% são metabolizadores fracos e, consequentemente, não têm benefício analgésico; e 1 a 2% são metabolizadores ultrarrápidos, com risco de maior exposição e toxicidade à morfina. A prevalência de metabolizadores ultrarrápidos varia consideravelmente dependendo da etnia: caucasianos 15 a 10% e árabes, etíopes e norte-africanos 16 a 28%. Com essas considerações, em vez de se utilizar opioides fracos, alguns autores sugerem baixas doses de morfina (ou um opiáceo forte alternativo) por proporcionar um alívio melhor e mais rápido da dor.[29,30] O tramadol é outro opioide considerado para o controle da dor moderada, porém não tem aprovação para crianças menores de 12 anos de idade.[30]

No Brasil, deve-se considerar que a codeína e a morfina fazem parte da Relação Nacional de Medicamentos Essenciais (RENAME 2022), enquanto o tramadol não está nessa relação. Portanto, a indicação da codeína ou tramadol para o tratamento da dor moderada nos adolescentes deve ser avaliada conforme as possibilidades de acesso de cada centro de tratamento.

A terapêutica da dor deve ser iniciada conforme sugestões das Tabelas 5, 6 e 7.[28-30] Adicionalmente, pode-se utilizar a rotação de opioide, que é a troca de uma medicação opioide em uso por outra. Essa manobra objetiva melhorar a analgesia e/ou reduzir eventos adversos ou mudar a via de administração de acordo com a evolução clínica do paciente. Ao realizar a rotação de opioide, é fundamental levar em consideração a equipotência analgésica das drogas.[28]

Os eventos adversos dos opioides incluem náuseas, vômitos, sedação e depressão respiratória. Convulsões podem estar associadas ao uso de opioides. No caso de suspeita de intoxicação do sistema nervoso central (SNC) pela morfina, usar como antídoto a nalorfina (0,1 mg/kg/dose intravenosa, intramuscular ou subcutânea).

Caso a dor não melhore, alguns autores preconizam a analgesia controlada pelo paciente (*patient-controlled analgesia*, PCA) com morfina.[31] Na evidência de controle insuficiente da dor ou de intolerância aos fármacos empregados, deve-se solicitar auxílio para os grupos de dor.

Após a melhora da dor, é recomendado reduzir as doses do analgésico, mantendo-se os intervalos de modo a res-

Tabela 5 Medicamentos para dor

Medicamento	RENAME 2022	Apresentação
Dipirona	Componente básico	Solução oral 500 mg/mL Comprimido 500 mg Solução injetável 500 mg/mL
Paracetamol	Componente básico e estratégico	Solução oral 200 mg/mL Comprimido 500 mg
Ibuprofeno	Componente básico	Solução oral 50 mg/mL Comprimidos 200, 300 e 600 mg
Naproxeno	Componente especializado	Comprimidos 250 e 500 mg
Codeína	Componente especializado	Solução oral 3 mg/mL Comprimidos 30 e 60 mg
Morfina	Componente especializado	Solução oral 10 mg/mL Comprimidos 10 e 30 mg Solução injetável 10 mg/mL
Tramadol	Não contemplado na RENAME 2022	Solução oral 100 mg/mL Cápsula dura 50 mg Comprimido revestido de liberação prolongada 100 mg Solução injetável 50 mg/mL

RENAME 2022: Relação Nacional de Medicamentos Essenciais 2022.

Tabela 6 Etapas do manejo da dor de acordo com a escala de dor – crianças ≥ 12 anos de idade e adultos

Dor leve (Escala visual da dor 1-4)	Dor moderada (Escala visual da dor 5-7)	Dor grave (Escala visual da dor 8-10)
Não opioides	Opioides fracos	Opioides fortes
*Dipirona: < 15 anos: 20 mg/kg/dose, VO, a cada 6 horas, respeitando a dose máxima diária de acordo com a idade e o peso, a ser consultada na bula do medicamento ≥ 15 anos: 500 a 1.000 mg VO a cada 6 horas, dose máxima diária 4.000mg OU Paracetamol[28] 500 a 1.000 mg VO a cada 4 ou 6 horas, dose máxima de 4 g/dia	*Tramadol 50-100 mg VO a cada 4 ou 6 horas; dose diária máxima 8 mg/kg ou 400 mg, o que for menor	Morfina[29]: 2-10 mg IV a cada 4 horas. Dose máxima diária 60-90 mg. Em pacientes com disfunção renal ou hepática: considerar a cada 6 horas OU *Tramadol 50-100 mg IV a cada 4 ou 6 horas; dose diária máxima 8 mg/kg ou 400 mg, o que for menor
Ibuprofeno[28] 200 a 800 mg VO a cada 6-8 horas; dose máxima 2.400 mg/dia OU Naproxeno[28] 250 a 500 mg VO 2x/dia; dose máxima 1.000 mg/dia Não usar por mais de 10 dias	Codeína[28]: Dose inicial 15 a 30 mg VO a cada 4 horas; dose máxima 360 mg/dia Equipotência analgésica 1/10 da morfina oral Ver considerações no texto	

VO: via oral; IV: intravenoso.
Cuidado com o uso de anti-inflamatórios porque os pacientes com doença falciforme evoluem com lesão renal.
A morfina IV é três vezes mais potente do que a morfina VO.
*Bula.

Tabela 7 Etapas do manejo da dor de acordo com a escala de dor – crianças < 12 anos de idade

Dor leve (Escala da dor 1-4)	Dor moderada/grave (Escala da dor 5-10)
Não opioides	Opioide forte
*Dipirona 20 mg/kg/dose, VO, a cada 6 horas, respeitando a dose máxima diária de acordo com a idade e o peso, a ser consultada na bula do medicamento OU *Paracetamol[30] 10-15 mg/kg/dose VO a cada 4 ou 6 horas, máximo 4 doses/dia OU Ibuprofeno[30] 5-10 mg/kg/dose, VO, a cada 6-8 horas (max. 40 mg/kg/dia)	Morfina[30] 1-6 meses: 100 mcg/kg (0,1 mg/kg) IV ou SC a cada 6 horas; dose máxima 2,5 mg/dose 6-12 meses: 100 mcg/kg (0,1 mg/kg) IV ou SC a cada 4 horas; dose máxima 2,5 mg/dose 1-2 anos: 100 mcg/kg (0,1 mg/kg) IV ou SC a cada 4 horas; dose máxima 2,5 mg 2-12 anos: 100-200 mcg/kg (0,1-0,2 mg/kg) IV ou SC a cada 4 horas; dose máxima 2,5 mg

VO: via oral; IV: intravenoso; SC: subcutâneo.
Cuidado com o uso de anti-inflamatórios porque os pacientes com doença falciforme evoluem com lesão renal.
A morfina IV é três vezes mais potente do que a morfina VO.
*Bula.

peitar a meia-vida do fármaco, até o controle adequado e a suspensão da medicação.

Síndrome torácica aguda[11,12,17]

Nos pacientes com STA, deve-se iniciar imediatamente antibiótico para infecção bacteriana. A saturação de oxigênio medida pela oximetria de pulso deve ser instituída. A oxigenoterapia está indicada para manter a saturação de oxigênio > 92%. Inicia-se a antibioticoterapia venosa em doses habituais, em virtude da alta probabilidade de infecção bacteriana, com cefalosporina de segunda ou terceira geração. Se houver suspeita de *Mycoplasma pneumoniae* ou *Chlamydia pneumoniae*, acrescentar ao tratamento a eritromicina na dose de 30-50 mg/kg/dia (máximo de 2 g/dia), por via oral, a cada 6 horas, ou claritromicina na dose de 15 mg/kg/dia intravenosa a cada 12 horas.

Naqueles pacientes graves, com grande infiltrado pulmonar ou infiltrado pulmonar progressivo, deve ser considerada a adição de vancomicina para cobertura de bactérias resistentes à cefalosporina, como *Staphylococcus aureus* resistente à meticilina. O paciente deve ser constantemente monitorado com oximetria de pulso.

A transfusão de concentrado de hemácias para esses pacientes está indicada quando houver piora da taquidispneia, hipoxemia e/ou dessaturação, envolvimento multilobar, queda da Hb acima de 2 g/dL da basal. A fisioterapia respiratória deve ser iniciada, além de especial atenção à sedação e à depressão respiratória. A terapia broncodilatadora pode ser efetiva em pacientes com sibilância ou doença obstrutiva das vias aéreas à avaliação inicial. Não elevar a Hb pós-transfusional acima de 10 g/dL pelo risco de hiperviscosidade. Caso a Hb pré-transfusional seja ≥ 10 g/dL, realizar transfusão de troca. Dependendo da gravidade da STA, pode-se indicar logo a transfusão de troca porque a redução da HbS leva a melhora do quadro. Se a hemoglobina for inferior a 8,5 g/dL, deve ser feita transfusão simples inicialmente e posteriormente transfusão de troca.

Em pacientes com asma diagnosticada, considerar o tratamento com broncodilatadores. O uso de corticosteroide favorece o reaparecimento da dor após o tratamento da STA e deve ser empregado com a devida precaução.

Crise de sequestro esplênico[11,12,19]

Na presença de sequestro esplênico, está indicada a hospitalização imediata. A correção da hipovolemia com soluções cristaloides pode ser feita enquanto se aguarda a transfusão de hemácias. Geralmente uma transfusão de concentrado de hemácias com 5 mL/kg é suficiente, pois a maior parte do sangue sequestrado retorna para a circulação à medida que a esplenomegalia regride. A Hb, o tamanho do baço e a condição hemodinâmica devem ser reavaliados após a transfusão para decisão da necessidade de mais uma transfusão de 5 mL/kg. Transfundir volumes maiores pode determinar elevação súbita da Hb e hemoconcentração com aumento da viscosidade sanguínea, que é fator desencadeante de outras complicações, como AVC isquêmico ou mesmo crises vaso-oclusivas. A esplenectomia deve ser programada após duas crises de sequestro esplênico ou após um primeiro episódio grave em decorrência da alta taxa de recorrência (50%) e mortalidade (10-15%).

As vacinas contra as bactérias encapsuladas devem ser atualizadas antes da cirurgia, e a antibioticoterapia profilática com penicilina deve ser realizada após o procedimento (Tabela 4). O paciente deve ser sempre encaminhado para o hematologista pediátrico, que definirá a melhor conduta em relação à indicação de esplenectomia para cada caso.

Crise aplástica[11,18]

Geralmente ocorre após processos infecciosos, e as graves estão, na maioria das vezes, relacionadas ao eritrovírus humano (parvovírus B19) ou outro vírus. Essas crises são geralmente autolimitadas, com duração de 7-10 dias, e raramente se repetem. O tratamento é sintomático, e o paciente deve ser acompanhado e monitorizado até a elevação dos reticulócitos. Quando necessário, proceder a transfusão de concentrado de hemáceas fenotipadas e filtradas.

Acidente vascular cerebral

O paciente com doença falciforme e AVC isquêmico agudo deve ser internado para avaliação clínica neurológica imediata e exames de imagem (ressonância ou angioressonância magnética, tomografia ou angiotomografia computadorizada cerebral), com os cuidados prévios necessários aos procedimentos com contrastes.

Os pacientes que apresentam sinais e sintomas de episódio agudo de AVC isquêmico devem ser submetidos a exsanguineotransfusão (eritrocitoaférese manual ou automatizada) no episódio agudo. O objetivo é atingir HbS < 30% e hemoglobina não superior a 10 g/dL. A exsanguineotransfusão tem mais chance de prevenir o AVC recorrente do que uma única transfusão simples. Na ausência de eritrocitoaférese manual ou automatizada, ou quando Hb ≤ 8,5 g/dL, uma opção com menor nível de evidência seria a transfusão simples de hemácias.

Para a prevenção de um novo AVC isquêmico, esses pacientes devem passar a receber transfusões crônicas de concentrado de hemácias para manter o nível pré-transfusional de HbS < 30% e o nível de Hb pós-transfusão entre 9 e 10 g/dL. As trocas manuais ou automatizadas são eficazes para manter a HbS < 30% e diminuir a carga de ferro.[32]

Para prevenir o AVC primário, o Doppler transcraniano convencional (DTC) deve ser realizado periodicamente em crianças com doença falciforme (HbSS/HbSb^0) com idade entre 2 e 16 anos. No DTC é feita a medida da velocidade máxima da artéria cerebral média e da artéria carótida interna para identificar pacientes em risco de AVC. Quando a velocidade do DTC for anormal (≥ 200 cm/s), esses pacientes devem receber transfusões crônicas de concentrado de hemácias para manter a HbS < 30%, reduzindo assim o risco do AVC primário em 92%.[33]

As indicações estão especificadas no PCDT da doença falciforme.

Priapismo[11,12,21]

O diagnóstico é clínico. A ultrassonografia com Doppler pode confirmar a redução ou a ausência de fluxo sanguíneo na artéria cavernosa, assim como o estudo gasométrico, por meio da aspiração do corpo cavernoso, que mostrará pH ácido e hipoxemia.

A informação educacional é ferramenta importante, tanto no esclarecimento do priapismo quanto na complicação da doença e na orientação das medidas domiciliares em sua ocorrência. O tempo de instituição do tratamento é determinante para o prognóstico dos pacientes, pois o priapismo pode levar a alterações irreversíveis, causando distúrbios sexuais, como impotência. O tratamento objetiva reverter as ereções indesejáveis, aliviar a dor e preservar a função sexual. Nos episódios agudos estão recomendados banhos mornos, hidratação oral, esvaziamento da bexiga, analgésicos e exercícios físicos (caminhada). Caso não haja melhora em poucas horas (máximo de 2 horas), o paciente deve ser hospitalizado para hidratação e analgesia intravenosas, além do uso de ansiolíticos e oxigenoterapia, se necessário. Se, após 4 horas, o quadro persistir, deve-se solicitar a avaliação de urologista para realizar medidas anestésicas e cirúrgicas (punção dos corpos cavernosos, drenagem sanguínea por *shunts* ou por operações abertas).

A transfusão de troca é questionada pela ausência de evidências de eficácia e pelo risco de ocorrência da síndrome de Aspen (indução de AVC) em pacientes com anemia falciforme que receberam transfusão para o tratamento de priapismo.

Transfusões de concentrado de hemácias[11,12,34]

A anemia crônica não é, por si só, indicação de transfusão de concentrado de hemácias para os pacientes com doença falciforme. As transfusões estão indicadas sob circunstâncias especiais e em todas as situações em que a anemia determine repercussões clínicas, como: na queda da Hb de 2 g/dL ou mais do valor basal com repercussão hemodinâmica, na crise aplástica, no sequestro esplênico, na STA, na hipóxia crônica, no cansaço e dispneia com Hb abaixo do nível basal, na falência cardíaca e no AVC. O volume de hemácias a ser transfundido é de 10 mL/kg e a Hb alvo pós-transfusional deve estar em torno de 10 g/dL. Lembrar que no sequestro esplênico o volume da transfusão é de 5 mL/kg. Deve-se dar preferência à utilização de hemácias deleucotizadas (originadas a partir do uso de filtros para a remoção de leucócitos), com triagem negativa para HbS e fenotipadas (para evitar a aloimunização eritrocitária). Existem situações nas quais a eritrocitoaférese automatizada ou manual é preferível, por possibilitar a redução da HbS e da hiperviscosidade, como no AVC e na STA.

Pacientes com anemia fàlciforme submetidos a anestesia geral para realização de cirurgias eletivas devem realizar transfusões simples de concentrado de hemácias, ou transfusão de troca, visando prevenir complicações que podem ocorrer durante o procedimento, como hipóxia, hipoperfusão, estase e acidose metabólica. A Hb deve ser mantida em torno de 10 g/dL, e a porcentagem de HbS abaixo de 50%. Em cirurgias de urgência, a transfusão simples pode ser utilizada.

Transplante de células-tronco hematopoéticas[11,34]

A única terapia que permite a cura da doença falciforme é o TCTH alogênico utilizando como doador irmão HLA (antígenos leucocitários humanos) compatível, podendo o doador ser traço falciforme. Entretanto, alguns fatores devem ser considerados na indicação do TCTH, como o risco do procedimento, a doença do enxerto *versus* hospedeiro, a mortalidade e a morbidade do TCTH. A indicação de TCTH nesses pacientes, portanto, deve ser restrita a casos cuidadosamente selecionados.

As indicações de TCTH alogênico, aparentado idêntico e mieloblativo, conforme orientação do PCDT da doença falciforme, são para os casos de doença falciforme S homozigoto ou S betatalassemia em uso de hidroxiureia com as seguintes complicações:[35]

- Alteração neurológica secundária a AVC que persista por mais de 24 horas ou alteração de exame de imagem.
- Doença cerebrovascular associada a doença falciforme.
- Mais de duas crises vasooclusivas (inclusive síndrome torácica aguda) graves no último ano.
- Mais de um episódio de priapismo.
- Presença de mais de dois anticorpos em pacientes em regime de transfusão crônica ou um anticorpo de alta frequência; ou
- Osteonecrose em mais de uma articulação.

Outros medicamentos[11,12,24,36]

Inúmeros estudos têm descrito o uso de hidroxiureia em pessoas com doença falciforme, conduzindo à melhora clínica e hematológica pela redução da incidência de episódios vaso-oclusivos. A hidroxiureia promove elevação no nível de HbF (em cerca de 60% dos pacientes tratados), eleva a taxa de Hb, do VCM e reduz o número de reticulócitos. Outra resposta favorável desse agente terapêutico tem sido a diminuição da expressão de moléculas de adesão, bem como a promoção da diminuição das proteínas receptoras localizadas nas células endoteliais, diminuindo a adesão vascular e contribuindo, desse modo, para a redução das crises vaso-oclusivas. Essa medicação deve ser prescrita e controlada pelo hematologista pediátrico. Os medicamentos quelantes de ferro (desferoxamina, deferasirox ou deferiprona) estão indicados na sobrecarga de ferro secundária às transfusões sanguíneas. A suplementação com ácido fólico (1 mg/dia) por via oral é recomendada.

COVID NAS HEMOGLOBINOPATIAS

A principal manifestação clínica dos pacientes pediátricos com doença falciforme e infecção pelo SARS-CoV-2 é a crise dolorosa, seguida da STA. Esses pacientes necessitaram de mais cuidados de unidade de terapia intensiva (11,7%) em comparação com a população pediátrica global (3,3%), talvez pelas manifestações clínicas como a STA ou pelas comorbidades que a doença pode causar. Entretanto, a taxa de mortalidade é baixa (0,82%), com evolução favorável após infecção por Covid-19.[37]

REFERÊNCIAS BIBLIOGRÁFICAS

1. Sankaran VG, Nathan DG, Orkin SH. Thalassemias. In: Fisher DE, Look AT, Lux IV SE, Ginsburg D, Nathan DG. Nathan and Oski's hematology and oncology of infancy and childhood. 8th ed. Philadelphia: Saunders Elsevier; 2015. p.715-69.
2. Taher AT, Musallam KM, Cappellini MD. β-thalassemias. N Engl J Med. 2021;384:727-43.
3. Brasil. Ministério da Saúde. Secretaria de Atenção à Saúde. Departamento de Atenção Especializada e Temática. Orientações para o diagnóstico e tratamento das Talassemias Beta/Ministério da Saúde. Secretaria de Atenção à Saúde. Departamento de Atenção Especializada e Temática. 1ª ed. atual. Brasília: Ministério da Saúde; 2016.
4. Loggetto SR, Braga JAP. Síndromes talassêmicas. In: Campos Júnior D, Burns DAR, Lopez FA (eds.). Tratado de pediatria – Sociedade Brasileira de Pediatria. 3ª ed. Barueri: Manole; 2014. p.2291-5.
5. Harteveld CL, Higgs DL. Alpha-thalassemia. Orphanet J Rare Dis. 2010;5:13.
6. Giardine B, Borg J, Viennas E, Pavlidis C, Moradkhani K, Joly P, et al. Updates of the HbVar database of human hemoglobin variants and thalassemia mutations. Nucleic Acids Res. 2014;42 (Database issue):D1063-9.
7. Carlos AM, Souza RAV, Souza BMB, Pereira GA, Tostes Júnior S, Martins PRJ, et al. Hemoglobinopathies in newborns in the Southern region of the Triângulo Mineiro, Brazil. Cross-sectional study. Sao Paulo Med. J. 2015;133(5):439-44.
8. Bender MA, Yusuf C, Davis T, Dorley MC, Del Pilar Aguinaga M, et al. Newborn Screening Practices and Alpha-Thalassemia Detection - United States, 2016. MMWR Morb Mortal Wkly Rep. 2020;69(36):1269-72.
9. Cappellini MD, Farmakis D, Porter J, Taher A. Guidelines for the management of transfusion dependent thalassaemia (TDT). Nicosia: Thalassaemia International Federation; 2021.
10. Baronciani D, Angelucci E, Potschger U, Gaziev J, Yesilipek A, Zecca M, et al. Hemopoietic stem cell transplantation in thalassemia: a report from the European Society for Blood and Bone Marrow Transplantation Hemoglobinopathy Registry, 2000-2010. Bone Marrow Transplant. 2016;51(4):536-41.
11. Brasil. Ministério da Saúde, Secretaria de Atenção à Saúde, Departamento de Atenção Especializada. Manual de condutas básicas na doença falciforme. Brasília: Ministério da Saúde; 2006 (Série A. Normas e manuais técnicos).
12. Heeney MM, Ware RE. Sickle cell disease. In: Fisher DE, Look AT, Lux IV SE, Ginsburg D, Nathan DG. Nathan and Oski's hematology and oncology of infancy and childhood. 8th ed. Philadelphia: Saunders Elsevier; 2015. p.675-714.
13. Ministério da Saúde. Doença Falciforme. Acesso em 05 de novembro de 2023. Disponível em https://www.gov.br/saude/pt-br/assuntos/saude-de-a-a-z/d/doenca-falciforme.
14. Inati A, Koussa S, Taher A, Perrine S. Sickle cell disease: new insights into pathophysiology and treatment. Pediatr Ann. 2008; 37(5):311-21.
15. Kato GJ, Gladwin MT, Steinberg MH. Deconstructing sickle cell disease: reappraisal of the role of hemolysis in the development of clinical sub-phenotypes. Blood Rev. 2007;21(1):37-47.
16. Darbari DS, Sheehan VA, Ballas SK, Mohandas N. The vaso-occlusive pain crises in sickle cell disease: definition, pathophysiology and management. Eur J Haematol. 2020;105:237-40
17. Miller ST. How I treat acute chest syndrome in children with sickle cell disease. Blood. 2011;117(20):5297-305.
18. National Institute of Health. National Heart, Lung, and Blood Institute. Division of Blood Diseases and Resources. The management of sickle cell disease. 4th ed. Bethesda: National Institutes of Health; 2002.
19. Rezende PV, Viana MB, Murao M, Chaves ACL, Ribeiro ACF. Acute splenic sequestration in a cohort of children with sickle cell anemia. J Pediatr (Rio de Janeiro). 2009;85(2):163-9.
20. De Baun MR, Jordan LC, King AA, Schatz A, Vichinsky E, Fox C. American Society of Hematology 2020 Guidelines for sickle cell disease: prevention, diagnosis and treatment of cerebrovascular disease in children and adults. Blood Advance. 2020;4:1554-88.
21. Field JJ. Priapism erectile dysfunction in sickle cell disease. Up-to-date. Available: https://www.uptodate.com/contents/priapism-and-erectile-dysfunction-in-sickle-cell-disease (acesso 5 mar 2021).
22. Banks M. Shikle J. Hyperhemolysis syndrome in patients with sickle cell disease. Arch Pathol Lab Med. 2018;142(11):1425-7.
23. Talano J-A, Hillery CA, Gottschall JL, Baylerian DM, Scott JP. Delayed hemolytic transfusion reaction/hyperhemolysis syndrome in children with sickle cell disease. Pediatrics. 2003;111:661-5.
24. Brasil. Ministério da Saúde. Portaria GM/MS n. 1.391, de 16 de agosto de 2005. Institui no âmbito do Sistema Único de Saúde as diretrizespara a Política Nacional de Atenção Integral às Pessoas com Doença Falciforme e Outras Hemoglobinopatias. Brasília: Diário Oficial da União, 2005.
25. Braga JAP, Veríssimo MPA, Saad STO, Cançado RD, Loggetto SR. Guidelines on neonatal screening and painful vaso-occlusive crisis in sickle cell disease: Associação Brasileira de Hematologia, Hemoterapia e Terapia Celular: Project guidelines: Associação Médica Brasileira – 2016. Rev Bras Hematol Hemoter. 2016;38(2):147-57.
26. Documento Científico dos Departamentos Científicos de Imunizações e Infectologia (gestão 2022-2024). Calendário de Vacinação da SBP – Atualização 2023 – https://www.sbp.com.br/fileadmin/user_upload/24158g-DC_Calendario_Vacinacao_-_Atualizacao_2023.pdf.
27. Lyra IM, Leite IPR. Doença Falciforme e Febre. In: Loggetto SR, Braga JAP eds. Hematologia e hemoterapia pediátrica: desvendando casos clínicos. Rio de Janeiro: Atheneu, 2021. p.123.
28. D'Alessandro MPS, Barbosa LC, Anagusko SS, Maiello APMV, Conrado CM, Messias MA, et al. Manual de cuidados paliativos. 2.ed. São Paulo: Hospital Sírio-Libanês; Ministério da Saúde, 2023. 424 p.
29. WHO guidelines for the pharmacological and radiotherapeutic management of cancer pain in adults and adolescents. Geneva: World Health Organization; 2018. Licence: CC BY-NC-SA 3.0 IGO.
30. Persisting pain in children package: WHO guidelines on the pharmacological treatment of persisting pain in children with medical illnesses. World Health Organization, 2012.
31. Darbari DS, Ballas SK. Dor na doença falciforme. In: Loggetto SR, Braga JAP eds. Hematologia e hemoterapia pediátrica: desvendando casos clínicos. Rio de Janeiro: Atheneu, 2021. p.5.
32. Loggetto SR, Veríssimo MPA, Darrigo-Junior LG, Simões R, Bernardo WM, Braga JAP. Guidelines on sickle cell disease: secondary stroke prevention in children and adolescents. Associação Brasileira de Hematologia, Hemoterapia e Terapia Celular guidelines project: Associação Médica Brasileira 2022. Hematol Transfus Cell Ther. 2022 Apr-Jun;44(2):246-55.
33. Loggetto SR, Veríssimo MPA, Darrigo-Junior LG, Simões RDS, Bernardo WM, Braga JAP. Guidelines on sickle cell disease: primary stroke prevention in children and adolescents. Associação Brasileira de Hematologia, Hemoterapia e Terapia Celular Guidelines project: Associação Médica Brasileira 2021. Hematol Transfus Cell Ther. 2022 Jan-Mar;44(1):85-94.
34. Chou ST, Alsawas M, Fasano RM, Field JJ, Hendrickon JE, Howard J, et al. American Society Hematology 2020. Guidelines for sickle cell disease transfusion support. Blood Advances. 2020;4(2):327-55.
35. PCDT doença falciforme. https://www.gov.br/saude/pt-br/assuntos/protocolos-clinicos-e-diretrizes-terapeuticas-pcdt/arquivos/2018/doenca-falciforme-pcdt.pdf/view.
36. Brasil. Ministério da Saúde. Secretaria de Atenção à Saúde. Portaria n. 55, 29 de janeiro de 2010. Available: http://bvsms.saude.gov.br/bvs/saudelegis/sas/2010/prt0055_29_01_2010.html22 (acesso 5 mar 2021).
37. Vilela T, Braga JAP, Loggetto SR. Hemoglobinopathy and pediatrics in time of COVID. Hematol Transfus Cell Ther. 2021;43(1);87.

CAPÍTULO 5

LINFONODOMEGALIAS

Denise Bousfield da Silva
Liane Esteves Daudt
Maria Lúcia de Martino Lee

AO FINAL DA LEITURA DESTE CAPÍTULO, O PEDIATRA DEVE ESTAR APTO A:

- Reconhecer as linfonodomegalias periféricas observadas com frequência na infância, de etiologia predominantemente benigna e transitória.
- Realizar o exame físico completo e a história clínica minuciosa, geralmente suficientes para elaborar a suspeita diagnóstica.
- Realizar o acompanhamento clínico dessas crianças, bem como o diagnóstico correto para o tratamento das doenças infecciosas e malignas.
- Saber que o risco de malignidade aumenta nas crianças com linfonodos fixos, na localização supraclavicular ou cervical baixa, e quando há associação com anormalidades em exames de imagem ou alterações inexplicadas no hemograma.

INTRODUÇÃO

Os linfonodos são unidades anatômicas encapsuladas, de estrutura altamente organizada e distribuídas ao longo dos vasos linfáticos. Estima-se que existam pelo corpo humano cerca de 500 linfonodos, com diâmetros variados, principalmente nas regiões da cabeça e pescoço (occipitais, auriculares, submandibulares e cervicais anteriores e posteriores) axilares, supraclaviculares, inguinais e epitrocleares.[1]

Na criança o tecido linfoide aumenta rapidamente, alcançando dimensões do adulto em torno dos 6 anos de idade. O pico máximo de crescimento é no período pré-puberal, ocorrendo, posteriormente, involução.[2,3]

Os linfonodos são estruturas dinâmicas, que apresentam grande flutuação no tamanho, especialmente nas crianças, considerando que estão expostas a diversos vírus e bactérias.[2,3,4] Podem aumentar de volume por proliferação de células intrínsecas, como os linfócitos T e B, plasmócitos, células dendríticas e/ou por infiltração de células extrínsecas.[2,4]

No período neonatal geralmente os linfonodos não são palpáveis, pois essa é uma fase em que há pouca estimulação antigênica. Na infância, a resposta hiperplásica do linfonodo tende a ser mais imediata e intensa que no adulto, mas à medida que a criança cresce os mecanismos de defesa tornam-se mais específicos e a reatividade ganglionar tende a ser menos intensa e, comumente, mais localizada.[2,3]

As linfonodomegalias de etiologia maligna podem ocorrer por proliferação dos componentes intracelulares, como nos linfomas de Hodgkin (LH) e não Hodgkin (LNH) ou por proliferação de células que infiltram ou determinam metástases, como no caso das leucemias e diversos tumores sólidos.[2,4]

Os linfonodos são considerados aumentados quanto a seu tamanho, na dependência de sua localização:[1-4]

- Linfonodos cervicais e axilares, quando > 1 cm.
- Linfonodos inguinais, quando > 1,5 cm.
- Linfonodos epitrocleares e poplíteos, quando > 0,5 cm.
- Linfonodomegalia isolada em criança, caso > 1,5-2 cm.
- Linfonodos em outras localizações, quando > 1 cm.
- Linfonodos palpáveis em região supraclavicular devem ser considerados sempre anormais, independentemente de seu tamanho.

Assim, a idade e a localização anatômica são importantes na avaliação clínica. Usualmente linfonodos de até 1,5 cm na região inguinal, de até 0,5 cm na região epitrocleana e de até 1 cm nas demais regiões são considerados normais nas crianças até 12 anos de idade.[1,5]

Nesse contexto, é importante o pediatra estar ciente de que nem todos os linfonodos palpáveis estão aumentados por doença maligna, e que a maioria deles são secundários a etiologia benigna.[1,3,4]

Cerca de 75% das linfonodomegalias periféricas são localizadas, e mais de 50% são observadas na região de cabe-

ça e pescoço. Estão, na maioria das vezes, associadas a uma doença específica na região de drenagem linfática e não necessitam de investigações adicionais ao exame clínico para seu diagnóstico. Já as linfonodomegalias generalizadas representam 25% dos casos e estão geralmente relacionadas a uma doença de base (infecções, doenças autoimunes e neoplasias malignas).[6]

A incidência anual das linfonodomegalias inexplicadas é de 0,6% na atenção primária, e somente 1,1% desses casos estão relacionados às malignidades.[5] Nos centros terciários, de referência, a prevalência de malignidade cresce para 17%, e alcança 40-60% nos pacientes com elevada suspeita de câncer.[6]

A avaliação, bem como o seguimento clínico constante e seriado desses pacientes, é fundamental, considerando que nem sempre é possível definir a etiologia da linfonodomegalia em uma consulta inicial. O desafio clínico para o pediatra é decidir quais casos são de risco para doenças mais graves que necessitem de tratamento específico.

Este capítulo objetiva auxiliar o pediatra na abordagem preliminar da linfonodomegalia, orientando-o nas situações clínicas que exigem maior atenção.

ABORDAGEM DIAGNÓSTICA

Linfonodomegalia é o termo utilizado para descrever as condições nas quais os linfonodos apresentam aumento no tamanho, podendo estar associado a alterações na consistência, ou em número.[6,7]

No atendimento da criança/adolescente com linfonodomegalia é relevante considerar a idade do paciente, bem como o tamanho, as características e a localização do linfonodo, sua evolução e a presença de sinais/sintomas inflamatórios ou sistêmicos associados.

O pediatra, por meio do exame físico detalhado, deve classificar a linfonodomegalia em localizada ou generalizada. O comprometimento linfonodal é chamado de localizado quando apenas uma cadeia está comprometida, ou até duas contíguas, e generalizado quando se verifica aumento de linfonodos em cadeias não contíguas, acima e abaixo do diafragma, frequentemente associados a hepatomegalia e/ou esplenomegalia.[4] As linfodomegalias disseminadas estão correlacionadas a processos virais diversos, infecções bacterianas sistêmicas, doenças inflamatórias imunologicamente mediadas e doenças neoplásicas, como as leucemias.[3,4]

Na avaliação inicial das linfonodomegalias é importante o pediatra avaliar suas possíveis etiologias (Quadro 1) fundamentado na anamnese e no exame físico detalhados.

Quanto às linfodonomegalias localizadas ou regionais, a pergunta fundamental que o pediatra deve fazer é se existe uma causa específica na região que explique o aumento do linfonodo. É importante que se tenha claras as diferentes áreas de drenagem correspondentes às diversas regiões linfonodais e suas possíveis etiologias (Quadro 2).[1,2,3,5,7]

Quadro 1 Etiologia das linfonodomegalias

Doenças inflamatórias imunomediadas	
Lúpus eritematoso sistêmico juvenil	
Artrite idiopática juvenil	
Doença do soro (gânglios regridem após o exantema)	
Doenças crônicas granulomatosas	
Doença da arranhadura do gato	
Micobactéria atípica	
Mycobacterium tuberculosis	
Sarcoidose	
Doenças infecciosas sistêmicas	
Não exantemáticas	Exantemáticas
Bacteriana	Escarlatina
Tuberculose	Rubéola
Sífilis	Sarampo
Toxoplasmose	
Citomegalovírus, vírus da imunodeficiência humana (HIV), vírus Epstein-Barr (EBV)	
Malária	
Febre tifoide	
Linfonodomegalias generalizadas por processos neoplásicos	
Leucemias	
Linfomas	
Neuroblastomas	
Doença de células de Langherans	
Linfonodomegalias generalizadas por outras causas	
Complicações pós-difenil-hidantoína	
Anemia hemolítica autoimune	
Doenças de depósito (Gaucher e Niemann-Pick)	
Doença hemofagocítica hereditária e doença hemofagocítica secundária	

Fonte: Andrea et al.[1]

Em relação à evolução, a linfonodomegalia poderá ser aguda, quando a duração for menor que 2 semanas, subaguda, se persistir por 2-6 semanas, e crônica, caso persista por mais de 6 semanas.[3]

Outros fatores que são importantes na avaliação clínica:[1-8]

- Presença ou não de sinais/sintomas sistêmicos: febre e sua duração. Febre por mais de 7 dias com linfonodomegalia localizada ou disseminada deve chamar a atenção do pediatra para doenças mais graves, como neoplasias (linfomas), doenças do sistema imunológico (p. ex., lúpus eritematoso sistêmico juvenil), tuberculose etc. Outros sintomas associados, como perda de peso, sudorese profusa e prurido, indicam a necessidade de diagnóstico diferencial com neoplasias e tuberculose.

Quadro 2 Correlação da localização da linfonodomegalia, área de drenagem e etiologia

Região	Drenagem	Doenças mais frequentes
Occipitais	Couro cabeludo	Doenças do couro cabeludo
Submaxilares Submentonianos Cervicais	• Mucosas e lábios • Dentes, gengivas e língua	• Gengivoestomatite herpética • Outras infecções da cavidade oral e orofaringe • Linfomas, leucemias, sarcomas, câncer de tireoide, neuroblastoma, câncer de pele e de nasofaringe
Supraclaviculares	• À direita: drenam mediastino • À esquerda: drenam abdome	Linfomas, leucemias, tumores das células germinativas, neuroblastoma, tuberculose, histiocitose
Mediastinais e hilares	Pulmão e mediastino	1. Fibrose cística 2. Tuberculose – 86% unilateral 3. Bilaterais com calcificações: A. Eritema nodoso B. Histoplasmose C. Coccidioidomicose D. Sarcoidose E. Pneumoconiose 4. Neoplásicos: A. Linfoma não Hodgkin ou leucemias T derivadas B. Doença de Hodgkin C. Ganglioneuroma/neuroblastoma 5. Outros: A. Cistos de duplicação esofageana B. Broncogênicos e pericárdio C. Teratomas, cisto dermoide D. Bócio subesternal
Axilares	• Mãos, braços, parede torácica, inflamações ou infecções locais • Parede abdominal lateral superior • Parte da mama	• Artrite reumatoide • Doença da arranhadura do gato • BCG do deltoide • Tumores de partes moles, linfomas, leucemias, sarcomas de partes moles, câncer de pele
Epitrocleanos	Extremidades inferiores	• Infecções locais graves • Tumores das extremidades e de pele
Inguinais	• Escroto e pênis, vulva e vagina • Pele do baixo abdome • Períneo e região glútea • Parte inferior do canal anal • Extremidades inferiores	• Linfogranuloma venéreo • Apendicite • Infecção urinária • Linfomas, tumores de partes moles, câncer de pele, tumores das células germinativas, histiocitose e tumores ósseos • Massas não ganglionares: hérnias, lipomas, aneurismas, testículo, ovário, baço ectópico, endometriose
Ilíacos	Pelve, genitália interna e bexiga	• Infecções • Rabdomiossarcoma • Tumores de células germinativas
Poplíteos	Drenam extremidades inferiores	• Infecções locais graves • Tumores das extremidades
Abdominais/ pélvicos	• Extremidades inferiores • Pelve, órgãos abdominais	• Infecções a distância • Adenite mesentérica • Linfomas, neuroblastoma

Fonte: adaptado de Andrea et al.[1]

- Características do linfonodo: linfonodos elásticos, móveis, indolores, de tamanho não maior que 2-3 cm, são frequentemente reacionais. Linfonodos duros, elásticos, pouco dolorosos, aderidos a planos profundos, coalescentes com outros linfonodos, frequentemente gerando massa maior que 4 cm, são características das neoplasias, principalmente linfomas (doença de Hodgkin e menos frequentemente linfoma não Hodgkin). Linfonodos do-

lorosos, com sinais flogísticos (calor e/ou rubor), pouco aderidos a planos profundos, mais frequentemente únicos, são sugestivos de processo bacteriano. Deve-se verificar também a presença ou ausência de supuração.

- Local ou locais de comprometimento e a associação com a drenagem dos linfonodos: são considerados patológicos e não reacionais os linfonodos retroauriculares (sobretudo em criança maior), supraclaviculares, epitrocleanos, poplíteos, mediastinais e abdominais. Linfonodos nessas regiões deverão ser investigados.
- Idade: linfonodos pequenos em localização occipital e retroauricular podem ser palpados no primeiro ano de vida. Linfonodos inguinais, axilares e cervicais são também comumente palpáveis em crianças saudáveis. No entanto, é importante o pediatra estar ciente de que, apesar de a etiologia maligna ser baixa, a probabilidade se eleva com o aumento da idade da criança. Em pacientes menores de 6 anos de idade, as neoplasias malignas mais frequentes são leucemias, linfomas não Hodgkin, neuroblastoma e rabdomiossarcoma. Em crianças na faixa etária entre 7-13 anos são mais prevalentes os linfomas (Hodgkin e não Hodgkin), carcinoma de tireoide e rabdomiossarcoma. Nos adolescentes maiores de 13 anos de idade, o linfoma de Hodgkin é mais prevalente.
- Tempo de duração e aspecto evolutivo: linfonodomegalia que dura menos que 2 semanas ou que não aumenta de tamanho há mais de 1 ano, a probabilidade de malignidade é muito baixa. A maioria dos estudos utiliza como ponto de corte arbitrário 4 semanas para indicação de biópsia do linfonodo, apesar de os resultados das pesquisas baseadas em evidências serem conflitantes.
- Presença de hepatoesplenomegalia e manifestações hemorrágicas: estão mais frequentemente associadas às leucemias.
- Resposta ao tratamento antimicrobiano: em algumas crianças com linfonodomegalia localizada pode ser um fator importante na definição da abordagem diagnóstica.

INVESTIGAÇÃO COMPLEMENTAR: LABORATORIAL E DE IMAGEM

Hemograma completo, bioquímica, funções renal e hepática, desidrogenase lática (DHL) e ácido úrico podem ser inicialmente solicitados. No hemograma, caso o quadro infeccioso seja bacteriano, pode ser observada leucocitose com neutrofilia, e se viral há predomínio de linfócitos com atipias, desde que as demais séries, vermelha e plaquetária, estejam normais.[1,2]

As indicações para realização do mielograma incluem citopenia significativa e inexplicada de uma ou mais séries no hemograma; blastos ou alterações leucoeritroblásticas no sangue periférico; citopenias ou leucocitose associadas a linfonodomegalia ou hepatoesplenomegalia não infecciosas; citopenias ou leucocitose associadas a massa mediastinal.[1,2]

A bioquímica é importante para avaliar a presença de doença sistêmica, ou quando houver quadro de linfonodomegalia localizada. A desidrogenase láctica (DHL) é uma enzima intracelular que aumenta em todos os processos em que haja lise celular. A elevação da DHL pode estar associada a síndromes hemolíticas, morte celular espontânea (neoplasias agressivas, como leucemias e linfomas), e a quadros infecciosos, por exemplo, a mononucleose. O ácido úrico, por sua vez, é encontrado em quantidade elevada nas células neoplásicas e poderá estar aumentado no momento do diagnóstico das linfonodomegalias por linfomas e/ou leucemias.[1,2,3]

Exames adicionais, na dependência do quadro clínico, incluem:[1,2,3,6-9]

- Sorologias para toxoplasmose, mononucleose, citomegalovírus e vírus da imunodeficiência humana (HIV).
- Intradermorreação ou teste de Mantoux (PPD).
- Se houver alterações hematológicas concomitantes, pensar na possibilidade de diagnóstico por punção aspirativa de medula óssea (mielograma) ou biópsia de medula óssea. Está indicada na suspeita de leucemia, em alguns tipos histológicos de linfomas ou na presença de metástase medular por tumor sólido (p. ex., neuroblastoma, rabdomiossarcoma).
- Raio x de tórax PA e perfil: fornece informações acerca da linfonodomegalia generalizada e hilar, além de evidenciar a presença de possível massa mediastinal. Em relação à localização das massas mediastinais, as neoplasias malignas mais frequentes do mediastino anterior são os linfomas e tumores mesenquimais; no mediastino médio são linfomas e sarcomas; e no mediastino posterior são neuroblastoma, tumor neuroectodérmico primitivo, sarcomas e tumores das células germinativas.
- Ultrassonografia do linfonodo com Doppler: é um exame operador-dependente. Permite avaliar os linfonodos em relação ao número, dimensões, forma, hilo, córtex, presença de necrose, calcificação, disseminação extracapsular, padrão vascular, resistência vascular e índice de pulsatilidade. Existem alguns critérios para tentar fazer a distinção entre a natureza benigna ou maligna do linfonodo (Quadro 3).

Ultrassonografia abdominal, tomografia de tórax e abdome avaliam linfonodomegalias no tórax, nas cavidades abdominal e pélvica, permitindo a diferenciação com massas não ganglionares.

Os exames de imagem também são úteis para guiar as biópsias por agulha, melhorando, assim, a acurácia do método.

- Punção aspirativa por agulha fina (PAF) do linfonodo: punção e aspiração do conteúdo de um linfonodo com sinais flogísticos, ou com suspeita de infecção, pode ser realizada visando à coleta de material para cultura e pesquisa direta. Deve ser solicitada cultura para bactérias aeróbicas, anaeróbicas e micobactérias. Pesquisa e cultura para fungos devem ser incluídas nas lesões unilaterais crônicas.
- Biópsia do linfonodo (diagnóstico tecidual): é o padrão ouro para avaliação das linfonodomegalias periféricas.

Quadro 3 Critérios ultrassonográficas que auxiliam na diferenciação entre linfonodos com características benignas e malignas

Parâmetro	Linfonodo benigno	Linfonodo maligno
Forma	Ovoide, elíptica, fusiforme ou alongada	Globosa, arredondada, em conglomerado
Contorno	Regular, liso, bem definido, com planos gordurosos adjacentes	Bocelado, irregular, espiculado, mal definido
Córtex	Afilado	Espessado, medindo mais que o dobro do eixo transversal do hilo
Índice L/C*	Alto > 2	Baixo < 2
Ecogenicidade	Isoecoico, homogêneo	Hipoecoico, heterogêneo, com áreas de liquefação, microcalcificações
Hilo**	Presente, central, hiperecoico	Excêntrico, fino ou ausente
Vascularização (distribuição do fluxo sanguíneo)	Região hilar, vasos regulares, pouca vascularização	Periférica, na região subcapsular, desordenada, hipervascularizado, vasos irregulares, com *shunts* arteriovenosos
Índice de resistência vascular (IR)	Baixo < 0,8	Alto > 0,8
Índice de pulsatilidade (IP)	< 1,5	> 1,5

* Índice de relação entre o eixo longo e o curto.
** Hilo: deve ser avaliado quanto à presença, espessura e localização. O hilo central e espessado é caracterizado em 60% dos linfonodos reativos e em 9% dos malignos. O hilo estreito é evidenciado em cerca de 50% dos linfonodos malignos (comprometimento primário ou secundário) e em 35% dos benignos. A ausência do hilo é observada em aproximadamente 50% dos linfonodos malignos e em 8% dos linfonodos benignos.
Fonte: adaptado de Mohseni et al.[6] e Chammas MC et al.[9]

Deve ser realizada preferencialmente a biópsia excisional, do maior linfonodo, e se possível do mais profundo, pois os linfonodos mais periféricos podem geralmente ser reacionais. Caso nenhum linfonodo seja predominante, devemos optar pela ordem decrescente de escolha pelos linfonodos supraclaviculares, cervicais baixos, axilares e inguinais. A razão pela qual a biópsia excisional é o padrão ouro é por remover os linfonodos inteiros e, assim, geralmente fornece material suficiente e permite o exame microscópico de todas as regiões dos linfonodos. O tecido obtido por biópsia de excisão é enviado para análises histológicas, que compreendem avaliação morfológica, imuno-histoquímica e, em alguns casos, testes para mutações específicas, como translocações ou mutações pontuais. Além disso, os linfonodos podem ser analisados por citometria de fluxo, semelhante ao sangue e à medula óssea. O tecido também pode ser enviado para análise microbiológica, conforme determinado pela avaliação clínica.

CONDUTA TERAPÊUTICA

Na presença de sinais flogísticos o pediatra pode realizar o teste terapêutico com antibióticos, mas deve manter observação com controle seriado até a regressão do tamanho do linfonodo. Sugere-se que o profissional meça com régua e marque todos os diâmetros e a localização do linfonodo.[1,2,3]

Inicialmente, a observação rigorosa é a conduta recomendável, assim como o uso de analgésicos, caso necessário, e de calor local a cada 4 horas pode, algumas vezes, auxiliar na resolução do processo. Quando a linfonodomegalia sugere processo bacteriano, em função do achado da tumefação, de eritema na pele, de dor local e de febre, a hipótese de foco bacteriano deve ser considerada e indicada antibioticoterapia. Entre os antimicrobianos recomendados, citam-se as penicilinas, as cefalosporinas ou a eritromicina, por um período de 7-14 dias, nas doses usuais utilizadas em pediatria. Na presença de fistulização, ou na necessidade de drenagem cirúrgica, a pesquisa do agente etiológico deve ser realizada.[1,2,3]

A observação clínica, associada ou não à investigação laboratorial, está indicada em crianças com linfonodomegalia localizada, móvel, não coalescente, indolor, sem sinais flogísticos locais, não associada à queixa de emagrecimento e febre persistente. Nesses casos, muitas vezes a linfonodomegalia está relacionada à hiperplasia reativa, ocorrendo, geralmente, a regressão espontânea.[1,2,3]

As linfonodomegalias com sinais inflamatórios associados, de cabeça e pescoço, estão frequentemente associadas a causas bacterianas, como *Staphylococcus aureus* e *Streptococcus* β-hemolítico. O pediatra poderá realizar teste terapêutico com amoxacilina ou cefalosporina. Outras causas infecciosas de aumento de linfonodos cervicais incluem a doença da arranhadura de gato, micobactérias não tuberculosas, toxoplasmose, vírus Epstein-Barr, citomegalovírus ou vírus da imunodeficiência humana.[1,3]

O risco de malignidade aumenta nas crianças com linfonodos fixos, naqueles palpados em região supraclavicular ou cervical baixa e naqueles em que há associação com anormalidades em exames de imagem (como alargamento do mediastino, lesões líticas, linfonodomegalias profundas) ou na presença das alterações hematológicas já descritas.[2]

Considerando que há poucos estudos publicados com qualidade de evidências, no manejo das linfonodomegalias periféricas em crianças, é necessária a realização de estudos prospectivos com protocolos de diagnóstico clínico padronizado, utilizando modelos preditivos multivariados para adequada tomada de decisão.

As recomendações de consenso na literatura para realização de biópsia são:[1-5,8,10]

- Linfonodomegalia localizada em que a pesquisa clínica e laboratorial (incluindo aspirado de medula óssea) foi inconclusiva, e o linfonodo continue aumentando de tamanho após duas semanas de observação, ou não apresente regressão em 4-6 semanas.
- Tamanho: atualmente não há evidências suficientes para basear uma decisão de encaminhamento para biópsia apenas no tamanho dos linfonodos, embora pareça que os linfonodos maiores possam ter maior probabilidade de serem malignos, particularmente se estiverem aumentando de tamanho. Os linfonodos supraclaviculares aumentados devem ser sempre prontamente avaliados, pois estão associados a um alto risco de malignidade.
- Linfonodomegalia com características sugestivas de malignidade: linfonodo aderido aos planos profundos ou à pele, de crescimento rápido, coalescente e endurecido.
- Linfonodomegalia em região cervical inferior ou supraclavicular e/ou associada a linfonodomegalia profunda.
- Linfonodomegalia associada à sintomatologia sugestiva de doença grave (presença de sinais/sintomas sistêmicos persistentes e inexplicados).
- Linfonodomegalia associada a anormalidades radiológicas ou alterações no hemograma inexplicadas pela avaliação de medula óssea.
- Linfonodomegalia generalizada associada a hepatomegalia e/ou esplenomegalia inexplicada.
- Linfonodomegalia sem sinais de involução após tratamento específico.

O seguimento clínico seriado do paciente com linfonodomegalia deve ser realizado pelo pediatra visando ao estabelecimento do diagnóstico etiológico. Sempre que houver suspeita de câncer o paciente deve ser encaminhado, o mais rápido possível, para um centro de referência em oncologia pediátrica, objetivando agilizar o diagnóstico e iniciar o tratamento antineoplásico para melhor prognóstico da doença.[1,2,3,5]

É fundamental enfatizar ainda que o tratamento com corticosteroide não deve ser realizado antes que o diagnóstico definitivo esteja estabelecido, pois esse medicamento pode mascarar ou atrasar o diagnóstico histopatológico das leucemias e linfomas, além de determinar alocação desses pacientes para grupo de maior risco, com terapêutica mais agressiva.[1,2,3,5]

REFERÊNCIAS BIBLIOGRÁFICAS

1. Andrea MLM, Daudt LE, Silva DB. Linfonodomegalias. In: Burns DAR, Campos Júnior D, Silva LR, Borges WG (orgs.). Tratado de pediatria: Sociedade Brasileira de Pediatria. 4ª ed. Barueri: Manole; 2017.
2. Silva DB, Barreto JHS, Castro Júnior CG, Gorender EF, Córdoba JCM, Tone LG, et al. N. 03/2019. Linfonodomegalia periférica na criança e no adolescente: quando pensar em câncer. Departamento Científico de Oncologia da Sociedade Brasileira de Pediatria.
3. Winneschhofer APF, Silva DB. Linfonodomegalias: quando pensar em câncer? In: Paes Júnior AJO, Vieira AV (orgs.). Manual de terapêutica: pediatria. 4ª ed. Rio de Janeiro: Elsevier; 2018.
4. Allen-Rhoades W, Steuber CP. Clinical assessment and differencial diagnosis of the child with suspected cancer. In: Pizzo PA, Poplack DG (eds.). Principles and practice of pediatric oncology. 7th ed. Philadelphia: Wolters Kluwer; 2016. p.101-12.
5. Gaddey HL, Riegel AM. Unexplained lymphadenopathy: evaluation and differential diagnosis. Am Fam Physician. 2016;94(11):896-903.
6. Mohseni S, Shojaiefard A, Khorgami Z, Alinejad S, Ghorbani A, Ghafouri A. Peripherical lymphadenopathy: approach and diagnostic tools. Iran J Med Sci Supplement. 2014;39(2):158-70.
7. Bazemore AW, Smucker DR. Lymphadenopathy and malignancy. Am Fam Physician. 2002;66(11):2103-10.
8. Farndon S, Behjati, Jonas J, Messahel B. How to use... lymph node biopsy in paediatrics. Arch Dis Child Educ Pract Ed. 2017;102:244-8.
9. Chammas MC, Lundberg JS, Juliano AG, Saito OC, Marcelino ASZ, Cerri GG. Linfonodos cervicais: um dilema para o ultrassonografista. Radiol Bras. 2004;37(5):357-64.
10. Weinstock MS, Patel NA, Smith LP. Pediatric cervical lymphadenopathy. Pediatr Rev.. 2018;39(9):433-43.

CAPÍTULO 6

MEDICINA TRANSFUSIONAL EM PEDIATRIA

Célia Martins Campanaro
Isa Menezes Lyra
Liane Esteves Daut

AO FINAL DA LEITURA DESTE CAPÍTULO, O PEDIATRA DEVE ESTAR APTO A:

- Respeitar as peculiaridades das diferentes faixas etárias, aliando critérios clínicos aos laboratoriais, individualizando a indicação transfusional (e lembrando que a clínica é soberana).
- Saber que a prescrição do hemocomponente tem validade de 24 horas, e a modalidade da transfusão deve ser sinalizada de acordo com a clínica e a urgência do paciente.
- Realizar a identificação segura do paciente.
- Observar o paciente durante toda a transfusão, principalmente nos primeiros 10 minutos, e registrar qualquer sintoma ou sinal adverso. No caso de indício de reação transfusional, suspender a transfusão imediatamente, adotar as medidas terapêuticas imediatas e notificar a unidade transfusional responsável.
- Usar hemoderivados com fator faltante ou concentrados recombinantes, quando disponíveis, para as deficiências específicas de fatores de coagulação, como as hemofilias A e B.
- Saber que, na prática da medicina transfusional moderna, são essenciais o conhecimento dos riscos e a associação da clínica aos resultados de exames laboratoriais na indicação de hemocomponentes, assim como no acompanhamento de possíveis reações transfusionais, precoces ou tardias.

INTRODUÇÃO

O uso de hemocomponentes nos pacientes pediátricos tem sido cada vez mais frequente. A boa prática da medicina transfusional, considerando as evidências científicas disponíveis, é importante para uma atuação segura de acordo com a situação clínica do paciente. As peculiaridades das diferentes faixas etárias devem ser respeitadas, aliando critérios clínicos aos laboratoriais e individualizando a indicação transfusional (lembrando que a clínica é soberana). Esta deve levar em conta riscos, benefícios, eficácia e tratamentos alternativos disponíveis. Os responsáveis legais pela criança precisam ser esclarecidos sobre a necessidade de uso dos hemocomponentes, riscos, benefícios e assinar o termo de consentimento informado, conforme solicitado pela legislação vigente. O pediatra deve ter como princípio norteador o uso de todas as alternativas terapêuticas possíveis (medicamentos, medidas de controle de sangramento) antes de considerar a transfusão. O gerenciamento do uso de componentes sanguíneos (em inglês, *patient blood management* – PBM) é um movimento que vem crescendo nos últimos anos que tem por objetivo melhorar o desfecho clínico do paciente por meio da aplicação de conceitos baseados em evidências científicas de forma a manter a concentração de hemoglobina, otimizar a hemostasia e minimizar a perda sanguínea (minimizar a retirada de sangue para exames sempre que possível!) de forma a reduzir a necessidade transfusional.[1,2]

Os hemocomponentes são separados por meios físicos a partir da coleta de sangue de doadores voluntários. Os hemoderivados são compostos preparados de forma industrial a partir de *pool* de doadores e passam por processos de inativação viral, visando à redução do risco da transmissão de doenças.[1,2]

A TRANSFUSÃO DE HEMOCOMPONENTES EM PEDIATRIA DEVE SER REALIZADA DE FORMA INDIVIDUALIZADA!
Limiares restritivos são seguros em crianças.
Minimize perdas sanguíneas.
Aliar os critérios CLÍNICOS aos laboratoriais.

O processo de doação de sangue inicia com a entrevista de candidatos à doação, associada aos testes sorológicos obrigatórios, para o vírus da imunodeficiência humana adquirida (HIV), sífilis, hepatites B e C, vírus linfotrópico humano tipos I e II (HTLV I e HTLV II) e doença de Chagas, além da triagem de alterações de enzimas hepáticas e anemia.[1,3,4]

Apesar de todos os cuidados e controles no preparo de hemocomponentes e hemoderivados, sempre devem ser ponderados os riscos e os benefícios do procedimento. Um limiar restritivo para indicar transfusão deve ser sempre adotado.[1,3]

PRINCÍPIOS GERAIS[5-8]

1. A indicação de transfusão deve considerar parâmetros clínicos; evitar adotar limites exclusivamente laboratoriais.
2. Considerar sempre a possibilidade de utilizar terapia alternativa à transfusão.
3. A prescrição do hemocomponente tem validade de 24 horas, e a modalidade da transfusão deve ser sinalizada de acordo a clínica do paciente: I – programada para determinado dia e hora; II – de rotina (dentro das 24 horas); III – de urgência (dentro de 3 horas); IV – de emergência quando o retardo na transfusão acarretar risco para o paciente.
4. A identificação segura do paciente deve sempre ser realizada.
5. Conferir a identificação no rótulo do hemocomponente: nome do paciente, grupo sanguíneo ABO e Rh e realização dos testes de compatibilidade pré-transfusionais.
6. Não adicionar medicamentos a hemocomponentes durante a infusão.
7. Não realizar infusão do hemocomponente em paralelo na mesma linha venosa; o acesso venoso deve ser exclusivo. Exceção: solução de cloreto de sódio 0,9% em casos excepcionais.
8. Observar o paciente durante toda a transfusão, principalmente nos primeiros 10 minutos, e registrar qualquer sintoma ou sinal adverso. No caso de indício de reação transfusional, suspender a transfusão imediatamente, tomar as medidas terapêuticas imediatas e notificar unidade transfusional responsável.
9. Se houver indicação para aquecimento do hemocomponente antes da transfusão, utilizar aquecedores específicos dotados para esse fim.

INDICAÇÕES DE HEMOCOMPONENTES DIFERENCIADOS[1,3,4]

Irradiados

A irradiação de hemocomponentes tem por objetivo limitar a proliferação de linfócitos T e, em consequência, prevenir a doença do enxerto *versus* hospedeiro transfusional. Pode ser aplicada em concentrado de plaquetas e hemácias.

Indicações

Transfusão intrauterina e recém-nascidos (RN) que foram a ela submetidos; exsanguineotransfusão; prematuridade; RN com peso de nascimento inferior a 1.200 g; RN em uso de oxigenação por meio de membrana extracorpórea (ECMO); portadores de imunodeficiências congênitas ou erros inatos da imunidade; pacientes candidatos ou já submetidos a transplantes de órgãos sólidos ou de células-tronco hematopoéticas (TCTH); pacientes em quimioterapia ou tratamento imunossupressor e receptores de hemocomponentes obtidos a partir de doadores aparentados. Demais situações de uso de componentes irradiados podem ser indicadas pelo serviço de hemoterapia. Procurar orientação no caso de dúvida.

Hemácias lavadas

São utilizadas na prevenção de reações alérgicas graves, mediadas por proteínas circulantes e do complemento e quando da necessidade de retirar o excesso de citrato de potássio. Validade de 24 horas.

Indicações

Pacientes hipercalcêmicos, com baixa tolerância à sobrecarga de potássio; portadores de deficiência de IgA. Podem ser utilizadas em neonatos e em transfusões intrauterinas.

Leucorreduzidos (deleucotizados ou filtrados)

Têm por objetivo a remoção de leucócitos e, consequentemente, a diminuição do risco de sensibilizações pelo HLA. Podem ser aplicados a hemácias e plaquetas. Para serem considerados eficazes, devem reduzir a concentração de leucócitos em valores inferiores a 5×10^6.

Indicações

Prevenção de reações febris não hemolíticas em pacientes com indicações de transfusões múltiplas; candidatos a transplantes de órgãos sólidos e células-tronco hematopoéticas; pacientes com sorologia citomegalovírus (CMV) negativos ou desconhecidos; gestantes CMV negativos; imunossuprimidos e transfusões intrauterinas.

Hemácias fenotipadas

Indicadas em portadores de doenças com necessidade de transfusão regular, por toda a vida ou em longo prazo, como talassêmicos em hipertransfusão, portadores de doença falciforme e anemias por falência medular. A identificação de maior número de antígenos, além do sistema ABO e Rh, priorizando os mais imunogênicos, busca reduzir a chance de alossensibilização e reações transfusionais.[1,4,8,9]

INDICAÇÕES DE TRANSFUSÃO DE HEMOCOMPONENTES EM PEDIATRIA

Concentrado de hemácias

A transfusão de concentrado de hemácias (CH) visa à correção de hipóxia tecidual, causada por baixos níveis de he-

moglobina (Hb). As bolsas de CH apresentam hematócrito entre 65-75% e durabilidade entre 35-42 dias, de acordo com o tipo de anticoagulante utilizado. A dose recomendada em cada transfusão é de 10-15 mL/kg, máximo de 20 mL/kg (eleva 2-3 g/dL de Hb).

Mudanças fisiológicas acompanham a transição do prematuro, RN a termo (0-28 dias de vida), lactente jovem até 4 meses e após os 4 meses até a adolescência. Diferem quanto ao valor da Hb, volemia e resposta fisiológica à hipovolemia, hipóxia e maturidade do sistema imunológico. As variações ocorrem de forma mais sensível até os 4 meses de vida, o que justifica a divisão de indicações transfusionais em dois grandes períodos, antes e após os 4 meses de vida.

As crianças menores de 4 meses requerem tipagem ABO e Rh (com anti-D) apenas com tipagem de glóbulos vermelhos, pois os anticorpos plasmáticos ABO inicialmente presentes após o nascimento são de origem materna.[1,3]

Período neonatal e menores de 4 meses

Nessa faixa etária as variações fisiológicas são: menor volemia, anemia fisiológica da infância, diminuição da produção de eritropoetina endógena e baixa tolerância às mudanças fisiológicas relacionadas ao estresse.

As principais indicações de transfusão no período neonatal são: anemia por perda sanguínea aguda ou crônica (anemia fisiológica ou flebotomia).

Em caso de perda aguda de sangue deve ser realizada de imediato a resposição volêmica. A presença de acidose persistente, sangramento persistente (10-20% volemia) e perda estimada de sangue maior que 20% do volume sanguíneo indicam uso de CH. RN com perda crônica de sangue, estado clínico aliado ao valor da Hb, baseada na idade gestacional e suporte ventilatório requerido norteiam a transfusão. Estudos apontam que um padrão restritivo de indicação transfusional é benéfico. Indicamos que as unidades de cuidado neonatal elaborem protocolos baseados em evidências e perfil institucionais.

Indicações para RN a termo até 4 meses de vida

- Hb < 10 g/dL com necessidade moderada ou importante de ventilação mecânica (VM), $FiO_2 \geq 0,4$ e VM com pressão média de vias aéreas (PMVA) > 8 cmH_2O em ventilador convencional e/ou > 14 em ventilador de alta frequência, apneia, bradicardia, taquicardia, taquipneia.
- Hb ≤ 8 g/dL para pacientes em ventilação mecânica mínima ($FiO_2 < 0,4$) e PMVA ≤ 8 cmH_20 em ventilação convencional ou PMVA ≤ 14 em ventilação de alta frequência. RN com suplementação de oxigênio de baixo ou alto fluxo sem ventilação mecânica e um ou mais dos seguintes achados: taquicardia ou taquipneia em período igual ou superior a 24 horas, aumento da necessidade de aporte de oxigênio, acidose metabólica, baixo ganho ponderal (< 10 g/dia em 4 dias com suporte calórico adequado), necessidade de cirurgia de grande porte nas próximas 72 horas.
- Hb < 7 g/dL, reticulocitopenia, sintomas de anemia.
- Hb < 12 g/dL em crianças submetidas a oxigenação extracorpórea, com cardiopatia cianótica; oxigenoterapia com oxitenda ou capuz com oxigênio > 35%; ventilação mecânica sob pressão positiva acima de 6-8 cmH_2O.
- Hb < 15 g/dL, ECMO, cardiopatia congênita cianótica, RN de muito baixo peso (< 1.000 g) na primeira semana de vida.

Reconstituição de sangue total

A reconstituição de sangue total é obtida a partir da combinação entre concentrado de hemácias e plasma fresco congelado (PFC), preferencialmente do mesmo doador. É indicada em exsanguineotransfusão em RN com risco de *kernicterus* por hiperbilirrubinemia, após *bypass* cardiopulmonar, necessidade de oxigenação por meio de circulação extracorpórea, ECMO e transfusão maciça.[1,2,4]

Exsanguineotransfusão

A troca de duas volemias, equivalente a 80 mL/kg no RN a termo e 100 mL/kg em prematuros, é capaz de remover até 85% das hemácias e 25-45% da bilirrubina sérica. A reconstituição de sangue nesse caso deve idealmente ser do mesmo doador, com CH compatíveis com a mãe e PFC compatíveis com o RN.[1,3,5,10,11]

Transfusão intrauterina

Na transfusão intrauterina, devem ser utilizadas hemácias grupo O negativo, sem antígenos eritrocitários implicados, no máximo de 5 dias após a coleta, irradiados e filtrados. Indicamos consultar protocolo específico para tal procedimento junto ao serviço de neonatologia e hemoterapia.[2,4,11]

Lactentes maiores de 4 meses de idade e crianças

A partir dos 4 meses, os protocolos são comuns até o final da adolescência/idade adulta. Cabe lembrar que as indicações transfusionais devem valorizar as manifestações clínicas e o diagnóstico, e não somente valores de Hb e hematócrito. Frequências cardíaca e respiratória, perfusão periférica, consciência, alterações do sono, irritabilidade e fadiga devem ser consideradas e analisadas individualmente.[3,11]

Indicações

- Perda sanguínea aguda, geralmente associada a hipovolemia e manifestações clínicas, não responsiva a outras terapias.
- Perda de 15% da volemia em procedimento cirúrgico e repercussão clínica.
- Procedimentos cirúrgicos emergenciais com anemia importante e repercussão clínica.
- Cirurgias cujos valores pré-operatórios sejam de Hb ≤ 8 g/dL, a depender do porte do procedimento cirúrgico e medidas utilizadas no intraoperatório. Todas as medidas de controle da anemia no pré-operatório devem ser adotadas. Restringir ao máximo a transfusão, lembrando que crianças portadoras de cardiopatia congênita cianótica e

de doença falciforme têm um limiar mais elevado para realizar o procedimento.

- Pacientes críticos instáveis com comprometimento cardiopulmonar (choque, hipoxemia severa): os parâmetros para decidir a transfusão serão clínicos e não laboratoriais (raramente indicada se Hb ≥ 10 g/dL). Em crianças críticas estáveis (sem hipoxemia ou alteração hemodinâmica) a transfusão de CH não está indicada quando Hb ≥ 7 g/dL. Exceção: lesão cerebral aguda, doença falciforme, doenças oncológicas, transplante de medula óssea recente ou perda aguda de sangue.
- Disfunção respiratória ou insuficiência cardíaca: pacientes com doença pulmonar grave ou cardiopatias cianóticas com redução da saturação arterial de oxigênio devem ser transfundidos a fim de manter Hb de 12-13 g/dL.
- Anemia crônica: esses pacientes normalmente toleram valores entre 6-7 g/dL de Hb, pois mantêm o volume intravascular e a oxigenação tecidual adequados. A indicação transfusional é definida pelas manifestações clínicas, doença de base e comorbidades associadas. Pacientes com doença renal, seguir protocolos específicos.
- Pacientes oncológicos, quando em quimioterapia ou pós-TCTH, com Hb inferior a 7 g/dL (ou 6g/dL): importante avaliar a contagem de reticulócitos, a depender do quadro clínico.
- Pacientes portadores de talassemia maior ou intermediária em hipertransfusão devem manter Hb pré-transfusional entre 9-10,5 g/dL.
- Pacientes com doença falciforme com risco alto ou antecedente de acidente vascular cerebral, a fim de reduzir o percentual de HbS. Não ultrapassar Hb > 11 g/dL.
- Pacientes críticos: depende da clínica e do diagnóstico.[1,5,6]

Concentrado de plaquetas

Uma unidade de concentrados de plaquetas (CP) é obtida após a centrifugação do plasma rico em plaquetas obtida pela coleta de sangue total. O volume final corresponde a cerca de 50 mL de plasma com 0,55 a 0,8 × 10^{11} de plaquetas. Concentrações maiores podem ser obtidas pela técnica de plaquetaférese (obtida de um único doador), porém com custo mais alto. A transfusão deve ser realizada em 30 minutos. Procurar orientação quanto à forma correta de usar o concentrado de plaquetas. Não prescrever plaquetas de horário.

A transfusão de CP está indicada principalmente para as condições em que existe trombocitopenia por baixa produção de plaquetas, no aumento da destruição ou disfunção plaquetária associada. A presença de sangramento ativo é o principal parâmetro a indicar a transfusão. Na trombocitemia imune a transfusão é contraindicada, exceto em situações de sangramento significativo ou acometendo o sistema nervoso central.[12,13]

As recomendações seguem a mesma divisão de grupos dos demais hemocomponentes: específica para neonatos, entre 1-4 meses e após os 4 meses.

Indicações[1,3,12]

Neonatos (RN) e lactentes até 4 meses de vida

- RN < 72 horas com plaquetas inferiores a 100.000/mcL e hemorragias significativas. Exemplos: sistema nervoso central, pulmões, enterorragia, com necessidade de reposição volumétrica ou transfusão de hemácias.
- RN a termo e RN pré-termo (RNPT) acima de 1 kg, sem sangramentos ou complicações, com plaquetas inferiores a 20.000-25.000/mcL.
- Na presença de instabilidade hemodinâmica, infecções, apneias, comprometimento do estado geral: manter plaquetas acima de 50.000/mcL.
- RNPT extremos (< 1 kg ou idade gestacional inferior a 28 semanas sem evidências de sangramentos), é recomendado manter plaquetas acima de 50.000/mcL pelo menos nas primeiras 72-96 horas de vida.
- ECMO (oxigenação por membrana extracorpórea) e plaquetas abaixo de < 100.000/mcL.
- RN em uso de medicamentos que comprometam a função plaquetária (p. ex., indometacina) ou em anticoagulação e plaquetas abaixo de 50.000/mcL.

Lactentes acima de 4 meses até a adolescência[1,3,12]

- Profilaxia de sangramentos: plaquetas < 10.000/mcL, exceto em pacientes com diagnóstico de leucemia promielocítica, nos quais se recomenda manter plaquetas acima de 30.000/mcL, em virtude do alto risco hemorrágico da doença.
- Plaquetas < 20.000/mcL se sangramentos ou se paciente em programação de implantação de cateter central.
- Antes de procedimentos cirúrgicos, exceto neurológicas e oftálmicas < 50.000/mcL. Para cirurgias oftalmológicas e neurológicas, recomendam-se plaquetas acima de 100.000/mcL.
- Em preparo de coleta de liquor: < 20.000/mcL.
- Em pacientes portadores de disfunções plaquetárias, quando necessário (p. ex., trombastenia de Glazmann, Bernard-Soulier).[12,14]
- Coagulação intravascular disseminada na presença de sangramento ativo, em pós-operatório de cirurgia cardíaca na presença de plaquetopenia com sangramento, corrigidas situações de hipofibrinogenemia e de aumento do TP e ou TTPA.
- Pacientes com contagens plaquetárias normais com sangramento ativo associado a distúrbios qualitativos das plaquetas.
- Sangramento excessivo e inexplicável em paciente a ser submetido ao *bypass* cardiopulmonar, cirurgias grandes.
- Paciente em ECMO mantendo sangramento mesmo com contagem plaquetária superior a 100.000/mcL.

Dose: 1 unidade para cada 10 kg de peso, ou 5-10 mL/kg em neonatos. Pode ser irradiada e filtrada de acordo com indicações específicas.[12]

Contraindicações (exceto em presença de hemorragias com risco de morte)

- Púrpura trombocitopênica trombótica.
- Trombocitopenia induzida por heparina (HIT).
- Trombocitopenia imune: neste caso, transfusão associada a terapia imunossupressora. (ver Capítulo 8 – Trombocitopenia imune primária, desta seção).

Plasma fresco congelado

Preparado a partir de uma unidade de sangue total ou, menos frequentemente, por técnica de aférese e congelado dentro das primeiras 8 horas da coleta a uma temperatura de –18 a – 20 °C com volume aproximado > 180 mL. Contém todos os fatores de coagulação e outras proteínas presentes no plasma original, porém diluídas em função da quantidade da solução anticoagulante utilizada para a coleta. Deve ser utilizado para tratamento de distúrbios da coagulação, em que há deficiência de múltiplos fatores e na indisponibilidade de concentrados de coagulação, que têm menor risco de contaminação viral. Por não se tratar de um concentrado de uma proteína ou fator específico, não deve ser usado para correção de uma deficiência isolada. Também não deve ser usado como fonte de albumina, outros nutrientes ou expansor de volume.[7,8] Possui os mesmos riscos de transmissão de infecções do CH.

Indicações

1. CIVD: nesse distúrbio da hemostasia, há redução dos fatores de coagulação, notadamente de fibrinogênio, fator VIII e fator XIII.[2] Clinicamente, o paciente pode apresentar desde sangramento microvascular importante a alterações laboratoriais isoladas. O uso de PFC, que pode estar associado ao uso de CP e crioprecipitado, está indicado quando há sangramento. Não usar no paciente sem hemorragia.[1,4,5]
2. Hepatopatias: a redução dos fatores da coagulação (I, II, VII, IX, X) está relacionada ao grau de lesão hepática, cuja evidência laboratorial é o alargamento do tempo de protrombina. A coagulopatia do hepatopata é complexa, com anormalidades associadas a plaquetas, fibrinólise, inibidores da coagulação e disfibrinogenemia. Habitualmente, os pacientes não cursam com sangramento, salvo na presença de fatores predisponentes.[2,4] O PFC está indicado em pacientes hepatopatas na presença de sangramentos. A utilização profilática desse componente sanguíneo em situações como cirurgias e biópsias pode ser realizada, porém corrige de forma incompleta o distúrbio hemostático, sendo vista com reserva. Alterações plaquetárias e vasculares parecem ser mais importantes nessas situações. A resposta ao uso de PFC em hepatopatas é imprevisível e não há correlação entre tempo de protrombina (TP) e risco de sangramento. Questiona-se o benefício da reposição diante de um TP alargado sem sangramento, e habitualmente não deve ser realizada.
3. Sangramento grave secundário ao uso de anticoagulantes orais antagonistas da vitamina K ou reversão urgente da anticoagulação: recomenda-se utilizar vitamina K associada ou, quando disponível, prefere-se o complexo protrombínico. Consultar protocolos específicos baseados no valor do INR.
4. Correção do TP e/ou do tempo de tromboplastina parcial ativada (TTPA): = 1,5 do controle para a idade em pacientes com sangramento ou que serão submetidos a procedimento invasivo.
5. Uso em plasmaférese terapêutica: púrpura trombocitopênica trombótica.
6. Transfusão maciça com sangramento por coagulopatia: a coagulopatia no trauma é complexa, tem como fatores envolvidos perda sanguínea, acidose, hipotermia, consumo, fibrinólise e hemodiluição, associados a lesão endotelial. Ocorre principalmente associada ao trauma grave com perda de cerca de 40% da volemia. A diluição dos fatores essenciais para manter a coagulação adequada ocorre após perda de 1,2 vez da volemia para fatores da coagulação e 2 volemias para plaquetas. O uso de medidas de ressuscitação eficazes é essencial pode minimizar a ocorrência desse distúrbio. A avaliação clínica do paciente é essencial para seu adequado manejo.[5]
7. Correção ou profilaxia de sangramento na indisponibilidade de concentrados de fatores específicos da coagulação (antitrombina, proteína C, proteína S, fatores II, V, X e XI): no Brasil, aplica-se principalmente à deficiência dos fatores V e XI.

Contraindicações

- Expansor volêmico.
- Sangramento sem coagulopatia.
- Correção de testes anormais da coagulação sem sangramento.
- Reposição proteica.
- Prevenção de hemorragia intraventricular no RN.

A dose indicada é de 10-15 mL/kg para uma correção de 25-30% da atividade normal dos fatores da coagulação. Essa dose é suficiente para atingir a hemostasia na maioria dos casos.

Crioprecipitado (crio)

Obtido a partir da centrifugação do precipitado que aparece quando o PFC é descongelado a 4 °C. Rico em fator VIII, fibrinogênio, fibronectina, fator XIII e fator de Von Willebrand, apresenta volume final de 10-15 mL. Apresenta os mesmos riscos de transmissão de infecções dos hemocomponentes.

Indicações

Correção de sangramentos nas deficiências congênitas ou adquiridas de fibrinogênio (como na CIVD) e fator XIII. Não deve ser usado para correção de fator VIII ou de fator de von Willebrand nos pacientes portadores de hemofilia A ou de doença de von Willebrand, porque já é disponível no mercado concentrado desses fatores pasteurizados e mais seguros para o tratamento dessas doenças.[9]

Hipofibrinogenemia associada a trauma, situações de transfusão maciça, sangramentos importantes (p. ex., pós-operatório de cirurgia cardíaca). Lembrar de que a adequada reposição de fibrinogênio é essencial para a boa recuperação hemostática, inclusive nos casos em que há plaquetopenia associada.

A dose indicada é de 1-2 unidades para cada 10 kg de peso corpóreo, aumentando o nível do fibrinogênio em 60-100 mg/dL. Uso em até 4 horas. Em pacientes menores de 2 anos de idade, uma unidade é suficiente para obtenção do efeito hemostático.

INDICAÇÕES DE TRANSFUSÃO DE HEMODERIVADOS EM PEDIATRIA

Concentrado de fatores de coagulação

A medicina transfusional moderna favorece o uso de derivados específicos do sangue, como os concentrados de fatores, em relação ao uso de sangue não fracionado, pois esses produtos fornecem altas concentrações, ausência de impurezas e menores riscos transfusionais, já que são submetidos a inativação viral. Nos casos específicos para as hemofilias A e B, concentrados recombinantes, não derivados do plasma humano, já estão disponíveis.[6,8] São eles:

- Concentrado de fator VIII e IX (ver capítulo 7 – Distúrbios hemorrágicos e trombóticos em pediatria, desta seção).
- Complexo protrombínico.
- Concentrado de FVIIa.
- Concentrados de antitrombina III, proteína S e proteína C.

Albumina

Proteína plasmática natural obtida do plasma de doadores (96% de albumina e 4% de globulinas e outras proteínas). Tem meia-vida de 15-20 horas, sendo que somente 10% da albumina permanece na circulação após 2 horas. A reposição de albumina está indicada quando há necessidade de expansão de volume associada a hipovolemia e hipoproteinemia. Não existe evidência de que a albumina tenha algum papel na suplementação nutricional, na correção da ascite ou do edema periférico secundário à hipertensão portal.

Indicações

Insuficiência hepática aguda ou crônica; após paracentese por ascite; RN com sepse ou doença da membrana hialina; procedimentos de plasmaférese; indução de diurese em combinação com diurético em pacientes com sobrecarga volumétrica; enteropatias ou nefropatias com perda proteica; hipoalbuminemia (< 1,8 g/dL); choque não hemorrágico; alterações cardiovasculares decorrentes de hipovolemia associadas a cirurgias com circulação extracorpórea; choque; taquicardia significativa; queimaduras extensas; grandes perdas líquidas para o terceiro espaço; transplante hepático; e ressecção hepática superior a 40%.[6,8]

Imunoglobulina endovenosa (IG EV)

A imunoglobulina é preparada a partir do *pool* de plasma de doadores humanos e liofilizada.

Indicações

Imunodeficiência humoral primária, excluindo-se os pacientes com deficiência específica de IgA e secundária; trombocitopenia imune primária (PTI), anemia hemolítica autoimune (AHAI); síndrome de Kawasaki; síndrome de Guillain-Barré; trombocitopenia aloimune neonatal; trombocitopenia secundária a doença autoimune materna (PTI, AHAI); e sepse no RN. A utilização de Ig endovenosa nos casos de sepse nos RN mostra resultados conflitantes na literatura médica, e, até que novos dados estejam disponíveis, uma indicação criteriosa deve ser observada.[7,8]

COMPLICAÇÕES DA TRANSFUSÃO DE HEMOCOMPONENTES

Complicações agudas

São consideradas agudas as reações que ocorrem durante a transfusão ou até 24 horas após seu início.

1. Reação hemolítica: geralmente resulta da incompatibilidade ABO, mas pode decorrer de qualquer aloanticorpo produzido pelo receptor. Apesar de rara (1:30.000), tem alta mortalidade.[5,15] Podem ocorrer náuseas, sibilos, dores lombares e torácica, hipotensão, CIVD e insuficiência renal aguda secundária à hemoglobinúria. A maioria dos casos se deve a erros na tipagem do paciente ou hemoderivados, ou impressão errônea do rótulo. O tratamento é de suporte. Em caso de suspeita, a transfusão deve ser suspensa imediatamente e iniciada hidratação rigorosa para manter boa diurese. Podem ser prescritos diuréticos, como furosemida e manitol, além de suporte respiratório, se necessário. O melhor tratamento é a prevenção, fazendo tipagem confirmatória ABO sempre antes das transfusões.[12]
2. Reações febris não hemolíticas: são comuns (1:200) e relacionadas à presença de citocinas produzidas pelos leucócitos remanescentes na bolsa. O tratamento inclui a suspensão da transfusão para afastar reação hemolítica e sepse. O alívio sintomático é obtido com o uso de antitérmicos. A leucorredução pré-estocagem do composto previne essa reação.[12]
3. Reações alérgicas e anafiláticas: cursam com sintomas desde reações alérgicas leves, como espirros ou lesões urticariformes até anafilaxia. Apesar de mais frequentes após a transfusão de plasma ou plaquetas, também podem ocorrer após a transfusão de CH. Estima-se uma frequência de 1:1.000 de reações leves a moderadas e de 1:150.000 de reações graves.[5,15] Em indivíduos deficientes de IgA, o risco é maior pela presença de anticorpos anti-IgA. O tratamento é de suporte. As reações leves e moderadas respondem ao uso de anti-histamínicos, enquanto

a anafilaxia deve ser tratada com adrenalina e corticosteroide endovenoso. A leucorredução não previne. Hemocomponentes lavados diminuem reações desse tipo.[2,6,12]

4. Sobrecarga circulatória: causa importante de óbito relacionado à transfusão, merece ser reconhecida de forma adequada. A hipervolemia aguda decorre da infusão de grandes volumes que superam a capacidade de compensação fisiológica. Sinais e sintomas associados incluem cefaleia, dispneia, edema pulmonar, hipertensão sistólica e insuficiência cardíaca congestiva. Os pacientes com insuficiência cardíaca ou renal apresentam maior risco, devendo ser monitorados adequadamente e receber a transfusão mais lentamente, cerca de 1 mL/kg/h (normal 2,5 mL/kg/h). O tratamento consiste na redução hídrica e de diuréticos.[1,10,11] Em pacientes com anemia crônica, que apresentam maior volume plasmático, recomendam-se infusão lenta e uso associado de diuréticos.
5. Injúria pulmonar aguda relacionada à transfusão (TRALI): definida como síndrome caracterizada por desconforto respiratório agudo durante a transfusão, ou em até 6 horas após, sem evidência de lesão pulmonar prévia. Manifesta-se com dispneia, hipoxemia, edema pulmonar bilateral não cardiogênico, hipotensão, febre e radiografia de tórax, apresentando infiltrado pulmonar bilateral sem evidência de sobrecarga circulatória.[1,4] Pode ter início após a transfusão de qualquer hemoderivado contendo plasma e cursa com melhora em 2-3 dias após seu início. É a principal causa de mortalidade relacionada à transfusão nos EUA.[15] O tratamento é de suporte e não há maneiras práticas de prevenção. É obrigatória a notificação ao banco de sangue.[1,10,11]
6. Contaminação bacteriana: deve ser suspeitada na presença de febre (> 38 °C) com aumento de pelo menos 2 °C na temperatura corpórea em relação ao valor pré-transfusional, durante a transfusão ou em até 24 horas após, sem evidência de infecção prévia.[4] Pode ocorrer no momento da coleta por má assepsia, se o doador apresentar bacteriemia ou durante a estocagem por manipulação inadequada. As manifestações clínicas estão associadas ao crescimento bacteriano durante a estocagem e a presença de endotoxinas. O paciente apresenta febre e calafrios, podendo evoluir para choque séptico. Deve-se suspeitar quando ocorre a presença de qualquer comemorativo de sepse, que não seja apenas a febre durante a transfusão. O manejo inclui suspensão imediata da transfusão, coleta de culturas da bolsa e do paciente, início de antibióticos de amplo espectro e medidas de suporte hemodinâmico.[1,6]

Complicações metabólicas

São mais frequentes em neonatos e pacientes maciçamente transfundidos:[10]

1. Hipocalcemia e hipoglicemia: associada à presença de citrato na solução conservante.
2. Hiperpotassemia associada à transfusão de grandes volumes, exsanguineotransfusão ou utilização de produtos irradiados (aumento da lise celular pela irradiação).
3. Acúmulo de manitol: quando presente na solução conservante, provoca diurese osmótica.
4. Acúmulo de adenina, principalmente em neonatos que recebem grandes volumes de CH, associada à nefrotoxicidade.

Complicações tardias

Podem ser imunológicas e não imunológicas. Ocorrem após as primeiras 24 horas da transfusão.

Imunológicas

1. Reação hemolítica tardia: pode ocorrer em 0,05-0,07% dos pacientes transfundidos, e suas manifestações clínicas são discretas, admitindo-se que sejam subdiagnosticadas. São causadas pela presença de anticorpos antieritrocitários tardios, sendo os do sistema Rh e Kell os mais frequentes. Raramente necessita de tratamento específico, porém a diurese, a função renal e a coagulação devem ser observadas. A prevenção é feita pelo uso de hemácias fenotipadas em pacientes com chances de politransfusão.[1,10]
2. Doença do enxerto *versus* hospedeiro pós-transfusional: rara e grave, muitas vezes fatal. Ocorre pela fixação e proliferação de linfócitos do doador imunocompetente em um receptor imunocomprometido ou não, porém incapaz de os eliminar. Pode ocorrer em pacientes imunocompetentes com HLA similares aos do doador. As manifestações clínicas são febre, enterocolite com diarreia, náuseas, vômitos, anorexia, exantema maculopapular de distribuição centrífuga, atingindo palmas das mãos e planta dos pés com evolução para lesões vesicobolhosas, comprometimento hepático e pancitopenia. Essa complicação ocorre entre 8-30 dias após a transfusão. A letalidade é alta e a prevenção é realizada pelo uso de hemocomponentes irradiados em pacientes de risco.[1,11,12]
3. Refratariedade à transfusão de plaquetas: frequentemente relacionada à alossensibilização contra Ag HLA em pacientes politransfundidos, febre, esplenomegalia, ação de drogas (antibióticos e antifúngicos), sepse, CIVD. O diagnóstico é baseado na resposta ruim após a transfusão de CP. O tratamento consiste no controle das causas não imunológicas, quando presentes. Devem ser priorizadas plaquetas por aférese ABO-compatíveis. A profilaxia é feita pelo uso de CP leucorreduzidas (filtradas).[1,6,10]
4. Imunomodulação: necessita de maiores estudos e está baseada na identificação de melhor sobrevida pós-transplante renal, na evolução da doença de Crohn, na redução de abortos espontâneos e no aumento de infecções em pós-operatórios em pacientes politransfundidos.[1,8,13]

Não imunológicas

1. Sobrecarga de ferro: somente uma pequena fração de ferro é excretada em condições normais do organismo. Considerando que cada unidade de CH possui 200-250 mg de ferro e a taxa fisiológica de excreção diária é em torno de 1-2 mg/dia, é esperado que pacientes submetidos a transfusões múltiplas apresentem sobrecarga de

ferro. É mais frequente em portadores de hemoglobinopatias e doenças relacionadas à falência medular. Deve ser tratada por meio de protocolos específicos, com quelantes de ferro.[1,9,12]

2. Doenças infecciosas: as infecções virais e bacterianas são bastante raras atualmente, em consequência do desenvolvimento de técnicas de maior sensibilidade e especificidade; no entanto, a identificação de novos agentes infecciosos com possibilidades de transmissão por hemocomponentes ainda é um fator de risco. Podem ser transmitidas por transfusões de hemocomponentes as seguintes doenças: HIV1 e HIV2, hepatites B e C, HTLV I e HTLV II, CMV, parvovírus B19, doença de Chagas, malária, babésia, sífilis, doença de Creutzfeldt-Jakob (encefalopatia degenerativa) e febre do Oeste do Nilo.[1,8]

Na prática da medicina transfusional moderna, são essenciais o conhecimento de riscos e a associação da clínica aos resultados de exames laboratoriais na indicação de hemocomponentes, assim como no acompanhamento de possíveis reações transfusionais, precoces ou tardias.[12,14]

REFERÊNCIAS BIBLIOGRÁFICAS

1. Patient blood management guidelines. Pediatric and neonatology. National Blood Authority. Australia, 2016. Disponível em: https://www.blood.gov.au/system/files/14523_NBA-Module-6-Neonat_Paediatrics_internals_5_updated_14_May_2020.pdf
2. Prata KL Santis GC, Covas DT. Transfusão de hemocomponentes em pediatria. In: Braga JAP, Tone LG, Loggetto SR (eds.). Hematologia e hemoterapia pediátrica. São Paulo: Atheneu; 2014. p.487-502.
3. Kaufman RM, Djulbegovic B, Gernsheimer T, Kleinman S, Tinmouth AT, Capocelli KE, et al. Platelet transfusion: a clinical practice guideline from the AABB clinical guideline. Ann Intern Med. 2015;162:205-13.
4. Achkar R, Arap SS, Arrais C, Biagini S, Callas SH, Cardoso LF, et al. Guia de condutas hemoterápicas. 2ª ed. São Paulo: Hospital Sírio-Libanês; 2010.
5. Whyte RK, Jefferies AL; Canadian Paediatric Society Fetus and Newborn Committee. Red blood cell transfusion in newborn infants. Paediatr Child Health. 2014;19(4):213-7.
6. Brasil. Ministério da Saúde. Guia para uso de hemocomponentes. 2ª ed. Brasília: Ministério da Saúde; 2014.
7. Hemlata VA. Blood component therapy. Indian J Pediatr. 2008;75(7):717-22.
8. Agência Nacional de Vigilância Sanitária (Anvisa). Marco conceitual e operacional de hemovigilância. Brasília: Anvisa; 2015.
9. KE, Hume HA. Revisions by Wendy Lau 2014. Clinical guide to transfusion medicine. Canadian Blood Services, 2013.
10. American Association of Blood Banks. Blood transfusion therapy: a physician handbook. 10th ed. Bethesda: AABB; 2011.
11. American Association of Blood Banks. Technical manual. 15th ed. Bethesda: AABB; 2005.
12. American Association of Blood Banks (AABB). Transfusão pediátrica: manual para médicos. AABB, 2006.
13. Brasil. Ministério da Saúde. Agência Nacional de Vigilância Sanitária (Anvisa). Portaria n. 2.712, de 12 de novembro de 2013. Brasília: Anvisa; 2013.
14. Bordin JO, Junior DMA, Covas DT. Hemoterapia: fundamentos e prática. Rio de Janeiro: Atheneu; 2007.
15. Brasil. Ministério da Saúde. Agência Nacional de Vigilância Sanitária (Anvisa). RDC n. 153, de 14 de junho de 2004. Brasília: Anvisa; 2004.
16. Achkar R, Arap SS, Arrais C, Biagini S, Callas SH, Cardoso LF, et al. Guia de condutas hemoterápicas. São Paulo: Hospital Sírio-Libanês; 2007.

CAPÍTULO 7

DISTÚRBIOS HEMORRÁGICOS E TROMBÓTICOS EM PEDIATRIA

Cecília Fernandes Lorea
Clarissa Barros Ferreira

AO FINAL DA LEITURA DESTE CAPÍTULO, O PEDIATRA DEVE ESTAR APTO A:

- Dividir os distúrbios da hemostasia em primários e secundários. A hemostasia primária está representada pelos vasos e plaquetas, e a secundária, pelos fatores da coagulação e formação da fibrina.
- Identificar precocemente as crianças com deficiência de fatores de coagulação, principalmente as hemofilias, pois apresentam sangramentos graves com risco de vida, e devem ser encaminhadas para tratamento precoce.
- Afastar, nas plaquetopenias identificadas no período neonatal, a suspeita de infecções perinatais, a toxicidade por drogas, aplasias megacariocíticas e problemas primários de medula óssea.
- Saber que o tromboembolismo geralmente tem etiologia multifatorial, com associação entre predisposição genética e fatores adquiridos.

INTRODUÇÃO

As doenças hemorrágicas e trombóticas podem ser tanto adquiridas como congênitas.

Os distúrbios hemorrágicos são mais frequentes, sendo a incidência de doença hemorrágica do recém-nascido 35 (10,5 a 80) por 100.000 nascidos vivos que não receberam vitamina K profilática[1] e de trombocitopenia imune primária de 1,1-5,8 casos por 100 mil crianças[2], enquanto para tromboembolismo venoso em crianças, esta é descrita como 0,07-0,14 por 10 mil crianças. E essa incidência aumenta 100-1.000 vezes quando se consideram apenas crianças hospitalizadas (≥ 58 por 10 mil admissões). O grupo etário mais comum é o dos neonatos e adolescentes.[3]

INVESTIGAÇÃO: ANAMNESE E EXAME FÍSICO

1. Distúrbios hemorrágicos: avaliar início dos sintomas, se congênito ou adquirido, frequência, intensidade, local, tipo de manifestação, se sangramento mucocutâneo, subcutâneo ou profundo (hematomas musculares e hemartroses), se espontâneo ou relacionado com trauma, fatores mecânicos precipitantes, exposição a drogas, avaliar antecedentes cirúrgicos e outras patologias associadas a risco hemorrágico. Quanto aos antecedentes familiares: avaliar etnia, consanguinidade, história hemorrágica, nas mulheres avaliar história menstrual com quantificação do sangramento em volume e tempo, história gestacional e hemorragia pós-parto.

Ao exame físico, devem ser observados: sangramentos cutâneos, mucosos e sinoviais, homogeneidade ou não das lesões, locais acometidos e sinais de outras doenças crônicas ou agudas. São valorizadas as hemorragias em locais não expostos a traumas, como face interna de membros, dorso e tórax; sangramentos prolongados após venopunção ou ferimentos cortantes e articulações com aumento de volume, dor e calor, compatíveis com hemartroses.

2. Distúrbios trombóticos: dor, edema, circulação colateral e manifestações neurológicas decorrentes da obstrução do fluxo venoso ou arterial, prestando atenção aos locais de inserção de cateteres, doenças inflamatórias.

DOENÇAS HEMORRÁGICAS

Os distúrbios da hemostasia podem ser divididos em primários e secundários. A hemostasia primária está representada pelos vasos e plaquetas, e a secundária, pelos fatores da coagulação e da formação da fibrina. Os tipos de lesões hemorrágicas sugerem a fase de coagulação sanguínea envolvida.

Tipos de lesões hemorrágicas:

- Petéquias: lesões planas, menores de 2 mm, sem desaparecimento à digitopressão – comprometimento da hemostasia primária da coagulação, com problemas na quantidade e/ou na qualidade das plaquetas.
- Equimoses: sangramentos cutâneos planos, maiores de 2 mm, isolados – indicam comprometimento das hemostasias primária e secundária.
- Hematomas: lesões elevadas, constituídos por hemorragias mais profundas, têm maior duração (7-14 dias); relacionados a hemostasia secundária.
- Púrpuras são lesões hemorrágicas cutâneas contíguas e superficiais.

Distúrbios da hemostasia primária

Doenças relacionadas às alterações plaquetárias, que podem ser congênitas (Quadro 1) ou adquiridas (Quadro 2). A trombocitopenia imune primária (PTI) é a causa mais frequente de plaquetopenia na infância e será abordada em capítulo específico.[2]

Na suspeita de plaquetopenias familiares, a investigação da contagem de plaquetas dos familiares próximos é essencial, bem como a pesquisa de consanguinidade.

Nas plaquetopenias identificadas no período neonatal, deve-se afastar a suspeita de infecções perinatais, toxicidade por drogas, aplasias megacariocíticas e problemas primários de medula óssea.

Quadro 1 Plaquetopenias congênitas

• Anemia de Fanconi
• Síndrome de Wiskott-Aldrich: herança autossômica recessiva ligada ao X, plaquetopenia, microplaquetas, eczemas e imunodeficiência
• Hipoplasia e aplasia megacariocítica
• Síndrome de Bernard-Soulier: plaquetas gigantes, caráter autossômico recessivo, redução na adesividade plaquetária por alteração na GP Ib-IX-V, identificada pela redução da agregação induzida pela ristocetina[4]
• Síndrome de TAR: agenesia do rádio e plaquetopenia
• Trombastenia de Glanzmann: defeito na GP IIb-IIIa, receptor do fibrinogênio, identificada na agregação plaquetária por ausência de agregação com todos os agregantes exceto ristocetina, herança autossômica recessiva, com quadro clínico variável[4]
• Doença de von Willebrand (DvW) tipo IIB: aumento da afinidade do FvW pela GP Ib, levando a um consumo e consequente plaquetopenia
• Anomalia de May-Heglin: herança autossômica dominante, plaquetopenia, plaquetas gigantes, inclusões citoplasmáticas em granulócitos
• Síndrome da plaqueta cinza: alteração nos grânulos alfa
• Doenças do *pool* plaquetário: alterações nos grânulos densos, que podem estar associados a outras síndromes raras, como Chédiak-Higashi, Wiskott-Aldrich e Hermansky-Pudlak

Pseudoplaquetopenias podem ocorrer em presença de microcoágulos na amostra, de macroplaquetas que não são contadas pelos aparelhos (p. ex., situações de satelismo plaquetário e uso de heparina).

Quadro 2 Plaquetopenias adquiridas

Secundárias ao aumento da destruição:
Imunológicas:
• PTI
• Induzida por drogas: paracetamol, ácido acetilsalicílico, ácido valproico, barbitúricos, benzodiazepínicos, carbamazepina, cefalotina, cimetidina, clotrimazol, hidantoína, digoxina, diuréticos, fenilbutasona, heparina, iodeto de potássio, isoniazida, levamisol, penicilinas, quinidinas, rifampicina, sulfas, vancomicina, xilocaína, betalactâmicos, indometacina, interferons, ranitidina
• Síndrome de Evans
• Trombocitopenia aloimune (recém-nascido): sensibilização prévia materna com anticorpo antiplaqueta e passagem pela membrana transplacentária em mecanismo similar, agressão às plaquetas do feto
• Anafilaxia
• Após transplante
Não imunológicas:
• Anemia hemolítica microangiopática
• Síndrome hemolítico-urêmica: plaquetopenia, anemia microangiopática, comprometimento renal
• Púrpura trombocitopênica trombótica: rara em pediatria
• Cardiopatias congênitas cianóticas
• Síndrome de Kasabath-Merritt
• Insuficiência renal crônica
• Hiperesplenismo (aumento do *pool* esplênico)
No período neonatal:
• Fototerapia
• Aloimunização Rhesus
• Exsanguineotransfusão
• Policitemia
• Infecção
Secundárias à redução da produção:
• Anemia aplástica, síndromes mielodisplásicas
• Infiltração de medula óssea por neoplasias, infecções
• Secundárias à radioterapia
• Secundárias a deficiências nutricionais: vitamina B12, ácido fólico, ferro
• Drogas: quimioterápicos, álcool, anticonvulsivantes, benzeno e derivados, cloranfenicol

Distúrbios da hemostasia secundária (formação da fibrina)

A doença de von Willebrand (DvW) e hemofilias correspondem a 95% dos casos. A deficiência de outros fatores de coagulação é evento raro e está citada aqui em ordem de frequência fator VII (FVII), fator V (FV), fibrinogênio, fator X (FX), fator XIII (FXIII), FV/FVIII combinado e fator II (FII).[5]

O tratamento e o acompanhamento dos pacientes são realizados em centros tratadores de coagulopatias congênitas distribuídos pelo país com cadastro nacional *on-line* dos pacientes afetados, que são tratados por equipes multiprofissionais e podem receber medicação fornecida pelo SUS.

Doença de von Willebrand (DvW)

Admite-se que a DvW seja o distúrbio hemorrágico hereditário mais comum, atingindo cerca de 1% da população[5]. Possui herança autossômica dominante ou autossômica recessiva. O diagnóstico ainda se mostra insuficiente em decorrência das dificuldades laboratoriais e da heterogeneidade da doença.[6]

Manifestações clínicas: sangramento cutaneomucoso como hipermenorreia, epistaxe, hematomas, sangramento prolongado em pequenos ferimentos e cavidade oral, sangramento gastrointestinal, sangramentos após tratamento dentário, parto, cirurgia.[6,7]

É classificada em 3 subtipos: os tipos 1 e 3 são caracterizados por deficiências quantitativas, sendo o tipo 3 mais grave, com ausência virtual de fator de von Willebrand (FvW) associado de níveis de fator VIII (FVIII) muito baixos. O tipo 2 é uma deficiência qualitativa, e pode ser dividida em tipo 2A, 2B, 2M e 2N.[5-7]

O diagnóstico é baseado na história clínica/familiar e em exame físico; provas laboratoriais podem apresentar tempo de tromboplastina parcial ativada (TTPA) prolongado ou normal e tempo de protrombina (TP) dentro dos limites normais.[7] A confirmação é realizada por meio da dosagem do FVIII, fator de von Willebrand antígeno (FvWAg) e atividade do fator (FvWAtiv) ou cofator ristocetina. Para definir os subtipos do tipo 2, ainda pode ser necessário a realização de exames mais específicos, como a pesquisa dos multímeros do FvW, o ensaio de ligação ao colágeno, ensaio de ligação ao FVIII e a agregação com baixa concentração de ristocetina.[7] Os testes de resposta à desmopressina (DDVAP), além de auxiliarem no diagnóstico, determinam a linha terapêutica a ser seguida.[6]

O tratamento é realizado com DDAVP nos pacientes responsivos em casos de leve e médio risco; nos demais pacientes e nos casos mais graves é utilizado o fator de von Willebrand em infusões endovenosas conforme protocolo estabelecido pelo centro tratador. Em hemorragias da mucosa oral, do trato gastrointestinal e de menorragia, podem ser utilizados antifibrinolíticos, como ácido aminocaproico ou ácido tranexâmico.[7] É importante evitar o uso de anti-inflamatórios não hormonais (AINH) nessas pessoas pela antiagregação plaquetária causada por eles.

Hemofilias

As hemofilias são um grupo de distúrbios hemorrágicos, de herança autossômica recessiva ligada ao cromossomo X, caracterizada pela deficiência de fator VIII (FVIII), chamado de hemofilia A, ou deficiência de fator IX (FIX), chamado de hemofilia B. Além da herança ligada ao X, aproximadamente 30% dos casos correspondem a mutações *de novo*, sem história familiar.[8] As mulheres são consideradas portadoras de hemofilia, pois apresentam um X afetado, no entanto, o nível de atividade do FVIII pode variar nestas portadoras, sendo em muitos casos sintomáticas, podendo ser classificadas em leve, moderada e grave, e necessitando de reposição.[9]

Estima-se que, na população mundial, 1.125.000 de homens são hemofílicos, sendo que 418 mil são hemofílicos graves.[10] A hemofilia A atinge 80-85% de todos os casos de hemofilia.

Os fatores VIII e IX são essenciais na geração normal da trombina, sendo a deficiência associada a distúrbio hemorrágico cuja gravidade é relacionada ao nível de fator deficiente.

As hemofilias são classificadas em:

- Grave, quando o fator VIII ou IX é inferior a 1 UI/dL ou < 1%.
- Moderada, quando o fator VIII ou IX está entre 1-5 UI/dL ou 1-5%.
- Leve, quando o fator VIII ou IX está entre 5-40 UI/dL ou 5-40%.

As manifestações clínicas são precoces desde o nascimento nos casos graves, intensificando-se com o crescimento da criança, quando as oportunidades de traumas aumentam. As formas leves e moderadas podem apresentar-se tardiamente.

As hemorragias mais frequentes são as articulares, hemartroses (70-80%) e os sangramentos musculares (10-20%) relacionados ou não a traumas. Sangramentos de sistema nervoso central acontecem em frequência bem mais baixa (5%). Nos pacientes graves as hemorragias espontâneas são comuns e as hemartroses acometem principalmente tornozelos, joelhos e cotovelos.[8] São descritas, inicialmente, a partir da percepção de calor e formigamento local, seguidos de limitação de movimentos e dor. Sangramentos repetidos na mesma articulação levam a sinovite crônica, perda da cartilagem e redução do espaço articular (artropatia hemofílica), com consequentes processos degenerativos locais, limitação prolongada de movimentos, atrofia muscular e perda funcional da articulação.[8]

O diagnóstico da hemofilia é baseado em história clínica e familiar, exame físico e provas de coagulação, encontrando-se TTPA prolongado e corrigido após mistura com 50% de plasma normal (TTPA da mistura). Os demais testes encontram-se normais. A identificação e a classificação das hemofilias são feitas pela quantificação dos fatores de coagulação específicos VIII e IX.[8,11]

O tratamento consiste na reposição do fator deficiente. A dose depende da gravidade do sangramento. Devem ser utilizados concentrados de fator industrializados específicos (hemoderivados). A fórmula prática para cálculo de dose de fator a ser administrada difere para a reposição de fator VIII e IX, de acordo com a meia-vida do fator. O Ministério da Saúde disponibiliza em seu *site* o Manual de Tratamento das Coagulopatias Hereditárias para consulta com protocolos de tratamento e profilaxia em diversas situações.[11]

Hemorragias de maior gravidade como as do sistema nervoso central, do iliopsoas, hematomas cervicais e retrofaríngeos, devem ser prontamente tratados, mesmo antes da confirmação diagnóstica com exame de imagem.[8,11]

Como na DvW, o DDAVP pode ser usado em sangramentos de pouca gravidade de pacientes hemofílicos leves; antifibrinolíticos também podem ser efetivos nos sangramentos mucosos, principalmente gengival e epistaxe.[11]

O atendimento ao paciente hemofílico deve ser realizado por equipe multidisciplinar e multiprofissional em serviços de referência, com participação da família e de cuidadores; com avaliação global do paciente, treinamento para autocuidados, tratamento domiciliar e reavaliação dos exames.[8] Como medidas gerais, deve-se evitar o uso de AINH e de medicações intramusculares. Está indicada a utilização de fatores de reposição antes de procedimentos de risco hemorrágico, além da prevenção de acidentes.[11]

Pacientes hemofílicos podem desenvolver anticorpos antifator de coagulação conhecidos como inibidores. Estes acometem 25% dos pacientes com hemofilia A e 3-5% dos portadores de hemofilia B. Clinicamente, caracteriza-se por resposta diminuída ao concentrado de fator aplicado. Na presença de inibidores o risco de sangramento é maior e de maior risco. Nesses casos o tratamento é feito dobrando a dose do fator de coagulação específico em casos mais leves ou usando um fator de *bypass* como fator VII ativado ou complexo protrombínico parcialmente ativado.[8,11]

Coagulopatias raras

As coagulopatias raras, dos demais fatores de coagulação, também são classificadas em leve, moderadas e graves, de acordo com os níveis do fator deficiente, podendo, em muitos casos, se manifestar com sangramentos graves. Esses pacientes também devem ser acompanhados no centro de tratamento de hemofilia. Hoje, o Ministério da Saúde disponibiliza para esses pacientes concentrado de FVII, concentrado de FXIII e concentrado de fibrinogênio, que podem ser usados para controle de sangramento.[12]

Distúrbios adquiridos relacionados aos fatores de coagulação

Dentre os distúrbios adquiridos da coagulação, destacam-se os descritos a seguir.

Coagulação intravascular disseminada

Coagulação intravascular disseminada (CIVD) é uma condição adquirida grave caracterizada pela ativação sistêmica da coagulação, resultando em excesso de deposição de trombina, levando a trombos microvasculares. Além disso, há consumo de plaquetas e depleção dos fatores de coagulação plasmáticos por ativação contínua da coagulação e desequilíbrio entre os sistemas fibrinolítico e antifibrinolítico podem induzir sangramentos graves.[13] A coagulação intravascular pode evoluir e causar uma variedade de manifestações clínicas, incluindo falência de múltiplos órgãos, eventos tromboembólicos e hemorragias. Paradoxalmente, trombose e hemorragia podem estar presentes ao mesmo tempo, complicando o diagnóstico e estratégias de tratamento.[14] Devemos lembrar que a CIVD não é uma desordem clínica independente, mas sim uma complicação de outra patologia que leva à ativação hemostática.[15]

O diagnóstico de CIVD é baseado nos achados clínicos em combinação com parâmetros laboratoriais e somente pode ser feito se houver uma condição primária sabidamente associada a CIVD. Achados laboratoriais característicos são trombocitopenia ou rápida redução nas contagens plaquetárias, TP e/ou TTPa prolongados, diminuição do fibrinogênio e elevação dos produtos de degradação da fibrina (D-dímero ou outro produto de degradação de fibrina). Seu tratamento envolve identificação e tratamento da causa do fator desencadeante, além de heparina não fracionada, transfusões de plaquetas, plasma fresco congelado, crioprecipitado e vitamina K, quando necessários.[14,15]

Quadro 3 Condições que podem apresentar CIVD como complicação

Infecções graves/sepse:
• Microrganismos Gram-positivos ou Gram-negativos • Infecções fúngicas • Infecções virais/febres hemorrágicas virais • Parasitas (p. ex., malária)
Trauma:
• Politrauma • Traumatismo encefálico • Grandes queimaduras
Doenças malignas:
• Adenocarcinomas (p. ex., pâncreas, próstata) • Leucemia aguda promielocítica ou monocítica • Linfoma, leucemia linfoide aguda
Complicações obstétricas:
• Descolamento de placenta • Embolismo por líquido amniótico • Aborto retido
Malformações vasculares:
• Aneurismas aórticos grandes • Hemangiomas gigantes/síndrome de Kasabach-Merritt • Outras anormalidades vasculares grandes
Hipóxia pós-ressuscitação.
Insolação
Reações imunológicas/anafiláticas graves

CIVD: coagulação intravascular disseminada.
Fonte: Levi e Sivapalaratnam, 2018.[15]

Doenças hepáticas

A lesão das células parenquimatosas do fígado causa diminuição do nível plasmático dos fatores da coagulação (exceto do fator VIII e do FvW).[5] A trombocitopenia geralmente decor re da presença de hiperesplenismo associado, autoimunidade, CIVD, deficiência de folato e diminuição na produção de plaquetas. Pode haver ainda disfunção plaquetária, que também contribui para a alteração da hemostasia.

Plasma fresco congelado, crioprecipitado, concentrado de complexo protrombínico e FVII ativado podem ser usados no tratamento dos sangramentos, de acordo com a evolução clínica e a doença de base.[5]

Deficiência de vitamina K

A vitamina K é cofator necessário para síntese e ativação dos fatores II (protrombina), VII, IX e X (fatores da coagulação dependentes de vitamina K) e proteínas C e S no fígado. Como a vitamina K é encontrada em diversas fontes, sua deficiência é rara em adultos. Mas em recém-nascidos a situação é diferente, pois os níveis de vitamina K transferidos pela mãe pela placenta são baixos e sua flora intestinal é imatura, resultando em uma quantidade baixa de vitamina K sintetizada.[16]

Em neonatos, a deficiência de vitamina K é também chamada de doença hemorrágica do recém-nascido e apresenta-se em 3 formas distintas: precoce, clássica e tardia. A forma precoce ocorre nas primeiras 24 horas de vida e não pode ser prevenida com a administração da vitamina K. Clássica se manifesta entre 1 e 7 dias de vida e a forma tardia entre 7 dias e 6 meses (mais comum entre 14 dias e 3 meses), principalmente em bebês em amamentação exclusiva e tipicamente com sangramento cutâneo, gastrointestinal e intracraniano.[1] O diagnóstico é caracterizado pelo tempo de protrombina (TP) alargado (INR > 4), com plaquetas e fibrinogênio em níveis normais. O tratamento é feito com administração de vitamina K; em pacientes com sangramento grave pode ser necessário infusão de plasma fresco congelado ou concentrado de complexo protrombínico.[16] A administração de vitamina K ao nascimento é efetiva na prevenção de doença hemorrágica do recém-nascido clássica em gestantes que estão recebendo drogas que podem prejudicar o metabolismo da vitamina K; esta pode ser administrada antes do parto.[16]

A deficiência de vitamina K também pode ser secundária ao uso de antibióticos e medicações que causem alterações da flora intestinal; nutrição parenteral prolongada; distúrbios na absorção de gorduras (doença celíaca); insuficiência pancreática e icterícia obstrutiva; em recém-nascidos que não receberam vitamina K ao nascimento; e em indivíduos em uso de anticoagulantes orais cujo mecanismo de ação é a interferência na síntese de fatores dependentes de vitamina K (p. ex., varfarina). Em neonatos deve-se observar uso materno de anticonvulsivantes, varfarina, cefalosporinas, rifampicina e isoniazida, além de baixa ingestão de leite materno na primeira semana de vida.[5]

Apesar de raro na criança, também é possível desenvolver anticorpos contra os fatores de coagulação, sendo o mais comum a hemofilia A adquirida. Nestes casos, o tratamento é feito com corticoide e imunossupressão, se necessário, e o controle do sangramento com os agentes de *bypass*.

DISTÚRBIOS TROMBÓTICOS

Os distúrbios trombóticos são raros (1:100.000) comparado com adultos (1:1.000). A incidência estimada de tromboembolismo venoso é de 0,07-0,49 por 10 mil crianças[17] e aumenta entre as crianças hospitalizadas para 30 a 58 por 10 mil admissões hospitalares pediátricas.[3,18] Tromboses artérias são ainda mais raras e na sua grande maioria relacionadas a cateterização.[19]

O tromboembolismo venoso ocorre quando um componente da tríade de Virchow é ativado: alteração do fluxo sanguíneo (estase), lesão endotelial, alteração dos fatores de coagulação e seus inibidores. Ocorre principalmente em neonatos e adolescentes e está frequentemente associado a cateteres centrais.[3,17]

A etiologia das tromboses venosas em pediatria é multifatorial, incluindo ambos os fatores genético e adquiridos. Em 90% dos casos a trombose venosa é provocada, isto é associada a múltiplos fatores de risco, sendo a presença de cateter venoso um deles.[18]

As manifestações clínicas dependem da faixa etária e do local da trombose e em alguns casos pode ser assintomática.

Em recém-nascidos, predominam tromboses em cateteres e as vasculares. A trombose espontânea mais comum em neonatos é trombose da veia renal,[3] na qual são encontradas hematúria, proteinúria, massas abdominais e disfunção renal. A trombose após cateterismo umbilical pode ser as-

Quadro 4 Classificação da doença hemorrágica do recém-nascido[16]

Classificação	Tempo de apresentação	Etiologia	Locais de sangramento
Precoce	0 - 24h	Medicações maternas (p.ex., warfarina, anticonvulsivantes)	Cama subosteal do crânio e intracraniano, craniano, intratorácico e regiões intra-abdominais
Clássica	1-7 dias	Principalmente idiopático, medicações maternas e amamentação	Trato gastrointestinal, nasal, cordão umbilical, pele e na ferida pós-circuncisão
Tardia	2-12 semanas	Principalmente secundário a doença preexistente (p.ex., atresia biliar, fibrose cística e outras doenças hepáticas com colestase), diarreia crônica, ocasionalmente idiopático e antibiótico terapia	Regiões intracranianas, pele e trato gastrointestinal

sintomática, ou evoluir para esplenomegalia e hipertensão portal tardia.

Os acidentes vasculares cerebrais podem ocorrer em qualquer idade e têm apresentações múltiplas, desde cefaleias e alterações sensoriais até hemiparesias, convulsões e coma.

Membros afetados por obstruções vasculares encontram-se com aumento de volume, dor com piora à movimentação, perfusão comprometida, empastamento, distensão venosa superficial e alterações da coloração da pele.

O tromboembolismo pulmonar (TEP) deve ser suspeitado na presença de dispneia, dores torácicas, taquipneia, taquicardia, cianose, hemoptise e nos casos de embolia maciça, evolução para insuficiência cardíaca e *cor pulmonale*.

As obstruções arteriais são mais raras, e os achados clínicos são palidez e redução da temperatura local; dor, ausência ou diminuição dos pulsos distais.

Suspeitas de tromboses podem ser diagnosticadas através de exames de imagem, como ultrassonografia com Doppler, angiotomografia, cintilografia (pulmonar), entre outros.

As trombofilias hereditárias incluem deficiências raras de anticoagulantes naturais (antitrombina e proteínas C e S) e mutações de fator V de Leiden e FII G20210A. São associados a maior risco de trombose e podem impactar na duração a terapia anticoagulante, descritas como um fator de risco adicional. Até o momento não há evidência que suporte testagem populacional para prevenção, mas recomenda-se testar parentes de primeiro grau de indivíduos com história de trombose venosa em idade jovem.[17]

A avaliação laboratorial da trombose deve ser realizada por hematologista pediátrico com a avaliação clínica e familiar do paciente e seus fatores de risco associados. Incluem as dosagens de proteínas envolvidas no sistema de fibrinólise, que, quando reduzidas, levam à redução dos fatores protetores de trombose (anticoagulantes naturais), predispondo à trombogênese.

São doenças adquiridas associadas à tromboses: síndrome do anticorpo antifosfolípide (SAAF) e níveis aumentados de fator VIII, deficiências de antitrombina, de proteína C, de proteína S, mutações do fator V de Leiden, no gene da protrombina, hiper-homocisteinemia e aumento da lipoproteína a (Lpa).

SAAF é uma doença tromboinflamatória que complica até um terço dos casos de lúpus eritematoso sistêmico; a doença primária pode também ocorrer sem a associação com doenças autoimunes.[20] Causa tromboses vasculares e complicações obstétricas. O diagnóstico inclui positividade ao anticoagulante lúpico e/ou anticorpos anticardiolipina imunoglobulina (Ig) G ou IgM ou anticorpos anti-beta-2-glicoproteína IgG ou IgM. Manifestações não trombóticas como plaquetopenia e anemia hemolítica autoimune são mais comuns na população pediátrica. A mediana de idade para diagnóstico em crianças é de 10,7 anos.[20] Além de tromboses venosas, a SAAF é relacionada a tromboses arteriais, particularmente acidentes vasculares cerebrais arteriais neonatais.

Quadro 5 Fatores de risco para tromboembolismo em pediatria

Perinatal	Cardiopatia Asfixia Sepse Síndrome nefrótica congênita Diabetes materna Policitemia Síndrome de desconforto respiratório Desidratação
Drogas	Asparaginase Prednisona Terapia com estrogênio Concentrado de fator de coagulação Agente antifibrinolítico
Doenças	Sepse Desidratação Doença renal Doença reumática Trauma Cardiopatia Doença metabólica Neoplasia
Procedimentos médicos	Cateter venoso central Cirurgia Hospitalização Imobilização Transplante Circulação extracorpórea Nutrição parenteral

Fonte: adaptado de Mello et al., 2020.[22]

Algumas crianças apresentam predisposições anatômicas para trombose, como: anormalidades de veia cava inferior (atresia), síndrome de compressão da ilíaca (anomalia de May-Thurner), síndrome de Paget-Schroetter (trombose aguda do segmento venoso subclavioaxilar junto do trajeto entre a clavícula e a primeira costela).

O tratamento das doenças trombóticas em pediatria visa estabilizar o trombo, prevenir a embolização e estimular a fibrinólise. Podem ser utilizadas heparina não fracionada ou heparina de baixo peso molecular na fase aguda, e varfarina em situações subagudas e crônicas, em crianças maiores de 6 meses. A duração do tratamento costuma ser de 3 meses para tromboses provocadas (com fator de risco, p.ex., cateter) e 6 a 12 meses nos casos de trombose não provocada.[21] A prescrição de trombolíticos é contraindicada na maioria das crianças, sendo indicada apenas em situações de extremo risco de vida.[21] Os anticoagulantes orais diretos ainda não possuem liberação para crianças no Brasil, embora recentes estudos fase 3 mostrem que dabigatrana e rivaroxabana são seguros e eficientes no tratamento da trombose venosa em pacientes pediátricos com resultados e risco similares aos dos anticoagulantes clássicos.[22] As doses dos anticoagulantes clássicos para o uso em pediatria estão descritas no Quadro 6.

Quadro 6 Anticoagulantes clássicos: uso pediátrico e neonatal

Anticoagulantes orais (antivitamina K: AVK):
• Dose (varfarina): 0,1-0,2 mg/kg (máximo 5 mg)
• Controle: RNI-alvo – 2-3; válvulas cardíacas – 2,5-3,5
• Cirurgias eletivas: suspender 5 dias antes e controlar por RNI
• Resgate com vitamina K – 2-3 mg e controlar em 8-24 horas. Repetir a dose se necessário
• Situações de extrema urgência: fazer uso do complexo protrombínico
• O reinício da anticoagulação deve ocorrer assim que a hemostasia estiver controlada: +/–12 horas (individualizado – em conjunto com equipe cirúrgica; atenção especial em neurocirurgias)
Heparina não fracionada (inibidor indireto da formação da trombina):
• Doses: 75-100 UI/kg inicialmente
• RN: 28 UI/kg/hora
• Crianças: 20 UI/kg/hora
• Adultos: 18 UI/kg/hora
• Controle: alvo TTPA 60-85"
• Suspensão para cirurgias – 6 horas após a última dose, antes do procedimento
Antídoto: sulfato de protamina
Heparina de baixo peso molecular (atividade direta contra o fator Xa)
Enoxaparina terapêutica:
Prematuros - 2 mg/kg/dose 12/12h Neonatos a termo – 1,7 mg/kg/dose 12/12h
• < 2 m – 1,5 mg/kg/ dose 12/12h • > 2 m – 1 mg/kg/dose 12/12hs
Enoxaparina profilática:
• < 2 m – 0,75 mg/kg/ dose 12/12h ou 1,5 mg/kg/dose a cada 24h
• > 2 m – 0,5 mg/kg/dose 12/12hs ou 1 mg/kg/dose a cada 24h
• Controle; dosagem de fator anti-Xa: manter valores entre 0,5-1 unidades/mL

Obs.: coletar para controle 4-6 horas após a dose, após a segunda ou a terceira dose.

Profilaxia é comum em pacientes adultos, no entanto, na pediatria, o risco de sangramento supera os benefícios, não havendo guidelines para profilaxia de trombose venosa em pacientes pediátricos.[21] O planejamento e a manutenção do tratamento são individuais, dependendo da gravidade do quadro clínico e dos fatores de risco congênitos ou externos associados, devendo ser acompanhados por hematologistas pediátricos.

REFERÊNCIAS BIBLIOGRÁFICAS

1. Jullien S. Vitamin K prophylaxis in newborns. BMC Pediatr. 2021 Sep 8;21(Suppl 1):350.
2. Kohli R, Chaturvedi S. Epidemiology and clinical manifestations of immune thrombocytopenia. Hamostaseologie. 2019 Aug;39(3):238-249. doi:10.1055/s-0039-1683416. Epub 2019 Mar 13. PMID: 30868551.
3. Monagle P, Newall F. Management of thrombosis in children and neonates: practical use of anticoagulants in children. Hematology Am Soc Hematol Educ Program. 2018 Nov 30;2018(1):399-404. doi:10.1182/asheducation-2018.1.399. PMID: 30504338; PMCID: PMC6245972.
4. Tsai FD, Battinelli EM. Inherited Platelet Disorders.Hematol Oncol Clin North Am. 2021 Dec;35(6):1069-84.
5. Hanmod SS, Jesudas R, Kulkarni R, Chitlur M. Neonatal hemostatic disorders: issues and challenges. Semin Thromb Hemost. 2016 Oct;42(7):741-51. doi:10.1055/s-0036-1593415. Epub 2016 Oct 5. PMID: 2770653.
6. James PD, Connel NT, Ameer B, Paola J, Eikenboom J, et al. ASH ISTH NHF WFH 2012 guidelines on diagnosis of Von Willebrand disease. Blood Advances. 2021 Jan 12;5(1):280-300. doi:10.1182/bloodadvances.2020003265. PMID: 33570651; PMCID: PMC7805340.
7. Connell NT, Flood VH, Brignardello-Petersen R, Abdul-Kadir R, Arapshian A, Couper S, et al. ASH ISTH NHF WFH 2021 guidelines on the management of Von Willebrand disease. Blood Adv. 2021 Jan 12;5(1):301-325. doi:10.1182/bloodadvances.2020003264. PMID: 33570647; PMCID: PMC7805326.
8. Srivastava A, Santagostino E, Dougall A, Kitchen S, Sutherland M, Pipe SW, et al. WFH guidelines for the management of hemophilia. 3rd ed. Haemophilia. 2020 Aug;26(Suppl.6):1-158. doi:10.1111/hae.14046. Epub 2020 Aug 3. PMID: 32744769.
9. van Galen KPM, d'Oiron R, James P, Abdul-Kadir R, Kouides PA, Kulkarni R, et al. A new hemophilia carrier nomenclature to define hemophilia in women and girls: Communication from the SSC of the ISTH. J Thromb Haemost. 2021 Aug;19(8):1883-7.
10. Iorio A, Stonebraker JS, Chmabost H, et al. Establishing the male prevalence and prevalence at birth of hemophilia: A meta-analytic approach using national registries. Ann Intern Med [published online September 9, 2019].
11. Brasil. Ministério da Saúde. Secretaria de Atenção à Saúde. Departamento de Atenção Especializada e Temática. Manual de Hemofilia. Brasília: Ministério da Saúde, 2015. Available: https://bvsms.saude.gov.br/bvs/publicacoes/manual_hemofilia_2ed.pdf (acesso 15 fev 2021).
12. Ministério da Saúde, Secretaria de Atenção à Saúde, Departamento de Atenção Especializada e Temática. Manual das coagulopatias hereditárias raras. Brasília: Ministério da Saúde, 2015.
13. Rajagopal R, Thachil J, Monagle P. Disseminated intravascular coagulation in paediatrics. Arch Dis Child. 2017 Feb;102(2):187-93.
14. Kongstad C, Mikkelsen TS, Hvas, AM. Disseminated intravascular coagulation in children with cancer: a systematic review. Pediatric Hematology and Oncology. 2020;37(5):390-411.
15. Levi M, Sivapalaratnam S. Disseminated intravascular coagulation: an update on pathogenesis and diagnosis. Expert Review of Hematology. 2018;11(8):663-72.
16. Araki S, Shirahata A. Vitamin K Deficiency Bleeding in Infancy. Nutrients. 2020 Mar 16;12(3):780.
17. Nowak-Göttl U, van Ommen H, Kenet G. Thrombophilia testing in children: What and when should be tested? Thromb Res. 2018 Apr;164:75-8.
18. Witmer C, Raffini L. Treatment of venous thromboembolism in pediatric patients. Blood. 2020 Jan 30;135(5):335-43.
19. Price V, Cha AKC. Arterial thrombosis in children. Expert Rev Cardiovasc Ther. 2008;6(3):419-28.
20. Knight JS, Branch DW, Ortel TL. Antiphospholipid syndrome: advances in diagnosis, pathogenesis, and management. BMJ. 2023 Feb 27;380:e069717.
21. Mello TT, Carneiro JDA, Mello GA, Bizzacchi JMA. Venous thromboembolism in childre: where is Brazil after 20 years? Hematol, Transfus Cell Ther, 2020. Jan, 42(1):62-9.
22. Bosch A, Albisetti M. Adverse Events of DOACs in Children. Front Pediatr. 2022 Jul 4;10:932085.
23. Mahajerin A, Betensky M, Goldenberg NA. Thrombosis in children: approach to anatomic risks, thrombophilia, prevention, and treatment. Hematol Oncol Clin North Am. 2019 Jun;33(3):439-53. doi:10.1016/j.hoc.2019.01.009. Epub 2019 Mar 29. PMID: 31030812.

CAPÍTULO 8

TROMBOCITOPENIA IMUNE

Sandra Regina Loggetto
Denise Bousfield da Silva
Liane Esteves Daudt

AO FINAL DA LEITURA DESTE CAPÍTULO, O PEDIATRA DEVE ESTAR APTO A:

- Entender que as causas de plaquetopenia em pediatria são trombocitopenia imune primária, trombocitopenia imune secundária e trombocitopenia não imune.
- Classificar tanto a trombocitopenia imune primária quanto a secundária de acordo com o tempo de plaquetopenia em recém-diagnosticada (< 3 meses), persistente (3-12 meses) e crônica (> 12 meses).
- Diferenciar a trombocitopenia imune primária (um diagnóstico de exclusão) dos casos de trombocitopenia imune secundária e de trombocitopenia não imune.
- Reconhecer fatores ao diagnóstico que sugerem que a doença evoluirá para a forma crônica: sexo feminino, idade > 10 anos, plaquetas > 50.000/mm³ e sangramento discreto e de início insidioso.
- Identificar o quadro clínico típico da trombocitopenia imune: uma criança previamente saudável e que apresenta subitamente equimoses e/ou petéquias.
- Entender que, como a maioria das crianças com trombocitopenia imune recém-diagnosticada não tem sangramento importante, apesar das plaquetas diminuídas, a conduta é usualmente expectante, sem terapia medicamentosa, sobretudo se plaquetas > 20.000/mm³.
- Realizar tratamento medicamentoso da trombocitopenia imune recém-diagnosticada em pacientes com sangramento moderado a grave.

INTRODUÇÃO E DEFINIÇÃO

A trombocitopenia imune (PTI) primária (anteriormente conhecida como púrpura trombocitopênica imune) na criança é geralmente um distúrbio agudo, autolimitado e imunomediado. É caracterizada pelo aumento da destruição de plaquetas, levando a trombocitopenia periférica isolada (contagem de plaquetas < 100.000/mm³) e ausência de condições secundárias que reduzam a contagem plaquetária.[1-4]

Na PTI secundária, a trombocitopenia está associada a uma condição subjacente que pode ser imunomediada (trombocitopenia aloimune neonatal, pós-vacinação, imunodeficiência comum variada), mas também secundária a infecções (sepse, infecções congênitas, infecções virais, riquétsia, tuberculose, *Helicobacter pylori*, histoplasmose, toxoplasmose), doenças do colágeno ou medicamentos.[5] A sigla PTI deve ser seguida pelo nome da condição associada, como PTI induzida/associada a medicamento, PTI secundária/associada ao lúpus, PTI secundária/associada ao HIV etc.[6]

A terminologia trombocitopenia imune foi definida em função de que nem todos os casos têm sangramentos (portanto não justifica o nome púrpura) e de que é uma doença autoimune (palavra "imune" no nome da doença). Em inglês a sigla utilizada foi mantida IPT, significando "*Immune ThrombocitoPenia*".[6] Considerando que a sigla PTI é utilizada há muitos anos em português, optou-se por manter PTI quando se refere à trombocitopenia imune, independentemente de ser primária ou secundária.[4]

Os principais diagnósticos diferenciais de trombocitopenia na criança estão listados no Quadro 1.[5]

Atualmente a trombocitopenia imune primária e a secundária são classificadas em:[7]

- Recém-diagnosticada, quando a remissão da trombocitopenia ocorre em período < 3 meses, representando cerca de 80-85% dos casos em pediatria.

- Persistente, quando a trombocitopenia persiste por período entre 3-12 meses.
- Crônica, quando a trombocitopenia persiste por 12 meses ou mais.

ETIOPATOGENIA E EPIDEMIOLOGIA

A trombocitopenia imune é causada por autoanticorpos IgG contra as glicoproteínas da superfície da membrana das plaquetas e dos megacariócitos (na medula óssea). As plaquetas com os autoanticorpos em sua membrana são reconhecidas por macrófagos do sistema reticuloendotelial com receptores Fc-gama, resultando em fagocitose destas e sua rápida destruição, principalmente no baço. Os autoanticorpos ligados aos megacariócitos inibem sua maturação, além de destruí-los. A trombopoietina, um hormônio glicoproteico produzido no fígado que promove a trombopoiese, pode estar diminuída, interferindo na produção das plaquetas pelos megacariócitos na medula óssea. Os linfócitos T desregulados também parecem ter papel na patogênese da trombocitopenia imune, estimulando os linfócitos B a produzir anticorpos antiplaquetários.[8]

Quadro 1 Diagnóstico diferencial da trombocitopenia em pediatria

Imunomediada: trombocitopenia imune primária, síndrome de Evans, trombocitopenia aloimune neonatal, pós-vacinação (especialmente MMR/SCM = sarampo, caxumba e rubéola), imunodeficiência comum variada
Etiologia infecciosa: sepse, infecções congênitas, infecções virais, riquétsia, choque tóxico, tuberculose, *Helicobacter pylori*, histoplasmose, toxoplasmose
Doenças do colágeno: lúpus eritematoso sistêmico juvenil, artrite reumatoide, síndrome do anticorpo antifosfolípide
Medicamentosa: quimioterapia, heparina, ácido valproico, cloranfenicol, quinidina, sulfonamidas, anti-inflamatórios não hormonais, tiazidas, rifampicina, estrógenos etc.
Pseudotrombocitopenia: induzida por EDTA
Gestacional/neonatal: pré-eclâmpsia, sindrome HELLP, ingestão materna de medicamentos (p. ex., tiazida), trombocitopenia aloimune neonatal
Distúrbios congênitos ou hereditários: síndrome de Wiskott-Aldrich, trombocitopenia com ausência do rádio (TAR), amegacariocitose congênita
Falência medular: anemia aplástica, anemia de Fanconi, aplasia megacariocítica, hemoglobinúria paroxística noturna, síndrome mielodisplásica, osteopetrose, radiação ionizante
Distúrbios das plaquetas gigantes: anomalia de May-Hegglin (MYH9), síndrome de Bernard-Soulier
Malignidades: leucemias e distúbrios linfoproliferativos
Sequestro: hiperesplenismo, sarcoidose
Nutricional (deficiência de vitamina B12 e de ácido fólico): ingestão inadequada, supercrescimento bacteriano, ressecção cirúrgica do estômago ou intestino curto, doença de Crohn, anemia perniciosa
Processos consumptivos: síndrome de Kassabach-Merritt (hemangioma cavernoso gigante), coagulação intravascular disseminada, púrpura trombocitopênica trombótica, síndrome hemolítico-urêmica, vasculites, síndromes hemofagocíticas, envenenamento por picada de animais peçonhentos, queimadura grave (> 10% da superfície corporal), púrpura *fulminans*, fluxo sanguíneo anormal/cisalhamento (cateteres, próteses, válvulas artificiais)
Dilucional: circulação extracorpórea, transfusão maciça, hemodiálise
Outras causas: insuficiência hepática, deficiência de trombopoetina, síndrome de Alport, hipertermia, hipotermia, doença de von Willebrand tipo 2B

EDTA: *ethylenediamine tetraacetic acid* ou ácido etilenodiamino tetra-acético; HELLP: hemólise (H), enzimas hepáticas elevadas (EL), baixa contagem de plaquetas (LP).
Fonte: adaptado de D'Orazio et al., 2013.[5]

Na trombocitopenia imune secundária aos vírus (infecção ou vacinação), os mecanismos sugeridos são a adsorção do vírus às plaquetas, a deposição de imunocomplexos com vírus nas membranas plaquetárias ou a exposição de neoantígenos crípticos na superfície das plaquetas.[8]

Trombocitopenia imune grave sintomática em menores de 2 meses de idade é mais provável ser secundária a anticorpos antiplaquetas adquiridos passivamente da mãe com trombocitopenia imune ou sensibilizada por antígeno plaquetário da criança (trombocitopenia aloimune neonatal).[2,3,5]

A incidência anual de trombocitopenia imune recém-diagnosticada em pediatria é calculada entre 1,9-6,4/100.000 crianças.[9] A idade de início é variável, embora ocorra um pico de incidência entre 2-6 anos de idade.[5] A trombocitopenia imune recém-diagnosticada afeta ambos os sexos na mesma proporção. A doença secundária ocorre principalmente no inverno e na primavera, quando as infecções virais são mais frequentes.[3,5] Na população brasileira não há dados estatísticos publicados em relação a sua incidência e prevalência.

A trombocitopenia imune primária em pediatria é um diagnóstico de exclusão, devendo ser diferenciada dos casos de trombocitopenia imune secundária e de trombocitopenia não imune (Figura 1). Em uma população pediátrica de 3.974 crianças entre 3 meses e 16 anos de idade com diagnóstico de trombocitopenia imune primária, causas secundárias de trombocitopenia imune e de trombocitopenia não imune foram encontradas em 113 pacientes (63 mulheres), sendo as doenças infecciosas (n = 53) e as autoimunes (n = 42) mais comuns, com mediana de idade ao diagnóstico de 3,2 anos e 12,4 anos, respectivamente. Outras causas incluíram neoplasias, anemia aplástica, imunodeficiência e uso de medicamentos.[2] A bactéria *Helicobacter pylori* tem sido descrita, como já ocorria em adultos, como uma causa de plaquetopenia em pediatria.[10,11] A infecção pelo vírus SARS-CoV-2, responsável pela pandemia da Covid-19, também pode resultar em trombocitopenia imune em idade pediátrica.[12,13]

A trombocitopenia imune crônica desenvolve-se em 15-20% dos casos em pediatria, predominando no sexo feminino e na idade superior a 10 anos. Outros fatores que sugerem a cronicidade da doença são a contagem de plaquetas ao diagnóstico > 50.000/mm^3 e o sangramento discreto e de início insidioso. A trombocitopenia imune crônica pode estar associada a outras doenças autoimunes.[5]

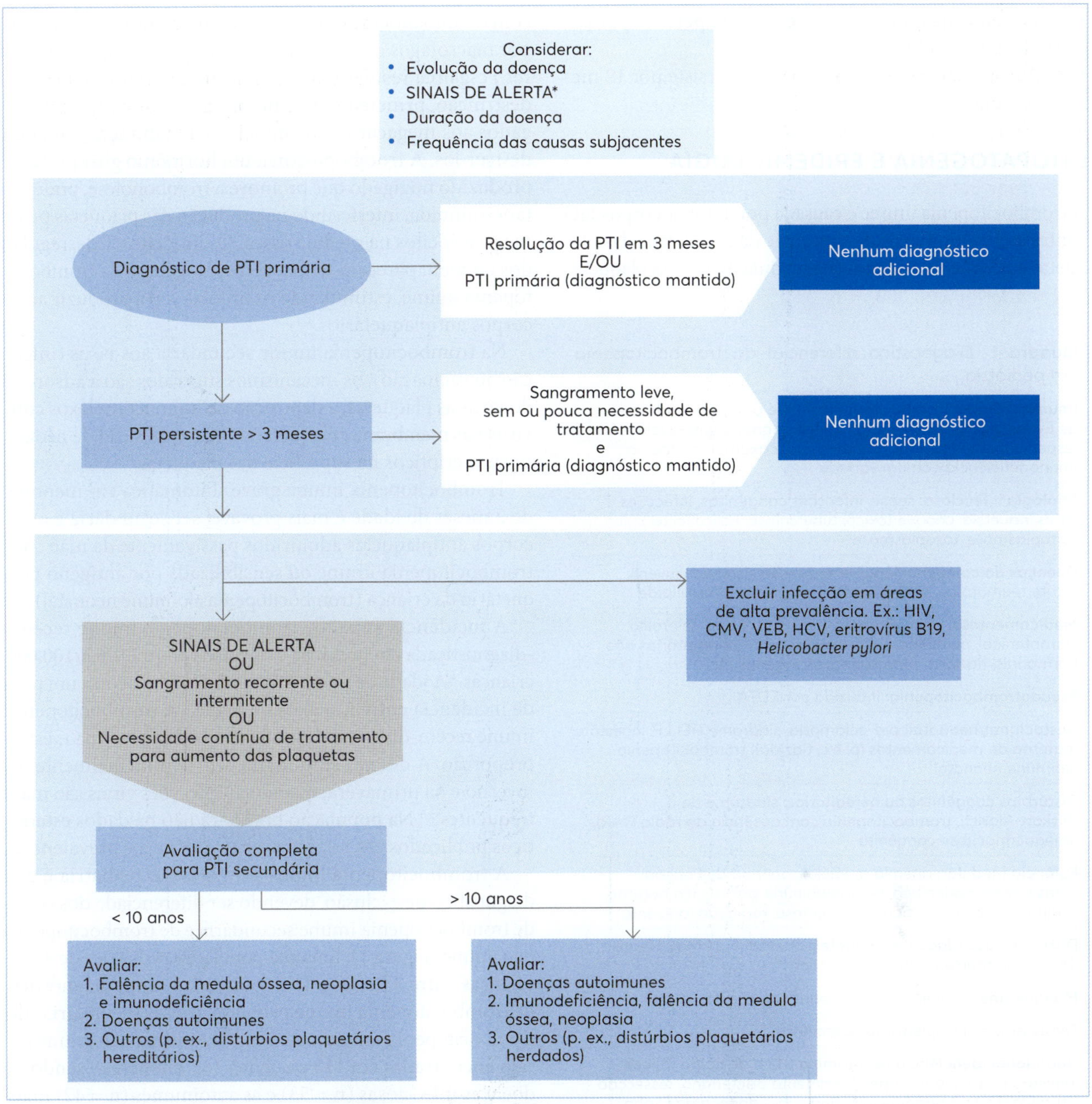

Figura 1 Fluxograma diagnóstico para trombocitopenia imune secundária e trombocitopenia não imune em pediatria.

* SINAIS DE ALERTA (ou fatores de risco): sexo feminino, idade > 10 anos, trombocitopenia moderada (> 20.000/mm^3), história familiar positiva, comorbidades e não resposta ao tratamento de primeira linha.

PTI: trombocitopenia imune; HIV: vírus da imunodeficiência humana; CMV: citomegalovírus; VEB: vírus Epstein-Barr; HCV: vírus da hepatite C.

Fonte: adaptada de Schifferli, 2021.[2]

QUADRO CLÍNICO

O quadro clínico típico da trombocitopenia imune caracteriza-se por uma criança previamente saudável e que apresenta subitamente equimoses e/ou petéquias. Em torno de 60% dos casos de trombocitopenia há uma história prévia de infecção, geralmente antecedendo o quadro clínico em cerca de 1 mês.[3]

A epistaxe ocorre em cerca de 20-30% dos casos. A hematúria, o sangramento oral e o gastrointestinal são observados em menor frequência. É importante ressaltar que a ponta do baço pode ser palpável em 10% das crianças saudáveis e que esse achado por si só não deveria justificar a realização de exames de imagem.[14] Na fase inicial da doença, quando a contagem plaquetária está < 20.000/mm^3, há maior risco de sangramentos moderados.[3]

Estudos mostraram que na trombocitopenia imune recém-diagnosticada, apesar de a contagem de plaquetas ser muito baixa ao diagnóstico, os episódios hemorrágicos são menos graves do que nos pacientes com plaquetopenia secundária a outras patologias, provavelmente porque as poucas plaquetas circulantes são jovens, grandes e granulares, resultando em hemostasia eficaz.[5,7]

O Grupo de Estudo Intercontinental de PTI na Infância analisou 863 pacientes e observou que 2,9% dos casos registrados apresentaram sangramentos mais significativos, definidos como epistaxe, sangramento gastrointestinal e/ou hemorragia intracraniana. Entre os pacientes com sangramentos mais importantes, a contagem de plaquetas era < 20.000/mm^3 em 86% dos casos.[15] A hemorragia intracraniana (HIC) é rara (0,1-0,5%), podendo ocorrer em qualquer período do curso da doença. Fatores de risco identificados para o desenvolvimento de HIC incluem contagem de plaquetas inferior a 20.000/mm^3 (particularmente < 10.000/mm^3), história recente de traumatismo craniano, uso recente de agentes inibidores plaquetários, infecções, presença de malformação arteriovenosa e presença de alteração na função plaquetária/distúrbios na hemostasia.[3,15] Uma análise de 4.340 crianças com trombocitopenia imune primária determinou incidência de 0,63% para a HIC, com traumatismo craniano, hematúria e plaquetas < 10.000/mm^3 como fatores de risco associados à HIC. A taxa de mortalidade foi 24% e as sequelas neurológicas ocorreram em 28% dos pacientes.[16]

DIAGNÓSTICO

O diagnóstico deve ser fundamentado na história clínica, no exame físico, na exclusão de outras causas de trombocitopenia (Quadro 1), no hemograma e na avaliação do esfregaço de sangue periférico.[5,7]

A leucemia aguda deve ser excluída na presença de dor óssea, hepatoesplenomegalia ou linfonodomegalia. No entanto, é importante enfatizar que é incomum o achado de trombocitopenia isolada em pacientes com leucemia aguda, exceto nos lactentes e pré-escolares com síndrome de Down, nos quais a trombocitopenia, em algumas situações, pode anteceder a leucemia megacarioblástica aguda.[5,7]

A possibilidade diagnóstica de distúrbio congênito das plaquetas deve ser considerada em caso de história de púrpura de desenvolvimento insidioso (semanas a meses), presença de plaquetopenia nos primeiros meses de vida ou história familiar de trombocitopenia.[2,7]

A avaliação laboratorial mais relevante na criança com trombocitopenia imune recém-diagnosticada é o hemograma completo com a análise do esfregaço de sangue periférico. A contagem de plaquetas é baixa, com o restante do hemograma normal. A hemoglobina pode, eventualmente, estar reduzida se o paciente apresentou episódio hemorrágico importante. Em relação à avaliação do esfregaço de sangue periférico, observa-se morfologia normal de todas as linhagens celulares, exceto a presença de algumas plaquetas grandes. A linfocitose atípica em alguns pacientes sugere infecção viral concomitante.[3]

Vale ressaltar que, quando o volume plaquetário médio (VPM) está diminuído, outros diagnósticos, como a síndrome de Wiskott-Aldrich, devem ser considerados.[5,7]

No paciente com quadros clínico e laboratorial típicos, nenhum exame adicional é rotineiramente necessário para o diagnóstico. Apesar da existência de controvérsias, a realização do mielograma nos pacientes em que houver necessidade de utilizar corticosteroide tem sido a conduta prática utilizada pela maioria dos hematologistas, visando não mascarar o diagnóstico de leucemia aguda.[3,5] Assim, o aspirado da medula óssea (mielograma) deve ser realizado para excluir outros diagnósticos quando se observar:[3,7]

- Linfadenomegalia e/ou hepatoesplenomegalia inexplicadas.
- Presença de outras anormalidades no hemograma (neutropenia, anemia inexplicada ou presença de células atípicas).
- Falha da terapêutica medicamentosa inicial utilizada. Se a indicação inicial foi corticoide, o mielograma deve ter sido coletado antes de se iniciar essa medicação.

Na trombocitopenia imune primária e em alguns casos da secundária (como pós-infecções virais ou vacinação), o mielograma revela normocelularidade com maturação eritroide e mieloide normais. Os megacariócitos estão aumentados em número (hiperplasia megacariocítica), mas também podem estar em número normal.[4]

TRATAMENTO

Neste capítulo será abordada a terapêutica da trombocitopenia imune recém-diagnosticada, considerando que representa a maioria dos casos em pediatria e que a PTI persistente e a crônica devem ser seguidas pelo hematologista pediatra.

O tratamento da trombocitopenia imune primária e da secundária é semelhante na maioria dos casos. Porém, na secundária, dependendo da patologia de base, o tratamento é específico, por exemplo, na hepatite C ou na síndrome da imunodeficiência adquirida ou nas doenças reumatológicas ou na suspensão de medicamentos que causam plaquetopenia.[7]

Tratamento geral

A maioria das crianças com trombocitopenia imune recém-diagnosticada não tem sangramento significativo, apesar da baixa contagem de plaquetas, e a conduta pode ser expectante, sem necessidade de terapia medicamentosa para elevar a contagem de plaquetas, sobretudo se plaquetas > 20.000/mm^3.[1,4,7] As plaquetas produzidas e liberadas pela medula óssea têm boa função hemostática.[5,7]

A hospitalização para esses pacientes está condicionada a:[1]

- Incerteza quanto ao diagnóstico.
- Tratamento a ser administrado.
- Presença de sangramento clínico significativo e/ou plaquetopenia importante.
- Situações em que não haja confiabilidade nos familiares em relação à adesão as orientações realizadas.
- A família residir em local que não seja de acesso fácil ao atendimento hospitalar em caso de emergência.

É importante que os pais/responsáveis sejam informados de que, na maioria dos casos, o curso clínico da doença é autolimitado. Os familiares/responsáveis devem ser ainda

orientados em relação à proibição para a prática de esportes de contato ou atividades com alto risco para traumatismo craniano. É fundamental a orientação para evitar o uso de medicações antiagregantes plaquetárias ou anticoagulantes.[1,7]

Tratamento específico

Diversos estudos têm demonstrado que vários tratamentos específicos podem elevar mais rapidamente o número de plaquetas. Entretanto, todos possuem eventos adversos e, até o momento, não há evidências de que alterem a fisiopatologia de base da doença nem aumentem a chance de remissão completa.[1,7,17]

As decisões terapêuticas, portanto, devem estar mais pautadas na sintomatologia do que exclusivamente na contagem de plaquetas. A terapêutica específica deve ser recomendada para as crianças que apresentam sintomas hemorrágicos significativos ou alto risco para sangrar.[1,5,7,15-17]

Independentemente da forma de tratamento, cerca de 3% das crianças podem evoluir para quadro de hemorragia mais significativa. Nesse contexto, é importante lembrar que o sangramento para o sistema nervoso central pode ocorrer mesmo nos pacientes que utilizaram o tratamento medicamentoso.[7] As condutas terapêuticas atualmente utilizadas dependem mais da experiência clínica e da decisão em conjunto com os pais/responsáveis (após devidamente esclarecidos) do que de estudos clínicos randomizados e controlados.[7]

Em relação à escolha da terapia, é fundamental enfatizar que ela deve ser individualizada, considerando, além da contagem de plaquetas, a presença de sinais e sintomas hemorrágicos, os custos, os eventos adversos do tratamento e a qualidade de vida para as crianças/adolescentes e seus pais/responsáveis. Nesse contexto, é importante lembrar que as crianças com contagem de plaquetas acima de 20.000/mm^3 geralmente vivem bem e não apresentam manifestações hemorrágicas significativas.[1,5]

As estratégias terapêuticas de primeira linha para a trombocitopenia imune primária e algumas secundárias (vírus, vacinas) estão listadas nas Quadros 2 e 3.[1,7,17] O ideal é que o hematologista pediatra seja envolvido no seguimento e tratamento do paciente com trombocitopenia imune desde o diagnóstico.

A transfusão de plaquetas nos pacientes com trombocitopenia imune está indicada somente em sangramentos com risco de óbito, devendo ser em dose mais elevada que a habitualmente utilizada e em associação com corticosteroide intravenoso e/ou imunoglobulina intravenosa, uma vez que a meia-vida das plaquetas transfundidas também fica menor em virtude da presença de anticorpos antiplaquetas no sangue.[7]

Em relação à esplenectomia, raramente é utilizada em crianças com trombocitopenia imune recém-diagnosticada. Esse procedimento pode ser justificado para pacientes com trombocitopenia imune crônica que não respondem à terapêutica específica e que mantem sangramentos significativos. Pacientes esplenectomizados possuem risco para infecção. Assim, as crianças que serão esplenectomizadas devem receber vacinas contra *Streptococcus pneumoniae*, *Haemophilus influenzae* tipo b e *Neisseria meningitidis* pelo menos 2 semanas antes da cirurgia. Naquelas crianças em que a esplenectomia foi realizada em uma situação de emergência/urgência para tratamento de hemorragia aguda, a vacinação deve ser realizada logo após o procedimento cirúrgico. A vacinação anual contra o vírus da gripe também é recomendada.[5,17] A profilaxia com penicilina está indicada, com base na experiência em crianças com asplenia ou com doença falciforme, por pelo menos 2 anos após a cirurgia. Pode-se usar penicilina V oral diariamente ou penicilina G benzatina a cada 3 semanas.[17] Todos os pacientes esplenectomizados devem ser orientados a procurar imediatamente um serviço médico na presença de febre ou de doença sistêmica.[5,7]

Quadro 2 Classes de medicamentos utilizados para o tratamento da trombocitopenia imune recém-diagnosticada

Classe do medicamento	Mecanismo de ação
Corticosteroide	Inibe a fagocitose e a síntese de anticorpos e aumenta a estabilidade do endotélio microvascular
IgIV	• Deriva do plasma combinado de doadores humanos e satura os receptores Fc da membrana dos macrófagos do sistema reticuloendotelial, aumentando assim a sobrevida das plaquetas
	• Altera as subpopulações do linfócito T e a função da célula B, reduzindo a produção de autoanticorpos
	• É contraindicada nos pacientes com deficiência congênita de IgA
	• Eleva o número de plaquetas em mais de 80% das crianças
	• A resposta terapêutica é mais rápida do que com o uso do corticosteroide
	• O efeito é transitório, permanecendo por aproximadamente 2-4 semanas
Ig anti-D	• IgG anti-D é um antissoro policlonal contra o antígeno Rh(D) dos eritrócitos
	• Anticorpos aderidos a eritrócitos Rh+ diminuem a destruição de plaquetas
	• Parece ter pouco ou nenhum efeito no sistema imune
	• Pode ser utilizado em pacientes Rh positivo, com teste de Coombs direto negativo, sem esplenectomia e hemoglobina > 9 g/dL
	• Seu efeito terapêutico permanece entre 1-5 semanas

IgIV: imunoglobulina intravenosa; Ig anti-D: imunoglobulina anti-D.

Os pacientes com trombocitopenia imune persistente ou crônica devem ser seguidos pelo hematologista pediatra. As terapias de segunda linha devem ser reservadas para os pacientes com trombocitopenia imune crônica e que mantenham plaquetopenia importante e sintomas hemorrágicos significativos.[3-7,17] A menstruação excessiva nas

Quadro 3 Principais esquemas de tratamento de primeira linha para a trombocitopenia imune recém-diagnosticada

Autor	Tratamento
Neunert, 2019[1]	1. Sem necessidade de internação: • Plaquetas < 20.000/mm³ ou ≥ 20.000/mm³ sem sangramento ou com sangramento leve em pele • Exceções: diagnóstico incerto, preocupações sociais, reside longe do hospital e quando o seguimento clínico não pode ser garantido • Consulta com hematologista pediátrico em 24-72 horas após o diagnóstico
	2. Tratamento: • Sem sangramento ou com sangramento pequeno: observação clínica • Sangramento de mucosa sem risco de morte e/ou diminuição da qualidade de vida: – 1ª opção = prednisona 2-4 mg/kg/dia, VO, dose máxima 120 mg/dia, por 5-7 dias – Outras opções: – Dexametasona 0,6 mg/kg/dia, dose máxima 40 mg/dia, por 4 dias – IgIV – Ig anti-D
Provan, 2019[7]	1. Internação: • Sangramento grau 3 (moderado): sangramento visível de mucosa, estilo de vida problemático • Sangramento grau 4 (grave): sangramento de mucosa com queda de hemoglobina > 2 g/dL ou suspeita de hemorragia interna • Piora do sangramento em relação ao início do quadro • Comorbidades • Risco de HIC: traumatismo craniano, cefaleia inexplicável, sangramento moderado ou grave nos últimos 28 dias, uso de anti-inflamatórios não hormonais nas últimas 8 horas, coagulopatia • Mudança no comportamento ou no humor (depressão ou irritabilidade) • Pais preocupados e sem segurança para o controle e restrição da atividade do filho • Problemas sociais (residência muito longe do hospital, dificuldade financeira para voltar ao hospital, preocupações sociais adicionais) • Uso de anticoagulante ou medicação antiplaquetária
	2. Tratamento do sangramento moderado ou grave: • IgIV dose única de 0,8-1 g/kg OU • Ig anti-D dose única 75 mg/kg IV Uma segunda dose de IgIV ou Ig anti-D pode ser administrada se a resposta inicial for abaixo do ideal e/ou houver manutenção do sangramento
	3. Tratamento do sangramento menor (poucas petéquias ≤ 100 e/ou pequenos hematomas ≤ 5) ou leve (muitas petéquias e/ou hematomas) ou falha na resposta a IgIV: • Predniso(lo)na 4 mg/kg/dia fracionada em 3 ou 4 doses por 4 dias, sem redução gradual, dose máxima de 200 mg/dia OU • Predniso(lo)na 1-2 mg/kg, dose máxima 80 mg/dia, por 1-2 semanas, com redução gradual em 1 semana, independentemente da resposta plaquetária
	4. Tratamento da emergência (HIC, risco de morte): • Terapia combinada: transfusão de plaquetas, corticosteroide IV, IgIV com ou sem Ig anti-D • Metilpredniso(lo)na: 30 mg/kg/dia • IgIV 0,8-1,0 g/kg/dia • Com ou sem Ig anti-D 75 mg/kg IV, dose única
Loggetto, 2013[17]	Plaquetas < 20.000/mm³ e sangramento ativo: a) IgIV 0,8-1 g/kg/dia, IV, por 1-2 dias Obs.: no caso de sangramento grave, pode-se associar corticosteroide b) Corticosteroides Metilprednisolona intravenosa em dose alta 30 mg/kg/dia, por 3 dias, IV, dose máxima de 1.000 mg ou Dexametasona 40 mg/dia para ≥ 15 anos e 20 mg/m² para < 15 anos, VO, dose máxima 40 mg/dia, por 4 dias a cada 14 dias, por 4 ciclos ou Prednisona 4 mg/kg/dia, VO, por 21 dias c) Ig anti-D 50-75 mcg/kg, IV, por 2 dias

IV: intravenoso; IgIV: imunoglobulina intravenosa; Ig anti-D: imunoglobulina anti-D; VO: via oral; HIC: hemorragia intracraniana.

adolescentes pode ser controlada com antifibrinolíticos e/ou anticoncepcionais.[7]

PROGNÓSTICO

A maioria das crianças com trombocitopenia imune recém-diagnosticada não requer tratamento específico, e, em 80-85% dos casos, o distúrbio resolve-se sem sequelas, em um período de até 12 meses. Somente 15-20% das crianças desenvolvem a forma crônica da doença, cujo comportamento é similar ao da trombocitopenia imune do adulto.[7]

REFERÊNCIAS BIBLIOGRÁFICAS

1. Neunert C, Terrell DR, Arnold DM, Buchanan G, Cines DB, Cooper N, et al. American Society of Hematology 2019 guidelines for immune thrombocytopenia. Blood Adv. 2019;3(23):3829-66.
2. Schifferli A, Heiri A, Imbach P, Holzhauer S, Seidel MG, Nugent D, et al. Misdiagnosed thrombocytopenia in children and adolescents: analysis of the Pediatric and Adult Registry on Chronic ITP. Blood Adv. 2021;5(6):1617-26.
3. Braga JAP, Loggetto SR, Hoepers ATC, Bernardo WM, Medeiros L, Veríssimo MPA. Guidelines on the diagnosis of primary immune thrombocytopenia in children and adolescents: Associação Brasileira de Hematologia, Hemoterapia e Terapia Celular. Guidelines project: Associação Médica Brasileira – 2012. Rev Bras Hematol Hemoter. 2013;35(5):358-65.
4. Loggetto SR, Magalhães IMQS, Werneck FA. In: Loggetto SR, Braga JAP, Tone LG (eds.). Hematologia e hemoterapia pediátrica. São Paulo: Atheneu; 2014. p.203-13.
5. D'Orazio JA, Neely J, Farhoudi N. ITP in children: pathophysiology and current treatment approaches. J Pediatr Hematol Oncol. 2013;35:1-13.
6. Rodeghiero F, Stasi R, Gernsheimer T, Michel M, Provan D, Arnold DM, et al. Standardization of terminology, definitions and outcome criteria in immune thrombocytopenic purpura of adults and children: report from an international working group. Blood. 2009;113(11):2386-93.
7. Provan D, Arnold DM, Bussel JB, Chong BH, Cooper N, Gernsheimer T, et al. Updated international consensus report on the investigation and management of primary immune thrombocytopenia. Blood Adv. 2019;3(22):3780-817.
8. Zufferey A, Kapur R, Semple JW. Pathogenesis and therapeutic mechanisms in immune thrombocytopenia (ITP). J Clin Med. 2017;6:16.
9. Terrell DR, Beebe LA, Vesely SK, Neas BR, Segal JB, George JN. The incidence of immune thrombocytopenic purpura in children and adults: a critical review of published reports. Am J Hematol. 2010;85(3):174-80.
10. Brito HS, Braga JAP, Loggetto SR, Machado RS, Granato CF, Kawakami E. Helicobacter pylori infection & immune thrombocytopenic purpura in children and adolescents: a randomized controlled trial. Platelets. 2015;26:336-41.
11. Ikuse T, Toda M, Kashiwagi K, Maruyama K, Nagata M, Tokushima K, et al. Efficacy of Helicobacter pylori Eradication Therapy on Platelet Recovery in Pediatric Immune Thrombocytopenic Purpura-Case Series and a Systematic Review. Microorganisms. 2020;8(10):1457.
12. Soares ACCV, Loggetto SR, Manga FCM, Faustino LR, Braga JAP. Outcome of SARS-CoV-2 and immune thrombocytopenia in a pediatric patient. Hematol Transfus Cell Ther. 2021;43(1):101-3.
13. Taherifard E, Taherifard E, Movahed H, Mousavi MR. Hematologic autoimmune disorders in the course of Covid-19: a systematic review of reported cases. Hematology. 2021;26(1):225-39.
14. Breakey VR, Blanchette VS. Childhood immune thrombocytopenia: a changing therapeutic landscape. Semin Thromb Hemost. 2011 Oct;37(7):745-55.
15. Neunert CE, Buchanan GR, Imbach P, Bolton-Maggs PH, Bennett CM, Neufeld EJ, et al. Severe hemorrhage in children with newly diagnosed immune thrombocytopenic purpura. Blood. 2008;112(10):4003-8.
16. Elalfy MS, Eltonbary KYEM, El Ghamry IR, Elalfy O, Wahid M, Badr M, et al. Intracranial hemorrhage in primary immune thrombocytopenia (ITP): 20 years' experience in pediatrics. Eur J Pediatr. 2021 Jan 15. doi:10.1007/s00431-020-03923-x.
17. Loggetto SR, Braga JA, Veríssimo MP, Bernardo WM, Medeiros L, Hoepers AT. Guidelines on the treatment of primary immune thrombocytopenia in children and adolescents: Associação Brasileira de Hematologia, Hemoterapia e Terapia Celular Guidelines Project: Associação Médica Brasileira – 2012. Rev Bras Hematol Hemoter. 2013;35(6):417-27.

CAPÍTULO 9

DEFICIÊNCIA DE GLICOSE-6-FOSFATO DESIDROGENASE

Célia Martins Campanaro
Paulo Ivo Cortez de Almeida

AO FINAL DA LEITURA DESTE CAPÍTULO, O PEDIATRA DEVE ESTAR APTO A:

- Saber que a deficiência de glicose-6-fosfato desidrogenase (G6PD) faz parte de um grupo de distúrbios hereditários que envolvem o metabolismo eritrocitário: as eritroenzimopatias.
- Entender que o gene responsável pela G6PD é localizado no cromossomo X, portanto afeta principalmente o sexo masculino e mulheres homozigotas. As mulheres heterozigotas são somente carreadoras assintomáticas.
- Compreender que a maioria dos afetados é assintomática, e os sintomáticos podem manifestar hemólise de diferentes níveis de gravidade quando expostos a fatores desencadeantes como medicamentos, infecções, corantes e alimentos.
- Saber que as crises hemolíticas podem ocorrer por três situações clínicas: icterícia neonatal prolongada, anemia hemolítica aguda e anemia hemolítica não esferocítica crônica.
- Realizar o diagnóstico precocemente por meio da triagem neonatal.
- Restringir os medicamentos, alimentos e corantes restritos e tratar precocemente as possíveis infecções. Não existe cura para a deficiência de G6PD.

INTRODUÇÃO E EPIDEMIOLOGIA

A deficiência de glicose-6-fosfato desidrogenase (G6PD) faz parte de um grupo de distúrbios hereditários que envolvem o metabolismo eritrocitário: as eritroenzimopatias. É a deficiência enzimática mais prevalente no mundo, atingindo cerca de 400-500 milhões de pessoas. Estudos epidemiológicos regionais estimam que 6 milhões de brasileiros sejam portadores de deficiência de G6PD e 1% desenvolva icterícia patológica (antes de 24 horas de vida), de gravidade variável, com risco de kernicterus.[1,2]

Os estudos mais recentes reportaram a frequência da deficiência de G-6-PD, variando entre 2-3% na população brasileira de recém-nascidos.[1,2]

FISIOPATOLOGIA

Os eritrócitos têm por principal função o transporte de oxigênio aos tecidos. São células anucleadas, cuja fonte de energia é obtida a partir da oxidação da glicose. Para a glicose conseguir adentrar essas células, existem mecanismos facilitadores, como carreadores de membrana, que atuam independentemente de insulina e de outros hormônios. No processo para obtenção de energia, são necessárias as vias aeróbica e anaeróbica e ações integradas das enzimas envolvidas em ambos os ciclos. A fim de obter energia redutora, o eritrócito precisa desviar 10% da glicose consumida para o ciclo das pentoses fosfato, sendo essa sua única fonte geradora de nicotinamida adenina dinucleotídeo fosfato reduzida (NADPH). Por meio do ciclo das pentoses, as enzimas G6PD e 6-fosfogliconato desidrogenase (6PGD) reduzem a coenzima nicotinamida adenina dinucleotídeo fosfato (NADP) a NADPH.[3,4]

O NADPH, considerado uma coenzima, tem a capacidade de doar elétrons em reações necessárias para a biossíntese de desoxirribonucleotídeos, ácidos graxos, esteroides; atua como coenzima do citocromo P450, como parte importante para o metabolismo de medicamentos e xenobióticos e como proteção de reações oxidativas; previne lesões oxidativas em proteínas e moléculas nas diversas células do organismo, principalmente as hemácias, transportadoras de oxigênio; participa de diversas etapas para a formação de glutationa redutase.

A redução ou ausência de glutationa redutase permite que ocorram reações oxidativas, com formação de precipitados

de hemoglobina (Hb) desnaturada, as quais causam lesões graves na membrana eritroide e consequente hemólise. Os eritrócitos deficientes de G6PD encontram-se vulneráveis à hemólise por não conseguirem proteger os grupos sulfidrilas da hemoglobina, formando corpos de Heinz, responsáveis pela oxidação da membrana do glóbulo e hemólise variável após a ingestão de certas drogas oxidantes, de processos infecciosos e oxidativos.

Todas essas reações bioquímicas têm a função de proteger os eritrócitos dos danos provocados pelo estresse oxidativo, causadores da hemólise. A deficiência de G6PD em granulócitos interfere nas reações de fagocitose e imunidade.[4]

Genética

O gene responsável pela G6PD é localizado no cromossomo X (banda X q28). São descritas mais de 200 mutações associadas à deficiência enzimática. Afetam principalmente o sexo masculino e mulheres homozigotas, porém mulheres heterozigotas podem apresentar sintomas mais raramente. Essa situação pode ocorrer, de acordo com o seguinte exemplo: mulher heterozigota com 50% de atividade de G6PD possui 50% de eritrócitos normais e 50% deficientes em G6PD; estas últimas, deficientes, são vulneráveis à hemólise.

Outra teoria que busca explicar as manifestações clínicas em mulheres, em uma doença hereditária ligada ao X, sugere que, apesar de o sexo feminino possuir dois cromossomos X por célula, os eritrócitos apresentam a mesma atividade enzimática em ambos os sexos, porque ocorre inativação de um dos cromossomos X em cada célula do embrião feminino (hipótese de Lyon). A média de atividade da G6PD em eritrócitos de mulheres heterozigotas pode ser desde normal até muito reduzida, a depender do grau de "lionização" e do grau em que a variante G6PD anormal é expressa.[2,4,5]

Com base nas diferentes mutações causadoras da deficiência de G6PD, foram identificadas diferentes variantes. A Organização Mundial da Saúde (OMS) classificou a deficiência de G6PD, em 5 grupos, segundo a intensidade da deficiência enzimática e a gravidade da hemólise.

- Classe I: rara, a deficiência enzimática é grave (< 10% do normal) e cursa com anemia não esferocítica hemolítica crônica.
- Classe II: há deficiência enzimática grave; a hemólise é intermitente e associada a infecções, medicamentos ou produtos químicos.
- Classe III: deficiência enzimática moderada (10-60% do normal) e hemólise intermitente, concomitante à infecção, drogas ou produtos químicos.
- Classe IV: sem deficiência enzimática nem hemólise.
- Classe V: possui atividade enzimática aumentada.

As classes IV e V não têm significado clínico.

Por meio de estudos genéticos e epidemiológicos, observou-se que algumas variantes predominam em determinadas regiões e populações:[4]

- Tipo selvagem:
  - G6PD B: predomina em caucasianos, asiáticos e na maioria dos negros; não associado à hemólise, variante classe IV.
  - G6PD A+: identificada em 20-30% dos negros da África; difere do G6PD B pela substituição de asparagina por aspartato no aminoácido 126, com maior velocidade eletroforética; não causa hemólise.
  - G6PD A– (202G > A / 376A > G): predomina em afrodescendentes. É variante classe III associada a hemólise leve a moderada, sensível a antimaláricos (p. ex., primaquina).
  - G6PD mediterrânea (563C > T): frequente em caucasianos, em especial da região mediterrânea e Oriente Médio. É uma variante de classe II.
  - Variantes em asiáticos: constituem um amplo grupo de variantes.
- China: G6PD Canton (1376G > T), variante da classe II e III, segundo literatura; G6PD Kaiping (1388G > A), variante de classe III; G6PD Gaohe (95A > G), geralmente considerada classe II. Essas três variantes respondem por mais de 70% dos casos de deficiência de G6PD na China.
- Sudeste Asiático: predomina G6PD Mahidol (487G > A), variante classe III.
- Índia: G6PD mediterrâneo (563C > T).

As variantes mais comuns são os fenótipos A+ e B+. As variantes A+ e A– são encontradas principalmente na África e nas áreas onde houve migração africana; a B– predomina em populações da região do Mediterrâneo (italianos, gregos, judeus orientais). No Brasil, a maior prevalência é da variante africana A e, nas regiões Sul e parte do Sudeste, a variante mediterrânea B. Estudos populacionais realizados em diversas regiões do país encontraram deficiência de G6PD em 10% em homens afrodescendentes e 2% dos homens caucasoides, estes últimos habitantes dos estados do Sul e do Sudeste.[2,4,6]

MANIFESTAÇÕES CLÍNICAS

A maioria dos indivíduos portadores de deficiência de G6PD é assintomática, porém pode manifestar hemólise de diferentes níveis de gravidade, quando exposta a fatores desencadeantes como medicamentos, infecções, corantes e alimentos (Quadro 1). O leite materno pode veicular medicamentos e substâncias oxirredutoras causando hemólise, portanto as restrições impostas às crianças devem ser estendidas às mães lactantes.

As crises de hemólise são identificadas em três diferentes situações clínicas: icterícia neonatal, anemia hemolítica aguda e anemia hemolítica não esferocítica crônica.[1,6]

- Icterícia neonatal (INN): as manifestações podem ter início nos primeiros dias de vida, com icterícia com início a partir do 2º ou 3º dia de vida, a qual surge antes de 24 horas e pode ser prolongada e estar associada a anemia severa. A icterícia prolongada é a forma mais frequentemente descrita e necessita de maiores estudos para sua total com-

Quadro 1 Drogas associadas com deficiência de G6PD

1. Drogas capazes de produzir hemólise clinicamente significativa:		
Acetanilda	Tiazosulfona	Furaltodona
Fenil-hidrazina	Diaminodifenilsulfona	Quinidina
Sulfanilamida	Trinitotolueno	Primaquina
Sulfacetamida	Neosalvarsan	Pamaquina
Sulfapiridina	Nitrofurazona	Pentaquina
Sulfametoxipiridazina	Nitrofurantoína	Quinocida
Salicilazosulfapiridina	Furazolidona	
Dapsona	Sulfassalazina	
2. Drogas capazes de produzir hemólise quando acompanhadas por fatores predisponentes, particularmente as infecções:		
Anilina	Tripelenamina	Sulfisoxazol
Para-aminofenol	Antistina	Sulatiazol
Para-hidroxiacetanilida	Dimercaprol	Sulfoxona
Acetofetidin	Cloroquina	Cloranfenicol
Ácido para-aminobenzoico	Pirimetamina	Nitrito
Ácido acetilsalicílico	Probenecida	Azul de metileno
Pronestil	Sulfadiazina	Ácido ascórbico
Difenil-hidramina	Sulfamerazina	Quinina
Paracetamol	Dipirona	Quinacrina
3. Em crianças:		
Menadiona bissulfato de sódio		
Menadiona difosfato de sódio		
Vitamina K1		
4. Miscelânea:		
Compostos de hena (egípcia preta e vermelha)		
Grãos de fava (*Vicia faba*)		
RUSH" (nitrato de isobutila, nitrato de amila)		
Naftaleno		

* As divisões em grupos seguem padrões clínicos, dependentes das variantes de classes I, II e III. Existem variações individuais e quando associadas a infecções. Em casos de necessidade de uso de medicação com *status* desconhecido da G6PD, recomenda-se observação. O azul de metileno é um componente de alguns produtos combinados do trato urinário.
Fonte: adaptado de G6PD Deficiency Favism Association;[5] Brasil, 2021;[6] Hemorio;[9] ASH.[8]

preensão. Pode estar associada ao uso da vitamina K para prevenção da doença hemorrágica do RN. Uma vez detectada a icterícia precoce ou tardia, de qualquer etiologia, é obrigatório o tratamento precoce, baseado em fototerapia e, se necessário, exsanguineotransfusão, a fim de prevenir a instalação de encefalopatia bilirrubínica aguda. A fase inicial da encefalopatia bilirrubínica aguda apresenta manifestações extrapiramidais, olhar fixo, distúrbios auditivos e déficits intelectuais variados, e pode evoluir para a cronicidade, com lesões neurológicas permanentes, denominada *kernicterus*. Nem sempre se encontra correlação entre os níveis de bilirrubinas e a magnitude da deficiência de G6PD ou variantes enzimáticas.[1,7]

- Anemia hemolítica aguda (AHA): os fatores desencadeantes são: contato com substâncias oxirredutoras (medicamentos, corantes e outros), ingesta de fava e infecções. Importante identificar o fator causal, pois muitas vezes é atribuído a uma medicação, sem que se atenha às infecções e outras causas que levaram a seu uso. Entre as infecções, merecem atenção as bacterianas, causadas por estafilococos, estreptococos, brucelose, riquetsiose; viroses respiratórias, dengue, citomegalovírus, associados às hepatites (A, B e E). Nas hemólises mais graves, os eritrócitos mais danificados são destruídos no espaço intravascular, enquanto os demais passam por processo de opsonização e eritrofagocitose nos espaços extravasculares. O início é abrupto, caracterizado por palidez, icterícia, queda do estado geral, dores abdominais, fraqueza, eventualmente febre e urina escura (hemoglobinúria). Ao exame físico: palidez, icterícia, pode haver espleno-

megalia.[1,2] A infecção pelo vírus SARS-CoV-2, responsável pela Covid, pode ser também arrolada como causa de hemólise aguda, tanto pela ação do vírus, quanto pelo uso de drogas oxirredutoras. Portanto, sugere-se a pesquisa de deficiência de G6PD nos casos de infecção pelo COVID, associado à hemólise e o suporte terapêutico deve ser imediato.

- Exames laboratoriais: hemograma: anemia variável, normocítica e normocrômica, ou falsamente macrocítica pelo aumento de reticulócitos (maiores que as hemácias), presença de corpúsculos de Heinz, plaquetas normais e leucócitos geralmente elevados, com diferencial normal; reticulócitos aumentados e desidrogenase láctica (DHL) elevada; haptoglobina reduzida; hiperbilirrubinemia à custa de bilirrubina indireta; hemoglobinúria. Apesar de a hemólise ser variável, a depender do tipo de variante, a recuperação do paciente costuma ser muito rápida, com resposta rápida no aumento de reticulócitos, já que a medula óssea é hígida.

O tratamento consiste em tratar as infecções, se for o caso, e manter medidas de suporte, entre elas a indicação de transfusão de concentrado de hemácias, seguindo as indicações clínicas. Em regiões endêmicas para malária recomenda-se pesquisar G6PD, antes do uso de antimaláricos, assim como em pacientes oncológicos com indicação ao uso de rasburicase. A pesquisa de deficiência de G6PD não é usual em doadores de sangue.

A AHA induzida por drogas é considerada, por definição, iatrogênica, o que reforça a importância do diagnóstico precoce e orientação preventiva, prevenindo o contato com substâncias oxirredutoras.[2,7,8]

- Anemia hemolítica não esferocítica crônica (CNSHA): essa denominação segue processos históricos, que descreveram anemias hemolíticas por mais de um século, em um protótipo de anemias hemolíticas congênitas, com exceção das hemoglobinopatias, em que são encontrados esferócitos, porém não proeminentes. A CNSHA é rara, de incidência estimada inferior a 10 por milhão. As manifestações clínicas são similares à esferocitose hereditária (EH), incluindo anemia hemolítica crônica variável, icterícia, cálculos biliares. É comum o antecedente de icterícia neonatal grave; o contato com substâncias oxirredutoras desencadeia hemólise aguda também, como nas demais apresentações clínicas. Alguns pacientes necessitam de transfusões periódicas de concentrado de hemácias, e entre esses casos há relatos de benefícios com esplenectomia.[2,7,8]
- Manifestações extraeritrocíticas da deficiência de G6PD: a G6PD existe em outras células, razão pela qual, além da hemólise, podem ocorrer manifestações em outros sistemas, mesmo de forma menos proeminente. Em granulócitos podem ocorrer infecções bacterianas graves, sepse de repetição, com necessidade de diagnóstico diferencial com doença granulomatosa crônica ligada ao X; raros casos de rabdomiólise aguda: nem sempre associada à AHA.[1,2] Existem estudos não conclusivos envolvendo deficiência de G6PD, câncer, doenças inflamatórias intestinais e cardiovasculares, porém sem consenso até o momento.

DIAGNÓSTICO

Existem vários testes laboratoriais para deficiência da G6PD que têm sido descritos e padronizados pela OMS. Desde 1972, a OMS/WHO, no Informe Técnico n. 509, elaborou uma classificação dos métodos laboratoriais para diagnóstico de deficiência de G6PD em provas de detecção e em provas de confirmação. Podem ser quantitativos ou qualitativos.[3,4]

Os testes de triagem validados utilizam diferentes técnicas: determinação semiquantitativa de fluorescência, atividade enzimática de G6PD ou detecção de mutações. Constituem-se de ensaios automatizados ou *kits* de diagnóstico comerciais, com resultados rápidos e baseados em amostras de sangue do cordão umbilical, sangue periférico ou gota de sangue obtida por punção no calcanhar do recém-nascido e adsorvida.[4,5]

São provas de detecção:

1. Descoloração do azul cresil brilhante.
2. Redução da metaemoglobina.
3. Tetrazóleo.
4. Redução da glutationa.
5. Fluorescência: teste rápido de escolha pela OMS (*spot test*). A fluorescência é positiva quando a e a G6PD está ausente no hemolisado empregado em papel de filtro.

São provas de confirmação:

1. Eletroforese em gel de amido.
2. Quantificação espectrofotométrica da atividade enzimática.
3. Provas citoquímicas.

Nos casos suspeitos recomenda-se a complementação diagnóstica, preferencialmente pela espectofotometria. Após a confirmação, podem ser utilizados estudos genéticos para identificação das mutações genéticas e variantes.[5,7]

Nas crises hemolíticas, os controles laboratoriais são baseados no hemograma, com anemia variável, reticulocitose DHL elevados, bilirrubinas aumentadas à custa de bilirrubina indireta e haptoglobina reduzida.[7,8] A pesquisa de deficiência de G6PD deve ser realizada em períodos em que não esteja ocorrendo hemólise, a fim de evitar falsos resultados, e ser repetida posteriormente em casos de dúvida.

DIAGNÓSTICOS DIFERENCIAIS

- Outras anemias hemolíticas hereditárias: enzimopatias (piruvato quinase, [PK], hexoquinase, fosfofrutoquinase), hemoglobinopatias (doença falciforme e talassemias) e defeitos da membrana eritrocitária (esferocitose hereditária).

- Anemias hemolíticas adquiridas: imunes e não autoimunes. Importante a identificação de medicamentos e a exposição a fatores externos.
- Outras causas de icterícia neonatal: incompatibilidade materno-fetal (ABO e Rh), esferocitose hereditária, distúrbios do metabolismo das bilirrubinas, malformações anatômicas, distúrbios metabólicos.[2,6,7]

A deficiência de G6PD é bastante frequente no Brasil, sendo referida como um dos fatores envolvidos na mortalidade neonatal e na morbidade infantil, quando evolui com as sequelas da hiperbilirrubinemia (*GAIS informativo*, ano 5, n. 20, mar. 2013). Recomenda-se aos recém-nascidos e lactentes, com anemia e icterícia associadas, que sejam avaliados quanto à deficiência de G6PD.[3,6,7]

REFERÊNCIAS BIBLIOGRÁFICAS

1. Luzzatto L, Ally M, Notaro R. Glucose-6-phosphate dehydrogenase deficiency v.136, issue 11. ASH, 2021 BLD-2019-000944-CR1.
2. Glader B, Leung LLK, Raby BA, Timauer JS. Genetics and pathophysiology of glucose-6-phosphate dehydrogenase (G6PD) deficiency. Literature review current through Jan 2021. Last updated: https://www.uptodate.com/contents/diagnosis-and-management-of-glucose-6-phosphate-dehydrogenase-g6pd-deficiency. Acesso: 05/01/2024.
3. Ministério da Saúde. Triagem neonatal para deficiência de enzima desidrogenase de glicose hepática (glicose-6-fosfato desidrogenase, G-6-P-D). Available: http://conitec.gov.br/images/Consultas/2018/Relatorio_Glicose6-fosfato-TriagemNeonatal_CP30_2018.pdf (acesso 23 fev 2021).
4. Pereira LL, Bravin CA, Cintra TS, Cassa WS, Santos TA, Fonseca A, et al. Prevalência da deficiência de G6PD e caracterização molecular dos polimorfismos G202A, A376G e C563T em neonatos no Sudeste do Brasil. Einstein (São Paulo). 2019;17(1):1-7.
5. G6PD Deficiency Favism Association. Available: http://www.g6pd.org/en/G6PDDeficiency/SafeUnsafe/DaEvitare_ISS-it (acesso 4 mar 2021).
6. Brasil. Ministério da Saúde. Available: http://www.saude.df.gov.br/wp-conteudo/uploads/2018/04/1.2-Atencao-as-Criancas-com-Deficiencia-de-Glicose-6-Fosfato-Desidrogenase.pdf (acesso 9 mar 2021).
7. Brasil. Associação de Pais e Amigos dos Excepcionais (Apae). Available: https://document.onl/documents/laboratorio-carta-ao-pediatra-apae-de-sao-sociedade-de-pediatria-de-sao.html (acesso 4 mar 2021).
8. ASH. Available: https://ashpublications.org/blood/article/111/1/16/107976/Glucose-6-phosphate-dehydrogenase-deficiency-a.
9. Hemorio. Available: http://www.hemorio.rj.gov.br/Html/pdf/protocolos/1_04.pdf.

CAPÍTULO 10

ANEMIAS CARENCIAIS

Cecília Fernandes Lorea
Célia Martins Campanaro

AO FINAL DA LEITURA DESTE CAPÍTULO, O PEDIATRA DEVE ESTAR APTO A:

- Avaliar, pela história clínica e pelo exame físico, as situações que justifiquem a hipótese diagnóstica de anemias carenciais e conduzir a investigação e a terapêutica adequada.
- Reconhecer que as anemias precisam ter definidas suas causas basais: perdas, restrições dietéticas.
- Estabelecer a sequência de investigação e as condutas em cada forma de apresentação clínica.
- Saber orientar medidas profiláticas e educacionais.
- Reconhecer e conduzir as situações emergenciais.

As anemias são causas frequentes de encaminhamento a hematologistas pediátricos e pediatras. Constituem problema de saúde pública no mundo, principalmente em regiões em desenvolvimento.

Ocorrem em decorrência de múltiplas etiologias, desde deficiências nutricionais, perdas sanguíneas, processos infecciosos e patológicos concomitantes, uso de medicações específicas que impeçam ou prejudiquem a absorção do ferro e outros nutrientes essenciais.[1,2]

A presença ou suspeita de anemia, seja na anamnese ou no exame clínico, necessita de investigação de suas causas, muitas vezes multifatoriais, na busca das melhores opções terapêuticas.

Inicialmente é necessário apresentar as definições:

- Anemia: segundo a Organização Mundial da Saúde (OMS), é a condição na qual a concentração sanguínea de hemoglobina (Hb) se encontra abaixo dos valores esperados (inferior a –2DP), tornando-se insuficiente para atender às necessidades fisiológicas exigidas de acordo com idade, sexo, gestação e altitude.[1-3]
- Anemias carenciais: são anemias causadas pela deficiência de micronutrientes, entre eles, mais frequentemente, ferro, vitamina B12 e ácido fólico.[1-3]
- Anemia por deficiência de ferro: essa é a principal causa das anemias carenciais. Atualmente está associada a mais de 60% dos casos em todo o mundo. No Brasil, constitui problema de saúde pública.[1-3]
- Anemia megaloblástica: causada pela deficiência de vitamina B12 e/ou ácido fólico.[1-3]

ANEMIA FERROPRIVA

A deficiência de ferro é a principal causa da anemia, considerada o distúrbio nutricional mais prevalente em todo o mundo. Estima-se que 33% das mulheres não grávidas, 40% das mulheres grávidas e 42% das crianças apresentem anemia ferropriva em todo o mundo, segundo a OMS.

A deficiência de ferro é um problema de saúde pública no Brasil. Uma revisão sistemática publicada em 2009 descreveu a prevalência de 53% de anemia ferropriva em crianças de 6 meses a 5 anos de idade, segundo os valores definidos pela OMS. Novas publicações de 2020, sobre o Estudo Nacional de Alimentação e Nutrição Infantil (Enani), mostraram quedas na prevalência nacional de anemia, com nível de 18,9% entre os lactentes. Porém, publicação de 2021, baseada em estudo de metanálise, que incluiu 134 publicações entre 2007 e 2020, observou prevalência estimada de anemia de 33% em crianças brasileiras, saudáveis e menores de 7 anos. Esses resultados são considerados muito altos, mesmo considerando

Tabela 1 Valores hematológicos normais, por faixa etária

	Hemoglobina (média -2 SD)		Hematócrito (média -2 SD)		Hemácias (média -2 SD)		VCM (média -2 SD)		CHCM (média -2 SD)		HCM (média -2 SD)	
15 dias	16,6	13,4	53	41	4,9	3,9	105	88	31,4	28,1	33,6	30
1 mês	13,9	10,7	44	33	4,4	3,3	101	91	31,8	28,1	32,5	29
2 meses	11,2	9,4	35	28	3,7	3,1	94	84	31,8	28,3	30,4	27
4 meses	12,2	10,3	38	32	4,3	3,5	86	76	32,7	28,8	28,6	25
6 meses	12,6	11,1	36	31	4,7	3,9	76	68	35	32,7	26,8	24
9 meses	12,7	11,4	36	32	4,7	4,0	77	70	34,9	32,4	27,3	25
12 meses	12,7	11,3	37	33	4,7	4,1	77	71	34,3	32,1	26,8	24
0,6-2 anos	12,0	10,5	36	33	4,5	3,7	78	70	33	30	27	23
2-6 anos	12,5	11,5	37	34	3,6	3,9	81	75	34	31	27	24
6-12 anos	13,5	11,5	40	35	4,6	4,0	86	77	34	31	29	25
12-18 anos												
Feminino	14,0	12	41	36	4,6	4,1	90	78	34	31	30	25
Masculino	14,5	13	43	37	4,9	4,5	88	78	34	31	30	25
18-49 anos												
Feminino	14,0	12	41	36	4,6	4	90	80	34	31	30	26
Masculino	15,5	13,5	47	41	5,2	4,5	90	80	34	31	30	26

CHCM: concentração de hemoglobina corpuscular média; HCM: hemoglobina corpuscular média; VCM: volume corpuscular médio.
Fonte: adaptada de Nathan e Oski's.[1]

as características de países latino-americanos, e indicam a necessidade de abordagem clara, ampla e com medidas de curto, médio e longo prazos, visando à prevenção e ao tratamento adequado da deficiência de ferro em nosso país.[2,4,5]

Fisiopatologia da deficiência de ferro

O ferro exerce importantes funções no organismo, como o transporte de oxigênio, a síntese de DNA e o metabolismo muscular. Seu metabolismo, desde a absorção, utilização e mecanismos de armazenamento, é complexo e interligado. O corpo humano contém aproximadamente 3 a 4 g de ferro, sendo a maior parte (2 a 2,5 g) ligada à hemoglobina, seguida por partes ligadas à mioglobina, citocromos e enzimas. A transferrina plasmática é responsável pelo transporte de ferro e a ferritina e pelo armazenamento do ferro em tecidos. Somente pequena quantidade de ferro (1 a 2 mg) entra e sai do corpo diariamente através da descamação de enterócitos ou queratinócitos.[1]

A absorção de ferro aumenta na deficiência de ferro e é variável de acordo com as fontes alimentares de ferro. O ferro heme, presente em peixes, aves e carnes, tem biodisponibilidade melhor que as fontes não heme (vegetais); fatores intraluminais e polimorfismos genéticos de genes reguladores do metabolismo do ferro podem afetar a absorção; substâncias ácidas facilitam a absorção de ferro não heme, enquanto os tanatos (chás), lactatos e fitatos a dificultam. Medicamentos podem afetar a absorção de ferro, como demonstrado pela redução da absorção de ferro em indivíduos tratados com inibidores da bomba de prótons (IBP).[1]

A regulação da absorção, armazenamento e utilização do ferro no organismo humano envolve uma série de fatores, desde receptores de membrana, proteínas, características da microbiota intestinal, apresentação da molécula de ferro (Fe^{2+}, ferroso, tem maior absorção que o Fe^{3+}, férrico) e estímulos fisiológicos específicos. Nesse processo de regulação, a hepcidina, proteína de síntese hepática, um dos principais marcadores, encontra-se elevada na deficiência de ferro. O ferro é excretado em quantia insignificante nas fezes e urina.[1,6]

Diagnóstico da anemia ferropriva

A identificação da etiologia da anemia ferropriva deve se basear em história clínica, exame físico e exames laboratoriais; é preciso identificar os fatores de risco e causas da anemia e da deficiência de ferro.[1,7-10]

A investigação de crianças e adolescentes com suspeita ou anemia confirmadas deve seguir raciocínio clínico, baseado em anamnese detalhada e exame clínico completo, que definirão os exames laboratoriais a serem solicitados.[6,7]

A anamnese deve contar com:

- Identificação: nome, idade, origem étnica, procedência remota e atual, confiabilidade de informações dos cuidadores, relações familiares.
- Queixas e duração: tempo de diagnóstico e situação atual.
- História pregressa da doença atual: alterações de sono e atividade, percepção de palidez, apatia, diagnóstico anterior, tratamentos recebidos, medicações e doses, forma de administração, aceitação pelo paciente e família.
- Dieta (detalhada):
  - Aleitamento materno: exclusivo até 6 meses? Prolongado?
  - Alimentação complementar: introdução, qualidade e aceitação, horários e mamadas, desmame.

Quadro 1 Fatores de risco para deficiência de ferro[7-10]

Relacionadas à gestação e ao parto: gestações múltiplas próximas, gestantes com deficiência de ferro e sem suplementação adequada, hemorragias na gestação, recém-nascidos prematuros, gemelares, com restrição de crescimento intrauterino e em velocidade de crescimento acelerada (> p90), clampeamento precoce de cordão umbilical (< 1 minuto de vida).
Aporte dietético: sem aleitamento materno, aleitamento materno exclusivo prolongado (superior a 6 meses), introdução alimentar inadequada, dietas pobres em ferro ou de baixa biodisponibilidade, utilização de leite de vaca no 1º ano de vida, consumo exagerado de lácteos, dietas vegetarianas ou veganas, sem acompanhamento e suplementação necessárias.

- Recordatório alimentar (dias na rotina).
- Puericultura: resultado da triagem neonatal (teste do pezinho), vacinação, acompanhamento regular nas consultas, desenvolvimento neuropsicomotor, dores ósseas, medicações em uso regular ou esporádico, uso de substâncias ilícitas. Em adolescentes: menarca e características de ciclos menstruais.
- Antecedentes pessoais, condições de gestação e parto: idade gestacional, peso ao nascimento, icterícia neonatal, intercorrências, prematuridade, gemelaridade, restrição de crescimento intrauterino, comorbidades associadas.
- Antecedentes familiares: anemias na família, icterícia, litíase biliar, doenças crônicas e degenerativas.
- Epidemiologia: condições de moradia e ambiente, exposição a agentes tóxicos, viagens recentes.

No exame físico, atentar para:[1,6,7]

- Palidez, icterícia, peso e estatura, desenvolvimento psicomotor, malformações em mãos, pés, segmento craniano, pesquisar hepatomegalia, esplenomegalia e adenomegalias.
- Ausculta cardíaca: frequência cardíaca, presença de sopros, principalmente terceira bulha e ritmo de galope, sinais sugestivos de insuficiência cardíaca.
- Fâneros: pele, unhas, cabelos, queilites angulares (boqueiras), língua.

A investigação laboratorial inclui:[1,6,7]

- Hemograma: a partir da identificação de anemia ao hemograma, observar a classificação de anemias microcíticas, macrocíticas ou normocíticas.
- Reticulócitos: indicam a capacidade de proliferação do tecido hematopoiético. Classificam as anemias em hiper ou hipoproliferativas.
  - Atualmente, aparelhos podem fornecer reticulócitos-He (Ret-HE), que informam a quantidade de hemoglobina em cada reticulócito, considerado um bom marcador de resposta à terapêutica com ferro.
- Avaliação do ferro circulante: ferro sérico, capacidade total de ligação do ferro (CTLF) e saturação da transferrina. Importante lembrar que a dosagem de transferrina isolada não avalia o ferro circulante, somente a saturação dela (saturação de transferrina = Fe/CTLF x 100).
- Reservas de ferro: ferritina. Importante lembrar que a ferritina é também uma proteína de fase aguda e se encontra elevada em infecções, inflamações e doenças crônicas.
- Hepcidina: elevada em situações de necessidade de suplementação de ferro (pouco utilizada em nosso meio).
- Receptor de transferrina: aumentados em deficiência de ferro (pouco utilizados em nosso meio).
- Outros: demais exames devem seguir diagnósticos prováveis segundo anamnese e exame físico, considerando diagnósticos diferenciais.

Quadro 2 Causas de deficiência de ferro[1,3,6-8,10]

Dificuldade de absorção: ferro de baixa biodisponibilidade (férrico); uso de antiácidos, ingestão alta de farelos, tanatos, fitatos e lácteos.
Deficiência ou dificuldade de acesso às reservas de ferro: • Perdas sanguíneas: traumas, cirurgias, epistaxes recorrentes, gastrites, divertículo de Merckel, doenças inflamatórias intestinais, infecção por *Helicobacter pylori*, parasitoses, colites alérgicas; gastrites e úlceras hemorrágicas, refluxo gastroesofágico grave, hemorroidas, ciclos hipermenorrágicos, hematúrias, hemossiderose pulmonar idiopática, síndrome de Goodpasture, bronquiectasias, discrasias sanguíneas, tumores. • Doenças inflamatórias e infecciosas, defeitos na captação intestinal de ferro (deficiência de TMPRSS6), atransferrrinemia, anticorpos antitransferrina, defeitos na síntese do heme e da captação de ferro pelas células (raros). • Comprometimento da absorção do ferro: doença celíaca, gastrite atrófica, cirurgia gástrica (bariátrica, ressecção gástrica), redução da acidez gástrica (antiácidos, bloqueadores H2, inibidores de bomba de prótons).

Tratamento

O tratamento deve ser individualizado, baseado na etiologia e no controle da causa-base, identificando e tratando as doenças associadas e corrigindo os distúrbios alimentares.[1,3,8,10] Deve-se também observar a adesão da criança e da família à terapia proposta, discutir melhores opções entre os diferentes sais de ferro encontrados no mercado, seus custos e tratamentos anteriores realizados. E reforçar para a família a importância de corrigir a anemia e as reservas de ferro.

Na deficiência de ferro sem anemia, a suplementação de ferro é realizada como na anemia ferropriva, até a normalização dos estoques.[1,3,8] As doses utilizadas são:

- Ferro via oral: 3 a 6 mg/kg/dia de ferro elementar, considerando a dose máxima 200 mg/dia. O sulfato ferroso deve ser administrado longe das refeições e mamadas; ferro polimaltosado e ferro quelado não necessitam dessa orientação.[1,3,8]
- Ferro parenteral: deve ser administrado em ambiente hospitalar, infusão lenta e sob supervisão. As indicações para sua administração estão descritas no Quadro 4.[9]

Quadro 3 Diagnóstico laboratorial da deficiência de ferro e diagnósticos diferenciais

	Deficiência de ferro	Anemia ferropriva	Talassemias	Doenças crônicas, infecções e inflamações
Eritrócitos	Normal	Reduzido	Elevado	Normal ou reduzido
Hemoglobina	Normal ou reduzido	Reduzida	Reduzido	Reduzido
Hematócrito	Normal ou reduzido	Reduzido	Reduzido	Reduzido
VCM	Normal ou reduzido	Reduzido	Reduzido	Normal ou reduzido
CHCM	Normal ou reduzido	Reduzido	Reduzido	Normal ou reduzido
Reticulócitos	Normal ou reduzido	Reduzido	Elevado	Normal ou reduzido
Ferro sérico	Reduzido	Reduzido	Normal	Normal ou reduzido
CTLF	Elevado	Elevado	Normal	Normal ou reduzido
Saturação de transferrina	Reduzido	Reduzido	Normal	Normal ou reduzido
Ferritina	Reduzido	Reduzido	Normal	Elevado

Fonte: Campanaro;[6] Talathi et al.[9]
CHCM: concentração de hemoglobina corpuscular média; CTLF: capacidade total de ligação do ferro; VCM: volume corpuscular médio.

Quadro 4 Indicações de ferro endovenoso em crianças e adolescentes

Falha terapêutica do tratamento oral, em situações de dose adequada, boa adesão ao tratamento e afastados diagnósticos diferenciais de anemia ferropriva refratária (excepcionais)
Perdas sanguíneas significativas sem controle
Doenças inflamatórias intestinais: doença de Crohn, retocolite ulcerativa
Tratamentos oncológicos e dialíticos
Pós-operatório de ressecções cirúrgicas amplas do trato gastrointestinal
Irida (anemia por deficiência de ferro refratária – deficiência de TMPRSS6)

Fonte: Campanaro;[8] Talathi et al.[9]

Recomenda-se a investigação laboratorial da deficiência de ferro, com ou sem anemia, aos 12 meses de vida. Porém, no caso de identificação de fatores de risco ou suspeita clínica (sinais clínicos), devem ser solicitados os exames laboratoriais e iniciar tratamento, caso seja positiva a pesquisa.[10]

Em lactentes é recomendado início da terapia com ferro oral mesmo sem a realização de exames laboratoriais, pois espera-se que os estoques se esgotem entre 4 e 6 meses de idade, sendo necessária a reposição de acordo com fatores de risco maternos, gestacionais e do bebê.[10]

- Lactentes em aleitamento materno exclusivo até o sexto mês, sem fatores de risco: iniciar a suplementação medicamentosa profilática, com 1 mg/kg/dia de ferro elementar, a partir dos 180 dias de vida, até o final do segundo ano.
- Lactentes em aleitamento materno, com fatores de risco: iniciar 1 mg/kg/dia aos 90 dias, independentemente do tipo da alimentação.
- Recém-nascidos (RN) prematuros (idade gestacional inferior a 37 semanas) ou com peso inferior a 2,5 kg ou prematuros com peso superior a 1,5 kg: iniciar aos 30 dias com 2 mg/kg/dia até 12 meses e 1 mg/kg/dia até completar 2 anos de idade.
- RN prematuros com peso entre 1 e 1,5 kg: 3 mg/kg/dia a partir de 30 dias até 12 meses e 1 mg/kg/dia até 2 anos de idade.
- RN prematuros com peso inferior a 1 kg: 4 mg/kg/dia a partir de 30 dias até 12 meses e 1 mg/kg/dia até 2 anos de idade.
- RN e lactentes que tenham recebido transfusões de concentrado de hemácias precisam de abordagem individualizada e controles laboratoriais para checagem de reservas de ferro normais ou elevadas, antes de se indicar a suplementação.

DIAGNÓSTICO DIFERENCIAL

A principal causa de falha terapêutica é o não controle da causa-base da deficiência de ferro e a não adesão ao tratamento. Espera-se resposta à reposição de ferro com aumento de 1 g/dL de hemoglobina após 4 a 6 semanas de tratamento. A resposta fraca, lenta ou ausente à terapia nesse período caracteriza a anemia refratária.[1,6,8]

Diante da resposta inadequada, cabe a checagem novamente de anamnese e exame físico e os diagnósticos diferenciais:

- Hemoglobinopatias: síndromes talassêmicas (alfa e beta-talassemias) e hemoglobinas instáveis.
- Anemia de doença crônica (doenças inflamatórias e infecciosas) associadas à deficiência de ferro.
- Intoxicação por chumbo.
- Anemias sideroblásticas.
- Alterações genéticas (raras): hipotransferrinemia, aceruloplasmina, mutação no transportador de metal divalente 1 (DMT-1/Nramp2), anemia por deficiência de ferro, refratária ao ferro (Irida – mutações no gene *TMPRSS6*).

ANEMIA MEGALOBLÁSTICA

A anemia megaloblástica é uma anemia macrocítica usualmente acompanhada de leucopenia e trombocitopenia. Caracterizada por uma morfologia megaloblástica na medula óssea que afeta os precursores eritroides, mieloides e plaquetários, levando a anemia, trombocitopenia e leucopenia com neutrófilos hipersegmentados,[1,11] é causada por defeito na síntese de DNA, com poucas alterações no RNA e síntese de proteína, levando a um estado de crescimento celular desbalanceado e divisão celular comprometida.[11]

Macrocitose é o aumento do volume das hemácias (VCM) acima do valor de referência para a idade (Tabela 1). A anemia megaloblástica tem diversas causas (Quadro 5), sendo as mais comuns as deficiências nutricionais de folato ou vitamina B12 (cobalamina), vitaminas essenciais para síntese de DNA,[1,11] que serão discutidas neste capítulo.

No sangue periférico evidenciam-se neutrófilos hipersegmentados, com macrócitos ovais e eritroblastos policromatófilos. A medula óssea é usualmente megaloblástica e hiperplásica, não sendo necessária para o diagnóstico. A desidrogenase láctica (DHL) é usualmente elevada pela eritropoiese inefetiva. Neutropenia e trombocitopenia ocorrem frequentemente em anemia megaloblástica grave, mas podem ocorrer mesmo na ausência de anemia.[1,12] Na suspeita de anemia megaloblástica, dosagens de vitamina B12 e folato devem ser realizadas simultaneamente.[12] Homocisteína e ácido metilmalônico devem ser considerados como testes suplementares para diagnóstico.[12,13]

No Brasil, a frequência de deficiência de folato e vitamina B12 foi acessada em estudo realizado em 4 cidades (Goiânia-

Quadro 5 Causas de anemia megaloblástica

Vitamina B12:

Defeitos de absorção
Fator intrínseco inadequado como resultado de:
- Anemia perniciosa.
- Gastrite.
- Gastrectomia total.
- Mutação no *GIF* (gene do fator intrínseco).

Acloridria e deficiência de pepsina.
Doença do intestino delgado:
- Ressecção cirúrgica ou *bypass* do íleo terminal.
- Enterite regional (doença de Crohn).
- Espru tropical e não tropical.
- Doenças infiltrativas (síndrome de Whipple, linfoma).
- Parasitoses.
- Síndrome de Imerslund-Gräsbeck.
- Medicamentos
- Deficiência de transcobalamina.

Síndrome de Sjögren.
Insuficiência pancreática.
Nutrição inadequada
Veganos.
Deficiência materna afetando o feto ou bebê.
Defeitos no transporte
Deficiência de transcobalamina
Defeitos no metabolismo
Intoxicação por óxido nitroso.
Herdado.

Folato:

Defeitos de absorção
Má-absorção de folato hereditária
Espru tropical e não tropical
Doenças infiltrativas (síndrome de Whipple, linfoma)
Nutrição inadequada
Dieta insuficiente
Deficiência materna afetando o feto ou bebê
Aumento da demanda
Alcoolismo
Gestação
Lactação
Anemia hemolítica
Hipertireoidismo
Terapia anticonvulsivante
Síndrome Lesh-Nyhan
Prematuridade
Homocistinúria
Durante fechamento do tubo neural no primeiro trimestre
Inibidores do folato
Antifolatos (metotrexate, pirimetamina, trimetropima)
Sulfonas
Anticonvulsivantes
Herdado
Deficiência de metilenotetraidrofolato redutase
Deficiência de metionina sintetase
Outros

Outras causas:

Defeitos na síntese de purina e pirimidina
Hereditário:
- Acidúria orótica.

Adquirido:
- Leucemia e mielodisplasia:
  - Induzida por drogas.
  - HIV.

Outros
Deficiência de 3-fosfoglicerato desidrogenase.
Anemia responsiva a tiamina.
Anemia responsiva a piridoxina.
Escorbuto.

Fonte: adaptado de Nathan e Oskis;[1] Vlaenderen et al.[16]

-GO, Olinda-PE, Porto Alegre-RS e Rio Branco-AC) com 460 crianças entre 11 e 15 meses de idade que mostrou 0,9% de deficiência de folato (< 10 nmol/L), 15% de deficiência de vitamina B12 (vitamina B12 < 148 pmol/L), e um terço apresentou níveis intermediários de vitamina B12 (vitamina B12 221-148 pmol/L),[14] dados semelhantes aos encontrados em crianças amazônicas entre 6 e 24 meses, que foram de 13,6% de deficiência de vitamina B12 e deficiência de folato 4,1%.[15] A incidência de deficiência de folato reduziu após a fortificação dos alimentos.

Vitamina B12

A vitamina B12 (cobalamina) é produzida na natureza somente por microrganismos. Os humanos recebem a cobalamina somente através da dieta. A proteína animal é a maior fonte de cobalamina em não vegetarianos. Na prática não há alimentos "*plant based*" que promovam aporte suficiente de cobalamina ativa para as necessidades diárias. Carnes de órgãos parenquimatosos possuem > 10 mcg/100 g, enquanto peixes, músculo, produtos lácteos e ovos possuem 1 a 10 mcg de cobalamina por 100 g de peso. Uma dieta não vegetariana ocidental contém 5 a 7 mcg/dia de cobalamina, o que sustenta seu equilíbrio normal. Em uma dieta vegetariana encontramos apenas 0,25 a 0,5 mcg/dia de cobalamina, ficando assim em risco para deficiência de vitamina B12.[11]

A cobalamina é importante no desenvolvimento do sistema nervoso central. Sua deficiência é caracterizada por anemia, inabilidade de ganho de peso e atraso ou decréscimo no desenvolvimento.[17]

A vitamina B12 é essencial para a síntese de DNA, agindo como cofator em duas reações enzimáticas e clinicamente produzindo anemia e alterações neurológicas. As alterações hematológicas são completamente reversíveis; já os sintomas neurológicos podem não ser. Existem poucos estudos avaliando esses aspectos, mas sugere-se que a duração e a severidade da deficiência podem estar associadas a sequelas irreversíveis.[18]

A deficiência de vitamina B12 ocorre principalmente devido à não ingestão ou consumo inadequado de produtos animais como leite, carne ou má-absorção (p. ex., anemia perniciosa, acloridria, dano em íleo ou *bypass* gástrico cirúrgico).[17] Pessoas que consomem peixe ou carne menos de 1 vez por semana estão em risco de deficiência de cobalamina. Adultos possuem estoques hepáticos importantes; assim, a deficiência se estabelece somente após vários anos de redução do consumo ou absorção, mas os RN têm reservas limitadas de vitamina B12 e os sintomas podem se estabelecer em 2 a 12 meses se uma fonte não for oferecida.[16] Mães vegetarianas possuem baixos níveis de vitamina B12 no soro e no leite materno. Sintomas de deficiência podem ser detectados nesses bebês a partir de 4 a 6 meses de idade.[17] Existem também causas genéticas raras para deficiência de vitamina B12 que não serão discutidas neste capítulo.

A deficiência de vitamina B12 pode apresentar-se sem sintomas ou com queixas de irritabilidade, insônia, rejeição de alimentos complementares, atraso no caminhar, microcefalia, além de atraso no crescimento, vômitos, hipotonia, hiporreatividade e raramente crises convulsivas e sintomas extrapiramidais.[12,17,18] Apesar de a maioria dos casos apresentar-se com achados hematológicos leves, aproximadamente 10% dos pacientes possuem condições ameaçadoras da vida, como pancitopenia sintomática e anemia grave.[17]

Diagnóstico da deficiência de vitamina B12

Na deficiência de cobalamina há aumento dos níveis de ácido docosa-hexaenoico (DHL), bilirrubinas, ferro e saturação da transferrina. Colesterol sérico, lipídios e imunoglobulinas podem estar diminuídos. Em cerca de 70% ou menos dos casos evidencia-se a presença de anticorpos antifator intrínseco.[1,13]

Não há consenso sobre o valor normal da vitamina B12 sérica. A maioria dos estudos define diagnóstico como sintomas clínicos e dosagem de vitamina B12 < 148 pmol/L (190 pg/mL, 200 ng/L) ou vitamina B12 < 148 pmol/L e aumento de homocisteína e/ou ácido metilmalônico sérico ou urinário.[12-16] Diversos estudos colocam a deficiência como dosagem de vitamina B12 inferior a 221 pmol/L (300 pg/mL), pois a deficiência metabólica pode ser demonstrada abaixo desse nível.[17,19]

Tratamento

O tratamento *standard* para deficiência de B12 consiste no uso intramuscular (IM) de cobalamina em vários regimes. Há evidência de que o uso oral (VO) de altas doses de vitamina B12 (1 a 2 mg/dia) pode ser tão efetiva quanto o uso IM. As altas concentrações de vitamina B12 enteral aumentam a difusão passiva, levando a níveis adequados mesmo quando há um distúrbio de absorção.[16,19] A cobalamina pode também ser absorvida diretamente nos capilares sublinguais, sendo esta uma rota alternativa para tratamento. Não foi encontrada diferença em efetividade de tratamento quando comparado tratamento com cianocobalamina IM com cianocobalamina ou metilcobalamina sublingual (SL) em crianças.[20]

Doses de vitamina B12 variando entre 100 e 1.000 mcg/dia VO e 25 a 1.000 mcg/dia IM têm sido usadas. O uso oral precisa ser feito em jejum, pois a dieta interfere na absorção.[12]

Sugestão de tratamento

- Oral: 500 µg em bebês e 1.000 µg em crianças maiores, nas anemias macrocíticas por deficiência dietética sem sintomas neurológicos. Dose usada diariamente por 1 semana, em dias alternados na segunda semana, 1 vez por semana, a cada 15 dias e posteriormente mensal até completar 3 meses de tratamento.[12]
- Parenteral: 25 µg IM diários nos primeiros 2 a 3 dias, seguidos por 100 µg (50 µg em bebês) diariamente por 7 dias (ou até completar 3 semanas se sintoma neurológico), após 100µg em dias alternados por mais 7 dias, 1.000 µg semanal até completar 2 meses.[12]

A dose inicial em crianças mais jovens e naquelas desnutridas ou com anemia grave deve ser baixa, pois há risco de hipocalemia e deterioração neurológica (tremores e outros movimentos involuntários).[12]

A manutenção (1.000 mcg mensal) pode ser oferecida IM ou VO,[12] de acordo com o diagnóstico.

Folato

Os folatos são sintetizados por microrganismos e plantas, incluindo vegetais folhosos (espinafre, alface e brócolis), grãos, frutas (banana, melão, limão), fermentos, cogumelos e carnes.[11]

A absorção do folato é feita pelo intestino delgado proximal, e mais da metade de seu estoque é encontrada no fígado. O folato da dieta sofre a influência por diversos fatores. Além de ser vulnerável à degradação nos processos de cozimento, estima-se que a biodisponibilidade do folato dos alimentos seja 50% menor que a do ácido fólico.[13]

A recomendação de ingestão diária de folato é de 400 mcg para adultos não gestantes, 600 mcg para gestantes, 500 mcg para lactantes, 300 a 400 mcg para crianças entre 9 e 18 anos.[11]

Diagnóstico da deficiência de folato

Não há um consenso em qual nível de folato indica deficiência. Geralmente é usado o nível abaixo de 7 nmol/L (3 mcg/L), pois o risco de anemia megaloblástica aumenta bastante em níveis mais baixos. É possível dosar o nível de folato das hemácias (< 340 nmol/L, 150 mcg/L) e o nível de homocisteína (> 15 mcmol/L) em algumas circunstâncias, para confirmar a deficiência de folato.[1,13]

Tratamento

Na prática, casos de deficiência isolada de folato são extremamente raros; geralmente está associada à deficiência de cobalamina. Nesse caso, o tratamento inicial deve ser feito com cobalamina antes de associar a reposição de folato, além de o folato sérico estar diminuído na deficiência de cobalamina.[13]

Crianças maiores de 1 ano devem ser tratadas com ácido fólico, 1 a 5 mg/dia. Doses de 5 mg são preferidas devido à possível má-absorção; em bebês a dose de 0,5 mg pode ser suficiente. O tratamento deve durar 3 a 4 meses para repor os estoques.[12,13] A dosagem de vitamina B12 sempre deve ser checada antes do início da terapia com ácido fólico, pois se não tratada previamente pode causar degeneração neurológica.

REFERÊNCIAS BIBLIOGRÁFICAS

1. Nathan; Oski's. Hematology of infancy and childhood. 7.ed. Saunders Elservier, 2009.
2. WHO: Anaemia, 1st May, 2023. Disponível em: https://www.who.int/news-room/fact-sheets/detail/ANAEMIA. Acesso em: fev. 2024.
3. WHO: WHO guidance helps detect iron deficiency and protect brain development, 20 April 2020. Disponível em: https://www.who.int/news/item/20-04-2020-who-guidance-helps-detect-iron-deficiency-and-protect-brain-development. Acesso em: fev. 2024.
4. WHO Nutritional anaemias: tools for effective prevention and control, 13 November 2017. Disponível em: https://www.who.int/publications/i/item/9789241513067. Acesso em: fev. 2024.
5. Castro IRR, Normando P, Santos NHA, Bezerra FF, Citelli M, Pedrosa, LFC, et al. Methodological aspects of the micronutrient assessment in the Brazilian National Survey on Child Nutrition (Enani-2019): a population based household survey. Cad Saúde Pública. 2021;37(8):e00301120.
6. 7. Powers JM, Drutz JE, Abrams AS, O'Brien S, Hoppin AG. Uptodate. Disponível em: https://sso.uptodate.com/contents/iron-deficiency-in-infants-and-children-less-than12-years-screening-prevention-clinical-manifestations-and-diagnosis?search=iron%20deficiency%20anemia%20in%20children&source=search_result&selectedTitle=1%7E150&usage_type=default&display_rank=1. Acesso em: fev. 2024.
7. 6. Campanaro CM, Chopard MRT. Anemias: investigação e diagnóstico diferencial. In: Loggetto SR, Braga JAP, Tone LG. Hematologia e hemoterapia pediátrica. Atheneu, 2014. p.26-39.
8. Campanaro CM. Anemia ferropriva não responsiva: próximos passos. In: Loggetto SR, Braga JAP. Hematologia e hemoterapia pediátrica: desvendando casos clínicos. Atheneu, 2021. p.68-70.
9. Talathi S, Namjoshi S, Raghu V, Wendel D, Oliveira SB, Reed K, et al. Evaluation and management of iron deficiency in children undergoing intestinal rehabilitation: a position paper from the NASPGHAN Intestinal Rehabilitation Special Interest Group. J Pediatr Gastroenterol Nutr. 2023;76(5):672-83.
10. Weffort VRS, Maranhão HS, Mello ED, Barretto JR, Fisberg M, Moretzsohn MA, et al. Consenso sobre anemia ferropriva: atualização: destaques 2021. Sociedade Brasileira de Pediatria. Disponível em: https://www.sbp.com.br/fileadmin/user_upload/21019f-Diretrizes_Consenso_sobre_anemia_ferropriva-ok.pdf. Acesso em: fev. 2024.
11. Hoffman H. Hematology basic: principles and practice. Elsevier, 2018.
12. Chandra J, Dewan P, Kumar P, Mahajan A, Singh P, Dhingra B, et al. Diagnosis, treatment and prevention of nutritional anemia in children: recommendations of the Joint Committee of Pediatric Hematology-Oncology Chapter and Pediatric and Adolescent Nutrition Society of the Indian Academy of Pediatrics. Indian Pediatr. 2022;15;59(10):782-801.
13. Devalia V, Hamilton MS, Molloy AM. British Committee for Standards in Haematology. Guidelines for the diagnosis and treatment of cobalamin and folate disorders. Br J Haematol. 2014.166(4):496-513.
14. Silva LLS, Fawzi, WW, Cardoso MA. Serum folate and vitamin B12 status in young Brazilian children. Pub Health Nutr. 2018;22(7):1223-31.
15. Cobayashi F, Tomita LY, Augusto RA, D'Alneida, V, Cardoso MA. Genetic and environmental factors associated with vitamin B12 status in Amazonian children. Pub Health Nutr. 2015;18:2202-10.
16. Vlaenderen JV, Christiaens J, Winckel MV, Bruyne RD, Velde SV, Biervliet SV. Vitamin B12 deficiency in children: a diagnostic challenge. Acta Gastro-Enterol. Belgica. 2021;84:200.
17. Kilci C, Olcay L. A common problem in infants: vitamin B12 deficiency. Turk J Pediatr. 2023;65:931-8.
18. Dapueto G, Vomero A, Garcia L. Vitamin B12 deficiency in an infant child of a mother with pernicious anemia. Andes Pediatr`.2022;93(3):410-5.
19. Sezer RG, Bozaykut A, Akoğlu HA, Özdemir GN. The efficacy of oral vitamin B12 replacement for nutritional vitamin B12 deficiency. J Pediatr Hematol Oncol. 2018;40(2):e69-e72.
20. Tuğba-Kartal A, Çağla-Mutlu Z. Comparison of sublingual and intramuscular administration of vitamin B12 for the treatment of vitamin B12 deficiency in children. Rev Invest Clin. 2020;72(6):380-5.

CAPÍTULO 11

SÍNDROME DE FALÊNCIA MEDULAR

Virginia Tafas Nóbrega
Liane Esteves Daudt
Rosana Cipolotti

AO FINAL DA LEITURA DESTE CAPÍTULO, O PEDIATRA DEVE ESTAR APTO A:

- Definir a síndrome de falência medular.
- Compreender o papel da medula óssea.
- Identificar causas primárias e secundárias.
- Determinar a gravidade da condição e a resposta ao tratamento.
- Prevenir e gerenciar complicações.

INTRODUÇÃO

A síndrome de falência medular corresponde a um grupo heterogêneo de doenças que causam danos à célula-tronco e progenitoras hematopoiéticas, ocasionando uma hematopoiese ineficaz, que pode afetar a produção de uma ou mais linhagens celulares. Clinicamente, essas falências resultam em uma medula óssea hipoplásica e no desenvolvimento de citopenias isoladas ou pancitopenias.

Na fase de aplasia, muitas dessas doenças tornam-se indistintas, e o diagnóstico correto deve ser feito para que o tratamento adequado, e muitas vezes definitivo, seja realizado.

As falências podem ser adquiridas, como na anemia aplástica idiopática, ou hereditárias, como na AF e na disceratose congênita (DC).

FALÊNCIA MEDULAR HEREDITÁRIA

As síndromes de falência medular hereditária (SFMH) são um grupo heterogêneo de alterações genéticas que resultam na produção ineficaz de células na medula óssea. Essas síndromes manifestam-se, na maioria dos casos, na faixa etária pediátrica e geralmente estão associadas a uma ou mais anormalidades extramedulares.[1,2] Embora historicamente esses distúrbios estivessem dentro de categorias sindrômicas, como na AF, atualmente, com técnicas mais modernas de sequenciamento de DNA, é possível adicionar uma lista de novas entidades genéticas que se relacionam ao desenvolvimento de falência medular.[3,4]

As SFMH podem dar origem a uma citopenia isolada (aplasia pura de células vermelhas, neutropenia ou trombocitopenia), assim como podem manifestar-se com redução da produção de todas as células do sangue, chamada de pancitopenia.[1-3]

Quadro 1 Doenças relacionadas à falência medular

Hereditária	Adquirida
• Anemia de Fanconi. • Disceratose congênita. • Anemia de Blackfan-Diamond. • Síndrome de Shwachman-Diamond. • Púrpura amegacariocítica. • Neutropenia congênita grave.	• Anemia aplástica idiopática. • Substâncias exógenas: agentes químicos, irradiação, medicamentos. • Vírus: hepatite B, parvovírus B19, EBV, HIV • Doenças imunes: fasciite eosinofílica, timoma, lúpus, HPN. • Doença do enxerto contra o hospedeiro • Gestação

EBV: vírus Epstein-Barr; HIV: vírus da imunodeficiência humana; HPN: hemoglobinúria paroxística noturna.

Quadro 2 Exames necessários para a investigação inicial nos casos suspeitos de SFMH

- Hemograma completo com contagem de reticulócitos.
- Aspirados e biópsia de medula óssea para realização de análise anatomopatológica, fenotipagem e citogenética.
- Pesquisa de HPN por citometria de fluxo em sangue periférico.
- Cariótipos com quebras cromossômicas (teste DEB) para diagnóstico diferencial de anemia de Fanconi.
- Considerar a pesquisa de tamanho dos telômeros para afastar disceratose congênita.
- Dosagem de hemoglobina fetal.
- Sorologias para hepatites, CMV, parvovírus B19, EBV, HIV.
- Dosagem de vitamina B12 e ácido fólico.
- Tipagem HLA do paciente e da família.

CMV: citomegalovírus; EBV: vírus Epstein-Barr; HIV: vírus da imunodeficiência humana; HLA: antígeno leucocitário humano; HPN: hemoglobinúria paroxística noturna; SFMH: síndromes de falência medular hereditária; teste DEB: teste de quebras cromossômicas.
Fonte: Logetto et al.[5]

Os avanços genéticos têm também auxiliado na precisão diagnóstica, principalmente nos casos em que as manifestações clínicas são escassas e os testes convencionais não são capazes de definir a causa da falência medular.[1,2]

ANEMIA DE FANCONI

A anemia de Fanconi (AF) é uma doença rara, descrita por Fanconi em 1927, e é o tipo mais frequente de falência medular hereditária, causada por mutações patogênicas que interferem na reparação do DNA, geralmente herdadas de forma autossômica recessiva, mas em um grupo pequeno de pacientes, pode ser recessiva ligada ao X.[4-6] A incidência estimada é de 1:100.000 nascidos vivos, com uma frequência de heterozigotos na população de 1:300 habitantes.[5]

A fisiopatologia da doença está relacionada à deficiência no reparo do DNA, resultando em dano do DNA e parada do ciclo celular.[7]

Manifestação clínica

Pacientes com AF são clinicamente heterogêneos, e as manifestações clínicas se tornam mais evidentes nos primeiros 5 anos de vida. Os sinais iniciais da falência medular podem ser observados em torno dos 5 aos 12 anos de idade e manifestam-se como macrocitose e/ou plaquetopenia. Existem inúmeras manifestações extramedulares, e as mais frequentes são listadas no Quadro 3.[7,8]

As manifestações hematológicas e a predisposição ao desenvolvimento de câncer são achados clínicos mais relevantes na AF, pois causam maiores impactos na saúde dos pacientes portadores da síndrome. As manifestações hematológicas podem incluir citopenia de apenas uma linhagem, que evolui gradualmente para redução da produção global da medula óssea, levando à falência medular em mais de 90% dos casos.[7-9]

Os pacientes portadores de AF apresentam maior risco de desenvolver síndrome mielodisplásica (SMD), leucemia mieloide aguda (LMA) e câncer sólidos, quando comparados com a população em geral, com uma probabilidade

Quadro 3 Manifestações clínicas extramedulares da anemia de Fanconi

Anormalidades	Frequência
Qualquer anormalidade física	60-75%
Pele: hiperpigmentação generalizada, áreas hipopigmentadas, sardas grandes e manchas café com leite	40-60%
Baixa estatura e características delicadas	40-60%
Esquelético: ausência ou hipoplasia de rádio ou polegar, dedos supranumerários, clinodactilia	35-50%
Gônadas: hipogenitália, hipospádia, malformação uterina	25% (homens) < 5% (mulheres)
Cabeça: microcefalia ou hidrocefalia, "face de passarinho", hipoplasia de face média, deformidade de Sprengel	20-25%
Olhos: microftalmia, ptose, estrabismo	20-40%
Rins: rim em ferradura, ectopia, rim único, hipoplasia renal e hidronefrose	20-30%
Orelhas: surdez, implantação baixa, formato anormal, canal estreito	10-20%
Neurológico: atraso cognitivo	10%
Malformações cardíacas diversas	6%
Gastrointestinais: atresias, ânus imperfurado, fístula traqueoesofágica, má rotação.	5%

cumulativa de 85% aos 45 anos, com média de idade de 15 anos.[8-10] Aproximadamente um terço dos pacientes irá manifestar o câncer antes mesmo do diagnóstico da AF, sendo imprescindível a investigação em pacientes que apresentem alterações extramedulares ou citopenia refratária.[10]

Diagnóstico

O diagnóstico da AF frequentemente ocorre na infância, mas alguns indivíduos podem não ser diagnosticados até a fase adulta.[1,2,8] O diagnóstico precoce é importante, pois a AF está fortemente associada a malformações e à predisposição ao câncer.

Indicações para iniciar a investigação para AF:[8]

- Citopenias moderadas ou graves por mais de 2 semanas, associado a hipocelularidade medular, sem causa aparente (ausência de malignidade, terapia mielotóxica, infecções, entre outros).
- Achados físicos característicos da doença (ver Quadro 1).
- História familiar de AF.
- Outras citopenias persistentes, mesmo sem achados na medula óssea, associado a pelo menos 1 alteração extramedular.

A principal característica da AF é a instabilidade cromossômica e a hipersensibilidade a agentes clastogênicos, como a mitomicina e o diepoxibutano (DEB).[5] O teste de quebras cromossômicas, também conhecido como teste DEB, expõe as células a esses agentes, sendo possível contar o número de quebras ocorridas. Esse teste, que tem alta sensibilidade e

especificidade para AF, deve ser realizado preferencialmente em amostras de sangue periférico, mas em alguns casos na medula óssea ou em fibroblastos da pele.[5,9,10]

A avaliação genética por meio do sequenciamento de nova geração ou exoma completo pode ser indicada nos casos de difícil diagnóstico, tanto para encontrar mosaicismos quanto para diagnóstico diferencial. Já foram identificadas mutações em pelo menos 23 genes relacionados ao reparo de DNA (genes associados à AF), os quais são descritos como FANC A-Y, sendo os mais comuns os genes FANCA, FANCC e FANCG.[6,8,10] O aconselhamento genético e investigação familiar são fundamentais nesses casos devido à hereditariedade e ao risco aumentado de câncer em portadores heterozigotos de variantes genéticas da AF.[8,11]

DISCERATOSE CONGÊNITA E OUTRAS TELOMEROPATIAS

A disceratose congênita (DC), descrita pela primeira vez em 1910, é uma SFMH caracterizada por anormalidades mucocutâneas, falência medular progressiva e predisposição ao desenvolvimento de malignidade.[1] A DC é um tipo de telomeropatia causada por mutações em genes que estão associados com a manutenção dos telômeros, uma região encontrada no final dos cromossomos que protege o DNA de perda ou ganho de material genético durante a divisão celular. A DC pode ser herdada de forma autossômica recessiva ou ligada ao X. A incidência desse grupo de doenças ainda não está estabelecida, mas estima-se que ocorra em 1 em cada 1 milhão de pessoas.[10]

Manifestação clínica

A manifestação clínica clássica apresenta-se por uma tríade caracterizada pela pigmentação reticular da pele, distrofia ungueal e leucoplasia de mucosas.[1,5] A maioria dos pacientes diagnosticados com DC não apresenta as três alterações e normalmente é diagnosticada na adolescência ou na fase adulta devido à piora progressiva das alterações hematológicas.[10] Outras alterações também podem ocorrer, como fragilidade dentária, estenose de esôfago, hipoplasia cerebelar, obstrução do ducto lacrimal, fibrose pulmonar e osteoporose. A falência medular é a principal causa de mortalidade nessa população, seguida pelo desenvolvimento de câncer, frequentemente de cabeça e pescoço, e doenças pulmonares.[3,7,11]

Existem duas formas graves de telomeropatias:[10]

- Síndrome de Hoyeraal-Hreidarsson: instalação precoce da doença no início da infância. Está associada às mutações ligadas ao X. Os achados clínicos são crescimento intrauterino restrito, hipoplasia cerebelar, microcefalia, atraso cognitivo, imunodeficiência severa e falência medular precoce. Ocorre devido a mutações recessivas dos genes ACD, RTEL1, TERT e PARN, associadas com mutação autossômica dominante TINF2.
- Síndrome de Revesz: além das manifestações graves da DC, os portadores dessa síndrome apresentam calcificações intracranianas, retinopatia bilateral e crescimento intrauterino restrito.

Diagnóstico

O diagnóstico pode ser feito por meio da manifestação clínica da tríade. Nos casos de falência medular, com pouca ou sem outras manifestações clínicas, o diagnóstico pode ser realizado por meio da medida dos telômeros por citometria de fluxo.[1,5] Os testes genéticos são indicados para casos mais complexos. As mutações no gene DKC1 são encontradas nas formas ligadas ao X, enquanto as formas autossômicas apresentam mutações nos genes TINF2, TERC, TERT, NOP10/NOLA3 e NHP2/NOLA2.[1,2,10]

SÍNDROME DE SHWACHMAN-DIAMOND

A síndrome de Shwachman-Diamond (SSD), descrita pela primeira vez em 1964, é uma doença rara herdada de forma autossômica recessiva, caracterizada pela insuficiência pancreática exócrina, citopenias e anormalidades ósseas. Sua patogênese está relacionada à biogênese ribossomal, e sua incidência estimada é de 1:160.000 nascidos vivos.[1,3,5]

Manifestação clínica

Os sintomas da doença iniciam-se na infância, com a presença de esteatorreia, atraso no crescimento, infecções recorrentes e citopenias. Raramente ocorre no período neonatal, mas quando presente pode se manifestar de forma grave, com sepse, falência medular e distrofia torácica asfixiante. A média de idade ao diagnóstico é de 1 ano. Os indivíduos acometidos pela síndrome também apresentam risco aumentado de desenvolver SMD e LMA e também podem apresentar outras manifestações sistêmicas e malformações.[3] A má-absorção pode ser tratada pela administração de enzimas pancreáticas e vitaminas. A insuficiência pancreática melhora com a idade. A neutropenia, na maioria dos casos, não causa manifestações graves, mas pode ser tratada com estimulante de colônia de granulócitos (G-CSF) em baixa dose.[10]

Diagnóstico

As manifestações clínicas características, associadas à avaliação pancreática (isoamilase, elastase fecal, imagem para investigar lipomatose pancreática), da medula óssea e do hemograma são suficientes para definição diagnóstica. O diagnóstico pode ser confirmado por meio de testes genéticos.[1,3,10] A variante mais prevalente é a SBDS. Recomenda-se que um painel ampliado seja realizado com os genes DNAJC21, EFL1, SRP54 e mais, para diagnóstico diferencial de outras SFMH.[4]

ANEMIA DE BLACKFAN-DIAMOND

A anemia de Blackfan-Diamond (DBF) é uma síndrome rara, descrita pela primeira vez em 1936, caracterizada por falência medular progressiva, geralmente se manifestando

na infância, e associada a anemia macrocítica, reticulocitopenia e ausência ou redução de precursores eritroides na medula óssea.[1,2]

Manifestação clínica

A DBF é clinicamente heterogênea, apresentando-se de forma variável, desde casos assintomáticos até formas graves da doença. Os sintomas mais comuns incluem palidez, fadiga, taquicardia e dispneia devido à anemia. Além disso, pacientes com DBF podem apresentar malformações congênitas, como anomalias cardíacas, craniofaciais, esqueléticas e renais. Outras manifestações clínicas incluem retardo no crescimento e no desenvolvimento, baixa estatura e microcefalia.[1,3]

DIAGNÓSTICO

O diagnóstico da DBF é baseado na presença de anemia grave, reticulocitopenia e ausência ou redução de precursores eritroides na medula óssea. As investigações laboratoriais devem incluir hemograma completo, análise da medula óssea e testes genéticos. A pesquisa de mutações nos genes associados à DBF, como RPS19, RPS17, RPL35A, RPL5, RPL11, RPL26, RPL27, RPL31 e RPS24, pode confirmar o diagnóstico em muitos casos.[1,4]

Além das síndromes descritas acima, ainda fazem parte da família de falências medulares hereditárias as neutropenias congênitas, que se manifestam com neutropenias isoladas, a púrpura amegacariocítica e a trombocitopenia com ausência de rádio, ambas com redução isolada de plaquetas. Assim como as demais, o diagnóstico deve ser realizado conforme as manifestações clínicas e a análise da medula óssea. O tratamento de suporte e multidisciplinar é recomendado para todos os grupos de doenças e o transplante de células-tronco hemapoiéticas (TCTH), que será discutido adiante, deve ser realizado nos casos mais graves.[1,2]

ANEMIA APLÁSTICA ADQUIRIDA

Mutações somáticas resultam de danos acumulados no DNA ao longo da vida, nas células somáticas. Esses danos podem ocorrer devido a erros de divisão da própria célula ou a agentes externos, como exposição a produtos químicos, infecções e radiação solar. Não são transmitidas aos descendentes. Mutações em células germinativas passam a fazer parte do genoma do portador e são hereditárias.

As doenças que compõem o grupo das falências medulares têm em comum a apresentação com pancitopenia, citopenia de linhagem única ou qualquer combinação que resulte em bicitopenia. Dessas, a anemia aplástica adquirida (AA) é a falência medular mais prevalente em todas as idades. Entretanto, em qualquer idade a falência medular pode decorrer de mutações em células germinativas, que devem ser investigadas, pois impactam na escolha do tratamento e em maior ou menor risco de o paciente desenvolver mielodisplasia ou LMA. Por outro lado, crianças ou adultos que desenvolvem quadro clínico altamente sugestivo de AA podem apresentar mutações somáticas, as quais podem aumentar a possibilidade de progressão para mielodisplasia ou LMA.[12,13]

Apesar de ser a causa mais frequente de pancitopenia em todas as idades, a AA é uma condição rara, pois tem incidência anual de 2 a 7 casos/milhão de habitantes, sendo mais frequente nos países de baixa e média renda. Os casos novos se distribuem predominantemente em duas faixas de idade, 15 a 25 anos e maiores de 60 anos. Essa distribuição bimodal pode sugerir que haja diferença na etiologia entre esses dois grupos. Geralmente idiopática, pode ocorrer associação com infecções (p. exemplo, hepatite e vírus Epstein-Barr), medicamentos (cloranfenicol e outros) ou toxinas (benzeno, inseticidas). Embora a AA adquirida geralmente ocorra em crianças normais e adultos sem história prévia de falha de crescimento ou anomalias congênitas que sugiram uma síndrome IBMF (síndrome de falência medular hereditária), estudos genéticos recentes mostraram que os distúrbios IBMF podem se apresentar sem qualquer uma dessas pistas clínicas reveladoras e, portanto, deve ser excluído. Como seria de esperar, a AA que ocorre em bebês e crianças pequenas é mais provavelmente devida a mutações germinativas.[12,13]

FISIOPATOLOGIA

Embora a fisiopatologia da AA seja desconhecida, evidências apontam para o comprometimento do sistema imunitário. Em tese, TCTH entre gêmeos idênticos, um dos quais com AA, não requerem condicionamento (imunossupressão anterior à infusão das células do doador), entretanto na maior parte dos casos o condicionamento é necessário para que haja a pega do enxerto e o sucesso do transplante. Além disso, a boa resposta ao tratamento de pacientes com AA utilizando globulina antitimócito (ATG) e ciclosporina (CsA) também aponta para alteração do sistema imune, lembrando, contudo, que o mecanismo pelo qual esses medicamentos atuam é desconhecido. Contrariando esses achados, sabe-se que uma das características da doença autoimune é a identificação de autoantígenos, sendo que nunca foram identificados tais antígenos expressos em células-tronco hematopoiéticas.[14,15]

Ainda que a fisiopatologia da AA continue desconhecida, acredita-se que um sistema imunológico desregulado acarretaria destruição de células-tronco e progenitoras hematopoiéticas por linfócitos T-citotóxicos em um hospedeiro geneticamente suscetível. Além do componente imunológico, acredita-se que defeitos intrínsecos das células-tronco e progenitoras hematopoiéticas, associados à disfunção do microambiente da medula óssea e a gatilhos externos, como uma infecção viral, contribuam para o processo da doença.[14,15]

Embora as evidências apontem para o papel de um sistema imunitário desregulado, a recente descoberta de mutações somáticas e de novas mutações germinativas sugere que mutações em células-tronco e progenitoras hematopoiéticas podem anteceder a resposta imune. Talvez essas células mutantes também instiguem uma resposta imune exacerbada na AA, que, em uma tentativa de eliminar as células com

mutações, elimina também as células-tronco e progenitoras hematopoiéticas normais.[15,16]

MUTAÇÕES SOMÁTICAS

Sabe-se que os pacientes com AA que estão em remissão após globulina antitimócito (ATG) e CsA têm cerca de 15% de risco de progressão clonal para mielodisplasia ou LMA. Estudos mostraram que a clonalidade se deve à aquisição de mutações somáticas em células células-tronco e progenitoras hematopoiéticas sobreviventes dos linfócitos T citotóxicos hiperestimulados e que os genes envolvidos têm impactos diferentes na progressão para SMD ou LMA.[16]

Mutações somáticas nos genes ASXLI, DNMT3A, BCOR/BCORL1 e PIGA são as mais frequentemente relatadas em AA, acometendo um quinto a um terço dos pacientes. ASXL1 e DNMT3A, juntamente com TP53, RUNX1, CSMD1 e NOTCH1, são mutações desfavoráveis, associadas a pior sobrevida global e pior resposta após tratamento com ATG/CsA, aumento do tamanho do clone e aumento do risco de progressão para mielodisplasia e LMA. Em contraste, as mutações BCOR/BCORL1 e PIGA podem diminuir a expressão ao longo do tempo e não conferir risco aumentado de progressão. Mutações nesses genes são mais frequentes com o decorrer da idade, bem como a influência do desgaste dos telômeros em aproximadamente 30% dos pacientes, na ausência de mutações genéticas associadas a telomeropatia.[16,17]

DIAGNÓSTICO

Em crianças, embora a AA adquirida seja a causa mais comum de falências medulares, a presença de mutações germinativas associadas às falências medulares hereditárias deve, sempre que possível, ser excluída em todos os pacientes com pancitopenia, citopenia de linhagem única ou qualquer combinação que resulte em bicitopenia persistente.

TRATAMENTO DA SÍNDROME DE FALÊNCIA MEDULAR

AA é uma doença rara em crianças; assim, todos os pacientes que apresentam sinais de falência medular devem ser encaminhadas para um centro com experiência em AA e outras anemias constitucionais para oferecer o diagnóstico e acompanhamento apropriados

Sem tratamento, o prognóstico para pacientes com AA grave é ruim, com aproximadamente 10% de sobrevida 1 ano após o diagnóstico. Entretanto, o transplante de células tronco hematopoiéticas alogênico (TCTHalo), os avanços no tratamento imunossupressor paras as AA adquiridas, bem como as melhorias nos cuidados de suporte, levaram a uma perspectiva significativamente melhor, com muitos sobreviventes de longo prazo.[13,17]

A escolha do tratamento de primeira linha depende da idade do paciente, da gravidade da falência medular e da disponibilidade de um doador irmão HLA-idêntico.[18] O TCTHalo imediato é o tratamento até então considerado curativo para a AA, sendo uma opção preemptiva para crianças e adultos jovens que têm um irmão doador HLA-compatível, com 90% de sobrevida no longo prazo e poucos efeitos adversos.[18,19]

Quadro 4 Fluxo para diagnóstico de anemia aplástica adquirida

1. Sangue periférico (2 ou mais exames com intervalo de pelo menos 2 semanas): identificação de pancitopenia (dosagem de hemoglobina inferior a 10 g/dL; contagem de plaqueta inferior a 50.000/mm³; contagem de neutrófilos inferior a 1.500 células/mm³) ou citopenia de linhagem única ou qualquer combinação que resulte em bicitopenia.
2. História clínica: AA secundária (10-20% dos casos). a) Infecção (10-15% dos casos): influenza, CMV, EBV, herpes-vírus humano, hepatite, HIV, parvovírus. b) Leucemia aguda (1-2%). c) Drogas, toxinas. d) HPN: investigar associação com hemólise e aplasia medular.
3. História familiar e exame físico: quando alterados, investigar as FM hereditárias.
4. História clínica negativa: investigação laboratorial. a) Sorologia e/ou PCR para influenza, CMV, EBV, herpes-vírus humano, hepatite, HIV, parvovírus. b) Pesquisa genética para hemoglobinúria paroxística noturna. c) Aspirado + biópsia + citogenética de medula óssea. Hipoplasia sem infiltração de células anormais ou fibrose: AA primária ou idiopática (70% dos casos).

AA: anemia aplástica adquirida; CMV: citomegalovírus; EBV: vírus Epstein-Barr; FM: falências medulares; HIV: vírus da imunodeficiência humana; HPN: hemoglobinúria paroxística noturna; PCR: proteína C reativa.
Fonte: Sief.[13]

Pacientes portadores de AA adquirida e sem doador irmão HLA-idêntico podem se beneficiar da imunossupressão usualmente com globulina antitimócito (ATG) em associação a CsA. Porém, os melhores resultados desse esquema são com a ATG de cavalo, enquanto no Brasil o único produto disponível é a ATG de coelho. A ATG de cavalo mostrou ser superior à ATG de coelho para o tratamento da AA adquirida, demonstrando uma taxa de resposta global de 60 a 75%, com uma sobrevida em longo prazo de 80 a 90%. A maioria dessas respostas é parcial, ou seja, tem contagens sanguíneas subnormais, mas é independente de transfusão. A melhoria nas contagens sanguíneas periféricas após o tratamento é lenta, geralmente levando uma média de 3 a 4 meses, e com o uso de ATG de coelho esse tempo é ainda maior, aumentando o risco de infecções e morte.[18-20]

Estudos mais recentes demonstraram melhores taxas de resposta quando uma droga que mimetiza a trombopoetina, o eltrombopag, é iniciada juntamente com ATG e CsA desde o início do tratamento. Apesar dos bons resultados em adultos, em crianças essa associação não está bem estabelecida, possivelmente melhor resultado atingido com a imunossupressão comparado aos pacientes de maior idade.[21]

Entretanto, no longo prazo, os pacientes podem recidivar ou adquirir mutações somáticas que aumentam o risco de progressão para mielodisplasia e LMA. Mais recentemente, os resultados dos transplantes de doadores não aparentados compatíveis melhoraram acentuadamente, tornando-os uma opção mesmo em primeira linha de tratamento para pacientes

jovens. Se um doador não aparentado HLA 100% compatível estiver disponível e o transplante parecer viável dentro de 2 a 3 meses após o diagnóstico, o TCTH pode ser uma opção de primeira linha razoável para pacientes pediátricos.[18,22,23]

Outras abordagens de TCTH em pacientes que não têm doadores aparentados nem não aparentados são o transplante haploidêntico e a utilização de sangue de cordão umbilical como fonte de células-tronco hematopoéticas. Essas são modalidades menos estudadas e com resultados inferiores no tratamento da AA.[17]

O TCTH também é a melhor opção terapêutica para reconstituir a função da medula óssea dos pacientes portadores de síndromes de falência da medula óssea hereditária ou constitucional. Estes são um grupo heterogêneo de doenças, com diferentes apresentações clínicas e mecanismos patogênicos. Alguns pacientes apresentam malformações congênitas, podem progredir através de evolução clonal (mielodisplasia, MDS e leucemia aguda – AL) e estão em risco de tumores sólidos em idades precoces. O TCTHalo corrigirá apenas a deficiência hematopoiética e não curará as malformações congênitas ou reduzirá o risco de tumores sólidos, podendo aumentar esse risco adicionalmente. Assim, a decisão de transplantar um paciente deve ser tomada por uma equipe multidisciplinar em centros especializados devido às suscetibilidades do paciente à toxicidade e à necessidade de manejo específico durante e após o procedimento.[24]

Em alternativa, para os pacientes portadores de falências constitucionais sem doadores HLA disponíveis ou enquanto aguardam a realização do TCTH, algumas medidas terapêuticas podem melhorar a qualidade de vida. O uso andrógeno em pacientes com DC ou AF pode alcançar respostas em até 80% dos casos, mas a virilização e a toxicidade hepática são eventos adversos importantes. Os pacientes com anemia de Diamond-Blackfan se beneficiam do uso de corticosteroides, apesar de a toxicidade ser um fator limitante. Outras abordagens, como os agonistas do receptor de trombopoietina, leucina e quercetina, estão em estudos e, assim como a terapia gênica, poderão beneficiar casos hereditários no futuro.[25]

Em resumo, o acompanhamento especializado é essencial para detectar complicações relacionadas às falências medulares constitucionais e determinar a melhor opção terapêutica para cada tipo específico. Além disso, a educação adequada ao paciente e familiares, boas práticas transfusionais e o manejo das complicações infeciosas são fundamentais para a qualidade e sobrevida em longo prazo.[23-25]

REFERÊNCIAS BIBLIOGRÁFICAS

1. Dokal I, Tummala H, Vulliamy T. Inherited bone marrow failure in the pediatric patients. Blood. 2022;140(6):556-70.
2. Dokal I, Vulliamy T. Inherited bone marrow failure syndromes. Haematologica. 2010;95(8):1236-40.
3. Nathan DG, Oski FA, Orkin SH, Fisher DE (orgs.). Nathan and Oski's hematology and oncology of infancy and childhood. 8.ed. Philadelphia, PA: Elsevier, Saunders; 2015.
4. Lin F, Cao K, Chang F, Oved JH, Luo M, Fan Z, et al. Uncovering the genetic etiology of inherited bone marrow failure syndromes using a custom-designed next-generation sequencing panel. J Mol Diagn. 2024;26(3):191-201.
5. Loggetto SR, Braga JAP, Tone LG. Hematologia e hemoterapia pediátrica. São Paulo: Sociedade de Pediatria de São Paulo (SPSP); Atheneu; 2014. p.171-81.
6. De Rocco D, Bottega R, Cappelli E, Cavani S, Criscuolo M, Nicchia E, et al. Molecular analysis of Fanconi anemia: the experience of the Bone Marrow Failure Study Group of the Italian Association of Pediatric Onco-Hematology. Haematologica. 2014;99(6):1022-31.
7. Shimamura A, Alter BP. Pathophysiology and management of inherited bone marrow failure syndromes. Blood Rev. 2010;24(3):101-22.
8. 8. Fanconi Anemia Research Fund. Fanconi anemia clinical care guidelines. 5.ed. 2020.
9. Kutler DI, Singh B, Satagopan J, Batish SD, Berwick M, Giampietro PF, et al. A 20-year perspective on the International Fanconi Anemia Registry (Ifar). Blood. 2003;101(4):1249-56.
10. Alter BP. Diagnosis, genetics, and management of inherited bone marrow failure syndromes. Hematology. 2007;2007(1):29-39.
11. Alter BP, Giri N, Savage SA, Rosenberg PS. Cancer in the National Cancer Institute inherited bone marrow failure syndrome cohort after fifteen years of follow-up. Haematologica. 2018;103(1):30-9.
12. Lucas D. Structural organization of the bone marrow and its role in hematopoiesis. Curr Opin Hematol. 2021;28(1):36-42.
13. Sieff CA. Introduction to acquired and inherited bone marrow failure. Hematol Oncol Clin North Am. 2018;32(4):569-80.
14. Iwafuchi H. The histopathology of bone marrow failure in children. J Clin Exp Hematop. 2018;58(2):68-86.
15. Schoettler ML, Nathan DG. The pathophysiology of acquired aplastic anemia. Hematol Oncol Clin North Am. 2018;32(4):581-94.
16. Wood HJ, Marsh JCW. Somatic mutations in aplastic anemia: significance for classification, therapy, and outcome. HemaSphere. 2019;3(S2):10-2.
17. Scheinberg P. Recent advances and long-term results of medical treatment of acquired aplastic anemia. Hematol Oncol Clin North Am. 2018;32(4):609-18.
18. Samarasinghe S, Veys P, Vora A, Wynn R. Paediatric amendment to adult BSH guidelines for aplastic anaemia. Br J Haematol. 2018;180(2):201-5.
19. Dufour C, Pillon M, Sociè G, Rovò A, Carraro E, Bacigalupo A, et al. Outcome of aplastic anaemia in children: a study by the severe aplastic anaemia and paediatric disease working parties of the European group blood and bone marrow transplant. Br J Haematol. 2015 May;169(4):565-73.
20. Scheinberg P, Wu CO, Nunez O, Young NS. Long-term outcome of pediatric patients with severe aplastic anemia treated with antithymocyte globulin and cyclosporine. J Pediatr. 2008;153(6):814-819.e1.
21. Groarke EM, Patel BA, Diamond C, Gutierrez-Rodrigues F, Vicente A, Rios O, et al. Outcomes in pediatric patients with severe aplastic anemia treated with standard immunosuppression and eltrombopag. Blood. 2019;134(Suppl_1):454.
22. Petit AF, Kulasekararaj AG, Eikema D, Maschan A, Adjaoud D, Kulagin A, et al. Upfront unrelated donor hematopoietic stem cell transplantation in patients with idiopathic aplastic anemia: a retrospective study of the Severe Aplastic Anemia Working Party of European Bone Marrow Transplantation. Am J Hematol. 202 Jan;97(1). Disponível em: https://onlinelibrary.wiley.com/doi/10.1002/ajh.26354. Acesso em: 1 maio 2024.
23. Yoshida N. Recent advances in the diagnosis and treatment of pediatric acquired aplastic anemia. Int J Hematol. 2024;119(3):240-7.
24. Bonfim C. Special pre- and posttransplant considerations in inherited bone marrow failure and hematopoietic malignancy predisposition syndromes. Hematology. 2020;2020(1):107-14.
25. Calado RT, Clé DV. Treatment of inherited bone marrow failure syndromes beyond transplantation. Hematology. 2017;2017(1):96-101.

SEÇÃO 28

OTORRINOLARINGOLOGIA

COORDENADORA

Renata C. Di Francesco
Professora Livre-docente da Disciplina de Otorrinolaringologia da Faculdade de Medicina da Universidade de São Paulo (FMUSP). Médica Assistente Doutora da Divisão de Otorrinolaringologia do Hospital das Clínicas (HC) da FMUSP. Coordenadora do Estágio de Complementação Especializada em Otorrinolaringologia Pediátrica. Presidente do Departamento Científico (DC) de Otorrinolaringologia da Sociedade Brasileira de Pediatria (SBP).

AUTORES

Ana Cristina Abrantes
Otorrinolaringologista da Subespecialidade de Otorrinolaringologia Pediátrica do Hospital Mater Dei Contorno. Mestre em Medicina e Biomedicina pela Santa Casa de Misericórdia de Belo Horizonte. Professora da Disciplina de Otorrinolaringologia da Faculdade de Ciências Médicas de Minas Gerais (FCMMG).

Berenice Dias Ramos
Otorrinolaringologista com Área de Atuação em Foniatria pela Associação Brasileira de Otorrinolaringologia e Cirurgia Cérvico-Facial (ABORL-CCF) e Associação Médica Brasileira (AMB). Mestre em Otorrinolaringologia pela Universidade Federal de São Paulo (Unifesp). Preceptora do Ambulatório de Foniatria do Serviço de Otorrinolaringologia do Hospital de Clínicas de Porto Alegre (HCPA).

Cláudia Schweiger
Otorrinolaringologista pelo HCPA. Mestre, Doutora e Pós-doutora em Pediatria pela Universidade Federal do Rio Grande do Sul (UFRGS). *Fellowship* de Pesquisa no Cincinnati Children's Hospital, Estados Unidos. Professora da Pós-graduação em Pediatria da UFRGS.

Denise Rotta Ruttkay Pereira
Mestre e Doutoranda em Pediatria pela UFRGS. *Fellow* em Otorrinolaringologia Pediátrica no HCPA. Especialista em Otorrinolaringologia pela ABORL-CCF.

Elise Zimmermann Mathias
Otorrinolaringologista pela ABORL-CCF. Mestre em Cirurgia. *Fellowship* em Otorrinolaringologia Pediátrica pelo Hospital Pequeno Príncipe.

Eulalia Sakano
Professora. Doutora do Departamento de Oftalmo-Otorrinolaringologia da Faculdade de Ciências Médicas da Universidade Estadual de Campinas (FCM-Unicamp). Médica Otorrinolaringologista. Coordenadora do Setor de Rinologia do Hospital de Clínicas da Unicamp.

Isamara Simas
Especialista em Otorrinolaringologia pelo Hospital das Clínicas (HC) da Universidade Federal de Minas Gerais (UFMG). Doutora em Cirurgia pela Faculdade de Medicina da UFMG. Supervisora da Residência de Otorrinolaringologia do HC-UFMG. Coordenadora da Subespecialidade de Eletrofisiologia da Audição do Serviço de Otorrinolaringologia do Hospital Mater Dei Contorno.

José Faibes Lubianca Neto
Professor Associado Doutor do Departamento de Clínica Cirúrgica, Disciplina de Otorrinolaringologia da Faculdade de Medicina e da Pós-graduação em Pediatria da Universidade Federal de Ciências da Saúde de Porto Alegre (UFCSPA). Chefe do Serviço de Otorrinolaringologia Pediátrica do Hospital da Criança Santo Antônio (HCSA) e do Serviço de Otorrinolaringologia da Irmandade Santa Casa de Misericórdia de Porto Alegre (ISCMPA). *Fellowship* na Divisão de Otorrinolaringologia Pediátrica do Massachusetts Eye and Ear Infirmary, Harvard Medical School, Estados Unidos.

Manoel de Nobrega
Doutor em Ciências Médicas pela Unifesp. Professor Afiliado do Departamento de Otorrinolaringologia da Unifesp.

Manuel Ruttkay Pereira
Mestre e Doutor em Pediatria pela Pontifícia Universidade Católica do Rio Grande do Sul (PUC-RS). Professor Adjunto de Pediatria da PUC-RS e da UFRGS. Especialista em Pediatria e Neonatologia pela SBP. *Fellow* em Neonatologia no Health Sciences Centre, Universidade de Manitoba, Canadá.

Maria Beatriz Rotta Pereira
Mestre em Pediatria pela UFRGS. Preceptora de Otorrinolaringologia Pediátrica no Hospital São Lucas da PUC-RS. Especialista em Otorrinolaringologia pela ABORL-CCF. *Fellow* em Otorrinolaringologia Pediátrica no Health Sciences Centre, Universidade de Manitoba, Canadá. Membro Titular do DC de Otorrinolaringologia da SBP.

Mariana Dalbo Contrera Toro
Médica Otorrinolaringologista do Serviço de Rinologia do Departamento de Oftalmo-Otorrinolaringologia da FCM-Unicamp. Mestranda do Programa de Pós-graduação em Saúde da Criança e do Adolescente do Departamento de Pediatria da FCM-Unicamp.

Melissa A. G Avelino
Mestre, Doutora e Pós-doutora em Otorrinolaringologia e Cirurgia de Cabeça e Pescoço pela Unifesp. *Fellow* em Otorrinopediatria pela Unifesp. Professora Associada da Universidade Federal de Goiás (UFG) e da PUC-GO. Chefe do Departamento de Cirurgia da Faculdade de Medicina da UFG.

Rebecca Maunsell
Professora Adjunta da Disciplina de Otorrinolaringologia e Professora do Curso de Pós-graduação em Saúde da Criança e do Adolescente da FCM-Unicamp. Responsável pelo *Fellow* em Otorrinolaringologia Pediátrica Avançada e Presidente da Academia Brasileira de Otorrinolaringologia Pediátrica.

Renata C. Di Francesco
Professora Livre-docente da Disciplina de Otorrinolaringologia da FMUSP. Médica Assistente Doutora da Divisão de Otorrinolaringologia do HCFMUSP. Coordenadora do Estágio de Complementação Especializada em Otorrinolaringologia Pediátrica. Presidente do DC de Otorrinolaringologia da SBP.

Ricardo Godinho
Professor de Otorrinolaringologia do Curso de Medicina da PUC-MG. Coordenador da Subespecialidade de Otorrinolaringologia Pediátrica do Serviço de Otorrinolaringologia do Hospital Mater Dei Contorno. *Research Fellowship* em Otorrinolaringologia Pediátrica do Massachusetts Eye and Ear Infirmary, Harvard Medical School, Estados Unidos. Doutor em Pediatria pela UFMG.

Rita Carolina Krumenauer
Médica Otorrinolaringologista. Mestre em Ciências da Saúde – Pediatria – pela UFCSPA. Assistente do Serviço de Otorrinolaringologia Pediátrica do HCSA, Serviço de Otorrinolaringologia da ISCMPA. *Observership* do Serviço de Otorrinolaringologia Pediátrica do Toronto SickKids Hospital, Canadá.

Rodrigo Guimarães Pereira
Estágio Clínico em Otorrinolaringologia Pediátrica no Children´s Hospital da Universidade de Washington, Estados Unidos. Coordenador do Programa de *Fellowship* em Otorrinolaringologia Pediátrica do Hospital Pequeno Príncipe.

Sulene Pirana
Otorrinolaringologista com Áreas de Atuação em Foniatria e Medicina do Sono pela ABORL-CCF/AMB. Doutora em Medicina pela FMUSP. MBA Gestão em Saúde pela Fundação Getulio Vargas (FGV). Membro do Departamento de Foniatria da ABORL-CCF. Membro do Departamento de Desenvolvimento e Aprendizagem da Sociedade de Pediatria de São Paulo (SPSP). Médica do Ambulatório de Foniatria do HCFMUSP. Professora Doutora da Faculdade de Medicina da Universidade São Francisco. Coordenadora do Serviço de Otorrinolaringologia, Cirurgia Cérvico-facial e Cirurgia Craniomaxilofacial do Hospital Universitário São Francisco.

Tania Sih
Especialista em Otorrinolaringologia e Cirurgia Cérvico-Facial pela ABORL-CCF. Professora da FMUSP. Presidente do Comitê de Pediatria da International Federation of ORL Societies (IFOS). Secretária Geral da Interamerican Association of Pediatric ORL (IAPO).

CAPÍTULO 1

ALTERAÇÕES DA LINGUAGEM E DA APRENDIZAGEM NA INFÂNCIA

Berenice Dias Ramos
Sulene Pirana

AO FINAL DA LEITURA DESTE CAPÍTULO, O PEDIATRA DEVE ESTAR APTO A:

- Compreender que nenhuma criança aprende a falar vendo vídeos no celular ou assistindo à televisão, pois o aprendizado da língua necessita de interação.
- Compreender que o ruído de fundo permanente, decorrente de um aparelho de TV ou de som sempre ligado, impede o aprendizado correto dos sons da língua, podendo ocasionar atraso de fala, linguagem e/ou aprendizagem.
- Saber que toda criança deve ser triada entre 18-24 meses de idade para transtorno do espectro autista, durante a consulta pediátrica.
- Saber que se uma criança apresentar alteração de fala, linguagem e/ou aprendizagem deverá ser submetida a avaliação auditiva, mesmo que o teste de triagem neonatal tenha sido normal e que os familiares achem que ela escuta bem.
- Compreender que, nos transtornos da comunicação, fala, linguagem e aprendizagem as perturbações não são decorrentes de nenhuma outra alteração; devem estar presentes precocemente no período do desenvolvimento e causam prejuízo clinicamente significativo na comunicação efetiva, na participação social e/ou no desempenho acadêmico ou profissional.
- Os problemas secundários da comunicação, fala, linguagem e aprendizagem podem ser decorrentes de fatores psicológicos, físicos, sensoriais, intelectuais e/ou ambientais, sendo então denominados distúrbios.

INTRODUÇÃO

O desenvolvimento da linguagem depende de fatores genéticos e epigenéticos.[1,2] A epigênese pós-natal desempenha um papel decisivo na construção da conectividade cerebral, que é modelada, no curso de jogos cognitivos do neonato, pelos sinais do ambiente físico, social e cultural, sendo a interação entre o adulto e a criança o que permite que a linguagem se desenvolva e se torne eficiente.[1] A linguagem escrita, diferentemente da linguagem oral, deve ser explicitamente ensinada, seu aprendizado é consciente, não basta a exposição a um ambiente com livros, leitores etc. Aprender envolve todos os aspectos do desenvolvimento: desenvolver-se e evoluir são sinônimos de aprendizado.

A comunicação escrita mudou a história da humanidade, permitindo o armazenamento e a transmissão de informações e conhecimentos através do tempo e do espaço, a comunicação a distância, a evolução cultural, o aprender com o conhecimento do outro e sua reformulação. A invenção do símbolo gráfico ampliou a capacidade da memória humana, permitiu atravessar a barreira do tempo e possibilitou acesso à informação por um número cada vez maior de pessoas. A escrita, por não ser imediatamente percebida, precisa ser mais explícita, mais completa, para garantir sua interpretação.

CRITÉRIOS DIAGNÓSTICOS

O desenvolvimento da linguagem e da aprendizagem é um ato de plasticidade cerebral modulado por fatores intrínsecos (genéticos) e extrínsecos (experiência), portanto as alterações de linguagem e/ou aprendizagem são resultado de alguma falha intrínseca ou extrínseca desse processo.[2,3]

O diagnóstico mais frequente de alteração de linguagem oral e/ou escrita é o de atraso simples, em que a criança atinge, após um tempo variável, com orientações e/ou terapias adequadas, a linguagem oral e/ou escrita esperada para sua respectiva faixa etária.[1,2]

Os distúrbios de linguagem e aprendizagem podem ser secundários a fatores psicológicos, físicos, sensoriais, intelectuais ou ambientais, como prejuízo sensorial, disfunção motora ou outras condições médicas ou neurológicas, congênitas ou adquiridas, tais como paralisia cerebral, fenda palatina, lesão cerebral traumática, alterações auditivas e do processamento auditivo, visuais e do processamento visual, alterações vestibulares, distúrbios do sono, deficiência intelectual, distúrbios emocionais (p. ex., depressão, ansiedade), transtorno de déficit de atenção e hiperatividade (TDAH), transtorno do espectro autista (TEA), esquizofrenia ou, ainda, ambiente social e/ou pedagógico inadequados.[3]

Nos distúrbios, além de tratar as alterações de linguagem e/ou aprendizagem, deve-se identificar e tratar as causas primárias.[2]

Nos transtornos da comunicação, fala, linguagem e aprendizagem as perturbações não são secundárias a qualquer outra afecção, devem estar presentes precocemente no período do desenvolvimento mas podem não se tornar plenamente manifestas até que as demandas sociais excedam as capacidades limitadas e causem prejuízo clinicamente significativo na comunicação efetiva, na participação social ou no desempenho acadêmico ou profissional, individualmente ou em qualquer combinação.[3]

O transtorno específico de aprendizagem é um grupo heterogêneo de transtornos manifestados por dificuldades significativas na aquisição e uso da escrita, raciocínio ou habilidades matemáticas, intrínseco ao indivíduo, com disfunção do sistema nervoso central (SNC), definido como um transtorno do neurodesenvolvimento de origem biológica que é a base das anormalidades no nível cognitivo, as quais são associadas com as manifestações comportamentais.[3] Os padrões de aquisição de habilidades são perturbados desde os estágios iniciais do desenvolvimento.[3] A origem biológica inclui interação de fatores genéticos, epigenéticos e ambientais que influenciam a capacidade do cérebro de perceber ou processar informações verbais ou não verbais com eficiência e exatidão[3] (ver Quadro 1).

Não existe causa óbvia: a visão e a audição são normais, assim como as capacidades cognitivas e intelectuais. Além disso, a educação está pedagogicamente adequada e as oportunidades estão presentes.[2,3] A dificuldade deve persistir, apesar da intervenção clínica e pedagógica adequada, por um período mínimo de 6 meses.[3] A suposição é de primazia de fatores biológicos que interagem com fatores não biológicos. Os critérios diagnósticos incluem aptidões de leitura significativamente abaixo da média esperada para a idade, escolaridade e capacidade mental, com interferência significativa no rendimento escolar e atividades da vida diária que requerem capacidade em linguagem escrita.[3]

ASPECTOS EPIDEMIOLÓGICOS

Sabe-se que a prevalência do transtorno do espectro autista (TEA) está aumentando; a última publicação do Center for Disease Control americano relata 1,85% (1 para cada 54 crianças) casos de TEA entre crianças de 8 anos de idade, sendo 4 vezes mais frequente em meninos do que em meninas.[4] Estudo realizado na Inglaterra demonstrou que o transtorno do desenvolvimento da linguagem (TDL) afeta 7,5% da população escolar.[5] Se a prevalência dessas doenças for semelhante no Brasil, em cada sala de 25 alunos haverá 1-2 (1,87%) crianças com TDL e, em cada duas salas, uma criança com TEA (0,46%).[4,5]

As dificuldades de aprendizado têm prevalência que pode chegar a 20% da população em idade escolar; abrangem um grupo heterogêneo de fatores capazes de alterar a possibilidade de a criança aprender, independentemente de suas condições neurológicas, podendo estar relacionadas a fatores da escola, da família ou do próprio indivíduo.[6]

O transtorno específico de aprendizagem acomete 5-15% de crianças em idade escolar, em diferentes idiomas e culturas. Ocorre frequentemente em vários membros da família, interfere na aquisição e no processamento da linguagem escrita; sua gravidade é variável e perdura por toda a vida. No Brasil, um estudo transversal envolvendo amostra significativa de alunos de escolas públicas obteve como resultado a prevalência de 7,6% de crianças com diagnóstico de transtorno específico de aprendizagem; portanto, em uma classe de 25 crianças poderemos ter 2 crianças (1,9%).[6]

No Quadro 1 são listados os quadros mais frequentes de transtorno de linguagem e aprendizagem. O transtorno de déficit de atenção/hiperatividade (TDAH) foi incluído nessa lista porque ocasiona dificuldades de aprendizagem, deve ser lembrado no diagnóstico diferencial dos transtornos de linguagem e/ou aprendizagem e, algumas vezes, apresenta-se como comorbidade.[3]

ANAMNESE

A anamnese da criança com atraso de linguagem visa pesquisar todos os possíveis fatores predisponentes gestacionais, genéticos e ambientais, assim como aspectos do neurodesenvolvimento. Existem alguns pré-requisitos para a aprendizagem, e a maioria deles também está envolvida no desenvolvimento da linguagem oral, portanto os fatores de risco para alterações na aquisição da linguagem oral podem também afetar o aprendizado acadêmico (Quadro 2).[1,2,7,8]

O EXAME FÍSICO E O CIRCUITO DA COMUNICAÇÃO

O exame físico analisa as habilidades auditivas, fonoarticulatórias, neurológicas, motoras, emocionais e cognitivas, a fim de estabelecer um diagnóstico etiológico, funcional ou

Quadro 1 Critérios diagnósticos mais frequentes[3]

F80.0 AFI Apraxia da fala na infância Transtorno específico da articulação da fala	Dificuldade persistente para produção da fala que interfere na inteligibilidade da fala ou impede a comunicação verbal de mensagens. A perturbação causa limitações na comunicação eficaz, que interferem na participação social, no sucesso acadêmico ou no desempenho profissional, individualmente ou em qualquer combinação.
F80 TDL F80.1 Transtorno expressivo de linguagem F80.2 Transtorno receptivo de linguagem	Dificuldades persistentes na aquisição e no uso da linguagem em suas diversas modalidades: falada, escrita, linguagem de sinais ou outra, devido a déficits na compreensão (recepção) ou na produção (expressão). As capacidades linguísticas estão, de forma substancial e quantificável, abaixo do esperado para a idade, resultando em limitações funcionais na comunicação efetiva, na participação social, no sucesso acadêmico ou no desempenho profissional, individualmente ou em qualquer combinação.
F80.81 Transtorno da fluência com início na infância (gagueira)	Perturbações na fluência normal e no padrão temporal da fala inapropriadas para a idade e para as habilidades linguísticas do indivíduo persistentes e caracterizadas por ocorrências frequentes e marcantes, tais como: repetição de sons e sílabas, prolongamentos sonoros das consoantes e das vogais, palavras interrompidas, bloqueio audível ou silencioso, substituições de palavras para evitar palavras problemáticas, palavras produzidas com excesso de tensão física, repetições de palavras monossilábicas. A perturbação causa ansiedade em relação à fala ou limitações na comunicação efetiva, na participação social ou no desempenho acadêmico ou profissional, individualmente ou em qualquer combinação.
F84.0 – TEA Transtorno do espectro autista	Déficits persistentes na comunicação social e na interação social em múltiplos contextos, atualmente ou por história prévia. Padrões restritos e repetitivos de comportamento, interesses ou atividades, atualmente ou por história prévia. Movimentos motores, uso de objetos ou fala estereotipados ou repetitivos, insistência nas mesmas coisas, adesão inflexível a rotinas ou padrões ritualizados de comportamento verbal ou não verbal, interesses fixos e altamente restritos que são anormais em intensidade ou foco, hiper ou hiporreatividade a estímulos sensoriais ou interesse incomum por aspectos sensoriais do ambiente. Os sintomas devem estar presentes precocemente no período do desenvolvimento (mas podem não se tornar plenamente manifestos até que as demandas sociais excedam as capacidades limitadas ou podem ser mascarados por estratégias aprendidas mais tarde na vida).
F90 – TDAH Transtorno de déficit de atenção/hiperatividade	Um padrão persistente de desatenção e/ou hiperatividade-impulsividade que interfere no funcionamento e no desenvolvimento. Vários sintomas de desatenção ou hiperatividade-impulsividade estavam presentes antes dos 12 anos de idade. Vários sintomas de desatenção ou hiperatividade-impulsividade estão presentes em dois ou mais ambientes (p. ex., em casa, na escola, no trabalho; com amigos ou parentes; em outras atividades).
F81.0 Transtorno de leitura Dislexia	Leitura de palavras de forma imprecisa ou lenta e com esforço – lê palavras isoladas em voz alta, de forma incorreta ou lenta e hesitante, frequentemente adivinha palavras, tem dificuldade de soletrá-las. Dificuldade para compreender o sentido do que é lido – pode ler o texto com precisão, mas não compreende a sequência, as relações, as interferências ou os sentidos mais profundos do que é lido.
	Dislexia é um termo alternativo usado em referência a um padrão de dificuldades de aprendizagem caracterizado por problemas no reconhecimento preciso ou fluente de palavras, problemas de decodificação e dificuldades de ortografia.
F81.1 Transtorno da expressão escrita	Dificuldades para escrever ortograficamente – pode adicionar, omitir ou substituir vogais e consoantes.
	Dificuldades com a expressão escrita – comete múltiplos erros de gramática ou pontuação nas frases; emprega organização inadequada de parágrafos; expressão escrita das ideias sem clareza.
F81.2 – Discalculia Transtorno de habilidades aritméticas	Dificuldades no senso numérico, na precisão ou fluência de cálculo e na precisão no raciocínio matemático. Discalculia é um termo alternativo usado em referência a um padrão de dificuldades caracterizado por problemas no processamento de informações numéricas, aprendizagem de fatos aritméticos e realização de cálculos precisos ou fluentes.

Fonte: adaptado de DSM-5: Manual Diagnóstico e Estatístico de Transtornos Mentais.

sindrômico, assim como uma terapia específica e um prognóstico.[1]

É importante saber como ocorre a comunicação entre duas pessoas e quais as etapas envolvidas[1] (Figura 1). Até os 3 anos de idade, a avaliação consiste principalmente em observar a forma como a criança interage e brinca.[1,2]

A análise da brincadeira deve ser feita antes do exame físico, pois muitas vezes, após fazê-lo, a criança não quer cooperar.[1] O exame físico, assim como a anamnese, deve ser completo, para poder identificar uma eventual doença ou síndrome que necessite de tratamento.[1]

Escuta dos sons da fala por ambos os ouvidos (AO):[1] pode ser avaliada por exames audiológicos: audiometria tonal e vocal, associada à imitanciometria. Nas situações em que não é possível realizar a audiometria, está indicada a avaliação dos potenciais evocados auditivos do tronco encefálico (PEATE), denominados em inglês BERA (*brainstem evoked response audiometry*), sempre com estí-

Quadro 2 Anamnese da criança com atraso de fala, linguagem e/ou aprendizagem

1. Opinião familiar no desenvolvimento da criança	18. Avaliações oftalmológicas	35. Idade controle vesical noturno
2. Pré-natal – STORCH	19. Doenças prévias	36. Idade controle total dos esfíncteres
3. Gestação – medicamentos, drogas, álcool etc.	20. Resfriados	37. Quanto tempo de aleitamento materno?
4. Perinatal	21. Otites e idade da primeira otite	38. Já come alimentos sólidos?
5. Apgar, necessidade de reanimação	22. Cirurgias	39. Quantos mL de leite e de suco/dia?
6. Idade gestacional	23. Com que idade firmou a cabeça e sentou?	40. Alimentação ao deitar, achocolatados etc.
7. Idade dos pais	24. Com que idade caminhou?	41. Restrição alimentar?
8. Peso ao nascimento	25. Com que idade beijinhos e tchau-tchau?	42. Hábitos orais deletérios: chupeta, sucção dedo etc.
9. Icterícia que exigiu exsanguineotransfusão	26. Com que idade as primeiras palavras?	43. Dorme na cama com os pais?
10. UTI neonatal? Quantos dias? Intubação?	27. Como solicita o que quer?	44. Horário de acordar
11. Quantos dias de hospital ao nascer?	28. Aponta os objetos?	45. Horário de dormir
12. História familiar de surdez?	29. Atenção compartilhada?	46. Quanto tempo a TV fica ligada?
13. História familiar atraso linguagem/ aprendizagem?	30. Atende pelo nome?	47. Quantas horas de TV, *tablet*, celular?
15. BERA automatizado	32. Imitação/faz de conta	49. Quanto tempo de leitura?
16. BERA frequência específica	33. Sabe as partes do corpo?	50. Há quanto tempo na creche?
17. Audiometria	34. Idade de controle vesical noturno	51. Interage com os colegas?

STORCH: sífilis, toxoplasmose, rubéola, citomegalovírus, herpes *simplex*; BERA: *brainstem evoked response audiometry*.

mulo por frequências específicas, ou os potenciais evocados auditivos de estado estável (PEAEE).[1,2]

Percepção da mensagem pelo córtex auditivo – *planum temporale* (PT): a mensagem é transmitida através do tronco encefálico, processada pelas vias auditivas e compreendida, nos indivíduos destros, na região temporal esquerda, onde há o armazenamento e o reconhecimento das palavras do meio em que a criança vive.[1,2,8] A avaliação da compreensão da linguagem, linguagem receptiva, pode ser feita solicitando para a criança identificar as partes do próprio corpo, ao serem nomeadas pelo pediatra.

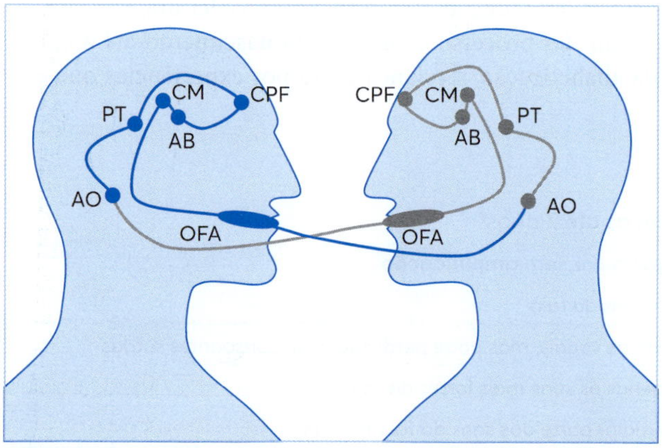

Figura 1 O circuito da comunicação.

AO: ambos ouvidos; PT: *planum temporale*; CPF: córtex pré-frontal; AB: área de broca; CM: córtex motor; OFA: órgãos fonoarticulatórios.

Programação da resposta – córtex pré-frontal (CPF). Uma vez identificada a informação, ela será encaminhada para o CPF que irá elaborar uma resposta que depende de habilidades cognitivas.[1,2,8] A avaliação da cognição é feita pela análise da brincadeira: se ela brinca de forma adequada ou se ela simplesmente atira todos os brinquedos no chão; se ela somente enfileira os carrinhos ou brinca que eles estão andando; se dá comida para as bonecas ou fica batendo as bonecas na mesa; ou ainda, se é capaz de entregar corretamente um objeto solicitado pelo examinador. Uma criança de 18 meses que não fala, mas que: entende os comandos, aponta algumas partes do próprio corpo ao ser solicitada; já reconhece os objetos como o garfo, o prato, o carrinho; participa da brincadeira, se diverte preparando e oferecendo a comida para o boneco, imitando o comportamento do pediatra, nos dá a informação de que a intenção comunicativa e a compreensão estão adequadas.[1]

Programação da fala – área de broca (AB): no córtex frontal esquerdo está localizada a AB, que realiza a programação da resposta, linguagem expressiva e envia orientações para o córtex frontal motor (CM).[1,2]

Córtex frontal motor: comanda os movimentos que permitirão que os órgãos fonoarticulatórios (OFA) se posicionem da maneira adequada para emitir os fonemas necessários para a emissão da resposta verbal.[1,2] Pedir para a criança imitar os movimentos dos OFA do examinador: colocar a língua para fora, fazer biquinho de beijinho, lim-

par a região acima do lábio superior como se estivesse sujo de iogurte etc. Avaliar também o equilíbrio e a coordenação motora dos membros superiores e inferiores.[1,2,8]

Órgãos fonoarticulatórios: devem trabalhar sincrônica e precisamente para que as palavras tenham articulação precisa.[1] Pedir para imitar o som do cachorro, do gato, do cavalo, da chuva, do carro etc. Às crianças maiores, pode-se pedir para nomear figuras.

A IMPORTÂNCIA DA AVALIAÇÃO AUDITIVA COMPLETA

O limiar auditivo considerado normal na criança é de 15 dB.[9] Sempre que uma criança apresentar atraso de linguagem, deverá ser submetida a uma avaliação auditiva, mesmo que o teste de triagem neonatal tenha sido normal e que os familiares achem que ela escuta bem.[1] O teste de triagem, seja utilizando as emissões otoacústicas (EOA) ou o BERA, não substitui uma avaliação auditiva completa, pois crianças com perda auditiva leve podem passar nessa triagem neonatal, e, além disso, existem doenças que causam perdas auditivas progressivas, tais como o citomegalovírus congênito ou doenças genéticas.[1,2]

Os melhores testes para avaliar os limiares auditivos na infância são a audiometria tonal e vocal (em campo livre ou com fones), associadas à imitanciometria (avalia a orelha média).[1,2] Lembrar que o BERA, com estímulo clique, não avalia as várias frequências da fala. Somente naquelas raras situações em que não é possível realizar a audiometria está indicado o BERA, sempre com estímulo de frequências específicas, ou o PEAEE.[1,2]

HABILIDADES COMUNICATIVAS E SINAIS DE ALERTA

É importante saber quais as habilidades de cada faixa etária, para que se possa avaliar a linguagem de uma criança.[1,2,3,8-10]

Sinais de alerta

Um sinal de alerta ocorre quando a criança não olha para o examinador e brinca sozinha, como se não houvesse ninguém na sala, enfileirando os objetos, organizando-os por tamanho ou cor.[1,3,11] Devido ao fato de o TEA ser uma doença que demora a ser diagnosticada e de seu prognóstico depender de as terapias serem iniciadas antes dos 2 anos de idade, período em que há maior neuroplasticidade, é importante ressaltar quais são os sinais sugestivos no primeiro ano de vida:

- Perder habilidades já adquiridas, como balbucio ou gesto dêitico de alcançar.
- Baixa frequência de sorriso e reciprocidade social.
- Baixo contato ocular e deficiência no olhar sustentado.
- Não se voltar para sons, ruídos e vozes no ambiente; não responder ao nome.
- Incômodo incomum com sons altos.
- Baixa atenção à face humana e preferência por objetos; imitação pobre.
- Apresentar pouca ou nenhuma vocalização.
- Interesses não usuais, como fixação em estímulos sensoriovisomotores.
- Irritabilidade no colo e pouca responsividade no momento da amamentação.[1,3,11]

Toda criança deve ser avaliada entre 18-24 meses de idade para TEA.[11] Caso apresente os sinais de alerta, não se deve esperar até os 18 meses, pois, dependendo da intensidade do quadro clínico, é possível fazer o diagnóstico antes dessa idade.

ORIENTAÇÕES PARA O DESENVOLVIMENTO DA LINGUAGEM

Todos os itens considerados a seguir são importantes no desenvolvimento da criança e têm de ser pesquisados durante a anamnese. As modificações, quando necessárias, devem ser sugeridas já na primeira consulta.[1]

A FUNÇÃO SIMBÓLICA

Com o amadurecimento, formação de novas conexões neurais e poda neural, a organização cerebral vai apresentando progressos neurofisiológicos compatíveis para o exercício de funções complexas como a leitura e escrita.

Em seu processo evolutivo, do nascimento até a época da alfabetização, a criança passa por experiências que esti-

Quadro 3 Avaliação dos resultados da audiometria para crianças até 7 anos[9]

Média tonal	Classificação	Consegue ouvir sem amplificação
0-15 dBNA	Audição normal	Todos os sons da fala
16-25 dBNA	Perda auditiva discreta	Ouve bem as vogais, mas pode perder sons de consoantes surdas
26-30 dBNA	Perda auditiva leve	Ouve apenas os sons mais fortes da fala
31-50 dBNA	Perda auditiva moderada	Perde a maior parte dos sons da fala normal
51-70 dBNA	Perda auditiva severa	Não ouve os sons da fala, no nível de conversação normal
+71 dBNA	Perda auditiva profunda	Não ouve a fala ou outros sons

Quadro 4 Habilidades comunicativas dos 12 meses aos 7 anos[1-3,8-10]

Idade	Compreensão	Linguagem	Sinais de risco	Fonemas
12 meses	• Reage paralisando a atividade quando a mãe fala: Não! • Compreende algumas palavras familiares, como: mamãe, papai, nenê, não. • Compreende ordens simples: Bata palmas! Dê tchau! Mande beijinhos!	• Surge a primeira palavra. • 2 ou mais palavras. • Repete palavras. • Vocaliza na presença de música. • Vocalizações mais precisas e melhor controladas quanto à altura tonal e à intensidade. • Agrupa sons e sílabas repetidas à vontade. • Usa gestos indicativos. • Pede, recebe objetos e oferece-os de volta.	• Não reage a estímulos sonoros. • Não responde ao nome. • Não atende a ordens simples. • Não faz contato visual. • Não faz palavras isoladas	Vocalizações como: da-da, ma-ma, nha-nha.
18 meses	• Gosta de música. • Compreende verbos que representam ações concretas, como: Dá! Acabou! Quer? • Identifica objetos familiares pela nomeação. • Identifica partes do corpo em si mesma. • Reconhece figuras. • Cumprimento de ordens simples.	• 50 palavras. • Fala jargões. • Diz seu nome. • Surgem as primeiras palavras funcionais, podendo, por exemplo, chamar de "au-au" a todos os animais. • Crescimento de compreensão e produção de palavras. • Combina duas palavras: Dá papá! • Repete palavras familiares.	• Não reage a estímulos sonoros. • Não responde ao nome. • Não atende a ordens simples. • Não aponta objetos para demonstrar interesse. • Não faz contato visual. • Não fala palavras simples do seu cotidiano.	• Plosivas /p/, /b/ (1:6 a 1:8) • Nasais /m/, /n/ (1:6 a 1:8)
2 anos	• Presta atenção e compreende estórias. • Identifica partes do corpo no outro. • Reconhecimento de todos os sons da língua materna. • Compreensão de centenas de palavras. • Entende instruções com dois conceitos: Guarda o carro na caixa!	• Frases com dois elementos. • Inicia o uso de frases simples. • Usa gestos representativos. • Usa o próprio nome. • 150-300 palavras.	• Não reage a estímulos sonoros. • Não responde ao nome. • Não atende a ordens simples. • Não faz contato visual. • Perda de palavras já adquiridas. • Vocabulário reduzido: 4-6 palavras	• Plosivas /p/, /b/, /t/, /d/ (1:6 a 1:8) • Plosivas /k/, /g/ (2:0 a 2:8) • Nasais /m/, /n/, /nh/ • Fricativas /f/, /v/ (1:8 a 1:9) • Fricativas /s/, /z/ (2:0 a 2:8) • Fricativas /x/, /ch/, /j/ (2:6 a 2:10)
3 anos	• Aponta gravura de objeto familiar descrito por seu uso. • Identifica objetos familiares pelo nome e uso. • Aponta cores primárias: azul, vermelho, amarelo etc. • Compreende: Onde? Como? • Entende instruções envolvendo três conceitos como: Guarde a boneca grande na gaveta!	• Iniciam-se sequências de tres elementos: Nenê come pão. • Responde a perguntas simples. • Pergunta: Como? O quê? • Nomeia ações representadas por figuras. • Refere-se a si mesmo na 3ª pessoa. • 500 a 900 palavras. • Começa a usar o passado. • Disfluência temporária (gagueira). • Compreendido por familiares e pela maioria dos estranhos.	• Não reage a estímulos sonoros. • Não responde ao nome. • Não atende a ordens simples. • Não faz contato visual. • Perda de palavras já adquiridas. • Utiliza discurso que ninguém compreende. • Usa mais gestos do que fala.	• Plosivas /p/, /b/, /t/, /d/, /k/, /g/ • Nasais /m/, /n/, /nh/ • Fricativas /f/, /v/, /s/, /z/, /x/, /ch/, /j/ • Líquidas /l/ (2:8 a 3:0) • Líquidas /lh/, /R/ (3:4 a 3:6) • Pode articular incorretamente: /s/, /z/, /x/, /ch/, /j/

(continua)

Quadro 4 Habilidades comunicativas dos 12 meses aos 7 anos[1,2,3,8,9,10] *(continuação)*

Idade	Compreensão	Linguagem	Sinais de risco	Fonemas
4 anos	• Identifica manhã, tarde e noite. • Conceitos espaciais: acima, abaixo, frente, atrás. • Conceitos abstratos: bonito, feliz. • Entende: se, por que, quanto.	• Inicia conversações. • 1.500 palavras. • Usa plurais e conjunções. • Compreende preposições. • Faz muitas perguntas: Por quê? • Fala de acontecimentos passados ou antecipa outros no futuro.	• Não entende ordens simples. • Utiliza discurso que ninguém compreende. • Usa mais gestos do que fala. • Não descreve acontecimentos.	• Plosivas /p/, /b/, /t/, /d/, /k/, /g/ • Nasais /m/, /n/, /nh/ • Fricativas /f/, /v/, /s/, /z/, /x/, /ch/, /j/ • Líquidas /l/, /lh/, /R/, /r/ • Palavras com: /as/, /es/, /is/, /ar/, /er/, /ir/ • Pode articular incorretamente: /s/, /z/, /x/, /ch/, /j/, /r/
5 anos	• Conhece opostos. • Dá atenção e ouve histórias, conversações e filmes. • Compreende perguntas: Quem? O quê? Onde? Por quê?	• Compreendido por todos. • Fala sem articulação infantil e sem trocas. • Inventa histórias. • 2.500 palavras. • Descreve acontecimentos passados. • Pergunta: Por quê? • Utiliza frases complexas. • Usa pronomes. • Usa verbos e plurais irregulares inconsistentemente.	• Não entende ordens simples. • Utiliza discurso que ninguém compreende. • Não descreve acontecimentos. • Troca sons da fala. • Não faz perguntas.	• Plosivas /p/, /b/, /t/, /d/, /k/, /g/ • Nasais /m/, /n/, /nh/ • Fricativas /f/, /v/, /s/, /z/, /x/, /ch/, /j/ • Líquidas /l/, /lh/, /R/, /r/ • Palavras com: /as/, /es/, /is/, /ar/, /er/, /ir/ • Encontros consonantais: /pr/, /tr/, /cr/, /dr/
6 anos	• Compreende perguntas: O que poderia acontecer se...? • Compreende perguntas como: Quem? O quê? Onde? Por quê?	• Compreendido por todos. • Sem alterações na fala. • Frases longas. • 13 mil palavras. • Vocabulário aumentado. • Uso de sinônimos e antônimos. • Inicia a aquisição da comunicação escrita.	• Não entende ordens simples. • Utiliza frases agramaticais. • Repete sílabas e palavra (gagueja). • Não articula corretamente as palavras.	Sem alterações na fala.
7 anos	• Competência adequada de leitura e escrita. • Compreende perguntas como: Quem? O quê? Onde? Por quê?	• Fala adequada e correta. • 20 mil palavras. • Competência adequada de leitura e escrita.	• Não reconhece letras. • Não articula corretamente as palavras.	Fala adequada e correta.

Quadro 5 Orientações para o desenvolvimento da linguagem[1]

Orientações	Justificativa
1. Frequentar creche[1]	Na escolinha, há interação com outras crianças e propostas pedagógicas que estimulam o desenvolvimento.[1] Embora o ingresso na creche esteja associado ao aumento das infecções das vias aéreas superiores, o prejuízo pelo atraso cognitivo decorrente da falta de estimulação é maior.[1]
2. Evitar o uso da chupeta[1] Após os 6 meses, chupeta só para dormir. Retirar totalmente até os 2 anos de idade.	A criança que faz uso da chupeta por um tempo prolongado poderá posteriorizar os sons da fala, dificultando a compreensão. Além disso, pode ocorrer alteração da arcada dentária, podendo ocasionar mordida aberta anterior e ceceio anterior (criança que fala com a língua entre os dentes).[1]
3. Mastigar muito[1] A musculatura da fala é a mesma da mastigação, portanto, quanto mais a criança mastigar, melhor.	A articulação dos sons da fala está intimamente relacionada à maturação do sistema miofuncional oral e das funções do sistema estomatognático, como a respiração, mastigação, deglutição e sucção.[1] Diminuir a ingesta de mamadeiras ou sucos; evitar aumentar o orifício do bico da mamadeira, dando preferência pelo uso de copo; aumentar a ingestão de alimentos sólidos. O ideal é que a criança tenha horários regulares para se alimentar.

(continua)

Quadro 5 Orientações para o desenvolvimento da linguagem[1] *(continuação)*

Orientações	Justificativa
4. Regularidade no sono[1] 1-2 anos: 11-14 horas sono/dia 3-5 anos: 10-13 horas sono/dia 6-13 anos: 9-11 horas sono/dia Manter o horário para iniciar o sono: o horário ideal é às 20 horas	Durante o sono ocorre a liberação do hormônio do crescimento e a sedimentação do aprendizado. Evitar bebidas (chocolate, refrigerante, chá-mate ou cafeinados) e medicações que contenham estimulantes próximas à hora de dormir. Adormecer na própria cama.[1] A faixa de onda de luz azul presente na maioria das telas contribui para o bloqueio da melatonina e para a prevalência cada vez maior das dificuldades de dormir e manter uma boa qualidade de sono.[1]
5. Aumentar as trocas comunicativas[1] A ação conjunta entre adulto-criança é que permite que a linguagem se desenvolva e se torne eficiente.[1]	Quanto mais os pais conversam com os filhos, desde os primeiros momentos de vida, melhor e mais depressa os bebês desenvolvem a fala.[1] Já está demonstrado que o número ideal deve ficar em torno de 2.100 palavras por hora.[1] Fazer, pelo menos, uma refeição ao dia com a família reunida, aparelhos de som e TV desligados.[1]
6. Conversar de forma clara e correta[1] Devolver para a criança o modelo correto da palavra falada "incorretamente", dentro de uma sentença curta.	Devemos falar mais alto, mais devagar e no silêncio, pois a velocidade de processamento das informações auditivas nos bebês é mais lenta do que nas crianças maiores e nos adultos.[1] Além disso, as crianças não conseguem ouvir se há ruído de fundo.[1] Não usar fala infantilizada e evitar empregar todas as palavras no diminutivo.
7. Sentar no chão e brincar[1]	As brincadeiras de faz de conta são extremamente importantes, pois desenvolvem a linguagem e a cognição: brincar de fazer comida, de alimentar, de dar banho nos bonecos; corridas de carrinhos; brincar de esconder; imitar os barulhos dos animais etc.[1]
8. Ler histórias infantis diariamente[1]	A leitura proporciona um aumento de vocabulário e de possibilidades que enriquecem o conhecimento da criança.[1] Quanto mais rico em comunicação verbal for esse período, melhor será a aprendizagem da linguagem oral, da escrita, da leitura, assim como o desempenho acadêmico e as possibilidades profissionais.[1]
9. Desligar televisão, *tablet* e celular[1] < 2 anos – zero telas ou ruídos ambientais. 2-5 anos – 1 hora, sempre com supervisão.	Esses equipamentos não servem como um estímulo para a fala, pois não há interação com a criança.[1] Se a televisão está ligada, as pessoas falam menos.[1] Nada de telas durante as refeições e desconectar uma a duas horas antes de dormir, para que não ocorra a inibição da melatonina.[3]

mulam seu desenvolvimento neurocognitivo, recebendo as mensagens faladas de forma indiscriminada e passiva. No nível expressivo, passa ao exercício da linguagem oral e a associar a experiência concreta, a realidade, às imagens acústicas formadas em seu cérebro.[2]

Com o passar dos anos, a capacidade simbólica, em função da linguagem, desenvolve-se e se desdobra em infindáveis manifestações do brincar e desenhar: desenho que faz representando a realidade e desenho que vê, compreende, e ao qual atribui significado – a primeira possibilidade de comunicação gráfica a distância e posteriormente a associação fonema-grafema, princípio do alfabeto fonético.[2,3,7]

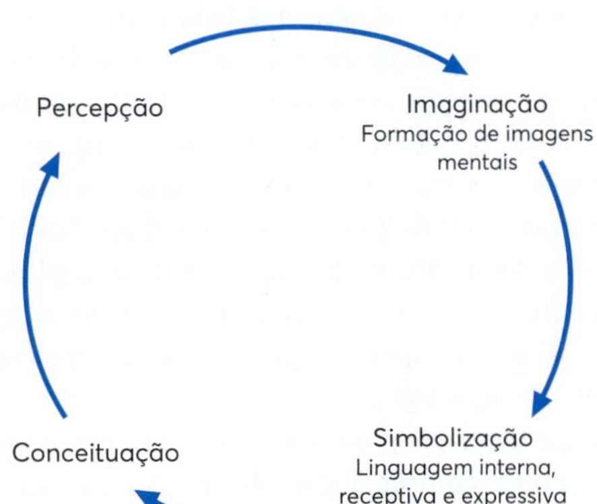

Figura 2 Níveis hierárquicos da experiência cognitiva humana.

A leitura e a escrita, por serem resultado de sistemas arbitrários, convencionalmente criados, são o nível de linguagem que melhor evidencia a simbolização, pois implica maior abstração que a linguagem ouvida, falada ou interna.

A criança está pronta para iniciar o processo de alfabetização entre 5-6 anos de idade, quando a maturação neurológica permite o exercício da linguagem e de toda a atividade gnósica e práxica, surgindo as possibilidades de transcodificações em um universo de alta complexidade simbólica entre as modalidades auditiva, visual e somestésica.[2,3]

A maturação do sistema visual está completa por volta dos 7 anos de idade. Apenas aos 4 anos e meio o olho humano está preparado para a visão de detalhes. A criança pequena pode não ter discernimento visual para letras unidas, como nas palavras escritas na forma cursiva.

APRENDIZADO DA LEITURA E DA ESCRITA

O local organizado em nossa sociedade para seu ensino é a escola, onde a criança aprenderá 2 sistemas de signos simultaneamente: sistema visual – leitura / sistema auditivo – escrita; relacionar som e letra – conversão fonema – grafema.

Alguns requisitos são necessários para que a aprendizagem da leitura e da escrita ocorra:

1. Desenvolvimento da linguagem.
2. Percepção, reconhecimento e identificação: audição, visão, gnosia.
3. Cognição: inteligência, memória e atenção.
4. Motricidade: manual e corporal global.
5. Observação e experiência.
6. Processamento multissensorial: visual, auditivo, somestésico.
7. Condições emocionais.
8. Condições socioeducacionais: oportunidade, material, método, motivação.
9. Uso: treinamento, automatização.

Existe relação entre a linguagem oral e a linguagem escrita. A fala e a leitura fluentes dependem de 4 domínios da linguagem: fonologia (sons da língua), gramática (regras da língua), semântica (significado) e pragmática (uso).

O processamento fonológico, que envolve operações de processamento de informação baseadas na fala, ou seja, na estrutura fonológica da linguagem, é crítico para a alfabetização. A consciência fonológica, que é a consciência de que a língua pode ser segmentada em unidades distintas e de que essas unidades se repetem, é preditiva do sucesso na leitura e escrita.

A grafia, o processamento da escrita, manifesta-se pela soletração, manuscrita e digitação. Ela depende de processos centrais cognitivos ou linguísticos e de processos periféricos, que são as ações motoras.

A atenção, parte importante da função executiva, é pré-requisito para o armazenamento de informações. A memória de trabalho depende da atenção. A atenção é função básica para todo o processo comunicativo e de aprendizagem, influencia no "o quê" e no "como" a pessoa percebe, armazena e reconhece os estímulos que lhe são apresentados e também influencia no modo como o ser humano processa as informações que estão inseridas em um ambiente específico.[12,13]

Manter a atenção em algo sem se deixar distrair pelo que está acontecendo ao redor é uma habilidade que adquirimos pelo desenvolvimento do córtex pré-frontal, que controla o comportamento e a atenção, pelas funções executivas: memória de trabalho, organização, antecipação, planejamento, controle inibitório, flexibilidade, autorregulação e controle da conduta.[12,13]

Do ponto de vista neuroevolutivo, é aceitável certo nível de hiperatividade até 4-5 anos de idade, pois o córtex pré-frontal, onde está o "freio motor", completa seu ciclo mielinogenético nessa época.

O sistema vestibular está implicado na aprendizagem, sendo responsável pela orientação espacial, postura e equilíbrio, estabilidade do campo visual, coordenação dos movimentos e estado de alerta. Esse sistema é o primeiro meio de comunicação do ser humano, alicerçado nas sensações profundas e nas relações físicas com o espaço, exteriorizando-se através dos diferentes estados do tônus muscular. Alterações em sua organização e integração podem interferir na aquisição e estruturação da linguagem e no aprendizado.[2,3,7]

O sono é fundamental para o aprendizado, pois é durante o sono, especialmente o sono *rapid eye movement* (REM), que as informações aprendidas durante o dia são processadas e armazenadas na memória de longo prazo e tarefas motoras, como a escrita, são automatizadas. Aumenta a quantidade de sono REM quando realizamos tarefas complexas.[2,3,7,14]

Existem crianças com dificuldades na leitura e escrita, denominadas *poor comprehenders*. Conseguem reconhecer e ler as palavras com fluência adequada para sua idade, porém não compreendem o que leem. Muitas vezes não são reconhecidas em sala de aula, pois conseguem ler um texto quando solicitadas, no entanto, ao serem perguntadas sobre o conteúdo do texto lido, não conseguem responder às questões, mostrando essa dificuldade de compreensão.[2,3]

Conflitos e frustrações acompanham o indivíduo com transtorno de aprendizado e sua família, pois, sendo intelectualmente normal, as expectativas da família são altas. As consequências são: reprovação, abandono escolar, diminuição da autoestima, reações de delinquência e depressão. O diagnóstico precoce e a orientação correta evitam futuros sofrimentos para a família e para o indivíduo.[2,3]

AVALIAÇÃO DAS DIFICULDADES DE APRENDIZAGEM

Durante o processo de identificação de palavras ocorreriam três operações sequencialmente:

1. Operação visual – análise distintiva e segmentação do material em fragmentos.
2. Recordação fonética.
3. Decodificação semântica.

O processo deve ser investigado em relação a três aspectos: grau em que as operações estão desenvolvidas, velocidade do processo e grau em que as operações se tornam automáticas.

O diagnóstico diferencial deve ser feito entre TDAH, distúrbios do sono, distúrbios vestibulares, déficit cognitivo, distúrbios emocionais, distúrbios psiquiátricos, problemas sociais, problemas pedagógicos e reações a medicamentos.[3]

Podem ser necessárias avaliações interdisciplinares, e a foniatria, área de atuação da otorrinolaringologia, atua avaliando, diagnosticando os distúrbios de aprendizagem e comunicação e, em conjunto com o pediatra, avalia a pertinência e o momento de avaliações interdisciplinares: audiologia, oftalmologia, neurologia, psiquiatria, genética, neuropsicologia, fonoaudiologia, psicologia, psicopedagogia e terapia ocupacional.

Exames e avaliações complementares devem ser solicitados de acordo com os dados observados no exame clínico foniátrico, que envolve o exame otorrinolaringológico, avaliação clínica da audição e da visão e seus processamentos, lateralidade, estrutura temporoespacial, estrutura cor-

poral, equilíbrio estático e dinâmico, exame vestibular, motricidade global e manual, consciência fonológica, leitura (decodificação do material gráfico e compreensão do texto) e escrita.[1-3,7,8,10,12-14]

A avaliação oftalmológica na infância deve ser anual e independente da presença de queixas, corrigindo eventuais problemas e evitando que sejam obstáculos à aprendizagem.

A avaliação neuropsicológica é o exame das funções cognitivas, entre elas a atenção, a memória e a inteligência. Cognição significa conhecimento, portanto avaliar a cognição é avaliar como o indivíduo reconhece e se relaciona com o mundo; déficits cognitivos levam a perdas na capacidade de concentração, de abstração e de pensamento lógico.[12,13]

Fatores ambientais devem ser avaliados, entre eles o nível de ruído no ambiente escolar, pois interfere no rendimento escolar. Existem fontes de ruído externas (tráfego na rua e aéreo, comércio e comunidade), da escola (salas de aula contiguas, música, quadra etc.) e da própria sala (conversas, papel, tesoura, grampeador, computador, ventiladores, ar-condicionado, reator de luz etc.).

TRATAMENTO DAS DIFICULDADES DE LINGUAGEM E/OU DE APRENDIZAGEM

O tratamento das dificuldades de linguagem e/ou de aprendizagem depende do diagnóstico. A partir disso, os profissionais da equipe devem pensar em conjunto as diferentes intervenções necessárias, em cada caso, e o momento mais propício para iniciá-las.

CONSIDERAÇÕES FINAIS

Nenhum cuidador deve sair de um consultório pediátrico sem a adequada informação sobre a importância da conversa, da leitura, da higiene do sono e dos prejuízos das telas, seja inibindo a liberação da melatonina, seja dificultando o aprendizado da linguagem.[1]

Sempre que houver suspeita de atraso de linguagem e/ou aprendizagem, deve-se encaminhar o paciente para quem possa fazer o diagnóstico, o mais breve possível: neuropediatra, pediatra do desenvolvimento ou foniatra. As únicas frases que jamais podem ser ditas são:

"Vamos esperar, cada criança tem o seu tempo!"

"Este menino não aprende na escola porque é preguiçoso!"

REFERÊNCIAS BIBLIOGRÁFICAS

1. Ramos BD, Dorfman MEKY, Paniagua LM. Atraso da linguagem. In: Sociedade Brasileira de Pediatria. Programa Nacional de Educação Continuada em Pediatria – Pronap. São Paulo: FSBP; 2015. p.57-79.
2. Fávero ML, Pirana S. Tratado de foniatria. Rio de Janeiro: Thieme Revinter; 2020.
3. American Psychiatric Association. Manual diagnóstico e estatístico de transtornos mentais: DSM-5. Tradução: Nascimento MIC et al. 5.ed. Porto Alegre: Artmed; 2014.
4. Maenner MJ, Shaw KA, Baio J, et al. Prevalence of Autism spectrum disorder among children aged 8 years: autism and developmental disabilities monitoring network, 11 sites, United States, 2016. MMWR Surveill Summ 2020;69 (NO SS-4):1-12. Available: https://www.cdc.gov/mmwr/volumes/69/ss/ss6904a1.htm?s_cid=ss6904a1_w (acesso 18 fev 2021).
5. Norbury C, Gooch D, Wray C, Baird G, Charman T, Simonoff E, et al. The impact of nonverbal ability on prevalence and clinical presentation of language disorder: evidence from a population study. J Child Psychol Psychiatr. 2016;57:1247-57. Available: https://www.ncbi.nlm.nih.gov/pmc/articles/PMC5082564/pdf/JCPP-57-1247.pdf (acesso 18 fev 2021).
6. Fortes IS, Paula CS, Oliveira MC, Bordin IA, Mari JJ, Rohde LA. A cross sectional study to assess the prevalence of DSMV specific learning disorders in representative school samples from the second to sixth grade in Brazil. Eur Child Adolesc Psychiatry. 2015;25:195-207.
7. Pirana S. Distúrbios do aprendizado In: Takeuti AA, Vassoler TMF. A linguagem infantil e seus distúrbios: noções para o consultório. São Paulo: Ed CRV; 2020. p.43-52.
8. Rotta NT, Ohlweiler L, Riesgo, R. Transtornos de aprendizagem: abordagem neurobiológica e multidisciplinar. 2.ed. Porto Alegre: Artmed; 2016.
9. Northern JL, Downs MP. Hearing in children. 5.ed. Philadelphia: Lippincott: Williams & Wilkins; 2002.
10. Lamprecht RR. Aquisição fonológica do português (recurso eletrônico): perfil de desenvolvimento e subsídios para terapia. Porto Alegre: Artmed; 2014.
11. Sociedade Brasileira de Pediatria. Departamento Científico de Pediatria do Desenvolvimento e Comportamento. Transtorno do espectro do autismo: manual de orientação. 2019. 6-7. Available: https://www.sbp.com.br/fileadmin/user_upload/Ped._Desenvolvimento_-_21775b-MO_-_Transtorno_do_Espectro_do_Autismo.pdf (acesso 28 fev 2021).
12. Diamond A. Executive functions. Annu Rev Psychol. 2013;64:135-68. Available: https://www.annualreviews.org/doi/pdf/10.1146/annurev-psych-113011-143750 (acesso 28 fev 2021).
13. Pantano T, Assencio-Ferreira VJ. Atenção e memória. In: Pantano T, Zorzi JL (orgs.). Neurociência aplicada à aprendizagem. São José dos Campos: Pulso; 2009.
14. Romeo RR, Leonard JA, Robinson ST, West MR, Mackey AP, Rowe ML, et al. Beyond the 30 – million – word gap: children's conversational exposure is associated with language-related brain function. Psychol Science. 2018;29(5):700-10. Available: https://www.ncbi.nlm.nih.gov/pmc/articles/PMC5945324/pdf/10.1177_0956797617742725.pdf (acesso 28 fev 2021).

CAPÍTULO 2

IMPACTO DA PERDA AUDITIVA NA INFÂNCIA: QUANDO E COMO AVALIAR

Ricardo Godinho
Isamara Simas
Ana Cristina Abrantes

AO FINAL DA LEITURA DESTE CAPÍTULO, O PEDIATRA DEVE ESTAR APTO A:

- Compreender a importância do periodo crítico para o desenvolvimento da linguagem e o impacto da privação auditiva.
- Compreender as classificações dos tipos de perda auditiva.
- Compreender as indicações e execuções dos diversos exames de audição, objetivos e subjetivos, utilizados no processo de triagem e diagnóstico audiológico.
- Entender os programas de triagem auditiva neonatal, em lactentes e escolares como um processo controlado, centrado nas famílias e com indicadores de qualidade.
- Reconhecer a importância do diagnóstico precoce, do tratamento, assim como da reabilitação auditiva.
- Identificar quais exames audiológicos são recomendados para cada faixa etária.

INTRODUÇÃO

Uma das principais características da sociedade contemporânea é a supervalorização dos meios de comunicação: crianças com boa *performance* comunicativa serão incluídas com mais facilidade e se destacarão no ambiente social e profissional.[1]

A perda auditiva é o déficit sensorial mais comum, e aqueles que já experimentaram a privação dos sentidos são os mais capazes de nos ensinar sobre sua importância "A surdez é o maior dos infortúnios, a perda do estímulo mais vital: o som da voz que nos traz a linguagem desencadeia os pensamentos e nos põe em companhia intelectual dos homens" (Helen Keller, escritora cega e surda que viveu no início do século XX).

Crianças surdas ou com outros problemas auditivos, com oportunidade de detecção precoce, diagnóstico e intervenção oportunas, poderão apresentar adequado desenvolvimento da linguagem e da cognição, comparável a crianças com audição normal.[1-2]

PERÍODO CRÍTICO DO DESENVOLVIMENTO DA LINGUAGEM E PRIVAÇÃO AUDITIVA

A partir da 26ª semana de gestação, o feto humano já é capaz de identificar sons. Neonatos discriminam sons específicos de seu idioma e preferem melodias musicais aos ruídos ambientais. Conseguem diferenciar os sons que lhes são familiares, principalmente a voz da própria mãe. Durante os primeiros dias de vida, a voz materna certamente funciona como o maior elo entre a criança e a mãe e durante toda a infância será o estímulo que mais sentimentos evocará.

Estudos sobre o amadurecimento e a plasticidade do sistema auditivo têm demonstrado evidências da existência de um período crítico para o desenvolvimento da linguagem, que vai até os 3 anos de idade, em que o sistema nervoso central é mais sensível e melhor se adapta aos estímulos linguísticos auditivos e visuais. Para que ocorra a maturação adequada das vias auditivas do tronco cerebral e das regiões encefálicas relacionadas, é necessário que ocorra a estimulação sonora. Dessa forma, a privação precoce dos estímulos auditivos interfere no desenvolvimento das estruturas neurais relacionadas à audição, fala e comunicação.

Atualmente, é recomendado que a triagem auditiva neonatal (TAN) seja realizada nos primeiros 30 dias de vida, o diagnóstico audiológico definido até o terceiro mês e a reabilitação auditiva iniciada até o sexto mês de vida. Essas três metas são conhecidas como Plano 1-3-6.[2] A detecção de alterações auditivas e a intervenção iniciada até os 6 meses de idade garantem à criança o desenvolvimento da compreensão e da expressão da linguagem, bem como seu

desenvolvimento social, comparável com as crianças normais da mesma faixa etária. Além disso, essas crianças demonstram uma significativa vantagem no desenvolvimento das habilidades de comunicação quando comparadas a crianças com semelhante potencial cognitivo, mas que foram diagnosticadas e reabilitadas tardiamente. O aparelho de amplificação sonora individual (AASI) ou a prótese auditiva ancorada no osso (PAAO) com auxílio da *soft band* ou implante coclear (IC) bilateral simultâneo são possibilidades para crianças ainda no primeiro ano de vida.

Cerca de 40% das crianças com perda auditiva apresentam alguma síndrome ou outra malformação ou outro déficit sensorial e/ou comprometimento neurológico associado que podem interferir no processamento da informação auditiva. Portanto, o diagnóstico e a reabilitação precoce atenuam a influência desses outros fatores associados.

A criança com perda auditiva está inserida em um contexto que pode favorecer ou dificultar o diagnóstico precoce e a forma adequada do tratamento. Por esses motivos, é fundamental que o contexto social e familiar seja avaliado juntamente com os resultados da triagem auditiva e do diagnóstico da perda auditiva.

CLASSIFICAÇÃO DA PERDA AUDITIVA

A hipoacusia ou perda auditiva (PA) pode ser classificada quanto à sua idade de início, localização e intensidade.

Quanto ao momento de seu início, a hipoacusia pode ser classificada em:

- Hipoacusia pré-lingual: ocorre antes do desenvolvimento da linguagem oral.
- Hipoacusia pós-lingual: ocorre após o desenvolvimento da linguagem oral.
- Hipoacusia congênita: ocorre desde o nascimento

Quanto à sua localização, a hipoacusia pode ser classificada em:

- Hipoacusia de condução: a alteração se encontra na orelha externa e/ou média, impedindo a transmissão e amplificação normal da onda sonora.
- Hipoacusia sensorial: a alteração se encontra na cóclea.
- Hipoacusia neural: alteração nas vias auditivas (VIII par, tronco cerebral, vias auditivas centrais) ou no córtex auditivo cerebral.
- Hipoacusia mista: há uma combinação das hipoacusias de condução e sensorial ou neural (Figura 1).

Northern e Downs (1984) classificaram os graus de intensidade das perdas auditivas nas frequências de 500, 1.000 e 2.000 Hz para crianças (Tabela 1).

EXAMES AUDIOLÓGICOS: AVALIAÇÃO OBJETIVA DA AUDIÇÃO

Consiste em exames que avaliam de forma objetiva a resposta do sistema auditivo a estímulos acústicos específicos. Independem da interação paciente-examinador. Podem ser realizados com o paciente em estado de vigília,

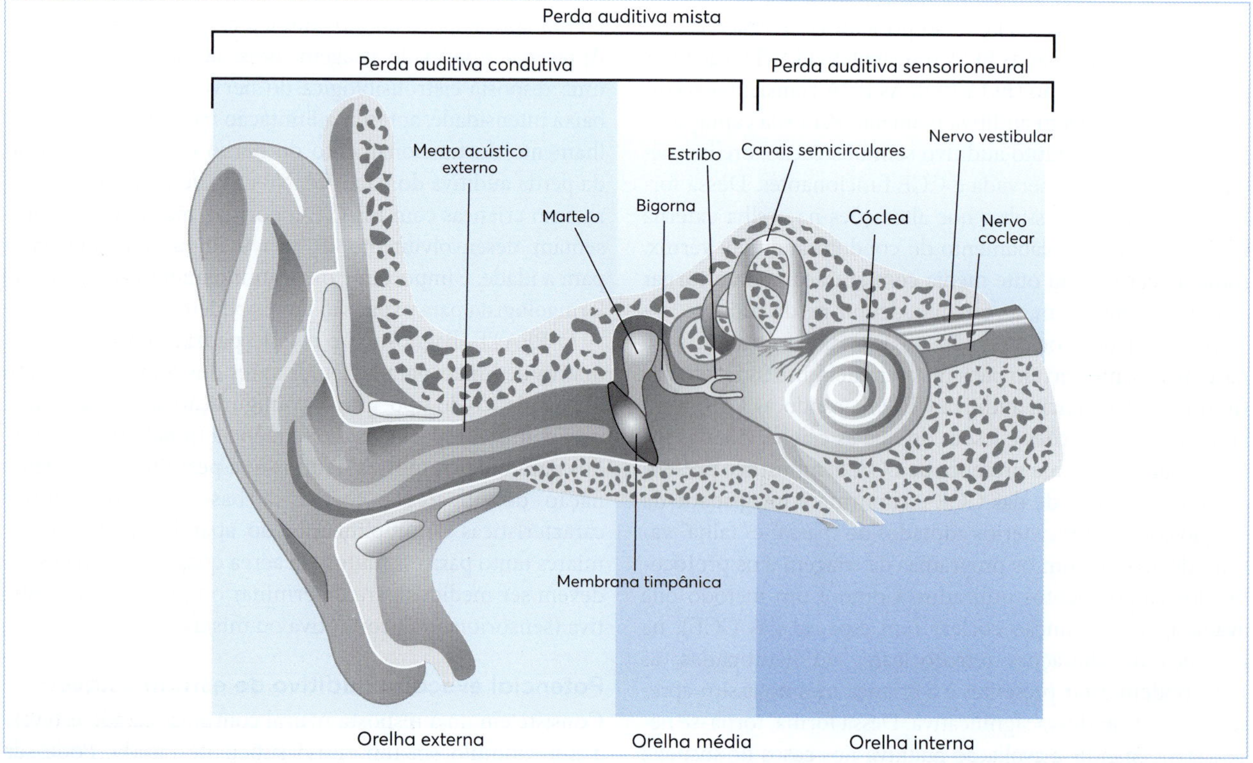

Figura 1 Perda auditiva mista.

Tabela 1 Classificação dos graus de perda auditiva em crianças segundo Northern e Downs

Classificação dos graus de perda auditiva para as frequências de 500, 1.000 e 2.000 Hz em crianças	Média da perda auditiva em 500, 1.000 e 2.000 Hz
Audição normal	0 – 15 dB NA
Perda auditiva discreta	16 – 25 dB NA
Perda auditiva leve	26 – 40 dB NA
Perda auditiva moderada	41 – 70 dB NA
Perda auditiva grave	71 – 90 dB NA
Perda auditiva profunda	> 90 dB NA

dB: decibel; NA: nível de audição.
Fonte: Northern JL, Downs MP. Hearing in Children. Williams & Wilkins, 1984.

quando cooperativo, assim como em sono natural e, em casos específicos, sob sedação. Os principais exames objetivos são as emissões otoacústicas (EOA), o potencial evocado auditivo de tronco encefálico (PEATE), o potencial evocado auditivo de estado estável (PEAEE) e a imitanciometria (impedanciometria).

Emissões otoacústicas[3,4]

As EOA são constituídas por energia acústica produzida na orelha interna de forma espontânea ou em resposta a um estímulo sonoro. Têm origem principalmente nas células ciliadas externas (CCE). Para captá-las, utiliza-se uma oliva acoplada a um microfone que é colocado no conduto auditivo externo do paciente.

As EOA geradas por estimulação sonora são conhecidas como evocadas (EOAev) e estão presentes em 99% das orelhas normais. São elas as EOA transientes (EOAT) e as EOA produtos de distorção (EOA PD). As EOA transientes são as utilizadas na triagem auditiva neonatal. Para sua captação, é necessário um conduto auditivo sem obstrução, orelha média com função preservada e CCE funcionantes. Dessa forma, é importante ressaltar que alterações na orelha externa ou média (como colabamento do conduto auditivo, vérnix, rolha de cerume ou otite média com efusão) podem tornar as EOA ausentes sem, no entanto, definir perda auditiva.

As alterações cocleares são as de maior prevalência ao nascimento, mesmo em pacientes sem nenhum indicador de risco para deficiência auditiva (IRDA), sendo as CCE mais vulneráveis a afecções e lesões do que as células ciliadas internas. Desse modo, a presença de EOA demonstra a presença de funcionalidade das CCE e confirma a integridade da função coclear. Os critérios adotados de "passa" e "falha" variam de acordo com os programas de triagem e os protocolos dos equipamentos utilizados. Como é um método que avalia apenas a função coclear (em especial das CCE), na presença de alterações retrococleares ou neuropatias, as EOA podem estar presentes e a criança mesmo assim apresentar perda auditiva significativa. Dessa forma, torna-se necessário expandir a avaliação auditiva nos casos de suspeita de doença retrococlear, geralmente em neonatos com IRDA.

As EOA PD são utilizadas para avaliar de forma mais abrangente diferentes regiões de frequência da cóclea (tonotopismo coclear). São importantes para determinar o limiar de audibilidade mínima e a intensidade de acometimento da cóclea.

Potencial evocado auditivo de tronco encefálico[2,3]

O PEATE, ou *brainstem evoked response audiometry* (BERA), é um exame que avalia a atividade eletrofisiológica do sistema auditivo em resposta a um estímulo sonoro, desde o nervo coclear até o mesencéfalo (colículo inferior). Tem sua principal indicação, em pediatria, para definir o limiar de audibilidade mínima e na suspeita de doença retrococlear (pacientes com IRDA).

Para sua realização são utilizados eletrodos sobre os lóbulos das orelhas (ou região mastóidea) e a fronte, além de uma sonda colocada no conduto auditivo que emite estimulação sonora no ouvido testado, não causando nenhum tipo de dor. Há a possibilidade de estimulação sonora por vibração óssea mastóidea (avaliação via óssea) quando necessário, sobretudo nas malformações da orelha. Para a adequada captação da resposta, o paciente precisa permanecer imóvel durante a realização do exame ou em sono natural, como os neonatos.

O PEATE automático (PEATE-a) ou PEATE-triagem pode ser utilizado nos protocolos de triagem auditiva para os pacientes com ou sem IRDA ou naqueles em que houve falha nas EOAev. Os equipamentos, de maneira geral, fazem o estímulo sonoro (geralmente em intensidades mais baixas: 35 dB NA) e a resposta é observada. O próprio equipamento apresenta resultados diretos como "passa" e "falha". Apresenta função de triagem, pois, apesar de demostrar uma resposta eletrofisiológica do nervo a um estímulo de baixa intensidade, apresenta limitação na avaliação do detalhamento do funcionamento do nervo ou da classificação da perda auditiva do paciente. No caso de falha no teste ou mesmo crianças com PEATE-a normal, mas que não apresentam desenvolvimento de fala e linguagem adequado para a idade, é importante o encaminhamento ao otorrinolaringologista para expansão da propedêutica.

O PEATE diagnóstico é o teste padrão ouro para estimativa de limiar para lactentes antes dos 6 meses. Permite o diagnóstico do tipo, grau e configuração de perda auditiva. Estímulos específicos de frequência (*toneburst*) são usados para obter respostas neurais que permitem a determinação de limiares e formar a base para determinar características de amplificação do aparelho auditivo. Limiares tanto para estímulos via aérea quanto para via óssea devem ser medidos para determinar o tipo de perda auditiva (sensorioneural, condutiva ou mista).

Potencial evocado auditivo de estado estável[5]

Consiste em uma resposta neural contínua (estado estável) a um estímulo em um ritmo suficiente rápido. Pode ser realizado em estado de vigília, sono natural e sedação. Tem

sua principal aplicabilidade na estimativa dos limiares auditivos, por frequência, em crianças que não são candidatas à avaliação audiométrica subjetiva, sendo considerado um preditor do audiograma. Múltiplas frequências são testadas simultaneamente, e os estímulos podem ser apresentados de forma binaural, permitindo melhor especificidade das frequências e menor tempo de teste. Indicado também na avaliação na adaptação dos AASI e nos candidatos ao implante coclear (permite a obtenção do registro do limiar auditivo acima de 100 dBNA).

Impedanciometria de baixa e de alta frequência[5]

A impedanciometria, ou imitanciometria, é uma medida dinâmica que avalia a mobilidade do conjunto tímpano-ossicular em resposta a graduais variações de pressão no meato acústico externo. O conceito fundamental desse exame baseia-se no fato de que a transmissão do som por meio do mecanismo da orelha média é máxima quando a pressão do ar é igualada nos dois lados da membrana timpânica.

As curvas timpanométricas obtidas são classificadas de acordo com as curvas de Jerger modificadas: curva A, B ou C. A curva tipo A apresenta pico próximo à pressão zero e é interpretada como normalidade da orelha média. A curva C indica pressão negativa na caixa timpânica, sendo sugestiva de disfunção de orelha média. A curva B não apresenta pico e tem valor preditivo para efusão de orelha média. A timpanometria apresenta 85% de especificidade em casos de efusão em orelha média (Figura 2).

O uso da impedanciometria convencional (sonda de 226 Hz) em crianças menores de 9 meses apresenta baixa sensibilidade, produzindo resultados errôneos, apesar de sua aplicação reconhecida para crianças maiores e adultos. Isso ocorre devido à diferença de transmissão de energia acústica através da orelha média entre neonatos e adultos. Já a impedanciometria de alta frequência (668, 800 e 1.000 Hz) tem maior sensibilidade para a efusão de orelha média em neonatos, sendo seu uso indicado até 9 meses.[6]

O reflexo acústico ou estapediano é a resposta do sistema auditivo a sons de altas intensidades. Consiste na contração involuntária do músculo estapediano da orelha média em resposta a um estímulo sonoro. Esse arco reflexo estapédio-coclear é uma atividade exercida pelo tronco cerebral e avalia a interação entre as cócleas e as atividades aferentes e eferentes das vias auditivas.

EXAMES AUDIOLÓGICOS: AVALIAÇÃO SUBJETIVA DA AUDIÇÃO[5]

Exames considerados subjetivos são aqueles que dependem da interação examinador e paciente, assim como a interpretação dos resultados. As audiometrias avaliam a integridade de toda a via auditiva da criança e são consideradas padrão ouro para a estimativa de limiares auditivos. A duração de cada exame depende da idade, do problema a ser identificado e da colaboração da criança ao exame. Devem ser indicadas de acordo com a faixa etária e capacidade cognitiva do paciente.

Audiometria comportamental[2,5]

A audiometria comportamental é destinada a crianças pequenas, geralmente até os 2 anos de idade, e àquelas que apresentam distúrbios de ordem neurológica e/ou psiquiátrica. Nesse exame são usados instrumentos sonoros (brinquedos ou instrumentos musicais) que emitem sons em diferentes faixas de frequência e intensidade. As respostas motora e comportamental das crianças a um determinado estímulo auditivo são anotadas pelo examinador, com base em uma análise qualitativa. Nesse exame será possível avaliar a habilidade de localização do som e de fonemas, sem definição dos limiares auditivos. Pode ser realizado, preferencialmente, em ambientes silenciosos ou com isolamento. As respostas comportamentais ou motoras que devem ser observadas pelo examinador são específicas para a idade do paciente. Em neonatos, um exemplo de audiometria comportamental é a pesquisa do reflexo cócleo-palpebral.

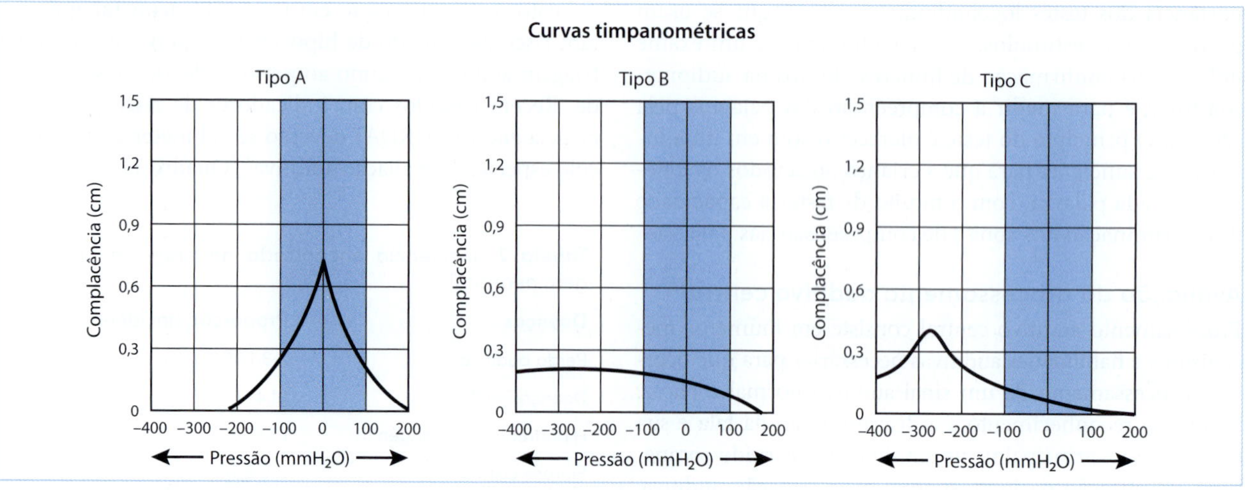

Figura 2 Curvas timpanométricas.

Audiometria condicionada com reforço visual[2,5]

A audiometria condicionada com reforço visual ou *visual reinforcement audiometry* (VRA) pode ser realizada em crianças a partir de 6 meses, nas quais o comportamento condicionado é o reflexo de orientação – virar a cabeça em direção ao som. Esse comportamento auditivo é reforçado por estímulos visuais como luz e desenhos animados, já que ocorre a apresentação de um estímulo sonoro seguido de um estímulo visual. Observam-se mudanças no comportamento da criança pequena aos estímulos. Pode ser realizado em campo livre, com fones de inserção ou fones de ouvido convencionais.

Audiometria condicionada[2,5]

Em geral, é realizada a partir dos 2 anos de idade. A avaliação de cada orelha ocorre de forma independente, com o uso de fones de ouvido. Naquelas crianças que não aceitam usar os fones de ouvido, pode ser realizada em campo livre, e nesse caso não será possível a avaliação separada por orelha. Baseia-se na noção de causa-efeito, ou seja, um estímulo sonoro corresponde a uma ação motora consciente. A criança é instruída a encaixar ou desencaixar uma peça de um jogo cada vez que escutar um estímulo sonoro.

Audiometria tonal[2,5]

É indicada para crianças que compreendem orientações dadas e se concentram na realização do exame, geralmente após os 4 anos de idade. A audiometria tonal é uma avaliação da capacidade auditiva, e seu resultado é registrado em um gráfico chamado audiograma. A intensidade mínima ouvida em cada frequência é chamada de limiar auditivo. O exame consiste na emissão, por um aparelho chamado audiômetro, de diferentes sons, com frequências e intensidades padronizadas. A avaliação de cada orelha ocorre de forma independente, com o uso de fones de ouvido e vibradores ósseos na mastoide.

Logoaudiometria[2,5]

Ouvir e compreender a voz humana são as mais fundamentais contribuições de nossos ouvidos, por isso a importância dos testes logoaudiométricos, em que se usam palavras como estímulos. A logoaudiometria é um exame utilizado na confirmação de limiares obtidos na audiometria tonal e para medir a compreensão das palavras pela criança. O princípio do teste é oferecer o som em uma intensidade suficiente para que a criança ouça todos os fonemas de cada palavra, com o intuito de testar a capacidade de discriminação dos sons e de compreensão das palavras.

Avaliação do processamento auditivo central[5]

Processamento auditivo central consiste em inúmeros mecanismos e habilidades auditivas necessárias para que ocorra o processamento de um sinal auditivo normal e eficaz. Permite o reconhecimento e a discriminação da fala e sua compreensão, principalmente em situações de ruído competitivo, localização da fonte sonora, discriminação auditiva, reconhecimento de padrões auditivos, processamento de estímulos acústicos no tempo, reconhecimento da fala mesmo quando se apresenta fragmentada ou distorcida e processamento de estímulos acústicos apresentados nas duas orelhas ao mesmo tempo, além da memória auditiva.

A avaliação do processamento auditivo, por meio de testes comportamentais, permite identificar as disfunções nos processos auditivos centrais. Indicado para crianças com audição periférica normal e a partir dos 7 anos, quando já há capacidade cognitiva e linguística para execução dos testes. Geralmente, conclui-se a avaliação em duas sessões e as respostas obtidas servem de base para o planejamento da terapia fonoaudiológica. Importante ressaltar a necessidade da avaliação multiprofissional para o diagnóstico diferencial relacionado ao transtorno do processamento auditivo central e complementação com dados de linguagem e cognição.

TRIAGEM, AVALIAÇÃO AUDITIVA E DIAGNÓSTICO EM RECÉM-NASCIDOS[2,7-9]

O diagnóstico precoce da perda auditiva na criança tem como objetivo permitir um tratamento imediato e adequado, potencializando o desenvolvimento linguístico e cognitivo da criança.

Estima-se que entre 2 ou 3 a cada mil nascidos vivos apresentem deficiência auditiva que necessite de intervenção terapêutica.[8] Neonatos que ficaram internados em unidade de tratamento intensivo (UTI) neonatal apresentam um risco ainda maior de hipoacusia (2:100) (Tabela 2).

Triagem auditiva neonatal

A identificação, ao nascimento, de todas as crianças com perda auditiva congênita é o ideal. A triagem auditiva neonatal (TAN) consiste no rastreamento auditivo de todos os recém-nascidos, preferencialmente antes da alta hospitalar ou até 30 dias de vida, sendo considerada o melhor meio para identificar crianças nascidas com deficiência auditiva moderada, severa e profunda. Sem a TAN, o diagnóstico seria usualmente feito aos 2 ou 3 anos de idade. Todos os neonatos com internação em uma UTI neonatal apresentam risco aumentado de hipoacusia, sendo indicada uma triagem auditiva próximo ao período de alta dessa unidade. Recém-nascidos com indicadores de risco para deficiência auditiva (IRDA) deverão se submeter a um protocolo especial de avaliação auditiva[2] (Quadro 1).

Tabela 2 Incidência encontrada no programa de triagem neonatal

Doenças	Proporção (incidência)
Perda auditiva	2-3:1.000
Doença falciforme	1:1.427
Hipotireoidismo congênito	1:3.936
Fibrose cística	1:10.657
Fenilcetonúria	1:20.359

Quadro 1 Indicadores de risco para deficiência auditiva neonatal (IRDA)

Hereditariedade: história familiar de perda auditiva sensorioneural na infância
Síndromes que contemplem perda auditiva sensorioneural ou condutiva
Malformação da cabeça e pescoço
Infecção congênita: toxoplasmose, rubéola, CMV, herpes, sífilis e Zika
Permanência em UTI neonatal por 2 ou mais dias

Os principais exames indicados para avaliação auditiva no período neonatal são as emissões otoacústicas transientes e o PEATE automático. São exames objetivos, de realização rápida e não invasivos. Ambos necessitam que o recém-nascido esteja tranquilo, de preferência dormindo, e podem ser realizados enquanto estiver no colo da mãe.[2]

A perda auditiva de etiologia genética autossômica recessiva, frequentemente relacionada a mutações do gene da conexina, é a causa mais frequente de surdez congênita e pode ser identificada por teste genético. Crianças com esse perfil de perda auditiva apresentam excelentes resultados com o implante coclear.

O citomegalovírus (CMV) tem emergido como a causa infecciosa mais frequente de surdez sensorioneural congênita. Pode apresentar caráter progressivo e aparecimento tardio até 5 anos. O padrão ouro para o diagnóstico de infecção congênita pelo CMV é o isolamento do vírus a partir da urina ou saliva nas primeiras 2 semanas de vida. Deve ser rastreada naquelas crianças que falham na triagem. A terapia com ganciclovir pode ser indicada no período neonatal, em recém-nascidos com infecção por CMV com comprometimento do sistema nervoso central, com o intuito de impedir a deterioração auditiva.

O agente mais recentemente relacionado à perda auditiva sensorioneural congênita é o Zika vírus (ZIKV). A síndrome congênita pelo Zika vírus (SC-ZIKV) é um indicador de risco para perda auditiva, assim como outras infecções congênitas neonatais identificadas como STORCHZ (sífilis, toxoplasmose, rubéola, citomegalovírus, herpes e zika).

O espectro da neuropatia auditiva (ENA) caracteriza-se por uma perda auditiva com conformações variáveis, de leve a grave, que pode assumir uma curva ascendente com limiares melhores nas frequências agudas. Costuma ser bilateral, mas até 30% dos casos têm apresentação unilateral. A dificuldade de discriminação de fala, em ambientes com ruído de fundo ou mesmo no silêncio, costuma ser despro-

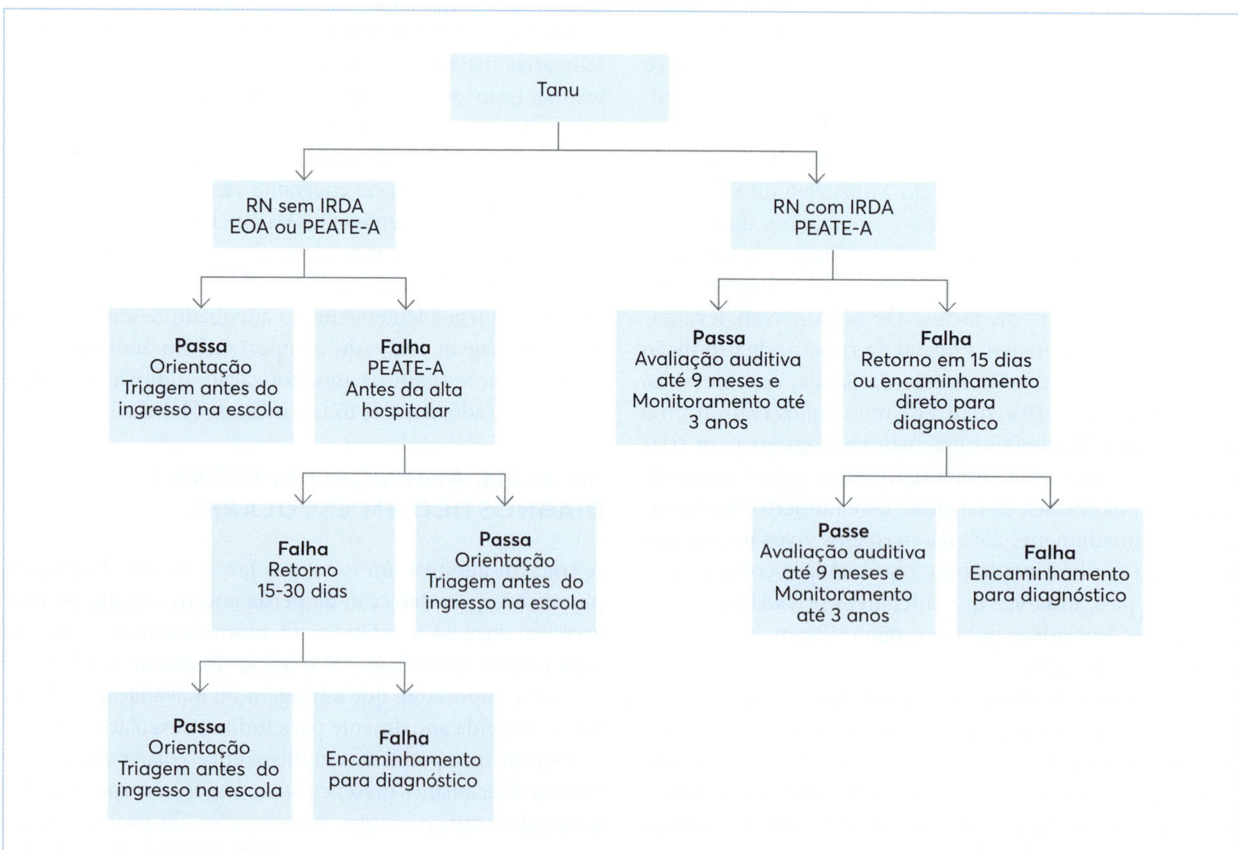

Figura 3 Fluxograma com proposta para triagem auditiva neonatal (TAN), com protocolo diferenciado para crianças nascidas com ou sem indicadores de risco para deficiência auditiva neonatal (IRDA). EOA: emissões otoacústicas; PEATE-a: potencial evocado auditivo de tronco encefálico automático; RN: recém-nascido.

porcional ao grau da perda auditiva, e esse achado é encontrado na grande maioria dos pacientes. A ENA pode estar relacionada a fatores perinatais como anoxia neonatal, prematuridade, substâncias ototóxicas e hiperbilirrubinemia em nível de exsanguineotransfusão. Mutações genéticas do gene OTOF ou OPA 1 estão associados à ENA. Doenças neurodegenerativas como as doenças de Friedreich e Charcot-Marie-Tooth também podem cursar com ENA, e, nesses casos, costuma se manifestar a partir da adolescência ou em jovens adultos.

Triagem auditiva neonatal: modelo brasileiro[2,7,9-10]

A triagem auditiva neonatal (TAN) deve ser entendida como uma política de saúde integral, seja no âmbito público ou privado, sendo o ponto inicial da promoção da saúde auditiva na infância. Para tanto, é importante que os serviços de saúde estejam articulados em rede para que a identificação, diagnóstico e reabilitação ocorram de forma integral, em tempo oportuno para o desenvolvimento da linguagem oral. A articulação com os demais setores da sociedade, como educação e serviço social, também são fundamentais para que crianças com perda auditiva cursem com um bom desenvolvimento acadêmico e se integrem funcionalmente na sociedade.

No Brasil, a Lei federal n. 12.303/2010 tornou obrigatória a realização de procedimentos de triagem auditiva nas maternidades da rede pública e privada e foi um marco para o avanço da TAN no país. Embora não haja uma política pública que institua a triagem auditiva como um programa federal, a publicação das "Diretrizes de Atenção da Triagem Auditiva Neonatal" pelo Ministério da Saúde em 2012, bem como as publicações e orientações do Comitê Multiprofissional de Saúde Auditiva (Comusa), tem norteado estados, municípios e instituições a implantarem programas regionais ou locais. De acordo com levantamento do Datasus, sistema oficial de registro de produção de procedimentos do Ministério da Saúde, considerando os anos de 2018, 2019 e 2020, 861 municípios realizaram o procedimento "Emissões otoacústicas evocadas para triagem auditiva (teste da orelhinha)", com média anual de quase 700 mil exames de triagem. Esse número corresponde a aproximadamente 25% dos nascidos vivos por ano no Brasil, mas é subestimado para representar a cobertura da TANU no país, uma vez que iniciativas privadas, ou mesmo algumas iniciativas públicas, não utilizam esse sistema para registro das ações.

O fomento à implantação de serviços de reabilitação auditiva responsáveis pelo diagnóstico, adaptação de dispositivos de amplificação sonora e reabilitação das crianças tem possibilitado o sucesso de programas de saúde auditiva na infância. Nos últimos anos é notório o crescimento do número de crianças que chegam aos serviços diagnósticos antes dos 3 meses de idade e recebem intervenção em tempo oportuno para o desenvolvimento da linguagem oral.

TRIAGEM, AVALIAÇÃO AUDITIVA E DIAGNÓSTICO EM LACTENTES E PRÉ-ESCOLARES[2,11]

Nos lactentes e pré-escolares, com desenvolvimento adequado da linguagem oral e do comportamento auditivo, e sem IRDA, com intuito apenas de triagem auditiva, recomenda-se até os 3 anos a emissão otoacústica transiente (o mesmo da TAN) e, a partir dos 4 anos, a audiometria tonal.[2] Programas de triagem auditiva durante o período da educação infantil devem ser encorajados.

Cerca de 30% das perdas auditivas se desenvolvem nos primeiros anos da infância, e os pais são responsáveis por identificar cerca de 70% dessas crianças. Toda queixa em relação à possível PA deve ser acompanhada de avaliação auditiva completa imediata, assim como as crianças que não atingem os marcos do desenvolvimento no período adequado.

Efusão de orelha média ou retenção de fluido amniótico pode persistir em lactentes, causando perda auditiva condutiva temporária. Crianças com perda auditiva flutuante podem desenvolver alteração no processamento auditivo. Além disso, efusão de orelha média apresenta-se como um dos principais fatores de atraso no processo de diagnóstico audiológico.[11] Em alguns casos, miringotomia com ou sem um tubo de ventilação será necessária para completar o diagnóstico da perda auditiva em tempo hábil.

Crianças com problemas neurológicos tais como encefalopatias metabólicas, paralisia cerebral, deficiência intelectual, transtorno do espectro autista e TDAH devem ser submetidas a avaliação audiológica completa. Todas as crianças que sofreram traumatismo cranioencefálico ou meningite bacteriana ou encefalite virótica devem ser avaliadas preferencialmente antes da alta hospitalar.

Nos lactentes com indicadores de risco para perda auditiva de início tardio ou progressiva recomenda-se a avaliação auditiva, independentemente do adequado desenvolvimento da linguagem oral e do comportamento auditivo. Esses pacientes necessitam de monitorização auditiva, a critério individualizado, durante toda a infância (Tabela 3).

TRIAGEM, AVALIAÇÃO AUDITIVA E DIAGNÓSTICO EM ESCOLARES[2,12]

A triagem auditiva em escolares faz parte da abordagem pluralística para detecção da perda auditiva tardia ou progressiva durante a infância. O momento mais indicado para realizar essa triagem é o início do ensino fundamental. Seria importante que a triagem ou a avaliação auditiva fosse oferecida anualmente para todos os escolares.[2,12]

Os principais problemas auditivos em escolares são reversíveis e se relacionam à presença de cerúmen ou corpo estranho no meato acústico e otites. As alterações do processamento auditivo representam uma importante causa de desempenho escolar inadequado. É importante ressaltar que, sendo a comunicação um fenômeno multissensorial, uma criança com problemas auditivos pode ter um desenvolvimento normal,

Tabela 3 Indicadores de risco para deficiência auditiva em lactentes e avaliação audiológica

Fator de risco	Avaliação auditiva
Preocupação relacionada a perda auditiva ou atraso no desenvolvimento da linguagem oral	Imediatamente
Zika congênito	Até 1 mês
Quimioterapia	Até 3 meses após ocorrência
Trauma cranioencefálico	
Infecção pós-natal: herpes, varicela, meningite e encefalite	
Circulação extracorpórea	Até 3 meses
CMV congênita	
Herpes, rubéola, toxoplasmose e sífilis congênita	Até 9 meses
Síndromes associadas a perda auditiva	
Malformação craniofacial: microtia-atresia, displasia da orelha, fissura orofacial, microftalmia, mecha de cabelos brancos	
Anormalidades do osso temporal	
Microcefalia congênita, hidrocefalia	
Asfixia ou encefalopatia isquêmica hipóxica	
Aminoglicosídeos por mais de 5 dias	
Hiperbilirrubinemia com exsanguineotransfusão	
UTI neonatal por mais de 5 dias	
História familiar de perda auditiva	

Fonte: *The Journal of Early Detection and Intervention* 2019; 4(2):19.

por suprir seu problema com uma atenção maior ou por aproveitar melhor outros sentidos, principalmente quando inserida em ambiente socioafetivo estr uturado.[2,12]

IMPACTO E TRATAMENTO DA PERDA AUDITIVA[2,3]

Crianças com perda auditiva mínima (16-25 dB) apresentam mais dificuldade para ouvir algumas consoantes, e o impacto pode ser mais significativo na fase de aquisição de linguagem. Em recém-nascidos, pode ser devido à presença de líquido amniótico na orelha média ou ao colabamento do conduto auditivo. A perda auditiva associada aos episódios de otite média aguda e otite média com efusão, que são frequentes nos primeiros 2 anos de vida, geralmente é flutuante. Pode ser persistente quando associada à otite média com efusão crônica (permanência de efusão na orelha média por períodos superiores a 3 meses) ou em crianças com sequelas de infecções otológicas (perfuração timpânica, otite atelectásica ou otite adesiva). Deve-se avaliar a possibilidade de perda auditiva sensorioneural ou malformação da cadeia ossicular ou da orelha externa.

Em caso de perda auditiva leve (26-40 dB), ouve-se bem quando as pessoas falam em voz alta. A criança geralmente tem dificuldade para ouvir fala cochichada ou distante. Pode apresentar atraso na aquisição da linguagem e leves problemas na fala (trocas de alguns fonemas: "t" por "d", "f" por "v", "p" por "b", "q" por "g"). Aquelas em fase de alfabetização podem apresentar trocas na escrita e se mostrar desatentas.

Essa perda de grau leve é frequente em crianças com síndromes associadas a deformidades craniofaciais, na presença de fissura palatina ou otite média com efusão crônica. Em situações em que o diagnóstico está estabelecido, é necessário tratar a doença da orelha média ou pode ser necessário o uso de aparelho de amplificação sonora individual (AASI). Em ambiente escolar, as crianças com perda leve ou perdas maiores se beneficiam do sistema FM ou Bluetooth, que possibilita a comunicação, via microfone, da professora com o AASI do aluno, além de um posicionamento adequado dessa criança na sala de aula (primeira fila e em cadeiras centrais).

Todas as crianças com perdas auditivas maiores que 40 dB (perda auditiva moderada) não escutam a maioria das palavras de uma conversa falada em intensidade normal. Apresentam problemas de fala, atraso no desenvolvimento da linguagem, dificuldade no aprendizado e "desatenção". As complicações mais graves das otites (perfurações da membrana timpânica, destruição ou ruptura da cadeia ossicular), alguns casos de otite média com efusão crônica e os colesteatomas podem causar esse grau de perda auditiva.

As perdas sensorioneurais, incluindo as perdas auditivas genéticas autossômicas dominantes, podem causar perdas leves ou moderadas na infância, podendo evoluir durante a juventude. A criança com perda auditiva congênita ou de início precoce, com grau moderado a profundo, apresentará dificuldade no desenvolvimento da linguagem, na alfabetização, no desenvolvimento escolar e socioemocional. O AASI está indicado.

A criança com deficiência auditiva severa (71-90 dB) somente escuta se a pessoa fala mais alto e está bem próxima. Geralmente é capaz de identificar sons ambientais e pode distinguir vogais, mas não consoantes. A fala e a linguagem não se estabelecem espontaneamente se esse nível de perda auditiva está presente desde o nascimento. O AASI está indicado, além de ser necessário o monitoramento do processo de adaptação do aparelho e de reabilitação.

Na presença da perda auditiva profunda, as crianças somente ouvem sons muito altos e não ouvem o som da voz. O citomegalovírus e a perda auditiva genética autossômica recessiva são causas frequentes de perda auditiva severa e profunda. As etiologias perinatais, sobretudo hiperbilirrubinemia grave, hipóxia, sepse e o uso de ototóxicos, além das STORCHZ (sífilis, toxoplasmose, rubéola, citomegalovírus, herpes simplex e zika) podem estar associadas a problemas neurológicos.

Quando a hipoacusia é unilateral, de grau moderado ou profundo, a criança apresenta dificuldades importantes para localizar a fonte sonora e para a discriminação dos sons em ambientes ruidosos. Demonstra mais cansaço ao

final do dia devido a maior necessidade de concentração. Portanto, pode ter uma performance escolar inadequada, com maior possibilidade de repetência, além de distúrbios comportamentais. O AASI promove melhor *performance* comunicativa e escolar. As malformações cocleares, o citomegalovírus e as perdas genéticas podem se associar a esse perfil de perda auditiva.

O implante coclear tornou-se um tratamento de reabilitação auditiva padrão ouro na infância para os casos de perda auditiva de grau grave a profundo, conforme critério médico e audiológico. Deve ser realizado nos casos de perda bilateral, e nos últimos anos, tem sido indicado em casos selecionados de surdez unilateral. Outros tipos de perdas auditivas condutivas ou mistas, principalmente em pacientes com malformações de orelha externa e média, têm como seu tratamento atual o uso de próteses auditivas de ancoragem óssea.

CONCLUSÃO: QUANDO E COMO AVALIAR A CRIANÇA COM PERDA AUDITIVA E O PAPEL DO PEDIATRA

O pediatra tem papel importante no monitoramento da triagem auditiva e no acompanhamento da avaliação do diagnóstico audiológico, quando indicado. Deve atuar de forma integrada e coordenada com a equipe de saúde auditiva infantil, garantindo que a avaliação otorrinolaringológica e fonoaudiológica seja conduzida em tempo hábil.

Os marcos do desenvolvimento da linguagem e do comportamento auditivo devem ser monitorados. Na presença de atraso ou suspeita de hipoacusia, essa criança deve ser avaliada. Toda queixa familiar, ou dos cuidadores, relacionada à audição deve ser considerada e investigada. Em geral, os pais e os professores são os primeiros a observar a perda auditiva. Esforços contínuos para informar e educar os familiares sobre o comportamento auditivo e da linguagem oral podem resultar na identificação mais rápida das perdas auditivas de início tardio, progressiva ou flutuante.

Aproximadamente 40% das crianças com surdez ou perda auditiva irão apresentar condições adicionais como doenças neurológicas, autismo, cegueira, dificuldade de aprendizado, síndromes genéticas. Independentemente do resultado da triagem auditiva neonatal, o pediatra deve rever a história médica infantil e familiar para a presença de indicadores de risco conhecidos que requerem monitoramento para perda auditiva progressiva ou de início tardio.

O neonato que não passa na triagem (teste e reteste) deve ser encaminhado para uma avaliação audiológica completa. O diagnóstico etiológico da perda auditiva, assim como o topográfico, a intensidade e a lateralidade, é definido pela avaliação otorrinolaringológica por meio da análise, em conjunto, da história clínica e dos resultados dos exames audiológicos comportamentais, eletroacústicos e eletrofisiológicos. O ideal é que esse processo seja concluído até o terceiro mês de vida da criança. A próxima etapa é a instituição do tratamento com protetização auditiva dessas crianças, preferencialmente até o sexto mês de vida. O acompanhamento otorrinolaringológico e fonoaudiológico é fundamental para analisar a resposta ao tratamento e direcionar a criança que será candidata ao implante coclear.

A Tabela 4 relaciona os exames audiológicos indicados para cada faixa etária.

O pediatra deve atentar para o estado da orelha média da criança. Efusão de orelha média mostra-se recorrente na primeira infância, causando perda auditiva condutiva temporária. Crianças com perda auditiva flutuante podem desenvolver alteração no processamento auditivo.

Sendo assim, partindo da premissa de que a intervenção precoce é fundamental para o desenvolvimento da linguagem oral em crianças com perdas auditivas, o pediatra – responsável pela ordenação do cuidado da criança – deve estabelecer uma rede de referência e contrarreferência com otorrinolaringologistas, fonoaudiólogos e demais profissionais envolvidos no cuidado a crianças com problema auditivo.

Um agradecimento à fonoaudióloga Gabriela Cintra, especialista em Políticas e Gestão da Saúde da Secretaria de Estado de Minas Gerais, pelos dados referentes às políticas públicas relacionadas à saúde auditiva.

Tabela 4 Quando e como avaliar a audição

	Prematuro IRDA (+)	RN – 3 meses	3 meses – 1 ano	1 ano – 3 anos	3 anos
Emissão otoacústica					
Bera automático			* Sedação	* Sedação	* Sedação
Bera/estado estável			* Sedação	* Sedação	* Sedação
Imitanciometria	** Alta freq.	** Alta freq.	** Alta freq.		
Audiometria comportamental	***RCP	***RCP			
Audiometria condicionada (reforço visual)					
Audiometria Tonal limiar Logoaudiometria					

* Sedação é necessária em casos em que não é possível sono espontâneo ou cooperação da criança.
** Imitanciometria de alta frequência indicada para crianças até 6 meses.
*** RCP: reflexo cócleo-palpebral.

REFERÊNCIAS BIBLIOGRÁFICAS

1. Godinho RN, Fortini, MS, Pereira MBR. Fundamentos da otorrinolaringologia pediátrica. In: Neto SC, Mello Júnior JF, Martins RHG, Costa SS (eds.). Tratado de otorrinolaringologia e cirurgia cervicofacial. 2.ed. São Paulo: Roca; 2011. v.1. p.146-77.
2. Joint Committee on Infant Hearing – Year 2019. Position Statement: principles and guidelines for early hearing detection and intervention programs. The Journal of Early Detection and Intervention. 2019;4(2):1-44
3. Tratado de otorrinolaringologia da Associação Brasileira de Otorrinolaringologia e Cirurgia Cérvico-Facial. 3.ed. Elsevier; 2017.
4. Kemp DT. Stimulated acoustic emissions from within the human auditory system. J Acoust Soc Am. 1978;64(5):1386-91.
5. Tratado de audiologia da Academia Brasileira de Audiologia. 2.ed. Editora Santos; 2015.
6. Margolis RH, Bass-Ringdahl S, Hanks WD, Holte L, Zapala DA. Tympanometry in newborn infants: 1 kHz norms. Journal of the American Academy of Audiology. 2003;14(7):383-92.
7. Lewis DR, Marone SAM, Mendes BCA, Cruz OLM, Nóbrega M. Comitê Multiprofissional em Saúde Auditiva – Comusa. Braz J. Otorhinolaringol. 2010;76(1):121-8.
8. Fazito LT, Lamounier JA, Godinho RN, Melo MCB. Triagem auditiva neonatal e o diagnóstico precoce das deficiências auditivas na criança. Revista Médica de Minas Gerais. 2008;18(4 Supl 3):S61-S66.
9. Januário JN. Triagem neonatal em Minas Gerais: análise do contexto histórico e político-institucional com enfoque nas estratégias empregadas e resultados alcançados [doutorado]. Belo Horizonte: Universidade Federal de Minas Gerais; 2015.
10. Brasil. Congresso Nacional. Lei 12.303, de 2 de agosto de 2010, que dispõe sobre a obrigatoriedade da realização de exame denominado Emissões Otoacústicas Evocadas. Diário Oficial da União; 2010.
11. Abrantes ACM. Relevância das disfunções de orelha média nas crianças referenciadas para o serviço de diagnóstico audiológico infantil do Hospital Odilon Behrens. Tese [mestrado]. Belo Horizonte. Santa Casa de Belo Horizonte; 2018
12. Godinho RN, Gonçalves TML, Nunes FB, Becker C, Becker HMG, Guimarães RES, et al. Prevalence and impact of chronic otitis media in school age children in Brazil: first epidemiologic study conceming chronic otitis media in Latin America. International Journal of Pediatric Otorhinolaryngology, USA. 2001;61:223-32.

CAPÍTULO 3

OTITE MÉDIA AGUDA

Tania Sih

AO FINAL DA LEITURA DESTE CAPÍTULO, O PEDIATRA DEVE ESTAR APTO A:

- Compreender a epidemiologia básica, os fatores de risco do hospedeiro e do meio ambiente.
- Conhecer as diferenças anatômicas da tuba auditiva na criança e no adulto, bem como a alta prevalência das infecções respiratórias virais que antecedem a OMA.
- Reconhecer que o diagnóstico acurado de OMA só é possível pela otoscopia realizada com ferramentas (otoscópios) adequadas.
- Conhecer as recomendações para o tratamento da OMA com base no conjunto de diretrizes lançadas em 2013 pela AAP.
- Estar atualizado quando ao perfil de resistência antimicrobiana na comunidade.
- Saber das medidas preventivas gerais e da importância da vacinação contra o pneumococo e a *influenza*.

INTRODUÇÃO

A otite média aguda (OMA) é uma infecção com desenvolvimento rápido de sinais e sintomas de inflamação aguda na cavidade da orelha média. É uma das razões mais frequentes de visitas aos médicos por crianças menores de 15 anos de idade, entretanto, mesmo com alta prevalência, é uma entidade autolimitada e com baixa incidência de complicações e mortalidade. É fundamental o diagnóstico preciso e acurado, evitando o uso desnecessário de antimicrobianos, com consequências danosas para o paciente e para a comunidade como um todo.

DEFINIÇÃO

A OMA é definida como a presença de líquido (efusão) preenchendo a cavidade da orelha média sob pressão, com início abrupto dos sinais e sintomas causados pela inflamação dessa região.

EPIDEMIOLOGIA

A otite média é uma das doenças infecciosas mais comuns na infância. Avaliando diagnósticos feitos em consultórios em 1990, nos Estados Unidos da América, foram identificadas 24,5 milhões de visitas realizadas por otite média. Em crianças menores de 15 anos de idade, a otite média foi o diagnóstico mais frequente, em especial nos 2 primeiros anos de vida. Até os 3 anos de idade, 3 em cada 4 crianças terão apresentado pelo menos um episódio de OMA, e, com 2 anos de idade, 1 em cada 5 crianças terá otite média recorrente.

FATORES DE RISCO

Os fatores de risco para OMA podem depender do hospedeiro (da própria criança) ou decorrer de fatores ambientais.[1]

Fatores relacionados ao hospedeiro

Com relação à idade, a ocorrência do primeiro episódio de OMA antes dos 6 meses é um fator de risco importante para a recorrência das OMA. Crianças com fenda palatina, síndrome de Down, malformações craniofaciais, imunodeficiência e discinesia ciliar primária apresentam risco aumentado para OMA.[1] A suscetibilidade genética é importante na otite média, sendo determinada, em parte, pela contribuição de genes em regiões cromossomais distintas: 10q e 19q. As diferenças raciais na tuba auditiva (TA) tornam a otite média mais prevalente em grupos étnicos como esquimós, aborígenes e índios americanos. Outros fatores, como alergia, doença do refluxo gastroesofágico, etnia e sexo, apresentam dados discordantes quanto a seu risco real.

Fatores ambientais

Evidências epidemiológicas mostram que a OMA costuma decorrer de infecções das vias aéreas superiores (IVAS), e que tanto IVAS quanto OMA apresentam maior incidência nos meses mais frios (inverno). As creches e os berçários representam um fator de risco considerável no desenvolvimento da OMA, em especial pela alta prevalência de infecções respiratórias, facilitando a contaminação viral entre as crianças. Outro fator de risco de reconhecida importância é a exposição ao tabagismo passivo.

Por outro lado, o aleitamento materno é um fator de proteção; estudos demonstram que amamentar por 3 meses diminui o risco de OMA em 13%, e amamentar por mais de 6 meses protege a criança das recorrências das otites até o terceiro ano de vida. No caso de crianças que tomam mamadeira, os pais devem cuidar para que não a tomem deitadas, sugerindo-se que a cabeça fique mais elevada. O uso de chupetas de mamadeiras com bicos de cápsula tipo "empurra e puxa" também é considerado fator de risco na recorrência das OMA.

HISTÓRIA NATURAL

A maioria das crianças (80%) apresenta evolução favorável durante um episódio de OMA, com resolução espontânea. Essa melhora independe da adesão ao tratamento ou do tipo de medicação. A resolução espontânea fica evidente quando se opta por observação inicial, com melhora dos sintomas em 60% dos pacientes depois de 24 horas e ausência de sintomas residuais em 80% das crianças após 2-3 dias, sem antibióticos. Portanto, a história natural da OMA é extremamente favorável em 70-80% dos pacientes.[2]

PATOGÊNESE

A OMA é mais prevalente no lactente e na criança pequena. Essa predisposição decorre de fatores anatômicos e imunológicos, característicos dessa faixa etária.

A TA ventila a orelha média. Durante o repouso, encontra-se fechada. Sua luz é virtual e abre-se de forma intermitente pela contração do músculo tensor do véu palatino durante a deglutição ou o bocejo. Existem diferenças importantes entre a TA da criança e do adulto. As diferenças mais relevantes são a TA mais curta, mais alargada, mais flácida e mais horizontalizada na criança, o que facilita a progressão de microrganismos (vírus e bactérias) da rinofaringe para a orelha média.[3]

Ao nascimento, o sistema imunológico da criança é imaturo. O recém-nascido apresenta altos níveis de IgG materna, que vão progressivamente diminuindo, tornando-se pouco efetivos por volta dos 5-6 meses de idade. Por outro lado, a criança produz gradualmente mais IgG, IgA e IgM próprias, atingindo um platô quando a criança está maior. É interessante notar que essas fases coincidem com a época de início e de desaparecimento dos episódios de OMA na maioria das crianças.

A OMA geralmente é desencadeada por um processo infeccioso (IVAS em geral), associado a determinado grau de disfunção da TA e do sistema imunológico. É comum a OMA ser precedida por IVAS ou um "resfriado comum". Acredita-se que a infecção viral provoque um distúrbio no microbioma da nasofaringe, pavimentando o caminho para bactérias patogênicas infectarem a orelha média através da TA. Os vírus agiriam como copatógenos, predispondo à infecção bacteriana. A infecção viral inicia o desenvolvimento da OMA, pavimentando o caminho em direção a uma OMA bacteriana, aumentando a presença de otopatógenos bacterianos na nasofaringe.[4] Essa seria a explicação para a sazonalidade da OMA, mais comum nos meses de inverno, quando as infecções virais são mais frequentes.

MICROBIOLOGIA

A OMA é causada por vírus respiratórios e/ou infecção bacteriana no espaço da orelha média, como resultado da resposta do hospedeiro à infecção. A OMA ocorre mais frequentemente como consequência de uma IVAS que causa inflamação/disfunção da TA, à pressão negativa da orelha média e ao movimento de secreções, contendo os vírus causadores da IVAS e as bactérias patogênicas, para a cavidade da orelha média. Chonmaitree et al. encontraram que 63% de 864 episódios de IVAS em crianças menores de 4 anos de idade eram positivos para vírus respiratórios e adenovírus, coronavírus e vírus respiratório sincicial (VRS) relacionados com a OMA. O VRS e o adenovírus estão entre os vírus mais comumente associados à OMA.[5]

O padrão ouro para determinar a etiologia bacteriana da OMA é a cultura do fluido da orelha média por meio da timpanocentese, da drenagem através dos tubos de ventilação ou pela otorreia espontânea. Bactérias são encontradas em 50-90% dos casos de OMA com ou sem otorreia. O *Streptococcus pneumoniae*, o *Haemophilus influenzae* não tipável e a *Moraxella catarrhalis* são os principais otopatógenos bacterianos e frequentemente colonizam a nasofaringe.[4] O *Streptococcus pyogenes* do grupo A é responsável por menos de 5% dos casos de OMA.

A bacteriologia da OMA mudou muito após a introdução da vacina conjugada do pneumococo; antes da adoção da vacina com 7 sorotipos (PCV7), o *S. pneumoniae* era o microrganismo mais isolado nos casos de OMA. Após a introdução da PCV7, a proporção do *S. pneumoniae* diminuiu de 48% para 31% e o *H. influenzae* não tipável subiu de 41% para 56%. Entretanto, a frequência de sorotipos não vacinais da PCV7 aumentou no fluido da orelha média. O sorotipo 19A foi a maior causa de substituição da doença após a introdução da PCV7 e posteriormente após a PCV10.[6]

A maioria dos patógenos da orelha média deriva da nasofaringe, porém nem todos os patógenos da nasofaringe são otopatógenos. Culturas da nasofaringe obtidas durante episódios de OMA mostram entre 22-44% de pneumoco-

co, 50-71% de *H. influenzae* não tipável e 17-19% de *M. catarrhalis*. A bacteriologia da miringite bolhosa é a mesma da OMA.

Com base nos achados clínicos, é difícil sugerir que a OMA possa ser causada por este ou aquele microrganismo. Alguns estudos sugerem que a febre, a otalgia importante e o abaulamento da membrana timpânica (MT) possam ser mais intensos quando o organismo causador for o pneumococo.[7] Entretanto, outros estudos apontaram que a OMA causada pelo *H. influenzae* não tipável estaria associada com a OMA bilateral e uma inflamação mais grave da MT. A OMA acompanhada de conjuntivite purulenta (síndrome otite-conjuntivite) é sugestiva de *H. influenzae* não tipável. Uma variabilidade geográfica substancial é observada na proporção das OMA causadas pela *M. catarrhalis*.

SUSCETIBILIDADE BACTERIANA AOS ANTIBIÓTICOS

Atualmente, os estudos de OMA usam os novos dados da linha de corte, definidos pelo Clinical and Laboratory Standards Institute (CLSI), para avaliar a sensibilidade do pneumococo com relação à penicilina, de cepas não meníngeas:[8]

- Pneumococo sensível: concentração inibitória mínima (CIM): ≤ 2 mcg/mL.
- Pneumococo com sensibilidade intermediária: CIM ≤ 4 mcg/mL.
- Pneumococo resistente com CIM ≤ 8 mcg/mL. Para a CIM de amoxicilina oral, os parâmetros são:
  - Sensível: CIM < 2 mcg/mL.
  - Intermediário: CIM < 4 mcg/mL.
  - Resistente: CIM ≤ 8 mcg/mL.

No Brasil, temos os dados de 2019 do Sistema Regional de Vacinas (Sireva) do Instituto Adolfo Lutz (http://www.ial.sp.gov.br/resources/insituto-adolfo-lutz/publicacoes/sireva_2019.pdf), obtidos de doenças invasivas, refletindo o perfil de sensibilidade regional a antimicrobianos. Vale lembrar que o estudo do Sireva é feito com cepas de doenças invasivas, e não pela timpanocentese, porém é possível inferir que as cepas de pneumococo que causam as doenças invasivas sejam similares àquelas que causam as OMA. As cepas obtidas de doenças invasivas (não meningite) mostram que em crianças < 5 anos de idade, e na população geral acima desta faixa etária, 70,2 e 86,8% (respectivamente) das cepas de pneumococo são sensíveis à penicilina (CIM ≤ 2 mcg/mL); 28,7 e 12,9% têm suscetibilidade intermediária (CIM ≤ 4 mcg/mL); e 1,1 e 0,2% de cepas têm resistência plena (CIM ≤ 8 mcg/mL). Para efeito prático, consideram-se os pneumococos não suscetíveis à penicilina incluindo os de CIM intermediária junto com a CIM resistente. Portanto, de acordo com o Sireva de 2019, em crianças < 5 anos temos 22% de pneumococos não suscetíveis à penicilina, 9,2% não suscetíveis à ceftriaxona, 35,3% resistentes à eritromicina (macrolídeos). Por um fenômeno de substituição o sorotipo 19A (não contemplado na vacina PCV10 que faz parte do calendário vacinal pediátrico no Brasil), foi o mais associado, com a diminuição à sensibilidade à penicilina em crianças < 5 anos de idade.[6] A partir desses resultados, seria interessante considerar a possibilidade da utilização de doses aumentadas (80 mg/kg) da amoxicilina. Entretanto, as diretrizes brasileiras têm preferido manter a utilização da dose da amoxicilina padrão (50 mg/kg), sendo essa, ainda, perfeitamente satisfatória, em nosso meio, na abordagem da OMA causada por pneumococo. Portanto, a amoxicilina na dose mais elevada necessita de um acompanhamento, por um período ainda maior, dos dados de prevalência dos agentes causais e de seus perfis de resistência. Esses valores devem sempre ser acompanhados com novos estudos de eficácia terapêutica e pela evolução do perfil de sensibilidade, e cada região deve acompanhar essa evolução para possíveis mudanças nos protocolos.

Algumas cepas de *H. influenzae* produzem a enzima betalactamase, sendo, então, resistentes às penicilinas. O mesmo estudo do Sireva acima mencionado, em crianças < 5 anos de idade, mostra que, atualmente, 18,8% dos *H. influenzae* produzem betalactamase. A produção de betalactamase pela *M. catarrhalis* é semelhante à literatura mundial, com a sensibilidade à penicilina próxima a 9%. No caso de considerar como ototógeno tanto o *Haemophilus influenzae* quanto a *Moraxella catarrhalis*, a sugestão é associar a amoxicilina com um inibidor de betalactamase, por exemplo, o clavulanato.

SINAIS E SINTOMAS

São sintomas constantes a otalgia (criança que manipula muito a orelha), o choro excessivo, a febre, as alterações de comportamento e do padrão do sono, a irritabilidade, a diminuição do apetite e até a diarreia. Como sinais de OMA, os achados da MT na otoscopia e na pneumotoscopia representam, de maneira mais característica, os sinais da OMA. MT com hiperemia ou opacidade, abaulamento, diminuição da mobilidade e otorreia aguda são sinais típicos. A idade da criança (< 24 meses), a gravidade dos sintomas, a presença de otorreia aguda e a bilateralidade direcionam o tratamento da OMA de maneira mais incisiva. Além de descrever a história natural da evolução da OMA, um estudo de metanálise de dados de pacientes individuais, realizado por Rovers et al., na Holanda, mostra o efeito dos antibióticos no tratamento da doença, evidenciando que, nas crianças com OMA bilateral, a história natural é pior, sendo o benefício obtido com o antibiótico, maior.[9] Da mesma forma, as OMA acompanhadas de otorreia espontânea e aguda têm um benefício muito maior quando tratadas com antibióticos. A otorreia define o diagnóstico, pois é necessária a presença de efusão ou líquido na cavidade da orelha média para estabelecer o diagnóstico de OMA. Portanto, atualmente, a bilateralidade é um marco que indica

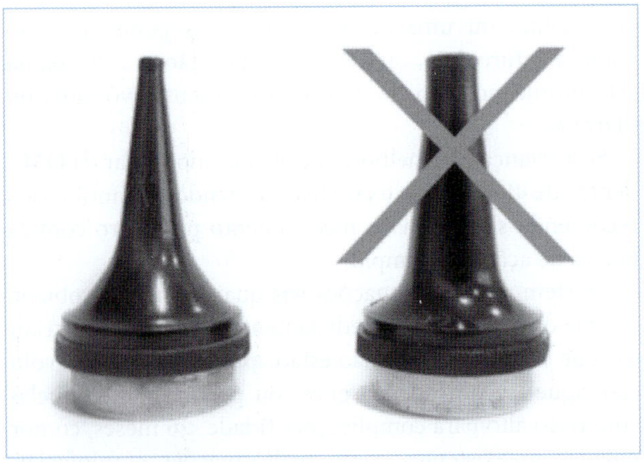

Figura 1 Espéculos de otoscópio: o ideal e o inadequado.

uma doença mais grave, e a presença de otorreia espontânea indica a certeza da patologia.[9]

Eventualmente, a OMA pode ter como complicações as mastoidites e evoluir para um colesteatoma.

DIAGNÓSTICO

O diagnóstico preciso e acurado no início do quadro é de fundamental importância. Um bom otoscópio com lâmpadas halógenas, espéculos de tamanho adequado ao diâmetro do conduto auditivo externo, limpeza e remoção de cerume e possibilidade de otoscopia pneumática fazem parte desse contexto. Uma simples hiperemia da MT quando a criança estiver chorando pode levar a muitos diagnósticos errados de OMA. Vale lembrar que a otalgia é extremamente importante, porém não se deve confundi-la com a otalgia da otite externa das crianças que estão expostas a água de piscinas. Essa otalgia cursa sem febre, sem história pregressa de IVAS e com relação causa/efeito: a orelha da criança esteve em contato com água de mar ou piscinas, situação mais sazonal, ocorrendo, em geral, no verão. Já a OMA incide mais nos meses frios, na vigência ou sequência de uma IVAS e com febre.

A identificação para o diagnóstico otoscópico acurado de OMA pode ser difícil se não houver condições adequadas. São fundamentais, portanto, os seguintes fatores:

- Otoscópio com iluminação adequada.
- Espéculo auricular que realmente penetre no meato acústico externo (MAE). O formato afunilado é importante (Figura 1), pois penetra no MAE. Além do formato, é importante utilizar um espéculo com maior diâmetro possível, determinado pela idade da criança, para obter melhor iluminação e maior campo de visão.
- Posição: recomenda-se que a criança esteja sentada no colo da mãe, permitindo a contenção adequada da cabeça.
- Visualização: é necessário que o MAE esteja livre de cerume, descamações e *debris*. Para remover o cerume, seja com cureta, sucção delicada ou lavagem, a criança deve ser encaminhada para um especialista habilitado, para não causar danos a sua integridade física e psicológica. A OMA deve sempre ser confirmada pela otoscopia. São sinais de alteração da MT encontrados na OMA: mudanças de translucidez, forma, cor, vascularização e integridade. O achado mais significativo no diagnóstico da OMA é o abaulamento da MT, com sensibilidade de 67% e especificidade de 97% (Figura 2). A coloração avermelhada da MT pode ser consequência do reflexo da hiperemia da mucosa do promontório, visualizada através de um tímpano normal, que pode gerar confusão durante o exame e acentuar-se quando a criança estiver chorando. Entretanto, a hiperemia da MT pode indicar a fase inicial da OMA, e, na sequência, ocorrer a opacidade e até mesmo a perfuração espontânea da MT com otorreia súbita.

A Academia Americana de Pediatria (AAP) recomenda para o diagnóstico de OMA: história de início agudo de sinais e sintomas, presença de efusão na orelha média, com sinais e sintomas de inflamação da orelha média. A AAP considera que o melhor método para diagnosticar efusão na orelha média é a pneumo-otoscopia, uma vez que a efusão reduz a mobilidade da MT.[10]

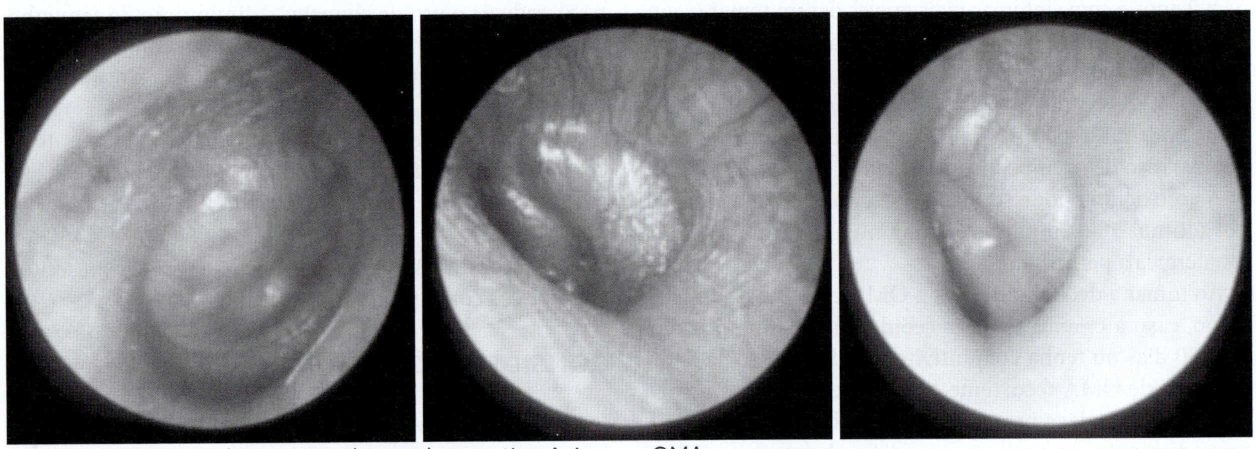

Figura 2 Variações de aspectos de membranas timpânicas na OMA.
OMA: otite média aguda.

TRATAMENTO

A história natural da OMA, por estudos de metanálise, indica que a resolução espontânea ocorre em mais de 80% dos casos, com melhora sem antibiótico, e geralmente não ocorrem complicações.[2] O acompanhamento, a observação e o monitoramento dessas crianças são de extrema importância. Caso elas não comecem a melhorar rapidamente, o tratamento com antibiótico poderá, então, ser considerado.

Em 2013, a AAP lançou um conjunto de diretrizes com relação ao tratamento da OMA.[10]

A primeira recomendação muito importante é tratar a dor com analgésicos, independentemente de o antibiótico ser ou não administrado.

A segunda recomendação é dar antibiótico para OMA, seja ela bilateral ou unilateral, em crianças com 6 meses de idade ou mais, com sinais e sintomas graves (otalgia e temperatura alta – 39 °C) ou caso os sintomas já persistam há pelo menos 48 horas. A terceira recomendação na qual o médico deve dar antibiótico é na OMA bilateral em crianças com menos de 24 meses de idade, sem sinais ou sintomas graves (otalgia moderada há menos de 48 horas, temperatura < 39 °C).

A quarta recomendação no caso de OMA em criança entre 6-23 meses de idade sem sinais ou sintomas graves (otalgia < 48 horas, temperatura < 39 °C) é o médico monitorar de perto a evolução ou prescrever antibiótico (com base em decisão conjunta médico/pais). Caso se decida por observar sem dar antibiótico, mas a evolução mostrar piora ou falhar em melhorar dentro de 48-72 horas, então, deve-se dar antibiótico. A quinta recomendação nos casos de OMA uni ou bilateral em crianças com idade acima de 24 meses, sem sinais ou sintomas graves (otalgia leve há < 48 horas, temperatura < 39 °C), é o médico observar de perto a evolução do quadro ou prescrever antibiótico (com base em decisão conjunta médico/pais). Caso se decida por observar sem dar antibiótico, mas a evolução piorar ou falhar em melhorar dentro de 48-72 horas, então, deve-se dar antibiótico.

Caso o médico decida tratar da OMA com um antimicrobiano, a AAP recomenda a amoxicilina.[10] Crianças com idade > 2 anos e com sintomas mais graves devem tomar o antibiótico por 10 dias. Crianças entre 2-5 anos de idade com OMA moderada, por 7 dias; e crianças < 6 anos também com OMA leve, entre 5-7 dias. Crianças com alergia à penicilina podem receber macrolídeo ou clindamicina (esta também no caso de pneumococo resistente).

A amoxicilina pode ser dada se a criança não a recebeu nos últimos 30 dias, não tiver conjuntivite purulenta e não for alérgica à penicilina.

Ao tomar a decisão de tratar a OMA com um antimicrobiano, caso a criança tenha recebido amoxicilina nos últimos 30 dias ou tenha conjuntivite purulenta associada ou histórico de OMA recorrente que não responde à amoxicilina, o médico deve prescrever um antibiótico com cobertura adicional para betalactamase (clavulanato associado à amoxicilina ou uma cefalosporina de segunda geração, como a cefuroxima, ou de terceira geração, a ceftriaxona, esta última no caso de a criança apresentar vômitos ou diarreia).

Se a criança não melhorar ou até mesmo piorar da OMA dentro de 48-72 horas e já estiver tomando um antibiótico, recomenda-se a troca do medicamento por outro com espectro de ação mais amplo.

Existem algumas situações nas quais o antimicrobiano por via oral deverá ser imediatamente administrado: crianças que sistemicamente não estão apresentando boa evolução, aquelas com doença grave ou persistente, e aquelas com risco alto para complicações (idade < 6 meses, comorbidades preexistentes como malformações craniofaciais, síndrome de Down e imunodeficiências). Da mesma forma, o antimicrobiano por via oral imediato deverá ser considerado para crianças < 2 anos de idade com OMA bilateral e otorreia aguda causada por perfuração espontânea da membrana timpânica. Os antimicrobianos mostraram ser benéficos para a rápida resolução da otalgia e/ou febre nesses subgrupos de crianças.

Outros fármacos, como corticosteroides, anti-histamínicos, descongestionantes e anti-inflamatórios não hormonais, não têm sustentação científica, pois não há estudos confiáveis do tipo randomizado controlado que atestem sua eficácia.

Quanto às indicações para procedimentos de drenagem ou evacuação da efusão da orelha média (timpanocentese e/ou miringotomia) durante episódio de OMA, elas estão restritas a resposta insatisfatória à antibioticoterapia, imunodeficiências, doença grave e complicações supurativas, como mastoidite.

Os tubos de ventilação podem estar indicados na OMA recorrente (3 episódios em 6 meses, ou 4 em 1 ano, com 1 dos episódios nos últimos 6 meses).

PREVENÇÃO

As medidas de prevenção da OMA incluem a redução de fatores de risco passíveis de serem modificados e a vacinação. A AAP recomenda evitar a exposição à fumaça do tabaco, reduzir o uso de chupetas e diminuição do tamanho do grupo das creches e/ou berçários, bem como promover aleitamento materno exclusivo por ao menos 6 meses ou mais.

As vacinas pneumocócicas conjugadas (PCV), bem como a vacina da *influenza*, ofertadas no Programa Nacional de Vacinação, também mostram redução na redução de OMA.

Nos casos de OMA recorrente, não devem ser prescritos antibióticos como profilaxia das recidivas.

CONSIDERAÇÕES FINAIS

O impacto da OMA na criança excede o desconforto e o sofrimento associados a episódios individuais da doença. A

OMA é uma das causas principais para as crianças receberem antibióticos. Dar o suporte para a prevenção da doença é uma estratégia importante para reduzir a prescrição abusiva de antimicrobianos e, de maneira subsequente, diminuir o surgimento de resistência. A OMA e seu tratamento, bem como suas complicações, têm impacto significativo nos custos econômicos para a sociedade.

REFERÊNCIAS BIBLIOGRÁFICAS

1. Venekamp RP, Schilder AG, Heuvel MV, Hay AD. Acute middle ear infection (acute otitis media) in children. BMJ. 2020;371:m4238. doi:10.1136/bmj.m4238.
2. Venekamp RP, Sanders SL, Glasziou PP, Del Mar CB, Rovers MM. Antibiotics for acute otitis media in children. Cochrane Database System Rev. 2015;6:CD000219. doi:10.1002/14651858.CD000219 pub4 pmid: 26099233.
3. Schilder AG, Chonmaitree T, Cripps AW, et al. Otitis media. Nat Rev Dis Primers. 2016;2:16063. doi:10.1038/nrdp.2016.63.pmid:27604644.
4. Ngo CC, Massa HM, Thornton RB, Cripps AW. Predominant bacteria detected from the middle ear fluid of children experiencing otitis media: a systematic review. PLoS ONE. 2016;11:e0150949.
5. Chonmaitree T, Jennings K, Golovko G, Khanipov K, Pimenova M, Patel JA, et al. Nasopharyngeal microbiota in infants and changes during viral upper respiratory tract infection and acute. PLoS ONE. 2017;12:e0180630.
6. Brandileone M-C, Almeida SG, Bokermann S, et al. Dynamics of antimicrobial resistance of Streptococcus pneumoniae following PCV10 introduction in Brazil: Nationwide surveillance from 2007 to 2019. Vaccine. Disponível e: https://doi.org/10.1016/j.vaccine.2021.02.063.
7. Palmu AA, Gerva E, Savolainen H, Karma P, Makela PH, Kilpi TM. Association of clinical signs and symptoms with bacterial findings in acute otitis media. Clin Infect Dis. 2004;38(2):234-42.
8. Sáfadi MAP, Sih TM. Uso racional de antimicrobianos em infecções das vias aéreas superiores. In: SIH TM (ed.). XIII manual de otorrinolaringologia pediátrica da IAPO. São Paulo: Vida e Consciência; 2015. p.28-39.
9. Rovers MM, Glasziou P, Appelman CL, Burke P, McCormick DP, Damoiseaux RA, et al. Predictors of pain and/or fever at 3 to 7 days for children with acute otitis media not treated initially with antibiotics: a meta-analysis of individual patient data. Pediatrics. 2007;119(3):579-85.
10. Lieberthal AS, Carroll AE, Chonmaitree T, Ganiats TG, Hoberman A, Jackson MA, et al. The diagnosis and management of acute otitis media. Pediatrics. 2013; 131(3):964-99.

CAPÍTULO 4

OTITE MÉDIA COM EFUSÃO

Rodrigo Guimarães Pereira

AO FINAL DA LEITURA DESTE CAPÍTULO, O PEDIATRA DEVE ESTAR APTO A:

- Identificar a OME como possibilidade após OMA sem resolução na otoscopia após 3 meses.
- Entender a OME como doença secundária à disfunção da tuba auditiva e fazer suspeita diagnóstica em crianças com fatores predisponentes.
- Entender a OME como doença silenciosa e que a otoscopia associada a exames audiométricos tem fundamental importância no diagnóstico.
- Reconhecer as crianças que fazem parte do grupo de risco para a OME.
- Saber da história de resolução espontânea em casos sem fatores de risco identificáveis.
- Entender a OME com fator predisponente para alterações de processamento central da audição no futuro.
- Entender que a indicação cirúrgica não deve ser adiada em detrimento de tratamentos clínicos, notadamente em crianças com fatores predisponentes ou alterações de linguagem.

INTRODUÇÃO

A otite média com efusão (OME) é uma inflamação com acúmulo de líquido na orelha média, sem sinais ou sintomas de infecção aguda (dor, febre) e com membrana timpânica íntegra e sem abaulamento. A OME é uma evolução muito frequente após a fase resolutiva da otite média aguda (OMA), sendo que cerca de 10% dos episódios de OMA mantêm secreção na orelha média após 3 meses de sua resolução.[1] A otite média com efusão crônica (OMEC) é a permanência da secreção na orelha média por mais de 3 meses, podendo ser após episódio de OMA ou por disfunção tubária independente de processo infeccioso.

A presença da secreção na orelha média pode provocar perda auditiva de natureza condutiva por impedir a vibração timpânica adequada, bem como sintomas inespecíficos de alteração de equilíbrio e interferência no desenvolvimento de fala, linguagem e habilidades cognitivas. O diagnóstico e tratamento adequados e precoces interferem positivamente na prevenção das consequências a curto e longo prazo para a membrana timpânica e para o desenvolvimento da criança.

EPIDEMIOLOGIA

As doenças da orelha média são responsáveis por aproximadamente 33% dos atendimentos pediátricos nos Estados Unidos da América, considerado um problema com evidentes impactos médicos, sociais e econômicos. A incidência da OME em crianças entre 2 e 4 anos de idade é de 20 a 40%. A OME pode ocorrer após um episódio de infecção aguda de via aérea superior, espontaneamente por disfunção da tuba auditiva ou como uma resposta inflamatória a OMA, notadamente entre 6 meses e 4 anos de idade.[2]

Na idade pré-escolar, entre 5 e 6 anos de idade, 1 em cada 8 crianças triadas em escolas terão secreção em pelo menos uma orelha média.[3] Entretanto, em crianças com síndrome de Down ou fissura palatal, a incidência pode ser muito maior, variando de 60 a 85%.[4]

Existem fatores de risco coincidentes para as diversas formas de otite média; a observação de sua presença pode auxiliar o diagnóstico e a decisão pela melhor forma de intervenção:

- Idade: o primeiro episódio de OMA antes dos 6 meses de idade é fator preditivo de recorrência.
- Gênero: sexo masculino é mais suscetível.

- Creches e escolas: risco aumentado para otite média quando mais de 6 crianças na mesma sala, especialmente em crianças menores de 2 anos de idade.
- Aleitamento artificial: aleitamento materno até os 6 meses de idade reduz a incidência de otites médias por transferência da imunidade materna.
- Predisposição genética: maior incidência e otites em membros da mesma família.
- Anormalidades craniofaciais: qualquer alteração anatômica ou funcional que interfira no funcionamento da tuba auditiva, como síndrome de Down, Treacher-Collins e fissuras palatais completas ou submucosas.
- Sazonalidade: a incidência de otites médias aumenta em estações frias.

Também são identificados como possíveis fatores de risco características étnicas, autismo, tabagismo passivo, prematuridade e uso de chupetas.

ETIOPATOGÊNESE

A etiopatogênese da OME é multifatorial, sendo a disfunção da tuba auditiva o fator isolado mais importante na gênese da doença. Alterações inflamatórias da mucosa respiratória, por ação de microrganismos virais ou bacterianos, e reatividades alérgicas compõem outro grupo de fatores geradores da efusão na orelha média.

Quando a tuba auditiva é deficiente e não permite ventilação adequada da orelha média, a troca gasosa para a microcirculação da mucosa causa diminuição da pressão, gerando a pressão negativa que resulta na transudação de secreção e seu acúmulo na orelha média (efusão).

A adenoide pode ter papel determinante na gênese da OME. Acreditava-se que o bloqueio mecânico da passagem do ar para a tuba auditiva por hipertrofia do tecido adenoideano seria um fator predisponente, porém diversos estudos na literatura apontam que o tamanho e a localização da adenoide não têm relação direta com o aumento da frequência de OME, o que é facilmente comprovado na prática clínica, pois inúmeras crianças que são operadas por hipertrofias graves de adenoide não têm nenhuma história de efusão na orelha média. Entretanto, o processo inflamatório crônico da nasofaringe, determinado pela adenoidite recorrente e biofilme bacteriano no núcleo adenoideano, pode ser fator predisponente importante na geração da OME.[5]

Estudos de provocação nasal com vírus e estimulação direta na orelha média com histamina demonstram que esses fatores também são determinantes no aparecimento da OME, explicado pelo processo inflamatório da orelha média e das vias aéreas, demonstrando que as infecções de vias aéreas (IVAS) são importantes na gênese e manutenção das alterações da orelha média.[6]

DIAGNÓSTICO

A OME é caracterizada pela presença de efusão (secreção) na orelha média, com ausência de sinais e sintomas de infecção aguda (abaulamento e hiperemia da membrana timpânica, febre e otalgia). A doença apresenta-se desde uma forma silenciosa, com perda auditiva condutiva leve, muitas vezes imperceptível clinicamente aos pais e cuidadores, até com sinais claros de perda auditiva, acompanhada por zumbido e alterações de equilíbrio, notadas mais facilmente em idade de início da deambulação, que muitas vezes está atrasada.

Os sinais não são muito claros nas crianças menores, podendo envolver desde atraso no início da linguagem, di-

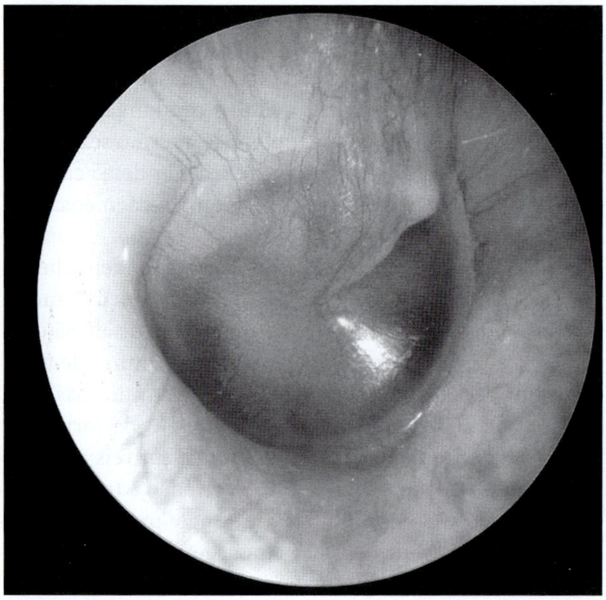

Figura 1 Otoscopia normal.

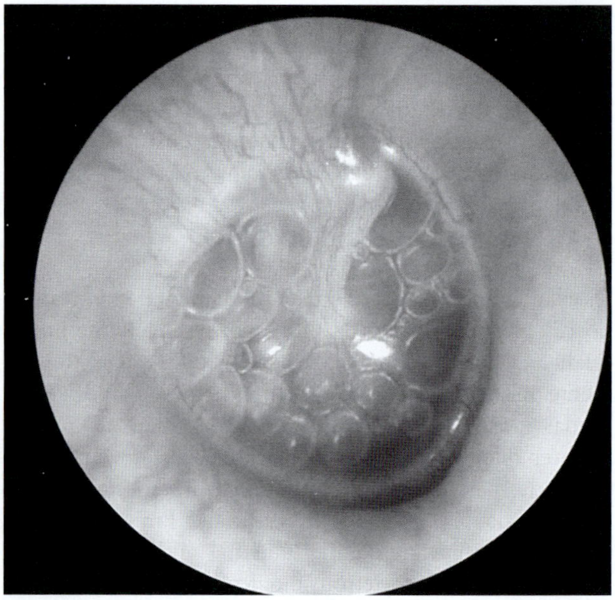

Figura 2 Otoscopia com bolhas de ar na orelha média – sinal de resolução inicial da doença.

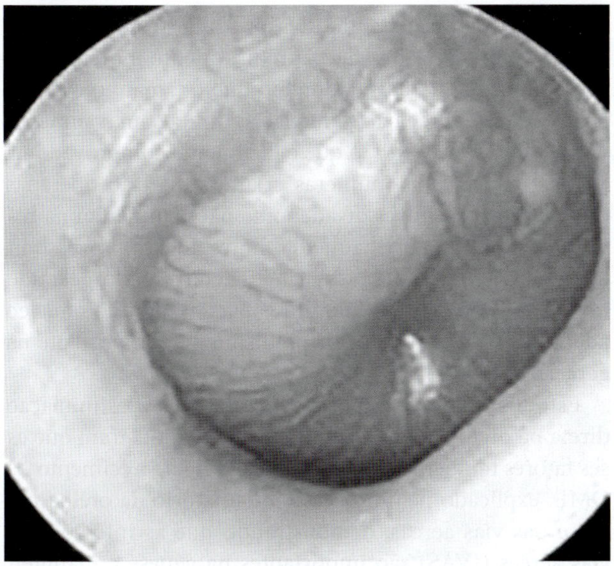

Figura 3 Otoscopia de membrana timpânica esbranquiçada e com congestão vascular radial – imagem sugestiva de efusão crônica na orelha média.

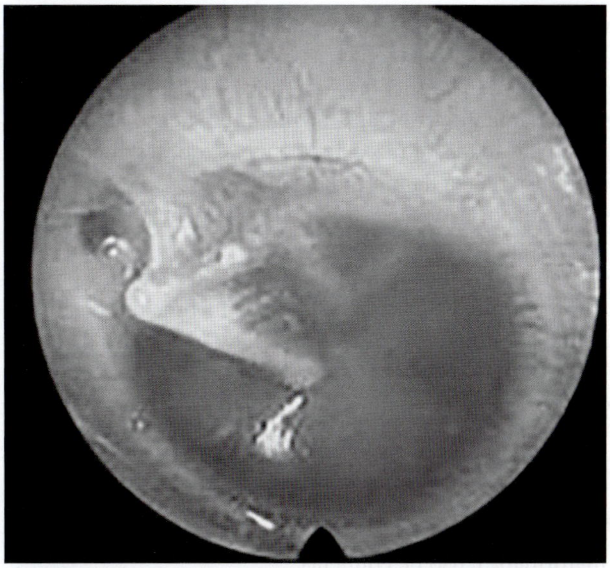

Figura 4 Otoscopia com secreção em orelha média e retração timpânica em parte flácida (posterossuperior) da membrana timpânica.

ficuldade de atender quando chamadas pelo nome e desatenção, bem como irritabilidade, alterações no sono e atrasos no desenvolvimento motor e de equilíbrio. Nos pré-escolares e escolares, os sinais da perda auditiva passam a ser mais claros e usualmente englobam aumentar o volume de aparelhos sonoros (televisão, celulares), não atender a chamados e falar mais alto. Entretanto, em torno de 50% dos casos não há queixas das crianças ou dos pais.

Uma adequada otoscopia é fundamental para o diagnóstico. As alterações da membrana timpânica podem variar desde espessamento e perda de brilho, associada ou não a congestão vascular radial, até projeções do anel timpânico, cabo e apófise curta do martelo, sugerindo quadro de retração timpânica. Estágios mais avançados podem exibir graus mais importantes e retração e até atelectasia da membrana. A pneumo-otoscopia é ferramenta que pode auxiliar muito no diagnóstico, permitindo observação da mobilidade da membrana, reduzida na OME, bem como presença de níveis hidroaéreos e bolhas na orelha média.

DIAGNÓSTICO AUDIOLÓGICO

Os exames audiométricos são de fundamental importância no cálculo do impacto da OME no desenvolvimento da criança. Na média de tonal de 500 a 4.000 Hz, aproximadamente 50% das crianças apresentam perda de 20 dB; 20%; perdas maiores que 35 dB; e 5 a 10% podem ter perdas maiores que 50 dB. Perdas acima de 50 dB devem ser investigadas para causas associadas a OME, especialmente a coexistência de perdas neurossensoriais.[7] Em crianças menores, a audiometria comportamental pode ser utilizada, bem como estudos eletrofisiológicos, como o potencial evocado de tronco encefálico (PEATE). A partir dos 3 anos usualmente já é possível a realização de audiometria tonal e vocal. A imitanciometria é um método objetivo, que pode ser feito em qualquer idade, que avalia a mobilidade da membrana timpânica e consequentemente a função tubária. Timpanogramas tipo B e C (traçado plano ou achatado) são característicos da OME. A pesquisa dos reflexos estapedianos usualmente mostra ausência de reflexos indicando alteração da mobilidade do tímpano.

OME E PROCESSAMENTO AUDITIVO CENTRAL

Um tema a parte e muito atual no estudo da OME é o seu impacto auditivo e no desenvolvimento das crianças, muito relevante porque a maior parte dos pacientes encontra-se em idade de grande desenvolvimento cognitivo e de linguagem. A OME gera duas potenciais consequências para a percepção auditiva: a perda auditiva condutiva e mudanças no padrão de mobilidade timpânica, mesmo sem perda detectável da audição. Ambas as situações podem acarretar distorção da capacidade de compreensão da mensagem ouvida.[8]

A OME pode gerar perdas auditivas que podem chegar, em crianças cronicamente acometidas, como os fissurados palatais ou na síndrome de Down, a limiares de até 65 dB.[8] Considera-se perda auditiva em crianças o limiar de audição acima de 15 dB; mesmo perdas auditivas mínimas com limiares até 26dB geram comprometimento da formação da memória auditiva, mesmo que imperceptíveis no comportamento social da criança. Se a OME não é tratada adequadamente, a perda auditiva de longo prazo pode influenciar negativamente na linguagem, nas aptidões acadêmicas de compreensão e no aprendizado. Autores sugerem que mesmo as perdas auditivas unilaterais podem afetar o desempenho acadêmico em até 33% dos casos, e

40% das crianças com OME apresentam dificuldade de participação em atividades regulares por causa da sua perda auditiva.[9] Estudos realizados avaliando o processamento auditivo central em adolescentes com história de otite média crônica com comprometimento auditivo condutivo demonstraram alteração significativa em comparação com pacientes sem doença na orelha média, demonstrando a importância do diagnóstico e tratamento precoces dessa condição para a prevenção de comprometimento do desenvolvimento auditivo central e cognitivo no futuro.[10]

TRATAMENTO CLÍNICO

A história natural da OME usualmente tem boa evolução com resolução espontânea. No entanto, quanto mais tempo persiste a efusão na orelha média, maior a chance de não resolução e comprometimento auditivo e da estrutura da membrana timpânica.

O primeiro critério para indicação do tratamento da OME é o entendimento do paciente que está acometido. Crianças com fatores estruturais que comprometam o funcionamento da tuba auditiva, característica importante na fissura palatal, síndrome de Down e outras síndromes com anomalias do terço médio da face, raramente terão resolução espontânea da OME, e a abordagem terapêutica deve ser precoce.[4,8,9] Da mesma forma, crianças com atraso do desenvolvimento de fala, linguagem e aprendizado, como na associação da OME com perdas auditivas neurossensoriais, transtorno do espectro autista e outras alterações neurológicas, também devem ser abordadas precocemente para o tratamento. Nesses pacientes a indicação de intervenção cirúrgica para tubos de ventilação deve ser imediata quando há comprometimento auditivo ou alteração da estrutura da membrana timpânica, como retrações timpânicas, mesmo que sem comprometimento auditivo, pois a mobilidade alterada do tímpano interfere na compreensão da fala, como já citado neste capítulo.

A conduta na OME em crianças sem os fatores de risco citados e sem sintomas significativos deve ser expectante, pois 75 a 90% dos casos se resolvem em 3 meses. Nesse período, os pais são alertados sobre a perda auditiva temporária e sobre a necessidade de reavaliação imediata em qualquer mudança no comportamento auditivo e de linguagem da criança. O monitoramento auditivo deve ser realizado ao final desse período ou em qualquer sinal de piora dos sintomas.

Processos inflamatórios crônicos da mucosa respiratória podem estar relacionados à gênese da disfunção temporária da tuba auditiva. Nos casos de OME recente e com associação a processos inflamatórios nasais e de nasofaringe, como rinites alérgicas, estes devem ser tratados, porém as metanálises demonstram que em casos de OME crônica não há evidência de que o tratamento clínico afete a evolução da doença. Esse dado vai de encontro aos estudos que demonstram que o uso de corticosteroides orais ou nasais não aceleram a resolução da OME crônica.[7]

Antibióticos não são indicados no tratamento, pois não demonstram eficácia a longo prazo ou impacto nos sintomas da OME. Outras terapias clínicas, como descongestionantes sistêmicos, anti-histamínicos e mucolíticos, também não afetaram o curso natural da doença e, portanto, não têm indicação no tratamento. Estudos recentes têm demonstrado impacto positivo do uso de probióticos na prevenção e no tratamento da OME experimental em cobaias; isso se explicaria pela associação da OME com formação de biofilme bacteriano na orelha média, portanto a homeostasia bacteriana geraria uma estabilidade imunológica que reduziria a formação e aceleraria a resolução da OME, fato que ainda carece de estudos para a comprovação de causa e efeito, mas que deve ser considerado no futuro.[6]

O método de autoinflação da orelha média, com dispositivos que produzem um exercício mecânico que gera projeção de ar da nasofaringe para a orelha média, como na manobra de Valsalva, pode gerar aceleração da resolução da OME. Contudo, embora indicado pela maioria dos autores em consenso internacional, ainda necessita de estudos mais consistentes para a afirmação de seu real impacto no tratamento não cirúrgico da OME.[7]

TRATAMENTO CIRÚRGICO

Quando há persistência da OME monitorada pela otoscopia e pela avaliação auditiva, indica-se o tratamento cirúrgico, que consiste na timpanotomia para aspiração da secreção da orelha média e colocação do tubo de ventilação (TV). A inserção dos TV tem fundamental importância na manutenção da ventilação da orelha média, substituindo a função da tuba auditiva, por tempo suficiente para restabelecer oxigenação adequada e reestruturação da mucosa da orelha média. A restauração da pressão na orelha média reposiciona adequadamente a membrana timpânica, permitindo o retorno de sua vibração e, com isso, a transmissão adequada das ondas sonoras para uma audição dentro da normalidade. A escolha do tubo a ser utilizado é individualizada a cada situação, levando em consideração o aspecto timpânico, fatores predisponentes da criança e cronicidade da doença, sendo diferenciada entre tubos de curta, média ou longa duração. Após a eliminação do tubo pelo organismo, a audição e o aspecto timpânico devem voltar a ser monitorados para identificação precoce de recorrência da OME.

A adenoidectomia realizada juntamente com a colocação dos TV tem sido demonstrada como fator que prolonga o efeito benéfico da cirurgia, reduzindo o índice de recorrência, notadamente em crianças acima dos 4 anos de idade. Em crianças menores, por razões ainda não claras, os estudos não mostram benefício da realização da adenoidectomia, salvo casos de adenoides hipertróficas gerando obstrução nasal associada. Portanto, os estudos indicam que em crianças menores de 4 anos de idade a realização da adenoidectomia não gera benefício acima do risco, mesmo que raro, de complicações na cirurgia, como sangramento.[7]

Em resumo, três situações devem ser consideradas para indicação imediata de tratamento cirúrgico sem observação de tempo de resolução espontânea da OME:

1. Crianças com malformações craniofaciais, como fissuras palatais ou síndromes que interfiram com a mobilidade da tuba auditiva, como a síndrome de Down.
2. Crianças com risco de atraso de fala, linguagem ou aprendizado, transtorno do espectro do autismo, outras alterações neurológicas e alterações visuais.
3. Crianças com baixa qualidade de vida, transtornos do sono sem causa a não ser a OME, sofrimento emocional, limitações de equilíbrio, problemas escolares.

O tratamento medicamentoso ou cirúrgico da OME pode não ser curativo e a resolução definitiva ocorrer somente com o crescimento e melhora da função mecânica da tuba auditiva, que em alguns casos nunca ocorrerá. Portanto, a monitorização da otoscopia e audição desses pacientes a longo prazo é fundamental para a precoce identificação de casos de recorrência.

CONSIDERAÇÕES FINAIS

A OME é uma doença silenciosa, que não possui sintomas de inflamação aguda e, portanto, pode não ser percebida por pais e cuidadores. É fundamental a observação criteriosa pelo pediatra do aspecto da membrana timpânica e o questionamento das características de percepção auditiva e desenvolvimento de linguagem da criança. Crianças com fatores predisponentes para a disfunção da tuba auditiva devem ser monitoradas constantemente durante seu crescimento para diagnóstico e intervenção precoce, evitando assim evolução para quadros de pior prognóstico, bem como em casos de atraso de fala e linguagem ou comprometimento cognitivo. A decisão pelo tratamento cirúrgico não deve ser postergada em função de tentativas de tratamentos clínicos que não apresentam eficácia estatística na resolução da doença, e sim na não resolução espontânea e risco auditivo e social da criança. O monitoramento a longo prazo é fundamental na prevenção de recidivas e, com isso, na garantia de um desenvolvimento auditivo e cognitivo adequados para a criança.

REFERÊNCIAS BIBLIOGRÁFICAS

1. Teele DW, Klein JO, Rosner BA. Epidemiology of otitis media in children. Ann Otol Rhinol Laryngol. 1980;89:5-6.
2. Rosenfeld RM, Shin JJ, Schwartz SR, Coggins R, Gagnon L, Hackell JM, et al. Clinical practice guideline: otitis media with effusion executive summary (update). Otolaryngol Head Neck Surg. 2016;154(2):201-14.
3. Martines F, Bentivegna D, Di Piazza F, Martinciglio G, Sciacca V, Martines E. The point prevalence of otitis media with effusion among primary school children in Western Sicily. Eur Arch Otorhinolaryngol. 2010;267:709-14.
4. Kreicher KL, Weir FW, Nguyen AS, Meyer TA. Characteristics and progression of hearing loss in children with Down syndrome. J Pediatr. 2017;193:27-33e2.
5. Durgut O, Dikici O. The effect of adenoid hypertrophy on hearing thresholds in children with otitis media with effusion. Int J Pediatr Otorhinolaryngol. 2019;124: 116-9.
6. Kaytez SK, Ocal R, Yumusak N, Celik H, Arslan N, Ibas M. Effect of probiotics in experimental otitis media with effusion. Int J Pediatr Otorhinolaryngol. 2020;132:109922.
7. Simon F, Haggard RM, Rosenfeld RM, Jia H, Peer S, Calmels MN, et al. International Consensus (ICON) on management of otitis media with effusion in children. Eur Ann Otorhinolaryngol Head Neck Dis. 2017;135(1):S33-S39.
8. Godinho RN, Sih T, Ibiapina CC, Oliveira MHMF, Rezende ALF, Tassara RV. Cleft lip and palate associated hearing loss in Brazilian children. Int J Pediatr Otorhinolaryngol. 2018;115:38-40.
9. Kuo CL, Lien CF, Chu CH, Shiao AS. Otitis media with effusion in children with cleft lip and palate: a narrative review. Int J Pediatr Otorhinolaryngol. 2013;77:1403-9.
10. Machado MS, Teixeira AR, Costa SS da. Central auditory processing in teenagers with non-cholesteatomatous chronic otitis media. Braz J Otorhinolaryngol. 2020;86:568-78.

CAPÍTULO 5

DISTÚRBIOS DA ORELHA EXTERNA

Manoel de Nobrega

AO FINAL DA LEITURA DESTE CAPÍTULO, O PEDIATRA DEVE ESTAR APTO A:

- Identificar e tratar a infecção mais frequente da orelha externa, a otite externa aguda difusa.
- Diferenciar um quadro de otorreia decorrente de otite externa aguda difusa de um quadro de otite média aguda supurada.
- Identificar e diferenciar as otites externas eczematosas das otites externas fúngicas (otomicoses).
- Conhecer os quadros mais incomuns e raros das otites externas, como otite externa vírica, otite externa maligna e erisipela de pavilhão auricular.
- Saber como se conduzir e orientar nos casos de corpos estranhos animados e inanimados da orelha externa.

INTRODUÇÃO

Neste capítulo serão abordadas as principais afecões da orelha externa. Serão apresentados também aqui os dados publicados no *Clinical pratice guideline: acute otitis media*, suplemento da Academia Americana de Otorrinolaringologia e Cirurgia de Cabeça e Pescoço, de 2014.[1]

A otite externa é uma das infecções mais comuns na região da cabeça e pescoço, e cerca de 10% de todas as pessoas sofrerão uma infecção pelo menos uma vez na vida. É uma infecção da pele do canal auditivo externo (CAE) causada por bactérias, vírus e fungos, bem como alérgenos ou substâncias tóxicas degenerativas. Pode ocorrer infecção concomitante do tímpano (miringite). Os pacientes geralmente apresentam dor de ouvido (otalgia) unilateral, raramente bilateral, acompanhada de perda auditiva e, às vezes, secreção do ouvido (otorreia). Em geral, a otalgia é um dos motivos mais comuns para consultar um clínico geral na Alemanha (4,2-7,7%), especialmente para crianças de até 14 anos.[2]

OTITE EXTERNA AGUDA DIFUSA

A otite externa aguda (OEA) é definida como uma inflamação difusa do conduto auditivo externo (CAE), podendo envolver o pavilhão auricular e/ou a membrana timpânica (MT).

A doença é de rápida instalação, geralmente em 48 horas. O principal sintoma é a dor de ouvido intensa (70% dos casos), que piora com a manipulação do pavilhão, com a abertura e o fechamento da boca ou com a colocação do espéculo auricular. Pode ser acompanhada de prurido (60%) ou sensação de plenitude auricular (22%). Pode ocorrer perda auditiva (32%) quando existe otorreia. Com a evolução do processo, pode ocorrer estenose do CAE, adenopatia e abaulamento do pavilhão auricular, simulando otomastoidite aguda.

A etiologia da OEA é multifatorial. A limpeza regular do CAE remove o cerume, importante barreira contra a umidade e a infecção. O cerume cria um pH levemente ácido que inibe a infecção, especialmente pelo *P. aeruginosa*.

É mais frequente no verão, em regiões de clima quente. Causas locais: maceração cutânea ("limpeza" do CAE), lavar o CAE com sabonete (modificando o pH do CAE), alta umidade, tempo quente, aumento do tempo de exposição na água (nadadores regulares – "orelha de nadador"), retenção de água no CAE por cerume, otorreia crônica das otites médias crônicas, persistência de corpo estranho, utilização prolongada de gotas otológicas, usuários de aparelhos de amplificação sonora individuais.

É caracterizada por hiperemia difusa, edema e aparecimento de exsudato purulento. Ocorre celulite da epiderme e da derme do CAE com inflamação aguda e edema variável.

Em 2007 ocorreram 2,4 milhões de consultas médicas por OEA nos Estados Unidos da América (8,1 consultas por cada mil habitantes), sendo menos da metade ocorrendo em crianças de 5-14 anos de idade.[3]

Cerca de 98% das OEA nos EUA são causadas por bactérias. As bactérias mais comuns são *Pseudomonas aerugi-*

nosa (20-60% de prevalência), *Staphylococcus aureus* (10-70%) e as infecções polimicrobianas. Outros patógenos incluem outros Gram-negativos além do *P. aeruginosa*, responsáveis por 2-3% dos casos.[4,5] O envolvimento por fungos é muito rara na OEA primária, sendo mais comum ocorrer na otite externa crônica, após tratamento prolongado com gotas otológicas e menos frequentemente após tratamento antibiótico sistêmico.

O tratamento antibiótico tópico é o tratamento de escolha. Os antibióticos de uso sistêmico têm ação muito limitada. Apesar disso, cerca de 20-40% dos pacientes com OEA recebem antibiótico sistêmico, associado ou não ao tratamento tópico otológico. Os antibióticos sistêmicos usualmente escolhidos geralmente não funcionam contra *P. aeruginosa* e *S. aureus*, além de poderem causar efeitos colaterais e/ou causarem aumento da resistência bacteriana.

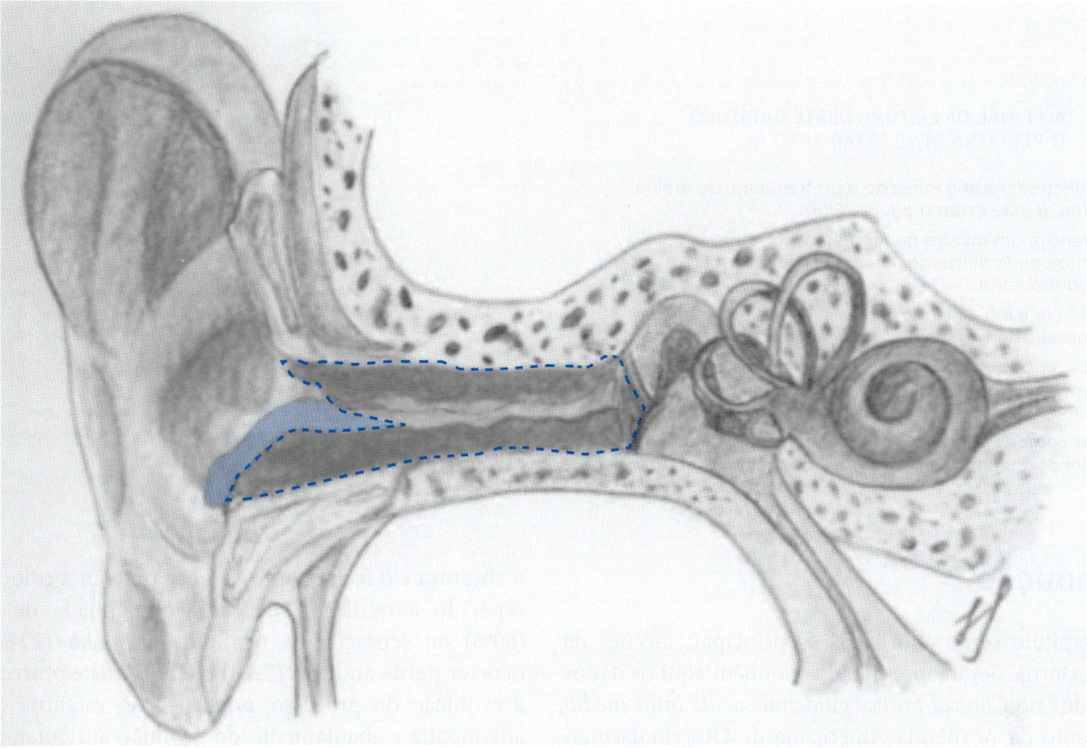

Figura 1 Otite externa aguda difusa. Note a hiperemia e o edema de todo o conduto externo (em tracejado verde) e a presença do exsudato (em verde).
Crédito da ilustração: Dra. Luana Gouveia Tonini.

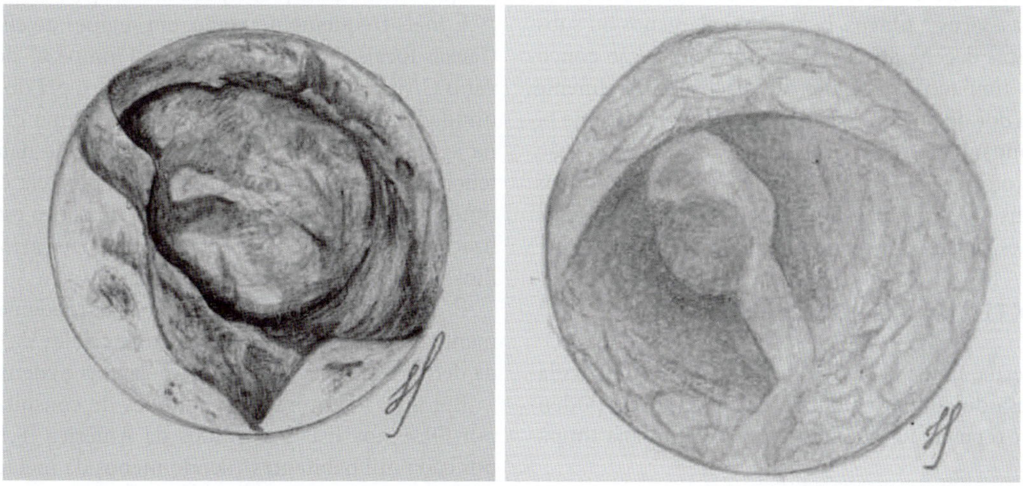

Figura 2 Otoscopia do CAE mostrando hiperemia, edema e otorreia purulenta.
Crédito da ilustração: Dra. Luana Gouveia Tonini.

A resistência bacteriana é bem menos incomum no tratamento tópico otológico devido à alta concentração da droga no CAE, geralmente erradicando todos os microrganismos suscetíveis. A concentração da droga sistêmica no sítio de lesão é consideravelmente muito menor quando comparada com a obtida com a droga tópica otológica.

As medidas preventivas incluem: remoção do cerume obstrutivo; acidificação do CAE antes e depois de nadar (utilizando, por exemplo, solução de ácido acético a 2% ou ácido bórico); secar o CAE utilizando o secador de cabelo; usar protetores auriculares (no caso de nadadores regulares) e evitar o trauma do CAE.

DIAGNÓSTICO DIFERENCIAL

Os diagnósticos diferenciais de otalgia e otorreia mais comuns são: dermatoses do CAE (dermatite atópica e dermatite seborreica); otite externa aguda localizada (furunculose), otite externa vírica, síndromes da articulação temporomandibular, doenças dentárias, tonsilites, abscessos peritonsilares, abscessos retrofaríngeos, processo estiloide alongado, otite média crônica colesteatomatosa, otorreia em pacientes com tubo de ventilação.

OTITE EXTERNA ECZEMATOSA

Reação de hipersensibilidade alérgica da pele do pavilhão auricular e/ou CAE. É desencadeado por medicamentos tópicos (antibióticos como a neomicina; sulfonamídicos), tinturas e xampus, sabonete, brincos, alergia alimentar.

Sintoma principal: prurido auricular, às vezes associado à otorreia. Raramente existe otalgia. Quando presente, deve-se suspeitar de infecção secundária.

Ao exame otoscópico observa-se descamação em grande quantidade, às vezes pele úmida com secreção ou cera (Figura 3). A pele do CAE pode estar hiperemiada, com edema, cianótica ou com pequenas fissuras. O sintoma principal é o prurido auricular, às vezes associado à otorreia. Raramente existe otalgia. Quando presente, deve-se suspeitar de infecção secundária.

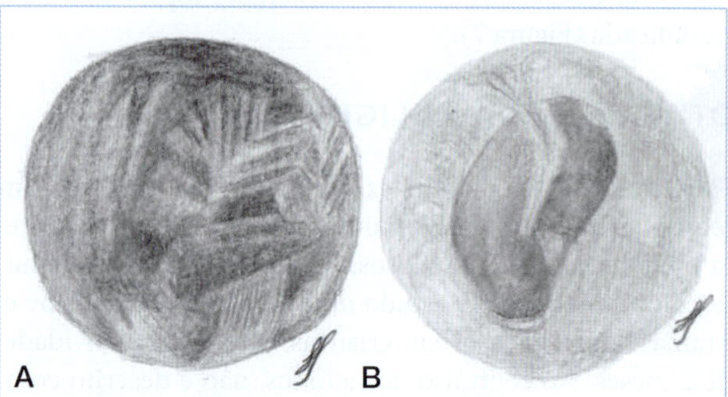

Figura 3 Otite externa eczematosa. A: descamação da pele do canal auditivo externo. B: após a remoção.
Crédito da ilustração: Dra. Luana Gouveia Tonini.

OTITE EXTERNA AGUDA LOCALIZADA – FURÚNCULO

A dor geralmente é de média intensidade, e piora com a manipulação da região afetada e com a movimentação do pavilhão auricular.

É o furúnculo de CAE: comprometimento de um ou mais folículos pilosos, localizados no terço externo, geralmente por *Staphylococcus aureus.*

Inicia-se com edema e hiperemia localizada junto ao(s) folículo(s) envolvido(s), podendo assumir coloração amarelada quando há coleção purulenta, envolta por halo hiperêmico (Figura 4).

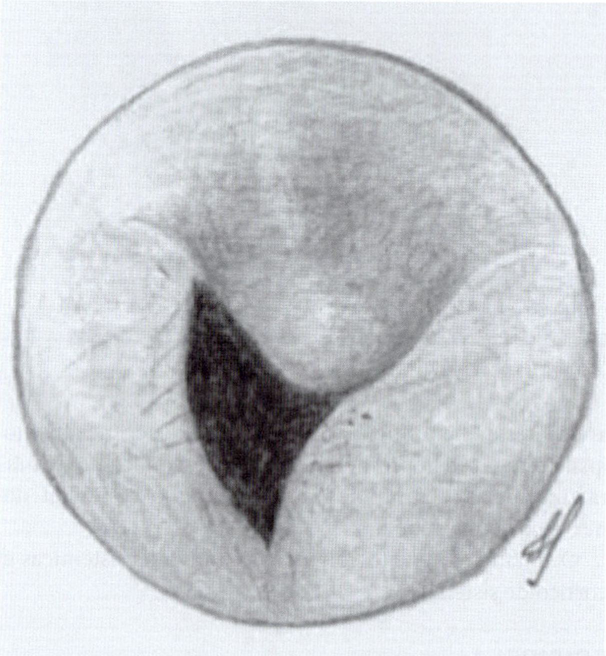

Figura 4 Otite externa aguda localizada (furúnculo).
Crédito da ilustração: Dra. Luana Gouveia Tonini.

Na maioria das vezes a doença é autolimitante, evoluindo espontaneamente para a cura. O tratamento pode ser feito com calor local, incisão e drenagem nos casos mais graves associados a antibióticos sistêmicos com cobertura para *S. aureus*, agente etiológico mais comum.

OTITE EXTERNA VÍRICA

A infecção viral do CAE causada pela varicela, sarampo ou herpes vírus são raras mas importante diagnóstico diferencial das OEA.

O herpes-zóster *oticus* (síndrome de Ramsay-Hunt) causa vesículas no pavilhão, que podem se estender pelo CAE (Figura 5). Diagnóstico diferencial: lesão pelo herpes-zóster, que acomete a orelha externa sob a forma de vesículas no pavilhão e também CAE, otalgia severa, paresia ou paralisia facial periférica, perda da gustação dos 2/3

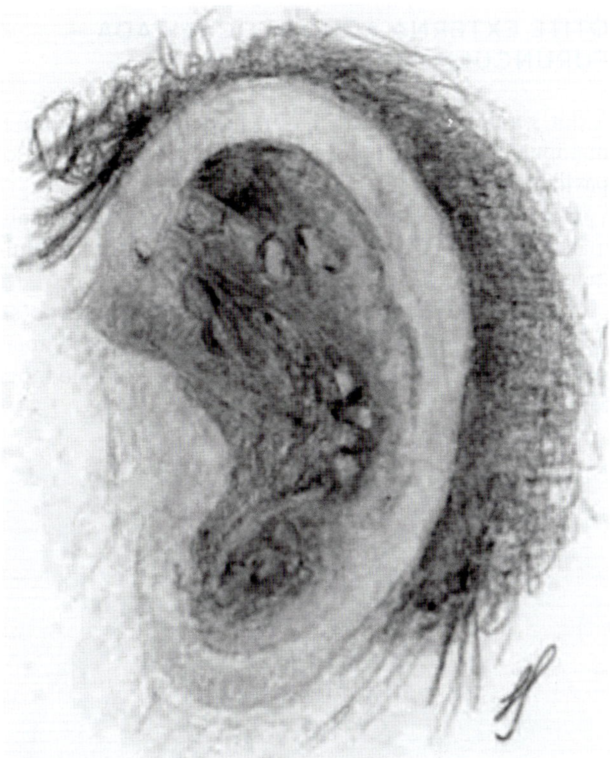

Figura 5 Otite externa vírica.
Crédito da ilustração: Dra. Luana Gouveia Tonini.

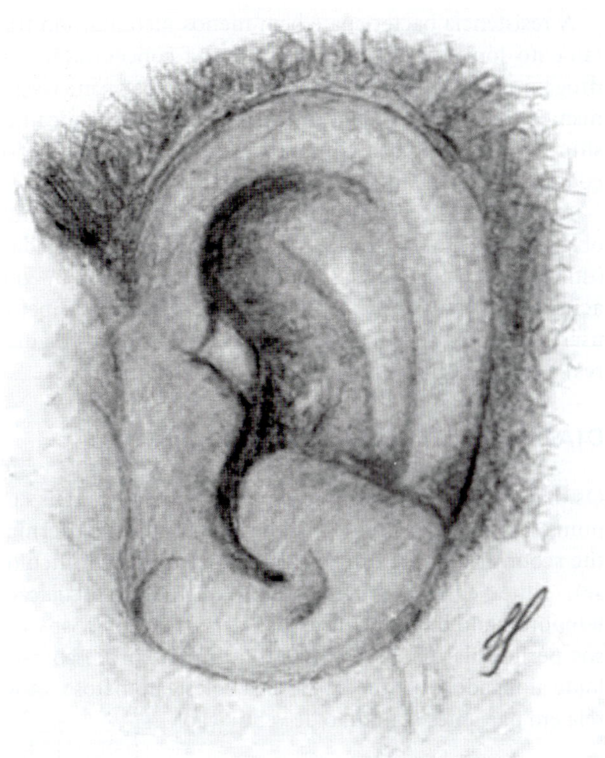

Figura 6 Erisipela do pavilhão auricular.
Crédito da ilustração: Dra. Luana Gouveia Tonini.

anteriores da hemilíngua e diminuição do lacrimejamento ipsilateral por comprometimento do nervo facial e, em raras instâncias, comprometimento do ramo vestibular do nervo cócleo-vestibular.

O tratamento é feito com drogas antivirais sistêmicas e corticoide sistêmico.[6]

ERISIPELA

Celulite aguda superficial causada pelo Estreptococo beta hemolítico do grupo A. A pele apresenta-se de coloração vermelho brilhante, bem demarcada. O tratamento é feito com antibióticos por via oral ou intravenoso se a resposta for insuficiente (Figura 6).

OTOMICOSES

São infecções causadas por fungos no CAE. Pode ser infecção primária ou infecção superposta à infecção bacteriana. São mais frequentes em países de clima tropical e subtropical, em consequência do calor e umidade. Podem ser causadas também pelo uso indiscriminado de gotas otológicas de antibióticos e contato com a água.

Pacientes de risco: portadores de *diabetes mellitus*, portadores de HIV, pacientes com imunodeficiência, os que estão fazendo uso de terapia imunossupressora ou de antibióticos de largo espectro.

O principal sintoma é o prurido auricular. Não raramente esse prurido se transforma em otalgia, de graus variáveis. O paciente pode referir também sensação de "ouvido tapado" e hipoacusia. Os agentes mais comuns são as espécies de *Aspergillus* (60-90%) e de *Candida* (10-40%).

Otoscopia: observa-se a presença de descamação epitelial e colônias de fungos, de cores variáveis (branco, semelhante ao algodão, é sugestivo de *Candida Albicans*; marrom, sugestivo de *Aspergillus fumigatus*, preto, sugestivo de *Aspergillus niger*).[7]

O tratamento inclui limpeza do CAE e utilização de antifúngicos tópicos (raramente se usam antifúngicos sistêmicos ou associados). Antibioticoterapia tópica está contraindicada (Figura 7).

OTITE EXTERNA MALIGNA

Também chamada de otite externa necrotizante, é uma infecção agressiva do CAE, muito rara em crianças e que afeta predominantemente idosos, pacientes diabéticos e imunocomprometidos.[8] O estudo de Schimmel, Abrahamov e Brama[9] relata 20 casos em crianças, sendo a menor idade de 2 meses. Ao contrário dos adultos, não é descrito comprometimento do 6º , 9°, 10º e 12° pares cranianos em crianças, e há registro de apenas um óbito, em caso de anemia aplástica em estágio terminal, precedente à otite externa maligna. No relato de caso apresentado por Bittar, Ben-

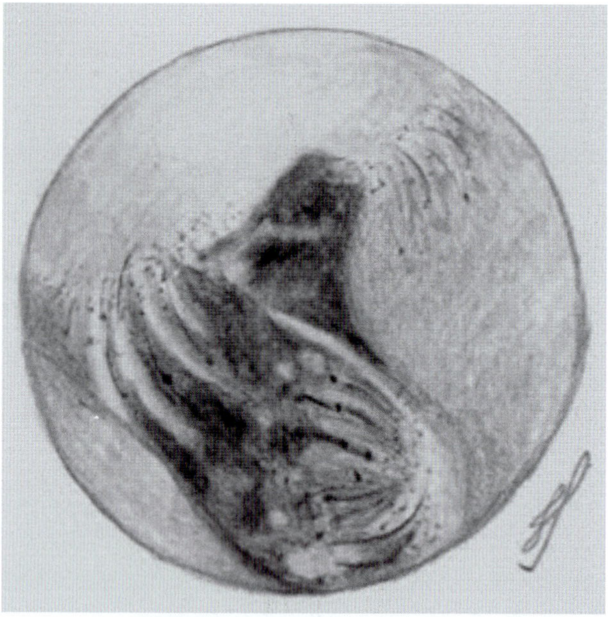

Figura 7 Otomicose. Presença de colônias de fungos no terço externo do conduto auditivo.
Crédito da ilustração: Dra. Luana Gouveia Tonini.

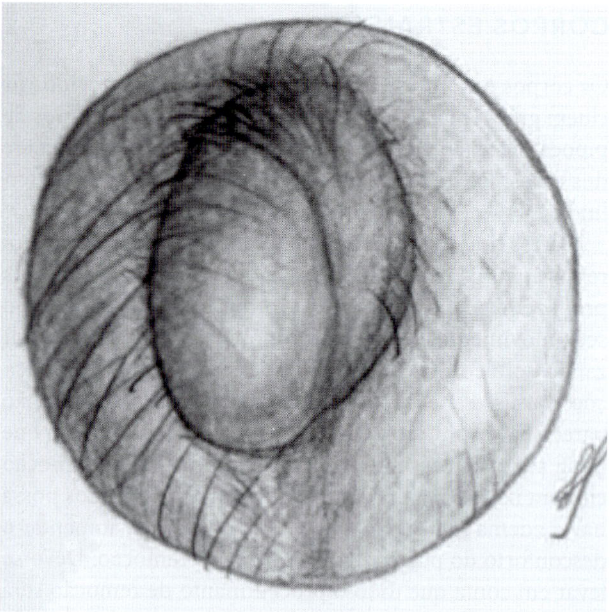

Figura 8 Otite externa maligna. Nota-se a presença de pólipo no conduto auditivo externo.
Crédito da ilustração: Dra. Luana Gouveia Tonini.

to, Muranaka e Miniti,[10] os autores descrevem o caso de uma criança que desenvolveu otite externa maligna no quinto dia de vida. Foi submetida a mastoidectomia no 19° dia de vida, com boa evolução persistindo a paralisia facial.

Em mais de 90% dos casos é causada pelo *Pseudomonas aeruginosa*. Inicia-se pelo CAE mas pode causar osteomielite da base do crânio e invadir partes moles, orelha média e orelha interna e o cérebro. A paralisia facial periférica é um dos sinais mais precoces, podendo envolver também o nervo glossofaríngeo e o nervo espinhal acessório. A presença de tecido de granulação é classicamente vista na junção da porção cartilaginosa com a óssea do CAE (Figura 8).

O tratamento inclui debridamento cirúrgico do tecido de granulação e antibióticos sistêmicos com cobertura para infecções causadas por pseudomonas e estafilococcos.

MIRINGITE BOLHOSA

Presença de vesículas no nível da MT, de etiologia viral, mas que, muitas vezes, acompanha-se de infecção bacteriana secundária. O tratamento inicialmente é feito com calor local e analgésicos por via oral. A associação de anti-inflamatórios não hormonais e antibióticos tópicos e/ou sistêmicos dependerá da evolução do quadro (Figuras 9).

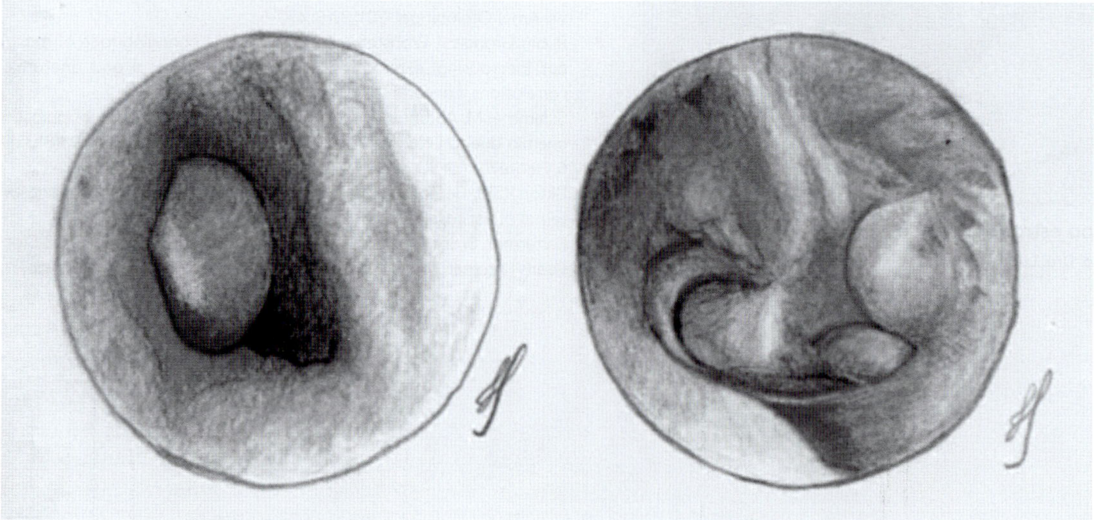

Figura 9 Miringite bolhosa.
Crédito da ilustração: Dra. Luana Gouveia Tonini.

CORPOS ESTRANHOS

Os corpos estranhos (CE) mais comumente removidos incluem grãos (mais comuns), papel/lenço de papel, grãos de pipoca ou feijão e respondem por pouco mais da metade dos casos. Existe uma leve predominância do sexo masculino.

Certos tipos de CE, como baterias tipo botão, requerem remoção urgente. Os CE animados, geralmente insetos, produzem ruídos e grande desconforto aos pacientes com seus movimentos. Devem ser imobilizados e mortos utilizando-se óleo ou éter, evitando assim maiores complicações locais. Para a maioria dos objetos inorgânicos, não parece haver um problema significativo com o tempo que o CE permaneceu no CAE antes da tentativa de remoção, embora na retenção prolongada de corpos estranhos possa haver edema significativo do CAE, o que pode aumentar o desconforto do paciente na tentativa de remoção. Deve-se levar em conta que todo o procedimento de remoção será feito apenas e tão somente pelo médico otorrinolaringologista, que tem todo o material específico para as diferentes apresentações de CE para a realização desse procedimento[11] (Figuras 10 e 11).

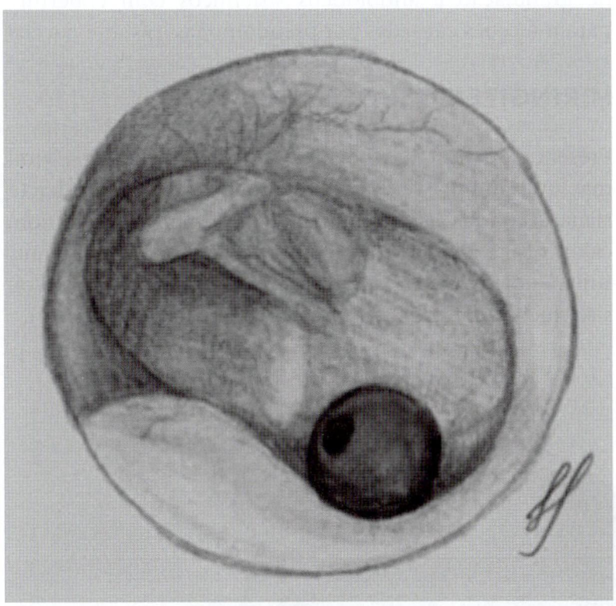

Figura 10 Corpo estranho: brinco.
Crédito da ilustração: Dra. Luana Gouveia Tonini.

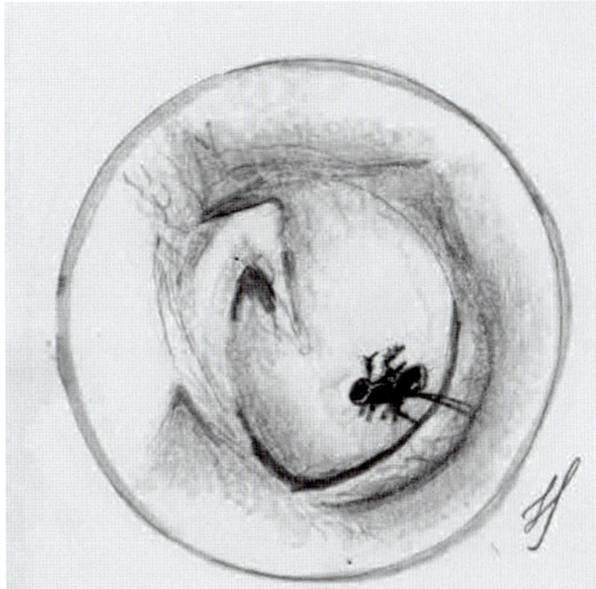

Figuras 11 Corpo estranho animado: formiga.
Crédito da ilustração: Dra. Luana Gouveia Tonini.

REFERÊNCIAS BIBLIOGRÁFICAS

1. Rosenfeld RM et al. Clinical pratice guideline: acute otitis media. Otolaryngol Head and Neck Surgery. 2014;150(1Supp)S1-S24.
2. Simon F. Diagnostik und Behandlung der Otitis externa [Diagnosis and treatment of external otitis]. HNO. 2020 Nov;68(11):881-8. Erratum in: HNO. 2021 Feb;69(2):156.
3. Raza SA, Denholm SW, Wong JC. An audit f the management of acute otitis media in an ENT casualty clinic. J Laryngol Otol. 1995;109(2):130-3.
4. Dibb WL. Microbial aetiology of otitis externa. J Infect. 1991;22(3):233-9.
5. Manolidis S, Friedman R, Hannley M, et al. Comparative efficacy of aminoglycoside versus fluoroquinolone topical drops. Otolaryngol Head and Neck Surg. 2004;130(3 suppl):S83-S88.
6. de Ru JA, van Benthem PP. Combination. therapy is preferable for patients with Ramsay-Hunt syndrome. Otol Neurotol. 2011;32:852-5.
7. Saunders JE, Raju RP, Boone JL, Hales NW, Berryhill WE. Antibiotic resistance and otomycosis in the draining ear: culture results by diagnosis. Am J Otolaryngol. 2011;32(6):470-6.
8. Rubin Grandis J, Branstetter BFT, Yu VL. The changing face of malignat (necrotising) external otitis: clinical, radiological and anatomic correlations. Lancet Infect Dis. 2004;4(1):34-9.
9. Schimmel M, Abrahamov A, Brama I. [A rare complication of aplastic anemia due to Lindane intoxication]. Harefuah. 1980 Apr 15;98(8):355-6. Hebrew.
10. Bittar RSM, Bento RF, Muranaka J, Miniti A. Neonatal malignant external otitis: case report. BJORL. 1992;58[3(10°)]:221-3.
11. Lotterman S, Sohal M. Ear Foreign Body Removal. 2021 Jan 30. In: StatPearls [Internet]. Treasure Island (FL): StatPearls Publishing; 2021 Jan-.

CAPÍTULO 6

SÍNDROME DO RESPIRADOR ORAL

Renata C. Di Francesco

AO FINAL DA LEITURA DESTE CAPÍTULO, O PEDIATRA DEVE ESTAR APTO A:

- Conhecer as principais causas da respiração oral.
- Reconhecer as principais repercussões craniofaciais, funcionais e sistêmicas da respiração oral.
- Identificar dentre os pacientes com respiração oral aqueles que apresentam apneia obstrutiva do sono.
- Orientar as famílias que o tratamento da criança com respiração oral é multidisciplinar e que envolve além do pediatria e do otorrinolaringologista, o fonoaudiólogo e ortodontista.

INTRODUÇÃO

A respiração oral é dos quadros mais frequentes em nossa prática diária. Por ser tão frequente, os pais a consideram uma alternativa à respiração nasal, mas esta não deve ser considerada uma adaptação fisiológica, e sim patológica.[1]

EPIDEMIOLOGIA E ETIOLOGIA

A respiração oral está presente entre 25-50%. Descrevem-se como principais causas: rinite alérgica (81,4%), aumento de tonsilas faríngeas (79,2%), aumento de tonsilas palatinas (12,6%) e desvio de septo nasal obstrutivo (1%), em uma coorte de 3-9 anos. Os sintomas mais comuns associados à respiração oral são: dormir com a boca aberta (86%), roncos (79%), prurido nasal (77%), sialorreia noturna (62%), sono agitado (62%), obstrução nasal (49%) e irritabilidade durante o dia (43%).[2]

Savian et et al. encontraram uma chance de 38% maior de crianças não amamentadas desenvolverem respiração oral, explicada pelo estímulo da musculatura perioral.[3]

A investigação diagnóstica do tipo de obstrução nasal é mandatória a fim de que se possar indicar o melhor tratamento. Deve sempre contemplar a anamnese detalhada da frequência da respiração oral, se constante ou intermitente, sintomas durante o sono, como roncos e apneia. Infecções de repetição, sintomas alérgicos, entre outros relacionados às repercussões que veremos a seguir. Deve-se realizar o exame físico da orofaringe, fossas nasais e ouvidos, além de observar a postura da criança, presença de deformidades torácicas.

Dentre os exames complementares a videofibronasofaringoscopia contribui para investigar não só as cavidades nasais como a naso e hipofaringes e a radiografia de Cavum, que contribui para avaliar o aumento do tecido adenoideano.

REPERCUSSÕES DA RESPIRAÇÃO ORAL

Distúrbios do crescimento craniofacial e dentário

A obstrução nasal resulta em aumento da resistência nasal e consequentemente respiração oral, o que prejudica sobremaneira a harmonia do desenvolvimento dentocraniofacial em crianças que ocorre em grande parte após o nascimento. Sessenta por cento do crescimento craniofacial ocorre durante os quatro primeiros anos, e 90% até os 12.[4]

O desenvolvimento do maciço facial resulta da interação de diversos fatores. Tanto sistêmicos – genéticos, endócrinos, metabólicos e comportamentais – quanto locais – dentição, hábitos inadequados (chupeta, sucção de dedo etc.), alterações musculares e a respiração. Segundo Enlow, a patência da via aérea é a peça-chave para o desenvolvimento da face e crescimento e desenvolvimento do complexo nasomaxilar. A passagem do ar promove a reabsorção óssea na parte interna das fossas nasais e a deposição óssea na parte externa, contribuindo para o rebaixamento do palato duro.[5]

O indivíduo com respiração oral apresenta crescimento desarmônico da face, o que resulta em típicas características faciais (Quadro 1).

A respiração oral e mudanças posturais como a hiperextensão da cabeça levam a alterações neuromusculares, esqueléticas e dentárias. Para facilitar a passagem de ar pela boca e os lábios tornarem-se entreabertos, há rotação da mandíbula maior para baixo e para trás, o que permite a irrupção contínua dos dentes posteriores e o crescimento alveolar excessivo. Está instalada a mordida aberta esquelética. Os músculos supra-hioides se contraem, enquanto o masséter, o pterigóideo interno e o temporal ficam relaxados, dificultando o fechamento da mandíbula. O crescimento alveolar e a irrupção dentária irrestritos inibem cada vez mais a volta da mandíbula a sua posição original, perpetuando as modificações craniofacias.

A hipertrofia de tonsilas palatina, ou seja, amígdalas, gera obstrução mecânica com diminuição do espaço na orofaringe, contribuindo para projetar a língua anteriormente e mais baixa, distúrbio da interação muscular entre as forças do orbicular e músculos da língua contra os incisivos, o palato é estreito e há, portanto, maior incidência de mordida cruzada e aberta.[6]

Além das más oclusões, dentre os problemas dentários deve-se salientar o bruxismo, fortemente associado à presença da obstrução nasal durante o sono.[7] Observa-se grande melhora após o tratamento.[8]

Associadas às alterações esqueléticas dentocraniofaciais, há repercussões musculares, referentes à hipotonia da musculatura perioral. Assim, instalam-se distúrbios das funções de fala, deglutição e mastigação, presentes em 90,35 e 82,3% respectivamente das crianças com hiperplasia adenoamigdaliana. Com a correção do distúrbio respiratório há uma melhora importante destas funções.[9]

Distúrbios sistêmicos

A conexão entre distúrbio respiratório do sono e respiração oral é clara.[2] A causa mais comum na faixa etária pré-escolar é o aumento das tonsilas faríngea e palatinas e varia desde o ronco primário até a apneia obstrutiva do sono, com pico entre 2-6 anos de idade. No Brasil, encontrou-se prevalência de 27,6% de ronco habitual em crianças, sonolência diurna de 7,8% e episódios de apneia referido pelos pais de 0,8% em escolares,[2] próximo à literatura de 1-2%, sendo estes os principais indicadores de desconforto respiratório do sono.[10]

Quadro 1 Características faciais dos "respiradores bucais"[5]

- Maxila atrésica.
- Protrusão de incisivos superiores.
- Mordidas aberta e cruzada.
- Eversão de lábio inferior.
- Lábio superior hipodesenvolvido.
- Narinas estreitas.
- Hipotonia da musculatura perioral.

A rinite alérgica, por exemplo, contribui para redução do tempo do sono *rapid eye movement* (REM), e sendo um fator piorador da apneia do sono.[11]

Déficit de crescimento

Crianças com apneia obstrutiva do sono têm a secreção secreção de hormônio de crescimento afetada, apesar de apresentarem porcentagem normal de sono de ondas lentas (estágio do sono em que o hormônio é secretado) e episódios de obstrução das vias aéreas durante o sono REM. Há um retorno à velocidade de crescimento após o tratamento, observando-se uma mudança nos percentis das crianças 6 meses após a adenoamigdalectomia.[12]

Sintomas neurocognitivos

A disruptura do sono diante da apneia contribui para agressividade, agitação, hipereatividade e baixo desempenho acadêmico, com prejuízo da inteligência, memória e aprendizado.[13]

Crianças com apneia obstrutiva do sono apresentam mais problemas de comportamento e desempenho escolar. Crianças entre 7-9 anos submetidas a adenotonsilectomia apresentam melhora da apneia do sono em comparação à conduta expectante e boa evolução nos aspectos de comportamento, entretanto não houve melhora na questão acadêmica, discutindo-se a importância de uma intervenção mais precoce.[14]

Problemas cardiovasculares

As alterações cardiovasculares já foram comprovadas em inúmeros estudos e ocorrem de forma subclínica na maioria das vezes, o que realça a importância de um método de triagem nas crianças com apneia obstrutiva do sono. Quando não tratada, pode resultar em hipertrofia ventricular direita, *cor pulmonale* e hipertensão sistêmica.[15] A redução do fluxo de ar nasal, em pacientes com rinite alérgica e hiperplasia adenotonsilar, tem como consequência o aumento da pressão arterial sistólica e evidencia o risco cardiovascular, apesar da ausência de sintomas.[16]

Enurese noturna

A enurese noturna está presente em 8% das crianças com apneia obstrutiva do sono quando comparada a 4% das normais. Fatores possivelmente associados à enurese seriam: dificuldade de despertar conscientemente à noite, prejuízo da urodinâmica noturna e produção insuficiente da vasopressina. Há aumento da pressão intra-abddominal causada pelo esforço respiratório contra a obstrução da via aérea que é transmitido para a bexiga. Finalmente, o desconforto respiratório do sono pode afetar a secreção dos hormônios urinários como o peptídeo atrial natriurético e hormônio antidiurético.[17]

INFECÇÕES DE REPETIÇÃO

Há uma correlação significante entre otites médias aguda e secretora com a obstrução nasal e consequente respiração

oral. A otite media com efusão (secretora) afeta entre 50-80% das crianças com obstrução das vias aéreas superiores aos 5 anos de idade. A criança apresenta perda auditiva, problemas no desenvolvimento na linguagem e distúrbios escolares e de comportamento. O aumento do tecido adenoamigdaliano está intimamente relacionado à incidência de otites médias agudas, na perpetuação da efusão na orelha médica. Assim, a remoção desses tecidos é geralmente empregada para prevenir otites recorrentes.[18]

Rinossinusites são comuns no respirador oral. Entre os principais fatores de risco das rinossinusites em crianças, está o aumento da tonsila faríngea e a carga de bactérias nele presente, anormalidades nasossinusais, incluindo desvio septal, atresia de coanas, além da rinopatia alérgica e das imunodeficiências.[19]

As infecções do trato respiratório inferior também são frequentes em crianças respiradoras orais. Essas crianças utilizam-se com frequência de drogas antibióticas e respiratórias (corticosteroides tópicos, sistêmicos, anti-histamínicos etc.).

Crianças com respiração oral apresentam consumo maior dos recursos de saúde, principalmente abaixo dos 5 anos. Isso se deve ao número de internações, frequência a serviços de emergência e a especialistas, e grande uso de medicamentos, em sua maior parte pelas infecções de repetição. Crianças submetidas a adenotonsilectomia reduzem o custo anual em 20%.[20]

TRATAMENTO

O tratamento do paciente com respiração oral deve ser iniciado por causa da obstrução respiratória, seja ele clínico ou cirúrgico. A identificação da causa da obstrução e seu tratamento devem ser sempre precoces, melhorando a qualidade de vida e as repercussões no curto e longo prazos.

Na grande maioria das vezes o tratamento deve ser complementado com tratamento ortodôntico e fonoaudiológico.

REFERÊNCIAS BIBLIOGRÁFICAS

1. Proffit WR, White Jr. RP, Sarver DM. Tratamento contemporâneo de deformidades dentofaciais. Tradução Paulo Henrique Machado. Porto Alegre: Artmed; 2005.
2. Abreu RR, Rocha RL, Lamounier JA, Guerra AFM. Etiology, clinical manifestations and concurrent findings in mouth-breathing children. J Pediatr (Rio J). 2008;84:529-35.
3. Savian CM, Bolsson GB, Botton B, Antoniazzi RP, Rocha RO, Zanatta FB, et al. Do breastfed children have a lower chance of developing mouthbreathing? A systematic review and meta-analysis. Clinical Oral Investigations. 2021, https://doi.org/10.1007/s00784-021-03791-1.
4. Meredith H. Growth in head width during the first twelve years of life. Angle Orthodontist. 1954;24:411-29.
5. Enlow DH, Hans MG. Noções básicas sobre crescimento facial. Tradução Terezinha Oppido. São Paulo: Santos; 1998. p.304.
6. Behfelt K, Linder-Aronson S, Mcwilliam J, Neader P, Laage-Hellman J. Dentition in children with enlarged tonsils compared to control children. Eur J Orthod. 1989;11:416-29.
7. Oh JS, Zaghi S, Ghodousi N, Peterson C, Silva D, Lavigne G J, Yoon A. Determinants of probable sleep bruxism in a pediatric mixed dentition population: a multivariate analysis of mouth vs. nasal breathing, tongue mobility, and tonsil size. Sleep Medicine. 2021;77:7-13.
8. Di Francesco R, Junqueira PA, Faira ME, Trezza P, Frizzarini R, Zerati F. Improvement of bruxism after T&A surgery. International Journal of Pediatric Otorhinolaryngology. 2004;68:441-5.
9. Junqueira PA, DiFrancesco RC, Trezza P, Serati FE, Frizzarini R, Faria MEJ. Alterações funcionais do sistema estomatignático pré e pós-adenoamigdalectomia. Pro-fono – Revista de Atualização Científica. 2002;14(1):17-22.
10. Marcus CL. Sleep disordered breathing in children. Am J Respir Crit Care Med. 2001;164:16-30.
11. Di Francesco R, Alvarez J. Allergic Rhinitis affects the duration of rapid eye movement sleep in children with sleep disordered breathing without sleep apnea. International Forum of Allergy & Rhinology. 2016; 6:465-71.
12. Goh DYT, Galster P, Marcus CL. Sleep architecture and respiratory disturbances in children with obstructive sleep apnea. Am J Respir Crit Care Med. 2000;162:682-6.
13. DiFrancesco RC, Junqueira PA, Serati FE, Frizzarini R. Crescimento ponderoestatural de crianças após adenoamigdalectomia. Rev Bras Otorrinolaringol. 2003; 69:193-6.
14. Cardoso TSG, Pompeia S, Miranda MC. Cognitive and behavioral effects of obstructive sleep apnea syndrome in children: a systematic literature review. Sleep Medicine. 2018;46:46-55.
15. Marcus CL, Moore R, Rosen C, et al. N Engl J Med. 2013;368:2366-76.
16. Kaditis AG, Alexopoulo EI, Hatzi F, Kostadima E, Kiaffas M, Zakynthinos E, et al. Overnight change in brain natriuretic peptide levels in children with sleep-disordered breathing. Chest. 2006; 130:1377-84.
17. Ferreira Nader CMF, Capanema FD Franco LP, et al Pulmonar arterial pressure and nasal obstruction in mouthbreathing children: similarities between adenotonsillarhypertrophy and allergic rhinitis. Int Forum Allergy Rhinol. 2020;00:1-8.
18. Brooks LJ, Topol HI. Enuresis in children with sleep apnea. J Pediatr. 2003;142:515-8.
19. Gozal D, Kheirandish-Gozal L, Capdevila OS, Dayyat E, Kheirandish E. Prevalence of recurrent otitis media in habitually snoring school-aged children Sleep Medicine. 2008;9:549-54.
20. Duse M, Caminiti S, Zicari AM. Rhinosinusitis: prevention strategies. Pediatr Allergy Immunol. 2007;18: S71-4.
21. Reuveni H, Simon T, Tal A, Elhayany A, Tarasiuk A. Health care services utilization in children with obstructive sleep apnea syndrome. Pediatrics. 2002;110:68-72.

CAPÍTULO 7

RINOSSINUSITE

Mariana Dalbo Contrera Toro
Eulalia Sakano

AO FINAL DA LEITURA DESTE CAPÍTULO, O PEDIATRA DEVE ESTAR APTO A:

- Compreender que a rinossinusite aguda (RSA) pode ser viral (resfriado comum), pós-viral e bacteriana
- Compreender que a maioria das rinossinusites agudas em crianças é viral e autolimitada, não necessitando de tratamento com antibióticos.
- Saber que, na rinossinusite aguda bacteriana, o uso de antibióticos não evita as complicações.
- Saber que a complicação mais frequente da RSA na criança é orbitária.
- Compreender que a rinossinusite crônica tem menor prevalência na criança.
- Compreender que a criança com rinossinusite crônica refratária a tratamento deve ser investigada para imunodeficiências, fibrose cística e discinesias ciliares.

INTRODUÇÃO

Anatomia dos seios paranasais

Os seios paranasais são cavidades aeradas localizadas nos ossos maxilares, frontal, etmoidal e esfenoidal. Apresentam-se em continuidade com a cavidade nasal ventilando e drenando o muco para os meatos médios e superiores do nariz. Sendo assim, infecções da mucosa nasal geralmente estão associadas a infecção dos seios da face e vice-versa.

Os seios maxilares e etmoidais iniciam sua formação no período embrionário, porém ao nascimento ainda se apresentam de forma reduzida. O seio maxilar irá crescer significativamente a partir do oitavo ano de vida e completar seu crescimento na adolescência. O seio etmoidal poderá ser visualizado em exames de imagem em torno do segundo ano de vida. O seio esfenoidal geralmente é pneumatizado por volta dos 5 anos de idade, e os seios frontais aparecem na idade de 7-8 anos, mas estarão completamente desenvolvidos apenas no final da adolescência. O desenvolvimento dos seios da face também pode variar em cada indivíduo.

O trato nasossinusal é um local muito comum de infecção na infância, e muitas vezes torna-se difícil a diferenciação entre infecções virais das vias aéreas superiores, rinossinusites bacterianas e adenoidites.

DEFINIÇÃO

Rinossinusite é a inflamação da mucosa nasal e dos seios paranasais. A rinossinusite aguda (RSA) comumente é consequência de uma infecção viral de vias aéreas superiores. Já a rinossinusite crônica geralmente tem etiologia complexa e multifatorial.

Na faixa etária pediátrica a rinossinusite é definida de acordo com os seguintes critérios diagnósticos:

Presença de dois ou mais sintomas: obstrução/congestão nasal, rinorreia (anterior ou posterior), dor ou pressão na face ou tosse, sendo que um dos sintomas, obrigatoriamente, deve ser obstrução/congestão nasal ou rinorreia (anterior/posterior).

Esses sinais clínicos devem estar associados a alterações na endoscopia nasal (pólipos, secreção purulenta, preferencialmente do meato médio, ou edema obstrução da mucosa em meato médio).

Ou alterações na tomografia de seios da face (alterações mucosas do complexo osteomeatal e/ou dos seios da face).

O uso da endoscopia nasal ou tomografia não é obrigatório para o diagnóstico clínico da doença, porém é aconselhável, pois sem esses exames complementares o diagnóstico tende a ser superestimado.

Quando esses sintomas têm duração maior de que 12 semanas é definida a rinossinusite crônica (RSC). Nota-se

que para essa classificação o paciente deve manter-se sintomático durante as 12 semanas, podendo apresentar períodos de exacerbação dos sintomas.

RINOSSINUSITE AGUDA

A RSA é definida clinicamente com o início abrupto de dois ou mais dos seguintes sintomas: obstrução/congestão nasal, secreção nasal incolor e tosse (diurna e noturna). Os sintomas devem durar menos de 12 semanas. Pacientes com rinossinusite aguda recorrente apresentam quatro ou mais episódios de RSA em 1 ano. Para esse diagnóstico deve-se assegurar que o paciente se mantém assintomático no período intercrises. É recomendado perguntar sobre sintomas alérgicos associados (espirros em salva, prurido nasal, rinorreia aquosa) para diagnóstico diferencial.

A RSA pode também ser dividida entre viral, pós-viral e bacteriana (Figura 1). Para o diagnóstico clínico da rinossinusite aguda viral ou resfriado comum, deve-se levar em conta a duração dos sintomas por menos de 10 dias. A RSA pós-viral caracteriza-se por piora dos sintomas após o quinto dia de evolução da doença ou persistência dos sintomas por mais de 10 dias. A rinossinusite bacteriana é definida quando o paciente apresenta pelo menos 3 dos seguintes sinais e sintomas: secreção nasal espessa/purulenta, dor local intensa, febre maior que 38 °C, aumento da velocidade de hemossedimentação (VHS) ou proteína C-reativa (PCR), "dupla piora" dos sintomas. A dupla piora ocorre quando o paciente que já estava em processo de melhora dos sintomas apresenta nova exacerbação a partir do quinto dia de evolução.

A rinossinusite viral ou resfriado comum é muito frequente na faixa etária pediátrica, sendo que trabalhos recentes sugerem que a criança brasileira apresenta em média 11 resfriados por ano. Já a RSA bacteriana ocorre como complicação dos resfriados comuns em aproximadamente 0,5-2% dos casos. A maioria dos sintomas do resfriado comum melhora até o quinto dia da doença, sendo nesses primeiros dias muito difícil diferenciar um resfriado comum de uma

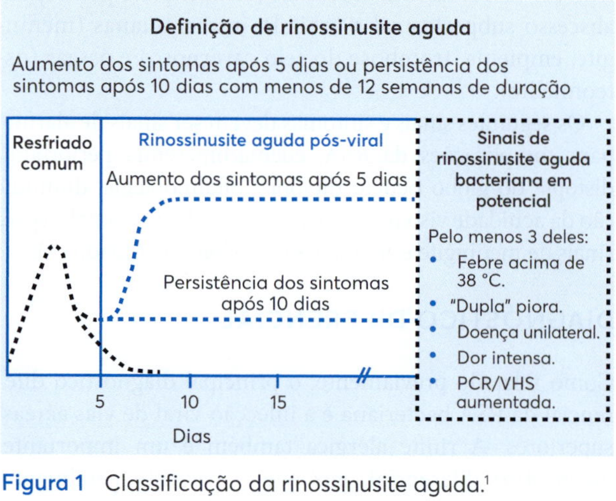

Figura 1 Classificação da rinossinusite aguda.[1]

RSA bacteriana. A tosse, porém, pode persistir por mais tempo até quatro dias após a resolução dos outros sintomas.

Fisiopatologia da rinossinusite aguda

A RSA bacteriana pode estar associada a alguns fatores de predisposição, como tabagismo passivo ou ativo, doença crônica prévia e alterações anatômicas nasais, esta última mais associada à RSA recorrente. Alergia e doença do refluxo gastroesofágico (DRGE) aparentemente não estão relacionadas a maior predisposição à RSA.

A gravidade da RSA geralmente está relacionada com a virulência da variante viral, e com fatores associados ao hospedeiro, como história prévia de imunodeficiência, infecção ou imunização prévia e alterações das mucosas nasais do paciente.

Os vírus mais comumente associados ao resfriado comum são os rinovírus e o coronavírus. Entretanto, na faixa etária pediátrica, vírus sincicial respiratório, parainfluenza, *influenza*, adenovírus e enterovírus também são prevalentes.

A partir de uma infecção viral da mucosa nasal ocorre uma cascata inflamatória e a ativação do sistema nervoso parassimpático. Como consequência, desenvolve-se um edema, engurgitamento da mucosa, extravasamento de fluido, aumento do muco e bloqueio dos óstios de drenagem dos seios paranasais, ocasionando os sintomas de dificuldade respiratória, secreção nasal e pressão facial.

A alteração da função e quantidade dos cílios do epitélio nasal associada a alterações do muco e disfunção da barreira epitelial predispõe o paciente aos quadros de RSA pós-viral e bacteriana. *Streptococcus pneumoniae, Hemophilus influenzae* e *Moraxella catarrhalis* são as bactérias mais frequentemente associadas à RSA.

Quadro clínico

Além dos sintomas que definem a rinossinusite (obstrução nasal, rinorreia, dor facial, tosse), pacientes também podem apresentar diminuição do olfato, principalmente em adolescentes e pré-adolescentes. Além disso, a inflamação da mucosa e respiração oral devido a obstrução nasal podem ocasionar dor de garganta, irritação laríngea e traqueal e disfonia. Sintomas sistêmicos como cansaço, sonolência e febre também podem estar presentes. Dor facial ou dentária, principalmente quando unilateral, pode ser um importante preditor de rinossinusite aguda maxilar.

O exame físico deve contar com a rinoscopia anterior, que, apesar de limitada, pode mostrar edema da mucosa nasal, rinorreia purulenta e alterações anatômicas. A palpação e a inspeção da face não são recomendadas, visto que a RSA não cursa com edema e hiperemia.

Exames complementares

O diagnóstico da RSA pelo pediatra deve ser feito de forma clínica, sem necessidade de exames complementares. Contudo, se disponível, a endoscopia nasal pode auxiliar nesse diagnóstico (Figura 2). A tomografia computadorizada dos seios paranasais deve ser solicitada apenas em ca-

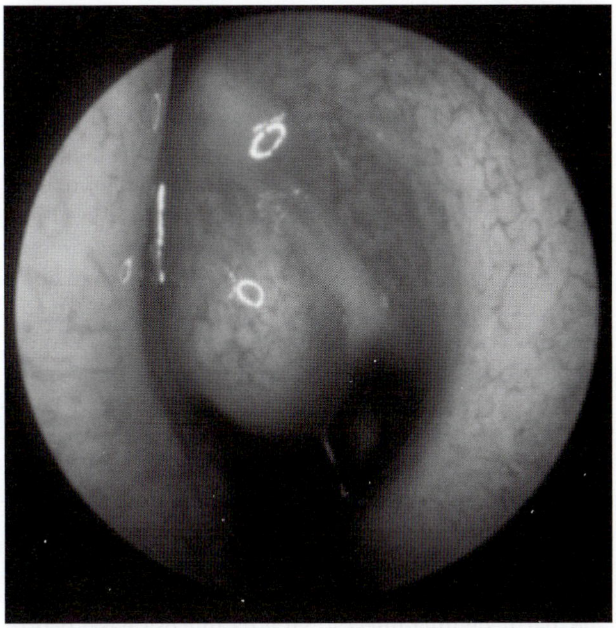

Figura 2 Endoscopia nasal à esquerda, mostrando secreção em meato médio.
Fonte: imagem da autora.

sos de suspeita de complicações da RSA ou necessidade de diagnóstico diferencial.

A radiografia de seios da face não deve ser solicitada devido a sua baixa sensibilidade e especificidade.

Os exames laboratoriais VHS e PCR podem ser solicitados para diferenciação entre rinossinusite viral e bacteriana, sendo que os títulos altos desses exames estão relacionados à RSA bacteriana. Revisões recentes também destacam a procalcitonina como um biomarcador para RSA bacteriana mais grave e indicador para utilização de antibióticos.

Cultura da secreção não é necessária na rotina diagnóstica, porém pode ser utilizada em casos de ausência de resposta a antibioticoterapia ou em pacientes imunossuprimidos.

Tratamento

Rinossinusite aguda viral (resfriado comum)

Não é indicada a utilização de antibióticos na RSA viral, assim como o corticosteroide tópico. Associações de anti-histamínicos (em crianças alérgicas), descongestionantes e analgésicos podem ser benéficos no controle dos sintomas em crianças maiores. É recomendada a lavagem nasal com soro fisiológico. Exercício físico moderado regular pode ajudar na prevenção do resfriado comum.

Rinossinusite aguda pós-viral

Irrigação nasal com soro fisiológico e corticosteroide tópico nasal são recomendáveis nos casos de RSA pós-viral. Antibióticos e anti-histamínicos não são indicados, devido a estudos demonstrarem que não há diferença em relação ao tempo de cura e melhora dos sintomas com sua utilização.

Rinossinusite aguda bacteriana

O EPOS (*European position paper on rhinosinusitis and nasal polyps*) recomenda antibiótico apenas para os casos graves ou recorrentes, e não recomenda antibióticos para casos leves e sim reavaliação em 48-72 horas. A diretriz americana orienta a prescrição do antibiótico para uso imediato ou a observação da evolução, para iniciar o uso do antibiótico se não houver melhora dos sintomas em 7 dias ou se houver agravamento do quadro a qualquer momento. As duas diretrizes orientam manter as medicações recomendadas para rinossinusite aguda pós-viral durante a persistência dos sintomas (lavagem nasal com soro fisiológico e corticoide tópico nasal).

Segundo o padrão de resistência bacteriana da população brasileira, no tratamento inicial utilizam-se antibióticos de primeira linha: amoxicilina (45-90 mg/kg/dia), ou amoxicilina-clavulanato de potássio (45-90 mg/kg/dia de amoxicilina com 6,4 mg/kg/dia de clavulanato de potássio). O tratamento alternativo, nos casos de reação alérgica à penicilina não tipo 1, deve ser feito com cefuroxima (30 mg/kg/dia), ou claritromicina (15 mg/kg peso/dia), sulfametoxazol-trimetoprim (em reação alérgica à penicilina tipo i) ou ceftriaxona (50 mg/kg/dia IM ou IV por 3 dias).

Nos casos de falha após 48-72 horas de tratamento inicial, deve-se utilizar amoxicilina-clavulanato de potássio (45-90 mg/kg/dia de amoxicilina com 6,4 mg/kg/dia de clavulanato) ou ceftriaxona (50 mg/kg/dia IM ou IV por 3 dias). No caso de falha com tratamento alternativo é recomendado ceftriaxona 3 dias, ou clindamicina (30-40 mg/kg/dia) com ou sem cefalosporina de segunda ou terceira geração ou vancomicina IV. Nesse caso também é importante a avaliação do especialista para verificar possibilidade de complicações, diagnóstico diferencial ou necessidade de coleta de cultura.

COMPLICAÇÕES DA RINOSSINUSITE AGUDA

A RSA bacteriana pode cursar com complicações que, apesar de raras, podem ser graves. As complicações podem ser divididas em: orbitárias (celulite pré e pós-septal, abscesso subperiosteal e orbital), intracranianas (meningite, empiema, trombose do seio cavernoso) e ósseas (osteomielite).

Os seguintes sinais e sintomas devem ser sinais de alarme para complicações da RSA: edema/hiperemia periorbital, distopia do globo ocular, diplopia, oftalmoplegia, diminuição da acuidade visual, cefaleia intensa, edema frontal, sepse, sinais de meningite e alterações neurológicas (Quadro 1).

DIAGNÓSTICO DIFERENCIAL

Como relatado previamente, o principal diagnóstico diferencial da RSA bacteriana é a infecção viral de vias aéreas superiores. A rinite alérgica também é um importante diagnóstico diferencial, em que o paciente geralmente apresenta sintomas relacionados a exposição a aeroalérge-

Quadro 1 Sinais de alerta para complicações da rinossinusite aguda
Edema ou eritema periorbitário
Proptose
Diplopia
Oftalmoplegia
Diminuição da acuidade visual
Cefaleia intensa
Abaulamento na região frontal
Sinais neurológicos
Alteração de consciência

nos, intermitentes ou persistentes. Prurido nasal e espirros em salva, associados a rinorreia e/ou obstrução nasal, são sintomas geralmente presentes nos pacientes com rinite alérgica. É importante, na história clínica, verificar antecedentes de atopia e fatores desencadeantes das crises. O teste cutâneo de sensibilidade imediata (*prick test*) e a dosagem de IgE específico para aeroalérgenos pode auxiliar no diagnóstico da rinite alérgica.

A adenoidite também pode causar sintomas semelhantes a rinossinusite, e a endoscopia nasal é de grande importância para diferenciação nesses casos. Doença orodontal, migrânea e doenças raras como vasculites podem se apresentar como diagnóstico diferencial de casos atípicos, porém estão mais comumente relacionadas a adultos.

RINOSSINUSITE CRÔNICA

A rinossinusite crônica (RSC) tem menor prevalência na faixa etária pediátrica, aproximadamente entre 2-4%. Porém, o impacto na qualidade de vida das crianças afetadas pela doença é grande, gerando piora do sono, perda de aulas, diminuição da concentração e diminuição da saúde emocional. A faixa etária de 10-15 anos é a mais acometida.

Fatores ambientais e comorbidades podem estar associados a RSC. Crianças expostas ao tabagismo passivo apresentam quadros mais graves de RSC, com maior necessidade de cirurgias. Apesar de a rinite alérgica e a asma serem mais prevalentes em pacientes com RSC, ainda faltam estudos para estabelecer a associação clínica e patofisiológica entre a atopia e a rinossinusite.

A hipertrofia da vegetação adenoideana tem correlação importante com a rinossinusite crônica. Isso ocorre provavelmente não apenas pelo fator obstrutivo mecânico, mas também pelo reservatório de bactérias que a adenoide mantém.

Em relação à DRGE, há uma evidência fraca de associação com RSC, portanto não é recomendado o tratamento da DRGE na rotina da prática clínica.

Crianças com rinossinusite crônica refratária ao tratamento devem ser investigadas para causas associadas, como imunodeficiências, fibrose cística e discinesia ciliar primária.

Exames complementares

A tomografia computadorizada (TC) dos seios paranasais deve ser solicitada em casos de suspeita de complicações ou planejamento cirúrgico. Nos casos não contemplados acima, exames de imagem (TC e ressonância magnética) devem ser avaliados em relação ao risco e benefício. No caso de necessidade da tomografia computadorizada, deve-se considerar protocolos de baixa radiação.

A endoscopia nasal deve ser realizada nos pacientes com suspeita de RSC, sendo geralmente bem tolerada pelas crianças, e acrescenta informações importantes como presença de pólipos, edema, secreção e hipertrofia da vegetação adenoideana.

Exames laboratoriais não são aconselháveis em crianças com suspeita de RSC, porém pacientes com RSC refratária ao tratamento e/ou pneumonias de repetição devem ser avaliadas principalmente quanto a resposta imune humoral. Avaliação genética, óxido nítrico exalado e avaliação ciliar podem ser necessários em casos específicos de suspeita clínica de fibrose cística e DCP.

Tratamento

Antibióticos

O uso de antibióticos na RSC não é recomendado na faixa etária pediátrica. Não há evidência na literatura que suporte o uso de antibióticos por via oral ou endovenosa. O uso de macrolídeos por período prolongado também não é recomendado devido à falta de evidências de benefício com sua utilização.

Corticosteroide sistêmico e nasal

O corticosteroide sistêmico administrado via oral se mostrou eficaz na redução dos sintomas e das alterações tomográficas em crianças com RSC, porém essa droga deve ser prescrita com cautela devido aos efeitos colaterais potencialmente graves na faixa etária pediátrica.

O corticosteroide tópico nasal, apesar de não apresentar evidência contundente de benefício na RSC, é recomendado devido ao seu potencial anti-inflamatório local e eficácia comprovada em estudos com adultos. Além disso, a segurança do uso tópico do corticoide é bem estabelecida devido a sua função na rinite alérgica.

Irrigação nasal

A irrigação nasal com soro fisiológico é recomendada. Alguns estudos compravaram sua eficácia tanto como terapia associada a outros medicamentos quanto em seu uso isolado. A segurança da lavagem nasal em crianças já é bem estabelecida.

Tratamento cirúrgico

Os procedimentos cirúrgicos devem ser indicados quando há falha na resposta ao tratamento clínico. A adenoidectomia deve ser indicada como procedimento de primeira escolha em crianças pequenas (menores de 7 anos) com sintomas de RSC.

A cirurgia endonasal endoscópica é um método seguro e possivelmente eficaz que pode ser indicado em casos de RSC refratária a adenoidectomia e em crianças maiores. A indicação cirúrgica deve ser avaliada conforme a gravidade da doença, idade e comorbidades.

DOENÇAS RELACIONADAS À RSC

Imunodeficiência

Diversos tipos de imunodeficiência estão relacionados à RSC, e essa comorbidade faz com que os pacientes apresentem quadros mais graves e refratários a tratamento. A imunodeficiência humoral é a mais comumente associada à RSC. Nos casos de suspeita é importante a solicitação de imunoglobulinas séricas e avaliação especializada pelo imunologista.

Fibrose cística

A fibrose cística (FC) é uma condição genética causada por uma mutação no gene CFTR levando a defeitos nos canais de cloro. A presença de polipose nasal em crianças sugere a investigação de FC. A polipose na FC torna-se mais frequente à medida que as crianças crescem, com uma prevalência de até 50% em adolescentes. Os pacientes com FC costumam ter seios paranasais hipoplásicos, em especial o seio frontal. Pseudomucoceles, com abaulamento da parede lateral nasal, mucoceles e pioceles são aspectos tomográficos frequentemente encontrados na FC.

A lavagem nasal com alto volume de soro e o uso de antibiótico tópico são comumente recomendáveis. Existem evidências de que a colonização da mucosa nasossinusal esteja relacionada com a colonização pulmonar. Dessa maneira, a avaliação e o controle da doença sinusal é fundamental. Como os pacientes com fibrose cística apresentam RSC com quadro mais grave e refratário ao tratamento, a indicação da cirurgia endoscópica endonasal dos seios etmoidais e maxilares se torna em alguns casos necessária.

Discinesia ciliar primária

A discinesia ciliar primária (DCP) é uma doença genética em que a ultraestrutura e/ou função dos cílios das células está comprometida. Essa alteração vai cursar com uma diminuição do *clearance* mucociliar, levando a quadros de rinossinusite, rinite e otite média crônica nas vias aéreas superiores e pneumonias de repetição e bronquiectasias nas vias aéreas inferiores. Além disso, alterações no período embrionário podem levar a defeitos de *situs,* como dextrocardia, *situs inversus* e *situs inversus totalis,* assim como a diminuição da atividade do flagelo do espermatozoide e dos cílios na tuba uterina pode levar a infertilidade masculina e feminina, respectivamente.

O tratamento da rinossinuite na DCP se baseia principalmente no tratamento proposto para a fibrose cística, visto que há poucos estudos com grau de evidência suficiente para o tratamento específico da DCP.[1,2]

REFERÊNCIAS BIBLIOGRÁFICAS

1. Fokkens WJ, Lund VJ, Hopkins C, Hellings PW, Kern R, Reitsma S, et al. European position paper on rhinosinusitis and nasal polyps 2020. Rhinol J. 2020;(Suppl 29):1-464.
2. Orlandi RR, Kingdom TT, Hwang PH, Smith TL, Alt JA, Baroody FM, et al. International consensus statement on allergy and rhinology: rhinosinusitis. Int Forum Allergy Rhinol. 2016;6(S1):S22-209.
3. Anselmo-Lima WT, Sakano E, Alencar A, Fernandes A, Tamashiro E, Araújo E, et al. Rinossinusites: evidências e experiências. Braz J Otorhinolaryngol. 2015;81(1):1-49.
4. Piltcher O, Tamashiro E. I Campanha sobre uso de antibióticos em infecções de vias aéreas superiores. ABORL-CCF. 2017;4-8.
5. Shah RK, Dhingra JK, Carter BL, Rebeiz EE. Paranasal sinus development: a radiographic study. Laryngoscope. 2003;113(2):205-9.
6. Village G. Subcommittee on Management of Sinusitis and Committee on Quality Improvement. Pediatrics. 2001;108(3):798-808.
7. Piltcher O, Tamashiro E. I Campanha sobre uso de antibióticos em infecções de vias aéreas superiores. ABORL-CCF. 2017;4-8.

CAPÍTULO 8

TONSILITES E FARINGITES

Maria Beatriz Rotta Pereira
Manuel Ruttkay Pereira
Denise Rotta Ruttkay Pereira

AO FINAL DA LEITURA DESTE CAPÍTULO, O PEDIATRA DEVE ESTAR APTO A:

- Reconhecer que a maioria das infecções na garganta tem origem viral, algumas exigindo reconhecimento específico, como a mononucleose infecciosa.
- Entender que a bactéria causadora de infecções nas tonsilas palatinas e na faringe que geralmente exige tratamento é o estreptococo beta-hemolítico do grupo A.
- Saber que a identificação desse germe deve ser realizada por exame cultural ou teste rápido de detecção do antígeno estreptocócico, pois os critérios clínicos são imprecisos.
- Reconhecer que penicilina ou amoxicilina são os medicamentos de primeira escolha no tratamento da infecção pelo estreptococo.
- Lembrar que, para a prevenção da febre reumática, o antibiótico pode ser iniciado até 9 dias após o início da doença.
- Entender que a remoção das tonsilas palatinas diminui a frequência das faringotonsilites graves e recorrentes, naquelas crianças que atendem aos critérios de Paradise.

INTRODUÇÃO

As infecções das vias aéreas superiores (IVAS) têm prevalência elevada e são causas comuns de consultas médicas. Dor de garganta é a terceira maior queixa entre pacientes que procuram serviços de emergência, e as faringotonsilites agudas são responsáveis por aproximadamente 5% das consultas médicas. Tonsilites e faringites são IVAS de ocorrência frequente e autolimitadas. Na maioria das vezes, as crianças se recuperam rapidamente (3-4 dias), mas, ocasionalmente, podem desenvolver complicações.[1,2]

As infecções em tonsilas palatinas e faringe são mais frequentemente de origem viral, mas podem ser causadas por bactérias, especialmente o estreptococo beta-hemolítico do grupo A (EBHGA), responsável pela única infecção bacteriana na garganta cujo tratamento com antibióticos está definitivamente indicado, com o objetivo de prevenir sequelas supurativas e não supurativas.[1,3]

Apesar de a necessidade de tratamento com antibacterianos não estar presente na maioria das vezes, faringotonsilites são exemplos antigos de prescrição inadequada de antibióticos. A possibilidade de iatrogenias, os custos mais elevados do tratamento e, principalmente, o surgimento de cepas bacterianas resistentes aos antimicrobianos são consequências óbvias do emprego desnecessário desses medicamentos.[4]

FUNÇÃO DAS TONSILAS

As principais funções das tonsilas são: atuar como tecido imunocompetente local, secretando imunoglobulinas nas criptas (são capazes de produzir as 5 classes de imunoglobulinas – IgA, IgG, IgM, IgD e IgE), com isso impedem a replicação bacteriana e viral no trato respiratório superior, o que representa a primeira linha de defesa contra doenças infecciosas na região; e produzir cadeias J, que completarão a estrutura molecular das imunoglobulinas A, que posteriormente migram para outras áreas do trato respiratório superior.[5]

As complicações sistêmicas das infecções faringotonsilares pelo EBHGA diminuíram consideravelmente após o advento da antibioticoterapia.[6] Desde então, também se reduziram as tonsilectomias por tonsilites recorrentes e crônicas. Por outro lado, aumentaram as indicações de tonsilectomia por obstrução da via aérea superior secundária à hipertrofia tonsilar.[5]

INCIDÊNCIA DAS FARINGOTONSILITES

Em crianças e adolescentes, em especial naqueles em que o contato é muito próximo, como nas escolas, a transmissão ocorre por meio de gotículas de saliva, com período de incubação de 1-4 dias. As infecções de origem viral correspondem a 75% dos casos em crianças menores de 3 anos e diminuem após a puberdade, tanto nos casos agudos quanto nos recorrentes. Nos Estados Unidos da América, 15-30% das crianças com tonsilites e faringites agudas apresentam o EBHGA nos testes culturais. O número se repete no Brasil, onde o EBHGA está presente em 24% das tonsilites e faringites em crianças entre 2-12 anos de idade.[1,5,6]

ETIOLOGIA E MANIFESTAÇÕES CLÍNICAS

Vários vírus, bactérias e alguns fungos podem causar faringotonsilites. Entre os vírus, os agentes mais comuns são adenovírus, *influenza, parainfluenza*, coxsackie, vírus sincicial respiratório, herpes e vírus de Epstein-Barr. EBHGA (20-30% das etiologias bacterianas), *Haemophillus* (15%), *Moraxella* (15%), *Staphylococcus aureus* (20%), pneumococo (1%), germes anaeróbios, clamídia e micoplasma são as bactérias envolvidas na gênese das infecções faringotonsilares. Com exceção de situações individuais, parece não haver necessidade de diagnóstico e tratamento das faringotonsilites causadas por bactérias que não o EBHGA.[1]

O *Streptococcus viridans* é a bactéria mais encontrada nas tonsilas palatinas de indivíduos sem infecção aguda, corroborando a importância da flora normal da cavidade orofaríngea para a interferência bacteriana, que é a ação de certas bactérias em relação à inibição do crescimento ou aderência de outras, potencialmente patogênicas. Nunca é demais lembrar que o uso repetido de antibióticos pode causar um desequilíbrio dessa flora, além de contribuir para o aparecimento de resistência bacteriana.[5]

Antes dos 3 anos de idade, a prevalência das infecções bacterianas de orofaringe é baixa, em virtude da proteção fornecida pela Ig G materna. As faringotonsilites por EBHGA são mais freqüentes na faixa de 3-15 anos de idade, e a preocupação em relação a essa etiologia deve-se a seu potencial de causar infecções purulentas e invasivas, escarlatina, glomerulonefrite e febre reumática, sendo altamente transmissível e capaz de disseminar-se rapidamente em creches e escolas.[1,3-5]

Aspectos da história e do exame físico podem sugerir a origem viral ou bacteriana, infelizmente com baixa especificidade e sensibilidade. Coriza, obstrução nasal, espirros, rouquidão, aftas (coxsackie ou herpes) e sintomas gastrointestinais associam-se frequentemente a doenças virais, acompanhados ou não de elevações da temperatura corpórea.[1]

Já a infecção por EBHGA costuma ter início súbito, febre ≥ 38 °C, dor de garganta e achados no exame físico que incluem hiperemia, hipertrofia e exsudato tonsilar, junto com linfoadenopatia cervical anterior e subângulo mandibular dolorosa. Sinais de envolvimento mais extenso das vias aéreas superiores (coriza, espirros) não costumam estar presentes nas infecções pelo estreptococo (ver Quadro 1).[1-4]

DIAGNÓSTICO

É consenso que o diagnóstico da faringotonsilite estreptocócica deve ser suspeitado por meio de dados clínicos e epidemiológicos e confirmado por exame cultural ou pelo teste rápido de detecção do antígeno estreptocócico. Há intensa sobreposição de sinais e sintomas entre faringotonsilites estreptocócicas e virais. Mesmo utilizando escores validados, a história e os sinais clínicos do paciente permitem que se diagnostique corretamente a faringotonsilite por EBHGA em, no máximo, 51% dos casos. Dessa maneira, a identificação da infecção pelo EBHGA, baseada exclusivamente em sinais e sintomas, é considerada imprecisa e não recomendada. Por outro lado, doenças cursando sem febre e com a presença de conjuntivite, tosse, rouquidão, coriza, exantema e diarreia sugerem fortemente uma etiologia viral.[7]

O exame cultural da orofaringe é considerado o padrão ouro para o diagnóstico de infecção por EBHGA e apresenta sensibilidade de 90-97%. Cuidado deve ser exercido para que o material seja obtido das duas tonsilas palatinas e da parede posterior da faringe, sem tocar em outros locais da cavidade oral. A maior desvantagem do método re-

Quadro 1 Achados clínicos e epidemiológicos sugestivos de infecção por EBHGA ou vírus

Infecção por EBHGA
Dor de garganta de início súbito
Idade entre 5-15 anos
Febre
Cefaleia
Náusea, vômitos, dor abdominal
Hiperemia faringotonsilar
Exsudato faringotonsilar
Petéquias no palato
Linfonoadenopatia cervical anterior dolorosa
Ocorrência no inverno ou início da primavera
História de contato com indivíduo com faringotonsilite estreptocócica
Exantema escarlatiniforme
Infecção por vírus
Conjuntivite
Coriza
Tosse
Diarreia
Rouquidão
Estomatite ulcerativa
Exantema viral

Fonte: adaptado de Pereira MBR, Pereira MR.[5]

side no tempo necessário (20-48 horas) para a obtenção do resultado.[1-3,6,7]

O teste rápido de detecção do antígeno estreptocócico é um método adequado, com especificidade de 95% e sensibilidade entre 80-90%. Dessa forma, um resultado positivo no teste rápido não exige confirmação por cultura e permite o tratamento imediato. Em crianças e adolescentes, havendo forte suspeita de infecção bacteriana, um resultado negativo com o teste rápido não exclui a etiologia estreptocócica e indica a necessidade de exame cultural. Já em adultos, em razão da incidência baixa de faringotonsililite por EBHGA e do risco muito baixo de febre reumática subsequente, o resultado do teste rápido negativo costuma ser suficiente. Essa técnica oferece grande rapidez na obtenção do resultado (na própria consulta), mas seu custo pode ser um fator limitante.[1-3,6-8]

As diretrizes mais recentes contraindicam a realização do teste da antistreptolisina O (ASLO), proteína C-reativa e leucograma para o diagnóstico de infecção pelo EBHGA. Exceção pode ser feita em relação ao uso conjugado do teste cultural e da ASLO para a identificação do estado de portador. Nesses casos, uma cultura positiva associada a uma não elevação da ASLO sugere a situação de portador do EBHGA.[2-4]

Indiscutivelmente, há a necessidade de diminuir ainda mais o tempo e o custo da identificação precisa da infecção estreptocócica para, com tratamento adequado, evitar complicações não piogênicas tardias como a febre reumática, sem, no entanto, prescrever antibióticos desnecessariamente.

As complicações das infecções por EBHGA são classificadas em supurativas e não supurativas. Febre reumática (rara em adultos) e glomerulonefrite aguda são as principais complicações não supurativas, geralmente presentes 1-3 semanas após a infecção. Já as complicações supurativas incluem abscesso peritonsilar, abscesso retrofaríngeo e adenite/abscesso cervical.[5]

SITUAÇÕES ESPECIAIS DE FARINGOTONSILITES AGUDAS

Mononucleose infecciosa

O diagnóstico diferencial das faringotonsilites agudas deve incluir a mononucleose infecciosa, doença causada pelo vírus de Epstein-Barr (EBV), agente altamente linfotrópico. A maioria dos casos de mononucleose infecciosa não é diagnosticada, e muitas crianças apresentam níveis elevados de anticorpos da classe IgG contra o antígeno do capsídeo viral (IgG anti-VCA), o que denota infecção passada. O vírus causa edema difuso dos tecidos linfáticos do anel de Waldeyer, região cervical, axilar e inguinal. Produz odinofagia intensa, que pode levar à desidratação e a aumento das tonsilas palatinas e faríngeas, podendo causar obstrução importante das vias aéreas superiores.[1,4,6]

A anamnese costuma revelar uma doença com início rápido dos sintomas, que podem se manter por semanas, e, frequentemente, um tratamento malsucedido com antibióticos.[1,5]

Ao exame, o paciente geralmente apresenta mal-estar geral, astenia, temperatura normal ou elevada, tonsilas palatinas muito aumentadas e com exsudato, hepatomegalia e esplenomegalia.[1,5]

A investigação laboratorial deve incluir cultura de material obtido das tonsilas (para afastar o diagnóstico de infecção bacteriana coexistente), hemograma completo (leucocitose, às vezes intensa, e linfocitose são alterações clássicas), pesquisa de linfócitos atípicos e testes sorológicos para estabelecer a responsabilidade do EBV. Testes que buscam anticorpos contra o antígeno do capsídeo do EBV (anti-VCA) estão disponíveis na maioria dos laboratórios e níveis de IgM anti-VCA > 1:10 e de IgG anti-VCA > 1:320 evidenciam infecção aguda ou recente. Já o monoteste (pesquisa de anticorpos heterófilos da classe Ig M ou teste de Paul Bunnell) é um exame mais comum e barato, mas não é fidedigno na fase inicial da doença e em crianças menores de 5 anos de idade.[1,5]

SÍNDROME PFAPA (FEBRE PERIÓDICA COM ESTOMATITE AFTOSA, FARINGITE E ADENITE) E SÍNDROME SURF (SÍNDROME DE FEBRE RECORRENTE E INDIFERENCIADA)

A PFAPA é uma das síndromes mais comuns de febre recorrente e tem origem genética complexa. É autolimitada e não deixa sequelas. Manifesta-se na infância, entre 1 e 5 anos de idade, e seu quadro clínico inclui febre, que se apresenta em intervalos de 2-8 semanas, com duração de 3-5 dias, acompanhada de faringite, úlceras na mucosa oral e adenite cervical. Tosse e coriza não estão presentes e sugerem outra patologia. O diagnóstico é clínico, após a exclusão de outras doenças, podendo ser confirmado pelo desaparecimento rápido (em algumas horas) da febre após uma dose única de prednisona ou prednisolona (1 mg/kg em dose única, no primeiro dia de febre). É importante lembrar da síndrome SURF (síndrome de febre recorrente e indiferenciada), que apresenta muitas das características da síndrome PFAPA, associadas a manifestações gastrointestinais proeminentes (dor abdominal, náusea e vômitos) e a uma resposta irregular e, frequentemente pobre, à corticoterapia.[9-11]

INFECÇÃO POR CORONAVÍRUS (COVID-19)

Hiperemia da faringe, dor de garganta, febre e tosse manifestam-se em aproximadamente metade das crianças com infecção sintomática pelo SARS-CoV-2. Cansaço, congestão nasal, vômitos e diarreia também podem ser encontrados. A Covid-19 não costuma ser uma doença grave na infância, mas isso pode ocorrer. Como as manifestações clínicas confundem-se com as de outras infecções da via aérea superior de origem viral, testes diagnósticos que buscam o vírus (RT-PCR) justificam-se sempre que possível, levando em consideração critérios do local onde o paciente se encontra e sua proximidade com pessoas de risco elevado para formas graves de Covid-19.[12,13]

ABSCESSO PERITONSILAR

É um processo mais grave que a tonsilite aguda. Produz dor de garganta unilateral intensa, sialorreia, trismo, febre e comprometimento do estado geral. Na maioria das vezes é causado por *Staphylococcus aureus* ou flora múltipla de germes anaeróbios, frequentemente exigindo, além de antibioticoterapia, drenagem e, eventualmente, hospitalização.

TRATAMENTO CLÍNICO

Faringotonsilites virais

Alívio dos sintomas com analgésicos/antitérmicos e hidratação.[1,5] Paracetamol, ibuprofeno e dipirona são opções de eficiência semelhante no combate à dor e à febre.

Alguns autores sugerem que, em crianças maiores de 5 anos de idade, uma dose única de corticosteroide oral é efetiva no combate à dor e superior a placebo, sem apresentar uma incidência de efeitos adversos maior. Como não identificamos estudos que compararam diretamente o efeito analgésico do corticosteroide com o do paracetamol, ibuprofeno ou dipirona e esses são opções seguras e eficientes, não recomendamos seu uso rotineiro para o alívio da dor de garganta.[14,15]

Orienta-se para uma reavaliação clínica em 48-72 horas nos casos em que não houver remissão da febre.[1,5]

Faringotonsilites bacterianas

O tratamento com antimicrobianos encurta a fase aguda da doença, diminui o potencial de transmissão e reduz o risco de sequelas supurativas e não supurativas associadas às infecções por EBHGA. O emprego correto de antibacterianos até 9 dias após o início do quadro infeccioso é capaz de impedir a febre reumática. Dessa forma, na impossibilidade de efetuar exame cultural ou teste rápido de detecção do antígeno estreptocócico (conduta ideal), recomenda-se reavaliar em 48-72 horas todo paciente com quadro clínico de faringotonsilite aguda.[1-3,6]

Os antibióticos de primeira escolha são a penicilina e a amoxicilina (Quadro 2). Para prevenir a febre reumática, a penicilina ou a amoxicilina devem ser administradas oralmente por 10 dias, inclusive quando o paciente ficar assintomático após os primeiros dias de tratamento. A penicilina G benzatina por via intramuscular está indicada para os que não aderem ao tratamento oral pelo prazo recomendado.[2,16]

Os novos macrolídeos (claritromicina e azitromicina) são efetivos no tratamento da doença, havendo inclusive estudos demonstrando superioridade na erradicação do EBHGA, quando comparados à penicilina. Por outro lado, evidências recentes e significativas sobre o aparecimento de EBHGA resistentes aos macrolídeos devem restringir seu uso aos pacientes com história de hipersensibilidade à penicilina.[1-3]

Cefalosporina orais de primeira geração (cefalexina ou cefadroxil) tomadas durante 10 dias são alternativas aceitáveis, principalmente em pessoas alérgicas à penicilina, não esquecendo que até 10-15% dos indivíduos sensíveis à penicilina também o são às cefalosporinas. Apenas pacientes com hipersensibilidade imediata (anafilática ou do tipo I) à penicilina não devem ser tratados com cefalosporinas.[2]

Tratamentos curtos (5 dias ou menos) com cefalosporinas de primeira e segunda gerações e claritromicina já foram testados e comprovaram a erradicação do estreptoco-

Quadro 2 Antibióticos recomendados para faringotonsilite estreptocócica

Fármaco/via	Dose	Duração ou quantidade
Indivíduos não alérgicos à penicilina		
Penicilina V/oral	Crianças: 250 mg, 12/12 ou 8/8 horas Adolescentes: 250 mg, 12/12 ou 8/8 horas Ou 500 mg, 12/12 horas	10 dias
Amoxicilina/oral§	50 mg/kg/dia, 12/12 ou 8/8 horas (máx. 1.000 mg/dia)	10 dias
Amoxicilina + ácido clavulânico	50 mg/kg/dia (amoxicilina), 12/12 ou 8/8 horas	10 dias
Penicilina G benzatina intramuscular	< 27 kg: 600.000 UI > 27 kg: 1.200.000 UI	1 dose
Indivíduos alérgicos à penicilina		
Cefalexina[a]/oral	20 mg/kg/dose, 12/12 horas (máx. 500 mg/dose)	10 dias
Cefadroxil[a]/ oral	30 mg/kg/dia, 12/12 horas (máx. 1 g)	10 dias
Cefuroxime[a]/oral	30 mg/kg/dia, 12/12 horas	10 dias
Clindamicina/oral	7 mg/kg/dose, 8/8 horas (máx. 300 mg/dose)	10 dias
Azitromicina[b]/oral	12 mg/kg, 24/24 horas (máx. 500 mg)	5 dias
Claritromicina[b]/oral	7,5 mg/kg/dose, 12/12 horas (máx. 250 mg/dose)	10 dias

§ Apesar de a amoxicilina em uma dose diária ser recomendada pelas diretrizes de 2009 da American Heart Association e de 2012 da Infectious Diseases Society of America, sua superioridade não foi comprovada definitivamente, e o Food and Drug Administration (EUA) não a aprovou para crianças < 12 anos.

[a] Evitar em pacientes com hipersensibilidade imediata à penicilina.

[b] A resistência do EBHGA a esses fármacos é bem documentada e varia geográfica e temporalmente.

Fonte: adaptado de Shulman S et al.[2] e Piltcher O et al.[16]

co, mas ainda não existem evidências definitivas que justifiquem sua recomendação.[2,3]

Sulfonamidas não devem ser empregadas no tratamento da faringotonsilite por EBHGA.[2-4]

Em situações de tonsilites recorrentes e crônicas, há que se aventar a possibilidade etiológica ou de copatogenicidade por parte de bactérias produtoras de betalactamase e anaeróbios. Sendo assim, a escolha recai sobre amoxicilina + ácido clavulânico, cefalosporinas de segunda geração ou clindamicina, lembrando que ainda não existe consenso quanto à melhor conduta nessas situações.[1-3,17]

TRATAMENTO CIRÚRGICO

Tonsilectomia é o procedimento cirúrgico realizado com ou sem adenoidectomia. Nos últimos anos, a remoção das tonsilas palatinas tem sido realizada muito mais por obstrução da via aérea superior do que por infecções recorrentes, e permanece como a segunda cirurgia ambulatorial mais frequente em crianças. Assim, a maioria das tonsilectomias é conduzida ambulatorialmente, reservando a necessidade de internação hospitalar para aqueles muito pequenos (< 2-3 anos) ou que apresentem comorbidades.[18,19]

Na avaliação clínica, determina-se o tamanho das tonsilas palatinas e a intensidade da obstrução pela classificação de Brodsky (Figura 1). Nessa classificação, grau I corresponde à ocupação, por parte das tonsilas palatinas, de < 25% do espaço entre os pilares; grau II, de 25-50%; grau III, de 50-75%; de grau IV, > 75% desse espaço. Os graus III e IV são considerados obstrutivos. Já as adenoides (tonsilas faríngeas) têm seu grau de obstrução definido com o endoscópio flexível ou pela radiografia de *cavum*, lembrando que a exposição ao raio x deve ser evitada tanto quanto possível. A endoscopia também apresenta a vantagem de conferir um aspecto dinâmico ao exame, pois auxilia na diferenciação entre uma hiperplasia significativa pura e aquela que é simplesmente exacerbada por uma reação inflamatória aguda.[18,19]

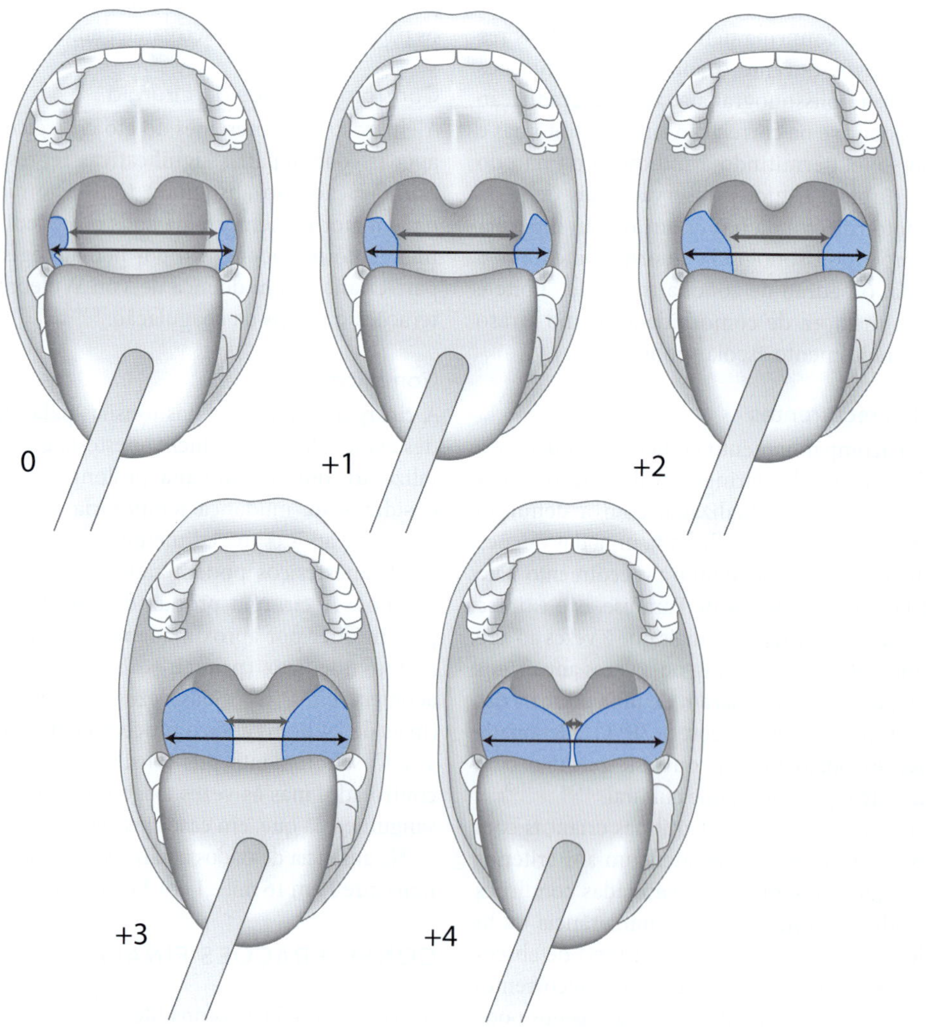

Figura 1 Classificação de Brodsky para avaliação das tonsilas palatinas.

Indicações do tratamento cirúrgico

Hiperplasia das tonsilas palatinas

Hiperplasia adenotonsilar é a causa mais comum de distúrbios respiratórios durante o sono. Nas apresentações mais leves, a criança com esses distúrbios apresenta ronco noturno, respiração oral, enurese, sono sem descanso e apneias. Durante o dia, as manifestações incluem sonolência, boca seca, alterações do comportamento, respiração ruidosa, fala anasalada, halitose e obstrução nasal crônica. Pacientes com obstrução mais intensa e apneias evidentes durante o sono são classificados como portadores da síndrome da apneia obstrutiva do sono (SAOS).[18,19]

As diretrizes mais recentes, baseadas em estudos observacionais, apontam que a criança com aumento de tonsilas palatinas e faríngeas e alterações respiratórias durante o sono, e que também apresenta retardo no crescimento, rendimento escolar insuficiente, enurese ou outras alterações no comportamento beneficia-se da remoção das tonsilas palatinas e faríngeas, sendo suficientes a história e o exame físico cuidadosos para definir a indicação cirúrgica, sem o auxílio do padrão ouro para o diagnóstico de SAOS que é a polissonografia.[19]

Ronco noturno não confirma nem exclui distúrbios respiratórios significativos durante o sono, e, em situações não bem definidas, a polissonografia auxilia na graduação da gravidade da doença e na correlação entre os sintomas e as alterações no sono, permitindo a indicação ou não do procedimento cirúrgico. Estudos observacionais demonstram que a adenotonsilectomia nas crianças com hiperplasia adenotonsilar e polissonografia anormal melhora a qualidade de vida, o padrão de sono, a transição "noite e dia" e previne ou melhora de comorbidades como atraso no crescimento e rendimento escolar pobre.[19]

Faringotonsilites recorrentes

A escolha entre o acompanhamento clínico continuado e a tonsilectomia no manejo das faringotonsilites recorrentes também exige atenção individualizada, com a definição dos aspectos positivos e negativos de cada uma das opções.

Diretrizes atualizadas recomendam o procedimento para crianças que atendam aos critérios de Paradise, isto é: infecções recorrentes, caso elas se repitam mais que 7 vezes ao ano, ou 5 vezes por ano nos últimos 2 anos, ou 3 vezes anuais nos últimos 3 anos e que se acompanharam de uma ou mais das seguintes manifestações ou testes: febre > 38° C, adenopatia cervical dolorosa, exsudato tonsilar ou teste positivo para EBHGA, seja ele teste rápido ou exame cultural.[2,18,19]

A tonsilectomia também pode ser útil nas crianças com faringotonsilites recorrentes que não atendam aos critérios de Paradise, mas que apresentam determinadas condições como febre periódica, estomatite aftosa, intolerância ou hipersensibilidade a vários antibióticos ou história de abscesso peritonsilar. Nas faringotonsilites crônicas e recorrentes, o processo de transporte e apresentação dos antígenos pode ficar comprometido. As tonsilas palatinas se tornariam incapazes de exercer sua função protetora local, e, dessa maneira, a remoção de tonsilas recorrentemente doentes acarretaria benefícios ao paciente. Por outro lado, alguns poucos estudos mostraram mínimas diminuições nas concentrações séricas de imunoglobulinas nos tecidos adjacentes logo após a cirurgia, que normalizaram depois de 1-2 meses. Até o momento não existem estudos que demonstrem repercussão significativa da tonsilectomia sobre o sistema imunológico.[18,19] Nos casos em que os episódios de infecção de garganta não estiverem bem documentados, recomenda-se um período de observação de 12 meses, em virtude da história natural de resolução espontânea da doença.

PFAPA e SURF

A remoção das tonsilas palatinas elimina em mais de 95% das vezes os episódios de PFAPA e está indicada nos casos em que o emprego de corticosteroide não é bem-sucedido ou nas ocasiões em que os episódios recorrentes acabam por prejudicar significativamente a qualidade da vida do paciente. Também se deve lembrar que a síndrome SURF, de resposta irregular ao corticosteroide, beneficia-se significativamente da tonsilectomia. Em ambas as doenças, a decisão quanto ao procedimento cirúrgico deve ser amplamente discutida com os pais, tendo em vista seu caráter autolimitado.[10,11]

Contraindicações da cirurgia

Além dos riscos inerentes ao ato cirúrgico, provavelmente apenas coagulopatias significativas representam uma contraindicação não absoluta à tonsilectomia, pela possibilidade maior de hemorragia após o procedimento. Acompanhamento perioperatório por hematologista está indicado para crianças com doença de Von Willebrand ou outras alterações tratáveis da coagulação.[18,19]

Complicações

A cirurgia de remoção das tonsilas palatinas tem morbidades associadas que incluem anestesia geral, eventual hospitalização, dor de garganta prolongada, recusa alimentar, desidratação, mudança temporária da voz e hemorragia durante e após o procedimento.

Os anestésicos podem causar desorientação, náusea e vômitos. A cirurgia produz dois ferimentos abertos que podem doer por aproximadamente 1 semana. Já o sangramento imediato (primeiras 24 horas após a operação) acontece em 0,2-2% das vezes, e a hemorragia posterior (mais de 24 horas após o procedimento) em 0,1-3% dos casos. O sangramento pós-tonsilectomia é geralmente bem controlado, mas às vezes exige reintervenção e transfusão sanguínea, já que, em casos graves, pode levar à morte.

Na ausência de dados atuais, as taxas de mortalidade variaram entre 1 em 16 mil e 1 em 35 mil casos na década de 1970.[18]

CONSIDERAÇÕES FINAIS

A maioria das faringotonsilites é viral, exigindo apenas tratamento sintomático e não necessitando de tratamento com antibióticos.

O diagnóstico das faringotonsilites exige a realização de anamnese e exame clínico cuidadosos.

As infecções bacterianas das tonsilas palatinas e da faringe perfazem aproximadamente 30% do total, e seu tratamento deve visar ao germe mais frequente que é o estreptococo.

O diagnóstico de infecção por essa bactéria deve ser realizado com a comprovação por exame cultural ou pelo teste rápido de detecção do antígeno estreptocócico, pois os critérios e escores exclusivamente clínicos são imprecisos e têm pouco valor preditivo.

Infelizmente, no Brasil, o custo do teste rápido e o tempo necessário para o recebimento do resultado do exame cultural são obstáculos frequentemente intransponíveis.

O tratamento da faringotonsilite por EBHGA visa encurtar a fase aguda da doença, diminuir a transmissibilidade e reduzir o risco de sequelas supurativas e não supurativas associadas às infecções por esse germe. Antibacteriano iniciado até 9 dias depois do início do quadro infeccioso é capaz de impedir a febre reumática, principalmente em crianças.

Adenotonsilectomia atenua ou remove os sintomas relacionados aos distúrbios respiratórios do sono e à SAOS, melhorando, assim, a qualidade de vida de crianças selecionadas.

A tonsilectomia diminui a frequência de faringotonsilites graves e recorrentes nas crianças que atendem aos critérios de Paradise, além de ser também, conduta terapêutica definitiva em casos de PFAPA e SURF.

REFERÊNCIAS BIBLIOGRÁFICAS

1. Meyer A. Pediatric infectious disease. In: Lespearance MM, Flint PW. Cummings pediatric otolaryngology. Philadelphia: Elsevier Saunders; 2015. p.235-44.
2. Shulman ST, Bisno AL, Clegg HW, Gerber MA, Kaplan EL, Lee G, et al. Clinical practice guideline for the diagnosis and management of group A streptococcal pharyngitis: 2012 update by the Infectious Diseases Society of America. Clin Infect Dis. 2012;55: 86-e102.
3. Gerber M, Baltimore R, Eaton C, Gewitz M, Rowley A, Shulman S, et al. Prevention of rheumatic fever and diagnosis and treatment of acute streptococcal pharyngitis: a scientific statement from the American Heart Association Rheumatic Fever, Endocarditis, and Kawasaki Disease Committee of the Council on Cardiovascular Disease in the Young, the Interdisciplinary Council on Functional Genomics and Translational Biology, and the Interdisciplinary Council on Quality of Care and Outcomes Research: endorsed by the American Academy of Pediatrics. Circulation. 2009;119:1541-51.
4. American Academy of Pediatrics. Group A streptococcal infections. In: Red Book: 2018 Report of the Committee on Infectious Diseases, 31st ed, Kimberlin DW, Brady MT, Jackson MA, Long SS (eds.). American Academy of Pediatrics. Itasca, IL 2018. p.748-61.
5. Pereira MBR, Pereira MR. Adenotonsilites. In: Ferreira JP (ed.). Pediatria: diagnóstico e tratamento. Porto Alegre: Artmed; 2005. p.365-70.
6. Nascimento-Carvalho CM, Marques HH. Recomendação do departamento de infectologia da Sociedade Brasileira de Pediatria para conduta de crianças e adolescentes com faringotonsilites agudas. J Pediatr (Rio). 2006;82:79-80.
7. Moraes-Pinto MI. Faringotonsilite estreptocócica: necessidade do uso de testes microbiológicos para diagnóstico preciso. Rev Paul Pediatr. 2013;31(1):2-3.
8. Cohen JF, Pauchard JY, Hjelm N, et al. Efficacy and safety of rapid tests to guide antibiotic prescriptions for sore throat. Cochrane Database Syst Rev. 2020;6:CD012431.
9. Manthiram K, Lapidus S, Edwards K. Unraveling the pathogenesis of periodic fever, aphthous stomatitis, pharyngitis, and cervical adenitis through genetic, immunologic, and microbiologic discoveries: an update. Curr Opin Rheumatol. 2017;29:493-9.
10. Burton MJ, Pollard AJ, Ramsden JD, et al. Tonsillectomy for periodic fever, aphthous stomatitis, pharyngitis and cervical adenitis syndrome (PFAPA). Cochrane Database Syst Rev. 2019;12:CD008669.
11. Luu I, Nation J, Page N, et al. Undifferentiated recurrent fevers in pediatrics are clinically distinct from PFAPA syndrome but retain an IL-1 signature. Clin Immunol. 2021;226:1-7.
12. Oran DP, Topol EJ. The proportion of SARS-CoV-2 infections that are asymptomatic: a systematic review. Ann Intern Med. 2021. Jan 22;M20-6976.
13. Han MS, Choi EH, Chang SH, et al. Clinical characteristics and viral RNA detection in children with Coronavirus disease 2019 in the Republic of Korea. JAMA Pediatr. 2021;175:73-80.
14. Sadeghirad B, Siemieniuk RAC, Brignardello-Petersen R, et al. Corticosteroids for treatment of sore throat: systematic review and meta-analysis of randomised trials. BMJ. 2017;358:j3887.
15. de Cassan S, Thompson MJ, Perera R, et al. Corticosteroids as standalone or add-on treatment for sore throat. Cochrane Database Syst Rev. 2020;5:CD008268.
16. Piltcher O, Kosugi E, Sakano E, et al. How to avoid the inappropriate use of antibiotics in upper respiratory tract infections? A position statement from an expert panel. Braz J Otorhinolaryngol. 2018;84:265-79.
17. Brook I. Overcoming penicillin failures in the treatment of group A streptococcal pharyngo-tonsillitis. Int J Pediatr Otorhinolaryngol. 2007;71(1):1501-9.
18. Discolo C, Darrow D, Koltai P. Indicações de tonsilectomia decorrentes de causas infecciosas. In: Sih T, Chinsky A, Eavey R (eds.). III Manual de otorrinolaringologia pediátrica da IAPO. São Paulo: Quebec World São Paulo; 2003. p.114-28.
19. Mitchell RB, Archer SM, Ishman S, Rosenfeld RM, Coles S, Finestone SA, et al. Clinical practice guideline: tonsillectomy in children (Update). Otol Head Neck Surg. 2019; 160(15):S1-S42.

CAPÍTULO 9

DISFAGIA NA INFÂNCIA

Melissa A. G Avelino
Rebecca Maunsell

AO FINAL DA LEITURA DESTE CAPÍTULO, O PEDIATRA DEVE ESTAR APTO A:

- Compreender que antes de qualquer tipo de tratamento medicamentoso, cirúrgico ou intervenção fonoaudiológica é essencial o diagnóstico médico especializado da criança com suspeita de disfagia.
- Compreender que o exame físico da criança com disfagia deve incluir sempre uma nasofibrolaringoscopia flexível para avaliação estrutural da via aérea e digestiva superior.
- Saber que a realização de VED (videoendoscopia da deglutição) e/ou VFD (videofluoroscopia da deglutição) é essencial para descartar aspiração silente na criança com disfagia sem causa estrutural evidente.
- Saber que deve-se dar atenção para os grupos de maior risco, por exemplo, prematuros, neuropatas e crianças com malformações craniofaciais e/ou da via aérea/ digestiva, traqueostomizados.
- Compreender que sintomas respiratórios recorrentes ou refratários a tratamentos devem ser investigados para disfagia.

INTRODUÇÃO

O termo "disfagia" refere-se a um distúrbio no processo de deglutição que resulta no comprometimento da segurança e eficiência da alimentação. Assim, a disfagia pode impactar significativamente a saúde das crianças, seja pelas repercussões no trato respiratório secundário à aspiração, seja no desenvolvimento e crescimento por inadequação de aporte calórico. É de extrema importância, no entanto, a distinção entre a criança com inabilidade para deglutir ou executar uma ou mais fases da deglutição, e a criança com habilidades, porém com distúrbios comportamentais.[1] Uma criança com distúrbio comportamental ou aversão não aceita o consumo de alimento por via oral, apesar de ter habilidade para tanto. Muitas vezes não há uma razão evidente para isso, mas os distúrbios comportamentais podem ser secundários à disfagia não diagnosticada, por isso é preciso muita atenção. Dor não detectada, experiências aversivas como o uso de sondas para alimentação, aspiração da via aérea superior e/ou distúrbios sensoriais devem ser descartadas antes de atribuir o problema a um distúrbio comportamental isolado. Mais frequentemente a causa da disfagia é multifatorial e as crianças com múltiplas comorbidades.

A avaliação estrutural e funcional do trato aéreo e digestivo superior é essencial na investigação da causa e orientação de tratamentos, dada a alta frequência de alterações em grupos de crianças disfágicas. Em muitas crianças o restabelecimento de dieta por via oral exige avaliações funcionais repetidas e procedimentos diagnósticos e terapêuticos que envolvem diversas especialidades e profissionais, como será visto a seguir.

A prevalência anual de disfagia nos Estados Unidos da América (EUA) é estimada em 1%, representando cerca de meio milhão de crianças,[2] mas potencialmente maior em populações de risco. Em serviços especializados no atendimento a crianças prematuras e com condições médicas complexas, como paralisia cerebral, broncodisplasia, malformações craniofaciais e síndromes genéticas, observa-se maior incidência de disfagia, assim como maior demanda de estruturas multiprofissionais para esses pacientes.

Tanto os eventos agudos de aspiração maciça quanto os recorrentes de aspiração silenciosa podem representar significativa morbidade respiratória e algumas vezes mortali-

dade em crianças,[3] daí a importância da suspeição diagnóstica e investigação.

Além disso, cerca de 50% dos pais[4] de crianças aparentemente normais relatam que seus filhos têm dificuldades na alimentação. Em crianças com atraso de desenvolvimento, até 80% têm dificuldades na alimentação. Esse é, portanto, um assunto de extrema importância para o pediatra e especialistas que se dedicam ao cuidado de crianças disfágicas. Um profissional sozinho não vai conseguir fazer a avaliação adequada e ideal para o diagnóstico, pois esta exige várias etapas, desde a anamnese, avaliação estrutural (exame físico e videonasofibroscopia), avaliação funcional e até avaliação instrumental a depender de cada caso.

A DEGLUTIÇÃO NORMAL

O processo de deglutição é bastante diferente dependendo da idade. Pode-se dividir a deglutição didaticamente em 4 fases:[5]

1. Preparatória: o alimento é levado à boca, umedecido, mastigado e preparado em um bolo. O vedamento labial e a pressão da língua contra o palato duro permitem a propulsão do bolo alimentar para a parte posterior da cavidade oral. Essa fase se desenvolve por volta dos 6 meses de vida. Antes disso, a fase preparatória consiste na sucção.
2. Fase oral: consiste na propulsão do bolo alimentar para a orofaringe através da língua com o desencadeamento do reflexo de deglutição. O palato mole se eleva para evitar que o alimento reflua para a nasofaringe.
3. Fase faríngea: consiste na passagem do bolo alimentar pela orofaringe e hipofaringe até o esôfago em um movimento coordenado de contração muscular. Nesse momento ocorre elevação do palato para fechamento da nasofaringe e a base da língua empurra o alimento evitando o refluxo de alimento pelo nariz. A laringe se eleva e a glote se fecha enquanto o esfíncter esofágico superior relaxa, permitindo que o bolo alimentar seja empurrado para o esôfago. Durante a fase faríngea ocorre uma pausa respiratória. O reflexo de deglutição é geralmente involuntário, mas pode ser controlado de forma voluntária.
4. Fase esofágica: o bolo alimentar é empurrado em direção ao estômago através de ondas peristálticas periódicas e coordenadas da musculatura lisa do esôfago. Assim que o bolo atinge o esôfago, a respiração que havia sido interrompida pelo fechamento glótico é assumida.

As fases faríngeas e esofágicas são involuntárias em qualquer idade.

Em recém-nascidos e lactentes, todas as fases são reflexas e involuntárias. A sequência de sucção, deglutição e respiração deve ser bem coordenada e rítmica, e constitui um ato medular controlado pelo sistema nervoso central (SNC) que costuma ocorrer a partir da 34ª semana gestacional. A sucção em si precede e facilita a deglutição, e essa inibe simultaneamente a respiração. Com o desenvolvimento ao longo do primeiro ano, os movimentos voluntários vão permitir o controle das habilidades como movimentos mais complexos da língua necessários para o preparo do bolo alimentar e a deglutição segura de alimentos não líquidos. É extremamente importante para o processo de aprendizado e maturação da deglutição da criança a passagem pelas fases de maturação e progressiva aquisição de habilidades da deglutição. Por isso, crianças privadas da sucção e estímulo oral e alimentadas por via alternativa, particularmente no período neonatal e nos primeiros meses de vida, têm grande chance de apresentar distúrbios de deglutição tardiamente, além de distúrbios comportamentais como a aversão. A importância da atuação de uma equipe que avalie a deglutição tanto para estabelecer a segurança da alimentação por via oral quanto para manutenção dos estímulos na fase neonatal, em particular nas maternidades de alto risco, não pode ser subestimada.

CAUSAS DA DISFAGIA NA INFÂNCIA

A causa da disfagia pode ser única, mas frequentemente é multifatorial e relacionada a confluência de comorbidades. Um bom exemplo é o bebê prematuro extremo com broncodisplasia e sequelas neurológicas que evolui com necessidade de traqueostomia e alimentado por sonda enteral por meses. Deve-se considerar nesse exemplo a dificuldade de coordenação deglutição-respiração devido à taquipneia secundária a broncodisplasia agravada ainda pelas alterações neuromusculares secundárias a neuropatia e ainda as alterações sensitivas e aversivas em decorrência do uso prolongado de via alternativa e constante manipulação da via aérea. A presença da sonda enteral ainda aumenta a ocorrência de refluxo gastroesofágico (RGE) e esofagite secundária, o que também altera a sensibilidade da faringe e laringe e pode levar a aspiração. Nesse contexto é evidente a necessidade da avaliação multiprofissional. O mesmo vale para a avaliação de crianças com malformações craniofaciais e comprometimento cognitivo variado, cardiopatas e pneumopatas com padrões respiratórios variados e portadoras de malformações da laringe e traqueia com desconforto respiratório persistente que desde o nascimento interfere com o reflexo sucção-deglutição-respiração. Crianças com traqueostomia podem apresentar transitoriamente ou de forma intermitente dificuldades para a deglutição. A presença de traqueostomia isoladamente em crianças normais não é causa de disfagia, no entanto a incidência de traqueostomia é notadamente maior em crianças com múltiplas comorbidades associadas à disfagia, portanto na anamnese da criança com traqueostomia deve-se estar atento a sinais de disfagia. O Quadro 1 lista os principais diagnósticos relacionados a distúrbios de deglutição na infância.

Quadro 1 Principais defeitos estruturais e distúrbios relacionados à disfagia

Defeitos estruturais	Atresia ou estenose de coanas Estenose de abertura piriforme Massas nasais Hipoplasia médio-facial e atresias médio- nasais Hipertrofia de adenoides e massas de nasofaringe Anquiloglossia Micrognatia ou retrognatia Fenda labial e palatina Macroglossia Palato ogival Massas orais Laringomalacia Paralisia de pregas vocais Fendas laringotraqueais Estenoses laríngeas Massas laríngeas Malformações vasculares Atresia de esofago Fístula traqueoesofágica Acalasia do cricofaríngeo Compressão extrínseca da traqueia Traqueobroncomalácia Estenose traqueal
Comorbidades	
Distúrbios gastrointestinais	Doença do refluxo gastroesofágico Esofagite eosinofílica
Distúrbios neurológicos	Microcefalia Hidrocefalia Hemorragia intraventricular Leucomalácia periventricular Hipoxemia neonatal e paralisia cerebral Doenças neurológicas adquiridas Síndromes convulsivas Hipotonia Tumores do sistema nervoso central
Distúrbios cardiopulmonares	Doença cardíaca congênita Displasia broncopulmonar Procedimentos cirúrgicos no tórax
Distúrbios iatrogênicos ou adquiridos	Alimentação por sonda Traqueostomia Uso de suporte ventilatório
Causas adquiridas	Ingestão de substâncias cáusticas Ingestão de baterias Imobilidade de pregas vocais

AVALIAÇÃO DA CRIANÇA COM DISFAGIA

A avaliação mínima da criança com disfagia envolve a anamnese direcionada e o exame físico otorrinolaringológico, incluindo uma videonasofibrolaringoscopia, além de avaliação clínica funcional realizada por uma fonoaudiólogo com experiência em disfagia.

Anamnese e exame físico

A avaliação da criança com disfagia ou com qualquer distúrbio de deglutição e dificuldade na alimentação inicia-se com uma anamnese meticulosa para detectar a presença de fatores neurológicos e neuromusculares, que algumas vezes não são diagnosticados. O histórico neonatal deve incluir: Apgar, idade gestacional, intervenções e complicações neonatais, uso de via alternativa de alimentação e por quanto tempo e uso de medicações. Não é infrequente, por exemplo, a criança com aspiração silente se apresentar com retardo leve de desenvolvimento neuropsicomotor sem pneumonia, no entanto fazendo uso de corticoide inalatório por "sibilância recorrente". Sintomas como engasgos, vômitos, baixa ingesta e ganho ponderal, demora nas refeições, tosse crônica, ruído respiratório, "secreção em via aérea", cianose, desconforto respiratório persistente ou recorrente, além de pneumonias recorrentes, devem alertar o pediatra para a possibilidade de disfagia. A presença de dismorfismos faciais e outras malformações e síndromes e distúrbios genéticos, mesmo não cursando com comprometimento neurológico, pode estar relacionada a disfunções da deglutição e/ou malformações da via aérea/digestiva, que devem ser pesquisadas devido ao risco de aspiração silente.

É importante compreender a fisiopatologia dos sinais clínicos característicos de disfunção do mecanismo de proteção da via aérea e a relação que esses eventos podem ter com os sintomas clínicos e repercussões pulmonares:

- Penetração laríngea: acontece quando o bolo alimentar penetra no vestíbulo laríngeo e pode se manifestar como tosse, "voz úmida" ou "sensação permanente de secreção".
- Aspiração: quando o bolo alimentar ultrapassa o nível das pregas vocais, fala-se em aspiração, que pode ser percebida como engasgo, tosse, cianose.
- Aspiração silente: aquela que ocorre sem deflagrar reflexo de tosse.
- Engasgo: reflete o contato do alimento, saliva ou conteúdo de refluxo com a via aérea e pode vir acompanhado de cianose e/ou quedas de saturação quando há obstrução da via aérea pelo reflexo adutor das pregas vocais ou pelo próprio alimento.

Assim, pode-se entender que a ausência do reflexo de tosse em algumas crianças pode indicar maior risco de aspiração e dano pulmonar do que a presença de tosse persistente.

A disfagia faríngea, algumas vezes chamada também de orofaríngea, deve sempre ser suspeitada diante de crianças com sintomas respiratórios recorrentes ou refratários ao tratamento clínico. Particularmente naquelas com malformações, ainda que corrigidas, ou com síndromes genéticas. Estudos com crianças sem fatores de risco para disfagia, com sintomas respiratórios, demonstram a presença de aspiração silente de líquidos em 60% dos casos, sendo 100% de aspiração silente. Aparentemente crianças com múltiplas comorbidades ou diagnósticos e suspeita de disfagia teriam risco maior para pneumonia.[6] Daí a importância da disseminação desses conhecimentos entre os profissionais envolvidos na atenção a esses pacientes.

A relação dos sintomas com as refeições pode sugerir a fase da deglutição mais afetada, por isso é extremamente importante o relato das refeições e dificuldades específicas. A presença de sintomas durante a refeição, por exemplo, pode indicar ineficiência no reflexo de deglutição ou

alterações sensitivas com dificuldade para proteger a via aérea, enquanto sintomas após as refeições podem indicar influência de alterações da fase oral com permanência de resíduo oral ou associação com refluxo. A ocorrência de pneumonia em populações pediátricas tem sido associada também com alguns grupos diagnósticos específicos, como asma, RGE, síndrome de Down, infecções da via aérea inferior e a presença de tosse produtiva ou úmida.[6]

É de extrema importância ressaltar que nenhum sintoma e nem mesmo a avaliação clínica funcional realizada por fonoaudiólogo é capaz de prever a ocorrência de aspiração silente com segurança.[7] A literatura internacional é unânime em concordar que, considerado o risco e as consequências da aspiração, crianças com disfagia devem ser submetidas a avaliações instrumentais[5] como as descritas adiante.

O exame físico da cavidade oral, faringe e laringe pelo otorrinolaringologista é de fundamental importância e deve preceder qualquer tratamento (Figura 1). O exame otorrinolaringológico é capaz de descartar grande parte das alterações estruturais da via aérea e digestiva superior (Quadro 1). O exame físico inicia-se com a inspeção da cavidade oral, lábios, mucosa, frênulo lingual, dentição e mordida, palato, tonsilas palatinas, pescoço e pares cranianos. Além disso, é essencial a observação do padrão respiratório, presença de ruídos respiratórios, sialorreia anterior (escape salivar involuntário pela boca), hipotonia, retração de fúrcula, qualidade da voz/choro. Faz parte do exame físico e é imprescindível a realização de uma nasofibrolaringoscopia flexível para exame da faringe e laringe (Figura 1). Trata-se de um exame pouco invasivo, amplamente disponível em consultórios otorrinolaringológicos, que pode detectar patologias associadas à disfagia como: laringomalácia, paralisia de pregas vocais, fendas laríngeas, além de outras alterações, e ainda permite verificar a presença de estase salivar (Figura 2), penetração salivar e alterações sensitivas notadas com a não deflagração de deglutição e tosse ao toque da fibra ótica em estruturas da hipofaringe e laringe. A depender da dinâmica da equipe que avalia a criança disfágica, é possível fazer a nasofibrolaringoscopia para avaliação estrutural e a videoendoscopia da deglutição em um mesmo tempo evitando o desconforto repetido do exame.

Avaliação clínica funcional

A avaliação clínica funcional (ACF) realizada por fonoaudiólogo especializado em disfagia infantil é de extrema importância para acessar objetivamente as habilidades motoras e sensitivas. Motricidade e tônus da língua, mobilidade do osso hioide, tempo de permanência do bolo alimentar na faringe, frequência respiratória e fase do ciclo respiratório em que ocorre pausa durante a deglutição, número de deglutições, podem ser reportados por fonoaudiólogos ex-

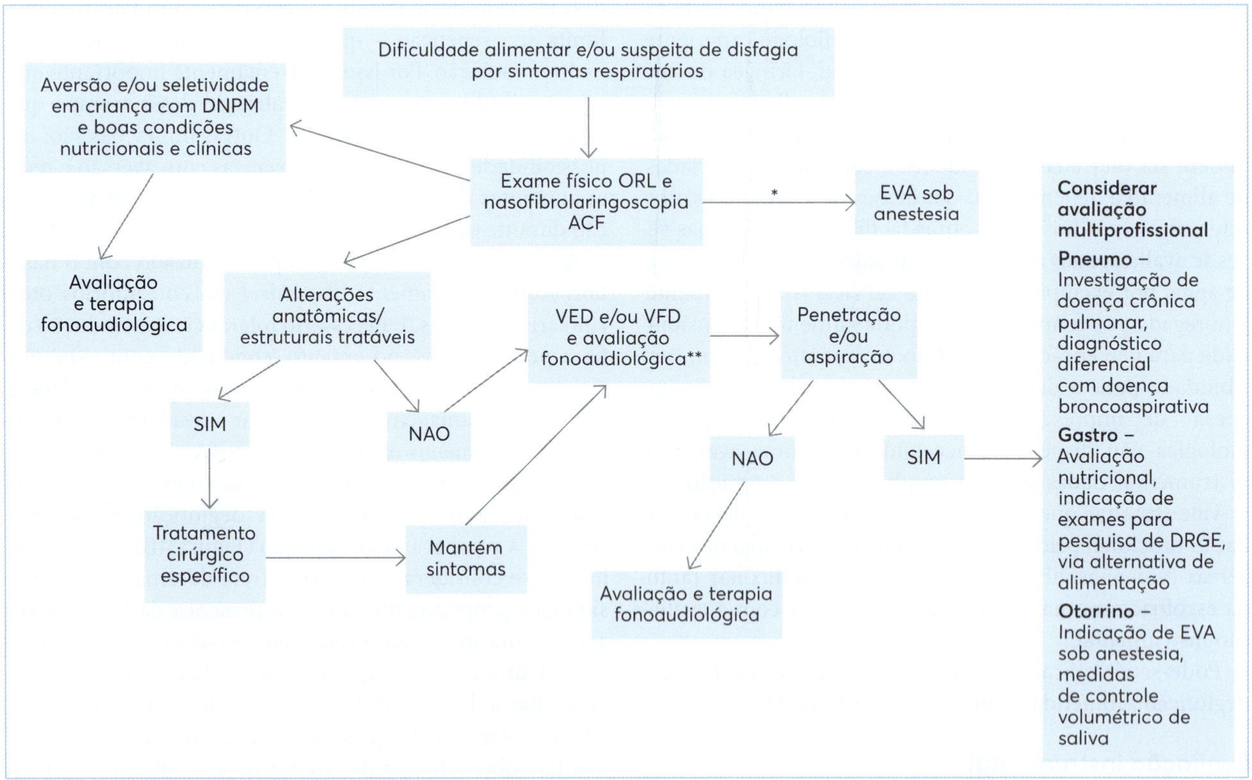

Figura 1 Fluxograma de avaliação da criança com dificuldade alimentar e/ou suspeita de disfagia.

* Suspeita de malformação e/ou comunicação via aérea-digestiva.
** Terapia fonoaudiológica paralela ao seguimento a partir deste ponto.
ORL: otorrinolaringologia; ACF: avaliação clínica fonoaudiológica; EVA: endoscopia de via aérea; VFD: videofluoroscopia da deglutição; DNMP: desenvolvimento neuropsicomotor; VED: videoendoscopia da deglutição.

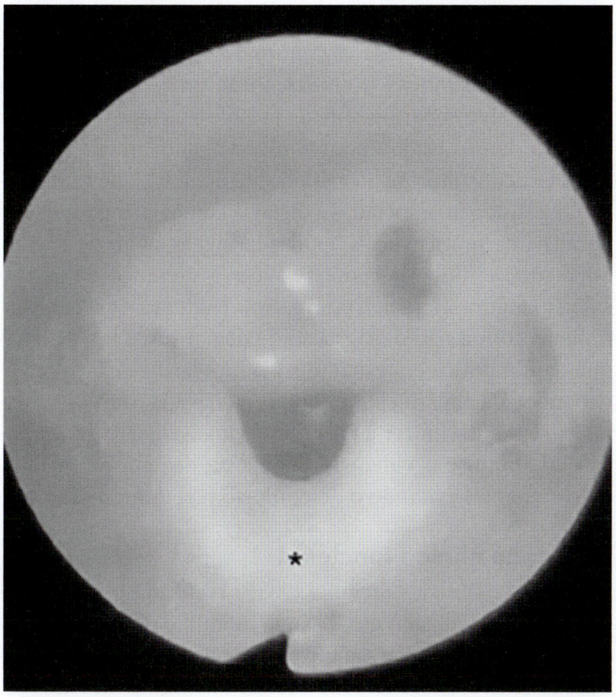

Figura 2 Visão de videonasofibrolaringoscopia com observação de epiglote (*) e estase salivar em grande quantidade em hipofaringe.

perientes e treinados e já foram reportados como sendo fatores de risco para aspiração.[8] O fonoaudiólogo experiente é capaz de diferenciar se a disfagia é oral, faríngea ou ambos e ainda avaliar se a criança pode ser condicionada para realização de exames de forma segura. Durante a avaliação podem ser ofertadas quantidades e consistências variadas de alimento a depender das condições da criança e usados diferentes utensílios e manobras facilitadoras. Algumas vezes se avalia apenas a deglutição de saliva e pequenos goles de água, por exemplo. A ausculta cervical frequentemente empregada por fonoaudiólogos pode aumentar a sensibilidade para percepção de aspiração, no entanto não tem sensibilidade para a detecção de aspiração silente.[7,9] Assim, apesar de imprescindível, a avaliação clínica fonoaudiológica não dispensa a necessidade de uma avaliação instrumental, dadas as graves implicações de aspiração.

Vale ressaltar que sempre é necessário, além dessa avaliação funcional pelo fonoaudiólogo, a endoscopia das vias aéreas (videonasofibroscopia), pois esta vai auxiliar tanto na escolha como na segurança em proceder com a avaliação instrumental.

Pode-se classificar a disfagia de acordo com a fase da deglutição acometida,[5] conforme exposto no Quadro 2.

Quadro 2 Classificação da disfagia conforme a fase da deglutição acometida e os sinais e sintomas que caracterizam cada fase

Tipo de disfagia	Sinais e sintomas característicos
Disfagia oral	Ausência de reflexos orais, sucção imatura ou ausente, mordida incoordenada e inabilidade para direcionar o bolo alimentar ou conter o bolo alimentar na cavidade oral
Disfagia faríngea	Penetração laríngea, aspiração, engasgos, voz úmida e ruído faríngeo, apneia/cianose (quando alimento obstrui a via aérea), refluxo faríngeo e nasofaríngeo
Disfagia esofágica	Resulta da obstrução da passagem do bolo pelo esôfago ou da dismotilidade das contrações esofágicas

Avaliação instrumental

Existem duas ferramentas que podem ser utilizadas em pediatria para a avaliação instrumental da disfagia: a videofluoroscopia da deglutição (VFD) ou videodeglutograma e a videoendoscopia da deglutição (VED), sendo que o primeiro é considerado padrão ouro para detecção de aspiração.

A VFD consiste na apresentação a alimentos de consistências variadas impregnadas com contraste baritado sob controle videofluoroscópico. O ideal é que se apresentem alimentos aos quais a criança está habituada. É considerado a única medida objetiva que confirma a presença de penetração e aspiração.[4] Durante o exame, todas as fases da deglutição podem ser avaliadas (Figura 3). A grande desvantagem desse exame é a exposição à radiação, o que limita sua repetição – quanto maior o tempo de exame, maior a radiação. Por isso é extremamente importante que seja escolhido o momento da realização desse exame e que estejam claros os seus objetivos. Outras limitações são: impossibilidade de realizá-lo em crianças com aversão e recusa alimentar e também de avaliar a segurança da alimentação durante o aleitamento materno.

A VED é um exame endoscópico realizado com o nasofibroscópio amplamente disponível em consultórios otorrinolaringológicos. É necessário tolerância à introdução da fibra pelas narinas, no entanto, conduzido com experiência, é possível realizá-lo em crianças em qualquer idade e apresenta a vantagem de possibilitar a avaliação de lactentes em aleitamento materno (Figura 4A). Esse exame fornece imagens da hipofaringe e laringe antes e após a deglutição mas não no momento da deglutição. É possível verificar a presença de penetração (Figura 4B), no entanto há que se considerar que não se trata de uma condição fisiológica propriamente devido à presença da fibra na via aérea. Uma importante vantagem desse exame é a avaliação estrutural da via aérea/digestiva alta e a possibilidade de avaliar a deglutição de saliva quando há importante recusa ou aversão colocando-se algumas gotas de corante alimentar sobre a língua da criança ou antes mesmo de ofertar alimentos corados e ainda observar movimentos de deglutição repetidamente sem a preocupação do tempo de exame. Outra vantagem é a possibilidade de avaliar subjetivamente a sensibilidade faríngea e laríngea, por meio de

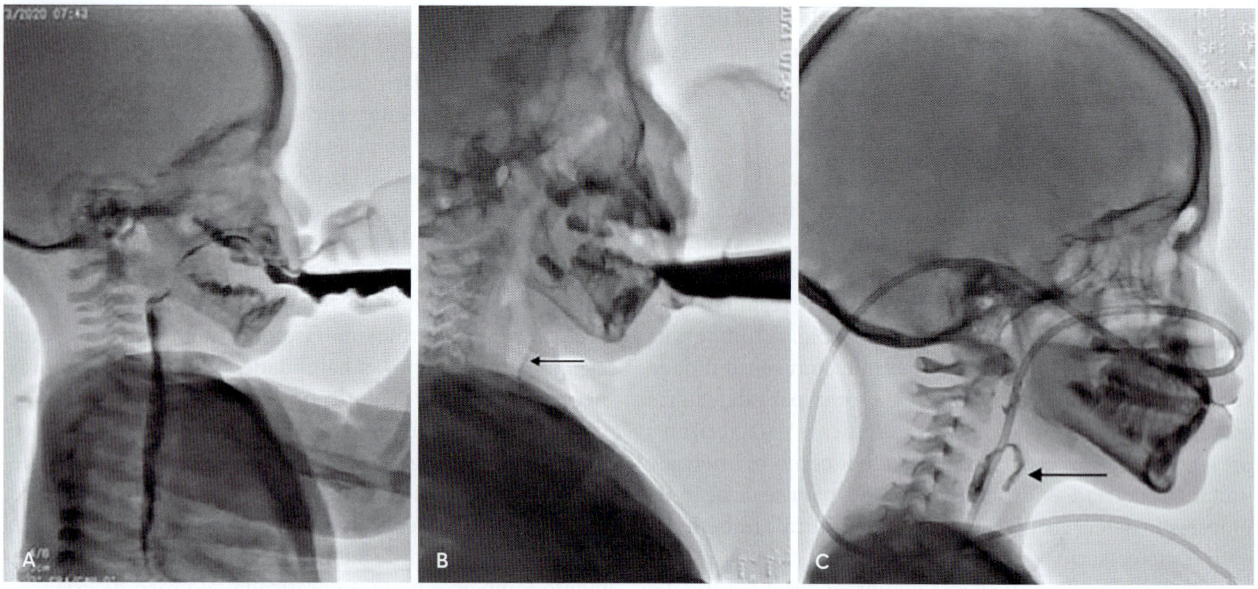

Figura 3 Imagens da VFD. A: contraste líquido visto em todas as fases da deglutição (oral, faringea e esofágica); B: presença de aspiração saliente com contraste presente na parede anterior da laringe e traqueia (seta); C: presença de aspiração de conteúdo refluído de esôfago (seta).

VFD: videofluoroscopia da deglutição.

leves toques com a fibra óptica para observar a deflagração de reflexos de deglutição e tosse. Por não expor a radiação, é um exame que pode ser repetido.

É importante considerar que VED e VFD são exames que trazem informações complementares. O último, por expor a criança a radiação, deve ser realizado após a avaliação estrutural da via aérea/digestiva superior pelo menos com uma videonasofibroscopia (Figura 1).

A presença de penetração e/ou aspiração na avaliação instrumental tem relação com a presença de doença broncoaspirativa e deve alertar para a necessidade de avaliação com pneumologista, gastroenterologista pediátrico e otorrinolaringologista treinado em procedimentos de via aérea (Figura 1). O pneumologista poderá otimizar tratamentos, solicitar e avaliar alterações tomográficas características relacionadas a aspiração crônica como bronquiectasias, espessamentos brônquicos e aprisionamento aéreo e ainda fazer o diagnóstico diferencial com outras doenças intersticiais. O gastroenterologista pediatra tem papel fundamental na investigação e tratamento do RGE e dos distúrbios da motilidade do trato gastrointestinal, além da avaliação nutricional da criança. A endoscopia de via aérea (EVA), realizada pelo otorrinolaringologista, consiste na laringoscopia de suspensão e laringotraqueoscopia para

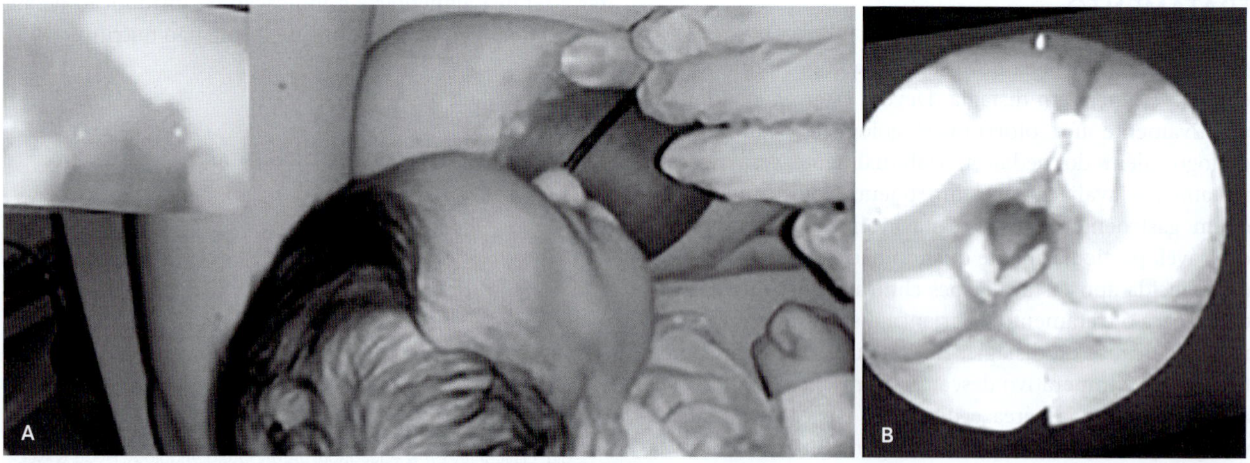

Figura 4 A: lactente sendo submetido a VED durante aleitamento. Detalhe no canto esquerdo para a imagem da laringe com pregas vocais e adução protegendo a via aérea no momento da passagem do leite; B: imagem de alimento corado sobre as pregas vocais, caracterizando penetração.

VED: videoendoscopia da deglutição.

palpação e inspeção da via aérea na busca de comunicações da via aérea/digestiva, além da caracterização de processos inflamatórios desta.

Outros exames

O exame contrastado do trato gastrointestinal (EED) pode ser necessário particularmente em recém-nascidos para avaliar a presença de alterações anatômicas. A sensibilidade do EED, no entanto, pode ser limitada para a presença de fístulas traqueoesofágicas pequenas ou residuais pós-correção de atresia de esôfago, por exemplo. A tomografia computadorizada do tórax é um exame com sensibilidade superior à da radiografia simples de tórax para detectar e estadiar doença broncoaspirativa crônica e caracterizar a presença de lesões estruturais.[10] Exames como pHmetria e imitanciometria e endoscopia digestiva para realização de biópsias e detecção de esofagite eosinofílica também podem ser necessários.

É extremamente importante compreender que uma discussão entre as múltiplas especialidades que acompanham a criança deve preceder a realização de exames visando otimizar a exposição a radiação e a necessidade de anestesia. Exames para avaliação da via aérea e endoscopia digestiva alta podem e devem ser realizados preferencialmente no mesmo ato anestésico quando indicados, assim como a tomografia de tórax, se houver necessidade de anestesia. A racionalização no pedido dos exames é um dos grandes benefícios da discussão multidisciplinar, mas também a adequação de terapias, medicamentos e a necessidade de restringir alimentos. O trabalho coordenado entre o pediatra, otorrinolaringologista, pneumopediatra, gastropediatra e o fonoaudiólogo facilita a compreensão da família sobre os objetivos dos exames e das condutas instituídas. É extremamente importante que a família tenha uma visão clara do que pode ser oferecido e das expectativas a curto e médio prazo para cada criança.

TRATAMENTO

A criança com disfagia deve ser avaliada por profissionais com experiência em disfagia. Devem estar envolvidos imperativamente um otorrinolaringologista e um fonoaudiólogo, além do pediatra. Habitualmente será necessária ainda a avaliação por um pneumologista pediátrico e um gastroenterologista. Uma avaliação neurológica é desejável, particularmente quando não há uma causa bem estabelecida após as avaliações clínicas e instrumentais. A chave para o tratamento da criança disfágica é o estabelecimento da causa da disfagia. Em crianças neurologicamente normais é imperativo descartar a presença de alterações anatômicas da via aérea e digestiva. No caso de não haver qualquer alteração, pode-se esperar uma evolução favorável até o final do primeiro ano de vida na maior parte dos casos, apenas com medidas de intervenção terapêutica fonoaudiológica.

Na presença de alterações anatômicas ou anomalias congênitas pode haver indicação cirúrgica, como no caso da anquiloglossia, laringomalácia, cistos laríngeos e fendas laringotraqueais. A intervenção adequada e precoce nesses casos pode mudar completamente a evolução clínica e o prognóstico. Por isso se faz necessário um otorrino que tenha experiência com o traquejo das vias aéreas pediátricas, e o tratamento das diferentes malformações congênitas.

A fonoterapia por um fonoaudiológico experiente constitui a primeira linha de tratamento para a disfagia. Na prática, para distúrbios da fase oral estão indicados exercícios para melhorar as habilidades sensitivas e motoras necessárias para a deglutição com fortalecimento e coordenação dos movimentos de língua, mandíbula, palato e musculatura faríngea. A terapia normalmente inclui medidas para alterar a consistência e o volume dos alimentos, além de sabores, texturas e temperatura. A mudança ou alternância no uso de utensílios específicos e posicionamento também é bastante praticada. No caso de crianças com distúrbios da fase faríngea, a terapia envolve a mudança de estratégias de deglutição ou do bolo alimentar. A oferta de alimentos espessados é bastante indicada e usada para diminuir a velocidade do trânsito do bolo e reduzir o risco de aspiração. Normalmente a preferência é dada aos espessantes naturais, no entanto é necessário considerar a idade e comorbidades da criança. O tratamento do RGE aparentemente melhora a deglutição e os testes sensoriais,[11] sugerindo que as alterações sensitivas da faringe e laringe contribuem para a disfagia. No caso de disfagias severas com repercussões significativas da aspiração salivar, a despeito da restrição alimentar por via oral podem estar indicadas medidas medicamentosas ou cirúrgicas de controle volumétrico da saliva, que fogem ao escopo deste capítulo.

O seguimento clínico de crianças com comorbidades e disfagia deve ser contínuo, e reavaliações devem ser programadas ao longo dos primeiros anos de vida para reajustar a terapia alimentar e a indicação de introdução de alimento por via oral, ainda que de forma não nutritiva.

REFERÊNCIAS BIBLIOGRÁFICAS

1. Dodrill P, Gosa MM. Pediatric dysphagia: physiology, assessment, and management. Ann Nutr Metab. 2015;66(Suppl 5):24-31.
2. Bhattacharyya N. The prevalence of pediatric voice and swallowing problems in the United States. Laryngoscope. 2015;125:746-50.
3. Tutor JD, Gosa MM. Dysphagia and aspiration in children. Pediatr Pulmonol. 2012;47:321-37.
4. Borowitz KC, Borowitz SM. Feeding problems in infants and children: assessment and etiology. Pediatr Clin North Am. 2018;65(1):59-72.
5. Lawlor CM, Choi S. Diagnosis and management of pediatric dysphagia: clinical review & education. JAMA Otolaryngology Head & Neck Surgery. 2019 Nov; E1-E9.
6. Weir K, McMahon S, Barry L, Ware R, Masters IB, Chang AB: oropharyngeal aspiration and pneumonia in children. Pediatr Pulmonol. 2007; 42:1024-31.

7. Duncan DR, Mitchel PD, Larson K, Rosen RL. Presenting signs and symptoms do not predict aspiration risk in children. J Pediatr. 2018;201:141-6.
8. Steele CM, Cichero JA. Physiological factors related to aspiration risk: a systematic review. Dysphagia. 2014;29:295-304.
9. Frakking TT, Chang AB, O'Grady KF, David M, Walker-Smith K, Weir KA. the use of cervical auscultation to predict oropharyngeal aspiration in children: a randomized controlled trial. Dysphagia. 2016 Dec;31(6):738-48.
10. Piccione J, Boesh RP. The multidisciplinary approach to pediatric aerodigestive disorders. Curr Probl Pediatr Adolesc Health Care. 2018;48:66-70.
11. Suskind DL, Thompson DM, Gulati M, Huddleston P, Liu DC, Baroody FM. Improved infant swallowing after gastroesophageal reflux disease treatment: a function of improved laryngeal sensation? Laryngoscope. 2006;116:1397-403.

CAPÍTULO 10

DISFONIA NA INFÂNCIA

Cláudia Schweiger
Elise Zimmermann Mathias

AO FINAL DA LEITURA DESTE CAPÍTULO, O PEDIATRA DEVE ESTAR APTO A:

- Compreender que a disfonia persistente em crianças deve ter seu diagnóstico elucidado.
- Compreender que a disfonia exige avaliação específica da laringe.
- Saber que nódulos vocais são as causas mais comuns de disfonia persistente na infância.
- Saber que se deve avaliar o impacto individual da disfonia para definir a melhor estratégia terapêutica.

INTRODUÇÃO

Definição

O termo "disfonia" denota qualquer dificuldade ou alteração na emissão vocal que impeça a modulação natural da voz.

A fonação se dá pela vibração das pregas vocais (PPVV); estas são aduzidas, ou seja, aproximam-se e oferecem resistência ao ar expirado, conhecido por efeito de Bernouille. A voz é o som produzido pela vibração das cordas vocais, modulada pela cavidade de ressonância, que são as cavidades abaixo e acima das PPVV.

A fonação normal depende do equilíbrio entre a tensão dos músculos intrínsecos da laringe e a pressão subglótica.

Ao abordar essa alteração, é sempre importante identificar o impacto do problema em cada paciente. Em alguns casos pode comprometer a comunicação adequada da criança com sua família e pode gerar entraves no convívio social, contribuindo inclusive para problemas emocionais e comportamentais.

Muitas vezes o impacto percebido pelos familiares é diferente do real impacto ao paciente.[1]

Prevalência na população pediátrica

Na população pediátrica a prevalência de disfonia é bem controversa e variável. Os estudos mais recentes apontam para porcentagens que variam de 1,4%, quando considerada a queixa pelos pais e pacientes, chegando até 5%, quando é feita uma abordagem dirigida à queixa.[1]

Avaliação da criança disfônica

A voz deve ser sempre avaliada pelo pediatra, e não somente quando há alguma queixa por parte da família ou do paciente. Sugere-se o inquérito dirigido. É importante analisar as características da voz da criança e avaliar, no caso de alguma alteração, o início, a duração e a evolução dessa alteração. Tentar caracterizar se é uma alteração desde o nascimento ou se apareceu depois, em que circunstâncias, fatores de melhora e piora e história do nascimento. Também é relevante considerar os hábitos vocais dessa criança, participação em corais, atividades esportivas de que participa, ambiente escolar e familiar, se a criança tem algum distúrbio do comportamento. Alterações emocionais ou transtornos de personalidade também são relevantes. Quando se percebe alguma alteração fonoarticulatória associada ou não a alteração das características da voz, convém submeter essa criança à avaliação auditiva concomitante. Vale lembrar que a principal causa de disfonia aguda na infância é a laringite viral aguda, que tem seu diagnóstico firmado clinicamente a partir da história e dos sintomas concomitantes.

Após a identificação clínica do problema, é indicado encaminhar o paciente para uma avaliação da laringe sempre que for um problema presente desde o nascimento ou se o problema persistir por mais de 2 semanas.

A finalidade da visualização adequada da laringe consiste em:

- Afastar lesões potencialmente graves.
- Proporcionar diagnóstico preciso.
- Possibilitar intervenção, se necessário.

Essa avaliação é comumente realizada por exames endoscópicos da laringe, como nasofibrolaringoscopia flexível, laringoscopia indireta ou videolaringoestroboscopia.

Os exames citados permitem a visualização não apenas da laringe, mas também da cavidade de ressonância em torno e acima das pregas vocais. O exame permite a avaliação dinâmica da laringe, a captura da imagem, é seguro e costuma ser realizado sem sedação, com a criança sentada no colo de um dos pais. Há situações em que o exame precisa ser realizado sob anestesia geral, mas são casos excepcionais, quando o paciente não colabora com o exame, se há dúvidas quanto ao diagnóstico, se há necessidade de palpar alguma lesão ou para o tratamento cirúrgico desta.[1,2]

Possíveis diagnósticos em crianças e tratamento

A disfonia pode ter várias causas na população pediátrica, e o tratamento sempre vai ser baseado no diagnóstico específico da doença que está causando a alteração vocal. Desse modo, excluindo-se a laringite viral aguda, que tem seu diagnóstico realizado clinicamente, não existe a possibilidade de tratar disfonia persistente em crianças sem ter realizado diagnóstico por meio da visualização da laringe. Entre as patologias mais comuns em crianças estão as abordadas a seguir.

Laringite viral aguda

Caracteriza-se por febre baixa, disfonia e tosse ladrante que seguem uma infecção viral das vias aéreas superiores. Pode ou não estar acompanhada de estridor bifásico. Trata-se de edema e inflamação da região subglótica causados mais comumente pelos vírus *parainfluenza* I e II, vírus sincicial respiratório e *influenza* A e B.[3] O tratamento geralmente é realizado com corticoides sistêmicos e observação.[4] Casos com obstrução mais grave podem necessitar de nebulizações com adrenalina.[5] O quadro é geralmente autolimitado, mas, se for necessária a intubação, sempre se deve levar em conta o edema da subglote e utilizar um tubo de calibre menor do que seria o recomendado para a idade.

Nódulos vocais

Nódulo vocal (Figura 1) é o diagnóstico mais comum nas crianças com disfonia, relacionado provavelmente ao abuso vocal e a maus hábitos vocais da criança. São geralmente bilaterais, localizados na transição entre o terço anterior e o terço médio de ambas as pregas vocais.[3]

A conduta inicia-se com o aconselhamento familiar se a criança é muito pequena para seguir tratamento fonoterápico específico. Os pais são orientados a falar em tom baixo com a criança e a não a estimular a gritar. Quando a criança cresce, exercícios de fonoterapia podem ser realizados, sempre orientados por fonoaudiólogo experiente. O tratamento fonoterápico dura em torno de 3 meses, quando um bom resultado geralmente é atingido. Se não houver melhora da voz e a disfonia causar desconforto para o paciente e para os familiares, cirurgia pode ser realizada, mas a necessidade de realização desta é extremamente rara.

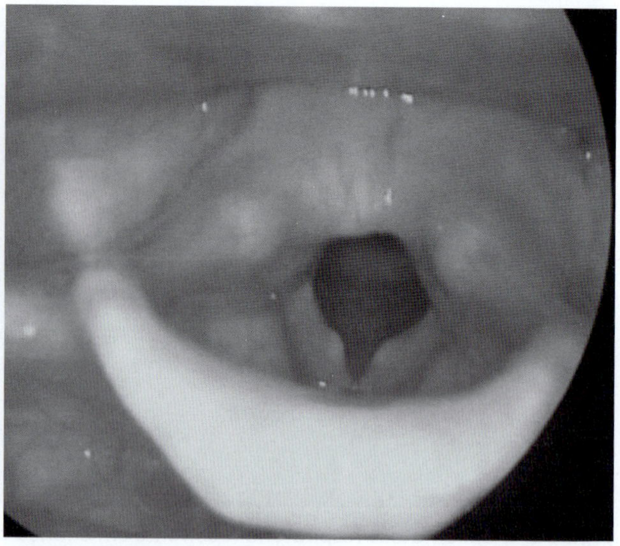

Figura 1 Nódulos vocais em videolaringoscopia de criança de 8 anos. Nota-se a posição dos nódulos (transição do terço anterior para médio da prega vocal) e a bilateralidade, características típicas dessas lesões.

Cistos de prega vocal

Podem ser difíceis de diagnosticar em crianças menores, principalmente ao tentar diferenciá-los de nódulos laríngeos. São mais comumente lesões unilaterais, preenchidas por muco, mas podem causar reação inflamatória na prega contralateral e mimetizar nódulos. Muitas vezes o diagnóstico definitivo se faz somente durante uma laringoscopia direta.

A voz pode melhorar com fonoterapia, por diminuir a reação inflamatória ao redor do cisto, mas o tratamento definitivo é cirúrgico, pois os cistos podem se romper e ocasionar mais danos à prega vocal, com a formação de fibrose na região.[3]

Papilomatose respiratória recorrente

É sem dúvida um dos diagnósticos diferenciais mais temidos na população pediátrica com disfonia, porque, além das alterações vocais, essa doença traz consigo o risco de a criança desenvolver obstrução respiratória. Os papilomas são causados pelo vírus do HPV e acometem epitélios de transição, como o que encontramos na laringe, particularmente nas pregas vocais.[6] O não diagnóstico dessa patologia pode acarretar o crescimento dos papilomas e uma obstrução aguda da via aérea da criança, em que a intubação e/ou a traqueostomia podem ser a única forma de manter a ventilação adequada e a vida da criança, até a remoção cirúrgica das lesões.

O tratamento é sempre cirúrgico devido ao risco de obstrução aguda (Figura 2A e B). Cuidado deve ser toma-

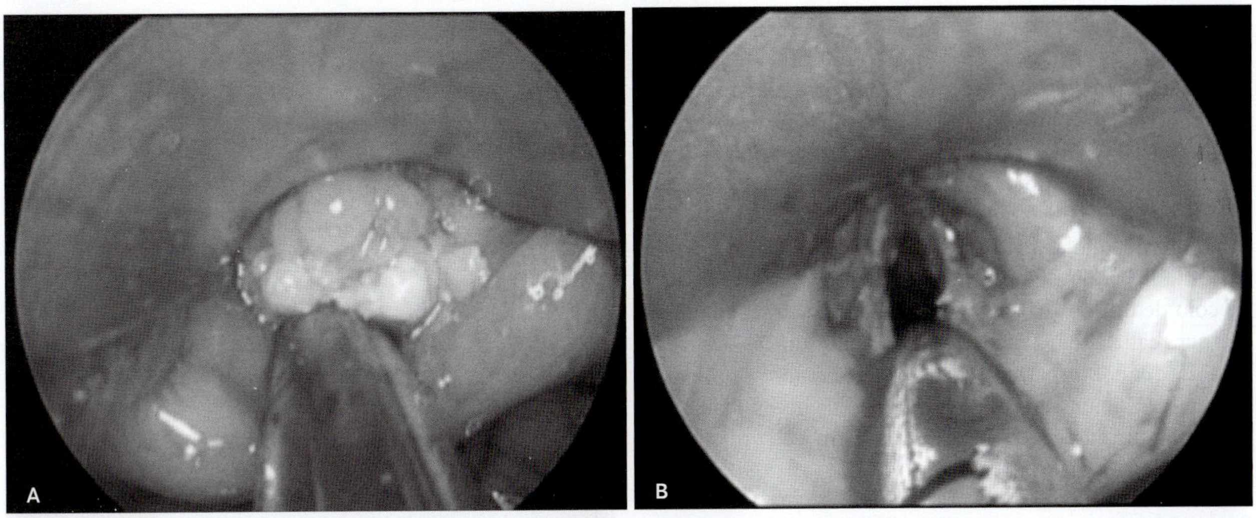

Figura 2 Papilomatose respiratória recorrente em criança de 3 anos. No transoperatório, observa-se a grande quantidade de papilomas obstruindo a laringe (A). No pós-operatório, as pregas vocais estão livres de lesão (B) e a criança pode ser extubada.

do para não causar danos maiores às pregas vocais durante a cirurgia, pois os papilomas tendem a recorrer e a criança provavelmente necessitará de muitas cirurgias até o controle completo da doença. A fibrose das pregas vocais, ocasionada pelas cirurgias repetidas, pode ser tão ou mais danosa à voz da criança quanto as próprias lesões papilomatosas. A traqueostomia deve ser sempre evitada nesses pacientes, pois pode facilitar a disseminação da doença para a traqueia e brônquios. Alguns tratamentos adjuvantes, como cidofovir e bevacizumab intralesionais, têm se mostrado promissores, mas ainda não há consenso na literatura sobre o protocolo a ser seguido. Bevacizumab sistêmico foi descrito para casos graves e disseminados pela via aérea.[7] A vacina contra o HPV tem se mostrado promissora, mas ainda faltam estudos para determinar a eficácia a longo prazo na erradicação dessa doença.[6]

Paralisia de prega vocal

A paralisia laríngea que mais comumente afeta a qualidade vocal da criança é a paralisia de prega vocal unilateral em posição de abdução, pois dificulta o fechamento glótico na fonação. Essa dificuldade de fechamento glótico pode cursar com disfagia também, mas não costuma causar sintomas de obstrução respiratória alta.[8] A principal causa de paralisia unilateral na população pediátrica é trauma ao nervo laríngeo recorrente resultante de cirurgia cardíaca, seguida de paralisia idiopática.[9]

O tratamento pode ser realizado com a injeção de substâncias na prega vocal, tireoplastia e, mais recentemente, com reinervação laríngea.[8]

Refluxo gastroesofágico

Todas as doenças laríngeas já foram atribuídas ao refluxo gastroesofágico em algum momento na literatura, mas nenhum estudo até hoje foi capaz de comprovar essa relação. Recente revisão sistemática, incluindo 5 artigos de níveis de evidência III e IV, concluiu que há forte correlação entre essas duas alterações e que os sinais clínicos de refluxo na laringe são edema e hiperemia interaritenóideos, hiperemia de prega vocal e edema retrocricoideo.[10] Essa causa possível de disfonia continua sendo muito controversa e difícil de estudar tanto em adultos quanto em crianças.

Outras doenças

Outras doenças que podem cursar com disfonia na criança são membranas laríngeas, sulcos vocais, granulomas, ectasias em pregas vocais, cistos saculares, laringoceles e tumores laríngeos (hemangiomas, linfangiomas e outros), mas estes são diagnósticos mais raros. Quando presentes, geralmente necessitam de tratamento medicamentoso e/ou cirúrgico específico.

REFERÊNCIAS BIBLIOGRÁFICAS

1. Hron AT, Kavanagh KR, Murray N. Diagnosis and treatment of benign pediatric lesions. Otolaryngol Clin N Am. 2019;52:657-68.
2. Reynolds V, Meldrum S, Simmer K, Vijayasekaran S, French N. Voice problems in school-aged children following very preterm birth. Arch Dis Child. 2016;101(6):556-60.
3. McMurray JS. Disorders of phonation in children. Pediatr Clin N Am. 2003;50:363-80.
4. Gates A, Gates M, Vandermeer B, Johnson C, Hartling L, Johnson DW, et al. Glucocorticoids for croup in children. Cochrane Database Syst Rev. 2018;22(8):CD001955.
5. Bjornson C, Russell K, Vandermeer B, Klassen TP, Johnson DW. Nebulized epinephrine for croup in children. Cochrane Database Syst Rev. 2013;10(10):CD006619.
6. Carifi M, Napolitano D, Morandi M, et al. Recurrent respiratory papillomatosis: current and future perspectives. Ther Clin Risk Manag. 2015;11:731-8.

7. Best Best SR, Mohr M, Zur KB. Systemic bevacizumab for recurrent respiratory papillomatosis: a national survey. Laryngoscope. 2017;127 (10):2225-9.
8. Aires MM, Marinho CB, Vasconcelos SJ. Surgical interventions for pediatric unilateral vocal fold paralysis: a systematic review and meta-analysis. Int J Pediatr Otorhinolaryngol. 2021;141. Epub ahead of print.
9. Jabbour J, Martin T, Beste D, Robey T. Pediatric vocal fold immobility: natural history and the need for long-term follow-up. JAMA Otolaryngol Head Neck Surg. 2014;140:428-33.
10. Saniasiaya J, Kulasegarah J. Dysphonia and reflux in children: a systematic review. Int J Pediatr Otorhinolaryngol. 2020;139:110473.

CAPÍTULO 11

ESTRIDOR LARÍNGEO

José Faibes Lubianca Neto
Rita Carolina Krumenauer

AO FINAL DA LEITURA DESTE CAPÍTULO, O PEDIATRA DEVE ESTAR APTO A:

- Avaliar e iniciar o processo diagnóstico da criança com estridor.
- Distinguir laringomalácia de outras causas de estridor.
- Descartar ou suspeitar de diagnósticos e/ou complicações que necessitem de abordagem imediata.
- Orientar os pais e referir o paciente a outros especialistas, segundo a indicação.
- Garantir medidas de apoio sempre que necessário.

O estridor é um sintoma e não um diagnóstico, podendo ter diferentes etiologias. Neste capítulo serão abordadas as principais causas não infecciosas de estridor (alterações congênitas e adquiridas) e a papilomatose laríngea, além da melhor abordagem da via aérea pelo otorrinolaringologista em cada situação. As causas infecciosas de estridor, comuns em lactentes, incluindo laringite estridulosa, falso crupe e laringotraqueobronquite, são quase sempre manejadas exclusivamente pelo pediatra e são abordadas em capítulos específicos deste Tratado.

EPIDEMIOLOGIA DO ESTRIDOR

Se for considerada a experiência de serviços pediátricos de urgência, muito provavelmente as infecções e, dependendo do nível de complexidade do hospital, os corpos estranhos são as causas mais comuns de estridor. Em casuísticas de serviços especializados dentro de hospitais terciários, no entanto, as malformações congênitas da laringe são as causas principais[1,2,3] (Tabela 1). Se forem somadas as anomalias congênitas da laringe com trauma interno da laringe e com infecções (geralmente com comprometimento principal laríngeo), teremos em torno de 70% de todas as causas de estridor em menores de 30 meses em terreno otorrinolaringológico.[1] A laringomalácia é a mais comum anomalia congênita da laringe e a principal causa de estridor não infeccioso na infância.

DEFINIÇÃO DE ESTRIDOR

É o som gerado pela turbulência do ar durante passagem por sítio parcialmente obstruído da via aérea. Pode ser inspiratório, expiratório ou bifásico. Tal característica é dependente da localização e do tipo de alteração na árvore respiratória. O estridor inspiratório é geralmente causado por obstrução alta (supraglótica) e o expiratório por obstrução baixa (traqueia torácica e brônquios). Causas fixas e/ou envolvendo a região glótica e subglótica causam comumente estridor bifásico. É importante diferenciá-lo de outros ruídos respiratórios, como o sibilo e o ronco. A sibilância é um som similar a um assovio audível durante a expiração e geralmente se deve a doença pulmonar. O ronco é principalmente inspiratório, porém com timbre mais grave, e em crianças é tipicamente causado por hiperplasia

Tabela 1 Causas de estridor em crianças com idade inferior a 30 meses em duas casuísticas otorrinolaringológicas

Alteração	Lubianca (n = 125)*	Holinger (n = 219)**
Laringomalacia	58%	60%
Estenose subglótica	19%	20%
Paralisia de pregas vocais	12%	13%
Outras	11%	7%
Total	100%	100%

Fonte: (*) Lubianca Neto et al., 2002;[8] (**) Holinger, 1980.[1]

adenotonsilar. O manejo do estridor só poderá ser adequado após o diagnóstico preciso de sua causa.

LARINGE INFANTIL

A laringe da criança difere da do adulto em diversos aspectos (Quadro 1). A compreensão dessas diferenças é fundamental para o entendimento da fisiopatologia da laringomalácia e das outras causas de estridor. A Figura 1 traz uma visão endoscópica da laringe infantil.

Ao nascimento, a laringe tem aproximadamente 1/3 do tamanho que atingirá no adulto. As cartilagens aritenoides e cuneiformes são relativamente muito maiores em neonatos e lactentes. O diâmetro da luz da subglote no recém-nascido varia entre 5-7 mm. Diâmetro de 4 mm ou menor representa estenose, ou seja, do ponto de vista prático, o tubo endotraqueal de 3,5 mm (que em média tem um diâmetro externo de 4-4,3 mm) deve passar sem dificuldade no momento da intubação de um recém-nascido. A túnica mucosa do recém-nascido e do lactente é mais frouxa e menos fibrosa que a do adulto, o que aumenta o risco de edema e obstrução durante manipulação.

Um edema circunferencial de 1 mm na luz da laringe infantil leva à redução do espaço glótico em cerca de 60%. Isso pode ocorrer nos casos precipitados por episódios de refluxo e tachados como episódios de "crupe recorrente".[4]

Quadro 1 Diferenças principais da laringe infantil em relação à do adulto

Característica	Lactente	Adulto
Posição da cricoide	Quarta vértebra cervical	Sétima vértebra cervical
Posição do hioide	Sobre cartilagem tireoide	Acima da cartilagem tireoide
Processo vocal aritenoide	1/2 da glote	1/4 a 1/7 da glote
Cuneiformes	Proeminentes	Pouco visíveis
Epiglote	Posterior e tubular	Verticalizada
Tecido submucoso supraglótico	Frouxo	Aderido

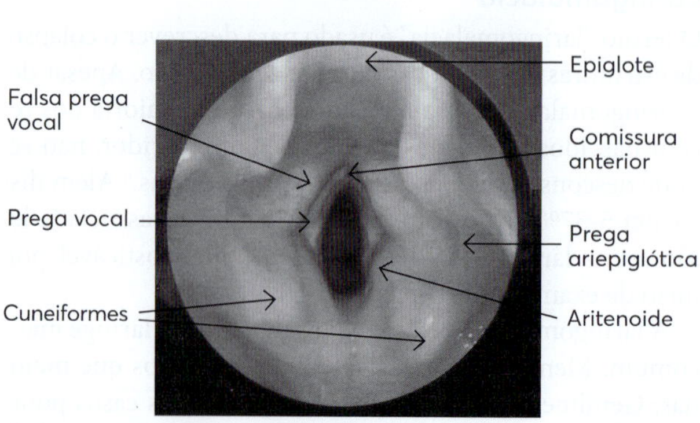

Figura 1 Laringe normal de criança de 1 ano de idade, vista em fibronasolaringoscopia.

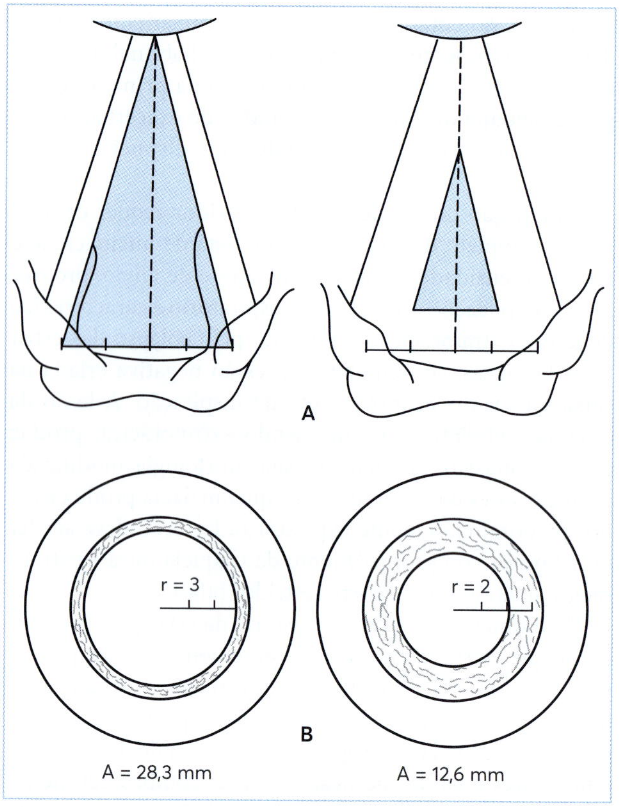

Figura 2 A: a abertura triangular da laringe infantil normal tem área aproximada de 14 mm². Quando ocorre 1 mm de edema, a área é reduzida para 5 mm², apenas 35% do normal. B: o diâmetro da subglote de um recém-nascido a termo é de 5-7 mm, com uma área de aproximadamente 28,3 mm². Um milímetro de edema reduz essa área para 12,6 mm², que é 44% da inicial. Em casos de estenose subglótica, essa redução é ainda mais dramática.

AVALIAÇÃO DO ESTRIDOR

Apesar de laringomalacia e estenose subglótica serem as causas mais frequentes de estridor em lactentes, existem outras alterações de vias aéreas que causam estridor e não devem ser tratadas com base em diagnóstico presuntivo.[1] É importante a identificação, sob visualização direta endoscópica, da causa do estridor, bem como das comorbidades associadas.[2,5] A endoscopia é a melhor maneira de fazer diagnóstico específico e planejar tratamento.

Como já mencionado, as anomalias congênitas das vias aéreas (VA) representam a maior causa de estridor em recém-nascidos e lactentes. No entanto, algumas crianças podem não apresentar estridor desde o nascimento. É o caso, por exemplo, de prematuros que apresentam inicialmente obstrução sem estridor, por não conseguirem produzir pressão inspiratória negativa suficiente para colapsar a via aérea pela relativa fraqueza da musculatura respiratória. Quando o estridor já está presente ao nascimento, geralmente as causas são obstruções fixas, como membrana laríngea e/ou estenose subglótica congênita. A larin-

gomalacia, no entanto, também pode cursar com estridor desde o nascimento, embora não seja o habitual. Frequentemente o estridor aparece lentamente na primeira ou segunda semana de vida, com períodos de exacerbação (alimentação, choro, decúbito), produzindo dispneia, cianose ou apneia.[6]

A avaliação dos pacientes com estridor requer detalhamento completo do sintoma, como data de início, característica, intensidade, fatores agravantes e de alívio, progressão e complicações.[2] O estridor inspiratório é característico de lesões extratorácicas e é gerado pelo colapso das estruturas laríngeas, consequente à pressão negativa criada na caixa torácica pelo movimento de inspiração. A lesão da estenose subglótica, mesmo sendo extratorácica, produz estridor bifásico, por não ter sua morfologia modificada pelas pressões da via aérea. A traqueomalacia produz estridor predominantemente expiratório. Exceção deve ser feita se houver comprometimento da traqueia intra e extratorácica, quando pode ocorrer estridor bifásico.

No momento de coletar a história da criança, é útil assegurar que estridor raramente é emergência e tranquilizar os pais para obter o máximo de informações. Alguns parâmetros do estridor são especialmente importantes de detalhar, como gravidade, progressão, presença de dificuldades alimentares e ganho de peso, cianose, comprometimento do sono e, no caso de já terem sido solicitados, exames de imagem com eventuais anormalidades. Embora muitas vezes superestimada, a impressão subjetiva dos pais sobre a gravidade da obstrução deve ser levada em consideração. Um dos parâmetros mais importantes é avaliar a progressão do quadro. Quadros instantâneos ou agudamente progressivos geralmente se associam a infecções ou a corpos estranhos. Quadros graves recidivantes de "laringite" podem esconder estenose subglótica e/ou refluxo gastresofágico subjacentes. Progressão mais lenta, mas com gravidade crescente, é a que se vê em casos de papilomatose laríngea e hemangiomas subglóticos.

Casos em que ocorrem dificuldades na alimentação, com ou sem aspiração, levando a baixo ou nenhum ganho de peso, denotam necessidade de intervenção. Cianose respiratória deve ser diferenciada de cianose cardiovascular, pois a última ocorre independentemente da dificuldade respiratória. Cianose respiratória sempre é sinal de gravidade e de necessidade de intervenção. Outro achado compatível com gravidade é dificuldade respiratória que persiste e atrapalha o sono. A papilomatose laríngea, ao contrário da maioria de outras causas supraglóticas e glóticas, piora o padrão respiratório durante o sono. Por fim, casos que se apresentam com exames de imagem prévios mostrando malformações pulmonares, cardíacas ou de grandes vasos merecem pronta atenção e avaliação sob anestesia geral.

Mesmo com toda avaliação clínica, a caracterização simples do sintoma não é suficiente para diagnóstico preciso. Holinger[1] relatou uma série de 219 pacientes, nos quais houve 58 diagnósticos clínicos errôneos, corrigidos pela fibronasolaringobroncoscopia. As principais hipóteses equivocadas foram asma, crupe e bronquiolite. Em torno de 30% dos pacientes com estridor referenciados ao otorrino pelo não especialista com diagnóstico presuntivo apresentam doença ou alteração diferente daquela para a qual estão sendo tratados.[7] O exame endoscópico é indispensável, uma vez que determina a causa exata do sintoma, além de excluir a concomitância de outras lesões na via aérea.[1] Nenhum outro exame, como fluoroscopia, esofagograma baritado ou radiograma lateral de pescoço, é tão definitivo e esclarecedor como a endoscopia.

O tipo de procedimento inicial (nasofibrofaringolaringoscopia – NFL – no consultório *versus* laringotraqueobroncoscopia – LTB – no bloco cirúrgico) pode variar dependendo do especialista e do serviço onde o paciente é avaliado.

A NFL em consultório é suficiente e segura para diagnosticar a maioria dos pacientes com estridor de característica extratorácica sem sinais de gravidade, podendo-se reservar a LTB para casos em que os achados iniciais são insuficientes para explicar a gravidade do estridor ou naqueles com história e apresentação sugestiva de lesão intratorácica. Existem autores que preferem já de início avaliar globalmente a via aérea sob anestesia geral. Estes se apoiam na chance de existir em até 37% dos casos lesão sincrônica na via aérea, que pode passar despercebida à NFL de consultório.[1] Talvez o que explique melhor essa discrepância e auxilie na decisão seja o tipo de população avaliada. Pacientes com estridor avaliados em consultório privado ou mesmo em ambulatório geral de hospitais públicos geralmente são acometidos por formas leves de laringomalacia, sem repercussão sistêmica. Nesses, a NFL de consultório parece ser suficiente. No entanto, aqueles avaliados em hospitais, sejam provenientes de enfermarias de pneumologia ou de unidades de tratamento intensivo (UTI), representam uma população diferente, altamente selecionada, e tendem a ter comorbidades associadas.[8] Nesses casos, utiliza-se a LTB em bloco cirúrgico.

PRINCIPAIS CAUSAS DE ESTRIDOR EM RECÉM-NASCIDOS E LACTENTES

Laringomalacia

O termo "laringomalacia" é usado para descrever o colapso de estruturas supraglóticas durante a inspiração. Apesar de a laringomalacia ser a alteração de base na maioria dos recém-nascidos e lactentes que apresentam estridor, não se pode desconsiderar a presença de outras causas.[6] Além disso, em 5-37% dos casos é possível identificar associada lesão secundária de via aérea, somente diagnosticável por meio de exame endoscópico.[3]

A laringomalacia é a anomalia congênita da laringe mais comum. Meninos são duas vezes mais afetados que meninas. Geralmente é autolimitada, mas em raros casos pode produzir episódios graves de apneia, *cor pulmonale* e deficiências de desenvolvimento. A prevalência da laringoma-

lácia na literatura é variável (19,4-75%) dependendo dos critérios utilizados no estudo e do local de origem dos dados.[6] Sua origem está ligada à alteração do tônus e do sistema de integração sensoriomotora da laringe, imaturidade ou doença neurológica da laringe.[9]

O refluxo gastroesofágico (RGE) e faringolaríngeo também tem sido implicado como tendo importante papel na gênese da malacia. O RGE está presente em 65-100% das crianças com laringomalacia, levando à proposição por parte de alguns autores de tratamento empírico universal antirrefluxo para essas crianças.[6]

Cabeceira elevada durante a amamentação e uso de mamadeiras com bicos que minimizam a aerofagia podem diminuir o número de eventos de refluxo. Não há estudos controlados demonstrando qual seria o regime de tratamento mais efetivo para RGE em pacientes com laringomalacia. Usualmente se utilizam bloqueadores de bomba de hidrogênio ou bloqueadores H2 e agentes pró-cinéticos.

É muito importante para o pediatra clínico diferenciar laringomalacia de outras condições que causam respiração ruidosa. Não é infrequente que o diagnóstico de traqueomalacia, asma, bronquiolite e hiper-reatividade brônquica preceda um diagnóstico correto de laringomalacia.

A sintomatologia da laringomalacia é caracterizada por estridor inspiratório variável, que se inicia nas primeiras 2 semanas de vida, geralmente tem seu pico entre a sexta e a oitava semanas e resolução completa entre 18-24 meses. O diagnóstico geralmente é feito antes dos 4 meses de vida. O estridor pode ocorrer em repouso, mas piora com agitação, choro e alimentação. O sintoma também é relacionado à posição da criança, sendo agravado pela posição supina e aliviado pela pronação. O comprometimento respiratório na laringomalacia geralmente não é grave e a criança na maioria das vezes não apresentará cianose e dispneia. Mais frequentemente se observam dificuldades para alimentação, incluindo regurgitação, engasgos, tosse e mamadas demoradas. Lactentes com laringomalacia podem ter dificuldade em coordenar a sequência sugar-engolir-respirar necessária para a amamentação, como resultado de sua obstrução respiratória. A demanda metabólica aumentada pela incoordenação respiração/alimentação pode ser grave a ponto de comprometer o ganho ponderoestatural, embora isso não seja comum. Outros sintomas associados menos comuns, porém preocupantes, são taquipneia, retrações suprasternais e intercostais, cianose, *pectus excavatum* e apneia obstrutiva.

O diagnóstico pode ser feito no consultório, por meio de NFL, ou, em casos mais graves, no bloco cirúrgico, sob anestesia geral com ventilação espontânea. A decisão de realizar o exame endoscópico em ambulatório ou em bloco cirúrgico dependerá das condições clinicas do paciente (rápida progressão do estridor, cianose, dificuldades alimentares importantes), das comorbidades associadas (malformações craniofaciais, alterações anatômicas e funcionais cardíacas) e da eventual desproporção entre os sintomas do paciente e os achados nasofibrolaringoscópicos do consultório. É mandatório não aprofundar a anestesia, permitindo movimentação da laringe, já que laringomalacia é um diagnóstico dinâmico. O endoscopista poderá examinar a movimentação das estruturas laríngeas durante a respiração espontânea e diferenciar laringomalacia de outras causas de estridor inspiratório, como paralisia de pregas vocais. Os achados endoscópicos característicos incluem pregas ariepiglóticas curtas, cartilagens cuneiformes volumosas que são aspiradas para a luz da laringe durante a inspiração, epiglote tubular em forma de ômega exagerada, que se curva sobre si mesma, e colapso interno das aritenoides. Essas condições favorecem o colapso laríngeo supraglótico durante a inspiração[2] (ver Figura 3).

O curso clínico é benigno na maioria dos pacientes, e a resolução dos sintomas ocorre até os 18 meses de idade, optando-se quase sempre pelo tratamento conservador.[6] Em alguns casos pode haver complicações que tornam necessária a intervenção cirúrgica, o que ocorre em torno de 10% dos casos, podendo chegar a 20% do total, no caso de amostras selecionadas de hospitais terciários. A cirurgia é indicada nos casos de retardo de crescimento, dificuldade importante na alimentação (com baixo ou nenhum ganho ponderoestatural.), esforço respiratório importante com tiragem (algumas vezes com *pectus escavatum*) e necessidade de intubação. A cirurgia é a supraglotoplastia, que consiste em ressecção das pregas ariepiglóticas ou porção lateral de epiglote, além da redundância mucosa supraglótica posterior, dependendo do tipo de anomalia. Nos casos mais incomuns, em que há prolapso da epiglote para dentro da luz laríngea na inspiração, a glossoepiglotopexia pode ser necessária. Pode ser realizada com instrumentos frios ou a *laser*. Em alguns raríssimos casos, dependendo

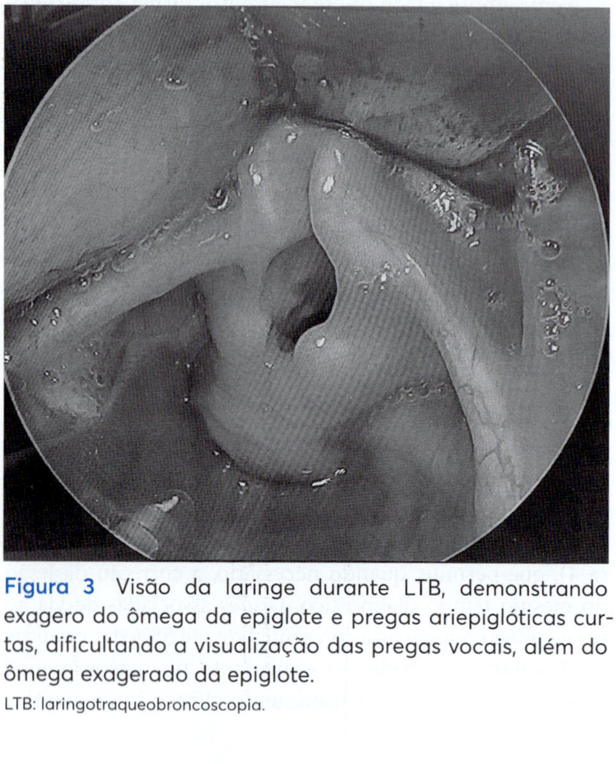

Figura 3 Visão da laringe durante LTB, demonstrando exagero do ômega da epiglote e pregas ariepiglóticas curtas, dificultando a visualização das pregas vocais, além do ômega exagerado da epiglote.

LTB: laringotraqueobroncoscopia.

da gravidade, pode ser necessária a traqueostomia, na maioria das vezes transitória.

A laringomalacia tem sido associada a apneia do sono em crianças. Há evidências para a solicitação do exame em casos graves para monitorar o impacto da laringomalacia no sono, bem como o efeito da supraglotoplastia na qualidade do sono e na síndrome da apneia/hipopneia obstrutiva do sono, embora parâmetros clínicos sejam relativamente sensíveis tanto para indicar a cirurgia quanto para monitorar seus efeitos.[10]

Doença neurológica está presente em 20-45% das crianças com laringomalacia e incluem epilepsia, hipotonia, retardo de desenvolvimento, paralisia cerebral e malformação de Chiari. Esses pacientes geralmente terão sintomas mais graves por tempo mais prolongado e necessitam de intervenção cirúrgica mais frequentemente do que aqueles com laringomalacia isolada.[6] As cardiopatias, síndromes e outras anomalias congênitas também são mais frequentes em crianças com laringomalacia e estão associadas a pior prognóstico clínico e cirúrgico.[9]

Estenose subglótica

A estenose subglótica (ES) caracteriza-se por lúmen menor que 4 mm na região da cartilagem cricoide, em crianças a termo.[2] Embora alguns autores classifiquem a estenose subglótica como a terceira causa mais comum de estridor em RN e lactentes[2] em nosso meio parece ser a segunda causa mais comum (principalmente quando se associam as adquiridas), ocorrendo em até 20,5% dos pacientes.[8] A ES é considerada congênita na ausência de intubação prévia ou causa traumática aparente. As falhas incompletas na recanalização da laringe na vida embrionária determinam seus diversos tipos.

Nem sempre é fácil diferenciar entre forma adquirida e congênita, pois algumas vezes não se tem oportunidade de avaliar o estridor antes do manuseio da via aérea por outros profissionais para controle da disfunção respiratória aguda, como em casos de intubação endotraqueal, cricotireoidostomia ou traqueostomia de urgência.

A sintomatologia (estridor expiratório ou bifásico e sinais de comprometimento respiratório) pode não se manifestar até que haja alguma situação desencadeante. A maioria dos casos surge após infecções do trato respiratório, e a doença do refluxo gastresofágico (DRGE) também está associada ao desenvolvimento de ES.[11] O tratamento clínico com drogas antirrefluxo pode resolver a sintomatologia em 1/3 dos casos.[12]

A suspeita diagnóstica é feita pelo quadro clínico. O primeiro exame pode ser a NFL com anestesia tópica, que também exclui atresia de coanas. Em geral, no entanto, recorre-se à endoscopia rígida sob anestesia geral - LTB - (ver Figura 4), que permite, quando necessário, a correção da lesão no mesmo tempo diagnóstico. Lesões associadas de via aérea e esôfago podem estar presentes em até 58% das crianças.

O tratamento pode ser expectante nos casos menos graves. Deve-se realizar tratamento clínico intensivo das

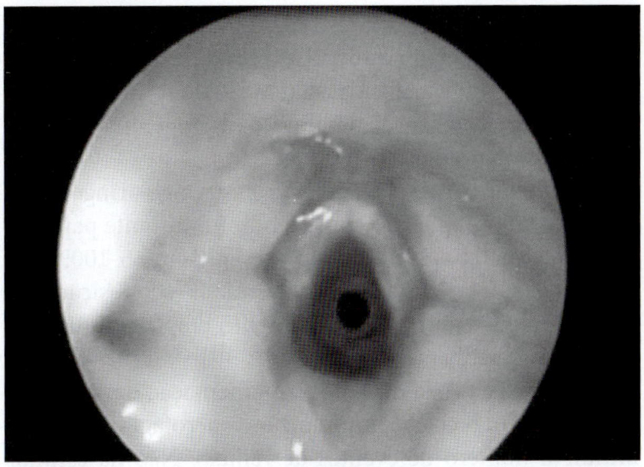

Figura 4 Videofibronasolaringoscopia no nível de pregas vocais demonstrando estenose membranosa na região subglótica.

infecções de vias aéreas, evitando intubação e traqueostomia. Nos casos congênitos, alguns autores sugerem como alternativa prévia à traqueostomia a simples incisão descompressiva anterior da cartilagem cricoide (*cricoid split*), técnica quase em desuso. As indicações de traqueostomia são a necessidade de intubação, insucesso de extubação e não passagem de broncoscópio de 3,5 mm durante avaliação. O tratamento cirúrgico pode envolver dilatação pneumática com balão[13] ou dilatadores específicos (para estenoses adquiridas) e uso de *laser* de dióxido de carbono. O manejo endoscópico pode ser utilizado, e seu sucesso é inversamente proporcional à gravidade da estenose. A reconstrução laringotraqueal (laringoplastia com enxerto de cartilagem costal, auricular ou tireóidea) ou a ressecção cricotraqueal pode ser realizada a partir de 1 ano de idade, mas é preferencialmente retardada até o quarto ano de vida ou mais, quando possível.

Paralisia de pregas vocais

As paralisias são a terceira anomalia congênita mais comum de laringe,[1,8] podendo ser uni ou bilaterais. Em geral, a paralisia bilateral é secundária a malformação de sistema nervoso central (a principal é a síndrome de Arnold Chiari), enquanto paralisia unilateral é causada por lesões periféricas, geralmente traumáticas (especialmente trauma de parto, mas também após procedimentos cardíacos e torácicos). Entre outras causas de paralisia de pregas vocais em neonatos estão hidrocefalia, infeções, neoplasias, trauma de intubação, trauma cervical e asfixia.[14]

Na presença de paralisia de prega vocal, outras anomalias congênitas devem ser excluídas, como meningomielocele, outras paralisias de nervos cranianos, estenose subglótica congênita, laringomalacia, malformações cardiovasculares e tumores de mediastino. É indispensável, nos casos bilaterais, avaliação por exame de imagem de sistema nervoso central, base de crânio, região cervical e tórax e abdome, além de avaliação clínica neurológica.

A paralisia unilateral pode ser assintomática ao nascimento, e o diagnóstico pode ser tardio. A obstrução respiratória é mínima, com períodos de agravamento em situações de estresse. Pode haver estridor bifásico, aspiração e choro rouco ou fraco. Já a paralisia bilateral apresenta-se com insuficiência respiratória aguda e estridor importante, podendo necessitar de intubação ou traqueostomia de urgência. O diagnóstico de certeza é feito pela NFL com a criança em respiração espontânea, a fim de que se possa comparar a mobilidade das pregas vocais.

A paralisia unilateral, por seu caráter benigno e muitas vezes reversível, geralmente não necessita de tratamento específico. O acompanhamento clínico e a fonoterapia são comumente suficientes. O tratamento definitivo da paralisia bilateral deve ser retardado o máximo possível (no mínimo por 48 meses), porque um considerável percentual de pacientes sem comorbidades associadas melhora espontaneamente até essa idade. A traqueostomia, caso tenha sido necessária, é mantida até 4 anos de idade, quando se deve avaliar a possibilidade de tratamento cirúrgico com técnicas que visam aumentar a luz da laringe.[15]

Hemangioma de laringe

Hemangiomas são os tumores mais comuns na infância, ocorrendo com maior frequência em meninas, na proporção de 2 a 3:1. Os hemangiomas subglóticos são relativamente raros, e aproximadamente 50% dos pacientes terão associados hemangiomas cutâneos na cabeça e pescoço (ver Figura 5).

A sintomatologia inicia-se tipicamente em torno dos 2 meses de vida e é de intensidade crescente, paralelamente ao aumento do tumor. O estridor é bifásico, piora com choro, esforço e infecções de vias aéreas. Os sintomas podem simular crupe, o que muitas vezes resulta em atraso do diagnóstico.[16] O tumor apresenta fase de crescimento rápido durante 6-10 meses, depois se torna estacionário até iniciar fase de lenta involução. Embora a sintomatologia desapareça antes, a resolução completa dos hemangiomas ocorre em torno de 70% dos casos aos 5-7 anos de vida.[1]

O diagnóstico é feito por meio da endoscopia. Visualiza-se estreitamento assimétrico do lúmen da subglote, e um tumor bocelado, compressível, de superfície lisa e coloração avermelhada ou vinhosa (ver Figura 5).

A biópsia não é necessária, e quando realizada pode provocar sangramento de variada intensidade. A tomografia computadorizada é útil para avaliar a extensão da lesão para mediastino e tórax.

A manutenção de uma via aérea permeável e anatômica é o principal objetivo do tratamento, que deve ser o menos agressivo possível, já que a lesão tende a involuir ao longo do tempo. Alguns pacientes apresentam disfunção respiratória significativa e necessitam de intervenção nos primeiros meses de vida.[16]

O propranolol tornou-se o tratamento de escolha no manejo de hemangiomas de via aérea. O tratamento inicial apresenta taxa de sucesso de 88%, e o índice de recidiva após suspensão da medicação gira em torno de 8%. A dose recomendada na literatura é de 2-3 mg/kg/dia, e a retirada deve ser gradual e acompanhada de perto pelo especialista.[17] A terapêutica inicial com propranolol pode ser associada à corticoterapia sistêmica em doses regressivas, que reduz mais rapidamente o tamanho do tumor, porém aumenta a chance de efeitos adversos. Normalmente o tratamento é mantido até o primeiro ano de vida.

A traqueostomia é realizada em caso de obstrução respiratória aguda. Aplicações de corticoide ou substância esclerosante intralesional, vaporização com *laser* de CO_2 e exérese cirúrgica aberta tornaram-se procedimentos raros após o uso do propranolol ser difundido.

Diafragmas e atresia laríngea

As membranas ou diafragmas laríngeos são raros e representam 5% das anomalias congênitas de laringe. São considerados uma falha na recanalização da laringe primitiva durante o desenvolvimento pré-natal. Os diafragmas são membranas de espessura variável que se estendem parcialmente sobre a laringe ou por toda a glote (atresia). A atresia de laringe na maioria dos casos é incompatível com a vida.[18]

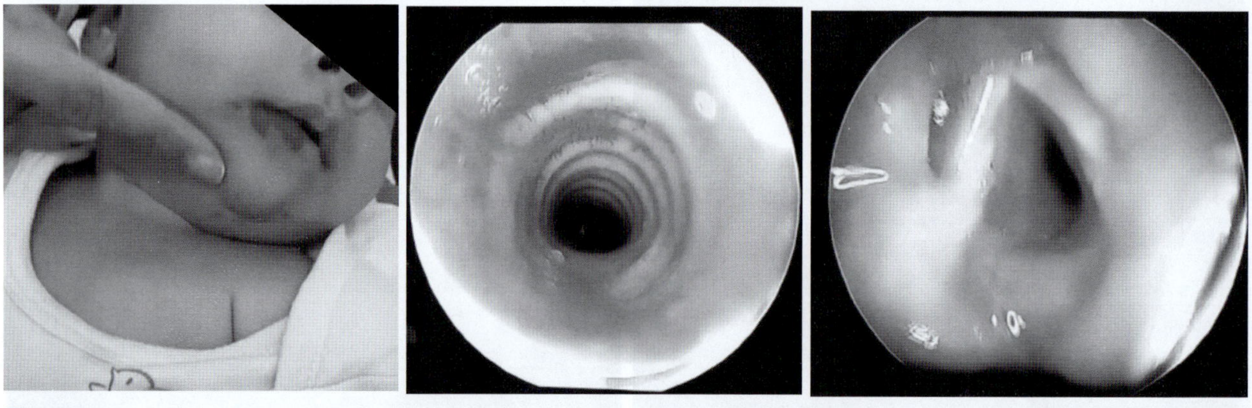

Figura 5 Lesão hemangiomatosa em lábio inferior em criança de 4 meses e LTB mostrando o hemangioma subglótico e traqueal no mesmo paciente.

LTB: laringotraqueobroncoscopia.

Aproximadamente 75% dos diafragmas ocorrem na glote, podendo estender-se para a subglote. Outras malformações podem ocorrer simultaneamente, como estenose subglótica congênita, fístulas traqueoesofágicas e algumas síndromes. A membrana em geral interliga a porção membranácea das pregas vocais, restringindo seus movimentos. Existe uma associação especial com a síndrome de DiGeorge e a velocardiofacial, e deve ser realizada a pesquisa da deleção 22q11.22 em todos os casos de membranas.

Os dois principais sintomas dos diafragmas congênitos de laringe são a obstrução respiratória e a disfunção vocal. A membrana quando pequena é geralmente assintomática, e a gravidade da sintomatologia correlaciona-se diretamente com sua extensão. O diagnóstico é feito por meio da NFL e da LTB, que permite palpação e avaliação da extensão da lesão para subglote (ver Figura 6). A maioria dos diafragmas é fibrosa com borda côncava posterior.

O tratamento é baseado na extensão da lesão e na gravidade dos sintomas. Pode incluir secção do diafragma via endoscópica (a frio ou com *laser* de CO_2), dilatações para prevenir recidiva e cirurgia aberta. Aproximadamente 40% dos casos, dependendo da gravidade do acometimento, acabam necessitando de traqueostomia, que em geral não é definitiva.[18,19]

Papilomatose respiratória recorrente

Condição causada pelo papilomavírus humano (HPV) caracterizada por papilomas recorrentes do trato respiratório, especialmente laringe. É o tumor benigno da laringe mais frequente em crianças e está associado à alta morbidade. Mais prevalente no sexo masculino. Os pacientes geralmente se apresentam na idade de 2-6 anos, e, quanto mais precoce é a apresentação, pior sua evolução. Os sintomas clássicos são disfonia (inicialmente) e dispneia (com a evolução do caso). O estridor é frequente, tendo início gradual e progressivo por semanas ou meses. A disfunção respiratória aguda é rara pela instalação lenta da obstrução de via aérea.[20]

A papilomatose recorrente laríngea (PRL) é causada pelo papilomavírus humano (HPV) tipos 6 e 11. Há associação entre papilomatose da laringe e condiloma acuminado materno presente durante o parto. A etiologia venérea é reforçada pelo fato de que 90% das lesões genitais são também causadas por HPV 6 ou 11, com sequência de DNA idêntica à encontrada nos vírus de laringe. Embora uma minoria de mães de crianças com PRL apresente história prévia de condiloma genital, a maioria tem evidência só histológica de infecção por HPV. Crianças cujas mães apresentem verrugas genitais possuem alto risco relativo de desenvolver PRL.[21] O diagnóstico é feito por meio de visualização direta por laringoscopia e biópsia (ver Figura 7).

O papiloma de laringe é uma entidade de difícil tratamento, devido à recorrência e às complicações, que podem incluir danos irreversíveis à voz. O tratamento consiste em repetidos procedimentos microlaringoscópicos para remover as lesões papilomatosas até que o paciente entre em remissão, e 7% dos pacientes chegam a realizar mais de 100 procedimentos para controle da doença. A remoção pode ser mecânica a frio, com *laser* (CO_2, KTP), microdebridador ou *coblation*, dependendo da preferência do cirurgião e da disponibilidade de equipamento. O objetivo da cirurgia é remover os papilomas, preservando o tecido laríngeo normal. Inúmeras terapias sistêmicas e intralesionais adjuvantes são propostas para o tratamento da PRL, incluindo indole-3 carbinol, vacina contra sarampo, caxumba e rubéola, vacina para o HPV, interferon-alfa, celecoxib, assim como a injeção local de cidofovir ou de bevacizumabe, nessa ordem de preferência.[21]

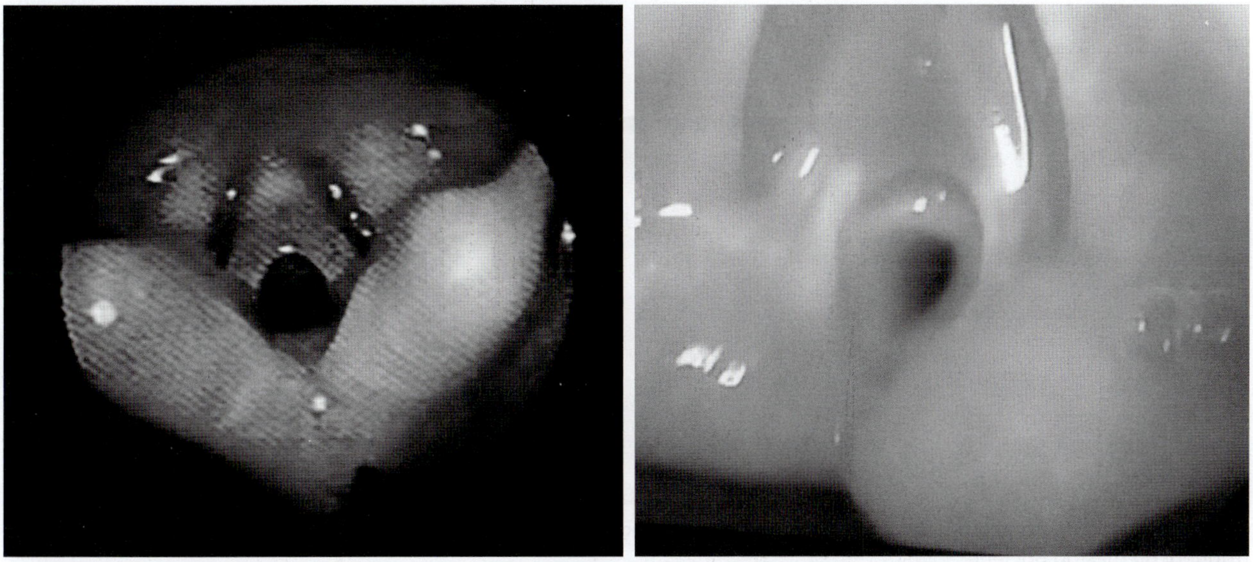

Figura 6 Videofibronasolaringoscopia demonstrando dois casos de membrana laríngea, sem e com extensão subglótica.

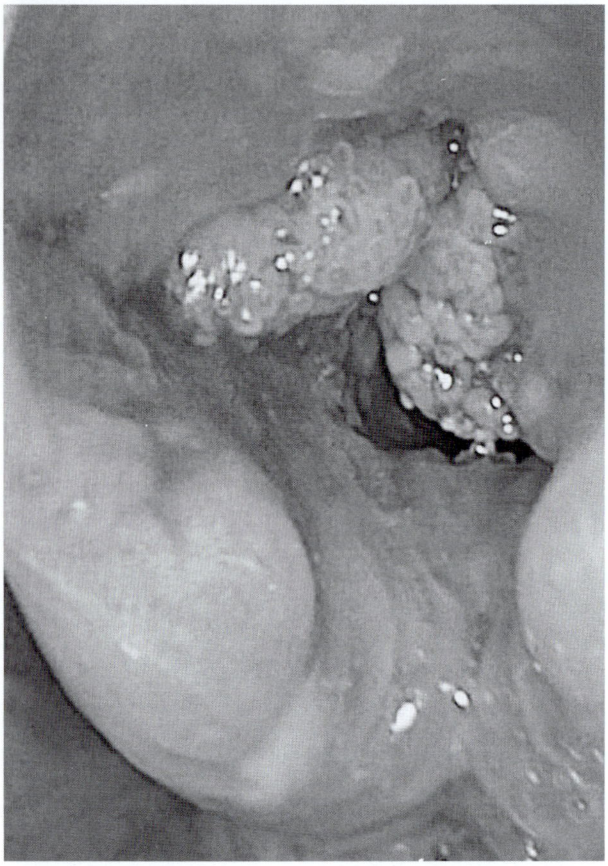

Figura 7 Videolaringoscopia demonstrando papilomatose laríngea extensa que impede a visualização de pregas vocais.

Muitos pacientes desenvolvem lesões traqueais após traqueostomia, que deve ser evitada sempre que possível. Bevacizumabe sistêmico parece ser efetivo nos casos mais agressivos de papilomatose respiratória com disseminação pulmonar.[22]

CORPOS ESTRANHOS

Corpos estranhos em vias aéreas são causas importantes de morbidade e mortalidade em crianças e podem apresentar-se com estridor de início súbito. Serão abordados em outro capítulo deste Tratado.

CONSIDERAÇÕES FINAIS

Estridor é sintoma e não diagnóstico. Pode ser inspiratório, expiratório ou bifásico, conforme a localização da causa. Em lactentes, as principais etiologias de estridor são alterações laríngeas: laringomalacia e estenose subglótica são as mais frequentes.

Mesmo nos casos com diagnóstico clínico presuntivo é importante a identificação, sob visualização direta endoscópica, da causa do estridor, bem como das comorbidades associadas. Essa é a melhor maneira de fazer diagnóstico específico e de planejar tratamento.

A avaliação clínica dos pacientes com estridor requer detalhamento completo do sintoma. O estridor inspiratório é característico de lesões extratorácicas, e o expiratório é característico de lesões intratorácicas. As alterações na subglote geralmente se apresentam com estridor bifásico.

A laringomalacia é a anomalia congênita da laringe mais comum. A sintomatologia é caracterizada por estridor que inicia nas primeiras 2 semanas de vida e piora com agitação, choro e alimentação. O curso clínico é benigno na maioria dos pacientes, e a resolução dos sintomas ocorre até os 18 meses de idade, optando-se quase sempre pelo tratamento conservador.

A estenose subglótica é a segunda alteração laríngea mais comum na infância, e deve ser sempre aventada em pacientes com história de intubação prévia, dificuldade de intubação e/ou com laringites de repetição.

Outras causas de estridor são paralisia de pregas vocais, hemangioma de laringe, diafragmas e atresias laríngeas e papilomatose laríngea.

REFERÊNCIAS BIBLIOGRÁFICAS

1. Holinger LD. Etiology of stridor in the neonate, infant and child. Ann Otol Rhinol Laryngol. 1980;89:397-400.
2. Cotton RT, Prescott CAJ. Congenital anomalies of the larynx. In: Practical pediatric otolaryngology. Philadelphia: Lippincott-Raven Publishers; 1999.
3. Albert D, Leighton S. Stridor and airway management. In: Cummings CW, Fredrickson JM, Harker LA, Krause CJ, Schuller DE, Richardson MA. Pediatric otolaryngology head & neck surgery. 3.ed. St. Louis: Mosby; 1998. p.285-302.
4. Waki EY, Madgy DN, Belenky W, Gower VC. The incidence of gastroesophageal reflux in recurrent croup. Int J Pediatric Otorhinolaryngol. 1995;32:223-32.
5. Holinger LD. Diagnostic endoscopy of the pediatric airway. Laryngoscope. 1989 Mar; 99(3):346-8.
6. Landry AM, Thompson DM. Laryngomalacia: disease presentation, spectrum, and management. Int J Pediatr. 2012;2012:753526.
7. Zoumalan R, Maddalozzo J, Holinger LD. Etiology of stridor in infants. Ann Otol Rhinol Laryngol. 2007 May;116(5):329-34.
8. Lubianca Neto JF, Fischer GB, Krumenauer R, Peduzzi FD, L Jr H, Richter VT. Achados clínicos e endoscópicos em crianças com estridor. Rev Bras Otorrinolaringol. 2002 May;68(3):314-8.
9. Thompson DM. Abnormal sensorimotor integrative function of the larynx in congenital laryngomalacia: a new theory of etiology. Laryngoscope. 2007 Jun;117(6 Pt 2 Suppl 114):1-33.
10. Wise MS, Nichols CD, Grigg-Damberger MM, Marcus CL, Witmans MB, Kirk VG, et al. Executive summary of respiratory indications for polysomnography in children: an evidence-based review. Sleep. 2011 Mar 1;34(3):389-98.
11. May JG, Shah P, Lemonnier L, Bhatti G, Koscica J, Coticchia JM. Systematic review of endoscopic airway findings in children with gastroesophageal reflux disease. Ann Otol Rhinol Laryngol. 2011 Feb;120(2):116-22
12. Halstead LA. Gastroesophageal reflux: a critical factor in pediatric subglottic stenosis. Otolaryngol Head Neck Surg. 1999;120:683-8.
13. Whigham AS, Howell R, Choi S, Peña M, Zalzal G, Preciado D. Outcomes of balloon dilation in pediatric subglottic stenosis. Ann Otol Rhinol Laryngol. 2012 Jul;121(7):442-8.
14. Tucker HM. Vocal cord paralysis in small children: principles in management. Ann Otol Rhinol Laryngol. 1986 Nov-Dec;95(6 Pt 1):618-21.

15. Trozzi M, Meucci D, Salvati A, Tropiano ML, Bottero S. Surgical options for pediatric bilateral vocal cord palsy: state of the art. Front Pediatr. 2020;8:538562. Published online 2020 Dec 9.
16. Darrow DH. Management of infantile hemangiomas of the airway. Otolaryngology Clinics of North America. 2018 Feb;51 (Issue 1):133-46.
17. Schwartz T, Faria J, Pawar S, Siegel D, Chun RH. Efficacy and rebound rates in propranolol-treated subglottic hemangioma: a literature review. Laryngoscope. 2017 Nov;127(11):2665-72.
18. Milczuk HA, Smith JD, Everts EC. Congenital laryngeal webs: surgical management and clinical embryology. Int J Pediatr Otorhinolaryngol. 2000 Jan 30;52(1):1-9.
19. Trey LA, Lambercy K, Monnier P, Sandu K. Management of severe congenital laryngeal webs: a 12 year review. Int J Pediatr Otorhinolaryngol. 2016;86:82-6.
20. Derkay CS. Recurrent respiratory papillomatosis. Laryngoscope. 2001;111:57-69.
21. RY Seedat. Juvenile-onset recurrent respiratory papillomatosis diagnosis and management: a developing country review. Pediatric Health Med Ther. 2020;11:39-46.
22. Best SR, Mohr M, Zur KB. Systemic bevacizumab for recurrent respiratory papillomatosis: a national survey. Laryngoscope. 2017 Oct;127(10):2225-9.

SEÇÃO 29

PNEUMOLOGIA

COORDENADORA

Maria de Fatima B. Pombo Sant'Anna
Doutora em Doenças Infecciosas e Parasitárias pela Universidade Federal do Rio de Janeiro (UFRJ). Professora Associada de Pediatria da Faculdade de Medicina da UFRJ. Membro do Departamento Científico (DC) de Pneumologia da Sociedade Brasileira de Pediatria (SBP).

AUTORES

Ana Alice Amaral Ibiapina Parente
Professora Adjunta de Pediatria da UFRJ. Pneumologista Pediátrica do Instituto de Puericultura e Pediatria Martagão Gesteira (IPPMG)/UFRJ. Doutora em Clínica Médica – Pesquisa Clínica – pela UFRJ.

Carlos Antônio Riedi
Professor Associado do Departamento de Pediatria da Universidade Federal do Paraná (UFPR). Membro do DC de Pneumologia da SBP. Coordenador da Residência de Pneumopediatria da UFPR.

Cássio Ibiapina
Professor Associado do Departamento de Pediatria da Faculdade de Medicina da Universidade Federal de Minas Gerais (FM-UFMG).

Clemax Couto Sant'Anna
Professor Titular do Departamento de Pediatria da FM-UFRJ. Membro do Departamento de Doenças do Aparelho Respiratório da Sociedade de Pediatria do Estado do Rio de Janeiro (Soperj).

Cristina Gonçalves Alvim
Professora Associada do Departamento de Pediatria da FM-UFMG.

Débora Carla Chong-Silva
Doutora em Saúde da Criança e Adolescente pela UFPR. Professora Adjunta de Pediatria da UFPR e da Pontifícia Universidade Católica do Paraná (PUC-PR). Membro do DC de Pneumologia da SBP.

Diego Brandenburg
Pneumologista Pediátrico pela Universidade de Santiago do Chile (USACH). Coordenador do Laboratório de Função Pulmonar e do Ambulatório de Asma de Difícil Controle do Hospital de Clínicas de Porto Alegre (HCPA).

Edna Lúcia Santos de Souza
Mestre em Assistência Materno-infantil e Doutora em Medicina e Saúde pela Universidade Federal da Bahia (UFBA). Professora Associada do Departamento de Pediatria da Faculdade de Medicina da Bahia (FMB) da UFBA. Coordenadora do Serviço de Pneumologia Pediátrica do Hospital Universitário Professor Edgard Santos da UFBA.

Elenara da Fonseca Andrade Procianoy
Pneumologista Pediátrica do HCPA. Doutora em Ciências Pneumológicas pela Universidade Federal do Rio Grande do Sul (UFRGS). Membro do DC de Pneumologia da SBP.

Fernando Augusto Lima Marson
Mestre em Saúde da Criança e do Adolescente e Doutor em Ciências pela Universidade Estadual de Campinas (Unicamp). Especialista em Pesquisa Clínica pela Universidade de Harvard. Professor do Programa de Pós-graduação em Ciências da Saúde pela Universidade São Francisco.

Gilberto Bueno Fischer
Professor Titular de Pediatria da Universidade Federal de Ciências da Saúde de Porto Alegre (UFCSPA). Chefe do Serviço de Pneumopediatria do Hospital da Criança Santo Antônio.

Gilvan da Cruz Barbosa Araújo
Especialista em Pneumologia Pediátrica pela SBP. Membro do DC de Pneumologia da SBP. Professor de Pediatria da Faculdade de Ciências Médicas da Paraíba (FCMPB).

Helena Teresinha Mocelin
Especialista em Pediatria pelo Hospital da Criança Conceição. Mestre em Pediatria e Doutora em Pneumologia pela UFRGS. Membro Efetivo do Comitê de Pneumologia da Sociedade de Pediatria do Rio Grande do Sul (SPRS).

José Dirceu Ribeiro
Especialista em Pediatria e Pneumologia Pediátrica pela SBP e Sociedade Brasileira de Pneumologia e Tisiologia (SBPT). Mestre em Clínica Médica, Doutor, Livre-docente e Titular em Pediatria pela Unicamp. Coordenador do Setor de Pneumologia Pediátrica do Departamento de Pediatria da Faculdade de Ciências Médicas (FCM) da Unicamp.

Laura Lasmar
Professora Associada do Departamento de Pediatria da FM-UFMG. Mestre e Doutora pelo Programa de Pós-graduação em Ciências da Saúde da Criança e do Adolescente da FM-UFMG. Coordenadora do Grupo de Pesquisas em Pneumologia Pediátrica do Departamento de Pediatria da FM-UFMG. Coordenadora do Centro Multidisciplinar para Pacientes com Asma de Difícil Controle (CEMAD) do Hospital das Clínicas da UFMG/EBSERH.

Leandro Meirelles Nunes
Professor Adjunto do Departamento de Pediatria da FM--UFRGS. Especialista em Pediatria e Neonatologia pela SBP. Mestre e Doutor em Saúde da Criança e do Adolescente pela UFRGS.

Maria de Fatima B. Pombo Sant'Anna
Doutora em Doenças Infecciosas e Parasitárias pela UFRJ. Professora Associada de Pediatria da Faculdade de Medicina da UFRJ. Membro do DC de Pneumologia da SBP.

Patrícia Gomes de Matos Bezerra
Pediatra. Coordenadora da Pneumologia Pediátrica do Instituto de Medicina Integral Professor Fernando Figueira (IMIP). Doutora em Saúde Materno-infantil pelo IMIP. Docente da Faculdade Pernambucana de Saúde (FPS). Membro do DC de Pneumologia da SBP.

Paulo Augusto Moreira Camargos
Professor Titular do Departamento de Pediatria da FM--UFMG. Membro da Unidade de Pneumologia Pediátrica do Hospital das Clínicas da UFMG. Bolsista de Produtividade em Pesquisa 1B do CNPq. *Assistant Étranger*, Faculté de Médecine Saint Antoine, Université Pierre et Marie Curie (Paris VI), França.

Rafaela Baroni Aurilio
Especialista em Pediatria pela SBP e em Pneumologia Pediátrica pela SBP/SBPT. Doutora em Clínica Médica – Ênfase em Saúde da Criança e do Adolescente – pela UFRJ.

Regina Terse Trindade Ramos
Professora Associada Doutora do Departamento de Pediatria da FMB-UFBA. Preceptora da Residência Médica em Pneumologia Pediátrica do Complexo Universitário Professor Edgard Santos/UFBA. Professora da Pós-graduação em Medicina e Saúde da FMB-UFBA.

Sérgio Luís Amantéa
Professor Adjunto do Departamento de Pediatria da UFCSPA e da PUC-RS. Coordenador do Programa de Pós--graduação Atenção à Saúde da Criança e do Adolescente da UFCSPA. Coordenador de Ensino da Emergência Pediátrica do Hospital da Criança Santo Antônio/Irmandade Santa Casa de Misericórida de Porto Alegre (ISCMPA). Doutor em Medicina – Pneumologia – pela UFRGS. Presidente do DC de Emergências da SBP. Presidente da SPRS.

Sidnei Ferreira
Professor Associado do Departamento de Pediatria da Faculdade de Medicina da UFRJ. Membro do Serviço de Pneumologia Pediátrica do IPPMG-UFRJ. Secretário Geral da SBP.

Valentina Coutinho Baldoto Gava Chakr
Pediatra pelo HCPA, com Título de Especialista pela SBP. Pneumologista Pediátrica pelo Hospital São Lucas da PUC--RS, com Título de Especialista pela SBPT. Mestre e Doutora em Pediatria e Saúde da Criança pela PUC-RS. *Fellowship* em Pneumologia Pediátrica pela Indiana University, EUA. Professora do Departamento de Pediatria da Faculdade de Medicina da UFRGS. Pediatra e Pneumologista Pediátrica do HCPA.

CAPÍTULO 1

FIBROSE CÍSTICA

José Dirceu Ribeiro
Fernando Augusto Lima Marson
Carlos Antônio Riedi

AO FINAL DA LEITURA DESTE CAPÍTULO, O PEDIATRA DEVE ESTAR APTO A:

- Definir o que é uma doença gênica.
- Suspeitar em quais situações clínicas o paciente pode ter uma doença gênica.
- Saber qual teste molecular solicitar para investigar uma doença gênica.
- Compreender quais são os principais tipos de exames genéticos moleculares.
- Entender quais os motivos para solicitar um teste molecular para investigar doença gênica.
- Saber como interpretar o resultado de um exame molecular.
- Saber que há realmente a necessidade de aprofundar a investigação etiológica para chegar a uma compreensão molecular da doença que afeta o paciente.

INTRODUÇÃO

A fibrose cística (FC) é uma doença monogênica autossômica recessiva, decorrente da ausência e/ou do defeito qualitativo e/ou quantitativo da proteína CFTR (*cystic fibrosis transmembrane regulator*), que funciona na regulação da permeabilidade do íon cloreto e de bicarbonato em células epiteliais. A proteína CFTR é expressa pelo gene com mesmo nome (*CFTR*), presente na região 7q3.11.1.

Recentemente, estudos de genética molecular e eletrofisiologia do transporte iônico em superfícies epiteliais culminaram com a identificação, a clonagem e o sequenciamento do gene *CFTR*, favorecendo o conhecimento dos mecanismos bioquímicos responsáveis pela fisiopatogenia e abrindo horizontes para o aconselhamento genético e o tratamento da FC pela medicina personalizada.[1,2]

EPIDEMIOLOGIA

A incidência da FC varia de acordo com a etnia e o país estudado. É aproximadamente de 1/2.000 a 1/5.000 em caucasianos nascidos vivos na Europa, nos Estados Unidos da América e no Canadá. No Brasil, a incidência estimada é de 1/9.000 a 9.500 nascidos vivos.[3]

A mediana de sobrevida estimada no relatório do Grupo Brasileiro de Estudos em FC em 2017 está entre 43,8-54,9 anos, com estimativa mínima do intervalo de confiabilidade de 41,6 anos. Nos EUA, no relatório da Cystic Fibrosis Foundation (2017), a mediana de sobrevida para os pacientes nascidos em 2017 foi de 46,2 anos (IC95%: 43,8-50 anos). Esses resultados são animadores se aliados ao fato de que praticamente todos os estados do Brasil realizam a triagem neonatal (TN) para FC pelo esquema do Sistema Único de Saúde (SUS) desde de 2015, o que leva à redução do tempo do diagnóstico, melhor acompanhamento clínico e laboratorial e melhora na qualidade de vida.[4]

FISIOPATOLOGIA

Existem mais de 2 mil variantes do gene *CFTR*, divididas em 6 classes (Quadro 1). As variantes no gene *CFTR* conferem variações nas células epiteliais pulmonares quanto à expressão da proteína CFTR:

- Variante de classe I: ausência total de síntese.
- Variante de classe II: bloqueio no processamento da CFTR, causando degradação da proteína e não ancoragem no epitélio.
- Variante de classe III: bloqueio na regulação da proteína que está presente na superfície celular.
- Variante de classe IV: condutância alterada por variantes que modificam a translocação do cloro pelo poro da proteína.

Quadro 1 Classes de variantes no gene *CFTR*

Classificação tradicional	Classe I	Classe II	Classe III	Classe IV	Classe V	Classe VI	Classificação tradicional
Classificação por medicina de precisão	Classe I-A	Classe I-B	Classe II	Classe III	Classe IV	Clase V	Classe VI
Defeito da CFTR	Sem RNA	Sem proteína	Ausência de transporte	*Impaired gating*	Menor condutância	Menor quantidade de proteína	Menor estabilidade
Exemplos de variantes	Dele2,3(21 kb), 1717-1G→A	Gly542X, Trp1282X	F508del, Asn1303Lys, Ala561Glu	Gly551Asp, Ser549Arg, Gly1349Asp	Art117His, Arg334Trp, Ala455Glu	3272-26A→G, 3849+10 kg C→T	c.120del23, rPhe580del
Terapia personalizada	Sem resgate	Resgate de síntese	Resgate de tráfego	Restauro da atividade do canal	Restauro da atividade do canal	Correção do sítio de *Splicing*	Melhorar a estabilidade
Drogas (aprovadas)	*Bypass therapies* (não)	*Read-through compounds* (não)	Corretores (sim)	Potenciadores (sim)	Potenciadores (não)	*Antisense oligonucleotides correctors, potentiators?* (no)	Estabilizadores (não)
Característica clínica	Doença com maior gravidade				Doença com menor gravidade		

- Variante de classe V: síntese da CFTR reduzida.
- Variante de classe VI: degradação precoce da proteína por instabilidade na superfície celular.

As classes de variantes I, II e III são associadas às manifestações graves da FC (doença clássica), enquanto as classes IV, V e VI resultam em fenótipos de menor gravidade.

Nos pulmões, a falta ou o defeito da CFTR causa alterações no líquido da superfície das vias aeríferas, com perda de sódio e água para o interstício do epitélio e desidratação das camadas gel e sol das vias aeríferas. O resultado está esquematizado na Figura 1 e as fases na Figura 2. A reologia do muco das vias aeríferas é alterada pela diminuição do batimento ciliar e pela impactação das secreções que favorecem a inflamação e, posteriormente, a colonização/infecção por: *Haemophilus influenzae e parainfluenzae, Staphylococcus aureus, Pseudomonas aeruginosa* não mucoide, *P. aeruginosa* mucoide, complexo *Burkholderia cepacia* e *Achromobacter xylosoxidans*, fungos. A colonização por *P. aeruginosa* ocorre frequentemente entre 5-6 anos de idade nos países desenvolvidos. No Brasil, a colonização é mais precoce. A evolução dos pacientes após a colonização é variável: alguns apresentam pequeno declínio da função pulmonar (FP); em outros, a FP piora rapidamente. Outros fatores que deterioram a FP são desnutrição, infecção por *B. cepacia*, diabetes *mellitus*, exacerbações pulmonares (EP), insuficiência pancreática (IP) e variantes das classes I, II e/ou III.

A colonização ou infecção crônica das vias respiratórias por *P. aeruginosa* está associada ao maior número de EP e à duração das hospitalizações. Portanto, intervenção precoce e prevenção da doença pulmonar melhoram a qualidade e a expectativa de vida dos pacientes.

Além dos pulmões, os defeitos na proteína CFTR causam disfunções em outros órgãos, de modo primário ou secundário: intestino, pâncreas, ossos, fígado, órgãos sexuais e glândulas, com muitas expressões fenotípicas ao longo da vida.

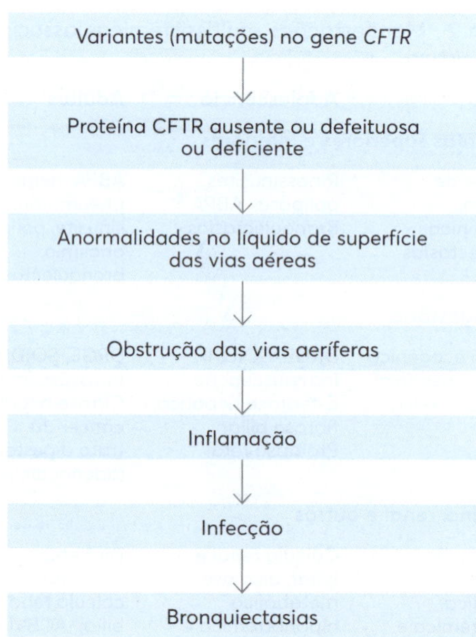

Figura 1 Mecanismos determinantes da doença pulmonar na fibrose cística.

CFTR: *cystic fibrosis transmembrane regulator*.

MANIFESTAÇÕES CLÍNICAS

As manifestações clínicas da FC variam com idade, gravidade e genótipo (Quadro 2). No Brasil, antes da TN, aproxi-

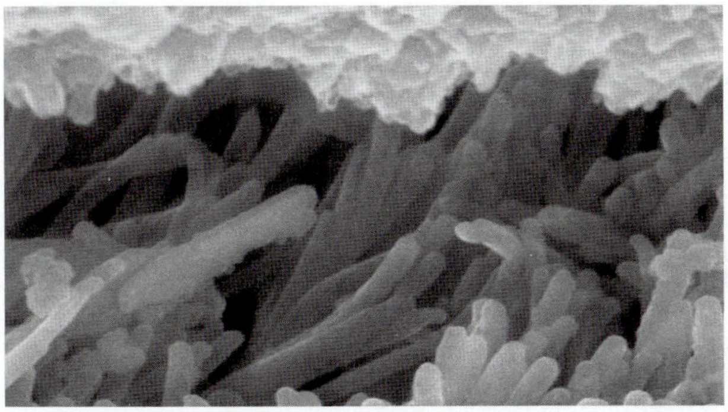

Figura 2 Fase sol: onde estão os cílios (inferior). Fase gel: camada superficial (muco e secreções).

madamente 80% dos pacientes apresentavam sintomas sugestivos no primeiro ano de vida e 50% tinham diagnóstico realizado após 3 anos de idade. É responsabilidade do pediatra geral estar alerta para as manifestações clínicas da FC, para melhor orientar quanto à solicitação de exames complementares, visando ao diagnóstico mais precoce possível.[5,6]

Quadro 2 Manifestações multissistêmicas associadas à fibrose cística

Infância	Adolescência	Adultos
Vias aéreas superiores e inferiores		
Infecções de repetição, tosse crônica, bronquiectasias	Rinossinusites, poliposes ABPA Bronquiectasias	ABPA, hemoptise, pneumotórax, sinusite, polipose, anosmia, bronquiectasias
Trato digestório		
Intestino ecogênico fetal, íleo meconial, IP, prolapso retal, DRGE	DRGE, SOID, IP Intussuscepção Esteatose hepática, fibrose biliar Prolapso retal	DRGE, SOID, IP Intussuscepção Cirrose hepática; câncer do trato digestório (adenocarcinoma)
Endócrino, renal e outros		
Desidratação, alcalose metabólica hiponatrêmica e hipoclorêmica	Cálculo renal e biliar, alcalose metabólica hiponatrêmica e hipoclorêmica, diabetes, puberdade atrasada	Diabetes, osteoporose, cálculo renal e biliar, ACBVD, osteoartropatia hipertrófica Artrite, vasculite, alcalose metabólica, hiponatrêmica e hipoclorêmica

ABPA: aspergilose broncopulmonar alérgica; SOID: síndrome da obstrução do intestino distal; FC: fibrose cística; ACBVD: agenesia congênita bilateral dos vasos deferentes. IP: insuficiência pancreática, DRGE: doença por refluxo gastroesofágico.
Fonte: adaptado de O'Sullivam et al., 2009.[7]

Deve-se suspeitar de FC nas crianças com história clínica compatível ou antecedente familiar sugestivo e/ou óbitos por doença respiratória crônica, íleo meconial (IM), doença pulmonar crônica (uma vez excluídas as mais prevalentes, como asma), esteatorreia, desnutrição, déficit de crescimento, distúrbios hidreletrolíticos (hiponatremia/alcalose metabólica) e isolamento de *P. aeruginosa* em secreções respiratórias. Entre as manifestações respiratórias, a mais comum é a tosse persistente, às vezes coqueluchoide, que pode aparecer nas primeiras semanas de vida. Também são frequentes: bronquiolite grave, sibilância sem resposta aos broncodilatadores, bronquite crônica e bronquiectasias. Alguns pacientes são oligossintomáticos por anos, o que não impede a progressão silenciosa da doença pulmonar.[8]

Na evolução, os pacientes podem apresentar expectoração purulenta, principalmente matinal, frequência respiratória aumentada, dificuldade expiratória, cianose periungueal, baqueteamento digital acentuado e alterações da caixa torácica. Nessa fase, queixam-se de falta de ar durante exercícios e fisioterapia e, posteriormente, em repouso.

As complicações são: hemoptises recorrentes, impactações mucoides brônquicas, atelectasias, enfisema progressivo, pneumotórax e evolução para *cor pulmonale*. As vias aeríferas superiores são comprometidas em todos os pacientes, na forma de pansinusite crônica, anosmia e rouquidão transitória. A polipose nasal ocorre em aproximadamente 20% dos pacientes e pode ser a primeira manifestação da doença.

Como várias manifestações clínicas citadas estão presentes em doenças de elevada prevalência, é indispensável que o pediatra esteja atento para a possibilidade de FC diante do encontro dos sinais e sintomas crônicos.

As manifestações digestivas costumam surgir precocemente, podendo ocorrer mesmo na vida intrauterina (obstrução ileal, perfuração intestinal e peritonite meconial), em sua maioria decorrente da IP, que acomete cerca de 60% das crianças até 1 mês de vida, 80% aos 6 meses, 90% aos 12 meses e até 95% na vida adulta.

Nos recém-nascidos, o IM é a manifestação inicial da IP e pode acometer 15-20% dos pacientes, sendo indicativo de gravidade e presença de variantes no gene *CFTR* de classe I, II e/ou III. Entre os pacientes com IM, aproximadamente, 90% têm FC, portanto, após diagnóstico de IM, deve-se investigar o diagnóstico de FC. Manifestações raras, porém, precoces e sugestivas, de FC são edema hipoproteinêmico, anemia e distúrbios metabólicos.

A principal manifestação digestiva na FC é a má digestão intestinal causando má absorção de nutrientes. Entre múltiplos fatores que contribuem para a má digestão intestinal está a deficiência de enzimas pancreáticas, inicialmente secundária à obstrução dos dutos por secreção espessa (Figura 3A), causada pela ausência ou disfunção da proteína CFTR e, posteriormente, pela destruição progressiva do parênquima pancreático (Figura 3B). Há alterações funcionais da motilidade intestinal, consequente a alterações anatômicas decorrentes de ressecções, por IM ou equivalente meconial (Figura 4A e B), estruturais pelo muco entérico espesso e abundante, e por eventual inflamação crônica da mucosa entérica (Figura 4C). Má digestão e má absorção intestinal devem ser consideradas em casos de distensão abdominal, aumento da frequência das evacuações com perda de gordura nas fezes, baixo ganho ou perda de peso e apetite voraz.

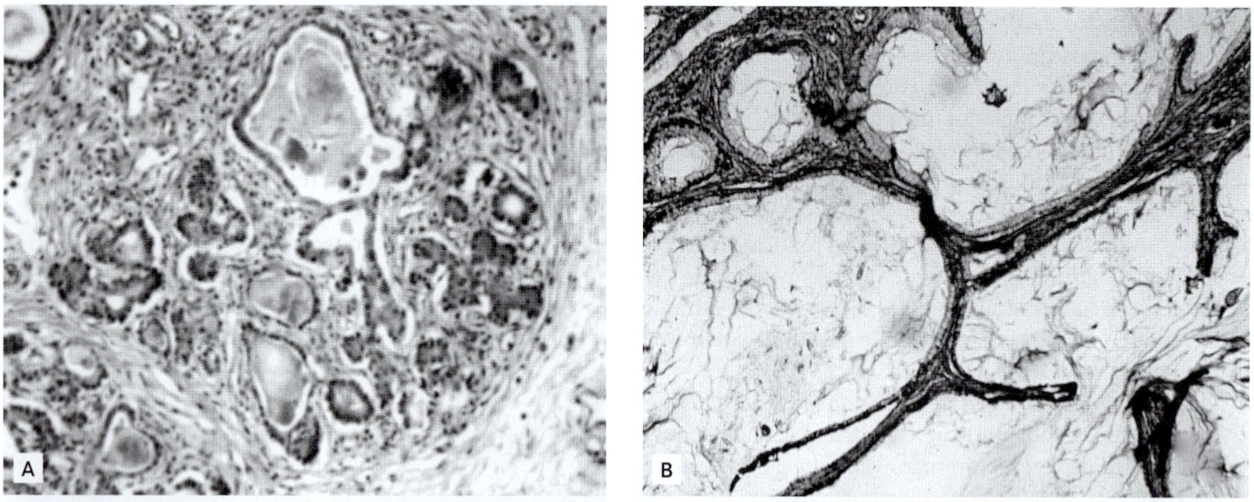

Figura 3 A: anatomopatológico mostrando a obstrução de ductos pancreáticos nos primeiros meses de vida. B: anatomopatológico mostrando a evolução da doença no pâncreas com destruição do parênquima, restando fibrose e cistos.

Fonte: Hospital de Clínicas da Faculdade de Ciências Médicas da Unicamp.

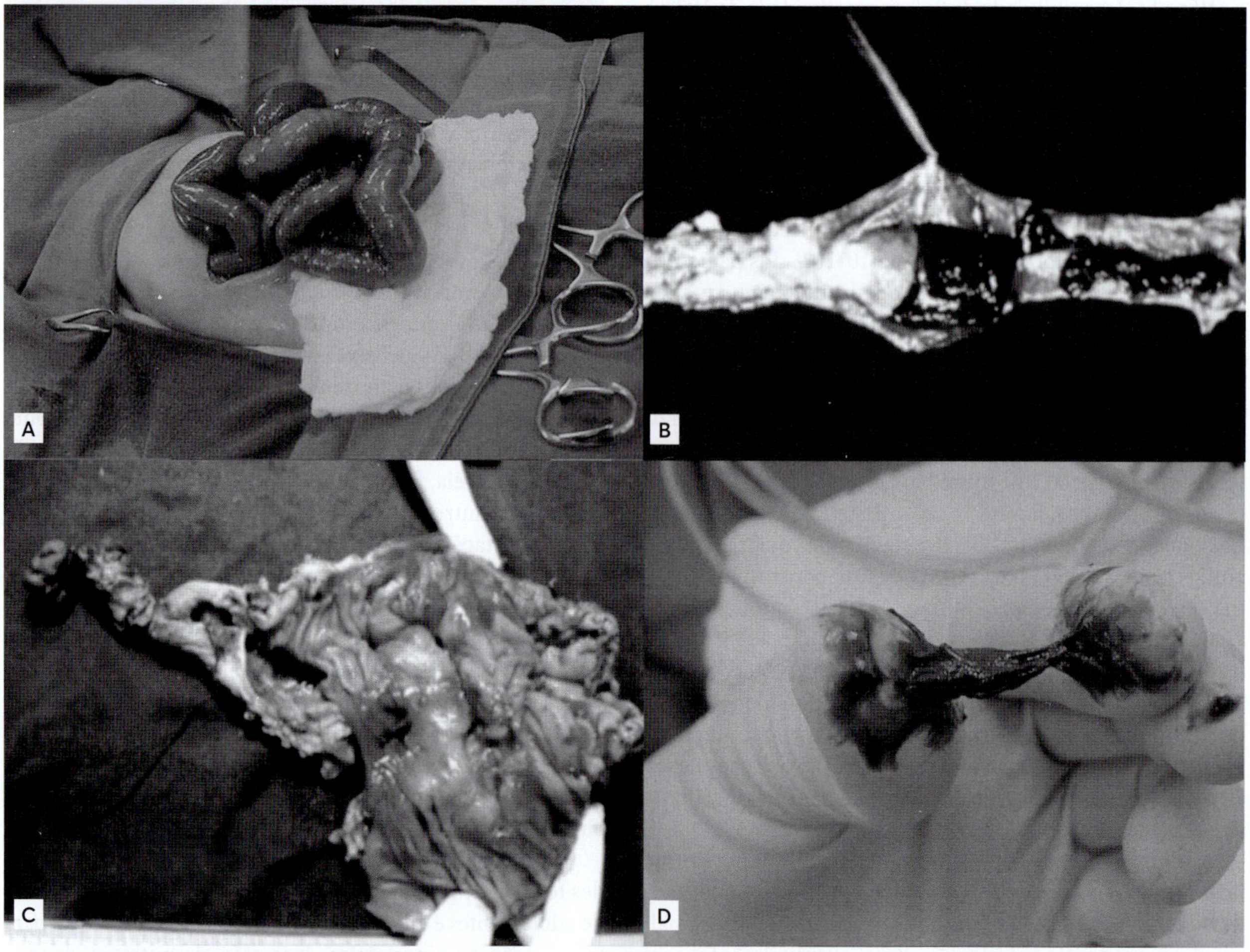

Figura 4 A: íleo meconial em paciente com fibrose cística. B: peça cirúrgica de paciente com fibrose cística com equivalente meconial. C: peça cirúrgica mostrando a atividade inflamatória crônica na fibrose cística na região ileocecal com efeito de massa no quadrante inferior direito. D: mecônio de paciente com fibrose cística.

Fonte: Hospital de Clínicas da Faculdade de Ciências Médicas da Unicamp.

A confirmação da IP é importante para promover a terapêutica de reposição enzimática (TRE) e orientar a suplementação de macro e micronutrientes. A função pancreática pode ser avaliada por métodos diretos e indiretos.[9] O padrão-ouro é a estimulação da secreção pancreática com secretina, avaliando-se a resposta com a quantificação das enzimas no suco duodenal. Além de ser invasivo, é de alto custo. Os métodos indiretos são os mais usados na prática clínica:[9]

- Balanço de gordura nas fezes, cujos inconvenientes são a coleta e a conservação de todas as evacuações durante 72 horas consecutivas e o manuseio de grande volume de fezes em laboratório.
- Esteatócrito ácido, que implica quantificação da coluna de gordura após diluição e centrifugação de pequena amostra de fezes, cujo inconveniente é estar sujeito a variações e falta de controles normais para crianças com maior idade, sendo que valores inferiores a 6% excluem IP.
- Dosagem de enzimas nas fezes, entre elas a elastase-1 fecal, que representa o teste mais eficaz para detecção da IP na FC (sensibilidade de 96%; especificidade de 100%).
- Quimiotripsina fecal, teste de baixa sensibilidade que não pode ser usado no uso de enzimas exógenas.
- Dosagem do tripsinogênio imunorreativo (TIR) no sangue, utilizada na TN.

A obstrução do íleo terminal por mecônio espesso (Figura 4D) é a manifestação clínica mais precoce da FC e está presente em aproximadamente 10-20% dos pacientes. Existe a possibilidade de diagnóstico intrauterino, quando a obstrução da luz intestinal por mecônio espesso pode ser identificada no exame de ecografia no segundo trimestre de gravidez. No exame físico do neonato, observa-se distensão abdominal progressiva, com vômitos biliosos e ausência de evacuação de mecônio. A radiografia de abdome mostra sinais de obstrução intestinal baixa: alças distendidas sem níveis hidroaéreos, ausência de ar distalmente e aparência mosqueada, como vidro fosco, pela mistura do ar com mecônio desidratado (Figura 5). O exame contrastado (enema opaco) mostra microcólon e obstrução em íleo distal. A maioria dos casos de IM necessita de correção cirúrgica.

O edema hipoproteinêmico é uma manifestação que surge no período neonatal (prevalência próxima de 5%), sendo secundário a IP e desnutrição. Instala-se caso não haja pronta TRE e intervenção nutricional. O pediatra deve estar atento ao diagnóstico diferencial de edema generalizado no primeiro ano de vida.

A síndrome da obstrução intestinal distal após o período neonatal ocorre em 10-20% dos pacientes e é acompanhada de distensão e cólicas abdominais, presença de massa palpável no quadrante inferior direito e, eventualmente, com constipação ou parada de eliminação de gases e fezes. Geralmente tem boa evolução com o tratamento com solução de polietilenoglicol por via oral ou por sonda nasogástrica em 1-3 horas.[10]

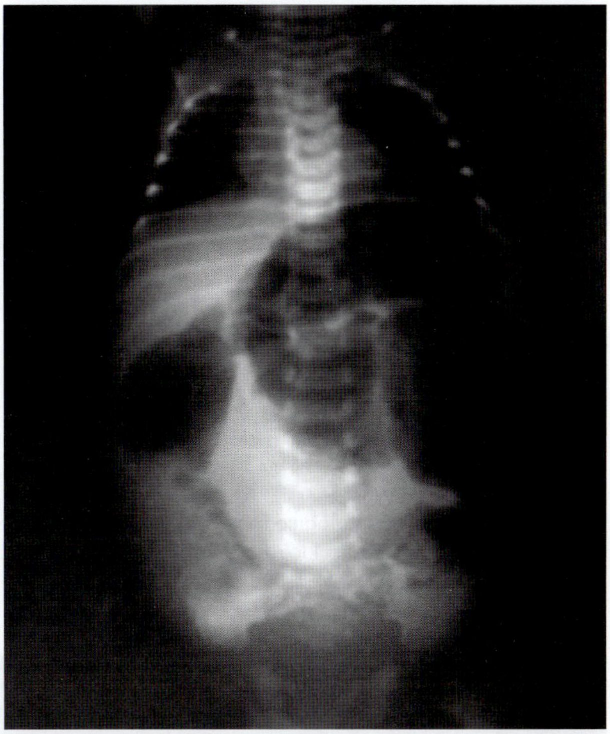

Figura 5 Radiografia de recém-nascido com abdome agudo obstrutivo na fibrose cística, mostrando distensão de alças de intestino delgado.

Fonte: Hospital da Faculdade de Ciências Médicas da Unicamp.

O prolapso retal ocorre em até 20% dos pacientes com idade entre 6-36 meses com IP, principalmente antes da TRE, ou com reposição de baixas doses de enzimas pancreáticas, sendo raro após os 5 anos de idade. É recomendada a realização do teste do suor (TS) em todo lactente que apresente prolapso retal. Acredita-se que o prolapso esteja relacionado com esteatorreia, fezes volumosas, tônus musculares diminuídos, desnutrição e tosse intensa.

Manifestações hepatobiliares estão presentes em mais de 50% das necrópsias. Na literatura é descrito que 25% dos pacientes apresentam alterações laboratoriais, 5% são sintomáticos e 2% evoluem para óbito decorrente da doença hepatobiliar.[11]

A secreção anormal de íons pelo epitélio das vias biliares secundária ao defeito básico leva ao aumento da viscosidade e diminuição do fluxo biliar, predispondo à obstrução dos canaliculares biliares, reação inflamatória, fibrose biliar e cirrose (Figura 6).

Com a maior sobrevida dos pacientes, várias comorbidades têm sido prevalentes e exigem a atenção de quem cuida de adolescentes e adultos com FC: atraso puberal, azoospermia, osteopatia hipertrófica, depressão, desnutrição, doença péptica grave, diabete melito, cirrose hepática, artrite crônica, vasculite, cálculo renal, osteoporose, pneumotórax, hemoptises de repetição, câncer e falência respiratória.

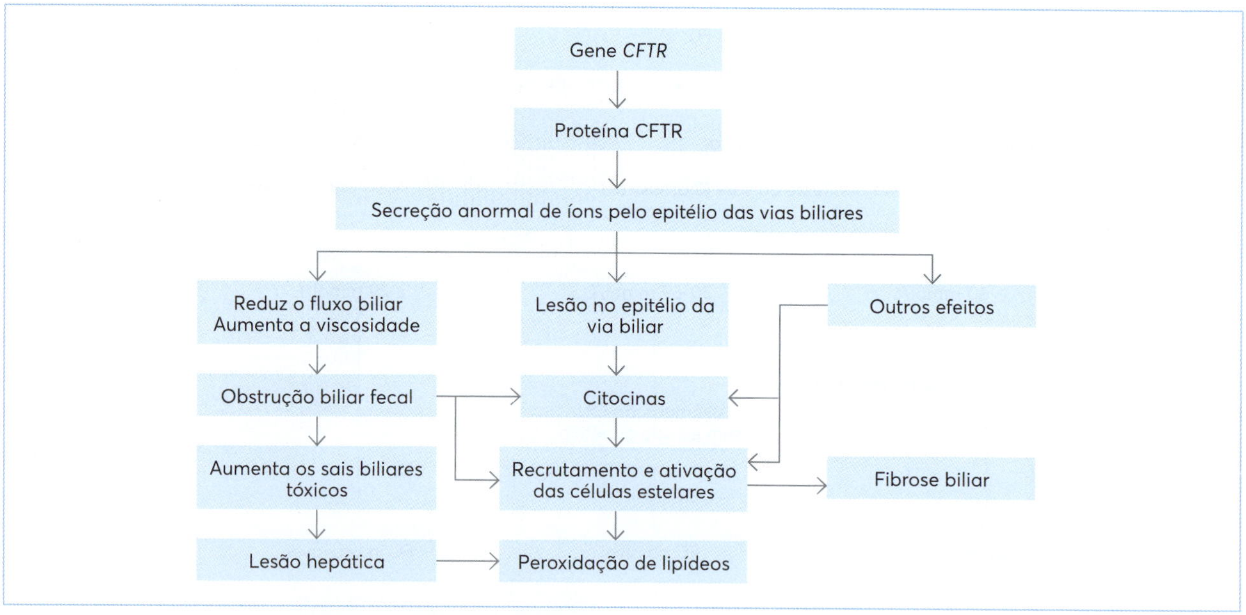

Figura 6 Patogênese da disfunção hepatobiliar na fibrose cística.
CFTR: *cystic fibrosis transmembrane regulator.*

DIAGNÓSTICO LABORATORIAL

Teste do suor

O TS tem elevadas sensibilidade e especificidade (> 95%), baixo custo e não é invasivo. A obtenção de amostra de íon cloreto para realizar o procedimento deve ser realizada pelo método de iontoforese com pilocarpina. Após a obtenção da amostra pode-se realizar a condutividade (ainda considerada como método de triagem). A dosagem quantitativa do íon cloreto no suor é o procedimento de escolha que pode ser realizado por titulação ou por coulometria.[12]

O diagnóstico de FC é confirmado quando a concentração de íons cloretos ≥ 60 mEq/L e dosagens entre 30-59 mEq/L devem ser consideradas duvidosas; nesses casos, o paciente deve ter seguimento e o TS deve ser repetido principalmente na presença de sinais e sintomas sugestivos de FC. O diagnóstico de FC deve ser confirmado com dois testes positivos, realizados em momentos diferentes. Concentrações de íon cloreto maiores que 160 mEq/L são fisiologicamente impossíveis e sugerem erro na coleta ou dosagem.

Resultados falso-positivos podem ocorrer em doenças raras, como insuficiência suprarrenal não tratada, displasia ectodérmica, hipoparatireoidismo, hipotireoidismo, diabete *insipidus* nefrogênico, deficiência de glicose-6-fosfatase, síndrome nefrótica, doença de Von Gierke, fucosidose, colestase familiar, pseudo-hipoaldosteronismo, mucopolissacaridose, pan-hipopituitarismo e alcalose metabólica hipoclorêmica. Um fluxograma do diagnóstico após TN e da realização de TS pode ser visto na Figura 7.[13]

Análise de variantes

A identificação de duas variantes patogênicas no gene *CFTR* confirma o diagnóstico de FC, sendo decisivo no paciente com quadro clínico compatível e TS não conclusivo. Além disso, o conhecimento das variantes tem implicação terapêutica quanto ao uso dos moduladores da proteína CFTR.[14,15]

Triagem neonatal

Acredita-se que o aumento do TIR sérico seja secundário ao refluxo de secreção pancreática, provocado pela obstrução dos ductos no pâncreas. O teste é realizado com amostra de sangue coletado em papel de filtro na mesma amostra para TN.

A dosagem do TIR é um indicador indireto da doença, pois avalia a integridade da função pancreática, e, se ela estiver normal por ocasião do nascimento, o teste poderá ser negativo. Quando o teste for positivo com valores acima do padrão adotado, geralmente 70 ng/mL, deve ser repetido em até 30 dias de vida, e, caso persista positivo, o paciente deve ser submetido ao TS para confirmar ou afastar FC.[2]

A TN não é unanimidade nos países desenvolvidos. Na Austrália, na Nova Zelândia e na França atinge, virtualmente, 100% dos recém-nascidos. Entre os argumentos contrários à TN está o envolvimento de questões médicas, sociais, culturais, éticas, emocionais e políticas de saúde. A angústia dos pais ocorre quando as dosagens de TIR são anormais, quando o diagnóstico não é confirmado pelo TS (valor normal ou limítrofe) e quando ocorre a detecção de heterozigotos. O diagnóstico precoce de casos de apresentação branda da doença, que teriam boa evolução no decorrer da vida, também gera transtornos desnecessários para as famílias.

Entre os argumentos favoráveis à TN, encontram-se: melhoria do estado nutricional e correção precoce do déficit de vitaminas. Pacientes diagnosticados pela TN têm melhor ganho ponderoestatural que o grupo não triado. O diagnóstico precoce da FC, particularmente em pacientes assintomáticos,

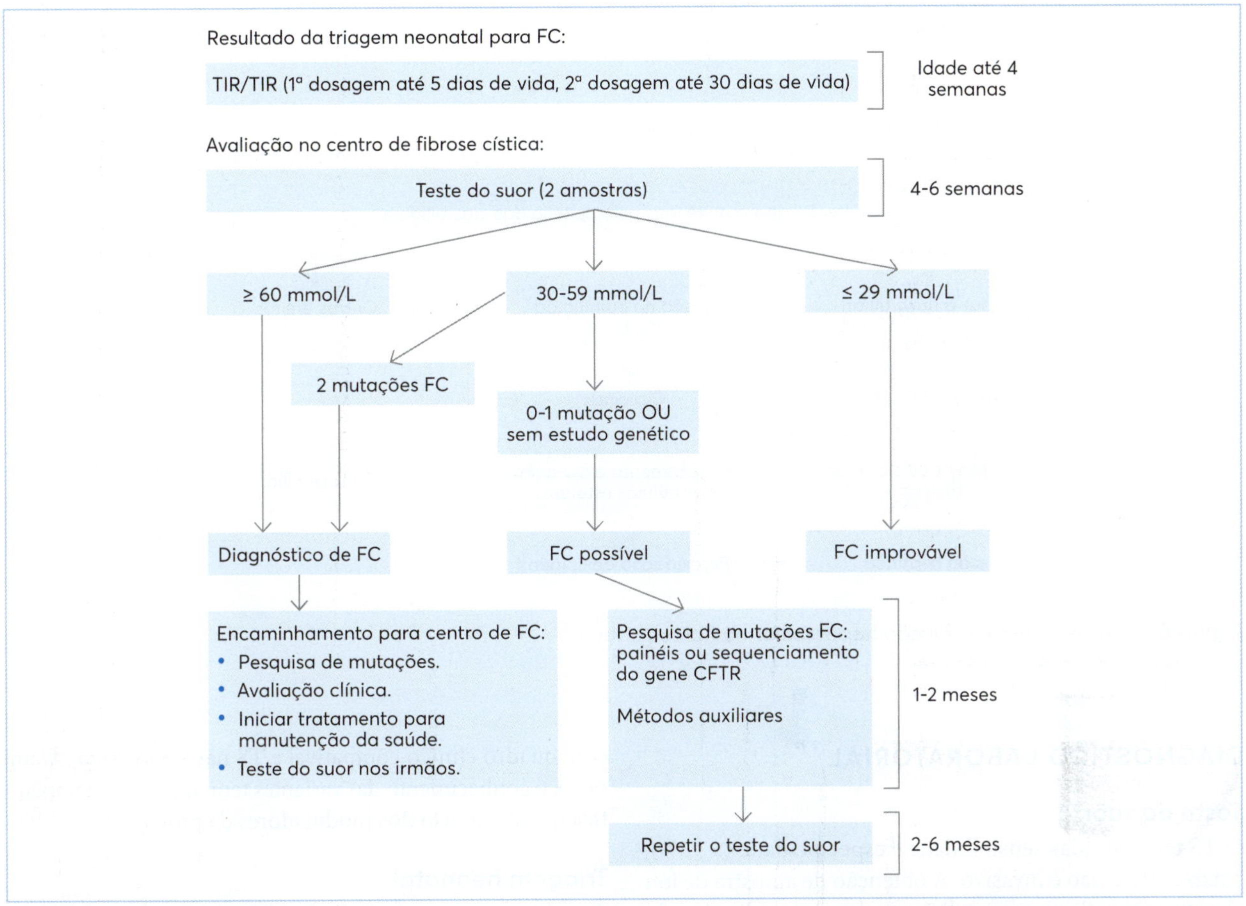

Figura 7 Protocolo adaptado para o diagnóstico de FC a partir da triagem neonatal. a) Se o bebê apresenta pelo menos 2 kg e mais que 36 semanas gestacionais ao nascimento, realizar a coleta/análise bilateral com o método de Gibson e Cooke ou Macroduct®; repetir o mais rápido possível se a quantidade do suor for inferior a 75 mg ou 15 mcL; respectivamente. Variantes no gene *CFTR* referem-se a variantes reconhecidamente associadas à presença de FC. c) A doença é muito improvável; entretanto, se existem duas variantes em *trans*, a FC talvez seja diagnosticada. d) Depois de repetido o teste do suor, mais avaliações dependerão dos achados.

TIR: tripsinogênio imunorreativo; FC: fibrose cística.
Fonte: Farrell PM et al., 2008;[13] Athanazio RA et al., 2017.[14]

é associado com melhor FP quando comparados com o grupo controle. A TN proporciona aconselhamento genético e reprodutivo e encaminhamento dos pacientes para centros de referência de FC para cuidados especializados e estratégias de prevenção. Pode também eliminar erros diagnósticos, condutas inadequadas, complicações da doença prevenindo algumas mortes e diminuindo o estresse psicológico pelo diagnóstico tardio.

Em 1989, com a identificação do gene *CFTR*, a biologia molecular foi incorporada ao diagnóstico da FC, e, na TN, foi possível simplificar os procedimentos com a coleta de apenas uma amostra de sangue para a realização de TIR/DNA e TIR/TIR, sendo que todos têm sensibilidades similares. O teste genético apresenta maior praticidade e tempo, mas tem como desvantagem a detecção de indivíduos heterozigotos compostos (com duas variantes diferentes), resultando no aumento do número de indivíduos para realização do TS e aconselhamento genético. No Brasil, resultados iniciais mostram diminuição da média de idade do diagnóstico e melhor condição nutricional dos pacientes triados pela TN.[3]

TRATAMENTO

Deve-se estabelecer um programa de tratamento multidisciplinar e interdisciplinar, vigoroso e contínuo, de preferência em centro especializado de referência no manejo da FC, visando à profilaxia das infecções do trato respiratório, nutrição adequada com suplementação de enzimas e vitaminas e minimização das complicações da doença.[14] O tratamento precoce retarda a progressão das lesões pulmonares, melhora o prognóstico e aumenta a sobrevida. A equipe interdisciplinar para atender crianças e adolescentes deve conter profissionais pediatras, pediatras pneumologistas, pediatras gastroenterologistas, nutricionistas, fisioterapeutas, assistentes sociais, psicólogos, dentistas, nutricionistas, geneticistas e enfermeiros. Essas equipes devem se preparar para trans-

ferir os indivíduos após os 20 anos de idade para a clínica de adultos com FC.[16]

Muitas associações internacionais têm proposto que a conduta da doença pulmonar na FC seja conduzida por diretrizes baseadas em evidências científicas. Dessa maneira, recentes publicações sobre o tratamento da doença pulmonar obstrutiva crônica na FC podem ser encontradas e constituem o "estado da arte" para os centros de referências em FC.[14,16,17]

O tratamento é dirigido para a infecção endobrônquica crônica em razão do caráter multissistêmico da doença. Atualmente não existem mais dúvidas de que, quanto mais precoce o manejo, melhores serão os desfechos de qualidade de vida e sobrevida.[18]

Sabe-se que a progressão da FC leva a perda e deterioração progressiva da FP. A taxa de declínio da FP é inversamente proporcional à sobrevida, e a redução na taxa de declínio causa impacto positivo na sobrevida. Quanto mais cedo forem tratados os pacientes de alto risco, maiores serão seus benefícios; o que fica evidente na análise com grandes casuísticas de países que adotam tratamentos mais agressivos e precoces onde o melhor desfecho clínico e laboratorial e a maior sobrevida são observados.[18]

Uma vez diagnosticada a FC, é necessário o seguimento por toda a vida. A pesquisa de microrganismos na orofaringe, no aspirado traqueal ou no escarro induzido deve ser realizada rotineiramente, se possível em todas as consultas. Os pacientes devem realizar espirometria 2 vezes/ano, medida da saturação transcutânea de oxigênio da hemoglobina em cada consulta e radiografia simples de tórax a cada 2 ou 3 anos, após 5-6 anos de idade, ou antes, se as condições clínicas exigirem. A tomografia computadorizada de tórax é mais sensível e específica em detectar alterações iniciais que a radiografia e a espirometria, mas expõe o paciente a doses maiores de radiação (Figura 8).

Como é obrigatória a parceria entre o pediatra e a equipe do centro de referência, é indispensável que aquele reconheça sinais e sintomas associados às EP, pois elas constituem indicação formal para o uso de antimicrobianos. São sinais e sintomas de EP: febre, aumento da frequência respiratória, aumento da intensidade e duração da tosse, aumento ou reaparecimento da expectoração, expectoração amarelada ou amarelo-esverdeada, redução do apetite e da tolerância aos exercícios, agravamento ou primeiro episódio de hemoptise, aumento da fadiga e sonolência.

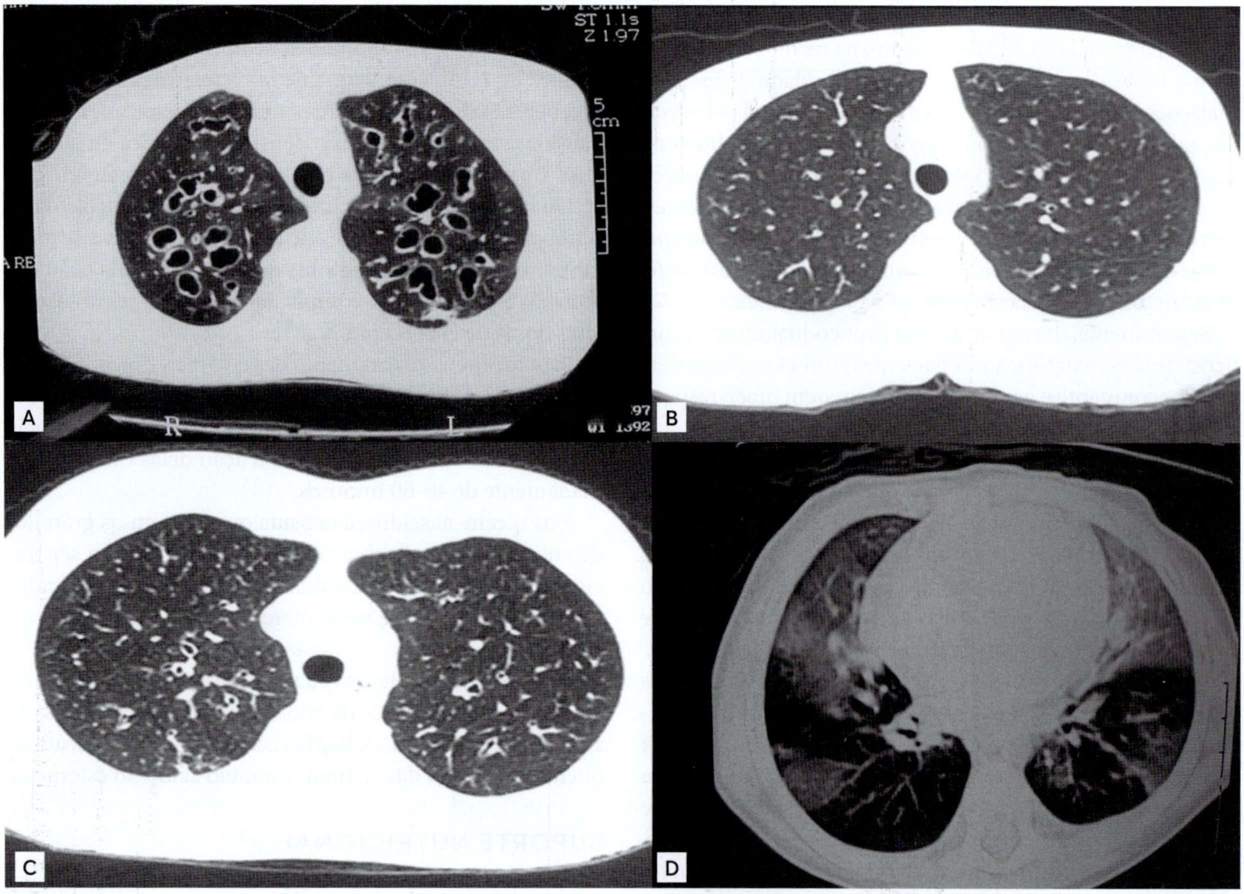

Figura 8 A: forma avançada de fibrose cística com bronquiectasias difusas e graves. B: tomografia normal em pacientes com valores normais de espirometria. C: tomografia com bronquiectasias: espirometria com resultado normal, com valores de volume expiratório forçado no primeiro segundo da capacidade vital forçada superiores a 100% do previsto. D: comprometimento de pequenas vias aéreas: a doença pulmonar progride de baixo para cima e de cima para baixo.

Fonte: Hospital de Clínicas da Faculdade de Ciências Médicas da Unicamp.

A presença de retrações intercostais, uso da musculatura acessória, aparecimento de ruídos adventícios ou piora da ausculta pulmonar, perda de peso e aumento dos sinais de aprisionamento de ar são fortemente sugestivos de EP. Alterações laboratoriais: diminuição do volume expiratório forçado no primeiro segundo (VEF_1) (10% ou mais), alterações na radiografia de tórax, hemograma com leucocitose e diminuição da saturação de oxigênio.

A aquisição inicial ou recidiva do achado de *P. aeruginosa* nas vias aeríferas deve ser tratada com antimicrobianos anti*Pseudomonas* e aumento de fisioterapia, independentemente da presença ou ausência de sintomas. Portanto, existem três situações que exigem manejo medicamentoso:

1. Tratamento para erradicação da *P. aeruginosa* na primeira documentação nas vias aeríferas, ou por aumento no título de anticorpos anti*P. aeruginosa*, ou pela presença em culturas decorrentes da coleta de secreções das vias aeríferas por escarro, *swab* ou lavado broncoalveolar.
2. Manejo da infecção crônica das vias aeríferas.
3. Tratamento das EP.[18,19]

Pacientes infectados cronicamente ou com EP devem receber antimicrobianos de forma ambulatorial ou internados.

Entre os medicamentos para melhorar o *clearance* pulmonar, o mais estudado é a DNase-humana recombinante, que cliva o DNA do muco, reduzindo a viscosidade do escarro. Inalações com soluções de NaCl a 7%, administradas 4 vezes/dia, por períodos curtos ou longos, aumentam o volume do líquido de superfície das vias aeríferas e o *clearance* mucociliar e melhoram a FP e a qualidade de vida dos pacientes. Deve ser preconizada a administração de beta-2 de ação curta por aerossol dosimetrado pressurizado (*spray* oral) 30-60 minutos antes da inalação com salina hipertônica.

Seguramente, devem-se utilizar broncodilatadores e corticosteroides inalatórios nos pacientes com FC e asma alérgica concomitante e para os que apresentarem hiper-responsividade brônquica.

A azitromicina tem demonstrado efeitos anti-inflamatórios eficazes. Tem-se demonstrado que os macrolídeos atuam na modulação da inflamação, na diminuição do número de neutrófilos e de IL-8, no lavado broncoalveolar, no escarro e na diminuição da migração de neutrófilos e da produção de superóxido. Entre os efeitos antimicrobianos, citam-se a inibição da formação de biofilme e aderência bacteriana.

Pacientes com EP frequentes devem ser monitorados para controle de adesão ao manejo, presença de comorbidades e FP.

Em pacientes hipoxêmicos, a suplementação contínua de oxigênio relaciona-se a aumento da tolerância ao exercício e melhora discreta no sono e na frequência a escola/trabalho, porém sem aumento da sobrevida. A indicação da oxigenoterapia deve ser avaliada individualmente quando a saturação periférica de oxigênio (SpO_2) estiver abaixo de 90% para aliviar a dispneia, retardar o *cor pulmonale* e melhorar os desfechos referidos. Pacientes com pressão arterial de oxigênio (PaO_2) < 55 mmHg ou SpO_2 < 88% já apresentam indicação de oxigenoterapia, independentemente da sintomatologia. A via preferencial é a cânula nasal com o menor fluxo possível para manter a SpO_2 acima de 90%. O uso intermitente pode ser necessário durante as exacerbações pulmonares agudas.[14]

Terapia de reposição enzimática

Deve ser instituída tão logo seja feito o diagnóstico de FC e IP, independentemente da idade, mesmo em recém-nascidos.

Sugere-se que, diante da evidência de IP, a TRE seja instituída mesmo antes dessa confirmação, uma vez que ela não interfere no diagnóstico da FC, evitando, assim, a instalação ou o agravamento da desnutrição.[20]

Não há uma regra absoluta para sua prescrição, e muitos fatores interferem na quantidade necessária de enzimas a cada refeição. Pode variar de paciente para paciente, dependendo da dieta e do grau da IP. Para crianças com alimentação exclusivamente láctea, oferecer, em média, 500-1.000 unidades de lipase/grama de gordura ingerida por refeição. Por exemplo, lactente de 4 meses, recebendo 200 mL de fórmula láctea com 3 g % de gordura a cada 4 horas, deve receber 3.000-6.000 unidades de lipase/refeição. Recomenda-se iniciar com a menor dose e ajustá-la conforme as necessidades.[20]

Outra maneira de orientar a dose de enzimas é prescrever, em média, 500-1.000 unidades de lipase/kg/refeição. Uma criança de 1 ano com 9 kg, que faz 6 refeições ao dia, deve receber 4.500-9.000 unidades de lipase/refeição. Deve-se considerar a variabilidade da densidade calórica de cada refeição, para orientar as doses de enzimas para cada refeição.

Quando a dose necessária para um bom controle da IP ultrapassar 10 mil unidades de lipase/kg/dia, deve-se atentar para a existência de fatores que interfiram na ação das enzimas e nos riscos de complicações resultantes do uso de altas doses de enzima por dia.[20]

Para melhor aproveitamento das enzimas, é recomendado que as refeições sejam feitas em "blocos", evitando-se "beliscar" alimentos, e que sejam oferecidas enzimas no início das refeições, lembrando-se que a ação delas dura aproximadamente de 45-60 minutos.

Nos recém-nascidos, a cápsula que contém os grânulos de enzimas pode ser aberta, e os grânulos podem ser fracionados de acordo com a dose recomendada e colocados na porção posterior da boca, oferecendo amamentação logo em seguida.

Deve-se evitar a diluição ou a trituração dos grânulos, pois a retirada da proteção antiácidos favorece a ativação das enzimas, ainda na boca, pelo pH neutro alcalino, com subsequente inativação das enzimas no meio ácido do estômago.

SUPORTE NUTRICIONAL

A importância da nutrição no bem-estar e na sobrevida dos pacientes está bem estabelecida, assim como a associação entre desnutrição e deterioração da FP. Fatores que afetam a nutrição: herança genética, IP, ressecção intestinal, perda de sais e ácidos biliares, refluxo gastroesofágico, inflamação

e infecção, *diabete mellitus* e condições emocionais. É importante monitorar a nutrição de todos os pacientes em cada visita clínica. Os pacientes devem ser vistos em seguimento de rotina, a cada 3-4 meses.

O objetivo da intervenção nutricional é antecipar e tratar os déficits nutricionais e complicações.

A intervenção nutricional deve iniciar-se no momento do diagnóstico e inclui educação nutricional, orientação dietética, suplementação de vitaminas e TRE. A orientação deve ser continuada, porque os ajustes na TRE são frequentes, em razão das alterações da dieta, dos requerimentos nutricionais com o crescimento e a idade ou com aparecimento de complicações, como diabete. Também é importante a suplementação de sais, principalmente no verão, e das vitaminas A, D, E e K, em apresentação hidrossolúvel, na condição de IP.

COMO PREVENIR OS DISTÚRBIOS ELETROLÍTICOS?

A perda de sal pelo suor e a grande superfície corporal trazem risco para desidratação e distúrbios eletrolíticos nos lactentes com FC, mesmo sem perdas aparentes. Sinais como apatia ou irritabilidade, taquipneia e prostração podem indicar desidratação, hiponatremia, hipocalemia e hipocloremia, com potencial risco de vida. Neonatos e lactentes em uso de leite materno ou de fórmulas infantis devem receber suplementação do íon cloreto e do sódio, na dose de 2,5-3 mEq/kg/dia.[14]

FISIOTERAPIA

Técnicas de fisioterapia são benéficas em auxiliar a depuração mucociliar. A fisioterapia respiratória deve ser estimulada e realizada rotineiramente desde o diagnóstico, pois os resultados, principalmente em curto prazo, têm sido animadores.[21]

As técnicas fisioterápicas dependem da faixa etária. Manobras de aceleração do fluxo expiratório e drenagem postural estão indicadas para todos os pacientes. Expiração forçada e uso de *flutter* ou *shaker* estão indicados nos pré-escolares, escolares e adolescentes, ao passo que estes dois últimos grupos podem se beneficiar de outros procedimentos, como ciclo ativo da respiração e drenagem autogênica.[2] Atividades físicas, prática regular de esportes e mesmo condicionamento físico regulares devem ser introduzidos precocemente e mantidos de forma contínua. O sucesso e a adesão do paciente à fisioterapia dependem da capacidade do fisioterapeuta de ajustar as técnicas à necessidade dos pacientes.

NOVOS MEDICAMENTOS

Nos últimos 10 anos, a indústria farmacêutica tem propiciado novos medicamentos para modificar a terapia da FC de modo substancial. Esses medicamentos são capazes de corrigir (corretores) ou potenciar (potenciadores) a proteína CFTR, dependendo do defeito genético, constituindo medicina personalizada.

- Corretores: aumentam os níveis de CFTR presentes na superfície celular; sendo os mais conhecidos o lumacaftor (VX-809), o tezacaftor (VX-661) e o elexacaftor (VX-659).
- Potenciadores: aumentam a função dos canais CFTR, sendo mais conhecido o ivacaftor (VX-770).

Existem 4 medicamentos moduladores da CFTR (3 corretores e 1 potencializador) aprovados e disponíveis para os pacientes com FC:

i. Terapia única: ivacaftor (Kalydeco®), indicado para pacientes com variantes tipo *gating* (classe III) e variantes com função residual.
ii. Terapias combinadas (potencializador e corretor de primeira geração), sendo:
   A. Ivacaftor + lumacaftor (Orkambi®): indicado para pacientes homozigotos para a variante p.Phe508del.
   B. Ivacaftor + tezacaftor (Syndeko®): indicado para pacientes homozigotos p.Phe508del, ou que apresentem uma variante p.Phe508del associada a outra variante com função residual.
   C. Ivacaftor + tezacaftor + elexacaftor (Trikafta®): indicado para homozigotos e heterozigotos para p.Phe508del.

Ivacaftor, lumacaftor e tezacaftor são moduladores de primeira geração e foram os primeiros aprovados. Os moduladores de segunda geração são moduladores CFTR novos e potencialmente mais eficazes, sendo o Elexacaftor incluído nessa classe.[22]

Pacientes com a classe III, principalmente com a variante G551D, foram os primeiros elegíveis para o tratamento personalizado em uso da terapia única com o ivacaftor, sendo demonstrados ganhos significativos aos pacientes quanto à redução de gravidade clínica e de sua progressão, concomitante com o aumento da qualidade de vida.[22] Adicionalmente, pacientes em uso de ivacaftor tiveram menor necessidade de transplante pulmonar e melhor sobrevivência em longo prazo.[23]

Cada uma das três drogas (ivacaftor, tezacaftor e elexacaftor) em terapia de combinação tripla aborda um aspecto diferente da proteína CFTR defeituosa. Os resultados são melhores do que usar uma ou duas das drogas sozinhas. No entanto, vários moduladores de próxima geração em desenvolvimento têm potencial para serem ainda mais eficazes do que os moduladores já aprovados pela FDA.

O lumacaftor, em combinação com o Ivacaftor, apresentou um efeito modesto sobre o VEF_1 de 2,8% nos homozigotos p.Phe508del e diminuição dos níveis de íons cloreto no suor de 10 mmol/L e não teve um efeito significativo em percentual do previsto de VEF_1 nos heterozigotos p.Phe508del. Concomitantemente, o tezacaftor + ivacaftor mostrou aumento de VEF_1 de 4% e diminuição semelhante da concentração de íon cloreto no suor de 10 mmol/L, com melhor perfil de segurança. Tezacaftor + ivacaftor também foi eficaz para heterozigotos para p.Phe508del, embora apenas para pequena proporção de pacientes, com melhorias de 6,8% no VEF_1 e

10 mmol/L no íon cloreto no TS. Porém, a combinação elexacaftor + tezacaftor + ivacaftor em pessoas com FC homozigotas ou heterozigotas para p.Phe508del apresentou maior melhora da função da proteína CFTR.[24,25]

Os resultados são animadores, sendo descrita na literatura a restauração da função pancreática exócrina e efeitos benéficos dos moduladores da proteína CFTR em outros órgãos que não os pulmões em crianças mais velhas com FC pelo uso de ivacaftor.[26,27] No entanto, o mecanismo pelo qual o Ivacaftor pode melhorar a função pancreática exócrina não é claro. Efeito do Ivacaftor na função pancreática é mais significativo em crianças jovens; existem cada vez mais provas de que ainda pode haver potencial para a melhoria da função pancreática em crianças mais velhas em terapia em longo prazo.

Especulamos que, em pacientes que são tratados ainda mais cedo, a função pancreática exócrina pode ser capaz de ser restaurada. O estudo *Arrival* mostra diminuição do IRT e aumento da elastase fecal em lactentes, após 24 semanas, tratados com ivacaftor, sugerindo restauração da função pancreática.[28]

HIGIENE E CONTROLE DE INFECÇÃO

Pacientes costumam ser colonizados principalmente por *H. influenzae, S. aureus* e *P. aeruginosa*, e alguns deles são colonizados por bactérias multirresistentes, como *S. aureus* oxacilino-resistentes e *B. cepacia*. A infecção por bactérias multirresistentes é um desafio no nível ambulatorial, em enfermarias e no contato social entre pacientes e familiares.

A segregação dos pacientes (especialmente os colonizados com bactérias multirresistentes) deve ser realizada dentro e fora do ambiente hospitalar, a fim de prevenir a infecção cruzada. Os centros de FC devem oferecer estrutura adequada e ter uma política clara de prevenção e controle de infecções, como a separação de dias de atendimento para os pacientes ou o uso de diferentes espaços de atendimento de acordo com a colonização desses.[14]

Ao final da leitura deste capítulo, o pediatra deve estar apto a:

- Reconhecer o diagnóstico e as bases do tratamento da FC.
- Reconhecer que as manifestações e o prognóstico estão relacionados com herança genética, presença de IP, idade de início e de diagnóstico e gravidade das manifestações clínicas respiratórias.
- Saber que a variante p.Phe508del e outras de classes IA, IB, II e/ou III, em homozigose ou heterozigose composta, geralmente se relaciona com IP, doença pulmonar mais grave e colonização precoce com *P. aeruginosa*.
- Reconhecer que o atendimento dos pacientes em centros especializados é um fator que contribui para o melhor prognóstico.
- Saber que os melhores conhecimentos sobre a doença e avanços terapêuticos implicam maior taxa de sobrevida, embora 15-20% dos pacientes com FC evoluam para o óbito antes dos 10 anos.

REFERÊNCIAS BIBLIOGRÁFICAS

1. Stoltz DA, Meyerholz DK, Welsh MJ. Origins of cystic fibrosis lung disease. N Engl J Med. 2015;372(4):351-62.
2. Ribeiro JD, Ribeiro Mago, Ribeiro AF. Controvérsias na fibrose cística do pediatra ao especialista. J Pediatr (Rio J). 2002;78(2):S171-S186.
3. Grupo Brasileiro de Estudos de Fibrose Cística. Registro Brasileiro de Fibrose Cística. 2017. Disponível em: http://portalgbefc.org.br/ckfinder/userfiles/files/REBRAFC_2017.pdf.
4. Leão LL, Aguiar MJ. Newborn screening: what pediatricians should know. J Pediatr (Rio J). 2008;84(4):S80-90.
5. Camargos PM, Gomes DL, Alvim CG, Gomes FS, Cajazeiro JM. From lip to lab: salty tasting skin is the main clue that raises clinical suspicion of cystic fibrosis in young infants. Acta Paediatr. 2015;104(5):e210-215.
6. Marson FA, Hortencio TD, Aguiar KC, Ribeiro JD, CYFIUC Group. Demographic, clinical, and laboratory parameters of cystic fibrosis during the last two decades: a comparative analysis. BMC Pulm Med. 2015;15:3.
7. O'Sullivam BP, Freedman SD. Cystic fibrosis. Lancet. 2009;373(9678):1891-904.
8. Cantin AM, Hartl D, Konstan MW, Chmiel JF. Inflammation in cystic fibrosis lung disease: pathogenesis and therapy. J Cyst Fibros. 2015;14(4):419-30.
9. Löhr JM, Oliver MR, Frulloni L. Synopsis of recent guidelines on pancreatic exocrine insufficiency. United European Gastroenterol J. 2013;1(2):79-83.
10. Colombo C, Ellemunter H, Houwen R, Munck A, Taylor C, Wilschanski M, et al. Guidelines for the diagnosis and management of distal intestinal obstruction syndrome in cystic fibrosis patients. J Cyst Fibros. 2011;10(2):S24-28.
11. Parisi GF, Di Dio G, Franzonello C, Gennaro A, Rotolo N, Lionetti E, et al. Liver disease in cystic fibrosis: an update. Hepat Mon. 2013;13(8):e11215.
12. Domingos MT, Magdalena NI, Cat MN, Watanabe AM, Rosário Filho NA. Sweat conductivity and coulometric quantitative test in neonatal cystic fibrosis screening. J Pediatr (Rio J). 2015;91:590-5.
13. Farrell PM, Rosenstein BJ, White TB, Accurso FJ, Castellani C, Cutting GR, et al. Guidelines for diagnosis of cystic fibrosis in newborns through older adults: Cystic Fibrosis Foundation consensus report. J Pediatr. 2008;153(2):S4-S14.
14. Athanazio RA, Vergara AA, Ribeiro AF, Riedi CA, Procianoy EFA, Adde FA, et al.; Grupo de Trabalho das Diretrizes Brasileiras de Diagnóstico e Tratamento da Fibrose Cística. J Bras Pneumol. 2017;43(3):219-45.
15. Marson FAL, Bertuzzo CS, Ribeiro JD. Personalized drug therapy in cystic fibrosis: from fiction to reality. Curr Drug Targets. 2015;16(9):1007-17.
16. Mogayzel PJ Jr., Naureckas ET, Robinson KA, Mueller G, Hadjiliadis D, Hoag JB, et al. Cystic fibrosis pulmonary guidelines chronic medications for maintenance of lung health. Am J Respir Crit Care Med. 2013;187(7):680-9.
17. Royal Bromptom Hospital. Clinical guidelines: care of children with cystic fibrosis 2014. 6.ed. Available: www.rbht.nhs.uk/childrencf.
18. Goss CH, MacNeill SJ, Quinton HB, Marshall BC, Elbert A, Knapp EA, et al. Children and young adults with CF in the USA have better lung function compared with the UK. Thorax. 2015;70(3):229-36.
19. Waters VJ, Stanojevic S, Klingel M, Chiang J, Sonneveld N, Kukkar R, et al. Factors associated with response to treatment of pulmonary exacerbations in cystic fibrosis patients. J Cyst Fibros. 2015;14(6):770-6.
20. Somaraju UR, Solis-Moya A. Pancreatic enzyme replacement therapy for people with cystic fibrosis. Cochrane Database Syst Rev. 2014;10:CD008227.
21. Warnock L, Gates A, van der Schans CP. Chest physiotherapy compared to chest physiotherapy for cystic fibrosis. Cochrane Database Syst Rev. 2013;9:CD001401.
22. Doull I – Cystic fibrosis 2019: Year in review. Paediatr Respir Rev. 2020;35:95-8.
23. Volkova N, Moy K, Evans J, Campbell D, Tian S, Simard C, et al. Disease progression in patients with cystic fibrosis treated with ivacaftor: data from national US and UK registries. J Cyst Fibros. 2020;19(1):68-79.
24. Heijerman HGM, McKone EF, Downey DG, Van Braeckel E, Rowe SM, Tullis E, et al. Efficacy and safety of the elexacaftor plus tezacaftor plus

ivacaftor combination regimen in people with cystic fibrosis homozygous for the F508del mutation: a double-blind, randomised, phase 3 trial. Lancet. 2019;394(10212):1940-8.
25. Middleton PG, Mall MA, Dřevínek P, Lands LC, McKone EF, Polineni D, et al. Elexacaftor-Tezacaftor-Ivacaftor for cystic fibrosis with a single Phe508del allele. N Engl J Med. 2019;381(19):1809-19.
26. Nichols AL, Davies JC, Jones D, Carr SB. Restoration of exocrine pancreatic function in older children with cystic fibrosis on ivacaftor. Paediatr Respir Rev. 2020;35:99-102.
27. Sergeev V, Chou FY, Lam GY, Hamilton CM, Wilcox PG, Quon BS. The extrapulmonary effects of cystic fibrosis transmembrane conductance regulator modulators in cystic fibrosis. Ann Am Thorac Soc. 2020;17(2):147-54.
28. Rosenfeld M, Wainwright CE, Higgins M, Wang LT, McKee C, Campbell D, et al. Arrival study group. Ivacaftor treatment of cystic fibrosis in children aged 12 to < 24 months and with a CFTR gating mutation (Arrival): a phase 3 single-arm study. Lancet Respir Med. 2018;6(7):545-53.
29. Cystic Fibrosis Foundation. 2017 Patient Registry Annual Data Report. Disponível em: https://www.cff.org/Research/Researcher-Resources/Patient-Registry/2017-Patient-Registry-Annual-Data-Report.pdf.

CAPÍTULO 2

BRONQUIOLITE VIRAL AGUDA

Rafaela Baroni Aurilio
Sérgio Luís Amantéa

AO FINAL DA LEITURA DESTE CAPÍTULO, O PEDIATRA DEVE ESTAR APTO A:

- Estabelecer o diagnóstico de bronquioliote viral aguda (BVA) em bases clínicas, valorizando dados demográficos, história clínica e exame físico.
- Avaliar criticamente a indicação e os resultados possíveis de exames complementares.
- Identificar fatores associados à gravidade da doença.
- Estabelecer juízo crítico, fundamentado na evidência científica, acerca das principais medidas terapêuticas possíveis de serem empregadas no âmbito hospitalar.
- Determinar o papel da cânula nasal de alto fluxo e do suporte ventilatório, nos pacientes de maior gravidade.
- Estabelecer critérios objetivos de alta hospitalar.

INTRODUÇÃO

A bronquiolite viral aguda (BVA) é uma doença inflamatória inespecífica que afeta as vias aéreas de pequeno calibre. É caracterizada por inflamação aguda, edema e necrose de células epiteliais do trato respiratório das pequenas vias aéreas, promovendo impactação de muco intraluminal, causada por vírus.[1,2] O termo BVA geralmente se aplica ao primeiro episódio de sibilância em lactentes menores de 12 meses de vida.[3]

O agente etiológico mais comum é o vírus sincicial respiratório (VSR). Ele pode causar infecção respiratória em qualquer época da vida, sendo comum no primeiro ano. A exposição ao VSR acontece nos primeiros 2 anos de idade, e reinfecções podem acontecer por toda a vida, por não gerar resposta imunológica duradoura. O acometimento do trato respiratório inferior e a maior gravidade são mais comuns na primoinfecção.[1,4]

É uma das principais causas de morbidade e internação hospitalar, dentre as afecções infecciosas respiratórias, no primeiro ano de vida, inclusive nos países desenvolvidos.[1,5] Os anticorpos maternos que protegem essa faixa etária contra infecções respiratórias declinam no sexto mês de vida, expondo o lactente às infecções. Nos recém-nascidos prematuros esses níveis são ainda menores, podendo justificar risco de maior gravidade durante a infecção pelo viral.[4,6]

Até o momento não há tratamento efetivo para a BVA, sendo indicadas apenas medidas de suporte. Nenhuma terapia é capaz de encurtar o curso da doença e de acelerar a resolução dos sintomas.[3]

No que tange à profilaxia medicamentosa, a única estabelecida até o momento é com o palivizumabe (anticorpo monoclonal contra o VSR), capaz de reduzir as formas graves de apresentação da doença, e consequentemente o risco de internação.[3,4]

EPIDEMIOLOGIA

O patógeno mais comum na BVA é o VSR, correspondendo à causa da doença em 50-80% dos casos, e em segundo lugar, o rinovírus humano.[3] A maioria das crianças sofre infecção nos primeiros 2 anos de vida, com o pico de incidência entre 2-3 meses de idade. O aumento da infecção nessa faixa é decorrente do nadir dos anticorpos maternos no lactente, com redução das concentrações de IgG maternas adquiridas via placentária. Fato semelhante acontece nos lactentes prematuros, pois não vivenciam o momento em que a placenta expressa os receptores da porção Fc neonatal que realizam a mediação da transferência da IgG para o feto, apresentando maior morbimortalidade quando acometidos pelo VSR.[7]

Outros fatores de risco para maior gravidade da BVA devido ao VSR são: displasia broncopulmonar ou outras doenças respiratórias crônicas (pela redução da função pulmonar), idade menor que 12 meses, sexo masculino (provavelmente se deve ao menor calibre das vias aéreas), aglomeração,

ausência de aleitamento materno, cardiopatia congênita e imunodeficiência.[5,7]

Outros vírus também estão envolvidos na etiologia da BVA, a saber: parainfluenza, metapneumovírus humano, coronavírus, adenovírus, influenza e enterovírus.[3] A coinfecção do VSR com outro vírus ocorre em mais de 30% dos casos, sendo a mais comum com o rinovírus.[5]

O VSR pertence à família Paramyxoviridae, sendo um RNA vírus. Possui duas cadeias, A e B, sendo a A associada com maior gravidade.[8] Duas proteínas encontradas em sua superfície são responsáveis por sua virulência: a proteína F (fusão) e a proteína G (glicoproteína de fixação). Ambas as proteínas são responsáveis pela penetração do vírus na célula hospedeira. A proteína G permite a fixação do vírus na célula hospedeira, e a F, a fusão dessa célula à membrana celular viral.[7]

O VSR segue um padrão sazonal de circulação, que varia de acordo com condições meteorológicas locais. Durante os períodos de frio, a aglomeração em locais fechados, assim como alteração do *clearance* mucociliar pela temperatura, favorecem a transmissão e a gravidade da doença causada pelo VSR. Nos locais com climas temperados, a circulação ocorre nos períodos de temperatura fria, e no tropical ou semitropical, em épocas chuvosas.[6]

Em relação à resposta imunológica, a infecção pelo VSR não confere imunidade duradoura, sendo comuns infecções subsequentes, mesmo dentro de um único período sazonal. Pelo fato de o calibre das vias aéreas inferiores ser menor, resposta imunológica imatura, assim como estrutura e função das vias aéreas em desenvolvimento, nos primeiros 2 anos de vida (período de maior risco para BVA), o primeiro episódio tem uma tendência de ser de maior gravidade, e as infecções subsequentes restritas ao acometimento das vias aéreas superiores.[7]

Estudo realizado com base de dados do Datasus, no período de 2008-2015, evidenciou que as taxas de hospitalização pela doença aumentaram em 49% no decorrer desses anos. A tendência das internações no referido período foi de um crescente, exceto no ano de 2014, no qual houve implantação do palivizumabe, com retorno de ascensão após.[9]

Patogênese

A transmissão do VSR ocorre por meio de contato com secreção respiratória de indivíduos infectados, com a mucosa da nasofaringe ou da conjuntiva, ou por inalação de partículas respiratórias (maiores que 5 micra) contendo o vírus. A adesão do glicocálice do vírus às células-alvo do hospedeiro é mediada pelas proteínas F e G do VSR. A mudança na conformação da proteína F facilita a fusão do envelope viral e a membrana plasmática da célula do hospedeiro, provendo a entrada do vírus na célula do epitélio respiratório e início da replicação viral no epitélio nasal.[3,7] O vírus rapidamente se espalha através da via aérea inferior (por transmissão intercelular) e atinge as células epiteliais ciliadas da mucosa dos bronquíolos e dos pneumócitos dos alvéolos. Nos bronquíolos, a replicação viral é mais eficaz, promove lesão direta no epitélio respiratório e culmina com necrose e exposição de fibras nervosas estimuladoras do reflexo da tosse. A necrose epitelial é o estímulo para se iniciar a resposta inflamatória. Há migração de neutrófilos polimorfonucleares para o lúmen, sendo substituído por infiltração linfocítica do tecido peribronquiolar, com aumento da permeabilidade vascular e edema. O *clearance* mucociliar também fica prejudicado, com perda da função ciliar e impactação do muco produzido. Essa alteração nos cílios é causada pela replicação do vírus e por sua ação direta no epitélio respiratório, ocorrendo dentro das primeiras 24 horas da doença, podendo permanecer por até 3 meses após. Há formação de *plugs* (compostos por *debris* celulares e muco), que por sua vez promovem obstrução bronquiolar, aprisionamento aéreo e diferentes graus de colapso lobar.[5,7,8]

A regeneração do epitélio bronquiolar se inicia 3-4 dias após a resolução dos sintomas.[3]

DIAGNÓSTICO

Apresentação clínica

A história clínica da BVA é de um quadro de infecção de via aérea superior, que se inicia após 4-6 dias de incubação, com coriza, espirro e obstrução nasal. Associa-se à febre (menor que 39 °C) em aproximadamente 1/3 dos casos.[5] A obstrução nasal que ocorre por edema de mucosa e produção de muco pode levar a recusa alimentar e a desidratação.[6]

No decorrer de 2-3 dias há evolução para sintomatologia de acometimento de via aérea inferior. Nessa fase surgem tosse e taquipneia leve, chegando à dispneia, uso de musculatura acessória como a abdominal, gemência ou batimento de aleta nasal, além de hipoxemia.[5] O tempo do surgimento dos sintomas tem ampla variação (pode levar até 2 semanas). Em lactentes jovens (2-3 meses de vida) ou com história de prematuridade (< 32 semanas de idade gestacional) a BVA pode se manifestar sem pródromos, apenas com apneia (supostamente pelo envolvimento da atividade neural reflexa desencadeada nas vias aéreas superiores e relativa imaturidade do centro de controle da respiração).[5,7]

A ausculta respiratória pode apresentar sibilos, estertores, aumento do tempo expiratório ou até mesmo ruído de transmissão da via aérea superior.[6] Toda sintomatologia é decorrente da resposta inflamatória ao VSR e de sua ação citotóxica direta no epitélio respiratório. Nesse contexto, sibilos e outros sinais típicos de BVA podem estar ausentes nos imunocomprometidos e ser rapidamente substituídos por infiltrados no parênquima pulmonar e síndrome da angústia respiratória aguda.[7]

Pode haver sinais clínicos de desidratação na evolução grave, por redução da ingesta hídrica e aumento de perdas, como lentidão na perfusão capilar periférica, mucosas secas, depressão de fontanela anterior e redução do turgor da pele.[6]

O exame físico, na BVA, varia a cada minuto, uma vez que a obstrução pelos *plugs* no nível bronquiolar pode mobilizar-se com a tosse e até mesmo com o sono e a agitação do lactente.[5,6]

A gravidade da doença pelo VSR vai depender da idade do paciente, da presença de comorbidades, da exposição ambiental (exposição ao tabaco intraútero) e da presença de imunodepressão.[1,7]

Avaliação da gravidade

Vários escores para aferição da gravidade da BVA têm sido propostos. Uma revisão sistemática foi realizada para os instrumentos capazes de avaliar a gravidade da doença na prática clínica. As variáveis frequência respiratória, seguida de sibilância, presença de retrações, uso de musculatura acessória e saturação de oxigênio foram as mais utilizadas.[10]

O instrumento mais utilizado na literatura para classificação da gravidade da BVA é o *respiratory distress assessment instrument*[11] (Quadro 1). A simplificação da gravidade, sem necessidade de cálculos, está demonstrada na Quadro 2.

Exames complementares

O diagnóstico é feito com base na história clínica e no exame físico. Não é necessária a realização de imagem radiográfica ou de exames laboratoriais.[5,7]

Em algumas situações, pode-se lançar mão de métodos diagnósticos complementares listados a seguir:

Testes de detecção viral: não são essenciais nos quadros de BVA que ocorrem nos picos da sazonalidade do VSR, assim como no primeiro ano de vida (cuja principal etiologia é o VSR). A técnica mais utilizada é a detecção viral por reação em cadeia de polimerase (PCR – do inglês *polymerase chain reaction*). Entretanto, em situações em que há suspeita de infecção por vírus *influenza* (baseando na epidemiologia), a identificação viral pode auxiliar no tratamento da doença. Assim como nas formas graves e nos pacientes imunocomprometidos, o método pode ser empregado.[4,6] Da mesma forma, nos casos de lactentes que estão recebendo imunização passiva com palivizumabe, a terapia deve ser descontinuada caso haja uma BVA comprovada pelo VSR, pela baixa probabilidade da ocorrência de um segundo episódio pelo vírus no mesmo ano.[1]

A radiografia do tórax é dispensável na maioria dos quadros de BVA, uma vez que o resultado é normal ou apresenta sinais comuns da doença como hiperinsuflação (Figura 1A), atelectasia (Figura 1B) ou infiltrado peribrônquico. No en-

Quadro 1 Instrumento de avaliação de desconforto respiratório (*respiratory distress assessment instrument*)

Instrumento de avaliação de desconforto respiratório (*respiratory distress assessment instrument* – RDAI)						
Variável	Escore					Variação
	0	1	2	3	4	
Sibilância (ausculta)						
Expiração	Não	Final	1/2	3/4	Total	0-4
Inspiração	Não	Parcial	Toda			0-2
Localização	Não	Segmentar ($\leq$ 2 de 4 campos pulmonares)	Difusa ($\geq$ 3 de 4 campos pulmonares)			0-2
Somatório parcial						0-8
Retrações (visual)						
Supraclavicular	Não	Leve	Moderada	Marcada		0-3
Intercostal	Não	Leve	Moderada	Marcada		0-3
Subcostal	Não	Leve	Moderada	Marcada		0-3
Somatório parcial						0-9
Somatório final (maior escore = doença mais grave)						0-17

Fonte: modificado de Lowell DI et al., 2017.[11]

Quadro 2 Classificação da gravidade da bronquiolite viral aguda

BVA	Leve	Moderada	Grave
Ingesta oral	Adequada	Reduzida	Não aceita
FR	Aumentada para a idade	Aumentada para a idade	> 70 irpm
Tiragem subcostal	Leve	Moderada	Grave
Batimento de asa de nariz	Ausente	Ausente	Presente
Saturação de O_2	> 92%	90-92%	< 90%
Comportamento	Normal	Irritado	Letárgico

BVA: bronquiolite viral aguda; FR: frequência respiratória.
Fonte: adaptado de Ravaglia C et al., 2014.[2]

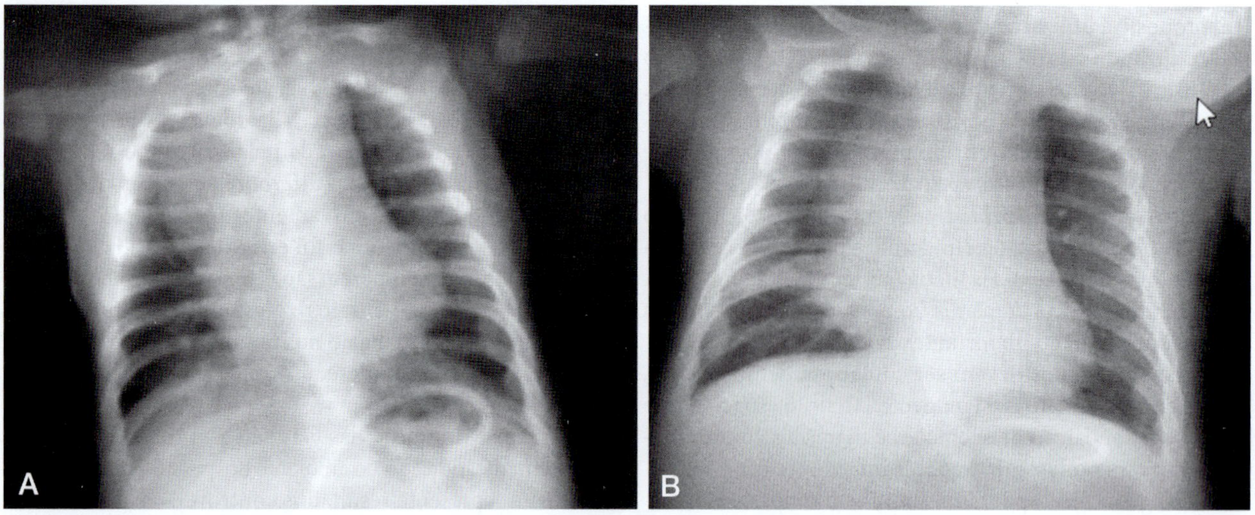

Figura 1 Evolução radiológica de um lactente internado com bronquiolite viral aguda. A: hipersinsulflação pulmonar. B: a evolução com faixa atelectásica em lobo médio.

tanto, nos casos em que há evolução para maior gravidade a despeito do tratamento da BVA, nos casos de complicação (como pneumotórax) ou naqueles em que há suspeita de outro diagnóstico, a radiografia do tórax está indicada.[1,5,7] A indicação indiscriminada desse exame pode aumentar o uso indiscriminado de antibióticos para alterações inespecíficas do quadro viral.[5,8]

Hemograma: não há indicação de forma rotineira, pois a contagem anormal de glóbulos brancos raramente funciona como preditor de infecção bacteriana associada à infecção pelo VSR.[5]

Análise gasométrica arterial: não deve ser realizada rotineiramente. Nos casos de maior gravidade, com evolução para falência respiratória, está indicada.[5]

TRATAMENTO

Na maioria dos pacientes a evolução da doença é benigna e o processo evolui para a cura sem a necessidade de qualquer intervenção. Os pacientes podem ser assistidos em casa e o princípio do tratamento está fundamentado na terapêutica eminentemente sintomática: controle da temperatura, do *status* hídrico e nutricional, bem como acompanhamento da evolução do comprometimento respiratório.

A necessidade de internação hospitalar é infrequente, ocorrendo em cerca de 1-2% dos pacientes com faixa etária inferior a 1 ano de idade. Nestes, os critérios para indicação da hospitalização estão basicamente centrados no grau de comprometimento do sofrimento respiratório e na presença de fatores de risco associados. Cuidados intensivos podem ser necessários para os pacientes hospitalizados, em taxas variáveis de 10-15%.[12]

São pontos comuns de tratamento para qualquer rotina voltada à assistência de pacientes hospitalizados: a oxigenoterapia, a manutenção do *status* de hidratação, o mínimo manuseio e a identificação precoce de complicações associadas.

Sob o ponto de vista da evidência científica, as terapêuticas de benefício questionável têm sido abandonadas. A partir de documento publicado pela Academia Americana de Pediatria (AAP), o manejo da doença sofreu modificações. As terapêuticas controversas deixaram de ser utilizadas universalmente e até mesmo a indicação de testes terapêuticos com drogas inalatórias deixou de ser recomendadas.[1]

A política do "quando mais é menos", fundamentada por uma análise mais robusta dos dados de literatura disponíveis, passou a valorizar a importância de condutas expectantes de suporte e monitorização.[13]

Dentro desse princípio, serão apresentados sequencialmente aspectos importantes no manejo terapêutico de tal situação, discriminados a partir de três situações no âmbito hospitalar: tratamento não farmacológico, tratamento farmacológico e suporte ventilatório.

Tratamento não farmacológico

Medidas gerais

O atendimento deve ser organizado, procurando manter o lactente calmo com o mínimo manuseio. Muitas vezes a presença da mãe é fundamental para esse objetivo. A hipertermia, quando presente, deve ser tratada. Importante referir que a presença de febre elevada não é um achado comum na fase pulmonar da doença. Sempre que estiver presente, deve haver atenção para complicações associadas.

A cabeceira do leito deve ser mantida preferencialmente elevada. A obstrução nasal e a rinorreia, quando presentes, devem ser aliviadas com higiene e aspiração, não só por questões de conforto, mas também por comprometimento da mecânica respiratória nos lactentes muito pequenos, quando ainda respiradores nasais exclusivos. A aspiração nasal deve ser prescrita a partir da observação de sinais de desconforto. Sua recomendação de aplicação, de maneira fixa e regular, não parece trazer benefícios e tem sido desaconselhada por algumas recomendações. Mais recentemente, alguns autores

têm proposto a utilização da lavagem nasal com soro fisiológico, utilizando o princípio do influxo das secreções, com o intuito de obter melhor permeabilidade da via aérea superior.

A prevenção da infecção cruzada deve sempre ser considerada uma etapa de extrema importância, principalmente nos pacientes com infecção pelo VSR.

Existem dois modos primários de transmissão da infecção pelo VSR: contato direto com grandes partículas de secreção e autoinoculação pelas mãos (após contato com material contaminado). A transmissão por pequenas partículas de aerossol não é tão importante.

Portanto, as mãos devem ser cuidadosamente lavadas, antes e após o contato com o doente. Atenção especial deve ser dada à deposição de secreções e materiais contaminados, visto que podem permanecer infectantes (por viabilidade do agente viral) por várias horas em roupas, luvas, estetoscópios e mãos. Medidas de isolamento de contato são obrigatoriamente requeridas. Caso não haja disponibilidade de um quarto privativo, ou de um quarto de isolamento comum, aos portadores da doença, uma distância mínima de 2 m entre cada leito da unidade deve ser obedecida.[14,15]

Aporte hídrico

Uma vez que o paciente desenvolva quadro de sofrimento respiratório progressivo, com risco de falência respiratória, a suspensão da administração de líquidos e/ou alimentos pela via oral é mandatória. Frequências respiratórias > 60-70 mrpm, principalmente na vigência de obstrução nasal, vêm a aumentar o risco de aspiração para o trato respiratório. Nesses pacientes a ração hídrica diária deve ser ofertada por via parenteral. Dessa maneira, deve estar ajustada à taxa de manutenção, determinada por peso, idade ou superfície corpórea. Ajustes podem ser necessários em função de potenciais complicações associadas. Na presença de desidratação (diminuição da ingesta e/ou aumento das perdas insensíveis), o aporte hídrico deve ser aumentado em taxas superiores às de manutenção. Por outro lado, algumas situações especiais podem necessitar de restrição no aporte hídrico ofertado (aumento da secreção de ADH, edema pulmonar). Portanto, nesses pacientes, é fundamental a adequada monitorização (clínica e laboratorial), já que apresentam extrema labilidade em seu equilíbrio hídrico. Uma vez estabelecido o plano inicial de reposição hídrica, deve-se sempre considerar a possibilidade de ajustes ao longo da evolução da doença.[16,17]

A utilização de sonda nasogástrica e/ou enteral para administração de dieta é bem tolerada pela maioria das crianças hospitalizadas. Além de garantir aporte enteral de alimentos, pode ser indicada para alívio de distensão abdominal associada (risco potencial de comprometimento da mecânica pulmonar). Importante considerar que muitas vezes a possibilidade de oferta de alimento por via enteral pode ser fator de tranquilização e diminuição de estresse do lactente, evitando choro excessivo, agitação e aumento do gasto energético.

Fisioterapia

Medida de efetividade controversa, embora faça parte da rotina assistencial de muitos serviços envolvidos no tratamento de pacientes portadores da doença. A revisão sistemática da literatura elaborada pela Cochrane selecionou 9 ensaios clínicos em que diferentes técnicas de fisioterapia foram utilizadas em lactentes internados por BVA. Nenhum benefício clínico foi encontrado utilizando técnicas de vibração ou percussão (5 ensaios) ou técnicas de expiração passiva (4 ensaios). Nesta última situação, um estudo evidenciou redução nos tempos de oxigenoterapia, mas não foi capaz de detectar qualquer outro benefício associado.[18-20]

A própria aspiração das vias aéreas, procedimento frequentemente indicado no ambiente hospitalar para pacientes com BVA, apresenta resultados controversos quanto a benefícios potenciais, visto que pode estar associada a maior tempo de permanência hospitalar quando o procedimento é incorporado de maneira regular à prescrição.[21]

Na ótica da evidência, as técnicas de fisioterapia respiratória possuem moderada recomendação para não serem utilizadas, mesmo que achados radiológicos de atelectasias sejam encontrados em parcela significativa desses pacientes.[1]

Medidas farmacológicas

Oxigênio

A administração de oxigênio deve ser considerada no tratamento dos pacientes hospitalizados com BVA que apresentam desconforto respiratório. Deve ser aquecido e umidificado, preferencialmente administrado por cânula nasal. Máscaras, campânulas ou oxitendas têm sido menos utilizadas. Cânulas nasais de alto fluxo surgem como terapia emergente para fornecimento de misturas de ar-oxigênio e merecerão comentários mais detalhados em seção específica deste capítulo.

Uma vez indicada a suplementação de oxigênio, é necessária a monitorização (contínua ou intermitente frequente) da saturação de oxigênio por oximetria de pulso, visando mantê-la em níveis superiores a 90%. A saturação de oxigênio nunca deve ser analisada de maneira isolada, devendo ser interpretada em associação às manifestações clínicas presentes. Não se pode desconsiderar que quedas temporárias nos níveis de saturação possam correr em outros eventos clínicos (p. ex., asma), sendo que isso não vem a caracterizar prejuízo ou dano futuro. Além disso, alguns estudos têm implicado a rotina de monitorização contínua por oximetria no aumento das taxas de permanência hospitalar. A indicação da oxigenoterapia pode ser necessária, ainda que o paciente não apresente níveis baixos de saturação de O_2 ou hipoxemia. O referido "O_2 para conforto" pode ser útil no intuito de diminuir o esforço respiratório, presente em fase inicial do processo obstrutivo (insuficiência respiratória tipo I), muito importante em lactentes pequenos ou prematuros que possuem baixas reservas energéticas.[1,22,23]

Broncodilatadores (alfa e beta-adrenérgicos)

Embora ainda sejam as drogas mais frequentemente prescritas para pacientes portadores de BVA, seus reais benefícios carecem de fundamentação e evidências científicas. Vários broncodilatadores têm sido avaliados como opção terapêutica no tratamento de tais pacientes, entretanto apenas as drogas beta-2 agonistas (principalmente o salbutamol) e as drogas com propriedades alfa-adrenérgicas (adrenalina) têm merecido maiores considerações dentro de atuais protocolos terapêuticos.

Entretanto, mesmo nesse contexto, a maioria dos ensaios clínicos não demonstra benefícios clínicos consistentes. Os desfechos utilizados para caracterização da melhora nos estudos com resposta favorável têm sido o principal fator limitante para garantir a validade externa dos resultados. Escores clínicos, nessa faixa etária, não têm validação por testes de função pulmonar e têm restrições quanto à variabilidade de avaliação intrínseca ao método. Considerando a utilização de desfechos de maior relevância clínica como resolução da doença, a necessidade de internação ou o tempo de hospitalização, os benefícios não são identificados.[1]

Estudos que apontam benefício para a utilização de tais drogas têm sido considerados metodologicamente mais fracos e frequentemente envolvem crianças mais velhas com história de sibilância prévia. Revisão sistemática da Cochrane não demonstrou benefícios clínicos associados à utilização da terapêutica, entretanto a presença de potenciais efeitos adversos (taquicardia, tremores), atrelados ao próprio custo da medicação, traz questionamentos se os efeitos indesejados não viriam a suplantar os benefícios demonstrados.[24]

No momento, esse ainda tem sido o posicionamento mais frequentemente recomendado à luz dos dados disponíveis na literatura. A recomendação da utilização cautelosa de broncodilatadores, com manutenção justificada pela resposta clínica observada, tem deixado de ser uma rotina universal.[1]

A tentativa de definir quais pacientes virão a apresentar reversibilidade do processo obstrutivo por constrição muscular presente na via aérea é o grande desafio a que a literatura não foi, até o momento, capaz de responder. Mesmo os estudos delineados com o objetivo de avaliar isoladamente benefícios em um subgrupo de lactentes portadores de sibilância prévia têm falhado em apresentar resultados conclusivos e favoráveis à utilização da terapêutica.[1,23]

A adrenalina inalatória é outra medicação frequentemente administrada para pacientes portadores de BVA e possui uma base teórica interessante. Considerando que hiperemia e edema de mucosa são responsáveis por alguns dos mecanismos fisiopatológicos envolvidos na gênese do processo obstrutivo da BVA, a estimulação dos receptores alfa-adrenérgicos poderia agregar benefícios à estimulação dos beta-receptores por parte dos broncodilatadores. A adrenalina possui tais propriedades (beta e alfa-adrenérgicas), com potencial ação farmacológica para reduzir o extravasamento microvascular (capilar e pós-capilar), reduzir o edema sobre a mucosa brônquica e promover broncodilatação por relaxamento da musculatura brônquica.[25,26]

Estudos têm sido conduzidos procurando determinar os potenciais benefícios da adrenalina em pacientes com BVA em diferentes cenários.

Para o tratamento de pacientes hospitalizados, um grande estudo multicêntrico (*Canadian bronchiolitis epinephrine steroid trial*) incluindo mais de 800 pacientes, selecionados de 8 serviços de emergência, evidenciou menor tempo de internação hospitalar no grupo que recebeu adrenalina inalatória associada a dexametasona oral.[27]

Entretanto, tal comportamento não tem sido reproduzido de maneira sistemática. Outro estudo multicêntrico bem delineado demonstrou ausência de benefício atrelado a sua utilização quando comparada a placebo.[28] Os pacientes que receberam adrenalina de maneira regular e contínua apresentaram tempos de internação mais prolongados, quando comparados a esquemas de administração por demanda. Tal achado chegou a sugerir sua utilidade como agente a ser utilizado apenas em situações de resgate, para aqueles pacientes com doença de apresentação mais grave.[1]

Assim como nos broncodilatadores da classe beta-adrenérgica, não há dados capazes de definir com segurança qual subgrupo de pacientes com BVA poderia se beneficiar dessa terapêutica.

Sob a ótica de evidência, tanto broncodilatadores da classe dos beta-adrenérgicos quanto a adrenalina (propriedades alfa e beta-adrenérgicas) possuem forte recomendação para que não sejam utilizados como rotina na BVA, juízo fundamentado pela análise crítica de uma série de estudos de literatura, delineados com pequenas limitações metodológicas.[1]

Solução salina hipertônica

Estudos com pacientes com fibrose cística sugerem que a utilização de soluções salinas hipertônicas (3, 5 e 7%), administradas por via inalatória, melhoraria o *clearance* mucociliar de lactentes com BVA. A literatura chegou a sugerir que pudesse ser utilizada de maneira universal nos pacientes com BVA, haja vista reduzir as taxas e os tempos de internação, além de demonstrar melhora na redução de escores clínicos.[29]

Revisão sistemática da Cochrane incluiu 11 estudos envolvendo 1.090 crianças com BVA: 500 pacientes internados (5 ensaios clínicos), 65 pacientes ambulatoriais (1 ensaio clínico) e 525 pacientes atendidos na emergência (4 ensaios clínicos). Um total de 560 pacientes recebeu solução salina hipertônica (solução salina 3%, n = 503; solução salina 5%, n = 57). Os doentes tratados com nebulização salina 3% apresentaram menor tempo de internação hospitalar em comparação àqueles tratados com nebulização salina a 0,9%. Efeitos de melhora sobre escore clínico de avaliação foram observados em ambos os grupos de pacientes (ambulatoriais e internados). Os 4 ensaios clínicos conduzidos no serviço de urgência não mostraram quaisquer efeitos significativos de curto prazo (30-120 minutos) com a utilização de até 3 doses de nebulização salina a 3%. Sob o ponto de vista de efeitos associados, não foram relatados eventos adversos significativos atribuídos à inalação de solução salina hipertônica.

Metanálise voltada para a análise da terapêutica estabeleceu a hipótese de que o tratamento da BVA com solução salina hipertônica poderia diminuir significativamente tanto a duração quanto a taxa de hospitalização, se mais ensaios clínicos randomizados fossem delineados e considerados para análise de efeito. Após análise e tratamento dos dados de 11 estudos, concluiu que a solução salina hipertônica seria capaz de reduzir significativamente tanto a taxa de admissão quanto a duração da hospitalização. A partir de tais dados, com evidências de um resultado favorável em análise de eficácia e de custo-efetividade, chegaram a sugerir sua utilização no tratamento dos pacientes portadores de BVA.[30]

O documento da Academia Americana de Pediatria (AAP), embora cauteloso quanto à recomendação, salienta a possibilidade de diminuição do período de permanência intra-hospitalar para aqueles que recebem a terapia, efeito benéfico não observado em âmbito ambulatorial.[1]

Assim, sob o ponto de vista da evidência, a solução salina hipertônica possui recomendações para utilização, embora estas sejam ainda fracas, haja vista estarem fundamentadas em estudos com achados de menor consistência metodológica.

Corticosteroides

As bases lógicas para sua utilização estão relacionadas a uma possível importância da inflamação na gênese do processo. O papel da inflamação é sustentado por evidências relacionadas a um aumento de mediadores pró-inflamatórios e achados encontrados por ocasião de exames anatomopatológicos em portadores de BVA.[31]

Apesar de seu uso frequente (36% dos casos, em alguns centros)[32] e de seus potenciais benefícios teóricos, os corticosteroides sistêmicos não têm demonstrado eficácia no tratamento da BVA, sendo, por isso, contraindicados.

Revisão sistemática da Cochrane, incluindo 17 estudos, com mais de 2.500 participantes, evidenciou ausência de efeito para desfecho de internação hospitalar, quando comparado a placebo, e do tempo total de hospitalização pela doença.[30]

Springer et al. demonstraram que a combinação de corticosteroide sistêmico (intravenoso) e broncodilatador inalatório não afetou sua evolução clínica nem sua função respiratória, seja na fase aguda ou na de convalescença, em pacientes com BVA quando comparado ao uso isolado de broncodilatador.[34]

Controvérsias maiores foram levantadas pelo *Canadian bronchiolitis epinephrine steroid trial*, que evidenciou menor tempo de internação hospitalar em um braço do estudo com pacientes que receberam adrenalina inalatória associada à dexametasona oral. Entretanto, tal efeito veio a perder significância após ajuste para variáveis de confusão, diminuindo a importância do achado.[23] Roosevelt et al. já não haviam demonstrado benefícios atribuíveis à dexametasona por via IM, quando comparada a placebo, em uma grande série de pacientes com BVA com idade inferior a 1 ano.[35]

A tentativa de demonstrar dados diferentes, por meio de metanálise composta por 6 estudos de 12 selecionados, evidenciou: menor permanência hospitalar, menor duração de sintomas (0,43 dias) e melhora no escore clínico, sugerindo benefícios atrelados à utilização da terapêutica. Entretanto, como limitação da análise, merece ser reforçado que em apenas 2 estudos foram incluídos pacientes com etiologia viral identificada (VSR).[36]

Outro aspecto terapêutico relacionado à utilização de corticosteroides está centrado em sua administração por via inalatória, com o intuito de obter uma redução da sibilância que frequentemente sucede a bronquiolite aguda. Abul-Ainine et al. avaliaram os efeitos da budesonida por via inalatória *versus* placebo em 161 lactentes portadores de BVA por VSR. Não identificaram benefícios em curto prazo quanto à duração da sintomatologia e do período de hospitalização, nem em *follow up* de maior duração (12 meses), considerando a ocorrência de sintomas respiratórios.[37]

Sob a ótica de evidência, corticosteroides possuem forte recomendação para não serem utilizados no tratamento da BVA, dados que têm sido fundamentados pela análise crítica da literatura, incluindo ensaios clínicos bem delineados e metanálises.[1]

Terapia antiviral

A ribavirina (1B D-ribofuranosil-1,2,4-triazol-3 carboxamida), administrada sob a forma de aerossol microparticulado, está liberada pelo FDA (Food and Drugs Administration) americano desde 1985. Ensaios clínicos iniciais demonstraram efeito benéfico de seu uso em pacientes com infecção pelo VSR. Estaria associada à redução da replicação viral com consequente diminuição na gravidade da doença e melhora da oxigenação.[38]

A partir desses dados, no início dos anos 1990, a Academia Americana de Pediatria passou a recomendação de que "deveria ser utilizada" em pacientes considerados de risco para infecção pelo VSR. Entretanto, à medida que passou a ser utilizada, a literatura passou a questionar o entusiasmo advindo dos estudos iniciais, passíveis de crítica sob um contexto metodológico. Desde então, muitas dúvidas estiveram associadas à sua eficácia clínica, além de algumas barreiras operacionais próprias à utilização da medicação (ordem econômica e risco ambiental). A partir de 1996, a droga passou da opção que "deveria ser utilizada" para uma posição que "poderia ser considerada" nos pacientes de risco para infecção por VSR.[39]

Nem essas observações clínicas nem a modificação na recomendação da Academia Americana de Pediatria foram suficientes para que se estabelecesse um juízo metodologicamente definitivo acerca da questão.[40]

Assim, algumas questões surgiram tentando avaliar potenciais benefícios em face do controle de sintomas respiratórios a médio e longo prazos (hiper-reatividade). Entretanto, assim como as dúvidas quanto à sua utilização na fase aguda da doença (melhora clínica, diminuição da morbimortalidade), não há subsídios para controle de sintomas em longo prazo.

A recomendação vigente da AAP nos parece prudente e adequada[39]: "Em pacientes de risco, portadores de doença respiratória por vírus sincicial respiratório, havendo dispo-

nibilidade técnica e econômica para sua utilização, tal terapêutica pode ser considerada".

A revisão sistemática da Cochrane (2007) selecionou 4 ensaios clínicos (n = 158) em que os pacientes foram randomizados para comparar a eficácia da ribavirina aerossol *versus* placebo. Pequenas diferenças foram encontradas na taxa de mortalidade [5,8 *versus* 9,7%, *odds ratio*: 0,58 (0,18-1,85)].[41]

No momento não há evidências suficientes que justifiquem seu uso rotineiro em pacientes com BVA por VSR. Alguns estudos de custo-efetividade têm apontado para perspectivas favoráveis em pacientes transplantados, mas os resultados ainda carecem de maior fundamentação.[42]

Outros

Várias outras drogas têm sido alvo de estudos para tratamento da BVA e de suas complicações. Entretanto, ainda carecem de evidências e de uma fundamentação científica mais robusta: surfactante exógeno, misturas gasosas de hélio e oxigênio (Heliox), desoxirribonuclease humana recombinante (Dnase), macrolídeos, sulfato de Mg, entre outras.[43-49]

Cânula nasal de alto fluxo

Mais recentemente, a administração de oxigênio por cânulas nasais de alto fluxo (CNAF) tem sido introduzida como alternativa de tratamento para pacientes com BVA com desconforto respiratório. CNAF fornecem a mistura gasosa (ar e oxigênio), aquecida e umidificada, com fluxos elevados, capazes de diminuir o trabalho respiratório por lavagem do espaço morto e por uma pequena pressão de distensão transmitida para os alvéolos.[50,51]

Sob o ponto de vista da evidência, parece estar associada à diminuição do cuidado despendido e à menor possibilidade de necessitar suporte ventilatório invasivo. Quando comparada a modalidades de suporte ventilatório não invasivo, seus benefícios são ainda mais contraditórios. Entretanto, não se pode desconsiderar o maior conforto atrelado à técnica, a possibilidade de manutenção ou liberação mais precoce da via oral do paciente e a menor quantidade de sedativos para ajuste da interface do sistema (cânula) ao paciente.[52]

Suporte ventilatório

Dependendo da população estudada, a necessidade de ventilação mecânica pode oscilar entre 5-15% dos pacientes internados. Os maiores candidatos são lactentes menores de 3 meses, pacientes com displasia broncopulmonar, portadores de desnutrição proteico-calórica, síndrome de Down, cardiopatias congênitas e pacientes que adquiriram BVA intra-hospitalar. O tempo de ventilação mecânica oscila entre 5-15 dias, período no qual o processo obstrutivo deve começar a se resolver.

Ao se manejar o paciente em ventilação mecânica, independentemente do equipamento (respirador mecânico) disponível, é fundamental o conhecimento das bases fisiopatológicas associadas à BVA. As limitações de fluxo, principalmente expiratórios (impostos pela presença do processo obstrutivo), poderão resultar em aumento nos volumes e pressões expiratórios finais (auto-PEEP), que aumentarão o risco de barotrauma e não permitirão que as trocas gasosas ocorram de maneira adequada. Portanto, é fundamental na estratégia de ventilação que se estabeleçam tempos expiratórios suficientes para que o volume corrente expiratório possa ser completamente exalado. O resultado final implicará o uso de frequências respiratórias mais baixas (geralmente ↓20 mrpm), com tempos inspiratórios adequados e tempos expiratórios mais longos. Não se deve empregar volumes correntes elevados, o que também aumenta o risco de barotrauma/volutrauma (geralmente ↓10 mL/kg), e se deve tentar limitar os picos de pressão inspiratória a valores ↓35 cmH_2O. A fração inspirada de oxigênio deve ser ajustada para buscar uma saturação de oxigênio superior a 90%. O uso de pressão expiratória positiva final (PEEP) é outro assunto controverso dentro das estratégias ventilatórias em pacientes com patologia obstrutiva. Embora alguns pacientes possam se beneficiar por sua utilização, geralmente ficamos limitados aos valores fisiológicos, pelos potenciais riscos de complicações que podem advir de seu emprego em lactentes com doença obstrutiva.[53-55]

CRITÉRIOS DE ALTA HOSPITALAR

Não existem critérios universais capazes de englobar com segurança a alta hospitalar de todos os pacientes portadores de BVA. À luz dos conhecimentos fisiopatológicos da doença, a presença de fatores de risco, a terapêutica e a monitorização despendidas, a adequação do aporte calórico oferecido e a avaliação do *status* clínico presente, principalmente sob o sistema respiratório, permitirão que a equipe envolvida na assistência estabeleça um juízo fundamentado para minimizar riscos. No Quadro 3 observam-se dados importantes a serem considerados por ocasião do processo de alta.

Quadro 3 Critérios de alta hospitalar de pacientes com bronquiolite viral aguda

- Manter a monitorização depois da retirada do oxigênio (6-12 horas), incluindo um período de sono.
- Planejar a alta junto aos pais desde a internação hospitalar (acordar previamente os critérios de alta)
- Critérios de alta:
  - Frequência respiratória adequada para a idade, sem sinais clínicos de desconforto respiratório.
  - Saturação de O_2 > 90% em ar ambiente.
  - Ingesta adequada.
  - Cuidadores capazes de realizar adequadamente a higiene das vias aéreas superiores.
  - Cuidadores capazes de entender as orientações fornecidas:
    - » Evolução e motivos para retorno (sinais de alerta).
    - » Possibilidade de revisão médica após a alta.

MEDIDAS PREVENTIVAS

Imunização passiva

A imunoglobulina intravenosa específica (IGIV-VSR, RespiGam®) e o anticorpo monoclonal humanizado para VSR (Palivizumabe, Synagis®) têm se mostrado efetivos na prevenção da infecção pelo VSR em populações de risco.[1,5,56]

Em nosso meio, encontra-se comercialmente disponível para uso apenas o palivizumabe.

Há alguns anos o Ministério da Saúde do Brasil tem disponibilizado o palivizumabe, em todo o território nacional, para bebês com base nos seguintes critérios:

- Prematuros até 28 semanas e 6 dias de idade gestacional, menores de 1 ano de idade.
- Crianças portadoras de cardiopatia congênita com repercussão hemodinâmica demonstrada até o segundo ano de vida.
- Crianças portadoras de doença pulmonar crônica da prematuridade, independentemente da idade gestacional, até o segundo ano de vida.

Apesar de a recomendação de nosso Ministério da Saúde não contemplar, em suas diretrizes, o grupo de prematuros nascidos entre 29-31 semanas e 6 dias de IG, menores de 6 meses, a Sociedade Brasileira de Pediatria entende que, em saúde individual, é um grupo importante para receber a profilaxia, e recomenda, sempre que possível, sua utilização.[4]

COMPLICAÇÕES

Podem-se dividir as complicações da BVA em agudas e crônicas (sequelas). As agudas estão relacionadas às complicações habituais das pneumopatias decorrentes do processo de hiperinsuflação pulmonar. As complicações respiratórias são mais frequentes (60%), seguidas das infecções (41%), cardiovasculares (9%), alterações eletrolíticas (19%) e outras (9%). Determinados perfis clínicos apresentam maior frequência de intercorrências: pacientes prematuros (87%), crianças com alterações cardíacas congênitas (93%) e crianças com outras anomalias congênitas (90%).[57]

A bronquiolite obliterante (BO) é uma doença crônica rara, com manifestações de doença pulmonar obstrutiva que ocorre após grave lesão do trato respiratório inferior. Como resultado ocorre a obliteração parcial ou total das pequenas vias aéreas.[57,58] A BO tem várias etiologias, mas na população infantil geralmente é de causa pós-infecciosa. Diversos vírus têm sido atrelados a gênese do problema, entre eles: VSR, parainfluenza, *influenza* e, principalmente, o adenovírus.[58-60] Por questões ainda não totalmente esclarecidas, a doença apresenta variabilidades regionais. O cone sul de nosso hemisfério é a área de maior ocorrência de BO.[59]

CONSIDERAÇÕES FINAIS

A diretriz da AAP e outras diretrizes internacionais trouxeram nova visão no manejo da BVA. Ao estabelecerem suas recomendações baseadas em evidência, voltadas para o apoio aos profissionais de saúde envolvidos com o diagnóstico e tratamento dessa doença, foram capazes de modificar o cenário assistencial internacionalmente.[1,5,60,61]

Como se observa no Quadro 4, as principais diretrizes publicadas apresentam como ponto comum o princípio "quando o menos é mais". Entretanto, há menos de uma década das primeiras publicações que valorizaram esse princípio, começam a emergir alguns questionamentos, à luz de novos conhecimentos, que podem vir a modificar esse posicionamento.[62,63]

Cada vez mais nos parece claro que a BVA não é uma doença específica, mas uma síndrome com múltiplas manifestações. Além de ser ocasionada por diferentes agentes etiológicos virais, apresenta expressões clínicas individuais que são passíveis de serem influenciadas por vários fatores (genéticos, imunológicos, anatômicos, entre outros).[62,64]

Essas diferentes expressões da doença podem resultar na necessidade de abordagens terapêuticas individualizadas, ainda não capazes de serem identificadas quando tratamos consensualmente a BVA como uma única doença.[62,64]

O próprio texto da diretriz da AAP estabelece considerações que dão margem a essa discussão. A primeira é que não foi estruturada para ser uma rotina assistencial. É um documento que se propõe a organizar as melhores evidências da época voltadas para o manejo da BVA. Deixa claras suas limitações e se intitula uma ferramenta de apoio à decisão. Além disso, reconhece em alguns cenários pontuais a possibilidade de respostas diferentes por subgrupos, que até o momento não haviam sido capazes de ser identificadas.[1,64]

O contraponto nos parece claro. À luz da evidência não se encontram subsídios para indicar medidas terapêuticas que se mostrem benéficas, entretanto reconhecemos limitações em estabelecer um diagnóstico clínico preciso da doença, descartando até mesmo outros diagnósticos associados (p. ex., asma brônquica, microaspiração), e podemos questionar se os desfechos atrelados à evidência referida são absolutos para um contexto de avaliação clínica.[62-65]

Nesse cenário de discussão, podemos começar a duvidar de que "o menos sempre será mais", mas temos a certeza de que "ele ainda não nos é suficiente".

Quadro 4 Comparativo de intervenções entre consensos de bronquiolite viral aguda

Parâmetros	Consensos		
	NICE 2015[60]	AAP 2014[1]	CANADÁ 2014[61]
Diagnóstico	Clínico	Clínico	Clínico
Radiografia de tórax	Não indicada de rotina; considerada nos casos com indicação de unidade de terapia intensiva	Não indicada de rotina; reservada para os casos de esforço respiratório grave com indicação de internação em UTI ou quando houver sinais de complicação relacionado à via aérea (como pneumotórax)	Não indicada de rotina; considerada nos casos em que o diagnóstico não for evidente, quando não houver melhora ou quando houver suspeita de outros diagnósticos
Hemograma	Não indicado de rotina	Não indicado	Não indicado
Oximetria	Realizar sempre que possível, em todos os pacientes com BVA, e nos casos de internação	Não indicada se não houver necessidade de oxigenoterapia suplementar, ou se a saturação for > 90%	Oximetria contínua está indicada nos casos de maior risco no início da doença, e a intermitente nos de menor risco e em todos que estejam se alimentando bem, se encontrem em fase de retirada do oxigênio e apresentando melhora do desconforto respiratório
Hidratação	Por sonda gástrica quando não apresentar condições para via oral; hidratação venosa quando houver impossibilidade do uso de sonda nasogástrica ou orogástrica	Nasogástrica ou intravenosa quando não for possível a manutenção da hidratação oral	Nasogástrica ou intravenosa quando não houver segurança para uso da via oral
Oxigênio suplementar	Indicado quando saturação ≤ 92%	Indicado quando saturação ≤ 90%	Indicado quando saturação ≤ 90%
Fisioterapia respiratória	Não indicada rotineiramente, sendo considerada nos casos com comorbidades	Não indicada	Não indicada
Aspiração de vias aéreas	Não indicada de rotina, podendo ser considerada nos casos de desconforto respiratório ou dificuldade de alimentação por obstrução de vias aéreas superiores	Não indicada	Não há dados para seu uso na BVA, mas, se realizada, deve ser superficial e em intervalos frequentes
Broncodilatador	Não indicado	Não indicado	Não indicado
Nebulização com salina hipertônica	Não indicada	Não indicada no atendimento de emergência, podendo ser administrada nos pacientes internados	Pode ser indicada nos pacientes internados
Nebulizacão com adrenalina	Não indicada	Não indicado	Não indicada
Corticosteroides	Não indicados	Não indicados	Não indicados
Antibiótico	Não indicado	Não indicado nos casos de BVA, a menos que haja infecção bacteriana associada	Não indicado nos casos de BVA, a menos que haja infecção bacteriana associada

BVA: bronquiolite viral aguda; UTI: unidade de terapia intensiva.
Fonte: adaptado de Florin TA et al., 2016.[5]

REFERÊNCIAS BIBLIOGRÁFICAS

1. Ralston SL, Lieberthal AS, Meissner HC, Alverson BK, Baley JE, Gadomski AM, et al. Clinical practice guideline: the diagnosis, management, and prevention of bronchiolitis. Pediatrics. 2014;134(5):e1474-502.
2. Ravaglia C, Poletti V. Recent advances in the management of acute bronchiolitis. F1000 Prime reports. 2014, 6: 103.
3. Meissner HC. Viral bronchiolitis in children. The New England Journal of Medicine. 2016;374:62-72.
4. Sociedade Brasileira de Pediatria. Diretrizes para o manejo da infecção causada pelo vírus sincicial respiratório (VSR). 2017. Available: https://www.sbp.com.br/fileadmin/user_upload/Diretrizes_manejo_infeccao_causada_VSR2017.pdf (acesso 17 fev 2021).
5. Florin TA, Plint AC, Zorc JJ. Viral bronchiolitis. The Lancet. 2016.
6. Silver AH, Nazif J. Bronchiolitis. Pediatrics in review. 2019;40(11):568-76.
7. Piedimonte G, Perez MK. Respiratory syncytial virus infection and bronchiolitis. Pediatrics in review. 2014.36(2):85.
8. Cunninghan S. Bronchiolitis. In: Wilmott RW, Deterding R, Li A, Ratjen F, Sly P, Zar HJ, Bush A. Kendig's disorders of the respiratory tract in children. 9.ed. Elsevier; 2018. p.420-6.
9. Tumba K, Camaru T, Machado C, Ribeiro M, Pinto LA. Tendência temporal das hospitalizações por bronquiolite aguda em lactentes menores de um ano no Brasil entre 2008 e 2015. Rev Paul Pediatr. 2020;38:e2018120.
10. Rodríguez-Martínez CE, Sossa-Briceño MP, Nino G. Systematic review of instruments aimed at evaluating the severity of bronchiolitis. Paediatr Respir Rev. 2018;25:43-57.

11. Lowell DI, Lister G, Von Koss H, McCarthy P. Wheezing in infants: the response to epinephrine. Pediatrics. 1987;79(6):939-45.
12. Nicolai T, Pohl A. Acute viral bronchiolitis in infancy: epidemiology and management. Lung. 1990;168(Supl):396-405.
13. Quinonez RA, Schroeder AR. Safely doing less and the new AAP bronchiolitis guideline. Pediatrics. 2015;135:793-5.
14. Schlesinger C, Koss MN. Bronchiolitis: update 2001. Curr Opin Pulm Med. 2002;8(2):112-6.
15. Darville T, Yamauchi T. Respiratory syncytial virus. Pediatrics in Review. 1998;19:55-61.
16. Rivers RPA, Forsoling MI, Olver RP. Inappropriate secretion of antidiuretic hormone in infants with respiratory infection. Arch Dis Child. 1981;56:358-53.
17. Steensel-Moll HA, Hazelzet JA, Van Der VoortE, Neijens HJ, HakengWHL. Excessive secretion of antidiuretic hormone in infants with respiratory syncytial virus. Arch Dis Child. 1990;65:1237-9.
18. Perrotta C, Ortiz Z, Roque M. Chest physiotherapy for acute bronchiolitis in paediatric patients between 0 and 24 months old. Cochrane Database Syst Rev. 2005;(2):CD004873.
19. Gajdos V, Katsahian S, Beydon N, Abadie V, de Pontual L, Larrar S, et al. Effectiveness of chest physiotherapy in infants hospitalized with acute bronchiolitis: a multicenter, randomized, controlled trial. PLoS Med. 2010;7(9):e1000345.
20. Rochat I, Leis P, Bouchardy M, Oberli C, Sourial H, Friedli-Burri M, et al. Chest physiotherapy using passive expiratory techniques does not reduce bronchiolitis severity: a randomised controlled trial. Eur J Pediatr. 2012;171(3):457-62.
21. Mussman GM, Parker MW, Statile A, Sucharew H, Brady PW. Suctioning and length of stay in infants hospitalized with bronchiolitis. JAMA Pediatr. 2013;167(5):414-21.
22. Schroeder AR, Marmor AK, Pantell RH, Newman TB. Impact of pulse oximetry and oxygen therapy on length of stay in bronchiolitis. hospitalizations. Arch Pediatr Adolesc Med. 2004;158(6):527-30.
23. Eber E. Treatment of acute viral bronchiolitis. The Open Microbiology J. 2011;5(Suppl 2-M6):159-64.
24. Gadomski AM, Scribani MB. Bronchodilators for bronchiolitis. Cochrane Database Syst Rev. 2014;(6):CD001266.
25. Reijonen T, Korppi M, Pitkakangas S, Tenhola S, Remes K. The clinical efficacy of nebulized racemic epinephrine and albuterol in acute bronchiolitis. Arch Pediatr Adolesc Med. 1995;149:686-92.
26. Hartling L, Wiebe N, Russel K, Patel H, Klassen TP. Epinephrine for bronchiolitis. Cochrane Database Syst Rev. 2004;(1):CD003123.
27. Plint AC, Johnson DW, Patel H, Wiebe N, Correll R, Brant R, et al; Pediatric Emergency Research Canada (PERC). Epinephrine and dexamethasone in children with bronchiolitis. N Engl J Med. 2009;360(20): 2079-89.
28. Hartling L, Fernandes RM, Bialy L, Milne A, Johnson D, Plint A, Klassen TP, Vandermeer B. Steroids and bronchodilators for acute bronchiolitis in the first two years of life: systematic review and meta-analysis. BMJ. 2011;342:d1714.
29. Al-Ansari K, Sakran M, Davidson BL, El Sayyed R, Mahjoub H, Ibrahim K. Nebulized 5% or 3% hypertonic or 0.9% saline for treating acute bronchiolitis in infants. J Pediatr. 2010;157(4):630-4, 634.1
30. Zhang L, Mendoza-Sassi RA, Wainwright C, Klassen TP. Nebulised hypertonic saline solution for acute bronchiolitis in infants. Cochrane Database of Systematic Reviews. 2017(Issue 12)..
31. Bont L, Kimpen JLL. Immunological mechanisms of severe respiratory syncytial virus bronchiolitis. Intensive Care Med. 2002;28:616-21.
32. Nahata MC, Schad PA. Pattern of drug usage in bronchiolitis. J Clin Pharm Ther. 1994;19:117-8.
33. Fernandes RM, Bialy LM, Vandermeer B, Tjosvold L, Plint AC, Patel E, et al. Glucocorticoids for acute viral bronchiolitis in infants and young children. Cochrane Database Syst Rev. 2013;(6):CD004878.
34. Springer C, Bar-Yishay E, Uwayyed K, Avital A, Vilozni D, Godfrey S. Corticosteroids do not affect the clinical or physiological status of infants with bronchiolitis. Pediatr Pulmonol. 1990;9:181-5.
35. Roosevelt G, Sheehan K, Grupp-Phelan J, Tanz RR, Listernick R. Dexamethasone in bronchiolitis: a randomised controlled trial. Lancet. 1996;348:292-5.
36. Garrinson MM, Christakis DA, Harvey E, Cummings P, Davis RL. Systemic corticosteroids in infant bronchiolitis: a meta-analysis. Pediatrics. 2000;105:e44.
37. Abul-Ainine A, Luyt D. Short term effects of adrenaline in bronchiolitis: a randomised controlled trial. Arch Dis Child. 2002;86(4):276-9.
38. Smith DW, Frankel LR, Mathers, Tang ATS, Ariagno RL, Prober CG, et al. A controlled trial of aerosolized ribavirin in infants requiring mechanical ventilation for severe respiratory syncytial virus. N Eng J Med. 1991;325:24-9.
39. Jacobs BK. Ribavirin in severe respiratory syncytial virus infection. Crit Care Med. 1994;22:541-3.
40. Guerguerian AM, Gauthier M, Lebel MH, Farrel CA, Lacroix J. Ribavirin in ventilated respiratory syncytial virus bronchiolitis: a randomized, placebo-controlled trial. Am J Respir Crit Care Med. 1999;160:829-34.
41. Ventre K, Randolph AG. Ribavirin for respiratory syncytial virus infection of the lower respiratory tract in infants and young children. Cochrane Database Syst Rev. 2007;(1):CD000181.
42. Turner TL, Kopp BT, Paul G, Landgrave LC, Hayes D Jr, Thompson R. Respiratory syncytial virus: current and emerging treatment options. Clinicoecon Outcomes Res. 2014;6:217-25.
43. Luchetti M, Ferrero F, Gallini C, Natale A, Pigna A, Tortorolo L, Marraro G. Multicenter, randomized, controlled study of porcine surfactant in severe respiratory syncytial virus induced respiratory failure. Pediatr Crit Care Med. 2002;3:261-8.
44. Paret G. Heliox in respiratory failure secondary to bronchiolitis: a new therapy. Pediatr Pulmonol. 1996;22:322-3.
45. Martinon-Torres F, Rodriguez-Nuñez A, Martinon-Sanchez JM. Heliox therapy in infants with acute bronchiolitis. Pediatrics. 2002;109:68-73.
46. Merkus PJ, de Hoog M, van Gent R, de Jongste JC. Dnase treatment for atelectasias in infants with severe respiratory syncytial virus bronchiolitis. Eur Resp J. 2001;18:734-7.
47. Nasr SZ, Strouse PJ, Soskolne E, Maxvold NJ, Garver KA, Rubin BK, Moler FW. Efficacy of recombinant human deoxyribonuclease I in the hospital management of respiratory syncytial virus bronchiolitis. Chest. 2001;120:203-8.
48. Farley R, Spurling GK, Eriksson L, Del Mar CB. Antibiotics for bronchiolitis in children under two years of age. Cochrane Database Syst Rev. 2014 Oct 9;10:CD005189.
49. Chandelia S, Kumar D, Chadah N, Jaiswal N. Magnesium sulphate for treating acute bronchiolitis in children up to two years of age. Cochrane Database Syst Rev. 2020;12:CD012965.
50. Vahlkvist S, Jürgensen L, la Cour A, Markoew S, Petersen TH, Kofoed P. High flow nasal cannula and continuous positive airway pressure therapy in treatment of viral bronchiolitis: a randomized clinical trial. Eur J Pediatr. 2020;179(3):513-8.
51. Milési C, Essouri S, Pouyau R, Liet JM, Afanetti M, Portefaix A, et al. High flow nasal cannula (HFNC) versus nasal continuous positive airway pressure (nCPAP) for the initial respiratory management of acute viral bronchiolitis in young infants: a multicenter randomized controlled trial (Tramontane study). Intensive Care Medicine. 2017;43(2):209-16.
52. Jat KR, Mathew JL. Continuous positive airway pressure (CPAP) for acute bronchiolitis in children. Cochrane Database of Systematic Reviews 2019, Issue 1. Art. No.: CD010473. (acesso 25 fev 2021).
53. Piva JP, Garcia PC, Amantéa SL. Ventilação mecânica em pediatria. In: Piva JP, Garcia PC. Medicina intensiva em pediatria. Revinter; 2005. p.487-508.
54. Rodríguez NA, Martinón TF, Martinón SJM; Sociedad Española de Cuidados Intensivos Pediátricos. Ventilation in special situations. Mechanical ventilation in bronchiolitis. An Pediatr (Barc). 2003;59:363-6.
55. American Academy of Pediatrics Committee on Infectious Diseases; American Academy of Pediatrics Bronchiolitis Guidelines Committee. Updated guidance for palivizumab prophylaxis among infants and young children at increased risk of hospitalization for respiratory syncytial virus infection. Pediatrics. 2014;134(2):415-20.
56. Wilson DF, Landrigan CP, Horn SD, Smout RJ. Complications in infants hospitalized for bronchiolitis or respiratory syncytial virus pneumonia. J Pediatr. 2003;143(5 Suppl):S142-9.
57. Kurland G, Michelson P. Bronchiolitis obliterans in children. Pediatr Pulmonol. 2005;39(3):193-208.
58. Jones MH, Pitrez PM, Stein RT. Post-infectious bronchiolitis obliterans. Pediatr Pulmonol. 2004;26(Suppl):64-5.
59. Tomikawa SO, Rodrigues JC. Current research on pediatric patients with bronchiolitis obliterans in Brazil. Intractable Rare Dis Res. 2015;4 (1):7-11.

60. Bronchiolitis in children: diagnosis and management. Nice guideline, 2015. Available: https://www.nice.org.uk/guidance/NG9 (acessado 26 fev 2021).
61. Friedman JN, Rieder MJ, Walton JM. Bronchiolitis: recommendations for diagnosis, monitoring and management of children one to 24 months of age. Paediatr Child Health. 2014;19(9):485-91.
62. Mellick LB, Gonzalez J. The problematic 2014 American Academy of Pediatrics bronchiolitis guidelines. Pediatr Emer Care. 2019;35:654-8.
63. Koumbourlis AC. Evidence based medicine and common sense: the case of bronchiolitis. Paediatr Respir Reviews. 2019;32:16-7.
64. Brown MA. Bronchodilators and steroids should not be given in viral bronchiolitis PRO. Paediatr Respir Rev. 2019;32:18-9.
65. Wall MA. Bronchodilators and steroids should not be given in viral bronchiolitis – CON. Paediatr Respir Rev. 2019;32:20-2.

CAPÍTULO 3

PNEUMONIAS COMUNITÁRIAS

Edna Lúcia Santos de Souza
Regina Terse Trindade Ramos
Sidnei Ferreira
Clemax Couto Sant'Anna
José Dirceu Ribeiro
Maria de Fatima B. Pombo Sant'Anna

AO FINAL DA LEITURA DESTE CAPÍTULO, O PEDIATRA DEVE ESTAR APTO A:

- Reconhecer a importância das PAC na morbimortalidade das crianças, principalmente as menores de 5 anos.
- Conhecer os fatores de risco para as PAC.
- Compreender a dificuldade do diagnóstico etiológico das PAC e, consequentemente, a importância do tratamento empírico bem embasado.
- Diagnosticar PAC por meio de sinais e sintomas clínicos, valorizando os métodos complementares em casos de maior gravidade.
- Tratar PAC de forma criteriosa, sem uso abusivo de antibióticos e com abordagem cirúrgica adequada nos casos complicados.

INTRODUÇÃO

As infecções respiratórias agudas (IRA) são doenças que acometem qualquer segmento do trato respiratório no período de até 7 dias de duração. Correspondem a 25% de todas as doenças e mortes entre crianças nos países em desenvolvimento. A maioria das crianças tem 4-6 infecções respiratórias agudas (IRA) por ano, principalmente nas áreas urbanas.

Cerca de 2-3% das IRA evoluem para infecção do parênquima pulmonar, das quais 10-20% evoluem para óbito. A principal IRA do parênquima pulmonar é a pneumonia adquirida na comunidade (PAC). Esta é definida como a presença de sinais e sintomas de pneumonia em criança previamente saudável, devido a infecção contraída fora do hospital.

No início da década de 2000, o Brasil concentrava grande parte dos casos de PAC do mundo em menores de 5 anos de idade. Entre 2000-2015, a incidência de PAC nessa faixa etária reduziu-se globalmente em 30% e o número de mortes, em cerca de 50% no mesmo período. Entretanto, permanece como a principal causa de doença e morte evitáveis na infância.[1-5]

A PAC é responsável por 15% de todas as mortes de crianças menores de 5 anos, principalmente nos países em desenvolvimento, contabilizando cerca de 800 mil óbitos em 2017. É preciso atentar para critérios diagnósticos e a metodologia utilizados em trabalhos publicados sobre o tema. Em países desenvolvidos, a incidência de PAC é de 10-15 a cada mil crianças/ano, e a taxa de internação é de 1-4 a cada mil crianças/ano, ocorrendo sobretudo em menores de 5 anos. Cerca de 14,4 a cada 10 mil crianças com idade acima de 5 anos e de 33,8 a cada 10 mil menores de 5 anos são diagnosticadas com PAC anualmente na Europa.[5-7]

Os principais fatores de risco para PAC são: desnutrição, baixa idade, comorbidade e gravidade da doença, que podem concorrer para o óbito. Outros fatores, como baixo peso ao nascer, permanência em creche, episódios prévios de sibilos e pneumonia, ausência de aleitamento materno, vacinação incompleta, variáveis socioeconômicas e ambientais, também contribuem para a morbidade e a mortalidade. Morbidade, internações e mortalidade por pneumonia vêm diminuindo no mundo nas últimas décadas, mas ainda constituem um grave problema de saúde pública nos países em desenvolvimento.[5-7]

ETIOLOGIA

É difícil estabelecer o diagnóstico etiológico das PAC. Seu curso clínico costuma ser muito semelhante para os diversos agentes, e as técnicas diagnósticas são, em geral, de baixa sensibilidade ou de custo elevado e de difícil acesso à maioria dos serviços. Dependendo do número de testes diagnósticos utilizados, o diagnóstico etiológico das PAC pode ser identificado em cerca de 24-85% dos casos.

Vários estudos apontam os vírus como os principais agentes de PAC em crianças até 5 anos em países desenvolvidos. Quanto mais jovem a criança, maior a chance de ocorrência de doença de etiologia viral. O vírus sincicial respiratório (VSR) é o mais frequentemente encontrado, seguido dos vírus influenza, parainfluenza, adenovírus e rinovírus. Menos frequentemente, outros vírus podem causar PAC, como varicela-zóster, enterovírus, citomegalovírus, vírus Epstein-Barr, herpes simples e outros.[8] Metapneumovírus humano (HMPV), bocavírus, o coronavírus associado à síndrome respiratória aguda grave (SARS) e o SARS-Cov-2 têm sido

associados à PAC. Os vírus podem ser responsáveis por até 90% das PAC no primeiro ano de vida e por metade dos casos na idade escolar.[9,10]

Os agentes bacterianos, por outro lado, são os principais responsáveis pela maior gravidade e mortalidade por PAC na infância. O *Streptococcus pneumoniae* ou pneumococo é o principal agente bacteriano de PAC.

Os agentes etiológicos bacterianos mais comumente isolados em crianças com PAC nos países em desenvolvimento são pneumococo, *Haemophilus influenzae* e *Staphylococcus aureus*. A frequência de coinfecção vírus-bactéria em pacientes com PAC tem variado entre 23-32%.[2]

Algumas crianças apresentam alto risco para infecção por pneumococo, a saber: infectadas pelo vírus HIV, com erros inatos da imunidade, imunodeficiências adquiridas, cardiopatas, nefropatas e pneumopatas crônicas, incluindo a asma grave, com *diabetes mellitus*, com hemoglobinopatias, principalmente anemia falciforme, asplenia congênita ou adquirida, fístula liquórica, cirrose hepática ou contactantes de doentes crônicos.[1,2] O Quadro 1 relaciona os principais agentes etiológicos e as faixas etárias.

Quadro 1 Principais agentes etiológicos de pneumonia comunitária, de acordo com a faixa etária

Até 2 meses	Estreptococo do grupo B, enterobactérias, *Listeria monocytogenes, Chlamydia trachomatis, Staphylococcus aureus*, vírus
2-6 meses	*Chlamydia trachomatis*, vírus, germes da pneumonia afebril, *Streptococcus pneumoniae, Staphylococcus aureus, Bordetella pertussis*
De 7 meses a 5 anos	Vírus, *Streptococcus pneumoniae, Haemophilus influenzae, Staphylococcus aureus, Mycoplasma pneumoniae, Mycobacterium tuberculosis*
> 5 anos	*Mycoplasma pneumoniae, Chlamydia pneumoniae, Streptococcus pneumoniae, Mycobacterium tuberculosis*

Fonte: Rodrigues JC et al., 2002;[11] Rodrigues CMC, Groves H, 2018.[12]

QUADRO CLÍNICO

O quadro clínico da PAC pode variar com a idade da criança, o estado nutricional, a presença de doença de base e o agente etiológico. Pode ser mais grave nas crianças mais jovens, desnutridas ou que apresentam comorbidades. Os principais sinais e sintomas da PAC são: febre, tosse, frequência respiratória elevada (taquipneia) e dispneia, de intensidades variáveis. Sintomas gripais são comuns, bem como otite média. Algumas crianças apresentam dor abdominal, principalmente quando há envolvimento dos lobos pulmonares inferiores.[8]

Em crianças pequenas dificilmente se encontram alterações localizadas à ausculta respiratória. A sibilância ocorre em IRA do trato respiratório inferior, geralmente na bronquiolite viral aguda, raramente na PAC.

O diagnóstico de PAC é eminentemente clínico, dispensando a realização de radiografia de tórax, que só é recomendada nos casos graves que demandem internação.[8] Em geral, consolidação alveolar, pneumatoceles, derrames pleurais e abscessos sugerem etiologia bacteriana. O padrão intersticial está mais frequentemente associado a vírus e *Mycoplasma pneumoniae* ou *Chlamydia pneumoniae*. Esses são agentes causadores de pneumonias atípicas. Os demais exames complementares são inespecíficos e de emprego questionável.

Na criança com IRA, a frequência respiratória (FR) deve sempre ser pesquisada visando ao diagnóstico de PAC. Na ausência de sibilância, as crianças com tosse e FR elevada (taquipneia) devem ser classificadas como tendo PAC.[8]

Os seguintes pontos de corte para taquipneia são utilizados:[1]

- < 2 meses: FR ≥ 60 irpm;
- 2-11 meses: FR ≥ 50 irpm;
- 1-4 anos: FR ≥ 40 irpm.

Os "sinais de perigo" apontados pela Organização Mundial da Saúde (OMS) há cerca de 3 décadas indicam internação hospitalar imediata do paciente. Esses sinais em crianças menores de 2 meses são: FR ≥ 60 irpm, tiragem subcostal, febre alta, recusa do seio materno por mais de 3 mamadas, sibilância, estridor em repouso, sensório alterado com letargia, sonolência anormal ou irritabilidade excessiva. Entre as maiores de 2 meses de vida, os sinais são: tiragem subcostal, estridor em repouso, recusa de líquidos, convulsão, alteração do sensório e vômito de tudo que lhe é oferecido.[1]

O quadro clínico da PAC na criança é diverso e inespecífico. Na dependência de vários fatores, como agentes etiológicos, idade da criança, tamanho do inóculo e resposta imune do indivíduo, poderá ser discreto ou apresentar-se em sua forma mais clássica, na qual início agudo de febre, taquipneia e tosse estão presentes. A febre pode estar ausente em lactentes jovens com infecção por *Chlamydia trachomatis, Bordetella pertussis* ou *Ureaplasma*. As crianças podem manifestar apenas redução do apetite e agitação; os menores de 5 anos de idade, habitualmente, apresentam um pródromo com febre baixa e rinorreia, devido a uma infeção viral prévia das vias aéreas superiores, antes de apresentar sintomas do trato respiratório inferior. Crianças mais velhas podem referir dor torácica tipo pleural ou até rigidez da nuca, associando-se ao envolvimento dos lobos pulmonares.[13]

Outros sinais de PAC que indicam gravidade e necessidade de internação são: saturação de oxigênio menor que 92%; abolição do murmúrio vesicular, com possibilidade ou confirmação radiológica de complicações, como derrame pleural (DP) e empiema; desnutrição grave; sonolência; rebaixamento do nível de consciência e recusa alimentar.[14]

Segundo a OMS, as PAC devem classificadas de acordo a idade da criança:

- Crianças entre 2 meses e 5 anos são classificados como:
  - Pneumonia grave: presença de tosse ou dificuldade para respirar com cianose central ou saturação periférica de O_2 < 90% ou desconforto respiratório grave (gemência ou tiragem costal muito grave) ou pacientes com PAC com sinais gerais de perigo (recusa de líquidos, letargia ou inconsciência, convulsões) devem ser hospitalizados.

- Pneumonia: FR aumentada para a idade (≥ 50 irpm para aqueles entre 2-11 meses e ≥ 40 irpm entre 1-5 anos) e tiragem intercostal e requerem tratamento ambulatorial com antibioticoterapia oral.
- Os menores de 2 meses que apresentem sinais clínicos que sugerem doença grave, isto é, FR elevada (≥ 60 irpm), tiragem subcostal grave, gemido, entre outros achados clínicos, são classificados como infecção bacteriana grave e devem ser internados para tratamento hospitalar.[15]

Shah et al. (2017), em revisão sistemática de 23 estudos de coorte prospectivos envolvendo crianças menores de 5 anos de idade, avaliaram a acurácia dos sintomas e achados do exame físico para identificação de casos com PAC confirmada radiologicamente. Os autores identificaram que a presença de hipoxemia moderada (saturação de $O_2 \leq 96\%$) e o aumento do esforço respiratório [gemidos, batimentos de asas de nariz e retrações torácicas] foram os sinais mais frequentemente associados à PAC. Por outro lado, febre (temperatura > 37,5 °C) e taquipneia (FR > 40 irpm) não estavam fortemente associados ao diagnóstico de PAC.[16]

No geral, os critérios diagnósticos baseados em sinais e sintomas tendem a ser inespecíficos, assim como não há achados clínicos específicos associados com os agentes etiológicos.

Ao longo do tempo, a OMS vem desenvolvendo estratégias de manejo das infecções respiratórias, como as que permitem identificar crianças com PAC com base em sinais clínicos. São sinais altamente sensíveis, mas menos específicos e que foram desenvolvidos principalmente para ajudar os profissionais de saúde comunitários a identificar crianças com pneumonia usando apenas sinais clínicos.[15]

Os critérios diagnósticos baseados em sinais e sintomas podem levar ao diagnóstico de PAC de qualquer doença do trato respiratório inferior que se apresente com tosse, dificuldade respiratória e taquipneia, a exemplo de doenças virais como a bronquiolite ou sibilância viral e doenças não transmissíveis como asma alérgica, resultando na prescrição excessiva de antibióticos e no subdiagnóstico e tratamento inadequado da doença obstrutiva das vias aéreas. Assim, a avaliação criteriosa das doenças que podem causar taquipneia e sibilância, como asma, bronquiolite e sibilância induzida por vírus, permite que se prescrevam broncodilatadores antes de classificar o paciente em relação à PAC.[15]

Aspectos clínicos particulares das PAC e da Covid-19

A PAC pneumocócica habitualmente se inicia com febre e taquipneia, podendo haver ausência inicial de tosse, desde que os alvéolos tenham poucos receptores para a tosse. Esse sinal surgiria com a presença de lise e os detritos irritando os receptores da tosse nas vias respiratórias.[8]

A PAC por *Mycoplasma pneumoniae* comumente tem uma evolução mais arrastada, podendo manifestar-se com tosse, dor e chiado no peito; classicamente, os sintomas são mais significativos que os sinais. Pode haver manifestações não respiratórias como artralgia e cefaleia, lesões de pele, entre outras, o que pode sugerir a infecção por esse microrganismo.[17]

A PAC estafilocócica pode ser indistinguível da PAC pneumocócica no início da doença. Permanece rara em países desenvolvidos, onde, geralmente, é uma doença de crianças. Pode complicar os casos de *influenza* em bebês e em crianças mais velhas.[8]

A PAC por *Chlamydia trachomatis* na forma clássica acomete lactentes entre 4-12 semanas de vida, e a infecção tem evolução arrastada; ausência de febre; tosse coqueluchoide e taquipneia. Pode haver crepitação inspiratória na ausculta e desconforto respiratório de grau variável. Os pródromos com obstrução nasal e tosse são comuns; a conjuntivite ocorre em cerca de metade dos casos.[18]

O surto causado pelo novo coronavírus (SARS-CoV-2) foi classificado pela OMS em janeiro de 2020 como *Emergência de Saúde Pública de importância internacional.* Esse vírus produz a doença coronavírus 2019 (Covid-19), e sua rápida disseminação para diversos países levou a OMS a classificá-la em março de 2020 como pandemia.

A infecção afeta mais frequentemente adultos que crianças, e as manifestações clínicas são, geralmente, de menor gravidade na infância.[19]

A revisão sistemática que envolveu 46 relatos de casos e séries de casos, incluindo 114 pacientes pediátricos com infecção confirmada por SARS-CoV-2, identificou como as principais características clínicas de Covid-19 em crianças os sintomas respiratórios leves como tosse e rinorreia ou febre. A dispneia foi mais comum em lactentes do que nas outras faixas etárias.[10]

A gravidade da Covid-19 em crianças foi definida com base em características clínicas, exames laboratoriais e radiografia ou tomografia de tórax como infecção assintomática ou doença leve, moderada, grave ou crítica. Os critérios propostos para o diagnóstico são os que se seguem:[20]

1. Infecção assintomática: ausência de sinais ou sintomas de doença com radiografia ou tomografia de tórax normais com resultado do teste de ácido nucleico para 2019-nCoV positivo.
2. Doença leve: sintomas de infecção aguda do trato respiratório superior, incluindo dor de garganta, coriza e espirros e também febre, fadiga, mialgia e tosse. O exame físico revela congestão da faringe na ausência de anormalidades auscultatórias. Alguns casos podem não apresentar febre ou apresentar apenas sintomas digestivos, como náuseas, vômitos, dor abdominal e diarreia.
3. Doença moderada: sinais clínicos de pneumonia. Febre persistente, tosse seca inicial e depois produtiva; poderá haver crepitação e sibilância à ausculta respiratória, mas, nessa fase, estresse respiratório está ausente. Alguns pacientes poderão não apresentar sinais clínicos ou sintomas, mas a tomografia computadorizada de tórax poderá revelar lesões pulmonares típicas.
4. Doença grave: os sintomas respiratórios iniciais como febre e tosse poderão estar associados com sintomas gastrointestinais como diarreia. O agravamento clínico geralmente ocorre após 1 semana com o surgimento de dispneia e cianose central. A SpO2 é < 92% e há outras manifestações de hipoxemia.

5. Crítica: as crianças podem progredir rapidamente para a síndrome do estresse respiratório agudo ou insuficiência respiratória e poderão apresentar choque, encefalopatia, lesão miocárdica ou insuficiência cardíaca, disfunção de coagulação e lesão renal aguda. A disfunção de múltiplos órgãos poderá ser fatal.

Ao longo do tempo, a OMS vem desenvolvendo estratégias de manejo das infecções respiratórias, como as que permitem identificar crianças com PAC com base em sinais clínicos. São sinais altamente sensíveis, mas menos específicos e que foram desenvolvidos principalmente para ajudar os profissionais de saúde comunitários a identificar crianças com pneumonia usando apenas sinais clínicos.[15]

EXAMES COMPLEMENTARES

A identificação do agente etiológico da PAC aprimora o manejo dessa condição. Entretanto, esse é um grande desafio na prática clínica, pois requer a utilização de técnicas pouco disponíveis na maioria dos serviços pediátricos. Pacientes ambulatoriais leves a moderadamente enfermos podem ser tratados empiricamente sem a utilização de testes diagnósticos específicos. Essas técnicas tornam-se mais importantes para as crianças hospitalizadas, aquelas com doenças subjacentes ou quando há um surto na comunidade causado por um agente emergente aparente. Uma série de investigações pode ser necessária para confirmar um diagnóstico etiológico.[13]

- Testes rápidos: à beira do leito, como pesquisa de antígenos virais em amostras das vias aéreas superiores, devem ser o procedimento inicial quando disponíveis e indicados, particularmente em crianças menores de 5 anos. Isso pode reduzir a utilização desnecessária de métodos de imagem e/ou de antimicrobianos. Crianças com doença grave e aspecto tóxico devem realizar, também, hemograma, dosagem de eletrólitos, testes de função hepática, renal e hemocultura e outros exames de acordo com critérios clínicos. Os marcadores de atividade inflamatória não são capazes de diferençar PAC viral de bacteriana em crianças. Entretanto, podem ser utilizados durante a evolução da doença e contribuem no seguimento e na determinação do prognóstico. Crianças que moram em áreas endêmicas de tuberculose ou que têm história de exposição a adulto com tuberculose devem ser avaliadas quanto a essa possibilidade. Há dúvidas sobre o uso de radiografia de tórax para o diagnóstico da PAC em crianças. O exame pode ser obtido para determinar se um paciente com sintomas e sinais respiratórios tem PAC. No entanto, a interpretação precisa de uma radiografia de tórax tem vários desafios, e seu uso deve restringir-se a circunstâncias especiais.[13,21,22]
- Hemograma: a realização rotineira do hemograma completo não é necessária para as crianças com suspeita de PAC tratadas ambulatorialmente; deve ser reservada para aquelas com doença mais grave. Esse exame pode fornecer informações úteis para o manejo da criança no contexto do exame clínico e de outros testes laboratoriais e estudos de imagem.[23] O leucograma é um exame inespecífico, e a contagem normal de leucócitos pode ocorrer infecções bacterianas ou virais.[11] Na pneumonia por *C. trachomatis* pode ocorrer leucocitose superior a 10.000 células/mm^3 e a eosinofilia maior que 300-400 células/mm^3 é também comum nessa infecção.[24]

Em crianças com Covid-19 são descritas alterações laboratoriais como leucopenia, linfopenia, trombocitopenia e elevação nos níveis da CPK-MB e da procalcitonina.[10,11,24]

Estudo com 298 crianças de 2 meses a 5 anos internadas com PAC na Índia observou que a trombocitose mostrou-se relacionada a complicações respiratórias ($p < 0,01$) e a trombocitopenia a complicações sistêmicas e mortalidade ($p < 0,01$) por PAC.[25]

- Marcadores inflamatórios: os reagentes de fase aguda, como a velocidade de hemossedimentação (VHS), a concentração de proteína C-reativa (PCR) e a concentração de procalcitonina sérica (PCT), não podem ser usados como o único determinante para distinguir entre as causas virais e as bacterianas de PAC.[21,26] Não devem ser dosados rotineiramente em crianças com calendário vacinal completo e tratadas ambulatorialmente. Em crianças com doença mais grave, os reagentes de fase aguda podem fornecer informações úteis para o seguimento clínico.[23] A PCT e a PCR têm demonstrado algum valor na identificação de infecções bacterianas, mas ainda não foi estabelecido um ponto de corte clínico relevante para seu uso.[27] A PCT pode ser útil para diferenciar a etiologia e a gravidade da PAC quando utilizada em conjunto com dados epidemiológicos e outros testes diagnósticos. Níveis mais elevados da PCT ocorrem nas pneumonias bacterianos, e PCT < 0,25 ng/mL está associada à baixa probabilidade de PAC bacteriana ou a PAC de menor gravidade. Níveis de PCT < 0,1 ng/mL têm alto valor preditivo negativo na exclusão de PAC bacteriana.[28]
- Hemocultura: trata-se de método muito específico, mas com baixa positividade, pois geralmente as PAC não são bacteriêmicas. As hemoculturas não devem ser realizadas rotineiramente em crianças com aparência não tóxica, com calendário vacinal completo e com PAC passível de ser tratada ambulatorialmente. Está indicada em crianças que não demonstram melhora clínica com o tratamento e naquelas que apresentam sintomas progressivos ou deterioração clínica após o início da antibioticoterapia e nas que necessitam de hospitalização por PAC bacteriana presumida, moderada a grave e, particularmente, naquelas com PAC complicada.[21,23]
- Pesquisa viral: os vírus podem ser pesquisados em secreção nasofaríngea e/ou *swab* nasal. Podem ser realizados testes mais sensíveis e específicos como a reação em cadeia de polimerase (PCR – *polymerase chain reaction*), permitindo o diagnóstico do vírus *influenza* e outros vírus respiratórios, incluindo, mais recentemente, o SARS-Cov-2.[12] Habitualmente, exames de PCR têm custo elevado e não estão disponíveis na maioria dos centros,

sendo muito utilizados em pesquisas. Entretanto, a identificação de microrganismos por essa técnica não diferencia a condição de portador e do doente. Técnicas rápidas para identificação de antígenos virais podem permitir o diagnóstico etiológico, reduzindo a necessidade de estudos diagnósticos adicionais e o uso de antibióticos e também orientar o uso apropriado de agentes antivirais em ambientes ambulatoriais e hospitalares.[23]

- Sorologia: pode ser útil para o diagnóstico de infecção por agentes como *Mycoplasma pneumoniae, Chlamydia trachomatis, Chlamydophila pneumoniae, Streptococcus pneumoniae* e *Bordetella pertussis.* A elevação da IgM e/ou títulos pareados (fase aguda e convalescença) da IgG confirma a infecção por *Mycoplasma pneumoniae ou Chlamydia trachomatis.* Como há um tempo mínimo para a elevação das imunoglobulinas, o diagnóstico é realizado de forma retrospectiva. Todos esses microrganismos podem também ser identificados pelas técnicas de PCR.[23,29]
- Radiografia de tórax: crianças com sinais e sintomas sugestivos de PAC sem indicação de internação não necessitam realizar radiografia de tórax de rotina devido à baixa concordância entre os sinais clínicos e as alterações radiográficas. A radiografia obtida em incidência lateral geralmente também não é necessária na PAC, e a imagem radiológica não é suficiente para definir o agente etiológico.[8,30]

A radiografia de tórax deverá ser realizada em pacientes com hipoxemia/hipóxia, com esforço respiratório, se há suspeita de pneumonia complicada com derrame, assim como para os que não apresentam boa resposta ao tratamento para avaliar complicações.[31] Radiografias de tórax (posteroanterior e lateral) devem ser obtidas em todos os pacientes hospitalizados para tratamento de PAC a fim de documentar presença, tamanho e caráter de infiltrados parenquimatosos e identificar complicações de pneumonia que podem levar a intervenções referentes ao agentes antimicrobianos e a terapia médica de suporte.[23] Infiltrados radiológicos são relatados em 5-19% de crianças com febre sem taquipneia e hipoxemia, angústia respiratória ou sinais de infecções de vias aéreas inferiores; esse achado tem sido denominado pneumonia oculta. A radiografia de tórax deve ser solicitada em crianças com febre prolongada e tosse, mesmo na ausência de taquipneia e angústia respiratória.[23]

- Broncoscopia e lavado broncoalveolar: a realização de broncoscopia com lavado broncoalveolar (LBA), a aspiração pulmonar percutânea ou a biópsia pulmonar a céu aberto devem ser reservadas para crianças imunocompetentes com PAC grave quando testes diagnósticos iniciais não forem esclarecedores. Podem ser indicados também em pacientes imunodeprimidos ou imunossuprimidos, nos quais a terapia deve ser direcionada ao agente etiológico.[23]
- Oximetria de pulso: deve ser realizada em todas as crianças com PAC, particularmente se há suspeita de hipoxemia. A presença de hipoxemia deve orientar as decisões sobre o local de atendimento, testes diagnósticos adicionais e oxigenoterapia.[23]

TRATAMENTO

A incidência e a mortalidade por PAC continuam elevadas em todo o mundo, apesar dos novos e potentes antibióticos e das vacinas. Embora, em diversos países, haja aumento crescente de pneumococos resistentes à penicilina, não há diferenças significativas na evolução clínica ou na gravidade das PAC causadas por cepas penicilina-resistentes ou suscetíveis.[29] No Brasil, considerando os valores atuais da concentração inibitória mínima (CIM) necessária de penicilina para tratamento da PAC por pneumococo, continua sendo preconizada a penicilina como antibiótico de primeira linha. Doses habituais de penicilina e derivados tratam de forma adequada as infecções pneumocócicas que não envolvam o sistema nervoso central (SNC).

O tratamento da PAC é geralmente empírico, pois é raro identificar sua etiologia antes da introdução da antibioticoterapia.

No nível ambulatorial, o antimicrobiano de escolha é amoxicilina, na dose de 50 mg/kg/dia de 8/8 ou 12/12 horas por 7 dias. Recomenda-se reavaliação do paciente após 48-72 horas ou antes, se houver piora clínica.

O tratamento encurtado de 5 dias de antibioticoterapia de crianças previamente saudáveis foi considerado por alguns autores comparável ao tratamento por 7 dias de PAC no nível ambulatorial.[32]

A penicilina procaína pode ser uma alternativa para o tratamento ambulatorial quando a criança não suporta a medicação por via oral.

Pode ser utilizada como segunda opção do tratamento a associação de amoxicilina com inibidores de beta-lactamase, como o clavulanato ou o sulbactam, ou a cefuroxima em doses habituais.[33]

Nas crianças com 6 meses de idade ou menos, com PAC de curso insidioso, tosse irritativa, com estado geral preservado, pode-se considerar o uso de macrolídeos, pensando em *Chlamydia trachomatis.* Do mesmo modo, essa classe de antibióticos pode ser considerada em crianças maiores, se houver suspeita clínica de *Mycoplasma pneumoniae* ou *Chlamydia pneumoniae.*

A falha terapêutica ambulatorial pode ser considerada se houver: persistência da febre, queda do estado geral, aparecimento de sinais de piora clínica ou de gravidade como tiragem subcostal, batimento de asas de nariz, gemência etc.

Apesar de a maioria das crianças com PAC poder ser tratada ambulatorialmente, a falha na terapêutica ambulatorial, além das seguintes situações, indica tratamento hospitalar:[1,8]

- Menores de 2 meses.
- Presença de tiragem subcostal.
- Convulsões.
- Sonolência excessiva.
- Estridor em repouso.
- Desnutrição grave.
- Ausência de ingestão de líquidos.
- Sinais de hipoxemia.

- Presença de comorbidades (anemia, cardiopatias, doenças pulmonares crônicas).
- Problemas sociais.
- Complicações radiológicas (derrame pleural, pneumatocele, abscesso pulmonar).

Além disso, pode-se indicar a internação de crianças com PAC em situações especiais como: suspeita de pneumonia estafilocócica ou por germe Gram-negativo, sarampo, varicela ou coqueluche precedendo a PAC, imunodepressão e pneumonia hospitalar.

Nos lactentes menores de 2 meses de idade, os agentes mais frequentes são: estreptococo do grupo B, enterobactérias, *Listeria monocytogenes*, *Chlamydia trachomatis*, *Staphylococcus aureus* e vírus, e os pacientes devem sempre ser hospitalizados.

O esquema antibiótico recomendado para menores de 2 meses está descrito na Figura 1.

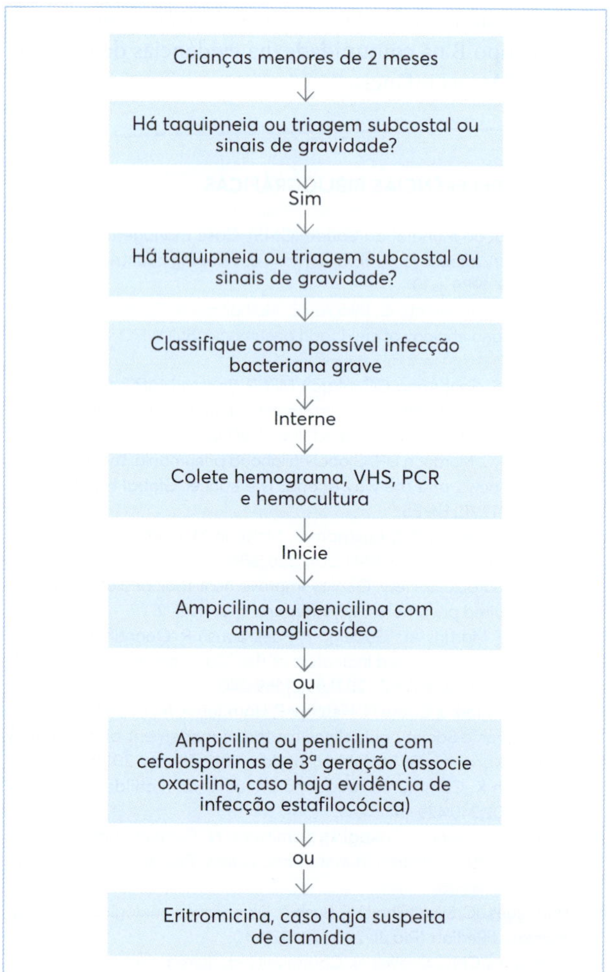

Figura 1 Algoritmo para a abordagem da criança menor de 2 meses com pneumonia.

VHS: velocidade de hemossedimentação; PCR: proteína C-reativa.

Além do uso adequado dos antimicrobianos, algumas recomendações são importantes: manter a alimentação da criança, particularmente o aleitamento materno, aumentar a oferta hídrica e manter as narinas desobstruídas. Além disso, a criança hospitalizada pode necessitar de uso de broncodilatadores, hidratação venosa, correção de distúrbios hidreletrolíticos, oxigenoterapia (quando a saturação de $O_2 <$ 92%), entre outros cuidados.[8]

O Quadro 2 traz a posologia dos principais antibióticos utilizados no tratamento das PAC em crianças.

Quadro 2 Posologia dos principais antibióticos utilizados para o tratamento das pneumonias em crianças, fora do período neonatal

Antibiótico	Dose diária	Via	Intervalo entre as doses (em horas)
Amoxicilina	50 mg/kg	VO	12
Amoxicilina-clavulanato	45 mg/kg	VO	12
Ampicilina	150 mg/kg	EV	6
Cefuroxima-axetil	30 mg/kg	VO	12
Ceftriaxona	75 mg/kg	IM ou EV	24
Eritromicina	40-50 mg/kg	VO	6
Penicilina cristalina	200.000 UI/kg	EV	6
Penicilina procaína*	50.000 UI/kg	IM	12
Oxacilina	200 mg/kg	EV	6

* O Ministério da Saúde recomenda o uso de 400.000 UI a cada 24 horas para crianças com peso inferior a 20 kg e 400.000 UI a cada 12 horas para crianças com peso superior a 20 kg.

VO: via oral; EV: endovenosa; IM: intramuscular.

A Figura 2 mostra o algoritmo para a abordagem da criança maior de 2 meses com pneumonia.

Define-se PAC complicada como a que evolui de forma grave, apesar do uso de antibióticos, com uma ou mais das seguintes complicações: derrame pleural parapneumônico (DPP), empiema pleural (EP), pneumonia necrosante (PN) e com abscesso pulmonar (AP).

A PAC complicada é caracterizada como doença grave de curso e hospitalização prolongados. Entretanto, a maioria dos pacientes se recupera completamente. As complicações sistêmicas das PAC são: sepse e choque séptico, infecção metastática, falência de múltiplos órgãos, síndrome do desconforto respiratório agudo, coagulação intravascular disseminada e óbito.[3] A British Thoracic Society relata a prevalência de 3% de PAC complicada no total das PAC.[8,34,35]

A conduta do DPP encontra-se em capítulo à parte. Pneumatoceles são lesões císticas de paredes finas, que acometem sobretudo crianças com PAC bacteriana, mas também podem decorrer de trauma torácico, ventilação pulmonar mecânica invasiva e aspiração. Essas lesões resolvem-se espontaneamente, na maioria dos casos levando de 3-15 meses ou cursar com complicações. A pneumonia necrosante

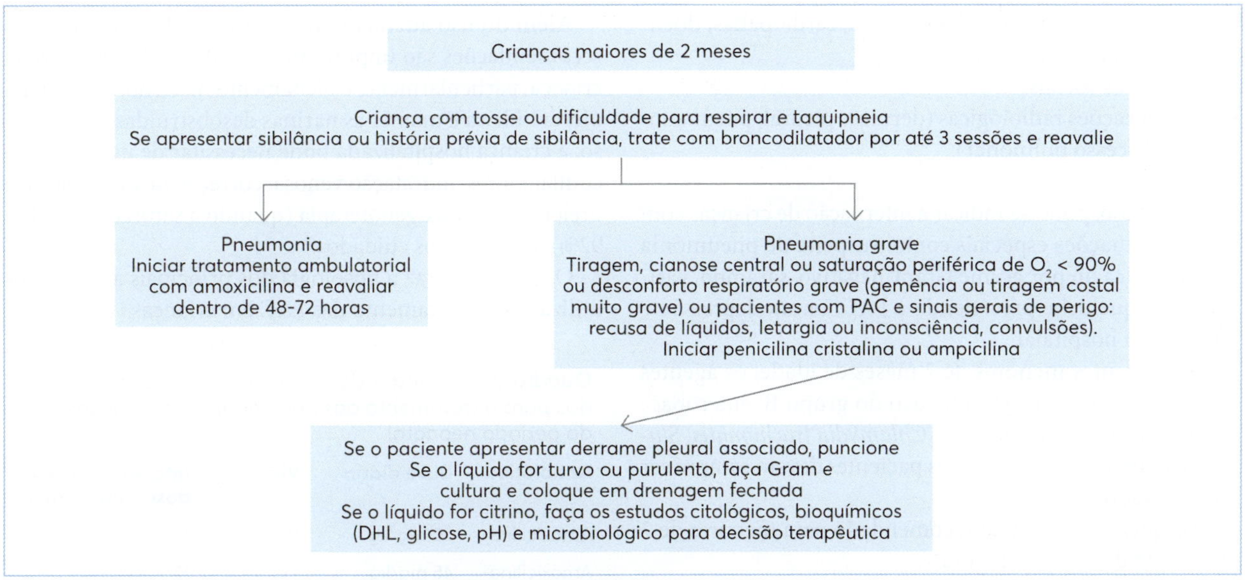

Figura 2 Algoritmo para a abordagem da criança maior de 2 meses com pneumonia.
VHS: velocidade de hemossedimentação; PCR: proteína C reativa; DHL: desidrogenase lática; PAC: pneumonia adquirida na comunidade.

é uma complicação grave das PAC, em geral por pneumococo. Caracteriza-se por focos necróticos em áreas de consolidação pulmonar. Eventualmente necessita de abordagem cirúrgica.[34,35]

PREVENÇÃO

A PAC é uma doença da pobreza associada a fatores ambientais, desnutrição e outros. Muitas internações e mortes seriam prevenidas com aleitamento materno exclusivo, adequada nutrição, vacinação geral e específica, higiene, água própria para o consumo e saneamento básico, melhorando as condições socioeconômicas, além de acesso simplificado e pleno ao sistema público de saúde, incluindo pré-natal apropriado e parto seguro.[3]

O Brasil introduziu a vacina pneumocócica10-valente (VP-10) (7 sorotipos + 1, 5, 7F) no Programa Nacional de Imunização (PNI) em março de 2010. O país dispõe, também, da vacina pneumocócica 13-valente (VP-13) (7 sorotipos + 1, 5, 7F, 3, 6A, 19A). Estudos nacionais identificaram que, 1 ano após a introdução da vacina 10-valente na rede, houve redução das hospitalizações de crianças por pneumonia no Brasil. Em contrapartida, as internações por outras causas não diminuíram.[3,36,37]

Brandileone et al., estudando os efeitos da PCV-10 sobre portadores de sorotipos vacinais (SV) e não vacinais (SNV) em orofaringe de crianças entre 12-24 meses, na cidade de São Paulo, Brasil, concluíram que SV diminuíram e SNV aumentaram, significativamente, em espécimes coletados no período do estudo.[37]

Pesquisa avaliando a imunização de rotina com a VP-13 e derrame pleural em crianças concluiu por significante redução de derrame para pneumônico em crianças vacinadas, sem aumento por outras bactérias e sem mudança de sorotipo.[38]

Quanto ao impacto da vacinação anti-*Haemophilus influenzae* tipo B na comunidade, há evidências de proteção contra a PAC na infância.[39]

REFERÊNCIAS BIBLIOGRÁFICAS

1. Organização Mundial da Saúde (OMS). Case management of acute respiratory infections (ARI). Children in developing countries. HPM/ARI/WHO/89. 1989. p.10.
2. Rudan I, Boschi-Pinto C, Biloglav Z, Mulholland K, Campbell H. Epidemiology and etiology of childhood pneumonia. Bull WHO. 2008;86:408-16.
3. Ferreira S, Sant'Anna CC, March MFBP, Santos MARC, Cunha AJLA. Case-fatality rate related to community-acquired pneumonia in a pediatric university hospital. J Ped (Rio J). 2014;90(1).
4. Howie SRC, Murdoch DR. Global childhood pneumonia: the good news, the bad news, and the way ahead. The Lancet Global Health. Comment. 2019;7(1):E4-E5.
5. Haq IJ, Battersby AC, Eastham K, McKean M. Community acquired pneumonia in children. BMJ. 2017;356:j686.
6. British Thoracic Society. Quality improvement tool: pediatric community acquired pneumonia. 2019;Reports v.10, Issue 2.
7. Silveira F, Martins AL, Gadelha P, Paes-Sousa R. Quantifying convergence on health-realted indicators of the 2030 agenda for sustainable development. Bull WHO. 2021;99(3):169-240.
8. Harris M, Clark J, Coote N, Fletcher P, Harnden A, McKean M, et al. British Thoracic Society guidelines for the management of community acquired pneumonia in children: update 2011. Thorax. 2011;66:ii1-ii 23.
9. McIntosh K. Community-acquired pneumonia in children. N Engl J Med. 2002;340:429-37.
10. Yasuhara J, Kuno T, Takagi H, Sumitomo N. Clinical characteristics of COVID-19 in children: a systematic review. Pediatric Pulmonology. 2020;55:2565-75.
11. Rodrigues JC, Silva Filho LVF, Bush A. Diagnóstico etiológico das pneumonias. J Pediatr (Rio J). 2002;78:S129-40.
12. Rodrigues CMC, Groves H. Community-acquired pneumonia in children: the challenges of microbiological diagnosis. J Clin Microb. 2018;56(3):e01318-17.
13. Mani SC. Acute pneumonia and its complications. Principles and Practice of Pediatric Infectious Diseases. 2018;238-249.e4.

14. Haggie S, Selvadurai H, Gunasekera H, Fitzgerald DA. Paediatric pneumonia in high-income countries: defining and recognising cases at increased risk of severe disease. Paediatric Respiratory Reviews. 2020;17:S1526-0542(20)30141-X.
15. World Health Organization (WHO). Guidelines for the management of common childhood illnesses. Pocket Book of Hospital Care for Children. Geneva, World Health Organization; 2013. Available: https://www.who.int/maternal_child_adolescent/documents/child_hospital_care/en (acesso 13 mar 2021).
16. Shah SN, Bachur RG, Simel DL, Neuman M. Does this child have pneumonia? The rational clinical examination systematic review. JAMA. 2017;318(5):462-71.
17. Ferwerda A, Moll HA, de Groot R. Respiratory tract infections by Mycoplasma pneumoniae in children: a review of diagnostic and therapeutic measures. Eur J Pediatr. 2001;160(8):483-91.
18. Souza EL, Sant'Anna CC. Infecções respiratórias causadas por clamídia. In: Rozov T. Doenças pulmonares em pediatria: diagnóstico e tratamento. Atheneu; 2011. p.457-69.
19. García-Salido A, Vicente JCC, Hofheinz SB, Ramírez JB, Barrio MS, Gordillo IL, et al. Severe manifestations of SARS-CoV-2 in children and adolescents: from COVID-19 pneumonia to multisystem inflammatory syndrome: a multicentre study in pediatric intensive care units in Spain. Crit Care. 2020;24(1):666.
20. Dong Y, Mo X, Hu Y, Qi X, Jiang F, Jiang Z, Tong S. Epidemiology of COVID-19 among children in China. Pediatrics. 2020;145(6):e20200702.
21. Goodman D, Croker ME, Pervaiz F, McCollum ED, Steenland K, Milele CH, et al. Challenges in the diagnosis of paediatric pneumonia in intervention field trials: recommendations from a pneumonia field trial working group. Lancet Resp Med. 2019;7(12):1068-83.
22. Ebeledike C, Ahmad T. Pediatric pneumonia. [Updated 2020 Aug 12]. In: StatPearls [Internet]. Treasure Island (FL): StatPearls Publishing. 2020 Jan. Available: https://www.ncbi.nlm.nih.gov/books/NBK536940/ (acesso 7 mar 2021).
23. Bradley JS, Byington CL, Shah SS, Alverson B, Carter ER, Harrison C, et al. Executive summary: the management of community-acquired pneumonia in infants and children older than 3 months of age: clinical practice guidelines by the Pediatric Infectious Diseases Society and the Infectious Diseases Society of America. Clin Infect Dis. 2011;53(7):617-30.
24. Souza EL, Girão RS, Simões JM, Reis CF, Galvão NA, Andrade SCS, et al. Chlamydia trachomatis: a major agent of respiratory infections in infants from low-income families. J Pediatr (Rio J). 2012;88(5):423-9.
25. Baruah A, Paul N. Abnormal platelet count as a prognostic indicator in community-acquired pneumonia in children. Indian J Child Health. 2021 Mar 10 [Epub ahead of print].
26. Florin TA, Ambroggio L, Brokamp C, Zhang Y, Rattan M, Crotty E, et al. Biomarkers and disease severity in children with community-acquired pneumonia. Pediatrics. 2020;145(6):e20193728.
27. Berg AS, Inchley CS, Fjaerli HO, Leegaard TM, Lindbaek M, Nakstad B. Clinical features and inflammatory markers in pediatric pneumonia: a prospective study. Eur J Pediatr. 2017;176:629-38.
28. Stockmann C, Ampofo K, Killpack J, Williams DJ, Edwards KM, Grijalva CG, et al. Procalcitonin accurately identifies hospitalized children with low risk of bacterial community-acquired pneumonia. J Pediatric Infect Dis Soc. 2018;7(1):46-53.
29. Loens K, Goossens H, Ieven M. Acute respiratory infection due to Mycoplasma pneumoniae: current status of diagnostic methods. Eur J Clin Microbiol Infect Dis. 2010;29(9):1055-69.
30. Redd SC, Patrick E, Vreuls R, Metsing M, Moteetee M. Comparison of the clinical and radiographic diagnosis of paediatric pneumonia. Trans R Soc Trop Med Hyg. 1994;88:307e10.
31. Alzomor O, Alhajjar S, Aljobair F, Alenizi A, Alodyani A, Alzahrani M, et al. Management of community-acquired pneumonia in infants and children: clinical practice guidelines endorsed by the Saudi Pediatric Infectious Diseases Society. Int J Pediatr Adolesc Med. 2017;4(4):153-8.
32. Pernica JM, Harman S, Kam AJ, Carciumaru R, Vanniyasingam T, Crawford T, et al. Short-course antimicrobial therapy for pediatric community-acquired pneumonia: the Safer randomized clinical trial. JAMA. 2021;175(5):475-82.
33. Nascimento-Carvalho CM, Xavier-Souza G, Vilas-Boas AL, Fontoura MH, Barral A, Puolakkainen M, et al. Evolution of acute infection with atypical bacteria in a prospective cohort of children with community--acquired pneumonia receiving amoxicillin. J Antimicrob Chemother. 2017;72:2378-84.
34. Sociedade Brasileira de Pediatria. Departamento Científico de Pneumologia. Pneumonias adquiridas na comunidade complicadas. Documento Científico 2021. In press.
35. Sociedade Brasileira de Pediatria. Departamento Científico de Pneumologia. Abordagem diagnóstica e terapêutica das pneumonias adquiridas na comunidade não complicadas. Documento Científico 2021. In press.
36. Afonso ET, Minamisava R, Bierrenbach AL, Escalante JJC, Alencar AP, Domingues CM, et al. Effect of 10-valent pneumocccal vaccine on pneumonia among children, Brazil. Emerg Infect Dis. 2013;19(4):589-97.
37. Brandileone MCC, Zanella RC, Almeida SCG, Cassiolato AP, Lemos APS, Salgado MM, et al. Long-term effect of 10-valent pneumococcal conjugate vaccine on nasopharyngeal carriage of Streptococcus pneumoniae in children in Brazil. Vaccine. 2019;37:5357-63.
38. Azzari C, Serranti D, Nieddu F, Moriondo M, Casini A, Lodi L, et al Significant impact of pneumococcal conjugate vaccination on pediatric parapneumonic effusion: Italy 2006-2018. Vaccine. 2019;37:2704-11.
39. Scotta MC, Veras TN, Klein PC, Tronco V, Polack FP, Mattiello R, et al. Impact of 10-valent pneumococcal non-typeable Haemophilus influen zae protein D conjugate vaccine (PHiD-CV) on childhood pneumonia hospitalizations in Brazil two years after introduction. Vaccine. 2014;32(35):4495-9.

CAPÍTULO 4

DERRAME PLEURAL

Ana Alice Amaral Ibiapina Parente
Patrícia Gomes de Matos Bezerra

AO FINAL DA LEITURA DESTE CAPÍTULO, O PEDIATRA DEVE ESTAR APTO A:

- Compreender os achados clínicos associados ao acúmulo de líquido pleural.
- Entender as diferenças entre os derrames pleurais, com enfoque em transudatos e exsudatos e os principais marcadores bioquímicos para essa diferenciação.
- Reconhecer a relevância de outros exames complementares para auxílio no diagnóstico e manejo terapêutico.
- Reconhecer a pressão seletiva dos antimicrobianos e o impacto das imunizações contra *Streptococcus pneumoniae* e *Haemophilus influenzae* na etiologia dos derrames parapneumônicos ao longo do tempo.
- Estabelecer a conduta inicial diante de uma criança com derrame pleural e o plano terapêutico a ser estabelecido de forma individualizada.

DEFINIÇÃO

Derrame pleural é o acúmulo anormal de líquido no espaço pleural, entre as pleuras parietal e visceral, resultante do excesso de produção ou decréscimo de absorção. Os derrames são classicamente divididos em transudatos ou exsudatos. Nos transudatos, os fatores mecânicos que influenciam a filtração e reabsorção do líquido pleural estão alterados. Nos exsudatos, ocorre comprometimento inflamatório da superfície pleural. Na faixa etária pediátrica, em sua maioria, esses derrames são de origem infecciosa, geralmente associados à pneumonia bacteriana, e recebem a denominação de derrame pleural parapneumônico. Empiema é definido pela presença de bactérias ou pus no espaço pleural. Do ponto de vista terapêutico, o derrame pode ser considerado complicado ou não complicado, dependendo, respectivamente, da necessidade ou não de procedimento cirúrgico complementar.[1-3]

EPIDEMIOLOGIA

Apesar de a observação do acúmulo de liquido na cavidade pleural ter ocorrido em período anterior à era Cristã, uma força-tarefa na época da Primeira Guerra Mundial, denominada *Empyema Commission*, foi responsável por grande impacto na redução da mortalidade, tendo indicado a drenagem pleural como o método mais efetivo de controle dos casos.

A prevalência dos derrames pleurais é muito variável e depende da incidência e da etiologia da pneumonia às quais estão associados. Durante o século XX, há relatos na literatura de alterações etiológicas importantes nos derrames parapneumônicos na infância. O *Streptococcus pneumoniae,* mais prevalente no período pré-sulfonamida (1934-1938), apresentou um declínio importante como agente causador após a introdução da penicilina, havendo aumento significativo do *Staphylococcus aureus*, além do relato de casos de derrame causado por *Haemophilus influenzae.* Na década de 1960, com o advento da meticilina, o *Streptococcus pneumoniae* voltou a assumir a posição de maior destaque.[3-4]

Após a introdução das vacinas pneumocócicas conjugadas, em alguns locais, de uso rotineiro, houve relatos de mudança na prevalência dos sorotipos do *Streptococcus pneumoniae* e aumento na incidência de *Staphylococcus aureus*, em particular os resistentes à meticilina. Outros agentes bacterianos implicados na etiologia do empiema incluem: *Streptococcus pyogenes, Mycoplasma pneumoniae, Pseudomonas aeruginosa* e outras espécies de *Streptococcus.* Algumas doenças de base podem sugerir a presença de outros agentes: *Streptococcus milleri* em pacientes com retardo de desenvolvimento neuropsicomotor e agentes anaeróbios associados a síndromes aspirativas.[5-7]

Tem sido ressaltada a importância de outros agentes como causa de derrame pleural, como aconteceu com a epidemia por vírus influenza H1N1, com ocorrência de efusão de média intensidade e pouca repercussão clínica.[8]

Já a tuberculose pleural é uma das mais frequentes causas de derrame pleural em todo o mundo e começa com a ruptura de focos de infecção subpleural, drenagem de material caseoso ou mesmo por disseminação hematogênica, o que desencadeia uma resposta inflamatória mediada por linfócitos T, previamente sensibilizados para o bacilo. O processo é exsudativo e decorre de uma reação de hipersensibilidade retardada do tipo IV, produzindo reação granulomatosa. O fluido pleural contém altas concentrações de proteína, com predomínio de linfomononucleares e níveis de desidrogenase láctica (DHL) e de glicose variáveis e inespecíficos.[9]

QUADRO CLÍNICO

Na persistência da febre após 48-72 horas após o início do tratamento antimicrobiano para pneumonia, deve-se avaliar a presença de derrame pleural. Anorexia, prostração, dor torácica ou abdominal e sinais de desconforto respiratório podem estar presentes. Pode haver diminuição do murmúrio vesicular e do frêmito torocovocal, além de escoliose por posição antálgica causada pela dor pleurítica, mais frequente nos derrames extensos. Os sintomas dependerão do estágio da doença. Outros fatores que influenciam a apresentação clínica são o agente etiológico, a faixa etária, o uso prévio de antibióticos e as condições gerais do paciente.[1,2]

DIAGNÓSTICO LABORATORIAL E POR IMAGEM

No derrame pleural, o hemograma geralmente apresenta leucocitose com desvio à esquerda e trombocitose, quando associado à infecção bacteriana. Recomenda-se que seja realizada a hemocultura para todas as crianças com suspeita de pneumonia bacteriana que necessitem de hospitalização. Testes adicionais podem ser realizados, entre eles a detecção de antígenos capsulares de *Streptococcus pneumoniae* e *Haemophilus influenzae*.[5]

Teste tuberculínico e pesquisa de bacilos álcool-acidorresistentes no escarro ou no lavado gástrico e no líquido pleural devem ser realizados em pacientes com fatores de risco para tuberculose ou que apresentem pneumonia de evolução prolongada.[9]

Além da anamnese e do exame físico, a radiografia de tórax em posição ortostática (Figura 1) ou em decúbito dorsal, na impossibilidade desta, é um exame de realização obrigatória. Os estudos de perfil ou com o paciente deitado lateral com raios horizontais também devem ser avaliados. No início do quadro, o derrame pode consistir apenas em uma obliteração do seio costofrênico, mas pode aumentar rapidamente de volume.

A ultrassonografia (Figura 2) é um método não invasivo e pode ser realizada junto ao leito do paciente, sendo de grande utilidade na detecção de derrames muito pequenos, na visualização de loculações e para auxiliar na localização mais adequada para a toracocentese. A tomografia computadorizada (TC), somente indicada em casos muito especificos e realizada preferentemente com contraste venoso, fornece poucas vantagens adicionais à ultrassonografia.[10]

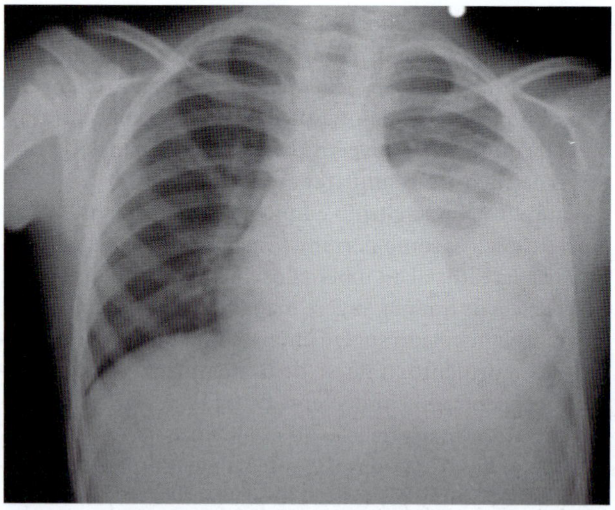

Figura 1 Radiografia de tórax evidenciando hipotransparência nos 2/3 inferiores do hemitórax esquerdo, com obliteração do seio costofrênico ipsilateral.

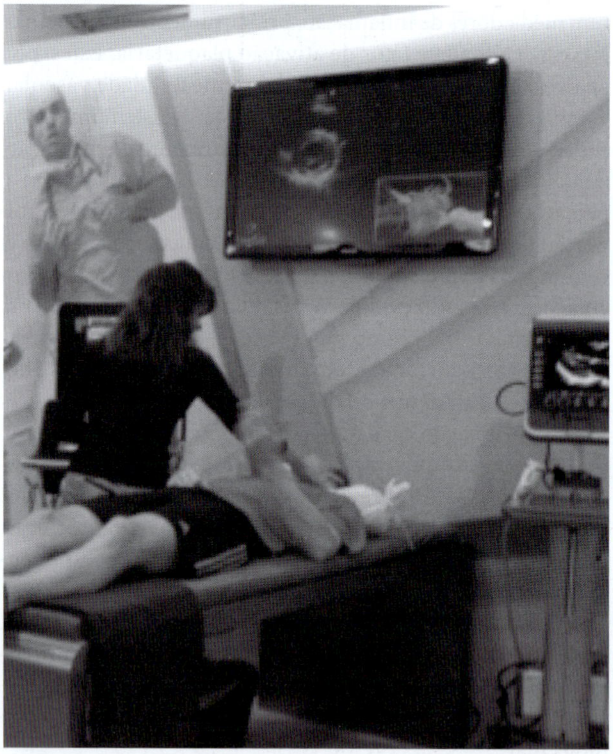

Figura 2 Exemplo de ultrassonografia do tórax sendo realizada como treinamento.

A toracocentese associada à clínica pode permitir o estabelecimento do diagnóstico em aproximadamente 75% dos

casos. Em condições normais e comparando com o plasma, o líquido pleural, com volume estimado de 0,3 mL de líquido/kg de peso corporal, contém pequeno número de macrófagos, linfócitos e células mesoteliais, além de concentração baixa de proteína. Os níveis de bicarbonato são maiores e os níveis de glicose são similares aos do plasma.[5]

Líquido amarelo citrino é típico dos transudatos e de alguns exsudatos, como derrames malignos ou parapneumônicos na fase inicial ou tuberculose. Líquido sanguinolento, na ausência de trauma, sugere malignidade. Esbranquiçado ou leitoso amarelado sugere empiema ou derrame quiliforme. Se é purulento, trata-se de um empiema. O odor pútrido é encontrado em derrame causado por germes anaeróbicos. Para caracterização do exsudato, é necessário pelo menos um dos três critérios: proteína pleural/proteína plasmática > 0,5; DHL pleural/DHL plasmática > 0,6 ou DHL pleural > 2/3 do limite superior de normalidade do plasma. Geralmente, nessas situações a proteína do liquido pleural é maior que 3g%.[1,5,10]

Um processo inflamatório próximo à pleura, tanto tecidual quanto vascular, leva as células mesoteliais a produzirem mediadores de inflamação, principalmente interleucinas 1, 6 e 8, TNF-alfa e fator de ativação plaquetária. Estes, por sua vez, levam a um aumento da permeabilidade vascular e à migração de neutrófilos e linfócitos. Nesse momento o processo passa a ser exsudativo, com aumento da produção de líquido e invasão de bactérias através do epitélio. Com a evolução, o derrame passa a ser fibrinopurulento, com migração de neutrófilos e ativação da cascata da coagulação e diminuição da fibrinólise, o que favorece a formação de loculações, podendo evoluir, no estágio de organização, para a formação de uma carapaça inelástica, dificultando a troca gasosa e a expansibilidade pulmonar. O pH e a glicose do líquido pleural caem e o DHL se eleva.[5,10]

A identificação do agente etiológico na efusão pleural pode ser difícil, uma vez que a maioria dos derrames é estéril, talvez pelo uso prévio de antibióticos. Outros fatores podem contribuir para um menor rendimento das técnicas diagnósticas de identificação: dificuldades no processamento do material, horário de recebimento impossibilitando a semeadura no meio de cultura e necessidadede técnicas especiais. Mesmo em séries em que os exames bacteriológicos não identificam crescimento bacteriano, esse agente ainda tem sido o mais identificado por técnicas de biologia molecular.[1,5-7]

TRATAMENTO

O estabelecimento do estágio de evolução do processo parapneumônico pleural pode ser difícil, mas tem influência no tratamento a ser instituído. Durante a fase exsudativa, o tratamento parece estar exclusivamente fundamentado no uso de uma antibioticoterapia adequada, enquanto no estágio fibropurulento existe a necessidade de drenagem fechada. No estágio de organização, são necessários procedimentos cirúrgicos mais invasivos. Portanto, é fundamental adotar critérios clínicos que possam facilitar a avaliação de tais pacientes. Inúmeros esquemas de classificação têm sido propostos para caracterizar o espectro das efusões parapneumônicas. Nos processos infecciosos, o CO_2 e o ácido lático acumulam-se no espaço pleural, e o pH cai, em geral, a valores abaixo de 7,1. A DHL aumenta em decorrência da lise celular, sendo importante, nesses casos, a drenagem pleural fechada. Essas análises bioquímicas auxiliam na decisão do melhor procedimento a ser realizado. Deve-se considerar, entretanto, que efusões pleurais com padrão exsudativo podem ocorrer em processos malignos, infarto pulmonar, doenças autoimunes, pancreatite, reação a drogas e infecções fúngicas.[5,10,11]

A toracocentese é um método diagnóstico e terapêutico, podendo, nos derrames volumosos, proporcionar alívio dos sintomas. A punção deve ser realizada, idealmente, antes da administração de antibióticos. É um procedimento simples, mas deve ser executado por pessoal experiente. Pode ser realizado com a criança na posição sentada ou em decúbito dorsal. A agulha é introduzida entre os espaços intercostais, na linha axilar média ou posterior e no bordo superior da costela inferior, para não lesar o feixe vasculonervoso. Identifica-se o espaço pleural pela sensação ao transfixar a pleura ou pela aspiração de líquido. Das complicações das toracocenteses, a mais frequente é o pneumotórax. Outras intercorrências incluem dor local, infecção e sangramento. Nos transudatos associados à insuficiência cardíaca, síndrome nefrótica ou ascite, o procedimento é raramente necessário.[5,10]

Com o intuito de identificar o agente etiológico no derrame, o exame bacterioscópico e a cultura do líquido pleural devem ser realizados. Existem meios específicos para bactérias aeróbicas, e, em casos selecionados, o material deve ser semeado para germes anaeróbicos. A contraimunoeletroforese e a aglutinação por látex podem ser solicitadas para antígenos capsulares. A reação em cadeia da polimerase (PCR) em tempo real é dispendiosa e não amplamente utilizada.[5-7,10]

O empiema sempre deve ser drenado, e, nesse caso, o exame bioquímico pode ser dispensado, mas deverá ser encaminhado para exame bacterioscópico e cultura, independentemente do uso prévio de antibióticos. Derrames fétidos sugerem a presença de anaeróbios.[3]

A citologia pode ser útil, uma vez que a presença de polimorfonucleares indica processo infeccioso bacteriano. Já a presença de linfócitos pode indicar a presença de tuberculose ou malignidade. Alguns outros critérios parecem estar associados com a ocorrência de tuberculose: presença de DHL e adenosina deaminase (ADA) elevadas. Entretanto, nenhum desses achados é patognomônico, já que pequena parte dos pacientes com tuberculose pode apresentar neutrofilia e alguns pacientes com quadro viral também. Nos casos de doença maligna, é comum a presença de hemácias.[3,10]

Na presença de líquidos não purulentos, eles devem ser encaminhados para avaliação bioquímica, com medida dos níveis de glicose, pH e DHL, auxiliando na decisão do manejo terapêutico.[1,2]

A proteína C-reativa sérica é importante indicador de fase aguda em muitos tipos de infecção, sendo já reconhecida sua importância para definir se a efusão pleural é parapneumônica, principalmente quando os níveis estão acima de 45 mg/dL. Estudos recentes mostram que os níveis acima de 100 mg/dL indicariam a presença de pneumonia complicada e que exige drenagem. A dosagem da procalcitonina sérica também pode ser de auxílio no diagnóstico.[1,12]

Não existem consensos baseados em evidências para orientar a decisão de quando uma criança deva ser submetida à drenagem de tórax. Alguns estudos sugerem que o perfil bioquímico do líquido pleural possa ajudar nessa decisão. Os critérios para indicação de drenagem descritos na literatura, em ordem decrescente, são: aspecto macroscópico (aspecto e odor), volume, bactéria identificada e características bioquímicas que sugerem a presença de empiema (pH < 7,2; glicose < 40 mg/dL). Entretanto, para utilizar-se o pH como parâmetro na decisão terapêutica de drenar ou não, o fluido deve ser processado com os mesmos cuidados utilizados para a análise dos gases arteriais.

Os derrames parapneumônicos não complicados, cuja causa pulmonar esteja tratada, podem ser absorvidos à medida que a pneumonia regride. Entretanto, derrames volumosos e/ou que comprometem a função ventilatória provavelmente necessitarão de drenagem. Cerca de dois terços são exsudatos que podem evoluir para empiema, se não forem prontamente identificados e tratados. Sendo assim, a drenagem deverá ser realizada na fase exsudativa, antes da instalação do empiema, pois abrevia a evolução. O objetivo da drenagem pleural é proporcionar melhora clínica, diminuir a duração do quadro toxêmico, reduzir o tempo de hospitalização e prevenir a escoliose e o espessamento pleural, que pode evoluir para doença pulmonar restritiva. O atraso no diagnóstico, com o consequente retardo no início da drenagem pleural, pode contribuir para a falência de resposta clínica, levando à necessidade de procedimentos mais invasivos.[5,10,11]

O esquema a seguir representa uma proposta de conduta diagnóstica e terapêutica (Figura 3).

Em pacientes com derrame pleural, não se pode prescindir do tratamento antibioticoterápico, devendo incluir cobertura para *Streptococcus pneumoniae*, pela maior prevalência desse agente, até que se obtenha o resultado de hemocultura e/ou cultura da efusão pleural. É necessário ampliar a cobertura do espectro antimicrobiano para infecções hospitalares, bem como para aquelas secundárias a cirurgia, trauma e aspiração. Na Pediatria, a penicilina cristalina na dose de 100.000-200.000 UI/kg/dia 6/6 horas ou a ampicilina na dose de 200 mg/kg/dia 6/6 horas é geralmente a droga de escolha. Associação ou troca de antimicrobiano pode ocorrer dependendo da faixa etária, condições clínicas ou doença de base associada. Em caso de resposta clínica desfavorável, mesmo após conduta cirúrgica adequada, a antibioticoterapia deve ser reavaliada.[1,5,10]

O objetivo de instilar fibrinolíticos dentro da cavidade pleural é o de promover lise das linhas de fibrina, limpar os poros linfáticos e, consequentemente, melhorar a drenagem

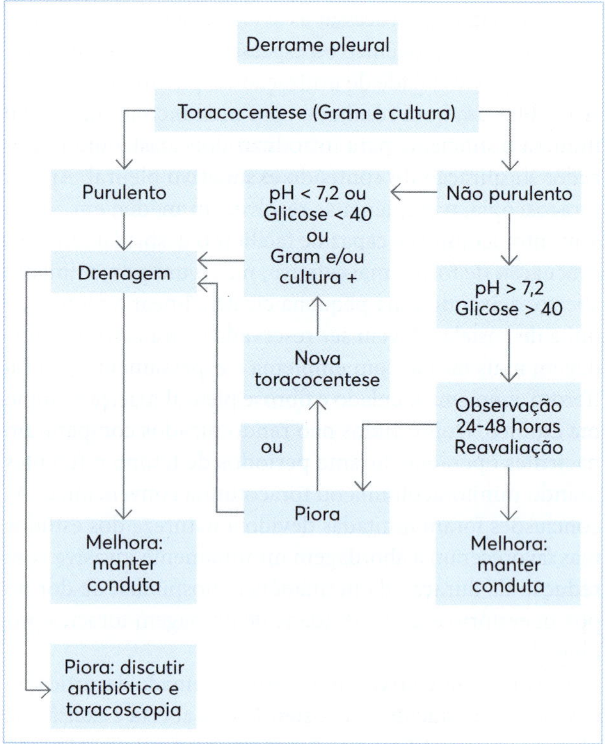

Figura 3 Conduta diagnóstica e terapêutica em derrames pleurais parapneumônicos.

Fonte: Sociedade Brasileira de Pneumologia e Tisiologia (SBPT).[1]

do derrame. Portanto, a indicação da terapêutica recai sobre pacientes portadores de efusões nos quais se identifica a presença de septos. Vários têm sido utilizados na população pediátrica para se obter tal objetivo, a saber, estreptoquinase, uroquinase e alteplase. O sucesso descrito pelo emprego desse recurso terapêutico oscila entre 80-90% dos casos, e as complicações associadas ao procedimento são baixas. Quando utilizada na população pediátrica, a uroquinase deve ser dada 3 vezes por dia durante 3 dias (6 doses no total) usando 40 mil unidades em soro fisiológico a 0,9% 40 mL para crianças de 1 ano de idade ou mais, e 10 mil unidades em 10 mL de soro fisiológico a 0,9% para crianças com idade abaixo de 1 ano.

Se ocorrer falha no tratamento clínico e não houver resposta à utilização de drenagem simples, de antibioticoterapia e de fibrinolíticos, ou se o paciente permanecer em sepse por causa de uma coleção mantida, pode ser indicada a realização de cirurgia videoassistida por toracoscopia (VATS) para limpeza da cavidade pleural. A VATS consegue debridar o material piogênico-fibroso, abrir as loculações presentes na cavidade pleural e drenar o pus da cavidade pleural sob visão direta. Muitos estudos mostram que a VATS é eficaz e segura, que o tempo de permanência hospitalar é menor e que há menos dor pós-operatória. No entanto, não há estudos controlados e randomizados para mostrar que essa forma relativamente nova de tratamento é mais eficaz e segura do que as técnicas operatórias existentes. As contraindicações para debridamento por essa técnica incluem dificuldade para

abrir uma janela para acessar a cavidade pleural, presença de material grosso piogênico ou espessamento pleural extenso.

Na impossibilidade de utilização do pleuroscópio, é possível obter um bom resultado com uma incisão intercostal mínima o suficiente para introduzir dois afastadores e proceder à aspiração do conteúdo exsudativo pleural. Após a toracoscopia, o empiema se resolve, em média, em 7 dias. A minitoracotomia é capaz de facilitar o desbridamento e a evacuação de forma mais efetiva, mas é um procedimento aberto, deixando uma pequena cicatriz linear ao longo da linha de costela. Devem ser reservados para casos de abordagem mais tardia, com empiema e espessamento pleural fibroso, empiema loculado e fibrose pleural maciça e empiema crônico. Dois estudos não randomizados compararam pacientes operados durante períodos de tempo diferentes usando minitoracotomia ou toracotomia convencional. As conclusões foram limitadas devido à natureza dos estudos, mas favoreceram a abordagem minimamente invasiva com redução da duração da permanência hospitalar, da dor no pós-operatório e da necessidade de drenagem torácica prolongada.

Já o procedimento comumente denominado decorticação envolve uma toracotomia posterolateral aberta e excisão da pleura espessa e fibrosa com evacuação de material piogênico. É um procedimento mais longo e complicado, dependendo da extensão atingida, e deixa uma cicatriz linear maior ao longo da linha de costela. Pode evoluir com dor intensa e desconforto no pós-operatório, dependendo do grau de manipulação da cavidade torácica.[13-15]

PROGNÓSTICO

Em crianças, os derrames pleurais são, geralmente, secundários à infecção bacteriana aguda, com diagnóstico baseado em métodos cínicos e de imagem. Quando indicada, a toracocentese deve ser realizada imediatamente e o líquido examinado, devendo a drenagem deve ser o mais precoce possível nos casos de derrames complicados. Atraso na drenagem aumenta a morbidade. Todos os derrames parapneumônicos devem ser tratados com antibióticos. A evolução e o prognóstico são bons e dependem do tratamento precoce e adequado do espaço pleural. Em casos mais graves, pode haver necessidade de abordagem cirúrgica.[10,15]

Prevenção

Hábitos saudáveis de alimentação e higiene, incluindo saneamento básico, reconhecimento precoce e tratamento adequado das pneumonias na infância, além da manutenção do calendário vacinal atualizado, são as melhores medidas preventivas.[1]

Desafios

Em todos os países, mas principalmente naqueles em desenvolvimento, os desafios principais são o cumprimento das medidas de prevenção e o manejo adequado do derrame pleural.[1,4,10]

REFERÊNCIAS BIBLIOGRÁFICAS

1. Sociedade Brasileira de Pneumologia e Tisiologia (SBPT). Comitê de Pneumologia Pediátrica. Diretrizes brasileiras em pneumonia adquirida na comunidade em pediatria. J Bras Pneumol. 2007;33(Supl1):S 31-S50.
2. Sociedade Brasileira de Pediatria (SBP). Documento científico. Pneumonia adquirida na comunidade na infância. Departamento Científico de Pneumologia, 2018.
3. Light RW. Pleural diseases. 6.ed. Philadelphia: Wilkins LW; 2013.
4. Rodrigues JC, Kierstman B, Campos JRM. Derrames pleurais. In: Rodrigues JC, Adde FV, Silva Filho LVRF. Doenças respiratórias. 3.ed. Barueri: Manole; 2019.
5. Harris M, Clark J, Coote N, Fletcher P, Harnden A, McKean M, et al. On behalf of the British Thoracic Society Standards of Care Committee. British Thoracic Society guidelines for the management of community acquired pneumonia in children: update 2011. Thorax. 2011;66:ii1-ii23.
6. del Rosal T, Caminoa MB, González-Guerrero A, Falces-Romero I, Romero-Gómez MP, Baquero-Artigao F, et al. Outcome of severe bacterial pneumonia in the era of pneumococcal vaccination. Front. Pediatr 2020. 8:576519.
7. Megged O. Characteristics of Streptococcus pyogenes versus Streptococcus pneumoniae pleural empyema and pneumonia with pleural effusion in children. Pediatr Infect Dis J. 2020;39:799.
8. Kim YM, Cho Hj, Cho YK, MA JS. Clinical significance of pleural effusion in the new Influenza A (H1N1) viral pneumonia in children and adolescent. Pediatr Pulmonol. 2012;47:505-9.
9. Fisher CB, Andrade CF, Lima JB. Pleural tuberculosis in children. Paediatr Respir Rev. 2011;2:27-30.
10. British Thoracic Society Pleural Disease Guideline Group. Thorax. 2010;65: Suppl II.
11. Islam S, Calkins CM, Goldin AB, Chen C, Downard CD, Huang EY, et al. The diagnosis and management of empyema in children: a comprehensive review from the APSA outcomes and clinical trials committee. J Pediatr Surg. 2012;47:2101.
12. Porcel JM, Bielsa S, Esquerda A, Ruiz-Gonzalez A, et al. Pleural fluid C-reative protein contributes to the diagnosis and assessment of severity of parapneumonic effusions. Eur J Intern Med. 2012;23:447-50.pp
13. Fischer GB, Mocelin HT, Andrade CF, Sarria EE. When should parapneumonic pleural effusions be drained in children? Paediatr Respir Rev. 2018;26:27-30.
14. Sauteur PMM, Burkhard A, Moehrlen U, Relly C, Kellenberger C, Ruoss K, et al. Pleural tap-guided antimicrobial treatment for pneumonia with parapneumonia effusion or pleural empyema in children: a single-center cohort study. J Clin Med. 2019;8:E698.
15. Erlichman I, Breuer O, Shoseyov D, Cohen-Cymberknoh M, Koplewitz B, Averbuch D, et al. Complicated community acquired pneumonia in childhood: different types, clinical course, and outcome. Pediatr Pulmonol. 2017;52:247-54.

CAPÍTULO 5

DISTÚRBIOS TRAQUEOBRÔNQUICOS

Elenara da Fonseca Andrade Procianoy
Diego Brandenburg

AO FINAL DA LEITURA DESTE CAPÍTULO, O PEDIATRA DEVE ESTAR APTO A:

- Conhecer as doenças congênitas e adquiridas da traqueia e dos brônquios mais graves e mais frequentes em pediatria.
- Reconhecer que os avanços no tratamento de crianças criticamente enfermas determinam lesões complexas da via aérea.
- Identificar sinais e sintomas associados às doenças da via aérea em questão.
- Encaminhar oportunamente pacientes com lesões da via aérea para o especialista, garantindo melhor qualidade de vida.

INTRODUÇÃO

As doenças da traqueia e dos brônquios podem ser congênitas ou adquiridas. Dentre as anomalias adquiridas, as lesões traqueobrônquicas secundárias à intubação traqueal são as mais frequentes.[1] Dentre as anomalias congênitas, a traqueomalacia é a mais comum. Os avanços no tratamento de crianças criticamente doentes, seja por prematuridade extrema, malformações complexas ou outras doenças graves, são os principais determinantes da criação desse grupo especial de pacientes que apresentam lesões complexas da via aérea.[1] O manejo desses pacientes é também complexo e exige atendimento especializado e multidisciplinar. O pediatra geral deve saber identificar os sinais e sintomas associados à doença da via aérea e encaminhar esses pacientes para avaliação.

As alterações traqueobrônquicas costumam se manifestar por respiração ruidosa, seja estridor, ronco ou sibilo. A idade do início dos sintomas e a gravidade dependem da etiologia, da localização e da extensão do distúrbio traqueobrônquico. Distúrbios congênitos manifestam-se logo ao nascimento ou nos primeiros meses de vida. Distúrbios que afetam a traqueia (centrais) produzem sons ditos homofônicos, ou seja, de ausculta simétrica no tórax. Distúrbios que causam obstrução dinâmica da via aérea extratorácica geram ruídos inspiratórios, e os que causam obstrução dinâmica da via aérea intratorácica geram ruídos expiratórios. Se a obstrução for fixa, o ruído será tanto inspiratório quanto expiratório. No caso de obstrução difusa e variável das vias aéreas mais periféricas, como na asma, auscultam-se sibilos difusos e polifônicos, ou seja, assimétricos. Distúrbios que causam obstrução fixa dos brônquios geram ruídos bem localizados e que não diminuem após a tosse ou uso de broncodilatador.

Apesar de sintomas exuberantes, as alterações das vias aéreas centrais são frequentemente inaparentes ou não diagnosticadas por uma radiografia de tórax comum. Apenas sinais indiretos, como assimetria dos volumes pulmonares, aumento do hilo, desvio do mediastino, atelectasia persistente e hiperinsuflação localizada, podem ser vistos, a depender do local da lesão.[2] Na maioria dos pacientes a realização de endoscopia das vias aéreas e/ou tomografia computadorizada do tórax será necessária para investigação diagnóstica, avaliação da extensão da doença e planejamento cirúrgico.[2]

As doenças traqueobrônquicas são relativamente incomuns. Neste capítulo serão abordados os distúrbios da traqueia e dos brônquios mais graves ou mais frequentes vistos em Pediatria.

ATRESIA TRAQUEAL

Atresia, agenesia ou aplasia da traqueia é muito rara e muito grave. O defeito consiste na ausência parcial ou completa da traqueia abaixo da laringe. Se o remanescente da traqueia não estiver conectado com o trato gastrintestinal via fístula traqueo ou broncoesofágica, a situação será incompatível com a vida. A atresia traqueal pode ser diagnosticada intraútero, e a reconstrução traqueal ser realizada por cirurgia fetal. Os sinais de atresia traqueal ocorrem imediatamente após o nascimento; o recém-nascido apresenta disfunção respiratória grave, cianose, não tem choro audível e não consegue ser intubado e ventilado.[1]

ESTENOSE TRAQUEAL CONGÊNITA

É uma condição rara na qual um segmento, frequentemente distal, ou toda a extensão da traqueia, apresenta anéis cartilaginosos completos ou quase completos, neste caso com a porção membranosa da traqueia muito estreita, causando diminuição do diâmetro traqueal – classificam-se em I, II e III (Figura 1). A gravidade dos sintomas é variável e depende da localização e da extensão da estenose, podendo manifestar-se como dificuldade respiratória neonatal grave, muitas vezes fatal, ocasionar sintomas obstrutivos somente durante os exercícios ou permanecer assintomática até a vida adulta. Geralmente, as crianças apresentam estridor, pneumonia ou ambas as manifestações nos primeiros meses de vida. Sibilância, episódios de cianose, taquipneia ou tosse também podem estar presentes. O sinal mais frequente é o sibilo expiratório monofônico, refratário ao broncodilatador, se a estenose estiver localizada na porção intratorácica. Quando a estenose afetar tanto a porção intratorácica quanto extratorácica da traqueia, o ruído respiratório poderá ser percebido tanto na inspiração quanto na expiração. Pacientes maiores podem apresentar, além da sibilância, pneumonia recorrente.[3]

As estenoses congênitas da traqueia estão frequentemente associadas a outras malformações da árvore traqueobrônquica ou de grandes vasos; a mais comum, presente em cerca de 50% dos pacientes, é a presença de artéria pulmonar esquerda anômala, que se origina da artéria pulmonar direita e passa para o lado esquerdo por trás da traqueia, ocasionando algum grau de estreitamento desta (*sling* da artéria pulmonar). Outras malformações observadas são agenesia ou hipoplasia pulmonar unilateral, e brônquios lobares médio e inferior esquerdo com origem no brônquio principal. A tomografia computadorizada (TC) com reconstrução tridimensional da via aérea é o melhor exame para diagnóstico e avaliação da extensão da estenose e da presença de anormalidades da artéria pulmonar, de ramos traqueobrônquicos anormais, anormalidades do arco aórtico e da maioria de outras causas raras de obstrução traqueal. A broncoscopia complementa a avaliação na dúvida diagnóstica ou necessidade de confirmação do local e da gravidade da estenose, além de permitir a avaliação dinâmica da via aérea. O manejo também depende da gravidade da estenose, variando desde conduta conservadora, aguardando o crescimento da criança e da via aérea, até dilatação com balão, ressecção e reconstrução do segmento estenótico.[1,3]

FÍSTULA TRAQUEOESOFÁGICA

Fístula traqueoesofágica (FTE) é uma anomalia congênita do trato respiratório comum, com uma incidência de aproximadamente 1:3.500 recém-nascidos vivos. A FTE tipicamente ocorre com atresia de esôfago. A fístula decorre de um defeito na septação lateral do intestino primitivo em esôfago e traqueia. Os seguintes tipos são descritos:

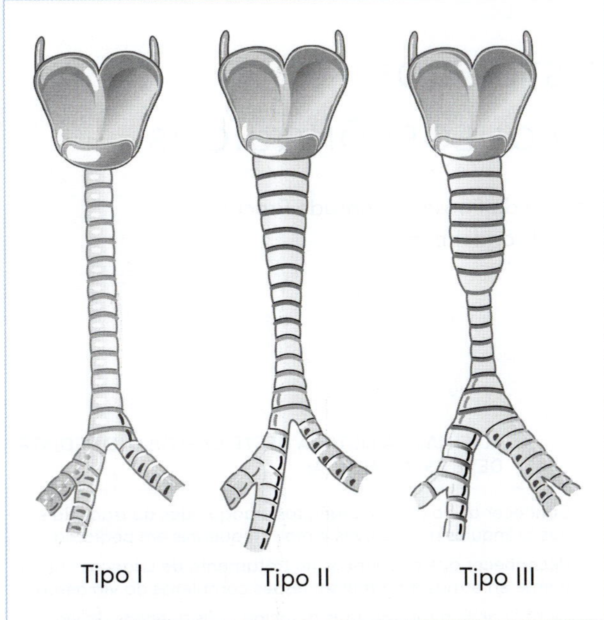

Figura 1 Tipos de estenose traqueal congênita

- Tipo A: atresia do esôfago sem FTE (8% dos casos).
- Tipo B: atresia de esôfago com FTE proximal (1% dos casos).
- Tipo C: atresia do esôfago com FTE distal (84% dos casos).
- Tipo D: atresia de esôfago com FTE proximal e distal (3% dos casos).
- Tipo E: FTE sem atresia de esôfago ou fístula em H (4% dos casos) (Figura 2).

A FTE está associada à gestação gemelar de primigestas idosas, baixo peso ao nascimento, outras malformações (cerca de 50% dos casos), frequentemente como parte das síndromes de Vacterl ou Charge, e, especialmente, com cardiopatia congênita ou defeitos geniturinários.

Os sintomas da FTE dependem da presença ou não de atresia de esôfago associada. Durante a gestação, a presença de polidrâmnio pode alertar para a presença de atresia de esôfago, a qual está associada a atresia de esôfago isolada em 85% dos casos e a atresia de esôfago com FTE em 32% dos casos. Pacientes com atresia de esôfago tornam-se sintomáticos logo após o nascimento: apresentam quantidade excessiva de salivação espumosa e aerada, ficam babando, não conseguem deglutir e parecem estar se asfixiando, com dificuldade respiratória e cianose. A presença da FTE entre a traqueia e o esôfago distal (tipo C) leva a distensão gástrica e à possibilidade de pneumonia aspirativa devido ao refluxo de conteúdo gástrico para os pulmões através da FTE. Pacientes com FTE isolada em "H" (tipo E) apresentarão sintomas conforme o tamanho do defeito; se for grande, podem apresentar tosse e asfixia associada à alimentação desde o período neonatal; se for pequeno, podem apresentar sintomas mais tardios, como tosse crônica

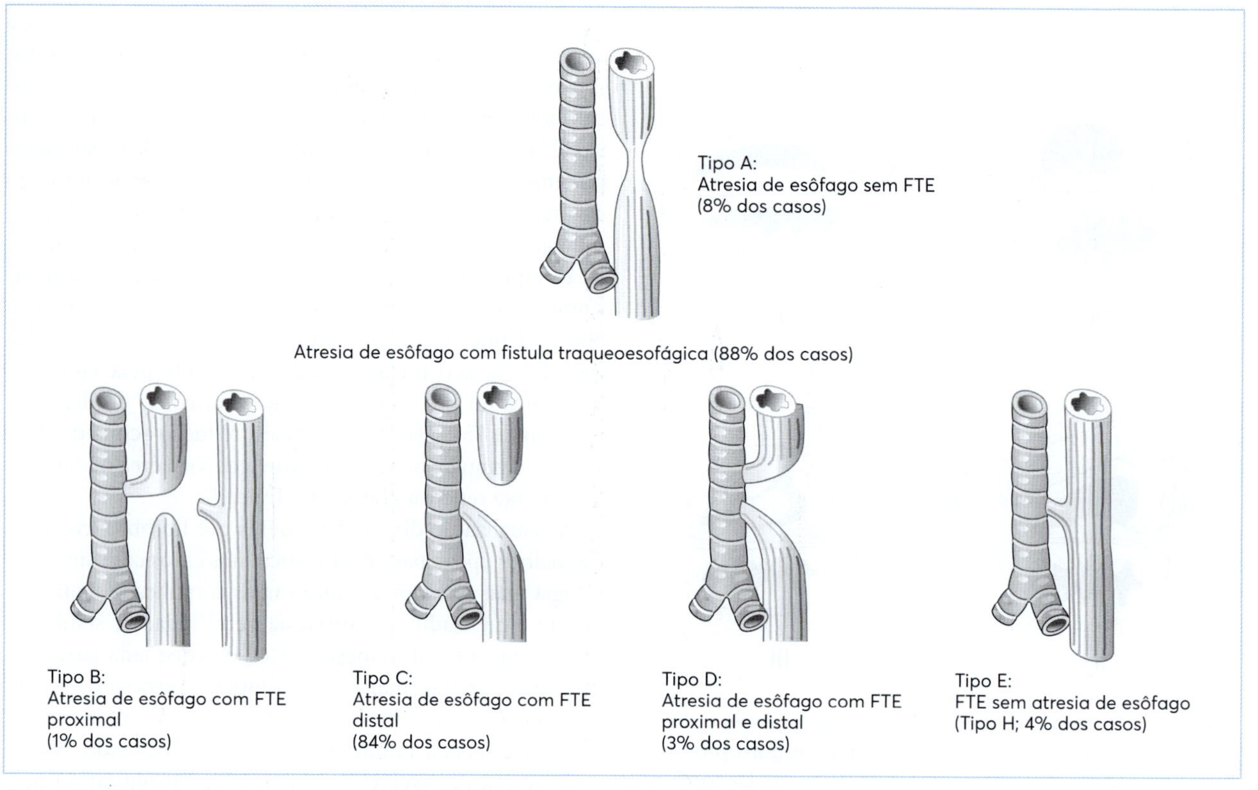

Figura 2 Tipos de fístula traqueosofágica (FTE). Retirado de Uptodate 2021.

e pneumonias de repetição. Ocasionalmente, a FTE só é diagnosticada na vida adulta, durante a investigação de alterações pulmonares crônicas, tais como bronquiectasias.

O diagnóstico de FTE associada a atresia de esôfago fica facilitado pela presença de ar no estômago vista na radiografia. O diagnóstico de FTE isolada é mais difícil; o trajeto fistuloso deve ser demonstrado por exames de imagem com contraste hidrossolúvel ou por endoscopia esofágica e broncoscopia. Pela broncoscopia pode-se visualizar o orifício da fístula ou pode-se injetar uma pequena quantidade de azul de metileno através da fístula, que pode ser visualizado posteriormente no esôfago e/ou na traqueia.

O tratamento consiste na ligadura cirúrgica da fístula. Na FTE isolada a abordagem cirúrgica usual é a cervical; se houver atresia de esôfago associada, usualmente se utiliza a toracotomia direita com anastomose primária dos segmentos esofágicos, caso a distância entre os segmentos permita.[1,4,5]

TRAQUEOMALACIA, TRAQUEOBRONCOMALACIA E BRONCOMALACIA

A malacia da via aérea é um distúrbio relativamente comum caracterizado pelo aumento do colapso dinâmico da traqueia e/ou do brônquio durante a respiração, resultando em obstrução da via aérea e em sintomas clínicos. Arbitrariamente, a malacia é definida pela redução > 50% do lúmen transversal da via aérea durante a expiração visualizada pela endoscopia da via aérea ou por exames de imagem.[6]

A traqueomalacia pode ser localizada ou generalizada. Quando afeta também o brônquio principal, chama-se traqueobroncomalacia. Quando um ou ambos os brônquios principais ou os brônquios segmentares são isoladamente acometidos, chama-se broncomalacia. Casos isolados de broncomalacia ou de traqueomalacia extratorácica são relativamente raros.[6]

A traqueomalacia pode ser congênita ou adquirida (Figura 3). A traqueomalacia congênita resulta de anormalidades no processo de maturação da via aérea, podendo ser secundária a flacidez desproporcional da parede membranosa posterior da traqueia e/ou ao comprometimento da integridade da cartilagem dos anéis traqueais, levando a fraqueza localizada ou generalizada da parede traqueal.[6] A traqueomalacia congênita ocorre em aproximadamente 1:2.100 crianças, sendo o distúrbio congênito mais comum da traqueia. Casos congênitos geralmente associam-se a anomalias cardiovasculares tais como duplo arco aórtico, artéria inominada anômala ou *sling* da artéria pulmonar ou a síndromes mais raras. Algumas vezes, a traqueomalacia associa-se a atresia de esôfago com fístula traqueoesofágica. Eventualmente pode estar associada a alterações congênitas da estrutura cartilaginosa da traqueia decorrente de doenças do tecido conectivo (condroplasias e policondrites).[7-9] A traqueomalacia adquirida é mais frequente do que a forma congênita. Resulta de trauma, compressão extrínseca, lesão

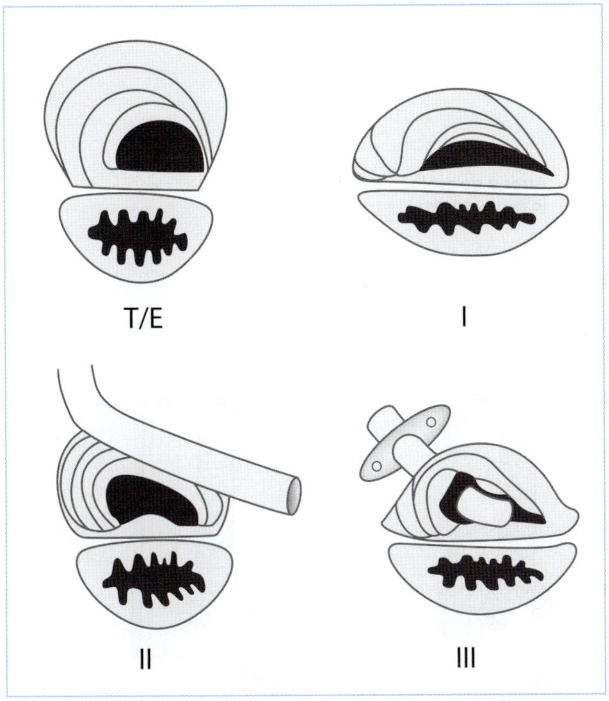

Figura 3. Tipos de traqueomalacia. Tipo I: notável alteração da relação cartilagem/membrana (largura/profundidade) e do diâmetro anterossuperior traqueal. Decorre de flacidez desproporcional da parede membranosa posterior da traqueia ou anomalias intrínsecas da cartilagem dos anéis traqueais. Tipo II: é a mais frequente; geralmente localizada e congênita, secundária a compressão extrínseca. Pode ser adquirida. Tipo III: localizada e pós-traqueostomia ou ventilação prolongada em recém-nascidos. T: traqueia. E: esôfago

por pressão positiva na via aérea, infecção ou inflamação da traqueia previamente normal. Traqueomalacia intratorácica adquirida é particularmente comum em prematuros (cerca de 98% dos casos) submetidos a ventilação prolongada e que desenvolveram displasia broncopulmonar.

O início e o tipo dos sintomas dependem da extensão, localização e gravidade da malacia, podendo ser persistentes ou intermitentes.[6] Quando o colapso é dinâmico e afeta a traqueia extratorácica, os sintomas são inspiratórios, como estridor, aumento da fase inspiratória da respiração e diminuição dos volumes pulmonares. Quando o colapso é da traqueia intratorácica, seja generalizado ou localizado, os sintomas são expiratórios: sibilância, tosse tipo de cachorro, aumento da fase expiratória da respiração, alçaponamento de ar e diminuição da remoção da secreção das vias aéreas com tendência ao acúmulo de secreções, com sinais de bronquite ou episódios frequentes de infecção respiratória. Casos mais graves podem se manifestar com cianose (*dying spells*), dificuldade para se alimentar, episódios de sufocação, apneias ou mesmo por dificuldade de extubação, o que pode ser observado ainda no período neonatal, em particular após a correção cirúrgica de atresia de esôfago. Entretanto, muitas crianças não apresentam manifestações até 2-3 meses de idade. Na broncomalacia a apresentação clínica é semelhante às infecções respiratórias recorrentes localizadas, com sibilância expiratória localizada persistente, com ou sem desconforto respiratório.[1-3] Na traqueomalacia ou na broncomalacia os sintomas podem ser agravados por condições que levam ao aumento da pressão intratorácica, como exercício, tosse, choro, alimentação, manobra de Valsalva, expiração forçada ou posição supina. Embora não exista uma classificação universalmente aceita quanto à gravidade da malacia, na prática clínica define-se como leve a redução de 50% a 75% do lúmen da via aérea avaliada subjetivamente pela visão endoscópica ou por exames de imagem; como moderada a redução de 75-90% e como grave a redução acima de 90%. Porém, o grau de oclusão do lúmen da via aérea não necessariamente reflete a gravidade clínica.[6]

A visualização direta da via aérea por fibrobroncoscopia é a melhor opção para diagnóstico, nos casos com sintomatologia mais grave ou evolução mais complicada. Porém, o exame é realizado sob anestesia geral/sedação, sendo essencial que a técnica anestésica esteja adequada para permitir que a criança mantenha a ventilação espontânea, com movimentos respiratórios profundos. A posição da cabeça, pescoço e tronco também é importante, devendo estar a mais neutra possível, evitando-se a hiperextensão do pescoço, o que dificulta a identificação da malacia. Na avaliação dinâmica da malacia o estímulo da tosse ou manobras expiratórias devem ser executados quando possível.[4,6]

Exames de imagem, especialmente a TC de tórax, complementam a investigação, com avaliação da presença de compressões extrínsecas e da posição da traqueia em relação aos grandes vasos e aorta para planejamento cirúrgico. Geralmente se utiliza a TC de tórax com reconstrução bi ou tridimensional com protocolos de aquisição de imagens pareadas em inspiração e expiração e medida da variação do diâmetro da traqueia. Crianças menores de 5 anos geralmente necessitam de intubação e técnica ventilatória controlada, o que pode influenciar a dinâmica da via aérea. Eventualmente, em crianças sem condições para realização de endoscopia, a TC de tórax substitui a fibrobroncoscopia.[6,7]

A traqueomalacia ou broncomalacia congênita frequentemente evolui de forma benigna e autolimitada, com resolução espontânea até os 2 anos de idade, especialmente os casos onde se observa o formato em "C" dos anéis traqueais mais pronunciado e menos protrusão da porção membranosa posterior da traqueia. Para os pacientes mais sintomáticos, o tratamento envolve uso de pressão positiva, traqueostomia ou cirurgia reparadora, conforme a gravidade do caso e a localização da malacia.[5-8] A correção cirúrgica deve ser realizada em crianças com ataques obstrutivos com risco de vida, pneumonias repetidas (mais do que três episódios em um ano) e impossibilidade de extubação. O tipo de cirurgia é específico para o tipo de traqueomalacia e a existência de outras malacias associadas. O tipo mais comum de cirurgia é a aortopexia (traciona e

fixa a aorta junto ao esterno, ampliando a patência da traqueia). O uso de órteses na via aérea (*stents*) em Pediatria não tem resultados animadores. Mais recentemente, técnicas de traqueoplastia têm sido descritas com melhores resultados. O manejo da broncomalacia é semelhante ao da traqueomalacia, sendo a possibilidade de utilização de órteses, próteses ou reconstrução ainda mais remota.

O tratamento clínico da traqueomalacia envolve todos os aspectos dos bons cuidados da saúde respiratória, incluindo imunizações em dia, exercícios, evitar o fumo passivo e, inclusive, uso precoce de antibióticos nas exacerbações respiratórias. O uso de broncodilatadores é controverso; entretanto, um estudo retrospectivo em crianças com traqueomalacia tratadas com brometo de ipratrópio identificou melhora dos sintomas em 32 de 52 crianças tratadas,[9] podendo ser uma opção terapêutica acessória. Com relação à fisioterapia respiratória, não existem estudos na literatura investigando sua efetividade no manejo da traqueomalacia. Porém, na prática, a fisioterapia respiratória é muito utilizada e considerada efetiva. As técnicas fisioterápicas são variáveis, como uso de pressão expiratória positiva (PEP) intermitente, a pressão positiva continua da via aérea (CPAP), via nasal ou via traqueostomia.

BRÔNQUIO TRAQUEAL

Representa 80% do total de variantes anatômicas da árvore brônquica. Ocorre sempre do lado direito e representa o brônquio do lobo superior direito. Geralmente emerge da parede lateral da traqueia a uns 2 cm acima da carena traqueal, a qual se bifurca posteriormente em brônquio intermediário e brônquio principal esquerdo. Algumas vezes o brônquio traqueal associa-se a outros distúrbios congênitos, como anomalias das costelas ou vértebras, tetralogia de Fallot ou síndromes como Down, Klippel-Feil, Vater e outras.[1,9] Pode ser um achado endoscópico ocasional ou estar associado a pneumonias de repetição ou atelectasia recorrente no lobo superior direito.

TRAQUEOBRONCOMEGALIA CONGÊNITA (SÍNDROME DE MOUNIER-KUHN)

É uma condição rara, caracterizada por marcada dilatação da traqueia e brônquios principais com brusca transição para vias aéreas periféricas de calibre normal. A etiologia é incerta, mas parece estar relacionada a defeito congênito do tecido conjuntivo, uma vez que existem casos associados a *cutis laxa* em crianças ou síndrome de Ehlers-Danlos em adultos, além de uma possível forma familiar de padrão recessivo.[1] Atualmente, alguns casos adquiridos têm sido descritos em prematuros submetidos a ventilação e como complicação de doenças respiratórias crônicas. A atrofia das fibras elásticas e musculares da traqueia e brônquios principais favorece o surgimento de protuberâncias da mucosa traqueal por entre os anéis cartilaginosos, formando divertículos e tornando a parede traqueal mais colapsável. O colapso da via aérea produz alçaponamento aéreo e dificulta o *clearance* pulmonar, favorecendo as infecções respiratórias e levando à formação de bronquiectasias, enfisema e fibrose pulmonar.

As manifestações clínicas da traqueobroncomegalia costumam ocorrer na vida adulta, embora alguns casos tenham sido relatados em crianças. O diagnóstico é realizado com base na medida do diâmetro traqueal pela TC de tórax que se encontra aumentado (cerca de 3 vezes o desvio padrão ou maior ou igual à largura do corpo vertebral). Não existe tratamento específico.[8]

COMPRESSÃO VASCULAR DA TRAQUEIA

A compressão vascular da via aérea não é incomum, mas a maioria das crianças é assintomática ou minimamente sintomática.[1,10] A compressão geralmente é causada por anomalias congênitas da configuração dos grandes vasos (arco aórtico e artéria pulmonar) ou por aumento dos vasos estruturalmente normais (Quadro 1). As compressões vasculares da traqueia mais frequentes são compressão pela artéria inominada (mais comum), duplo arco aórtico e *sling* da artéria pulmonar. São comumente chamadas de anel vascular por envolverem a via aérea e o esôfago (neste caso os anéis são completos, como o duplo arco aórtico e o arco aórtico à direita, com persistência do ducto arterioso), embora nem todas as anomalias dos grandes vasos sejam caracterizadas por um anel vascular (anéis incompletos, como a artéria subclávia direita anômala e anel de artéria pulmonar).[10,11]

Quadro 1 Causas de compressão vascular da via aérea em crianças

Anomalias da aorta:
• duplo arco aórtico
• arco aórtico interrompido (após reparo cirúrgico)
• arco aórtico do lado direito
– com artéria subclávia esquerda aberrante
– com ramificação em imagem de espelho e ligamento arterioso direito
• arco aórtico esquerdo
– com artéria subclávia direita aberrante e ligamento arterioso direito
– aorta descendente a direita e ligamento arterioso direito
• arco aórtico cervical
Síndrome da ausência da válvula pulmonar
Artéria pulmonar esquerda aberrante (*sling* da artéria pulmonar)
Doença cardiovascular adquirida
• cardiomiopatia dilatada
• aneurisma da aorta ou *ductus arteriosus*
• hipertensão pulmonar

Fonte: adaptado de McLaren et al., 2008.[10]

Os sinais e sintomas de apresentação do anel vascular são variáveis: disfagia, vômitos, infecções respiratórias recorrentes, estridor, tosse, sibilância, hiperextensão do pescoço, disfunção respiratória aguda e apneia que costumam surgir ou piorar durante as mamadas ou com a agitação. Algumas crianças evoluem para a necessidade de suporte ventilatório e apresentam dificuldade de extubação. Frequentemente as crianças são erroneamente diagnosticadas como portadoras de asma de difícil controle. A maioria das crianças apresenta sintomas de início logo após o nascimento, porém em cerca de 60% dos casos o diagnóstico é definido em torno de 1 ano de idade. Metade dos casos está associada a outras anomalias, a maioria cardíaca.[10,11]

O diagnóstico da compressão da via aérea pode ser suspeitado por exames de imagem e confirmado pela broncoscopia da via aérea rígida e/ou flexível e angiotomografia de tórax. A radiografia de tórax de tórax pode demonstrar o deslocamento da traqueia e/ou a presença de curvaturas nas paredes laterais da traqueia. A radiografia de tórax contrastada de esôfago pode identificar o recuo posterior do esôfago em quase todos os anéis vasculares, com exceção da compressão traqueal pela artéria inominada. A ecocardiografia com Doppler pode detectar o arco aórtico à direita, mas não consegue identificar o anel vascular e avaliar a via aérea e o esôfago. Tem a vantagem de identificar a cardiopatia. A angiotomografia de tórax é o exame mais completo, permitindo a visualização tridimensional da anatomia vascular, da traqueia e da arvore brônquica com diagnóstico preciso do anel vascular e informações anatômicas detalhadas. Conforme a disponibilidade, a TC pode ser substituída pela angiorressonância de tórax. A endoscopia é um exame essencial pois avalia a existência associada de alterações da via aérea, como estenose, malacia, anéis traqueais completos e a extensão da compressão pulsátil.[8,10,11]

O tratamento quase sempre é cirúrgico, mas reservado para compressão vascular sintomática e varia conforme a doença. Deve ser realizado o mais precocemente possível para evitar as complicações a longo prazo associadas à compressão da via aérea. Deve-se considerar a alta incidência de anéis traqueais completos associados a *sling* da artéria pulmonar e a presença de traqueomalacia localizada no local da compressão. Embora a descompressão vascular venha a aliviar a compressão da via aérea, é necessário um tempo para sua normalização. Cinco a 10% dos pacientes persistem com sintomas respiratórios por 4-6 meses após a cirurgia e podem necessitar de traqueostomia até a estabilização. Metade deles fica assintomática após 3 meses do procedimento.[8,10,11]

ATRESIA E ESTENOSE BRÔNQUICA

Tanto a atresia quanto a estenose brônquica se manifestam por alterações localizadas na radiografia de tórax e frequentemente são um diagnóstico ocasional. Na atresia brônquica não ocorre comunicação com a árvore brônquica e as infecções são incomuns. Porém, a área de hiperinsuflação localizada pode comprimir o tecido pulmonar adjacente e causar desvio do mediastino ou lesões atelectásicas. A estenose brônquica refere-se ao estreitamento do brônquio em qualquer parte da árvore brônquica, podendo ser focal ou difusa. Infecções distais à área estenosada e sibilância localizada não reversível com broncodilatador são manifestações frequentes. A estenose brônquica congênita geralmente acompanha cardiopatias ou síndromes genéticas.

O diagnóstico geralmente é feito por fibrobroncoscopia, podendo ser limitado pelo calibre da via aérea e pelo diâmetro do endoscópico. Lesões mais periféricas podem ser diagnosticas por estudo tomográfico.

O manejo é de suporte com antibioticoterapia precoce na suspeita de infecções. O tratamento cirúrgico por lobectomia ou segmentectomia está indicado nas infecções graves ou recorrentes e na hiperinsuflação com compressão adjacente.[3,8] A maioria dos casos não necessita de intervenção, pois os sintomas costumam resolver à medida que a via aérea cresce.

OBSTRUÇÃO BRÔNQUICA

As obstruções brônquicas extrínsecas ou compressões resultam frequentemente de uma anomalia vascular, malformações císticas como o cisto broncogênico ou adenomegalias com ou sem fistulização. Obstruções brônquicas intrínsecas podem ser decorrentes de impactação de secreção em doenças supurativas como fibrose cística, asma hipersecretora ou bronquite plástica. Outras causas, como hamartomas, plasmocitomas e outro tumores endobrônquicos, são raras em pediatria. Essas alterações tipicamente se apresentam com infecções recorrentes distais a obstrução, sibilância localizada ou atelectasias. O diagnóstico geralmente é feito por fibrobroncoscopia e complementado por métodos de imagem de alta resolução. A fibrobroncoscopia ainda possibilita a realização de biópsia, lavado e escovado brônquico ou eventuais procedimentos terapêuticos de desimpactação ou lavado. O tratamento cirúrgico, quando indicado, é geralmente curativo e evita a recorrência dos sintormas.[3,8]

CISTO BRONCOGÊNICO

Apesar de relativamente raros, os cistos broncogênicos representam a forma mais comum de lesão cística do mediastino. Resultam do desenvolvimento embrionário anômalo do intestino no primeiro trimestre de gestação. Geralmente são únicos, mas podem ser múltiplos e geralmente são preenchidos por líquido ou muco. Podem estar localizados ao longo de toda a árvore brônquica, peri-hilar ou intraparenquimatosos, com predileção pela região pericarinal. Estão geralmente justapostos à arvore brônquica, mas não se comunicam com ela. Cistos broncogênicos também podem ser encontrados em outras localizações, como septo interatrial, pescoço, abdome e espaço retroperitonial.[4,8]

Em lactentes e crianças menores os cistos broncogênicos podem se apresentar com tosse, sibilância e até desconforto respiratório, especialmente quando há compressão importante de estruturas adjacentes, particularmente nos cistos subcarinais. Crianças maiores podem apresentar infecções respiratórias recorrentes. No entanto, a maioria dos lactentes e crianças é assintomática. As lesões císticas podem ser ocasionalmente diagnosticadas na radiografia de tórax, ou na investigação de sintomas gastrointestinais ou cardiológicos. A popularização da ecografia fetal, aliada à maior qualidade técnica dos equipamentos, permitiu o diagnóstico precoce de várias lesões císticas torácicas no feto, possibilitando inclusive o tratamento cirúrgico precoce em determinados casos. Radiografias de tórax em dois planos ou com esôfago contrastado podem ser suficientes para o diagnóstico. A TC de tórax e a ressonância nuclear magnética descrevem melhor o tipo, a localização, o efeito de massa e eventual vascularização anômala para o planejamento cirúrgico. A fibrobroncoscopia auxilia no diagnóstico e na avaliação do grau de obstrução da via aérea.

O tratamento cirúrgico é recomendado em todos os casos sintomáticos, sendo preferível via toracoscopia. Punção ou aspiração dos cistos devem ser consideradas paliativas ou temporárias e reservadas a casos sintomáticos que não têm condições cirúrgicas. Em recém-nascidos assintomáticos as intervenções cirúrgicas, se indicadas, devem ser realizadas entre 3-6 meses de vida para permitir o desenvolvimento pulmonar.[4,8]

REFERÊNCIAS BIBLIOGRÁFICAS

1. Bush A, Chitty LS, Harcourt J, Hewitt RJ, Nicholson AG. Congenital lung disease. In: Wilmott RW, Deterding R, Li A, Ratjen F, Sly P, Zar HJ, et al. (eds). Kendig disorders of the respiratory tract in children. 9.ed. Philadelphia: Elsevier Saunders; 2019. Chapter 18.
2. Marchiori E, Pozes AS, Souza Jr AS, Escuissato DL, Irion KL, et al. Alterações difusas da traqueia: aspectos na tomografia computadorizada. Jornal Brasileiro de Pneumologia. 2008;34(1):47-54.
3. Sánchez I, Navarro H, Méndez M. Holmgren N, Caussade S. Clinical characteristics of children with tracheobronchial anomalies. Pediatric Pulm onology. 2003;35:288-91.
4. Cataletto ME, Bye MR. Pediatric bronchogenic cyst follow-up. Medscape. Atualizado em 15 nov 2015. Availlable: http://emedicine.medscape.com/article/1005440-followup.
5. Ruiz EP, Martinez AC, Serrano C, Frias JP. Via aérea inferior. Anatomia aplicada y hallazgos patológicos en el niño. In: Frias JP, Ruiz EP, Martinez AC (eds.). Fibrobroncoscopia pediátrica. Madrid: Ergon; 2004. p.53-67.
6. Wallis C, Alexopoulou E, Antón-Pacheco J, et al. ERS statement on tracheomalacia and bronchomalacia in children. Eur Respir J. 2019;54:1900382.
7. Hysinger EB, Panitch HB. Paediatric tracheomalacia. Paediatr Respir ver. 2016;17:9-15.
8. Oermann CM. Congenital anomalies of the intrathoracic airways and tracheoesophageal fistula. Uptodate 2021. Consultado em 2 de maio de 2021.
9. Gallagher T, Maturo S, Fracchia S, et al. An analysis of children with tracheomalacia treated with ipratropium bromide (Atrovent). The Laryngoscope. 2021;121:S211-S211.
10. McLaren CA, Elliot MJ, Roebuck DJ. Vascular compression of the airway in children. Paediatric Respiratory Reviews. 2008;9:85-94
11. Licari A, Manca E, Rispoli GA, Mannarino S, Pelizzo G, Marseglia GL. Congenital vascular rings a clinical challenge for the pediatrician. Pediatric Pulmonology. 2015; 50(5):511-24.

CAPÍTULO 6

BRONQUIECTASIAS

Laura Lasmar
Cristina Gonçalves Alvim
Cássio Ibiapina
Paulo Augusto Moreira Camargos

AO FINAL DA LEITURA DESTE CAPÍTULO, O PEDIATRA DEVE ESTAR APTO A:

- Conhecer os fatores predisponentes e agravantes para buscar o diagnóstico precoce e a abordagem adequada, evitando a progressão da doença.
- Levantar a suspeita diagnóstica diante de tosse produtiva, com expectoração mucopurulenta, e prolongada por mais de 8 semanas.
- Solicitar tomografia computadorizada, havendo suspeita clínica, mesmo diante de radiografia de tórax normal.
- Realizar o diagnóstico definitivo e a conduta, com estreita e duradoura parceria entre pediatra, familiares e pneumopediatra.

DEFINIÇÃO E EPIDEMIOLOGIA

Bronquiectasias foram observadas em 1808 por Jean-Bruno Cayol e descritas pela primeira vez há cerca de dois séculos (1819) por René Laënnec, o inventor do estetoscópio. São alterações estruturais da árvore brônquica (do grego, *βρόγχος*, bronquio, *εἔκτασις*, dilatação), caracterizadas pela dilatação anormal e pela distorção da arquitetura dos brônquios, ao longo de sua segmentação, de etiologia variável, que leva a doença pulmonar crônica obstrutiva, restritiva ou mista.

Bronquiectasias são consideradas, em geral, de natureza irreversível, mas a bronquiectasia leve (cilíndrica) é potencialmente reversível em crianças, e o declínio da função pulmonar associado à progressão da doença pode ser interrompido. Em crianças, seria possível reverter a doença e limitar sua progressão.

Trata-se de doença que leva a morbidade elevada, prejuízo importante para a qualidade de vida e representa um pesado fardo para o paciente e seus familiares, especialmente em países em desenvolvimento. Tem sido considerada uma doença órfã por ser rara em países desenvolvidos. É mais frequente em países em desenvolvimento, provavelmente devido a condições socioeconômicas que predispõem a número maior de infecções respiratórias, dificuldade de acesso aos serviços de saúde, presença de ambiente com irritantes das vias aéreas, falhas nas taxas de imunização e deficiências nutricionais.

A prevalência de bronquiectasias tem íntima relação com a incidência e a prevalência de fibrose cística (FC), com a frequência das infecções do trato respiratório, condições socioeconômicas, de acesso limitado aos serviços de saúde desfavoráveis e ao diagnóstico tardio de condições predisponentes. As bronquiectasias não associadas à FC (BNAFC) se apresentam com maior frequência e gravidade em populações de baixa renda, em que o atraso diagnóstico tende a ser mais comum.

Existem poucas estimativas de prevalência confiáveis para bronquiectasia; a extrapolação dos dados publicados sugere que sua prevalência varia amplamente (0,2-735 casos por 100 mil crianças).[1] Em populações de risco como aborígenes australianos e habitantes de ilhas da região Ásia-Pacífico, a prevalência alcançou patamares que variaram de 20 a 1.470/100.000 crianças.[2]

Com os avanços da tomografia computadorizada (TC), as bronquiectasias estão sendo cada vez mais diagnosticadas. Entretanto, permanece seu caráter de doença negligenciada, e, em uma era de relativa pletora de *guidelines*, poucas publicações buscaram sistematizar o manejo das bronquiectasias em crianças.[1,3,4]

São necessários projetos de pesquisa de colaboração interinstitucional (nacional e internacional) na busca do conhecimento aprofundado de sua fisiopatologia visando ao desenvolvimento de terapêuticas apropriadas para essa heterogênea enfermidade que não poupa nenhuma faixa etária.

A prevenção, o diagnóstico precoce e o manejo adequado contribuem para a redução dos danos físicos e psicossociais relacionados às bronquiectasias. Cabe ao pediatra papel estratégico, no que se refere à precocidade do diagnóstico, pois ele atua, frequentemente, no cenário em que os pacientes são vistos pela primeira vez.

ETIOLOGIA E FISIOPATOGENIA

Bronquiectasia é a consequência final de muitas condições relacionadas a infecções respiratórias recorrentes ou persistentes, ou ambas. A presença de condições subjacentes associadas ao desenvolvimento futuro de bronquiectasia (p. ex., hipogamaglobulinemia) nem sempre resulta em bronquiectasia, desde que o tratamento seja iniciado precocemente.

Prevalece a clássica subdivisão em bronquiectasias associadas ou não à FC, que tem papel fundamental no raciocínio clínico, no diagnóstico diferencial e no tratamento. Além da FC, várias enfermidades, como as infecções do trato respiratório inferior (ITRI), propiciam seu desenvolvimento. Representam, em última instância, sequelas de afecções diversas, ocorridas nos primeiros anos de vida, principalmente processos infecciosos, por exemplo, bronquiolite viral aguda por adenovírus e ITRI pelo vírus da influenza. Houve progressiva redução do papel do vírus do sarampo, da *Bordetella pertussis* e do *M. tuberculosis*, com a vacinação específica, o que justifica a necessidade de manutenção de elevadas taxas de cobertura vacinal para essas condições.

O Quadro 1 reúne as principais enfermidades que contribuem para instalação, desenvolvimento e progressão das bronquiectasias. O reconhecimento das causas mais comuns na prática clínica reduz o inaceitável atraso entre o início dos sintomas e o diagnóstico. O diagnóstico etiológico frequentemente implica mudanças no tratamento e melhor prognóstico. Entretanto, em número não desprezível de casos não se consegue estabelecer a etiologia com precisão. Neste último caso, a literatura tende a denominá-las como "idiopáticas".

Quadro 1 Principais causas de bronquiectasias

Principais causas de bronquiectasias
Fibrose cística
Infecção do trato respiratório inferior (vírus e bactérias)
Imunodeficiências primárias ou adquiridas
Doenças aspirativas (distúrbios da deglutição, refluxo gastroesofágico, fístula traqueoesofágica, aspiração e retenção prolongada de corpo estranho nas vias aéreas)
Malformações congênitas brônquicas, pulmonares e vasculares ("enfisema lobar", broncomalácia grave, anel vascular)
Discinesia ciliar primária

Fonte: elaborado pelos autores.

É possível que os quadros pós-infecciosos, aspirativos, com comprometimento da imunidade e a discinesia ciliar respondam, juntos, por cerca da metade das situações em que foi possível identificar a etiologia.[2]

Chang et al. elaboraram uma figura que explica que mais de uma causa contribuinte pode ser encontrada (Figura 1).[1] Os eventos iniciais (ou perpetuadores) incluem infecção e inflamação. Sem intervenção, a infecção e a inflamação levam a dano contínuo manifestado clinicamente como bronquite bacteriana prolongada, doença pulmonar supurativa crônica e bronquiectasia

O processo inflamatório desencadeado por quadros infecciosos prévios pode levar a um círculo vicioso de fenômenos, como obstrução brônquica, redução do *clearance* mucociliar, produção excessiva e estase de secreções que comprometem a estrutura anatômica das paredes brônquicas, tornando-as mais espessas e levando à inflamação crônica e, por fim, à

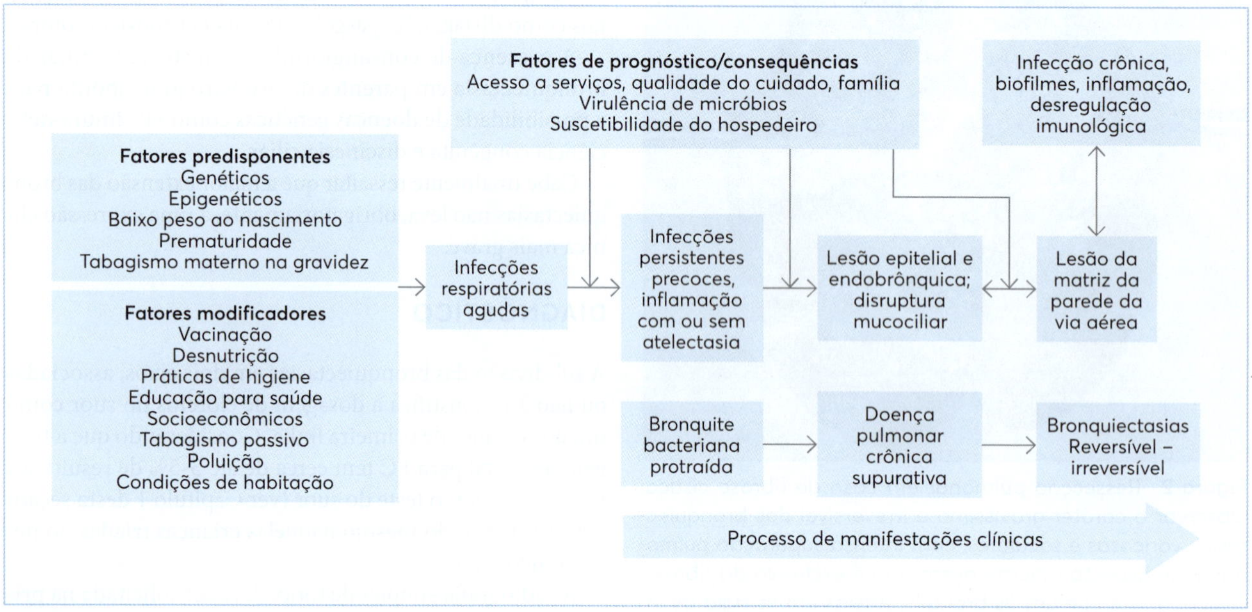

Figura 1 Desenvolvimento de bronquiectasias em crianças – modelo de Chang et al.[3]

dilatação, perda da integridade estrutural e destruição brônquica. Esta última tem relação direta com a intensidade e a duração do insulto original. Quando de menor monta, leva a dilatações cilíndricas (dilatação uniforme), às vezes reversíveis; se for grave, a dilatações saculares/císticas ou varicosas, geralmente irreversíveis. Podem ter caráter difuso, uni ou bilateral (sugerindo doença subjacente sistêmica ou que envolve ambos os pulmões) ou estar localizadas em um determinado lobo ou segmento pulmonar (p. ex., a presença de condições que levam a adenomegalia peri-hilar importante e persistente, malformação congênita ou corpo estranho retido nas vias aéreas e até mesmo suas complicações a longo prazo caso tenham sido retirados tardiamente).

Refletem, assim, o resultado final de uma variedade de processos fisiopatológicos que tornam as paredes brônquicas enfraquecidas, cronicamente inflamadas e com produção excessiva, retenção de secreções, infecção bacteriana secundária e supuração pulmonar (Figura 2). A evolução é imprevisível, pois depende da doença subjacente, da precocidade do diagnóstico, do tratamento apropriado e da adesão a ele.

Observar o caráter grave e irreversível das bronquiectasias varicosas e saculares, com intensa supuração pulmonar. Esse aspecto macroscópico não é exclusivo da FC; é relativamente comum às bronquiectasias em estágio avançado, independentemente da etiologia.

QUADRO CLÍNICO

Constitui desafio diagnóstico peculiar para o clínico, pois as anormalidades obtidas tanto à anamnese quanto ao exame físico assemelham-se a qualquer uma das pneumopatias crônicas.

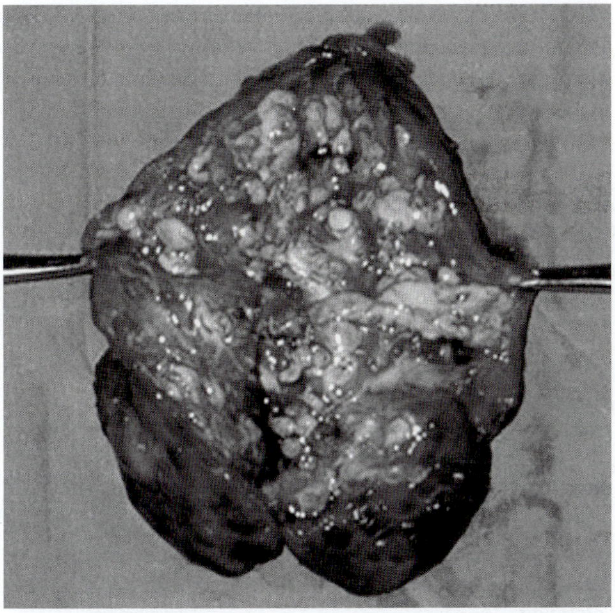

Figura 2 Ressecção pulmonar em caso de fibrose cística. Observar o caráter gravíssimo e irreversível das bronquiectasias varicosas e saculares, com intensa supuração pulmonar. Esse aspecto macroscópico não é exclusivo da fibrose cística, pois é comum às bronquiectasias em estágio avançado, independentemente da etiologia.

O sintoma mais comum que leva à suspeita clínica é a tosse crônica e persistente (por mais do que 8-12 semanas), geralmente produtiva, presente em 80-90% das crianças com bronquiectasias. Tende a predominar pela manhã, após a criança se levantar, característica semiológica denominada "toalete brônquica". Entre as crianças capazes de expectorar (geralmente a partir dos 5-7 anos de idade), 60-70% apresentam expectoração mucopurulenta, ou seja, a ausência dessa alteração em pré-escolares não afasta o diagnóstico.

Alguns pacientes apresentam exacerbações episódicas de origem infecciosa, caracterizadas por aumento da frequência e intensidade da tosse e da produção de expectoração que podem estar associadas a febre, torácica, dispneia e elevação de proteína C-reativa.[5]

A hemoptise, causada por erosão de tecido das vias respiratórias inflamadas adjacente aos vasos pulmonares, ocorre em menos de 10% dos pacientes, mesmo durante essas exacerbações.

Déficit ponderoestatural, dispneia, baixa intolerância ao exercício e hipocratismo digital são incomuns nas fases iniciais de bronquiectasias, mas tendem a desenvolver-se com a progressão da doença. Crepitações persistentes, localizadas ou difusas, mesmo após o tratamento dos episódios de exacerbação infecciosa ou pneumonias de repetição (comprovadas radiologicamente) também são sinais de suspeita ao exame físico.

Podem estar associadas a condições que levam a aspiração de material exógeno ao trato respiratório, a saber: aspiração de secreções do sistema digestivo (saliva, conteúdo gástrico), como ocorre nos distúrbios de deglutição em geral (associados ou não a quadros neurológicos) e distúrbios esofágicos funcionais ou estruturais ou ainda de corpos estranhos, se não forem removidos em tempo hábil. A anamnese deve contemplar ainda questões dirigidas para essas condições, tais como disfagia, "engasgo" e déficits neuropsicomotores.

A presença de consanguinidade e história familiar de bronquiectasia em parentes de primeiro grau aponta para a possibilidade de doenças genéticas como FC, imunodeficiência congênita e discinesia ciliar.

Cabe finalmente ressaltar que a maior extensão das bronquiectasias não leva, obrigatoriamente, a uma expressão clínica mais grave.

DIAGNÓSTICO

A subdivisão das bronquiectasias em dois eixos, associadas ou não à FC, justifica a dosagem de cloretos no suor como um dos exames de primeira linha. Considerando que a triagem neonatal para FC tem cerca de até 3-5% de resultados falso-negativos, o teste do suor (ver Capítulo 1 desta seção) deve ser realizado mesmo naquelas crianças triadas no período neonatal.

A radiografia simples de tórax deve ser solicitada na primeira consulta de todas as crianças que apresentem quadro

clínico sugestivo de bronquiectasia, embora sua sensibilidade e especificidade sejam reduzidas para lesões em estágio inicial. Ao longo do acompanhamento deve ser repetida apenas se houver indicação clínica.[4]

O estudo radiológico pode evidenciar resolução incompleta de imagens determinadas por episódio prévio de ITRI. É essencial que sejam avaliadas todas as radiografias anteriores que tenham sido feitas, buscando o diagnóstico presuntivo de bronquiectasias, especialmente se as imagens tiverem topografia e padrão semelhantes.

A tomografia computadorizada de tórax de alta resolução (TCAR) constitui o exame de escolha para detectar a existência ou não de bronquiectasias. Para interpretação mais acurada, a TCAR deve ser realizada com o paciente clinicamente estável, ou seja, longe de episódios de exacerbação criteriosamente tratados.

As anormalidades tomográficas geralmente não correspondem à doença subjacente, mas fornecem o diagnóstico anatômico definitivo quando revelam em um ou ambos os pulmões: dilatação da parede e da luz bronquial (o diâmetro interno é maior que aquele da artéria pulmonar adjacente, conjunto que compõe o chamado "sinal do anel de sinete"); brônquios visíveis na periferia dos campos pulmonares (quando distam 1 cm ou menos da superfície pleural); dilatações cilíndricas (quando há desaparecimento da redução progressiva habitual do calibre à medida que se avança para a porção mais distal da árvore brônquica), saculares ou císticas (que denotam quadros mais avançados). Outros achados sugestivos de bronquiectasia são as constrições irregulares e impactações mucoides. Atelectasias (o enfraquecimento da parede brônquica torna-as facilmente colapsáveis), hiperinsuflação, fibrose, broncocele e hipertrofia da vasculatura brônquica são alterações associadas à presença de bronquiectasias (Figuras 3 a 6). Assim como a radiografia simples do tórax, a TCAR só deve ser repetida se houver necessidade clínica e de acordo com as recomendações de baixa irradiação (técnica conhecida pela expressão "*as low as reasonably achievable*" e pela sigla Alara).[6,7]

Imagens adquiridas em inspiração e expiração forçadas devem ser rotineiramente solicitadas para descartar ou confirmar bronquiolite obliterante pós-infecciosa (BOPI), uma das causas de bronquiectasias em nosso meio.

A presença de infeção viral e/ou bacteriana grave em crianças menores de 3 anos com persistência dos sintomas por mais de 6 semanas sugerem que as bronquiectasias tenham a BOPI como doença de base. O paciente com BOPI mantém variados graus de comprometimento clínico: tosse com expectoração, dessaturação aos esforços, crepitações fora das exacerbações. A história clínica e a detecção de imagens de atenuação em mosaico é muito sugestiva de BOPI, uma das poucas situações em que a TCAR contribui para o diagnóstico etiológico das bronquiectasias (Figura 3).[8]

A terceira etapa deve ser feita de forma sequencial, individualizada de acordo com a história clínica, visando ao diagnóstico etiológico caso esse objetivo não tenha sido alcançado com os métodos já mencionados. A anamnese com as principais suspeitas clínicas irá conduzir a propedêutica etiológica.

A Figura 7 e o Quadro 2 sintetizam a propedêutica inicial e complementar para esclarecer a etiologia, avaliar a gravidade e acompanhar a evolução das bronquiectasias na infância. Estudos recentes têm destacado o papel promissor da ressonância magnética do tórax nesse sentido.

A avaliação psicológica e a aplicação de questionários sobre qualidade de vida é interessante durante o acompanhamento, na medida em que esses pacientem manifestam ansiedade, depressão e adinamia de caráter crônico.

TRATAMENTO

O tratamento visa à prevenção da perda da função pulmonar, com atenção ao cuidado integral da saúde da criança (nutrição, crescimento, desenvolvimento, imunização). Em virtude de sua complexidade, a atenção desde o diagnóstico deve, necessariamente, ter perfil interdisciplinar, ou seja, a equipe deve ser composta, pelo menos, pelo pediatra, pneu-

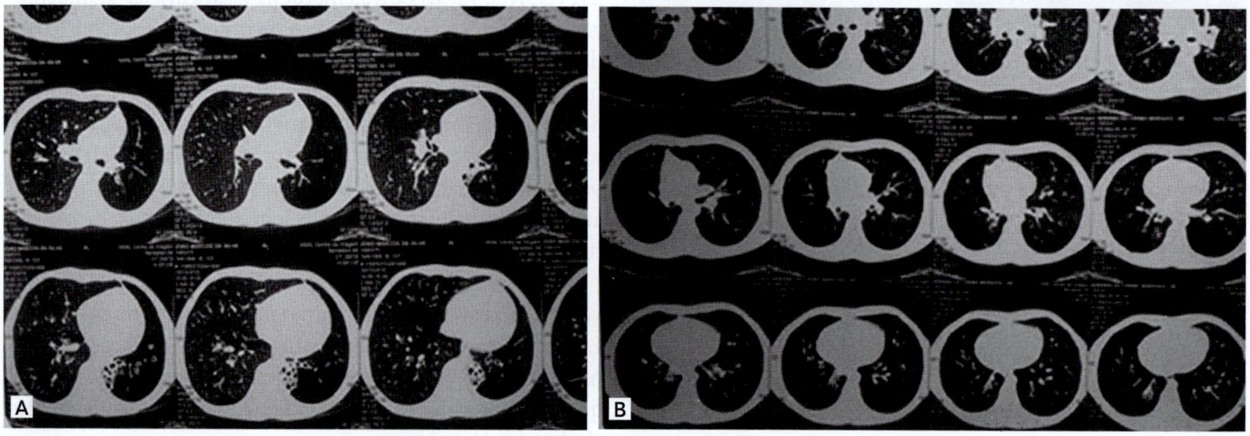

Figura 3 Bronquiectasias secundárias a bronquiolite obliterante pós-infecciosa.

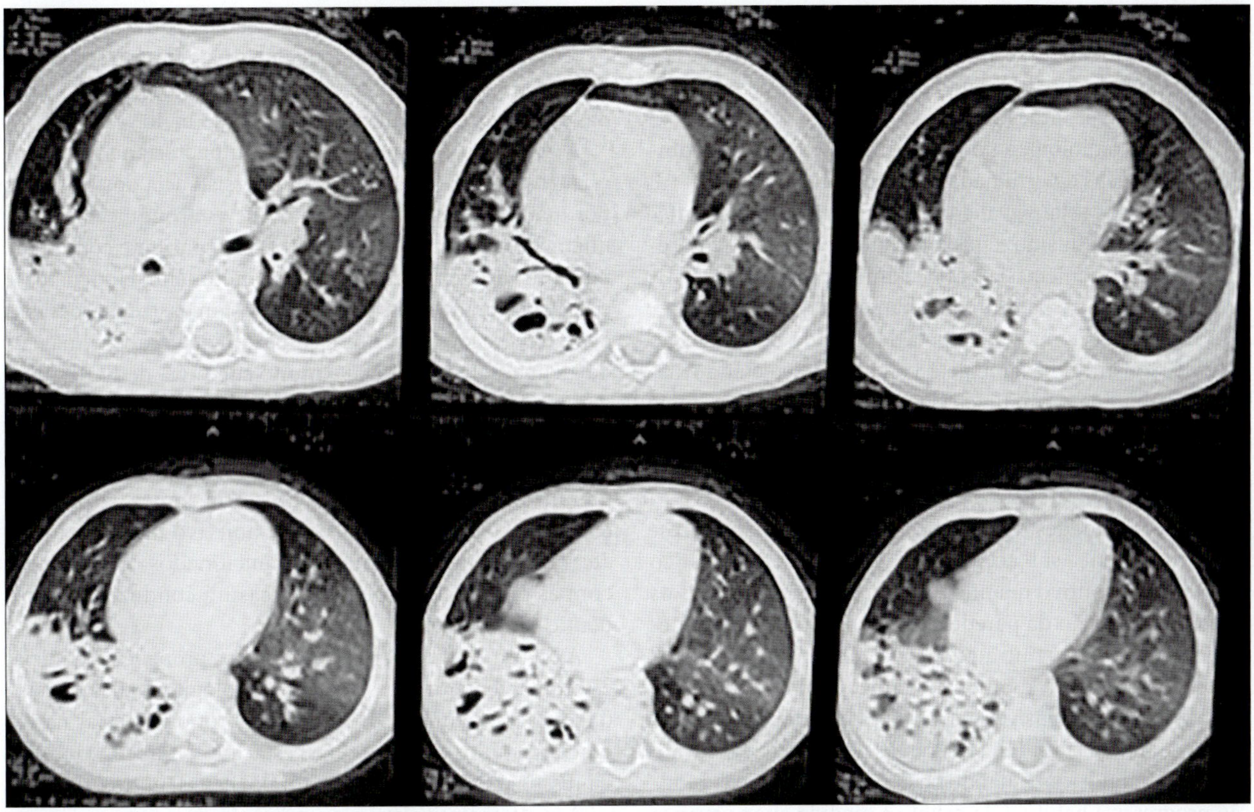

Figura 4 Bronquiectasias secundárias a aspiração de corpo estranho de natureza orgânica (amendoim) removido tardiamente.

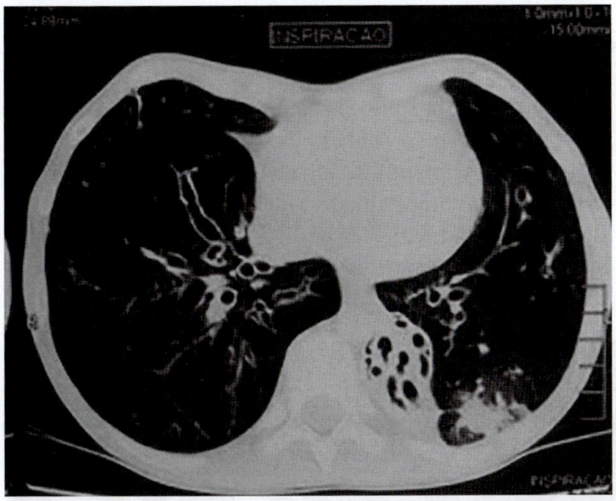

Figura 5 Bronquiectasias difusas nos lobos inferiores. Observar espessamento difuso de paredes brônquicas. Atelectasia em lobo inferior esquerdo com bronquiectasias de permeio em paciente com agamaglobulinemia congênita. Encaminhado aos 9 anos de idade com diagnóstico de asma e pneumonias de repetição. IMC = 10,9 (escore Z = - 4,35), VEF1, VEF1/CVF, CVF e $FEF_{25-75\%}$ = 24%, 36%, 29% e 20% dos valores previstos, respectivamente; não houve variação significativa após broncodilatador. Pais consanguíneos e um irmão falecido por pneumonia.

mopediatra, imunologista pediátrico, enfermeiro, fisioterapeuta, nutricionista e especialista em saúde mental.

Deve-se buscar diagnóstico etiológico, isto é: bronquiectasias associadas ou não à FC (ver Capítulo 1 desta seção). O tratamento específico deve ser introduzido tão logo seja feito o diagnóstico de certeza, como é o caso de imunodeficiências, refluxo gastroesofágico, fístula traqueoesofágica, corpo estranho retido nas vias aéreas e correção de malformações congênitas.

Dado seu caráter potencialmente progressivo e por vezes irreversível, várias outras medidas terapêuticas, farmacológicas e não farmacológicas, são recomendáveis. Considerada "doença órfã", devido à carência de estudos, da pesquisa fundamental à aplicada, muitas das abordagens terapêuticas descritas a seguir para o tratamento de manutenção, isto é, longe das exacerbações, carecem de evidências científicas para sua adoção. Essas limitações levam o pediatra a dar atenção às medidas potenciais, em alguns casos, de obter a reversão das alterações estruturais brônquicas.[6]

Além do manejo da doença subjacente, é crucial promover a educação em saúde para o pacientes e seus familiares. Ela se dirigirá para o diagnóstico precoce, para o acompanhamento periódico e a busca por melhor qualidade de vida, que quase sempre estará afetada pela gravidade do quadro clínico-funcional.[8]

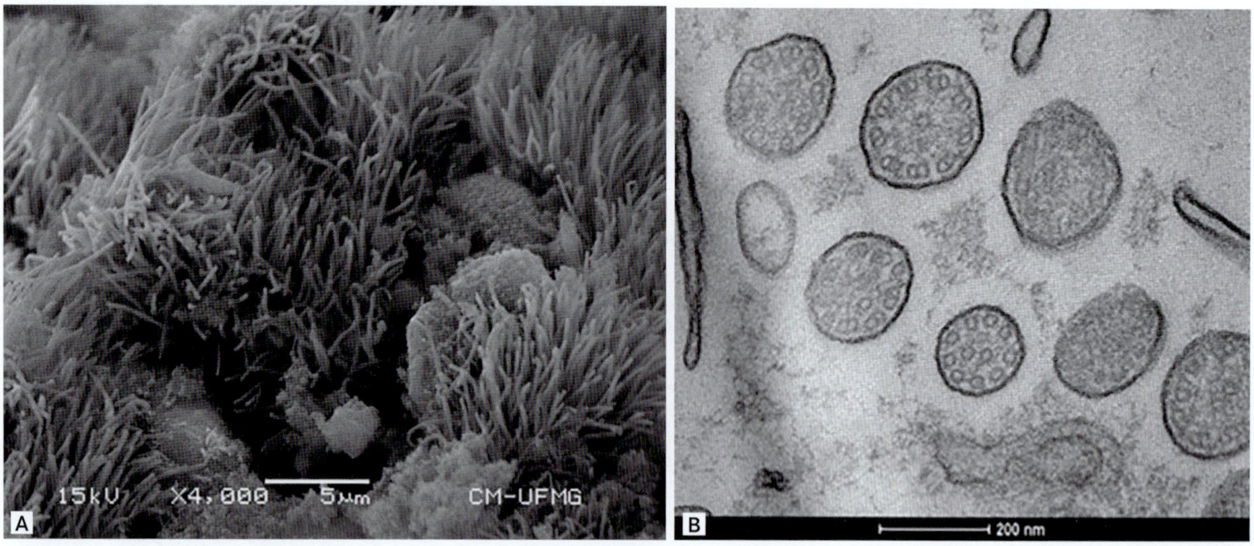

Figura 6 Microscopia eletrônica do paciente apresentado na Figura 5 revela ausência de braços externos de dineína em diversos axonemas ciliares e anormalidades do par central de microtúbulos.

Quadro 2 Propedêutica complementar para esclarecer a etiologia, avaliar a gravidade e acompanhar a evolução

Exames	Indicação
Provas de função pulmonar, especialmente a espirometria com prova broncodilatadora e o teste da caminhada de 6 minutos	Podem ser realizadas a partir de 3-4 anos de idade. Sugerem o diagnóstico de asma (quando têm resposta positiva ao broncodilatador), ou BOPI, quando o valor do FEF 25-75% é inferior a 30% do previsto e há história de ITRI grave em idade inferior a 3 anos, com manutenção de sintomas. Fornecem, ainda que parcialmente, dimensão da gravidade funcional (p. ex., nos pacientes candidatos a transplante pulmonar ou que se beneficiarão de ressecções localizadas de áreas mais acometidas) e da eventual deterioração da doença ao longo do acompanhamento. Há controvérsias sobre seu poder discriminatório nas fases de exacerbação ou de estabilidade clínica
Exame de escarro, espontâneo ou induzido, ou *swab* nasal/orofaríngeo nas crianças que não conseguem expectorar	Análise de citologia, citometria, cultura e antibiograma para guiar antibioticoterapia. O isolamento persistente de *Staphylococcus aureus* e/ou *Pseudomonas aeruginosa* pode indicar ABPA ou fibrose cística como doença de base
Broncofibroscopia e lavado broncoalveolar	Indicada em casos de opacidades ou hiperinsuflação localizadas em um único lobo e para exclusão de compressões extrínsecas ou obstruções intrínsecas. Realização de lavado broncoalveolar para cultura/antibiograma e pesquisa de gotículas de gordura nos macrófagos alveolares visando ao diagnóstico presuntivo de aspiração oriunda do trato digestivo
Avaliação de aspiração recorrente	Videodeglutograma, esofagograma, pHmetria de 24 horas
Avaliação da função imunológica (atenção compartilhada com imunologista)	Leucograma, dosagem de imunoglobulinas, anticorpos específicos para antígenos vacinais (p. ex., pneumococo e tétano), dosagem de diidrorodamina, imunofenotipagem de linfócitos, teste tuberculínico e sorologia para HIV
Pesquisa de discinesia ciliar	Fração exalada de óxido nítrico nasal, como *screening* em maiores de 5 anos. Estudo morfológico dos cílios por microscopia óptica (análise da frequência do batimento ciliar) e eletrônica (ultraestrutura dos cílios); confirmação diagnóstica de discinesia ciliar a partir do escovado nasal para obtenção de células da mucosa ou em fragmentos de tecido pulmonar retirado de cirurgia ou biópsia; estudos genéticos
Pesquisa de aspergilose broncopulmonar alérgica	Eosinofilia periférica, elevação de IgE total, teste cutâneo para *Aspergillus* e sorologia específica (IgE e IgG) para *A. fumigatus*

BOPI: bronquiolite obliterante pós-infecciosa; FEF: fluxo expiratório forçado; ITRI: infecção do trato respiratório inferior; ABPA: aspergilose broncopulmonar alérgica.
Fonte: elaborado pelos autores.

Tratamento de manutenção

A fisioterapia respiratória é recomendada diariamente. A drenagem postural é a terapia padrão, mas pode aumentar o refluxo gastresofágico (RGE). Há várias técnicas para a limpeza das vias respiratórias, sem clara superioridade de uma sobre a outra, obrigando a que as escolhas sejam individualizadas. Todos os pacientes devem ser encorajados a praticar atividade física.

Revisão sistemática da Biblioteca Cochrane concluiu que os estudos sobre o uso prolongado de antibióticos para bronquiectasias purulentas em crianças e adultos indicaram pequena melhora nos sintomas sem melhora na função pul-

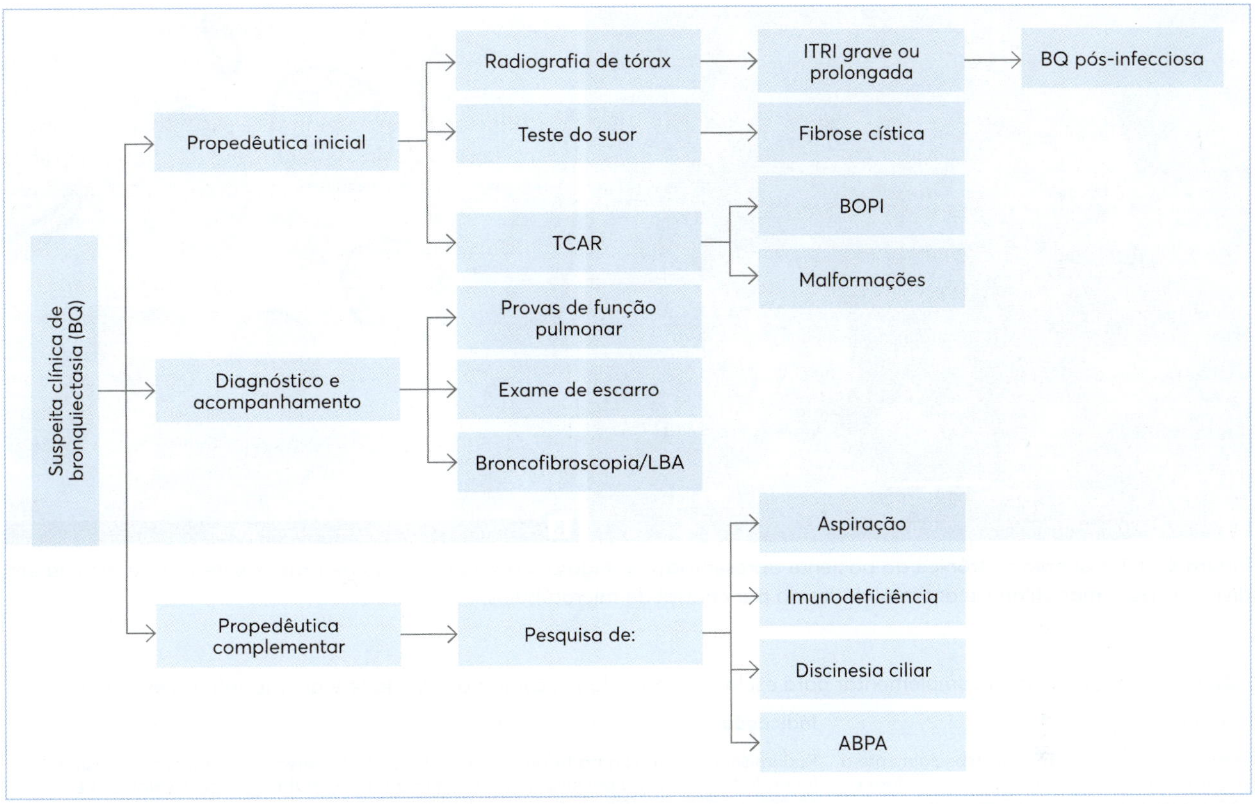

Figura 7 Algoritmo para a abordagem diagnóstica das bronquiectasias.

monar ou nas taxas de exacerbações.[9] Sendo assim, permanece a dúvida quanto ao melhor esquema terapêutico. Há tendência a tratar as exacerbações e evitar o uso contínuo de antibióticos devido ao risco de desenvolvimento de resistência antimicrobiana.

O uso de dornase-alfa está contraindicado em bronquiectasia não relacionada com a FC. Ensaio clínico randomizado, duplo-cego, multicêntrico, com 349 adultos com bronquiectasias, mostrou aumento nas exacerbações e taxas de internação (risco relativo de 1,35 e 1,85, respectivamente) e declínio da função pulmonar mais rápido (redução VEF_1 de 3,6% no grupo rhDNase e de 1,6%, no grupo placebo).

A solução salina hipertônica parece melhorar a função pulmonar e reduzir a frequência de exacerbações em pessoas com doença pulmonar supurativa. O pré-tratamento com broncodilatador de curta duração é recomendado. O manitol inalado é outro agente osmótico promissor.

Macrolídeos são antibióticos que possuem atividades anti-inflamatórias, e podem reduzir a hipersecreção de muco em adultos com bronquiectasias e crianças com FC. A evidência atual para a recomendação universal em bronquiectasias não fibrocísticas em crianças é insuficiente.

Anticolinérgicos como a atropina podem lentificar o transporte mucociliar e predispor a mais estase do muco. O tiotroprium foi avaliado em um estudo em adultos, sem controle, com estados de hipersecreção resistentes aos macrolídeos (incluindo bronquiectasias), reduziu os sintomas diários e melhorou a qualidade de vida, mas não é recomendado em crianças.

Sintomas de asma em crianças com bronquiectasias devem ser tratados, se existir asma associada. Em relação a medicações broncodilatadoras, quando apenas os estudos controlados com placebo foram analisados, não houve diferenças significativas entre os grupos em nenhum dos desfechos. Corticoides inalatórios têm pouco papel na abordagem das bronquiectasias em crianças quando a asma não coexiste.

Tratamento das exacerbações infecciosas

É recomendado isolar o agente etiológico pelo exame de escarro (espontâneo ou induzido) ou *swab* orofaríngeo. No escarro induzido, utilizam-se nebulizações com solução salina hipertônica a 4,5% em pacientes com valores do VEF_1 superiores ou iguais a 60% do previsto, pós-broncodilatador. Quando os com valores do VEF_1 pós-broncodilatador são inferiores a 60% do previsto, indica-se a solução salina a 0,9%. As amostras de escarro devem ser processadas em até 2 horas após a coleta e consideradas satisfatórias quando apresentam contaminação por células escamosas inferior a 20%, viabilidade celular superior a 50% e possibilidade de leitura de pelo menos 400 células.

A escolha do antibiótico será guiada pelo resultado da cultura e antibiograma. O Quadro 3 apresenta os agentes etiológicos mais frequentes isolados nas culturas e opções de tratamento. O tratamento pode ser por via oral, ambulatorial,

Quadro 3 Tratamento das exacerbações de bronquiectasias

Agente etiológico	Antibiótico de escolha
Streptococcus pneumoniae	Amoxacilina, penicilina, ampicilina
Haemophilus influenzae	Amoxacilina, amoxacilina e clavulanato, ceftriaxona
Moraxella catarrhalis	Amoxacilina e clavulanato, ceftriaxona
Staphylococcus aureus	Amoxacilina e clavulanato, cefalexina, oxacilina, vancomicina
Pseudomonas aeruginosa	Ciprofloxacina, ceftazidima

Quadro 4 Indicações e contraindicações para ressecção pulmonar nas bronquiectasias

Indicações	Indicações relativas	Contraindicações
Pouco controle dos sintomas (secreção purulenta, exacerbações frequentes), apesar da terapêutica otimizada Déficit de crescimento, apesar da terapêutica otimizada Hemoptise grave e recorrente, incontrolável por embolização da artéria brônquica	Doença localizada com sintomas persistentes moderados	Bronquiectasias generalizadas Criança (< 6 anos de idade) Doença minimamente sintomática

ou endovenoso, hospitalar, dependendo da gravidade clínica, e o tempo de tratamento de 14 dias tem sido recomendado.

Tratamento cirúrgico

As indicações de cirurgia têm diminuído à medida que a prevenção, o diagnóstico precoce e a abordagem multidisciplinar se tornaram mais eficazes. As principais indicações estão descritas no Quadro 4.

PREVENÇÃO

A prevenção requer a melhoria das condições socioeconômicas, que podem diminuir as infecções respiratórias graves e melhorar o acesso aos serviços de saúde, evitando o retardo no diagnóstico, facilitando a detecção de fatores predisponentes e a abordagem precoce de complicações.

Trabalho realizado na Unidade de Pneumologia Pediátrica do Hospital das Clínicas da UFMG com acompanhamento de 23 crianças por um tempo médio de 6 anos (máximo de 19 anos) demonstrou que, embora a idade do insulto pulmonar tenha sido antes dos 12 meses em 69% dos casos e os pacientes tenham mantido sintomas persistentes após esse insulto, a média de idade ao diagnóstico da BOPI foi de 5,7 anos. A maioria dos pacientes foi encaminhada ao serviço com diagnóstico de asma ou pneumonia de repetição.[10]

As doenças respiratórias crônicas têm ocupado espaço, de forma crescente, na clínica pediátrica. A assistência às crianças com doença crônica deve ser feita pelo pediatra compartilhando a responsabilidade e a íntima colaboração com especialistas. Assim, o tratamento da criança não afeta a unidade familiar, e a assistência é focada na criança, e não na doença. O objetivo da assistência contínua e compartilhada é reduzir as consequências do distúrbio biológico, suas manifestações mínimas e estimular o pleno crescimento e desenvolvimento da criança diante das limitações impostas pela enfermidade.

O calendário de vacinação deve estar rigorosamente atualizado, especialmente para as vacinas contra sarampo e coqueluche, doenças que têm estreita associação com a gênese de bronquiectasias. Por outro lado, embora sem demonstração específica de sua eficácia, as vacinas anti-*influenza* e pneumocócica conjugada parecem reduzir a morbidade e a utilização dos serviços de saúde.

DESAFIOS

São vários, como melhoria da organização dos serviços de saúde na busca pelo diagnóstico precoce e conduta adequada, medidas que podem contribuir para redução da morbidade nas bronquiectasias associadas ou não à FC. Exposição à fumaça do cigarro e à poluição ambiental devem ser evitadas a todo custo.

REFERÊNCIAS BIBLIOGRÁFICAS

1. Chang AB, Bush A, Grimwood K. Bronchiectasis in children: diagnosis and treatment. The Lancet. 2018;392:866-79.
2. Brower KS, del Vecchio MT, Aronoff SC. The etiologies of non-CF bronchiectasis in childhood: a systematic review of 989 subjects. BMC Pediatr. 2014;14:299.
3. Wu J, Chang AB, Wurzel DF. Contemporary management of bronchiectasis in children. Expert Rev Respir Med. 2019;13:969-79.
4. Pasteur MC, Bilton D, Hill AT; British Thoracic Society Bronchiectasis non-CF Guideline Group British Thoracic Society guideline for non-CF bronchiectasis. Thorax. 2010;65(Suppl 1):i1-58.
5. Kapur N, Masters IB, Morris PS, Galligan J, Ware R, Chang AB. Defining pulmonary exacerbation in children with non-cystic fibrosis bronchiectasis. Pediatr Pulmonol. 2012;47:68-75.
6. Al Subie H, Fitzgerald DA. Non-cysticfibrosis bronchiectasis. J Paediatr Child Health. 2012;48:382-8.
7. Li AM, Sonnappa S, Lex C, Wong E, Zacharasiewicz A, Bush A, et al. Non-CF bronchiectasis: does knowing the aetiology lead to changes in management? Eur Respir J. 2005;26:8-14.
8. Gokdemir Y, Hamzah A, Erdem E, Cimsit C, Ersu R, Karakoc F, et al. Quality of life in children with non-cystic-fibrosis bronchiectasis. Respiration. 2014;88:46-51.
9. Kelly C, Chalmers J, Crossinghan I, Relph N, Felix LM, Evans DJ, et al. Macrolide antibiotics for bronchiectasis. Cochrane Database Syst Rev. 2018 CD012406.
10. Champs NS, Lasmar LM, Camargos PA, Marguet C, Fischer GB, Mocelin HT. Post-infectious bronchiolitis obliterans in children. J Pediatr (Rio J). 2011;87:187-98.

CAPÍTULO 7

ABSCESSO PULMONAR

Gilberto Bueno Fischer
Gilvan da Cruz Barbosa Araújo
Helena Teresinha Mocelin

AO FINAL DA LEITURA DESTE CAPÍTULO, O PEDIATRA DEVE ESTAR APTO A:

- Reconhecer os achados clínicos e de exames de imagem sugestivos de abscesso pulmonar.
- Identificar provável etiologia do abscesso pulmonar por meio de detalhada anamnese.
- Iniciar tratamento empírico para abscesso pulmonar.

INTRODUÇÃO

O abscesso pulmonar (AP) tem sido descrito com maior frequência em países em desenvolvimento e de maneira esparsa. Raras séries com ênfase em achados epidemiológicos têm sido publicadas nos últimos anos, embora a condição seja descrita desde Hipócrates e Galeno. Em países em desenvolvimento, pneumonias constituem importante causa de internação e de morte em crianças abaixo de 5 anos. Pneumonias complicadas têm sido associadas com AP.[1] A Organização Mundial da Saúde (OMS) tem tentado, nas últimas décadas, reduzir o impacto das pneumonias na morbimortalidade infantil por meio do estabelecimento de estratégias de sistematização de diagnóstico e de tratamento, e, assim, reduzir a ocorrência de pneumonias complicadas. A vacinação contra bactérias causadoras de pneumonia determina redução expressiva na incidência de pneumonias e de suas complicações. No entanto, ainda ocorrem as pneumonias complicadas, sendo que algumas evoluem para empiema e AP. Outras condições anatômicas, funcionais e sistêmicas podem predispor à formação de AP.

DEFINIÇÃO

AP é uma cavidade (> 2 cm) com conteúdo purulento com parede espessa, geralmente secundária a pneumonia com necrose ou outras condições locais ou sistêmicas.

EPIDEMIOLOGIA

Os dados epidemiológicos relacionados com AP se confundem com os relatos de pneumonia necrosante. Segundo a British Thoracic Society, 3% das pneumonias evoluem com complicações (entre elas o AP), sendo que a maioria ocorre em crianças menores de 5 anos. Muitos estudos relacionam pneumonia necrosante e estado vacinal, com mais ênfase na vacinação contra o pneumococo, maior causador de pneumonias bacterianas nas crianças. Após a vacinação 7-valente para pneumococo, houve relatos de aumento de casos de pneumonia complicada por necrose. Posteriormente, com a ampliação do espectro de cepas contidas nas vacinas (13-valente), observou-se nítida redução de casos com essa complicação.

Em países em desenvolvimento ocorre AP com maior frequência, principalmente em decorrência de maior incidência de pneumonias necróticas. Essas descrições são mais frequentes em países com menor cobertura vacinal e reduzidas condições higiênicas.

ETIOLOGIA

Os principais agentes etiológicos do AP são apresentados no Quadro 1.[2,3]

Quadro 1 Agentes etiológicos de abscessos pulmonares em crianças

Aeróbios	Anaeróbios	Outros
Streptococcus pneumoniae *Staphylococcus aureus* *Pseudomonas aeruginosa* *Streptococcus pyogenes* *Streptococcus milleri* *Streptococcus viridans* *Klebsiella pneumoniae*	Bacteroides *Peptostreptococcus* sp. *Fusobacterium nucleatumm* *Prevotella melaninogenica* *Actinomyces species*	Micobactérias: *Mycobacterium tuberculosis* Bactérias atípicas: *Mycoplasma pneumoniae* Fungos: *Candida Albicans, Aspergillus species*

Nos AP associados à pneumonia, o agente etiológico mais provável é *S. pneumoniae*. As infecções por *S. aureus*, *Klebsiella* sp., *K. pneumoniae*, *Pseudomonas* sp. e *Proteus* sp. são mais propensas a desenvolver AP. Infecções mistas incluindo anaeróbios são mais comuns no AP secundário a aspiração.

FISIOPATOLOGIA

A fisiopatologia do AP depende da condição predisponente. Assim, fenômenos tromboembólicos locais em pneumonia complicada levam à redução de perfusão local, inflamação e necrose. Em pneumonias que apresentam necrose como complicação, esta pode ser a fisiopatologia do AP. O AP pode também ser associado com aspiração de conteúdos naso e orofaríngeos (pneumonia aspirativa) em indivíduos com disfagia ou sem reflexo da tosse, o que acomete com maior frequência segmentos pendentes dos pulmões. Em processos infecciosos com tromboflebites e formação de êmbolos sépticos, estes podem criar a condição local para a formação de AP. Infecções contíguas com necrose podem fistulizar e evoluir para a formação de abscessos.

DIAGNÓSTICO

Apresentação clínica

Nos pacientes com pneumonia que não melhoram após 48-72 horas de tratamento adequado, deve-se suspeitar e investigar complicações supurativas no parênquima, incluindo o AP. Os sintomas são inespecíficos e semelhantes aos encontrados em infecções pulmonares sem cavitação. A febre está presente entre 85-100%, tosse (60%), dor torácica/abdominal (45%), dificuldade ventilatória (30%) e dor pleurítica nos AP periféricos em contato com a pleura. Expectoração com escarro, algumas vezes sanguinolento, e fétido nas infecções por anaeróbios (vômica). Hemoptise maciça pode ocorrer em situação em que há erosão de vaso brônquico, colocando o paciente em risco de vida. O tempo de duração dos sintomas é variável (3-60) dias.[4,5] Nas infecções por germes aeróbicos, geralmente resultado de uma pneumonia, a evolução clínica é mais rápida, enquanto nos AP causados por microrganismos anaeróbios os sintomas tendem a ser menos específicos como anorexia, fadiga, perda de peso e de maior duração. No exame físico podem-se observar diminuição de murmúrio vesicular localizado, crepitações e macicez à percussão.[3]

Classificação

São classificados de acordo com a evolução, etiologia e via de disseminação (Quadro 2).

Diagnóstico por imagem

Radiograma de tórax

É o principal exame de imagem para estabelecer ou suspeitar do diagnóstico. A imagem clássica é de cavidade com nível hidroaéreo, podendo ser única ou múltiplas, com paredes espessas, que aparecem isoladas ou na área de consolidação.

Quadro 2 Classificação dos abscessos pulmonares e algumas características

Classificação	Nomenclatura	Característica/exemplos
Etiologia	Primário (geralmente únicos)	Indivíduo sem doença prévia, pulmonar ou sistêmica. Complicação de uma infecção pulmonar primária: pneumonia com necrose, tuberculose.
	Secundário (podem ser múltiplos)	Aspiração pulmonar: neuropatas, hipoglicemia, epilepsia, síncope, etilismo, refluxo gastroesofágico, doenças periodontais.
		Associados a doença sistêmica preexistente: imunodeficiências, endocardite bacteriana, síndrome Hiper IgE, fibrose cística, discinesia ciliar, disseminação hematogênica
		Doença pulmonar preexistente: obstrução endobrônquica (corpo estranho), compressão extraluminal
		Infecção contígua: mediastino, subfrênico, parede torácica
		Infecção de cavidade preexistente: malformação adenomatoide cística, cistos, bronquiectasias
Evolução	Agudos	Tempo de sintomas < 6 semanas
	Crônicos	Sintoma > 6 semanas, sintomas constitucionais, perda de peso
Via de disseminação	Broncogênico	Aspiração ou obstrução brônquica
	Hematogênico	Originado de outros focos sépticos: endocardite, tromboembolismo séptico, *sepsis* abdominal

Quando o RXT evidencia pneumonia expansiva (aumento do volume de um lobo ou segmento envolvido com deslocamento da cisura) com consolidação densa, deve-se suspeitar da presença de AP/necrose.

Ultrassonografia

Tem maior sensibilidade para identificar AP no interior de consolidações periféricas, mas benefício limitado em lesões centrais e sem consolidações extensas. Não é utilizada de rotina.

Tomografia computadorizada de tórax com contraste

É o método diagnóstico mais sensível e específico para o diagnóstico de AP. Utilizada em casos selecionados quando

o diagnóstico não pode ser estabelecido pelo RXT ou RXT combinado com US. A TC proporciona a avaliação das características anatômicas, número, tamanho e localização da lesão. A apresentação característica de abscesso é de cavidade de tamanho variável, geralmente redonda, com paredes espessas e bem definidas, não comprimindo o brônquio adjacente e formando um ângulo agudo com a parede torácica. O conteúdo pode ser constituído apenas por líquido móvel ou apresentar nível hidroaéreo (Figura 2). Na maioria das vezes, a cavidade é circundada por parênquima pulmonar, embora, com o tratamento, a lesão possa permanecer por mais tempo que a consolidação. Além de confirmar o diagnóstico, a TC é de grande utilidade para o diagnóstico diferencial com outras condições associadas (empiema, pneumonia com necrose, sequestro pulmonar, cisto broncogênico, pneumatocele) ou fatores predisponentes, como a presença de obstrução brônquica. A diferenciação de pneumonia com necrose e AP é baseada na visualização do realce de contraste na parede espessa do AP. Também pode ser utilizada para orientar a punção aspirativa ou drenagem do AP,[3] procedimento que pode ser prejudicial, se realizado no manejo de pneumonia com necrose. Recomenda-se usar protocolos de TC com baixa dose para reduzir a exposição à radiação.[6]

Ressonância magnética

A RM é superior ao RXT para detectar necrose/AP em crianças com pneumonia complicada (72,7 × 27,3%), mesmo quando o RXT é combinado com US. As limitações de seu uso são a pouca disponibilidade e a necessidade de uso de sedação e contraste. A Figura 1 apresenta os achados dos diferentes exames de imagem.

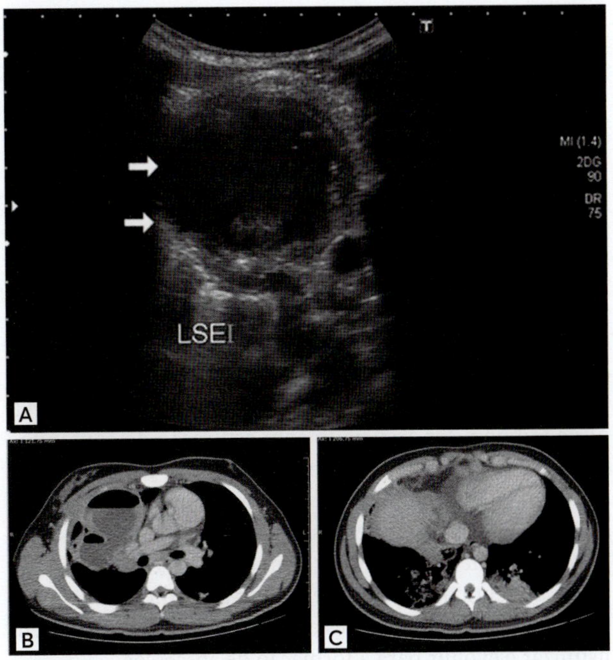

Figura 1 A: Raio x de tórax em anteroposterior e perfil mostrando dois abscessos pulmonares com nível hidroaéreo em lobo superior direito. B: ultrassonografia evidenciando no lobo superior esquerdo coleção líquida (setas) com bordas espessas, conteúdo heterogêneo e focos ecogênicos sugestivos de conteúdo gasoso. C: tomografia computadorizada de tórax com contraste demonstrando duas coleções com paredes espessas (setas) e nível hidroaéreo.

Diagnóstico microbiológico

A identificação do agente etiológico é baixa, em torno de 20-30%.[3] Idealmente, deve-se coletar material por aspiração percutânea por agulha diretamente da coleção ou por aspirado transtraqueal antes de iniciar o antibiótico.[4] Hemocultura e cultura do líquido pleural geralmente são negativos. A cultura de escarro pode ser benéfica para identificar microrganismos aeróbios. Entretanto, de maneira semelhante à cultura de secreções de vias aéreas superiores, contribuem pouco para a decisão. Frequentemente são contaminadas por flora normal da cavidade oral e não identificam anaeróbios patogênicos. Além disso, é difícil obter amostras adequadas em pacientes pediátricos.[5] A fibrobroncoscopia com lavado broncoalveolar auxilia na identificação de obstrução brônquica e para pesquisa de agentes infrequentes como fungos, micobactérias e parasitas. O exame do material para pesquisa de parasitas também deve ser realizado se houver essa suspeita.

TRATAMENTO

O tratamento do AP é prioritariamente clínico, com resolução em torno de 90% dos casos.[7,8] O emprego de antimicrobianos é o tratamento de escolha, inicialmente de forma empírica, baseado em dados clínicos do paciente e da literatura a respeito da etiologia da enfermidade, com realização de uma anamnese cuidadosa e detalhada identificando a possibilidade de AP primário ou secundário (Quadro 3). Os antimicrobianos devem ter boa difusão no tecido pulmonar e ser usados em doses máximas orientadas. A recomendação é de uso por via endovenosa entre 2-3 semanas, seguida por via oral, com o total de 4-8 semanas,[5,7] que pode ser alterada por fatores como presença de comorbidades, evolução insatisfatória, complicações, situação socioeconômica da família, dentre outras.

Quando conhecidos resultados de culturas (hemocultura, cultura de secreção do AP, líquido pleural), deve haver o reajuste do esquema baseado na sensibilidade e resistência encontrada.

A continuidade do tratamento oral pode ser realizado com amoxicilina-clavulanato, ou ampicilina-sulbactam,[5] por mais 2-4 semanas após o endovenoso.

A fisioterapia respiratória pode ajudar em determinados casos, nos quais o AP tem comunicação com a via respiratória. Nesses casos a drenagem postural pode auxiliar na drenagem do material do AP para o meio externo através da árvore brônquica.[7,8]

Quando houver falha na abordagem conservadora, há necessidade de buscar outras formas terapêuticas, podendo-se recorrer a procedimentos cirúrgicos, que visam à retirada

Quadro 3 Tratamento antimicrobiano empírico para abscesso pulmonar em crianças

Tipo de abscesso pulmonar	Agentes etiológicos mais frequentes	Antimicrobianos
Abscesso primário	*S. aureus* *S. pneumoniae* *H. influenzae*	Oxacilina Penicilinas Cefalosporinas
Abscesso secundário à aspiração pulmonar	Anaeróbios	Penicilinas Clindamicina
Secundário a êmbolo séptico	A depender do sítio infeccioso	A depender do sítio infeccioso
Secundário a imunodeficiências	Germes mais comuns Fungos Micobactérias	Clindamicina Cefalosporina de 4ª geração A depender do tipo de imunodepressão
Abscessos de aparecimento nosocomial (identificados após 72 horas de internação hospitalar)	*P. aeruginosa* *Enterobacter* *S. aureus* MRSA	Cefalosporinas de 3ª ou 4ª geração Aminoglicosídeos Carbapenêmicos Vancomicina Piperacilina/tazobactam
Abscessos em recém-nascidos e lactentes jovens	*S. aureus*, *Streptococcus* sp., *H. influenzae* Gram-negativos	Penicilinas Oxacilina Cefalosporinas Amicacina

de material infectado do AP. Algumas indicações para tratamento cirúrgico são apresentadas no Quadro 4.[8]

Quadro 4 Indicações de tratamento cirúrgico de abscesso pulmonar

- Falha no tratamento clínico.
- Aparecimento de complicações.
- Doença de base com potencial de evolução desfavorável.
- Hemoptises maciças.
- Fístulas broncopleurais.

A escolha do procedimento vai depender de fatores relacionados à localização da lesão, condições do paciente e da experiência da equipe. Algumas possibilidades de procedimentos cirúrgicos serão vistas a seguir.

Punção aspirativa transtorácica

Possível quando o AP está em localização acessível, principalmente na periferia; deve ser guiada por US ou TC.[8,9] Realizada com segurança, oferece poucos riscos, mesmo em crianças.

Drenagem percutânea transtorácica

Por vezes há necessidade de deixar um cateter, tipo *pigtail*, dentro da cavidade do AP para drenagem do seu conteúdo.[9] O dreno permanece por alguns dias a depender da evolução. Esse procedimento é mais sujeito a complicações como dor torácica, oclusão do cateter, pneumotórax e hemotórax, dependendo da experiência do cirurgião. A drenagem do AP é indicada nas lesões maiores que 3 cm e volume maior que 20 mL.

Drenagem do abscesso por via transbrônquica

Nesses casos o acesso ao AP é possível por via broncoscópica com retirada e coleta de material. Pode ser realizada a instilação de antibiótico dentro da cavidade do abscesso (gentamicina). Utiliza-se também o cateter tipo *pigtail*, que permanece alguns dias para drenagem da secreção.[10] Dentre as complicações, destaca-se a possibilidade de ocorrer contaminação de outras áreas do pulmão e hemorragias. Trata-se de um procedimento descrito mais em adultos, de limitada experiência em crianças.

Ressecção cirúrgica

Consiste na realização de lobectomia ou segmentectomia, com retirada do material infectado, nas falhas do tratamento conservador e de outros procedimentos cirúrgicos.[8]

PROGNÓSTICO

Antes da era pré-antibiótica a mortalidade dos AP ocorria em torno de 30%.[8] Atualmente, com o arsenal terapêutico antimicrobiano existente, o prognóstico é favorável na maioria dos casos, principalmente em AP primários. Nos abscessos secundários a taxa de óbito é maior devido a outros fatores que modificam a evolução da doença. A necessidade de procedimento cirúrgico eleva a mortalidade, tanto pelas más condições do paciente como pelas complicações que podem ocorrer nessas situações.

REFERÊNCIAS BIBLIOGRÁFICAS

1. de Benedictis FM, Kerem E, Chang AB, Colin AA, Zar HJ, Bush A. Complicated pneumonia in children. Lancet [Internet] 2020;396(10253):786-98.

2. Alsubie H, Fitzgerald D. Lung abscess in children [Internet]. Journal of Pediatric Infectious Diseases. 2015;4:27-35.
3. Pabary R, Balfour-Lynn IM. Complicated pneumonia in children [Internet]. Breathe. 2013;9:210-22.
4. Oliveira A, Martins L, Félix M. Lung abscesses in children: twenty four years of experience. Pulmonology [Internet]. 2015;21(5):280-1.
5. Madhani K, McGrath E, Guglani L. A 10-year retrospective review of pediatric lung abscesses from a single center. Ann Thorac Med [Internet]. 2016 Jul;11(3):191-6.
6. Andronikou S, Goussard P, Sorantin E. Computed tomography in children with community-acquired pneumonia. Pediatr Radiol [Internet]. 2017 Oct;47(11):1431-40.
7. Rodrigues Joaquim Nayake CMA. Abscesso pulmonar. In: Rozov T. Doenças pulmonares em pediatria. 2.ed. São Paulo: Atheneu; 2012. p.373-86.
8. Rodrigues JC, Kiertsman B, Campos JRM. Abscesso pulmonar em crianças. In: Doenças respiratórias. 3.ed. Barueri: Manole; 2019. p.331-8.
9. Oh M, Mori S, Noda Y, Kato D, Ohtsuka T. Effective exchange to a larger size catheter for a lung abscess with initial percutaneous drainage failure: a case report [Internet]. Surgical Case Reports. 2020;6.
10. Unterman A, Fruchter O, Rosengarten D, Izhakian S, Abdel-Rahman N, Kramer MR. Bronchoscopic drainage of lung abscesses using a pigtail catheter. respiration [Internet]. 2017;93(2):99-1053.

CAPÍTULO 8

DISPOSITIVOS INALATÓRIOS

Débora Carla Chong-Silva
Regina Terse Trindade Ramos
Maria de Fatima B. Pombo Sant'Anna

AO FINAL DA LEITURA DESTE CAPÍTULO, O PEDIATRA DEVE ESTAR APTO A:

- Entender a via inalatória e sua importância no tratamento das doenças respiratórias.
- Conhecer os fatores que influenciam a deposição dos fármacos utilizados pela via inalatória.
- Conhecer os principais dispositivos inalatórios utilizados na pediatria, as vantagens e desvantagens de cada dispositivo.
- Saber indicar o dispositivo mais adequado e individualizado para o paciente pediátrico.

O RACIONAL DE UTILIZAR A VIA INALATÓRIA

A via inalatória é a mais adequada para o tratamento das doenças respiratórias, especialmente quando comparada às demais vias de administração de fármacos, como a via enteral e a parenteral.[1]

O racional para a escolha da via inalatória na administração de medicações é o fato de ela apresentar menor risco e maior benefício.[1,2] A ação direta sobre a mucosa respiratória possibilita o efeito mais rápido dos fármacos em quantidades menores, o que leva a baixas concentrações séricas e, com isso, a menos efeitos adversos. A exemplo, o rápido início de ação dos broncodilatadores e a baixa frequência de efeitos adversos dos corticoides, quando comparados a seu uso enteral e parenteral.[3,4]

A relação risco-benefício dos fármacos administrados por aerossóis é determinada pelo índice terapêutico, ou seja, pela razão entre o efeito farmacológico desejável *versus* efeito sistêmico indesejável. A biodisponibilidade refere-se à quantidade e à velocidade com as quais a porção ativa do medicamento (fármaco ou metabólito) atinge a circulação sistêmica, alcançando seu local de ação. O *clearance* sistêmico representa a capacidade do organismo de eliminar a droga. O fármaco inalado ideal deve apresentar elevado índice terapêutico, baixa absorção pulmonar, baixa biodisponibilidade oral e elevado *clearance* sistêmico.[5] A biodisponibilidade do fármaco e seu índice terapêutico podem ser influenciados pelas características do dispositivo gerador, pelas propriedades do fármaco veiculado e pela técnica inalatória.[5]

FATORES QUE INFLUENCIAM A DEPOSIÇÃO NA VIA RESPIRATÓRIA

Para que os fármacos escolhidos apresentem o efeito terapêutico desejado, é necessário que haja a deposição pulmonar adequada e suficiente nas vias respiratórias mais periféricas.[6,7]

São muitos os fatores que influenciam essa deposição, desde relacionados ao indivíduo, como questões anatômicas das vias aéreas, a dinâmica respiratória, doença de base e o uso correto dos dispositivos, até situações relacionadas às questões aerodinâmicas das partículas que compõem o aerossol.[6,7]

Aspectos relacionados ao indivíduo

Os princípios físicos que envolvem a deposição da medicação inalatória são semelhantes nos seres humanos de qualquer idade, porém características da fisiologia respiratória de cada faixa etária, bem como níveis cognitivos, levando ao entendimento e colaboração adequados, variam entre lactentes, pré-escolares, escolares, adultos e idosos.[8]

As crianças têm a distribuição do aerossol influenciada por características próprias, como a idade e a anatomia das vias aéreas, cujo diâmetro é menor do que no adulto. O diâmetro reduzido das vias aéreas aumenta a deposição na via aérea central, ocasionado pelo alto impacto das partículas nessa região. Ainda nessa faixa etária, o fluxo inspiratório é menor, o que tende a reduzir a possibilidade de impactação.[8]

Quando se trata de um lactente, a fisiologia respiratória é caracterizada por alta velocidade e alto fluxo aéreo, que

se torna turbulento, acarretando aumento da deposição de partículas nas regiões proximais.[8-10] Ainda a taquipneia, própria da idade, pode diminuir o tempo de permanência da partícula no pulmão, diminuindo sua deposição.[8,10] A predominância do padrão respiratório nasal também prejudica a deposição da medicação nas vias mais distais. Sendo o nariz um filtro eficiente, a maior parte do aerossol inalado pelos lactentes e crianças jovens não chega aos pulmões. Partículas maiores ficam retidas, e apenas as pequenas estão propensas a vencer a passagem nasal e se depositar em vias aéreas mais distais.[9-11]

O choro, comum em crianças submetidas à terapia inalatória, acarreta o aumento e a irregularidade da frequência respiratória, com aumento do fluxo inspiratório em cerca de 6-7 vezes. Estudos já comprovaram que apenas uma fração da medicação inalatória é depositada nos pulmões quando a criança chora, acarretando um drástico decréscimo do potencial terapêutico dos fármacos.[10,11] Durante o sono, a redução da capacidade residual funcional e variações na relação ventilação/perfusão também acarretam menor deposição das partículas inaladas.[12,13]

Outros fatores, como a cooperação, a cognição e o desenvolvimento emocional, influenciam a eficácia da terapia inalatória. Sem o entendimento adequado torna-se inviável o uso de bocais, sendo a máscara facial uma opção utilizada, uma vez que propicia o uso passivamente, devendo-se estar atento ao encaixe no rosto, para que não haja escape e não abranja os olhos.[10-12]

Aspectos relacionados à dinâmica de deposição de partículas

A *performance* da deposição de partículas no pulmão também é influenciada pela propriedade das partículas geradas do fármaco (diâmetro aerodinâmico mediano de massa - DAMM), pelo fluxo aéreo (alto ou baixo) e pelo calibre da via aérea.

O diâmetro de cada uma das partículas liberadas pelo dispositivo influencia diretamente as propriedades aerodinâmicas desse aerossol. A medida fundamental para o cálculo da eficiência da inalação é DAMM.

Devido à variabilidade no tamanho das partículas de cada aerossol gerado pelos diferentes dispositivos, as partículas se dispersam e se depositam com graus variados ao longo das vias aéreas, conforme descrito no Quadro 1. O tamanho ideal de partícula necessário para uma entrega pulmonar eficiente é de 1-5 mcm.[8,9,14,15]

Quadro 1 Tamanho das partículas, locais e mecanismos de deposição[8,9,14,16]

Tamanho das partículas	Locais de deposição	Mecanismos de deposição
maiores que 10 mcm	Boca e orofaringe	Impactação por inércia
entre 5-10 mcm	Orofaringe e transição para as vias aéreas inferiores	Impactação por inércia
entre 1-5 mcm	Vias aéreas inferiores	Sedimentação gravitacional
menores que 1 mcm	Não depositam e são exaladas	Difusão browniana

OS DIPOSITIVOS INALATÓRIOS

História

A via inalatória é conhecida de médicos e pacientes, desde a antiguidade, há mais de 4 mil anos, quando raízes e folhas de *Datura* sp., com efeito anticolinérgico, eram inaladas com fins medicinais. Essa via de administração consolidou-se para tratamento de doenças obstrutivas há mais de 50 anos, com o aprimoramento dos nebulizadores e o surgimento dos aerossóis dosimetrados (AD) em 1956.[16]

Além dos AD, os inaladores de pó (IPO) desempenham um papel significativo no tratamento de doenças respiratórias. Foram criados na década de 1960, e, em 1987, o primeiro dispositivo IPO multidose com budesonida foi usado.[16,17]

Os avanços continuaram ocorrendo na eficiência de administração de medicamentos por via inalatória, principalmente com o surgimento dos espaçadores, IPO diferenciados e especialmente desde a substituição dos propelentes com a troca do clorofluorcarbonado (CFC) pelo hidrofluoralcano (HFA) - Quadro 2.

Hoje, vários dispositivos para liberação de partículas inaladas são produzidos e comercializados largamente, sempre em busca da partícula ideal com a melhor deposição.[16]

Quadro 2 Evolução cronológica dos dispositivos inalatórios[16,17]

Evolução dos dispositivos inalatórios
• Na antiguidade (há 4 mil anos): inalação de imersão de folhas de Datura sp.
• Há 140 anos: introdução dos vaporizadores portáteis.
• Década de 1950: nebulizadores de jato e primeiro inalador dosimetrado.
• Década de 1960: primeiro inalador em pó.
• Década de 1980: espaçadores (aerocâmaras).
• Década de 1990: diversificação dos inaladores em pó (com marcadores de doses). Espaçadores de metal. Substituição do CFC por HFA nos inaladores dosimetrados.
• Década 2000: novos dispositivos em pó.
• Inaladores de névoa suave. • Nebulizadores de membrana vibratória (tecnologia Mesh).

CFC: clorofluorcarbonado; HFA: hidrofluoralcano.

Aerossóis dosimetrados

São os dispositivos mais usados para terapia inalatória até hoje. Nesse dispositivo o fármaco encontra-se misturado ao propelente (HFA), surfactante e lubrificantes. A pressão no interior do dispositivo chega a ser 4 vezes maior que a da atmosfera.

Uma das maiores vantagens dos AD é a variabilidade de medicações com essa apresentação, especialmente broncodilatadores e corticosteroides. Nas desvantagens está o fato de que para o uso adequado desse dispositivo é necessária uma técnica coordenada. Para as crianças e pacientes com dificuldade de coordenação entre o disparo do aerossol e o início da inspiração, o uso das aerocâmaras (espaçadores) se faz imprescindível[18-20] (Quadro 3).

Com o uso do propelente HFA e a otimização da técnica, especialmente com o uso de espaçadores, a deposição pulmonar aumenta consideravelmente, variando entre 10-55% nas vias inferiores. A maior parte se deposita na orofaringe

Quadro 3 Vantagens e desvantagens dos dispositivos inalatórios[32,33]

Tipo	Figura	Vantagens	Desvantagens
Inalador dosimetrado	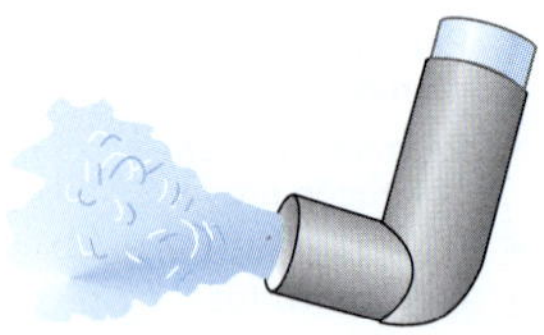	• Portáteis. • Baixo custo da maioria das apresentações. • Múltiplas doses (podem superar 120 doses). • Disponíveis na maioria das medicações. • Marcador de doses (algumas marcas). • Maior deposição pulmonar periférica e de alguns corticosteroides.	• Necessidade de coordenação entre o disparo e o início da inspiração. • Temores infundados pela população. • Efeitos adversos por deposição orofaríngea – rouquidão e candidíase. • Variabilidade da porcentagem de aerossol liberado.
Inalador dosimetrado + espaçador e máscara	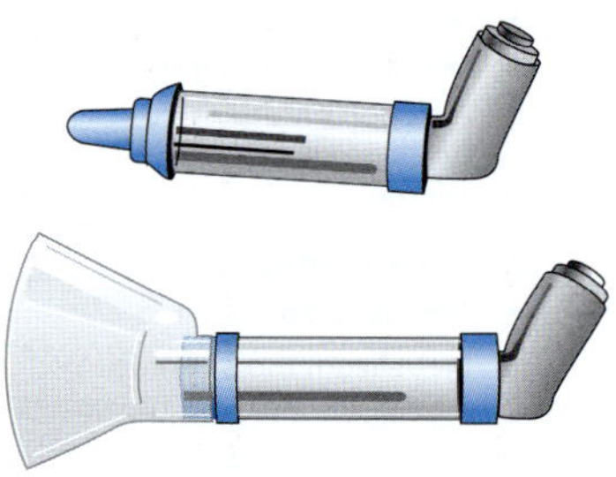	• Facilitam o uso dos inaladores dosimetrados: dispensa coordenação disparo-inspiração. • Reduzem deposição na orofaringe e em mais de 10 vezes. • Aumentam a deposição pulmonar. • Uso independente de idade, incluindo recém-nascidos, lactentes e idosos debilitados.	• Dificuldade de transporte. • Necessidade de limpeza periódica. • Atração eletrostática para paredes do espaçador. • Deposição pulmonar varia conforme dispositivo/droga/técnica. • Custo.
Dispositivos de pó	**Unidose**: Rotahaler 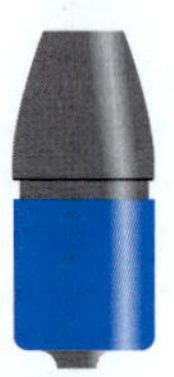 Spinhaler 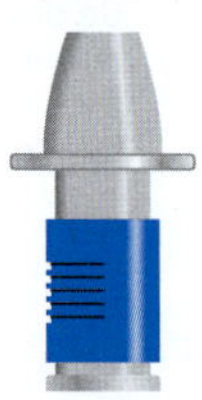 Aerolizer 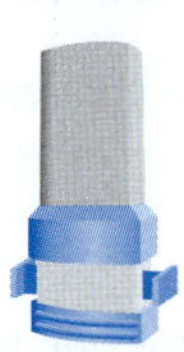 **Multidose**: Turbohaler 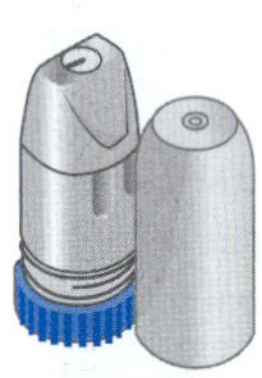 Clickhaler 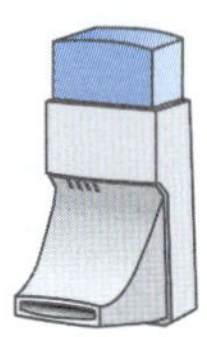 Diskhaler 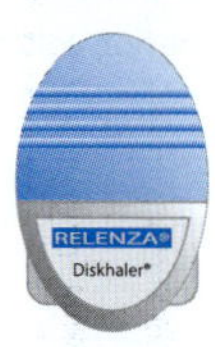 Easyhaler 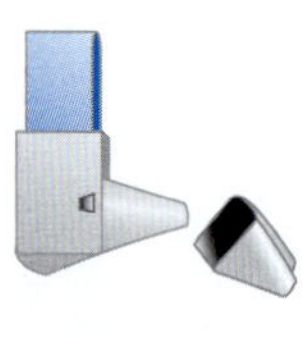 Accuhaler 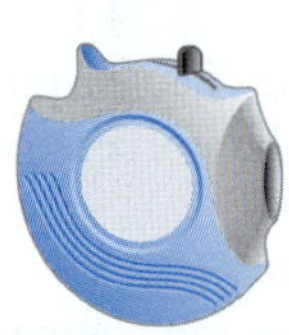 Diskus 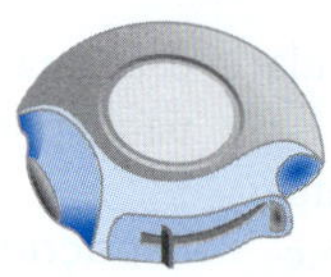	• Sem propelentes, droga pura ou misturada a lactose (carreador). • Técnica de uso relativamente simples para crianças maiores de 6 anos e adultos. • Múltiplas doses (Turbuhaler, Diskus, Novolizer) • Alguns têm dispositivos que alertam que a dose foi inalada (Aerolizer, Handihaler e Novolizer) • Maior deposição pulmonar (se técnica adequada). • Marcador de doses (algumas marcas).	• Disponíveis para poucos beta-2 curta ação. • Maior custo do conjunto droga-dispositivo. • Dificuldade de preparo da dose – variável de acordo com a preferência do paciente. • Dúvidas se a dose foi liberada. • Problemas com alta umidade/temperatura. • Liberação da dose somente com fluxo mínimo de 30 L/min (dificuldade de alguns usuários). • Cápsula não gira ou não é perfurada adequadamente (falhas nas técnicas de uso). • Sensação de pó na garganta ou gosto desagradável.

continua

Quadro 3 Vantagens e desvantagens dos dispositivos inalatórios[32,33] *(continuação)*

Tipo	Figura	Vantagens	Desvantagens
Inaladores névoa suave	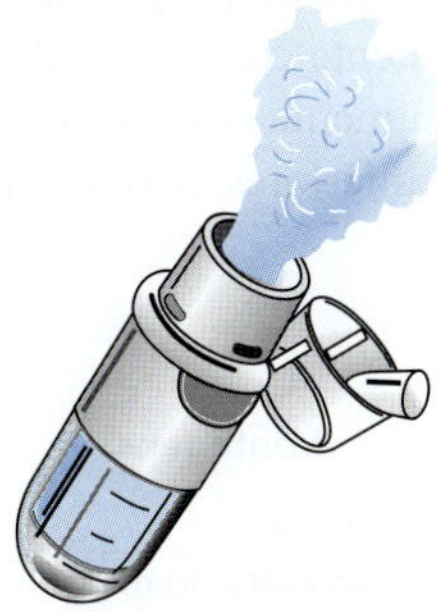	• Sem propelentes. • Facilidade de uso: dispensa coordenação disparo-inspiração. • Maior deposição pulmonar e menor deposição em orofaringe. • Pode ser acoplado ao espaçador (lactentes e pré-escolares).	• Poucas opções de medicamentos.
Nebulizadores a jato	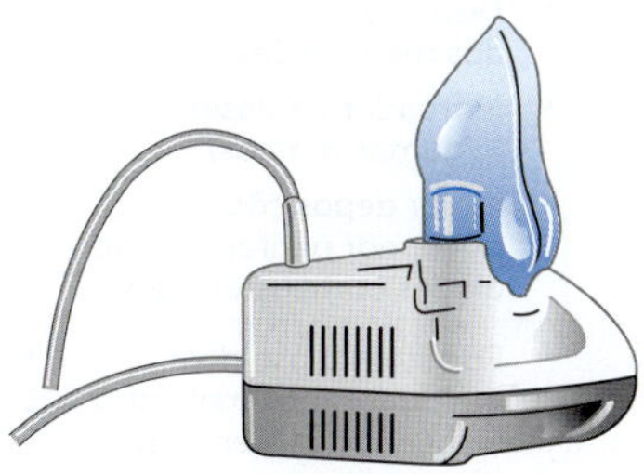	• Permite o uso em volume corrente. • Permite o uso em obstrução grave. • Permite a mistura de medicamentos. • Uso de corticoides e antibióticos. • Pode ser usado em qualquer idade. • Moderada/baixa deposição na orofaringe. • Alta porcentagem de geração de aerossóis de 1-5 mc.	• Custo compressor ou gasto com O_2 6 L/m. • Requer fonte de energia. • Muito ruído. • Débito variável. • Demora na inalação. • Requer manutenção e limpeza. • Risco de uso de doses excessivas.
Nebulizadores ultrassônicos	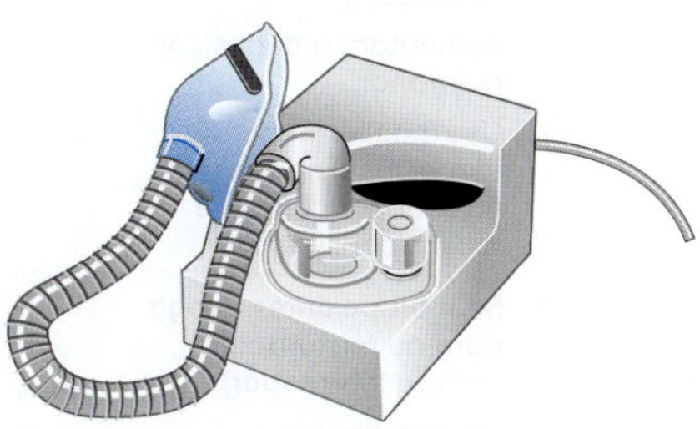	• Geram aerossóis maiores. • Menos ruido • Nebulizam mais rápido. • Partículas de tamanho equivalentes aos nebulizadores de jato. • A evaporação é mínima.	• Podem degradar substâncias ativas. • Podem aquecer a solução (contraindicados para suspensões – corticoides e antibióticos). • Custo.
Nebulizadores de membrana ativa	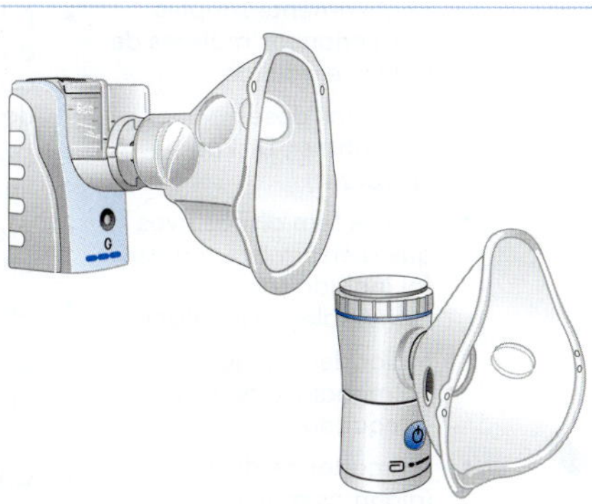	• Silenciosos. • Leves e portáteis • Funcionam a bateria. • Nebulizam soluções e suspensões. • Menor tempo de nebulização. • Deixam menor volume residual.	• Requerem manutenção e limpeza adequadas. • Custo. • Incompatíveis com líquidos viscosos ou com cristais. • Necessidade de ajuste de dose na transição do nebulizador de jato para o de membrana ativa (alguns fármacos).

(pode chegar até 80%), uma parte permanece junto à válvula do dispositivo e até 1% das partículas é exalada.[18,19]

Estudos comprovam que mais da metade dos adultos não realizam a técnica adequada ao utilizar os AD, cometendo erros graves que comprometem consideravelmente a deposição pulmonar. Não agitar o dispositivo (perda de 36% da dose de aerossol), inspirar pelo nariz, inspirar após o acionamento, não inspirar profundamente e não fazer pausa pós-inspiratória são os erros mais citados.[18,19]

Espaçadores

Os espaçadores são equipamentos que foram criados para facilitar o uso dos AD, com a finalidade da otimização da deposição pulmonar dos fármacos utilizados.[18-20]

Os espaçadores comerciais variam em formato, material, volume, durabilidade, presença de sinalizadores de fluxo (apito) e presença de válvula. Espaçadores de grande volume (500-800 mL), valvulados, facilitam a técnica de uso dos AD por eliminar a necessidade de coordenação entre o disparo e a inspiração. O mesmo se percebe com espaçadores de menor volume (200-300 mL), que têm sido igualmente eficientes e práticos, muito apropriados para crianças, as quais não precisariam respirar muitas vezes para vencer todo o volume do medicamento que está na câmara.[19,20]

A associação de máscara aos espaçadores é a opção adequada para o uso dos AD em lactentes e crianças pequenas, estendendo-se aos idosos e pacientes com déficit cognitivo.[19,20]

As principais indicações do uso de espaçadores são: pacientes sem o entendimento para utilizar os IPO e sem a coordenação suficiente para utilizar os AD, o que ocorre especialmente entre crianças pequenas e idosos; pacientes que referem tosse ao utilizar os AD, fato comumente visto em indivíduos com as vias aéreas hipersensíveis. Os espaçadores são escolha também para o uso de broncodilatadores durante a crise de asma ou exacerbação da DPOC em pronto-socorros e durante a hospitalização.[19]

Buscando atender ao público infantil, máscaras de material extremamente macio e alguns deles até com local para adaptação de chupetas, como é o caso da SootherMask® ou da InspiraMask®, mostram-se interessantes por manterem as crianças tranquilas durante a administração do aerossol, lembrando que podem ter a desvantagem de favorecer a respiração exclusivamente nasal.[21]

A prática de utilizar detergentes durante a higienização dos espaçadores tem se tornado rotina nas recomendações dos especialistas. A ideia surgiu de estudos que mostraram que o revestimento interno das aerocâmaras com detergente impactou de forma significativa a deposição pulmonar dos fármacos em crianças de diferentes idades. O detergente reduziria a carga eletrostática nas paredes do espaçador, e com isso disponibilizaria maior quantidade do fármaco para a inalação, deposição e melhores resultados terapêuticos.[20,22]

Inaladores de pó

Os IPO apresentam uma boa relação custo-benefício em relação aos demais dispositivos inalatórios e, apesar da necessidade de colaboração e entendimento do paciente para sua execução, não exigem a coordenação do disparo com a inspiração, o que facilita a técnica e justifica a escolha para crianças escolares e adultos. Nos modelos de IPO atualmente mais utilizados o aerossol é gerado e disparado impulsionado pela inspiração do paciente. O medicamento não necessita de propelentes para ser inalado e está disponível puro ou misturado a carreadores, como lactose.[23,24] Nesse caso deve-se ter especial atenção aos pacientes com história de anafilaxia ao leite de vaca, pela possível contaminação das partículas de lactose com proteína do leite de vaca.

Para inalar a dose do aerossol, é necessário que o paciente gere um fluxo inspiratório mínimo de 20-30 L/min em média. A *performance* na deposição dos fármacos do IPO depende de seu desenho, da resistência ao fluxo e da capacidade de o paciente gerar e manter alto fluxo inspiratório.[23,24] Estudos confirmam diferenças na deposição pulmonar dos diversos IPO, variando em média de 10-30%.[23,24]

As vantagens de utilizar um IPO são a não necessidade de propelente, técnica relativamente simples para escolares e adultos, dispositivos multidoses, maior deposição pulmonar se a técnica estiver correta, marcadores do número de dose. Além disso, são dispositivos compactos e de fácil portabilidade.[23,24] No Brasil, os IPO mais largamente comercializados são: Turbuhaler, Aerolizer, Diskus, Pulvinal, Handihaler, Elipta, entre outros (ver Quadro 3).

Orientações simples como guardar o dispositivo em ambiente com pouca umidade, bem como não exalar dentro do dispositivo, são importantes, buscando evitar o acúmulo de umidade no sistema e possibilitando que o pó, seco, seja melhor disponibilizado no acionamento.[23,24]

Nebulizadores

Mesmo diante da facilidade de uso dos AD e das inovações dos IPO, os nebulizadores ainda ocupam um espaço considerável no receituário de pediatras e especialistas.

Seu uso justifica-se devido ao fato de alguns medicamentos estarem disponíveis somente em forma de solução, pela facilidade técnica em qualquer idade, por depender o mínimo possível da colaboração do paciente e pela constatação, na prática clínica, de que o uso do nebulizador faz parte da cultura de nossa população[25-27] (ver o Quadro 3).

As vantagens apontadas para seu uso são a possibilidade de nebulizar mistura de medicamentos e a possibilidade de inalação mesmo com respiração em volume corrente, o que facilita o uso em qualquer idade e o permite durante exacerbações das doenças obstrutivas graves.[25,26] Outro ponto importante é o fato de os nebulizadores possibilitarem a administração concomitante de oxigênio em casos de hipoxemia.[25,26]

Os nebulizadores convencionais apresentam grande perda de medicamento devido ao débito constante durante a inspiração e a expiração. O mecanismo de formação do aerossol se dá pela passagem do ar ou oxigênio através de um pequeno orifício (Venturi) e ao alcançar o recipiente contendo o fármaco, o gás se expande, havendo queda brusca de pressão e grande aumento de sua velocidade. As partículas maiores do aerossol são retidas em anteparos (parede do reservatório, entre outros) e as menores são inaladas.[25,26]

Nebulizadores pneumáticos ou a jato

São os nebulizadores mais populares e os primeiros a serem desenvolvidos.

O fluxo recomendado para que os nebulizadores pneumáticos produzam partículas com DAMM < 5 mcm é de 6-8 L/min, sendo recomendado um volume de 4-5 mL de solução a ser nebulizada. Apesar de ser recomendado um tempo máximo de nebulização de 10-15 minutos (10 minutos para crianças), quando o NJ funciona adequada-

mente, 80% da solução é nebulizada em 5 minutos, não se justificando prolongar o processo.[25,26]

Os nebulizadores pneumáticos permitem nebulizar soluções (como soro fisiológico e broncodilatador) ou suspensões (mistura de sólidos em líquidos, como corticoides e antibióticos), recomendando-se sempre que a respiração seja feita pela boca durante a nebulização.[25,26]

Os principais determinantes de eficácia dos nebulizadores a jato são: débito adequado e constante do aerossol, fluxo adequado de oxigênio/ar utilizado, quantidade pequena do volume residual (líquido perdido para as paredes do reservatório de nebulização em geral 0,6-1 mL), padrão da respiração (nasal reduz em 50% da deposição pulmonar; respiração muito rápida e com fluxo turbilhonado aumenta a impactação em vias aéreas superiores), propriedades da solução/suspensão: concentração, viscosidade, tensão superficial e temperatura, carga eletrostática do copinho de nebulização e condições ambientais.[25,26]

Nebulizadores ultrassônicos

Os nebulizadores ultrassônicos têm como princípio a energia gerada por vibrações rápidas de um cristal de quatzo (piezoelétrico), transmitida à superfície da solução do fármaco. O processo gera gotículas que são liberadas da superfície da lâmina do líquido na forma de aerossóis.[28]

Esses equipamentos usualmente geram aerossóis maiores, fazem menos ruído e nebulizam mais rápido.[28]

A frequência das ondas ultrassônicas determina o tamanho das partículas do aerossol. O fluxo gerado pelo nebulizador ultrassônico é superior aos dos nebulizadores a jato devido, por isso estão indicados para maiores volumes. É importante reforçar que os nebulizadores ultrassônicos estão indicados apenas para nebulizar soluções e não suspensões, ou seja, são apropriados para nebulizar broncodilatadores, mas contraindicados para nebulizar corticoides, antibióticos, como a budesonida ou outros fármacos que possam sofrer inativação por aquecimento, sendo essa a principal desvantagem apontada para o dispositivo.[28]

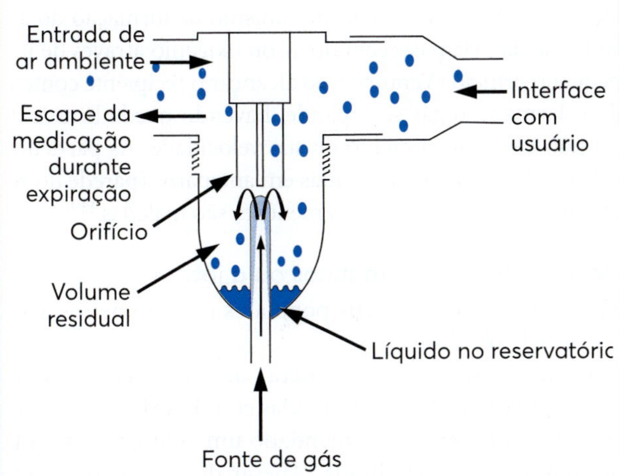

Figura 1 Desenho esquemático do funcionamento dos nebulizadores a jato de ar.

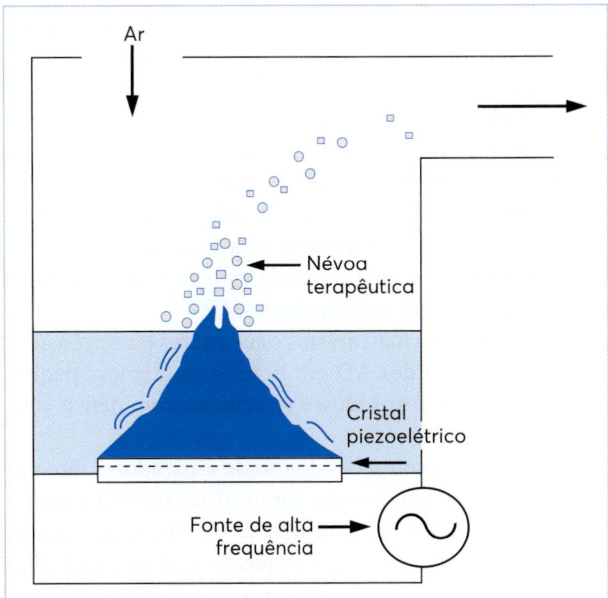

Figura 2 Desenho esquemático do funcionamento dos nebulizadores ultrassônicos.

Fonte: adaptada de Hess, 2008.[26]

Nebulizadores com tecnologia da membrana vibratória

Os nebulizadores que utilizam a tecnologia da membrana vibratória ou oscilatória representam a novidade nesse grupo de equipamentos. São nebulizadores eletrônicos que contêm uma membrana microperfurada no topo do reservatório de líquido. A oscilação dessa membrana gera um gradiente de pressão que permite a passagem da solução através das microperfurações, gerando o aerossol.[27,29]

Os nebulizadores de membrana vibratória apresentam vantagens quando comparados aos nebulizadores de jato, pois são considerados mais silenciosos, muito mais leves (conferem portabilidade), não necessitam de fonte de oxigênio ou ar comprimido e funcionam também a bateria e em diferentes posições do paciente. Quando comparados aos nebulizadores ultrassônicos, esses novos equipamentos permitem a nebulização de soluções e também de suspensões. Ainda, funcionalmente, apresentam tempo de nebulização mais curto e deixam menor volume residual.[27,29,30] Suas particularidades, tanto na geração de partículas quanto na portabilidade, representam maior eficácia e eficiência que os nebulizadores convencionais.[27,29,30]

QUAL DISPOSITIVO DEVO INDICAR PARA O MEU PACIENTE?

A escolha do dispositivo inalatório deve ser individualizada e pesar as recomendações existentes, assim como as vantagens e desvantagens de cada dispositivo. A decisão

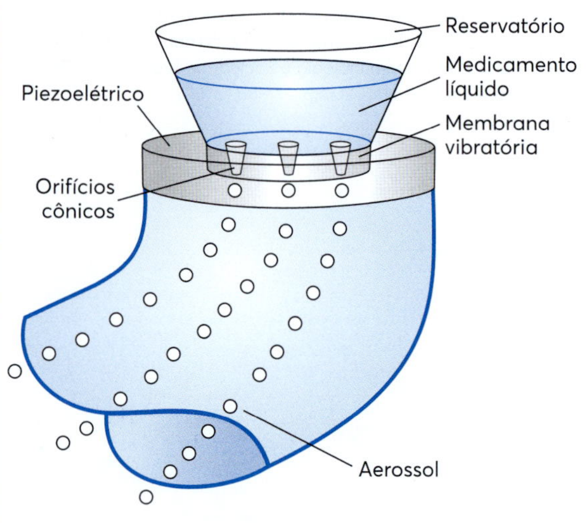

Figura 3 Desenho esquemático do funcionamento dos nebulizadores de membrana vibratória.

Fonte: adaptada de Vecellio, 2006.[31]

deve ser discutida e compartilhada com o paciente e/ou os familiares. Algumas questões, listadas a seguir, podem auxiliar na escolha.[32]

- Quais dispositivos são disponíveis e apropriados para a medicação desejada?
- Qual dispositivo adequado para a idade e condições do paciente?
- Qual será o custo para o paciente/família?
- A medicação e o dispositivo são aprovados pelos órgãos regulatórios?
- Qual dispositivo pode ser utilizado para outras medicações?
- Qual dispositivo é mais conveniente, portátil e econômico para o paciente?
- Qual é a preferência do paciente e/ou da família?

O pediatra tem um papel fundamental na orientação da escolha e da técnica adequada de uso dos dispositivos inalatórios para seus pequenos pacientes.

O conhecimento das particularidades de cada dispositivo na geração do aerossol, bem como das vantagens e desvantagens, instrumentaliza o profissional na decisão e impacta diretamente no sucesso terapêutico da medicação inalatória utilizada.

REFERÊNCIAS BIBLIOGRÁFICAS

1. Ravichandiran V, Masilamani K, Satheshkumar S, Joseprakash D. Drug delivery to the lungs. Int J Pharm Sci Rev Res. 2011;10(2):85-9.
2. Aguiar R, Lopes A, Ornelas C, Ferreira R, Caiado J, Mendes A, et al. Terapêutica inalatória: técnicas de inalação e dispositivos inalatórios. Rev Port Imunoalergologia. 2017;25(1):9-26.
3. Pereira LFF. Como administrar drogas por via inalatória. J Pneumol. 1998;24:133-43.
4. Ariyananda PL, Agnew JE, Clarke SW. Aerosol delivery systems for bronchial asthma. Posgrad Med J. 1996;72:151-6.
5. Witek TJ Jr. The fate of inhaled drugs: the pharmacokinetics and pharmacodynamics of drugs administered by aerosol. Respir Care. 2000;45(7):826-30.
6. Feenstra TL, Rutten-Van Mölken MP, Jager JC, Van Essen-Zandvliet LE. Cost effectiveness of guideline advice for children with asthma: a literature review. Pediatr Pulmonol. 2002;34(6):442-54.
7. Skoner DP. Balancing safety and efficacy in pediatric asthma management. Pediatrics. 2002;109(2 Suppl):381-92.
8. Shivanand P, Sweta B, Binal P, Mahalaxmi R, Viral D, Jivani NP. Local and systemic pulmonary drug delivery of small molecules. Journal of Pharmacy Research. 2009;2(8):1200-2.
9. Mortonen T, Yang Y. Deposition mechanics of pharmaceutical particles in human airways. In: Hickey AH (ed.). Inhalational aerosols: physical and biological basis for therapy. New York: Marcel Dekker; 1996. p.1-21.
10. Santos CIS, Rosa GJ, Shiratori AP, d'Aquino AG, Bueno, Okuro RT. Influência do choro e de padrões respiratórios na deposição de medicação inalatória em crianças. Rev Paul Pediatr. 2010;28(4):394-7.
11. Schüepp KG, Straub D, Möller A, Wildhaber JH. Deposition of aerosols in infants and children. J Aerosol Med. 2004;17:153-6.
12. Janssens HM, Tiddens HA. Aerosol therapy: the special needs of young children. Paediatr Respir Rev. 2006;7(Suppl 1):S83-5.
13. Pauwels R, Newman S, Borgstrom L. Airway deposition and airway effects of antiasthma drugs delivered from metered-dose inhalers. Eur Respir J. 1997;10:2127-38.
14. O'Callagan C, Barry PW. The science of nebulized drug delivery. Thorax. 1997;52(2):S31-S34.
15. Eixarch H, Haltner-Ukomadu E, Beisswenger C, Bock U. Drug delivery to the lung: permeability and physicochemical characteristics of drugs as the basis for a pulmonary biopharmaceutical classification system (pBCS). Journal of Epithelial Biology & Pharmacology. 2010;3(9):1-14.
16. Threlfall, T. Crystallization of polymorphs: thermodynamic insight into the role of solvent. Organic Process Research & Development. 2000;4(5):384-90.
17. Cochrane M, Bala MV, Downs KE, et al. Inhaled corticosteroids for asthma therapy. Chest. 2000;117:542-50.
18. Newman SP. Metered dose pressurized aerosols and the ozone layer. The European Respiratory Journal .1990;3(10):495-7.
19. Ram FS. Clinical efficacy of inhaler devices containing beta 2 agonist bronchodilators in the treatment of asthma: cochrane systematic review and meta-analysis of more than 100 randomized, controlled trials. Am J Respir Med. 2003;2:349-65.
20. Abreu S, Silva L, Teixeira S, Marques R, Ramalhete N, Antunes H. Avaliação do desempenho de três câmaras de expansão. Acta Med Port. 2012;25:4-9.
21. Amirav I, Newhouse MT, Luder A, et al. Feasibility of aerosol drug delivery to sleeping infants: a prospective observational study. BMJ Open. 2014;4:e004124.
22. Wildhaber JH, Janssens HM, Pierart F, Dore ND, Devadason SG, LeSoue'f PN. High-percentage lung delivery in children from detergent-treated spacers. Pediatric Pulmonology. 2000;29:389-93.
23. Jones BE. A history of DPI capsule filling. Inhalation. 2009;3(3):20-3.
24. Haidl P, Heindl S, Siemon K, Bernacka M, Cloes RM. Inhalation device requirements for patients' inhalation maneuvers. Respiratory Medicine. 2016;118:65e75.
25. Mccallion ONM, Taylor KMG, Bridges PA, Thomas M, Taylor AJ. Jet nebulizer for pulmonary drug delivery. International Journal of Pharmaceutics. 1996;130(1):1 11.
26. Hess DR. Aerossol delivery devices in the treatment of asthma. Respir Care. 2008;54:699-725.
27. Hess DR. Nebulizers: principles and performance. Respir Care. 2000;45(6):609-22.
28. Ari AJ. Jet, ultrasonic, and mesh nebulizers: valuation of nebulizers for better clinical outcomes. Euras J Pulmonol. 2014;16:1-7.
29. Ari A. Jet, ultrasonic, and mesh nebulizers: an evaluation of nebulizers for better clinical outcomes. Eurasian J Pulmonol. 2014;16:1-7.
30. Lass JS, Sant A, Knoch M. New advances in aerosolised drug delivery: vibrating membrane nebuliser technology. Expert Opin Drug Deliv. 2006;3(5):693-702.

31. Ehrmann S. Vibrating mesh nebulisers: can greater drug delivery to the airways and lungs improve respiratory outcomes? European Respiratory & Pulmonary Diseases. 2018;4(1):33-43.
32. Geller D. Comparing clinical features of the nebulizer, metered-dose inhaler, and dry powder inhaler. Respir Care. 2005;50:1313-21.
33. Chong-Silva DC, Pastorino AC, Sant Anna MFBP, Wandalsen GF, Chong-Neto HJ, Terse-Ramos R, et al. Guia prático de aerossolterapia na criança e no adolescente: documento conjunto da Associação Brasileira de Alergia e Imunologia e Sociedade Brasileira de Pediatria. Arq Asma Alerg Imunol. 2020;4(3):277-88.

CAPÍTULO 9

DISPLASIA BRONCOPULMONAR

Valentina Coutinho Baldoto Gava Chakr
Leandro Meirelles Nunes

AO FINAL DA LEITURA DESTE CAPÍTULO, O PEDIATRA DEVE ESTAR APTO A:

- Conhecer as definições de displasia broncopulmonar.
- Identificar os fatores associados ao aumento de risco de displasia broncopulmonar.
- Entender as morbidades associadas à displasia broncopulmonar.
- Realizar o diagnóstico de displasia broncopulmonar.
- Reconhecer a importância dos cuidados de suporte, como método ventilatório adequado, oxigenoterapia, nutrição, necessidades hidroeletrolíticas e controle de infecção.
- Apreender as estratégias de tratamento e prevenção da displasia broncopulmonar que se mostraram eficientes em metanálises.

DEFINIÇÃO

A displasia broncopulmonar (DBP) é uma doença respiratória crônica que afeta uma proporção significativa dos indivíduos que nasceram prematuramente, em particular dos prematuros extremos (idade gestacional < 28 semanas).[1]

A definição da DBP, que também é conhecida como doença pulmonar crônica da prematuridade, é imprecisa e varia entre as instituições. Com vistas a validar uma nova descrição da doença, um grupo de especialistas propôs uma definição atualizada da DBP, que considera formas de ventilação mais recentemente incorporadas à prática clínica (Quadro 1).[2]

Essa definição, apesar de útil para neonatologistas, parece não ter valor prognóstico. Nesse sentido, pesquisadores criaram um critério de classificação capaz de predizer a ocorrência de morte ou morbidades respiratórias graves (traqueostomia; hospitalização prolongada por mais de 50 semanas de idade pós-menstrual devido a causas respiratórias; uso de oxigênio suplementar, suporte respiratório ou monitorização respiratória no *follow-up*; duas ou mais reinternações por causas respiratórias) em 81% dos lactentes estudados. De acordo com a definição proposta, os pacientes são avaliados quanto à necessidade de suporte respiratório com 36 semanas de idade pós-menstrual, independentemente do

Quadro 1 Definição de displasia broncopulmonar (DPB)

Lactente prematuro (idade gestacional < 32 semanas) com DBP tem doença persistente do parênquima pulmonar, confirmação radiológica de doença do parênquima pulmonar e, com 36 semanas de idade, requer uma das seguintes concentrações de oxigênio, por 3 dias consecutivos ou mais, para manter saturação arterial de oxigênio entre 90-95%.

Grau	VPPI invasiva*	CPAP-n, VPPI não invasiva, ou cânula nasal 3L/min	Cânula nasal entre 1-3 L/min	Campânula	Cânula nasal < 1 L/min
I	–	21	22-29	22-29	22-70
II	21	22-29	30	30	> 70
III	> 21	30			
III(A)	Morte precoce (entre 14 dias e 36 semanas de vida) devido a doença persistente do parênquima pulmonar e a insuficiência respiratória que não pode ser atribuída a outra morbidade neonatal (p. ex., enterocolite necrosante, hemorragia intraventricular, sepse etc.).				

* Excluindo lactentes ventilados por doenças primárias da via aérea ou por condições que afetam o controle central da respiração.
DBP: displasia broncopulmonar; VPPI: ventilação por pressão positiva intermitente; CPAP-n: ventilação por pressão positiva contínua nas vias aéreas, via nasal.
Fonte: Higgins RD et al., 2018.[2]

uso prévio ou atual de oxigênio. Assim, lactentes que não necessitam de suporte ventilatório são classificados como não tendo DBP. O uso de cânula nasal com fluxo menor ou igual a 2 L/minuto corresponde a DBP grau 1. O uso de cânula nasal com fluxo maior que 2 L/minuto ou de pressão positiva na via aérea de forma não invasiva (pressão positiva contínua na via área via nasal ou ventilação por pressão positiva intermitente via nasal) corresponde a DBP grau 2. Já o uso de ventilação mecânica invasiva indica DBP grau 3.[3]

EPIDEMIOLOGIA

A DBP é a morbidade mais comum relacionada à prematuridade. A sobrevida dos prematuros extremos até a alta hospitalar tem melhorado nos últimos anos devido aos avanços no cuidado neonatal, particularmente em países desenvolvidos. Contudo, ao contrário das outras morbidades relacionadas à prematuridade, a incidência da DBP tem se mantido estável ou até aumentado, dependendo da região geográfica analisada. A incidência global da DBP varia entre 17-75%. Essa grande amplitude na incidência se justifica pela diferenças de idade gestacional (IG), de peso ao nascimento, de protocolos de tratamento e de taxas de sobrevivência entre os estudos.[4]

A prematuridade e o extremo baixo peso são os principais fatores de risco para desenvolver DBP, sendo que sua incidência está inversamente relacionada à IG e ao peso de nascimento. Outros fatores de risco perinatais da DBP são: restrição de crescimento intrauterino, tabagismo materno, hipertensão materna, sexo masculino, raça branca, fatores genéticos, hiperóxia, ventilação mecânica, volutrauma e sepse neonatal. Ainda existem controvérsias sobre o papel da corioamnionite, da colonização por *Ureaplasma urealyticum*, do microbioma e da persistência do canal arterial como fatores de risco para a DBP.[1,5]

PATOGÊNESE

Os pacientes com DBP nascem antes do período alveolar de desenvolvimento pulmonar, que se inicia por volta de 36 semanas. Nessa fase da morfogênese ocorrem septação e proliferação dos alvéolos, além do aumento do comprimento e do diâmetro luminal das vias aéreas condutoras. As artérias pulmonares também crescem, provocando queda na resistência da vasculatura pulmonar. Em consequência, o pulmão com DBP apresenta, caracteristicamente, alvéolos grandes e em pequeno número (simplificação alveolar), e microvasculatura dismórfica. Pode haver também, em graus variados, hiperplasia da musculatura lisa das vias aéreas, fibrose intersticial, remodelamento arterial, estenose brônquica e traqueobroncomalácia. As mudanças anatômicas que ocorrem na DBP prejudicam as trocas gasosas e causam alteração na mecânica pulmonar.

Sabe-se que vários insultos participam da patogênese da DBP, seja interrompendo o desenvolvimento pulmonar diretamente ou desencadeando respostas inflamatórias, que geram processo reparativo anômalo. Entre os insultos estão: infecções (sepse), hiperóxia (formação de espécies reativas de oxigênio), volutrauma, barotrauma, entre outros. Estudos recentes investigam como os fatores genéticos interagem com o ambiente de forma a explicar a variabilidade quanto ao risco de desenvolver DBP e de sua gravidade entre os pacientes.[1,6]

FISIOPATOLOGIA

Na DBP, a simplificação alveolar e o leito vascular pulmonar dismórfico levam à troca gasosa subótima (redução da difusão). A vasculatura pulmonar, além das alterações morfológicas e quantitativas, também tem sua função prejudicada, com aumento da vasorreatividade (vasoconstrição exagerada em resposta à hipóxia). Como consequência, os pacientes podem apresentar hipertensão pulmonar.

Um subgrupo de pacientes apresenta doença parenquimatosa heterogênea, caracterizada por áreas de atelectasia, hiperinsuflação e fibrose. Essas alterações geram aumento do espaço morto, anormalidades multifocais na resistência (que está aumentada) e na complacência (que está reduzida) pulmonares, alterações na relação ventilação-perfusão e aumento dos *shunts* intrapulmonares. Em regiões pulmonares com aumento da resistência, as constantes de tempo estão prolongadas. Testes funcionais mostram obstrução ao fluxo aéreo expiratório e alçaponamento aéreo. Por fim, a ventilação mecânica invasiva pode gerar complicações como traqueobroncomalácia, e estenoses subglótica e traqueal.[7]

QUADRO CLÍNICO

Como o quadro clínico é inespecífico, a suspeita diagnóstica deve estar baseada na evolução de um RN de risco para desenvolver a doença e que apresente necessidade de oxigenoterapia contínua.

Os sinais clínicos são os da insuficiência respiratória crônica, podendo apresentar-se com variada gravidade: taquipneia, sinais de esforço respiratório (como retração intercostal ou subcostal), episódios de cianose, hipoxemia e hipercapnia e ganho ponderal insuficiente. Sibilância, hiperexpansão pulmonar e insuficiência cardíaca não são frequentes, mas podem ocorrer.

Quanto aos achados radiológicos, normalmente se constatam opacidades intersticiais difusas, áreas de enfisema pulmonar e presença de líquido pulmonar intersticial.[8]

DIAGNÓSTICO

Os critérios diagnósticos encontram-se no Quadro 1.

TRATAMENTO

Nos últimos 20 anos, muitos medicamentos foram testados para o tratamento de DBP, porém poucos se mostram seguros e efetivos. O oxigênio permanece a principal terapia

para crianças com DBP. Estudos apontam que o pediatra, ao prescrever oxigenoterapia, deve visar à manutenção de saturações alvo entre 92-95%. Saturações < 92% aumentam a mortalidade, enquanto saturações > 95% pioram a lesão pulmonar pelo aumento do estresse oxidativo.[9]

Depois do oxigênio, os diuréticos são os medicamentos mais amplamente prescritos para DBP. Não há, contudo, evidências de benefícios em longo prazo. Portanto, seu uso fica restrito aos casos de edema pulmonar. Deve-se iniciar o tratamento com furosemida 1-2 mg/kg/dia, 12/12 horas, por via endovenosa ou oral, se for possível, e mantê-la por 2 semanas ou até a estabilização do quadro respiratório. Se necessária a continuidade do tratamento por período maior, recomenda-se a troca por hidroclorotiazida 1-3 mg/kg/dia, por via oral, isoladamente ou em associação com espironolactona. Essa troca visa evitar possíveis distúrbios hidroeletrolíticos.[10]

Nos casos agudos em que os RN apresentam sibilância, geralmente associada com infecções pulmonares, broncodilatadores de curta duração, inalatórios, podem ser úteis. O uso profilático ou de rotina não apresenta benefícios e, nos casos de traqueomalácia associada, pode, inclusive, piorar o quadro.[10]

A cafeína é rotineiramente utilizada em unidades de terapia intensiva neonatal para prevenir apneias da prematuridade em neonatos entre 28-33 semanas de idade gestacional, e seu uso se associa com diminuição de casos de DBP por diminuir a resistência das vias aéreas desses pacientes e por apresentar efeito diurético adicional. Estudos têm apontado, inclusive, diminuição da mortalidade neonatal associada à DBP. Quando a cafeína é utilizada apenas em casos de apneia ou para extubação, os resultados são inconclusivos.[11]

O uso de corticosteroides, em curto prazo, comprovadamente reduz o processo inflamatório de pacientes com DBP, facilitando a extubação e diminuindo o tempo de ventilação mecânica. Todavia, em médio e longo prazos, ocasiona importantes efeitos colaterais, tais como parada do crescimento somático e cerebral, sangramento gastrintestinal, glicosúria, hipertensão arterial sistêmica, hipertrofia cardíaca e supressão adrenocortical. Por isso, a terapêutica com esteroides para DBP deixou de ser rotina na maior parte das unidades de tratamento intensivo (UTI) neonatais, sendo utilizada em casos específicos, como pacientes em ventilação mecânica ainda instáveis e com necessidade de elevadas pressões e concentrações de oxigênio.[10] Estudo com 951 neonatos menores de 27 semanas de IG evidenciou que o melhor efeito do corticoide sistêmico é entre 8-50 dias de vida,[12] enquanto uma metanálise de 14 estudos sugere que a dose cumulativa não deve ultrapassar 2 mg/kg de dexametasona.[13]

O uso de vasodilatadores, como o óxido nítrico inalatório e o sildenafila, foram testados em alguns ensaios clínicos randomizados, com resultados controversos até o presente momento. Recente metanálise apontou modesta associação com melhora no quadro de DBP. Encontrou-se algum efeito em bebês com DBP e hipertensão pulmonar concomitantes.[9]

A vitamina A (retinol) é importante na manutenção da integridade celular, na produção do surfactante e na promoção do reparo tecidual. Sua deficiência traz repercussões diretas na árvore traqueobrônquica. Há evidências de que neonatos de muito baixo peso ao nascer são deficientes em vitamina A e propensos a desenvolver DBP. Uma metanálise demonstrou redução na incidência de DBP quando se suplementa vitamina A (5.000 UI, 3 vezes na semana, via intramuscular). Contudo, devido ao custo e à via de administração, seu uso torna-se dificultoso. O ideal seria que pudesse ser usada vitamina A oral, contudo ensaio clínico randomizado publicado recentemente utilizando formulação de vitamina A hidrossolúvel via oral não mostrou diminuição da gravidade da DBP, apesar de ter elevado os níveis plasmáticos de retinol.[14]

Quanto ao tratamento da colonização por *Ureaplasma urealyticum*, ainda não se estabeleceu relação causal entre a terapêutica com macrolídeos, como azitromicina ou eritromicina, e a diminuição da incidência de DBP.[9]

Por fim, estratégias que utilizam substâncias antioxidantes (como a superóxido dismutase e a N-acetil-cisteína) ou substâncias anti-inflamatórias (como o inibidor da alfa-1 protease) não mostraram até o presente momento evidências para seu uso rotineiro no tratamento da DBP.[9]

PROGNÓSTICO

Apesar dos avanços no tratamento e cuidado neonatais, a doença respiratória crônica e suas comorbidades continuam tendo repercussões após a alta da UTI neonatal nas crianças com DBP. Vários estudos demonstraram que anormalidades na função e na estrutura pulmonares persistem em crianças, adolescentes e adultos jovens com histórico de DBP. Além disso, prematuros com ou sem DBP também têm maior de risco de permanecer com doença vascular pulmonar e alteração da *performance* cardíaca quando adultos.[6]

Além da redução na superfície de troca gasosa, o uso de oxigênio suplementar na alta também pode ser justificado pela presença de hipertensão pulmonar e de alterações respiratórias centrais que ocorrem durante o sono. Raramente a dependência de oxigênio permanece além dos 2 anos de vida.[15]

A chance de reinternação pode ocorrer para até metade das crianças nos 2 primeiros anos de vida. Infecções por vírus respiratórios, principalmente por vírus sincicial respiratório (VSR), são os principais precipitadores de exacerbações pulmonares nessa faixa etária. Por essa razão, lactentes com DBP têm recomendação de receber palivizumabe para reduzir a chance de internação por VSR. Déficits nutricionais e sequelas neurológicas igualmente contribuem para o risco aumentado de hospitalização. Nas idades pré-escolar e escolar, crianças com DBP têm maior chance de apresentar sintomas semelhantes à asma.[6,15,16]

Com o crescimento somático, ocorre aumento assíncrono do tamanho pulmonar em relação ao calibre da via aérea, o que contribui para a piora da obstrução ao fluxo aéreo

Quadro 2 Estatégias utilizadas na prevenção e no tratamento da DBP segundo as evidências atuais

Benefícios comprovados para a prevenção ou tratamento da DBP	Estratégias com benefícios em curto prazo na função pulmonar, mas não na DBP	Estratégias sem benefício comprovado	Estratégias com evidências inconclusivas
1. CPAP-n + Lisa ou Insure 2. Corticoide sistêmico pós-natal 3. Cafeína profilática 4. Vitamina A 5. Saturação de oxigênio entre 92-95%	Diuréticos Sildenafila	Macrolídeos Superóxido dismutase Inibidor da alfa-1 protease Broncodilatadores inalatórios Corticoide inalatório	1. Corticoide antenatal 2. Surfactante exógeno 3. Cafeína se apneia ou extubação 4. Ventilação mecânica a volume e Nava 5. Fechamento precoce do canal arterial 6. Óxido nítrico inalatório

DBP: displasia broncopulmonar; CPAP-n: ventilação por pressão positiva contínua nas vias aéreas, via nasal; Lisa: técnica minimamente invasiva que consiste em introduzir um cateter na traqueia e instilar surfactante abaixo da laringe; Insure: técnica que consiste em 3 etapas: intubação, administração de surfactante e extubação imediata; Nava: ventilação assistida ajustada neuralmente.
Fonte: Mandell EW et al., 2019.[9]

expiratório. Assim, existe uma preocupação quanto à possibilidade de crianças com DBP terem risco aumentado de desenvolver doença pulmonar obstrutiva crônica precocemente na idade adulta.[6]

PREVENÇÃO

Devido ao mecanismo multifatorial da patogênese da DBP, não existe um único medicamento ou estratégia totalmente eficaz em sua prevenção, excetuando-se a prevenção do trabalho de parto prematuro.

O uso de corticoide antenatal é eficaz em reduzir em 50% a síndrome do desconforto respiratório e as mortes neonatais, mas falha em diminuir a incidência de DBP. O surfactante exógeno, por sua vez, reduz a morte neonatal por insuficiência respiratória, mas não previne o aparecimento de DBP, provavelmente por permitir que bebês mais imaturos sobrevivam e desenvolvam a doença.[9]

O uso de pressão positiva contínua não invasiva nas vias aéreas (CPAP) imediatamente após o nascimento facilita o recrutamento pulmonar e o restabelecimento da capacidade residual funcional. O CPAP não invasivo atenua a lesão pulmonar, evitando o barovolutrauma da ventilação mecânica e/ou o atelectotrauma que resulta do colapso e expansão repetidos dos alvéolos durante a respiração em ar ambiente. Protocolos descrevem o uso bem-sucedido do CPAP para reanimação na sala de parto de RN de extremo baixo peso.[17]

Na chegada à unidade de terapia intensiva neonatal, devem-se evitar a intubação e a ventilação mecânica, preferindo o uso precoce do CPAP nasal. Se necessária administração de surfactante exógeno, o pediatra deve optar pela técnica minimamente invasiva (*less invasive surfactant administration* – Lisa), na qual não se utiliza tubo endotraqueal, mas sim um cateter dentro da traqueia, instilando-se o surfactante abaixo da laringe. Outra opção é a técnica Insure, que consiste em 3 etapas: intubação, administração de surfactante e extubação imediata.[17] A simples presença de um tubo endotraqueal na ventilação gera a formação de citocinas pró-inflamatórias (especialmente interleucina-6, interleucina-8 e fator de necrose tumoral alfa), as quais estão diretamente relacionadas à patogênese da DBP.[18]

Contudo, muitos neonatos com DBP irão requerer ventilação mecânica. Aqueles que forem dependentes de ventilador aos 7 dias de vida muito provavelmente desenvolverão DBP (sensibilidade de 99%). E, embora ainda tenhamos limitadas evidências para determinar qual modo de ventilação idealmente deve ser utilizado, ainda é um consenso que ventilações mais gentis baseadas na hipercapnia permissiva e com a fração inspirada de oxigênio sendo ajustada pela oximetria e gasometria arterial são fundamentais para evitar hipocarbia, volutrauma e toxicidade pela hiperóxia.[19] Resultados preliminares apontam a ventilação a volume e a ventilação assistida ajustada neuralmente (Nava) como promissoras. Contudo, são necessários mais ensaios clínicos randomizados a fim de comprovar sua real eficácia.[10]

Embora a restrição hídrica na primeira semana após o nascimento não reduza a DBP, é importante evitar a hiper-hidratação, a infusão de coloides em *bolus* e a suplementação de sódio com natremia normal. O aporte nutricional adequado e iniciado nas primeiras horas de vida é fundamental para permitir o crescimento pulmonar normal, bem como sua adequada maturação e reparo. Contudo, ganho de peso excessivo também pode ser danoso, especialmente nos pequenos para idade gestacional.

E por fim, mas não menos importante, hoje está bem estabelecido o efeito benéfico e protetor do leite materno na incidência de DBP. Atualmente, usa-se o termo eixo intestino-pulmão para descrever a relação intrínseca entre os microbiomas pulmonares e intestinais. O leite humano (LH) desempenha papel protetor em relação ao pulmão imaturo do prematuro, por meio de vários mecanismos, com destaque para os macronutrientes e fatores imunológicos, anti-inflamatórios e antioxidantes específicos, e por sua influência na microbiota. A oferta de LH cru, ordenhado da própria mãe e sem manipulação, é considerada a melhor opção para alimentar o RN prematuro. Nos horários em que a mãe não estiver presente, o LH da própria mãe pasteurizado deve ser a escolha. O LH doado por outras mães, devidamente analisado e pasteurizado, é a próxima melhor escolha se houver produção láctea insuficiente pela mãe. A fórmula infantil está indicada apenas em caso de ausência de qualquer tipo de LH.[20]

DESAFIOS

Apesar dos avanços nos cuidados neonatais, a incidência de DBP continua alta, especialmente em recém-nascidos (RN) com extremo baixo peso ao nascer. Houve progresso significativo, nos últimos anos, na compreensão dos fatores de risco para essa patologia, mas os desafios persistem na busca de estratégias preventivas eficazes. Campos que vêm sendo desenvolvidos e parecem promissores são novas intervenções genéticas e biológicas, como o uso de células-tronco mesenquimais, exossomos, imunomoduladores e fatores de crescimento. Todavia, todos os estudos ainda se encontram em fase pré-clínica.[5]

Os desafios futuros incluem encontrar modos para definir DBP com base na gravidade da patologia pulmonar, permitindo, dessa forma, prever melhor os resultados em longo prazo, o desenvolvimento de preditores de doença pulmonar e encontrar evidências inovadoras no tratamento. Algumas das estratégias mais recentes incluem biomarcadores para avaliação de lesão pulmonar, estudos de imagem inovadores, como ressonância magnética funcional e estudos de função pulmonar que podem fornecer ferramentas para avançar em direção a uma definição de DBP baseada na fisiopatologia.[5]

Infelizmente, o completo controle do principal fator de risco para DBP, o parto prematuro, parece estar longe de ser alcançado.

Mensagens-chave: a displasia broncopulmonar (DBP):

- É uma condição prevalente em pré-termos que nasceram com idade gestacional < 30 semanas e/ou peso de nascimento < 1.200 g.
- É de origem multifatorial, sendo que a prematuridade e o extremo baixo peso são os principais fatores de risco. Restrição de crescimento intrauterino, hiperóxia, ventilação mecânica, volutrauma e sepse neonatal também contribuem para sua patogênese.
- Tem sua incidência diminuída mediante uso do CPAP nasal associado à técnica Lisa ou Insure de administração de surfactante, suplementação de vitamina A, terapia profilática com cafeína e alimentação com leite humano.
- O uso do corticoide sistêmico deve ser individualizado caso a caso, devido aos paraefeitos importantes em curto, médio e longo prazos.
- Diuréticos, broncodilatadores inalatórios e corticoides inalatórios não possuem evidência científica que autorize seu uso rotineiro.

REFERÊNCIAS BIBLIOGRÁFICAS

1. Bonadies L, Zaramella P, Porzionato A, Perilongo G, Muraca M, Baraldi E. Present and Future of bronchopulmonary dysplasia. Journal of Clinical Medicine. 2020;9(5).
2. Higgins RD, Jobe AH, Koso-Thomas M, Bancalari E, Viscardi RM, Hartert TV, et al. Bronchopulmonary dysplasia: executive summary of a workshop. The Journal of Pediatrics. 2018;197:300-8.
3. Jensen EA, Dysart K, Gantz MG, McDonald S, Bamat NA, Keszler M, et al. The diagnosis of bronchopulmonary dysplasia in very preterm infants: an evidence-based approach. American Journal of Respiratory and Critical Care Medicine. 2019;200(6): 751-9.
4. Siffel C, Kistler KD, Lewis JFM, Sarda SP. Global incidence of bronchopulmonary dysplasia among extremely preterm infants: a systematic literature review. The Journal of Maternal-Fetal & Neonatal Medicine: The Official Journal of the European Association of Perinatal Medicine, the Federation of Asia and Oceania Perinatal Societies, the International Society of Perinatal Obstetricians. 2019;1-11.
5. Bancalari E, Jain D. Bronchopulmonary dysplasia: 50 years after the original description. Neonatology. 2019;115(4):384-91.
6. Thébaud B, Goss KN, Laughon M, Whitsett JA, Abman SH, Steinhorn RH, et al. Bronchopulmonary dysplasia. Nature Reviews. Disease Primers. 2019;5(1):78.
7. Kalikkot Thekkeveedu R, Guaman M C, Shivanna B. Bronchopulmonary dysplasia: a review of pathogenesis and pathophysiology. Respiratory Medicine. 2017;132:170-7. https://doi.org/10.1016/j.rmed.2017.10.014.
8. Hilgendorff A, O'Reilly MA. (2015). Bronchopulmonary dysplasia early changes leading to long-term consequences. Frontiers in Medicine. 2015;2:2.
9. Mandell EW, Kratimenos P, Abman SH, Steinhorn RH. Drugs for the prevention and treatment of bronchopulmonary dysplasia. Clinics in Perinatology. 2019;46(2):291-310.
10. Williams E, Greenough A. Advances in treating bronchopulmonary dysplasia. Expert Review of Respiratory Medicine. 2019;13(8):727-35.
11. Kua KP, Lee SWH. Systematic review and meta-analysis of clinical outcomes of early caffeine therapy in preterm neonates. British Journal of Clinical Pharmacology. 2017;83(1):180-91.
12. Harmon HM, Jensen EA, Tan S, Chaudhary AS, Slaughter JL, Bell EF, et al. Timing of postnatal steroids for bronchopulmonary dysplasia: association with pulmonary and neurodevelopmental outcomes. Journal of Perinatology: Official Journal of the California Perinatal Association. 2020;40(4):616-27.
13. Onland W, De Jaegere AP, Offringa M, van Kaam A. Systemic corticosteroid regimens for prevention of bronchopulmonary dysplasia in preterm infants. The Cochrane Database of Systematic Reviews. 2017;1(1):CD010941.
14. 14. Rakshasbhuvankar AA, Simmer K, Patole SK, Stoecklin B, Nathan EA, Clarke MW, et al. Enteral vitamin a for reducing severity of bronchopulmonary dysplasia: a randomized trial. Pediatrics. 2021;147(1).
15. Kapur N, Nixon G, Robinson P, Massie J, Prentice B, Wilson A, et al. Respiratory management of infants with chronic neonatal lung disease beyond the NICU: a position statement from the Thoracic Society of Australia and New Zealand. Respirology (Carlton, Vic.). 2020;25(8):880-8.
16. Duijts L, van Meel ER, Moschino L, Baraldi E, Barnhoorn M, Bramer WM, et al. European Respiratory Society guideline on long-term management of children with bronchopulmonary dysplasia. The European Respiratory Journal. 2020;55(1).
17. Foglia EE, Jensen EA, Kirpalani H. Delivery room interventions to prevent bronchopulmonary dysplasia in extremely preterm infants. Journal of Perinatology: Official Journal of the California Perinatal Association. 2017;37(11):1171-9.
18. Carvalho CG, Silveira RC, Procianoy RS. Ventilator-induced lung injury in preterm infants. Revista Brasileira de Terapia Intensiva. 2013;25(4):319-26.
19. Hunt KA, Dassios T, Ali K, Greenough A. Prediction of bronchopulmonary dysplasia development. In: Archives of disease in childhood. Fetal and neonatal edition (v.103, Issue 6, p.F598-F599).
20. Nunes LM. Uso do leite humano em unidades de tratamento intensivo neonatais. In: Sociedade Brasileira de Pediatria; Procianoy RS, Leone CR (orgs.). PRORN Programa de Atualização em Neonatologia: Ciclo 18. Porto Alegre: Artmed Panamericana; 2020. p.57-85 (Sistema de Educação Continuada a Distância, v.1).

SEÇÃO 30

REUMATOLOGIA

COORDENADOR

Clovis Artur Almeida da Silva
Professor Titular do Departamento de Pediatria da Faculdade de Medicina da Universidade de São Paulo (FMUSP). Mestre, Doutor e Livre-docente pelo Departamento de Pediatria da FMUSP. Presidente do Departamento Científico (DC) de Reumatologia da Sociedade Brasileira de Pediatria (SBP).

AUTORES

Adriana Maluf Elias
Mestre e Doutora em Pediatria pela FMUSP. Médica Assistente da Unidade de Reumatologia Pediátrica do Instituto da Criança e do Adolescente (ICr) do Hospital das Clínicas (HC) da FMUSP.

Adriana Rodrigues Fonseca
Reumatologista Pediátrica do Instituto de Puericultura e Pediatria Martagão Gesteira (IPPMG) da Universidade Federal do Rio de Janeiro (UFRJ). Professora Adjunta de Pediatria da Faculdade de Medicina da UFRJ. Especialista em Reumatologia Pediátrica pela SBP. Mestre e Doutora em Medicina pela UFRJ.

Ana Júlia Pantoja de Moraes
Reumatologista Infantil. Professora Adjunta da Faculdade de Medicina da Universidade Federal do Pará (UFPA). Responsável pelo Ambulatório de Reumatologia Infantil do Centro de Atenção à Saúde da Mulher e da Criança (Casmuc)-UFPA.

André de Souza Cavalcanti
Reumatologista Pediátrico do Hospital das Clínicas da Universidade Federal de Pernambuco (HC-UFPE). Mestre em Pediatria e Ciências Aplicadas à Pediatria pela Universidade Federal de São Paulo (Unifesp). Doutor em Biociências e Biotecnologia em Saúde pelo Instituto Aggeu Magalhães (IAM)/Fundação Oswaldo Cruz (Fiocruz).

Claudia Saad Magalhães
Professora Titular de Pediatria da Faculdade de Medicina de Botucatu (FMB) da Universidade Estadual Paulista "Júlio de Mesquita Filho" (Unesp). Responsável pela Disciplina e Unidade Assistencial de Reumatologia Pediátrica da FMB-Unesp.

Claudio Arnaldo Len
Pediatra e Reumatologista Pediatra. Professor Associado do Departamento de Pediatria da Escola Paulista de Medicina (EPM) da Unifesp.

Clovis Artur Almeida da Silva
Professor Titular do Departamento de Pediatria da FMUSP. Mestre, Doutor e Livre-docente pelo Departamento de Pediatria da FMUSP. Presidente do DC de Reumatologia da SBP.

Flavio Sztajnbok
Professor Adjunto do Departamento de Pediatria da UFRJ. Responsável pelo Setor de Reumatologia do Núcleo de Estudos da Saúde do Adolescente da Universidade Estadual do Rio de Janeiro (UERJ).

Kátia Tomie Kozu
Médica da Unidade de Reumatologia Pediátrica do ICr-HCFMUSP. Mestre e Doutora em Ciências pela FMUSP.

Lucia Maria de Arruda Campos
Responsável pela Unidade de Reumatologia Pediátrica do ICr-HCFMUSP. Mestre e Doutora em Medicina pelo Departamento de Pediatria da FMUSP.

Margarida de Fátima Fernandes Carvalho
Especialista em Pediatria pela Associação Médica Brasileira (AMB)/SBP, em Reumatologia pela AMB/Sociedade Brasileira de Reumatologia (SBR) e em Reumatologia Pediátrica pela AMB/SBP/SBR. Membro do DC de Reumatologia da SBP. Doutora em Pediatria pela FMUSP.

Maria Odete Esteves Hilario
Reumatologista Pediátrica. Doutora e Livre-docente pela Unifesp.

Maria Teresa Terreri
Professora Associada do Departamento de Pediatria da Unifesp. Responsável pelo Setor de Reumatologia Pediátrica da Unifesp.

Melissa Mariti Fraga
Médica Assistente do Setor de Reumatologia Pediátrica do Departamento de Pediatria da Unifesp.

Nádia Emi Aikawa
Médica Assistente da Unidade de Reumatologia Pediátrica do ICr e da Disciplina de Reumatologia do HCFMUSP. Doutora em Ciências pela FMUSP.

Paulo Roberto Stocco Romanelli
Reumatologista e Reumatologista Pediatra. Membro dos DC da SBP, SBR, Sociedade Pediatria de São Paulo (SPSP) e Sociedade Paulista de Reumatologia (SPR). Médico Reumatologista do Hospital Sírio-Libanês. Médico do Setor de Doenças Raras da Coordenadoria de Planejamento de Saúde da Secretaria de Estado da Saúde de São Paulo (CPS/SES-SP).

Sheila Knupp Feitosa de Oliveira
Especialista em Pediatria pela AMB/SBP, em Reumatologia pela AMB/SBR e em Reumatologia Pediátrica pela AMB/SBP/SBR. Mestre e Doutora em Pediatria pela UFRJ. Professora Associada de Pediatria da Faculdade de Medicina da UFRJ. Chefe do Serviço de Reumatologia Pediátrica do IPPMG-UFRJ.

Teresa Cristina Martins Vicente Robazzi
Professora Associada do Departamento de Pediatria da Faculdade de Medicina da Bahia (FMB)/Universidade Federal da Bahia (UFBA). Pediatra e Reumatologista Pediátrica pelo ICr-HCFMUSP. Responsável pelo Serviço de Reumatologia Pediátrica do Hospital Universitário Professor Edgar Santos (HUPES-UFBA).

Vânia Oliveira Carvalho
Doutora em Saúde da Criança e do Adolescente e Professora Associada do Departamento de Pediatria da Universidade Federal do Paraná (UFPR). Presidente do DC de Dermatologia da SBP. Coordenadora do Programa de Pós-graduação em Saúde da Criança e do Adolescente da UFPR.

CAPÍTULO 1

FEBRE REUMÁTICA

Sheila Knupp Feitosa de Oliveira

AO FINAL DA LEITURA DESTE CAPÍTULO, O PEDIATRA DEVE ESTAR APTO A:

- Compreender que a febre reumática (FR) é uma doença pós-infecciosa, autolimitada, mas pode deixar sequela cardíaca.
- Entender que para diagnosticar FR é necessário identificar pelo menos um dos cinco sinais maiores dos critérios de Jones.
- Entender que a antiestreptolisina O (ASO) elevada pode não ser evidenciada em 20% dos pacientes com FR, assim como nem toda ASO alta é sinônimo de FR. Pesquisa adicional de anti-DNase B aumenta a possibilidade de identificar infecção estreptocócica prévia.
- Compreender que a profilaxia prolongada com antimicrobianos tem o objetivo de prevenir novos episódios de FR e de reduzir as chances de evoluir com cardiopatia reumática crônica (CRC) e óbito.
- Entender que a história familiar de FR aumenta o risco de FR.
- Compreender que citopenias, esplenomegalia e dor óssea não fazem parte do quadro de FR. Excluir outros diagnósticos como leucemia, artrite idiopática juvenil, lúpus eritematoso sistêmico juvenil e infecções.

INTRODUÇÃO

A FR é uma doença inflamatória que ocorre como manifestação tardia de uma faringotonsilite causada pelo estreptococo beta-hemolítico do grupo A (EBHA) (*Streptococcus pyogenes*). A prevalência e a mortalidade têm declinado nos últimos 25 anos, mas persiste como importante problema de saúde nas regiões mais pobres do mundo, sobretudo no leste da Ásia e na África Central Subsaariana.[1] No Brasil há diferenças de acordo com a região geográfica, porém a prevalência ainda é muito alta, apesar de se observar uma redução progressiva do total de internações por essa doença. As manifestações clínicas são variadas, podendo acometer principalmente as articulações, o coração e o sistema nervoso central. Embora a artrite seja a manifestação mais comum, é a cardite que pode levar a lesões irreversíveis – a cardiopatia reumática crônica (CRC) –, responsável pela alta morbimortalidade e por consideráveis gastos do sistema de saúde, em especial nas correções de sequelas orovalvulares.

EPIDEMIOLOGIA

A FR é a doença reumática mais comum em crianças brasileiras, acometendo ambos os sexos. O primeiro surto de FR e suas recidivas ocorrem principalmente no paciente em idade escolar e no adolescente, sendo raros os diagnosticados antes dos 5 anos e infrequentes depois dos 15 ou na vida adulta.

O baixo nível socioeconômico e o grande número de pessoas coabitando em um pequeno cômodo facilitam a disseminação da infecção estreptocócica e justificam a grande frequência da doença em hospitais públicos.

ETIOPATOGENIA

O EBHA é responsável por cerca de 20% das faringotonsilites diagnosticadas em crianças. Existem dezenas de sorotipos de estreptococo, classificados de acordo com o tipo de proteína M presente na parede da bactéria. O conceito de cepa reumatogênica surgiu ao se verificar que determi-

nados sorotipos eram mais frequentemente isolados em surtos de FR em que 1-3% das pessoas infectadas evoluíam com FR após um período de latência de 2-3 semanas.

O modelo etiopatogênico da FR sugere que, além da infecção por cepa reumatogênica, há necessidade de um hospedeiro geneticamente suscetível, já que a doença não ocorre em todas as pessoas infectadas e a história de FR é mais frequente em algumas famílias.

A hipótese mais aceita para explicar os mecanismos patogênicos pelos quais o estreptococo poderia ser considerado reumatogênico baseia-se na hipótese do mimetismo molecular, em que certos epítopos do estreptococo seriam imunologicamente semelhantes a determinantes antigênicos do hospedeiro, capazes de induzir uma resposta imunológica humoral ou celular.

DIAGNÓSTICO

O diagnóstico da FR se baseia em manifestações clínicas e exames laboratoriais, mas nem sempre é fácil. Os primeiros critérios diagnósticos para a doença foram propostos por Jones em 1944 e, nas últimas 6 décadas, sofreram várias modificações. Atualmente o diagnóstico é considerado na presença de sinais maiores, sinais menores e evidência de infecção de estreptococcia prévia. A grande vantagem desses critérios é a alta sensibilidade, não se deixando de fazer o diagnóstico de um surto agudo, mas, por outro lado, outras enfermidades podem preencher esses critérios e ser, assim, erroneamente interpretadas como FR. Assim sendo, mesmo preenchendo esses critérios, outros diagnósticos diferenciais devem também ser excluídos.

Sinais maiores

Não é possível fazer diagnóstico de FR sem ter ao menos a presença de um dos 5 sinais maiores: artrite, cardite, coreia, nódulos subcutâneos e eritema marginado.

Artrite

A artrite é definida pela presença de edema na articulação ou, na falta deste, pela associação de dor e limitação do movimento. A artrite é a forma mais frequente de apresentação da FR, ocorrendo em 70% dos casos.[2] Acomete principalmente as grandes articulações (joelhos, tornozelos, punhos, cotovelos e ombros) e raramente as pequenas articulações das mãos e pés. A forma clássica é a oligoartrite ou poliartrite migratória (em média 6 articulações), com evolução assimétrica, permanecendo 1-5 dias em cada articulação em um surto total que dura em média 1-3 semanas. Não é comum apresentar grande aumento de volume articular ou eritema, mas a dor aos movimentos é intensa e, às vezes, incapacitante. Durante a evolução, enquanto a artrite atinge o máximo de sua sintomatologia em uma articulação, está apenas começando em outra ou outras, dando a impressão de que a artrite está migrando.

Uma característica importante é a rápida resposta aos anti-inflamatórios não hormonais (AINH), que em 24 horas fazem cessar a dor, e em 2-3 dias, as demais reações inflamatórias. Isso explica a razão de não se prescrever AINH nos primeiros dias de artrite em casos duvidosos, impedindo que se observe o caráter migratório característico que facilita o diagnóstico. A duração do surto de artrite raramente ultrapassa 4 semanas e regride sem deixar sequelas.

No Brasil e em outros países, vários serviços de reumatologia pediátrica têm chamado a atenção para quadros atípicos de manifestações articulares em cerca de 1/3 a 2/3 dos pacientes.[3] São descritos: menor período de latência (7-10 dias), artrite aditiva, monoartrite, envolvimento de pequenas articulações e da coluna, duração mais prolongada e má resposta aos AINH.

Cardite

A cardite é diagnosticada em metade dos casos. Essa grave complicação pode vir isolada ou associada a outros critérios maiores. Costuma ser diagnosticada nas 3 primeiras semanas da fase aguda, e a principal característica diagnóstica é o envolvimento endocárdico, caracterizado por sopro audível em 40-50% dos pacientes. As válvulas mais acometidas são mitral e aórtica, e, durante o surto agudo, a lesão é de regurgitação. A regurgitação mitral caracteriza-se pelo sopro holosisstólico, mais audível no ápice, com irradiação para a axila e abafamento da primeira bulha. É de alta frequência e não muda com a respiração ou posição. Pode estar acompanhada do sopro de Carey-Coombs, apical, mesodiastólico, de baixa frequência e resulta do fluxo sanguíneo aumentado através da válvula mitral, durante a fase de enchimento ventricular. A estenose mitral leva anos para se desenvolver. O sopro de regurgitação aórtica é protodiastólico, de alta frequência, decrescendo, e mais bem audível na borda esternal esquerda.

A evolução da cardite dura em média 1-3 meses. O sopro desaparece em 70% dos casos, mas 30% dos pacientes evoluirão com sequelas, a CRC.

Com auxílio de ecocardiograma, mesmo na ausência de sopro, atualmente é possível identificar lesão valvar, denominada cardite silenciosa ou cardite subclínica.

Casos mais graves de cardite podem se manifestar como uma pancardite, com envolvimento não só do endocárdio, mas também do pericárdio e do miocárdio. Entretanto, a pericardite e/ou miocardite não serão observadas na ausência de lesão valvar.

A recorrência de cardite é suspeitada quando se detecta um sopro novo ou o aumento da intensidade de sopros preexistentes, atrito ou derrame pericárdico, aumento de área cardíaca ou insuficiência cardíaca associada a evidência de estreptococcia anterior.

Apenas 5-10% dos casos manifestam-se inicialmente por insuficiência cardíaca. Geralmente são crianças pequenas ou pacientes com recidivas e portadores de lesões hemodinamicamente significativas. As queixas são de dispneia, tosse, dor torácica e anorexia. Os achados do exame físico incluem taquicardia, hepatomegalia, ritmo de galope, edema e estertores pulmonares.

Coreia

A coreia da FR, também conhecida como coreia de Sydenham ou "dança de São Vito", reflete o envolvimento do sistema nervoso central e está presente em 5-36% dos pacientes. É considerada uma manifestação tardia, já que, frequentemente, o período de latência pode ser mais longo que o das manifestações precedentes, variando entre 1 e 6 meses. Pode apresentar-se ao diagnóstico como uma síndrome hipotônica e hipercinética, como manifestação única da doença (um só sinal maior) e por já serem negativos os exames laboratoriais que indicariam a presença de atividade inflamatória e/ou a evidência da estreptococcia prévia.

As manifestações clínicas da coreia se instalam de maneira insidiosa, geralmente em um período de 1-4 semanas, algumas vezes com alteração comportamental (desatenção, labilidade emocional) antecedendo os movimentos rápidos, incoordenados, arrítmicos e involuntários. Os movimentos são mais facilmente observados na face e nas extremidades dos membros. A escrita torna-se confusa, o acometimento da musculatura bucofaríngea pode dar origem a distúrbios da fala (disartria) e da deglutição (disfagia). Os movimentos são exacerbados por estresse, esforço físico, cansaço e desaparecem com o sono. Às vezes o paciente consegue conter os movimentos durante alguns minutos, mas logo em seguida volta a fazer caretas, elevar as sobrancelhas, virar o rosto e não controlar os movimentos dos membros.

A intensidade e a localização dos movimentos coreicos determinam prejuízos de função que podem situar-se inicialmente em um hemicorpo (hemicoreia) e depois se generalizar. A hipotonia muscular pode ser mais intensa que a hipercinesia e configurar o quadro de "coreia mole". Se isso ocorrer em apenas um lado do corpo, pode dar a falsa impressão de se tratar de hemiplegia.

A coreia é uma condição autolimitada cuja evolução varia em média de algumas semanas a 6 meses, com média de 3 meses. A coreia pode recorrer, geralmente associada a infecções intercorrentes, mesmo se o paciente estiver em uso correto de profilaxia e não for infectado por estreptococo. Classicamente, não deixa sequelas.

Nódulos subcutâneos

São manifestações raras, pois ocorrem em apenas 2-5% dos casos, geralmente em pacientes com cardite. São estruturas arredondadas, de consistência firme, indolores, de distribuição simétrica, em diferentes tamanhos (0,5-2 cm) e em número variável, podendo chegar a dezenas. A pele que os recobre é normal. Localizam-se em superfícies extensoras das articulações como cotovelos, joelhos, metacarpofalangianas, interfalangianas, em proeminências ósseas do couro cabeludo, escápula e coluna. Muitas vezes só serão percebidos pelo pediatra que procurar especificamente por eles por meio da palpação das áreas onde costumam surgir. O aparecimento dos nódulos geralmente é tardio em relação às outras manifestações, pois costumam aparecer após algumas semanas do início do surto agudo. A evolução é fugaz, em geral duram de 1-2 semanas, raramente mais de 1 mês, sobretudo quando se inicia a corticoterapia para a cardite.

Eritema marginado

O eritema marginado é bastante raro (1-3%) e excepcionalmente uma manifestação isolada. Surge geralmente no início da doença, como máculas circulares, ovaladas, róseo-pálidas, que se expandem centrifugamente, deixando uma área central clara, com margem externa serpiginosa bem delimitada e contornos internos mal definidos. Não é pruriginoso, tem duração transitória (minutos ou horas), podendo aparecer em alguns dias e desaparecer em outros. Lesões isoladas tomam um aspecto anular enquanto a coalescência de diversas lesões resulta em formas bizarras, circinadas, irregulares. As lesões distribuem-se pelo tronco, abdome, porção proximal dos membros inferiores e superiores, geralmente não ultrapassam cotovelos e joelhos e não estão presentes na face. Dificilmente são percebidas em pacientes com pele escura. O eritema marginado pode persistir ou recorrer durante meses, mesmo quando outras manifestações clínicas e laboratoriais já cessaram.

Sinais menores

Febre

A febre geralmente está presente na artrite e acompanha-se de mal-estar, prostração e palidez. Pode ser alta (38-39 °C), mas se torna mais baixa com o passar dos dias, podendo durar 2-3 semanas e desaparecer mesmo sem tratamento. A resposta aos anti-inflamatórios é muito rápida. Pacientes com cardite podem cursar com febre baixa, enquanto aqueles com coreia pura são afebris.

Artralgia

A artralgia costuma envolver as grandes articulações. A presença de poliartralgia migratória, assimétrica, envolvendo grandes articulações, é sugestiva de FR e frequentemente está associada a cardite. A dor geralmente é de grande intensidade. Não pode ser usada como critério menor para o diagnóstico quando a artrite está presente.

Intervalo PR

Aumento do espaço PR não é específico de FR, podendo estar presente na FR com e sem cardite, mas também pode existir em pessoas normais. O eletrocardiograma deve ser solicitado em todos os pacientes com suspeita de FR e depois repetido para registrar o retorno à normalidade.

Provas inflamatórias

As reações de fase aguda, como aumentos da velocidade de hemossedimentação, proteína C-reativa e alfa-1 glicoproteína, refletem apenas uma resposta inflamatória do organismo que pode surgir em qualquer condição infecciosa ou imunoinflamatória. Na FR, ajudam a monitorar a presença e a evolução do processo inflamatório.

A velocidade de hemossedimentação se eleva nas primeiras semanas. Pode estar superestimada na presença de anemia e subestimada na presença de insuficiência cardíaca. A proteína C-reativa se eleva no início da fase aguda e é a primeira a se negativar, voltando a níveis normais após 2 semanas. A alfa-1 glicoproteína e a alfa-2 globulina se elevam na fase aguda e se mantêm elevadas durante o processo inflamatório, sendo úteis para acompanhar a regressão da doença.

Evidência de estreptococcia prévia

A FR se inicia por uma infecção da orofaringe causada pelo EBHA, mas esta pode ser assintomática. Portanto, a história de infecção de garganta e o período de latência nem sempre são observados. Segundo os critérios de Jones, o diagnóstico de FR requer a comprovação laboratorial de uma infecção estreptocócica prévia por meio de cultura de orofaringe positiva para *Streptococcus pyogenes* (presente em apenas 20-30% dos casos por se tratar de manifestação tardia), de teste rápido para detecção de antígeno estreptocócico, ou a presença de elevados títulos de anticorpos antiestreptocócicos como a antiestreptolisina O (ASO) em 80% dos casos. Nos casos com ASO normal, anti-DNase B pode elevar a positividade para 95% e permanecer positivo por mais tempo. É necessário considerar que uma única verificação de ASO pode ser insuficiente, já que a elevação se inicia no final da primeira semana da infecção estreptocócica e atinge o valor máximo após 3-4 semanas. Se o período de latência for muito curto e os níveis iniciais forem normais, a primeira análise poderá dar a impressão de falta de resposta anticórpica. Por esse motivo, recomenda-se a repetição da dosagem após 15 dias do primeiro teste. Na avaliação da ASO, deve-se ainda atentar para o fato de que esses anticorpos cairão lentamente ao longo dos meses, em geral 3 meses, mas em alguns pacientes persistirão elevados por anos.

Interpretação dos critérios de Jones

A probabilidade diagnóstica do primeiro episódio de FR é alta na presença de dois sinais maiores ou de um sinal maior e dois menores, desde que apoiados pela evidência de infecção estreptocócica prévia. Os critérios revisados pela Organização Mundial da Saúde (OMS) em 2004 foram adaptados para facilitar o diagnóstico de recorrências de FR em pacientes com e sem cardiopatia, cardite reumática de início insidioso e CRC e coreia pura[4] (Quadro 1).

Na cardite indolente, as manifestações clínicas iniciais são pouco expressivas, e, muitas vezes, quando o paciente procura o médico, podem ser a única evidência de FR, com exames de fase aguda e títulos de anticorpos antiestreptocócicos normais. Nos casos de história de surto agudo prévio ou de cardiopatia crônica comprovada, o diagnóstico de recorrência pode ser baseado em apenas um sinal maior ou em vários sinais menores ou, simplesmente, em dois sinais menores pelo critério da OMS. A raridade de outras etiologias para coreia em crianças torna sua presença quase sinônimo de FR, mesmo na ausência de outros critérios ou da comprovação de estreptococcia prévia.

Quadro 1 Critérios da OMS (2004) para o diagnóstico do primeiro episódio de FR, recorrências e cardiopatia reumática crônica

Categorias diagnósticas	Critérios
Primeiro episódio de FR	Dois critérios maiores ou um maior e dois menores, associados à evidência de infecção estreptocócica anterior
Recorrência de FR em paciente **sem** doença cardíaca reumática estabelecida	Dois critérios maiores ou um maior e dois menores ou três menores, associados à evidência de infecção estreptocócica anterior
Recorrência de FR em paciente **com** doença cardíaca reumática estabelecida	Dois critérios menores mais a evidência de infecção estreptocócica anterior
• Coreia de Sydenham. • Cardite reumática de início insidioso.	Não é exigida a presença de outra manifestação maior ou evidência de infecção estreptocócica anterior
Lesões valvares crônicas de CRC, diagnóstico inicial de estenose mitral pura ou dupla lesão mitral e/ou doença na valva aórtica, com características de envolvimento reumático	Não há necessidade de critérios adicionais para o diagnóstico de CRC

FR: febre reumática; OMS: Organização Mundial da Saúde; CRC: cardiopatia reumática crônica.
Fonte: World Health Organization, 2004;[4] Gewitz et al., 2015.[5]

Em 2015 os critérios foram revisados pela American Heart Association, que valorizou o ecocardiograma no diagnóstico de cardite na ausência de sopro (cardite subclínica). Outras modificações foram introduzidas ao considerar as populações de alto risco – aquelas em que a incidência de FR era maior do que 2/100.000 crianças e adolescentes (5-14 anos) – ou a prevalência de cardite reumática crônica em qualquer grupo etário maior de 1/1.000 por ano. Assim, nas populações de alto risco de FR, a poliartralgia migratória ou a monoartrite podem ser considerados sinais maiores (Quadro 2).[5]

DIAGNÓSTICO DIFERENCIAL

O ideal é avaliar clínica e laboratorialmente o paciente no início dos sintomas, na fase aguda da doença, ainda sem tratamento. Devem-se utilizar os critérios de Jones como roteiro, cuidando para afastar outras enfermidades no diagnóstico diferencial (Quadro 3).

As principais exclusões são outras causas de artrite aguda como as artrites virais e artrites reativas pós-disentéricas. Nesses casos, a infecção que deu origem deve ser pesquisada na história, no exame físico e em exames complementares. Alguns autores sugerem que a artrite reativa pós-estreptocócica seja na realidade uma forma de FR sem cardite, mas com manifestações articulares atípicas.

Quadro 2 Critérios de Jones revisados pela American Heart Association

Critério de Jones (1992)	Critérios de Jones (2015)	
	População de baixo risco	População de alto risco
	Critérios maiores	
Poliartrite	Poliartrite	Poliartrite, monoartrite/poliartralgia
Cardite (clínica)	Cardite (clínica ou subclínica)	Cardite (clínica ou subclínica)
Coreia	Coreia	Coreia
Nódulos subcutâneos	Nódulos subcutâneos	Nódulos subcutâneos
Eritema marginado	Eritema marginado	Eritema marginado
	Critérios menores	
Febre	Febre ≥ 38,5 °C	Febre ≥ 38 °C
Poliartralgia	Poliartralgia	Monoartralgia
Provas inflamatórias elevadas	VHS ≥ 60 mm/h ou PCR ≥ 3 mg/dL	VHS ≥ 30 mm/h ou PCR ≥ 3 mg/dL
Aumento do intervalo PR no ECG	Aumento do intervalo PR no ECG (exceto se cardite for um critério maior)	Aumento do intervalo PR no ECG (exceto se cardite for um critério maior)

ECG: eletrocardiograma.
Evidência de infecção recente pelo estreptococo do grupo A: cultura de orofaringe, teste rápido de detecção de EBHA e elevação de título de anticorpos.
Fonte: Gewitz et al., 2015.[5] Cardite subclínica (achados ecocardográficos presentes, mas sem sopros ou sintomas.

Várias doenças imunomediadas cursam com artrite e/ou acometimento cardíaco e devem ser consideradas durante a fase inicial: lúpus eritematoso sistêmico juvenil, artrite idiopática juvenil, dermatomiosite, vasculites sistêmicas. Nesses casos, a evolução, o tipo de artrite, as outras manifestações clínicas e as alterações laboratoriais associadas ajudarão no diagnóstico diferencial. Finalmente, há as causas infecciosas (artrite séptica, osteomielite e endocardite bacteriana) e as doenças malignas (principalmente a leucemia), que, pela gravidade que representam, têm sempre de ser excluídas rapidamente no diagnóstico diferencial. Os nódulos subcutâneos não são específicos de FR; a coreia deve ser diferenciada dos tiques, da coreia do lúpus eritematoso sistêmico juvenil e de outras condições neurológicas. O principal diagnóstico diferencial como eritema marginado é a reação a drogas, que costuma ser pruriginosa.

Quadro 3 Principais diagnósticos diferenciais da FR baseados nos sinais maiores dos critérios de Jones

Artrite	Cardite	Coreia
Artrites virais Artrites reativas Gonococcemia Meningococcemia Endocardite bacteriana AIJ LESJ DMTC Vasculites Leucemia Doença falciforme	Endocardite bacteriana AIJ sistêmica LESJ DMTC	LESJ Tiques Tumores SAF Nódulos subcutâneos AIJ poliarticular LESJ Eritema marginado Farmacodermia Exantema da AIJ sistêmica

LESJ: lúpus eritematoso sistêmico juvenil; AIJ: artrite idiopática juvenil; DMTC: doença mista do tecido conjuntivo; SAF: síndrome do anticorpo antifosfolipídeo.
Fonte: adaptado de Barbosa et al., 2009.[6]

TRATAMENTO

São dois os objetivos do tratamento da FR: erradicar o estreptococo que ainda pode estar presente e tratar as manifestações clínicas da doença.

Erradicação do estreptococo

Todas as formas de apresentação da FR, inclusive a coreia pura, mesmo com culturas negativas, devem ser tratadas com a penicilina G benzatina.[6] Outros antibióticos bactericidas podem ser usados, principalmente em pacientes alérgicos à penicilina (Quadro 4).

Tratamento das manifestações clínicas da FR

O tratamento dos sinais e sintomas da FR visa reduzir a duração de sintomas, já que um surto dura em média 6-12 semanas (Quadro 5).[6]

Artrite

A artrite deve ser tratada com AINH: ácido acetilsalicílico ou, igualmente eficazes e com menos efeitos adversos, ibuprofeno (30 mg/kg/dia em 3 doses) ou naproxeno (10-15 mg/kg/dia em 2 doses). Após a melhora clínica as doses podem ser reduzidas e retiradas.

Cardite

A recomendação atual é tratar todas as cardites com glicocorticoide. Se existir associação a artrite, os AINH serão desnecessários, pois o efeito anti-inflamatório do esteroide será superior. Nos casos de cardite moderada e grave, o acompanhamento com cardiologista pediatra deve ser iniciado na fase aguda e mantido a longo prazo.

Quadro 4 Erradicação do estreptococo e profilaxia primária segundo as diretrizes brasileiras (2009)

Medicamento/via	Esquema	Duração
Penicilina benzatina /IM	Pacientes ≥ 20 kg à 1.200.000 U Pacientes ≤ 20 kg à 600.000 U	Dose única
Penicilina V fenoximetilpenicilina/VO	Crianças: 25-50.000 U/kg/dia – a cada 8 ou 12 horas Maiores de 12 anos: 500.000 U a cada 8 horas	10 dias
Amoxicilina/VO	Peso < 20 kg – 30-50 mg/kg/dia a cada 8 horas Peso > 20 kg – 500 mg a cada 8 horas	10 dias
Ampicilina/VO	100 mg/kg/dia – 8 horas	10 dias
Em caso de alergia a penicilina		
Estearato de eritromicina/VO	20-40 mg/kg/dia a cada 8 ou 12 horas Dose máxima: 1 g/dia	10 dias
Clindamicina/VO	15-25 mg/kg/dia a cada 8 horas Dose máxima: 1.800 mg/dia	10 dias
Azitromicina/VO	20 mg/kg/dia – 1 dose Dose máxima: 500 mg/dia	3 dias
Cefalexina	50-100 mg/kg/dia a cada 6 horas Adulto: 500 mg a cada 6 horas	10 dias

IM: intramuscular; VO: via oral.

A dose inicial de corticosteroide é 1-2 mg/kg/dia de prednisona ou prednisolona (máximo de 60 mg), por via oral ou o equivalente por via endovenosa. A dose plena deve ser mantida nas 2-3 primeiras semanas, podendo ser fracionada em 2-3 vezes ao dia nos casos graves. Posteriormente, procede-se à redução das doses em 20% a cada semana, administradas em dose única pela manhã, de acordo com a melhora clínica e laboratorial. De modo geral, com esse esquema, a droga será retirada totalmente em cerca de 12 semanas na cardite grave e em 4-8 semanas na cardite leve, coincidindo com a normalização das provas laboratoriais de atividade inflamatória (proteína C-reativa, velocidade de hemossedimentação e alfa-1-glicoproteína).

Nos casos de insuficiência cardíaca leve ou moderada, pode ser necessário incluir restrição hídrica, diuréticos, inibidores da enzima conversora de angiotensina (iECA) e digoxina. Cirurgia cardíaca em plena fase aguda pode ser necessária na cardite refratária com lesão valvar grave, principalmente em casos de ruptura de cordas tendíneas ou perfuração de cúspides valvares. O risco é alto, mas esta pode ser a única medida a ser tomada.

Coreia

Não existe consenso para o tratamento da coreia. As drogas mais usadas são o haloperidol e o ácido valproico, cada qual com seus potenciais efeitos colaterais.

O haloperidol é iniciado na dose de 1 mg/dia em duas tomadas, com aumentos progressivos de 0,5 mg a cada 3 dias, até que se consiga remissão dos sintomas, sem ultrapassar a dose máxima de 5 mg/dia. O ácido valproico tem ação mais lenta nos primeiros dias, mas é igualmente eficaz. É usado na dose de 10 mg/kg/dia, com acréscimos de 10 mg/kg/dia a cada semana até o máximo de 30 mg/kg/dia. A redução das doses deve ser iniciada após 3 semanas de ausência de sintomas. A carbamazepina é outra opção das Diretrizes Brasileiras, e a dose varia entre 7-20 mg/kg/dia. Os casos refratários devem ter o acompanhamento conjunto de um neurologista pediatra.

Alguns estudos mostram efeito benéfico dos esteroides em abreviar o curso da coreia e a resposta terapêutica; entretanto, essa prática não recebe a adesão de todos.[7]

Quadro 5 Tratamento sintomático da febre reumática

Tratamento	Medicamentos	Tempo de tratamento
Artrite	• Naproxeno: 10-15 mg/kg/dia – 2 doses. • Ibuprofeno: 10-30 mg/kg/dia – 3 doses.	4-8 semanas
Cardite	• Prednisona ou prednisolona – 1-2 mg/kg/dia. • Terapia de suporte para insuficiência cardíaca.	4-8 semanas
Coreia	• Haloperidol – 1 mg/dia (2 doses) – se não responder, aumentar 0,5 mg/dia até o máximo de 5 mg/dia. • Ácido valproico – 10 mg/kg/dia, aumentando 10 mg/kg a cada semana (máximo de 30 mg/kg/dia). • Carbamazepina – 20 mg/kg/dia. • Prednisona – 1-2 mg/kg/dia para casos graves. Reduz o tempo de evolução.	8-12 semanas

Repouso

A indicação e a duração do repouso dependem do tipo e da intensidade da apresentação clínica. Na artrite, geralmente o repouso durará menos de 2 semanas, pois o paciente melhora rapidamente com a medicação. Nos casos de cardite moderada ou grave, o repouso deve ser de 4 semanas e o retorno às atividades habituais será gradual, baseado na melhora clínica e laboratorial. Na coreia de grande intensidade ou com muita hipotonia, o repouso será de acordo com as manifestações clínicas.

Monitoração da resposta terapêutica

A avaliação da resposta terapêutica avalia a regressão das manifestações clínicas e a normalização das provas de atividade inflamatória (VHS e proteína C-reativa), que devem ser repetidas a cada 15 dias. Nos pacientes com cardite, recomenda-se a realização de ecocardiograma, radiografia do tórax e eletrocardiograma após 4 semanas do início do quadro.

PROFILAXIA

Se não existisse a possibilidade de lesão cardíaca definitiva, não precisaríamos nos preocupar com profilaxia, já que as outras manifestações da doença não deixam sequelas.

No momento atual, dispomos apenas de dois meios de prevenção da FR: a profilaxia primária, representada pelo tratamento das tonsilites estreptocócicas de toda a população, já que não sabemos quem é o indivíduo predisposto, e a profilaxia secundária, que visa impedir uma nova estreptococcia no indivíduo que já teve um surto de FR, portanto já identificado como indivíduo suscetível.[8]

Profilaxia primária

Infelizmente não existe vacina antiestreptocócica. Cerca de 50% das faringotonsilites são assintomáticas e não serão diagnosticadas e tratadas adequadamente, colocando o paciente em risco, apesar de todos os esforços.

O tratamento de eleição preconizado é a penicilina G benzatina, já que apresenta a vantagem de ser necessária apenas uma dose, eliminando os possíveis problemas de adesão; tem baixo custo, mas há o inconveniente de dor. Outras opções de tratamento antibiótico seriam semelhantes às recomendadas para o tratamento de erradicação da estreptococcia[6] (Quadro 4).

Profilaxia secundária

A profilaxia secundária se inicia em todos os pacientes que receberam diagnóstico de FR, pois um novo surto pode se manifestar com lesão cardíaca ou agravar lesão preexistente. O esquema clássico de profilaxia secundária adotado pelo Brasil inclui a penicilina B benzatina a cada 3 semanas na dose de 600.000 U em paciente até 20 kg e de 1.200.000 U para aqueles de peso superior. O uso de 0,5 mL de xilocaína a 2% sem vasoconstritor reduz a dor durante a aplicação e nas primeiras 24 horas, além de não interferir significativamente nos níveis séricos da penicilina. Se o paciente preferir a penicilina V oral, receberá 2 doses diárias, de 250.000 U, o que é muito difícil de ser conseguido, sem falhas, durante anos seguidos. Outras opções de profilaxia existem para pacientes comprovadamente alérgicos a penicilina, ou alérgicos a penicilina e sulfa[6] (Quadro 6).

Quadro 6 Antibióticos usados na profilaxia secundária da febre reumática

Medicamento	Posologia	Intervalo
Penicilina G benzatina (IM)	Peso < 20 kg – 600.000 UI Peso > 20 kg – 1.200.000 UI	A cada 21 dias
Penicilina V (oral)	250.000 U	A cada 12 horas
	Em casos de alergia a penicilina	
Sulfadiazina (oral)	Peso < 30 kg – 500 mg Peso > 30 kg – 1 g	1 vez ao dia
Estearato de eritromicina (oral)	Peso < 20 kg – 20-40 mg/kg/dia Peso > 20 kg – 250 mg – dose	A cada 12 horas
Azitromicina	Peso < 20 kg – 5 mg/kg/dia Peso > 20 kg – 250 mg/dia	1 vez ao dia

A duração da profilaxia é longa e depende da idade do paciente, do intervalo de tempo depois do último surto, da presença de cardite no surto inicial, do número de recidivas, da condição social e da gravidade da cardiopatia reumática residual[6,8] (Quadro 7).

Quadro 7 Duração da profilaxia secundária da febre reumática

FR sem cardite prévia	Até 21 anos de idade ou 5 anos após o último surto, valendo o que cobrir o maior período
FR com cardite prévia: insuficiência mitral leve residual ou resolução da lesão valvar	Até 25 anos de idade ou 10 anos após o último surto, valendo o que cobrir o maior período
Lesão valvar residual moderada a severa	Até os 40 anos de idade ou por toda a vida
Após cirurgia valvar	Por toda a vida

FR: febre reumática.

Manter a profilaxia secundária da FR é um desafio na prática clinica diária para otimizar a aderência medicamentosa.[9] A família deve ser instruída sobre a gravidade da doença que se pretende evitar, e para tanto o médico deve manter consultas agendadas nas quais se renovam as oportunidades de educação continuada e de confiança no médico.[8]

REFERÊNCIAS BIBLIOGRÁFICAS

1. Watkins DA, Johnson CO, Colquhoun SM. Global, regional, and national burden of rheumatic heart disease, 1990-2015. NEJM. 2017;377(8):713-22.
2. Terreri MTRA, Caldas AM, Len CA, Ultchak F, Hilario MOE. Clinical and demographic features of 193 patients with rheumatic fever. Rev Bras Reumatol. 2006;46(6):385-90.
3. Oliveira SKF. Artrite reativa pós-estreptocócica ou febre reumática atípica? Rev Bras Reum. 1997;37(2):103-8.
4. Rheumatic fever and rheumatic heart disease. World Health Organ Tech Rep Ser. 2004;923:1-122.
5. Gewitz MH, Baltimore RS, Tani LY, Sable CA, Shulman ST, Carapetis J, et al. American Heart Association Committee on Rheumatic Fever, Endocarditis, and Kawasaki disease of the Council on Cardiovascular Disease in the Young. Revision of the Jones criteria for the diagnosis of acute rheumatic fever in the era of Doppler echocardiography: scientific statement from the American Heart Association. Circulation. 2015;131:1806-18.
6. Barbosa PJB, Muller RE, Latado AL, et al. Diretrizes brasileiras para o diagnóstico, tratamento e prevenção da febre reumática da Sociedade Brasileira de Cardiologia, da Sociedade Brasileira de Pediatria e da Sociedade Brasileira de Reumatologia. Arq Bras Cardiol. 2009;93(3 Suppl.4):1-18.
7. Dean SL, Singer HS. Treatment of Sydenham's chorea: a review of the current evidence. Tremor Other Hyperkinet Mov (NY). 2017 Jun;1(7):456.
8. Gerber MA, Baltimore RS, Eaton CB, Gewitz M, Rowley AH, Shulman ST, et al. American Academy of Pediatrics: prevention of rheumatic fever and diagnosis and treatment of acute streptococcal pharyngitis: a scientific statement from the American Heart Association Rheumatic Fever, Endocarditis, and Kawasaki Disease Committee of the Council on Cardiovascular Disease in the Young, the Interdisciplinary Council on Functional Genomics and Translational Biology, and the Interdisciplinary Council on Quality of Care and Outcomes Research: endorsed by the American Academy of Pediatrics. Circulation. 2009;119(11):1541-51.
9. Pelajo CF, Lopez-Benitez JM, Torres JM, Oliveira SKF. Adherence to secondary prophylaxis and disease recurrence in 536 Brazilian children with rheumatic fever. Pediatr Rheumatol Online J. 2010;8:22.

CAPÍTULO 2

ARTRITE IDIOPÁTICA JUVENIL

Claudia Saad Magalhães
Nádia Emi Aikawa

AO FINAL DA LEITURA DESTE CAPÍTULO, O PEDIATRA DEVE ESTAR APTO A:

- Reconhecer as apresentações e desfechos da artrite idiopática juvenil (AIJ) de acordo com a classificação, em poliarticular, oligoarticular, relacionada com entesite, artrite psoriásica e sistêmica.
- Orientar crianças e adolescentes, mediante a suspeita de artrite em mais de uma articulação, por mais de 6 semanas. Fazer o diagnóstico diferencial, particularmente com infecções e neoplasias.
- Organizar e individualizar a investigação diagnóstica, clínica, laboratorial e por imagem, em pacientes com AIJ. Reconhecer as principais complicações, como a síndrome de ativação macrofágica e a uveíte.
- Conhecer a abordagem dos pacientes pediátricos com AIJ, de acordo com a classificação.

INTRODUÇÃO

A AIJ é definida como a artrite que se inicia antes dos 16 anos de idade, com duração maior que 6 semanas, em pelo menos uma articulação, excluindo-se outras artrites de causa conhecida. Há predisposição genética e fatores ambientais que levam a uma resposta inflamatória crônica por desregulação da imunidade inata e adaptativa. A AIJ tem frequência, apresentação e desfecho muito heterogêneos e possivelmente mecanismos distintos, classificando-se em poliarticular com fator reumatoide (FR) positivo ou negativo, oligoarticular, artrite relacionada a entesite (ARE), artrite psoriásica e a sistêmica, como categorias mutuamente exclusivas.[1] Essa classificação se baseia na idade, no número de articulações acometidas, na presença de descritores laboratoriais e genéticos.

EPIDEMIOLOGIA

A AIJ é a mais frequente entre as doenças reumáticas pediátricas, com incidência variando entre 1,6 e 23/100.000 e prevalência de 3,8 a 400 por 100.000, índices determinados para as populações europeia e norte-americana. A uveíte é a principal manifestação extra-articular da AIJ, com frequência de 10% aproximadamente em nossa população.[2,3]

APRESENTAÇÃO CLÍNICA

A classificação da AIJ se baseia principalmente nas manifestações clínicas e biomarcadores identificados nos primeiros 6 meses do início dos sintomas, sendo assim descritos:[1,4,5]

Artrite idiopática juvenil poliarticular fator reumatoide positivo e fator reumatoide negativo

A apresentação poliarticular é a que cursa com 5 ou mais articulações acometidas, correspondendo a 30-50% dos casos de AIJ, sendo 5-10% do subtipo FR positivo, com maior frequência em adolescentes. Observa-se uma distribuição bifásica, com pico entre 1-4 anos e outro mais tardio, entre 6-12 anos.

O início é insidioso, acometendo simetricamente as grandes articulações como joelhos, punhos, cotovelos e tornozelos, articulação temporomandibular e a coluna cervical. A artrite das pequenas articulações das mãos e pés pode resultar em contraturas em flexão das articulações interfalangianas e metacarpofalangianas, semelhante à artrite reumatoide do adulto. Os comprometimentos dos quadris e da coluna são considerados de pior prognóstico, podendo levar à restrição do crescimento do corpo vertebral e à fusão das articulações interapofisárias.

Manifestações extra-articulares incluem os nódulos reumatoides, em áreas de pressão, como olecrano, tendões extensores dos dedos, tendão do calcâneo, região occipital e a ponte nasal de crianças que usam óculos. Os sintomas constitucionais como febre baixa, anorexia e fadiga podem estar presentes; a vasculite reumatoide, descrita no adulto, é rara e ocorre principalmente em pacientes FR positivos, acometendo vasos de pequeno a médio calibre, podendo ser restrita à pele, em polpas digitais, ou ser difusa. A síndrome de Felty é caracterizada por esplenomegalia e neutropenia, sendo bastante rara na infância.

A forma AIJ poliarticular FR negativo corresponde a 90-95% dos pacientes com início poliarticular, ocorrendo em qualquer idade, tendo em geral com curso clínico mais benigno comparado ao grupo FR positivo. Essa categoria é heterogênea, podendo incluir pacientes com quadro inicial de oligoartrite, de início precoce ou se assemelhar também a artrite reumatoide FR negativo de adultos. Os pacientes com AIJ poliarticular ativa apresentam elevações significativas da velocidade de hemossedimentação (VHS), proteína C-reativa (PCR) e imunoglobulinas.

Artrite idiopática juvenil oligoarticular

A forma oligoarticular é a de apresentação com 1-4 articulações acometidas, representando 50-80% dos casos de AIJ, com pico de início entre 2-4 anos de idade, predomínio no sexo feminino, maior frequência de anticorpo antinuclear positivo (ANA/FAN) e alto risco de uveíte ou iridociclite. A classificação International League of Associations for Rheumatology (ILAR) distingue duas formas evolutivas: persistente, se a artrite permanecer restrita a menos de 5 articulações; ou estendida, se a artrite evoluir com mais de 4 articulações após os 6 meses iniciais.

A artrite é assimétrica e predominante em joelhos e tornozelos, podendo ser monoarticular em até 50% dos pacientes. Artrite de punhos e tornozelos, e VHS elevado no início, associam-se com curso prolongado. Nessa forma, as provas de fase aguda podem estar normais ou levemente aumentadas, indicando atividade inflamatória predominante intra-articular. A análise do líquido sinovial é importante no diagnóstico diferencial com outras causas de artrite, especialmente para os quadros monoarticulares. A celularidade pode variar amplamente de 10 a 100.000 células/mm^3, com predomínio de polimorfonucleares.

Artrite relacionada a entesite

A ARE corresponde a 10-20% das AIJ. Apresenta caracteristicamente associação familiar com as espondiloartropatias e a espondilite anquilosante e com o antígeno HLA-B27, em cerca de 90%, e na maioria das vezes o FR e FAN/ANA são negativos. Há maior prevalência no sexo masculino e em maiores de 6 anos, com pico aos 12 anos. O início é insidioso, com dor osteoarticular intermitente e rigidez, manifestando-se com artrite ou apenas com entesite, a inflamação na inserção óssea de ligamentos, fáscia, tendões ou cápsula articular, especialmente nas inserções calcâneas do tendão aquileu e na fáscia plantar, e menos frequentemente na tuberosidade anterior da tíbia, nos bordos da patela, na base do quinto metatarso e na cabeça dos 5 metatarsos, ao longo da coluna, sendo caracteristicamente muito dolorosa, o que leva à suspeita clínica. As articulações de membros inferiores, joelhos, tornozelos e quadris são mais afetadas, com um padrão oligoarticular e inflamação das articulações sacroilíacas (sacroileíte) uni ou bilateral, frequentemente assintomática. Pode haver assimetria na região dorsal, retificação da coluna lombar ou cifose torácica, com redução da mobilidade toracolombar e da expansibilidade torácica. A sacroileíte assintomática pode ser identificada por imagem por meio da ressonância magnética (RM), pois a radiografia simples não exclui seu diagnóstico.

Manifestações extra-articulares incluem a uveíte anterior aguda, geralmente unilateral e sintomática com hiperemia ou "olhos vermelhos" com fotofobia e dor. Manifestações cardiopulmonares e cerebrovasculares também são possíveis complicações, porém muito raras na faixa etária pediátrica. As provas inflamatórias podem estar normais ou elevadas.

Artrite psoriásica

A artrite psoriásica juvenil (APsJ) corresponde a 2-15% da AIJ, com distribuição etária bimodal, mais incidente em pré-escolares e escolares até 10 anos, sendo caracterizada pela associação artrite-psoríase.

A apresentação e o curso clínico não são homogêneos, incluindo pacientes com características da AIJ oligoarticular FAN/ANA positivo, ou com manifestações das espondiloartropatias. A artrite precede o aparecimento da psoríase na maioria dos casos. Há acometimento de poucas articulações, assimétrica de grandes e pequenas articulações, como joelhos e pequenas articulações das mãos e pés e, mais raramente, com sacroileíte. Há frequentemente monoartrite, e a dactilite, edema articular e de tecidos periarticulares digitais, com aparência de "dedo em salsicha", é bastante sugestiva para o diagnóstico. A psoríase vulgar, lesões eritematosas bem delimitadas, nas superfícies extensoras dos cotovelos, antebraços, joelhos e interfalangianas, ocorre em aproximadamente 80% dos casos, e a onicólise ungueal ou *nail pitting* (erosões puntiformes ungueais) ocorre em 30% dos pacientes. A uveíte anterior é frequentemente assintomática, ocorrendo em até 20% dos casos. Pode haver atividade clínica sem elevação das provas inflamatórias e o HLA-B27 pode ser positivo, associando-se com sacroiliíte e uveíte.

AIJ sistêmica ou doença de Still e a síndrome de ativação macrofágica

A AIJ sistêmica tem características peculiares, tendo sido a primeira descrita por Still em 1847, correspondendo a 5-15% da AIJ, iniciando-se antes dos 10 anos de idade, sem predomínio de sexo. Há uma forma correspondente no adulto chamada de doença de Still do adulto. Caracteriza-

-se pela presença de febre diária por pelo menos 2 semanas e de padrão intermitente, com 1-2 picos diários acima de 39 °C, com queda súbita à normalidade ou hipotermia. Uma erupção eritematosa macular evanescente, em tronco e extremidades proximais, também conhecida com exantema (*rash*) reumatoide, é característica, e seu aparecimento coincidente com a febre, assim como com dermografismo de escarificação ou fenômeno de Köebner (Figura 1). A artrite tem curso variável, podendo ser simétrica e poliarticular, em joelhos, punhos, tornozelos, quadris e coluna cervical, ou estar ausente nas fases iniciais. Nesses casos, o diagnóstico não pode ser considerado definitivo até que a artrite esteja presente.

Além da febre e do exantema reumatoide, as manifestações extra-articulares caracterizam melhor a AIJ sistêmica em qualquer fase. Há sinais constitucionais como anorexia, perda de peso, fadiga e toxemia durante o período febril, com melhora rápida nos períodos afebris. Há serosite, sendo a pericardite típica, manifestando-se por taquicardia, atrito pericárdico, taquipneia, dor torácica e dispneia. Complicações como tamponamento pericárdico, pericardite constritiva, miocardite e endocardite são bastante raras. A pleurite assintomática pode ocorrer isoladamente ou associada a pericardite. Linfonodomegalia e esplenomegalia são sinais importantes nos primeiros anos. Hepatomegalia ocorre em menor frequência, geralmente moderada, contudo grandes volumes podem sugerir a presença de amiloidose secundária, habitualmente com proteinuria, uma complicação extra-articular grave e muito descrita no passado mediante inflamação sistêmica persistente e não controlada.

Os exames laboratoriais evidenciam processo inflamatório sistêmico exuberante, com anemia, leucocitose e plaquetose, elevação das provas de fase aguda, incluindo VHS e PCR muito elevadas. Na maioria dos casos, FR e ANA/FAN são negativos. Derrame pleural e pericárdico podem ser mais bem caracterizados por imagem, por meio da radiografia de tórax e ecocardiograma.

Síndrome de ativação macrofágica

A síndrome de ativação macrofágica (SAM) é a principal complicação da AIJ sistêmica e de outras doenças sistêmicas e autoinflamatórias, elucidando os mecanismos da tempestade de citocinas em processos inflamatórios agudos, sendo considerada uma forma secundária de linfo-histiocitose hemofagocítica (HLH). Acredita-se que haja um defeito hereditário da imunorregulação predispondo à proliferação histiocítica em resposta a atividade inflamatória persistente e mediante agentes infecciosos como vírus, bactérias ou drogas. As citocinas pró-inflamatórias, como IL-1, IL-6 e IL-18 e interferon-gama, causam a ativação maciça de macrófagos e a tempestade de citocinas, sendo responsáveis pela disfunção de múltiplos órgãos e alto risco de morbimortalidade. A SAM cursa com função deficiente de linfócitos NK, impedindo que esses linfócitos citotóxicos atuem contra linfócitos ativados e macrófagos, amplificando a alça de inflamação e ativação linfocitária e macrofágica.

A SAM se caracteriza por uma mudança no padrão de febre para persistente, adenomegalia, exantema e hepatoesplenomegalia, com possível evolução para insuficiência hepática aguda, sangramentos e icterícia, como manifesta-

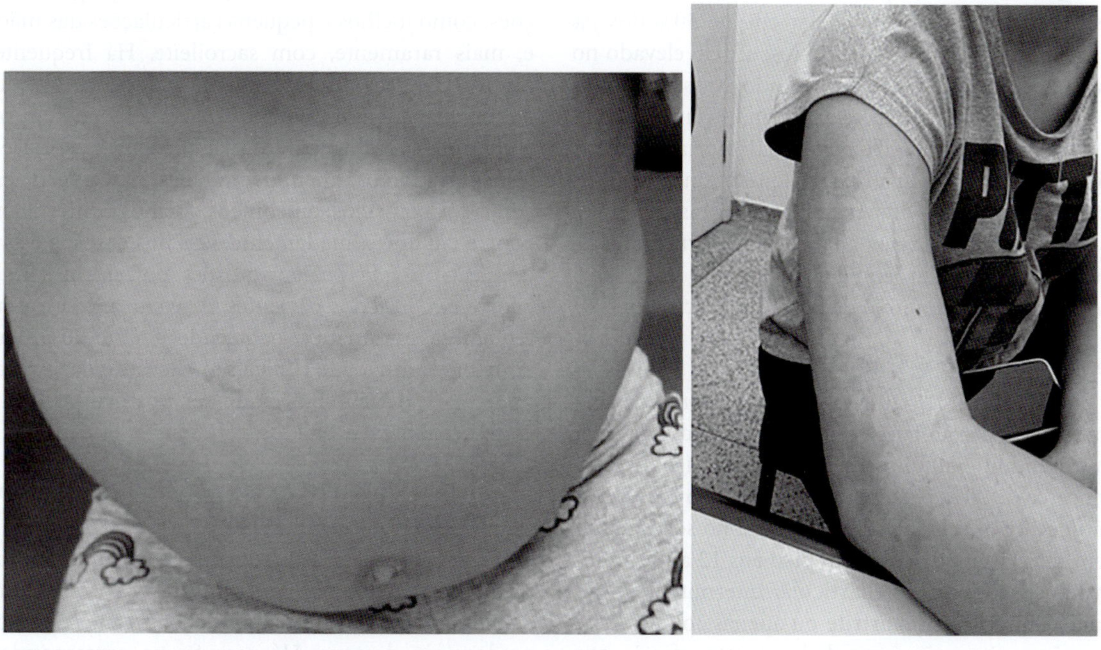

Figura 1 Exantema reumatoide, em tronco e membros, com fenômeno de Köebner, em pacientes com AIJ sistêmica.

ções de uma coagulopatia em evolução, podendo caracterizar a coagulação intravascular disseminada. Há sinais de inflamação sistêmica, com a ferritina sérica elevada, associada a plaquetopenia, aumento nas transaminases e redução do nível de fibrinogênio. No mielograma, há evidência de macrófagos ativados ou histiócitos com eritrócitos em grânulos fagocíticos característicos. As diretrizes diagnósticas para SAM na AIJ sistêmica foram recentemente publicadas (Quadro 1).[6]

PATOGÊNESE

Há evidências de que processos infecciosos possam desencadear AIJ em indivíduos geneticamente predispostos, como o maior número de casos em crianças com erros inatos de imunidade como a deficiência seletiva de IgA, hipogamaglobulinemia ou deficiência de componentes do sistema complemento. A AIJ tem base autoimune e cursa com inflamação da sinóvia, caracterizada por aumento da vascularização e infiltração de linfócitos T, macrófagos, células dendríticas, linfócitos B e NK, causando derrame articular, dano ósseo e cartilaginoso.[7]

A persistência ou remissão da artrite está relacionada com níveis elevados de células T reguladoras, especializadas em contrabalançar a inflamação. Linfócitos B circulantes secretam citocinas que ativam os linfócitos T diferenciados e plasmócitos, secretam autoanticorpos, o FR, antipeptídeo cítrico-citrulinado (CCP) e ANA ou FAN, que são seus principais descritores laboratoriais. A AIJ sistêmica tem em comum com as doenças autoinflamatórias níveis séricos muito elevados de IL1-beta, IL6 e IL18, que causam a inflamação sistêmica e comprometem o crescimento e o desenvolvimento.

A AIJ está ligada aos polimorfismos genéticos. Entre os genes associados, o HLA-B27 associa-se com a artrite relacionada à entesite, A*02 com a AIJ oligoarticular, DRB1*11, DQB1 com AIJ poliarticular-FR negativo, DR4 com a AIJ poliarticular-FR positivo. Entre os genes de citocinas-quimiocinas, o da IL10 associa-se com oligoartrite, IL6 com a forma sistêmica e o receptor de IL23, CCL5 e TN-alfa com a artrite psoriásica. Os genes PTPN22, TRAF1, STAT4 e CD25 são importantes para o controle de ativação de células T, e as mutações MUNC13-4 e de perforina, na AIJ sistêmica, associam-se com desenvolvimento da SAM.

Quadro 1 Critérios de classificação EULAR/ACR (2016) para síndrome de ativação macrofágica da artrite idiopática juvenil (AIJ) sistêmica

Paciente febril e
Ferritina > 684 ng/mL associada com pelo menos 2 dos seguintes parâmetros:
Plaquetas ≤ 181.000/mm³
Aspartato aminotransferase (AST) > 48U/L
Triglicérides > 156 mg/dL
Fibrinogênio ≤ 360 mg/dL

Fonte: Petty et al., 2004.

Pacientes com APsJ podem apresentar associação mista de HLA, sugerindo uma predisposição genética característica. A interleucina 17 (IL17 – células Th17) está implicada na patogênese da artrite psoriásica e da ARE. Também há disbiose intestinal e o papel potencial da microbiota intestinal "pró-artritogênica" em indivíduos geneticamente predispostos, com associação particular com antígenos HLA, bem como a imunidade celular aos proteoglicanos da cartilagem. O HLA-B27 ou seus peptídeos mimetizam antígenos microbianos, tornando-se alvo para células T CD8+ com anticorpos de reação cruzada, resultando em inflamação nas enteses. O pregueamento incorreto da cadeia pesada HLA-B27 no retículo endoplasmático poderia resultar em uma resposta inflamatória específica como nas espondiloartropatias. A patogênese da entesite envolve o infiltrado inflamatório de células CD8+ e CD14+ associados com a concentração elevada de TNF nas enteses e no osso subcondral, com reabsorção e neoformação óssea.

DIAGNÓSTICO DIFERENCIAL

O diagnóstico de AIJ é essencialmente clínico. O edema é característico da artrite, com dor e limitação dos movimentos, claudicação e eventualmente podendo ser indolor.

Entre os diagnósticos diferenciais, as infecções e neoplasias são os mais frequentes, e a artrite séptica deve ser considerada mediante uma criança com febre, dor e edema importantes em uma única articulação (monoartrite). Devem-se considerar neoplasias se houver dor óssea, dor difusa em membros, especialmente noturna. A febre reumática deve ser considerada mediante padrão migratório da artrite e sopro, assim como outras infecções menos frequentes ou oportunistas (Quadro 2).

IMAGEM

As radiografias permanecem o padrão-ouro para identificar o dano estrutural e anormalidades do crescimento ósseo. A ressonância nuclear magnética é o método de imagem que identifica a inflamação ativa na membrana sinovial, especialmente para as articulações temporomandibular, quadris, sacrilíacas e intervertebrais. A vantagem sobre a radiografia simples é a visualização da sinóvia, cartilagem articular e alterações erosivas ósseas iniciais e no edema ósseo, tornando o exame acurado para as articulações sacrilíacas.

A ultrassonografia articular tem vantagens por ser não invasiva, de realização rápida, de menor custo, capacidade de avaliar múltiplas articulações ao mesmo tempo, reprodutível e segura e com boa aceitação por pacientes pediátricos na identificação de sinovite e tenossinovite. Contudo, depende de operador bem treinado, interpretação especializada, e parâmetros normativos por idade e sexo

Quadro 2 Diagnóstico diferencial da artrite idiopática juvenil

- Infecções:
  - Septicemia.
  - Endocardite bacteriana.
  - Brucelose.
  - Febre tifoide.
  - Leishmaniose.
  - Infecções virais.
- Neoplasias:
  - Leucemia.
  - Linfoma.
  - Neuroblastoma.
- Febre reumática.
- Lúpus eritematoso sistêmico juvenil.
- Síndrome de Kawasaki.
- Doença inflamatória intestinal.
- Doença de Castleman.
- Sarcoidose.
- Síndromes autoinflamatórias.

precisam ser estabelecidos. Há utilidade para avaliar as articulações de forma dinâmica, durante o movimento, guiar aplicação intra-articular de medicamentos, avaliar estruturas periarticulares e tendões.

BIOMARCADORES

Diversos biomarcadores foram identificados para a classificação da AIJ (Quadro 3).[8] Os biomarcadores mais utilizados na prática para classificação, atividade inflamatória e associações são: VHS, PCR, ferritina (SAM), FAN/ANA (uveíte), FR, anti-CCP e HLA B27.

TRATAMENTO

A abordagem ideal é multidisciplinar, incluindo a não farmacológica e a farmacológica.[4,5]

A abordagem não farmacológica compreende principalmente a psicossocial e funcional para restabelecer a capacidade funcional, mobilidade, atividade física e participação escolar, em atividades lúdicas que tenham impacto positivo no bem-estar e na qualidade de vida. A fisioterapia e terapia ocupacional podem restaurar a funcionalidade e a mobilidade, eventualmente com o uso de órteses para contraturas em flexão. Abordagens cirúrgicas, mais frequentes no passado, quando o tratamento farmacológico era tardio, incluíram a sinovectomia artroscópica utilizada em formas monoarticulares.

A abordagem farmacológica inicial é a sintomática, com anti-inflamatórios não esteroides (AINE), que são mais bem tolerados na criança, com o papel dos antiácidos e inibidores de bomba de prótons na redução dos eventos adversos gastrintestinais.

Os glicocorticoides de ação prolongada para infiltração intra-articular, como o hexacetonida de triancinolona, são frequentemente indicados na forma oligoarticular para alívio rápido dos sintomas inflamatórios e restabelecimento funcional, precedendo medicações antirreumáticas sistêmicas (Quadro 4).[9] A administração de glicocorticoides sistêmicos é restrita à forma sistêmica com atividade sistêmica persistente, tais como a febre não responsiva aos AINE, anemia, miocardite, pericardite e a SAM, na forma de pulso de metilprednisolona (10-30 mg/kg/dose por 1-3 dias consecutivos), seguido por dose alta de prednisolona ou prednisona 1-2 mg/kg/dia. Doses baixas e intermediárias de prednisona/prednisolona (< 0,5 mg/kg/dia) podem ser consideradas na forma poliarticular no início do tratamento, até que a droga antirreumática modificadora de doença (DMARD) estabeleça seu efeito pleno. Deve-se ter certeza do diagnóstico da AIJ, além da exclusão obrigatória de neoplasias e artrite séptica/osteomielite antes da introdução de glicocorticoides.

Quadro 3 Biomarcadores na artrite idiopática juvenil (AIJ)[8]

	Associação clínica
Fator reumatoide	Maior risco de progressão com dano estrutural e erosões ósseas; frequência de 8-20% na AIJ poliarticular, ausente nos demais subtipos
Anti-CCP	Na AIJ poliarticular FR+ confere maior risco de cronicidade e erosões ósseas; frequência de 8% na AIJ poliarticular FR–, 74% na poliarticular FR+, 19% na oligoarticular e 13% na sistêmica
ANA/FAN	Associação com uveíte; frequência de 0-15% na AIJ poliarticular, 30-80% na oligoarticular, 2% na sistêmica
HLA-B27	Associação com sacroileíte; frequência de 90% na ARE, 66% na artrite psoriásica, 26% na poliarticular FR–, 16% na poliarticular FR+, 10% na oligoarticular, 0% na sistêmica
TNF-alfa sérico	Maior gravidade e cronicidade e falha ao tratamento com metotrexato
S100A8/A9	Biomarcador da atividade da doença subclínica, indicando as recidivas da AIJ após a interrupção da medicação
Interleucina 18	Marcador de AIJ sistêmica com atividade sistêmica
ADA-2	Atividade sérica associada a SAM na AIJ

AIJ: artrite idiopática juvenil; anti-CCP: antipeptídeo cíclico citrulinado; SAM: síndrome de ativação macrofágica; FAN: fator antinuclear; ANA: anticorpos antinucleares; S100A8/A9: S100 *calcium-binding protein* A8/A9; ADA-2: adenosina deaminase 2; ARE: artrite relacionada a entesite.

Quadro 4 Drogas utilizadas no tratamento da artrite idiopática juvenil (AIJ)

Agente	Dose	Contraindicação	Eventos adversos
		AINE	
Aspirina	50-80 mg/kg/dia (2-4x/dia)	Hipersensibilidade aos salicilatos, úlcera gastrintestinal, colite ulcerativa, anemia hemolítica por deficiência de G6PD, plaquetopenia	Gastrite, zumbidos, salicismo, aumento de transaminases hepáticas
Indometacina	1,5-3 mg/kg/dia (2x/dia)	Hipersensibilidade a droga, outros AINE e AAS, sangramento retal recente	Cefaleia, náuseas, vômitos
Ibuprofeno	30-40 mg/kg/dia (3-4x/dia)	Hipersensibilidade a droga, outros AINE e AAS	Náuseas, irritação gástrica, equimoses
Naproxeno*	10-20 mg/kg/dia (2x/dia)	Hipersensibilidade a droga, outros AINE e AAS, sangramento, úlcera péptica, doença hepática, insuficiência renal	* Toxicidade induzida pela luz solar do tipo pseudoporfiria em crianças de pele clara
Diclofenaco	2-3 mg/kg/dia (3x/dia)	Hipersensibilidade a droga e AAS, sangramento gastrintestinal, insuficiência renal	Aumento de transaminases, erupções cutâneas
Piroxicam	0,2-0,3 mg/kg/dia (1x/dia)	Hipersensibilidade aos salicilatos, úlcera gastrintestinal, colite ulcerativa, sangramento	Gastrite, hematúria, leucocitúria
Meloxicam	0,25 mg/kg/dia (1x/dia)	Hipersensibilidade a droga, outros AINE e AAS, insuficiência renal	Gastrite, hematúria, leucocitúria
		Drogas antirreumáticas modificadoras de doença	
Metotrexato	10-15 mg/m²/semana, vias oral e subcutânea (máximo 25 mg/dose)	Disfunção hepática, renal, hematopoiética, infecção ativa, gravidez e lactação	Náusea, vômito, anorexia, elevação de transaminases, mielodisplasia, teratogênese
Sulfassalazina	• 50 mg/kg/dia. • 2-3 doses diárias (máx. 2g/dia).	Hipersensibilidade aos salicilatos e artrite sistêmica	Reações alérgicas, intolerância gastrintestinal, mielossupressão
Leflunomida	• < 20 kg: – Dose de ataque 100 mg 1 dia. – Manutenção: 10 mg em dias alternados. • 20-40 kg: – Dose ataque: 100 mg 2 dias. – Manutenção: 10 mg/dia. • > 40 kg: – Dose ataque: 100 mg 3 dias. – Manutenção: 20 mg/dia.	Imunodeficiência, disfunção de eritropoiese, infecções, insuficiência hepática, hipoproteinemia, gravidez e lactação	Sintomas gastrintestinais, reações alérgicas, elevação de transaminases, alterações hematológicas, teratogênese
Ciclosporina	• 3-5 mg/kg/dia. • níveis séricos < 125-75 mcg/mL.	Insuficiência renal, hipertensão, infecções	Hipertensão arterial, nefrotoxicidade, depleção de cálcio e magnésio, câimbras musculares, hirsutismo, hiperplasia gengival
		Biológicos	
Etanercepte (proteína de fusão do receptor de TNF alfa)	• 0,8 mg/kg 1x/semana. • Máx. 50 mg/doce. • Via subcutânea.	Hipersensibilidade, sepse, tuberculose ativa, risco de neoplasias	
Adalimumabe (anticorpo monoclonal anti-TNF-alfa humanizado)	• < 30 kg 20 mg a cada 2 semanas. • > 30 kg 40 mg a cada 2 semanas. • SC.	Hipersensibilidade, sepse, tuberculose ativa, risco de neoplasias	
Infliximabe (anticorpo monoclonal anti-TNF-alfa quimérico)	• 6 mg/kg/dose, intravenoso. • 0, 2 e a cada 6 semanas Uveíte: doses até 20 mg/kg/dose.	Hipersensibilidade, sepse, tuberculose ativa, câncer	
Golimumabe (anticorpo monoclonal anti-TNF-alfa humanizado)	• Ensaio clínico NCT 01230827. • (50 mg a cada 4 semanas) SC. • (50 mg a cada 8 semanas) IV.	Hipersensibilidade, sepse, tuberculose ativa, câncer	

(continua)

Quadro 4 Drogas utilizadas no tratamento da artrite idiopática juvenil (AIJ) (*continuação*)

Agente	Dose	Contraindicação	Eventos adversos
	Biológicos		
Certolizumabe- pegol (anticorpo monoclonal anti-TNF-alfa humanizado Fab – PEG)	• Ensaio clínico NCT 01550003. • AR- 400mg 0, 2 e a cada 4 semanas. • AIJ- 200 mg/semana ou • 200/400 mg 0, 2 e a cada 4 semanas. • SC.	Hipersensibilidade, sepse, tuberculose ativa, câncer	
Abatacepte (bloqueio de co-estimulação moduladora CD 80/86-CTLA4)	• 10 mg/kg/dose intravenoso. • 0, 2, 4 e a cada 4 semanas (máx. 1.000 mg).	Hipersensibilidade, sepse	
Canaquimumabe (anticorpo monoclonal humanizado anti IL-1 beta)	• 4 mg/kg/dose. • Máx. 300 mg a cada 4 semanas. • SC.	Hipersensibilidade, sepse	Infecções de vias aéreas superiores, diarreia, náuseas, vômitos, cefaleia, dor musculoesquelética, ganho de peso, leucopenia
Tocilizumabe (anticorpo monoclonal humanizado anti IL-6)	IV: • AIJ sistêmica: < 30 kg 12 mg/kg a cada 2 semanas. • 30 kg 8 mg/kg a cada 2 semanas. • AIJ poliarticular: • < 30 kg 10 mg/kg a cada 4 semanas. • 30 kg 8 mg/kg a cada 4 semanas. SC: • AIJ sistêmica: < 30 kg 162 mg a cada 2 semanas. – ≥ 30 kg 162 mg 1x/semana. • AIJ poliarticular: < 30 kg 162 mg a cada 3 semanas. – ≥ 30 kg 162 mg a cada 2 semanas.	Hipersensibilidade, sepse	Infecções de vias aéreas superiores, cefaleia, elevação de ALT, dor abdominal, gastroenterite, vertigem, leucopenia
Tofacitinibe (inibidor da quinase de JANUS-JAK)	AIJ poliarticular: • 10-20 kg 3,2 mg 2x/dia. • 20-40 kg 4 mg 2x/dia. • ≥ 40 kg 5 mg 2x/dia.	Sepse	Infecções de vias aéreas superiores, cefaleia, diarreia, hipertensão

AINE: anti-inflamatórios não esteroides; SC: subcutâneo; IV: intravenoso; AIJ: artrite idiopática juvenil; AAS: ácido acetilsalicílico.

O metotrexato (MTX) é o DMARD mais utilizado, com eventos adversos controláveis por meio de monitorização laboratorial, hemograma, transaminases e creatinina, além da suplementação de ácido fólico, que é protetor para função hepática, controle de sintomas gastrintestinais, como náuseas, vômitos e aftas orais. Contudo, a resposta é variável dentro de todo o espectro e formas de apresentação, com cerca de 30% dos pacientes não responsivos ao MTX como monoterapia. O leflunomida tem perfil similar de segurança e efetividade, podendo ser alternativa em caso de intolerância ao MTX.

Os agentes biológicos tiveram impacto positivo importante na funcionalidade e qualidade de vida, crescimento e preservação de massa óssea, prevenindo a progressão do dano estrutural e possibilitando alcançar o *status* de doença inativa em 50% dos pacientes. Todos os anti-TNF mostraram eficácia, quando administrados nas fases iniciais da AIJ, utilizados em combinação com o MTX e/ou prednisona. Mais recentemente, provaram ser eficazes nas espondiloartropatias e artrite psoriásica e especialmente na uveíte.

Os portadores de AIJ sistêmica, sobretudo com atividade sistêmica e nas fases iniciais da doença, respondem rápida e efetivamente ao bloqueio de IL1 e ao bloqueio de IL6, mas são refratários aos anti-TNF. O tratamento com agentes biológicos trouxe grande progresso para o controle da artrite e sinais sistêmicos relacionados com a AIJ. Contudo, seu acesso pode ser limitado pelo alto custo.

Uma monitorização cautelosa deve acompanhar todo o tratamento. Há registros internacionais de farmacovigilância, sobretudo para monitorização de eventos adversos, incluindo eventos graves como infecções e infecções oportu-

nistas, tuberculose, neoplasias, doenças desmielinizantes e fenômenos autoimunes ou outras doenças autoimunes (sarcoidose, doença de Crohn, colite ulcerativa). O potencial de os anti-TNF induzirem neoplasias é incerto. O uso de tocilizumabe (anti-IL6) em diferentes registros acompanha-se de maior frequência de infecções, neutropenia e SAM, fatores associados intrinsecamente à forma sistêmica.

PROGNÓSTICO

Uma nova era surgiu com o advento do tratamento biológico há 20 anos. Com o reconhecimento e o tratamento mais precoces da AIJ, o desfecho e prognóstico têm sido muito melhores na proporção de pacientes que atingem o *status* de doença inativa e a remissão clínica, com ou sem medicação. O risco de dano estrutural e consequentemente o pior prognóstico relaciona-se com atraso de diagnóstico e tratamento, sobretudo para aqueles com acesso limitado ou que não tiverem boa adesão ao tratamento com atividade inflamatória não controlada.[3]

UVEÍTE ASSOCIADA COM AIJ

A AIJ associa-se com o risco de desenvolver uveíte/iridociclite anterior crônica assintomática, como causa de perda visual, catarata e glaucoma. O exame oftalmológico de vigilância por meio da biomicroscopia ou o exame da lâmpada de fenda e visualização de exsudato inflamatório na câmara anterior do olho pelo oftalmologista é necessário como parte da rotina de cuidados em todos os pacientes com AIJ, visando ao diagnóstico e intervenção precoces e minimizando as chances de complicação e sequelas. A incidência é elevada, afetando em cerca de 10% dos casos de AIJ, sendo o grupo de maior risco o oligoarticular, com início antes dos 5 anos, com ANA/FAN positivo, variando de 35-57%. Cerca de 40% são identificados na primeira visita ao oftalmologista, e a duração da inflamação ocular é persistente. O acometimento da retina e a maculopatia estão associados com o pior prognóstico. A abordagem deve ser feita em conjunto com o oftalmologista, com monitorização periódica a cada 3-6 meses, a depender da forma de inicio da AIJ. [Recomenda-se a leitura adicional da seção de Oftalmologia, onde serão abordados as uveítes autoimunes e seu tratamento.]

REFERÊNCIAS BIBLIOGRÁFICAS

1. Petty RE, Southwood TR, Manners P, Baum J, Glass DN, Goldenberg J, et al. International League of Associations for Rheumatology classification of juvenile idiopathic arthritis: second revision, Edmonton 2001. J Rheumatol. 2004; 31:390-2.
2. Thyerry S, Fautrel B, Lemelle I, Guillemin F. Prevalence and incidence of juvenile idiopathic arthritis: a systematic review. J Bone Spine. 2014;81:112-7.
3. Consolaro A, Giancane G, Alongi A, van Dijkhuizen EHP, Aggarwal A, Al-Mayouf SM, et al. Phenotypic variability and disparities in treatment and outcomes of childhood arthritis throughout the world: an observational cohort study. Lancet Child Adolesc Health. 2019 Feb 25. Disponível em: http://dx.doi.org/10.1016/S2352-4642(19)30027-6.
4. Giancane G, Consolaro A, Lanni S, Davì S, Schiappapietra B, Ravelli A. Juvenile idiopathic arthritis: diagnosis and treatment. Rheumatol Ther. 2016;3:187-207.
5. Giancane G, Alongi A, Ravelli A. Update on the pathogenesis and treatment of juvenile idiopathic arthritis. Curr Opin Rheumatol. 2017;29:523-9.
6. Ravelli A, Minoia F, Davi S, Horne AC, Bovis F, Pistorio A, et al. 2016 Classification criteria for macrophage activation syndrome complicating systemic juvenile idiopathic arthritis: a European League Against Rheumatism/American College of Rheumatology/Paediatric Rheumatology International Trials Organisation Collaborative Initiative. Arthritis Rheumatol. 2016;68:566-76.
7. Mellins ED, Macaubas C, Grom AA. Pathogenesis of systemic juvenile idiopathic arthritis: some answers, more questions. Nat Rev Rheumatol. 2011;7:416e26.
8. Duurland CL, Wedderburn LR. Current developments in the use of biomarkers for juvenile idiopathic arthritis. Curr Rheumatol Rep. 2014;16(3):406.
9. Petty RE, Laxer RM, Lindsley CB. Textbook of pediatric rheumatology. 8.ed. Philadelphia: Elsevier; 2020.

CAPÍTULO 3

LÚPUS ERITEMATOSO SISTÊMICO JUVENIL, LÚPUS INDUZIDO POR DROGAS E LÚPUS NEONATAL

Clovis Artur Almeida da Silva
Vânia Oliveira Carvalho

AO FINAL DA LEITURA DESTE CAPÍTULO, O PEDIATRA DEVE ESTAR APTO A:

- Reconhecer o diagnóstico, espectro clínico e alterações laboratoriais do lúpus eritematoso sistêmico juvenil, lúpus induzido por drogas e lúpus neonatal.
- Conhecer o tratamento do lúpus eritematoso sistêmico juvenil, lúpus induzido por drogas e lúpus neonatal.

LÚPUS ERITEMATOSO SISTÊMICO JUVENIL

Lúpus eritematoso sistêmico juvenil (LESJ) é o protótipo de uma doença autoimune, crônica e inflamatória sistêmica que acomete crianças e adolescentes até 18 anos, com predomínio do sexo feminino em relação ao masculino em todas as faixas etárias. Essa doença é caracterizada por acometimento simultâneo ou evolutivo de vários órgãos e sistemas. As principais características do LESJ são a variabilidade das manifestações clínicas e a produção de múltiplos autoanticorpos.[1,2]

Sua causa é multifatorial e ainda desconhecida. As alterações nos mecanismos imunorreguladores (imunidade inata e adquirida), herança genética (poligênica ou monogênica), infecções virais (como vírus de Epstein-Barr), drogas, imunodeficiências primárias (como deficiências congênitas de complemento), fatores hormonais (como estrógeno) e ambientais (como raios ultravioleta, poluentes atmosféricos) são responsáveis pelo desencadeamento da doença.[1-5]

O diagnóstico de LESJ é realizado pelo conjunto de manifestações clínicas, exames sorológicos e laboratoriais, biópsias dos órgãos acometidos e outros procedimentos.[6]

Dois critérios de classificação para o diagnóstico de LESJ são utilizados na prática clínica.[6,7] Os critérios de classificação do American College of Rheumatology (ACR) incluem definições padronizadas.[6] Para o diagnóstico de LESJ é necessária a presença de 4 ou mais dos 11 critérios, concomitante ou sequencialmente, durante qualquer intervalo de tempo (Quadro 1). Esse tem sido o critério mais utilizado na prática diária da reumatologia pediátrica, assim como em pesquisas clínicas e estudos com novos fármacos.[1,2,6]

Outro critério de classificação para o diagnóstico de LESJ (critério do SLICC - Systemic Lupus International Collaborating Clinics) foi desenvolvido e validado para a população de LESJ.[7] Para o diagnóstico de LESJ é mandatória a presença de 4 ou mais dos 17 critérios, concomitante ou sequencialmente, durante qualquer intervalo de tempo, e com pelo menos um critério clínico e um critério imunológico (Quadros 2 e 3). Além disso, nessa classificação, o paciente pode ser diagnosticado como LESJ se apresentar nefrite isolada com um dos autoanticorpos: fator antinuclear (FAN) ou anticorpo anti-DNA de dupla hélice positivo. O critério de classificação do SLICC comparado ao critério de classificação do ACR é mais sensível para o diagnóstico de LESJ, contudo menos específico.[1,2,7] Assim sendo, devem-se também considerar outros diagnósticos diferenciais quando se utilizar o critério de classificação do SLICC para o diagnóstico de LESJ.

Existe um terceiro critério de classificação (critério do European League Against Rheumatism - EULAR/ACR) que foi recentemente validado no LESJ,[8] porém para utilização na prática clínica serão necessários mais estudos multicêntricos e internacionais com maior número de pacientes com LESJ.

Sinais e sintomas constitucionais e inespecíficos são frequentes como primeiras manifestações da doença, tais como: febre, anorexia, perda de peso, fadiga, linfadenopatia difusa, hepatomegalia e esplenomegalia. O acometimento cutâneo ocorre em até 80% dos pacientes com LESJ, variando de eritema malar (Figura 1), fotossensibi-

Quadro 1 Critérios de classificação do American College of Rheumatology (ACR) para o diagnóstico de lúpus eritematoso sistêmico juvenil (LESJ)

Critérios
1. **Eritema ou *rash* malar.**
2. **Eritema ou *rash* discoide.**
3. **Fotossensibilidade.**
4. **Úlceras de mucosa (oral ou nasal evidenciada pelo médico).**
5. **Artrite não erosiva.**
6. **Pleurite ou pericardite.**
7. **Nefrite:** • Proteinúria persistente ou superior a 0,5 g/dia ou • Cilindrúria (cilindros hemáticos, hemoglobínicos, granulares, tubulares ou mistos).
8. **Doença neuropsiquiátrica:** • Psicose (excluindo-se drogas e distúrbios metabólicos) ou • Convulsão (excluindo-se drogas e distúrbios metabólicos).
9. **Doença hematológica:** • Anemia hemolítica com reticulocitose em duas ou mais ocasiões ou • Leucopenia (leucócitos abaixo de 4.000/mm^3) em duas ou mais ocasiões ou • Linfopenia (linfócitos abaixo de 1.500/mm^3) em duas ou mais ocasiões ou • Plaquetopenia (plaquetas inferiores a 100.000/mm^3) na ausência de drogas indutoras de trombocitopenia
10. **Alterações imunológicas:** • Presença de anticorpo anti-DNA de dupla hélice ou • Presença de anticorpo anti-Sm ou • Presença de anticorpo antifosfolípide: anticardiolipina IgG ou IgM, ou anticoagulante lúpico ou • VDRL falso-positivo
11. **FAN positivo.**

Para o diagnóstico de LESJ é necessária a presença de 4 ou mais dos 11 critérios, simultaneamente ou evolutivamente, durante qualquer intervalo de tempo.
FAN: fator antinúcleo.
Fonte: Hochberg MC., 1997.[6]

Quadro 2 Critérios clínicos de classificação do SLICC (Systemic Lupus International Collaborating Clinics) para diagnóstico de lúpus eritematoso sistêmico juvenil (LESJ)

Critérios clínicos
1. **Lúpus cutâneo agudo** Inclui um dos seguintes: eritema malar, lúpus bolhoso, necrólise epidérmica tóxica, eritema maculopapular, fotossensibilidade (na ausência de dermatomiosite), lúpus cutâneo subagudo (lesões psoriasiformes não enduradas ou lesões anulares policíclicas que resolvem sem deixar cicatriz, apesar de ocasionalmente ocorrer despigmentação pós-inflamatória ou telangiectasias).
2. **Lúpus cutâneo crônico** Inclui um dos seguintes: lúpus discoide clássico (localizado – acima do pescoço, generalizado – acima e abaixo do pescoço), lúpus hipertrófico (verrucoso), paniculite lúpica (lúpus profundo), lúpus mucoso, lúpus túmido, lúpus pérnio, lúpus discoide/superposição com líquen plano.
3. **Úlceras orais ou nasais** Localizadas no palato, boca, língua ou narinas na ausência de outras causas como vasculite, doença de Behçet, infecções (como herpes), doença inflamatória intestinal, artrite reativa e alimentos ácidos.
4. **Alopecia** Afilamento difuso ou fragilidade capilar com cabelos quebradiços visíveis na ausência de outras causas, como alopecia areata, drogas, deficiência de ferro e alopecia androgênica.
5. **Artrite** Envolvimento de duas ou mais articulações. Edema ou derrame articular ou artralgia em duas ou mais articulações e rigidez matinal de 30 minutos ou mais.
6. **Serosite (pleurite ou pericardite)** Dor pleurítica por mais de um dia ou derrame pleural ou atrito pleural, dor pericárdica típica (dor em posição deitada que melhora ao se sentar com o tronco para a frente) por mais de um dia ou efusão pericárdica ou atrito pericárdico ou eletrocardiograma com sinais de pericardite. Na ausência de outras causas, como infecções, uremia ou pericardite de Dressler.
7. **Nefrite** Relação entre proteína e creatinina urinárias (ou proteinúria de 24 horas) com mais de 500 mg de proteína em 24 horas ou presença de cilindros hemáticos.

(continua)

Quadro 2 Critérios clínicos de classificação do SLICC (Systemic Lupus International Collaborating Clinics) para diagnóstico de lúpus eritematoso sistêmico juvenil (LESJ) (*continuação*)

Critérios clínicos
8. Neuropsiquiátrico Inclui um dos seguintes: convulsão, psicose, mielite, mononeurite múltipla (na ausência de outras causas como vasculite primária), neuropatia periférica ou de nervos cranianos (na ausência de outras causas como vasculite primária, infecção e diabetes *mellitus*), estado confusional agudo (na ausência de outras causas como toxicometabólicas, uremia e drogas).
9. Anemia hemolítica
10. Leucopenia < 4.000/mm³ ou linfopenia < 1.000/mm³ **Leucopenia** (na ausência de outra causa conhecida como síndrome de Felty, drogas ou hipertensão) ou **Linfopenia** (na ausência de outra causa conhecida como glicocorticoides, drogas e infecções).
11. Plaquetopenia < 100.000/mm³ Na ausência de outra causa conhecida como drogas, hipertensão portal e púrpura trombocitopênica trombótica.
Para o diagnóstico de LESJ são necessários 4 ou mais dos 17 critérios, simultaneamente ou evolutivamente, durante qualquer intervalo de tempo (Quadro 3). Para esse critério é necessário pelo menos um critério clínico (Quatro 3).

Fonte: Petri M et al., 2017.[7]

Quadro 3 Critérios imunológicos de classificação do SLICC (Systemic Lupus International Collaborating Clinics) para diagnóstico de lúpus eritematoso sistêmico juvenil (LESJ)

Critérios imunológicos
1. Fator antinuclear (FAN) Acima dos valores de referência
2. Anticorpo anti-DNA dupla hélice Acima dos valores de referência, exceto a técnica de ensaio imunoenzimático (ELISA) acima de duas vezes o valor de referência
3. Anticorpo anti-Sm
4. Anticorpo antifosfolípide – qualquer um dos seguintes autoanticorpos: • Anticoagulante lúpico. • VDRL falso positivo. • Anticardiolipina em médios ou altos títulos (IgA, IgG ou IgM). • Antibeta-2 glicoproteína I (IgA, IgG ou IgM).
5. Redução sérica do complemento • C3 baixo. • C4 baixo. • CH50 baixo.
6. Teste de Coombs direto positivo Na ausência de anemia hemolítica
Para o diagnóstico de LESJ são necessários 4 ou mais dos 17 critérios, simultaneamente ou evolutivamente, durante qualquer intervalo de tempo (Quadro 2). Para esse critério é necessário pelo menos um critério imunológico.

Fonte: Petri M et al., 2017.[7]

lidade, alopecia (Figura 2), aftas/úlceras orais (Figura 3) e nasais, urticária, bolhas a envolvimento crônico com sequelas (como lúpus discoide – Figura 4, paniculite lúpica etc.). Oligoartrite ou poliartrite aguda ou recorrente na apresentação da doença ocorre em até 70% dos pacientes com LESJ. O comprometimento articular é geralmente discreto, autolimitado e habitualmente sem deformidade articular.[1-5]

Derrame pleural, pleurite e/ou pericárdico podem ocorrer em até 30% dos casos. Estes são habitualmente discretos e raramente resultam em tamponamento cardíaco ou insuficiência respiratória aguda. As principais manifestações neuropsiquiátricas relacionadas ao diagnóstico do LESJ são cefaleia, distúrbios de humor, convulsões, doença cerebrovascular, psicose e coreia.[1-5]

No momento do diagnóstico, nefrite habitualmente é detectada nos exames urinários, como: proteinúria acima de 0,5 g/dia (46%), hematúria (44%), leucocitúria (33%) e cilindros urinários (21%). Leucopenia (taxa de leucócitos menor que 4.000/mm³), linfopenia (contagem de linfócitos menor que 1.500/mm³) e plaquetopenia (plaquetas abaixo de 100.000/mm³), na ausência de drogas ou infecções agu-

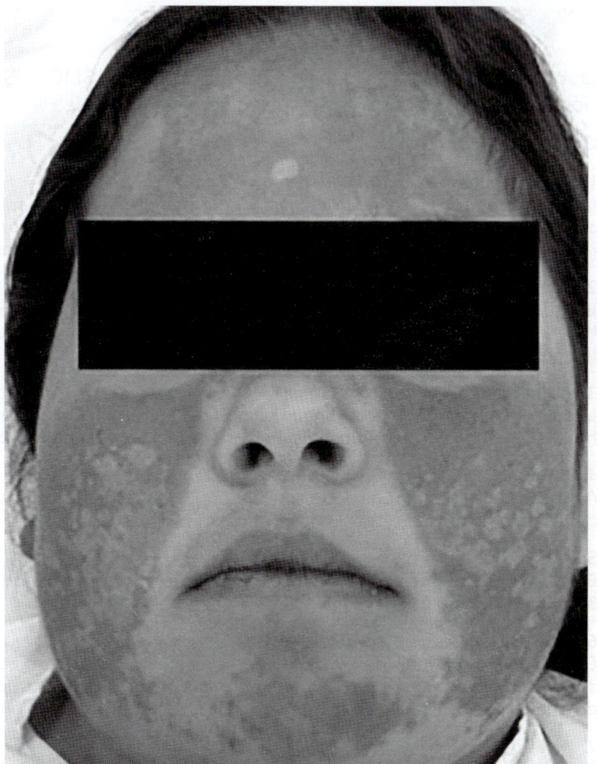

Figura 1 *Rash* malar: eritema e edema com distribuição que lembra as asas de uma borboleta.

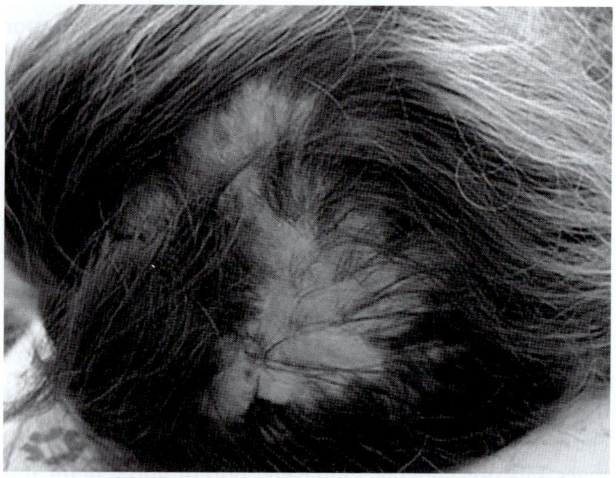

Figura 2 Placa discoide com alopecia cicatricial no couro cabeludo de paciente com LESJ.

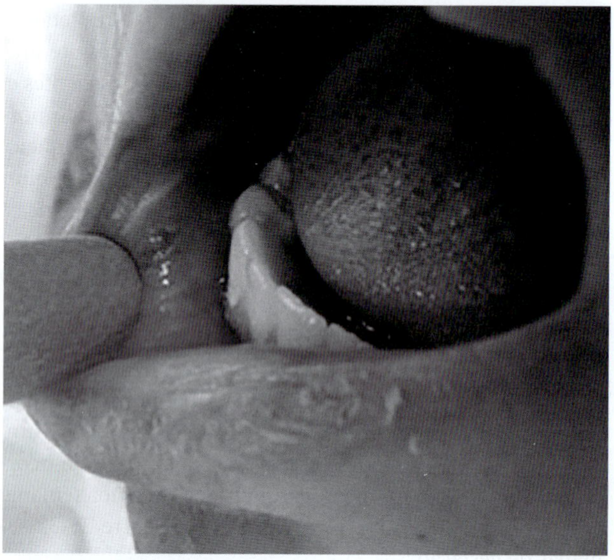

Figura 3 Afta na mucosa jugal.

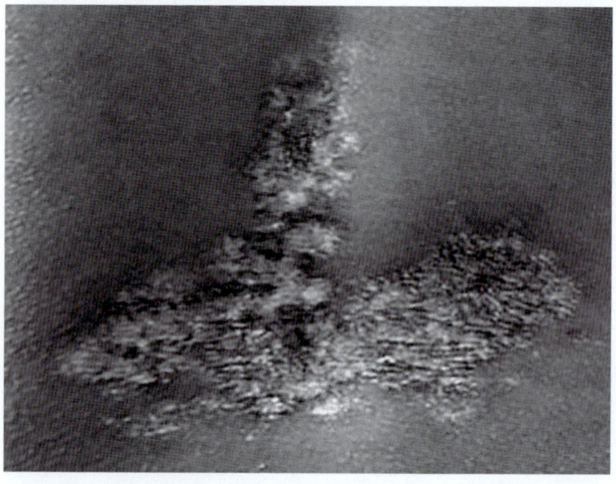

Figura 4 Placa eritematosa com área permanente de atrofia e hiperpigmentação em paciente com LESJ.
LESJ: lúpus erimatoso sistêmico juvenil.

das associadas, ocorrem em até 50% dos pacientes. Anemia hemolítica autoimune (com reticulocitose e teste de Coombs direto positivo) pode ser também primeira manifestação do LESJ.[1-5]

Síndrome do anticorpo antifosfolípide ou trombose autoimune é caracterizada por trombose acometendo artérias em qualquer região anatômica (como vasos cerebrais, causando acidente vascular isquêmico) ou veias (como trombose venosa profunda). Para confirmação dessa síndrome é necessária a presença de pelo menos um dos autoanticorpos antifosfolípides (anticardiolipina IgG ou IgM, anticoagulante lúpico ou antibeta 2 glicoproteína I IgG ou IgM).[5]

Um dos aspectos mais importantes no diagnóstico do LESJ é a presença de múltiplos autoanticorpos dirigidos contra proteínas nucleares e citoplasmáticas. Presença de FAN positivo (com títulos superiores a 1:80) é um critério imunológico que ocorre em quase 100% dos casos. Alguns autoanticorpos são específicos para o diagnóstico do LESJ, especialmente: anticorpos anti-DNA de dupla hélice, anti-Sm, antiproteína P ribossomal e/ou antinucleossomo. Outros autoanticorpos podem ser também encontrados no LESJ e estão associados às diferentes manifestações da doença, tais como anticorpos anti-RNP, anti-SSA/Ro, anti-SSB/La, anticoagulante lúpico e anticardiolipina IgG ou IgM.[1,2,5]

O tratamento do LESJ deve ser individualizado de acordo com as manifestações clínicas de cada paciente.[1,2] Proteção solar é indicada nos pacientes com fotossensibilidade e outras lesões cutâneas relacionadas à atividade da doença.[1,2] A prática de atividade física deve ser estimulada para todos os pacientes com LESJ. A dieta deve ser equilibrada, com níveis baixos de gordura e sal e ingestão adequada de cálcio. Cálcio e vitamina D estão indicados para prevenção da perda de massa óssea em todos os pacientes com LESJ que usam glicocorticoide. Hipertensão arterial deve ser prontamente tratada, e anti-hipertensivos (enalapril, losartan e/ou bloqueadores dos canais de cálcio) também devem ser utilizados.[1,2,5] A carteira de vacinação precisa ser sempre atualizada, e as vacinas de agentes vivos estão contraindicadas. Vacinas de agentes inativos devem ser indicadas, pois mostram resposta vacinal adequada com raros eventos adversos associados, assim como segurança adequada na reativação da doença.[2,3]

O tratamento deve ser sempre conduzido pelo reumatologista pediátrico, em conjunto com outros especialistas a depender dos órgãos acometidos, tais como dermatologista, nefrologista, neurologista, etc. Anti-inflamatórios não hormonais devem ser rigorosamente evitados em pacientes como LESJ, pelo risco de lesão renal irreversível. Os glicocorticoides controlam a maioria das manifestações do LESJ, particularmente com uso de prednisona ou prednisolona.[1,2] A pulsoterapia endovenosa com metilprednisolona é utilizada em pacientes com doença grave, ativa e sistêmica. As doses dos glicocorticoides devem ser progressivamente diminuídas e retiradas preferencialmente nos primeiros 6 meses a 2 anos da doença, evitando e minimizando os eventos adversos.[1-3]

Os antimaláricos devem ser indicados em todos os pacientes com LESJ, independentemente do órgão ou sistema acometido. Deve ser preferencialmente usada a hidroxicloroquina ou a cloroquina na falta daquela. Imunossupressores (azatioprina, metotrexato, micofenolato de mofetila, ciclosporina, tacrolimo e/ou ciclofosfamida endovenosa) e/ou imunobiológicos (gamaglobulina endovenosa, rituximabe e/ou belimumabe) habitualmente são necessários nas formas moderadas a graves do LESJ. Esses medicamentos devem ser prontamente indicados e individualizados de acordo com o paciente.[1-3]

O prognóstico dos pacientes com LESJ tem melhorado significantemente nas últimas décadas, com taxas de sobrevida de 10-15 anos acima de 90-95%. As causas mais importantes de mortalidade são infecção (que deve ser prontamente diagnosticada e tratada) e recidivas da doença. Adesão às consultas médicas e a equipe multiprofissional, assim como adesão ao tratamento, são fundamentais para o melhor prognóstico do paciente com LESJ, especialmente na faixa etária dos adolescentes.[1-5]

LÚPUS INDUZIDO POR DROGAS

Aproximadamente 10% dos casos do espectro lúpus têm lúpus induzido por drogas.[9] O lúpus induzido por drogas inclui manifestações clínicas e anormalidades laboratoriais relacionadas a exposição persistente ao medicamento e geralmente sem complicações graves.[10,11]

Os medicamentos mais frequentes associados ao lúpus induzido por drogas são antiarrítmicos (procainamida, quinidina), anti-hipertensivos (hidralazina), antimicrobianos (minociclina), anticonvulsivantes (carbamazepina, fenitoína) e bloqueadores de TNF-alfa (infliximabe, adalimumabe, etanercepte).[10,11] Desses medicamentos, o maior risco de lúpus induzido por drogas está associado ao uso de procainamida (15-20%) e hidralazina (8-13%).[10]

As características clínicas do lúpus induzido por drogas iniciam várias semanas, meses ou anos após a exposição à droga e tendem a melhorar após a descontinuação do medicamento indutor da doença. O envolvimento clínico do lúpus induzido por drogas inclui principalmente manifestações leves a moderadas da doença, como febre, fadiga, mialgia, artralgia, artrite, serosite e fenômeno de Raynaud.[10] A manifestação cutânea induzida por drogas mais frequente é o lúpus cutâneo subagudo, com raros casos relatados de lúpus crônico, como lúpus discoide.[12] Acometimento renal (< 5%), envolvimento neuropsiquiátrico, anormalidades hematológicas e hipocomplementemia foram raramente reportados.[9]

A presença de FAN positivo foi observada em 90-100% dos pacientes com lúpus induzido por drogas, particularmente com padrão homogêneo na imunofluorescência indireta. Os anticorpos anti-histonas são característicos do lúpus induzido por drogas, identificados em 90-95% dos pacientes, especificamente direcionando ao complexo-DNA e H2A-H2B.[9] Anticorpos anti-DNA de dupla hélice e anti-Sm são raramente observados no lúpus induzido por drogas.[9] O tratamento é semelhante ao usado no LESJ, habitualmente com período curto de imunossupressão.[1,2]

LÚPUS ERITEMATOSO NEONATAL

Lúpus eritematoso neonatal (LEN) é uma síndrome autoimune causada por passagem transplacentária de autoanticorpos maternos, principalmente anticorpo anti-Ro/SSA e anti-La/SSB, mas também anticorpo anti-U1RNP. Cerca de 50% das mães de crianças com LEN apresentam doença autoimune, particularmente LES, síndrome de Sjögren, doença mista do tecido conjuntivo e vasculite leucocitoclástica. Um aspecto importante é que cerca de 50% das mães são previamente saudáveis, porém apresentam um desses três autoanticorpos positivos. Esses anticorpos transferidos da mãe para o feto têm efeitos lesivos em diversos órgãos.

A apresentação clínica é influenciada por fatores fetais e ambientais com manifestações leves e transitórias até graves e fatais. Uma revisão sistemática reuniu 755 pacientes e em 58% deles o diagnóstico foi realizado no período pós-natal. As manifestações mais observadas foram: bloqueio cardíaco congênito (65,2%), lúpus cutâneo (33,1%), citopenias (15,5%), alterações hepáticas (10%), neurológicas (1%) e pulmonares (1%).[13]

O comprometimento cardíaco pode determinar lesões permanentes, como bloqueio cardíaco congênito completo e, até mesmo, ser fatal. O risco de ocorrência quando a mãe é anti-Ro/SSA positiva na primeira gestação é de 1-2%, e na segunda gestação chega a 18%, portanto todas as mães que tiveram filhos com LEN necessitarão de um pré-natal rigoroso. Nesses casos com maior risco de ocorrência seria ideal realizar ecocardiografia 1 vez por semana entre 16-26 semanas e 2 vezes por semana entre 26-32 semanas de gestação.[13]

O bloqueio cardíaco varia de leve, como o bloqueio cardíaco congênito de 1º ou 2º graus, com aumento do intervalo PR no eletrocardiograma, até formas graves, como o bloqueio atrioventricular congênito (BAV) total, que pode se manifestar com insuficiência cardíaca, hidropsia fetal, parto prematuro ou morte intrauterina.[13]

As manifestações hematológicas raramente são graves. As mais frequentes são as citopenias como anemia, leucopenia, neutropenia e plaquetopenia. As alterações hepatobiliares se manifestam com icterícia, hepatomegalia, alteração da função hepática e sintomas de colestase. Alterações neurológicas e pulmonares são raras.[14,15]

As manifestações cutâneas são variáveis e estão presentes em 30-50% dos pacientes com LEN.[13-16] Surgem entre o 2º e o 3º mês de vida e raramente estão presentes ao nascimento.[16] A positividade de anticorpos, descrita em uma revisão sistemática, na presença de manifestações cutâneas, foi de 84% para anticorpos anti-Ro/SSA, de 59% para anti-La/SSB e de 11% para U1-RNP.[13] Em outro estudo a exposição ao anticorpo anti-La e o sexo feminino do

recém-nascido determinaram maior risco de desenvolver manifestações cutâneas.[17]

As lesões cutâneas são eritematosas, levemente descamativas, anulares ou policíclicas. Acometem qualquer região do corpo, mas estão mais frequentemente distribuídas nas áreas fotoexpostas, principalmente na face (Figura 5).[16] Nas lesões presentes ao nascimento, pode haver atrofia cutânea (Figura 6), pigmentação e telangiectasias. A exposição solar e a fototerapia desencadeiam as lesões, que, nesse último caso, acometem também as áreas não expostas à luz solar. Uma característica típica ocorre na região periorbitária denominada "máscara de coruja ou de guaxinim" (Figura 7).[16]

As lesões cutâneas são transitórias, com resolução espontânea em 6-12 meses, simultaneamente à eliminação dos anticorpos maternos da circulação da criança. É recomendado evitar a exposição ao sol e utilizar medidas de fotoproteção, incluindo o uso de filtro solar, evitar a exposição ao sol e uso de barreiras físicas, como roupas.

A biópsia cutânea só é necessária quando há dúvida com relação ao diagnóstico.[16] Deve ser realizada a pesquisa de autoanticorpos no sangue materno e da criança, sendo mais frequentemente encontrado o anti-Ro/SSA, e, de forma menos frequente, o anti-La/SSB e o anti-U1RNP. Também devem ser solicitados hemograma completo, testes de avaliação da função hepática e exames para avaliação do aparelho cardiovascular, como o eletrocardiograma e o ecocardiograma. O diagnóstico de LEN é baseado nos achados clínicos compatíveis associados à presença de autoanticorpos no soro da mãe e da criança.

O tratamento deve ser sempre orientado em conjunto com obstetra, reumatologista pediátrico, neonatologista, dermatologista pediátrico, entre outros. O tratamento do BAV total é baseado principalmente em série de casos. Este é indicado na presença de bradiarritmias ou miocardite fetais, administrando corticosteroide (dexametasona) na gestante.

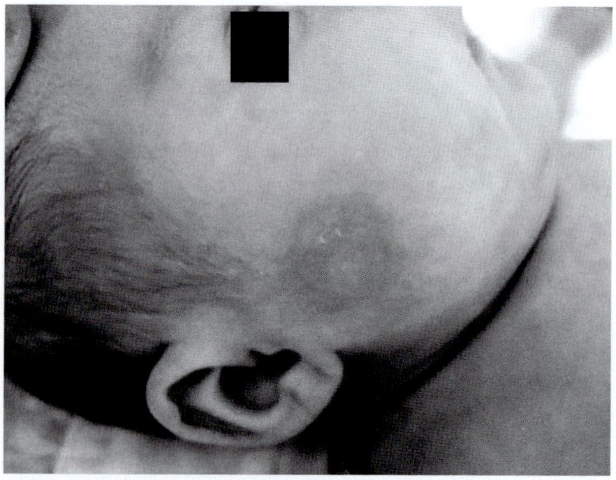

Figura 5 Placa eritematosa, anular, levemente descamativa na face.

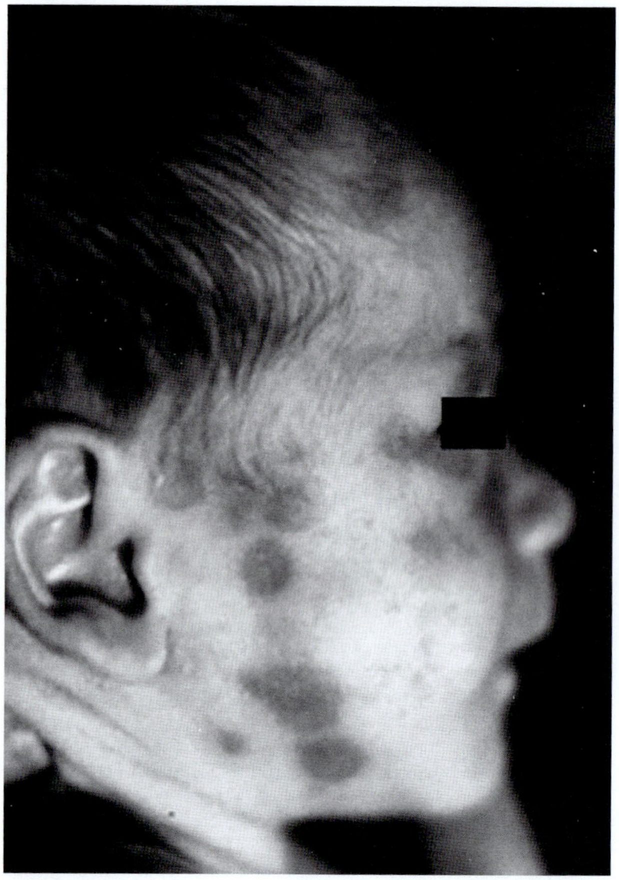

Figura 6 Manchas e placas eritematosas, com leve atrofia central.

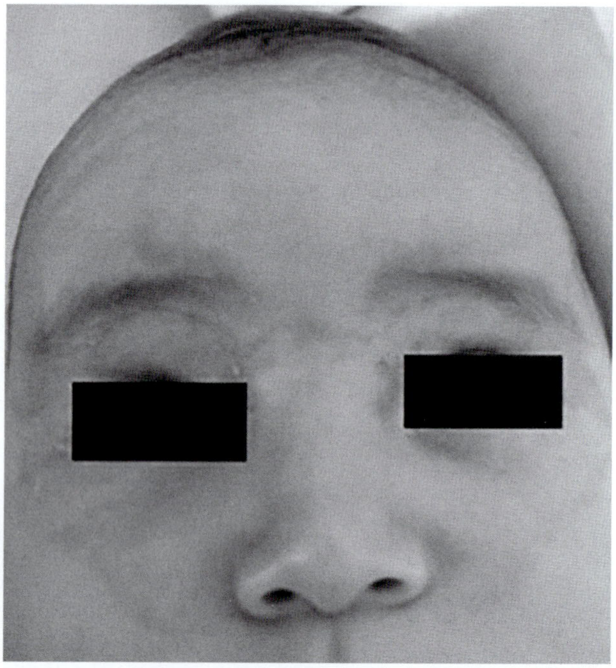

Figura 7 Manchas eritematodescamativas em região periorbitária ("olhos de coruja ou guaxinim").

A hidroxicloroquina é sempre indicada para mulheres grávidas com LES, ou que apresentem os anti-Ro/SSA ou anti-La/SSB. Seu uso durante a gestação é seguro. Atua inibindo os receptores *toll like* (TLR), que estão implicados na fisiopatologia do LEN, e estudos apontam que seu uso durante a gravidez reduziu significantemente o risco de manifestações cardíacas e cutâneas nos recém-nascidos.[17]

Embora as manifestações extracardíacas se resolvam espontaneamente ao longo do primeiro ano de vida, os pacientes com LEN apresentam risco de desenvolver doenças autoimunes durante a infância, como LESJ, e devem ser rigorosamente acompanhados em longo prazo.[15]

REFERÊNCIAS BIBLIOGRÁFICAS

1. Silva CA. Childhood-onset systemic lupus erythematosus: early disease manifestations that the paediatrician must know. Expert Rev Clin Immunol. 2016;12:907-10.
2. Silva CA, Aikawa NE, Pereira RM, Campos LM. Management considerations for childhood-onset systemic lupus erythematosus patients and implications on therapy. Expert Rev Clin Immunol. 2016;12:301-13.
3. Ferreira JCOA, Trindade VC, Espada G, Morel Z, Bonfá E, Magalhães CS, et al. Epidemiology and management practices for childhood-onset systemic lupus erythematosus patients: a survey in Latin America. Clin Rheumatol. 2018;37:3299-307.
4. Novak GV, Molinari BC, Ferreira JC, Sakamoto AP, Terreri MT, Pereira RMR, et al.; Brazilian Childhood-onset Systemic Lupus Erythematosus Group. Characteristics of 1555 childhood-onset lupus in three groups based on distinct time intervals to disease diagnosis: a Brazilian multicenter study. Lupus. 2018;27:1712-7.
5. Islabão AG, Mota LMH, Ribeiro MCM, Arabi TM, Cividatti GN, Queiroz LB, et al.; Brazilian Childhood-onset Systemic Lupus Erythematosus Group. Childhood-onset systemic lupus erythematosus-related antiphospholipid syndrome: a multicenter study with 1519 patients. Autoimmun Rev. 2020;19:102693.
6. Hochberg MC. Updating the American College of Rheumatology revised criteria for the classification of systemic lupus erhytematosus. Arthritis Rheum. 1997;40:1725.
7. Petri M, Orbai AM, Alarcón GS, Gordon C, Merrill JT, Fortin PR, et al. Derivation and validation of the Systemic Lupus International Collaborating Clinics classification criteria for systemic lupus erythematosus. Arthritis Rheum. 2012;64:2677-86.
8. Fonseca AR, Gaspar-Elsas MI, Land MG, de Oliveira SK. Comparison between three systems of classification criteria in juvenile systemic lupus erythematous. Rheumatology (Oxford). 2015;54:241-7.
9. Xiao X, Chang C. Diagnosis and classification of drug-induced autoimmunity (DIA). J Autoimmun. 2014;48-49:66-72.
10. Vaglio A, Grayson PC, Fenaroli P, Gianfreda D, Boccaletti V, Ghiggeri GM, et al. Drug-induced lupus: traditional and new concepts. Autoimmun Rev. 2018;17:912-8.
11. Arnaud L, Mertz P, Gavand PE, Martin T, Chasset F, Tebacher-Alt M, Lambert A, et al. Drug-induced systemic lupus: revisiting the ever-changing spectrum of the disease using the WHO pharmacovigilance database. Ann Rheum Dis. 2019;78:504-8.
12. Borucki R, Werth VP. Cutaneous lupus erythematosus induced by drugs: novel insights. Expert Rev Clin Pharmacol. 2020;13:35-42.
13. Erden A, Fanouriakis A, Kiliç L, Sari A, Armağan B, Bilgin E, et al. Geoepidemiology and clinical characteristics of neonatal lupus erythematosus: a systematic literature review of individual patients'data. Turk J Med Sci. 2020;50:281-90.
14. Silva CA, Hilario MO, Febronio MV, Oliveira SK, Almeida RG, Fonseca AR, et al. Pregnancy outcome in juvenile systemic lupus erythematosus: a Brazilian multicenter cohort study. J Rheumatol. 2008;35:1414-8.
15. Saxena A, Izmirly PM, Bomar RP, Golpanian RS, Friedman DM, Eisenberg R, et al. Factors associated with long-term cardiac dysfunction in neonatal lupus. Ann Rheum Dis. 2020;79:217-24.
16. Vanoni F, Lava SAG, Fossali EF, Cavalli R, Simonetti GD, Bianchetti MG, et al. Neonatal systemic lupus erythematosus syndrome: a comprehensive review. Clin Rev Allergy Immunol. 2017;53:469-76.
17. Barsalou J, Costedoat-Chalumeau N, Berhanu A, Fors-Nieves C, Shah U, Brown P, Laskin CA, et al. Effect of in utero hydroxychloroquine exposure on the development of cutaneous neonatal lupus erythematosus. Ann Rheum Dis. 2018;77:1742-9.

CAPÍTULO 4

ESCLERODERMIA JUVENIL

Flavio Sztajnbok

AO FINAL DA LEITURA DESTE CAPÍTULO, O PEDIATRA DEVE ESTAR APTO A:

- Reconhecer a esclerodermia em suas diferentes apresentações clínicas (localizada e sistêmica), seu manejo inicial e suas complicações.
- Avaliar a necessidade de tratamento precoce e encaminhamento ao especialista apropriado (dermatologista e/ou reumatologista).

INTRODUÇÃO

A esclerodermia juvenil (EJ), ou síndrome da pele endurecida, caracteriza-se pela presença de inflamação e fibrose da pele e do tecido subcutâneo, o que resulta em espessamento progressivo e endurecimento destes, de início antes dos 16 anos de idade. Muitas vezes há vasculopatia associada, que pode contribuir para o surgimento de manifestações em vários outros órgãos e sistemas. Sua patogênese pode estar associada a fatores ambientais, infecção, drogas, trauma e autoimunidade.

A forma mais comum na faixa etária pediátrica é a esclerodermia localizada (EL), que afeta basicamente pele e tecido subcutâneo, e é também conhecida como morfeia. A esclerodermia sistêmica (ES) envolve diversos órgãos com diferentes graus de gravidade e tem, portanto, pior prognóstico. O diagnóstico de esclerodermia, na maioria vezes, baseia-se na anamnese e no exame físico, pois nem sempre os exames complementares ajudam a confirmar o diagnóstico.[1-5]

ESCLERODERMIA LOCALIZADA

Cerca de 1/3 das EL tem início na infância. Sua incidência é estimada em cerca de 0,4-3 por 100 mil crianças e adolescentes, com idade média de início por volta dos 5-9 anos de idade, podendo, raramente, ser congênita. É mais frequente no sexo feminino (2,4:1) e em caucasianos.[1,4,5] A EL pode se apresentar de diferentes formas: morfeia circunscrita, morfeia generalizada, morfeia mista, morfeia panesclerótica e linear.[1,2,5] A EL geralmente acomete apenas a pele e o tecido subcutâneo, e o envolvimento visceral é pouco frequente. Manifestações extracutâneas podem estar presentes em cerca de 20-50% dos casos: artralgia, artrite, contraturas e alterações esofagianas leves, sendo mais frequentes na esclerodermia linear.[1,5]

As lesões iniciais ativas apresentam-se como uma induração eritematosa, com edema, calor, bordo violáceo ou hiperemiado. Na fase tardia, sem atividade, surgem áreas de esclerose e atrofia branco-amareladas, com despigmentação e telangiectasias, podendo ocasionar perda de cabelo e atrofia de estruturas adjacentes, inclusive fáscia e osso.[4] A esclerodermia linear é o subtipo mais comum e se caracteriza pela presença de faixas lineares endurecidas, acometendo geralmente um membro, com grande potencial de morbidade, pois frequentemente leva à atrofia e à parada de crescimento deste, gerando uma discrepância entre os membros opostos, além da limitação de movimentos.

Lesões lineares podem também estar presentes na cabeça, causando lesões em couro cabeludo e face (golpe de sabre/Parry Romberg). Alterações oftalmológicas (uveíte, episclerite) e neurológicas (convulsão, cefaleia e calcificações intracranianas em exames de imagem) podem estar presentes nessa forma. A morfeia circunscrita é a forma mais benigna e apresenta-se com lesões mais frequentemente localizadas em tronco e justa-articulares, com início insidioso, coloração central clara (marfim), com halo eritematoso e aumento de temperatura na fase inicial. A morfeia generalizada apresenta quatro ou mais placas que podem confluir e envolvem vários sítios anatômicos. A morfeia panesclerótica é uma forma incapacitante e grave, com envolvimento circunferencial do membro, da pele até o osso. A morfeia mista se caracteriza pela presença de

dois ou mais subtipos. Morfeia congênita é uma forma de esclerodermia localizada que se manifesta ao nascimento e pode se associar a manifestações extracutâneas.

Na EL, os exames laboratoriais são bastante inespecíficos e não há anticorpos específicos marcadores de EL. A confirmação diagnóstica é feita pelo exame histopatológico. Exames de imagem têm se mostrado úteis para diagnóstico e acompanhamento da resposta ao tratamento: ultrassonografia de alta frequência, termografia com infravermelho e ressonância magnética (RM) de crânio (golpe de sabre).[1,2,5,6]

Em relação ao diagnóstico diferencial, as lesões iniciais da EL podem ser confundidas com picadas de inseto, lipoatrofia, manchas vinho do Porto e lesões associadas a infecções. O líquen escleroso e atrófico, que pode coexistir com a EL, e a atrofodermia de Pasini e Pierini, que alguns autores consideram um subtipo de EL, apresentam aspecto de hipopigmentação. Lesões hiperpigmentadas devem ser diferenciadas de granuloma anular, líquen simples crônico, eczema atópico, *nevus* e lesões pós-inflamatórias.[1,4,5] A morfeia congênita pode ser confundida com infecção cutânea, *nevus* e manchas salmão.[1,2,5]

No tratamento da EL, pode-se indicar o uso de terapia tópica com hidratantes, corticosteroide tópico, calcipotrieno, imiquimode ou tacrolimo. Devido ao potencial de morbidade e sequelas incapacitantes, muitas vezes faz-se necessário o uso de imunossupressores, como o corticosteroide sistêmico, metotrexato ou micofenolato de mofetila. A fototerapia com UV (UVA e UVA1 para lesões profundas e UVB para lesões superficiais) é útil e pode ser indicada quando há poucas placas. Fisioterapia é indicada para evitar deformidades que possam gerar incapacidades, e equipe multidisciplinar, incluindo ortopedista, cirurgião plástico e odontopediatra, pode ser necessária.[1,2,4,5,7,8] Em relação ao prognóstico, na EL a progressão das lesões geralmente é lenta, mas a falta de diagnóstico e tratamento precoces pode levar a contrataras articulares com restrição de movimentos, discrepância de crescimento de membros ou parte deles, e atrofias em áreas especiais, como as mamas e face.

Na evolução da doença pode haver recaída, com o surgimento de novas lesões e/ou aumento de lesões antigas em até 30% dos pacientes, principalmente na forma linear. As formas linear e panesclerótica apresentam risco aumentado para doença persistente e surgimento de incapacidade física significativa. Parece existir um risco aumentado de melanoma e outras neoplasias cutâneas em pacientes com EL, reforçando a necessidade de proteção solar nesses pacientes.[1,2,4,5,7]

ESCLERODERMIA SISTÊMICA

Trata-se de uma doença rara, na qual apenas 2-5% dos casos ocorrem na faixa etária pediátrica, com incidência estimada em 0,27-1:1 milhão de crianças e adolescentes, com média de idade de início de 8-11 anos. A frequência é igual entre os sexos em crianças menores que 8 anos de idade, mas predomina no sexo feminino acima dessa faixa etária. Não há consenso sobre predominância racial.[1,3,5]

A forma sistêmica pode ser classificada como esclerose sistêmica cutânea difusa, quando há acometimento cutâneo do tronco e regiões proximal e distal dos membros, e esclerose sistêmica cutânea limitada, quando há apenas envolvimento distal dos membros.

A esclerodermia sistêmica cutânea limitada era anteriormente conhecida como síndrome CREST. As primeiras alterações clínicas geralmente ocorrem nas mãos: endurecimento da pele, edema indolor dos dedos, ulcerações, esclerodactilia e fenômeno de Raynaud. O fenômeno de Raynaud é, geralmente, a primeira manifestação da doença e está presente em 70-90% dos pacientes. Pode preceder em anos o restante do quadro clínico. Evolui com o surgimento de ulcerações em polpas digitais, afinamento dos dedos, e pode ocorrer autoamputação das falanges distais nos casos mais graves. Na pele (75-100%), pode-se verificar o espessamento cutâneo com fase edematosa, endurecimento progressivo e posterior fibrose, levando a contraturas das mãos (esclerodactilia). Na fase atrófica (final), a pele fica brilhante e hipo ou hiperpigmentada. Podem-se encontrar, ainda, telangiectasias e calcinoses (podem levar à limitação de movimento e ser porta de entrada para infecções). A face se apresenta sem pregas e mímicas, o nariz afilado, os olhos amendoados e há a presença de microstomia.[5]

Em relação ao sistema musculoesquelético (50-80%), pode-se encontrar fricção de tendões, miopatia inflamatória proximal, artralgia e artrite. O trato digestivo (40-70%) pode mostrar acometimento dos 2/3 distais do esôfago, com disfagia, queimação retroesternal, dispepsia, sensação de alimento "entalado" e tosse noturna. Diarreia crônica e síndrome disabsortiva levando a importante perda de peso podem ocorrer.

O acometimento renal é pouco frequente na ES juvenil, e a crise renal com hipertensão maligna é rara. Também são raras as manifestações neurológicas e a síndrome *sicca*. Em relação ao sistema cardiovascular, podem-se observar cardiomiopatia, insuficiência cardíaca, derrame pericárdico, fibrose cardíaca, arritmias e cor *pulmonale*.[1,5] O acometimento visceral mais frequentemente encontrado na ES é o comprometimento pulmonar (50%), o principal responsável pela morbimortalidade da doença, junto com o acometimento cardiovascular. Pode-se encontrar doença parenquimatosa com infiltrado e fibrose intersticial (doença pulmonar intersticial, principalmente padrão NSIP), levando a taquipneia, dispneia e tosse seca, além de espirometria alterada, com padrão restritivo. Outro achado é a hipertensão arterial pulmonar (HAP), manifestação grave que pode levar à cor *pulmonale*. Nas crianças, o comprometimento intersticial pulmonar ocorre em cerca de 50% das ES e a HAP em cerca de 10%. A doença pulmonar intersticial e a HAP podem ocorrer nas formas difusa e limitada, mas a primeira é mais frequente nas formas difusas, e a HAP, nas formas localizadas. No entanto, a doença in-

tersticial pulmonar geralmente surge no início da doença e a HAP, mais tardiamente.

Em pacientes com esclerodermia com dispneia ou insuficiência respiratória, deve-se pensar em várias possibilidades, como doença intersticial pulmonar, HAP, aspiração, pneumonia bacteriana, enfisema, pneumotórax, pneumomediastino, doença miocárdica, disfunção diastólica de ventrículo direito e efeito adverso de drogas.[1,2] Na ES, o diagnóstico também é basicamente clínico, e os exames complementares ajudam a avaliar órgãos que possam estar acometidos, ainda que o paciente esteja assintomático. O hemograma é inespecífico e pode mostrar anemia e eosinofilia. As proteínas de fase aguda podem estar aumentadas, enzimas musculares alteradas e bioquímica alterada na dependência do órgão acometido. Podem-se solicitar, ainda, marcadores de acometimento cardiopulmonar (pró-BNP, nt-pró-BNP, troponina) e marcadores de má absorção (folato sérico, vitamina B12, tripsina fecal, calprotectina fecal).

Em relação às alterações imunológicas, pode-se encontrar a presença de fator reumatoide (30%), fator antinuclear com padrões pontilhado e nucleolar (80%), anti-Scl-70 (antitopoisomerase-1) na esclerodermia sistêmica cutânea difusa e anticentrômero na esclerodermia sistêmica cutânea limitada. A presença do anticorpo anti-U1-RNP pode estar associada à doença mista do tecido conjuntivo.[1,5]

Em relação ao comprometimento pulmonar, o raio x de tórax apresenta poucas sensibilidade e especificidade e a espirometria pode mostrar padrão restritivo, com baixa capacidade vital forçada e baixa DLCO em pacientes com comprometimento pulmonar importante. O padrão ouro para investigação pulmonar é a tomografia computorizada de alta resolução (TCAR), útil no diagnóstico, avaliação da extensão da doença e monitorização do tratamento, mostrando padrão de vidro fosco que não desaparece com o tratamento, pois representa fibrose já instalada. Podem-se encontrar também imagens em favo de mel (*honeycombing*), bronquiectasias e reticulação.[5]

Em relação ao trato digestivo, a investigação com cintilografia de esôfago, manometria esofagiana, pHmetria e endoscopia pode ser necessária. A avaliação abdominal pode requerer a cintilografia do cólon e RM abdominal. A avaliação cardiológica e da hipertensão arterial pulmonar é feita com eletrocardiograma, ecocardiograma bidimensional com dopplerfluxometria e técnica de *strain*, RM cardíaca e cateterismo cardíaco. A capilaroscopia periungueal é um método não invasivo que avalia a microcirculação e pode mostrar padrões típicos da esclerodermia: presença de áreas de deleção de capilares, perda da forma de apresentação dos capilares em paliçada, capilares tortuosos e disformes, além da presença de megacapilares.[1] No Quadro 1, podem-se encontrar os critérios provisórios de classificação da ES juvenil. Esses critérios, embora úteis, apresentam alta especificidade com baixa sensibilidade para diagnóstico precoce da enfermidade.[1,9]

Quadro 1 Critérios classificatórios da esclerodermia juvenil

Critério classificatório PRES/ACR/EULAR provisório para ES juvenil
Maior: induração e/ou esclerose cutânea proximal.
Menores:
• **Cutâneo:** esclerodactilia.
• **Vascular:** fenômeno de Raynaud, alterações à capilaroscopia periungueal, úlceras de polpas digitais.
• **TGI:** disfagia, refluxo gastroesofageano.
• **Coração:** arritmias, ICC.
• **Respiratório:** fibrose pulmonar (imagem), HAP, PFR com ↓ DLCO.
• **Neurológico:** neuropatia, síndrome do túnel do carpo.
• **Musculoesquelético:** miosite, artrite, atrito tendíneo.
• **Sorológico:** FAN positivo, auto-Ac (ACA, anti-Scl70, anti-PmScl, anti-RNA polimerase III, antifibrilarina).

ICC: insuficiência cardíaca congestiva; TGI: trato gastrintestinal; HAP: hipertensão arterial pulmonar; DLCO: capacidade de difusão pulmonar para o monóxido de carbono; FAN: fator antinúcleo.
A presença de 1 critério maior e pelo menos 2 menores sugere o diagnóstico de ES.
Fonte: Zulian et al., 2007.[7]

A ES tem como diagnósticos diferenciais mais importantes: doença enxerto x hospedeiro, fasciite eosinofílica, fenilcetonúria, síndromes genéticas com envelhecimento precoce (progéria), escleredema, quiroartropatia diabética, porfiria cutânea tarda, síndromes de superposição e doença mista do tecido conjuntivo, infecção pelo HTLV, fibrose sistêmica nefrogênica e doença por IgG4. Pode, ainda, estar associada a agentes ambientais, ocupacionais, silicone e drogas.[1,5]

Na ES, pela sua gravidade e acometimento multissistêmico, o uso de drogas imunossupressoras é indicado: corticosteroide, metotrexato, ciclosporina e ciclofosfamida podem ser utilizados. Mais recentemente, imunobiológicos como tocilizumabe, abatacepte e rituximabe têm se mostrado eficazes em casos mais graves e refratários ao tratamento anterior. Muitas vezes faz-se necessário o uso de medicações direcionadas para determinados órgãos acometidos: vasodilatadores periféricos, como os bloqueadores de canal de cálcio (nifedipino, anlodipino), são indicados para controle do fenômeno de Raynaud e das úlceras digitais. Casos refratários e graves podem se beneficiar dos inibidores da fosfodiesterase-5 (sildenafila, tadalafila) e de análogos da prostaciclina (iloprosta). Antagonistas dos receptores de endotelina (p. ex., bosentana) podem ser úteis para casos refratários às medicações anteriormente citadas e também agem sobre a circulação pulmonar. Inibidores da enzima conversora da angiotensina (acometimento renal), inibidores da bomba de prótons e procinéticos (acometimento gastroesofagiano) também podem ser utilizados. Medidas gerais devem ser adotadas: aquecimento das extremidades (meias, luvas), proteção da pele, fisioterapia, evitar traumas, cabeceira elevada, refeições pequenas e frequentes. O antifibrótico

oral nintedanibe é aprovado para uso na fibrose pulmonar da ES.[1,3] Pacientes refratários aos tratamentos, mas sem dano visceral importante, podem ter indicação de transplante autólogo de células tronco.[1,2] Na ES, o prognóstico depende dos órgãos envolvidos, da rapidez de progressão da doença e do grau de disfunção gerado. Um pequeno grupo de pacientes pode apresentar uma rápida evolução da doença com acometimento de múltiplos órgãos, gerando grande morbidade e eventualmente levando ao óbito, enquanto a maioria vai apresentar um curso insidioso com menor taxa de mortalidade. Em relação aos adultos, a ES juvenil tem prognóstico melhor, com mortalidade mais baixa pelo menor número de órgãos afetados.[1,5] Não raro, pacientes com ES apresentam superposição com outras doenças do tecido conjuntivo como a dermatopolimiosite, o lúpus eritematoso sistêmico juvenil e a síndrome de Sjögren.[5]

CONCLUSÃO

O reconhecimento precoce da esclerodermia, levando ao início de tratamento apropriado, contribui para diminuir potenciais morbidades que tanto a esclerodermia localizada quanto a esclerodermia sistêmica podem causar. No caso da esclerodermia sistêmica, isso pode contribuir para menor número de órgãos envolvidos ou menor gravidade desse acometimento, diminuindo o impacto sobre sua mortalidade.

REFERÊNCIAS BIBLIOGRÁFICAS

1. Zulian F. Scleroderma in children. Best Pract Res Clin Rheumatol. 2017;31:576-95.
2. Zulian F, Culpo R, Sperotto F, Anton J, Avcin T, Baildam EM, et al. Consensus-based recommendations for the management of juvenile localised scleroderma. Ann Rheum Dis. 2019;78:1019-24.
3. Zulian F, Tirelli F. Treatment in juvenile scleroderma. Curr Rheumatol Rep. 2020;22:45.
4. Peña-Romero AG, García-Romero MT. Diagnosis and management of linear scleroderma in children. Curr Opin Pediatr. 2019;31:482-90.
5. Li SC. Scleroderma in children and adolescents: localized scleroderma and systemic sclerosis. Pediatr Clin N Am. 2018;65:757-81.
6. Seese RR, Glaser D, Furtado A, Thakkar K, Torok KS. Unilateral neuroimaging findings in pediatric craniofacial scleroderma: parry-romberg syndrome and en coup de sabre. J Child Neurol. 2020;35(11):753-62.
7. Martini G, Saggioro L, Culpo R, Vittadello F, Meneghel A, Zulian F. Mycophenolate mofetil for methotrexate-resistant juvenile localized scleroderma. Rheumatology (Oxford). 2020:keaa392.
8. Kaushik A, Mahajan R, De D, Handa S. Paediatric morphea: a holistic review. Part 2: diagnosis, measures of disease activity, management and natural history. Clin Exp Dermatol. 2020; 45(6):673-8.
9. Zulian F, Woo P, Athreya BH. The Pediatric Rheumatology European Society/American College of Rheumatology/European League against Rheumatism provisional classification criteria for juvenile systemic sclerosis. Arthritis Rheum. 2007;57:203-12.

CAPÍTULO 5

MIOPATIAS INFLAMATÓRIAS PEDIÁTRICAS

Adriana Maluf Elias
Maria Odete Esteves Hilario

AO FINAL DA LEITURA DESTE CAPÍTULO, O PEDIATRA DEVE ESTAR APTO A:

- Reconhecer as manifestações clínicas da dermatomiosite juvenil.
- Solicitar os exames para auxiliar no diagnóstico.
- Estabelecer diagnóstico diferencial com doenças cutâneas ou musculares.
- Iniciar o tratamento e orientar a família e o paciente em relação a proteção solar, dieta alimentar e cuidados gerais.
- Encaminhar o paciente para o especialista que dará seguimento ao tratamento com o uso de imunossupressores necessários na grande maioria dos casos.

INTRODUÇÃO

As miopatias inflamatórias idiopáticas são um grupo de doenças heterogêneas caracterizadas por inflamação e fraqueza muscular, das quais a mais frequente na infância e adolescência é a dermatomiosite juvenil (DMJ). Nesse grupo encontramos também a polimiosite juvenil e as miosites associadas às doenças do tecido conjuntivo.

Por definição, a DMJ é uma doença sistêmica autoimune caracterizada por miosite inflamatória simétrica, predominantemente de músculos proximais, associada a lesões cutâneas características. Pulmões, coração e intestinos também podem estar envolvidos.

É rara na infância e adolescência, e sua incidência varia de acordo com o país e o período avaliados, ficando em torno de 0,16 no Japão e 0,8 nos EUA, por 100 mil indivíduos. Considera-se que 16-20% de todos os casos de dermatomiosites ocorram em indivíduos abaixo dos 18 anos de idade.

Quanto ao sexo, predomina nas meninas em uma proporção de 1,5 a 2,6:1 menino.

Em relação à idade de início, observa-se maior frequência entre 5-14 anos; 25% dos casos podem iniciar antes dos 4 anos de idade. A média da idade de início nos meninos é de 6,7 anos, e nas meninas, de 7,3 anos.

Os critérios de Bohan e Peter têm sido os mais utilizados para seu diagnóstico (Quadro 1). De acordo com esses critérios, a presença do *rash* característico (heliótropo e pápulas de Gottron) e mais dois dos outros critérios (fraqueza muscular, elevação das enzimas musculares, alterações na eletromiografia e na biópsia muscular) permitem o diagnóstico provável da DMJ, enquanto para o diagnóstico definitivo é necessária a presença do *rash* característico mais três dos outros critérios.

Quadro 1 Critérios para o diagnóstico da dermatomiosite juvenil

1.	Fraqueza muscular simétrica das cinturas pélvica e escapular.
2.	*Rash* cutâneo característico que consiste no heliótropo (edema e coloração violácea ou eritematosa das pálpebras) e nas pápulas de Gottron (pápulas eritematosas nas superfícies extensoras das pequenas articulações das mãos, cotovelos, joelhos ou tornozelos).
3.	Elevação das enzimas musculares: creatinoquinase (CPK), aminotransferase oxalacética (TGO), desidrogenase láctica (DHL) e aldolase.
4.	Alterações na eletroneuromiografia (ENM) características de miopatia e denervação.
5.	Na biópsia muscular, presença de fibras de diferentes tamanhos, necrose, atrofia perifascicular, degeneração e regeneração e infiltrado inflamatório perivascular.

ETIOPATOGENIA

A etiologia da DMJ é desconhecida. Em relação a sua patogenia, embora ainda não seja completamente entendi-

da, acredita-se que fatores genéticos e ambientais estejam envolvidos. Uma das hipóteses mais recentes e que ainda vem sendo estudada é que se trata de um processo inflamatório mediado pelo interferon tipo 1, desencadeado por um estímulo ambiental como infecção, estresse ou raios ultravioleta, em um organismo geneticamente predisposto. Essa suscetibilidade seria determinada por um antígeno leucocitário humano (HLA) no cromossoma 6. Os trabalhos têm mostrado que esses HLA que conferem risco para o desenvolvimento da DMJ podem diferir de uma população para outra. O que os caracteriza são diferenças únicas nos peptídeos de ligação, que acarretariam mudanças em sua habilidade em atrair e se ligar aos peptídeos antigênicos, desencadeando uma resposta imune. Além dessa relação com o HLA, têm sido observados polimorfismos em genes que codificam diferentes interleucinas.

Os possíveis fatores desencadeantes da DMJ continuam sendo objeto de inúmeros estudos, dentre eles a sazonalidade ao nascimento do paciente, o que para alguns autores pode estar relacionado à exposição do feto à fumaça de cigarro ou poluição do ambiente. Antecedente infeccioso, por Coxsackie, *influenza*, parvovírus, hepatite B, estreptococos do grupo A toxoplasma e borrelia podem precipitar um processo autoimune, bem como a reativação dos sintomas da doença. Já foram descritas infecções intestinais, urinárias e respiratórias antecedendo em meses a primeira manifestação ou recorrências da DMJ. Vacinação, exposição solar e medicações também foram descritas como possível causa de desencadeamento da miosite.

Alterações isquêmicas devido à vasculopatia sistêmica inflamatória ou não inflamatória, assim como apoptose das células musculares e amplificação da inflamação mediada pelo interferon tipo 1, foram descritas em estudos histopatológicos. Tem sido sugerido também o papel patológico de macrófagos, células T, células dendríticas e de autoanticorpos no desenvolvimento da miosite inflamatória.

O tempo de duração da doença antes do diagnóstico pode influenciar tanto as manifestações clínicas quanto as laboratoriais do paciente.

O infiltrado inflamatório nos músculos afetados na DMJ é composto predominantemente por células mononucleares, tanto linfoides como fagocíticas.

QUADRO CLÍNICO

O início do quadro clínico da DMJ é, geralmente, insidioso e progressivo, caracterizado por febre, mal-estar, fadiga, dificuldade para as atividades diárias como lavar e pentear o cabelo, subir e descer escadas, além de alterações cutâneas principalmente em face e mãos, que precedem o diagnóstico em meses ou até mais de 1 ano.

Pode haver uma grande variação na forma e velocidade da sua apresentação, o que dificulta o diagnóstico precoce. Aproximadamente 30% dos pacientes podem ter uma apresentação mais rápida.

Comprometimento muscular

Caracteriza-se principalmente pela dor muscular e fraqueza proximal, das cinturas escapular e pélvica. Poderá ocorrer também comprometimento dos flexores do pescoço, da musculatura respiratória, do esôfago e do abdome. A criança ou adolescente apresenta dificuldades para se vestir, tomar banho sozinha, levantar da posição sentada, subir e descer escadas e para andar.

Ao exame físico, pode-se observar já na entrada do paciente no consultório a base alargada para deambular, edema do subcutâneo e importante dor à palpação muscular, além da perda da definição da musculatura. Na avaliação da força muscular há, geralmente, dificuldade ou incapacidade para levantar-se da cadeira sem ajuda, para subir na maca, para elevar os braços além da cabeça, elevar a cabeça do leito, quando em decúbito dorsal manter as pernas elevadas do leito e para sentar após o decúbito dorsal. O sinal de Gower está, geralmente, presente. O grau de dificuldade para realizar essas manobras poderá variar de paciente para paciente e de acordo com o tempo de doença. Em alguns casos, felizmente raros, o grau de comprometimento pode ser tão importante que a criança fica limitada ao leito.

Embora menos frequente, a musculatura periférica pode estar comprometida em alguns pacientes.

Os comprometimentos da faringe, da musculatura do palato e do esôfago podem acarretar dificuldade para deglutir e regurgitar, principalmente de líquidos, necessitando de cuidados para evitar a aspiração pulmonar. Portanto, todo paciente com DMJ requer uma investigação da disfunção da deglutição.

Disfonia e voz nasalada também são queixas frequentes.

Ausência de comprometimento muscular clínico, laboratorial e de imagem, na presença do comprometimento cutâneo, poderá ocorrer em raros casos, caracterizando a DMJ amiopática.

Artralgia ou artrite transitória e não deformante podem estar presentes em alguns pacientes. Contraturas em flexão, especialmente dos joelhos, quadris, cotovelos, punhos e tornozelos, são frequentes especialmente nos casos de diagnóstico tardio.

Comprometimento mucocutâneo

O comprometimento cutâneo é característico no início do quadro de DMJ, na maioria dos pacientes. Entretanto, em até 25% dos casos, ele poderá ser atípico. As alterações cutâneas poderão ser a queixa predominante em alguns pacientes, enquanto em outros pode predominar o comprometimento muscular. Frequentemente a dermatite se torna evidente já nas primeiras semanas de doença, concomitantemente à fraqueza muscular, que, dependendo da intensidade, poderá passar despercebida no início.

As lesões cutâneas mais características são o heliotropo, caracterizado por edema associado ao eritema ou coloração violácea nas pálpebras, frequentemente associado ao

rash malar (Figura 1), que lembra o do lúpus eritematoso sistêmico juvenil em sua distribuição, poupando os sulcos nasais, e as pápulas de Gottron, que se caracterizam por placas eritematosas e simétricas nas superfícies extensoras das pequenas articulações das mãos, cotovelos, joelhos e região dos maléolos mediais (Figura 2).

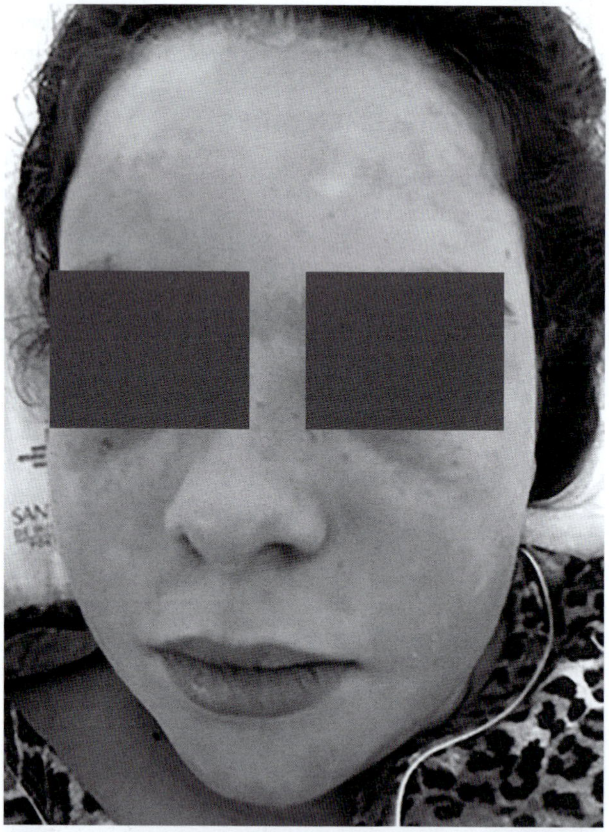

Figura 1 *Rash* cutâneo em face de adolescente com dermatomiosite juvenil.

Alterações dos capilares periungueais podem estar presentes em até 90% dos pacientes e caracterizam-se principalmente por dilatação, tortuosidade e pouca deleção. Trombose e hemorragia podem estar presentes, esta última geralmente visível, conhecida como o sinal da manicure. A pele periungueal é, geralmente, bastante hiperemiada e se observa também hipertrofia das cutículas (Figura 3).

O espectro do comprometimento cutâneo varia desde um discreto eritema nas pálpebras, face e pequenas articulações até um *rash* extenso, intenso e pruriginoso. Esse *rash* pode aparecer em áreas expostas ao sol (face e colo) e em áreas não expostas. Fotossensibilidade ocorre em até metade dos pacientes, e a exposição solar pode ser um fator desencadeante da doença ou de recidivas.

A presença de edema intenso ou anasarca é rara e sinal de intensa atividade da doença. Úlceras cutâneas podem aparecer nas protuberâncias ósseas, como superfícies extensoras de pequenas articulações, maléolos mediais e região dorsal, especialmente nos pacientes mais jovens.

Atrofia, afinamento da pele e hipopigmentação podem ocorrer tardiamente, especialmente nos pacientes com doença mais grave e refratária.

O fenômeno de Raynaud é pouco frequente na DMJ.

Comprometimento cardiopulmonar

É pouco frequente o comprometimento cardíaco na DMJ. Taquicardia sinusal, sopros, pericardite e cardiomegalia já foram descritos. Miocardite aguda, defeitos de condução e bloqueio de primeiro grau são raros, porém podem levar ao óbito. Hipertensão arterial também é pouco frequente, descrita em menos de 15% dos pacientes, e pode estar mais relacionada à corticoterapia.

O comprometimento da musculatura respiratória pode acarretar doença pulmonar restritiva. Dispneia é descrita em até 25% dos pacientes. Entretanto, comprometimento pulmonar assintomático pode ser encontrado em até 50% desses pacientes, resultando na redução da capacidade vi-

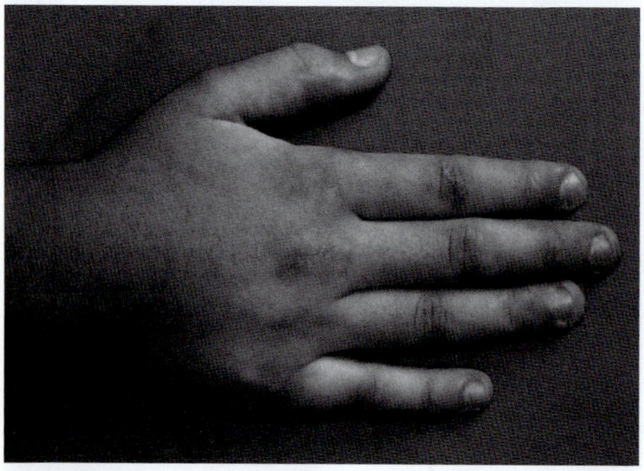

Figura 2 Pápulas de Gottron nas superfícies extensoras das metacarpofalangianas e interfalangianas proximais em paciente com dermatomiosite juvenil.

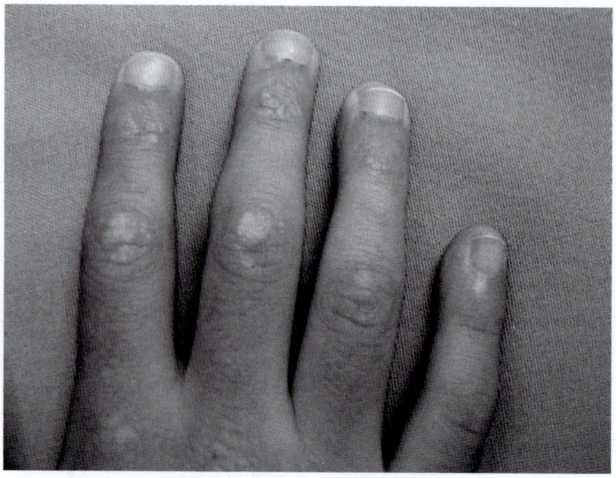

Figura 3 Sinal da manicure e hipertrofia de cutículas em menino com dermatomiosite juvenil.

tal e de difusão. Pneumonite intersticial é rara e associada a autoanticorpos específicos.

Comprometimento intestinal

A vasculopatia observada perifericamente também pode ocorrer na mucosa gastrintestinal, acarretando comprometimento da absorção tanto de alimentos quanto da medicação.

Quadros mais graves de vasculopatia visceral são raros mas podem ocorrer logo no início da doença ou mais tardiamente. Caracterizam-se por dor abdominal intensa e difusa, pancreatite, melena e hematêmese resultantes da isquemia ou infarto mesentérico agudo. Perfuração do trato gastrintestinal pode ser suspeitada na presença de ar livre intraperitoneal e ser causa de importante morbidade e mortalidade.

Calcinose

Caracteriza-se pela deposição de cálcio em placas ou nódulos no subcutâneo, nas fáscias e em grupos musculares (Figura 4). Raramente ocorre no início da doença e é mais frequente nos pacientes com diagnóstico tardio ou refratários ao tratamento. Outros fatores de risco descritos para o desenvolvimento da calcinose são sexo masculino, comprometimento cardíaco ou pulmonar, início da doença mais tardio e a persistência da atividade da doença. Dependendo da localização, a calcinose pode acarretar celulite e contraturas articulares, ocasionando importantes limitações.

DIAGNÓSTICO DIFERENCIAL

Investigação de outras doenças autoimunes nas crianças com miopatia inflamatória idiopática é importante, especialmente nos casos em que o comprometimento cutâneo está ausente, pois a miopatia inflamatória pode ser característica de outras doenças reumáticas crônicas, como lúpus eritematoso sistêmico juvenil e esclerodermia.

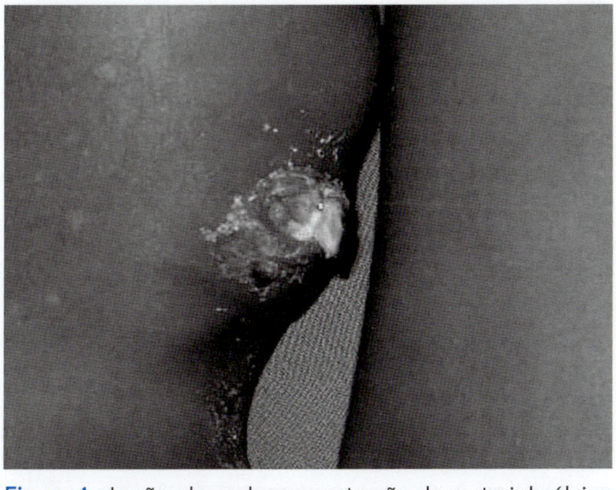

Figura 4 Lesão ulcerada com extrusão de material cálcico em menina com dermatomiosite juvenil.

Outras causas de miopatia devem ser consideradas na criança com fraqueza e dor, incluindo infecções parasitárias, miopatia associada a malignidade, miopatias congênitas e distrofias.

A miosite benigna aguda da infância é a causa mais frequente de dor (mialgia) e fraqueza muscular e também deve ser diferenciada das miopatias inflamatórias. Caracteriza-se por ser um quadro que ocorre comumente 2-21 dias após infecção pelo vírus *influenza B* ou *parainfluenza. Coxsackie, Mycoplasma pneumoniae* e *adenovírus* também podem ser outras causas infecciosas precedendo o quadro.

EXAMES COMPLEMENTARES

Enzimas musculares

Creatinofosfoquinase (CPK), aldolase, desidrogenase lática (DHL), alanina aminotransferase (ALT) e aspartato aminotransferase (AST) são as enzimas que podem estar alteradas quando há comprometimento muscular, indicando atividade muscular inflamatória, mas não são específicas da DMJ. A CPK é a mais sensível para o diagnóstico e pode ser usada para monitorização da atividade da doença, pois seus valores se alteram com o grau de lesão muscular. ALT e AST não são sensíveis para a avaliação de miosite ou análise da resposta ao tratamento, mas seus níveis podem estar elevados em casos em que a CPK se apresenta normal.

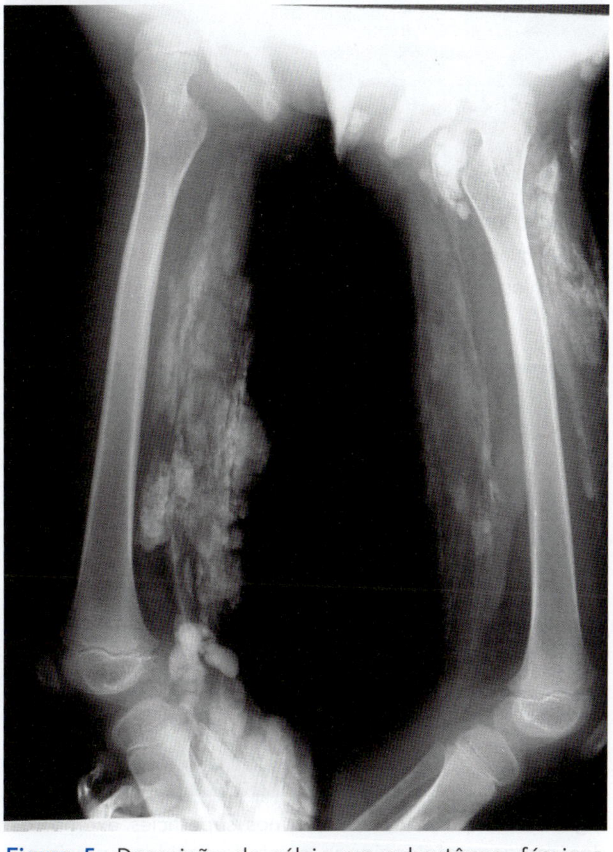

Figura 5 Deposição de cálcio em subcutâneo, fáscia e músculo de paciente com dermatomiosite juvenil.

Eletromiografia

Auxilia na diferenciação dos quadros miopáticos dos neuropáticos. As alterações características da DMJ são: atividade aumentada no local de inserção, com fibrilações e ondas agudas; descargas espontâneas bizarras e de alta frequência; potenciais de baixa amplitude e curta duração em unidades motoras polifásicas.

Biópsia muscular

Importante para a diferenciação entre as miopatias inflamatórias, metabólicas e neuropáticas, em especial nos casos em que não há comprometimento cutâneo característico. Os achados característicos são: variação no tamanho e na forma das fibras musculares, com atrofia, regeneração e fibrose ou substituição por gordura, infiltrado inflamatório nos vasos capilares do endomísio e aumento da expressão de MHC de classe I.

Ressonância nuclear magnética

Importante para o diagnóstico, para avaliação da resposta ao tratamento, assim como identificação do melhor local para realizar a biópsia muscular. Sequências de exposição e imagem em STIR (*Short TI inversion recovery*) ou T2 com supressão de gordura são utilizadas para evidenciar o edema e as alterações inflamatórias do músculo por meio de maior intensidade de sinal, bem como os sinais de inflamação na pele, no subcutâneo e na fáscia. As imagens em sequência T1 podem demonstrar a fibrose, a atrofia e a substituição gordurosa.

Capilaroscopia periungueal

É um método não invasivo que possibilita a visualização direta dos capilares das pregas ungueais. A diminuição na quantidade de capilares (desvascularização) associada a capilares dilatados e ramificação das alças capilares é o achado mais característico observado na DMJ. Além disso, vários estudos têm descrito uma associação entre as anormalidades na capilaroscopia periungueal e a gravidade e atividade na DMJ.

Autoanticorpos

Existem dois grupos de autoanticorpos: anticorpos miosite específicos, que definem os subtipos da DMJ, e os associados à miosite, que identificam as crianças com sintomas adicionais de outras doenças do tecido conectivo.

O anticorpo miosite específico mais comum é o TIF-1-gama/p155/140, que está associado ao comprometimento cutâneo grave, curso crônico de doença e lipodistrofia. O segundo mais frequente é o anti-MJ (NXP-2) e está associado ao desenvolvimento de calcinose, assim como a uma doença com curso crônico, maior fraqueza muscular, sangramento gastrintestinal, úlceras e disfagia, pior prognóstico e maior comprometimento funcional. Menos frequente, o anti-MDA-5 (CADM-140) é associado a doença pulmonar intersticial rapidamente progressiva com alta taxa de mortalidade. E o menos frequente, anti-Mi-2, demonstra uma doença clássica, com boa resposta terapêutica e bom prognóstico. Diferentemente dos adultos com dermatomiosite, os anticorpos antissintetase são pouco frequentes na faixa etária pediátrica e a síndrome antissintetase é caracterizada por miosite, doença pulmonar intersticial, febre, mãos mecânicas, fenômeno de Raynaud e artrite. Anti-SRP (*anti-signal recognition particle*) e anti-HMGCR (*anti-3hydroxy-3 methylglutarylcoenzyme A reductase*) estão relacionados a miopatia necrosante autoimune, que apresenta pobre resposta terapêutica.

Alguns pacientes com miosite podem apresentar uma síndrome de sobreposição com a presença de anticorpos associados a miosite, como Pm-Scl e U-RNP.

TRATAMENTO

Corticoterapia

O prognóstico da DMJ melhorou muito após o uso dos corticoides como tratamento inicial. A instituição precoce do tratamento agressivo permite uma evolução melhor. O corticoide age rapidamente para parar o processo inflamatório. Diferentes esquemas terapêuticos foram propostos, e o mais utilizado é a prednisona/prednisolona, na dose de 2 mg/kg/dia por via oral ou a pulsoterapia com metilprednisolona endovenosa (30 mg/kg/dia) por 3 dias, seguida de prednisona/prednisolona oral, em dose menor (0,5-1 mg/kg/dia).

Entre outros eventos adversos do uso crônico do corticoide está o dano causado à massa óssea, sendo necessária a reposição com vitamina D e cálcio.

Metotrexato

Tem sido utilizado como droga de primeira linha no tratamento da DMJ nos últimos 30 anos, e, apesar dos recentes avanços na farmacoterapia, o metotrexato (MTX) continua sendo o pilar do tratamento da DMJ. A comparação entre o uso da prednisona isolada, ou associada ao MTX, ou ciclosporina, demonstrou superioridade na eficácia e segurança do uso da combinação do MTX com o corticoide. A dose preconizada é 15-20 mg/m^2/semana, via oral ou subcutânea. Setenta por cento dos pacientes apresentam benefício com o uso do MTX. A eficácia é observada após 3 meses do início do tratamento, e o uso mantido por 1 ano após o início da remissão.

Ciclosporina

Pode ser utilizada como droga modificadora do curso da doença na DMJ. A comparação entre o uso da prednisona isolada, ou associada ao MTX, ou ciclosporina, demonstrou superioridade do uso da associação. A dose utilizada é 3-5 mg/kg/dia. Por ser uma medicação que apresenta toxicidade a alguns órgãos, como rim, fígado e medula óssea, é utilizada quando ocorre falha ao tratamento com corticoide isolado, ou a outros imunossupressores e imunoglobulina endovenosa.

Micofenolato de mofetila

Parece ser uma droga promissora no tratamento dos casos refratários. É utilizada inicialmente na dose de 600 mg/m²/dia e pode chegar a 1.200 mg/m²/dia. A resposta é esperada em 2-3 meses.

Azatioprina

Pode ser utilizada como alternativa nos casos refratários ou intolerantes ao MTX na dose de 1-2 mg/kg/dia, assim como associada ao MTX, nos que apresentam comprometimento cutâneo persistente.

Ciclofosfamida

É considerada droga de terceira linha. Reservada para os casos refratários às outras terapêuticas ou complicados com comprometimento pulmonar, gastrintestinal ou ulcerações cutâneas. A dose utilizada é 500-1.000 mg/m², mensal, por 6 meses.

Hidroxicloroquina

É uma medicação segura para os casos leves com comprometimento cutâneo. A dose preconizada é 3-5 mg/kg/dia (máximo 400 mg/dia).

Imunoglobulina endovenosa

É recomendada para os casos refratários ao corticoide e MTX, demonstrando melhora significativa no comprometimento cutâneo e muscular. Assim como tem sido indicada no início do tratamento para os casos mais graves. Habitualmente utilizada na dose de 2 g/kg, mensal, por até 2 anos.

Agentes biológicos

Alguns relatos de casos demonstraram eficácia significativa com o uso dessas medicações: abatacepte, adalimumabe, infliximabe, rituximabe e tocilizumabe, mas também estiveram relacionados a eventos adversos graves como linfoma, infecções, desmielinização e hepatotoxicidade.

Outras orientações

O papel da exposição ultravioleta é bem descrito, e alguns pacientes apresentam fotossensibilidade, portanto o uso de protetor solar e orientação para evitar o sol nos horários de pico são importantes.

Fisioterapia e terapia ocupacional são também recomendadas. Atividade física segura melhora a força e função muscular, o condicionamento aeróbico, a massa óssea, a atividade da doença e a qualidade de vida dos pacientes.

CURSO E PROGNÓSTICO

A taxa de mortalidade caiu de 30 para 2% desde a introdução da corticoterapia, das drogas modificadoras do curso da doença e dos biológicos, mas ainda a inflamação sistêmica é intensa em alguns pacientes, e as principais causas de mortalidade são comprometimento pulmonar, gastrintestinal e falência de múltiplos órgãos. Os casos de miosite de sobreposição apresentam maior mortalidade, seguidos da polimiosite e, por fim, da dermatomiosite. A gravidade da doença ao início do quadro é um preditor de mortalidade, assim como a presença de anticorpos antissintetase, comprometimento pulmonar intersticial, fenômeno de Raynaud, disfagia, perda de peso e atraso no diagnóstico. De 8 a 77% dos pacientes apresentam curso crônico de doença, com doença ativa necessitando mais de 2 anos de tratamento imunossupressor, e 22-60% têm curso monocíclico com remissão em 2 anos. Anticorpos anti-SRP, antissintetase e anti-p155/140 são subgrupos associados com doença de curso crônico. Maior atividade da doença cutânea no início do quadro, persistência das pápulas de Gottron, manutenção das alterações na capilaroscopia periungueal após 3 meses do diagnóstico, presença de edema subcutâneo na ressonância magnética ao diagnóstico, extensa miopatia e arteropatia na biopsia muscular inicial são todos preditores de curso crônico da doença. Diagnóstico precoce e discreta atividade cutânea da doença ao diagnóstico estão associados com curso monocíclico.

REFERÊNCIAS BIBLIOGRÁFICAS

1. Bellutti Enders F, Bader-Meunier B, Baildam E, Constantin T, Dolezalova P, Feldman BM, et al. Consensus-based recommendations for the management of juvenile dermatomyositis. Ann Rheum Dis. 2017;76(2): 329-40.
2. Li D, Tansley SL. Juvenile dermatomyositis: clinical phenotypes. Curr Rheum Rep. 2019;21:74.
3. Lundberg IE, Tjärnlund A, Bottai M, Werth VP, Pilkington C, de Visser M, et al. European League Against Rheumatism/American College of Rheumatology classification criteria for adult and juvenile idiopathic inflammatory myopathies and their major subgroups. Ann Rheum Dis. 2017;76(12):1955-64.
4. Pachman LM, Khojah AM. Advances in juvenile dermatomyositis: myositis specific antibodies aid in understanding disease heterogeneity. J Pediatr. 2018;195:16-27/j.jpeds.2017.12.053.
5. Pachman LM, Khojah AM. Advances in juvenile dermatomyositis: myositis specific antibodies aid in understanding disease heterogeneity. J Pediatr. 2018;195:16-27.
6. Papadopoulou C, Wedderburn LR. Treatment of juvenile dermatomyositis: an update. Pediatr Drugs. 2017;19:423-34.
7. Rider LG, Lindsley CB, Miller FW. Juvenile dermatomyositis. In: Petty RE, Lindsley CB, Laxer RM, Wedderburn L. Cassidy's textbook of pediatric rheumatology. 7.ed. Philadelphia: Elsevier; 2016. p.351-83.
8. Rider L, Nistala K. The juvenile idiopathic inflammatory myopathies: pathogenesis, clinical and autoantibody phenotypes, and outcomes. J Intern Med. 2016;280(1):24-38.
9. Tsaltskan V, Aldous A, Serafi S, Yakovleva A, Sami H, Mamyrova G, et al. Long-term outcomes in juvenile myositis patients. Sem Arthritis Rheum. 2020;50(1):149-51.
10. Wu Q, Wedderburn LR, McCann LJ. Juvenile dermatomyositis: latest advances. Best Practice & Research Clinical Rheumatology. 2017;31: 535-57.

CAPÍTULO 6

VASCULITES PRIMÁRIAS

Adriana Rodrigues Fonseca
Margarida de Fátima Fernandes Carvalho

AO FINAL DA LEITURA DESTE CAPÍTULO, O PEDIATRA DEVE ESTAR APTO A:

- Atentar para sinais e sintomas de vasculite.
- Conhecer a classificação, formas de apresentação e critérios diagnósticos das vasculites na infância.
- Solicitar exames laboratoriais, de imagem e histopatológicos para investigação diagnóstica inicial.
- Reconhecer precocemente as formas de vasculites mais frequentes na infância: vasculite por IgA e doença de Kawasaki.

INTRODUÇÃO

As vasculites são doenças sistêmicas caracterizadas por inflamação da parede de vasos de qualquer calibre, levando a espessamento, estenose ou dilatação, com consequente lesão tecidual.[1]

Podem ser primárias ou secundárias, estas últimas quando associadas a outras doenças (colagenoses, infecções, neoplasias) e uso de medicamentos.[1]

O tamanho dos vasos afetados e a extensão da lesão vascular determinam as manifestações clínicas, laboratoriais, histológicas, de imagem e gravidade.

Febre, perda ponderal, adinamia, artrite/artralgias e alterações inespecíficas de exames laboratoriais (anemia, leucocitose, elevação de provas de atividade inflamatória, hematúria, aumento de ureia, creatinina ou transaminases) podem ser as únicas alterações iniciais. Outras manifestações, como púrpura, livedo reticular, nódulos subcutâneos, envolvimento de órgãos ou a detecção de anticorpos, como o anticorpo anticitoplasma de neutrófilos (ANCA), podem ser indicativos de vasculite.[1]

O diagnóstico de vasculite depende de anamnese e exame físico minuciosos, questionando sobre exposições a infecções, uso de medicamentos, história familiar, palpação comparativa dos pulsos, aferição da pressão arterial nos quatro membros, ausculta cardíaca e arterial (carótidas, axilares, renal), presença de livedo reticular, nódulos subcutâneos, púrpura e ulcerações.

Em todas as crianças e adolescentes com suspeita de vasculite, devem-se solicitar: hemograma, provas de atividade inflamatória ou reagentes de fase aguda (velocidade de hemossedimentação – VHS – e proteína C-reativa – PCR), enzimas hepáticas, ureia, creatinina, sedimento urinário (EAS), proteinúria de 24 horas ou relação proteína:creatinina (RPC), pesquisa de anticorpos antinucleares (ANA ou FAN), ANCA e dosagem de frações do complemento (C3, C4, CH50). O padrão ouro para o diagnóstico é a biópsia do tecido afetado. Angiografia convencional, angiorressonância ou angiotomografia são úteis para o diagnóstico e avaliação de extensão da doença.[1]

EPIDEMIOLOGIA E PATOGÊNESE

As vasculites primárias correspondem a 10% das doenças abordadas na reumatologia pediátrica.[1] A vasculite por IgA e a doença de Kawasaki (DK) são as vasculites primárias mais frequentes.[1]

Os mecanismos fisiopatológicos ainda são pouco conhecidos. Há disfunção das células T e fatores humorais nas vasculites associadas ao ANCA e a formação anômala de complexos imunes na vasculite por IgA. Infecções prévias, particularmente as estreptocócicas, têm sido implicadas na patogenia da vasculite por IgA e da poliarterite nodosa (PAN).[1]

CLASSIFICAÇÃO DAS VASCULITES PRIMÁRIAS DA INFÂNCIA

A classificação atualmente utilizada em pediatria baseia-se no calibre dos vasos predominantemente afetados (grandes, médios e pequenos vasos), na presença ou ausência de inflamação granulomatosa e na deposição de imunocomplexos.[2]

Na infância, a arterite de Takayasu é classificada como vasculite com predomínio de grandes vasos. Já as de acometimento preferencial de médios vasos são a DK, a poliarterite nodosa cutânea e a clássica. As vasculites de pequenos vasos se dividem em granulomatosas (granulomatose com poliangiite e granulomatose eosinofílica com poliangiite) e não granulomatosas (vasculite por IgA, poliangiite microscópica, vasculite leucocitoclástica cutânea isolada e vasculite urticariforme hipocomplementêmica).[2]

VASCULITES DE VASOS DE PEQUENO CALIBRE

Vasculite por imunoglobulina A

Anteriormente denominada púrpura de Henoch-Schönlein, é a vasculite primária mais prevalente na infância.[3-5] Caracteriza-se pelo acometimento da pele, articulações, trato digestivo e glomérulos.[3]

Ocorre em qualquer faixa etária, com pico entre 4-8 anos, sendo 90% dos casos em menores de 10 anos, com discreto predomínio no sexo masculino (relação 1,5:1).[3-5]

A glicosilação anormal da IgA1 deficiente em galactose, com consequente formação de imunocomplexos, deposição e lesão tecidual, é o achado mais característico da fisiopatologia, daí a mudança em sua nomenclatura.[4] Antecedentes de infecções de vias aéreas superiores pelo *Streptococcus pyogenes* precedem 30-50% dos casos. Outros fatores desencadeantes são picadas de inseto, vacinas, alimentos e medicamentos (aspirina, penicilinas, cefalosporinas).[3]

O diagnóstico depende da combinação de critérios clínicos e laboratoriais (Quadro 1).[4]

A manifestação clínica característica é a púrpura palpável ou petéquia, que não desaparece à digitopressão, com predomínio nos membros inferiores (até a região glútea) (Figura 1), podendo mais raramente se estender para tronco, face e orelhas, com resolução gradual e completa em 1-2 meses, sem deixar cicatrizes. Edema subcutâneo pode ocorrer na topografia das púrpuras, em dorso de mãos e pés e couro cabeludo. Raramente pode haver lesões vesicobolhosas ou necróticas, com curso mais grave e prolongado e cicatrizes residuais.[3]

Cerca de 70-90% dos pacientes apresentam artralgia (mais comum) ou oligoartrite aguda, principalmente em joelhos e tornozelos, que podem preceder o quadro cutâneo em 1 ou 2 dias, durando cerca de 1 semana, sem deixar sequelas.[3]

Dor abdominal em cólica de intensidade variável (podendo mimetizar abdome agudo cirúrgico), náuseas, vômitos, diarreia, enterorragia e melena ocorrem em cerca de 70% dos casos e, em 20%, podem ser a primeira manifestação. Intussuscepção e perfuração ocorrem em menos de 5% dos casos.[3]

O envolvimento renal é a manifestação mais grave e principal determinante prognóstico em longo prazo. Ocorre em 10-50% dos pacientes, geralmente autolimitado, com

Quadro 1 Critérios de classificação do EULAR/PRINTO/PRES para vasculite por IgA4

Critério obrigatório: púrpura palpável ou petéquias, com predomínio em membros inferiores, não relacionada a trombocitopenia, associada a um dos critérios a seguir:	
Dor abdominal	Aguda, em cólica e difusa, intussuscepção ou sangramento gastrintestinal
Histopatologia	Vasculite leucocitoclástica ou glomerulonefrite proliferativa com depósito IgA
Artrite/artralgia	Aguda, com edema ou dor e/ou limitação articular
Nefrite	Proteinúria acima de 0,3 g/24 horas ou relação albumina/creatinina > 30 mmol/mg em urina matinal isolada Hematúria > 5 hemácias/campo ou cilindros hemáticos

EULAR (European League Against Rheumatism), PRINTO (Paediatric Rheumatology International Trials Organization), PRES (Paediatric Rheumatology European Society).

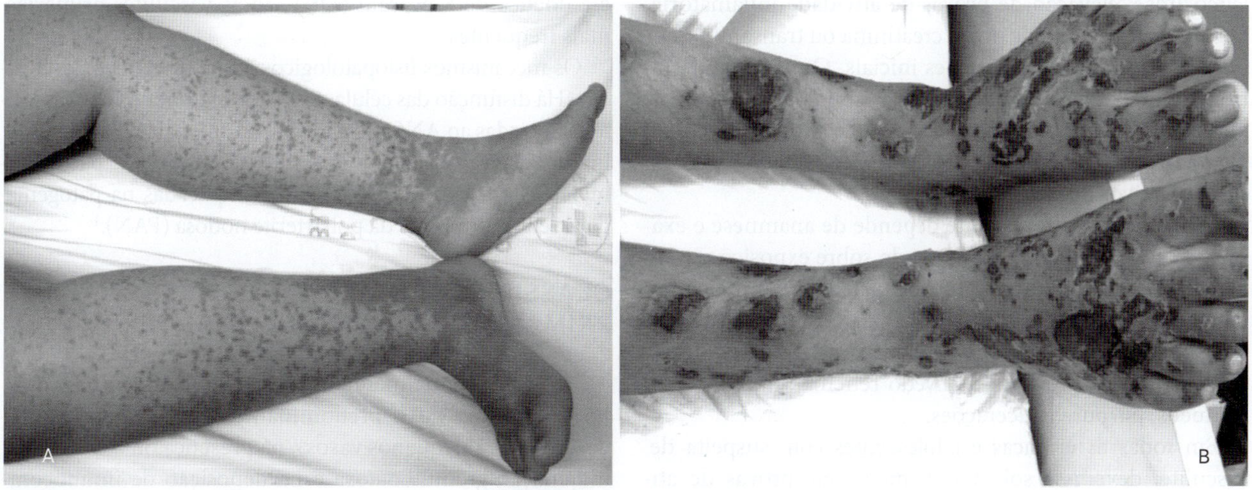

Figura 1 A: púrpuras palpáveis nos membros inferiores; B: lesões vesicobolhosas.

hematúria microscópica (mais comum) e proteinúria leve transitórias, geralmente nos primeiros 6 meses de evolução. Síndrome nefrótica, síndrome nefrítica, hipertensão arterial e insuficiência renal são preditivas de maior lesão glomerular posteriormente.[6] Orquite/orquiepididimite ocorrem em até 20% dos pacientes, sendo necessária a exclusão da torção de cordão ou testículos por meio de Doppler ultrassom.[3]

As alterações laboratoriais são inespecíficas, sendo as principais: anemia, leucocitose moderada (até 20.000/mm³), plaquetas normais ou levemente aumentadas (ao contrário da púrpura trombocitopênica imunológica), hematúria, leucocitúria, proteinúria, cilindrúria, dismorfismo eritrocitário, proteinúria patológica (de 24 horas ou RPC), aumento de ureia e creatinina. VHS e PCR podem estar normais ou discretamente elevadas. ANA, ANCA e fator reumatoide são negativos.[3]

A biópsia de lesões cutâneas recentes (até 48 horas de evolução) com imunofluorescência pode auxiliar no diagnóstico de casos atípicos (aspecto atípico ou difusas). O achado característico é a vasculite leucocitoclástica com depósitos de IgA e C3.[5] As indicações para biópsia renal são: síndrome nefrítica, síndrome nefrótica, redução da taxa de filtração glomerular (TFG), proteinúria grave ou persistente (mais de 4 semanas) e injúria renal aguda.[5]

Na ausência de manifestações renais ou gastrintestinais, o tratamento é feito apenas com hidratação e analgesia (analgésicos comuns ou AINH).[5] No entanto, alguns casos requerem o uso de corticosteroides: orquite, envolvimento gastrintestinal grave (dor abdominal intensa, hemorragia digestiva, intussuscepção), ulcerações ou necrose de pele, hemorragia pulmonar e vasculite cerebral. Prednisolona por via oral (1-2 mg/kg/dia) ou, para casos mais graves (cerebral, envolvimento pulmonar ou gastrintestinal), metilprednisolona em pulsoterapia 10-30 mg/kg/dose por 3 dias consecutivos.[5]

Para o tratamento da artrite utilizam-se AINH, como o naproxeno (15-20 mg/kg/dia) ou o ibuprofeno (30-40 mg/kg/dia) por 1-2 semanas.[5]

O uso profilático de corticosteroide não previne o envolvimento renal nos curto e longo prazos.[5]

Nos casos de proteinúria persistente (> 3 meses de duração), recomenda-se inibidor da enzima de conversão da angiotensina (IECA) ou bloqueador do receptor de angiotensina, para prevenir ou limitar a injúria glomerular secundária.[5] A prednisona oral é recomendada para nefrite leve (função renal normal e proteinúria leve/moderada persistentes). Prednisolona oral ou metilprednisolona para nefrite moderada (< 50% crescentes na biópsia e função renal alterada ou proteinúria persistente grave), associada a azatioprina, micofenolato de mofetila ou ciclofosfamida. Na nefrite grave (> 50% crescentes na biópsia renal e função renal alterada ou proteinúria grave), indica-se o tratamento com corticosteroides e ciclofosfamida intravenosos.[5] O seguimento conjunto com reumatologista e nefrologista pediátricos é indicado.

O prognóstico costuma ser excelente, e a maioria das crianças tem curso monocíclico com duração da doença de até 4 semanas. Pode haver recorrências em cerca de 1/3 de todos os casos, geralmente nos primeiros 6 meses, mais leves e de menor duração do que o episódio original.[3]

O acompanhamento deve ser até a vida adulta, pela possibilidade de progressão da glomerulonefrite para insuficiência renal (1-2% dos casos). O seguimento é clínico e laboratorial, no primeiro mês, de 3/3 meses no primeiro ano, e depois a cada 6 meses, com aferição da pressão arterial, ureia, creatinina, estimativa da TFG, sedimento urinário, proteinúria de 24 horas ou RPC.[6]

Vasculites associadas a anticorpos antineutrófilos citoplasmáticos

São raras na infância e têm em comum a presença de ANCA sérico. Costumam ser mais graves do que nos adultos, com maior envolvimento orgânico e comumente diagnosticadas tardiamente. Acometem o trato respiratório superior e inferior e os rins. Compreendem 3 formas:

1. Granulomatose com poliangiite (GPA).
2. Granulomatose eosinofílica com poliangiite (GEP).
3. Poliangiite microscópica (PAM).[4,7]

Granulomatose com poliangiite

Compromete o trato respiratório (superior e inferior) e os rins, de crianças e adolescentes com média de idade de 14 anos.[7] Os sinais e sintomas mais comuns são os constitucionais (febre, mal-estar e perda de peso), seguidos pelo envolvimento pulmonar, otorrinolaringológico e renal. Úlceras orais, perfuração do septo nasal, nariz em sela, rinorreia persistente, epistaxe, sinusite, otalgia, mastoidite, surdez neurossensorial e estenose (subglótica, laríngea ou brônquica) ocorrem em cerca de 80% das crianças.[7]

O comprometimento pulmonar é raro no início da doença, podendo ser detectado por tomografia computadorizada, com granulomas, além de pleurite e hemorragia mais tardiamente.[7]

O envolvimento renal (hematúria, proteinúria, glomerulonefrite necrosante e insuficiência renal) ocorre em 75% dos casos e é causa de morbidade e mortalidade. Pode evoluir com insuficiência renal e necessidade de diálise em cerca de 10% dos pacientes.[7]

Outras manifestações são: púrpura palpável, nódulos subcutâneos, ulcerações, artralgia, artrite não erosiva, alterações oculares (50% – conjuntivite, pseudotumor de órbita, uveíte, esclerite).[7]

Cerca de 90% dos pacientes têm ANCA padrão citoplasmático (c-ANCA) dirigido contra a proteinase 3 (PR3). Elevação de VHS e PCR, anemia, leucocitose, trombocitose, proteinúria, hematúria e cilindros eritrocitários também ocorrem. A biópsia renal mostra glomerulonefrite segmentar e focal, crescentes, necrose e pouca ou nenhuma deposição de imunocomplexos (glomerulonefrite pauci-imune).[7]

O diagnóstico requer 3 dos 6 critérios a seguir:[4]

1. Evidência histopatológica de processo inflamatório granulomatoso de pequenos vasos.
2. Vias aéreas superiores: rinite/sinusite crônica, defeito de septo nasal, nariz em sela, mastoidite, surdez, epistaxe recorrente.
3. Laringotraqueobrônquico: estenose subglótica, traqueal e/ou brônquica.
4. Pulmonar: tosse, dispneia, obstrução, hemorragia pulmonar, cavitações, infiltrados no raio x de tórax ou na tomografia de tórax.
5. Presença de ANCA.
6. Renal (proteinúria, hematúria, cilindros hemáticos, glomerulonefrite pauci-imune necrosante).

O tratamento requer corticoterapia em altas doses, associada a ciclofosfamida (preferencialmente intravenosa) ou rituximabe, além de terapia de suporte para doença pulmonar e renal, se necessário. A plasmaférese associada à ciclofosfamida tem sido usada em casos de doença progressiva, insuficiência renal e síndrome pulmão-rim. Alcançada a melhora ou a remissão (3-6 meses), a terapia de manutenção por 18-24 meses, devido às exacerbações frequentes, pode ser feita com metotrexato, azatioprina ou micofenolato de mofetila (em pacientes sem lesão renal). Traqueostomia, dilatação traqueal, *stents* e glicocorticoide intratraqueal também podem ser necessários.[8]

A mortalidade é de 6-12%, e insuficiência renal crônica, em 40%. A taxa de recaída é alta, com até 75% de recidiva dentro de 10 anos.[9]

Granulomatose eosinofílica com poliangiite

É uma forma rara de vasculite granulomatosa, insidiosa, que pode evoluir em 3 fases, nem sempre presentes:

1. Atópica com rinite alérgica e asma.
2. Eosinofilia.
3. Vasculite sistêmica.

A eosinofilia é característica e acentuada (> 1.000 eosinófilos/mcL). Púrpuras, urticária, nódulos, cardiopatia grave por infiltração cardíaca ou lesão coronariana, envolvimento neurológico e gastroenterite eosinofílica podem ocorrer.[1,10] Na infância, a mortalidade por GEP é 4 vezes mais alta do que em adultos.[1]

Para classificação como GEP, 4 dos 6 critérios devem ser atendidos:

1. Asma.
2. Eosinofilia (sangue periférico) > 10%.
3. Mononeuropatia ou polineuropatia.
4. Infiltrados pulmonares.
5. Anomalias sinusais.
6. Biópsia com infiltrados eosinofílicos extravasculares.[4]

Cerca de 25% dos pacientes são ANCA positivo, e a histologia do tecido afetado mostra granuloma eosinofílico e vasculite.[1]

A GEP responde bem à terapia com corticosteroide. A asma brônquica e a sinusopatia podem requerer terapia contínua, mesmo após remissão da vasculite. Ciclofosfamida ou azatioprina podem ser utilizadas para envolvimento visceral refratário ou grave. Anticorpos anti-interleucina 5 também têm sido considerados.[8]

Poliangiite microscópica

É uma vasculite necrosante, pauci-imune, não granulomatosa, que acomete pulmões, rins e sistema nervoso periférico.[1] Manifesta-se como glomerulonefrite necrosante e/ou hemorragia alveolar e pode vir acompanhada de neuropatia e púrpura cutânea. Sintomas constitucionais, como febre, mal-estar, artralgias, mialgias e perda de peso, são frequentes.[1]

O diagnóstico é confirmado por biópsia, que mostra vasculite necrosante sem granulomas. O ANCA detectado é de padrão perinuclear (pANCA) antimieloperoxidase (MPO).[1,8]

O tratamento é semelhante ao da GPA, também com altas taxas de recidiva. Ciclofosfamida e altas doses de corticosteroides são usadas em casos graves. O metotrexato e corticosteroides são utilizados para indução em casos mais leves. A terapia de manutenção é feita com micofenolato de mofetila ou azatioprina por 18-24 meses. Como opções de tratamento na doença refratária, podem ser utilizados o infliximabe, rituximabe e imunoglobulina intravenosa.[8]

VASCULITES DE VASOS DE MÉDIO CALIBRE

Doença de Kawasaki

A DK é a segunda vasculite primária mais comum da infância, sendo a principal causa de cardiopatia adquirida em crianças nos países desenvolvidos e causa de 5% das síndromes coronarianas agudas em adultos.[10] É caracterizada por febre alta prolongada e pelo risco de anormalidades coronarianas em cerca de 25% dos pacientes não tratados e em 4% daqueles adequadamente tratados.[10]

Aproximadamente 85% dos casos ocorrem em crianças menores de 5 anos, pico entre 9-12 meses, discreto predomínio em meninos. É 5-10 vezes mais frequente nos asiáticos e seus descendentes.[10]

Sua patogênese ainda não foi totalmente elucidada, porém há evidência de desregulação imune, em resposta a um agente desencadeante infeccioso, em indivíduos geneticamente suscetíveis.[10]

A DK apresenta-se em três fases clínicas:

1. Aguda.
2. Subaguda.
3. Convalescença.[10]

1. A fase aguda caracteriza-se, obrigatoriamente, por febre alta persistente com duração superior a 5 dias, elevação de VHS e PCR, leucocitose neutrofílica e por:

A. Alterações de cavidade oral (90%) - ressecamento, fissuras e hiperemia de lábios e/ou da orofaringe, "língua em morango ou em framboesa", sem aftas, úlceras, ou exsudato (Figura 2).
B. Hiperemia conjuntival bilateral (85%) não purulenta.
C. Linfonodomegalia cervical, unilateral, de pelo menos 1,5 cm de diâmetro.
D. Alterações nas extremidades (70%) - hiperemia palmar e/ou plantar, edema de dorso de mãos e pés.
E. Exantema polimórfico (80-90%) - exceto vesículas, predominando em tronco e períneo (Figura 3).[10]

Na fase aguda também são descritos miocardite, derrame pericárdico, arritmias, valvulites mitral e/ou aórtica, insuficiência cardíaca, meningite asséptica, insuficiência hepática, colestase, pancreatite, hidropsia de vesícula biliar, uretrite, proteinuria, convulsão, ataxia, paralisia facial periférica, surdez neurossensorial e secreção inapropriada de hormônio antidiurético.[11]

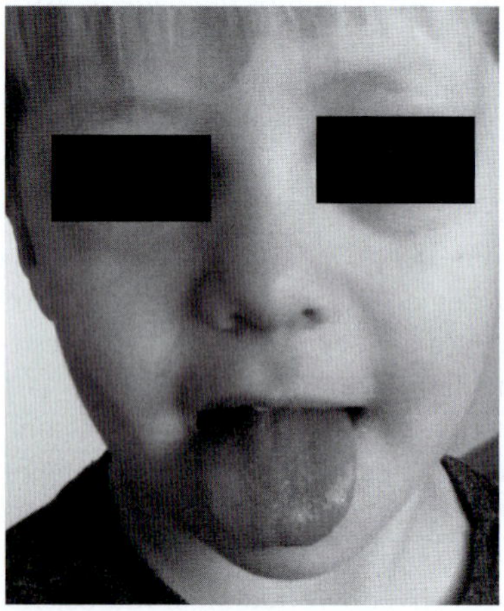

Figuras 2 Fase aguda da doença de Kawasaki. Língua "em framboesa".

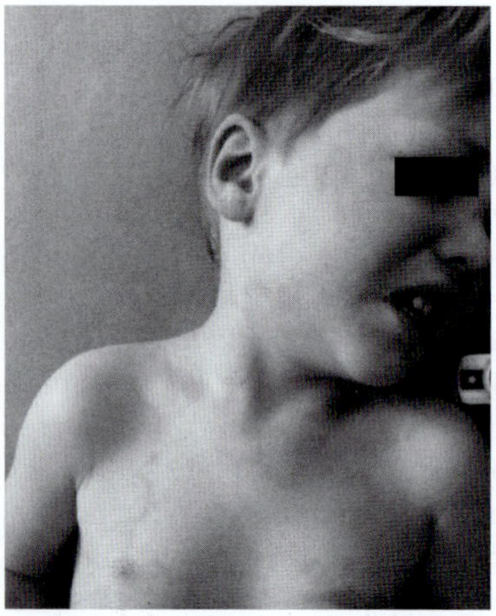

Figura 3 Fase aguda da doença de Kawasaki. Exantema polimórfico em face, tronco e membros e irritabilidade.

Podem ocorrer poliartrite de pequenas articulações na fase aguda e oligoartrite de grandes articulações na fase subaguda.[10]

2. Na fase subaguda, cerca de 7-10 dias após início da febre, iniciam-se a descamação perineal e periungueal (Figuras 4 e 5), as possíveis alterações coronarianas (ectasias ou aneurismas) e a trombocitose. Também podem ser acometidos outros vasos de médio calibre (artérias celíaca, mesentérica, renal, femoral, ilíaca, braquial e axilar).[10]
3. Na fase de convalescença, ocorrem a normalização da VHS, da PCR, da contagem de plaquetas e a regressão da maioria dos aneurismas.[10]

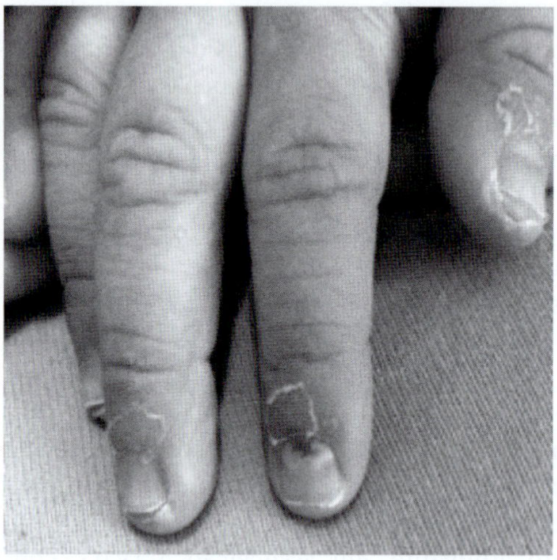

Figura 4 Fase subaguda da doença de Kawasaki.

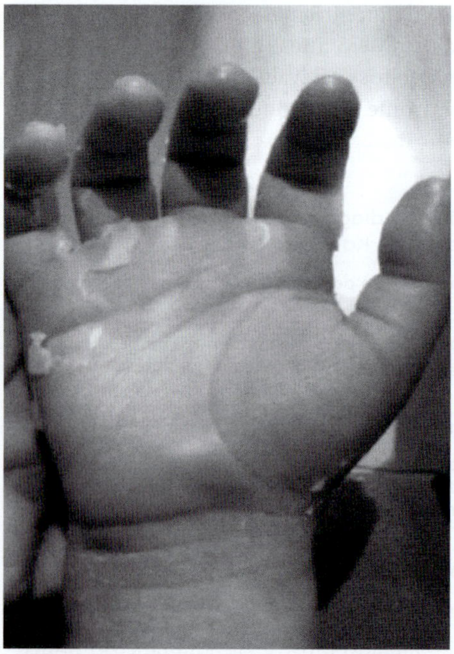

Figura 5 Descamação periungueal

O diagnóstico é baseado nos critérios estabelecidos pela American Heart Association (AHA) e pela European League Against Rheumatism / Pediatric Rheumatology European Society (EULAR/PRES), listados no Quadro 2.[10]

No entanto, 20-30% dos pacientes não preenchem esses critérios diagnósticos, na denominada doença de Kawasaki incompleta. Há exames que auxiliam no diagnóstico destes casos: VHS > 40 mm/h, PCR > 3 mg/dL; plaquetas > 450.000/mm³ (após 7 dias de doença); anemia; leucocitose > 15.000/mm³; TGP > 50 U/L; albumina < 3 g/dL; piúria estéril; hiponatremia; e dimensões coronarianas por meio do Z-escore > 2,5 ao ecocardiograma.[11]

O ecocardiograma com Doppler deve ser realizado no momento da suspeita diagnóstica (basal para posterior comparação e para detecção de possível miocardite, pericardite, valvulite), após 1-2 semanas e 6-8 semanas de evolução, para afastar ectasias e aneurismas das artérias coronárias, com medida do escore Z e não apenas das medidas absolutas das coronárias.[10]

O tratamento é feito com imunoglobulina humana intravenosa (IVIG) dose única de 2 g/kg, até o décimo dia de febre, visando reduzir o risco de lesão coronariana. No entanto, a IVIG também deve ser administrada mesmo após os 10 dias, enquanto houver febre e elevação de VHS ou PCR.[10] Ácido acetilsalicílico (AAS) em doses moderadas (30-50 mg/kg/dia) ou altas (50-80 mg/kg/dia) deve ser associado.[11] O AAS deve ser reduzido para a dose antiagregante 3-5 mg/kg/dia após defervescência por 48 horas, durante 6-8 semanas ou indefinidamente, se houver anormalidades coronarianas.[11]

Tratamento adjuvante, em associação à IVIG, com metilprednisolona 2 mg/kg/dia intravenosa até a resolução da febre, seguido pela prednisolona por via oral com desmame em 2-3 semanas, deve ser considerado nos casos de alto risco de aneurismas coronarianos: menores de 6 meses, maiores de 8 anos, hipoalbuminemia, trombocitopenia, leucocitose, elevação de transaminases, hiponatremia, síndrome do choque do Kawasaki e sexo masculino.[10]

Quadro 2 Critérios diagnósticos da AHA e da EULAR/PRES para doença de Kawasaki

Critério mandatório: febre persistente por pelo menos 5 dias e mais 4 critérios.
Alteração de lábios e cavidade oral: eritema, fissuras labiais, hiperemia difusa de orofaringe, "língua em framboesa ou morango".
Hiperemia conjuntival: bilateral, bulbar, não purulenta.
Alteração de extremidades: edema de dorso de mãos e pés, eritema palmar ou plantar na fase aguda, descamação periungueal ou da área perineal na fase subaguda.
Exantema polimorfo.
Linfadenopatia cervical ≥ 1,5 cm, geralmente unilateral.

AHA: American Heart Association; EULAR/PRES: European League Against Rheumatism / Pediatric Rheumatology European Society.
Fonte: McCrindle BW et al., 2017.[10]

Nos casos resistentes à IVIG, aqueles cuja febre persiste após 36 horas do término da infusão, recomenda-se repetir a IGIV na mesma dose. Se a febre persistir, pode ser adotada a pulsoterapia endovenosa com metilprednisolona 30 mg/kg/dose (máximo 1 g/dose) por 3 dias consecutivos. Outras opções para casos refratários: biológicos anti-TNF-alfa (infliximabe 5 mg/kg/dose), ciclosporina, ciclofosfamida e plasmaférese.[10,11]

O prognóstico depende principalmente das alterações coronarianas e seu calibre (maior chance de resolução quanto menor o calibre do aneurisma). A disfunção endotelial e o espessamento da íntima podem persistir mesmo nas lesões regredidas, reforçando a necessidade de prevenção e intervenção nos fatores de risco cardiovascular.[10]

Poliarterite nodosa e poliarterite nodosa cutânea (PANC)

É a terceira vasculite mais frequente na infância. Caracteriza-se por necrose fibrinoide de artérias de pequeno e médio calibres, geralmente poupando rins e pulmões. Não está associado ao ANCA.[1]

Prevalece em meninos entre 7-11 anos de idade. A associação com o vírus da hepatite B é rara na infância, graças aos protocolos de vacinação.[1] O prognóstico da doença é melhor na infância, com menos recaídas e melhor sobrevida quando comparada à doença do adulto.[12]

As principais manifestações clínicas da PAN em crianças são inespecíficas, como febre, emagrecimento, dor abdominal, mialgias e artralgia. Outras manifestações são: hipertensão arterial, doença cardíaca isquêmica, dor testicular, dor abdominal, hematúria ou proteinúria.[12]

Os critérios diagnósticos são: inflamação sistêmica com evidência de vasculite necrosante ou anormalidades angiográficas de artérias de médio ou pequeno calibre (critérios obrigatórios), mais um dos 5 critérios a seguir:

1. Envolvimento da pele (livedo reticular, nódulos, infartos).
2. Mialgia/sensibilidade muscular.
3. Hipertensão.
4. Neuropatia periférica.
5. Envolvimento renal (proteinúria, hematúria ou comprometimento da função).[4]

As provas de atividade inflamatória são elevadas. Biópsia de tecido acometido (pele, p. ex.) e exames de imagem (angiografia, angiorressonância, angiotomografia) podem ser indicados.[12]

Corticosteroides (prednisona 1-2 mg/kg/dia, com ou sem pulsoterapia de metilprednisolona) e imunossupressores (metotrexato, azatioprina, ciclofosfamida) podem ser indicados para indução. Para manutenção (12-18 meses), imunossupressores (metotrexato, azatioprina ou micofenolato de mofetila) associados a corticosteroides. Biológicos (anti-TNF, tocilizumabe) podem ser necessários nos casos refratários. A aspirina pode ser utilizada como antiagregante plaquetário.[8,13]

A PANC frequentemente é associada com antecedente de infecção estreptocócica. Limita-se à pele e sistema musculoesquelético, manifestando-se com febre, nódulos subcutâneos dolorosos (principalmente nos membros inferiores), púrpura, isquemia digital, livedo reticular, mialgia, artralgia e artrite. Responde bem a AINH e corticosteroides. Na doença persistente ou recidivante, metotrexato, colchicina e IVIG podem ser indicadas. Se houver infecção estreptocócica como agente desencadeante, pode-se iniciar a profilaxia secundária com penicilina G benzatina. A PANC raramente evolui para a forma sistêmica.[1,8,13]

VASCULITE DE VASOS DE GRANDE CALIBRE

Arterite de Takayasu (AT)

É uma panarterite granulomatosa crônica da aorta e seus ramos principais, que evolui para estenose arterial, trombose e aneurismas, levando frequentemente à isquemia dos órgãos envolvidos.[1] A AT pode estar associada a tuberculose, imunodeficiências primárias, osteomielite crônica não bacteriana, síndrome do anticorpo antifosfolípide e diabetes melito.[1,13]

Os critérios diagnósticos da AT para infância são: anormalidades angiográficas características da aorta ou seus ramos principais e artérias pulmonares (critério obrigatório) e mais um dos seguintes:

1. Diminuição/ausência de pulsos periféricos ou claudicação de membros.
2. Discrepância de pressão arterial sistólica entre membros: > 10 mmHg.
3. Sopros arteriais: subclávias, carótidas e aorta abdominal.
4. Hipertensão arterial.
5. VHS > 20 mm/h e proteína C-reativa elevada.[4]
6. As manifestações clínicas iniciais são inespecíficas: febre, fadiga, mialgia, artralgia, dor abdominal, sudorese noturna, vômitos, perda ponderal. O principal achado inicial é a hipertensão arterial sistêmica (HAS) – pressão arterial deve ser aferida nos 4 membros –, com insuficiência cardíaca ou alterações neurológicas, como o acidente vascular encefálico (AVE), cefaleia e convulsões. Na fase isquêmica da doença, assimetria ou ausência de pulsos e sopros das artérias envolvidas podem ser percebidos.[13]

Exames de imagem vascular (angiografia convencional, angiorressonância magnética, angiotomografia, ecografia com Doppler) são fundamentais para o diagnóstico e o seguimento. Fundo de olho, microalbuminúria, eletrocardiograma e ecocardiograma também devem ser realizados.[1,13]

O tratamento é feito com corticosteroides, imunossupressores (metotrexato, ciclofosfamida, micofenolato de mofetila) e biológicos para quadros refratários (tocilizumabe, rituximabe, anti-TNF).[8,13] O tratamento cirúrgico pode ser indicado quando as estenoses vasculares resultarem em HAS grave ou isquemia importante, aumentando a sobrevida em 5 anos para 80-95%.[13]

VASCULITES DE VASOS DE CALIBRE VARIÁVEL

Doença de Behçet

A doença de Behçet (DB) é uma condição crônica, multissistêmica, de artérias e veias de quaisquer calibres, podendo sobrepor-se a outras condições (doença inflamatória intestinal, imunodeficiências e síndromes autoinflamatórias). Manifesta-se com úlceras orais e/ou genitais recorrentes, envolvimento da pele, olhos, articulações, gastrintestinal e sistema nervoso central (SNC).[14]

Cerca de 5-15% dos casos têm início antes dos 16 anos de idade, com idade média de início entre 5-12 anos, afetando igualmente meninos e meninas.[14]

O alelo HLA B51 é o principal componente genético.[9] Alguns autores consideram a DB uma doença autoinflamatória devido às exacerbações e remissões, à elevação dos níveis séricos de citocinas pró-inflamatórias e às mutações genéticas similares às de outras doenças autoinflamatórias.[14]

As úlceras orais são o sinal mais comum (70-90%) e geralmente a primeira manifestação. São recorrentes (mais de 3 vezes ao ano), múltiplas, dolorosas, em lábios, língua e palato, que cicatrizam em cerca de 2 semanas.[14] As ulcerações genitais são maiores, dolorosas, sendo mandatório descartar doenças sexualmente transmissíveis nos adolescentes e abuso sexual em todas as faixas etárias, caso as úlceras sejam exclusivamente genitais. Também podem ocorrer úlceras no trato digestivo e perianais, suscitando o diagnóstico diferencial com doença inflamatória intestinal. Nódulos subcutâneos, pseudofoliculite, lesões papulopustulosas, lesões acneiformes, púrpura e úlceras ocorrem em 25-90% dos pacientes.[14] A patergia ocorre em cerca de 60% das crianças, caracterizada por uma pústula, 24-48 horas após puntura por agulha. É um sinal de alerta para DB, apesar de não ser específica.[14]

O envolvimento ocular varia de 27-56% na infância, frequentemente bilateral, crônico e recorrente, com panuveíte e vasculite retiniana.[14]

Artrite geralmente não erosiva, episódica, de grandes articulações periféricas (joelhos, tornozelos, punhos e cotovelos), miosite, entesite e necrose avascular também podem ser encontradas.[14]

Comprometimento neurológico ocorre em 4-30% dos casos, com cefaleia crônica, trombose venosa, encefalomielite, meningite asséptica, neuropatia craniana e periférica. O comprometimento dos gânglios da base e tronco cerebral é a localização mais comum da vasculite central pela DB.[1]

O envolvimento vascular pela DB varia de 2-30% em crianças, com trombose, geralmente venosa.[14]

Dor abdominal, hepatomegalia e/ou esplenomegalia, úlceras perianais ou no trato digestivo, diarreia e hemorragia digestiva podem ocorrer em até 50% dos casos.[14]

O diagnóstico é clínico, mediante anamnese e exame físico, e, apoiado pelos critérios de classificação de 2016, os únicos validados para a DB pediátrica, descritos no Quadro 3.[14]

Quadro 3 Critérios internacionais de classificação para doença de Behçet pediátrica (2016)

Pelo menos 3 dos 6 critérios a seguir são necessários para a classificação como DB pediátrico

Critérios	Descrição	Pontos
Aftas orais recorrentes	Pelo menos 3 episódios ao ano	1
Úlcera genital	Tipicamente com cicatrizes	1
Acometimento cutâneo	Eritema nodoso, foliculite, lesões acneiformes	1
Acometimento ocular	Uveíte anterior ou posterior, vasculite retiniana	1
Acometimento neurológico	Com exceção de cefaleia isolada	1
Acometimento vascular	Trombose venosa ou arterial, aneurismas	1

Fonte: Hu YC et al., 2020.[14]

O tratamento deve ser individualizado, em função de gravidade e órgão acometido. Tratamento tópico é feito com esteroides para úlceras orais e genitais. Colchicina oral é recomendada para o tratamento da artrite e para prevenção de recorrência de artrite e lesões mucocutâneas. Para pacientes com curso crônico ou manifestações oculares, vasculares, neurológicas e do trato gastrintestinal, recomendam-se altas doses de esteroides e imunossupressores (azatioprina, ciclofosfamida, micofenolato de mofetila ou ciclosporina A). Os biológicos anti-TNF ou anti-IL6 podem ser necessários nos casos refratários.[1,8,14]

REFERÊNCIAS BIBLIOGRÁFICAS

1. Schnabel A, Heidrich CM. Childhood Vasculitis. Front Pediatr. 2019;6:421.
2. Ozen S, Ruperto N, Dillon MJ, Bagga A, Barron K, Davin JC, et al. EULAR/PreS endorsed consensus criteria for the classification of childhood vasculitides. Ann Rheum Dis. 2006;65:936-41.
3. Oni L, Sampath S. Childhood IgA vasculitis (Henoch Schonlein Purpura): advances and knowledge gaps. Front Pediatr. 2019;7:257.
4. Ozen S, Pistorio A, Iusan SM, Bakkaloglu A, Herlin T, Brik R, et al. Paediatric Rheumatology International Trials Organisation (PRINTO). EULAR/PRINTO/PRES criteria for Henoch-Schönlein purpura, childhood polyarteritis nodosa, childhood Wegener granulomatosis and childhood Takayasu arteritis: Ankara 2008. Part II: Final classification criteria. Ann Rheum Dis. 2010;69(5):798-806.
5. Ozen S, Marks SD, Brogan P, Groot N, Graeff N, Avcin T, et al. European consensus-based recommendations for diagnosis and treatment of immunoglobulin A vasculitis-the SHARE initiative. Rheumatology (Oxford). 2019;58(9):1607-16.
6. Buscatti IM, Casella BB, Aikawa NE, Watanabe A, Farhat SCL, Campos LMA, Silva CA. Henoch-Schönlein purpura nephritis: initial risk factors and outcomes in a Latin American tertiary center. Clin Rheumatol. 2018;37(5):1319-24.
7. Bohm M, Fernandez MIG, Ozen S, Pistorio A, Dolezalova P, Brogan P, et al. Clinical features of childhood granulomatosis with polyangiitis (Wegener's granulomatosis). Pediatr Rheumatol Online J. 2014;12:18.
8. de Graeff N, Groot N, Brogan P, Ozen S, Avcin T, Bader-Meunier B, et al. European consensus-based recommendations for the diagnosis and treatment of rare paediatric vasculitides: the Share initiative. Rheumatology. 2019;58:656-71 .
9. Sacri AS, Chambaraud T, Ranchin B, Florkin B, Sée H, Decramer S, et al. Clinical characteristics and outcomes of childhood-onset ANCA--associated vasculitis: a French nationwide study. Nephrol Dial Transplant. 2015;30:i104-12.
10. McCrindle BW, Rowley AH, Newburger JW, Burns JC, Bolger AF, Gewitz M, et al. Diagnosis, treatment, and long-term management of Kawasaki disease: a scientific statement for health professionals from the American Heart Association. Circulation. 2017;135(17):e927-e999.
11. de Graeff N, Groot N, Ozen S, Eleftheriou D, Avcin T, Bader-Meunier B, et al. European consensus-based recommendations for the diagnosis and treatment of Kawasaki disease: the Share initiative. Rheumatology (Oxford). 2019;58(4):672-82.
12. Ozen S. The changing face of polyarteritis nodosa and necrotizing vasculitis. Nat Rev Rheumatol. 2017;13:381-6.
13. Sag E, Batu ED, Ozen S. Childhood systemic vasculitis. Best Pract Res Clin Rheumatol. 2017;31:558-75.
14. Hu YC, Chiang BL, Yang YH. Clinical Manifestations and Management of Pediatric Behçet's Disease. Clin Rev Allergy Immunol. 2021 Oct;61(2):171-80.

CAPÍTULO 7

DOENÇAS AUTOINFLAMATÓRIAS

Kátia Tomie Kozu
André de Souza Cavalcanti

AO FINAL DA LEITURA DESTE CAPÍTULO, O PEDIATRA DEVE ESTAR APTO A:

- Entender o conceito das doenças autoinflamatórias e suas principais diferenças com as doenças autoimunes.
- Identificar os principais sinais e sintomas sugestivos das doenças autoinflamatórias, tais como: episódios recorrentes ou contínuos de febre, aumento dos reagentes de fase aguda e acometimento de múltiplos órgãos e sistemas (serosas, pele, neuropsiquiátrico, olho, articulações e trato gastrintestinal).
- Solicitar exames complementares que ajudem no diagnóstico diferencial das doenças autoinflamatórias com doenças infecciosas e neoplásicas, após anamnese e exame físico detalhados.
- Suspeitar e reconhecer precocemente as doenças autoinflamatórias, a fim de encaminhar esses pacientes para o reumatologista pediátrico, profissional qualificado para o diagnóstico e tratamento dessas doenças.
- Devido ao alto custo dos exames genéticos usados para o diagnóstico das doenças autoinflamatórias, deixar a solicitação desses exames a critério do reumatologista pediátrico.
- Conhecer as principais modalidades de tratamento visando à redução da alta morbimortalidade das doenças autoinflamatórias.

INTRODUÇÃO

Desde a descrição do termo "autoinflamatória", em 1999, o universo das doenças autoinflamatórias (DAI) expandiu-se dramaticamente com a descoberta de novas doenças e genes, estes últimos devido principalmente ao surgimento do sequenciamento de nova geração. Em recente artigo de consenso da nomenclatura, as DAI receberam a seguinte definição: transtornos clínicos causados por defeito(s) ou desregulação no sistema imune inato, caracterizados por inflamação recorrente ou contínua (aumento nos reagentes de fase aguda) e ausência de participação primária na patogênese do sistema imune adaptativo (linfócitos T autorreativos ou produção de autoanticorpos). Essa definição ressalta o papel essencial do sistema imune inato no desenvolvimento das DAI em contrapartida à participação do sistema imune adaptativo nas doenças autoimunes. No entanto, atualmente sabemos que existe sobreposição da participação do sistema imune adaptativo em algumas DAI e vice-versa, assim como associação com algumas imunodeficiências, o que torna um grande desafio a classificação das DAI.

As principais manifestações clínicas são episódios recorrentes ou contínuos de febre e inflamação em diversos órgãos e sistemas como pele, serosas, olho, articulações, sistema nervoso central (SNC) e trato gastrintestinal. Geneticamente, as DAI podem ser monogênicas ou poligênicas. Mais de 30 genes associados com as DAI já foram identificados e as mutações correspondentes encontram-se registradas regularmente no banco de dados eletrônico chamado de *Infevers*. Do ponto de vista fisiopatológico, várias vias no sistema imune inato estão envolvidas nas DAI. Até recentemente, o inflamossomo, complexo multiproteico responsável pela produção da IL-1-beta, era a via mais descrita. Na atualidade, outras vias, como ativação do fator de transcrição NF-kB, interferon (IFN) do tipo I, resposta a proteínas mal enoveladas e ubiquitinação, já foram também reportadas.

O objetivo deste capítulo é descrever as principais DAI a fim de que o pediatra saiba suspeitar e reconhecer preco-

cemente essas doenças e encaminhar para avaliação com reumatologista pediátrico. No Quadro 1 estão as DAI descritas neste capítulo.

Febre familiar do Mediterrâneo (FFM)

A FFM é a DAI monogênica mais frequente no mundo. É prevalente em etnias de ascendência da região do Mar Mediterrâneo, como turcos, judeus, árabes e armênios. No entanto, a FFM também apresenta descrição em outras etnias. Em 1997, dois grupos internacionais independentes identificaram o gene *MEFV* responsável pela FFM, que codifica a proteína pirina. A pirina faz parte do inflamossomo da pirina, e mutações do tipo ganho de função causam maior produção da IL-1-beta, principal citocina pró-inflamatória envolvida na patogênese da doença. A FFM é de herança autossômica recessiva, mas alguns casos raros de herança autossômica dominante têm sido descritos. A mutação M694V está associada com fenótipo mais grave da doença e risco elevado para desenvolvimento de amiloidose.

Aproximadamente 90% dos pacientes apresentam os primeiros sintomas antes dos 20 anos, a maioria na primeira década de vida. A doença é caracterizada por ataques recorrentes e esporádicos de febre, serosite (peritonite, pleurite ou pericardite) e artrite, de duração de 1-3 dias. Os ataques podem acontecer em uma frequência de 1 vez por semana a 1 vez por ano. No período intercrise, os pacientes permanecem assintomáticos. A dor abdominal é a principal manifestação clínica decorrente de peritonite aguda generalizada. Em alguns casos pode mimetizar apendicite aguda, levando a laparotomia exploratória. Artrite apresenta-se na forma de monoartrite aguda nas articulações dos membros inferiores. A evolução para artrite crônica e sacroiliíte podem raramente ocorrer. Outras manifestações de serosite são pleurite e mais raramente pericardite. Em meninos, escroto agudo pode acontecer devido a serosite da túnica vaginal. A manifestação cutânea mais encontrada é descrita como *rash* erisipela-*like* nos membros inferiores. Algumas vasculites primárias, como vasculite por IgA e poliarterite nodosa, são mais frequentes em pacientes com FFM. A principal complicação da FFM é a evolução para amiloidose, principalmente na era antes da utilização da colchicina, sendo o acometimento renal o mais comum. Durante episódio de crise aguda, os exames laboratoriais apresentam leucocitose e aumento dos reagentes de atividade inflamatória, como velocidade de hemossedimentação (VHS), proteína C-reativa (PCR) e proteína sérica amiloide A (SAA).

Quadro 1 Principais doenças autoinflamatórias

Doenças autoinflamatórias	Herança	Gene	Proteína
Doenças autoinflamatórias monogênicas mediadas pela IL-1-beta			
Febre familiar do Mediterrâneo (FFM)	AR	*MEVF*	Pirina
Síndrome periódica associada ao receptor do TNF (TRAPS)	AD	*TNFRSF1A*	TNFR1
Deficiência de mevalonato quinase (MKD)	AR	*MVK*	Mevalonato quinase
Síndromes periódicas associadas à criopirina (CAPS)			
Síndrome autoinflamatória familiar associada ao frio (FCAS)	AD	*NLRP3*	Criopirina (NLRP3)
Síndrome de Muckle-Wells (MWS)	AD	*NLRP3*	Criopirina (NLRP3)
NOMID/CINCA	AD	*NLRP3*	Criopirina (NLRP3)
Doenças autoinflamatórias com acometimento ósseo e articular			
CRMO/CNO	Desconhecida	Desconhecido	Desconhecida
Deficiência do antagonista do receptor da IL-1 (DIRA)	AR	*IL1RN*	IL-1Ra
Síndrome de artrite piogênica, pioderma gangrenoso e acne (PAPA)	AD	*PSTPIP1*	PSTPIP1
Síndrome de Blau	AD	*NOD2/CARD15*	NOD2/CARD15
Interferonopatias			
CANDLE/ PRASS	AR	*PSMB8*	Proteossomos
SAVI	AD	*TMEM173*	STING
Outras doenças autoinflamatórias			
Deficiência de adenosina deaminase 2 (DADA2)	AR	*ADA2*	ADA 2
PFAPA	–	–	–

AR: autossômica recessiva; AD: autossômica dominante; NOMID: doença inflamatória multissistêmica de início neonatal; CINCA: síndrome neurológica, cutânea e articular infantil; CRMO: osteomielite crônica recorrente multifocal; CNO: osteomielite crônica não bacteriana; CANDLE: dermatose neutrofílica atípica crônica com lipodistrofia e temperatura elevada; PRAAS: síndrome autoinflamatória associada ao proteossoma; SAVI: vasculopatia associada ao STING de início na infância; PFAPA: síndrome da febre periódica, estomatite aftosa, faringite e adenite cervical.

A colchicina é a droga de escolha para tratamento dos pacientes com FFM, com os objetivos de diminuir frequência e gravidade dos ataques e prevenir o desenvolvimento de amiloidose. Infelizmente, 5% dos pacientes não respondem ao tratamento com colchicina. Nesses casos, a colchicina deve ser mantida e associada a terapia biológica anti-IL-1 (anakinra, rilonacepte oi canaquinumabe).

Síndrome periódica associada ao receptor do TNF (TRAPS)

TRAPS é uma DAI de herança autossômica dominante de ascendência irlandesa e escocesa, embora atualmente apresente descrição em várias etnias. É causada por mutações no gene *TNFRSF1A*, responsável pela codificação do receptor p55 do TNF. Atualmente todas as mutações descritas associadas à doença estão relacionadas apenas a esse receptor. Sua patogênese é complexa, e acredita-se que é desencadeada pela retenção intracelular do receptor mutante responsável pela ativação do NF-kB, indução do estresse do retículo endoplasmático e produção excessiva de espécies reativas de oxigênio.

A maioria dos pacientes apresenta os primeiros sintomas durante infância e adolescência, e a média de idade de início da doença está entre 3-10 anos. Já um episódio febril apresenta duração média de 14 dias, podendo em alguns casos durar menos de 7 dias. Além da febre, os pacientes exibem serosite apresentando-se como dor abdominal (peritonite) e dor torácica (pleurite), mialgia migratória com um *rash* eritematoso doloroso sobrejacente. Esse *rash* pode apresentar-se de forma macular, placas edematosas ou urticariforme. Enzimas musculares são normais, e exames de imagem e biópsia demonstram envolvimento da pele, fáscia e músculo. Manifestações oftalmológicas incluem conjuntivite, uveíte e edema periorbitário. De fato, o edema periorbitário ajuda no diagnóstico diferencial da TRAPS em relação às outras DAI. O risco para amiloidose pode ocorrer em 14% dos casos. Durante as crises, os exames laboratoriais mostram neutrofilia, plaquetose e aumento dos reagentes de fase aguda.

Os corticosteroides podem ser usados para tratar as crises de TRAPS, mas os pacientes frequentemente necessitam de doses maiores ao longo do tempo. No passado o anti-TNF etanercepte foi usado em alguns pacientes com certa resposta, mas atualmente o tratamento de escolha são os agentes anti-IL-1.

Deficiência de mevalonato quinase (MKD)

MKD representa o espectro contínuo de dois fenótipos clínicos. Em uma extremidade encontra-se a MKD leve, antigamente chamada de síndrome hiper-IgD (SHID) e na outra extremidade a MKD grave, também conhecida como acidúria mevalônica (AM). De certa forma, a MKD é uma DAI única, uma vez que combina manifestações inflamatórias com aquelas dos erros inatos do metabolismo. É de herança autossômica recessiva causada por mutações do tipo perda de função no gene *MVK*, que codifica a enzima mevalonato quinase. A mutação mais frequente é a V377I. Na MKD leve (SHID), a enzima mevalonato quinase apresenta atividade residual entre 1-15%, enquanto na MKD grave (AM) a atividade residual da enzima encontra-se ausente. A mevalonato quinase participa na via da biossíntese do colesterol/isoprenoides. Acredita-se que a redução dos produtos finais dos isoprenoides ocasione ativação indireta do inflamossomo da pirina com produção excessiva da IL-1-beta.

MKD é a DAI menos frequente. A maioria dos pacientes apresenta os primeiros sintomas antes de completar 1 ano de vida. Na MKD leve (SHID), os ataques febris apresentam duração de 3-7 dias, acompanhados principalmente por linfadenopatia cervical bilateral, achado esse que ajuda no diagnóstico diferencial com outras DAI. Além disso, os pacientes também podem apresentar dor abdominal, diarreia, vômitos, cefaleia, hepatoesplenomegalia e artralgia ou artrite de grandes articulações. As manifestações cutâneas mais encontradas são eritema, pápulas, púrpura e *rash* urticariforme. Úlceras orais ou genitais podem acontecer. A baixa frequência de serosite nos pacientes com MKD também ajuda a diferenciar das outras DAI. Os pacientes com MKD grave (AM), além dos ataques inflamatórios, apresentam desde o nascimento manifestações clínicas contínuas como atraso psicomotor, ataxia progressiva, hipotonia muscular, dismorfismo facial, dentre outros. Esses pacientes apresentam morte precoce nos primeiros anos de vida.

Durante as crises, leucocitose e aumento dos reagentes de fase aguda (VHS, PCR e proteína sero-amiloide) podem estar presentes. Aumento do ácido mevalônico na urina era usado no passado para corroborar o diagnóstico de MKD. Alguns pacientes apresentam aumento na IgD e IgA. Outras DAI também apresentam aumento na IgD, o que demonstra que o termo "MKD leve" é mais apropriado do que SHID.

Anti-inflamatórios não hormonais ajudam no controle da febre e da artralgia. Corticosteroides podem atenuar os sintomas quando ministrados no início da crise. Baseado no papel da IL-1-beta na patogênese da doença, terapia anti-IL-1 é atualmente o tratamento de escolha da MKD leve (SHID). Transplante de células-tronco vem sendo usado para MKD grave (AM).

Síndromes periódicas associadas à criopirina (CAPS)

As CAPS representam espectro clínico contínuo de três doenças previamente descritas, mas que apresentam mutação no mesmo gene: síndrome autoinflamatória familiar associada ao frio (FCAS), síndrome de Muckle-Wells (MWS) e doença inflamatória multissistêmica de início neonatal (NOMID), nomenclatura mais usada nos EUA, também conhecida como síndrome neurológica, cutânea e articular infantil (CINCA), esta última mais conhecida na Europa. A FCAS representa a extremidade mais leve do espectro, a MWS intermediária, enquanto NOMID/CINCA representa

a extremidade mais grave. São de herança autossômica dominante decorrente de mutações do tipo ganho de função no gene *NLRP3,* que codifica a proteína criopirina. A criopirina faz parte de um complexo multiproteico intracelular chamado de inflamossomo NLRP3, responsável pela produção da IL-1-beta. Os inflamossomos mutantes interrompem a forma autoinibitória da criopirina, acarretando aumento na produção da IL-1β-beta. São descritas tanto mutações germinativas quanto somáticas.

Os pacientes com CAPS apresentam manifestações clínicas em comum, como febre, *rash* urticariforme, conjuntivite, envolvimento articular e aumento dos reagentes de fase aguda. O *rash* urticariforme apresenta infiltrado neutrofílico na derme, diferente do infiltrado linfocítico e eosinofílico encontrado na urticária alérgica clássica. Na FCAS, os ataques são desencadeados horas após exposição ao frio, e os pacientes apresentam febre baixa, *rash* urticariforme, poliartralgia e conjuntivite, com duração de 12-48 horas. Podem estar presentes calafrios, náuseas, cefaleia e mialgia. Amiloidose secundária ocorre em 2% dos casos. Na MWS, as manifestações clínicas são semelhantes às encontradas na FCAS, no entanto podem ser contínuas e não são desencadeadas pela exposição ao frio. Perda auditiva neurossensorial progressiva é a principal característica da MWS e deve-se à inflamação coclear. Audiometria e ressonância magnética do ouvido interno ajudam no diagnóstico e no controle do tratamento. Amiloidose pode estar presente em 25% dos casos. Nos pacientes com NOMID/CINCA o *rash* urticariforme e a febre aparecem já no período neonatal, em alguns casos nas primeiras horas após o parto. A doença tem curso contínuo com períodos de exacerbação. Os envolvimentos neurológicos e articular são manifestações características da NOMID/CINCA. As manifestações neurológicas são decorrentes de meningite asséptica crônica que acarreta aumento da pressão intracraniana, resultando em hidrocefalia, ventriculomegalia e atrofia cerebral. Os pacientes apresentam cefaleia, irritabilidade, náuseas, vômitos e em alguns casos convulsões e atraso no desenvolvimento cognitivo, principalmente se o tratamento precoce não for instituído. Punção lombar e ressonância magnética do SNC ajudam no diagnóstico das manifestações neurológicas e controle do tratamento. A principal manifestação oftalmológica é a conjuntivite. No entanto, uveíte e principalmente papiledema decorrente do aumento da pressão intracraniana causam atrofia do nervo óptico com perda progressiva da visão. Perda auditiva neurossensorial também está presente. A artropatia da NOMID/CINCA é caracterizada pelo crescimento excessivo da cartilagem, patela e epífise dos ossos longos. Esses pacientes apresentam fácies características com macrocrania, bossa frontal e nariz em sela. Amiloidose é observada nos pacientes não tratados. A Figura 1 ilustra as principais manifestações clínicas da NOMID/CINCA.

Com base no papel da IL-1-beta na patogênese da doença, terapia biológica anti-IL-1 é o tratamento de escolha para as CAPS.

Osteomielite crônica recorrente multifocal (CRMO)

A CRMO é uma DAI óssea caracterizada por osteomielite asséptica, lesões ósseas inflamatórias multifocais e períodos de exacerbação e remissão. Com base na observação de que nem todos os casos apresentam lesões em múltiplos ossos e caráter recorrente, o termo "osteomielite crônica não bacteriana" (CNO) vem sendo usado recentemente. Nos adolescentes e adultos jovens, a CRMO/CNO pode apresentar um fenótipo similar caracterizado por manifestações articulares e cutâneas, e nesse caso é chamada de síndrome SAPHO (sinovite, acne, pustulose, hiperostose e osteíte). Permanece incerto, sendo motivo de debate, se CRMO/CNO e SAPHO representam espectro da mesma doença ou são doenças distintas. Embora algumas evidências suportem uma predisposição genética para CRMO/CNO, essa base genética é complexa. Duas doenças autossômicas recessivas em humanos apresentam subfenótipo de CRMO/CNO: a síndrome de Majeed, que é devida a mutações no gene *LPIN2,* e a deficiência do antagonista do receptor da IL-1 (DIRA), que é devida a mutações no gene *IL1RN.*

CRMO/CNO é caracterizada clinicamente por dor óssea e aumento de volume da região sobrejacente ao osso acometido. Febre baixa pode estar presente. A evolução é insidiosa, e lesões assintomáticas podem acontecer, o que retarda seu diagnóstico. Os ossos mais acometidos são as metáfises dos ossos longos dos membros inferiores, clavícula, corpo vertebral e os ossos da pelve. Associação com outras doenças inflamatórias, como psoríase, pustulose palmoplantar e doença de Crohn, são descritas. O diagnóstico da CRMO/CNO é de exclusão, e tumores ósseos, histiocitose das células de Langerhans, infecções e hipofosfatasia, precisam sempre ser descartados.

Os exames laboratoriais podem apresentar discreto aumento na VHS e no PCR. A radiografia mostra lesões osteolíticas, escleroses e elevação periosteal. No entanto, em uma fase inicial da doença a radiografia pode ser normal. Ressonância magnética de corpo inteiro é atualmente o exame de escolha para avaliar a extensão da doença (inclusive lesões silenciosas) e resposta ao tratamento. A ressonância consegue detectar edema de medula óssea antes das lesões radiográficas. Cintilografia óssea deve ser considerada quando a ressonância não estiver disponível (Figura 2). Se após os exames de imagem de corpo inteiro, principalmente a ressonância, o diagnóstico de CRMO/CNO não estiver claro, a biópsia óssea deve ser realizada. Avaliação microbiológica do fragmento ósseo deve ser feita também.

O tratamento inicial é feito com anti-inflamatório não hormonal. Nos pacientes que não respondem ou com envolvimento da coluna vertebral, podem ser utilizados metotrexato, bisfosfonatos e agentes anti-TNF.

Deficiência do antagonista do receptor da IL-1 (DIRA)

Essa doença é caracterizada por acometimento cutâneo (dermatite pustular), osteomielite asséptica multifocal, in-

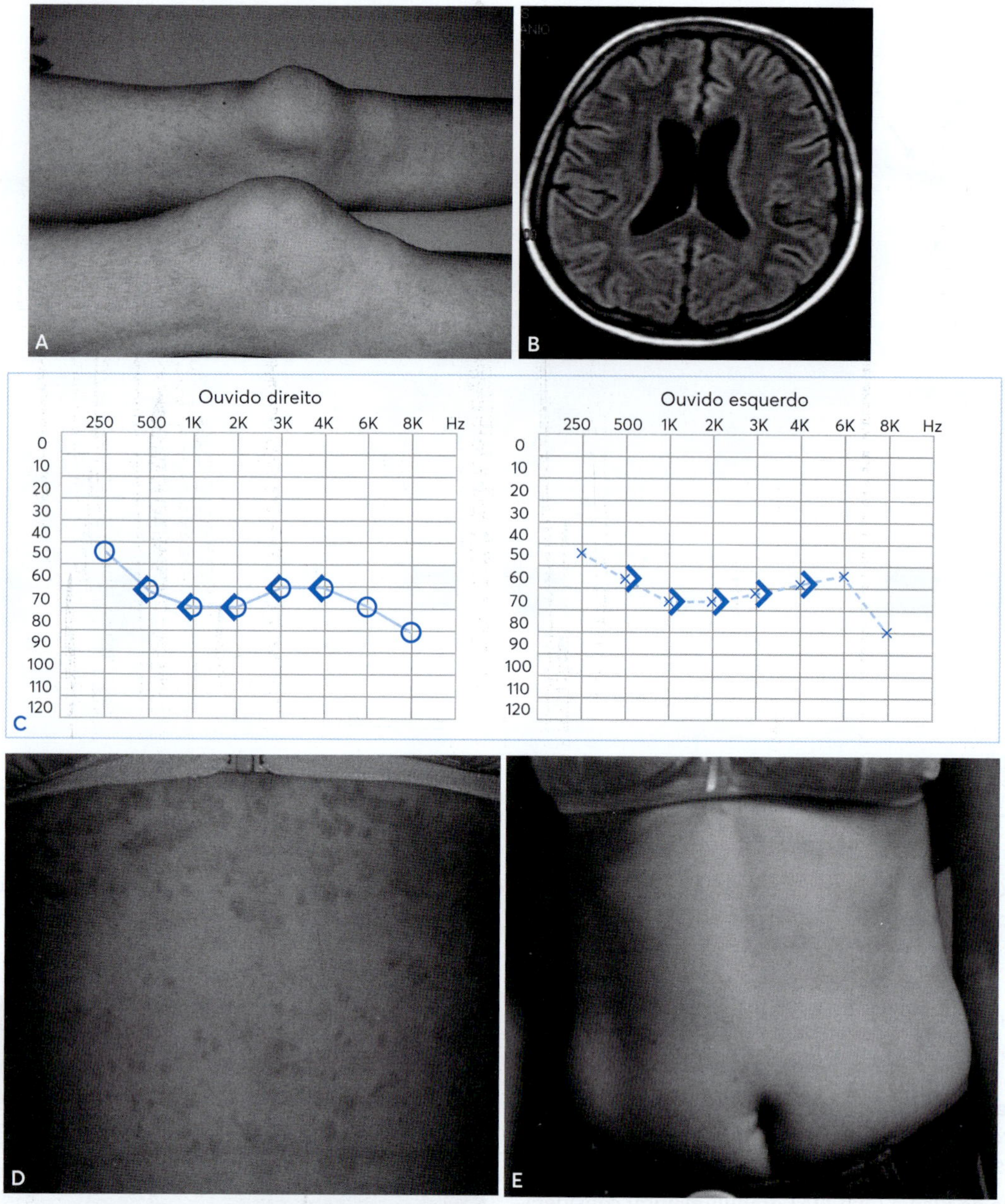

Figura 1 A. Aumento de volume ósseo dos joelhos devido a crescimento excessivo das patelas. B. Ventriculomegalia e atrofia cortical. C. Audiometria mostrando perda auditiva neurossensorial moderada bilateral. D e E. *Rash* urticariforme no abdome antes e após terapia com canaquinumabe.

flamação periosteal, leucocitose e elevação das provas de fase aguda (VHS e PCR). O início do quadro clínico pode ser bem precoce. No período neonatal, os achados cutâneos podem variar de pústulas isoladas a dermatite pustulosa generalizada. A febre não é uma marca registrada em pacientes com DIRA, não sendo comum caracterizar um padrão como nas outras DAI. Essa doença monogênica de herança autossômica recessiva está associada a mutações do tipo perda de função no gene *IL1RN*, que codifica o antagonista do receptor da IL-1. O diagnóstico depende do encontro da mutação genética.

O tratamento é realizado com anti-IL-1 (anakinra, rilonacepte ou canaquinumabe).

Síndrome de artrite piogênica, pioderma gangrenoso e acne (PAPA)

A síndrome PAPA faz parte do grupo das DAI piogênicas e caracteriza-se por recorrência de artrite piogênica estéril, pioderma gangrenoso e acne cística extensa. A destruição articular ocorre devido à repetição dos episódios de artrite piogênica. Assim como nos pacientes com DIRA, o padrão febril não é característico, podendo até ser ausente. PAPA é, portanto, uma rara síndrome de herança autossômica dominante, e acredita-se que mutações em *PSTPIP1* levem à ativação da proteína pirina e consequentemente aumento de produção da IL-1-beta, responsável pelos sinais clínicos inflamatórios.

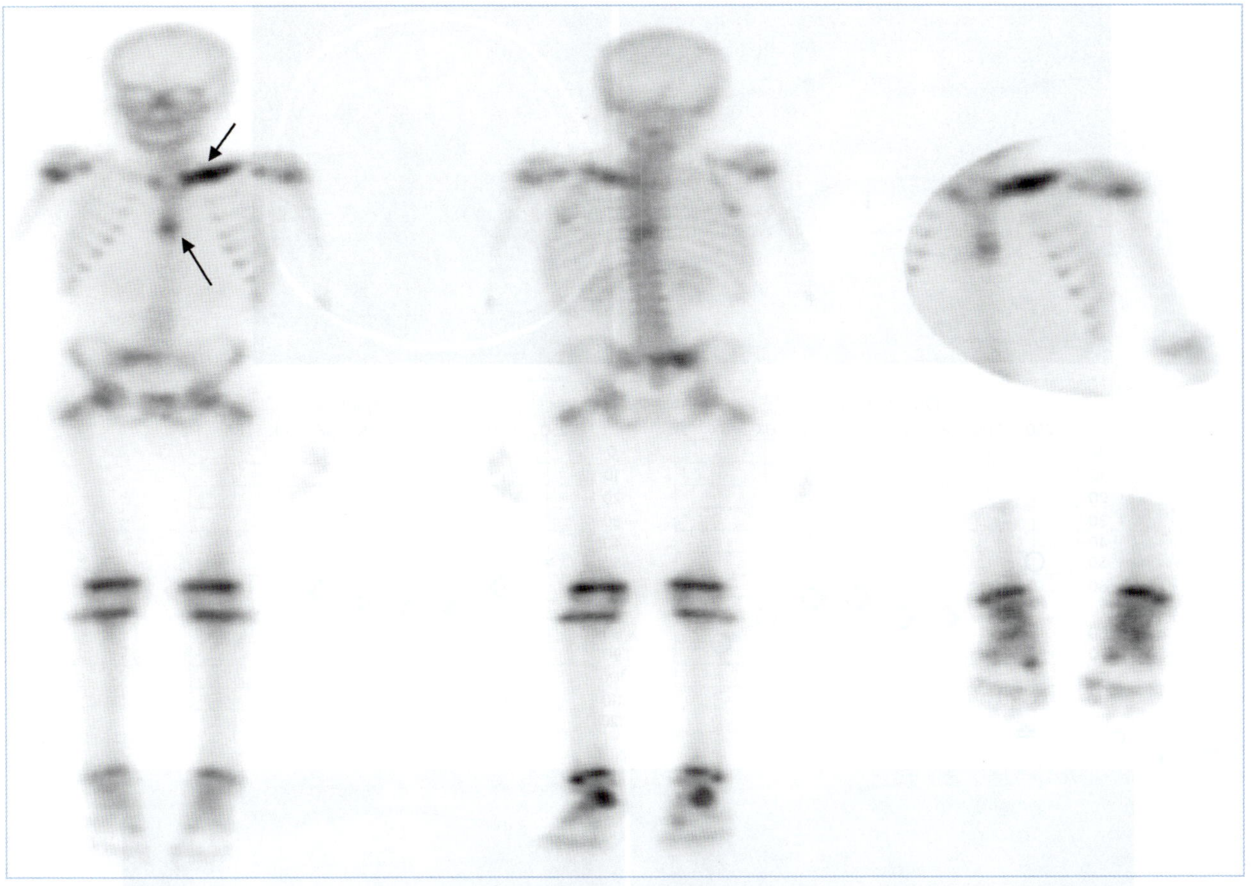

Figura 2 Cintilografia óssea de paciente com CRMO/CNO demonstrando hipercaptação na clavícula esquerda, coluna torácica, sacroilíaca direita e tornozelo esquerdo.

O tratamento consiste em corticosteroide intra-articular nas crises de artrite, anti-IL-1 e anti-TNF.

Síndrome de Blau, também conhecida como artrite granulomatosa pediátrica (AGP) ou sarcoidose de início precoce

A síndrome de Blau é uma DAI granulomatosa, considerada até mesmo um espectro da sarcoidose pediátrica, em que se encontram granulomas não caseosos em diversos tecidos, sendo clinicamente indistinguível da sarcoidose de início precoce. Ambas são fruto de mutações autossômicas dominantes no gene *NOD2/CARD15*. O encontro dessa mutação define o diagnóstico.

A tríade clínica é caracterizada por: artrite, uveíte e exantema. O envolvimento articular costuma acometer diversas articulações, tanto grandes como pequenas, geralmente simétrico e raramente levando a erosões. Podem estar associadas a tenossinovite (Figura 3).

O acometimento cutâneo é caracterizado por exantema micropapular (5-7 mm), podendo apresentar-se desde um rosa pálido até um eritema intenso, especialmente em tronco, no início, e estendendo-se aos membros e face. Uma fina descamação pode ocorrer, sendo a dermatite atópica um diagnóstico diferencial (Figura 4). Nódulos subcutâneos podem ocorrer, sendo indistinguíveis dos nódulos típicos de eritema nodoso.

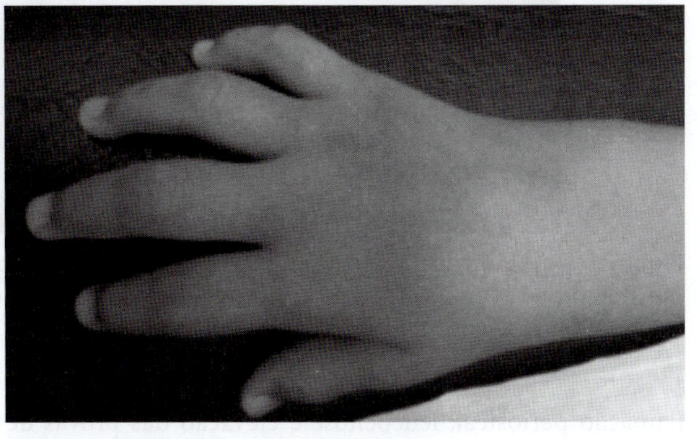

Figura 3 Artrite na síndrome de Blau.

Em relação ao quadro ocular, observam-se iridociclite granulomatosa insidiosa e uveíte posterior, podendo estender-se para uma panuveíte em casos mais graves. A refratariedade ocular é importante causa de morbidade nesta síndrome.

O tratamento preconizado inclui metotrexato e anti-TNF.

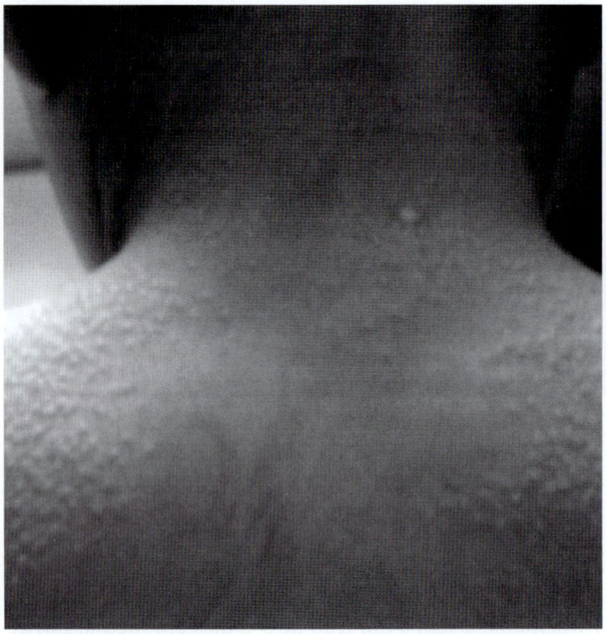

Figura 4 Quadro cutâneo na síndrome de Blau.

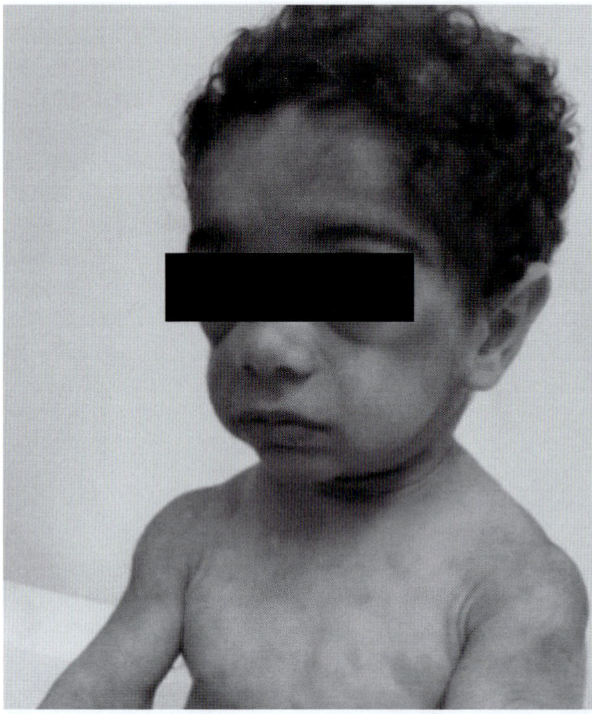

Figura 5 Lipodistrofia e nódulos inflamatórios na síndrome de CANDLE.

Interferonopatias

Síndrome PRAAS/CANDLE (síndrome autoinflamatória associada ao proteossoma/dermatose neutrofílica atípica crônica com lipodistrofia e temperatura elevada)

As síndromes autoinflamatórias associadas ao proteossoma incluem acrônimos com características clínicas, laboratoriais e genéticas em um espectro de gravidade variável.

Essa síndrome possui herança autossômica recessiva e é identificada por meio da mutação em *PSMB8*. Já existem descrições de CANDLE digênica (*PSMB9, PSMB4*), ou seja, mutações que codificam a doença em 2 genes diferentes.

O infiltrado neutrofílico em biópsias de derme ou hipoderme é uma das características mais marcantes na síndrome. Os achados cutâneos podem ser descritos com paniculite, nódulos inflamatórios e surgem especialmente nos primeiros meses de vida. A lipodistrofia é um dos pilares da doença e ocorre na primeira infância, de maneira progressiva, bem como as contraturas articulares (Figura 5). O desenvolvimento ponderoestatural costuma ser prejudicado.

Vasculopatia associada ao STING de início na infância (SAVI)

Essa rara DAI é causada por mutações que resultam em ganho de função do gene *TMEM173*, que codifica a proteína STING, responsável pela produção dos IFN do tipo I. Os achados clínicos de pacientes com SAVI incluem vasculite e/ou vasculopatia desde o nascimento em pequenos vasos da derme, especialmente em extremidades (face, orelhas, nariz, dedos, mãos e pés) que levam a vaso-oclusão, gangrena e consequentemente amputação.

O acometimento intersticial pulmonar confere elevada letalidade aos portadores dessa condição.

O tratamento das interferonopatias em geral é realizado com inibidores de JAK.

Outras doenças autoinflamatórias

Deficiência de adenosina deaminase 2 (DADA2)

Caracteriza-se por envolvimento multissistêmico, geralmente de início na infância, entretanto em alguns casos manifesta-se apenas na idade adulta. As apresentações iniciais da DADA2 podem ser de uma poliarterite nodosa (PAN) ou imunodeficiência comum variada. De fato, DADA2 pode ser considerada a forma monogênica da PAN. A existência de mais de um caso de PAN monogênica na mesma família sugere a presença de mutações em *ADA2*.

Diversos fenótipos são descritos e incluem envolvimento neurológico, com predisposição a acidente vascular cerebral acometendo vasos de pequeno calibre ou ataques isquêmicos transitórios (locais possivelmente envolvidos: tronco cerebral, cápsula interna, gânglios da base, tálamo, corpo caloso e cerebelo) (Figura 6) e neuropatia periférica. As manifestações cutâneas (Figura 7) podem incluir livedo reticular ou vasculite, como nódulos subcutâneos, eritema nodoso, urticária e fenômeno de Raynaud. Além das características clínicas, o encontro da mutação bialélica em *ADA2* ou a diminuição de níveis séricos de ADA2 define o diagnóstico.

O tratamento consiste no uso de drogas anti-TNF ou transplante de células-tronco.

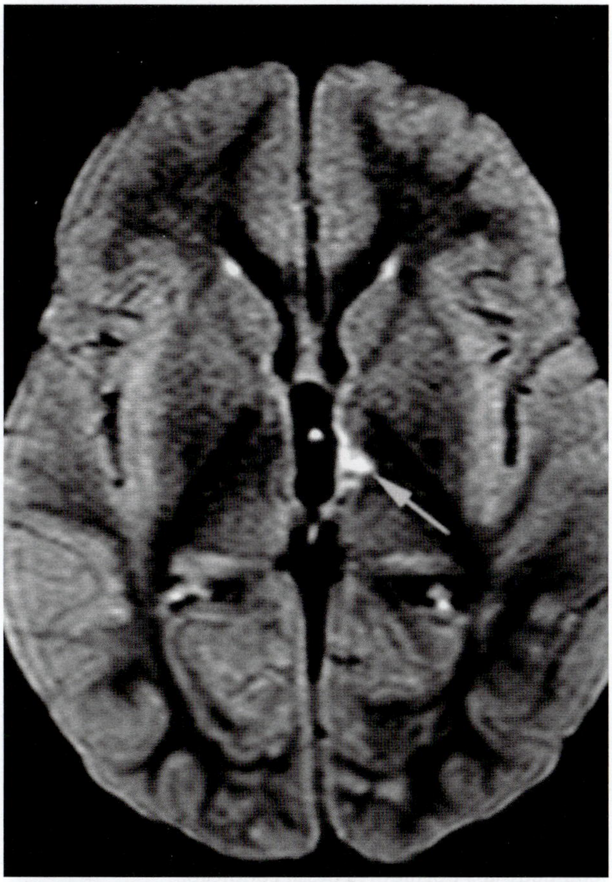

Figura 6 Acometimento isquêmico na DADA2.

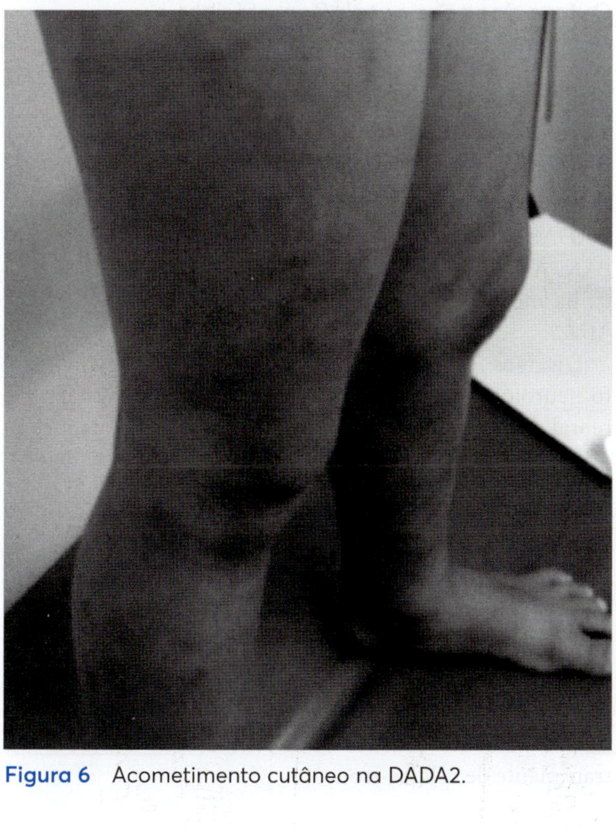

Figura 6 Acometimento cutâneo na DADA2.

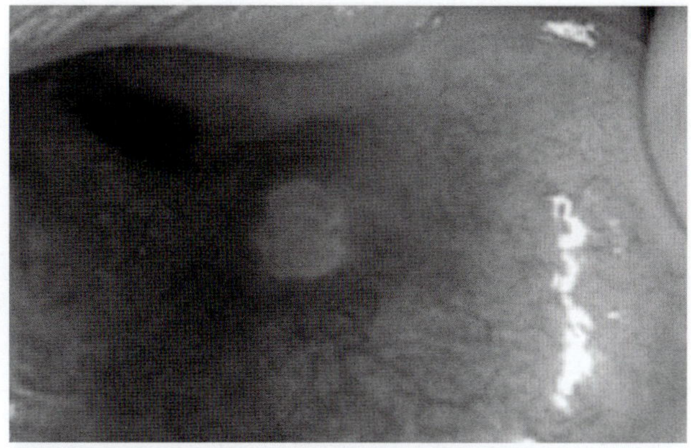

Figura 8 Afta na mucosa oral, na PFAPA.

Síndrome da febre periódica, estomatite aftosa, faringite e adenite cervical (PFAPA)

PFAPA é a mais prevalente das febres periódicas em crianças abaixo dos 5 anos. Os episódios febris recorrem a cada 4-6 semanas e têm a duração de 3-6 dias em média. Em geral as crises são acompanhadas de faringite, estomatite aftosa e linfadenite cervical (Figura 8).

No Quadro 2, estão descritos os critérios.

O curso da doença costuma ser benigno, e a criança permanece assintomática no período intercrise, apresentando bom desenvolvimento ponderoestatural e neuropsicomotor.

Parece existir uma predominância familiar, porém diferente das DAI descritas até aqui. Postula-se que a origem genética seja poligênica, e não monogênica, não existindo, até o presente momento, mutação que justifique o fenótipo. Em estudo recente, Manthihan et al. postulam que PFAPA faria parte de um espectro de doenças como estomatite aftosa recorrente (quadro mais leve) e Behçet (quadro mais grave), pois guardam semelhanças genéticas, e associação com HLA (antígeno de histocompatibilidade).

Para a definição diagnóstica de PFAPA anamnese e exame clínico minuciosos são fundamentais, uma vez que os exames laboratoriais podem ser inespecíficos. Entretanto, devem chamar a atenção do pediatra a elevação

Quadro 2 Critérios diagnósticos PFAPA

I – Febre recorrente em < 5 anos de idade.
II – Ausência de infecção respiratória com pelo menos um dos sinais: a) Estomatite aftosa. b) Adenite cervical. c) Faringite.
III – Exclusão de neutropenia cíclica.
IV – Intervalo intercrítico assintomático.
V – Crescimento e desenvolvimento normais.

Fonte: Thomas et al., 1999.

Critérios PFAPA: presença de febre recorrente em crianças menores de 5 anos de idade e 1 de 3 sintomas associados (afta, adenite cervical e faringite), na ausência de sinais de infecção respiratória de vias aéreas superiores e de neutropenia cíclica.

das provas de fase aguda durante a crise e sua normalização após os períodos febris. Assim como a periodicidade da febre e seus sintomas associados, há um período entre as crises assintomático e pobre resposta ao tratamento antibiótico. Por outro lado, o teste terapêutico com corticosteroide (1-2 mg/kg/dia) no primeiro dia de crise costuma ter uma resposta brilhante, sendo bastante sugestivo de PFAPA.

Por fim, PFAFA deve ser sempre um diagnóstico de exclusão, ou seja, ao longo da investigação, causas infecciosas, oncológicas e imunológicas já devem estar descartadas. Tratamento: corticosteroide (1-2 mg/kg/dia) e amigdalectomia.

REFERÊNCIAS BIBLIOGRÁFICAS

1. Amarilyo G, Rothman D, Manthiram K, Edwards KM, Li SC, Marshall GS, et al. CARRA PFAPA Consensus Treatment Plan Workgroup. Consensus treatment plans for periodic fever, aphthous stomatitis, pharyngitis and adenitis syndrome (PFAPA): a framework to evaluate treatment responses from the childhood arthritis and rheumatology research alliance (CARRA) PFAPA work group. Pediatr Rheumatol Online J. 2020;18(1):31.
2. Ben-Chetrit E, Gattorno M, Gul A, Kastner DL, Lachmann HJ, Touitou I, et al. Paediatric Rheumatology International Trials Organisation (PRINTO) and the AIDs Delphi study participants. Consensus proposal for taxonomy and definition of the autoinflammatory diseases (AIDs): a Delphi study. Ann Rheum Dis. 2018;77(11):1558-65.
3. Cavalcante MPV, Brunelli JB, Miranda CC, Novak GV, Malle L, Aikawa NE, et al. CANDLE syndrome: chronic atypical neutrophilic dermatosis with lipodystrophy and elevated temperature-a rare case with a novel mutation. Eur J Pediatr. 2016;175(5):735-40.
4. Gattorno M, Hofer M, Federici S, Vanoni F, Bovis F, Aksentijevich I, et al. Eurofever Registry and the Paediatric Rheumatology International Trials Organisation (PRINTO). Classification criteria for autoinflammatory recurrent fevers. Ann Rheum Dis. 2019;78(8):1025-32.
5. Hashkes PJ, Laxer RM, Simon A. Textbook of autoinflammation. 1.ed. Switzerland: Springer Nature; 2019.
6. Jesus AA, Osman M, Silva CA, Kim PW, Pham TH, Gadina M, Yang B, et al. A novel mutation of IL1RN in the deficiency of interleukin-1 receptor antagonist syndrome: description of two unrelated cases from Brazil. Arthritis Rheum. 2011;63(12):4007-17.
7. Manthiram K, Preite S, Dedeoglu F, Demir S, Ozen S, Edwards KM, et al. Common genetic susceptibility loci link PFAPA syndrome, Behcet's disease, and recurrent aphthous stomatitis. Proc Natl Acad Sci U S A. 2020;117(25):14405-11.
8. Silva CA, LMA Campos, AME Sallum. Doenças reumáticas na criança e adolescente. 3.ed. São Paulo: Manole; 2018.
9. Terreri MT, Bernardo WM, Len CA, da Silva CA, de Magalhães CM, Sacchetti SB, et al. Guidelines for the management and treatment of periodic fever syndromes: cryopyrin-associated periodic syndromes (cryopyrinopathies – CAPS). Rev Bras Reumatol Engl Ed. 2016;56(1):44-51.
10. Terreri MT, Bernardo WM, Len CA, da Silva CA, de Magalhães CM, Sacchetti SB, et al. Guidelines for the management and treatment of periodic fever syndromes: periodic fever, aphthous stomatitis, pharyngitis and adenitis syndrome. Rev Bras Reumatol Engl Ed. 2016;56(1):52-7.
11. Terreri MT, Bernardo WM, Len CA, da Silva CA, de Magalhães CM, Sacchetti SB, et al. Guidelines for the management and treatment of periodic fever syndromes familial Mediterranean fever. Rev Bras Reumatol Engl Ed. 2016;56(1):37-43.
12. Thomas KT, Feder Jr HM, Lawton AR, Edwards KM. Periodic fever syndrome in children. J Pediatr. 1999;135:15-21

CAPÍTULO 8

ARTRITE RELACIONADA A INFECÇÕES

Teresa Cristina Martins Vicente Robazzi
Ana Júlia Pantoja de Moraes

AO FINAL DA LEITURA DESTE CAPÍTULO, O PEDIATRA DEVE ESTAR APTO A:

- Identificar artrite relacionada a infecções, suas manifestações clínicas e suas principais etiologias.
- Interpretar os exames complementares da artrite relacionada a infecções.
- Prescrever o tratamento adequado para artrite relacionada a infecções.

INTRODUÇÃO

A artrite relacionada a infecções pode ser caracterizada como séptica, reativa ou pós-infecciosa. A artrite séptica ocorre quando um agente infeccioso viável está presente no espaço sinovial, sendo a infecção bacteriana direta a mais amplamente reconhecida, podendo também ser causada por vírus, fungos ou espiroquetas. A artrite reativa faz parte do grupo das espondiloartrites e é definida como artrite estéril, que ocorre após infecção dos tratos geniturinário ou gastrointestinal, em indivíduos predispostos geneticamente. A artrite pós-infecciosa se refere a artrites relacionadas a infecções, excetuando-se as reativas, a febre reumática e a artrite séptica.[1-4]

ARTRITES E ARTRALGIAS VIRAIS

Com as mudanças globais e os avanços na virologia clínica e laboratorial, as infecções virais emergentes estão desempenhando um papel cada vez mais importante na reumatologia. As características podem variar de acordo com os vírus envolvidos. As principais características estão resumidas nos Quadros 1 e 2.[1-4]

Quadro 1 Principais características das artrites e artralgias virais

Fisiopatogenia	Envolvimento das células da imunidade inata e adaptativa; indução da produção de autoanticorpos e autoimunidade mediada por células T; infecção direta das células sinoviais.
Faixa etária	Adultos com menor frequência que crianças e adolescentes.
Apresentação clínica	Artralgia (mais frequente) e/ou artrite, principalmente poliarticular, migratória e simétrica; **duração:** 1-2 semanas; **início:** súbito no período prodrômico, durante ou após a infecção (7-10 dias após); articulações mais acometidas: joelhos, tornozelos, cotovelos, IFP e MCF; adolescentes: envolvimento das bainhas tendinosas. Habitualmente sem sequelas. Exantema cutâneo pode estar associado.
Diagnóstico	Histórias clínica e epidemiológica: vacinações, transfusões de sangue, drogas intravenosas, viagens ou exposições contínuas; testes sorológicos específicos; técnicas de biologia molecular. Liquido sinovial: isolamento do vírus: rubéola, varicela, herpes *simplex*, citomegalovírus. Isolamento de complexos imunes contendo vírus: hepatite B, adenovírus.
Diagnóstico diferencial	Infecções bacterianas, neoplasias, doenças autoimunes: AIJ, febre R atípica, LES.
Tratamento	Repouso, calor local, analgesia e AINH.

IFP: interfalangianas proximais; MCF: metacarpofalangianas; HTLV: vírus da leucemia de células T humanas tipo 1; AIJ: artrite idiopática juvenil; febre R: febre reumática; LES: lúpus eritematoso sistêmico; AINH: anti-inflamatórios não hormonais.

Quadro 2 Artrite e artralgia causada por vírus

Vírus	Principais características
Rubéola	Causa mais frequente, grave e prolongada de artrite viral; sexo feminino mais prevalente que sexo masculino Mulheres jovens e adolescentes: 50% pós-infecção natural (mais grave e duradoura); 5% após imunização vacinal. Artrite/artralgia: 1-2 semanas após o exantema ou 10-28 dias após a imunização, simétrica, poliarticular, envolvimento de pequenas articulações de mãos, joelhos, punhos e tornozelos e duração de 3-4 semanas, boa resposta a AINH. Rigidez matinal, tenossinovite e síndrome do túnel do carpo secundária a sinovite do punho (3-4 semanas até meses e anos). Diagnóstico diferencial: febre R atípica e AIJ poliarticular FR+.
Hepatite B	20% das infecções (adultos): dermatite (púrpura palpável, petéquias, urticária) e artrite semelhante à doença do soro. Artrite na fase prodrômica: 10-15 dias precedendo a fase ictérica, poliartralgia (45-68%) ou a poliartrite (3-5%), súbita, simétrica, aditiva ou migratória, envolvimento das articulações IFP (acima que 80%), tornozelos e joelhos, duração de 4 semanas, boa resposta aos AINH, sem sequelas. Alterações laboratoriais: leucopenia, elevações das aminotransferases, antígeno HBs+ (50% dos casos), imunocomplexos circulantes, hipocomplementenemia (redução do C3 ou C4 em 40%) , FR em 25% dos casos e FAN pode ser positivo, VHS normal. Líquido sinovial: predominância de células mononucleares.
Hepatite C	Ocorre mais em adultos em a mais que 70% pacientes. + frequente: artrite poliarticular de pequenas articulações. Possível: artrite oligo/mono de grandes articulações associada a crioglobulinemia mista. Mialgia e artralgia difusa podem ocorrer. Alterações laboratoriais: FR: 80%; anti-CCP: 30%; FAN pode ser positivo; anticorpos antifosfolípides, antitireoide e antimúsculo liso. Diagnóstico diferencial: AIJ poliarticular FR+, fibromialgia. Tratamento: analgésicos e AINH; antiviral (vasculite crioglobulinêmica mista).
Epstein-Barr	Poliartrite ou poliartralgia simétrica, de pequenas ou grandes articulações, início 7-10 dias após a infecção. Diagnóstico diferencial: LESJ, AIJ. Alterações laboratoriais: leucopenia, trombocitopenia, FAN positivo.
Varicela zóster	Raro; início logo após o exantema: mono/oligoartrite aguda, grandes articulações (geralmente joelhos), pouco dolorosa, curta duração (1 semana). Diagnóstico diferencial e possível evolução com artrite séptica.
Parvovírus humano B19	Artralgia ou poliartrite transitórias: simétricas, em IFP e MCF em 70%; duração: 7-21 dias; surge junto com exantema. Raros em crianças (+ frequente em adultos); sexo feminino mais prevalente que sexo masculino. Crianças: oligoartrite simétrica, em joelhos, tornozelos e punhos. Artrite crônica: rara na criança. Alteração laboratorial: anemia, citopenia seletiva ou pancitopenia; PCR e VHS discretamente elevado; FR, FAN e anticorpos para uma variedade de ENA em títulos baixos. Diagnóstico diferencial: LESJ e AIJ. Tratamento: AINH, imunoglobulina intravenosa nas formas graves.
Paramyxovírus (caxumba)	Raro; sexo masculino mais prevalente que sexo feminino. 20-30 anos. Artrite 1-3 semanas após a parotidite: pauciarticular, grandes articulações (principalmente joelhos), duração de 1-2 semanas. Associada com orquite e pancreatite em adolescentes do sexo masculino. Sem relato de artrite pós-vacinal.
Vírus da imunodeficiência humana (HIV)	Síndromes reumatológicas associadas em adultos: artralgia (na viremia), artrite reativa (predominante em uso em pacientes de drogas intravenosas), síndrome de Reiter, espondiloartropatia, artrite psoriática, artrite séptica, necrose avascular, síndrome de Sjögren-similar, síndrome do lúpus-similar, vasculite sistêmica, miopatia (inflamatória ou não inflamatória) e síndromes de dor difusa (fibromialgia em 33% adultos). Envolvimento articular: artralgia na viremia, seguida de oligo/poliartrite aguda em joelhos, tornozelos e pés, curta duração, pouca recorrência, sem sequela erosiva e resistente a AINH. Poliartrite persistente é possível.
Arbovírus: Alfavírus: Chikungunya (VCHIK)	Grandes epidemias nos últimos 15 anos. A doença evolui em 3 fases: • Aguda (7-14 dias): sintomática em 80-97% dos casos, febre e artralgia/artrite súbita, simétrica, poliarticular, grandes e pequenas articulações, mialgia. Tratamento: analgésicos comuns ou opioides fracos. Antidepressivos tricíclicos ou anticonvulsivantes para dores neuropáticas. • Subaguda (15 dias-3 meses): 50% dos casos, predomínio de sintomas articulares (artralgia/artrite, bursite, tenossinovite, rigidez matinal). Evolução contínua ou intermitente. Tratamento: analgésicos comuns, opioides, AINH e prednisona/prednisolona, hidroxicloroquina. • Crônica (acima de 3 meses): queixas persistentes (20-40%) ou recidivantes (60-80%, intervalos de 1 semana-anos), oligo/poliartralgia, simétrica, em punhos, mãos, joelhos e tornozelos. Rigidez matinal. Recidiva: até 72% dos pacientes.
Flavivírus dengue	Predomínio de artralgia de leve intensidade e mialgia. Poliartrite aguda febril leve pode ocorrer.
Adenovírus	Manifestações articulares: incomuns, sendo de apresentação aguda, simétrica e poliarticular. Mialgia pode estar presente.
Echovírus	Artrite: rara, aguda e autolimitada em punhos, joelhos e interfalangianas, associado a febre e exantema cutâneo.
HTLV-1	Associado a doenças reumáticas em adultos: artrite e síndrome de Sjögren.

(continua)

Quadro 2 Artrite e artralgia causada por vírus *(continuação)*

Vírus	Principais características
Influenza **e Coxsackie vírus**	Causas importantes de miosite viral aguda; limitado potencial artritogênico.

AINH: anti-inflamatórios não hormonais; febre R: febre reumática; AIJ: artrite idiopática juvenil; IFP: interfalangianas proximais; FR: fator reumatoide; FAN: anticorpo antinuclear positivo; VHS: velocidade de hemossedimentação; anti-CCP: anticorpo anticitrulinado; LES: lúpus eritematoso sistêmico; MCF: metacarpofalangianas; PCR: proteína C-reativa; ENA: antígenos nucleares extraíveis.

ARTRITES FÚNGICAS

As artrites fúngicas são menos frequentes, mas merecem atenção pela gravidade clínica e pelo aumento de seu reconhecimento. Caracterizam-se pela presença de fungos nas culturas do líquido e/ou tecido sinovial, com apresentação insidiosa e subaguda, mas podem ocorrer de forma abrupta e disseminada, sobretudo em imunossuprimidos. O Quadro 3 resume os principais fungos envolvidos em infecções osteoarticulares.[1,3,4,5]

Quadro 3 Principais fungos envolvidos em infecções osteoarticulares

Fungo	Quadro clínico	Diagnóstico	Fatores de risco	Tratamento
Aspergillus	Artrite séptica (inoculação direta ou via hematogênica)	• Cultura para fungos: tecidos/líquido sinovial. • Coloração de Grocott-Gomori.	• Imunossupressão. • DGC.	• Voriconazol, 8 semanas. • Anfotericina B. • Drenagem cirúrgica.
Blastomyces	• Monoartrite aguda ou crônica. • Pneumonia e lesões cutâneas podem estar presentes.	• Cultura para fungos: tecidos e líquido sinovial. • Coloração de Grocott-Gomori. • Microscopia em lâmina do líquido sinovial (leveduras em brotamento).	Atividades laborais ao ar livre	Anfotericina B e itraconazol
Candida	Monoartrite séptica (principalmente joelhos)	Meios de cultura para aeróbios de sangue (30-50%) e líquido sinovial	• Diabete. • Neoplasia. • Desnutrição. • Imunossupressão medicamentosa. • Cateter venoso central. • Antibioticoterapia de amplo espectro. • Candidemia prévia.	• Fluconazol. • Caspofungina. • Micafungina. • Anfotericina B. • Drenagem cirúrgica.
Coccidioides	Mono ou poliartrite subaguda ou crônica e febre	Anticorpos séricos	• Atividades ao ar livre. • Reativação de infecção prévia em imunossupressores.	Fluconazol oral por toda a vida
Cryptococcus	Artrite crônica (principalmente joelhos)	• Coloração de Grocott-Gomori. • Ácido periódico de Schiff em tecidos. • Análise do LCR.	• Uso de corticosteroides. • Doenças hematológicas. • SIDA. • Neoplasias.	Anfotericina B e flucanazol
Histoplasma	Poliartrite simétrica hiperimune ou monoartrite na doença disseminada	ELISA, PCR, coloração de Grocott-Gomori, cultura para fungos: tecidos e líquido sinovial	• Doenças imunossupressoras (SIDA). • Exposição ambiental.	Artrite hiperimune: AINH ou glicocorticoides + Disseminação hematogênica: Itriconazol Anfotericina
Paracoco	Monoartrite crônica	Coloração de Grocott-Gomori. Ácido periódico de Schiff em tecidos. Exame a fresco de espécimes clínicos.	Atividades laborais ao ar livre.	Itraconazol, 9-18 meses. SMT + TMP, 12-24 meses. Formas graves: Anfotericina B, 2-4 semanas.

(continua)

Quadro 3 Principais fungos envolvidos em infecções osteoarticulares *(continuação)*

Fungo	Quadro clínico	Diagnóstico	Fatores de risco	Tratamento
Sporothrix	Mono ou poliartrite crônica	• ELISA, PCR. • Cultura em meios para fungos. • Teste intradérmico com esporotriquina.	• Atividades laborais ao ar livre. • Doenças mieloproliferativas. • Alcoolismo.	• Itraconazol, 12 semanas formas não responsivas: – Anfotericina B lipossomal. – Drenagem cirúrgica pode ser necessária.

DGC: antígenos nucleares extraíveis; SIDA: síndrome da imunodeficiência adquirida; ELISA: ensaio de imunoabsorção enzimática; LCR: líquido cefalor-raquidiano; PCR: reação em cadeia de polimerase; SMT + TMP: sulfametoxazol + trimetoprima.

ARTRITE PARASITÁRIA

Há relatos de casos de artrite que acompanha uma ampla gama de infestações por parasitas, incluindo *Giardia intestinalis* (lamblia), *Endolimax nana, Toxocara canis*, esquistossomose (*Schistosoma* spp.) e outros. Em geral, a doença articular é reativa ou pós-infecciosa e não séptica, com um curso benigno e bom prognóstico.[1,3,4]

ARTRITE BACTERIANA

É o processo inflamatório com a presença de um agente bacteriano no espaço articular, que ocorre por diferentes mecanismos entre eles:

- Via hematogênica, que é a mais comum, decorrente da presença de um foco infeccioso a distância como pneumonia, otite e piodermite.
- Por inoculação direta em casos de fratura exposta, corpo estranho, punção ou infiltração articular.
- Por contiguidade de alguma infecção adjacente como celulite, abscesso de partes moles e osteomielite.

A incidência na população pediátrica é de 4 a 10/100.000, sendo mais frequente no sexo masculino e principalmente em menores de 2 anos, incluindo neonatos.[6,7]

Quadro clínico

Sinais e sintomas sistêmicos: febre, mal-estar, astenia, irritabilidade, vômitos, cefaleia. No recém-nascido pode ser oligossintomático.

Articular: dor intensa, calor, hiperemia, edema, limitação de movimento e posição antálgica. O comprometimento é monoarticular em 90% dos casos, de grandes articulações (joelhos, quadris e tornozelos), mas também pode acometer os ombros, cotovelos e punhos. No recém-nascido, o quadril é o mais acometido.

Nas infecções por N. *gonorrhoeae, N. meningitidis, S. aureus* e *Salmonella* spp. em associação a doenças autoimunes ou imunossupressoras, podem apresentar-se com comprometimento poliarticular.

Endocardite, pericardite, meningite, tenossinovite, adenomegalias e lesões mucocutâneas na artrite sifilítica, necrose e gangrena em anaeróbios e dermatite em membros e trono na gonocócica são os sinais e sintomas extra-articulares que podem ocorrer.[6-8]

Diagnóstico

Exames complementares: hemograma, VHS, PCR, no início dos sintomas e para avaliar a resposta da terapêutica durante o tratamento.

Hemocultura: apresenta positividade em 30%.

Punção articular: deverá ser realizada antes da introdução de antibioticoterapia com análise do liquido sinovial (citologia total e diferencial, bioquímica, bacterioscopia pelo Gram e cultura). Os achados de etiologia bacteriana são: aspecto purulento e turvo, diminuição de glicose e aumento de proteínas, leucócitos acima de 50.000/mm^3, com predomínio de polimorfonucleares e cultura positiva em 60-80% dos casos.

Em suspeita de artrite gonocócica solicitar cultura em meio ágar chocolate do líquido sinovial e de líquidos de superfícies faríngeas, cervicais, retais e uretrais.

A biopsia sinovial deverá ser indicada nos casos crônicos e mal definidos.

Os exames de imagem, como a radiografia simples demonstram edema de partes moles, auxiliam na exclusão de fraturas, epifisiolistese, Legg-Calvé-Perthes e presença de corpo estranho. Ultrassonografia articular auxilia na diferenciação de artrite séptica de infecção de partes moles, além de guiar a punção articular.

Ressonância nuclear magnética destina-se à avaliação de articulações mais profundas (quadril, sacroilíacas e coluna); tomografia computadorizada na avaliação de osso cortical e cintilografia, que é sensível para detecção precoce de processo inflamatório

Tratamento

Medidas gerais

- Internação e repouso no leito.
- Punção e drenagem articular.
- Analgésico e anti-inflamatórios não hormonais para alívio da dor.
- Fisioterapia motora para reabilitação precoce e manutenção da função articular.

Específico

O início do tratamento clinico deverá ser o mais precoce possível, após a realização da punção articular, mas não deverá ser postergado na impossibilidade da punção e iniciar com medicação de amplo espectro de acordo com epidemiologia e bacterioscopia listada no Quadro 4.

Quadro 4 Principais bactérias e tratamento clinico de acordo com a faixa etária

Faixa etária	Bactérias	Droga	Posologia
Recém-nascidos	*Staphylococcus aureus*	Oxacilina	100-200 mg/kg/dia
	Streptococcus do grupo B	Amicacina ou Gentamicina ou Cefotaxima	15 mg/kg/dia 5-7 mg/kg/dia 50-100 mg/kg/dia
	Gram-negativos	Gentamicina	5-7 mg/kg/dia
Crianças	*Staphylococcus aureus* *Streptococcus pneumoniae* *Streptococcus do grupo A (pyogenes)* *Haemophilus influenzae*	Oxacilina Ceftriaxona Penicilina cristalina Ceftriaxona	100-200 mg/kg/dia 50-100 mg/kg/dia 400.000 UI/kg/dia 50-100 mg/kg/dia
Adolescentes	*Staphylococcus aureus*	Oxacilina	100-200 mg/kg/dia
	Pseudomonas	Cefepima ou ceftazidima	100 mg/kg/dia 100 mg/kg/dia
	Neisseria gonorrhoeae	Ceftriaxona	50-100 mg/kg/dia

A duração mínima deverá ser de 3 semanas com pelo menos a primeira semana por via endovenosa. Em casos não complicados, pode ser realizado em curso menor, de 4 dias. Após 1 ou 2 semanas de tratamento endovenoso, apresentando melhora clínica e laboratorial e dependendo da faixa etária, o antibiótico poderá ser continuado por via oral.

Nos casos de má resposta clínica ou com necessidade de drenagem cirúrgica (lavagem exaustiva e descompressão articular), o tratamento endovenoso deverá ser no mínimo de 3 semanas, com duração total de até 6 semanas.

Prognóstico

Osteomielite crônica, lesão da placa de crescimento com encurtamento de membros e perda da função articular são algumas das complicações.

Envolvimento do quadril e ombro, etiologia estafilocócica, recém-nascido e menores de 1 ano, curso poliaricular, atraso no diagnóstico e tratamento e presença de doença articular prévia são fatores de pior prognóstico.[6-8]

ARTRITE TUBERCULOSA

É causada pelo *Mycobacterium tuberculosis,* mais comum em crianças e adultos jovens, corresponde a 1-5% dos casos de tuberculose e é o terceiro tipo mais comum, seguido das formas pleuropulmonar e ganglionar.

Diagnóstico

Teste de Mantoux ou derivado proteico purificado (PPD) é positivo em 80-90%.

Avaliação do líquido sinovial: < 50.000 leucócitos/mm^3, com predomínio de polimorfonucleares; cultura é positiva em 75% dos casos.

Biópsia e cultura de membrana sinovial têm positividade em 90% dos casos.

Exames de imagem (radiografia, tomografia computadorizada e ressonância nuclear magnética) elucidam destruições ósseas, cistos, abscessos e fístulas. Cintilografia óssea é útil no comprometimento vertebral.

Quadro 5 Principais formas de tuberculose osteoarticular, quadro clínico e evolução

Forma	Quadro clínico	Evolução
Articular	Via: hematogênica ou por continuidade de outros órgãos ou ossos. Monoartrite de joelho ou quadril. Dactilite em alguns casos.	Claudicação, atrofia da musculatura adjacente. Postura em flexão.
Coluna vertebral "mal de Pott"	Via: hematogênica. Forma mais comum (50% dos casos). Início insidioso e progressivo, perda de peso, fadiga, febre vespertina e dor noturna. Compromete a porção anterior das vértebras torácicas baixas e lombares altas, levando a destruição óssea, colapso articular e deformidade cifótica. Pode apresentar abscesso paravertebral (coleção de aspecto fusiforme na musculatura). Coluna rígida, deformidade local, alteração da marcha.	Deformidade (cifose e escoliose)
Doença de Poncet	Artrite reativa, em casos de tuberculose extrapulmonar. Rara na faixa etária pediátrica. Poliartrite periférica febril, tenossinovite. Entesopatia.	Resolução com o tratamento da tuberculose, ausência de sequelas

Tratamento

Analgésico e anti-inflamatório para alívio da dor. Esquema antimicrobiano com duração de 12 meses, sendo 2 meses na fase intensiva e 10 meses na fase de manutenção. Em casos de baixa complexidade e a critério médico, pode ter duração de 6 meses.[8,9]

REFERÊNCIAS BIBLIOGRÁFICAS

1. Harel L, Pääkkönen M. Infectious arthritis and osteomyelitis. In: Petty RE, Laxer R, Lindsley C B, Wedderburn LR, Mellins ED, Fuhlbrigge R (ed.). Textbook of pediatric rheumatology. 8.ed. Philadelphia: Elsevier; 2021. p.587-600.
2. Bica BEG. Artrites virais. In: Oliveira SKF. Reumatologia pediátrica. 2.ed. Rio de Janeiro: Revinter; 2001. p.488-94.
3. Kiss MHBK, Silva CHM. Artrites e artralgias. In: Marcondes E, Vaz FAC, Ramos JLA, Okay Y. Pediatria básica. 9. ed. São Paulo: Sarvier; 2003. p.785-90.
4. Pelajo CF, Rodrigues MCF. Infecções osteoarticulares. In: Oliveira SKF. Reumatologia para pediatras. 2.ed. Rio de Janeiro: Revinter; 2014. p.443-73.
5. Amaral Filho JC, Assis DR. Artrites fúngicas. In: Vasconcelos JTS. Livro da Sociedade de Reumatologia. Barueri: Manole; 2019. p.411-7.
6. Petty RE, Laxer RM, Lindsley CB, Wedderburn LR. Textbook of pediatric rheumatology. 8.ed. Philadelphia: Elsevier Saunders; 2020. p.587-93.
7. Fernandez RN, Neto FAB. In: Vasconcelos JTS. Livro da Sociedade Brasileira de Reumatologia. São Paulo: Manole; 2019. p.392-6.
8. Oliveira SKF. Reumatologia para pediatras. 2.ed. Rio de Janeiro: Revinter; 2014.
9. Brasil. Ministério da Saúde. Manual de recomendações para controle de tuberculose no Brasil. 2.ed. Ministério da Saúde; 2019.

CAPÍTULO 9

OSTEOPOROSE NA FAIXA ETÁRIA PEDIÁTRICA

Melissa Mariti Fraga
Maria Teresa Terreri

AO FINAL DA LEITURA DESTE CAPÍTULO, O PEDIATRA DEVE ESTAR APTO A:

- Saber que a adolescência é a fase de maior aquisição de massa óssea e como orientar a criança e o adolescente para otimizar o pico de massa óssea.
- Diferenciar as causas primárias e secundárias de osteoporose.
- Interpretar o exame padrão ouro para detecção de baixa massa óssea, que é a densitometria óssea, e saber suas indicações em pacientes de risco.
- Conhecer as formas de tratamento e prevenção da baixa massa óssea.
- Saber a indicação de outros agentes como bisfosfonatos eventualmente indicados.

INTRODUÇÃO

Osteoporose é uma doença metabólica óssea caracterizada por densidade diminuída do osso normalmente mineralizado e comprometimento da microarquitetura óssea, com consequente aumento da fragilidade óssea e maior risco de fraturas. Para crianças e adolescentes, considera-se baixa massa óssea para a idade cronológica quando a densidade mineral óssea (DMO) é menor ou igual a 2 desvios-padrão (DP) do valor normal para indivíduos saudáveis da mesma idade e sexo.[1,2] Osteoporose é definida como a alteração de densidade mineral óssea na presença de fratura.[3]

A aquisição da massa óssea é resultado do balanço entre a formação e a reabsorção ósseas. Na infância, a formação excede a reabsorção óssea, sendo esse processo mais intenso na adolescência, quando há a aceleração do crescimento até o fechamento das epífises. Nessa etapa ocorre uma aceleração do ganho mineral, levando a ganho de 40-60% de toda a massa óssea. Esse acréscimo importante de massa óssea inicia-se entre 10-14 anos nas meninas e entre 12-16 anos nos meninos, e atinge seu pico no final da segunda década de vida.

FATORES QUE DETERMINAM A MASSA ÓSSEA

As causas de baixa massa óssea são decorrentes de baixo pico de massa óssea, excesso de reabsorção óssea (função dos osteoclastos), diminuição de formação óssea durante o remodelamento (função dos osteoblastos) e baixa força mecânica.

Existem vários fatores que determinam o pico de massa óssea, sendo o fator genético o principal. Entretanto, fatores como sexo, raça, estado hormonal, ingestão alimentar, atividade física, peso corporal e presença de fatores de risco como uso de álcool ou fumo, doenças crônicas ou uso de medicamentos osteopenizantes podem influir na massa óssea.[4]

CAUSAS PRIMÁRIAS E SECUNDÁRIAS DE BAIXA MASSA ÓSSEA

As causas primárias de osteoporose compreendem principalmente a osteogênese imperfeita e a osteoporose idiopática juvenil.

São causas de osteoporose secundária: doenças endocrinológicas (hipopituitarismo, hipertireoidismo, hiperparatireoidismo primário, hipogonadismo, síndrome de Cushing, deficiência de hormônio de crescimento), alterações gastrintestinais (intolerância à lactose, alergia à proteína do leite de vaca, má absorção intestinal, síndrome do intestino curto, doença celíaca, doença inflamatória intestinal, doença hepatobiliar), doenças reumáticas (lúpus eritematoso sistêmico juvenil, dermatomiosite juvenil, artrite idiopática juvenil), doenças renais, drogas (glicocorticoides, metotrexato, ciclosporina, quimioterápicos, anticon-

vulsivantes, antipsicóticos, diuréticos de alça, inibidores de bombas de prótons, antiácidos, anticoagulantes, antirretrovirais, anticoncepcionais com progesterona), desordens nutricionais (deficiência de cálcio, de vitaminas D, C e K e anorexia nervosa, fibrose cística e imobilização.[4]

Os glicocorticoides são os principais causadores da osteoporose secundária. Doses baixas do medicamento, se usadas por mais de 1 mês, podem levar à perda de massa óssea. O efeito osteopenizante é mais intenso nos primeiros 6 meses de uso, e o osso trabecular (coluna vertebral) é o mais afetado.

O Quadro 1 mostra as causas de osteoporose na infância.

Quadro 1 Causas de osteoporose na infância

Osteoporose primária	
Osteoporose idiopática juvenil	
Osteogenesis imperfecta	
Osteoporose secundária	
Genética • Síndrome de Ehlers-Danlos • Síndrome de Marfan • Homocistinúria • Hipercalciúria idiopática • Hipofosfatasia	**Renal** Insuficiência renal Acidose tubular Pós-transplante
Sistema digestório • Síndromes de má absorção • Doença inflamatória intestinal • Doença hepatobiliar • Alergia ao leite de vaca e intolerância à lactose • Doença celíaca • Síndrome do intestino curto	**Neuropsiquiátricas – imobilização** • Anorexia nervosa • Paralisia cerebral • Paraplegia • Distrofia muscular
Reumatológica • Artrite idiopática juvenil • Lúpus eritematoso sistêmico juvenil • Dermatomiosite juvenil	**Endócrina** • Hipopituitarismo • Hipertireoidismo • Hipogonadismo • Hiperparatireoidismo • Síndrome de Cushing
Medicamentosa • Corticosteroides • Metotrexato • Anticonvulsivantes • Anticoagulantes • Quimioterápicos	**Outras causas** • Desnutrição • Neoplasias • Fibrose cística

DIAGNÓSTICO

A osteoporose é uma doença silenciosa, e o paciente é assintomático. As manifestações clínicas ocorrem tardiamente, quando aparecem as fraturas patológicas, que muitas vezes são assintomáticas. Devido à boa qualidade do osso na infância, as fraturas são raras. Dor na coluna, cifose dorsal e diminuição de estatura são algumas manifestações que podem ocorrer na presença de fraturas. Na osteoporose secundária os exames laboratoriais, como cálcio e fósforo séricos, fosfatase alcalina e fosfatúria, estão normais. Entretanto, a calciúria pode estar aumentada nos pacientes em uso de glicocorticoides ou hipercalciúria idiopática, por isso é importante fazer a determinação da relação calciúria/creatinúria em amostra de urina isolada ou calciúria de 24 horas. Outros exames, como função de tireoide, paratormônio, função renal, transaminases, albumina, provas de função hepática, antitransglutaminase, dosagem de 25-hidroxivitamina D, auxiliam a determinar a causa da osteoporose secundária.[5] Os marcadores bioquímicos de formação (como osteocalcina e fosfatase alcalina óssea) e reabsorção (hidroxiprolina e telepeptídeo) ósseas não estão bem definidos na criança e não são utilizados de rotina.

A radiografia convencional é um exame que mostra alterações apenas tardiamente, quando a perda de massa óssea é maior que 30%. O índice de Genant é um método radiográfico para avaliar a altura das vértebras e com isso detectar compressões vertebrais.

O exame padrão-ouro para o diagnóstico de osteoporose é a densitometria óssea (DMO) e deve ser realizado em pacientes de risco como pacientes com doenças inflamatórias sistêmicas crônicas (reumáticas, gastrintestinais, endócrinas), com síndromes de má absorção, em uso de drogas que diminuem a massa óssea (terapêutica por mais de 3 meses com glicocorticoide em dose $\geq$ 0,16 mg/kg/dia ou $\geq$ 4 ciclos de corticosteroide sistêmico), na presença de fraturas de repetição de ossos longos ou fratura vertebral isolada, ou na presença de osteopenia na radiografia convencional, em crianças com distúrbios nutricionais ou com ingesta reduzida de cálcio, e diminuição da mobilidade. Outras indicações são a suspeita de osteoporose primária e a monitorização terapêutica.[6]

A densitometria óssea avalia quantitativamente a massa óssea. É um exame não invasivo, de rápida execução e baixa radiação. Os locais preferenciais para avaliação na infância são: coluna vertebral de L1 a L4 e corpo total (excluindo-se a região do crânio). O exame deve usar *softwares* específicos para a infância. Na grande maioria dos aparelhos há disponível o *software* pediátrico para crianças a partir de cinco anos de idade. Os valores devem ser comparados com os de indivíduos saudáveis da mesma idade e sexo (Z-escore) mediante programas adequados. Apesar de ter boa precisão, seus resultados devem ser interpretados com cuidado, pois a massa óssea depende de idade, sexo, estatura, peso e estádio puberal de Tanner. Indivíduos com baixa estatura ou atraso puberal devem ser controles deles mesmos em exames subsequentes, para avaliação de ganho de massa óssea ao invés do valor de Z-escore. Crianças e adolescentes com fatores de risco devem realizar o exame de controle anualmente. Crianças pré-púberes devem aumentar sua densidade óssea em cerca de 5% ao ano, e adolescentes púberes devem aumentar 10-15% ao ano.

Uma nova ferramenta que independe da altura do paciente chegou para auxiliar na interpretação da microarquitetura óssea. O escore de osso trabecular (TBS) é um software que pode ser instalado nos aparelhos de DMO para avaliação indireta do trabeculado ósseo. Ele analisa a região de coluna lombar de exames de DMO sem o uso de radiação adicional para a sua análise. O TBS fornece dados da arquitetura do osso trabecular trazendo assim um dado extra sobre a resistência óssea para pacientes de risco de fratura.[7] Já existem os dados normativos da população pediátrica brasileira para comparação[8].

O diagnóstico de osteoporose em crianças e adolescentes não deve ser feito com base em critérios densitométricos, e sim pela presença de uma história de fratura clinicamente significativa: fratura por compressão vertebral ou 2 ou mais fraturas de ossos longos até os 10 anos de idade ou 3 ou mais fraturas de ossos longos em qualquer idade até os 19 anos, além de baixa massa óssea para a idade (BMD com Z-escore < –2).[9]

PREVENÇÃO

A aquisição do pico de massa óssea ideal é importante, pois, quanto mais otimizado ele for, menor será o risco de desenvolvimento de osteoporose na menopausa e velhice. O pediatra tem de estar consciente de que a prevenção deve começar no lactente, mas principalmente na faixa etária dos 10-16 anos de idade, quando se observam a aceleração do crescimento e o ganho máximo de massa óssea. Durante a infância e principalmente a adolescência, a orientação dietética quanto ao consumo de leite e seus derivados (queijo, iogurte, sorvete) é uma medida essencial para a incorporação de cálcio ao organismo. Preconizam-se 700 mg/dia para crianças de 1-3 anos, 1.000 mg/dia para 4-8 anos e 1.300 mg/dia entre 9-18 anos. Dietas hiperproteicas e hipernatrêmicas e com conteúdo aumentado em fibras levam a um mau aproveitamento do cálcio. Principalmente na fase de adolescência é importante a conscientização para que bebidas como refrigerantes e café não substituam o leite ou derivados e que fatores de risco como fumo e álcool sejam evitados. A prática de exercícios deve ser estimulada. Os exercícios com carga devem ser realizados durante 30 minutos por dia. Recomendam-se levantamento de peso (com supervisão médica), caminhadas, andar de bicicleta, corridas e esportes não competitivos. A atividade física regular aumenta o osso cortical e o conteúdo mineral ósseo em crianças e adolescentes.

Exposição ao sol da manhã, quando não contraindicada, promove a síntese cutânea de vitamina D.

A suplementação com cálcio e vitamina D é preconizada para aqueles que irão usar corticosteroide em dose ≥ 0,16 mg/kg/dia com duração de tratamento por mais de 3 meses ou uso de mais de 4 ciclos no ano, ou uso de outras drogas osteopenizantes. Na prevenção da osteoporose induzida por corticosteroide, preconiza-se o uso criterioso dessas drogas na dose mínima efetiva e durante o menor tempo possível.

Sabe-se que o risco de fratura aumenta nos primeiros meses (3-12 meses) de uso de corticosteroide. A prevenção também deve ser indicada na evidência de deficiência de vitamina D ou baixa ingesta de cálcio.

TRATAMENTO

A suplementação diária de cálcio é indicada no tratamento da baixa massa óssea e ausência de ganho adequado de massa óssea, e sua dose irá depender do aporte dietético do paciente e da necessidade diária de cálcio de acordo com a faixa etária. De modo geral, varia de 700-1.500 mg/dia (1-3 anos – 700 mg/dia; 4-8 anos – 1.000 mg/dia; 9-18 anos – 1.500 mg/dia).[6] A administração deve ser feita durante as refeições, não mais de 500 mg por tomada. Seu uso é contraindicado em litíase renal ou hipercalciúria. Seus eventos adversos incluem náuseas, vômitos, dispepsia e obstipação intestinal.

A vitamina D (25-hidroxivitamina D) na dose de 400 a 1.000 UI/dia deve ser associada ao cálcio para se obter melhor eficácia no tratamento da baixa massa óssea. Efeitos adversos como a hipercalcemia e a hipercalciúria devem ser monitorados. Concentrações de vitamina D devem ser medidas em pacientes de risco. Nos casos de deficiência de vitamina D (concentrações <12 ng/mL), independentemente dos sintomas, deve ser administrada uma dose de ataque de vitamina D3 (de 25.000 ou 50.000 UI por semana, conforme o indivíduo pese menos ou mais de 30 kg, respectivamente) por 6 semanas. As concentrações de vitamina D para indicação de ataque podem ser consideradas < 20 ng/mL em casos com presença de fatores de risco.[10] Depois se deve conservar a suplementação de vitamina D em dose de manutenção de 500-2.000 UI/dia. Indivíduos obesos, com má absorção intestinal, ou em uso de medicação que interfere no metabolismo de vitamina D, devem usar doses 2-3 vezes mais altas que a recomendada para a idade. Os eventos adversos da vitamina D incluem: náuseas, vômitos, hipercalcemia, hipercalciúria, letargia, irritabilidade, obstipação intestinal e hipertensão arterial.

Em casos de hipercalciúria prévia ao tratamento (cálcio urinário de 24 horas ≥ 4 mg/kg/dia ou relação calciúria/creatinúria ≥ 0,16) é indicado o uso de diurético tiazídico, o qual diminui a excreção urinária e melhora a absorção intestinal de cálcio. Utiliza-se a clortalidona na dose de 25 mg/dia, com ou sem suplementação de potássio.

Os bisfosfonatos atuam na diminuição da reabsorção óssea por inibição do recrutamento de osteoclastos. Eles devem ser indicados por especialistas, e seu uso se restringe a condições como falha terapêutica com doses máximas

de cálcio e vitamina D com evolução não favorável na DMO, intolerância ou contraindicação ao uso desses agentes (hipercalciúria/hipercalcemia ou cálculo renal) e presença de fratura patológica (de extremidades ou vértebra), osteoporose primária, dor óssea importante, calcificações e estados hipercalcêmicos.[11,12] O uso de cálcio e vitamina D concomitante é recomendado. Anticoncepção é indicada em meninas em idade fértil. Insuficiência renal é contraindicação para seu uso.

O bisfosfonato mais utilizado é o alendronato, na dose de 35-70 mg por semana (para pacientes com peso abaixo ou acima de 30 kg respectivamente). O uso intravenoso de pamidronato (0,5-1 mg/kg/dose a cada 3 meses com hidratação prévia) é indicado na osteogênese imperfeita ou na falha ou contraindicação ao alendronato. Outro bisfosfonato para uso endovenoso é o ácido zolendrônico (0,0125-0,05 mg/kg a cada 6-12 meses). Seu uso vem crescendo devido à maior facilidade infusional e maior intervalo entre as aplicações quando comparado ao pamidronato. Os principais efeitos adversos dos bisfosfonatos são: esofagite, febre transitória, cefaleia, leucopenia, linfopenia, uveíte, episclerite, mialgias, artralgias e hipocalcemia sintomática.

Alterações radiológicas em pacientes pré-púberes incluem bandas escleróticas metafisárias, que desaparecem após a suspensão da medicação (Figura 1). Osteonecrose de mandíbula é rara em crianças. A esofagite pode ser evitada se o alendronato for administrado ao acordar, em jejum, com água. A criança deverá permanecer sentada e em jejum por meia hora. O bisfosfonato pode ser retirado após 1-2 anos quando o Z-escore melhora para > –1 e não aparecem fraturas. Entretanto, ele pode ser reintroduzido se houver necessidade. Também há necessidade de suspensão 3 meses previamente a uma cirurgia ortopédica.

Alterações radiográficas como linhas escleróticas em metáfises de ossos longos são descritas em pacientes em uso de bisfosfonatos. Entretanto, são alterações reversíveis com a suspensão da droga e não levam a comprometimento do crescimento esquelético.

Outras medicações para osteoporose usadas em adultos não são indicadas na infância. A Figura 2 mostra o fluxograma de conduta na osteoporose na faixa etária pediátrica.

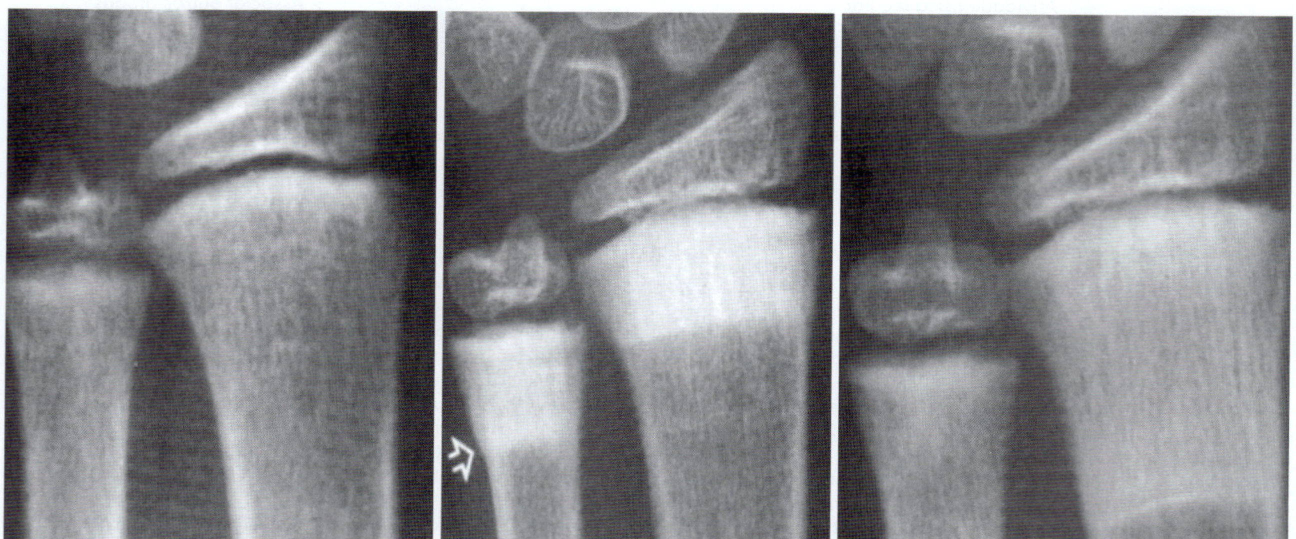

Figura 1 Linhas escleróticas em radiografia de rádio e ulna de paciente após o uso de bisfosfonato.

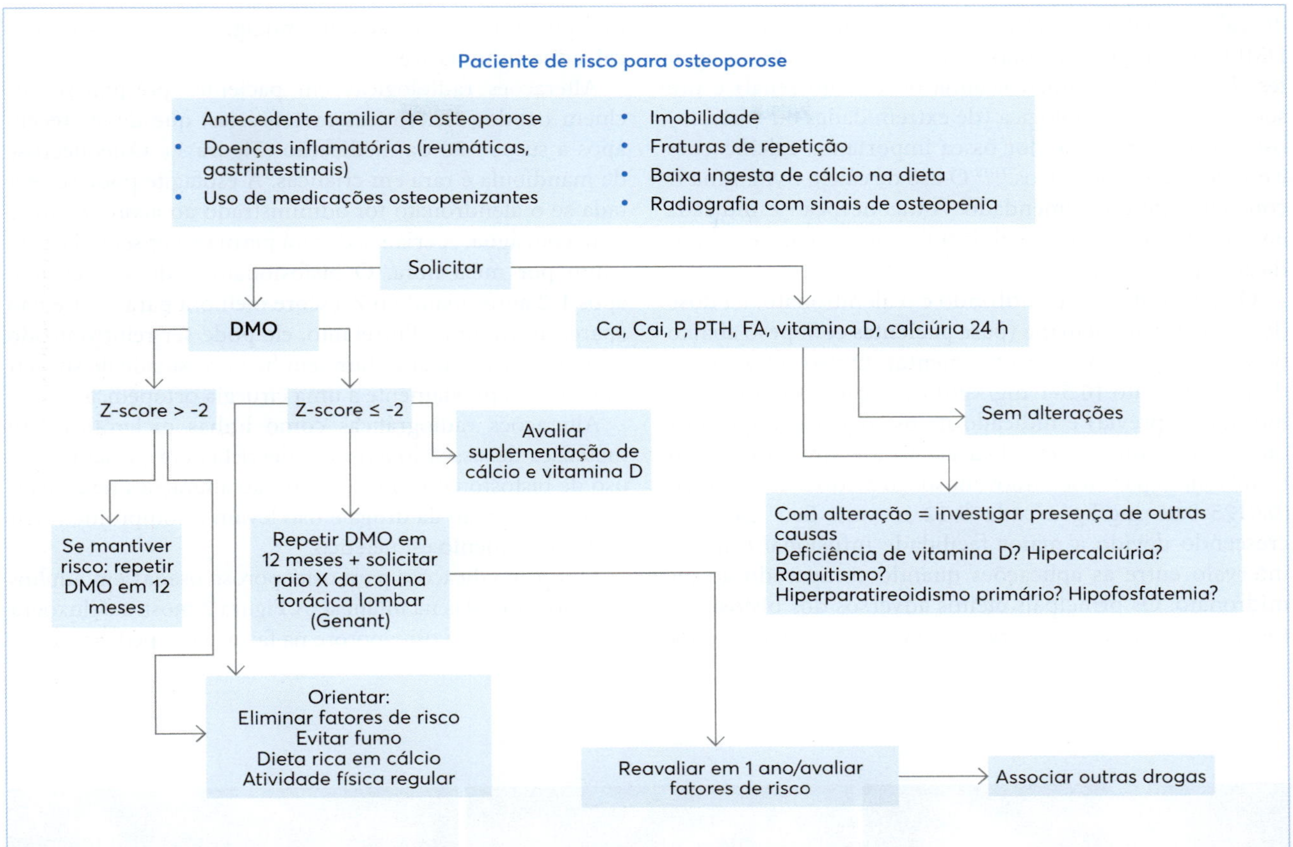

Figura 2 Fluxograma de conduta na osteoporose na faixa etária pediátrica.
DII: doença inflamatória intestinal; Ca: cálcio; P: fósforo; FA: fosfatase alcalina; DMO: densitometria mineral óssea; Hip prim: hiperparatireoidismo primário.

REFERÊNCIAS BIBLIOGRÁFICAS

1. Cassidy JT. Osteopenia and osteoporosis in children. Clin Exp Rheumatol. 1999;17:245-50.
2. Kalkwarf H, Abrams S, DiMeglio L, Koo W, Specker B, Weiler H. Bone densitometry in infants and young children: The 2013 ISCD Pediatric Official Positions. 2014;17(2):243-57.
3. Weber D, Boyce A, Gordon C, Högler W, Kecskemethy H, Misra M, et al. The utility of DXA assessment at the forearm, proximal femur, and lateral distal femur, and vertebral fracture assessment in the pediatric population: 2019 ISCD official position. J Clin Densitom. 2019; 22(4):567-89.
4. Pitukcheewanont P, Austin J, Chen P, Punyasavatsut N. Bone health in children and adolescents: risk factors for low bone density. Pediatr Endocrinol Rev. 2013; 0(3):318-35.
5. Cianferotti L, Brandi ML. Guidance for the diagnosis, prevention and therapy of osteoporosis in Italy. Clin Cases Miner Bone Metab. 2012;9(3):170-8.
6. Grover M, Bachrach LK. Osteoporosis in children with chronic illnesses: diagnosis, monitoring, and treatment. Curr Osteoporos Rep. 2017;15(4):271-82.
7. Hans D, Barthe N, Boutroy S, Pothuaud L, Winzenrieth R, Krieg MA. Correlations between trabecular bone score, measured using anteroposterior dual-energy X-ray absorptiometry acquisition, and 3-dimentional parameters of bone microarchitecture: an experimental study on human cadaver vertebrae. J Clin Densitom. 2011;14(3):302-11.
8. Fraga MM, de Sousa FP, Szejnfeld VL, Castro CHM, Pinheiro MM, Terreri MT. Trabecular bone score (TBS) and bone mineral density (BMD) analysis by dual X-ray Absorptiometry (DXA) in healthy Brazilian children and adolescents: normative data. Arch Osteoporos. 2023;18(1):82-8.
9. Gordon C, Leonard M, Zemel B, International Society for Clinical Densitometry. 2013 Pediatric Position Development Conference: executive summary and reflections. J Clin Densitometry. 2014;17(2):219-24.
10. Giustina. A, Adler R, Binkley N, Bouillon R, Ebeling P, Lazaretti-Castro M, et al. Controversies in vitamin D: summary statement from an international conference. J Clin Endocrinol Metabol. 2019;104(2):234.
11. Sebestyen J, Srivastava T, Alon U. Bisphosphonates use in children. Clin Pediatr. 2012;51(11):1011-24.
12. Pereira R, Carvalho J, Paula A, Zerbini C, Domiciano D, Goncalves H, et al. Diretrizes para prevenção e tratamento da osteoporose induzida por glicocorticoide. Rev Bras Reumatol. 2012;52(4):569-93.

CAPÍTULO 10

DOR MUSCULOESQUELÉTICA RECORRENTE IDIOPÁTICA NA FAIXA ETÁRIA PEDIÁTRICA

Paulo Roberto Stocco Romanelli
Claudio Arnaldo Len

AO FINAL DA LEITURA DESTE CAPÍTULO, O PEDIATRA DEVE ESTAR APTO A:

- Conhecer e diagnosticar as principais dores musculoesqueléticas idiopáticas recorrentes em pediatria, com base nos critérios mais atuais.
- Saber seus principais diagnósticos diferenciais.
- Conduzir clinicamente esses pacientes para um melhor desfecho.
- Orientar os pacientes e familiares nessas condições dolorosas, muitas vezes crônicas.
- Solicitar exames subsidiários de acordo com a necessidade clínica.
- Encaminhar corretamente o paciente para o especialista, no caso de necessidade.

INTRODUÇÃO

A dor musculoesquelética é um dos sintomas mais comuns na infância e na adolescência, ao lado da dor abdominal e da cefaleia. Muitas doenças podem estar relacionadas a essa queixa, com destaque para as doenças reumáticas, ortopédicas, infecciosas e neoplásicas, entre outras[1-3] (Quadro 1). Em algumas situações não se observa uma doença orgânica, mas sim "funcional". O pediatra é o profissional responsável pela realização do diagnóstico diferencial e deve estar atento a algumas doenças graves que requerem tratamento imediato, por exemplo, a leucemia e a osteomielite. Neste capítulo serão apresentadas as principais causas de dor musculoesquelética funcional e com caráter recorrente, com destaque para a "dor de crescimento", a síndrome da fibromialgia juvenil (SFJ) e a síndrome de hipermobilidade articular (SHA), doenças prevalentes. O diagnóstico de "dor de crescimento" é facilmente realizado; por outro lado, a SFJ e a SHA são pouco reconhecidas pelo pediatra.

O passo inicial da investigação diagnóstica é determinar se a dor está relacionada a uma doença orgânica. O Quadro 2 apresenta algumas características da dor que alertam para a possibilidade de doença orgânica. Crianças e adolescentes com dor acompanhada de outros sintomas e/ou sinais, como febre, edema articular, rigidez matinal ou claudicação, entre outros, devem ser investigados por meio de exames subsidiários e encaminhadas corretamente para o especialista.[2,3] Em um estudo clássico de McGhee et al., foram avaliadas 414 crianças encaminhadas para uma clínica de reumatologia pediátrica em Oklahoma, nos EUA.[4] Destas, 226 apresentavam dor em membros como principal sintoma, sendo que em 111 a dor era isolada e em 115 a dor era acompanhada por outro achado clínico ou laboratorial. Nos casos de dor isolada, apenas um paciente foi diagnosticado como artrite idiopática juvenil (AIJ). Já no grupo de pacientes com dor acompanhada de outros achados, como edema articular, claudicação, febre, rigidez matinal e anormalidades laboratoriais, 19 apresentaram doença inflamatória crônica (16 com AIJ e 3 com lúpus eritematoso sistêmico juvenil – LESJ).

Alguns sintomas e sinais pouco frequentes em crianças e adolescentes, como dor localizada (articular ou extra-articular), dor nas costas ou dor de forte intensidade que provoca despertar noturno, devem ser considerados "de alerta" para outras doenças.[3-5] Diferentemente do observado em adultos, a dor nas costas persistente por mais de 5-6 dias deve ser investigada por exames subsidiários.

DOR RECORRENTE

Para fins didáticos, definimos a dor recorrente quando há períodos de melhora total intercalados com períodos de dor, por um mínimo de 3 meses.[6,7] A dor é considerada

Quadro 1 Doenças relacionadas à presença de dor em membros

Alterações ortopédicas	**Doenças nutricionais**
Osteocondrite	Raquitismo
Fraturas de estresse	Escorbuto
Síndrome patelofemoral	Hipervitaminose A
Lesões de ligamentos/meniscos	Fluorose
Sinovite vilonodular	**Doenças infecciosas**
Sinovite transitória do quadril	Artrite séptica e osteomielite
Epifisiolistese/epifisiólise Doença de Legg-Calvé-Perthes	Artrite reativa
Neoplasias	Discite
Leucemias	Miosite viral e bacteriana
Linfomas	**Doenças reumatológicas**
Tumores ósseos	Febre reumática
Tumores de partes moles	Artrite idiopática juvenil
Neuroblastoma	Dermatomiosite juvenil
Doenças hematológicas	Lúpus eritematoso sistêmico juvenil
Anemia de células falciformes	Vasculite por IgA (púrpura de Henoch-Schönlein
Hemofilia	**Síndromes dolorosas idiopáticas**
Talassemia	Fibromialgia juvenil
Doenças metabólicas	Síndromes de dor regional complexa
Doenças lisossômicas de depósito	Síndrome miofascial
Doença de Fabry	Síndrome de hipermobilidade articular benigna
Hiperlipoproteinemia	**Outros**
Transtornos endocrinológicos	Dor associada ao computador e *videogames*
Hipo/hipertireoidismo	Dor de origem psicossomática
Diabetes	Osteoporose idiopática juvenil
Hipo/hiperparatireoidismo	

Quadro 2 Fatores que podem sinalizar para a presença de doença orgânica

Moderadamente sugestivos de doença orgânica
1. Dor matutina
2. Adinamia, fadiga
3. Diminuição da capacidade física, claudicação
4. Dor nas costas
5. Anemia
6. Provas de atividade inflamatória elevadas
Altamente sugestivos de doença orgânica
1. Dor contínua e de forte intensidade
2. Febre (mesmo baixa)
3. Perda de peso
4. Fraqueza e/ou atrofia muscular
5. Artrite ou limitação articular
6. Anemia progressiva em exames sequenciais
7. Leucopenia, linfocitose, atipia linfocitária (sem sinais de infecção viral)
8. Aumento de desidrogenase lática (2 vezes ou mais do que o valor normal)

crônica quando é persistente e é praticamente diária, por um período de 3 meses ou mais. Neste capítulo serão discutidos aspectos etiopatológicos, clínicos e terapêuticos das três doenças mais prevalentes: "dor de crescimento", SFJ e SHA.

"DOR DE CRESCIMENTO"

Apesar de não haver relação entre o crescimento somático e a dor musculoesquelética, o termo "dor de crescimento" é utilizado na rotina diária do pediatra para caracterizar crianças e adolescentes com dor recorrente de caráter benigno, sem causa aparente. A "dor de crescimento" costuma ser esporádica e de fraca ou média intensidade e geralmente não interfere nas atividades cotidianas.[6] O aspecto saudável dos pacientes é a característica clínica mais evidente. A idade preferencial situa-se entre 4-12 anos, e a dor é referida em ambos os membros inferiores, sem localização específica, e ocorre comumente no final da tarde e/ou no início da noite. Os sintomas são fugazes e normalmente relacionados a atividade física. O exame físico é totalmente normal, bem como os exames laboratoriais, que devem ser solicitados apenas no caso de alguma doença orgânica. O diagnóstico geralmente é simples e baseado na anamnese e no exame clínico, que inclui avaliação da força muscular, exame articular e palpação de pulsos periféricos. Exames como autoanticorpos (FAN), fator reumatoide, dosagem de antiestreptolisina O não devem ser solicitados de rotina, pois a interpretação errônea é comum. Os clínicos devem ficar atentos aos sinais de alerta já relacionados no Quadro 2. Não há necessidade de um tratamento específico, e os pais devem ser orientados quanto à ineficácia do uso de analgésicos e anti-inflamatórios não esteroidais, que podem ser prejudiciais.

SÍNDROME DE HIPERMOBILIDADE ARTICULAR

A SHA é uma condição clínica em que as articulações possuem maior amplitude em seus movimentos, sem que se constituam em uma doença estabelecida. Não se conhecem sua incidência e prevalência, mas acredita-se que seja bas-

tante comum, afetando de 10-20% dos indivíduos em algum grau, em uma ou mais articulações.[8] É mais comum no sexo feminino, em crianças e adolescentes, principalmente na Ásia e na África, e tende a regredir com a idade, possuindo certa característica hereditária.[8] Alguns autores citam uma prevalência de 15,4% em crianças na idade escolar.[9-11] Estudo realizado na cidade de São Paulo com adolescentes saudáveis evidenciou SHA em 10% dessa população.[12]

Etiopatogenia

As bases fisiopatológicas da SHA são desconhecidas. Não se encontram anormalidades na estrutura do colágeno ou em suas proteínas relacionadas, nem mesmo nos genes que codificam essas moléculas.[13] Na síndrome de Ehlers-Danlos (SED) existe a variante hipermóvel, mais comum, ou SED tipo-III, em que a maioria dos indivíduos é indistinguível daqueles com SHA, fazendo com que se considere uma mesma entidade clínica.[14]

Manifestações clínicas

Geralmente assintomática, constitui-se em um achado do exame musculoesquelético. Pode haver queixa de dor articular (artralgia) ou dor musculoesquelética em regiões periarticulares (tendões, ligamentos e bursas), principalmente após esforço ou exercício físico e mais frequente à noite, podendo mimetizar dor de crescimento. As queixas são mais frequentes quanto menor a idade da criança e pior seu condicionamento físico, e menos frequentes quanto maior a estrutura emocional e sua compleição física. Sinais como estalidos articulares à movimentação não são preocupantes, a não ser quando muito recorrentes, o que pode determinar traumas de repetição com instabilidade e até subluxações articulares.[15]

Outros sintomas menos frequentes podem apresentar-se nos pacientes com SHA, tais como fadiga, cansaço para a escrita, dores abdominais, dores de cabeça, urgência miccional, síndrome do intestino irritável, distúrbio do sono e do humor.[15-17]

Diagnóstico e diagnósticos diferenciais

O diagnóstico da SHA é clínico, realizado a partir da história clínica e do exame físico. Utiliza-se para esse fim o exame físico/musculoesquelético detalhado associado aos critérios de Brighton, descritos no Quadro 3, que combinam a chamada contagem da pontuação de Beighton para hipermobilidade articular, citados no Quadro 4, com a sintomatologia persistente.[18,19] As manobras realizadas ao exame físico para a sua pontuação estão descritas na Figura 1.

Algumas vezes, provas laboratoriais e exames de imagens podem ser necessários para excluir diagnósticos diferenciais. Por exemplo, testes laboratoriais para endocrinopatias, doenças autoimunes, miopatias, provas de atividade inflamatória, exames de imagens para descartar subluxações articulares, fraturas, avaliação da densidade mineral óssea, ecodopplercardiograma quando presentes sopros cardíacos patológicos, dentre outros.

O Quadro 5 reúne os principais diagnósticos diferenciais.

Quadro 3 Critérios diagnósticos de 1998 para síndrome da hipermobilidade articular (SHA): critérios de Brighton*

Critérios maiores
1. Contagem de pontos com hipermobilidade na pontuação de Beighton ≥ 4 (atuais ou pregressos).
2. Artralgia de no mínimo 3 meses de duração, em 4 ou mais articulações.
Critérios menores
1. Contagem de pontos de Beighton de até 3 dos 9 totais se a idade for ≥ que 50 anos.
2. Artralgia ≥ 3 meses em 1-3 articulações; dor nas costas ≥ 3 meses; ou espondilose, espondilólise ou espondilolistese.
3. Subluxação ou deslocamento articular em mais de uma articulação ou em mais de uma vez na mesma articulação.
4. Reumatismos de partes moles (p. ex., epicondilite, tenossinovite, bursite) em ≥ 3 locais.
5. *Habitus* marfanoide.
6. Anormalidade cutânea (p. ex.: estria, hiperextensibilidade, pele fina ou cicatriz papirácea).
7. Anormalidade ocular (p. ex.: ptose palpebral, miopia, inclinação "antimongoloide"†).
8. Veias varicosas, hérnias ou prolapsos retal/uterino.

* A SHA é diagnosticada na presença de 2 critérios maiores ou 1 maior e 2 menores ou 4 menores. Caso exista um parente de primeiro grau inequivocamente afetado, 2 critérios menores serão suficientes. SHA é excluída se houver confirmação de SM ou da SED diversa daquela do tipo III. Os primeiros critérios maiores e menores (baseados na contagem de Beighton) são mutuamente excludentes, da mesma forma que os são os segundos maiores e menores (baseados na presença de artralgias ou acometimento espinhal).
† Uma inclinação para baixo da fissura palpebral pela qual o canto lateral é inferior ao canto medial.
Fonte: Grahame R et al., 2000.[18]

Quadro 4 Pontuação de Beighton para hipermobilidade articular*

Habilidade em	Esquerdo	Direito
Dorsiflexão passiva da 5ª articulação metacarpofalangiana em pelo menos 90°	1	1
Oposição do polegar ao aspecto volar do antebraço ipsolateral	1	1
Hiperextensão do cotovelo em pelo menos 10°	1	1
Hiperextensão do joelho em pelo menos 10°	1	1
Colocar as palmas das mãos espalmadas no solo sem dobrar os joelhos	1	

* Um ponto é atribuído para cada manobra acima descrita. Um total possível é de 9 pontos, sendo que 4 ou mais pontos são considerados indicativos de hipermobilidade articular generalizada.
Fonte: Beighton P et al., 1998.[19]

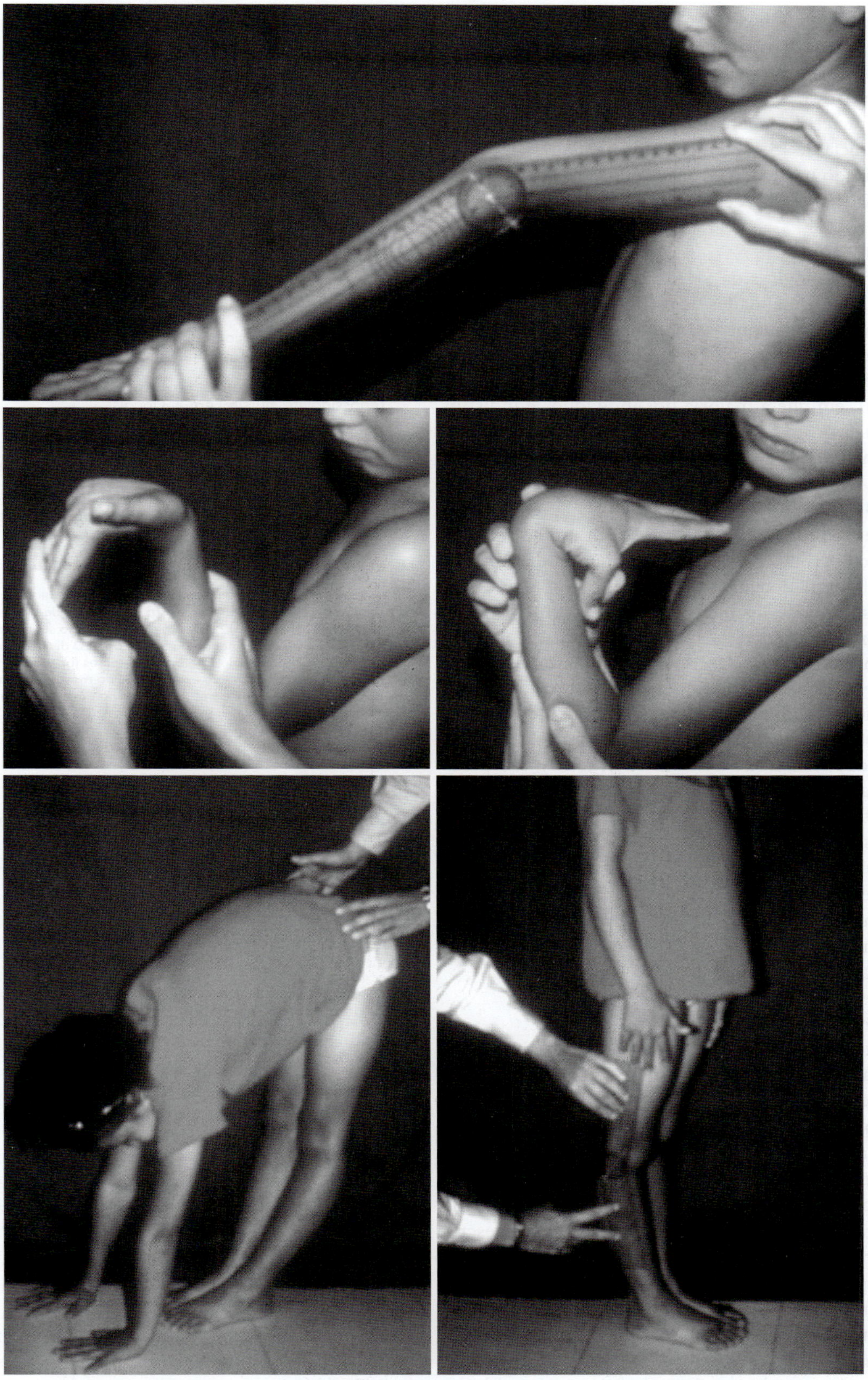

Figura 1 Manobras para pesquisa da pontuação de Beighton. Movimentos para caracterização de hipermobilidade articular: hiperextensão dos cotovelos (> 10°), hiperextensão dos quintos dedos das mãos, flexibilidade do tronco e hiperextensão dos joelhos (> 10°).

Quadro 5 Principais diagnósticos diferenciais da síndrome da hipermobilidade articular (SHA) e suas características

Diagnósticos diferenciais	Características
Doenças reumatológicas	
Artrite idiopática juvenil (AIJ)	Artrites crônicas, deformantes e persistentes; clínica diversa
Lúpus eritematoso sistêmico juvenil (LESJ)	Presença de autoanticorpos e achados clínicos diversos
Espondiloartropatias (EA)	Acometimento crônico, progressivo axial e às vezes periférico; associação comum com HLA-B27
Doenças hereditárias do colágeno	
Síndrome de Ehlers-Danlos (SED)	Autossômica dominante; fragilidade e elasticidades cutâneas; prolapsos de órgãos (valvas cardíacas, reto, bexiga, útero)
Síndrome de Marfan (SM)	Maioria autossômica dominante; fenótipo característico (altos, aracnodactilia); alterações aórticas (prolapso de valva, aneurismas, dissecção), cifoescolioses, ectopia de cristalino; subluxações articulares
Síndrome da fibromialgia juvenil (SFJ)	Dores generalizadas no corpo, cansaço e sono não restaurado; exame físico geral e articular normais
Síndrome regional complexa tipo I	Dor localizada, pós-trauma local, com alterações do sistema nervoso simpático
Síndromes de amplificação dolorosa	Dores benignas tipo "de crescimento"
Hipotireoidismo	Alterações clínicas e hormonais (TSH e T4)
Miopatias	Dores e fraquezas progressivas musculares; alterações de enzimas musculares e biópsia muscular alterada

Tratamento

O tratamento deve ser sempre individualizado, orientado pelo pediatra geral, que poderá encaminhar o paciente ao especialista, conforme o quadro clínico-sintomático se revelar nos diferentes momentos.[17] Os pacientes com SHA devem ser bem orientados no sentido educacional, na prática de atividade física, nas práticas esportivas, recreativas e de vida diária, com o intuito de evitar graves danos musculoesqueléticos, incentivando o fortalecimento muscular, melhora na postura, no equilíbrio e no condicionamento físico, por meio de exercícios orientados por profissionais habilitados.

O manejo da dor, sempre que possível, não deve ser feito com medicamentos, mas sim com outras práticas, como alongamentos musculares, massagens, termoterapias e práticas de relaxamento. Caso se tenha de utilizar algum medicamento, a preferência será sempre pelos analgésicos menos potentes, como acetaminofeno ou dipirona.

Em geral as queixas relacionadas à SHA são autolimitadas, diminuem progressivamente com o avanço da idade, com a melhoria da compleição física e hábitos de exercícios físicos adequados. Embora alguns pacientes possam evoluir com maior elasticidade ligamentar na vida adulta, não se sabe ao certo se há maior chance de que evoluam com osteoartrite no futuro.

SÍNDROME DA FIBROMIALGIA JUVENIL

Introdução

A SFJ é uma entidade clínica caracterizada pela presença de dor musculoesquelética difusa crônica, fadiga e sono não restaurador, podendo associar-se a outros sintomas que variam de paciente para paciente. Foi descrita em crianças e principalmente adolescentes, a partir de 1985, por Yunus e Masi, predominando entre 11-15 anos de idade. Sua prevalência é estimada entre 1-2%, sendo 6 vezes mais comum no sexo feminino que no masculino; estima-se que cerca de 7% de todos os casos referenciados aos centros reumatológicos pediátricos são devidos a essa condição.[20,21] Não há predileção de raça, etnia ou classe socioeconômico-cultural.

Etiopatogenia

Inúmeras tentativas foram postuladas para explicar essa síndrome, e o que se apresenta de maior entendimento é que vários fatores possam contribuir para seu aparecimento e perpetuação, cuja ênfase é dada a um distúrbio da regulação da dor pelo sistema nervoso central (SNC), alterado na sensibilização (sensibilização central) e processamento da dor por vários mecanismos.[22] Basicamente dois tipos de descritores clínicos de dores existem: o da dor nociceptiva, a mais comum de todas as dores dos seres humanos, que surge a partir de uma agressão atual ou pregressa a tecidos não neurais levando a ativação de nociceptores; aqui o sistema nervoso somatossensório encontra-se normal. Outro descritor clínico é o da dor neuropática, que implica uma lesão ou doença demonstrável do sistema nervoso somatossensório por algum método investigativo que satisfaça critérios diagnósticos neurológicos estabelecidos. Um terceiro descritor clínico proposto atualmente é aquele que se refere à dor neuroplástica (ou algopática ou nocipática), que surge a partir de uma nocicepção alterada, levando à sensação de dor, sem dano tecidual que cause ativação de nociceptores periféricos, ou evidência de lesões do sistema somatossensório. Este último descritor é o que se considera protótipo clínico para explicar algumas

dores crônicas, tipicamente a fibromialgia.[23] Portanto, as sensibilizações central e periférica tomariam parte nessa patogenia com diferentes sítios anatômicos e mediadores bioquímicos, levando a uma sensação de sofrimento emocional e incapacidade física.

Origens etiopatogênicas psíquicas, que se somam às orgânicas, encontram cada vez mais fundamentos na tentativa de explicar as causas da SFJ. Alguns autores propõem uma abordagem psicanalítica, tanto para tentar explicar as possíveis causas quanto para um dos possíveis tratamentos da SFJ.[24,25]

Quadro clínico

A SFJ manifesta-se por dor crônica e difusa associada a outros sintomas, como fadiga, sono não reparador, cefaleia, humor depressivo e/ou ansiedade. O Quadro 6 resume as principais manifestações clínicas e suas características.[21]

Anteriormente a presença de pontos dolorosos constituía-se numa condição necessária para o diagnóstico da SFJ, tendo sido excluída sua necessidade por não possuir relevância clínico-diagnóstica.

Condições psiquiátricas como comorbidades à SFJ são muito frequentes, como depressão, transtornos de ansiedade, alterações do comportamento. Muitas vezes os transtornos do humor (transtornos depressivos maiores e transtornos bipolares) são condições primárias que se confundem com a SFJ, devendo o médico encaminhar esses pacientes para um profissional da área específica.

Diagnóstico e diagnósticos diferenciais

O diagnóstico da SFJ é clínico, não existindo exames laboratoriais ou de imagem que a comprovem. Portanto, a história clínica e o exame físico sem alterações são geralmente suficientes para a elaboração dessa hipótese diagnóstica. Mesmo assim, em uma primeira abordagem, alguns poucos exames devem ser solicitados, como hemograma, prova de fase aguda inflamatória, análise da urina e avaliação tireoidiana. Exames mais específicos somente deverão ser solicitados nos casos em que outras hipóteses diagnósticas sejam aventadas. Nesses casos, a SFJ pode coexistir com a presença de outras patologias, sendo aqui chamada de SFJ secundária.

Existem critérios diagnósticos para a FM do adulto e para SFJ, sendo que para as crianças e adolescentes estes são considerados controversos. Yunus e Masi os elaboraram para a SFJ, sendo válidos para guia diagnóstico da SFJ, embora novos critérios propostos pelo Colégio Americano de Reumatologia (ACR) sejam sempre revistos, mas ainda não validados para utilização em crianças e adolescentes[20] (Quadro 7). Reiteramos que a contagem de pontos dolorosos não deve ser mais utilizada, apenas a dor generalizada, com duração de pelo menos três meses, associada a fadiga e sono não restaurador.

Os principais diagnósticos diferenciais que se impõem na SFJ estão listados no Quadro 8.

Tratamento

Podem ser divididos em farmacológicos e não farmacológicos. Importante salientar que as terapêuticas não farmacológicas devam ocupar sempre uma primeira opção de tratamento para a SFJ. Há muita controvérsia sobre as práticas para tratar a SFJ; as evidências clínicas e científicas incluem terapias com exercícios físicos como as melhores, desde exercícios aeróbicos progressivos, exercícios resistidos, hidroterapia (natação, hidroginástica) e práticas esportivas diversas.[26] Aquilo que propomos é uma escolha individualizada, em que a criança ou o adolescente escolhe um exercício ou atividade que lhe dê maior prazer e benefícios pessoais. Da mesma forma, práticas como ioga, meditação, *tai-chi-chuan*, *do-in*, massagens terapêuticas e outras, que visem ao relaxamento físico e ao bem-estar mental, são muito úteis e frequentemente recomendadas. Tratamentos psicoterapêuticos como as terapias cognitivo-comportamentais e a psicanálise possuem evidências científicas bem estabelecidas, sendo úteis nesses pacientes, desde que conduzidas por profissionais especializados e habilitados para tanto.

Já os tratamentos farmacológicos devem ser evitados, principalmente os fármacos psicoativos, pois não estão indicados em faixas etárias pediátricas e não possuem eficácia comprovada na SFJ.[26] Analgésicos comuns e anti-inflamatórios não hormonais possuem eficácias reduzidas perante dores e a fadiga, embora possam ser utilizados com parcimônia.

Quadro 6 Principais achados clínicos na síndrome de fibromialgia juvenil

Achados clínicos	Frequência (%)	Características
Dor difusa	91-97	Em qualquer segmento corpóreo, isoladas ou simultâneas, de várias características ("em peso", "queimação"," penetrante" etc.), sem fatores de melhoras objetivas.
Distúrbios do sono	69-91	Não restaurador (acorda cansado), interrompido; difícil de entrar no sono.
Cefaleia	71-76	Cefaleias não tensionais e frequentes.
Fadiga	20-62	Independe do sono; cansaço constante; exaustão; dificuldade em realizar tarefas; independe dos distúrbios do sono.
Rigidez articular	29-53	Subjetiva; sem alterações articulares ao exame físico.
Edema articular subjetivo	24	Falsa impressão de edema; mais em regiões musculares e difusamente; sem artrites ou sinovites.

Quadro 7 Critérios para fibromialgia juvenil primária

O diagnóstico de fibromialgia juvenil primária é baseado na presença de todos os critérios maiores, associados a 3 dos 10 critérios menores.

Critérios maiores:
1. Dor musculoesquelética generalizada ≥ 3 sítios, por pelo menos 3 meses.
2. Ausência de outras patologias subjacentes (p. ex., artrite ou trauma).
3. Resultados normais de exames laboratoriais e radiológicos.
4. Presença de ≥ 5 pontos dolorosos (*tender points*).*
Critérios menores:
1. Ansiedade ou tensão crônica.
2. Fadiga.
3. Sono ruim (não restaurador).
4 Cefaleia crônica.
5. Síndrome do cólon irritável.
6. Edema subjetivo de partes moles.
7. Dormência localizada.
8. Modulação da dor com a atividade física.
9. Modulação da dor por fatores climáticos.
10. Modulação da dor por ansiedade e/ou estresse.

* Não deve ser mais utilizada.
Fonte: Yunus MB, Masi AT, 1985.[20]

Quadro 8 Diagnósticos diferenciais da síndrome de fibromialgia juvenil (SFJ)

Diagnósticos diferenciais	Características que as diferenciam
Doenças reumáticas (LESJ, AIJ, FR, polimiosite)	Histórias clínicas, exames físicos, alterações laboratoriais e de imagens distintas
Hipotireoidismo	História clínica, exame físico e alterações laboratoriais e de imagens
Síndrome regional complexa tipo I	Relacionada a traumas locais; exame físico
Síndrome da hipermobilidade articular benigna	Exame físico e aplicação de critérios clínicos bem definidos
Síndromes de amplificação dolorosa	"Dores de crescimento"; história clínica
Síndrome da fadiga crônica	História clínica
Cefaleias tensionais e enxaquecas	Dor localizada; alterações de imagens às vezes alteradas (EEG)

LESJ: lúpus eritematoso sistêmico juvenil; AIJ: artrite idiopática juvenil; FR: febre reumática; EEG: eletroencefalograma.

Importante salientar que, pela tendência de essa síndrome transcorrer persistindo na fase adulta, os pacientes devam ser acompanhados na vida adulta por um médico reumatologista de adultos, sendo desejável uma transferência harmônica na clínica de transição do reumatologista pediátrico para o de adultos.

REFERÊNCIAS BIBLIOGRÁFICAS

1. Sen ES, Clarke SL, Ramanan AV. The child with joint pain in primary care. Best Pract Res Clin Rheumatol. 2014;28(6):889-906.
2. Lehman PJ, Carl RL. Growing pains. Sports Health. 2017;9(2):132-8.
3. Tamashiro MS, Aikawa NE, Campos LMA, Cristofani LM, Odone-Filho V, Silva CA, et al. Discrimination of acute lymphoblastic leukemia from systemic-onset juvenile idiopathic arthritis at disease onset. Clinics (São Paulo). 2011;66(10):1655-9.
4. McGhee JL, Burks FN, Sheckels JL, Jarvis JN. Identifying children with chronic arthritis based on chief complaints: absence of predictive value for musculoskeletal pain as an indicator of rheumatic disease in children. Pediatrics. 2002;110 (2 Pt.1):354-9.
5. Barbosa CMPL, Hangai L, Terreri, Len CA, Hilário MO. Dor em membros em um serviço de reumatologia pediátrica. Rev Paul Ped. 2005;23:63-8.
6. Molina J, Silva SGL, Teles FM, et al. Diffuse idiopathic musculoskeletal pain in childhood and adolescence. Rev Paul Pediatr. 2011;29(2):294-9.
7. Malleson PN, Al-Matar M, Petty RE. Idiopathic musculoskeletal pain syndromes in children. J Rheumatol. 1992;19(1):1786-9.
8. Hakim AJ, Cherkas LF, Grahame R, Spector TD, MacGregor AJ. The genetic epidemiology of joint hypermobility: a population study of female twins Arthritis Rheum. 2004;50(8):2640.
9. Oster J, Nielsen A. Growing pains: a clinical investigation of a school population. Acta Paediatr Scand. 1972;61:329-34.
10. Mulvey MR, Macfarlane GJ, Beasley M, Symmons DPM, Lovell K, Keeley P, et. al. Modest association of joint hypermobility with disabling and limiting musculoskeletal pain: results from a large-scale general population-based survey. Arthritis Care Res (Hoboken). 2013;65(8):1325-33.
11. Seckin U, Tur BS, Yilmaz O, Yagci, I, Bodur H, Arasil T, et al. The prevalence of joint hypermobility among high school students. Rheumatol Int. 2005;25(4):260-3.
12. Zapata AL, Moraes AJ, Leone C, Doria-Filho U, Silva CA. Pain and musculoskeletal pain syndromes in adolescents. J Adolesc Health. 2006;38(6):769-71.
13. Hakim AJ, Sahota A. Joint hypermobility and skin elasticity: the hereditary disorders of connective tissue. Clin Dermatol. 2006;24(6):521-33.
14. Castori M, Dordoni C, Valiante M, Sperdutti I, Ritelli M, Morlino S, et al. Nosology and inheritance pattern(s) of joint hypermobility syndrome and Ehlers-Danlos syndrome, hypermobility type: a study of intrafamilial and interfamilial variability in 23 Italian pedigrees. Am J Med Genet A. 2014;164A(12):3010.
15. Ross J, Grahame R. Joint hypermobility syndrome. BMJ. 2011;342 c7167.
16. Grahame R. Joint hypermobility syndrome pain. Curr Pain Headache Rep. 2009; 13(6):427-33.
17. Guidelines for management of joint hypermobility syndrome in children and young people: a guide for professionals managing young people with this condition. The British Society for Paediatric and Adolescent Rheumatology. Disponível em: https://www.google.co.uk/?gws_rd=ssl#q=bspar+for+hypermobility (acesso 15 fev 2021).
18. Grahame R, Bird HA, Child A. The revised (Brighton 1998) criteria for the diagnosis of benign joint hypermobility syndrome (BJHS). J Rheumatol. 2000;27:1777.
19. Beighton P, De Paepe A, Steinmann B, Tsipouras P, Wenstrup RJ. Ehlers-Danlos syndromes: revised nosology, Villefranche, 1997. Ehlers-Danlos National Foundation (USA) and Ehlers-Danlos Support Group (UK). Am J Med Genet. 1998;77:31.
20. Yunus MB, Masi AT. Juvenile primary fibromyalgia syndrome: a clinical study of thirty-three patients and matched normal controls. Arthritis Rheum. 1985;28:138.
21. Siegel DM, Janeway D, Baum J. Fibromyalgia syndrome in children and adolescents: clinical features at presentation and status at follow-up. Pediatrics. 1988;101:377.
22. Goldenberg DL. Pathogenesis of fibromyalgia. 2019 Disponível em: https://www.uptodate.com/contents/pathogenesisof fibromyalgia?source= bookmarks_widget (acesso 15 fev 2021).

23. Kosek E, Cohen M, Baron R, Gebhart GF, Mico JA, Rice ASC, et al. Do we need a third mechanistic descriptor for chronic pain states? Pain. 2016;157:1382-1386.
24. Marty P. El orden Psicosomatico psicosomático (la vida operatoria). Valencia: Promolibro; 1995.
25. Furtado GMF. A dor de viver, a dor da vida... In: Béjar VR (Org.). Dor psíquica, dor corporal. São Paulo: Blucher; 2017. p.161-74.
26. Weiss JE, Schikler KN, Boneparth AD, Connelly Connelly M, CARRA Registry Investigators. Demographic, clinical, and treatment chacarcteristics characteristics of juvenile primary fibromyalgia syndrome cohort enrolled in the Childhood Arthritis and Rheumatology Research Alliance Legacy Registry. Pediatric Rheumatology. 2019;17:51.

CAPÍTULO 11

AUTOANTICORPOS NA REUMATOLOGIA PEDIÁTRICA

Lucia Maria de Arruda Campos

AO FINAL DA LEITURA DESTE CAPÍTULO, O PEDIATRA DEVE ESTAR APTO A:

- Conhecer os padrões do fator antinuclear (FAN) ou anticorpos antinucleares e suas associações clínicas.
- Conhecer os principais autoanticorpos utilizados na reumatologia pediátrica.
- Saber quando solicitar os autoanticorpos e como interpretá-los.
- Identificar quais autoanticorpos possuem importância diagnóstica, prognóstica e/ou correlação com a atividade da doença.

INTRODUÇÃO

Grande parte das patologias reumatológicas é de etiologia autoimune. Assim, a presença de autoanticorpos é um achado muito frequente nessas doenças, e é importante saber quando solicitá-los e como interpretá-los.

O fator antinuclear (FAN), também conhecido como anticorpos antinucleares, é considerado um exame de triagem para doenças autoimunes. No entanto, ele pode ser positivo tanto em doenças autoimunes órgão-específicas, como tireoidite autoimune, hepatite autoimune, púrpura trombocitopênica idiopática, quanto em doenças autoimunes sistêmicas, como lúpus eritematoso sistêmico juvenil (LESJ), esclerodermia sistêmica juvenil, dermatomiosite juvenil, entre outras. Situações como doenças infecciosas ou mesmo neoplásicas também podem cursar com FAN positivo (Quadro 1). Além disso, pode ser encontrado em cerca de 12,5% de crianças e adolescentes normais, sem nenhuma doença aguda ou crônica associada.[1]

O Consenso Brasileiro para pesquisa de autoanticorpos em células HEp-2 teve como objetivos padronizar o procedimento técnico e a apresentação e interpretação dos resultados.[2] O exame é realizado pela técnica de imunofluorescência indireta, utilizando-se como substrato células de carcinoma de laringe humano (células HEp-2). O exame de triagem é realizado a partir da diluição do soro do paciente a 1/80 e, caso positivo, repete-se o teste com diluições cada vez maiores. Os títulos são classificados como baixo (1/80), moderado (1/160 e 1/320) e elevado (≥ 1/640). A maioria dos indivíduos com doenças autoimunes apresenta títulos de FAN moderados a altos, sendo raramente encontrados em títulos baixos.

Existem mais de 30 descrições de padrões de FAN, classificados em 5 grupos principais: nuclear, nucleolar, citoplasmático, aparelho mitótico e padrões mistos. O padrão sugere a qual antígeno celular os autoanticorpos do paciente estão se ligando. Cada padrão apresenta associações clínicas com uma ou mais doenças autoimunes, mas não há um padrão de FAN patognomônico de determinada patologia.

Podem-se citar alguns exemplos:

- Padrão nuclear homogêneo: os autoanticorpos estão provavelmente ligados ao DNA da célula, e esse padrão é mais frequentemente observado em pacientes com LESJ.
- Padrão nuclear pontilhado grosso: os autoanticorpos têm como alvo proteínas extraíveis do núcleo, como Sm e RNP, sendo esse padrão frequentemente encontrado em casos de LESJ, doença mista do tecido conjuntivo (DMTC) e esclerodermia sistêmica juvenil.
- Padrão pontilhado fino: as proteínas alvo são Ro e La, podendo ser observados em casos de LESJ, lúpus neonatal e síndrome de Sjögren.
- Padrão nuclear pontilhado pleomórfico (PCNA): os autoanticorpos se ligam ao núcleo de célula em proliferação. É um padrão altamente específico de LESJ, mas observado em cerca de apenas 1% dos casos.
- Padrão nuclear pontilhado fino denso: sugere a presença de autoanticorpos anti-LEDGF. É considerado o padrão mais inespecífico, encontrado em indivíduos hígidos, sem patologias autoimunes, e apenas 36% dos casos com esse padrão têm alguma doença autoimune definida.

Quadro 1 Positividade do fator antinuclear

Doenças autoimunes sistêmicas		Doenças autoimunes órgão-específicas		Infecção		Neoplasia	
Lúpus eritematoso sistêmico	97-100%	Hepatite autoimune	44-62%	Mononucleose	44-66%	Linfoma não Hodgkin	26%
Lúpus induzido por droga	> 99%	Tireoidite autoimune	35-45%	SIDA	21-23%	Câncer de ovário – epitelial	40%
DMTC	> 97%	PTI	10-30%	Tuberculose	24-33%	Leucemia	Frequências variadas
Sjogren	85%			Endocardite bacteriana	47%		
Esclerodermia	81-97%						
AIJ (oligoarticular)	30%						
DMJ	40-63%						

DMTC: doença mista do tecido conjuntivo; AIJ: artrite idiopática juvenil; DMJ: dermatomiosite juvenil; PTI: púrpura trombocitopênica idiopática; SIDA: síndrome da imunodeficiência adquirida.

LÚPUS ERITEMATOSO SISTÊMICO JUVENIL

O LESJ é considerado o protótipo das doenças autoimunes e se caracteriza pela produção de múltiplos autoanticorpos.

A partir do momento em que se padronizou a técnica da pesquisa do FAN, sua presença pode ser observada em virtualmente todos os casos de LESJ, sendo considerado um dos critérios de classificação da doença. Apesar de sua elevada sensibilidade, é um exame de baixa especificidade, como explicado anteriormente.

Por outro lado, o anticorpo anti-DNA nativo ou de dupla hélice é bastante característico de LES, com especificidade de cerca de 95%, sendo por esse motivo incluído entre os critérios de classificação da doença. Apesar da elevada especificidade, sua sensibilidade está em torno de 30-60% dos casos. Além de sua importância diagnóstica, esse autoanticorpo está fortemente associado à nefrite lúpica, portanto sua presença tem implicação prognóstica na doença, visto que o comprometimento renal é um dos fatores de maior gravidade do LESJ. O exame pode ser realizado pela técnica de ensaio imunoenzimático (ELISA), porém esse método é considerado apenas um teste de triagem, pois é de mais fácil realização e tem alta sensibilidade, mas apresenta baixa especificidade. Quando positivo, deve ser sempre confirmado pelo método de imunofluorescência indireta, que utiliza como substrato o protozoário *Crithidia luciliae*. A exemplo do FAN, o resultado é fornecido em títulos de anticorpos, sendo considerados positivos os títulos ≥ 1/20. Uma utilidade adicional do anticorpo anti-DNA nativo no LESJ é que seu título tem correlação com a atividade da doença e pode ser utilizado para monitorar a atividade renal.

O anticorpo anti-Sm também é fortemente específico para LESJ, incluído nos critérios de classificação da doença, mas tem baixa sensibilidade e está presente em apenas 20-30% dos casos. No LESJ, a positividade do anticorpo anti-Sm já foi associada ao comprometimento neurológico, fenômeno de Raynaud, serosites e fibrose pulmonar, de acordo com alguns estudos. Existem várias técnicas para a pesquisa desse autoanticorpo, como hemoaglutinação, imunodifusão, ELISA, contraimunoeletroforese, radioimunoprecipitação e *immunoblot*. Algumas dessas técnicas dosam concomitantemente os anticorpos anti-Sm e anti-RNP, e, depois de um tratamento bioquímico que degrada o anti-RNP, repete-se o ensaio, e o resultado obtido corresponde ao título de anti-Sm. A diferença entre os resultados do primeiro e do segundo ensaio corresponde ao título de anti-RNP.

Os anticorpos anti-RNP se ligam à proteína U1 RNA. A exemplo do que é visto em relação ao anti-Sm, sua presença no LESJ está associada ao fenômeno de Raynaud, miosite, miocardite e fibrose pulmonar. Seus títulos não guardam correlação com a atividade da doença, mas quando em altos títulos pode ser indicativo de DMTC.

Dentre os critérios de classificação do LESJ, podemos citar ainda os anticorpos antifosfolípides (aPL), sendo que os testes mais utilizados na prática clínica são a pesquisa de anticorpos anticardiolipinas (aCL), anticoagulante lúpico (AL) e anti-beta-2 glicoproteína 1 (anti-beta-2GP1). Os primeiros são pesquisados por meio da técnica de ELISA, e seus resultados são expressos pelas unidades GPL para os anticorpos da classe IgG e MPL para os da classe IgM. Qualquer título acima do valor de referência do laboratório (habitualmente 10 ou 20 unidades) pode ser considerado um critério para LES, mas, para o diagnóstico da síndrome antifosfolípide (SAF), também conhecida como trombose autoimune, são necessários títulos moderados a altos, acima de 40 GPL ou 40 MPL, em pelo menos duas ocasiões, com intervalo de 12 semanas entre as dosagens.

A pesquisa do anticorpo anticoagulante lúpico se baseia em testes de coagulação. A interferência desses anticorpos nos fosfolípides, que atuam como cofatores da cascata, causa um alargamento dos tempos de coagulação. Dessa maneira, são realizados testes de triagem, como o tempo de trombo-

plastina parcial ativada (TTPA) ou o teste do veneno de víbora de Russell diluído (dRVVT). Caso esses testes de triagem demonstrem alargamento dos tempos de coagulação, passa-se para a segunda etapa, na qual o teste é repetido adicionando plasma de indivíduos normais. Se o teste se normalizar, indica tratar-se de deficiência de fator, mas, se persistir alargado, sugere a presença de um fator inibidor. Para se confirmar que se trata de um inibidor específico (anticoagulante lúpico), repete-se novamente o teste, saturando a amostra com fosfolípides, o que neutraliza a ação do inibidor, com normalização dos tempos de coagulação.

Por fim, o anticorpo anti-beta-2GP1 é pesquisado pela técnica de ELISA.

A presença dos anticorpos antifosfolípides (aPL) em pacientes com LESJ piora o prognóstico da doença, assim como outros fatores de risco presentes no LESJ (vasculite, dislipidemia, uso de corticosteroides). Esses anticorpos podem predispor a ocorrência de fenômenos trombóticos arteriais ou venosos, caracterizando a síndrome antifosfolípide (SAF) secundária. De modo geral, os aPL são relativamente frequentes nos pacientes com LESJ, sendo a aCL o mais encontrado (19-80%), seguido do AL (17-72%) e da anti-beta-2GP1 (10-64%).[3-5] No entanto, o AL parece ser o anticorpo que mais se relaciona ao desenvolvimento de tromboses, especialmente quando o paciente é triplo positivo (ACL, AL e anti-beta-2GP1 positivo).[5] Por outro lado, a SAF secundária ao LESJ (responsável por 83% dos casos de SAF secundária na infância) ocorre em apenas 4% dos pacientes à abertura do quadro e 14% dos casos durante o seguimento.[3,6] A SAF secundária ao LESJ se diferencia da SAF primária (sem nenhuma doença autoimune associada) por acometer pacientes com idade mais elevada e causar principalmente tromboses venosas, especialmente a trombose venosa profunda de membros inferiores.[6]

É importante ressaltar que, a exemplo do que vemos em relação ao FAN, os aPL podem ser detectados no soro de 25% das crianças saudáveis, normalmente em títulos baixos, de forma transitória, após quadros infecciosos ou vacinas, com baixo risco de causar tromboses.[5]

Ainda entre os autoanticorpos observados no LESJ, pode-se citar o anticorpo antiproteína P ribossomal (anti-P), cuja pesquisa pode ser feita por ELISA ou Western Blot. Esse anticorpo é extremamente específico para LESJ, apesar de sua baixa frequência, encontrado em apenas 12-28% dos casos. O anticorpo anti-P é classicamente associado ao comprometimento neuropsiquiátrico do LESJ, especialmente à psicose e à depressão, com títulos que oscilam de acordo com a atividade da doença. Os mesmos anticorpos já foram descritos em associação com a nefrite lúpica da forma membranosa.[7]

ARTRITE IDIOPÁTICA JUVENIL

A presença de autoanticorpos, ao contrário do que é observado no LESJ, não é um achado marcante na artrite idiopática juvenil (AIJ). Os anticorpos FAN e o fator reumatoide (FR) são encontrados em uma pequena parcela dos pacientes (30% e 5-10% dos casos, respectivamente). Dessa maneira, a importância desses anticorpos não diz respeito ao diagnóstico da doença, mas sim ao prognóstico da AIJ.

O FAN é mais comumente encontrado na forma pauciarticular da AIJ, que afeta principalmente meninas, com idade de início antes dos 4 anos de vida. A presença do FAN nesse grupo de pacientes infere um risco elevado de iridociclite, que habitualmente se manifesta de forma crônica, classicamente assintomática e frequentemente bilateral, exigindo o acompanhamento conjunto regular pelo oftalmologista, como forma de evitar as sequelas oculares. É importante ressaltar que nem sempre a atividade ocular e a articular se manifestam de modo simultâneo.

O fator reumatoide pode ser definido como uma família de anticorpos do subtipo IgM, dirigidos contra a porção Fc de uma imunoglobulina da classe IgG. Pode ser dosado com base em diferentes métodos laboratoriais, como a técnica de aglutinação, nefelometria, radioimunoensaio e ELISA.

Na AIJ, apesar de raramente encontrado, o FR é considerado um marcador de mau prognóstico articular. Sua presença caracteriza um grupo de pacientes com idade de início acima dos 7 anos de vida, com a forma poliarticular da doença, de curso contínuo e má resposta à terapêutica, frequentemente evoluindo com artrite erosiva e deformante, comprometimento funcional e presença de manifestações extra-articulares, como nódulos subcutâneos e vasculites, à semelhança do que é observado em adultos portadores de artrite reumatoide (AR), com a diferença de que, nos adultos com AR, o FR é encontrado em cerca de 90% dos casos.

Vale ressaltar que, tanto em crianças quanto em adultos, o FR pode ser observado em uma série de outras situações, tanto em doenças autoimunes sistêmicas como em associação com doenças infecciosas e mesmo em pessoas normais, sendo que a positividade com que é encontrado em indivíduos hígidos se eleva com a idade (Quadro 2).

O anticorpo antipeptídeo citrulinado cíclico (anti-CCP), pesquisado pela técnica de ELISA, pode ser observado em pacientes com AIJ, guardando estreita associação com a presença do FR nesses pacientes e, portanto, com o pior prognóstico articular.[8] Em pacientes adultos, o anti-CCP tem alta especificidade para AR (acima de 90%), com sensibilidade mais baixa (entre 56-80%) em comparação com aquela observada para o FR.

DERMATOMIOSITE JUVENIL

Poucos autoanticorpos fazem parte da rotina do seguimento dos pacientes com dermatomiosite juvenil (DMJ). O FAN é positivo em cerca da metade dos casos, não sendo, portanto, importante em termos diagnósticos.

Existe uma série de autoanticorpos miosite-específicos e miosite-associados, usados especialmente em termos de pesquisas.

Quadro 2 Positividade do fator reumatoide

Doenças autoimunes sistêmicas		Infecção		Hígidos (sem qualquer doença aguda ou crônica)	
Crioglobulinemia	100%	Doença de chagas (aguda/ crônica)	> 90/25%	Crianças	3-8%
Artrite reumatoide	66-92%	Endocardite bacteriana	35-68%	Adultos (> 20 anos)	4%
DMTC	57%	Hanseníase	53-60%	Idosos	até 40%
Síndrome de Sjögren	46-75%	Tuberculose			
Esclerodermia		Hepatite C	38-76%		
AIJ	5-10%	Mononucleose	23%		
Granulomatose com poliangiite	52%	Parasitoses (malária, esquistossomose, leishmaniose)			
LESJ	14%	Neoplasias			

DMTC: doença mista do tecido conjuntivo; AIJ: artrite idiopática juvenil; LES: lúpus eritematoso sistêmico juvenil.

Os anticorpos miosite-específicos são aqueles que definem subtipos da doença. Dentre eles pode-se citar o anti-Mi2, associado com a forma clássica da DMJ, com boa resposta terapêutica e bom prognóstico. No entanto, têm baixa sensibilidade, presentes em apenas 14% dos casos. O antissintetase, também conhecido como anti-Jo1, tem maior importância em pacientes adultos com dermatomiosite. Mais recentemente outros autoanticorpos miosite-específicos foram incorporados à avaliação dos pacientes com DMJ. O anticorpo anti-p155/140 caracteriza um grupo de pacientes com curso crônico, comprometimento cutâneo grave e desenvolvimento de lipodistrofia, enquanto o anticorpo anti-NXP2 está também associado a um curso mais crônico, mas com maior comprometimento muscular e gastrintestinal, assim como com o aparecimento de calcinoses.[9]

Os autoanticorpos miosite-associados, como o anti-Pm-Scl e o anti-U1-RNP, identificam pacientes com sintomas adicionais de outras doenças do tecido conjuntivo, caracterizando a síndrome de sobreposição.

ESCLERODERMIA SISTÊMICA JUVENIL

O FAN é frequentemente encontrado em pacientes com esclerodermia sistêmica juvenil. O padrão centromérico do FAN, também conhecido como anticorpo anticentrômero, pode ser pesquisado pela técnica de imunofluorescência indireta, mas também por *immunoblotting*, ELISA e imunoprecipitação. Esse anticorpo é particularmente frequente na forma limitada da esclerodermia sistêmica juvenil, conhecida por CREST e caracterizada pela presença de calcinoses, fenômeno de Raynaud, comprometimento esofagiano, esclerodactilia e teleangiectasias. A positividade desse anticorpo e a presença do fenômeno de Raynaud são os achados mais precocemente encontrados nessa patologia, alertando para a necessidade de seguimento do paciente.

O anticorpo anti-Scl70, também conhecido como anti-topoisomerase I, pode ser pesquisado por *immunoblotting* e ELISA, sendo positivo em 20-30% dos casos de esclerodermia sistêmica juvenil e entre 46-56% dos casos com comprometimento pulmonar intersticial.

VASCULITES ASSOCIADAS AO ANCA

Os autoanticorpos anticitoplasma de neutrófilos (ANCA) podem estar presentes em diversas síndromes vasculíticas, sendo classificados como ANCA-c, quando apresentam o padrão citoplasmático, e ANCA-p, quando o padrão é perinuclear. A pesquisa desses anticorpos é realizada pelo método de imunofluorescência indireta. Outra maneira de pesquisar esses anticorpos é pelo método de ELISA, quando se identifica a presença do anticorpo por sua ligação a antígenos específicos: proteinase-3 para o ANCA-c e mieloperoxidase para o ANCA-p.

O ANCA-c é considerado um marcador da granulomatose com poliangiite, anteriormente conhecida como granulomatose de Wegener, presente em 90% dos adultos com essa patologia, com 98% de especificidade. É também considerado um marcador da atividade da doença, visto que seus títulos oscilam com os períodos de atividade e remissão. Em crianças, a positividade do ANCA-c é mais baixa, encontrado em 67% dos casos. Na faixa pediátrica, uma porcentagem considerável dos pacientes com granulomatose com poliangiite pode ser positiva para ANCA-p (26%).[10]

Outras vasculites associadas ao ANCA, como a poliangiite microscópica, têm um comportamento diverso em relação aos autoanticorpos, sendo o ANCA-p positivo em 55% dos casos e o ANCA-c em 17%. Por fim, a granulomatose com poliangiite (anteriormente denominada vasculite de Churg-Strauss) apresenta ANCA positivo em menor frequência (25% dos pacientes pediátricos), normalmente do tipo ANCA-p.[10]

DOENÇA MISTA DO TECIDO CONJUNTIVO

A DMTC se caracteriza pela sobreposição de doenças como AIJ, LESJ, DMJ e esclerodermia. Costuma apresentar FAN positivo em mais de 97% dos casos, habitualmente em títulos elevados. O autoanticorpo anti-U1-RNP é considerado um marcador sorológico da doença, fazendo parte de seus critérios diagnósticos, sendo necessária sua presença em títulos bastante elevados, que variam entre > 1:1000 e > 1:4000, a depender do critério adotado. Por outro lado, para se estabelecer o diagnóstico da DMTC, é preciso que o autoanticorpo anti-Sm esteja ausente.[11]

REFERÊNCIAS BIBLIOGRÁFICAS

1. Hilário MO, Len CA, Roja SC, Terreri MT, Almeida G, Andrade LE. Frequency of antinuclear antibodies in healthy children and adolescents. Clin Pediatr (Phila). 2004;43(7):637-42.
2. Francescantonio PLC, Cruvinel WM, Dellavance A, Andrade LEC, Taliberti BH, Von Muhlen CA, et al. Consenso brasileiro para pesquisa de autoanticorpos em células hep-2. Rev Bras Reumatol. 2014;54(1):44-50.
3. Islabão AG, Mota LMH, Ribeiro MCM, Arabi TM, Cividatti GN, Queiroz LB, et al. Brazilian Childhood-onset Systemic Lupus Erythematosus Group. Childhood-onset systemic lupus erythematosus-related antiphospholipid syndrome: a multicenter study with 1519 patients. Autoimmun Rev. 2020;19(12):102693.
4. Avcin T, Cimaz R, Silverman ED, Cervera R, Gattorno M, Garay S, et al. Pediatric antiphospholipid syndrome: clinical and immunologic features of 121 patients in an international registry. Pediatrics. 2008;122(5):e1100-7.
5. Aguiar CL, Soybilgic A, Avcin T, Myones BL. Curr Rheumatol Rep. 2015;17(4):27.
6. Campos LMA, Kiss MH, D'Amico EA, Silva CA. Antiphospholipid antibodies and antiphospholipid syndrome in 57 children and adolescents with systemic lupus erythematosus. Lupus. 2003;12(11):820-6.
7. do Nascimento AP, Viana Vdos S, Testagrossa Lde A, Leon EP, Borba EF, Barros RT, Bonfá E. Antibodies to ribosomal P proteins: a potential serologic marker for lupus membranous glomerulonephritis. Arthritis Rheum. 2006;54(5):1568-72.
8. Omar A, Abo-Elyoun I, Hussein H, Nabih M, Atwa H, Gad S, Emad Y. Anti-cyclic citrullinated peptide (anti-CCP) antibody in juvenile idiopathic arthritis (JIA): correlations with disease activity and severity of joint damage (a multicenter trial). Joint Bone Spine. 2013;80(1):38-43.
9. Pachman LM, Khojah AM. Advances in juvenile dermatomyositis: myositis specific antibodies aid in understanding disease heterogeneity. J Pediatr. 2018;195:16-27.
10. Calatroni M, Oliva E, Gianfreda D, Gregorini G, Allinovi M, Ramirez GA, et al. ANCA-associated vasculitis in childhood: recent advances. Ital J Pediatr. 2017;43(1):46.
11. John KJ, Sadiq M, George T, Gunasekaran K, Francis N, Rajadurai E, Sudarsanam TD. Clinical and immunological profile of mixed connective tissue disease and a comparison of four diagnostic criteria. Int J Rheumatol. 2020;2020:ID9692030.

SEÇÃO 31

TERAPIA INTENSIVA

COORDENADOR

José Roberto Fioretto
Professor Titular em Medicina Intensiva Pediátrica e Emergências Pediátricas do Departamento de Pediatria da Faculdade de Medicina de Botucatu (FMB) da Universidade Estadual Paulista "Júlio de Mesquita Filho" (Unesp). Responsável pela Disciplina de Medicina Intensiva e Emergências Pediátricas do Departamento de Pediatria da FMB-Unesp. Chefe da UTI Pediátrica do Hospital das Clínicas da FMB. Presidente do Departamento Científico (DC) de Medicina Intensiva Pediátrica da Sociedade Brasileira de Pediatria (SBP). Membro do Comitê de Ventilação Mecânica da Associação de Medicina Intensiva Brasileira (AMIB).

AUTORES

Arnaldo Prata Barbosa
Mestre em Pediatria e Doutor em Clínica Médica (Saúde da Criança e do Adolescente) pela Universidade Federal do Rio de Janeiro (UFRJ). Especialista em Pediatria pela SBP e em Medicina Intensiva pela AMIB/SBP. Coordenador dos Serviços de Pediatria da Rede D'Or São Luiz no Rio de Janeiro. Coordenador de Pesquisa em Pediatria do Instituto D'Or de Pesquisa e Ensino (IDOR).

Carolina Friedrich Amoretti
Médica Intensivista Pediátrica pela AMIB. Doutora em Saúde da Criança e do Adolescente pela Pontifícia Universidade Católica do Rio Grande do Sul (PUC-RS). Responsável Técnica pela UTI Pediátrica do Hospital das Clínicas de Salvador.

Cristian Tedesco Tonial
Mestre e Doutor em Pediatria e Saúde da Criança pela PUC-RS. Médico da Unidade de Terapia Intensiva Pediátrica do HCPA. Membro do Comitê Diretivo da *Brazilian Research Network in Pediatric Intensive Care* (BRnet-PIC). Membro do DC de Medicina Intensiva da SBP.

Eduardo Mekitarian Filho
Pós-doutor e Doutor em Ciências (Área de Concentração – Pediatria) pela Faculdade de Medicina da USP (FMUSP). Mestre em Pediatria e Ciências Aplicadas à Pediatria pela Unifesp. Médico Pediatra e Intensivista, especializado pela Sociedade Brasileira de Pediatria (SBP). Médico Intensivista do Centro de Terapia Intensiva Pediátrica do Instituto do Tratamento do Câncer Infantil (ITACI) da FMUSP e do Hospital Estadual Mário Covas, Santo André, SP. Professor Doutor do Curso de Graduação em Medicina da Universidade Nove de Julho.

Fabio Joly Campos
Título de Especialista em Pediatria pela AMB e em Terapia Intensiva com Área de Atuação em Terapia Intensiva Pediátrica. Mestre e Doutor em Fisiopatologia em Clínica Médica pela FMB-Botucatu.

Helena Muller
Mestre em Pediatria pela Universidade Federal do Rio Grande do Sul (UFRGS). Pediatra Intensivista do HCPA e do Hospital Moinhos de Vento. Coordenadora do Programa Multidisciplinar de Qualificação em Reanimação Cardiorrespiratória do HCPA. Presidente da Comissão de Título de Especialista em Medicina Intensiva Pediátrica da AMIB.

João Cesar Lyra
Doutor em Ciências (Pediatria) pela Universidade de São Paulo (USP). Professor Assistente Doutor da Disciplina de Neonatologia do Departamento de Pediatria da FMB-Unesp.

José Carlos Pereira Currais
Especialista em Pediatria pela SBP e em Medicina Intensiva pela AMIB/SBP. Médico Intensivista Pediátrico do Hospital Universitário Pedro Ernesto (HUPE) da Universidade do Estado do Rio de Janeiro (UERJ).

José Roberto Fioretto
Professor Titular em Medicina Intensiva Pediátrica do Departamento de Pediatria da FMB-Unesp. Responsável pela Disciplina de Medicina Intensiva e Emergências Pediátricas do Departamento de Pediatria da FMB-Unesp. Chefe da UTI Pediátrica do Hospital das Clínicas da FMB. Presidente do DC de Medicina Intensiva Pediátrica da SBP. Especialista em Medicina Intensiva pela AMIB, em Pediatria pela SBP e em Cardiologia pela SBC.

José Oliva Proença Filho
Médico Especialista em Pediatria e Medicina Intensiva Pediátrica, titulado pela AMIB/SBP. Coordenador da Unidade de Terapia Intensiva Pediátrica do Hospital e Maternidade Brasil – Rede D'Or São Luiz. Coordenador da Residência em Terapia Intensiva Pediátrica do Hospital e Maternidade Brasil – Centro Formador da AMIB.

Karina Nascimento Costa
Doutora em Ciências Médicas pela Faculdade de Medicina da Universidade de Brasília (UnB). Professora Adjunta da Área de Medicina da Criança e do Adolescente da UnB. Especialista em Terapia Intensiva Pediátrica pela AMIB.

Kathia de Oliveira Harada
Médica Intensivista Pediátrica pela AMIB. Coordenadora e Responsável Técnica da UTI Pediátrica e UTI Neonatal do Hospital Regional do Baixo Amazonas. Coordenadora da UTI Neonatal do Hospital de Clínicas Gaspar Vianna, Belém do Pará. Membro do DC de Terapia Intensiva Pediátrica da SBP.

Laila Mahmud Karim
Graduanda do Curso de Medicina da Universidade Nove de Julho.

Marcelo Barciela Brandão
Mestre e Doutor em Pediatria pelo Departamento de Pediatria da Faculdade de Ciências Médicas da Universidade Estadual de Campinas (FCM-Unicamp). Coordenador da Unidade de Terapia Intensiva Pediátrica do Hospital de Clínicas da Unicamp. Vice-presidente da Sociedade Paulista de Terapia Intensiva (Sopati). Membro do Departamento de Pediatria da AMIB e do DC de Medicina Intensiva da SBP.

Mário Ferreira Carpi
Diretor Científico da Pediatria da Sopati. Coordenador da Linha de Cuidados Pediátricos da Rede Dasa – Regional Brasília. Professor e Coordenador de Cursos de Pós-graduação em Pediatria, Emergências Pediátricas e UTI Pediátrica da Faculdade IBCMED.

Norma Suely Oliveira
Professora Doutora do Departamento de Pediatria da Universidade Federal do Espírito Santo (UFES). Especialista em Medicina Intensiva pela AMIB e em Pediatria pela SBP. Especialização em Preceptoria em Saúde pela Universidade Federal do Rio Grande do Norte (UFRN). Instrutora do *Pediatric Advanced Life Support* (PALS) e do *Pediatric Fundamental Critical Care Support* (pFCCS).

Paulo Ramos David João
Chefe das UTIs Cirúrgica e Pediátrica do Hospital Pequeno Príncipe. Professor de Pediatria da Universidade Positivo. Membro do DC de Pediatria da SBP.

Pedro Henrique Nunes Costa Silami
Especialista em Pediatria pela SBP e em Medicina Intensiva pela AMIB/SBP. Médico Intensivista Pediátrico do Instituto Fernandes Figueira da Fundação Oswaldo Cruz (IFF-Fiocruz). Médico Intensivista Pediátrico do Hospital Estadual da Criança – Rede D'Or São Luiz.

Regina Grigolli Cesar
Doutora em Pediatria pela Faculdade de Ciências Médicas da Santa Casa de São Paulo (FCMSCSP). Professora da FCMSCSP. Coordenadora da UTI Pediátrica do Sabará Hospital Infantil. Coordenadora da UTI Pediátrica da Santa Casa de São Paulo. Coordenadora do Programa de Residência Médica em Medicina Intensiva Pediátrica do Sabará Hospital Infantil e Santa Casa de São Paulo. Membro do DC de Medicina Intensiva da SBP. Professora da Pós-graduação *Sensu Lato* da AMIB.

Ricardo Maria Nobre Othon Sidou
Professor de Pediatria da Universidade Federal do Ceará (UFC). Especialista em Terapia Intensiva Pediátrica pela AMIB e em Pediatria pela SBP. Vice-presidente da AMIB (2020-2022). Coordenador Nacional da Pós-graduação em MI Pediátrica da AMIB. Médico da Unidade de Pós-operatório Cardiológico Pediátrico do Hospital de Messejana Dr. Carlos Alberto Studart Gomes. Diretor Técnico do Hospital Infantil Filantrópico Sopai.

Rossano Cesar Bonatto
Professor Assistente Doutor do Departamento de Pediatria da FMB-Unesp. Mestre e Doutor em Cardiologia. Título de Especialista em Pediatria e Medicina Intensiva Pediátrica. Chefe da Disciplina de Cardiologia Pediátrica da FMB--Unesp.

Toshio Matsumoto
Ex-médico Coordenador e Preceptor da UTI Pediátrica do Hospital Municipal Infantil Menino Jesus. Vice-presidente da SOPATI (2022-2023).

Werther Brunow de Carvalho
Professor Titular do Departamento de Pediatria – Área de Neonatologia e Terapia Intensiva Pediátrica do Instituto da Criança e do Adolescente do Hospital das Clínicas da Faculdade de Medicina da Universidade de São Paulo (ICr--HCFMUSP). Coordenador da Pediatria e Chefe da UTI Pediátrica do Hospital Santa Catarina.

CAPÍTULO 1

PRINCÍPIOS DE VENTILAÇÃO MECÂNICA INVASIVA EM DIVERSAS CONDIÇÕES CLÍNICAS

José Roberto Fioretto
José Oliva Proença Filho

AO FINAL DA LEITURA DESTE CAPÍTULO, O PEDIATRA DEVE ESTAR APTO A:

- Utilizar os princípios básicos da ventilação mecânica.
- Empregar os modos ventilatórios de acordo com a necessidade clínica.
- Iniciar o suporte ventilatório pulmonar mecânico em diversas condições clínicas.

INTRODUÇÃO

Entende-se por ventilação pulmonar mecânica invasiva (VM) o movimento de gás, para o interior e para fora dos pulmões, gerado por equipamento conectado diretamente ao paciente.[1]

OBJETIVOS CLÍNICOS[2]

- Reverter hipoxemia.
- Reverter acidose respiratória aguda.
- Aliviar desconforto.
- Prevenir ou reverter atelectasias em doenças neuromusculares ou em pós-operatório.
- Reverter fadiga da musculatura ventilatória.
- Permitir sedação ou bloqueio neuromuscular.
- Diminuir consumo de oxigênio.

INDICAÇÕES[2]

Indicações absolutas

- Apneia.
- Parada cardiorrespiratória.
- Hipercapnia aguda acompanhada de acidose respiratória (pH < 7,15).
- Hipóxia: cianose em $FiO_2 > 0,6$ e/ou $PaO_2 < 70$ em $FiO_2 > 0,6$.

Indicações relativas

- Controle seguro da função e padrão ventilatórios: hipertensão intracraniana, politraumatismo, choque etc.
- Diminuição do gasto metabólico com a respiração: insuficiência respiratória crônica, choque etc.

Observação: as indicações relativas prevalecem em relação às absolutas.

FISIOLOGIA DA MECÂNICA RESPIRATÓRIA[2,3]

Conceitos básicos

Entende-se que a pressão aplicada no sistema seja responsável pela movimentação dos gases durante a ventilação. Matematicamente, pode ser entendida como a relação entre a força geradora do movimento dividida pela área em questão (P = força/área; cmH_20) e envolve:

A. Componente resistivo (pressão resistiva = componente dinâmica da pressão). Parte da pressão total para gerar movimento, que se apresentará sempre que houver fluxo pela via aérea.
B. Componente elástico (pressão elástica = pressão intrapulmonar propriamente dita). Avaliada quando o fluxo cessar.

O espaço ocupado por certa quantidade de matéria expressa seu volume (litros), e a velocidade com que determinado volume de gás é movimentado denomina-se fluxo. Matematicamente: fluxo (L/min) = volume (L)/tempo (min).

O sistema respiratório, aqui entendido como os sistemas de ventilação artificiais, exibe duas características fundamentais, quais sejam: complacência (C) e resistência (R). Da relação entre estas advém o conceito de constante de tempo (CT).

As relações entre esses componentes podem ser expressas pela equação do movimento dos gases, como segue:

Pva = P resistiva + P elástica + PEEP
Pva = (Rva × fluxo) + (VC/Csr) + PEEP

Em que: Pva: pressão nas vias aéreas; P resistiva: pressão resistiva; P elástica; pressão elástica; PEEP: pressão expiratória final positiva; Rva: resistência das vias aéreas; VC: volume corrente; Csr: complacência do sistema respiratório.

Os mais importantes elementos da mecânica pulmonar são complacência, resistência e constante de tempo.

Complacência[2]

A complacência do sistema respiratório (Csr) pode ser definida como a variação de volume com relação à variação de pressão: C (L/cm H_20) = ΔV (L)/ΔP (cmH_20). Assim, para um certo volume insuflado, quanto maior for a pressão gerada, menor será a complacência do pulmão e vice-versa. Em outras palavras, a Csr reflete as características elásticas do sistema respiratório.

Por complacência dinâmica entende-se a variação de volume pela variação de pressão quando, para a medida da pressão utilizada no cálculo da Csr, considera-se a componente resistiva da pressão (complacência dinâmica = VC/pico de pressão inspiratória – pressão expiratória final).

A complacência estática, por sua vez, é aquela originada do cálculo de pressão quando não há fluxo de gás (complacência estática = VC/platô de pressão inspiratória – pressão expiratória final). A complacência pulmonar é muito baixa (3,5 mL/cm H_2O) ao nascimento, e aumenta rapidamente durante a primeira semana para 5-6 mL/cmH_2O (correspondendo a cerca de 1,5 – 2 mL/cmH_2O/kg de peso corporal) em recém-nascido (RN) a termo.

Resistência[2]

Pode ser entendida como o gradiente de pressão entre dois pontos da via respiratória (P1 – P2) necessário para gerar um dado fluxo (F) de gás pelo sistema analisado. Para os chamados fluxos laminares, nos quais as moléculas gasosas obedecem à trajetória longitudinal, tem-se que:

Resistência (cmH_20/L/s) = ΔP (P1 – P2) (cmH_20)/F (L/s)

De acordo com a equação de Hagen-Poiseuille para fluxos laminares, o fluxo é função da viscosidade do gás, da quarta potência do raio interno do tubo, da diferença de pressão nas extremidades e do comprimento do tubo.

$$F = (P1 - P2)\,\pi r^4 / 8\,\mu c L$$
$$(P1 - P2) = 8\,\mu c L\, F/\pi r^4$$

Em que: F = fluxo; r = raio interno do tubo; P1 – P2 = diferença de pressão entre as extremidades do sistema tubular; π = constante; μ = coeficiente de viscosidade; L = comprimento do cilindro.

O valor da resistência de vias aéreas em crianças respirando espontaneamente é de 20 – 30 cmH_2O/L/s. Em vigência de intubação traqueal, os valores são de 50 – 150 cmH_2O/L/s.

O efeito da resistência é, principalmente, notado durante a expiração, pois durante a exalação as vias de condução intratorácica têm tendência ao colapso, por isso a resistência é maior durante essa fase do ciclo respiratório. Esse efeito acentua-se em doenças obstrutivas, podendo ocorrer retardo da exalação do volume inspirado. O volume residual que permanece dentro dos pulmões até o início do próximo ciclo respiratório gerará uma pressão alveolar residual conhecida como auto-PEEP. Nessas condições impõe-se a utilização de tempos expiratórios mais prolongados.

Constante de tempo[2]

A constante de tempo (CT) é a medida da rapidez com que ocorre o enchimento ou esvaziamento de uma unidade alveolar, ou seja, a velocidade com que ocorre o equilíbrio entre as pressões das vias respiratórias proximais e dos alvéolos. É diretamente proporcional a complacência e a resistência, sendo obtida a partir da seguinte equação:

CT (s) = R (L/s/cmH_20 × C (L/cmH_20)

Essa medida varia conforme o segmento dos pulmões e de acordo com o tipo de doença. Nas condições clínicas nas quais ocorre aumento da resistência das vias respiratórias (asma ou bronquiolite), a CT da unidade alveolar aumentará, fazendo com que tanto o enchimento quanto o esvaziamento alveolar sejam lentos ("alvéolos lentos"). Isso exigirá, durante a VM dessas doenças, o emprego de baixas relações inspiração/expiração com prolongamento do tempo expiratório. Por outro lado, nas condições em que ocorre diminuição da complacência (SDRA, pneumonias difusas), a CT da unidade alveolar diminuirá, fazendo com que os alvéolos se encham e se esvaziem rapidamente ("alvéolos rápidos"). Nessas situações é possível utilizar tempos inspiratórios mais prolongados, visando ao recrutamento alveolar.

Considerando que os tempos necessários para ocorrer a inspiração e a expiração normais em uma criança não intubada são, respectivamente, de 0,1 e 0,2 segundos e que são necessárias entre 3-5 CT para promover o completo enchimento/esvaziamento alveolar, pode-se entender que o tempo inspiratório (Tinsp) usado na VM varie entre 0,3-0,5 segundo, em recém-nascidos e lactentes. Nas crianças maiores e nos adultos, em condições normais, o tempo necessário para se processar a inspiração é de 0,3-0,5 segundo. Isso faz com que o Tinsp varie entre 0,9-1,5 segundo.

MODOS CONVENCIONAIS DE VENTILAÇÃO MECÂNICA[1-3]

Ventilação controlada a volume

Neste modo ocorre a liberação de um volume corrente predeterminado durante um Tinsp também fixo, com frequência e fluxo inspiratório constantes, de modo que a fase

inspiratória é encerrada quando um volume corrente predeterminado é alcançado. A ventilação controlada a volume (VCV) sem respiração é, caracteristicamente, utilizada em pacientes apneicos por sedação/analgesia, traumatismo craniano, intoxicações etc.

Ventilação controlada a pressão (PCV)

O ventilador libera pressão positiva até uma pressão limite predeterminada, acima da PEEP, durante um Tinsp e com frequência pré-ajustada. O fluxo inspiratório depende da pressão na via respiratória e da complacência pulmonar. Sendo a pressão inspiratória a variável de limite, as modificações da mecânica respiratória resultarão em alterações no VC liberado.

Ventilação mecânica assistida (VMA)

Tipicamente, os esforços inspiratórios do paciente "disparam" o ventilador, sendo, portanto, o paciente quem determina o início da inspiração. Pelo esforço do paciente, há o acionamento de um sensor de pressão, que detecta a redução na pressão expiratória dentro do circuito do ventilador, ou o acionamento de um sensor de fluxo, que identifica movimento de ar em direção ao pulmão. O paciente controla a frequência respiratória (FR) e o tempo expiratório, enquanto o VC e a taxa de fluxo são prefixados. Pode-se empregar o modo assistido-controlado a volume ou pressão. Neste modo ventilatório, o paciente aciona o comando de sensibilidade, que possibilita a adequação do esforço inspiratório que o paciente terá que fazer para disparar o funcionamento do aparelho. Quanto menor o valor absoluto da sensibilidade, mais sensível estará o ventilador aos esforços inspiratórios do paciente e mais rápida será sua resposta, ou seja, mais precocemente se iniciará o fluxo inspiratório em resposta ao esforço do paciente, com menor gasto energético muscular.

Pode ser utilizada a sensibilidade a fluxo (L/minuto) e a pressão (cmH_2O) no valor absoluto de 0,5-4 para crianças. A sensibilidade a fluxo é considerada mais fisiológica e de mais fácil acionamento.

Ventilação controlada a volume e regulada a pressão

A ventilação controlada a volume e regulada a pressão (PRVC), também chamada de ventilação pressométrica adaptativa, é um modo de respiração de duplo controle ciclo a ciclo. Apresenta padrão de fluxo desacelerante, com respirações cicladas a tempo. Durante essa ventilação, a pressão e o volume são regulados de maneira que todas as respirações apresentem um volume-alvo com pressão regulada para chegar a esse volume.

Ventilação mecânica assistido-controlada

Combinação dos modos de ventilação assistida e controlada na qual o ventilador fornece respirações assistidas a um volume ou pressão predeterminada, em resposta ao esforço inspiratório do paciente, e existe uma FR mecânica de base (*backup*), predeterminada, que se iniciará caso o esforço respiratório do paciente não ocorra em tempo determinado ou quando esse esforço for insuficiente. O ajuste da frequência total é arbitrário. Costuma-se manter a FR mecânica de *backup* em valor pouco abaixo da FR do paciente. O volume inspirado, a FR mecânica e a sensibilidade são predeterminados pelo médico.

Ventilação mandatória intermitente

Modo de suporte ventilatório mecânico no qual o paciente pode respirar espontaneamente e, em adição, pode receber um número de respirações mecânicas com Tinsp e FR predeterminados. Não há interação entre as respirações espontâneas e as mecânicas, exigindo mais sedação. Modo antigo de VM em pediatria.

Ventilação mandatória intermitente sincronizada

O modo de ventilação mandatória intermitente sincronizada (SIMV) foi idealizado para desencadear uma respiração mecânica ao mesmo tempo que ocorrerem respirações espontâneas, impulsionada de acordo com a frequência estabelecida. Neste modo de ventilação, a respiração mecânica com pressão positiva é sincronizada para ser liberada logo após o início do esforço inspiratório espontâneo do paciente, ativando uma válvula de demanda. Pode haver aumento do trabalho ventilatório nos momentos de respiração espontânea, promovendo, com mais frequência, a utilização da SIMV juntamente com outro modo de ventilação, denominado pressão de suporte (descrito a seguir). Este modo ventilatório vem sendo cada vez menos utilizado por existirem opções melhores e por determinar, potecialmente, aumento do trabalho respiratório.

Ventilação de suporte

Trata-se de respiração disparada pelo paciente, limitada pelo ventilador e ciclada pelo paciente. Há duas formas clássicas de oferecer suporte à respiração: PEEP, pressão positiva contínua nas vias respiratórias (CPAP) e ventilação com suporte pressórico (VPS).

Pressão expiratória final positiva

A PEEP pode ser entendida como um nível de pressão positiva aplicada nas vias respiratórias ao final da expiração, tendo a fase inspiratória ocorrido mecanicamente.

A PEEP produz seu efeito por três mecanismos:

- Aumento do volume pulmonar no final da expiração (CRF).
- Redistribuição de fluido.
- Melhora da relação ventilação/perfusão (V/P).

Os principais efeitos fisiológicos benéficos da PEEP são:

- Aumento da capacidade residual funcional.
- Diminuição do curto-circuito pulmonar de oxigênio (*shunt*).
- Melhora da relação ventilação-perfusão.

- Aumento da complacência pulmonar.
- Prevenção de atelectasia.
- Diminuição do trabalho respiratório.
- Diminuição da resistência total das vias respiratórias.
- Proteção sobre o surfactante.

As complicações mais frequentes da PEEP são:

- Diminuição do débito cardíaco (DC).
- Barotrauma.
- Aumento da pressão intracraniana (PIC).
- Interferência no fluxo plasmático renal e hepático.

Ventilação com suporte pressórico

A ventilação com suporte pressórico (VPS) é um modo de ventilação assistida, ciclada a fluxo, idealizada para manter uma pressão positiva na via respiratória constante e predeterminada durante inspiração espontânea. As principais características da pressão de suporte são a manutenção e o suporte do esforço inspiratório do paciente, tornando possível a diminuição do trabalho ventilatório da respiração espontânea, com melhora do treinamento dos músculos respiratórios. Neste modo de ventilação, o que determina o término da fase inspiratória não é o tempo, mas sim o fluxo. O paciente controla o Tinsp, a taxa de fluxo inspiratório e a FR, enquanto o limite de pressão é determinado pelo operador. Trata-se, pois, de um modo iniciado a pressão, limitado a pressão e terminado pelo fluxo.

Utilizam-se, habitualmente, níveis de pressão de suporte dependendo do tipo de doença. Nas doenças obstrutivas, deve-se empregar pressão de suporte mais elevada (iniciar com 10 cmH_2O), assim como se a cânula traqueal for mais fina. O nível máximo de pressão de suporte a ser oferecido deve ser ajustado para manter um volume corrente de 8-10 mL/kg.

VENTILAÇÃO MECÂNICA EM SITUAÇÕES CLÍNICAS ESPECÍFICAS[1-4]

Ventilação mecânica invasiva na síndrome do desconforto respiratório agudo[2-4]

- O melhor modo de ventilação é aquele com o qual a equipe tem experiência na prática clínica.
- A SpO_2 alvo deve ser: leve/moderada: 92-97%; grave: aceitar < 92% com PEEP ótimo.
- Limitar o VC entre 6 e 8 mL/kg ou 4 e 6 mL/kg para manter pressão de platô (≤ 28 cmH_2O ou ≤ 32 cmH_2O, se a complacência torácica estiver reduzida) e *driving pressure* (≤ 15 cmH_2O).
- Limitando o VC e a pressão de platô, ocorrerá elevação da $PaCO_2$ (hipercapnia permissiva). Aceitar pH ≥ 7,20 para ficar dentro da pressão de platô, *driving pressure* e volume corrente de acordo com a hipercapnia permissiva. Não utilizar bicarbonato rotineiramente.
- A principal opção para melhorar a oxigenação é a utilização da PEEP. É fundamental a triagem para o estabelecimento da melhor PEEP com subsequentes reavaliações, sendo necessário monitorar os efeitos hemodinâmicos deletérios da PEEP.
- Se o paciente estiver utilizando ventilação controlada a volume e sem respiração espontânea, pode-se utilizar o conceito da *driving pressure* (pressão de platô – PEEP), cujo valor estabelecido na literatura dever ser menor ou igual a 15 cmH_2O. No entanto, a maioria das crianças com SDRA é ventilada em modos pressométricos, nos quais não se identifica a pressão de platô, sendo a pressão inspiratória muito próxima da pressão de platô. Neste caso pode-se atentar para o gradiente de pressão (pressão inspiratória de pico [PIP] – PEEP). O gradiente de pressão não deve exceder 10 cmH_2O em pulmão normal. Não há dados em doenças pulmonares.
- Muitas vezes, torna-se necessário o emprego de sedação e/ou bloqueio neuromuscular, assim como mudanças de posição do paciente (supina para prona) para obter melhora da oxigenação. Deve-se considerar a necessidade de melhorar outros fatores que interfiram na liberação de oxigênio (DC e níveis de hemoglobina).
- O Tinsp inicial pode ser normal ou baixo (0,5-0,7 segundo) com relação I:E normal (1:2). Na impossibilidade de manter oxigenação adequada com PEEP, pode-se aumentar o Tinsp. O DC precisa ser mais bem avaliado nessas situações, devendo-se, para tanto, determinar a saturação venosa de oxigênio (SvO_2).
- A FR mecânica inicial pode ser 2/3 da frequência pré-intubação e, posteriormente, ajustada para manter a ventilação alveolar ou se ajustar ao Tinsp e a relação I:E.

Ventilação mecânica invasiva nas doenças obstrutivas de vias respiratórias (bronquiolite, asma)

- Deve-se empregar o modo que seja reconhecidamente efetivo e com o qual a equipe tenha experiência na prática clínica. Os modos limitados à pressão parecem ser mais seguros, com monitoramento do volume corrente expirado. A PIP deve ser < 35 cmH_2O para menores do que 5 anos de idade e < 40 cmH_2O acima dessa idade.
- Deve-se otimizar a taxa de fluxo inspiratório visando atender às demandas do paciente e à redução da resistência da via respiratória. Para tanto, utilizar fluxo inspiratório 5-6 vezes o volume-minuto.
- Monitorar e minimizar a auto-PEEP. Utilizar curva fluxo-tempo para a monitorização.
- Utilizar menor ventilação-minuto possível e necessária para assegurar troca gasosa aceitável e possibilitar o prolongamento do tempo expiratório. Para tanto, emprega-se FR mecânica baixa (10-15 ciclos/minuto), volume corrente de 5-8 mL/kg, pressão de platô ≤ 30 cmH_2O com pressão inspiratória entre 30-35 cmH_2O. Deve-se aumentar o tempo expiratório (relação I:E de 1:3 ou mais) e aceitar hipercapnia, mantendo pH em níveis aceitáveis (pH ≥ 7,15).
- A PEEP deve ser fisiológica (4-5 cmH_2O), com monitoramento da auto-PEEP.
- Frequentemente, é preciso fazer uso de sedação e/ou paralisia muscular para evitar "briga" com o ventilador. A sedação e/ou paralisia podem propiciar menor risco de

colapso das vias respiratórias e proporcionar diminuição na produção de CO_2.

Ventilação mecânica invasiva e descompensação aguda da insuficiência respiratória crônica

Muitos dos conceitos descritos para os quadros agudos também se aplicam aos crônicos.

- Tanto a SIMV quanto a VPS podem ser utilizadas como modos de ventilação. A sensibilidade do aparelho de ventilação deve ser máxima, ou seja, garantir que o paciente possa disparar o aparelho facilmente.
- Utilizar FR mecânica baixa para alcançar os níveis de $PaCO_2$ que o paciente apresentava antes da descompensação. Manter $PaCO_2$ entre 60-70 mmHg, empregando volume corrente de 6-8 mL/kg e pressões inspiratórias baixas.
- O tempo expiratório deve ser prolongado, utilizando, para tanto, fluxos inspiratórios altos.
- A PEEP pode ser normal, com monitoramento da auto-PEEP.
- Evitar hiperóxia usando FiO_2 suficiente para manter SaO_2 entre 88-92%.

Trauma de crânio

- Evitar altos picos de pressão inspiratória que possam acarretar aumento da PIC. O volume corrente deve ser de 5-8 mL/kg.
- Minimizar a PEEP (3-5 cmH_2O), desde que não haja hipoxemia.
- Se a hiperventilação for utilizada para diminuir a PIC, o retorno à normocarbia deve ser gradual (24-48 horas).

Ventilação pulmonar mecânica em paciente com insuficiência cardíaca

A aplicação de pressão positiva intratorácica em pacientes com função ventricular normal pode levar a queda do DC por redução da pré-carga. No entanto, quando há falência ventricular com dilatação do ventrículo, a pressão positiva leva a redução da pressão trasmural aórtica e a diminuição do estresse parietal, com aumento do volume sistólico.

O aumento do trabalho respiratório associado ao aumento do consumo de oxigênio pelo miocárdio ocasionado por alguns modos de ventilação pode comprometer ainda mais a função miocárdica. Para tanto, tem-se dado preferência a VMI, VPS e SIMV, lembrando que, quanto mais espontânea for a respiração, menor a interferência no coração. Deve-se evitar, sempre, a ventilação controlada.

Outro fator a ser considerado na VM de crianças com cardiopatias congênitas é a presença ou ausência de hiperfluxo pulmonar. Caso haja hipofluxo pulmonar, a utilização de altos picos de pressão inspiratória não é bem tolerada, e, se houver hiperfluxo com hipertensão pulmonar, certa hiperventilação pode ser benéfica.

Regras básicas

- Dentro do possível, é aconselhável o monitoramento contínuo dos efeitos hemodinâmicos da VM.
- Assegurar estabilidade volêmica antes do início da VM para minimizar seus efeitos colaterais.
- Em todo paciente com maior risco (cardiopatias complexas, hipertensão pulmonar, tempo de extracorpórea acima de 60 minutos, infecção prévia), a VM será mais prolongada, devendo-se:
  - Evitar incisivamente a extubação acidental.
  - Não realizar fisioterapia respiratória.
  - Aspirar secreções apenas quando indispensável.
  - Sedar apropriadamente.

Ventilação pulmonar mecânica em doença neuromuscular

Pacientes portadores de doença neuromuscular (síndrome de Guillain-Barré, lesão na coluna cervical etc.) geralmente têm função pulmonar normal, mas, devido à fraqueza da musculatura respiratória e à diminuição do reflexo da tosse e do clareamento mucociliar, há risco aumentado de atelectasias e pneumonias.

Regras básicas

- Utilizar pressão inspiratória um pouco mais elevada, com pressão de platô limitada em 35 cmH_2O.
- Pode ser preciso o emprego de PEEP mais elevada (5-10 cmH_2O).
- Utilizar suporte ventilatório total ou parcial com base na capacidade muscular respiratória de cada caso.

Fístula broncopleural

A fístula broncopleural (FBP) pode predispor a atelectasias ou insuflação inadequada do pulmão ipsilateral ou contralateral e prolongar a VM, aumentando as chances de infecção e de morbimortalidade.[1]

Em alguns casos, é possível resolver as FBP por meio de reparação cirúrgica (sutura de brônquio, lobectomia para os casos de pneumonia). O papel da VM seria fornecer adequada insuflação de áreas pulmonares não envolvidas e assegurar trocas gasosas. Caso esses objetivos não sejam alcançados com ventilação convencional, deve-se considerar ventilação pulmonar independente ou ventilação oscilatória de alta frequência.

Regras básicas

- Facilitar o fechamento da fístula.
- Utilizar o menor VC suficiente para possibilitar ventilação adequada.
- Não há um modo de ventilação que tenha se mostrado mais efetivo que outro. Quando há grande escape de gás e dificuldade para manter ventilação adequada, é preciso escolher um ventilador capaz de liberar altas taxas de flu-

xo inspiratório. Deve-se empregar modos de ventilação e parâmetros ventilatórios que minimizem as pressões alveolares necessárias para manter ventilação adequada.
- Considerar a utilização de hipercapnia permissiva para as pressões e os volumes inspiratórios.
- Minimizar a PEEP (2-5 cmH_2O).
- Utilizar tempo inspiratório normal ou baixo (0,3-0,6 segundo) com relação I:E de 1:1 ou 1:2 com altas frequências respiratórias. A FiO_2 deve ser suficiente para manter $SaO_2 \geq 90\%$. Outras possibilidades de tratamento podem ser consideradas, como o uso de ventilação pulmonar independente ou ventilação oscilatória de alta frequência, quando escapes de gás impossibilitarem insuflação ou falha da oxigenação/ventilação.

COMO INICIAR O SUPORTE VENTILATÓRIO PULMONAR MECÂNICO[2]

- Escolher o modo ventilatório com o qual a equipe tenha mais experiência. Geralmente opta-se por um modo que tenha FR predeterminada, mas que possibilite ao paciente iniciar o ciclo respiratório de acordo com sua demanda e/ou capacidade. Nesse aspecto, pode-se começar com ventilação controlada a volume ou pressão com disparo combinado, paciente e ventilador, assistido-controlada ou SIMV associada à pressão de suporte.
- A FiO_2 inicial deve ser 1, com exceção de pacientes portadores de cardiopatia congênita, mantendo-se nesse nível o menor tempo possível. Tão logo a SaO_2 se situe entre 90-94%, a FiO_2 deve ser reduzida para níveis não tóxicos (60%). Em casos de SDRA, SaO_2 entre 88-90% pode ser aceitável para minimizar a lesão pulmonar induzida pela VM.
- O volume corrente inicial deve ser de 8-10 mL/kg e ajustado de acordo com o resultado de gasometria. Pacientes com doença neuromuscular podem necessitar de níveis mais elevados (10-12 mL/kg). Em pacientes com SDRA, níveis de 5-7 mL/kg são desejáveis, mantendo-se pressão de platô < 30 cmH_2O.
- Escolher a FR e o volume-minuto apropriados para atender às necessidades clínicas dos pacientes. A FR depende da idade e da doença de base, geralmente, 12/minuto para adolescentes, 24/minuto para neonatos.
- Selecionar o Tinsp de acordo com a idade e a doença de base. Lactentes com pulmão normal podem requerer 0,6 segundo e crianças maiores do que 2 anos, 0,85-1 segundo. Iniciar com relação I:E de 1:2.
- Utilizar PEEP para alcançar e manter recrutamento alveolar ótimo. Em doenças restritivas (SDRA), a PEEP melhora a oxigenação e viabiliza a redução da FiO_2. O valor inicial em crianças com pulmões normais é 5 cmH_2O.
- Selecionar a sensibilidade a fim de possibilitar o mínimo esforço do paciente para iniciar a inspiração.
- Atenção para a autociclagem.

REFERÊNCIAS BIBLIOGRÁFICAS

1. Conti G, Piastra M. Mechanical ventilation for chidren. Curr Opin Crit Care. 2016;22:60-6.
2. Fioretto JR, Pires RB. Ventilação mecânica convencional. In: Fioretto JR, Bonatto RC, Carpi MF, Ricchetti SMQ, Franco CF (eds.). UTI pediátrica. 2.ed. Rio de Janeiro: Guanabara Koogan; 2020. p.97-122.
3. Kneyber MCJ, de Luca D, Calderini E, Jarreau PH, Javouhey E, Lopez--Herce J, et al. Recommendations for mechanical ventilation of critically ill children from the Paediatric Mechanical Ventilation Consensus Conference (PEMVECC). Intensive Care Med. 2017;43:1764-80.
4. Menk M, Estenssoro E, Sahetya SK, Neto AS, Sinha P, Slutsky AS, et al. Current and evolving standards of care for patients with ARDS. Intensive Care Med. 2020;46(12):2157-67.

CAPÍTULO 2

SUPORTE BÁSICO E AVANÇADO DE VIDA EM PEDIATRIA: AMERICAN HEART ASSOCIATION 2020

Helena Muller
Regina Grigolli Cesar

AO FINAL DA LEITURA DESTE CAPÍTULO, O PEDIATRA DEVE ESTAR APTO A:

- Identificar parada cardiorrespiratória (PCR) e aplicar suporte básico de vida (SBV) de alta qualidade conforme diretrizes da American Heart Association (AHA).
- Conhecer os elos das cadeias de sobrevivência em pediatria.
- Conhecer e aplicar o algoritmo de SAV em pediatria.
- Conhecer os princípios dos cuidados pós-PCR em pediatria

INTRODUÇÃO

Parada cardiorrespiratória (PCR) é a cessação da atividade mecânica cardíaca eficaz, confirmada pela tríade inconsciência, ausência de pulso central e de respiração. Se adequadamente tratada, pode ser reversível. A PCR muitas vezes está associada a uma condição reversível, que quando identificada e tratada pode melhorar o prognóstico do atendimento do paciente.

Este capítulo descreve as recomendações para reanimação cardiopulmonar (RCP) de crianças e adolescentes de acordo com as últimas diretrizes da American Heart Association (AHA), publicadas em outubro de 2020,[1] com qualidade das evidências apresentadas em termos de Classe de Recomendações (CE) ("Class of Recommendations, COR") e de Nível de Evidência (Level of Evidence, LOE), propostas no *Clinical Practice Guideline Recommendation Classification System: A Report of the American College of Cardiology (ACC)/American Heart Association (AHA) Task Force on Clinical Practice Guidelines*,[2] descritas nos Quadros A1 e A2 do Apêndice ao final do capítulo.

A PCR em crianças, na maioria dos casos, ocorre como resultado de hipóxia tecidual e acidose progressivas causadas por insuficiência respiratória ou choque, chamada PCR por asfixia. PCR súbita em crianças é menos frequente. É importante identificar e tratar a insuficiência respiratória e o choque antes que o estado da criança se deteriore para insuficiência cardiopulmonar e PCR.[1] Nesse contexto, é recomendada a organização de times de resposta rápida nas enfermarias de pediatria, com profissionais habilitados e treinados para identificar e rapidamente agir nas situações de piora clínica, evitando a progressão para PCR.

Os desfechos de PCR intra-hospitalar vêm melhorando nos últimos anos, mas nos casos de PCR extra-hospitalar os resultados mantêm-se ruins.[1] Dados internacionais apontam melhores desfechos de PCR extra-hospitalar nos casos em que testemunhas iniciaram as manobras de reanimação. As diretrizes da AHA enfatizam a importância do treinamento de socorristas leigos em RCP para melhorar desfechos de PCR extra-hospitalar, bem como ações educativas de prevenção na comunidade. Também reforçam o treinamento das equipes de saúde em suporte básico e avançado de vida. As etapas das cadeias de sobrevivência devem ser de domínio dos profissionais de saúde (Figuras 1 e 2). Cadeia de sobrevivência extra-hospitalar foi criada nessa atualização de 2020, e um sexto elo, recuperação, foi incluído em ambas as cadeias. Esse sexto elo recomenda o acompanhamento a longo prazo dos pacientes pós-PCR e seus familiares.[1]

SUPORTE BÁSICO DE VIDA

O atendimento da PCR inicia-se com o suporte básico de vida (SBV), que é a sequência de manobras e procedimentos de reanimação cardiorrespiratória que visa substituir a função cardíaca (compressões torácicas) e respiratória (abertura de via aérea e ventilação).[1]

As recomendações de SBV obedecem à seguinte divisão de faixa etária:

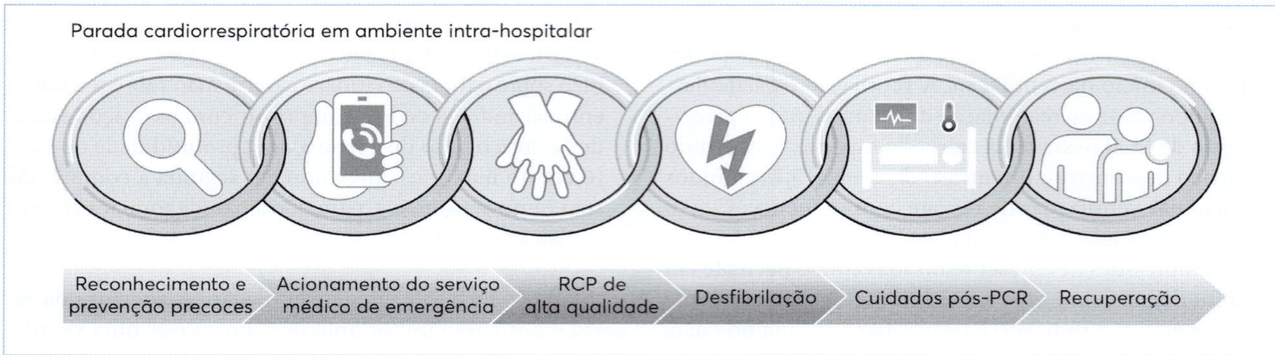

Figura 1 Cadeia de sobrevivência em parada cardiorrespiratória intra-hospitalar.
PCR: parada cardiorrespiratória; RCP: reanimação cardiopulmonar.

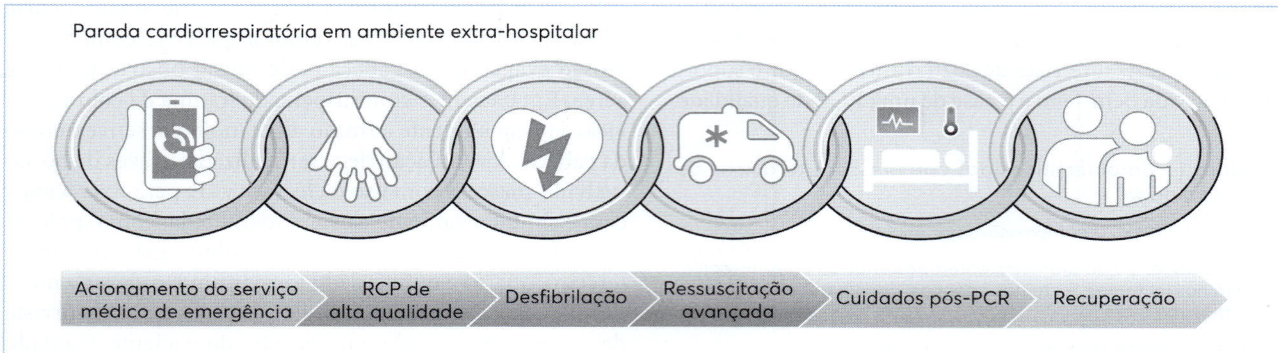

Figura 2 Cadeia de sobrevivência em parada cardiorrespiratória extra-hospitalar.
PCR: parada cardiorrespiratória; RCP: reanimação cardiopulmonar.

- Lactentes: menores de 1 ano, exceto recém-nascido (RN) no período logo após o nascimento. As diretrizes para reanimação de RN aplicam-se ao período do nascimento e à internação relacionada a este.
- Crianças: acima de 1 ano até a puberdade. Nesse contexto, define-se puberdade como aparecimento de broto mamário nas meninas e pelos axilares nos meninos.
- Adolescentes e adultos: a partir da puberdade.

Etapa 1: segurança do socorrista. É muito importante avaliar a segurança do socorrista, principalmente em PCR extra-hospitalar. Se o local não for seguro, o socorrista deve chamar ajuda e aguardar.[1]

Etapa 2: Identificação da PCR:

- Inicialmente, determinar a inconsciência da vítima, chamando em voz alta e associando estímulo tátil, tocando no ombro em crianças e adolescentes ou nos pés em menores de 1 ano. Se a vítima não responder, o socorrista deve pedir ajuda e acionar a equipe de suporte avançado de vida ou time de PCR.
- Avaliar a respiração e a presença de pulso central. Verificar com base na inspeção torácica se há presença de respiração efetiva, apneia ou respiração tipo *gasping*, que é um padrão de respiração irregular, ineficaz, com movimentos respiratórios ocasionais. Simultaneamente o socorrista deve avaliar a presença de pulso central, palpando o pulso carotídeo nas crianças maiores de 1 ano ou pulso braquial em menores de 1 ano. Essa manobra não deve demorar mais do que 10 segundos.[1]

Se a vítima não responde, não apresenta respiração normal e não tem pulso central palpável, as manobras de reanimação devem ser iniciadas imediatamente. Se houver dúvida sobre a presença de pulso, iniciar as manobras de reanimação.[1]

As ações de acionar suporte avançado e iniciar as manobras de SBV devem idealmente ser simultâneas. Em ambiente extra-hospitalar, se houver somente um socorrista e não houver acesso fácil a telefone, é recomendado o início de SBV, preferencialmente com compressões e ventilação para lactentes e crianças, e após 2 minutos de manobras procurar acionar o serviço de emergência. Se o socorrista leigo não sentir segurança para administrar ventilações, recomenda-se que execute somente compressões torácicas {CR: 1, NE: B-NR}.[1]

Etapa 3: compressões torácicas. As diretrizes da American Heart Association (AHA) de 2010 recomendaram uma alteração na sequência do SBV de A-B-C (via aérea – respiração – circulação/compressão) para C-A-B (compressão – via aérea – respiração) em todas as faixas etárias. Essa sequência foi confirmada nas diretrizes de 2015 e 2020 {CR: 2b, NE: C-EO}.[1] O início imediato das compressões garan-

te o fornecimento de fluxo sanguíneo para órgãos nobres, especialmente coração e cérebro, e foi demonstrada pouca demora no início da ventilação. A ventilação é particularmente importante na reanimação de crianças, pois a principal causa de PCR nessa faixa etária é a hipóxia.[1] Um estudo pediátrico demonstrou um atraso de apenas 5,7 segundos no início das ventilações de resgate com sequência C-A-B quando comparado com sequência A-B-C.[3]

As compressões devem ser realizadas com o paciente em decúbito dorsal sobre uma superfície rígida. Em ambiente extra-hospitalar o indicado é posicionar a vítima no chão, já em ambiente hospitalar é recomendado colocar uma tábua sob o dorso do paciente. Nos serviços onde houver disponibilidade, colocar a cama do paciente no "modo PCR".[1]

Para garantir adequado fluxo sanguíneo e aumentar as chances de recuperação da circulação espontânea, as compressões torácicas devem ser de alta qualidade, conforme descrito no Quadro 1. As diretrizes de 2020 reafirmam que o suporte básico de vida bem-feito é a base de uma RCP de qualidade.[1]

Quadro 1 Características das compressões torácicas de alta qualidade

Frequência: 100-120 compressões por minuto
Profundidade: 1/3 do diâmetro anteroposterior da caixa torácica = 4 cm nos lactentes, 5 cm nas crianças; após a puberdade, 5 cm e no máximo 6 cm
Permitir o retorno total do tórax a cada compressão
Minimizar interrupções das compressões torácicas – quando necessário, não interromper por mais do que 10 segundos
Evitar ventilação excessiva

Fonte: Tapjian et al., 2020.[1]

Técnica das compressões torácicas: a localização correta das compressões é na metade inferior do esterno.

- Lactentes até 1 ano de idade: colocar dois dedos sobre o esterno, logo abaixo da linha intermamilar, e comprimir o tórax em 4 cm de profundidade, em seguida aliviar a compressão, permitindo que o tórax volte à posição original. A compressão também pode ser feita com os dois polegares sobre o esterno, abraçando o tórax com as mãos. Revisões sistemáticas sugerem que a técnica dos dois polegares pode ser superior, principalmente com relação à profundidade. Não há estudos em lactentes comparando as duas técnicas. A diretriz de 2020 recomenda utilizar a técnica dos dois polegares quando houver dois socorristas na reanimação {CR: 1, NE: C-LD}.[1]
- Crianças acima de 1 ano até a puberdade: realizar a compressão com uma mão. Com o braço estendido e perpendicular ao corpo da vítima, comprimir o tórax com o peso do seu corpo a uma profundidade de 5 cm, aliviando em seguida a compressão sem remover a mão, para que a parede torácica retorne à posição original. Se houver dificuldade em atingir a profundidade adequada, a compressão pode ser realizada com as duas mãos.[1]
- Adolescentes a partir da puberdade e adultos: realizar a compressão com a técnica das duas mãos. Colocar uma mão sobre o tórax da vítima e a outra mão sobre seu dorso, entrelaçando os dedos, comprimir com os braços esticados e com o peso do corpo a uma profundidade de 5 cm (6 cm no máximo), aliviando em seguida a compressão sem remover as mãos, para que a parede torácica retorne à posição original.[4]

Etapa 3: abrir via aérea e ventilação. A abertura da via aérea é um passo importante para promover uma ventilação efetiva, pois em indivíduos inconscientes a língua pode causar obstrução devido ao relaxamento da musculatura. A manobra consiste em colocar uma das mãos sobre a testa do paciente e fazer uma extensão da cabeça, enquanto os dedos indicador e médio da outra mão tracionam a parte óssea do queixo para cima. Lembrar que em lactentes a extensão exagerada da cabeça pode causar obstrução da via aérea. Em pacientes com suspeita de trauma da coluna cervical, aplicar somente a tração da mandíbula, sem extensão da cabeça. A ventilação deve ser realizada através de bolsa-válvula-máscara com uso da técnica C-E, para fixar a máscara e simultaneamente elevar a mandíbula: com o polegar e o dedo indicador, formar um arco sobre a máscara, com o terceiro, quarto e quinto dedo formar um E e elevar a mandíbula, fazendo pressão sobre a parte óssea. O socorrista deve estar posicionado na cabeceira do paciente. Cuidado especial deve-se ter com a escolha da máscara adequada, que deve cobrir o nariz e boca do paciente. Comprimir a bolsa e aplicar 2 ventilações, observando a elevação do tórax para conferir a efetividade da ventilação. Utilizar fluxo de oxigênio de 10-15 L/min. A bolsa deve possuir reservatório para garantir maior concentração de oxigênio. Na presença de dois socorristas para a via aérea, o primeiro fixa a máscara com a técnica C-E, com as duas mãos e o segundo aplica as ventilações. Muitas vezes, em crianças grandes e adolescentes, a ventilação com dois socorristas é mais efetiva.

Etapa 4: reanimação sincronizada. Manter compressões torácicas efetivas e ventilação de forma sincronizada:

- Lactentes e crianças até a puberdade – 15 compressões: 2 ventilações.
- A partir da puberdade – 30 compressões: 2 ventilações.

É importante alternar as funções a cada 2 minutos, principalmente o socorrista responsável pelas compressões, pois a fadiga provoca prejuízo na qualidade da reanimação. O SBV deve ser mantido ininterruptamente até a chegada da equipe de suporte avançado.

Etapa 5: uso do desfibrilador externo automático (DEA). O uso do DEA faz parte do SBV, por ser um dispositivo que pode ser utilizado por todos os profissionais de saúde e também por leigos treinados em reanimação em cenário extra-hospitalar. Sempre deve ser empregado quando estiver disponível. O aparelho distingue os ritmos chocáveis e não chocáveis e decide a necessidade de desfibrilação. Seu

uso é muito seguro e pode ser determinante do sucesso da reanimação nos casos de ritmos chocáveis. Muitos equipamentos possuem pás pediátricas que atenuam a carga adulta para administrar uma carga de energia menor para crianças menores de 8 anos e menos de 25 kg aproximadamente. Na ausência de pás pediátricas, o DEA deve ser utilizado com pás de adulto, independentemente do tamanho da criança. Muito importante minimizar o tempo sem compressões durante o ajuste do DEA e após a administração do choque reiniciar imediatamente as compressões torácicas. Após 2 minutos o DEA avalia novamente o ritmo e a necessidade ou não de desfibrilação.

A equipe que iniciou o SBV em geral permanece atuando no atendimento após a chegada do time avançado, dependendo do número de socorristas disponíveis. É muito importante e recomendado cada serviço de saúde ter seu protocolo de atendimento de PCR, bem como treinar periodicamente os profissionais para atendimento de suporte básico e suporte avançado de acordo com suas funções.

SUPORTE AVANÇADO DE VIDA

O suporte avançado de vida (SAV) em pediatria não é tarefa para uma pessoa só: requer uma equipe devida e periodicamente treinada em reanimação cardiopulmonar, um time composto por profissionais das equipes médica, de enfermagem, de fisioterapia, geralmente liderados por um(a) médico(a), que realizam as seguintes tarefas coordenadamente:

- Ventilação e oxigenação do paciente.
- Massagem cardíaca.
- Desfibrilação.
- Preparo e infusão das medicações.
- Marcação do tempo.
- Informações periódicas ao(s) acompanhante(s).

Essas ações coordenadas devem ser realizadas, na medida do possível, em ambiente suficientemente silencioso para que as pessoas possam ouvir umas às outras.

A principal diferença em relação ao SBV é a disponibilidade de recursos a serem utilizados pela equipe treinada em reanimação, dentre outros, material para:

- Via aérea difícil.
- Punção venosa, periférica e central.
- Punção intraóssea.
- Intubação orotraqueal ou via aérea (avançada) supraglótica.
- Monitorização cardíaca e respiratória.
- Desfibrilação.
- Drenagem de tórax.
- Sondas para aspiração.

As medidas de SAV aqui descritas referem-se a lactentes, crianças e adolescentes de até 18 anos de idade, mas não a recém-nascidos,[1] e correspondem ao protocolo institucional de RCP utilizado na UTI do Sabará Hospital Infantil pela autora,* elaborado com base nas diretrizes internacionais disponíveis em publicações na literatura especializada, especialmente o capítulo "Pediatric Basic and Advanced Life Support" do 2020 *American Heart Association Guidelines for Cardiopulmonary Resuscitation and Emergency Cardiovascular Care*, publicado em outubro de 2020,[1] com qualidade das evidências apresentadas em termos de Classe de Recomendações (CE) ("Class of Recommendations, COR") e de Nível de Evidência (Level of Evidence, LOE), propostas no *Clinical Practice Guideline Recommendation Classification System: A Report of the American College of Cardiology (ACC)/American Heart Association (AHA) Task Force on Clinical Practice Guidelines*,[2] descritas nos Quadros A1 e A2 do Apêndice ao final deste capítulo.

Estado pré-PCR (*prearrest state*)

De acordo com as diretrizes mais recentes da AHA 2020,[1] hipoxemia grave é causa mais comum de PCR em lactentes e crianças do que por evento cardíaco primário.[1]

Bradicardia associada a comprometimento hemodinâmico, mesmo com pulso palpável, também pode ser um prenúncio de parada cardíaca. Quando a frequência cardíaca (FC) é inferior a 60/minuto, recomenda-se avaliação imediata de um comprometimento cardiopulmonar, cujo manejo inicial depende da identificação da etiologia, considerando-se que fatores corrigíveis que contribuem para a bradicardia incluem hipóxia, hipotensão, hipoglicemia, hipotermia, acidose ou ingestão tóxica devem ser identificados e tratados imediatamente.[1]

Outros quadros que podem evoluir com PCR incluem:

- Lactentes com fisiologia de ventrículo único com aumento do trabalho miocárdico resultante da sobrecarga de volume, de desequilíbrios na relação entre fluxo sanguíneo relativo sistêmico (Qs) e pulmonar (Qp), e do potencial para oclusão do *shunt*.
- Períodos pós-operatórios com fisiopatologia de anastomose cavopulmonar superior em hipoxemia grave decorrente de um Qp inadequado.
- Miocardites ou cardiomiopatias associadas a baixo débito refratário.
- Cardiomiopatias não infeciosas em crianças, incluindo cardiomiopatia dilatada, cardiomiopatia hipertrófica, cardiomiopatia restritiva (displasia ventricular direita arritmogênica, cardiomiopatias não compactadas, mitocondrial e ventricular esquerda são causas raras).
- Início súbito de bloqueio cardíaco completo e ectopia ventricular multifocal no paciente com miocardite fulminante,[1] resultando em diminuição do débito cardíaco com comprometimento de perfusão de órgãos nobres/multissistêmica, distúrbios de condução.

Simultaneamente à identificação e manejo das causas reversíveis de bradicardia, deve ser realizado suporte das vias

* Profa. Dra. Regina Grigolli Cesar, coordenadora do Programa de Residência Médica em Medicina Intensiva Pediátrica do Sabará Hospital Infantil.

aéreas, ventilação e oxigenação. Entretanto, se a FC < 60/minuto está associada a comprometimento cardiopulmonar, recomenda-se que a RCP seja iniciada imediatamente, a despeito de uma oxigenação e ventilação eficazes {CR: 1, NE: C-LD}, gerando melhores resultados entre crianças que recebem RCP para bradicardia antes da progressão para parada sem pulso.[1]

Considerar:[1]

- O reconhecimento rápido da parada cardíaca, o início imediato de compressões torácicas de alta qualidade e o fornecimento de ventilações eficazes são essenciais para melhorar os resultados da parada cardíaca.
- A forma ideal de avaliação da qualidade das manobras de RCP é por meio da pressão arterial invasiva registrada por uma linha arterial, muitas vezes disponível quando a PCR ocorre em pacientes sob cuidados intensivos (em UTI).
- A verificação da ausência de pulso não deve atrasar o início das manobras de RCP em mais do que 10 segundos.
- A verificação da presença/ausência de pulso por palpação não é confiável como determinante isolado de parada cardíaca e da necessidade de compressões torácicas.
- Na miocardite fulminante com arritmias supraventriculares ou ventriculares persistentes, que podem não responder a marca-passo externo ou intracardíaco ou medicamentos antiarrítmicos, a transferência precoce para um centro capaz de fornecer suporte de vida extracorpóreo (Ecmo) ou suporte circulatório mecânico (MCS), como dispositivos de assistência ventricular implantados ou temporários.[1]
- O SCCM of Pediatric Sepsis[11] propõe "considerar" Ecmo em casos de choque refratário, independentemente da etiologia.

Atualizações AHA 2020[3,10]

- A importância do monitoramento hemodinâmico invasivo no momento da PCR, utilizando-se a pressão arterial (PA) para avaliar e orientar a qualidade das compressões torácicas, evoluiu de uma classe de recomendação (CR) 2b (pode ser aconselhável), nas diretrizes de 2015, para aconselhável {CR 2a}, com a recomendação de que sejam utilizados os valores de PA diastólica. Valores > 25 mmHg em lactentes e > 30 mmHg em crianças.[12]

Contexto (*intra-arrest state*)

Do ponto de vista do SAV, um paciente com idade variando de 1 mês (lactente) a 18 anos de idade:[1]

- Que recebe atendimento por PCR fora do ambiente hospitalar por equipe* especializada em SAV.
- Em PCR dentro de uma unidade hospitalar, mas fora da UTI (geralmente acionando o "código azul").
- Em PCR durante internação na UTI.

* Em São Paulo capital, a equipe é chamada de Resgate.

Nota: segundo a AHA 2020,[1] PCR intra-hospitalar ocorre em uma taxa de aproximadamente 13/1.000 internações de lactentes e crianças.

Em situações de PCR (ou da presença de sinais que disparam, quando disponível, o código azul hospitalar), a equipe especializada em reanimação se desloca da UTI até o local em que está o paciente em PCR para prestar os cuidados de SAV. Enquanto isso, o SBV é garantido pela equipe assistencial local.

No caso de PCR na UTI, a equipe de RCP responde prontamente, com os membros assumindo seu posto no processo.

Ações coordenadas

A tradicional sequência *airway, breathing, circulation* (ABC), inicialmente recomendada no atendimento de trauma, amplamente recomendada por muitos anos para casos de PCR (com insuficiente sustentação em evidências), foi substituída por CAB. A mudança de prioridade de via aérea para perfusão (por meio das compressões torácicas) tem mostrado melhores resultados no tratamento tanto do trauma como da RCP.[14] Após a intubação por sequência rápida (SRI), por exemplo, no atendimento do paciente vítima de trauma, há uma resposta vasodilatadora piorando uma condição de hipotensão e hipoperfusão, o que justifica ser a PCR uma contraindicação de SRI. A ventilação com pressão positiva diminui o retorno venoso e, portanto, o débito cardíaco, resultando em perfusão ainda mais diminuída.[13]

Portanto: quando a RCP é iniciada, a sequência é *compressions-airway-breathing*[1] {CR: 2b, NE: C-EO}, isto é, "circulação em primeiro lugar", gerando fluxo sanguíneo para órgãos vitais e aumentando a probabilidade de retorno da circulação espontânea (RCE). Evidentemente, RCE não significa interrupção da RCP: a hipoxemia é a principal causa de PCR em lactentes e crianças,[1] tornando uma oxigenação eficaz fundamental durante a reanimação.

A seguir as ações coordenadas pela equipe de SAV serão descritas detalhadamente em 3 ciclos de RCP, cujo algoritmo encontra-se representado na Figura 3.

Primeiro ciclo de RCP

Enquanto as medicações são preparadas (drogas vasoativas, p. ex., epinefrina; antiarrítmicos, p. ex., amiodarona, lidocaína),[1] geralmente por um profissional de enfermagem, são conectados ao paciente dispositivos de monitorização cardíaca e monitorização respiratória (oxímetro de pulso).

A. Se o ritmo cardíaco não for "chocável", iniciar imediatamente as manobras de compressão torácica (100-120/minuto em lactentes e crianças) e de ventilação bolsa-máscara com reservatório e fração inspirada de O_2 (fiO_2) de 100%:[1]
   - A.1. Em períodos coordenados de compressão: ventilação de 15:2 se PCR em paciente não previamente intubado.
   - A.2. Compressões e ventilação por bolsa-máscara contínuas e simultâneas em pacientes intubados (1 ventilação a cada 2 ou 3 segundos).

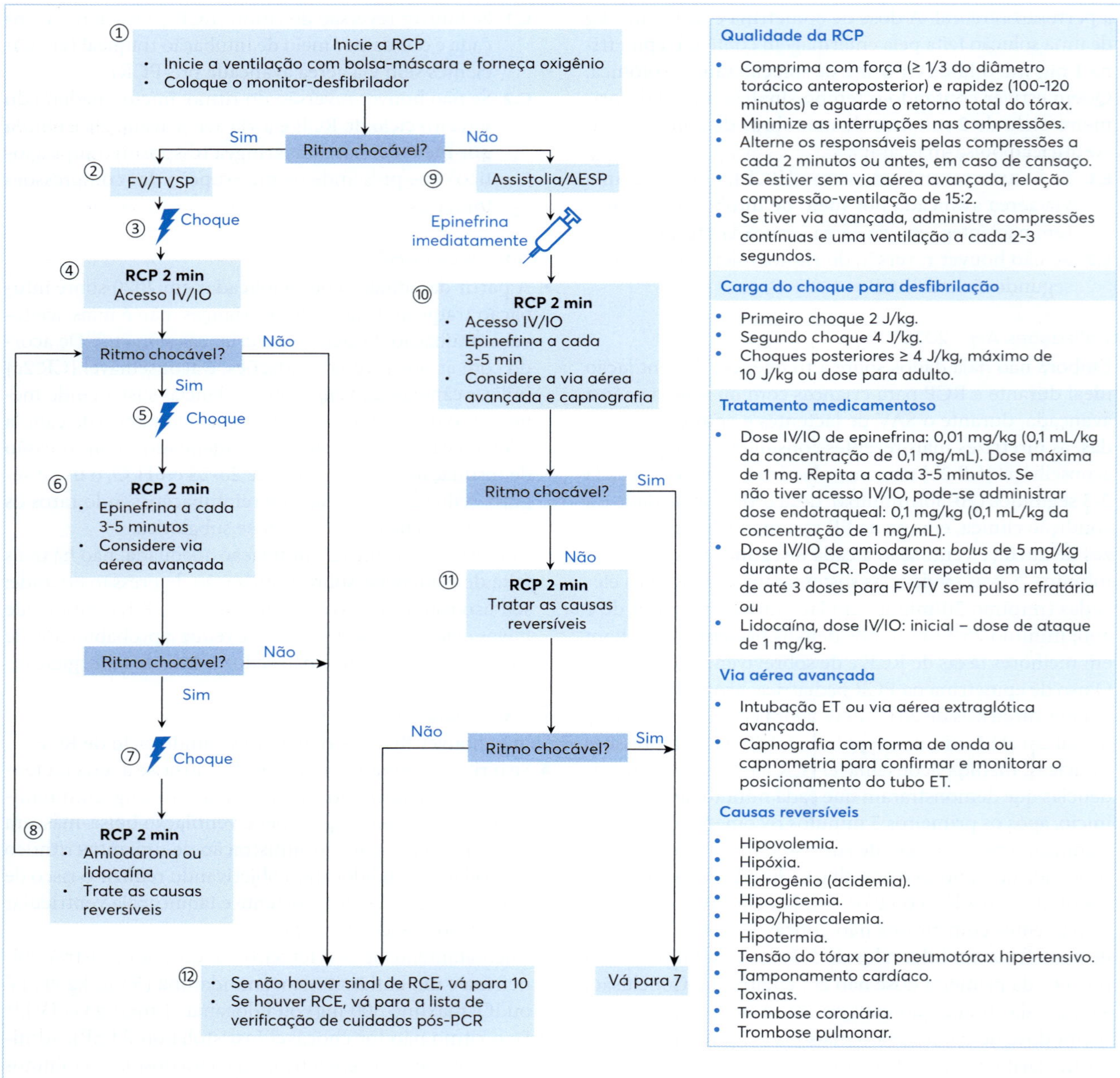

Figura 3 Algoritmo de parada cardiorrespiratória em pediatria da AHA 2020.

AESP: atividade elétrica sem pulso; ET: endotraqueal; FV: fibrilação ventricular; IO: intraósseo; IV: intravenoso; PCR: parada cardiorrespiratória; RCE: retorno da circulação espontânea; RCP: reanimação cardiopulmonar; TVSP: taquicardia ventricular sem pulso.
Fonte: Guimarães, 2020.[12]

B. Se o ritmo for chocável (taquicardia ventricular sem pulso; fibrilação ventricular),[6] são interrompidas as compressões e ventilação bolsa-máscara para a primeira tentativa de desfibrilação, com uma carga de 2 J/kg, após o que se reiniciam imediatamente as manobras C-A-B: compressão torácica e de ventilação bolsa-máscara, como já descrito no item A.

C. Obtenção de acesso venoso: se um acesso venoso periférico não for possível após 2 tentativas, o próximo passo é tentar um acesso intraósseo (que será mantido até que seja obtido um acesso venoso central durante no período pós-parada).

D. Administra-se a primeira dose de epinefrina em *bolus* via intravenosa (IV), periférica ou central, ou via intraóssea, o mais precocemente possível (geralmente nos 2 minutos do primeiro ciclo de reanimação) nos ritmos não chocáveis, cujos efeitos incluem restauração da circulação espontânea, otimizando a perfusão coronária e mantendo

a perfusão cerebral. A dose de epinefrina é de 0,1 mL/kg de uma solução feita pela enfermagem contendo epinefrina 1 mg/mL diluída em 9 mL de solução salina isotônica.

E. Quem estiver contando o tempo sinaliza o final do primeiro ciclo de 2 minutos de manobras de compressão-ventilação bolsa-máscara:
   E.1. Se houver reversão do ritmo (RCE), obtém-se uma via aérea avançada por meio de intubação traqueal (em pacientes sem via aérea avançada pré-PCR).
   E.2. Se não houver reversão do ritmo: início imediato do segundo ciclo de RCP.

Atualizações AHA 2020[12]

- Embora não haja dados sobre a frequência de ventilação ideal durante a RCP para crianças com ou sem via aérea avançada, durante o SAV de lactentes e crianças intubadas, as diretrizes mais recentes consideram que pode ser aconselhável {CR 2b} ter como objetivo 1 ventilação a cada 2-3 segundos (20-30/minutos), de acordo com a idade e a condição clínica, em vez da FR recomendada nas diretrizes de 2010 (1 ventilação a cada 8 segundos, isto é, ~10/minuto). Novas evidências sustentaram que FR mais elevadas (mínimo 30/minuto em lactentes com menos de 1 ano; mínimo 25/minuto nos demais pacientes) resultam em melhores taxas de RCE e de sobrevivência.
- O uso de epinefrina na PCR pediátrica, aconselhável {CR 2a} nas diretrizes de 2015, deve agora envolver uma dose inicial em até 5 minutos depois do início das compressões torácicas, medida aconselhável {CR 2a} baseada em evidências que demonstraram que cada minuto de atraso no início, após os primeiros 5 minutos recomendados, reduz significantemente a taxa de sucesso na RCP e as taxas de sobrevida de 24 horas e pós-alta, incluindo sobrevida com resultado neurológico favorável. No algoritmo de 2018, os pacientes com ritmos não chocáveis recebiam doses de epinefrina em intervalos de 3-5, mas a administração precoce da primeira dose não era enfatizada. Conclusão: a ênfase da atualização mais recente é: administrar a primeira dose de epinefrina o mais precocemente possível, particularmente quando o ritmo não é chocável.

Segundo ciclo de RCP

Se não houver RCE até o final do primeiro ciclo de RCP:

A. Se o ritmo permanecer chocável, realiza-se nova tentativa de desfibrilação, agora com carga de 4 J/kg, com reinício imediato das compressões e ventilação bolsa-máscara (segundo ciclo), com administração da primeira dose de epinefrina.

B. Se o ritmo não for chocável (assistolia ou AESP), administrar novamente epinefrina (segunda dose) 3-5 minutos após a primeira dose, sem a necessidade de interrupção das manobras de RCP.

C. Quem estiver contando o tempo sinaliza o final do segundo ciclo de 2 minutos de manobras de compressão-ventilação bolsa-máscara:
   C.1. Se houver reversão do ritmo (RCE), a via aérea avançada é obtida por meio de intubação traqueal (em pacientes sem via aérea avançada pré-PCR).
   C.2. Se não houver reversão do ritmo: início imediato do terceiro ciclo de RCP, e a via aérea avançada é obtida por meio de máscara laríngea (dispositivo supraglótico) que prescinde de interrupção das compressões torácicas.

Atualizações AHA 2020[12]

- A partir das atualizações publicadas em 2020 sobre intubação traqueal de lactentes e crianças, não é mais aceitável a intubação de lactentes e crianças sem *cuff*. De acordo com as novas recomendações, é aconselhável {CR 2a} utilizar cânulas com *cuff*, com evidências sustentando menor risco de aspiração e, desde que o tamanho da cânula e a técnica de intubação sejam adequados, com pressão de insuflação do *cuff* abaixo de 20-25 cmH_2O, o uso é seguro, reduz a necessidade de reintubação, sendo raros os casos de evolução com estenose subglótica.
- Em relação à técnica de intubação adequada, não há mais falta de evidências sobre a utilização de pressão cricoide: seu uso rotineiro não é recomendado {CR III} desde que novas evidências sustentam que reduz a probabilidade de sucesso da intubação e não reduz a taxa de regurgitação.

Terceiro ciclo de RCP

Se não houver RCE até o final do segundo ciclo de RCP:

A. Se o ritmo permanecer chocável, realiza-se a terceira tentativa de desfibrilação, agora com até 10 J/kg, com reinício imediato das compressões e ventilação bolsa-máscara (terceiro ciclo), com administração de um antiarrítmico (amiodarona ou lidocaína) objetivando reduzir o risco de fibrilação ventricular recorrente e taquicardia ventricular sem pulso pós-desfibrilação.[1]
   Imediatamente após o terceiro choque, administrar epinefrina e um antiarrítmico: amiodarona (5 mg/kg via IV ou IO, máximo 300 mg) ou lidocaína (1 mg/kg via IV).[14]

B. Se o ritmo não for chocável (assistolia ou AESP), administrar novamente epinefrina (terceira dose), 3-5 minutos após a segunda dose, sem a necessidade de interrupção das manobras de RCP.

C. Em pacientes não previamente intubados (não intubados antes da PCR), uma via aérea avançada é obtida na forma de via aérea supraglótica por meio da colocação de máscara laríngea,* pois é um procedimento que prescinde da interrupção das manobras de compressão-ventilação bolsa-máscara do terceiro ciclo de RCP.

D. Até o momento transcorreram pelo menos 4 minutos (2 ciclos de 2 minutos de RCP) em PCR sob SAV. Coleta de amostra de sangue (para investigar e corrigir a presença de acidose, de distúrbios de Ca, K e glicose), e exame físi-

---

* Uma alternativa seria o tubo laríngeo, outro dispositivo supraglótico, mas até o momento há poucos estudos publicados sobre sua utilização em pediatria.

co para investigar a presença de pneumotórax hipertensivo, que indica punção de alívio, tamponamento cardíaco, acidose metabólica grave, hipo ou hipercalemia, hipoglicemia, que estão entre as causas de insucesso da RCP.

E. Bicarbonato de sódio pode ser administrado em casos de PCR que cursem com hipercalemia e na PCR por toxicidade de drogas (p. ex., antidepressivos tricíclicos) envolvendo bloqueio dos canais de cálcio.[1]

F. Quem estiver contando o tempo sinaliza o final do terceiro ciclo de 2 minutos de manobras de compressão-ventilação bolsa-máscara:
   - F.1. Se houver RCE, inicia-se o período pós-PCR.
   - F.2. Se após 5-10 minutos de PCR não houver resposta satisfatória, deve ser considerada Ecmo o mais precocemente possível, a fim de garantir o tempo necessário para que o miocárdio se recupere, e para a descoberta e resolução do motivo da PCR.

PCR REFRATÁRIA E PROGRAMAS DE E-CPR

O cenário pode ser diferente em serviços com disponibilidade de Ecmo e de um programa de e-CPR.[15] Entretanto, alguns serviços de resgate dispõem de equipamento para Ecmo para utilização extra-hospitalar no próprio local de ocorrência da PCR, como é o caso amplamente repercutido de uma RCP realizada nas dependências do Museu do Louvre (Figura 4). Infelizmente, essa não é a realidade em países de baixo ou moderado desenvolvimento econômico, e a disponibilidade de Ecmo requer deslocamento do paciente para serviços especializados, ou ainda que a equipe especializada se desloque até o paciente.

Nas diretrizes de 2010 e 2015, a e-CPR podia ser considerada {CR 2b} para pacientes pediátricos com cardiopatia em PCR hospitalar na qual Ecmo estava disponível e seu uso era baseado em protocolos e equipe devidamente treinada, mas até aquele momento os dados publicados eram insuficientes {NE C-LD} para apoiar o benefício de e-CPR em detrimento da RCP convencional em todos os eventos de parada cardíaca pediátrica.[17]

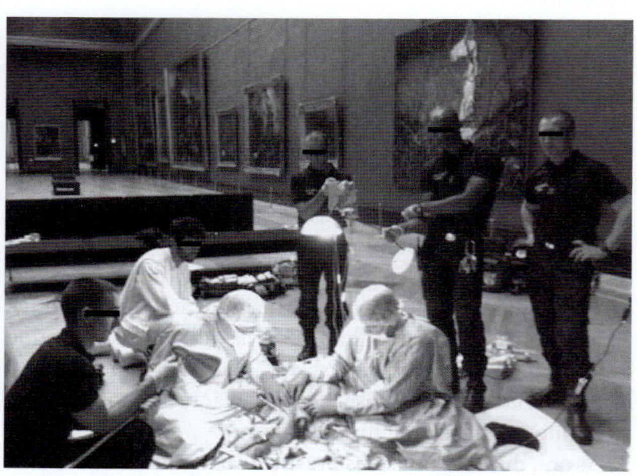

Figura 4 Ressuscitação cardiopulmonar extracorpórea no Museu do Louvre.[16]

Em crianças em PCR sem cardiopatia primária (p. ex., em criança internada com síndrome de lise tumoral em PCR com hipercalemia refratária, ou em uma criança em estágio terminal de hipertensão arterial pulmonar na fila de espera para transplante de pulmão), a e-CPR pode ser uma ponte que ajudará a apoiar uma condição reversível e a qualidade das medidas de ressuscitação.[17]

Na PCR por cardiopatia primária, por exemplo, miocardite aguda, o uso de Ecmo melhora os resultados, com grande possibilidade de recuperação parcial ou completa da função miocárdica. Além do auxílio à recuperação do miocárdio, a Ecmo oferece uma oportunidade para redução do suporte inotrópico, atuando como uma ponte para o transplante cardíaco, se necessário.[1]

Em crianças com miocardite e cardiomiopatia, uma vez que a PCR ocorra, a consideração precoce de Ecmo pode ser benéfica {CR: 2a, NE: C-EO}, e em caso de piora do estado clínico ou arritmias ventriculares incessantes, pode salvar vidas quando iniciada antes da PCR.[1]

No Relatório Internacional ELSO 2016, a duração média da e-CPR foi de 40 minutos (IQR 25, 61 minutos). Centros de referência com equipes bem montadas e treinadas são capazes de reduzir o tempo de eCPR para < 30 minutos.[17]

Embora seja verdade que sobrevivência tenha sido relatada após > 50 minutos de e-CPR, uma duração mais longa está associada a resultados neurológicos adversos. A sobrevida reduzida para a e-CPR foi associada a:[17]

- Menor pH arterial pós-Ecmo.
- Maior nível de lactato.
- Disfunção múltipla de órgãos.

Isso pode refletir a doença subjacente e o estado funcional que limita a RCP efetiva, mas também pode refletir o tempo necessário para cateterizar e alcançar um fluxo adequado na Ecmo.[17]

Programas que oferecem e-CPR devem ser capazes de interromper as medidas de ressuscitação e fazer a transição para cuidados paliativos ou continuar os cuidados intensivos com ou sem tecnologias avançadas.[17]

DROGAS NA RCP

Epinefrina

Agente vasoativo cujos efeitos durante a RCP incluem restauração da circulação espontânea, otimizando a perfusão coronária e mantendo a perfusão cerebral.[1]

Após o início da RCP, a precocidade da administração de epinefrina é diretamente proporcional à probabilidade de sobrevivência, fato comentado nas diretrizes 2020 da AHA[1] com a citação de um estudo[18] no qual foi encontrada maior taxa de sobrevivência em pacientes que receberam epinefrina até 5 minutos após o início das compressões torácicas quando comparados com aqueles que a receberam após 5 minutos {CR: 2a, NE: C-LD}. Entretanto, de acordo com o

guideline 2020 da AHA,[1] o benefício e o momento ideal de administração de drogas vasoativas com a epinefrina permanecem obscuros.

Epinefrina em infusão contínua é recomendada na ressuscitação de pacientes com choque séptico refratário a fluidos {CR: 2a, NE: C-LD}, e na RCP de lactentes e crianças com choque cardiogênico,* devido a seu efeito inotrópico {CR: 2b, NE: C-EO}.[1]

Na RCP de pacientes com ventrículo único que evoluíram com tamponamento do *shunt*, agentes vasoativos como a epinefrina (mas também norepinefrina, fenilefrina) podem ser utilizados em associação com oxigenioterapia, anticoagulação com heparina (50-100 U/kg em *bolus*) e medidas diretas sobre o *shunt* (cateterização; intervenção cirúrgica).[1]

Durante a RCP, doses de epinefrina podem ser repetidas em intervalos de 2-3 minutos** ou 3-5 minutos {CR: 2a, NE: C-LD} administradas via IV ou IO preferivelmente à administração via cânula traqueal {CR: 2a, NE: C-LD}.[1]

Em situações pré-PCR, quando pacientes em estado crítico apresentam bradicardia persistente a despeito da correção dos fatores desencadeantes (hipóxia, hipotensão, hipoglicemia, hipotermia, acidose ou ingestão tóxica), ou responderam apenas temporariamente às medidas de correção, ou ainda em casos de bradicardia instável por estimulação vagal durante a intubação traqueal, epinefrina pode ser administrada via IV ou IO, ou mesmo via cânula traqueal {CR: 1, NE: C-EO}.[1]

Norepinefrina

Medicamentos que aumentam a resistência vascular sistêmica, como norepinefrina, podem ter um papel na terapia vasopressora inicial em pacientes com choque séptico. Em infusão contínua, é recomendada na ressuscitação de pacientes com choque séptico refratário a fluidos {CR: 2a, NE: C-LD}.[1]

Assim como a epinefrina e a fenilefrina, norepinefrina pode ser usada na RCP de pacientes com ventrículo único que evoluíram com tamponamento do *shunt*, em associação com oxigenioterapia, anticoagulação e medidas diretas sobre o *shunt* (cateterização; intervenção cirúrgica).[1]

Dopamina

Na RCP de lactentes e crianças, pode ser utilizada como droga vasoativa em casos de choque séptico refratário a fluidos quando epinefrina e norepinefrina não estão disponíveis {CR: 2b, NE: C-LD}. Choque com vasodilatação pode demandar doses mais altas de dopamina.[1]

Seu efeito inotrópico pode ser útil na RCP de lactentes e crianças com choque cardiogênico {CR: 2b, NE: C-EO}.[1]

Dobutamina e milrinona

Como inotrópicos na RCP de lactentes e crianças com choque cardiogênico {CR: 2b, NE: C-EO}.[1]

* Condição incomum na PCR pediátrica, associada a elevada mortalidade.[1]

** Conforme protocolo de RCP utilizado na UTI do Sabará Hospital Infantil.

Antiarrítmicos

Amiodarona ou lidocaína são recomendadas em casos de choque refratário com ritmos chocáveis (fibrilação ventricular; taquicardia ventricular sem pulso) {CR: 2b, NE: C-LD}.[1]

Assim como a procainamida, amiodarona pode ser utilizada na taquicardia supraventricular instável que não responde a manobras vagais, à adenosina via IV, nem à cardioversão elétrica sincronizada {CR: 2b, NE: C-LD}.[1]

Bicarbonato de sódio

Pode ser administrado segundo o *guideline* 2020 da AHA em casos de PCR que cursem com hipercalemia e na PCR por toxicidade de drogas (p. ex., antidepressivos tricíclicos) envolvendo bloqueio dos canais de cálcio[1] com base em evidências classificadas pela AHA como COR: III (potencialmente nocivo; associado a excesso de morbidade/mortalidade; não deve ser administrado; risco maior que benefício).[1] De acordo com o *guideline* 2021 do European Paediatric Life Support,[14] que em versões anteriores indicava também em casos de PCR prolongada, seu uso está indicado apenas na PCR com hipercalemia aguda sintomática potencialmente letal com acidose metabólica ou por PCR por *overdose* de antidepressivos tricíclicos.

O caráter nocivo que conferiu COR III (segundo a AHA 2020)[1] ao uso de bicarbonato na PCR envolve, em adultos, piora paradoxal da acidose intracelular, de modo que as exceções nessa faixa etária incluem também casos em que há associação com hipercalemia e intoxicação por antidepressivos tricíclicos, e *overdose* de fenobarbital.[21]

Cálcio

A administração de cálcio de rotina só não é recomendada para RCP pediátrica, e, mesmo em casos de hipocalcemia, overdose de bloqueador de canal de cálcio, hipermagnesemia ou hipercalemia, recebe classificação COR III, devendo portanto ser utilizada com cautela (risco > benefício) {NE B-NR}.[1]

Atropina

De acordo com o European Pediatric Life Support – 2021, na revisão de escopo n. 821 realizada pelo International Liaison Committee on Resuscitation (ILCOR) em 2020 para atualização de evidências (EvUp) [2020 ILCOR EvUp (PLS 821)], não foram encontradas novas evidências que sustentem o uso de atropina para intubação. Bradicardia temporária acompanhada por vasoconstricção pode ocorrer durante o procedimento, presumivelmente por causa de hipóxia ou da estimulação vagal, e geralmente responde à reoxigenação. No entanto, algumas drogas de indução também induzem bradicardia acompanhada por vasodilatação, que pode evoluir como "bradicardia instável", quadro potencialmente letal em crianças com sepse, devido ao agravamento do baixo débito cardíaco e da hipoperfusão.[14]

Assim, durante situações pré-PCR, atropina pode ser usada na intubação de lactentes e crianças com até 8 anos de

idade para reduzir a incidência de bradicardia e arritmias na presença de vasodilatação.[14]

Na bradicardia primária instável (apenas naquela causada por aumento do tônus vagal), deve ser considerada atropina (20 mcg/kg; máximo 0,5 mg por dose).[1]

Assim como no *guideline* AHA 2020,[1] não foram encontrados estudos pediátricos relevantes ou evidências indiretas recentes que apoiem o uso de atropina no SAV de crianças em PCR.

CUIDADOS PÓS-PARADA (*POSTARREST STATE*)

Uma vez que um ritmo cardíaco adequado foi recuperado, e uma via aérea definitiva está garantida (intubação), o paciente entra no estado pós-PCR. O desfecho pós-PCR depende de muitos fatores, alguns dos quais podem ser passíveis de tratamento.[14] Identificação e tratamento de distúrbios como hipotensão, febre, convulsões, lesão renal aguda e anormalidades de oxigenação, ventilação e eletrólitos são importantes porque podem afetar os resultados.[1] A "AHA Guidelines Highlights Project Team" atualizou todos os algoritmos para refletir as evidências científicas mais recentes de modo a melhorar o treinamento e o desempenho. Isso inclui a nova lista de verificação recomendada para cuidados pós-PCR pediátrica,[12] que se encontra representada na Figura 5.

Ferramentas de comunicação estruturada, como essas *checklists* têm por objetivo melhorar a confiabilidade das interações em situações críticas da equipe, favorecendo o reconhecimento e a padronização das ações. Há evidências de que *checklists* reduzem a morbidade, a mortalidade e os erros evitáveis.[20] O interesse da *Joint Commission Resources* (JCR) em visitas multidisciplinares estruturadas empregando *checklists* com o objetivo de melhorar a comunicação e a colaboração entre os cuidadores multidisciplinares na UTIP, bem como aprimorar o atendimento ao paciente em visitas multidisciplinares padronizadas à beira do leito, pode ser encontrado em publicações no *The Joint Commission Journal on Quality and Patient Safety* (disponível em https://www.jointcommissionjournal.com/).

Ventilação pulmonar mecânica

Enquanto transcorre a avaliação clínica das condições hemodinâmicas, metabólicas e ácido-base pós-parada, a oxigenação e a ventilação devem ser mantidas adequadas, agora que a ventilação bolsa-máscara já cumpriu seu papel, e não poderá ser mantida indefinidamente.

O ajuste da ventilação pulmonar mecânica pós-parada deve ser realizado levando em consideração a patologia de base e o estado hemodinâmico do paciente, que pode evoluir com síndrome do desconforto respiratório agudo, uma vez que os pulmões também podem ter sido acometidos por um estado hipóxico-isquêmico durante a PCR, a despeito das manobras de RCP intra-PCR.

Exames de imagem podem revelar eventual fratura pós-RCP (radiografia) e as condições do parênquima pulmonar.

A frequência (FR) e o volume corrente (VC) têm por objetivo fornecer $PaCO_2$ normal para a idade, evitando-se tanto hipocarbia quanto hipercarbia. Evidentemente, em casos de doença pulmonar crônica ou doenças cardíacas congênitas, os valores de $PaCO_2$ e a PaO_2 podem divergir dos valores normais. $ETCO_2$ não deve ser utilizado em lugar da $PaCO_2$ como indicador de normocapnia visando a neuroproteção, a menos que haja correlação comprovada. A FiO_2 deve ser titulada para atingir a PaO_2 normal. Se gasometria arterial não estiver disponível, manter a SpO_2 na faixa de 94-98%,[14] ou 94-99%,[1] considerando que uma saturação arterial de hemoglobina de 100% corresponde a uma PaO_2 entre 80 e cerca de 500 mmHg {CR: 2b, NE: C-LD}.[1] A oferta de O_2 deve ser mantida elevada em casos de intoxicação presumida por monóxido de carbono ou anemia grave.[12]

Condições hemodinâmicas pós-PCR

Mesmo uma RCP bem-sucedida é seguida por uma síndrome pós-parada cardíaca que pode evoluir nos dias após a RCE.[1] Os componentes da síndrome pós-parada cardíaca são: lesão cerebral; disfunção miocárdica; isquemia sistêmica e resposta de reperfusão; e persistência da patologia de base que culminou em PCR. O atendimento pós-parada cardíaca pediátrica concentra-se em antecipar, identificar e tratar essa fisiologia complexa para melhorar a sobrevida e os resultados neurológicos.[1]

Lesões secundárias em órgãos vitais podem ser causadas por insuficiência cardiovascular em curso da patologia precipitante, disfunção miocárdica pós-RCE, lesão de reperfusão ou hipoxemia contínua. Nenhum fator isolado pode ser usado isoladamente para o prognóstico. Os provedores devem usar múltiplas variáveis nas fases pré, intra e pós-PCR de forma integrada, incluindo marcadores biológicos e neuroimagem.[14]

A avaliação clínica das condições hemodinâmicas para ajuste da infusão contínua de agentes inotrópicos e vasoativos (epinefrina ou norepinefrina) e de fluidos parenterais tem por objetivo evitar hipotensão pós-RCE (ou seja, PAM < percentil 5 para a idade), mantendo-se uma pressão arterial (PA) sistólica igual ou superior ao p50 para a idade {CR: 1, NE: C-LD}.[1,14]

O balanço hídrico deve ser continuamente monitorizado, considerando todas as intervenções. O volume de fluidos deve o mínimo necessário para evitar sobrecarga hídrica.[14]

A investigação das condições hemodinâmicas inclui sinais clínicos, lactato sérico e/ou medidas do débito cardíaco.[14] Recomenda-se monitorização contínua da PA para identificação e tratamento da hipotensão {CR: 1, NE: C-EO}.[1]

Alterações cardíacas devem ser investigadas por meio da coleta de enzimas (p. ex., troponina, CK-MB), eletrocardiograma e ecocardiograma para avaliar o débito cardíaco, e avaliar o enchimento da veia cava inferior na investigação do estado volêmico.

Componentes dos cuidados pós-PCR	Verificar
Oxigenação e ventilação	
Meça a oxigenação e tenha como meta a normoxemia entre 94-99% (ou a saturação de oxigênio normal/ adequada da criança).	☐
Meça e tenha como meta uma $PACO_2$ adequada para o quadro subjacente do paciente e limite a exposição à hipocapnia ou hipercapnia grave.	☐
Monitorização hemodinâmica	
Defina metas hemodinâmicas específicas durante os cuidados pós-PCR e revise diariamente.	☐
Monitore com telemetria cardíaca.	☐
Monitore a pressão arterial.	☐
Monitore o lactato sérico, o débito urinário e a saturação de oxigênio venoso central para ajudar a orientar os tratamentos.	☐
Use *bolus* de fluidos parenterais com ou sem inotrópicos ou vasopressores para manter pressão arterial sistólica maior que o quinto percentil para idade e sexo.	☐
Controle direcionado da temperatura	
Meça e monitore continuamente a temperatura central.	☐
Evite e trate a febre imediatamente depois da PCR e durante o reaquecimento.	☐
Se o paciente estiver comatoso, aplique o controle direcionado de temperatura (32-34 °C) seguido por 36-37,5 °C ou apenas controle direcionado de temperatura (36-37,5 °C).	☐
Evite os calafrios.	☐
Monitore a pressão arterial e trate a hipotensão durante o reaquecimento.	☐
Neuromonitoramento	
Se o paciente tiver encefalopatia e os recursos estiverem disponíveis, monitore com eletroencefalograma contínuo.	☐
Trate as convulsões.	☐
Considere exames de imagem do cérebro logo no início para diagnosticar as causas tratáveis da PCR.	☐
Eletrólitos e glicose	
Meça a glicemia e evite a hipoglicemia.	☐
Mantenha os eletrólitos nas faixas normais para evitar possíveis arritmias potencialmente fatais.	☐
Sedação	
Trate com sedativos e ansiolíticos.	☐
Prognóstico	
Sempre considere várias modalidades (clínicas e outras) em vez de um único fator preditivo.	☐
Lembre-se de que as avaliações podem ser modificadas por controle direcionado de temperatura ou por hipotermia induzida.	☐
Considere eletroencefalograma em conjunto com outros fatores no período de 7 dias depois da PCR.	☐
Considere exames de imagens neurológicas, como ressonância magnética, durante os primeiros 7 dias.	☐

Figura 5 Nova lista de verificação recomendada para cuidados pós-parada cardiorrespiratória (PCR) pediátrica.
Fonte: Guimarães, 2020.

Condições metabólicas e hidroeletrolíticas pós-PCR

O hipofluxo durante a PCR pode levar a insuficiência renal, requerendo a instituição de um método dialítico precoce.

A investigação e correção de possíveis distúrbios metabólicos e ácido-base (acidose metabólica, alterações do cálcio) é obrigatória.

Neurointensivismo

Não se deve ignorar que o SNC pode ter sofrido um insulto hipóxico-isquêmico e pode sofrer agora lesão por reperfusão. Avaliações por meio de EEG e exames de imagem e medidas de neuroproteção devem ser instituídas.

Lesão cerebral pós-parada cardíaca continua a ser uma causa importante de morbidade e mortalidade em adultos

e crianças porque o cérebro tem tolerância limitada à isquemia, hiperemia ou edema.[1]

Crises não convulsivas e estado de mal epiléptico não convulsivo são comuns após parada cardíaca pediátrica, que, assim como o estado de mal epiléptico convulsivo, estão associados a pior prognóstico. Monitoramento contínuo de eletroencefalografia (c-EEG) é recomendado pela American Clinical Neurophysiology Society para a detecção de convulsões após parada cardíaca em pacientes com encefalopatia persistente {CR: 1, NE: C-LD}.[1]

Embora não haja evidências suficientes para determinar se o tratamento de crises convulsivas ou não convulsivas melhora os resultados neurológicos e/ou funcionais de pacientes pediátricos pós-PCR, a Neurocritical Care Society recomenda tratar o estado de mal epiléptico tendo como objetivos interromper tanto a atividade convulsiva como a normalização eletroencefalográfica {CR: 1, NE: C-LD}.[1]

Atualização 2020[10]

Pela primeira vez as diretrizes oferecem recomendações pediátricas específicas para o controle de convulsões no período pós-PCR. Crises não convulsivas, incluindo estado epilético não convulsivo, são comuns e não podem ser detectadas sem eletroencefalografia. *Status epilepticus* convulsivo e não convulsivo estão associados a desfechos ruins. Até a revisão de 2015, a monitorização não era necessariamente contínua. Nas diretrizes de 2020:[1]

- É recomendado {CR 2a} monitoramento contínuo por eletroencefalografia para a detecção de convulsões pós-PCR em pacientes com encefalopatia persistente.
- Convulsões clínicas pós-PCR devem ser tratadas {CR 2a}.
- *Status epilepticus* não convulsivo pós-PCR deve ser tratado em conjunto com especialistas {CR 2a}.

Tem se tornado um consenso que a recuperação pós-PCR pode ser estender por meses ou anos após a alta hospitalar, incluindo suporte de reabilitação integrada a acompanhamento médico. Assim, conforme as diretrizes 2020:

- Recomenda-se {CR 2a} avaliação da necessidade de serviços de reabilitação pós-PCR.
- É aconselhável {CR 2a} encaminhar os sobreviventes de PCR pediátrica para avaliação neurológica contínua por pelo menos 1 ano depois da PCR.

Controle de temperatura pós-RCE

O gerenciamento de temperatura alvo (*targeted temperature management*, TTM) refere-se à manutenção contínua da temperatura do paciente dentro de uma faixa estritamente prescrita enquanto monitora continuamente a temperatura. Todas as formas de TTM têm por objetivo evitar febre ($T_{central}$ > 37,5 °C).[1,14] Durante a TTM, recomenda-se monitorização contínua da temperatura central {CR: 1, NE: A}.[1]

Em lactentes e crianças comatosas pós-PCR, recomenda-se temperatura alvo durante a TTM de 36-37,5 °C {CR: 2a, NE: B-R}.[1] Quando utilizadas medidas de indução de hipotermia (p. ex., resfriamento externo)[12] no manejo da síndrome de reperfusão por meio da diminuição da demanda metabólica, da redução da produção de radicais livres e da diminuição da apoptose, a temperatura alvo durante a TTM deve ser de 32-34 °C seguida por 36-37,5 °C {CR: 2a, NE: B-R}.[1]

As temperaturas alvo mais baixas (p. ex., 34 °C) exigem sistemas apropriados de cuidados pediátricos intensivos e só devem ser usadas em ambientes com a experiência necessária. Alternativamente, a equipe de atendimento pode ter como objetivo uma temperatura alvo mais alta, por exemplo, 36 °C.[14]

De acordo com a atualização ILCOR 2019 – COSTR* sobre TTM em crianças após RCE, embora potencialmente benéfico, objetivos mais baixos para TTM (p. ex., 34 °C) exigem cuidados neurointensivos específicos. Não há evidências que sustentem o uso de diferentes limites de temperatura em função de características clínicas nem a duração ideal da TTM, geralmente mantida por 24-72 horas.[14]

QUANDO SUSPENDER AS MANOBRAS DE RCP

Muitas questões éticas podem e devem ser tratadas pelo intensivista ou pela equipe da UTI pediátrica.[21]

Em ressuscitações bem-sucedidas, as manobras de RCP podem ser interrompidas quando a frequência cardíaca, a circulação e a respiração são espontâneas e regulares; em outras palavras, o RCE ocorreu. A decisão sobre quando parar as manobras na RCP sem RCE pode ser mais difícil.[15]

Assim como o SAV em pediatria não é tarefa para uma pessoa só, a difícil decisão sobre quando suspender os esforços de reanimação não deve ser tomada por médicos individuais, como infelizmente pode ocorrer em locais com poucos recursos financeiros onde a RCP é desempenhada por profissionais quase sem instrução específica, sem a opinião de especialistas nem de algoritmos adequados para auxiliar nessa tomada de decisão.[22] O momento de suspensão deve ser uma decisão conjunta, isto é, o time de SAV precisa estar de acordo sobre o momento de parar a reanimação.[15]

De acordo com o Documento Científico do Programa de Reanimação Pediátrica (2016-2018) publicado em 2019 pelo Programa de Reanimação Pediátrica (PALS) da Sociedade Brasileira de Pediatria (SBP), "[...] a extensão dos cuidados vai depender da experiência dos profissionais que oferecem estes cuidados e da disponibilidade de recursos".[23]

O cenário, por exemplo, pode ser diferente se houver disponibilidade de Ecmo com programas de ressuscitação cardiopulmonar extracorpórea (e-CPR). A experiência com recursos como e-CPR é fundamental, pois decisões para interromper a ressuscitação ou interromper as tentativas de eCPR podem ser um desafio para o médico que não as aplica com frequência,[17] de modo que programas de ressuscitação

* International Liaison Committee on Resuscitation Consensus on Cardiopulmonary Resuscitation Science with Treatment Recommendations (ILCOR COSTR).

cardiopulmonar extracorpórea (e-CPR) têm sido elaborados e discutidos com o objetivo de difundir seu uso apropriado.

Enquanto estão disponíveis diretrizes mais ou menos detalhadas sobre quando iniciar a ressuscitação de adultos, crianças e recém-nascidos em programas como "Advanced Clinical Life Support" (ACLS), "Pediatric Advanced Life Support" (PALS) e "Neonatal Resuscitation Program guidelines" e em *guidelines* europeus, há uma falta de diretrizes para interrupção da reanimação, e as poucas regras de previsão existentes para parada cardíaca hospitalar não foram atualizadas para as versões mais recentes do ACLS ou PALS.[22]

"A boa ética requer bons fatos" é um ditado comum nos círculos da bioética. Recomendações bioéticas sólidas só podem surgir de uma sólida compreensão dos fatos envolvidos no caso. Fatos incluem, dentre outros, fatores clínico-epidemiológicos, por exemplo:[21]

- Taxa de mortalidade por um procedimento ou condição na instituição e no país.
- Opções médicas alternativas.
- Avaliação precisa da condição clínica da criança.

Alguns fatores associados a um insucesso na RCP incluem:[15]

- Continuação das manobras por mais de 15-30 minutos.
- Necessidade de mais de 1 dose de adrenalina (sobrevida cai de 77,8 para 20,7%).
- Sepse leva a quadro de hipóxia e acidose metabólica, composto por tônus vascular deficiente e disfunção miocárdica, o que dificulta a ressuscitação bem-sucedida.
- Ritmo inicial não chocável.[24]

Nenhum fator prognóstico isolado é suficientemente confiável na decisão sobre o término de uma tentativa de RCP com base no resultado provável.[24]

Enquanto não há um consenso sobre uma teoria ética predominante, uma ferramenta útil na análise de qualquer questão ética é o método das "quatro categorias":[21]

- Indicações médicas: princípios de beneficência e não maleficência.
- Preferências do paciente: princípios de respeito à autonomia.
- Qualidade de vida: princípios de beneficência e não maleficência no respeito à autonomia.
- Características contextuais: princípios de justiça e igualdade.

Em última análise, devem ser consideradas as políticas institucionais relevantes, os regulamentos de assistência à saúde e os padrões legais aplicáveis.[21]

EQUIPES DE ALTO DESEMPENHO E INSTRUTOR DE RCP

A AHA recomenda que as equipes de reanimação funcionem como equipes de alto desempenho, o que pode contribuir para melhorias das taxas de sobrevivência para vítimas de PCR. A equipe de alto desempenho é aquela em que todos os membros estão comprometidos em garantir ações de alta qualidade, e não apenas em seguir ordens. As tentativas de ressuscitação exigem esforços combinados de vários profissionais. Equipes de alto desempenho bem-sucedidas não só têm conhecimento técnico e domínio de habilidades, mas também devem demonstrar eficácia na comunicação e na dinâmica de equipe.

Os aspectos que devem ser controlados pelas equipes com objetivo de melhorar seus resultados são:

- Tempo: horário do início da RCP, horário do primeiro choque, limitar pausas nas compressões.
- Qualidade: frequência, profundidade e retorno, limitar interrupções, alternar responsáveis pelas compressões, evitar ventilação excessiva, usar dispositivo de *feedback*.
- Coordenação: dinâmica de equipe eficaz, onde todos os membros trabalhem juntos, proficientes nas suas funções.
- Administração: presença de liderança, avaliar desempenho da equipe e buscar melhoria contínua da qualidade.

As equipes devem possuir um líder, cujas funções são organizar o grupo, monitorar a atuação de cada membro, orientar as ações de cada membro no momento certo, dar assistência aos membros da equipe, ser exemplo de comportamento em equipe e concentrar-se no atendimento do paciente. O líder é responsável por monitorar e reavaliar o estado do paciente e as intervenções que foram realizadas. Importante resumir essas informações em voz alta para atualizar a equipe. Os membros da equipe devem ser proficientes nas habilidades que desempenham, devem ser treinados em manobras de RCP, devem conhecer os algoritmos e ter compromisso com o êxito.

A AHA apresentou recentemente uma nova função dentro das equipes de alto desempenho que é o instrutor de RCP. Este membro da equipe oferece suporte aos responsáveis pelo SBV de alta qualidade, monitorando essas ações, permitindo que o líder se concentre mais nos aspectos do atendimento clínico. O instrutor de RCP pode ser a mesma pessoa responsável pelo desfibrilador, é necessário que ele tenha uma visão direta de quem está realizando as compressões. A principal responsabilidade do instrutor é assegurar uma RCP de alta qualidade. Ele deve informar sobre profundidade e frequência das compressões, de preferência com uso de dispositivo de *feedback*, deve auxiliar a minimizar as pausas nas compressões e deve monitorar e informar sobre a qualidade das ventilações.

TREINAMENTO PERIÓDICO

O treinamento em RCP é um dos quesitos obrigatórios da educação continuada de equipes multidisciplinares, especialmente aquelas envolvidas no SAV. Não há um intervalo mínimo recomendado entre os treinamentos. No Sabará Hospital Infantil são realizados uma vez ao ano, de acordo com o esperado pela "The Joint Commission". No Hospital

de Clínicas de Porto Alegre existe um Programa de Qualificação em Reanimação Cardiorrespiratória, responsável pelo treinamento de todos os colaboradores em SBV e SAV de acordo com sua área de atuação.

Essa educação continuada tem à disposição, por exemplo, as recomendações da AHA[1] publicadas em intervalos de aproximadamente 5 anos, contendo medidas que vão se mostrando mais eficazes conforme conclusões baseadas em extensiva revisão de evidências (revisões sistemáticas, *scoping reviews** e evidências atualizadas), procedimento realizado pelo "The International Liaison Committee on Resuscitation (ILCOR)", constituído por pediatras nas especialidades de terapia intensiva, cardiologia e emergência, além de médicos toxicologistas, profissionais de enfermagem e voluntários indicados pelo presidente do grupo de redação e selecionados pelo Comitê de Emergency Cardiovascular Care (ECC) da AHA com experiência reconhecida em ressuscitação.[1]

OBSERVAÇÕES

1. Fibrilação ventricular e taquicardia ventricular são causas muito menos comuns de parada cardíaca em crianças do que em adultos. Em crianças, as paradas cardíacas são mais tipicamente consequência de insuficiência respiratória progressiva ou choque, com assistolia eletrocardiográfica ou atividade elétrica sem pulso, em vez de eventos arritmogênicos primários. No entanto, fibrilação ventricular ou taquicardia também podem ocorrer durante a RCP para assistolia ou atividade elétrica sem pulso após insuficiência respiratória progressiva ou choque, presumivelmente como uma arritmia de reperfusão.[1]
2. Cada ciclo de reanimação dura 2 minutos, e o tempo deve ser controlado por alguém da equipe de RCP, que também registra as drogas eventualmente infundidas e demais procedimentos, enquanto outro membro da equipe dá atenção aos familiares/acompanhantes.
3. Com o paciente deitado sobre uma superfície rígida {CR: 2a, NE: C-LD}, o que pode ser obtido por meio de prancha rígida sob o paciente {CR: 2a, NE: C-LD} quando não disponível o ajuste do leito para "CPR *mode*"{CR: 1, NE: C-LD}, as compressões podem ser realizadas:[1]
   - Em lactentes, utilizando-se a técnica com os dois dedos ou com as mãos envolvendo o tórax do paciente {CR: 1, NE: C-LD} ou com a palma de uma mão caso não se obtenha uma profundidade adequada {CR: 2b, NE: C-EO}.[1]
   - Em crianças, por meio das técnicas de uma ou de duas mãos {CR: 2b, NE: C-LD}.[1]
   - Taxas de compressão torácica de 100-120/minuto em lactentes e crianças garantem o recuo total do tórax entre as compressões (o recolhimento elástico é passivo), geralmente em torno de {CR: 2a, NE: C-LD}.[1]
4. A otimização do efeito ótimo das compressões depende de uma profundidade de compressão torácica adequada, isto é, pelo menos 1/3 do diâmetro anteroposterior, cerca de 4 cm em lactentes e 5 cm em crianças maiores (cerca de 5 cm em adultos, não mais que 6 cm) {CR: 2a, NE: C-LD}.[1]
5. Recomenda-se que a compressão e a ventilação bolsa-máscara sejam revezados entre os membros da equipe por serem procedimentos fisicamente exaustivos.
6. O máximo efeito da RCP depende da maximização da razão temporal entre as fases compressão:ventilação para minimizar interrupções da massagem e evitar ventilação excessiva. Embora ainda não haja um consenso sobre a razão compressões:ventilação ideal, recomenda-se 15:2 quando realizada por equipe de RCP, exceto em casos de lactentes e crianças com uma via aérea avançada {CR: 2a, NE: C-EO}.[1]
7. Quando a parada ocorre em paciente com linha arterial (para monitorização contínua da PA invasiva), a qualidade da RCP pode ser monitorizada continuamente com base nos valores da PA diastólica {CR: 2a, NE: C-LD}.[1]
8. Quando o paciente está sob capnografia, o nível de CO_2 exalado (*end-tidal* CO_2, $ETCO_2$) pode ser considerado para avaliar a qualidade das compressões torácicas, mas valores específicos para orientar a terapia não foram estabelecidos em crianças {CR: 2b, NE: C-LD}.[1]
9. Segundo a revisão da AHA,[1] até o momento aguardam-se publicações com evidências sobre a taxa de ventilação ideal por faixa etária pediátrica e conforme a condição clínica. Por ora, deve-se considerar pelo menos 30/minuto em lactentes menores de 1 ano e 25/minuto nos demais casos (1 respiração a cada 2-3 segundos), não esquecendo que o aumento da frequência está associado à redução da pressão sistólica em crianças, de modo que taxas maiores podem resultar em comprometimento hemodinâmico {CR: 2b, NE: C-LD}.[1]
10. O limite de tempo para que uma PCR seja considerada prolongada tem se baseado na taxa de sobrevida comparando-se diversos intervalos de tempo de RCP, de ocorrência fora[26] ou dentro de unidades hospitalares.[27] Outro critério é a PCR que persiste após duas doses de epinefrina,[27] isto é, após dois ciclos completos de RCP.
11. A AHA 2020[1] recomenda: primeira carga 2 J/kg; segunda carga 4 J/kg; terceira carga ≥ 4 J/kg, com carga máxima de 10 J/kg. O *European Resuscitation Council Guidelines 2021*[14] recomenda cargas padrão de 4 J/kg para o SAV pediátrico.

* Técnica para "mapear" a literatura relevante no campo de interesse, que difere de uma revisão sistemática em dois aspectos: a) em vez de se concentrar em uma questão específica com base em estudos com características previamente definidas, aborda tópicos mais amplos em que diferentes tipos de estudo podem ser incluídos; b) não tem por objetivo fornecer respostas a perguntas a partir de uma gama relativamente estreita de estudos classificados quanto ao nível de evidência/recomendação, tampouco avaliar a qualidade dos estudos incluídos, visando apenas fornecer uma visão geral das evidências de pesquisa disponíveis, sem produzir uma resposta resumida para uma questão específica.[21,27]

REFERÊNCIAS BIBLIOGRÁFICAS

1. Topjian AA, Raymond TT, Atkins D, Chan M, Duff JP, et al. On behalf of the Pediatric Basic and Advanced Life Support Collaborators. Part 4: Pediatric Basic and Advanced Life Support. 2020 American Heart Association Guidelines for Cardiopulmonary Resuscitation and Emergency Cardiovascular Care. Circulation. 2020; 142(suppl 2):S469-S523.
2. Halperin JL, Levine GN, Al-Khatib SM, Birtcher KK, Bozkurt B, et al. Further evolution of the ACC/AHA Clinical Practice Guideline Recommendation Classification System. A Report of the American College of Cardiology/American Heart Association Task Force on Clinical Practice Guidelines. Circulation. 2016;133:1426-8.
3. Lubrano R, Cecchetti C, Bellelli E, Gentile I, Loayza Levano H, Orsini F, et al. Comparison of times of intervention during pediatric CPR maneuvers using ABC and CAB sequences: a randomized trial. Resuscitation. 2012;83:1473-7.
4. Panchal AR, Bartos JA, Cabañas JG, Donnino MW, Drennan IR, Hirsch KG, et al. Part 3: Adult Basic and Advanced Life Support. 2020 American Heart Association Guidelines for Cardiopulmonary Resuscitation and Emergency Cardiovascular Care. Circulation. 2020;142(Suppl 2):S366-S468.
5. Belhadjer Z, Méot M, Bajolle F, Khraiche D, Legendre A, et al. Acute heart failure in multisystem inflammatory syndrome in children (MIS-C) in the context of global SARS-CoV-2 pandemic. 10.1161/CIRCULATIONAHA.120.048360.
6. Ye Q, Wang B, Mao J. Cytokine Storm in Covid-19 and treatment. Journal of Infection (2020). doi:https://doi.org/10.1016/j.jinf.2020.03.037.
7. Rimensberger PC, Kneyber MCJ, Deep A, Bansal M, Hoskote A. Caring for critically ill children with suspected or proven coronavirus disease 2019 infection: recommendations by the Scientific Sections' Collaborative of the European Society of Pediatric and Neonatal Intensive Care. Pediatric Critical Care Medicine 2020. doi:10.1097/PCC.0000000000002599.
8. Sperotto F, Friedman KG, Son MBF, VanderPluym CJ, Newburger JW. Cardiac manifestations in SARS-CoV-2-associated multisystem inflammatory syndrome in children: a comprehensive review and proposed clinical approach. Eur J Pediatr. 2021;180(2):307-22.
9. Dolhnikoff M, Ferranti JF, Monteiro RA de A, Duarte-Neto AN, Gouvêa MS, et al. SARS-CoV-2 in cardiac tissue of a child with COVID-19-related multisystem inflammatory syndrome. Lancet Child Adolesc Health. 2020;4:790-94.
10. Weiss SL, Peters MJ, Agus MSD, Alhazzani W, Choong K, et al. for the Children's Surviving Sepsis Campaign International Guidelines for the Management of Septic Shock and Sepsis-Associated Organ Dysfunction in Children Taskforce. Pediatr Crit Care Med. 2020;21(11):e1031-7.
11. Terheggen U, Heiring C, Kjellberg M, Hegardt F, Kneyber M, et al. European consensus recommendations for neonatal and paediatric retrievals of positive or suspected Covid-19 patients. Pediatric Research. 2020. Disponível em: https://doi.org/10.1038/s41390-020-1050-z.
12. Guimarães HP. Destaques das diretrizes de RCP e ACE de 2020 da American Heart Association. 2020. Available: eccguidelines.heart.org.
13. Ferrada P, Callcut RA, Skarupa DJ, Duane TM, Garcia A, et al. Circulation first: the time has come to question the sequencing of care in the ABCs of trauma; an American Association for the Surgery of Trauma multicenter trial. World J Emerg Surg. 2018;13(8). Disponível em: https://doi.org/10.1186/s13017-018-0168-3.
14. Van de Voorde P, Turner NM, Djakow J, de Lucas N, Martinez-Mejias A, et al., European Resuscitation Council Guidelines 2021: Paediatric Life Support, Resuscitation. 2021;161:327-87.
15. Molyneux EM. Cardiopulmonary resuscitation in poorly resourced settings: better to pre-empt than to wait until it is too late. Paediatrics and International Child Health. 2020;40(1):1-6.
16. Lamhaut L, Hutin A, Deutsch J, Raphalen J-H, Jouffroy R, et al. Extracorporeal cardiopulmonary resuscitation (ECPR) in the prehospital setting: an illustrative case of ECPR performed in the Louvre Museum, prehospital emergency care. Prehosp Emerg Care. 2017;21(3):386-9.
17. Laussen PC, Guerguerian A-M. Establishing and sustaining an ECPR program. Frontiers in Pediatrics. 2018;6: Article 152.
18. Andersen LW, Berg KM, Saindon BZ, Massaro JM, Raymond TT, et al. and American Heart Association Get With the Guidelines: resuscitation investigators. time to epinephrine and survival after pediatric in-hospital cardiac arrest. JAMA. 2015;314:802-10.
19. Bekker PL, Pinn RM. Adult resuscitation. In: Wiener-Kronish JP (ed.). Critical care handbook of the Massachusetts General Hospital. 6.ed. Philadelphia: Wolters Kluwer; 2016; p.516-27.
20. Jamal SM, Banker K, Baden HP. Critical communication in the pediatric intensive care unit. In: Fuhrman BP, Zimmerman ZZ (eds.) Fuhrman & Zimmerman's pediatric critical care. 5.ed. Philadelphia: Elsevier; 2017.p.35-9.
21. Lewis-Newby M, Diekema DS. Ethics in pediatric intensive care. In: Fuhrman BP, Zimmerman JJ (eds). Fuhrman & Zimmerman's pediatric critical care. 5.ed. Philadelphia: Elsevier; 2017. p.112-21.
22. Torke AM, Bledsoe P, Wocial LD, et al. CEASE: a guide for clinicians on how to stop resuscitation efforts. Ann Am Thorac Soc. 2015;12(3):440-5.
23. Silva VMB, Miralha AL, Ferreira A. Suporte básico de vida e a cadeia de sobrevivência da criança vítima de parada cardíaca. Publicado online pelo Programa de Reanimação Pediátrica (PALS) da Sociedade Brasileira de Pediatria (SBP): setembro 2019. Disponível em: https://www.sbp.com.br/imprensa/detalhe/nid/suporte-basico-de-vida-e-a-cadeia-de-sobrevivencia-da-crianca-vitima-de-parada-cardiaca/. (acesso 30 ago 2021).
24. Maconochie I, Bingham B, Skellett S. Prognostic factors for outcomes of resuscitation. Resuscitation Guidelines 2015: Paediatric advanced life support. Resuscitation Council (UK) Guidelines 2015. Disponível em: https://www.resus.org.uk/resuscitation-guidelines/paediatric-advanced-life-support/.
25. Arksey H, O'Malley L. Scoping studies: towards a methodological framework. Int J Soc Res Methodol. 2005;8(1):19-32.
26. Vandervelden S, Sabbe M, Dewolf P. Prolonged CPR. Trends in Anaesthesia and Critical Care. 2016;9:13-9.
27. Matos RI, Watson RS, Nadkarni VM, Huang HH, Berg RA, et al. American Heart Association's Get With The Guidelines: resuscitation (Formerly the National Registry of Cardiopulmonary Resuscitation) Investigators. Duration of cardiopulmonary resuscitation and illness category impact survival and neurologic outcomes for in-hospital pediatric cardiac arrests. Circulation. 2013;127:442-51.
28. Guimaraes HP, Cardoso D, Correa DCT, Caldeira P, Abecassis F. Edição em português do Manual de Suporte Avançado de vida em Pediatria para profissionais de saúde(PALS). 2021 American Heart Association.

APÊNDICE

Para a aplicação da Class of Recommendations (COR) (Quadro A1) e do Level of Evidence (NE) (Quadro A2) as estratégias clínicas, intervenções, tratamentos ou testes de diagnóstico no atendimento ao paciente (atualizado em maio de 2019) devem estar especificadas informações sobre um desfecho clínico melhorado ou melhora da acurácia diagnóstica ou melhora do prognóstico.[1,13]

Quadro A1 Classe (intensidade) da recomendação (CR)

CLASSE 1 (FORTE)	Benefício >>> Risco

Sugestões de frases para a redação de recomendações:
• É recomendado.
• É indicado/útil/eficaz/benéfico.
• Deve ser realizado/administrado/outro.
• Frases de eficácia comparativa:*
  • Recomenda-se/indica-se o tratamento/a estratégia A em vez de o tratamento B.
  • Prefira o tratamento A ao B.	

CLASSE 2a (MODERADA)	**Benefício >> risco**

Sugestões de frases para a redação de recomendações:
• É aconselhável.
• Pode ser útil/eficaz/benéfico.
• Frases de eficácia comparativa:*
  • O tratamento/estratégia A é provavelmente recomendado/indicado em vez de o tratamento B.
  • É aconselhável preferir o tratamento A ao B.	

CLASSE 2b (FRACA)	**Benefício ≥ risco**
Sugestões de frases para a redação de recomendações: • Pode ser aconselhável. • Pode-se considerar. • A utilidade/eficácia é desconhecida/indefinida/incerta ou não muito bem estabelecida.	
CLASSE 3 Nenhum benefício (MODERADO)	**Benefício = risco**
Sugestões de frases para a redação de recomendações: • Não é recomendado. • Não é indicado/útil/eficaz/benéfico. • Não deve ser realizado/administrado/outro.	
CLASSE III Dano (FORTE)	**Risco > benefício**
Sugestões de frases para a redação de recomendações: • Possivelmente prejudicial. • Causa danos. • Associado a morbidade/mortalidade excessivas. • Não deve ser realizado/administrado/outro.	

* Para recomendações de eficácia comparativa (CR I e 2a; somente NE A e B), os estudos que apoiam o uso de verbos comparadores devem envolver comparações diretas dos tratamentos ou estratégias sendo avaliados.
Fonte: Topjian et al., 2020;1 Guimarães, 2020.[13]

Quadro A2 Nível (qualidade) das evidências[8] (NE)

Nível A	
• Evidências de alta qualidade* de mais de um ensaio aleatório controlado (RCT). • Metanálises de ensaios aleatórios controlados de alta qualidade. • Um ou mais ensaios aleatórios controlados, corroborados por estudos de registro de alta qualidade.	
Nível B-R	**Randomizado**
• Evidências de qualidade moderada*(de um ou mais ensaios aleatórios controlados. • Metanálises de ensaios controlados de qualidade moderada.	
Nível B-NR	**Não randomizado**
• Evidências de qualidade moderada* de um ou mais estudos não randomizados, estudos observacionais ou estudos de registro bem elaborados e bem executados. • Metanálises desses tipos de estudos.	
Nível C-LD	**Dados limitados**
• Estudos observacionais ou de registro randomizados ou não, com limitações de método e execução. • Metanálises desses tipos de estudos. • Estudos fisiológicos ou mecanísticos em seres humanos.	
Nível C-EO	**Opinião do especialista**
Consenso de opinião de especialistas com base em experiência clínica.	

* O método de avaliação da qualidade está evoluindo, inclusive a aplicação de ferramentas padronizadas, amplamente utilizadas e preferencialmente validadas para a classificação das evidências; para revisões sistemáticas, a incorporação de um Comitê de Revisão de Evidências.
Observações: a Classe de Recomendação (CR) e o NE (nível de evidência) são determinados de forma independente (qualquer CR pode ser combinada com qualquer NE); uma recomendação com NE C não implica que a recomendação seja fraca. Muitas questões clínicas importantes abordadas nas recomendações não se prestam a ensaios clínicos. Embora não haja ensaios aleatórios controlados disponíveis, pode existir um consenso clínico muito claro de que determinado exame ou tratamento seja útil ou eficaz.
Fonte: Topjian et al., 2020;1 Guimarães, 2020.[13]

CAPÍTULO 3

ASSISTÊNCIA VENTILATÓRIA NO TRANSPORTE NEONATAL E PEDIÁTRICO

João Cesar Lyra
Karina Nascimento Costa
Norma Suely Oliveira

AO FINAL DA LEITURA DESTE CAPÍTULO, O PEDIATRA DEVE ESTAR APTO A:

- Conhecer a assistência ventilatória durante o transporte neonatal e pediátrico.
- Identificar os elementos-chave necessários ao transporte para planejar a estratégia da assistência ventilatória durante o processo.
- Identificar pacientes de risco e avaliar custo e benefício do transporte.
- Indicar, instalar e monitorar a assistência ventilatória durante o transporte neonatal e pediátrico.
- Reconhecer a importância do treinamento sistemático e da educação continuada do time da assistência sobre o transporte neonatal e pediátrico.

INTRODUÇÃO

O transporte de paciente neonatal ou pediátrico é particularmente um momento crítico do cuidado intensivo com risco de ocorrência de piora clínica em ambiente em movimento, com espaço e time restritos, sujeitos a alterações climáticas inesperadas. Essas limitações vêm sendo discutidas e são itens básicos ao planejar as linhas-guias de orientações (*guidelines*) da Medicina do Transporte.

O sistema de transporte neonatal e pediátrico deve ser capaz de instituir suporte avançado de vida desde o local de origem até o local de destino. A decisão de transportar o paciente grave, seja de modo intra ou inter-hospitalar, deve ser baseada na análise entre custo e benefício de risco potencial inerente ao transporte por si só. Esses riscos podem ser minimizados com um planejamento cuidadoso, com o uso apropriado de recursos materiais e com a qualificação do time. As condições que geralmente indicam a transferência do paciente são aquelas em que o paciente necessita de serviço especializado, realização de algum tipo diferenciado de procedimentos ou de exames, importantes para o diagnóstico ou tratamento. No entanto, o transporte pode ser fator único de piora do prognóstico.

Não existe um tipo ideal para todos os pacientes. Considerações especiais devem ser feitas para pacientes neonatais e pediátricos, principalmente em relação a quadros de hipoxemia, hipotermia, instabilidade hemodinâmica, controle de convulsões, manuseio de vias aéreas e parada cardiorrespiratória (PCR).

Durante transporte aéreo, para pacientes pediátricos, deve-se atentar às forças gravitacionais, ao risco de expansão de gases aprisionados e ao controle da pressão mínima no balonete (*cuff*) das cânulas.

São quatro os elementos-chave para planejamento do transporte: comunicação, time, material/equipamentos e tipo de transporte. O sistema ideal é ter uma central de controle ágil em solicitar ou liberar informações, entre as equipes envolvidas, em tempo real, com dados informatizados, formulários próprios devidamente preenchidos, com lista de verificação (*checklist*) com dupla checagem. Atenção especial para adicionar a autorização dos pais ou responsáveis, documento que deve ser mandatório quando possível. Em caso de risco iminente de morte, o médico está autorizado a realizar o transporte sem essa autorização. O Conselho Federal de Medicina definiu o tipo de ambulância necessária em cada transporte, sendo os tipos A e B os mais básicos e os tipos C, D, E e F para transporte de pacientes de alto risco, os com risco iminente de morte, os com necessidade de suporte avançado de vida, descrevendo também a via, se terrestre, aérea ou hidroviária.

Estima-se em 6-12% o risco de piora clínica durante o transporte, e medidas que diminuam essa estimativa devem ser instituídas com o objetivo de guiar a tomada de decisão ao avaliar qual o paciente de maior risco, quais os membros devem compor o time e o tipo de transporte, prevendo pequenos problemas que podem tornar-se incontroláveis. Para avaliar o efeito do transporte na mortalidade, utilizam-se ferramentas de avaliação de risco no transporte, utilizando variáveis fisiológicas, como exemplo: TRAP (*Transport Risk Assesssment in Pediatrics*), o PT3 (*Pediatric Transport Triage*) e o TRIPS (*Transport Risk Index of Physiologic Stability, Version II ou o California Transport Risk Index of Physiologic Stability – Ca-TRIPS*). Essas ferramentas fazem parte da fase de avaliação de risco pré-transporte. O *Pediatric Early Warnings Score* (PEWS), inicialmente usado para identificar pacientes internados com risco de deterioração clínica, tem sido modificado para determinar a gravidade da doença durante o transporte como também orientar o planejamento do transporte utilizando o PT3. Todas essas ferramentas fazem parte do planejamento e da avaliação de risco pré-transporte, inclusive com a possibilidade do uso da telemedicina.

Um nó crítico a ser também considerado é o momento da transferência do cuidado de time para time (*handover, handoff*). Práticas ferramentas, processo detalhado, uso de *checklists* e treinamento constante previnem riscos em potencial, melhoram a comunicação, aumentam a segurança do paciente e a qualidade do serviço.

A composição do time e a monitoração devem ser individualizadas ao tipo de paciente que garantam a manutenção de sua estabilidade fisiológica e devem ser planejados, antes do transporte. Material adequado para a idade; equipamentos portáteis, duráveis, leves e de fácil manuseio (incubadora de transporte, desfibrilador manual, aspirador, aparelho para ventilação pulmonar mecânica – VPM), de manuseio conhecido por todos os membros; baterias com cargas máximas e baterias extras; material para manuseio de vias aéreas, acesso vascular e intraósseo; bombas de infusão; material para drenagem torácica e pericardiocentese; fonte de gases com umidificação e controle de concentrações; medicações direcionadas para os problemas do paciente e necessárias à reanimação cardiopulmonar devem ser constantemente reavaliadas e testadas antes do transporte. Se houver qualquer preocupação na manutenção e permeabilidade das vias aéreas durante o transporte, o paciente deve ser intubado. Especial atenção ao controle e ajustes dos alarmes principalmente em paciente com traqueostomia, pois pode haver desconexão e não ser acionados imediatamente os alarmes, dependendo do tipo de aparelho de VPM. O Quadro 1 lista o material/equipamento mínimos necessários para assistência ventilatória e para reanimação cardiopulmonar (RCP) durante o transporte neonatal e pediátrico.

A literatura sugere que times especializados em transporte neonatal e pediátrico obtenham melhores resultados quando comparados a outros times. Essa superioridade do cuidado, principalmente no manuseio de vias aéreas e na capacitação em intubação traqueal, pode ser devida a ha-

Quadro 1 Material/equipamento mínimos para manuseio de vias aéreas, assistência ventilatória e para reanimação cardiopulmonar durante transporte de paciente neonatal e pediátrico

Cateter nasal para oferta de O_2
Halo ou capuz
Máscara de Venturi
Máscara reinalante parcial – tamanhos infantil e adulto
Máscara não reinalante – tamanhos infantil e adulto
Bolsa-valva-máscara tamanhos neonatal (250 e 500 mL), infantil (750 mL) e adulto (1.200 e 2.400 mL), se possível com manômetro e válvula de PEEP
Cânula nasofaríngea – tamanhos neonatal, infantil e adulto
Cânula orofaríngea – tamanhos neonatal, infantil e adulto
Máscara laríngea – tamanhos neonatal, infantil e adulto
Comitube
Laringoscópios (tipo Miller ou tipo Macintosh ou videolaringoscópio) 00, 0, 1, 2, 3, 4 e 5 (com baterias e lâmpadas para reposição)
Cânulas endotraqueais tamanhos neonatal (a partir de 2,5 de diâmetro), infantil e adulto com e sem balonete (*cuff*)
Micropore e esparadrapo antialérgico
Fio urso ou fita adesiva, dispositivo para fixação de cânula endotraqueal
Detector colorimétrico para CO_2 expirado
SF 0,9g%, água destilada, Ringer lactato
Aspirador portátil
Tubos de O_2 portáteis (2 fixos e 1 portátil com manômetro)
Sondas para aspiração de via aérea
Seringas de 1, 3, 5, 10 e 20 mL
Estetoscópio
Material para cricotireoidostomia e para drenagem torácica
Dispositivos faciais para VNI
Aparelho de VPM
Mesclador de ar comprimido e O_2 para prover FiO_2 de 0,21 a 1,0 com medidores de fluxo e tubos reservas
Monitor multiparâmetros (ECG, FC, FR, $SatO_2$, PAM não invasiva, ondas de pulso, $PETCO_2$ – CO_2 expirado final)
Material para acesso vascular periférico, central e intraósseo
Medicações para sequência rápida de intubação (atropina, midazolam, fentanil, sulfentanil, cetamina, propofol, tiopental, etomidato, bloqueadores neuromusculares despolarizantes e não despolarizantes)
Medicações usados na RCP (adrenalina, amiodarona, lidocaína, gluconato de cálcio)
Desfibrilador manual
Prancha rígida, colares cervicais e talas para imobilização de membros
Equipo para drenagem de pneumotórax

BNM: bloqueadores neuromusculares; ECG: eletrocardiograma; FC: frequência cardíaca; FR: frequência respiratoria; PAM: pressão arterial média; $PETCO_2$: pressão parcial de CO_2; RCP: ressuscitação cardiopulmonar; $SatO_2$: saturação de O_2; SF: soro fisiológico; VNI: ventilação não invasiva; VPM: ventilação pulmonar mecânica.

bilidade especializada já desenvolvida e também à frequente exposição a esse tipo de cenário. Outro grande desafio, além do treinamento das competências necessárias, é a manutenção dessas competências. A simulação tem mostrado, especialmente na medicina de transporte, eficiente técnica de ensino garantindo o alcance desses alvos educacionais, tanto a simulação em ambientes de laboratórios quanto a simulação *in situ*. Essa técnica de ensino permite ambiente seguro, desenvolvimento de habilidades respeitando o tempo exigido por cada pessoa, possibilidade de "n" repetições, sem causar danos aos pacientes.

Momentos de discussão após ocorrência do evento e pontos positivos e de melhoria (*debriefing*) têm sido recomendados após eventos clínicos críticos, principalmente em ambientes de urgência e emergência para treinamento de trabalho em equipe e melhoria na assistência e no ensino, como também maior qualidade do serviço a cada etapa vencida. Muitos profissionais da saúde experimentam reações negativas após episódios de alto nível de estresse, principalmente com crianças, e a literatura já demonstrou o desejo do time de realizar *debriefing* após esses significantes eventos clínicos, apesar de pouco realizado.

A discussão do desempenho do time após cada transporte é uma importante etapa para organização e mapeamento do processo, baseando-se em fatos da vida real, fortalecendo a instituição, o serviço e seus membros.

ASSISTÊNCIA VENTILATÓRIA DURANTE O TRANSPORTE INTRA-HOSPITALAR DO RECÉM-NASCIDO

Uma das indicações mais frequentes de transporte do recém-nascido (RN) é a insuficiência respiratória, portanto garantir a assistência ventilatória adequada durante a transferência é fator determinante do sucesso do transporte, com impacto no prognóstico do paciente. O transporte neonatal pode causar interferências diretas na regulação térmica, na estabilidade metabólica, no equilíbrio hidroeletrolítico e no estado cardiorrespiratório do RN. O planejamento e a sistematização da assistência, com base nos conceitos de melhores práticas, envolvem cuidados básicos que se iniciam na fase de preparo do paciente e devem ser mantidos durante todo o trajeto (Quadro 2).

A indicação do tipo suporte respiratório que será utilizado durante o transporte vai depender de alguns fatores, como: doença de base e condições clínicas antes do transporte; risco de complicações ou deterioração do estado clínico do paciente durante o transporte; disponibilidade de equipamentos e habilidade dos profissionais no manuseio desses equipamentos. O Quadro 3 apresenta as principais opções de suporte respiratório invasivo e não invasivo para o transporte do RN.

Quadro 2 Pré-requisitos gerais para o transporte neonatal – estabilização geral do RN antes e durante o transporte

- Garantir temperatura corporal entre 36,5-37,5 °C:
  - Manter a superfície corporal seca, sem secreções
  - Transporte em incubadora apropriada
  - Envolver o RN em saco plástico
  - Usar touca de lã ou malha tubular
- Manter glicemia entre 50-100 mg% nas primeiras 24 horas de vida e entre 60-100 mg% após as 48 horas de vida
- Manter o RN em jejum, com sonda nasogástrica aberta
- Checar a condição hemodinâmica (observar sinais de boa perfusão)
- Observar a condição respiratória e a permeabilidade das vias aéreas
- Obter acesso vascular e prescrever infusão de fluidos e glicose
- Aferição constante dos sinais vitais
- Monitoração contínua da oxigenação: manter a saturação de oxigênio pré-ductal entre 90-95%
- Vigilância da patência das vias aérea:
  - Avaliar a necessidade de aspiração, reposicionamento da cabeça e pescoço, uso de coxim sob os ombros e travesseiro de gel
  - Observar obstrução da cânula, posicionamento do dispositivo (*prong*) para VNI (ventilação positiva contínua em VA – CPAP ou ventilação positiva com pressão intermitente – NIPPV)
- Checagem constante da permeabilidade do acesso venoso e infusão de fluidos e medicamentos de infusão contínua
- Observação rigorosa do funcionamento adequado dos equipamentos: incubadora, bomba de infusão, monitores, ventiladores, circuitos e cilindros de oxigênio

RN: recém-nascido; VA: via aérea; VNI: ventilação não invasiva.

Quadro 3 Opções para o suporte respiratório durante o transporte do recém-nascido

Suporte respiratório não invasivo	Oxigênio inalatório: • Halo ou capuz • Oxigênio na incubadora • Cânula nasal de baixo fluxo (< 2 L/minuto) • Cânula nasal de alto fluxo (≥ 2 L/minuto) • VNI com pressão positiva contínua em via aérea – CPAP • VNI com pressão positiva nasal intermitente – NIPPV
Suporte respiratório invasivo	• Ventilação pulmonar mecânica convencional • Ventilação de alta frequência

VNI: ventilação não invasiva.

Uso de oxigênio inalatório – indicação/equipamento

- RN com necessidade de concentração de oxigênio até 40% para manter saturação entre 90-95%; clinicamente estável, com respiração regular, gasometria com pH > 7,2; PaO_2 > 50 mmHg e $PaCO_2$ < 50 mmHg.
- O halo ou capuz permite boa titulação da concentração de oxigênio em concentrações baixas e pode ser utilizado.

- O cateter nasal binasal curto de baixo fluxo é acessível, permite manipulação mais fácil do RN e fornece concentração de oxigênio de forma mais constante.

Observação: a nebulização em incubadora não é indicada, devido à grande variabilidade da concentração oferecida.

VNI com CPAP ou NIPPV – indicação/equipamento

- RN com necessidade de suporte pressórico (exceto os casos de indicação de intubação orotraqueal – IOT), desde que o paciente esteja estável no CPAP/NIPPV pelo menos 30 minutos antes do transporte, com os parâmetros: $FiO_2 \leq 0,4$ e pressão ≤ 6 cmH_2O.
- Utiliza-se de preferência no aparelho de VPM, e deve-se ter atenção especial para a adaptação e fixação do dispositivo necessário para esse tipo de VNI (*prong*).
- Em relação ao transporte com cânula de alto fluxo, pode ser uma opção, embora haja poucos estudos relatando sucesso no transporte com esse aparato.

Observação: sugere-se a administração de cafeína, antes do transporte, nos casos de risco de apneia conforme protocolo institucional.

TRANSPORTE NEONATAL COM SUPORTE RESPIRATÓRIO INVASIVO

Indicação/equipamento

São indicações de IOT e suporte respiratório invasivo (segundo o Programa de Reanimação Neonatal da Sociedade Brasileira de Pediatria):

- Risco de obstrução de vias aéreas.
- Respiração irregular ou superficial.
- Presença de apneias nas últimas 12 horas.
- Necessidade de concentração de $O_2 > 40\%$ para manter a saturação entre 90-95%.
- $PaCO_2 > 50$ mmHg.
- Peso < 1.000 g, com risco de fadiga muscular.

Nos casos indicados de suporte respiratório invasivo, deve-se utilizar os aparelhos eletrônicos de VPM, por permitirem melhor controle e estabilidade dos parâmetros a serem utilizados. A peça manual em T pode ser utilizada se não houver disponibilidade do aparelho eletrônico; possui a vantagem de requerer apenas fluxo de gás para seu funcionamento.

Observação: o balão autoinflável, com tamanho adequado para o RN, deve estar sempre disponível para o caso de falhas nos equipamentos.

Recomendações para o transporte do RN em ventilação invasiva

Os gases devem ser aquecidos e umidificados, e sugere-se a utilização de filtro umidificador condensador higroscópico neonatal.

A concentração de oxigênio e os parâmetros ventilatórios deverão ser ajustados à demanda individual do paciente, dependentes da doença de base, dos sinais vitais e $SatO_2$. Deve-se evitar tanto a hipo quanto a hiperóxia como a hipo e a hiperventilação.

Observação: nos casos de via aérea difícil ou impossibilidade de IOT, a máscara laríngea pode ser considerada uma alternativa para manutenção da via aérea do RN durante o transporte. Algumas séries de casos publicadas relatam sucesso em > 34 semanas e com peso > 2.000 g.

SITUAÇÕES ESPECIAIS

Surfactante para prematuro com síndrome do desconforto respiratório

Recomenda-se a administração antes do transporte, ainda no hospital de origem. O surfactante deve ser preferencialmente administrado pela cânula traqueal, mantendo o paciente intubado para o transporte. Essa conduta pode possibilitar a redução das concentrações de O_2 e dos parâmetros ventilatórios durante o translado.

Pneumotórax

Não é recomendado o transporte do RN com pneumotórax. A punção de alívio pode ser feita para rápida recuperação do paciente, porém a drenagem torácica adequada deverá ser realizada antes do início do transporte. Está contraindicado o transporte do paciente com agulha ou escalpe de punção no espaço intercostal. Em casos de extravasamento de ar laminar, com paciente clinicamente estável e sem oscilações na oxigenação, o transporte poderá ser realizado sem a necessidade de punção ou drenagem.

TRANSPORTE DO RECÉM-NASCIDO PRÉ-TERMO

O transporte do recém-nascido pré-termo (RNPT), especialmente os menores de 34 semanas, requer, além dos cuidados já citados, especial atenção em relação ao conforto e estabilidade do paciente durante o transporte. Além da imaturidade do sistema nervoso central, a dificuldade de autorregulação autonômica e a instabilidade fisiológica, típicas dessa faixa de idade, as respostas adaptativas ao estresse só ocorrem após 32 a 34 semanas de idade gestacional.

A vibração do veículo em movimento e a ação de forças cinéticas são eventos potencialmente causadores de estresse, que, agindo sobre o organismo do RNPT, pode causar, entre outros, taquicardia, leucocitose e flutuações do fluxo sanguíneo cerebral. Vários estudos mostram o aumento das taxas de mortalidade e a associação com lesão cerebral como consequência do transporte. Embora de difícil relação causal, é relatado um potencial risco para hemorragia peri e intraventricular durante e após o transporte.

Diante disso, visando reduzir os riscos relacionados ao transporte do RNPT, faz-se necessária uma maior sofistica-

ção tecnológica dos equipamentos, incluindo incubadoras, aparelhos de ventilação pulmonar e monitores. Além disso, o treinamento especializado da equipe envolvida constitui elemento essencial para o sucesso do transporte neonatal de alto risco.

ASSISTÊNCIA VENTILATÓRIA DURANTE O TRANSPORTE PEDIÁTRICO

O transporte de pacientes pediátricos em estado crítico é procedimento rotineiro. E o suporte respiratório é uma preocupação primária na quase totalidade dos casos. Portanto, a equipe de transporte deve ter habilidade em estabelecer e manter a via aérea da criança e/ou adolescente, com adequado posicionamento da região cervical, ventilação com bolsa-válvula-máscara e intubação endotraqueal (IOT). Associado a isso, deve-se ter conhecimento sobre a farmacodinâmica e a farmacocinética dos medicamentos utilizados na sequência rápida de intubação (SRI): opioides, sedativos/hipnóticos e BNM.

Uso de oxigênio inalatório

Oxigênio suplementar em baixas concentrações ($FiO_2 \leq 0{,}4$) pode ser necessário para pacientes sem doença grave e que não apresentem sinais de angústia respiratória, sendo capazes de manter perfusão cerebral/sistêmica e a VA patente. Nesses tipos de pacientes pode ser utilizado o cateter nasal (baixo fluxo), máscara simples ou de Venturi.

A cânula nasal de alto fluxo (CNAF) tem surgido como um suporte promissor na oferta de oxigênio durante o transporte pediátrico, sendo possível que essa conduta possibilite a diminuição do número de crianças transportadas em ventilação invasiva.

Medidas para estabilização de VA e ventilação/oxigenação para o transporte pediátrico

- Via aérea: proteção de vias aéreas em caso de Glasgow < 10, agitação, danos estruturais da face e pescoço, estridor ou necessidade de sedação e analgesia.
- Oxigenação: administração sistemática de oxigênio para manter $SatO_2$ 94-99%.

Ventilação

- VNI: indicada para casos de dificuldade respiratória moderada, nos pacientes que conseguem manter níveis séricos satisfatórios de gases sanguíneos e boa tolerância ao sistema. Sugestões de parâmetros: PIP máxima: 18 cmH_2O, EPAP: 5-8 cmH_2O e pressão no CPAP: 5-10 cm H_2O. Atenção: em caso de dúvida, por menor que seja, indicam-se IOT e VPM.
- Ventilação pulmonar mecânica é indicada se: necessidade de $FiO_2 > 0{,}4$ para manter $SatO_2 > 95\%$; $PaCO_2 > 45$ mmHg em presença de trabalho respiratório importante com pouca resposta a broncodilatadores. Se possível, deve-se programar o uso da menor pressão média de vias aéreas possível para otimizar a ventilação/oxigenação. Estar sempre preparado para manejo de via aérea difícil.

Observação: realizar drenagem torácica em casos de pneumotórax, independente da extensão.

Para a assistência ventilatória no transporte do paciente pediátrico, alguns aspectos são importantes em todas as fases (preparatória, de transferência e de estabilização pós-transferência).

CONDUTA DO TIME NAS FASES DO TRANSPORTE

Fase preparatória

- A maioria dos eventos adversos que podem ocorrer durante ou logo após o transporte podem ser evitados ou potencialmente mitigada através do uso de *double-checks* e *checklist*.
- Adequação de acessos venosos, sedação e analgesia, IOT e, se necessário, a imobilização da criança.
- Confirmar a estabilidade do paciente antes da partida (atenção aos procedimentos que devem ser executados antes do transporte sempre que houver instabilidade clínica de um sistema orgânico como IOT, acesso venoso central, drenagens de cavidades, sondagem gástrica e vesical ou imobilização de membros instáveis e/ou fraturados).
- Registrar sinais vitais e exame neurológico antes da saída.
- Anotar números de fixação labial da cânula endotraqueal, medir e marcar cateter venoso central, sondas e drenos e registrar os dados na folha de transporte.
- Jejum ou esvaziamento gástrico, preferencialmente de 9 horas (passar sonda nasogástrica – SNG para prevenção de vômitos com broncoaspiração) e/ou SNG aberta.
- Sedação e analgesia para os pacientes graves que ofereçam riscos de agitação durante o transporte, evitando ao máximo uso de BNM.
- A movimentação da criança da maca de transporte deve ser sempre em bloco com todos os equipamentos/conexões e profissionais, tomando-se os devidos cuidados para não ocorrer extubação acidental, perda de acessos venosos, queda de torpedos etc.
- Ligar o aparelho de VPM de transporte por pelo menos 15-30 minutos antes de mobilizar a criança, testando com o uso do modo e parâmetros ventilatórios nos quais a criança foi estabilizada.
- Quando possível, fisioterapia respiratória até 2 horas antes da saída (higiene brônquica).
- Garantir a permeabilidade de vias aéreas quando indicado (cânulas orofaríngea ou nasofaríngea).
- Intubar antes da remoção os pacientes instáveis, com risco de desenvolver insuficiência cardiocirculatória durante o transporte. No transporte da criança em VM com TOT, preferir o tubo traqueal com *cuff*. Em estudo retrospectivo que envolveu 213 crianças transportadas com TOT, das 55 crianças transportadas com TOT sem balonete,

24 (43,6%) necessitaram de troca urgente dos tubos por ventilação ineficaz.

- Avaliação gasométrica pré-transporte, se houver insuficiência respiratória e/ou cardiovascular.
- Avaliação radiológica (avaliar parênquima pulmonar; posicionamento da cânula endotraqueal, área cardíaca, posicionamento de cateteres venosos, sondas enterais e drenos).
- Certificar-se da boa fixação da cânula endotraqueal (preferência para intubação nasotraqueal) e/ou da permeabilidade de vias aéreas (conferir, a curtos intervalos, a fixação labial).
- Verificar o funcionamento das válvulas das bolsas autoinfláveis (atenção aos colabamentos).
- Determinar o fluxo e o método da administração de O_2 para determinar a necessidade durante o transporte (prever margem de segurança de pelo menos 25% a mais).
- Providenciar e testar aspirador (incidência de até 42% de obstrução da cânula endotraqueal).
- Ajustar parâmetros da VPM seguindo o que foi adequado para o paciente .
- Determinar o melhor segmento corpóreo para fixação do oxímetro para o bom funcionamento da captação do sinal, preferindo o sensor nasal em pacientes em choque, ictéricos e hipotérmicos.
- Atenção e prontidão para drenagem de tórax de urgência em face do pneumotórax (oscilações de fluxo são frequentes durante o transporte de pacientes intubados).

Fase de transferência

- Cuidados respiratórios ao paciente durante o transporte.
- Assegurar a fixação da cânula endotraqueal, estar atento para risco de tração, além de observar rigorosamente cateteres, sondas e drenos.
- Indicar a velocidade e a movimentação da maca ou da incubadora durante o transporte até chegar ao destino. Deve-se evitar correrias com esses equipamentos.
- Na viatura, o médico deve manter posição frontal, com o paciente com visualização deste e de toda a monitoração.
- Deve-se intervir sempre que houver agitação da criança (realizar sedação e/ou analgesia, quando indicado).
- Se houver queda da $SatO_2$: realizar a mnemônica DOPE (verificar deslocamento de cânula, obstrução de cânula, ocorrência de pneumotórax e falha no equipamento, revendo coeções e parâmetros).
- Verificar sinais vitais, fixação da cânula endotraqueal, posicionamento de cateteres, sondas e drenos antes da saída do veículo de transporte.
- Deve ser administrado oxigênio suplementar a qualquer paciente que tenha sido extubado recentemente.
- Ventiladores de transporte mecânico fornecem ventilação mais segura do que ventilação manual em pacientes intubados.
- Em pacientes que necessitam de PEEP elevada, o tubo endotraqueal deve ser clampeado antes da desconexão de outros dispositivos.

Fase de estabilização pós-transferência

Verificar e anotar condições clínicas da criança, fixação da cânula endotraqueal, posicionamento de cateteres, sondas e drenos na chegada ao destino, durante a transferência do cuidado para a equipe receptora.

VENTILAÇÃO NÃO INVASIVA DURANTE O TRANSPORTE PEDIÁTRICO

Na tentativa de evitar os riscos associados à IOT e à VPM, a opção segura de VNI tem sido utilizada cada vez mais na população pediátrica, sendo necessário indicar com base em alguns critérios.

Indicações de ventilação não invasiva no transporte pediátrico

- Insuficiência respiratória tipo I (hipoxêmica) com relação $SatO_2/FiO_2 < 240$ ou com dispneia moderada.
- Insuficiência respiratória tipo II: dispneia moderada após o tratamento inicial (incluindo cânula nasal de alto fluxo – CNAF), dispneia grave, apneias sintomáticas (pacientes hipoxêmicos e bradicárdicos).

Contraindicações específicas para ventilação não invasiva no transporte pediátrico

- Paciente sem resposta satisfatória em uso de VNI por 15-30 minutos antes da chegada da equipe de transporte.
- Paciente com manejo inadequado de secreções.
- Pacientes com suspeita de síndrome do desconforto respiratório agudo (SDRA) que mantenham uma $SatO_2/FiO_2 < 150$ por período ≥ 30 minutos.
- Paciente que requer parâmetros: IPAP > 18 cmH_2O/EPAP > 8 cmH_2O e $FiO_2 > 0{,}60$, ou CPAP com pressão > 10 cmH_2O.
- Obstrução das vias aéreas superiores (laringite, corpo estranho).
- Paciente que não é colaborativo ou demonstrando assincronia ao sistema em uso, apesar da sedação.

Preparo do paciente para ventilação não invasiva

- Definir os parâmetros iniciais da VNI.
- Ajustar a interface (com oxigênio conectado para evitar hipoxemia).
- Conectar o circuito, ajustar a interface de acordo com vazamentos e otimizar o conforto.
- Modificar os parâmetros, se necessário, para diminuir o trabalho respiratório ou assincronia do paciente.
- Considerar sonda nasogástrica para evitar distensão gástrica e aspirar conteúdo do estômago se a última dieta tiver sido feita há menos de 2 horas, suporte respiratório alto (IPAP > 16 cmH_2O), doença neurológica ou muscular ou tempo de transporte previsto > 2 horas.

CONCLUSÃO

Historicamente, a incorporação de novas terapias e estratégias no ambiente de transporte, apesar do custo e das dificuldades logísticas, vem providenciando possibilidades de diagnóstico e tratamento para neonatos e crianças, de modo crescente na oferta desse tipo de serviço, aumentando a chance de sobrevivência com qualidade. Contudo, a segurança e os desfechos positivos dependem da experiência e habilidades dos membros do time e da eficácia do sistema operacional, do planejamento criterioso e da constante reavaliação de todo o processo.

Sendo o suporte respiratório uma etapa primordial para obtenção de sucesso durante o transporte tanto de neonatos quanto de crianças maiores, especial detalhamento deve ser conduzido ao avaliar o custo-benefício da indicação ou não, para pacientes com necessidade de assistência ventilatória nessa faixa etária. Importante ressaltar o treinamento sistemático do time e a reavaliação contínua dos processos sempre visando à qualidade e à segurança.

BIBLIOGRAFIA

1. Brennan G, Colontuono J, Carlos C. Neonatal respiratory support on transport. Neoreviews. 2019 Apr;20(4):e202-e212.
2. Ferreira PSB. Transporte de crianças e adolescentes: transporte de paciente de alto risco. In: Carvalho WB, Hirscheimer PR, Matsumoto T. Terapia intensiva pediátrica. 3.ed. São Paulo: Atheneu; 2006. Cap.5 – 5.1.
3. Goswami I, Redpath S, Langlois RG, Green JR, Lee KS, Whyte HEA. Whole-body vibration in neonatal transport: a review of current knowledge and future research challenges. Early Hum Dev. 2020 Jul;146:105051.
4. Guinsburg R. Transporte de recém-nascido de alto risco: transporte de paciente de alto risco. In: Carvalho WB, Hirscheimer PR, Matsumoto T. Terapia intensiva pediátrica. 3.ed. São Paulo: Atheneu; 2006. Cap.5 – 5.2.
5. Haydar B, Baetzel A, Elliot A, MacEachern M Adverse Events During Intrahospital Transport of Critically Ill Children: A Systematic Review Anesth Analg. 2020 Oct;131(4):1135-45.
6. Jani P, Luig M, Wall M, Berry A. Transport of very preterm infants with respiratory distress syndrome using nasal continuous positive airway pressure. J Neonatal Perinatal Med. 2014;7(3):165-72.
7. Kleinman ME, Donoghue AJ, Orr RA, Kisson NT. Stabilization and transport. In: Nichols DG, Shaffner DH (eds.). Rogers' textbook of pediatric intensive care. 5.ed. Philadelphia: Wolters Kluwer; 2016. Chapter 26. p.348-59.
8. Marba STM, Caldas JPS, Nader PJH, Ramos JRM, Machado MGP, Almeida MFB, et al. Transporte do recém-nascido de alto risco: diretrizes da Sociedade Brasileira de Pediatria. 2.ed. Rio de Janeiro: SBP; 2017.
9. Millán N, Alejandre C, Martinez-Planas, Caritg J, Esteban E, Pons-Òdena M. Noninvasive respiratory support during pediatric ground transport: implementation of a safe and feasible procedure. Respir Care. 2017;62(5):558-65.
10. Navega ACB. Transporte do paciente crítico. In: Silva SAA, Gomes FMS, Sampaio MG. Pronto-Socorro. 4.ed. Santana do Parnaíba: Manole, 2023.
11. Pearson TE, Frizzola MA, Khine HN. Uncuffed Endotracheal Tubes: Not Appropriate for Pediatric. Critical Care Transport Air Med J. 2019 Jan-Feb;38(1):51-4.
12. Schlapbach LJ, Schaefer J, Brady AM, Mayfield S, Schibler A. High-flow nasal cannula (HFNC) support in interhospitalar transport of critical ill children. Intensive Care Med. 2014;40:592-9.
13. Steffen KM, Noje C, Costabile PM, Henderson E, Hunt EA, Klein BL, et al. Pediatric Transport Triage: Development and Assessment of an Objective Tool to Guide Transport Planning. Pediatr Emerg Care. 2020 May;36(5):240-7.
14. Twigg S. Clinical event debriefing: a review of approaches and objectives. Curr Opin Pediatr. 2020 Jun;32(3):337-42.
15. Warren J, Fromm RE, Orr RA, Leo RC, Horst HM. American College of Critical Care Medicine: guidelines for the inter and intrahospital transport of critically ill patients. Crit Care Med. 2004;32:256-62.

CAPÍTULO 4

POLITRAUMATIZADO

Arnaldo Prata Barbosa
José Carlos Pereira Currais
Pedro Henrique Nunes Costa Silami

AO FINAL DA LEITURA DESTE CAPÍTULO, O PEDIATRA DEVE ESTAR APTO A:

- Reunir informações acuradas e essenciais sobre o paciente vítima de trauma e o mecanismo de trauma envolvido.
- Realizar exame físico completo, acurado e apropriado seguindo os passos da avaliação primária do paciente politraumatizado.
- Realizar o diagnóstico diferencial e tomar decisões diagnósticas informadas, classificando o paciente de acordo com sua gravidade.
- Abordar os traumas abdominal, musculoesquelético, torácico e geniturinário de forma inicial.
- Reconhecer a necessidade de encaminhamento a outro especialista e fazê-lo quando necessário.

INTRODUÇÃO

Considera-se politraumatizado o paciente que apresenta um conjunto de lesões que podem ser produzidas por agentes diversos (mecânico, térmico, elétrico, químico, irradiação) de forma acidental, comprometendo um ou mais órgãos de forma grave, com grande possibilidade de falência respiratória e/ou hemodinâmica. Sua incidência tem aumentado continuamente, diante do crescimento da população e a exposição ao risco, que se intensificou com a evolução tecnológica (aumento no número e na potência dos veículos, armas de fogo de grande poder de impacto etc.). As lesões por causas externas, categoria na qual se insere o politraumatizado, é hoje a principal causa de morte na faixa de 1-37 anos de idade.

O manejo de pacientes politraumatizados é um grande desafio por se tratar de um conjunto de atitudes complexas que requer conhecimento, bom senso, rapidez, habilidade e liderança. São os fatos e ações correlatas no início do atendimento que frequentemente determinam seu prognóstico.

ATENDIMENTO PRÉ-HOSPITALAR

O atendimento pré-hospitalar idealmente deve ser realizado por uma equipe multidisciplinar adequadamente preparada para esse tipo de ocorrência. Ao se avaliar o acontecido na cena do acidente, podem-se identificar de imediato possíveis lesões e tomar condutas de acordo. Os principais mecanismos de trauma são ferimentos e contusões causados por veículos motorizados (tanto colisão como atropelamento), quedas, agressão física, arma de fogo, arma branca, ataque de animais, soterramento e explosões (Quadro 1). A presença de qualquer dos seguintes fatos na história clínica deve levar a suspeita de lesão traumática significante (mecanismos de alta energia):

A. Queda de mais de 1 m de altura.
B. Acidente com fatalidades.
C. Acidente com veículo a motor: > 60 km/h (colisão com cinto), > 40 km/h (colisão sem cinto), > 30 km/h (motocicleta) e > 10 km/h (atropelamento).
D. Fraturas em mais de uma extremidade.
E. Lesão em mais de um sistema.

A equipe que providencia atendimento pré-hospitalar deve reconhecer lesões que poderiam causar risco de vida imediato e ser treinada para promover um rápido restabelecimento cardiorrespiratório (pronta imobilização de coluna cervical, restabelecimento das vias aéreas, oxigenação, perfusão, estabilização do quadro) e translado para centro terciário de atendimento médico. Com isso, melhora-se (e muito) a chance de sobrevivência do paciente. Por ser o tempo essencial nesses casos, a primeira hora após o trauma é a "hora de ouro", em que todos os esforços devem ser concentrados para que o paciente alcance os cuidados definitivos. Todavia, nenhum estudo objetivo foi realizado a fim de comparar atitudes como "retirar-se rapidamente" (*load and*

Quadro 1 Mecanismos do trauma e possíveis lesões

Mecanismo	Lesões associadas
Colisão de automóvel	
Para-brisa quebrado	Lesão fechada do crânio, fraturas de face, crânio e coluna cervical
Volante quebrado	Lesões do tórax por desaceleração, inclusive contusão miocárdica, ruptura de aorta, contusão pulmonar, fratura de esterno, tórax instável, hemopneumotórax
	Lesão do andar superior do abdome, lesão hepática, esplênica, ruptura diafragmática, lesão pancreático-duodenal
Joelhos contra o painel	Deslocamento de bacia, fratura de bacia ou fêmur, fratura de acetábulo
Cinto de segurança impróprio	Fratura de coluna lombar, perfuração de vísceras
Restrição por cinto de 3 pontos	Fratura de costelas, clavícula, esterno; contusão pulmonar. Em crianças, há risco aumentado de lesões intra-abdominais, principalmente jejuno, podendo haver de fígado, baço, rins, ureteres e bexiga
"Capotagem" com parte do corpo presa sob o veículo	Lesão por esmagamento, fraturas severas em pelve e extremidades inferiores, síndrome por compartimento
Colisão na traseira do veículo	Lesão por hiperextensão da coluna cervical, inclusive fraturas e síndrome do cordão central
Quedas	
Posição supina	Grande potencial para lesões axiais e apendiculares do esqueleto
	Trombose da artéria renal por lesão da íntima (potencialmente bilateral)
Posição prona	Lesão por desaceleração do tórax e lesão abdominal
Contusão craniana	Lesão fechada de crânio e coluna cervical
Posição de pé	Fraturas de calcâneos, coluna toracolombar, processo espinhoso, pelve; fratura cominutiva severa de tíbia e fêmur
Atropelamento	
Baixa velocidade (adulto)	Fratura de platô tibial, lesão dos ligamentos do joelho
Baixa velocidade (criança)	Lesão torácica e/ou abdominal, trauma fechado de crânio
Alta velocidade	Lesão multissistêmica de alta gravidade
Lesões perfurantes seletivas	
Periorbital	Penetração intracraniana, fístula de seio carotídeo-cavernoso
Face anterior do pescoço	Hematoma retrofaríngeo com potencial de obstrução de via aérea superior, lesão esofágica
Região anterior do tórax	Lesão cardíaca ou de grandes vasos da base
Nádegas	Lesão retal, penetração em cavidade peritoneal
Lesão por arma de fogo	Lesão distante do orifício de entrada

(continua)

Quadro 1 Mecanismos do trauma e possíveis lesões (*continuação*)

Mecanismo	Lesões associadas
Outros tipos	
Estrangulamento	Esmagamento de laringe, fratura do hioide, lesão da íntima da carotídea
Trauma localizado em epigástrio ou quadrante superior de abdome	Hematoma intramural duodenal, trauma de víscera maciça
Paciente queimado	Asfixia traumática

go) ou "permanecer no local e estabilizar o paciente" (*stay and play*). Alguns profissionais poderiam até argumentar que, pela proximidade com o hospital, o tempo dedicado a cuidados com o paciente seria maior que o gasto com o transporte. A assistência sempre começa no local do acidente, sendo válido ressaltar o bom senso.

O tempo despendido no local deve ser dedicado à manutenção da permeabilidade das vias aéreas e não às várias tentativas de estabelecer acesso venoso. O manuseio deve ser padronizado e sistemático no intuito de rapidez na avaliação e resolução. Vários padrões de avaliação foram elaborados a fim de auxiliar na triagem pré-hospitalar e comparar os resultados entre instituições (Tabela 1 e Quadro 2). Apesar de ainda não ter sido evidenciada qualquer superioridade de um modelo sobre o outro, a utilização de um método de assistência sistematizada contribui para o reconhecimento da gravidade do trauma, diminuindo a imprecisão e a subjetividade da avaliação clínica. Na Figura 1 é apresentado um algoritmo de triagem no local do acidente que utiliza esses conceitos.

Como a principal causa de parada cardiorrespiratória no trauma pediátrico é a hipóxia por não restabelecimento das vias aéreas (a exsanguinação não é tão comum quanto nos adultos) e sendo o mecanismo contuso o mais comum, a avaliação primária desses pacientes permanece obedecendo à sequência ABCDE.

Tabela 1 *Revised trauma score* (RTS)

Pressão sistólica (mmHg)	Frequência respiratória (irpm)	Escala de coma de Glasgow	Pontuação
> 89	10-29	13-15	4
76-89	> 29	9-12	3
50-75	6-9	6-8	2
1-49	1-5	4-5	1
0	0	3	0

No uso para triagem no local do trauma, o paciente com pontuação de 12 pode aguardar atendimento, 11 é urgente, e 3-10 atendimento imediato. Pacientes com RTS < 3 são declarados mortos ou com muito pouca chance de sobrevivência. No uso intra-hospitalar, pode ser usada a equação RTS = (0,9368 x ECG) + (0,7326 x PAS) + (0,2908 x FR), que pode variar entre 0-7,8408.

Quadro 2 *Pediatric trauma score* (PTS)

Peso (kg)	Pressão sistólica (mmHg)	Vias aéreas	Sistema nervoso central	Ferimento aberto	Aparelho esquelético	Pontuação
> 20	> 90	Pérvias	Acordado	Nenhum	Nenhum	+2
10-20	50-90	Sustentável	Obnubilado	Pequena proporção	Fratura fechada	+1
< 10	< 50	Não sustentável	Coma	Grande proporção ou penetrante	Fratura exposta ou múltipla	–1

A pontuação mínima é de –6 e a pontuação máxima é de +12. Existe uma relação linear entre a diminuição do PTS e o risco de mortalidade.

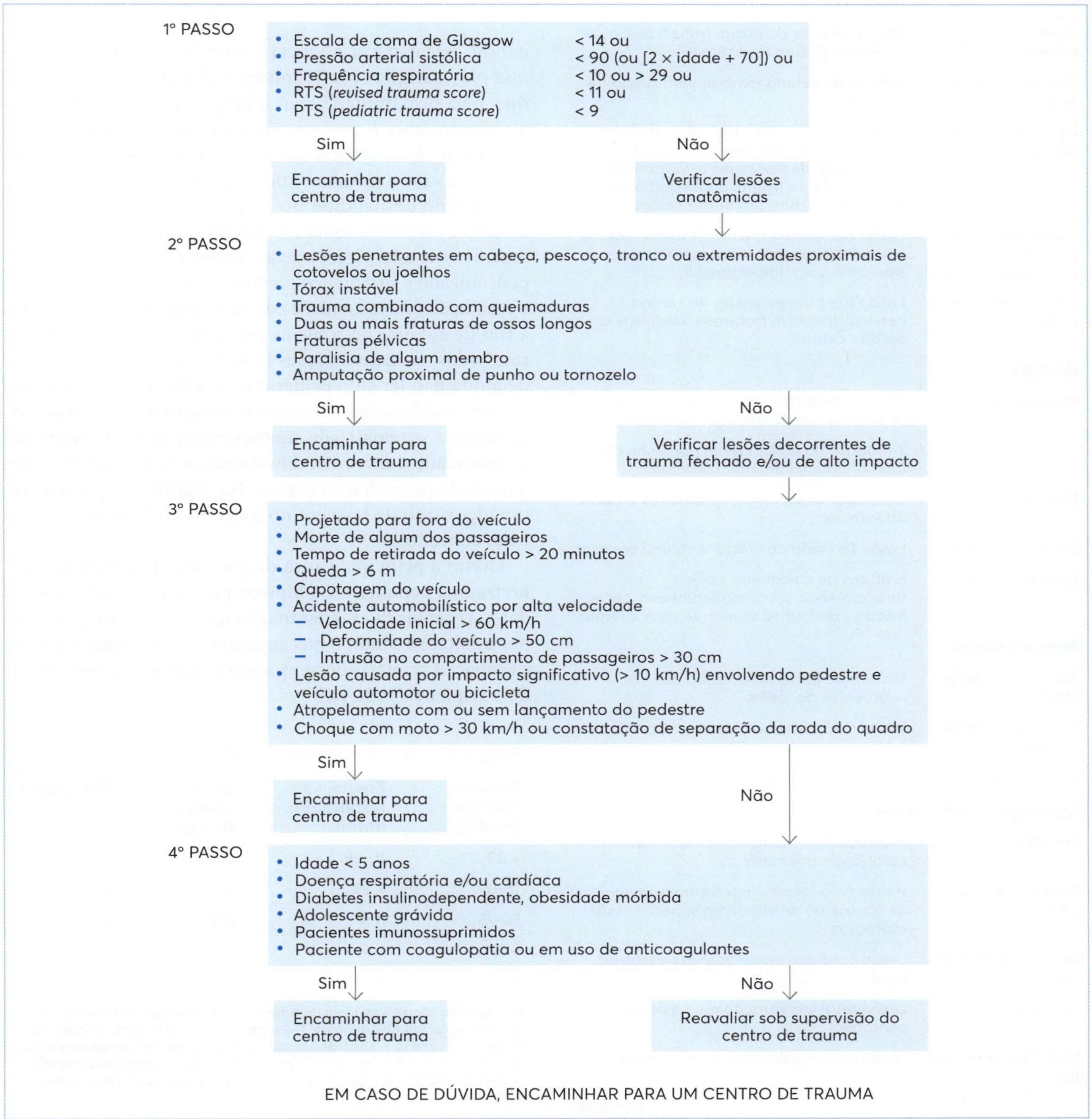

Figura 1 Algoritmo de triagem no local do acidente.

ATENDIMENTO INICIAL

Manter as vias aéreas pérvias, com estabilização da coluna cervical

Deve-se manter o paciente em decúbito dorsal horizontal sobre uma superfície rígida com a cabeça fixa e neutra com auxílio de um segundo reanimador. A colocação de coxins de cerca de 2 cm sob os ombros e dorso poderá ser necessária em lactentes e pré-escolares. O colar cervical deve ser colocado logo após o estabelecimento da permeabilidade das vias aéreas e permanecer até se caracterizar radiológica e clinicamente o não comprometimento da coluna cervical. O colar, por si só, não imobiliza totalmente o pescoço, sendo necessário colocar calços lateralmente e fixar a cabeça com bandagem ou velcro. Observar o grau de lucidez, agitação, torpor, cornagem, esforço e dificuldade para respirar. Visualizar a orofaringe para remover corpos estranhos, restos alimentares, fragmentos de dentes ou prótese dentária. Em seguida, aspirar secreções e sangue com tubo rígido, examinando feridas em língua, palato, gengivas e demais partes da boca. Prestar atenção quanto a ruídos como roncos, estridor ou disfonia. Identificar queda de língua (realizar elevação cuidadosa do mento ou tração de mandíbula) e se há fraturas de mandíbula, maxilar superior ou terço médio de face (fraturas de Le Fort). Se o paciente está lúcido, sem sinais de desconforto respiratório, sem lesões visíveis de boca ou seu conteúdo, pode-se fornecer oxigênio suplementar por máscara com reservatório (máscara de reinalação parcial ou não reinalante).

Em pacientes inconscientes, o uso de cânula de orofaringe (de Guedel) está indicado quando estes se apresentam com *drive* respiratório sustentável, sem o reflexo do vômito (mede-se a distância entre o canto do lábio inferior até o ângulo da mandíbula, resultando em alinhamento com a abertura glótica). Na criança maior de 8 anos, deve ser inserida com a ponta voltada para o palato mole e, à medida que for introduzida, realiza-se rotação de 180 graus para se ajustar à base da língua. Na criança menor, sua inserção deve ser realizada na posição final para não lesar o palato e/ou causar fratura dos dentes de leite. Quando o reflexo de vômito encontra-se intacto, a melhor opção para manutenção da permeabilidade da via aérea é a cânula nasofaríngea (a que melhor se ajusta ao diâmetro da fossa nasal ou quinto quirodáctilo), desde que não haja suspeita de fratura de face e/ou base de crânio (presença de otorreia ou rinorreia liquórica e equimoses ao redor dos olhos e orelhas – sinal de Battle). Mede-se a profundidade de inserção da cânula nasofaríngea tomando como base a distância entre a aleta nasal e o *tragus* ispsilateral.

Nos pacientes obnubilados, a intubação precoce se mostrou mais vantajosa (menos exposição à hipóxia), preferencialmente orotraqueal sob sedação (indução rápida) utilizando tubo com balonete. A compressão da cartilagem cricoide (manobra de Sellick) por outro reanimador, a fim de evitar refluxo do conteúdo gástrico durante o procedimento, não é mais recomendada rotineiramente por poder dificultar a ventilação com máscara e a intubação. A via nasotraqueal, apesar da vantagem de não se manipular cabeça ou pescoço, é associada a aumentos abruptos da pressão intracraniana. Além disso, exige-se que o paciente não se encontre em apneia ou agitado, sendo formalmente contraindicada em suspeita de fratura de base de crânio e/ou terço médio de face. Atualmente, após avaliação, preparo e posicionamento, aspiração e pré-oxigenação (oferecer O_2 a 100% por balão/valva/máscara), utilizam-se, na sequência rápida para intubação, potente analgésico (p. ex., fentanil), sedativo (hipnóticos como midazolam, propofol, etomidato ou cetamina – indicado no paciente hipotenso sem traumatismo craniano) e relaxante muscular não despolarizante (rocurônio, vecurônio ou cisatracúrio). Apesar de facilitar a intubação, algumas drogas podem aumentar a pressão intracraniana ou causar hipotensão, tornando sua escolha extremamente cautelosa. O uso da succinilcolina deve ser evitado na presença de fraturas múltiplas de ossos longos, traumas com lesão por esmagamento e na presença de traumatismo cranioencefálico (TCE), pois eleva a pressão intracraniana.

A sequência rápida para intubação pode ser contraindicada quando se esperam dificuldades no procedimento, como em pacientes com trauma de face ou laringe e fratura maxilar ou mandibular. O uso de máscara laríngea vem sendo encorajado em situações em que não se consegue sucesso nas tentativas de intubação traqueal e, no atendimento pré-hospitalar, aos paramédicos não habituados a esse procedimento.

Raramente, outra opção de via aérea em casos de insucesso é a realização de cricotireoidotomia percutânea por meio de punção da membrana cricoide com cateter sobre agulha de grosso calibre (14 G). A maneira mais adequada de prover ventilação por esse sistema é conectando-se o cateter tipo Jelco® a uma seringa de 3 mL sem o êmbolo e esta a uma peça conectora de um tubo traqueal n. 7. Procede-se então à ventilação com bolsa conectada a fonte de oxigênio a 100%. Esse sistema é capaz de fornecer oxigenação adequada em circunstâncias extremas, porém acarretando retenção de CO_2, devendo ser providenciada uma solução definitiva (traqueostomia) o quanto antes.

Respiração (oxigenação e ventilação)

O objetivo é restaurar ou manter uma ventilação normal e uma boa oxigenação por meio de balão/valva/máscara, tubo intratraqueal ou cânula de traqueostomia, ou prótese respiratória. Deve-se atentar para complicações potenciais, como obstrução da via aérea artificial, pneumotórax, hemotórax, ferimento torácico aberto ou tórax instável, tomando as medidas de acordo. Todo paciente com via aérea artificial que piora subitamente deve levantar a suspeita de DOPE: D = deslocamento do tubo (extubação ou intubação seletiva); O = obstrução do tubo; P = pneumotórax hipertensivo ou E = falha do equipamento.

Sinais como batimento de asa do nariz, tiragem intercostal/fúrcula/subdiafragmática, desvio de traqueia, enfisema subcutâneo, ingurgitamento das veias cervicais, hipotensão arterial ou deterioração da oxigenação devem ser valoriza-

dos e exigem condutas emergenciais (desobstrução da via aérea, toracocentese por agulha ou até drenagem torácica em selo d'água). O tórax da criança é mais elástico que o do adulto, sendo um sinal de extrema gravidade a evidência de fratura de costelas, tornando-se imperioso investigação de comprometimento em outros sistemas.

Uma vez obtida a via aérea, não se deve hiperventilar o paciente, pois pode acarretar aumento da pressão intratorácica, diminuição do retorno venoso, comprometimento do débito cardíaco, além de modificar a perfusão cerebral, levando a isquemia local ou global do cérebro. A hiperventilação é reservada em situações críticas como herniação transtentorial por expressivo aumento da pressão intracraniana.

Circulação, com controle da hemorragia

O próximo passo é a avaliação hemodinâmica, controle de hemorragias e instalação de um acesso vascular. Os sinais clínicos de choque hipovolêmico são: taquicardia, alterações na perfusão tecidual: pulsos periféricos de amplitude diminuída ou ausentes, enchimento capilar lentificado (> 2 segundos), extremidades frias ou pouco aquecidas, pele mosqueada, palidez ou cianose, alterações do nível de consciência (estado mental) e redução da diurese (oligúria ou anúria).

Clinicamente, o choque é classificado como compensado ou descompensado, de acordo com os níveis da pressão arterial (PA). Se a PA sistólica estiver abaixo do percentil 5% para a idade, considera-se o choque como descompensado. No choque, a hipotensão arterial é um sinal tardio, sendo detectada somente após uma perda de mais de 45% do volume circulante. Na prática, para se avaliar o percentil 5% em crianças (exceto recém-nascidos) adota-se a seguinte fórmula: (idade x 2) + 70.

A insuficiência circulatória deve ser tratada com controle das perdas sanguíneas (identificação dos locais de sangramento – externos através de compressão direta, de preferência com compressas estéreis finas para não dissipar a pressão exercida; internos através de acesso cirúrgico), elevação dos membros inferiores, reposição rápida de volume através de 2 acessos vasculares de grosso calibre em extremidades não lesadas. Caso a obtenção do acesso venoso periférico seja difícil (não permanecer tentando por mais de 90 segundos ou três tentativas de acesso), recomenda-se a punção intraóssea, de preferência com agulha própria ou de punção de medula óssea (mielograma), na superfície do platô anteromedial da tíbia, aproximadamente 2 cm abaixo da tuberosidade tibial. Esse procedimento é considerado mandatório em caso de parada cardiorrespiratória. O acesso intraósseo é bastante seguro, podendo-se infundir cristaloides, coloides, hemoderivados e drogas. Raras são as complicações, como osteomielite, embolia gordurosa, lesão na cartilagem de crescimento e síndrome compartimental. As contraindicações ao acesso intraósseo são a presença de fraturas no osso a ser puncionado e o nível de consciência preservado. Apesar de o procedimento poder ser feito com anestesia local, deve ser evitado no paciente consciente. Nestes casos devem-se buscar outras opções de acesso, que podem ser a punção da veia jugular externa, a dissecção venosa (veia safena pré-maleolar) e a punção de acesso venoso profundo (veias femoral, subclávia ou jugular interna) pela técnica de Seldinger, lembrando-se sempre que, em caso de dificuldades no acesso venoso periférico, o acesso mais rápido e fácil será provavelmente a veia femoral, utilizando-se um cateter curto e calibroso.

A reposição volêmica deve ser feita com cristaloides (pela praticidade) aquecidos, em alíquotas de 20 mL/kg, de forma rápida (5-20 minutos) sendo monitorada pela perfusão, frequência cardíaca, débito urinário, nível de consciência e PA. No caso de o choque não responder após a infusão de 60 mL/kg de cristaloides em 1 hora, deve-se administrar concentrado de hemácias 10-15 mL/kg a fim de repor possível perda sanguínea (suspeitar de hemorragia interna). Deve-se ficar atento ao paciente que necessita de hemotransfusão maciça, pois pode evoluir com complicações como coagulopatia por diluição de hemocomponentes (plaquetas e fatores de coagulação) e hipotermia. Há correntes que defendem que não se deve corrigir agressivamente o estado hemodinâmico, utilizando-se volume apenas suficiente para manter as funções vitais até a chegada ao hospital. O racional por trás dessa conduta é não pressionar e deslocar possíveis coágulos sanguíneos que estejam tamponando uma lesão vascular. Segundo esses autores, uma PA que permita a palpação de pulsos periféricos já é suficiente para deslocar um coágulo. O aforisma em inglês que descreve esse tipo de abordagem recomenda: *don't pop the clot*. No caso de TCE, deve-se avaliar com cuidado a decisão de restringir fluidos por conta da necessidade de manutenção de uma boa pressão de perfusão cerebral (diferença entre a PA e a pressão intracraniana).

Disfunção neurológica

Como prioridade, deve ser realizado um exame sumário da função neurológica, com atenção especial para o nível de consciência (escala de coma de Glasgow – Quadro 3), as pupilas (tamanho, simetria e resposta à luz) e sinais de hipertensão intracraniana (hipoventilação, bradicardia, hipertensão arterial), além da inspeção da cabeça e da face. A avaliação da consciência pode ser obtida de forma simples, com base na escala AVDN: A (alerta), V (responde à voz), D (responde à dor) e N (não responde).

Pacientes com real ou potencial lesão em coluna cervical devem ser protegidos durante o manuseio. No caso de haver trauma penetrante na região cervical, um exame neurológico deve ser efetuado a fim de ser detectado algum déficit (se este não se evidencia de pronto, provavelmente não se desenvolverá). Contudo, em trauma fechado, a lesão espinhal é sempre presumida até ser excluída radiológica e clinicamente (o paciente apresenta-se alerta, sem queixa de dor na região cervical, sem sinais ou sintomas neurológicos). Sessenta por cento das crianças politraumatizadas têm o crânio como parte mais gravemente atingida, com mortalidade em torno de 16% contra 6% quando não há TCE.

Quadro 3 Escala de coma de Glasgow convencional e adaptada para menores de 2 anos

Abertura ocular (1-4)	Melhor resposta verbal [> 2 anos] (1-5)
4 – Espontânea	5 – Orientada
3 – Em resposta à voz	4 – Confusa
2 – Em resposta à dor	3 – Inapropriada
1 – Nenhuma	2 – Incompreensível
	1 – Nenhuma
Melhor resposta motora (1-6)	**Melhor resposta verbal [< 2 anos] (1-5)**
6 – Obedece a comandos	5 – Palavras apropriadas, sorriso, fixa e acompanha
5 – Localiza a dor	4 – Choro consolável
4 – Retirada à dor	3 – Persistentemente irritado
3 – Em flexão (decorticação)	2 – Agitado
2 – Em extensão (descerebração)	1 – Nenhuma
1 – Nenhuma	

Exposição do paciente

Com a intenção de definir todos os possíveis traumas, deve-se expor completamente o paciente, retirando suas roupas. Monitorização da temperatura é mandatória, ainda mais quando se trata de lactente (maior superfície corpórea), visto que a hipotermia aumenta o consumo de oxigênio e causa vasoconstrição periférica, aumentando a resistência vascular sistêmica, além de comprometer a função do sistema nervoso central (SNC).

Instalação de um cateter de Foley

Deve-se instalar imediatamente um cateter vesical para monitorização do débito urinário, a menos que haja fratura pélvica ou sangue no meato uretral, quando um especialista deverá ser consultado previamente.

Instalação de um cateter gástrico

Deve-se instalar imediatamente um cateter naso (se não houver lesão nasal, de base de crânio ou maxilar) ou orogástrico para evitar a distensão gástrica e diminuir as chances de broncoaspiração de conteúdo estomacal.

ABORDAGEM SEQUENCIAL

Uma vez estabilizado o paciente, deve-se proceder à realização de exames complementares, indicados de acordo com a natureza das lesões encontradas, mas que invariavelmente incluem alguma avaliação radiológica (desde radiografia simples e/ou ultrassonografia até tomografia computadorizada), além de exames de sangue (hematologia, bioquímica, classificação sanguínea) e pelo menos um exame de urina (EAS), dependendo da região acometida. Além dos exames complementares, frequentemente haverá a necessidade de avaliação por especialistas cirurgiões (cirurgia geral, ortopedia, neurocirurgia, craniomaxilofacial etc.) e outros especialistas. A abordagem específica de cada região acometida fugiria ao escopo deste capítulo, no entanto os Quadros 4 e 5 apresentam um pequeno resumo das principais ocorrências e intervenções, ressaltando que o traumatismo cranioencefálico é abordado em capítulo à parte.

Quadro 4 Principais ocorrências no traumatismo de tórax e abordagem recomendada

Ocorrência	Abordagem
Pneumotórax hipertensivo	A descompressão rápida, através da inserção de uma agulha calibrosa (geralmente um cateter sobre agulha) no 4° ou 5° espaço intercostal, na linha axilar média, e posterior drenagem pleural fechada, é essencial.
Pneumotórax aberto	Deve ser tratado como uma emergência, cobrindo-se a lesão com curativo oclusivo, para prevenir a entrada de ar do meio externo para a cavidade pleural. Muitas vezes é necessário realizar intubação traqueal e ventilação com pressão positiva. Após a estabilização clínica, são realizados o reparo da lesão e drenagem do espaço pleural.
Hemotórax	Drenagem pleural fechada. Nos casos de coágulos intrapleurais de difícil resolução pela simples drenagem, pode ser indicada toracotomia mínima para esvaziamento do coágulo ou sua retirada por toracoscopia. Débitos elevados ou prolongados pelo dreno também podem exigir abordagem cirúrgica.
Asfixia traumática (por compressão direta da parede torácica)	Para manter adequadas saturação de O_2 e perfusão cerebral, podem ser necessárias intubação traqueal e ventilação com pressão positiva.
Enfisema subcutâneo (lesão dos arcos costais, pleura, músculos intercostais, brônquios, traqueia ou parênquima pulmonar)	O tratamento deve ser direcionado à lesão primária, uma vez que o ar no subcutâneo não tem efeito fisiológico e é absorvido espontaneamente.
Fraturas de arcos costais	Analgésicos geralmente são suficientes para controle da dor. Em alguns casos, pode ser necessário o bloqueio de nervos intercostais com anestésico local.
Contusão pulmonar (hemorragia intraparenquimatosa e edema pulmonar)	A analgesia deve ser otimizada para um padrão respiratório adequado. Nos casos de contusão pulmonar grave, pode estar indicada a intubação traqueal para manter uma adequada saturação de O_2. A antibioticoterapia é controversa.
Lesões da traqueia e brônquios	A broncoscopia é essencial ao diagnóstico. As lesões proximais da traqueia podem ser tratadas por reparo direto da lesão e traqueostomia, enquanto as lesões mais distais podem necessitar de toracotomia.
Lesões de grandes vasos (95% dos pacientes com lesão de aorta torácica morrem antes de chegar ao hospital)	As lesões aórticas ou os pseudoaneurismas traumáticos têm indicação de correção cirúrgica pelo alto risco de ruptura com mortalidade elevada.

(continua)

Quadro 4 Principais ocorrências no traumatismo de tórax e abordagem recomendada (*continuação*)

Ocorrência	Abordagem
Lesões cardíacas (de contusões miocárdicas assintomáticas até ruptura cardíaca)	A maioria das lesões contusas tem conduta expectante. Já as penetrantes ou rupturas do miocárdio devem ser tratadas cirurgicamente. No tamponamento cardíaco com comprometimento circulatório, deve-se optar pela pericardiocentese por agulha através de punção subxifoide, que alivia a tensão intrapericárdica e restabelece a função cardíaca. Posteriormente pode ser necessária uma drenagem pericárdica com tubo.
Lesões do diafragma	Tratamento cirúrgico: laparotomia para correção da lesão diafragmática e avaliação de outras lesões abdominais associadas.

Quadro 5 Principais ocorrências no traumatismo abdominal e abordagem recomendada

Ocorrência	Abordagem
Lesões hepáticas	A maioria das lesões hepáticas pode ser manuseada clinicamente com admissão em UTI, restrição ao leito (mínimo de 7 dias), monitorização hemodinâmica e exames físico, radiológicos (TC ou US) e laboratoriais (hematócrito) seriados. As indicações para laparotomia incluem instabilidade hemodinâmica, outras lesões associadas que necessitem de tratamento cirúrgico ou necessidade de transfusões maior ou igual à metade do volume sanguíneo estimado da criança.
Lesões esplênicas	A maioria das crianças é manuseada por tratamento clínico e as indicações cirúrgicas são as mesmas do trauma hepático. A esplenectomia deve ser evitada sempre que possível por causa dos riscos de sepse pós-operatória. Em casos selecionados, pode-se tentar preservar parte do baço realizando esplenectomia parcial.
Lesões duodenais e pancreáticas	A maioria das lacerações duodenais é tratada por sutura simples. Em mais de 75% dos casos o sistema ductal está preservado e o manuseio é clínico. Lesões mais graves (transecção pancreática) necessitam de tratamento cirúrgico.
Lesão de víscera oca (exceto duodeno): estômago, íleo, cólon, rim	A presença de pneumoperitônio é sugestiva de ruptura de víscera oca. O tratamento é cirúrgico.

TC: tomografia computadorizada; US: ultrassonografia; UTI: unidade de terapia intensiva.

Quadro 6 Principais ocorrências no traumatismo geniturinário e abordagem recomendada

Ocorrência	Abordagem
Contusão renal	Inicialmente conservadora, com o objetivo de preservar a maior quantidade de parênquima. Os resultados são excelentes.
Lesões penetrantes do rim	Pacientes com estabilidade hemodinâmica e sem evidências de lesões intra-abdominais devem inicialmente ter uma conduta expectante. Nos pacientes com instabilidade hemodinâmica refratária e forte suspeita de lesão intra-abdominal associada, a laparotomia exploradora deve ser realizada.
Traumatismo ureteral	Normalmente cirúrgica, sendo desejável a reparação primária da lesão. Pode variar de uma simples derivação temporária até operações mais complexas.
Traumatismo de bexiga	Na rotura intraperitoneal da bexiga, frequentemente associada a outras lesões, a melhor conduta é a cirurgia imediata. Na rotura extraperitoneal o cateterismo vesical de demora é a conduta indicada. Cerca de 85% desses casos têm uma boa evolução em torno de 2 semanas.
Traumatismo uretral	O objetivo principal é promover uma derivação urinária com o mínimo de sequelas (estenose, incontinência e disfunção erétil). O tratamento é baseado na localização e na extensão da lesão.
Traumatismo da genitália externa masculina	O objetivo principal do tratamento é manter a função erétil e a preservação das gônadas. Sempre que possível, essas lesões devem ser reparadas primariamente (limpeza, debridamento e sutura com fio absorvível).
Traumatismo testicular	O objetivo é a preservação do parênquima testicular. Nas lesões menores dos testículos (hematomas escrotais, hematoceles e hidroceles), o tratamento inicial é conservador. Ocasionalmente podem necessitar de tratamento cirúrgico (drenagem). Nas lesões mais graves (rotura testicular), imediata exploração cirúrgica, com reconstituição da túnica albugínea e das fáscias plano a plano.
Traumatismo da genitália externa feminina	Pequenas lacerações da mucosa vulvar sem sangramento importante devem ser tratadas de forma conservadora: limpeza da lesão e pomadas tópicas. Lesões mais complexas necessitam de reparo cirúrgico.

BIBLIOGRAFIA

1. Abdelgawad AA, Kanlic EM. Orthopedic management of children with multiple injuries. J Trauma. 2011;70(6):1568-74.
2. American College of Surgeons (eds.). Advanced trauma life support. 10.ed. Chicago, IL: ACS; 2018.
3. Dietrich AM, Campell J (eds.). Pediatric trauma life support for prehospital care providers. 3.ed. Downers Grove, IL: ITLS; 2017.
4. Harrington J, Sochett E. the child with multiple fractures, what next? Pediatr Clin North Am. 2015;62(4):841-55.
5. Lynch T, Kilgar J, Al Shibli A. Pediatric abdominal trauma. Curr Pediatr Rev. 2018;14(1):59-63.
6. Miele V, Di Giampietro I, Ianniello S, Pinto F, Trinci M. Diagnostic imaging in pediatric polytrauma management. Radiol Med. 2015;120(1):33-49.
7. Moore EE, Mattox KL, Feliciano DV (eds.). Manual do trauma. 4.ed. Porto Alegre: Artmed; 2006.
8. Pandya NK, Upasani VV, Kulkarni VA. The pediatric polytrauma patient: current concepts. J Am Acad Orthop Surg. 2013;21(3):170-9.
9. Reynolds SL. Pediatric thoracic trauma: recognition and management. Emerg Med Clin North Am. 2018;36(2):473-83.
10. Ryan ML, Thorson CM, Otero CA, Ogilvie MP, Cheung MC, Saigal GM, Thaller SR. Pediatric facial trauma: a review of guidelines for assessment, evaluation, and management in the emergency department. J Craniofac Surg. 2011;22(4):1183-9.
11. Shaw KN, Bachur RG, Chamberlain J, Lavelle J, Nagler J, Shook JE (eds.). Fleisher & Ludwig's textbook of pediatric emergency medicine. 8.ed. Philadelphia: Wolters Kluwer; 2020.
12. Shenfeld OZ, Gnessin E. Management of urogenital trauma: state of the art. Curr Opin Urol. 2011;21(6):449-54.

CAPÍTULO 5

ASMA AGUDA GRAVE

Marcelo Barciela Brandão
Cristian Tedesco Tonial

AO FINAL DA LEITURA DESTE CAPÍTULO, O PEDIATRA DEVE ESTAR APTO A:

- Compreender que asma é uma doença heterogênea caracterizada por inflamação crônica. O termo asma aguda grave é a crise que não responde a doses repetidas de beta-agonistas e necessita de admissão hospitalar. O termo asma crítica é reservado aos pacientes que necessitam de admissão em unidade de tratamento intensiva (UTI) para avanço de tratamento e monitorização, e asma quase fatal ocorre quando o paciente necessita de intubação traqueal.
- Explicar o mecanismo fisiopatológico pelo aumento da resistência ao fluxo nas vias aéreas ocasionado por edema, secreção e broncoespasmo. Consequentemente, há aprisionamento de ar (hiperinsuflação dinâmica).
- Identificar os sinais clínicos relacionados à gravidade de uma crise de asma: diminuição da consciência, medida da frequência respiratória, presença de esforço, uso da musculatura acessória, assimetrias e sibilos na ausculta respiratória, cianose, fala entrecortada e pulsos paradoxal.
- Saber que a base do tratamento nos pacientes com asma aguda grave é o uso de corticoides sistêmicos, beta-agonistas de ação curta, anticolinérgicos e oxigenoterapia quando houver hipoxemia.
- Conhecer as opções terapêuticas adicionais para casos que não respondem às medidas iniciais: sulfato de magnésio, metilxantinas, mistura *helium*-oxigênio, cetamina e métodos de ventilação não invasivos.
- Saber que, para os pacientes que evoluem para ventilação mecânica, o objetivo principal é a otimização do volume-minuto e a correção da hiperinsuflação.

INTRODUÇÃO[1-5]

A asma é uma doença crônica heterogênea com componentes genéticos e ambientais. É uma das doenças crônicas mais frequentes no mundo, afetando cerca de 300 milhões de pessoas, sendo comum na faixa etária pediátrica. A maioria das crianças consegue o controle dos sintomas com doses baixas dos medicamentos usualmente indicados. Entretanto, um subconjunto pequeno, mas significativo, com asma grave requer terapia de alta intensidade para o controle dos sintomas ou podem permanecer descontroladas apesar dessa terapia. São pacientes que, de forma relevante, demandam os recursos de saúde nas unidades de emergência nos períodos de exacerbação e que muitas vezes requerem internação. Mesmo crianças com asma leve ou intermitente podem internar em unidades de terapia intensiva pediátricas (UTIP) quando em crise de asma grave. As crianças com asma grave apresentam risco aumentado para exacerbações com risco de vida. Por outro lado, observa-se que o número de internação e a mortalidade vêm diminuindo nos últimos anos.

Durante as exacerbações é importante o reconhecimento da gravidade, assim como a instituição rápida da terapêutica como o pronto reconhecimento de suas indicações de internação em UTI. São pacientes aos quais se deve evitar ao máximo a intubação traqueal e a ventilação mecânica (VM), respeitando-se a terapêutica instituída assim como os alvos clínicos e laboratoriais desejados. É importante ressaltar que um dos momentos mais críticos e de risco para o paciente ocorre durante a intubação traqueal, devendo-se ter a indicação precisa e o preparo adequado para tal procedimento.

DEFINIÇÕES[1,4,6]

Asma é uma doença heterogênea, geralmente caracterizada por inflamação crônica. É definida pela história de sintomas respiratórios como sibilos, dispneia, aperto no peito e tosse que variam ao longo do tempo e intensidade, juntamente com limitação variável do fluxo de ar expiratório.

Em relação à definição de asma grave, uma força tarefa da European Respiratory Society e da American Thoracic Society se reuniu em 2014 e definiu asma grave para crianças acima de 6 anos, como o quadro que requer tratamento com corticoides inalatórios em alta dose e um beta-agonista de ação prolongada ou um antagonista de leucotrieno no ano anterior ou corticosteroides sistêmicos por pelo menos 50% do ano anterior para evitar que a asma se torne descontrolada, ou asma que permanece descontrolada apesar dessa terapia. A definição diferencia os pacientes com asma de difícil tratamento devido a comorbidades, técnica inalatória inadequada e outros fatores ambientais de pacientes com asma refratária grave que permanece não controlada apesar do tratamento com alta dose corticoides inalatórios.

Vários termos são usados referindo-se a exacerbações graves de asma, como *status asthmaticus*, asma grave aguda, asma crítica e asma quase fatal. As definições variam entre as diferentes fontes, porém as mais atuais são:

- *Status asthmaticus*: termo considerado ultrapassado por muitos autores.
- Asma aguda grave: ataque de asma que não responde a doses repetidas de beta-agonistas e necessita de admissão hospitalar.
- Asma crítica: asma aguda grave que necessita de admissão à UTI em razão de piora clínica ou ausência de melhora, de intensificação do tratamento ou aumento do suporte e de monitoramento próximo contínuo.
- Asma quase fatal: asma crítica com insuficiência respiratória progressiva, fadiga e alteração do nível de consciência com necessidade de intubação endotraqueal e ventilação mecânica.

FISIOPATOLOGIA[1,6-8]

O mecanismo fisiopatológico da insuficiência respiratória nos pacientes com quadro de asma grave dá-se pelo aumento da resistência ao fluxo de ar nas vias aéreas devido a edema, secreção e broncoespasmo, que ocorre principalmente na expiração e de forma menos intensa também na inspiração. Embora seja possível o desenvolvimento de áreas de atelectasia (e redução da complacência pulmonar estática), a asma grave apresenta predomínio de alterações na complacência dinâmica do sistema respiratório. Com o desenvolvimento do quadro, sem sua pronta resolução, ocorre aprisionamento de ar, que é denominado hiperinsuflação dinâmica.

Em condições normais, a pressão alveolar expiratória final, ou seja, a pressão expiratória final positiva (PEEP), é de aproximadamente 5 cmH_2O, e a complacência normal do sistema requer uma mudança na pressão de apenas 3-5 cmH_2O para gerar fluxo de ar. O diafragma se move para baixo, criando uma redução adicional nas pressões intrapleurais já negativas, que por sua vez são transmitidas ao alvéolo, gerando gradiente de pressão negativa, "arrastando" o ar para as vias aéreas. Esse processo é facilmente revertido e a expiração ocorre muito rapidamente com 70-80% da capacidade vital expirada no primeiro segundo. Porém, na asma grave a expiração é inibida pela resistência das vias aéreas, o que aumenta o tempo necessário para a expiração completa (aumento do tempo expiratório). Dessa forma, o ar permanece no alvéolo no momento da próxima inspiração, com o aumento do volume a cada respiração subsequente, levando ao aumento da pressão intratorácica e da PEEP, que devem ser superadas para iniciar a próxima inspiração. Esse aumento da PEEP é conhecido como auto-PEEP. Como resultado, a PEEP aumenta 2-3 vezes, o que requer uma alteração na pressão para alcançar uma pressão alveolar negativa necessária para gerar um fluxo de ar nas vias aéreas, aumentando cada vez mais o esforço respiratório do paciente. A Figura 1 representa a progressão da hiperinsuflação em pacientes com asma aguda grave.

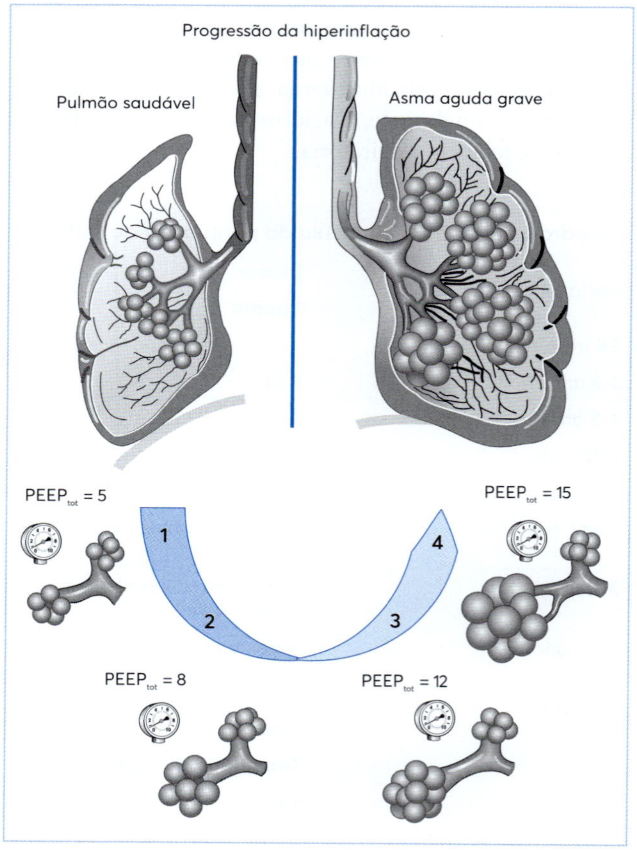

Figura 1 Ocorrência de hiperinsuflação dinâmica ou auto-PEEP em quatro ciclos respiratórios. Observar o aumento progressivo da $PEEP_{tot}$.

$PEEP_{tot}$ = pressão positiva expiratória final total.
Fonte: adaptada de Jones et al., 2016.[7]

Conforme a pressão intratorácica aumenta, a pressão atrial direita transmural diminui e o retorno venoso diminui. Pela grande pressão negativa intratorácica observada na inspiração, a pós-carga do ventrículo esquerdo é aumentada e a pressão sistólica diminui. A variação exagerada na pressão sistólica, associada com a variação da pressão intratorácica durante a inspiração, é denominada "pulso paradoxal". Esse é um sinal de gravidade importante, que aponta para o risco iminente de colapso cardiovascular, potencialmente fatal.

A análise da gasometria arterial é importante no manejo de pacientes com asma aguda grave, mas não é preditiva do desfecho. A obstrução da via aérea causa hiperdistensão alveolar e aumento do espaço morto. Apesar de esse aumento alterar a relação entre o volume corrente e o volume do espaço morto (Vd/Vt), ocorre hipocapnia que persiste, pois o volume minuto (frequência respiratória x volume corrente) aumenta devido à taquipneia compensatória. Hipoxemia não é um achado inicial tão importante; quando presente está relacionado com a presença de atelectasias, que levam a áreas com diminuição da ventilação, mas adequada perfusão pulmonar. Com o desenvolvimento do quadro há aumento do trabalho dos músculos respiratórios (intercostal e diafragmático), que podem entrar em fadiga. Nesse momento, o aumento do volume minuto não consegue mais compensar e ocorre hipercapnia com acidose respiratória. Pela hipoxemia, ocorre acidose metabólica láctica e, finalmente, a acidose passa a ser mista e se desenvolve falência respiratória.

MANIFESTAÇÕES CLÍNICAS, LABORATORIAIS E IMAGENS[6-9]

As manifestações clínicas durante as exacerbações são altamente variáveis em gravidade e resposta ao tratamento. Assim, recomenda-se que sua condução seja baseada em uma avaliação precisa da gravidade. Os sinais clínicos a serem avaliados relacionados à gravidade e a sua evolução seriam nível de consciência, frequência respiratória, uso de musculatura acessória, ausculta pulmonar (em especial a simetria), intensidade dos sibilos e tempo expiratório, presença de cianose, capacidade de falar em face da dificuldade respiratória e presença de pulso paradoxal. Além desses sinais clínicos, considera-se a saturação de oxigênio (SO_2), obtida com base na oximetria de pulso, como um dado importante na avaliação desses pacientes. Muitos autores consideram a medida do pico de fluxo respiratório (*peak flow*) um dado importante na avaliação da gravidade, entretanto o medidor de fluxo não está disponível em todos os serviços.

Os escores de asma à beira do leito são instrumentos que facilitam a comunicação entre os membros da equipe clínica. No entanto, eles são limitados pela natureza subjetiva da maioria das variáveis de que são compostos, e muitos carecem de validação suficiente. Sendo assim, é recomendado usar o exame físico, associado a avaliação e impressão do examinador junto com um escore de gravidade. Os Quadros 1 e 2 apresentam modelos de escore que podem ser utilizados.

Quadro 1 Métodos de cálculo da pontuação de asma e da gravidade da asma da National Institutes of Health

Variável	Escore		
	1 ponto	2 pontos	3 pontos
FR (resp/min)			
2-3 anos	≤ 34	35-39	≥ 40
4-5 anos	≤ 30	31-35	≥ 36
6-12 anos	≤ 26	27-30	≥ 31
> 12 anos	≤ 23	24-27	≥ 28
$SatO_2$ (%)	> 95 em ar ambiente	90-95 em ar ambiente	< 90 em ar ambiente ou com O_2 suplementar
Ausculta	Normal ou sibilos no final da expiração	Sibilos expiratórios	Sibilos inspiratórios e expiratório, sons diminuídos ou ambos
Retração	Ausente ou intercostal	Intercostal ou subesternal	Intercostal, subesternal e supraclavicular
Dispneia	Fala em frases ou murmúrios e balbucios	Fala em frases parciais ou emite choros curtos	Fala palavras isoladas ou frases curtas ou grunhidos
	Gravidade da asma		
	Leve	**Moderado**	**Grave**
Taxa de fluxo expiratório máximo (% do valor previsto)*	> 70	50-70	< 50
ESCORE DA ASMA	5-7	8-11	11-15

FR: frequência respiratória; $SatO_2$: saturação de oxigênio.
* Quando o pico de fluxo expiratório é conhecido e confiável, é usado para estratificar as crianças de acordo com a gravidade, em vez do escore de asma.
Fonte: adaptada de Qureshi et al., 1998.[9]

Quadro 2 Escala clínica de Wood modificada

Variável	Escore		
	0	1	2
Cianose ou PaO_2	Ausente > 70 (FiO_2= 21%)	FiO_2 21% < 70 (FiO_2 = 21%)	FiO_2 = 40% < 70 (FiO_2 ≥ 40%)
Ruído inspiratório	Normal	Desigual	↓ ou ausente
Uso de musculatura acessória	Sem	Moderado	Acentuado
Nível de consciência	Normal	Deprimido/agitado	Coma
Sibilo expiratório	Mínimo	Moderado	Acentuado

Índice > 5: insuficiência respiratória. Índice > 7: falência respiratória.

Os exames laboratoriais e de imagem não devem ser rotineiramente indicados. Eles servem para afastar outros diagnósticos e devem ser adequadamente interpretados em conjunto com o quadro clínico. Sendo a asma um processo inflamatório, alterações laboratoriais e de imagem normalmente esperadas podem se confundir com processos infecciosos. A gasometria arterial é um exame que deve ser colhido e muito bem interpretado e correlacionado com a clínica apresentada, pois, como já foi descrito, não é preditora de desfecho. Níveis elevados de $PaCO_2$, assim como níveis mais baixos de PaO_2, podem ser aceitos, desde que o quadro clínico do paciente permita, principalmente correlacionado com o nível de consciência.

Lembrar-se de que uma das preocupações é evitar ao máximo a intubação traqueal, pelos riscos desse procedimento e da ventilação mecânica em si, além da dificuldade de ajustar a própria ventilação mecânica em pacientes com asma quase fatal. Dessa forma, não são necessárias gasometrias arteriais seriadas enquanto o paciente não estiver em ventilação mecânica. A coleta é um procedimento doloroso que pode aumentar a ansiedade do paciente, o que não é desejado.

Outros exames podem ser considerados, como o hemograma, sempre atentando que a leucocitose pode estar presente, por se tratar de processo inflamatório. A dosagem de eletrólitos séricos é importante nos pacientes em uso de broncodiladores beta-2-agonistas de ação curta (B2AC), principalmente o K^+, pelo risco de hipocalemia, quando o fazem de forma injetável contínua. Dosagem da glicemia deve ser considerada também, pelo uso de B2AC, principalmente a terbutalina em infusão contínua, que pode levar a hiperglicemia.

Dentre os exames de imagem, o mais solicitado é a radiografia de tórax, sempre com duas incidências, e costuma demonstrar sinais de hiperinsuflação. Está indicado na suspeita de complicações infecciosas, atelectasias ou suspeita de barotrauma. Deve-se ter cuidado na interpretação de casos infecciosos, visto que o infiltrado eosinofílico da asma não é um achado incomum. Levar em consideração a realização de eletrocardiograma pelos efeitos colaterais, no caso de arritmias cardíacas, que o uso de broncodilatadores B2AC podem causar.

DIAGNÓSTICO DIFERENCIAL[1,7,10]

A crise de asma pode ter início insidioso e ser confundida com outras condições, alérgicas ou não. Deve-se proceder a uma história clínica detalhada, atentando para os sintomas típicos de asma (sibilância, tempo expiratório prolongado, dispneia e cansaço), ambiente e fatores desencadeantes do início de sintomas (contato com alérgenos, infecções virais ou exercício) e resposta, mesmo que parcial, ao tratamento clínico (corticoides e broncodilatadores). A maioria das crises de asma na infância é desencadeada por infecções virais, sendo a febre um sinal comum. Em pacientes que se apresentam com dor ventilatória dependente e com hipóxia associada, a radiografia de tórax pode ser justificada pela possibilidade de pneumotórax ou pneumonia.

A ausência de sibilos na ausculta pulmonar durante a evolução da doença deve alertar para outros diagnósticos que não crise de asma aguda. Entretanto, em um estágio avançado de quadro obstrutivo de via aérea pela asma, a ausculta pode estar diminuída e os sibilos ser menos perceptíveis. O Quadro 3 apresenta os principais diagnósticos diferenciais da crise de asma aguda em pediatria.

TRATAMENTO[4,7,9,11,12]

Aproximadamente 60% das crianças com asma apresentam exacerbação da doença no período de 1 ano. As crises levam a uma sobrecarga dos serviços de saúde e contribuem para uma piora na qualidade de vida desses pacientes. Embora seja rara a mortalidade por asma em pediatria, qualquer crise que não seja bem avaliada e tratada com o escalonamento de terapia apropriado, ou seja, aumentando as medicações com a progressão da crise, pode levar a insuficiência ventilatória e morte.

A maioria dos pacientes que internam nas UTIP com asma crítica é proveniente da emergência pediátrica após um período de observação curto (1-3 horas) e com resposta inadequada ao tratamento com corticoides sistêmicos, B2AC e 2-3 doses de ipratrópio. Embora exista uma vasta literatura médica publicada sobre asma, com diversos *guidelines* no assunto, uma pequena parte é direcionada ao manejo das crise de asma aguda grave nas emergências pe-

Quadro 3 Principais diagnósticos diferenciais da crise de asma e suas características na história e exame físico

Condição	Faixa etária	Principais diferenças clínicas da crise de asma
Aspiração de corpo estranho	Crianças e adultos jovens	Suspeita de inalação na anamnese; início súbito de sintomas; infecções pulmonares recorrentes
Cardiopatia cianótica	Crianças e adolescentes	Dificuldades na alimentação, baixo ganho de peso, sopro cardíaco, fadiga e cansaço
Displasia broncopulmonar	Crianças e adolescentes	Parto prematuro, dificuldade de alimentação ou necessidade de oxigênio na infância; sintomas já presentes no período neonatal
Discinesia ciliar primária	Crianças	Infecções recorrentes, tosse produtiva e sinusites de repetição
Síndrome da tosse de vias aéreas superiores	Crianças	Coriza, obstrução nasal, gota pós-nasal e prurido
Deficiência de alfa-1-antitripsina	Crianças, adolescentes e adultos	História familiar de enfisema precoce; dispneia; história de icterícia e baixo ganho de peso na infância
Fibrose cística	Crianças e adolescentes	História familiar; perda de peso, infecções de repetição e tosse; envolvimento gastrointestinal concomitante
Rinite com ou sem sinusite	Crianças, adolescentes e adultos	Sintomas nasais com função pulmonar normal, prurido nasal, coriza e cefaleia; obstrução nasal
Traqueobroncomalácia	Crianças	Estridor; sintomas persistentes que não respondem às terapias
Bronquiectasias	Crianças, adolescentes e adultos	Persistente produção de escarro, pneumonias frequentes; crepitantes à ausculta pulmonar
Doença do refluxo gastroesofágico	Crianças, adolescentes e adultos	Sintomas de pirose, tosse, regurgitação e dor torácica que podem ser desencadeados por ingestão de certos alimentos; tosse noturna; exame físico geralmente normal
Tuberculose	Crianças, adolescentes e adultos	Hemoptise, febre e sintomas constitucionais; não responde aos antibióticos convencionais
Hiperventilação	Crianças e adolescentes	Confusão mental, parestesias, cefaleia; fatores desencadeantes como estresse ou dor

Fonte: adaptado de Papi et al., 2018.[10]

diátricas ou UTI. A explicação para isso é a escassez de opções medicamentosas e de ensaios clínicos nesses cenários. Nos últimos anos, o uso das terapias adjuvantes, por exemplo, o sulfato de magnésio e a cetamina, além do uso de suporte ventilatório não invasivo como a cânula nasal de alto fluxo (CNAF) e a ventilação não invasiva (VNI), têm ganhado destaque.

Nesta seção serão apresentadas as principais opções terapêuticas para as crises de asma grave atendidas em emergências e UTIP. Para tanto, serão divididas em:

1. Tratamentos principais (aqueles que estão na maioria dos *guidelines*, incluindo os adjuvantes).
2. Tratamentos além dos *guidelines* (aqueles que não são recomendações dos *guidelines*, mas encontram crescente aceitação da comunidade científica e estão em estudo em pediatria).
3. Ventilação mecânica invasiva.

Esse arsenal terapêutico tem como objetivo a correção da hipóxia, a reversão do broncoespasmo e a redução da probabilidade de recorrência.[7] Ao final será demonstrado um esquema sugerindo um escalonamento de terapia na asma aguda grave.

Principais tratamentos

Pacientes com asma crítica devem ter monitorização de frequência cardíaca, respiratória, oximetria de pulso ($satO_2$) e medida não invasiva de pressão arterial. A maioria dos pacientes possui alteração na relação ventilação/perfusão que pode levar a hipoxemia leve (normalmente acima de 90%). Outras causas de hipoxemia são obstrução da via aérea por rolhas de secreção, atelectasias e hiperinsuflação. Desidratação por diminuição da ingesta ou por aumento das perdas insensíveis é também uma apresentação comum. É indicada a reposição cuidadosa de fluidos, tendo em vista que a sobrecarga hídrica pode piorar o desfecho desses pacientes pela ocorrência de edema pulmonar. Além disso, a manutenção de fluidos isotônica está indicada se houver grande comprometimento respiratório ou risco de alimentação por via oral. Antibióticos não são indicados de rotina para crises de asma. No caso de pneumonia bacteriana altamente suspeita, justifica-se o seu uso, assim como a prescrição de antivirais na suspeita etiológica de infecção por vírus *influenza*.

Oxigênio

A hipoxemia é corrigida com suplementação de oxigênio por cateter nasal, objetivando-se um alvo de saturação acima de 92%. Valores entre 88-90% podem ser tolerados se o transporte sistêmico de O2 estiver adequado.[4] No caso de hipoxemia grave, deve-se verificar a ocorrência de pneumotórax, pneumonia ou outras condições associadas. Um ponto importante a considerar, após excluir essas condições que podem agravar a hipoxemia, é que a administração de beta-agonistas pode induzir a vasodila-

tação arteriolar pulmonar, causando *shunt* intrapulmonar, revertendo o reflexo normal de vasoconstrição na hipóxica, que é visto em pacientes com alteração da relação ventilação/perfusão. Esse efeito agrava a hipoxemia, sem necessariamente representar uma piora da crise de asma do paciente.

B2-agonistas de ação curta

O uso de B2AC, associado aos corticoides sistêmicos, continua sendo a base do tratamento dos pacientes com asma aguda grave, asma crítica e quase fatal. Eles causam broncodilatação via ativação da adenil ciclase, resultado no aumento da concentração intracelular de monofosfato cíclico de adenosina (AMPc). O uso intensivo por meio de altas doses dessas medicações tem sido relatado como benéfico em alguns pequenos estudos em pediatria, embora se entenda que isso aumente seus efeitos colaterais (taquicardia e hipocalemia).

A acidose lática é outro efeito indesejado, levando a hiperventilação compensatória. Essa hiperventilação pode ser interpretada como aumento da obstrução de via aérea e, consequente, falha de tratamento, induzindo ao aumento inadvertido da dose da medicação, perpetuando um ciclo vicioso.

Os B2ACs podem ser administrados por via inalatória ou intravenosa.

Uma forma de administrar salbutamol em casos críticos é a via inalatória contínua, na dose de 0,15-0,45 mg/kg/hora, com dose máxima de 20 mg/hora. Uma abordagem interessante é o uso contínuo até a melhora dos sintomas do paciente, e após a administração na forma intermitente de 1/1 hora até 4/4 horas conforme a tolerância. O melhor método de administração inalatória ainda é motivo de controvérsia. A nebulização clássica praticada nas emergências tem sido substituída pelos dispositivos (bombinhas), que são mais práticos e envolvem menor custo.

Para pacientes com crise grave com entrada de ar mínima na ausculta pulmonar ou dificuldade para uso das interfaces inalatórias, o uso de salbutamol intravenoso ou de terbutalina subcutânea pode ser considerado. Essa é uma excelente alternativa para pacientes com piora clínica e dificuldade de obtenção de acesso venoso. De forma geral, essas medicações possuem o mesmo efeito broncodilatador que a opção inalatória, porém estão associadas a maior ocorrência de efeitos colaterais. Espera-se uma queda de 0,5-1 mEq/L no potássio sérico após o início desse tipo de tratamento. Recomenda-se o acréscimo de KCl nas soluções intravenosas de manutenção (20-40 mEq/L) ou reposições de KCl via oral ou intravenoso quando o paciente apresente sintomas com potássio sérico abaixo de 3 mEq/L. A dose de salbutamol IV varia entre 0,1-10 mcg/kg/minuto, entretanto a maioria dos pacientes atinge um efeito desejado com 1 mcg/kg/minuto. O uso dos B2AC por via enteral não é considerado efetivo na asma aguda grave pelo início de ação lento, associado aos efeitos colaterais sistêmicos.

Agentes anticolinérgicos

O brometo de ipratrópio é um agente anticolinérgico que age diminuindo o tônus da musculatura brônquica, o edema e a secreção das vias aéreas. Possui a vantagem, em relação à atropina, de não ultrapassar a barreira hematoencefálica, não causando efeitos anticolinérgicos centrais. Além disso, não costuma inibir a movimentação ciliar brônquica.

Usado como coadjuvante dos B2AC, melhora a função pulmonar e diminui a necessidade de internação em pacientes com quadro de asma aguda grave atendidos em emergências. A manutenção dessa medicação no decorrer da internação ainda é motivo de estudo. Entretanto, para pacientes críticos internados em UTIP seu uso pode ser justificado pela ampla experiência de uso e extrapolação dos resultados obtidos nos estudos em emergências, além dos poucos efeitos adversos graves.

Corticoides sistêmicos

O uso de corticoides nas crises de asma já é bem consolidado. Eles são essenciais, visto que essa doença é uma condição predominantemente inflamatória. Seus principais efeitos são a diminuição da inflamação, da produção de muco e o aumento da eficácia dos B2AC. O corticoide de escolha nas crises graves é a prednisona ou prednisolona (1-2 mg/kg/dia) no período de 3-5 dias. Acredita-se que esse período curto de administração minimize os parefeitos indesejados do uso de corticoides.

Estudos com dexametasona por 1-2 dias também demonstraram bons resultados e aceitação por parte das famílias. Não há benefícios do uso de corticoides intravenosos em comparação às soluções orais. Entretanto, na impossibilidade de aceitação por via digestiva, as opções endovenosas são a metilprednisona e a hidrocortisona.

Sulfato de magnésio intravenoso

O sulfato de magnésio tem sido utilizado como uma das principais terapias adjuvantes no tratamento da asma aguda grave em emergências pediátricas. Possui a vantagem de ser barato, bem tolerado e amplamente disponível. Atua principalmente no relaxamento da musculatura brônquica, diminuindo a resistência das vias aéreas e melhorando a ventilação, por meio da inibição da captação do cálcio a nível celular. Normalmente é administrado intravenoso, já que a forma inalatória não demonstrou benefícios em diminuir a internação em pacientes graves.

A forma de infusão pode variar de acordo com o serviço. Como padrão, utiliza-se uma infusão prolongada de ataque de 200 mg/kg em 4 horas (50 mg/kg/hora) e manutenção posterior com 10 mg/kg/hora. Outra opção é a administração em *bolus* de 50-75 mg/kg, e repetir posteriormente conforme a necessidade, respeitando os valores de magnésio séricos. Valores de magnésio sérico próximos de 4 mg/dL são bem tolerados e considerados terapêuticos.

Em condições controladas, os efeitos colaterais mais comuns são hipotensão, náusea e rubor após a administração da medicação. Raramente os pacientes desenvolvem os

eventos adversos mais graves ocasionados pelo aumento da concentração sérica de magnésio como fraqueza muscular, arritmias, arreflexia e depressão respiratória, sendo considerada uma droga segura em pediatria.

Heliox

O racional do uso do Heliox (mistura hélio-oxigênio) na crise de asma aguda grave se baseia no conceito de que durante uma crise, pelo aumento da resistência das vias aéreas, o fluxo de ar deixa de ser linear e torna-se turbulento. Isso causa aumento do esforço respiratório, dificulta a passagem do fluxo de ar e o aproveitamento de medicações inalatórias. Com o gás heliox, que é um gás inerte e cerca de 7 vezes menos denso que o ar ambiente, isso seria minimizado. Seu melhor benefício se verifica em uma mistura com concentrações entre 80:20 e 60:40 (hélio-oxigênio). São raros os serviços que utilizam essa terapia em emergências e UTIP pediátricas do Brasil. Acredita-se que seja pela necessidade de investimento para sua aquisição e pela dificuldade logística de seu uso, útil somente nos casos de asma aguda grave. Sendo um gás inerte, não apresenta efeitos adversos.

Tratamentos além dos *guidelines*

Suporte ventilatório não invasivo e cânula nasal de alto fluxo

Os métodos ventilatórios não invasivos podem ser indicados em pacientes com asma crítica e esforço respiratório que pode levar a fadiga muscular. Têm como objetivo principal prevenir a ventilação mecânica pulmonar, embora não haja comprovação desse efeito em ensaios clínicos randomizados pediátricos.

A VNI tem como objetivo abrir a via aérea distal, pelo uso de pressão por dispositivos faciais ou nasais. Isso facilitaria o efeito das terapias inalatórias e diminuiria o trabalho respiratório por amenizar a hiperinsuflação. Por outro lado, também pode acontecer como parefeito a ocorrência de escape de ar (pneumotórax, pnuemomediastino e pneumopericárdio), a intensificação da hiperinsuflação (caso o efeito de abertura de vias aéreas desrecrutadas não seja atingido uniformemente) e piora da relação ventilação-perfusão. Embora se acredite que a VNI possa ter um papel importante prevenindo a intubação traqueal, não existem ensaios clínicos robustos que demonstrem esse benefício na asma aguda grave em adultos e crianças. Por esse motivo a VNI não está recomendada na maioria dos *guidelines*. Normalmente se inicia com valores de pressões fisiológicos: pressão expiratória (EPAP) entre 4-5 cmH_2O e inspiratória (IPAP) entre 8-10 cmH_2O e aumentar conforme a tolerância.

A necessidade de colaboração do paciente e o selamento adequado das interfaces da máscara tornam a VNI um grande desafio em pacientes graves. São boas opções a administração de sedativos em baixa dose, como cetamina ou alfa-agonistas (dexmedetomedine ou clonidina) com extremo cuidado, pois podem acelerar a falência ventilatória.

A cânula nasal de alto fluxo (CNAF) fornece um alto fluxo de oxigênio, umidificado e aquecido, por via nasal, que costuma ser bem tolerado pelos pacientes em crise de asma. Essa terapia, que fornece pressão na via aérea semelhante ao uso do CPAP (*contínuos positive airway pressure*), tem demonstrado benefício na prevenção de intubação em pacientes com diversas doenças respiratórias, e seu efeito na asma aguda grave é atualmente motivo de estudo. A dose usual varia entre 1-2 L/kg/minuto em pediatria. O uso em fluxos acima de 2 L/kg/minuto não parece ser benéfico. A FiO_2 pode variar entre 21-100% de acordo com a necessidade de cada paciente.

Importante considerar que a falha desses tratamentos, tanto do CNAF quando da VNI, manifesta-se com aumento da frequência e do esforço respiratório, piora da hipoxemia, hipercapnia ou do padrão da radiografia de tórax após 1 ou 2 horas de início da terapia. Isso está associado à necessidade de ventilação mecânica invasiva (VM). Assim sendo, seu uso em pacientes com insuficiência respiratória exige monitorização rigorosa pelo elevado risco de deterioração clínica. Vale lembrar que esses tratamentos têm um papel relevante em cenários de poucos recursos, nos quais a experiência com a ventilação mecânica é escassa pela ausência de materiais técnicos ou humanos.

Cetamina

A cetamina é uma medicação anestésico-dissociativa já bastante utilizada em emergências e UTIP para procedimentos de curta duração, como a intubação traqueal. Por suas propriedades simpaticomiméticas, é a droga de escolha para intubação em pacientes com asma. Seu uso na prevenção da insuficiência ventilatória e da intubação traqueal tem surgido nos últimos anos, pelo efeito broncodilatador via bloqueio dos receptores N-metil D-aspartato (NMDA) na musculatura lisa nas vias aéreas.

A administração de *bolus* (1-2 mg/kg) e posterior infusão contínua em dose baixa (1-2 mg/kg/hora), em teoria, poderiam ter o benefício de evitar a intubação traqueal. Os pacientes devem estar em ambiente totalmente controlado e com equipe qualificada para, no caso de falha e deterioração clínica pelo sedativo, proceder a intubação traqueal.

Seus parefeitos principais de hipersecreção brônquica e alucinações podem ser minimizados pelo uso de ipratrópio e benzodiazepínicos, respectivamente.

Metilxantinas

As metilxantinas como a teofilina ou a aminofilina promovem a broncodilatação inibindo a fosfodiesterase-4 e aumentando os níveis de AMPc. Por muitos anos essas medicações foram indicadas no tratamento das crises de asma grave como primeira linha. Após o surgimento dos B2AC, elas caíram em desuso, principalmente por serem menos eficazes, terem uma dose terapêutica estreita e muitas interações medicamentosas. Entretanto, muitos serviços de UTIP ainda utilizam a aminofilina em casos graves de crianças em ventilação mecânica. É administrada com

dose de ataque e posteriormente manutenção, atentando para a variação de doses de acordo com a faixa etária e o comprometimento da função hepática.

Ventilação mecânica invasiva

O momento ideal para iniciar a ventilação mecânica invasiva não está bem estabelecido, sendo decidido individualmente conforme o julgamento clínico. Por esse motivo, a prevalência de VM em pacientes com asma grave varia entre 6-26% nos estudos. Indicações óbvias são apneia e parada cardiorrespiratória. Outras indicações clássicas são insuficiência ventilatória por hipercapnia, hipóxia, alteração do estado mental, fadiga muscular ou falha dos métodos ventilatórios não invasivos. Sendo assim, sinais como progressão de hipercapnia e hipóxia, associados a alteração do estado mental e acidose metabólica ocasionada pela elevação do lactato sérico, podem indicar necessidade de intervenção e utilização da VM.

A intubação traqueal nesses pacientes está associada a elevado risco de complicações e mortalidade, ocasionados por acidose, hipóxia, diminuição do retorno venoso e efeitos cardiovasculares das medicações utilizadas na sequência rápida de intubação (SRI). Por esses motivos, mesmo após uma intubação com sucesso a ocorrência de hipotensão é comum.

O risco do procedimento de intubação costuma ser minimizado com uma adequada pré-oxigenação, infusão rápida de fluidos, correta seleção de drogas para o procedimento e introdução do tubo traqueal com *cuff*, evitando a hiperventilação. Na prática se utiliza cetamina para prover anestesia e um bloqueador muscular não despolarizante como rocurônio (cuidado adicional). O midazolam pode ser utilizado para minimizar os efeitos neurológicos, como alucinações, da cetamina, mas ele pode exacerbar a hipotensão. Após a intubação, está indicada a infusão contínua de sedativos para promover uma adequada sincronia do paciente com o ventilador. Drogas bastante utilizadas são também a cetamina e o midazolam. Sendo necessária analgesia adicional, associa-se fentanil. Bloqueadores musculares podem ser necessários inicialmente por 1 ou 2 dias. Opções são pancurônio de forma intermitente ou atracúrio em infusão contínua.

Pacientes com asma aguda grave demonstram um aumento da resistência das vias aéreas como mecanismo fisiopatológico que levou a insuficiência ventilatória. Embora possam existir áreas de atelectasia, que contribuem para a hipóxia, e mudanças de complacência pulmonar, o fator obstrutivo costuma ser o mais importante. Outra característica é o alongamento do tempo necessário para a expiração. O paciente vai represando ar nas vias aéreas a cada ciclo respiratório, ocasionando um estado chamado de hiperinsuflação dinâmica ou auto-PEEP.

É importante ressaltar que o início do VM em pacientes com asma aguda grave não deve objetivar a normalização de exames gasométricos, mas corrigir a hipoxemia, quando ela estiver presente, aliviar a fadiga respiratória e prevenir complicações da hiperinsuflação. A manutenção de um pH próximo a 7,25-7,30 à custa de aumento do CO_2 é totalmente aceitável e conhecida como hipercapnia permissiva.

Não existe evidência sobre o melhor modo de ventilação mecânica em pacientes com asma quase fatal. Vale lembrar que os modos controlados por pressão têm a desvantagem de apresentar alta variação no volume corrente pelas mudanças de resistência das vias aéreas durante a evolução do paciente com asma e pela otimização do tratamento para broncoespasmo. Nesses casos a monitorização deve ser ainda mais rigorosa para evitar a ocorrência de complicações como o pneumotórax.

A ventilação mecânica deve maximizar o volume minuto (volume corrente x frequência ventilatória), limitando o volume corrente em cada inspiração. Estratégias com volumes correntes entre 8-12 mL/kg e hipercapnia permissiva são aceitas em pacientes com asma quase fatal. A pressão de pico inspiratória (PIP) normalmente é elevada (em casos graves pode chegar até > 40 cmH_2O). Entretanto, vale lembrar que a PIP, provavelmente pela alta resistência da via aérea, não será transmitida até os alvéolos. Essa medida alveolar pode ser obtida com base na pressão de platô, pela manobra da pausa inspiratória no final da inspiração em pacientes com bloqueio muscular, e idealmente deve permanecer abaixo de 30 cmH_2O.

As frequências respiratórias (FR) devem ser baixas, geralmente entre 6-12 respirações/minuto, e consequentemente o tempo inspiratório (Tinsp) entre 1-1,5 segundos e expiratório (Texp) entre 4-9 segundos elevados. Os valores de FR podem variar com a faixa etária, sendo maiores em crianças mais jovens, porém a relação Tinsp:Texp deve ser respeitada e mantida baixa em uma proporção de 1:3 a 1:5. As baixas frequências ventilatórias, que podem levar a uma hipercapnia permissiva, propiciarão a exalação do CO_2 e, principalmente, diminuirão a hiperinsuflação e seus efeitos deletérios cardiopulmonares. A Figura 2 representa a ocorrência de hiperinsuflação e sua manobra de correção em ventilação mecânica.

A escolha adequada da PEEP (pressão expiratória final positiva) no ventilador mecânico no paciente com asma quase fatal é sempre difícil. Como regra geral, na fase aguda, utilizam-se PEEP fisiológicas entre 3-5 cmH_2O. Com a melhora da doença obstrutiva e após o paciente apresentar certo conforto na ventilação mecânica, pode-se aumentar esse valor (geralmente < 8 cmH_2O), pois isso pode facilitar a sincronização do paciente com o ventilador. Pacientes geralmente são retirados da ventilação mecânica quando apresentam melhora clínica da doença, associada a exames gasométricos compatíveis e parâmetros de ventilação mecânica mais baixos.

Quando o paciente continua refratário ao tratamento, outras opções terapêuticas agressivas são: broncoscopia (com o objetivo de identificar e retirar *plugs* de secreção espessa), anestesia inalatória (promover relaxamento, sendo pouco utilizada pela dificuldade técnica e efeitos colaterais) e suporte de vida extracorpóreo (*extracorporeal life*

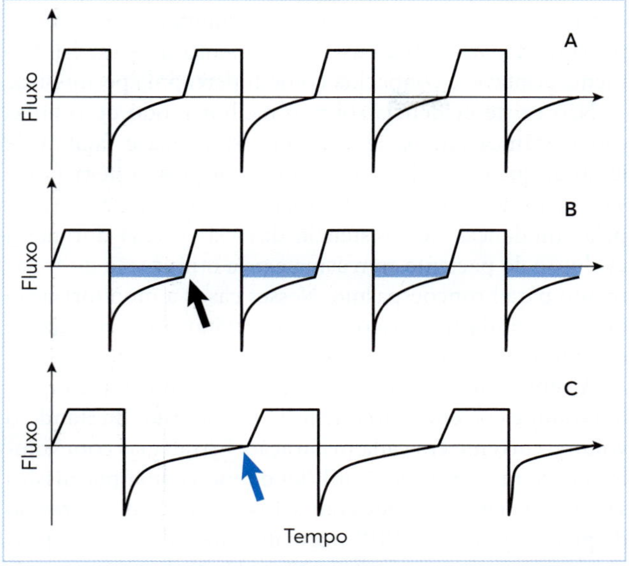

Figura 2 Representação do alçaponamento de ar ao longo do tempo em paciente com asma em ventilação mecânica. A: traçado normal em uma curva fluxo × tempo. B: o fluxo expiratório não retorna à linha de base, ocasionando hiperinsuflação ou auto-PEEP nas vias aéreas (seta preta). C: após a diminuição da frequência ventilatória e o aumento do tempo expiratório, o fluxo expiratório retorna para a linha de base antes da próxima inspiração (seta verde).

Fonte: adaptada de Shein et al., 2016.[4]

support – ECLS) (apresenta bons resultados em pacientes com asma, mas disponível em poucos centros no Brasil). A Figura 3 apresenta um modelo de escalonamento de tratamento para casos de asma aguda grave. As medicações não estão necessariamente na sequência em que devem ser prescritas na prática clínica.

PROGNÓSTICO[4]

O prognóstico da asma aguda grave, ou mesmo da asma quase fatal, costuma ser excelente. O melhor entendimento da doença (hiperinsuflação), associada ao tratamento farmacológico intensivo e ao avanço das estratégias de ventilação mecânica, reduziu a mortalidade hospitalar para próximo de zero.[4] A maioria das mortes por asma decorre de parada cardiorrespiratória no ambiente pré-hospitalar ou de eventos neurológicos catastróficos.

Os pacientes com asma aguda grave devem ser acompanhados após a alta hospitalar, com adequado uso de profilaxia e medidas de educação para evitar recorrência das crises.

CONCLUSÃO

A asma continua sendo a doença crônica mais comum em pediatria e, consequentemente, reflete uma piora na qualidade de vida das crianças e desorganização do núcleo familiar quando não é adequadamente manejada. A avalia-

Quadro 4 Resumo dos principais tratamentos para asma aguda grave

Tratamento	Dose	Efeito	Efeito adverso/ observações
Tratamentos principais			
Oxigênio	• CN 0,5-3 L/min • Manter satO_2 > 92%	Correção da hipóxia com aumento da satO_2	Efeitos deletérios da hiperóxia (estresse oxidativo, lesão celular e morte celular)
B2AC	• 0,15 mg/kg (mínimo 2,5 mg) de 20/20 minutos, após 0,15-0,30 mg/kg de 1-4 hora (conforme gravidade) • 0,15-0,45 mg/kg/hora (máximo 20 mg/h) para NEB contínua • 4-8 jatos 100 mcg/jato 20/20 minuto • Salbutamol IV 0,1-10 mcg/kg/minuto • Terbutalina SC 0,01 mg/kg/dose (máximo 0,25 mg) 20/20 minuto se necessário	Broncodilatação pelo aumento do AMPc. Aumento da contração diafragmática, movimentação ciliar e inibição de mediadores broncoespásticos dos mastócitos (p. ex., histamina)	Hipoxemia, hipocalemia, tremor, náusea e taquicardia. Menos comuns são arritmias, hipotensão e isquemia cardíaca
Ipratrópio	NEB 250-500 mcg de 20/20 minuto ou 2-4 jatos 20 mcg/jato	Broncodilatação pela atuação nos receptores muscarínicos, diminuindo também a produção de muco	Tonturas, visão turva, midríase e boca seca
Corticoides sistêmicos	• Prednisona ou prednisolona VO 1-2 mg/kg/dia 3-5 dias • Dexametasona VO 0,3-0,6 mg/kg/dia por 1-2 dias • Metilprednisolona EV 0,5 mg/kg/dose 6/6 h • Hidrocortisona EV 2-4 mg/kg/dose 6/6 h	Diminuição da inflamação, da produção de muco e aumento da eficácia dos B2AC	Hipertensão, hiperglicemia e alterações de humor. Pode intensificar infecções virais (p. ex., varicela)
Sulfato de magnésio	• Ataque 200 mg/kg em 4 horas (50 mg/kg/hora) e após, manutenção 10 mg/kg/hora • *Bolus* 50-75 mg/kg	Relaxamento da musculatura brônquica por meio da inibição da captação do cálcio a nível celular	Hipotensão, náusea, rubor após administração. Raramente fraqueza muscular, arritmias, arreflexia e depressão respiratória
Heliox	Proporção 80:20 a 60:40 (hélio-oxigênio)	Diminuir o fluxo turbulento na via aérea	Gás inerte. Útil somente em casos graves

(continua)

Quadro 4 Resumo dos principais tratamentos para asma aguda grave (*continuação*)

Tratamento	Dose	Efeito	Efeito adverso/ observações
Tratamentos além dos *guidelines*			
VNI e CNAF	• VNI: EPAP entre 4-5 cmH_2O e IPAP entre 8-10 cmH_2O • CNAF 1-2 L/kg/minuto	Prevenir a intubação traqueal através da abertura das vias aéreas distais e melhora da eficácia dos B2AC. Diminuir esforço respiratório	Escape de ar, piora do auto-PEEP e da relação ventilação/perfusão
Cetamina	*Bolus* 1-2 mg/kg EV e IC 1-2 mg/kg/hora	Broncodilatação via bloqueio dos receptores N-metil D-aspartato (NMDA)	Sialorreia, alucinações e taquicardia
Aminofilina	• Ataque 5 mg/kg EV • Manutenção 0,5-1 mg/kg/hora (atentar para variação da dose pela idade e comprometimento da função hepática)	Broncodilatação pela inibição da fosfodiesterase-4 e aumento dos níveis de AMPc	Náusea, vômitos, arritmias, convulsões e morte. Dose terapêutica estreita e muitas interações medicamentosas
Ventilação mecânica			
Parâmetros*	• Volume corrente 8-12 mL/kg • FR entre 6-12 resp/minuto • Tinp 1-1,5 segundo • Texp 4-9 segundo • FiO_2 conforme $satO_2$	Maximizar volume minuto e diminuir a hiperinsuflação (auto-PEEP)	Escape de ar, piora da auto-PEEP e da relação ventilação/perfusão. Pneumonia associada à ventilação mecânica

B2AC: B2-agonistas de ação curta; EV: endovenoso; FR: frequência respiratória; IC: infusão contínua; NEB: nebulização; NMDA: N-metil D-aspartato; SC: subcutâneo; VO: por via oral.
* Os parâmetros da ventilação mecânica devem ser ajustados de forma individualizada e podem variar de acordo com a faixa etária. Em crianças menores, utilizam-se maiores frequências respiratórias e menores Tinsp e Texp, mas objetivando manter uma relação Tinsp:Texp entre 1:3 e 1:5.

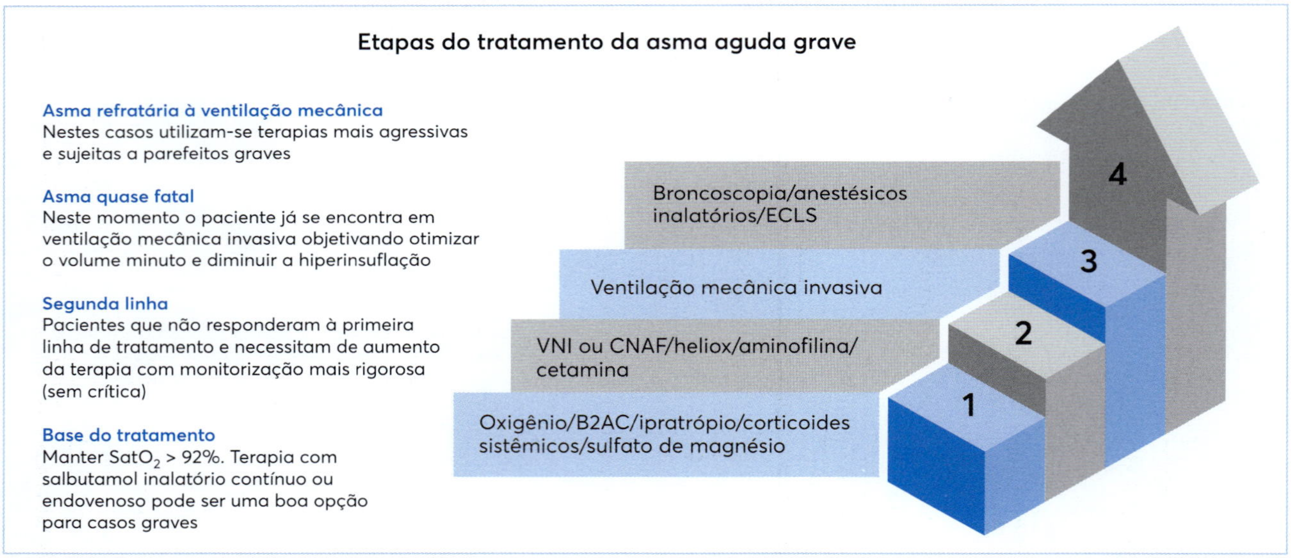

Figura 3 Demonstração das etapas do tratamento da asma aguda grave, iniciando com a base do tratamento e progredindo até os casos refratários à ventilação mecânica.
B2AC: broncodiladores beta2-agonistas de ação curta; VNI: ventilação não invasiva; ECLS: *extracorporeal life support*; CNAF: cânula nasal de alto fluxo.

ção e o tratamento correto das exacerbações de crises de asma auxiliam na diminuição da sua morbidade e prevenção da mortalidade.

A base do tratamento da asma aguda grave é o uso de corticoides sistêmicos, B2AC, ipratrópio e oxigenioterapia, quando houver hipoxemia. Outras terapias, como sulfato de magnésio, metilxantinas, heliox, cetamina e métodos não invasivos de ventilação, são opções quando a crise se torna refratária. A ventilação mecânica invasiva é direcionada para pacientes com insuficiência ventilatória e deve seguir uma estratégia de otimizar o volume minuto e corrigir a hiperinsuflação.

REFERÊNCIAS BIBLIOGRÁFICAS

1. 2020 GINA Main Report. Global Initiative for Asthma – Gina. Disponível em: https://ginasthma.org/gina-reports/ (acesso 16 mar 2021).
2. Pizzichini MMM, Carvalho-Pinto RM de, Cançado JED, Rubin, Cerci Neto A, Cardoso AP, et al. Recomendações para o manejo da asma da Sociedade Brasileira de Pneumologia e Tisiologia – 2020. Jornal Brasileiro de Pneumologia [Internet] 2020;46(1). Available: http://www.scielo.br/scielo.php?script=sci_abstract&pid=S1806-37132020000100400&lng=en&nrm=iso&tlng=pt (acesso 22 mar 2021).
3. Ramratnam SK, Bacharier LB, Guilbert TW. Severe asthma in children. J Allergy Clin Immunol Pract. 2017;5(4):889-98.
4. Shein SL, Speicher RH, Filho JOP, Gaston B, Rotta AT. Contemporary treatment of children with critical and near-fatal asthma. Rev Bras Ter Intensiva. 2016;28(2):167-78.
5. The Global Asthma Report 2018. Disponível em: http://www.globalasthmareport.org/ (acesso 25 mar 2021).
6. Kenyon N, Zeki AA, Albertson TE, Louie S. Definition of critical asthma syndromes. Clin Rev Allergy Immunol. 2015;48(1):1-6.
7. Jones BP, Fleming GM, Otillio JK, Asokan I, Arnold DH. Pediatric acute asthma exacerbations: evaluation and management from emergency department to intensive care unit. J Asthma. 2016;53(6):607-17.
8. Bigham M, Brilli R. Status asthmaticus. In: Rogers' textbook of pediatric intensive care. Philadelphia: Wolters Kluwer; 2016. p.711-21.
9. Qureshi F, Pestian J, Davis P, Zaritsky A. Effect of nebulized ipratropium on the hospitalization rates of children with asthma. N Engl J Med. 1998;339(15):1030-5.
10. Papi A, Brightling C, Pedersen SE, Reddel HK. Asthma. Lancet 2018;391(10122):783-800.
11. Irazuzta JE, Chiriboga N. Magnesium sulfate infusion for acute asthma in the emergency department. J Pediatr (Rio J). 2017;93(Suppl 1):19-25.
12. Demoule A, Brochard L, Dres M, Heunks L, Jubran A, Laghi F, et al. How to ventilate obstructive and asthmatic patients. Intensive Care Med. 2020;46(12):2436-49.

CAPÍTULO 6

SÍNDROME DO DESCONFORTO RESPIRATÓRIO AGUDO

José Roberto Fioretto
Werther Brunow de Carvalho

AO FINAL DA LEITURA DESTE CAPÍTULO, O PEDIATRA DEVE ESTAR APTO A:

- Entender a etiopatogenia da síndrome do desconforto respiratório agudo.
- Utilizar os critérios diagnósticos.
- Utilizar a ventilação mecânica protetora e as terapias adjuvantes disponíveis de forma protocolada.

INTRODUÇÃO

Ashbaugh et al.,[1] em 1967, utilizaram o termo "síndrome da angústia respiratória do adulto" para descrever um quadro agudo de insuficiência respiratória grave que evoluía com elevada taxa de mortalidade. A síndrome foi descrita em 11 adultos e uma criança e foi caracterizada por edema pulmonar não cardiogênico que cursava com taquidispneia, cianose refratária à administração de oxigênio, presença de infiltrados alveolares bilaterais ao exame radiológico do tórax e diminuição da complacência pulmonar. Posteriormente, julgou-se mais apropriado o termo síndrome do desconforto respiratório agudo (SDRA) para designar tais casos, dado o caráter agudo da doença e o fato de serem acometidos, indistintamente, adultos e crianças. Além disso, levando em conta que os quadros de falência respiratória aguda podem ser a base fisiopatológica em uma grande variedade de agravos e que pequena porcentagem de pacientes com insuficiência respiratória desenvolve as alterações clássicas da SDRA, foi elaborado um conceito mais amplo, que engloba todos os casos de falência respiratória.

FISIOPATOLOGIA E CRITÉRIOS DIAGNÓSTICOS

A síndrome caracteriza-se por processo inflamatório extenso que leva à quebra da barreira alveolocapilar com desenvolvimento de edema intersticial e alveolar, diminuição da complacência pulmonar, desequilíbrio da relação ventilação/perfusão e hipoxemia refratária à administração de oxigênio.[2] A lesão de pneumócitos tipo II, produtores de surfactante, e a inativação do surfactante pelo processo inflamatório também contribuem para o colabamento expiratório de unidades alveolares, com consequente redução da capacidade residual funcional. Além disso, existe aumento da resistência vascular pulmonar (RVP), produzido por uma combinação complexa de lesão pulmonar primária, em consequência de resposta inflamatória à agressão pulmonar, e de complicações do tratamento, principalmente a lesão pulmonar induzida pela ventilação mecânica. A hipertensão pulmonar impõe carga adicional ao ventrículo direito, limitando o débito cardíaco.[3]

No Quadro 1 são demonstrados os critérios a serem adotados para o diagnóstico da síndrome do desconforto respiratório agudo SDRA em pediatria, adaptado com base nas recomendações de consenso da conferência de lesão pulmonar aguda pediátrica.[4]

Apesar do melhor entendimento da fisiopatologia da doença e do avanço tecnológico observado na monitorização e no tratamento de pacientes gravemente doentes, a mortalidade pela SDRA permanece elevada, variando entre 43-62% em crianças.[4]

FASES EVOLUTIVAS[5]

Do ponto de vista anatomopatológico, a evolução da SDRA pode ser dividida em três fases inter-relacionadas que correspondem à evolução clínica da doença: fase exsudativa, de edema e hemorragia; fase proliferativa, de organização e reparação e fase fibrótica terminal. A fase exsudativa corresponde à primeira semana após o início da insuficiência respiratória aguda.

Macroscopicamente os pulmões apresentam-se rígidos, de coloração avermelhada escura e estão extremamente pesados. A superfície parenquimatosa é hemorrágica, de consistência firme e não aerada. Microscopicamente se observa congestão capilar, edema intersticial e alveolar e hemorragia intra-alveolar. Nesta fase é característica a presença de

Quadro 1 Critérios diagnósticos da síndrome do desconforto respiratório agudo

Idade	**Excluir pacientes com doença pulmonar relacionada ao período perinatal**			
Tempo	Dentro de 7 dias de insulto clínico conhecido			
Imagem radiológica	Radiografia com novo(s) infiltrado(s) condizente(s) com doença parenquimatosa pulmonar aguda			
Oxigenação	**Ventilação mecânica não invasiva**	**Ventilação mecânica invasiva**		
	PSDRA (sem estratificação de acordo com a gravidade)	**Leve**	**Moderada**	**Grave**
	Ventilação com máscara facial total no modo binível ou CPAP ≥ 5 cmH_2O** Relação $PaO_2/FiO_2 \leq 300$ Relação ISO ≤ 264*	4 ≤ IO < 8 5 ≤ 7,5*	8 ≤ IO < 16 7,5 ≤ ISO < 12,3*	IO ≥ 16 ISO ≥ 12,3*
	Populações específicas			
Doença cardíaca congênita	Segundo os critérios para idade, tempo, origem do edema e imagem do tórax, com deterioração aguda a oxigenação não explicada por doença cardíaca subjacente			
Doença pulmonar crônica	Segundo os critérios para idade, tempo, origem do edema e imagem do tórax compatíveis com novo infiltrado e deterioração aguda da oxigenação inicial que atendem aos critérios de oxigenação			
Disfunção ventricular esquerda	Segundo os critérios para idade, tempo e origem do edema com alterações da imagem do tórax compatíveis com novo infiltrado e deterioração aguda da oxigenação que atendam aos critérios, não explicados pela disfunção ventricular esquerda			

Definição de síndrome do desconforto respiratório agudo pediátrico.
*Usar a medida com base em PaO_2, quando disponível. Se PaO_2 não estiver disponível, diminuir FiO_2 para manter $SpO_2 \leq 97\%$ a fim de calcular a relação ISO ou saturação de oxigênio/FiO_2.
**Para pacientes não intubados tratados com oxigênio suplementar ou modos não invasivos de ventilação mecânica.
Grupos graves da síndrome do desconforto respiratório estratificados por IO ou ISO não devem ser aplicados a crianças com doença pulmonar crônica que normalmente recebem ventilação mecânica invasiva ou crianças com cardiopatia congênita.
IO = (FiO_2 × pressão média das vias aéreas × 100)/PaO_2.
ISO = (FiO_2 × pressão média das vias aéreas × 100)/SpO_2.
CPAP: pressão positiva contínua nas vias aéreas; FiO_2: fração inspirada de oxigênio; IO: índice de oxigenação; ISO: índice de saturação de oxigênio: PaO_2: pressão arterial de oxigênio; PSDRA: síndrome do desconforto respiratório agudo pediátrico; SpO_2: saturação periférica de oxigênio.
Fonte: Pediatric Acute Lung Injury Consensus Conference Group, 2015.[4]

membranas hialinas eosinofílicas, usualmente vistas após as primeiras 48 horas. O epitélio alveolar apresenta necrose extensa dos pneumócitos tipo I, mais suscetíveis à lesão. Essa perda da barreira epitélio-alveolar permite extravasamento do líquido intersticial para o espaço alveolar.

A fase proliferativa, entre a primeira e a terceira semanas de evolução da doença, representa o estágio de organização dos exsudatos intra-alveolares e intersticiais produzidos na fase aguda. Os pulmões apresentam-se duros, com coloração cinza-claro e textura lisa atribuível à presença de tecido conjuntivo recém-formado. No interior da parede alveolar existe proliferação de fibroblastos e miofibroblastos, que posteriormente migram para o exsudato intra-alveolar fibrinoso. Os fibroblastos transformam o exsudato em tecido de granulação e posteriormente, pela deposição de colágeno, em tecido fibroso denso. A fase fibrótica inicia-se após a primeira semana de evolução da síndrome.

Depois de 3-4 semanas, o pulmão é totalmente remodelado por tecido colágeno. Microscopicamente os septos alveolares e as paredes dos espaços aéreos são compostos de tecido colágeno com células esparsas. Os espaços aéreos apresentam dilatação irregular.

ETIOLOGIA[6]

A SDRA pode ser causada por agressão pulmonar direta (SDRA primária), como ocorre na aspiração, infecção pulmonar, quase afogamento e contusão pulmonar, ou pode ser provocada por agressão indireta (SDRA secundária), como na sepse, politraumatismo, em transfusões maciças de hemoderivados, entre outras.

TRATAMENTO

Conceitualmente, realiza-se a ventilação mecânica na criança com SDRAp observando o volume corrente e as pressões aplicadas (incluindo a pressão de platô e a pressão de condução). Entretanto o melhor entendimento da fisiologia da tensão e do estresse pulmonar e da fisiopatologia da lesão pulmonar induzida pela VPM e da lesão pulmonar autoinduzida determinam uma compreensão mais ampla no impacto do suporte não invasivo e invasivo no paciente com SDRAp (Figura 1).

A criança com SDRAp pode apresentar uma capacidade limitada em relação às alterações agudas relacionadas à pressão no final da diástole do VD ou devida ao volume no final da diástole do VD. Portanto, deve-se considerar as interações entre a pressão intratorácica e a função cardiovascular; a Figura 2 demonstra a alteração na resistência vascular pulmonar na criança com SDRAp, comparativamente a uma criança sadia.

Existe uma interação orgânica e os parâmetros selecionados da VPM e especificamente da PEEP, sendo que os principais efeitos dessas interrelações estão demonstrados na Figura 3.

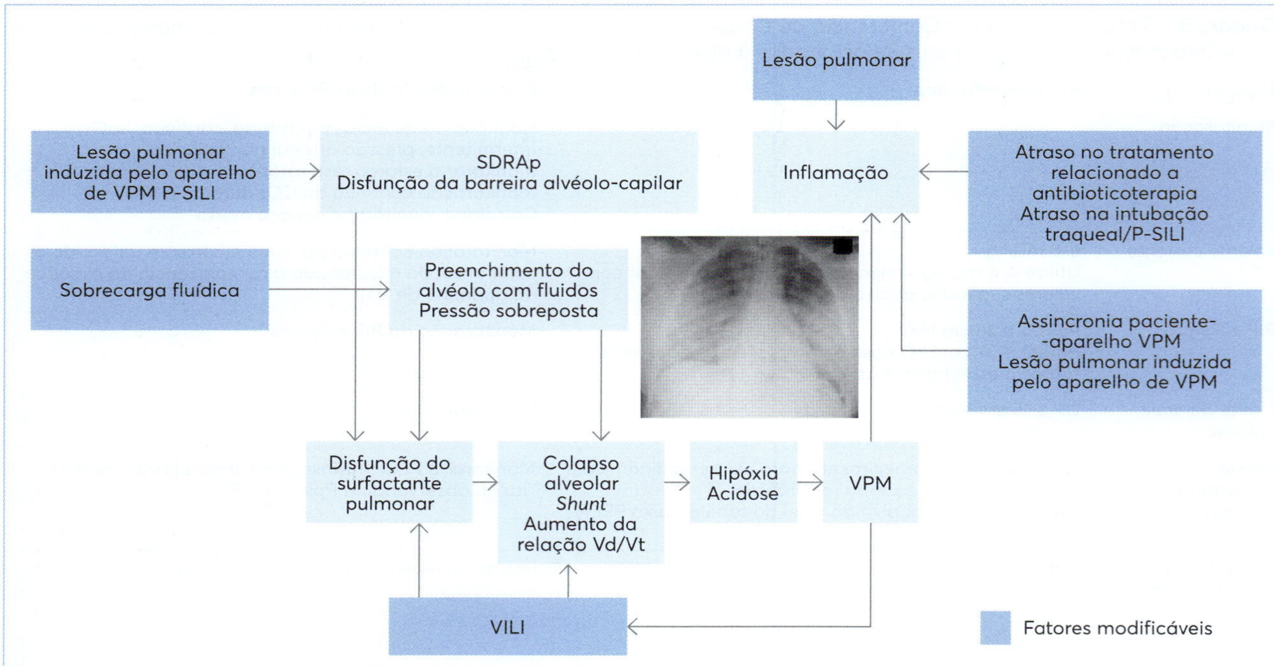

Figura 1 Síndrome do desconforto respiratório agudo pediátrico – fisiopatologia.

Fonte: adaptada de Cruces et al., 2023.[7]

Quadro 2 Síntese da Segunda Conferência de Consenso de Lesão Pulmonar Aguda Pediátrica – Recomendações clínicas e Declarações de Boas Práticas Relacionadas ao Suporte Ventilatório

Tópicos	Recomendações	Declaração de boas práticas
Suporte não invasivo		
Uso de O_2/CNAF	Piora da falência respiratória aguda → triagem com limite de tempo com VNI	Umidificação para CNAF
	Cenários com recursos limitados utilizar CNAF/CPAP *vs* O_2	
	Cenários com recursos limitados utilizar CPAP *vs* CNAF quando disponível	
Uso de VNI (CPAP ou pressão positiva em via aérea com dois níveis)	Piora da triagem em um período de 0-6 horas → intubação intratraqueal	Monitoração estrita e equipe treinada
		Umidificação, interface otimizada para sincronização, monitorar complicações
		Adicionar suporte inspiratório se sincronizado
		Sedação durante a tolerância ruim na VNI
Ventilação invasiva		
Cânula intratraqueal		CIT: uso de cânulas com balonete
		Manter a via aérea desobstruída
		Aspiração da CIT: não utilize de rotina instilação de solução salina
Pacote de medidas para VM	Utilize o pacote de ventilação pulmonar protetora	Avaliação diária com o teste de prontidão para extubação e respiração espontânea
	Monitoração automatizada da complacência de acordo com o Segundo Consenso de Lesão Pulmonar Aguda Pediátrica	Em cenários com recursos limitados implementar protocolos locais adaptados Treinamento e educação regular de toda a equipe
Tipo de VM	Não se recomenda a favor ou contra VOAF	Se VOAF for utilizada: estratégia com otimização do volume pulmonar

CNAF: cânula nasal de alto fluxo; CPAP: pressão positiva continua em vias aéreas; VNI: ventilação não invasiva; VOAF: ventilação com oscilação de alta frequência; CIT: cânula intratraqueal.

Fonte: adaptado de Emeriaud et al., 2023.[8]

Quadro 3 Síntese da Segunda Conferência de Consenso de Lesão Pulmonar Aguda Pediátrica – Recomendações clínicas e Declarações de Boas Práticas Relacionadas à Monitoração Respiratória

Tópicos	Recomendações	Declaração de Boas Práticas
Monitoração		Contínua: frequência respiratória, cardíaca, SpO_2 Intermitente: pressão arterial não invasiva Monitorar o esforço respiratório Monitoração contínua do CO_2 durante a VM Calcular e monitorar o espaço morto
Volume corrente	6-8 mL/kg Utilize 4-6 mL/kg se necessário para permanecer com valores sugeridos abaixo da Pplatô e DP	Monitoração contínua do volume corrente utilizando a compensação relacionado a complacência do circuito do aparelho de VM
PIP e Pplatô	Pplatô ≤ 28 cm H_2O Pplatô ≤ 32 cm H_2O caso a complacência da parede torácica esteja diminuída	Monitoração da PIP e Pplatô
Limite da *drive pressure*	DP ≤ 15 cm H_2O	Monitorar a DP
Pressão expiratória final positiva	Titular: para O_2, fornecimento para O_2, hemodinâmica e complacência do sistema respiratório Níveis: acima ou abaixo do nível da tabela baixa PEEP/ FiO_2 da rede SDRA	Monitorar a PEEP intrínseca e curvas pressão-tempo Titular: observando a Pplatô e DP

VM: ventilação mecânica; DP: *drive pressure*; PIP: pressão respiratória positiva; PEEP: pressão respiratória final positiva; pPlatô: pressão platô.
Fonte: adaptado de Emeriaud et al., 2023.[8]

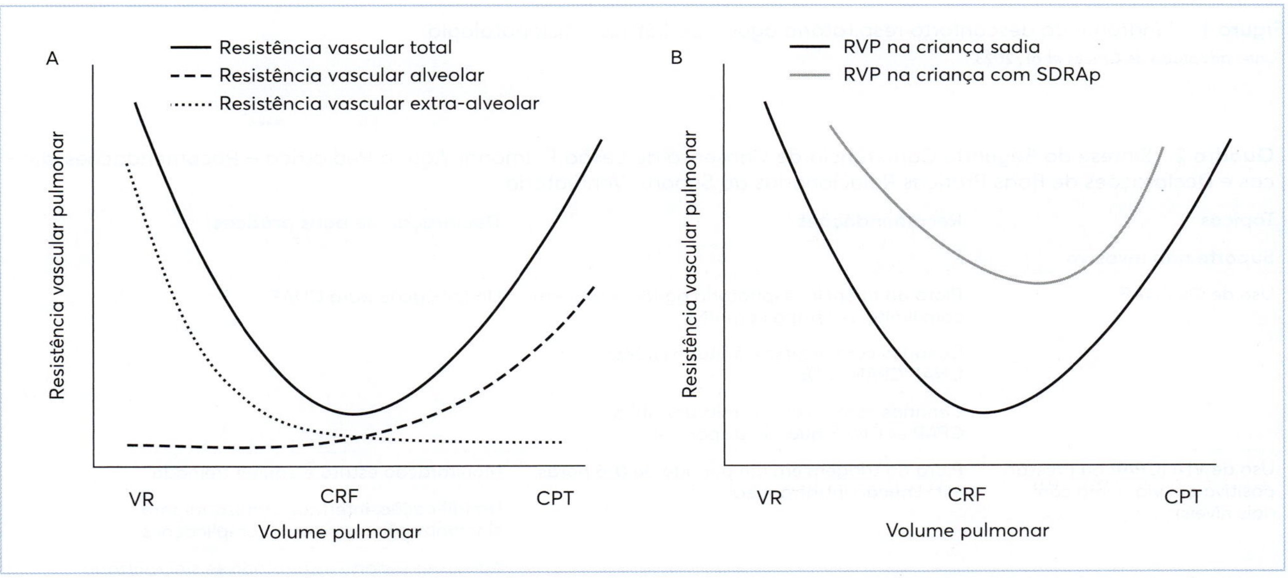

Figura 2 Alterações na resistência vascular pulmonar (RVP) na SDRAp grave. A: representação esquemática da RVP total em função do volume pulmonar em um pulmão pediátrico saudável. A RVP é mais baixa na capacidade residual funcional (CRF) e mais alta no volume residual (VR), onde a RVP está elevada devido a alterações resistivas na vasculatura extra-alveolar ou na capacidade pulmonar total (CPT), onde a RVP está elevada devido a alterações resistivas na vasculatura alveolar. B: na SDRAp grave, a RVP é globalmente elevada secundária a uma combinação complexa devida aos seguintes fatores: (1) heterogeneidade da arquitetura pulmonar devido a atelectasia regional, hiperdistensão alveolar ou alterações císticas parenquimatosas; (2) vasoconstrição mediada por hipóxia, hipercapnia e acidemia; (3) alterações inflamatórias parenquimatosas com edema pulmonar associado.
Fonte: adaptada de Webb et al., 2023.[9]

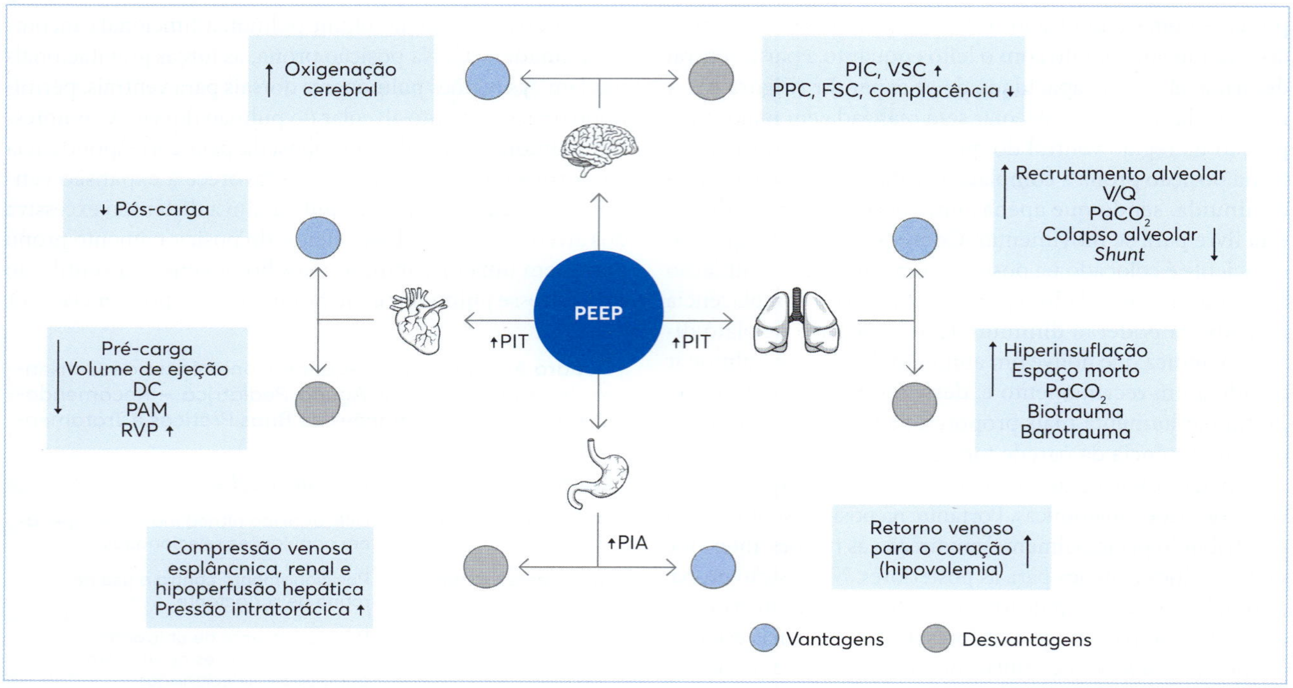

Figura 3 Vantagens e desvantagens do uso da PEEP em diferentes órgãos.

PIT: pressão intratorácica; PIA: pressão intra-abdominal; DC: débito cardíaco; PAM: pressão arterial média; RVP: resistência vascular pulmonar; PPC: pressão de perfusão cerebral; PIC: pressão intracraniana; VSC: volume sanguíneo cerebral; FSC: fluxo sanguíneo cerebral.
Fonte: adaptada de Zunino et al., 2023.[10]

- Vantagens cerebrais: melhorar a oxigenação cerebral (como consequência do recrutamento pulmonar e da melhora das trocas gasosas). Desvantagens: aumento da PIC e do volume sanguíneo cerebral (pela redução do fluxo venoso), redução da PPC e redução do FSC e da complacência cerebral (especialmente quando a PEEP prejudica a hemodinâmica).
- Vantagens cardíacas: diminuição da pós-carga (pela redução da pressão transmural do ventrículo esquerdo). Desvantagens: diminuição da pré-carga, volume sistólico, DC, PAM (por dificultar o retorno venoso), aumento da RVP (como resposta reflexa, para melhorar o retorno venoso e a pré-carga).
- Vantagens em relação ao abdome: aumentar o retorno venoso (fato de "apertar" os vasos esplâncnicos). Desvantagens: compressão venosa; hipoperfusão esplâncnica, renal e hepática (quando a PEEP supera a pressão venosa); aumento de PIT e PIA.
- Vantagens pulmonares: melhora a PaO_2, a relação V/Q, reduz o *shunt* e o colapso alveolar, quando produz recrutamento alveolar. Desvantagens: aumento da $PaCO_2$ e espaço morto, hiperinsuflação pulmonar com barotrauma e biotrauma.

A alteração primária na mecânica pulmonar quando se movimenta o paciente da posição prona para a supina é a diminuição da complacência da parede torácica, devido a conformação anatômica do gradeado costal, sendo na sua parte ventral (esternal) muito mais deformável do que em sua porção posterior (espinal). Quando o paciente está na

Quadro 4 Síntese da Segunda Conferência de Consenso de Lesão Pulmonar Aguda Pediátrica – Recomendações clínicas e Declarações de Boas Práticas e Monitoração Respiratória

Tópicos	Recomendações	Declaração de Boas Práticas
Alvo SpO_2	Leve-moderada: estratégia alvo 92-97% Grave: aceitar < 92% com otimização da PEEP	Evitar SpO_2 < 88% e > 97% Grave: quando SpO_2 < 92% → monitoração da saturação venosa central
Alvo pH/$PaCO_2$	Aceitar pH ≥ 7,2 para permanecer dentro dos intervalos Pplatô e DP e VC durante a hipercapnia permissiva Não utilizar de rotina o bicarbonato de sódio	Ajustar a frequência de pH, $PaCO_2$ mensurar a gravidade e estágio da SDRAp e monitoração não invasiva de CO_2

Fonte: adaptado de Emeriaud et al., 2023.[8]

Quadro 5 Síntese da Segunda Conferência de Consenso de Lesão Pulmonar Aguda Pediátrica – Recomendações clínicas e Declarações de Boas Práticas e Tratamento Auxiliar Pulmonar

Tópicos	Recomendações
Tratamentos auxiliares	
Posição prona	Não se pode recomendar posicionamento contra ou a favor da posição prona
Manobras de recrutamento	Não se pode recomendar contra ou a favor manobra de recrutamento

Fonte: adaptado de Emeriaud et al., 2023.[8]

posição supina, o gradeado costal na parte dorsal é mais rígido estando em contato com o leito enquanto a parte ventral deformável tem a capacidade de se expandir (Figura 4). A maioria da ventilação alveolar será realizada em maior proporção na região ventral do que na dorsal. Contrariamente, na posição prona a complacência da parede torácica está diminuída, sendo que apenas uma parte da porção dorsal está livre para se movimentar. Consequentemente, quando o paciente é colocado na posição prona durante a ventilação com volume controlado, a pressão de platô e a complacência mensurada poderão diminuir. Caso a pressão de platô diminua, indica que houve um aumento do volume pulmonar devido a um recrutamento e, deste modo, a complacência pulmonar aumenta mais proporcionalmente à diminuição da complacência da parede torácica.

A parede torácica anterior é mais complacente que a posterior, por razões anatômicas. Portanto, na posição supina, o gás é distribuído principalmente em direção às regiões anterior e diafragmática e menos para as posteriores. Na posição prona, a complacência da parede torácica anterior diminui, a dorsal aumenta, mas não atinge os valores da complacência esternal em posição supina. A complacência diafragmática permanece substancialmente inalterada. Assim, o resultado é que na posição prona a complacência total do sistema respiratório diminui se a complacência pulmonar permanecer inalterada.

A posição prona é uma estratégia para melhorar a oxigenação e a mecânica respiratória em pacientes com SDRA (Figura 5). Na posição supina existe a presença de atelectasia e preenchimento alveolar na zona pulmonar dorsal dependente da gravidade, local em que o fluxo sanguíneo é maior, ocasionando uma perda de volume pulmonar funcional e uma alteração da relação ventilação/perfusão. Com o paciente na posição prona, as forças gravitacionais desviam-se da região dorsal para a ventral, determinando a possibilidade de recrutamento alveolar nas áreas pulmonares dorsais e drenagem de secreção das vias aéreas previamente dependentes.

A perfusão permanece relativamente constante nas posições supina e prona, com a maior parte do fluxo sanguíneo suprindo o pulmão dorsal, independentemente do gradiente gravitacional. Na posição supina, os alvéolos ventrais ficam excessivamente distendidos e os alvéolos dorsais colapsam, resultando em perda de volume pulmonar funcional e incompatibilidade V/Q. Na posição prona, as forças gravitacionais mudam das regiões pulmonares dorsais para ventrais, permitindo o recrutamento alveolar do pulmão dorsal. A compressão pulmonar ventral é compensada pela correspondência conformacional da forma, o que favorece a expansão ventral na posição prona, reduzindo assim a distensão excessiva dos alvéolos ventrais. Esses efeitos do posicionamento prono permitem uma distribuição mais homogênea da ventilação e do estresse pulmonar e melhoram a correspondência V/Q.

Quadro 6 Síntese da Segunda Conferência de Consenso de Lesão Pulmonar Aguda Pediátrica – Recomendações clínicas e Declarações de Boas Práticas e Tratamento Auxiliar Pulmonar

Tópicos	Recomendações
NO por via inalatória	Utilizar óxido nítrico inalatório apenas em populações selecionadas
Surfactante exógeno	Posicionamento contra o uso de rotina de surfactante
Corticosteroides	Posicionamento de utilização de corticosteroides apenas em populações selecionadas

Fonte: adaptado de Emeriaud et al., 2023.8

Vários mecanismos contribuem para a desregulação da inflamação na SDRA, ocasionando permeabilidade da barreira epitelial e endotelial com consequente edema pulmonar. O mecanismo predominante varia entre os pacientes e sua heterogeneidade, fazendo com que o sucesso de um tratamento farmacológico seja um desafio (Figura 6).

A utilização de corticoide é um tratamento efetivo para pneumonia adquirida na comunidade, choque séptico e falência respiratória aguda devida a Covid-19. Deve-se aguardar pesquisas de qualidade relevantes antes da sua utilização na SDRAp.

Entretanto, até o presente momento objetiva-se o tratamento em medidas de suporte com proteção pulmonar.

Uma estruturação na forma de quadro evidencia as várias terapêuticas e manejo para SDRAp avaliando riscos e benefícios de acordo com a Figura 7.

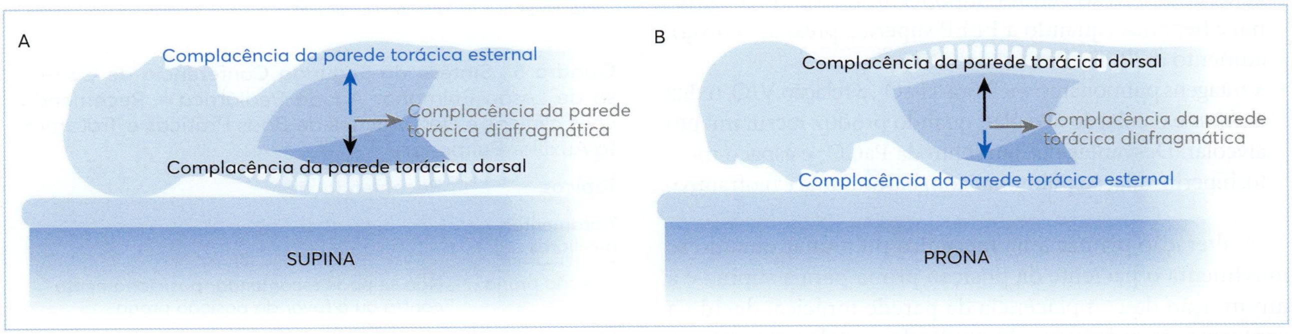

Figura 4 A complacência da parede torácica é a soma de três componentes: anterior (esternal), posterior (dorsal) e diafragmático.

Fonte: adaptada de Gattinoni et al., 2023.[11]

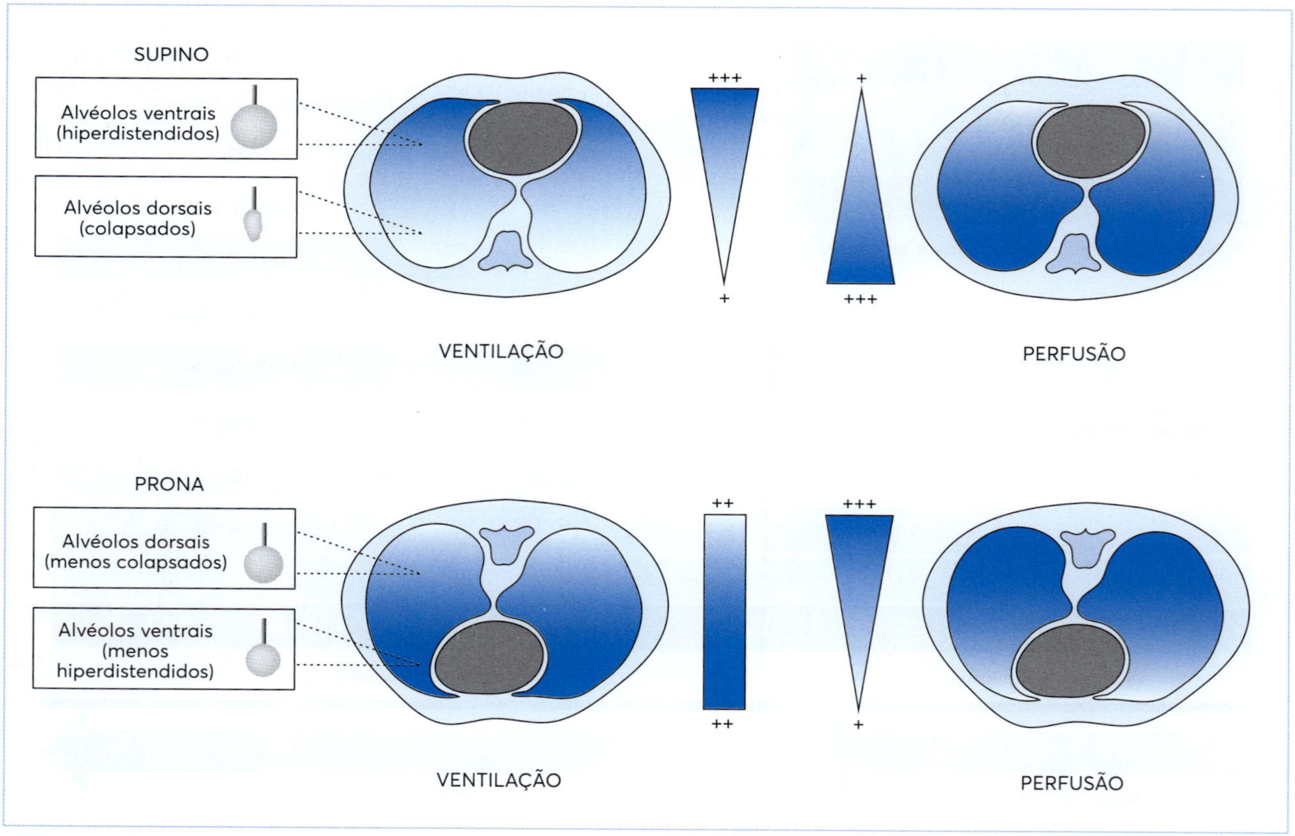

Figura 5 Efeitos fisiológicos da posição prona comparada ao posicionamento supino na SDRA, representados em uma visão axial do tórax.

Fonte: adaptada de Trieu et al., 2023.[12]

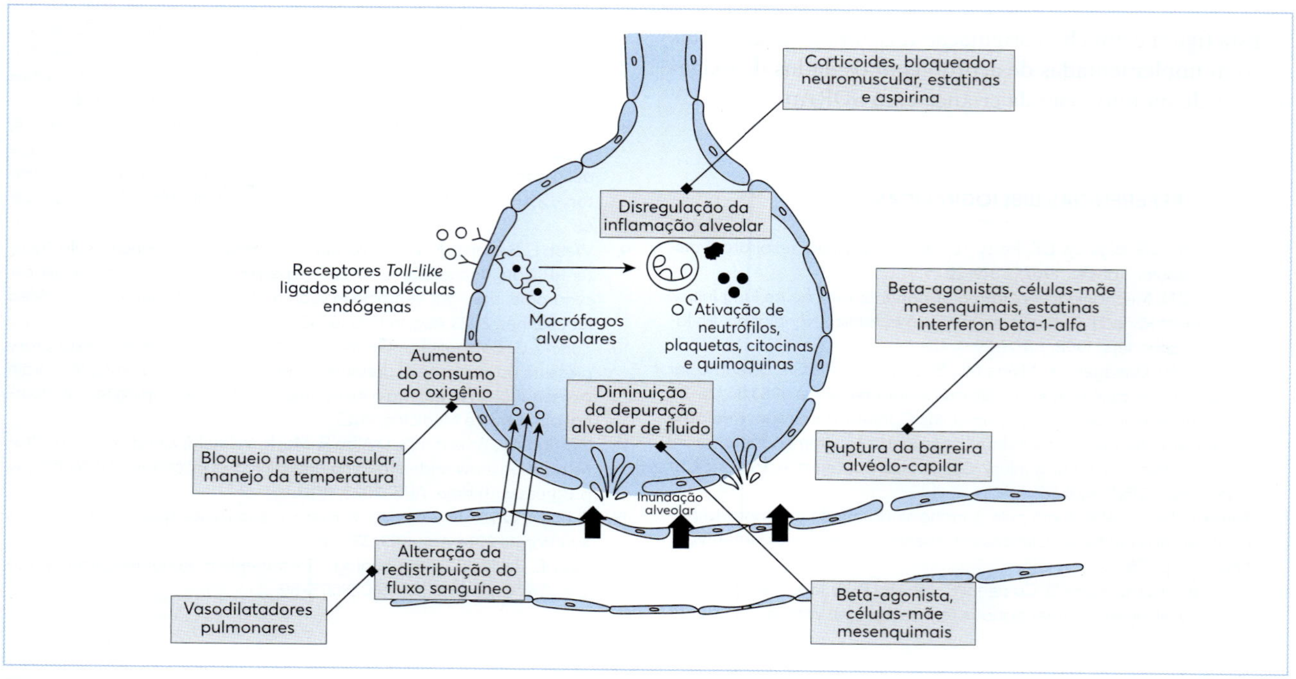

Figura 6 Terapêuticas previamente testadas para SDRA e seus alvos fisiopatológicos em lesão pulmonar aguda e disfunção da barreira alvéolo-capilar.

Fonte: adaptada de Levy et al., 2023.[13]

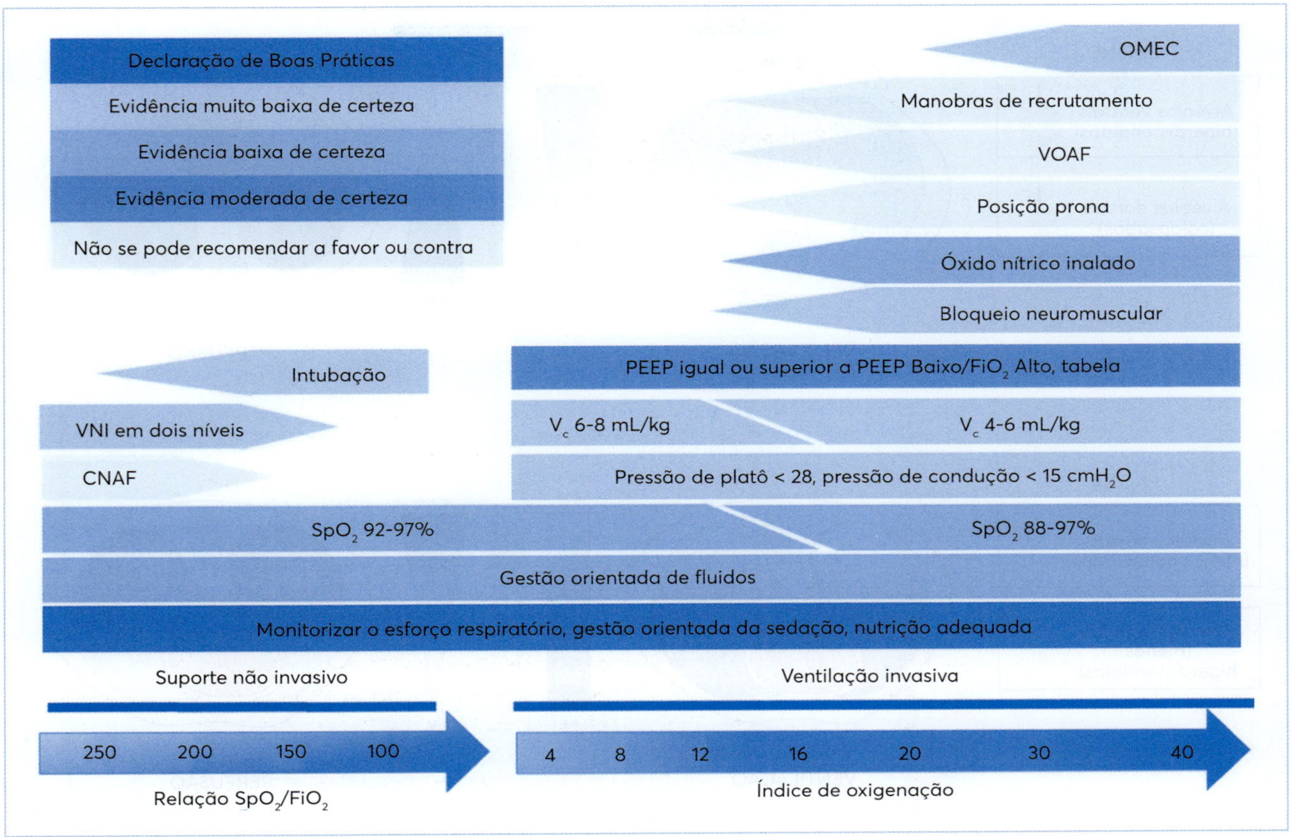

Figura 7 Resumo esquemático das principais terapêuticas ou estratégias de abordagem na SDRAp com base em recomendações e declarações da Segunda Conferência de Consenso de Lesão Pulmonar Aguda em Pediatria.
Fonte: adaptada de Emeriaud et al., 2023.[8]

Esta figura é uma boa orientação relacionada às condutas a serem implementadas de acordo com os dados de oxigenação e de monitoração da criança com SDRAp.

REFERÊNCIAS BIBLIOGRÁFICAS

1. Ashbaugh DG, Bigelow DB, Petty TL, Levine BE. Acute respiratory distress in adults. Lancet. 1967;12:319-22.
2. Sessler CN. Mechanical ventilation of patients with acute lung injury. In: Tharratt RS (ed.). Critical care clinics: mechanical ventilation. Philadelphia: Saunders; 1998. p.707-29.
3. Sibbald WJ, Driedger AA, Myers ML, Short AIK, Wells GA. Biventricular function in the adult respiratory distress syndrome. Chest. 1983;84:126-34.
4. Pediatric Acute Lung Injury Consensus Conference Group. Pediatric acute respiratory distress syndrome: consensus recommendations from the Pediatric Acute Lung Injury Consensus Conference. Pediatr Crit Care Med. 2015;16:428-39.
5. Tomashefski, JF. Patologia pulmonar na síndrome do desconforto respiratório do adulto. In: Clínicas de doenças pulmonares. Interlivros; 1990. v.4. p.575-601.
6. Kneyber MCJ, de Luca D, Calderini E, Jarreau P-H, Javouhey E, Lopez-Herce J, et al. Recommendations for mechanical ventilation of critically ill children from the Paediatric Mechanical Ventilation Consensus Conference (PEMVECC). Intensive Care Med. 2017 Dec;43(12):1764-80.
7. Cruces P. Pediatric Acute Respiratory Distress Syndrome: Approaches in Mechanical Ventilation. Ped Crit Care Med. 2023;24(2): e104-e114.
8. Emeriaud G, López-Fernández YM, Iyer NP, Bembea MM, Agulnik A, Barbaro RP, et al. Executive Summary of the Second International Guidelines for the Diagnosis and Management of Pediatric Acute Respiratory Distress Syndrome (PALICC-2). Ped Crit Care Med. 2023;24(2):143-68.
9. Webb L, Burton L, Manchikalapati A, Prabhakaran P, Loberger JM, Richter RP. Cardiac dysfunction in severe pediatric acute respiratory distress syndrome: the right ventricle in search of the right therapy. Front Med (Lausanne). 2023 Aug 16;10:1216538.
10. Zunino G, Battaglini D, Godoy DA. Effects of positive end-expiratory pressure on intracranial pressure, cerebral perfusion pressure, and brain oxygenation in acute brain injury: Friend or foe? A scoping review. Journal of Intensive Medicine, 2023.
11. Gattinoni L, Brusatori S, D'Albo R, Maj R, Velati M, Zinnato C, et al. Prone position: how understanding and clinical application of a technique progress with time. APS. 2023; 1(1):3.
12. Trieu M, Qadir N. Adjunctive Therapies in Acute Respiratory Distress Syndrome. 2024 Apr;40(2):329-51.
13. Levy E, Reilly JP. Pharmacologic Treatments in Acute Respiratory Failure. Crit Care Clin. 2024;40(2):275-89.

CAPÍTULO 7

INSUFICIÊNCIA RESPIRATÓRIA

Toshio Matsumoto

AO FINAL DA LEITURA DESTE CAPÍTULO, O PEDIATRA DEVE ESTAR APTO A:

- Reconhecer o diagnóstico e a importância da insuficiência respiratória.
- Conhecer a maior vulnerabilidade da criança para desenvolver a insuficiência respiratória.
- Classificar os tipos de insuficiência respiratória.
- Conhecer a fisiopatologia das trocas gasosas.
- Reconhecer a gravidade da insuficiência respiratória.
- Abordar e conhecer os princípios do tratamento da insuficiência respiratória.

INTRODUÇÃO

Insuficiência respiratória é a emergência médica mais comum em crianças, principalmente naquelas com menos de 1 ano de idade, sendo uma das principais causas de admissão de crianças em unidades de terapia intensiva (UTI).[1,2] A insuficiência respiratória progressiva e o choque são as causas mais comuns de parada cardiorrespiratória em pediatria.[3] As infecções respiratórias agudas são responsáveis por aproximadamente 20% de todas as mortes em crianças no mundo com menos de 5 anos de idade.[1]

A insuficiência respiratória é uma disfunção do sistema respiratório caracterizada pela incapacidade de oxigenar o sangue venoso misto e remover o CO_2 para satisfazer as demandas metabólicas do organismo.[1,2,4,5] A insuficiência respiratória é uma condição clínica que deve ser prontamente reconhecida e tratada, pois representa grande ameaça à vida do paciente.

Lactentes e crianças mais jovens têm maior incidência de insuficiência respiratória, e aproximadamente metade ocorre no período neonatal.[6] O fato que justifica essa maior frequência é a diferença do desenvolvimento do sistema respiratório.[1,2,6-8] Recém-nascidos (RN), principalmente prematuros, sofrem com a imaturidade estrutural e funcional do sistema respiratório associada a predisposições anatômicas.

O segmento cefálico do RN é relativamente grande, representa 1/4 de todo o seu corpo e ainda apresenta um occipício mais proeminente, o que favorece um estreitamento das vias aéreas superiores quando o RN estiver em posição supina. A região mandibular é pequena e a língua, por ocupar menor espaço, torna-se volumosa, o que favorece a obstrução da região faríngea por essa relativa micrognatia e macroglossia.

A respiração nasal é mandatória até os 4-6 meses de idade, justificada pela incapacidade de utilizar efetivamente a via oral para respirar. A obstrução das narinas (p. ex., atresia de coanas) nessa faixa etária implica grave ameaça à vida e merece atenção imediata. A epiglote é mais longa e rígida, inserindo em 45 graus com a base da língua, e é mais alta, o que resulta em estreitamento da retrofaringe.

As vias aéreas, apesar de relativamente maiores que as do adulto, são menos calibrosas em termos absolutos, o que resulta em maior resistência ao fluxo aéreo. As vias aéreas periféricas no adulto respondem por cerca de 20% da resistência total de vias aéreas, mas em lactentes e crianças jovens elas representam cerca de 50% da resistência total.[4] Esse fato tem impacto clínico em processos obstrutivos, como bronquiolite ou asma. A caixa torácica é mais complacente, e seu formato cilíndrico não favorece o aumento de volume anteroposterior. As costelas se fixam a um esterno menos rígido, que oferece uma base mais instável. Assim, durante um esforço inspiratório mais acentuado, a pressão intratorácica negativa criada pode mais deformar a caixa torácica (retração) do que resultar em aumento do volume pulmonar. O diafragma se posiciona mais horizontalmente, e sua contração pode reduzir ainda mais o diâmetro anteroposterior da caixa torácica.

A musculatura diafragmática tem uma distribuição de fibras que muda com o crescimento e está mais sujeitas à fadiga na fase inicial da vida. O diafragma do RN tem cerca de 25% de fibras estriadas tipo I (vermelhas, contração e

trutivos altos, como laringite e laringomalácia, a passagem mais rápida do gás nas vias aéreas estreitadas gera uma zona de baixa pressão (efeito Venturi) e pode colabar estruturas mais complacentes, gerando ruídos caracterizados por retrações, estridores e cornagem, e dificultando ainda mais o trabalho respiratório.

A análise gasométrica do sangue arterial e a radiografia torácica são também auxiliares na abordagem da insuficiência respiratória. A gasometria mostra apenas um momento e não uma tendência. Os valores de pH, PaO_2 e $PaCO_2$ estão sujeitos a mudanças bruscas dependentes da ventilação alveolar, do metabolismo basal, da perfusão tissular e do débito cardíaco, entre outros fatores. Assim sendo, a interpretação dos dados gasométricos nunca deve ser independente dos dados clínicos do paciente, lembrando que hipoxemia pode não estar presente no início da insuficiência respiratória.[5] A radiografia torácica é um exame auxiliar, e a presença de infiltrados, condensações, hiperinsuflação pulmonar, derrames, pneumotórax, entre outros achados, pode orientar no diagnóstico ou no tratamento da criança.

A oximetria de pulso avalia de modo confiável a concentração de oxiemoglobina acima de 60%.[4] No entanto, perde a confiabilidade nas condições de má perfusão, hipotermia, vasoconstrição periférica, edema, ou na mete-hemoglobinemia e intoxicação por monóxido de carbono.[4] A presença de pulso paradoxal é indicativo de gravidade em processos pulmonares obstrutivos. Nesses quadros o esforço inspiratório extremo promove um aumento significativo do retorno venoso pela pressão negativa intrapleural gerada. Esse aumento do retorno venoso pode deslocar o septo interventricular para a esquerda e comprometer o enchimento ventricular esquerdo, resultando em menor débito cardíaco. O pulso paradoxal pode ser diagnosticado pela palpação de pulso ou pela variabilidade da linha de base da curva pletismográfica da oximetria de pulso.[4] A queda de débito cardíaco eleva a linha de base na curva pletismográfica durante a inspiração e retorna à linha de base na expiração.

Outros dados complementares podem ser úteis, como a utilização de capnografia e de ecocardiografia com Doppler.

TRATAMENTO

A insuficiência respiratória apresenta grande variedade manifestações clínicas, o que pode dificultar ou retardar seu diagnóstico. O histórico do paciente, os dados vitais, o estado de consciência e o padrão respiratório fornecem subsídios para o diagnóstico e a avaliação da gravidade.[6] Um clínico experiente pode determinar rapidamente a necessidade de intervenção imediata,[7] mesmo sem ter os dados gasométricos,[9] como em processos obstrutivos agudos com ameaça imediata à vida (p. ex., aspiração de corpo estranho[1] ou asma quase fatal). Exames laboratoriais ou de imagem são úteis, mas não podem retardar a intervenção emergencial na espera pelo resultado. A demora em oferecer um suporte respiratório pode agravar as condições clínicas do paciente por fadiga, o que resulta em redução da consciência, respiração superficial e cianose.[6]

A abordagem da criança com insuficiência respiratória envolve garantir e manter as vias aéreas pérvias, promover a oxigenação e ventilação, garantir a perfusão de órgãos vitais e o tratamento da causa básica.[2]

O oxigênio deve ser fornecido a todo paciente com insuficiência respiratória para manter a saturação sanguínea acima de 92%.[1] Existem diversos dispositivos para o fornecimento de oxigênio. Em quadros leves o oxigênio pode ser fornecido por meio de nebulização, máscara ou cateter nasal. Em pacientes que apresentam quadros com maior gravidade tem-se utilizado a ventilação não invasiva, e mais recentemente o cateter nasal de alto fluxo,[7,9] que podem evitar o uso da ventilação mecânica. A falha do uso desses dispositivos deve ser reconhecida prontamente para não agravar a condição do paciente. Quando a criança não consegue manter uma adequada ventilação e/ou oxigenação e apresenta sinais de iminente falência respiratória estão indicados a intubação e o uso da ventilação pulmonar mecânica. A intubação traqueal é um procedimento de risco que deve ser realizado pelo pessoal mais capacitado[6] e com suporte apropriado (equipamentos, medicamentos, monitorização, oxigênio, equipe multiprofissional). A estratégia utilizada no paciente em ventilação mecânica convencional deve promover uma oxigenação adequada, reduzir o trabalho respiratório e prevenir a lesão pulmonar associada à ventilação mecânica.[1] A melhor estratégia ainda continua sendo objeto de estudo. Na falha da ventilação mecânica em manter a oxigenação, outras opções podem ser consideradas, como a ventilação de alta frequência e oxigenação por membrana extracorporal (Ecmo).

Crianças previamente hígidas e que necessitaram de ventilação mecânica por insuficiência respiratória podem apresentar uma disfunção respiratória em até 44% após 1 ano da alta hospitalar.[10] Os sinais mais comuns dessa disfunção são o uso de broncodilatadores e de corticosteroides.

A insuficiência respiratória continua sendo um desafio para o pediatra. Identificá-la envolve conhecimento e perspicácia. O reconhecimento precoce dessa condição clínica pode ser a diferença entre a sobrevida ou a morte do paciente.[1]

REFERÊNCIAS BIBLIOGRÁFICAS

1. Hammer J. Acute respiratory failure in children. Pediatr Resp Rev. 2013;14:64-9.
2. Ellovitch ME, Fukugava S, Matsumoto T. Insuficiência respiratória aguda. In: Hirschheimer MR, Carvalho WB, Matsumoto T (eds.). Terapia intensiva pediátrica e neonatal. 4.ed. Atheneu; 2017. v.1. p.443-85.
3. Topjian AA, Raymond TT, Atkins D, Chan M, Duff JP, Joyner Jr BL, et al. Part4. Pediatric Basic and Advanced Life Support 2020. American Heart Association Guidelines for Cardiopulmonary Resuscitation and Emergency Cardiovascular Care. Circulation. 2020;142(Suppl 2):S469-S523.
4. Schneider J, Sweberg T. Acute respiratory failure. Crit Care Clin. 2013;29:167-83.
5. Belda FJ, Soro M, Ferrando C. Pathophysiology of respiratory failure. Trends Anaesthesia Crit Care. 2013;3:265-9.

6. Vo P, Kharasch VS. Respiratory failure. Pediatr Rev. 2014;35:476-86.
7. Friedman ML, Nitu ME. Acute respiratory failure in children. Pediatr Ann. 2018;47:e268-273.
8. Roussos C, Koutsoukou A. Respiratory failure. Eur Respir J. 2003;22(Suppl 47):3S-14S.
9. Challands J, Brooks K. Paediatric respiratory distress. BJA Education. 2019;19(11):350-6.
10. Keim F, Yehya N, Spear D, Hall MW, Loftis LL, Alten JA, et al. Development of persistent respiratory morbidity in previously healthy children after acute respiratory failure. Crit Care Med. 2020;48:1120-8.

CAPÍTULO 8

PÓS-OPERATÓRIO DE CIRURGIA CARDÍACA PEDIÁTRICA

Fabio Joly Campos
Rossano Cesar Bonatto
Ricardo Maria Nobre Othon Sidou

AO FINAL DA LEITURA DESTE CAPÍTULO, O PEDIATRA DEVE ESTAR APTO A:

- Manter a estabilidade do paciente por meio de avaliação clínica rigorosa e monitorização mínima.
- Reconhecer as principais complicações.
- Implementar o tratamento inicial.
- Obter auxílio de especialista o mais rápido possível.

INTRODUÇÃO

As malformações cardíacas são uma importante causa de mortalidade na infância; estão presentes em 8-10 de cada 1.000 nascidos vivos, mas em apenas uma pequena parte deles se faz necessária a cirurgia corretiva.

As técnicas cirúrgicas e a circulação extracorpórea (CEC) avançaram muito nas últimas décadas, melhorando a expectativa e a qualidade de vida de pacientes com malformações cardíacas graves, entretanto, para se conseguir bons resultados é necessária uma equipe treinada para esse fim, que entenda a complexidade da doença, as características da circulação da cardiopatia, a interação da cardiopatia com a função pulmonar, as características da circulação fetal, a técnica cirúrgica usada e suas complicações, além de características da assistência circulatória.

Por toda a complexidade destes pacientes, é muito importante o tratamento multiprofissional.

CONSIDERAÇÕES IMPORTANTES

Para prever a evolução dos pacientes e, assim, prevenir ou tratar as complicações, algumas informações são importantes:

- Pré-operatório: características da doença, se tem ou não hipertensão pulmonar ou outras complicações, estado nutricional, idade, medicações em uso, cirurgias prévias.
- Intraoperatório: tipo de assistência circulatória (com ou sem CEC e se houve cardioplegia e parada total da circulação), tempo de assistência, complicações como sangramento e arritmias, como foi a saída da CEC, tipo de cirurgia.

MONITORIZAÇÃO

Todos os pacientes precisarão de cuidados intensivos e de monitorização básica e avançada além de uma rotina de exames. É importante lembrar que a ocorrência de sangramentos e distúrbios hidroeletrolíticos e do equilíbrio acidobásico são frequentes e podem trazer importante impacto negativo na evolução, devendo então ser monitorados rotineiramente e, assim que identificados, prontamente corrigidos. Diferentemente de outras situações encontradas na UTI pediátrica, aqui não se pode tolerar acidose metabólica e alterações de glicemia, cálcio e potássio pelo impacto negativo que causam no débito cardíaco.

SÍNDROME DO BAIXO DÉBITO CARDÍACO

A síndrome do baixo débito cardíaco (SBDC) constitui-se na mais comum e séria complicação no pós-operatório de cirurgia cardíaca pediátrica, podendo ocorrer em mais de 50% delas. Está associada à elevada morbidade em curto e longo prazo e a uma taxa de mortalidade que varia na literatura de 25 a 60%.

Independentemente da causa, a disfunção miocárdica é a sua principal característica. Porém, apesar de ter como base a disfunção da bomba cardíaca, a SBDC, por ter origem e forma de apresentação particular, difere das demais formas de insuficiência cardíaca.

A grande quantidade de achados que a caracterizam decorre do prejuízo na oferta de oxigênio aos tecidos (DO_2), gerando hipóxia tecidual e consequências deletérias ao organismo.

As principais consequências da SBDC são:

- Disfunção de órgãos.
- Permanência na UTI prolongada.
- Aumento do uso de recursos de saúde elevando gastos.
- Óbito.

Em realidade, a definição da SBDC se apoia nas alterações orgânicas e na tentativa pelo organismo de compensação homeostática, expressas em sinais clínicos e achados de exames subsidiários, que se seguem a anestesia, entrada em circulação extracorpórea, cardioplegia, hipotermia, clampeamento aórtico (isquemia), manipulação cirúrgica, reperfusão miocárdica e saída da circulação extracorpórea com reaquecimento do paciente. Embora não existam critérios diagnósticos rigorosos, a SBDC se acompanha de uma coleção de alterações hemodinâmicas e fisiológicas que alertam o intensivista para sua ocorrência. Levando-se em conta isto, pode ser definida como uma redução transitória do débito cardíaco secundária a uma disfunção miocárdica subsequente ao emprego de circulação extracorpórea para a correção de cardiopatia congênita. Na Tabela 1 estão expressas as variáveis que compõem a oferta de oxigênio aos tecidos (DO_2). Atuar nestes componentes promovendo uma elevação na DO_2 é a base do tratamento da SBDC como veremos adiante.

Tabela 1 Variáveis que compõem a oferta de oxigênio aos tecidos

Variáveis macro-hemodinâmicas	Variáveis micro-hemodinâmicas
PVC	$SvcO_2$: < 70 mmHg
PAMi	Excesso de base negativo
RVP	Lactato sérico: > 2 mmol/mL
Índice cardíaco	ΔCO_2 VA: > 2 mmHg
Débito cardíaco	
PoAP	

ΔCO_2 VA: diferença de CO_2 venoarterial; PoAP: pressão de oclusão da artéria pulmonar; PVC: pressão venosa central; PVC: pressão venosa central; PAMi: pressão arterial média invasiva; RVP: resistência vascular pulmonar; PoAP: pressão de oclusão da artéria pulmonar; $SvcO_2$: saturação venosa central de oxigênio.
Fonte: Lomivorotov et al., 2017.[5]

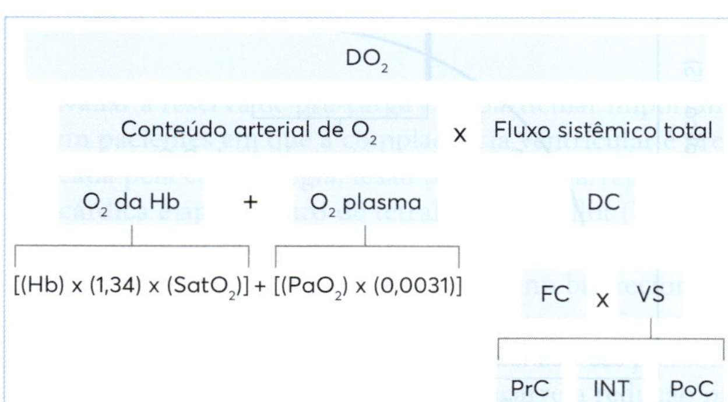

Figura 1 Oferta de oxigênio aos tecidos.

DC: débito cardíaco; FC: frequência cardíaca; PoC: pós-carga; PrC: pré-carga; VS: volume distólico.

Além destes, há achados clínicos de hipoperfusão tecidual, verificados durante o exame físico realizado em pacientes sem hipovolemia, como confusão mental, extremidades frias e pálidas, tempo de enchimento capilar prolongado e oligúria.

Fisiopatologia

Além das alterações pós-operatórias nas condições do débito cardíaco há, também, os efeitos decorrentes de eventos intraoperatórios da cirurgia cardíaca, como os da circulação extracorpórea (CEC), que contribuem para a ocorrência de lesão miocárdica pós-operatória e, consequentemente, disfunção. A exposição dos elementos do sangue à superfície não endotelizada do circuito de CEC induz uma resposta inflamatória sistêmica levando a extravasamento capilar, formação de edema e disfunção sistodiastólica do miocárdio. Somada à resposta inflamatória sistêmica, induzida pela CEC, a disfunção miocárdica é agravada pelo fenômeno inflamatório regional resultante de lesão de reperfusão miocárdica após parada cardioplégica. O processo de isquemia e reperfusão pulmonar acarreta lesão endotelial pulmonar com redução na produção de óxido nítrico (NO) e, consequentemente, hiper-reatividade vascular pulmonar e lesão da barreira alveolocapilar com impacto na oxigenação corporal. Essas situações impactam ainda mais no fornecimento de oxigênio ao miocárdio, redundando em piora ainda maior do desempenho da bomba cardíaca. A Figura 2 resume os mecanismos envolvidos na fisiopatologia da SBDC.

A ação dos fatores pré, trans e pós-operatórios decorrentes da correção cirúrgica pode resultar tanto em disfunção de ventrículo esquerdo (VE), ventrículo direito (VD), biventricular (VD e VE) ou, nas situações de anatomia e fisiologia univentricular, do ventrículo único sistêmico. Desta ação pode sobrevir disfunção sistólica e/ou diastólica que pode ser agravada por pré-carga inadequada ou alterações na pós-carga de VD e/ou VE. A função ventricular pode ser alterada, também, por sobrecarga de volume ou de pressão por defeito residual atrial ou ventricular ou por válvulas ou vasos estenóticos ou, ainda, por alteração gerada na resistência sistêmica ou pulmonar. O VD é especialmente sensível a mudanças na pós-carga, uma vez que tem significativamente menos reserva contrátil, de tal modo que uma elevação na resistência vascular pulmonar em especial se houver ventriculotomia pode determinar disfunção ventricular direita refratária ao tratamento precoce no pós-operatório.

Pontos para o diagnóstico

Quadro 1 Achados que caracterizam redução no débito cardíaco

Débito urinário < 1 mL/kg/h e < 0,5 mL/kg/h em adolescentes
Extremidades frias, pálidas e/ou moteadas
Tempo de enchimento capilar > 3 segundos
Redução da amplitude de pulsos
Taquicardia
Alteração no nível de consciência e/ou irritabilidade
Redução da pressão arterial (achado tardio)

- Nitroprussiato de sódio: categorizado como um nitrovasodilatador, o nitroprussiato age via mecanismos não totalmente esclarecidos, liberando óxido nítrico das células endoteliais. Tem início de ação muito rápido, iniciando seu efeito em alguns segundos após o início da infusão, atingindo o pico em aproximadamente 2 minutos e cessando totalmente sua ação em torno de 3 minutos após sua interrupção.
- Óxido nítrico (NO): ofertado na forma de gás, age via cGMP causando relaxamento da musculatura lisa muscular, consequentemente vasodilatação. Tem ação praticamente exclusiva na vasculatura pulmonar, sendo utilizado desde o intraoperatório em casos que apresentem hipertensão pulmonar.
- Nisiritide: forma recombinante de peptídeo natriurético cerebral (BNP), liga-se aos receptores guanilatociclase na musculatura lisa vascular, no miocárdio e nos rins aumentando os níveis de cGMP. A resposta clínica ocorre aproximadamente 90 minutos após a infusão, persistindo por 2 a 4 horas após a sua interrupção.

Ventilação pulmonar mecânica (VPM)

A ventilação com pressão positiva constitui-se ferramenta importante na condução de pacientes no PO de cirurgia cardíaca pediátrica por aumentar a pressão intratorácica e, com isso, a pós-carga ventricular sistêmica, o que é benéfico para pacientes com disfunção ventricular sistólica com presença de edema agudo de pulmão. Além deste, temos o benefício de reduzir a demanda de oxigênio para o funcionamento do fole respiratório, possibilitando a redistribuição do débito cardíaco para outros órgãos vitais. Medidas especiais de VPM devem ser tomadas adicionalmente a outras como sedação, analgesia, bloqueio neuromuscular e infusão de óxido nítrico para controle da hipertensão pulmonar.

Oxigenação por membrana extracorpórea (ECMO)

O suporte de ECMO pode ser necessário no pós-operatório seja pela incapacidade de sair de CEC, seja pelo estabelecimento precoce de uma SBDC. Em crianças com disfunção ventricular preexistente, certas cardiopatias como a síndrome de hipoplasia do coração esquerdo (SHCE) e tempo de CEC prolongado aumentam a chance de necessidade de ECMO. Uma vez excluídos os defeitos cirúrgicos residuais pelo ecocardiograma, a ECMO pode ser usada para fornecer suporte cardiopulmonar de curto prazo, dando oportunidade aos agravos sofridos no transoperatório serem contornados. A canulação venoarterial utilizada para CEC é adequada para a transição para ECMO no pós-operatório, sendo a mais utilizada em pacientes neonatais e pediátricos. Porém, em situações como hemorragia pulmonar intraoperatória, como a que pode ocorrer na correção de tetralogia de Fallot, a canulação venovenosa está indicada. Independentemente da patologia que motivou a cirurgia em casos de SBCD refratário ao tratamento convencional, é importante reconhecer que a instalação precoce da ECMO auxilia na redução da exigência metabólica de um miocárdio disfuncional, reduz a intensidade e duração da acidose e minimiza, com isso, o risco de colapso cardiovascular.

ARRITMIAS

As arritmias são intercorrências frequentes no pós-operatório imediato (POI) de cirurgias cardíacas pediátricas, podendo ser decorrentes do procedimento cirúrgico (incisão cirúrgica, suturas próximas ao sistema de condução, canulação, circulação extracorpórea, etc.) ou secundárias a distúrbios eletrolíticos e/ou acidobásicos, hipoxemia, hipercapnia, disfunção ventricular, uso de drogas vasoativas, dor e ansiedade. Além disso, a presença de cateteres intracardíacos também pode desencadear arritmias.

As arritmias ocorrem principalmente no período do pós-operatório precoce quando o paciente apresenta maior instabilidade hemodinâmica, podendo levar à síndrome de baixo débito e/ou parada cardiorrespiratória. Na maioria das vezes elas são transitórias e tratáveis; devem ser tratadas rapidamente para evitar complicações.

A incidência das arritmias no POI de cirurgias cardíacas pediátricas varia de 27 a 48%, podendo ser bradi ou taquiarritmias.

A Figura 6 resume as ações de avaliação e tratamento das arritmias no período pós-operatório precoce de cirurgia cardíaca pediátrica.

Bradiarritmias

As principais bradiarritmias são o bloqueio atrioventricular total (BAVT) e a bradicardia sinusal. O BAVT ocorre secundariamente à manipulação da região próxima ao nó atrioventricular como nas cirurgias de correção dos defeitos atrioventriculares, comunicação interventricular perimembranosa e transposição das grandes artérias (cirurgias de Senning e Mustard). A incidência de BAVT pós-cirúrgico é de 1 a 2% e depende do tipo de cirurgia realizada e da experiência da equipe cirúrgica. A frequência cardíaca pode ser controlada por meio do marca-passo externo, comumente conectado ao paciente no POI. Além disso, corticosteroides podem ser utilizados com o objetivo de diminuir o processo inflamatório e o edema próximo ao sistema de condução, podendo levar à reversão do BAVT. Quando não ocorre a reversão do BAVT após duas semanas, é realizada a implantação de marca-passo definitivo.

A bradicardia sinusal geralmente é secundária a hipoxemia, hipotermia, alterações eletrolíticas ou hipovolemia, devendo-se corrigir a causa para a correção da bradicardia sinusal.

Taquiarritmias

As principais taquiarritmias são: taquicardia juncional ectópica (TJE), taquicardia sinusal, taquicardia atrial, *flutter* atrial e taquicardia ventricular, entretanto, podem variar em frequência de acordo com o procedimento cirúrgico realizado.

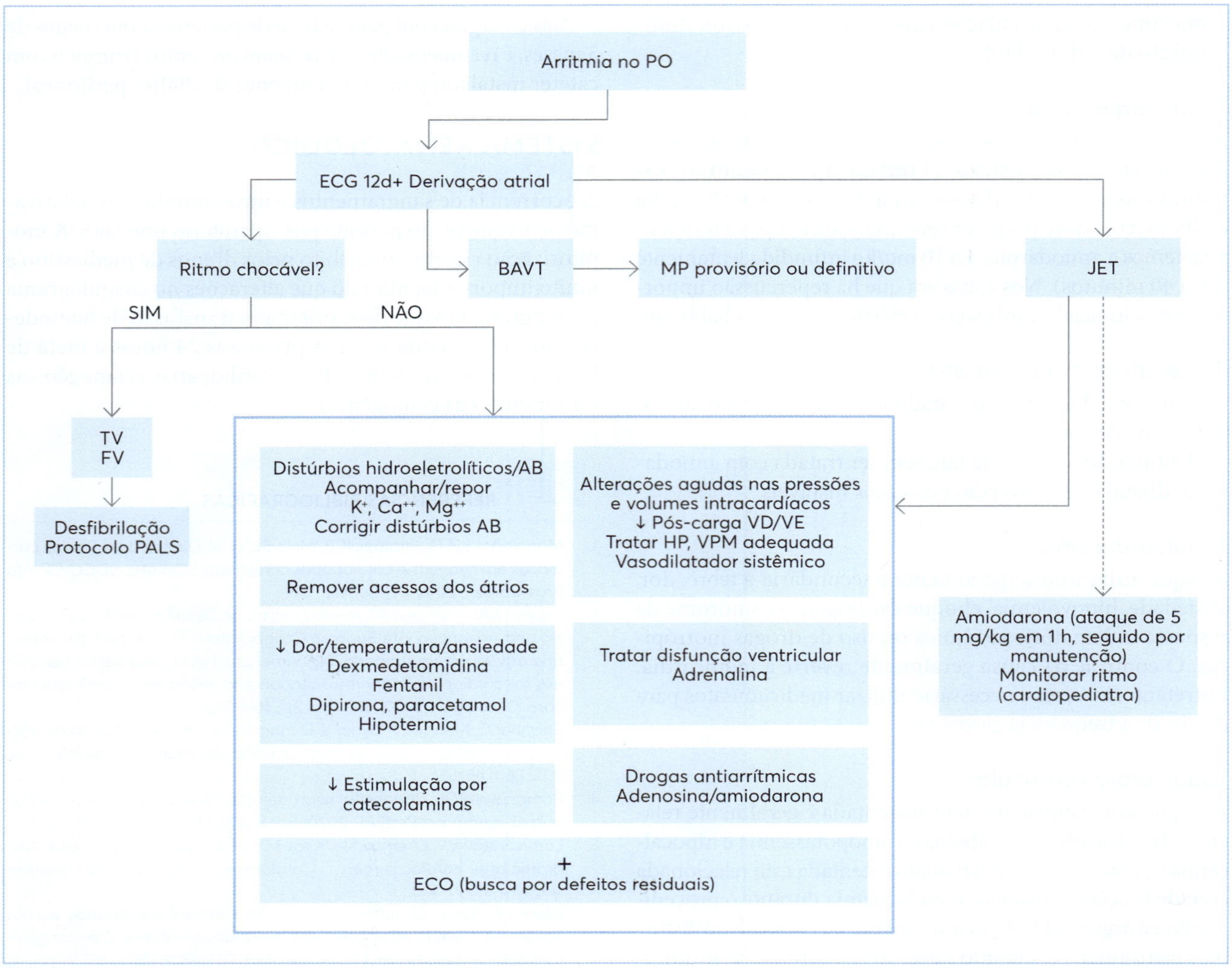

Figura 6 Avaliação e tratamento das arritmias no período pós-operatório precoce de cirurgia cardíaca pediátrica.
Fonte: adaptada de Ishaque S, et al., 2022.12

Taquicardia juncional ectópica (TJE)

A TJE é a arritmia mais comum no POI de cirurgia cardíaca pediátrica, principalmente quando há manipulação do nó atrioventricular. A frequência cardíaca é elevada (160 a 250 bpm) com comprometimento hemodinâmico. Ela é automática e autolimitada. Caracteriza-se por onda P dissociada com complexo QRS estreito. A onda P pode aparecer antes, após ou no meio do complexo QRS.

São fatores de risco para TJE: recém-nascidos, lactentes jovens, uso de drogas adrenérgicas (dopamina, dobutamina), uso de inibidores da fosfodiesterase III (milrinone), tempo prolongado de circulação extracorpórea (> 90 minutos), tipo de correção cirúrgica (correção total de tetralogia de Fallot, do defeito do septo atrioventricular, de comunicação interventricular e cirurgia de Noorwood) e predisposição genética.

O tratamento visa a diminuição da frequência cardíaca e o controle do baixo débito:

- Medidas gerais: adequação volêmica, correção dos distúrbios eletrolíticos (potássio, cálcio e magnésio), analgesia e sedação (a dexmedetomidina tem se mostrado útil no controle da arritmia, devido ao efeito sedativo e à diminuição da frequência causada pelo bloqueio alfa-adrenérgico).
- Redução dos inotrópicos, se possível.
- Medicamentos: a amiodarona é a droga de escolha para reversão e diminuição da FC. Também podem ser utilizados a procainamida e o esmolol.
- Cardioversão elétrica caso haja repercussão hemodinâmica importante.
- Resfriamento corporal: manter a temperatura de 31 a 35°C (ao redor de 33°C), com a utilização de colchão térmico e/ou com solução salina endovenosa a 4°C.
- Oxigenação por membrana extracorpórea (ECMO) e ablação quando as medidas anteriores falharem.
- Terapia profilática: quando há fatores de risco, a administração de sulfato de magnésio (50 mg/kg) na fase de rea-

quecimento na circulação extracorpórea mostrou diminuição da TJE no POI.

Taquicardia atrial

A taquicardia atrial ocorre mais frequentemente nas cirurgias que envolvem os átrios. O tratamento consiste em manobras vagais, uso de adenosina na dose de 0,1 a 0,2 mg/kg em bolo, cuja dose pode ser repetida. Como opção terapêutica, temos a amiodarona 5 a 10 mg/kg infundida lentamente (30 a 40 minutos). Nos casos em que há repercussão importante está indicada cardioversão elétrica nas doses habituais.

Flutter atrial/fibrilação atrial

O *flutter* atrial também é tratado com cardioversão, amiodarona ou digital.

A fibrilação atrial pode também ser tratada com amiodarona, digital e cardioversão nos casos instáveis.

Taquicardia sinusal

A taquicardia sinusal geralmente é secundária à febre, dor, ansiedade, hipovolemia, choque cardiogênico, síndrome da resposta inflamatória sistêmica ou uso de drogas inotrópicas. O controle da causa geralmente reverte a taquicardia. Entretanto, às vezes é necessário utilizar medicamentos para diminuir a frequência cardíaca.

Taquicardia ventricular

A taquicardia ventricular não sustentada é geralmente relacionada a distúrbios metabólicos (hipopotassemia e hipocalcemia). A taquicardia ventricular sustentada está relacionada com disfunção ventricular e/ou isquemia durante o procedimento cirúrgico. O tratamento consiste na correção de distúrbios eletrolíticos e, quando necessário, administra-se amiodarona ou lidocaína. Caso não haja resposta ao tratamento medicamentoso ou na presença de repercussão hemodinâmica importante pode ser utilizada a cardioversão elétrica.

SISTEMA RENAL

A injúria renal pode estar presente nesses pacientes tanto pela doença de base quanto pela agressão imposta pela CEC. Além da avaliação dos excretas, é muito importante a conduta precoce pois o balanço hídrico deve ser monitorado de forma rigorosa. A lesão renal pode surgir tanto como causa quanto como consequência da retenção hídrica.

Para conseguirmos manter esse balanço negativo usamos inicialmente os diuréticos de alça. Alguns autores como Axelrod et al. sugerem o uso da aminofilina como uma alternativa nos casos em que o débito urinário se mantém insuficiente apenas com a furosemida.

Nas cirurgias com parada total de pacientes com menos de 3 meses, é recomendado que já saiam do centro cirúrgico com cateter instalado para início precoce da diálise peritoneal.

SISTEMA HEMATOLÓGICO

A ocorrência de sangramentos é uma complicação relativamente frequente no período pós-operatório imediato. A monitorização rigorosa do débito pelos drenos de mediastino é muito importante; mais do que alterações no coagulograma é o sangramento que deve orientar a transfusão de hemoderivados. Habitualmente, nas primeiras 24 horas a meta de hemoglobina é de 10 mg/dL nas cardiopatias acianogênicas e 14 mg/dL nas cianogênicas.

REFERÊNCIAS BIBLIOGRÁFICAS

1. Magalhães LP, Guimarães ICB, Melo SL, et al. Diretriz de arritmias cardíacas em crianças e cardiopatias congênitas SOBRAC e DCC-CP. Arq Bras Cardiol. 2016;107(1Supl.3):1-58.
2. Topjian AA, Raymond TT, Atkins D, et al.; on behalf of the Pediatric Basic and Advanced Life Support Collaborators. Part 4: pediatric basic and advanced life support: 2020 American Heart Association Guidelines for cardiopulmonary resuscitation and emergency cardiovascular care. Circulation. 2020;142(suppl 2):S469-S523.
3. Sabatier C, Monge I, Maynar J, Ochagavia A. Valoración de la precarga y la respuesta cardiovascular al porte de volumen. Med Intensiva. 2012;36(1):45-55.
4. Romanowski GL. Congenital heart defects, heart surgeries, low cardiac output syndrome. PedSAP. 2020; Book 2: 8-33
5. Lomivorotov VV, Efremov SM, Kirov MY, et al. Low-cardiac-output syndrome after cardiac surgery. J Cardiothoracic and Vascular Anesthesia. 2017;31:291-308.
6. Ulate KP, Yanay O, Jeffries H, et al. An elevated low cardiac output syndrome score is associated with morbidity in infants after congenital heart surgery. Pediatr Crit Care Med. 2017;18:26-33.
7. Rogers L, Ray S, Johnson M, et al. The inadequate oxygen delivery index and low cardiac output syndrome score as predictors of adverse events associated with low cardiac output syndrome early after cardiac bypass. Pediatr Crit Care Med. 2019;20:737-43.
8. Cavigelli-Brunner A, Hug MI, Dave H, et al. Prevention of low cardiac output syndrome after pediatric cardiac surgery: a double-blind randomized clinical pilot study comparing dobutamine and milrinone. Pediatric Critical Care Medicine. 2018;19(7):619-25.
9. Du X, Chen H, Song X, et al. Risk factors for low cardiac output syndrome in children with congenital heart disease undergoing cardiac surgery: a retrospective cohort study. BMC Pediatrics. 2020;20:87.
10. Drennan SE, Burge KY, Szyld EG, et al. Clinical and laboratory predictors for the development of low cardiac output syndrome in infants undergoing cardiopulmonary bypass: a pilot study. J Clin Med. 2021;10:712.
11. Epting CL, McBride ME, Wald EL, Costello JM. Pathophysiology of post-operative low cardiac output syndrome. Curr Vasc Pharmacol. 2016;14(1):14-23.
12. Ishaque S, Akhtar S, Ladak AA, Martins RS, Memon MKY, Kazmi AR, et al. Early postoperative arrhythmias after pediatric congenital heart disease surgery: a 5-year audit from a lower-to middle-income country. Acute Crit Care. 2022 May;37(2):217-23.

CAPÍTULO 9

INFECÇÕES RELACIONADAS À ASSISTÊNCIA À SAÚDE NA TERAPIA INTENSIVA PEDIÁTRICA

Kathia de Oliveira Harada
Carolina Friedrich Amoretti

AO FINAL DA LEITURA DESTE CAPÍTULO, O PEDIATRA DEVE ESTAR APTO A:

- Identificar as principais infecções relacionadas à assistência à saúde (IrAS).
- Identificar fatores de risco para IrAS.
- Implementar e gerenciar medidas preventivas de IrAS.
- Diagnosticar e tratar corretamente IrAS de acordo com o sítio de infecção.

INTRODUÇÃO

Controlar e prevenir as infecções hospitalares constitui um permanente desafio para os profissionais da saúde. As infecções hospitalares (IH), atualmente denominadas infecções relacionadas à assistência à saúde (IrAS), são um grave problema de saúde pública mundial, elevando não só os custos hospitalares como os índices de morbidade e mortalidade entre os pacientes. São consideradas eventos adversos infecciosos e não devem ser toleradas.

Com a introdução de novos métodos diagnósticos e terapêuticos, nas últimas décadas se observa um avanço tecnológico na assistência à saúde, aumentando as possibilidades de procedimentos invasivos durante a assistência. Por outro lado, esse quadro também traz um aumento do risco de IrAS. Assim, o controle dessas infecções é uma tarefa desafiadora. Os casos de IrAS aumentam aproximadamente 5 vezes no ambiente de terapia intensiva.

Conforme a padronização de conceito realizado pela Agência Nacional de Vigilância Sanitária (Anvisa), IrAS é a infecção adquirida após o paciente ser submetido a um procedimento de assistência à saúde ou a uma internação, que possa ser relacionada a esses eventos. É importante considerar o período de incubação do patógeno nesse processo.

A maioria das infecções é de etiologia bacteriana, e estima-se que 20% sejam de etiologia viral. As infecções por fungos têm se destacado nos últimos 10 anos, observando-se um aumento de 15 vezes no número de infecções em pacientes menores de 15 anos, sendo 8% em menores de 5 anos.

FATORES DE RISCO

O paciente pediátrico criticamente doente admitido em unidades de terapia intensiva pediátricas (UTIP) apresenta uma série de fatores de risco para o desenvolvimento de IrAS. Na população adulta, risco de mortalidade relacionada às IrAS está ligado a fatores como a realização de procedimentos invasivos diagnósticos e terapêuticos, à gravidade da doença de base que acomete o paciente, além do sítio da infecção, da adequação da terapia e da sensibilidade dos microrganismos aos antimicrobianos.

Crianças que necessitam de admissão em UTIP se encontram entre a população vulnerável para infecção dentro do hospital. De maneira geral, existe quebra de barreiras como a integridade de pele e do reflexo de tosse, além do uso empírico de antibióticos de amplo espectro, permitindo o crescimento eventual de germes multirresistentes.

Essas condições comuns costumam se somar às demais condições relacionadas à assistência, como descrito no Quadro 1.

As IrAS mais frequentemente encontradas nas UTIP são as relacionadas a corrente sanguínea, trato respiratório e trato urinário. Cada um desses sistemas apresenta fatores de risco específicos (Quadro 2), e o conhecimento destes torna mais simples o processo de prevenção dessas infecções.

DIAGNÓSTICO

Alto nível de suspeição e adequado conhecimento dos marcadores são necessários para o correto diagnóstico e tratamento das IrAS.

Quadro 1 Fatores de risco de infecções relacionadas à assistência à saúde em unidade de terapia intensiva pediátrica

- Gravidade da doença de base (deficiência da imunidade humoral, celular ou inespecífica).
- Procedimentos invasivos (cateter venoso central, cateter vesical, tubo traqueal).
- Tempo de internação prolongado.
- Uso de antibioticoterapia indiscriminadamente e de amplo espectro.
- Faixa etária < 2 anos.
- PRISM > 10.
- Alta densidade populacional na UTIP.
- Baixa relação paciente-enfermagem.
- Reutilização de material descartável.

PRISM: *preditory risk of mortality*; UTIP: unidade de terapia intensiva pediátrica.

Quadro 2 Fatores de risco para infecções relacionadas à assistência à saúde de acordo com o sítio

Corrente sanguínea	Trato respiratório	Trato urinário
• Hospitalização prévia prolongada antes da colocação do cateter. • Duração da hospitalização > 7 dias. • Colonização microbiana no local de inserção do cateter. • Neutropenia. • Uso de nutrição parenteral (pelo cateter). • Frequência de acesso ou manipulação do cateter. • Troca de cateter com guia. • Uso de hemoderivados. • Uso prolongado de cateter. • Cateter de múltiplas linhas. • Circulação extracorpórea. • Perda da integridade da pele, como queimaduras. • Uso de próteses/órteses.	• Pós-operatório. • Dieta enteral contínua. • Uso de narcóticos (mais importante com bloqueador neuromuscular). • Reintubação. • Transferência entre unidades do mesmo hospital ou entre hospitais. • Profilaxia de úlcera gástrica de estresse. • Uso de hemoderivados. • Síndromes genéticas, imunodeficiências, pneumopatia crônica. • Infecção sanguínea primária. • Uso prévio de antibióticos (principalmente cefalosporina de terceira geração e aminoglicosídeos). • Realização de broncoscopia. • Uso de imunossupressores. • Aspiração. • Ventilação mecânica por mais de 3 dias. • Colonização por MRSA. • Quarto ocupado anteriormente por paciente portador de MRSA ou VRE (enterococo resistente à vancomicina): aumenta em 40% risco de contaminação.	• Presença de refluxo vesicoureteral. • Presença de malformações do trato urinário. • Disfunção neurológica da bexiga (principalmente espinha bífida). • Tempo de cateterização.

MRSA: *Staphylococcus aureus* resistente à meticilina; VRE: enterococos resistentes à vancomicina.

Corrente sanguínea

Infecção de corrente sanguínea é frequente em pacientes pediátricos críticos. Pode-se dividi-la em infecção primária de corrente sanguínea ou infecção de corrente sanguínea relacionada a dispositivo. Os sintomas frequentemente compreendem febre e disfunções sistêmicas. Para o diagnóstico correto, é importante entender se a infecção é primária cou relacionada a dispositivo.

Infecção primária de corrente sanguínea

O diagnóstico laboratorial é feito quando o paciente tem uma ou mais hemoculturas positivas coletadas preferencialmente de sangue periférico, e o patógeno não está relacionado com infecção em outro sítio. A investigação deve ocorrer no paciente com pelo menos um dos seguintes sinais ou sintomas: febre (> 38 °C), tremores, oligúria (volume urinário < 20 mL/hora), hipotensão (pressão sistólica < 90 mmHg), e esses sintomas não estão relacionados com infecção em outro sítio. Além disso, é necessário duas ou mais hemoculturas (em diferentes punções com intervalo máximo de 48 horas) com contaminante comum de pele (p. ex., estafilococos coagulase negativo).

Entretanto, a obtenção de hemocultura pode ser difícil ou prejudicada por questões técnicas individuais de cada pacientes. Estão definidos os critérios para o diagnóstico clínico dos suspeitos de infecção primária de corrente sanguínea (IPCS) no Quadro 3.

Quadro 3 Infecção primária de corrente sanguínea clínica

Pelo menos um dos seguintes sinais ou sintomas: febre (> 38°C), tremores, oligúria (volume urinário < 20 mL/hora), hipotensão (pressão sistólica < 90 mmHg).
E todos os seguintes:
- Hemocultura negativa ou não realizada.
- Nenhuma infecção aparente em outro sítio.
- Médico institui terapia antimicrobiana para sepse.

Critério 2 para crianças > 28 dias e < 1 ano:
Pelo menos um dos seguintes sinais ou sintomas:
Febre (> 38 °C), hipotermia (< 36°C), bradicardia ou taquicardia (não relacionadas com infecção o em outro sítio).
E todos os seguintes:
- Hemocultura negativa ou não realizada.
- Nenhuma infecção aparente em outro sítio.
- Médico institui terapia antimicrobiana para sepse.

Infecções relacionadas ao acesso vascular

As infecções do sítio de inserção dos acessos vasculares, especialmente dos acessos centrais, são indicadores da qualidade de assistência da unidade, e sua ocorrência pode indicar necessidade de alguma intervenção específica nos protocolos de cuidado.

Na suspeita de infecção relacionada ao cateter, na presença de sintomas em vigência do uso de cateter venoso central, são necessárias 2 hemoculturas (central e periférica) com o crescimento do mesmo germe (bactéria ou fungo), com crescimento na hemocultura central ao menos 2 horas antes da periférica.

Trato respiratório

Infecções pulmonares são responsáveis por 30-50% da internações em UTIP clínicas. Assim sendo, o diagnóstico de infecção pulmonar relacionada à assistência demanda um nível ainda maior de suspeição. Em paciente com doença pulmonar de base, 2 raios x seriados com infiltrado persistente, novo ou progressivo; consolidação/cavitação e sinais e sintomas clínicos associados (febre, leucopenia, mudança de aspecto da secreção traqueal, alteração nova de ausculta pulmonar, piora de trocas gasosas, entre outras).

O diagnóstico pode ser feito com raio x e gasometria, além de marcadores séricos de infeção (como leucograma, proteína C-reativa – PCR –, pró-calcitonina, velocidade de hemossedimentação – VHS), mas eventualmente incluirá tomografia computadorizada e/ou broncoscopia para diagnóstico microbiológico. O isolamento de patógeno em hemocultura, sem outro sítio de infecção ou em aspirado de broncoscopia ou traqueal, completa o diagnóstico.

Trato geniturinário

No paciente em UTIP, o quadro clínico de uma nova infecção do trato urinário (ITU) é similar ao dos pacientes com ITU da comunidade. Assim, deve-se investigar infecção urinária em pacientes com quadro de febre, vômitos, urina de odor fétido, dor abdominal e/ou em flancos, aparecimento de incontinência urinária em pacientes que já tinham controle esfincteriano, frequência urinária, disúria, urgência urinária. Nesses pacientes deve-se coletar urocultura (Quadro 4).

Quadro 4 Positividade em urocultura

Punção suprapúbica	Cateterismo vesical	Jato médio
Qualquer crescimento, exceto *Staphylococcus coagulase* negativa para o qual o ponto de corte > 103 UFC/mL.	Crescimento: 104 UFC/mL em amostras obtidas por meio de cateterismo vesical.	• Crescimento ≥ 104 UFC/mL em amostras obtidas por meio de jato médio em meninos. • Crescimento ≥ 105 UFC/mL em amostras obtidas por meio de jato médio em meninas.

Trato gastrointestinal

Novas infecções de trato gastrointestinal são um bom exemplo de falha de higienização e precauções adequadas como fatores desencadeadores de IrAS. Ocorrem frequentemente por uso de antibioticoterapia de amplo espectro, com alteração de flora usual. Além disso, a quebra de barreira entre paciente e cuidador (visitante ou profissional) pode induzir diarreia viral. Em todos os casos, a pesquisa de fezes com cultura e análise de leucócitos fecais deve ser realizada, em especial para pesquisa de *Clostridium*, passível de tratamento. Idealmente tais pacientes devem ser mantidos em isolamento de contato.

TRATAMENTO

O tratamento será norteado pelos germes mais comuns em cada sítio. Assim, é muito importante ter conhecimento dos germes mais frequentemente isolados para cada IrAS (Quadro 5) em seu serviço, bem como seu perfil de sensibilidade.

Quadro 5 Patógenos prevalentes por sítio de infecções relacionadas à assistência à saúde

IPCS	• *Staphylococcus* coagulase negativo (31%), principalmente *S. epidermidis, S. aureus* (20%). • *Enterococcus* sp. (9%) • *Candida* (9-10% das CVC). • Bacilos Gram-negativos (20%). • *E coli, K. pneumoniae, Pseudomonas aeruginosa, Enterobacter* e *Serratia*.
PAV	• *S. aureus* (27%). • *Pseudomonas* (18%). • *Stenotrophomonas maltophilia* (7%). Em aproximadamente metade dos casos, a fonte é a microbiota endógena. • *S. aureus* e *Staphylococcus* coagulase (20-30%).

IPCS: infecções primárias da corrente sanguínea; PAV: pneumonia associada à ventilação mecânica.

O tratamento se inicia com medidas gerais como as seguintes:

- Avaliar a retirada de cateteres vasculares, vesicais e tubos traqueais tão logo seja possível.
- Terapia inicial empírica com antibióticos definidos pelo protocolo da instituição.
- Sempre que possível, optar por monoterapia.
- Descalonamento para terapia específica de acordo com culturas e antibiograma.
- Descontinuar o tratamento se IrAS não for mais suspeitada.
- Uma vez detectada a presença de bactérias multirresistentes, deve-se seguir as orientações de precaução de contato.

O tratamento antimicrobiano das IrAS envolve conhecimento da flora hospitalar de cada serviço. Boletins epidemiológicos gerais podem colaborar, mas o registro de cada comissão de infecções hospitalar local deve ser levado em conta.

Como, frequentemente, essas infecções estão relacionadas ao uso de dispositivos, a primeira decisão a tomar diz respeito à possibilidade de tratar a infeção com o cateter no local. A manutenção do dispositivo ou a troca de sítio irão depender do estado geral do paciente e do germe em questão. Infecções por estafilococos, pseudômonas e fungos são mais difíceis de controlar sem a troca do dispositivo.

Após o início da antibioticoterapia (Quadro 6) empírica, é importante considerar o descalonamento após a obtenção das culturas positivas com antibiograma.

PREVENÇÃO

O início de qualquer texto sobre prevenção de infecção apresenta a mesma orientação: higiene das mãos. Aconselha-se

Quadro 6 Sugestão de antibioticoterapia inicial conforme o sítio

Sítio	Sugestão de antibioticoterapia inicial
Corrente sanguínea	Cobertura simultânea de Gram-positivo e Gram-negativo. Considerar cobertura de fungo se paciente com internamento prolongado ou uso de nutrição parenteral. Oxacilina (ou vancomicina/teicoplanina) + cefepima. Considerar piperacilina/tazobactam ou meropenem a depender da flora do hospital.
Trato respiratório – PAV	Ceftriaxona + clindamicina. Pacientes crônicos ou com antibioticoterapia prévia: considerar cefepima ou espectro maior.
Infecção urinária	Aminoglicosídeo, penicilina de espectro estendido ou cefalosporina de terceira geração.

firmemente o treinamento constante da equipe na técnica correta de lavagem das mãos (Figura 1) e uso frequente de álcool gel. O método dos 5 oportunidades costuma funcionar adequadamente, mas o treinamento precisa ser cíclico.

Estudos relacionam a ocorrência das IrAS com alta mortalidade e mortalidade intra-hospitalar. O Ministério de Saúde publicou dados nacionais estimando a ocorrência das IrAS em 13% da população hospitalizada. Um estudo da Universidade Federal do Paraná mostrou que a população de pacientes adultos expostos a ventilação mecânica, uso de CVC e uso de SVD estava sujeita a maior mortalidade, com um RR (OR) de 4,25 (3,44- 5,26); 1,55 (1,29-1,87); 1,84 (1,56 1,) respectivamente. Está descrito que a ocorrência de pneumonia relacionada a ventilação mecânica aumenta o tempo de VM em 3-7 dias.

Assim, as boas práticas desses procedimentos, a manutenção de curativo e manejo limpo e, especialmente, a avaliação diária da necessidade desses dispositivos em visita multidisciplinar são as principais medidas para prevenção. São exemplos de tais medidas:

- Pacotes (*bundles*): medidas que, quando implementadas em conjunto, levam a um resultado melhor no cuidado do paciente do que quando implementadas sozinhas e podem resultar em menores taxas de infecção e colonização. Existem *bundles* validados para passagem de cateter central, sonda vesical e prevenção de pneumonia relacionada a ventilação mecânica. Esses pacotes organizam a assistência de maneira a unificar condutas e devem ser gerenciados para seu adequado treinamento e utilização.
- Gerenciamento de antimicrobianos: a prescrição correta de antimicrobianos é responsável tanto pela rápida recuperação das doenças infecciosas quanto pelo não surgimento de infecções hospitalares resistentes. O gerenciamento dos antibióticos prescritos, com controle de dose e intervalo, assim como o descalonamento, quando possível, fazem parte desse gerenciamento. Inclusão de prescrição com justificativa, controle de tempo na prescrição e avaliação sistemática de infectologista ou equipe de controle de infecção intra-hospitalar são importantes.
- *Checklist* diário: na visita diária aos pacientes, todos os dispositivos devem ser avaliados para sua mais rápida retirada.

A cadeia de transmissão da cada patógeno precisa ser compreendida e abordada individual e coletivamente. Nesse sentido, além da lavagem de mão, a correta classificação das medidas de precaução (contato, gotícula e aerossol) é essencial. Além de classificar a precaução por patógeno, é necessário se certificar de que o serviço forneça equipamento de proteção individual (EPI) adequado, além de escala de equipe que permita manter o protocolo (Quadro 7).

Quadro 7 Precaução e alocamento

Tipo de precaução	Equipamento de proteção individual	Patógenos
Padrão	Lavagem de mãos, uso de luvas e/ou óculos de proteção ao realizar procedimentos com contato com sangue, mucosas ou secreções.	Todos
Contato	• Padrão + avental e luvas em toda a manipulação do paciente. • Preferencialmente quarto separado, caso contrário manter 1 m de distância.	Organismos multirresistentes, vírus respiratórios, varicela, patógenos causadores de diarreia infecciosa
Gotícula	• Padrão + avental e luvas e máscaras cirúrgica em toda a manipulação do paciente. • Preferencialmente quarto separado, caso contrário manter 1 m de distância. • Observar a possibilidade de aerolização com procedimentos como aspiração traqueal.	Coqueluche, meningite, *influenza*, vírus sincicial respiratório
Aerossol	• Padrão + avental e luvas e máscaras N95 em toda a manipulação do paciente. • Quarto privativo, com porta sempre fechada.	Tuberculose pulmonar, varicela, H1N1, coronaviroses

Atenção: as medidas específicas para controle das infecções relacionadas a dispositivos serão eficazes se a higienização de mãos e o seguimento das precauções estiverem adequados. Estes são passos iniciais de qualquer prevenção de infecção intra-hospitalar.

Os 5 momentos para a HIGIENIZAÇÃO DAS MÃOS

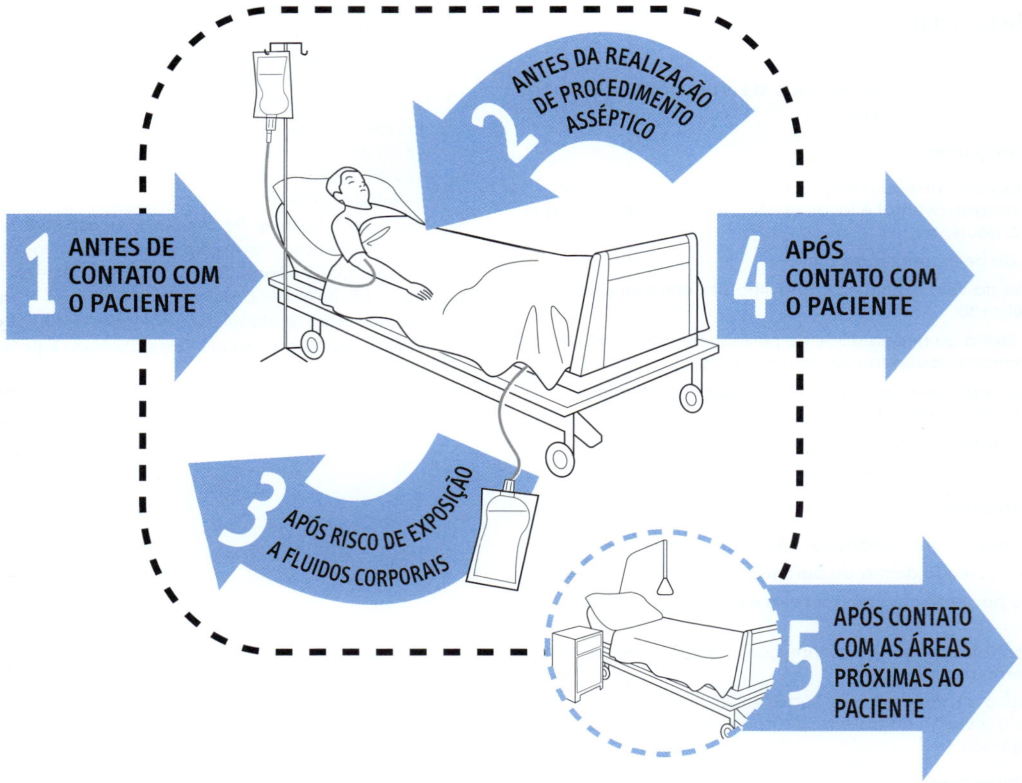

Momento	
1 ANTES DE CONTATO COM O PACIENTE	QUANDO? Higienize as mãos antes de entrar em contato com o paciente. POR QUÊ? Para a proteção do paciente, evitando a transmissão de microrganismos presentes nas mãos do profissional e que podem causar infecções.
2 ANTES DA REALIZAÇÃO DE PROCEDIMENTO ASSÉPTICO	QUANDO? Higienize as mãos imediatamente antes da realização de qualquer procedimento asséptico. POR QUÊ? Para a proteção do paciente, evitando a transmissão de microrganismos das mãos do profissional para o paciente, incluindo os microrganismos do próprio paciente.
3 APÓS RISCO DE EXPOSIÇÃO A FLUIDOS CORPORAIS	QUANDO? Higienize as mãos imediatamente após risco de exposição a fluidos corporais (e após a remoção de luvas). POR QUÊ? Para a proteção do profissional e do ambiente de assistência imediatamente próximo ao paciente, evitando a transmissão de microrganismos do paciente a outros profissionais ou pacientes.
4 APÓS CONTATO COM O PACIENTE	QUANDO? Higienize as mãos após contato com o paciente, com as superfícies e objetos próximos a ele e ao sair do ambiente de assistência ao paciente. POR QUÊ? Para a proteção do profissional e do ambiente de assistência à saúde, incluindo as superfícies e os objetos próximos ao paciente, evitando a transmissão de microrganismos do próprio paciente.
5 APÓS CONTATO COM AS ÁREAS PRÓXIMAS AO PACIENTE	QUANDO? Higienize as mãos após tocar qualquer objeto, mobília e outras superfícies nas proximidades do paciente – mesmo sem ter tido contato com o paciente . POR QUÊ? Para a proteção do profissional e do ambiente de assistência à saúde, incluindo superfícies e objetos imediatamente próximos ao paciente, evitando a transmissão de microrganismos do paciente a outros profissionais ou pacientes.

WORLD ALLIANCE for PATIENT SAFETY · Organização Pan-Americana da Saúde · SUS · ANVISA Agência Nacional de Vigilância Sanitária · Ministério da Saúde · World Health Organization

A OMS agradece ao Hospital Universitário de Genebra (HUG), em especial aos membros do Programa de Controle de Infecção, pela participação ativa no desenvolvimento deste material.

Figura 1 Orientações do Ministério da Saúde sobre lavagem das mãos.

Fonte: Anvisa.

Medidas gerais (Quadro 8):

- Área física adequada.
- Pessoal médico e paramédico treinado e em número suficiente.
- Desinfecção do ambiente e dos equipamentos.
- Lavagem adequada das mãos (mais importante).
- Utilizar antissépticos ao entrar na unidade e nos procedimentos de risco, e sabão comum ou álcool a 70% no manuseio do paciente.

Quadro 8 Medidas preventivas de infecções relacionadas à assistência à saúde

Corrente sanguínea

- Precauções de barreira máxima (higiene das mãos, uso de gorro, máscara, avental e luvas estéreis e campos estéreis que cubram o paciente).
- Preparo da pele com clorexidina.
- Utilização da veia subclávia como sítio preferencial para CVC não tunelizado.
- Revisão diária da necessidade de permanência do CVC, com pronta remoção quando não houver indicação.
- Diagnóstico precoce dos focos infecciosos, impedindo a disseminação sistêmica.
- Indicação precisa dos métodos invasivos.
- Emprego de técnicas assépticas.

Trato respiratório

- Avaliar diariamente a sedação e diminuir sempre que possível.
- Aspirar a secreção acima do balonete (subglótica).
- Manter o paciente com a cabeceira elevada entre 30-45 graus.
- Uso de antibiótico restrito às infecções comprovadas. Evitar terapia empírica.
- Diagnóstico e tratamento de outros focos infecciosos, evitando a invasão do trato respiratório por via hematogênica.

Trato geniturinário

- Indicação precisa da cateterização vesical. A taxa de aquisição de bacteriúria aumenta 2-4 vezes a cada dia de cateterização.
- Técnica asséptica no procedimento.
- Sistema fechado.
- Cateteres mais flexíveis e trocas semanais.

REFERÊNCIAS BIBLIOGRÁFICAS

1. 5 momentos para higienização das mãos. Disponível em: https://www.anvisa.gov.br/servicosaude/controle/higienizacao_oms/5%20momentos%20A3.pdf.
2. Freire, ILS, Menezes LCC, Sousa NML, Araújo RO, Vasconcelos QLDA, Torres GV. Epidemiologia das infecções relacionadas à assistência à saúde em unidade de terapia intensiva pediátrica. Revista Brasileira de Ciências da Saúde. 2013;11(35):9-15.
3. Mello MJG. Infecção hospitalar em unidade de terapia intensiva pediátrica. Recife, 2007. Disponível em: https://attena.ufpe.br/bitstream/123456789/7358/1/arquivo8152_1.pdf#page152.
4. Nota Técnica GVIMS/GGTES/Anvisa n. 2/2021 – Critérios Diagnósticos das Infecções Relacionadas à Assistência à Saúde – 2021. Publicada em 30 de março de 2021 Revisão: 5 de maio de 2021
5. Piva JP, Celiny P. medicina intensiva em pediatria. 2.ed. Rio de Janeiro: Revinter; 2014.
6. Northway T, Langley JM, Skippen P. Health care: associated infection in the pediatric intensive care unit: epidemiology and control: keeping patients safe. Pediatric Critical Care. 2011;1349-63.
7. Souza ES, Belei RA, Carrilho CMDM, Matsuo T, Yamada-Ogatta SF, Andrade G, et. al. Mortalidade e riscos associados a infecção relacionada à assistência à saúde. Texto Contexto Enferm. 2015;24(1):220-8.

CAPÍTULO 10

SEDAÇÃO E ANALGESIA

Paulo Ramos David João
José Roberto Fioretto

AO FINAL DA LEITURA DESTE CAPÍTULO, O PEDIATRA DEVE ESTAR APTO A:

- Conhecer os principais agentes sedativos e analgésicos.
- Avaliar dor em crianças.
- Empregar os melhores medicamentos de acordo com a situação clínica.

INTRODUÇÃO

Existe a crença de que as crianças não respondem nem se recordam das experiências dolorosas da mesma forma que os adultos. Todavia, todas as conexões nervosas essenciais para a transmissão e a percepção da dor já estão presentes e funcionantes ao redor da 24ª semana de gestação. Assim, a densidade das terminações nervosas cutâneas no recém-nascido é igual ou superior à dos adultos, sendo a mais lenta velocidade de condução dos estímulos dolorosos compensada por distâncias interneuronais mais curtas. Ainda, os feixes nervosos medulares e do tronco cerebral estão completamente mielinizados a partir da 30ª semana de gestação.

Neste capítulo serão revisados os principais analgésicos e sedativos utilizados em pediatria e suas indicações nas diversas situações enfrentadas pelos pediatras, principalmente nas emergências.

DEFINIÇÕES

- Analgesia: alívio da percepção da dor sem a produção intencional do estado de sedação. A alteração do nível de consciência pode ser efeito secundário das medicações administradas.
- Alívio da ansiedade: situação na qual não há alteração do nível de consciência, existindo apenas diminuição do estado de apreensão.
- Sedação: redução controlada do nível de consciência e/ou percepção da dor mantendo os sinais vitais estáveis, a via aérea independente e a respiração espontânea adequada.
- Sedação profunda: depressão profunda do nível de consciência a qualquer estímulo. Esse estado é frequentemente acompanhado por perda dos reflexos de proteção e necessita de manejo adequado de vias aéreas, ventilatório e controle da pressão arterial.[1]
- Anestesia geral: abolição da consciência e sensibilidade à dor, supressão dos reflexos protetores, da respiração espontânea e resposta aos estímulos. Costuma afetar o sistema cardiovascular.

AVALIAÇÃO DA DOR E DO NÍVEL DE SEDAÇÃO

Avaliação da dor

A Associação Internacional para o Estudo da Dor define dor como uma experiência emocional não prazerosa associada a dano tecidual real ou potencial. Do ponto de vista prático, pode ser definida como "o que o paciente diz que dói" e existe "quando o paciente diz isso".[1,2]

A avaliação da dor é direta para pacientes que estão suficientemente alertas para relatar, por meio de fala, movimentação da cabeça ou apontando, a respeito da intensidade da dor.

Atualmente, existem instrumentos para medir a dor em crianças de todas as idades, embora poucos tenham sido validados para crianças em ambiente de terapia intensiva. Abaixo dos 2 anos de idade, a avaliação é dificultada. Crianças entre 3-7 anos de idade são capazes de fornecer informações apropriadas a respeito da dor. Para esse grupo, os métodos mais comuns para avaliação da dor são os de autorrelato, que utilizam instrumentos, como uma escala analógica visual de 10 cm ou uma escala com medidas extremas ancoradas por números (de 0 a 10), descrição ("sem dor" a "pior dor") ou diagrama (face sorrindo a face chorando), por meio dos quais o paciente indica seu nível de dor. Para maiores de 8 anos de idade, pode-se utilizar uma escala visual análoga (Figura 1).[3,4]

Em lactentes e recém-nascidos, a dor tem sido avaliada por meio de medidas de respostas fisiológicas a estímulos nociceptivos, como variações da frequência cardíaca e pressão arterial, na escala observacional da dor (*observational*

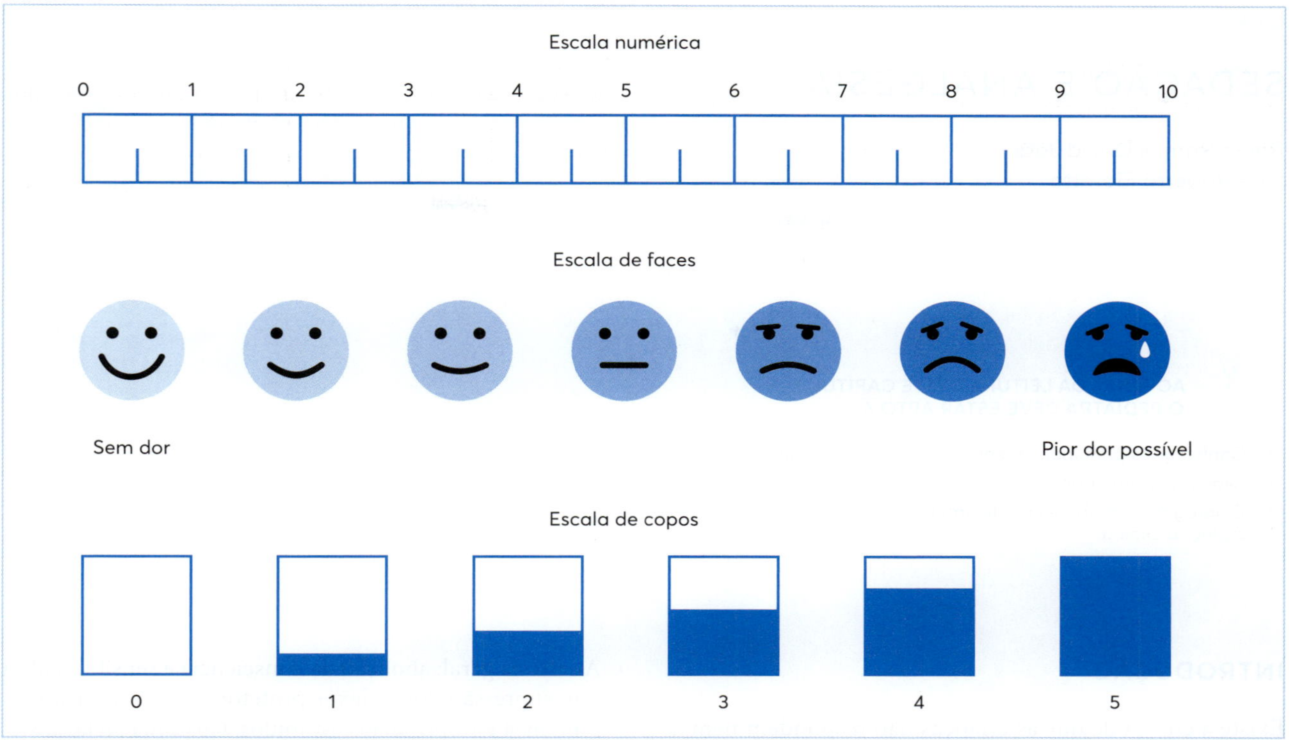

Figura 1 Escalas para avaliação da dor em diferentes idades.

pain scale – OPS). Esse tipo de escala apresenta problemas, pois os parâmetros avaliados não são específicos e podem não estar relacionados ao nível de sedação. Como alternativa, métodos comportamentais têm utilizado expressão facial, movimentos corporais e intensidade e qualidade do choro como índices de resposta aos estímulos dolorosos.[3,5,6]

Avaliação do nível de sedação[3]

A avaliação do nível de sedação é ainda mais difícil que a avaliação da dor. Além disso, uma pesquisa identificou que menos da metade dos intensivistas utiliza escalas para monitorar o nível de sedação.

A escala de Comfort é comumente utilizada em unidade de terapia intensiva pediátrica (UTIP) para avaliação da dor e da sedação, usando parâmetros comportamentais e fisiológicos.[2] É composta de 5 variáveis comportamentais (consciência, tensão facial, tônus muscular, agitação, movimento) e 3 fisiológicas (frequência cardíaca, respiração, pressão arterial), às quais é atribuída uma nota de 1 a 5 para resultar em um escore total que varia de 8 (sedação profunda) a 40 (alerta e agitado). Escores menores que 17 indicam sedação excessiva, entre 17 e 26, sedação adequada, e, maior que 26, sedação insuficiente (Quadro 1).

Quadro 1 Escala de Comfort

1. Alerta	
Sono profundo	1
Sono leve	2
Cochilando	3
Totalmente acordado e alerta	4
Hiperalerta	5
2. Calma/agitação	
Calmo	1
Levemente ansioso	2
Ansioso	3
Muito ansioso	4
Pânico	5
3. Resposta respiratória	
Sem tosse e respiração espontânea	1
Respiração espontânea com pouca ou nenhuma resposta à ventilação	2
Tosse ocasionalmente ou resistência ao respirador	3
Respira ativamente contra o respirador ou tosse regularmente	4
Briga com o respirador, tosse ou sufocação	5
4. Movimento físico	
Sem movimento	1
Movimento leve ocasional	2

(continua)

PRINCÍPIOS GERAIS DA SEDAÇÃO E ANALGESIA

A terapia farmacológica para sedação e analgesia é necessária à maioria dos pacientes em pediatria. No entanto, me-

Quadro 1 Escala de Comfort (*continuação*)

4. Movimento físico	
Movimento leve frequente	3
Movimentos vigorosos limitado às extremidades	4
Movimento vigoroso incluindo tronco e cabeça	5
5. Linha de base da pressão arterial (pressão arterial média)	
Pressão abaixo da LB	1
Pressão arterial consistentemente na LB	2
Elevações infrequentes de 15% ou mais (1-3 durante o período de observação)	3
Elevações frequentes de 15% ou mais (mais de 3) acima da LB	4
Elevação sustentada > 15%	5
6. Linha de base da frequência cardíaca	
FC abaixo da LB	1
FC consistente na LB	2
Elevações infrequentes (1-3) de 15% ou mais acima da LB, durante o período de observação	3
Elevações frequentes (> 3) de 15% ou acima da LB	4
Sustentada maior que 15%	5
7. Tônus muscular	
Músculos totalmente relaxados sem tônus	1
Tônus reduzido	2
Tônus normal	3
Tônus aumentado e flexão de extremidades	4
Rigidez muscular extrema e flexão de extremidades	5
8. Tensão facial	
Músculos faciais totalmente relaxados	1
Músculos faciais com tônus normal, sem tensão facial evidente	2
Tensão evidente em alguns músculos da face	3
Tensão evidente em todos os músculos da face	4
Músculos faciais contorcidos	5

< 17 = sedação excessiva; 17-26 = sedação adequada; > 26 = sedação insuficiente.
FC: frequência cardíaca; LB: linha de base.

didas não farmacológicas devem sempre ser consideradas, como:

- Controle do ambiente: diminuição das fontes de estímulos visuais e sonoros.
- Utilização de objetos para acalmar as crianças, principalmente aqueles já conhecidos por elas.
- Explicações a respeito dos procedimentos.
- Reforço positivo.
- Fisioterapia com terapia ocupacional.
- Presença dos pais.
- Intervenções psicológicas.

Quando a terapia medicamentosa é utilizada, deve-se considerar a presença de comorbidades, possível interação medicamentosa, procedimento a ser realizado, estado neurológico e hemodinâmico. As medicações são frequentemente administradas por via intravenosa contínua, porém a infusão contínua tem sido associada a prolongamento do tempo de internação na UTI, de modo que a terapia intermitente ou a interrupção programada diária da sedação vem sendo empregada para evitar efeitos excessivos e prolongados indesejáveis.

Apesar de prevalecer o emprego de associação de drogas para propiciar tanto sedação quanto analgesia e obter sinergismo das drogas, diversos estudos sugerem que é mais efetivo promover inicialmente analgesia.

ANALGESIA EM PEDIATRIA

Analgésicos não opioides com atividade antipirética – analgésicos "fracos"

Neste grupo estão incluídos o acetaminofeno (paracetamol), os salicilatos (aspirina), o ibuprofeno, o diclofenaco sódico e o naproxeno (Quadro 2). Promovem alívio da dor por bloqueio central e periférico da prostaglandina pela inibição da cicloxigenase tipos 1, 2 e 3. Além desses, cabe mencionar a dipirona, utilizada para tratamento da dor pós-operatória.

Entre os anti-inflamatórios não hormonais, o cetorolaco tem sido utilizado em pós-operatório (PO), incluindo cirurgia cardíaca, com a finalidade de reduzir o uso de opioides. É o único utilizado nos EUA.[2] Não causa depressão respiratória. Seu efeito colateral mais importante é a nefrotoxicidade. Em estudo com 284 crianças com idade entre 3-18 anos e em PO de cirurgia cardíaca, a elevação da creatinina foi similar no grupo que usou o cetorolaco e no grupo controle, havendo redução de uso de opioide no grupo cetorolaco. A limitação do estudo foi o uso do cetorolaco por um tempo máximo de 5 dias. A dose recomenda é de 0,5 m/kg/dose (máximo de 15 mg) a cada 6 horas.

ANALGÉSICOS OPIOIDES[1-3,7-9]

Os opioides mais comumente utilizados para o tratamento da dor são os agonistas de receptores M, incluindo meperidina, morfina e fentanil, sendo os dois últimos os mais utilizados em UTIP.

Morfina

É a droga-padrão desse grupo e pode ser utilizada por via intravenosa, oral, intramuscular, epidural ou retal para analgesia e sedação. Trata-se de um opioide moderadamente potente, comumente utilizado por via intravenosa na dose de 0,1 mg/kg a cada 0,5-2 horas ou em infusão contínua de 0,025 mg/kg/hora, para menores de 50 kg, e de 5-10 mg a cada 0,5-2 horas ou em infusão contínua de 2 mg/hora, para maiores de 50 kg. Comparada ao fentanil, tem início de ação mais demorado e maior duração de efeitos. Tem como vantagem a redução da taquipneia e como desvantagem a redução da pressão arterial, além de depressão respiratória, broncoespasmo, retenção urinária, diminuição do esvaziamento gástrico e acúmulo em casos de falência hepática e renal.

Quadro 2 Doses dos analgésicos não opioides mais comumente utilizados

Droga	Dose (mg/kg) < 60 kg	Dose (mg/g) > 60 kg	Intervalo (horas)	Dose máxima diária (mg/kg) < 60 kg	Dose máxima diária (mg/kg) > 60 kg	Efeitos colaterais
Acetaminofeno	10-15[a]	650-1.000	4	100[a]	4.000	Doses tóxicas-hepatoxicidade; não tem atividade anti-inflamatória
Ibuprofeno	5-10	400-600[c]	6	40[b,c]	2.400[c]	Irritação gastrointestinal, broncoespasmo; hematúria
Naproxeno	5-6[c]	250-375[c]	12	24[b,c]	1.000[c]	Ver ibuprofeno
AAS[d]	10-15[c,d]	650-1.000[c]	4	80[b,c,d]	3.600[c]	Síndrome de Reye;[d] ver ibuprofeno

a. Dose máxima diária para acetaminofeno deve ser reduzida para 80 mg/kg em recém-nascidos a termo e lactentes e para 60 mg/kg em prematuro; supositórios são disponíveis (dose: 25-40 mg/kg a cada 6 horas).
b. Doses ainda não estabelecidas.
c. Doses mais altas podem ser utilizadas em casos selecionados de problemas reumatológicos.
d. Ácido acetilsalicílico (AAS) pode provocar síndrome de Reye em crianças. Se outros analgésicos estiverem disponíveis, o uso do AAS deve ser restrito aos casos em que efeitos antiplaquetários ou anti-inflamatórios são necessários.
e. Evitar na agranulocitose.
Fonte: adaptado de Berbe e Sethna, 2002.[7]

Fentanil

É um dos narcóticos mais potentes, indicado para reduzir ou prevenir a dor (potência 100 vezes a da morfina), com início de ação em menos de 1 minuto, pico em 5 minutos e duração de ação 30-60 minutos após injeção intravenosa. Apresenta eliminação hepática. Utilizado na dose de 1-4 mcg/kg IV ou IM (máximo de 100 mcg/dose) em bolo ou em infusão contínua na dose de 0,02-0,05 mcg/kg/minuto (1-5 mcg/kg/hora), quando o peso é inferior a 50 kg (máximo de 500 mcg/hora). Para crianças com peso acima de 50 kg, a dose é de 25-50 mcg a cada 1-2 horas ou infusão de 25-100 mcg/hora para peso acima de 50 kg. Tem como efeitos colaterais depressão respiratória, hipotensão, bexigoma, constipação e vômitos. Infusões rápidas podem causar rigidez de caixa torácica, dificultando a ventilação.

Metadona

Inicialmente empregada para tratamento de pacientes que desenvolveram tolerância ao uso prolongado de outros narcóticos, vem sendo utilizada para o alívio da dor pós-operatória e da dor intratável. Apresenta potência similar à da morfina, com eliminação lenta e duração de analgesia bastante prolongada. A meia-vida de eliminação da metadona é de 19 horas, podendo promover 12-36 horas de analgesia após uma única dose intravenosa ou oral. A dose para menos de 50 kg é de 0,1 mg/kg a cada 4-8 horas e para pacientes com mais de 50 kg é de 5-10 mg a cada 4-8 horas. Os efeitos colaterais são liberação histamínica, hipotensão, bradicardia, depressão respiratória e sedação excessiva.

Remifentanil

Analgésico opioide com rápido início de ação (1-3 minutos) e curta duração (10-20 minutos), podendo ser infundido sem risco de acúmulo. Rapidamente, pode levar ao desenvolvimento de tolerância, além de apresentar custo elevado. Causa bradicardia, hipotensão e aumento da pressão intracraniana. A dose de ataque é de 0,5-1 mcg/kg e a dose de infusão contínua é de 0,1-0,5 mcg/kg/minuto.

Alfentanil

Opioide analgésico que também apresenta começo de ação rápido (1 minuto) e duração de ação de 30-60 minutos, dependendo da dose. Tem como desvantagens indução de bradicardia, hipotensão e aumento de pressão intracraniana, mais pronunciadas que fentanil e sulfentanil.

Sulfentanil

Analgésico 5-10 vezes mais potente que o fentanil, com efeitos cardiovasculares semelhantes. Apresenta eliminação hepática e tem como vantagem a apresentação nasal, que atinge concentrações plasmáticas semelhantes à intravenosa.

Tramadol

Utilizado no tratamento da dor moderada (1/10 da potência da morfina), tem início de ação em 20-30 minutos, por via oral, e duração de ação de 3-7 horas. Sua biodisponibilidade é de 90% após a administração oral; t (1/2) 6 horas, com pico de concentração sérica de 2 horas, metabolismo hepático e eliminação renal. Pode ser utilizado por via intravenosa, oral, subcutânea e muscular. A dose é de 1-2 mg/kg/dose a cada 6 horas (máximo de 500 mg/dia). Os efeitos colaterais são: convulsões (contraindicado em convulsivos), diaforese e taquicardia transitória (sobretudo após injeção endovenosa rápida), náuseas, vômitos e constipação. Recomenda-se associação com tranquilizantes e evitar administrá-lo em pacientes tratados com inibidores da monoaminoxidase, antidepressivos tricíclicos, inibidores seletivos da recaptação da serotonina, neurolépticos e drogas que baixam o limiar para convulsões (carbamazepina) e intoxicação por drogas de ação central, como etanol ou barbitúricos.

Óxido nitroso[8,9]

Trata-se de um agente anestésico inalatório, geralmente utilizado com oxigênio para procedimentos dolorosos curtos, como remoção de drenos. Fornece ansiólise, amnésia e analgesia leve a moderada. Para se obter analgesia mais ade-

quada, deve ser associado a um opioide. Tem início de ação em 30-60 segundos, com efeito máximo de 5 minutos. Tem como vantagens pouco efeito sobre os sistemas cardiovascular e respiratório e reflexos de vias aéreas. Como efeitos adversos mais comuns, destacam-se sonolência, náuseas, vômitos e tonturas.

ANALGESIA CONTROLADA PELO PACIENTE[6,8,9]

Apesar de a administração contínua de opioides ser efetiva para a maioria das condições que se apresentam em UTIP, certas situações exigem uma abordagem diferenciada no que se refere à titulação da dose do opioide. Assim, sistemas de liberação de analgesia controlada pelo paciente (PCA) têm sido desenvolvidos para proporcionar aos pacientes e, em alguns casos, aos pais e enfermeiros alguma forma de controlar seu tratamento, o que exige que a criança tenha desenvolvimento intelectual e manual suficientes para operar a bomba de infusão, sendo limitada a crianças de mais idade e adolescentes.

A bomba de infusão para PCA permite que o paciente administre pequenas quantidades de um analgésico, de acordo com sua necessidade, para aliviar a dor mais rapidamente. A dose do opioide, o número de bolos por hora e o intervalo entre os bolos são programados no equipamento pelo assistente.

O computador da bomba de PCA estoca em sua memória o número de bolos que o paciente recebeu e o número de tentativas que o paciente fez para receber uma dose. Essas informações permitem que o médico assistente analise como o paciente está interagindo com o aparelho e avalie o melhor esquema de tratamento.

ANALGESIA LOCAL E REGIONAL

A utilização desse tipo de analgesia diminui a necessidade dos opioides sistêmicos, principalmente em lactentes e neonatos. Anestésicos locais são drogas que, reversivelmente, bloqueiam a condução dos impulsos neuronais ao longo das vias nervosas centrais e periféricas. As principais indicações de uso são: limpeza de feridas, punção lombar e de medula, bloqueio de nervos digital, peniano, femoral e intercostal, punção de veias e artérias e lesões traumáticas.[2,8]

Entre as drogas empregadas com esse propósito, a bupivacaína é ainda muito utilizada. A dose recomendada é de 2 mg/kg (sem adrenalina) e 3 mg/kg com adrenalina. Quando administrada em infusão contínua por via epidural, a dose é de 0,2-0,4 mg/kg/hora. As doses devem ser reduzidas em 50% em recém-nascidos. A duração de ação é de 3-6 horas.[2,8]

A ropivacaína é uma nova droga que apresenta melhor risco-benefício, pois tem menor cardiotoxicidade que a bupivacaína. As doses e a duração de ação da ropivacaína são as mesmas da bupivacaína.[2,7]

A lidocaína pode ser utilizada em infiltrações locais para alguns procedimentos dolorosos, em crianças de mais idade que necessitem de sedação leve com midazolam. A dose máxima de lidocaína é de 5 mg/kg e de 7 mg/kg se associada à adrenalina

A adição de adrenalina aos anestésicos locais diminui sua absorção no local administrado, aumentando o tempo em que o anestésico fica em contato com as fibras nervosas. Com a lidocaína, por exemplo, a adição de adrenalina aumenta a duração do bloqueio sensorial em quase 50% e diminui seu pico plasmático para 1/3. A bupivacaína e a ropivacaína são menos afetadas pela adição de adrenalina por serem mais lipossolúveis. A concentração de adrenalina nos anestésicos deve ser de 5-10 mcg/mL (1:200.000 a 100.000).

Uma boa opção para alívio da dor antes de punções vasculares, coleta de sangue e punção lombar, utilizada apenas sob pele íntegra, é o EMLA. O EMLA é uma combinação de anestésicos locais (lidocaína a 2,5% e 2,5% de prilocaína em uma emulsão de óleo em água) que penetra a pele a uma profundidade de 5 mm. A medicação deve ser colocada sob a pele 1 hora antes do procedimento e coberta com curativo oclusivo. O pico de ação ocorre 2 horas após a aplicação, e a analgesia prolonga-se por 1 hora após a remoção.[2,9,11] Sua absorção sistêmica pode levar à meta-hemoglobinemia em crianças com menos de 3 meses.

SEDAÇÃO EM PEDIATRIA

Benzodiazepínicos[1-3,8-11]

Diazepam

É o benzodiazepínico mais antigo e vem sendo amplamente substituído pelo midazolam. É pobremente solúvel em água, e o veículo solvente para administração parenteral contém vários solventes orgânicos tóxicos para neonatos. Essa pobre solubilidade em água faz com que a absorção pela via intramuscular seja errática e incompleta, preferindo-se a administração oral, retal ou intravenosa (dolorosa e pode causar flebite). Quando administrado pela via intravenosa, a dose é de 0,05-0,1 mg/kg, que rapidamente alivia a ansiedade e a apreensão. Adicionalmente, essa mesma dose pode ser utilizada como anticonvulsivante. A dose oral é de 2-3 vezes a dose intravenosa e leva cerca de 30-90 minutos para produzir efeito hipnótico semelhante.

Midazolam

O midazolam é solúvel em água e é 4 vezes mais potente que o diazepam, sendo utilizado tanto em infusão intravenosa contínua como para procedimentos rápidos. É bem absorvido pelas vias oral, intramuscular, retal e transmucosal. Como outras drogas de sua classe, tem propriedade hipnótica, ansiolítica, amnésica e anticonvulsivante. Seus principais efeitos colaterais são depressão respiratória e hipotensão.

Quando utilizado para sedação antes de procedimentos ou como pré-medicação, pode ser administrado por via intravenosa (0,05-0,1 mg/kg), intramuscular (0,1 mg/kg), retal (0,3-1 mg/kg), oral (0,5-1 mg/kg – dose máxima: 20 mg) ou nasal (0,2 mg/kg). A via intravenosa é a que apresenta começo de ação mais rápido e menor duração de ação. Quando

administrado pela via retal, leva cerca de 10 minutos para produzir seus efeitos, enquanto, pela via oral, o tempo para início de ação pode chegar a 20-30 minutos.

Em ambiente de UTIP, o midazolam é utilizado em infusão intravenosa contínua de 3-10 mcg/kg/min após dose de ataque de 0,2 mg/kg. Tolerância e dependência desenvolvem-se após infusão prolongada (após 5 dias) e se a droga for interrompida abruptamente. Os sintomas de abstinência de midazolam são os mesmos da abstinência de álcool e ocorrem quando a dose cumulativa excede 60 mg/kg, podendo ser aliviados pela administração de clonidina na dose de 3-5 mcg/kg via oral. Alternativamente, a retirada da droga deve ser lenta, com redução gradual da dose.

Lorazepam

Benzodiazepínico solúvel em água 5-10 vezes mais potente que o diazepam. Tem ação prolongada (2-4 horas) com início de ação rápido, sendo boa opção de droga ansiolítica e hipnótica. É menos afetado por doença hepática e não tem metabólitos ativos.[8,10,11]

É efetivo quando administrado por via oral ou intravenosa. No Brasil, apenas a apresentação oral dessa droga está disponível. A dose intravenosa é de 0,05-0,1 mg/kg (dose máxima de 2 mg), sendo a dose oral 2 vezes maior que a intravenosa

Barbitúricos

São utilizados em ambiente de terapia intensiva em casos de hipertensão intracraniana e no estado de mal epiléptico, apesar de serem considerados terapia de segunda linha nessas indicações. Embora eficazes como sedativos, a longa meia-vida e a disponibilidade de drogas mais seguras têm limitado seu uso. Além disso, quando o paciente tem quadro doloroso associado, seu uso em baixas doses pode aumentar a percepção da dor. Essas drogas têm pronunciado efeito sobre o sistema cardiovascular (depressão miocárdica e hipotensão), devendo ser utilizadas com cautela em pacientes hemodinamicamente instáveis.

O pentobarbital não tem propriedades analgésicas e produz sedação profunda, hipnose e amnésia, sendo útil em exames de diagnóstico por imagem não invasivos. O tempo para o pico de sedação é de 3-5 minutos (IV) e a duração da ação é de 30-40 minutos. As doses são:

- Intravenosa: 1-6 mg/kg, titulada em incrementos de 1-2 mg/kg a cada 3-5 minutos para obter o efeito desejado.
- Intramuscular: 2-6 mg/kg (máximo de 100 mg).
- Via oral e retal: para menores de 4 anos de idade, 3-6 mg/kg (máximo de 100 mg), e, para maiores de 4 anos, 1,5-3 mg/kg (máximo de 100 mg).

O tiopental exibe praticamente as mesmas características do pentobarbital, com tempo para o pico de sedação de menos de 1 minuto e duração da ação de 10-45 minutos. A dose de ataque é de 3-5 mg/kg por via intravenosa seguida de infusão contínua de 1-5 mg/kg/hora. Pela via retal, pode ser utilizado na dose de 2-30 mg/kg.[1-3,8]

Etomidato

Produz sedação, ansiólise e amnésia semelhantes aos dos barbitúricos. A profundidade da sedação não é bem documentada, com alterações hemodinâmicas discretas. É útil em procedimentos como intubação traqueal com instabilidade hemodinâmica, principalmente em traumatizados de crânio. O tempo para o pico de sedação é de menos de 1 minuto (IV), e a duração da ação é de 5-10 minutos (IV). Pode causar depressão respiratória, mioclonia, vômitos e falência adrenal (uso restrito em choque séptico). A dose intravenosa é de 0,1 mg/kg, sendo repetida se necessário.[2,3,8]

Propofol

O propofol apresenta rápido começo de sedação, com perfil de recuperação rápido e suave e efeito hipnótico relacionado à dose. Útil para procedimentos breves e repetitivos (diagnóstico por imagem e irradiação para câncer). O tempo para o pico de sedação é de 0,5-2 minutos (IV), e a duração da ação é de 5-20 minutos (IV). A dose intravenosa é de 1-2,5 mg/kg, seguida de 0,5 mg/kg, quando necessário. A dose em infusão contínua é de 5-10 mg/kg/hora. Apresenta como efeitos colaterais: dor local, mioclonia, hipotensão e depressão respiratória (8-30%). Há relato da chamada "síndrome de infusão de propofol", que cursa com acidose e falência cardíaca e renal. Apesar de bastante utilizado em UTI de adultos, sua utilização em pediatria requer mais estudos.[1-3,8,9]

Sedativo dissociativo

Cetamina

A cetamina é um agente dissociativo que induz um estado de catalepsia que promove sedação, analgesia e amnésia. Tem como vantagens o fato de manter as funções cardiovascular e respiratória estáveis, da mesma forma que mantém o tônus muscular e os reflexos protetores de vias aéreas. Pode ser utilizada por via nasal, oral, intravenosa e intramuscular. Quando administrada pela via intravenosa, o início de ação (1-2 minutos) e a recuperação (30-60 minutos) são rápidos. É contraindicada em menores de 3 meses, pacientes com via aérea instável, cirurgia traqueal recente, estenose traqueal, hipertensão intracraniana, glaucoma, psicose, doença da tireoide e doença cardiovascular. A dose intravenosa é de 1-1,5 mg/kg lentamente, em 1-2 minutos, podendo ser repetida a cada 10 minutos. Usualmente, a dose de 4 mg/kg é suficiente para induzir anestesia. Pela via intramuscular, a dose é de 4-5 mg/kg, podendo ser repetida a cada 10 minutos, juntamente com atropina (0,01 mg/kg) e midazolam (0,1 mg/kg). Pela via oral, a dose é de 5 mg/kg, juntamente com atropina (0,02 mg/kg) e midazolam (0,5-1 mg/kg). Há, também, o uso em infusão intravenosa contínua na dose de 1-4 mg/kg/hora. Os principais efeitos colaterais são aumento de secreções e salivação e alucinações (raras em crianças).[1-3,8]

Dexmedetomedina[8,12]

- Farmacocinética: alfa2-agonista seletivo (ações analgésica e sedativa potentes); t (1/2) 6 minutos.

- Dose: 1 mcg/kg em 10 minutos EV.
- Infusão contínua: 0,2-0,7 mcg/kg/hora.
- Efeitos colaterais: hipotensão e bradicardia.

Observação: uso restrito a pacientes hemodinamicamente estáveis e monitorados.

Em estudo com 121 crianças mecanicamente ventiladas e com causas diversas de internação, com idade entre 2 meses e 21 anos, realizado na Universidade de Washington, necessidade de intervenção clínica por bradicardia e hipotensão ocorreu em 33 dos 121 pacientes (33%). Descontinuação da medicação foi necessária em 12 (10%), principalmente por bradicardia.[3,9]

Clonidina

Tem efeito por ativação de receptores alfa-2 periféricos e centrais, levando a redução de liberação de norepinefrina e atividade nervosa simpática com analgesia, sedação, supressão do *delirium* e diminuição da pressão arterial e frequência cardíaca. Preserva o drive respiratório, função renal e atividade cardíaca e vasomotora barorreflexas. Em modelos animais combate a depressão respiratória causada pelo midazolam. Devido a esses efeitos, a clonidina é indicada em analgesia e sedação pediátricas para pré-medicação, para tratamento de sintomas de abstinência causada por opioides e outros sedativos, para tratar síndrome de abstinência neonatal, para caudal e peri e intradural anestesia, para redução de uso de sedativos e analgésicos e anestesia pós-operatória.

Dose: 2-4 mcg/kg IV ou oral a cada 8 horas.

Em infusão contínua: 1-2 mcg/kg/hora.[3,9,13]

TOLERÂNCIA, DEPENDÊNCIA E ABSTINÊNCIA[2,8,9]

Tolerância é o desenvolvimento da necessidade de aumentar a dose de um opioide ou benzodiazepínico para obter o mesmo efeito analgésico ou sedativo alcançado previamente com uma dose menor. A tolerância ao efeito analgésico da morfina se desenvolve após 10-21 dias de administração e raramente ocorre constipação. Abstinência é o aparecimento de sinais e sintomas físicos (taquicardia, hipertensão, vômitos, sudorese, febre, agitação, tremores, convulsões) em resposta à retirada ou à suspensão abrupta da droga. Está relacionada ao uso prolongado e altas doses.

Dependência física é a necessidade do organismo de continuar a receber a droga para evitar sintomas de abstinência. Geralmente, ocorre 2-3 semanas após a administração de morfina, mas pode ocorrer em poucos dias.

Escore de abstinência

Uma das escalas mas utilizadas para a avaliar abstinência é a escala WAT 1 (*Withdrawal Assessment Tool Version 1*), escala de avaliação de síndrome de abstinência apresentada no Quadro 3.[14]

Quadro 3 Escala de abstinência *Withdrawal Assessment Tool Version 1* (Wat 1)

	Pontuação		
Sintomas	**0**	**1**	**2**
Avaliação nas 12 horas prévias			
1. Diarreia	Não	Sim	
2. Vômitos	Não	Sim	
3. Febre (T > 37,8 °C)			
Observação 2 minutos antes da estimulação			
4. Estado	Tranquilo	Irritável	
5. Tremores	Não	Sim	
6. Sudorese	Não	Sim	
7. Movimentos anormais ou repetitivos	Não	Sim	
8. Bocejos ou espirros (≥ 2)	Não	Sim	
Estimulação por 1 minuto (chamar pelo nome, tocar de modo suave ou com estímulo doloroso se não responder aos estímulos prévios)			
9. Assusta-se ao ser tocado	Não	Sim	
10. Aumento do tônus muscular		Sim	
Recuperação após estímulo			
Tempo até acalmar-se (minutos)	< 2	2-5	

* Pontuação ≥ 3 indica síndrome de abstinência.
Fonte: Carlotti e Carmona, 2015.[15]

SEDAÇÃO E ANALGESIA PARA PROCEDIMENTOS[8,9,11,16]

O uso inadequado dos sedoanalgésicos, tanto em doses ineficazes quanto excessivas, tem efeitos deletérios, podendo prejudicar a condição clínica basal, portanto a indicação e a escolha das drogas devem levar em conta as características e a situação clínica de cada paciente, bem como riscos e benefícios de cada fármaco. Para facilitar a avaliação pré-procedimento, pode-se utilizar o mnemônico SAMPLE (Quadro 4) e a escala da American Society of Anesthesiologists (ASA) (Quadro 5).

As principais complicações da sedoanalgesia são vômitos, agitação, hipóxia e apneia. Com menor frequência, pode haver eventos respiratórios graves como laringoespasmo e necessidade de intubação, logo é imprescindível ter à dis-

Quadro 4 O mnemônico SAMPLE

S	Sinais e sintomas
A	Alergias
M	Medicações
P	Passado médico
L	Líquidos e sólidos (tempo de jejum)
E	Eventos que levaram ao procedimento

posição fontes e vias de oferta de oxigênio, materiais para aspiração das vias aéreas, equipamentos para intubação e via aérea difícil, drogas de ressuscitação, antídotos e carrinho de emergência com desfibrilador. O maior risco acontece nos primeiros 5-10 minutos da sedoanalgesia e na fase de recuperação.

A monitorização do paciente deve ser contínua até a completa recuperação do nível de consciência e dos sinais vitais, composta por cardioscópio, saturometria de pulso, frequência respiratória e pressão arterial. A capnografia identifica apneias antes mesmo da queda da saturação de oxigênio, devendo ser utilizada quando disponível, especialmente na sedação profunda. O Quadro 6 descreve aspectos da avaliação clínica pré-procedimento, monitorização e recuperação do paciente.

No Quadro 7 é apresentada uma sugestão de analgésicos e sedativos para diferentes procedimentos.

A Figura 2 mostra um algoritmo com as medicações utilizadas na sequência rápida de intubação, interessante a todos os profissionais de emergências e UTI.[17]

Quadro 5 Escala da American Society of Anesthesiologists (ASA)

I	Paciente saudável
II	Doença sistêmica leve
III	Doença sistêmica grave
IV	Doença sistêmica grave que ameaça a vida
V	Paciente moribundo e sem perspectiva de sobrevivência
VI	Morte encefálica com fins de doação dos órgãos

Quadro 6 Etapas para sedação e analgesia

História clínica	Exame físico	Monitorização	Recuperação
Alergias Comorbidades Medicações de uso contínuo Tempo de jejum Motivo atual do procedimento	Abertura da boca Tamanho da mandíbula Limitação à flexão do pescoço (não testar em trauma) Ausculta pulmonar e cardíaca Perfusão tecidual	Frequência cardíaca e eletrocardiograma contínuo Oximetria de pulso Frequência respiratória Pressão arterial Nível de consciência Presença de do. Capnografia (sedação moderada e profunda)	Via aérea, sinais vitais e $SatO_2$ de volta ao basal Obedece aos comandos apropriados ao desenvolvimento Hidratado e tolerando ingesta oral Nível de consciência basal Mobilidade basal

Fonte: adaptado de Ramalho et al., 2017.[16]

Quadro 7 Analgésicos e sedativos em diferentes procedimentos

Tipo de procedimento	Exemplos	Objetivo	Drogas sugeridas
Não invasivo	Tomografia, ecocardiograma, eletroencefalograma, ultrassonografia	Controle motor	Midazolam (exceto EEG) Dexmedetomidina
Associado a dor leve e ansiedade	Troca de traqueostomia, troca de gastrostomia, procedimentos dentários, nasofibroscopia, punção venosa periférica, sutura e punção lombar	Analgesia, sedação, controle motor e redução da ansiedade	Midazolam, cetamina e analgesia tópica ou local
Alto nível de dor e/ou ansiedade	Drenagem de abscesso, artrocentese, aspiração de medula óssea, pericardiocentese, cardioversão, punção venosa central, debridamento de queimaduras, redução de fraturas/hérnias/parafimose, toracocentese, drenagem torácica, paracentese, exame físico de vítimas de violência sexual	Sedação, analgesia, controle motor, redução da ansiedade e amnésia	Fentanil (midazolam + fentanil) Cetamina (cetamina + midazolam, cetamina + propofol)

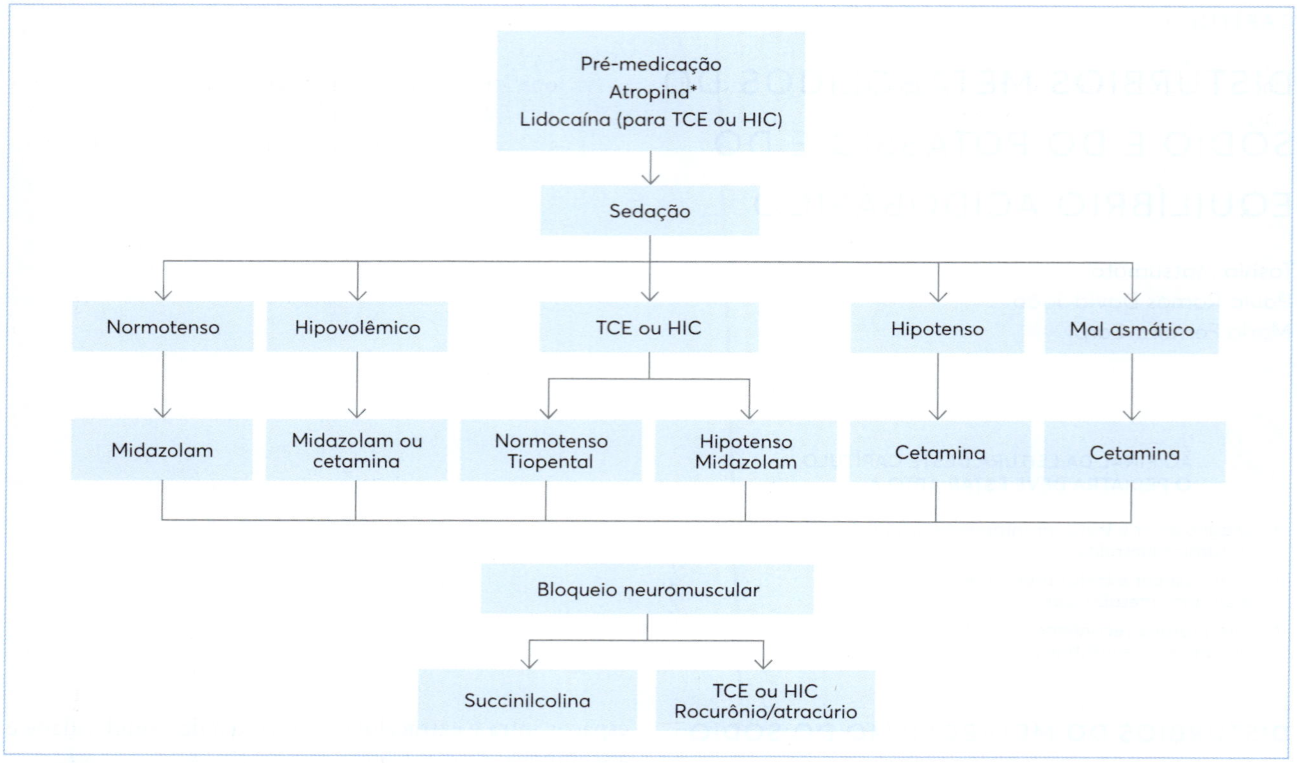

Figura 2 Drogas utilizadas na sequência rápida de intubação.

Dose da atropina: 0,02 mg/kg/dose EV (mínimo 0,1, máximo 1 mg); dose da succinilcolina: lactentes: 2 mg/kg/dose EV; crianças: 1-1,5 mg/kg/dose IV (dobrar a dose para uso IM); dose do rocurônio: 0,6-1,2 mg/kg/dose IV; dose do atracúrio: 0,5 mg/kg/dose IV.
HIC: hipertensão intracraniana; TCE: trauma cranioencefálico.

REFERÊNCIAS BIBLIOGRÁFICAS

1. Meyer S, Grundmann U, Gootschling S, Kleinschmidt S, Gortner L. Sedation and analgesia for brief diagnostic and therapeutic procedures in children. Eur J Pediatr. 2007;166:291-302.
2. Yaster M, Easley RB, Brady KM. Pain and sedation management in the critically ill child. In: Nichols DG (ed.). Roger's textbook of pediatric intensive care. 4.ed. Philadelphia: Lippincott Williams & Wilkins; 2008. p.136-65.
3. Lago PM, Piva JP, Gracia PCR. Analgesia e sedação em UTIP em Piva & Celiny. Medicina intensiva em pediatria. 2.ed. Rio de Janeiro: Revinter; 2014. p.1103-26.
4. Shavit I, Hershman E. Management of children undergoing painful procedures in the emergency department by non-anesthesiologists. IMAJ. 2004;6:350-5.
5. Payen JF, Bru O, Bosson JL, Lagrasta A, Novel E, Deschaux I, et al. Assessing pain in critically ill sedated patients by using a behavioral pain scale. Crit Care Med, 2001;29:2258-63.
6. Mateo OM, Krenzischek DA. A pilot study to assess the relationship between behavioral manifestations and selfreport of pain in postanesthesia care unit patients. J Post Anesth Nurs. 1992;7:15-21.
7. Berbe CB, Sethna NF. Analgesics for the treatment of pain in children. N Engl J Med. 2002;3(47):1094-103.
8. Fioretto JR, João PRD. Sedação e analgesia. In: Martin JG, Fioretto JR, Carpi MF. Emergências pediátricas. São Paulo: Atheneu; 2019. p.772-7.
9. Carvalho WB, Imamura JH. Analgesia e sedação. In: Carvalho WB, Hirschheimer MR, Matsumoto T (eds.). Terapia intensiva pediátrica. 4.ed. São Paulo: Atheneu; 2018. p.1677-720.
10. Ista D, van Dijk M, Tibboel D, de Hoog M. Assessment of sedation levels in pediatric intensive care patients can be improved by using the Comfort "behavior" scale. Pediatr Crit Care Med. 2005;6:58-63.
11. Gaiga L et al. Sedação e analgesia em pediatria. In: Troster EJ et al (orgs.). Curso de atualização em medicina intensiva pediátrica. São Paulo: Associação de Medicina Intensiva Brasileira; 2016-2017. p.75-116.
12. Czaja AS, Zimmerman JJ. The use of dexmedetomedine in critically ill children. Pediatr Crit Care Med. 2009:10:381-6.
13. Hunseler C, Balling G, Rohlig C, Blickheuser R, Trieschmann U, Lieser U, et al. Continous infusion of clonidine in ventilated newborns and infants: a randomized controlated trial. Ped Crit Care Medicine. 2014;15:511-22.
14. Franck LS, Harris SK, Soetenga, DJ, Amling JK. The Withdrawal Assessment Tool-1 (WAT-1): an assessment. instrument for monitoring opioid and benzodiazepine withdrawal symptoms in pediatric patients. Ped Crit Care Medicine. 2008;9:573-80.
15. Carlotti AP, Carmona F. Rotinas em terapia intensiva. São Paulo: Blucher; 2015. p.52.
16. Ramalho CE, Bretas PMC, Schvartsman C, Reis AG. Sedation and analgesia for procedures in the pediatric emergency room. Jornal de Pediatria. 2017;93:2-18.
17. João PRD. Sequência rápida de intubação. In: Martin JG, Fioretto JR, Crapi MF. Emergências pediátricas. São Paulo: Atheneu; 2019. p.778-92.
18. Amantéa S et al. Acesso a via aérea: sequência rápida de intubação e técnicas especiais de intubação. In: Piva JP, Garcia PCR. Medicina intensiva em pediatria. Rio de Janeiro: Revinter; 2005. p.15-42.

CAPÍTULO 11

DISTÚRBIOS METABÓLICOS DO SÓDIO E DO POTÁSSIO E DO EQUILÍBRIO ACIDOBÁSICO

Toshio Matsumoto
Paulo Ramos David João
Mário Ferreira Carpi

AO FINAL DA LEITURA DESTE CAPÍTULO, O PEDIATRA DEVE ESTAR APTO A:

- Diagnosticar e tratar prontamente os principais distúrbios eletrolíticos.
- Diagnosticar e tratar prontamente os principais distúrbios metabólicos.
- Interpretar e reconhecer os distúrbios do equilíbrio acidobásico e instituir seu tratamento.

DISTÚRBIOS DO METABOLISMO DO SÓDIO

Fisiologia do sódio e da água

A água é o principal componente do corpo humano. Ela é distribuída em dois principais compartimentos, o espaço extracelular e o espaço intracelular, que variam de acordo com as pressões oncótica e hidrostática e são delimitados por uma membrana permeável. A água é responsável pela hemostasia dos dois espaços junto com o sódio e os outros eletrólitos. A quantidade de água em relação ao peso corporal varia de acordo com a faixa etária, sendo assim distribuída (Tabela 1):

Tabela 1 Quantidade de água corpórea relacionada à faixa etária

Idade	Percentual
Recém-nascido prematuro	80%
Recém-nascido termo	70-75%
Lactente	65%
Crianças > 1 ano	60%
Crianças > 6 anos	55%

Fonte: Carlotti, Hisrchheimer e João, 2018.[1]

O espaço intracelular contém 2/3 da água corporal total, e seus principais compostos são o potássio, fósforo e proteínas. O espaço extracelular contém 1/3 da água corporal total, e seus principais componentes são o sódio, cloro, magnésio e bicarbonato e é dividido em espaços intravascular (1/4) e interstício (3/4).[2]

O sódio é o principal componente da osmolaridade plasmática, e seus distúrbios causam desvio de água entre os espaços intra e extracelular. A fórmula da osmolaridade é a seguinte:

$$2 \times [Na^+] + \text{glicose}/18 + \text{Ureia}/2{,}8$$

Sendo Na^+ em mEq/L, glicose e ureia em mg/dL. Valor normal: 285-295 mosm/L.

A excreção de água livre depende da filtração glomerular e da oferta adequada de água, sódio e cloro no túbulo contorcido proximal e também do hormônio antidiurético (HAD).[1,2]

Balanço da água

O balanço da água depende não somente da oferta e perda líquida, mas de mecanismos fisiológicos, principalmente centrais, cardíacos e renais, que atuam em sua homeostasia. A aldosterona atua nos túbulos contorcidos distais retendo sódio e eliminando potássio. Também atua no nível intestinal. A absorção do sódio ocorre por meio de um processo ativo e facilita a absorção de outros eletrólitos. Os peptídeos natriuréticos PNA e PNB são produzidos nos átrios e ventrículos e secretados por distensão dessas câmaras e elevação da pressão arterial (PA) e causam aumento da excreção renal do sódio e água. São antagonizados pela secreção da renina e aldosterona. Os PNC e PND não alteram o metabolismo da água.

O HAD é sintetizado nos núcleos supraóptico e paraventricular do hipotálamo e armazenado e secretado pela hipófise posterior. Quando a osmolaridade está reduzida, os osmorreceptores do hipotálamo edemaciam, inibindo a sede e a diminuição da liberação do HAD. Por outro lado, quando a osmolaridade está aumentada, os osmorreceptores perdem volume, estimulando a liberação do HAD e da sede. O HAD absorve apenas água e não o sódio.[1,2]

Hiponatremia

É definida como sódio plasmático menor que 135 mEq/L. A hiponatremia é o distúrbio metabólico mais comum em pediatria e ocorre em torno de 20% das crianças internadas. Apresenta sinais clínicos principalmente abaixo de 130 mEq/L. Pode ocorrer em até 50% dos pacientes que recebem solução hipotônica (0,18%). Na presença de hiponatremia, a osmolaridade plasmática se reduz e promove desvio da água do espaço extracelular para o espaço intracelular, podendo provocar edema celular e até edema cerebral. Hiponatremia aguda é aquela que se instala em menos de 48 horas, e crônica, acima desse período. Na impossibilidade de definir o período de instalação, deve-se considerar como crônica para evitar complicações de tratamento rápido.[1,2]

Na presença de hiponatremia, deve-se descartar a pseudo-hiponatremia, que ocorre quando há aumento da fase não aquosa do plasma, como em situações de hiperlipidemia e hiperproteinemia. A hiponatremia é classificada em três tipos (Quadro 1):

Quadro 1 Tipos e causas de hiponatremia

Hipovolêmica
Perdas renais: Na urinário > 20 mEq/L • Diurese osmótica: uso de manitol, glicose, ureia. • Uso de natriuréticos: efeito imediato. • Insuficiência adrenal. • Síndrome cerebral perdedora de sódio. • Fase poliúrica da insuficiência renal aguda. • Acidose tubular renal. • Alcalose metabólica. Perdas extrarrenais: Na urinário < 15 mEq/L • Perdas hipertônicas. • Diarreia aguda. • Perda para terceiro espaço: queimaduras, trauma muscular, pancreatites, peritonite, derrame pleural. • Diabete melito. • Fibrose cística. • Resina de troca iônica. • Desnutrição. • Dieta hipossódica. • Natriuréticos: efeito tardio.
Hipervolêmica
Na urinário > 20 mEq/L • Potomania. • Insuficiência renal avançada. Na urinário < 15 mEq/L • Insuficiência cardíaca congestiva. • Hipoalbuminemia: – Insuficiência hepática. – Síndrome nefrótica. – Desnutrição grave
Normovolêmica
Na urinário > 20 mEq/L • Síndrome de secreção inapropriada do hormônio antidiurético (SSIHAD). • Hipotireoidismo. Na urinário < 15 mEq/L • Polidipsia primária. • Dieta hipossódica. • Clísteres hipotônicos. • Hipotireoidismo.

Fonte: Carlotti, Hisrchheimer e João, 2018;[1] Braun, Barstow e Pyzocha, 2015;[3] Hoom e Zietese, 2017.[4]

Manifestações clínicas da hiponatremia e tratamento[1,3,4]

As alterações neurológicas são as mais comuns: apatia, anorexia, hiporreflexia náuseas e cefaleia, alteração de sensório (irritabilidade no início), convulsões, coma (edema cerebral). Sinais neurológicos focais são raros.

O tratamento proposto para a hiponatremia depende do tipo. O Quadro 2 orienta o tratamento de acordo com o tipo de hiponatremia.

Quadro 2 Orientações para o tratamento de hiponatremia de acordo com o tipo

Hipovolêmica	
Na > 120mEq/L	• Déficit de Na^+ (mEq) = (Na^+ alvo – Na^+ atual) x ACT.* • Na^+ alvo: até 125 mEq/L. • Velocidade de correção: 0,5 mEq/hora ou 10-12 mEq/L em 24 horas ou 18 mEq/L em 48 horas. • Se o paciente estiver desidratado, reposição volêmica com solução salina 0,9%.
Na < 120 mEq/L	• Infundir 1-2 mEq/kg/h de sódio com solução salina hipertônica (SSH) a 3% por 3-4 horas até que o sódio aumente de 120 mEq/L. • NaCl 3% = 89 mL de solução salina a 0,9% + 11 mL de solução de cloreto de sódio a 20%. Essa solução contém 0,5 mEq/mL de sódio. Assim, corre 2-4 mL/kg/hora dessa solução. • Se o paciente evoluir com sinais de insuficiência adrenal, prescrever corticoide e fludrocortisona.
Hipervolêmica	
Na < 135 mEq/L	• Restringir água: 50-75% das necessidades basais. • Usar diurético: furosemida. • Solução hipertônica em casos graves (p. ex., edema cerebral). • Considerar diálise em casos de insuficiência renal.
Normovolêmica	
Na < 135 mEq/L	• Restrição hídrica. • Tratar a causa básica. • Solução hipertônica nos casos graves (edema cerebral).

*ACT (água corporal total) = 70% do peso corporal em lactentes, 65% em crianças e 60% em adolescentes e adultos.
Fonte: Carlotti, Hisrchheimer e João, 2018;[1] Schneider e Kelly, 2016;[2] Braun, Barstow e Pyzocha, 2015.[3]

Uma complicação temida na correção da hiponatremia é a mielinólise pontina (desmielinização osmótica), que pode ocorrer devido à correção rápida do sódio. É um quadro grave que pode se manifestar com paraparesia, quadriplegia, disartria, disfagia, alteração de nível de consciência e coma. A imagem na ressonância cerebral auxilia em seu diagnóstico. A conduta sugerida é a utilização de DDAVP (vasopressina) se o paciente estiver desidratado e solução hipotônica (glicofisiológica 0,45%L). Na presença de sintomas graves: 1-3 mL/kg em 10 minutos da solução glicofisiológica.[1,2]

Hipernatremia

É definida como Na > 145mEq/L no plasma, sendo sintomática principalmente com Na>150 mEq/L. Nessa condição ocorre aumento da osmolaridade plasmática e desvio de água do espaço intravascular para o espaço extracelular. Na adaptação cerebral também há formação de osmóis idiogênicos que impedem que a água saia da célula. Como a hiponatremia, também é classificada como aguda e crônica.

As causas de hipernatremia também são divididas em três tipos (Quadro 3):

Quadro 3 Tipos e causas de hipernatremia

Normovolêmica

Na urinário < 20 mEq/L
- Essencial neurogênica.
- Afogamento em água salgada.

Na urinário > 20 mEq/L
- Transitória por exercício.
- Intoxicação salina.
- Exsanguineotransfusão.

Hipervolêmica

Na urinário < 20 mEq/L
- Hiperaldosteronismo primário.
- Síndrome de Cushing.
- Corticoterapia.

Na urinário > 20 mEq/L
- Intoxicação salina por:
  - Preparo alimentar (TRO, NPP).
  - Bicarbonato de sódio.
  - Soluções de diálise.
  - Enemas salinas.
- Insuficiência renal crônica avançada.

Hipovolêmica

Na urinário < 20 mEq/L
- Alimentação hipertônica.
- Falta de oferta/ingestão de água.
- Hipodipsia.
- Perdas cutâneas; queimaduras, fototerapia, diarreia, suor.
- Diabete insípido central.
- Diabete insípido nefrogênico.

Na urinário > 20 mEq/L
- Diurese osmótica.
- Diálise com soluções hipertônicas.
- Enemas hipertônicos.

NPP: nutrição parenteral prolongada; TRO: terapia de reidratação oral.
Fonte: Carlotti, Hisrchheimer e João, 2018;[1] Schneider e Kelly, 2016;[2] Quian, 2019.[5]

Manifestações clínicas da hipernatremia e tratamento[1,4,5]

A hipernatremia habitualmente não cursa com sinais de desidratação importante, podendo apresentar febre, irritabilidade, fontanela tensa, náuseas e vômitos, língua seca, hipertonia, tremores de extremidades e crises convulsivas. A hipernatremia pode provocar danos neurológicos.

O tratamento (Quadro 4) depende do tipo de hipernatremia e da concentração sérica de sódio.[1,2,4,5]

Complicações do tratamento

A principal complicação é a ocorrência de edema cerebral devido a correção rápida. Como na hiponatremia, quando o período de instalação não puder ser definido, considerar a hipernatremia como crônica para evitar uma correção rápida. O tratamento do edema cerebral deve ser realizado no ambiente da UTI pediátrica, com a utilização de solução salina a 3%, monitorização e acompanhamento da equipe multiprofissional.[1,2,5]

Quadro 4 Tratamento da hipernatremia relacionada ao tipo

Hipovolêmica

- Déficit de H_2O (L) = ACT x (1 – [Na^+] atual / [Na^+] desejada).
- Reduzir Na^+ de 10-12 mEq/L/dia.
- Tentar oferecer o déficit de água por via oral ou por sonda gástrica.
- Se não houver condições de utilizar a orientação anterior, usar de preferência solução glicofisiológica IV.
- Se o paciente estiver hipovolêmico, corrigir a volemia com solução salina a 0,9% ou com albumina a 5%.

Na > 170 mEq/L ou aguda	Oferecer água livre em 48 horas
Na < 170 mEq/L com a correção da volemia	Corrigir a natremia em 48-96 horas
Diabete insípido central	Tratar com DDAVP. Se for nefrogênico, usar indometacina e diurético tiazídico.

Hipervolêmica

- Utilizar diurético, de preferência furosemida.
- Considerar diálise se apresentar insuficiência renal ou cardíaca.

Na > 170 mEq/L	Oferecer água livre em 48 horas

Normovolêmica

Oferecer água livre em 24-48 horas

DISTÚRBIOS DO POTÁSSIO

Fisiologia

Aproximadamente 98% do potássio (K^+) total do organismo está localizado no CIC e 2% no CEC, sendo mensurável no plasma 0,4% do K^+ corpóreo total. A concentração intracelular de K^+ é de cerca de 150 mEq/L. É o principal responsável pela regulação da osmolalidade intracelular e fundamental para a transmissão neuronal, excitação e contração muscular e contratilidade cardíaca.[1] O K^+ corporal total aumenta com o aumento da massa muscular, portanto durante a puberdade, sendo este mais significativo em homens. A bomba Na-K-ATPase mantém a concentração intracelular de K^+, bombeando Na^+ para o CEC e K^+ para o CIC, equilibrando o fluxo pelos canais de K^+ por diferença de concentração. A insulina e os agonistas beta-adrenérgicos estimulam a Na-K-ATPase. Já a redução do pH e o aumento da osmolaridade direcionam o K^+ para o CEC.

Os distúrbios do K^+ ocorrem por três mecanismos principais: alterações na ingestão; distúrbios na distribuição entre o CIC e CEC; ou alterações na excreção.[6]

Hipocalemia

Definida pela concentração sérica de K^+ menor que 3,5 mEq/L. Considerada grave se menor que 2,5 mEq/L6.[6,7]

Etiologia e fisiopatologia

- Oferta inadequada: pode ser vista em desnutrição crônica.
- Perdas renais: uso de diuréticos; algumas drogas (anfotericina B, derivados de penicilina, cisplatina, lítio, corticoides); hiperaldosteronismo primário; síndrome de Cushing; acidose tubular renal; cetoacidose diabética; hipercalcemia.
- Perdas pelo trato gastrointestinal: vômitos; diarreia; fístulas; laxativos; síndromes de má absorção; sondagem nasogástrica.
- Redistribuição transcelular (sem redução no K^+ corporal total): alcalose com alcalemia; uso de insulina; mineralocorticoides; catecolaminas; medicações beta-2 adrenérgicas; ingestão excessiva de bário; hipotermia.

Quadro clínico

Coração e sistema musculoesquelético são especialmente vulneráveis. Assintomática em casos leves, os sintomas aparecem quando o K^+ sérico está abaixo de 2,5m Eq/L. Pode haver letargia, irritabilidade, confusão, depressão da consciência, parestesias, fasciculações, hipotensão postural, palpitação, náuseas, vômitos, distensão abdominal, íleo paralítico, poliúria e polidipsia.[2] No eletrocardiograma (ECG) há tipicamente redução de amplitude das ondas T, depressão dos seguimentos ST, prolongamento do intervalo PR, inversão de onda T e aparecimento de ondas U (localizada entre as ondas T e P). A hipocalemia torna o coração muito suscetível a arritmias (taquicardia supraventricular, taquicardia ventricular e bloqueios cardíacos).[6]

Tratamento

Após medidas iniciais de estabilização clínica, a reposição é feita de acordo com a gravidade. Recomenda-se a reposição com citrato de potássio nos pacientes com hipocalemia associada a acidose e reposição com fosfato de potássio nos pacientes com hipofosfatemia associada.[7]

- Hipocalemia leve (K^+ entre 2,5-3,5 mEq/L): reposição oral com xarope de KCl a 6% (1 mL= 0,8 mEq de K) ou comprimido 600 mg (1 cp = 8 mEq de K^+). Dose: 2-4 mEq/kg/dia, máximo de 240 mEq/dia em doses divididas.
- Hipocalemia moderada ou grave ($K^+ < 2,5$ mEq/L): fazer ECG e iniciar reposição intravenosa imediata: solução contendo 40-60mEq/L de potássio em acesso periférico e até 100 mEq/L em acesso central, com velocidade de infusão máxima de 0,5-1 mEq/kg/hora, dependendo da gravidade dos sintomas. Repetir dosagem sérica em 4-6 horas.

Hipercalemia

Definida como concentração sérica de $K^+ > 5$ mEq/L.[6]

Etiologia e fisiopatologia

- Pseudo-hipercalemia pode ocorrer após punção venosa traumática, hemólise *in vitro*, uso de torniquetes ou em pacientes com leucocitose ou plaquetose graves.
- Oferta elevada: intravenosa ou oral; múltiplas transfusões sanguíneas; suplementos orais ou parenterais.
- Excreção diminuída: insuficiência renal, insuficiência suprarrenal, uso de IECA (inibidores de enzima de conversão de angiotensina), espironolactona, ciclosporina, heparina, inibidores de calcineurina.
- Deslocamento transcelular de K^+: acidose, deficiência de insulina, dose excessiva de digoxina, uso de bloqueador neuromuscular despolarizante (succinilcolina), queimaduras extensas e profundas, rabdomiólise, lise tumoral, hiperosmolaridade, hipertermia maligna.

Quadro clínico

Podem ocorrer cãibras, parestesia, paralisia, tetania, déficits neurológicos focais. Os achados mais comuns são anormalidades eletrocardiográficas, que precedem os sintomas clínicos e geralmente aparecem quando o K^+ está maior que 7 mEq/L: inicialmente a onda T aparece simétrica e em pico com prolongamento do intervalo PR, evolui para ausência de onda P e alargamento progressivo do intervalo QRS até fibrilação ventricular e assistolia.[6]

Tratamento

O tratamento inclui estabilização clínica e tratamento específico das arritmias, bem como da causa-base do distúrbio do potássio. Deve-se obter um ECG e suspender qualquer oferta exógena de K^+.[1-7]

- Hipercalemia leve (K^+ 5-6 mEq/L, ECG normal): furosemida (1 mg/kg/dose).
- Hipercalemia moderada (K^+ 6-8 mEq/L) a grave ($K^+ > 8$ mEq/L):
- Estabilização da membrana celular: gluconato de cálcio 10% IV de 0,5-1 mL/kg com velocidade de infusão máxima de 0,5 mL/kg/min (adultos: 10-20 mL IV em 2-5 minutos), com monitoração eletrocardiográfica contínua. Início de ação imediata. O efeito é transitório, cerca de 30-60 minutos.[7]

Redistribuição do potássio.[1,2]

- Bicarbonato de sódio IV 1-2 mEq/kg em 5 minutos (adultos: mesma dose), repetir se nenhum efeito for evidenciado. Início de ação em 30 minutos, com duração de 2 horas.
- Solução polarizante: 0,5-1 g/kg de glicose com insulina na dose de 1 U/4g de glicose em 15-30 minutos; início de ação em 30 minutos e duração do efeito por 4-6 horas (adultos: 10 U insulina + 50 mL de SG 50% IV em 5 minutos).
- beta-2 agonista: 4 mcg/kg IV em 20 minutos ou 10 gotas via inalatória se < 25 kg e 20 gotas se > 25 kg.

Remoção do potássio corporal:[1,7]

- Furosemida 1 mg/kg/dose.
- Resinas trocadoras de potássio: sorcal – dose VO 1-2 g/kg a cada 6 horas em solução glicosada 10% (3 mL para cada grama de resina); dose VR é a mesma, com diluição em solução glicosada 20% (5 mL para cada grama de resina), com 1-2 horas de retenção; adultos: sorcal 20-50 g VO 4/4 horas ou 6/6 horas; ou 50 g + 200 mL SG 5% VR com retenção de 1 horas.
- Métodos dialíticos.

O Quadro 5 resume as principais medidas farmacológicas para tratamento da hipercalemia, bem como tempo de início de ação e duração do efeito das medidas.

DISTÚRBIOS DO EQUILÍBRIO ACIDOBÁSICO

O organismo é altamente dependente do controle acidobásico para manter as funções enzimáticas celulares. O processo de regulação do pH intra e extracelular envolve uma interação complexa de vários sistemas que inclui o cérebro, pulmões, rins e o fígado.[8] O pH extracelular é mantido entre 7,36-7,44, e o pH intracelular ao redor de 7,2.[9] A criança, desde o nascimento até a fase adulta, é mais sensível a esses distúrbios e apresenta restrições em sua resolução. O metabolismo normal é acidogênico, e o adulto produz aproximadamente 1 mEq/kg/dia de íon hidrogênio,[9] ao passo que na criança essa produção pode atingir 2-3 mEq/kg/dia.[10] As crianças internadas na UTI estão mais sujeitas a inúmeros procedimentos e medicações que alteram suas respostas fisiológicas. Afecções como insuficiência respiratória, choque e hipovolemia são comuns, e, se associadas à ventilação mecânica, drogas vasoativas, diuréticos e expansores de volume, podem alterar acentuadamente a homeostase acidobásica.

Aspectos químicos e fisiológicos

O pH de uma solução é definido como: pH = $-\log [H^+]$. A concentração de H^+ é medida em nmol (mol × 10^{-9} ou mmol × 10^{-6}). O pH de 7,40 equivale a uma concentração de 40 nmol/L de H^+.[11]

A abordagem tradicional do distúrbio acidobásico utiliza a equação de Henderson-Hasselbalch, que correlaciona os valores de pH, PCO_2 e HCO_3^-.[11] O sistema tampão ácido carbônico-bicarbonato é o mais predominante e importante no plasma.[12]

$$H_2O + CO_2 \leftrightarrow H_2CO_3 \leftrightarrow H^+ + HCO_3^-$$

A equação de Handerson-Hasselbach é assim descrita:[8,9,11,12]

$$pH = pK + \log [HCO_3^-]/[H_2CO_3]$$

ou

$$pH = pK + \log [HCO_3^-]/PCO_2 \times 0{,}03$$

O H_2CO_3 tem relação direta com a PCO_2 e pode ser substituído por $0{,}03 \times PCO_2$ (0,03 é o coeficiente de solubilidade). É importante destacar que, no exame gasométrico, o pH e o CO_2 são medidas diretas e o HCO_3^- é uma medida derivada deles.[12]

Anion gap (hiato aniônico)

O princípio da eletroneutralidade estabelece que, em determinado volume líquido, o total de cargas positivas dos

Quadro 5 Principais medidas farmacológicas para tratamento da hipercalemia

Droga	Mecanismo	Dose	Início da ação	Duração da ação	Observações
Gluconato de cálcio 10%	Estabilização de membrana	0,5-1 mL/kg (máx 10 mL = 1 ampola)	Imediato	Minutos	Infundir IV em 5-10 minutos, com monitoração cardíaca.
beta-2-agonista	Translocação de K^+ para intracelular	4 mcg/kg em 20 minutos IV OU 2,5 mg (10 gotas) por inalação para menores de 25 kg e 5 mg (20 gotas) para maiores de 25 kg	15-30 minutos	4-6 horas	Infundir IV em 20 minutos. Nebulização em 10-15 minutos.
HCO_3^- (se acidose metabólica)	Translocação de K^+ para intracelular	1-2 mEq/kg	15-30 minutos	1-4 horas	Infundir IV em 10-30 minutos.
Solução polarizante	Translocação de K^+ para intracelular	Glicose 1-2 g/kg Insulina 0,3 U/g glicose	15-30 minutos	4-6 horas	Infusão em 30 minutos. Monitorar glicemia.
Resina de troca iônica (sorcal)	Troca/remoção	1-2 g/kg	1-2 horas	4-6 horas	VO/VG/VR. Diluído em SG 10%, 3-5 mL/g de resina, com 1-2 horas de retenção, 6/6 horas.
Furosemida	Excreção	1 mg/kg/dose	15-30 minutos	4-6 horas	IV

cátions deve ser igual ao das cargas negativas dos ânions. O sódio representa mais de 90% dos cátions, enquanto o cloro e o bicarbonato respondem por aproximadamente 85% dos ânions. A diferença entre a concentração de sódio e a soma da concentração de cloro e bicarbonato expressa o *anion gap* (AG).

$$AG = Na^+ - (Cl^- + HCO_3^-)$$

A variação normal de AG é de 8-16 mEq/L.[12]

Tampão fisiológico

Os pulmões e os rins têm papel destacado na manutenção do pH fisiológico. Os pulmões, no adulto, são responsáveis pela eliminação diária de 13.000-15.000 mmol de CO_2. Os rins participam da homeostase acidobásica, regulando a concentração de bicarbonato por meio da reabsorção tubular e excretando os ácidos fixos. O túbulo renal proximal reabsorve 80% do bicarbonato filtrado,[9] e é um dos maiores mecanismos de manutenção do equilíbrio acidobásico. A excreção de H^+ pode ser realizada por meio da formação de amônio (NH_4^+) ou da formação de acidez titulável (Figura 1).

ABORDAGEM DOS DISTÚRBIOS DO EQUILÍBRIO ACIDOBÁSICO

Os distúrbios do metabolismo acidobásico podem ser divididos em metabólico, respiratório ou misto. A acidose e a alcalose metabólica são alterações primárias de bicarbonato, e a acidose e alcalose respiratória são alterações primárias de PCO_2 (Figura 2). Nos distúrbios mistos coexistem duas ou mais alterações, seja metabólica, seja respiratória.[11] A compensação respiratória habitualmente é rápida nos distúrbios metabólicos. Na abordagem inicial de qualquer distúrbio acidobásico, é fundamental o conhecimento da história clínica minuciosa do paciente.

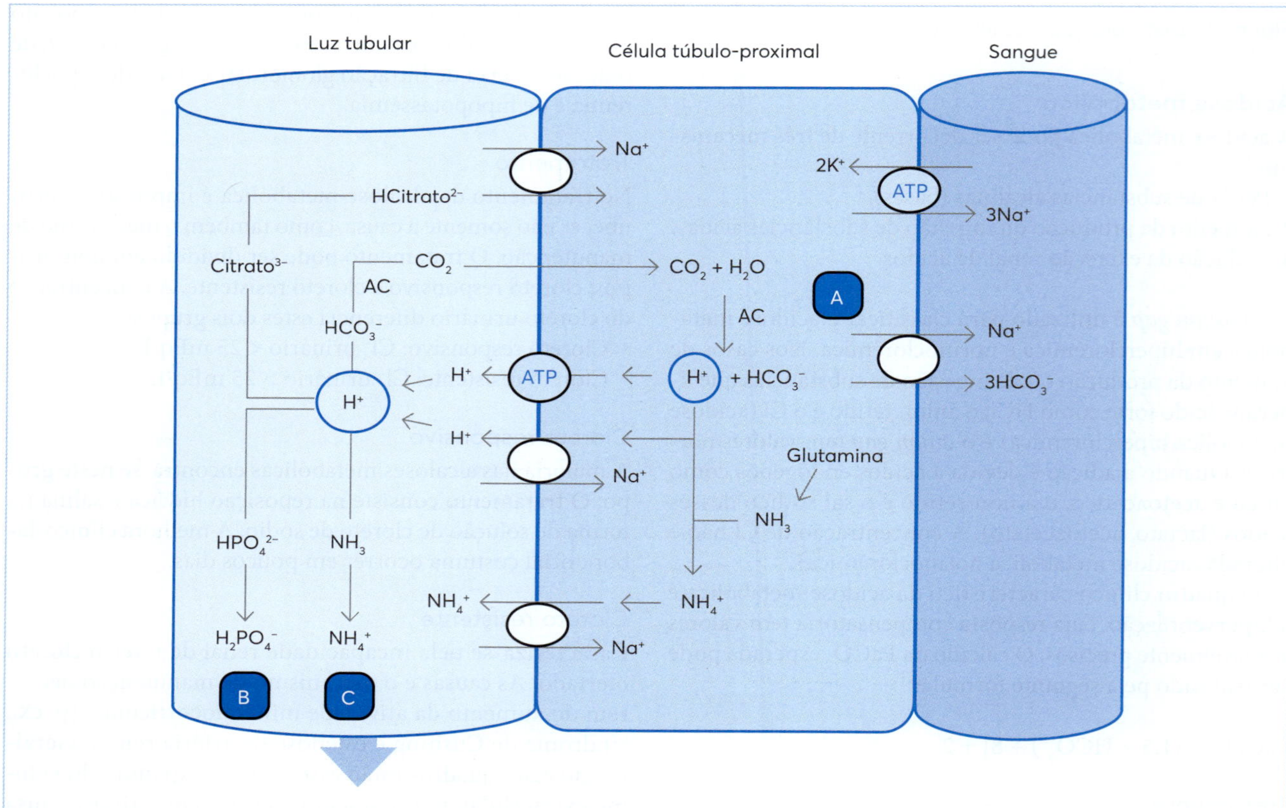

Figura 1 Excreção ácida renal (esquematizada). As trocas iônicas e de solutos no túbulo renal dependem de mecanismos de transporte ativos (ATPases), passivos (mediadas pelos canais), difusão facilitada (mediada por transportadores), cotransportadores (*simporters*) e trocadores (*antiporters*). *Simporters* são transportadores que operam translocando dois ou mais íons no mesmo sentido, e *antiporters* translocam em sentidos opostos. O H^+ é trocado pelo Na^+ do filtrado glomerular (*antiporter* Na^+/H^+). Cerca de 80% do bicarbonato é reabsorvido no túbulo proximal (A). Para cada mEq de H^+ excretado, 1 mEq de bicarbonato é reabsorvido. O H^+ pode ser excretado também na forma de acidez titulável (B) e amônio (C).

Fonte: modificada de Curthoys e Moe, 2014.[13]

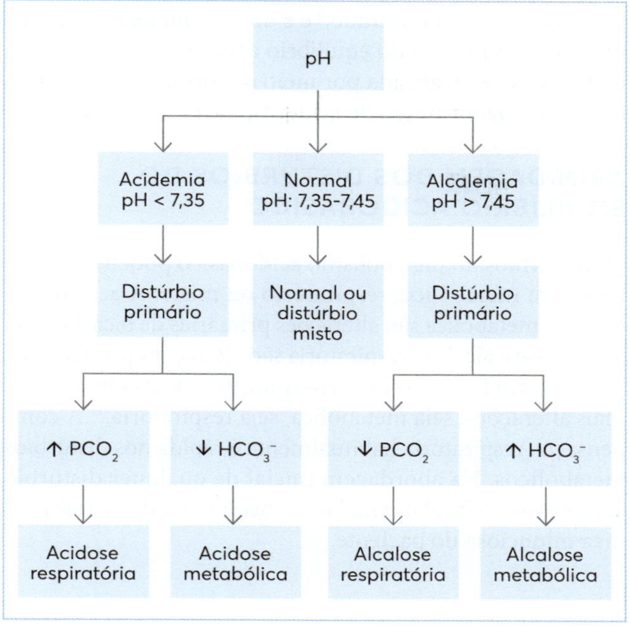

Figura 2 Distúrbios do equilíbrio acidobásico.

Acidose metabólica

A acidose metabólica pode ser decorrente de três mecanismos:[10]

1. Perda de substâncias alcalinas (bases).
2. Aumento da produção ou ingestão de substâncias ácidas.
3. Redução da excreção renal de ácidos.

O *anion gap* é utilizado para classificar a acidose metabólica em hiperclorêmica e normoclorêmica. Nos casos de aumento da produção ou de ingestão de substâncias que liberam ácido forte como HCl, o ânion retido é o Cl (acidose metabólica hiperclorêmica) e o *anion gap* tem valores normais. Quando a adição é devida a ácidos endógenos como lático e acetoacético, o ânion retido é o sal sódico desses ácidos (lactato, acetoacetato). A concentração de Cl não é alterada (acidose metabólica normoclorêmica).

O quadro clínico característico da acidose metabólica é a hiperventilação, cuja resposta compensatória tem valores razoavelmente precisos. O cálculo da $PaCO_2$ esperada pode ser realizado pela seguinte fórmula:[11]

$$PaCO_2 = [(1{,}5 \times HCO_3^-) + 8] \pm 2$$

Tratamento

O tratamento básico consiste na correção do mecanismo responsável pela acidose. A reposição de bicarbonato está indicada quando existe perda de bicarbonato, como nos casos de diarreia e acidose tubular renal. Na acidose láctica decorrente de hipóxia, choque ou parada cardiorrespiratória, a reposição não tem indicação formal.[10] O bicarbonato não trata a causa da acidose, mas pode elevar o pH arterial

Quando considerado o uso de bicarbonato, o cálculo do bicarbonato geralmente é realizado pela seguinte fórmula:[11]

Bicarbonato necessário (mEq) = (15 – bicarbonato encontrado) × 0,3 × peso (kg)

Esse bicarbonato é oferecido em solução isosmolar, sendo infundido em 2-4 horas.

Alcalose metabólica

É um distúrbio também frequente, sendo muitas vezes pouco valorizado, principalmente pela inespecificidade do quadro clínico e pelo desconhecimento de sua fisiopatologia.

A causa da alcalose metabólica depende basicamente de três fatores:[10]

1. Administração de substâncias alcalinas ou precursores.
2. Perda de íons H^+.
3. Perda desproporcional de cloretos.

A manutenção da alcalose metabólica decorre da incapacidade renal de eliminar o bicarbonato excedente, mantendo seus níveis elevados. Os principais mecanismos de manutenção estão relacionados a maior reabsorção e produção renal de bicarbonato.[10] A maior reabsorção de bicarbonato ocorre nos estados de contração do volume extracelular, de redução na taxa de filtração glomerular (TGF), de hipocloremia e de hipopotassemia.

Tratamento

No tratamento da alcalose metabólica é importante reconhecer não somente a causa, como também o mecanismo de manutenção. O tratamento pode ser dividido em dois grupos: cloreto responsivo e cloreto resistente. A concentração do cloreto urinário diferencia estes dois grupos:[11]

- Cloreto responsivo: Cl^- urinário < 25 mEq/L.
- Cloreto resistente: Cl^- urinário > 25 mEq/L.

Cloreto responsivo

A maioria das alcaloses metabólicas encontra-se neste grupo. O tratamento consiste na reposição hídrica e salina na forma de solução de cloreto de sódio. A melhora clínico-laboratorial costuma ocorrer em poucos dias.

Cloreto resistente

Caracteriza-se pela incapacidade renal de reter o cloreto ofertado. As causas e o mecanismo de manutenção decorrem do aumento da atividade mineralocorticoide. (p. ex., síndrome de Cushing e estenose da artéria renal). Geralmente esses quadros estão associados à expansão do volume extracelular. O tratamento consiste em retirar a causa do excesso mineralocorticoide (quando possível), correção dos distúrbios eletrolíticos (K, Mg) e bloqueio da atividade mineralocorticoide (p. ex., espironolactona).

Acidose respiratória

A acidose respiratória é um distúrbio primário do sistema respiratório que acarreta retenção de CO_2 e consequente hipercapnia e acidemia. A retenção de CO_2 estimula os mecanismos renais para a reabsorção de bicarbonato. Na fase

aguda espera-se um aumento de 1 mEq/L de bicarbonato para cada 10 mmHg acima do normal de $PaCO_2$, enquanto na fase de compensação renal esse aumento chega a 3 mEq/L para cada 10 mmHg de $PaCO_2$.

As causas de acidose respiratória podem estar relacionadas diretamente a afecções pulmonares, ou a processos extrínsecos que afetam a função ventilatória do paciente (p. ex., coma, intoxicação, traumatismos e doenças neuromusculares).[10]

O quadro clínico da acidose respiratória aguda é inespecífico, podendo haver alteração de sensório (confusão mental, tremores, coma), vasodilatação periférica e hipoxemia.

Tratamento

O tratamento é direcionado para reduzir a $PaCO_2$ até que o pH esteja em valor mais aceitável. Nos processos pulmonares crônicos essa redução deve ser extremamente cautelosa, e não deve ser inferior aos valores de $PaCO_2$ habituais do paciente.

A utilização de ventilação mecânica é comum nesses pacientes, principalmente nos casos agudos.

Alcalose respiratória

A alcalose respiratória resulta da ventilação alveolar excessiva em relação à produção de CO_2, sendo expressa pela redução da $PaCO_2$ e elevação do pH.[10]

A causa da hiperventilação pode ser por estímulo do sistema nervoso central (p. ex., febre, drogas e traumas), estímulo do sistema nervoso periférico (p. ex., embolia pulmonar, anemia e hipoxemia) e ventilação mecânica.

As manifestações clínicas dependem principalmente do fator causal. A hipocapnia leva a diminuição do fluxo sanguíneo cerebral, podendo provocar alterações do sensório, agravada pela menor disponibilidade de oxigênio (curva de dissociação da hemoglobina fica desviada para a esquerda).

Tratamento

O tratamento é dirigido para a correção do distúrbio de base. Entre os procedimentos pode-se citar a analgesia, a sedação e o aumento da FiO_2. Nos pacientes em ventilação mecânica deve-se tentar reduzir o volume minuto pela redução da pressão inspiratória, do volume corrente ou da frequência respiratória.[10]

Distúrbios mistos[10]

São distúrbios muito comuns e resultam de mecanismos de compensação inadequados e/ou da presença de outro distúrbio primário. A abordagem é realizada pela análise gasométrica e do *anion gap*. A análise do *anion gap* permite verificar se os mecanismos compensatórios são apropriados, ou se existem outros distúrbios envolvidos. Partindo do princípio fisiológico de que o organismo não é capaz de gerar *anion gap* tão elevado para compensar um distúrbio primário, e de outro que determina que, para cada mmol de ácido que for tamponado pelo sistema tampão bicarbonato, 1 mmol de bicarbonato é perdido, convertendo-se em CO_2 e H_2O e 1 mmol de sal sódico do ácido é formado, podemos precisar o distúrbio presente. Assim, a presença de *anion gap* ≥ 20 mEq/L indica a presença de acidose metabólica, independentemente do pH ou do bicarbonato.

A diferença de *anion gap* (AG calculado – AG normal), considerando AG normal = 12, somando ao bicarbonato encontrado, fornece outro dado importante.[11] Se o bicarbonato consumido for substituído pelo sal sódico (*anion gap*), então a soma da diferença do AG deve ter o valor da concentração normal de bicarbonato (23-30 mEq/L). Essa soma, tendo valores acima de 30 mEq/L indica a presença de alcalose metabólica, independentemente do pH ou do bicarbonato. E, se o valor for inferior ao normal, indica a existência de acidose hiperclorêmica.

REFERÊNCIAS BIBLIOGRÁFICAS

1. Carlotti APC, Hisrchheimer MR, João PRD. Distúrbio do metabolismo do sódio e potássio. In: Hisrchheimer MR, Carvalho WB, Matsumoto T. terapia intensiva pediátrica e neonatal. 4.ed. Rio de Janeiro: Atheneu; 2018;(53):1019-54.
2. Schneider J, Kelly A. Disorders of water, sodium and potassium homeostasis. In: Nichols DG, Shaffner DJ. Roger's textbook of pediatric intensive care. 5.ed. Wolters Kluwer; 2016. p.1767-89.
3. Braun MM, Barstow CH, Pyzocha NJ. Diagnosis and management of sodium disorders: hyponatremia and hyernatremia. Am Fam Physician. 2015;91(5):299-307.
4. Hoorn EJ, Zietese R. Diagnosis and treatment of hyponatremia: compilation of the guidelines. J Am Soc Nephrology. 2017;28:1340-9.
5. Qian Q. Hypernatremia. Clin J Am Soc Nephrol. 2019;14:432-4.
6. Barbosa AP, Sztajnbok J. Distúrbios hidroeletrolíticos. J Ped. 1999;75(Supl 2):S223-S233.
7. Carpi MF, Matsumoto T, Graçano DC. Desequilíbrios hidreletrolíticos e acidobásicos. In: Fioretto JR. UTI pediátrica. 2.ed. Rio de Janeiro: Guanabara Koogan; 2019. p.175-91.
8. Seifter JL, Chang H-Y. Disorders of acid-base balance: new perspectives. Kidney Dis. 2016;2:170-86.
9. Hamm LL, Nakhoul N, Hering-Smith KS. Acid-base homeostasis. Clin J Am Soc Nephrol. 2015;10:2232-42.
10. Matsumoto T, Stuginski LA. Distúrbios do equilíbrio acidobásico. In: Hirschheimer MR, Carvalho WB, Matsumoto T (eds.). Terapia intensiva pediátrica e neonatal. 4.ed. Atheneu; 2017. v. 1. p.1083-100.
11. Berend K, de Vries APJ, Gans ROB. Physiological approach to assessment of acid-base disturbances. N Engl J Med. 2014;371:1434-45.
12. Hsu BS, Lakhani SA, Wilhelm M. Acid-base disorders. Pediatr Rev. 2016;37(9):361-9.
13. Curthoys NP, Moe OW. Proximal tubule function and response to acidosis. Clin J Am Soc Nephrol. 2014;9:1627-38.

CAPÍTULO 12

CHOQUE SÉPTICO – *SURVIVING SEPSIS CAMPAIGN* 2020

José Roberto Fioretto

AO FINAL DA LEITURA DESTE CAPÍTULO, O PEDIATRA DEVE ESTAR APTO A:

- Reconhecer prontamente a criança com sepse e choque séptico.
- Priorizar as etapas do tratamento.
- Repor volume de acordo com as últimas recomendações no que se refere à quantidade e ao tipo de solução.
- Avaliar o melhor momento para intubação traqueal.
- Avaliar o melhor momento para a escolha das medicações inotrópicas e vasoativas.
- Reavaliar o paciente a cada conduta e implementar medidas adicionais caso não haja resposta apropriada.

INTRODUÇÃO

A sepse e os quadros correlatos são importantes causas de morbidade e mortalidade em crianças em todo o mundo. Mais de 4% de todos os pacientes internados com menos de 18 anos e aproximadamente 8% dos pacientes admitidos em unidades de terapia intensiva pediátrica (UTIP) em países de alta renda têm sepse.[1] A mortalidade de crianças com sepse varia de 4-50%, sendo a maior parte atribuída a choque séptico refratário e/ou síndrome de disfunção de múltiplos órgãos e sistemas, quadros que se desenvolvem nas primeiras 48-72 horas do tratamento.[1] Em 2001, foi constituída a primeira Campanha de Sobrevivência à Sepse (CSS) – *Surviving Sepsis Campaign* – pela Society of Critical Care Medicine, European Society of Intensive Care Medicine e Fórum Internacional de Sepse para desenvolver diretrizes com base em evidências e recomendações para a ressuscitação e o tratamento de pacientes com sepse.[2] Em 2004, foram publicadas as primeiras diretrizes, com reavaliações a cada 4 anos. Após a edição de 2016, as associações reafirmaram seu compromisso com as diretrizes para todos os pacientes. Surgiu, assim, a CSS 2020 específica para a pediatria.[3]

Para melhor entendimento, as implicações de denominar uma recomendação forte ou fraca, discutidas ao longo deste capítulo, estão apresentadas no Quadro 1.

As diretrizes ora apresentadas destinam-se a todos os pacientes com idade igual ou superior a 37 semanas de gestação ao nascimento até os 18 anos de idade, com sepse ou choque séptico, conforme definido pela Conferência Internacional de Consenso de Sepse Pediátrica, ou incluindo infecção grave com disfunção orgânica com risco de vida. As recomendações aplicam-se a crianças com choque séptico e outras disfunções orgânicas agudas associadas à sepse.

Quadro 1 Categorização das recomendações e suas implicações para a conduta prática

Categoria	Qualidade da evidência	Implicações aos médicos
Recomendação forte (RFe)	Geralmente alta ou moderada	A maioria dos pacientes deve receber o plano de ação recomendado. É provável que não sejam necessários auxílios para a decisão oficial de ajudar os pacientes a tomar decisões condizentes com seus valores e preferências.
Recomendação fraca (RFa)	Qualquer uma	É provável que diferentes escolhas sejam adequadas para pacientes diferentes, e a terapia deverá ser personalizada para circunstâncias do paciente individual, tais como as preferências e valores da família ou dos pacientes.
Declaração de melhores práticas (DMP)	Não classificada	As mesmas que as recomendação fortes.

Fonte: adaptado de Weiss et al., 2020.[3]

ETAPAS DA CAMPANHA DE SOBREVIVÊNCIA DA SEPSE 2020[3]

Sistematização da triagem, diagnóstico e tratamento da sepse

Algoritmos de triagem e protocolos de tratamento

Em crianças agudamente enfermas, sugere-se a implementação de triagem sistemática para reconhecimento oportu-

no de choque séptico e outras disfunções orgânicas associadas à sepse (RFa). No entanto, os dados não são suficientes para sugerir um instrumento de triagem específico. Por outro lado, recomenda-se a implementação de um protocolo/diretriz para tratamento de crianças com choque séptico ou outras disfunções orgânicas associadas à sepse (DMP).

Dosagem do lactato sérico

- Não foi elaborada recomendação referente ao uso dos níveis séricos de lactato para estratificar crianças com suspeita de choque séptico.
- No entanto, na prática, se os níveis séricos de lactato puderem ser rapidamente obtidos, devem ser medidos. Há estudos em crianças que comprovaram associação de níveis séricos elevados de lactato com resultados adversos em choque séptico.[4]
- O limite ideal para definir "hiperlactatemia" em crianças ainda não foi definido. Alguns trabalhos têm demonstrado que níveis entre 2-4 mmol/L se associam de forma consistente a aumento de mortalidade.[5]

Hemoculturas e antibioticoterapia

- As hemoculturas (HC) devem ser obtidas antes do início da antibioticoterapia em crianças com sepse, sendo que vários estudos têm demonstrado que a inclusão de HC no conjunto de medidas da ressuscitação inicial associou-se a melhora dos resultados (DMP).
- Se a obtenção das HC provocar qualquer atraso para iniciar a administração da terapia antimicrobiana, os antibióticos (ATB) terão precedência.
- Nos casos de choque séptico, os ATB devem ser iniciados dentro da primeira hora após o reconhecimento (RFe).
- Em casos de sepse, sem choque, foi sugerido que o início do ATB seja efetivado em até 3 horas após o reconhecimento (RFa), associado ao controle do foco infeccioso.
- Devem ser utilizados ATB de forma empírica de amplo espectro com um ou mais antimicrobianos para abranger todos os prováveis patógenos. Uma vez identificado o agente, proceder à redução da cobertura da terapia empírica. Se o(s) patógeno(s) não for(em) identificado(s), a redução da cobertura deverá obedecer à evolução clínica, local de infecção, fatores de risco do hospedeiro e adequação de melhora clínica (DMP).
- Considerar que a sepse em crianças é mais comumente ocasionada por bactérias Gram-negativas ou Gram-positivas, embora a prevalência relativa desses patógenos varie por idade, região geográfica, localização (comunidade *vs.* hospital) do início da sepse e outros fatores do paciente. As infecções fúngicas invasivas são amplamente restritas a pacientes imunocomprometidos e bebês prematuros. Certas condições clínicas podem exigir antibióticos direcionados a agentes específicos, por exemplo, pacientes neutropênicos estão em risco de infecção por vários patógenos, incluindo bacilos Gram-negativos resistentes e espécies de *Candida*. As crianças com comorbidades internadas em ambiente hospitalar são propensas a sepse com bactérias resistentes, como *Staphylococcus aureus* resistente à meticilina e enterococos resistentes à vancomicina. Para crianças com risco de infecções bacterianas resistentes à vancomicina, os regimes de antimicrobianos empíricos de amplo espectro podem exigir mais de um agente para cobrir amplamente esses possíveis patógenos.

Estabilização inicial

Como relatado anteriormente, as evidências disponíveis mostram que a adesão a protocolos de tratamento reduz a variabilidade nos cuidados e melhora os resultados.

Fluidoterapia

Foram introduzidas importantes modificações a respeito da fluidoterapia, principalmente quanto à quantidade de volume a ser administrada, tempo de administração e tipo de solução na dependência da disponibilidade de recursos e da gravidade do caso.[3]

Assim, tem-se, resumidamente (Figura 1):

- Utilizar cristaloides balanceados e tamponados em vez de coloides (albumina) para ressuscitação inicial de crianças com choque séptico ou disfunção orgânica relacionada a sepse (RFa).
- Os cristaloides balanceados/tamponados preferidos são o Ringer lactato e o Plasma-Lyte em vez de solução salina a 0,9% para reposição volêmica inicial de crianças com choque séptico e outras disfunções associadas à sepse.
- Embora nenhum estudo randomizado e controlado (ERC) pediátrico tenha comparado cristaloides balanceados/tamponados com solução salina a 0,9%, há dois grandes estudos observacionais em crianças com sepse[6,7] que evidenciaram que o uso desse tipo de solução associou-se a menor mortalidade.
- Não se recomenda o uso de amidos e gelatinas (RFe).

Monitorização hemodinâmica

- O limite para a pressão arterial média (PAM) não está estabelecido.
- O objetivo é manter a PAM entre os percentis 5-50 e/ou > 50 para a idade.

Sinais clínicos e variáveis hemodinâmicas avançadas

- Não utilizar apenas sinais clínicos de beira de leito para categorizar o choque séptico como "quente" ou "frio" (RFa).
- Sugere-se que variáveis clínicas de beira de leito, juntamente com parâmetros hemodinâmicos avançados, devem guiar a ressuscitação e categorizar o choque (RFa).
- Entende-se por monitorização hemodinâmica avançada o emprego do débito cardíaco/índice cardíaco (IC: débito cardíaco/área de superfície corpórea = 3,5-5,5 L/min/m^2), índice de resistência vascular sistêmica {IRVS: 80 × (pressão arterial média – pressão venosa central)/IC] = 800-1.600 dina-s/cm^5/m^2}, saturação venosa central de oxigênio ($SvcO_2$ > 70) e tendência dos níveis séricos de lactato no acompanhamento do tratamento (RFa).

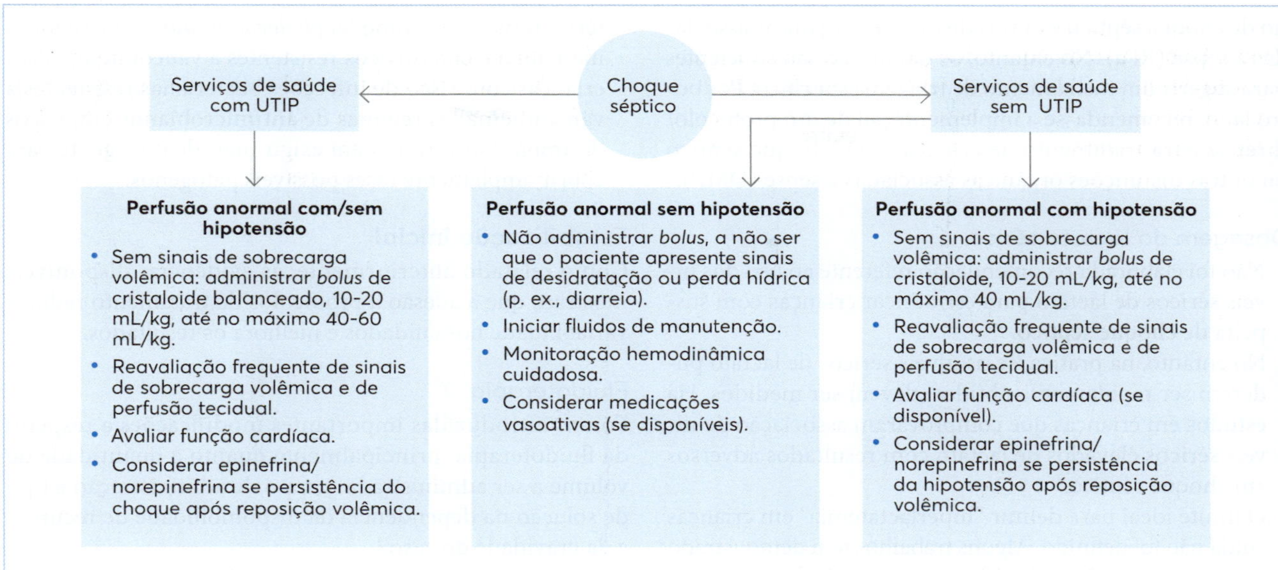

Figura 1 Fluxograma de reposição volêmica no choque séptico de acordo com a disponibilidade de recursos e quadro clínico.

UTIP: unidade de terapia intensiva pediátrica.
Fonte: adaptada de Weiss et al., 2020.[3]

Drogas vasoativas

- Usar epinefrina em vez de dopamina (RFa) em choque com baixo DC.
- Usar norepinefrina em vez de dopamina (RFa) em choque hipotensivo.
  Observação: a primeira medicação a ser utilizada dependerá do padrão hemodinâmico do choque, fatores locais e características do paciente, sendo que, na prática, epinefrina ou norepinefrina podem ser utilizadas.
- Recomenda-se iniciar a infusão de drogas vasoativas após 40-60 mL/kg de ressuscitação com fluidos, se o paciente continuar manifestando evidências de perfusão anormal ou tão logo desenvolver sobrecarga de fluidos ou apresentar outras limitações para administração de fluidos.
- As medicações vasoativas podem ser administradas, inicialmente, por veia periférica, utilizando concentração diluída.
- Adicionar vasopressina ou titular catecolaminas para crianças que precisam de doses altas de catecolaminas (RFa).
- Não foi possível recomendar a adição de inodilatadores (milrinona e levosimendam) no choque séptico com disfunção cardíaca.
- Na prática, os inodilatadores são indicados em choque séptico com evidência de hipoperfusão persistente e disfunção cardíaca a despeito de outras drogas vasoativas.

Suporte ventilatório

- A CCS 2020 não recomendou o momento da intubação traqueal em crianças com choque séptico refratário a fluido e resistente a catecolamina. Entretanto, na prática, quando os pacientes com choque séptico forem refratários à reposição volêmica e resistentes às catecolaminas, serão intubados.
- Na sequência rápida de intubação, o etomidato não é indicado (RFa). Ao contrário, recomenda-se o uso de cetamina e de baixa dose de benzodiazepínico.
- Em pacientes com síndrome do desconforto respiratório agudo (SDRA) induzida por sepse, pode-se iniciar o suporte respiratório com ventilação mecânica não invasiva por pressão positiva (VNI), se não houver indicações óbvias de intubação e o paciente estiver respondendo à ressuscitação inicial (RFa).
- Em pacientes com choque séptico e SDRA que não responderam a VNI ou que se encontravam com hipoxemia grave desde o início, utiliza-se ventilação invasiva, seguindo os princípios da ventilação mecânica protetora, ou seja, utiliza-se pressão expiratória final positiva (PEEP) elevada (níveis superiores a 10 cmH_2O), com titulação posterior.
- A colocação do paciente em posição prona deve ser implementada nos casos de SDRA grave (RFa).
- Sugere-se o óxido nítrico inalatório como terapia de resgate em crianças com SDRA com hipoxemia refratária após outras estratégias de oxigenação terem sido otimizadas.
- Casos de SDRA grave podem ser submetidos a bloqueio neuromuscular (RFa).
- O uso de membrana de oxigenação extracorpórea (ECMO) venoso em crianças com SDRA e hipoxemia refratária foi recomendado (RFa), se houver disponibilidade. Estudos em adultos e crianças sugeriram possível associação com melhora da mortalidade.[8]

Corticosteroides

- Não foi recomendado o uso de hidrocortisona se a ressuscitação com fluidos e a terapia vasopressora foram capazes de restaurar a estabilidade hemodinâmica (RFa). Em

caso contrário, os autores não firmaram posição contra ou a favor o uso do corticoide (RFa). Nenhuma investigação de alta qualidade atualmente corrobora ou refuta o uso habitual de corticosteroides adjuvantes para choque séptico pediátrico.
- Indicações específicas de hidrocortisona em dose de estresse com ou sem avaliação do eixo adrenal: choque séptico associado a exposição aguda ou crônica a corticosteroides; distúrbios do eixo hipotálamo-hipófise-adrenal; hiperplasia adrenal congênita ou outras endocrinopatias relacionadas a corticosteroides ou recentemente tratados com cetoconazol ou etomidato.

Alterações endócrino-metabólicas, hidreletrolíticas e cuidados gerais

- A CCS 2020 foi contra o uso de insulina para manter um alvo de glicose no sangue igual ou inferior a 140 mg/dL (RFe).
- Na prática clínica, objetivam-se níveis séricos de glicose abaixo de 180 mg/dL.
- Os níveis de cálcio devem ser monitorizados e mantidos dentro dos valores normais
- Levotiroxina não deve ser utilizada rotineiramente.

Suporte nutricional

- Iniciar a nutrição enteral (por tubo gástrico) precocemente (48 horas da admissão), quando não houver contraindicações para nutrição enteral.
- Se a nutrição parenteral for utilizada, objetiva-se sua suspensão nos primeiros 7 dias de admissão.
- Nutrição enteral não é contraindicada em crianças com choque séptico após ressuscitação hemodinâmica adequada e que não mais exija doses progressivas de agentes vasoativos ou nas quais o desmame dos agentes vasoativos tenha sido iniciado.
- Contra a administração rotineira de procinéticos, assim como contra o uso de selênio, zinco, vitamina C, vitamina D, tiamina, arginina ou glutamina (RFa).

Hemotransfusão

- Transfusão de glóbulos vermelhos (TGV): contrariamente a TGV se a concentração de hemoglobina no sangue ≥ 7 g/dL, em crianças hemodinamicamente estabilizadas com choque séptico (RFa).
- Transfusão de plaquetas e plasma: a transfusão profilática baseada apenas nos níveis de plaquetas em crianças sem sangramento com choque séptico ou sepse e trombocitopenia não está indicada (RFa). Recomendação semelhante é válida para a transfusão profilática de plasma (RFa).

Terapia de substituição renal (TSR)

- A sobrecarga de fluidos aumenta a morbidade e a mortalidade em UTIP.
- Há associação favorável documentada de TSR na sobrecarga de fluidos.[9]
- A TRS contínua deve ser instituída para evitar ou tratar a sobrecarga de fluidos em crianças com choque séptico ou sepse que não respondem à restrição de fluidos e terapia diurética (RFa).

Imunoglobulinas

- Contra o uso rotineiro de imunoglobulina (Ig) intravenosa (Ig IV) em crianças com choque séptico (RFa).
- Pacientes selecionados podem se beneficiar, por exemplo: síndrome de choque tóxico, principalmente causado por estreptococos;[10] fasceíte necrosante; imunodeficiências humorais primárias; crianças imunocomprometidas com baixos níveis de Ig documentados.

Tratamentos/cuidados profiláticos

- Contra o uso rotineiro de profilaxia de úlcera gástrica por estresse e de trombose venosa profunda mecânica ou farmacológica.

Fluxograma de atendimento

A Figura 2 apresenta o fluxograma de tratamento do paciente em choque séptico.

0 minuto

Reconhecer diminuição da consciência e perfusão
Iniciar cateter de alto fluxo de O_2 e estabelecer acesso IO/IV (PALS)

- UTIP+: 10-20 mL/kg até 40-60 mL/kg na 1ª hora
- Descontinuar se aparecerem sinais de sobrecarga de volume
- Sem UTIP E sem hipotensão: NÃO fazer *bolus*. Iniciar manutenção
- Sem UTIP E com hipotensão: 10-20 mL/kg até 40 mL/kg na 1ª hora com titulação de SS para avaliar débito cardíaco. Parar se houver sobrecarga
- Começar antibiótico

Choque refratário a fluido?

Iniciar adrenalina 0,05-0,3 mcg/kg/minuto IV periférico/IO, preferencialmente. Usar atropina/cetamina IV/IO/IM se preciso para acesso venoso e via aérea

Titular adrenalina 0,05-0,3 mcg/kg/min – sinais de baixo débito cardíaco
Titular norepinefrina: 0,05 mcg/kg/min – hipotensão

60 minutos

Choque resistente à catecolamina

Se risco de insuficiência adrenal absoluta – considerar hidrocortisona
Usar ultrassonografia para direcionar fluido, intrópico, vasopressor, vasodilatador
OBJETIVO: PP nL (55 + 1,5 x idade em anos), $SvcO_2$ > 70% e IC entre 3,3-6 L/min/m²

Figura 2 Protocolo de tratamento inicial (primeiros 60 minutos) da criança em choque séptico.

IC: índice cardíaco; IM: intramuscular; IO: intraósseo; IV: intravenoso; PALS: *pediatric advanced life support*; PP: pressão de perfusão; $SvcO_2$: saturação venosa central de oxigênio; UTIP+: presença de unidade de terapia intensiva pediátrica.
Fonte: adaptada de Weiss et al., 2020.[3]

REFERÊNCIAS BIBLIOGRÁFICAS

1. Balamuth F, Weiss SL, Neuman MI, et al. Pediatric severe sepsis in U.S. children's hospitals. Pediatr Crit Care Med. 2014:15;798-805.
2. Morin L, Ray S, Wilson C, ESPNIC Refractory Septic Shock Definition Taskforce the Infection Systemic Inflammation Sepsis section of ESPNIC, et al. Refractory septic shock in children: a European Society of Paediatric and Neonatal Intensive Care definition. Intensive Care Med. 2016;42;1948-57.
3. Weiss SL, Peters MJ, Alhazzani W, et al. Surviving sepsis campaign international guidelines for the management of septic shock and sepsis-associated organ dysfunction in children. Intensive Care Med. 2020:46 (Supp. 1);S10-S67.
4. Schlapbach LJ, MacLaren G, Festa M, et al. Prediction of pediatric sepsis mortality within 1 h of intensive care admission. Intensive Care Med. 2017;43:1085-96.
5. Bai Z, Zhu X, Li M, et al. Effectiveness of predicting in-hospital mortality in critically ill children by assessing blood lactate levels at admission. BMC Pediatr. 2014;14:83.
6. Weiss SL, Keele L, Balamuth F, et al. Crystalloid fluid choice and clinical outcomes in pediatric sepsis: a matched retrospective cohort study. J Pediatr. 2017:182(304-10):e10.
7. Emrath ET, Fortenberry JD, Travers C, et al. Resuscitation with balanced fluids is associated with improved survival in pediatric severe sepsis. Crit Care Med. 2017;45:1177-83.
8. Jen HC, Shew SB. Hospital readmissions and survival after nonneonatal pediatric ECMO. Pediatrics. 2010;125:1217-23.
9. Sutherland SM, Zappitelli M, Alexander SR, et al. Fluid overload and mortality in children receiving continuous renal replacement therapy: the prospective pediatric continuous renal replacement therapy registry. Am J Kidney Dis. 2010;55:316-25.
10. Parks T, Wilson C, Curtis N, et al. Polyspecific intravenous immunoglobulin in clindamycin-treated patients with streptococcal toxic shock syndrome: a systematic review and meta-analysis. Clin Infect Dis. 2018;67:1434-36.

CAPÍTULO 13

TRAUMA CRANIOENCEFÁLICO – ABORDAGEM INTENSIVA

Marcelo Barciela Brandão

AO FINAL DA LEITURA DESTE CAPÍTULO, O PEDIATRA DEVE ESTAR APTO A:

- Identificar o paciente vítima de trauma cranioencefálico (TCE) com indicação de unidade de terapia intensiva pediátrica (UTIP).
- Identificar e aplicar as condutas em face de hipertensão intracraniana aguda nos pacientes vítimas de TCE.
- Conhecer e interpretar as monitorizações disponíveis para o TCE grave.
- Conhecer as principais linhas de conduta nos pacientes com TCE grave em UTIP.
- Conhecer o tratamento e as medicações evolvidas no TCE grave.

INTRODUÇÃO

O traumatismo cranioencefálico (TCE) é um dos acidentes mais frequentes em pediatria, sendo considerado, em vários países, um problema de saúde pública. Nos Estados Unidos da América, o Centro de Controle e Prevenção de Doenças (CDC) registrou, em 2014, cerca de 812 mil visitas de pacientes pediátricos a unidades de emergência, com 23 mil hospitalizações e 2.529 óbitos relacionados ao TCE. No Brasil, por meio do Datasus, é possível identificar, no período de 2008 até 2012, cerca de 20 mil hospitalizações na faixa etária de zero a 14 anos, com cerca de 400 óbitos. Esses dados por si sós demonstram a importância do tema, assim como do entendimento e da aplicação de sua condução.

As principais causas de TCE estão relacionadas com quedas e acidentes automobilísticos, apresentando diferenças de acordo com a faixa etária. Uma causa importante no lactente entre zero e 12 meses é a síndrome do bebê sacudido (também denominada síndrome da criança sacudida ou síndrome do bebê chacoalhado, do inglês "*shaken baby syndrome*"). Em relação ao gênero, está mais relacionado ao masculino do que ao feminino, com uma proporção de cerca 2:1.

FISIOPATOLOGIA

Os mecanismos relacionados ao trauma são divididos em mecanismos de lesão primária e de lesão secundária. Os mecanismos de lesão primária estão relacionados ao impacto, à inércia e à hipóxia-isquemia. Já os de lesão secundária, como a hipotensão e a hipóxia, iniciam-se imediatamente após a lesão primária, resultando em uma diminuição de fluxo sanguíneo cerebral, hipóxia e isquemia tecidual, ocorrendo de forma global ou localizada. Os mecanismos propostos para o desenvolvimento da lesão secundária incluem isquemia, excitotoxicidade, falta de nutrientes e a cascata da morte celular, a cascata do intumescimento ou inchaço (*swelling*), cerebral com hipertensão intracraniana, lesão axional difusa ou localizada e inflamação e regeneração. Todos esses mecanismos refletem uma complexa reação fisiológica e bioquímica resultante do dano primário que pode ser amplificada pelos danos secundários, o que leva à perda da autorregulação cerebral, iniciando ou aumentando o intumescimento cerebral. Tanto o intumescimento como a lesão axional difusa ou localizada seriam os alvos da terapêutica após um TCE grave.

O aumento da pressão intracraniana está diretamente relacionado ao aumento do volume intracraniano. Como mostra a lei de Monro-Kellie, o volume (V) intracraniano é igual à soma do volume do cérebro, o volume de sangue e o volume de líquor:

$$V_{intracraniano} = V_{cérebro} + V_{sangue} + V_{liquor},$$

sendo que o volume do cérebro representa o edema e o volume de sangue, o fluxo sanguíneo cerebral. Como o cérebro está contido em um sistema fechado, com pouca reserva para um aumento de volume, pequenos aumentos de volume gerarão aumentos consideráveis na pressão intracraniana:

$$P_{intracraniano} = P_{cérebro} + P_{sangue} + P_{liquor}$$

Dessa forma, as condutas dos casos graves de TCE visam diminuir o edema e o fluxo sanguíneo cerebral no sentido de diminuir o volume intracerebral e, consequentemente, a pressão intracraniana.

CLASSIFICAÇÃO DE GRAVIDADE E INDICAÇÃO DE UNIDADE DE TERAPIA INTENSIVA PEDIÁTRICA

O TCE é classificado em leve, moderado e grave. O instrumento universalmente utilizado para classificação da gravidade é a escala de coma de Glasgow (Quadro 1). É considerado leve quando o valor obtido com base na escala de coma de Glasgow for ≥ 14, moderado quando entre 14-8 e grave quando ≤ 8. Além da escala de coma de Glasgow, os dados da história e do exame físico influenciam na gravidade do TCE:

- Perda de consciência.
- Vômitos (mais de dois episódios).
- Crise convulsiva.
- Amnésia lacunar.
- Sinais de fratura ou afundamento de crânio.
- Sinais de fratura de base de crânio (sinal do guaxinim, sinal de batalha, otorragia, sangramento nasal).

Quadro 1 Escala de coma de Glasgow convencional e modificada para lactentes menores de 2 anos

Convencional		Modificada (lactentes < 2 anos)	
Abertura ocular			
Espontânea	4	Espontânea	4
Ao comando verbal	3	Ao comando verbal	3
À dor	2	À dor	2
Nenhuma	1	Nenhuma	1
Resposta verbal			
Orientado	5	Balbucio	5
Conversação confusa	4	Choro irritado	4
Palavras inapropriadas	3	Choro à dor	3
Sons incompreensíveis	2	Gemidos à dor	2
Nenhum	1	Nenhum	1
Resposta motora			
Obedece a comandos	6	Movimento espontâneo normal	6
Localiza a dor	5	Retirada ao toque	5
Flexão normal	4	Retirada à dor	4
Decorticação	3	Flexão anormal	3
Descerebração	2	Extensão anormal	2
Nenhuma	1	Nenhuma	1

- Sinais de hipertensão intracraniana (convulsão; parestesias; tríade de Cushing, caracterizada por bradicardia, hipertensão arterial e alterações do padrão respiratório; alterações pupilares; queda de dois pontos ou mais de forma aguda na escala de coma de Glasgow; postura em extensão).

As indicações de UTIP se farão para pacientes que apresentem TCE grave, TCE moderado, TCE com necessidade de intervenção cirúrgica, presença de instabilidade hemodinâmica e/ou ventilatória, sinais de hipertensão intracraniana.

TRAUMA CRANIOENCEFÁLICO MODERADO

Os pacientes vítimas de TCE moderado encaminhados para observação e monitorização em UTIP deverão ser conduzidos da seguinte forma:

- Cabeça em posição neutra.
- Iniciar com elevação de cabeceira a 30 graus e não ultrapassar 45 graus.
- Manutenção da temperatura central normotérmica e prevenção e tratamento da febre.
- Garantir um *status* adequado do volume intravascular.
- Preferência por solução isotônica.
- Controle glicêmico.
- Manter eletrólitos séricos dentro dos intervalos normais.
- Monitorização neurológica com base no uso da escala de coma de Glasgow, além de exame neurológico, que deve consistir no mínimo em avaliação pupilar e reflexo cutâneo plantar.
- Monitorização hemodinâmica básica com cardioscópio, pressão arterial nesse momento não invasiva, frequência cardíaca, débito urinário, além dos dados obtidos em exame físico.
- Monitorização respiratória com base em frequência respiratória e saturimetria.
- Tomografia computadorizada de crânio deverá ser repetida em caso de deterioração neurológica.

TRAUMA CRANIOENCEFÁLICO GRAVE

TCE grave é definido para aquele paciente que apresenta trauma cranioencefálico com escala de coma de Glasgow ≤ 8 devido ao trauma.

A condução do TCE grave é o ponto principal deste capítulo. Serão apresentadas as recomendações baseadas no *Guidelines for the management of pediatric severe traumatic brain injury, third edition: update of the brain trauma foundation guidelines* – 2019. Essas recomendações devem ser adaptadas às características e disponibilidade dos recursos existentes em cada serviço.

DISPOSITIVOS UTILIZADOS

- Cardioscópio.
- Oximetria de pulso

- Sensor para frequência respiratória.
- Sensor para temperatura (retal).
- Capnografia.
- Cateter de pressão intracraniana.
- Cateter venoso central – sítio recomendado para punção: veia femoral. Menor risco de aumento da pressão intracraniana do que sítios em veias subclávias ou jugulares.
- Cateter arterial – sítio recomendado para punção: artéria radial esquerda.
- Sonda vesical de demora.
- Sonda orogástrica.
- Colchão térmico.
- Aparelho de ventilação mecânica.
- Monitor e cateter de pressão parcial e oxigênio tissular cerebral ($PtiO_2$).

MONITORAÇÃO (QUADRO 2)

Quadro 2 Alvos terapêuticos a serem obtidos a partir da monitorização do paciente com TCE grave

Variável	Alvo
PIC	< 20 mmHg
PPC	• Valores alvo PPC: manutenção valor mínimo de 40 mmHg. • Limiares específicos para a idade entre 40-50 mmHg. – Bebês extremidade INFERIOR. – Adolescentes extremidade SUPERIOR.
PA	• PA normal para a idade: PAM percentil 50. – PAM > 65 mmHg (lactentes) OU – PAM > 90 mmHg (escolares) OU – PAM > 100-110 mmHg (adolescentes). • PAS > [70 + (2 × idade em anos)] mmHg. • PAS > 95 mmHg, mas mantida < 140 mmHg.
PVC	4-10 mmHg OU 8-12 mmHg
Débito urinário	> 1 mL/kg/hora → até 30 kg > 30 mL/hora → > 30 kg
Na (sérico)	135-150 mEq/L
Osm (sérica)	• Solução hipertônica: até 360 mOsm/L. • Manitol: até 320 mOsm/L.
Hb	Mínimo 7 g/dL
PaO_2	90-100 mmHg
$PaCO_2$	35-40 mmHg
Glicemia	50-180 mg/dL

Osm: osmolaridade; PA: pressão atmosférica; PAM: pressão arterial média; PAS: pressão arterial sistêmica; PIC: pressão intracraniana; PPC: pressão de perfusão cerebral; PVC: pressão venosa central; TCE: trauma cranioencefálico.

Básica

- Frequência cardíaca (FC).
- Pressão arterial (PA).
  - Sistólica (PAS).
  - Diastólica (PAD).
  - Média (PAM).
- Frequência respiratória (FR).
- Saturimetria de pulso (SO_2).
- CO_2 exalado ($PETCO_2$).
- Índice de oxigenação (IO).
- Índice da saturação de oxigenação (ISO).
- Pressão venosa central (PVC).
- Débito urinário (DU).
- Balanço hídrico (BH).
- Densidade urinária.
- Osmolaridade sérica (Osm_S).
- Sódio sérico (Na_s^+).
- Hemoglobina/hematócrito (Hb/Ht).

Os valores alvo são os considerados normais para idade.

Neurológica

- Pressão intracraniana (PIC): está indicada para todos os pacientes com TCE grave com ECGlasgow ≤ 8 secundário ao trauma. Os valores alvo de PIC são de no máximo 20 mmHg, como meta inicial da PIC em todas as faixas etárias. Intervenção terapêutica deverá ser realizada quando a PIC está aumentada em mais de 20 mmHg por pelo menos 5 minutos.
- Pressão de perfusão cerebral (PPC): a PPC é calculada pela diferença entre a pressão arterial média (PAM) e a PIC, da seguinte forma: PPC = PAM – PIC. Os valores alvo da PPC devem manter um valor mínimo de 40 mmHg, sendo que os limiares específicos para a idade estão entre 40-50 mmHg. Lactentes estariam no limiar inferior e crianças maiores e adolescentes no limiar superior. Os alvos para PPC estão relacionados a um volume intravascular apropriado, isto é, uma PVC adequada entre 4-10 mmHg; direcionar a PAM ou PAS com a PA normal para a idade no percentil 50 (PAM > 65 mmHg para lactentes ou PAM > 90 mmHg para escolares ou PAM > 100-110 mmHg para adolescentes). Caso seja utilizada a PAS, considerar no mínimo 60 mmHg para lactentes até um mês, 70 mmHg de 1-12 meses, utilizar a fórmula PAS > [70 + (2 × idade em anos)] mmHg entre 1-10 anos e pelo menos 90 mmHg para os maiores de 10 anos. Deve-se ter como alvo uma PAS maior que o limite mínimo mais 5 mmHg para a faixa etária e sempre abaixo de 140 mmHg. Este último valor está relacionado, principalmente, às crianças maiores e adolescentes.

Neurológica avançada

- Pressão parcial e oxigênio tissular cerebral (PtiO2): atualmente é pouco utilizada e restringe-se a centros de referência ou de estudos. Corresponde à disponibilidade de oxigênio no nível celular. As variações observadas em seu valor resultam da variação no fornecimento de oxigênio ao tecido ou de sua utilização pela célula. Dessa forma reflete a concentração de oxigênio dissolvida no fluido intersticial, sem os componentes responsáveis pela captação e transporte de oxigênio. Sua medida é feita em unidades de pressão (mmHg) e indica diretamente o oxigênio disponibilizado pelo aporte sanguíneo para as células. É

medido por meio de um monitor conectado a um probe inserido no tecido cerebral, sendo que o valor mínimo aceito é de 10 mmHg.

TRATAMENTO (TABELA 1)

Tabela 1 Medicações e doses utilizadas no tratamento dos pacientes com trauma cranioencefálico grave

Medicação	Apresentação	Dose
Midazolam	Fr amp: 3 mL = 15 mg Fr amp: 5 mL = 5 mg Fr amp: 10 mL = 50 mg	*Bolus*: 0,1-0,4 mg/kg Cont: 0,1-0,4 mg/hg/h
Fentanil	Fr amp: 1 mL = 50 mcg	*Bolus*: 2-4 mcg/kg Cont: 2-4 mcg/kg/h
Cetamina	Fr amp: 1 mL = 50 mg	Cont: 5-20 mcg/kg/min
Etomidato (na intubação)	Fr amp: 1 mL = 2 mg	0,2-0,3 mg/kg
Rocurônio	Fr amp: 1 mL = 10 mg	0,6-1,2 mg/kg
Lidocaína (sem vasoconstrictor)	Sol a 1%: 1 mL = 10 mg Sol a 2%: 5 mL = 100 mg	1,5 mg/kg Máx: 3 mg/kg
Diazepam	Fr amp: 2 mL= 10 mg	0,2-0,5 mg/kg
Fenitoína	Fr amp: 5 mL = 125 mg	15-20 mg/kg Máx: 1 g/dia
Levetiracetam	Fr amp: 1 mL = 100 mg	Ataque: 50 mg/kg; máx: 2.500 mg Manut: 30-55 mg/kg/dia, 2 x/dia
Tiopental sódico	Fr amp: 500 mg e 1 g	1-5 mg/kg/h
Manitol	Fr: 20% (200 mg/mL)	*Bolus*: 0,5-1 g/kg Manut: 0,25-0,5 g a cada 4-6 horas
NaCl 3%* (solução hipertônica a 3%)		*Bolus* 2-5 mL/kg em 10-20 minutos Infusão contínua: 0,1-1,0 mL/kg/h

* Se não disponível apresentação a 3%, diluir NaCl 10%, na proporção de 1/3 de NaCl 10% e 2/3 de água destilada ou soro fisiológico.
TCE: trauma cranioencefálico.

A recomendação atual para a condução do TCE grave segue 5 fluxos de tratamento (Figura 1):

- Cuidados básicos.
- Fluxo da herniação (Figura 2).
- Fluxo da PIC (Figura 3).
- Fluxo da PPC (Figura 3).
- Fluxo da $PtiO_2$ (Figura 4).
- Terapias de segunda linha (Figura 5).
- Retirada da terapêutica.

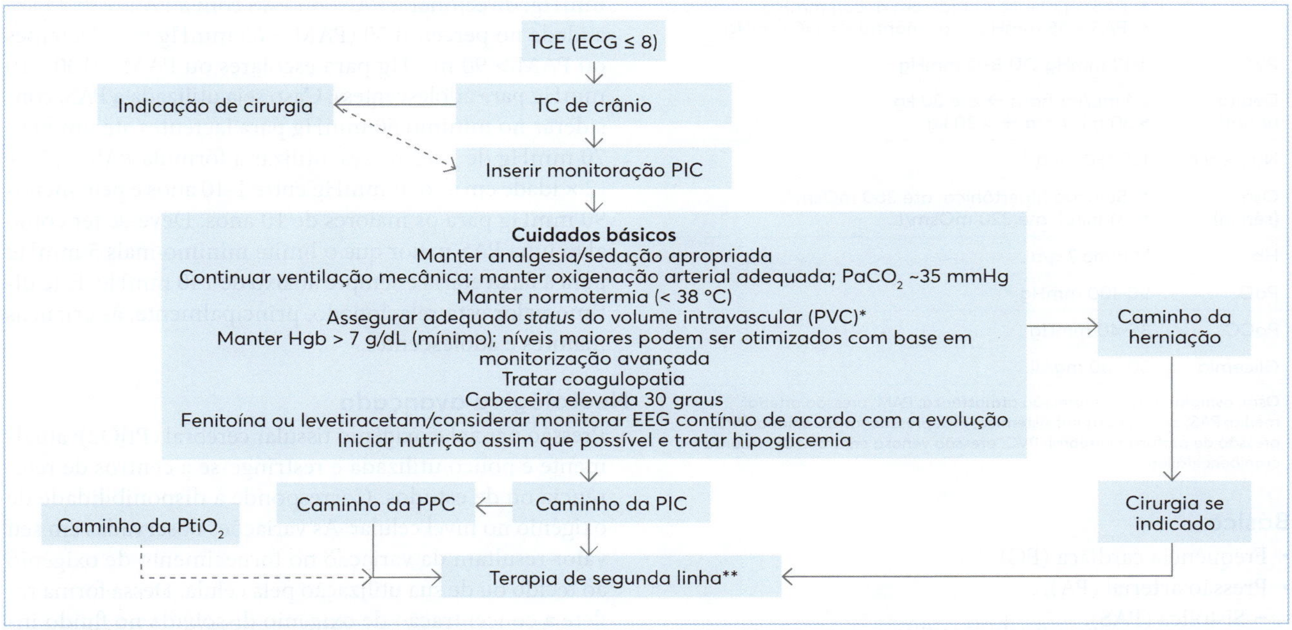

Figura 1 Fluxograma da condução do tratamento do paciente com TCE grave com ênfase nos cuidados básicos.

BH: balanço hídrico; DU: débito urinário; PIC: pressão intracraniana; PPC: pressão de perfusão cerebral; PVC: pressão venosa central; TC: tomografia computadorizada; TCE: trama cranioencefálico.
*Baseado na PVC, DU, U/Crs, BH e EF.
**Quando os cuidados são seguidos pela PIC, para ser considerado refratário às terapias de segunda linha depende de muitos fatores, como o nível da PIC, o tempo de progressão da doença e outros.
Fonte: adaptada de Kochaneket al., 2019.

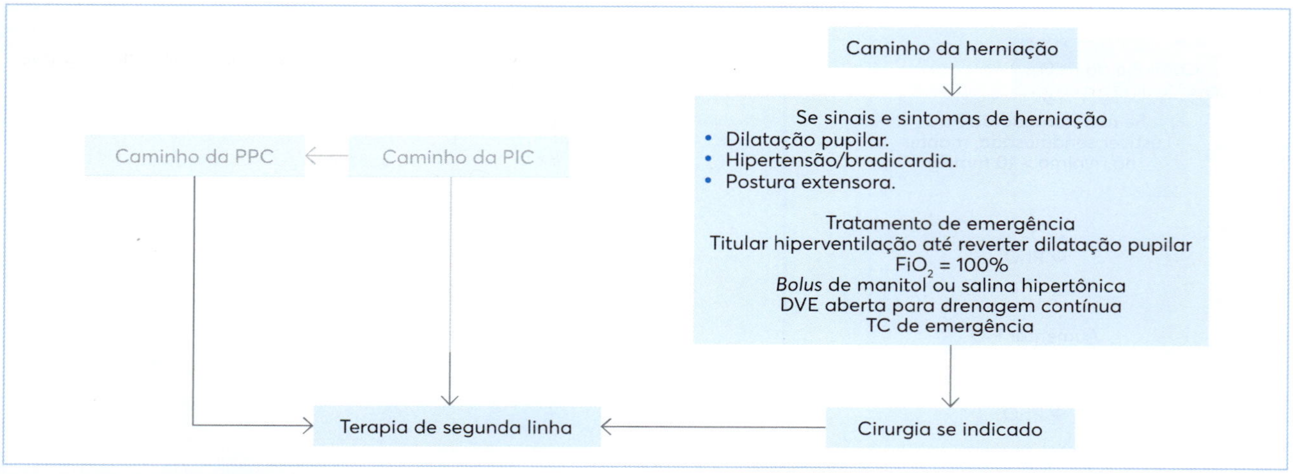

Figura 2 Fluxograma do fluxo (caminho) da herniação no tratamento do trauma cranioencefálico grave.

DVE: derivação ventricular externa; PIC: pressão intracraniana; PPC: pressão de perfusão cerebral; TC: tomografia computadorizada; TCE: trauma cranioencefálico.

Fonte: adaptada de Kochanek et al., 2019.

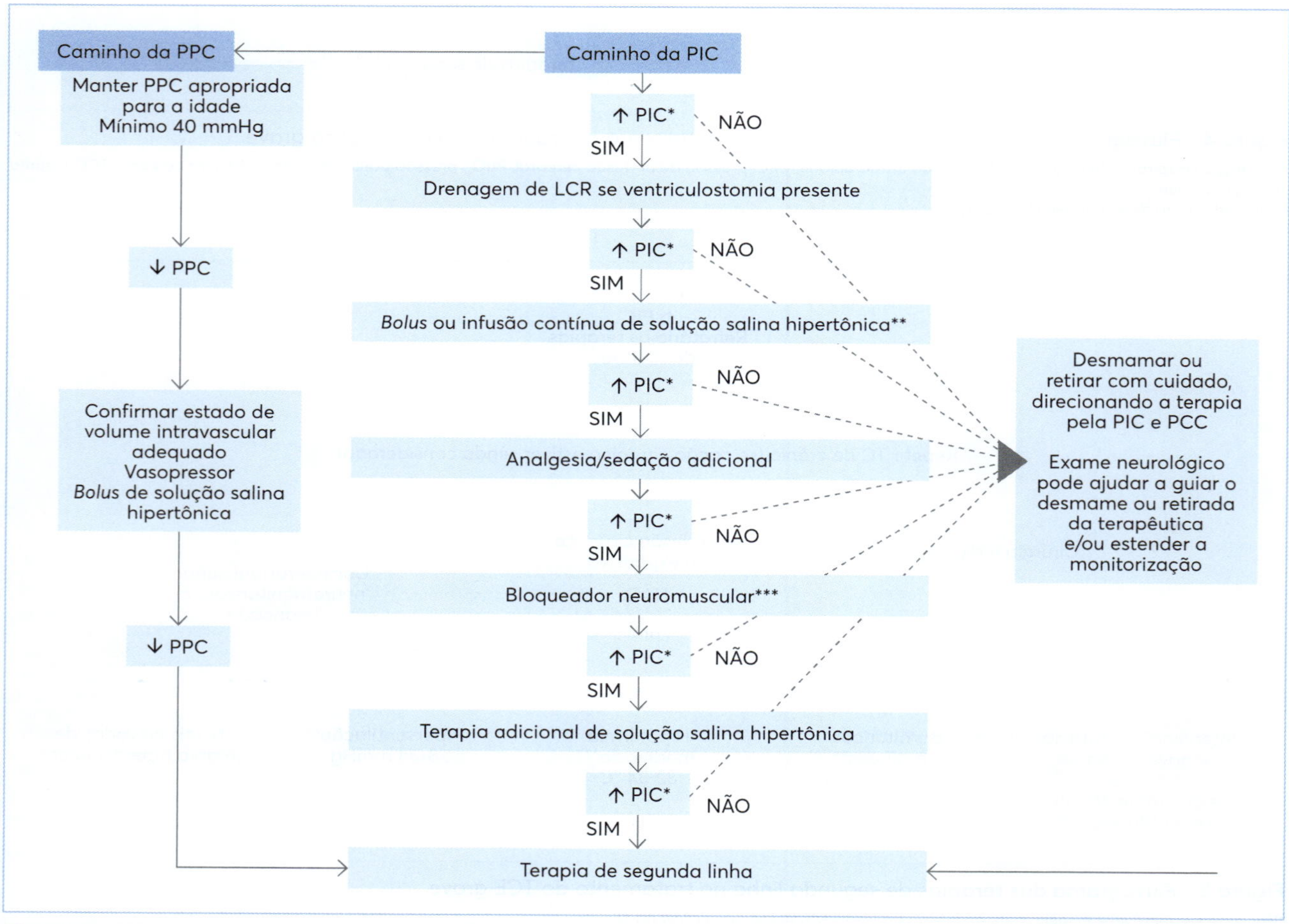

Figura 3 Fluxograma do fluxo (caminho) da pressão intracraniana (PIC) e pressão de perfusão cerebral (PPC) no tratamento do trauma cranioencefálico grave.

*O tempo de instituição das terapias de primeira linha depende de muitos fatores, como o nível de PIC e o tempo de progressão da doença; intervenções podem precisar ser contornadas, repetidas ou iniciadas concomitantemente; PIC 20-25 mmHg por > 5 minutos; mais rapidamente para PIC > 25 mmHg.

**Pode ser substituído por manitol.

***Monitorar EEG.

LCR: líquido cefalorraquidiano.

Fonte: adaptada de Kochanek et al., 2019.

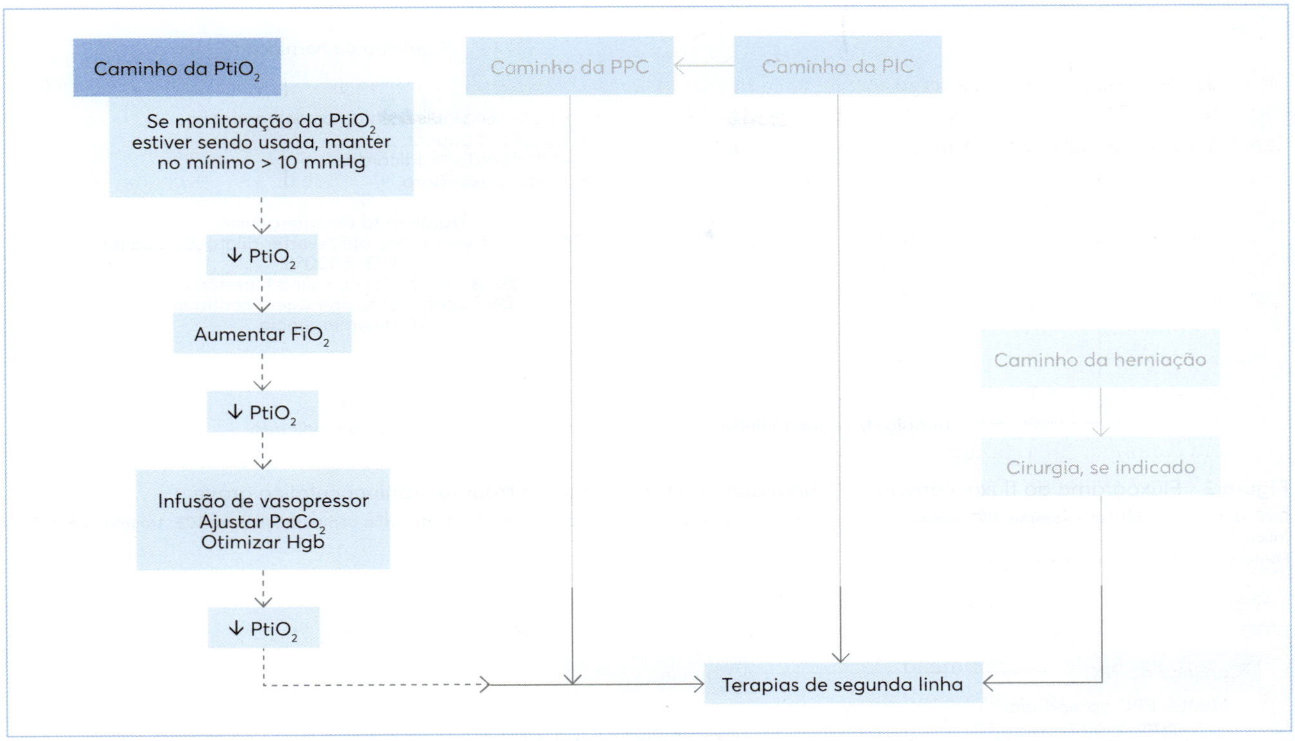

Figura 4 Fluxograma do fluxo (caminho) da $PtiO_2$ no tratamento do trauma cranioencefálico grave.

FiO_2: fração inspirada de oxigênio; PIC: pressão intracraniana; PPC: pressão de perfusão cerebral; $PtiO_2$: pressão parcial e oxigênio tissular cerebral; TCE: trauma cranioencefálico.
Fonte: adaptada de Kochanek et al., 2019.

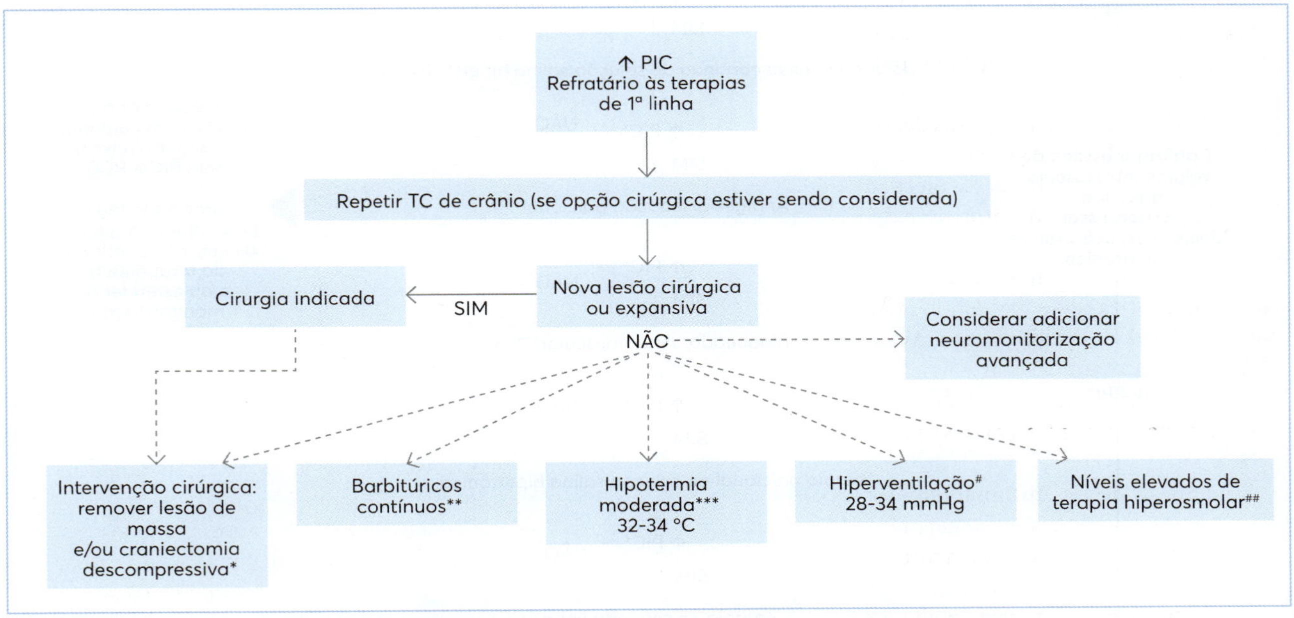

Figura 5 Fluxograma das terapias de segunda linha no tratamento do TCE grave.

*Paciente recuperável e evidência de expansão da lesão em massa ou *swelling* na TC.
**EEG ativo e sem contraindicações médicas.
***Sem contraindicações.
#Considerar adicionar neuromonitorização avançada por isquemia.
##Dose antecipada de solução salina a 3% ou manitol, ou bolus de solução salina a 23,4%. Se possível, evite uma concentração sérica de Na^+ < 160 mEq/mL e Osm sérica de 360 mEq/mL.
EEG: eletrocardiograma; PIC: pressão intracraniana; TC: tomografia computadorizada; TCE: trauma cranioencefálico.
Fonte: adaptada de Kochanek et al., 2019.

CUIDADOS BÁSICOS

Os cuidados básicos ou iniciais serão oferecidos a todos os pacientes com TCE grave e devem ser realizados independentemente de já ter ocorrido hipertensão intracraniana. Faram parte desses cuidados:

- Posição da cabeça e elevação de cabeceira: a cabeça deverá ser mantida em posição neutra com elevação da cabeceira a 30 graus e não ultrapassar 45 graus.
- Manutenção de um nível adequado de analgesia e sedação: recomenda-se fazer uso combinado de benzodiazepínicos e opiáceo para terapia sedativa e analgésica inicial, usando respectivamente midazolam e fentanil. Como alternativa, pode-se fazer uso de cetamina em *bolus* ou em infusão contínua; não está contraindicado para pacientes com TCE em ventilação mecânica.
- Ventilação mecânica controlada: tem como alvo uma PaO_2 alvo entre 90-100 mmHg e a $PaCO_2$ alvo entre 35-40 mmHg.
- Manutenção da temperatura central e prevenção e tratamento da febre: a temperatura alvo deve ser a normotermia, com um limite superior menor que 38° C. Está recomendado oferecer medicação antitérmica com valor de temperatura central menores do que 37,8 °C. Se necessário, fazer uso da utilização de cobertor térmico para controle da temperatura.
- Garantir volume intravascular adequado: este adequado volume intravascular deverá ser obtido por meio de alvos hemodinâmicos onde se recomenda a utilização da PVC entre 4-10 ou 8-12 mmHg de acordo com a idade, um DO acima de 1 mL/kg/hora, monitorização dos níveis séricos de ureia e creatinina, assim como um exame clínico adequado. Em relação às decisões fluídicas, iniciar uma oferta hídrica de ao menos 75%, utilizar o balanço hídrico como norteador dessa oferta e ter atenção ao tipo de solução ofertada. Monitorizar e manter o sódio sérico entre 135-150 mEq/L.
- Prescrição inicial de fluidos: utilizar solução salina normal, monitorizando e mantendo atenção com os valores da osmolaridade e sódio sérico. Avaliar a necessidade de adicionar glicosado 5% nas primeiras 48 horas de cuidados na UTI, sendo recomendado seu uso em crianças menores (lactentes e pré-escolares) e quando iniciar a nutrição e por qual via.
- Manutenção de Hb mínima: tem como alvo mínimo 7 g/dL. Esses valores estão recomendados desde que o paciente apresente estabilidade neurológica, devendo levar em consideração estabilidade hemodinâmica e ventilatória. Nas circunstâncias de instabilidade o nível de 10 g/dL ainda é o desejado.
- Tratamento de coagulopatia: deverá ser realizado antes da inserção do cateter de PIC se RNI maior que 1,6. Está indicado na craniectomia no caso de sangramento abundante, RNI > 1,2 e/ou plaquetas < 100.000 mmm^3. Deve-se ter atenção, pois, a utilização de plasma fresco congelado (PFC) para normalizar RNI após TCE em crianças pode piorar a coagulopatia.
- Medicações antiepilépticas e eletroencefalograma (EEG): a indicação de medicações antiepiléticas seria, a princípio, a crise convulsiva na história do trauma, na presença de crise convulsiva, presença de lesão focal na TC de crânio e em crianças que fazem uso de medicações antiepiléticas, em todos esses casos em dose terapêutica, tendo como medicações recomendadas a fenitoína ou o levetiracetam. O EEG estaria indicado se foi introduzida medicação antiepilética. Já o seu uso continua está recomendado seu uso para aqueles pacientes que se encontram em uso de bloqueador neuromuscular contínuo ou mesmo para aqueles em que se optou pelo uso profilático de medicações antiepiléticas.
- Iniciar nutrição assim que possível e tratar hipoglicemia: manter os níveis de glicemia normais até 180 mg/Dl. Se se apresentar > 200 mg/Dl, diminuir aporte de glicose. Caso esteja sem aporte de glicose e o paciente mantendo glicemia > 200 mg/dL, avaliar a introdução de insulina contínua, nesse caso controle rigoroso da glicemia e cuidado com a hipoglicemia.

FLUXO DA HERNIAÇÃO

Na presença de sinais e sintomas de herniação, isto é, dilatação pupilar e/ou hipertensão/bradicardia e/ou postura flexora ou extensora, oferecer tratamento de emergência. Este consiste em titular hiperventilação até reverter a dilatação pupilar, oferecer uma FiO_2 em 100%, iniciar *bolus* de manitol ou salina hipertônica, se estiver com derivação ventricular externa (DVE) instalada abrir para drenagem contínua, TC de crânio de emergência e acionar a equipe de neurocirurgia. Após TC de crânio e avaliação da equipe neurocirúrgica, decidir se há indicação de terapêutica cirúrgica ou conduta clínica pelos fluxos recomendados.

FLUXO DA PRESSÃO INTRACRANIANA

A indicação de cateter e monitorização da PIC é para todos os pacientes com TCE grave com escala de coma de Glasgow ≤ 8 devido ao trauma. Os valores alvo da PIC são menores do que 20 mmHg como meta inicial da PIC em todas as faixas etárias. Deverá ser feita intervenção quando a PIC é aumentada em mais de 20 mmHg por pelo menos 5 minutos. Com o aumento da PIC, checar os "cuidados básicos". Não havendo qualquer intervenção em relação a estes e não sendo constatado que esteja acontecendo herniação, iniciar intervenção terapêutica. As intervenções terapêuticas recomendadas são a drenagem do líquido cefalorraquidiano (LCR) se uma derivação ventricular externa (DVE) estiver instalada. Se a drenagem LCR for ineficaz no controle da PIC, ou não estiver sendo usada, fazer *bolus* e/ou infusão de solução salina hipertônica (SH) de 2-5 mL/kg em 10-20 minutos. No caso de infusão contínua recomenda-se 0,1-1

mL/kg/hora. Estaria contraindicada no caso de contagem de plaquetas < 100.000/L e/ou coagulação anormal com RNI > 1,4 e/ou aumento da creatinina sérica acima de 2 vezes o seu valor basal. Uma dose em *bolus* de manitol pode ser considerada uma alternativa à solução salina hipertônica nesse cenário. No caso de picos adicionais e/ou aumento progressivo da PIC, estariam recomendados *bolus* adicionais de terapia hiperosmolar e/ou aumento da infusão contínua de SH. À medida que a terapia hiperosmolar é escalonada, deve-se monitorar a volemia e a osmolaridade. No caso da SH, aceitam-se valores até 360 mOsm/L, e, no caso do manitol, até 320 mOsm/L. Analgesia e/ou sedação adicionais devem ser consideradas, e considerar o uso de bloqueador neuromuscular. Nesse momento o ideal é monitorizar com EEG contínuo, como já mencionado.

FLUXO DA PRESSÃO DE PERFUSÃO CEREBRAL

Atenção para não buscar a PPC a qualquer custo por meio de aumento da PA. Ou seja, chegar até os limites e então se concentrar no caminho da PIC. Com a perda da autorregulação, o aumento indiscriminado da PA pode levar a uma hiperemia. Os alvos para PPC seriam um volume intravascular apropriado por meio de uma PVC adequada e direcionar a PAM ou PAS para os valores já descritos. Observando queda de PAM no caso de diminuição do volume intravascular, recomenda-se expansão volêmica de 10-20 mL/kg. Caso o volume intravascular esteja adequado, avaliar a introdução de vasopressores como noradrenalina, inotrópicos como a adrenalina, sendo que na maioria dos casos a indicação é de vasopressor.

Fluxo da $PtiO_2$

Deverá ser seguido se houver disponibilidade. O valor alvo a ser alcançado é no mínimo de 10 mmHg. Caso não seja obtido, as intervenções que podem aumentar especificamente a $PbrO_2$ seriam o aumento da FiO_2, a avaliação da PAM e a necessidade de vasopressores, o aumento da $PaCO_2$ para um consequente aumento do fluxo sanguíneo cerebral e a otimização do nível de hemoglobina. Poderão ser feitas mais de uma dessas condutas simultaneamente.

TERAPIAS DE SEGUNDA LINHA

Chega-se a esta fase quando as condutas anteriores não deram resultado. Antes do início desta fase o paciente deve ter realizado TC de crânio.

Craniectomia descompressiva

Está indicada para remoção de uma lesão com efeito de massa em expansão com PIC refratária, no caso de edema difuso quando a PIC é refratária, quando o tratamento com SH falhou. A decisão do procedimento é da equipe de neurocirurgia.

Barbitúricos contínuos

Considerar seu uso quando a osmoterapia e a hiperventilação falharam em manter a PIC < 25 mmHg e/ou diante do uso de diuréticos osmóticos ou SH ou hipocapnia induzida por mais de 4 horas. Os barbitúricos recomendados seriam o pentobarbital, podendo ser usado o tiopental. Durante seu uso, ter atenção com o volume oferecido, PVC, PAM e PPC. Na maioria dos casos é necessário o uso de vasopressores para manter uma PPC adequada.

Hipotermia

Recomendada para o controle de hipertensão intracraniana refratária. Os valores a serem atingidos para uma hipotermia moderada tardia estariam entre 32- 33 °C.

Hiperventilação e níveis elevados de terapia hiperosmolar

O objetivo é uma hiperventilação que leve a uma hipocapnia, com valores de pCO_2 entre 28-34 mmHg. A tendência atual é a combinação e gradação de alvos com uma conduta denominada *hypertonic saline sliding scale*, na qual se combina o uso de SH 3% em infusão contínua de 0,1-1 mL/kg/h com um sódio sérico alvo entre 155-160 mEq, com hiperventilação tendo como alvo uma pCO_2 entre 28-34 mmHg e uso de barbitúrico contínuo. No caso de níveis elevados de terapia hiperosmolar, sugere-se *bolus* de SH 20% para PIC refratária, com dose sugerida de 0,5 mL/kg com o máximo de 30 mL. É recomendável evitar sódio sérico sustentado, por mais de 72 horas, acima de 170 mEq/L, pelo risco de trombocitopenia e anemia, e níveis acima de 160 mEq/L, também por mais de 72 horas, pelo risco de trombose venosa profunda.

RETIRADA DA TERAPÊUTICA

A qualquer momento quando a PIC e a PPC estiverem normalizadas e permanecerem estáveis por 12-24 horas. A gravidade influencia o "ritmo" de retirada. Paciente que apresentou HIC refratária passando para terapias de segunda linha, incluindo infusão de barbitúrico, hipotermia terapêutica ou aumento escalonado de SH, manter 24 horas de estabilidade antes de tentar a retirada.

TOMOGRAFIA COMPUTADORIZADA

As recomendações atuais para os pacientes com TCE grave para a realização de TC obedecem à seguinte linha: para paciente em coma, com PIC normal, com TC de crânio normal à admissão, isto é, de zero a 6 horas após a lesão, não está recomendada nova TC; a realização de nova TC de rotina com mais de 24 horas após a admissão não está recomendada para decisões sobre intervenção neurocirúrgica, a menos que haja evidência de deterioração neurológica ou aumento da PIC; TC de crânio deve ser solicitada no caso de deterioração neurológica e/ou aumento de PIC.

USO DE CORTICOIDES

Atualmente, não existem evidências que recomendem o uso de corticoides nos pacientes vítimas de TCE.

BIBLIOGRAFIA

1. Centers for Disease Control and Prevention. Traumatic Injury & Concussion. Disponível em: https://www.cdc.gov/traumaticbraininjury/data/tbi-edhd.html.
2. Elsawaf Y, Anetsberger A, Luzzi S, Elbabaa SK. Early decompressive craniectomy as management for severe traumatic brain injury in the pediatric population: a comprehensive literature review. World Neurosurg. 2020;138:9-18.
3. Figaji AA, Zwane E, Thompson C, Fieggen AG, Argent AC, Le Roux PD, et al. Brain tissue oxygen tension monitoring in pediatric severe traumatic brain injury. Part 1: Relationship with outcome. Childs Nerv Syst. 2009;25(10):1325-33.
4. Figaji AA, Zwane A, Thomspon C, Fieggen AG, Argent AC, Le Roux PD, et al. Brain tissue oxygen tension monitoring in pediatric severe traumatic brain injury. Part 2: Relationship with clinical, physiological, and treatment factors. Childs Nerv Syst. 2009;25(10):1335-43.
5. Godoy DA, Badenes R, Pelosi P, Robba C. Ketamine in acute phase of severe traumatic brain injury "an old drug for new uses?". Crit Care. 2021;6;25(1):19.
6. Kochanek PM, Tasker RC, Bell MJ, Adelson PD, Carney N, Vavilava MS, et al. Management of pediatric severe traumatic brain injury: 2019 Consensus and Guidelines-Based Algorithm for First and Second Tier Therapies. Pediatr Crit Care Med. 2019;20:269-79.
7. Kochanek PM, Tasker RC, Carney N, Totten AM, Adelson PD, Selden NR, et al. Guidelines for the management of pediatric severe traumatic brain injury, third edition: update of the brain trauma foundation guidelines. Pediatr Crit Care Med. 2019;20:S1-S82.
8. Kochanek PM, Tasker RC, Carney N, Totten AN, Adelson PD, Selden NR, et al. Guidelines for the management of pediatric severe traumatic brain injury, third edition: update of the brain trauma foundation guidelines, executive summary. Neurosurgery. 2019;84:1169-78.
9. Manfrotto M, Beccaria K, Rolland A, Paternoster G, Plas B, Boetto S, et al. Decompressive craniectomy in children with severe traumatic brain injury: a multicenter retrospective study and literature review. World Neurosurg. 2019;129:e56-e62.
10. Stiefel MF, Udoetuk JD, Storm PB, Sutton LN, Kim H, Dominguez TE, et al. Brain tissue oxygen monitoring in pediatric patients with severe traumatic brain injury. J Neurosurg. 2006;105(4 Suppl):281-6.
11. Zeiler FA, Teitelbaum J, West M, Gillman LM. The ketamine effect on ICP in traumatic brain injury. Neurocrit Care. 2014;21:163-73.

CAPÍTULO 14

ACIDENTE VASCULAR ENCEFÁLICO EM CRIANÇAS

Eduardo Mekitarian Filho
Werther Brunow de Carvalho
Laila Mahmud Karim

AO FINAL DA LEITURA DESTE CAPÍTULO, O PEDIATRA DEVE ESTAR APTO A:

- Reconhecer os quadros de acidente vascular encefálico.
- Estabelecer os diagnósticos diferenciais e causas do quadro.
- Implementar as primeiras medidas de tratamento.
- Encaminhar o paciente para tratamento especializado.

INTRODUÇÃO

A incidência estimada dos acidentes vasculares encefálicos (AVE) em crianças varia de 1,3 a 13 por 100 mil e, em recém-nascidos (RN), por volta de 1 a cada 2,5 mil a 5 mil nascidos vivos. Cerca de dois terços das crianças evoluem com importantes deficiências cognitivas e/ou motoras, e essa grande morbidade representa um desafio aos responsáveis por essas crianças, com gastos importantes com a assistência em saúde. Existe grande probabilidade de esses números serem subestimados, devido às principais situações, apresentadas no Quadro 1.

Quadro 1 Possíveis causas de subestimação da incidência real do AVE em crianças.

Ausência de suspeição clínica
Reconhecimento tardio (impacto direto no tratamento)
Sinais clínicos inespecíficos (quanto mais nova a criança, pior)
Disponibilidade limitada de exames de imagem em locais menos desenvolvidos
Diagnósticos diferenciais muito variados
Procura muito atrasada dos serviços de saúde

AVE: acidente vascular encefálico.

Os AVE em crianças são condições raras, porém reconhecidas com frequência cada vez maior devido à importância de suas complicações e à variedade de diagnósticos diferenciais. O diagnóstico requer alto índice de suspeição clínica, uma vez que os sinais e sintomas manifestados pela criança, em um primeiro momento, podem carecer de especificidade, de maneira a mimetizar outras apresentações clínicas de doenças neurológicas ou além do sistema nervoso central (SNC). Estudos demonstram que o intervalo de tempo entre o início das manifestações clínicas e o diagnóstico pode variar entre 24 e 72 horas; recente estudo retrospectivo demonstrou menor tempo diagnóstico em crianças com AVE hemorrágico, provavelmente devido à maior gravidade dos sintomas. Os fatores de risco, manifestações clínicas e desfechos são diferentes dos da população adulta.

A detecção precoce do AVE é fundamental para profissionais de saúde, e tem potencial translacional para a aplicação de intervenções trombolíticas, neuroprotetoras e antitrombóticas, bem como de reabilitação, melhorando a qualidade de vida para pacientes e seus familiares.[9,18,19]

O propósito deste capítulo é avaliar os principais mecanismos fisiopatológicos que levam a criança a apresentar um AVE e revisar as mais recentes recomendações acerca da abordagem dos quadros agudos.

DEFINIÇÕES

Um AVE é caracterizado por manifestações clínicas e neurológicas consistentes com tal doença juntamente com evidências radiológicas de isquemia ou infarto em determinado território arterial (AVE isquêmico – AVEi) ou de hemorragia (AVE hemorrágico). Sintomas de AVE que duram menos de 24 horas são chamados de ataques isquêmicos transitórios. Os AVE ainda são divididos em neonatais, que compreendem agravos pré-natais, perinatais (entre 28 semanas de gestação e 7 dias de vida) ou pós-natais, até 1 mês de vida; após essa faixa etária, têm-se os AVE não neonatais ou da infância. A diferenciação entre agravos pré-natais e perina-

tais clinicamente pode ser difícil, o que leva alguns autores a considerá-los em uma mesma categoria.

ASPECTOS EPIDEMIOLÓGICOS

A incidência de AVE em crianças é de aproximadamente 2 a 8 para 100 mil crianças até 14 anos por ano, com distribuição igualmente proporcional entre eventos hemorrágicos e isquêmicos. Excetuando-se o primeiro ano de vida, essa incidência pode cair pela metade. Dados americanos mostram o acometimento de 3 mil crianças por ano. Considerando os eventos perinatais e neonatais, a incidência aproximada é de 10 a 18 eventos para cada 100 mil nascidos vivos, com relatos recentes mostrando até 63/100.000. Devido às manifestações clínicas distintas, às diversas causas possíveis e ao baixo índice de suspeição habitual para AVE em pediatria, tais dados podem subestimar a real incidência de AVE nessa faixa etária. A recorrência do AVE em crianças pode chegar a 20% e, na presença de múltiplos fatores de risco, pode atingir 42%.

Nos últimos anos, observa-se um aumento na incidência dos AVE, provavelmente devido ao aumento na acurácia diagnóstica por meio de métodos de imagem. Além disso, o aumento da sobrevida de crianças com doenças crônicas como neoplasias, meningites, anemias e cardiopatias congênitas também contribui para tal fato.

Um levantamento demográfico americano realizado entre 1979 e 1998 mostrou queda importante na mortalidade por AVE em crianças, da ordem de 58%, tanto em eventos hemorrágicos quanto isquêmicos. Tal estudo também demonstrou maior risco de mortalidade em crianças de raça negra (inclusive quando excluídas aquelas com anemia falciforme), com risco relativo de aproximadamente 1,75 e nível de significância "p" menor que 0,001 e em crianças do sexo masculino (risco relativo de 1,21, com "p" menor que 0,001, excetuando-se eventos isquêmicos).

Os AVE neonatais têm menor custo que os da infância. Os AVE associados a doença cardíaca congênita ou vasculopatias são mais onerosos; custos mais elevados estão relacionados a piores desfechos e qualidade de vida. A etiologia do AVE influencia diretamente no custo da abordagem do paciente com AVE.

ETIOLOGIA E FATORES DE RISCO

Os fatores de risco para a ocorrência de AVE em pediatria são múltiplos e diferentes daqueles listados em adultos (p. ex., hipertensão, aterosclerose, tabagismo, obesidade). Entretanto, a maioria dos casos isquêmicos tem como denominador comum a presença de doenças de base como anemia falciforme e cardiopatias congênitas ou adquiridas; dentre os acidentes hemorrágicos, as malformações vasculares e os traumas respondem pela maior parte dos casos. Pode-se citar, desse modo, os fatores de risco mais importantes para o AVE em pediatria:

- Doença cardíaca: congênita (estenose aórtica, defeitos de septo atrial ou ventricular, coarctação de aorta, persistência do canal arterial) ou adquirida (arritmias, endocardites, miocardites, doença reumática, mixoma atrial).
- Doenças hematológicas: anemia falciforme, leucemias ou linfomas, policitemia, trombocitose.
- Coagulopatias: deficiências de proteína S ou C, vitamina K, antitrombina III, fatores V de Leiden, VII ou XIII; anticoagulante lúpico, contraceptivos orais, gestação.
- Vasculites: pós-infecciosas (meningite, varicela, vírus da imunodeficiência humana – HIV –, *Mycoplasma*), imunomediadas (púrpura de Henoch-Schönlein, lúpus eritematoso sistêmico); pós-radiação ou quimioterapia; reações adversas a medicamentos.
- Anomalias vasculares: aneurismas, malformações arteriovenosas, doença de Moyamoya, dissecção arterial.
- Infartos venosos: trombose de seios venosos cerebrais, choque.
- Doenças metabólicas: encefalomiopatia mitocondrial, acidose lática e episódios *stroke-like* (síndrome MELAS); homocistinúria e mutação no gene metilenotetraidrofolato redutase (MTHFR); doenças mitocondriais; anomalias lipídicas.
- Vasoespasmo: migrânea, uso de drogas (cocaína, cola).
- Traumas e outras causas: hematomas subdural e epidural, hemorragia subaracnóidea, dissecção espontânea ou traumática, desidratação, tumor cerebral.

Em 2006, Ganesan et al. publicaram estudo que demonstrou os principais fatores de risco para recorrência de eventos isquêmicos em crianças. Os autores encontraram, na população de 212 crianças estudadas, 37% de recorrência clínica entre 1 e 11,5 anos após o primeiro evento. Em todas as crianças, a doença de Moyamoya e o baixo peso ao nascer foram variáveis independentes de risco para recorrência. Estados protrombóticos também foram variáveis de risco inclusive em crianças sem o padrão angiográfico da doença de Moyamoya. Associados também com recorrência radiológica foram descritos ataque isquêmico transitório prévio, infarto cerebral bilateral, doenças de base (principalmente imunodeficiência) e leucocitose.

Acidente vascular encefálico no período perinatal

Compreende o período entre 28 semanas de gestação e 28 dias de vida. Nessa faixa etária as manifestações clínicas prescindem ainda mais de especificidade, sendo as mais comuns convulsões, episódios de apneia e rebaixamento do nível de consciência, que podem estar presentes em diversas condições graves nos RN.

Os eventos ocorridos nessa faixa etária correspondem a 25% dos acidentes isquêmicos e a 43% dos casos de trombose de seio venoso em pediatria. Fatores de risco independentes listados para AVE nesse período incluem a presença de lipoproteína A, mutação do fator V de Leiden, homocis-

teinemia, deficiência de proteína C, pré-eclâmpsia, restrição de crescimento intrauterino, ruptura prematura de membranas e corioamnionite. A gestação por si só aumenta os riscos de eventos trombóticos, principalmente pelas baixas concentrações encontradas de proteína S e proteína C ativada.

Malformações arteriovenosas cerebrais também podem causar eventos hemorrágicos ainda no período intrauterino e somente se manifestarem depois, com aumento do perímetro cefálico ou hidrocefalia em um RN clínica e neurologicamente normal.

Os AVE respondem por aproximadamente 10% das crises convulsivas no período neonatal, manifestando-se preferencialmente como crises motoras focais envolvendo uma extremidade. São eventos que têm relação estreita com sequelas cognitivas e/ou motoras durante a infância, sendo algum grau de alteração nessas esferas observado em 28 a 58% dos casos de AVE. Análise retrospectiva de Golomb et al. avaliou seguimento de crianças com diagnóstico prévio de AVE perinatal e mostrou o preocupante dado de que, aos 6 meses de idade, aproximadamente 60% dos pacientes tinham o diagnóstico de epilepsia, com um terço destes, entretanto, com resolução das crises e sem necessidade do uso de anticonvulsivantes.

Acidente vascular encefálico e doença cardíaca

Estudos mostram que algum tipo de anomalia anatômica cardíaca pode ser encontrado em proporção duas a três vezes maior do que na população geral. Considerando doenças cardíacas em geral, podem ser responsáveis por até um terço dos eventos isquêmicos em crianças. Dentre as cardiopatias congênitas, as cianogênicas com *shunt* direita-esquerda têm maior chance de complicações como hipóxia, policitemia ou cianose e podem cursar com eventos isquêmicos cerebrais em até 4% dos casos.

A maioria das crianças com AVE e doença cardíaca não está internada no momento do AVE, e aproximadamente metade dos casos que foram submetidos a cirurgia cardíaca teve AVE mais de 5 anos após o procedimento cirúrgico mais recente; em estudo caso-controle realizado por Fox et al., cerca de 7% dos AVEi e 2% dos AVE hemorrágicos foram atribuídos a doença cardíaca congênita.

No período pré-operatório, crianças com doenças congênitas graves com ou sem instabilidade hemodinâmica são de grande risco para comprometimento de pressão arterial e hipoperfusão cerebral ocasionada pela redução na pressão de perfusão cerebral por baixo débito cardíaco, arritmias ou persistência do canal arterial.

Entretanto, o risco maior encontra-se no período perioperatório das cirurgias cardíacas corretivas, principalmente com o uso de sistemas de circulação extracorpórea (CEC). Algum grau de disfunção neurológica pode ser encontrado em 25 a 45% das crianças após CEC devido a três principais fatores: síndrome da resposta inflamatória sistêmica, micro e macroêmbolos e fluxo sanguíneo cerebral inadequado para a demanda metabólica do órgão, como em períodos de hipotensão ou parada cardiorrespiratória. Considerando o diagnóstico estabelecido de AVE, tal incidência pode variar de acordo com os relatos entre 1 e 15%.

A formação de trombina mediante a ativação da cascata de coagulação pela inflamação sistêmica facilita sua ligação aos receptores ativadores de proteases em monócitos e granulócitos, ocasionando a síntese de mediadores pró-inflamatórios como fator de necrose tumoral, bradicininas e interleucinas 1 e 6, levando a posterior ativação do sistema de complemento e calicreínas, microvasculopatia e consequente redução no fluxo sanguíneo cerebral. Além desses mecanismos, a geração de radicais livres de oxigênio pela ativação da enzima endotelial xantina-oxidase e por leucócitos também determina lesão do tecido cerebral.

Adicionalmente, as membranas ativadas dos neutrófilos são grande fonte de prostanoides como prostaglandinas e tromboxane A2, que precipitam de maneira importante a agregação plaquetária.

Chow et al. avaliaram fatores de risco associados à ocorrência de AVE pós-CEC e encontraram como correlações positivas estatisticamente significativas a idade da criança no momento cirúrgico, o tempo total de CEC e menor tempo de tromboplastina parcial ativada no pré-operatório.

Outros fatores importantes a serem citados incluem a hipotermia acentuada durante a CEC, que, apesar de seu efeito neuroprotetor e diminuição da taxa metabólica cerebral, tem uma série de efeitos deletérios; a pouca capacidade de autorregulação do fluxo sanguíneo cerebral durante o procedimento cirúrgico por conta do débito cardíaco fixo e, por fim, as constantes alterações no pH sanguíneo durante a hipotermia, que tende à alcalemia, com consequente menor disponibilidade de oxigênio para os tecidos e maior susceptibilidade à hipóxia.

De acordo com Miller et al., as consequências neurológicas que podem advir dos mecanismos acima no período pós-operatório, desde leves atrasos de desenvolvimento neuropsicomotor a grave lesão cerebral, podem ser observadas em 23 a 60% das crianças.

Outro fator de risco relacionado ao AVE neste item são as endocardites bacterianas, com a formação de êmbolos sépticos e complicações isquêmicas cerebrais. A incidência não é conhecida em crianças, porém em adultos é relatada a incidência de até 40% de eventos neurológicos associados. Estudos evidenciam bom prognóstico nesse grupo de risco, com menor chance de sequelas motoras com o tratamento da endocardite.

Acidente vascular encefálico e anemia falciforme

A anemia falciforme é um dos principais fatores de risco para a instalação de um quadro encefálico isquêmico, sendo as incidências de tais quadros variáveis conforme a faixa etária da criança. Em crianças menores de 2 anos a incidência é de 0,13%, aumentando para 1% dos casos entre 2 e 5 anos e de 0,79% dos 6 aos 9 anos de idade. Estudo retrospectivo mostrou que os AVE em crianças falcêmicas podem ser até 280 vezes mais frequentes do que na população pediátrica

comum. Considerando apenas o achado aleatório de imagens sugestivas de isquemia cerebral obtidas em estudos de ressonância nuclear magnética (RM), pode-se encontrar lesões em até 22% das crianças doentes.

O AVE associado a doença falciforme é um quadro único, que reflete as anormais interações entre o endotélio arterial cerebral e as hemácias falcizadas. Lesão endotelial, ativação da coagulação e resposta inflamatória são implicadas na gênese da vasculopatia cerebral.

São relatados como possíveis fatores de risco a ocorrência prévia de ataques isquêmicos transitórios, altas velocidades de fluxo sanguíneo ao Doppler transcraniano, hipertensão arterial, histórico prévio de síndrome torácica aguda, níveis baixos basais de hemoglobina e alta contagem de leucócitos, sendo esta última relevante inclusive para os raros, porém existentes, eventos hemorrágicos nas crianças falcêmicas.

Apesar de a vaso-oclusão da microcirculação ser importante causa de morbidade na anemia falciforme, a doença vascular cerebral se manifesta como uma vasculopatia de grandes vasos com localizações preferenciais distais à artéria carótida interna e nas porções proximais das artérias cerebrais média e anterior. Gerald et al. estudaram no início da década de 1980 angiografias cerebrais de crianças falcêmicas que demostraram que as lesões acima descritas atingiam, em graus variáveis, até 80% dos pacientes. Tais achados são corroborados por imagens de angiorressonância que, na mesma proporção, mostram porcentagens elevadas de oclusões distais de grandes vasos. Achados histológicos característicos incluem proliferação fibroblástica das camadas íntimas arteriais com descontinuidade da lâmina elástica interna com vasodilatação. A combinação de dilatação arterial com fragilidade no suporte elástico é que confere também propensão para eventos hemorrágicos, aspecto este semelhante ao encontrado na doença de Moyamoya.

Infartos de grandes proporções no território da artéria cerebral média, secundários a lesão carotídea, são achados comuns. Pequenas lesões, entretanto, também são encontradas envolvendo os gânglios da base e a substância branca.

No período de 4 anos, dois estudos encontraram altas taxas de recorrências para AVE em crianças falcêmicas, próximas dos 30%.

Não há tratamento específico preventivo para o AVE nessa população. O uso de hidroxiureia, mais comum em crianças com crises álgicas recorrentes ou síndrome torácica aguda, apesar de praticado em centros ao redor do mundo, não pode ser encorajado de maneira rotineira.

Acidente vascular encefálico e doença de Moyamoya

A doença de Moyamoya (termo japonês para "nuvem de fumaça", referente ao aspecto observado em estudos angiográficos dos ramos colaterais arteriais) é caracterizada por estenose crônica e progressiva da porção distal intracraniana da artéria carótida interna e, com menor frequência, estenose das porções proximais das artérias cerebrais anterior e média, basilar ou posterior. É responsável por até 6% dos casos de AVE nos países ocidentais; entretanto, é nas crianças orientais que ela tem maior incidência, chegando a 3 casos para 100 mil crianças/ano, sendo o dobro dos casos em meninas. Estima-se que na população ocidental a incidência seja aproximadamente dez vezes menor.

São necessários, para o diagnóstico, a presença de estenose envolvendo a região distal da bifurcação da artéria carótida interna e porções proximais das artérias cerebrais média e anterior, o achado de ramos colaterais arteriais e a característica de alterações bilaterais. Tal definição é motivo de controvérsia, tendo Sebire et al., em 2002, proposto que o achado de estenose unilateral, associado ao achado de ramos colaterais com aspecto típico, também define a doença.

Denomina-se doença de Moyamoya o achado de tais aspectos radiológicos sem a presença de fatores de risco e síndrome de Moyamoya a associação do padrão descrito com fatores como anemia falciforme, neurofibromatose ou infecções. Nesta última condição, Dobson et al. analisaram retrospectivamente 44 crianças com doença falciforme, e, naquelas com síndrome de Moyamoya, a chance de recorrência de eventos isquêmicos cerebrais em longo prazo foi quase duas vezes maior do que no grupo sem o padrão radiológico. Do ponto de vista histológico, a proliferação da camada íntima das artérias, fibrose e perda de elasticidade determinam a progressiva obstrução luminal arterial.

A patogênese da doença é pouco conhecida, mas existem evidências, pelo acometimento de parentes em primeiro grau orientais variando entre 7 e 12%, de que fatores genéticos desempenham papel importante. Pacientes com Moyamoya tendem a ter eventos isquêmicos recorrentes; os ataques isquêmicos transitórios são usualmente relacionados a períodos de hiperventilação, sugerindo que a hipoperfusão, e não os eventos vaso-oclusivos, é um mecanismo desencadeante principal.

Aproximadamente dois terços dos pacientes com a doença, quando não tratados, apresentam eventos neurológicos isquêmicos recorrentes. O prognóstico nessa doença está relacionado à rapidez e extensão da oclusão vascular, ao grau de circulação colateral, idade de aparecimento dos sintomas, grau de déficit neurológico e extensão da área isquêmica cerebral em estudos de imagem.

Dissecção arterial cervicocefálica

Esta condição é encontrada em cerca de 7% das crianças com AVEi, mas pode ser subdiagnosticada. Fatores predisponentes para dissecção incluem doença do tecido conjuntivo (síndrome de Marfan, Ehlers-Danlos, displasia fibromuscular), bem como trauma, mas parte dos casos não tem etiologia definida. Evidências de autópsia sugerem que algumas arteriopatias intracranianas podem ser secundárias à dissecção intracraniana.

Acidente vascular encefálico e condições protrombóticas

Em eventos isquêmicos, o achado de doença protrombótica pode ocorrer em até 50% dos casos. As principais condições

associadas são as deficiências de proteína C e S, antitrombina III e plasminogênio, além de mutações no fator V de Leiden, polimorfismos da enzima metilenotetraidrofolato desidrogenase (causa importante de homocistinúria), homocisteinemia e altos níveis de lipoproteína A.

A mutação do fator V de Leiden consiste na substituição de um aminoácido que promove resistência a sua inativação pela proteína C ativada, favorecendo a sequência de eventos que culmina na coagulação e formação de fibrina. Crianças heterozigotas para tal mutação têm risco sete vezes maior para desenvolver eventos isquêmicos.

Revisão sistemática publicada em 2002 mostra que as alterações laboratoriais acima citadas estão presentes em maior número em crianças com AVE quando comparadas às crianças sem a doença, o que justifica a pesquisa de trombofilias em crianças vítimas de primeiro evento isquêmico. Mais tarde neste capítulo serão abordados por doença específica os riscos de AVEi nessa situação.

Acidente vascular encefálico hemorrágico

Este termo inclui hemorragia intraparenquimatosa espontânea e hemorragia subaracnóidea não traumática. São citadas como causas principais em análises retrospectivas a presença de malformações arteriovenosas, doenças hematológicas (cursando com plaquetopenia; hemofilia e outras coagulopatias), neoplasias do sistema nervoso, hemangiomas cavernosos, vasculopatias e infecções cerebrais e sistêmicas. Considerando as hemorragias intraparenquimatosas, as malformações arteriovenosas podem responder por até metade dos casos observados. Nos casos de problemas hematológicos, pacientes com púrpura trombocitopênica imunológica têm risco de 0,1 a 1% para desenvolvimento de um evento hemorrágico, sendo tal risco diretamente proporcional à contagem plaquetária, conforme demonstrado por Butros et al. em 2003. Cerca de 71% das crianças descritas nessa análise retrospectiva tinham contagens plaquetárias abaixo de 10.000/mm^3.

Em 2003, Meyer-Heim et al. listaram como fatores associados à recorrência de eventos hemorrágicos, em análise retrospectiva de 34 crianças com eventos hemorrágicos espontâneos, a idade da criança (menor de 3 anos), escala de coma de Glasgow menor ou igual a 7, hemorragia de localização infratentorial e doença hemorrágica de base.

O avanço das técnicas neurocirúrgicas e o diagnóstico precoce por imagem têm diminuído de maneira importante a morbimortalidade associada ao AVE hemorrágico em crianças. Estudos mostram que as taxas de mortalidade são altas e variáveis, podendo atingir até 54%, sendo observadas sequelas neurológicas importantes em aproximadamente 42% das crianças sobreviventes.

Outras causas de acidente vascular encefálico em pediatria

Vasculites, sendo a maioria em crianças proveniente de eventos infecciosos, são de difícil diagnóstico pela baixa especificidade dos métodos diagnósticos. O diagnóstico deve ser suspeitado em eventos recorrentes ou associados com febre, eventos multifocais, lesões de pele associadas, glomerulopatias ou provas inflamatórias elevadas. Infecções como meningite tuberculosa, encefalopatia pós-varicela, aspergilose, infecções fúngicas ou por vírus outros, como HIV e Coxsackie, podem estar envolvidas nessa situação. Vasculites de origem autoimune, como em crianças com lúpus eritematoso sistêmico, podem provocar lesões isquêmicas por diversos mecanismos, como a liberação de êmbolos por endocardite superajuntada, presença de anticorpos antifosfolípide e pela vasculopatia comumente associada a esses quadros.

Em crianças com varicela, o primeiro ano após a infecção é de maior risco para a ocorrência de AVE. Vasculopatia inflamatória, provavelmente associada pela migração do vírus pelo nervo trigêmeo e pela vasculatura cervical, é o mecanismo associado. O mesmo mecanismo de vasculite foi recentemente implicado em relato de caso de paciente em idade escolar com dengue diagnosticada e AVEi, levantando a hipótese de considerar dengue como etiologia diferencial em locais epidêmicos.

As tromboses dos seios venosos da dura-máter apresentam-se como manifestações frequentes de AVE no período neonatal, usualmente com crises convulsivas e letargia. Disjunções e acavalgamento das suturas cranianas durante o nascimento podem acometer as estruturas dos seios cerebrais, aumentando o fator de risco para AVE. A maior parte das tromboses está localizada no seio sagital superior com ou sem trombose sinusal bilateral associada. O achado de asfixia perinatal é comum concomitantemente ao de trombose de seio venoso, podendo inclusive ser fator de risco para este. Alterações de coagulação são encontradas em até 20% dos RN com tal condição. Recente estudo colaborativo multicêntrico internacional (*International paediatric stroke study*) demonstrou em 170 crianças os principais fatores de risco para AVE secundário a trombose venosa – doença crônica em 50% dos casos, doença aguda sistêmica de cabeça ou pescoço em 41%, doenças protrombóticas em 20% e outras anormalidades hematológicas em 19% dos casos; 43% das crianças tinham alterações neurológicas após a alta.

Pacientes com diagnóstico de enxaqueca com aura podem ter maior risco de desenvolver eventos isquêmicos, principalmente no início da adolescência e em meninas em uso de contraceptivos orais; entretanto, tal associação é incerta. Estudos de RM em crianças com enxaqueca mostram que lesões de substância branca em pacientes pediátricos com enxaqueca e aura não são mais comuns do que em pacientes controle.

Outras situações clínicas, como hipertensão, dislipidemia e diabetes *mellitus* em crianças, não guardam relação estatisticamente comprovada com o aumento da incidência de AVE, necessitando de mais estudos para tal comprovação.

MANIFESTAÇÕES CLÍNICAS

As manifestações clínicas dos AVE em pediatria são variadas e muitas vezes pouco específicas, o que pode levar à di-

ficuldade e ao atraso no diagnóstico, que contribuem para o insucesso do tratamento. Crianças que apresentem uma das seguintes características clínicas devem obrigatoriamente ser avaliadas quanto à possibilidade de AVE:

- Início agudo de déficit neurológico focal de qualquer duração.
- Alteração inexplicada no nível de consciência, principalmente na vigência de cefaleia.
- Convulsões no período neonatal e convulsões em criança no período pós-operatório de cirurgia cardíaca.

No período neonatal, a ocorrência de convulsões é o achado clínico mais frequente, como já descrito, embora possa estar ausente segundo dados de necrópsias que apontam em até 60% dos casos de AVE documentados. As crises costumam ocorrer sem relação com outros achados neurológicos relacionados à encefalopatia, e outros sinais e sintomas gerais costumam estar presentes, como hipotonia, letargia ou apneia. A presença de convulsões nos primeiros momentos do diagnóstico parece predispor a criança à epilepsia na vida futura, o que ocorre em 8 a 12% dos casos. De fato, alterações clínicas como hemiparesias estão presentes em menos de 25% dos RN com AVE.

Nessa mesma população, o achado de abaulamento de fontanela associado ou não à pulsatilidade das mesmas com dilatação venosa de cabeça ou cervical deve atentar para a possibilidade de trombose de seios venosos. É um indicador comum da ocorrência de AVE no período neonatal o aparecimento tardio de hemiparesia, em geral entre quatro e oito meses de vida.

A avaliação clínica foi substancialmente melhorada com o desenvolvimento do "NIHSS Pediátrico", a versão pediátrica do *National Institute of Health Stroke Score* utilizada há anos para adultos

À medida que aumenta a faixa etária, os sintomas costumam ser semelhantes aos dos adultos, sendo os sinais e sintomas mais descritos hemiparesia, alteração do nível de consciência e alterações clínicas referentes à lesão de nervos cranianos. Há relatos de séries de casos, em crianças maiores de 1 mês, da ocorrência de hemiparesia variando entre 85 e 100%. Demais sintomas incluem hemiplegia, monoparesia, disfasia, cefaleia, tontura e distúrbios visuais.

Em 2007, Zimmer et al. encontraram, ao realizarem uma revisão, proporções semelhantes de crianças com convulsões ou déficits focais (45% em cada grupo) na faixa etária abaixo de 1 ano. Nas demais crianças, déficits focais foram quase sete vezes mais frequentes que convulsões.

Doenças metabólicas, como a síndrome MELAS (miopatia mitocondrial, encefalopatia, acidose láctica e episódios *stroke-like*), caracterizam-se pela ocorrência de AVE com completa resolução do quadro neurológico entre os eventos, persistindo, após os anos, a ocorrência de sequelas principalmente visuais.

DIAGNÓSTICO DIFERENCIAL

Todas as síndromes que mimetizam quadros clínicos de AVE devem ser potencialmente tratadas como emergências clínicas e discutidas prontamente com o neurologista e o neurocirurgião. Devem ser consideradas as seguintes hipóteses no manejo do diagnóstico diferencial:

- Lesões não acidentais: hematoma subdural.
- Leucoencefalopatia posterior: híper ou hipotensão e após uso de imunossupressores.
- Edema cerebral unilateral, que pode ser secundário a diabetes *mellitus* ou hiperamonemia (insuficiência hepática aguda, deficiência de ornitina carbamil-transferase).
- Migrânea: sempre diagnóstico de exclusão, uma vez em que os sintomas são semelhantes aos apresentados na fase aguda do AVE.
- Paresia de Todd (pós-ictal): costuma ser de curta duração, e sua evolução deve ser acompanhada de exames por imagem seriados.
- Encefalomielite disseminada.
- Meningoencefalites (herpes-vírus).
- Neoplasias de SNC.

MÉTODOS DIAGNÓSTICOS POR IMAGEM

O diagnóstico do AVE em crianças pode se revestir de dificuldades técnicas relacionadas ao grau da lesão cerebral e a sua localização. A tomografia de crânio (TC) é considerada pela maioria dos autores o método de imagem inicial mais adequado por sua rapidez, praticidade e disponibilidade, visualizando com distinção eventos hemorrágicos e os diferenciando dos isquêmicos. Além disso, depende menos da estabilidade clínica da criança para sua realização, condição que muitas vezes contraindica o exame de RM em uma fase inicial da doença.

A ultrassonografia de crânio, no período neonatal, é útil para avaliar hemorragia intraventricular e da matriz germinativa, porém não tem boa sensibilidade para eventos isquêmicos, principalmente em córtex posterior, bem como para AVE cerebelares. Em crianças com suspeita de dissecção arterial extracraniana, tal exame também pode detectar anormalidades no fluxo sanguíneo cerebral.

Ichord et al. elaboraram pela primeira vez a versão pediátrica do *National Institute of Health (NIH) Stroke Scale*. Crianças maiores de 5 anos têm maior confiabilidade na realização da escala. Toda criança com escore maior ou igual a 4 é considerada de alto risco para diagnóstico de AVE. O escore é composto por 9 itens com pontuações variadas, conforme apresentado a seguir.

Escala de Gravidade do AVE Pediátrico (pelo National Institute of Health) – PedNIHSS (tradução livre da publicação original – Ichord RN et al. Stroke 2014)

Realizar as questões na maneira sequencial. Enfatizar que devem ser dadas somente informações precisas, sem incertezas, para aumentar a acurácia da escala.

1A – Nível de consciência

Condição	Pontuação
Alerta, responsivo	0
Não está alerta, mas responde rapidamente com mínima estimulação	1
Não está alerta, requer estimulações repetitivas ou estímulos Dolorosos com resposta específica	2
Arreflexivo, flácido, ou com resposta motora inespecífica	3

1B – Perguntar a idade e solicitar que a criança aponte um membro da família

Condição	Pontuação
Responde corretamente às duas questões	0
Responde corretamente a uma questão	1
Responde incorretamente às duas questões	2

1C – Solicitar à criança piscar os olhos e tocar o nariz

Condição	Pontuação
Realiza corretamente as duas tarefas	0
Realiza corretamente uma tarefa	1
Não consegue fazer nenhuma tarefa	2

2 – Execução de nistagmo horizontal

Condição	Pontuação
Normal (ausência de nistagmo)	0
Paralisia parcial (nistagmo unilateral)	1
Ausência bilateral de nistagmo após reflexo oculocefálico	2

3 – Campo visual (usar contagem de dedos se menor de 6 anos ou outras técnicas de contagem entre 2 e 6 anos)

Condição	Pontuação
Sem perda visual	0
Hemianopsia completa	1
Hemianopsia bilateral	2
Hemianopsia/amaurose bilateral	3

4 – Paralisia facial

Condição	Pontuação
Movimento simétrico normal	0
Paralisia leve (sulco nasolabial apagado, assimetria ao sorrir)	1
Paralisia parcial (paralisia total ou parcial da face inferior)	2
Paralisia completa de um dos dois lados (ausência de movimento facial nas porções superiores e inferiores da face)	3

5 – Teste da queda do membro superior esquerdo

Resultado	Pontuação
Não há queda; membro suporta 45-90 graus por 10 segundos completos	0
Segura o membro a 45-90 graus mas solta após 10 segundos completos, sem atingir o leito ou outro suporte	1
Algum esforço contra a gravidade, não consegue segurar o membro a 45-90 graus, batendo no leito ou outro suporte	2
Sem esforço contra a gravidade; membro cai imediatamente	3
Não há movimento espontâneo	4
Paciente amputado ou com doença articular grave	9
A queda é computada se o braço, após levantado, cai antes de 10 segundos; para crianças muito jovens para cumprir ordens ou que não são cooperativas, a graduação da força é observada pela movimentação espontânea.	

5B – Teste da queda do membro superior direito

Resultado	Pontuação
Não há queda; membro suporta 45-90 graus por 10 segundos completos	0
Segura o membro a 45-90 graus, mas solta após 10 segundos completos, sem atingir o leito ou outro suporte	1
Algum esforço contra a gravidade, não consegue segurar o membro a 45-90 graus, batendo no leito ou outro suporte	2
Sem esforço contra a gravidade; membro cai imediatamente	3
Não há movimento espontâneo	4
Paciente amputado ou com doença articular grave	9

6A – Teste da queda do membro inferior esquerdo

Resultado	Pontuação
Não há queda; membro suporta 30 graus por 5 segundos completos	0
O membro cai, mas segura 30 graus por menos de 5 segundos completos	1
Algum esforço contra a gravidade, não consegue segurar o membro por mais de 5 segundos	2
Sem esforço contra a gravidade; membro cai imediatamente	3
Não há movimento espontâneo	4
Paciente amputado ou com doença articular grave	9

6B – Teste de queda do membro inferior direito	
Resultado	**Pontuação**
Sem queda do membro; segura a perna a 30 graus por 5 segundos	0
Membro cai em menos de 5 segundos, mas não bate na maca	1
Membro cai em menos de 5 segundos, mas com alguma resistência contra a gravidade	2
Sem nenhum esforço contra a gravidade; membro cai na maca imediatamente	3
Sem movimentação do membro	4
Amputação	9
O teste é pontuado se o membro cai em menos de 5 segundos; em crianças não colaborativas ou sem idade suficiente, observar a movimentação espontânea.	

7. Ataxia límbica	
Ausente	0
Presente em um membro	1
Presente em dois membros	2
Pedir à criança para pegar ou chutar um brinquedo ou, se não cooperativa ou menor que 5 anos, pedir para vir "examinar" a mão do médico.	

8. Teste de sensibilidade	
Normal, sem perda de sensibilidade	0
Leve a moderada perda do sensório, sem reação ou mudança de comportamento após o estímulo	1
Perda grave ou total da sensibilidade; paciente não responde ao ser tocado na face, braços ou pernas	2
Teste *pin-prick* (ligeira picada); para crianças pequenas e não colaborativas observar a resposta à picada.	

9. Melhor resposta verbal	
Normal, sem afasia	0
Afasia leve a moderada	1
Afasia grave	2
Mutismo, afasia global, discurso incompreensível e sem compreensão do comando verbal	3
Se criança com 6 anos ou mais e sem comprometimento neurológico prévio, pedir à criança para descrever figuras, nomear itens, repetir palavras e/ou ler frases; para crianças entre 2-6 anos, pontuar baseado na observação da compreensão da linguagem e discurso durante o exame.	

10. Disartria	
Normal	0
Leve a moderada; criança tem dificuldade em ler e/ou entender certas palavras	1
Grave; discurso incompreensível, mudo ou disartria total	2
Intubado ou com outra barreira física	9
Pedir ao paciente que leia e repita frases ou palavras. Exemplos de repetição: • Pare. • Pare e siga. • Se chover, vamos brincar lá dentro. • O Presidente mora em Brasília. Exemplos de leitura: • Pare. • Olhe o cachorro correndo! • As crianças pequenas gostam de brincar fora de casa.	

11. Falta de atenção	
Sem anormalidades	0
Desatenção visual, tátil, auditiva ou pessoal ou ausência total de resposta a algum tipo de estímulo	1
Profunda falta de atenção; sem orientação espacial	2

Em crianças com anemia falciforme, o uso do Doppler transcraniano fornece informações úteis sobre a velocidade de pico de fluxo sanguíneo nas porções terminais da artéria carótida interna ou proximais da artéria cerebral média, demonstrando maior risco de AVE quando a velocidade ultrapassa os 200 cm/s. Entretanto, estudos mostram que velocidades menores, por volta de 128 cm/s, já indicam maior risco e requerem estudos de imagem detalhados nos pacientes com essa alteração. O Doppler pode contribuir para reduzir de maneira significativa a morbidade e a mortalidade em crianças com anemia falciforme.

Steen et al. encontraram em estudo retrospectivo incidências altas de alterações radiológicas em crianças com anemia falciforme. Em 35% das crianças estudadas que não tinham diagnóstico prévio de AVE foram encontradas evidências radiológicas de infarto cerebral. Além disso, a ocorrência de lesões vasculares em crianças com padrão de hemoglobina SC foi muito menor do que naquelas com hemoglobina SS (15% *versus* 50% respectivamente, com nível de significância "p" menor que 0,001).

Recomendações brasileiras publicadas em 2011 sugerem o uso do Doppler para prevenção primária do AVE em crianças falciformes, independentemente do genótipo da doença, mas com prioridade para pacientes SS ou HbS/talassemia beta, para pacientes entre 2 e 16 anos de idade.

A angiorressonância magnética é considerada o exame "padrão ouro" para o diagnóstico não apenas da lesão cerebral como da possível obstrução e/ou lesão vascular que desencadeou o evento isquêmico. Quando realizada precocemente, permite a detecção de infartos cerebrais em início de evolução bem antes do estudo tomográfico e deve sempre ser indicada se houver confirmação de lesão isquêmica por qualquer método prévio de imagem. A angiografia digital cerebral deve ser considerada sempre que achados negativos ou conflitantes forem obtidos pela RM ou quando não é encontrada evidência radiológica ou laboratorial da causa do AVE na criança. Também é recomendada sua indicação

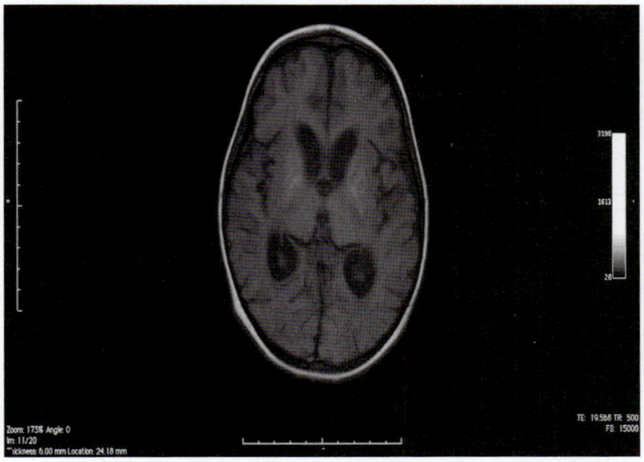

Figura 1 Achados tardios da encefalopatia hipóxico-isquêmica em menino de 2 anos. Imagem axial pesada em T1 demonstra aumento de sinal nos núcleos basais, indicativo de necrose hemorrágica. Sulcos corticais pronunciados e aumento volumétrico dos ventrículos, resultantes dos infartos em zonas de fronteira.

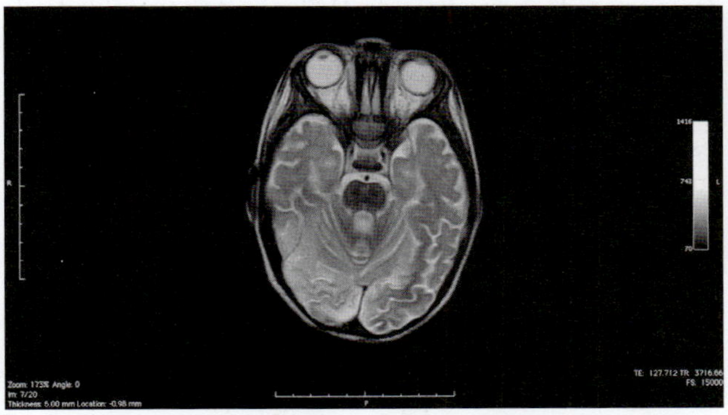

Figura 2 Mesmo paciente da Figura 1; a imagem demonstra marcado hipossinal e atrofia dos núcleos rubros, lemniscos, com gliose e encolhimento do tegmento e rafe pontinos.

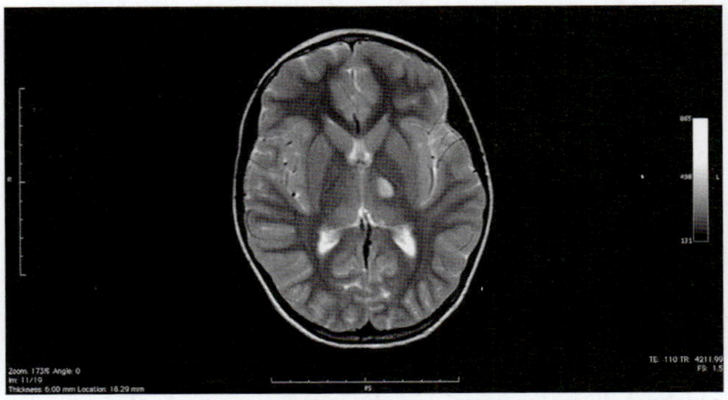

Figura 3 Criança de 8 anos com quadro de hemiplegia à direita. Imagem mostra zona ovalada de sinal elevado tálamocapsular posterior à esquerda, consistente com lesão isquêmica aguda, presumivelmente embólica, confirmada no mapa de difusão (Figura 4).

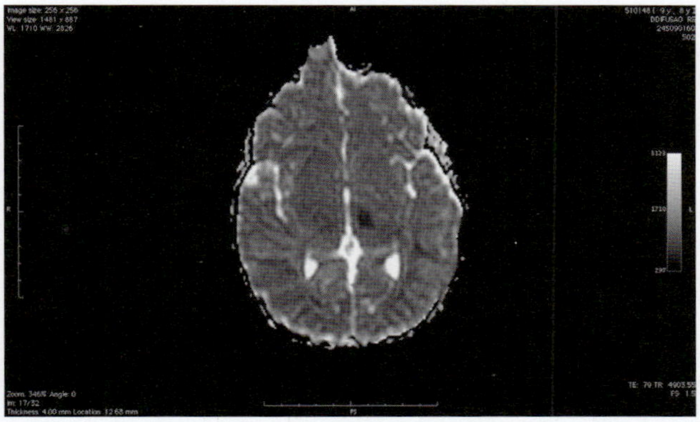

Figura 4 Análise de ressonância magnética por difusão do paciente da Figura 3 mostrando área de infarto talâmico à esquerda.

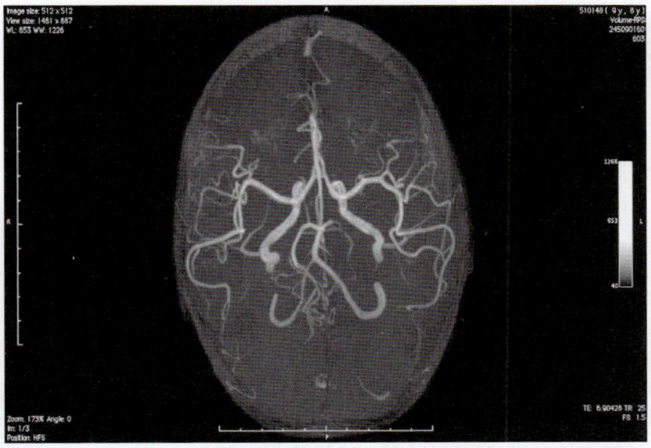

Figura 5 Angiorressonância do mesmo paciente das Figuras 3 e 4 demonstrando "ausência de sinal de fluxo" das artérias cerebral posterior e comunicante posterior esquerdas, de onde partem ramos talamoperfurantes posteriores, responsáveis pela nutrição do tálamo e mesencéfalo.

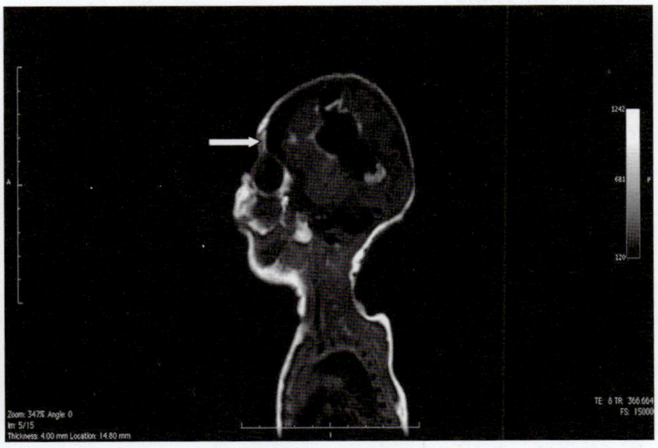

Figura 6 Criança de 2 anos com extensa área de encefalomalácia frontoparietal, em continuidade com as superfícies pial e ependimária. Nas paredes da "cavidade" existem hiperintensidades focais, que podem ser atribuíveis a subprodutos tardios de degradação da hemoglobina ou calcificações.

em crianças com doença de Moyamoya que se encontram em programação cirúrgica de revascularização.

O padrão de infarto cerebral pode ser sugestivo da etiologia do AVE quando observada em exame de imagem. O achado de múltiplos infartos em áreas de distribuição arterial diferentes sugerem evento tromboembólico; infartos occipitais e parietais com áreas de intersecção entre territórios venosos são comuns na síndrome MELAS; a distribuição isquêmica entre territórios de irrigação de diferentes artérias cerebrais (zonas de "fronteira") é comum em eventos hipotensivos, e o padrão de pequenas lesões multifocais, principalmente na transição entre substância branca e cinzenta, sugere vasculite.

A angiografia convencional é superior às outras modalidades de imagem vascular, como angiotomografia ou angiorressonância, para doenças como vasculites, dissecções arteriais intracerebrais e aneurismas. Vale ressaltar que os principais riscos inerentes à angiografia são a utilização de contraste iodado e seus riscos de nefrotoxicidade e hipersensibilidade, além da necessidade de punção arterial, normalmente femoral, com riscos de lesão vascular, sangramento e tromboembolia.

São apresentados a seguir vários exemplos de imagens de pacientes com AVE e suas respectivas descrições.

Demais exames subsidiários

Exames hematológicos, reumatológicos, hematológicos e cardíacos devem ser realizados com o objetivo de encontrar possíveis fatores etiológicos para o quadro de AVE. O Quadro 2 sintetiza os principais exames a serem realizados na admissão da criança e suas respectivas utilidades.

A utilização do ecocardiograma com infusão intravenosa de soro fisiológico durante a realização do exame pode detectar, dentre outras anormalidades cardíacas, a presença da patência do forame oval, que, ao permitir *shunt* unidirecional, aumenta a chance de eventos embólicos. Estudos demonstram que a incidência de tal anomalia pode ser até quatro vezes maior em crianças com AVE sem etiologia determinada do que na população geral.

Incluídas no diagnóstico diferencial de AVE estão outras causas de déficit neurológico agudo, como convulsões, trauma, migrânea, obstrução ventricular em casos de hidrocefalia, abscesso cerebral, doenças metabólicas, reações a drogas, meningites, síncope e intoxicação medicamentosa.

Em relação específica às condições protrombóticas, Kumar et al. destacaram a importância dessas doenças em crianças no que se refere aos AVE agudos e aos recorrentes, conforme a Tabela 1.

Quadro 2 Exames auxiliares no diagnóstico do AVE em crianças

Exame	Comentários
Avaliação de doença cardíaca: ECG, ECO e raio X do tórax	• Proposto a avaliar fontes de êmbolos, arritmias e anormalidades estruturais. • Carece de especificidade se não houver achados clínicos de doença cardíaca.
Hemograma completo	Achados inespecíficos para doença falciforme, anemia, plaquetopenia e doenças infecciosas.
Coagulograma	Avaliação de problemas de coagulação congênitos ou adquiridos (doença hepática, monitoração de anticoagulação).
Fator antinúcleo	Triagem inicial para diagnóstico de lúpus eritematoso sistêmico; muito sensível e pouco específico.
Eletroforese de hemoglobina	Devido ao fato de a anemia falciforme ser etiologia de risco para eventos isquêmicos cerebrais.
Punção lombar	Detecção de meningites e/ou encefalites em crianças sem sinais clínicos e radiológicos de hipertensão intracraniana.
Lipidograma	Avaliação de fatores de risco adicionais.
Screening para estados de hipercoagulabilidade	Dosagem de proteína C, S, antitrombina III, anticoagulante lúpico, anticardiolipina, homocisteína urinária.
Lactato e piruvato arteriais	Comumente aumentados na doença mitocondrial MELAS (miopatia mitocondrial, encefalopatia, acidose láctica e episódios *stroke-like*).
Sorologia para HIV	Causa conhecida de AVE.
Screening toxicológico	Em crianças de risco.
Eletrólitos, função renal, gasometria arterial e demais análises bioquímicas	Análise completa do paciente e monitoração clínica.

AVE: acidente vascular encefálico; ECG: eletrocardiograma; ECO: ecocardiograma; HIV: vírus da imunodeficiência humana.

TRATAMENTO

Não há até o momento qualquer abordagem uniforme ou que reúna evidências baseadas em estudos duplo-cegos e randomizados que indiquem recomendações específicas para o tratamento dos casos de AVE em pediatria. Diversos grupos de pesquisadores publicaram, em 2004, dois artigos de revisão com recomendações para o tratamento e abordagem aguda do AVE. A maioria dos itens, nas duas revisões, é concordante justamente no fato de a falta de estudos randomizados e controlados não permitir recomendações inequívocas. Em setembro de 2008, equipe de especialistas publicou artigo de revisão na revista *Stroke* agrupando as principais evidências baseadas até o momento.

As principais medidas iniciais baseiam-se na estabilização da criança desde o momento da admissão à emergência até o tratamento em terapia intensiva. Diferentemente dos adultos, os quadros de AVE em crianças dificilmente se manifestam como quadros sistêmicos graves que requeiram medidas imediatas de ressuscitação; entretanto, assegurar a permeabilidade das vias aéreas, fornecer uma oxigenação com ventilação e circulação adequados são fundamentais nos passos iniciais.

O controle metabólico, hídrico e da temperatura corpórea se reveste de extrema importância. Não há em pediatria

Tabela 1

Trombofilia	Prevalência na população mundial	*Odds ratio* para AVE em crianças (IC 95%)	*Odds ratio* para AVE recorrente em crianças (IC 95%)
Heterozigose para mutação do fator V	1:20	3,7 (2,82-4,85)	0,3 (0,4-2,3)
Heterozigose para mutação do fator II	1:50	2,6 (2,82-4,85)	1,8 (0,2-15)
Deficiência de antitrombina III	1:2000-5000	11 (5,13-23,59)	10,7 (2,5-45,8)
Deficiência de proteína C	1:500	1,49 (0,32-6,92)	0,6 (0,05-6,4)
Hiper-homocisteinemia	Desconhecida	1,36 (0,53-3,51)	3,6 (0,8-5,8)
Aumento de lipoproteína A	Desconhecida	6,53 (4,46-9,55)	2,8 (1,1-7,5)
Dois ou mais fatores de risco para trombólise	Desconhecida	18,75 (6,9-55,14)	1,9 (1,12-3,2)

AVE: acidente vascular encefálico.

estudos que atestem segurança e eficácia da utilização da hipotermia como medida clínica auxiliar no sentido da redução da taxa metabólica cerebral; assim, seu uso não pode ser indicado rotineiramente. O controle da glicemia em crianças gravemente doentes também carece de protocolos específicos e de estudos controlados; entretanto, inúmeras evidências recentes apontam para o fato de que a hiperglicemia em crianças graves piora de maneira significativa sua morbimortalidade. Assim, esforços no sentido de manter a glicemia dentro dos limites da normalidade devem ser sempre mantidos. Não há indicação rotineira para o uso de anticonvulsivantes em crianças com AVEi sem a presença de crises convulsivas na apresentação. Desidratação e anemia são fatores de risco isolados para a ocorrência de eventos isquêmicos, principalmente aqueles trombóticos no período neonatal, e devem ser manejados separadamente em todos os casos.

Em RN com eventos hemorrágicos, deve-se observar a manutenção dos níveis de plaquetas próximos da normalidade e repor, em casos específicos, fatores de coagulação e vitamina K, quando necessário. Não há evidências de que a drenagem precoce de hematomas possa contribuir para reduções significativas da pressão intracraniana ou melhore o prognóstico em longo prazo. A hidrocefalia após evento hemorrágico é comum e deve ser tratada com métodos de drenagem ventricular quando persistente ou de grande volume. Nessa mesma faixa etária, não há recomendações para eventos isquêmicos comprovados em virtude da falta de estudos controlados que atestem sua segurança e eficácia, nem em RN com diagnóstico de trombose de seios venosos.

A utilização de anticoagulantes e de heparina em RN com AVE perinatal é rara. Entretanto, pode haver benefício naqueles com doenças protrombóticas confirmadas graves e com múltiplos êmbolos sistêmicos. Primeiros estudos não mostram complicações do uso de heparina de baixo peso molecular em RN com trombose de seios venosos. É importante salientar que não há evidências do benefício do uso de anticoagulantes nessa categoria de pacientes exceto em casos de múltiplas tromboses evidenciadas por exames de imagem e de evidências de progressão do quadro trombótico, a despeito da instituição de terapia de suporte.

Em crianças com anemia falciforme, as medidas iniciais são semelhantes, tendo-se especial atenção à correção da hidratação, hipoxemia e hipotensão. A maioria dos autores indica a transfusão sanguínea em casos agudos de AVE no sentido de reduzir os níveis circulantes de HbS abaixo de 30% e manter os níveis de hemoglobina entre 10 e 12,5 g/dL. Entretanto, o uso da hidratação e transfusão não tem eficácia comprovada por estudos controlados, por ser prática consagrada na literatura. A transfusão evita o risco teórico de aumento da viscosidade, que pode ser acompanhado por aumentos rápidos no hematócrito. Hipoxemia e hipotensão devem ser tratadas e a normoglicemia deve ser objetivada. Além disso, a criança deve ser submetida a um programa regular de transfusões como medida preventiva para a redução de eventos isquêmicos secundários a anemia falciforme, tomados os devidos cuidados com a consequente sobrecarga de ferro.

Descrita como outra medida preventiva importante, a realização periódica anual de Doppler transcraniano em crianças de 2 a 16 anos (em casos de exame normais) é recomendada, sendo útil menor periodicidade em caso de exames alterados, com velocidade de fluxo arterial acima de 200 cm/s (apesar de evidências recentes recomendarem cortes em fluxos menores). É descrita a prevenção de 90% da ocorrência de AVE em crianças assintomáticas com altas velocidades de fluxo ao exame de Doppler e submetidas a programas regulares de transfusão sanguínea. Medidas sem evidência significativa, mas que podem ser utilizadas em casos refratários e/ou recorrentes, incluem uso de hidroxiureia (principalmente em crianças inelegíveis para múltiplas transfusões), transplante de medula óssea e até mesmo cirurgias de revascularização, especialmente em pacientes com múltiplas lesões arteriais e eventos de difícil controle a despeito da abordagem clínica correta.

Crianças com doença de Moyamoya beneficiam-se de revascularização cirúrgica, principalmente aquelas com sintomas neurológicos progressivos ou evidência de fluxo sanguíneo inadequado e/ou circulação colateral quando não há contraindicação cirúrgica. O uso de anticoagulantes não é recomendado de rotina pelo risco de evento hemorrágico e pela dificuldade na manutenção de níveis terapêuticos em crianças.

Em casos de AVE hemorrágico, a consulta ao neurocirurgião associada à investigação por imagem com angiorressonância magnética ou angiografia convencional é indispensável na tentativa de se obter a possibilidade de abordagem cirúrgica. Distúrbios de coagulação e plaquetas devem ser prontamente corrigidos. Nesse grupo de pacientes, nenhuma ação terapêutica é eficaz de maneira isolada.

Uso de anticoagulantes

O uso de heparina de baixo peso molecular (HBPM) ou heparina não fracionada não tem ainda eficácia e segurança comprovados na faixa etária pediátrica, exceto por alguns relatos de casos que demonstraram segurança na prevenção de eventos trombóticos pós-AVEi. Em crianças com alto risco de recorrência de embolia de origem cardíaca, trombose de seios venosos ou estados de hipercoagulabilidade, recomenda-se o uso de heparina de baixo peso molecular, e, em crianças após evento isquêmico sem origem determinada, pode-se considerar seu uso de maneira individual. Inicia-se a administração por via subcutânea na dose de 2 mg/kg/dia, monitorando a resposta terapêutica com a dosagem do antifator X ativado em amostra colhida de 4 a 6 horas após a administração de heparina, uma vez que o tempo de tromboplastina parcial ativada não reflete a atividade da heparina. Nesse grupo de crianças, o uso de warfarina deve continuar o processo de anticoagulação em longo prazo.

A maior parte das informações sobre terapia antitrombótica foi extrapolada de estudos na população adulta. A comparação entre HBPM e ácido acetilsalicílico (AAS) para prevenção secundária do AVE foi realizada em pequeno estudo prospectivo não randomizado, sem diferenças na recorrência do AVE ou no risco de sangramento. As recomendações atuais sugerem que o uso do AAS é seguro em crianças com AVE não secundário a anemia falciforme e sem risco de eventos embólicos recorrentes ou hipercoagulabilidade grave.

Em 2004, recomendações da American College of Chest Physicians incluíram a administração de heparina de baixo peso molecular ou heparina não fracionada, excetuando-se as crianças com anemia falciforme, por 5 a 7 dias, até a exclusão de eventos tromboembólicos ou dissecção arterial como causa do AVE. Nestes dois últimos grupos de pacientes, a anticoagulação deve ser mantida por 3 a 6 meses, e, após o término, o uso de AAS deve ser instituído como prevenção secundária. Tal recomendação contrasta com a indicada pelo Royal College of Physicians em 2004, que indica a utilização do AAS como tratamento inicial a despeito da terapêutica anticoagulante. Coorte prospectivo publicado em 2001 por Sträater et al. mostrou não haver diferença na recorrência de eventos isquêmicos entre crianças em longo prazo que utilizaram como profilaxia secundária heparina de baixo peso molecular ou AAS.

A Associação Americana do Coração (American Heart Association) recomenda para crianças com risco de embolismo de origem cardíaca o uso de HBPM ou warfarina por pelo menos 1 ano, ou até a correção da causa de base.

As recomendações de 2008 indicam, exceto em crianças com anemia falciforme, a administração de AAS como medida de prevenção secundária para eventos isquêmicos na dose diária de 3 a 5 mg/kg. Em adultos tal medida se mostrou igualmente eficaz quando comparada à administração de warfarina; entretanto, esse dado não é disponível em crianças com estudos randomizados e controlados.

As crianças são diferentes do adulto no que tange à fisiologia cardiovascular e às consequências de longo prazo para trombólise. No que diz respeito ao tratamento anticoagulante agudo de crianças com AVE, recomenda-se (de acordo com o Royal College) o uso do AAS na dose de 5 mg/kg (máximo 300 mg) nas primeiras 24 horas do AVE, desde que não haja contraindicações, como sangramentos, por exemplo. Essas recomendações são atualizações de 2017.

Kirkham et al. realizaram um fluxograma para a abordagem de crianças com suspeita de AVE na emergência, adaptado na Figura 7.

Quadro 3 Guias atualizadas sobre terapêuticas de reperfusão para crianças com AVE

Guidelines australianos – 2021 *Australian clinical consensus guideline: The diagnosis and acute management of childhood stroke*	*Royal College of Pediatrics and Child Health Childhood stroke guidelines – 2017*
Potenciais critérios de uso de ativador de plasminogênio tecidual (tPA)	O uso *off label* de tPA pode ser considerado em crianças com AVEi maiores de 8 anos e, particularmente, entre 2 e 8 anos. O AVEi é confirmado por:
1. Idade entre 2-17 anos	1. Déficit cerebral focal agudo consistente com isquemia arterial E • PedNIHSS entre 4-24 E • Até 4,5 horas do início dos sintomas. • Exclusão de hemorragia em sistema nervoso central.
2. AVE confirmado por exame de imagem na ausência de hemorragia 3. Escore de gravidade do AVE pediátrico (PedNIHSS) ≥ 4 ou ≤ 24 4. O tratamento só pode ser iniciado se o tempo de início dos sintomas for menor que 4,5 horas. 5. Administração de tPA IV em pacientes com AVE confirmado. Não deve ser feita se o tempo de sintomas for maior que 4,5 horas ou desconhecido. 6. Quando decidida a realização da trombólise, devem-se seguir as recomendações de tPA em adolescentes e adultos.	2. TC e/ou arteriografia cerebral demonstrando parênquima cerebral normal e oclusão total ou parcial de artéria intracerebral correspondendo ao déficit neurológico encontrado.

AVEi: acidente vascular encefálico isquêmico; TC: tomografia computadorizada.
Fonte: adaptado de RCPCH (2017) e Medley et al. (2019).

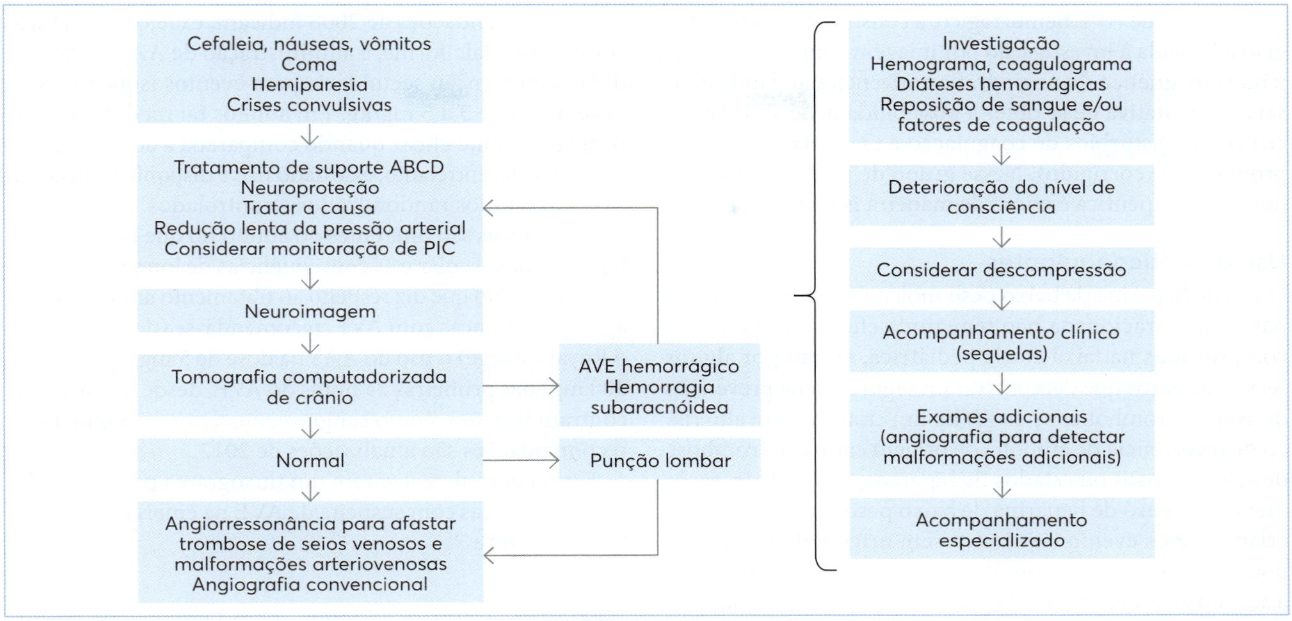

Figura 7 Esquema de manejo do paciente com acidente vascular encefálico (AVE) hemorrágico.
AVE: acidente vascular encefálico; PIC: pressão intracraniana.

Trombólise

O verdadeiro número de crianças elegíveis para trombólise no AVE pediátrico é ainda desconhecido e talvez baixo, devido ao atraso na procura pelo serviço de emergência e no diagnóstico, além de possíveis comorbidades existentes que podem impedir o método. Entretanto, no que se refere ao AVE na população adulta, apenas duas intervenções são claramente benéficas na redução da morbimortalidade decorrente da doença: a alteplase e o acompanhamento em unidades especializadas no tratamento do AVE.

Relatos de casos isolados são os trabalhos disponíveis para avaliar segurança e eficácia da trombólise com alteplase em casos de AVEi em crianças. Além disso, há relatos de hemorragia maciça em crianças por uso de alteplase para trombólise extracerebral da ordem de até 11%. Desse modo, a trombólise química, pela ausência de estudos controlados e pouca experiência em crianças, não é recomendada como prática na abordagem de eventos isquêmicos agudos. Estudos recentes sugerem maior risco de eventos hemorrágicos e mortalidade com trombólise em crianças, comparada a adultos.

O estudo TIPS (*Thrombolysis in pediatric stroke*) foi desenhado como um estudo multicêntrico com os critérios para trombólise descritos no Quadro 4, mas foi prematuramente abortado pela falta de pacientes no geral, e, dentre a maioria dos pacientes com AVE, a ausência dos critérios de inclusão para trombólise evitou sua realização.[19,9,27] Os últimos guias para trombólise medicamentosa foram publicados pelo *Australian clinical consensus guidelines (2019)* e pelo *Royal College of Pediatrics and Child Health Childhood stroke guidelines (2017)*.

Adaptada do *Australian Childhood Stroke Advisory Committee* (2017), a Figura 8 apresenta o novo fluxograma mais elaborado para o atendimento inicial de uma criança com suspeita de AVE.

CONCLUSÕES

Pode-se concluir que a ocorrência de AVE em pediatria é condicionada à etiologia multifatorial, na maioria dos casos associada a doenças de base, e pode se revestir de dificuldade diagnóstica devido à baixa especificidade de sintomas, principalmente em faixas etárias pediátricas mais jovens. Também dependentes da doença de base e da extensão da lesão cerebral, sequelas neurológicas a longo prazo e acometimento do desenvolvimento neuropsicomotor são frequentes, bem como as taxas de recorrência, o que justifica o diagnóstico precoce e a instalação de medidas preventivas, de maneira primária ou secundária, para reduzir tais complicações.

Não há esquemas uniformes de tratamento propostos para a abordagem do AVE em crianças até o momento, sendo a maioria dos dados consenso de especialistas e extrapolada da literatura de pacientes adultos. O maior treinamento dos pediatras para o reconhecimento precoce de sinais e sintomas pode contribuir para o diagnóstico rápido e a redução nas sequelas.

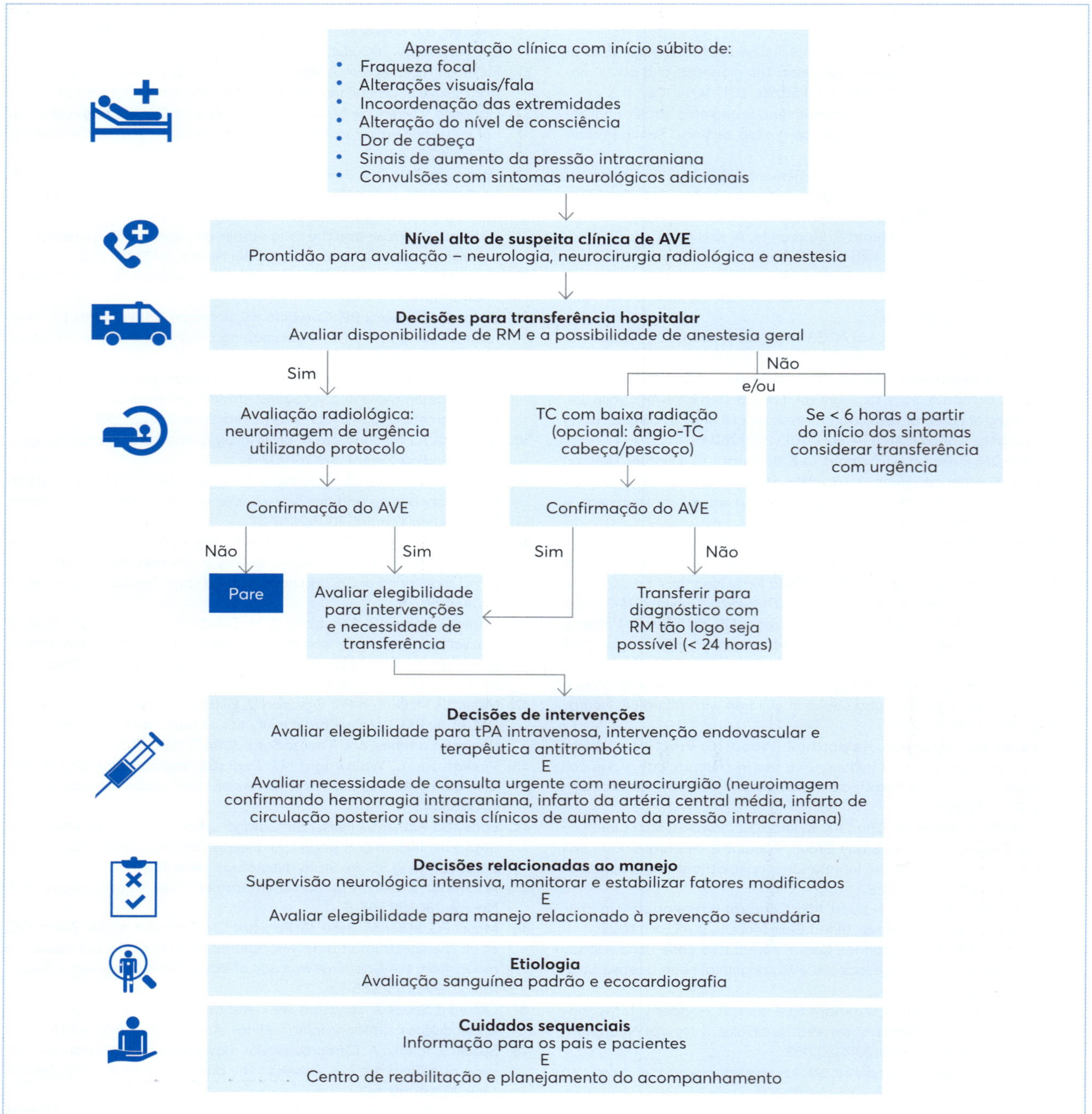

Figura 8 Fluxograma para orientar o diagnóstico e o manejo agudo em crianças com acidente vascular encefálico (AVE).
AVE: acidente vascular encefálico; RM: ressonância magnética; TC: tomografia computadorizada; tPA: ativador de plasminogênio tecidual.
Fonte: adaptado de Australian Childhood Stroke Advisory Committee (2017).

REFERÊNCIAS BIBLIOGRÁFICAS

1. Jordan LC. Thrombolytics for acute stroke in children: eligibility, practice variability, and pediatric stroke centers. Dev Med Child Neurol. 2015;57(2):115-6.
2. Ichord RN, Bastian R, Abraham L, Askalan R, Benedict S, Bernard TJ, et al. Interrated reliability of the Pediatric National Institutes of Health Stroke Scale (PedNIHSS) in a multicenter study. Stroke. 2011;42:613-7.
3. Nanda SK, Javalakshimi S, Mohandas S. Pediatric ischemic stroke due to dengue vasculitis. Pediatr Neurol. 2014;51(4):570-2.
4. Kumar R, Lisa RS, Rodriguez V, Sankar A, Sharma M, Meoded A, et al. Hemostatic and thrombotic considerations in the diagnosis and management of childhood arterial ischemic stroke: a narrative review. Semin Pediatr Neurol. 2022;101003.
5. Royal College of Paediatrics and Child Health (RCPCH). Stroke in childhood – clinical guideline for diagnosis, management and rehabilitation. RCPCH. Royal College of Pediatrics and Child Health. 2017. Disponível em: https://www.rcpch.ac.uk/resources/strokechildhood-

-clinical-guideline-diagnosis-management-rehabilitation. Acesso em: 20 fev. 2024.
6. Medley TL, Miteff C, Andrews I, Ware T, Cheung M, Monagle P, et al. Australian Clinical Consensus guideline: the diagnosis and acute management of childhood stroke. Int J Stroke. 2019;14:94-106.
7. Ndondo AP, Hammond CK. Management of pediatric stroke: challenges and perspectives from resource-limited settings. Semin Pediatr Neurol. 2022;44:100996.
8. Poisson SN, Schardt TQ, Dingman A, Bernard TJ. Etiology and treatment of arterial ischemic stroke in children and young adults. Curr Treat Options Neurol. 2014;16(10):315.
9. Alshekhlee A, Geller T, Mehta S, Storkan M, Al Khalili Y, Cruz-Flores S. Thrombolysis for children with acute ischemic stroke: a perspective from the kids' inpatient database. Pediatr Neurol. 2013;49(5):313-8.
10. Pappachan J, Kirkham FJ. Cerebrovascular disease and stroke. Arch Dis Child. 2008;93:890-8.
11. Lobo CLC, Cançado RD, Leite ACCB, Anjos ACM, Pinto ACS, Matta APC. Brazilian guidelines for transcranial Doppler in children and adolescents with sickle cell disease. Rev Bras Hematol Hemoter. 2011;33(1):43-8.
12. Dorie A, Guindo A, Saro YS, Touré BA, Fané B, Dembelé AK, Diallo DA. Screening of cerebral vasculopathy in sickle cell anemia children using transcranial Doppler. Arch Pediatr. 2015;22(3):260-6.
13. Ferrero DM, Fullerton HJ, Bernard TJ, Billinghurst L, Daniels SR, DeBaun MR, et al. American Heart Association Stroke Council and Council on Cardiovascular and Stroke Nursing. Managemente of stroke in neonates and children. Stroke 2019;50:e51-96.
14. Plaisier A, Raets MM, Ecury-Goossen GM, Govaert P, Feijen-Roon M, Reiss IK, et al. Serial cranial ultrasonography or early MRI for detecting preterm brain injury? Arch Dis Child Fetal Neonatal Ed. 2015 Jan 30. pii: fetalneonatal-2014-306129. doi:10.1136/archdischild-2014-306129.
15. Rafay MF, Armstrong D, Dirks P, MacGregor DL, deVeber G. Patterns of cerebral ischemia in children with moyamoya. Pediatr Neurol. 2015 Jan;52(1):65-72.
16. Mar S, Kelly JE, Isbell S, Aung WY, Lenox J, Prensky A. Prevalence of white matter lesions and stroke in children with migraine. Neurology. 2013;81(16):1387-91.
17. Madden NA, Jones GL, Kalpatthi R, Woods G. Practice patterns of stroke screening and hydroxyurea use in children with sickle cell disease: a survey of health care providers. J Pediatr Hematol Oncol. 2014;36(6):e382-6.
18. Ichord RN, Benedict SL, Chan AK, Kirkham FJ, Nowak-Göttl U; International Paediatric Stroke Study Group. Paediatric cerebral sinovenous thrombosis: findings of the International paediatric stroke study. Arch Dis Child. 2015;100(2):174-9.
19. Fasano RM, Meier ER, Hulbert ML. Cerebral vasculopathy in children with sickle cell anemia. Blood Cells Mol Dis. 2015;54(1):17-25.
20. Fox CK, Sidney S, Fullerton HJ. Community-based case-control study of childhood stroke risk associated with congenital heart disease. Stroke. 2015;46(2):336-40.
21. Mallick AA, Ganesan V, Kirkham FJ, Fallon P, Hedderly T, McShane T. Diagnostic delays in paediatric stroke. J Neurol Neurosurg Psychiatry. 2014. pii: jnnp-2014-309188.
22. Kirton A, deVeber G. Paediatric stroke: pressing issues and promising directions. Lancet Neurol. 2015;14(1):92-102.
23. Hamilton W, Huang H, Seiber E, Lo W. Cost and outcome in pediatric ischemic stroke. J Child Neurol. 2015. pii: 0883073815570673.
24. Monagle P, Chan AK, Goldenberg NA, Ichord RN, Journeycake JM, Nowak-Göttl U, et al. Antithrombotic therapy in neonates and children: Antithrombotic Therapy and Prevention of Thrombosis, 9th ed: American College of Chest Physicians Evidence Based Clinical Practice Guidelines. Chest. 2012;141(2 Suppl):e737S-801S.
25. Gabis LV, Yangala R, Lenn NJ. Time lag to diagnosis of stroke in children. Pediatrics. 2002;109:116-23.
26. Bernard TJ, Goldenberg NA. Pediatric arterial ischemic stroke. Pediatr Clin N Am. 2008;55:323-38.
27. Molofsky WJ. Managing stroke in children. Pediatr Ann. 2006;35(5):379-84.
28. Kittner SJ, Adams RJ. Stroke in children and young adults. Curr Opin Neurol. 1996;9:53-6.
29. Roach SE, Faha C, Golomb MR, Adams R, Biller J, Daniels S et al. Management of stroke in infants and children. Stroke. 2008;39:2644-91.
30. Lanthier S, Carmant L, David M, Larbrisseau A, de Veber G. Stroke in children: the coexistence of multiple risk factors predicts poor outcome. Neurology. 2000;54:371-8.
31. Fullerton HJ, Chetkovich MD, Wu YW, Smith WS, Johnston SC. Deaths from stroke in US children, 1979 to 1998. Neurology. 2002;59:34-9.
32. Ganesan V, Prengler M, Wade A, Kirkham FJ. Clinical and radiological recurrence after childhood arterial ischemic stroke. Circulation. 2006;114(20):2170-7.
33. Laugesaar R, Kolk A, Tomberg T, Metsvaht T, Lintrop M, Varendi H, Talvik T. Acutely and retrospectively diagnosed perinatal stroke: a population-based study. Stroke. 2007;38:2234-40.
34. de Veber G. Stroke and the child's brain: an overview of epidemiology, syndromes and risk factors. Curr Opin Neurol. 2002;15:133-8.
35. Nelson KB, Lynch JK. Stroke in newborn infants. Lancet Neurol. 2004;3:150-8.
36. Golomb MR, Garg BP, Carvalho KS, Johnson CS, Williams LS. Perinatal stroke and the risk of developing childhood epilepsy. J Pediatr. 2007;151(4):409-13.
37. Wu LA, Malouf JF, Dearani JA, Hagler DJ, Reeder GS, Petty G, et al. Patent foramen ovale in cryptogenic stroke: current understanding and management options. Arch Intern Med. 2004;164(22):2502.
38. du Plessis AJ. Mechanisms of brain injury during cardiac infant surgery. Semin Pediatr Neurol. 1999;6(1):32-7.
39. Chan AK, de Veber G, Gruenwald C, Yager J, Massicotte MP. Cardiopulmonary bypass and arterial ischemic stroke in infants and children. Prog Pediatr Cardiol. 2005;21:117-21.
40. Hayashida M, Kin T, Tomioka R, Orii H, Sekiyama H, Usui H, et al. Cerebral ischaemia during cardiac surgery in children detected by combined monitoring of BIS and near-infrared spectroscopy. Br J Anaesth. 2004;92:662-9.
41. Chow G, Koirala B, Armstrong D, McCrindle B, Bohn D, Edgell D, et al. Predictors of mortality and neurological morbidity in children undergoing extracorporeal life support for cardiac disease. Eur J Cardiothorac Surg. 2004;26(1):38-43.
42. Miller SP, McQuillen PS, Vigneron D, Glidden DV, Barkovich J, Ferriero DM, et al. Preoperative brain injury in newborns with transposition of the great arteries. Ann Thorac Surg. 2004;77:1698-706.
43. Venkatesan C, Wainwright MS. Pediatric endocarditis and stroke: a single-center retrospective review of seven cases. Pediatr Neurol. 2008;38:243-7.
44. Earley CJ, Kittner SJ, Feeser BR, Gardner J, Epstein A, Wozniak MA, et al. Stroke in children and sickle-cell disease: Baltimore-Washington Cooperative Young Stroke Study. Neurology. 1998;51:169-76.
45. Adams RJ. Stroke prevention and treatment in sickle cell disease. Arch Neurol. 2001;58:565-8.
46. Moser FG, Miller ST, Bello JA, Pegelow CH, Zimmerman RA, Wang WC, et al. The spectrum of brain MR abnormalities in sickle-cell disease: a report from the Cooperative study of sickle-cell disease. Am J Neuroradiol. 1996;17(5):965-72.
47. Gerald B, Sebes JI, Langston JW. Cerebral infarction secondary to sickle cell disease: arteriographic findings. Am J Radiol. 1980;134:1209-12.
48. Suzuki J, Takaku A. Cerebrovascular moyamoya disease: disease showing abnormal net-like vessels in the base of the brain. Arch Neurol. 1969;20:288-99.
49. Pegelow CH, Adams RJ, McKie V, Abboud M, Berman B, Miller ST, et al. Risk of recurrent stroke in patients with sickle-cell disease treated with erythrocyte transfusions. J Pediatr. 1995;126:896-9.
50. Scothorn DJ, Price C, Schwartz D, Terrill C, Buchanan GR, Shurney W, et al. Risk of recurrent stroke in children with sickle-cell disease receiving blood transfusion therapy for at least five years after initial stroke. J Pediatr. 2002;140(3):348-54.
51. Sebire G, Fullerton H, Riou E, de Veber G. Toward the definition of cerebral arteriopathies of childhood. Curr Opin Pediatr. 2004;16(6):617-22.
52. Dobson SR, Holden KR, Nietert PJ, Cure JK, Laver JH, Disco D, et al. Moyamoya syndrome in childhood sickle cell disease: a predictive factor for recurrent cerebrovascular events. Blood. 2002;99:3144-50.
53. Carlin TM, Chanmugam A. Stroke in children. Emerg Med Clin N Am. 2002;20:671-85.
54. Grabowski EF, Buonanno FS, Krishnamoorthy K. Prothrombotic risk factors in the evaluation and management of perinatal stroke. Semin Perinatol. 2007;31:243-9.

55. Carvalho KS, Garg BP. Arterial strokes in children. Neurol Clin N Am. 2002;20:1079-100.
56. Haywood S, Liesner R, Pindora S, Ganesan V. Thrombophilia and first arterial ischaeamic stroke: a systematic review. Arch Dis Child. 2005;90:402-5.
57. Jordan LC, Hillis AE. Hemorrhagic stroke in children. Pediatr Neurol. 2007;35:73-80.
58. Butros LJ, Bussel JB. Intracranial hemorrhage in immune thrombocytopenic purpura. Arch Dis Child. 1994;71:251-3.
59. Meyer-Heim AD, Boltshauser E. Spontaneous intracranial haemorrhage in children: aetiology, presentation and outcome. Brain Dev. 2003;25:416-21.
60. Jordan LC. Stroke in Childhood. Neurologist. 2006;12:94-102.
61. Lynch JK, Hirtz DG, de Veber G, Nelson KB. Report of the national institute of neurological disorders and stroke workshop on perinatal and childhood stroke. Pediatrics. 2002;109:116-23.
62. de Veber G. Stroke and the child's brain: an overview of epidemiology, syndromes and risk factors. Curr Opin Neurol. 2002;15:133-8.
63. de Veber G, Andrew M and the Canadian Pediatric Ischemic Stroke Study Group. Cerebral sinovenous thrombosis in children. N Engl J Med. 2001;345:417-23.
64. Kirkham FJ, Prengler M, Hewes DKM, Ganesan V. Risk factors for arterial ischemic stroke in children. J Child Neurol. 2000;15:299-307.
65. Mergenthaler P, Dirnagl U, Meisel A. Pathophysiology of stroke: lessons from animal models. Metab Brain Dis. 2004;19:151-67.
66. Härtel C, Schilling S, Sperner J, Thyen U. The clinical outcomes of neonatal and childhood stroke: review of the literature and implications for future research. Eur J Neurol. 2004;11:431-8.
67. Kirton A, de Veber G. Cerebral palsy secondary to perinatal ischemic stroke. Clin Perinatol. 2006;33:367-86.
68. Golomb MR, MacGregor DL, Domi T, Armstrong DC, McCrindle BW, Mayank S, et al. Presumed pre or perinatal arterial ischemic stroke: risk factors and outcomes. Ann Neurol. 2001;50(2):163-8.
69. Shi K, Wang J, Li J, Jiang L, Mix E, Fang F, et al. arterial ischemic stroke: experience in Chinese children. Pediatr Neurol. 2008;38(3):186-90.
70. Rotta NT, Silva AR, Silva FLF, Ohlweiler L, Belarmino Jr E, Fonteles VR. Cerebrovascular disease in pediatric patients. Arq Neuropsiquiatr. 2002;60(4):959-63.
71. Zimmer JA, Garg BP, Williams LS, Golomb MR. Age-related variation in presenting signs of childhood arterial ischemic stroke. Pediatr Neurol. 2007;37:171-5.
72. Hirano M, Pavlakis SG. Mitochondrial myopathy, encephalopathy, lactic acidosis, and stroke-like episodes (MELAS): current concepts. J Child Neurol. 1994;9:4-13.
73. Adams RJ, McKie VC, Carl EM, Nichols FT, Perry R, Brock K, et al. Long-term stroke risk in children with sickle cell disease screened with transcranial Doppler. Ann Neurol. 1997;42(5):699-704.
74. Deane CR, Goss D, O'Driscoll S, Mellor S, Pohl KRE, Dick MC, et al. Transcranial Doppler scanning and the assessment of stroke risk in children with HbSC (corrected) disease. Arch Dis Child. 2008;93(2):138-41.
75. Steen RG, Emudianughe T, Hankins GM, Wynn LW, Wang WC, Xiong X, et al. Brain imaging findings in pediatric patients with sickle cell disease. Radiology. 2003;228(1):216-25.
76. Hutchison JS, Ichord R, Guerguerian AM, de Veber G. Cerebrovascular disorders. Semin Pediatr Neurol. 2004;11(2):139-46.
77. Kirkham FJ. Stroke in childhood. Arch Dis Child. 1999;81:85-9.
78. Gadian DG, Calamante F, Kirkham FJ, Bynevelt M, Johnson CL, Porter DA, et al. Diffusion and perfusion magnetic resonance imaging in childhood stroke. J Child Neurol. 2000;15:279-83.
79. Lechat P, Mas JL, Lascault G, Loron P, Theard M, Klimczac M, et al. Prevalence of patent foramen ovale in patients with stroke. N Engl J Med. 1988;318(18):1148-52.
80. de Veber G. In pursuit of evidence-based treatments for paediatric stroke: the UK and Chest guidelines. Lancet Neurol. 2005;4:432-6.
81. Paediatric Stroke Working Group. Stroke in childhood: clinical guidelines for diagnosis, management and rehabilitation. 2004. Disponível em: http://www.rcplondon.ac.uk/pubs/books/childstroke. Acesso em: 20 fev. 2024.
82. Platt OS. Prevention and management of stroke in sickle cell anemia. Hematology Am Soc Hematol Educ Program. 2006:54-7.
83. Adams RJ, McKie VC, Hsu L, Files B, Vichinsky E, Pegelow C. Prevention of a first stroke by transfusions in children with sickle cell anemia and abnormal results on transcranial Doppler ultrasonography. N Eng J Med. 1988;239(1):5-11.
84. Burak CR, Bowen MD, Barron TF. The use of enoxaparin in children with acute, nonhemorrhagic ischemic stroke. Pediatr Neurol. 2003;29:295-8.
85. Monagle P, Chan A, Massicote P, Chalmers E, Michelson AD. Antithrombotic therapy in children: the Seventh ACCP Conference on Antithrombotic and Thrombolytic Therapy. Chest. 2004;126(3 Suppl):645S-87S.
86. Sträter R, Kurnik K, Heller C, Schobess R, Luigs P, Nowak-Göttl U. Aspirin versus low-dose low-molecular-weight heparin: antithrombotic therapy in pediatric ischemic stroke patients: a prospective follow-up study. Stroke. 2001;32:2554-8.
87. Kirton A, de Veber G. Therapeutic approaches and advances in pediatric stroke. Neurorx. 2006;3(2)133-42.
88. Kirton A, Wong JH, Mah J, Ross BC, Kennedy J, Bell K, et al. Successful endovascular therapy for acute basilar thrombosis in an adolescent. Pediatrics. 2003;112:248-51.
89. Worley G. Pediatric stroke. Air Med J. 2006;25(2):59-65.
90. Carlson MD, Leber S, Deveikis J, Silverstein FS. Successful use of rt-PA in pediatric stroke. Neurology. 2001;57(1):157-8.
91. Cannon BC, Kertesz NJ, Friedman RA, Fenrich AL. Use of tissue plasminogen activator in a stroke after cardiofrequency ablation of a left-sided accessory pathway. J Cardiovasc Eletrophysiol. 2001;12:723-5.
92. Australian Childhood Stroke Advisory Committee. The diagnosis and acute management of childhood stroke. 2017. Disponível em: https://informme.org.au/media/typfmgso/damcs-cg2017_web_final.pdf. Acesso em: 27 maio 2024.

SEÇÃO 32

OFTALMOLOGIA

COORDENADOR

Fábio Ejzenbaum
Doutor em Medicina (Oftalmologia) pela Universidade Federal de São Paulo (Unifesp). Professor Assistente do Departamento de Oftalmologia da Santa Casa de Misericórdia de São Paulo (SCMSP). Chefe do Setor de Neuroftalmologia e Médico Assistente da Seção de Estrabismo da SCMSP. Presidente da Sociedade Brasileira de Oftalmologia Pediátrica (SBOP).

AUTORES

Alexandre Achille Grandinetti
Mestre e Doutor em Cirurgia pela Universidade Federal do Paraná (UFPR). Preceptor do Setor de Retina do Hospital de Olhos do Paraná.

Ana Carolina Vieira
Professora Adjunta de Oftalmologia da Universidade Federal Fluminense (UFF). Doutora em Oftalmologia e Ciências Visuais pela Unifesp/Universidade da Califórnia, Davis. Especialista em Córnea e Doenças Externas pela Unifesp.

Ana Paula Silverio Rodrigues
Pós-graduação pelo Departamento de Oftalmologia e Ciências Visuais da Unifesp. Chefe do Setor de Catarata Congênita do Departamento de Oftalmologia e Ciências Visuais da Unifesp.

Andrea Zin
Doutora em Saúde da Mulher, da Criança e do Adolescente. Pesquisadora do Instituto Nacional de Saúde da Mulher, da Criança e do Adolescente Fernandes Figueira da Fundação Oswaldo Cruz (IFF-Fiocruz).

Bruno L. B. Esporcatte
Doutor em Ciências (Fisiologia) pela Universidade Federal do Rio de Janeiro (UFRJ) e em Oftalmologia e Ciências Visuais pela Unifesp.

Christiane Rolim-de-Moura
Mestre em Oftalmologia, Doutora em Ciências e Pós-doutora em Oftalmologia e Ciências Visuais pela Unifesp. Pós-doutoranda no Laboratório da Visão do Instituto de Psicologia da Universidade de São Paulo (IPUSP).

Célia Regina Nakanami
Mestre e Doutora pela Unifesp. Chefe do Setor de Oftalmologia Pediátrica do Departamento de Oftalmologia da Unifesp.

Claudia Saad Magalhães
Professora Titular de Pediatria e Responsável pela Disciplina e Unidade Assistencial de Reumatologia Pediátrica da Faculdade de Medicina de Botucatu da Universidade Estadual Paulista "Júlio de Mesquita Filho" (FMB-Unesp).

Eitan Berezin
Professor Titular do Departamento de Pediatria da Faculdade de Ciências Médicas da Santa Casa de São Paulo (FCMSCSP). Chefe do Setor de Infectologia Pediátrica da Irmandade Santa Casa de Misericórdia de São Paulo (ISCMSP).

Emerson Fernandes de Sousa e Castro
Doutor em Medicina pela USP. Ex-coordenador do Pronto-socorro de Oftalmologia do Hospital das Clínicas da Faculdade de Medicina da Universidade de São Paulo (HCFMUSP).

Fábio Ejzenbaum
Doutor em Medicina (Oftalmologia) pela Unifesp. Professor Assistente do Departamento de Oftalmologia da SCMSP. Chefe do Setor de Neuroftalmologia e Médico Assistente da Seção de Estrabismo da SCMSP. Presidente da SBOP.

José Vital Filho
Professor Assistente da FCMSCSP. Chefe do Setor de Oculoplástica da SCMSP.

Júlia Dutra Rossetto
Mestre e Doutora em Oftalmologia e Ciências Visuais pela Escola Paulista de Medicina (EPM) da Unifesp. *Research Fellowship* em Oftalmologia Pediátrica e Estrabismo no Bascom Palmer Eye Institute, Estados Unidos. Médica Oftalmologista do Instituto de Puericultura e Pediatria Martagão Gesteira (IPPMG) da UFRJ.

Luciana Negrão Almeida Morais
Professor Adjunto II da Disciplina de Oftalmologia da Universidade Federal do Pará (UFPA). Doutora pelo Curso de Ciências Aplicadas à Cirurgia e Oftalmologia da Universidade Federal de Minas Gerais (UFMG).

Luis Carlos Ferreira de Sá
Doutor em Oftalmologista pela Faculdade de Medicina da Universidade de São Paulo (FMUSP). Médico Oftalmologista do Instituto da Criança do Hospital das Clínicas da FMUSP (ICr-HC-FMUSP).

Luisa Moreira Hopker
Doutora em Oftalmologia e Ciências Visuais pela Unifesp. Preceptora da Especialização em Oftalmologia do Hospital de Olhos do Paraná.

Marcia Beatriz Tartarella
Mestre e Doutora em Medicina (Oftalmologia) pela Unifesp.

Márcia Keiko Uyeno Tabuse
Mestre em Oftalmologia pela Unifesp. Doutora em Oftalmologia e Ciências Visuais pela Unifesp. *Fellowship* em Oftalmopediatria na University of Southern California, Estados Unidos. Assistente no Setor de Estrabismo da Unifesp.

Maria Auxiliadora Monteiro Frazão
Doutora em Oftalmologia pela USP. MBA em Gestão pela Unifesp. Chefe de Clínica Adjunta pela SCMSP.

Maria Fernanda Abalem
Oftalmologista. Especialista em Retina, Uveíte e Genética Ocular. Professora Assistente Adjunta do Kellogg Eye Center, University of Michigan, Estados Unidos. Médica Assistente do HCFMUSP.

Nilva Moraes
Mestre e Doutora em Oftalmologia pela EPM-Unifesp. Professora Afiliada do Departamento de Oftalmologia da EPM-Unifesp.

Ricardo Mörschbächer
Coordenador de Ensino do Hospital Banco de Olhos de Porto Alegre. Professor Adjunto de Oftalmologia da Universidade Federal de Ciências da Saúde de Porto Alegre (UFCSPA).

Ricardo T. Kanecadan
Chefe da Seção de Vias Lacrimais do Departamento de Oftalmologia da SCMSP e Oculoplástica do Banco de Olhos de Sorocaba (BOS).

Rosa Maria Graziano
Oftalmopediatra. Especialista em Retina Clínica e Cirúrgica pela USP. Doutora em Oftalmologia pela FMUSP. Médica Assistente Aposentada da Clínica Oftalmológica do HCFMUSP.

Sergio Felberg
Doutor em Oftalmologia e Ciências Visuais pela Unifesp. Chefe do Setor de Córnea do Departamento de Oftalmologia da SCMSP. Preceptor do Setor de Córnea no Departamento de Oftalmologia do Hospital do Servidor Público Estadual de São Paulo (IAMSPE).

Simone Haber-Bison
Mestre e Doutora. Chefe do Setor de Vias Lacrimais do Departamento de Oftalmologia da Unifesp.

CAPÍTULO 1

QUEIXAS OFTALMOLÓGICAS COMUNS NO CONSULTÓRIO PEDIÁTRICO

Fábio Ejzenbaum
Luis Carlos Ferreira de Sá

AO FINAL DA LEITURA DESTE CAPÍTULO, O PEDIATRA DEVE ESTAR APTO A:

- Reconhecer os principais sinais/sintomas oftalmológicos para realizar uma triagem inicial.
- Entender quais casos deve encaminhar ao oftalmologista para exame mais específico.

O pediatra é o principal profissional médico responsável pela saúde geral da criança. Frequentemente os pais procuram inicialmente o pediatra quando existe uma queixa ou suspeita de algum problema relacionado com a visão, olhos e anexos/pálpebras. É importante que o pediatra esteja apto para realizar uma triagem inicial e dessa forma poder melhor orientar a família e encaminhar para o especialista/oftalmologista, se necessário. Com esse objetivo, pode-se dividir didaticamente as queixas e problemas mais comuns relacionados à visão, olhos e anexos, nos seguintes grupos:

1. Lacrimejamento.
2. Estrabismo e motilidade ocular.
3. Olho vermelho.
4. Baixa visual.
5. Alterações palpebrais.
6. Trauma.

LACRIMEJAMENTO (VER CAPÍTULO 7 DESTA SEÇÃO)

O lacrimejamento é uma das principais queixas oftalmológicas no primeiro ano de vida. O sistema de drenagem da lágrima para o nariz se desenvolve durante a vida intrauterina, mas em 6-12% dos lactentes esse sistema ainda não está totalmente pérvio, o que provoca lacrimejamento e secreção ocular.

Frequentemente, o lacrimejamento pode ser confundido com conjuntivite, mas uma diferença importante entre a obstrução do canal lacrimal e a conjuntivite é o olho branco, calmo, sem sinais inflamatórios nos casos de obstrução, além do fato de ser na maior parte das vezes unilateral e presente sempre no mesmo olho. Geralmente, o tratamento é conservador. A maioria dos casos tem resolução espontânea, e massagens/compressão do saco lacrimal podem contribuir para sua resolução. Alguns casos necessitam de tratamento cirúrgico, geralmente após 1 ano de vida.

ESTRABISMO E MOTILIDADE OCULAR (VER CAPÍTULO 4 DESTA SEÇÃO)

Nos primeiros 2 meses de vida a criança ainda não desenvolveu o reflexo de fixação, e é normal nesse período apresentar estrabismos transitórios, mais divergentes do que convergentes, de forma intermitente e que são considerados fisiológicos. A partir do 3º ou 4º mês de vida, os olhos devem estar alinhados e qualquer estrabismo deve ser considerado patológico.

O estrabismo pode ser idiopático, sem uma causa definida, mas pode ser secundário a malformações (catarata congênita, hipoplasia do nervo óptico, colobomas), infecções congênitas (toxoplasmose, citomegalovirose, sífilis, zika, herpes) e até mesmo a tumores intraoculares, principalmente o retinoblastoma. Dessa forma, qualquer estrabismo após o 3º ou 4º mês de vida deve ser considerado patológico e a criança deve ser encaminhada para uma avaliação especializada.

Nistagmo (tremor dos olhos) e limitação da movimentação dos olhos também podem ser observados nos primeiros meses de vida e merecem avaliação especializada porque podem estar associados a alterações oculares e/ou sistêmicas.

OLHO VERMELHO

Olho vermelho é outra causa importante de queixa ocular na infância. O diagnóstico diferencial do olho vermelho inclui as conjuntivites, episclerites/esclerites, uveítes, glaucoma e trauma.

Conjuntivites (ver Capítulo 9 desta seção)

É o principal diagnóstico de olho vermelho. As conjuntivites geralmente estão associadas a graus variados de olho vermelho/hiperemia conjuntival, secreção ocular e edema palpebral, podendo ainda ser unilaterais ou bilaterais. Em relação à etiologia, as conjuntivites podem ser infecciosas (virais e bacterianas), alérgicas e químicas/tóxicas.

Nas conjuntivites infecciosas, a conjuntivite bacteriana geralmente é bilateral, mais simétrica e tem secreção do tipo purulenta e mais abundante. As conjuntivites virais muitas vezes estão associados a sintomas gripais ou de infecções das vias aéreas superiores (IVAS). Em muitos casos, a conjuntivite viral pode ser unilateral ou bilateral assimétrica, a secreção é mais aquosa, em menor quantidade e principalmente ao acordar. Nas conjuntivites virais, o edema palpebral e o edema da conjuntiva ("quemose") são mais acentuados, em relação às conjuntivites bacterianas.

A conjuntivite alérgica também é um diagnóstico diferencial importante de olho vermelho. Geralmente bilateral, com pouca secreção e graus variados de quemose e edema palpebral, o início é mais tardio, raramente antes de 4-5 anos. Uma característica importante da conjuntivite alérgica é a associação com prurido importante. Essas crianças com alergia são "coçadoras" crônicas dos olhos. Toda criança com queixa de prurido, principalmente após 4-5 anos, deve ser investigada com relação a alergia e que muitas vezes pode estar associada com outras manifestações alérgicas, como rinite, dermatite atópica e asma. O prurido ocular frequente pode estar associado com o desenvolvimento de ceratocone, e essas crianças precisam ser monitorizadas e geralmente tratadas por uma equipe multidisciplinar com pediatra, alergista e oftalmologista.

A conjuntivite química/tóxica mais conhecida é aquela que ocorre no período neonatal, após a instilação do colírio de nitrato de prata a 1%, usado na profilaxia da conjuntivite gonocócica e que geralmente é autolimitada. Produtos de higiene (xampu, sabonete, cremes), medicamentos e produtos de limpeza também podem provocar queimaduras químicas (ver adiante), com acometimento da conjuntiva. As crianças que frequentam piscinas e praias costumam abrir os olhos na água, gerando uma conjuntivite que pode ser causada pelo cloro e outros produtos usados na manutenção das piscinas ou mesmo pelo sal, gerando uma hiperemia/conjuntivite tóxica. O sol presente nessas situações atua como um coadjuvante, em função do efeito da radiação ultravioleta, agravando os efeitos químicos na superfície ocular. Uso de óculos de proteção para natação, óculos escuros com filtro ultravioleta e colírios lubrificantes podem ser usados na prevenção e no tratamento das conjuntivites tóxicas.

Episclerites e esclerite (ver Capítulo 11 desta seção)

As episclerites e esclerites são inflamações da episclera e da esclera, que são camadas da parede do globo ocular, abaixo da conjuntiva. A hiperemia nesses casos não é na conjuntiva, mas mais profunda, e há dor associada, principalmente nos casos de esclerite. Geralmente é unilateral, não existe secreção e a hiperemia é mais localizada nos casos de episclerite e um pouco mais difusa nas esclerites. A etiologia pode ser autoimune, infecciosa, medicamentosa, ou idiopática. O tratamento consiste desde lágrimas artificiais, anti-inflamatórios não hormonais, corticosteroide e até imunossupressores nos casos mais graves.

Uveíte (ver Capítulo 11 desta seção)

A úvea é formada pela íris, corpo ciliar e coroide. Anatomicamente pode-se dividir as uveítes em anterior, posterior, intermediária e panuveíte. A uveíte anterior ocorre quando a inflamação está presente na câmara anterior e afeta a íris e/ou corpo ciliar (irítes e iridociclites). Na criança, a causa mais comum de uveíte anterior é aquela associada a artrite reumatoide juvenil (ARJ). Diferente de todas as outras uveítes, na ARJ, a inflamação pode ser bastante severa, mas sem sinais de olho vermelho, por isso toda criança com ARJ deve ser avaliada por um especialista.

As uveítes posteriores mais comuns na criança são as relacionadas com processos infecciosos como toxoplasmose, herpes, rubéola, citomegalovírus, zika, toxocariase e tuberculose, entre outros. Outras causas de uveíte posterior são as doenças autoimunes. As uveítes intermediárias são aquelas cujo local principal de inflamação é o corpo ciliar e podem estar associadas com sarcoidose, processos infecciosos e autoimunes. Em alguns casos, o processo inflamatório afeta toda a úvea e podem ser classificado como uma panuveíte.

Glaucoma (ver Capítulo 10 desta seção)

O glaucoma na criança pode ser congênito, e nesses casos a córnea apresenta geralmente o diâmetro aumentado, com diminuição da transparência, resultando em um aspecto de buftalmo ("olho de boi"). É comum associação com olho vermelho e lacrimejamento. O glaucoma adquirido posteriormente é raro na infância e na adolescência, exceto em casos de catarata congênita, quando pode aparecer mais tardiamente, após o tratamento cirúrgico da catarata.

Trauma (ver Capítulo 13 desta seção)

Qualquer trauma ocular pode estar associado a olhos vermelho.

BAIXA VISUAL

A criança ao nascimento tem visão muito baixa, que se desenvolve rapidamente nos primeiros 6 meses de vida e atingindo o potencial próximo da visão do adulto ao redor de 2 anos. Para que a visão se desenvolva de forma normal, é necessário que os olhos sejam saudáveis, estejam alinhados (sem estrabismo) e que as imagens geradas em cada olho estejam bem focadas e sejam semelhantes. Não pode haver desfocamento significativo das imagens ou diferença de grau importante entre os dois olhos, ou ainda assimetria de estimulação por outras causas como assimetria de erros

refrativos, catarata, ptose palpebral, além da parte cerebral relacionada com a visão, que precisa estar normal.

Quando a causa da baixa visual é congênita, bilateral e está localizada na via óptica anterior (olho, nervo óptico, pré-quiasma), a criança desenvolve nistagmo (tremor dos olhos), associado à baixa visual. Alguns sinais, como ausência de fixação e ausência de sorriso social, podem significar que a visão da criança é baixa e que ela deve ser encaminhada para avaliação especializada. Quando a baixa visual é unilateral e não há outros sinais associados, como estrabismo, a criança tem um comportamento visual normal, porque o "olho bom" compensa o olho "ruim". Exames periódicos durante a primeira década de vida são importantes para diagnosticar, tratar e garantir que o desenvolvimento visual ocorra da melhor forma possível.

Durante a primeira e a segunda décadas de vida, podem aparecer também os erros refrativos, como hipermetropia, miopia e astigmatismo e que podem necessitar de correção óptica. Atualmente o excesso de atividades de perto devido ao uso de *tablets,* celulares e computadores pode estar associado ao desenvolvimento e à progressão da miopia. Limitar o uso indiscriminado desses dispositivos e estimular atividades ao ar livre são atitudes importantes para a prevenção da miopia e de sua progressão.

ALTERAÇÕES PALPEBRAIS (VER CAPÍTULO 8.1 DESTA SEÇÃO)

As pálpebras podem ser motivo de queixa oftalmológica desde os primeiros meses de vida. Muitas vezes existe uma assimetria congênita entre as fendas palpebrais em função de uma pálpebra abrir menos do que a outra, o que é chamado de ptose palpebral. Se a abertura do lado mais fechado é suficiente para deixar o eixo visual livre, o tratamento é conservador e uma cirurgia poderá ser realizada mais tardiamente com fins estéticos. Se a abertura da fenda palpebral é muito pequena e não permite uma estimulação visual adequada, pode ser necessária uma cirurgia mais precoce para permitir que o eixo visual fique livre e não atrapalhe o desenvolvimento visual. Crianças com assimetria de fenda palpebral/ptose têm uma chance maior de apresentar estrabismo/ambliopia.

Os processos inflamatórios das pálpebras que incluem os hordéolos ("tersóis"), calázios e blefarites são uma das principais causas de queixa oftalmológica tanto para os pediatras como para os oftalmologistas. Frequentemente associados a dermatite seborreica da borda palpebral, essas inflamações das glândulas localizadas próxima à borda palpebral se caracterizam por dor, edema e hiperemia no local da inflamação. Em alguns casos há inflamação granulomatosa da glândula, formando um cisto chamado calázio. A maioria dos hordéolos e calázios evoluem bem, e calor local e o uso de colírio ou pomada de corticoide/antibiótico por um curto período contribuem para a resolução dessas inflamações.

Quando o calázio persistir, causando inflamações recorrentes ou astigmatismo, ou houver uma queixa estética importante, está indicado o tratamento cirúrgico. Higiene da borda palpebral e massagem são importantes para a prevenção de novas inflamações, principalmente quando existe uma dermatite seborreica da borda palpebral ("blefarite"), que é o principal fator de risco para o desenvolvimento desses hordéolos e calázios.

TRAUMA (VER CAPÍTULO 13 DESTA SEÇÃO)

O trauma ocular pode ocorrer em qualquer momento da vida da criança, desde a vida intrauterina, nos casos de lesão durante amniocentese, por ocasião do nascimento, principalmente nos casos de uso de fórcipe, durante a infância, adolescência até a idade adulta.

Os traumas são relativamente comuns na criança e felizmente na maioria das vezes não há comprometimento da visão. Apesar de a história clínica e a anamnese serem extremamente importantes, nos casos de trauma na infância nem sempre essas informações são confiáveis, já que muitas vezes a criança tem receio de relatar para os pais e responsáveis a situação real do trauma. Alguns sinais, como blefaroespasmo (a criança não abre os olhos), fotofobia (aversão à claridade), lacrimejamento, olho vermelho e alterações visuais, podem ser sinais de maior gravidade e a criança deverá ser encaminhada para avaliação. Os traumas podem ser divididos em trauma contuso, trauma perfurante, queimadura química e corpo estranho.

Trauma contuso

Os traumas contusos são os mais comuns, e podem ocorrer em diversas situações, associados com o uso de brinquedos, objetos domésticos, esportes ou relacionados com brincadeiras entre as crianças. Na maioria das vezes, apesar de a região palpebral ser mais acometida com edema e hematomas, os olhos normalmente são mais poupados em função da sua localização dentro da órbita, onde ficam mais protegidos pelas paredes ósseas, evitando assim o comprometimento do globo ocular e da visão propriamente dita. Alguns casos de trauma contuso podem estar associados com fratura da parede orbitária. A fratura da parede inferior é a mais comum, e restrição à elevação do globo ocular e enoftalmo (olho fica mais para dentro da órbita) são sinais sugestivos. Nos casos mais graves, pode haver um sangramento na câmara anterior do olho (hifema) ou na cavidade vítrea, e nessas situações é obrigatória a avaliação por um especialista.

Trauma perfurante

Menos frequentes que os traumas contusos, os acidentes com objetos/brinquedos pontudos podem provocar perfuração córneo/escleral com perda de conteúdo intraocular e levar a graus variados de perda visual e cegueira. Alguns sinais, como pupila desviada, diminuição da transparência corneana, sangue na câmara anterior (hifema), catarata e herniação de íris pela incisão, são indicativos de perfuração da córnea e/ou escleral. Diante da suspeita de um ferimento perfurante, o olho deve ser ocluído e encaminhado a um

serviço de urgência, sem nenhuma manipulação, para evitar piora do prognóstico visual.

Queimadura química

Diversos produtos, incluindo produtos de limpeza, cosméticos e medicamentos, podem atingir os olhos das crianças, causando graus variados de lesão na superfície dos olhos/pálpebras. Dependendo do agente, principalmente no caso dos álcalis, estes podem penetrar nas porções mais internas dos olhos e causar danos mais graves. Independentemente do agente, o procedimento inicial deve ser lavar intensamente com soro ou mesmo água potável ou da torneira (quando não houver soro fisiológico), no sentido de diluir e retirar o agente agressor. Só depois de lavar intensamente o olho afetado é que a criança deve ser encaminhada para um especialista para avaliação.

Corpo estranho

Grãos de areia, fragmentos de vegetais e brinquedos, entre outros, podem atingir os olhos e se fixar na córnea (corpo estranho de córnea – CEC), ou na superfície interna das pálpebras (corpo estranho de tarso – CET). As crianças geralmente apresentam dor na região ocular, blefaroespasmo (não conseguem manter os olhos abertos), lacrimejamento, fotofobia e hiperemia ocular.

Algumas vezes o corpo estranho não é visível, e é necessária a avaliação por um especialista com auxílio de magnificação como lâmpada de fenda e uso de colírio de fluoresceína para melhor localização e para verificar se existe lesão de córnea (ceratite) associada. Mais raramente, dependendo do trauma, o corpo estranho pode estar intraocular, o que agrava o prognóstico.

BIBLIOGRAFIA

1. Ejzenbaum F, Solé D, Silva LR, Hopker LM. Oftalmologia clínica para o pediatra. Barueri: Manole; 2020.

CAPÍTULO 2

A AVALIAÇÃO DO SISTEMA VISUAL PELO PEDIATRA

Júlia Dutra Rossetto
Márcia Keiko Uyeno Tabuse

AO FINAL DA LEITURA DESTE CAPÍTULO, O PEDIATRA DEVE ESTAR APTO A:

- Compreender a anatomia ocular básica e os marcos do desenvolvimento visual adequados para cada idade da criança.
- Conhecer os métodos e materiais necessários para a avaliação do sistema visual na criança pelo pediatra.
- Saber a periodicidade recomendada para avaliação visual pelo pediatra na puericultura.
- Reconhecer os sinais de alarme e necessidade de encaminhamento para oftalmologista.

ANATOMIA OCULAR E DESENVOLVIMENTO VISUAL

O pediatra que se familiariza com a anatomia ocular externa normal da criança é capaz de reconhecer a presença das suas principais anormalidades, assim como de observar a simetria entre os olhos e anexos.

A ectoscopia dos bebês e crianças pequenas é caracterizada pela presença de epicanto no canto interno dos olhos e pela ponte nasal alargada (Figura 1). As pálpebras apresentam simetria na altura e contorno, e os cílios estão bem posicionados, sem tocar a superfície anterior dos olhos. O sistema lacrimal encontra-se no canto interno dos olhos e desemboca no meato nasal inferior (Figura 2).

A anatomia ocular externa inclui a conjuntiva, tecido transparente que recobre a esclera (porção branca dos olhos), e a córnea, porção transparente dos olhos. Posterior à córnea tem-se a íris (porção colorida dos olhos), cujo orifício constitui a pupila (Figura 2). É importante perceber a transparência e brilho corneanos e a simetria da íris e pupila entre os olhos. Essa avaliação externa pode ser feita com boa iluminação natural ou com o uso de uma lanterna.

O desenvolvimento da visão dá-se desde o período intrauterino até por volta dos 7 anos de idade. É importante conhecer os marcos visuais para poder acompanhar a evolução da criança. A detecção precoce de atrasos ou comportamentos inadequados para a idade permite que eles sejam tratados e muitas vezes evita um prejuízo visual irreversível (Quadro 1).[1,2]

Marcos do desenvolvimento visual na infância:[1,3]

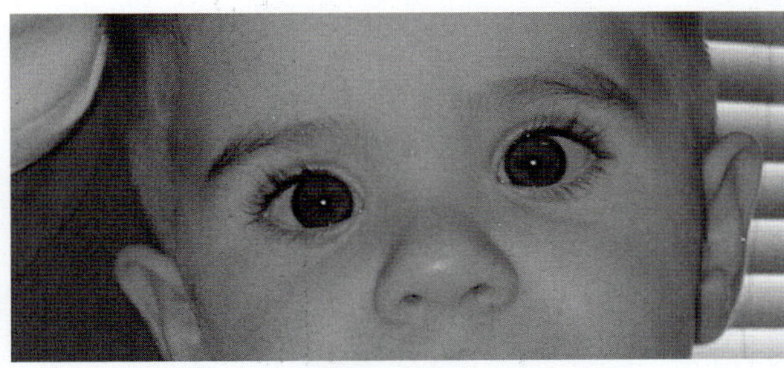

Figura 1 Ectoscopia de bebê saudável, com presença de ponte nasal alargada (aumento da distância entre os cantos internos dos olhos), epicanto nasal e reflexos corneanos centralizados em ambas as pupilas.

- Recém-nascidos: presença de percepção luminosa (o bebê fecha as pálpebras ao incidir uma luz em seus olhos).
- Um mês de vida: presença de fixação visual e movimento ocular horizontal (o bebê olha diretamente para um objeto apresentado próximo a ele e começa a acompanhá-lo horizontalmente).
- Dois meses de idade: desenvolvimento de movimentos oculares verticais.
- Três meses de idade: presença de movimentos de seguimento adequados; o bebê consistentemente fixa e segue os objetos apresentados a ele.

Nota: os movimentos dos olhos podem não ser coordenados até os 6 meses de idade, pois a visão binocular ainda não está completamente desenvolvida, principalmente nos bebês com atraso neuropsicomotor. Nesses casos, pode haver des-

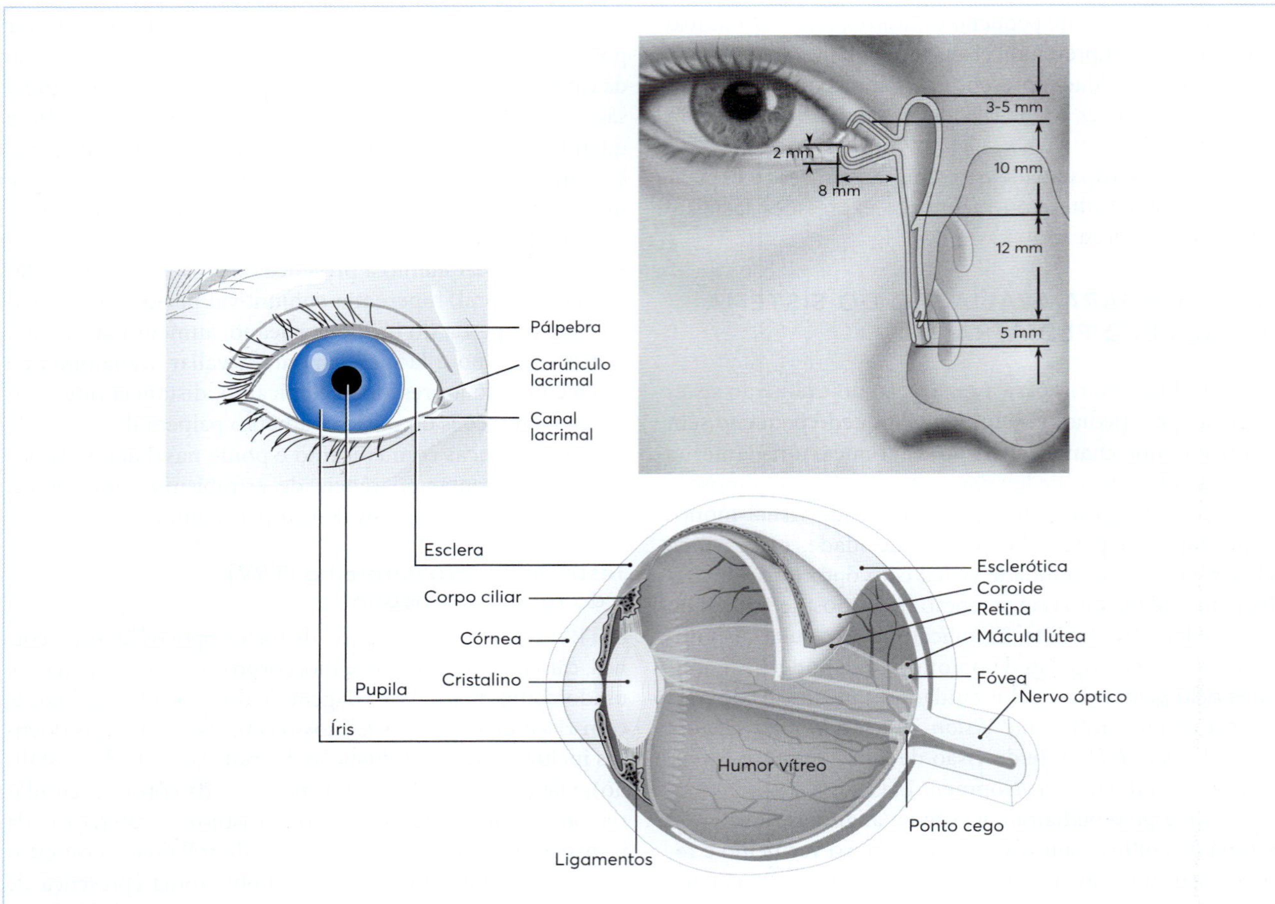

Figura 2 Ectoscopia do olho e anexos, sistema lacrimal e corte sagital do globo ocular.

Quadro 1 Avaliação funcional em crianças menores de 1 ano

Comportamento	Idade				
	Neonato	6 semanas	3 meses	4 meses	5 meses +
Pisca os olhos diante de *flash* luminoso?	Deve fazer. Caso contrário, suspeitar de problema.				
Vira-se para a luz difusa?	Não esperado para a idade.	Pode fazer.	Deve fazer. Caso contrário, suspeitar de problema.		
Fixa e segue a face de perto?	Não esperado para a idade.	Pode fazer.	Deve fazer. Caso contráriow, suspeitar de problema.		
Observa o adulto a 75 cm?	Não esperado para a idade.	Pode fazer.	Deve fazer. Caso contrário, suspeitar de problema.		
Fixa e segue bolas em movimento?	Não esperado para a idade.	Pode fazer.	Deve fazer. Caso contrário, suspeitar de problema.		
Observa o adulto a 1,5 metro?	Não esperado para a idade.	Pode fazer.		Deve fazer. Caso contrário, suspeitar de problema.	
Converge os olhos adequadamente?	Não esperado para a idade.	Pode fazer.		Deve fazer. Caso contrário, suspeitar de problema.	
Pisca os olhos diante do perigo?	Não esperado para a idade.		Pode fazer.		Deve fazer. Caso contrário, suspeitar de problema.
Fixa e tenta alcançar um objeto?	Não esperado para a idade.		Pode fazer.		Deve fazer. Caso contrário, suspeitar de problema.

Observação: considerar a idade gestacional corrigida nos bebês prematuros.
Fonte: Diretrizes de Atenção à Saúde Ocular na Infância, Ministério da Saúde, 2016;[1] adaptada de Baiyeroju A et al., 2010.[2]

vio ocular intermitente pequeno e variável, mas, se o desvio for constante, é imprescindível avaliação oftalmológica.

- Seis meses de idade: presença de paralelismo ocular em todas as direções e tentativa de alcançar os objetos com as mãos.
- Nove meses: capacidade de reconhecer rostos e expressões; o bebê imita e/ou reconhece expressões faciais e rostos familiares.

MÉTODOS PARA AVALIAÇÃO DO SISTEMA VISUAL PELO PEDIATRA[4-6]

O material necessário para a realização do exame do sistema visual pelo pediatra inclui um brinquedo pequeno sem luz ou som que chame a atenção da criança, uma lanterna pequena com o foco de luz concentrado e um oftalmoscópio direto. Avaliação adicional da acuidade visual monocular, factível a partir dos 3 anos de idade, exige ainda oclusor e tabela de acuidade visual com optotipos adequados para a idade da criança, como optotipos de figuras ou E de Snellen. Atualmente, há aplicativos de celular disponíveis com diversas opções de optotipos que podem ser aplicados pelo pediatra ou pelos cuidadores, nos casos de consultas a distância (*Verana Vision Test,* de Verana Health, Inc; *Eye Chart HD*, teste de visão de Dok LLC; *Eye Handbook,* de Cloud Nine Development LLC etc.).

O exame pelo pediatra consiste na anamnese, avaliação externa dos olhos e anexos, teste do reflexo vermelho e reflexo corneano, avaliação funcional da visão adequada para a idade, exame da motilidade ocular e das pupilas.

Anamnese

Na anamnese deve-se levantar a história familiar relevante quanto às doenças oftalmológicas potencialmente hereditárias como catarata ou glaucoma na infância, retinoblastoma, estrabismo, ambliopia, erros refrativos significativos (miopia, hipermetropia e astigmatismo), cirurgias oftalmológicas e/ou uso de óculos na infância pelos parentes próximos. Deve-se indagar se há nos antecedentes pessoais da criança histórico de prematuridade extrema (peso de nascimento inferior a 1.500 g e/ou idade gestacional inferior a 32 semanas de gestação), de exposição vertical a doenças infecciosas (toxoplasmose, sífilis, infecção por citomegalovírus – CMV etc.), de trauma ocular ou de doenças associadas a anormalidades oculares (atraso no desenvolvimento neuropsicomotor, doenças metabólicas, genéticas ou reumatológicas). Os pais ou cuidadores devem ser perguntados se há suspeita de que a criança apresente dificuldade visual, se há desvio dos olhos, ainda que intermitente, se há movimentação ocular anômala ou alguma queixa em relação ao comportamento visual da criança.

Avaliação externa dos olhos e anexos

A avaliação das estruturas externas consiste em examinar as pálpebras, cílios, vias lacrimais, conjuntiva, esclera, córnea e íris e detectar anormalidades e/ou assimetrias. A posição da cabeça da criança deve também ser observada para detectar posições viciosas (face girada para um dos lados, inclinação da cabeça em direção a um dos ombros ou elevação/depressão do mento) e possíveis alterações da posição da cabeça quando a criança fixa o olhar em um objeto de interesse. Essas alterações sugerem a presença de desvio ocular ou de nistagmo, nos quais a posição de cabeça promove melhor binocularidade ou melhora da acuidade visual.

- Deve-se estar atento à presença de ptose palpebral, edema palpebral, hiperemia conjuntival persistente, opacidade ou perda do brilho corneano, aumento do diâmetro corneano e lacrimejamento. Avaliar a anatomia da face quanto à presença de epicanto, distância interocular e alterações do posicionamento palpebral.
- Nota: crianças com epicanto e ponte nasal alargada podem apresentar aparência de estrabismo convergente, conhecido como pseudoesotropia (Figura 3).

Teste do reflexo vermelho (TRV) e do reflexo corneano

O TRV avalia a transparência de meios ópticos, desde a córnea, câmara anterior, cristalino, corpo vítreo até a retina, e é usado como método de triagem de doenças oftalmológicas com risco de déficit visual nos recém-nascidos. Tais doenças incluem catarata (alteração da transparência do cristalino), glaucoma (perda da transparência da córnea secundária a edema corneano), toxoplasmose (alteração da transparência do vítreo decorrente de inflamação ou cicatriz coriorretiniana extensa), retinoblastoma (presença de tumor intraocular), descolamentos de retina tardios. O teste do reflexo corneano avalia o reflexo da luz do oftalmoscópio na córnea, permite a avaliação do alinhamento ocular e a detecção de estrabismos manifestos.

- No Brasil, alguns estados já aprovaram legislação que torna obrigatória a realização do TRV pelo pediatra em todos os recém-nascidos antes da alta da maternidade, e há uma lei federal em tramitação no plenário. A Agência Nacional de Saúde Suplementar (ANS) também incluiu o TRV na lista de procedimentos com cobertura obrigatória pelo seguro-saúde.
- Como fazer: o teste deve ser realizado em ambiente de iluminação baixa e com o oftalmoscópio com a lente neutra (poder da lente do equipamento no número

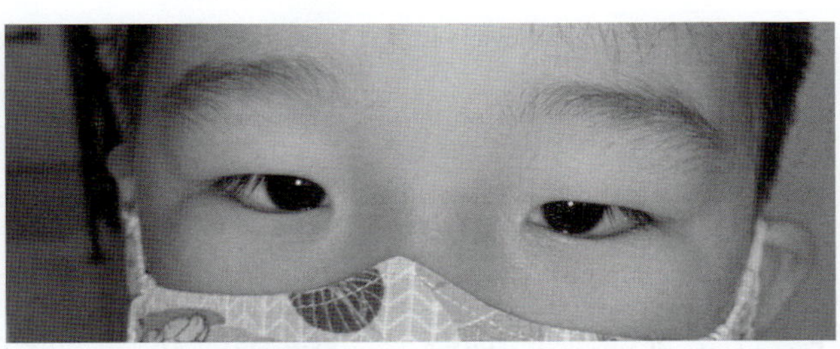

Figura 3 Ectoscopia de paciente oriental com pseudoesotropia, com presença de ponte nasal alargada e epicanto nasal, porém com os reflexos corneanos centralizados em ambas as pupilas.

zero). O médico deve se posicionar com os olhos na altura dos olhos da criança, a uma distância de cerca de 50 cm, e iluminar ambos os olhos da criança simultaneamente (Figura 4). As lentes do oftalmoscópio devem então ser ajustadas de forma que os olhos fiquem nítidos e focados, se necessário. O reflexo deve ser vermelho e simétrico em ambos os olhos para ser considerado normal. A coloração do reflexo pode variar de acordo com a pigmentação da retina e por isso pode variar entre os pacientes.

- O teste do reflexo corneano pode ser realizado simultaneamente ao TRV. Deve-se, no entanto, observar a posição do reflexo da luz do oftalmoscópio na córnea em relação à pupila da criança. O teste é considerado normal quando ambos os reflexos coincidem com o centro da pupila de cada olho.

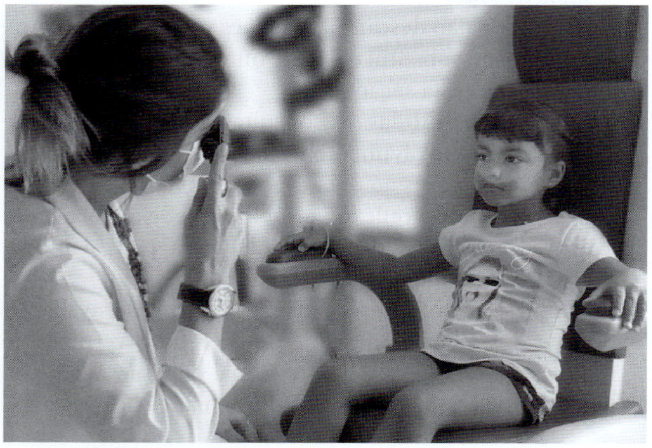

Figura 4 Execução do teste do reflexo vermelho em consultório.

- Resultados possíveis: a Figura 5 ilustra os principais possíveis resultados do TRV e do teste do reflexo corneano.

Avaliação da função visual adequada para idade

- Recém-nascidos: avaliação da percepção luminosa e do reflexo de piscar. Deve-se iluminar os olhos do bebê em um ambiente de baixa iluminação e observar a presença do reflexo de fechar os olhos. Pode-se também aproximar rapidamente a mão dos olhos da criança e observar o mesmo reflexo.
- A partir do 3º mês de vida: avaliação da fixação e seguimento monocular.
  - Como fazer: o médico deve se posicionar com os olhos na altura dos olhos da criança, à distância de um braço, e apresentar a ela um objeto pequeno, sem luz ou som que lhe desperte o interesse. O objeto deve ser apresentado para cada um dos olhos separadamente e ser deslocado para que a criança o siga com o olho; para tanto, deve-se ocluir um dos olhos enquanto se testa o outro. A oclusão pode ser feita posicionando a mão livre do examinador sobre a cabeça da criança e tampando o olho que não estiver sendo testado com o polegar (Figura 6). Objetos presos a pontas de lápis com cores vivas, ou que se movam, podem ser interessantes para a criança. Muitas vezes é preciso apresentar diferentes objetos para manter o interesse da criança.
  - Resultados possíveis: a criança pode fixar e seguir com cada olho separadamente, o que é considerado normal; pode reagir à oclusão de apenas um dos olhos; e ser incapaz de seguir com o olho contralateral, o que sugere uma desigualdade da função visual; ou ainda pode reagir à oclusão de ambos os olhos por desconfiança, o que torna o exame inconclusivo e exige novo exame na próxima visita.

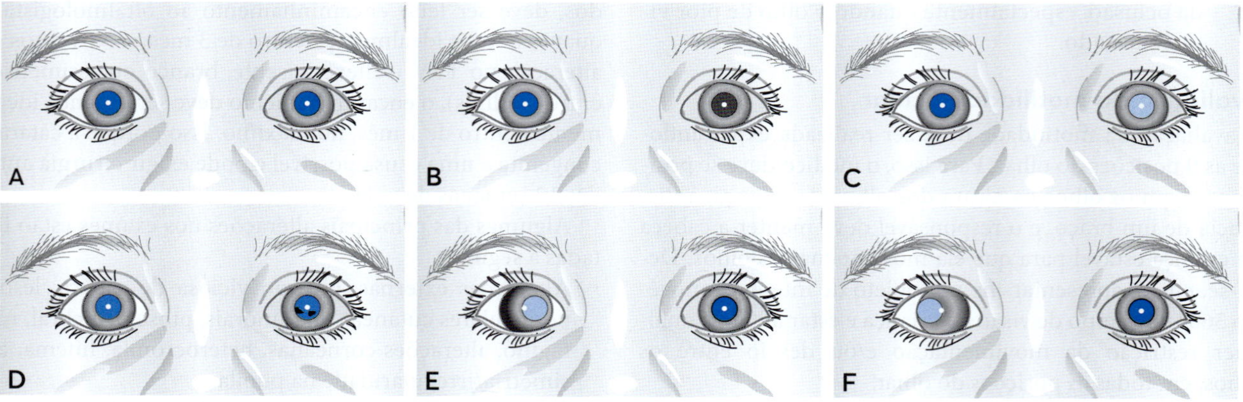

Figura 5 Possíveis resultados do teste do reflexo vermelho e reflexo corneano. A: exame normal: reflexo vermelho simétrico e reflexos corneanos (ponto branco) centrados em ambas as pupilas. B: reflexo vermelho assimétrico: coloração diferente decorrente de anisometropia. C: reflexo vermelho ausente no olho esquerdo, secundário à catarata. D: reflexo vermelho alterado no olho esquerdo, secundário à presença de corpo estranho. E: reflexo vermelho assimétrico e reflexo corneano deslocado lateralmente decorrente de esotropia direita. F: reflexo vermelho assimétrico e reflexo corneano deslocado medialmente decorrente de exotropia direita.

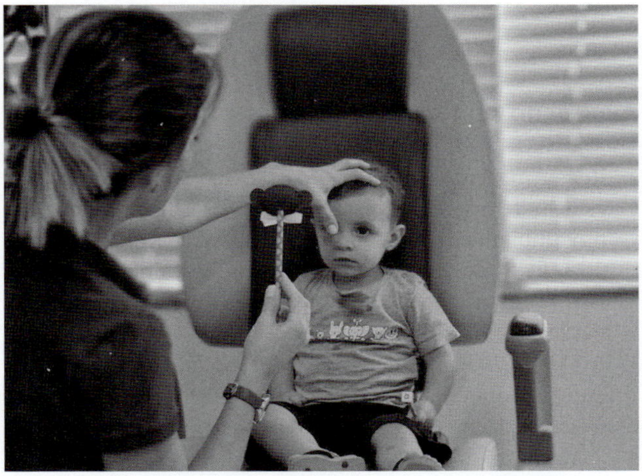

Figura 6 Execução do teste de fixação e seguimento monocular em consultório.

- A partir do 3º ano de idade: medição da acuidade visual (AV) monocular com optotipos. A medida da AV é o método preferencial para detectar ambliopia (olho preguiçoso). A medida para longe deve ser testada a 6 m de distância e para perto a 35-40 cm; o ambiente deve ser silencioso e livre de distrações. O exame deve ser feito com um olho de cada vez, com óculos, caso a criança utilize correção, e com a tabela mais sofisticada a que a criança consiga responder. As tabelas disponíveis, em grau de dificuldade ascendente, incluem a tabela com figuras, sobre a qual a criança pode verbalizar o nome ou apontar a figura correspondente (jogo dos iguais), a tabela com E Snellen, na qual a criança pode posicionar a mão no sentido correspondente ao da letra E da tabela apontada, e, por fim, as letras do alfabeto.
  - Nota: ficar atento se a oclusão está bem feita durante o exame. É comum as crianças espiarem por trás da oclusão, especialmente quando o olho de pior visão é testado.

Avaliação da motilidade ocular

A avaliação da motilidade deve ser realizada explorando-se as 9 posições do olhar. Para isso, o médico deve se posicionar com os olhos na altura dos olhos da criança, à distância de um braço, e o responsável deve manter a cabeça da criança estável para que ela mova apenas os olhos. Deve-se, então, apresentar-lhe um objeto de interesse, movê-lo 360º no campo de visão da criança e estar atento a qualquer restrição da movimentação e/ou desvio entre os olhos, em todas as posições do olhar.

Nota: apresentar vídeos no celular para entreter a criança pode ser muito útil neste exame.

Avaliação das pupilas

A avaliação das pupilas deve ser realizada sob condições de baixa iluminação, e deve-se avaliar seu tamanho, formato, simetria, reação de perto e reação à luz. A reação à luz deve ser testada por meio do reflexo direto, consensual e relativo (*swinging light test*). Uma diferença maior que 1 mm pode ser clinicamente significativa. A resposta pupilar normal é uma constrição simétrica de ambas as pupilas após a iluminação direta de cada uma delas. Uma resposta anormal existe quando ocorre dilatação da pupila iluminada ou constrição assimétrica, o que pode significar um defeito pupilar aferente decorrente de alteração do nervo óptico ou da via óptica anterior.

PERIODICIDADE DOS EXAMES NA CRIANÇA[1,3,6,7]

O TRV deve ser realizado pelo pediatra até 72 horas de vida ou antes da alta da maternidade. Além disso, o TRV deve ser repetido pelo pediatra durante as consultas de puericultura pelo menos 3 vezes ao ano durante os primeiros 3 anos de vida.

Nota: o TRV não descarta alterações visuais como a ambliopia, logo não substitui o exame oftalmológico completo (ver Capítulo 3 desta seção).

- 0-12 meses: em todas as consultas: anamnese, avaliar marcos de desenvolvimento visual para bebês saudáveis. Pelo menos 3 vezes ao ano: avaliação externa dos olhos e anexos, teste do reflexo vermelho e reflexo corneano, avaliação funcional da visão adequada para a idade, exame da motilidade ocular e das pupilas.
- 12-36 meses: em todas as consultas, anamnese, avaliação externa dos olhos e anexos, teste do reflexo vermelho e reflexo corneano, avaliação funcional da visão adequada para a idade, exame da motilidade ocular e das pupilas.

SINAIS DE ALARME NA AVALIAÇÃO DO SISTEMA VISUAL

Na presença de qualquer alteração nos exames supracitados, deve ser feito encaminhamento ao oftalmologista o quanto antes e idealmente dentro de 3 meses. Nos casos de alteração no TRV (reflexo ausente, branco ou assimétrico entre os olhos), o encaminhamento deve ser urgente, idealmente dentro de 1 mês, no máximo. Isso porque a catarata congênita é uma causa possível e pode exigir cirurgia antes das 12 semanas de vida.

Algumas das principais alterações nos exames estão listadas a seguir:

- Alterações externas: posição viciosa de cabeça, lesões perioculares cutâneas ou tumorais, ptose palpebral, nistagmo, alterações corneanas, heterocromia, hifema, assimetria/irregularidade na pupila.
- TRV anormal: catarata, diferença de grau alta (anisometropia), persistência da vasculatura fetal, glaucoma congênito, retinoblastoma.
- Anormalidade na função visual para a idade: bebês que não fazem contato visual nos primeiros 2 meses de vida ou não mostram sorriso social e percepção das próprias mãos aos 3 meses; que não pegam brinquedos aos 6 me-

ses, ou não reconhecem rostos aos 11 meses, devem ser encaminhados para um exame oftalmológico completo.

- Anormalidade na movimentação ocular ou reflexo pupilar: estrabismo, síndrome de Horner, paralisia dos nervos cranianos (oculomotor, troclear ou abducente), síndrome de Duane, síndrome de Moebius.

REFERÊNCIAS BIBLIOGRÁFICAS

1. Brasil. Ministério da Saúde. Diretrizes de atenção à saúde ocular na infância: detecção e intervenção precoce para a prevenção de deficiências visuais. 2.ed. Brasília (DF): Ministério da Saúde; 2016.
2. Baiyeroju ABR, Gilbert C, Taylor D. Managing eye health in young children. Community Eye Health Journal. 2010;23(72).
3. Peterseim MM, Arnold RW. Vision screening program models. San Francisco: American Academy of Ophthalmology; 2015. Available from: https://www.aao.org/disease-review/vision-screening-program-models (acesso 6 set 2020).
4. American Academy of Pediatrics, Section on Ophthalmology, American Association for Pediatric Ophthalmology And Strabismus, American Academy of Ophthalmology, American Association of Certified Orthoptists. Red reflex examination in neonates, infants, and children. Pediatrics. 2008;122(6):1401-4.
5. Wallace DK, Morse CL, Melia M, Sprunger DT, Repka MX, Lee KA, et al.; American Academy of Ophthalmology Preferred Practice Pattern Pediatric Ophthalmology/Strabismus Panel. Pediatric eye evaluations preferred practice pattern®: I. Vision screening in the primary care and community setting; II. Comprehensive ophthalmic examination. Ophthalmology 2018; 125(1):184–P227.
6. Committee on Practice and Ambulatory Medicine, Section on Ophthalmology, American Association for Pediatric Ophthalmology and Strabismus, American Academy of Ophthalmology. Eye examination in infants, children, and young adults by pediatricians. Pediatrics. 2003;111(4 Pt. 1):902-7.
7. Committee on Practice and Ambulatory Medicine, Section on Ophthalmology, American Association of Certified Orthoptists, American Association for Pediatric Ophthalmology and Strabismus, American Academy of Ophthalmology. Visual system assessment in infants, children, and young adults by pediatricians. Pediatrics. 2016;137(1) e20153596; doi:10.1542/peds.2015-3596.

CAPÍTULO 3

RECOMENDAÇÕES PARA AVALIAÇÃO OFTALMOLÓGICA NA INFÂNCIA

Júlia Dutra Rossetto
Luisa Moreira Hopker

AO FINAL DA LEITURA DESTE CAPÍTULO, O PEDIATRA DEVE ESTAR APTO A:

- Apresentar a periodicidade recomendada para o exame oftalmológico na criança sem fatores de risco.
- Detalhar um exame oftalmológico completo.
- Apresentar as principais doenças que justificam a avaliação oftalmológica periódica.
- Detalhar os fatores de risco que exigem exames imediatos ou mais frequentes.

As crianças estão suscetíveis a diversas doenças oftalmológicas que podem causar deficiência visual uni ou bilateral. Muitas delas não apresentam sinais ou sintomas que possam ser percebidos pelos pais ou mesmo pelo pediatra.[1,2] Além disso, a primeira infância é um período crítico do desenvolvimento visual e momento oportuno para diagnóstico e tratamento precoces a fim de evitar a perda visual irreversível.

Dentro de cada faixa etária existem fatores de risco e doenças específicas que podem acometer o sistema visual das crianças. Portanto, a triagem dessas condições pelo pediatra deve ter início nos recém-nascidos por meio do teste do reflexo vermelho (TRV) e nas consultas de puericultura subsequentes, conforme descrito no Capítulo 2 desta seção.[1-4]

PERIODICIDADE RECOMENDADA PARA O EXAME OFTALMOLÓGICO NA PRIMEIRA INFÂNCIA (0-6 ANOS)

Para crianças saudáveis e sem fatores de risco, a avaliação oftalmológica completa de rotina realizada por um oftalmologista, preferencialmente com experiência em oftalmologia pediátrica, deve ser realizada na seguinte periodicidade:

- 6-12 meses: pode ser realizado exame oftalmológico completo por um oftalmologista (Recomendação 2C).[5,6]
- 3-5 anos (idealmente aos 3 anos): deve ser realizado exame oftalmológico completo por um oftalmologista (Recomendação 1B).[6,7]

Nota: se o exame for inconclusivo ou insatisfatório, uma nova avaliação é recomendada em 6 meses.

Essa recomendação foi elaborada por meio da criação das diretrizes sobre o exame oftalmológico nas crianças saudáveis na primeira infância, pela sociedade Brasileira de Oftalmologia Pediátrica (SBOP), em parceria com a Sociedade Brasileira de Pediatria (SBP), tratando-se apenas do número mínimo de exames necessários para atingir a maior porcentagem da população de maneira eficiente.[8]

Essa diretriz foi desenvolvida com base em revisão bibliográfica nas bases PubMed e Medline, na experiência clínica de um comitê de especialistas e nas recomendações atuais da Academia Americana de Pediatria, da Associação Americana de Oftalmologia Pediátrica e Estrabismo, da Academia Americana de Oftalmologia, do Royal College of Ophthalmologist e da Sociedade Canadense de Oftalmologia.

Foram consideradas saudáveis as crianças com desenvolvimento neuropsicomotor adequado para a idade e na *ausência* de:

1. Anormalidades oculares aparentes (p. ex., leucocoria, blefaroptose, nistagmo ou estrabismo).
2. Prematuridade extrema (bebês com menos de 1.500 g ou 32 semanas de idade gestacional).
3. Exposição a doenças infecciosas transmissíveis verticalmente (p. ex., toxoplasmose, sífilis, citomegalovírus, vírus zika etc.).
4. Doenças associadas a manifestações oculares (p. ex., distúrbios metabólicos, artrite idiopática juvenil ou síndrome de Down).
5. História familiar de doenças oculares na infância (p. ex., catarata, glaucoma ou retinoblastoma).
6. Suspeita clínica de déficit visual.

Nota: para as crianças com quaisquer fatores de risco listados, recomenda-se um exame oftalmológico completo, de preferência em até um mês da identificação do risco e/ou alteração, independentemente do resultado do TRV.

EXAME OFTALMOLÓGICO COMPLETO

As crianças avaliadas pelo oftalmologista devem ser submetidas ao exame oftalmológico completo, que consiste em: inspeção dos olhos e anexos, avaliação monocular da função visual adequada para a idade (exame de fixação e seguimento monocular, teste do olhar preferencial, avaliação com optotipos de figuras ou tabela de Snellen), avaliação da motilidade e alinhamento ocular (testes de cobertura simples e alternada; Figura 1), avaliação do segmento anterior através da biomicroscopia (com lâmpada de fenda fixa ou portátil), refração cicloplegiada (após instilação de colírios como a tropicamida e o ciclopentolato) e fundo de olho dilatado.

A refração deve ser realizada por meio da retinoscopia com uso de retinoscópio e lentes soltas (Figura 2), ou régua de esquiascopia ou no refrator de *greens,* que permitem determinação adequada do grau, mesmo na ausência de colaboração do paciente. A avaliação do fundo de olho deve ser realizada por meio da oftalmoscopia indireta com as pupilas dilatadas. Muito importante ressaltar que, nas crianças, é fundamental que o exame de refração seja realizado sob cicloplegia, pois apenas relaxando a musculatura ciliar pode-se avaliar corretamente o erro refrativo da criança. Da mesma forma, o exame do fundo de olho deve ser feito sob midríase para permitir a avaliação da periferia da retina.

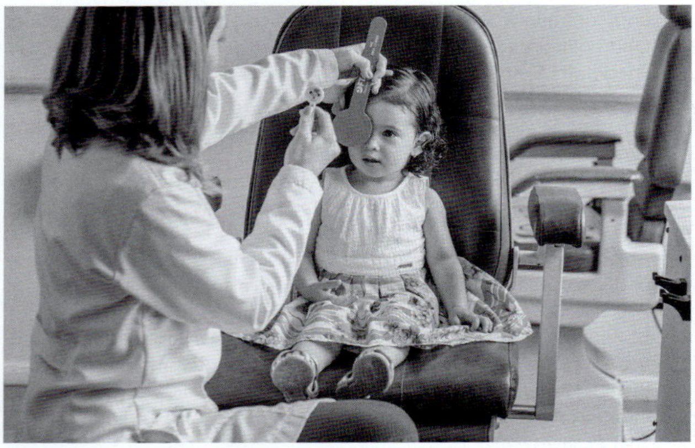

Figura 1 Execução do teste de cobertura ocular.

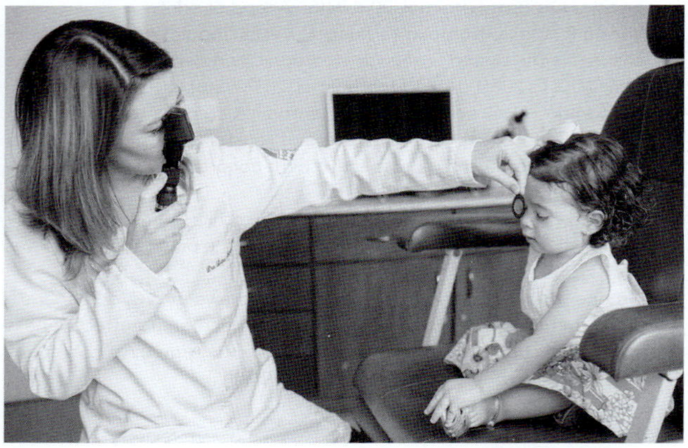

Figura 2 Avaliação da refração com retinoscópio e lentes soltas.

A medida da pressão intraocular (PIO) pode ser realizada se houver fatores de risco ou suspeita de glaucoma, no entanto não é essencial em crianças saudáveis no exame de rotina. Isso porque a aferição da PIO apresenta dificuldades inerentes aos diferentes métodos de avaliação, pelo fato de haver necessidade do contato com córnea, o que dificulta a colaboração das crianças nas diferentes idades.

DOENÇAS FREQUENTES DIAGNOSTICADAS PELOS EXAMES OFTALMOLÓGICOS PERIÓDICOS

As principais doenças diagnosticadas por meio do exame oftalmológico de rotina são os erros refrativos não corrigidos, em outros termos, o grau de óculos. Estes podem ser responsáveis por até 69% dos problemas visuais que ocorrem na infância.[9] Dependendo do grau do erro refrativo e da idade da criança, ele pode ser potencialmente ambliogênico se não for corrigido, ou seja, pode levar à deficiência visual.[2] Em crianças em idade escolar, os erros de refração não corrigidos são considerados um problema de saúde pública e são a principal causa de deficiência visual em crianças em todo o mundo. Na América Latina, de acordo com a Organização Mundial da Saúde (OMS) e o Conselho Brasileiro de Oftalmologia, cerca de 23 milhões de crianças têm problemas de visão relacionados a erros de refração não corrigidos que podem afetar seu desenvolvimento, escolaridade e desempenho social.

A ambliopia é a segunda doença ocular mais comum e tratável (depois dos erros refrativos)[10,11] e afeta cerca de 2-4% da população pediátrica.[2,4] Geralmente precisa ser diagnosticada precocemente, antes dos 7 anos (idealmente antes dos 5 anos), para que responda ao tratamento. A ambliopia não tratada pode impactar negativamente na função visual, na qualidade de vida e na capacidade de trabalho do indivíduo. No entanto, devido À dificuldade em detectar a doença, já que na maioria dos casos ela é assintomática, centenas de milhares de crianças norte-americanas e milhões em todo o mundo sofrem perda de visão desnecessária e permanente a cada ano.[1,2] Em geral, o tratamento da ambliopia está entre um dos procedimentos médicos mais custo-efetivos e não apresenta danos possíveis associados.[4,12]

O estrabismo é outra condição frequente que também pode levar à supressão do olho não dominante e, em última análise, ser a causa de ambliopia em até 50% dos pacientes (ambliopia estrabísmica).

Além das doenças anteriormente citadas, outras doenças menos frequentes, porém mais graves, podem ser diagnos-

ticadas no exame oftalmológico. Entre elas estão as doenças inicialmente assintomáticas, como opacidades corneanas e cataratas mais sutis ou de início tardio, uveítes ou doenças retinianas como o retinoblastoma. O retinoblastoma é o tumor intraocular mais comum na infância, presente em 1 a cada 16.000-18.000 crianças, e seu diagnóstico precoce é fundamental para melhor resposta ao tratamento e preservação da vida da criança.

FATORES DE RISCO PARA DOENÇAS OCULARES

As doenças oftalmológicas na infância apresentam diversos fatores de risco. Em crianças, é especialmente importante identificar esses fatores para propor uma avaliação oftalmológica adequada a cada condição. Lembrando que as recomendações de exames de rotina do presente capítulo são o mínimo necessário na ausência de tais fatores.

Sinais e sintomas:

- Queixa de dificuldade visual, desvio ocular, tremor dos olhos, dificuldade da movimentação ocular.
- Alterações aparentes e/ou alterações na avaliação visual na puericultura (ver Capítulo 2 desta seção).

História familiar: antecedente familiar de catarata ou glaucoma na infância, retinoblastoma, estrabismo, ambliopia, erros refrativos significativos (miopia, hipermetropia e astigmatismo), cirurgias oftalmológicas e/ou uso de óculos na infância.

História pessoal:

- Prematuridade extrema (peso de nascimento inferior a 1.500 g e/ou idade gestacional inferior a 32 semanas de gestação).
- Exposição vertical a doenças infecciosas.
- História de trauma ocular.
- História de doenças associadas a anormalidades oculares (atraso no desenvolvimento neuropsicomotor, doenças metabólicas, genéticas ou reumatológicas).
- Deve-se ter especial atenção com as seguintes doenças: artrite idiopática juvenil, dermatite atópica, diabetes *mellitus*, síndrome de Down e neurofibromatose tipo 1.

Nota: em certas doenças sistêmicas, os sinais oftalmológicos podem preceder os achados sistêmicos ou podem adicionar critérios para definição do diagnóstico sindrômico do paciente. Alguns exemplos:

- A presença de nódulos de Lisch na íris em criança com manchas café com leite confirma o diagnóstico de neurofibromatose tipo 1.
- A presença de subluxação de cristalino em crianças altas, com *pectus escavatum* e alterações da raiz da aorta, sugere fortemente a síndrome de Marfan.
- A presença de uveíte anterior em crianças com dor articular pode direcionar o diagnóstico para artrite idiopática juvenil.

As recomendações deste capítulo foram baseadas nas diretrizes da SBOP e da SBP.[8] É importante ressaltar que diretrizes são ferramentas importantes para direcionar os médicos sobre as melhores práticas para fornecer um atendimento de saúde eficiente. Elas são ferramentas flexíveis, baseadas nas melhores evidências científicas, informações clínicas e recursos disponíveis em cada população. No entanto, permitem que cada profissional use seu julgamento no tratamento de seus pacientes.

Essas recomendações tratam do número mínimo de exames necessários para atingir a maior porcentagem da população de maneira eficiente. A observância de suas recomendações não produzirá necessariamente resultados bem-sucedidos em todos os casos e não substitui o julgamento individual de cada profissional.

REFERÊNCIAS BIBLIOGRÁFICAS

1. Brasil. Ministério da Saúde. Diretrizes de atenção à saúde ocular na infância: detecção e intervenção precoce para a prevenção de deficiências visuais. 2.ed. Brasília (DF): Ministério da Saúde; 2016.
2. Wallace DK, Morse CL, Melia M, Sprunger DT, Repka MX, Lee KA, et al.; American Academy of Ophthalmology Preferred Practice Pattern Pediatric Ophthalmology/Strabismus Panel. Pediatric eye evaluations preferred practice pattern®: I. Vision screening in the primary care and community setting; II. Comprehensive ophthalmic examination. Ophthalmology. 2018;125(1):184-P227.
3. Friedman LS, Kaufman LM. Guidelines for pediatrician referrals to the ophthalmologist. Pediatr Clin North Am. 2003;50:41-53.
4. Donahue SP. Screening (Taylor DS, ed.). Pediatric ophthalmology and strabismus. 3.ed. Edinburgh: Elsevier Saunders; 2005. p.62-5.
5. Robinson BE, Glenny C, Stolee P. An evidence-based guideline for the frequency of optometric eye examinations. Prim Health Care. 2012;2(4):121.
6. American Optometric Association (APO). Comprehensive pediatric eye and vision examination: evidence-based clinical practice guideline. St Louis: APO; 2017. p.1-67.
7. Committee on Practice and Ambulatory Medicine, Section on Ophthalmology, American Association for Pediatric Ophthalmology and Strabismus, American Academy of Ophthalmology. Eye examination in infants, children, and young adults by pediatricians. Pediatrics. 2003; 111(4 Pt. 1):902-7.
8. Rossetto JD, Hopker LM, Carvalho LEMR, Vadas MG, Zin AA, Mendonça TS, et al. Brazilian guidelines on the frequency of ophthalmic assessment and recommended examinations in healthy children younger than 5 years. Arq Bras Oftalmol. 2021;84(6). Ahead of print.
9. Varma R, Tarczy-Hornoch K, Jiang X. Visual impairment in preschool children in the United States: demographic and geographic variations from 2015 to 2060. JAMA Ophthalmol. 2017;135(6):610-6.
10. de Koning HJ, Groenewoud JH, Lantau VK, Tjiam AM, Hoogeveen WC, de Faber JT, et al. Effectiveness of screening for amblyopia and other eye disorders in a prospective birth cohort study. J Med Screen. 2013;20(2):66-72.
11. Eibschitz-Tsimhoni M, Friedman T, Naor J, Eibschitz N, Friedman Z. Early screening for amblyogenic risk factors lowers the prevalence and severity of amblyopia. J AAPOS. 2000;4(4):194-9.
12. Groenewoud JH, Tjiam AM, Lantau VK, Hoogeveen WC, de Faber JT, Juttmann RE, et al. Rotterdam amblyopia screening effectiveness study: detection and causes of amblyopia in a large birth cohort. Invest Ophthalmol Vis Sci. 2010;51(7):3476-84.

CAPÍTULO 4

EXAME OFTALMOLÓGICO DA CRIANÇA/ESTRABISMO

Fábio Ejzenbaum
Célia Regina Nakanami

AO FINAL DA LEITURA DESTE CAPÍTULO, O PEDIATRA DEVE ESTAR APTO A:

- Realizar avaliação oftalmológica primária no consultório.
- Utilizar o teste do reflexo vermelho, o teste oftalmológico mais importante realizado pelo pediatra.
- Avaliar a presença de estrabismo com o teste de Hirschberg.
- Entender a importância do diagnóstico precoce de estrabismo para o tratamento da ambliopia.

Neste capítulo, o principal objetivo é prover ao pediatra conhecimentos sobre a avaliação oftalmológica em seu consultório, permitindo um exame do sistema visual e auxiliando no possível encaminhamento daqueles que necessitam de avaliação oftalmológica completa conforme os critérios estabelecidos na literatura.

É importante ressaltar que as crianças com risco importante de doenças oculares, como bebês muito prematuros ou com história familiar de catarata congênita, retinoblastoma, doenças genéticas ou metabólicas, com importante atraso no desenvolvimento, problemas neurológicos ou doença sistêmica associada, devem ser encaminhados ao oftalmologista para o exame ocular.

ANAMNESE

Na anamnese é possível levantar a história familiar relevante quanto às doenças oftalmológicas como catarata na infância, estrabismo, ambliopia, erros refrativos (miopia, hipermetropia e astigmatismo), cirurgias oftalmológicas, uso de óculos na infância pelos pais ou irmãos. Questões simples sobre a saúde relacionadas ao pré-natal, parto e desenvolvimento da criança são essenciais. Grande parte dos pais consegue notar se há algo de errado com a visão do filho, e é muito importante valorizar essa informação.

Os pais ou cuidadores devem ser indagados sobre se os olhos parecem desviar em algum momento, se a criança aparenta enxergar adequadamente, se as pálpebras de um ou dos dois olhos tendem a se fechar, se a criança já apresentou trauma ocular, se parece ter dificuldade para enxergar de perto ou de longe.

Crianças com baixa visão parecem não reagir às expressões faciais (sorrisos, caretas etc.), se aproximam de televisões e *tablets* e tendem a ter hábitos diferentes como procurar luzes mais brilhantes, apertar e piscar os olhos e muitas vezes apresentam nistagmo.

EXAME

É muito importante tentar manter a criança confortável e o mais calma possível durante o exame. Diferentemente de outras especialidades, na oftalmologia a colaboração é relevante para o exame.

A inspeção tem início quando se está conversando com os pais. Detalhes sobre quão alerta está a criança, torcicolos, estrabismo, blefaroptoses e outras assimetrias já podem ser observados no momento que ela está se sentindo mais segura, e dessa maneira, mais colaborativa.

A avaliação das estruturas externas consiste em examinar as pálpebras, cílios, vias lacrimais, conjuntiva, esclera, córnea e íris. A presença de blefaroptose, conjuntivite persistente, opacidade corneana, aumento do diâmetro corneano e lacrimejamento necessitam de encaminhamento rápido a um oftalmologista treinado no atendimento de crianças.

O epicanto e o aumento da base nasal consistem em achado muito comum de encaminhamento da criança ao oftalmologista, pois passa a falsa impressão de se tratar de estrabismo convergente, representando na verdade um falso desvio ocular, a pseudoesotropia. Uma maneira muito eficaz de avaliar se os olhos estão alinhados é observando o reflexo de uma lanterna ou mesmo fotografia em que se pode ver a luz centrada na pupila (Figura 1).

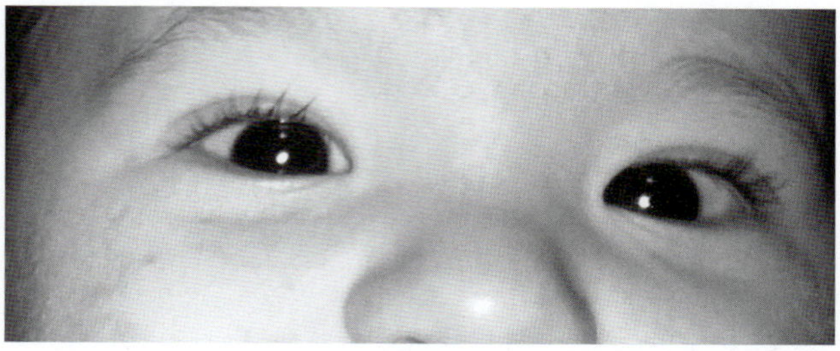

Figura 1 Epicanto (pseudoestrabismo). Nota-se o reflexo de luz centrado no meio das pupilas.

A posição da cabeça e possíveis torcicolos ao fixar um objeto devem ser avaliados, e, se houver alguma anormalidade, o paciente deve ser encaminhado, pois podem ser sinais de desalinhamento ocular (estrabismo).

A ptose palpebral pode ser causa de ambliopia mesmo quando a pupila não esteja ocluída, em razão de astigmatismo induzido. Ptose bilateral pode estar associada a doença neurológica, por isso é indicada a investigação pelo neurologista.[1]

Lacrimejamento e secreção persistentes podem ser atribuídos a infecção, alergia ou glaucoma, mas a causa mais comum no recém-nascido (RN) é a obstrução das vias lacrimais, porém sinais semelhantes podem ser encontrados no glaucoma congênito. Diante da não resolução após o tratamento, da presença de opacidade ou do aumento assimétrico das córneas, a criança deve ser prontamente encaminhada ao oftalmologista.[1]

ACUIDADE VISUAL

É avaliada por métodos objetivos e subjetivos apropriados à idade, respeitando a capacidade perceptiva da criança. Essa avaliação é importante em todas as crianças, independentemente da idade.

Crianças pré-verbais

O desenvolvimento óptico, neural e anatômico do sistema visual progride ao longo dos primeiros anos de vida. Por causa da baixa acuidade, os RN podem ver apenas objetos grandes. Um provável fator importante para explicar essa resolução espacial limitada é a imaturidade retínica e o desenvolvimento do córtex visual, que depende de estímulos visuais adequados, principalmente durante os primeiros 5-7 anos de idade, quando as conexões sinápticas estão sendo estabelecidas.[2] A acuidade tem melhora acentuada na acuidade entre as idades de 1-6 meses, com um patamar entre as idades de 24-36 meses.[3]

Existem algumas reações das crianças que podem ajudar a observar se o desenvolvimento visual está evoluindo bem (Quadro 1).

Reflexo de fixação e seguimento

Nesse teste simples é mostrado um objeto que desperte o interesse da criança e se observa a capacidade de fixar o objeto e segui-lo com os olhos. Examina-se um olho de cada vez, ocluindo um olho e movimentando um alvo para ob-

Quadro 1 Avaliação funcional em crianças menores de 1 ano

<table>
<tr><th rowspan="2">Comportamento</th><th colspan="5">Idade</th></tr>
<tr><th>Neonato</th><th>6 semanas</th><th>3 meses</th><th>4 meses</th><th>5 meses +</th></tr>
<tr><td>Pisca os olhos diante de flash luminoso?</td><td colspan="5">Deve fazer. Caso contrário, suspeitar de problema.</td></tr>
<tr><td>Se vira para a luz difusa?</td><td>Não esperado para a idade.</td><td>Pode fazer.</td><td colspan="3">Deve fazer. Caso contrário, suspeitar de problema.</td></tr>
<tr><td>Fixa e segue a face de perto?</td><td>Não esperado para a idade.</td><td>Pode fazer.</td><td colspan="3">Deve fazer. Caso contrário, suspeitar de problema.</td></tr>
<tr><td>Observa o adulto a 75 cm?</td><td>Não esperado para a idade.</td><td>Pode fazer.</td><td colspan="3">Deve fazer. Caso contrário, suspeitar de problema.</td></tr>
<tr><td>Fixa e segue bolas se movimentando?</td><td>Não esperado para a idade.</td><td>Pode fazer.</td><td colspan="3">Deve fazer. Caso contrário, suspeitar de problema.</td></tr>
<tr><td>Observa o adulto a 1,5 m?</td><td>Não esperado para a idade.</td><td colspan="2">Pode fazer.</td><td colspan="2">Deve fazer. Caso contrário, suspeitar de problema.</td></tr>
<tr><td>Converge acuradamente?</td><td>Não esperado para a idade.</td><td colspan="2">Pode fazer.</td><td colspan="2">Deve fazer. Caso contrário, suspeitar de problema.</td></tr>
<tr><td>Pisca os olhos diante do perigo?</td><td colspan="3">Não esperado para a idade.</td><td>Pode fazer</td><td>Deve fazer. Caso contrário, suspeitar de problema.</td></tr>
<tr><td>Fixa e tenta alcançar o objeto</td><td colspan="2">Não esperado para a idade.</td><td colspan="2">Pode fazer</td><td>Deve fazer. Caso contrário, suspeitar de problema.</td></tr>
</table>

Fonte: Ministério da Saúde, 2016.[4]

servar se a criança fixa centralmente (olha diretamente para o alvo) e segue o objeto.

A reação da criança à oclusão de um dos olhos, como agitação, pode representar que o olho aberto tem a visão prejudicada. Se forem notadas pobre fixação e/ou dificuldade para seguir um objeto após 3 meses de idade, o paciente deve ser encaminhado ao oftalmologista. Não se deve usar brinquedo que faça barulho, para que não se teste acidentalmente a audição em vez da visão.

Existem métodos de mensuração da acuidade visual que o oftalmologista pode solicitar em casos especiais. São baseados na acuidade de resolução de grades, que podem ser feitos por meio de testes psicofísicos (acuidade de cartões de Teller) ou eletrofisiológicos (potencial visual evocado de varredura).[3]

Crianças verbais

Entre 2,5-3 anos de idade, as crianças são capazes de cooperar com os testes de acuidade visual com optotipos, sejam figuras ou a tabela de Snellen. Quando a criança não é capaz de cooperar na primeira visita, deve-se agendar outra consulta para novo teste.[1] Deve-se sempre testar um olho de cada vez e colocar a tabela à distância designada de 3-6 m. Crianças usuárias de óculos ou lentes de contato devem ser examinadas com a correção, mas, se estiverem sem ela, são testadas com o buraco estenopeico (olhando através de um buraco puntiforme, que pode ser feito em um cartão com pequenos orifícios).

Mensura-se a visão com um olho de cada vez, iniciando pelos optotipos grandes e seguindo até o menor optotipo que a criança informa. A acuidade medida corresponde a essa última linha informada (Figura 2). Se a acuidade visual melhorar com o orifício estenopeico, isso significa que um erro refrativo é a causa mais provável da baixa acuidade visual. Se a acuidade visual da criança entre 3-4 anos de idade for pior que 20/40 ou com mais de duas linhas de diferença entre os olhos, ou se criança maior que 5 anos de idade apresentar visão pior que 20/30 ou mais de duas linhas de diferença entre os olhos, deve-se encaminhar ao oftalmologista. Em crianças com visão muito baixa, a acuidade visual é medida pela habilidade de contar dedos (deve ser anotada a distância), ver o movimento da mão (a 30 cm) ou perceber luz.

TESTE DO REFLEXO VERMELHO

Atualmente, no Brasil, o teste do reflexo vermelho é usado como triagem de doenças oftalmológicas com potencial de desenvolvimento de cegueira em RN e está regulamentado pela Lei do Teste do Olhinho em diversos estados e municípios. Por essa lei, o pediatra ou médico assisten-

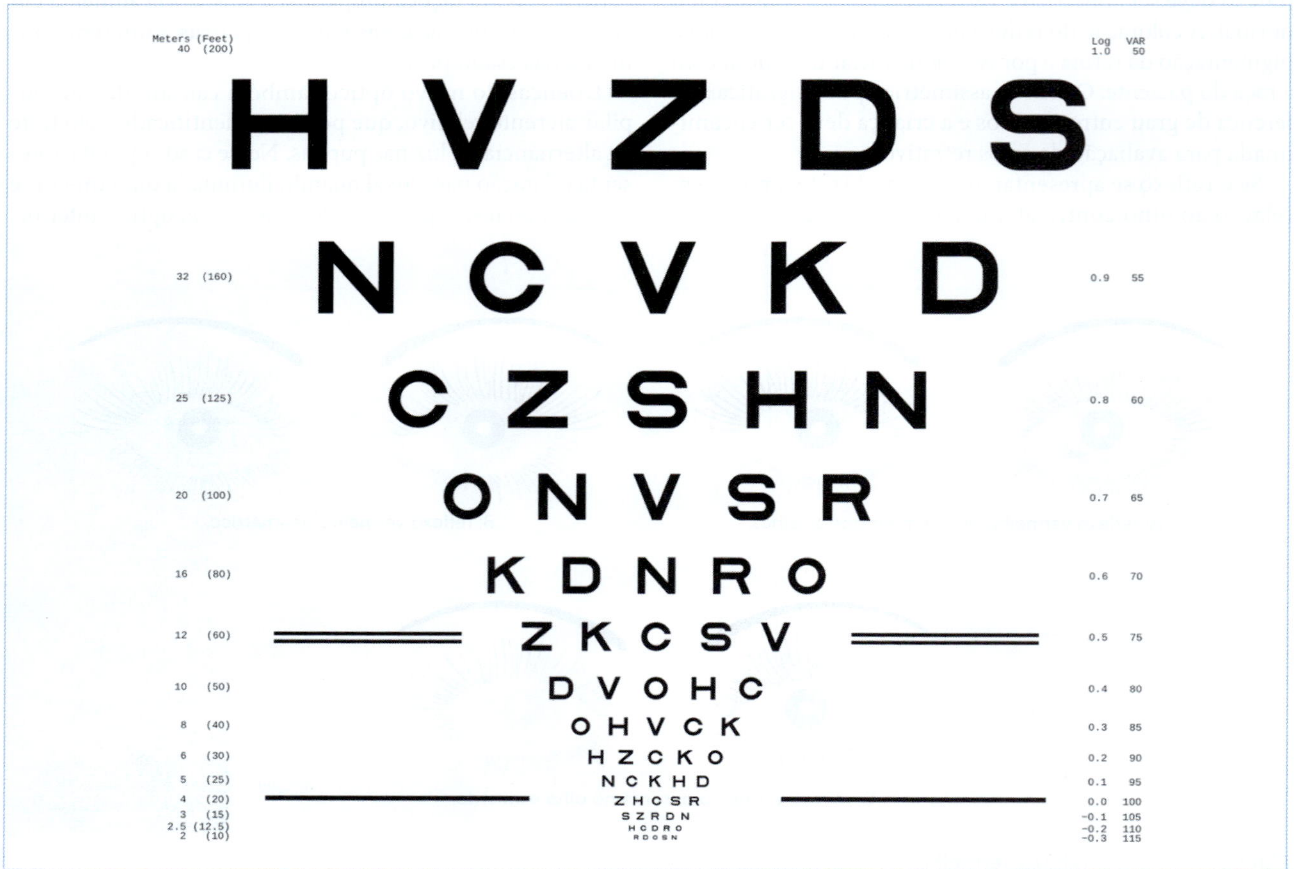

Figura 2 Tabela logarítmica de Snellen.

te do RN deve realizar o teste antes da alta hospitalar e, no caso de apresentar alteração, o recém-nascido deve ser encaminhado precocemente a um oftalmologista. O teste permite o rastreamento de alterações que causam perda da transparência dos meios oculares, tais como catarata (alteração da transparência do cristalino), glaucoma (pode cursar com edema e perda da transparência da córnea), toxoplasmose (alteração da transparência do vítreo decorrente de inflamação), retinoblastoma (alteração da coloração da retina pelo tumor intraocular), descolamentos de retina tardios. Sugere-se que o TRV seja realizado 2-3 vezes ao longo do primeiro ano de vida nas consultas de puericultura e depois nas consultas rotineiras de avaliação da criança.

Esse teste usa a transmissão de luz do oftalmoscópio direto através de todas as estruturas normalmente transparentes do olho, incluindo o filme lacrimal, a córnea, o humor aquoso, o cristalino e o humor vítreo. A luz refletida do fundo do olho do paciente é a imagem vista pelo examinador, isto é, o reflexo vermelho da retina.

O médico deve segurar o oftalmoscópio próximo de seu olho com o poder da lente do equipamento no número zero. O teste deve ser realizado sob condições de baixa iluminação, com a luz do oftalmoscópio direcionada para ambos os olhos da criança simultaneamente à distância de mais ou menos 50 cm. As lentes do oftalmoscópio devem então ser ajustadas de forma que os olhos fiquem nítidos e focados. O reflexo deve ser simétrico e vermelho para ser considerado normal. A coloração do reflexo pode variar de acordo com a pigmentação da retina e por isso pode variar de acordo com a raça do paciente. O reflexo assimétrico pode significar diferença de grau entre os olhos e a criança deve ser encaminhada para avaliação de erros refrativos.

Se o reflexo se apresentar ausente, reduzido, branco em relação ao olho contralateral, a criança deve ser prontamente encaminhada a um oftalmologista (Figura 3). Qualquer opacidade dos meios ópticos ou doença da retina que comprometa uma grande área resulta em reflexo vermelho anormal. No retinoblastoma, porém, é observado um reflexo amarelado ou branco. Na catarata, observam-se reflexo branco, vermelho assimétrico ou imagens puntiformes ou manchas escuras no reflexo vermelho. Na anisometropia (erro refrativo assimétrico), nota-se reflexo vermelho assimétrico, e, no estrabismo, o reflexo vermelho é mais brilhante, a pupila parece um pouco maior no olho desviado e o reflexo luminoso corneano é assimétrico. Se um reflexo ausente, anormal ou assimétrico estiver presente, o paciente deve ser imediatamente encaminhado ao oftalmologista.[5]

REFLEXO PUPILAR

As pupilas devem ser de mesmo tamanho (isocóricas), redondas e reativas à luz em ambos os olhos. Anisocorias podem indicar lesões expansivas tumorais ou vasculares, além de lesão isquêmica no sistema nervoso central (SNC) ou alteração de nervos periféricos (terceiro nervo craniano ou fibras simpáticas pupilares).

Alterações pupilares clássicas incluem síndrome de Horner (bloqueio simpático, que no RN deve se ter atenção especial ao neuroblastoma) e síndrome de Adie (bloqueio parassimpático). Nas alterações simpáticas a anisocoria aumenta em condições fotópicas e nas parassimpáticas a diferença aumenta nas escotópicas.

Doenças do nervo óptico também causam defeito pupilar aferente relativo, que pode ser identificado pelo teste de alternância da luz nas pupilas. Nesse caso, a pupila apresenta dilatação paradoxal quando iluminada diretamente, e esse achado leva a procurar doenças da via óptica anterior.

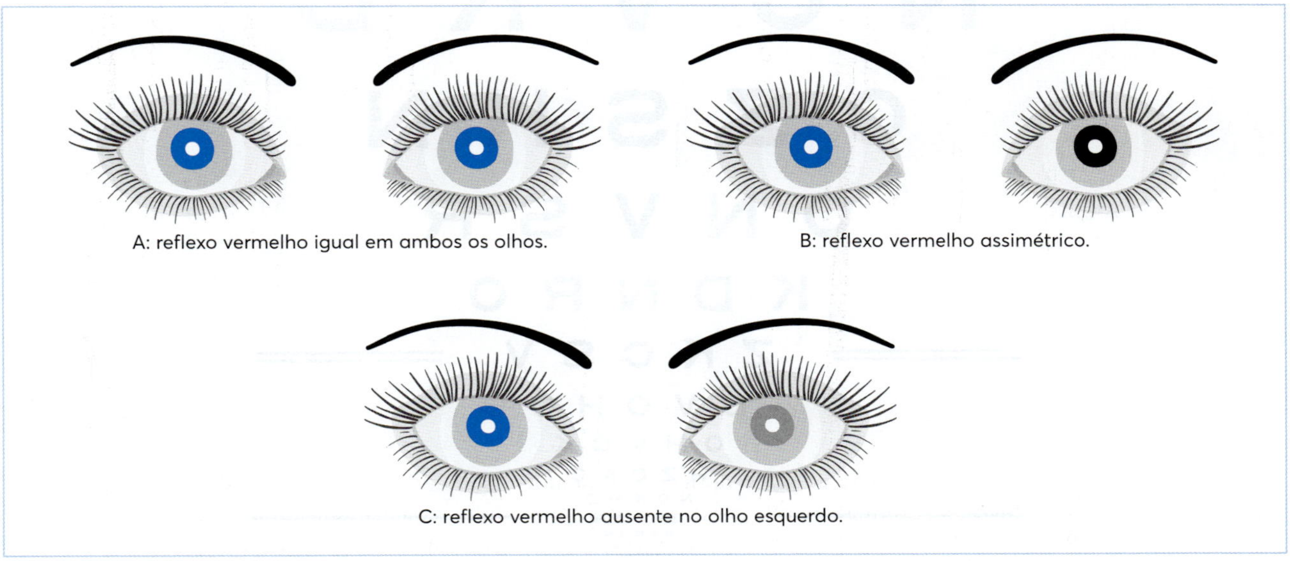

Figura 3 Teste do reflexo vermelho.
Fonte: American Academy of Pediatrics et al., 2003.[1]

Pequenas diferenças podem ocorrer normalmente, chamadas de anisocoria fisiológica, que mantém essa diferença tanto no claro como no escuro e são menores que 1 mm. Assimetria grande entre as pupilas (maior que 1 mm) requer investigação adicional.

MOTILIDADE EXTRÍNSECA OCULAR

Para avaliar a motilidade extrínseca ocular, solicita-se ao paciente que siga, apenas com o olhar e sem mexer a cabeça, um alvo que é movido em todos os sentidos. Na presença de restrições, paresias ou paralisias oculomotoras, observa-se limitação dos movimentos. O alinhamento ocular pode ser avaliado pelo reflexo luminoso corneano ou teste de Hirschberg, isto é, iluminam-se os olhos e solicita-se que a criança fixe diretamente a luz. Os reflexos luminosos das córneas devem estar simetricamente centralizados ou pouco deslocados nasal ou temporalmente em ambos os olhos (Figura 4). O deslocamento do reflexo em um dos olhos indica estrabismo. Para o exame oftalmológico de rotina realizado pelo pediatra, sugere-se o teste do reflexo corneano (Hirschberg), por ser mais simples e por necessitar apenas da observação dos reflexos luminosos em ambos os olhos para confirmar se existe desvio ocular.

Todo paciente com estrabismo ou suspeita deve ser encaminhado ao oftalmologista.

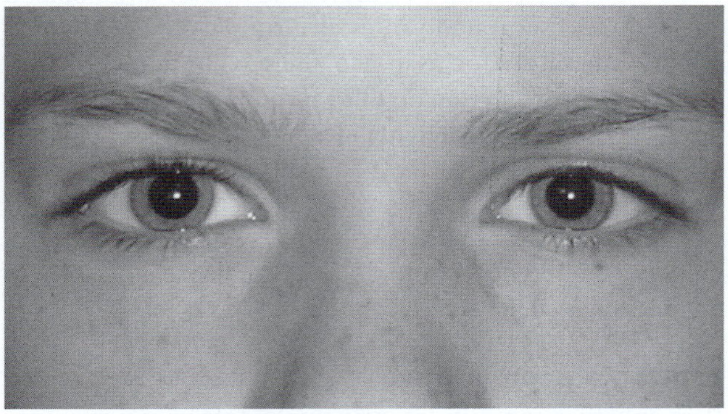

Figura 4 Reflexo luminoso corneano simétrico: teste de Hirschberg.

OFTALMOSCOPIA (EXAME DO FUNDO DE OLHO)

A oftalmoscopia direta é realizada com o oftalmoscópio direto e pode ser difícil de realizar em crianças pouco colaborativas. Esse exame permite a observação do disco óptico, dos vasos retinianos, da fóvea e da retina central (próxima ao disco e à fóvea). Para a avaliação da fóvea, a criança deve olhar diretamente para a luz, pois o disco óptico está localizado nasalmente à fóvea (Figura 5).

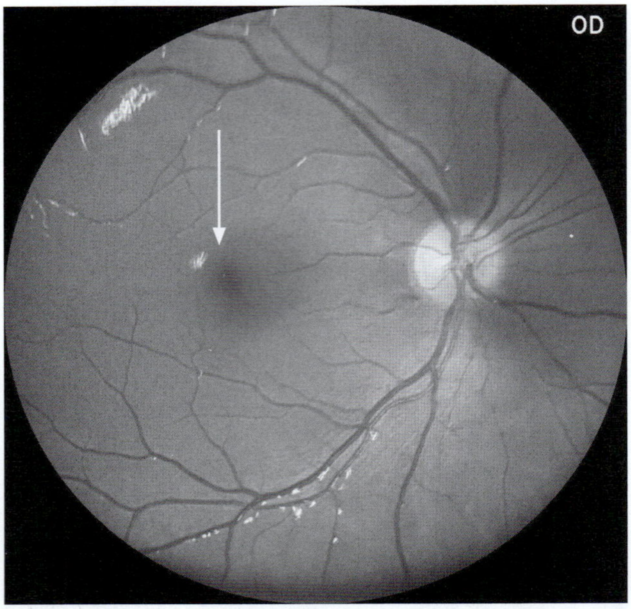

Figura 5 Fundoscopia do olho direito sem alterações. Nota-se o nervo óptico com bordos nítidos (círculo esbranquiçado à direita), vasos com calibre e tortuosidade preservados e mácula com brilho fisiológico (seta).

ESTRABISMO

Estrabismo é o desalinhamento dos olhos. O alinhamento ocular é um dos requisitos necessários para o desenvolvimento visual normal. A visão binocular depende da integração das imagens retínicas no cérebro, processo conhecido como fusão, que, além de prover a binocularidade (estereopsia), provê o alinhamento ocular. A estereopsia é a propriedade binocular de utilizar sinais de disparidade para compor a percepção de profundidade.[6] O período crítico para o desenvolvimento da visão binocular permanece controverso, mas parece iniciar nos primeiros 3-4 meses de vida em humanos.

A criança que apresenta estrabismo em idade precoce ou antes dos 4-5 anos de idade não apresenta diplopia porque existe supressão do olho não fixador. A supressão é um mecanismo de defesa, no nível cortical, para evitar a diplopia e a confusão de imagens, interrompendo o desenvolvimento visual binocular com perda da fusão e estereopsia. Caso ocorra desvio ocular após os 6-7 anos de idade, quando a visão binocular já se desenvolveu, haverá diplopia. Crianças com estrabismo adquirido, diplopia, limitação dos movimentos oculares, ptose ou outros sinais neurológicos e baixa visão ou alteração do reflexo vermelho devem ser encaminhadas para consulta urgente com oftalmologista. Ao nascimento, o alinhamento ocular é variável, de modo que 70% das crianças apresentam pequena e variável exotropia (desvio divergente); a esotropia (desvio convergente) é rara.

Pacientes com estrabismo após os 2 meses devem ser encaminhados ao oftalmologista.

O estrabismo pode ser constante ou intermitente, e há vários tipos de estrabismo, como a esotropia, a exotropia e os desvios verticais (hipertropias) e torsionais, que podem ser classificados em comitantes ou incomitantes (Figuras 6 e 7).

No estrabismo comitante, o desvio é o mesmo em todas as posições do olhar, e os olhos movem-se em todas as direções, sendo o tipo mais comum. Já no desvio incomitante, o desvio é diferente nas diferentes posições do olhar, e observa-se limitação dos movimentos oculares, que pode ser causada por restrições ou paresias/paralisias (do terceiro, quarto ou sexto nervo – Figura 8).[7]

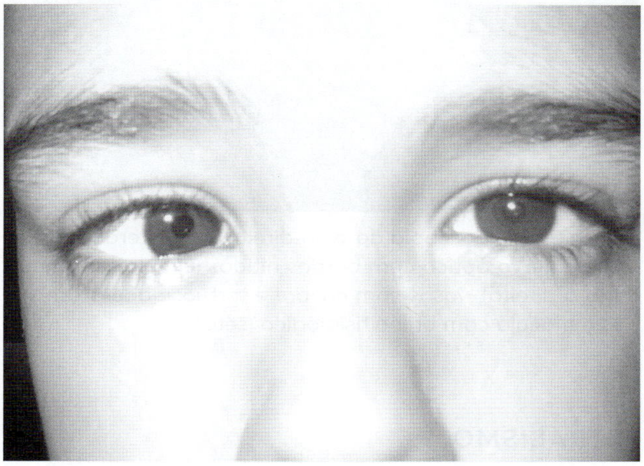

Figura 6 Criança com esotropia (desvio convergente).

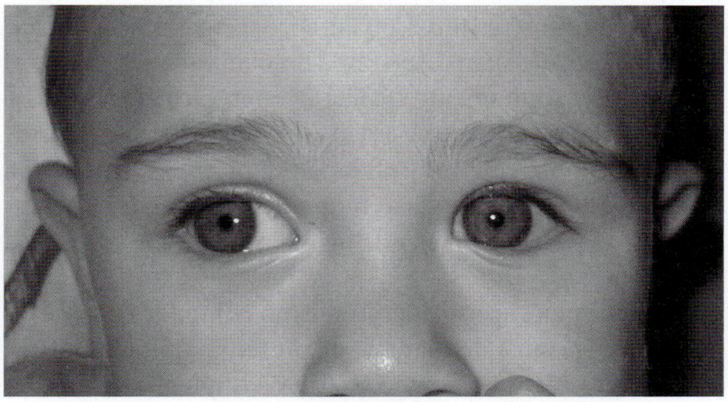

Figura 7 Criança com exotropia (desvio divergente)

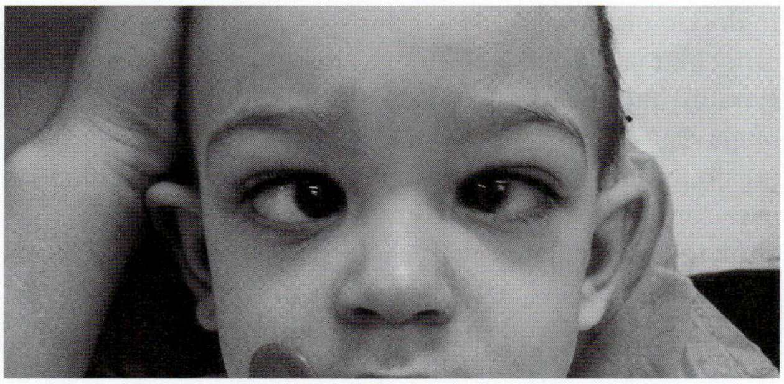

Figura 8 Criança com paralisia de sexto nervo craniano.

ESTRABISMOS COMITANTES

Os estrabismos comitantes mais comuns são a esotropia congênita, a esotropia acomodativa, a esotropia comitante adquirida e a exotropia intermitente.

Esotropia congênita

A esotropia congênita, esotropia infantil ou do lactente é a forma mais frequente de estrabismo na infância.[8] Como na maioria dos casos o desvio não é observado ao nascimento, o termo "congênito" tem sido substituído por "infantil". É definida como uma esotropia de grande magnitude, com início antes dos 6 meses de idade. Pacientes com grande ângulo de desvio constante, presente depois dos 2 meses de idade, têm pequena probabilidade de resolução espontânea. Em geral, existe alternância de fixação, mas pode haver forte preferência por fixar com um olho, o que é indicativo de ambliopia, que ocorre em aproximadamente 40% dos casos.[9] Alguns pacientes apresentam limitação bilateral da abdução (síndrome de Ciancia), nistagmo latente e fixação cruzada (fixa o lado esquerdo do campo de visão com o olho direito em adução e o campo direito com o olho esquerdo). Face girada para a direita ou a esquerda também é observada nesses pacientes, pois eles fixam com os olhos em adução.

Estrabismo vertical associado à esotropia infantil pode ser observado quando há anomalias motoras associadas, como hiperfunção do músculo oblíquo inferior ou superior e desvio vertical dissociado. O nistagmo latente, que se manifesta ao cobrir um olho, é visto em 50% dos pacientes. O tratamento da esotropia infantil é cirúrgico. Se houver ambliopia, o paciente deve ser tratado antes da cirurgia, com oclusão do olho dominante. A oclusão não altera o alinhamento ocular, mas melhora a visão do olho amblíope.[10] Apesar de não haver consenso sobre a idade ideal para a correção cirúrgica, acredita-se que a cirurgia da esotropia deva ocorrer entre 12-18 meses, embora a taxa de reoperação nesses casos é comum, seja pela reincidência do desvio ou pela presença de desvios diferentes como divergência vertical dissociada e hiperfunção de músculos oblíquos.[11]

Esotropia acomodativa

Para enxergar com nitidez, principalmente para perto, realizamos a acomodação. Esse processo ocorre por uma ação combinada do músculo ciliar nas na zônula cristaliniana, que, ao se ao contrair, relaxa a tensão nas fibras zonulares e permite que o cristalino se torne mais esférico, focando a imagem. Crianças hipermétropes acomodam para enxergar bem, sendo normal a existência de baixas hipermetropias nos primeiros anos de vida.

A acomodação é acompanhada de convergência e miose (constricção pupilar). Dessa maneira, o aumento da acomodação, em crianças com graus elevados de hipermetropia, resulta no aumento desproporcional da convergência dos olhos, causando um desvio convergente. Outro processo que pode ocorrer é a alteração da relação convergência/acomodação, ou seja, mesmo em graus não elevados de hi-

permetropia existe convergência excessiva, sendo responsável pela esotropia.

A correção da hipermetropia com óculos ou lentes de contato reduz a acomodação e a convergência, corrigindo o desvio (Figura 9). A esotropia acomodativa é totalmente corrigida com o uso de óculos. Quando o desvio não é corrigido totalmente com óculos, é chamado de parcialmente acomodativo. Nos pacientes com esotropia puramente acomodativa, há alinhamento ocular e a visão binocular é normal com a correção óptica.[12]

A esotropia acomodativa costuma se manifestar entre 2-4 anos de idade. Inicialmente o desvio é pequeno e intermitente, sendo visto mais frequentemente na fixação para perto ou quando a criança está cansada. Com o tempo, o desvio pode se tornar mais constante, e, se a hipermetropia não for corrigida, pode-se desenvolver ambliopia. O imediato encaminhamento para o oftalmologista é importante em pacientes com esotropia acomodativa ou adquirida, a fim de fornecer tratamento precoce (prescrição da correção), restabelecer a visão binocular e descartar causas neurológicas. Deve-se prescrever a correção total da hipermetropia (todo o "grau" sob cicloplegia). Aos pacientes que apresentam alinhamento ocular com óculos quando fixam para longe, mas continuam com esotropia quando fixam para perto, indica-se a correção para perto com a prescrição de óculos bifocais. Se os óculos não corrigirem todo o desvio, o desvio residual deve ser corrigido com cirurgia.[12]

Esotropia comitante adquirida

A esotropia comitante adquirida, também chamada de esotropia essencial e esotropia comitante não acomodativa, surge geralmente entre 1-3 anos de idade e apresenta início súbito do desvio, após estresse físico, emocional ou intermitente.[13] Nesses casos, é importante descartar a possibilidade de processos neurológicos.[13] A história familiar é especialmente importante nesse tipo de estrabismo, havendo grande incidência familiar. O desvio geralmente é grande, com baixo erro refrativo (quando há hipermetropia, é baixa e normalmente não influencia o ângulo de desvio) e grande associação com disfunção dos músculos oblíquos. O tratamento é sempre cirúrgico, e o prognóstico para restabelecer a visão binocular é relativamente bom. Antes da cirurgia, deve-se realizar o tratamento da ambliopia, com o objetivo de alcançar a acuidade visual igual em ambos os olhos, e a correção da hipermetropia, se moderada ou alta, que expressa a presença de fator acomodativo associado.

Exotropia intermitente

A exotropia intermitente é o tipo mais comum de exodesvio (Figura 10). Trata-se de um desvio controlado parte do tempo pela convergência fusional e que se manifesta de modo intermitente. Em geral, manifesta entre 2-4 anos de idade. Inicialmente é observado somente quando o paciente está cansado. Quando se cobre um olho, o desvio se manifesta, sendo mais bem observado ao teste de cobertura que ao teste do reflexo corneano.[13] Uma característica quase constante da exotropia intermitente é o fechamento de um olho diante de luz intensa.

Os pacientes com exotropia intermitente informam visão binocular normal quando os olhos estão alinhados e supressão monocular quando o olho desvia. A ambliopia é rara nesses pacientes.

O tratamento até os 4-5 anos de idade deve ser realizado clinicamente, com prescrição de oclusão parcial antissupressiva (algumas horas/dia), ou por óculos com lentes negativas. Após essa idade, indica-se correção cirúrgica.[14]

Estrabismos incomitantes

São os desvios que mudam de magnitude dependendo da posição dos olhos.

PARESIA CONGÊNITA DO MÚSCULO OBLÍQUO SUPERIOR

A paresia congênita do músculo oblíquo superior é uma das causas mais comuns de desvio vertical na infância. A criança apresenta invariavelmente torcicolo, compensando o desvio com a posição da cabeça, ou seja, inclina a cabeça sobre o ombro oposto ao músculo parético para manter os olhos alinhados (Figura 11).

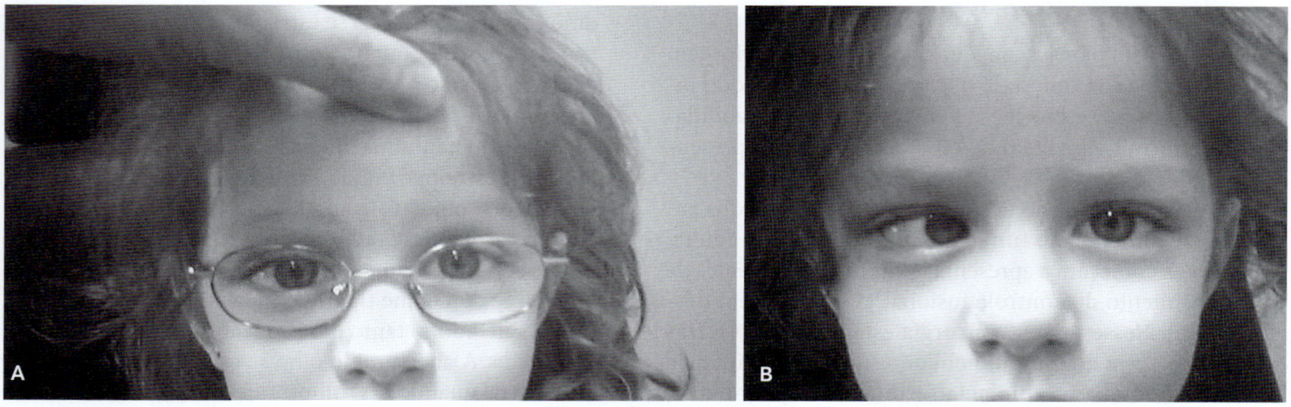

Figura 9 Criança com esotropia acomodativa. A: desvio corrigido com óculos. B: a esotropia sem o uso da correção.

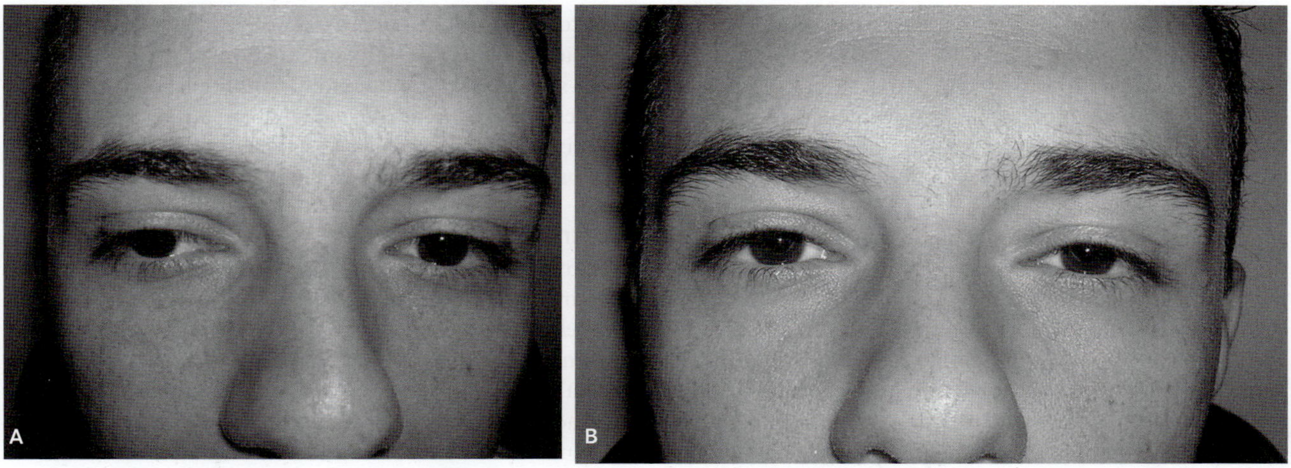

Figura 10 Paciente com exotropia intermitente. A: com o exodesvio. B: com os olhos alinhados.

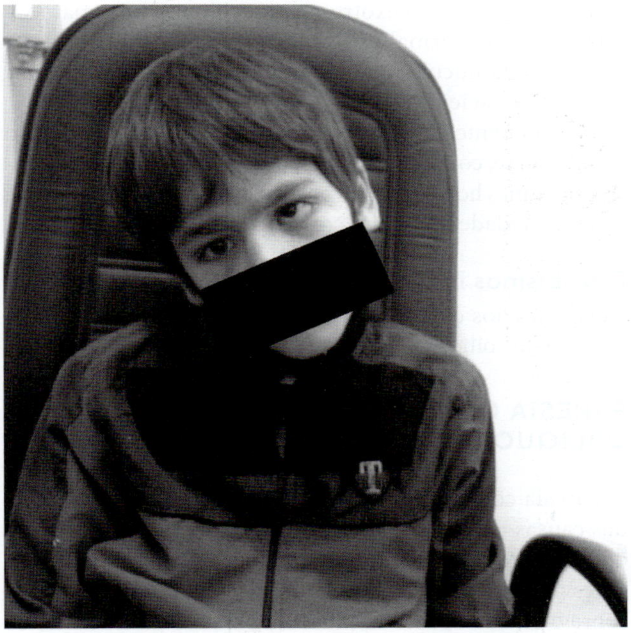

Figura 11 Criança com paresia do oblíquo superior à esquerda. Nota-se o torcicolo característico.

Pacientes com paresia congênita do oblíquo superior têm boa estereopsia e manifestam o desvio vertical de modo intermitente quando estão cansados. A maioria tem habilidade para suprimir a imagem do olho desviado, não apresentando diplopia.

Assimetria facial discreta é observada na maioria dos pacientes. Geralmente, no fim da infância ou na vida adulta, os pacientes começam a apresentar sintomas decorrentes de enfraquecimento do controle fusional, resultando em desvio vertical. Nesses casos, a cirurgia está indicada. Outras causas de paresia do músculo oblíquo superior na infância incluem: anomalias craniofaciais, traumatismo craniano, tumores cerebrais e sua ressecção.

SÍNDROME DE DUANE

Está sempre presente ao nascimento, embora geralmente seja observada mais tarde pelos pais. A síndrome de Duane se enquadra nos distúrbios atualmente denominados desinervação craniana congênita (CCDD). Os CCDD são um grupo de doenças neuromusculares congênitas resultantes de erros de desenvolvimento na inervação; as anormalidades envolvem um ou mais nervos/núcleos cranianos com ausência de inervação normal e/ou inervação aberrante secundária. É causada por uma anomalia na inervação do reto lateral[15] que recebe inervação insuficiente ou nenhuma na tentativa de abdução e, durante a adução, recebe uma inervação anômala, contraindo juntamente o reto medial. O paciente apresenta limitação da abdução e/ou adução, geralmente unilaterais. É comum os pacientes apresentarem torcicolo, com a face virada para o olho comprometido.

Apresentam, também, estreitamento da rima palpebral à adução e alargamento na tentativa de abdução do olho acometido. Em alguns casos, quando o paciente tenta aduzir o olho acometido, existe um movimento brusco para cima (*upshoot*) ou para baixo (*downshoot*). É dividida em 3 grupos:

1. Síndrome de Duane tipo 1: tem limitação importante de abdução com leve limitação de adução. A abertura do olho (fissura palpebral) se estreita e o globo ocular se retrai para a órbita quando olha para dentro; na abdução ocorre o inverso.
2. Síndrome de Duane tipo 2: importante limitação de adução e leve ou nenhuma limitação de abdução. A rima palpebral se estreita e o globo ocular se retrai para a órbita quando o(s) olho(s) afetado(s) tenta(m) olhar para dentro em direção ao nariz (adução). Esses pacientes frequentemente se apresentam em exotropia (desvio divergente).
3. Síndrome de Duane tipo 3: a capacidade de mover o(s) olho(s) afetado(s) tanto para adução como para abdução é limitada. A abertura do olho se estreita e o globo ocular se retrai quando o(s) olho(s) afetado(s) tenta(m) olhar para dentro em direção ao nariz (adução).

Pode estar associada a várias anomalias congênitas, como a síndrome de Goldenhar, pé torto, e a anomalias causadas pela exposição pré-natal à talidomida. O tratamento cirúrgico é indicado para corrigir ou melhorar o torcicolo ou na presença de estrabismo significante.

PARALISIA DO MÚSCULO RETO LATERAL

Nesses casos tem-se uma esotropia de grande ângulo com importante limitação de abdução devido a alteração no nervo abducente.[16] É incomum em crianças, sendo que a paralisia congênita é muito rara. RN podem apresentar paralisia transitória associada à paralisia facial que se resolve entre 4-8 semanas. A paralisia adquirida do músculo reto lateral na infância pode ser observada na neuropatia pós-viral ou pós-imunização, ocorrendo geralmente entre 2-6 anos de idade, com a maioria apresentando resolução espontânea entre 8-10 semanas. Outras causas incluem traumatismo craniano, tumores intracranianos, meningites e mastoidites.

SÍNDROME DE BROWN

O paciente apresenta limitação da elevação em adução, isto é, não consegue olhar para o lado nasal superior. Pode ser congênita (inelasticidade ou encurtamento do tendão da bainha do músculo oblíquo superior) ou adquirida (trauma na região da tróclea, inflamações ou cirurgias que produzem aderências entre o tendão do músculo superior e a tróclea, doenças autoimunes e sinusites).[17] A maioria dos pacientes apresenta boa visão binocular e posição compensatória de cabeça com o mento elevado.

O tratamento da síndrome de Brown congênita é cirúrgico quando o paciente apresenta grande desvio vertical na posição primária do olhar e/ou posição anormal da cabeça. Nos casos adquiridos, o tratamento pode ser clínico com corticosteroides via oral ou injeções na região da tróclea.

SÍNDROME DE MOEBIUS

É um distúrbio neurológico raro caracterizado por fraqueza ou paralisia de vários nervos cranianos, mais frequentemente o sexto (abducente) e o sétimo (facial) nervos. Outros nervos cranianos às vezes são afetados. O diagnóstico pode ser feito logo após o nascimento, em razão do fechamento palpebral incompleto durante o sono e da dificuldade na sucção, observando-se, posteriormente, que a criança não apresenta expressão facial (fácies amímica) e ausência ou diminuição da abdução, geralmente bilateral.[18]

As anormalidades e a gravidade da síndrome de Moebius variam muito de uma pessoa para outra. Os critérios diagnósticos classicamente aceitos incluem:

1. Paralisia facial ou fraqueza afetando pelo menos um, mas geralmente ambos os lados da face (sétimo nervo craniano).
2. Paralisia do movimento lateral (lateral) dos olhos (sexto nervo craniano).
3. Preservação dos movimentos verticais dos olhos.

Como os olhos não se movem de um lado para o outro (lateralmente), a criança é forçada a virar a cabeça para seguir os objetos. Bebês sem expressão facial costumam ser descritos como tendo um rosto "parecido com uma máscara", especialmente óbvio ao rir ou chorar. Os bebês afetados também podem ter dificuldade para se alimentar, incluindo problemas para engolir e sugar mal. A ulceração da córnea pode ocorrer porque as pálpebras permanecem abertas durante o sono.

Há uma grande variedade de anormalidades adicionais. Algumas crianças com síndrome de Moebius têm língua curta e malformada e/ou mandíbula anormalmente pequena (micrognatia). A fenda palatina também pode estar presente. Essas anormalidades contribuem para dificuldades de alimentação e respiração. Crianças com fenda palatina são propensas a infecções de ouvido (otite média). Pode haver anomalias da orelha externa, incluindo subdesenvolvimento da parte externa da orelha (microtia) ou ausência total da parte externa da orelha (anotia). Se o oitavo nervo craniano for afetado, é provável que haja perda auditiva. Anormalidades dentárias não são incomuns. Existe risco aumentado de cáries na infância. Algumas crianças afetadas têm dificuldades com a fala e atrasos no desenvolvimento da fala.

Malformações esqueléticas dos membros ocorrem em mais da metade das crianças com síndrome de Moebius. As malformações dos membros inferiores incluem pés tortos e subdesenvolvimento das pernas; extremidades superiores podem apresentar membrana dos dedos (sindactilia), subdesenvolvimento ou ausência dos dedos e/ou subdesenvolvimento da mão. Em algumas crianças, pode haver curvatura lateral anormal da coluna vertebral (escoliose), e em aproximadamente 15% dos pacientes também ocorre subdesenvolvimento dos músculos peitorais e da mama em um lado do corpo.

A síndrome de Moebius raramente está associada a deficiência intelectual menor. Algumas crianças foram classificadas como pertencendo ao "espectro autista".

A causa não foi determinada, porém existe relação com uso de misoprostol como método abortivo.[19] O tratamento é cirúrgico quando essas crianças apresentam esotropia.

PARALISIA DO TERCEIRO NERVO CRANIANO

Envolve quase todos os músculos extraoculares, exceto o reto lateral, inervado pelo sexto nervo craniano, e o oblíquo superior, inervado pelo quarto nervo craniano. No quadro completo observa-se ptose palpebral, exotropia, hipotropia (olho desviado para baixo) e midríase.

As causas podem ser: congênita, traumática, tumores intracranianos, malformações vasculares (aneurisma de comunicante posterior entre elas) e doenças sistêmicas. O tratamento do estrabismo, quando possível, é cirúrgico com resultados não muito satisfatórios.[16]

REFERÊNCIAS BIBLIOGRÁFICAS

1. American Academy of Pediatrics; Commitee on Practice and Ambulatory Medicine; Section on Ophthalmology; American Association of Certified Orthoptists; American Association for Pediatric Ophthalmology and Strabismus; American Academy of Ophthalmology. Eye examination in infants, children, and young adults by pediatricians. Pediatrics. 2003;111(4 pt. 1):902-7.
2. Berardi N, Pizzorusso T, Ratto GM, Maffei L. Molecular basis of plasticity in the visual cortex. Trends Neurosci. 2003;26(7):369-78.
3. Salomão SR, Ejzenbaum F, Berezovsky A, Sacai PY, Pereira JM. Age norms for monocular grating acuity measured by sweep-VEP in the first three years of age. Arq Bras Oftalmol. 2008;71(4):475-9.
4. Ministério da Saúde. Diretrizes de Atenção a Saúde Ocular na Infância: detecção e intervenção precoce para a prevenção de deficiências visuais. Brasília: 2016.
5. Teste do reflexo vermelho: documento científico, SBP. Available: https://www.sbp.com.br/fileadmin/user_upload/__20958d-DC_No1_set_2018-_Teste_do_reflexo_vermelho.pdf (acesso jan 2021).
6. O'Connor AR, Tidbury LP. Stereopsis: are we assessing it in enough depth? Clin Exp Optom. 2018;101(4):485-94.
7. Park KA, Oh SY, Min JH, Kim BJ, Kim Y. Acquired onset of third, fourth, and sixth cranial nerve palsies in children and adolescents. Eye (Lond). 2019;33(6):965-73.
8. Zakher M, Simon JW, Zobal-Ratner J. Acquired, comitant, non-accommodative esotropia (ANAET): evaluation, treatment, and prognosis. J Binocul Vis Ocul Motil. 2019;69(1):24-5.
9. Pediatric Eye Disease Investigator Group. The clinical spectrum of early: onset esotropia: experience of the Congenital Esotropia Observational Study. Am J Ophthalmol. 2002;133:102-8.
10. Vagge A, Nelson LB. Amblyopia update: new treatments. Curr Opin Ophthalmol. 2016;27(5):380-6.
11. Rajavi Z, Ferdosi AA, Eslamdoust M, Yaseri M, Haftabadi N, Kroji S, et al. The prevalence of reoperation and related risk factors among patients with congenital esotropia. Pediatr Ophthalmol Strabismus. 2013;50(1):53-9.
12. Lembo A, Serafino M, Strologo MD, Saunders RA, Trivedi RH, Villani E, Nucci P. Accommodative esotropia: the state of the art. Int Ophthalmol. 2019;39(2):497-505.
13. Shi M, Zhou Y, Qin A, Cheng J, Ren H. Treatment of acute acquired concomitant esotropia. BMC Ophthalmol. 2021;21(1):9.
14. Slopper JJ. Intermittent exotropia: behind the headlines. Ophthalmology. 2019;126(9):1261-2.
15. Gutowski NJ. Duane's syndrome. Eur J Neurol. 2000;7(2):145-9.
16. Lyons CJ, Godoy F, AlQahtani E. Cranial nerve palsies in childhood. Eye (Lond). 2015;29(2):246-51.
17. Coussens T, Ellis FJ. Considerations on the etiology of congenital Brown syndrome. Curr Opin Ophthalmol. 2015;26(5):357-61.
18. MacKinnon S, Oystreck DT, Andrews C, Chan WM, Hunter DG, Engle EC. Diagnostic distinctions and genetic analysis of patients diagnosed with moebius syndrome. Ophthalmology. 2014;121(7):1461-8.
19. Ruge-Peña NO, Valencia C, Cabrera D, Aguirre DC, Lopera F. Moebius syndrome: Craniofacial clinical manifestations and their association with prenatal exposure to misoprostol. Laryngoscope Investig Otolaryngol. 2020;5(4):727-33.

CAPÍTULO 5

RETINOPATIA DA PREMATURIDADE

Luisa Moreira Hopker
Nilva Moraes

AO FINAL DA LEITURA DESTE CAPÍTULO, O PEDIATRA DEVE ESTAR APTO A:

- Reconhecer que a retinopatia da prematuridade (ROP) é uma doença ocular que potencialmente leva a cegueira se não for tratada adequadamente.
- Recomendar o exame de fundo de olho em todos os bebês prematuros que nascem com peso menor que 1.500 g e/ou idade gestacional menor que 32 semanas.
- Recomendar o primeiro exame de fundo de olho em 4-6 semanas após o nascimento do bebê prematuro. A reavaliação fica a critério do oftalmologista.
- Reconhecer a forma grave da ROP (ROP posterior agressiva), que apresenta rápida progressão do quadro e maior risco de perda visual irreversível.
- Entender as formas de tratamento atual por meio da fotocoagulação da retina ou anti-VEGF em casos selecionados.
- Recomendar acompanhamento oftalmológico periódico a todas as crianças que nascem prematuras, mesmo as que não apresentaram a forma grave da ROP, para assegurar o desenvolvimento visual adequado.

INTRODUÇÃO

A retinopatia da prematuridade (ROP) é a doença dos vasos da retina das crianças que nascem prematuras reconhecida como uma das principais causas de cegueira na população infantil em países desenvolvidos.[1] Estima-se que anualmente 32 mil crianças ficam cegas pela ROP no mundo,[2-4] sendo que a metade delas encontra-se na América Latina.[5] A cegueira pela ROP decorre do descolamento da retina.

No Brasil, estima-se que aproximadamente 18 mil prematuros por ano, com peso ao nascimento menor do que 1.500 g, necessitam realizar o exame oftalmológico.[6] O primeiro exame do fundo do olho deve ser realizado entre 4-6 semanas de vida, a depender da idade gestacional de nascimento, para que o tratamento seja realizado no momento adequado.[4]

FISIOPATOLOGIA

A retina, estrutura vascularizada do fundo do olho, tem sua vasculogênese e angiogênese normal completa ao redor da 43ª semana de vida da criança nascida a termo. A vasculogênese é geneticamente determinada por fatores humorais. A angiogênese é regulada principalmente pelo fator de crescimento endotelial vascular (VEGF) e também pelo fator de crescimento insulínico (IGF). O VEGF é um constituinte normal do processo de angiogênese fisiológico, mas pode sofrer *up-regulation* decorrente de hipóxia, por isquemia retiniana, acelerando o processo de formação de neovascularização.[7]

A ROP ocorre em bebês que não tiveram a formação vascular completa e que, influenciados por fatores ambientais, desenvolvem a doença vascular. A ROP é uma doença bifásica: na primeira fase, ocorre um atraso na formação vascular seguida por uma segunda fase de proliferação vascular.

A primeira fase da ROP ocorre entre 30-32 semanas de idade corrigida, época em que a área avascular da retina torna-se metabolicamente ativa, o que leva à hipóxia. A segunda fase da ROP ocorre ao redor da 32ª à 34ª semana de idade corrigida, fase em que há estímulo para neovascularização em virtude da hipóxia do tecido da retina. A hipóxia local estimula a produção de VEGF, entre outros fatores humorais, o que causa o crescimento vascular descontrolado.

Atualmente, o VEGF é reconhecido como o principal fator de crescimento envolvido no desenvolvimento retiniano normal, na manutenção dos vasos novos formados e na neovascularização anormal.

O aumento do uso de anti-VEGF intravítreo para o tratamento de doenças vitreorretinianas revolucionou o tratamento da ROP.[7] Entretanto, ainda permanecem questões sobre os efeitos sistêmicos tardios, inclusive no desenvolvimento neurológico, pois existe circulação sanguínea da droga.

Fatores sistêmicos

Sabe-se que a causa da ROP é multifatorial. Os principais fatores de risco são o baixo peso ao nascer e a própria prematuridade.[8]

A relação entre o oxigênio e o desenvolvimento da ROP é complexa. O oxigênio é reconhecido como fator de risco, mas a correlação direta entre sua duração, concentração e variabilidade em relação à gravidade da ROP não está completamente esclarecida.

Mais recentemente, o ganho ponderal nas primeiras 6 semanas de vida e os níveis de IGF-1, assim como a hiperglicemia, foram apontados como fatores de risco preditivos da ROP, mostrando que níveis séricos baixos de IGF-1 e baixo ganho ponderal nas primeiras semanas de vida estão fortemente relacionados como o desenvolvimento da ROP.[8]

Em relação aos fatores genéticos, há forte evidência de predisposição genética para a ROP, porém variantes genéticas específicas ainda não foram detectadas.[8]

CLASSIFICAÇÃO

A Classificação Internacional da Retinopatia da Prematuridade divide a doença de acordo com:

1. Localização em zonas de maturidade da retina.
2. Extensão da doença em horas de relógio.
3. Estágios de acordo com a gravidade da doença na junção entre retina avascular e vascularizada.
4. Presença da doença *plus*.[4]

A localização da ROP é delimitada em zonas, com base no conceito de que o desenvolvimento e a maturação da vascularização da retina iniciam-se a partir do nervo óptico. A retina é dividida em três zonas, baseadas em círculos concêntricos, tendo o nervo óptico como centro, o que vai definir o grau de imaturidade da doença, ou seja, doença na zona I indica maior imaturidade na vascularização da retina em relação a zonas II ou III. A zona I consiste em um círculo com centro no nervo óptico, de raio correspondente a 2 vezes a distância do centro do nervo óptico à fóvea (centro da mácula). A zona II estende-se da margem da zona I à ora serrata (área mais periférica) nasal, formando um raio concêntrico. A zona III corresponde à área remanescente temporal da retina da zona II. Por convenção, as zonas II e III são mutuamente exclusivas (Figura 1).

O estado crônico da retina avascular pode causar uma fase aguda da ROP, caracterizada pela dilatação e tortuosidade dos vasos da retina, chamada de doença *plus* (Figura 2). Outros achados da doença *plus* são: dilatação dos vasos irianos, rigidez pupilar e opacidade vítrea.

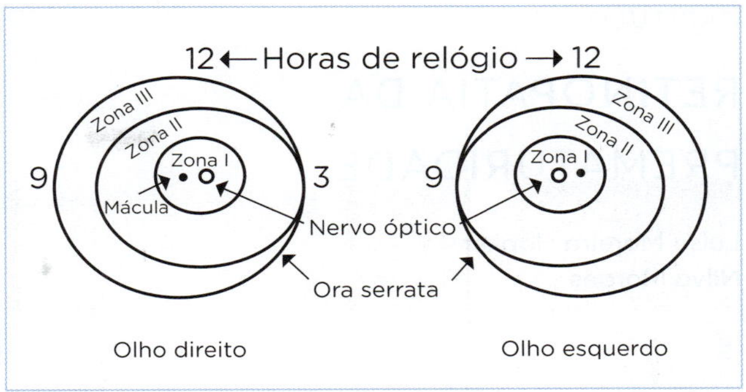

Figura 1 Esquema da retina, do olho direito e do olho esquerdo, mostrando os limites das zonas para descrever a localização, e as horas de relógio para descrever a extensão da doença.

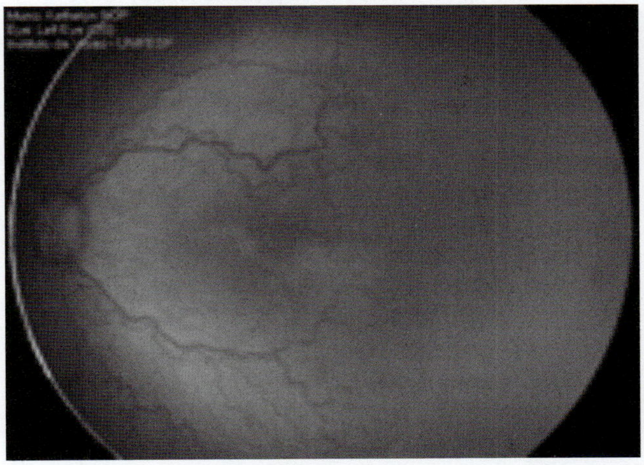

Figura 2 Doença *plus*: nota-se tortuosidade arteriolar e ingurgitamento venular proeminente.

Portanto, quanto menor a zona, maior é a imaturidade; quanto maior o estágio, maior é a gravidade do quadro. A presença da doença *plus* também indica maior severidade da ROP.

QUADRO CLÍNICO

A primeira evolução da retina imatura é a ROP estágio 1: nota-se uma linha de demarcação pouco espessa, plana, de coloração branca, que delimita a área da retina vascularizada da avascular. No estágio 2, a linha de demarcação adquire volume e torna-se espessa, de cor rósea, chamada de crista (Figura 3).

Há formação de shunts na crista e indução da angiogênese anormal. O crescimento vascular por sobre a linha, na neovascularização típica, ou anterior à linha, na neovascularização atípica, é chamada de proliferação vascular e representa a progressão para o estágio 3 (Figura 4). Os estágios 4 e 5 caracterizam-se pela presença do descolamento da retina, que pode ser predominantemente tracional

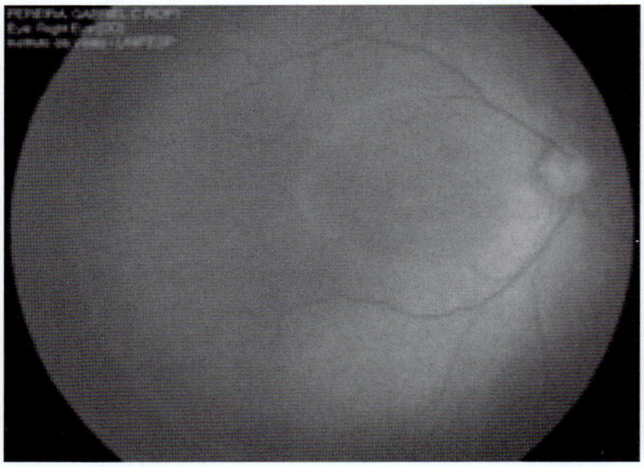

Figura 3 Retinopatia da prematuridade estágio 2: nota-se linha de demarcação entre retina avascular e retina vascularizada.

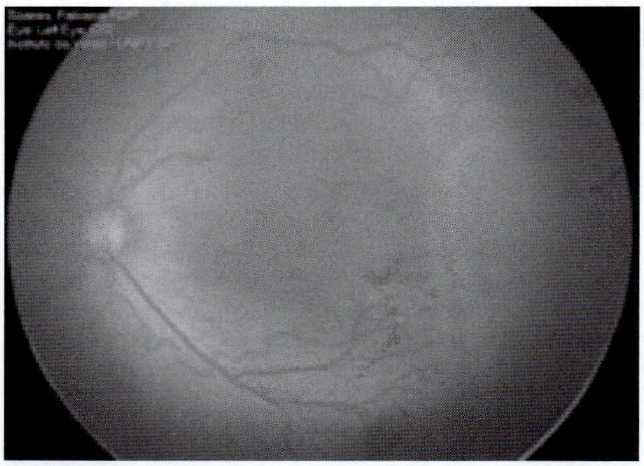

Figura 4 Retinopatia da prematuridade estágio 3 com proliferação fibrovascular junto à linha de demarcação. Observa-se hemorragia retiniana próxima à linha de demarcação na arcada vascular temporal inferior.

ou predominantemente exsudativo. O estágio 4A preserva a mácula, a área central da visão; já o 4B acomete a mácula (Figura 5). O estágio 5 caracteriza-se pelo descolamento total da retina. O Quadro 1 resume as características da ROP conforme seus estágios.

A ROP posterior agressiva é a forma clínica em que as alterações vasculares têm rápida progressão e a neovascularização atípica pode evoluir para o descolamento de retina sem passar pelos estágios típicos 1 a 3, ou seja, não há formação da crista.[2] Alguns estudos já demonstraram maior tendência dessa forma para evolução desfavorável com cegueira. É importante reconhecer as características clínicas da ROP posterior agressiva (Quadro 2) para a indicação precoce do tratamento.

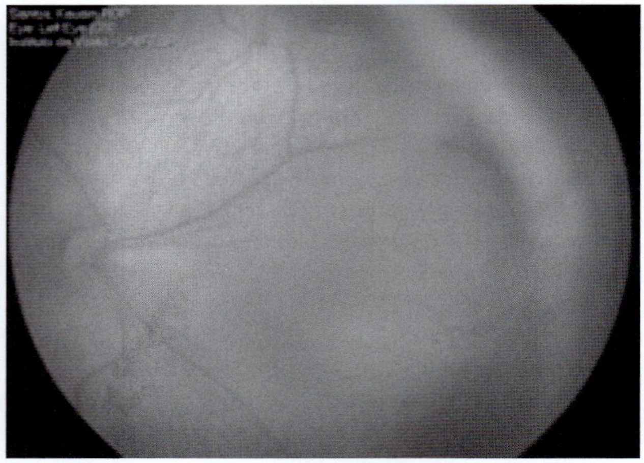

Figura 5 Retinopatia da prematuridade estágio 4B: presença de fluido sob a retina e áreas de tração associadas a pregueamento e elevação da mácula.

Quadro 1 Características clínicas da retinopatia da prematuridade (ROP)

Estágio da ROP	Características clínicas
Estágio 1	Linha de demarcação plana
Estágio 2	Linha de demarcação com volume
Estágio 3	Neovascularização na linha de demarcação
Estágio 4A	Descolamento de retina parcial que poupa a mácula
Estágio 4B	Descolamento de retina parcial que envolve a mácula
Estágio 5	Descolamento de retina total

Quadro 2 Características clínicas da retinopatia da prematuridade posterior agressiva

- Rápida progressão
- Evolução atípica
- Presença de doença *plus*
- Neovasos planos
- Alto risco de descolamento de retina
- Geralmente localizada na zona I

DIAGNÓSTICO

O exame do fundo de olho deve ser realizado em toda criança prematura nascida com idade gestacional menor que 32 semanas ou peso inferior a 1.500 g.[4] Considera-se também a realização do exame em crianças que apresentam os seguintes fatores de risco: síndrome do desconforto respiratório, sepse, transfusões sanguíneas, gestação múltipla e presença de hemorragia intraventricular.[4]

O exame deve ser realizado entre a 4ª e a 6ª semana de vida, por oftalmologista treinado para reconhecer as características clínicas da doença, utilizando o oftalmoscópio indireto e a lente de 28 dioptrias. A pupila é dilatada com os colírios tropicamida a 0,5% associado a fenilefrina a 2,5%. Instila-se o colírio anestésico e, com o auxílio do blefarostato e do indentador escleral, quando necessário, realiza-se o mapeamento de retina. A doença é estadiada e a conduta é baseada nos achados clínicos (Quadro 3).[4]

Quadro 3 Critérios de triagem oftalmológica adotados no Brasil em prematuros

Quem examinar?	Idade gestacional < 32 semanas e/ou peso < 1.500 g
Quando realizar o 1º exame?	4 a 6 semanas de vida
Quando considerar o exame?	Síndrome do desconforto respiratório, sepse, transfusões sanguíneas, gestação múltipla, presença de hemorragia intraventricular

O acompanhamento é realizado da seguinte forma:

- Retina com vascularização incompleta ou presença de ROP menor que pré-limiar: reavaliação em 2 semanas.
- ROP em regressão: reavaliação em 2 semanas.
- Retina com vascularização na zona I: reavaliação semanal.
- ROP pré-limiar tipo 2: reavaliação em 3-7 dias.
- ROP pré-limiar tipo 1 (zona I, qualquer estágio com *plus*; zona I, estágio 3; zona II, estágio 2 ou 3 com *plus*) e limiar: tratamento em até 72 horas.
- Retina com vascularização completa: avaliação após 6 meses para monitorar o desenvolvimento visual.

A ROP pré-limiar corresponde a ROP estágio 1 ou 2 na zona I sem doença *plus*, ROP estágio 2 ou 3 na zona II sem *plus*, ROP estágio 2 ou 3 com *plus*, mas menor que pré-limiar de alto risco na zona II.

O exame é realizado até a vascularização completa, ou 45 semanas de idade corrigida sem ter desenvolvido a ROP pré-limiar ou pior, ou na ROP com regressão completa.[4]

DIAGNÓSTICO DIFERENCIAL

São diagnósticos diferenciais da ROP: vitreorretinopatia exsudativa familiar (FEVR), doença de Norrie, incontinência pigmentar, prega retiniana congênita, retinosquise periférica, toxocaríase ocular e outras causas de leucocoria. A leucocoria, que é o reflexo branco dos olhos, pode ocorrer por qualquer opacidade de meios, em qualquer nível de profundidade entre a córnea e a retina.

TRATAMENTO

O tratamento de escolha para a ROP limiar é a fotocoagulação sob oftalmoscopia indireta, preferencialmente com *laser* de diodo, na área da retina avascular, de padrão semiconfluente. Há indicação de tratamento também na ROP pré-limiar tipo 1[9] (Quadro 4).

A criança é submetida a intubação orotraqueal, analgesia e sedação, pois é frequente ocorrer bradicardia e há risco de apneia durante o procedimento. Uma vez feito o diagnóstico de ROP limiar ou pré-limiar tipo 1, o tratamento deve ser realizado em até 72 horas, dada a rápida progressão da doença (Figura 6).

Quadro 4 Critérios adotados para indicação de fotocoagulação

ROP pré-limiar tipo 1 (baseado no ETROP)
Zona I: qualquer estágio com *plus*
Zona II: estágio 3
Zona III: ROP 2 ou 3 com *plus*
ROP limiar (baseado no CRYO-ROP)
ROP estágio 3, na zona 1 ou 2, com pelo menos 5 horas de extensão contíguas ou 8 horas intercaladas de neovascularização, na presença de doença *plus*

Estudos clínicos têm demonstrado boa resposta no controle da ROP, principalmente dos casos de retinopatia agressiva ou localizada em zona I. Os primeiros estudos com uso de anti-VEGF intravítreo foram relatos de casos e com bevacizumabe, medicação *off-label*. Em 2019 foi aprovado para uso do ranibizumabe intravítreo para o ROP. Porém, a dose

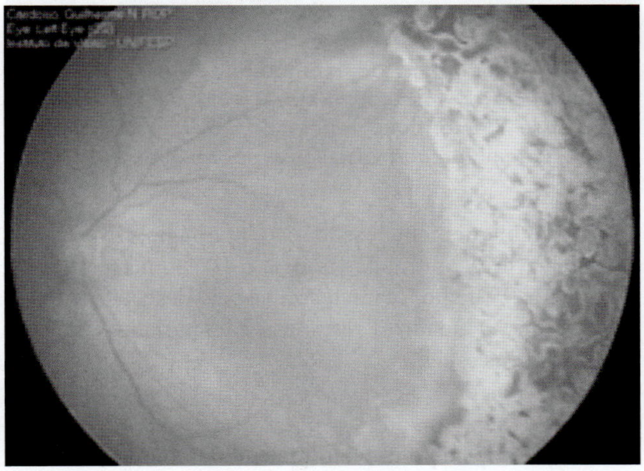

Figura 6 ROP tratada com fotocoagulação: observam-se lesões hiperpigmentadas que correspondem a cicatrizes das marcas de *laser* em olho com diagnóstico prévio de ROP limiar.

correta e o volume para ser usado em prematuros ainda permanece incerta, utilizando-se 1/3 ou 1/4 da dose do adulto. Sabe-se entretanto que o uso do anti-VEGF intravítreo muda a história natural da ROP, e a reativação da doença pode ocorrer até 4 anos após o tratamento.[9]

O tratamento pode evoluir para raras, porém graves, complicações oculares, como:

- Tratamento incompleto, com progressão para o descolamento da retina exsudativo e tracional.
- Inflamação do segmento anterior do olho, que é evitada com o uso de colírio anti-inflamatório.
- Rotura da retina e da membrana de Bruch em razão da marca de fotocoagulacão muito forte.
- Hemorragia da coroide ou descolamento exsudativo da coroide.
- Lesões térmicas da córnea, íris ou *tunica vasculosa lentis*.
- Isquemia do segmento anterior com evolução para a atrofia da íris, catarata e hipotonia.

Após a fotocoagulação, recomenda-se o uso de colírios de antibiótico, corticosteroide e midriático, por curto período (7 dias).

No caso da utilização de injeção intravítrea de anti-VEGF pode ocorrer toque inadvertido do cristalino, roturas retinianas e infeção intraocular (endoftalmite).

Na ROP estágios 4 e 5, há indicação de tratamento cirúrgico. Utiliza-se a técnica de vitrectomia via *pars plicata*, com ou sem a preservação do cristalino. O objetivo no estágio 4 é conseguir minimizar a distorção no polo posterior, sendo que no 4A também se busca preservar a visão central e, no estágio 4B, evitar a progressão para o descolamento total da retina. A cirurgia nos estágios 4B e 5 é realizada para se obter visão ambulatorial, ou seja, enxergar objetos grandes e locomover-se dentro de uma sala sem bater nos objetos. Nos casos de ROP estágio 5, os resultados anatômicos e funcionais são limitados, já que o dano funcional decorrente da hemorragia sub-retiniana e da distorção anatômica são devastadores à função visual; os melhores resultados alcançam visão de vultos. Infelizmente, mesmo com o tratamento cirúrgico adequado, 28% das crianças evoluem para visão de ausência de percepção luminosa.[9]

ACOMPANHAMENTO

A criança que desenvolveu a ROP, mesmo que não tenha necessitado de tratamento, deve ser acompanhada por um oftalmologista desde os primeiros meses de vida. Nos prematuros, estrabismo e ametropias são mais frequentes, principalmente a miopia e o astigmatismo, por isso esses pacientes necessitam de avaliações oftalmológicas frequentes. Na vida adulta, esses indivíduos podem ter boa acuidade visual, apesar das distorções encontradas no fundo de olho, e têm maior chance de desenvolver catarata, glaucoma, retinopatia exsudativa e descolamento de retina.

Nos casos em que a doença deixa sequelas visuais, é extremamente importante que as crianças sejam encaminhadas para a estimulação visual precoce e posterior treinamento em visão subnormal.

EXAMES DE IMAGEM E RETINOPATIA DA PREMATURIDADE

Os exames de imagem disponíveis para ROP são a retinografia de grande ângulo, angiografia fluoresceínica e tomografia de coerência óptica. A retinografia de grande angular são fotografias da retina realizadas por câmeras digitais, com sistemas de imagem de contato de campo amplo formados por um dispositivo de contato portátil que faz imagens de 130° do fundo do olho.[9,10] A Retcam Shuttle, Clarity MSI (EUA), é o equipamento mais usado, capaz de captar imagens da periferia retiniana, e tem sido empregada por profissionais médicos e não médicos para capturar imagens de bebês em risco de desenvolver ROP.[10] No entanto, seu custo elevado ainda constitui uma barreira de acesso a essa tecnologia no Brasil.

A angiografia fluoresceínica é um exame seguro, mas que utiliza constraste e tem a vantagem de identificar patologias que não são visíveis à fundoscopia indireta, podendo identificar níveis graves de ROP em um período precoce, bem como monitorar a eficácia do uso do anti-VEGF. O OCT e angio-OCT portáteis também podem ser adjuvantes na detecção da ROP, permitindo avaliação em 3 dimensões de estruturas morfológicas da retina, porém apresenta custo elevado.

TELEMEDICINA E RETINOPATIA DA PREMATURIDADE

A telemedicina vem sendo usada há mais de uma década, principalmente em países como EUA e Índia, e tem sido implementada em países como México e Chile.[2,9,10] São usadas imagens de retinografias de grande angular que são arquivadas e enviadas para um centro de leitura, onde especialistas podem fazer a avaliação e determinar quais crianças necessitarão de exame de oftalmoscopia indireta realizado por um profissional treinado.

Vários estudos têm sido feitos sugerindo sucesso na triagem com o uso de câmeras digitais e telemedicina.[9,10] O papel da telemedicina também é reconhecidamente importante na determinação da doença *plus*, que é um dos principais critérios de tratamento. A telemedicina na triagem da ROP é uma grande promessa para o futuro, permitindo menor frequência de exames "presenciais" pelo médico, o que permite usar sua força de trabalho para triar um maior número de bebês. A facilidade do uso a distância permite a triagem de áreas remotas onde há falta de especialistas, e já foi demonstrada pela literatura sua eficácia na triagem e encaminhamento dos bebês em risco para prevenção de desfechos funcionais ruins em tempo adequado.[10]

PREVENÇÃO

A ROP é uma causa importante de cegueira em crianças, sendo evitável na maioria das situações desde que o exame de triagem seja realizado no momento adequado. O sucesso e a adesão ao programa de prevenção à cegueira pela ROP dependem da instituição hospitalar e do envolvimento de toda a equipe de neonatologia, o que inclui enfermeiras, auxiliares, médicos neonatologista e oftalmologista, além do apoio dos familiares. A telemedicina pode auxiliar futuramente tanto na triagem quanto na indicação de tratamento.

REFERÊNCIAS BIBLIOGRÁFICAS

1. Steinkuller PG, Du L, Gilbert C, Foster A, Collins ML, Coats DK. Childhood blindness. J AAPOS. 1999;3:26-32.
2. Vinekar A, Dogra M, Azad RV, Gilbert C, Gopal L, Trese M. The changing scenario of retinopathy of prematurity in middle and low income countries: unique solutions for unique problems. Indian J Ophthalmol. 2019;67(6):717-9.
3. Gilbert C, Fielder A, Gordillo L, Quinn G, Semiglia R, Visintin P, et al. Characteristics of infants of severe retinopathy of prematurity in countries with low, moderate, and high levels of development: implications for screening programs. Pediatrics. 2005;115(5):518-25.
4. Zina A, Florêncio T, Fortes Filho JB, Nakanami CR, Gianini N, Graziano RM, et al. Proposta de diretrizes brasileiras do exame e tratamento de retinopatia da prematuridade (ROP). Arq Bras Oftalmol (São Paulo). 2007;70(5): 875-83.
5. Zin A. Present and future of ROP Program. Available: www.v2020la.org/bulletin/eng/docs/boletin_15/pdf/tema4.pdf.
6. Zin A. The increasing problem of retinopathy of prematurity. Community Eye Health. 2001;14:58-9.
7. Hansen ED, Hartnett MA. A review of treatment for retinopathy of prematurity. Expert Rev Ophthalmology. 2019;14(2):73-87.
8. Chang JW. Risk factor analysis for the development and progression of retinopathy of prematurity. PLoS One. 2019;14(7):e02199349.
9. Chiang MF, Melia M, Buffenn AN, Lambert SR, Recchia FM, Simpson JL, Yang MB. Detection of clinically significant retinopathy of prematurity using wide-angle digital retinal photography: a report by the American Academy of Ophthalmology. Ophthalmology. 2012;119(6):1272-80.
10. Quinn GE, Vinekar A. The role of retinal photography and telemedicine in ROP screening. Semin Perinatol. 2019;43(6):367-74.

CAPÍTULO 6

DIAGNÓSTICO DIFERENCIAL DAS LEUCOCORIAS

Ana Paula Silverio Rodrigues
Andrea Zin
Marcia Beatriz Tartarella

AO FINAL DA LEITURA DESTE CAPÍTULO, O PEDIATRA DEVE ESTAR APTO A:

- Compreender que o teste do reflexo vermelho (TRV) é um teste de triagem fundamental para identificar precocemente alterações da transparência dos meios oculares como córnea, cristalino e vítreo.
- Compreender que é uma boa prática médica realizar o TRV antes da alta da maternidade e nas consultas pediátricas de rotina. Perante alteração ou assimetria do reflexo, deve-se encaminhar o paciente o mais rapidamente possível ao oftalmologista para um exame completo.
- Saber que a presença de leucocoria é uma urgência oftalmológica
- Saber que as principais causas de leucocoria são catarata pediátrica e retinoblastoma.

INTRODUÇÃO

Leucocoria significa pupila branca (*leukos*: branco, *koria*: pupila). Pode ser detectada Por meio do exame ocular externo, do teste do reflexo vermelho (TRV) ou por fotos tiradas com *flash*.[1] Diversas afecções oculares podem levar a essa condição, e as consequências são desde comprometimento do desenvolvimento visual, cegueira infantil, até, em casos de tumor intraocular, risco de vida para as crianças. Portanto, nos casos de leucocoria, sempre se deve descartar o diagnóstico de retinoblastoma.

A visão do ser humano se desenvolve progressivamente a partir do nascimento. A maturação das vias visuais cerebrais é gradativa. Para que isso ocorra adequadamente, é necessário que não existam obstáculos ou opacidades que impeçam a passagem das imagens do olho até o cérebro.

O TRV, ou "exame do olhinho", é um componente essencial para triagem no exame físico de neonatos e crianças, pois tem a capacidade de suspeitar e até detectar precocemente anomalias que podem afetar a visão e seu desenvolvimento, além de diagnosticar doenças capazes de comprometer a vida de uma criança, como é o caso do tumor intraocular maligno denominado retinoblastoma.[2]

Diversos países recomendam diferentes estratégias de triagem, mas, em sua maioria, indicam o exame de TRV pelo menos duas vezes: a primeira no recém-nascido e a segunda nas primeiras 6-8 semanas de vida.

Em 2013, foram publicadas, pelo Ministério da Saúde[3] as Diretrizes de atenção à saúde ocular na infância: detecção e intervenção precoce para prevenção de deficiências visuais, que recomendam a realização do TRV para triagem de problemas oculares na infância. O primeiro exame deve ser realizado nos primeiros dias de vida, e repetido pelo menos 2-3 vezes ao ano nos 3 primeiros anos.

A Sociedade Brasileira de Pediatria (SBP) também recomenda que o TRV seja realizado na maternidade, antes da alta do recém-nascido. Porém, se isso não ocorrer, o TRV deverá ser realizado o mais breve possível, ainda no primeiro mês de vida. Exames subsequentes durante as visitas regulares devem fazer parte de uma boa prática médica, com especial atenção para casos de bebês e crianças com anomalias oculares. Uma avaliação oftalmológica completa, além do TRV, deve ser indicada para bebês e crianças com história familiar de baixa visão, doenças oculares, infecções e síndromes.

Um exame normal do TRV não exclui patologias oculares nem a necessidade de um exame oftalmológico completo.

A técnica é simples e pode ser realizada por oftalmologistas, pediatras ou pelo clínico geral. O TRV usa a transmissão da luz do oftalmoscópio através das partes normalmente transparentes do olho examinado, incluindo filme lacrimal, córnea, humor aquoso, cristalino e humor vítreo. A luz emitida pelo oftalmoscópio direto será refletida do fundo do olho/retina (resultante da combinação da área vascular e pigmentos coroidais) e transmitida por meios ópticos transparentes

de volta ao olho do examinador como um reflexo vermelho. Qualquer opacidade nos meios oculares que bloqueie esse feixe de luz resultará em alteração do reflexo vermelho.[4]

O exame é realizado com um oftalmoscópio direto, com a lente do aparelho ajustado no zero, que deve ficar a mais ou menos 0,5 m dos olhos da criança, em um ambiente semiescuro (Figura 1).

Quando o reflexo vermelho é ausente e se verifica um reflexo branco, dá-se o nome de leucocoria (pupila branca), conforme a Figura 2.

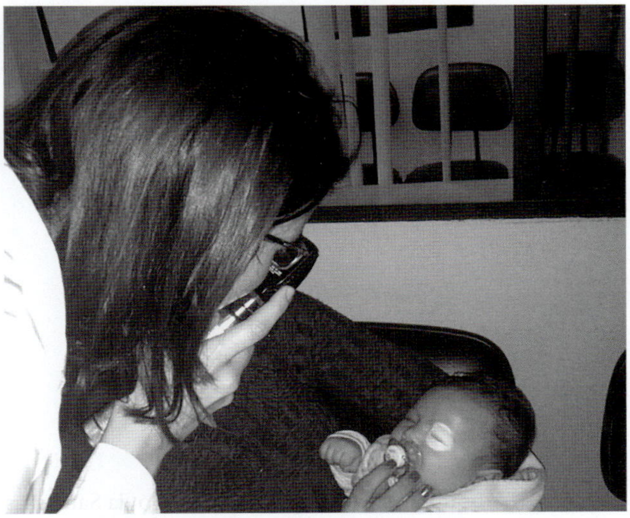

Figura 1 Teste do reflexo vermelho.
Fonte: arquivo pessoal das autoras.

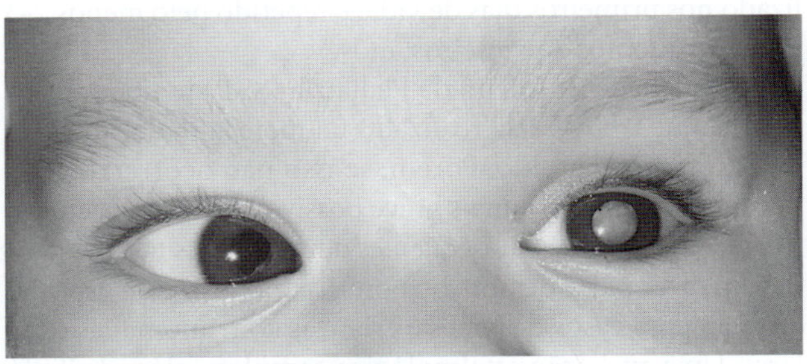

Figura 2 Leucocoria à esquerda.
Fonte: arquivo pessoal das autoras.

Todos os casos de leucocoria devem ser encaminhados prontamente ao oftalmologista para exame ocular completo. Nos casos em que a leucocoria impede a observação do fundo de olho, é mandatório o exame de ecografia do globo ocular para elucidação do diagnóstico.

As leucocorias podem ser classificadas de acordo com a localização da opacidade em pré-cristalinianas, cristalinianas, retrocristalinianas e formas mistas[1] (Figura 3).

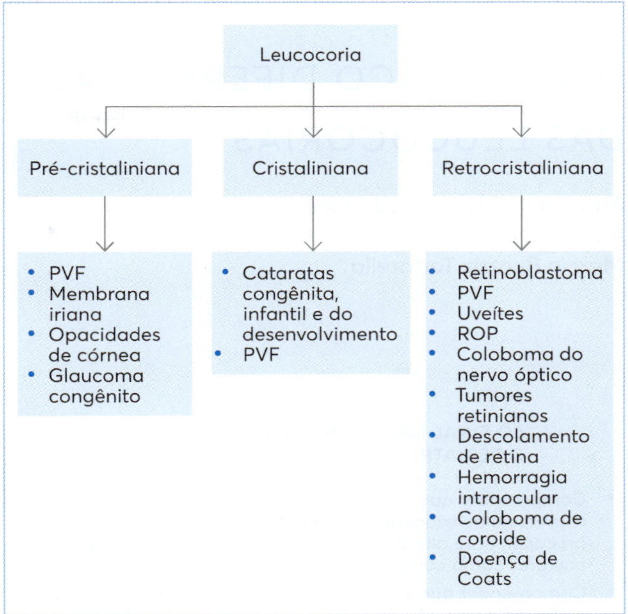

Figura 3 Principais causas de leucocoria de acordo com localização topográfica da opacidade.
PVF: persistência da vasculatura fetal; ROP: retinopatia da prematuridade.

A seguir, serão descritas as principais causas de leucocorias em crianças e suas implicações clínicas.

RETINOBLASTOMA

O retinoblastoma é um tumor neuroblástico originado em células imaturas da retina. Indica uma situação grave, podendo pôr em risco a vida da criança. Mais de 90% dos casos são diagnosticados antes dos 5 anos de idade, sendo o pico de incidência por volta dos 18 meses.

A forma mais frequente de apresentação clínica é a leucocoria (60-80% dos casos), também conhecida como "brilho do olho do gato", muitas vezes identificada acidentalmente pelos familiares por meio de fotografias com uso de *flash*, e pode ser uni ou bilateral. Outras formas de apresentação são estrabismo, olho vermelho, aumento do tamanho do olho, glaucoma, uveíte ou celulite orbitária.

O diagnóstico precoce do retinoblastoma é fundamental para a redução da morbimortalidade da doença. Lesões iniciais são facilmente tratadas, o que resulta em uma taxa maior de cura com preservação do globo ocular e visão.[6]

A realização do TRV tanto na maternidade quanto nos exames de rotina é medida importante para a detecção precoce do retinoblastoma. Pacientes com histórico familiar de retinoblastoma devem ter uma avaliação do fundo de olho sob midríase, realizada pelo oftalmologista, desde o nascimento.

O tratamento do retinoblastoma evoluiu muito, mas ainda depende de um diagnóstico precoce. Além de preservar a vida da criança, os procedimentos visam preservar o globo ocular e a visão.

CATARATA INFANTIL

A catarata congênita é responsável por 5-20% dos casos de cegueira no mundo, além de uma das principais causas de cegueira passível de prevenção. Promove quadros de profunda perda visual, já que essas crianças são privadas de estímulo visual adequado durante o período de desenvolvimento sensorial. Pode ocasionar ambliopia irreversível.

A catarata é classificada como congênita quando a opacidade do cristalino está presente ao nascimento ou se desenvolve nos 3 primeiros meses de vida. Já a catarata do desenvolvimento é a denominação dada para os casos que aparecem após essa fase.

As crianças que nascem com catarata devem ser tratadas o mais precocemente possível, para que consigam atingir níveis de visão compatíveis com uma boa qualidade de vida e manutenção de suas atividades de vida diária. Isso ocorre em razão do "período crítico" do desenvolvimento visual, que se dá nos 3 primeiros meses de vida. O TRV é um exame simples e acessível capaz de detectar precocemente grande parte dos casos de opacidade do cristalino (catarata).

Identificar as causas nem sempre é possível, porém infecções congênitas, distúrbios metabólicos, malformações, causas genéticas, formas hereditárias, síndromes, medicações, induzidas por radiação, trauma, entre outros fatores podem estar associados ao aparecimento de catarata. A prevenção da catarata congênita deve ser realizada por meio de imunização para rubéola e aconselhamento genético.

Duas possibilidades de tratamento estão disponíveis para crianças com catarata: clínico ou cirúrgico.[6,7] O tratamento clínico pode ser o de escolha nos casos em que a catarata é parcial e não obstrui totalmente o eixo visual, compreendendo a correção das ametropias com óculos, o uso de oclusão e midriáticos. Porém, na maioria dos casos, o tratamento é cirúrgico.

Em bebês que nascem com catarata congênita, o tratamento cirúrgico deve acontecer ao redor da sexta semana de vida, no caso de catarata unilateral, e em torno de 6-16 semanas de vida nas cataratas bilaterais. A técnica cirúrgica a ser empregada varia conforme diferentes aspectos em cada caso.

A afacia (ausência de cristalino) pós-cirúrgica pode ser corrigida com óculos, implante de lente intraocular ou lentes de contato, e os fatores que influenciarão na decisão são idade da criança, etiologia da catarata, condições oculares e fatores ambientais e sociais.

Após a cirurgia, essas crianças devem ser acompanhadas por uma equipe multidisciplinar visando a uma adequada habilitação e reabilitação visual, contando com oftalmologistas, pediatras, fisioterapeutas e os pais/responsáveis.

PERSISTÊNCIA DA VASCULATURA FETAL

A persistência da vasculatura fetal (PVF) é uma alteração ocular congênita, não hereditária e geralmente unilateral. A PFV decorre da falência parcial da regressão da vasculatura intraocular embriológica, que deveria ocorrer por volta do sétimo mês de gestação. Essa vasculatura é formada por três estruturas anatômicas distintas: *vasa hialoidea propria* (VHP), *tunica vasculosa lentis* (TVL) e membrana pupilar. Cada uma dessas estruturas se direciona para o vítreo, porção posterior do cristalino e porção anterior do cristalino, respectivamente. Elas são importantes para a formação da pupila, cristalino, corpo vítreo e retina.

Uma involução indevida da membrana pupilar levará a uma leucocoria pré-cristaliniana.[8] Já alterações da regressão da TVL e VHP levam a alterações cristalinianas e retinianas de amplo espectro. Pode também se apresentar como pequena opacidade na região posterior do cristalino, denominada ponto de Mittendorf. A consequência da falência da involução da TVL se apresenta como uma membrana retrolenticular, branca ou rósea. Essa membrana fibrovascular retrocristaliniana varia de pequenos pontos até ocupar toda a superfície posterior do cristalino. O cristalino pode estar completamente transparente ou apresentar catarata secundária a invasão desse tecido fibrovascular no cristalino.

A PVF é uma das principais causas de catarata unilateral, consequentemente de leucocoria. As formas de envolvimento do segmento posterior podem se apresentar como: um cordão fibrovascular unindo a papila até a face posterior do cristalino, com ou sem fluxo vascular; resquícios da vasculatura aderidas à papila, denominada papila de Bergmeister; e pregas retininanas, que podem estar associadas a descolamento de retina tracional. Existe ainda a forma mista, mais grave, que combina alterações nas três regiões do olho envolvendo segmento anterior e posterior.

O tratamento da PVF é desafiador, porém, com avanços da tecnologia e das técnicas cirúrgicas, o tratamento cirúrgico da PVF tem sido associado a bom prognóstico anatômico e visual nos últimos anos.[9]

RETINOPATIA DA PREMATURIDADE

A retinopatia da prematuridade (ROP) é uma doença vascular decorrente da vascularização incompleta da retina de crianças prematuras que nascem com menos de 32 semanas de vida intrauterina. Outros fatores de risco para o prematuro desenvolver retinopatia, além da idade gestacional ao nascimento são: peso ao nascimento (< 1.500 g), complicações clínicas e uso de oxigenioterapia com inadequada monitorização nas unidades de terapia neonatal.[10]

Ela é classificada em 5 estágios de acordo com os níveis de gravidade, sendo o estágio 1 os casos de retinopatias leves até o estágio 5, quando ocorre o descolamento total da retina. A maior parte das retinopatias da prematuridade é leve (estágios 1 e 2), devendo involuir espontaneamente sem precisar de tratamento. Quando se observa a presença de dilatação e tortuosidade vascular acentuada, caracteriza-se a chamada doença *plus*, indicador importante de gravidade. Nesses casos, é importante evitar que a retinopatia evolua para descolamento de retina e, consequentemente, cegueira. Os exames devem começar em torno da quarta semana de vida e o acompanhamento será a critério do oftalmologista.

A ROP não apresenta nenhum sintoma, portanto exames de triagem são fundamentais para tal diagnóstico e tratamento preventivo. A leucocoria, quando presente, é um sinal de estágio avançado de ROP, com prognóstico visual reservado.

UVEÍTE

As uveítes envolvem um amplo grupo de doenças inflamatórias, autoimunes e infecciosas que podem ocorrer isoladamente no olho ou podem ser a primeira manifestação de uma doença sistêmica.

Envolvem o tecido uveal, que é composto por íris, corpo ciliar e coroide. De acordo com a localização da inflamação, ela pode ser classificada em uveíte anterior (envolvendo íris e *pars plicata*), intermediária (envolvendo *pars plana*, vítreo anterior e retina adjacente), posterior (envolvendo retina, coroide e vítreo) e panuveíte (inflamação difusa envolvendo os segmentos anterior e posterior do olho).

Apesar de existirem diferenças geográficas e demográficas, de maneira geral, a uveíte mais comum na infância é a uveíte posterior (40-50% dos casos).[11] Os quadros de uveítes posteriores levam à leucocoria devido à inflamação do corpo vítreo, coroide e retina. A toxoplasmose é a principal causa de retinocoroidite levando a uveíte posterior. Deve-se também pesquisar outras causas infecciosas de uveíte posterior, como toxocaríase, sífilis, rubéola, herpes simples e citomegalovírus.

As uveítes anteriores, sendo a artrite juvenil idiopática a principal representante desse grupo, ocorrem mais em meninas e são caracterizadas por inflamação crônica no segmento anterior. Uma das consequências dessa inflamação é a catarata, levando à leucocoria.

DOENÇA DE COATS

A doença de Coats é uma doença vascular progressiva, de início lento, caracterizada por uma extensa área de exsudação na retina. Ela acomete preferencialmente meninos e é unilateral em cerca de 80% dos casos. A idade mais frequente do diagnóstico é entre 8-10 anos. As principais queixas são diminuição da acuidade visual, estrabismo e leucocoria.

Se não tratada, a doença de Coats piora progressivamente, e as principais complicações são descolamento de retina e glaucoma, podendo até evoluir para atrofia do globo ocular. Portanto, assim que diagnosticada, os pacientes devem ser encaminhados para tratamento específico.

REFERÊNCIAS BIBLIOGRÁFICAS

1. Tartarella MB, Colombi GFB, Fortes Filho JB. Proposal of a novel classification of leukocorias. Clinical Ophthalmology. 2012;6:991-5.
2. American Academy of Pediatrics, Section on Ophthalmology; American Association for Pediatric Ophthalmology and Strabismus; American Academy of Ophthalmology; American Association of Certified Orthoptists. Red reflex examination in neonates, infants, and children. Pediatrics [Internet]. 2008;122(6):1401-4. Available: http://pediatrics.aappublications.org/content/pediatrics/122/6/1401.full.pdf (acesso 29 dez 2016).
3. Brasil. Ministério da Saúde. Diretrizes de atenção à saúde ocular na infância: detecção e intervenção precoce para prevenção de deficiências visuais [Internet]. Brasília: Ministério da Saúde; 2016. Disponível em: http://bvsms.saude.gov.br/bvs/publicacoes/diretrizes_saude_ocular_infancia_prevencao_deficiencias_visuais.pdf (acesso 26 ago 2021).
4. Verçosa IMC, Tartarella MB. Teste do reflexo vermelho. In: Catarata na criança. Fortaleza: Celigráfica; 2008.
5. Tartarella MB, Britez-Colombi GF, Motono M, Chojniak MM, Fortes Filho JB, Belfort Jr R. Phacoemulsification and foldable acrylic intraocular lens implantation in children with treated retinoblastoma. Arq B Oftalmol. 2012;75(5):348-51.
6. Medsinge A, Nischal KK. Pediatric cataract: challenges and future directions. Clin Ophthalmol [Internet]. 2015;9:77-90. Disponível em: https://www.ncbi.nlm.nih.gov/pmc/articles/PMC4293928/ (acesso 26 ago 2021).
7. Tartarella MB, Britez-Colombi GF, Milhomen S, Lopes M, Fortes Filho JB. Pediatric cataracts: clinical aspects, frequency of strabismus and chronological and etiological and morphological features. Arq Bras Oftalmol. 2014;77(3):143-8.
8. Tartarella, MB, Fortes Filho JB. Leucocorias pre-cristalinianas (pre-lenticular leukocorias). Disponível em: https://www.researchgate.net/publication/315632465_Leucocorias_pre-cristalinianas/fulltext/5a1c904a45851537318913bd/Leucocorias-pre-cristalinianas.pdf (acesso 26 ago 2021).
9. Tartarella MB, Takahagi RU, Braga AP, Fortes Filho JB. Persistent fetal vasculature: ocular features, management of cataract and outcomes. Arq B Oftalmol. 2013;73(6):185-8.
10. Carrion JZ, Fortes Filho JB, Tartarella M, Zin A, Jornada Jr ID. Prevalence of retinopathy of prematurity in Latin America. Clin Ophthalmol. 2011;5:1687-95.
11. Monte MA, Greenwald MJ, Mets MB, Wilson ME, Wright KW, Magoon EH. Uveitis in the pediatric age group. In: Wright KW, Spiegel PH. Pediatric ophthalmology and strabismus. New Orleans: American Academy of Ophthalmology; 1998. p.95-111.

CAPÍTULO 7

DIAGNÓSTICO DIFERENCIAL DE LACRIMEJAMENTO NA INFÂNCIA

Ricardo T. Kanecadan
Simone Haber-Bison

AO FINAL DA LEITURA DESTE CAPÍTULO, O PEDIATRA DEVE ESTAR APTO A:

- Reconhecer as diversas causas de lacrimejamento.
- Estabelecer as melhores estratégias de tratamento adequadas às necessidade das crianças e dos pais.
- Definir o melhor momento para se iniciar e terminar o tratamento clínico.
- Avaliar e determinar o melhor procedimento cirúrgico para cada condição.
- Definir evolução e prognóstico da doença para os pais.

INTRODUÇÃO

O sistema lacrimal é constituído por um componente secretor e outro de excretor. O secretor apresenta uma glândula lacrimal principal e diversas glândulas acessórias, responsáveis pela produção da lágrima. Já o sistema excretor consiste em um conjunto de condutos responsáveis pela drenagem da lágrima. Inicia-se com os pontos lacrimais superior e inferior e seus respectivos canalículos, canalículo comum, saco lacrimal e ducto lacrimonasal, desembocando no meato inferior da cavidade nasal (Figura 1).

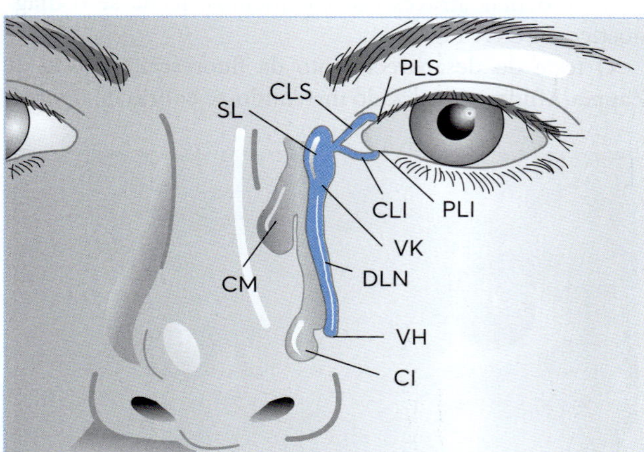

Figura 1 Anatomia das vias lacrimais de drenagem.

CLS e CLI: canalículos lacrimais superior e inferior; CM e CI: conchas nasais média e inferior; DLN: ducto lacrimonasal; PLS e PLI: pontos lacrimais superior e inferior; SL: saco lacrimal; VK e VH: válvulas de Krause e Hasner.

LACRIMEJAMENTO É QUEIXA FREQUENTE EM OFTALMOLOGIA PEDIÁTRICA

Estudos epidemiológicos estimam sua prevalência em 6-20%[1,2] Em estudo de coorte envolvendo 4.792 crianças no primeiro ano de vida, MacEwen et al.[2] mostraram prevalência do sintoma em 20%, com 95% dos casos surgindo no primeiro mês de vida. A resolução ocorreu espontaneamente em 96%, durante o primeiro ano de vida.[2]

Sua principal causa na infância é a obstrução congênita das vias lacrimais excretoras (OCVLE). É decorrente da ausência de canalização na porção terminal do ducto lacrimonasal, na cavidade nasal, também conhecida como região da válvula de Hasner.

O menisco lacrimal aumentado por produção excessiva de lágrima é chamado de lacrimejamento. Já a epífora é secundária à dificuldade de drenagem. Podem ser encontrados os termos "lacrimejamento ativo" e "lacrimejamento passivo" para o mesmo significado, respectivamente.

DIAGNÓSTICOS DIFERENCIAIS

Embora a OCVLE seja significativamente mais frequente que outras causas de acúmulo da lágrima, sinais e sintomas associados podem sugerir outros diagnósticos (Quadro 1).

A OCVLE pode ser alta ou baixa. A alta acomete os pontos e canalículos lacrimais, enquanto a baixa localiza-se geralmente no ducto lacrimonasal. O conhecimento da altura onde ocorre a obstrução é importante porque, conforme a região atingida, o quadro clínico, o risco de infecção e o tratamento serão diferentes.

Quadro 1 Diagnósticos diferenciais de lacrimejamento na infância

Sinais ou sintomas	Diagnóstico
Excesso de lágrima com secreção	Obstrução baixa: saco lacrimal ou ducto lacrimonasal
Excesso de lágrima sem secreção	Obstrução alta
Excesso de lágrima com fotofobia	Glaucoma congênito
Excesso de lágrima com dor	Corpo estranho, abrasão, ceratite, triquíase
Excesso de lágrima com blefarite	Blefarite estafilocócica

Quando a obstrução da via lacrimal ocorre em suas porções mais proximais (obstrução alta das vias lacrimais) não há acúmulo de secreção, apenas excesso de lágrima. Já a obstrução da porção terminal da via lacrimal excretora (obstrução baixa das vias lacrimais) provoca estase da lágrima, acúmulo de secreção geralmente mucoide, mas que pode ser mucopurulenta ou purulenta, e refluxo para os olhos. Os cílios parecem colados, dando o típico aspecto *messy eye*.

Embora as obstruções das vias lacrimais ocorram mais frequentemente de forma unilateral, em 20% das vezes pode ser bilateral.[3]

Um diagnóstico diferencial importante, pelo potencial de causar cegueira irreversível, é o glaucoma congênito. Este é caracterizado por lacrimejamento, fotofobia e blefaroespasmo. O encontro desse quadro clínico requer o encaminhamento imediato ao oftalmologista.

Em quadros de lacrimejamento acompanhados de dor, deve-se pensar em corpo estranho de córnea, pálpebra, abrasões de córnea, triquíase (cílios invertidos tocando a córnea) e ceratites.

As conjuntivites, sejam bacterianas, alérgicas ou virais, têm como característica principal o olho vermelho (hiperemia conjuntival) associado a lacrimejamento, prurido (alérgica e bacteriana), edema (mais intenso na viral) e secreção (mucoide na alérgica e viral e purulenta na bacteriana). As obstruções das vias lacrimais normalmente não cursam com hiperemia da conjuntiva.

As blefarites também devem ser aventadas como causa de lacrimejamento. São normalmente decorrentes de infecção estafilocócica das margens palpebrais.

EMBRIOLOGIA E ANATOMIA

As vias lacrimais excretoras (VLE) se desenvolvem a partir de um cordão sólido de células do ectoderma superficial, na região da fissura naso-óptica. Esse cordão cresce na direção da futura rima palpebral e da cavidade nasal. Na extremidade palpebral ela se bifurca para se fundir às margens palpebrais superior e inferior de forma independente, formando os canalículos. Na outra extremidade vai ao encontro da cavidade nasal, na região do meato inferior.

A canalização da via lacrimal ocorre em uma fase relativamente tardia do período gestacional. Alguns estudos advogam que ela ocorra simultaneamente em diversas partes de sua extensão. Outros, que ela se inicie no centro do cordão fibroso, estendendo-se para as extremidades. Esse fato explicaria por que as obstruções ocorrem predominantemente na extremidade inferior (região da válvula de Hasner) e na superior (pontos lacrimais).

Assim, a obstrução congênita das vias lacrimais pode ser considerada um atraso de canalização e não um processo patológico.[2] Cassidy, em seu estudo anatômico em 15 natimortos a termo, encontrou 76% de imperfuração da extremidade inferior da via lacrimal.[6]

HISTÓRIA E QUADRO CLÍNICO

A história na OCVLE é fundamental para o diagnóstico. A queixa de lacrimejamento deve ocorrer nas primeiras semanas de vida. Queixas que surgem após esse período podem consistir em obstruções adquiridas das vias lacrimais. As obstruções adquiridas têm fisiopatologia e manejo diversos da obstrução congênita. Assim, caracterizar o início dos sintomas é de suma importância para o diagnóstico e tratamento apropriados.

Como mencionado anteriormente, as crianças com OCVLE apresentam-se com epífora, secreção e olhos habitualmente claros (Figura 2). A secreção formando grupamentos de cílios é característica (*messy eye*).

Outra forma de apresentação menos frequente da OCVLE é a amniotocele ou dacriocistocele congênita. Nessa condição, além da obstrução baixa, há também obstrução alta associada. Trata-se de quadro com grande potencial de agravamento, pois há risco iminente de infecção da via obstruída, evoluindo para dacriocistite aguda no recém-nascido (Figura 3).

A propedêutica clínica das vias lacrimais compreende exame externo, pesquisa da presença dos pontos lacrimais, expressão do saco lacrimal, teste de Zappia-Milder e TOFO (teste de observação da fluoresceína na orofaringe).

Se a compressão com o dedo indicador na topografia do saco lacrimal provoca refluxo de secreção para a superfície ocular através dos canalículos, fecha-se o diagnóstico de OCVLE.

O teste do desaparecimento da fluoresceína (teste de Zappia-Milder) é realizado instilando-se colírio de fluores-

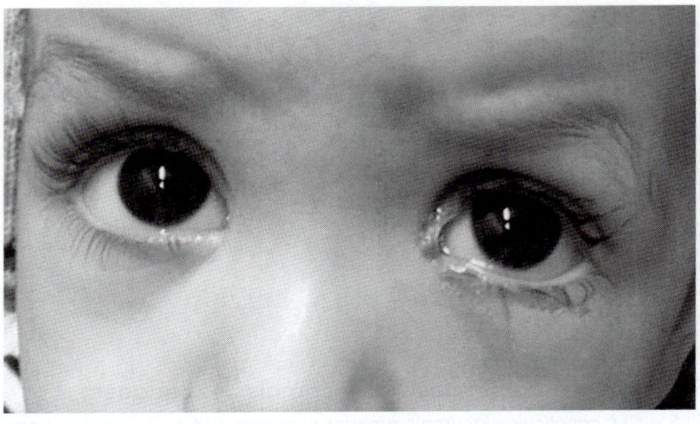

Figura 2 Epífora e secreção na obstrução congênita das vias lacrimais excretoras.

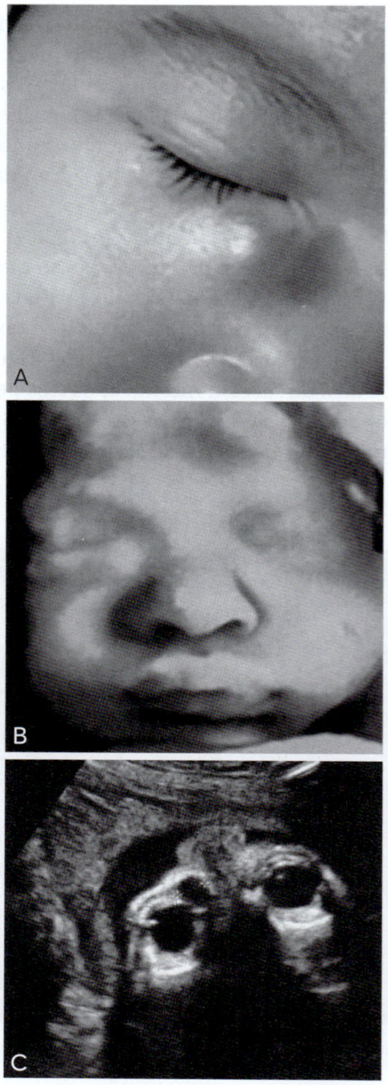

Figura 3 A: dacriocistocele do saco lacrimal, caracterizada pelo aumento do tamanho e aspecto violáceo do saco lacrimal. Pode ser detectada mesmo na vida intrauterina pelo ultrassom (B e C).

ceína e observando-se a retenção do corante na superfície ocular após 5 minutos da instilação. Classifica-se de zero (sem retenção) até 3+ (extravasamento intenso do corante pela margem palpebral – Figura 4).

O TOFO demonstra a presença de corante na fossa nasal ou orofaringe após 30-60 minutos da instilação, sendo negativo em casos de obstrução e positivo em vias lacrimais normais. É muito comum a epífora intermitente em crianças alérgicas com hipertrofia de conchas nasais e adenoides. Nessas crianças, há aumento do menisco lacrimal (teste de Milder positivo) com expressão negativa e TOFO positivo após 30-60 minutos da instilação. Denomina-se esse quadro epífora funcional, ou seja, não há obstrução das vias lacrimais, mas há um retardo no escoamento por alteração do fluxo nasal (Figura 5).

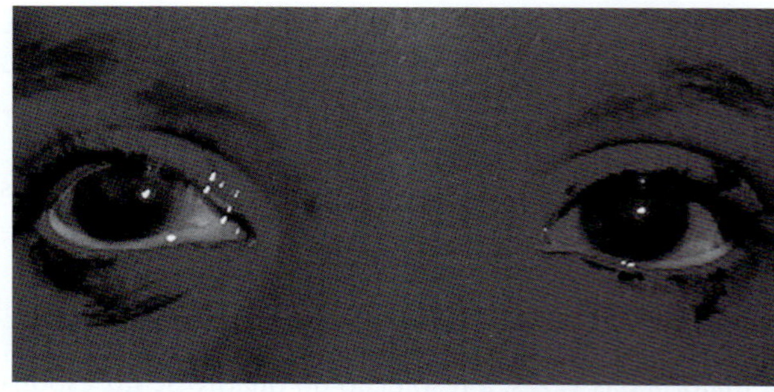

Figura 4 Retenção de fluoresceína 3+ no olho direito e 2+ no olho esquerdo.

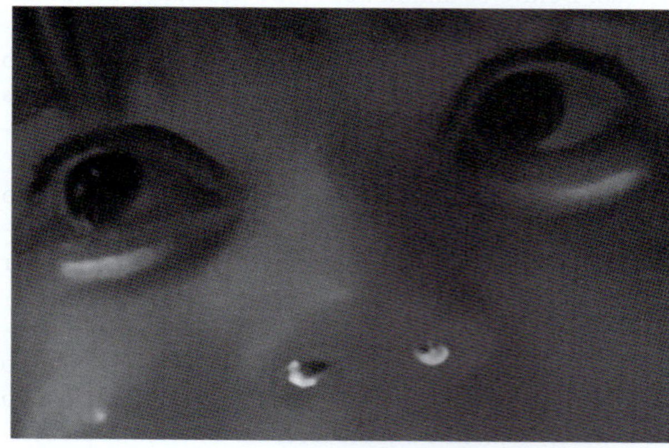

Figura 5 Teste de observação da fluoresceína na orofaringe positivo: via lacrimal normal.

A propedêutica armada inclui a dacriocistografia sob narcose, que é o padrão ouro em casos selecionados, quando há dúvida diagnóstica, malformações e recidivas pós-tratamento ou a tomografia ou ressonância nuclear magnética, fundamentalmente nas dacriocistoceles e malformações (Figura 6).

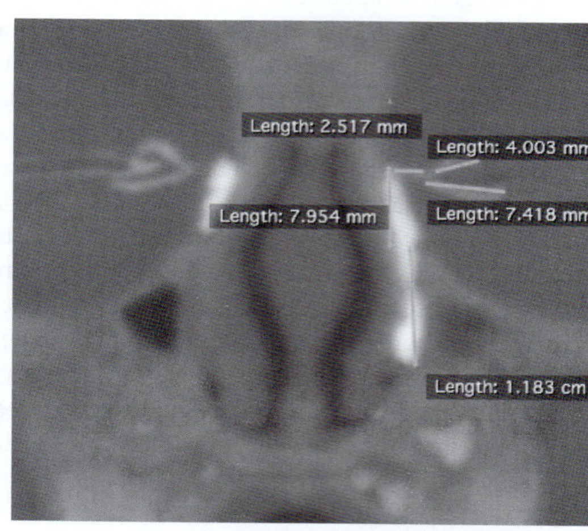

Figura 6 Dacriotomografia mostrando agenesia do ducto lacrimonasal à direita e via lacrimal normal à esquerda.

A dacriocintilografia e a dacriorressonância com instilação do gadolínio são bem indicadas em casos de obstrução funcional ou estenose das vias lacrimais. Fácil realização em crianças grandes.

A avaliação nasal também é fundamental durante os procedimentos cirúrgicos.

TRATAMENTO

Na maioria das vezes, a resolução do quadro se faz espontaneamente, no primeiro ano de vida. Assim, o acompanhamento se resume à observação, com eventual introdução de antibioticoterapia tópica e/ou sistêmica, em caso de infecção. Dentre os antibióticos mais utilizados destacam-se a amoxacilina associada ou não ao clavulanato e as cefalosporinas. Em caso de internação, segue-se o protocolo de cada instituição. Deve-se sempre lembrar que os agentes mais comuns são os *Staphylococcus, Streptococcus* e *Haemophilus* nessa faixa etária.

Ao acompanhamento pode-se acrescentar massagem no saco lacrimal. Esse procedimento tem como objetivo aumentar a pressão hidrostática dentro da via lacrimal e fazer o conteúdo fluir para sua porção terminal, provocando a desobstrução. Quando executada de forma correta, não é traumático. A compressão deve ser feita precisamente sobre o saco lacrimal. Essa estrutura se localiza posteriormente ao osso maxilar, adjacente à crista lacrimal anterior. A inobservância desse detalhe anatômico levará à execução ineficaz da massagem. Com frequência se observa realização da massagem sobre o osso maxilar, não se exercendo, dessa forma, qualquer pressão sobre o saco lacrimal.

Deve-se ressaltar que, embora amplamente utilizada, a massagem não é uma unanimidade entre os especialistas.

Estudos mostram que a resolução espontânea se dá em até 96% durante o primeiro ano de vida. Essa evidência sugere que não se deve realizar o tratamento cirúrgico antes de se completar 1 ano de idade.[2]

Caso haja persistência da obstrução até 1 ano de idade, indica-se sondagem terapêutica das vias lacrimais.[3]

Nos casos de amniotocele (dacriocistocele congênita), o tratamento expectante deve ser abandonado. Como comentado anteriormente, esse quadro é decorrente da associação entre obstrução baixa (distal) e alta (proximal) da via lacrimal, provocando represamento de conteúdo, com risco de infecção, podendo levar a dacriocistite aguda no recém-nascido. Assim, a criança deve ser monitorada com bastante proximidade, e o mais breve possível se deve indicar a resolução cirúrgica da obstrução. Ao primeiro sinal de infecção, a criança deve ser submetida a antibioticoterapia local e sistêmica vigorosa, em regime hospitalar. No período em que se aguarda o procedimento cirúrgico, a massagem pode ser mantida, com todos os cuidados de antissepsia.

Sondagem terapêutica

A sondagem terapêutica das vias lacrimais é o procedimento mais adotado como tratamento cirúrgico da OCVLE. É realizado a partir de 1 ano de idade, quando não houve ocorrência de resolução espontânea. Em nosso meio, é realizado em ambiente hospitalar, sob anestesia geral. Nesse procedimento introduz-se uma sonda metálica flexível por toda a via lacrimal até atingir a cavidade nasal, promovendo-se a desobstrução da porção final do ducto lacrimonasal (Figuras 7 e 8). A maioria dos estudos mostra taxa de sucesso em torno de 90%,[7] podendo variar entre 70-97%.

Após 12 meses de idade, não há consenso quanto ao período em que pode ser indicada. A maioria dos estudos mostra que após 12 meses há declínio gradativo da taxa de sucesso, principalmente a partir de 24-36 meses.[9] Alguns, porém, mostram boa taxa de sucesso mesmo após esse período.[11]

Novas sondagens, após insucesso, não são indicadas. Trabalhos mostram taxas de sucesso de 40-60% nessas condições.[11]

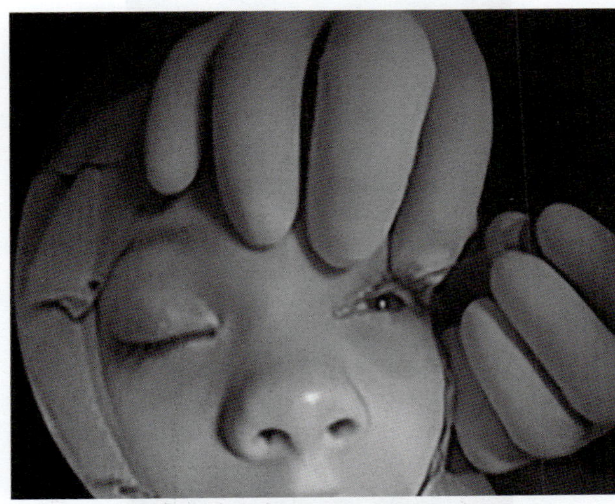

Figura 7 Sondagem das vias lacrimais.

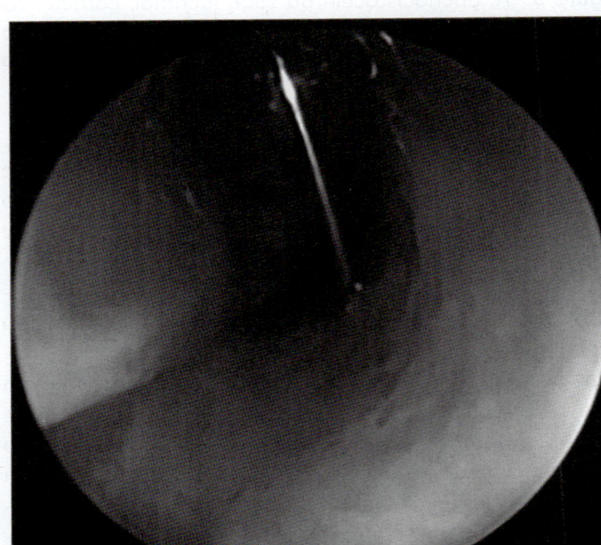

Figura 8 Sonda em cavidade nasal após desobstrução.

Intubação

É indicada após insucesso da sondagem. Em crianças que se apresentem com saco lacrimal dilatado, refluxo abundante a sua expressão ou idade acima dos 18 meses, a intubação pode ser indicada como procedimento inicial. Nessas condições, a sondagem terapêutica pode ser menos eficiente. Sua taxa de sucesso pode variar entre 66-100%.[9]

Trata-se de procedimento mais traumático e de execução mais difícil que a sondagem. Nesta, tubo de silicone é deixado ao longo da via lacrimal, sendo introduzido pelos pontos lacrimais e exteriorizado no meato inferior. Seu objetivo é evitar recidiva da obstrução.

O tubo de silicone pode ser mono ou bicanalicular. Em nosso meio há apenas o tipo bicanalicular à disposição. Estudos mostram taxas de sucesso semelhantes entre ambas (Figura 9).

Em relação ao tempo em que permanece na via, varia entre 1-6 meses, não havendo consenso na literatura.[9]

Dilatação com balão

É também indicada em casos de falha da sondagem terapêutica, um procedimento no qual sonda especial munida de balão em sua extremidade é introduzida até a região obstruída. Nessa região, o balão é inflado até que se atinja pressão e tempo predefinidos.

A taxa sucesso na literatura é controversa, variando entre 53-95%.[10] Em nosso meio, o equipamento não está disponível.

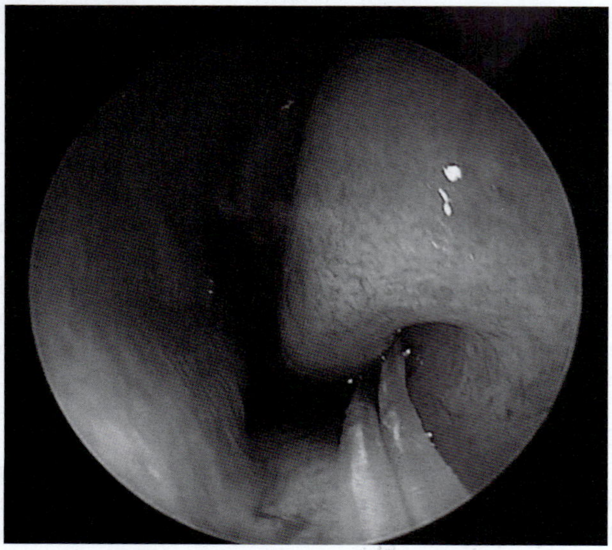

Figura 9 Intubação das vias lacrimais.

Endoscopia nasal

Com a introdução da endoscopia nasal, os procedimentos de sondagem e intubação tornaram-se mais previsíveis e de mais fácil execução.

Seu uso é facultativo em sondagem simples, intubação e dilatação com balão, porém é essencial nas obstruções recidivantes, dacriocistoceles e para identificação e remoção de cistos intranasais.[11]

Dependendo das condições da cavidade nasal, é recomendável que o oftalmologista seja auxiliado pelo otorrinolaringologista.

OBSTRUÇÕES ALTAS

Existem obstruções simples membranosas, cuja perfuração já elimina a epífora.

Porém, mais frequentemente ocorre a agenesia de parte ou de todo o canalículo. O tratamento é cirúrgico, geralmente com a substituição dos canalículos por uma prótese chamada tubo de Jones, de difícil manutenção em crianças. Prefere-se esperar até a adolescência para implantá-la

Como paliativo, a aplicação de toxina botulínica na glândula lacrimal já foi demonstrada segura em crianças. Assim, a produção de lágrima se reduz e se ameniza a epífora por 3-4 meses.

REFERÊNCIAS BIBLIOGRÁFICAS

1. Guerry 3rd, Kendig Jr EL. Congenital impatency of the nasolacrimal duct. Arch Ophtal. 1948 Feb;39(2):193-204. doi:10.1001/archopht.1948.00900020198006.
2. MacEwen CJ, Young JD. Epiphora during the first year of life. Eye. 1991;5:596-600. doi:10.1038/eye.1991.103.
3. Chaim MP, Bison SHDVF, Silva JAF. Obstrução congênita do ducto lacrimonasal: estudo de 284 pacientes. Arquivos Brasileiros de Oftalmologia (impresso). 1996;59:519-21.
4. Olitsky SE. Update on congenital nasolacrimal duct obstruction. Int Ophthalmol Clin. 2014;54:1-7. doi:10.1097/IIO.0000000000000030.
5. Matta NS, Singman EL, Silbert DI. Prevalence of amblyopia risk factors in congenital nasolacrimal duct obstruction. J AAPOS. 2010;14:386-8. doi:10.1016/j.jaapos.2010.06.012.
6. Cassidy TC. Dacryocystitis in infancy. Am J Ophtalmol. 1948;31:773-80.
7. Robb RM. Success rates of nasolacrimal duct probing at time intervals after 1 year of age. Ophthalmology. 1998;105:1307-9.
8. Katowitz JA, Welsh MG. Timing of initial probing and irrigation in congenital nasolacrimal duct obstruction. Ophthalmology. 1987;94:698-705.
9. Migliori ME, Putterman AM. Silicone intubation for the treatment of congenital lacrimal duct obstruction: successful results removing the tubes after six weeks. Ophthalmology. 1988;95:792-5 [PubMed: 3211482].
10. Gunton KB, Chung CW, Schnall BM, Prieto D, Wexler A, Koller HP. Comparison of balloon dacryocystoplasty to probing as the primary treatment of congenital nasolacrimal duct obstruction. J AAPOS. 2001;5:139-42.
11. Lueder GT. Endoscopic treatment of intranasal abnormalities associated with nasolacrimal duct obstruction. J AAPOS. 2004;8:128-32.

CAPÍTULO 8

DISTÚRBIOS ORBITOPALPEBRAIS NA INFÂNCIA

José Vital Filho

AO FINAL DA LEITURA DESTE CAPÍTULO, O PEDIATRA DEVE ESTAR APTO A:

- Saber que os tumores benignos mais comuns são o cisto dermoide e o hemangioma.
- Reconhecer que, em crianças, os tumores malignos, embora raros, são muito agressivos.
- Pensar em rabdomiossarcoma como diagnóstico diferencial de celulite orbitária.

INTRODUÇÃO

Os distúrbios orbitopalpebrais na infância podem ser inflamatórios, infecciosos, vasculares ou tumorais. Neste capítulo será abordado o tema dos tumores e alterações vasculares. Os tumores orbitais são raros, podendo ser benignos (na grande maioria) e malignos (primários ou secundários).

TUMORES ORBITAIS BENIGNOS

Hemangioma capilar

É o tumor (má formação venosa) benigno mais frequente na infância. Pode aparecer desde o nascimento ou ao redor dos 2 meses de idade. O quadro clínico é composto por mancha violácea de tamanho variado (0,50 cm até comprometer toda a órbita). Geralmente aumenta quando a criança faz esforço. A consistência é elástica, indolor à palpação e vai crescendo nos primeiros meses de vida até começar a regredir, o que ocorre ao redor dos 5-6 anos de vida. Atualmente o tratamento do hemangioma é o uso de betabloqueador por via oral na dosagem de 1 mg/kg/dia e pode aumentar até 3 mg/kg/dia. O problema é que esse medicamento pode levar à bradicardia e ao broncoespasmo. Devido a esses efeitos o cardiologista infantil deve acompanhar essas crianças (Figura 1).

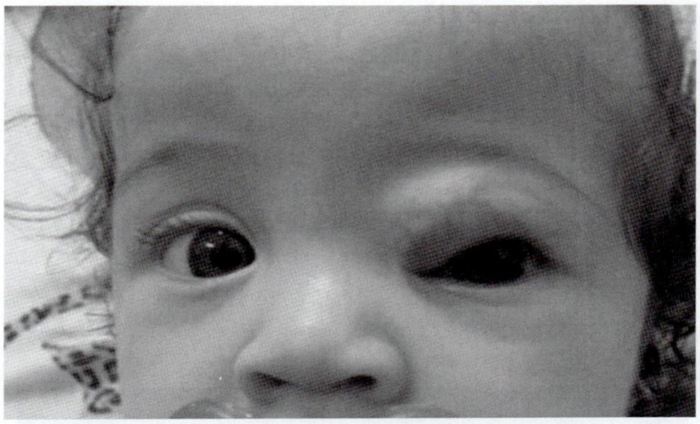

Figura 1 Hemangioma capilar.

Cistos dermoides e epidermoides

Os cistos dermoides e epidermoides têm o quadro clínico semelhante; o que muda é o anatomopatológico. O cisto dermoide é revestido por epitélio da epiderme e apresenta anexos cutâneos em sua parede fibrosa (dente, cabelo, osso, glândulas sebáceas e sudoríparas). O cisto epidermoide, por sua vez, é revestido pelo epitélio da epiderme e contém queratina e sebo, por isso também é chamado de cisto sebáceo.

O cisto dermoide surge desde o nascimento e aumenta lentamente com o passar dos anos. Está localizado próximo às suturas ósseas e se caracteriza como massa tumoral de limites precisos, indolor e móvel, sendo o local mais frequente a região temporal superior (Figura 2). O tratamento é sempre cirúrgico, e a idade adequada da realização da cirurgia é a partir dos 3 anos de idade, pois a anestesia geral é um favor importante para a indicação da cirurgia. O cisto epidérmico pode ocorrer em qualquer local do corpo e não necessariamente está presente desde o nascimento da criança.

Dermolipoma

O dermolipoma é o tumor localizado no canto externo das pálpebras, comprometendo o tarso e a conjuntiva (Figura 3). Por ser pequeno e estar no canto externo, as mães nem sempre percebem esse tumor. Não pode ser confundido com a hérnia do septo orbital, que ocorre no adulto.

O dermolipoma cresce lentamente e não traz qualquer incômodo à criança. A mãe é que fica preocupada por não saber se pode comprometer a acuidade visual. O dermolipoma não traz qualquer comprometimento à visão da criança, sendo apenas um problema estético.

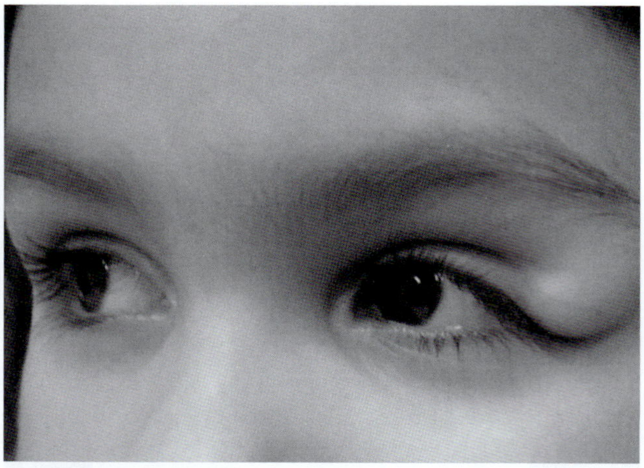

Figura 2 Cisto dermoide.

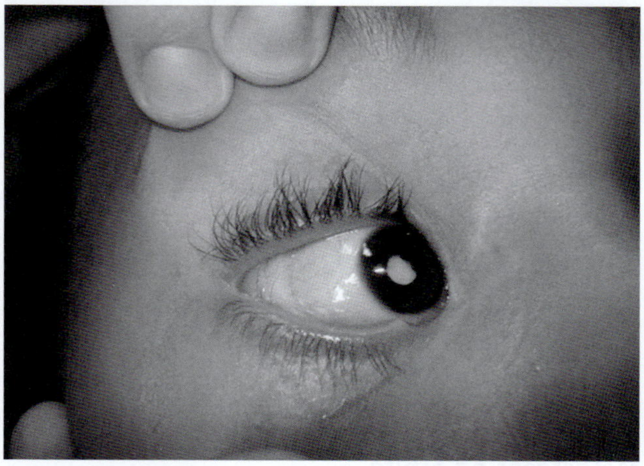

Figura 3 Dermolipoma.

O tratamento é cirúrgico e somente deve ser indicado quando o tumor crescer e for maior que 2 cm, e isso geralmente só ocorre na adolescência.

Linfangioma

O linfangioma é a alteração dos vasos linfáticos na região orbitopalpebral e não apresenta sintoma ou sinal. O problema é que pode sangrar, e o sangramento vai desencadear uma proptose abrupta e de grande intensidade.

Geralmente a criança apresenta uma inflamação ou infecção das vias aéreas superiores e, quando tosse em grande intensidade, os vasos linfáticos se rompem e a órbita é inundada por grande quantidade de líquido achocolado, típico do linfangioma.

O tratamento deve ser conservador, desde que não exista exposição intensa da córnea, que pode levar à ceratite ou mesmo à úlcera de córnea (Figura 4).

Glioma do nervo óptico

O glioma do nervo óptico tem evolução muito lenta. O quadro clínico é a presença de exoftalmo axial, baixa da acuidade visual. A idade de aparecimento varia entre 5-10 anos de idade. Pode estar associado ou não à neurofibromatose de Von Recklinghausen. Ao exame, a pupila é midriática e o nervo óptico é atrófico, dependendo do tamanho do tumor (Figura 5).

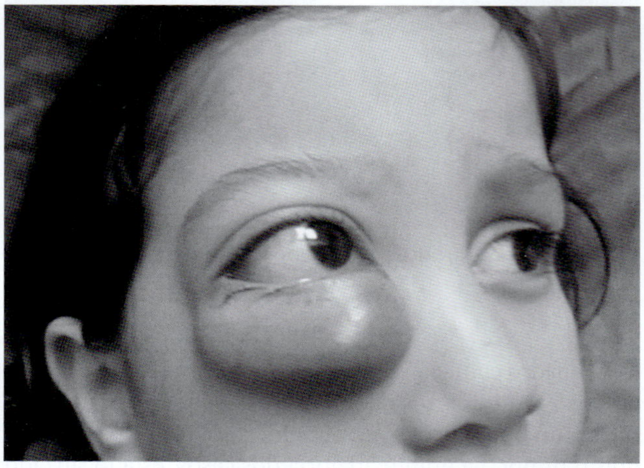

Figura 4 Linfangioma.

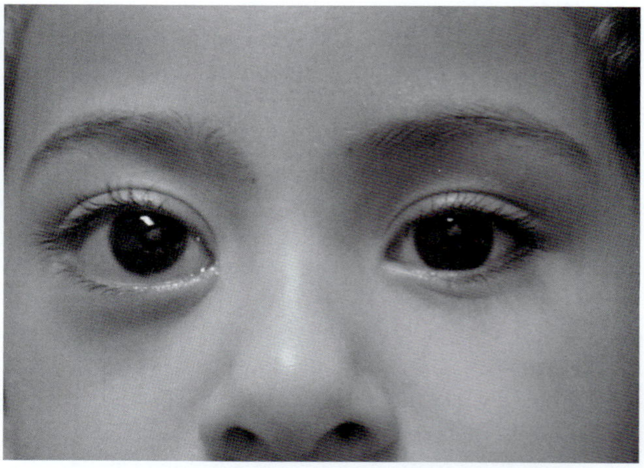

Figura 5 Glioma do nervo óptico.

O exame de ressonância magnética das órbitas é de fundamental importância para podermos saber o tamanho do tumor e se o canal óptico está ou não comprometido (Figura 6). O tratamento do tumor é conservador, e só está indicada cirurgia nos casos em que a estética está comprometida. A quimioterapia foi contraindicada, pois os resultados obtidos não trouxeram benefícios ao paciente.

TUMORES ORBITAIS MALIGNOS

Primários da órbita

Rabdomiossarcoma

É o tumor primário maligno mais frequente na órbita, na infância, comprometendo crianças com idade entre 2-5 anos.

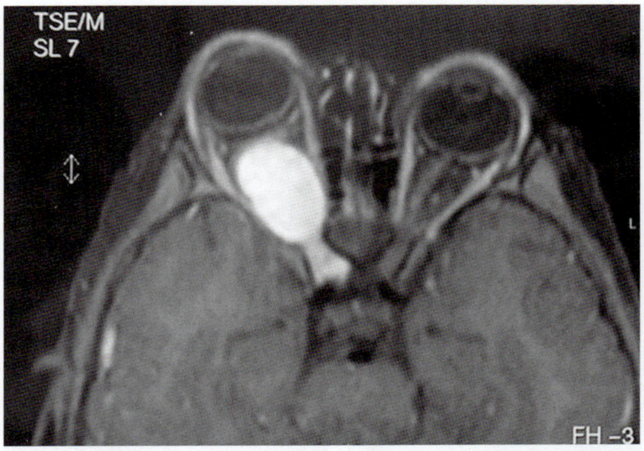

Figura 6 Tomografia computadorizada de glioma do nervo óptico.

O quadro clínico inicia como se fosse uma celulite orbital que não responde aos antibióticos. Proptose com deslocamento do bulbo ocular, geralmente para fora e para baixo, pois o tumor, na grande maioria dos casos, está localizado na região medial superior (o tipo histológico embrionário). Quando é do tipo alveolar, a órbita inferior é o local mais acometido.

A criança fica abatida, apresenta perda de apetite e de peso. Ao exame apresenta massa tumoral na órbita superior, quemose e lacrimejamento. Sempre diante desse quadro se deve pensar no rabdomiossarcoma (Figura 7).

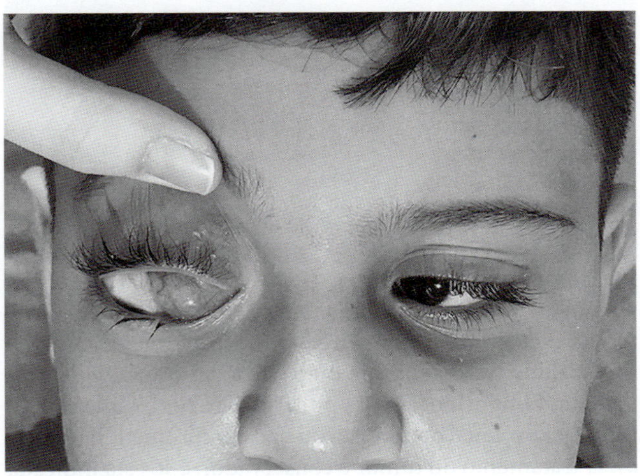

Figura 7 Rabdomiossarcoma.

O rabdomiossarcoma pode ser embrionário (o mais frequente e que responde melhor ao tratamento), alveolar (o de pior prognóstico) e pleomórfico.

A ressonância nuclear de órbita é o melhor exame para saber o tamanho, limites e profundidade do tumor (Figura 8). A biopsia incisional é o melhor procedimento a ser realizado na criança para diagnosticar o tumor. É muito difícil fazer a biopsia excisional, pois o tumor não tem limites, não é encapsulado e na cirurgia corre-se o risco de lesionar músculos vizinhos ao tumor.

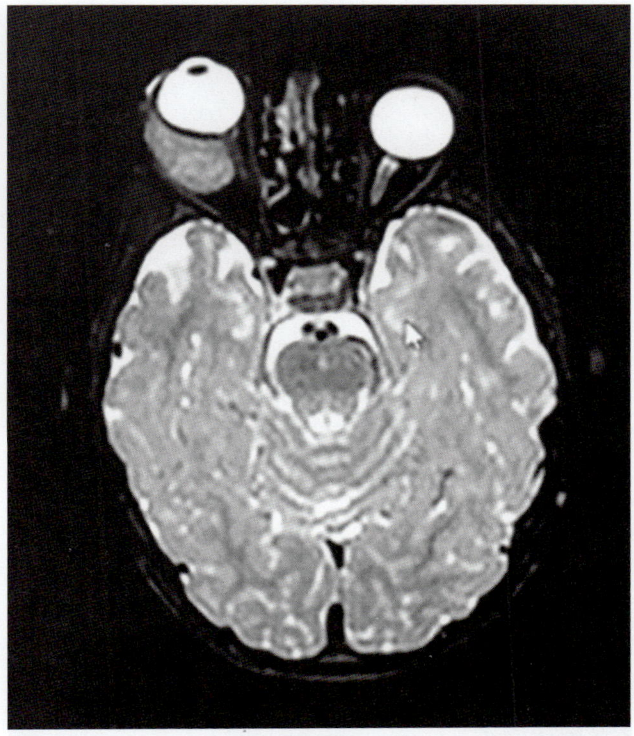

Figura 8 Ressonância magnética de rabdomiossarcoma.

Esse tumor deve ser acompanhado por equipe multidisciplinar, pois o tratamento inclui quimioterapia e radioterapia.

Metástases na órbita

Neuroblastoma

O neuroblastoma é o tumor metastático mais frequente na órbita, na infância. O local do tumor primário é no retroperitônio. Normalmente a criança tem histórico de estar fazendo tratamento do tumor primário.

O quadro clínico é a proptose (uni ou bilateral), sendo que um dos lados é mais comprometido que o outro. Também está presente mal-estar geral, emagrecimento, febre, ptose e desvio do olho para fora e para baixo. Existe um sinal típico, desde tumor que a equimose nas pálpebras (guaxinim) – Figura 9. O tumor está presente nas crianças de 2-3 anos de idade. A ressonância magnética da órbita é o exame de imagem que deve ser solicitado para saber o tamanho, profundidade e limites do tumor (Figura 10). O diagnóstico é realizado com base em biopsia incisional, e o tratamento é com quimioterapia. O prognóstico dessa doença é muito ruim, e geralmente a criança vai a óbito em 1-2 anos.

Sarcoma de Ewing

O sarcoma de Ewing é o segundo tumor metastático mais frequente na órbita. O tumor primário está localizado nas extremidades dos ossos longos ou no esqueleto axial. O quadro clínico inicia com proptose, ptose e desvios dos olhos.

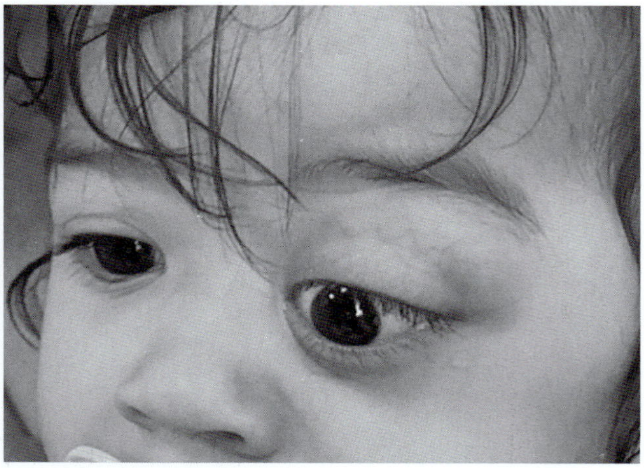

Figura 9 Meta de neuroblastoma.

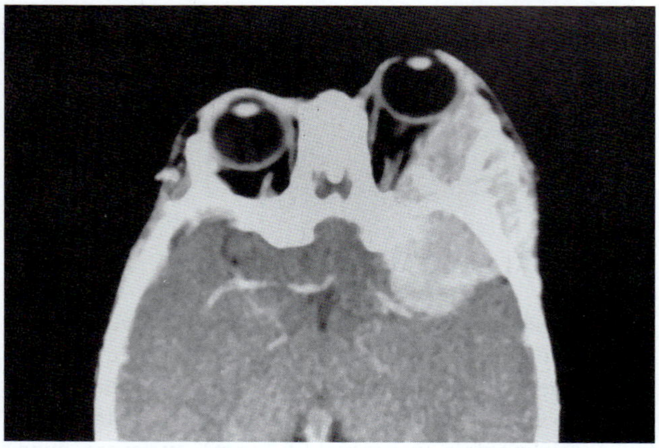

Figura 10 Ressonância magnética de neuroblastoma.

Pode ser uni ou bilateral. A idade de aparecimento é ao redor dos 10 anos de idade, e às vezes pode ocorrer em crianças mais novas. O diagnóstico é com biopsia incisional e o tratamento é com quimioterapia.

Sarcoma granulocítico (cloroma)

Tumor raro que geralmente está associado à leucemia mieloide.

O quadro clinico é proptose com massa tumoral palpável em qualquer região da órbita. o sarcoma granulocítico pode estar presente antes ou depois do diagnóstico da leucemia mieloide, por isso o médico oftalmologista tem um papel muito importante no diagnóstico precoce de doença.

A biopsia incisional da massa tumoral deve ser realizada o mais precocemente possível e o tratamento será quimioterapia. Às vezes o paciente necessitará de transplante de medula óssea, por isso é imprescindível equipe multidisciplinar para a condução das neoplasias da órbita.

BIBLIOGRAFIA

1. Abramson DH, Ellsworth RM, Tretter P, et al. The treatment of orbital rhabdomyosarcoma with irradiation and chemotherapy. Ophthalmology. 1979;86:1330-5.
2. Abramson DH, Notis CM. Visual acuity after radiation for orbital rhabdomyosarcoma. Am J Ophthalmol. 1994;118:808-9.
3. Alvarez Silvan AM, Garcia Canton JA, Pineda Cuevas G, Alfuro Gutierrez J. Successful treatment of orbital rhabdomyosarcoma in two infants using chemotherapy alone. Med Pediatr Oncol. 1996;26:286-9.
4. Baert AL, Sartor K, Wibke PD, et al (eds.). Imaging of orbital and visual pathway pathology. New York: Springer; 2002.
5. Banieghbal B, Davies MR. Guidelines for the successful treatment of lymphangioma with OK-432. Eur J Pediatr Surg. 2003;13:103-7.
6. Brugo EA, Larkin E, Molina-Escobar J, Contanzi J. Primary granulocytic sarcoma of the small bowel. Cancer. 1975;35:1333-40; Bulas RB, Laine FJ, Das Narla L. Bilateral orbital granulocytic sarcoma (chloroma) preceding the blast phase of acute myelogenous leukemia: CT findings. Ped Radiol. 1995;25:488-9.
7. Cooper T, Hampton, R: Orbital dermoid: treatment & management. Orbital Dermoid. Disponível em: https://emedicine.medscape.com/article/1218740-treatment. Publication updated 29 May 2012 (acesso 26 ago 2021).
8. Emran MA, Dubois J, Laberge L, et al. Alcoholic solution of zein (Ethibloc) sclerotherapy for treatment of lymphangiomas in children. J Pediatr Surg. 2006;41:975-9.
9. Garrity JA, Henderson JW, Cameron JD. Henderson's orbital tumors. 4.ed. Philadelphia: Lippincott Williams & Wilkins; 2007. p.132-5.
10. Lieberman PH, Foote FW Jr, Stewart FW, Berg JN. Alveolar soft-part sarcoma. JAMA. 1966;198:1047-51.
11. Mulliken JB, Glowacki J. Hemangiomas and vascular malformations in infants and children: a classification based on endothelial characteristics. Plast Reconstr Surg. 1982;69:412-22.
12. O'Connor MI, Pritchard DJ. Ewing's sarcoma: prognostic factors, disease control and the re-emerging role of surgical treatment. Clin Orthop. 1991;262:78-87.
13. Ritter MR, Dorrell MI, Edmonds J, et al. Insulin-like growth factor 2 and potential regulators of hemangioma growth and involution identified by large-scale expression analysis. Proc Natl Acad Sci USA. 2002;99:7455-60.
14. Rootman J, White VA, Connors JM, Gascoyne RD. Lymphoproliferative, leukemic, and histiocytic lesions of the orbit. In: Rootman J. Diseases of the orbit: a multidisciplinary approach. 2.ed. Philadelphia: Lippincott Williams & Wilkins; 2003. p.385-416.
15. Saboo SS, Krajewski KM, Ziltumslo K, et al. Imaging features of primary and secondary adult rhabdomyosarcoma. AJR American J Roentgenol. 2012;199(6):W694-703.
16. Shah NB, Chang WY, White VA, et al. Orbital lipoma: 2 cases and review of literature. Ophthal Plast Reconstr Surg. 2007;23(3):202-5.
17. Sun XL, Zheng BH, Li B, et al. Orbital rhabdomyosarcoma. Immunohistochemical studies of seven cases. Chin Med J. 1990;103:485-8.

CAPÍTULO 8.1

ALTERAÇÕES PALPEBRAIS EM PEDIATRIA

Ricardo Mörschbächer

AO FINAL DA LEITURA DESTE CAPÍTULO, O PEDIATRA DEVE ESTAR APTO A:

- Reconhecer as principais afecções congênitas palpebrais.
- Saber diferenciar os graus de blefaroptose, compreendendo quais casos devem ter indicação cirúrgica.
- Avaliar os hemangiomas palpebrais para dar início ao tratamento com betabloqueadores.

COLOBOMA

Má formação isolada das pálpebras caracterizada pela ausência parcial de uma de suas porções, variando em tamanho e gravidade. Pode comprometer qualquer setor das pálpebras. Quando a má formação compromete a margem palpebral, é chamada de coloboma verdadeiro. Os colobomas podem estar associados a defeitos de fechamento embriológico das fendas faciais, como na síndrome de Goldenhar. Seu tratamento definitivo é cirúrgico e nos casos mais graves a correção deve ser imediata, como na Figura 1.

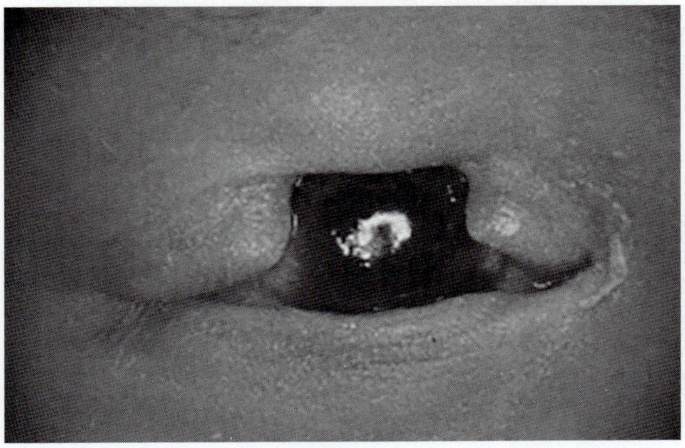

Figura 1 Coloboma verdadeiro de terço central de pálpebra superior direita (olho único) em paciente com síndrome de Goldenhar com anoftalmia contralateral.

PTOSE PALPEBRAL

Ptose palpebral é, por definição, a queda da pálpebra superior (PS), ou ocorre quando a margem da PS está mais baixa que o esperado. Pode ser classificada em leve, quando não obstrui o eixo visual (até 2 mm), moderada, quando obstrui parcialmente o eixo visual (2-3 mm), ou severa, quando obstrui totalmente o eixo visual (4 mm ou mais). Se leve e não comprometendo funcionalmente o desenvolvimento funcional da visão, acarreta somente um dano estético. Se moderada ou severa, pode provocar ambliopia; conforme a gravidade, o tratamento deve ser o mais precoce possível. Seu tratamento quase sempre é cirúrgico, buscando aumentar verticalmente a altura da fenda palpebral e dar um contorno da margem palpebral o mais simétrico possível em relação ao olho contralateral. Simetria é o objetivo final de toda cirurgia palpebral. As ptoses podem ser unilaterais ou bilaterais (simétricas e assimétricas).

Na propedêutica, além da função do músculo levantador, pesquisa-se o fenômeno de Bell, a motilidade ocular (alterada em 20% dos casos), a ação do músculo frontal, a acuidade visual (12% dos olhos com ptose apresentam anisometropia) e a ambliopia (presente em 20% dos casos). Nas ptoses congênitas se investiga também a posição de cabeça, se a criança não eleva o mento para poder enxergar, livrando o eixo visual, e o fenômeno de Marcus Gunn (sucção/mastigação).

A maior parte das ptoses congênitas é miogênica, por uma distrofia (disgenesia) do músculo levantador. Quanto maior o grau de distrofia do músculo, maior o grau de pto-

se e menor a função do músculo levantador. Pode ser unilateral (Figura 2) em 70% dos casos, ou bilateral (Figura 3). É relativamente frequente a história familiar, com parentes próximos também acometidos.

Ptoses congênitas de origem neurogênica podem ocorrer por paralisia de terceiro craniano (parcial ou completa), sendo estas pouco frequentes. No fenômeno de Marcus Gunn (sincinesia entre o terceiro e o quinto par craniano) há uma ptose que, quando são usados os músculos mastigatórios ipsilaterais, provoca retração da pálpebra ptótica, sendo esta uma das ptoses congênitas mais difíceis de tratar cirurgicamente. É quase sempre unilateral. Na síndrome de Horner congênita (Figura 4) há uma ptose leve, miose e hipopigmentação da íris, já que o simpático é responsável pela pigmentação iriana.

A ptose congênita por desinserção do músculo levantador é pouco comum (8% dos casos), podendo estar associada a possíveis traumas, especialmente em partos vaginais com uso de fórceps. Esse tipo de ptose congênita tem prega palpebral mais alta com prega dupla ou múltiplas, com boa função muscular do levantador da pálpebra. Ptose congênita mecânica por tumores comprometendo e pálpebra superior. O tumor congênito palpebral mais frequente é o hemangioma capilar.

Várias técnicas cirúrgicas podem ser utilizadas na correção da ptose palpebral, conforme o grau da ptose e a função do músculo levantador da pálpebra. Em ptoses unilaterais por desinserção se faz a reinserção da aponeurose do músculo levantador no tarso. Nos casos de distrofia do músculo se realiza a ressecção (encurtamento) do músculo com posterior sutura no tarso. A quantidade de aponeurose a ser ressecada será tanto maior quanto menor a função do levantador. Quando a função é muito baixa, pode-se suspender o tarso no ligamento de Whitnall ou até mesmo fazer uma suspensão direta ao músculo frontal.

Em ptoses bilaterais podem ser empregadas técnicas de ressecção bilateral ou elevação ao frontal com vários elementos suspensores, como fáscia lata e fáscia temporal, além de outros tantos materiais aloplásticos como silicone, *nylon*, goretex etc., todos amplamente já descritos na literatura. Essas cirurgias de suspensão ao músculo frontal têm por objetivo potencializar a ação desse músculo na abertura palpebral.

Quanto melhor a função do músculo levantador, melhores são os resultados. Cerca de 20-30% dos casos operados necessitam de reintervenção ou "retoques", geralmente para corrigir hipocorreções ou corrigir defeitos de contorno palpebral.

BLEFAROFIMOSE (FIGURA 5)

Blefarofimose é uma síndrome que apresenta a contração da fenda palpebral no sentido vertical (ptose palpebral) e horizontal (telecanto). Tem caráter genético com herança autossômica dominante de alta penetrância. Além da ptose e do telecanto (deslocamento temporal dos dois cantos palpebrais internos), esses pacientes apresentam ausência de prega palpebral (com pouca ou nenhuma função do levantador), epicanto inverso, microblefaria (pálpebra menor), tendência a ectrópio e deslocamento lateral dos pontos lacrimais, com canalículos aumentados de tamanho.

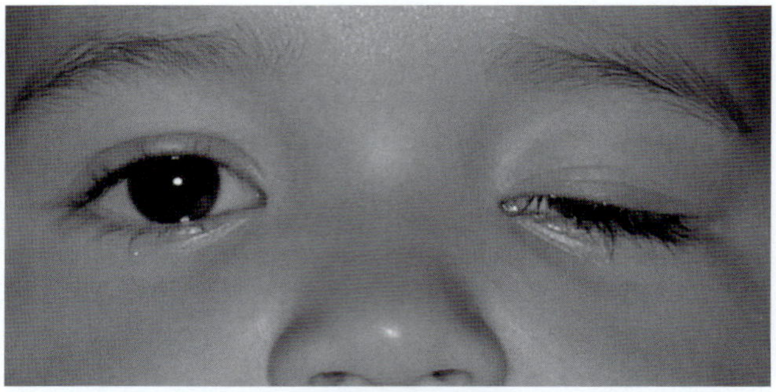

Figura 2 Ptose congênita unilateral grave.

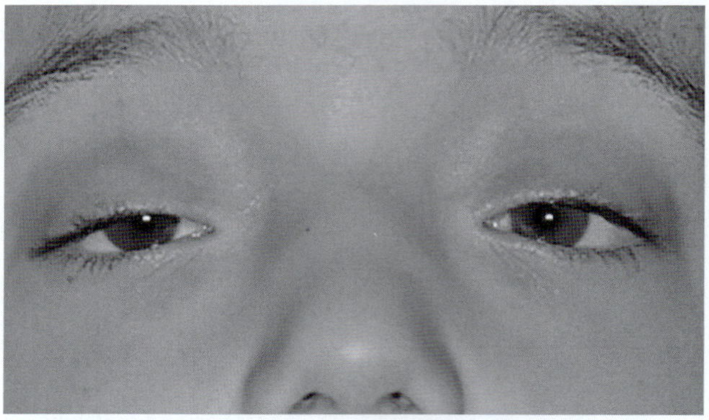

Figura 3 Ptose bilateral assimétrica.

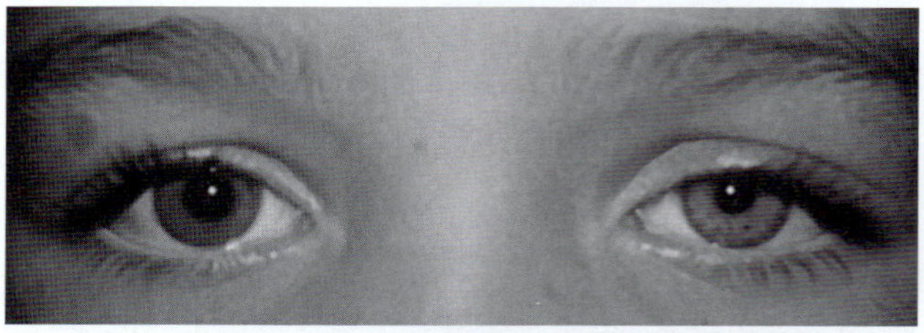

Figura 4 Síndrome de Horner congênita à esquerda.

EPIBLÉFARO (FIGURA 6)

É a verticalização dos cílios da porção mais interna da pálpebra inferior, em algumas crianças provocada por uma dobra de pele e músculo orbicular pré-tarsal, sendo mais comum em asiáticos. Os cílios nessa posição podem entrar em contato com a superfície ocular, causando irritação e lacrimejamento. Geralmente não necessita de tratamento cirúrgico, pois tende a diminuir com o crescimento e o desenvolvimento dos ossos da face.

EPICANTO (FIGURA 7)

É uma dobra interna de pele no canto interno da pálpebra, na maior parte das vezes surgindo a partir da pálpebra supe-

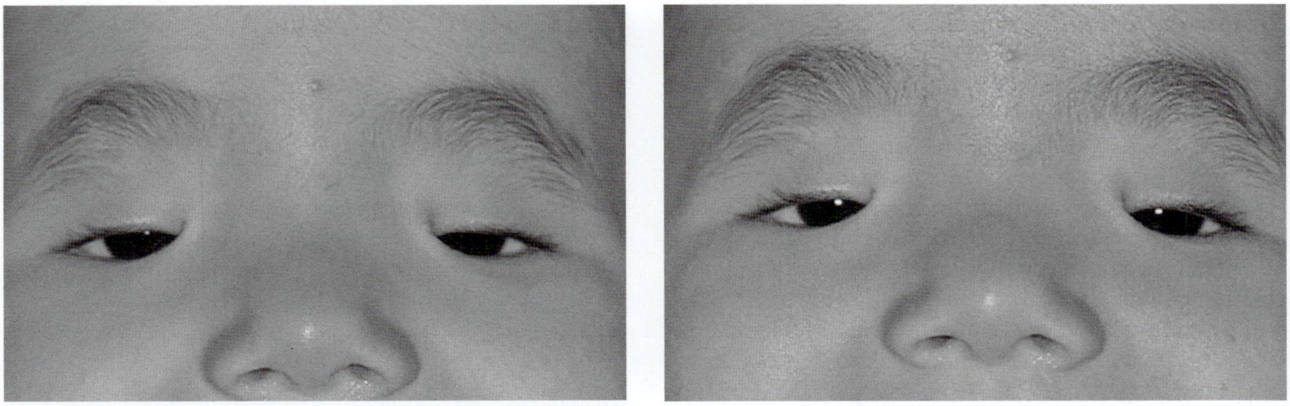

Figura 5 Blefarofimose com ptose grave bilateral. A criança consegue enxergar (livrando o eixo visual) somente adotando posição de cabeça (mento elevado) e elevando ao máximo o supercílio.

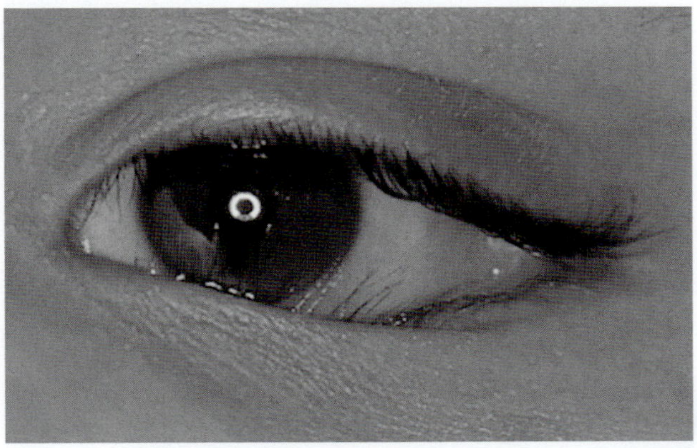

Figura 6 Epibléfaro na pálpebra inferior.

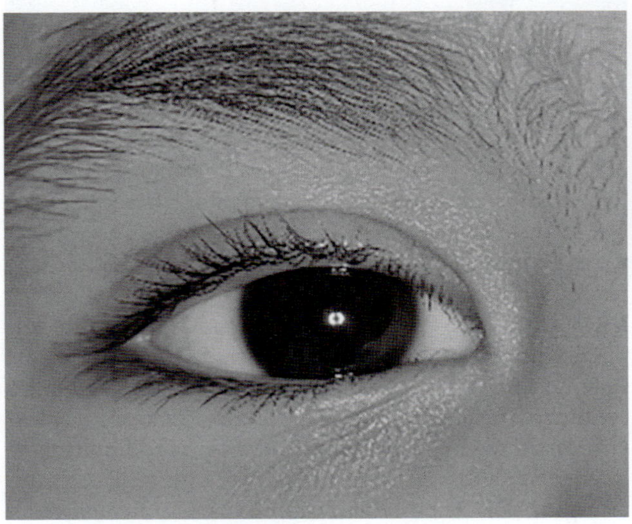

Figura 7 Prega epicantal leve.

rior em direção à inferior, geralmente bilateral. Pode diminuir a exposição do canto interno do olho, causando pseudoestrabismo convergente.

EURIBLÉFARO (FIGURA 8)

Condição congênita bilateral em que ocorre aumento horizontal da pálpebra inferior com um deslocamento inferior do canto externo, podendo apresentar discreto ectrópio temporal. A margem da pálpebra inferior funciona como uma "calha de drenagem" do filme lacrimal em direção aos pontos lacrimais. Em indivíduos normais o canto externo está 2 mm acima do canto interno. Essa diferença de altura dos cantos facilita muito a drenagem da lágrima.

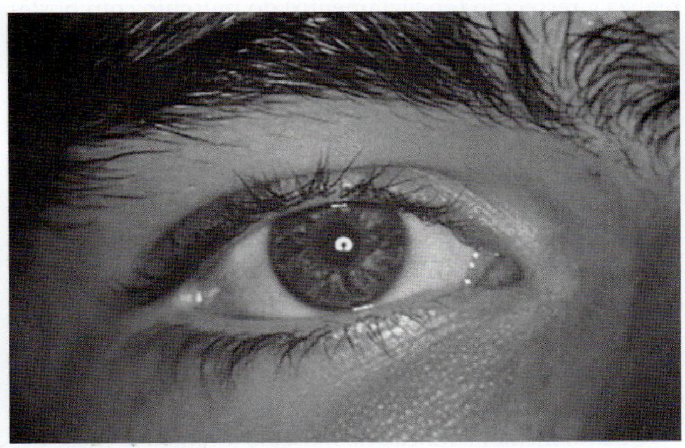

Figura 8 Euribléfaro.

ANQUILOBLÉFARO (FIGURA 9)

Má formação palpebral caracterizada pela adesão parcial das margens palpebrais, podendo ser parcial ou total.

ENTRÓPIO E ECTRÓPIO CONGÊNITOS

Ambas as condições são bastante infrequentes, e em crianças geralmente acometem a pálpebra inferior. O entrópio congênito (Figura 10) é definido quando toda a margem palpebral é invertida contra a superfície ocular, causando permanente irritação mecânica da córnea e da conjuntiva

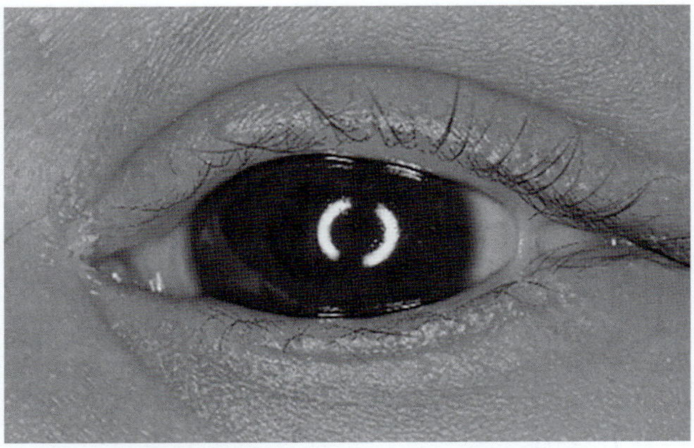

Figura 9 Anquilobléfaro parcial.

bulbar. Condição rara, ocasionada geralmente pela disgenesia dos retratores da pálpebra inferior. Por sua intensa sintomatologia e pelo risco de causar úlcera de córnea, requer tratamento cirúrgico.

O ectrópio ocorre quando ocorre a margem da pálpebra perde o contato com a superfície ocular, distanciando-se para fora. Condição também rara, geralmente tem sintomas de exposição ocular e lacrimejamento.

DISTIQUÍASE (FIGURA 11)

É uma alteração ciliar congênita com presença de uma fileira extra de cílios, originando-se dos orifícios das glândulas de Meibomius, posteriormente às fileiras de cílios normais.

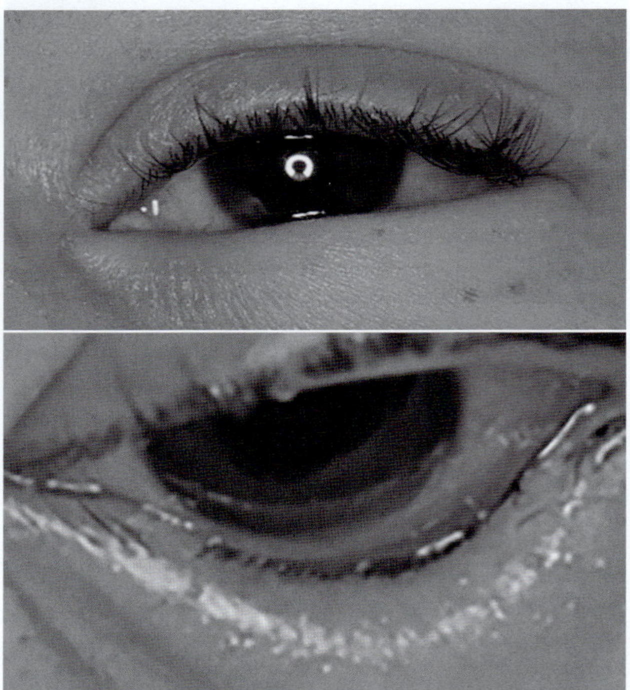

Figura 10 Entrópio congênito.

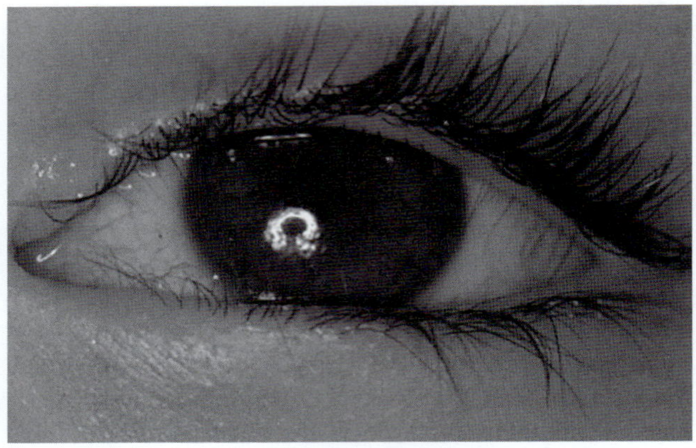

Figura 11 Distiquíase em ambas as pálpebras.

LESÕES PALPEBRAIS CONGÊNITAS (HEMANGIOMA CAPILAR)

Embora o hemangioma capilar (Figura 12) nas pálpebras possa ser congênito, a maioria não está presente no nascimento. Costuma aparecer nas primeiras semanas ou meses de vida. A história natural é de crescimento até o primeiro ano de vida, com possível decréscimo gradual subsequente ao longo dos primeiros anos. Pode também comprometer a órbita. Conforme o tamanho e localização, pode comprometer a visão, gerando ambliopia por obstrução do eixo visual, anisometropia, estrabismo ou desfiguramento facial.

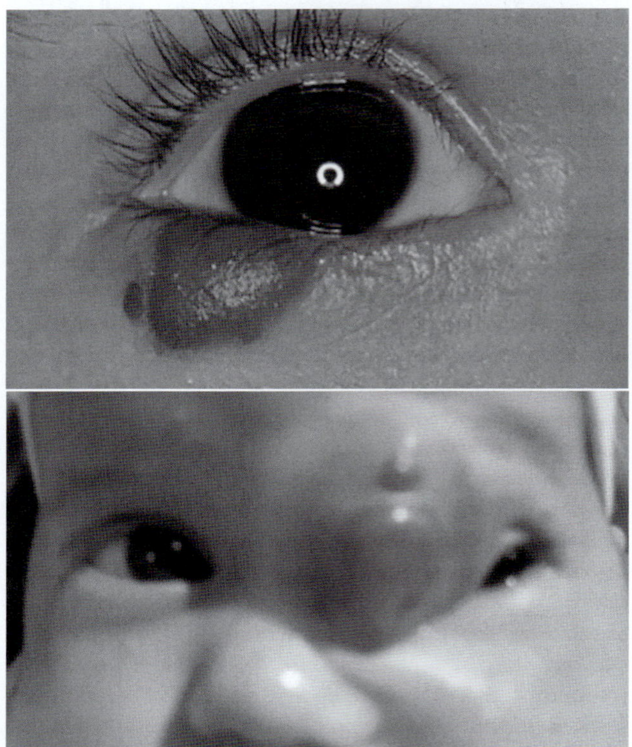

Figura 12 Hemangioma capilar.

O tratamento dessa afecção mudou radicalmente com o advento do uso dos betabloqueadores, de forma sistêmica ou até mesmo de forma tópica. A maioria dos hemangiomas responde bem a esse tratamento. Caso não responda, podem ser usados corticoides intralesionais, corticoides orais ou até mesmo interferon-alfa.

INFLAMAÇÕES PALPEBRAIS AGUDAS

Hordéolo (Figura 13) é uma infecção focal aguda originada de glândulas de Meibomius na margem palpebral, ou mesmo das glândulas de Zeiss, que estão junto dos folículos pilosos dos cílios. Geralmente é causado por estafilococo e responde bem ao tratamento com calor local e antibióticos tópicos. Já o calázio ou "cisto calázio" (Figura 14) é a inflamação crônica focal de glândulas de meibomio em qualquer parte de ambos os tarsos, muitas vezes originado de um hordéolo que cronifica. Seu tratamento enquanto permanecer com sinais flogísticos é o mesmo do hordéolo. Cronifica-se com sintomas importantes, e o tratamento cirúrgico pode ser considerado.

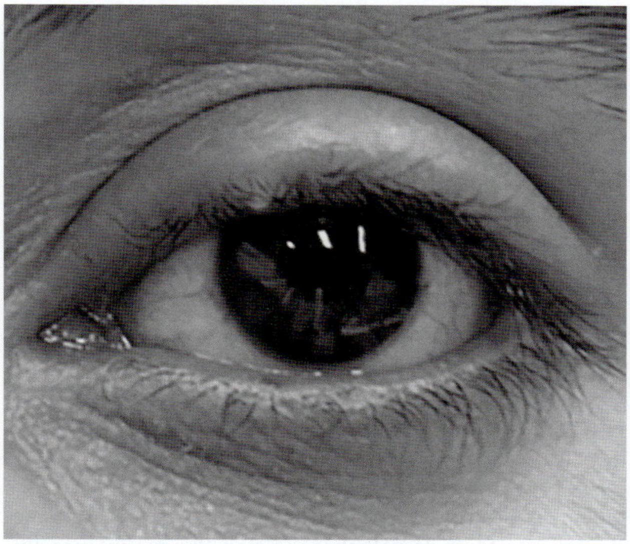

Figura 13 Hordéolo.

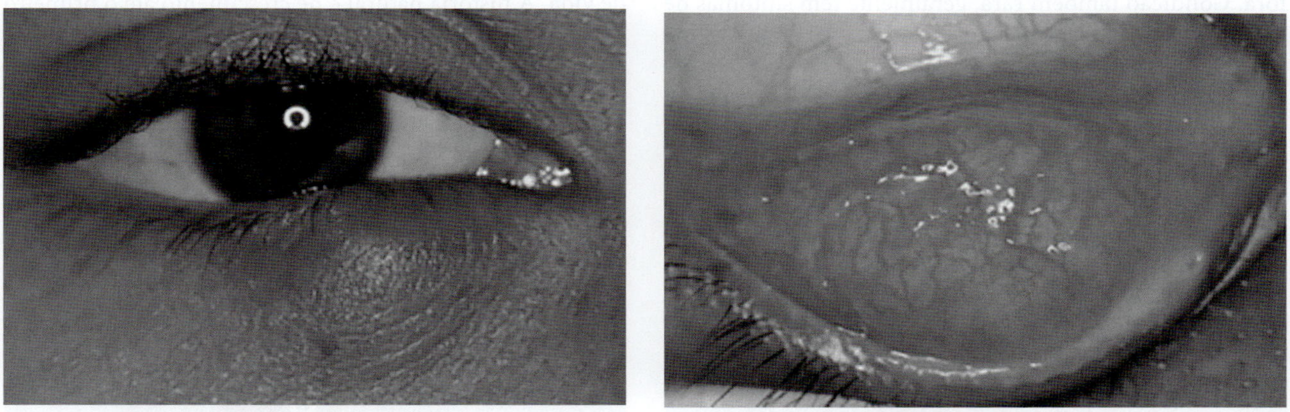

Figura 14 Calázio na fase crônica

BIBLIOGRAFIA

1. Allen CE, Rubin PA. Blepharophimosis-ptosis-epicanthus inversus syndrome (BPES): clinical manifestation and treatment. Int Ophthalmol Clin. 2008;48(2):15-23.
2. American Academy of Ophthalmology. Orbit, eyelids and lacrimal system. Basic and Clinical Science Course 2015-2016. 2015.
3. Ferreira RC, Locatelli FR, Mörschbächer R. Oral propranolol as a new treatment for facial infantile hemangioma: case report. Arq Bras Oftalmol. 2011;74(3):207-8.
4. Lily KL, Jonathan M.State of the art in congenital eyelid deformity management. Facial Plast Surg. 2016;32(2):142-9.
5. Soares EJC, Moura EM, Gonçalves JOR. Cirurgia plástica ocular. Conselho Brasileiro de Oftalmologia. Roca; 1997.
6. SooHoo JR, Davies BW, Allard FD, Durairaj VD. Congenital ptosis. Surv Ophthalmol. 2014;59(5):483-92.
7. Tyers AG. The blepharophimosis-ptosis-epicanthus inversus syndrome. Orbit. 2011;30(5):199-201.
8. Yijie W, Yufeng X, Xi L, Lixia L, Juan Y. Amblyopia, strabismus and refractive errors in congenital ptosis: a systematic review and meta-analysis. Sci Rep. 2018;8(1):8320.
9. Zhang JY, Zhu XW, Ding X, Lin M, Li J. Prevalence of amblyopia in congenital blepharoptosis: a systematic review and meta-analysis. Int J Ophthalmol. 2019;18;12(7):1187-93.

CAPÍTULO 9

DOENÇAS CORNEOCONJUNTIVAIS NA INFÂNCIA

Sergio Felberg
Ana Carolina Vieira

AO FINAL DA LEITURA DESTE CAPÍTULO, O PEDIATRA DEVE ESTAR APTO A:

- Reconhecer as principais afecções que afetam a córnea e a conjuntiva na infância.
- Identificar as principais anomalias congênitas da córnea.
- Estabelecer o diagnóstico diferencial entre as ceratoconjuntivites neonatais e da infância
- Compreender o espectro clínico das blefarites.
- Lidar com situações que desencadeiam inflamação ocular grave, como as queimaduras químicas e a síndrome de Stevens-Johnson.
- Reconhecer as diferentes formas clínicas das alergias oculares.
- Entender o que é ceratocone e sua linha geral de tratamento.

ANOMALIAS CONGÊNITAS DA CÓRNEA

As anomalias congênitas da córnea podem acontecer isoladamente ou então associadas a outras malformações sistêmicas. Diversos fatores podem estar envolvidos para o aparecimento dessas anormalidades diagnosticadas logo após o nascimento ou então na infância mais precoce, como fatores genéticos, infecções intrauterinas, traumatismos, doenças metabólicas, toxicidade relacionada ao uso de medicações durante a gestação, dentre outros. As anomalias congênitas da córnea podem comprometer a visão durante o crítico período de maturação e desenvolvimento visual da criança.

Anomalias de tamanho da córnea

Ao nascimento, o diâmetro horizontal de uma córnea normal é de cerca de 10 mm, atingindo o tamanho definitivo, de 12 mm, igual ao do adulto, por volta dos dois anos.

Megalocórneas são definidas como córneas de diâmetro horizontal igual ou superior a 12 mm ao nascimento e a 13 mm no adulto. Trata-se de rara situação bilateral e não progressiva que ocorre quase exclusivamente em pessoas do sexo masculino devido à herança ligada ao cromossomo X. Diversas condições oculares, como catarata congênita, hipoplasia do estroma da íris, miopia e astigmatismo, podem estar associadas à megalocórnea, assim como comorbidades sistêmicas, dentre elas o albinismo, a síndrome de Alport, a síndrome de Down, a síndrome de Marfan, a mucopolissacaridoses e a osteogênese imperfeita.

O principal diagnóstico diferencial que deve ser estabelecido com a megalocórnea é o "buftalmo" associado ao glaucoma congênito, condição em que a pressão intraocular está elevada, o nervo óptico alterado e a córnea de aparência aumentada também apresenta estrias.

A microcórnea apresenta diâmetro inferior a 9 mmm ao nascimento ou a 10 mm na idade adulta em um olho de dimensões normais. Se, além da córnea, todo o segmento anterior também apresenta tamanho menor e é malformado, o termo usado é "microftalmo". O padrão de transmissão mais comumente associado é o autossômico dominante, sem predileção por sexo. São pacientes que podem desenvolver hipermetropia e glaucoma. A microcórnea pode estar associada a outras doenças oculares, como aniridia, catarata congênita, colobomas e também a comorbidades sistêmicas como rubéola congênita, síndrome de Alport, síndrome de Turner, síndrome de Weill-Marchesani, síndrome de Ehler-Danlos, dentre outras.

Córneas planas

São córneas que apresentam raios de curvatura pequenos e semelhantes aos da esclera, inferiores a 43 dioptrias, podendo atingir até 30 dioptrias. Frequentemente estão associadas à microcórnea ou à esclerocórnea. O acometimento

é frequentemente bilateral e pode predispor ao desenvolvimento de glaucoma.

Síndrome de Axenfeld-Rieger

Compreende uma série de alterações do segmento anterior de um ou ambos os olhos, de origem esporádica. Quando presente, o padrão de transmissão autossômico dominante é o mais comum, e há alta prevalência de desenvolvimento de glaucoma ainda na infância. Os pacientes apresentam anormalidades no desenvolvimento da íris (hipoplasia) no olho acometido, embriotoxon posterior, além de malformações dentárias, esqueléticas e craniofaciais.

Anomalia de Peters

Doença caracterizada pela presença, logo ao nascimento, de opacidade de córnea central ou total. No local correspondente à opacidade, a córnea não apresenta, em sua face interna, endotélio e membrana de Descemet. Outros achados oculares são as aderências da íris à córnea (anomalia tipo I) ou do cristalino à face posterior da córnea (anomalia tipo II).

Pode ser uni ou bilateral, sendo que, nos casos em que ambos os olhos estão afetados, malformações sistêmicas, cardiopatias, fenda palatina, baixa estatura e deficiências cognitivas podem estar presentes. Glaucoma, colobomas, microcórnea e aniridia são alterações oculares que podem estar associadas à anomalia de Peters.

Frequentemente, o transplante de córnea será necessário para que ocorra a reabilitação visual.

Distrofia endotelial congênita hereditária

Doença com padrão autossômico dominante de transmissão que acomete o endotélio da córnea, causando opacidade e edema ao nascimento ou nos primeiros anos de vida, geralmente de modo progressivo. Embaçamento visual, sensibilidade à luz e lacrimejamento são as queixas mais comuns, e o transplante de córnea estará indicado quando a transparência comprometer o desenvolvimento da visão e as atividades diárias (Figura 1).

Mucopolissacaridoses

Compreendem um conjunto de doenças raras e sistêmicas, frequentemente com padrão de herança autossômico recessivo, que podem cursar com perda de transparência da córnea e baixa acuidade visual por depósito de glicosaminoglicanas em todas as suas camadas. Mais de 8 subtipos de mucopolissacaridoses foram descritos até o momento, de acordo com o defeito enzimático e o material anormalmente acumulado nos tecidos (*dermatan* e *keratan* sulfatos, condroitina, *heparan* sulfato, dentre outros). A opacidade da córnea pode estar presente logo ao nascimento ou manifestar-se ao longo da vida. Anormalidades oculares (glaucoma, retinose pigmentar, hipertelorismo, exoftalmo, edema do nervo óptico, órbita rasa) e sistêmicas (déficit de atenção, nanismo, cardiopatias, anormalidades craniofaciais e esqueléticas) podem estar associadas.

Dermoide epibulbar

São tumores benignos, localizados mais frequentemente na porção inferotemporal da córnea, próximos ao limbo (Figura 2). Contêm tecidos e estruturas estranhos a sua localização, como folículos pilosos, cartilagem, ossos, glândulas sudoríparas e tecido gorduroso. Por isso são definidos como coristomas. Variam muito no tamanho e no nível de comprometimento da visão.

Quando interferem no desenvolvimento visual, seja por atingirem o eixo visual, seja por induzirem astigmatismo, necessitam ser removidos por meio de procedimento cirúrgico. Podem estar associados às síndromes de Goldenhar ou de Treacher Collins.

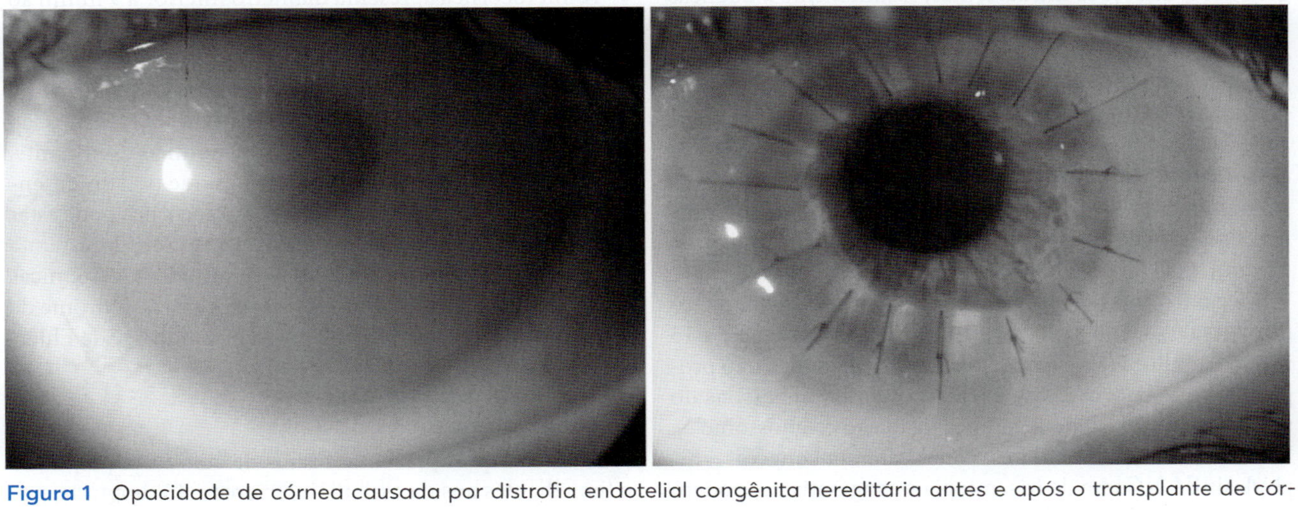

Figura 1 Opacidade de córnea causada por distrofia endotelial congênita hereditária antes e após o transplante de córnea.

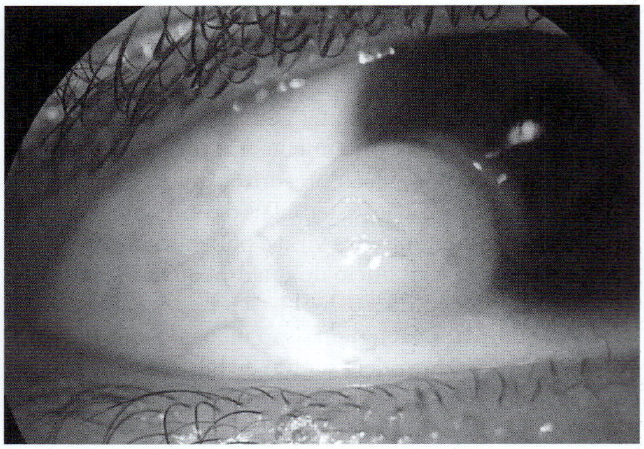

Figura 2 Dermoide epibulbar.

DIAGNÓSTICO DIFERENCIAL DAS OPACIDADES CONGÊNITAS DA CÓRNEA

A observação e detecção precoce da opacidade congênita da córnea é fundamental para que eventual prejuízo no processo de desenvolvimento da visão seja corrigido, a fim de que não haja comprometimento definitivo e muitas vezes profundo da acuidade visual. Por essa razão, os pediatras devem estar atentos ao exame externo dos globos oculares, que pode ser auxiliado por uma lanterna ou fonte luminosa. O teste do reflexo vermelho, no qual se observa o reflexo da retina através da luz que atravessa os meios como córnea, pupila, cristalino e vítreo, pode auxiliar o pediatra a suspeitar, quando ausente, de que algumas das interfaces estão impedindo a passagem do feixe luminoso. O exame cuidadoso da superfície ocular pode evidenciar a opacidade da córnea como sendo a estrutura a comprometida. Nesses casos, a criança deverá ser encaminhada ao oftalmologista para que, em conjunto com o pediatra, um diagnóstico mais amplo seja estabelecido, incluindo comorbidades oculares e sistêmicas associadas. Para auxiliar no estabelecimento dos possíveis diagnósticos diferenciais das situações que levam à opacidade congênita da córnea, o método mnemônico conhecido como STUMPED tem se mostrado bastante útil:

- **S** (do inglês *sclerocornea*): esclerocórnea e córnea plana.
- **T:** trauma de parto e glaucoma congênito.
- **U:** úlceras congênitas, geralmente de origem infecciosa.
- **M** (do inglês *metabolic*): doenças metabólicas, como as mucopolissacaridoses.
- **P:** anomalia de Peters.
- **E** (do inglês *endothelial*): doenças endoteliais como distrofia endotelial congênita hereditária.
- **D:** dermoide.

CERATOCONJUNTIVITES INFECCIOSAS NA INFÂNCIA

As conjuntivites representam o processo inflamatório que acomete a conjuntiva, membrana mucosa que cobre a superfície ocular, exceto a córnea, e reveste internamente as pálpebras. Podem ter natureza apenas inflamatória e imunomediada (como as conjuntivites alérgicas e tóxicas, induzidas por medicações ou substâncias químicas) ou infecciosa (causadas por bactérias e vírus, mais frequentemente, e fungos e parasitas, mais raramente). Conjuntivites neonatais acometem recém-nascidos até o primeiro mês de vida.

Com relação a seu curso, podem ser classificadas em hiperagudas (quando sinais e sintomas aparecem até 24 horas após o contágio), agudas (aparecem 2-3 dias após o contágio e podem durar vários dias) ou crônicas (quando se estendem além de 3 semanas de duração).

Ceratites representam o conjunto de doenças, inflamatórias ou infecciosas, que acometem a córnea. Muitas vezes a inflamação da conjuntiva e da córnea ocorre simultaneamente, configurando as ceratoconjuntivites.

CONJUNTIVITES NEONATAIS

A conjuntivite neonatal mais frequentemente observada não tem natureza infecciosa, mas sim tóxica (conjuntivite química), e é causada pela instilação do colírio nitrato de prata 1% (método de Credé) nos olhos do neonato, com o intuito de realizar profilaxia para a infecção conjuntival gonocócica. Pouca quantidade de secreção se acumula após 48 horas da instilação do colírio em um ou ambos os olhos, com pequena ou nenhuma hiperemia da conjuntiva. É autolimitada na maioria das vezes, não sendo necessário nenhum tratamento específico.

A conjuntivite neonatal causada pela *Neisseria* (conjuntivite gonocócica) ocorre frequentemente durante a passagem do neonato pelo canal de parto colonizado e tem evolução hiperaguda, com abundante quantidade de secreção inicialmente serossanguinolenta e logo após purulenta, que se forma rapidamente nos olhos do recém-nascido, mesmo após a limpeza. Evolui com edema bipalpebral evidente, edema da conjuntiva (quemose) e, se não tratada rapidamente, pode acometer a córnea, levando à formação de úlcera e eventualmente perfuração ocular. É, portanto, uma emergência oftalmológica. O diagnóstico de certeza é feito mediante *swab* conjuntival evidenciando a presença de bactérias diplococos Gram-negativos intracelulares, porém a suspeita clínica e a história sugestiva (ausência de consultas durante o pré-natal, histórico de outras doenças sexualmente transmissíveis, infecções geniturinárias de repetição) justificam o início do tratamento devido ao risco potencial de perda definitiva da visão.

O tratamento da criança deverá ser feito localmente (irrigação ocular frequente com solução salina), topicamente, com colírio antibiótico (quinolonas de segunda ou quarta geração, aminoglicosídeos, dentre outros), e sistemicamente (pela via intramuscular ou endovenosa), sendo atualmente a ceftriaxona o antibiótico mais utilizado (cefotaxima é outra opção).

Outras infecções, como rinite, meningite e pneumonia, podem se apresentar concomitantemente à conjuntivite go-

nocócica. Tendo sido estabelecido o diagnóstico de conjuntivite neonatal gonocócica, presume-se a possibilidade de a criança apresentar infecção concomitante pela *Chlamydia,* e o tratamento também deve ser instituído para essa infecção.

Por outro lado, a conjuntivite neonatal pela *Chlamydia* pode ocorrer isoladamente. Trata-se de conjuntivite mucopurulenta, com aparecimento entre 5-15 dias após o parto e que pode evoluir com formação de pseudomembranas na conjuntiva tarsal. A quantidade de secreção é menos abundante do que a observada nas infecções gonocócicas. O *swab* conjuntival, com estudo do raspado pelos métodos Gram e Giensa, pode evidenciar o corpúsculo de inclusão intracitoplasmático. Devido ao risco de infecções concomitantes como otite, pneumonia e encefalite, o tratamento deverá ser realizado com antibiótico tópico e sistêmico, sendo a eritromicina o mais utilizado. Outras bactérias, como o *Staphylococcus, Streptococcus, Moraxella* e enterobactérias, podem causar no recém-nascido conjuntivite purulenta com reação papilar na conjuntiva. A quantidade de secreção também é inferior à da infecção gonocócica, surge após 5 dias do nascimento e tem, de modo geral, boa evolução com medidas conservadoras como a limpeza periocular ou o uso tópico de colírio ou pomada antibiótica de largo espectro, durante cinco a sete dias. A contaminação ocorre durante o parto em contato com a pele e secreções maternas, ou ainda, no berçário, por fômites.

A blefaroconjuntivite herpética neonatal ocorre pela contaminação durante a passagem da criança pelo canal de parto, geralmente pelo vírus tipo II, por isso se recomenda que o parto de gestantes com infecções genitais ativas seja realizado pela via cesariana. A conjuntivite herpética neonatal se manifesta com o aparecimento de vesículas perioculares, edema e eritema palpebral, além da hiperemia conjuntival, por volta da primeira semana de nascimento.

Deve-se estar atento à possibilidade da infecção generalizada pelo vírus do herpes simples, com acometimento do sistema nervoso central. Por essa razão, os neonatos devem ser rapidamente tratados com o aciclovir pela via endovenosa, durante 1-3 semanas.

CONJUNTIVITES INFANTIS

Dentre as conjuntivites infantis, a adenoviral é uma das mais comuns. A criança inicia quadro de hiperemia ocular difusa em um dos olhos e em poucos dias o olho contralateral apresenta quadro semelhante. Há edema palpebral, secreção aquosa ou mucoide, geralmente sem comprometimento da acuidade visual, com intensa reação folicular na conjuntiva. O exame minucioso da superfície ocular pode evidenciar desde petéquias até hemorragia subconjuntival extensa. Espessas pseudomembranas eventualmente se formam na conjuntiva tarsal superior e inferior, e sua remoção traz intenso alívio aos pacientes. Pode ocorrer linfoadenopatia pré-auricular.

A história de contágio e contactantes com quadro clínico semelhante é frequente e auxilia no diagnóstico. O tratamento da fase aguda é feito com sintomáticos para aliviar o desconforto, como lubrificantes oculares e compressas frias sobre as pálpebras. Eventualmente anti-inflamatórios não esteroidais por via oral são prescritos quando há intenso edema palpebral. Colírios esteroidais devem ser evitados na fase aguda das conjuntivites virais, podendo ser prescritos cerca de 7 dias após o início do quadro, quando há formação de pseudomembranas.

As conjuntivites bacterianas são menos comuns do que as virais na infância. Podem ser uni ou bilaterais, e sua principal característica é a secreção purulenta associada à reação papilar da conjuntiva. Com exceção das conjuntivites gonocócicas e das causadas pelo *Haemophilus influenzae*, costumam apresentar evolução benigna, muitas vezes autolimitada. Cocos Gram-positivos são os principais agentes, e o uso de colírio antibiótico de amplo espectro (quinolonas, aminoglicosídeos, dentre outros) pode abreviar a evolução e impedir a disseminação e o contágio.

As infecções conjuntivais bacterianas em crianças em mal estado geral, com febre e eventualmente otite, podem ser causadas pelo cocobacilo Gram-negativo *Haemophilus influenzae*. O diagnóstico pode ser confirmado mediante exame laboratorial obtido pelo *swab* conjuntival, no entanto, havendo suspeita clínica, os pacientes devem ser tratados com antibiótico tópico (aminoglicosídeo ou quinolonas) e sistêmico (ampicilina), a fim de evitar o desenvolvimento de pneumonia e encefalite.

A primoinfecção herpética em crianças se manifesta mais comumente por uma blefaroconjuntivite folicular, com vesículas perioculares e linfoadenopatia pré-auricular. Eventualmente poderá ocorrer a extensão da infecção para a córnea (ceratite herpética). A blefaroconjuntivite herpética é tratada clinicamente com pomada de aciclovir aplicada no fundo de saco do olho acometido, 3-5 vezes ao dia, por cerca de 7 dias (Figura 3).

As ceratites infecciosas (úlceras infectadas da córnea) podem ser causadas por bactérias, vírus, fungos e parasitas.

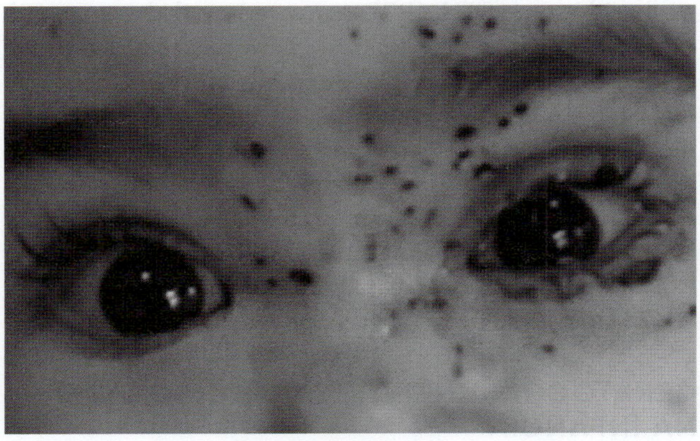

Figura 3 Primoinfecção herpética.

As de etiologia bacteriana são as mais comuns. Em adolescentes, podem estar relacionadas ao uso de lentes de contato coloridas ou para correção de ametropia. A perda da integridade epitelial da córnea é o principal fator de risco para que ocorra a penetração tecidual de microrganismos. Trata-se de situação grave, que requer tratamento inicial imediato, a fim de que complicações como perfuração ocular e perda da visão não ocorram. Se possível, raspado da córnea para análise microbiológica laboratorial, identificação do agente e teste de sensibilidade aos antimicrobianos devem ser realizados. Tratamento empírico com um ou mais antibióticos tópicos de amplo espectro é utilizado inicialmente devido à elevada prevalência da infecção bacteriana em relação às outras causas. A modificação ou não do tratamento deverá ocorrer em função da resposta clínica e do resultado dos exames laboratoriais.

Já as ceratites herpéticas apresentam úlcera com aspecto típico, lembrando dendritos de um neurônio (Figura 4). São quase sempre unilaterais e podem apresentar recorrências ao longo da vida. O tratamento pode incluir debridamento do epitélio da córnea, pomada de aciclovir (5 vezes ao dia por 7-10 dias) ou, nos casos mais extensos ou recorrentes, tratamento com aciclovir pela via oral pelo mesmo período.

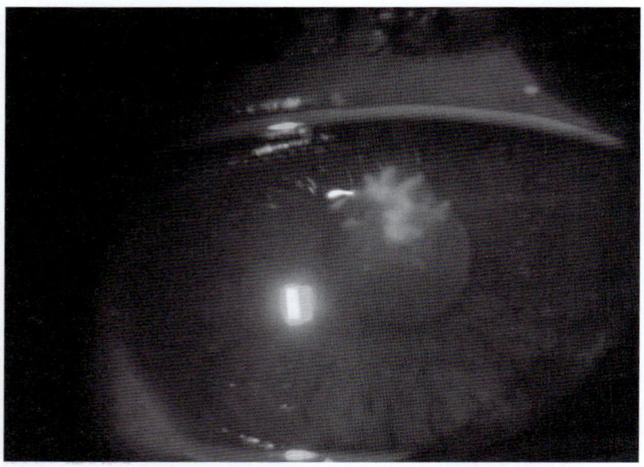

Figura 4 Úlcera herpética dendrítica.

BLEFARITES

Blefarite é uma condição inflamatória crônica que acomete a margem das pálpebras, causando inflamação da superfície ocular e olho seco. Considerada comum em adultos, está presente em 12-15% das crianças atendidas em clínicas oftalmológicas. A idade média do início dos sintomas, na infância, é 4 anos. O diagnóstico é clínico. Os sintomas mais comuns são lacrimejamento, fotofobia, ardência, prurido e sensação de corpo estranho. Achados clínicos incluem alterações das margens palpebrais: espessamento, hiperemia e ulceração, telangiectasias, formação de crostas e colaretes na base dos cílios (Figura 5), poliose (despigmentação dos

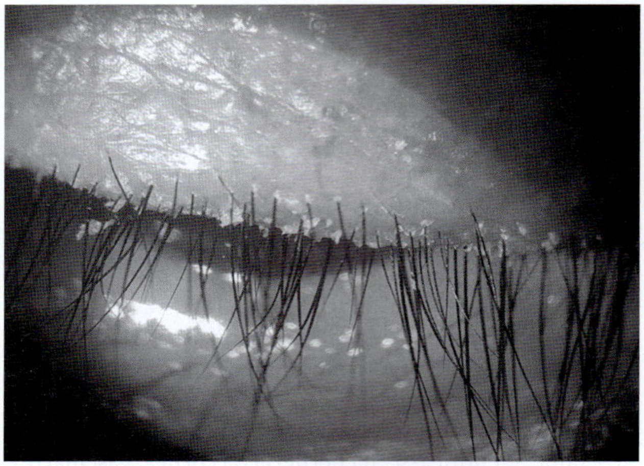

Figura 5 Paciente com blefarite: crostas e colaretes ao redor dos cílios.

cílios) e madarose de cílios, assim como hordéolos e calázios de repetição. Casos mais graves cursam ainda com inflamação da conjuntiva e acometimento da córnea, cuja transparência é essencial para uma boa acuidade visual. O envolvimento da córnea pode levar à formação de cicatrizes e à indução de astigmatismo, comprometendo a visão.

O tratamento deve incluir compressas mornas e higiene dos cílios, assim como colírios lubrificantes, antibióticos tópicos (em forma de colírio ou pomada) ou orais. A eritromicina sistêmica é o antibiótico recomendado em crianças abaixo de 8 anos de idade. Em crianças mais velhas, a doxiciclina pode ser utilizada. A azitromicina também apresenta bons resultados. O uso de colírio de corticoide e de imunossupressores tópicos pode ser necessário.

Infecção por *Phthirus pubis*

O acometimento dos cílios pelo *Phthirus pubis* é uma ectoparasitose cuja transmissão ocorre por ato sexual ou pelo contato próximo com pais ou responsáveis infectados. Prurido palpebral é o principal sintoma. Achados clínicos, geralmente bilaterais, incluem eritema e edema palpebrais, petéquias na margem da pálpebra, crostas hemáticas na base dos cílios, além de hiperemia conjuntival. Pode haver linfadenopatia pré-auricular associada.

O diagnóstico é clínico e envolve a observação, ao exame oftalmológico, de estruturas ovais, móveis e translúcidas, localizadas na base dos cílios. A remoção manual dos parasitas com auxílio de pinça pode ser uma tarefa desafiadora em crianças.

O tratamento tópico inclui pomada de antibióticos (tobramicina) e pode facilitar a remoção dos parasitas. Tratamento sistêmico com ivermectina é recomendado. O uso de ivermectina oral é contraindicado em crianças com menos de 5 anos ou 15 kg. É importante a avaliação de pelos em outras regiões do corpo.

Familiares e contatos próximos devem ser examinados e tratados, se necessário. Roupas, toalhas e roupas de cama

devem ser lavadas e fervidas (50 °C por 30 minutos), a fim de prevenir reinfecção.

Ceratoconjuntivite flictenular

A ceratoconjuntivite flictenular é uma condição inflamatória da conjuntiva e/ou da córnea, secundária a uma reação imune (hipersensibilidade do tipo IV). A reação de hipersensibilidade ao *Staphylococcus aureus* e a *Staphylococcus epidermidis* é a causa mais comum. Outras causas incluem rosácea, parasitose intestinal e tuberculose.

Acomete, mais frequentemente, meninas nas duas primeiras décadas de vida. É geralmente bilateral e assimétrica. As queixas incluem lacrimejamento, ardência, sensação de corpo estranho, prurido, fotofobia e redução da acuidade visual. Ao exame, identifica-se, na periferia da córnea, vascularização (com formato triangular) associada a lesão nodular esbranquiçada na porção mais distal. Tais lesões podem evoluir com ulceração e afinamento. Geralmente os pacientes apresentam quadro de blefarite estafilocócica. O tratamento envolve antibióticos e corticoide ou imunossupressores tópicos. O tratamento da blefarite é essencial, assim como da doença sistêmica, caso este seja o caso.

CERATOCONJUNTIVITES CICATRICIAIS

Queimaduras químicas

Queimaduras químicas oculares são a segunda causa de injúria ocular em crianças e podem causar graves consequências a longo prazo, impactando a visão, a qualidade de vida e o desenvolvimento psicossocial. A faixa etária pré-escolar (0-5 anos de idade) é a mais acometida, sendo os acidentes domésticos a principal causa.

Tanto substâncias ácidas quanto alcalinas podem causar danos à superfície ocular, sendo estas últimas responsáveis por quadros mais graves. Queimaduras químicas podem causar destruição da superfície ocular, isquemia das células-tronco do limbo, olho seco, neovascularização, perda da transparência corneana e até perfuração ocular. Alterações cicatriciais, como simbléfaro e anquilobléfaro, alterações da anatomia palpebral (entrópio e triquíase, p. ex.) e aumento da pressão intraocular também são observadas.

Em crianças, a evolução é agravada por reação inflamatória exacerbada, má cooperação e dificuldade de aderência ao tratamento. Lesões extensas podem ser causa de ambliopia em crianças até os 7 anos de idade. O prognóstico ocular depende da extensão da queimadura, do tempo de exposição à substância e da rapidez de início do tratamento adequado.

Não se pode deixar de mencionar a importância da orientação a pais e responsáveis, uma vez que tais acidentes podem ser prevenidos no ambiente doméstico, com medidas simples como armazenar produtos de limpeza fora do alcance de crianças e a irrigação da superfície ocular com 2-3 L de água ou soro fisiológico, no momento da injúria, por no mínimo 30 minutos.

O tratamento medicamentoso na fase aguda tem como objetivo controlar a reação inflamatória, promover o fechamento epitelial e prevenir isquemia e complicações cicatriciais. Inclui lubrificante sem conservante, corticoide tópico, ácido ascórbico, soro autólogo e tetraciclinas. O controle da pressão intraocular também é de extrema importância. Procedimentos cirúrgicos, como debridamento de tecido necrótico, recobrimento com membrana amniótica e transplante tectônico, podem ser necessários nessa etapa. Já na fase crônica, transplante de células-tronco limbares, transplante de mucosa oral e cirurgia para reconstrução da superfície ocular.

Síndrome de Stevens-Johnson

A síndrome de Stevens-Johnson (SSJ) é uma condição inflamatória aguda, imunomediada, geralmente induzida por drogas ou infecção. Considerada rara, tem incidência mais alta na população pediátrica do que em adultos, acometendo 35,5 crianças/1.000.000 por ano. A faixa etária de 11-15 anos é a mais envolvida.

Os achados oculares costumam ser pouco valorizados em um primeiro momento, diante da gravidade do quadro sistêmico na fase aguda. No entanto, as sequelas cicatriciais da superfície ocular são devastadoras, sendo a principal causa de morbidade da SSJ a longo prazo. Mais da metade dos casos pediátricos sofre complicações a longo prazo. Além disso, crianças apresentam alta taxa de recorrência, de até 1 em cada 5 casos.

Na fase aguda, que envolve as 2 primeiras semanas de sintomas, os pacientes desenvolvem reação inflamatória da conjuntiva, com formação de pseudomembranas (Figura 6) e defeitos epiteliais conjuntivais e corneanos, que podem evoluir com ulceração e perfuração. Não costuma haver correlação entre o grau de acometimento cutâneo e a gravidade do quadro ocular. E sabe-se que pacientes que recebem atendimento oftalmológico na primeira semana apresentam melhor prognóstico ocular. Por esses motivos, pronto atendimento oftalmológico e acompanhamento por oftalmologista são recomendados em todos os casos de SSJ.

Com o passar dos meses e anos, desenvolvem olho seco grave, queratinização das margens palpebrais, alterações da anatomia das pálpebras e superfície ocular, fibrose subconjuntival, formação de simbléfaros (aderências conjuntivais), insuficiência das células-tronco do limbo, vascularização e perda da transparência da córnea (Figura 7). Esses pacientes necessitam de cuidados e acompanhamento oftalmológico especializado durante toda a vida.

O tratamento envolve, na fase aguda, uso de lubrificante, antibiótico e corticoide tópicos, além da liberação mecânica das aderências conjuntivais. O uso sistêmico de corticoide reduz a incidência de falência de células-tronco do limbo e previne complicações oculares crônicas. O recobrimento precoce da superfície ocular com membrana amniótica se mostrou benéfico na prevenção de complicações cicatriciais e na manutenção da acuidade visual.

Na fase crônica, visamos ao controle da inflamação persistente, à correção das alterações cicatriciais palpebrais e da superfície ocular, além da reabilitação visual. Lentes de contato esclerais fornecem proteção mecânica e lubrificação,

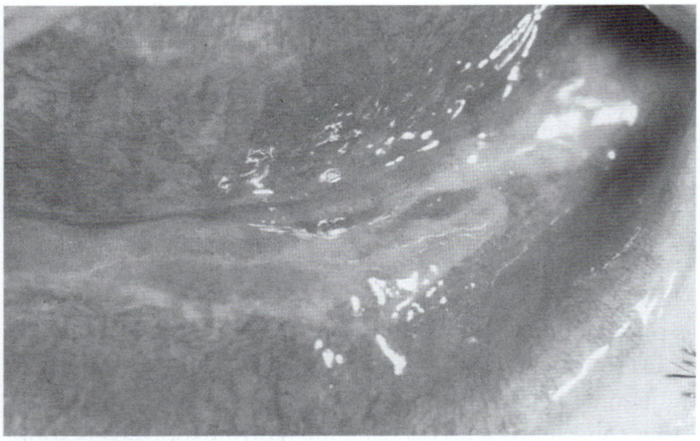

Figura 6 Síndrome de Stevens-Johnson: pseudomembrana conjuntival na fase aguda.*

* Esta foto foi publicada no capítulo "Oculodermal surface disease" de Holland EJ, Mannis MJ, Lee WB. Ocular surface disease: cornea, conjunctiva, and tear film. Elsevier; 2013. p. 175-6.

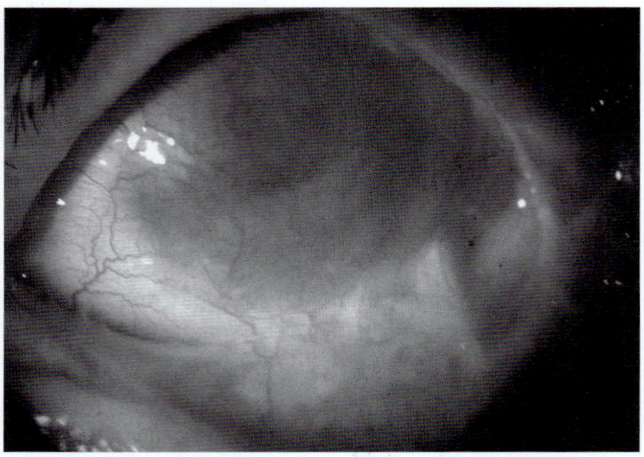

Figura 7 Síndrome de Stevens-Johnson em fase crônica: insuficiência límbica, com neovascularização da córnea e presença de simbléfaro inferior.*

* Esta foto foi publicada no capítulo "Oculodermal surface disease" de Holland EJ, Mannis MJ, Lee WB. Ocular surface disease: cornea, conjunctiva, and tear film. Elsevier; 2013. p. 175-6.

além de melhorar a visão. O tratamento cirúrgico envolve, primeiramente, a reconstrução da anatomia palpebral, a fim de garantir bom fechamento ocular. Reconstrução da superfície ocular, transplante de mucosa oral, transplante de limbo e ceratoprótese também são indicados em casos mais graves.

ALERGIA OCULAR

A prevalência de doenças alérgicas vem aumentando nas últimas décadas. Na população pediátrica, a alergia ocular é frequente, com aumento da prevalência na infância tardia. Os normalmente apresentam histórico de outras doenças alérgicas, como rinite, eczema e asma. O termo "alergia ocular" descreve um espectro de condições que acometem a superfície ocular, causando prurido, hiperemia, lacrimejamento, fotofobia e irritação ocular, podendo, nas formas mais graves, causar comprometimento da acuidade visual.

Apesar da alta prevalência, até 1/3 dos pacientes permanece sem diagnóstico, portanto é adequadamente tratado. Isso ocorre porque as crianças não informam claramente os sintomas. A falta de tratamento adequado influencia a qualidade de vida e afeta a produtividade, o que é especialmente relevante na idade escolar.

Conjuntivite alérgica sazonal e conjuntivite alérgica perene

A conjuntivite alérgica sazonal e a conjuntivite alérgica perene são as formas mais brandas e mais comuns de doença alérgica ocular. A reação de hipersensibilidade do tipo I é responsável pela fisiopatologia de ambas. A diferença entre elas envolve o tipo de alérgeno e a periodicidade.

A conjuntivite alérgica sazonal é desencadeada por alérgenos que se encontram em suspensão no ar e possuem sazonalidade, como partículas de pólen e insetos, sendo mais comuns no verão e na primavera. Esse subtipo de conjuntivite alérgica é mais comum em países onde as estações do ano são mais bem definidas. Já a conjuntivite alérgica perene, forma crônica de alergia ocular, é causada por alérgenos ambientais, que se encontram presentes durante todo o ano, por exemplo, poeira doméstica, ácaro e caspa e saliva de animais. Em ambas, os principais sintomas são prurido e lacrimejamento. Achados clínicos incluem secreção mucoide, hiperemia e edema da conjuntiva, que adquire um aspecto gelatinoso. A córnea não é acometida nessas formas de alergia ocular.

Ceratoconjuntivite vernal e ceratoconjuntivite atópica

As ceratoconjuntivites são menos prevalentes, no entanto mais graves e desafiadoras. Apresentam mecanismo fisiopatológico misto, de hipersensibilidade do tipo I (IgE mediada) e tipo IV (hipersensibilidade tardia).

A ceratoconjuntivite vernal acomete essencialmente crianças, geralmente a partir dos 6 anos de idade, sendo mais comum em meninos. Em até metade dos pacientes pode haver associação com atopia. É mais prevalente em países tropicais, sendo os sintomas exacerbados nos períodos mais quentes do ano. As principais queixas são prurido, ardência, fotofobia e hiperemia conjuntival.

Há 3 formas clínicas: palpebral, limbar e mista. A forma palpebral cursa com reação papilar em conjuntiva tarsal superior (Figura 8). Na forma limbar, encontram-se os chamados nódulos de Horner-Trantas, que são depósitos de eosinófilos e células epiteliais degeneradas, na região do limbo (área de junção da conjuntiva com a córnea). Pode haver também edema ou hipertrofia limbar. Na forma mista, há uma combinação dos achados clínicos das duas anteriores. A córnea pode ser acometida com ceratite ponteada, pseudogerontoxon e úlceras em escudo. As úlceras em escudo são encontradas em 3-11% dos pacientes, podendo levar à redução permanente da acuidade visual em até 6%

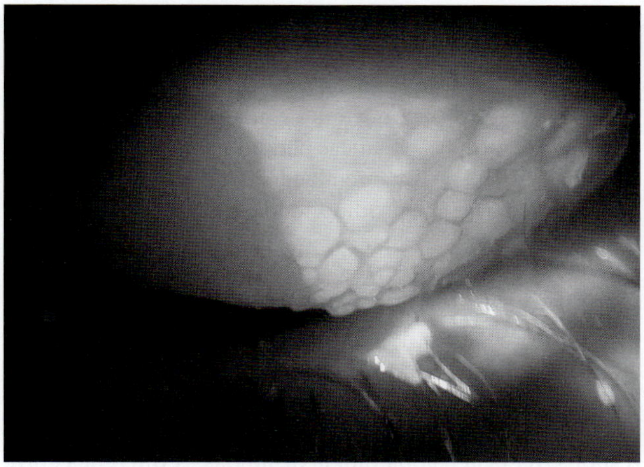

Figura 8 Ceratoconjuntivite vernal, com papilas gigantes na conjuntiva tarsal superior.

dos casos. A ceratoconjuntivite atópica apresenta associação com dermatite atópica. Em crianças, manifesta-se na primeira infância, geralmente abaixo dos 4 anos de idade, com predominância do sexo masculino. É mais prevalente em países de clima mais ameno e apresenta exacerbação nos meses mais frios. Os achados clínicos incluem hiperemia conjuntival, reação papilar e fibrose subconjuntival. Nessa forma de ceratoconjuntivite, o acometimento da córnea é frequente e envolve ceratite epitelial, úlceras em escudo e insuficiência das células-tronco do limbo, responsáveis pela cicatrização corneana.

O primeiro passo para o controle das doenças alérgicas são as medidas ambientais, a fim de reduzir a exposição aos alergenos. O tratamento clínico da alergia ocular envolve compressas geladas, lubrificantes oculares e o uso tópico de drogas de ação múltipla (anti-histamínica, estabilizadora de mastócitos e anti-inflamatória). Nas ceratoconjuntivites, o uso de corticoides ou imunossupressores tópicos é indicado.

A introdução de terapia sistêmica (anti-histamínicos, antileucotrienos, imunossupressores, imunoterapia, anticorpos monoclonais) se faz necessária em casos resistentes ao tratamento tópico, sendo o acompanhamento multidisciplinar de extrema importância. Procedimentos cirúrgicos são reservados para aqueles que não respondem ao tratamento clínico.

Ceratocone

Ceratocone é uma condição crônica não inflamatória da córnea que cursa com aumento da curvatura e afinamento progressivos, causando astigmatismo irregular e consequente diminuição da acuidade visual. O acometimento é bilateral e assimétrico, com início na puberdade e progressão nos anos subsequentes. Em crianças, encontram-se formas mais avançadas ao diagnóstico, que progridem mais rapidamente. A causa ainda é desconhecida, no entanto a associação com ceratoconjuntivite vernal já foi bastante estudada.

O ato de coçar os olhos e a inflamação crônica da superfície ocular favorecem o desenvolvimento e progressão do ceratocone em indivíduos geneticamente predispostos. Por esse motivo, autores recomendam a triagem com topografia computadorizada de pacientes com alergia ocular, especialmente aqueles com ceratoconjuntivite vernal de longa duração.

Segundo o Consenso Global sobre Ceratocone e Doenças Ectáticas, os principais fatores considerados de risco para ceratocone incluem: dermatite atópica e alergia ocular, síndrome de Down, síndrome de Ehlers-Danlos, síndrome de Marfan, amaurose congênita de Leber e etnicidade, sendo as populações asiática e árabe as mais acometidas.

Os sintomas mais comuns são turvação visual e alteração frequente do grau dos óculos. O tratamento envolve orientação e conscientização do paciente e dos responsáveis sobre a importância de não coçar os olhos, uso tópico de medicação antialérgica de ação múltipla (ação anti-histamínica, anti-inflamatória e estabilizadora de mastócitos) e lubrificantes, preferencialmente sem conservante, a fim de reduzir o prurido ocular. A correção com óculos é o primeiro passo no sentido de melhorar a acuidade visual em casos iniciais. Nos casos em que não é possível obter boa acuidade visual com óculos, as lentes de contato rígidas passam a ter papel fundamental na reabilitação visual.

O tratamento cirúrgico do ceratocone é recomendado em pacientes em que o tratamento clínico é insuficiente. Implante de anéis intracorneanos e transplante de córnea são indicados em casos avançados, em que boa acuidade visual não é obtida com o uso de lentes de contato, ou em pacientes intolerantes a estas.

Hoje é possível interromper a progressão do ceratocone com um procedimento chamado *crosslinking* corneano. Daí a importância do acompanhamento regular de pacientes portadores de ceratocone com exames clínicos e complementares sequenciais.

BIBLIOGRAFIA

1. Catt C, Hamilton G, Fish J, Mireskandari K, Ali A. Ocular manifestations of Stevens-Johnson Syndrome and toxic epidermal necrolysis in children. Am J Ophthalmol. 2016;68-75.
2. Finkelstein Y, Soon G, Acuna P. Recurrence and outcomes of Stevens-Johnson syndrome and toxic epidermal necrolysis in children. Pediatrics. 2011;723-8.
3. Golde KT, Gardiner MF. Bacterial conjunctivitis in children: a current review of pathogens and treatment. Int Ophthalmol Clin. 2011 Fall;51(4):85-92.
4. Gomes JAP, Tan D, Rapuano CJ. Global consensus on keratoconus and ectatic diseases. Cornea. 2015;359-69.
5. Gupta Y, Sharma N, Maharana PK. Pediatric Keratoconus: topographic, biomechanical and aberrometric characteristics. Am J Ophthalmol. 2020.
6. Mannis MJ, Holland E. Cornea. 5.ed. New York: Elsevier; 2021.
7. Jain R, Sharma N, Basu S, Iyer G, Ueta M, Sotozono C, et al. Stevens-Johnson syndrome: the role of an ophthalmologist. Survey of Ophthalmology. 2016;369-99.
8. Leung AKC, Hon KL, Wong AHC, Wong AS. Bacterial conjunctivitis in childhood: etiology, clinical manifestations, diagnosis, and management. Recent Pat Inflamm Allergy Drug Discov. 2018;12(2):120-7.
9. Luo B, Xiang N, Liu R. Phthiriasis palpebrarum, thelaziasis, and ophthalmomyiasis. International Journal of Infectious Diseases. 2020;511-6.

10. Namrata Sharma N, Thenarasun SA, Kaur M. Adjuvant role of amniotic membrane transplantation in acute ocular stevens e johnson syndrome: a randomized control trial. Ophthalmology. 2016;484-91.
11. Olivo-Payne A, Abdala-Figuerola A, Hernandez-Bogantes E. Optimal management of pediatric keratoconus: challenges and solutions. Clinical Ophthalmology. 2019;1183-91.
12. Saban DR, Calder V, Kuo C-H. New twists to an old story: novel concepts in the pathogenesis of allergic eye disease. Curr Eye Res. 2013; 317-30.
13. Valério Sequeira Valadares J, Bastos-Carvalho A, Pedroso Franco JM, Mourão AF, Monteiro-Grillo M. Phlyctenular keratoconjunctivitis: an atypically severe case treated with systemic biologic immunosuppressive therapy. GMS Ophthalmol Cases. 2014;4:Doc02.
14. Vajpayee RB, Shekhar H, Sharma N. Demographic and clinical profile of ocular chemical injuries in the pediatric age group. Ophthalmol. 2014;377-80.
15. Viswalingam M, Rauz S, Morlet N. Blepharokeratoconjunctivitis in children: diagnosis and treatment Br J Ophthalmol. 2005;400-3.
16. Zikic A, Schünemann H, Wi T, Lincetto O, Broutet N, Santesso N. Treatment of neonatal chlamydial conjunctivitis: a systematic review and meta-analysis. J Pediatric Infect Dis Soc. 2018 Aug 17;7(3):e107-e115.

CAPÍTULO 10

GLAUCOMA CONGÊNITO E INFANTIL

Christiane Rolim-de-Moura
Bruno L. B. Esporcatte

AO FINAL DA LEITURA DESTE CAPÍTULO, O PEDIATRA DEVE ESTAR APTO A:

- Reconhecer os principais sinais/sintomas da criança com glaucoma.
- Compreender que se trata de doença que requer diagnóstico precoce pelo risco de cegueira.
- Entender os potenciais riscos dos corticoides na gênese dessa doença.

DEFINIÇÃO

O glaucoma na infância é um grupo heterogêneo de doenças que têm em comum a pressão intraocular elevada (PIO) e as respectivas repercussões que a PIO gera nas estruturas do globo ocular.[1] Segundo classificação proposta pela Associação Mundial de Glaucoma, o glaucoma na infância pode associar-se a outras malformações oculares ou sistêmicas ou ainda acontecer secundariamente a situações adquiridas ou traumas, e dessa forma ser considerado secundário. Ou, então, manifestar-se exclusivamente por uma falha no desenvolvimento do seio camerular, estrutura responsável pelo escoamento do líquido que preenche a câmara anterior do olho (humor aquoso), sendo, então, considerado primário. Nesse caso, é chamado de glaucoma congênito primário (GCP).[2] O casos de GCP podem manifestar-se no período neonatal, nos primeiros anos de vida (GCP de manifestação infantil) ou após os 2 anos, chamados de manifestação ou reconhecimento tardios.[3]

EPIDEMIOLOGIA

O GCP é a principal causa de glaucoma na infância, perfazendo por volta de 44% de todos os casos de glaucoma nessa faixa etária que procuram os serviços terciários de atendimento.[4] Trata-se de uma condição rara, com dados imprecisos sobre sua incidência. Estudos populacionais realizados nos EUA estimam que ocorra um caso de GCP para cada 10 mil nascido-vivos. Em um protocolo prospectivo realizado na Grã-Bretanha, foram diagnosticados 35 novos casos de GCP entre 646.887 nascimentos ocorridos em 2002 (1/18.500).[5]

A maioria dos casos é bilateral (80%) e manifesta-se no primeiro ano de vida (75%), dos quais 25% já estão presentes ao nascimento. A doença tem prevalência maior em pacientes do sexo masculino (56-65%).[4,6]

Quanto à genética, os glaucomas são um grupo complexo de doenças com uma heterogeneidade considerável. A maior parte dos casos de GCP é esporádica e não hereditária. Pacientes com um padrão familiar normalmente mostram uma herança recessiva com penetrância incompleta ou variável. A doença é familiar em 10-40% dos casos com penetrância variável (40-100%).

Quatro *loci* estão associados a essa doença. O primeiro e mais importante foi mapeado no cromossomo 2p21 (GLC3A), o segundo no cromossomo 1p36 (GLC3B), o terceiro e quarto *loci* no cromossomo 14q24 (GLC3C e GLC3D). Entretanto, apenas dois genes foram identificados como causadores de GCP: *CYP1B1* (citocromo P450, família 1, subfamília B, polipeptídeo 1) no *locus* GLC3A e *LTBP2* (complexo latente de ligação à proteína do fator de transformação de crescimento beta 2). O papel das proteínas codificadas por esses genes na etiologia da doença ainda não está totalmente esclarecido, mas há indícios de que são enzimas relacionadas à degradação de alguns metabólitos e à remoção de espécies relativas ao oxigênio, envolvidas na formação do seio camerular.

O gene *CYP1B1* é membro da superfamília dos citocromos p450 e codifica uma proteína de 543 aminoácidos. Mutações nesse gene em pacientes com GCP foram identificadas em frequência variável (entre 20-100%), com alta taxa de prevalência em populações etnicamente homogêneas.

Algumas mutações no *CYP1B1* foram descritas também no glaucoma juvenil de ângulo aberto. Essa forma de glaucoma também é considerada primária da infância – porém não há, em geral, imaturidade no desenvolvimento do seio camerular, o qual se apresenta normal ao exame de gonioscopia. Foi descrita associação do glaucoma juvenil a mutações no gene Myocilin (*MYOC*), nas formas autossômicas dominantes.

No glaucoma secundário da infância, associado a outras alterações oculares e sistêmicas – como a síndrome de Stur-

ge-Weber, a anomalia de Peters, a síndrome de Axenfeld-Rieger e a aniridia –, as malformações do seio camerular podem ser mais complexas. Apesar de alterações nos genes *PITX2*, *FOXC1* e *PAX6* serem mais frequentemente descritas nessas doenças, mutações no *CYP1B1* também foram encontradas em alguns casos.[7]

QUADRO CLÍNICO

O glaucoma na infância possui sinais e sintomas diferentes daqueles observados nos adultos. Uma tríade clássica de apresentação é composta por: lacrimejamento abundante (epífora), fotofobia e contração excessiva das pálpebras (blefaroespasmo). Tais sintomas são decorrentes da irritação causada pela difração da luz quando atinge o tecido corneano edemaciado pela pressão intraocular elevada (Figura 1).

O quadro, em geral, instala-se em crianças menores que 3 anos, propensas a apresentar distensão do globo ocular em resposta à elevação da PIO. Esse aumento do globo se dá em função da imaturidade do colágeno corneano e escleral e é a causa do surgimento dos seguintes sinais: aumento do diâmetro da córnea; rotura da camada interna corneana – levando ao edema e à formação de estrias, chamadas de Haab; aumento axial do globo ocular (buftalmo); aumento da escavação do nervo óptico e, em casos avançados, a luxação do cristalino (Figura 2).

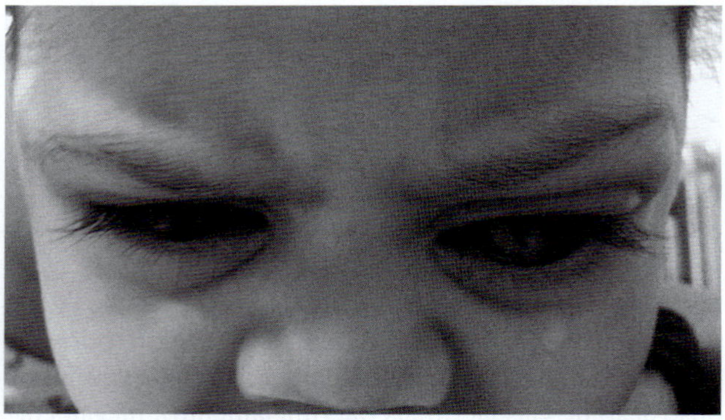

Figura 1 Tríade clássica de sintomas do glaucoma na infância: fotofobia, epífora e blefarospasmo.

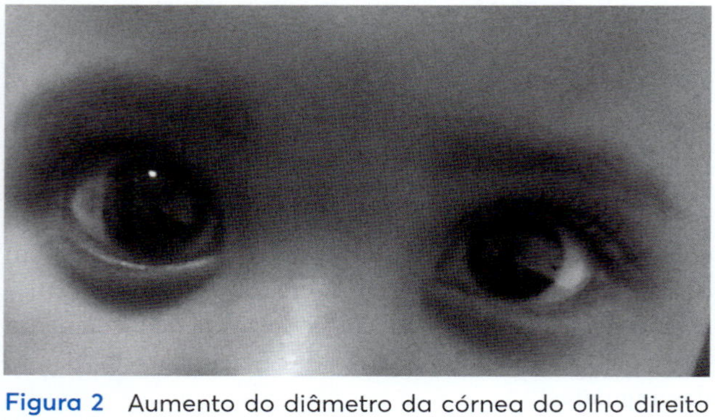

Figura 2 Aumento do diâmetro da córnea do olho direito de criança com diagnóstico de glaucoma.

Em diferentes doenças são vistos sinais que devem chamar a atenção do pediatra em virtude da possibilidade de associação com o glaucoma.

A síndrome de Axenfeld-Rieger cursa com anomalias irianas (hipoplasia, buracos irianos e alteração do formato pupilar), as quais podem ser notadas à inspeção ocular. Além disso, alguns sinais sistêmicos chamam a atenção para o diagnóstico, como alterações dentárias (microdontia, hipodontia ou anodontia) e dos ossos da face (prognatismo, micrognatia, hipertelorismo).

O glaucoma também está frequentemente associado à síndrome de Sturge-Weber. É uma alteração congênita rara caracterizada por malformações vasculares cutâneas, meníngeas e oculares. Cerca de 30-70% dos pacientes com essa síndrome podem desenvolver o glaucoma, sendo que metade desse percentual inicia o quadro antes dos 4 anos de idade. Caracteristicamente, o olho envolvido é o ipsilateral à face afetada pelo hemangioma.

A neurofibromatose tipo 1 é uma doença autossômica dominante que apresenta alterações em diversos órgãos, sendo caracterizada pela tríade tumorações nos nervos; no subcutâneo e manchas pigmentadas "café com leite". Pode cursar com glaucoma unilateral, sendo que, em média, 50% dos casos ocorrem quando há neurofibroma palpebral ou orbital.

Outros glaucomas secundários a malformações mais complexas são aqueles relacionados à síndrome de Peters e à aniridia. A síndrome de Peters corresponde a um defeito na formação da câmara anterior do globo ocular, que resulta na manutenção após o nascimento de aderências entre o cristalino e a córnea, causando opacidades corneanas congênitas e glaucoma em aproximadamente 50% dos casos. Pode estar associada a outras anomalias do desenvolvimento da crista neural – então chamada de síndrome de Peters *plus*. Nesses casos pode haver fenda palatina, anormalidades das orelhas, dextrocardia, anormalidades do sistema nervoso central, agenesia do trato urinário, baixa estatura, dismorfismo facial, laringomalácia e macroglossia.

Na aniridia há malformação da íris, que é hipoplásica e rudimentar. Bilateral na maior parte dos casos, tem um padrão de herança autossômico dominante, com a penetrância incompleta. O glaucoma manifesta-se em 50-75% dos pacientes, usualmente na infância tardia ou na adolescência. A criança deve ser monitorada para o desenvolvimento de tumor de Wilms, em especial se detectada a mutação no gene *PAX6*. Na vigência do acometimento desse gene, anormalidades geniturinárias e retardo mental são frequentes.

Entre as causas secundárias adquiridas, o glaucoma corticogênico é o único que pode ser prevenido. O uso de corticoides, independentemente da via de administração (tópico, inalatório, oral ou intravenoso), pode provocar hipertensão intraocular. Caso anteceda os 3 anos de idade, costuma simular um quadro de GCP. Nas crianças maiores, simula o glaucoma juvenil. A capacidade hipertensiva da medicação está relacionada a sua potência, concentração e via de administração, sendo a via tópica ocular a mais desfavorável nesse aspecto.

A cegueira por glaucoma corticogênico atinge todas as faixas etárias, no entanto as crianças apresentam maior sensibilidade ao efeito hipertensivo ocular da medicação em comparação aos pacientes adultos jovens. Outro efeito colateral da corticoterapia prolongada é o desenvolvimento de catarata.[8,9]

DIAGNÓSTICO

A anamnese e o exame externo da criança pequena já podem fornecer informações que corroborem o diagnóstico de glaucoma. A inspeção sob a luz ambiente permite a pesquisa da fotofobia. O diâmetro da córnea é um importante parâmetro a ser avaliado na ectoscopia. Muitas vezes é possível observar assimetria entre o tamanho das córneas de um olho para outro. Pode-se tomar medidas aproximadas, por meio de fotografias com uma régua na têmpora da criança, e com isso aferir medidas que levem a suspeitar do diagnóstico de glaucoma: diâmetros horizontais da córnea > 11 mm no recém-nascido, > 12 mm no primeiro ano de vida e > 13 mm a partir do segundo ano de vida.

Com o auxílio de uma fonte luminosa é possível realizar a pesquisa do reflexo vermelho. Esse reflexo está ausente no glaucoma da infância, quando há edema ou opacidade da córnea, a qual adquire um aspecto acinzentado e sem brilho, impedindo a retina de receber e refletir a luz, como faz em condições normais.

Quando a doença se manifesta no período neonatal, o "teste do olhinho" – obrigatório em inúmeras maternidades do país – dá o primeiro sinal de alerta para a detecção do glaucoma da infância. Em casos excepcionais o recém-nascido já tem o glaucoma instalado, porém o teste acusa a presença do reflexo vermelho à ocasião da alta. Isso porque a córnea, apesar de sofrer distensão e aumento de seu diâmetro, pode ainda permanecer transparente nas fases iniciais de hipertensão ocular, e o edema da córnea irá desenvolver-se nas semanas seguintes. A partir dos 2 meses de vida já é possível perceber dificuldade à fixação nas crianças com glaucoma. As crianças maiores podem referir dificuldade visual, embora não necessariamente.

Quando as crianças são mais colaborativas, o exame oftalmológico deve ser realizado à lâmpada de fenda, assim como a aferição da PIO, feita com o tonômetro de Goldman, ou ainda com o tonômetro de ICare® (que tem se mostrado rápido e acurado para aquisição do valor da pressão ocular). Isoladamente a PIO elevada não fecha o diagnóstico de glaucoma pois muitas vezes, devido à falta de cooperação da criança ou pelas características de alguns tonômetros, a pressão pode parecer falsamente elevada à mensuração. Caso seja impossível realizar o exame oftalmológico ambulatorial, será necessário examinar a criança com suspeita de glaucoma sob anestesia geral.

No exame sob narcose, a primeira aferição a ser realizada é a medida da PIO. Alguns sedativos podem influenciar o valor da PIO de maneiras variadas, e para minimizar esse possível viés a medida deve ser feita tão logo a criança entre em plano anestésico.

A propedêutica básica ainda deve contar com: medida objetiva do diâmetro da córnea – então feita com compasso; avaliação da transparência da córnea; profundidade da câmara anterior; exame biomicroscópico da íris; realização da gonioscopia (avaliação do seio camerular) e da fundoscopia.

A medida do diâmetro anteroposterior do globo serve tanto para o diagnóstico quanto para o acompanhamento feito após as abordagens cirúrgicas. Essa medida é obtida por meio da biometria – método ultrassonográfico ou óptico –, que calcula a distância entre a superfície anterior da córnea e a retina. Tais valores são comparados com dados normativos e podem ser inseridos em gráficos de crescimento axial do globo ocular por idade (Figura 3). As medidas acima dos percentis normais, que avançam em crescimento exponencial em exames sucessivos, chamam a atenção para a progressão da doença.

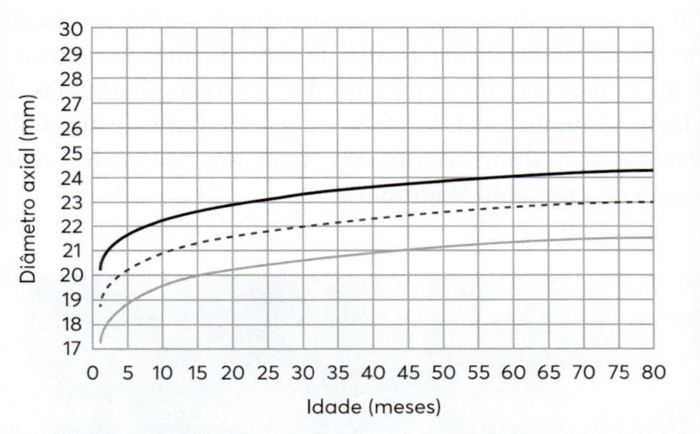

Figura 3 Dados normativos do diâmetro axial do globo ocular que colaboram com diagnóstico e acompanhamento das crianças com glaucoma na infância.

Alguns diagnósticos diferencias devem ser levados em consideração durante a avaliação da criança, por exemplo: obstrução de vias lacrimais (lacrimejamento); megalocórnea; trauma de parto (com lesão das camadas internas da córnea pela apreensão pelo fórceps); alta miopia; ceratites (traumáticas e virais – herpética e rubéola) e distrofias congênitas da córnea.[8,9]

TRATAMENTO

O tratamento medicamentoso do GCP deve ser instituído apenas em caráter temporário, enquanto não for possível realizar o procedimento cirúrgico. Usualmente é feito com colírios hipotensores. As abordagens cirúrgicas iniciais têm por objetivo remover a obstrução relacionada à malformação do seio camerular, estabelecendo a rota de escoamento convencional do humor aquoso. Essas cirurgias são chamadas angulares.

Quadro 1 Sinais e sintomas do glaucoma na infância que podem ser detectados pelo pediatra

Sinais	Sintomas
Epífora sem secreção	Aumento do diâmetro da córnea
Fotofobia	Aumento do globo ocular (buftalmo)
Blefarospasmo	Perda de brilho da córnea
Queixa dos familiares de aumento do globo ou assimetria entre os olhos	Ausência de reflexo vermelho
	Dificuldade de fixação com o olho acometido

Caso as cirurgias angulares não consigam atingir um controle satisfatório da PIO – evidenciado pela melhora do edema da córnea e pela estabilização do crescimento do globo ocular –, o passo seguinte é optar entre a trabeculectomia e um implante de drenagem (ambos são procedimentos que criam uma via não convencional de escoamento do humor aquoso).

PROGNÓSTICO

O prognóstico visual do paciente depende em grande parte da precocidade do diagnóstico e do início da terapia. Khitri et al., em revisão de prontuários do Hospital Pediátrico da Filadélfia, observaram que 60,1% dos pacientes com diagnóstico de glaucoma congênito apresentavam boa acuidade visual (melhor que 20/200), sendo que, quanto menor a visão no momento do diagnóstico, pior o prognóstico visual. Nessa amostra, 62,9% dos pacientes necessitaram de mais de uma cirurgia para conseguir um controle satisfatório da pressão intraocular, sendo o número de intervenções cirúrgicas inversamente proporcional à qualidade final da visão.[10]

Tão logo seja possível, todas as crianças devem receber o tratamento para correção das ametropias residuais e estimulação visual.

PREVENÇÃO

Os glaucomas da infância devem ser detectados e tratados com presteza, assim evitando as consequências nefastas da elevação da PIO. Ressalta-se portanto a importância do diagnóstico precoce, a fim de prevenir a evolução para a cegueira.

A única causa evitável do desenvolvimento do glaucoma na infância é a corticogênica. Todas as apresentações de corticoides podem levar à hipertensão ocular e ao glaucoma. Por isso, deve-se desestimular a prescrição indiscriminada de colírios à base de corticoides por não especialistas. Quando necessário, seu uso deve ser limitado – e, de preferência, supervisionado. Crianças com indicação de corticoterapia prolongada sistêmica devem ter acompanhamento oftalmológico periódico com medida da pressão intraocular e fundoscopia.

DESAFIOS

Como o prognóstico visual final está relacionado à intervenção precoce, o desafio maior do glaucoma da infância é ampliar na comunidade médica a inclusão do exame oftalmológico básico na propedêutica perinatal e da infância. O pediatra deve, em todas as oportunidades, realizar a inspeção ocular à procura de sinais como assimetria no globo ocular e perda do reflexo vermelho por opacidades da córnea. Crianças que apresentem reação alterada à luz e/ou lacrimejamento excessivo devem ser prontamente encaminhadas para avaliação especializada.

REFERÊNCIAS BIBLIOGRÁFICAS

1. Hoguet A, Grajewski A, Hodapp E, Chang TC. A retrospective survey of childhood glaucoma prevalence according to Childhood Glaucoma Research Network classification. Indian J Ophthalmol. 2016;64(2):118-23.
2. Beck A CT, Freedmann S. Definition, classification, differential diagnosis. In: Weinreb RGA, Papadopoulos M, Grigg J, Freedmann S (ed.). Childhood glaucoma. Consensus Series – 9. Consensus Series. 1. 9.ed. Amsterdam: Kugler Publications; 2013. p.3-10.
3. Chang TCBJ, Cavuoto K, Bitrian E, Grajewski A. Primary congenital glaucoma and juvenile open-angle glaucoma. In: Weinreb RGA, Papadopoulos M, Grigg J, Freedmann S (ed.) Childhood claucoma. Consensus Series. 1. Amsterdam: Kugler Publications; 2013. p.137-53.
4. Lopes NLGC, Rolim-de-Moura C. Childhood glaucoma profile in a Brazilian Tertiary Care Center Using Childhood Glaucoma Research Network Classification. Journal of Glaucoma. 2021;30:129-33.
5. Papadopoulos M, Cable N, Rahi J, Khaw PT, Investigators BIGES. The British infantile and childhood glaucoma (BIG) eye study. Investigative Ophthalmology & Visual Science. 2007;48(9):4100-6.
6. Stamper R, Lieberman M, Drake M. Developmental and childhood glaucoma. Becker-Shaffer's diagnosis and therapy of the glaucomas 8.ed St Louis, MO: Mosby; 2009. p.294-329.
7. Vasconcelos JPMM. Genética relacionada ao glaucoma. In: Rolim-de--Moura C NC, Esporcatte BLB (ed.). Glaucoma na Infância. São Paulo: Cultura Médica; 2019. p.29-34.
8. Netto CF EB, Rolim-de-Moura CR. Glaucoma congênito primário. In: Rolim-de-Moura CNC, Esporcatte BLB (ed.). Glaucoma na infância. São Paulo: Cultura Médica; 2019. p.123-38.
9. Rolim-de-Moura CR. Definição, classificação e diagnóstico diferencial dos glaucomas na infância. In: Rolim-de-Moura CNC, Esporcatte BLB (ed.). Glaucoma na infância. São Paulo: Cultura Médica; 2019. p.15-24.
10. Khitri MR, Mills MD, Ying GS, Davidson SL, Quinn GE. Visual acuity outcomes in pediatric glaucomas. J AAPOS. 2012;16(4):376-81.

CAPÍTULO 11

REUMATOLOGIA E INFECTOLOGIA NO ACOMETIMENTO OCULAR: UVEÍTES NA INFÂNCIA

Maria Auxiliadora Monteiro Frazão
Luciana Negrão Almeida Morais
Claudia Saad Magalhães
Eitan Berezin

AO FINAL DA LEITURA DESTE CAPÍTULO, O PEDIATRA DEVE ESTAR APTO A:

- Lembrar de que as infecções congênitas podem causar uveítes.
- Compreender que a toxoplasmose adquirida pode causar lesão na retina.
- Suspeitar de retinoblastoma em casos de leucocorias.
- Saber que toda criança com diagnóstico de artrite idiopática juvenil deve ser acompanhada pelo oftalmologista porque na maioria das vezes as inflamações podem ser assintomáticas.
- Lembrar da necessidade de avaliação oftalmológica urgente no caso de catarata, pelo risco de ambliopia na criança.

INTRODUÇÃO

A úvea é a túnica média do bulbo ocular e consiste em íris, corpo ciliar e coroide; contudo, as inflamações das estruturas adjacentes (esclera, retina, vasos retinianos, vítreo e nervo óptico) também são estudadas em conjunto com as uveítes. As inflamações da úvea podem ser congênitas ou adquiridas, divididas em infecciosas e não infecciosas. O quadro etiológico e clínico das uveítes é vasto, e neste capítulo serão apresentadas as mais frequentes nos pacientes pediátricos.

DIAGNÓSTICO CLÍNICO (QUANDO PENSAR?)

Pacientes com uveíte anterior em geral chegam a uma avaliação clínica devido a dor ocular, fotofobia e visão turva. Todo o olho parece vermelho, mas uma inspeção mais detalhada revela que a área predominante de hiperemia está no limbo da córnea devido ao ingurgitamento vascular do corpo ciliar subjacente. O exame com lâmpada de fenda permite observar:

1. Células flutuando na câmara anterior ou aderentes ao endotélio corneano (precipitados ceráticos).
2. Turbidez do humor aquoso, normalmente opticamente límpido, resultante da transudação de proteína (*flare*).

A distorção da pupila está relacionada à formação de cicatrizes inflamatórias entre a íris e a superfície do cristalino (sinéquias). Pode ocorrer calcificação distrófica da membrana basal epitelial corneal (ceratopatia em banda), nódulos da íris e opacidades do cristalino.

UVEÍTES INFECCIOSAS

Etiologias das infecções adquiridas

Muitos vírus estão associados a uma uveíte aguda não granulomatosa de forma geral com curso leve e autolimitado.

Algumas etiologias de infecções adquiridas mais associadas a uveítes

Varicela-zóster

A infecção pelo vírus da varicela-zóster (VZV) pode levar a uma inflamação leve que pode ocorrer em até 25% dos pacientes com varicela. Ela tende a ser autolimitada, remitindo em 10-14 dias. Por outro lado, a uveíte associada ao herpes-zóster oftálmico é mais grave e geralmente requer tratamento agressivo com corticosteroide tópico, agentes cicloplégicos e aciclovir sistêmico. Complicações visuais devastadoras podem ocorrer quando há envolvimento concomitante de estruturas do segmento posterior. A uveíte associada à infecção pelo vírus herpes *simplex* (HSV) geralmente é uma

complicação de uma ceratite profunda, mas pode ocorrer sem ceratite anterior.

Mycobacterium tuberculosis

A uveíte granulomatosa crônica, às vezes associada a nódulos de íris, costumava ser causada comumente por *Mycobacterium tuberculosis*. Atualmente é incomum, exceto em países em desenvolvimento e em pacientes com aids.

Borrelia burgdorferi

Borrelia burgdorferi, o organismo responsável pela borreliose de Lyme, pode invadir a córnea (ceratite) e o trato uveal (iridociclite), e a infecção da retina vítrea e coroide é documentada com frequência crescente. A uveíte de Lyme pode ser uma manifestação tardia da doença de Lyme. É mais comum em áreas endêmicas e pouco prevalente no Brasil.

Doença de Kawasaki

A uveíte anterior é comum na doença de Kawasaki. Em estudo prospectivo, uveíte anterior foi encontrada em 83% de 41 pacientes com doença de Kawasaki na primeira semana da doença. Iridociclite e vasculite periorbitária também foram descritas. A hiperemia conjuntival está presente em > 90% dos casos. Foram descritos alguns casos muito semelhantes em crianças após infecção por Sars-CoV-2 (covid-19).

DIAGNÓSTICO DIFERENCIAL

Nas uveítes infeciosas em crianças, deve-se lembrar nos diagnósticos diferenciais as infecções do grupo TORCHS (rubéola, citomegalovírus, herpes simples e sífilis) e as síndromes mascaradas, principalmente pelo retinoblastoma, especialmente em casos de leucocoria ou uveítes unilaterais resistentes ao tratamento específico.

Toxoplasmose

A toxoplasmose ocular é a principal causa de uveíte posterior no Brasil. A doença é causada pelo *Toxoplasma gondii*, um protozoário de distribuição geográfica mundial que apresenta em seu ciclo evolutivo três formas infectantes:

1. Oocistos: eliminados junto com fezes de animais infectados.
2. Bradizoítos: encontrados dentro de cistos em vários tecidos (muscular e neuronal) durante a fase crônica da doença. Essa forma é resistente à medicação sistêmica.
3. Taquizoítos: forma ativa, móvel, de multiplicação rápida, podem ser encontrados em várias células ou líquidos orgânicos.

Toxoplasmose congênita

A toxoplasmose congênita é uma das principais causas de cegueira e comprometimento visual infantil em muitos países, incluindo o Brasil. A prevalência encontrada em um amplo estudo de triagem populacional realizado em 2009 no Brasil foi de 1 para 770 nascidos vivos, e aproximadamente 80% dos recém-nascidos (RN) com diagnóstico de toxoplasmose congênita subclínica apresentavam lesões retinocoroidianas em pelo menos um dos olhos.

A tríade clássica, composta por retinocoroidite, calcificação intracraniana e hidrocefalia, ocorre principalmente quando a transmissão acontece nos primeiros meses de gravidez. Apesar de 90% dos RN serem assintomáticos, diversas alterações clínicas podem ocorrer, incluindo anemia, petéquias, febre, microcefalia, linfadenopatia, entre outros. Nos RN prematuros, as manifestações são mais graves.

A cicatriz de retinocoroidite (Figura 1) é a manifestação ocular mais comum da toxoplasmose, porém, diferentemente do que se pensava no passado, podem ser encontradas lesões em atividade (Figura 2) em aproximadamente 50% dos casos se a triagem oftalmológica for realizada precocemente, por isso é de suma importância a realização de mapeamento de retina em todos os bebês com suspeita de toxoplasmose congênita. Embora a região macular seja a localização classicamente conhecida, a periferia é a localização mais comum, encontrada em 64% dos casos. Outras alterações oftalmológicas associadas ao acometimento do segmento posterior incluem: estrabismo, nistagmo, atrofia óptica, microcórnea, microftalmia, catarata, descolamento de retina, vitreíte e *phthisis*.

Toxoplasmose adquirida

Em crianças imunocompetentes e em adultos a toxoplasmose sistêmica adquirida usualmente é assintomática e por isso subdiagnosticada. O acometimento ocular, geralmente unilateral, acontece em 2-30% dos casos, ocorrendo concomitante a infecção aguda ou tardiamente. Alguns estudos mostram que a lesão ocular primária pode aparecer até 12 anos após a contaminação e tem caráter redicivante, podendo reativar no decorrer de vários anos.

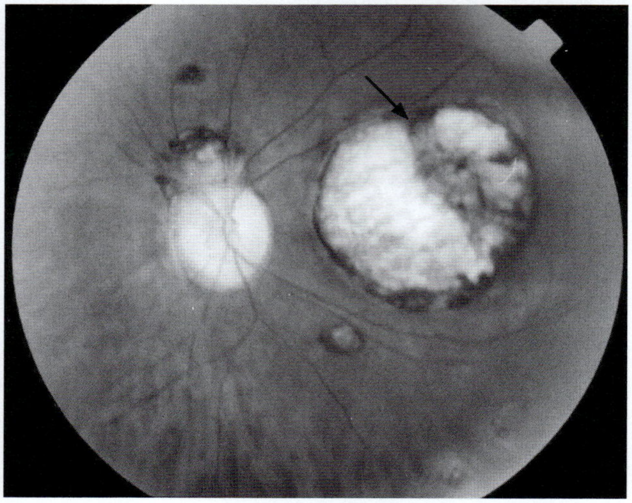

Figura 1 Lesão cicatricial típica, em roda de carroça (seta), na região macular secundária à toxoplasmose congênita.

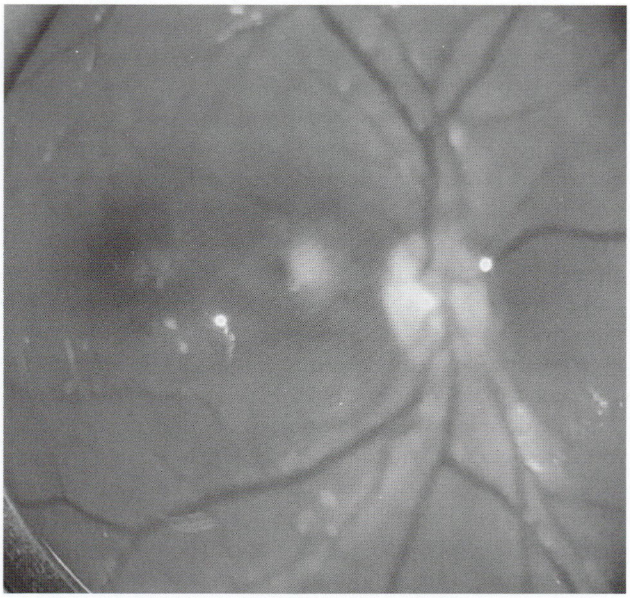

Figura 2 Lesão de retinocoroidite em atividade no feixe papilomacular de recém-nascido com toxoplasmose congênita.

Fonte: cortesia Dra. Célia Nakanami.

O achado oftalmológico típico é a uveíte posterior, caraterizada por retinocoroidite focal necrosante (Figura 3) associada a vitreíte e reação inflamatória na câmara anterior. A lesão ativa pode ser encontrada adjacente a uma lesão cicatrizada, ao que se denomina lesão satélite, achado patognomônico de toxoplasmose ocular (Figura 4). Os principais sintomas são baixa acuidade visual e moscas volantes. Sintomas mais evidentes, como hiperemia ocular e dor, não são frequentes, por isso é muito importante atenção especial as crianças, uma vez que na maioria das vezes elas não conseguem relatar os sintomas precocemente.

Outros achados incluem neurite óptica, vasculites, precipitados ceráticos granulomatosos e aumento da pressão intraocular.

Em crianças imunocomprometidas, a toxoplasmose pode ser bilateral com lesões atípicas e multifocais e discreta inflamação vítrea.

Diagnóstico

As lesões oculares típicas são, na maioria das vezes, suficientes para o diagnóstico; entretanto, testes sorológicos podem ajudar no diagnóstico definitivo.

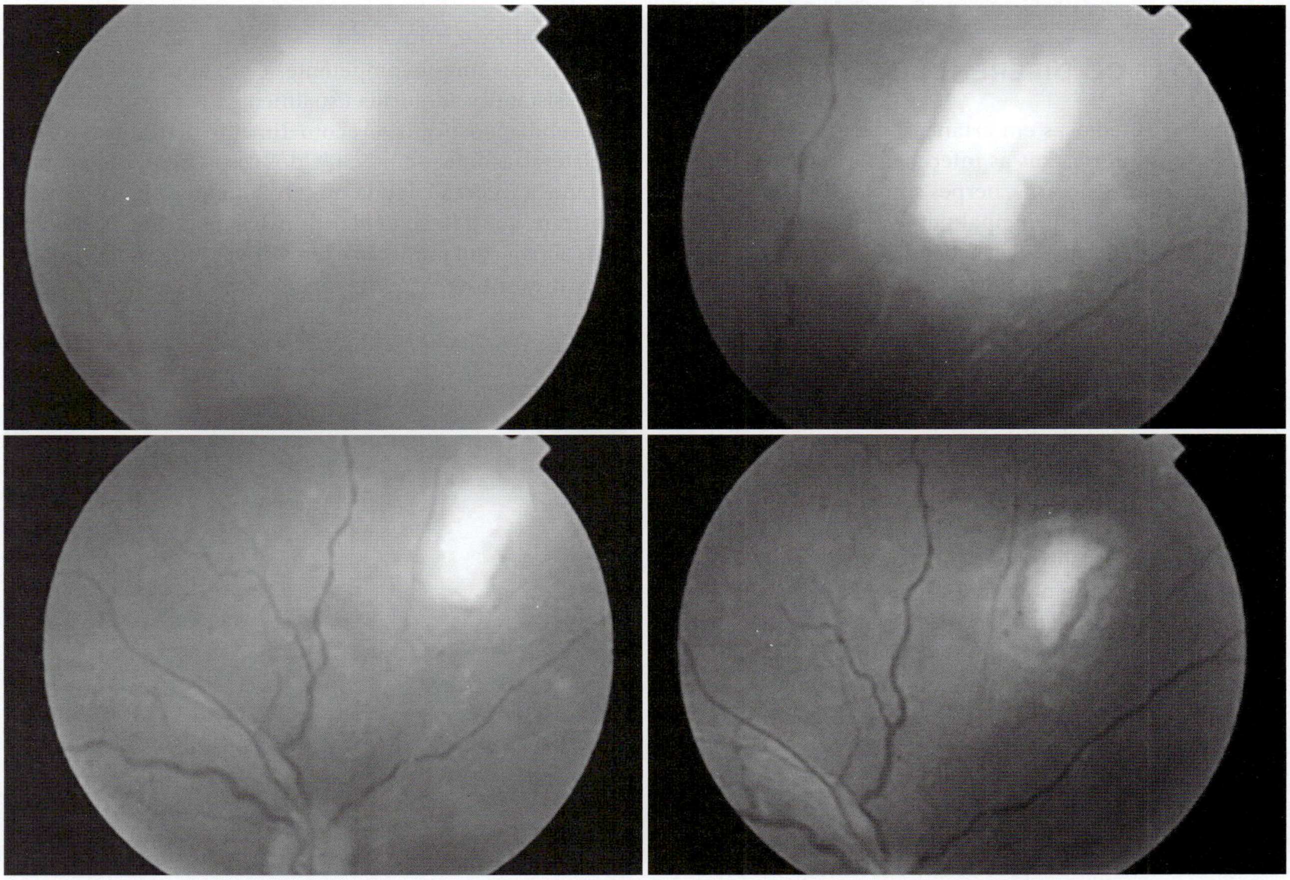

Figura 3 Lesão de retinocoroidite toxoplásmica periférica. A sequência de fotos mostra o processo de regressão da lesão e diminuição da vitreíte.

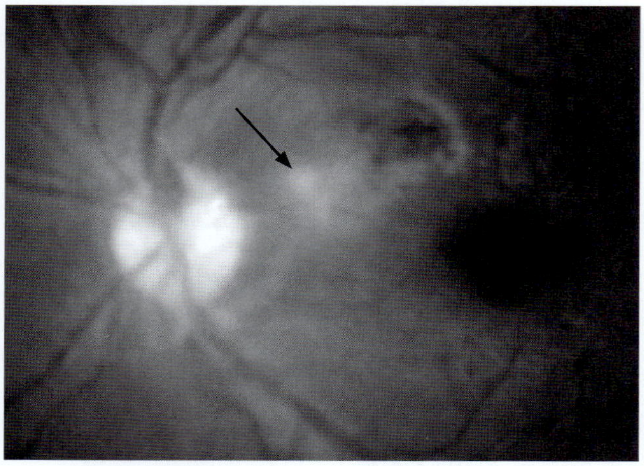

Figura 4 Lesão hiperpigmentada cicatricial de retinocoroidite e pequena lesão satélite esbranquiçada em atividade (seta).

O método diagnóstico mais utilizado é a sorologia com base no *enzyme-linked immunosorbent assay* (Elisa) para dosagem de IgM e IgG.

A sorologia para toxoplasmose faz parte do pré-natal. Uma vez que a doença é frequentemente assintomática, a sorologia pode ser a única arma possível para diagnóstico pré-natal.

A presença de IgM na sorologia materna para toxoplasmose pode ser o diagnóstico inicial da doença. Nesse caso o tratamento da gestante deve ser iniciado além das avaliações de comprometimento do feto.

A sorologia do RN deve ser solicitada a partir de história de sorologia positiva com IgM positivo materno ou em caso de algum sintoma clínico que possa sugerir toxoplasmose congênita. As manifestações mais frequentes são as oculares.

Para toxoplasmose congênita a presença isolada de IgM positivo no RN comprova o diagnóstico; na vigência de neonatos com lesão retinocoroidiana sugestiva de toxoplasmose, com IgG positivo e IgM negativo, porém com títulos maternos e IgG e/ou IgM positivos, o diagnóstico também pode ser confirmado.

Importante relembrar que a toxoplasmose adquirida no primeiro trimestre da gestação tem manifestações clínicas mais graves, apesar de ter uma frequência de transmissão para o RN menor, enquanto a toxoplasmose no final da gestação tem maior frequência de transmissão, mas com menor gravidade das manifestações clínicas.

Recentemente foi incluída no teste de triagem neonatal (teste do pezinho) avaliação de IgM para toxoplasmose. Essa avaliação rotineira será útil para detecção de casos assintomáticos ao nascimento, que devem ser tratados para evitar sequelas oculares futuras.

Todos os RN com infecção confirmada ou forte suspeita de *T. gondii* devem receber o tratamento clássico via oral com sulfadiazina (50 mg/kg/dia, a cada 12 horas), pirimetamina (2 mg/kg/dia, por 2 dias, a cada 12 horas e posteriormente 1 mg/kg/dia, dose única diária, com dose máxima de 25 mg por dia) e ácido folínico (7,5 mg, 3 vezes por semana) desde o momento do diagnóstico até completar 1 ano de tratamento sob monitoração hematológica semanal no primeiro mês e posteriormente a cada 30 dias.

Pacientes com retinocoroidite ativa na área macular ou envolvimento neurológico também devem receber prednisolona oral 0,5 mg/kg/dia, a cada 12 horas, até a cicatrização da lesão ocular e a redução da proteinorraquia, se houver.

O exame oftalmológico de controle, caso não tenha sido detectada lesão em atividade, deve ser realizado a cada 3 meses no primeiro ano e posteriormente semestralmente até os 6 anos. Quando lesões ativas de retinocoroidite forem detectadas, os intervalos entre os exames devem ser individualizados para cada caso.

Crianças com lesão de retinocoroidite em atividade, adquirida ou recidiva de infecção congênita, devem receber o tratamento descrito acima por 30-40 dias.

Em 2020 o Ministério da Saúde apresentou, mediante nota técnica, o fluxograma de avaliação e condutas na maternidade para o RN suspeito de toxoplasmose congênita proposto por Maldonato et al. (Figura 5).

Toxocaríase e DUSN

A doença é causada pelo *Toxocara canis* e pelo *Toxocara cati*, um nematódeo que contamina principalmente filhotes de cães e gatos, respectivamente. A contaminação da criança ocorre pela ingestão de ovos eliminados nas fezes dos animais, presentes no solo, água e alimentos. Clinicamente, manifesta-se de duas formas: larva *migrans* visceral (LMV), que é geralmente observada em crianças menores (1-5 anos de idade), e larva *migrans* ocular ou toxocaríase ocular. História positiva de LMV pode ser encontrada em apenas 2% dos casos de toxocaríase ocular.

O quadro ocular é comumente unilateral, e apresenta 4 formas distintas de manifestação:

1. Granuloma de polo posterior: granuloma único bem delimitado, vitreíte muito leve ou ausente; comumente leva a baixa acuidade visual unilateral, estrabismo e ambliopia.
2. Granuloma periférico: massa branca vitreorretiniana na periferia da retina ou espaço retrocristaliniano; boa acuidade visual, exceto quanto há tração retiniana causando distorção macular ou descolamento de retina.
3. Endoftalmite crônica: uveíte graunulomatosa difusa com hipópio e vitreíte, podendo causar descolamento de retina, catarata, leucocoria e estrabismo.
4. Neurorretinite subaguda unilateral difusa (*diffuse unilateral subacute neuroretinitis* – DUSN) (crianças e adultos jovens saudáveis): também pode ser causada por outros nematódeos, como *Ancylostoma caninum, Strongyloides stercoralis, Ascaris lumbricoides* e *Baylisascaris procyonis*. Na fase aguda, há vitreíte leve, lesões iniciais numulares branco-amareladas agrupadas, progride com cicatrização das lesões iniciais e aparecimento de novos grupos de lesão em área adjacentes levando a atrofia retiniana, afinamento vascular e palidez discal. Pode-se observar o parasita intrarretiniano (Figura 6). Na fase crônica, ocorre

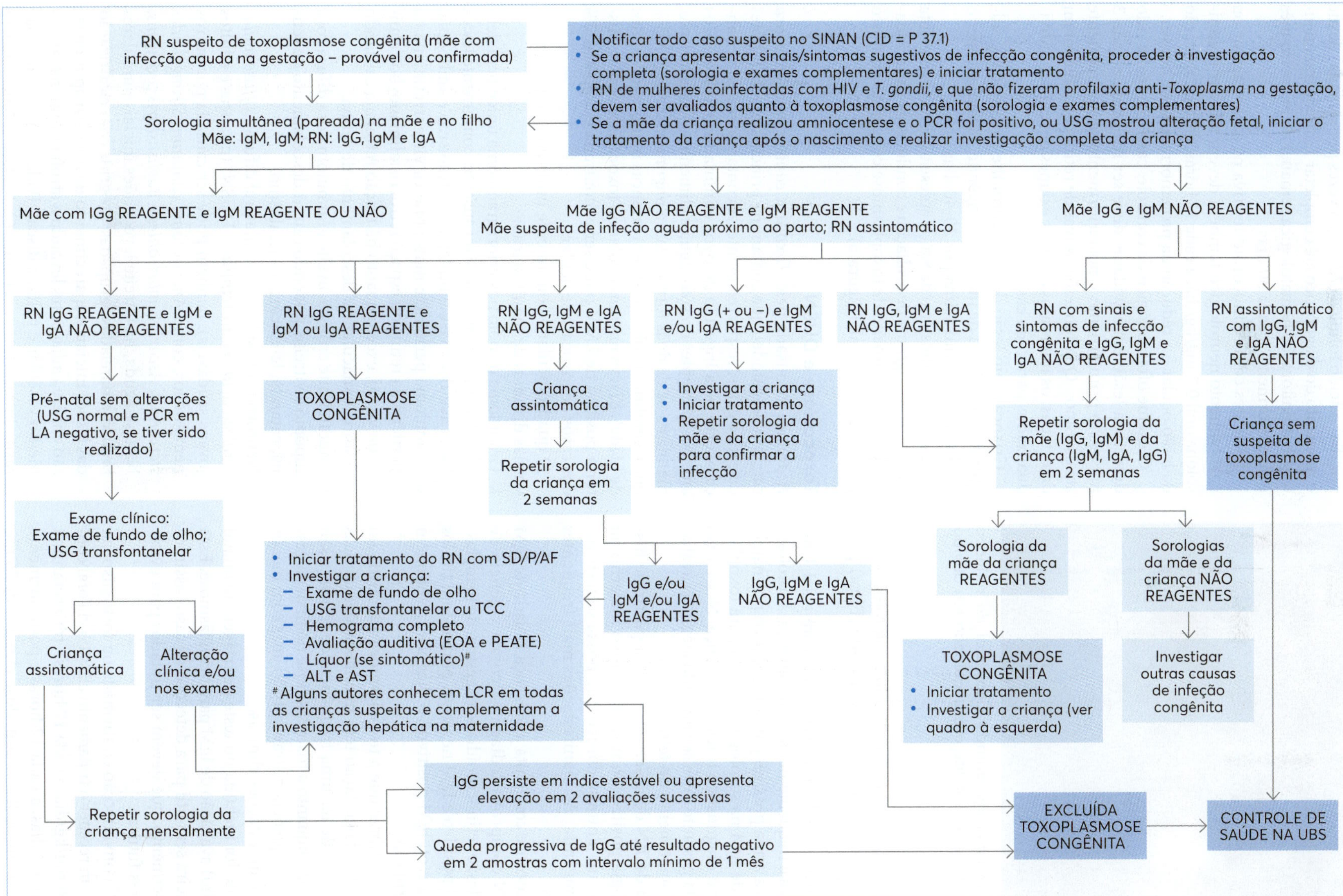

Figura 5

CID: Classificação Internacional de Doenças; PCR: proteína C-reativa; RN: recém-nascido; SINAN: Sistema de Informação de Agravos de Notificação; TC: tomografia computadorizada; UBS: Unidade Básica de Saúde; USG: ultrassom.

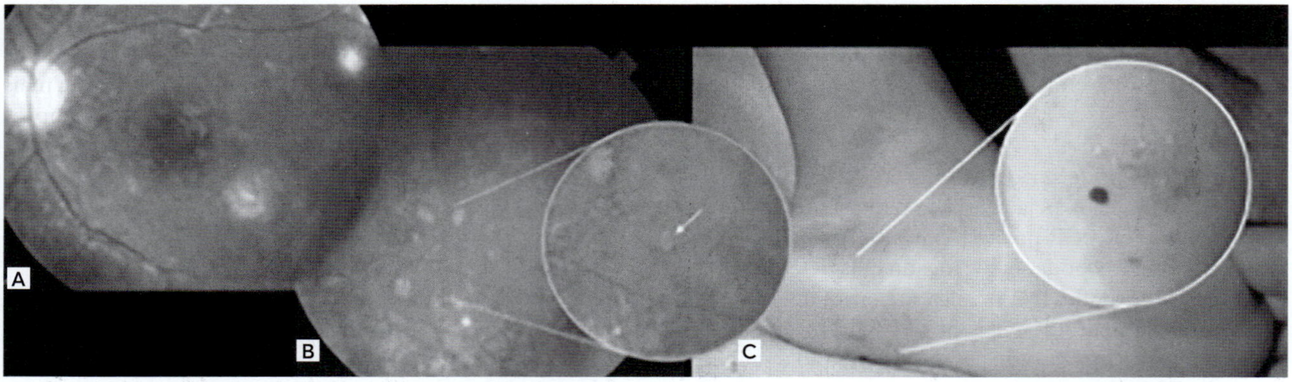

Figura 6 A: achados retinais de DUSN ativo em estágio avançado. B: localização do verme ativo. C: pé esquerdo com larva migrans cutânea.

Fonte: cortesia Dr. Casella.

degeneração difusa do epitélio pigmentar da retina, com palidez de disco e estreitamento dos vasos retinianos.

Diagnóstico

O diagnóstico de toxocaríase ocular é presuntivo e geralmente baseado em história cuidadosa e características da lesão ocular. O teste sorológico com detecção de antitoxocara IgG sérico tem sensibilidade maior do que 78% e especificidade maior do que 92%, portanto alguns pacientes com toxocaríase ocular não apresentam testes sorológicos positivos.

Diagnósticos diferenciais incluem doenças que causam leucocoria, baixa visual e estrabismo, como toxoplasmose, retinoblastoma, doença de Coats e persistência da vasculatura fetal.

Condutas

O uso de anti-helmíntico sistêmico (albendazol) associado aos glicocorticoides resultou em menor recorrência em alguns estudos. A cirurgia é reservada para complicações, como opacificação vítrea persistente, descolamento retiniano e formação de membrana epirretiniana com tração vitreomacular.

Nos casos de DUSN em que o parasita pode ser visto, o tratamento de escolha é fotocoagulação a *laser* na região adjacente ao parasita, preferencialmente nas fases iniciais.

Rubéola

O vírus da rubéola é um RNA vírus, membro da família Togaviridae. A transmissão placentária ocorre no período de viremia materna. Interessantemente, catarata e glaucoma são mais comumente observados quando a exposição ocorre no primeiro trimestre de gravidez, já a retinopatia no segundo trimestre de gestação. Até 2/3 dos RN infectados podem ser assintomáticos ao nascer, entretanto podem desenvolver sequelas da doença até os 5 anos de idade

A síndrome da rubéola congênita é definida pela combinação de anormalidades oftalmológicas, otológicas e cardíacas, juntamente com microcefalia e deficiência mental.

O vírus pode acometer todas as estruturas oculares. Pode ser observado: edema de córnea por ação direta do vírus ou secundário ao glaucoma, este último presente em 10% dos casos de síndrome da rubéola congênita; iridociclite granulomatosa e malformações no segmento anterior, como: coloboma de íris, anisocoria, sinéquia posterior e persistência de membrana pupilar. O cristalino é afetado principalmente se a infecção ocorrer no primeiro trimestre da gravidez, havendo formação de catarata nuclear ou total. O achado retiniano clássico é a retinopatia em "sal e pimenta" devido ao aspecto de despigmentação do epitélio pigmentado sem inflamação associada (Figura 7), ocorrendo em até 22% dos casos. Microftalmia, que geralmente está associada à presen-

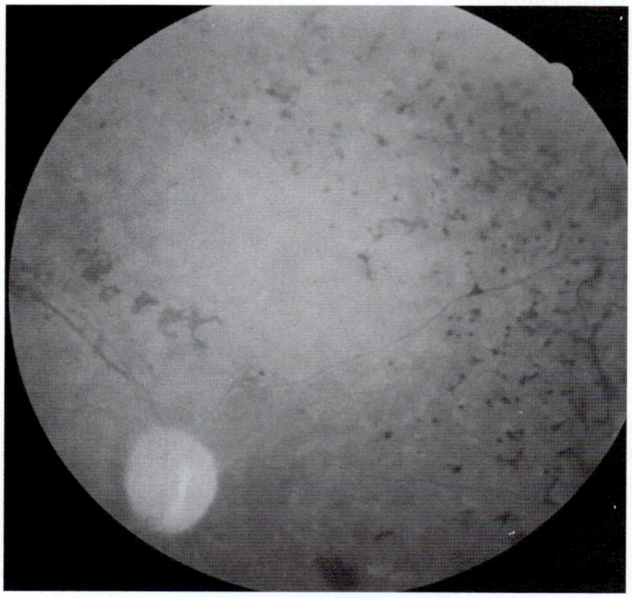

Figura 7 Paciente de 6 anos com síndrome da rubéola congênita apresentando retinopatia em "sal e pimenta" com severa dispersão pigmentar e afinamento vascular.

ça de catarata, é relatada em 10% dos casos. Outros achados incluem malformações do nervo óptico, além de nistagmo e estrabismo, provavelmente associados a perda visual.

Diagnóstico

O diagnóstico pode ser obtido por meio da confirmação de infecção materna pela presença de IgM até 12 semanas após infecção ou PCR positivo para RNA viral no líquido amniótico. No RN pode ser alcançado pela detecção de IgM até 3 meses de idade, IgG persistente entre 6-12 meses de idade ou isolamento do vírus por PCR-RNA em secreção nasofaríngea, urina, líquido cefalorraquidiano e sangue até 1 ano de vida.

Condutas

Não há tratamento específico. O seguimento deve ser direcionado para o tratamento das sequelas por meio de facectomia, prescrição de óculos, recursos ópticos etc.

Prevenção

A vacina é hoje a melhor prevenção para rubéola congênita. Consideram-se imunizados todos os que receberam pelo menos 2 doses da vacina tríplice viral com intervalo mínimo de 1 mês aplicada em idade superior a 1 ano de vida.

Com a imunização para rubéola, a síndrome da rubéola congênita foi considerada erradicada nas Américas.

Citomegalovirose

O citomegalovírus (CMV), membro da família do herpes-vírus, é o agente causal mais comum de infecção congênita, além de ser uma infecção muito importante nos imunossuprimidos, como pacientes vivendo com HIV e em transplantes.

No caso das infecções congênitas, a transmissão transplacentária ocorre, mais frequentemente, durante a viremia em uma infecção materna primária, no entanto a reinfecção ou a reativação viral de uma infecção materna latente também podem levar a contaminação fetal.

A maioria dos RN com CMV são assintomáticos (85-90%) durante o período neonatal. As manifestações clínicas sistêmicas incluem crescimento intrauterino retardado, púrpura trombocitopênica, icterícia, hepatoesplenomegalia, surdez neurossensorial e microcefalia (calcificações periventriculares).

O acometimento ocular mais comum é a retinite ou coriorretinite, incidindo em 15-22% dos pacientes sintomáticos e em 1% dos pacientes assintomáticos. O achado fundoscópico podem ser lesões em placa, assemelhando-se a toxoplasmose, ou vasculites setoriais ou difusas. É importante lembrar que essas alterações podem vir a se desenvolver posteriormente mesmo durante o tratamento sistêmico. Outras alterações menos frequentes são malformações de nervo óptico, ciclopia e anoftalmia.

A presença de sintomas clínicos de infecção por CMV ao nascimento, principalmente microcefalia, foi o preditor mais importante para o desenvolvimento de deficiência visual, porém não há evidências claras de que o CMV possa ser reativado na retina de crianças infectadas congênita.

A retinite por CMV é a infecção ocular oportunista mais comum em pacientes com aids gravemente imunocomprometidos ou, mais raramente, naqueles em terapia imunossupressora após transplante de órgãos ou em uso de corticoide sistêmico (Figura 8).

Diagnóstico

Anticorpos IgM específicos para CMV detectado no RN são altamente sugestivos de infecção congênita. Quando possível, a confirmação diagnóstica pode ser feita por meio de *polymerase chain reaction* (PCR).

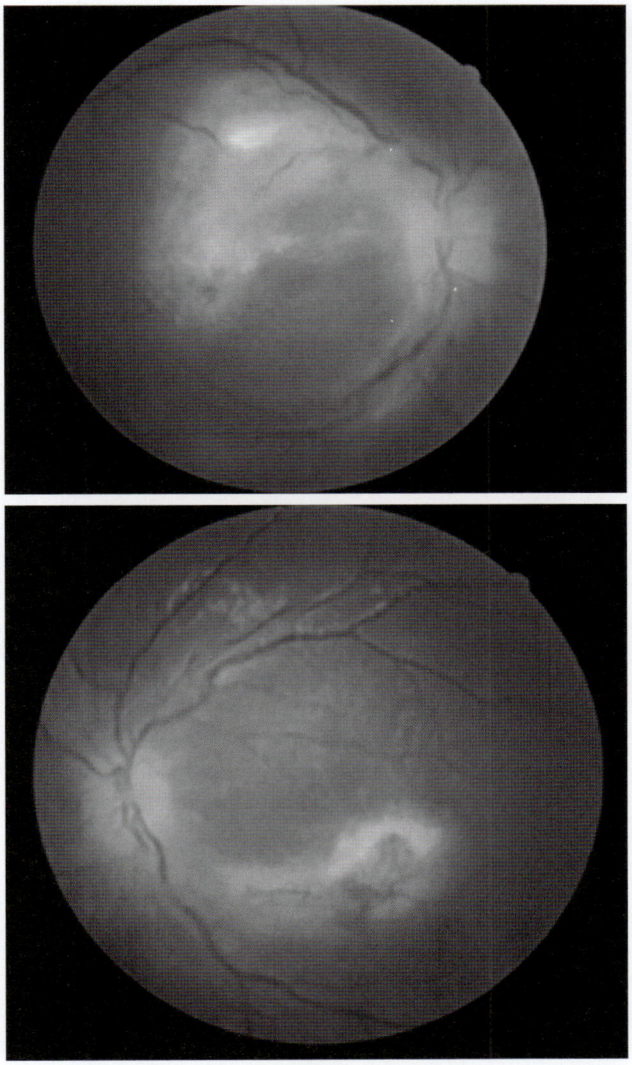

Figura 8 Fundoscopia de paciente de 10 anos portadora de lúpus eritematoso sistêmico em tratamento com metilprednisolona intravenosa (pulso). Apresentou extensa área de retinite bilateral secundária a citomegalovírus e resistente ao tratamento endovenoso. Foi tratada com aplicações seriadas de ganciclovir intravítreo.

O diagnóstico de CMV congênito deve ser feito a partir de PCR urinário no RN.

Condutas

Ganciclovir ou foscarnet sistêmico endovenoso. O uso intravítreo dessas substâncias também está indicado em casos resistentes ao tratamento convencional.

O tratamento da infecção congênita por CMV tem sofrido modificações nos últimos anos. RN com doença congênita por CMV sintomática com ou sem acometimento do sistema nervoso central apresentou nos testes clínicos melhora particularmente nos resultados audiológicos e desenvolvimento neurológico após 2 anos de acompanhamento quando tratado com valganciclovir oral (16 mg/kg/dose, administrado por via oral, 2 vezes ao dia) por 6 meses. Entretanto, esse tratamento para RN é de alto custo no Brasil.

Uma alterativa terapêutica para CMV congênito é ganciclovir EV 12 mg/kg/dia durante 3 semanas.

Sífilis

Este tópico discorrerá sobre a sífilis congênita, contudo a infecção adquirida deve ser lembrada nos adolescentes e casos suspeitos de abuso infantil.

A sífilis congênita é resultado da disseminação hematogênica do *Treponema pallidum*, uma bactéria da família *Spirochaeteceae*, por transferência transplacentária de uma gestante infectada não tratada ou inadequadamente tratada. Essa transmissão vertical pode ocorrer em qualquer fase gestacional ou estágio clínico da doença materna. Nas fases primária e secundária a taxa varia de 70-100%, reduzindo para aproximadamente 30% nas fases tardias (latente tardia e terciária).

A síndrome clínica da sífilis congênita pode ser precoce ou tardia. A precoce surge até o segundo ano de vida. Mais da metade dos RN é assintomática ao nascimento, e, naqueles com expressão clínica, os sinais podem ser discretos e pouco específicos. Além da prematuridade e do baixo peso ao nascer, as principais características dessa síndrome, excluídas outras causas, são: hepatomegalia com ou sem esplenomegalia, lesões cutâneas, fissuras periorais e perianais, periostite, osteocondrite, icterícia, anemia, linfadenopatia generalizada, petéquias, púrpura, convulsão e meningite.

As consequências da sífilis congênita tardia resultam principalmente da inflamação crônica dos tecidos ósseos, sistema nervoso central e dentes. Manifestações tardias são caracterizadas pela tríade de Hutchinson: alterações dentárias, surdez por lesão do oitavo par craniano e ceratite intersticial bilateral.

As manifestações oftalmológicas da sífilis congênita apresentam amplo espectro de sinais e sintomas:

- Ceratite intersticial: caracterizada por edema da córnea difuso e presença de vascularização intraestromal, com ou sem sangramento; bilateral em 80% dos casos.
- Uveíte anterior: pode ser granulomatosa ou não granulomatosa. Podem ser observados de capilares irianos dilatados (roséola) devido a embolização pelo próprio Treponema.
- Catarata: congênita ou adquirida secundária à uveíte anterior.
- Coriorretinite: a apresentação da sífilis na coriorretina é extremamente variada, incluindo vasculopatia com ou sem oclusão arterial, edema macular, maculopatia estrelar, pseudorretinose pigmentar, efusão uveal, oclusão da veia central da retina, necrose retiniana e neurorretinite.
- Glaucoma: ocorre secundariamente por vários mecanismos, por fechamento mecânico do ângulo por subluxação do cristalino; associado a iridocilite ou a ceratite intersticial neovascular.
- Manifestações oftalmológicas das alterações do sistema nervoso central: pupila de Argyll Robertson (irregularidade pupilar, miose e anisocoria) e neuropatia óptica. Em casos de neurossífilis avançada com oftalmoplegia externa pode ser observada midríase fixa bilateral. Paresias ou paralisias dos nervos oculomotores, hemianopsias e cegueira cortical.

Diagnóstico

Em razão da complexidade da identificação dos casos, uma vez que mais da metade das crianças nasce assintomática ou com sinais clínicos inespecíficos, o diagnóstico da sífilis congênita deve ser por meio de uma avaliação epidemiológica criteriosa da situação materna e avaliações clínica, laboratorial e estudos de imagem na criança.

Além da triagem materna no início do pré-natal e no terceiro trimestre, a sorologia para sífilis deve ser realizada em todos os RN com alterações sistêmicas inespecíficas e/ou em casos de suspeita de infecção materna.

Os testes sorológicos são divididos em dois grupos não treponêmicos, *Veneral Disease Research Laboratory* (VDRL) e *Rapid Plasma Reagin* (RPR), e treponêmicos, *fluorescente antibody absoption test* (FTA-abs) e microaglutinação para o treponema. A presença de VRDL positivo em títulos 4 vezes maiores que o materno indica sífilis congênita. O FTA-abs deve ser solicitado concomitantemente para aumentar a especificidade no diagnóstico. Orienta-se punção lombar para análise e sorologia do líquido raquidiano em todas as crianças com sífilis congênita para exclusão do diagnóstico de neurossífilis

Condutas

O tratamento da sífilis congênita varia de acordo com a avaliação clínica e de exames complementares. Em geral no RN sintomático deve ser feito com penicilina G cristalina, por via endovenosa, por 10-14 dias. Alternativamente pode ser usada a penicilina G procaína por via intramuscular.

Zika

O vírus Zika (ZIKV) é um arbovírus, transmitido principalmente de forma vetorial através da picada do mosquito *Aedes aegypti*. Assim como outras arboviroses, dengue e chikungunya, existe evidência da transmissão vertical transplacentária desse vírus. Em 2015, após um surto de microcefalia em recém-nascidos diagnosticados em diversos es-

tados brasileiros, uma série de casos de infecção congênita relacionada ao ZIKV foi relatada, compreendendo lesões no SNC e oftalmológicas.

O quadro clínico da infecção aguda pelo ZIKV é similar ao descrito para as outras arboviroses: febre, cefaleia, artralgia, *rash* cutâneo, podendo ser pruriginoso. Em 80% dos casos a infecção pode ser assintomática, o que dificulta a investigação epidemiológica na vigência de um RN microcefálico.

Na infecção congênita presumida já foram descritos casos de microcefalia, hidrocefalia e calcificações corticais. Até o momento, os achados oftalmológicos foram relatados somente na presença de microcefalia associada e incluem: dispersão de pigmento especialmente na área macular; atrofia coriorretiniana (Figura 9) e alterações no nervo óptico (hipoplasia e escavação colobomatosa). Não foram observadas vasculite ou uveíte em atividade.

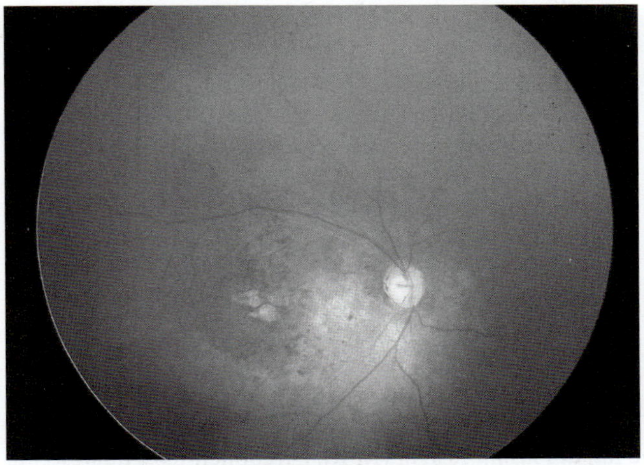

Figura 9 Lesão coriorretiniana cicatricial na região macular e dispersão de pigmento em paciente com microcefalia e suspeita de infecção congênita pelo vírus Zika.

Fonte: arquivo da Fundação Altino Ventura. Cortesia Dras. Camila Ventura e Liana Ventura.

O único método diagnóstico é a detecção do vírus por meio de reação da cadeia de polimerase (PCR) em tempo real nos primeiros dias de infecção aguda, porém não auxilia na análise da infecção congênita, portanto o diagnóstico de microcefalia e achados oculares relacionada ao ZKV é sobretudo clínico-epidemiológico.

Não existe tratamento específico das lesões, somente suporte para as complicações da doença.

Uveíte autoimune

A uveíte autoimune pode ocorrer isoladamente ou associada com outras doenças autoimunes como lúpus, vasculites, doença de Behçet e sarcoidose Infantil ou síndrome de Blau. É caracterizada por inflamação dos componentes da úvea (íris, coroide e retina), e sua classificação é baseada em dados anatômicos, como anterior, intermediária, posterior ou panuveíte, e com o tempo de doença, em aguda (≤ 3 meses) ou crônica (> 3 meses) por padronização internacional da *Standardisation of Uveitis Nomenclature* (SUN).[1]

A uveíte é a manifestação extra-articular mais frequente da artrite idiopática juvenil (AIJ), sendo assintomática nos estágios iniciais, por isso a vigilância por meio do exame oftalmológico rotineiro é necessária. A uveíte aguda pode ter início súbito, manifestando-se com dor e hiperemia ocular mais frequentemente na artrite relacionada à entesite (HLA-B27) ou espondiloartropatias no adolescente. Quando não tratadas oportunamente, podem desenvolver complicações como ceratopatia em faixa, catarata, glaucoma, edema macular resultando em perda visual. Seu manejo envolve o tratamento tópico e sistêmico e o acompanhamento interdisciplinar de oftalmologista e reumatologista.

Epidemiologia

As crianças representam 5-10% dos pacientes com uveíte, e sua prevalência em AIJ varia de 11-30%, sendo maior na população europeia. Entre os fatores de risco, idade antes dos 5 anos, sexo feminino, AIJ oligoarticular, anticorpos antinucleares (ANA/FAN) e HLA B27.

Patogênese

A causa da inflamação intraocular é desconhecida. Os haplótipos HLA-DRB1*1104 e HLA-DPB1*0201 aumentam em 7 vezes o risco de uveíte, contudo na prática não realizados de rotina. Há relação com antígenos intraoculares como o antígeno S retiniano, proteína ligante do retinol 3 (RBP3) e proteínas relacionadas com a tirosinase. Os linfócitos T e B estão envolvidos, bem como uma atividade pró-inflamatória de citocinas e a presença de autoanticorpos contra íris, retina e anti-histona.

Apresentação clínica

Os sinais e sintomas são fotofobia, dor ocular, hiperemia ocular, alterações visuais sutis e cefaleia, contudo a maioria dos casos de AIJ é assintomática e diagnosticada durante a vigilância ocular de rotina, sobretudo em crianças pequenas, que têm percepção limitada de alterações visuais. Todos os pacientes com diagnóstico de AIJ devem ter avaliação oftalmológica periódica em clínicas combinadas ou multidisciplinares. Há diferentes recomendações para essa avaliação, e, de acordo com o consenso de especialistas, a cada 3-6 meses.[2,3]

O exame oftalmológico de rotina abrange testes de acuidade visual, medida da pressão intraocular e exame da lâmpada de fenda ou biomicroscopia para exame da câmara anterior e posterior do olho, assim como retina, coroide e nervo óptico. A presença de células, precipitados ceráticos ou turvação da câmara anterior (*flare*) indicam a inflamação, sendo a inflamação intraocular classificada pela intensidade com estimativa de melhora ou piora e reprodutibilidade entre observadores pela padronização SUN (Figura 5). Ambos, a inflamação e seu tratamento, aumentam o risco de hipertensão ocular e glaucoma. Além disso, pode haver outras complicações, como hipotonia, catarata, ceratopatia

em faixa, sinéquias posteriores, edema macular, membranas epirretineanas e edema do disco óptico.

Tratamento

A detecção precoce por meio de *screening* periódico para avaliação sistemática da atividade inflamatória são os passos para o sucesso do tratamento, o que implica a interdisciplinaridade e a comunicação ente oftalmologista e reumatologista. O alvo e a perspectiva do tratamento devem ser atingir o grau zero, inatividade e remissão na classificação SUN (Quadro 1).

Quadro 1 Gradução de células e *flare* na câmara anterior

Grau	Células por campo*	Descritivo
0	< 1	Nenhum
0,5+	1-5	
1+	6-15	Leve, transparente
2+	16-25	Moderado, translúcido, íris e cristalino límpidos
3+	26-50	Intenso, íris e cristalino turvos
4+	> 50	Muito intenso, aspecto fibrinoso
Termo para a atividade		**Definição**
Inativo		Grau 0 (células)
Piora		Aumento de pelo menos 1 grau nos parâmetros inflamatórios
Melhora		Diminuição de pelo menos 1 grau nos parâmetros inflamatórios
Remissão		Mantém-se inativo por mais de 3 meses consecutivos após a descontinuidade do tratamento ocular

*Campo 1 x 1 mm. Aplica-se à câmara anterior do olho.

O tratamento deve iniciar-se a partir do grau 1, iniciando tratamento tópico com corticoide e o tratamento sistêmico se houver piora da atividade inflamatória. A indicação de metotrexate, 10-15 mg/m^2 de superfície corpórea/semana deve ser feita depois de 3 meses de tratamento tópico com mais de 3 gotas ao dia e se houver piora. Se não se atingir o grau zero depois de 3-4 meses com metotrexate, o tratamento biológico deve iniciar-se com anti-TNF, e, destes, o adalimumab, que teve a comprovação de eficácia em ensaio clínico controlado com placebo, em crianças maiores de 2 anos (20 mg se < 30 kg ou 40 mg se > 30 kg). Há outros biológicos utilizados no tratamento compassivo da uveíte resistente, mas sem a confirmação por meio de ensaio clínico, infliximabe, D80/86 abatacepte (CTLA4), tocilizumabe (bloqueio de IL6), rituximabe (bloqueio de CD19-CD20) e micofenolato mofetil.[2,3] Para as indicações, dosagem e eventos adversos, consultar também o capítulo Artrite Idiopática Juvenil na Seção 30 deste Tratado.

Complicações e prognóstico

As complicações podem ser decorrentes da doença em si ou de seu tratamento, e as principais são a catarata, glaucoma e ceratopatia em faixa ocorrendo em 20,5, 18,9 e 15,7%, respectivamente. Os fatores de risco principais são idade de início precoce, sexo masculino, intervalo de tempo curto entre a apresentação da artrite e uveíte, presença de sinéquia ao diagnóstico e uveíte bilateral.

CONCLUSÃO

Do ponto de vista prático, o melhor entendimento da patogênese poderá ajudar a identificar biomarcadores e a estratificação do risco para início de tratamento mais precoce e imunossupressão oportuna.

Todas as crianças com uveíte não infecciosa devem ser avaliadas para a possibilidade de doença sistêmica subjacente, incluindo AIJ, na apresentação e no seguimento.

Há consenso de que a primeira avaliação oftalmológica seja feita dentro de 6 meses do diagnóstico da AIJ ou quando esta for suspeita e a vigilância conduzida regularmente a cada 3-6 meses, com vigilância prolongada nos de maior risco.

O alvo de tratamento estimado é o grau zero da classificação SUN em ambos os olhos, por meio de corticoide tópico, metotrexate e adalimumabe sistêmicos, com controles oftalmológicos regulares.

REFERÊNCIAS BIBLIOGRÁFICAS

1. Hered RW. Pediatric Ophthalmology and strabismus. American Academy of Ophthalmology. Section 6, 2020.
2. Mets MB, Chhabra MS. Eye manifestations of intrauterine infections and their impact on childhood blindness. Surv Ophthalmol. 2008;53(2):95-111.
3. Sociedade Brasileira de Pediatria. Documento científico. Toxoplasmose congênita. Plataforma SBP [Internet]. Número 6, 2020. Disponível em: https://www.sbp.com.br/fileadmin/user_upload/22620d-DC_-_Toxoplasmose_congenita.pdf.
4. Wong VMW. Pediatric ophthalmology and strabismus. 4.ed. In: Optometry & vision science KW; 2013. V.90 N2.
5. Mets MB, Chhabra MS. Eye manifestations of intrauterine infections and their impact on childhood blindness. Surv Ophthalmol. 2008;53(2):95-111.
6. Vasconcelos-Santos DV, Machado Azevedo DO, Campos WR, et al. Congenital toxoplasmosis in southeastern Brazil: results of early ophthalmologic examination of a large cohort of neonates. Ophthalmology. 2009;116(11):2199-205.
7. Maldonado YA, Read JS, AAP Committee on infectious diseases: diagnosis, treatment, and prevention of congenital toxoplasmosis in the United States. Pediatrics. 2017;139(2):e20163860.
8. Padhi TR, Das S, Sharma S, FAMS, Rath S, Rath S, et al. Major review. Ocular parasitoses: a comprehensive review. Surv Ophthalmol. 2016;62(4):404-45.
9. Lee AH, Agarwal A, MAhendradas P, Lee CS, Gupta V, Pavesio CE, et al. Viral posterior uveitis. Surv Ophthalmol. 2017;62(4):161-89.
10. Tawse KL, Baumal CR. Intravitreal foscarnet for recurring CMV retinitis in a congenitally infected premature infant. J AAPOS. 2014;18(1):78-80.

11. Ventura CV, Maia M, Bravo-Filho V, Góis AL, Belfort R. Zika virus in Brazil and macular atrophy in a child with microcephaly. Lancet. 2016;387(10015):228.
12. Jabs DA, Nussenblatt RB, Rosenbaum JT, et al. Standardization of Uveitis Nomenclature Working G. Standardization of uveitis nomenclature for reporting clinical data. Results of the First International Workshop. Am J Ophthalmol. 2005;140:509-16.
13. Sen ES, Ramanan AV. Juvenile idiopathic arthritis-associated uveitis. Best Pract Res Clin Rheum. 2017;31:517-9.
14. Neves LM, Haefeli LM, Hopker LM, et al. Monitoring and treatment of juvenile idiopathic arthritis associated uveitis: Brazilian evidence-based practice guidelines. Ocular Immunology Inflammation. Disponível em: https://doi.org/10.1080/09273948.2021.1876886. In press.

CAPÍTULO 12

DOENÇAS SISTÊMICAS COM COMPROMETIMENTO RETINIANO

Rosa Maria Graziano
Maria Fernanda Abalem

AO FINAL DA LEITURA DESTE CAPÍTULO, O PEDIATRA DEVE ESTAR APTO A:

- Conhecer as principais doenças sistêmicas na infância que podem apresentar comprometimento da retina.
- Reconhecer os principais aspectos clínicos apresentados por seus pacientes que possam indicar doenças retinianas.
- Diagnosticar e tratar precocemente doenças sistêmicas que possam ter comprometimento ocular, como a retinopatia diabética e hemoglobinopatias.
- Atualizar-se sobre pesquisas em desenvolvimento e novos tratamento para as distrofias retinianas.
- Reconhecer distrofias retinianas e orientar as famílias sobre cuidados especiais e tratamento precoce.
- Conhecer algumas doenças que poderá tratar e outras que necessitarão de diagnóstico e tratamento especializado.

Cerca de 80% das causas de cegueira infantil são preveníveis ou tratáveis. Quanto antes ocorrer o diagnóstico, tratamento e habilitação visual, melhores são as chances de a criança com deficiência visual realizar suas atividades e ser inserida socialmente.

Neste capítulo serão abordadas as doenças sistêmicas que podem cursar com alterações retinianas e que poderiam ser negligenciadas se não reconhecidas.

Para efeito didático, embora algumas doenças possam pertencer a mais de um grupo, elas serão divididas em:

1. Erros inatos do metabolismo.
2. Doenças metabólicas/endócrinas.
3. Deficiências nutricionais.
4. Doenças vasculares.
5. Doenças hematológicas.
6. Doenças genéticas.
7. Doenças tumorais.
8. Doenças de origem medicamentosa.

As doenças infeciosas, as autoimunes e as reumatológicas serão descritas em capítulo específico.

ERROS INATOS DO METABOLISMO

Neste grupo de doenças o diagnóstico precoce é fundamental, pois muitas complicações podem ser evitadas com o tratamento adequado. Neste tópico serão comentadas as doenças mais significativas.

As doenças de lisossomos são devidas a defeitos em enzimas de lisossomos que podem levar a alterações do sistema nervoso central (SNC) e alterações sistêmicas. São características oculares: opacidades de córnea, catarata, apraxia oculomotora, tortuosidade vascular na conjuntiva e retina, maculopatia em "olho de boi" e mácula vermelho-cereja (MAC).[1-3]

As mucopolissacaridoses (MPS), por exemplo, as doenças de Hurler, Scheies, Hunter, Morquio e Sanfilippo, são doenças genéticas causadas pela deficiência de enzimas lisossômicas específicas que afetam o metabolismo de glicosaminoglicanos (GAG). O acúmulo de GAG em diferentes órgãos resulta em um quadro sistêmico que compromete, além dos olhos, ossos, articulações, vias respiratórias e sistema cardiovascular. Entre as mucopolissacaridoses observam-se com maior ou menor frequência opacidades de córnea, glaucoma, estrabismo e hipermetropia, degeneração pigmentar retiniana progressiva, atrofia óptica e perda de acuidade visual (AV).[1-3]

A retinopatia pigmentar progressiva se apresenta como atrofia do epitélio pigmentar da retina (EPR) com áreas de atrofia e acúmulo de pigmentos, estreitamento arteriolar, palidez de nervo óptico e maculopatia. Em consequência, causa cegueira noturna e perda de visão periférica. É observada nas MPS I, II e III e pouco usual nas MPS IV e VI.

O eletrorretinograma (ERG) mostra que os bastonetes são comprometidos nas fases iniciais e os cones mais tardiamente. A tomografia de coerência óptica (OCT) também é solicitada no acompanhamento da doença e permite avaliar a perda de fotorreceptores e espaços cistoides entre as camadas retinianas.[1-3]

As esfingolipdoses são causadas por anormalidades do catabolismo de esfingolípides. Em sua maioria, são doenças com herança autossômica recessiva (AR), exceto a doença de Fabry. São características do grupo: a MAC e degeneração do SNC progressiva.[1-3]

As gangliosidoses (GM) têm sua etiologia na deficiência de enzimas que degradam os gangliosídeos, e, de forma geral, são observadas perda progressiva da visão, MAC e atrofia óptica. Não apresentam tratamento efetivo, e a criança em geral tem morte precoce. A doença de Niemann-Pick (GM1A) se deve ao acúmulo de esfingomielina e é mais frequente em judeus Ashkenazi. É marcante o aumento de fígado e baço; a regressão neurológica por volta do quinto ao décimo mês de vida, que se inicia com hipotonia; a perda da AV, se inicia por volta dos 18 meses com o aparecimento da MAC, e, mais tardiamente, atrofia óptica. A doença de Niemann-Pick (GM1B) apresenta um quadro sistêmico melhor, mas as alterações retinianas são semelhantes, acrescidas de depósitos perioculares. As doenças de Tay-Sachs (Figura 1) e Sandhoff (GM2) são clinicamente muito parecidas, e sua característica é a MAC, que representa o acúmulo de gangliosídeos nas células ganglionares da retina. A forma da doença em adolescentes e adultos raramente apresenta alteração macular.[1-4]

As lipofuscinoses neuronais ceroides (LNC) são causadas pelo acúmulo de lipopigmentos em neurônios, levando à progressiva alteração de SNC, epilepsia e retinopatia associada ao acúmulo de material de fuccina e degeneração neuronal.

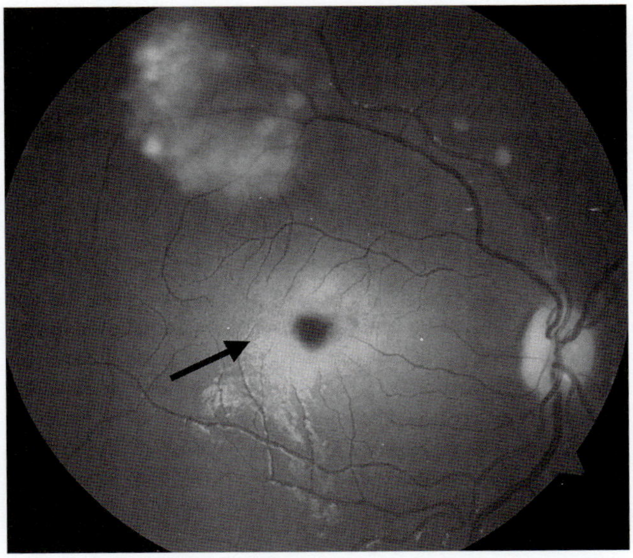

Figura 1 Fundo de olho de criança com doença de Tay-Sachs, com evidente mácula em cereja (seta).

Fonte: imagem cedida pelas autoras.

Existem pelo menos 10 formas geneticamente distintas. A doença de Batten ou lipofuccinose neuronal ceroide juvenil (CLN3) geralmente é devida à mutação no gene *CLN3*, no cromossomo 16p21. Ocorrem precocemente alterações neurológicas. O paciente apresenta baixa AV, cegueira noturna e fotofobia. O fundo de olho (FO) pode se apresentar normal nas fases iniciais ou apresentar nas fases tardias alterações pigmentares difusas na retina periférica e mácula (mácula em olho de boi) e estreitamento arteriolar. Em fases avançadas, pode-se observar retina avascular e atrofia óptica. Nesses casos, angiofluoresceinografia (AGF), ERG e autofluorescência são importantes.[1-3]

Nas lipidoses existe acúmulo de lipídeos nas células, levando a cegueira cortical e a atrofia óptica por alterações degenerativas cerebrais e de vias ópticas. A doença de Fabry é causada pela deficiência de œ-galactosidade. As manifestações retinianas ocorrem na segunda década de vida com tortuosidade vascular e vasos embainhados, podendo apresentar tromboses e anastomose arteriovenosas; edema de papila e mielinização das fibras nervosas. Atrofia óptica, nistagmo, paralisia do terceiro par e estrabismo também podem ocorrer. A doença de Gaucher é uma doença de herança AR, mais frequente em judeus Ashkenazi, por mutação no gene que codifica a glucocerebrosidase. Apresentam alterações retinianas no tipo 1, tais como alterações maculares, neovascularização de coroide e extravasamento de vasos periféricos.[1-3]

As leucodistrofias apresentam lesões retinianas semelhantes à retinose pigmentar, atrofia óptica e nistagmo. Nos distúrbios de aminoácidos, a cistinose leva à retinopatia pigmentar e a alterações corneanas. Já a homocistinúria leva a catarata, ectopia do cristalino, glaucoma, miopia e degeneração retiniana cística periférica.[1-3]

DOENÇAS METABÓLICAS E ENDÓCRINAS

As principais doenças deste grupo são a retinopatia diabética (RD) e o hipertireoidismo (doença de Graves). O hipertireoidismo, embora possa levar a complicações oftalmológicas graves, não costuma ter repercussão na retina.

A RD é uma complicação neurovascular do diabetes *mellitus* (DM) tipos 1 e 2. É incomum na criança e está fortemente relacionada ao tempo de doença e ao controle glicêmico. A prevalência da RD aumenta após a puberdade, provavelmente relacionada às mudanças metabólicas e também por piora do controle glicêmico pelo adolescente.

Além do tempo de evolução do diabetes, são fatores de risco: hiperglicemia crônica, nefropatia, hipertensão arterial sistêmica (HAS), dislipidemia e gravidez. Estudos de longa evolução mostram que o controle clínico desses fatores previne ou retarda o aparecimento da RD. Após 5 anos de diabetes tipo 1, entre 5-44% dos diabéticos apresentam RD e, após 20 anos de doença, compromete perto de 100% dos pacientes. O edema macular diabético pode estar presente, em média, após 7 anos de doença, embora o tempo de diagnóstico possa não ser exato e confiável. A RD proliferativa é rara antes dos 13 anos de vida e 8 anos de doença.[5,6]

A RD do ponto de vista clínico foi dividida pelo *Early treatment diabetic retinopathy study* (*ETDRS*) em retinopatia diabética não proliferativa (RDNP) e retinopatia diabética proliferativa (RDP).[5] A RDNP, de acordo com a gravidade dos achados, pode ser dividida em leve, moderada e grave. A RDP pode ser dividida em inicial e de alto risco. O edema de retina, quando envolve a área macular (500 mcm ao redor da mácula ou entre o nervo óptico e mácula), prejudica muito a qualidade visual. O Quadro 1 resume os achados clínicos, o tratamento proposto para cada fase da doença e a periocidade dos exames oftalmológicos recomendados. A RDNP inicia-se com microaneurismas, hemorragias e exsudatos, que vão aumentando em número com a progressão da doença. Na RDNP grave muitos vasos estão ocluídos, prejudicando a nutrição da retina. Essas áreas secretam o fator endotelial de crescimento vascular (VEGF), que estimula o aparecimento de neovasos retinianos na superfície retiniana e vítreo, levando à RDP. Na fase proliferativa de alto risco, os neovasos podem causar hemorragias vítrea e pré-retiniana, proliferação fibrovascular e descolamento de retina tracional. Além disso, pode comprometer a íris e o ângulo de drenagem do olho, levando ao glaucoma neovascular.[5,6] As Figuras 2 e 3 mostram o quadro de RD.

Quando for diagnosticado qualquer grau de RD, o paciente deve ser referenciado para exame oftalmológico completo (exame em lâmpada de fenda, oftalmoscopia indireta e FO). Em alguns casos, podem ser solicitados exame de AGF e OCT.[5,6]

A telemedicina e a inteligência artificial são importantes meios de triagem e seguimento da RD, mas ainda não substituem o exame oftalmológico quando existir qualquer alteração.

Tratamento da RD: a fotocoagulação da retina é o tratamento de escolha para a RDNP grave e a RDP. O estudo *ETDRS* estabeleceu os parâmetros para o tratamento, e foi observada uma redução de 50% no risco de perda de visão. O uso de drogas anti-VEGF, como bevacizumab, ranibizumab e aflibercept, pode ser um tratamento alternativo ou combinado para a RDNP grave e a RDP. O tratamento de escolha para o edema macular é feito com o uso de drogas anti-VEGF; o corticoide intravítreo pode ser usado, mas pode ter efeitos colaterais indesejados, como aumento da pressão intraocular e catarata. Quando a hemorragia vítrea não resolve espontaneamente, na presença de tração retiniana envolvendo a área macular ou na presença de descolamento de retina já estabelecido, a vitrectomia via *pars plana* é indicada.[5,6]

DEFICIÊNCIAS NUTRICIONAIS

As deficiências nutricionais são doenças que decorrem de ingestão alimentar insuficiente ou inadequado apro-

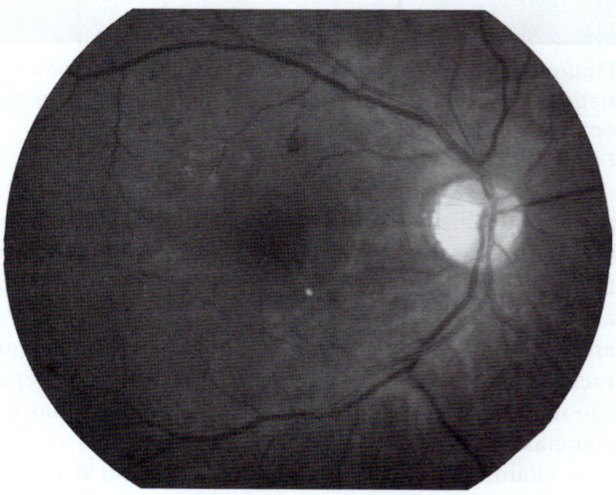

Figura 2 Fundo de olho exemplificando a retinopatia diabética não proliferativa.
Fonte: imagem cedida pelo Dr. Leandro Zacharias.

Quadro 1 Classificação da retinopatia diabética e tratamento proposto

Estádio da RD	Achados clínicos	Tratamento e controle clínico	Controle oftalmológico
Sem RD	Fundo de olho normal	Pressão arterial, glicemia e lipídeos	1-2 anos
RDNP leve	Microaneurismas que podem exsudar na retina	Pressão arterial, glicemia e lipídeos	6-12 meses
RDNP moderada	Os vasos que nutrem a retina se mostram tortuosos e aumentam a permeabilidade. Poucas hemorragias, exsudatos duros e moles	Pressão arterial, glicemia e lipídeos	6-12 meses
RDNP grave	Hemorragias intrarretinianas, microalterações vasculares, veias em rosário	Fotocoagulação precoce	Menor que 3 meses
RDP	Neovascularização de nervo óptico e retina. Hemorragia pré-retiniana e vítrea. Proliferação fibrovascular e descolamento de retina tracional podem ocorrer	Fotocoagulação e/ou Anti-VEGF Vitrectomia, se existir DRT e HV persistente	Menor que 1 mês
Edema macular central	Edema retiniano localizado ao redor de 500 mcm do centro da mácula ou edema do nervo óptico ou edema entre o nervo e a área macular	Anti-VEGF Corticoide Fotocoagulação focal	1-3 meses

anti-VEGF: antifator de crescimento endotelial vascular; DTR: descolamento tracional da retina; HV: hemorragia vítrea; RD: retinopatia diabética; RDNP: retinopatia diabética não proliferativa; RDP: retinopatia diabética proliferativa.

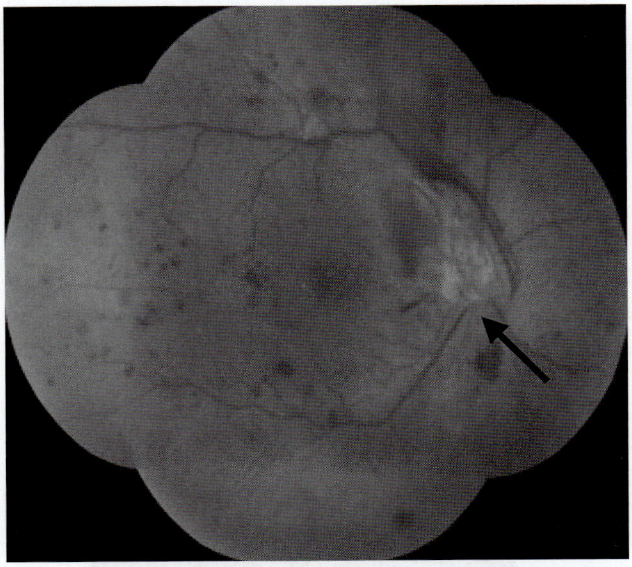

Figura 3 Fundo de olho demonstrando a retinopatia diabética proliferativa. Observar a neovascularização de nervo óptico (seta).

Fonte: imagem cedida pelo Dr. Leandro Zacharias.

veitamento biológico dos alimentos por síndromes de má absorção, processos infecciosos, erros inatos do metabolismo e algumas medicações. Em termos nacionais, as principais carências são relacionadas à vitamina A e anemia por deficiência de ferro. Podem determinar alterações oculares típicas, que são reversíveis com a reposição metabólica.[7] O Quadro 2 resume os efeitos das deficiências de vitaminas.

A vitamina A está ligada à imunidade, ciclo visual, integridade de membranas biológicas, manutenção e diferenciação epitelial e formação de glicoproteínas. A deficiência de vitamina A leva à lentidão na regeneração da rodopsina dos bastonetes após o estímulo luminoso, por deficiência do retinol. Para a xeroftalmia, o tratamento é feito com 200.000 UI de vitamina A, repetindo-se em 24 horas. Crianças com menos de 8 kg devem receber metade da dose; e, nas crianças com menos de 6 meses, 1/3 da dose. Na forma de colírios pode ser usado ácido retinoico 5.000 UI.[7,8]

As deficiências de vitaminas B de forma geral levam a alterações em campo visual e atrofia de nervo óptico. A vitamina B1 é uma coenzima importante nas reações bioquímicas para oxidação de carboidratos. Sua carência leva a insônia, nervosismo, irritação e fadiga, podendo culminar com parestesia, edema de membros, cardiopatia e dificuldade respiratória. O tratamento é feito com administração parenteral de 50-200 mg de tiamina por 7-14 dias. A vitamina B2 é uma coenzima importante no metabolismo de carboidratos. O tratamento é feito com reposição alimentar. A vitamina B6 é uma coenzima essencial no metabolismo de ácidos graxos e aminoácidos. O tratamento é feito com doses de 10-20 mg/dia. A vitamina B12 é essencial na síntese de bases nucleicas e de mielina dos nervos periféricos e da medula espinal. Sua deficiência pode levar a neuropatia óptica com perda de campo central, redução na visão de cores, escotoma e palidez temporal da papila. O tratamento é feito com reposição de cobalamina intramuscular e por via oral. A vitamina C participa da formação de tecidos e é coenzima no metabolismo de aminoácidos. O tratamento é realizado com suplementação de vitamina C oral.[7,8]

DOENÇAS VASCULARES

Neste grupo de doenças, têm-se a retinopatia da prematuridade (já descrita em outros capítulos), a hipertensão arterial sistêmica, a endocardite bacteriana, o macroaneurisma e o macrovaso retiniano. Neste grupo salienta-se a doença de Coats, importante diagnóstico diferencial com as leucocorias (retinoblastoma, *pars* planite, vitreorretinopatia exsudativa familiar e *incontinentia pigmenti* etc.).

A doença de Coats (Figura 4) é uma afecção oftalmológica idiopática causada por um defeito no desenvolvimento da vascularização retiniana caracterizada por telagiectasias, vasos dilatados, hemorragias e exsudação intra e sub-retiniana. Na grande maioria das vezes, é unilateral e progressiva, afetando principalmente o sexo masculino durante a infância e a adolescência. Não é uma doença hereditária, apesar de estar associada a algumas distrofias retinianas causada por mutações no gene *CRB1* e *CEP290*. A doença de Coats *plus* apresenta calcificação e microangiopatia cerebral, ca-

Quadro 2 Efeitos das deficiências de vitaminas no olho

Deficiência vitamina/alimento	Efeito no segmento anterior	Efeito no segmento posterior
A – leite integral e seus derivados, gema de ovos, carnes, verduras escuras, frutas e legumes amarelos, frutas oleaginosas	Xerose córnea e conjuntiva Mancha de Bitot, ceratopatia *puntata*, úlcera de córnea, ceratomalácia	Nictalopia (cegueira noturna) *Fundus xeroftalmicus* (pequenas lesões brancas ao longo dos vasos retinianos)
B1 – cereais, legumes, nozes, carnes	Ceratoconjuntivite *sicca*	Atrofia temporal de nervo óptico e campo visual. Nistagmo
B6 – rara, pois a maioria dos alimentos contém vitamina B6	Neovascularização corneana	Atrofia temporal de nervo óptico e campo visual, atrofia circinata da retina
B12 – leite e seus derivados, carnes e pescados	–	Visão de cores diminuída, neuropatia óptica progressiva, atrofia temporal de papila e campo visual central
C – frutas e verduras	Hiposfagma, hifema	Hemorragia vítrea e retiniana

belo ralo e alterações em unhas, e está relacionada a mutações no gene *CTC1*.[9]

Os pacientes podem apresentar diminuição da AV, estrabismo e leucocoria. Outros sinais que podem estar presentes são dor, heterocromia de íris e nistagmo. Apesar da grande variedade de quadros, a doença de Coats é progressiva, podendo ser assintomática nos estágios iniciais e ser diagnosticada no exame oftalmológico de rotina, como achado incidental. Os exames complementares (AGF, OCT, ultrassonografia ocular e ressonância magnética de crânio) são importantes no diagnóstico diferencial com as leucocorias e avaliação da progressão da doença.[9]

O objetivo geral do tratamento da doença leve é a ablação da vascularização anormal retiniana e a prevenção do descolamento exsudativo da retina com fotocoagulação ou crioterapia da retina. Nos casos avançados, a vitrectomia pode ser necessária. A enucleação pode ser realizada em casos de doença de Coats avançada, em que há glaucoma neovascular associado, olho cego e dor intensa. O uso de anti-VEGF é efetivo no tratamento adjuvante em casos leves com o objetivo de diminuir o líquido sub-retiniano e à vitrectomia nos casos graves.[9] O Quadro 3 relaciona o estágio da doença e o tratamento proposto.[9]

Quadro 3 Estágio da doença de Coats e o tratamento proposto

Tratamento	Indicação
Fotocoagulação	Telagiectasias, vasos dilatados, hemorragias e exsudação intra e sub-retiniana em retina em polo posterior e região macular
Criocoagulação	Telagiectasias, vasos dilatados, hemorragias e exsudação intra e sub-retiniana em região periférica da retina
Vitrectomia *pars plana*	Descolamento de retina extenso
Enucleação	Quando apresentar glaucoma neovascular, olho cego e doloroso
Anti-VEGF	Adjuvante no tratamento com *laser* e vitrectomia

Anti-VEGF: antifator de crescimento endotelial vascular.

DOENÇAS HEMATOLÓGICAS

As principais doenças deste grupo são as hemoglobinopatias, policitemia, leucemias e linfomas.

As hemoglobinopatias são doenças hereditárias caracterizadas pela formação anômala da hemoglobina (Hb) com alteração química na hemoglobina S e C na posição 6 da cadeia beta. Na Hb S o ácido glutâmico está substituído por uma valina e na Hb C, por uma lisina. Hipóxia, hipotermia e acidose alteram a membrana do eritrócito com polimerização irreversível da Hb, falcização e aderências ao endotélio vascular, causando processos vaso-oclusivos.[10]

A retinopatia falciforme (RF) pode se apresentar com uma forma não proliferativa ou proliferativa. Quando existe oclusão de uma arteríola média por eritrócitos falcizados, pode ocorrer hemorragia (*salmon patch*), que durante sua absorção pode ser acompanhada de corpos iridescentes ou placa pigmentada (*black sunburst*). A oclusão vascular da circulação terminal leva à isquemia e à formação de neovasos na transição da retina vascularizada e avascular. Esse neovaso tem a característica de um leque e recebe o nome de *sea fan*. A partir desse ponto, se houver progressão, tem-se a RF proliferativa. O tecido neovascular tende a crescer para o vítreo, levando à tração retiniana, sangramentos e descolamento de retina nos estágios mais avançados. O Quadro 4 resume as fases da doença e sua fisiopatologia.[10]

O tratamento da RF é realizado com fotocoagulação dos neovasos e áreas isquêmicas da retina para evitar as hemorragias vítreas e descolamento de retina, que, quando ocorrem, devem ser tratados com vitrectomia e fotocoagulação

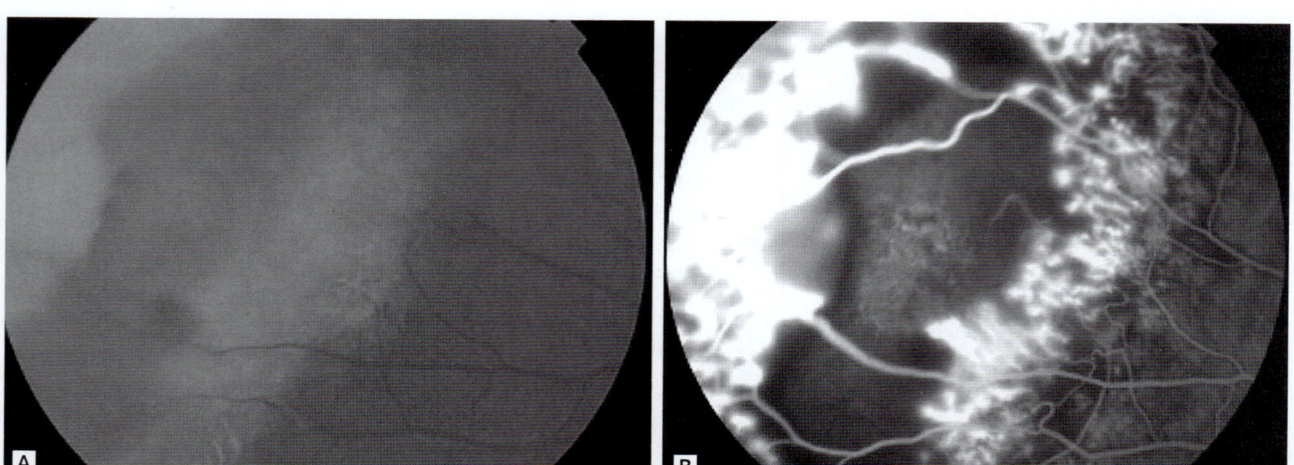

Figura 4 Doença de Coats. A: observar a área de descolamento de retina exsudativo, que corresponde à área de alterações vasculares mais bem identificada na angiofluoresceína.
Fonte: imagem cedida pela Dra. Rosa M. Graziano.

Quadro 4 Facomatoses e suas respectivas alterações retinianas e sistêmicas

Doença	Achados sistêmicos	Achados retinianos
Neurofibromatose	Hamartomas do SNC, SNP e trato gastrointestinal	Hamartomas, glioma do nervo óptico
Von Hippel-Lindau	Hemangioma capilar do SNC	Hemorragias, exsudatos e eventual descolamento de retina
Tuberose esclerosa	Adenoma sebáceo e gliomas do SNC	Hamartomas gliais
Sturge-Weber	Hemangioma meníngeo, alterações neurológicas	Osteoma de coroide
Angioma racemoso	Comunicações arteriovenosas no SNC e calcificação intracraniana	Comunicações arteriovenosas
Incontinentia-pigmenti	Lesões hiperpigmentadas, microcefalia e retardo	Vasculopatia periférica e descolamento tracional da retina

SNC: sistema nervoso central; SNP: sistema nervoso periférico.

intraoperatória (*endolaser*). No pré-operatório, é necessária a realização de eritroforese. Cuidado especial deve ser observado em casos de trauma ocular com hifema (sangue na câmara anterior) em crianças com hemoglobinopatias, pois há dificuldade de esse sangue ser reabsorvido, sendo necessária a lavagem cirúrgica da câmara anterior do olho para evitar glaucoma secundário. É importante salientar que o uso de inibidores da anidrase carbônica (tópico e/ou sistêmico) deve ser evitado, uma vez que alteram o pH do humor aquoso, levando à falcização e a aumento da pressão intraocular (Figura 5).[10]

As leucemias podem levar à infiltração intraocular. A maior parte dos casos está associada ao envolvimento concomitante do SNC. Quando se infiltra no segmento posterior, observam-se edema de nervo óptico, hemorragias sub e intrarretinianas e descolamento seroso da retina.[11]

DOENÇAS GENÉTICAS

Deste grupo fazem parte a amaurose congênita de Leber (ACL), distrofias maculares, distrofia de bastonete-cone ou retinose pigmentar (RP), distrofia de cones, distrofia de cone-bastonete, albinismo, cegueira noturna estacionária e vitreorretinopatias. Dentre as vitrorretinopatias, destacam-se a doença de Norrie, Warburg, Patau, *incontinentia pigmenti*, Walker, *osteoporosis-pseudoglioma*, Wagner, Stickler e vitreorretinopatia familiar. A maioria é formada por doenças primárias do olho, sem envolvimento sistêmico. Neste capítulo serão abordados albinismo, ACL sindrômica e retinose pigmentar sindrômica.

O albinismo oculocutâneo (OCA) representa um grupo de doenças autossômicas recessivas causadas por redução ou ausência de síntese de melanina, resultando em hipopigmentação da pele, cabelo e olhos. A prevalência de OCA é de aproximadamente 1 em 17 mil e pode afetar indivíduos de todos os grupos étnicos.[12,13] Os principais achados oftalmológicos são a transiluminação da íris, hipoplasia ou aplasia foveal, hipopigmentação da retina, nistagmo, fotofobia, erros de refração elevados e AV central reduzida. A AV varia de 20/25 a 20/200. A gravidade da deficiência visual tende a ser proporcional ao grau de nistagmo e de hipoplasia foveal.[12,13]

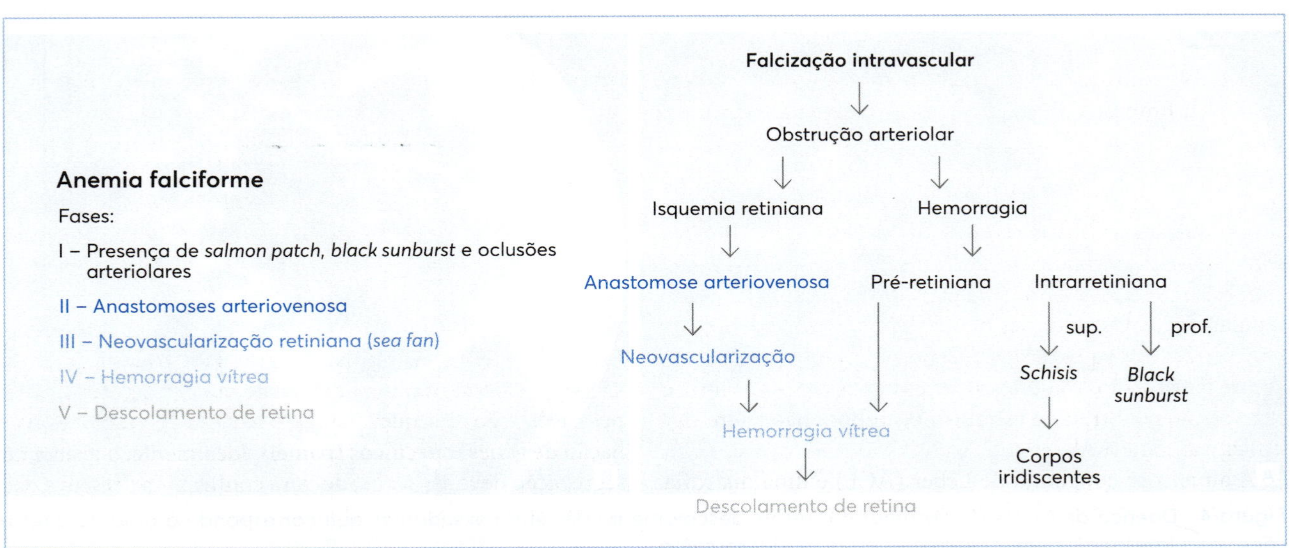

Figura 5 Fases da anemia falciforme e sua fisiopatologia.

Clinicamente, identificam-se 4 tipos de OCA. O OCA1A é o mais grave, apresentando total falta de produção de melanina, enquanto os tipos OCA1B, OCA2, OCA3 e OCA4 podem apresentar alguma síntese de melanina. As manifestações oculares, em geral, são semelhantes. Os achados cutâneos, no entanto, costumam ser distintos, e podem permitir a diferenciação fenotípica. Pacientes com OCA1A tipicamente têm cabelos brancos e pele clara ao nascer, o que não se altera. O OCA1A é o tipo de OCA mais frequente em pacientes de etnia alemã, italiana, francesa e dinamarquesa. Já em pacientes com OCA1B, a pele e o cabelo hipopigmentados estão presentes desde o nascimento, mas pode haver pigmentação com o tempo. Em pacientes com OCA2, a pele é geralmente pigmentada no nascimento, e o cabelo geralmente adquire uma coloração marrom-clara. É o tipo mais comum na África subsaariana e em nativos americanos. O OCA3 é mais comum nas populações do sul da África, e pode apresentar cabelo ruivo e pele castanho-avermelhada ao nascimento. O OCA4 é mais comum na população japonesa e dificilmente pode ser distinguido do OCA2 pelo exame clínico. Apesar de algumas peculiaridades fenotípicas de cada tipo, a diferenciação apenas pelo exame clínico é bem desafiadora. Nesses casos, o teste genético é útil para confirmar o diagnóstico. OCA1, OCA2, OCA3 e OCA4 podem ser confirmados pela identificação de variantes patogênicas no gene *TYR* (Tirosinase), *OCA2*, *TYRP1* e *SLC45A2*, respectivamente. Curiosamente, tais mutações podem não ser detectadas em alguns indivíduos com OCA, sugerindo a presença de novos genes ou fatores epigenéticos relacionados com o OCA.[12,13]

O OCA pode, em alguns casos, estar associado a outras síndromes, como a síndrome de Hermansky-Pudlak ou Chédiak-Higashi. A síndrome de Hermansky-Pudlak se manifesta com fibrose intersticial e hemorragias, enquanto a síndrome de Chédiak-Higashi se manifesta com infecções de repetição. Desse modo, recomenda-se a anamnese detalhada em busca dessas alterações em pacientes com OCA. Uma vez que ainda não há terapia específica e que as síndromes mencionadas podem ser diagnosticadas por meio de exames laboratoriais, o teste genético muitas vezes não é realizado.[12,13] Embora o OCA não tenha tratamento definitivo, os sintomas cutâneos e oculares podem ser manejados. Os pacientes devem ser aconselhados a praticar rigorosamente proteção solar (protetor solar, calças compridas, mangas compridas, meias, chapéu com abas largas com fator de proteção). A incidência de câncer de pele é aumentada em pacientes com OCA, e esses pacientes devem ser examinados regularmente. Os sintomas oculares podem ser manejados com refração adequada, uso de lentes fotocrômicas e recursos de baixa visão, como lupas, telescópios etc. A cirurgia é uma opção para tratar o estrabismo, embora não altere significativamente a AV.[12,13]

A amaurose congênita de Leber (ACL) é uma distrofia retiniana de herança AR de aparecimento precoce, podendo já se manifestar nos primeiros meses ou anos de vida. É a segunda distrofia retiniana hereditária mais comum, depois da RP, e leva à redução grave da AV na infância. A doença é progressiva com piora da visão significativa com o passar do tempo. A AV raramente é melhor que 20/200 e varia de acordo com o fenótipo e o genótipo da doença.[14] Dentre as manifestações clínicas, além da baixa visual, podem estar presentes nictalopia, restrição do campo visual, fotofobia e redução da sensibilidade ao contraste. O sinal oculodigital de Franceschetti que consiste na compressão e fricção dos olhos pelos pacientes, é comum. Além disso, podem ser observados nistagmo, hipermetropia, ceratocone, estrabismo, fotofobia e lentificação ou ausência de reflexos pupilares.[14] Os achados de FO são sutis e inespecíficos, o que pode atrasar o diagnóstico da doença. A maioria dos casos, quando examinados em idade precoce, pode evidenciar um FO praticamente normal. Quando a doença avança, os sinais mais característicos como a atenuação da vasculatura retiniana, atrofia difusa do EPR e da retina neurossensorial e espículas ósseas se apresentam. Tal como uma distrofia bastonete-cone, a atrofia se inicia da periferia da retina e avança em direção à mácula, sendo esta acometida tardiamente.

Atualmente, são descritas variantes patogênicas em cerca de 20 genes associadas *à* ACL. Para estabelecer o diagnóstico clínico de ACL, é necessária a realização de exames oftalmológicos complementares. O ERG de campo total, o campo visual manual, a OCT e a AGF são úteis para corroborar o diagnóstico e auxiliar no diagnóstico diferencial. No entanto, a realização desses exames nem sempre é possível em crianças, em virtude da necessidade de concentração e fixação do olhar. O campo visual, por depender de resposta subjetiva, não é confiável em crianças menores de 10 anos. O ERG tipicamente está extinto tanto nas condições fotópicas quanto nas escotópicas, evidenciando perda difusa de cones e bastonetes e auxiliando no diagnóstico diferencial com doenças de origem neurológica. Em geral, entre 6 meses e 2 anos de idade, o exame pode ser realizado sem sedação. Após essa idade, o exame normalmente é realizado sob sedação, uma vez que a criança é menos colaborativa. A OCT evidencia essencialmente a desorganização arquitetural retiniana, com predominância da atrofia das camadas retinianas externa correspondente aos fotorreceptores. O edema macular pode estar presente, mas é incomum. A autofluorescência é útil para evidenciar alterações da retina que podem não ser observadas pelo FO e retinografia convencionais.[14]

Uma vez estabelecido o diagnóstico clínico de ACL, recomenda-se a investigação do genótipo. O teste genético é recomendado em pacientes com ACL para confirmar o diagnóstico clínico, saber se o paciente é elegível para terapia gênica, estimar prognóstico e proporcionar aconselhamento genético mais preciso. Como as distrofias retinianas são, em sua maioria, doenças monogênicas, recomenda-se pela realização de sequenciamento de nova geração com avaliação de genes específicos (painel). Idealmente, o exame de segregação deve ser realizado para confirmar a presença das variantes em ambos os alelos (*in trans*).[14]

Os genes mais comumente envolvido são: *CEP290* (15-20%), *GUCY2D* (10-20%), *RDH12* (10%), *CRB1* (10%),

RPGR1P1 (5%) e *RPE65* (5-10%). Os diagnósticos clínicos e genéticos são importantes, uma vez que atualmente existe tratamento como a terapia gênica comercialmente disponível para ACL causada por mutações no gene *RPE65* e diversos outros estudos clínicos em andamento para ACL causada por mutações em outros genes.[14]

Dependendo do genótipo, os pacientes com ACL podem apresentar manifestações sistêmicas. Um exemplo clássico é a ACL causada por mutações no gene *CEP290*, que pode estar associada à síndrome de Joubert. Além do comprometimento retiniano, pacientes com síndrome de Joubert podem apresentar hipotonia, ataxia, retardo mental, hiperpneia, apraxia oculomotora, polidactilia, fissura labiopalatina, convulsões, alterações hepáticas e renais. Outro exemplo é a ACL causada por mutações no gene *IQCB1*. Pacientes com esse genótipo podem apresentar síndrome Senior-Loken, que se caracteriza por nefroftíase e falência renal, além da retinopatia.[14]

Atualmente existe terapia gênica aprovada pelo Food and Drug Administration (FDA) para pacientes com ACL portadores da variante patogênica bialélica do gene *RPE65*, conhecido comercialmente como Luxturna nos EUA. No Brasil, essa terapia foi aprovada pela Agência Nacinal de Vigilância Sanitária (Anvisa) em 2020. A terapia gênica consiste basicamente na transferência de uma cópia funcional de um gene anormal para a célula do hospedeiro, utilizando o maquinário celular deste, através de um vetor viral. Entre os vetores virais, os mais utilizados atualmente são vírus adenoassociados (AAV).[14]

Ensaios clínicos estão em andamento para outras variantes patogênicas causadoras da ACL, como o *CEP290*. Para ACL causada por mutações nesse gene, está sendo estudada a aplicação de oligonucleotídeos antissense e CRISPR (*clusters of regularly interspaced short palindromic repeats*). Os oligonucleotídeos antisense são administrados através de injeções intravítreas e corrigem a mutação patogênica no nível do RNA mensageiro, enquanto as CRISPR promovem a edição genética através da mutação intrônica no *CEP290*.[15,16] Outros ensaios clínicos em fase 1-2 estão em andamento para as variantes patogênicas dos genes *RPE65* e *GUCY2D*.[14] A terapia gênica para ACL é um grande avanço na medicina e promete boa recuperação visual, além da estabilização da progressão da doença. Ainda assim, é fundamental a reabilitação visual da criança com técnicas de visão subnormal a fim de reduzir ambliopia e de inserir a criança em seu meio de convivência.

A doença de Stargardt é a distrofia macular mais comum na infância e adolescência. É bilateral, simétrica e progressiva. Tem origem genética, com padrão de herança autossômico recessivo decorrente da mutação do gene *ABCA4*. O gene *ABCA4* é expresso em cones e bastonetes e codifica a proteína transportadora *ATP-binding cassette transporter* (ABCR). Essa proteína participa do transporte do *all-trans-retinal* nos fotorreceptores. Sua deficiência leva ao acúmulo desse metabólito e seus derivados tóxicos e eventual morte de fotorreceptores e células do EPR.[17]

Devido à diversidade fenotípica e à presença de mais de mil variantes patogênicas desse gene, a apresentação clínica é muito variável. O quadro clássico é formado pela redução do brilho foveal, associado à presença de atrofia macular e pequenas manchas branco-amareladas (*flecks*) no nível do EPR, dependendo do estágio. Quando os *flecks* estão distribuídos por todo o FO, a condição é conhecida como *fundus flavimaculatus*.[17] A doença pode ser classificada de acordo com a época de início dos sintomas (especialmente redução da AV) em início precoce ou início tardio. A doença de início precoce (infância) costuma apresentar um fenótipo mais grave. Há maior comprometimento dos cones e da região foveal, portanto costuma evoluir com pior AV. Na doença de início tardio (adulto), o fenótipo costuma ser mais brando, com mais alterações extrafoveais e melhor AV.[17]

A doença se manifesta geralmente a partir dos 5 anos de idade. A principal queixa é a redução da AV central bilateral (20/50-20/200) com deterioração mais frequente entre 8-15 anos. Nessa faixa etária, na maior parte dos casos, a própria criança já é capaz de referir essa perda. Em alguns casos, no entanto, essa dificuldade se manifesta por meio do comportamento, como falta de atenção e/ou baixo rendimento escolar. O campo visual costuma apresentar escotoma central. A visão de cores também pode ser afetada em estágios avançados.[17]

Inicialmente, o FO pode se apresentar normal, mesmo com comprometimento da AV. A primeira alteração observada é a perda do reflexo foveal, seguida de atrofia macular (aspecto em "olho de boi") com ou sem *flecks* ao redor.[17]

A atrofia costuma ser maior no centro da mácula, e conforme a doença avança progride para periferia. Os *flecks* podem se diferenciar quanto à coloração, morfologia, distribuição e tamanho; e costuma circundar as áreas de atrofia. Apesar do quadro clínico muito variável, a evolução para atrofia macular é uma característica marcante da doença. Portanto, é importante estabelecer um diagnóstico diferencial com outras doenças que podem cursar com atrofia macular, principalmente aquelas com aspecto em "olho de boi", por exemplo: distrofia de cones e bastonetes, distrofia de cones (acromatopsia), distrofias maculares causadas por mutações em outros genes, como *RDS, ELOV4, EFEMP1*.[17]

O diagnóstico da doença de Stargardt é baseado no FO e no teste genético. O teste genético consiste na detecção de variantes patogênicas *in trans* no gene *ABCA4*.

A evolução da doença de Stargardt é progressiva e costuma ser lenta. Os exames complementares como a autofluorescência e a OCT são úteis em avaliar a progressão da doença e alertar a criança e a família para a velocidade da perda visual.[17]

Atualmente, não existe tratamento para a doença de Stargardt. Ainda assim, algumas medidas podem ser adotadas para tentar retardar a perda visual. Os pacientes devem evitar a luz solar e de alta intensidade. Devem usar óculos de sol com filtro UV, chapéus ou outros acessórios semelhantes quando expostos à luz. O uso de vitamina A complementar deve ser evitado, uma vez que o excesso dessa vitamina pode levar ao acúmulo de lipofucsina e piora da doença. Não há necessidade de se preocupar com o excesso de vitamina

A ingerido através dos alimentos. Quando houver redução da AV, auxílios para visão subnormal podem ser úteis para muitas tarefas diárias e variam de simples lupas de mão a dispositivos eletrônicos como *tablets* e sistemas de ampliação, dentre outros.[17]

Atualmente, os principais ensaios clínicos em andamento estudam o uso de transplante de células do EPR derivadas de células-tronco, terapia gênica e moduladores do ciclo visual.

A retinose pigmentar (RP) é uma forma de distrofia bastonete-cone progressiva, que pode ser herdada de forma AR, autossômica dominante (AD) ou ligada ao X. Por acometer mais os bastonetes em comparação aos cones, o quadro clínico se inicia com redução da visão periférica, nictalopia e dificuldade de adaptação ao escuro. Conforme a doença progride, os cones são afetados e pode haver redução da visão central. A doença pode se apresentar de forma simples ou sindrômica. O diagnóstico clínico é estabelecido com base na história clínica, FO e exames complementares, como ERG, campo visual manual, autofluorescência e OCT. O FO clássico é composto de atrofia retiniana difusa, mais concentrada na periferia; atenuação vascular; palidez óptica e pigmentação periférica. Esses achados podem variar de acordo com o estágio da doença e com o gene envolvido. O ERG se apresenta com redução da resposta de bastonetes (escotópica) e em menor proporção, redução da resposta de cones (fotópica). É comum observar resposta extinta de ambos os sistemas desde as fases iniciais da doença. No campo visual, observa-se constrição das isópteras, que progride conforme a doença avança. A autofluorescência apresenta tipicamente um anel hiperautofluorescente que é bem característico da doença. O anel delimita as áreas de retina afetada (externas ao anel) das áreas de retina relativamente preservada (internas ao anel). Já a OCT é útil em demonstrar a degeneração das camadas externas da retina (fotorreceptores), de forma mais acentuada na periferia. A OCT também é útil para o diagnóstico de edema macular cistoide, que é uma complicação possível em qualquer RP. Em crianças, nem sempre é possível realizar todos os exames, uma vez que boa parte deles requer colaboração.[18]

Atualmente, há cerca de 400 genes descritos na patogênese da doença. Em geral, o quadro clínico é semelhante, porém há algumas peculiaridades na apresentação clínica, prognóstico e tratamento, dependendo do gene envolvido. Por essa razão, atualmente se recomenda o diagnóstico genético em adição ao diagnóstico clínico. Por se tratar também de doença monogênica, utiliza-se sequenciamento de nova geração com avaliação de painel de genes. Em casos de RP sindrômica, cujo quadro clínico não se enquadre nos genes do painel, opta-se pela realização do sequenciamento do exoma.[18]

Mutações no gene *EYS* são uma das principais causas de RP autossômica recessiva. Esse gene codifica uma proteína importante para a morfologia do fotorreceptor. Os pacientes podem apresentar, já na adolescência, cegueira noturna e perda progressiva do campo periférico. A visão central é geralmente mantida até estágios mais avançados (muitas vezes melhor que 20/50), e a fundoscopia revela palidez do disco óptico, espículas ósseas e atenuação vascular. Mutações no gene *RHO*, por sua vez, representam a principal causa de RP AD. Esse gene codifica a rodopsina, que é o pigmento visual encontrado em bastonetes. Alterações visuais não costumam se manifestar na infância e muitas vezes o diagnóstico é feito tardiamente. Ao FO, apresenta tipicamente uma progressão regional, com predomínio de atrofia na porção inferior da retina. Uma causa bem comum de RP na infância são mutações no gene *RPGR*, que são herdadas de forma ligada ao X. Esse tipo tem um início mais precoce e progride mais rapidamente do que muitas outras formas de RP. A RP associada ao *RPGR* se apresenta classicamente com meninos em torno de 10 anos de idade já com grande comprometimento da visão noturna e da visão periférica.

A síndrome de Usher é uma ciliopatia, herdada de forma AR, que pode ser causada por mutações em diversos genes. A forma mais comum é causada por mutações no gene *USH2A*. Mutações no gene *USH2A* são responsáveis por cerca de 80% da síndrome de Usher tipo 2. Nessa síndrome, os pacientes geralmente apresentam perda auditiva neurossensorial leve a moderada desde o nascimento, e perda mais grave para sons de alta frequência. As respostas vestibulares são normais.[18]

As manifestações oftalmológicas são caracterizadas por nictalopia e redução da visão periférica nas primeiras 2 décadas, que progride com idade, embora as taxas de progressão possam variar (variabilidade fenotípica intra e interfamiliar). A fundoscopia demonstra achados clássicos de RP, e edema macular cistoide é relativamente frequente.[18] A Figura 6 demonstra o FO de uma criança com síndrome de Usher tipo 2. Atualmente, também estão sendo desenvolvidas terapias para essa síndrome com O uso de oligonucleotídeos antissense e antioxidantes.[18]

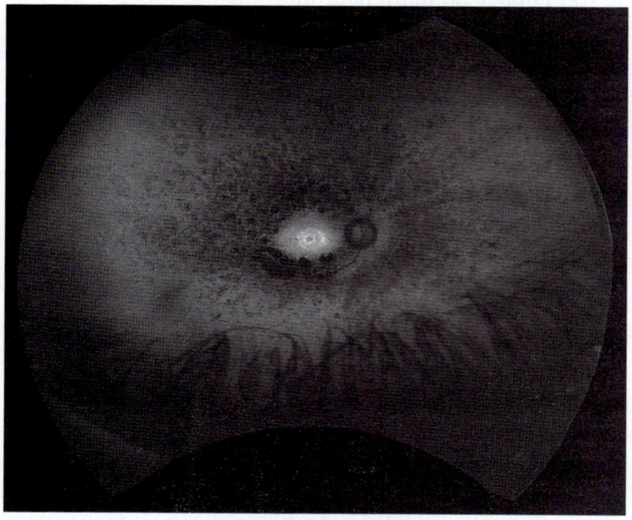

Figura 6 Autofluorescência panorâmica demonstrando caso de síndrome de Usher avançada. Notar a intensidade das alterações na periferia da retina com preservação (relativa) apenas da área central.

Fonte: imagem cedida pela Dra. Maria Fernanda Abalem.

DOENÇAS TUMORAIS

A maior parte dos tumores intraoculares na criança é benigna. O retinoblastoma, no entanto, é um tumor maligno e será discutido em outro capítulo. Nesta seção serão descritos os tumores do epitélio pigmentado da retina (EPR) e facomatoses.

Os principais tumores do EPR são a hipertrofia congênita do EPR, hamartoma combinado da retina e do EPR, melanocitoma e osteoma de coroide.[11]

A hipertrofia congênita do EPR se apresenta com lesões hiperpigmentadas, bem demarcadas e esparsas na periferia da retina. São lesões benignas, mas, em alguns casos, podem estar associadas à polipose adenomatose familiar (síndrome de Gardner). Nesses casos, as lesões tendem a ser múltiplas, esparsas e com um halo de despigmentação. Pelo risco de carcinoma de cólon, casos com lesões suspeitas devem ser mais bem investigados.

O hamartoma combinado da retina e do EPR se apresenta com uma lesão elevada, de limites mal definidos, de pigmentação variada, localizada na região peripapilar ou na periferia da retina. Trata-se de um tumor benigno, mas pode estar associado à neurofibromatose tipo 2, *incontinentia pigmenti* e hemangioma facial. O melanocitoma é uma lesão bem pigmentada, localizada na região peripapilar. É uma lesão benigna e não se observa crescimento da lesão. Casos de malignidade (melanoma) são raros. O osteoma de coroide é um tumor benigno, mas pode levar ao comprometimento visual. É uma lesão que se apresenta com hiper-refletividade à ultrassonografia ocular. Em alguns casos pode estar associado à síndrome de Sturge-Weber.[11]

As facomatoses representam um grupo de doença em que há um ou mais tipos histológicos em um ou mais órgãos (olhos, pele e SNC). As principais doenças com comprometimento ocular são: angiomatose da retina e cerebelo (doença de von Hippel-Lindau), neurofibromatose (doença de Von Recklinghausen), esclerose tuberosa (doença de Bourneville), angiomatose encefalofacial (síndrome de Sturge-Weber), angioma racemoso (síndrome de Wyburn-Mason) e *incontinentia pigmenti* (síndrome de Bloch-Sulzberger). O Quadro 4 resume os principais achado de cada entidade.[11]

DOENÇAS DE ORIGEM MEDICAMENTOSA

A retina é uma das partes do olho que mais sofrem danos causados por depósito ou ação de drogas. Os dados sobre retinopatias induzidas por medicamentos são escassos e às vezes conflitantes, mas, na maioria dos casos, a duração do tratamento e a dose se relacionam com a intensidade do agravo e são reversíveis com a interrupção do uso. Por isso é importante o seu reconhecimento precoce.

Para efeito didático, vamos dividi-las em retinopatias e neuropatias ópticas e comentar os grupos mais frequentes.

Retinopatias de origem medicamentosa

Cursam com alterações pigmentares na retina o uso de cloroquina, hidroxicloroquina, indometacina, clorpromazina, desferroxamina e didanosina. Hemorragias retinianas estão relacionadas ao uso de salicilatos. A isotretinoína e a quinina estão associadas a dificuldade na visão noturna.[19]

A retinopatia cristalina adquirida pode estar relacionada a anestesia com metoxifluorano; terapia com tamoxifeno e cantaxantina; retinopatia por talco em usuários de drogas ilícitas.[19]

Estão relacionados a lesões retinianas também os anti-infecciosos (ribavirina, PEG-interferon-alfa-2a e cefuroxima); antineoplásicos imatinibe, letrozol e ranibizumabe.[19]

Neuropatias ópticas induzidas por drogas

As neuropatias ópticas tóxicas podem estar relacionadas ao: tratamento da tuberculose (estreptomicina, isoniazida e etambutol); antibióticos sistêmicos (cloranfenicol e linezolida), imunomoduladores (infliximab e vincristina).[20]

Neuropatia hipóxico-isquêmica em crianças pode estar associada a grande hipotensão como na diálise peritonial, hemodiálise ou tratamento agressivo para hipertensão arterial. Pode também estar associada a doença cardíaca congênita ou com o uso de sildenafila.

As drogas mais usuais são cloroquina e hidroxicloroquina, cloranfenicol, etambutol e a síndrome alcoólica fetal.[20]

A cloroquina e a hidroxicloroquina são drogas usadas em doenças reumáticas. Seu efeito deletério são dose e tempo de uso dependente; a hidroxicloroquina atualmente é a escolha por ter menor efeito adverso.

Pode apresentar linha verticilata de depósito corneano e insuficiência na acomodação. Essas alterações são reversíveis com a interrupção do tratamento. É sugerido o uso de lágrimas artificiais 4-5 vezes ao dia para lavar o medicamento na lágrima.

A retinopatia se apresenta como alteração progressiva do EPR na região foveal, que, na fase avançada, mostra-se com uma região central com grumos de pigmento envolta por área despigmentada; as arteríolas estão afiladas e o nervo óptico frequentemente é pálido. Raramente existe edema macular. A perda de campo visual geralmente é central ou cecocentral, e o ERG é normal. O ERG multifocal, no entanto, é alterado desde fases bem precoces.[21] A AV, visão de cores e campo visual podem ser normais nas fases iniciais, mas são comprometidos nas fases tardias. Com a interrupção da droga nem sempre ocorre reversão das alterações. A dose tóxica é variável, e o mecanismo de ação é pouco conhecido, existindo evidências de que a droga se una à melanina e leve à degeneração do EPR. Recomenda-se exame oftalmológico, campo visual, ERG multifocal e OCT regulamente em usuários crônicos de cloroquina e hidroxicloroquina.[21]

O cloranfenicol por seus efeitos colaterais é pouco usado atualmente, sendo relacionado a neuropatia óptica quando em uso sistêmico. Está associado a dano tóxico mitocondrial que leva a edema de papila e escotomas central e cecocentral. Existe regressão parcial com a interrupção da droga.[19]

O etambutol, assim como a estreptomicina e a isoniazida, estão relacionadas à neurite óptica tóxica. Idade, dose e duração do tratamento estão associadas à gravidade da le-

são. Existem evidências de que o etambutol pode acelerar a perda visual na neuropatia óptica de Leber e na atrofia óptica autossômica dominante.[19]

A síndrome alcoólico fetal é decorrente da exposição intrauterina ao álcool, podendo levar a criança a apresentar problemas cardíacos, esqueléticos, faciais, dentários, deficiência mental e sensorial por toda a vida, necessitando de intervenção familiar, de equipes de saúde e educacional com custo social e pessoal elevado.

A exposição ao álcool pré-natal está relacionada a comprometimento cerebral em sua fase de neurogênese, mielinização e maturação levando à microcefalia. O córtex parietal, occipital e temporal são frequentemente alterados.[22]

As malformações oculares típicas são fissura palpebral pequena, ptose, estrabismo, erros de refração, anomalias vasculares da retina e hipoplasia de nervo óptico. Por certo, o comprometimento visual cortical é a maior causa da baixa AV.[22]

O quadro clínico da síndrome é variável e depende da dose e do período da gestação em que ocorreu a ingestão de álcool. Ainda não existe um tratamento intraútero curativo; existe pesquisa com agentes antioxidantes e agonistas da serotonina. É uma criança que precisa de suporte no berçário e por toda a vida.[22]

REFERÊNCIAS BIBLIOGRÁFICAS

1. Ashworth JLMA. Neurometabolic disease and the eye. In: Taylor DCHC (ed.). Pediatric ophthalmology and strabismus. 5.ed: Elsevier; 2017.
2. Wright KWSP. Pediatric ophthalmology and strabismus 2.ed. Springer-Verlag; 2003.
3. Graziano RMZA, Nakanami CR, Debert I, Verçosa IMC, et al Oftalmologia para o pediatra. São Paulo: Atheneu; 2009.
4. Abalem MF, Francischini S, Carricondo PC, Graziano RM. Fundus autofluorescence in Tay-Sachs disease. JAMA Ophthalmology. 2014;132(7):876.
5. Fundus photographic risk factors for progression of diabetic retinopathy. ETDRS report number 12. Early Treatment Diabetic Retinopathy Study Research Group. Ophthalmology. 1991;98(5 Suppl):823-33.
6. Solomon SD, Chew E, Duh EJ, Sobrin L, Sun JK, VanderBeek BL, et al. Diabetic retinopathy: a position statement by the American Diabetes Association. Diabetes Care. 2017;40(3):412-8.
7. AGM. Deficiência nutricional e suas manifestações oculares. In: Schvartsman BGMJ, PT (ed.). Coleção Pediatria do Instituto da Criança da FMUSP – Oftalmologia. Barueri: Manole; 2013.
8. Vicente LMRM. Problemas oculares associados a problemas nutricionais. In: Kara-José NRM (ed.). Saúde ocular e prevenção à cegueira. Tema oficial do XXXV Congresso Brasileiro de Oftalmologia. Rio de Janeiro: Manole; 2009.
9. Ghorbanian S, Jaulim A, Chatziralli IP. Diagnosis and treatment of coats' disease: a review of the literature. Ophthalmologica. 2012;227(4):175-82.
10. Serracabassa PDBMRL. Hemoglobinopatias, anemias e leucemias. In: Schvartsman BG MJPT (ed.). Coleção Pediatria do Instituto da Criança da FMUSP. Barueri: Manole; 2013.
11. Ophthalmology AAo. Pediatric ophthalmology and strabismus. San Francisco: American Academy of Ophthalmology; 2010.
12. Gronskov K, Ek J, Brondum-Nielsen K. Oculocutaneous albinism. Orphanet Journal of Rare Diseases. 2007;2:43.
13. Abalem MF, Rao PK, Rao RC. Nystagmus and platinum hair. JAMA. 2018;319(4):399-400.
14. Thompson JA, De Roach JN, McLaren TL, Lamey TM. A mini-review: Leber congenital amaurosis: identification of disease-causing variants and personalised therapies. Adv Exp Med Biol. 2018;1074:265-71.
15. Sheck L, Davies WIL, Moradi P, Robson AG, Kumaran N, Liasis AC, et al. Leber congenital amaurosis associated with mutations in CEP290, clinical phenotype, and natural history in preparation for trials of novel therapies. Ophthalmology. 2018;125(6):894-903.
16. Ruan GX, Barry E, Yu D, Lukason M, Cheng SH, Scaria A. CRISPR/Cas9--mediated genome editing as a therapeutic approach for Leber congenital amaurosis 10. Mol Ther. 2017;25(2):331-41.
17. Fujinami K, Zernant J, Chana RK, Wright GA, Tsunoda K, Ozawa Y, et al. Clinical and molecular characteristics of childhood-onset Stargardt disease. Ophthalmology. 2015;122(2):326-34.
18. Dias MF, Joo K, Kemp JA, Fialho SL, da Silva Cunha A, Jr., Woo SJ, et al. Molecular genetics and emerging therapies for retinitis pigmentosa: basic research and clinical perspectives. Progress in Retinal and Eye Research. 2018;63:107-31.
19. Vita Sobrinho JBBJ. Iatrogenia ocular. In: Nakanami CRBJR, Zin A (ed.). Oftalmopediatria. São Paulo: Roca; 2010.
20. SP. Other acquired optic disc abnormalities in children. In: Taylor DCHC (ed.). Pediatric ophthalmology and strabismus. 5.ed: Elsevier; 2017.
21. Alghanem H, Padhi TR, Chen A, Niziol LM, Abalem MF, Dakki N, et al. Comparison of fundus-guided microperimetry and multifocal electroretinography for evaluating hydroxychloroquine maculopathy. Transl Vis Sci Technol. 2019;8(5):19.
22. MAM. Manifestações e critérios diagnósticos do espectro de desordens fetais alcoólicas. In: CAMS (ed.). Efeito do álcool na gestação, no feto e no recém nascido. 2.ed. São Paulo: Sociedade de Pediatria; 2017.

CAPÍTULO 13

TRAUMA OCULAR NA INFÂNCIA

Emerson Fernandes de Sousa e Castro
Alexandre Achille Grandinetti

AO FINAL DA LEITURA DESTE CAPÍTULO, O PEDIATRA DEVE ESTAR APTO A:

- Identificar as principais causas de lesão ocular no local e na região.
- Difundir mensagens educativas para a comunidade, destacando as causas determinantes de cegueira por traumatismo ocular e as formas de prevenção.
- Enfatizar a educação preventiva no ambiente escolar.
- Realizar o primeiro atendimento das principais causas de traumatismo ocular na infância

INTRODUÇÃO

Traumatismos oculares são importantes causas de morbidade em crianças, sendo a principal causa de cegueira não congênita unilateral nessa faixa etária.[1]

O trauma ocular na infância é responsável por cerca de 8-14% do total de lesões. As lesões oculares na infância são diferentes dos adultos em termos dos objetos envolvidos em causar lesões, avaliação e protocolos de manejo. O perfil epidemiológico das lesões oculares pediátricas varia de acordo com as regiões estudadas. O trauma ocular é mais comum nos países em desenvolvimento do que nos desenvolvidos.[2]

A importância do conhecimento das causas de ocorrência dos traumas oculares em crianças é bastante relevante, visto que 79,1% ocorrem em casa e em cerca de 52% um dos pais esteve presente e próximo da criança vitimada.[3] A presença ou ausência dos pais segundo alguns estudos não fez diferença em sua ocorrência.[3] Facas, garfos e tesoura foram causadores de mais de 50% dos ferimentos oculares perfurantes (abertos) ocorridos em ambiente doméstico, atingindo crianças de 1-10 anos de idade.[3] Ainda entre as crianças, os objetos pontiagudos representam o agente causal em 15,1% dos ferimentos não perfurantes e 15% dos casos de contusão ocular.[3-5] A contínua identificação de fatores de risco é importante para a prevenção de tais acidentes.[6] A maioria dessas lesões pode ser evitada com medidas educacionais para profissionais da saúde e a comunidade.

Os traumatismos oculares na infância merecem especial atenção pela gravidade do prognóstico e da ameaça da ambliopia.[3]

Para a realização do diagnóstico, o primeiro passo é obter uma história verdadeira dos pais ou acompanhantes.

No exame inicial observa-se: acuidade visual, motilidade ocular extrínseca, exame ocular externo, exame na lâmpada de fenda e se possível mapeamento de retina.

PRINCIPAIS MODALIDADES DE TRAUMAS OCULARES NA INFÂNCIA

Trauma na gestação

Os traumas oculares podem ocorrer, apesar de raros, em decorrência de iatrogenias durante procedimentos como amniocentese (Figura 1).

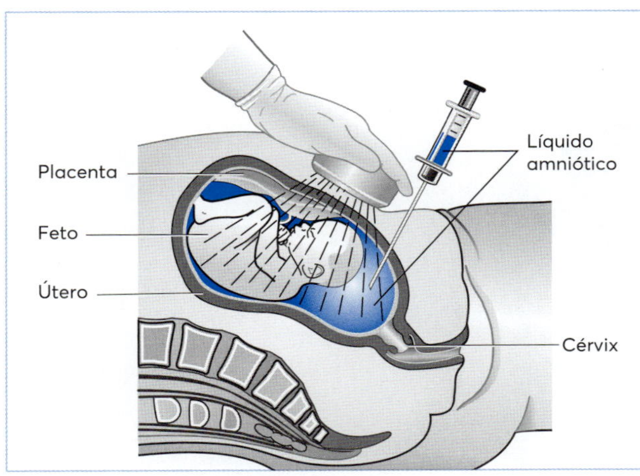

Figura 1 Amniocentese.

Trauma no parto

Ruptura da membrana de Descemet (Figura 2)

Pode ser causada pelo fórcipe no momento do parto. O diagnóstico pode ser realizado ao simples exame externo do globo ocular, pela identificação de estrias verticais associado a edema na córnea. O edema geralmente desaparece em poucas semanas, porém as dobras persistem, podendo causar astigmatismo e por vezes ambliopia no olho afetado.

Hemorragias retinianas

São diagnosticadas em cerca de 20% das crianças examinadas nas primeiras 24 horas de vida, e em sua maioria são reabsorvidas em aproximadamente 2 semanas sem sequelas.

Edema de estruturas periorbitárias

Causado por trauma de parto, usualmente transitório.

Traumas oculares na infância

Autoagressão

Crianças com retardo do desenvolvimento neuropsicomotor podem apresentar graves lesões oculares como descolamento de retina e perfurações oculares por autoagressão.

Tais crianças devem ser submetidas a exames oculares periódicos, mesmo que não apresentem queixas.

Lesões oculares por abusos em crianças

Síndrome da criança sacudida

Geralmente ocorrem em crianças com menos de 4 anos de idade, e em 50% dos casos os pais são os agressores. Os principais sinais externos são:

- Equimose periocular.
- Hemorragia subconjuntival.

Os principais sinais internos são:

- Subluxação do cristalino.
- Catarata.
- Descolamento da retina.
- Atrofia óptica.
- Hemorragia retiniana: 80% dos casos (Figura 3).

Deve-se aventar a possibilidade de maus-tratos em traumas oculares em crianças.

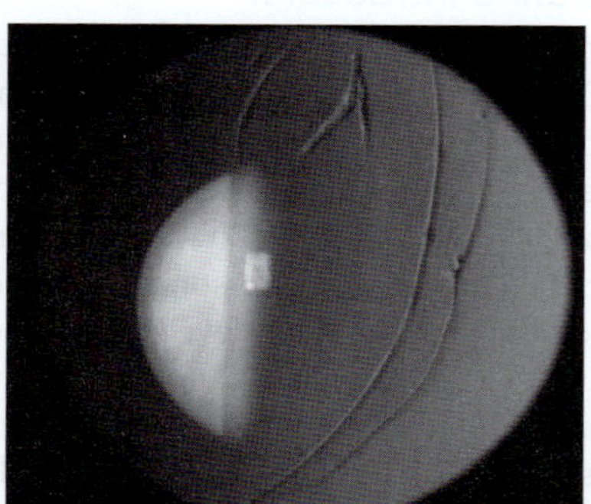

Figura 2 Ruptura da membrana de Descement.

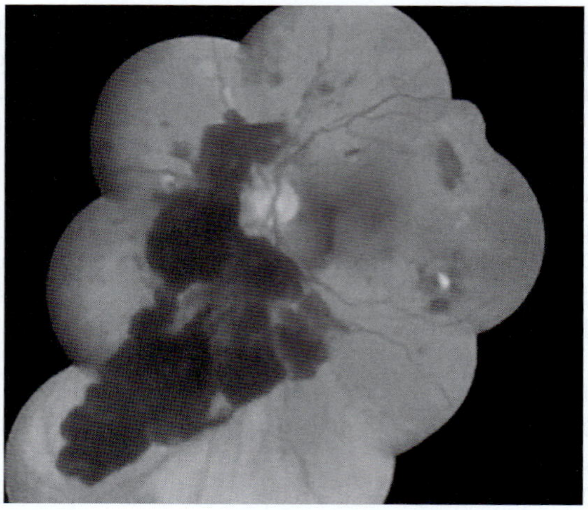

Figura 3 Hemorragia retiniana.

Traumas contusos

Hemorragias subconjuntivais (Figura 4)

Podem ser determinadas por traumas de leve intensidade e têm resolução espontânea em 2 semanas.

Se for resultado de trauma ocular, muitas vezes deve ser explorada para afastar a possibilidade de perfuração ocular (ferimento aberto).

Hifema (hemorragia na câmara anterior) (Figura 5)

- Diagnóstico pela biomicroscopia ocular (exame na lâmpada de fenda) – geralmente associado a baixa visual súbita e dor ocular.

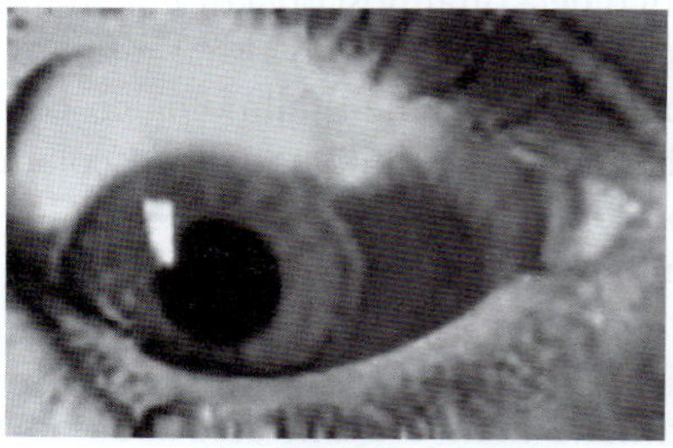

Figura 4 Hemorragia subconjuntival.

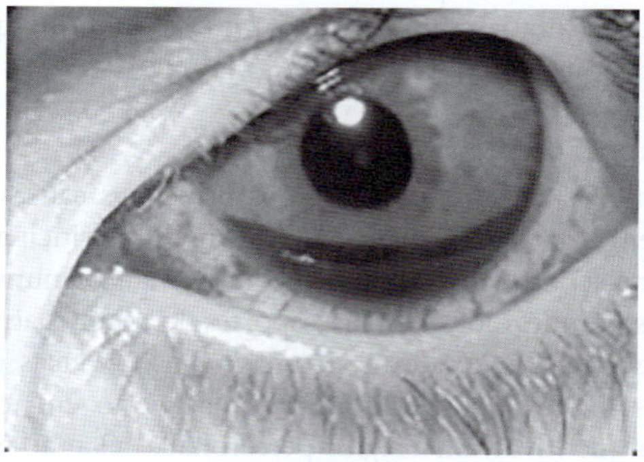

Figura 5 Hifema.

- Cuidado especial em pacientes afrodescendentes pelo risco de doença falciforme que pode piorar o prognóstico dos hifemas.
- Manter o paciente em repouso e encaminhar para exame oftalmológico completo.
- Associado frequentemente a quadro de elevação da PIO (pressão intraocular).
- O tratamento geralmente é realizado com anti-inflamatórios tópicos e/ou sistêmicos, hipotensores oculares, cicloplégico e cirurgia, quando necessário.

Uveíte traumática

- Diagnóstico pela biomicroscopia ocular (exame na lâmpada de fenda).
- Olho vermelho, miose e reação inflamatória na câmara anterior.
- Geralmente ocorre dor, fotofobia e visão turva 24-48 horas após o trauma.
- Manter paciente em repouso e encaminhar para exame oftalmológico completo.

Catarata traumática

- Diagnóstico pela biomicroscopia ocular (exame na lâmpada de fenda).
- Pode ou não haver ruptura do cristalino.
- Pode haver baixa visual súbita ou longo prazo.
- Manter o paciente em repouso e encaminhar para exame oftalmológico completo.
- O tratamento depende da magnitude das lesões, geralmente cirúrgico.

Hemorragia vítrea

- Diagnóstico pela oftalmoscopia direta ou indireta.
- Baixa visão ou embaçamento visual súbitos.
- Encaminhar para exame oftalmológico completo imediato pela grande possibilidade de descolamento de retina associado.
- Tratamento cirúrgico em sua maioria.

Trauma de retina

A lesão retiniana mais comum associada ao trauma é o edema, geralmente com resolução espontânea. Nos casos de traumas muito intensos sempre é importante a realização do exame de mapeamento de retina para avaliação da periferia retiniana em busca de rupturas da retina que podem ocasionar o descolamento da retina.

Trauma ocular aberto

O trauma ocular aberto é uma das principais causas de cegueira em crianças e adultos jovens, atingindo principalmente o sexo masculino. Em crianças as causas mais comuns são os traumas por mordidas de cães, esportes de contato, atividades recreativas e acidentes domésticos com o uso de facas, garfos e tesouras. Deve-se suspeitar de trauma aberto em todos os traumas que envolvam a região periorbital e evitar ao máximo a compressão do globo ocular, pois esta pode agravar o caso.

O trauma ocular aberto é dividido em duas formas: o trauma perfurante, aquele em que temos apenas um ferimento de entrada, e o trauma penetrante, aquele em que se encontra um ferimento de entrada e outro de saída no globo ocular. Sempre se deve suspeitar de ferimentos abertos quando houver história de acidente envolvendo o uso de objetos pontiagudos. Deve-se suspeitar de lesão perfurante quando se encontra: desvio da pupila, presença de íris encarcerada na córnea, extensa hemorragia conjuntival, edema palpebral secundário ao trauma, vazamento de fluido intraocular, extensas lesões palpebrais, aparentes corpos estranhos.[6]

Em caso de algumas das situações como essas, a melhor conduta deve ser:

- Evitar prosseguir com exame oftalmológico e manipulação das estruturas.
- Não comprimir o globo ocular.
- Não remover nenhum material.
- Não aplicar colírios ou pomadas.
- Realizar um curativo tomando o máximo cuidado para não comprimir o globo ocular.
- Orientar os pais sobre jejum absoluto devido à possibilidade da necessidade de tratamento cirúrgico.
- Encaminhar com urgência ao oftalmologista.

As perfurações do globo ocular constituem causa importante de incapacidade funcional, sendo os casos mais graves dentre os traumatismos oculares, necessitando de cuidados médicos especializados. Apesar das novas técnicas microcirúrgicas, o prognóstico visual costuma ser pobre.

O tratamento envolve a exploração cirúrgica com a sutura das estruturas lesionadas e a reconstrução do globo ocular. Traumatismos abertos que envolvem a córnea podem muitas vezes levar a graves opacidades corneanas que podem vir a necessitar de transplante de córnea. Os traumas que envolvem a porção mais posterior do globo ocular podem causar hemorragia vítrea e descolamento de retina, sendo necessário um planejamento cirúrgico para realização de mais de uma cirurgia para o tratamento adequado.[7] O tratamento sempre deve ser realizado o mais breve possível, e a necessidade de cirurgia vitreorretiniana associada é comum.

Corpo estranho intraocular

Sempre deve-se suspeitar da presença de corpo estranho intraocular (CEIO) em traumas oculares, sendo importante a investigação do mecanismo do trauma e objetos envolvidos.

Corpos estranhos metálicos podem ser detectados através da realização de raio x das órbitas ou tomografia, sendo contraindicada a realização de ressonância nuclear magnética nesses casos. O tratamento deve ser realizado para remoção do CEIO a fim de evitar danos às estruturas oculares devido a toxicidade e a infecções.

Uma das complicações mais graves que podem ser encontradas são as endoftalmites infecciosas, que podem ocorrer em até 10% dos casos. O tratamento deve ser realizado o

mais brevemente possível, com a injeção de antibióticos intravítreos, e em casos mais graves associa-se a cirurgia de vitrectomia. A endoftalmite tem seu risco aumentado quando existe contaminação da ferida, corpo estanho intraocular, ruptura da cápsula do cristalino e se a sutura das estruturas foi realizada mais do que 12 horas após o trauma.

Queimaduras químicas

As queimaduras químicas oculares são causa frequente de danos à saúde ocular e devem ser consideradas emergências oftalmológicas devido a sua alta morbidade. São frequentemente bilaterais e potencialmente devastadoras, acometendo 7-10% dos casos relatados de traumas oculares. O rápido diagnóstico e o tratamento imediato são determinantes para o prognóstico e a recuperação visual.[8]

A gravidade da lesão ocular depende da concentração do agente agressor, da duração da exposição do globo ocular ao agente, do pH da solução e da velocidade de penetração da droga. Essas lesões podem ser causadas por substâncias ácidas (removedores de ferrugem, agentes de limpeza e ácido de baterias) ou alcalinas (amônia, soda caustica e cal), sendo as substâncias alcalinas mais graves devido a seu pH e à possibilidade maior de penetração e dano às estruturas internas do globo ocular.

O tratamento deve ser imediato, iniciando-se de preferência no local do acidente com irrigação copiosa com água corrente. Após a chegada ao pronto-socorro, o paciente deve ser submetido novamente a irrigação copiosa do globo ocular com soro fisiológico, sendo importante a eversão das pálpebras para remoção de materiais aderidos aos fórnices conjuntivais. O uso de colírio anestésico é importante para minimizar a dor, que pode ser intensa, sendo necessária em alguns casos sedação anestésica para se poder realizar a lavagem de forma adequada.[9]

Após o atendimento inicial, sempre se deve encaminhar o paciente para atendimento oftalmológico, que avaliará a necessidade de tratamento com colírios antibióticos, cicloplégicos, hipotensores e manejo das complicações causadas.

Queimaduras térmicas

Uma queimadura ocular térmica pode ocorrer quando os olhos ficam excessivamente expostos à radiação UV por meio da luz solar refletida pela neve ou pela areia, pela água do mar sem qualquer proteção. Geralmente esse tipo de queimadura atinge mais as pálpebras, assemelhando-se a uma queimadura cutânea. Em alguns casos, a fonte de frio ou calor chega diretamente à conjuntiva e/ou à córnea, causando danos mais graves, por exemplo, por meio do contato acidental e desprotegido dos olhos com fogo, faíscas, líquidos quentes, vapor e a luz emitida por solda elétrica. Além do incômodo doloroso, os olhos queimados se tornam porta de entrada para o desenvolvimento de infecções importantes.

As lesões térmicas geralmente causam danos às estruturas superficiais do globo ocular como o epitélio da córnea. O tratamento consiste no debridamento dos tecidos necróticos, colírios cicloplégicos e oclusão com pomada contendo antibióticos, com recuperação completa na maioria dos casos após 24 horas de tratamento.

Prevenção do trauma ocular na infância

O trauma ocular na infância persiste como uma das principais causas de cegueira monocular que podem ser prevenidas. É complexa a prevenção do trauma doméstico, mas, aumentando a conscientização dos pais, melhorando a supervisão e a exposição de crianças mais novas aos objetos e às situações potenciais de perigo, pode-se conseguir reduzir sua ocorrência.

A perda do globo ocular na infância é um problema de saúde pública, sendo que a incapacidade temporária ou permanente do olho acometido pode acarretar uma série de repercussões sociais e econômicas que poderiam ser passíveis de prevenção pelo atendimento adequado e educação preventiva.[10] Outra medida seria a criação de centros de referência em oftalmologia longe da região metropolitana, buscando um atendimento mais precoce às crianças traumatizadas e evitando danos irreversíveis à visão.

REFERÊNCIAS BIBLIOGRÁFICAS

1. National Society for the Prevention of Blindness. Fact sheet: vision problems in the US. New York: National Society for the Prevention of Blindness; 1980.
2. Loon SC, Tay WT, Saw SM, Wang JJ, Wong TY. Prevalence and risk factors of ocular trauma in an urban south east Asian population: the Singapore Malay Eye Study. Clin Exp Ophthalmol. 2009;37:362-7.
3. Prado Júnior J, Alves MR, Usuba FS, Onclix TM, Marantes CR. Perforating eye injuries in children. Rev Hosp Clin Fac Med São Paulo. 1996:51(2):44-8.
4. Moreira CA, Debert-Ribeiro M, Belfort R. Epidemiological study of eye injuries in Brazilian children. Arch Ophthalmol. 1988;106:781-4.
5. Rudd JC, Jaeger EA Freitag SK, Jeffers JB. Traumatically ruptured globes in children. J Paediatr Ophthalmol Strabismus. 1994;31:307-11.
6. Punnonen E. Epidemiological and social aspects of perforating eye injuries. Acta Ophthalmol. 1989;67:492-8.
7. Abbott J, Shah P. The epidemiology and etiology of pediatric ocular trauma. Surv Ophthalmol. 2013;58:476-85.
8. Haring RS, Scheffield ID, Channa R, Canner JK, Schenneider EB. Epidemiologic trends of ocular chemical burns in the United States. JAMA Ophthalmol. 2016;134(10):1119-24.
9. Castellano AG, Moreira H, Zago RJ, Milicovsky FS. Avaliação epidemiológica dos pacientes vítimas de queimadura ocular pelo agente químico cal no Serviço de Oftalmologia do Hospital Universitário Evangélico de Curitiba. Arq Bras Oftalmol. 2002;65:311-4.
10. Hoskin AK, Watson SL. Ocular trauma and prevention measures. Clin Exp Ophthalmol. 2020 Sep;48(7):875-6.

SEÇÃO 33

SAÚDE MENTAL

COORDENADORES

Roberto Santoro Almeida
Psiquiatra de Crianças e Adolescentes. Coordenador do Grupo de Trabalho (GT) de Saúde Mental da Sociedade Brasileira de Pediatria (SBP). Membro do Departamento Científico (DC) de Saúde Mental da Sociedade de Pediatria do Estado do Rio de Janeiro (SOPERJ). Chefe do Serviço de Saúde Mental do Hospital Municipal Jesus. Especialista em Psiquiatria pela Associação Brasileira de Psiquiatria (ABP) e Associação Médica Brasileira (AMB). Mestre em Psiquiatria pelo Instituto de Psiquiatria da Universidade Federal do Rio de Janeiro (UFRJ). Psicanalista pela International Psychoanalytical Association. Presidente da Sociedade Psicanalítica do Rio de Janeiro (SPRJ).

Adriana Rocha Brito
Neurologista Pediátrica pelo Instituto Fernandes Figueira (IFF) da Fundação Oswaldo Cruz (Fiocruz). Mestre em Saúde da Criança e do Adolescente e Doutora em Neurologia pela Universidade Federal Fluminense (UFF). Professora Associada de Pediatria da UFF. Membro dos DCs de Neurologia e de Espiritualidade e do GT de Segurança e Prevenção da Violência da SOPERJ. Diretora de Publicação da SOPERJ. Membro do DC de Prevenção e Enfrentamento das Causas Externas na Infância e Adolescência e do GT de Saúde Mental da SBP.

AUTORES

Adriana Rocha Brito
Neurologista Pediátrica pelo IFF-Fiocruz. Mestre em Saúde da Criança e do Adolescente e Doutora em Neurologia pela UFF. Professora Associada de Pediatria da UFF. Membro dos DCs de Neurologia e de Espiritualidade e do GT de Segurança e Prevenção da Violência da SOPERJ. Diretora de Publicação da SOPERJ. Membro do DC de Prevenção e Enfrentamento das Causas Externas na Infância e Adolescência e do GT de Saúde Mental da SBP.

Alda Elizabeth Boehler Iglesias Azevedo
Médica Especialista em Pediatria com Área de Atuação em Medicina da Adolescência pela SBP/AMB e Pontifícia Universidade Católica do Paraná (PUCPR). Mestre em Saúde Coletiva pelo Instituto de Saúde Coletiva da Universidade Federal do Mato Grosso (UFMT). Professora Adjunta do Departamento de Pediatria da Faculdade de Medicina da UFMT. Presidente do DC de Medicina do Adolescente da SBP. Membro Diretor do Comitê de Adolescência da Associação Latino-americana de Pediatria (ALAPE). Membro Titular da Confederación de Adolescencia y Juventud Iberoamérica Italia Caribe (CODAJIC). Membro do Grupo de Estudos de CODAJIC-Brasil.

Ana Silvia Mendonça Alves
Psiquiatra de Crianças e Adolescentes. Psicanalista.

Cecy Dunshee de Abranches
Psiquiatra da Infância e Adolescência, Psicoterapeuta e Terapeuta de Família. Mestre em Saúde Pública pela Escola Nacional de Saúde Pública Sérgio Arouca (ENSP) da Fiocruz. Doutora em Saúde da Mulher, da Criança e do Adolescente pelo IFF/Fiocruz. Membro do Departamento de Saúde Mental e do GT de Segurança e Prevenção da Violência da SOPERJ. Membro do GT de Saúde Mental da SBP.

Daniele de Brito Wanderley
Psicóloga. Psicanalista. Especialista em Psicopatologia do Bebê pela Université Paris XIII, França. Especialista em Psiquiatria Infantil 0-3 anos pela Université Paris V, França. Mestre em Medicina e Psicanálise pela Université Paris VII, França. Fundadora e Diretora do Núcleo Interdisciplinar de Intervenção Precoce (NIIP). Membro da Rede Internacional de Estudos e Pesquisa em Psicopatologia do Infans (RIEPPI).

Gabriela Judith Crenzel
Psiquiatra de Crianças e Adolescentes. Mestre em Saúde da Criança pelo IFF/Fiocruz. Presidente do Departamento de Saúde Mental da SOPERJ. Membro do GT de Saúde Mental da SBP.

Roberto Santoro Almeida
Psiquiatra de Crianças e Adolescentes. Coordenador do GT de Saúde Mental da SBP. Membro do DC de Saúde Mental da SOPERJ. Chefe do Serviço de Saúde Mental do Hospital Municipal Jesus. Especialista em Psiquiatria pela ABP/AMB. Mestre em Psiquiatria pelo Instituto de Psiquiatria da UFRJ. Psicanalista pela International Psychoanalytical Association. Presidente da Sociedade Psicanalítica do Rio de Janeiro (SPRJ).

Rossano Cabral Lima
Psiquiatra de Crianças e Adolescentes. Mestre e Doutor em Saúde Coletiva pelo Instituto de Medicina Social Hesio Cordeiro da Universidade do Estado do Rio de Janeiro (IMS-UERJ). Professor Associado do IMS-UERJ. Membro do Departamento de Saúde Mental da SOPERJ e do GT de Saúde Mental da SBP.

Vera Ferrari Rego Barros
Psicóloga. Psicanalista. Membro do Serviço de Psicologia do Instituto da Criança e do Adolescente do Hospital das Clínicas da Faculdade de Medicina da Universidade de São Paulo (ICr-HCFMUSP). Membro do Núcleo de Estudos de Saúde Mental da Sociedade de Pediatria de São Paulo (SPSP). Presidente do Núcleo de Estudos sobre Depressão em Crianças e Adolescentes da SPSP. Membro do GT Mil Dias da SPSP. Coordenadora do GT de Saúde Mental da SBP.

CAPÍTULO 1

INTRODUÇÃO À SAÚDE MENTAL NA INFÂNCIA E NA ADOLESCÊNCIA

Roberto Santoro Almeida
Rossano Cabral Lima
Gabriela Judith Crenzel
Ana Silvia Mendonça Alves

AO FINAL DA LEITURA DESTE CAPÍTULO, O PEDIATRA DEVE ESTAR APTO A:

- Avaliar criticamente o campo da saúde mental da infância e da adolescência na realidade da prática pediátrica brasileira.
- Reconhecer os fatores de risco e de proteção para agravos psíquicos, habilitando-se para a intervenção precoce, o tratamento e a reabilitação de crianças e adolescentes com problemas e transtornos mentais.
- Compreender as sutilezas e complexidades do diagnóstico e das classificações psiquiátricas.
- Incluir a dimensão da saúde mental na prática clínica, contribuindo para a prevenção e a promoção da saúde mental.

INTRODUÇÃO[1-10]

A vida mental forma um dos pilares da existência humana, constituindo o espaço em que se apresentam todas as sensações, sentimentos, pensamentos, projetos e ideais. A realidade externa é conhecida pela sua representação na mente. Estados psicológicos condicionam a percepção do mundo.

A mente se configura como virtualidade de face dupla, corporal e relacional. Radica-se no corpo e constitui-se e desenvolve-se na interação humana e com o mundo externo. Processos psíquicos têm concomitantes corporais. E não existe vida mental sem relações interpessoais.

A mente se desenvolve por toda a vida, por um processo de interação de tendências biológicas genéticas com as experiências, principalmente experiências afetivas. O desenvolvimento psicológico nos primeiros anos depende dos cuidados recebidos pela criança, que constituem o fundamento da saúde mental futura, influenciando a regulação das emoções, os relacionamentos, o aprendizado e o comportamento. Problemas nos vínculos afetivos interferem na organização dos circuitos cerebrais, criando fragilidades que podem eclodir como transtornos mentais.

Os fenômenos psíquicos podem ser apreendidos por dois caminhos: o objetivo (observação e descrição do comportamento, relatos dos pacientes, registro dos concomitantes fisiológicos das emoções, etc.) e o subjetivo (pelo recurso da empatia). Empatia é a capacidade de sintonizar com os estados emocionais das outras pessoas, por meio da sincronização automática com a expressão corporal dos afetos e do exercício de ver o mundo pela perspectiva do outro. A capacidade empática é variável, podendo ser desenvolvida e cultivada.

A saúde mental é um dos aspectos básicos e fundamentais da saúde, segundo a definição da Organização Mundial da Saúde (OMS): "Saúde é um estado de completo bem-estar físico, mental e social, e não apenas a ausência de doença ou enfermidade". Cabe aos profissionais de saúde promoverem a saúde mental por meio da detecção de fatores de risco e de proteção para transtornos mentais, da intervenção, do tratamento e da reabilitação. O pediatra em particular tem lugar de destaque como promotor de saúde mental, porque trabalha com crianças e adolescentes, que são seres humanos em desenvolvimento.

A dimensão mental comporta aspectos psicológicos, subjetivos e interpessoais, que estão sempre presentes nas interações dos pediatras com seus pacientes e as famílias. O conhecimento desses aspectos facilita relações harmoniosas e construtivas e evita perigos como relações hostis e não adesão aos tratamentos propostos.

Nos últimos anos, o campo da saúde mental infantojuvenil tem se ampliado, nem sempre de forma positiva. A popularização da psiquiatria da infância e da adolescência nos meios de comunicação, com a disseminação pouco criteriosa de novas categorias nosológicas, diagnósticos psiquiátricos inadequados, entrevistas diagnósticas e tratamentos duvidosos, ocorre por razões mercadológicas, e não por real

progresso do conhecimento. Sabe-se que muitas crianças e adolescentes não recebem os cuidados que precisam no campo da saúde mental, mas, por outro lado, um diagnóstico equivocado e a indicação de tratamentos desnecessários, ou o uso indiscriminado de psicofármacos, que pode gerar graves problemas para os pacientes e suas famílias.

Nos últimos anos, o avanço da neurociência e a pressão da indústria farmacêutica promoveram um modelo unilateral de saúde mental, baseado na redução da vida psíquica a aspectos biológicos e no uso exclusivo de psicofármacos como terapêutica. Têm surgido propostas de treinamento de profissionais de saúde para diagnosticar transtornos mentais em crianças e adolescentes nesta perspectiva reducionista, com um aumento correspondente da prescrição indevida de psicofármacos.

Muitas vezes, as pessoas buscam respostas simples para problemas complexos, respostas que tendem a negligenciar a subjetividade e o papel das relações humanas. Da mesma forma, algumas escolas, diante de dificuldades com alguns alunos, procuram soluções reducionistas, demandando diagnósticos e medicações. Incluindo a perspectiva da saúde mental na avaliação de seus pacientes, em busca do cuidado integral a crianças e adolescentes, cabe ao pediatra prevenir o reducionismo biológico e o tratamento exclusivo pela psicofarmacoterapia.

DESENVOLVIMENTO E SAÚDE MENTAL[1,2]

Crianças e adolescentes são seres em desenvolvimento, cambiantes e mutáveis. Para avaliar os fenômenos mentais, é importante saber o que esperar para cada fase determinada.

Várias teorias do desenvolvimento, correspondentes a diferentes perspectivas teóricas e metodológicas, foram elaboradas, dividindo o processo numa sequência de fases, em geral considerando que as patologias são atrasos ou desvios da norma.

O desenvolvimento do cérebro ocorre pela interação do programa genético com as experiências vividas. As experiências contribuem para a organização dos circuitos cerebrais, com impacto tanto maior quanto mais precoces forem. As experiências afetivas com outros seres humanos são o alicerce da edificação da mente.

DIAGNÓSTICO PSIQUIÁTRICO[1,3-10]

O diagnóstico psiquiátrico é fundamentalmente clínico, realizando-se por meio da anamnese e do exame psíquico. Exames laboratoriais, testes psicológicos, entrevistas padronizadas e *checklists* são complementares. O diagnóstico se constrói na relação com o paciente e a família, e pode identificar a presença de um transtorno mental específico ou problemas do campo da saúde mental, como, por exemplo, um comportamento indesejado, mas perfeitamente esperado ou compreensível dentro do desenvolvimento normal.

Os limites entre o normal e o patológico são menos claros na psiquiatria, em relação às outras disciplinas médicas. As fronteiras entre os transtornos e a normalidade, por um lado, e entre os diferentes transtornos mentais não são nítidas. Na infância e na adolescência, o problema é ainda maior, porque as mudanças ocasionadas pelo processo de desenvolvimento impedem o estabelecimento de critérios estáticos.

Há várias formas de definir a normalidade: média estatística, ideal de saúde, estado de equilíbrio ou ausência de doença. No campo da saúde mental, a adoção da primeira definição, de normal como média, pode atribuir falsamente um estado patológico a crianças e adolescentes que diferem da maioria, dentro da diversidade possível entre os seres humanos. Os critérios de estado de equilíbrio, de ideal de saúde ou de ausência de doença, paradoxalmente, podem contribuir para o não reconhecimento de crianças aparentemente bem adaptadas e sem sintomas evidentes que podem estar em sofrimento psíquico, necessitando de ajuda profissional, ou, por outro lado, para a atribuição de um falso estado patológico a crianças muito sintomáticas que, na realidade, estão reagindo adaptativamente a um meio intolerável.

O melhor critério a adotar é considerar a saúde mental um valor, buscando a avaliação e o possível tratamento para os casos em que o problema causa sofrimento e limita de forma persistente a vida, comprometendo as capacidades criativas e adaptativas, as relações interpessoais e o aprendizado, sem que a família encontre recursos para superar a situação sem auxílio.

Há duas formas de abordar o diagnóstico psiquiátrico: as perspectivas categorial e dimensional. Na maioria das especialidades médicas, os diagnósticos se apresentam de forma categorial: por exemplo, ou tem tuberculose, ou não tem. Os transtornos são tomados como categorias distintas de fenômenos bem delimitados entre si e em relação ao que seria normal. O grande problema dessa abordagem é a possibilidade de considerar os diagnósticos como entidades com vida própria, e não maneiras de descrever formas de sofrimento ou desadaptação, minimizando as variáveis psicológicas ou ambientais (familiares, escolares e outras) implicadas no sofrimento do paciente.

A visão dimensional enfatiza a continuidade entre a normalidade e a patologia e entre os diferentes transtornos mentais. Embora traga evidentes vantagens como complementação da visão categorial, o risco desta abordagem é a patologização da vida, com o avanço dos diagnósticos para rotular tudo como transtorno mental, uma vez que a delimitação entre normal e patológico é incerta. Comportamentos e traços de personalidade normais podem receber a denominação de formas leves, frustas, subliminares ou limítrofes, levando a uma exagerada medicalização da infância e da adolescência. A cada período, observa-se a adoção de certos diagnósticos como senso comum e ouve-se regularmente o uso deles até fora do ambiente médico, utilizando-se indevidamente termos como "bipolaridade" para classificar as pessoas.

Comorbidade é a presença de mais de um diagnóstico psiquiátrico concomitantemente no mesmo paciente. A co-

morbidade é comum na psiquiatria infantojuvenil. Crianças ou adolescentes frequentemente apresentam sinais e sintomas de vários transtornos ao mesmo tempo. Uma vez que há sobreposição de sintomas entre os diversos transtornos, e os sintomas mudam com o tempo nesta faixa etária, a aparente comorbidade pode ser consequência de limitações das classificações e dos diagnósticos psiquiátricos.

Classificações psiquiátricas[1,3-10]

Transtornos são maneiras de descrever as variadas formas de sofrimento mental, problemas de comportamento, interferências na socialização e no desenvolvimento, apresentadas por crianças e adolescentes. As categorias diagnósticas são sempre provisórias. Boa parte dos quadros propostos desaparece ou é modificada com o correr dos anos.

Ao longo do tempo, diversas propostas de classificação dos transtornos mentais na infância e adolescência foram elaboradas, com grandes diferenças, de acordo com os períodos ou com a filiação teórica de seus proponentes. As atuais classificações passam por mudanças e atualizações periódicas.

É necessário levar em conta que todo diagnóstico é apenas um ponto de vista sobre determinada criança ou adolescente, uma descrição de um padrão persistente que se manifesta nas esferas da vida emocional e relacional. É preciso complementar o diagnóstico com a visão subjetiva do paciente e da família, sua história de vida e a compreensão ampla dos aspectos psicológicos e socioeconômico-culturais.

As duas classificações mais utilizadas na psiquiatra atual são a Classificação Internacional de Doenças (CID), da Organização Mundial da Saúde (OMS) e o Manual Diagnóstico e Estatístico de Transtornos Mentais, da Associação Psiquiátrica Americana (APA). A 5ª edição do DSM (DSM-5) foi publicada em 2013, e uma nova versão revisada foi lançada em 2022 (DSM-5-TR), e a 11ª edição da CID (CID-11) foi disponibilizada *on-line* em inglês em 2018 (e no idioma português em fevereiro de 2024), devendo vigorar oficialmente no Brasil em 2025.

Em relação às edições anteriores, o DSM-5 e a CID-11 eliminaram as seções que reuniam os transtornos psiquiátricos iniciados na infância e na adolescência ("Transtornos geralmente diagnosticados pela primeira vez na infância e adolescência" no DSM-IV e "Transtornos do desenvolvimento psicológico" e "Transtornos emocionais e de comportamento com início usualmente ocorrendo na infância e adolescência" na CID-10), realocando a maioria dos diagnósticos para a seção "Transtornos do neurodesenvolvimento" (que inclui as Deficiências intelectuais ou transtornos do desenvolvimento intelectual, os Transtornos da comunicação/linguagem, os Transtornos da aprendizagem, o transtorno de déficit de atenção/hiperatividade (TDAH), os Transtornos do espectro do autismo e os Transtornos de movimentos).

Outros diagnósticos infantojuvenis foram distribuídos para outras seções: o Transtorno de ansiedade de separação e o Mutismo seletivo na seção dos Transtornos de ansiedade, os Transtornos de conduta e Transtorno de oposição desafiante na seção dos Transtornos disruptivos. Incluíram-se também novas categorias diagnósticas: Transtorno disruptivo da desregulação do humor (TDDH) no DSM-5; *Gaming disorder* e Transtorno de escoriação na CID-11.

Percebe-se nas novas edições das classificações psiquiátricas a dispersão e a perda da especificidade das categorias diagnósticas da infância e da adolescência. O conceito de neurodesenvolvimento, resultado do predomínio das neurociências nos últimos anos, ganhou força e novos diagnósticos foram criados, alguns com pouca fundamentação clínica e sem validação.

Principais grupos diagnósticos e problemas de saúde mental infantojuvenil[1,3-10]

Os transtornos mentais infantojuvenis podem ser divididos em cinco grandes grupos nosológicos:

1. Transtornos do desenvolvimento: deficiência intelectual, transtornos do espectro autista, transtornos da aprendizagem e da linguagem.
2. Transtornos disruptivos ou externalizantes: TDAH, transtornos de conduta e transtorno de oposição desafiante (TOD).
3. Transtornos emocionais ou internalizantes: transtornos de ansiedade, depressão.
4. Transtornos da corporeidade: transtornos alimentares, abuso de álcool e outras drogas, transtornos de sintomas somáticos, autolesão intencional, tiques, enurese e encoprese.
5. Esquizofrenia infantil e transtorno bipolar (pouco frequentes na infância, mais comuns na adolescência).

Como nem todas as crianças e adolescentes em avaliação apresentam transtornos mentais, vale reconhecer quatro tipos de problemas do campo da saúde mental que se sobrepõem aos grupos apresentados anteriormente. Muitas vezes, o paciente apresenta perturbações em mais de uma destas áreas.

Problemas emocionais

- Sintomas de ansiedade: angústia, medos (de animais, de situações específicas, de exposição social) e comportamentos de evitação.
- Sintomas obsessivo-compulsivos: obsessões (pensamentos intrusivos que causam ansiedade) ou compulsões (comportamentos repetitivos adotados para aliviar a ansiedade).
- Sintomas de humor: sentimentos de desvalorização, falta de prazer nas atividades, desesperança, autoagressão, prostração, perturbações no sono e no apetite (para mais ou para menos), irritabilidade, aceleração e euforia.
- Equivalentes somáticos: queixas somáticas (dor de cabeça, dor de barriga etc.) como manifestação de problemas emocionais.

Problemas de conduta

Comportamento desafiador (contestação sistemática da autoridade), agressão, irritabilidade, explosões de raiva, condutas francamente antissociais (roubo, destruição de objetos, uso de drogas etc.).

Problemas do desenvolvimento

Manifestam-se nas áreas motora, de alimentação, controle esfincteriano, fala e linguagem, brincar, atenção, nível de atividade e desempenho escolar (principalmente leitura, escrita e habilidades matemáticas).

Problemas de interação social

Indiferença, distanciamento, pouca empatia, inabilidade social, passividade, comportamentos desinibidos e inadequados, dificuldades de relacionamento.

Na presença de algum dos problemas listados, é fundamental avaliar o tempo de duração e o impacto na vida do paciente (sofrimento, interferência nas relações interpessoais, no aprendizado e no lazer).

EPIDEMIOLOGIA[1,3-6,11-14]

A prevalência de transtornos mentais na infância e na adolescência varia de 10 a 20%, com uma mediana de 12% nos estudos internacionais. Em artigo de metanálise de 2015, que considerou 41 estudos de 27 países, encontrou-se uma prevalência de 13,4% de transtornos mentais em crianças e adolescentes, predominando os transtornos de ansiedade (6,5%), os transtornos disruptivos (5,7%) e depressivos (2,6%). Em três trabalhos brasileiros a prevalência situou-se entre 10,8 a 13,1%, com maior frequência de transtorno de ansiedade, disruptivos e depressivos, reproduzindo os dados internacionais.

As taxas medianas de prevalência tendem a se elevar com o aumento da idade: 8% em crianças de 1 a 5 anos, 12% nas idade entre 6 e 12 anos e 15% em adolescentes acima de 13 anos.

A inclusão ou exclusão do impacto na vida do indivíduo e as diferentes fontes de informação parecem explicar em parte a discrepância dos números. Quando o estudo se limita à presença de sintomas, sem levar em conta o impacto, há uma tendência a incluir casos sem significado clínico, aumentando falsamente as taxas. A fonte da informação também determina a variabilidade: a concordância entre pais, professores e pacientes costuma ser baixa.

Recomenda-se a utilização de diversas fontes para obter taxas clinicamente mais confiáveis, embora a importância destas fontes varie de acordo com os transtornos pesquisados. O autorrelato funciona melhor na detecção dos transtornos internalizantes, principalmente os quadros depressivos, e não funciona tão bem na avaliação dos transtornos externalizantes, especialmente nos casos de hiperatividade.

Na infância, os transtornos mentais são mais comuns em meninos; após a puberdade, o sexo feminino predomina. Os transtornos externalizantes (transtornos de conduta, opositivos, hiperatividade) e o transtorno do espectro autista são mais frequentes em meninos, e os internalizantes (ansiedade e depressão) ocorrem mais comumente em meninas.

Deficiência intelectual, autismo, hiperatividade e déficit de atenção, transtornos de vinculação, ansiedade de separação, fobias específicas e transtornos de linguagem e leitura eclodem na infância; transtornos do humor, esquizofrenia, transtornos de alimentação, abuso de substâncias e transtorno de pânico frequentemente surgem na adolescência, período em que também são mais frequentes o suicídio e a autoagressão deliberada.

Diversos estudos nacionais e internacionais identificaram fatores de risco para transtornos mentais na infância e na adolescência (Quadro 1).

Tais fatores de risco interagem de forma complexa, com consequências pouco previsíveis. Sabe-se que fatores repetidos e duradouros têm maior impacto negativo, e a presença de vários fatores ao mesmo tempo pesa mais que fatores isolados, mesmo que de maior intensidade.

Na avaliação clínica, é fundamental que, além dos fatores de risco, avaliem-se fatores de proteção e de resiliência (Quadro 2). Estudos de resiliência buscam encontrar ca-

Quadro 1 Fatores de risco para transtornos mentais na infância e na adolescência

Na criança ou no adolescente	Problemas perinatais (infecções, doença congênita, exposição a álcool ou outras drogas) Baixo peso ao nascimento Lesões do sistema nervoso central Baixa inteligência Desnutrição Doença crônica Mau desempenho escolar
Na família	Conflitos familiares graves Violência doméstica Criminalidade paterna Pais com transtornos mentais ou usuários de drogas Famílias com muitos filhos Separação dos pais Ausência ou perda de um dos pais
No meio social	Problemas sociais graves Condições econômicas desfavoráveis Más condições de moradia Desemprego Ausência de escolas ou de serviços de saúde adequados Comunidades violentas

Fonte: Almeida et al., 2019.[1]

Quadro 2 Fatores de proteção e resiliência para a saúde mental de crianças e adolescentes

Pessoais	Temperamento fácil Inteligência
Familiares	Relações afetivas seguras com pelo menos um adulto Boas relações familiares
Sociais	Pertencimento a grupos e instituições que oferecem apoio social e comunitário

Fonte: Almeida et al., 2019.[1]

racterísticas que contribuem para a preservação da saúde mental mesmo na presença de situações de risco.

Alguns estudos sobre a persistência de transtornos mentais infantojuvenis revelam que os transtornos externalizantes (em especial, os transtornos de conduta) e de desenvolvimento tendem a ser mais persistentes que os transtornos emocionais ou internalizantes. Crianças com menos sintomas e com maiores consequências negativas na vida evoluem de forma pior que aquelas que apresentam quadros com mais sintomas e menos limitações, reforçando a necessidade da avaliação do impacto.

Pode haver continuidade dos quadros psiquiátricos infantojuvenis até a vida adulta, com a persistência de transtornos ou a mudança dos quadros psicopatológicos. Estima-se que em torno de 50% dos transtornos mentais em adultos se iniciaram na adolescência.

Estudos internacionais revelam que de 17,1 a 87,1% das crianças e adolescentes que precisa de tratamento em saúde mental não consegue receber os cuidados necessários. A variabilidade das taxas aponta para discrepâncias nas metodologias, mas também para desigualdades no acesso ao tratamento. De qualquer forma, fica patente a importância do reconhecimento, pelo pediatra, de riscos à saúde mental infantojuvenil ou da presença de transtornos mentais.

CONSIDERAÇÕES ETIOLÓGICAS[1,3-6]

A maioria dos transtornos mentais não tem uma causa única, sendo resultante de uma associação complexa de fatores biológicos, psicológicos, e socioeconômico-culturais. Mesmo nos casos em que fatores de uma determinada ordem predominam, há interação com as outras ordens de fenômenos, que estão sempre presentes.

Na clínica, para além da presença de sinais e sintomas ou do diagnóstico, é fundamental avaliar amplamente a experiência pessoal do paciente e da família, o meio social, as condições objetivas de vida e o contexto cultural.

Uma vez que fatores biológicos, psicológicos e socioeconômico-culturais estão implicados na origem e na persistência de transtornos mentais, eles devem ser sempre levados em conta na avaliação e na formulação de estratégias de tratamento.

SAÚDE MENTAL NA CONSULTA PEDIÁTRICA[1,3-6]

A dimensão da saúde mental faz parte da atenção integral à criança e ao adolescente. O pediatra se encontra em uma posição privilegiada para perceber crianças e adolescentes em sofrimento psíquico e situações de risco. Na maioria das vezes, é na consulta pediátrica que os pais se queixam de problemas emocionais e de comportamento apresentados por seus filhos. Durante a avaliação, é possível incluir a dimensão da saúde mental, complementando a avaliação da saúde física. Nas consultas de rotina, o pediatra pode reconhecer problemas do campo da saúde mental, fatores de risco para perturbações mentais e aspectos subjetivos do paciente e da família.

Os problemas de saúde mental devem ser acompanhados ao longo das consultas, de forma evolutiva, sem precipitações quanto a diagnósticos. Os sintomas nunca podem ser considerados isoladamente, mas devem ser avaliados em seu contexto histórico, familiar e social. Na infância e na adolescência, são comuns sintomas do campo da saúde mental se apresentarem de forma transitória, sem maior significado patológico. Além disso, muitas vezes os sintomas são uma resposta e uma defesa do paciente a uma situação de vida insuportável.

Na avaliação, é fundamental incluir fatores de diversas ordens (biológica, psicológica, familiar, social, cultural), que podem estar contribuindo para a gênese ou a manutenção do problema. Mais que o diagnóstico de um transtorno mental, o pediatra deve buscar um diagnóstico da situação do paciente, por meio da anamnese, de preferência coletada de múltiplas fontes (o próprio paciente, os pais, parentes, professores), e do exame direto.

Em caso de dúvidas, os pediatras devem recorrer aos profissionais de saúde mental, para esclarecimentos e orientações. Em muitos casos, o próprio pediatra pode conduzir a situação. Em outros casos, em que há necessidade de encaminhar o paciente para avaliação e tratamento especializados, tanto o paciente quanto a família devem ser preparados.

O Quadro 3 apresenta um modelo de avaliação psiquiátrica de crianças e adolescentes.

Quadro 3 Avaliação psiquiátrica para crianças e adolescentes

Identificação:
• Nome, data de nascimento (idade), escola e série, com quem mora
Queixa principal:
• Dos pais ou responsáveis
• Da própria criança ou adolescente
• Dos encaminhadores (escola, médicos, psicólogos etc.)
História do problema atual:
• Dificuldades que motivaram a avaliação
• Contexto em que ocorrem os problemas
• Duração e frequência dos sintomas
História da gestação e do nascimento:
• Gravidez, incluindo histórico do acompanhamento pré-natal
• Parto
História do desenvolvimento:
• Primeira infância
• Marcos do desenvolvimento
• Treinamento esfincteriano
• Sono e alimentação
• Pontos fortes e vulnerabilidades

(continua)

Quadro 3 Avaliação psiquiátrica para crianças e adolescentes (*continuação*)

História patológica pregressa:
• Doenças sistêmicas
• Uso de medicamentos
• Alergias
• Acidentes, cirurgias
História psiquiátrica:
• Tratamentos (uso de psicofármacos, psicoterapias)
• Histórico de violência (incluindo adversidades psicossociais)
• Histórico de comportamentos arriscados
• Comportamentos auto e heteroagressivos
• Tentativas de suicídio e lesões autoinfligidas
• Comportamento sexual
• Uso de substâncias psicoativas (álcool e/ou outras drogas)
História social:
• Relacionamento com os pares
• Temperamento
• História escolar desde a pré-escola
• Atividades (lazer, esportes, uso de internet, *videogames*)
História familiar:
• Genograma
• História familiar, incluindo problemas psiquiátricos e de aprendizagem
• Profissão dos pais ou responsáveis
• Pontos fortes e vulnerabilidades da família
Contexto cultural:
• Migrações
• Identificações étnicas e religiosas
Exame do estado mental:
• Aparência e comportamento, vestimentas, arrumação, lesões, atitudes diante do examinador e com os acompanhantes (contato visual, exploração do ambiente, nível de atividade)
• Capacidade de cooperar durante o exame
• Fala e linguagem: fluência, velocidade, volume
• Desempenho cognitivo
• Atenção
• Memória
• *Insight* (capacidade de reconhecer seus problemas)
• Julgamento
• Funções motoras: atividade, impulsividade, coordenação, tiques
• Humor e afeto: sintomas maníacos/humor deprimido/desinteresse/culpa
• Pensamento: conteúdo, coerência, velocidade
• Sensopercepção: ilusões ou alucinações auditivas, visuais ou em outras esferas sensórias

(continua)

Quadro 3 Avaliação psiquiátrica para crianças e adolescentes (*continuação*)

• Ansiedade, medos, fobias, obsessões e compulsões
• Sintomas de comportamento: inibição/oposição/agressividade
• Avaliação de risco: ideação/comportamento suicida
• Planos de se ferir ou ferir outras pessoas

Fonte: Almeida et al., 2019.[1]

SAÚDE MENTAL E COVID[10]

No ano de 2020, a pandemia de SARS-CoV-2 tomou o mundo de assalto, gerando gravíssimo comprometimento na saúde, na economia e na sociedade, e despertando a atenção para os enormes agravos à saúde mental, direta e indiretamente. As consequências psicossociais da doença e seus efeitos no sistema nervoso central (SNC), gerando problemas neurológicos e psiquiátricos, tornam-se cada vez mais conhecidos, assim como as sequelas pós-covid.

Atualmente, já existem estudos de neuroimagem que mostram, em alguns casos, anormalidades no SNC de moderadas a graves, tanto na fase aguda como após a doença: encefalomielite, espessamento de nervos cranianos e de partes do corpo caloso e outras, com variável correspondência clínica (desde ausência de sintomas até sintomas mínimos ou persistentes).

Os quadros neurológicos encontrados são: encefalopatia, *delirium*, déficits cognitivos de intensidades variadas, déficits de memória, desatenção, desorientação, anosmia, ageusia e parosmia. Os quadros psiquiátricos associados são transtornos de ansiedade, depressão, transtorno de estresse pós-traumático, transtorno obsessivo-compulsivo e psicoses. Alguns autores levantam a hipótese de que os quadros seriam resultantes de um processo inflamatório no SNC, ocasionado pelo vírus.

Além disso, o isolamento social, a interferência brutal nas rotinas, a privação do contato com a família, os amigos e a escola, as perdas e lutos, o medo da doença e a grave crise econômica das famílias ocasionaram sérios abalos na saúde mental de crianças e adolescentes. Já existem evidências do aumento da frequência de transtornos de ansiedade, de depressão, de problemas de sono e de alimentação, e crescimento de situações de violência doméstica. Podem-se prever ainda muitas décadas de agravos à saúde mental da população infantojuvenil como consequência da pandemia.

Mais do que nunca, o pediatra deve estar preparado para reconhecer precocemente problemas de saúde mental, identificar situações de risco e promover ações preventivas. O Grupo de Trabalho de Saúde Mental da Sociedade Brasileira de Pediatria (SBP) preparou um Documento Científico e alguns artigos de recomendações sobre a pandemia de covid-19, mas que são úteis em qualquer tempo e que se encontram disponíveis no site da SBP.

CONSIDERAÇÕES FINAIS

Aspectos psicológicos e relacionais estão sempre presentes em todas as interações humanas. A promoção de saúde mental faz parte do cuidado integral à criança e ao adolescente. A consulta pediátrica é um lugar privilegiado para avaliar situações de risco e detectar problemas do campo da saúde mental que podem interferir no desenvolvimento, causar sofrimento e comprometer a vida familiar, as interações sociais e o aprendizado. A pandemia de covid-19 ocasionou sério impacto psicológico e psiquiátrico para crianças e adolescentes, tornando premente a atenção ao campo da saúde mental.

REFERÊNCIAS BIBLIOGRÁFICAS

1. Almeida RS, Lima RC, Crenzel G, Abranches CD. Saúde mental da criança e do adolescente – Série Pediatria SOPERJ. 2.ed. Barueri: Manole; 2019.
2. Gilmore K, Meersand P. Normal child and adolescent development: a psychodynamic primer. Washington: American Psychiatric Publishing; 2014.
3. Goodman R, Scott S. Child and adolescent psychiatry. 3.ed. Oxford: Willey Blackwell; 2012.
4. Marcelli D, Cohen D. Enfance et psychopathologie. 11.ed. Issy-les-Moulineux: Elsevier-Masson; 2023.
5. Marcelli D, Braconnier A. Adolescence et psychopathologie. 9.ed. Issy-les-Moulineux: Elsevier-Masson; 2018.
6. Martin A, Volkmar F. Lewis's child and adolescent psychiatry: a comprehensive textbook. 5.ed. Philadelphia: Lippincott Williams & Wilkins; 2018.
7. American Psychiatric Association. Manual diagnóstico e estatístico de transtornos mentais: DSM-5-TR. Porto Alegre: Artmed; 2023.
8. Organização Mundial de Saúde (OMS). Classificação de transtornos mentais e de comportamento da CID-10: descrições clínicas e diretrizes diagnósticas. Porto Alegre: Artes Médicas; 1993.
9. World Health Organization (WHO). ICD-11. International Classification of Diseases 11th revision. 2018. Disponível em: https://icd.who.int/; acessado em: 30/3/2024.
10. Sociedade Brasileira de Pediatria. Grupo de Trabalho de Saúde Mental. Promoção de Saúde Mental em Tempos de COVID-19: Apoio aos pediatras. 29 de abril de 2020. Disponível em: https://www.sbp.com.br/fileadmin/user_upload/22485c-NA_-_Prom_SaudeMentalTempos_COVID19-_Apoio_Pediatras.pdf; acessado em: 30/3/2024.
11. Polanczyk GV, Salum GA, Sugaya LS, Caye A, Rohde LA. Annual research review: A meta-analysis of the worldwide prevalence of mental disorders in children and adolescents. J Child Psychol Psychiatry. 2015; 56(3):345-65.
12. Fleitlich-Bilyk B, Goodman R. Prevalence of child and adolescent psychiatric disorders in southeast Brazil. J Am Acad Child Adolesc Psychiatry. 2004; 43(6):727-34.
13. Paula CS, Coutinho ES, Mari JJ, Rohde LA, Miguel EC, Bordin IA. Prevalence of psychiatric disorders among children and adolescents from four Brazilian regions. Braz J Psychiatry. 2015; 37(2):178-9.
14. Anselmi L, Fleitlich-Bilyk B, Menezes AM, Araújo CL, Rohde LA. Prevalence of psychiatric disorders in a Brazilian birth cohort of 11-year-olds. Soc Psychiatry Psychiatr Epidemiol. 2010; 45(1):135-42.

CAPÍTULO 2

DEFICIÊNCIA INTELECTUAL, TRANSTORNOS DE APRENDIZAGEM E DE LINGUAGEM

Gabriela Judith Crenzel
Roberto Santoro Almeida
Rossano Cabral Lima

AO FINAL DA LEITURA DESTE CAPÍTULO, O PEDIATRA DEVE ESTAR APTO A:

- Avaliar, de forma abrangente, a capacidade intelectual de crianças e adolescentes, levando em consideração variáveis individuais, familiares, escolares, culturais e socioeconômicas.
- Identificar os principais transtornos de linguagem e de aprendizagem.
- Encaminhar crianças e adolescentes com problemas de desenvolvimento cognitivo, de linguagem e de aprendizagem para investigação diagnóstica e tratamento.
- Reconhecer que crianças e adolescentes com deficiência intelectual, transtornos de aprendizagem e de linguagem precisam de tratamento por tempo indeterminado, com equipe multidisciplinar, em estreita parceria com a família e a escola.

INTRODUÇÃO[1-10]

Toda criança adquire novas capacidades ao longo do tempo, a partir do encontro entre a maturação e a integração dos diversos sistemas neurais e as relações com o mundo. Desde o período intrauterino, o desenvolvimento depende da complexa relação entre fatores genéticos e ambientais, e ocorre de forma sequencial em uma organização progressiva, com a aquisição gradual de habilidades cada vez mais complexas. Desta forma, as capacidades da criança devem ser avaliadas à luz da etapa do desenvolvimento em que se encontram e da multiplicidade de fatores ambientais em interação complexa com os fatores constitucionais.

Ao longo do desenvolvimento, existem períodos sensíveis em que privações ou lesões poderão comprometer gravemente o funcionamento posterior. O desenvolvimento de certas habilidades e competências depende de experiências específicas, que devem ser oferecidas pelo ambiente na época adequada. Especialmente nos primeiros anos de vida, a quantidade e a qualidade dos cuidados influenciam o desenvolvimento dos diferentes circuitos cerebrais, em intrincada relação entre fatores genéticos e fatores ambientais.

Muitas vezes, é ao iniciar a escola que começa a ficar mais visível que há um problema de desenvolvimento. Dependendo do grau e do tipo de comprometimento, essa percepção pode se dar mais cedo ou mais tarde, à medida que aumentam as demandas pedagógicas. Alguns problemas, por exemplo, podem passar despercebidos na pré-escola, para ser identificados no período da alfabetização, quando surgem exigências mais complexas.

Os transtornos do desenvolvimento intelectual, de aprendizagem e de linguagem fazem parte do grupo dos transtornos do neurodesenvolvimento. O diagnóstico destas condições deve levar em conta fatores constitucionais, psicológicos, familiares e socioeconômico-culturais, ancorando-se numa avaliação completa e integrada do desenvolvimento.

DEFICIÊNCIA INTELECTUAL

Definição[1-3,5,6,9,10]

O diagnóstico de deficiência intelectual (DI) ou transtorno do desenvolvimento intelectual se refere a um grupo de condições etiologicamente diversas, com início durante o período de desenvolvimento (antes dos 18 anos de idade), em que o funcionamento intelectual e o comportamento adaptativo se mostram interrompidos ou lentificados, em comparação com o que é esperado para a idade.

A avaliação de crianças que apresentam limitações nas funções intelectuais e adaptativas deve considerar o desempenho de outras crianças da mesma faixa etária e o nível de desenvolvimento, as oportunidades de aprendiza-

gem e o meio sociocultural, contextualizando o problema para evitar diagnósticos precipitados.

Apresentação clínica[1-3,5,6,9,10]

Como visto, a DI é uma condição que surge antes dos 18 anos de idade e se caracteriza por funcionamento intelectual e comportamento adaptativo significativamente abaixo da média. Na consulta pediátrica, é possível levantar a hipótese diagnóstica de DI por meio da anamnese, da avaliação do desenvolvimento neuropsicomotor e da observação do comportamento da criança. É importante verificar a intensidade das limitações intelectuais e seu impacto na autonomia e na capacidade de solucionar problemas. Muitas vezes, especialmente nos casos leves, a DI só fica evidente a partir do início da vida escolar.

A CID-11 divide a DI em 4 graus, de acordo com a gravidade:

- DI leve: os pacientes frequentemente apresentam dificuldades na aquisição e na compreensão de conceitos complexos de linguagem e no desenvolvimento das habilidades acadêmicas. A maioria domina as atividades básicas de autocuidado, domésticas e práticas. Podem alcançar uma vida relativamente independente quando adultos e conseguir um emprego, mas geralmente precisam de apoio para executar tarefas mais complexas.
- DI moderada: a linguagem e a capacidade de aquisição de habilidades acadêmicas variam, geralmente se limitando às competências básicas. Alguns pacientes dominam atividades de autocuidado, afazeres domésticos e tarefas práticas mais simples, mas a maioria precisa de apoio considerável e contínuo.
- DI grave: apresentam linguagem e capacidade de aquisição de habilidades acadêmicas muito limitadas. Podem ter deficiências motoras e normalmente requerem apoio diário em um ambiente supervisionado para os cuidados adequados. Por vezes, adquirem habilidades básicas de autocuidado com treinamento intensivo.
- DI profunda: apresentam habilidades de comunicação muito limitadas. Geralmente apresentam deficiências motoras e sensoriais concomitantes e requerem apoio diário em ambiente supervisionado.

Os problemas psiquiátricos encontrados em pessoas com DI são os mesmos da população em geral, mas se apresentam com uma frequência 2 a 3 vezes maior. Sintomas ou transtornos psiquiátricos estão presentes em cerca de 30% dos casos leves e moderados e em até metade dos casos graves e profundos. Nos quadros de DI leve e moderada, é mais comum haver sintomas de ansiedade, alterações de conduta e humor (irritabilidade, episódios de agressividade, retraimento excessivo) e hiperatividade. Na DI grave e profunda, pode-se encontrar também inquietude grave, autoagressões ou automutilações, distúrbios do sono, pica (ingestão compulsiva de substâncias não comestíveis, como areia), ruminação, enurese, encoprese, entre outros.

É muito comum a comorbidade com epilepsia, que chega a acometer 8,8 a 32% dos pacientes com DI.

Epidemiologia[1,2,5,6,9,10]

A DI afeta 1 a 3% da população; cerca de 2% correspondem a quadros leves. Atualmente, é consenso que o diagnóstico não pode se basear apenas nas avaliações por meio de testes padronizados de inteligência, uma vez que há o risco de incluir incorretamente indivíduos cujo vocabulário ou compreensão de diversos temas se encontra abaixo do que seria esperado, sem que haja comprometimento para a execução de atividades da vida prática. Para realizar o diagnóstico, é necessário levar em conta o comportamento adaptativo, incluindo-se a presença ou a ausência da necessidade de apoio para as atividades do dia a dia.

Considerações etiológicas[1,2,5,6,9,10]

Fatores genéticos desempenham papel importante nos quadros de DI, principalmente nas formas mais graves. Em muitos pacientes, a etiologia permanece indefinida, mas suspeita-se que as formas leves podem estar relacionadas a privação psicossocial.

Dentre as causas orgânicas estão os erros inatos do metabolismo (fenilcetonúria, síndrome de Hunter) e anormalidades cromossômicas, como a síndrome de Down e a síndrome do X frágil. Outras condições relacionadas a DI são a síndrome de Turner, a síndrome de Klinefelter e a esclerose tuberosa. Outros fatores e condições implicados na gênese da DI são síndrome alcoólica fetal, doenças maternas (pré-eclâmpsia, diabetes ou tireoidopatias), agentes infecciosos (rubéola, citomegalovírus) e diversos problemas pré e perinatais.

Diagnóstico diferencial[1,2,5,6,7,9,10]

Nos quadros de DI leve, problemas neurológicos estão presentes em uma minoria dos casos. Nos quadros moderados, graves e profundos, geralmente há clara evidência de uma patologia subjacente do sistema nervoso central. Podem ser necessários exames complementares para investigar fatores orgânicos associados (genéticos, neurológicos, metabólicos etc.).

Não se deve desconsiderar a relevância dos fatores ambientais, mesmo nas formas graves, uma vez que as intervenções terapêuticas podem atenuar as limitações decorrentes da condição subjacente.

É preciso diferenciar a DI dos transtornos específicos de aprendizagem (na leitura, na escrita, na matemática) e dos problemas específicos de linguagem (na articulação ou expressão da fala ou na compreensão).

Em torno de 26 a 55% de crianças com o transtorno do espectro autista (TEA) apresentam graus variados de deficiência intelectual como comorbidade. Crianças com DI sem comorbidade com o espectro autista não costumam apresentar os comportamentos estereotipados nem as limitações nas interações sociais e de comunicação que caracterizam o TEA.

Curso e prognóstico[1,2,5,6,9,10]

A evolução dos casos de DI leve tende a ser favorável, especialmente quando o diagnóstico e as intervenções terapêuticas têm início precoce. Outros fatores que contribuem para a boa evolução são o apoio no ambiente escolar e a estabilidade familiar.

Nos quadros moderados, a perspectiva de médio e longo prazo é menos favorável, fazendo-se necessário algum grau de supervisão permanente. Nos casos graves e profundos, as metas terapêuticas geralmente são mais modestas (p. ex., desenvolver algum grau de comunicação e de autonomia para alcançar o controle esfincteriano ou a alimentação sem ajuda).

Tratamento[1,2,5,6,9,10]

De forma geral, o tratamento não melhora o comprometimento intelectual. As medidas terapêuticas devem se basear na promoção de condições para o desenvolvimento da autonomia, o atendimento das necessidades educacionais e sociais, a orientação e o apoio familiar e o tratamento das comorbidades.

A prevenção primária se realiza pela eliminação ou redução de condições de risco para o desenvolvimento de DI e inclui aconselhamento genético, acompanhamento pré-natal, teste do pezinho, entre outras medidas.

TRANSTORNOS DE APRENDIZAGEM

Definição[1-3,5,9,10]

Os transtornos de aprendizagem se caracterizam por dificuldades significativas e persistentes no aprendizado de habilidades acadêmicas, que se situam num nível nitidamente abaixo do que seria esperado para a idade cronológica, o nível de funcionamento intelectual e os recursos educativos disponíveis. Trata-se de condições geralmente identificadas após o início da escolarização, em que a criança passa a apresentar sistematicamente dificuldades na aquisição de competências em comparação com o esperado para sua idade e oportunidades de aprendizagem.

Apresentação clínica[1,2,5,8-10]

As crianças com transtornos de aprendizagem tendem a apresentar dificuldades comportamentais e sintomas de ansiedade, por vezes antes da identificação do diagnóstico, que muitas vezes acontece tardiamente, após fracassos escolares recorrentes.

A nomenclatura dos transtornos de aprendizagem sofre algumas variações nas diferentes classificações. De modo geral, podem-se dividir as apresentações clínicas em 3 grandes grupos: o transtorno de leitura, o transtorno da expressão escrita e o transtorno de habilidades matemáticas.

No transtorno de leitura ou dislexia, os pacientes apresentam dificuldades nas diferentes habilidades relacionadas à leitura (precisão na leitura de palavras, fluência e compreensão).

O transtorno de expressão escrita é caracterizado por erros de ortografia, gramática e pontuação significativos e persistentes, caligrafia deficiente, desorganização e pouca coerência na produção textual. O ritmo de cópia e escrita geralmente é lento. Podem ocorrer erros graves ou bizarros de ortografia, com aglutinações, omissões, acréscimos ou inversões de letras ou sílabas. Por vezes, em virtude de importantes dificuldades espaciais, a letra é ininteligível, em razão da quantidade de erros e borrões. Como consequência de suas dificuldades, a criança não consegue acompanhar o andamento das aulas.

O transtorno de habilidades relacionadas à matemática ou aritmética, ou discalculia, se caracteriza por dificuldades no raciocínio matemático, sequenciação de números, compreensão de unidades de medida, regras ou fórmulas, resolução de operações matemáticas simples, memorização de fatos numéricos e cálculo.

Frequentemente, há associação com transtorno de déficit de atenção/hiperatividade (TDAH), comportamento disruptivo, transtornos ansiosos e depressivos. As crianças são muitas vezes desvalorizadas, consideradas preguiçosas, desinteressadas, desobedientes e se sentem frustradas pelos repetidos fracassos nos resultados acadêmicos.

Epidemiologia[1,2,5,9,10]

A prevalência dos transtornos de aprendizagem oscila entre 3 e 10% da população em idade escolar, com incidência 3 vezes maior em meninos que em meninas. É difícil determinar a prevalência exata de cada transtorno, uma vez que a comorbidade é muito comum.

O transtorno de leitura é o mais frequente, correspondendo a aproximadamente 75% dos casos.

O transtorno de habilidade matemática ocorre em cerca de 1% das crianças.

Considerações etiológicas[1]

Fatores genéticos estão implicados na gênese dos transtornos de aprendizagem, em complexa interação com aspectos emocionais, cognitivos, educacionais e socioeconômicos. Situações de vulnerabilidade, como pobreza e falta de oportunidades de aprendizagem, afetam os padrões de funcionamento e de desenvolvimento da criança, piorando o prognóstico.

A pandemia da covid-19 ocasionou alterações significativas na vida escolar e nos processos de aprendizagem, com impacto negativo variado, de duração imprevisível. Todas as crianças foram afetadas de alguma forma. Crianças nos primeiros anos de escolarização, aquelas com transtornos de aprendizagem e em situação de pobreza foram as mais gravemente atingidas.

Abordagem, diagnóstico diferencial e comorbidades[1,6]

Os transtornos de leitura e de escrita são usualmente identificados nos anos iniciais da trajetória escolar. Crianças que apresentam o quadro evitam ler e escrever e manifestam desagrado se solicitadas a desempenhar estas atividades.

É frequente a comorbidade com TDAH e com os transtornos de linguagem, comprometendo ainda mais o desempenho escolar.

É importante que se investigue se os problemas na aprendizagem não se devem mais a inadequações pedagógicas do que a dificuldades intrínsecas à criança. O diálogo com a escola e com especialistas (psicopedagogos, fonoaudiólogos etc.) pode ajudar nessa tarefa.

O exame físico e os exames complementares não contribuem para fazer o diagnóstico. A avaliação neuropsicológica pode ser útil para o planejamento terapêutico.

Tratamento[1,2,5,9,10]

Intervenções terapêuticas e adaptações pedagógicas costumam melhorar o curso dos transtornos de aprendizagem. Quanto mais precoces forem as intervenções, melhor o prognóstico.

A criança e a família necessitam contar com uma boa rede de apoio e tratamento multidisciplinar, com intervenções psicoterápicas, fonoaudiológicas e psicopedagógicas. A escola, a equipe terapêutica e a família precisam trabalhar em parceria para promover as intervenções necessárias, evitando complicações acadêmicas e emocionais que podem culminar em evasão escolar. A farmacoterapia não é indicada, a menos que seja necessária para o tratamento de comorbidades como TDAH, depressão ou ansiedade.

TRANSTORNOS DE LINGUAGEM

Definição[1,2,4-6,8-10]

O desenvolvimento da linguagem ocorre pela interação do programa genético com as experiências, por meio da aquisição de um conjunto de competências com dinâmica própria. A aprendizagem dos códigos e do conteúdo linguístico se dá num determinado contexto familiar e sociocultural. Para a produção de linguagem, é necessário assimilar certo número de regras implícitas, adquirindo-se a capacidade de engendrar conexões lógicas, resolver problemas, elaborar frases e comunicar.

A linguagem compreende os aspectos de articulação (produção de sons do discurso falado), prosódia (expressão e compreensão dos aspectos da linguagem mediados pela inflexão e pelo tom da voz), sintaxe (produção e compreensão de frases gramaticalmente corretas), semântica (habilidade de codificar e decodificar os significados das palavras) e pragmática (habilidade no uso das regras de conversação e compreensão de significados implícitos). As dificuldades no desenvolvimento da linguagem podem ocorrer em todos esses níveis e resultar em atrasos no desenvolvimento cognitivo, isolamento, dificuldades escolares e transtornos emocionais e comportamentais.

Apresentação clínica[1-6,8-10]

Os transtornos de linguagem são condições comuns na infância. Incluem basicamente os transtornos de linguagem expressiva, receptivo-expressiva, os transtornos fonológicos e a tartamudez, e se caracterizam por déficits persistentes na aquisição, compreensão, produção ou uso da linguagem (falada ou sinalizada), que surgem durante o período de desenvolvimento, levando a limitações significativas na capacidade de comunicação. A capacidade de compreender, produzir ou usar a linguagem está nitidamente abaixo do que seria esperado para a idade da criança. Os déficits de linguagem não são explicados por outro distúrbio do neurodesenvolvimento, deficiência sensorial ou condições neurológicas.

Nos transtornos da linguagem expressiva, a capacidade de expressão verbal não corresponde ao nível de desenvolvimento. Pode haver problemas de articulação, sintaxe, substituição ou omissão de fonemas ou alterações do ritmo da fala. Em outros casos, há atraso significativo no desenvolvimento das estruturas sintáticas.

Transtornos da linguagem receptiva, em que há um atraso da compreensão das palavras, são mais raros e costumam envolver também problemas de expressão e articulação.

Os transtornos de linguagem podem também ser classificados em dois grupos: transtornos fonológico-sintáticos (dislalias) e transtornos semântico-pragmáticos.

As dislalias são perturbações na forma da expressão oral, de gravidade variável, sem comprometimento do conteúdo, com erros de articulação, omissões, distorções ou substituições dos sons da fala, que podem variar desde quadros leves até resultar em uma fala completamente ininteligível para pessoas que não convivem com a criança.

Os transtornos semântico-pragmáticos são um conjunto de condições em que o problema está no uso e no conteúdo da linguagem. A compreensão é muito literal e a linguagem expressiva é limitada, com claras dificuldades de organizar o discurso e de utilizar o contexto para se fazer compreender. A fala é repetitiva, com abuso de monólogos. São frequentes os problemas de prosódia – o paciente apresenta uma fala de inflexão monótona ou incomum.

Além das condições específicas aqui descritas, os transtornos mais relevantes relacionados à linguagem e à fala são as afasias e a disfemia.

As afasias são distúrbios de linguagem adquiridos por uma lesão no sistema nervoso central, após um período inicial de desenvolvimento normal da linguagem.

A tartamudez, gagueira ou disfemia se caracteriza por alterações da fluidez da fala, com bloqueios, repetições ou prolongamentos de sons ou sílabas, e fragmentação de palavras, que pioram em situações de pressão, como apresentações em público. Frequentemente, pessoas com disfemia apresentam outros problemas de linguagem e risco aumentado para transtornos de ansiedade e depressão.

Algum grau de disfluência transitória, com repetição de palavras e fala vacilante, é normal até os 5 anos de idade, tendendo a cessar sem tratamento específico.

Epidemiologia[1,2,4-6,8-10]

Os critérios diagnósticos para os transtornos de linguagem são muito variados, o que resulta em estimativas de prevalência também muito variadas, situadas entre 15 e 25%, com frequência de 2 a 3 vezes maior em meninos do que

em meninas. A prevalência após os 10 anos de idade diminui para 3 a 5%. Transtornos de linguagem graves sem DI são muito raros, atingindo menos de 0,1% das crianças e adolescentes.

Considerações etiológicas[1,2,4-6,8-10]

Embora haja evidências da influência de fatores genéticos, a etiologia na maioria dos transtornos de linguagem é multifatorial, incluindo problemas perinatais, anormalidades estruturais do cérebro e alterações no processamento auditivo.

Dificuldades de articulação frequentemente são acompanhadas de alterações no padrão respiratório e nos padrões oromotores de mastigação e deglutição. Muitas vezes estão associadas a problemas anatômicos e funcionais no sistema orofacial, em razão de hábitos orais inadequados, como o uso prolongado de chupeta e mamadeira ou a sucção de dedos.

Nos transtornos mistos, especialmente aqueles com comorbidades, há indícios de maior influência de fatores genéticos. Nas disartrias, as alterações articulatórias são ocasionadas por danos cerebrais.

Abordagem e diagnóstico diferencial[1,2,4-6,8-10]

O principal diagnóstico diferencial dos transtornos de linguagem é a deficiência auditiva. Toda criança com transtorno de linguagem deve ser encaminhada para realização de avaliação auditiva.

Muitas crianças com o transtorno do espectro autista apresentam dificuldades na linguagem expressiva, mas geralmente não se mostram frustradas com a incapacidade de se comunicar.

É necessário excluir a DI, o mutismo seletivo e as afasias adquiridas, e investigar a presença de comorbidades.

Curso e prognóstico[1,2,4-6,8-10]

A maioria dos transtornos de linguagem consiste de atrasos ou problemas articulatórios leves, sem maiores repercussões e com bom prognóstico. Muitos casos se resolvem com intervenções simples e de curta duração, ou mesmo sem tratamento específico. Transtornos de linguagem graves têm pior evolução, resultando em importante isolamento social.

Tratamento[1,2,4-6,8-10]

Os transtornos de linguagem expressiva costumam apresentar melhores resultados com o tratamento, por meio de intervenções especializadas de fonoaudiologia e orientação à família.

Há menos evidência de resposta no tratamento fonoaudiológico de crianças com transtornos receptivos de linguagem.

As abordagens terapêuticas para as disfemias têm por objetivos a melhor adaptação social e emocional, o enfrentamento de situações de exposição verbal, a diminuição da ansiedade e o aumento da autoestima.

Muitas crianças podem necessitar de tratamento psicoterápico, em função das dificuldades emocionais e de interação social decorrentes dos seus problemas. A indicação de tratamento farmacológico se restringe às eventuais comorbidades, como os transtornos de ansiedade e o TDAH.

CONSIDERAÇÕES FINAIS

Deficiência intelectual, transtornos de aprendizagem e transtornos de linguagem são problemas de desenvolvimento que podem ter sérias repercussões na saúde mental das crianças afetadas. O diagnóstico precoce melhora consideravelmente o prognóstico, evitando muitas vezes um curso negativo e o surgimento de novos problemas em decorrência das dificuldades do paciente. O pediatra pode diagnosticar essas condições e encaminhar os pacientes aos tratamentos adequados, orientando a família.

REFERÊNCIAS BIBLIOGRÁFICAS

1. Goodman R, Scott S. Child and adolescent psychiatry. 3.ed. Oxford: Wiley-Blackwell; 2012.
2. Almeida RS, Lima RC, Crenzel G, Abranches CD. Saúde mental da criança e do adolescente – Série Pediatria SOPERJ. 2.ed. Barueri: Manole; 2019.
3. World Health Organization (WHO). ICD-11. International Classification of Diseases 11th revision. 2018. Disponível em: https://icd.who.int/; acessado em: 30/3/2024.
4. Crenzel GJ, Alves ASM, Araújo GG, Bastos A. Onde as crianças brincam? Repensando a educação em tempos de pandemia. Rev Ped SOPERJ. 2021;21(2):40-8.
5. Thapar A, Pine D (eds.). Rutter's child and adolescent psychiatry. 6.ed. Oxford: Wiley & Sons; 2015.
6. Martin A, Bloch MH, Volkmar F (eds.). Lewis's child and adolescent psychiatry: a comprehensive textbook. 5.ed. Philadelphia: Wolters Kluwer/Lippincott Williams & Wilkins; 2018.
7. Marcelli D, Cohen D. Enfance et psychopathologie. 11.ed. Issy-les-Moulineux: Elsevier-Masson; 2023.
8. Cáceres-Assenço AM, Giusti E, Gândara JP, Puglisi ML, Takiuchi N. Por que devemos falar sobre transtorno do desenvolvimento da linguagem. Audiol Commun Res. 2020;25:e2342.
9. Sadock BJ, Sadock V, Ruiz P. Kaplan and Sadock's comprehensive textbook of psychiatry. 10.ed. Philadelphia: Wolters Kluwer; 2017.
10. Dulcan MK (ed.). Dulcan's textbook of child and adolescent psychiatry. 3.ed. Washington, DC: American Psychiatric Association; 2022.

CAPÍTULO 3

TRANSTORNO DO ESPECTRO AUTISTA E PSICOSES

Rossano Cabral Lima
Daniele de Brito Wanderley
Adriana Rocha Brito
Roberto Santoro Almeida

AO FINAL DA LEITURA DESTE CAPÍTULO, O PEDIATRA DEVE ESTAR APTO A:

- Conhecer o espectro de manifestações comportamentais que definem o transtorno do espectro autista.
- Detectar precocemente sinais de alerta para o transtorno do espectro autista.
- Reconhecer a importância do diagnóstico precoce do autismo e encaminhamento em tempo oportuno para tratamento e reabilitação.
- Realizar o diagnóstico diferencial entre o autismo e a esquizofrenia na infância.
- Identificar os primeiros sinais sugestivos de quadro psicótico e realizar um encaminhamento adequado para os profissionais e serviços de saúde mental.

INTRODUÇÃO

Os transtornos do espectro do autismo e as psicoses infantis são transtornos incapacitantes, abrangentes e persistentes que têm impacto significativo no desenvolvimento da criança, estando associados a prejuízos nas relações sociais, à sobrecarga familiar e ao sofrimento psíquico. A identificação pelo pediatra dos quadros de autismo, nos primeiros anos de vida, e das psicoses esquizofrênicas, surgidas mais tarde, permite encaminhar para tratamento e reabilitação precoces, com considerável impacto positivo para o prognóstico.

TRANSTORNO DO ESPECTRO AUTISTA

Definição[1-5]

O transtorno do espectro autista (TEA) é uma síndrome que afeta o neurodesenvolvimento e se caracteriza por limitações persistentes na interação e na comunicação social, combinadas a um repertório de interesses e comportamentos restrito e repetitivo, com prejuízos das atividades lúdicas e imaginativas. Há uma ampla variação no grau de intensidade das manifestações, constituindo assim um espectro – com casos muito leves em um extremo, quadros graves no outro e graus intermediários entre eles.

Apresentação clínica[1-5]

O diagnóstico de TEA é clínico e se baseia nos dados da anamnese correlacionados com a observação do comportamento. Não existe exame complementar para confirmação diagnóstica.

A limitação da interação social pode se manifestar por isolamento social ou pela presença de um comportamento social inadequado, com prejuízos na habilidade de desenvolver laços afetivos e de manter e compreender relacionamentos. Alguns pacientes procuram outras pessoas apenas para satisfazer suas necessidades imediatas e concretas, demonstrando comprometimento na reciprocidade socioemocional.

A queixa mais frequente dos pais de crianças com TEA, apresentada geralmente no 2º ou 3º ano de vida, é o atraso para falar, acompanhado pela ausência de tentativas de compensação pela comunicação não verbal. Muitos pais informam que seus filhos parecem alheios ao ambiente, não respondem se chamados pelo nome e não usam gestos para indicar seus desejos. Na avaliação do desenvolvimento da linguagem, pode-se verificar desde ausência total da linguagem até atrasos em relação a crianças da mesma idade ou perda de marcos do desenvolvimento previamente conquistados. Em outros pacientes, a fala costuma ser repetitiva, fora de contexto e monótona, sendo comum a ecolalia e alterações na prosódia. A compreensão é literal, com comprometimento da capacidade de interpretar metáforas e duplos sentidos.

É muito frequente a presença de movimentos repetitivos (estereotipias motoras como balanço de tronco, chacoalhar as mãos) e posturas bizarras do corpo ou das mãos. Pode haver alterações motoras precoces, incluindo proble-

mas posturais e de coordenação motora, e, mais tarde, marcha atípica ou na ponta dos pés. Muitas vezes, os pacientes apresentam alterações nas experiências sensoriais, com hipo ou hiper-reatividade, o que interfere diretamente na sua capacidade de exploração do espaço, dos objetos e do engajamento com os parceiros da interação.

Crianças e adolescentes com TEA frequentemente têm interesses incomuns, como fascinação por objetos que giram, preferência por caixas de papelão, barbantes e tampas de panelas, em vez de brinquedos. Alguns aspectos elementares dos objetos, como o odor, o sabor, a textura ou suas partes, despertam um interesse absorvente e exclusivo. Brinquedos são ignorados ou utilizados de forma repetitiva e estereotipada. Os pacientes enfileiram, empilham, alinham e chacoalham os objetos, não havendo um verdadeiro jogo imaginativo.

Também é comum a insistência em determinados rituais complexos e não funcionais, associados ao apego a rotinas rígidas e a resistência a mudanças, especialmente nos hábitos diários. Uma simples modificação nas atividades pode desencadear reações comportamentais, algumas vezes intensas.

Com o objetivo de padronizar o diagnóstico, foram criados critérios como os da Associação Americana de Psiquiatria, publicados no Manual Diagnóstico e Estatístico de Transtornos Mentais, que está em sua 5ª edição – texto revisado (DSM-5-TR), e os da Organização Mundial da Saúde (OMS), publicados na Classificação Estatística Internacional de Doenças e Problemas Relacionados com a Saúde, atualmente na sua 11ª edição (CID-11). O DSM-5-TR inclui especificadores de gravidade, que podem ser utilizados para descrever a sintomatologia apresentada no momento da consulta. O nível de gravidade costuma oscilar de acordo com o contexto e pode modificar-se ao longo do tempo.

A Sociedade Brasileira de Pediatria recomenda que os pediatras utilizem, em consultas de rotina, o Questionário Modificado para Triagem do Autismo em Crianças entre 16 e 30 meses, revisado, com Entrevista de Seguimento (M-CHAT-R/F, do inglês *Modified Checklist for Autism in Toddlers, Revised with Follow-Up*). Este instrumento é um teste de triagem e não de diagnóstico, não devendo ser usado para a avaliação global do desenvolvimento.

Epidemiologia[1,2,4-6]

Tem sido observado um aumento expressivo na prevalência do TEA, embora ainda seja incerto se esse aumento resulta da ampliação dos critérios diagnósticos, de diferenças metodológicas nos diversos estudos, de uma maior conscientização da sociedade e dos profissionais de saúde ou de um verdadeiro crescimento da incidência.

Dados epidemiológicos coletados pela Rede de Monitoramento de Autismo e Deficiências do Desenvolvimento do Centers for Disease Control and Prevention, nos EUA, identificaram uma prevalência do TEA de 1 caso para 36 crianças, afetando mais meninos que meninas, na proporção de 4 para 1.

Considerações etiológicas[1,2,4,5]

A patogênese do TEA ainda não é conhecida, sendo provavelmente multifatorial, envolvendo alterações em múltiplos genes e fatores ambientais.

Diagnóstico diferencial[1,2,4,5,7]

É fundamental realizar a avaliação auditiva em todas as crianças com atraso da fala, para descartar deficiência auditiva.

No transtorno específico da linguagem, não costumam estar presentes anormalidades na comunicação não verbal e tampouco um padrão repetitivo de comportamentos. Quando uma criança apresenta uma deficiência na interação e na comunicação social sem haver restrição de interesses, deve-se utilizar o diagnóstico de transtorno da comunicação social.

A deficiência intelectual pode ser um diagnóstico diferencial ou ocorrer concomitantemente ao TEA.

Nos casos que cursam com regressão da linguagem, deve-se realizar o diagnóstico diferencial com a síndrome de Landau-Kleffner, uma afasia epiléptica adquirida que acomete crianças entre 2 e 8 anos. Recomenda-se a realização de eletroencefalografia em todas as crianças com regressão da linguagem, mesmo na ausência de crises epilépticas, pois somente este exame, realizado durante o sono, pode confirmar o diagnóstico.

O diagnóstico diferencial com a esquizofrenia de início na infância se baseia, principalmente, na idade de instalação dos quadros (nos primeiros anos de vida nos TEA, mais tarde na esquizofrenia) e na ausência de sintomas psicóticos positivos (alucinações e delírios) nos TEA. Outro ponto de distinção é a alta frequência de epilepsia nos TEA, mas não na esquizofrenia. Há, contudo, pontos de sobreposição entre autismo e esquizofrenia, apresentados mais à frente neste capítulo.

Curso e prognóstico[1,2,4,5,8,9]

Cerca de dois terços das crianças que recebem diagnóstico de autismo já exibem anormalidades no desenvolvimento desde o nascimento, e um terço apresenta regressão nas áreas pessoal-social e da linguagem, habitualmente entre os 12 e 24 meses de idade.

A evolução do TEA é variável. Há desde pacientes que mantêm as mesmas dificuldades ao longo do tempo, com pouca ou nenhuma melhora clínica, até casos que apresentam um progresso considerável. Os parâmetros que melhor predizem uma evolução favorável são um quociente de inteligência (QI) normal e a presença de linguagem funcional aos 5 anos de idade.

Pacientes com inteligência normal ou acima da média em geral alcançam bons resultados acadêmicos, tornando-se aptos ao ensino superior e até à vida independente, mas frequentemente apresentam dificuldades em lidar com si-

tuações novas e podem desenvolver quadros de ansiedade e depressão.

Aproximadamente 10% dos autistas revelam habilidade especial em alguma área, como matemática, música, desenho, memória para itinerários etc., embora demonstrem comprometimentos por vezes graves em outros domínios.

A pandemia de covid-19 foi um enorme desafio para os pacientes com o transtorno e suas famílias. A necessidade de distanciamento social ocasionou, em muitos casos, a interrupção da reabilitação e da vida escolar das crianças e adolescentes com autismo, que se viram também particularmente prejudicados pelas exigências de mudanças de rotina e os estresses de adaptação exigidos pela pandemia. O retorno às atividades se configurou um novo desafio. O GT de Saúde Mental da SBP publicou um artigo de orientação aos pediatras para o auxílio em tempos de pandemia de covid-19 a estes pacientes e suas famílias.

Tratamento[1,4,5,8]

Até o momento, não há tratamento definitivo para os sintomas nucleares do TEA. Sabe-se, porém, que a reabilitação, iniciada precocemente e realizada por equipe multidisciplinar, é fundamental para que o paciente alcance seu melhor potencial. Portanto, é necessário que o diagnóstico seja realizado o quanto antes. O pediatra, que acompanha cuidadosamente os marcos do desenvolvimento de seus pacientes, ocupa um lugar privilegiado para a detecção precoce desses problemas e o encaminhamento aos tratamentos especializados.

O tratamento inclui a participação de psiquiatras, neurologistas, psicólogos, fonoaudiólogos, terapeutas ocupacionais, psicomotricistas, psicopedagogos, entre outros, e deve ser estabelecido individualmente, respeitando as necessidades específicas de cada paciente.

Pode ser necessário tratamento medicamentoso para condições associadas, como irritabilidade, agressividade, comportamentos autolesivos, agitação, desatenção, alterações do humor e problemas do sono.

É essencial oferecer um ambiente estruturado e com regras claras, com uma preparação cuidadosa para cada alteração necessária na rotina. Os pais devem ser orientados a buscar oportunidades para estimular a interação com outras crianças, respeitando as peculiaridades do filho com TEA.

É necessário estabelecer uma parceria com a escola, muitas vezes com o auxílio de mediadores, para oferecer ao paciente a oportunidade de um processo educativo realmente inclusivo, que respeite suas características e dificuldades.

PSICOSES

Definição[1]

A psicose infantil é uma condição que envolve prejuízos na distinção entre o mundo interno e o mundo externo, desorganização do pensamento e do comportamento e distorções na avaliação e ajustamento à realidade.

Aspectos característicos[1,10]

A noção de psicose infantil, durante muito tempo, foi usada de modo pouco preciso, correspondendo a um modo de estruturação psíquica próxima ao autismo infantil. Após ser diferenciada do último, a tendência atual é restringi-la à esquizofrenia infantil. Entretanto, a relação entre ambos ainda é controversa (ver Diagnóstico diferencial).

A esquizofrenia de início na infância tem instalação insidiosa, podendo ser precedida por atraso no desenvolvimento da fala e limitações na sociabilidade. Nela predominam a desorganização do pensamento e do comportamento, o distanciamento afetivo, as alucinações fugazes e delírios pouco sistematizados.

A partir da adolescência, a esquizofrenia se aproxima da forma adulta típica, envolvendo sintomas positivos (alucinações, delírios, conduta bizarra, neologismos), negativos (retraimento social, empobrecimento afetivo, comprometimentos na fluência verbal, na vontade e no pragmatismo), e sinais de desorganização do pensamento e da conduta (associados a afeto inadequado ou pueril).

Epidemiologia[9,10]

A esquizofrenia é rara na infância (1 caso para cada 1.000 a 10.000 crianças), surgindo geralmente no início da vida adulta, quando atinge prevalência em torno de 1%. Predomina em meninos, mas, a partir da adolescência, há igual distribuição entre os sexos.

Considerações etiológicas[1,10]

A etiologia da esquizofrenia envolve a interação entre fatores genéticos, psicológicos, ambientais e ligados ao neurodesenvolvimento. Fatores de risco podem incluir desnutrição intrauterina, complicações obstétricas, migração e violência contra a criança.

A relação com o uso de maconha ainda é controversa, havendo evidências que associam seu consumo na adolescência a maior risco futuro de esquizofrenia em indivíduos suscetíveis.

Diagnóstico diferencial[1,2,7,10]

Durante muitos anos, as categorias de autismo e psicose/esquizofrenia infantil foram próximas ou equivalentes. A distinção entre ambas ocorreu especialmente a partir dos anos de 1980. Entre as principais diferenças estão a idade de instalação (nos primeiros anos de vida no TEA, no final da adolescência e início da vida adulta na esquizofrenia) e ausência de sintomas psicóticos positivos em quase todos os casos de autismo.

Contudo, as fronteiras entre autismo e psicose infantil ainda não são totalmente claras. Estudos recentes vêm mostrando áreas de sobreposição entre TEA e esquizofrenia em relação aos achados genéticos e de neuroimagem, aos sinais neurológicos menores e aos prejuízos na cognição social.

Em relação à apresentação clínica, os sintomas pre-mórbidos ou precoces da esquizofrenia são semelhantes

ao TEA (envolvendo a sociabilidade, a comunicação e as condutas bizarras ou inadequadas); maneirismos, estereotipias e catatonia podem estar presentes em ambos os quadros. Por fim, há relatos de um subgrupo de apresentação mista, no qual sintomas autistas e psicóticos, inclusive delírios e alucinações, podem coexistir.

Outros diagnósticos diferenciais envolvem o transtorno bipolar (de instalação mais aguda), a depressão com características psicóticas, as psicoses induzidas por drogas ou medicamentos (cocaína, anfetaminas, metilfenidato, *ecstasy*, alucinógenos, corticosteroides, benzodiazepínicos, opioides e maconha), as psicoses orgânicas (como a doença de Wilson e algumas formas de epilepsia) e psicoses reativas breves.

O pensamento mágico/animista da criança pequena, que atribui sentimentos e motivações a objetos inanimados ou fenômenos naturais, e a presença de amigos imaginários até o início da puberdade, são fenômenos normais e não são indicativos de psicose.

Curso e prognóstico[9,10]

A esquizofrenia é um quadro psicótico geralmente crônico, envolvendo episódios de crises ou "surtos" psicóticos, seguidos de uma fase de recuperação parcial, associados a prejuízos no funcionamento mental e social. Quanto mais precoce for sua instalação e quanto mais crises ocorrem, piores serão o prognóstico e a evolução.

Tratamento[1,10]

O manejo clínico de crianças e adolescentes psicóticos deve envolver intervenções psicossociais multiprofissionais (psicoterapia, psicofarmacoterapia, atendimentos à família, acompanhamento terapêutico, apoio escolar), frequentemente em regime de cuidado mais intensivo, em hospital-dia ou Centro de Atenção Psicossocial (CAPS) Infantojuvenil. As situações de crise psicótica devem, sempre que possível, ser atendidas na comunidade, com intensificação da frequência dos atendimentos. Caso a hospitalização seja necessária, deve ser realizada preferencialmente em hospital pediátrico.

A medicação antipsicótica é útil para o alívio dos sintomas positivos e nas crises psicóticas, que podem cursar com agitação, paranoia e violência. Embora sua prescrição deva ser realizada por psiquiatra da infância e da adolescência, o pediatra pode contribuir no acompanhamento do tratamento e na monitoração dos efeitos colaterais. Os antipsicóticos tradicionais são eficazes, mas o risco de efeitos extrapiramidais (especialmente com o haloperidol), os efeitos anticolinérgicos e a intensa sedação (especialmente com a clorpromazina e a levomepromazina) têm limitado seu uso ou restringido a utilização aos episódios agudos. Os antipsicóticos atípicos (como risperidona, aripiprazol, quetiapina e olanzapina) têm sido mais usados, mas podem apresentar importantes efeitos colaterais metabólicos, como ganho de peso, aumento de taxas sanguíneas de colesterol, triglicerídios e glicose, exigindo acompanhamento clínico cuidadoso, com controle hematológico periódico, orientação alimentar e estímulo à prática de atividades físicas. Podem também causar elevações da prolactina. Efeitos extrapiramidais e sedação também podem ocorrer com os antipsicóticos mais recentes.

CONSIDERAÇÕES FINAIS

A avaliação do desenvolvimento é parte fundamental da consulta pediátrica, e a identificação de prejuízos, atrasos e desvios característicos, assim como o encaminhamento aos serviços de tratamento e reabilitação, devem ser realizados o mais precocemente possível. O pediatra tem, portanto, papel-chave nesse processo, dado que o início precoce do cuidado tem impacto na evolução dos quadros, com reflexos na qualidade de vida da criança ou adolescente e de sua família. Isso vale tanto para os TEA, que se iniciam nos primeiros anos de vida, quanto para a esquizofrenia na infância, que tende a se instalar um pouco mais tarde. Apesar da distinção entre autismo e psicose esquizofrênica estar bem estabelecida, existem pontos de sobreposição entre ambos, o que pode dificultar o diagnóstico diferencial e reforçar a necessidade da interlocução com profissionais da saúde mental.

REFERÊNCIAS BIBLIOGRÁFICAS

1. Almeida RS, Lima RC, Crenzel G, Abranches CD. Saúde mental da criança e do adolescente – Série Pediatria SOPERJ. 2.ed. Barueri: Manole; 2019.
2. American Psychiatric Association. DSM-5-TR: Manual diagnóstico e estatístico de transtornos mentais. 5.ed. Porto Alegre: Artmed; 2023.
3. World Health Organization (WHO). ICD-11. International Classification of Diseases 11th revision. 2018. Disponível em: https://icd.who.int/; acessado em: 30/3/2024.
4. Lord C, Elsabbagh M, Baird G, Veenstra-Vanderweele J. Autism spectrum disorder. Lancet. 2018; 392(10146):508-20.
5. Sociedade Brasileira de Pediatria. Departamento Científico de Pediatria do Desenvolvimento e do Comportamento. Transtorno do Espectro do Autismo. Nº 5. Abril de 2019. Disponível em: https://www.sbp.com.br/fileadmin/user_upload/Ped._Desenvolvimento_-_21775b-MO_-_Transtorno_do_Espectro_do_Autismo.pdf; acessado em: 30/3/2024.
6. Maenner MJ, Warren Z, Williams AR, Amoakohene E, Bakian AV, Bilder DA et al. Prevalence and Characteristics of Autism Spectrum Disorder Among Children Aged 8 Years — Autism and Developmental Disabilities Monitoring Network, 11 Sites, United States, 2020. MMWR Surveill Summ 2023;72(No. SS-2):1–14. Disponível em: https://www.cdc.gov/mmwr/volumes/72/ss/ss7202a1.htm?s_cid=ss7202a1_w; acessado em: 30/3/2024.
7. Pina-Camacho L, Parellada M, Kyriakopoulos M. Autism spectrum disorder and schizophrenia: boundaries and uncertainties. B J Psych Advances. 2016;22(5):316-24.
8. Brito AR, Almeida RS, Crenzel G, Alves AS, Lima RC, Abranches CD. Autismo e os novos desafios impostos pela pandemia da Covid-19. Rev Ped SOPERJ. 2021;21(2):73-8.
9. Goodman R, Scott S. Child and adolescent psychiatry. 3.ed. Oxford: Wiley-Blackwell; 2012.
10. Hollis C, Palaniyappan L. Schizophrenia and psychosis. In: Thapar A, Pine DS, Leckman JF, Scott S, Snowling MJ, Taylor E (eds.). Rutter's child and adolescent psychiatry. 6.ed. Oxford: Wiley-Blackwell; 2015. p.774-92.

CAPÍTULO 4

TRANSTORNOS DE HUMOR

Roberto Santoro Almeida
Gabriela Judith Crenzel

AO FINAL DA LEITURA DESTE CAPÍTULO, O PEDIATRA DEVE ESTAR APTO A:

- Identificar os transtornos de humor na infância e na adolescência.
- Distinguir os estados de tristeza normais da depressão.
- Conhecer os aspectos característicos dos transtornos depressivos nas diversas fases da infância e da adolescência.
- Reconhecer os diagnósticos diferenciais e as comorbidades dos transtornos de humor.

INTRODUÇÃO[1-9]

Os transtornos de humor ocorrem em todas as idades. Na infância e na adolescência são frequentes, causam muito sofrimento, prejudicam o aprendizado e as relações interpessoais e podem ocasionar risco de morte.

Define-se humor como o estado afetivo de base, a síntese dos afetos e emoções presentes na mente, que se mantém relativamente estável por algum tempo. As oscilações de humor normalmente são de pequena monta: ocorrem em períodos em que a pessoa está mais animada ou desanimada.

Nos transtornos de humor, a oscilações são intensas e persistentes, com o humor patologicamente elevado nos casos de hipomania ou mania, ou rebaixado na depressão.

As novas edições das classificações internacionais de transtornos mentais (CID-11 e DSM-5-TR) têm tendido a utilizar os mesmos critérios diagnósticos dos transtornos de humor em adultos para identificar os casos em crianças e adolescentes. No entanto, na clínica, os casos de aparecimento infanto-juvenil mantêm particularidades, como a presença de sintomas somáticos e irritabilidade em casos de depressão infantil, e as oscilações mais frequentes de humor.

Como se apontou no Capítulo 1 desta Seção, com a pandemia de covid-19 houve um aumento do número de casos de depressão e outros transtornos de humor em crianças e adolescentes.

ASPECTOS CARACTERÍSTICOS[1-9]

Depressão

Estados de tristeza são comuns na infância e na adolescência, relacionando-se a situações de vida que provocam sofrimento. Episódios depressivos diferem da tristeza comum em intensidade, qualidade, duração e sintomas associados.

Embora o sintoma mais relacionado ao episódio depressivo seja a tristeza, em crianças e adolescentes, a alteração do humor pode se manifestar como irritabilidade, que pode motivar crises de raiva. Nos casos em que a tristeza predomina, ela pode ser descrita como mais intensa, duradoura ou diferente em qualidade da tristeza comum. Outro sintoma muito comum é a anedonia, que é a incapacidade de sentir prazer com as situações de vida que habitualmente causam satisfação.

O quadro pode começar de forma insidiosa e se manifestar pelo declínio do rendimento escolar e o isolamento. A criança ou o adolescente se afasta da família e dos amigos e perde o interesse e a motivação pelas atividades preferidas, abandonando-as. Alterações de sono e de apetite também são frequentes, para mais e para menos, assim como perda ou ganho de peso. A concentração e a memória estão habitualmente prejudicadas. Há quase sempre um enorme sentimento de culpa e baixa autoestima.

Em crianças, as queixas somáticas, principalmente cefaleia, náuseas e dor abdominal, são comuns. Nesta faixa etá-

ria, tais queixas, sem outra sintomatologia, podem ser manifestações de quadros depressivos ou de ansiedade.

Em adolescentes, além de tristeza profunda e duradoura, encontra-se comumente desesperança. Em casos mais graves, podem surgir lentificação psicomotora e delírios de culpa, de punição ou persecutórios. Muitas vezes, o adolescente deprimido recorre ao álcool e outras drogas ilícitas como forma de se automedicar. São comuns os pensamentos de morte e a ideação suicida, havendo risco real de suicídio.

Transtorno bipolar (TB)

O TB caracteriza-se pela presença da alternância de episódios depressivos, episódios maníacos e períodos de humor normal, com curso crônico e recorrente. Mania é um estado de humor patologicamente elevado, em que há aceleração do pensamento e da fala, aumento de energia, ideias de grandeza, disposição jocosa ou irritável, euforia, distraibilidade, agitação psicomotora, impulsividade, agressividade, hipersexualidade, redução do número de horas de sono e comportamentos de risco. São comuns gastos excessivos e o uso de drogas ilícitas. O quadro é raro em crianças e de difícil diagnóstico na infância e na adolescência, confundindo-se com outros transtornos mentais.

Distimia e ciclotimia

A distimia, um transtorno depressivo crônico do humor, pode surgir na adolescência. Os sintomas depressivos (humor deprimido ou irritável, anedonia, cansaço, baixa motivação, alterações de sono e de apetite) estão presentes de forma menos intensa que nos episódios depressivos, e são persistentes. A ciclotimia também pode se manifestar na adolescência, caracterizando-se pela alternância de episódios de hipomania (menos graves que os episódios maníacos) e depressão moderada.

Transtorno disruptivo da desregulação do humor (TDDH)

Para fazer frente à verdadeira moda de diagnóstico excessivo de bipolaridade, o DSM-5 criou uma nova categoria diagnóstica, o TDDH, caracterizado pela presença de episódios de explosões emocionais periódicas, com agressões físicas e verbais e destruição de objetos, de início entre os 6 e os 10 anos de idade, com frequência de 3 ou mais vezes por semana, durante pelo menos 1 ano. No período, o humor da criança permaneceria quase todo o tempo triste, irritável ou raivoso. O diagnóstico tem pouca validação e deve ser usado com cautela.

EPIDEMIOLOGIA[2-9]

A prevalência de transtorno depressivo situa-se na faixa de 1 a 3% das crianças e 3 a 9% dos adolescentes. A diferença de métodos e de grupos selecionados nas diversas pesquisas explica a variação das taxas. Estudos que entrevistam pais e professores costumam apresentar números inferiores aos de estudos que escolhem as próprias crianças e adolescentes como informantes.

Quanto maior a idade, maior a prevalência. Na infância, os casos são igualmente numerosos em ambos os sexos; na adolescência, o quadro é duas vezes mais frequente nas meninas. Nas últimas décadas, tem havido uma tendência ao crescimento do número de casos infantojuvenis, com queda da idade de início, embora a depressão ainda seja rara em pré-escolares.

Calcula-se que entre 20 e 40% das crianças e adolescentes hospitalizados apresentam depressão.

A duração média de um episódio depressivo não tratado situa-se ao redor de 8 meses, podendo haver persistência de alguns sintomas após o término do quadro. O episódio depressivo pode ser único ou fazer parte de um quadro crônico e recorrente.

O TB é raro na infância. A prevalência ao longo da vida é de aproximadamente 1%, com a maioria dos casos se iniciando na adolescência ou no início da vida adulta. Estudos retrospectivos apontam que 60% dos adultos com o transtorno iniciaram o quadro antes dos 20 anos de idade. Em 80% dos pacientes, o quadro retorna em 2 a 5 anos.

CONSIDERAÇÕES ETIOLÓGICAS[1-9]

A etiologia dos transtornos de humor envolve uma multiplicidade de fatores em interação complexa, incluindo vulnerabilidades genéticas, conflitos familiares, violência, negligência, problemas socioeconômicos e estressores diversos no ambiente familiar, social e escolar. A influência da genética é maior no caso do TB.

DIAGNÓSTICO DIFERENCIAL[6-9]

É necessário diferenciar a depressão do estado de tristeza normal. Na depressão, a tristeza é mais grave e persistente e se associa a outros sintomas, já descritos. Além disso, alguns pacientes descrevem a tristeza da depressão como diferente qualitativamente da tristeza normal.

O processo de luto, que ocorre em casos de perda de um ente querido, diferencia-se da depressão principalmente pela ausência de sentimento de culpa e de baixa autoestima. Em alguns casos, o luto pode persistir e evoluir para uma depressão.

A depressão pode ocorrer juntamente com outros transtornos mentais, sobretudo transtornos de ansiedade.

O principal diagnóstico diferencial do TB é o transtorno do déficit de atenção/hiperatividade (TDAH). A diferença principal é o humor exaltado presente nos quadros maníacos. Há também a possibilidade de os dois transtornos se associarem no mesmo paciente.

CURSO E PROGNÓSTICO[6-10]

O curso e o prognóstico dos transtornos de humor são variáveis, dependendo da idade inicial, da gravidade e da

presença de comorbidades. Fatores ambientais negativos podem piorar o prognóstico.

Sem tratamento, os episódios depressivos têm duração média de 8 meses.

Quanto mais cedo começa o TB, maior o risco de cronicidade e sequelas funcionais. Tanto os quadros depressivos quanto o TB estão associados a problemas de relacionamento e de aprendizado.

A distimia sem tratamento costuma persistir por anos, elevando o risco de episódios depressivos.

Tanto quadros depressivos quanto TB elevam exponencialmente o risco de suicídio. Crianças e adolescentes com depressão também têm maior risco de apresentar episódios depressivos e tentativas de suicídio quando adultos.

TRATAMENTO[1-10]

De forma geral, o tratamento dos transtornos de humor se realiza pela associação de diferentes modalidades terapêuticas. Psicoterapia individual, terapia de família e intervenções psicossociais podem ser utilizadas, assim como psicofármacos. A escolha dos recursos terapêuticos deve ser realizada caso a caso, de acordo com a experiência do profissional.

É fundamental estabelecer uma boa relação com o paciente e a família, e contar com a colaboração da escola, outros profissionais e pessoas que fazem parte da vida da criança ou do adolescente.

As depressões leves e moderadas em crianças e adolescentes são geralmente tratadas com psicoterapia e trabalho junto à família e à escola. Em casos mais graves, pode-se utilizar psicofármacos.

Os antidepressivos mais usados são os inibidores seletivos de recaptação de serotonina (ISRS), particularmente a fluoxetina, a paroxetina e a sertralina, por sua eficácia e maior tolerabilidade.

No TB, os estabilizadores do humor (principalmente carbonato de lítio, o divalproato de sódio e a carbamazepina) são utilizados para controle sintomático e prevenção de recorrências. Os casos tratados com essas medicações devem ser acompanhados criteriosamente, com exames laboratoriais periódicos para avaliar níveis séricos das medicações e possível toxicidade.

Crianças e adolescentes que apresentam ideação ou comportamento suicida necessitam de apoio e supervisão. A família deve ser acolhida, informada dos riscos e orientada pelo pediatra, que deverá encaminhá-los, de forma ativa, a uma avaliação psiquiátrica. Pode ser necessária a hospitalização para a realização de cuidados mais intensivos e minimização do risco.

Adolescentes com depressão grave, risco de suicídio e má resposta a psicoterapias ou medicamentos podem se beneficiar com a eletroconvulsoterapia (ECT). Embora de raríssima utilização em crianças e adolescentes, é um procedimento seguro, realizado por meio de diversas sessões, em ambiente hospitalar e sob anestesia.

CONSIDERAÇÕES FINAIS

Os transtornos de humor são comuns na infância e na adolescência e têm se tornado mais frequentes em tempos de pandemia. As consultas pediátricas são locais privilegiados para o acolhimento, a detecção e o encaminhamento destes casos aos tratamentos especializados, reduzindo o sofrimento e os comprometimentos por vezes graves na vida de crianças e adolescentes acometidos.

REFERÊNCIAS BIBLIOGRÁFICAS

1. Almeida RS, Lima RC, Crenzel G, Abranches CD. Transtornos de humor. In: Almeida RS, Lima RC, Crenzel G, Abranches CD. Saúde mental da criança e do adolescente – Série Pediatria SOPERJ. 2.ed. Barueri: Manole; 2019. p.84-91.
2. Sadock BJ, Sadock V, Ruiz P (eds.). Mood disorders. In: Sadock BJ, Sadock V, Ruiz P. Kaplan and Sadock's Comprehensive textbook of psychiatry. 10.ed. Philadelphia: Wolters Kluwer; 2017. p.1599-719.
3. Black DW, Andreasen NC. Introductory textbook of psychiatry. 7.ed. Arlington: American Psychiatric Association Publishing; 2020.
4. Marcelli D, Cohen D. Enfance et psychopathologie. 11.ed. Issy-les--Moulineux: Elsevier-Masson; 2023.
5. Marcelli D, Braconnier A. Adolescence et psychopathologie. 9.ed. Issy-les-Moulineux: Elsevier-Masson; 2018.
6. Goodman R, Scott S. Child and adolescent psychiatry. 3.ed. Oxford: Wiley-Blackwell; 2012.
7. Dulcan MK (ed.). Dulcan's textbook of child and adolescent psychiatry. 3.ed. Washington, DC: American Psychiatric Association; 2022.
8. Martin A, Bloch MH, Volkmar F (eds.). Lewis's child and adolescent psychiatry: a comprehensive textbook. 5.ed. Philadelphia: Wolters Kluwer/Lippincott Williams & Wilkins; 2018.
9. Thapar A, Pine D (eds.). Rutter's child and adolescent psychiatry. 6.ed. Oxford: Wiley & Sons; 2015.
10. Almeida RS, Brito AR. Tentativa de suicídio. In: Urgências e Emergências Pediátrica - Série Pediatria SOPERJ. Barueri: Manole; 2023.p.715-23.

CAPÍTULO 5

TRANSTORNOS DE ANSIEDADE

Adriana Rocha Brito
Roberto Santoro Almeida
Gabriela Judith Crenzel

AO FINAL DA LEITURA DESTE CAPÍTULO, O PEDIATRA DEVE ESTAR APTO A:

- Reconhecer os sinais e sintomas de ansiedade.
- Saber diferenciar sintomas de ansiedade saudável, que faz parte do cotidiano, da ansiedade patológica.
- Conhecer os transtornos de ansiedade com manifestação na infância e na adolescência e seus principais fatores de risco.
- Realizar a abordagem inicial e saber identificar a necessidade de encaminhamento para o especialista.
- Orientar os responsáveis sobre seu papel na prevenção e no tratamento dos quadros de ansiedade.

INTRODUÇÃO[1-10]

O medo e a ansiedade são reações absolutamente normais e necessárias para a autoproteção e a sobrevivência, surgindo diante de situações consideradas ameaçadoras. No entanto, podem se tornar patológicos, quando ocorrem de forma excessiva e persistente, interferindo significativamente na vida da criança ou do adolescente.

A ansiedade é um estado de apreensão negativa em relação a uma possível ameaça futura ou imaginada, enquanto que o medo emerge diante de um perigo iminente e real. Nos casos de ansiedade, por vezes o indivíduo não consegue reconhecer a origem do sentimento desagradável. A intensidade das manifestações, a frequência, a duração e a interferência nas atividades habituais são fundamentais para diferenciar uma reação saudável pontual de um quadro patológico, que pode gerar intenso sofrimento psíquico e se tornar incapacitante.

QUADROS CLÍNICOS[1-4,6-10]

A ansiedade se apresenta clinicamente por meio de sinais e sintomas diversos e inclui manifestações psíquicas e somáticas. As queixas podem ser vagas e alguns pacientes podem utilizar termos como "medo", "ansiedade", "estresse", "angústia", "desespero". Os principais sintomas de ansiedade estão listados no Quadro 1.

Em crianças pequenas, que têm dificuldade de expressar seus estados subjetivos, a ansiedade pode se manifestar por regressão do comportamento, aumento do apego, episódios de irritabilidade e, principalmente, queixas físicas como dor abdominal, náuseas e cefaleia.

A seguir, são descritas as apresentações típicas dos transtornos de ansiedade na infância e na adolescência. São comuns os quadros mistos, que reúnem sinais e sintomas das diversas formas listadas, e também transições.

Transtorno de ansiedade de separação

A ansiedade de separação é normal em crianças pequenas e caracteriza-se pelo desencadear de angústia diante do afastamento físico das figuras fundamentais de apego. O fenômeno, que faz parte do desenvolvimento, costuma se iniciar em torno dos 6 a 8 meses de idade, e se perpetua até o 5º ano de vida. Em crianças mais velhas, a partir dos 6 anos, não se espera mais este tipo de comportamento.

O transtorno de ansiedade de separação caracteriza-se por episódios de ansiedade aguda diante da perspectiva de afastamento da família ou de casa, em escolares ou, mais raramente, adolescentes. O DSM-5-TR permite o diagnóstico em pré-escolares, se os sintomas são mais intensos e frequentes, ou causam mais perturbação que a ansiedade de separação normal. O comportamento interfere nas atividades usuais, pois a criança reluta em desempenhar ações independentes esperadas para a idade, por exemplo, ir para a escola ou dormir sozinha.

Mutismo seletivo

O quadro, mais comum em meninas, caracteriza-se pelo silêncio absoluto diante de certas situações sociais, como a es-

Quadro 1 Sintomas psicológicos e reações físicas comuns em crianças e adolescentes com ansiedade

Sintomas psicológicos	Preocupação extrema, muitas vezes irreal
	Medo sem sentido, desproporcional ao risco
	Desconforto mental
	Sofrimento por antecipação
	Incapacidade de desfrutar o momento presente
	Sensação de angústia
	Dificuldades de concentração
	Irritabilidade
	Falta de autoconfiança e insegurança
	Sentimento de impotência
	Autoestima baixa
	Hipervigilância
	Relutância em se afastar de figuras de apego ou de casa
	Medo de falar em público
	Esquiva de objetos, pessoas ou situações
Sintomas físicos	Problemas do sono
	Alterações do apetite
	Tensão muscular constante
	Nervosismo ou inquietação
	Palpitações
	Sensação de falta de ar
	Transpiração em excesso
	Vertigem
	Tremores nas mãos ou no corpo
	Onicofagia
	Queda de cabelo
	Cansaço físico
	Sensação de nó na garganta
	Sensação de aperto no peito
	Náuseas ou diarreia
	Dores de cabeça, de estômago ou mal localizadas
	Sensação de formigamento

Fonte: autoria própria baseado em informações do DSM-5-TR.[3]

cola, em crianças capazes de falar normalmente no ambiente doméstico. Pode haver recusa de comunicação verbal mesmo com os amigos mais próximos. Nos locais e situações em que ocorre a dificuldade, é comum a criança se comunicar por outros meios, como a escrita ou a digitação numa tela. Geralmente o quadro se inicia antes dos 5 anos de idade.

Transtorno de ansiedade social (fobia social)

É o medo intenso de exposição ao julgamento social, desencadeado por situações simples como comer ou falar em público, ou estar em ambientes com pessoas desconhecidas. O paciente teme que as manifestações de ansiedade (dificuldade de falar, gagueira, tremores, sudorese intensa, vermelhidão no rosto, boca seca) provoquem rejeição, criando embaraço e humilhação, e tenta evitar essas situações de todas as maneiras, restringindo a vida.

Fobias específicas

É o medo irracional de determinadas situações ou objetos diante dos quais o paciente apresenta uma crise de ansiedade extrema. O quadro se inicia tipicamente no final da infância. Alguns exemplos de situações ou objetos desencadeadores são sangue, escuro, relâmpagos, injeção, médico, animais, altura, etc. A criança ou adolescente desenvolve comportamentos de evitação, fugindo do contato com as situações ou objetos que desencadeiam o estado de ansiedade.

Transtorno de ansiedade generalizada

É caracterizado por um estado constante de preocupação, mantido por uma expectativa equivocada ou desproporcional de ameaça, com duração mínima de 6 meses, acompanhado dos seguintes sintomas: inquietação ou sensação de estar com os nervos à flor da pele, fadiga, dificuldade de concentração ou "brancos" na mente, irritabilidade, tensão muscular e problemas do sono.

Transtorno do pânico

Definido pela presença de episódios inesperados e recorrentes de medo ou desconforto extremo (crises ou ataques de pânico), acompanhados pelos seguintes sintomas: sensação de sufocamento ou de nó na garganta, ritmo cardíaco acelerado, sudorese intensa, tremores, náusea, dor no peito, calafrios, sensação de anestesia ou formigamento, tonturas e medo de perder o controle ou de morrer. Frequentemente, as crises surgem de modo repentino, sem desencadeantes perceptíveis. É comum as crises de pânico estarem associadas à agorafobia, o medo e a evitação de lugares abertos, multidões ou de sair sozinho à rua.

Transtorno de estresse pós-traumático

O transtorno de estresse pós-traumático manifesta-se como resposta tardia a eventos traumáticos de natureza catastrófica, como acidentes graves, desastres naturais, sequestros, estupro, tortura ou maus-tratos. Depois de um intervalo variável, o paciente passa a apresentar revivescências do trauma, acompanhadas de tentativas de evitação de situações que despertem as lembranças, despersonalização e desrealização e embotamento emocional. São comuns sonhos desagradáveis e repetitivos, sinais de hiperestimulação autonômica, hipervigilância, problemas de concentração e do sono.

Crianças experimentam a revivescência da situação traumática de forma recorrente, por meio de brincadeiras ou de comportamento repetitivo envolvendo aspectos da circunstância traumática, muitas vezes reencenando o episódio durante a atividade lúdica.

Transtorno obsessivo-compulsivo (TOC)

É caracterizado pela presença de obsessões ou compulsões que interferem negativamente na vida das pessoas acometidas e da família. Obsessões são pensamentos intrusivos e não desejados, que fogem ao controle do indivíduo. Compulsões são comportamentos repetitivos que os pacientes se sentem compelidos a realizar, para aliviar um estado de ansiedade crescente, muitas vezes motivado pelos pensamentos obsessivos (Quadro 2).

Os sintomas obsessivos e os rituais podem consumir um tempo considerável do dia, interferir nas atividades acadêmicas e no convívio com a família e os amigos e gerar sofrimento substancial. É muito comum a demora na identificação do quadro, porque muitas crianças e adolescentes acometidos escondem seus sintomas por vergonha.

ASPECTOS EPIDEMIOLÓGICOS E CONSIDERAÇÕES ETIOLÓGICAS[1,2,5-10]

A prevalência dos transtornos de ansiedade é de 1 a 2% nas crianças, sem predileção por sexo. Na adolescência, a frequência chega a 8 a 12%, com maior ocorrência no sexo feminino.

Dados do Centers for Disease Control and Prevention (CDC) apontam que a ansiedade está entre os transtornos mentais mais frequentemente diagnosticados na infância. Uma pesquisa nacional de saúde infantil realizada nos EUA diagnosticou transtornos de ansiedade em 9,4% das crianças e adolescentes entre 3 e 17 anos. Destes, um terço apresentava depressão associada.

Um dos principais fatores de risco para os transtornos é a presença de quadros de ansiedade ou depressão em pessoas da família, indicando a possível influência de fatores genéticos, associados a riscos ambientais.

Entre os fatores ambientais, deve-se considerar a qualidade do apego nos primeiros anos de vida, o nível de estresse dos pais, que servem de pressão e de modelo para os filhos, e a exigência exagerada de desempenho numa atmosfera que estimula a competitividade desenfreada, com parâmetros rígidos de sucesso e fracasso.

A pandemia de covid-19 ocasionou um aumento dos níveis de ansiedade em crianças e adolescentes. As incertezas do período, a insegurança, o medo, as perdas, a necessidade de isolamento social, as aulas *on-line* (ou a ausência de atividades escolares para uma grande maioria) e as dificuldades de ajustamento da rotina exigiram um imenso esforço de adaptação, aumentando a frequência de transtornos mentais, principalmente quadros de ansiedade e de depressão.

DIAGNÓSTICO DIFERENCIAL E COMORBIDADES[1-3,5-10]

O primeiro passo é diferenciar a ansiedade patológica do que é normal para determinadas faixas etárias. Como visto, a presença de ansiedade de separação entre os 6 e 8 meses é normal. No pré-escolar, é frequente o temor de animais e o medo do escuro. Algumas crianças são metódicas nas suas atividades rotineiras e podem sentir ansiedade diante de pequenas mudanças, necessitando de rituais em situações específicas, como a hora de dormir. Estas manifestações fazem parte do processo normal de desenvolvimento e não configuram condições mórbidas.

É necessário também afastar patologias orgânicas, como feocromocitoma, hipertireoidismo, asma, doenças neurológicas (enxaqueca, crises epilépticas), arritmias cardíacas, hipoglicemia, ingestão excessiva de cafeína, intoxicação por chumbo ou medicamentos (inibidores seletivos de recaptação da serotonina, antipsicóticos, esteroides, simpaticomiméticos, antiasmáticos, anti-histamínicos), que podem desencadear sintomas semelhantes à ansiedade.

Como já descrito, é frequente a comorbidade com quadros depressivos. Cerca de 60 a 80% das crianças e adolescentes com TOC apresentam uma ou mais comorbidades com outros transtornos psiquiátricos, principalmente transtorno de tiques, transtorno de déficit de atenção/hiperatividade (TDAH), outros transtornos de ansiedade e transtornos de humor.

Os transtornos de ansiedade também podem apresentar comorbidade entre si, com sobreposição de sinais e sintomas, o que pode representar uma limitação das classificações: na clínica, os quadros não são tão distintos uns dos outros como na teoria.

ABORDAGEM TERAPÊUTICA[1,2,6-10]

Os transtornos de ansiedade têm múltiplos determinantes, e todos os casos devem ser avaliados de forma criteriosa, considerando os aspectos biológicos, psicológicos, familiares, culturais e sociais implicados. A escolha do tratamento varia de acordo com o peso de cada um dos fatores presentes, numa combinação das seguintes modalidades terapêu-

Quadro 2 Apresentações mais frequentes dos sintomas obsessivo-compulsivos

Obsessões	Compulsões	
Pensamentos Imagens Impulsos	Comportamentos	Lavagem ou limpeza excessiva Organização, ordenação, simetria Checagem repetitiva Colecionar objetos sem importância
Obsessões mais comuns: contaminação, conteúdos sexuais ou de agressividade	Atos mentais	Orar Contar Repetir palavras em silêncio

Fonte: autoria própria baseado em informações do DSM-5-TR.[3]

ticas: orientação aos pais, intervenção junto à escola, psicoterapia individual de orientação psicodinâmica ou cognitivo-comportamental, terapias familiares ou de grupo. Enquanto as abordagens dinâmicas (psicanálise, terapia de base analítica) se voltam para os aspectos subjetivos, as terapias cognitivo-comportamentais têm como foco os sintomas, e podem ser utilizadas de forma complementar.

Para quadros leves, com pouca repercussão no dia a dia, o apoio psicoterápico com a utilização de terapia psicodinâmica ou terapia cognitivo-comportamental tem sido eficaz. Esta última modalidade integra psicoeducação, implementação de estratégias para o gerenciamento dos sintomas, como técnicas de relaxamento e treinamento de respiração diafragmática, e reorganização mental por meio da identificação e ressignificação de pensamentos que desencadeiam ansiedade. Estudos sobre meditação e atenção plena têm mostrado resultados promissores na redução de sintomas.

Em geral, a respiração de alguém em crise de ansiedade é curta, rápida e alta. Um recurso que pode ser usado nestes casos é voltar a atenção para a respiração, buscando acalmá-la. A orientação é se concentrar na respiração por alguns minutos, inspirando profundamente e expirando lentamente, sentindo a entrada e saída do ar e observando o movimento do abdome que se expande ao inspirar e se recolhe ao expirar. A prática da respiração consciente pode gerar tranquilidade, contribuindo no controle dos sintomas durante uma crise aguda.

Em casos moderados a graves, recomenda-se encaminhamento para um especialista em saúde mental para início do tratamento medicamentoso, que sempre deve estar combinado à intervenção psicológica. Os inibidores seletivos de recaptação da serotonina são os fármacos de primeira linha, mas suas ações se iniciam depois de 2 a 3 semanas de uso. Nos casos graves, em crianças mais velhas e adolescentes, pode ser indicada a associação com benzodiazepínicos num primeiro momento, pelo seu efeito imediato, programando-se a retirada gradual da medicação com a melhora do quadro, em vista do seu potencial em causar dependência.

Nas crianças com diagnóstico de fobia escolar, é fundamental a atuação conjunta médico-psicologia-escola para os esclarecimentos necessários e a criação de estratégias para minorar as dificuldades vivenciadas. É importante haver uma pessoa de confiança para a criança no ambiente escolar, a quem ela possa solicitar ajuda em caso de necessidade.

Em muitos casos, os pais de crianças e adolescentes com transtornos de ansiedade também apresentam quadros semelhantes e podem se beneficiar de um encaminhamento para que se tratem.

Entre as orientações gerais para os pais de crianças com quadros de ansiedade, está a necessidade de criar um ambiente tranquilo e acolhedor, propício para o desenvolvimento saudável, que contemple as dimensões física, mental, social e espiritual, um ambiente de diálogo, com a organização de rotinas saudáveis que incluam bons hábitos de sono e alimentação, atividades físicas, estudo, lazer, contato com a natureza e espaço para o brincar livre. É fundamental orientar os jovens sobre o uso saudável das novas tecnologias, particularmente as telas, evitando os sérios problemas que podem decorrer de abusos e inadequações.

PROGNÓSTICO[1-3,6-10]

O prognóstico depende da gravidade dos sintomas, da presença de comorbidades associadas, da sensibilidade de cada criança para lidar com o sofrimento psíquico, da resposta ao tratamento e do apoio familiar.

Crianças e adolescentes com transtornos de ansiedade têm mais risco de sofrer de depressão. Portanto, é imprescindível avaliar a presença de tristeza, apatia, baixa autoestima, irritabilidade, alterações do apetite e do sono, pouco interesse em brincar ou no lazer, indicativos da concomitância de um quadro depressivo.

CONSIDERAÇÕES FINAIS

A ansiedade faz parte da condição humana. É um alerta que soa diante de situações de perigo real ou imaginário, geralmente antecipando problemas futuros. Quando ultrapassa certa intensidade e frequência, interferindo negativamente na vida das crianças e adolescentes, causando sofrimento e comprometendo os aspectos familiares, sociais e acadêmicos, faz-se necessária a intervenção terapêutica.

É saudável planejar as ações futuras, por meio do estabelecimento de estratégias que levem em conta os objetivos traçados e os prováveis obstáculos. No entanto, é também fundamental viver de forma plena o momento presente, mantendo o foco em cada atividade que está sendo realizada. A ansiedade excessiva compromete todos os aspectos da vida e prejudica o desenvolvimento.

O pediatra desempenha um papel importantíssimo no reconhecimento dos transtornos de ansiedade em crianças e adolescentes, podendo instituir os cuidados necessários para minimizar o sofrimento e prevenir as decorrências negativas futuras.

REFERÊNCIAS BIBLIOGRÁFICAS

1. Almeida RS, Lima RC, Crenzel G, Abranches CD. Transtornos de ansiedade. In: Almeida RS, Lima RC, Crenzel G, Abranches CD. Saúde mental da criança e do adolescente - Série Pediatria SOPERJ. 2.ed. Barueri: Manole; 2019. p.92-9.
2. Brito AR, Pastura G. Ansiedade na infância e adolescência. In: Pereira HVFS, Moreira ASS. Neurologia pediátrica – Série Pediatria SOPERJ. 2.ed. Barueri: Manole; 2020. p.152-62.
3. American Psychiatric Association. Manual Diagnóstico e Estatístico de Transtornos Mentais – DSM-5-TR. 5.ed. Porto Alegre: Artmed; 2023.
4. World Health Organization (WHO). ICD-11. International Classification of Diseases 11th revision. 2018. Disponível em: https://icd.who.int/; acessado em: 30/3/2024.
5. Center for Disease Control and Prevention. Data and statistics on children's mental health. Atualizado em 8 de março de 2023. Disponí-

vel em: https://www.cdc.gov/childrensmentalhealth/data.html; acessado em: 30/3/2024.

6. Sadock BJ, Sadock V, Ruiz P (eds.). Anxiety disorders. In: Sadock BJ, Sadock V, Ruiz P. Kaplan and Sadock's comprehensive textbook of psychiatry. 10.ed. Philadelphia: Wolters Kluwer; 2017. p.1720-84.
7. Goodman R, Scott S. Anxiety disorders. In: Goodman R, Scott S. Child and adolescent psychiatry. 3.ed. Oxford: Wiley-Blackwell; 2012.
8. Taylor JH, Lebowitz ER, Silverman WK. Anxiety disorders. In: Martin A, Bloch MH, Volkmar F (eds.). Lewis's child and adolescent psychiatry: a comprehensive textbook. 5.ed. Philadelphia: Wolters Kluwer/Lippincott Williams & Wilkins; 2018. p.510-9.
9. Strawn JR, Peris TS, Walkup JT. Anxiety disorders. In: Dulcan MK (ed.). Dulcan's textbook of child and adolescent psychiatry. 3.ed. Washington, DC: American Psychiatric Association; 2022. p.309-43.
10. Pine DS, Klein RG. Anxiety disorders. In: Thapar A, Pine D (eds.). Rutter's child and adolescent psychiatry. 6.ed. Oxford: Wiley & Sons; 2015. p.822-40.

CAPÍTULO 6

TRANSTORNOS DE CONDUTA E HIPERATIVIDADE

Rossano Cabral Lima
Roberto Santoro Almeida
Gabriela Judith Crenzel

AO FINAL DA LEITURA DESTE CAPÍTULO, O PEDIATRA DEVE ESTAR APTO A:

- Avaliar a criança ou adolescente de modo cuidadoso, evitando a medicalização de problemas escolares, familiares ou sociais.
- Identificar problemas de conduta, oposição, desafio, hiperatividade e desatenção que estejam gerando problemas persistentes em casa e na escola.
- Compreender, de modo abrangente, os quadros externalizantes ou disruptivos na infância e adolescência, levando em consideração não apenas variáveis individuais, mas também familiares, culturais e socioeconômicas.
- Compreender que nem toda dificuldade de atenção ou comportamento hiperativo é sinal de transtorno de déficit de atenção e hiperatividade e que nem toda conduta problemática aponta para a psicopatologia.
- Manejar crianças e adolescentes com transtornos de conduta, transtorno de oposição desafiante e transtorno de déficit de atenção e hiperatividade de modo interdisciplinar, recorrendo a profissionais de outras especialidades, dentro e fora do campo médico.

INTRODUÇÃO[1]

Transtornos de conduta e atenção/hiperatividade são quadros externalizantes ou disruptivos, que se manifestam de modo explícito sob a forma de comportamentos agitados, desafiantes, impulsivos, desatentos ou agressivos. Contudo, nem todos os problemas comportamentais dessa ordem são sinais de patologia mental, pois podem representar uma reação temporária da criança a circunstâncias de sua vida, ou apontar para questões familiares, escolares e sociais subjacentes. O pediatra precisa ser cuidadoso na avaliação, evitando os extremos – nem negligenciar a identificação de transtornos evidentes, nem medicalizar problemas pedagógicos, familiares e socioeconômicos. Fazem parte deste grupo o transtorno da conduta (TC), o transtorno de oposição desafiante (TOD) e o transtorno de déficit de atenção/hiperatividade (TDAH).

TRANSTORNOS DE CONDUTA (TC)

Definição[2]

Os TC envolvem a presença de comportamentos antissociais, destrutivos ou agressivos, com violação de normas de conduta do grupo sociocultural a que pertence a criança ou o adolescente, de forma repetitiva e persistente (12 meses ou mais), levando a problemas psicossociais importantes.

Aspectos característicos[1,2]

O TC envolve comportamentos ameaçadores, cruéis ou agressivos dirigidos a pessoas ou animais, destruição de propriedade, roubos, golpes, fugas de casa e outras violações graves de regras. Traços psicológicos como falta de remorso, culpa e empatia ou expressão afetiva superficial podem ou não estar presentes.

Epidemiologia[2,3]

A prevalência de TC varia entre 2 e 8%, com taxas maiores em adolescentes do que em crianças, e predomínio no sexo masculino, com relação de 10 garotos para 4 garotas. Os comportamentos são mais frequentes e graves em meninos.

Considerações etiológicas[2,3]

Os principais fatores de risco envolvem o ambiente socioeconômico (pobreza, ausência de apoio social, escolas inadequadas) e familiar (ambiente conflituoso, violência física

ou sexual, presença de transtornos mentais, criminalidade e uso abusivo de substâncias). Outros fatores incluem complicações perinatais, baixo desempenho intelectual, déficits neuropsicológicos e de linguagem e temperamento difícil. A evidência de fatores genéticos ainda é incipiente.

Diagnóstico diferencial[1-4]

Muitas vezes, o comportamento disruptivo da criança, envolvendo pequenos furtos, vandalismo e períodos fora de casa, pode estar "bem ajustado" ao grupo cultural ao qual ela pertence. Portanto, o principal diagnóstico diferencial se dá com essas formas não patológicas (embora possam ser socialmente problemáticas) de problemas de conduta. Além disso, as fronteiras entre os TC e outros transtornos, especialmente o TDAH, não são muito bem definidas, dificultando o diagnóstico diferencial e produzindo uma inflação artificial de comorbidades.

Os principais diagnósticos diferenciais são o TDAH (que também pode ser uma comorbidade), os transtornos de ajustamento (resposta temporária a situações estressoras), os transtornos do humor (pela presença de irritabilidade) e os transtornos do espectro do autismo (em que podem existir explosões emocionais e comportamento destrutivo).

Curso e prognóstico[1-3,5,6]

A evolução dos casos de TC é variada, e o pediatra deve evitar fazer prognósticos definitivos e pessimistas. Em menos da metade dos pacientes com TC há persistência dos sintomas na vida adulta, e cerca de um terço desenvolve personalidade antissocial. A pior evolução está associada ao sexo masculino, à gravidade dos atos transgressores e à presença de traços de insensibilidade e baixa expressão emocional. O TC com início na infância tem pior prognóstico que o TC com início na adolescência.

Tratamento[3-7]

O manejo dos transtornos de conduta envolve intervenções interdisciplinares (assistência social, justiça, saúde mental, pediatria, educação, direitos da criança), não se limitando ao campo médico. São casos difíceis, exigindo dos profissionais o exercício da tolerância e da suspensão de julgamentos morais. É comum que o jovem apresente recorrência das condutas transgressoras, pois está o tempo todo testando o ambiente.

O tratamento inclui intervenções individuais, familiares e comunitárias, mas é importante saber que o binômio psicoterapia + medicação, útil em outras situações na saúde mental infantojuvenil, tem efeitos limitados nos casos de TC. Psicofármacos só são recomendados em caso de comorbidades psiquiátricas (como TDAH, quadros depressivos e ansiosos, abuso de substâncias).

TRANSTORNO DE OPOSIÇÃO DESAFIANTE (TOD)

Definição[1-4]

O TOD é identificado em crianças menores de 9 anos de idade que apresentam, de modo persistente (por pelo menos 6 meses), comportamentos provocadores, resistentes, incomodativos ou hostis, associados a raiva ou irritabilidade e humor ressentido. Para um diagnóstico de TOD, é preciso haver comprometimento importante na vida da criança e dos cuidadores. Assim como no TC, é fundamental levar em conta o contexto sociocultural e a dinâmica familiar.

Aspectos característicos[3,4]

As crianças com TOD apresentam postura desafiadora em relação a regras impostas pelos adultos, recusando-se a cumprir o que lhe é solicitado; atitude provocativa, confrontativa ou hostil; comportamento incômodo deliberado; humor raivoso, hipersensível e ressentido, podendo haver graves explosões de raiva; irritabilidade; atribuição a terceiros de seus atos hostis. Tais características podem ser encontradas, de modo isolado e transitório, em crianças com desenvolvimento normal. Por isso, o pediatra deve avaliar se estão fora do esperado para a faixa etária e para o padrão de interações do meio cultural em que a criança é criada.

Epidemiologia[3]

A prevalência do TOD pode variar entre 2 e 10%, sendo mais diagnosticado em meninos do que em meninas.

Considerações etiológicas[3,4]

A interação entre fatores genéticos e ambientais, especialmente os relativos à família (como manejo gravemente inadequado dos filhos), é importante fator de risco, associando-se ao temperamento da criança e ao relacionamento com os pares (incluindo *bullying*).

Diagnóstico diferencial[3-6]

O comportamento de oposição, resistência ou desafio pode ser encontrado em várias situações patológicas e não patológicas na infância, não sendo sempre sinal de TOD. A agressividade é um elemento presente no decorrer do desenvolvimento normal das crianças, assim como posturas opositoras em relação aos adultos.

Entre os principais quadros a serem diferenciados do TOD estão o TDAH (que também pode ser uma comorbidade), transtornos de humor (pela presença de irritabilidade), transtornos de ajustamento, transtorno de ansiedade social, transtorno obsessivo-compulsivo, transtornos do espectro do autismo e o próprio TC (no qual os comportamentos são mais graves e a faixa etária, mais elevada).

Curso e prognóstico[3,4]

Parte das crianças com TOD – mas não a maioria – evolui para transtornos de conduta mais sérios na adolescência.

Tratamento[1-4]

O manejo do TOD envolve a abordagem da criança (psicoterapia, pactuação/repactuação de metas de comportamento), da família (terapia, aconselhamento e orientação dos pais), e, por vezes, intervenções junto à escola.

Não há psicofármacos específicos para o quadro, mas a medicação pode ser usada em algumas comorbidades (como TDAH). Antipsicóticos e inibidores seletivos de recaptação de serotonina (ISRS) por vezes são utilizados, mas o nível de evidências para tal uso nessas situações na faixa etária infantil é baixo.

TRANSTORNO DE DÉFICIT DE ATENÇÃO E HIPERATIVIDADE (TDAH)

Definição

O TDAH é um quadro iniciado na infância (até os 12 anos de idade), caracterizado pela presença de desatenção, hiperatividade e impulsividade. Esses comportamentos podem ser encontrados, em menor grau, em crianças normais, sendo necessário evitar diagnósticos apressados, que podem equivaler a falsos-positivos, tendo efeitos medicalizantes e iatrogênicos. No cenário da pandemia de covid-19, por exemplo, ocorreram queixas generalizadas de dificuldades de concentração, especialmente nas aulas *on-line*, mas esse aspecto, isoladamente, não é suficiente para um diagnóstico de déficit de atenção.

Apresentação clínica[1-6]

O TDAH abrange 3 apresentações: uma predominantemente desatenta, uma predominantemente hiperativa/impulsiva e uma combinada.

A apresentação predominantemente desatenta caracteriza-se pela reduzida capacidade de manter o foco da atenção por períodos prolongados (hipotenacidade) e pela excessiva mudança do foco atentivo (hipervigilância). Entretanto, em situações muito atrativas e estimulantes (como jogos de *videogame* ou computadores), a tenacidade pode estar presente, o que pode ser um complicador para o diagnóstico.

Na apresentação predominantemente hiperativa/impulsiva, a criança demonstra inquietude, movimentação permanente, dificuldade para permanecer sentada, fala excessiva, atos intempestivos e impensados e impaciência em situações em que precisa esperar. Pode mostrar-se desajeitada ou desastrada, com problemas na motricidade fina.

Na apresentação combinada, podem aparecer quaisquer destes comportamentos citados, havendo maior prejuízo do funcionamento global da criança, inclusive do desempenho escolar.

Epidemiologia[2-8]

A prevalência do TDAH é estimada entre 5 e 7%, havendo ampla variação entre pesquisas, o que pode refletir fatores metodológicos, etários, socioeconômicos e culturais.

De um modo geral, o transtorno predomina no sexo masculino (3 meninos:1 menina), havendo maior representação de meninos nos subtipos hiperativo e combinado, e leve predomínio do sexo feminino no subtipo desatento.

Considerações etiológicas[2,3,7,8]

De etiologia multifatorial, o TDAH está relacionado a fatores poligenéticos, neurológicos (envolvendo o córtex pré-frontal, gânglios da base e cerebelo) e ambientais (complicações pré, peri e neonatais, deficiências nutricionais, exposição a chumbo e organofosforados, entre outros), associados a variáveis socioeconômicas, personalidade e fatores psicodinâmicos.

Diagnóstico diferencial[3-8]

Há diversos quadros nos quais pode haver dificuldade de concentração, inquietude ou impulsividade, mas que não correspondem ao TDAH. Isso inclui os transtornos ansiosos, transtorno do humor e autismo, além de outras condições médicas, como problemas de audição ou visão, uso de medicamentos (como esteroides, anti-histamínicos, teofilina, simpaticomiméticos e fenobarbital) e abuso de substâncias.

O pediatra deve ter cautela ao considerar o diagnóstico de TDAH em crianças menores de 5 anos, pois, até essa idade, há normalmente atividade motora aumentada. É preciso considerar também que o déficit de atenção que se limita às tarefas acadêmicas, e a hiperatividade que somente aparece no ambiente doméstico são provavelmente relacionados a fatores psicossociais específicos, que devem ser investigados. Estudos têm mostrado que as crianças mais novas da turma na escola costumam receber o diagnóstico com mais frequência, sendo possível que a imaturidade relativa esteja sendo equivocadamente identificada como TDAH.

Curso e prognóstico[3-9]

A hiperatividade é a característica mais marcante de crianças com o transtorno na fase pré-escolar. No período escolar, a desatenção passa a despontar como a principal queixa feita por pais ou educadores. O quadro pode persistir na vida adulta, embora não haja consenso se isso ocorre na maioria ou na minoria dos casos.

Tratamento[3,9,10]

O plano de tratamento do TDAH deve ser individualizado, incluindo estratégias psicológicas (terapia individual, grupal ou familiar), educacionais (orientação aos professores sobre o problema e adequação do ambiente escolar às necessidades do aluno) e medicamentosas. Intervenções dietéticas às vezes são propostas, mas sua eficácia é incerta.

O tratamento farmacológico se faz principalmente com psicoestimulantes, que são a primeira indicação. No Brasil, estão disponíveis o metilfenidato (de curta duração e de maior duração) e a lisdexanfetamina. Uma nova opção que acaba de chegar ao Brasil é a Atomoxetina, um fármaco não estimulante aprovado pela Agência Nacional de Vigilância Sanitária (Anvisa) em julho de 2023. Outros medicamentos que podem ser usados são a imipramina e a clonidina. A bupropiona deve ser reservada para maiores de 18 anos.

A medicação pode reduzir a desatenção e a hiperatividade, mas é preciso avaliar os efeitos colaterais e reavaliar periodicamente a necessidade de sua manutenção. Os principais efeitos adversos dos estimulantes são, no curto prazo, inapetência, insônia, cefaleia e tiques e, no longo prazo, a desaceleração da curva do crescimento, exigindo acompanhamento pediátrico regular.

CONSIDERAÇÕES FINAIS

O pediatra certamente vai encontrar, em sua prática clínica, pais que se queixam de que seus filhos são inquietos, não prestam atenção, não obedecem, são agressivos, destruidores e desafiadores. Antes de diagnosticar de modo apressado um TC, TOD ou TDAH, é aconselhável fazer uma investigação abrangente. Isso pode envolver a parceria com profissionais de outras áreas, pois esses comportamentos muitas vezes ocultam problemas familiares, escolares ou sociais, nem sempre apontando para um transtorno mental maior. Mesmo quando o diagnóstico é pertinente, é preciso levar em consideração as variáveis psicossociais, ao lado das características individuais da criança ou adolescente, para um bom manejo do caso.

REFERÊNCIAS BIBLIOGRÁFICAS

1. Goodman R, Scott S. Child and adolescent psychiatry. 3.ed. Oxford: John Wiley & Sons; 2012.
2. Thapar A, Pine D, Leckman JF, Scott S, Snowling MJ, Taylor EA (eds.). Rutter's child and adolescent psychiatry. 6.ed. Oxford: John Wiley & Sons; 2015.
3. Rey JM, Martin A (eds.). JM Rey's IACAPAP e-Textbook of Child and Adolescent Mental Health. Geneva: International Association for Child and Adolescent Psychiatry and Allied Professions; 2020. Disponível em: https://iacapap.org/english.html; acessado em: 30/3/2024.
4. Almeida RS, Lima RC, Crenzel G, Abranches CD. Saúde mental da criança e do adolescente – Série Pediatria SOPERJ. 2.ed. Barueri: Manole; 2019.
5. World Health Organization (WHO). ICD 11. International Classification of Diseases 11.ed. revision. 2018. Disponível em: https://icd.who.int/; acessado em: 30/3/2024.
6. American Psychiatric Association. DSM-5-TR: Manual Diagnóstico e Estatístico de Transtornos Mentais. 5 ed. Porto Alegre: Artmed; 2023.
7. Marcelli D, Cohen D. Enfance et psychopathologie. 11.ed. Issy-les-Moulineux: Elsevier-Masson; 2023.
8. Stubbe D. Psiquiatria da infância e adolescência. Porto Alegre: Artmed; 2008.
9. Louzã MR. TDAH ao longo da vida: transtorno de déficit de atenção/hiperatividade. Porto Alegre: Artmed; 2010.
10. Bowers RT, Weston CD, Mast RC, Nelson SC, Jackson JC. Green's Child and Adolescent Clinical Psychopharmacology. 6.ed. Philadelphia: Lippincott Williams & Wilkins; 2018.

CAPÍTULO 7

TRANSTORNOS DE SINTOMAS SOMÁTICOS

Roberto Santoro Almeida
Adriana Rocha Brito

AO FINAL DA LEITURA DESTE CAPÍTULO, O PEDIATRA DEVE ESTAR APTO A:

- Reconhecer e acolher crianças e adolescentes que apresentam transtornos com sintomas somáticos, evitando procedimentos, exames e tratamentos desnecessários e prejudiciais.
- Preparar o paciente e a família para o encaminhamento a profissionais de saúde mental.

INTRODUÇÃO[1-10]

Corpo e mente são aspectos de uma totalidade indissociável. Pode-se conceber a mente como uma virtualidade que se forma no espaço entre processos corporais e relacionais, dependendo, por um lado, do funcionamento de um cérebro que se situa num corpo, com seus complexos processos fisiológicos, e, por outro, das relações humanas, sem as quais o indivíduo não se desenvolve, nem mesmo sobrevive.

Todos os processos psíquicos têm concomitantes corporais. O corpo é o palco das emoções, que se manifestam por alterações fisiológicas (p. ex., aceleração dos ritmos cardíaco e respiratório) e por processos expressivos (mímica facial, postura, movimentos corporais, vocalizações). Desta forma, todos os processos psíquicos são psicossomáticos.

Por outro lado, processos corporais são a base dos processos psíquicos, não somente porque o funcionamento da mente depende do funcionamento do cérebro, mas também porque o estado corporal tem impacto direto na vida mental. Assim, não há nada que "esteja só na cabeça".

Em situações de saúde e doença de crianças e adolescentes, há que se considerar sempre a inter-relação complexa de fatores biológicos, psicológicos e relacionais. Todas estas dimensões estão sempre presentes e interferem na gênese, na perpetuação e nas consequências dos problemas de saúde na vida do paciente e da família. Na clínica, é preciso estar atento para as reações psicológicas secundárias às doenças somáticas, que podem inclusive agravar o quadro, e as patologias em que o fator psicológico contribui fortemente para a gênese e a manutenção da doença.

Este capítulo discutirá outro tipo de problema. Há situações em que problemas psicológicos ou relacionais se manifestam principalmente por queixas ou sintomas corporais, sem que se encontre patologia somática que justifique a presença da sintomatologia.

Nos transtornos de sintomas somáticos propriamente ditos, o paciente apresenta queixas de sintomas físicos, geralmente associados a conflitos psicológicos ou relacionais, por tempo prolongado. Nos transtornos dissociativos ou conversivos, há alterações da consciência, da memória, da identidade e da percepção (perturbações dissociativas), ou sinais e sintomas semelhantes a paralisia, ataxia, afonia, convulsões, anestesia, cegueira, visão dupla (perturbações conversivas). Em ambos, a investigação médica não encontra justificativa orgânica para os quadros apresentados.

Classicamente, o termo histeria era usado para denominar os quadros dissociativos e conversivos, mas a extensão indevida e a conotação pejorativa que a palavra adquiriu ao longo dos anos motivou sua retirada das atuais classificações.

No DSM-5-TR e na CID-11, respectivamente, as seções intituladas Transtorno de sintomas somáticos e transtornos relacionados e Transtornos de sofrimento corporal ou de experiência corporal incluem vários destes quadros. Outros foram dispersos em outras seções, por vezes com denominações diferentes, o que pode contribuir para confusões na clínica e dificuldades na uniformização das pesquisas.

O transtorno de corpo dismórfico foi realocado para a seção Transtornos obsessivo-compulsivos em ambas as classificações. O transtorno de ansiedade de doença (DSM-5-TR), chamado de hipocondria na CID-11, foi situado na seção Transtorno de sintomas somáticos no DSM-5-TR e nos Transtornos obsessivo-compulsivos e transtornos relacionados na CID-11.

ASPECTOS CARACTERÍSTICOS[1-4,6-10]

No transtorno de sintomas somáticos propriamente dito, o paciente apresenta múltiplas queixas físicas (Quadro 1). Crianças mais jovens comumente reclamam de dores abdominais, cefaleia, dor nos membros e cansaço; adolescentes e adultos, principalmente do sexo feminino, apresentam sintomas geniturinários. Na hipocondria, o indivíduo é tomado, de forma crônica, pelo medo ou pela crença de ser portador de uma doença. No transtorno de corpo dismórfico, existe a preocupação exagerada ou imaginada de que há um ou mais defeitos na aparência física.

Nos quadros de conversão, há sintomas motores e sensoriais (Quadro 2). Os sintomas caracteristicamente não respeitam a anatomia e a fisiologia, correspondendo à concepção de funcionamento do organismo do senso comum. Nas paralisias por conversão, os reflexos são normais.

Nos quadros dissociativos, há uma interferência nos processos integrativos da consciência, afetando várias funções psíquicas (memória, percepção, sentimento de identidade). O Quadro 3 apresenta as principais formas clínicas em que o problema pode se manifestar.

Nos casos de conversão, os sintomas podem representar simbolicamente o conflito inconsciente, ou imitar problemas de saúde do próprio paciente ou de pessoas significativas. Algumas vezes, pode haver indiferença afetiva em relação ao problema apresentado (fenômeno denominado classicamente *la belle indifférence*).

Em crianças menores (a partir dos 5 a 6 anos), encontram-se mais comumente sintomas de conversão isolados (paralisias, paresias, alterações de marcha), como resposta a um conflito psicológico específico, em geral uma situação familiar. De modo geral, são quadros autolimitados, havendo um retorno à normalidade depois de alguns dias. Em crianças mais velhas e adolescentes, podem surgir quadros mais persistentes e crônicos, por vezes como parte de uma organização de personalidade que se estrutura para reagir a conflitos interpessoais por meio de sintomas dissociativos ou conversivos.

Quadro 1 Queixas físicas comuns no transtorno de sintomas somáticos

Sintomas gastrointestinais	Dor abdominal
	Náusea
	Distensão abdominal
	Gosto ruim na boca
	Perda de apetite
Sintomas neurológicos	Dor de cabeça
	Queixas de perda da memória
Sintomas cardiovasculares	Dor no peito
	Falta de ar
Sintomas geniturinários	Disúria
	Frequência urinária
	Dor vaginal
Sintomas gerais	Dor nos membros e nas articulações
	Cansaço
	Sensações de formigamento na pele

Fonte: baseado em Almeida et al., 2019.[2]

Quadro 2 Sintomas de conversão

Sintomas motores	Paralisias ou paresias (flácidas ou espásticas – hemiplegias, monoplegias ou paraplegias)
	Tremor e outros movimentos anormais de extremidades
	Crises pseudoepilépticas
	Problemas de equilíbrio e de marcha
	Disfagia
	Afonia
	Vômitos
	Soluços
	Crises respiratórias
Sintomas sensoriais	Anestesias
	Surdez
	Alterações visuais (cegueira, visão dupla, visão em túnel)

Fonte: baseado em Almeida et al., 2019.[2]

EPIDEMIOLOGIA[1-4,6-10]

Embora faça parte do dia a dia do pediatra atender pacientes com queixas ou sintomas somáticos para os quais não se encontra uma base orgânica, mostrando que o fenômeno é bastante comum, há uma escassez de estudos epidemiológicos voltados para esses problemas. Sabe-se que 50% de escolares e pré-escolares apresentam pelo menos uma queixa física inexplicável, e 25% das crianças e adolescentes queixam-se de dor crônica, geralmente dor de cabeça, dor abdominal ou dores musculares.

O transtorno de corpo dismórfico ocorre mais comumente na adolescência, afetando 1 a 2% da população.

Há pouco interesse atual e poucos estudos sobre os quadros dissociativos e conversivos. A observação clínica permite supor que tais problemas são raros na infância, surgindo mais frequentemente na adolescência. Enquanto em crianças há igual frequência em meninos e meninas, na

Quadro 3 Apresentações clínicas da dissociação

Amnésia (informações, eventos traumáticos)
Fuga dissociativa (perda de memória e de identidade e fuga após trauma)
Despersonalização
Transtorno de personalidades múltiplas
Desmaio dissociativo

Fonte: baseado em Almeida et al., 2019.[2]

adolescência são mais comuns no sexo feminino. A idade inferior para o surgimento é de 4 a 5 anos; entre 7 e 8 anos, ocorrem sintomas isolados, enquanto quadros mais organizados e persistentes costumam surgir a partir dos 10 anos de idade e predominar na adolescência.

Os transtornos de sintomas somáticos como um todo são mais comuns em pessoas de baixa renda, em famílias em que há mais repressão sexual e em indivíduos com um mundo imaginativo restrito.

CONSIDERAÇÕES ETIOLÓGICAS[1-4,6-10]

Há indivíduos que, com dificuldades de verbalizar seus conflitos, por pobreza de recursos simbólicos ou por deficiências cognitivas, tendem a comunicar seu mal-estar mental por meio de sintomas físicos. De um modo geral, pertencem a um meio familiar e social que não permite a manifestação de problemas psicológicos, utilizando a via somática como expressão preferencial. Os transtornos de sintomas somáticos geralmente afetam vários membros de uma mesma família.

O Quadro 4 apresenta fatores de risco que foram identificados para os transtornos de sintomas somáticos.

Nos transtornos dissociativos e conversivos, a utilização preferencial de mecanismos de defesa inconscientes para lidar com conflitos e traumas está na gênese do problema. Os mecanismos de defesa são recursos da mente para evitar a dor emocional. Na dissociação, a consciência se separa de percepções, memórias ou pensamentos que causam sofrimento. Na conversão, a ideia ou o impulso inaceitáveis são reprimidos e convertidos em um sintoma corporal que simboliza, ao mesmo tempo, o conflito e a defesa mental contra ele. A utilização dos mecanismos de defesa gera duas vantagens psicológicas: o ganho primário, ou seja, a redução da angústia, e o ganho secundário, isto é, a isenção das responsabilidades e os benefícios que decorrem do papel de doente.

Quadro 4 Fatores de risco para transtornos de sintomas somáticos

Individuais	Sexo feminino
	Baixa inteligência
	Ansiedade
	Depressão
	Maus-tratos psicológicos, físicos e violência sexual
Familiares	Ansiedade ou depressão na família
	Presença de parentes com doenças crônicas (servem de modelo)
	Famílias disfuncionais
	Dificuldades familiares de expressar as emoções
	Baixo nível socioeconômico

Fonte: baseado em Almeida et al., 2019.[2]

DIAGNÓSTICO DIFERENCIAL[1-4,6-10]

Os transtornos de sintomas somáticos podem simular praticamente todas as doenças. Desde o início, é fundamental que o pediatra esteja atento para a possibilidade dessas condições, evitando procedimentos invasivos e tratamentos prejudiciais e desnecessários.

Ao mesmo tempo, é preciso lembrar que os transtornos de sintomas somáticos podem estar presentes concomitantemente a condições médicas orgânicas, e que algumas patologias, como doenças autoimunes ou neurológicas, podem iniciar com sintomas vagos e inespecíficos, ainda numa fase em que o exame clínico e os exames laboratoriais são normais.

Os sintomas sensitivos e motores nos casos de conversão não respeitam as vias nervosas. Nas paresias e paralisias, não há perda de reflexos ou presença de reflexos patológicos, como o sinal de Babinski. Nas marchas atáxicas, não há consistência com as típicas manifestações clínicas descritas na semiologia. O andar tende a ser estranho e o paciente raramente se machuca ao cair. Nas crises semelhantes a convulsões, não há perda do controle esfincteriano, mordedura de língua ou estados de consciência alterados. Vale lembrar que pacientes epilépticos também podem apresentar pseudocrises.

É fundamental distinguir os transtornos de sintomas somáticos, em que a origem dos sintomas é inconsciente, da simulação, em que o paciente fabrica conscientemente os sintomas para obter vantagens.

CURSO E PROGNÓSTICO[1-4,6-10]

Os transtornos de sintomas somáticos costumam ter curso crônico e cambiante, representando maneiras próprias do indivíduo de lidar com problemas psicológicos. Os sintomas conversivos em crianças pequenas tendem a se resolver com o tempo. Crianças mais velhas e adolescentes podem apresentar quadros conversivos e dissociativos mais complexos e duradouros, correspondentes a formas habituais de lidar com conflitos mentais. Os casos recorrentes e polissintomáticos tendem a ser crônicos.

TRATAMENTO[1-4,6-10]

Como visto, os transtornos de sintomas somáticos se diferenciam da simulação pelo fato de os sintomas não serem provocados conscientemente, representando manifestações de sofrimentos psíquicos reais. O profissional deve acolher o paciente e a sua dor mental, tomando providências para que ele receba o tratamento adequado e não seja submetido a procedimentos invasivos desnecessários ou medidas terapêuticas prejudiciais.

O pediatra deve comunicar ao paciente e à família sua hipótese diagnóstica, esclarecendo que estados emocionais podem ter consequências corporais, e assegurando quanto à ausência de doença grave ou risco de morte. É necessário

preparar o paciente e a família para o encaminhamento aos profissionais de saúde mental, nem sempre fácil, uma vez que a presença deste tipo de problema pode representar justamente a recusa de tomar consciência dos problemas psicológicos e familiares envolvidos.

O tratamento se faz por várias modalidades terapêuticas, por vezes em associação: psicoterapia individual, de grupo ou de família. A psicoterapia de base analítica e a psicanálise são particularmente recomendadas nos casos de dissociação ou conversão. Em crianças com quadros autolimitados, algumas sessões podem ser suficientes. Casos polissintomáticos e de curso mais crônico, presentes especialmente na adolescência, podem necessitar de tratamentos mais prolongados.

CONSIDERAÇÕES FINAIS

Pacientes de sintomas somáticos, para os quais não se encontram explicações objetivas, são comuns na prática pediátrica. É fundamental que o profissional reconheça esses casos, evitando procedimentos desnecessários e preparando o encaminhamento para o especialista.

REFERÊNCIAS BIBLIOGRÁFICAS

1. Almeida RS, Lima RC, Crenzel G, Abranches CD. Transtornos dissociativos e conversivos. In: Almeida RS, Lima RC, Crenzel G, Abranches CD. Saúde mental da criança e do adolescente – Série Pediatria SOPERJ. 2.ed. Barueri: Manole; 2019. p.100-4.
2. Almeida RS, Lima RC, Crenzel G, Abranches CD. Transtornos com sintomas somáticos. In: Almeida RS, Lima RC, Crenzel G, Abranches CD. Saúde mental da criança e do adolescente – Série Pediatria SOPERJ. 2.ed. Barueri: Manole; 2019. p.151-5.
3. Escobar JI, Dimsdale JE. Somatic symptom and related disorders. In: Sadock BJ, Sadock V, Ruiz P. Kaplan and Sadock's comprehensive textbook of psychiatry. 10.ed. Philadelphia: Wolters Kluwer; 2017. p.1827-44.
4. American Psychiatric Association. Diagnostic and statistical manual of mental disorders. 5.ed, Text Revision. Washington: American Psychiatric Association; 2022.
5. World Health Organization (WHO). ICD-11. International Classification of Diseases 11th revision. 2018. Disponível em: https://icd.who.int/; acessado em: 30/3/2024.
6. Marcelli D, Cohen D. Enfance et psychopathologie. 11.ed. Issy-les--Moulineux: Elsevier-Masson; 2023.
7. Marcelli D, Braconnier A. Adolescence et psychopathologie. 9.ed. Issy-les-Moulineux: Elsevier-Masson; 2018.
8. Goodman R, Scott S. Child and adolescent psychiatry. 3.ed. Oxford: Wiley-Blackwell; 2012.
9. Ajuriaguerra J. Manuel de psychiatrie de l'enfant. Deuxième édition entièrement refondue (3e tirage). Paris: Masson; 1980.
10. Gabbard G. Psychodynamic psychiatry in clinical practice. Washington: American Psychiatric Publishing; 2014.

CAPÍTULO 8

TRANSTORNOS DA ALIMENTAÇÃO

Cecy Dunshee de Abranches
Roberto Santoro Almeida
Rossano Cabral Lima

AO FINAL DA LEITURA DESTE CAPÍTULO, O PEDIATRA DEVE ESTAR APTO A:

- Reconhecer os principais transtornos da alimentação.
- Identificar os aspectos emocionais envolvidos na alimentação de crianças e adolescentes.
- Orientar os pacientes e os pais na prevenção de transtornos de alimentação.

INTRODUÇÃO[1]

O ato de alimentar uma criança não serve apenas para atender as necessidades nutricionais; aspectos afetivos estão sempre presentes e têm fundamental importância. Por meio da alimentação, a criança recebe dos cuidadores conforto, carinho e segurança. O primeiro vínculo, a relação mãe-bebê, base do desenvolvimento afetivo humano, transcorre em grande parte em torno da alimentação. Ao longo da vida, alimentação e afeto continuam ligados de forma indissociável. Desta forma, problemas psicológicos e relacionais têm impacto direto sobre os processos alimentares, podendo, em casos extremos, se manifestar como transtornos alimentares.

DEFINIÇÃO[2,3]

Segundo o DSM-5-TR, transtornos de alimentação são "uma perturbação persistente na alimentação ou no comportamento relacionado à alimentação que resulta no consumo ou na absorção alterada de alimentos e que compromete significativamente a saúde física ou o funcionamento psicossocial". Apesar de uma série de características psicológicas e comportamentais comuns, os transtornos diferem substancialmente nas características clínicas, curso e tratamento. O capítulo de transtornos mentais, comportamentais e de desenvolvimento da CID-11 apresenta, como o DSM-5-TR, uma seção específica para os transtornos de alimentação.

TRANSTORNOS DA ALIMENTAÇÃO DA PRIMEIRA INFÂNCIA

Pica

Definição[2,4,5]

A pica ou perversão alimentar caracteriza-se pela ingestão persistente de substâncias não nutritivas. A substância típica ingerida tende a variar com a idade. Bebês e crianças menores comumente comem tinta, reboco, cordões, cabelos ou tecidos. Crianças mais velhas podem ingerir fezes de animais, areia, insetos, folhas ou pedrinhas. Em adolescentes e adultos, argila ou terra são mais frequentes.

Para realizar o diagnóstico, é preciso que o comportamento seja inapropriado em termos evolutivos e não faça parte da uma prática sociocultural. O DSM-5-TR exige ainda que a duração do sintoma seja de pelo menos 1 mês.

A ingestão de substâncias não nutritivas está comumente presente em outros transtornos mentais, como a deficiência intelectual.

Epidemiologia[2-5]

A prevalência é de até 25% em crianças pequenas.

Etiologia[2-5]

A pica parece estar relacionada a situações de privação de estímulos, sendo frequente em quadros de deficiência intelectual, institucionalização e negligência. Em alguns casos, associa-se a carências nutricionais (ferro, vitaminas).

Diagnóstico diferencial[4]

A avaliação de problemas gastrointestinais é fundamental nestes casos.

Curso e prognóstico[2-5]

Geralmente, o quadro não persiste em crianças pequenas, interrompendo-se espontaneamente. Na presença de deficiência intelectual, o transtorno continua até a idade adulta, principalmente nos pacientes institucionalizados. Podem surgir problemas secundários, como a intoxicação (ingestão de lascas de tinta) e obstrução intestinal (ingestão de cabelo).

Tratamento[2-5]

Nos casos em que há privação afetiva e carência de estímulos, intervenções junto à família com vistas a melhorar a qualidade das relações e dos cuidados à criança podem ter excelentes resultados. Em pacientes mais velhos, pode haver benefício em utilizar técnicas comportamentais ou antidepressivos.

Ruminação

Definição[2,4]

A ruminação caracteriza-se pela regurgitação repetida de alimentos, por um período de, no mínimo, 1 mês. O alimento regurgitado pode ser remastigado, novamente deglutido ou cuspido. A regurgitação não é atribuível a uma condição gastrointestinal ou a outra condição médica (p. ex., refluxo gastroesofágico ou estenose do piloro).

Epidemiologia[2]

Dados de prevalência do transtorno de ruminação são inconclusivos. Na infância, o problema é mais comum em lactentes, no 2º semestre de vida. É frequente a associação com a deficiência intelectual.

Etiologia[4]

A ruminação ocorre em situações de privação ambiental, negligência ou deficiência intelectual, e pode ser considerada uma espécie de autoestimulação.

Diagnóstico diferencial[2]

É importante diferenciar a regurgitação no transtorno de ruminação de outras condições caracterizadas por refluxo gastroesofágico ou vômitos. Condições como gastroparesia, estenose do piloro, hérnia de hiato e síndrome de Sandifer em lactentes devem ser excluídas pelo exame físico e testes laboratoriais apropriados.

Curso e prognóstico[4]

O curso varia, havendo melhora espontânea ou interrupção do problema com intervenções ambientais. Situações de longa duração podem gerar lesões dentárias.

Tratamento[2,4]

A melhora dos cuidados ao paciente, com o aumento dos estímulos e a promoção das relações afetivas, por meio da intervenção profissional, geralmente interrompe o ciclo. Técnicas comportamentais também podem ser utilizadas.

Transtorno alimentar restritivo/evitativo

Definição[2]

O transtorno alimentar restritivo/evitativo caracteriza-se pela autorrestrição alimentar, motivada por falta de interesse, por experiências aversivas como engasgo ou sufocamento, ou recusa baseada nas características sensoriais da comida. Como consequência, pode haver perda de peso ou deficiência nutricional significativas, com necessidade de suplementação nutricional, e problemas na esfera psicossocial.

Epidemiologia[2]

Os comportamentos restritivos ou evitativos desenvolvem-se mais comumente na primeira infância e podem persistir na idade adulta. A evitação baseada em características sensoriais dos alimentos tende a surgir na 1ª década de vida. A evitação alimentar relacionada a experiências aversivas pode surgir em qualquer idade.

Etiologia[2]

A interação complexa de fatores constitucionais e relacionais parece estar envolvida na gênese da maior parte dos casos. Pais com estilo rígido de educar podem gerar sérios conflitos com os filhos em relação aos hábitos de alimentação. Ao tentar obrigá-los a comer, transformam as refeições em campos de batalha. Por outro lado, pais excessivamente permissivos podem não estimular a criança a experimentar novos alimentos e ceder sempre a todos os seus caprichos.

Diagnóstico diferencial[2]

O transtorno não deve ser diagnosticado quando a evitação da ingesta alimentar estiver relacionada unicamente a práticas religiosas ou culturais específicas, ou à indisponibilidade de alimentos.

Comorbidades[2]

O problema está comumente associado a outras condições emocionais e comportamentais, como transtornos de ansiedade, transtorno do espectro autista, transtorno obsessivo-compulsivo e transtorno de déficit de atenção/hiperatividade.

Curso e prognóstico[2]

O transtorno pode levar a atrasos no desenvolvimento, crescimento e aprendizagem, além de problemas na esfera social e sobrecarga emocional na família.

Tratamento[2,4]

A orientação aos pais pode ser suficiente para solucionar o problema.

TRANSTORNOS DA ALIMENTAÇÃO NA ADOLESCÊNCIA

Anorexia nervosa

Definição e aspectos característicos[1,2,4-7]

A anorexia nervosa é um transtorno alimentar grave, de natureza crônica, que se caracteriza pela certeza de que o indivíduo está acima do peso, associada a uma grave distorção da autoimagem, com restrição da ingestão de alimentos, exercícios intensos e práticas de purgação (vômitos, uso de laxantes e diuréticos), gerando significativa perda de peso, risco de morte por desnutrição grave e outros problemas. É comum haver alterações fisiológicas, desde amenorreia até perda de densidade óssea.

Os sintomas seguem dois padrões principais: restrição de ingestão de comida e comer compulsivo com purgação (indução de vômito, uso de laxantes ou diuréticos) e exercícios exagerados.

Epidemiologia[1,4-7]

A prevalência é de 0,5 a 4% de pessoas do sexo feminino, com proporção de 20 mulheres para 1 homem. O quadro começa na adolescência ou no princípio da vida adulta, e é mais comum em profissões que privilegiam o corpo, como atrizes, modelos e bailarinas.

Etiologia[1,2,4-8]

Como na maioria dos transtornos mentais, a etiologia é multifatorial, pela interação de fatores constitucionais (parentes de 1º grau de portadores têm maior risco de desenvolver o problema), fatores familiares (famílias rígidas, repressoras e perfeccionistas, com alta valorização da aparência física) e fatores culturais (hipervalorização do corpo na sociedade ocidental contemporânea, com a imposição às mulheres de padrões de beleza de extrema magreza).

Diagnóstico diferencial[1,2,4-7]

É importante afastar doenças clínicas ou outros transtornos mentais que podem cursar com perda de peso. No caso da depressão, a perda de peso se deve à perda de apetite, não havendo uma crença de que o indivíduo está acima do peso.

Curso e prognóstico[1,4-7]

O curso é variável: desde recuperação completa a melhoras parciais com recaídas. Pode haver também progressão para a morte. Há risco elevado de suicídio. A comorbidade com a bulimia nervosa é frequente.

Tratamento[1,4-7]

O tratamento é multimodal: psicoterapia, terapia familiar, medicações (geralmente inibidores seletivos da recaptação de serotonina – ISRS) e acompanhamento nutricional. Em alguns casos, o risco de morte determina a necessidade de uma internação, por vezes de vários meses, para tratar a desnutrição grave.

Bulimia nervosa

Definição[2-7]

A bulimia nervosa se define pela presença de episódios de ingestão rápida de quantidades enormes de comida, seguidos de indução de vômitos, utilização de laxantes ou diuréticos, jejum ou exercícios compulsivos para evitar o ganho de peso. Os episódios de comer compulsivo devem ter a frequência de pelo menos 1 vez/mês durante 3 meses, pelos critérios do DSM-5-TR. O manual norte-americano usa a denominação de transtorno de compulsão alimentar para os casos em que não há os comportamentos de purgação.

São frequentes as situações de negligência, abandono e violência doméstica nos casos de bulimia nervosa. Impulsividade e agressividade estão comumente associadas, aumentando o risco de suicídio. É frequente a comorbidade com transtornos de ansiedade, depressão e o transtorno de personalidade *borderline* (limítrofe).

Epidemiologia[2,4,5]

A prevalência é de 1 a 4% em mulheres, iniciando-se entre os 16 e 18 anos de idade, com predomínio do sexo feminino numa proporção de 10 para 1.

Etiologia[4-6]

Parentes de 1º grau de pacientes têm maior risco que a população geral de apresentarem o quadro, o que parece indicar a presença de fatores genéticos. Fatores culturais, como a pressão de magreza sobre as mulheres, também parecem ter influência determinante.

Diagnóstico diferencial[2,4-7]

Podem surgir episódios de comer compulsivo em doenças neurológicas como a síndrome de Klüver-Bucy, síndrome de Kleine-Levin, e tumores cerebrais. A comorbidade com o transtorno *borderline* de personalidade é comum. Pacientes com quadros *borderline* podem também apresentar episódios semelhantes aos da bulimia nervosa, de forma isolada, sem configurar o diagnóstico.

Curso e prognóstico[2,4-7]

A bulimia nervosa pode ter curso limitado, com remissões espontâneas, ou se apresentar de forma crônica. Complicações como esofagite, parotidite, corrosão do esmalte dentário e desequilíbrio hidroeletrolítico são comuns, assim como problemas causados pelo uso diuréticos e laxantes.

Tratamento[2,4-7]

O tratamento é multimodal: psicoterapia cognitivo-comportamental ou psicodinâmica, terapia familiar ou antidepressivos (ISRS). Complicações de saúde ou tentativas de suicídio podem requerer hospitalização.

PROBLEMAS DE ALIMENTAÇÃO NA PANDEMIA DE COVID-19[8-10]

As pandemias, como as catástrofes naturais, os desastres e as guerras, são eventos traumáticos em larga escala, com impactos individuais e coletivos à saúde mental, de forma micro e macrossocial. Como se viu no capítulo introdutório à seção, a pandemia de covid-19 causou perturbações significativas na vida de crianças, adolescentes e suas famílias, podendo ser observadas reações psicológicas de medo, tédio e solidão, além de alterações dos padrões de sono, alimentação e comportamento.

O isolamento social decorrente da pandemia gerou, em crianças e adolescentes, inatividade física e aumento no consumo de alimentos ultraprocessados, acarretando ganho de peso, sobretudo na população mais vulnerável socialmente. Além disso, crianças e adolescentes com quadros de ansiedade ou depressão podem apresentar aumento ou perda de apetite.

CONSIDERAÇÕES FINAIS

Fatores emocionais e de comportamento estão diretamente ligados à alimentação na infância e na adolescência. Os pediatras estão em lugar privilegiado para orientar a família na construção de bons hábitos alimentares, podendo também diagnosticar crianças e adolescentes que apresentem transtornos de alimentação.

REFERÊNCIAS BIBLIOGRÁFICAS

1. Eddy KT, Kinasz K, Murray HB, Le Grange D. Eating and feeding disorders. In: Dulcan MK (ed.). Dulcan's textbook of child and adolescent psychiatry. 3.ed. Washington, DC: American Psychiatric Association; 2022. p.411-36.
2. American Psychiatric Association. Manual Diagnóstico e Estatístico de Transtornos Mentais. 5.ed - Texto Revisado. Porto Alegre: Artmed; 2023. p. 371-97.
3. World Health Organization (WHO). ICD-11. International Classification of Diseases 11th revision. 2018. Disponível em: https://icd.who.int/; acessado em: 30/3/2024.
4. Almeida RS, Lima RC, Crenzel G, Abranches CD. Transtornos de alimentação. In: Almeida RS, Lima RC, Crenzel G, Abranches CD. Saúde mental da criança e do adolescente – Série Pediatria SOPERJ. 2.ed. Barueri: Manole; 2019. p.128-34.
5. Call CC, Attia E, Walsh BT. Feeding and eating disorders. In: Sadock BJ, Sadock V, Ruiz P. Kaplan and Sadock's comprehensive textbook of psychiatry. 10.ed. Philadelphia: Wolters Kluwe; 2017. p.2065-82.
6. Goodman R, Scott S. Eating disorders. In: Goodman R, Scott S. Child and adolescent psychiatry. 3.ed. Oxford: Wiley-Blackwell; 2012. p.260-4.
7. Bryant-Waugh R, Watkins B. Feeding and eating disorders. In: Thapar A, Pine D (eds.). Rutter's child and adolescent psychiatry. 6.ed. Oxford: Wiley & Sons; 2015. p.1016-34.
8. Nehab MF (org.). Covid-19 e saúde da criança e do adolescente. Rio de Janeiro: Instituto Nacional de Saúde da Mulher, da Criança e do Adolescente Fernandes Figueira (IFF/Fiocruz); 2020. Disponível em: https://portal.fiocruz.br/sites/portal.fiocruz.br/files/documentos/covid-19-saude-crianca-adolescente.pdf; acessado em: 30/3/2024.
9. Ribeiro-Silva RD, Pereira M, Campello T, Aragão É, Guimarães JM, Ferreira AJ, et al. Implicações da pandemia Covid-19 para a segurança alimentar e nutricional no Brasil. Ciência & Saúde Coletiva. 2020;25:3421-30.
10. Almeida RS, Brito AR, Alves ASM, Abranches CD, Wanderley D, Crenzel G, et al. Pandemia de Covid-19: guia prático para promoção da saúde mental de crianças e adolescentes. Resid Pediatr. 2020;10(2):1-4.

CAPÍTULO 9

TRANSTORNOS DE ELIMINAÇÃO

Adriana Rocha Brito
Roberto Santoro Almeida
Rossano Cabral Lima

AO FINAL DA LEITURA DESTE CAPÍTULO, O PEDIATRA DEVE ESTAR APTO A:

- Realizar o diagnóstico da enurese e da encoprese funcionais.
- Identificar os fatores envolvidos no desencadeamento desses quadros.
- Reconhecer sinais de alerta para a necessidade de investigação complementar e a exclusão de possíveis doenças que possam cursar com incontinência urinária ou fecal.
- Conduzir a abordagem inicial dos transtornos de eliminação com base nas recomendações mais atualizadas.

INTRODUÇÃO[1-3]

Os transtornos de eliminação incluem a enurese e a encoprese, condições em que há eliminação, respectivamente, de urina e de fezes, de forma inadequada e repetitiva, numa fase em que a criança já deveria ter conquistado o controle esfincteriano, sem haver uma patologia orgânica que justifique o quadro. Na maioria dos casos, os episódios são involuntários, mas podem se apresentar de forma intencional.

Os transtornos de eliminação são frequentes na prática pediátrica e têm impacto negativo importante na vida da criança, do adolescente e da família.

Muitos conflitos emocionais podem se manifestar por meio da enurese ou da encoprese. O primeiro atendimento e a abordagem inicial têm papel fundamental no sucesso do tratamento. Os pais devem ser advertidos de que medidas punitivas podem contribuir significativamente para a piora do quadro.

Em geral, os dois transtornos ocorrem de forma separada, mas podem afetar o mesmo paciente.

ENURESE FUNCIONAL[1-4]

A enurese é caracterizada pela eliminação repetida de urina na roupa ou na cama, após os 5 anos, idade em que habitualmente já há controle voluntário da micção. Pode ser diurna, ou, mais frequentemente, noturna. É primária quando a criança nunca obteve o controle esfincteriano, e secundária quando a perda de urina surge após um período de continência.

Aspectos epidemiológicos e considerações etiológicas[1-3,5-7]

A prevalência estimada é de 5 a 10% de crianças com 7 anos de idade. A enurese noturna é mais frequente no sexo masculino, e a diurna nas meninas. A forma primária é a apresentação mais comum, correspondendo em cerca de 85% dos casos.

Na enurese primária, é frequente a presença de história familiar positiva para o mesmo problema, o que sugere um padrão de herança genética em que a maturação ocorre de forma mais lenta. Pode haver influência de fatores psicossociais, como o treinamento rígido e punitivo do uso do banheiro.

A enurese secundária está comumente associada a situações estressantes, como problemas na escola ou o nascimento de um irmão. Diante de situações de tensão, crianças pequenas podem reagir com uma regressão do comportamento que inclui a perda do controle já adquirido da urina, sem que haja maior significado clínico. Em crianças mais velhas, o sintoma pode representar maior comprometimento psicopatológico.

Diagnóstico diferencial e comorbidades[1-3,7]

O diagnóstico diferencial principal é feito com patologias orgânicas que geralmente cursam com perda de urina, como anomalias congênitas ou adquiridas do trato uriná-

rio, diabetes melito, infecções de trato urinário e bexiga neurogênica, assim como uso de diuréticos e efeitos colaterais de medicamentos. Nos casos em que há constipação intestinal associada, observa-se melhora da enurese com o tratamento da constipação. A apneia do sono secundária à hipertrofia de adenoide pode ser causa de enurese, havendo remissão do quadro após a cirurgia corretiva.

O transtorno comórbido mais comum em crianças enuréticas é o transtorno do déficit de atenção/hiperatividade (TDAH). Outras comorbidades são o transtorno de oposição desafiante (TOD), o transtorno de conduta e transtornos emocionais, especialmente ansiedade e depressão.

Curso e prognóstico[1,2,4,6]

É habitual o aparecimento de problemas de autoestima e repercussões no campo social.

A enurese noturna primária tem caráter benigno, com tendência à remissão espontânea, embora alguns casos possam persistir na vida adulta.

A presença de comorbidades e a apresentação diurna indicam pior prognóstico.

Tratamento[1,4,7,8]

Algumas medidas de modificação ambiental podem ajudar. Recomenda-se não postergar a ida ao banheiro, evitar a ingestão de líquidos após a última refeição da noite e urinar antes de se deitar. A criança deve ser motivada a participar ativamente das medidas preventivas. O mapa de estrelas, com pontuação das noites secas e monitoramento das perdas urinárias, pode ser útil, assim como um diário que registre a evolução do quadro. O reforço positivo deve ser parte integrante do manejo terapêutico.

O alarme de urina e a desmopressina são considerados tratamentos de primeira linha. As duas modalidades terapêuticas podem ser utilizadas de forma independente ou em combinação, caso o uso isolado falhe.

O uso do alarme melhora o quadro em cerca de dois terços dos pacientes. O aparelho consiste num sensor de umidade que **é** acionado quando a urina molha a roupa íntima, disparando um alarme que acorda a criança. O paciente deve colaborar, levantando-se e completando a micção no banheiro.

A desmopressina é um análogo do hormônio antidiurético que promove a redução da produção noturna de urina. Apresenta resposta rápida e favorável em 30 a 40% dos casos, embora sejam frequentes as recaídas após a suspensão do medicamento. É contraindicada nos casos de polidipsia. Por ter efeito rápido, pode ser usada continuamente ou em situações pontuais, como viagens e noites em casa de amigos.

Outras opções terapêuticas são a oxibutinina e a imipramina. A oxibutinina é um medicamento da classe dos anticolinérgicos, que pode ser usado em combinação com a desmopressina. Deve ser evitado em casos de constipação. A imipramina tem o benefício de ser um medicamento de baixo custo, que apresenta boa resposta, mas há necessidade de vigilância estreita pelos potenciais efeitos colaterais, especialmente cardíacos.

Diante da presença de sintomatologia psicológica, há indicação de avaliação por um especialista em saúde mental e apoio psicoterápico.

ENCOPRESE FUNCIONAL[1-3,9,10]

Caracteriza-se pela eliminação de fezes em local inadequado, de forma repetida, pelo menos 1 vez/mês por pelo menos 3 meses, após os 4 anos, idade em que a maioria das crianças já conquistou a continência fecal. É considerada primária quando a criança nunca chegou a atingir o controle da evacuação, ou secundária, quando a eliminação de fezes surge após um período de continência.

É classificada em encoprese com constipação (incontinência por extravasamento) e encoprese sem constipação. O subtipo com constipação é a forma mais comum e envolve retenção e impactação das fezes, que são usualmente malformadas. O escape fecal pode ser ocasional ou contínuo, ocorrendo preferencialmente durante o dia. Encoprese sem constipação está associada à resistência em defecar em locais adequados. Em geral, as fezes apresentam consistência normal e a defecação inadequada ocorre de forma intermitente.

O termo *soiling*, muito utilizado na literatura, refere-se ao escape fecal secundário à constipação intestinal.

Aspectos epidemiológicos e considerações etiológicas[1-3,5,6,9,10]

A prevalência estimada é de 1% das crianças aos 5 anos, havendo predominância do sexo masculino, numa proporção de 3:1.

Os casos de encoprese primária podem se originar em problemas no treinamento para o uso do banheiro, principalmente em famílias rígidas, punitivas e controladoras. Em quadros fóbicos, o medo de sentar no vaso sanitário pode ocasionar a retenção voluntária de fezes. A defecação dolorosa também pode desencadear um ciclo vicioso que envolve retenção, constipação e impactação.

Na encoprese secundária, é preciso estar atento aos fatores estressantes associados, tanto no ambiente familiar quanto no meio externo. Perdas e modificações na rotina (mudança de escola ou de cidade, nascimento de irmãos, separação dos pais, início do trabalho da mãe) podem desencadear o quadro. Deve ser investigada também a possibilidade de violência sexual.

Casos em que a evacuação em locais inadequados é intencional estão relacionados à presença de outros transtornos mentais e a famílias com problemas relacionais graves.

Diagnóstico diferencial e comorbidades[1-3,5,9,10]

Deve ser a excluída a possibilidade de problemas orgânicos que podem cursar com perda de fezes, como anomalias congênitas ou adquiridas do trato intestinal, doenças neurológicas, cólon irritável, doença inflamatória intestinal, infecção intestinal ou uso de laxantes.

A encoprese noturna está comumente associada a causas orgânicas, necessitando de avaliação cuidadosa.

É comum a comorbidade com problemas emocionais e de comportamento, como TOD, transtorno de conduta, deficiência intelectual e enurese.

Curso e prognóstico[1,2,9,10]

Geralmente há resolução favorável do quadro, especialmente na presença de pais cooperativos. Alguns casos, porém, podem ter curso crônico, principalmente quando há presença de comorbidades ou relações familiares patogênicas.

Tratamento[1,9,10]

O primeiro passo para o tratamento de encoprese primária é orientar os pais sobre o método correto de treinamento do uso do vaso sanitário. Nos casos de encoprese com constipação, a incontinência melhora após o tratamento da constipação, sendo indicado o uso de laxantes para desimpactação das fezes.

Na encoprese secundária, o foco de ação é sobre o evento estressor e, algumas vezes, há necessidade de encaminhamento para profissionais de saúde mental.

Se houver presença de comorbidade esta deverá ser tratada.

CONSIDERAÇÕES FINAIS

A fase de treinamento do uso do vaso sanitário, que começa entre 2 e 4 anos de idade, exige especial atenção dos cuidadores, para que se garanta um ambiente saudável e acolhedor no qual o processo possa ocorrer com tranquilidade, respeitando as características individuais no caminho de aquisição crescente de habilidades.

Para que o diagnóstico dos transtornos de eliminação seja feito, é necessário levar em conta a idade mínima em que a criança habitualmente alcança a continência urinária e fecal, em geral aos 5 e 4 anos para urina e fezes, respectivamente. Na avaliação das crianças com atraso no desenvolvimento psicomotor, deve ser considerada a idade mental, e não a cronológica.

O pediatra deve construir um bom relacionamento médico-paciente-família, manter-se atento aos potenciais fatores emocionais envolvidos e reconhecer o modo próprio de cada família para lidar com essas situações.

A atitude correta dos pais tem um papel fundamental no manejo adequado destes quadros. A criança que se "molha" ou se "suja" não deve ser ridicularizada, criticada, ameaçada e muito menos castigada, tampouco ser superprotegida. Comentários sobre o problema com pessoas de fora da família devem ser evitados, para não expor a criança.

Os pais devem ser esclarecidos de que, na maior parte das situações, o problema não é intencional, e convocados a criar um ambiente de paciência e acolhimento, motivando os filhos a participar do tratamento e desenvolver a autonomia. Os casos em que há intenção exigem abordagem diferenciada e atuação conjunta do pediatra e do especialista em saúde mental.

Muitos pacientes se sentem envergonhados e evitam atividades sociais, como viagens, passeios da escola ou noites passadas na casa de amigos. Para alguns desses pacientes, abalados na autoestima, o apoio psicoterápico pode ser necessário.

Nos casos de perda de urina ou de fezes em ambiente escolar, a colaboração dos professores é essencial para evitar constrangimentos ou ridicularização pelos colegas (*bullying*). Uma boa estratégia é combinar que a criança faça um sinal discreto para o professor, para que possa ser conduzida ao banheiro.

Os transtornos de eliminação são quadros funcionais e, em muitos casos, o acolhimento inicial do pediatra e os esclarecimentos e orientações adequadas aos pais são o melhor remédio para a resolução satisfatória e rápida dos sintomas.

REFERÊNCIAS BIBLIOGRÁFICAS

1. Almeida RS, Lima RC, Crenzel G, Abranches CD. Transtornos de eliminação. In: Almeida RS, Lima RC, Crenzel G, Abranches CD. Saúde mental da criança e do adolescente – Série Pediatria SOPERJ. 2.ed. Barueri: Manole; 2019. p.135-41.
2. American Psychiatric Association. Transtornos da eliminação. In: American Psychiatric Association. Manual Diagnóstico e Estatístico de Transtornos Mentais – DSM-5-TR. 5.ed. Porto Alegre: Artmed; 2023. p.399-405.
3. World Health Organization (WHO). ICD-11. International Classification of Diseases 11th revision. 2018. Disponível em: https://icd.who.int/; acessado em: 30/3/2024.
4. Goodman R, Scott S. Enuresis. In: Goodman R, Scott S. Child and adolescent psychiatry. 3.ed. Oxford: Wiley-Blackwell; 2012.
5. Butler RJ. Wetting and soiling. In: Rutter MJ, Bishop D, Pine D, Scott S, Stevenson JS, Taylor EA, et al (eds.). Rutter's child and adolescent psychiatry. 5.ed. Oxford: Blackwell Publishing; 2009. p.916-29.
6. Marcelli D, Cohen D. Enfance et psychopathologie. 11.ed. Issy-les-Moulineux: Elsevier-Masson; 2023.
7. Nevéus T, Fonseca E, Franco I, Kawauchi A, Kovacevic L, Nieuwhof-Leppink A, et al. Management and treatment of nocturnal enuresis – An updated standardization document from the International Children's Continence Society. J Pediatr Urol. 2020;16(1):10-9.
8. Bowers RT, Weston CD, Mast RC, Nelson SC, Jackson JC. Green's Child and Adolescent Clinical Psychopharmacology. 6.ed. Philadelphia: Lippincott Williams & Wilkins; 2018.
9. Goodman R, Scott S. Fecal soiling. In: Goodman R, Scott S. Child and adolescent psychiatry. 3.ed. Oxford: Wiley-Blackwell; 2012.
10. Von Gontard A. Encoprese. In: Rey JM, Martin A (eds.). JM Rey's IACAPAP e-textbook of child and adolescent mental health. Genebra: International Association for Child and Adolescent Psychiatry and Allied Professions; 2019.

CAPÍTULO 10

TRANSTORNOS DE TIQUES

Adriana Rocha Brito
Roberto Santoro Almeida

AO FINAL DA LEITURA DESTE CAPÍTULO, O PEDIATRA DEVE ESTAR APTO A:

- Conhecer as formas de apresentação dos tiques na infância e na adolescência.
- Identificar o transtorno de Tourette.
- Realizar uma abordagem empática do paciente com tiques.
- Orientar a família sobre o manejo terapêutico da criança e do adolescente com transtorno de tiques.

INTRODUÇÃO[1-5]

Tiques são movimentos ou sons que ocorrem de forma súbita, involuntária, estereotipada, recorrente e não rítmica. Apresentam intensidade variável e tendem a piorar em situações de estresse, exaustão ou excitação. É possível suprimi-los voluntariamente por algum tempo, e comumente desaparecem durante o sono ou em atividades que requerem concentração.

Os tiques são muito comuns na infância. O diagnóstico é clínico, baseado na avaliação dos sinais e sintomas presentes ao longo do tempo.

Existe um espectro de manifestações, que vai desde tiques simples transitórios até o transtorno de Tourette, que é a forma mais grave de apresentação. Frequentemente, há comorbidade com transtornos mentais. Os tiques podem causar impacto significativo na vida emocional, social e acadêmica, com repercussões negativas na saúde mental da criança e do adolescente.

ASPECTOS EPIDEMIOLÓGICOS, ETIOLOGIA E FISIOPATOLOGIA[1-4]

Os tiques são comuns na infância, com prevalência entre 4 e 16%. Na maioria dos casos, são transitórios. Crianças tímidas e ansiosas têm maior propensão a apresentar tiques de curta duração.

A síndrome de Tourette tem uma prevalência estimada entre 3 e 8 por 1.000, com início típico na idade escolar, numa proporção de 2 a 4 meninos para cada menina.

A etiologia e a patogênese da síndrome de Tourette permanecem indefinidas, mas estudos sugerem que seja causada pela combinação de fatores genéticos e ambientais, com envolvimento do circuito córtico-estriado-tálamo-cortical.

PANDAS é a sigla para designar o termo em inglês *pediatric autoimmune neuropsychiatric disorders associated with streptococcal infection*, um diagnóstico controverso na literatura médica, que descreve uma hipótese autoimune para um subgrupo de crianças que apresenta início agudo de tiques ou de sintomas de transtorno obsessivo-compulsivo (TOC) no contexto de uma associação temporal com infecção por *Streptococcus* beta-hemolítico do grupo A. Há controvérsia em relação aos critérios diagnósticos, e os estudos de terapêutica são conflitantes. Ainda são necessárias novas pesquisas para elucidar o papel da autoimunidade nesses casos.

MANIFESTAÇÕES CLÍNICAS[1-4,6,7]

Classificam-se os tiques em motores e vocais (ou fônicos), simples ou complexos. Os tiques motores simples têm duração breve e envolvem apenas um músculo ou grupo muscular, enquanto os motores complexos se caracterizam por um movimento, ou sequência de movimentos, mais elaborados, com a participação de vários grupos musculares, podendo incluir a ecopraxia (repetição de gestos ou atitudes de outras pessoas) e a copropraxia (realização de movimentos repentinos de cunho obsceno) (Quadro 1).

Os tiques vocais simples são sons breves, enquanto os tiques vocais complexos caracterizam-se pela emissão de palavras e frases, podendo incluir ecolalia (repetição de sons, palavras ou frases alheias), palilalia (repetição do último som ou palavra dita) e coprolalia (emissão paroxística de palavras ou frases obscenas) (Quadro 2).

Quadro 1 Tipos de tiques motores

Simples	Complexos
Piscar os olhos	Tocar em objetos e pessoas
Protrusão da língua	Virar a cabeça
Franzir a testa	Girar o corpo
Fazer caretas	Saltar
Sacudir a cabeça	Sacudir os braços
Levantar e encolher os ombros	Fazer gestos obscenos
Estender extremidades	Imitar movimentos dos outros

Fonte: adaptado de Almeida et al., 2019;[1] e American Psychiatric Association, 2023.[2]

Quadro 2 Tipos de tiques vocais

Simples	Complexos
Limpar a garganta	Emitir palavras
Tossir	Emitir frases
Resmungar	Disparar palavras socialmente inaceitáveis, incluindo obscenidades ou calúnias raciais ou religiosas
Fungar	
Estalar a língua	
Emitir sons ou grunhidos	

Fonte: adaptado de Almeida et al., 2019;[1] e American Psychiatric Association, 2023.[2]

Os tiques também são classificados como transitórios ou crônicos, de acordo com o tempo de duração desde o aparecimento do primeiro tique. Os casos com duração de mais de 1 ano indicam um quadro persistente e denotam evolução crônica. Alguns pacientes podem ter semanas ou até meses livres de sintomas, mas se há a presença de tiques por um período superior a 1 ano a partir do aparecimento do primeiro tique, independentemente da duração dos períodos assintomáticos, considera-se que o indivíduo apresenta um quadro crônico.

É frequente o relato de sensações vagas, desconfortáveis, que prenunciam o tique (fenômenos sensoriais premonitórios), seguidas de um aumento do incômodo se o tique for reprimido, e de uma sensação de alívio após a realização do movimento ou do som.

A Figura 1 apresenta as categorias diagnósticas dos transtornos de tiques e suas características clínicas. Os transtornos primários ocorrem tipicamente em crianças com desenvolvimento psicomotor normal.

TRANSTORNO DE TOURETTE[1-4,7]

Por definição, o transtorno de Tourette caracteriza-se pela combinação de múltiplos tiques motores e pelo menos um tique vocal, por mais de 1 ano, com início antes dos 18 anos de idade, na ausência de qualquer causa conhecida, como outra condição médica ou efeito de alguma substância ou fármaco (Quadro 3).

O transtorno também é conhecido como síndrome de Gilles de la Tourette, em homenagem ao médico francês George Gilles de la Tourette, que descreveu 9 pacientes com a "doença de tiques" em 1885.

Os tiques motores geralmente se instalam primeiro, sendo seguidos pelos vocais. Alguns casos podem apresentar coprolalia, ecopraxia e copropraxia.

DIAGNÓSTICO DIFERENCIAL E COMORBIDADES[1-4,7,8]

O diagnóstico diferencial inclui outros distúrbios do movimento, estereotipias motoras e vocais e compulsões. É indispensável uma avalição criteriosa, incluindo anamnese detalhada e exame físico completo, com o objetivo de excluir outras condições que possam cursar com a presença de tiques, como reações adversas a medicamentos, uso de drogas ilícitas, encefalite pós-viral ou doença neurodegenerativa. Nos casos em que há a presença de sinais neuro-

Quadro 3 Critérios para o diagnóstico do transtorno de Tourette (baseados no DSM-5-TR)

Presença de múltiplos tiques motores e 1 ou mais tiques vocais em algum momento, não necessariamente ao mesmo tempo
Os tiques persistem por mais de 1 ano a partir do aparecimento do primeiro tique, embora possam aumentar ou diminuir em relação a sua frequência
Início antes dos 18 anos de idade
A condição não pode ser atribuída aos efeitos fisiológicos de uma substância ou a outra condição médica

Fonte: adaptado de American Psychiatric Association, 2023.[2]

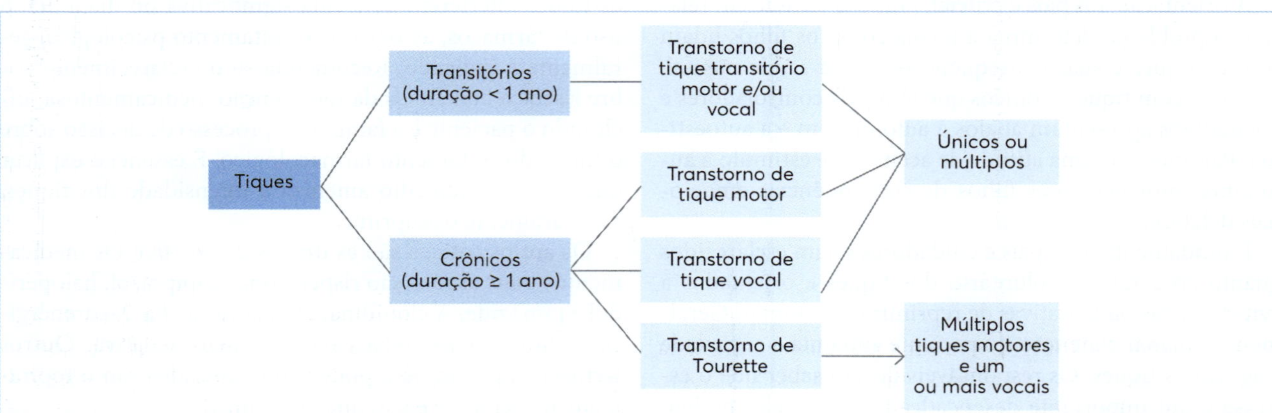

Figura 1 Classificação dos transtornos de tiques.
Fonte: adaptada de American Psychiatric Association, 2023.[2]

lógicos adicionais, deve-se suspeitar de uma doença primária.

Condições comórbidas são muito frequentes e ocorrem em aproximadamente 85 a 90% dos indivíduos com Tourette, especialmente transtorno de déficit de atenção/hiperatividade (TDAH), TOC, transtornos de ansiedade e distúrbios do sono. Tais problemas podem causar mais dificuldades do que os tiques, prejudicando a vida social e acadêmica e comprometendo a autoimagem e a autoestima. Assim, o diagnóstico das comorbidades e de seu impacto torna-se imprescindível para a definição do tratamento.

CURSO E PROGNÓSTICO[1-5,7]

A apresentação inicial dos tiques ocorre tradicionalmente no período pré-puberal, com um pico entre 10 e 12 anos. Na fase da adolescência, pode haver atenuação ou até desaparecimento dos sintomas, mas uma pequena parte dos afetados terá agravamento do quadro, com persistência na idade adulta.

Frequentemente, tanto os tiques motores como os vocais evoluem em complexidade, sofrem variações na sua frequência e alternam períodos de maior ou menor intensidade. Muitas crianças procuram disfarçar os sintomas, incorporando-os a movimentos funcionais.

Alguns pacientes têm a necessidade de repetir o tique até sentirem que ele saiu "direito", o que pode indicar a existência de TOC associado.

Ansiedade, cansaço e excitação geralmente acentuam os tiques. Atividades mais tranquilas, que requerem concentração, tendem a amenizar os sintomas.

TIQUES E SAÚDE MENTAL[1-4,8]

A presença de tiques pode afetar significativamente a qualidade de vida. Crianças e adolescentes que apresentam o problema costumam passar por situações de constrangimento. Muitos evitam atividades sociais por vergonha. O paciente precisa ser acolhido pelo pediatra em suas necessidades emocionais de ser ouvido e amparado.

A orientação aos pais é crucial, pois sua atitude em relação ao problema determina a forma como os filhos lidam com os tiques e suas consequências para a saúde mental. Crianças com tiques crônicos que têm pais controladores e rejeitadores apresentam abalos à autoimagem e à autoestima. Pais que têm uma atitude de aceitação e estímulo à autonomia protegem seus filhos de consequências emocionais deletérias.

É fundamental que pais e cuidadores sejam esclarecidos quanto ao caráter involuntário dos tiques e orientados a evitar críticas ou tentativas de reprimir os sintomas. Geralmente, chamar a atenção do paciente aumenta a ansiedade e agrava os tiques. Os responsáveis devem saber que o estresse é um importante desencadeador e que eles podem contribuir positivamente, estimulando atividades que induzam ao relaxamento.

A escola deve estar preparada para acolher crianças e adolescentes com transtornos de tiques, esclarecendo os alunos e membros da equipe sobre a natureza do problema e coibindo a ridicularização, a discriminação e o *bullying*.

Durante as atividades escolares, na tentativa de conter a manifestação dos tiques, tomados por um estado de tensão crescente, muitas crianças e adolescentes deixam de prestar atenção na aula, prejudicando o desempenho acadêmico. Os momentos de tentativa de repressão dos tiques são frequentemente seguidos por uma descarga excessiva. Nestes casos, e quando há a presença de tiques intensos e fora de controle, o aluno deve ter permissão para se ausentar da sala para buscar um ambiente privado.

Eventos estressantes, como dias de prova, e estimulantes, como novas atividades, costumam exacerbar os tiques. Atividades calmas e focadas, por outro lado, atenuam os sintomas. A escola deve apoiar o aluno nas situações de maior tensão. É preciso também esclarecer que a ecopraxia, a ecolalia e a coprolalia são involuntárias e, muitas vezes, incontroláveis.

ABORDAGEM TERAPÊUTICA[1,3,4,6,8-10]

A avaliação da qualidade de vida do paciente e a identificação da presença de comorbidades são fundamentais para decidir a abordagem terapêutica.

Nos quadros leves e transitórios, sem maior impacto na qualidade de vida, não há necessidade de utilizar psicofármacos, mas pode haver benefício no apoio psicoterápico, especialmente quando há conflitos emocionais associados. A terapia comportamental é o tratamento de primeira linha e, em alguns casos, é importante que a família também receba atendimento e orientações de um profissional da área de psicologia. O uso de técnicas de relaxamento também pode ser indicado. Para as questões existenciais ou o sofrimento psíquico associado, terapias psicodinâmicas podem ajudar.

Nos casos mais intensos ou de natureza crônica, em que os tiques interferem de forma significativa no dia a dia, o uso de fármacos, associado ao tratamento psicológico, geralmente é indicado. Recomenda-se o esclarecimento sobre riscos e benefícios da intervenção medicamentosa, incluindo o paciente e a família no processo de decisão sobre o início do tratamento farmacológico. É essencial explicar que o uso de remédio ameniza a intensidade dos tiques, mas raramente os suprime.

Os antipsicóticos são as drogas de escolha. Os medicamentos mais usados são risperidona, aripiprazol, haloperidol e pimozida. A clonidina, um agonista alfa-2-adrenérgico, é uma opção menos eficaz e mais sedativa. Outros fármacos que também podem ser utilizados são o topiramato, o baclofeno e a toxina botulínica.

A presença de comorbidades pode representar um desafio extra no manejo terapêutico. Por muito tempo, houve resistência ao uso de psicoestimulantes nos casos de TDAH com presença de tiques, por receio de piora dos tiques. Uma revisão recente mostrou que, embora os psicoestimulantes não tenham promovido uma piora sintomática na maioria dos pacientes com TDAH e tiques, em alguns casos individuais houve exacerbação dos tiques. Nestes casos, a utilização de clonidina, associada ao psicoestimulante ou em monoterapia, é a alternativa indicada. A atomoxetina também pode ser uma excelente opção.

Os quadros com sintomas de TOC associados podem necessitar de abordagem específica, com o uso de inibidores seletivos de recaptação da serotonina (ISRS).

CONSIDERAÇÕES FINAIS

A presença de tiques pode afetar negativamente a saúde mental, social e acadêmica de crianças e adolescentes. Avaliar o impacto do transtorno na qualidade de vida do paciente é fundamental e requer do pediatra uma abordagem empática e cuidadosa. As crianças e os adolescentes com tiques devem receber os esclarecimentos necessários e participar, com os pais e o profissional, dos processos de decisão sobre a abordagem terapêutica.

REFERÊNCIAS BIBLIOGRÁFICAS

1. Almeida RS, Lima RC, Crenzel G, Abranches CD. Transtornos de tiques. In: Almeida RS, Lima RC, Crenzel G, Abranches CD. Saúde mental da criança e do adolescente – Série Pediatria SOPERJ. 2.ed. Barueri: Manole; 2019. p.142-5.
2. American Psychiatric Association. Transtornos de tique. In: American Psychiatric Association. Manual Diagnóstico e Estatístico de Transtornos Mentais. 5.ed - Texto Revisado. Porto Alegre: Artmed; 2023. p.92-7.
3. Singer HS. Tics and Tourette syndrome. Continuum (Minneap Minn). 2019;25(4):936-58.
4. Blackburn JS. Tic disorders and PANDAS. Semin Pediatr Neurol. 2018;25:25-33.
5. Goodman R, Scott S. Tourette syndrome and other tic disorders. In: Goodman R, Scott S. Child and adolescent psychiatry. 3.ed. Oxford: Wiley-Blackwell; 2012. p.136-9.
6. Frankel J, Abdullayeva N, Mavrides N, Coffey B. Tic disorders. In: Dulcan MK (ed.). Dulcan's textbook of child and adolescent psychiatry. 3.ed. Washington, DC: American Psychiatric Association; 2022. p.437-55.
7. Lechman JF, Block MH. Tic disorders. In: Thapar A, Pine DS. (eds.). Rutter's child and adolescent psychiatry. 6.ed. Oxford: Wiley; 2015. p.757-73.
8. Silvestri PR, Baglioni V, Cardona F, Cavanna AE. Self-concept and self-esteem in patients with chronic tic disorders: a systematic literature review. Eur J Paediatr Neurol. 2018;22(5):749-56.
9. Bowers RT, Weston CD, Mast RC, Nelson SC, Jackson JC. Green's Child and Adolescent Clinical Psychopharmacology. 6.ed. Philadelphia: Lippincott Williams & Wilkins; 2018.
10. Osland ST, Steeves TD, Pringsheim T. Pharmacological treatment for attention deficit hyperactivity disorder (ADHD) in children with comorbid tic disorders. Cochrane Database Syst Rev. 2018;6(6):CD007990.

CAPÍTULO 11

IMPACTO DAS SITUAÇÕES DE VIOLÊNCIA NA SAÚDE MENTAL DE CRIANÇAS E ADOLESCENTES

Cecy Dunshee de Abranches
Roberto Santoro Almeida
Alda Elizabeth Boehler Iglesias Azevedo
Gabriela Judith Crenzel
Rossano Cabral Lima

AO FINAL DA LEITURA DESTE CAPÍTULO, O PEDIATRA DEVE ESTAR APTO A:

- Compreender o impacto das situações de violência na saúde mental e na qualidade de vida das crianças e dos adolescentes.
- Intervir nas situações de violência, orientando as famílias e realizando os encaminhamentos necessários aos órgãos competentes.

INTRODUÇÃO[1-4]

Situações de violência podem causar graves problemas de saúde física e mental, impactando fortemente o crescimento e o desenvolvimento de crianças e adolescentes. A violência tem determinação multifatorial, ocorrendo pela conjunção de fatores biológicos, psicológicos, familiares e sociais. É fundamental que o pediatra possa detectar crianças e adolescentes vítimas de violência, de forma a intervir adequadamente, buscando interromper o ciclo de agressões, por meio de conscientização e orientação à família, além de encaminhamento a serviços especializados.

DEFINIÇÃO[1-4]

A Organização Mundial da Saúde (OMS) define violência como "o uso intencional da força física ou do poder, real ou em ameaça, contra si próprio, contra outra pessoa, ou contra um grupo ou uma comunidade, que resulte ou tenha grande possibilidade de resultar em lesão, morte, dano psicológico, deficiência de desenvolvimento ou privação".

CLASSIFICAÇÃO DOS TIPOS DE VIOLÊNCIA[1-9]

1. Violência autoinfligida ou contra si mesmo: inclui a autoagressão, o comportamento suicida e o suicídio propriamente dito.
2. Violência interpessoal: dividida em intrafamiliar e comunitária.
3. Violência coletiva: perpetrada por grandes grupos ou pelo Estado (inclui as restrições de direitos baseadas na origem étnica, religiosa e social).
4. Violência estrutural: processos sociais, políticos e econômicos que reproduzem e tornam crônicas as situações de desigualdade, perpetuando-as nos processos históricos e naturalizando-as na cultura (fome, miséria, desigualdades de classe, de gênero e de etnia).

Este capítulo aborda a violência autoinfligida e a interpessoal, os tipos mais frequentes na prática pediátrica, em que há maior possibilidade de intervenção.

A Figura 1 apresenta um mapa conceitual das situações de violência.

A Figura 2 apresenta um mapa conceitual da autoagressão, forma de violência autoinfligida frequente na adolescência.

O suicídio de adolescentes é um dos mais graves problemas de saúde pública no mundo, liderando as principais causas de morte nesta fase da vida. Os comportamentos autolesivos, uma forma de autoagressão, também são mais comuns em adolescentes do que em crianças, podendo fazer parte do comportamento suicida ou surgir em casos em que não há intenção de se matar, como manifestações de sofrimento psíquico.

O Quadro 1 apresenta orientações aos profissionais de saúde para lidarem com situações de violência autoprovocadas. Os profissionais de saúde devem conhecer as orientações descritas na Lei nº 13.819/2019, que institui a Política Nacional de Prevenção da Automutilação e do Suicídio.

A violência interpessoal ocorre geralmente na interação entre pessoas que têm dificuldade de resolver conflitos por meio de diálogo. Está presente também em relações em que há desigualdade de poder, como relações entre pais e filhos, homens e mulheres, irmãos mais velhos e mais novos. É dividida em violência intrafamiliar e comunitária.

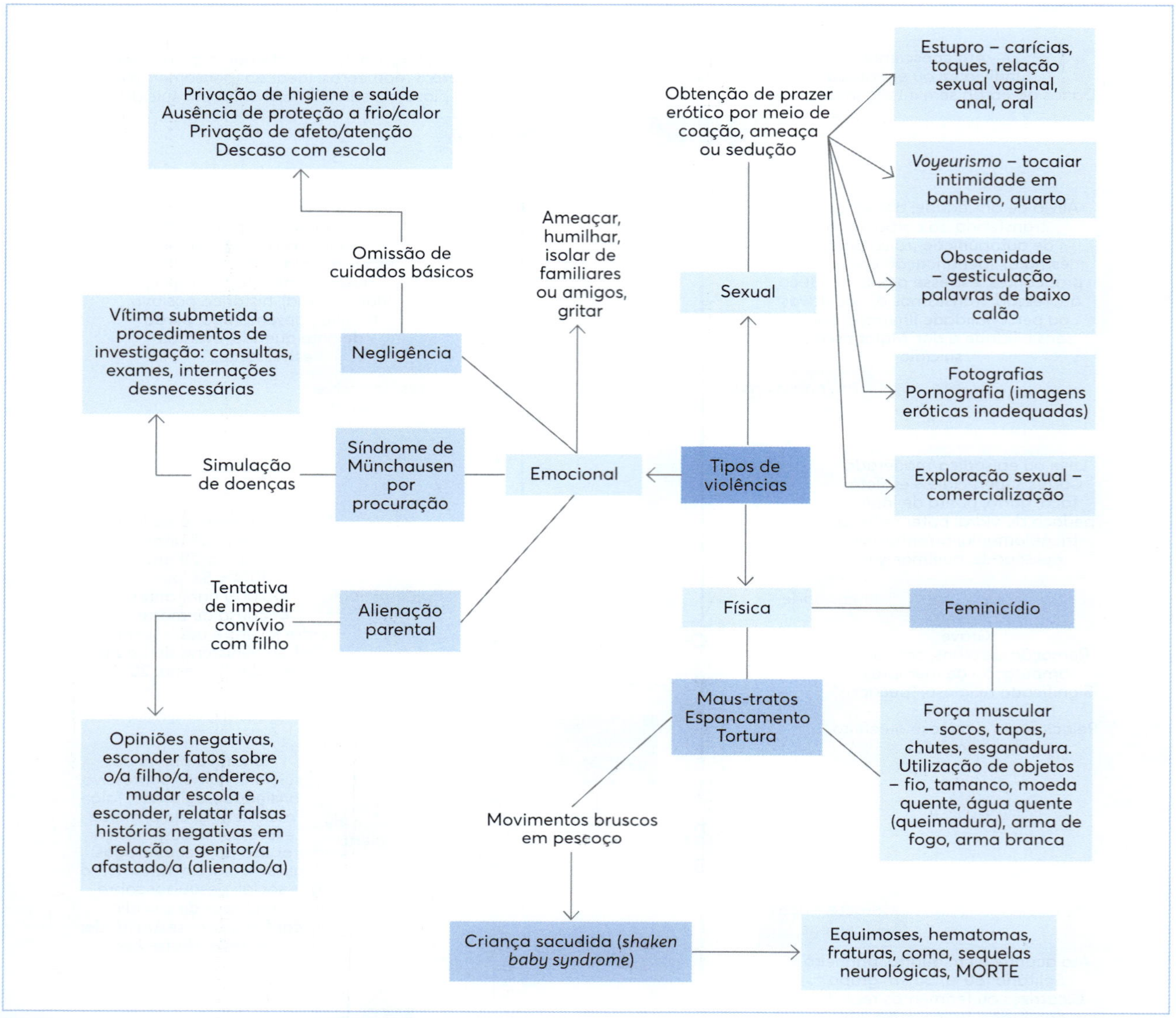

Figura 1 Mapa conceitual – Tipologia e características das violências.
Fonte: reproduzido com permissão do Departamento Científico de Adolescência da SBP, 2018.[5]

A violência intrafamiliar ocorre em famílias que usam a violência como meio preferencial de solucionar conflitos e como estratégia de educação. No espaço de convivência familiar, a violência entre os irmãos, que pode se manifestar por meio de ofensas, humilhação e agressões físicas, também merece a atenção dos profissionais, que devem intervir para interromper o problema. A violência doméstica também pode se manifestar pela violência sexual que, na maioria das vezes, é praticado por pessoas próximas, que contam com a confiança da criança.

Das situações de violência intrafamiliar, a alienação parental caracteriza-se pela violência psicológica realizada por um dos pais, pelos avós ou por qualquer adulto que tenha a criança ou o adolescente sob seus cuidados, em que o cuidador induz a criança ou adolescente a rejeitar o genitor e impede a manutenção dos vínculos afetivos com ele. A situação causa sofrimento emocional e pode deixar sequelas psicológicas e comportamentais.

Diante da suspeita do quadro, o pediatra deve manter a neutralidade, frente a possíveis tentativas de sedução do genitor alienante, que pode tentar estabelecer um conluio com o profissional. Num processo de separação litigiosa, as duas partes devem ser sempre ouvidas, de maneira isenta. É fundamental tomar cuidado com pedidos de laudos e atestados, que podem ser usados como provas processuais. Em caso de dúvida, vale buscar orientação ética do Conselho Regional de Medicina.

É preciso que o pediatra esclareça os pais sobre as consequências negativas da alienação parental ou de tentativas de interferência nos vínculos afetivos da criança com o outro genitor. Deve-se oferecer a todas as partes envolvidas um acolhimento empático. Depois de estabelecer uma re-

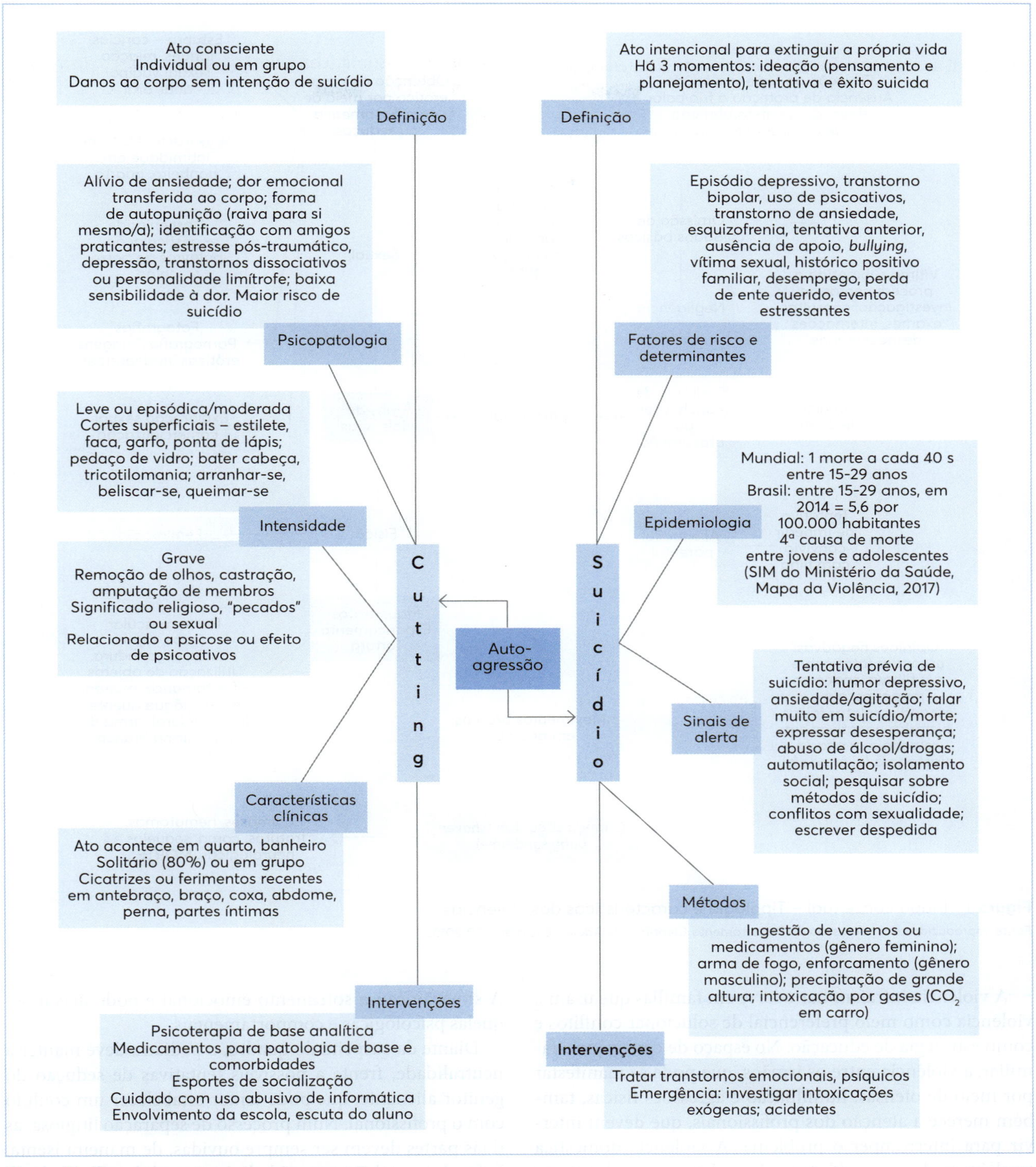

Figura 2 Mapa conceitual da autoagressão.

Fonte: reproduzido com permissão do Departamento Científico de Adolescência da SBP, 2018.[5]

lação de confiança com o paciente e os pais, criam-se condições para o encaminhamento a um especialista em conflitos familiares.

A violência comunitária é a praticada entre indivíduos sem laços de parentesco, conhecidos ou desconhecidos. Inclui atos de violência gratuitos, agressões físicas, *bullying*, estupro e outras formas de violência sexual, e pode ocorrer em espaços públicos ou privados, como escolas, serviços de saúde, comunidades e condomínios, entre outros.

Quadro 1 O papel do pediatra nas situações de violência autoinfligida

Avaliar cuidadosamente os casos de autolesão e tentativas de suicídio, tentando entender o contexto em que ocorreram e as possíveis motivações do paciente
Acolher o paciente e a família, escutando empaticamente seus relatos, sem culpabilizações ou julgamentos morais
Levar a sério o desejo de morte manifestado pelo paciente, não desqualificando ou minimizando seu relato
Em crianças, é preciso avaliar o nível de compreensão sobre a morte e o morrer
Fazer a notificação compulsória dos casos de violência autoprovocada às autoridades sanitárias
Orientar sobre a necessidade de vigiar o paciente, impedindo o acesso aos meios para novas tentativas de suicídio ou autoagressão
Encaminhar para tratamento psicológico ou psiquiátrico
Encaminhar casos de violência doméstica ou comunitária à rede de proteção social
Em situações de catástrofes ou desastres, como na pandemia de covid-19, é preciso maior atenção aos pacientes em tratamento psiquiátrico. Deve ser mantido o fornecimento dos medicamentos anteriormente prescritos durante o isolamento social, considerando os cuidados domésticos de segurança necessários
Acionar o SAMU 192 ou orientar os pais ou responsáveis a buscar atendimento de emergência em UPA, pronto-socorro ou hospital, não deixando o paciente sozinho até que seja avaliado

Fonte: baseado em Brasil, Ministério da Saúde, 2020.[8]

A consulta pediátrica é um lugar privilegiado para a detecção dos casos de violência contra a criança e o adolescente. Em muitas famílias, a violência se estabelece como forma de comunicação e de educação, perpetuando relações de poder tirânicas e perversas que, por vezes, perduram por gerações. Os padrões de relacionamentos abusivos e violentos podem se cristalizar em costumes, atitudes e crenças familiares e comunitárias, que se mantêm por longos períodos, se não são diagnosticados e tratados.

A Figura 3 apresenta os sinais e sintomas mais comuns em casos de violência contra crianças ou adolescentes.

REPERCUSSÕES DAS SITUAÇÕES DE VIOLÊNCIA NA SAÚDE MENTAL[4,7,9]

A maior parte das situações de violência que acometem crianças e adolescentes ocorre em ambiente doméstico. A repercussão dos agravos decorrentes depende da idade, da frequência com que ocorre, o tipo de violência, da relação de proximidade com o autor da agressão e das consequências da situação na vida do dia a dia.

Estudos comprovam que o estresse emocional precoce tem consequências sobre o neurodesenvolvimento, gerando problemas futuros nas esferas de atenção, inteligência, linguagem, funções executivas e tomada de decisões. Maus-tratos na infância estão associados a quadros depressivos, ansiedade, transtornos de alimentação e sinais e sintomas físicos, como dor crônica, cefaleias, enxaqueca e outros sintomas psicossomáticos. Outras repercussões encontradas são problemas de aprendizagem, abandono escolar, fuga de casa, comportamentos violentos e ideação suicida.

A vitimização pela violência na infância e na adolescência pode acarretar danos físicos, cognitivos e emocionais, gerando sequelas para toda a vida. A detecção precoce e a intervenção previnem estes agravos à saúde física e mental e rompem um ciclo que tende a se perpetuar, pois as vítimas de violência frequentemente se tornam perpetradores de violência.

COMO AGIR NOS CASOS DE VIOLÊNCIA CONTRA CRIANÇAS E ADOLESCENTES[2]

O documento "Linha de Cuidado para a Atenção Integral à Saúde de Crianças, Adolescentes e suas Famílias em Situação de Violências", publicado pelo Ministério da Saúde em 2010, oferece orientações a gestores e profissionais de saúde quanto à garantia de direitos, proteção e defesa de crianças e adolescentes, propondo a articulação do cuidado desde a atenção primária até os níveis mais complexos do sistema de saúde.

O documento apresenta as seguintes orientações diante de situações de violência:

- Acolher a criança ou adolescente e sua família de forma empática e respeitosa.
- Realizar a consulta clínica (anamnese, exame físico e planejamento da conduta).
- Notificar o caso (preencher a ficha específica e encaminhá-la ao Sistema de Vigilância de Violências e Acidentes – VIVA – da Secretaria Municipal de Saúde, e ao Conselho Tutelar).

Há ainda a recomendação de que cada município articule a rede de saúde com as redes da assistência social e de educação e com os sistemas de Justiça, Segurança Pública, Ministério Público, Defensoria Pública, Varas da Infância e Juventude, Conselho Tutelar, conselhos de direitos e sociedade civil, visando à atenção integral à infância e à adolescência.

SITUAÇÕES DE VIOLÊNCIA E A PANDEMIA DE COVID-19[10]

Durante a pandemia de covid-19, a violência doméstica contra crianças e adolescentes, que já era frequente, se intensificou em todo o mundo, inclusive no Brasil. O isolamento social, o fechamento das escolas e as pressões psicológicas decorrentes da situação aumentaram os conflitos familiares, criando muitas vezes um ambiente conturbado e estressante, que potencializou os riscos para as situações de violência.

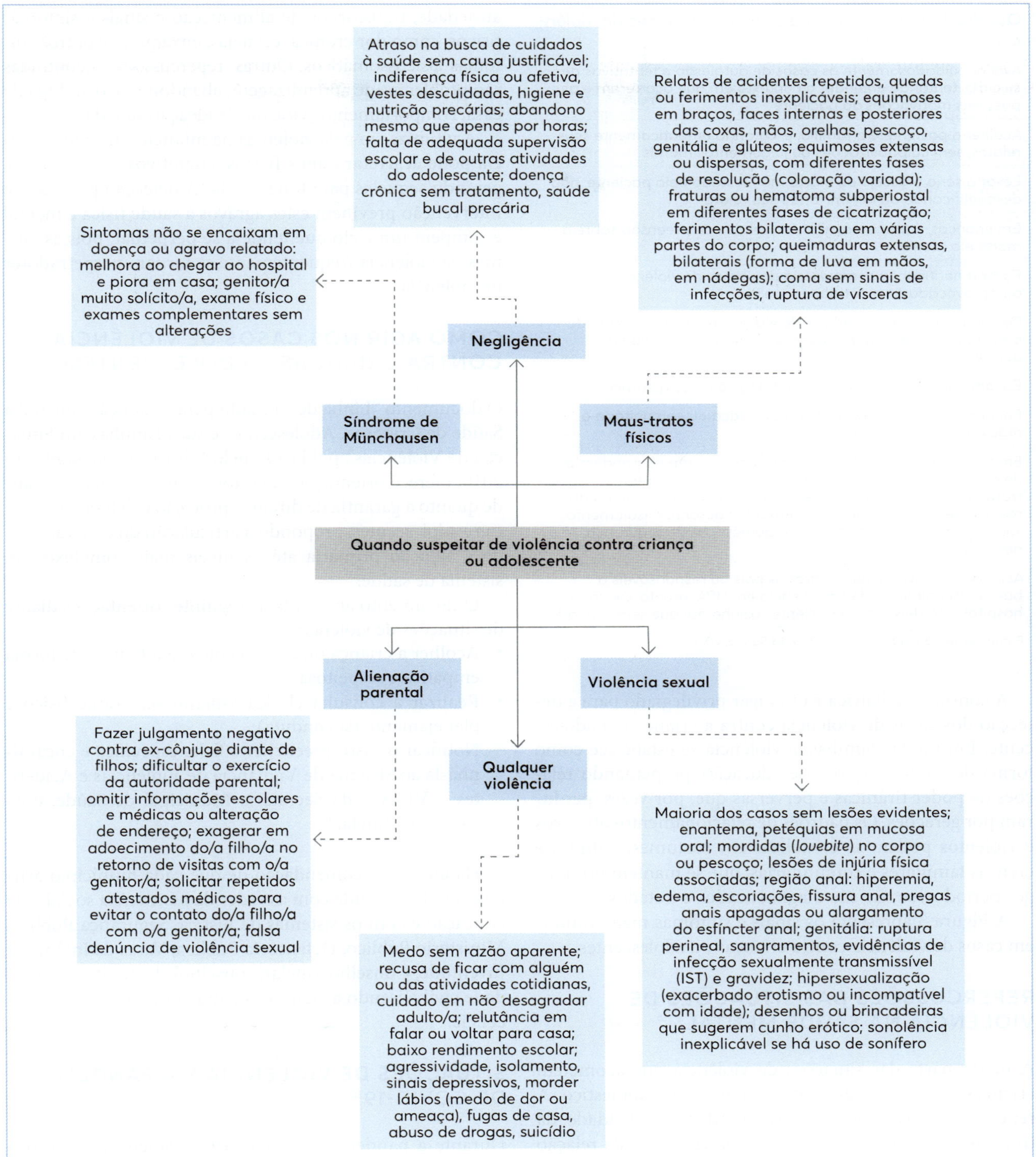

Figura 3 Mapa conceitual – Sinais e sintomas de violência conforme a tipologia.

Fonte: reproduzido com permissão do Departamento Científico de Adolescência da SBP, 2018.[5]

CONSIDERAÇÕES FINAIS

A proteção integral da criança e do adolescente é uma prioridade absoluta, contemplada na Constituição Federal como responsabilidade de todos. É fundamental que o pediatra esteja alerta para os sinais sugestivos de situações de violência, contribuindo para evitar sérios agravos à saúde mental de crianças e adolescentes, pela notificação, tratamento e encaminhamento dos casos detectados para profissionais especializados e instituições de proteção à infância e à adolescência.

REFERÊNCIAS BIBLIOGRÁFICAS

1. Sociedade de Pediatria de São Paulo. Sociedade Brasileira de Pediatria. Waksman RD, Hirschheimer MR, Pfeiffer L (orgs.). Manual de atendimento às crianças e adolescentes vítimas de violência. 2.ed. Brasília: Conselho Federal de Medicina; 2018.
2. Brasil. Ministério da Saúde. Linha de cuidado para a atenção integral à saúde de crianças, adolescentes e suas famílias em situação de violências: orientação para gestores e profissionais de saúde. Brasília: Ministério da Saúde; 2010. Disponível em: https://bvsms.saude.gov.br/bvs/publicacoes/linha_cuidado_criancas_familias_violencias.pdf; acessado em: 30/3/2024.
3. Krug EG, Dahlberg LL, Mercy JA, Zwi AB, Lozano R. Relatório mundial sobre violência e saúde. Genebra: Organização Mundial da Saúde; 2002. Disponível em: https://portaldeboaspraticas.iff.fiocruz.br/wp-content/uploads/2019/04/14142032-relatorio-mundial-sobre-violencia-e-saude.pdf; acessado em: 30/3/2024.
4. Ferreira AL, Moura ATMS, Morgado R, Gryner S, Branco VMCB. Crianças e adolescentes em situação de violência. In: Njaine K, Assis SG, Constantino P (orgs.). Impactos da violência na saúde. Rio de Janeiro: EAD/ENSP; 2013. p. 127-48.
5. Sociedade Brasileira de Pediatria. Departamento Científico de Adolescência. Violência e saúde de adolescentes e jovens – Como o pediatra deve proceder? Guia Prático de Atualização. Nº 8, julho de 2018. Disponível em: https://www.sbp.com.br/fileadmin/user_upload/21077c-GPA_-_ViolenciaSaude_de_adolesc_e_jovens-ok.pdf; acessado em: 30/3/2024.
6. Sociedade Brasileira de Pediatria. Departamento Científico de Adolescência. Alienação parental: o que é? Como conduzir? Manual de Orientação. Nº 17, maio de 2020. Disponível em: https://www.sbp.com.br/fileadmin/user_upload/_22377c-ManOrient_-_AlienacaoParental.pdf; acessado em: 30/3/2024.
7. Almeida RS, Lima RC, Crenzel G, Abranches CD. A criança, o adolescente e a violência. In: Almeida RS, Lima RC, Crenzel G, Abranches CD. Saúde mental da criança e do adolescente – Série Pediatria SOPERJ. 2.ed. Barueri: Manole; 2019. p.163-72.
8. Brasil. Ministério da Saúde, Fundação Oswaldo Cruz. Saúde mental e atenção psicossocial na pandemia COVID-19: suicídio na pandemia COVID-19, 2020. Disponível em: https://www.arca.fiocruz.br/bitstream/handle/icict/41420/Cartilha_PrevencaoSuicidioPandemia.pdf?sequence=2&isAllowed=y; acessado em: 30/3/2024.
9. Abranches CD. A (in) visibilidade da violência psicológica familiar e a saúde mental de adolescentes usuários de um Hospital Pediátrico Público Terciário [tese]. Rio de Janeiro: Instituto Nacional de Saúde da Mulher, da Criança e do Adolescente / Fundação Oswaldo Cruz; 2012.
10. Sociedade Brasileira de Pediatria. Gama MAC, Pfeiffer LY, Departamento Científico de Segurança. 18 de maio - Combate ao abuso e à exploração sexual e outras violências contra crianças e adolescentes em tempo da quarentena por COVID-19. Nota de alerta. 18 de maio de 2020. Disponível em: https://www.sbp.com.br/fileadmin/user_upload/22528b-NA_18maio-_Combate_abuso_sexual_em_tempo_COVID-19.pdf; acessado em: 30/3/2024.

CAPÍTULO 12

PROMOÇÃO DA SAÚDE MENTAL NA INFÂNCIA E NA ADOLESCÊNCIA

Adriana Rocha Brito
Ana Silvia Mendonça Alves
Roberto Santoro Almeida
Rossano Cabral Lima
Vera Ferrari Rego Barros

AO FINAL DA LEITURA DESTE CAPÍTULO, O PEDIATRA DEVE ESTAR APTO A:

- Praticar o acolhimento empático, com a valorização das queixas dos pacientes e da família, e o estímulo à participação ativa dos pais na promoção da saúde integral.
- Intervir em fatores de risco e fortalecer os fatores de proteção para problemas ou transtornos mentais e contribuir para o desenvolvimento de resiliência.
- Prescrever medidas de promoção de saúde mental, como o livre brincar, o contato com a natureza, a organização equilibrada da rotina diária e a criação de ambientes familiares e sociais saudáveis e harmônicos.
- Contribuir para a redução do sofrimento psíquico e para a conquista do bem-estar.

INTRODUÇÃO

A consulta pediátrica constitui um campo de extrema complexidade. Para além dos aspectos objetivos, de avaliação do desenvolvimento, promoção de saúde, orientação aos pais, realização do diagnóstico médico e prescrição do tratamento, o profissional se depara com os aspectos relacionais, subjetivos, na interação com os pacientes e as famílias. Os pais trazem, de forma clara ou velada, muitas angústias, fantasias, expectativas e temores. São frequentes as dúvidas sobre o desenvolvimento, o comportamento ou o modo de educar a criança, dúvidas muitas vezes acompanhadas de medos, fantasias, e expectativas irrealistas sobre a atuação do pediatra. Muitas vezes, os pais se sentem culpados pela doença do filho, acreditando que serão responsabilizados pelos problemas de saúde apresentados. Outros podem, inconscientemente, competir com o profissional.

Reconhecer os aspectos subjetivos da consulta e saber manejá-los torna-se fundamental para que o pediatra possa estabelecer relações harmoniosas e construtivas com seus pacientes e as respectivas famílias.

Além do aspecto relacional subjetivo, também é possível ao profissional promover a saúde mental por meio de medidas objetivas: a detecção precoce e o encaminhamento de pacientes com transtornos mentais, a identificação de crianças e adolescentes em risco e a orientação às famílias de medidas de promoção da vida saudável.

CUIDANDO DE CRIANÇAS E ADOLESCENTES[1]

Para o psicanalista Michael Balint, o medicamento mais utilizado na medicina é o próprio médico. O "mecanismo de ação" do médico é a relação médico-paciente-família, criada a partir da disponibilidade do profissional para estabelecer vínculos humanos, capacitando-se para ouvir e compreender a todos, com respeito à singularidade existencial de cada um.

O pediatra deve estar consciente do seu potencial terapêutico. Em muitos casos, a melhora ocorre por meio da atitude do médico, o acolhimento afetuoso e dedicado que permite ser receptivo aos sentimentos, às preocupações e às expectativas da criança, do adolescente e da família.

Abordagem empática e cuidado humanizado[2]

A relação médico-paciente em pediatria inclui o pediatra, a criança ou o adolescente e seus responsáveis, fundando-se no vínculo de confiança entre os envolvidos. O pediatra empático entra em sintonia com os estados mentais do paciente e dos seus pais, realizando um acolhimento personalizado, que inclui escutar e valorizar todas as comunicações da criança ou adolescente e dos outros membros da família. Colocar-se no lugar do paciente é parte essencial do atendimento humanizado, que se complementa pelo respeito, pelo zelo com a privacidade e a confidencialidade, pela escolha da atitude, do tom de voz e das palavras adequados,

pelo acolhimento às manifestações de medo, ansiedade e pudor, pelas explicações anteriores ao exame físico, pela habilidade e gentileza na realização dos procedimentos e pela disponibilidade para esclarecer dúvidas.

O atendimento pediátrico deve privilegiar a escuta ativa, sem julgamentos. As orientações devem ser claras e construídas em parceria com os pais. Mãe e pai, ou quaisquer pessoas que ocupem essas funções, devem ser convidados a participar ativamente das medidas para a promoção da saúde integral e do tratamento.

Transferência[3]

Como seres humanos que são, médicos, pacientes e pais trazem as marcas emocionais de suas relações interpessoais pregressas e de suas histórias de vida. Relações significativas, principalmente na infância, criam padrões que podem se repetir inconscientemente em situações atuais, sem que o indivíduo se dê conta. Ao fenômeno das repetições inconscientes de padrões de relacionamentos emocionais nas relações atuais, a psicanálise deu o nome de transferência, inicialmente reservando o termo para as sessões analíticas. A transferência, porém, pode ocorrer em todos os tipos de relacionamento.

Na consulta pediátrica, é muito comum que o paciente ou os pais transfiram para o médico sentimentos de outras relações significativas. Diante do adoecimento do filho, por exemplo, os pais podem apresentar um padrão de comportamento regressivo, infantilizando-se diante do profissional encarado como "todo-poderoso", apresentando expectativas irreais, dependência excessiva ou rebeldia.

O profissional deve estar atento para os sentimentos, tanto próprios quanto dos pacientes e pais, usando a sensibilidade para evitar armadilhas e estabelecer a melhor relação possível com as crianças ou adolescentes e a família. É fundamental que o pediatra reconheça em si tanto os sentimentos positivos quanto os negativos, a fim de evitar atitudes impulsivas, que acabam prejudicando a condução do tratamento.

SAÚDE MENTAL: O QUE OBSERVAR NA CONSULTA[3-5]

O brincar é uma atividade criativa essencial, inata, que se desenvolve progressivamente na transição da dependência para a autonomia. No bebê e na criança pequena, a atividade imaginativa está apoiada em objetos da realidade (polegar, travesseiro, brinquedos), até a aquisição da linguagem verbal. O brincar infantil é a base de todas as atividades culturais e laborais do adulto. A ausência ou inibição do brincar é um importante identificador de problemas de saúde mental.

No adulto, a linguagem verbal configura a forma principal de comunicação. Na criança pequena, antes do desenvolvimento pleno da capacidade de se comunicar por palavras, as emoções são expressas principalmente pela via das ações. Crianças mais novas e pessoas com dificuldades de comunicação verbal são mais inquietas e se manifestam pela atividade motora. Assim, queixas de agitação devem ser contextualizadas, levando em conta o nível de desenvolvimento da criança e a possível presença de transtornos que afetam as funções cognitivas.

Em crianças normais, é comum a presença de problemas emocionais ou de comportamento e períodos de regressão de curta duração, com o retorno de padrões de conduta que já haviam sido superados, sem que haja maior significado patológico. Crianças são seres cambiantes, sempre em evolução, e muitos sintomas ocorrem em períodos de ajuste, desaparecendo com o tempo. No entanto, é importante estar atento para detectar sintomas que permanecem por longo período, de forma fixa e rígida, gerando problemas nos relacionamentos interpessoais, na alimentação, no sono, no brincar ou na aprendizagem.

O compromisso nos encaminhamentos[2]

O pediatra deve ter o cuidado de ouvir atentamente o paciente e a família, com a abertura devida para a dimensão mental. O sofrimento psíquico pode assumir diversas formas de expressão. O pediatra é muito frequentemente o primeiro profissional a perceber dificuldades no campo emocional e manifestações comportamentais e somáticas, que podem emergir em um contexto de doença, diante de um evento traumático ou de fatores estressantes. A primeira consulta tem fundamental importância para o estabelecimento de um vínculo de confiança que permitirá o tratamento e os encaminhamentos necessários.

No caso de encaminhamento para um especialista em saúde mental, o pediatra deve se comprometer com a indicação, fazendo contato com o profissional ou com a instituição, certificando-se de que a família recebeu o atendimento necessário.

Nos casos em que for recomendado o atendimento multiprofissional, o pediatra deve conduzir harmonicamente todos os encaminhamentos indispensáveis e promover a articulação e o diálogo necessários entre os diversos especialistas. A interlocução com as escolas é também fundamental.

PROMOVENDO A SAÚDE MENTAL NA INFÂNCIA E NA ADOLESCÊNCIA[6]

Segundo a Organização Mundial da Saúde (OMS), saúde é "um estado de completo bem-estar físico, mental e social, e não apenas a ausência de doença". Recentemente, tem-se proposto ampliar essa definição, para incluir os aspectos relativos ao autocuidado, à autonomia e a espiritualidade. A OMS também lembra que "saúde mental e bem-estar são fundamentais para nossa capacidade coletiva e individual, como seres humanos, para pensar, nos emocionar, interagir uns com os outros e ganhar e aproveitar a vida".

Na consulta pediátrica, o profissional pode detectar fatores de risco e de proteção para agravos à saúde mental, encaminhar pacientes com transtornos mentais já instalados e ainda não diagnosticados, e promover a saúde men-

tal por meio de orientações que auxiliem na construção de resiliência. Fatores de risco e proteção em saúde mental são discutidos no Capítulo 1 desta Seção.

Em cada consulta, o pediatra deve promover a saúde em todas as suas dimensões, incluindo o acompanhamento de aspectos emocionais e psicoafetivos e orientações de medidas preventivas relacionadas à alimentação e ao sono adequados, ao brincar espontâneo, ao contato com a natureza, à prática regular de atividades físicas, à imunização, a medidas de higiene, ao acesso à cultura, entre outras. Todas essas ações contribuem para a promoção da saúde mental.

ESTRATÉGIAS DE PROMOÇÃO DA SAÚDE MENTAL[2,6-10]

Pequenas ações inseridas no cotidiano podem resultar em grandes benefícios ao longo do tempo. A seguir, serão apresentadas algumas estratégias visando à conquista de hábitos e competências favoráveis ao bem-estar mental.

O GT de Saúde Mental da Sociedade Brasileira de Pediatria (SBP) publicou um Guia Prático para a promoção de saúde mental de crianças e adolescentes em tempos de pandemia de covid-19, com várias recomendações úteis em qualquer tempo para os pacientes e suas famílias.

A administração das emoções e o desenvolvimento de resiliência[2,6-8]

O desenvolvimento emocional inicia-se dentro do ventre materno e inclui expectativas, medos e fantasias vivenciados pelos pais. As experiências emocionais iniciais da criança com seus cuidadores estabelecem o alicerce da estrutura psíquica. O afeto que a criança recebe por meio dos cuidados oferecidos pelos pais é condição essencial para um bom desenvolvimento emocional e cognitivo. A privação afetiva é um dos mais importantes fatores de risco para o adoecimento mental ao longo da vida. O pediatra deve conscientizar os pais sobre o papel vital que desempenham na vida de seus filhos.

De acordo com a OMS, saúde mental é um estado de bem-estar no qual o indivíduo é capaz de usar suas próprias habilidades para lidar com o estresse rotineiro, o que implica o desenvolvimento de estratégias para a resolução de conflitos e problemas. Aprender a administrar as emoções é parte fundamental deste processo, incluindo a capacidade de lidar com emoções desagradáveis, reconhecer e respeitar os próprios limites e saber buscar ajuda.

Resiliência é um termo oriundo da física, que tem sido amplamente utilizado pela psicologia para descrever a capacidade humana de responder positivamente a exigências, desafios e adversidades da vida, superando os obstáculos e fortalecendo-se. O desenvolvimento da resiliência é fundamental para que a criança ou adolescente tenha sucesso no enfrentamento de eventos estressantes.

Os pediatras têm a oportunidade de auxiliar na ampliação dos fatores de proteção aos agravos à saúde, favorecendo a construção de resiliência. É igualmente importante que o médico reconheça, no meio social em que vive a criança, fatores de vulnerabilidade que dificultam essa tarefa. A resolução de tais problemas, fruto de desigualdades socioeconômicas, está fora do alcance do pediatra, mas algumas medidas práticas, como o encaminhamento a serviços de proteção social e defesa de direitos, podem contribuir para diminuir o sofrimento.

As relações afetivas e a importância das convivências harmônicas[2,7]

A qualidade dos relacionamentos nos diversos ambientes de convivência, família, escola e comunidade, tem fundamental importância para o desenvolvimento saudável. A presença de adultos estáveis e atentos às necessidades de crianças e adolescentes é um importante fator de proteção para os agravos à saúde mental. Bons exemplos vindos de figuras importantes afetivamente podem inspirar o desenvolvimento de relações saudáveis e prevenir relacionamentos tóxicos. Os vínculos afetivos saudáveis podem contribuir para a busca conjunta de formas construtivas de lidar com as adversidades.

O brincar como parte da rotina[7,9,10]

O brincar, atividade criativa fundamental, é essencial para estimular a curiosidade das crianças, desenvolver habilidades de autorregulação, explorar a imaginação e promover a socialização, por meio do desenvolvimento da inteligência emocional e das habilidades sociais, favorecendo a promoção de resiliência.

Atividades lúdicas também refletem e transmitem valores culturais. Os pediatras devem incentivar pais e cuidadores a brincar com as crianças e permitir que elas tenham um tempo não estruturado para brincar. A brincadeira livre estimula o pensar criativo e enriquece o mundo simbólico.

Benefícios do contato com a natureza[7,10]

A SBP recomenda o estímulo a todas as formas de contato com a natureza, destacando que a privação deste convívio está relacionada a problemas de saúde mental. Estudos têm demonstrado que crianças e adolescentes que convivem com a natureza apresentam redução do risco de dependência de drogas psicoativas e diminuição da frequência de problemas de comportamento. A conexão com a natureza contribui para o desenvolvimento neuropsicomotor, potencializa a criatividade, beneficia a iniciativa, melhora a autoconfiança e a capacidade de fazer escolhas e enriquece a sensibilidade, proporcionando bem-estar físico e mental.

Adoção de hábitos saudáveis de alimentação e de sono[2,7]

Faz parte da consulta pediátrica a orientação de bons hábitos alimentares e de sono, fundamentais para um bom desenvolvimento das crianças e dos adolescentes.

Recomenda-se estimular a alimentação rica em frutas, verduras e legumes, evitando-se o excesso de açúcar, de gorduras, de sal e de alimentos industrializados.

Crianças e adolescentes que dormem bem, em quantidade e qualidade, apresentam melhor comportamento, rendimento escolar, memória e saúde mental. As boas práticas de sono devem ser implementadas quando as crianças ainda são pequenas. A privação do sono, principalmente se habitual, leva a alterações comportamentais e sintomas como irritabilidade, dificuldade de manter a concentração e mudanças de humor.

Prática regular de atividades físicas[7]

A prática regular de atividades físicas é comprovadamente benéfica para a saúde mental. Na escolha da atividade, deve-se sempre levar em conta as preferências da criança e do adolescente, para que a prática se torne um hábito. No caso dos que não gostam de esportes ou exercícios físicos formais, podem-se sugerir atividades alternativas como andar de bicicleta, de patins, nadar, dançar, pular corda ou jogar bola.

Organização da rotina[7]

O planejamento da rotina deve ser realizado pelos pais em colaboração com os filhos, definindo-se horários de sono, alimentação, banho, estudo, atividades físicas, entretenimento digital, auxílio nas tarefas domésticas, convívio com os amigos e a família, e momentos livres, não esquecendo períodos de brincar espontâneo para as crianças.

Apesar dos inegáveis benefícios no acesso à informação e à cultura, as mídias eletrônicas oferecem riscos para a saúde física e mental de crianças e adolescentes e devem ser reguladas, de acordo com princípios que estabelecem seu uso saudável, como os determinados pela SBP. As atividades devem ter tempo limitado, de acordo com cada faixa etária, sob a supervisão dos pais. As redes sociais, particularmente, podem contribuir para uma autopercepção negativa e estimular comportamentos de dependência.

Acesso a educação, lazer e cultura[2,7]

Os educadores devem ser estimulados a buscar o equilíbrio entre o tempo dedicado às tarefas curriculares em sala de aula e as atividades recreativas, que permitem a expressão da criatividade e da espontaneidade e criam oportunidades de convivência social. O tempo de recreação tem impacto positivo no aprendizado e no comportamento.

Os pais devem estimular o compromisso e a responsabilidade dos filhos em relação ao estudo, evitando cobranças excessivas ou exigências de perfeccionismo, que podem favorecer o desenvolvimento de quadros de ansiedade. Devem ainda promover o contato com atividades culturais que ampliam o conhecimento e a sensibilidade.

Prática da espiritualidade

Fica cada vez mais clara a relação entre a prática da espiritualidade e o bem-estar. A espiritualidade pode ser definida como a busca de sentido para a experiência humana em dimensões que transcendem a realidade prosaica do dia a dia, estando ou não relacionada a uma prática religiosa.

A conexão com a transcendência pode ser vivenciada pelo contato com a natureza, com as artes (poesia, literatura, música, artes plásticas etc.), com uma religião institucionalizada ou comunidade espiritual, e pode ser encontrada na disposição para se praticar o bem e contemplar o belo, no processo de autoconhecimento, em práticas espirituais como meditação, yoga e a técnica de *mindfulness*, ou mesmo na criação artística. Os pais podem motivar seus filhos a buscar algum desses caminhos, sem imposições, valorizando as tradições de seu território e sua cultura.

O pediatra deve estar aberto para as práticas espirituais de seus pacientes, acolhendo-as sem críticas ou preconceitos. A atitude de respeito e valorização da espiritualidade aprofunda os vínculos e traz benefícios para a relação médico-paciente.

CONSIDERAÇÕES FINAIS

A consulta pediátrica permite o acompanhamento do desenvolvimento psicoafetivo, a detecção de situações de risco para agravos à saúde mental e o diagnóstico de transtornos mentais já instalados. Também é uma preciosa oportunidade para a orientação e o estímulo aos bons hábitos, por meio de intervenções eficazes que promovem o desenvolvimento integral saudável das crianças. O acompanhamento pediátrico deve sempre incluir ações preventivas e educativas, para além de diagnósticos e tratamentos.

REFERÊNCIAS BIBLIOGRÁFICAS

1. Balint M. O médico, seu paciente e a doença. Rio de Janeiro: Atheneu; 1988.
2. Almeida RS, Lima RC, Crenzel G, Abranches CD. Saúde mental da criança e do adolescente – Série Pediatria SOPERJ. 2.ed. Barueri: Manole; 2019.
3. Freud S. Conferências introdutórias sobre psicanálise, Parte III – Conferências 17 e 23. In: Edição Standard das Obras Psicológicas Completas de Sigmund Freud – vol. XVI Rio de Janeiro: Imago; 1976. p.305-23; 419-39.
4. Winnicott DW. O brincar e a realidade. Rio de Janeiro: Imago; 1975.
5. Winnicott DW. Que entendemos por uma criança normal? In: Winnicott DW. A criança e o seu mundo. 3.ed. Rio de Janeiro: Zahar; 1975. p.140-7.
6. World Health Organization (WHO). Mental health: strengthening our response. 2018. Disponível em: https://www.who.int/news-room/fact-sheets/detail/mental-health-strengthening-our-response; acessado em: 30/3/2024.
7. Sociedade Brasileira de Pediatria. Grupo de Trabalho de Saúde Mental. Pandemia de Covid-19: guia prático para promoção de saúde mental de crianças e adolescentes. Resid Pediatr. 2020;10(2):1-4.
8. Sociedade Brasileira de Pediatria. Departamento Científico de Pediatria do Desenvolvimento e Comportamento. Como desenvolver Resiliência e Funções Executivas na prática. Nº 13. 23 de agosto de 2022. Disponível em: https://www.sbp.com.br/fileadmin/user_upload/23604b-DC_Como_des_Resiliencia_e_FuncExec_na_Pratica.pdf; acessado em 30/3/2024.
9. Yogman M, Garner A, Hutchinson J, Hirsh-Pasek K, Golinkoff RM, Committee on Psychosocial Aspects of Child and Family Health, et al. The power of play: a pediatric role in enhancing development in young children. Pediatrics. 2018;142(3):e20182058.
10. Sociedade Brasileira de Pediatria. Grupo de Trabalho em Saúde e Natureza. Benefícios da natureza no desenvolvimento de crianças e adolescentes. 2019. Disponível em: https://www.sbp.com.br/fileadmin/user_upload/manual_orientacao_sbp_cen1.pdf; acessado em: 30/3/2024.

SEÇÃO 34

ORTOPEDIA

COORDENADOR

Akira Ishida
Professor Titular do Departamento de Ortopedia e Traumatologia da Escola Paulista de Medicina da Universidade Federal de São Paulo (EPM-Unifesp).

AUTORES

Alexandre Francisco de Lourenço
Doutor em Medicina. Assistente da Disciplina de Ortopedia Pediátrica da EPM-Unifesp.

Ana Laura Loyola Munhoz da Cunha
Ortopedista Pediátrica do Hospital Pequeno Príncipe. Membro da Comissão de Ensino e Treinamento da Sociedade Brasileira de Ortopedia e Traumatologia (SBOT).

Caio Augusto de Lacquila Yano
Médico pelo Centro Universitário São Camilo. Especialista em Ortopedia e Traumatologia pelo Hospital Geral de Carapicuíba – SUS/MEC e em Ortopedia Pediátrica pelo Departamento de Ortopedia e Traumatologia (DOT) da EPM-Unifesp.

Claudio Santili
Professor Adjunto da Faculdade de Ciências Médicas da Santa Casa de São Paulo (FCMSCSP). Professor Sênior do Grupo de Ortopedia e Traumatologia Pediátrica da FCMSCSP. Membro Fundador e Ex-presidente da SBOP.

Eduardo Abdalla Saad
Professor, Mestre e Doutor em Ciências do Departamento de Ortopedia e Traumatologia da EPM/Unifesp. Chefe do Grupo de Trauma Pediátrico da Disciplina de Ortopedia Pediátrica do DOT-EPM-Unifesp.

Eiffel Tsuyoshi Dobashi
Professor Adjunto da Disciplina de Ortopedia Pediátrica do DOT-EPM-Unifesp.

José Antonio Pinto
Professor Adjunto Chefe da Disciplina de Ortopedia Pediátrica da EPM-Unifesp.

Luis Eduardo Munhoz da Rocha
Ortopedista e Traumatologista pela Universidade Federal do Paraná (UFPR). Ortopedista e Cirurgião de Coluna pelo Hospital Pequeno Príncipe e Rede SARAH. *Fellow* em Ortopedia Pediátrica e Coluna no Atlanta Scottish Rite e Dallas Scottish Rite, EUA. Responsável pelo Tratamento das Deformidades da Coluna no Hospital Pequeno Príncipe.

Luiz Antonio Munhoz da Cunha
Professor Titular do Departamento de Cirurgia da UFPR. Chefe do Serviço de Ortopedia e Traumatologia do Hospital de Clínicas da UFPR. Chefe do Serviço de Ortopedia do Hospital Pequeno Príncipe.

Marcos Almeida Matos
Mestre, Doutor e Pós-Doutorado em Medicina. Professor Titular da Escola Bahiana de Medicina e Saúde Pública. Professor Titular da Universidade do Estado da Bahia (UNEB). Coordenador do Serviço de Ortopedia Pediátrica da Santa Casa de Misericórdia da Bahia.

Marcos Vinicius Felix Santana
Especialista em Ortopedia e Traumatologia pelo Hospital IFOR – Rede D'Or São Luiz e em Ortopedia Pediátrica pelo DOT-EPM-Unifesp. Preceptor da Residência Médica em Ortopedia e Traumatologia do Hospital IFOR – Rede D'Or São Luiz.

Mariana de Oliveira Lobo

Miguel Akkari
Especialista e Mestre em Ortopedia e Traumatologia e Doutor em Medicina pela FCMSCSP. Professor Doutor e Chefe do Grupo de Ortopedia e Traumatologia Pediátrica da FCMSCSP. Médico Responsável pela Ortopedia e Traumatologia Pediátrica do Hospital do Servidor Público Municipal (HSPM). Membro da Diretoria da SBOT e da Sociedade Brasileira de Artroscopia (SBA).

Nei Botter Montenegro
Mestre e Doutor em Ortopedia pela Faculdade de Medicina da Universidade de São Paulo (FMUSP). Chefe do Grupo de Ortopedia Pediátrica do Hospital das Clínicas da FMUSP. Médico Ortopedista da Clínica de Especialidades Pediátricas do Hospital Israelita Albert Einstein (HIAE).

Susana dos Reis Braga
Mestre em Ortopedia pela FCMSCSP. Médica Assistente do Grupo de Ortopedia e Traumatologia Pediátrica da Santa Casa de São Paulo. Médica do Grupo de Ortopedia Pediátrica do HIAE.

Tharik Moreno Brandão
Membro Titular da SBOT. *Fellow* de Ortopedia Pediátrica da Santa Casa de Misericórdia da Bahia

CAPÍTULO 1

DISPLASIA DO DESENVOLVIMENTO DO QUADRIL

Eiffel Tsuyoshi Dobashi
Marcos Vinicius Felix Santana
Caio Augusto De Lacquila Yano

AO FINAL DA LEITURA DESTE CAPÍTULO, O PEDIATRA DEVE ESTAR APTO A:

- Conhecer o espectro de anormalidades que afetam a criança com suspeita diagnóstica de displasia do desenvolvimento do quadril.
- Reconhecer as principais alterações clínicas do recém-nascido com a aplicação adequada das manobras propedêuticas.
- Reconhecer as alterações tardias antes e após o início do desenvolvimento da marcha.
- Orientar os pais e responsáveis a procurar ortopedista o mais precocemente possível, mesmo quando há dúvida diagnóstica.
- Durante o tratamento da displasia do desenvolvimento do quadril o pediatra deve manter sua rotina de cuidados com as crianças que acompanha.
- Alertar os pais ou responsáveis sobre os riscos de ocorrerem novos casos na família.

INTRODUÇÃO

A displasia do desenvolvimento do quadril (DDQ) é uma afecção que acompanha a história da medicina e caracteriza-se por englobar todas as variações que afetam a estabilidade coxofemoral em crescimento.

A DDQ foi descrita inicialmente por Hipócrates (460-375 a.C.), que reconheceu seu caráter congênito, associando sua origem a possíveis traumas uterinos sofridos pela mãe durante a gravidez. Foi reconhecida, então, a natureza congênita da luxação do quadril que decorre de uma falha do desenvolvimento acetabular que provocaria secundária e progressivamente a perda da congruência articular. Essa foi a primeira descrição literária sob esse aspecto.

Todas as estruturas que compõem o quadril são normais durante o período da embriogênese e tornam-se gradualmente anormais por uma variedade de razões, portanto a DDQ caracteriza-se por ser um distúrbio que progride ao longo do tempo. Essa condição pode se manifestar tardiamente como um quadril luxado ou durante a adolescência como um quadril com cobertura acetabular insuficientemente desenvolvida.

A luxação é definida como o deslocamento completo de uma articulação em que há perda do contato entre as superfícies articulares adjacentes; e a subluxação, um deslocamento parcial em que existe algum contato entre as estruturas ósseas comprometidas. A displasia se refere ao desenvolvimento deficiente do complexo acetabular e do fêmur proximal.

Portanto, a DDQ consiste em um espectro de distúrbios do desenvolvimento do quadril que se apresentam de modo específico considerando as diferentes faixas de idade. Essa síndrome no recém-nascido (RN) pode apresentar a cabeça do fêmur subluxada ou totalmente deslocada do acetábulo. A Academia Americana de Pediatria define a DDQ como uma condição em que a cabeça femoral mantém uma relação anormal com o acetábulo.

Com o tempo, o termo luxação congênita do quadril foi gradualmente sendo substituído pela displasia do desenvolvimento. Tal terminologia foi introduzida durante a década de 1980 incluindo bebês que se encontravam normais ao nascimento, nos quais a displasia ou a luxação do quadril se desenvolveram posteriormente. Enfatize-se que a nova denominação foi consagrada pelas Sociedades Europeia e Americana de Ortopedia Pediátrica (EPOS e POSNA) a partir de 1992 e é utilizada universalmente. Atualmente, o termo DDQ é utilizado para denotar tanto a displasia como a luxação franca do quadril.

A chamada luxação teratológica do quadril é uma forma distinta que, geralmente, ocorre associada às síndromes genéticas ou outros distúrbios, como a artrogripose múltipla congênita ou os disrafismos espinhais, entre outras. Os quadris dessas crianças encontram-se luxados antes do nascimento, têm amplitude de movimento muito limitada e são irredutíveis durante a realização do exame clínico.

É consenso que o tratamento da DDQ deve ser iniciado tão logo seu diagnóstico seja realizado. A importância das manobras de Ortolani (1937), Barlow (1962) e da ultrassonografia é incontestável e possibilita a realização precoce do diagnóstico e do tratamento. Com isso, notadamente, ocorreu uma diminuição das sequelas indesejáveis provocadas pela DDQ.

INCIDÊNCIA

A incidência da DDQ é influenciada por fatores geográficos, étnicos e pelos critérios diagnósticos usados pelo médico. Na maioria dos pacientes o diagnóstico da DDQ é realizado ao nascimento, porém em alguns casos sua detecção ocorre mais tardiamente.

Para a determinação da incidência dessa entidade, devem ser consideradas duas situações, a luxação e a displasia congênita do quadril. A literatura demonstra que a luxação congênita é menos comum, exceto nas crianças com síndromes genéticas ou de afecções neuromusculares. Essas formas mais graves apresentam a incidência da ordem de 2-3% dos casos.

Portanto, nessas condições, a incidência a DDQ varia, não somente de país para país, como também entre regiões do mesmo território, em porcentagens que podem variar de 1 para mil a 15 para mil crianças acometidas. Já a displasia acetabular, em sua forma mais incipiente, pode estar presente em até 10% das crianças nascidas vivas.

Sua frequência é também alterada pela influência de fatores geográficos e étnicos. É reconhecida nos pacientes do sexo feminino em uma proporção de 4:1 com predominância da doença no quadril esquerdo (60%) e bilateralidade em 20% dos casos. Existem relatos da literatura que referem que o comprometimento seria sempre bilateral, ainda que de um lado houvesse uma regressão espontânea até não poder ser mais clinicamente reconhecida.

A predileção por certos grupos étnicos também aparenta desempenhar um papel importante na incidência da DDQ. Na população mundial, alguns povos parecem estar predispostos à DDQ, enquanto outros são pouco afetados. Negros e asiáticos têm incidências relativamente baixas de DDQ (0,1 por mil a 5 por mil), enquanto brancos e nativos americanos apresentam incidências mais elevadas (15 por mil).

A incidência de DDQ é de 12-33% quando há história familiar positiva para a doença e é 7 vezes maior entre irmãos em comparação com a população geral. A incidência também é maior entre as primigestas que apresentam oligodrâmnio, portanto os primogênitos apresentam maior suscetibilidade para o problema.

Entretanto, não há nenhuma explicação concreta que justifique esses fatos.

ETIOLOGIA

Hipócrates acreditava que o deslocamento da articulação coxofemoral poderia ser causado por um trauma uterino sofrido pela mãe durante a gravidez. Porém, ao longo do tempo várias outras teorias foram elaboradas com o intuito de explicar a origem da DDQ.

A teoria mecânica explicaria a alteração morfológica do acetábulo como resultado de malformações musculoesqueléticas causadas pela pressão extrínseca da musculatura uterina. O feto, portanto, cresceria dentro de um limitado espaço associado ou não ao oligodrâmnio. Outro fator a ser considerado teria relação com o posicionamento do feto dentro da cavidade uterina materna. Sabe-se que, durante a vida intrauterina, os membros inferiores do embrião e do feto sofrem rotações mediais, que, no caso, não se realizam sinergicamente com o conjunto que compõe a articulação coxofemoral; tais movimentos acarretarão maior pressão sobre o acetábulo, que consequentemente sofrerá uma deformação.

Segundo alguns autores, o ambiente pós-natal pode influenciar significativamente no desenvolvimento da DDQ. Em alguns países, os quadris dos bebês são mantidos em adução e extensão no período pós-natal imediato, e o aumento das taxas de DDQ possivelmente seria resultado do posicionamento forçado dos membros inferiores.

Certas distócias de apresentação também são valorizadas na gênese da DDQ. A posição intrauterina do bebê, segundo alguns autores, pode estar relacionada como significante fator causal. Em todas as gestações, apenas 2-3% encontram-se na apresentação pélvica, onde, nessa situação, foram encontrados 16% de DDQ. Ainda considerando esse fato, a incidência da DDQ aumentou para 20% quando os joelhos se encontram totalmente estendidos. Há também a sugestão de que o aumento da anteversão do colo femoral ou do acetábulo pode ser atribuído a fatores etiológicos.

Apesar de o maior número de crianças afetadas pela DDQ ser do sexo feminino, a valorização da teoria hormonal parece questionável. Ela não explica o fato de que, apesar de a dosagem dos estrógenos estar alta nas primeiras duas semanas de vida embrionária, a maioria dos quadris clinicamente instáveis se tornará normal exatamente durante esse período.

Outra teoria existente, a sazonal, apesar de citada, nunca foi confirmada pela maioria dos autores.

A frouxidão capsular do quadril do RN, mesmo que seja considerada fisiológica, é outro elemento valorizado na patogênese da DDQ. Porém, a hiperfrouxidão presente nas síndromes de Down, Ehler-Danlos e Marfan não faz a incidência da DDQ ser maior nos indivíduos afetados por essas síndromes.

A teoria genética parece ser a mais correta. No Brasil, observa-se que a detecção da DDQ coincidiu com a imigração dos povos alpinos (Norte da Itália, Sul da França, Áustria, Alemanha, parte da Hungria e antiga Iugoslávia). Há rela-

tos de que não foi encontrado nenhum caso de luxação do quadril nas tribos de etnia negra da África Central, do sul da China, bem como, entre nós, nos índios do Mato Grosso do Sul e do Xingu. Em contrapartida, a DDQ afeta 25-50 a cada mil nascidos vivos entre lapões e nativos americanos.

Logo, esses argumentos sugerem que a DDQ pode ser determinada por um fator genético multifatorial, atribuindo-se às outras teorias uma importância secundária.

FATORES DE RISCO

Considerando os fatores epidemiológicos e etiológicos, pode-se considerar um grupo de pacientes com maior risco de desenvolver a DDQ. Esse grupo pode ser composto por crianças que tenham mais de um dos seguintes fatores: posição pélvica; gênero feminino; história familiar ou etnia positiva; deformidade dos membros inferiores; torcicolo; pé metatarso aduto; oligodrâmnio; assimetria do quadril significativa e persistente (p. ex., quadril abduzido de um lado, quadril aduzido do outro lado); outras anormalidades musculoesqueléticas significativas.

Se um bebê manifestar qualquer combinação desses fatores, o médico deve estar atento para a possibilidade diagnóstica potencial da DDQ (Quadro 1).

Quadro 1 Fatores de alto risco para a DDQ

Fatores de alto risco para a DDQ
Apresentação pélvica
Gênero feminino
História familiar positiva
Deformidade dos membros inferiores
Torcicolo
Metatarso varo
Oligodrâmnio
Significativa e persistente assimetria do quadril
Outras anormalidades musculoesqueléticas significativas

DDQ: displasia do desenvolvimento do quadril.

DIAGNÓSTICO CLÍNICO

O diagnóstico deve ser realizado o mais precocemente possível, pois dele dependerá o sucesso do tratamento. A inconsistência no diagnóstico da DDQ pode acarretar em mais exames e encaminhamentos desnecessários, elevando os custos para o sistema de saúde em torno dessa patologia desnecessariamente. O exame clínico deve ser realizado por profissionais experientes e devidamente capacitados, com a criança absolutamente relaxada, com extrema delicadeza, evitando proceder à avaliação durante o choro da criança.

Em alguns bebês as alterações do exame clínico podem não ser inicialmente reconhecidas, mas as anormalidades encontradas com o uso da ultrassonografia e dos estudos radiográficos indicam as alterações relacionadas com a displasia do quadril.

O médico, ao realizar o exame do RN, deverá observar com cuidado: existência de alguma assimetria dos membros inferiores; excessiva rotação externa dos membros inferiores; desproporção da bacia; ou encurtamento aparente dos membros inferiores em relação ao tronco. Algumas vezes são os pais ou os responsáveis os primeiros a chamar a atenção para tais fatos.

SINAIS CLÍNICOS PARA O DIAGNÓSTICO PRECOCE

Ortolani (1937)

Ortolani e Le Damany descreveram, no início do século XX, um teste que consiste em uma sensação palpável conforme a cabeça femoral se desloca ou se encaixa no acetábulo, sem distinção entre pacientes que apresentam instabilidade ou luxação.

Essa manobra deve ser realizada com o RN na posição supina no leito do exame, com as articulações coxofemorais e joelhos fletidos em 90 graus, as coxas aduzidas e ligeiramente rodadas internamente. Ao realizar um movimento firme de abdução e sutil rotação externa das coxas, tem-se a sensação tátil de um ressalto ou solavanco (Figura 1).

O examinador deve segurar cada coxa da criança entre o polegar e o dedo indicador e médio, realizando um movimento de supinação das mãos. Quando o resultado do teste é positivo, a cabeça femoral sofre um deslizamento, encaixando-se de modo delicado, em que um estalido ou ressalto palpável, mas não audível, pode ser detectado. O examinador deve repetir essa manobra algumas vezes para certificar seus achados, alternando o teste de Barlow com o de Ortolani. O quadril contralateral é então examinado da mesma maneira.

Manobra de Barlow (1962)

Essa manobra propedêutica é realizada em dois tempos. A criança é posicionada na mesa de exame em supino com os membros inferiores voltados em direção ao examinador. As articulações coxofemorais são mantidas em flexão de 90 graus e as articulações dos joelhos devem ser posicionadas totalmente fletidas. O dedo médio do examinador é colocado sobre o grande trocânter. As coxas são levadas em abdução média e, ao ser realizado o movimento de supinação da mão, é exercida uma força sobre o grande trocânter. Notando que a cabeça femoral entra no acetábulo, pode-se concluir que ela se encontrava luxada.

A segunda parte do exame consiste em realizar um movimento de pronação da mão e aplicar uma força sobre o polegar, promovendo a retropulsão do quadril a ser examinado. Pode-se, com isso, deslocar ou não posteriormente a cabeça do fêmur. Essa manobra é realizada do mesmo modo do lado oposto. Ao liberar o quadril testado, o reposicionamento do fêmur deslocado ocorre de maneira espontânea. Caso haja dúvida, o exame pode realizado individualmente para cada quadril da seguinte maneira: o examinador utiliza uma das mãos, chamada mão pélvica, para manter a bacia estável, fixando o polegar e o terceiro dedo entre a sínfise púbica e o sacro; com a outra mão o exame é realizado conforme descrito anteriormente (Figura 2).

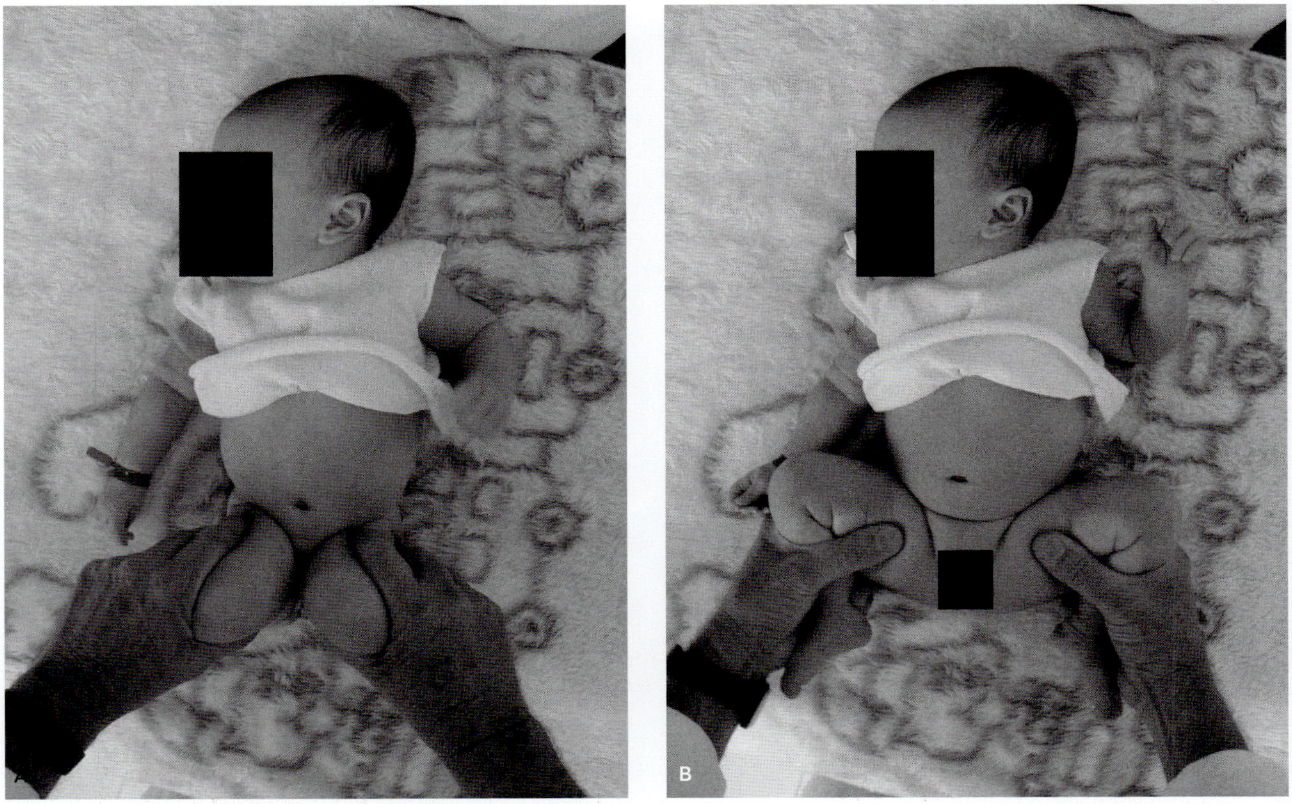

Figura 1 Manobra de Ortolani. A. Posição inicial. B. Posição final.

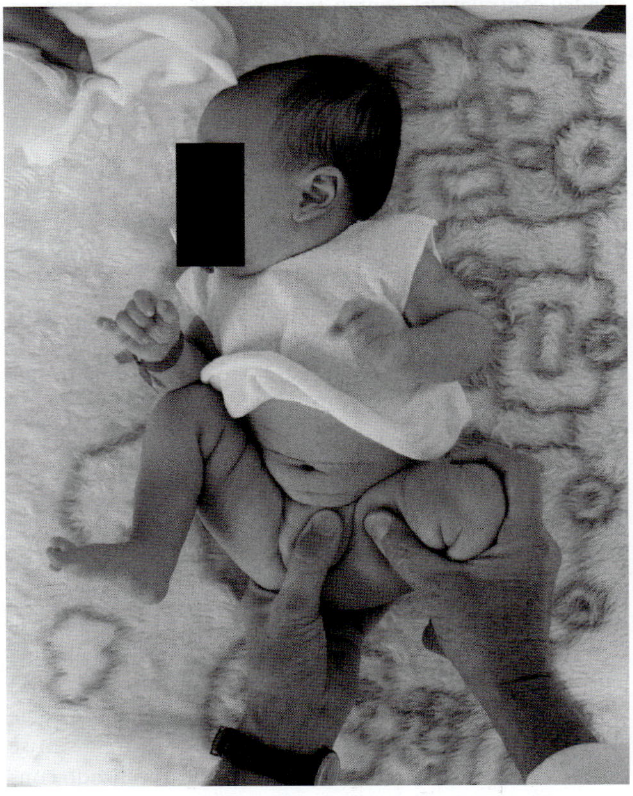

Figura 2 Manobra de Barlow do quadril esquerdo.

Barlow relatou que 1 entre 60 crianças nascidas tem instabilidade de um ou ambos os quadris. Mais de 60% destes ficam estáveis durante a primeira semana de vida e 88% ao longo dos primeiros 2 meses sem a instalação de nenhum tratamento. Os 12% restantes evoluiriam para a DDQ.

Durante o período neonatal, geralmente não há outros sinais de anormalidade. Esses dois testes clínicos podem estar sujeitos a muitos fatores que podem afetar sua confiabilidade. O examinador inexperiente e descuidado pode deixar de reconhecer a instabilidade. A explicação é que essa percepção pode ser muito sutil, e requer que o RN esteja relaxado. Muitos examinadores relatam um estalo agudo sentido nos extremos da abdução, provocado por um movimento circular. Por vezes essa sensação se origina do ligamento da cabeça femoral, ocasionalmente da fáscia lata ou do tendão do músculo iliopsoas, e geralmente não indica uma anormalidade verdadeira do quadril. No entanto, há relatos de 1,5-10% de resultados anormais na ultrassonografia em crianças com esse tipo de clique simples. Outros estudos não encontraram relação desse sinal com a DDQ.

OUTROS SINAIS CLÍNICOS

Além desses sinais clínicos, os pacientes portadores da DDQ unilateral, quando colocados em posição supina, podem apresentar:

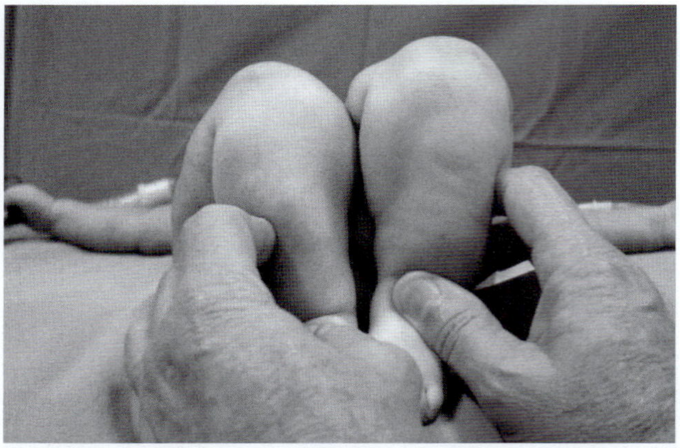

Figura 3 Sinal de Nelaton-Galeazzi.

1. Encurtamento aparente de um fêmur em relação ao outro, conhecido como sinal de Nelaton-Galeazzi (Figura 3). O encurtamento da coxa é mais bem avaliado posicionando ambos os quadris em 90 graus de flexão e comparando a altura dos joelhos, procurando por assimetrias.
2. Hipotrofia do membro inferior.
3. Proeminência do grande trocânter do lado afetado.
4. Assimetria das pregas inguinais e glúteas (Figura 4), conhecido como sinal de Peter-Bade (1907). Como a coxa está encurtada, haverá mais dobras no lado afetado do que no lado normal. Embora esse sinal esteja sempre presente com uma luxação unilateral, dobras extras da coxa são uma variante normal comum e não indicam necessariamente a luxação do quadril.

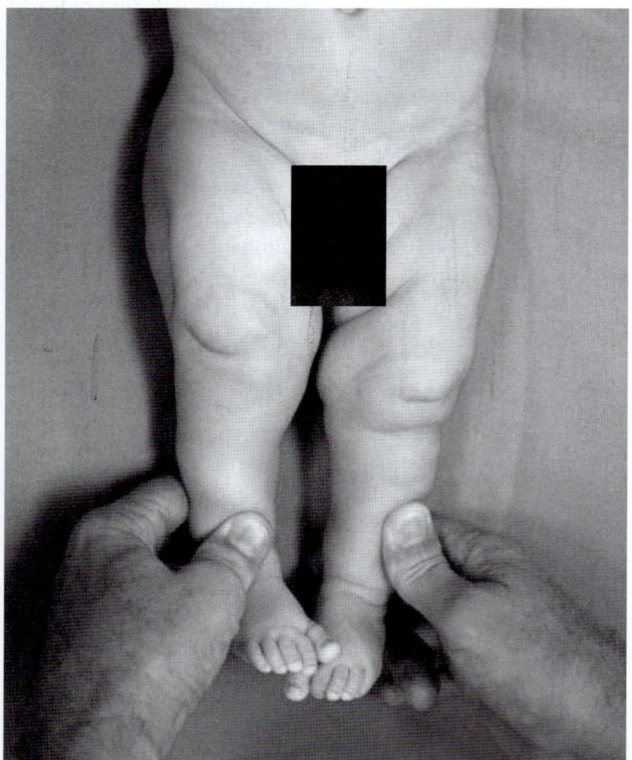

Figura 4 Sinal de Peter-Bade.

5. Limitação da abdução do quadril afetado (Figura 5) com as coxas fletidas a 90 graus sobre o tronco e as articulações dos joelhos em flexão total, chamado de sinal de Hart (1952). Tal limitação é o sinal mais confiável para diagnosticar um quadril luxado e é mais bem avaliada realizando a abdução dos quadris simultaneamente com a criança apoiada em uma superfície firme. Uma luxação unilateral produz uma redução visível na abdução no lado afetado em comparação com o lado normal.

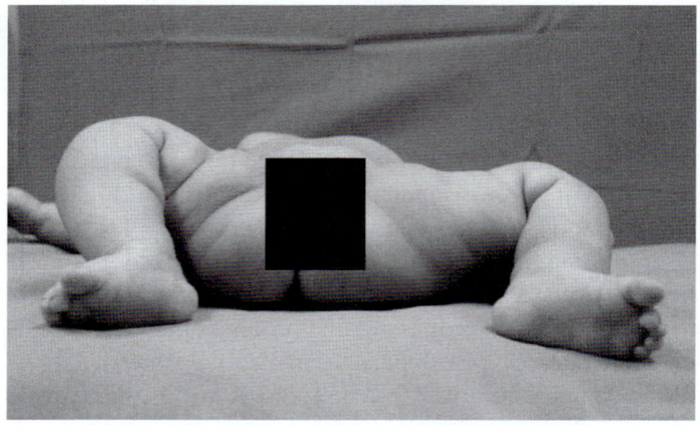

Figura 5 Sinal de Hart.

6. Sinal de Klisic: uma situação potencialmente perigosa para o examinador inexperiente é a da criança apresentar luxação bilateral do quadril. Esta não apresenta assimetria na abdução, e os joelhos, quando examinados flexionados, encontram-se no mesmo nível. A abdução combinada geralmente é limitada, porém sua identificação é difícil de detectar pois a limitação é simétrica. Uma manobra propedêutica que pode ajudar o examinador a reconhecer uma luxação bilateral é o teste Klisic. O examinador coloca o terceiro dedo sobre o trocânter maior e o dedo indicador sobre a espinha ilíaca anterossuperior. Uma reta imaginária é desenhada entre os dedos, e, em circunstâncias fisiológicas, esta deve apontar para o umbigo. Quando o quadril se encontra luxado, o trocânter maior fica posicionado cranialmente, o que faz com que essa reta fique posicionada, aproximadamente, entre o umbigo e o osso púbis.

Nos pacientes com comprometimento bilateral, geralmente são encontrados todos os sinais anteriormente citados, embora um lado possa apresentar-se mais alterado que o contralateral. Pode-se observar que as bordas internas das coxas não mantêm contato, notando-se um verdadeiro alargamento da bacia. Essas avaliações em geral são capciosas, e o médico deve estar atento e utilizar os devidos estudos de imagem para avaliar os bebês com achados questionáveis e aqueles com fatores de risco associados à DDQ. A repeti-

ção do exame, alguns meses depois, pode ser necessária para diminuir a possibilidade de haver uma displasia incipiente.

O exame físico da criança que deambula e é portadora da DDQ apresenta características importantes. O quadril deslocado unilateralmente produz sinais clínicos distintos em uma criança que anda. Alguns autores sugerem que uma criança com DDQ apresenta um atraso para o reconhecimento desse marco motor, porém estudos mais recentes não demostraram nenhum atraso significativo. O lado afetado apresenta-se encurtado. Portanto, a cada passo dado pela criança, a pelve do lado afetado cai à medida que o quadril deslocado aduz. Logo, há uma inclinação do tronco sobre o quadril deslocado devido à insuficiência dos músculos abdutores do quadril, o que caracteriza a marcha de Trendelenburg. Estaticamente, quando a criança fica na posição ortostática com o apoio monopodálico do lado suspeito do problema, percebe-se a inclinação do quadril em direção ao lado afetado (sinal de Trendelenburg).

A luxação bilateral é mais difícil de reconhecer do que a luxação unilateral. Geralmente há uma marcha cambaleante de ambos os lados, mas algumas crianças não demostram evidente alteração. Evidencia-se uma sutil e simétrica inclinação da pelve durante a fase de apoio. A lordose excessiva é comum, e frequentemente é a primeira queixa apresentada em uma luxação bilateral negligenciada. A hiperlordose é o resultado da contratura em flexão do quadril, que geralmente está presente e detectada pela positividade do teste de Thomas. Os joelhos estão no mesmo nível, e a abdução é simétrica, porém limitada. Geralmente, há mobilidade excessiva especialmente da rotação interna e externa dos quadris comprometidos.

CONDIÇÕES ASSOCIADAS

Certas condições, particularmente as anormalidades posturais, estão associadas à DDQ. A associação com o torcicolo congênito é relevante. Em uma criança que apesente tal condição, a probabilidade associação com a DDQ varia entre 5-20%.

Outra associação também foi observada entre a DDQ e o pé torto congênito do tipo metatarso aduto, cuja incidência de simultaneidade varia entre 1,5-10%.

O hipertireoidismo congênito também é associado ao aumento da incidência de DDQ.

EXAME RADIOGRÁFICO

Para a luxação congênita do quadril, a radiografia simples da pelve geralmente demonstra um franco deslocamento em indivíduos de qualquer idade. Entretanto, em RN com DDQ típica, salienta-se que o quadril instável pode parecer radiograficamente normal. Quando a criança atinge 3-6 meses de idade, o deslocamento será mais evidente radiograficamente (Figura 6). O médico deve estar familiarizado com os pontos de referência da pelve imatura para reconhecer tal anormalidade. Na criança, a extremidade superior do fêmur não está ossificada, e a maior parte do acetábulo ainda é cartilaginoso, portanto grande parte das estruturas envolvidas é radiotransparente e de difícil avaliação.

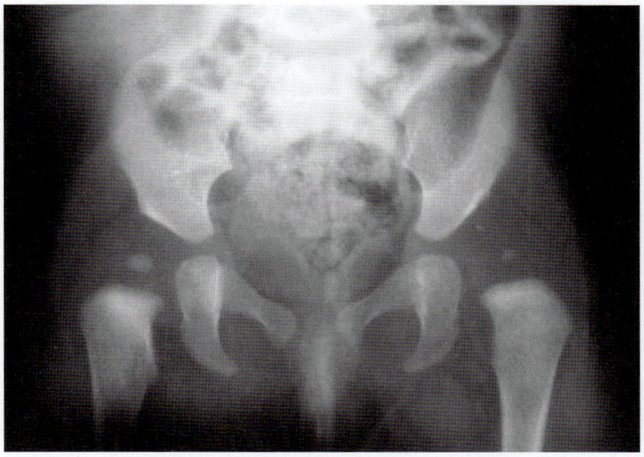

Figura 6 Radiografia evidenciando luxação do quadril esquerdo.

Os denominados sinais radiográficos precoces na DDQ de fato são tardios da doença.

Para estudar radiograficamente a articulação coxofemoral de um RN, com a finalidade de fazer o diagnóstico precoce da DDQ, necessita-se do traçado de algumas linhas, por meio de pontos que correspondem às estruturas anatômicas da pelve imatura.

Para a realização do exame, o paciente deve ser colocado em posição supina, com os membros inferiores estendidos, mantendo-os em ligeira rotação interna para compensar a rotação desse segmento. Sob as coxas deve ser colocado um travesseiro que deve compensar a flexão fisiológica responsável pela inclinação da bacia e finalmente fixar a criança nessa posição. Mesmo se atendo a esses cuidados, apenas 10% das radiografias feitas, obedecendo a essa técnica, são confiáveis para a realização do diagnóstico precoce da DDQ, especialmente nos casos mais incipientes. A radiografia deve ser realizada de tal maneira que a vertical que passa pelo meio do sacro coincida com a sínfise púbica e as asas do ilíaco mantenham-se simétricas.

Para que cada fêmur permaneça na posição neutra, a projeção de suas diáfises deverá estar perpendicular à linha de Hilgenreiner (1925), que é uma reta horizontal traçada entre as cartilagens trirradiadas e utilizada para comparar as alturas relativas das epífises femorais (Figura 7).

A linha de Perkins (1928) é uma reta traçada perpendicularmente à linha de Hilgenreiner, que tangencia o rebordo ósseo lateral do acetábulo (Figura 8). É utilizada para verificar a posição das epífises femorais com relação a essa reta. Em circunstâncias normais, a porção ossificada do fêmur proximal deve ser encontrada medialmente em relação a esse parâmetro gráfico.

As duas linhas descritas anteriormente dividem o quadril em 4 quadrantes (*Ombrèdanne*, 1932). No quadril normal, o núcleo de ossificação da epífise ou porção medial da me-

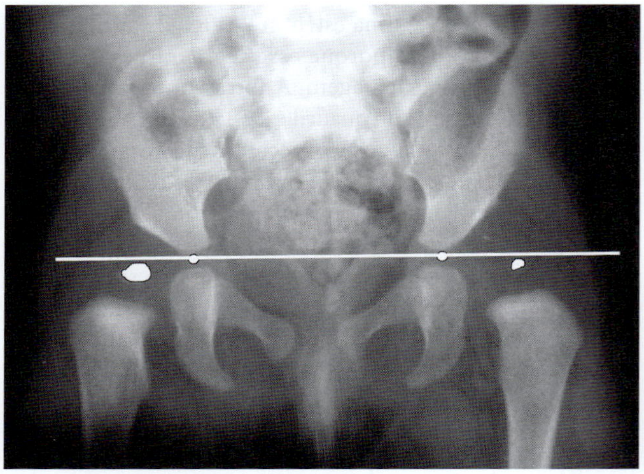

Figura 7 Linha de Hilgenreiner.

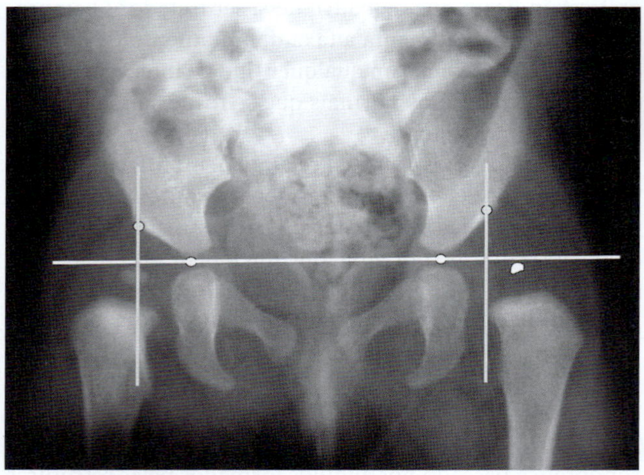

Figura 8 Linha de Perkins.

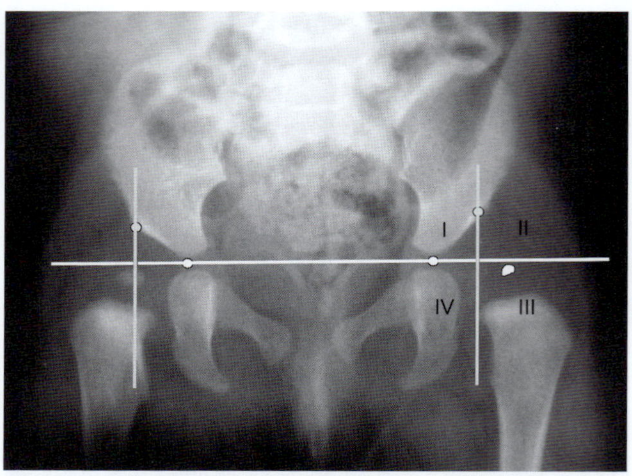

Figura 9 Quadrantes de Ombrèdanne. O núcleo de ossificação da epífise femoral proximal esquerda encontra-se ectópico. Este deveria localizar-se no quadrante representado pelo número IV.

táfise deverá encontrar-se dentro dos limites do quadrante inferomedial (Figura 9).

O índice acetabular é o ângulo formado pela linha de Hilgenreiner e uma segunda, traçada tangente ao teto acetabular (Figura 10). Esse ângulo foi contestado por inúmeros autores e varia de acordo com a idade da criança. Pode-se,

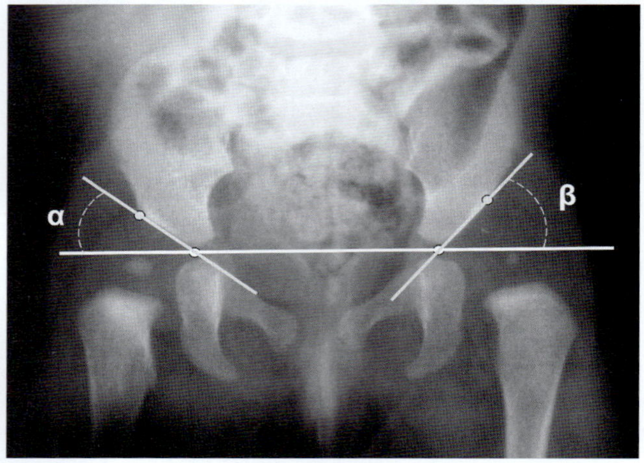

Figura 10 Índice acetabular.

entretanto, afirmar que ângulos maiores que 30 graus sugerem a existência de displasia.

A coordenada Y de Ponseti (1953) é uma reta que passa perpendicularmente à porção média do sacro (Figura 11).

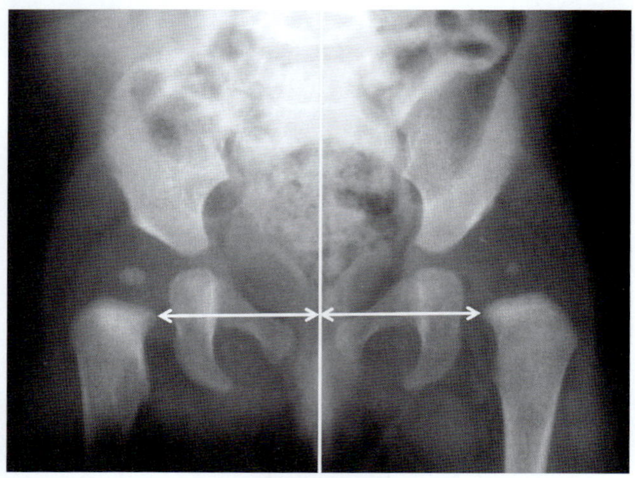

Figura 11 Coordenada Y de Ponseti.

Determina a distância, simétrica ou não, medida em relação a essa linha com o centro da epífise femoral de cada quadril.

O arco de Shenton é formado por uma linha imaginária que passa pela borda medial da metáfise proximal do fêmur e continua com a borda superior do forame obturado (Figu-

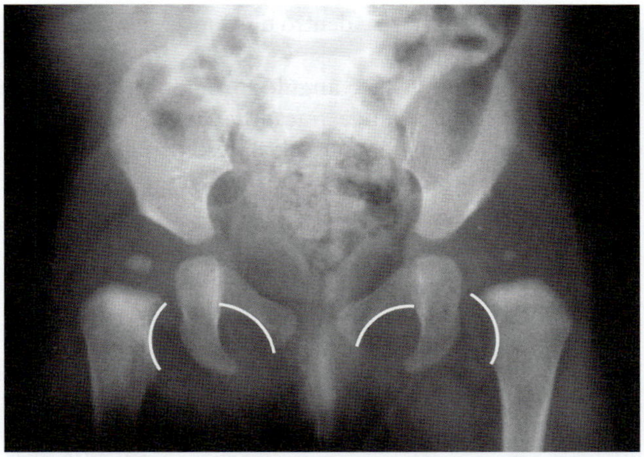

Figura 12 Radiografia evidenciando arco de Shenton descontínuo à esquerda.

ra 12). Nos casos de ascensão da cabeça femoral essa linha sofre uma descontinuidade.

O atraso do aparecimento do núcleo de ossificação da epífise femoral (normal do terceiro ao sexto mês de vida) é discutido na literatura como sendo um sinal da existência da moléstia.

A tríade de Putti (1932) é verificada na DDQ negligenciada e tardia (Figura 13). É formada pela ectopia da extremidade proximal do fêmur, pela hipoplasia ou ausência do núcleo de ossificação femoral proximal e pelo aumento da inclinação do teto acetabular em relação à linha de Hilgenreiner.

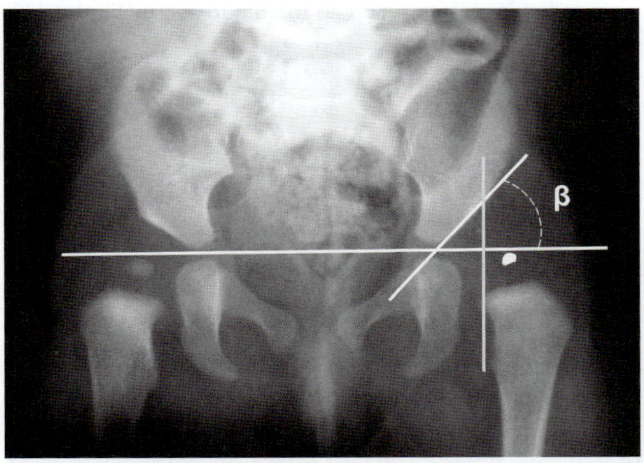

Figura 13 Radiografia evidenciando a tríade de Putti.

EXAME ULTRASSONOGRÁFICO

Em decorrência da imprecisão do diagnóstico clínico e radiográfico na detecção precoce da DDQ, vários autores têm apontado para a importância da ultrassonografia como método adjuvante para solucionar esse problema.

O quadril do RN é uma estrutura difícil de avaliar pelas imagens radiográficas porque esse segmento é composto principalmente por cartilagem. A ultrassonografia mostra muito bem a anatomia do quadril e a relação da cabeça femoral com o acetábulo. Os avanços técnicos melhoraram a qualidade da imagem, e as técnicas dinâmicas adicionam informações significativas às obtidas a partir de imagens estáticas.

A ecografia do quadril de um RN é um exame que deve ser feito por mãos de pessoas experientes. Desde que realizado em condições que obedeçam com rigor à técnica do autor, é possível visibilizar todas as estruturas anatômicas que compõem a articulação coxofemoral de uma criança, do nascimento até os 9 meses de idade, além de poder-se quantificar e classificar seu comprometimento.

Algumas questões importantes sobre o uso da ultrassonografia são frequentemente objeto de discussão. Com que frequência esse exame identifica um quadril comprometido onde o teste clínico é negativo? Quais achados ultrassonográficos indicam que o quadril deva ser tratado? O emprego do ultrassom aumenta a taxa de tratamento de quadris que se estabilizariam sem qualquer tipo de intervenção? Há quadris considerados normais que se tornariam anormais com o passar do tempo?

A partir dos anos 1980, tal recurso demonstrou ser confiável e precoce e tem sido considerado como o de escolha para realizar o diagnóstico pela maioria dos autores. Foi introduzido em 1980 por Graf, que iniciou, desde então, uma extensa e criteriosa linha de pesquisa. Graf foi pioneiro no uso da ultrassonografia para avaliação do quadril da criança. Inicialmente estudou cadáveres e comparou os achados ultrassonográficos com radiografias e artrogramas para definir a anatomia coxofemoral pelo ultrassom.

Em 1984, Graf propôs um sistema de classificação ultrassonográfica baseado nos ângulos formados pelas estruturas anatômicas do quadril. A intersecção da linha do telhado e a linha de base forma o ângulo alfa, enquanto a intersecção

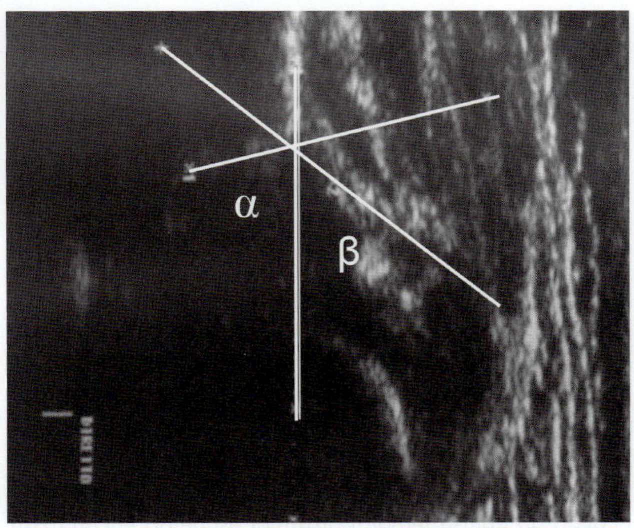

Figura 14 Ultrassonografia do quadril evidenciando os ângulos alfa e beta, segundo o método de Graf.

da linha de inclinação e a linha de base formam o ângulo beta (Figura 14). Um ângulo alfa menor indica acetábulo ósseo mais raso. Um ângulo beta menor indica acetábulo cartilaginoso melhor.

Pela classificação de Graf, em uma interpretação simplificada: os quadris da classe I são normais; quadris de classe II são maduros, imaturos ou anormais; os da classe III são subluxados; e os da classe IV são luxados. Os quadris categorizados como pertencentes ao grupo I não precisam de acompanhamento, enquanto alguns quadris da classe II e os das classes III e IV requerem tratamento.

Harcke e Kumar defendem que estudos dinâmicos aplicando as manobras de Barlow, de Ortolani e o grau de subluxação devem ser documentados.

Bialik et al. publicaram um protocolo de diagnóstico e tratamento com o objetivo de aferir o número de quadris tratados desnecessariamente. Os RN com quadris estáveis durante o exame inicial devem ser reexaminados clinicamente e pela ultrassonografia com 6 semanas de idade, enquanto aqueles com quadris instáveis deverão ser examinados com 2 semanas de idade. Quando não há melhora da instabilidade dos quadris estudados no segundo exame, deve ser iniciado o tratamento com o suspensório de Pavlik. Com isso, perceberam que 90% dos quadris anormais tornaram-se normais sem tratamento. Apenas 3% dos quadris classificados como IIa pelo método de Graf não devem se normalizar sem tratamento.

Entretanto, vários autores acreditam que a ultrassonografia determina tratamentos excessivos e desnecessários. Quando ela é usada para rastreamento, nota-se que a taxa de tratamento pode duplicar em comparação com as crianças tratadas com base somente nos achados clínicos.

Portanto, deve-se considerar que a ultrassonografia é um complemento valioso para a detecção de anormalidades neonatais do quadril, mas deve ser usada com cautela para evitar o tratamento excessivo de anormalidades menores. A ultrassonografia deve ser utilizada ao longo do tratamento e é útil para constatar a boa evolução clínica, assim como detectar as falhas do tratamento precoce.

Saliente-se que um resultado normal pela ultrassonografia não impede que anormalidades posteriores possam ser detectadas, pois muitos casos de displasia tardia já foram relatados. Muitas das pesquisas atuais defendem que esse recurso é um indicador mais sensível de anormalidade do quadril infantil em comparação com a radiografia.

CLASSIFICAÇÃO ULTRASSONOGRÁFICA DE GRAF

Os parâmetros avaliados para a classificação do quadril são, além das medidas angulares obtidas, a conformação óssea do teto acetabular, o rebordo ósseo lateral do acetábulo, a forma e estrutura do teto cartilaginoso e por fim a idade do

Quadro 2 Tipos de quadris de acordo com a classificação de Graf, com suas características morfológicas e angulares

Tipo	Conformação do teto ósseo acetabular	Rebordo ósseo lateral do acetábulo	Cartilagem hialina do teto acetabular	Ângulo do teto ósseo (alfa)	Ângulo do teto cartilaginoso (beta)
1a (quadril maduro)	Bom	Angulado	Estreito e envolvente, cobrindo a cabeça femoral	> 60°	< 55°
1b (quadril maduro)	Bom	Em geral levemente arredondado	Espessada, com a base larga, cobrindo a cabeça femoral	> 60°	> 55°
2a+* (apropriado para a idade)	Adequado	Arredondado	Larga e cobrindo bem a cabeça femoral	50-59°	> 55°
2a–* (déficit de maturação)	Insuficiente	Arredondado	Larga e cobrindo bem a cabeça femoral	50-59°	> 55°
2b** (retardo de ossificação)	Insuficiente	Arredondado	Larga e cobrindo bem a cabeça femoral	50-59°	> 55°
2c Faixa crítica (qualquer idade)	Insuficiente	Arredondado e oblíquo	Larga e cobrindo bem a cabeça femoral	43-49° (intervalo crítico)	70-77°
2d (quadril em vias de descentração)	Insuficiente	Arredondado e oblíquo	Deslocada para cima	43-49° (intervalo crítico)	> 77°
3a (quadril excêntrico)	Insuficiente	Oblíquo	Deslocada para cima sem alteração estrutural	< 43°	> 77°
3b (quadril excêntrico)	Insuficiente	Oblíquo	Deslocada para cima sem alteração estrutural	< 43°	> 77°
4 (quadril luxado)	Insuficiente	Oblíquo	Deslocada inferiormente	–	–

* Antes dos 3 meses de idade.
** Após os 3 meses de idade.

paciente. Com isso, os quadris são divididos em 4 tipos principais e em seus subtipos (Quadro 2)

Quadril tipo 1

Este é o quadril maduro (clínica e anatomicamente são), em que o ângulo alfa mede 60 graus ou mais. O rebordo ósseo acetabular lateral pode ser angulado ou truncado, mas a angulação é sempre encontrada dentro da parede ilíaca na ecografia. De acordo com a morfologia da cartilagem do teto acetabular, têm-se dois subtipos:

- 1a: ângulo alfa ≥ a 60 graus e cartilagem acetabular estreita, envolvendo bem a cabeça, proporcionando um ângulo beta ≤ 55 graus.
- 1b: a cobertura óssea também é boa, com ângulo alfa ≥ 60 graus, mas a cartilagem do teto acetabular é mais espessa, cobrindo bem a cabeça e elevando o valor do ângulo beta para mais de 55 graus.

Quadril tipo 2

Neste tipo ainda tem-se cobertura da cabeça, porém muito mais à custa da cartilagem do teto acetabular. A conformação óssea do teto acetabular é ligeiramente insuficiente, e o rebordo ósseo lateral do acetábulo pode variar de levemente arredondado a oblíquo. Nesse tipo de quadril são enquadrados 5 subtipos:

- 2a+, 2a–: as medidas angulares são de 50-59 graus para o ângulo do teto ósseo e de 55-77 graus para o ângulo do teto cartilaginoso; isso se deve ao fato de que, ao nascimento, o quadril pode apresentar certo grau de imaturidade fisiológica; diante de um quadril 2a, há necessidade de consultar o goniômetro de Graf, que correlaciona o valor angular alfa com a idade do paciente de 0-90 dias, obtendo assim os quadris 2a+ e 2a–.
- 2b: a aparência e as medidas ultrassonográficas desses quadris são as mesmas dos quadris tipo 2a, apenas variando a faixa etária, sendo que os pacientes devem ter mais de 3 meses de idade.
- 2c: é o quadril crítico, pois já apresenta instabilidade devido ao pequeno desenvolvimento ósseo do acetábulo.
- 2d: o contorno ósseo do acetábulo é deficiente, com o rebordo ósseo lateral podendo ser arredondado e até oblíquo.

Quadril tipo 3

Trata-se de um quadril excêntrico, pois já perdeu a íntima relação cabeça-acetábulo. Quando o rebordo ósseo lateral do acetábulo se torna oblíquo, essa parte rígida que suporta a carga se torna insuficiente. O contorno ósseo acetabular é pobre. Os valores angulares são menores que 43 graus para o teto ósseo e maiores que 77 graus para o teto cartilaginoso. A cabeça, devido à força muscular, exerce pressão em direção cranial sobre a cartilagem do teto acetabular devido à insuficiência do teto ósseo.

1. Quando a cartilagem acetabular, sob a força dessa pressão, se deforma, em direção cefálica, mantendo seu padrão ecógeno normal, tem-se o quadril tipo 3a.
2. Entretanto, se a pressão sobre essa cartilagem é mantida, ela vai sofrer alterações estruturais, passando de uma estrutura hialina para uma fibrolamelar, o que é detectável ao ultrassom. A cartilagem então é vista não como uma estrutura anecógena, mas, sim, como um tecido ecógeno. Esse é o quadril 3b.

Quadril tipo 4

O quadril apresenta-se luxado. Na imagem ecográfica desse quadril não é possível reconhecer os pontos de referência para realizar a mensuração dos ângulos.

ARTROGRAFIA

A artrografia do quadril foi inicialmente introduzida por Leveuf e Bertrand em 1937 para estudar a anatomia patológica da DDQ. Ela permite que o estudo anatomopatológico do quadril possa ser realizado de modo estático e dinâmico da articulação. Essa metodologia evidencia, por meio da interface entre o ar e o contraste, as estruturas radiotransparentes.

Atualmente, ela é utilizada para o estudo da DDQ quando o tratamento conservador não mostra boa evolução. Ela pode ser indicativa para realizar-se o tratamento cirúrgico.

É indicada nos casos em que o paciente apresenta evolução insatisfatória durante o tratamento incruento, onde se pode visibilizar: inversão ou retificação do lábrum; hipertrofia ou ausência do ligamento redondo; hipertrofia do L pulvinar; alongamento da cápsula articular; insuficiência do teto acetabular; constrição da cápsula articular do quadril pelo tendão do íliopsoas (sinal da ampulheta).

Saliente-se que esse exame deve ser realizado apenas para determinar a orientação do provável tratamento cirúrgico, não sendo considerado exame de rotina para detecção precoce da DDQ.

TOMOGRAFIA COMPUTADORIZADA

A tomografia não é utilizada para realização do diagnóstico precoce da DDQ. Além dos inconvenientes das radiografias, apresenta como dificuldade manter o RN imóvel durante o exame, o que exige sedação ou anestesia geral. Além disso, esse recurso não permite a avaliação dinâmica da articulação do quadril. A tomografia tem incontestável valor na avaliação da centração da cabeça femoral no acetábulo em pacientes mantidos em aparelho gessado.

RESSONÂNCIA MAGNÉTICA

A ressonância magnética permite visualizar todas as estruturas que compõem o quadril, sejam elas cartilaginosas, musculares, capsulares ou ligamentares, devido ao contraste natural desses elementos anatômicos. Seu caráter intrinsecamente tridimensional proporciona a exploração do quadril pela realização de cortes frontais e sem efeitos das radiações

ionizantes. A ressonância tem alguma validade na avaliação da versão femoral e acetabular, apresentando-se como ferramenta útil no planejamento de eventuais osteotomias pélvicas e acetabulares. Até o momento a literatura pouco fala a respeito desse método para diagnóstico, entretanto seus limites são evidentes e restritos.

Existe uma dificuldade natural em posicionar adequadamente o RN no aparelho; o exame é demorado e requer imobilidade absoluta por longo período, o que leva ao uso da sedação ou da anestesia geral. Por outro lado, não se consegue um exame dinâmico da articulação. Finalmente, o alto custo da ressonância inviabiliza o exame para nosso meio e padrão social.

TRATAMENTO

Com base na compreensão do crescimento e desenvolvimento normal do quadril, os objetivos fundamentais do tratamento da DDQ visam restabelecer a anatomia e a biomecânica coxofemoral, independentemente da idade do paciente. O primeiro objetivo é obter redução concêntrica e manter esse posicionamento para fornecer um ambiente ideal para o desenvolvimento da cabeça femoral e do acetábulo.

Deve-se levar em consideração a idade e fundamentar, basicamente, em manter o mais precocemente possível um contato concêntrico da cabeça femoral com o acetábulo displásico, promovendo um estímulo apropriado para restaurar seu normal desenvolvimento.

Tratamento incruento

Nos RN em que foi possível realizar um diagnóstico precoce nas primeiras semanas de vida, pode-se lançar mão de aparelhos fixos ou dinâmicos. Não se recomenda a utilização de duplas fraldas porque o uso desse método de tratamento não é eficiente, por não manter a epífise femoral proximal centrada no acetábulo.

O tratamento pode ser realizado com o uso de aparelhos como os de Frejka, Pavlik, Craig, Ildfeld, Von Rosen ou Denis Browne. Apesar dos inúmeros trabalhos científicos abordando essa temática, ainda não há evidências de alto nível que pudessem determinar qual método terapêutico obtém os melhores resultados. A falta de tratamento ou o insucesso terapêutico cursa com variáveis graus de degeneração articular na vida adulta dependendo do desenvolvimento do acetábulo ou da bilateralidade do comprometimento.

A. Aparelhos dinâmicos: o aparelho de Frejka pode ser utilizado para o tratamento precoce da DDQ nos casos de displasia. Contudo, cabe salientar que esse aparelho pode não ser eficiente em manter a epífise femoral proximal centrada adequadamente no acetábulo. A falta de controle da flexão e a excessiva abdução dos quadris podem interferir negativamente no resultado em face do tratamento. Preconiza-se o suspensório de Pavlik, que permite uma centração da cabeça femoral no acetábulo, por meio de uma abdução espontânea e progressiva da articulação do quadril, que ficará com uma flexão de 100-110 graus (Figura 15). A abdução é obtida pelo peso das coxas com a colocação do RN na posição supina. Uma grande vantagem apresentada pelo uso desse aparelho é a de permitir um controlado grau de mobilidade da articulação, dentro de limites seguros. Com isso, consegue-se obter um tratamento dinâmico que também permite a monitorização por meio da ultrassonografia. Os pais ou responsáveis devem ser muito bem orientados em relação ao uso do aparelho, que não é de fácil manuseio. Deve-se evitar a hiperflexão dos quadris para evitar a lesão cutânea e não comprimir o nervo femoral. A flexão das articulações coxofemorais menor do que 90 graus favorece a subluxação. O excesso de abdução dos quadris pode comprometer a artéria circunflexa medial pelo músculo iliopsoas. O ideal é retirar o aparelho pelo menor tempo possível, e a higiene regular da criança deve ser realizada com o seu uso. A recolocação, quando necessária, deverá ser supervisionada pelo médico, pois a falha na utilização do aparelho poderá comprometer o sucesso da terapia. Tendo-se o cuidado de aplicar os controles clínicos e ultrassonográficos semanais ou quinzenais, uma adequada congruência, estabilidade e cobertura acetabular devem ser alcançadas.
B. Aparelhos fixos: como alternativa de tratamento, podem ser receitados aparelhos que mantêm fixas as articulações coxofemorais em cerca de 40-45 graus de abdução e 90 de flexão. São de aplicação fácil, mas não permitem a movimentação da articulação; não possibilitam a monitorização do tratamento da DDQ por meio da ultrassonografia, com a finalidade de testar a estabilidade e a centração articular; tais dispositivos impedem que a flexão da articulação do quadril seja maior que 90 graus.

Caso a DDQ não evolua para sua resolução, apesar de tratada corretamente nas primeiras semanas de vida ou no caso de crianças que sejam diagnosticadas tardiamente, pró-

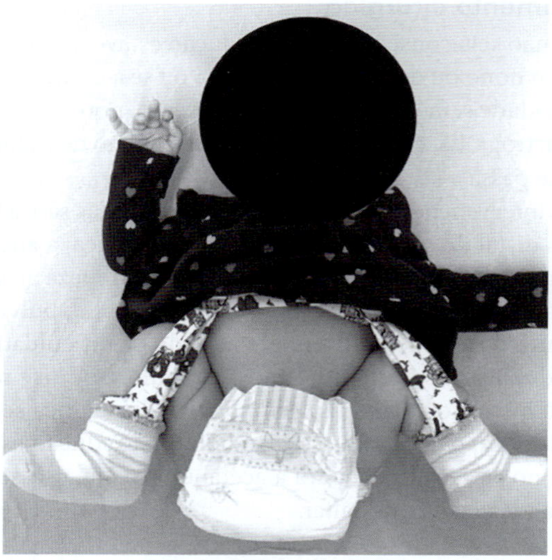

Figura 15 Criança usando o suspensório de Pavlik.

ximo ao terceiro mês de vida, há uma mudança nos princípios terapêuticos.

Nesses casos, deve-se realizar uma redução incruenta da displasia ou da luxação, sob anestesia geral, e manter a criança em um aparelho gessado.

A tração cutânea aplicada nos membros inferiores da criança é de uso discutível. Teria por finalidade tracionar o membro inferior do quadril afetado e posicionar o fêmur próximo à sua posição de redução. Uma abdução progressiva deve ser imposta durante os 15 dias subsequentes a sua instalação. Esta deve ser supervisionada por uma equipe médica e paramédica adequadamente treinada. Com isso, obter-se-á o abaixamento da cabeça femoral sob uma linha horizontal no nível da cartilagem trirradiada, conhecido como nível zero, de acordo com os princípios de Gage e Winter (corresponde à linha de Hilgenreiner). A tração será mantida ao redor de 4 semanas até que a porção medial da metáfise femoral atinja o nível do forame obturado ou inferior a ele no exame radiográfico. Essa posição é adequada para realizar a manobra de redução incruenta. O recurso também evita que uma possível osteonecrose da cabeça femoral se instale durante a manipulação.

A tenotomia dos adutores é utilizada para facilitar a redução devido à instabilidade ou contratura do quadril. Pode ser realizada antes ou durante o uso da tração no leito ou no momento da realização da manobra de redução.

Após ser confeccionado um aparelho gessado na posição humana de Salter (quadris fletidos e abduzidos a 120 e 60 graus, respectivamente, e joelhos fletidos a 90 graus), deverá ser feita uma radiografia simples da bacia para se saber se a redução foi mantida. A tomografia computadorizada ou a ressonância magnética, desde que disponíveis, exercem importante papel no controle da centração da cabeça femoral após a redução dentro do aparelho gessado.

A imobilização deve ser mantida por um período entre 4-5 meses, e o controle deverá ser realizado por meio de exames clínicos, e por imagem.

Tratamento cirúrgico

Caso não seja conseguida uma redução estável e concêntrica até o nono ou décimo mês de vida, ou se a criança chegar a essa idade sem diagnóstico e tratamento, pode-se realizar uma artrografia, em que se pode traçar o plano de tratamento, que passa a ser cirúrgico.

As intervenções cirúrgicas a serem realizadas são: a tenotomia distal do psoas-ilíaco na porção tendínea; a abertura da cápsula, paralela a sua inserção ilíaca; a limpeza articular com a retirada do ligamento da cabeça femoral, pulvinar e abertura do ligamento transverso; tendo-se dificuldade em introduzir a cabeça femoral no acetábulo, pode-se radiar com o bisturi o chamado *neolimbus*, porém nunca se deve retirá-lo; capsuloplastia assegurando uma redução estável, ainda no ato cirúrgico; para a acetabuloplastia, usa-se a cirurgia idealizada por Salter.

O tratamento cirúrgico em crianças entre 3-6 anos de idade completa os atos cirúrgicos descritos com uma ostectomia prévia do fêmur para encurtamento que teria como objetivo facilitar a redução cruenta e reduzir os riscos de osteonecrose.

Em crianças com mais de 7 anos de idade utiliza-se outra técnica cirúrgica para promover a cobertura acetabular como a cirurgia de Chiari.

Após a realização das cirurgias é confeccionado um aparelho gessado pelvipodálico que deve ser removido assim que possível. Nessas condições, o processo de reabilitação com a ajuda da fisioterapia poderá ser iniciado.

COMPLICAÇÕES

Na DDQ unilateral, quando o quadril se encontra luxado, o indivíduo comprometido desenvolve uma anisomelia entre os membros inferiores, deformidade e dor do joelho ipsilateral, escoliose secundária e distúrbios da marcha.

O insucesso do tratamento cursa com a recidiva, causada pelas alterações do teto acetabular, da cabeça, do colo femoral e a osteonecrose.

Na displasia e na subluxação residual o quadril comprometido evolui para osteoartrite degenerativa secundária do quadril de causa provavelmente mecânica e de prognóstico insatisfatório.

REFERÊNCIAS BIBLIOGRÁFICAS

1. Bruschini S. Ortopedia pediátrica. 2.ed. São Paulo: Atheneu; 1998.
2. Canale ST, Beaty JH. Campbell's operative orthopaedics. 13.ed. Philadelphia: Mosby Elsevier; 2017.
3. Cordeiro EF, Matsunaga FT, Costa MP, Felizola M, Dobashi ET, Ishida A, et al. Análise radiográfica dos fatores prognósticos no tratamento do quadril displásico inveterado. Acta Ortop Bras. 2010;18(4):218-23.
4. Dobashi ET, Kiyohara RT, Matsuda MM, Milani C, Kuwajima SS, Ishida A. Tratamento cirúrgico do quadril displásico inveterado. Acta Ortop Bras. 2006;124(4):183-9.
5. Elsharkawi KM, Barakat MS, Farahat AAK, Ahmed AARY, Bastawi RA. Role of magnetic resonance imaging in assessment of acetabular and femoral version in developmental dysplasia of the hip. Radiol Bras. 2022 Set/Out;55(5):299-304.
6. Faloppa F, Albertoni WM. Guia de ortopedia e traumatologia. Barueri: Manole; 2008.
7. Herring JA (ed.). Tachdjian's pediatric orthopaedics: from the Texas Scottish Rite Hospital for Children. 5.ed. 2014.
8. Ishida A, Milani C, Kuwajima SS, Laredo Filho J, Ortore PG. Tratamento da displasia congênita do quadril através do suspensório de Pavlik e monitorização pela ultrassonografia. Acta Ortop Bras. 1994;2:67-9.
9. Laredo Filho J. Estudo populacional do ângulo CE de Wiberg e sua aplicação na pesquisa genética da luxação congênita do quadril [tese]. Campinas: Faculdade de Ciências Médicas, Universidade Estadual de Campinas; 1985.
10. Milani C, Ishida A, Laredo Filho J, Kuwajima SS, Dobashi ET. Diagnóstico e tratamento da displasia do desenvolvimento do quadril. Diag Tratamento. 2002;7(2):29-34.
11. Weinstein SL, Flynn JM (eds.). Lovell and Winter's pediatric orthopaedics. 7.ed. 2014.

CAPÍTULO 2

DOENÇAS E PROBLEMAS DA COLUNA EM DESENVOLVIMENTO

Luis Eduardo Munhoz da Rocha
Luiz Antonio Munhoz da Cunha

AO FINAL DA LEITURA DESTE CAPÍTULO, O PEDIATRA DEVE ESTAR APTO A:

- Identificar a dor na coluna como limitação funcional, que deve ser investigada e acompanhada.
- Reconhecer que problemas sérios não têm resolução espontânea.
- Compreender que sinais cutâneos no nível da linha média podem estar relacionados a alterações congênitas da coluna e da medula.
- Incluir no exame físico da criança até a adolescência a avaliação da coluna com o teste de Adams, para identificar as deformidades que ocorrem durante o desenvolvimento e encaminhar precocemente o paciente ao especialista.

INTRODUÇÃO

A avaliação da coluna ao nascimento deve ser realizada na maternidade e pelo pediatra, no consultório, durante as avaliações mensais de rotina, no primeiro ano de vida, e, depois, semestralmente até o término do crescimento.

Com o recém-nascido (RN) em decúbito ventral sobre o antebraço do pediatra, deve ser observado o alinhamento das apófises espinhosas, buscando a presença de sinais que levantem a suspeita de alguma forma de disrafismo medular, como: hemangioma, lipoma, tufo piloso ou prega de pele profunda que se estenda até o osso. Esse sinal é mais relevante quando está localizado acima da sulco interglúteo. Nessa mesma posição deve ser observada a simetria do tórax e a existência de rotação, que pode ser decorrente da presença de escoliose.

TORCICOLO

O torcicolo congênito pode ter causas diversas. Quando presente ao nascimento, pode ser decorrente da postura intraútero; quando muscular, é mais frequente à direita (2/3). Observar a assimetria da face e do crânio (plagiocefalia), que é mais evidente acima de 1 ano de idade. Ao nascimento o torcicolo muscular habitualmente não apresenta o tumor olivar no terço distal, e a mobilidade da coluna cervical é normal. O aumento de volume habitualmente surge a partir do décimo dia em 43% e aumenta até a quarta semana. Existe o torcicolo muscular sem nódulo no esternocleidomastóideo em 31% e o torcicolo postural em 22%.[1,2]

É importante a orientação postural da coluna cervical, como a cabeça inclinada para o lado do torcicolo e rotação para o lado oposto (Figura 1). Nesse sentido, é importante estimular no RN a abordagem do lado do torcicolo, com movimentos ativos. A fisioterapia pode auxiliar em alguns casos. A causa não é sempre clara, porém, em alguns casos, pode ser decorrente de uma síndrome compartimental intraútero: a postura faz compressão do músculo, ocorrendo hemorragia posteriormente e em decorrência do processo inflamatório; com a cicatrização, ocorre o encurtamento. A apresentação pélvica é frequente, distocia de parto em 56% e displasia do quadril de 7-20% dos casos. É importante realizar o acompanhamento ortopédico.[3]

O torcicolo muscular congênito tem bom resultado com tratamento conservador, fisioterapia e estimulação da mobilização ativa da coluna cervical em mais de 90% dos casos, com melhora da assimetria da face e do crânio (plagiocefalia). Quando a deformidade do crânio é muito grande, o capacete por ser utilizado. Se persistir a redução da mobilidade da coluna cervical, os melhores resultados do tratamento cirúrgico são mostrados acima dos 3-4 anos de idade.

Quando a mobilidade não é normal, deve ser descartada a existência de um defeito ósseo congênito, e o exame radiográfico da coluna cervical em anteroposterior e em perfil deve ser solicitado.

Durante o primeiro ano de vida pode ocorrer torcicolo recorrente com mobilidade normal. Uma das causas pode ser o refluxo gastroesofágico, chamado de síndrome de

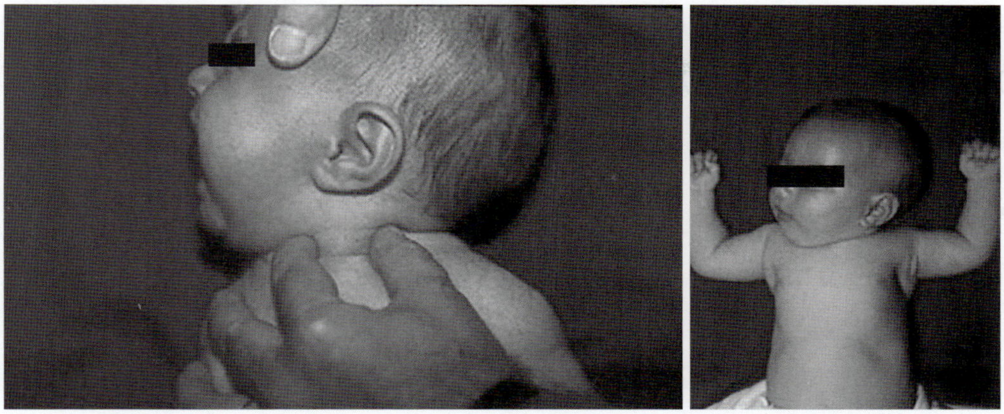

Figura 1 Torcicolo muscular congênito à esquerda, tumor palpável e a postura típica, com inclinação para o lado do torcicolo e rotação para o lado oposto.

Sandifer. A postura é decorrente da esofagite e algumas vezes o refluxo é oculto.[4]

O torcicolo de etiologia inflamatória pode ser decorrente de processo infeccioso de vias aéreas superiores, que, devido às conexões do plexo venoso faringovertebral e aos seios epidurais suboccipitais, levam a uma linfoadenite regional e a um processo inflamatório da articulação C1-C2 (Figura 2).[5]

Traumas na coluna cervical podem causar torcicolo, que, em sua grande maioria, são resolutivos com o uso de anti-inflamatórios não hormonais (AINH) e colar cervical; entretanto pode ocorrer lesão dos ligamentos C1-C2 (alar e transverso) e evoluir com torcicolo fixo devido à instabilidade rotatória. A Figura 3 apresenta criança de 7 anos que sofreu queda de árvore há 6 meses. Quando essa condição é identificada precocemente, tem tratamento conservador. No entanto, quanto mais demorado o diagnóstico, maior a probabilidade de necessitar de tratamento cirúrgico.

Outras condições na presença de torcicolo não resolutivo, nas crianças com mais idade, são artrite reumatoide, siringomielia, tumores ósseos e do sistema nervoso central, como de fossa posterior e cervical. A histiocitose de células de Langerhans tem como localização frequente a coluna cervical alta e torácica. A principal queixa é dor, quando acomete C1 ou C2, e torcicolo com redução da mobilidade, como se vê na Figura 4.

A Figura 5 ilustra como deve ser conduzida a avaliação e o seguimento da criança com torcicolo.

Ao avaliar uma criança com torcicolo, deve-se, a fim de nortear a investigação, questionar se é congênito ou adquirido, doloroso ou indolor, tem mobilidade normal ou reduzida e, por fim, se o exame neurológico está normal ou alterado.

Uma condição de difícil diagnóstico em prematuros ou RN que permanecem na unidade de terapia intensiva (UTI) prologadamente são as infecções osteoarticulares. Neste capítulo será abordada a osteomielite de coluna,

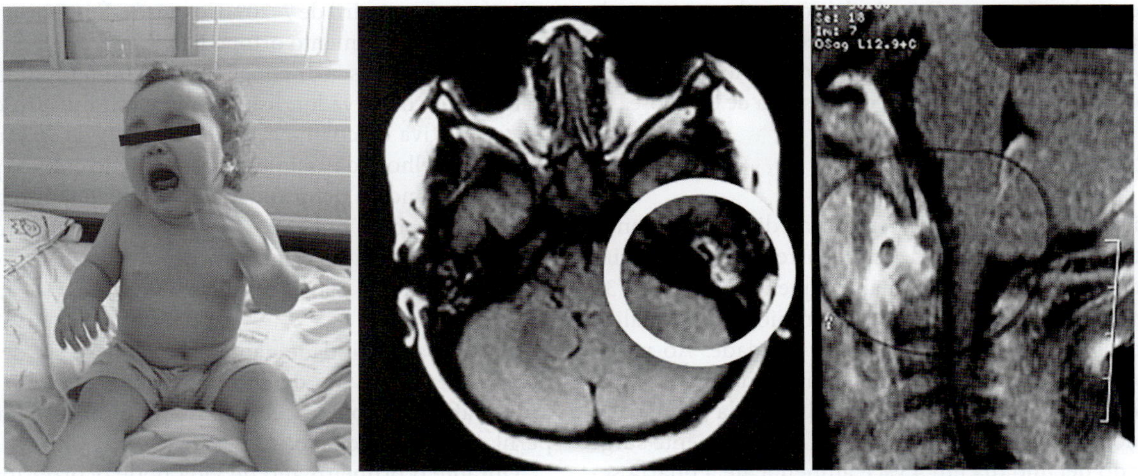

Figura 2 Criança de 15 meses com torcicolo à direita à ressonância magnética, mastoidite e processo inflamatório na articulação C1-C2 (síndrome de Grisel). O torcicolo é resolutivo com o tratamento da infecção.

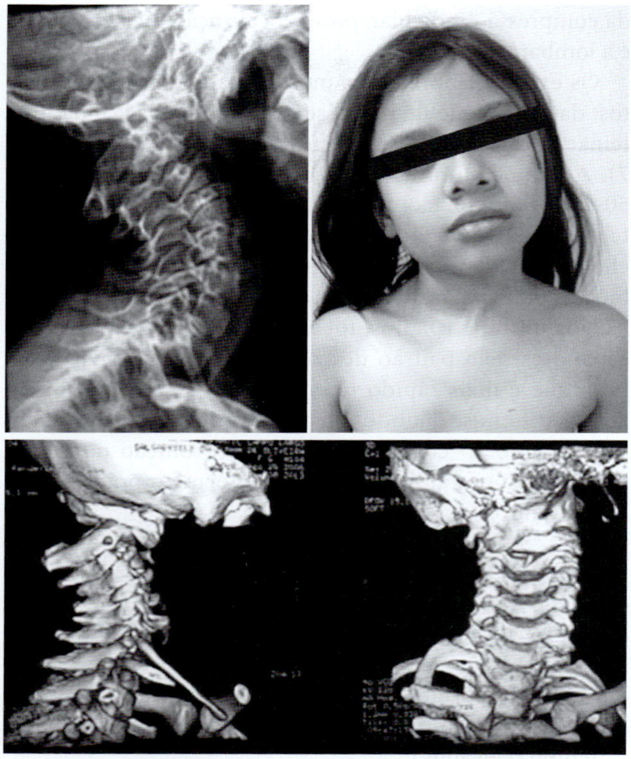

Figura 3 Contratura muscular e do lado oposto ao torcicolo. Neste caso, ocorreu a lesão dos dois ligamentos.

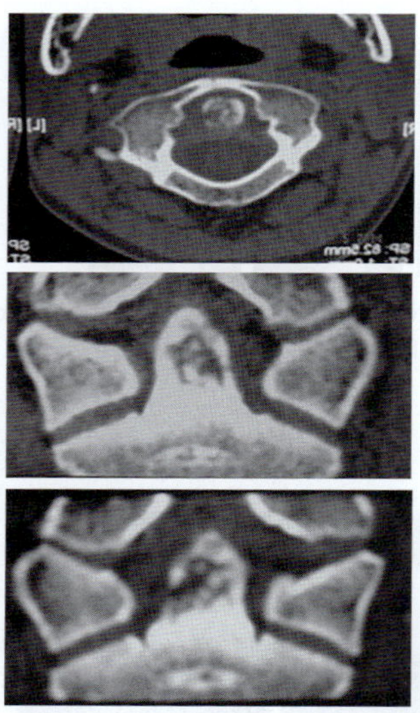

Figura 4 Menino de 9 anos com torcicolo no odontoide.

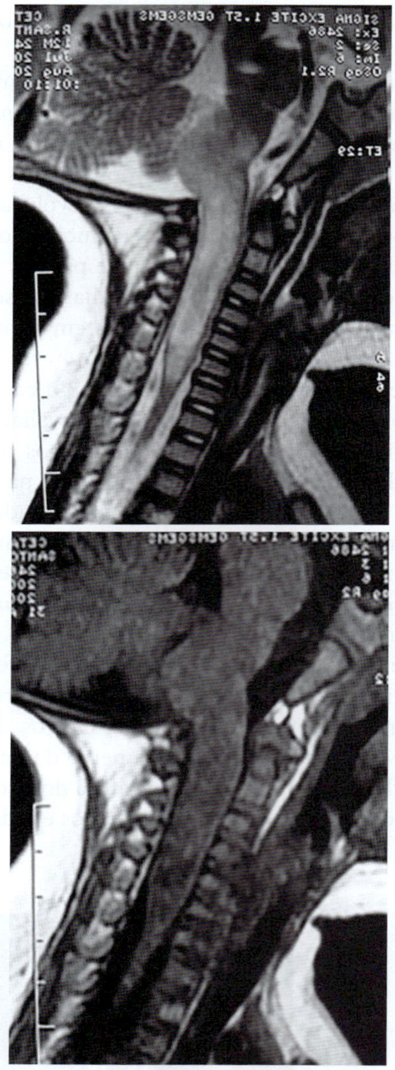

Figura 5 Menina de 1 ano de idade, com torcicolo há 2 semanas, que, avaliada pela ortopedia, mostrava irritabilidade, limitação da mobilidade da coluna cervical e quadro de IVAS. O exame neurológico e a radiografia estavam normais. Foi solicitada a avaliação da pediatria, que tratou o quadro infeccioso. Suspeitando-se de um quadro de Grisel, foi solicitado o retorno em 1 semana para verificar a melhora clínica. No retorno, a criança estava melhor da IVAS, porém a irritabilidade e a dor à mobilização persistiam. Ela foi internada, sendo solicitada RM de coluna cervical e crânio. Operada pela neurocirurgia, constatou-se que se tratava de um astrocitoma.

IVAS: infecção de vias aéreas superiores; RM: ressonância magnética.

que, com maior frequência, se localiza na coluna torácica. Não é incomum que a presença de um quadro infeccioso e de dor à flexão da coluna cervical seja interpretado como irritação meníngea.

Outro sinal sempre presente é a dor axial, que geralmente é observada pela enfermagem quando o RN é mobilizado no leito ou colocado na posição vertical para as mamadas. Evidentemente, a dor é coexistente com algum foco infeccioso de difícil localização mas que, com o germe circulante, aloja-se na coluna. Pelo padrão de vascularização, nessa idade ocorre a destruição de dois ou mais corpos vertebrais, assemelhando-se à tuberculose, com instabilidade vertebral. Em decorrência da cifose de ângulo agudo existe um grande risco de comprometimento

medular e de paraplegia quando não tratado precocemente.

A Figura 6 ilustra o caso de um RN prematuro com 33 semanas, que teve pneumonia e sepse por *Staphylococcus aureus*, e permaneceu internado na UTI por 3 meses. Foi tratado de infecção osteoarticular dos quadris e joelhos, que foram drenados cirurgicamente. Na evolução, a enfermagem observou dor à mobilização na incubadora e choro do RN quando estava no colo da mãe para as mamadas. Foi solicitada a avaliação pela ortopedia e observada saliência de algumas apófises espinhosas em nível torácico, que sugeria cifose de ângulo agudo.

A discite infecciosa é rara, ocorrendo 3-4 casos por milhão ao ano. Ocorre em 1-2 a cada 32.500 avaliações pediátricas hospitalares. Representa 3% dos casos de infecção osteoarticular na criança. Existem diferenças na apresentação clínica e na evolução entre crianças e adolescentes, sendo que nestes últimos a evolução clínica é melhor e de mais fácil manejo. No primeiro ano de vida os germes mais frequentes em 80% dos casos são *Staphylococcus aureus* e *Kingella kingae*.

As manifestações clínicas geralmente são: febre baixa, dor abdominal ou dor lombar, dificuldade ou recusa para sentar e caminhar e marcha anormal. Outros sinais são a redução de mobilidade da coluna, a perda da lordose lombar, evitar flexionar a coluna e contratura dos isquiotibiais. Sinais neurológicos podem ser observados em decorrência da compressão radicular, pois a localização mais frequente é a lombar.

Os exames laboratoriais mostram aumento de leucócitos, da velocidade de hemossedimentação (VHS), da proteína C-reativa (PCR) e da procalcitonina (PCT) (Figura 7). A hemocultura do disco intervertebral é negativa em 50-88%, por isso habitualmente não é realizada, e a da vértebra em 57%. Quando positiva é relevante e sugere desfecho desfavorável. Habitalmente não se realiza punção biópsia para diagnóstico, pois a positividade é muito baixa.

Nos últimos 10 anos, foi adequada a classificação das escolioses pelo padrão de crescimento da coluna vertebral, que é mais rápido nos primeiros 6 anos de vida e após os 9 anos, quando existe a segunda aceleração do crescimento. O comportamento e a evolução da deformidade são bastante diferentes conforme o potencial de crescimento.

DOR NA COLUNA TORACOLOMBAR – COMO AVALIAR, DIFERENCIAR E IDENTIFICAR O PACIENTE

Perguntas importantes e de alerta na anamnese:

- Há quanto tempo iniciou a dor? Mais de 4 semanas é tempo relevante.
- Existe recusa para as atividades físicas ou limitação funcional?

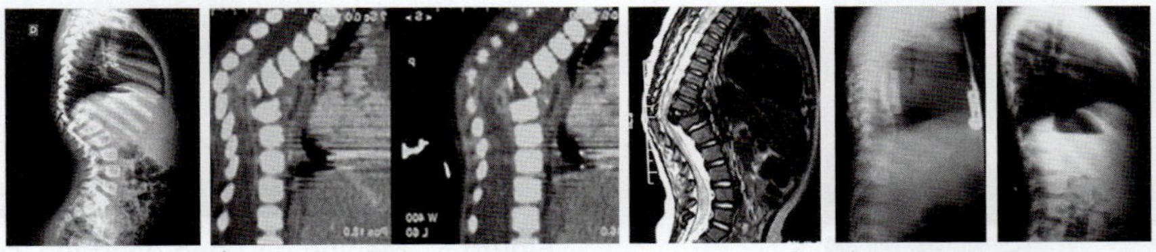

Figura 6 Radiografias, TAC e RM ilustram a gravidade da lesão óssea e a instabilidade da coluna. Realizaram-se o desbridamento e a colocação de um enxerto ósseo estruturado para estabilizar a coluna.
TAC: tomografia axial computadorizada; RM: ressonância magnética.

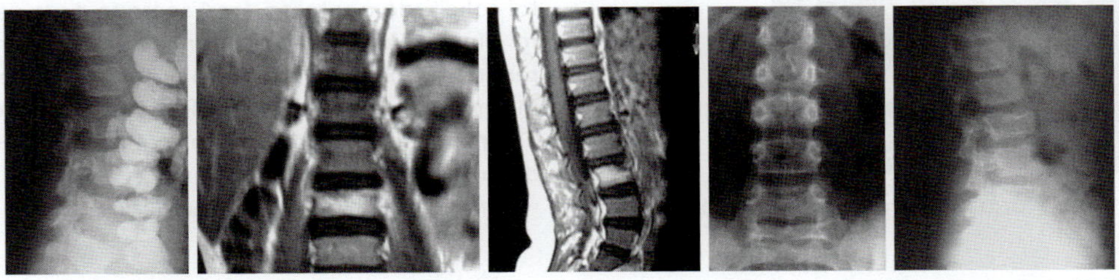

Figura 7 Menina de 7 anos de idade com dor abdominal e claudicação há 20 dias. Foi avaliada pelo pediatra, sendo realizado o tratamento clínico para helmintos. Posteriormente, sem melhora, a paciente foi avaliada pelo cirurgião pediátrico, que solicitou um exame contrastado GI, sem alterações. Como não apresentou melhora, foi encaminhada para avaliação ortopédica. Ao exame físico apresentava dificuldade para flexionar o tronco, limitação de mobilidade, contratura muscular no nível da coluna lombar e dos isquiotibiais. Exames laboratoriais: leucócitos 8.900, com 4 bastonetes, e VHS de 34 mm (1ª hora). Estudo GI sem alterações, RM com espondilodiscite e radiografia após 5 dias de Atb EV e 4 semanas VO, com normalização do quadro clínico.
GI: gastrointestinal; VHS: velocidade de hemossedimentação; RM: ressonância magnética; EV: endovenoso; VO: via oral.

- Dor noturna? Nictúria? Incontinência urinária? Febre?
- Alguma modificação na marcha ou alteração neurológica?

Exame físico:

- Alteração postural, limitação de mobilidade ou rigidez da coluna.
- Contratura de isquiotibiais, dor radicular, Lasègue.
- Alteração neurológica de força muscular ou reflexos: patelar, aquileu, cutâneo plantar ou abdominal.
- Nictúria/incontinência.

Investigação:

> "Toda criança com dor na coluna deve ser ao menos radiografada em PA e perfil."
>
> (King H, *The pediatric spine*).

Caso o exame radiográfico esteja normal e sem hipótese diagnóstica, a observação cuidadosa é fundamental. Pacientes que não apresentam sintomas e sinais clínicos importantes geralmente devem ser reavaliados em um período de 2-4 semanas, pois problemas sérios não têm resolução espontânea (Figura 8).

A Figura 9 apresenta uma paciente de 10 anos com dor na coluna lombar e limitação funcional há mais de 6 meses; ao exame físico, mostrou limitação na flexão da coluna e contratura da musculatura isquiotibial.

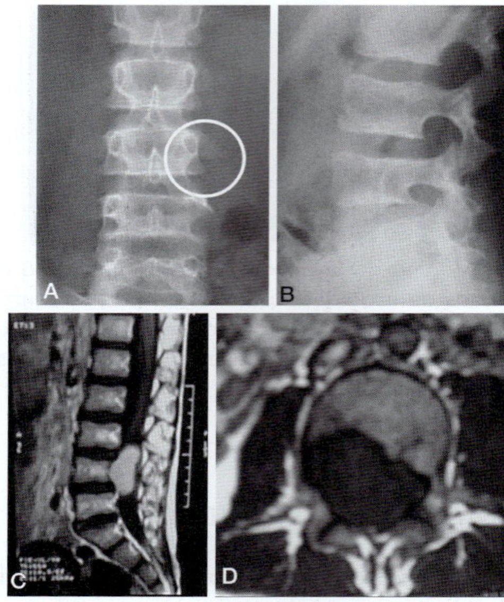

Figura 9 A e B: radiografia da coluna lombar com alteração no pedículo de L4 à direita e no perfil, redução da altura do corpo vertebral. C e D: lesão intracanal extensa e bem delimitada, com reabsorção do pedículo de L4 à direita. Diagnóstico: meningioma.

HÉRNIA DE DISCO INTERVERTEBRAL

Outra causa de dor lombar é a hérnia de disco intervertebral (HDIV), que representa 2% das hérnias discais e não está relacionada ao trauma, mas, sim, à fragilidade do colágeno do anel fibroso (condição genética). A clínica é semelhante à de outras doenças, com limitação significativa da flexão da coluna lombar, contratura da musculatura posterior da coxa e, algumas vezes, o Lasègue é positivo. A presença de déficit neurológico motor não é comum.

A localização mais frequente é no nível de L5-S1. A minoria, 25-40% desses pacientes, melhora no prazo de 6 meses. Os casos que não são resolutivos e que continuam com limitação funcional podem necessitar de cirurgia, como no caso ilustrado na Figura 10. Não é incomum que esses pacientes apresentem degeneração do disco adjacente (65%) em anos.[7,8]

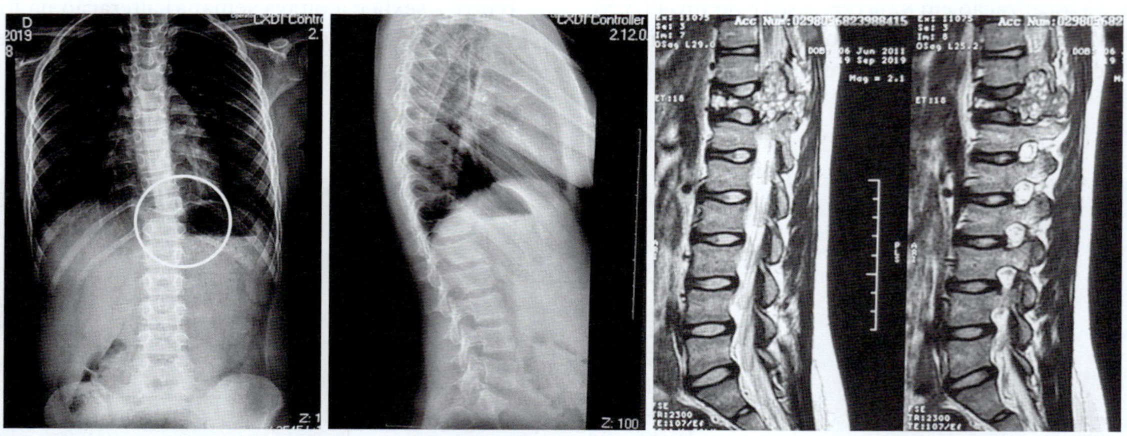

Figura 8 Paciente de 6 anos, com dor na coluna e limitação funcional, passou pelo pronto atendimento e após as radiografias foi liberado. Retornou em outro serviço para avaliação porque os sintomas permaneciam. Ao avaliar as radiografias é muito relevante observar os pedículos de toda a coluna, pois as lesões tumorais podem reabsorver o pedículo, como neste caso, ao nível de T11 à direita. A RM mostra uma lesão expansiva comprometendo a coluna anterior e posterior (osteoblastoma).

RM: ressonância magnética.

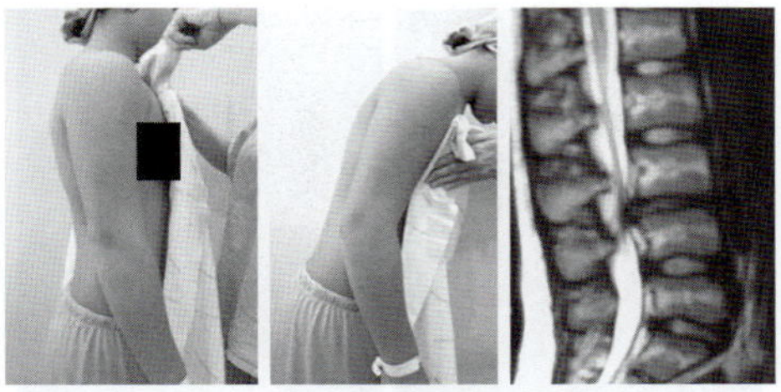

Figura 10 Menina de 12 anos estava há mais de 6 meses com sintomas de irradiação para as pernas, sem melhora com tratamento clínico. Observar a limitação na flexão da coluna com retificação da lordose lombar, neste caso ao nível L4-L5.

ESPONDILÓLISE E ESPONDILOLISTESE

Esta é a causa mais frequente de dor lombar em maiores de 6 anos de idade. O primeiro caso de espondiloptose foi descrito por um obstetra belga em caso em que, devido ao escorregamento grave, ocorreu uma distocia de parto. Após o falecimento da gestante, Herbinaux, em 1782, realizou a autópsia, identificando que foi o escorregamento de L5 sobre S1 que obstruiu o canal do parto. Ela somente existe após o início da marcha, portanto é decorrente da bipedestação e da lordose lombar, que biomecanicamente provoca sobrecarga ao nível de L5-S1. Sua prevalência aumenta progressivamente acima dos 8 anos, acometendo até 5-6% da população jovem. Os meninos são mais acometidos, na proporção de 2/1 em relação às meninas. Esportes de alto impacto, como ginástica artística e olímpica, salto ornamental, halterofilismo ou qualquer esporte que exija a hiperextensão com rotação da coluna lombar, como golfe, tênis, futebol e lutas marciais, favorecem a ocorrência da fratura do *pars interarticular*, identificada na primeira e na segunda imagens da Figura 11. A dor piora com a atividade física, e a localização em 82% dos casos é do nível L5/S1.

As meninas têm pior prognóstico relacionado à progressão do escorregamento de L5 sobre S1, bem como com a imaturidade esquelética. Neste caso, com ciática à direita, observa-se escoliose à direita e cifose lombossacra (Figura 12).

Nesses casos, com escorregamento maior que 50% e comprometimento neurológico, que é a compressão radicular, o tratamento cirúrgico está indicado. Já para adolescentes que praticam esportes de alta *performance* e impacto o tratamento conservador, com retirada temporária do esporte, pode variar de 6-12 meses. Alguns necessitam de um colete em polipropileno para imobilizar por 6 meses a coluna lombossacra. O tratamento nos escorregamentos menores com colete, em média por 6 meses, tem bom resultado em até 90% dos casos.[3]

O tratamento cirúrgico está indicado quando a dor é intratável ou existe a progressão do escorregamento acima de 50%. A estabilização, descompressão da raiz e artrodese é resolutiva, com melhora dos sintomas, e permite após a consolidação o retorno às atividades físicas.[9]

ESCOLIOSE DE INÍCIO PRECOCE

A escoliose de início precoce (EIP) atualmente é definida como o desvio lateral da coluna com pelo menos 10 graus e que inicia abaixo dos 10 anos de idade. Os pacientes não são todos iguais. Alguns casos podem ser chamados de "idiopáticos", aparentemente sem causa conhecida, e outros podem estar associados a alguma outra condição ou doença que pode afetar a forma como o paciente será tratado.

É interessante e útil reconhecer as diferentes etiologias.

- Idiopática, "infantil" (0-3 anos) e "juvenil" (4-10 anos).
- Sindrômica, associadas a síndromes como Marfan, Ehlers-Danlos e Prader-Willi.
- Neuromuscular, associada a condições como atrofia muscular, paralisia cerebral ou outras doenças que causem fraqueza muscular ou distúrbio de movimento.
- Congênita, quando ocorre durante a fase embrionária (entre a sexta e a oitava semana) alteração na forma da vértebra (hemivértebra) e/ou defeitos na segmentação (barra óssea). Esses defeitos podem se apresentar iso-

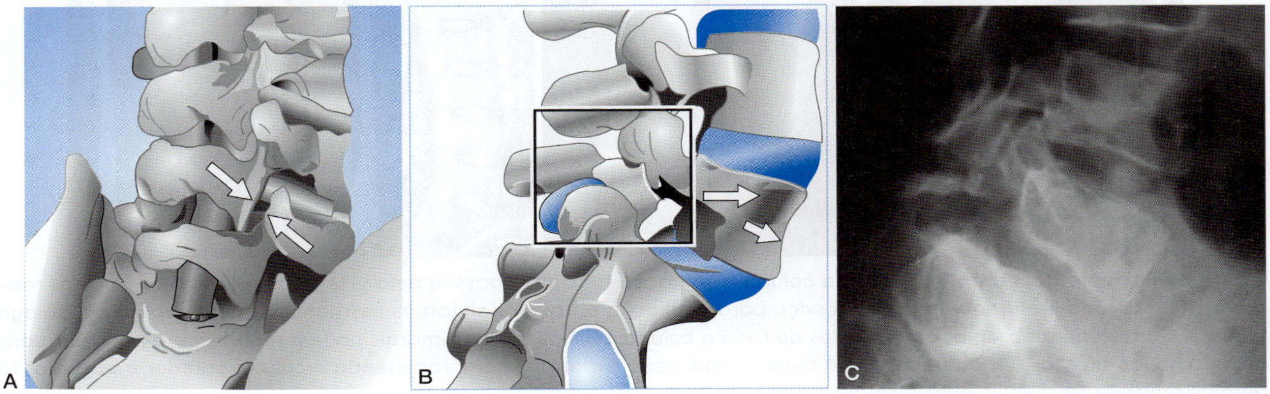

Figura 11 A e B: fratura do *pars interarticular*. C: na radiografia em perfil observa-se o escorregamento de 25% de L5 sobre S1.

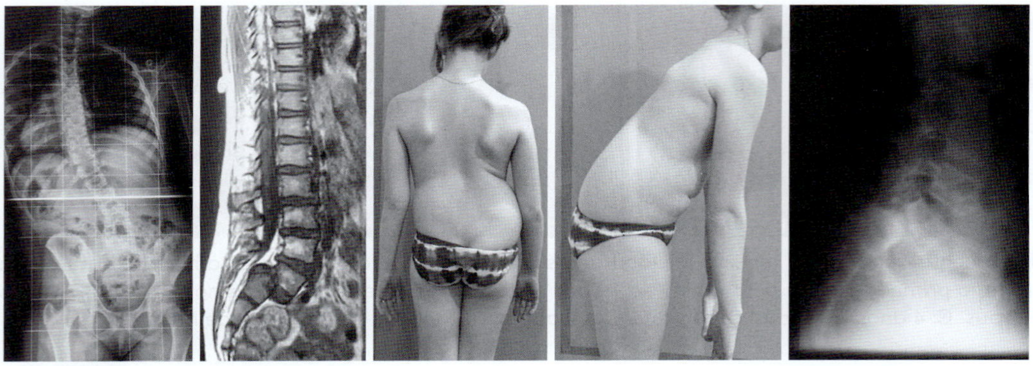

Figura 12 Escoliose à direita e cifose lombossacra.

lados ou associados e em diferentes níveis. Concomitantemente, podem ocorrer alterações no tórax, como costelas ausentes ou fundidas, esta última associada à barra óssea.

- Outros podem estar relacionados a cirurgias prévias no tórax (esterno ou toracotomias).

A investigação complementar precoce nos casos de escoliose congênita deve ser direcionada para o trato urinário e cardíaco. São formados na mesma época e provêm dos mesmos folhetos embrionários. A ecografia é o exame de eleição. A malformação mais frequente é a agenesia renal, seguida da ectopia renal e de rim em ferradura. Abaixo de 3 meses de idade a ecografia pode ser útil para a avaliação da medula, evitando-se anestesia para a realização da ressonância magnética (RM).

A vigência de alterações cutâneas como tufo piloso, hemangioma e lipoma pode sugerir disrafismo da coluna e alterações da medula, como diastematomielia (como se vê nos casos apresentados na Figura 13) e medula ancorada. A avaliação com a RM deve ser bem ponderada, pois requer sedação, o que impõe algum risco. Na vigência de alteração neurológica ou rápida progressão da escoliose idiopática infantil ou congênita, a RM deve ser realizada. A tomografia computadorizada fica reservada para os casos de escoliose congênita com indicação de correção cirúrgica.

A escoliose idiopática infantil com maior frequência é um desvio torácico à esquerda e acomete mais meninos que meninas. Habitualmente, são crianças saudáveis e normais, entretanto não é incomum algum atraso mental, displasia do quadril e malformação cardíaca (Figura 14).

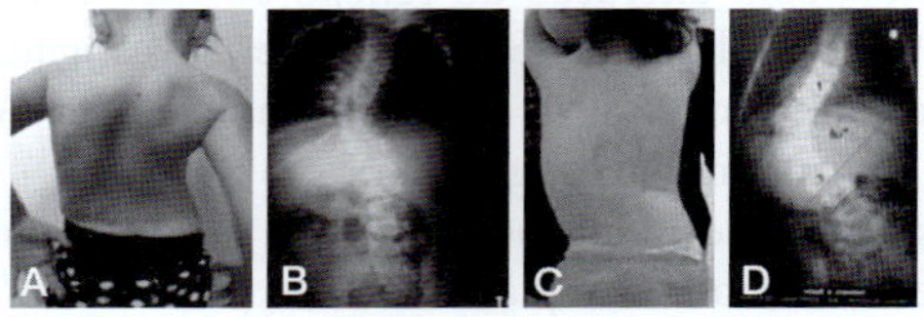

Figura 14 Casos de escoliose semelhantes. No entanto, A e B mostram escoliose congênita, e C e D, idiopática infantil.

A relevância da observação sistemática da coluna é pelo fato de que o diagnóstico precoce poder mudar o curso natural da doença que, durante o primeiro estirão do crescimento, pode ser desfavorável, como na Figura 15, não cabendo apenas observação. O tratamento com colete, quando iniciado antes de 2 anos, com trocas gessadas sob anestesia pelo método de Mehta, pode ser curativo e evitar a cirurgia.[10]

ESCOLIOSE IDIOPÁTICA JUVENIL

Denomina-se escoliose idiopática juvenil (EIJ) quando o diagnóstico é realizado entre 4-10 anos de idade, representando 10-15% das escolioses idiopáticas durante o desenvolvimento. Os meninos são mais acometidos quando abaixo dos 6 anos, com desvios de convexidade à esquerda, e quando acima dos 7 anos as meninas são mais acometidas, com desvios torácicos de convexidade à direita, assemelhando-se à escoliose do adolescente.

Desvios menores de 20 graus devem ser observados pelo ortopedista para avaliar a progressão, porque o tratamento conservador com colete deve ser iniciado diante da piora da curva, apesar de ser uma fase de crescimento mais lento.

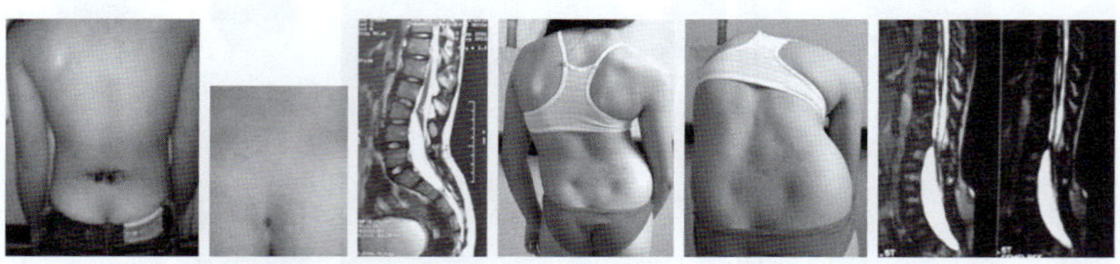

Figura 13 O *sinus* ou prega profunda de pele acima do sulco interglúteo podem ser formas de disrafismo e precisam de investigação.

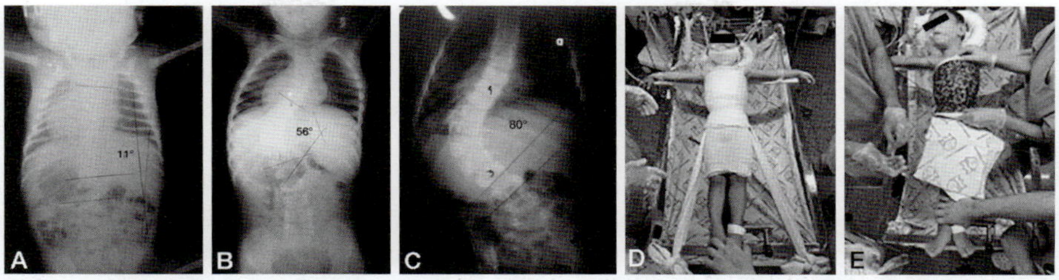

Figura 15 Tratamento que deveria ter sido iniciado antes dos 2 anos. Pode-se observar a história natural e a progressão da curva durante o primeiro estirão do crescimento. Com 10 meses já existem alterações no tórax. A: 10 meses, 11 graus. B: 18 meses, 56 graus. C: 4 anos, 80 graus. D e E: colete gessado derrotacional pela técnica de Mehta.

Gupta relatou que curvas maiores de 20 graus diante da progressão, com alteração do reflexo cutâneo abdominal, têm 20% de probabilidade e devem ser investigadas com RM, porque têm 20% de probabilidade de ter Arnold-Chiari e siringomielia (Figura 16).[10,11]

A escoliose de início pode ter um prognóstico muito ruim se não tratada adequadamente, com impacto negativo no desenvolvimento pulmonar (Figuras 17 e 18).[12]

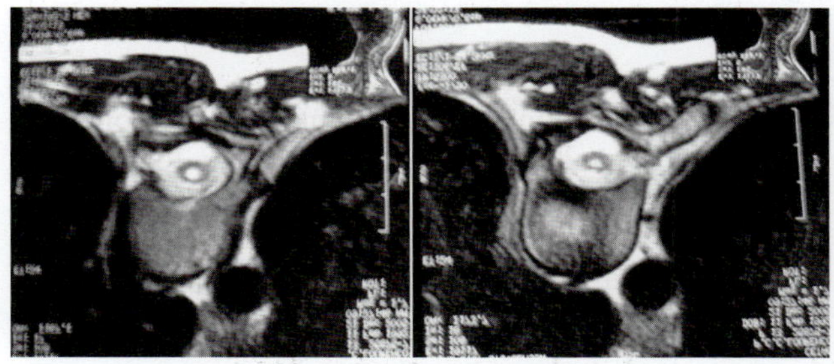

Figura 16 Siringomielia em paciente com escoliose idiopática juvenil.

ESCOLIOSE IDIOPÁTICA DO ADOLESCENTE

A coluna tem curvas normais em maiores de 4 anos, quando avaliada de lado. A cifose dorsal é natural e pode parecer mais acentuada na pré-adolescência devido ao posicionamento anterior dos ombros, enquanto a lordose lombar é maior que a cifose dorsal para manter a cabeça sobre os quadris. Quando observada por trás, a coluna normalmente é reta, mas algumas pessoas podem ter pequenos desvios com rotação, que é característica da escoliose. A discrepância de comprimento dos membros inferiores devido à inclinação da pelve pode simular um desvio da coluna, que desaparece quando o paciente está sentado.

A escoliose idiopática juvenil acomete de forma semelhante meninos e meninas; já no adolescente, desvios maiores de 19 graus acometem as meninas 5-8 vezes mais que os meninos, e, com a progressão, existe maior probabilidade de necessitarem de tratamento com colete.

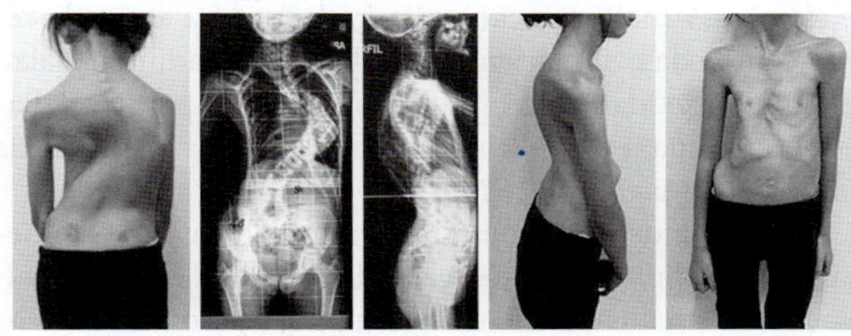

Figura 17 Criança de 10 anos, 21 kg, lordoescoliose 100 graus, com alterações da caixa torácica, função pulmonar com redução para a idade, espirometria FEV1 42%, RM normal, avaliação cardiovascular normal, necessita de tratamento.

FEV: volume expiratório forçado em 1 segundo; RM: ressonância magnética.

Causas da escoliose idiopática do adolescente

É considerada uma condição multifatorial. A genética é uma delas, significando que foi herdada e que pode haver mais de um membro da família acometido, porém essa não é a realidade para todos. Adolescentes com baixo índice de massa corporal (IMC) e longilíneos são mais acometidos. O motivo pelo qual a coluna se curva e se torce não é totalmente conhecido (idiopático), mas sabe-se que o crescimento anterior é maior que o posterior da coluna, fato que gera redução da cifose torácica fisiológica.

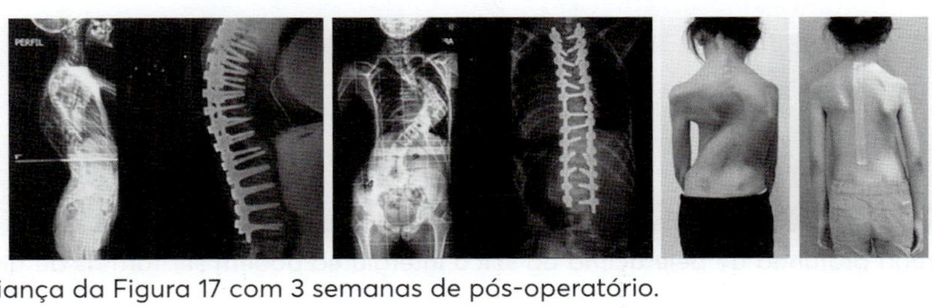

Figura 18 A mesma criança da Figura 17 com 3 semanas de pós-operatório.

Sinais e sintomas

A escoliose idiopática do adolescente não causa dor ou alterações neurológicas, com alteração de reflexos, fraqueza muscular e alterações de sensibilidade ou respiratórias. A maioria dos pacientes é muito funcional e não tem sintomas. Habitualmente, o paciente ou os familiares observam alteração na aparência algum tempo depois do desenvolvimento da deformidade:

- A cabeça pode não estar centrada sobre a pelve.
- Pode ocorrer desnivelamento dos ombros, dos quadris ou assimetria da cintura.
- Uma escápula mais elevada que a outra e giba costal torácica e/ou lombar (Figura 19).

O exame radiográfico deve ser panorâmico de coluna na incidência em PA (posteroanterior), porque a qualidade é a mesma e a irradiação para a tireoide, botões mamários, ovários e útero é 8 vezes menor. A incidência em perfil deve ser evitada porque o tórax é mais largo que na incidência em PA, a irradiação é maior e o sagital não muda. Estudo dinamarquês demonstrou o aumento da prevalência em 5 vezes do adenocarcimoma de endométrio e de mama em relação ao grupo controle entre 30-40 anos, nas adolescentes tratadas por escoliose.[13]

Para fechar o diagnóstico de escoliose idiopática, na radiografia panorâmica em PA, o desvio deve ter mais de 10 graus.

Diversos fatores devem ser avaliados quando identificada a escoliose: tamanho da curva, localização, idade do paciente e potencial de crescimento. A menina pré-menarca ainda não está no pico da velocidade de crescimento da coluna, que ocorre 6 meses antes da menarca, momento em que inicia o fechamento da cartilagem trirradiada (fundo do acetábulo). As situações devem ser individualizadas: curvas torácicas com potencial de crescimento, que tenham 25-40 graus e lombares entre 20-35 graus, devem ser tratadas conservadoramente com colete por pelo menos 18 horas por dia. Para dormir a adesão dos adolescentes é mais tranquila, e as horas restantes podem ser utilizadas em casa. A prática de esportes deve ser estimulada sem colete para preservar a mobilidade e a musculatura da coluna. Iniciando-se o tratamento com curvas menores e com boa adesão do paciente ao tratamento com colete 18 horas por dia, a cirurgia pode ser evitada em 3 a cada 4 casos.[14]

Curvas torácicas entre 45-50 graus tendem a continuar progredindo 1 grau por mês após o término do crescimento, e curvas toracolombares e lombares com 40 graus ou mais pioram 2 graus por mês após a maturidade esquelética. Nessas situações a cirurgia está bem indicada, que seria a instrumentação e a artrodese para obtenção da correção de deformidade e estabilização definitiva da curva.

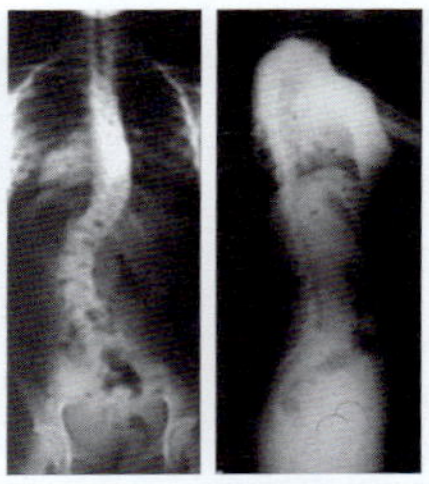

Figura 20 É possível observar os desvios torácico à direita e lombar à esquerda, bem como a redução da cifose fisiológica.

Outra questão importante a ser observada no adolescente que não terminou o crescimento é que, após a indicação do tratamento cirúrgico, o procedimento não deve ser postergado, como muitos pensam, até a maturidade. Estudos mostram que, dependendo da fase do desenvolvimento em que o adolescente está, um período de mais de 6 meses pode ser prejudicial, como no caso apresentado na Figura 21.

DORSO CURVO JUVENIL OU DOENÇA DE SCHEUERMANN

Para o pediatra é importante compreender o alinhamento sagital durante o desenvolvimento, que é resultado da bipidestação (Figura 22).

Em 1921, Holger Scheuermann descreveu alterações típicas desse distúrbio de crescimento, diferenciando-o da cifose astênica ou postural, que é flexível. Radiograficamente foi identificado o acunhamento vertebral, com alteração das cartilagens de crescimento dos corpos vertebrais, que podem se localizar na coluna torácica e toracolombar. A doença acomete 5-6% da população saudável, com prevalência maior em meninos. A cifose torácica normal ou fisiológica varia entre 18-51 graus, e a lordose lombar entre 42-74 graus. A lordose sempre é maior que a cifose torácica, para melhor função com o menor gasto energético. O equilíbrio das curvas no plano sagital pode ser avaliado pela linha do prumo, que, saindo da sétima vértebra cervi-

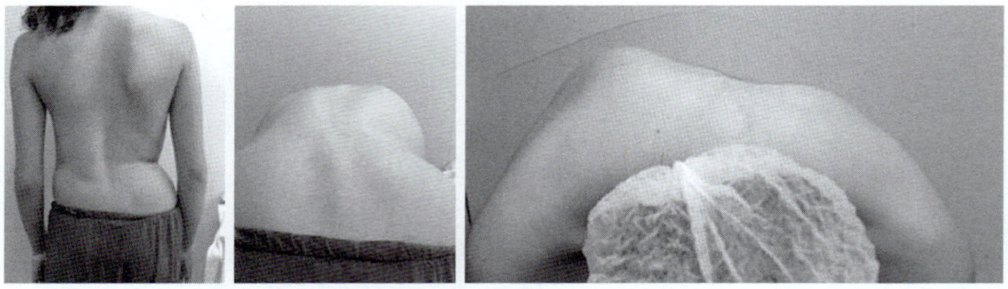

Figura 19 Ao exame físico, as alterações descritas podem ser observadas. O teste clássico de Adams (ou de flexão da coluna) é diagnóstico, observando-se a giba costal lombar à esquerda e torácica à direita.

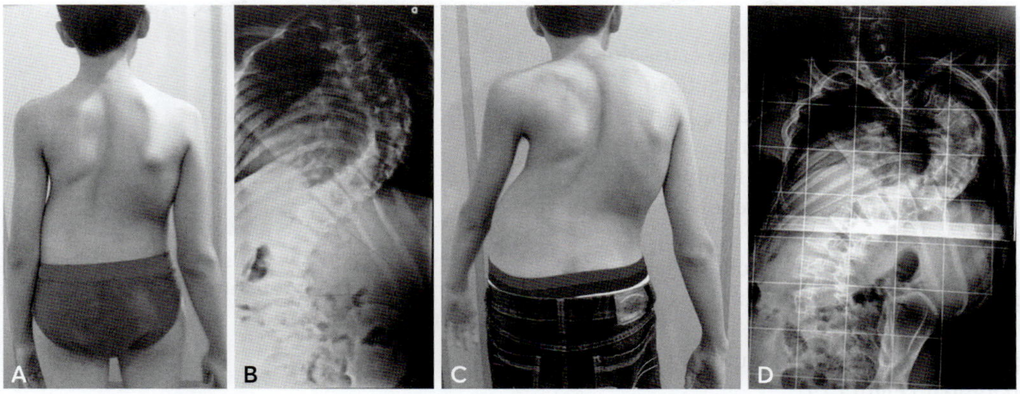

Figura 21 Paciente de 12 anos e 8 meses. Entre a indicação da cirurgia e a realização do procedimento foram necessários 8 meses de intervalo, e ocorreu a progressão do desvio de 80 para 145 graus. O aumento foi de 4,5 graus por mês, e ocorreu pelo grau da curva e pelo estirão do crescimento. A progressão pode ter impacto na função pulmonar e, secundariamente, na cardíaca. A: 12 anos e 9 meses. B: 80 graus. C: 13 anos e 5 meses. D: 145 graus.

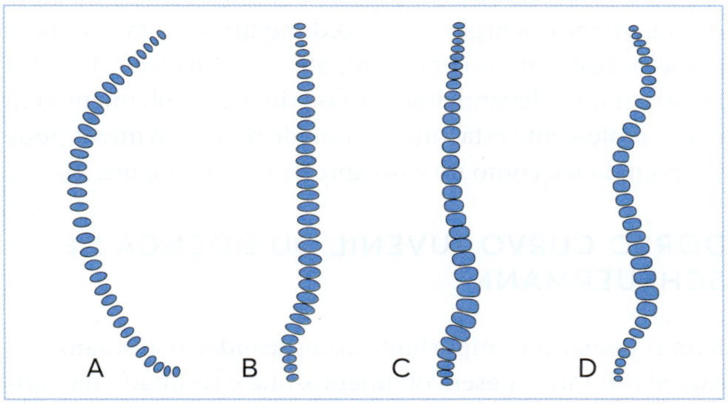

Figura 22 Evolução do alinhamento sagital. A: fetal; B: recém-nascido; C: entre 1-2 anos; D: partir dos 6 anos, quando a criança passa a ter a lordose cervical, cifose torácica e lordose lombar.

cal, cai sobre L5 e S1 como na Figura 23, permitindo que o crânio esteja posicionado entre as articulações coxofemorais no adolescente.

O dorso curvo juvenil ou doença de Scheuermann é uma ostecondrose que pode ter características familiares ou genéticas, que, na pré-adolescência, podem sugerir esta alteração como uma hipercifose inadequada para idade.[15,16] Durante o estirão do crescimento evoluem com deformidade em cunha das vértebras, irregularidade das placas de crescimento apicais e nódulos de Schmorl (o disco intervertebral penetra no corpo vertebral, com redução na altura do disco intervertebral).

O tratamento conservador, com colete e fisioterapia, é eficaz, com melhora da deformidade angular e na altura do corpo vertebral. Habitualmente, se houver boa adesão ao tratamento, encerra-se o tratamento 5-10 graus melhor que no início. Para indicar o tratamento é necessário ao menos 18 meses de crescimento, período em que se utilizará a órtese, havendo o fortalecimento muscular do dorso e o alongamento de peitorais e isquiotibiais. Curvas maiores de 80 graus na coluna torácica e de 70 graus na coluna toracolombar podem necessitar de correção cirúrgica, por dor ou pela progressão da deformidade (Figura 25).

O princípio do tratamento conservador com colete baseia-se na redução das forças de compressão na porção anterior do corpo vertebral.[17]

Curvas maiores de 80 graus tendem a continuar progredindo como adultos e podem justificar dor no trajeto dos nervos intercostais.

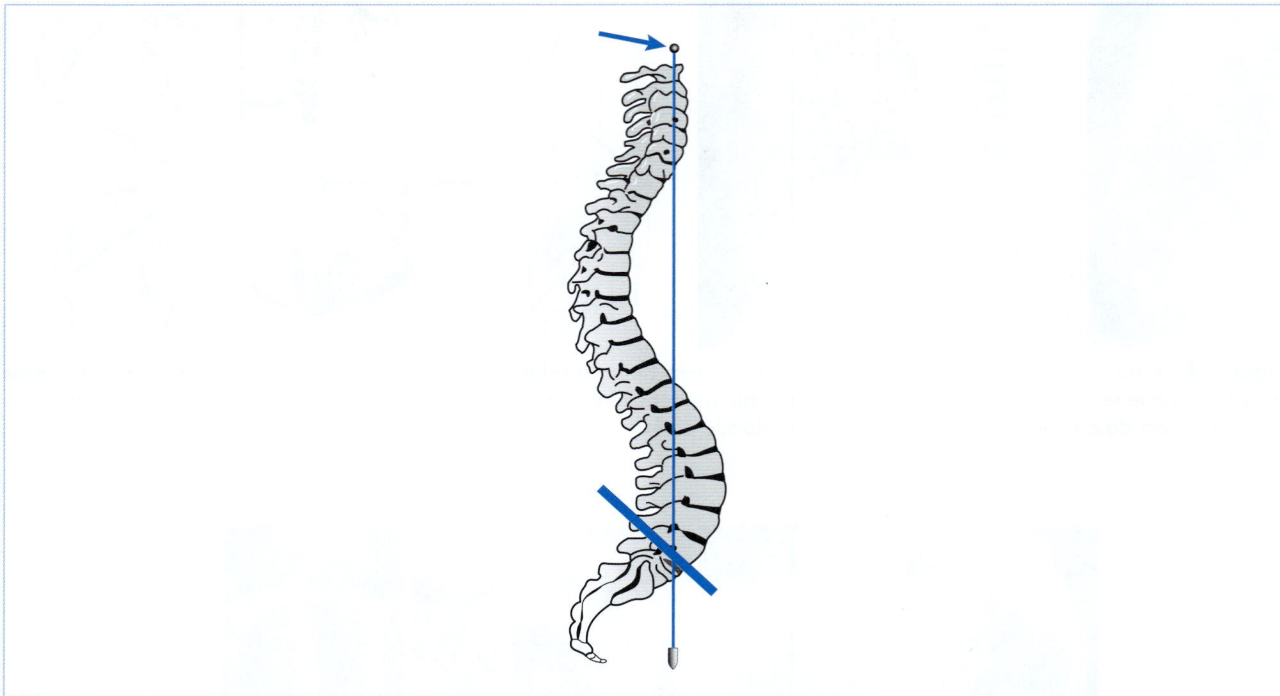

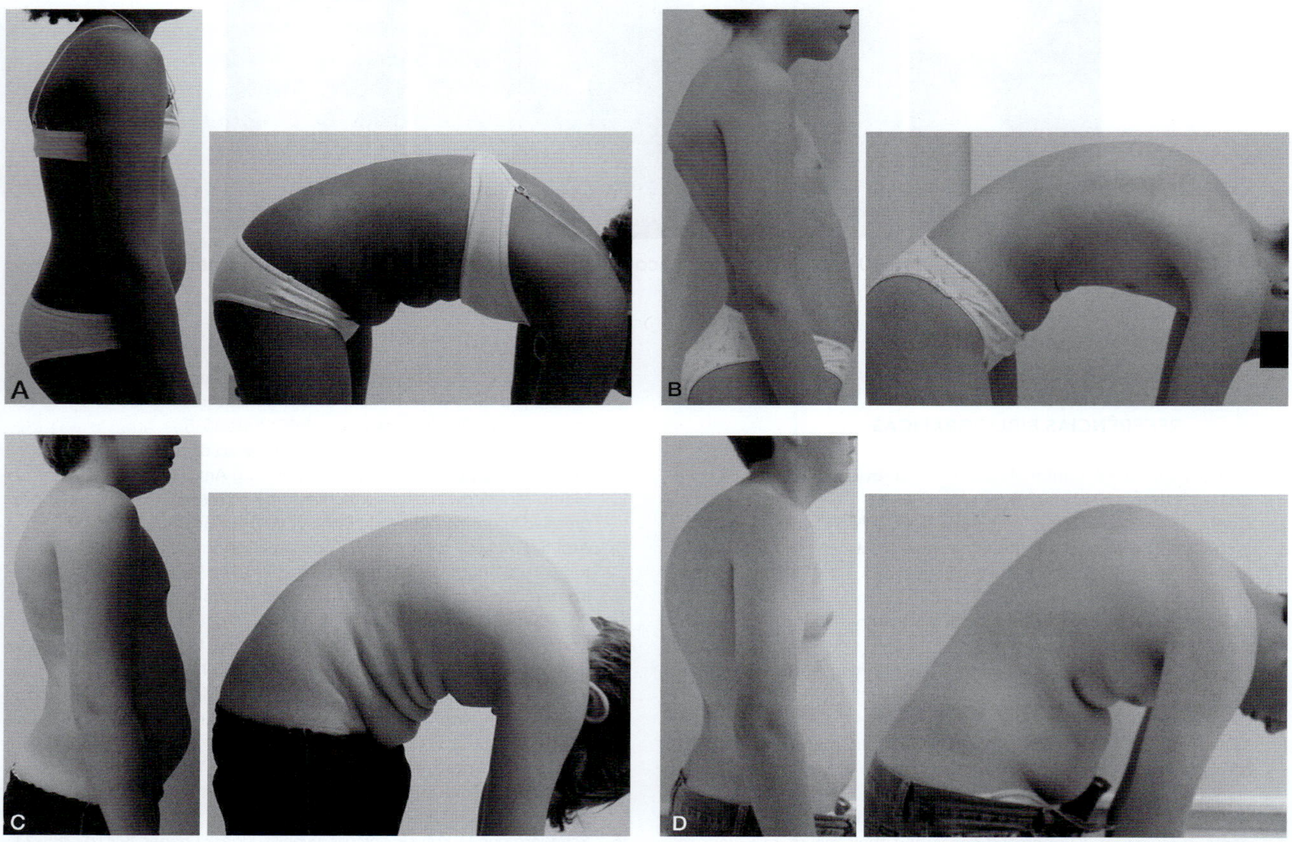

Figura 23 A coluna em condições peculiares em diferentes idades. A e B: própria dos 9 anos de idade. C: hipercifose do pré-adolescente devido à pouca massa muscular (atécnica). D: devido a alteração do crescimento vertebral.

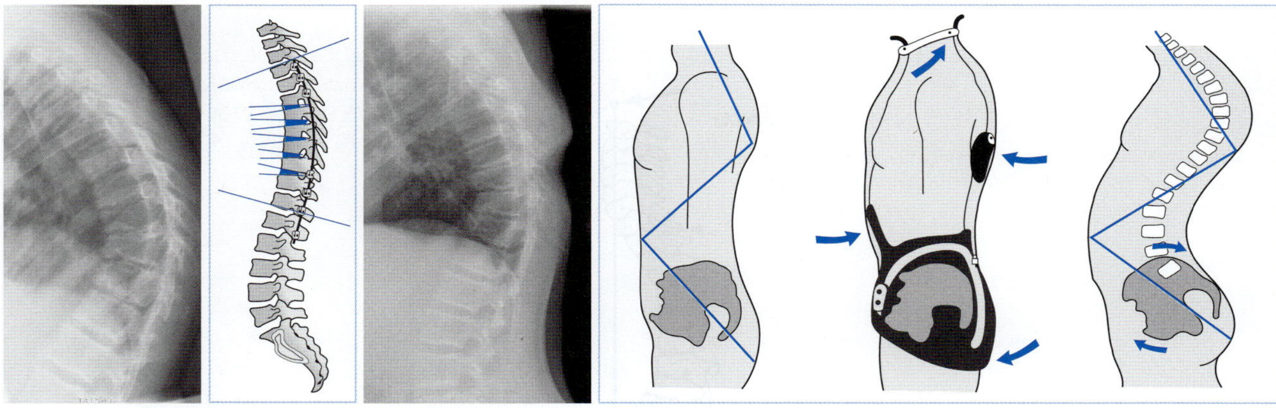

Figura 24 A radiografia em perfil apresenta uma imagem típica do dorso curvo juvenil ou Scheuermann. Os diagramas mostram o que se deve esperar na radiografia em hiperextensão e com o uso do colete com apoio em 3 pontos promovendo a extensão da coluna e remodelando a deformidade óssea.

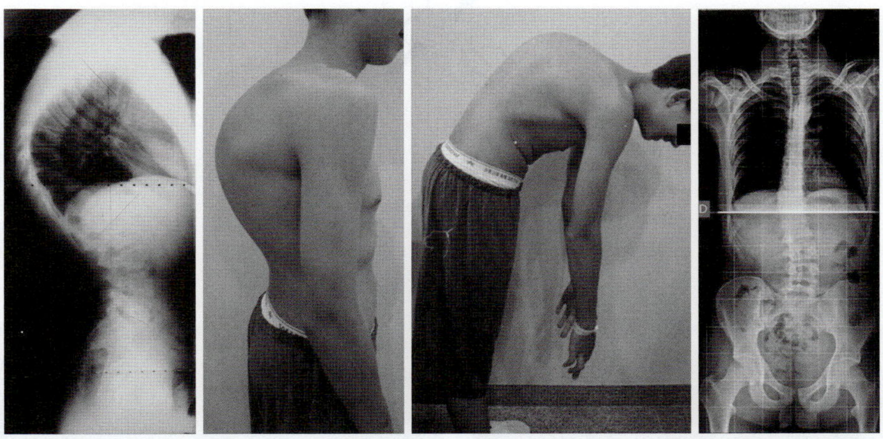

Figura 25 Adolescente de 16 anos com 90 graus de curva. Indicação e de tratamento cirúrgico com instrumentação e artrodese.

REFERÊNCIAS BIBLIOGRÁFICAS

1. Cheng JCY, Au AWY. Infantile torticollis: a review of 624 cases. J Pediatric Orthop. 1994;14:802-8.
2. Cheng JCY. Congenital muscular torticollis. J Pediatric Surg. 2000;35.
3. Pizzutillo PD, Hummer CD. Nonoperative treatment for painful adolescent spondylolysis or spondilolysthesis. J Pediatr Orthop. 1989;9:538-40.
4. Fielding JW, Hawkins RJ. Atlanto-axial rotatory fixation. J Bone Joint Surg AM. 1977;59:37-44.
5. Parke WW, Rothman RH, Brown MD. The pharyngovertebral veins: an anatomical rationale for Grisel's syndrome. J B Joint Surg AM. 1984;66:568-74.
6. Tsirikos AI, Tome-Bermejo F. Spondylodiscitis in infancy: a potentially fatal condition that can lead to major spinal complications. J Bone Joint Surg Br. 2012 Oct;94(10):1399-402.
7. Kurihara A, Ktoaka O. Lumbar disc herniation in children and adolescents: a review of 70 operated cases and their minimum 5-year follow-up studies. Spine. 1980;5:443-541.
8. Lukkomen M, Partanen K, Vlapalahti M. Lumbar disc herniations in children: a long-term clinical and magnetic resonance imaging follow-up study. Br J Neurosurgery. 1997;11(4):280-5.
9. Harris RI, Weinstein LS. Long-term follow-up of patients with grade II and IV spondylolisthesis. J Bone Joint Surg Am. 1987;69:960-9.
10. Mehta MH. Growth as a corrective force in the early treatment of progressive infantile scoliosis. J Bone Joint Surg Br. 2005;87:1237-47.
11. Arai S, Ohtsuka Y, Moriya H, Kitahara H, Minami S. Scoliosis associated with syringomyelia. Spine (1976); 1993 Sep 15;18(12):1591-2.
12. Karol L. The natural history of early-onset scoliosis. J Pediatr Orthop. 2019;39(6) Supp 1.
13. Rarmenofsky MI, Buyse, Goldberg MJ, et al. Gastroesphageal reflux and torticollis. J Bone Joint Surg AM. 1979;60:1140-1.
14. Weinstein LS, Dolan LA, Wright JG, Dobbs MB. Effects of bracing in adolescents with idiopathic scoliosis. N Engl J Med. 2013 Oct 17;369(16):1512-21.
15. Damborg F, Engell V, Andersen M, Kyvik KO, Thomsen K. Prevalence, concordance and heritability of Scheurmann Kyphosys based on a study of twins. JBJS. 2006;88-A.
16. Scheuermann H. Kyfosis dorsalis juvenilis. Ugesk Leager. 1920;82:385-93.
17. Tribus CB. Scheuermann's kyphosis in adolescents and adults: diagnosis and management. J Am Acad Orthop Surg. 1998;6(1):36-43.

BIBLIOGRAFIA

1. Gupta M, Lenke L. Kyphoscoliosis and changes in cutaneal abdominal reflex. Spine. 1998.
2. Simony A, Hansen EJ, Christensen SB, Carreon LY, Anderson MO. Incidence of cancer on adolescent idiopathic scoliosis patients treated 25 years previously. Eur Spine J. 2016; 25:3366-70.
3. Morrison DL, Mac Ewen. Congenital muscular torticollis: observation regarding clinical findings, associated conditions, and results of treatment. J Pediatr Orthop. 1982;2:500-5.
4. Spiegel DA, Flynn JM, Stasikelis PJ, Dormans JP, Drummond DS, Gabriel KR, Loder RT. Scoliotic curve patterns in patients with Chiari I malformation and or syringomyelia. Spine (1976). 2003 Sep 15;28(18):2139-46.

CAPÍTULO 3

INFECÇÕES OSTEOARTICULARES NA CRIANÇA

Marcos Almeida Matos
Tharik Moreno Brandão

AO FINAL DA LEITURA DESTE CAPÍTULO, O PEDIATRA DEVE ESTAR APTO A:

- Reconhecer as principais características clínicas das infecções osteoarticulares mais comuns na criança (artrite séptica e osteomielite hematogênica aguda.
- Identificar os mais relevantes achados de imagem que caracterizam as infecções osteoarticulares e interpretar os principais marcadores laboratoriais dessas doenças.
- Conhecer os principais microrganismos infectantes de acordo com a idade e a condição clínica do paciente.
- Conduzir o protocolo de tratamento antibioticoterapia das infecções osteoarticulares na infância, considerando o tipo clínico e os microrganismos mais prevalentes.
- Saber quando indicar avaliação do ortopedista para orientação do tratamento cirúrgico.

INTRODUÇÃO E DEFINIÇÃO

As principais infecções osteoarticulares da infância são a osteomielite hematogênica (OH) e a artrite séptica (AS). Podem ser definidas como processos inflamatórios que envolvem o tecido ósseo (medular e/ou cortical) ou uma articulação, causados por um organismo patogênico.[1] A forma de invasão do microrganismo pode se dar por inoculação direta, contiguidade ou hematogênica. Contiguidade e inoculação direta (traumática ou iatrogênica) são menos comuns e, de maneira geral, seguem o mesmo padrão clínico e de tratamento que a forma hematogênica, sendo esta última o tipo mais prevalente.[1] No caso das osteomielites, o local preferencial é a metáfise dos ossos longos e é mais prevalente que a artrite séptica.[2] As osteomielites ainda podem ser classificadas de acordo com sua apresentação temporal em 3 tipos principais: a aguda, cuja instalação dos sinais e sintomas tem menos de 2 semanas; a subaguda, com instalação de 2 semanas a 3 meses; e a crônica, quando os sinais e sintomas já duram mais de 6 meses.

Todas as infecções osteoarticulares na criança merecem a intersecção de uma equipe multiprofissional que inclui no mínimo pediatra, ortopedista, infectologista e fisioterapeuta. O foco da atenção deve ser suspeição imediata, diagnóstico clínico e etiológico rápido, tratamento precoce (antibioticoterapia e cirúrgico) e reabilitação assim que possível. Qualquer falha nessa "receita" poderá incorrer em altos custos para pacientes, familiares e profissionais de saúde, pois o resultado podem ser sequelas irreversíveis, com grande sofrimento humano e perda da qualidade de vida relacionada à saúde.

EPIDEMIOLOGIA

As infecções osteoarticulares têm incidência estimada em 8-10 casos por 100 mil habitantes nos países de alta renda *per capita* e de até 80 por 100 mil em países de baixa renda *per capita*.[3]

Cerca de 50% dos casos de osteomielite hematogênica aguda ocorrem em crianças abaixo de 5 anos, sendo que 25% afetam menores de 2 anos.[3] A forma mais comum de infecção óssea na infância. Os meninos são acometidos duas vezes mais que a meninas, possivelmente pela maior prevalência de microtraumas. Aproximadamente 32-40% de todos os casos de artrite séptica envolvem o quadril, sendo a proporção de meninos-meninas de 3 para 1, e cerca de 33-50% dos casos envolvem crianças menores de 2 anos de idade.[2]

Os ossos longos mais afetados por OHA são fêmur (27%), tíbia (22-26%) e úmero (5-13%); outros sítios comuns são

vértebras (1-4%) e pelve (3-14%).[4] Na artrite séptica o quadril é afetado em 37% dos casos, seguido por joelho (25%), tornozelo (23%), cotovelo (6%), ombro (5%) e articulação sacroilíaca, com 2%. Em aproximadamente 50% dos casos de infecções osteoarticulares nenhum fator de risco pode ser identificado, enquanto traumas menores são relatados em até 30% das vezes.[3] Quando as portas de entrada são identificadas, 55% localizam-se no trato respiratório superior, traumas de pele representam 15% e gastroenterites aparecem em 11% dos casos.

Neonatos prematuros são suscetíveis às infecções osteoarticulares devido à imaturidade do sistema imunológico e pela necessidade de realização de procedimentos invasivos. Outros grupos com risco aumentado são pacientes com imunocomprometimento, aqueles que realizam múltiplos acessos venosos, afetados por doença falciforme (em razão de isquemias e comprometimento imune).[3]

APRESENTAÇÃO CLÍNICA

A história clínica deve incluir idade (ou prematuridade em casos de neonatos), procedimentos médicos recentes (especialmente os invasivos), medicações em uso, viagens, contatos com pessoas doentes, estado de imunização, exposição de risco a animais e doenças recentes.[5] Presença ou passado de infecções de pele, traumas menores com pequenas lesões e infecções de vias aéreas (boca, nariz, laringe e faringe) devem ser observados.

Nos neonatos internados em unidades de terapia intensiva, deve-se ter bastante atenção com a bacteriemia causada para as múltiplas punções venosas e arteriais, especialmente cateteres colocados nos vasos femorais, que inclusive podem produzir punções articulares acidentais. A baixa imunidade e a escassez de sinais clínicos objetivos tornam o diagnóstico muito difícil na maioria dos casos. Nesse grupo deve ser lembrado que muitas vezes a sintomatologia inclui diminuição da mobilidade do membro ou choro nas trocas de fraldas, sendo esses achados muitas vezes relatados pelas mães e ignorados pela equipe de saúde.

Os pacientes originários da comunidade geralmente têm sintomas que precedem a procura por atenção médica em 2-6 dias.[4-7] Nesses casos a maioria das infecções osteoarticulares apresenta-se como doença sistêmica fulminante aguda. Os primeiros sinais podem ser febre e sintomas constitucionais tais como irritabilidade e prostração. À medida que a infecção progride, aparecem sinais mais localizados.

A dor é o sintoma mais frequente e está presente em cerca de 80% dos casos; inflamação e sensibilidade local com eritema ocorrem em 70%; febre aparece em aproximadamente 62%; imobilidade do membro é notada em 50%; e, nos casos dos membros inferiores, 50% das crianças também não são capazes de andar ou se negam a fazer descarga de peso.[5] Febre maior que 38 °C tem sido relatada em 36-74% das crianças,[8] mas recém-nascidos podem não apresentar esse sintoma por resposta imunológica deficitária.[3] Cerca de 5-10% dos pacientes podem apresentar osteomielite em múltiplos focos, e a associação com artrite séptica pode ser encontrada em até 35% dos pacientes.[1]

DIAGNÓSTICO DIFERENCIAL

Muitas condições clínicas têm manifestações similares às infecções osteoarticulares e devem ser levadas em conta no diagnóstico diferencial. Alguns exemplos são processos inflamatórios de partes moles (miosite, piomiosite), sinovite transitória, discite, febre reumática, polimiosite, artrite reumatoide juvenil ou artrite pós-infecciosa. Alguns tumores ósseos, como o sarcoma de Ewing, osteossarcoma, metástases de neuroblastoma, histiocitoma de células de Langerhans ou osteoma osteoide, também apresentam sinais clínicos que podem sobrepor os das infecções osteoarticulares.[4,6,7] Deve ser lembrado também que dor óssea associada a processo inflamatório pode ocorrer em leucemia, crises ósseas da doença falciforme, doença de Gaucher ou mesmo doença de Perthes.

Outra confusão importante ocorre na diferenciação de artrite séptica *versus* sinovite transitória, especialmente na articulação do quadril. A sinovite transitória pode representar condição benigna com resolução espontânea ou preceder necrose avascular da epífise, como no caso da doença de Perthes. Kocher et al., em 1999, apresentaram 4 critérios objetivos que, quando presentes em conjunto, têm acurácia de 99,6% no diagnóstico da artrite séptica: febre ≥ 38,5°C; velocidade de hemossedimentação (VHS) ≥ 40 mm; incapacidade de sustentação de peso; e leucometria > 12.000/mm^3.[2]

EXAMES LABORATORIAIS

Múltiplos biomarcadores inflamatórios de fase aguda são descritos na avaliação das infecções osteoarticulares, dentre eles leucometria, proteína C-reativa (PCR), VHS, interleucina-6, e o D-dímero, procalcitonina, alfa-defensina e reação de polimerase em cadeia.[4] Quase todos são inespecíficos, mas PCR e VHS são os mais úteis e devem sempre ser solicitados na suspeita de infecção osteoarticular. Seus altos níveis podem demonstrar a virulência do microrganismo, e a combinação dos dois exames pode elevar a sensibilidade diagnóstica para até 98%.[3] A leucometria é um exame pouco sensível (40-58%),[2] embora possa estar elevada em 25-73% dos casos,[1,8] sendo seu nível diagnóstico uma contagem maior que 12 mil.[2]

A PCR sobe rapidamente nas primeiras 6 horas do processo infeccioso, alcançando seu pico em 36-50 horas, e cai também rapidamente (em cerca de 7 dias) após o início do tratamento efetivo.[4] Esse exame está elevado em aproximadamente 81-98% dos pacientes.[8] A PCR é considerado um bom marcador precoce do diagnóstico e do sucesso do tratamento na fase intra-hospitalar (Figura 1).[8]

A VHS aumenta mais lentamente em 48-72 horas, alcançando seu pico em 3-5 dias, e seu declínio também é mais gradual, levando 2-4 semanas para retornar à normalidade após tratamento adequado.[1-8] Esse exame está elevado

em 85-95% dos pacientes com infecções osteoarticulares.[8] Por esse motivo a VHS não deve ser considerado antes das primeiras 48 horas, mas seu declínio a partir do quinto dia pode significar sucesso do tratamento instituído (Figura 1).[8]

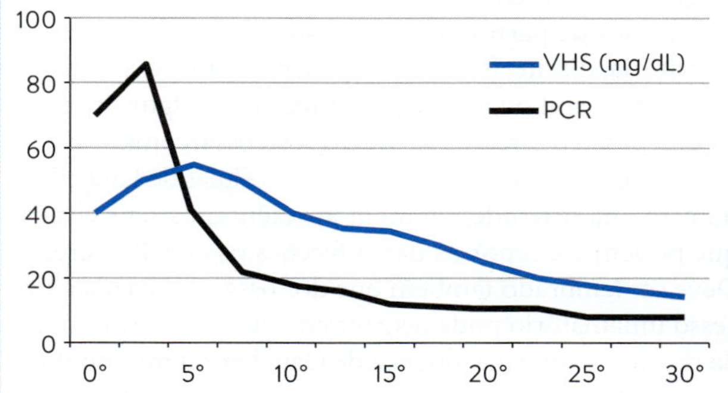

Figura 1 Curvas dos valores de VHS e PCR em pacientes com processo infeccioso. Observa-se que a VHS aumenta e diminui mais lentamente.

VHS: velocidade de hemossedimentação; PCR: proteína C-reativa.

Os dados clínicos e laboratoriais mais aceitos atualmente como preditores diagnósticos de infecções osteoarticulares são febre ≥ 38,5°C, leucometria > 11-12.000 céls./mm³, VHS > 40 mm/hora e PCR > 20 mg/L.[2]

As hemoculturas devem sempre ser solicitadas não só para tentar identificar o patógeno causal, mas também para definir a sensibilidade à antibioticoterapia.[3] Contudo, podem apresentar resultados negativos se coletadas após instituição da antibioticoterapia. A aspiração do conteúdo da lesão para análise tanto patológica como microbiológica é passo importante na investigação, mas, por se tratar de procedimento invasivo, está discutida no item sobre tratamento cirúrgico. Hemoculturas podem identificar o agente causal em 20-46% dos casos, enquanto a cultura do material retirado do sítio infeccioso propicia 65-82% de identificação.[1] Já as culturas do aspirado podem ser negativas em 16-42% também pelo uso de antibioticoterapia prévio à coleta do material.[4]

Além das culturas tradicionais, atualmente a aplicação de diagnóstico molecular baseado em painéis de PCR (reação de polimerase em cadeia) também tem emergido como potencialmente capaz da identificação do microrganismo infectante.[1-8] A cultura de orofaringe pode ser solicitada como parte da avaliação clínica de rotina, mas normalmente é de pouca ajuda.

EXAMES DE IMAGEM

A investigação de imagem deve começar pelas radiografias simples, cuja sensibilidade diagnóstica varia de 20-75% e a especificidade varia de 75-83%.[8] A tendência a buscar achados no tecido osteoarticular em radiografias explica sua baixa sensibilidade nos estágios iniciais. Os primeiros sinais radiográficos surgem em cerca de 3 dias e são encontrados nas partes moles como edema, perda dos planos teciduais, distensão (afastamento) dos planos musculares; nas artrites também há aumento do espaço articular. Outros sinais, como reação periosteal, destruição óssea (necrose), subluxação ou perda do espaço articular, e aparecimento de cloaca com sequestro, podem levar de 7 dias a 2 semanas para tornar-se evidentes (Figura 2).[1-8] A utilização da radiografia também pode excluir outras importantes lesões, como tumores ou fraturas.[3]

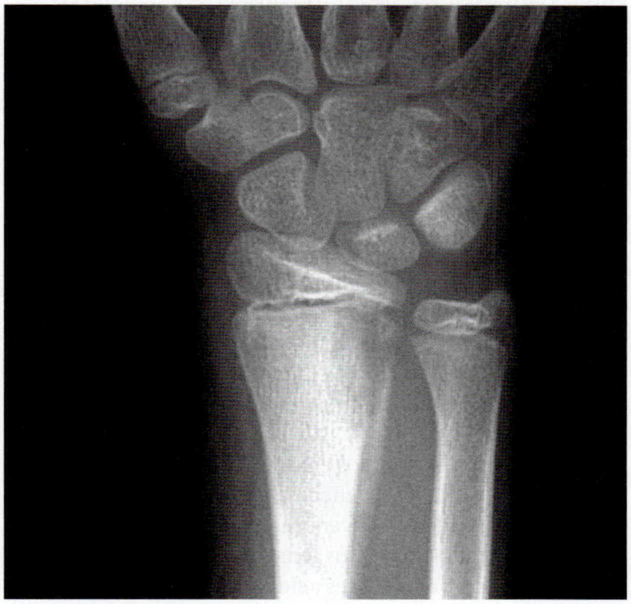

Figura 2 Aspecto radiográfico de OHA em punho direito. Notar em região distal do rádio a presença de reação periosteal tipo casca de cebola e destruição óssea.

OHA: osteomielite hematogênica aguda.

A ressonância magnética (RM) representa o padrão ouro na suspeita de infecção osteoarticular.[3] Esse exame é excelente para avaliação de partes moles e inflamação intramedular e tem capacidade de demonstrar abscessos, invasão intraóssea ou intra-articular (Figura 3). A RM tem sensibilidade de 97-100% e especificidade de 92% e ajuda a excluir outros diagnósticos diferenciais, como neoplasias.[7]

A ultrassonografia é especialmente útil para avaliação de artrite séptica, particularmente na articulação do quadril. Além disso, a ultrassonografia pode mostrar edema de partes moles ou coleções subperiósticas ou abscessos em caso de OHA.[4]

Outros exames de imagem, como a tomografia computadorizada e a cintilografia, podem ser usados, mas não estão recomendados para diagnóstico inicial, seja por demora na realização, custo elevado ou mesmo por não acrescentarem informações essenciais, tendo acurácia inferior ou no má-

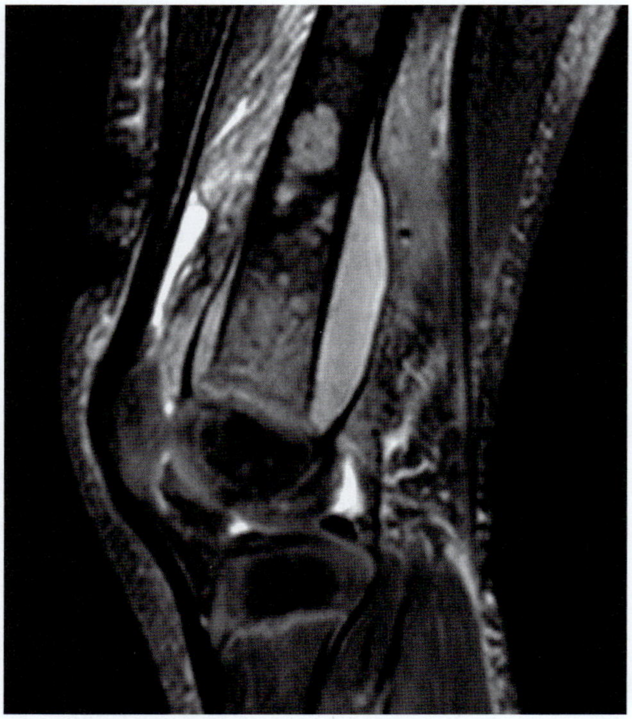

Figura 3 Corte sagital de ressonância magnética do joelho direito mostrando inflamação intramedular associada a grande abscesso de partes moles com invasão intraóssea.

ximo igual à da RM. A tomografia, por exemplo, torna-se útil apenas em casos crônicos em que haja sequestro ou na indisponibilidade da RM.

ETIOLOGIA

De forma global, o *Staphylococcus aureus* é responsável por 43-63% dos casos (0-69% dessa taxa sendo representada pelo *Staphylococcus aureus* resistente à meticilina – MRSA); o *Streptococcus pyogenes* é o segundo colocado, com 2-9% de casos. *Salmonella* sp. é relatada em 5% dos casos, mas em alguns estudos sua prevalência em doença falciforme é igual ou maior que a do *S. aureus*.[1] A despeito do crescente aumento na identificação do MRSA globalmente, a frequência desse microrganismo varia de acordo com a área geográfica, tendo prevalência estimada de 20-45% no Brasil.

Em 70-90% das culturas positivas o agente causal é o MRSA, contudo aumentos de cepas resistentes (MRSA) têm sido notado nos últimos anos.[3] Nos pacientes menores de 2 meses, outros agentes, como *Streptococcus agalactiae* e bactérias Gram-negativas, também podem ser encontrados. Entre 2-5 anos são frequentes os *Streptococcus pyogenes* e *pneumoniae*, enquanto o *Haemophilus influenzae* tipo B tem diminuído consideravelmente após a introdução da vacinação específica.[3] Pacientes menores de 3 anos também têm sofrido aumento da prevalência de *Kingella kingae*, que geralmente se apresenta com menor gravidade e costuma acometer mais as epífises e a coluna vertebral.[3-7] Em pacientes com doença falciforme a *Salmonella* sp. (*S. typhimurium*, *S. enteritidis*, *S. choleraesuis*) pode inclusive apresentar prevalência maior que a do *S. aureus*.[2,3,5-7] Em pacientes imunocomprometidos também é possível encontrar infecções osteoarticulares por fungos (*Candida* sp., *Histoplasma* sp., *Cryptococcus* sp.), *Bartonella henselae* e *Mycobacterium tuberculosis*.[2,3,5-7] O Quadro 1 apresenta os principais patógenos de acordo com prevalência por idade.

Quadro 1 Prevalência de microrganismos mais comuns nas infecções osteoarticulares de acordo com a idade da criança

Faixa etária	Patógenos mais comuns
Menores de 3 meses	*S. aureus* (MSSA, MRSA)
	S. agalactiae
	Bacilos Gram-negativos (*E. coli*)
Entre 3 meses e 5 anos	*S. aureus* (MSSA, MRSA)
	Streptococcus grupo A (*S. pyogenes*)
	S. pneumoniae
	Kingella kingae (em ascensão)
	Haemophilus influenzae (em declínio)
Maiores de 5 anos até a adolescência	*S. aureus* (MSSA, MRSA)
	Streptococcus grupo A (*S. pyogenes*)
	S. pneumoniae
	N. gonorrhoeae (se sexualmente ativo)
Grupos especiais	
• Doença falciforme	*Salmonella* sp. *S. aureus* (MSSA, MRSA)
• Imunocomprometidos	Fungos
	Bartonella sp.
	Micobactéria
• Puncturas (especialmente plantar)	*S. aureus*
	Pseudomonas aeruginosa

MSSA: *Staphylococcus aureus* sensível à meticilina; MRSA: *Staphylococcus aureus* resistente à meticilina.

PATOLOGIA

As infecções osteoarticulares na infância normalmente se iniciam por inoculação direta do patógeno (trauma penetrante e fratura exposta), por via hematogênica, em consequência de bacteriemia transitória, ou por contiguidade.[1] A bacteriemia transitória pode estar relacionada à história de infecções otorrinolaringológicas (otite média ou faringite), a atividades de vida diária (escovação dentária) ou a quadros de outras doenças subjacentes com ou sem imunodepressão.[4]

A via hematogênica é a principal forma de invasão nas infecções osteoarticulares, sendo a metáfise dos ossos longos os locais preferenciais no caso da osteomielite hematogênica aguda.[5] Essa localização preferencial pode ser explicada

por uma série de circunstâncias anatômicas. Até aproximadamente 18 meses os vasos metafisários atravessam livremente a fise para fornecer a nutrição da epífise, e isso favorece que infecções em metafisárias também se convertam em artrites sépticas.[4]

A partir dessa idade, os vasos metafisários não atravessam mais a fise, o que torna epífise e metáfise dois compartimentos independentes em termos de suprimento vascular. Nesse caso, as pequenas artérias da metáfise se curvam em alças logo abaixo da fise e retornam como pequenas veias, propiciando fluxo sanguíneo turbulento e diminuído nessa região. Esses pequenos capilares são providos de muitas aberturas no seu endotélio que possibilitam a passagem de células do sangue para a metáfise, incluindo também a passagem de microrganismos.[1,8]

As metáfises dos ossos longos têm cavidade medular repleta de osso esponjoso com relativamente poucas células do sistema reticuloendotelial. O número pequeno dessas células de defesa e a baixa tensão de oxigênio fazem com que o sistema fagocítico não funcione adequadamente nas metáfises.

Uma vez que há adesão e proliferação bacteriana, inicia-se a formação do abscesso intraósseo. O abscesso metafisário promove trombose de pequenos vasos, dificultando ainda mais a chegada de células de defesa. Além disso, cria pressão intraóssea suficiente para extravasar o exsudato purulento para o espaço subperiosteal, através dos canais de Harven e Volkmann existentes no córtex. O abscesso consegue produzir levantamento periosteal com subsequente ruptura, espalhando-se para os tecidos moles circunvizinhos ou mesmo para uma articulação adjacente, produzindo artrite séptica secundária.

A pressão intraóssea do abscesso também pode levar a interrupção vascular e necrose óssea secundária.[1] A partir da necrose óssea e do levantamento periosteal podem se formar espaços encapsulados por tecido reativo no interior dos quais são depositados fragmentos de osso necrótico; essas cavidades são conhecidas como "cloaca", e o osso no seu interior é referido como "sequestro".

A invasão da infecção para a articulação adjacente pode ocorrer por contiguidade via vasos transfisários ou pelo abscesso subperióstico metafisário. É comum também uma artrite séptica levar à ocorrência de osteomielite secundária por contiguidade, especialmente quando a metáfise é intracapsular (como é o caso do fêmur proximal, úmero proximal, tornozelo e rádio proximal). Estima-se que osteomielite associada a artrite séptica coexistam em cerca de 33-35% dos casos.[1-8] Entretanto, a principal via de infecção articular é a contaminação hematogênica, que muitas vezes advém dos mesmos focos da osteomielite e por vezes de punções vasculares, especialmente aquelas que são feitas nos membros inferiores.[2] A intensa vascularidade associada à falta de membrana basal de sinóvia facilita a invasão e a proliferação bacteriana para o espaço intra-articular.

Uma vez estabelecida a infecção articular, as toxinas bacterianas ativam a fase de resposta aguda, que inclui a resposta leucocitária e citocinas inflamatórias originárias do dano tecidual. A partir daí, o dano à cartilagem articular pode ter início em um mínimo de 8 horas, somente podendo ser controlado após antibioticoterapia ou desbridamento cirúrgico.[5] A liberação de toxina, metaloproteinases da matriz e de enzimas degradadoras de colágeno são responsáveis pela destruição da cartilagem articular, enquanto pressão intracapsular elevada e trombose vascular são diretamente responsáveis pela necrose epifisária.

TRATAMENTO

O tratamento das infecções osteoarticulares deve consistir em cuidados gerais e cuidados específicos. As medidas gerais incluem hidratação, correção da anemia, manutenção do equilíbrio hidroeletrolítico e proteico, analgesia, controle da temperatura, repouso e imobilização da extremidade para evitar sequelas secundárias. As medidas específicas são compostas de antibioticoterapia e tratamento cirúrgico ortopédico.

Por ser uma doença cujo tratamento inicial deve ser instituído o mais precocemente possível, as infecções osteoarticulares não podem esperar por diagnóstico definitivo nem por identificação de patógenos nas hemoculturas ou culturas de secreções. Além disso, as culturas podem ser negativas em muitos casos e, assim, não fornecem identificação de infectantes nem sensibilidade ditada pelo antibiograma.

O tratamento inicial com antibióticos deve então ser empírico e inicialmente de forma intravenosa, passando para oral após a comprovação da efetividade do tratamento. A escolha da terapêutica antibiótica deve ser baseada no microrganismo mais comum de acordo com a idade do paciente, do grau de imunodepressão, da doença de base ou mesmo da prevalência de MRSA na região. No grupo de neonatos com 3 meses a escolha pode ser oxacilina ou cefazolina e gentamicina para cobrir bacilos Gram-negativos.[2,7,9,10] Entre 3 meses e 5 anos deve ser usada oxacilina, ou uma cefalosporina (cefazolina ou cefuroxime) para tratamento de MRSA, *S. pneumoniae, Streptococcus* grupos A e B, e *K. kingae*.

Em áreas com alta prevalência de MRSA (mais de 10%) é preferível utilizar vancomicina, clindamicina ou linezolida.[10] Em pacientes com doença falciforme nos quais a *Salmonella* tem grande prevalência a escolha deve ser uma cefalosporina de terceira geração (cefotaxima, ceftriaxona).[10] Quando a droga intravenosa escolhida for uma cefalosporina, a droga oral de escolha deve ser a cefalexina, enquanto a amoxicilina oral deve ser preferida no caso da oxacilina IV. Quando se usa vancomicina, clindamicina ou linezolida IV para tratamento de MRSA a escolha deve recair sobre clindamicina ou linezolida orais.[3]

Os tempos de uso de antibiótico venoso, oral e total ainda são motivo de controvérsia e têm mudado constantemente com o passar dos anos, sendo apresentado a seguir o esquema mais atual.[2-3] A mudança de antibioticoterapia venosa para oral está indicada toda vez que o paciente tiver melhora significativa dos sintomas inflamatórios (incluindo a dor), estiver afebril há mais de 48 horas e quando o PCR cair a níveis iguais ou maiores que 50%. Normalmente, isso

vai acontecer aproximadamente depois de 1 semana de tratamento intravenoso com antibióticos adequados. O tratamento oral deve ser continuado por 3-4 semanas se o PCR voltar a níveis normais em 20 dias do início do tratamento; caso contrário, deve-se continuar a terapia por um total de até 6 semanas.[2-3] O Quadro 2 apresenta as principais alternativas antimicrobianas utilizadas.

Quadro 2 Antibióticos de primeira e segunda escolha no tratamento das infecções osteoarticulares na infância segundo a faixa etária da criança

Faixa etária	Primeira escolha	Segunda escolha
Menores de 3 meses	Oxacilina ou cefazolina associada a gentamicina (Gram-negativos)	Vancomicina e gentamicina (cobre *S. aureus*, *Streptococcus*, e bacilos Gram--negativos)
De 3 meses a 5 anos	Oxacilina ou cefalosporina (cefazolina, cefuroxime)	Ceftriaxona
De 5 anos até a adolescência	Oxacilina ou cefalosporina (cefazolina, cefuroxime)	Vancomicina, clindamicina, linezolida (MRSA)
Doença falciforme	Cefotaxima, ceftriaxona	

MRSA: *Staphylococcus aureus* resistente à meticilina.

A terapêutica cirúrgica é composta pela aspiração do sítio infeccioso por agulha e de descompressão associada a desbridamento cirúrgico. A aspiração pode ser utilizada para diagnóstico em casos de dúvidas, sendo particularmente capaz de diferenciar abscessos não osteoarticulares de infecções ortopédicas verdadeiras. Além disso, após uma aspiração positiva, o material pode ser encaminhado para bacteriologia (identificação do patógeno e sua sensibilidade) e também autoriza o cirurgião a realizar o tratamento cirúrgico definitivo. Contudo, a análise do aspirado fornece o agente infectante em 30-80% dos casos, sendo sua negatividade muito influenciada pelo uso prévio de antibióticos.[3]

O tratamento cirúrgico das infecções osteoarticulares deve ser instituído de forma emergencial e o mais precocemente possível toda vez que houver sepse com piora clínica rápida ou quando os achados de imagem mostrarem grandes abscessos (maiores que 2 cm) ou grandes quantidades de fluidos que provavelmente não resolverão com a terapêutica antibiótica isolada, mesmo que a criança esteja estável (Figura 4).[6]

A cirurgia consiste em desbridamento e limpeza dos tecidos desvitalizados por meio de janela óssea na cortical (na osteomielite) ou da abertura da cápsula articular (caso da artrite séptica). A abertura em si já promove também a descompressão da lesão e permite a invasão por tecido de reparação.[6] Outras técnicas menos invasivas, como aspirações repetidas ou artroscopia, têm sido relatadas como alternativas para o tratamento operatório, especialmente nos casos de artrite séptica, mas seus resultados ainda não são consistentes e a artrotomia aberta continua como padrão ouro.[2,5-7]

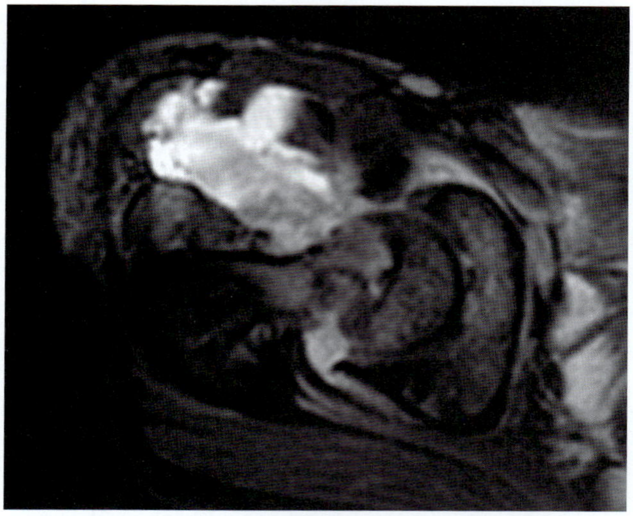

Figura 4 Corte axial de ressonância magnética do quadril direito evidenciando destruição cortical do colo femoral e grande abscesso em compartimento anterior.

Pacientes sem coleção purulenta evidente, com casos clínicos mais leves e com marcadores inflamatórios menos elevados podem ser conduzidos sem necessidade de tratamento cirúrgico.[1,3,5-7] Contudo, o papel da terapêutica medicamentosa isoladamente permanece controverso, especialmente nos casos de artrite séptica, nos quais drenagem e limpeza exaustivas podem evitar ou minimizar sequelas irreversíveis, como osteonecrose, condrólise e rigidez articular (Figura 5).[4,7] Fato é que muitos autores preconizam utilizar antibióticos empí-

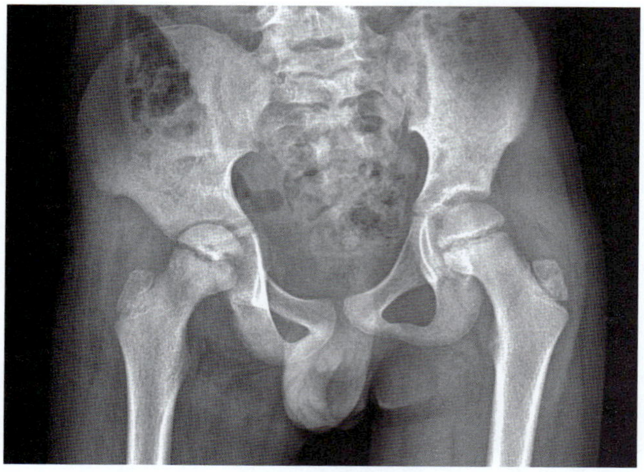

Figura 5 Aspecto radiográfico de sequela de artrite séptica do quadril direito, com diminuição importante do espaço articular, sinais de condrólise e osteonecrose da cabeça femoral.

ricos por 24-72 horas e somente indicar cirurgias caso não haja melhora significativa do quadro clínico do paciente.[4,7]

Após o tratamento cirúrgico aberto, recomenda-se que o paciente permaneça com drenagem aspirativa por período não superior a 3 dias e imobilização pode ser utilizada para controle da dor, mas reabilitação por fisioterapia deve ser iniciada o mais precocemente possível, assim que os sintomas do paciente permitirem. Imobilização prolongada pode ser prejudicial para a função, e, ao contrário, mobilidade precoce é fundamental para recuperar a amplitude dos movimentos no membro afetado.

REFERÊNCIAS BIBLIOGRÁFICAS

1. McNeil JC. Acute hematogenous osteomyelitis in children: clinical presentation and management. Infect Drug Resist. 2020 Dec 14;13:4459-73.
2. Swarup I, LaValva S, Shah R, Sankar WN. Septic arthritis of the hip in children: a critical analysis review. JBJS Rev. 2020 Feb;8(2):e0103.
3. Congedi S, Minotti C, Giaquinto C, Da Dalt L, Donà D. Acute infectious osteomyelitis in children: new treatment strategies for an old enemy. World J Pediatr. 2020 Oct;16(5):446-55.
4. Funk SS, Copley LA. Acute hematogenous osteomyelitis in children: pathogenesis, diagnosis, and treatment. Orthop Clin North Am. 2017 Apr;48(2):199-208.
5. Brown DW, Sheffer BW. Pediatric septic arthritis: an update. Orthop Clin North Am. 2019 Oct;50(4):461-70.
6. Woods CR, Bradley JS, Chatterjee A, Copley LA, Robinson J, Kronman MP, et al. Clinical practice guideline by the Pediatric Infectious Diseases Society and the Infectious Diseases Society of America: 2021 guideline on diagnosis and management of acute hematogenous osteomyelitis in pediatrics. J Pediatric Infect Dis Soc. 2021 Aug 5:piab027.
7. Matos MA, Guarniero R, Godoy Jr RM. Artrite séptica do quadril. Rev Bras Ortop. 2006;41(6):187-94.
8. Weinstein SL, Flynn JM, Crawford H. Lovell and Winter's pediatric orthopaedics. 8.ed. Philadelphia: Lippincott Williams & Wilkins; 2020.
9. Searns JB, Robinson CC, Wei Q, et al. Validation of a novel molecular diagnostic panel for pediatric musculoskeletal infections: integration of the cepheid xpert MRSA/SA SSTI and laboratory-developed real-time PCR assays for clindamycin resistance genes and kingella kingae detection. J Microbiol Methods. 2019;156:60-7.
10. Autore G, Bernardi L, Esposito S. Update on acute bone and joint infections in paediatrics: a narrative review on the most recent evidence-based recommendations and appropriate antinfective therapy. Antibiotics (Basel). 2020 Aug 6;9(8):486.

CAPÍTULO 4

DESVIOS ANGULARES E ROTACIONAIS DOS MEMBROS INFERIORES

Susana dos Reis Braga
Mariana de Oliveira Lobo
Miguel Akkari
Claudio Santili

AO FINAL DA LEITURA DESTE CAPÍTULO, O PEDIATRA DEVE ESTAR APTO A:

- Conhecer o desenvolvimento normal dos membros inferiores.
- Avaliar a marcha espontânea da criança.
- Realizar o exame físico dos membros inferiores.
- Solicitar exames complementares, quando necessário.
- Reconhecer quando é necessário algum tipo de tratamento.
- Instituir o tratamento, quando necessário.

DESENVOLVIMENTO NORMAL

As alterações dos membros inferiores são queixas frequentes nos consultórios pediátricos. Uma das principais preocupações consiste no medo de deixar passar o "melhor momento" para o tratamento ou, ainda, no fato de muitas vezes os próprios cuidadores terem usado órteses ou sapatos "corretivos" na infância.

Durante o desenvolvimento normal, os membros inferiores passam por mudanças, tanto angulares quanto rotacionais. Ao nascimento, observa-se o alinhamento em varo dos joelhos (angulações "para fora dos joelhos" e aproximação dos tornozelos), e este é corrigido progressivamente até inverter-se, quando então passa à angulação em valgo, que atinge o pico máximo entre 3-4 anos de idade (os joelhos se aproximam e os tornozelos se afastam), conhecidos como joelhos em X. O alinhamento final é atingido em torno dos 7 anos e tem variação relacionada ao sexo e à etnia, geralmente correspondendo a um alinhamento mecânico quase neutro, que prepondera no adulto (Figuras 1 e 2).[1,2]

A posição fetal e a mobilidade da criança implicam modelagem intrauterina, que por sua vez favorece a contratura lateral da musculatura dos quadris e a torção interna das pernas. Ao nascimento, a anteversão femoral, que é a relação entre o eixo do colo do fêmur e o eixo transcondilar dos joelhos, é ao redor de 40 graus. A tíbia também tem seu eixo de rotação, que é dado pela relação entre o eixo transmaleolar e o eixo bicondilar do joelho; seu valor normal é neutro, em torno de 0 grau. Durante o desenvolvimento, a tíbia e o fêmur rodam lateralmente, sendo que a anteversão do fêmur passa a ser de 10-15 graus e a tíbia passa para 10-15 graus de rotação lateral nos adultos.[3,4]

A grande maioria das alterações rotacionais e angulares é fisiológica e terá resolução espontânea, não sendo necessário e nem mesmo efetivo o uso de órteses, palmilhas ou sapatos corretivos. Os cuidadores precisam ser esclarecidos e orientados quanto à história natural de resolução e devem estimular atividades esportivas.[5]

HISTÓRIA CLÍNICA

O primeiro passo é entender qual é a preocupação dos cuidadores, quem percebeu a alteração, se está havendo piora ou melhora e se existe alguma repercussão na vida da criança. A história pré-natal, perinatal e do desenvolvimento neuropsicomotor pode chamar a atenção para doenças como a paralisia cerebral. Os antecedentes familiares ortopédicos devem ser também pesquisados.[6]

As três perguntas rápidas[7] que ajudam na triagem clínica são: se existe dor; se é assimétrico e se está dentro do esperado para a faixa etária. Casos fora da idade esperada, com deformidades acentuadas, piora rápida, assimetria, quedas frequentes ou outros sintomas associados, como claudicação, febre e dor, exigem investigação mais aprofundada.

EXAME FÍSICO

O exame clínico começa de forma dinâmica. Se a criança já deambula, não se deve perder a oportunidade de observar detalhes da marcha espontânea quando ela estiver andan-

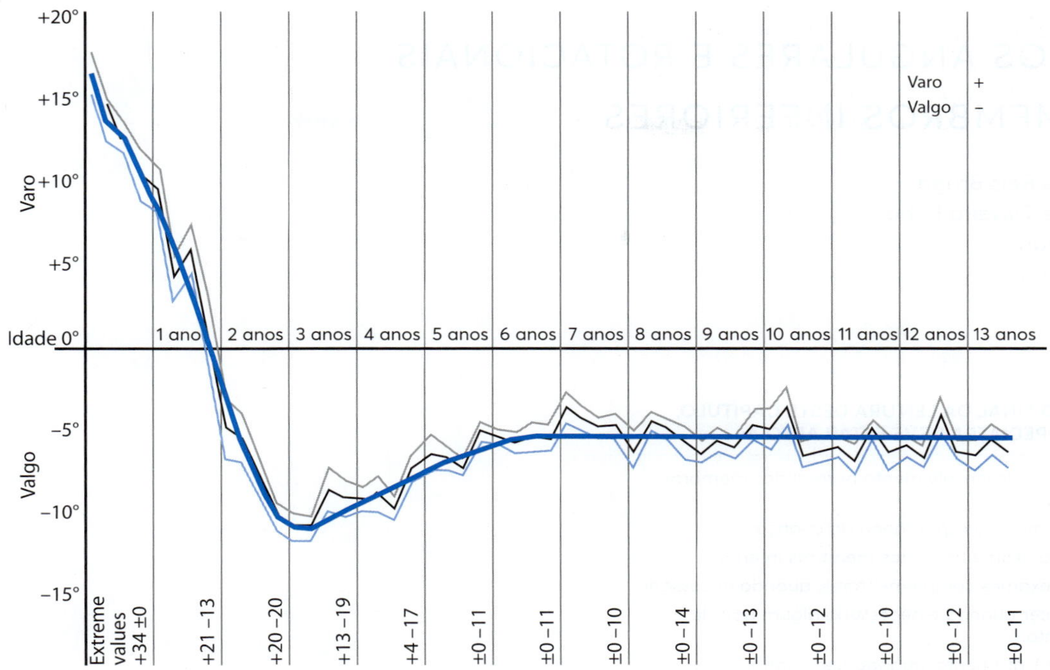

Figura 1 Evolução angular dos membros inferiores durante o crescimento

Fonte: adaptada de Salenius P, Vankka E, 1975.[1]

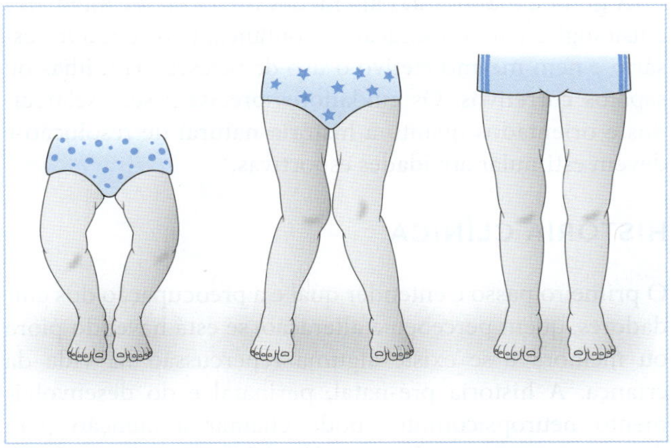

Figura 2 Evolução angular dos membros inferiores durante o crescimento.

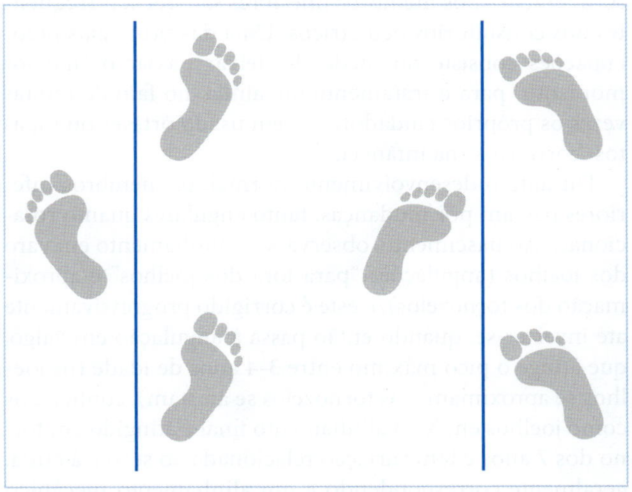

Figura 3 Ângulo de progressão do pé. A: rotação lateral; B: rotação medial.

do antes de adentrar o consultório. Essa pode ser a melhor chance de realizar a observação, pois muitas vezes, quando a criança entra na sala para a consulta, cria-se um bloqueio "automático" e o exame torna-se difícil.

Na avaliação da marcha, é importante criar uma uma rotina na sistematização: primeiro se observa o ângulo de progressão do pé, que normalmente tem 10 graus de rotação lateral e indica se existe uma marcha em rotação interna (marcha de pombo) ou em rotação lateral (pés para fora) (Figura 3). Também se observa se há presença do "toque entre os joelhos" e afastamento dos tornozelos, como ocorre nos joelhos em valgo (joelhos em X) ou na presença de angulações em varo (tipo *cowboy*). Se existir instabilidade ligamentar, podem-se observar pequenos movimentos de oscilação lateral, que são conhecidos como flambagem (*varus thrust*), comuns nos casos da tíbia vara de Blount. Após essa checagem, afere-se o peso e a altura e compara-se com a altura esperada e a altura alvo.

O exame físico geral é importante na pesquisa de estigmas que sugerem o diagnóstico sindrômico, como altera-

ções na pele, nas mãos, pavilhões auriculares, fáscies e outras malformações, além da avaliação neurológica, vascular e da maturidade.

A hipermobilidade articular é avaliada com base na pontuação de Beigthon e Horan,[8] que é uma escala de 9 pontos pesquisados em 5 manobras clínicas. São avaliadas as articulações dos cotovelos, joelhos, polegares, dos quintos dedos das mãos e a coluna. Pontuações acima de 5, em crianças, indicam hipermobilidade articular.

Com a criança deitada em decúbito dorsal, inicia-se com a aferição do ângulo entre a coxa e a perna, a pesquisa de discrepância no comprimento dos membros e as medidas das distâncias intercondilares (DIC) e intermaleolares (DIM), com os joelhos ou tornozelos aproximados (Figura 4). Essas medidas são importantes para a avaliação seriada. O genuvaro, a partir dos 2 anos de idade, deve ser investigado – ou em qualquer idade se a DIC for maior que 5 cm. A DIM, que representa o joelho em valgo, é investigada nos valores maiores que 10 cm ou em casos assimétricos. Na adolescência, valores acima de 5 cm já podem ser significativos se estiverem relacionados com queixas clínicas.[9]

O aspecto dos joelhos é, algumas vezes, modificado por fatores externos à articulação, por exemplo, o valgo aparente decorrente da obesidade. Alterações rotacionais dos membros podem simular ou piorar o aspecto das angulações dos joelhos, assim como, nas meninas, a largura da pelve faz com que angulações em valgo reais pareçam alinhadas e angulações em valgo de até 4 graus tenham aspecto de varo.

O *cover-up test*[10] ajuda no diagnóstico diferencial do varo fisiológico nas crianças entre 1-3 anos de idade. Para sua realização, o paciente deve estar deitado, com as patelas voltadas para a frente e os joelhos e quadris totalmente estendidos; a mão do examinador deve cobrir o terço médio e distal da tíbia. Isso permite avaliar o alinhamento do terço proximal da tíbia com relação ao fêmur. O alinhamento com valgo evidente corresponde a um teste negativo. As crianças em que se observa alinhamento duvidoso, neutro ou em varo (teste positivo) devem ser investigadas (Figura 5).

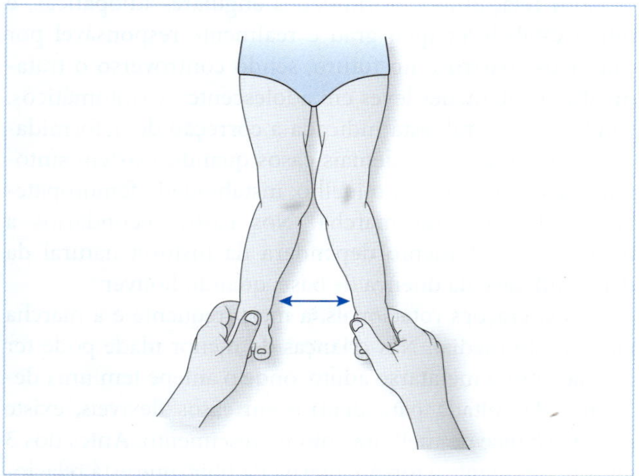

Figura 4 Medida da distância intermaleolar (DIM).

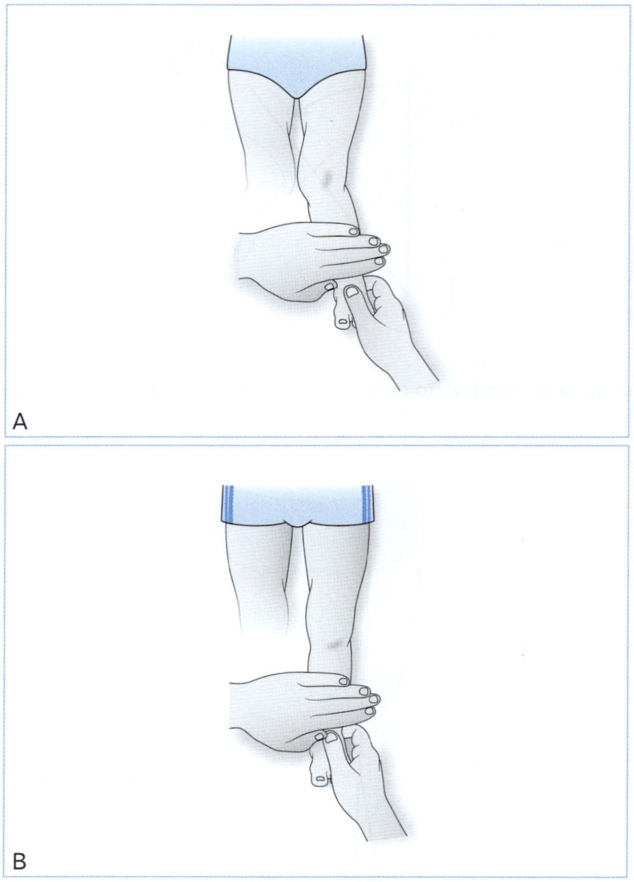

Figura 5 *Cover-up test.* A: alinhamento em valgo sugerindo condição fisiológica; B: alinhamento neutro sugerindo necessidade de investigação diagnóstica.

Fonte: adaptada de Davids JR et al., 2000.[10]

A avaliação torcional deve ser feita de forma sistematizada, conforme descrito por Staheli,[4] e inclui o ângulo de progressão do pé, avaliado previamente durante a marcha. Em decúbito ventral são pesquisadas as rotações medial e lateral dos quadris, com os joelhos fletidos a 90 graus (Figura 6). É importante lembrar que rotações assimétricas dos quadris sugerem alterações patológicas e devem ser investigadas.

Também merece atenção o fato de que, apesar de existir uma anteversão acentuada do fêmur nas crianças menores, antes de 1 ano de idade, ela não é percebida no exame físico. Isso se deve à contratura da musculatura lateral dos quadris, que está presente nas crianças de baixa idade. O ângulo coxa-pé (Figura 7) e o eixo transmaleolar são os parâmetros que demonstram clinicamente a rotação da tíbia. Avalia-se também a presença ou não de deformidades do pé, por exemplo, o pé metatarso varo, que dá o aspecto de marcha em rotação interna.

EXAMES COMPLEMENTARES

Quando existe a hipótese de uma doença de base causar a alteração, o exame normalmente solicitado é a radiografia

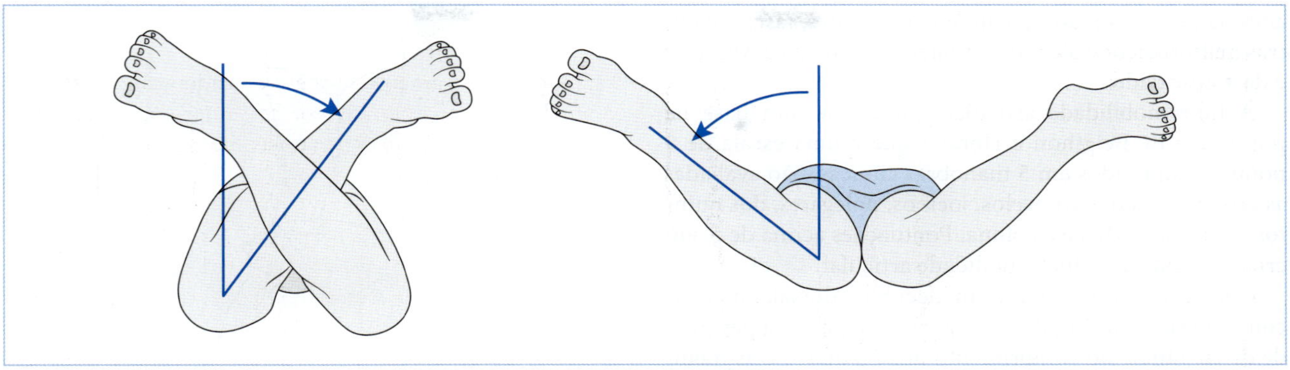

Figura 6 Avaliação rotacional dos quadris. A: rotação lateral; B: rotação medial.

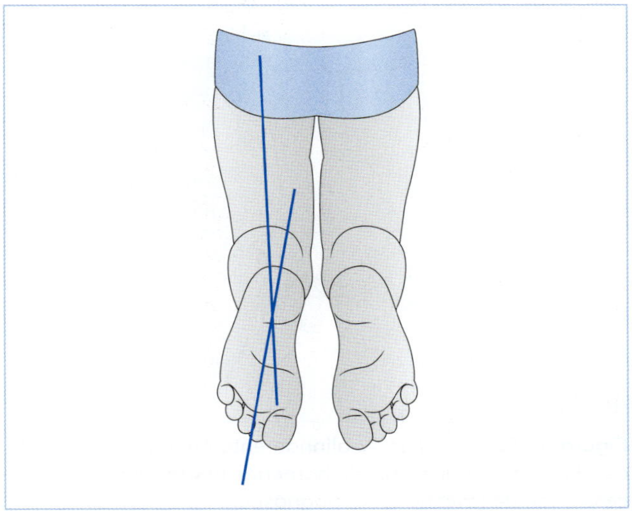

Figura 7 Ângulo coxa-pé.

panorâmica de membros inferiores em ortostase e com as patelas voltadas para a frente. Além da avaliação do eixo da carga, se o joelho é neutro, varo ou valgo, também se consegue averiguar se existem alterações no aspecto, na proporção dos ossos e em suas placas de crescimento. O raquitismo, por exemplo, apresenta classicamente placas de crescimento aumentadas na espessura (altura) e na largura, além de bordas irregulares. Na tíbia vara de Blount existe deformidade e alteração na placa de crescimento medial da tíbia. Nas displasias ósseas, muitas vezes se observam alterações nas epífises (displasias epifisárias) ou na conformação das metáfises (displasias metafisárias), além de diferenças na conformação mecânica da bacia (colo em varo ou em valgo), devendo-se considerar a associação de displasias vertebrais (espondiloepifisárias, espondilometafisárias etc.).

As deformidades rotacionais, sejam elas o motivo da investigação ou associadas às angulares, são de mais difícil avaliação e confirmação com exames complementares. Usualmente são solicitados exames quando existe a intenção de confirmar o diagnóstico ou planejar uma correção cirúrgica. Nesse contexto, somam-se às avaliações clínicas e radiográficas gerais novas ferramentas como a radiografia bidimensional de baixa dose (EOS), que é uma possibilidade recente de avaliação radiográfica 3D, embora ainda pouco acessível, e a análise de marcha que vem ganhando espaço por permitir o entendimento do impacto real das alterações mecânicas do caminhar, incluindo a possibilidade de sobrecarga articular.[11]

Além dessas, existem também protocolos tomográficos específicos que, em conjunto, têm sido utilizados para esclarecer as combinações angulares e torcionais das articulações.

QUANDO TRATAR

O tratamento é necessário para crianças que apresentam deformidades secundárias a doenças e que não se enquadram na história natural de recuperação espontânea no desenvolvimento. A doença de base precisa ser diagnosticada, porque pode exigir tratamento específico. O uso de palmilhas ou órteses não apresenta resultados comprovados – os bons resultados provavelmente estão relacionados com a melhora já esperada de "alterações" fisiológicas, devendo-se também considerar o custo dessas intervenções e a possibilidade de distorções da autoimagem corporal.

Com relação às deformidades angulares idiopáticas, é difícil estabelecer qual grau é realmente responsável por causar osteoartrose no futuro, sendo controverso o tratamento de alterações leves em adolescentes assintomáticos. Como linha geral, está indicada a correção de deformidades acentuadas e nos demais casos quando existem sintomas, tais como dores no joelho, instabilidade femoropatelar e alterações da marcha. Nos casos secundários a doenças, o tratamento dependerá da história natural da deformidade e da doença de base, quando houver.

Das alterações rotacionais, a mais frequente é a marcha em rotação medial. Nas crianças de menor idade pode ter relação com o metatarso aduto, onde o antepé tem uma deformidade voltada para dentro; em casos flexíveis, existe grande chance de melhora com o crescimento. Antes dos 3 anos fica evidente a torção interna da tíbia, que está relacionada ao genuvaro fisiológico e que naturalmente se resolve

entre 4-6 anos de idade. O tratamento fica reservado para crianças maiores de 8 anos com torções maiores de 40 graus.

A torção do fêmur (anteversão) é geralmente a causa da marcha em rotação medial em crianças acima dos 3 anos; os pais comumente se queixam do correr "desajeitado" e do hábito de sentar em "W", que se resolvem com a melhora espontânea. Em crianças sem outras doenças, a necessidade de tratamento é excecional, porque, mesmo que exista alguma persistência da deformidade na idade adulta, não está relacionada à artrose ou a dificuldades para práticas esportivas.

A marcha em rotação lateral é observada logo no início da marcha e se resolve entre os 18-24 meses; após essa fase, sempre convém atenção. A torção tibial lateral primária é rara e tende a piorar com o crescimento. A retroversão do fêmur é discutida como fator de risco para doenças como a epifisiolise (escorrega mento da epífise femoral) e a degeneração articular (artrose) do quadril. Marcha com rotação lateral também pode indicar doenças já presentes no quadril, como a coxa vara e a epifisiolise. Ainda, pode ser secundária à obesidade, a deformidade dos pés, síndromes e distrofias musculares.

Nos adolescentes, é possível que existam alterações rotacionais combinadas em que o ângulo de progressão da marcha é normal. A chamada *miserable malalignment syndrome* consiste na somatória de uma anteversão acentuada do fêmur e na torção lateral acentuada da tíbia, ocasionando queixas relacionadas ao joelho, como condromalácia pela dor e instabilidade articular. Seu reconhecimento é importante para guiar o tratamento das queixas e evitar atitudes agravantes.

TRATAMENTO

O método de tratamento leva em consideração se estamos diante de um caso idiopático ou secundário a uma doença e seu prognóstico, além do grau da deformidade e da idade da criança.

As deformidades angulares dos joelhos podem ser tratadas por meio de bloqueios parciais nas fises, guiando assim o crescimento e a correção da deformidade até o alinhamento normal. Diversas técnicas temporárias são conhecidas e utilizadas com sucesso (Figura 8).

Diferentes implantes podem ser selecionados. Considerando seus princípios, placas de banda de tensão têm sido preferidas em crianças menores, enquanto parafusos transfisários percutâneos se tornaram alternativa atrativa entre os adolescentes.[11]

Nas alterações rotacionais, assim como nas angulares em que o crescimento residual é pequeno, o tratamento de escolha se faz mediante as osteotomias.

A correção por meio de osteotomia pode ser feita de forma aguda, quando toda deformidade é corrigida no mesmo procedimento cirúrgico, e usualmente exige material de síntese para estabilização, como fios metálicos, placas e parafusos; ou, ainda, pode-se fazer a correção gradual com a utilização dos fixadores externos. Nas deformidades complexas e multiplanares existe certa preferência pela utilização da correção gradual para maior acurácia terapêutica.

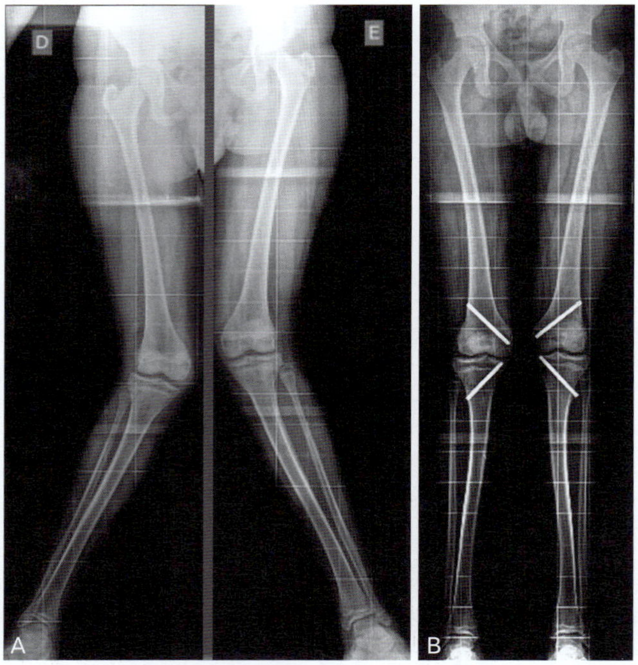

Figura 8 Paciente de 14 anos com genuvalgo. A: radiografias panorâmicas com carga bilateral demostrando genuvalgo acentuado; B: pós-operatório de hemiepifisiodese do fêmur e da tíbia com importante correção da deformidade.

REFERÊNCIAS BIBLIOGRÁFICAS

1. Salenius P, Vankka E. The development of the tibiofemoral angle in children. J Bone Joint Surg Am. 1975;57(2):259-61.
2. Heath CH, Staheli LT. Normal limits of knee angle in white children: genu varum and genu valgum. J Pediatr Orthop. 1993 Mar--Apr;13(2):259-62.
3. Yeo A, James K, Ramachandran M. Normal lower limb variants in children. BMJ. 2015;350:h3394.
4. Staheli LT, Corbett M, Wyss C, King H. Lower-extremity rotational problems in children. Normal values to guide management. J Bone Joint Surg Am. 1985:67:39-47.
5. Mooney JF 3rd. Lower extremity rotational and angular issues in children. Pediatr Clin North Am. 2014 Dec;61(6):1175-83.
6. Rerucha CM, Dickison C, Baird DC. Lower extremity abnormalities in children. Am Fam Physician. 2017;96(4):226-33.
7. Evans AM. Mitigating clinician and community concerns about children's flatfeet, intoeing gait, knock knees or bow legs. J Paediatr Child Health. 2017;53(11):1050-3.
8. Beighton P, Horan F. Orthopaedic aspects of the Ehlers-Danlos syndrome. J Bone Joint Surg Br. 1969;51(3):444-53.
9. Braga SR, Figueiredo MJPSS, Santili S. Deformidades angulares e rotacionais dos membros inferiores. In: Santili C, Goiano EO. Ortopedia e traumatologia pediátrica. Rio de janeiro: Atheneu; 2019. p.289-98.
10. Davids JR, Blackhurst DW, Allen BL Jr. Clinical evaluation of bowed legs in children. J Pediatr Orthop B. 2000;9(4):278-84.
11. Braga SR, Santili C, Rodrigues NVM, Soni JF, Green DW. Growth modulation for angular knee deformities: a practical guideline. Curr Opin Pediatr. 2023 Feb 1;35(1):110-7.

CAPÍTULO 5

MALFORMAÇÕES CONGÊNITAS DOS PÉS DOS RECÉM-NASCIDOS

Alexandre Francisco de Lorenço
Eduardo Abdalla Saad
José Antonio Pinto

AO FINAL DA LEITURA DESTE CAPÍTULO, O PEDIATRA DEVE ESTAR APTO A:

- Conhecer e diagnosticar as diversas alterações congênitas dos pés de recém-nascidos.
- Conhecer os métodos de tratamento para correção das alterações congênitas.
- Encaminhar para tratamento cirúrgico quando necessário.

INTRODUÇÃO

Há diversas alterações congênitas dos pés que podem ser encontradas no recém-nascido. Entre as mais comuns, estão os pés tortos congênitos (PTC), destacando-se o pé equino cavo varo. Por ser o mais frequente, tornou-se um sinônimo de PTC. Com o uso de ultrassonografia morfológica, muitos diagnósticos são feitos ainda no período pré-natal (Figura 1).

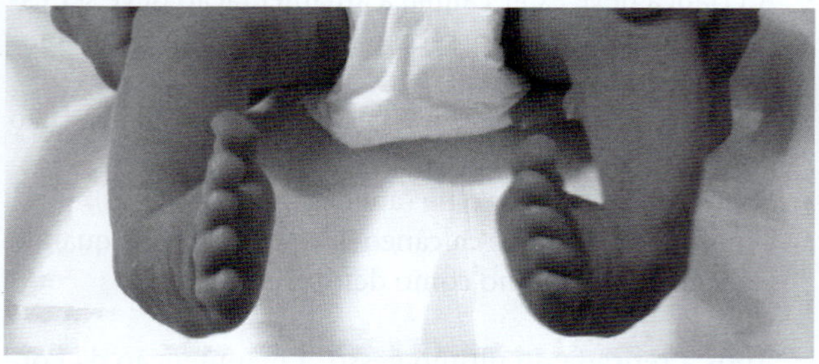

Figura 1 Aspecto clínico do pé torto congênito bilateral com a deformidade característica em equino cavo varo.

O PTC pode ser uma deformidade isolada (idiopática) ou associada com outras malformações.

Outras formas de alterações congênitas do pé incluem o metatarso aduto (MA), o pé calcâneo valgo e o pé talo vertical. O MA é uma alteração apenas da parte anterior do pé, que se encontra aduzida. Geralmente, tem boa evolução, mesmo nos casos mais acentuados, podendo ser tratado com gessos ou órteses. O pé calcâneo valgo é apenas uma alteração postural causada pela posição dos pés dentro do útero e regride facilmente em poucos dias, espontaneamente ou com exercícios e manipulações feitos pelos pais. O pé talo vertical é a forma mais grave de PTC e geralmente está associado a outras alterações, como artrogripose ou mielomeningocele. Essa alteração geralmente requer tratamento cirúrgico (Figura 2).

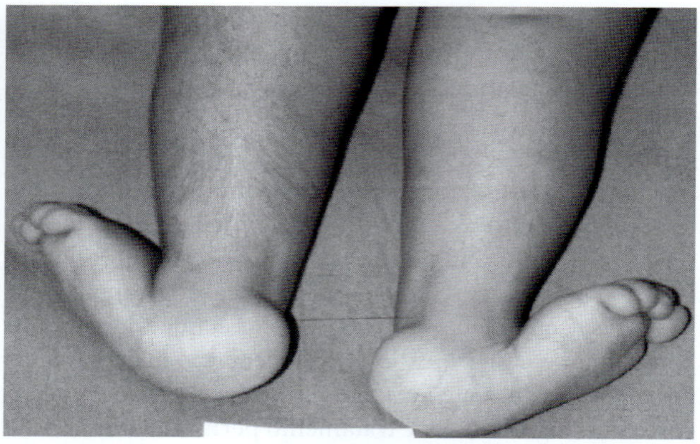

Figura 2 Pé talo vertical, também chamado de "pé em mata-borrão" ou pé plano valgo convexo, uma das mais graves formas de deformidade congênita.

PÉ TORTO CONGÊNITO (EQUINO CAVO VARO)

A etiologia do PTC é desconhecida, e sua incidência é muito variável. Em São Paulo, foi observada incidência de 2,17 a cada mil nascidos. Há acometimento bilateral em torno de 50% dos casos. O sexo masculino é mais acometido, em uma proporção aproximada de 2:1. A etiologia mais aceita é uma parada do desenvolvimento embrionário, porque no quarto estágio o embrião posiciona seus pés em equino varo.

Diagnóstico

É possível ter o diagnóstico pré-natal por meio da ultrassonografia (Figura 3). Contudo, apenas ao nascimento se confirma o diagnóstico pelo exame físico. Não há necessidade de radiografias ou de qualquer outro exame complementar.

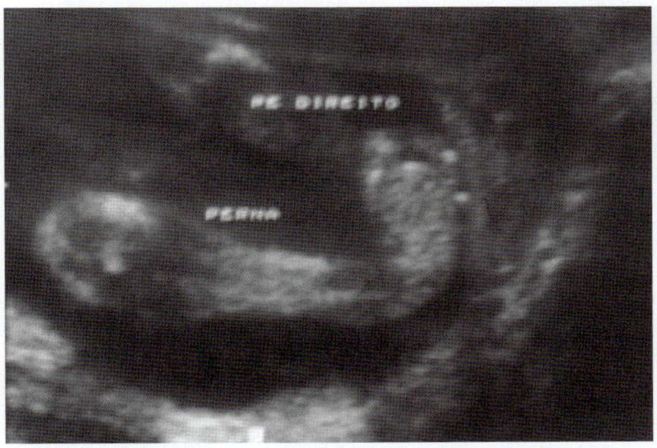

Figura 3 Ultrassonografia mostrando diagnóstico pré-natal de pé torto congênito.

Patologia

A deformidade é bastante característica e envolve a perna, que apresenta atrofia da panturrilha, e o pé, que está em equino cavo varo. O principal componente da deformidade no PTC é a luxação medial do complexo formado pelo navicular, calcâneo e cuboide em relação ao talo.

Tratamento

Atualmente, tem-se observado uma mudança importante no modo de tratamento do PTC em virtude da imensa repercussão mundial obtida pelo método conservador de Ponseti, que tem representado uma revolução no manejo do PTC. É extremamente simples, indolor e, quando aplicado corretamente, com o auxílio da amamentação materna, muitas vezes a criança até dorme durante a confecção do gesso corretivo (Figura 4). Esse tratamento permite a correção de mais de 80% dos casos de pé torto idiopático, independentemente de sua gravidade.

É importante o pediatra saber alguns passos desse tratamento para auxiliar no esclarecimento das dúvidas dos pais, reforçar as recomendações dadas pelo ortopedista pediátrico e colaborar com o sucesso dos resultados, principalmente na fase do uso do aparelho após a sequência de gessos.

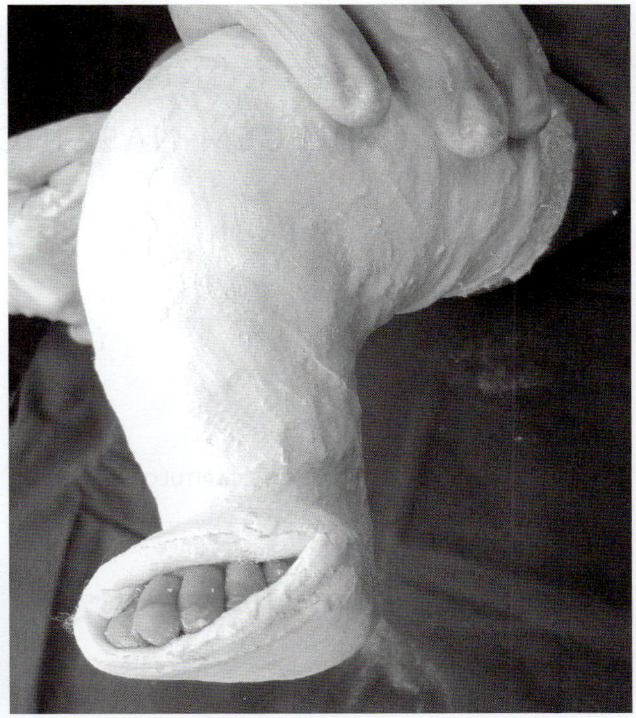

Figura 4 A confecção do gesso deve ser bem-feita, moldando o pé em correção progressiva a cada semana.

O método Ponseti envolve manipulações suaves e trocas gessadas realizadas semanalmente, sendo necessárias geralmente 5-6 semanas em média para obter a correção de quase todos os componentes da deformidade, exceto o equinismo, que exige um pequeno procedimento cirúrgico, a tenotomia do tendão calcâneo (Figura 5).

São pontos fundamentais para o sucesso do tratamento:

- A criança deve estar calma; a amamentação deve ser estimulada durante a confecção do gesso em um ambiente adequado.
- Duas pessoas devem fazer o gesso inguinopodálico (não pode ser feito gesso curto tipo "botinha").
- Nunca se deve forçar o pé (apenas moldá-lo bem).
- Tenotomia do tendão calcâneo deve ser realizada quando resta apenas o equino como deformidade.

Após a retirada do último gesso, a manutenção da correção é realizada por uma barra de abdução (aparelho de Denis-Browne), em uso contínuo por 3 meses, seguido por uso noturno em um período de 3-4 anos (Figura 6). Quando a deformidade é unilateral, o membro normal deve ficar em rotação externa de 40 graus.

Há algumas dificuldades com o método, sendo a principal a adesão ao uso da órtese. A falha ao usar a órtese é a maior causa de recidiva da deformidade. A importância do uso adequado para manter a correção deve ser bem enfati-

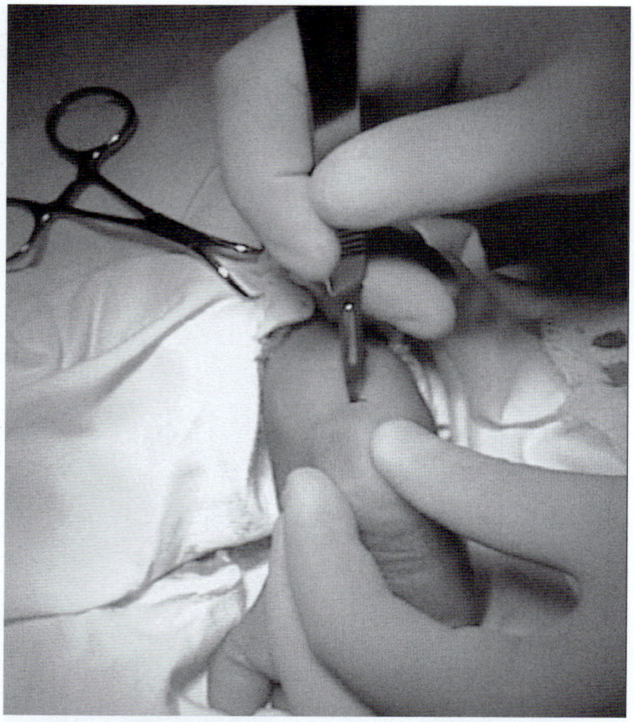

Figura 5 A tenotomia do tendão calcâneo é a última etapa antes do gesso final. Apenas um ponto é necessário e não fica cicatriz.

zada para os pais. Aqueles que seguem corretamente o uso da órtese são os que obtêm o melhor resultado (Figura 7).

Tratamento cirúrgico

Com o emprego adequado da técnica de Ponseti, as indicações de cirurgias extensas diminuíram. Mesmo pacientes com pés inveterados têm benefício na manipulação gessada antes de se fazer qualquer procedimento cirúrgico e, algumas vezes, podem ser totalmente corrigidos. Assim, provavelmente no futuro serão cada vez mais raras as indicações de liberações cirúrgicas mais amplas.

METATARSO ADUTO

O MA é uma das deformidades mais comuns do pé, ocorrendo em 1-2 casos por mil nascidos vivos. É definido como

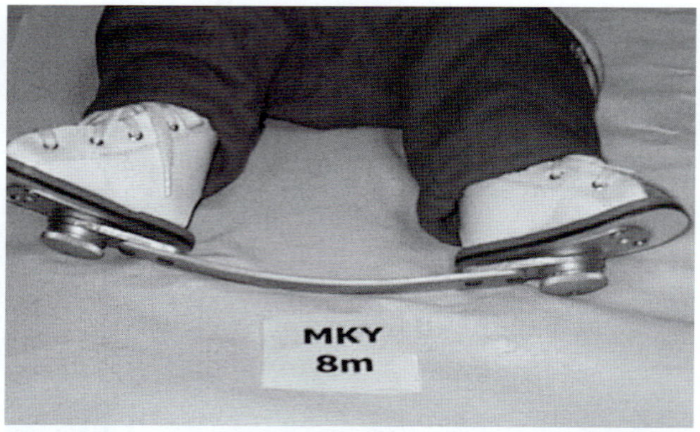

Figura 6 A órtese de abdução deve ser usada por tempo integral durante 3 meses após o final da fase de gessos, ou seja, pode ser retirada apenas para banho. Após esse período, deve ser mantida por mais 3 anos para uso durante o sono (12 horas/dia).

uma deformidade do plano transversal nas articulações entre o tarso e os metatarsos, na qual os metatarsos são desviados medialmente (Figura 8).

Na inspeção, os dedos dos pés se inclinam em direção à linha média, criando uma borda lateral do pé em forma de C, com a base do quinto metatarso ficando mais proeminente (Figura 8). Black descreve uma classificação que gradua a deformidade de acordo com o espaço interdigital que o eixo do retropé cruza. O espaço entre o hálux e o segundo dedo pode estar aumentado. O exame cutâneo frequentemente revela uma fenda profunda na planta do pé medial (Figura 9).

Um teste simples que pode identificar as suspeitas clínicas do MA é o teste V dos dedos (Figura 10). Nesse teste, o calcanhar é colocado no espaço formado entre os dedos indicador e médio, e a face lateral do pé é observada do lado plantar, avaliando-se o desvio medial ou lateral do dedo médio. O desvio medial do dedo médio indica MA.

O tratamento é baseado na gravidade da deformidade. Existe muita controvérsia. Enquanto alguns autores defendem apenas a observação sem tratamento para os casos leves, outros indicam intervenção precoce em todos os casos graves ou até os 2 meses de idade, se a condição não regredir. Com base no curso natural da condição, uma abordagem mais conservadora parece razoável. Dos casos de MA identificados ao nascimento, 85-90% se resolvem até 1 ano

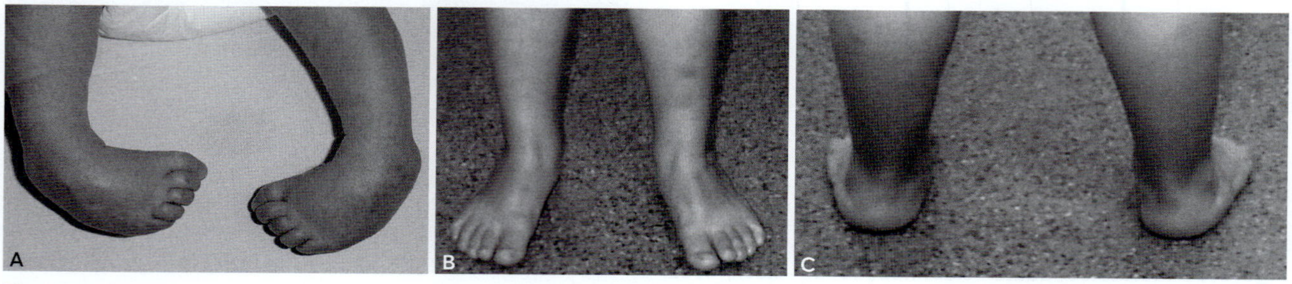

Figura 7 Aspecto clínico antes e depois do tratamento pelo método Ponseti.

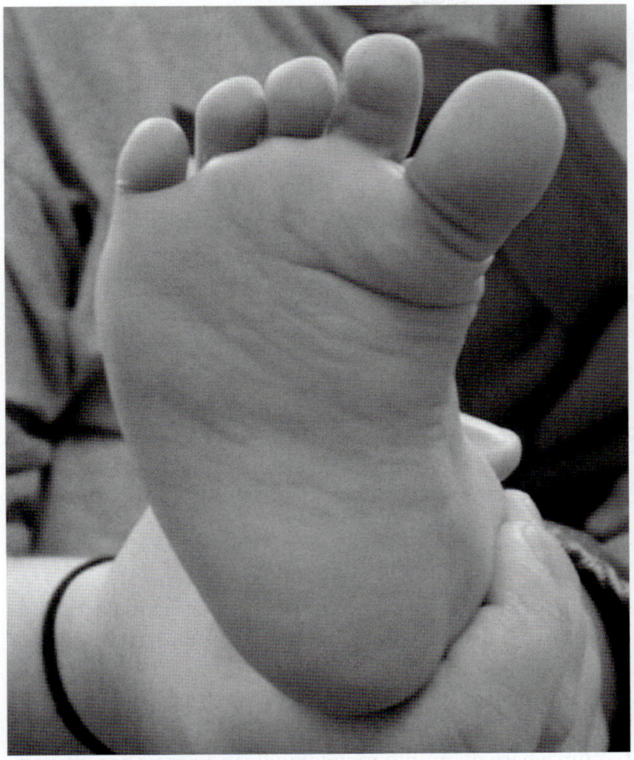

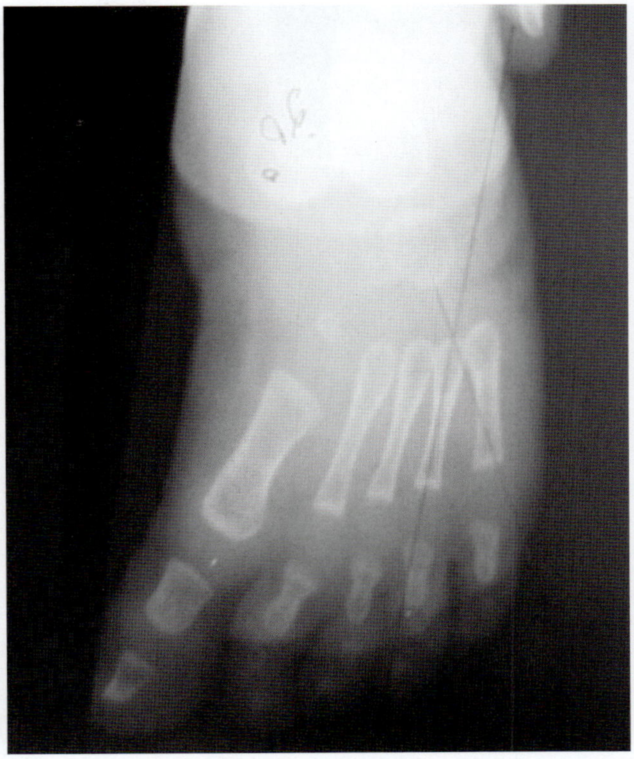

Figura 8 Metatarso aduto.

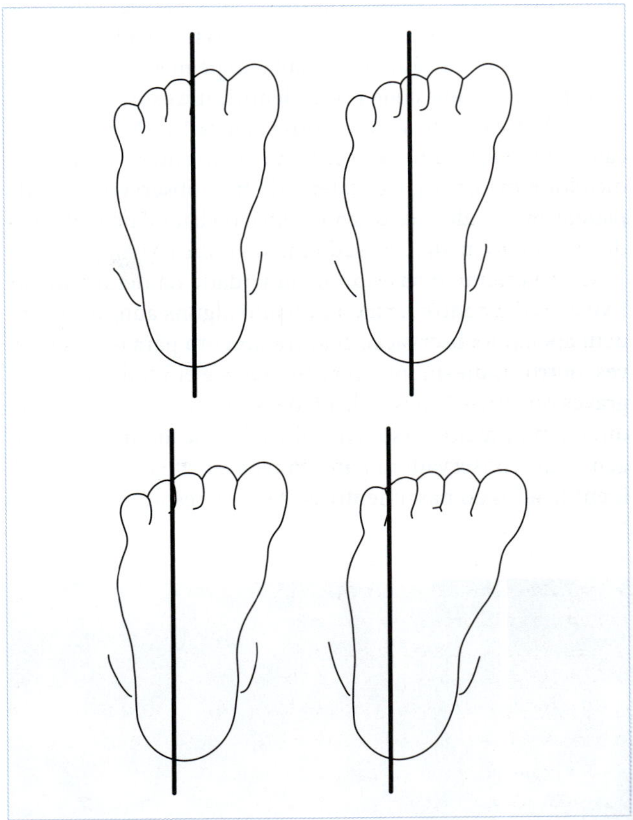

Figura 9 Metatarso aduto: classificação de Bleck, 1982. Grau 1, grau 2, grau 3, grau 4.

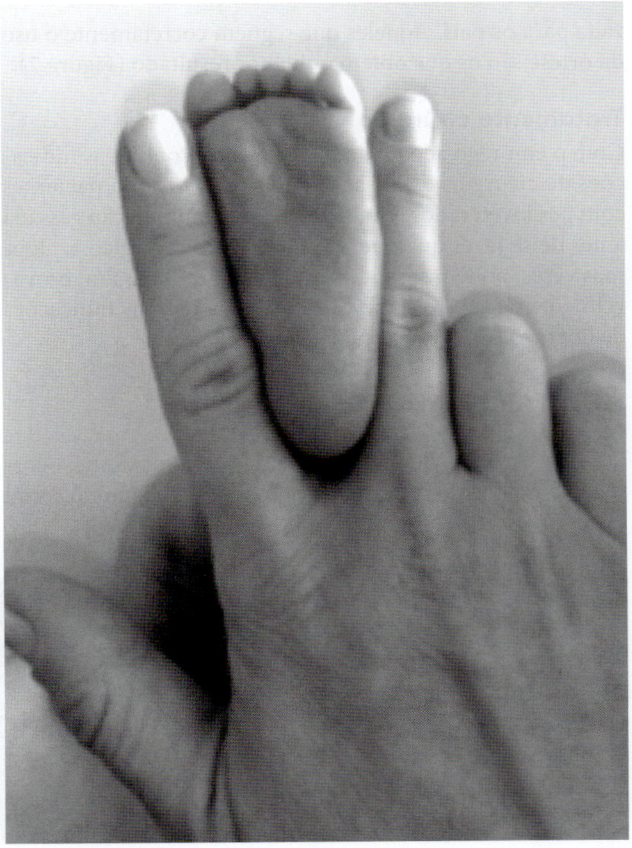

Figura 10 Teste V.

de idade. Outro estudo confirmou esses achados mostrando que 87% dos casos de MA se resolveram até os 6 anos de idade, com apenas cerca de 4% restantes aos 16 anos.

Para a maioria dos casos de MA o prognóstico é bom. Em casos graves, a deformidade pode levar ao desenvolvimento de joanetes e dedos em martelo. Portanto, o MA (rígido) pode necessitar de tratamento gessado ou órtese seriada.

TALO VERTICAL CONGÊNITO

O talo vertical congênito é uma deformidade rara que deve ser distinguida do calcâneo valgo. Também conhecido como pé convexo, é uma deformidade rígida, em oposição a um pé calcâneo valgo flexível, por isso não responde ao alongamento e, na maioria dos casos, requer cirurgia.

A região plantar tem a superfície convexa e a região dorsal se aproxima do tornozelo. O retropé está na posição equina em vez do calcâneo, com talos e calcâneo apontando para baixo e o antepé em dorsiflexão. Ocorre a luxação dorsal do navicular na cabeça do talo (Figura 11).

É importante examinar toda a criança, procurando outras anormalidades, como artrogripose (contraturas articulares múltiplas presentes ao nascimento) e meningomielocele, que podem estar presentes em até 60% das crianças com talo vertical congênito. O exame do pé geralmente revela um pé rígido com arco "invertido", superfície plantar convexa e vinco profundo na lateral dorsal. A articulação do tornozelo está em flexão plantar, enquanto o mediopé e o antepé estão em flexão dorsal. As radiografias laterais do pé são úteis para confirmar o diagnóstico (Figura 12).

A terapia conservadora pode ajudar a alongar o antepé e o retropé, mas a cirurgia é necessária na maioria dos casos. Atualmente é preconizada a técnica do Ponseti reverso, descrita por Dobbs. Após a deformidade se estabilizar, a correção cirúrgica torna-se complexa, e deve ser realizada por um especialista em deformidades pediátricas do pé.

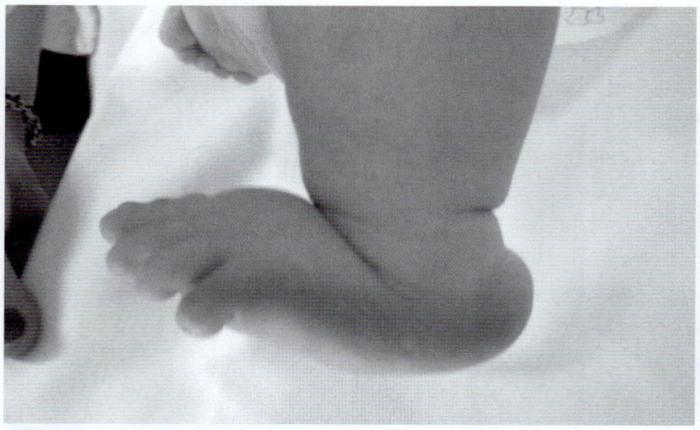

Figura 11 Pé talo vertical.

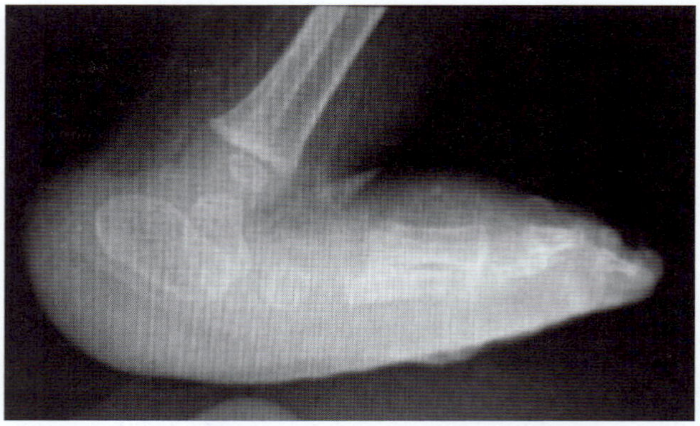

Figura 12 Radiografia lateral que confirma o diagnóstico de pé talo vertical.

DEFORMIDADE DOS DEDOS

Polidactilia

A incidência de polidactilia (dígitos supranumerários dos pés) tem distribuição igual em relação ao sexo. A polidactilia simultânea das mãos e pés estão presentes em cerca de 1/3 dos casos. É mais comum em negros do que em brancos (3,6-13 casos por mil nascidos vivos).

Acredita-se que a principal causa da polidactilia seja genética. A polidactilia geralmente envolve dígitos pós-axiais, quando ocorrem laterais à linha média, especialmente o quinto. Embora alguns casos envolvam apenas uma falange distal, outros são muito mais complexos, envolvendo todo o dígito, com duplicação de hastes, tendões e estruturas vasculares (Figura 13).

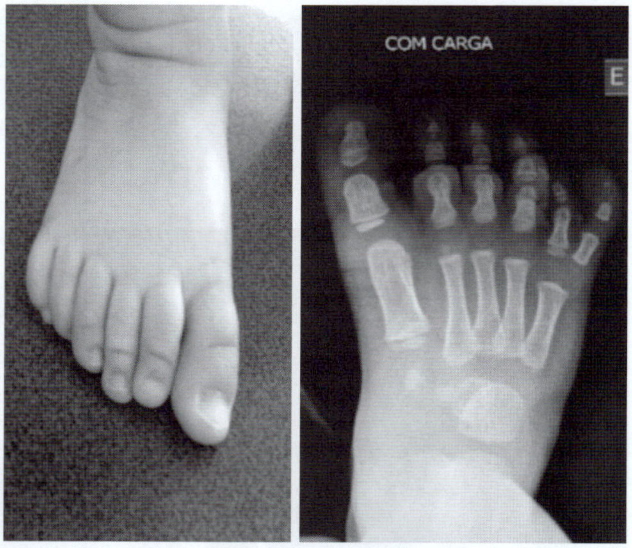

Figura 13 Polidactilia.

O tratamento de casos complexos envolvendo osso requer a remoção de estruturas duplicadas, enquanto casos envolvendo tecidos moles podem ser tratados apenas com suturas de ligadura aplicadas no berçário. A cirurgia geralmente é realizada aos 6-9 meses de idade, antes que a criança seja ambulatorial, mas capaz de tolerar anestesia geral.

Sindactilia

A sindactilia (dedos dos pés interligados) ocorre em aproximadamente 1 em cada 2.000-2.500 nascidos vivos. Existem vários níveis, da parcial à completa. O local mais frequente é entre o segundo e o terceiro dedo. Acredita-se que a sindactilia seja genética, com um padrão autossômico dominante de herança (Figura 14).

A sindactilia simples é mais um problema cosmético do que funcional, e raramente requer tratamento. Avaliação radiográfica não é indicada a menos que o tratamento radical esteja sendo contemplado. Se os pais desejarem cirurgia, é aconselhável esperar até que a criança tenha idade suficiente para participar da decisão e participar dos cuidados pós-operatórios. A complicação mais comum da cirurgia é a deiscência da pele, levando a recorrência do problema.

DEDOS SOBREPOSTOS

Os dedos sobrepostos são frequentemente familiares, com o quinto dedo do pé sendo o mais comumente afetado. Frequentemente bilateral, a condição é distribuída uniformemente entre meninos e meninas. Essa deformidade se apresenta como adução do quinto dedo (Figura 15). A articulação metatarsofalângica é dorsifletida e a placa ungueal é frequentemente menor que o esperado.

Em recém-nascidos, a condição é frequentemente passiva, corrigida com alongamento suave ou o uso de bandagem e espaçadores de dedos dos pés. A esparadrapagem no dedo do pé adjacente tem sido empiricamente recomendada, mas esse método carece de estudos de resultados baseados em evidências. No entanto, se uma criança começar a andar antes que a deformidade seja corrigida, ela pode se tornar rígida, causando sintomas, e pode exigir correção cirúrgica.

BANDAS AMNIÓTICAS

Bandas amnióticas geralmente envolvem dedos das mãos e dos pés (Figura 16). Ocorrem em 1 a cada 15 mil nascidos

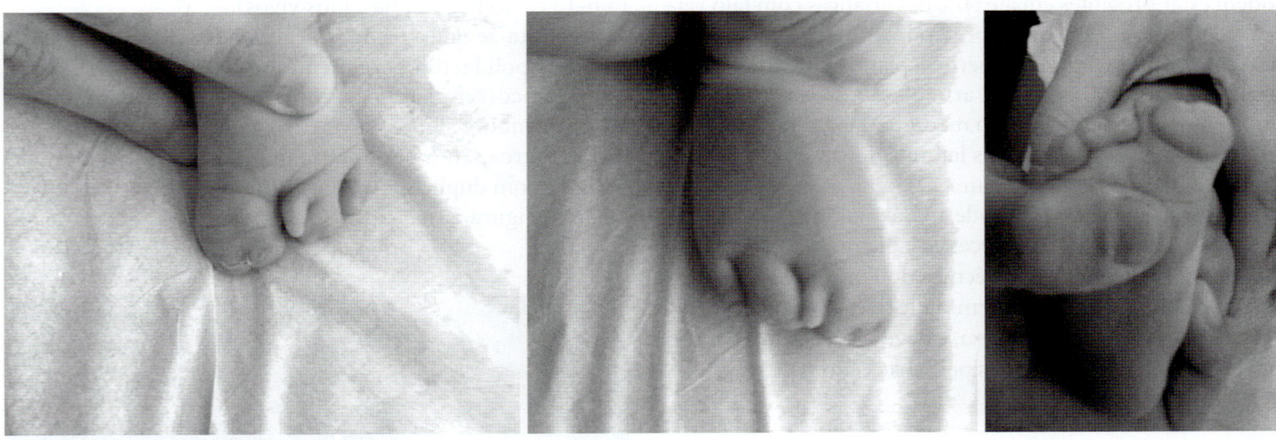

Figura 14 Sindactilia.

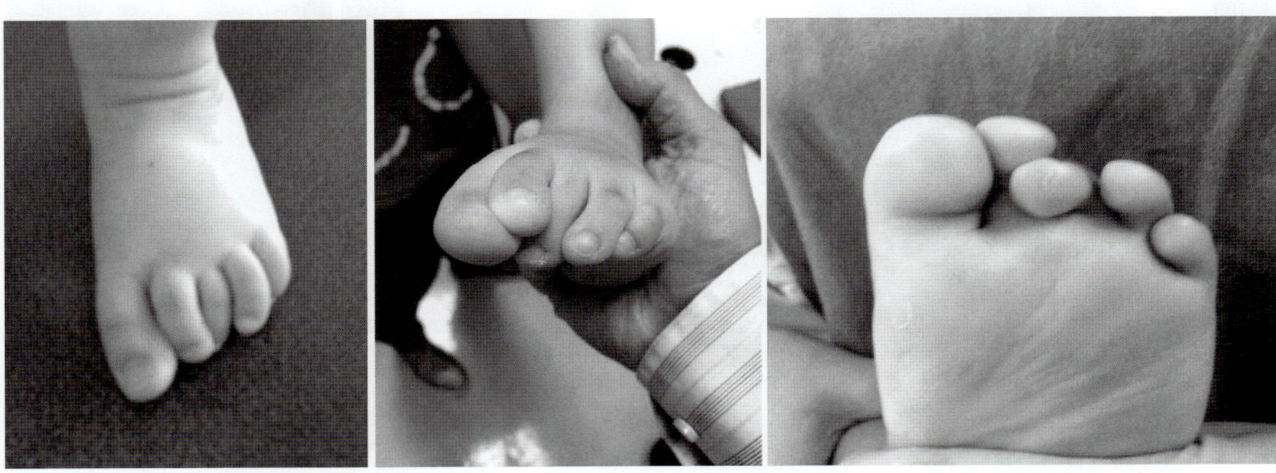

Figura 15 Clinodactilia e dedos sobrepostos.

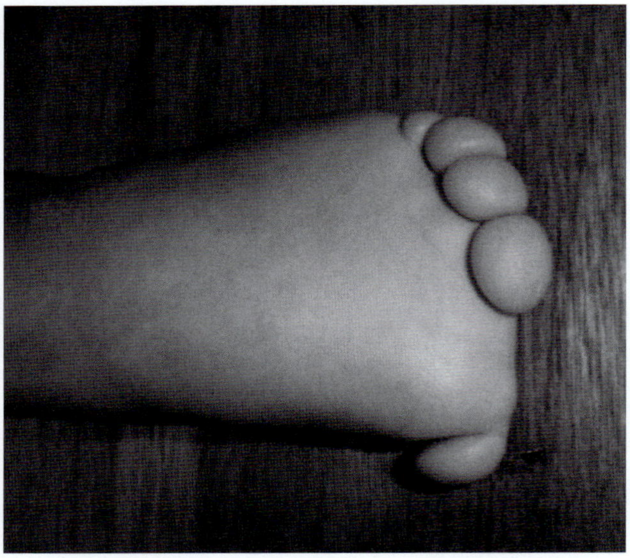

Figura 16 Bandas de Streeter ou amnióticas.

vivos e são produzidas por bandas finas de membrana amniótica envolvendo várias partes da extremidade no útero. Bandas simples criam inchaço da parte distal do dedo do pé com linfedema concomitante, e bandas mais profundas podem produzir amputações completas.

Contrações e extremidades bulbosas resultantes dos dígitos envolvidos são vistas facilmente durante o exame. Além do linfedema, é essencial descartar o comprometimento vascular, que se manifesta por pele pálida e fria com preenchimento capilar atrasado.

Bandas simples são principalmente problemas cosméticos e não requerem tratamento, mas bandas complexas, especialmente aquelas que produzem comprometimento neurovascular, devem ser liberadas cirurgicamente.

BIBLIOGRAFIA

1. Crawford A, Durrani A. Clubfoot. In: Sponseller PD (ed.). Orthopaedic knowledge update: pediatrics. Rosemont, IL: American Academy of Orthopaedic Surgeons; 2002. p.203-13.
2. Davidson RS. Miscellaneous foot disorders. In: Sponseller PD (ed.). Orthopaedic knowledge update: pediatrics. Rosemont, IL: American Academy of Orthopaedic Surgeons; 2002. p.223-9.
3. Furdon SA, Donlon CR. Examination of the newborn foot: positional and structural abnormalities. Advance Neonatal Care. 2002;2:248-58.
4. Gore AI, Spencer JP. The newborn foot. American Family Physician. 2004;69:865-72.
5. Heilig MR, Matern RV, Rosenzweig SD, Bennett JT. Current management of idiopathic clubfoot questionnaire: a multicentric study. Journal of Pediatric Orthopaedics. 2003;23:780-7.
6. Herring JA. Disorders of the foot. In: Tachdjian's pediatric orthopaedics. Philadelphia: W. B. Saunders Company; 2002. p.891-1037.
7. Herzenberg JE, Radler C, Bor N. Ponseti versus traditional methods of casting for idiopathic clubfoot. J Pediatr Orthop. 2002;22:517-22.
8. Jackson JF, Stricker SJ. Pediatric foot notes: a review of common congenital foot deformities. International Pediatrics. 2003;18:133-40.
9. Lourenço AF, Dias LS, Zoellick DM, Sodre H. Treatment of residual adduction deformity in clubfoot: the double osteotomy. J Pediatr Orthop. 2001;21:713-8.
10. Lourenço AF, Morcuende JA. Correction of neglected idiopathic club foot by the Ponseti method. J Bone Joint Surg Br. 2007;89(3):378-81.
11. Mammen L, Benson CB. Outcome of fetuses with clubfeet diagnosed by prenatal sonography. Journal of Ultrasound Medicine. 2004;23:497-500.
12. McCullough LM, Pellino TA. Congenital and developmental disorders. In: Maher A, Salmond S, Pellino T. (eds.). Orthopaedic. Philadelphia: W. B. Saunders Company; 1994. p.617-700.
13. Phelps DA, Grogan DP. Polydactyly of the foot. Journal of Pediatric Orthopaedics. 1985;5:446-51.
14. Ryan DJ. Intoeing: a developmental norm. Orthopaedic Nursing. 2001;20:13-8.
15. Saad EA, Adames MK, Pinto JA, Sodre H, Barbosa JR JGG, et al. Estudo da tendência de malformações ortopédicas em uma maternidade assistencial: 1.000 recém-nascidos avaliados. Folha Médica [São Paulo]. 2000 Jan/Mar;119(1):18-24.
16. Treadwell MC, Stanitski CL, King M. Prenatal sonographic diagnosis of clubfoot: Implications for patient counseling. Journal of Pediatric Orthopaedics. 1999;19:8-10.

CAPÍTULO 6

DOR NOS MEMBROS INFERIORES EM CRIANÇAS

Ana Laura Cunha

AO FINAL DA LEITURA DESTE CAPÍTULO, O PEDIATRA DEVE ESTAR APTO A:

- Identificar doenças ortopédicas comuns que evoluem com dor nos membros inferiores em crianças.
- Identificar a importância do diagnóstico diferencial entre a artrite séptica e a sinovite transitória do quadril na dor aguda dos membros inferiores.
- Identificar a importância no diagnóstico diferencial da dor nos membros inferiores com lesões tumorais comuns do sistema musculoesquelético.
- Compreender que muitas dores nos membros inferiores não estão necessariamente ligadas a componentes orgânicos.

INTRODUÇÃO

Uma das queixas mais comuns nos consultórios pediátricos é dor nos membros inferiores. Dados do National Center of Health Science (NCHS) revelam que 7% das consultas pediátricas estão relacionadas a dor e/ou claudicação nos membros inferiores. Estima-se que ela possa ocorrer em até 42% das crianças em idade escolar. Vale lembrar que em crianças, muitas vezes, a etiologia da dor está ligada a uma interação de fatores fisiológicos e psicológicos. Isso torna a dor nos membros inferiores na criança um grande desafio ao médico assistente, pois doenças com sintomas semelhantes podem ter evolução e complexidades distintas, podendo, em alguns casos, o atraso no diagnóstico significar grande piora no prognóstico.

A estratégia para o diagnóstico deve incluir anamnese, exame físico e exames complementares bem dirigidos. Crianças menores têm dificuldade em localizar com precisão seu desconforto. Assim, a história clínica deve ser coletada tendo como informante o responsável pelo paciente, e em crianças maiores ou adolescentes a própria opinião deve ser muito bem valorizada. A anamnese deve incluir perguntas sobre o comportamento no ambiente familiar, na escola e nas atividades recreacionais e esportivas. Queixas orgânicas como enurese noturna, dores abdominais, enxaqueca, entre outras, podem ajudar a definir a estratégia para o diagnóstico e o perfil psicológico da criança. Devem também ser levantados os antecedentes traumáticos/infecciosos, pois a infecção osteoarticular e as lesões traumáticas estão entre as principais causas de dor e claudicação agudas na infância. Na "semiologia" da dor devem-se incluir perguntas como: se ela iniciou subitamente ou não; se é intensa, contínua ou esporádica, se está relacionada ou não às atividades físicas; se necessita de medicação para seu controle e em qual momento é mais frequente; se no período matinal, vespertino ou noturno.

Examinar o aparelho locomotor, enquanto a criança reage e chora, pode ser uma tarefa difícil, portanto o médico deve fazer o possível para ganhar a confiança do paciente. Crianças pequenas devem ser examinadas confortavelmente no colo da mãe, onde ficam mais confiantes e seguras, permitindo um exame mais adequado.

Avaliar a marcha ajuda a definir o segmento envolvido e o lado acometido. Às vezes, quando a deambulação é possível, a filmagem do paciente andando no consultório auxilia na localização do membro inferior acometido e permite reavaliação mais detalhada da área afetada pela repetição do vídeo. As dores referidas a distância são comuns. Exemplo disso são patologias do quadril que se manifestam frequentemente com dores na face interna da coxa e joelhos, e lesões de coluna que se apresentam com claudicação e dores em membros inferiores.

São muitas as possibilidades de exames complementares para as dores em membros inferiores e claudicação na criança. O médico deve ser criterioso ao solicitá-los, evitando usar meios que submetam o paciente a maiores riscos que a própria hipótese diagnóstica. Procurar utilizar-se de

todos os recursos laboratoriais e de imagem, iniciando pelos mais simples, reservando os mais invasivos e sofisticados para quando as condições clínicas forem mais intensas e a elucidação diagnóstica exija complementação com exames mais sofisticados.

DOR AGUDA NOS MEMBROS INFERIORES

As dores de início súbito estão geralmente relacionadas a eventos traumáticos ou infecciosos. Muitas vezes a grande preocupação dos pais ao procurarem o atendimento para seus filhos está relacionada a alterações na rotina da criança e principalmente na assimetria na marcha (claudicação). As queixas e sintomas agudos variam muito e podem ir desde um discreto sofrimento observado pela proteção local em crianças que sofrem um mínimo trauma local até um quadro grave com dor intensa e impotência funcional, como observado em uma infecção.

Lesões de origem traumática

As lesões traumáticas nos membros inferiores são muito comuns na infância, e geralmente estão relacionadas a queixas de dor e claudicação. Os entorses e contusões são comuns e podem causar dor e, frequentemente, impossibilidade de deambular. A grande maioria é formada por lesões parciais, e quando submetida ao tratamento conservador, tem ótima recuperação e rápido retorno às atividades. Dor, edema local e dificuldade em movimentação ativa e passiva dos diferentes segmentos dos membros inferiores são sinais característicos e sugestivos de entorses e/ou fraturas. Serão abordadas apenas algumas lesões mais características "exclusivas" do esqueleto em desenvolvimento

Fratura da criança no início da marcha (*toddler's fracture*)

É uma fratura que ocorre nas fases iniciais da marcha, quando a família leva o paciente à consulta pela impossibilidade de apoio do membro inferior. A informação geralmente é de uma impotência funcional súbita. Ao exame a criança demonstra apenas uma área de hipersensibilidade na tíbia ao se forçar levemente a rotação externa. O estado clínico do paciente geralmente é excelente, com uma aparente normalidade no exame ortopédico segmentar. A suspeita diagnóstica deve ser confirmada pela avaliação radiográfica, e o tratamento realizado por meio da imobilização gessada. Lembrar que em alguns casos de *toddler's fracture* a fratura pode não ser evidente na radiografia inicial, porém, em exames subsequentes, após 10-14 dias é possível identificar o traço de fratura oblíquo e/ou a reparação óssea pelo duplo contorno periosteal.

Fraturas/descolamentos epifisários

São lesões exclusivas de crianças e adolescentes, pois acometem a cartilagem epifisária (cartilagem de crescimento ou fise). Ocorrem durante o crescimento, e comprometem a cartilagem epifisária ativa. Estão relacionadas a traumas acidentais (não intencionais) comuns na infância, mas também devem ser lembradas como desfecho de traumas intencionais, aqueles relacionados a maus-tratos. Nos casos acidentais, ocorrem mais frequentemente em crianças maiores e adolescentes e estão muitas vezes relacionadas a atividades recreacionais e à prática de esportes. Quando o traço de fratura cruza da fise até a epífise existe maior chance de evoluir com sequelas e/ou deformidade progressiva e encurtamento ósseo. O tratamento das lesões mais graves é geralmente cirúrgico, com redução anatômica da superfície articular e fixação estável dos fragmentos (Figura 1).

Um terço dos maus-tratos em crianças e adolescentes é visto inicialmente no pronto atendimento, e os sinais de alerta para traumas intencionais incluem: lesões que não condizem com a história relatada pelos pais, fraturas em diferentes estágios de consolidação; fraturas em ossos longos em crianças antes da idade da marcha; queimaduras, paciente sem referência com alterações emocionais, entre outros.

Fratura por estresse

Crianças, muitas vezes, ultrapassam seus limites nas atividades físicas. O osso pode sofrer uma lesão pelos movimentos repetidos, geralmente excessivos, que ultrapassam o limite da elasticidade do tecido ósseo e promovem uma "fratura por estresse". Esse tipo de fratura acontece mais em crianças e adolescentes que praticam esportes que exigem corrida e impulsão. As localizações mais frequentes são tíbia proximal, colo do fêmur, diáfise femoral, metáfise distal do fêmur, maléolo medial e os metatarsos. Como fatores de risco, pode-se consi-

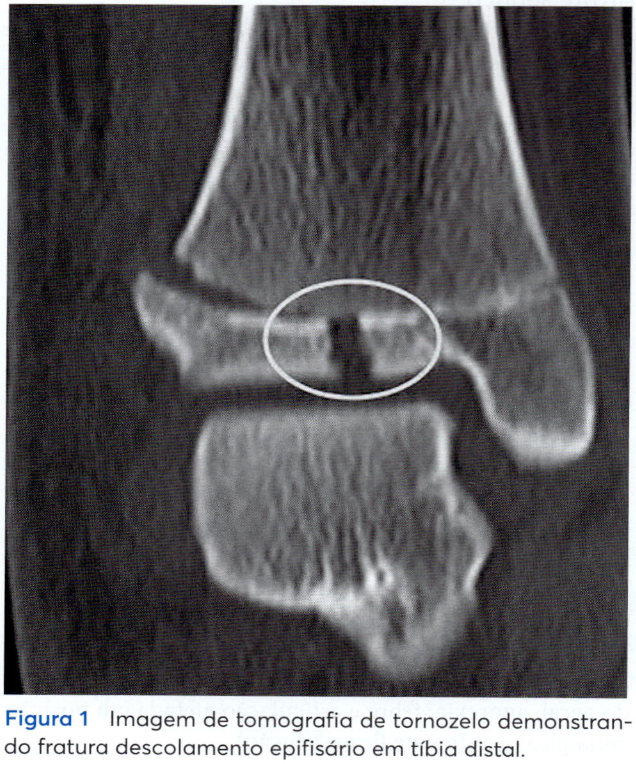

Figura 1 Imagem de tomografia de tornozelo demonstrando fratura descolamento epifisário em tíbia distal.

derar: atividades e treinos excessivos e mau alinhamento dos membros inferiores. O paciente tem dor, desconforto e impotência funcional, em especial ao praticar atividade física. A história clínica deve incluir um levantamento das atividades da criança. O exame físico deve ser de toda a "cadeia" cinética, incluindo mobilidade articular, alinhamento, possíveis dismetrias entre os membros e a avaliação da sensibilidade local à palpação. Alguns trabalhos relacionam incidência maior de fratura por estresse em pacientes com alterações nos pés, tais como pé cavo e pé plano. Em fases iniciais a radiografia pode ser normal ou mostrar pequenas reações periosteais. A cintilografia óssea e a ressonância magnética são as mais indicadas para elucidar o diagnóstico, pois são muito sensíveis na identificação dessas lesões.

O tratamento da fratura por estresse no membro inferior consiste em repouso, retirada do apoio (uso de muletas) e uso de órteses. A orientação adequada para a prática de esportes e a reabilitação continuada geralmente previnem novos episódios de lesão por estresse

Infecções osteoarticulares na infância

A infecção osteoarticular no membro inferior é comum e necessita de diagnóstico precoce por sua grande morbidade. A incidência é cerca de 5-12 casos por 100 mil, podendo variar de acordo com a área geográfica. As articulações mais acometidas são quadris e joelhos.

Diversas especialidades estão envolvidas no atendimento da criança com infecção musculoesquelética, o que demanda uma abordagem multidisciplinar organizada, proporcionando diagnóstico e tratamento adequados.

Artrite séptica

A circulação de bactérias no sangue (bacteriemia) é um evento frequente na infância. Quando circulam no sangue, podem se localizar em qualquer articulação. Na maioria das vezes a bactéria é eliminada pelos mecanismos de defesa do paciente, que bloqueia a infecção e elimina o agente patogênico. Porém, na falha desses mecanismos, geralmente relacionados a baixa imunidade do paciente e/ou a virulência maior da bactéria, a infecção poderá ser desencadeada. O ambiente articular é muito favorável para o desenvolvimento de bactérias, pois o líquido sinovial é um filtrado do sangue, rico em proteínas, e a cavidade articular é um ambiente fechado e aquecido, sendo um excelente meio de cultura para o desenvolvimento de bactérias.

O *Staphylococcus aureus* é o agente etiológico mais comum nas infecções articulares hematogênicas. Uma vez estabelecida a infecção, o processo inflamatório secundário a ela pode ser considerado uma "faca de dois gumes", pois, da mesma forma que procura eliminar a bactéria, ele promove, por meio da ação enzimática, a destruição da cartilagem de revestimento articular. Isso deve ser impedido pelo diagnóstico e tratamento precoces. Na emergência a criança se apresenta com um quadro de infecção; com queda do estado geral, anorexia, febre e articulação afetada em posição antiálgica (geralmente flexoabdução).

É importante salientar que nem sempre o edema e a hiperemia da articulação estão presentes, principalmente em articulações mais profundas como o quadril. A impotência funcional, com dificuldade em apoiar o membro afetado, pode ser um sinal clínico muito importante. No início o quadro clínico pode ser leve, mas rapidamente os pacientes evoluem com impotência funcional completa. Em recém-nascidos o quadro é mais dramático ainda e de diagnóstico mais difícil. Os sintomas podem ser inespecíficos, como irritabilidade e dificuldade em ganhar peso. Nos casos negligenciados, nessa faixa etária, as sequelas podem ser muito graves. Na possibilidade de um quadro infeccioso devem ser solicitados exames laboratoriais (hemograma, VHS e PCR) e de imagem. O hemograma mostra-se infeccioso em 60% dos casos, e o VHS e PCR elevados em 70% dos casos. O comprometimento do quadril é um dos mais prevalentes, e, em sua evolução, se não diagnosticado e tratado precocemente, poderá estar relacionado a sequelas de diferentes intensidades em quase 40% dos casos.

A radiografia simples é o primeiro exame de imagem a ser solicitado, ajudando a afastar fraturas, lesões ósseas e outras patologias. Na fase inicial, a única alteração será edema de partes moles. A ultrassonografia da articulação ajuda no diagnóstico ao demonstrar derrame, sinovite e/ou grumos no ambiente articular.

O isolamento da bactéria é fundamental para o diagnóstico de certeza de artrite séptica. O exame da secreção, obtido mediante punção articular (Figura 2), e a hemocultura são métodos eficazes para determinar o agente etiológico. O tratamento da artrite séptica é realizado por meio de antibioticoterapia e principalmente da cirurgia, que consiste na drenagem articular com limpeza mecânica com soro fisiológico e retirada dos "debris" para interromper a destruição da cartilagem de revestimento articular.

Na urgência, o diagnóstico diferencial da artrite séptica do quadril com a sinovite transitória se impõe. O médico assistente pode utilizar-se dos 4 critérios preditivos para diferenciar AS de STQ descritos por Kocher (Tabela 1). O médico no pronto atendimento é orientado por dois critérios clínicos: temperatura corporal acima de 38 °C e impotência funcional (impossibilidade de deambular e/ou apoiar) e dois critérios laboratoriais, leucocitose > 12 mil e VHS > 40 mm na primeira hora. A quantidade de critérios presentes, segundo os autores, determina a possibilidade da AS ser o diagnóstico (Tabela 2).

Sinovite transitória do quadril

A sinovite transitória do quadril (STQ) é uma das causas mais comuns de dor em crianças. Ela se caracteriza por um processo inflamatório agudo, não específico, da membrana sinovial da articulação do quadril, levando a dor e/ou impotência funcional segmentar. Tem caráter fugaz, que regride rapidamente mesmo sem tratamento. Também é conhecida como: "quadril em observação", sinovite tóxica e artrite transitória. Como referido anteriormente, na dor aguda relacionada ao quadril a diferenciação entre artrite séptica e sino-

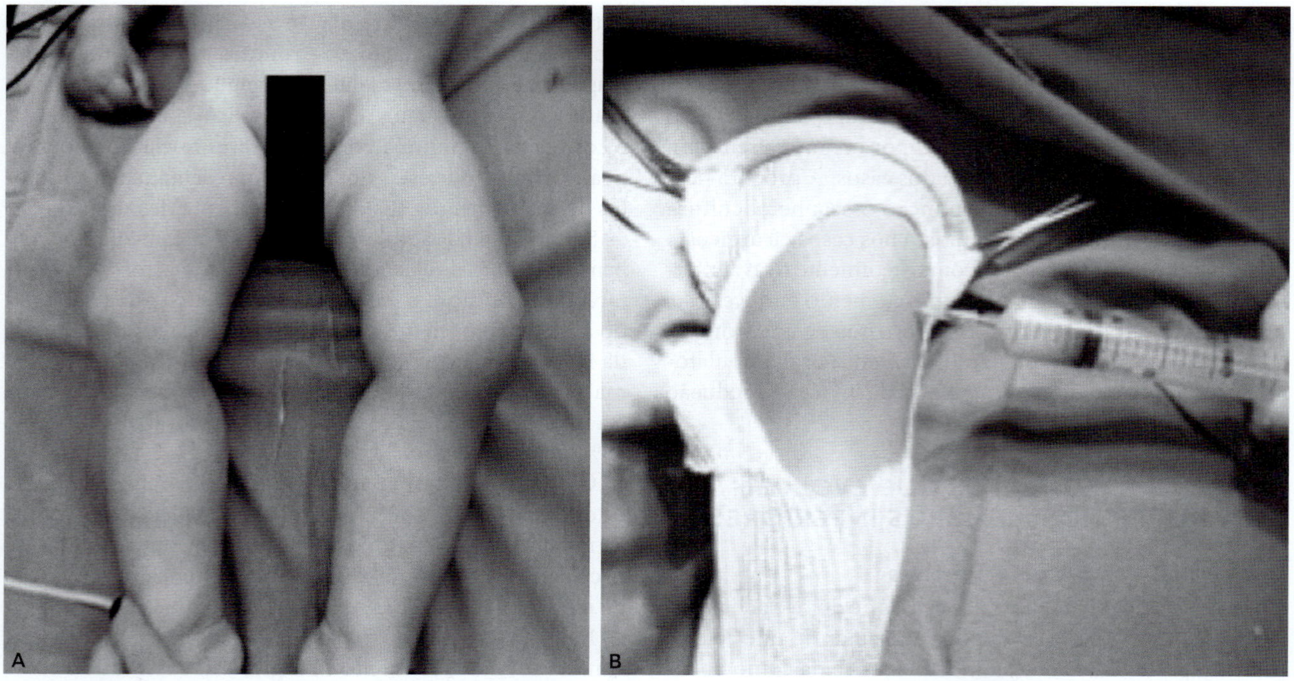

Figura 2 A: joelho esquerdo de uma criança com derrame articular e posição antiálgica. B: punção articular com secreção purulenta.

Tabela 1 Quatro critérios descritos por Kocher

Critério
Febre > 38,5°C
Não apoio do membro afetado
Leucocitose > 12 mil
VHS > 40 mm/hora

Tabela 2 Correlação entre critérios de Kocher e a probabilidade de artrite séptica

Número de critérios presentes	Probabilidade de artrite séptica
0	0,2%
1	3%
2	40%
3	93%
4	99,6%

vite transitória é mandatória. A criança normalmente tem dificuldade para apoiar o membro afetado, atitude antiálgica em flexão, e dor à rotação interna do quadril. Na urgência o exame clínico e os laboratoriais são fundamentais para que se apliquem os critérios de Kocher, os quais auxiliam na conduta com o paciente. Na STQ, tratamento conservador deve ser orientado. Fundamentalmente o repouso associado ou não a anti-inflamatórios não hormonais (AINH) é suficiente para resolver os casos de STQ, sendo que em 75% dos pacientes os sintomas cessam entre 1-2 semanas.

Osteomielite hematogênica aguda

A infecção óssea, assim como na artrite séptica, ocorre por disseminação hematogênica. Os germes localizam-se mais frequentemente nas metáfises dos ossos longos dos membros inferiores. Alguns estudos sugerem que o trauma local possa ser um fator predisponente. Crianças abaixo de 3 anos correspondem a mais de 50% dos casos. Presume-se que a bactéria se instale nessa área devido ao fluxo sanguíneo tortuoso, onde capilares dilatados fazem uma curva acentuada na metáfise óssea. A partir disso, êmbolos sépticos desenvolvem a formação de um abscesso local que poderá se disseminar ao espaço subperiosteal e então para a diáfise e epífise do osso acometido. No membro inferior, as metáfises mais afetadas são metáfise distal do fêmur e proximal da tíbia.

A criança normalmente se apresenta com sintomas gerais de infecção, dificuldade de apoio do membro afetado e dor óssea. O sinal mais característico é a dor na região metafisária. Sinais como edema e eritema podem ocorrer após alguns dias do início dos sintomas. Não esquecer que artrite séptica pode ocorrer concomitantemente à osteomielite hematogênica aguda (OHA), em casos em que a metáfise é intra-articular (quadril e tornozelo). Nesses casos o paciente apresentará, além de dor metafisária, derrame articular. Se a articulação estiver comprometida, o diagnóstico e tratamento precoces se impõem para proteger a cartilagem de revestimento articular.

Os exames laboratoriais solicitados são os mesmos que na suspeita de artrite séptica, e no caso de infecção óssea se esperam a mesmas alterações. A radiografia na fase inicial mostra apenas edema de partes moles ao redor da metáfise

acometida. Na dúvida diagnóstica tomografia, ressonância magnética ou cintilografia podem ser solicitadas.

A OHA em fase inicial (até 48 horas) pode ser tratada conservadoramente com antibioticoterapia endovenosa, porém o bloqueio da lesão tecidual por meio da drenagem cirúrgica é necessário na maioria dos casos. A procura pelo agente etiológico deve incluir punção óssea, hemocultura e exame da secreção local (metáfise) nos casos cirúrgicos.

Antigamente, uma criança com osteomielite ficava internada apor cerca de 3 semanas, em tratamento endovenoso. Atualmente, cursos mais curtos e restritos de antibióticos, com transição apropriada para tratamento oral ambulatorial, proporcionam eliminação eficaz da infecção e redução das complicações da doença.

DOENÇAS FREQUENTES QUE EVOLUEM COM DORES NOS MEMBROS INFERIORES

Doença de Legg-Calvé-Perthes

Durante o crescimento, uma das causas de dor e claudicação na infância é a "necrose asséptica avascular do núcleo epifisário superior do fêmur", também conhecida como doença de Legg-Calvé-Perthes (DLCP). A necrose é secundária a eventos trombóticos nos pequenos vasos da cabeça do fêmur. Não existe ainda uma causa bem determinada para os "infartos"; sabe-se, no entanto, que o comprometimento da cabeça do fêmur ocorre em diferentes intensidades e que a necrose resultante é autolimitada. Ou seja, o osso necrosado acaba sendo reabsorvido e substituído por osso novo. O tempo de evolução até a revascularização é de aproximadamente 36 meses. A DLCP ocorre mais frequentemente no sexo masculino (2:1), e a bilateralidade acontece em 1/3 dos casos. A faixa etária mais acometida é entre 4-10 anos de idade.

As queixas iniciais são dor no membro inferior e claudicação. O exame clínico é característico; observa-se geralmente atitude em flexão da articulação associada à limitação dos movimentos de abdução e da rotação interna. A suspeita diagnóstica é frequentemente confirmada por meio da radiografia simples do quadril em duas posições (anteroposterior e Lowenstein). Algumas vezes, em fases iniciais da doença, a radiografia pode estar normal ou apresentar sinais discretos de abaulamento capsular e/ou aumento de partes moles.

Sendo a DLCP autolimitada, suas 5 fases evolutivas são bem determinadas e divididas em: sinovite, necrose, fragmentação, reossificação e sequela. O prognóstico está relacionado à idade do paciente no início da doença e à intensidade da necrose (Figura 3). Geralmente, a evolução da DLCP é mais favorável quando ela inicia antes dos 5 anos de idade e a quantidade de necrose na epífise femoral é menor que 50% de sua extensão.

O objetivo do tratamento ortopédico é impedir a perda de esfericidade da cabeça do fêmur e seu colapso. A garantia da movimentação em todos os planos e a "contenção" da cabeça do fêmur no fundo do acetábulo implicam a obtenção de melhores resultados.

Em crianças de baixa idade o tratamento geralmente é conservador. O tratamento cirúrgico está reservado a casos complexos que necessitem de redução e contenção da epífise femoral por meio de osteotomia femoral, osteotomia pélvica ou ambas.

Epifisiólise femoral superior do adolescente

Durante a adolescência, uma das entidades de grande morbidade e que pode evoluir de forma aguda ou crônica é a epifisiólise femoral superior do adolescente (EFSA). Ela é o "deslizamento" entre o colo do fêmur e a epífise femoral no nível da "zona de hipertrofia celular" na cartilagem epifisária ou fise (Figura 4). A EFSA, em sua forma característica, incide em adolescentes no período pré-puberal e puberal. A etiologia não está bem definida, porém se acredita que

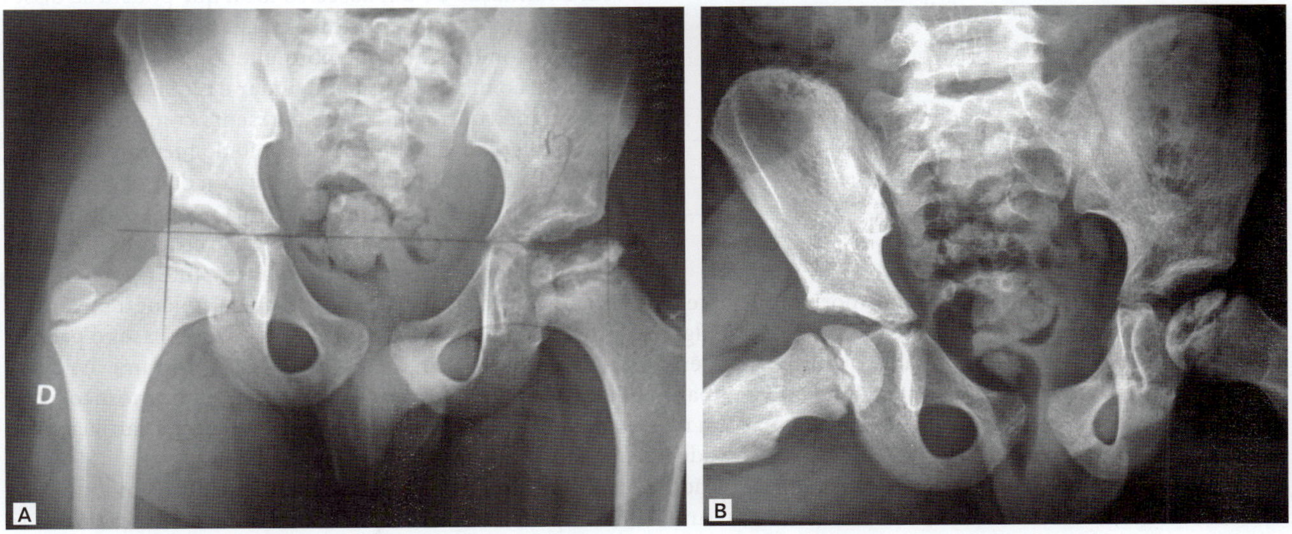

Figura 3 A: radiografia de bacia na incidência AP demonstrando doença de Legg-Calvé-Perthes no quadril esquerdo. B: radiografia em Lowestein de bacia demonstrando Legg-Calvé-Perthes à esquerda.

seja multifatorial. Geralmente são pacientes com alterações hormonais associadas a sobrecarga mecânica (mais comum acima do percentil 90 do peso) e/ou com componente hereditário. A EFSA pode também acontecer na evolução de doenças osteometabólicas, sistêmicas e imunológicas. Essas condições agem na cartilagem epifisária e alteram a resistência da camada de "células hipertróficas", permitindo o deslizamento. Crianças entre 10-15 anos são as mais afetadas, sendo o biotipo adiposo genital predominante.

O quadro clínico é composto por dor, claudicação e atitude em rotação externa durante a marcha. Os sintomas podem ser agudos, quando ocorrem por menos de 3 semanas, crônicos, quando ocorrem por mais de 3 semanas, e crônicos agudizados. A maioria dos autores concorda que uma vez diagnosticada a epifisiólise, o tratamento cirúrgico está indicado. Atualmente existem controvérsias significativas em relação ao procedimento de escolha. No entanto, os grandes objetivos do tratamento são evitar progressão do deslizamento, corrigir deformidades e evitar condrólise e osteonecrose, que são as complicações mais temidas e ocorrem mais comumente na forma instável da doença.

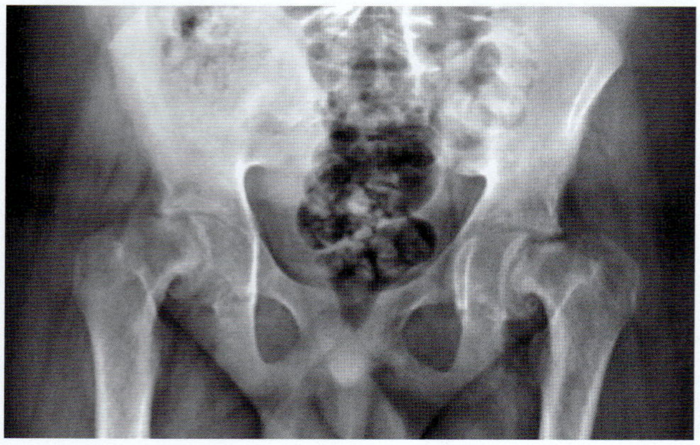

Figura 4 Radiografia em AP da bacia demonstrando epifisiólise do fêmur proximal bilateral.

Doença de Osgood-Schlatter

Dores na face anterior dos joelhos são frequentes em crianças, principalmente naquelas que praticam muita atividade física. A doença de Osgood-Schlatter (DOC) é uma osteocondrose que ocorre na tuberosidade anterior da tíbia. Afeta principalmente adolescentes entre 10-14 anos. Meninos são mais afetados que meninas, e os sintomas se manifestam após atividades físicas. A falta de preparo físico correto na prática de esportes e/ou tempo excessivo da atividade são fatores predisponentes. A dor se localiza na tuberosidade anterior da tíbia e/ou ao redor da patela. Algumas vezes, além de atividade esportiva intensa, o sobrepeso pode atuar como um agente causal. Na DOC ocorrem "microtraumas repetidos" que induzem a inflamação, causando dor e aumento de volume local.

Ao exame clínico o aumento de volume e a dor à palpação na tuberosidade anterior da tíbia são sinais característicos. A diminuição da atividade e uma boa orientação ao preparo físico antes do esporte diminuem o quadro de dor e desconforto. Medicação analgésica e/ou anti-inflamatória, em alguns casos mais resistentes, podem ser utilizadas. A doença de Osgood-Schlatter, como as demais osteocondroses tem evolução autolimitada, resolvendo, na maioria dos casos, na maturidade esquelética. Outro sítio doloroso ao redor do joelho também relacionado a doenças por "uso excessivo" ocorre na inserção proximal do tendão patelar. O processo doloroso é relacionado a exercícios de impulsão e conhecido como "joelho do saltador". A abordagem terapêutica é semelhante à da doença de Osgood-Schlatter.

Osteocondrite dissecante

Algumas doenças mais complexas em crianças e adolescentes podem, de alguma forma, comprometer a função articular em médio e longo prazo. A osteocondrite dissecante do joelho (ODJ) é a soltura de um fragmento da cartilagem de revestimento e/ou osso subcondral. Ela ocorre mais frequentemente em pré-adolescentes e adolescentes ativos. A área articular mais afetada é a porção lateral do côndilo femoral medial. Os fragmentos variam de tamanho, e o comprometimento articular pode ser significativo. Os sintomas incluem dor, derrame articular e limitação e/ou bloqueio da articulação pela interposição do fragmento solto.

Além do exame físico cuidadoso, exames de radiografia auxiliam no diagnóstico, e atualmente o *gold standard* é a ressonância magnética (Figura 5). Além de confirmar a ODJ, a ressonância orienta o tratamento por identificar adequadamente o tamanho e a extensão da lesão. Os objetivos do tratamento são promover a cicatrização do osso subcondral e prevenir o colapso condral, que pode levar a degeneração articular. Quando o fragmento osteocondral é pequeno, pode-se orientar o tratamento conservador (repouso e retirada da carga sobre o membro afetado). O tratamento cirúrgico é indicado nas lesões extensas, quando os fragmentos ficam livres na articulação, e também naquelas lesões onde após um período de 3-12 meses não se observa a integração do fragmento destacado. Como modalidades cirúrgicas, podem ser citadas a perfuração, a microfratura, a fixação do fragmento, a excisão do fragmento, o enxerto osteocondral e a implantação de condrócitos.

Pé plano

Pé plano ou "pé chato" é talvez a deformidade mais frequente na infância. A maioria das crianças durante o desenvolvimento apresenta a queda do arco longitudinal medial (ALM) do pé. O pé plano flexível se caracteriza por ser fisiológico e temporário. São considerados flexíveis os pés que "modelam" o arco longitudinal em repouso (paciente sentado) ou quando solicitados a apoiarem ativamente as pontas dos pés. Muitas mães relacionam a deformidade fisiológica do pé a dores "incaracterísticas" nos membros inferiores e a possíveis problemas futuros na coluna. Essas afirmativas "populares"

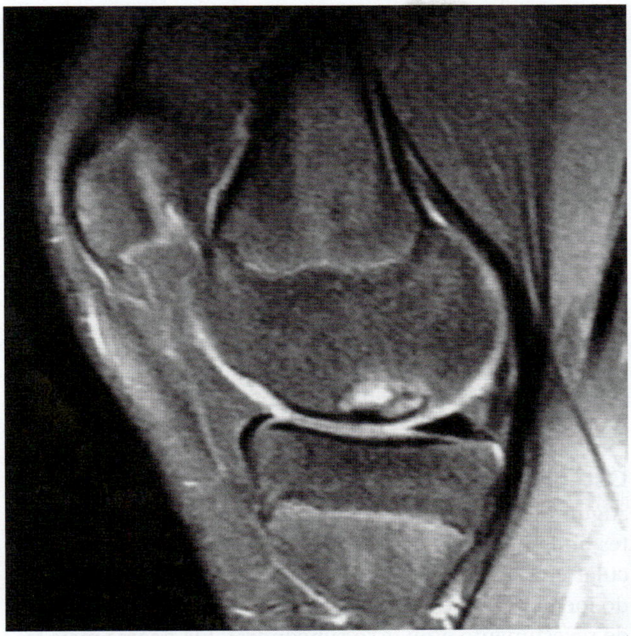

Figura 5 Ressonância magnética de joelho demostrando osteocondrite em côndilo femoral.

carecem de base científica. Pés planos flexíveis normalmente não são sintomáticos, exceção ao pé flexível associado a encurtamento congênito do músculo tríceps sural, que, muitas vezes, torna-se doloroso na adolescência. Existem, sim, doenças que evoluem com deformidade rígida do pé, em que a queda do ALM pode significar pé plano rígido com dor e incapacidade funcional significativa.

Pé plano rígido – coalizão tarsal

Em crianças e adolescentes, uma das entidades que evoluem com dor nos membros inferiores é o "pé plano rígido ligado a "coalizão tarsal" (CT) ou "barra óssea".

A CT é uma falha congênita da diferenciação e segmentação do mesênquima primitivo que impede a separação completa entre os ossos do tarso. Ela pode existir em sua forma fibrosa, cartilaginosa ou óssea.

Nem sempre pacientes com coalizão tarsal apresentam sintomas, o que dificulta estabelecer sua incidência real na população geral. Alguns trabalhos científicos mostram indivíduos adultos assintomáticos com barra óssea. Crianças maiores e adolescentes, quando sintomáticos, têm uma deformidade progressiva dolorosa com aplanamento do arco plantar e marcha em rotação externa e espasticidade dos músculos fibulares. Os sintomas se iniciam ao redor dos 8-12 anos, quando a barra ocorre entre o calcâneo e o navicular e mais tardiamente na adolescência, quando a barra é entre o tálus e o calcâneo.

Um dos sinais característicos é alteração na marcha em rotação externa que deixa visíveis os pododáctilos laterais, e que na literatura é conhecida como sinal de "*too many toes*". Ao exame clínico, também se observa deformidade do pé com aplanamento do arco longitudinal mediano, o qual não modela com o apoio na ponta dos pés e ao repouso. Observa-se a diminuição da mobilidade do antepé sobre o retropé nas coalizões ente o calcâneo e o navicular e também o bloqueio da articulação subtalar na coalisão talocalcaneana. Ambas podem estar associadas a dor à palpação do seio do tarso.

Exames complementares como a radiografia simples dos pés em diferentes incidências geralmente são suficientes para estabelecer o diagnóstico (Figura 6). No entanto, tomografia ou ressonância magnética podem auxiliar no diagnóstico das coalizões cartilaginosas e fibrosas.

Inicialmente o tratamento é conservador, mesmo porque, em muitos casos, ela é assintomática. O tratamento cirúrgico está relacionado a melhores resultados quando as ressecções das "barras" são realizadas antes da ossificação completa da coalizão.

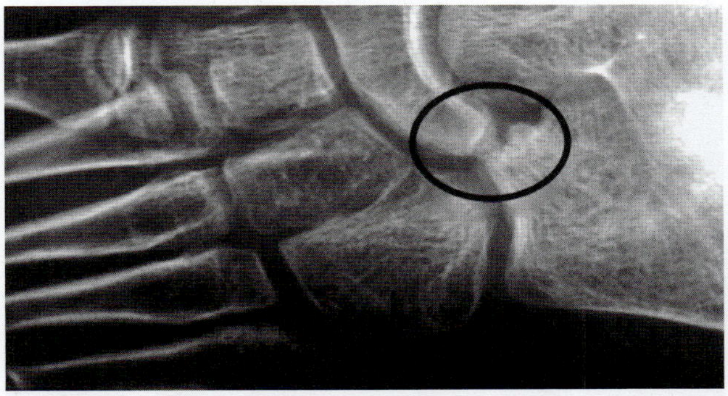

Figura 6 Radiografia em oblíquo do pé demonstrando a coalizão calcaneonavicular.

Doença de Sever

A doença de Sever é uma osteocondrose da apófise do calcâneo e está associada à prática esportiva em crianças e adolescentes. A dor é relatada na apófise do calcâneo na região da inserção do tendão de Aquiles. Ela é também conhecida como "tendinite de Sever". Normalmente ocorre entre 6-10 anos de idade, predominantemente no sexo masculino. Está relacionada ao excesso de exercícios, à prática de esportes com calçados de "solado fino" e algumas vezes ao sobrepeso.

O exame clínico demonstra "dor" à palpação na apófise do calcâneo e às vezes na inserção do tendão de Aquiles. O diagnóstico é clínico e os exames complementares podem ser desnecessários. Quando solicitados, a radiografia simples pode mostrar um "aumento na densidade" do calcâneo (Figura 7). A doença de Sever é autolimitada, com duração da sintomatologia de aproximadamente 12-18 meses. O alívio dos sintomas ocorre com afastamento das atividades físicas, uso de calçados macios e alongamento do músculo tríceps sural.

DORES NOS MEMBROS INFERIORES RELACIONADAS A TUMORES ÓSSEOS

Os tumores ósseos, independentemente de seu grau de agressividade, podem evoluir com dor nos membros inferiores.

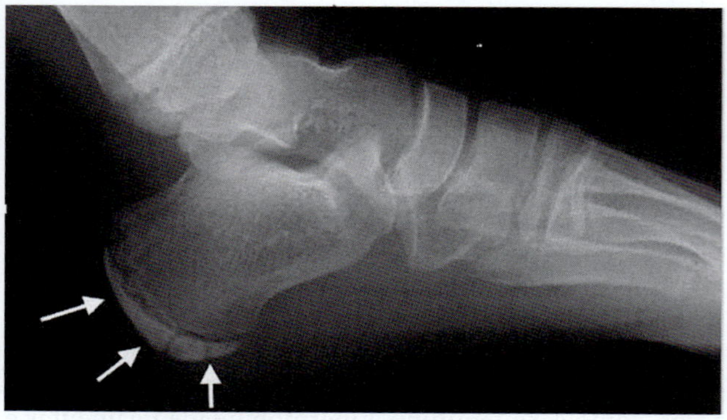

Figura 7 Radiografia em perfil, com as setas demonstrando aumento da densidade da apófise do calcâneo.

Em qualquer período da infância a criança pode desenvolver tumores ósseos. Pelo aumento de volume local, pela agressividade da lesão e/ou por fraturas patológicas a dor nos membros inferiores é um sinal clínico muito frequente e um dos motivos pelos quais as famílias procuram atendimento médico. A anamnese, o exame físico cuidadoso e exames complementares adequados são fundamentais para chegar ao diagnóstico. Muitas vezes a radiografia, pelo aspecto característico da lesão óssea, pode confirmar o diagnóstico, e um exemplo disso são as radiografias dos osteocondromas (Figura 8).

A imagem radiográfica nas lesões malignas normalmente tem um padrão permeativo, podendo ocorrer reação periosteal tipo raios de sol e/ou casca de cebola, com padrão blástico, lítico ou misto (Figura 9A). Porém, frequentemente exames complementares mais adequados são indicados, como: cintilografia; tomografia computadorizada e ressonância magnética, tanto para esclarecer o diagnóstico, orientar possíveis biópsias que são fundamentais para confirmar o diagnóstico definitivo das lesões ósseas e para o estadiamento

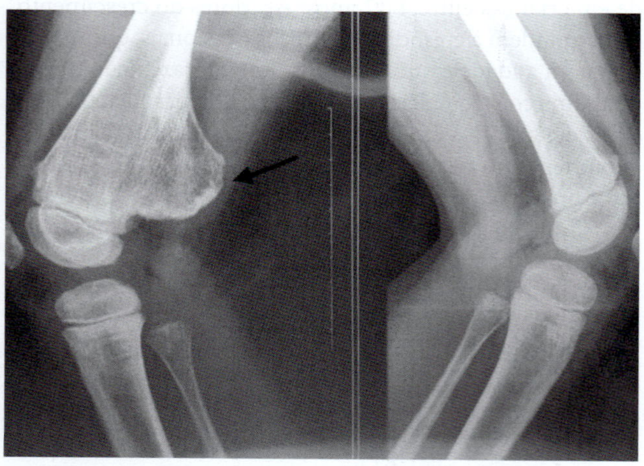

Figura 8 Radiografia em perfil comparativo de joelhos, em que osteocondroma em região posterior (seta) do joelho direito pode ser visualizado.

destas lesões. O tratamento, em alguns casos selecionados, pode ser conservador, mas na maioria dos tumores malignos o tratamento cirúrgico, associado a quimioterapia, pode ser o único recurso para chegar à cura.

Osteoma osteoide

Algumas lesões têm evolução e comportamento bem característicos, e o osteoma osteoide é um tumor ósseo benigno que merece atenção especial pela dificuldade em confirmar seu diagnóstico. As queixas estão relacionadas a dor incaracterística, intermitente e que geralmente piora à noite, o que muitas vezes impede a criança e/ou o adolescente de dormir. É uma dor que melhora com o uso de analgésicos, em especial a "aspirina".

O exame físico pode não demonstrar aumento de volume, pois a lesão é intraóssea e promove ou não uma reação periosteal dependendo de sua localização. A reação periosteal é importante, mas pode ser discreta quando acomete alguns ossos do pé, ilíaco e colo do fêmur, dificultando ainda mais seu diagnóstico. O principal diagnóstico diferencial é com a osteomielite subaguda. O diagnóstico pode ser confirmado com radiografias, cintilografia óssea, tomografia computadorizada e pela ressonância, que tem maior sensibilidade (em especial quando o quadro clínico e a localização são atípicos). O tratamento cirúrgico com ressecção do "nicho" do tumoral leva à melhora significativa da dor e à cura do paciente. Atualmente, o tratamento pode ser realizado por meio de ablação por radiofrequência guiada por tomografia.

Osteossarcoma e sarcoma de Ewing

Dores nos membros inferiores em crianças podem estar relacionadas a tumores nos ossos malignos. Na infância, os tumores ósseos mais frequentes são: o sarcoma de Ewing e o osteossarcoma. O sarcoma de Ewing incide entre 5-30 anos e é mais comum na primeira década. O osteossarcoma incide entre 8-25 anos, sendo que 50% deles ocorrem na segunda década de vida.

O tumor de Ewing tem localização preferencial na região metafisodiafisária e o osteossarcoma na região metafisária (Figura 9B). Os exames de imagem podem apresentar características específicas de cada um dos tumores referidos, sugerindo o diagnóstico e auxiliando no estadiamento dessas lesões agressivas.

Geralmente, o diagnóstico definitivo dos tumores ósseos é realizado por meio da avaliação patológica do tecido ósseo local obtido por biópsia. Um dos diagnósticos diferenciais mais importantes é com infecções, típicas e/ou atípicas. O tratamento dos tumores ósseos malignos inclui quimioterapia neoadjuvante, cirurgias de ressecção do tumor, de reconstrução segmentar e quimioterapia adjuvante.

Leucemia

Em crianças, a leucemia é a neoplasia maligna mais frequente. É muito importante salientar que frequentemente as manifestações musculoesqueléticas são os sintomas iniciais. Queixas

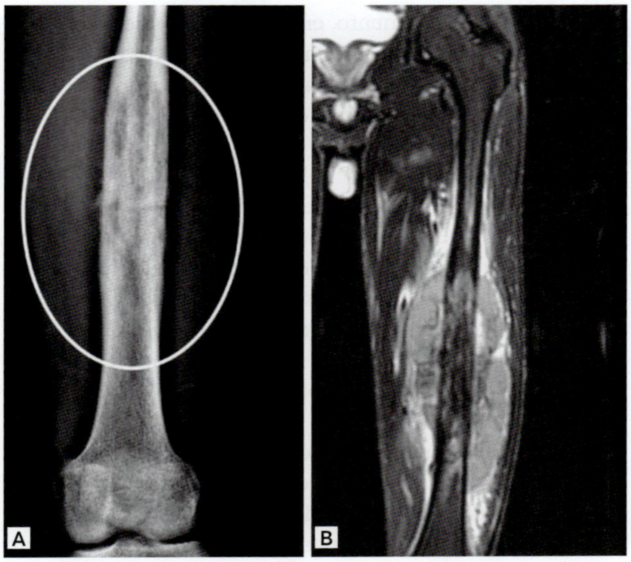

Figura 9 A: radiografia de coxa demonstrando lesão permeativa, com reação periosteal em fêmur em sarcoma de Ewing. B: ressonância magnética de coxa esquerda demostrando área heterogênea, com extenso componente ósseo e de partes moles em sarcoma de Ewing.

como dor óssea e/ou articular são frequentemente os motivos da procura por atendimento médico inicial e podem ser confundidas com outras lesões do aparelho locomotor. A avaliação radiográfica pode não apresentar lesão alguma, e muitas vezes isso é motivo de atraso no diagnóstico e tratamento.

Na leucemia aguda, 40-60% dos pacientes referem "dor musculoesquelética", e alguns trabalhos mostram que 50% dos pacientes apresentam claudicação ou impossibilidade de apoiar os membros inferiores. Geralmente, os pacientes apresentam envolvimento em mais de uma articulação, e as características podem simular as da artrite reumatoide juvenil. Sintomas como apatia, perda do apetite e temperatura subfebril também são comuns. A dor óssea resulta da proliferação das células leucêmicas no canal medular e da infiltração subperiosteal.

Os membros inferiores são mais acometidos que os superiores. A dor normalmente tem caráter progressivo, associada a astenia, febre, queda do estado geral, dificuldade na marcha e necessidade de medicação analgésica para seu alívio. O diagnóstico geralmente é sugerido pelos exames laboratoriais. O diagnóstico por imagem acontece quando já existem lesões evidentes, como: osteopenia, bandas metafisárias radioluzentes, neoformação periosteal, lesões osteolíticas, esclerose óssea, lesões de padrão misto, fratura patológica e padrão permeativo. A confirmação diagnóstica é realizada por meio da citometria de fluxo no sangue periférico ou aspirado da medula óssea.

OUTRAS SÍNDROMES DOLOROSAS NA INFÂNCIA

Crianças e adolescentes podem apresentar dores nos membros inferiores sem que seja possível determinar um fator causal. São geralmente dores crônicas idiopáticas, com grande componente emocional e que tornam seu diagnóstico e tratamento um desafio ao médico assistente. O sofrimento causado pelos sintomas dolorosos é real, e as queixas recorrentes podem levar a dificuldades no ambiente familiar e absenteísmo escolar. A "dor de causa desconhecida" incide mais frequentemente em meninas, em uma prevalência de 4:1 em relação aos meninos; a idade média do aparecimento dos sintomas é 12 anos.

É provável que a causa da dor musculoesquelética idiopática seja multifatorial, incidindo alguns fatores intrínsecos, como sexo feminino, hipermobilidade ligamentar e baixo limiar de dor estejam presentes. Fatores extrínsecos como experiências dolorosas prévias, abuso, distúrbios do sono, sedentarismo e história familiar de dor crônica podem contribuir para o quadro álgico de crianças e adolescentes.

As síndromes dolorosas musculoesqueléticas mais conhecidas da infância são: "dor do crescimento", síndrome fibromiálgica primária juvenil, síndrome complexa de dor regional e síndrome dolorosa psicossomática.

A dor nos membros inferiores em crianças, como explicitado anteriormente, pode ter diferentes conotações. Entidades favoráveis têm início com sintomas semelhantes a doenças de evolução complexa e de grande morbidade. Nesse grupo serão abordadas algumas patologias que têm sua prevalência e devem entrar no diagnóstico diferencial da dor nos membros inferiores em crianças:

Dor do crescimento

A "dor do crescimento" é uma queixa comum e recorrente no consultório do médico pediatra, de ortopedistas e de reumatologistas. O termo "dor do crescimento" descrito por Duchamp em 1928 tem relação com a dor recorrente, geralmente nos membros inferiores, referida pela criança no final da tarde e à noite. Na maioria das vezes as queixas iniciam ao redor dos 3-6 anos e incidem igualmente em ambos os sexos.

Oster e Nielsen, em um estudo em escolares, relacionam a "dor do crescimento" ao excesso de atividades físicas na idade em crianças entre 4-12 anos. As "dores do crescimento" correspondem a episódios dolorosos ocasionais, que melhoram com a idade e que a médio e longo prazos não trazem nenhuma consequência ao sistema musculoesquelético. Em cerca de 80-90% das crianças a dor incide bilateralmente e geralmente no período vespertino e/ou noturno. A duração é limitada, de minutos até poucas horas, e normalmente melhora com a atenção dos pais, uma simples massagem ou mesmo uma dose de analgésico comum.

Em outro artigo, Oster relaciona a "dor do crescimento" a um tipo de criança mais propensa à dor, criadas em modelos familiares e sociais especiais e que têm uma "personalidade" dolorosa, em que convivem dores abdominais e cefaleia recorrente no mesmo espectro da "dor do crescimento".

Naish e Apley sugerem 4 critérios para auxiliar no diagnóstico da dor do crescimento; dor que interrompe as atividades e o sono; ocorre no período vespertino ou noturno, a dor não está especificamente relacionada às articulações; a

duração é de pelo menos 3 meses em caráter intermitente, ou seja, intervalos de acalmia durando dias, semanas ou meses; exame físico, laboratorial e de imagem normais.

Sua etiologia e fisiopatologia permanecem incertas, existindo diversas teorias para explicar sua incidência. A deficiência de vitamina D é sugerida como possível causa da dor. As localizações preferenciais da dor do crescimento são: panturrilhas, face anterior da coxa e fossa poplítea. Algumas crianças preocupam muito a família ao acordarem no início da noite chorando muito e queixando-se de dor intensa em membros inferiores. É de fundamental importância diferenciar as "dores do crescimento" de outras patologias que podem causar sintomas semelhantes, principalmente tumores ósseos.

Uma orientação útil aos pais e pediatras é que, nos casos suspeitos de "dor do crescimento", os pacientes devem ser encaminhados para avaliação especializada nos seguintes casos: a dor é persistente, permanecendo o dia todo ou durante a manhã, interfere nas atividades diárias, compromete articulações, está associada a trauma e vem acompanhada de outros sinais clínicos (febre, fadiga, fraqueza, claudicação) ou sinais inflamatórios locais. É importante salientar que limitações nas atividades cotidianas por causa da dor não são compatíveis com dor do crescimento, e, nesse caso, devem ser investigadas. O tratamento é expectante, e, como citado anteriormente, a medicação sintomática pode ser usada quando necessário.

Síndrome fibromiálgica primária juvenil

É uma condição não inflamatória crônica que afeta na maioria das vezes meninas de 9-15 anos. Essa condição está normalmente associada a distúrbios do sono e a uma piora na qualidade de vida. Segundo Yunus e Mais, os critérios para diagnóstico de SFPJ são divididos em critérios maiores e menores. São considerados critérios maiores: dores musculoesqueléticas em 3 ou mais locais com duração de pelo menos 3 meses; ausência de processos artríticos, inflamatórios, endócrinos ou infecciosos; testes laboratoriais normais e também se o paciente refere dor intensa em pelo menos 5 dos 18 pontos dolorosos, exceção para baixos títulos de anticorpos antinucleares.

São ainda considerados pelos autores como sinais menores: sensação de edema nos tecidos moles; dor modulada por atividades físicas; dor modulada por fatores climáticos; dor modulada por ansiedade/estresse; tensão ou ansiedade crônica; síndrome do cólon irritável; fadiga; sono insatisfatório e não reparador; vertigens e cefaleia crônica. É uma situação de difícil tratamento, na qual o paciente e a família devem estar envolvidos, por intermédio de uma equipe multidisciplinar.

Síndrome complexa de dor regional ou "distrofia simpático-reflexa"

A dor contínua, nas extremidades inferiores, acompanhada de perda de função e evidências de disfunção neurovegetativa, geralmente relacionada a algum trauma regional, pode caracterizar a síndrome complexa de dor regional (SCDR). Os sintomas referidos pelo paciente são aqueles relacionados a dor neuropática: queimação, hiperalgesia ao frio, alodínea, disestesias e parestesias. Associadas a esses sinais notam-se anormalidades do sistema neurovegetativo, como cianose, discromia cutânea, edema difuso e anormalidades da temperatura na extremidade. O diagnóstico clínico é considerado na presença de pelo menos 2 dos sinais clínicos e na exclusão de outras causas ortopédicas, reumatológicas ou neurológicas. As alterações psicológicas são consideradas fatores predisponentes. A investigação com radiografia dos membros pode mostrar osteopenia difusa e inespecífica em 25% dos casos. A cintilografia óssea se apresenta normal em aproximadamente 30% dos casos, com aumento difuso da captação em 31%, e em 37% mostra redução difusa na captação do radiofármaco. A termografia com estresse térmico também é uma boa abordagem. O tratamento inclui medicações, terapias físicas, bloqueios anestésicos e acupuntura.

Síndrome dolorosa "psicossomática"

Dores nos membros inferiores que, após esgotadas as possibilidades de componente orgânico da dor, persistem sem diagnóstico etiológico são consideradas dores psicossomáticas. O número de crianças nessa situação vem aumentando, e chega a representar cerca de 20% dos sintomas psicossomáticos em pediatria. Assemelham-se à dor difusa como na SFPJ e na SCDR sem os sintomas neurovegetativos. O diagnóstico não deve ser apenas pela exclusão de outras causas, mas, sim, por critérios positivos evidenciados no grande número de anormalidades psiquiátricas que podem ter a dor musculoesquelética como sintoma.

Por isso, a criança deve fazer uma avaliação psicológica/psiquiátrica quando apresentar dor de natureza incerta.

REFERÊNCIAS BIBLIOGRÁFICAS

1. Funk SS, Copley LA. Acute hematogenous osteomyelitis in children. Orthopedic Clinics of North America. 2017;48(2):199-208.
2. Hannon M, Lyons T. Pediatric musculoskeletal infections. Curr Opin Pediatr. 2023 Jun 1;35(3):309-15.
3. Hebert S, Barros Filho TEP, Xavier R, Pardini-Junior AG. Ortopedia e traumatologia: princípios e prática. Artmed; 2017.
4. Herring JA. Tachdjian's pediatric orthopaedics. 6.ed. Philadelphia: Elsevier; 2022.
5. Kocher MS, Zurakowski D, Kasser JR. Differentiating between septic arthritis and transient synovitis of the hip in children: an evidence-based clinical prediction algorithm. J Bone Joint Surg Am. 1999;81(12):1662-70.
6. Naish JM, Apley J. "Growing pains": a clinical study of non-arthritic limb pains in children. Archives of Disease in Childhood. 1951;26(126):134-40.
7. Øster J. Recurrent abdominal pain, headache and limb pains in children and adolescents. Pediatrics. 1972;50(5):429-36.
8. Weinstein SL. Flynn JM, Crawford H. Lovell and Winter's pediatric orthopaedics. Wolters Kluwer, 2.

CAPÍTULO 7

ATIVIDADES ESPORTIVAS NA INFÂNCIA E ADOLESCÊNCIA

Nei Botter Montenegro

AO FINAL DA LEITURA DESTE CAPÍTULO, O PEDIATRA DEVE ESTAR APTO A:

- Individualizar os atletas, analisando e corrigindo suas deficiências.
- Orientar aquecimento aeróbico 10 minutos antes do esporte.
- Orientar o alongamento por grupos musculares.
- Orientar treino de força com o próprio peso corporal, evitando a musculação.
- Orientar frequência do treino de até 3 vezes por semana, com 1 dia de intervalo, acrescido de 1 dia de jogo (limite total de 16 horas), sem acumular modalidades.
- Não exigir *performance* das crianças.
- Valorizar as queixas clínicas, mormente nos atletas de maior nível competitivo.

INTRODUÇÃO

Um dos principais benefícios que as atividades físicas proporcionam na fase da infância e da adolescência, por meio dos esportes, é o estímulo ao desenvolvimento ósseo e neuromuscular. Estudos demonstraram que o simples ato de realizar caminhadas diárias programadas por duas horas aumentou a densidade mineral óssea de crianças em idade escolar submetidas ao exercício, quando comparadas a grupo controle.

No modo de vida da sociedade atual, o esporte tem grande importância como forma de incentivo às atividades físicas das crianças e adolescentes, resultando na aprendizagem dos denominados cinco gestos olímpicos, por meio dos quais todas as modalidades esportivas serão realizadas. São eles o correr, o saltar, o pedalar, o arremessar e o nadar. Além do desenvolvimento físico, as atividades esportivas incrementam a interação social entre as crianças e adolescentes, a autoestima, auxiliando também na prevenção de doenças relacionadas à obesidade infantojuvenil, cada vez mais prevalente nessas faixas etárias, além daquelas ligadas ao comportamento e à psique, independentemente da faixa socioeconômica da família.

QUAL O ESPORTE MAIS INDICADO?

Para que haja incentivo ao início da prática do esporte, assim como a elucidação de como prevenir as lesões a ele relacionadas, a orientação à família quanto à sua introdução na infância ou na adolescência faz parte da prática clínica. Nos consultórios, os pais requerem opinião sobre qual o melhor esporte para a criança. A dúvida surge pelas expectativas para a melhora do desenvolvimento de seus filhos e pelo desejo da família quanto ao desempenho destes nos esportes escolhidos. Em cada país existe uma preferência cultural por algumas modalidades, as quais hoje em dia são amplamente divulgadas na mídia, influenciando em grande parte essa escolha, como é, no Brasil, o futebol.

Pode-se orientar os responsáveis a definir como o melhor esporte aquele que, sendo apresentado aos seus filhos, revele-se como o que eles mais gostaram e se identificaram. Parece óbvio, mas muitas vezes surgem situações em que os pais insistem em manter as crianças e adolescentes em esportes que não lhes agradam, ou em que não apresentam um bom desempenho, criando uma experiência frustrante para eles, tendo como resultado o abandono e o desincentivo à atividade física em suas rotinas. A razão para a estratégia da escolha pelo gosto da modalidade é a manutenção do indivíduo na prática da atividade física pelo prazer que esta proporciona, assim como pelas boas lembranças dessa experiência na infância e na adolescência, influindo positivamente na continuidade dessa atividade, auxiliando a manter a saúde física e mental, com menor incidência de doenças. Torna-se, assim, uma questão de saúde pública.

Para as crianças menores, a orientação deve ser baseada em fazer diferentes tipos de esporte, não encorajando a com-

petição e priorizando o desenvolvimento individual. Por essa razão, a prática esportiva deve ter caráter lúdico, apresentada nessa fase da vida como uma brincadeira, estimulando todas as crianças a participar das atividades, sem exigir *performance*, o que, sem perceber, muitos pais e treinadores acabam fazendo. Nas competições, as medalhas devem ser distribuídas para todos os participantes, evitando eleger apenas os melhores. É muito comum a criança desistir de uma modalidade pelo seu baixo rendimento, principalmente em esportes coletivos. Essa esta má experiência psicológica muitas vezes é tão ou mais importante que uma lesão física, denominada *burnout* do atleta mirim. Frequentemente a frustração funciona como desestímulo a qualquer outra atividade física futura, mesmo na idade adulta.

Entre 2-5 anos de idade, a habilidade motora é limitada, com as reações de equilíbrio ainda não definidas, dificuldade para atenção seletiva, sendo o aprendizado egocêntrico, por erros e acertos. Quanto à visão, a criança é inábil para acompanhar objetos em movimento e avaliar velocidades. Deve-se enfatizar as habilidades fundamentais, as instruções simples e o aspecto lúdico, evitando a competitividade, priorizando o desenvolvimento individual, com treinos em circuitos de atividades, sob supervisão adequada. Na prática, as escolas de esportes são bem indicadas entre 4-6 anos de idade, por apresentarem muitas modalidades esportivas à criança, até que esta, no futuro, acabe adaptando-se melhor a uma modalidade específica.

A natação pode ser iniciada antes do primeiro ano de vida, para adaptar a criança ao meio líquido, mas sem a pretensão de que ela consiga, nessa fase, evitar o afogamento. Na média da população, a criança só terá capacidade neurológica e motora para nadar sem auxílio a partir dos 4 anos de vida, sempre com supervisão de adultos.

Entre 6-9 anos de idade, ocorre a melhora do equilíbrio e das reações automáticas. Quanto ao aprendizado de regras, pode haver dificuldade de atenção, com o início do desenvolvimento da memória, ainda com limitação para decisões rápidas na prática esportiva. A visão melhora, com capacidade para acompanhar objetos móveis, mas com alguma dificuldade no direcionamento. Os esportes praticados com regras flexíveis são mais bem aceitos, o que permite sua prática no tempo livre das crianças, com poucas instruções e o mínimo de competição. Começam a ser indicadas as escolinhas de futebol, esportes de quadra, judô e natação.

Entre 10-12 anos, a habilidade motora melhora, com o aumento da capacidade de atenção seletiva e do uso da memória para estratégia em jogos, apesar de certa dificuldade de equilíbrio, relacionada ao crescimento rápido da puberdade. Com a visão no padrão adulto, pode-se enfatizar o desenvolvimento de habilidades, táticas e estratégias em grupos com maturação similar em praticamente todos os esportes coletivos de quadra, tênis, artes marciais e demais modalidades. Nessa fase, o esporte preferido é escolhido pelo adolescente, geralmente de acordo com seu gosto e sua *performance*.

LESÕES NA PRÁTICA ESPORTIVA

No início dos anos 2000, foram registradas nos Estados Unidos da América 2,24 milhões de lesões no esporte na faixa etária de 5-14 anos, a um custo de 33 bilhões de dólares, havendo aumento da ocorrência de lesões nos atletas em crescimento no esporte especializado de 5,5% até 2010, cujas causas mais prováveis foram a obesidade e a inatividade física prévia das crianças. A prevenção de lesões nas atividades físicas e esportivas nessa faixa etária é de extrema importância.

A criança não é um adulto pequeno, tendo características muito peculiares devido ao fato de seu organismo estar em desenvolvimento. Infelizmente, muitos treinadores não bem preparados instituem, na prática, atividades baseadas em 1/3 dos treinos dos adultos para as crianças e em metade dos treinos para os adolescentes.

O aquecimento muscular, com pelo menos 10 minutos de atividade aeróbica, é também prioritário antes do início dessas atividades, assim como o alongamento dos grupos musculares por região corpórea. Por vezes não é dada a devida importância a esses fundamentos, acreditando-se que a criança não necessite preparar o corpo para a atividade física (Figura 1).

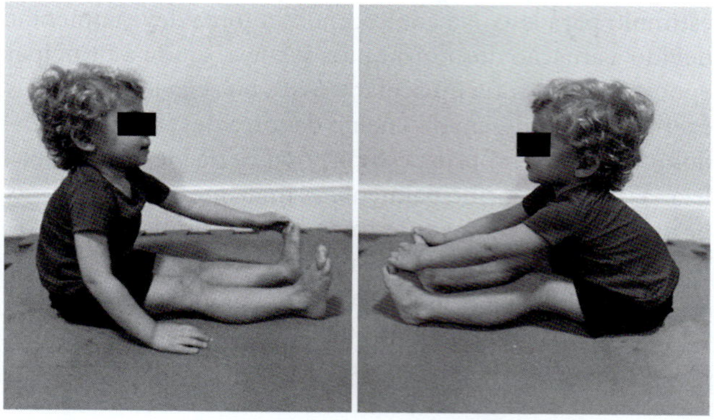

Figura 1 Incentivar o aquecimento e o alongamento, por grupos musculares.

O esporte faz bem à saúde, mas existe uma linha-limite. Estudos têm como premissa que atividades esportivas intensas acima de 16 horas por semana aumentam a incidência de lesões.

Estatisticamente, a ginástica artística, o atletismo, o *cheerleading* e as lutas marciais são as modalidades esportivas com maior número de lesões apresentadas na prática de esportes pelas crianças e adolescentes. A frequência das lesões também é grande nos esportes com maior impacto ou contato físico, como o futebol, o boxe, o handebol e o basquete. São mais raras nas modalidades sem contato físico, como a dança, o tênis e o arco e flecha. Na natação, as lesões de manguito rotador dos ombros podem estar presentes nos atletas jovens em nível competitivo, assim como a espondilólise (fratura

entre o corpo e o arco das vértebras) e a instabilidade da articulação patelofemoral. Crianças ou adolescentes de mesma idade podem ter tamanhos diferentes, ocorrendo maior risco de lesões nas crianças menores (nos esportes de contato). Uma solução nesses casos pode ser o agrupamento por tamanho e não por idade. No ciclismo, patinação, esqui e *skate* as lesões ocorrem por quedas, sendo exigida a utilização de equipamentos de proteção, como capacete, cotoveleiras e joelheiras.

De acordo com a orientação dada pela American Academy of Sports Medicine, os atletas em crescimento devem praticar uma modalidade esportiva (evitar fazer vários esportes), com frequência de 3 treinos semanais, acrescidos de um dia de competição, devendo haver intervalo de 1 dia entre os treinos para a recuperação física. Muitas crianças são incentivadas em excesso pela família, ou mesmo pelo próprio interesse, determinando um exagero no número de dias e de modalidades praticadas. A soma das atividades agendadas também pode ser no total de 3 vezes por semana, diminuindo assim a frequência das lesões por sobreúso, como as fraturas de estresse. A natação pode ser incluída à parte desse cálculo, desde que não seja competitiva.

A força muscular na infância aumenta com e ativação das unidades motoras (motoneurônio e fibra muscular), as quais são recrutadas pelo organismo na medida em que ocorre o estímulo para isso. Na adolescência, a força deve aumentar devido à atuação dos hormônios sexuais, sendo a principal época de hipertrofia muscular e óssea no sexo feminino. Os exercícios para desenvolvimento da força devem ser realizados utilizando o próprio peso corporal. Seria ideal individualizar as crianças, principalmente as iniciantes, as portadoras de obesidade ou outras enfermidades, determinando sua capacidade aeróbica e necessidade de alongamentos musculares específicos. A sobrecarga acontece com a aplicação de cargas cíclicas submáximas que ultrapassam a capacidade fisiológica de um tecido para se regenerar (Figura 2).

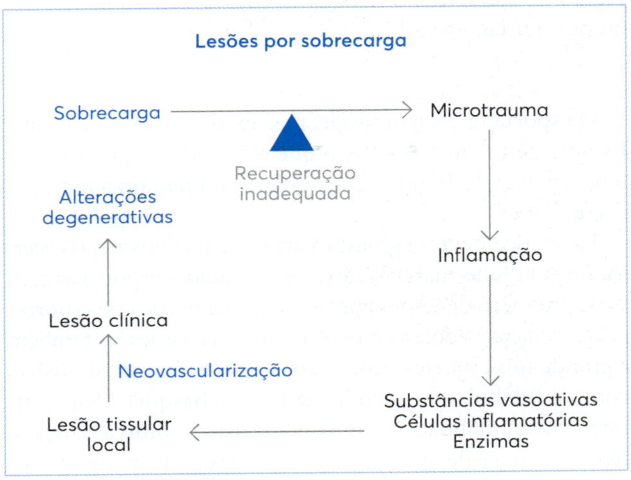

Figura 2 Lesões teciduais osteomusculares por sobrecarga na prática esportiva.
Fonte: Pedrinelli A.

As lesões musculares são mais frequentes que as do tecido ósseo. Com maior incidência nos músculos biarticulares (por ordem os músculos isqueotibiais, reto femoral e tríceps sural), estão associadas ao despreparo e ao cansaço nos atletas jovens, com maior incidência no início de temporadas, nas fases finais dos jogos, assim como nos esportes competitivos quando comparados aos recreativos. A falta de maior preparo dos atletas quanto à força, alongamento e resistência muscular corrobora para a ocorrência das lesões.

Além dos sintomas clínicos como dor, hematoma e deformidade local, o ultrassom e a ressonância magnética são utilizados para a confirmação do diagnóstico (Figura 3), assim como analisar a extensão da lesão. O tratamento é baseado em suspender a atividade esportiva, na imobilização intermitente com apoio na medida em que a dor permita, gelo e analgesia, com movimentação da musculatura após 1 semana da lesão, com treino de força por exercícios isométricos, isocinéticos e isotônicos, mudando-os nesta sequência na ausência de sintomas álgicos. Deve-se evitar o uso de anti-inflamatórios e corticoides, os quais aumentam a formação de fibrose na área da lesão. O retorno às atividades segue duas regras simples: movimento e contração da musculatura igual à lado contralateral, sem dor.

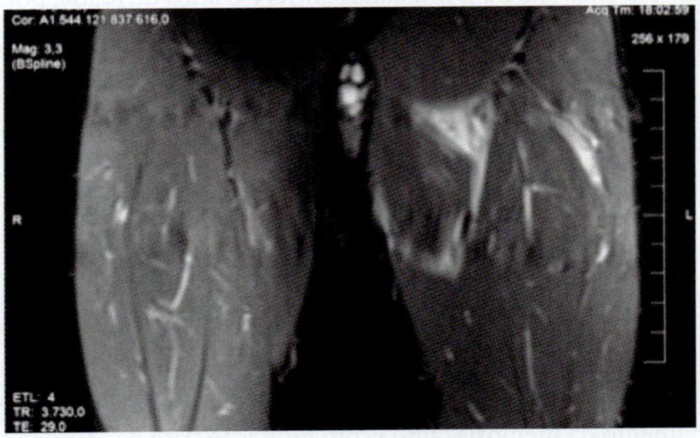

Figura 3 Ressonância magnética da coxa esquerda demonstrando lesão dos músculos isqueotibiais.

Lesões tendíneas não são comuns nesses pacientes, porém a frequência, a intensidade e o nível de competição podem levar à ocorrência dessas lesões atípicas em atletas de alto nível técnico, devendo ser investigados e tratados precocemente (Figura 4).

As fraturas de estresse no atleta jovem são mais frequentes nos membros inferiores, destacando-se as dos metatarsos nos adolescentes em esportes de longa duração, ou na associação de muitas atividades. Apresentam maior frequência também quanto maior a imaturidade esquelética (idade óssea em esportes competitivos). As fraturas da diáfise tibial (Figura 5), por exemplo, ocorrem em esportes que exigem paradas bruscas, sendo tratadas com repouso por volta de 6-8 semanas.

Quanto às lesões encontradas na coluna vertebral, têm maior prevalência em atletas adolescentes, com fratura de estresse da *pars* intervertebral, por vezes acompanhada de espondilolistese (escorregamento do corpo vertebral). Cer-

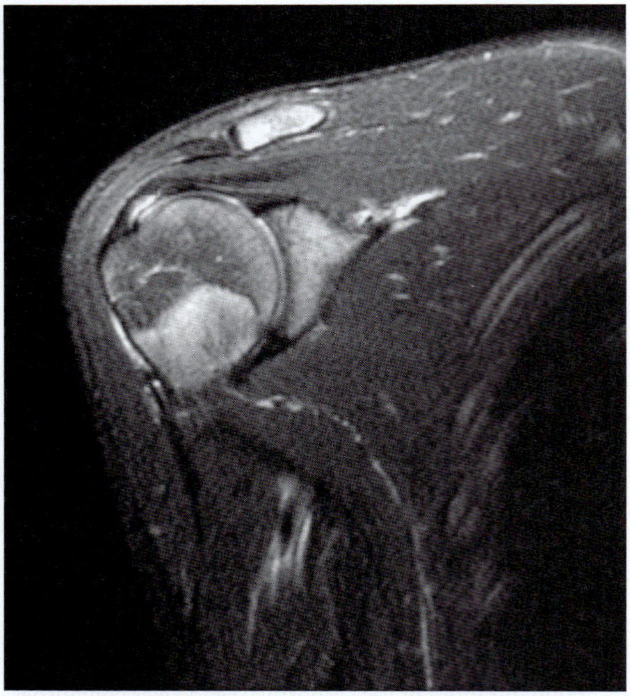

Figura 4 Ressonância magnética demostrando lesão do tendão supraespinhal em atleta de tênis com 10 anos de idade.

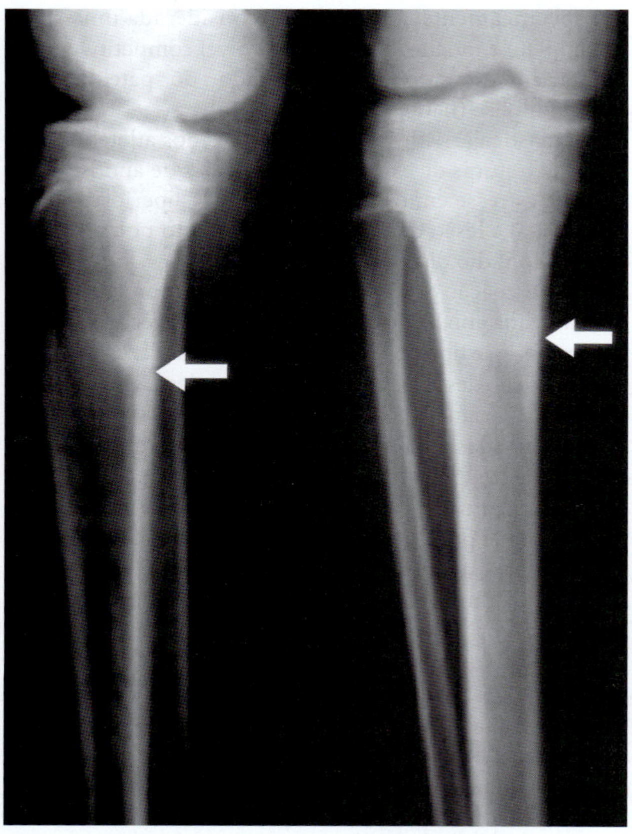

Figura 5 Fratura de estresse da diáfise tibial em atleta adolescente de futebol.

ca de 40% dos pacientes praticantes de esporte nessa faixa etária que apresentaram dor lombar baixa por 2 semanas foram diagnosticados com fratura do istmo do arco vertebral mediante ressonância magnética, cintilografia ou tomografia computadorizada.

Fratura de estresse da *pars* na coluna lombar pode ocorrer por fortalecimento assimétrico do músculo quadrado lombar, relatada em arremessadores de críquete e beisebol, no lado contrário ao arremesso (mais comum no lado esquerdo), assim como em jogadores de futebol, porém com distribuição mais simétrica quanto à lateralidade. O principal sintoma inicial é a dor lombar noturna, com consequente encurtamento dos músculos isqueotibiais, dor à hiperextensão lombar, sendo os sintomas neurológicos menos frequentes. Após tratamento com repouso e fisioterapia, a maioria dos pacientes retorna ao esporte, com raros casos necessitando de tratamento cirúrgico, à exceção dos atletas de esportes de maior contato físico.

A vitamina D baixa está associada a maior número de fraturas de estresse nas crianças atletas, principalmente em modalidades *indoor*. Nas fraturas de estresse nos membros superiores, outras causas endocrinológicas devem sem investigadas, como o hiperparatireoidismo.

As lesões ligamentares nas crianças são menos frequentes que nos adultos, pois as estruturas ósseas em crescimento oferecem menor resistência nos traumatismos próximos às articulações, podendo resultar em descolamentos epifisários. Porém, com a maior especialização e o início precoce no esporte competitivo, lesões como a do ligamento cruzado anterior são cada vez mais diagnosticadas (Figura 6), cujo tratamento cirúrgico se impõe.

No caso de atletas com hipermobilidade articular, entretanto, a frouxidão ligamentar excessiva nas articulações

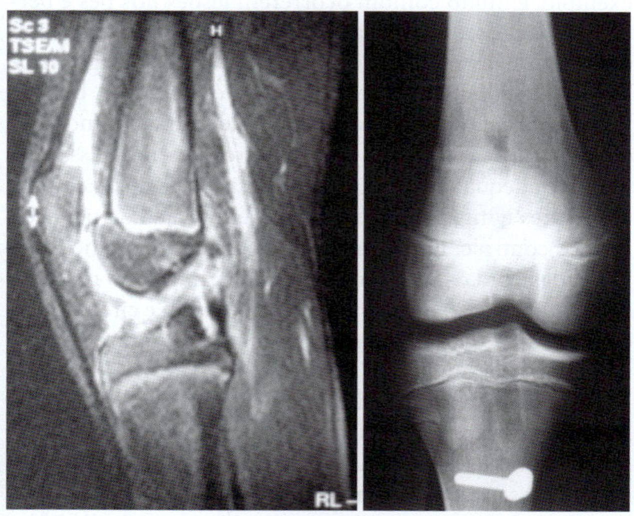

Figura 6 Ressonância magnética demonstrando lesão do ligamento cruzado anterior em atleta de ginástica artística de 11 anos de idade. Tratamento cirúrgico com reconstrução ligamentar com tendão semitendíneo transfisário tibial e *over the top* femoral.

aumenta o risco de entorses e luxações, diminuindo o risco de fraturas articulares. Tal fato acontece porque o limite da movimentação articular é ultrapassado com maior facilidade, ocorrendo o trauma articular causado pela energia do movimento realizado.

Na fase do segundo estirão, a maior quantidade de somatotrofina diminui a resistência da região da fise. Esforços em grande quantidade podem determinar fraturas de estresse do osso subcondral ou até mesmo possível osetocodrite dissecante. Portanto, deve-se ter maior cuidado no esporte competitivo e analisar os sintomas de dor precocemente. Meninas têm maior possibilidade de sofrerem mais fraturas de estresse quando o ciclo menstrual está desregulado, sendo prudente parar os treinos até a normalização.

É comum as atletas terem distúrbios da menstruação durante a época de treinos mais intensos e competições, assim como ter atrasada a primeira menstruação. A anemia das nadadoras também é um distúrbio conhecido, devendo ser distinguido de outras causas, não só pelo excesso de treinos.

As lesões das apófises de crescimento, como as osteocondrites mais comuns (Osgood-Schlatter, Panner, Sever), assim como as lesões por estresse nas apófises da bacia no corredor de média distância (atletismo) ou por avulsão (na ginástica artística) ocorrem devido à menor resistência mecânica dessas estruturas aos grandes esforços, ou à repetição dos movimentos, o que pode também ocorrer na prática da musculação, modalidade que a associação americana de pediatria não recomenda, assim como o fisiculturismo. O treinamento de força pode ser realizado com muita cautela, por meio do uso de equipamentos como o medicinebol e de elásticos ou ainda por meio de exercícios pliométricos.

As condições da prática do esporte devem ser também avaliadas, como o local e a aparelhagem utilizada pelas crianças na modalidade escolhida. Utilizando o futebol como exemplo, é muito comum ocorrerem lesões nos pés e pernas dos jogadores de linha pelo uso de bolas com tamanho inadequado, assim como nas mãos e punhos dos goleiros, resultando em contusões, entorses e até fraturas. A bola de tamanho 3 é indicada para crianças menores de 8 anos, pesando cerca de 300 g, com 60 cm de circunferência. Essa bola menor é adequada ao tamanho e à resistência dos membros superiores e inferiores, sendo também projetada para seu melhor controle. Em sequência, as bolas de tamanho 4 são indicadas para os jogadores entre 8-12 anos (350 g, 65 cm de circunferência) e tamanho 5 (de 400-450 g e circunferência entre 68-70 cm) para atletas acima de 13 anos, como a utilizada pelos adultos.

No futebol, o risco pode ser considerado moderado. Lesões por uso excessivo dos joelhos e tornozelos, como entorses e fraturas dessas articulações, são mais comuns, devido ao fato de se tratar de um esporte de contato, tanto para a disputa da bola quanto pela variação frequente de direção e velocidade dos jogadores. Entretanto, estudos populacionais da Federação Internacional de Futebol (FIFA) demostraram que cerca de 20% das lesões nos atletas em crescimento ocorrem nos membros superiores, devido à falta de equilíbrio, força muscular e conhecimento de técnicas para cair (rolamento). Com isso, o grupo médico gerido pela entidade criou um programa de prevenção de lesões (FIFA 11 Plus Kids) que, por meio de exercícios programados, aplicados no aquecimento prévio aos treinos e jogos 2 vezes por semana com dificuldade progressiva, conseguiu prevenir 20% das lesões de menor grau e até 50% das lesões que retiravam os atletas por mais de 1 mês das atividades desse esporte.

Outras lesões, como as fraturas da tíbia, podem ser evitadas com a utilização de protetores (caneleiras), assim como as fraturas de mão e punho dos goleiros pelo uso de luvas adequadas, prolongadas até a área do punho. Quanto às concussões e contusões de crânio, a federação de futebol dos EUA (USSF) recomendou que o cabeceio de bola fosse proibido para jogadores menores de 10 anos e limitadas aos treinos para os jogadores de 11-13 anos, devido a lesões cerebrais ou contusões ocorridas por choques da bola com a cabeça ou entre as cabeças dos jogadores na disputa de bolas aéreas. Como regra de várias associações desportivas em nível mundial, foi criado um protocolo (SCAT 5) para treino e jogos, segundo o qual o atleta deve ser retirado no caso de apresentar qualquer dos sintomas subsequentes a trauma de crânio durante a prática esportiva, sendo eles convulsões, perda da consciência, deterioração do estado de consciência, vômitos, agitação e agressividade crescentes, dor cervical, visão dupla, fraqueza, formigamento, queimação de braços ou pernas e cefaleia crescente.

Especificamente, apesar de ser considerada um esporte completo e inócuo, a natação em nível competitivo pode resultar em lesões do manguito rotador, dor patelofemoral e espondilólise (nado peito e borboleta).

A ginástica artística apresenta lesões nos atletas jovens, como as fraturas de estresse com avulsões de apófises, fraturas de estresse em ossos dos membros superiores, como a clavícula, e lesão da placa de crescimento por sobreúso, como a do rádio distal.

A participação dos jovens nos esportes competitivos aumenta a cada ano, em idades cada vez mais precoces. Como já referido, esse tipo de tendência leva muitas vezes à frustração quanto ao desempenho, assim como a lesões do aparelho locomotor. Crianças com desenvolvimento precoce podem ser pressionadas para melhor desempenho, o qual, durante o crescimento, pode não ser mantido devido às modificações de sua altura e peso, gerando também o desinteresse pela atividade praticada. Os responsáveis devem perguntar aos filhos se estes realmente almejam tal caminho, já que a carreira como esportista é dura e passível da ocorrência lesões com maior frequência do que na prática recreativa.

Nesses casos, o acompanhamento psicológico poderá auxiliar na motivação, concentração, autoconfiança, capacidade de manejo da ansiedade e do estresse, no autocontrole e tomada de decisão, a partir do perfil do jovem em face da escolha do esporte individual ou coletivo, auxiliando-o a lidar com o fracasso, a frustração, a vitória e o insucesso, a partir de um cenário de muita competitividade e expectativa da família.

A educação alimentar da criança no contexto do esporte competitivo, ou do tratamento da obesidade por meio de modalidades esportivas, pode ser requisitada e realizada por nutricionista, com base na anamnese alimentar, avaliação corporal antropométrica e bioquímica, avaliando quantitativa e qualitativamente a alimentação da criança, corrigindo possíveis deficiências para a prática do esporte em questão, orientando o equilíbrio energético durante os treinos, competições e intervalos entre as atividades físicas, objetivando a prevenção de patologias futuras.

REFERÊNCIAS BIBLIOGRÁFICAS

1. Bar-Or O. Age related changes in exercises prescription. In: Borg G. Phisical work and Effort. 1977. p.255-6.
2. Brenner JS. American Academy of Pediatrics Council on Sports Medicine and Fitness. Pediatrics. 2007 Jun;119(6):1242-5.
3. Clain MR, Hershman EB. Overuse injuries in children and adolescents. Physician Sportsmed. 1989;17:11-23.
4. Cooper DM, Weiler-Ravell D, Whipp BJ, et al. Aerobic parameters of exercise as a function of body size during grouth in children. J App; Physiol. 1984;56:628-35.
5. Fallon KE, Fricker PA. Stress fracture of the clavicle in a young female gymnast. Br J Sports Med. 2001 Dec;35(6):448-9.
6. Gregory PL, Batt ME, Kerslake RW. Comparing spondylolysis in cricketers and soccer players. Br J Sports Med. 2004 Dec;38(6):737-42.
7. Inomoto T. Physical activity/sports and bone mineral density. Clin Calcium. 2008 Sep;18(9):1339-48. doi:CliCa080913391348.
8. Kountouris A, Portus M, Cook J. Quadratus lumborum asymmetry and lumbar spine injury in cricket fast bowlers. J Sci Med Sport. 2016 Sep;15(5):393-7:10.
9. Kozar B, Lord RM. Overuse injury in young athlete: reasons and concern. Physician Sportsmed. 1983;11:117-22.
10. Lascombes P, Mainard L, Haumont T, Journeau P. Sports injuries and their prevention in childhood and adolescence. Bull Acad Natl Med. 2010 Oct;194(7):1249-66.
11. Malina RM. Exercise as an influence upon grouth. Clin Pediatri; 1969;8:16-26.
12. Niemeyer P, Weinberg A, Schmitt H, Kreuz PC, Ewerbeck V, Kasten P. Stress fractures in adolescent competitive athletes with open physis. Knee Surg Sports Traumatol Arthrosc. 2006 Aug;14(8):771-7.
13. Pedrinelli A, Fernandes TL, Thiele E, Teixeira WJ. Lesão muscular – ciências básicas, fisiopatologia, diagnóstico e tratamento. In: Junior WMA, Fernandes TD. Programa de atualização em traumatologia e ortopedia (PROATO). Porto Alegre: Artmed/Panamericana Editora, 2006. p.9.
14. Prado MP, Mendes AAM, Medeiros BC, Longo CH, Rosemberg LA, Funari MBG. Foot and ankle stress fractures in children. Knee Surg Sports Traumatol Arthrosc. 2006 Aug14(8):771-7.
15. Public Health Service: Summary of findings from National Children and Youth Fitness Study. Physical Education and Recreation. 1985;56:44-90.
16. Segesser B, Morscher E, Goesele A. Lesions of the growth plate caused by sports stress. Orthopade. 1995 Sep;24(5):446-56.
17. Seto CK, Statuta SM, Solari IL. Pediatric running injuries. Clin Sports Med. 2010 Jul;29(3):499-511. 10.1016.
18. Sewall BS; Micheli LJ. Strenght treaning for children. J Pediatri Orthop. 1986;6:143-6.
19. Stanitski CL, DeLee JC, Drez D Jr. Pediatric and Adolescent Sports Medicine. 1884;(3)1-9.
20. Sucato DJ1, Micheli LJ, Estes AR, Tolo VT. Spine problems in young athletes. Instr Course Lect. 2012;61:499-511.
21. Udowenko M, Trojian T. Vitamin D: extent of deficiency, effect on muscle function, bone health, performance, and injury prevention. Conn Med. 2010 Sep;74(8):477-80.
22. Yamada Y, Watanabe Y, Kimura M Physical activity, energy intake, and obesity prevalence among urban and rural schoolchildren aged 11-12 years in Japan. Itoi A1. Appl Physiol Nutr Metab. 2012 Dec;37(6):1189-99.
23. Zwiren LD. Exercise prescription for children. resource manual for guidelines for exercise testing and prescription. 1988;309-14.

SEÇÃO 35

CIRURGIA PEDIÁTRICA

COORDENADORES

Maria do Socorro Mendonça de Campos
Cirurgiã Pediátrica Titulada pela Associação Brasileira de Cirurgia Pediátrica (CIPE)/Associação Médica Brasileira (AMB). Mestre em Medicina e Saúde pela Universidade Federal da Bahia (UFBA). Presidente da CIPE.

Alcides Augusto Salzedas Netto
Especialista em Cirurgia Pediátrica pela CIPE. Mestre e Doutor em Ciências pela Escola Paulista de Medicina da Universidade Federal de São Paulo (EPM-Unifesp). Professor Adjunto e Chefe da Disciplina Cirurgia Pediátrica da Unifesp.

AUTORES

Adriano Luís Gomes
Doutor em Ciências pelo Programa de Saúde Baseada em Evidências da Unifesp. Coordenador da Equipe de Cirurgia Pediátrica do Hospital da Criança e Maternidade (Funfarme), São José do Rio Preto. Professor de Cirurgia Pediátrica da União das Faculdades dos Grandes Lagos (Unilago), São José do Rio Preto.

Ana Cristina Aoun Tannuri
Professora Associada da Disciplina de Cirurgia Pediátrica e Transplante Hepático da Faculdade de Medicina da Universidade de São Paulo (FMUSP). Médica do Instituto da Criança e do Adolescente (ICr) do Hospital das Clínicas (HC) da FMUSP.

Antônio Aldo Melo Filho
Doutor em Cirurgia pela Universidade Estadual de Campinas (Unicamp). Professor Associado de Cirurgia Pediátrica da Faculdade de Medicina da Universidade Federal do Ceará (UFC). Professor do Curso de Medicina da Universidade de Fortaleza (Unifor).

Antonio Carlos Moreira Amarante
Chefe do Serviço de Cirurgia Pediátrica Urológica do Hospital Pequeno Príncipe. Professor (Urologia) da Faculdade Evangélica do Paraná.

Antonio Paulo Durante
Especialista em Cirurgia Geral e Pediátrica pelo Hospital do Servidor Público Estadual "Francisco Morato de Oliveira" (HSPE-FMO), em Cirurgia Pediátrica pela CIPE e em Videocirurgia pela Sociedade Brasileira de Cirurgia Minimamente Invasiva e Robótica (Sobracil). Mestre em Gastroenterologia Cirúrgica pelo HSPE-FMO. Doutor em Cirurgia Pediátrica pela EPM-Unifesp. Professor Médico Assistente do HSPE-FMO.

Augusto Aurélio de Carvalho
Especialista em Cirurgia Pediátrica pela CIPE/AMB. Mestre pela Unicamp. Supervisor de Clínica Cirúrgica da Faculdade de Medicina do Centro Universitário de Várzea Grande (Univag). Cirurgião Pediátrico Hospital Estadual Santa Casa.

Bonifácio Katsunori Takegawa
Cirurgião Pediátrico Titular pela CIPE e AMB. Mestre e Doutor pela Faculdade de Medicina de Botucatu da Universidade Estadual Paulista (FMB-Unesp). Professor Aposentado da FMB-Unesp. Coordenador da Cirurgia Pediátrica e Cirurgia Neonatal do Hospital Estadual de Bauru e Maternidade Santa Isabel de Bauru (Famesp).

Camila Girardi Fachin
Mestre em Ciências pela EPM-Unifesp. Doutorado Sanduíche pela EPM-Unifesp e University of Pennsylvannia, EUA. Professora Adjunta do Departamento de Cirurgia da Universidade Federal do Paraná (UFPR). Supervisora do Programa de Residência Médica de Cirurgia Pediátrica do Complexo Hospital de Clínicas da UFPR.

Christian de Escobar Prado
Especialista em Cirurgia Pediátrica pela CIPE. Mestre em Ciências da Saúde. Professor de Cirurgia Pediátrica da Universidade do Extremo Sul Catarinense (Unesc). Preceptor dos Programas de Residência Médica de Cirurgia Geral do Hospital São José (HSJ) e de Pediatria do Hospital Materno Infantil Santa Catarina (HMISC). Chefe do Serviço de Cirurgia Pediátrica do HSJ e HMISC.

Clécio Piçarro
Professor Associado do Departamento de Cirurgia da Faculdade de Medicina da Universidade Federal de Minas Gerais (UFMG). Membro do Serviço de Cirurgia Pediátrica do Hospital das Clínicas da UFMG. Mestre e Doutor em Cirurgia pela UFMG. Pós-doutorado pela Universidade de Toronto, Canadá.

Daniela Patricia Palmeira S. da Cunha
Médica Assistente do Serviço de Cirurgia Pediátrica da Santa Casa de Misericórdia de São Paulo. Membro Titular da CIPE.

Danielle Nunes Forny
Especialista em Cirurgia Pediátrica pela CIPE. Mestre em Cirurgia Abdominal pela Faculdade de Medicina da Universidade Federal do Rio de Janeiro (UFRJ). Cirurgiã Pediátrica do Instituto de Puericultura e Pediatria Martagão Gesteira (IPPMG) da UFRJ.

Eduardo Corrêa Costa
Cirurgião Pediátrico Titular pela CIPE/AMB. Mestre em Medicina – Ciências Cirúrgicas – pela Universidade Federal do Rio Grande do Sul (UFRGS). Coordenador do Programa de Anomalias da Diferenciação Sexual do Hospital de Clínicas de Porto Alegre (HCPA). Coordenador da Cirurgia Pediátrica do Hospital Moinhos de Vento de Porto Alegre.

Edward Esteves
Professor Adjunto Doutor e Chefe do Serviço de Cirurgia e Urologia Pediátrica da Universidade Federal de Goiás

(UFG), da Disciplina de Cirurgia Pediátrica do Centro Universitário Alfredo Nasser (Unifan) e do Serviço de Cirurgia Pediátrica do Hospital Municipal de Aparecida (HMAP). Membro Titular da CIPE. Membro do Comitê de Videocirurgia e Robótica. Membro do International Pediatric Endosurgery Group. *Fellow* do Colégio Internacional de Cirurgiões.

Elaine Cristina Soares Martins-Moura
Especialista em Cirurgia Pediátrica pela AMB/CIPE. Doutora em Ciências da Saúde – Cirurgia Pediátrica – pela EPM-Unifesp. Membro do Setor de Coloproctologia Pediátrica da Disciplina de Cirurgia Pediátrica da EPM-Unifesp.

Erika Veruska Paiva Ortolan
Livre-docente em Cirurgia Pediátrica. Professora Associada de Cirurgia Pediátrica da FMB-Unesp. Membro Titular da CIPE e da Sociedade Brasileira de Endoscopia Digestiva (Sobed).

Fabio Antonio Perecim Volpe
Cirurgião Pediátrico. Coordenador do Programa de Manejo de Cólon do Hospital das Clínicas da Faculdade de Medicina de Ribeirão Preto da USP (HC-FMRP-USP). Coordenador Cirúrgico do Grupo Integrado de Transplante de Fígado do HC-FMRP-USP. Preceptor do Programa de Residência Médica em Cirurgia Pediátrica do HC-FMRP-USP. Presidente da Associação Paulista de Cirurgia Pediátrica (Cipesp).

Fábio de Barros
Médico Assistente do Serviço de Cirurgia Pediátrica e Transplante Hepático do ICr-HCFMUSP.

Fábio Luís Peterlini
Médico Cirurgião Pediátrico. Título de Especialista em Cirurgia Pediátrica pela AMB/CIPE. Mestre e Doutor em Cirurgia Pediátrica pela EPM-Unifesp. Médico Concursado, Técnico-Administrativo em Educação da Disciplina de Cirurgia Pediátrica do Departamento de Cirurgia da EPM-Unifesp.

Félix Carlos Ocáriz Bazzano
Mestre e Doutor pela USP. Professor da Universidade do Vale do Sapucaí (Univás) e da Unifenas. Membro Titular da CIPE. Chefe do Serviço de Cirurgia Pediátrica do Hospital das Clínicas Samuel Libânio, Pouso Alegre.

Gabriela Ruschel Zanolla
Cirurgiã Pediátrica. Mestre em Saúde da Criança e do Adolescente pela Pontifícia Universidade Católica do Rio Grande do Sul (PUC-RS). Médica Assistente do Hospital Universitário da Universidade Federal de Santa Maria (UFSM).

Geraldo Magela Nogueira Marques
Especialista em Cirurgia Pediátrica pela CIPE. Mestre em Cirurgia Pediátrica pela Unifesp. Doutor em Medicina pela FMUSP. Coordenador do Curso de Medicina da Universidade de Ribeirão Preto (Unaerp), *campus* Guarujá.

Gilson Nagel Sawaya
Especialista em Cirurgia Pediátrica pela CIPE. Responsável pelo Ambulatório de Cirurgia Torácica Infantil e das Deformidades da Parede Torácica do Hospital PUC-Campinas. Preceptor da Residência em Cirurgia Pediátrica do Hospital PUC-Campinas.

Heloisa Galvão do Amaral Campos
Diretora do Departamento de Cirurgia Reparadora e Coordenadora do Núcleo de Anomalias Vasculares do AC Camargo Cancer Center, São Paulo. Título de Especialista em Cirurgia Pediátrica pela CIPE. Mestre e Doutora em Ciências da Oncologia. Membro da International Society for the Study of Vascular Anomalies (ISSVA).

Humberto Salgado Filho
Especialista em Cirurgia Pediátrica pela CIPE. Mestre em Medicina. Coordenador do Serviço de Cirurgia Pediátrica da Santa Casa de Misericórdia de São Paulo. Médico do Serviço de Cirurgia Pediátrica do Hospital Infantil Darcy Vargas.

Idblan Carvalho de Albuquerque
Membro Titular da Sociedade Brasileira de Coloproctologia (SBCP), da Federação Brasileira de Gastroenterologia (FBG), do Grupo de Estudos das DII do Brasil (GEDIIB) e da Comissão de Gastropediatria do GEDIIB.

João Seda Neto
Chefe do Centro de Reabilitação Intestinal e Transplante (CRITx) do Hospital Sírio-Libanês e Hospital Municipal Infantil Menino Jesus. Cirurgião do Departamento de Transplante de Fígado do Hospital Sírio-Libanês.

Joaquim Murray Bustorff-Silva
Professor Titular da Disciplina de Cirurgia Pediátrica do Departamento de Cirurgia da FCM-Unicamp.

José Carlos Fraga
Especialista em Cirurgia Pediátrica e Membro Titular da CIPE. Mestre e Doutor em Medicina pela UFRGS. Livre-docente em Cirurgia Pediátrica pela USP. Professor Titular de Cirurgia Pediátrica da Faculdade de Medicina da UFRGS. Coordenador do Setor de Cirurgia Torácica Infantil do Serviço de Cirurgia Pediátrica do HCPA.

Joyce Lisboa Freitas
Cirurgiã Pediátrica do Hospital Municipal de Araguaína, TO. Mestre em Cuidados Intensivos e Paliativos pela UFSC. Especialista em Oncologia Cirúrgica Pediátrica pelo Instituto Nacional de Câncer (INCA). Professora do Curso de Medicina da UNITPAC, Araguaína, TO.

Karen Caires Borges Cotinguiba
Médica pela UFBA. Cirurgiã Geral e Pediátrica pelas Obras Sociais Irmã Dulce. Membro Titular da CIPE.

Karine Furtado Meyer
Professora Efetiva das Disciplinas de Pediatria, Técnica Cirúrgica e Urologia da Fundação Universidade Regional de Blumenau (FURB). Doutora em Técnica Cirúrgica e Cirurgia Experimental pela Unifesp. Médica da Clínica UNIKINDER, Blumenau.

Leonan Tavares Galvão
Diretor do Serviço de Cirurgia Pediátrica do HSPE-FMO. Especialista em Cirurgia Pediátrica pela CIPE/AMB. Coordenador de Residência Médica do HSPE-FMO.

Lisieux Eyer de Jesus
Cirurgiã Pediátrica do Hospital Universitário Antônio Pedro da Universidade Federal Fluminense (HUAP-UFF) e do Hospital Federal dos Servidores do Estado, RJ.

Lúcia Caetano Pereira
Membro Titular da CIPE. Cirurgiã Pediátrica do Hospital Infantil de Palmas. Membro do Corpo Clínico da Gastroclínica de Palmas.

Lourenço Sbragia Neto
Professor Associado III e Chefe da Disciplina de Cirurgia Pediátrica do Departamento de Cirurgia e Anatomia da FMRP-USP.

Manoel Eduardo Amoras Gonçalves
Título de Especialista pela CIPE/AMB. Professor Adjunto da Disciplina de Cirurgia Pediátrica da Universidade Federal do Pará (UFPA). Chefe do Serviço de Cirurgia Pediátrica e Coordenador do Gerenciamento de Cirurgia Pediátrica da Fundação Santa Casa do Pará.

Marcia Abrunhosa Matias
Especialista Titulada em Cirurgia Pediátrica pela CIPE/AMB. *Fellow* do European Board of Paediatric Surgery (UMES). Cirurgiã Pediátrica do Hospital Federal de Bonsucesso.

Maria do Socorro Mendonça de Campos
Cirurgiã Pediátrica Titulada pela CIPE/Associação Médica Brasileira (AMB). Mestre em Medicina e Saúde pela Universidade Federal da Bahia (UFBA). Presidente da CIPE.

Marianne Weber Arnold
Cirurgiã Pediátrica Titulada pela CIPE/AMB. Doutora em Saúde Materno-infantil pelo Instituto de Medicina Integral Professor Fernando Figueira (IMIP). Professora Adjunta de Cirurgia Pediátrica da Universidade Federal de Pernambuco (UFPE). Coordenadora do Programa de Residência Médica em Cirurgia Pediátrica do HC-UFPE. Professora de Cirurgia Pediátrica da Universidade Católica de Pernambuco (Unicap). Coordenadora da Liga/Programa de Extensão em Cirurgia Pediátrica da Unicap. Coordenadora do Serviço de Cirurgia Pediátrica do Hospital Santa Joana, Recife.

Miria Guimarães Nunes
Coordenadora do Serviço e da Residência Médica em Cirurgia Pediátrica das Obras Sociais Irmã Dulce. Cirurgiã Pediátrica Membro Titular da CIPE. Docente do Internato da UniFTC.

Mauricio Kauark Amoedo
Radiologista Intervencionista do Hospital Martagão Gesteira. Radiologista com Especialização em Radiologia Intervencionista pelo AC Camargo Cancer Center. Membro Titular e Atual Diretor Científico da Sociedade Brasileira de Radiologia Intervencionista e Cirurgia Endovascular (Sobrice).

Mauricio Macedo
Especialista em Cirurgia Pediátrica pela CIPE. Mestre e Doutor em Ciências pela EPM-Unifesp. Diretor do Departamento de Cirurgia Pediátrica do Hospital Infantil Darcy Vargas.

Mauro Roberto Basso
Professor Assistente e Chefe da Disciplina de Cirurgia Pediátrica do Departamento de Pediatria e Cirurgia Pediátrica da Universidade Estadual de Londrina (UEL). Coordenador da Residência de Cirurgia Pediátrica do Hospital Universitário de Londrina (UEL). Membro da Comissão de Prevenção e Atenção ao Trauma da CIPE. Médico Plantonista do SAMU – Londrina.

Paschoal Napolitano Neto
Título de Especialista pela CIPE. Especialista em Videovirurgia pela Sociedade Brasileira de Videocirurgia. Chefe do Serviço de Cirurgia Pediátrica do Hospital Professor Edmundo Vasconcelos.

Paulo Carvalho Vilela
Professor Adjunto de Cirurgia Pediátrica da UFPE. Membro Titular da CIPE.

Pedro Luiz Toledo de Arruda Lourenção
Membro Titular da CIPE. Livre-docente em Cirurgia Pediátrica pela Unesp. Professor Associado do Departamento de Cirurgia e Ortopedia da FMB-Unesp.

Rodrigo Pinheiro de Abreu Miranda
Cirurgião Pediatra Titular pela CIPE. Mestre em Ciências Médicas pela Universidade de Brasília (UnB). Especialista em Preceptoria em Residência Médica pelo IEP/Sírio-Libanês. Supervisor do Programa de Residência Médica do Hospital da Criança de Brasília.

Simone de Campos Vieira Abib
Cirurgiã Pediátrica. Professora Adjunta Livre-docente do Departamento de Cirurgia da EPM-Unifesp. Chefe do Serviço de Cirurgia Pediátrica do Instituto de Oncologia Pediátrica do Grupo de Apoio ao Adolescente e Criança com Câncer (GRAACC/Unifesp). Professora Orientadora da Pós-graduação do Departamento de Cirurgia da EPM-Unifesp. Presidente da ONG Criança Segura – Safe Kids Brazil. Presidente da International Society of Paediatric Surgical Oncology (IPSO).

Sylvio Gilberto Andrade Avilla
Cirurgião Pediátrico do Hospital Pequeno Príncipe, Curitiba.

Uenis Tannuri
Professor Titular da Disciplina de Cirurgia Pediátrica e Transplante Hepático da FMUSP. Chefe do Serviço de Cirurgia Pediátrica e Transplante Hepático do ICr-HCFMUSP.

Vilani Kremer
Cirurgiã Pediátrica Titulada pela CIPE/AMB. Especialista em Cirurgia Oncológica Pediátrica pelo INCA. Instrutora de PICC pelo PICC Academy Network. Médica Assistente no Complexo Hospital de Clínicas da UFPR. Cirurgiã Pediátrica do Hospital Erastinho/Erasto Gaertner, Curitiba.

Walberto de Azevedo Souza Jr
Cirurgião Pediátrico Titulado pela CIPE/AMB. Mestre em Ciências da Saúde pela UFSC. Coordenador do Programa de Residência Médica em Cirurgia Pediátrica do Hospital Infantil Joana de Gusmão, Florianópolis.

CAPÍTULO 1

AFECÇÕES PULMONARES CONGÊNITAS

Mauricio Macedo
José Carlos Fraga

AO FINAL DA LEITURA DESTE CAPÍTULO, O PEDIATRA DEVE ESTAR APTO A:

- identificar as principais afecções pulmonares congênitas.

INTRODUÇÃO

As afecções pulmonares congênitas (APC) representam um conjunto de anormalidades da unidade broncopulmonar, de apresentação clínica variável, podendo manifestar-se como grave hidropsia fetal, insuficiência respiratória ao nascimento ou achado ocasional de exame de imagem.

As principais APC incluem: malformações congênitas de via aérea e pulmões (MCVAP), antigamente chamadas de malformação adenomatoide cística congênita (MACC); cisto broncogênico (CB); sequestro broncopulmonar (SBP); e enfisema lobar congênito (ELC). O melhor conhecimento do desenvolvimento embriológico do pulmão e da patogênese das APC sugere que essas lesões possam apresentar mecanismos etiológicos similares, mas manifestações anatômicas e clínicas diferentes, a depender do momento e do local da gestação em que ocorreram.[1]

O aprimoramento dos exames de imagem pré-natal, em especial a ultrassonografia (US) realizada de forma seriada, associada a ressonância magnética (RM), tem contribuído para um melhor entendimento da história natural dessas lesões. Em combinação, estas duas modalidades de exames permitem um diagnóstico pré-natal preciso dos diferentes tipos de APC e uma melhor capacidade preditiva para eventos pré-natais, perinatais e pós-natais.[2] Por fim, o tratamento pós-natal para a maioria destas lesões tem melhorado com avanços nos cuidados neonatais.

MALFORMAÇÕES CONGÊNITAS DE VIA AÉREA E PULMÕES (MCVAP) (FIGURA 1)

Consiste em uma anomalia pulmonar caracterizada por crescimento desordenado dos bronquíolos terminais, resultando na formação de cistos de variados tamanhos e impedindo o crescimento dos alvéolos.[1] Esta falha embrionária ocorre entre a 6ª e a 8ª semanas após a concepção. O aspecto macroscópico é representado por uma massa de tecido sólido e/ou cístico. É uma anomalia rara, geralmente unilateral e localizada em um lobo. Variam de tamanho e podem conter líquido, ar ou ambos. Geralmente, não há comunicação direta com a árvore traqueobrônquica, embora tenham sido reportados canais anormais às vias aéreas e ao trato gastrintestinal. Foram classificadas inicialmente por Stocker[3,4] em 3 tipos:

- Tipo I, composto por um ou mais cistos maiores que 2 cm de diâmetro.
- Tipo II, múltiplos cistos menores que 1 cm.
- Tipo III, grandes massas não císticas.

Posteriormente, foram adicionados os tipos 0 e IV. Contudo, é dividida em duas categorias com base nos achados da US pré-natal[5]: 1) lesões macrocísticas contendo um ou múltiplos cistos que apresentam 5 mm ou mais de diâmetro; e 2) lesões microcísticas apresentando-se como uma massa ecogênica sólida na US pré-natal.

Na presença de grandes lesões, a MCVAP pode se manifestar já na vida intrauterina. Lesões muito grandes podem causar insuficiência cardíaca e hidropsia decorrente do deslocamento mediastinal e determinar compressão cardíaca. Nesses casos, a cirurgia fetal aberta e a lobectomia foram, em uma ocasião, a principal opção em centros de tratamento fetais. Atualmente, a maioria desses pacientes responderá ao tratamento com esteroides, com inibição do crescimento da MCVAP e/ou regressão da hidropsia. O mecanismo de efeito dos esteroides é especulativo.[1]

Por outro lado, a MCVAP macrocística não responde de forma consistente ao tratamento com esteroides; nessa situa-

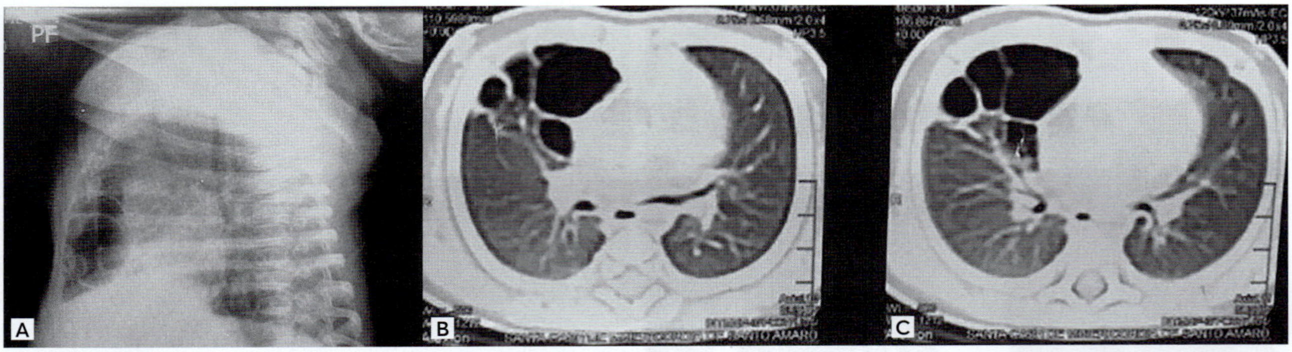

Figura 1 Malformações congênitas de via aérea e pulmões (MCVAP) tipo I. A: Radiografia de perfil. B e C: tomografias.

ção, caso a hidropsia esteja evoluindo, o feto é tratado com a derivação toracoamniótica, a qual pode ser efetiva em casos de cistos grandes, mas não funciona para lesões multicísticas ou predominantemente sólidas.[1] As futuras opções para o tratamento de MCVAP nos fetos com hidropsia podem incluir terapia ablativa minimamente invasiva ou oclusão vascular.

O espectro clínico pós-natal da MCVAP varia desde o neonato que necessita de ventilação mecânica até a criança que se apresenta com uma lesão infectada, ou mesmo um adulto assintomático. A MCVAP pode desenvolver infecção a qualquer momento, entre algumas semanas de vida até a vida adulta. As infecções podem ser graves e apresentar risco de morte, dificuldade de resolução com antibióticos, estar associada a complicações decorrentes de abscessos, empiema e outras complicações.

O diagnóstico pode ser realizado a partir da história clínica, complementada por exames de imagem como radiografia, US, RM ou tomografia computadorizada (TC) do tórax.

O tratamento do neonato com uma MCVAP sintomática é a ressecção imediata do lobo envolvido, por meio de uma abordagem aberta ou por videocirurgia. Após a lobectomia, há crescimento compensatório dos lobos pulmonares remanescentes, resultando num pulmão com função normal ao longo prazo.[6] Ao contrário das lesões grandes e sintomáticas, há controvérsia do tratamento cirúrgico das lesões assintomáticas. Os argumentos a favor da cirurgia são que estas lesões não regridem completamente com o crescimento e têm risco de desenvolverem infecção, pneumotórax e malignidade no futuro.[7] Também existe o risco dessas massas serem um blastoma pleuropulmonar (BPP), uma lesão rara, mas indistinguível da MCVAP nos estudos de imagem pré-natais e pós-natais.

Existe também uma evidente associação entre MCVAP e malignidade. Uma análise de crianças com neoplasias pulmonares demonstrou que 9% apresentavam uma história de malformações císticas pulmonares.[8] O risco de malignidade pode representar o mais forte argumento para a ressecção de lesões assintomáticas.

A cirurgia preferencial é a lobectomia, evitando-se ressecções segmentares ou em "cunha" na tentativa de preservação pulmonar. Estas ressecções conservadoras não garantem a ressecção completa da lesão, com maiores possibilidades de complicações cirúrgicas. A lobectomia costuma ser mais fácil em idade precoce, e a recuperação e o potencial de crescimento pulmonar compensatório com restauração da função pulmonar normal são provavelmente mais elevados em lactentes mais novos. A cirurgia em crianças maiores costuma ser mais trabalhosa, pela distorção da anatomia normal, bem como pelo processo inflamatório associado e pela adenomegalia hilar decorrentes de processos infecciosos.

SEQUESTRO BRONCOPULMONAR

O SBP caracteriza-se pela presença de tecido pulmonar não conectado à árvore traqueobrônquica. Essas lesões têm um suprimento arterial sistêmico que pode surgir a partir da aorta ou de ramos arteriais sistêmicos variados, acima ou abaixo do diafragma.[1] É mais frequente no sexo masculino. São descritos dois tipos de SBP: intralobar (SBPIL) e extralobar (SBPEL). O SBPIL localiza-se dentro do parênquima pulmonar e drena para o sistema venoso pulmonar (Figura 2). O SBPEL não se comunica com o pulmão e pode ter drenagem venosa sistêmica, pulmonar ou diretamente no átrio.[9] A localização mais frequente de ambas as formas é junto ao lobo inferior esquerdo. O diagnóstico pode ser pré ou pós-natal. Na histologia, o SBP pode conter componentes da MCVAP, também chamadas de lesões híbridas.[1]

A grande maioria dos SBP não causa comprometimento fetal e é mais bem tratada após o nascimento. Eventualmente, o SBPEL pode se apresentar como uma grande massa com um deslocamento do mediastino e estar associado a um derrame pleural, com eventual hidropsia fetal.

Quando não diagnosticada no período neonatal, o SBPEL pode apresentar sintomatologia ao longo dos primeiros anos de vida.[1] Quando muito volumoso, pode provocar sintomas relativos à compressão do parênquima pulmonar do tipo infeccioso ou restritivo. Já o SBPIL, com frequência, provoca pneumonias de repetição, que podem comprometer o tecido pulmonar adjacente. Ambos podem ser um achado ocasional de radiografia de tórax.

No SBP que apresente grandes vasos sistêmicos nutridores, em razão da baixa resistência do leito vascular, pode

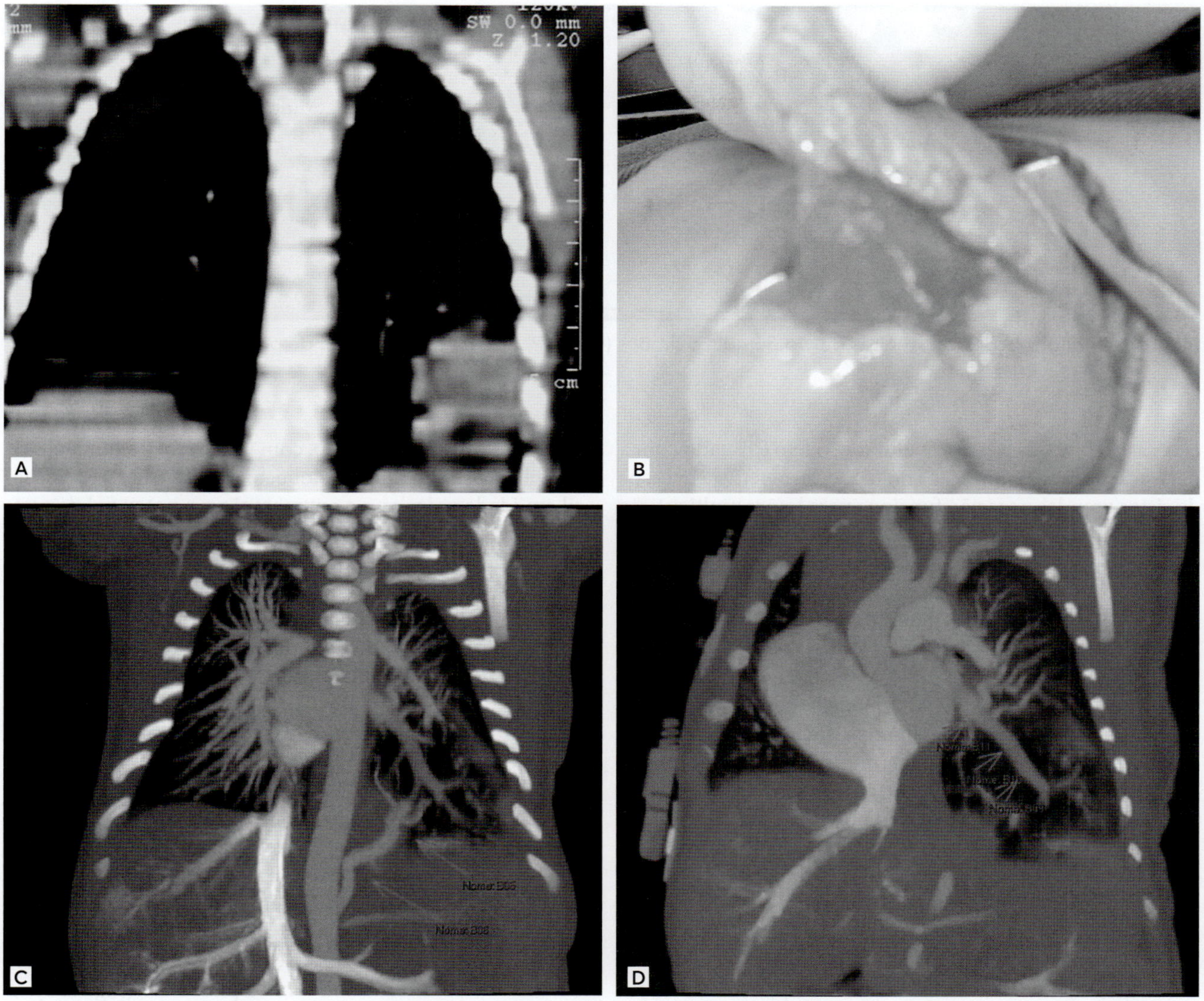

Figura 2 Sequestro intralobar. A: aspecto à tomografia. B: aspecto operatório de sequestro intralobar. C: angiotomografia mostra o suprimento arterial para o sequestro proveniente da aorta abdominal. D: drenagem venosa pela veia pulmonar inferior esquerda.

ocorrer aumento do fluxo vascular ao longo do tempo, tendo como resultado uma fisiologia cardíaca de alto fluxo e, por fim, insuficiência cardíaca à medida que a criança cresce.[10]

O diagnóstico de certeza depende da demonstração de irrigação sistêmica. Essa irrigação pode ser demonstrada por US com Doppler do fluxo arterial, mas deve-se sempre realizar uma TC com contraste para melhor definição da anatomia.[1]

O tratamento cirúrgico do SBPEL envolve a divisão do suprimento sanguíneo sistêmico e a remoção da massa (Figura 3). Isso deve ser feito com cuidado, pois vasos sistêmicos originários da aorta abdominal cruzam o diafragma e, caso não sejam ligados adequadamente, podem causar um sangramento de difícil controle. O tratamento do SBPIL é a lobectomia clássica após a ligadura dos vasos sistêmicos. Em ambos os casos, o procedimento pode ser realizado por toracotomia ou por videotoracoscopia.

CISTO BRONCOGÊNICO

O CB é uma malformação congênita cística, que representa entre 6 e 15% das massas mediastinais. É originário de um defeito na embriogênese da árvore traqueobrônquica primitiva durante a 3ª semana de gestação. Caso ocorram precocemente, essas malformações tendem a localizar-se no mediastino e, quando ocorrem mais tardiamente, localizam-se em parênquima pulmonar. Raramente, podem ser encontrados no abdome ou mesmo na pelve.[11,12] Histologicamente, essas lesões apresentam paredes finas, revestidas por epitélio respiratório (pseudoestratificado colunar ciliado), contendo

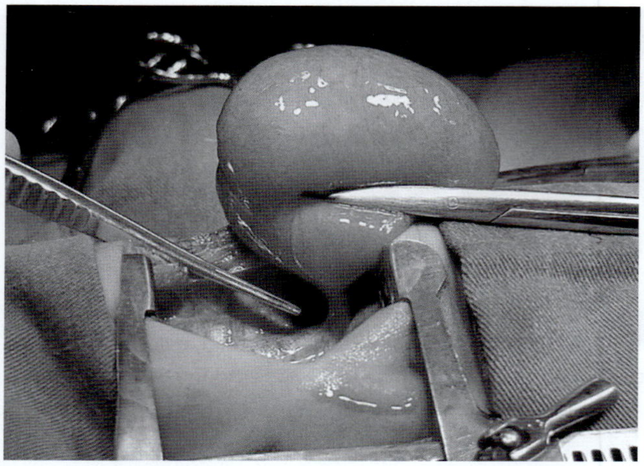

Figura 3 Aspecto intraoperatório do sequestro pulmonar extralobar e seu suprimento sanguíneo originário da aorta.

glândulas brônquicas, músculo liso e ilhas de cartilagem. É incomum a comunicação com a árvore traqueobrônquica.

Atualmente, são mais diagnosticados por US no período pré-natal[1], podendo ser observadas como estruturas císticas isoladas no mediastino ou causando obstrução brônquica, com achados de dilatação brônquica e hiperplasia pulmonar distal ao ponto de obstrução.

No período pós-natal, ele é, muitas vezes, diagnosticado incidentalmente por uma massa na radiografia do tórax, ou pode estar associado com sintomas respiratórios. A TC pode confirmar a presença de um CB, assim como suas relações com as estruturas mediastinais adjacentes (Figura 5). O efeito de massa dessas lesões é normalmente discreto, mas lesões identificadas abaixo da carina podem causar comprometimento das vias aéreas potencialmente fatal. As complicações incluem infecção, malignidade, hemoptise, hemotórax e pneumotórax. Por esses motivos, eles sempre devem ser ressecados, independentemente do quadro clínico ou da idade no diagnóstico.[1]

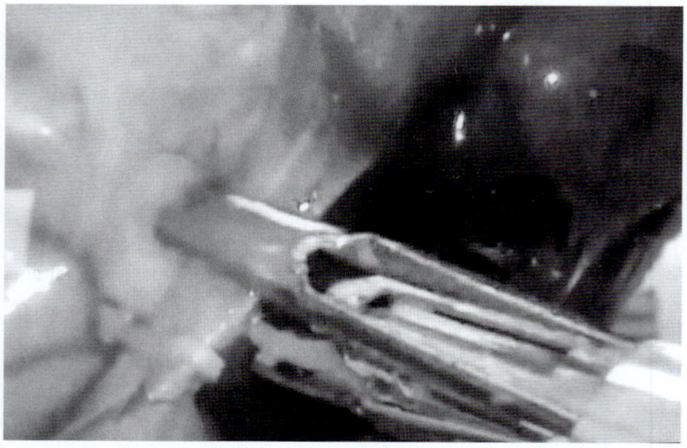

Figura 4 Detalhe do tratamento cirúrgico por videolaparoscopia com a clipagem dos vasos.

O tratamento consiste na sua exérese. A abordagem pode ser feita por cirurgia aberta ou por videotoracoscopia, com desfechos equivalentes. Quando o CB não puder ser ressecado por completo, a camada mucosa deve ser retirada, mantendo-se somente o tecido conjuntivo periférico para eliminar o risco de recorrência e de transformação maligna.

ENFISEMA LOBAR CONGÊNITO

O ELC é uma doença caracterizada pela hiperinsuflação lobar progressiva e distensão de um ou mais lobos pulmonares com compressão do pulmão adjacente. Geralmente, acomete os lobos superiores, em especial o esquerdo, com raro envolvimento bilateral ou multifocal.[13] Acredita-se que seja decorrente de uma obstrução parcial intrínseca ou extrínseca do brônquio lobar, criando um mecanismo valvular, com aprisionamento de ar, provocando um efeito de massa. Não há destruição dos alvéolos, pelo contrário, existe um aumento do número de alvéolos. Entre as causas, citam-se: cartilagem brônquica displásica, obstrução endobrônquica, compressão extrínseca por vasos anômalos e anormalidades brônquicas difusas relacionadas à infecção, porém, em mais da metade dos casos, a causa não é identificada.

O ELC é mais comumente diagnosticado no neonato ou no lactente que apresenta desconforto respiratório, sendo que em 25% dos casos, esse diagnóstico ocorre ao nascimento e, em 50%, antes do 1º mês de vida.[1] A gravidade da doença depende do tamanho do lobo hirperinsuflado e da gravidade da compressão do tecido pulmonar adjacente. O diagnóstico, na maioria das vezes, é feito com a radiografia simples de tórax, que mostra uma área de hipertransparência, retificação do diafragma, deslocamento do mediastino e, às vezes, herniação pulmonar para o hemitórax contralateral. A TC é fundamental para excluir massa hilar subjacente ou processo obstrutivo intrabrônquico (Figura 6).

Quando existe uma obstrução identificada, e se as condições clínicas assim o permitirem, o tratamento pode ser direcionado à causa em questão. Nos casos sem causa aparente, o tratamento clássico consiste na lobectomia. Esses pacientes apresentam desafios anestésicos peculiares e difíceis, decorrentes de aprisionamento de ar e de comprometimento cardiovascular, que podem impedir a ventilação adequada com um único pulmão. Em virtude disso, a lobectomia é geralmente realizada aberta, sendo a videotoracoscopica pouco utilizada.

Crianças com ELC assintomáticas podem ser manejadas sem ressecção cirúrgica.[14,15] Pacientes com sintomas leves podem ser manejados com lobectomia eletiva. Já neonatos com dificuldade ventilatória grave necessitam de lobectomia aberta de urgência.[1]

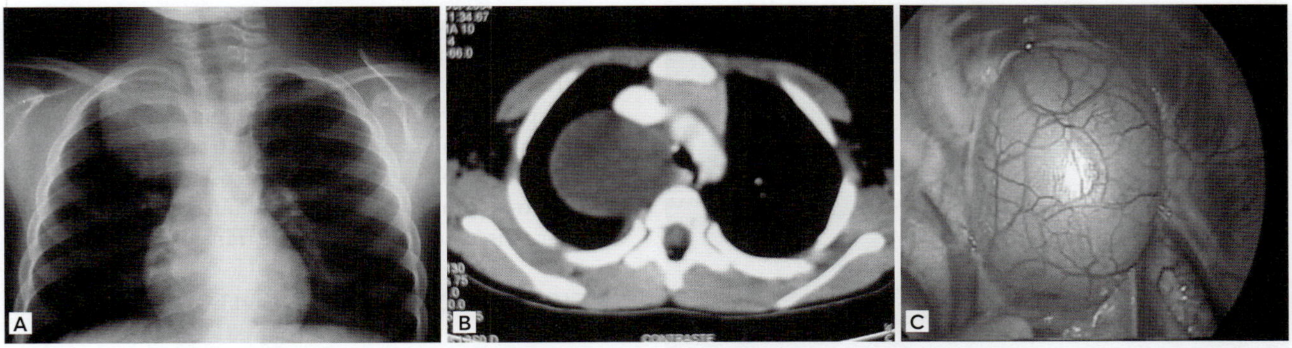

Figura 5 Cisto broncogênico. A: aspecto na radiografia simples. B: aspecto na tomografia. C: aspecto intraoperatório por videocirurgia.

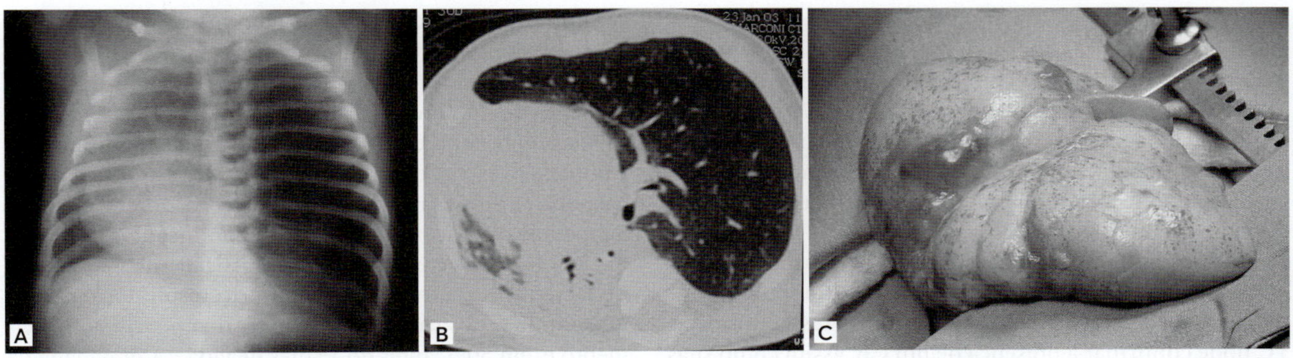

Figura 6 Enfisema lobar congênito. A: aspecto na radiografia simples. B: aspecto na tomografia. C: aspecto intraoperatório por toracotomia.

REFERÊNCIAS BIBLIOGRÁFICAS

1. Laje P, Flake AW. Congenital bronchopulmonary malformations. In: Holcomb GW, Murphy JP, Peter SD. Holcomb and Ashcraft's pediatric surgery. 7. ed. China: Elsevier Inc.; 2020. p.348-60.
2. Gajewska-Knapik K, Impey L. Congenital lung lesions: prenatal diagnosis and intervention. Semin Pediatr Surg. 2015;24:156-9.
3. Stocker JT, Madewel JE, Drake RM. Congenital cyst adenomatoid malformation of the lung. Classification and morphologic spectrum. Hum Pathol. 1977;8:155-71.
4. Stocker JT. Cystic lung disease in infants and children. Fetal Pediatr Pathol. 2009;28:155-84.
5. Adzick NS, Harrison MR, Glick PL, Golbus MS, Anderson RL, Mahony BS, et al. Fetal cystic adenomatoid malformation: prenatal diagnosis and natural history. J Pediatr Surg. 1985;20(5):483-8.
6. Muller COO, Berrebi D, Kheniche A, Bonnard A. Is radical lobectomy required in congenital cystic adenomatoid malformation? J Pediatr Surg. 2012;47(4):642-5.
7. Tsai AY, Liechty KW, Hedrick HK, Bebbington M, Wilson RD, Johnson MP, et al. Outcomes after postnatal resection of prenatally diagnosed asymptomatic cystic lung lesions. J Pediatr Surg. 2008;43(3):513-7.
8. Hancock BJ, Di Lorenzo M, Youssef S, Yazbeck S, Marcotte JE, Collin PP. Childhood primary pulmonary neoplasms. J Pediatr Surg. 1993;28(9):1133-6.
9. Stocker JT. Sequestrations of the lung. Semin Diagn Pathol. 1986;3:106-12.
10. Millendez MB, Ridout E, Pole G, Edwards M. Neonatal hyperreninemia and hypertensive heart failure relieved with resection of an intralobar pulmonary sequestration. J Pediatr Surg. 2007;42(7):1276-8.
11. Liu L, Zhang Y, Zhang Z, Si L. Perianal bronchogenic cyst: a report of two cases. Indian J Pathol Microbiol. 2013;56(4):411-2.
12. Kurokawa T, Yamamoto M, Ueda T, Enomoto T, Inoue K, Uchida A, et al. Gastric bronchogenic cyst histologically diagnosed after laparoscopic excision: report of a case. Int Surg. 2013;98(4):455-60.
13. Perea L, Blinman T, Piccione J, Laje P. Bilateral congenital lobar emphysema: staged management. J Pediatr Surg. 2017;52(9):1442-5.
14. Mei-Zahav M, Konen O, Manson D, Langer JC. Is congenital lobar emphysema a surgical disease? J Pediatr Surg. 2006;41(6):1058-61.
15. Ceran S, Altuntas B, Sunam GS, Bulut I. Congenital lobar emphysema: is surgery routinely necessary? Afr J Paediatr Surg. 2010;7(1):36-7.

CAPÍTULO 2

HÉRNIA DIAFRAGMÁTICA CONGÊNITA

Lourenço Sbragia Neto

AO FINAL DA LEITURA DESTE CAPÍTULO, O PEDIATRA DEVE ESTAR APTO A:

- Conhecer a incidência, a fisiopatologia e prognóstico.
- Conhecer a classificação, os parâmetros ecográficos pré-natais e a indicação de intervenção fetal.
- Conhecer a evolução pós-natal e o seguimento a curto e médio prazo.

O primeiro relato de uma hérnia diafragmática congênita (HDC) foi feito em 1679 por Lazarus Riverius, em uma necrópsia de um paciente de 24 anos. Posteriormente, em 1761, Giovanni Battista Morgagni publicou uma revisão sobre hérnias diafragmáticas traumáticas e congênitas e descreveu a HDC anterior, que hoje leva seu nome. Em 1848, Victor Bochdalek descreveu pacientes com defeitos diafragmáticos posterolaterais à direita e à esquerda, e hoje, defeitos nesta localização são chamados de hérnia de Bochdalek, que é a apresentação mais comum da HDC, correspondendo a 80% dos casos.[1,2]

A HDC constitui 8% das principais anomalias congênitas no mundo, e é definida pela malformação do diafragma com agenesia total ou parcial do músculo.[3,4] O desenvolvimento do diafragma ocorre aproximadamente na 4ª semana de gestação, pela fusão de 4 componentes: septo transverso (anterior), musculatura da parede (posterior), membranas pleuroperitoneais (dorsolaterais) e mesentério esofágico (dorsal).[5] Quando a fusão entre septo e membranas não é total, há persistência dos canais pericárdio-peritoneais, que comunicam tórax e abdome, causando a malformação. A etiologia da doença é desconhecida, embora saiba-se que a hipoplasia pulmonar ou possíveis alterações na sinalização da lâmina mesenquimal pós-hepática possam ser fatores primários no seu desenvolvimento.[6]

Em 85% dos casos, a HDC localiza-se na região posterolateral à esquerda (hérnia de Bochdalek), permitindo a passagem dos órgãos abdominais para o interior da caixa torácica e, então, a compressão dos pulmões e do coração.[7-9]. Na HDC esquerda, a herniação do estômago e do intestino está frequentemente envolvida, sendo rara a presença do fígado (*liver up*), que, quando encontrado, é preditor de mau prognóstico para esses fetos.[10]

A incidência mundial de HDC varia de 1 a 2 em cada 4.000 nascidos vivos com taxa de mortalidade de 30%, além de alta morbidade e alto custo de internação.[11] No Brasil, segundo Departamento de Informática do Sistema Único de Saúde (DATASUS) e Sistema de Informações Sobre Nascidos Vivos (SINASC), no período de 2001 a 2009, foram registrados 1.075 nascimentos com HDC, o que corresponde a uma incidência de 1:25.000 no país e 1:14.000 no estado de São Paulo, dados que podem estar subestimados, tendo em vista o alto nível de erros e não realizações de diagnóstico pré-natal.[5]

O dano pulmonar na HDC inicia-se intraútero. O comprometimento do crescimento pulmonar e as alterações anatômicas das arteríolas pulmonares caracterizam os dois principais marcos da doença: a hipoplasia e a hipertensão arterial pulmonares.[12] A hipoplasia pulmonar (HP) corresponde ao desenvolvimento incompleto do parênquima pulmonar, com menor ramificação bronquiolar e vascular, menor número de bronquíolos respiratórios distais e, consequentemente, menor tamanho pulmonar com paredes alveolares espessas e aumento no volume de tecido intersticial, resultando em diminuição na quantidade de bronquíolos terminais e da interface capilar para troca gasosa.[13,14]

A hipertensão arterial pulmonar (HAP) corresponde às alterações funcionais e estruturais da vasculatura pulmonar, caracterizada por proliferação e modificação da musculatura lisa da parede arterial.[15] Os achados histológicos clássicos de

HDC mostram remodelamento vascular pulmonar sobreposto à hipoplasia ou redução do leito vascular pulmonar, diminuição da quantidade de vasos sanguíneos com espessamento da camada muscular dos vasos periféricos e aumento na resposta vasoconstritora, estimulada tanto por mediadores químicos quanto por inervação autonômica simpática.[16]

Ainda na vida fetal, a interação cardiopulmonar é prejudicada no feto com HDC; a transmissão preferencial do fluxo do ducto venoso em direção ao coração direito resulta no não preenchimento, e consequentemente não desenvolvimento, do ventrículo esquerdo (hipoplasia ventricular esquerda), acarretando desequilíbrio hemodinâmico e um feto despreparado para os eventos subsequentes da transição da vida fetal para neonatal.[17-19]

Após o nascimento, a HAP gera o aumento da resistência vascular pulmonar, resultando em sobrecarga do ventrículo direito (VD) e *shunt* da direita para a esquerda por meio do forame oval patente entre os átrios, causando hipertensão na veia pulmonar, persistência do padrão de circulação fetal, hipoxemia e acidose mista.[20,21] Progressivamente, o aumento da demanda de oxigênio pelo miocárdio, combinado à perfusão coronariana diminuída, cria uma configuração para isquemia e falha miocárdica.[22] Além disso, a gravidade da disfunção diastólica precoce do VD nas primeiras 48 horas de vida é preditiva da mortalidade e correlaciona-se com o tempo de permanência e duração do suporte respiratório do neonato, sugerindo que, como em outras doenças hipertensivas pulmonares, a disfunção do VD é o mediador chave da gravidade da doença.[23]

Os principais protocolos de manejo e intervenção fetal responsáveis pelo aumento das taxas de sobrevivência vêm utilizando a ventilação mecânica, associada ou não, ao óxido nítrico inalado (iNO – *inhaled nitric oxide*), a oxigenação por membrana com circulação extracorpórea (ECMO – *extracorporeal membrane oxygenation*), a oclusão traqueal por fetoscopia (FETO – *fetoscopic tracheal occlusion*) e a terapia com vasodilatadores pulmonares, que mudam à medida que a fisiopatologia subjacente evolui nos dias e semanas após o nascimento.[5,24]

Em virtude da hipoplasia e da hipertensão pulmonares, o paciente com HDC é de difícil manuseio ventilatório, apresentando *shunt* direita-esquerda, hipóxia, hipercapnia e acidose mista. No intuito de aumentar a pressão parcial de oxigênio (PaO_2) e a saturação de oxigênio ($SatO_2$) e diminuir a pressão parcial de gás carbônico ($PaCO_2$), houve a tendência em se aumentar a fração inspirada de oxigênio (FiO_2), aumentar a frequência ventilatória e aumentar os volumes ventilatórios, levando a pressões inspiratórias maiores. Com isso, a frequência de lesão pulmonar, barotrauma e pneumotórax nesses pacientes foram muito altas, o que, na maioria das vezes, causava o óbito.[25]

A abordagem da ventilação neonatal dos portadores de HDC vem sofrendo constantes modificações nas últimas décadas. Uma das mais importantes foi a publicação do estudo de Wung et al. em 1995 que instituiu o uso de baixas pressões ventilatórias, a hipercapnia permissiva, usando o mínimo possível de oxigênio suplementar (a chamada *gentle ventilation*), associado a uma postergação da correção cirúrgica da HDC.[26] Verificou-se que o emprego da *gentle ventilation* minimizou o volutrauma e a lesão pulmonar. Observou-se que a hipercapnia moderada, *per se*, não era nociva, desde que se pudesse corrigir a acidose farmacologicamente. A utilização do ventilador de alta frequência (HFV – *high frequency ventilator*) permite maior recrutamento alveolar e melhora da troca gasosa, diminuindo também o volume e o barotrauma. O uso de iNO, que leva a vasodilatação pulmonar e diminui o *shunt* direita-esquerda, tem lugar no arsenal ventilatório, mas normalmente há necessidade de associá-lo a drogas inotrópicas a fim de corrigir seu efeito colateral, que é a hipotensão sistêmica. A colocação do paciente em ECMO permitiu a reversão da hipóxia, da hipercapnia e da acidose, podendo o pulmão permanecer em repouso por vários dias, o que diminui a hipertensão local e restaura a capacidade de trocas gasosas.[25,27]

Dadas as particularidades respiratórias do recém-nascido com HDC, a ventilação mecânica é considerada um desafio, com danos associados a seu uso prolongado, toxicidade causada pelo oxigênio, displasia broncopulmonar e distensão excessiva pulmonar, que, em conjunto, são chamados de danos pulmonares associados à ventilação (*ventilator-induced lung injury* – VILI).[28] A ventilação mecânica com baixa pressão e hipercapnia permissiva, conhecida como *gentle ventilation*, promove recrutamento alveolar mais adequado, auxilia a melhora da função pulmonar e reduz a ocorrência de volutraumas, permitindo a intervenção cirúrgica no momento mais adequado de estabilidade hemodinâmica e pulmonar do paciente.[29-32] O iNO, muitas vezes associado à ventilação, atua como vasodilatador pulmonar seletivo, diminuindo o *shunt* direita-esquerda e promovendo redução da hipertensão pulmonar. Apesar disso, não existem grandes estudos comprovando se o uso de iNO diminui a mortalidade e/ou o tempo de tratamento com ECMO nos pacientes com HDC.[33,34]

Em 91% dos casos, o tratamento com ECMO é realizado por acesso venoarterial, por meio da inserção da cânula na artéria carótida comum direita e na veia jugular interna direita, permitindo repouso pulmonar e redução da HAP, o que auxilia nas trocas gasosas e na reversão da hipóxia, da hipercapnia e da acidose.[35-38] O uso de ECMO na HDC apresenta resultados controversos na literatura; apesar de fornecer suporte efetivo para a insuficiência respiratória e evitar o uso de ventilação mecânica de alta pressão/volume, sua eficácia é de curto prazo e seu uso não tem efeito sobre a HP, configurando uma terapia eficaz particularmente para os casos mais graves.[39]

A obstrução congênita das vias aéreas superiores é uma anomalia muito rara. Em 1994, Hedrick et al. descreveram uma série de 4 casos diagnosticados durante o pré-natal e criaram o termo CHAOS (*congenital high airway obstruction syndrome*), em que todos os fetos apresentavam achados similares: grandes pulmões ecogênicos, diafragmas retificados ou invertidos, vias aéreas dilatadas distalmente à obstrução e ascite ou hidropsia fetal.[40]

Como a obstrução das vias aéreas superiores leva a uma hiperplasia pulmonar, em 1994, DiFiore et al. criaram um modelo de oclusão traqueal (*tracheal occlusion* – TO) em fetos de ovelhas com HDC no intuito de promover o crescimento do pulmão intraútero e reverter a hipoplasia pulmonar.[41] Foi observado que a TO impede a saída de líquido amniótico produzido pelo pulmão e, por ação mecânica, causa aceleração da maturidade pulmonar e distensão alveolar, diminuindo os efeitos deletérios da hipoplasia e da hipertensão pulmonar.[41-43]

A TO aumenta gradualmente a pressão intratraqueal e leva à expansão do pulmão, principal fator responsável pela aceleração do seu crescimento. Após a retirada da TO, ocorre um grande aumento da quantidade de muco intrapulmonar, que não está esclarecido se resulta do acúmulo decorrente da TO ou pelo aumento da produção de muco pelas células caliciformes do epitélio traqueal.[42-44]

A intervenção por FETO é uma técnica de tratamento intrauterino realizada por meio da introdução de um balão intratraqueal removível após 6 a 8 semanas após inserção, depois da 24ª semana de gestação, que busca promover o desenvolvimento pulmonar fetal, aumentando a chance de sobrevida pós-natal.[35-39,45] O impedimento à saída de fluido produzido pelo pulmão fetal leva à distensão alveolar, ao crescimento pulmonar, à aceleração da maturidade pulmonar e ao desenvolvimento da vasculatura pulmonar.[46,47] No entanto, como todos os outros tratamentos, a intervenção por FETO tem seus pontos negativos, como a redução da população de pneumócitos tipo II, o que leva à diminuição da síntese de surfactante no pulmão e altera fatores endoteliais e de crescimento.[48,49]

Mesmo considerando os avanços no diagnóstico e nos cuidados perinatais e a possibilidade de intervenção pré-natal, apenas 50 a 70% dos neonatos com HDC sobrevivem nos melhores centros de tratamento, representando, ainda, uma importante causa de natimortos, abortamentos e mortalidade no período neonatal.[50] Por esta razão, muitos autores têm sugerido a existência de um "elo perdido" na fisiopatologia da doença.[50]

Nos últimos 5 anos, os estudos relacionados a adaptação cardíaca e remodelação vascular na HDC aumentaram, focando tanto no aperfeiçoamento de ferramentas para avaliação precoce de mau prognóstico quanto na descoberta de alterações bioquímicas e moleculares dos órgãos afetados.[20,39,42,47,51,52] Burgos et al. sugerem que as alterações patológicas cardíacas durante o desenvolvimento fetal têm papel importante no prognóstico do neonato, apontando a insuficiência cardiorrespiratória associada à HP como a causa mais comum de morte da HDC.[53]

A ecocardiografia (ECO) é considerada um dos instrumentos não invasivos mais importantes para avaliação de severidade da HAP, e alguns parâmetros são demonstrados como confiáveis na determinação prognóstica do paciente, como o tamanho da artéria pulmonar fetal e neonatal (PA) e a redução do fluxo sanguíneo. Além disso, a ECO pode identificar a gravidade das alterações anatômicas e funcionais cardíacas, como a hipoplasia ventricular esquerda e a disfunção ventricular direita.[54-56] Yamoto et al. verificaram que o tamanho diminuído da artéria pulmonar direita e a menor dimensão ventricular esquerda na diástole foram bons parâmetros ecocardiográficos para predição de mortalidade em neonatos com HDC.[56]

As observações funcionais e anatômicas da ECO intraútero são, ainda, de difícil acesso, mas já se sabe que a falha da redução gradual da resistência vascular pulmonar após o nascimento implica diretamente na sobrecarga do VD, com estresse adicional no endotélio e na parede ventricular, responsáveis pelo início da adaptação cardíaca.[57] Em estudo experimental realizado por nosso grupo, verificou-se imediatamente após o nascimento dilatação ventricular direita e hipoplasia ventricular esquerda em neonatos de coelho com HDC, indicando que as alterações no período intraútero podem estar correlacionadas ao desempenho funcional do VD e à HAP logo após o nascimento.[20]

A hipoplasia ventricular esquerda já é bem conhecida na literatura e é considerada um fator de mau prognóstico na doença. No entanto, o conceito de adaptação cardíaca e a remodelação vascular em nível molecular durante o crescimento embrionário é recente, e poucos grupos no mundo têm efetuado estudos nessa área.[20,52,58] Resultados promissores foram demonstrados por Pelizzo et al., que encontraram, em amostras cardíacas de HDC em seres humanos *post-mortem*, distribuição heterogênea de fatores de crescimento nas câmaras cardíacas, como endotelina-1 (ET-1), fator transformador de crescimento – beta (TGF-B), desmina, actina do músculo liso alfa (alfa-SMA) e actina muscular (HHF35).[51] Ainda pelo mesmo grupo, foi demonstrado em modelo experimental de cordeiro que a intervenção precoce com FETO causou hipertrofia nas células miocárdicas do ventrículo esquerdo e aumento na expressão cardíaca de ET-1 e TGF-B.[47]

Uma das possíveis explicações para a adaptação cardíaca na HDC seria o fluxo sanguíneo alterado através do coração embrionário, resultando no desenvolvimento anormal das artérias pulmonares e das estruturas cardíacas do coração esquerdo.[18,59-64] A contagem do número de vasos em áreas de seleção específica demonstrou, em estudo realizado por Pelizzo et al., diferentes densidades das arteríolas nas câmaras cardíacas e no septo interventricular, com a presença de vasos penetrantes subendocárdicos, o que poderia ser indicativo de remodelação vascular.[51]

Atualmente na Europa, a TO tem sido utilizada com sucesso em humanos, pela técnica FETO. Os critérios para realização deste procedimento são: presença de HDC sem outras alterações anatômicas, ausência de anormalidades cromossômicas, herniação do fígado para dentro do tórax, relação pulmão cabeça (LHR – *lung to head ratio*) < 1 e valor do LHE observado/esperado = O/E < 26% à esquerda e < 35% à direita.[65] Nesses pacientes, nos quais a taxa de mortalidade é de 100%, a TO permitiu a sobrevivência de 40% dos fetos.[66]

A TO estimula o crescimento e a maturação pulmonar fetal e reduz a impedância ao fluxo sanguíneo em ovelhas com HDC, sugerindo uma reversão na HP secundária ao defeito.[67] As alterações vasculares que ocorrem na HDC, e que possi-

velmente são revertidas pela TO, relacionam-se com o fenômeno da angiogênese que, por sua vez, é regulada por seus fatores e receptores por mecanismos ainda desconhecidos.

A clínica clássica do neonato com HDC é a taquidispneia, o abdome escavado, a dextrocardia com a identificação do *ictus cordis* desviado para o lado oposto ao lado da hérnia e a presença de alças no tórax. O tórax possui o aspecto de tonel e é possível encontrar ruídos hidroaéreos audíveis no lado acometido pela HDC.[67] Além da ultrassonografia pré-natal e da ressonância magnética fetal no acompanhamento da HDC, ao nascimento, é necessária uma radiografia simples de tórax com sonda nasogástrica para averiguar a posição do estômago e um ecocardiograma para averiguar defeitos cardíacos e o grau de hipertensão pulmonar.

Embora não seja um consenso, na maioria das publicações em uma grande revisão Cochrane, o tempo preferido para a realização da cirurgia é assim que houver estabilização clínica, incluindo os parâmetros de gasometria, circulatório e ecocardiográfico com o fluxo de pressão da artéria pulmonar < 80%. No caso de instabilidade clínica e laboratorial com ecocardiografia com fluxo de pressão de fluxo da artéria pulmonar > 80%, tem-se um critério de aguardar a cirurgia (Figura 1).[68,69]

A decisão do melhor momento para o ato cirúrgico acaba sendo uma decisão entre as equipes clínica e cirúrgica neonatal. Não houve diferença no prognóstico da sobrevivência com operação realizada precoce ou tardia no acompanhamento da HDC após 6 meses de cirurgia.[70-72]

A técnica operatória para a correção da HDC pode ser feita pelo modo clássico, ou seja, pela técnica convencional abrindo cirurgicamente o paciente pelo abdome ou tórax, ou ainda, pela técnica minimamente invasiva por videotoracoscopia (MIS). Em revisão sistemática[73], os autores demonstraram que a MIS para a correção da HDC deve ser reservada a pacientes menos grave e que o risco de recorrência da hérnia torna-se 3 vezes maior. Além disso, o prolongado tempo cirúrgico aumenta o tempo de acidose e hipóxia intraoperatória.[74,75]

Quando não é possível fechar o defeito diafragmático primariamente por meio de sutura de pontos separados, utilizam-se próteses. As próteses mais avaliadas e utilizadas na prática são as da mucosa do intestino delgado de porco (SIS) e politetrafluoretileno (PTFE). Ambas são muito semelhantes em relação ao índice de recorrência após a colocação (37%) e aos índices de obstrução intestinal (respectivamente de 13 e 7%)[76]; neste último, há vantagem para a tela de PTFE. Estes resultados podem ser melhorados quando a prótese de PTFE é feita em forma de paraquedas ou domo, o que diminui a recorrência da hérnia.[77,78] Na impossibilidade econômica de se adquirir uma prótese, recomenda-se a realização de retalho muscular de músculo oblíquo interno como alternativa de bons resultados a fim de diminuir a recorrência da hérnia.[79]

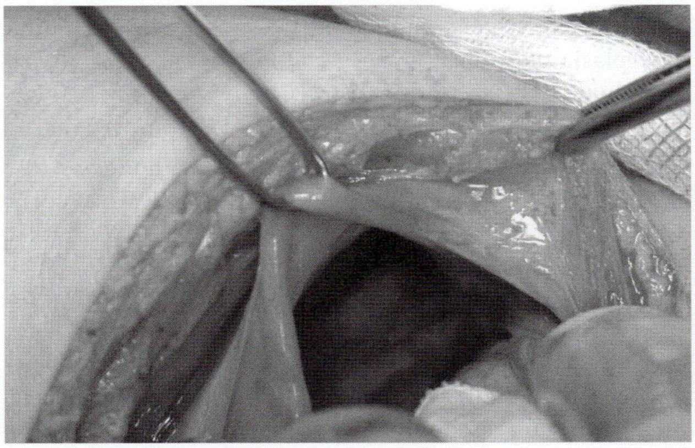

Figura 1 HDC C da classificação de Lally.

A complicação pré-operatória mais comum é o pneumotórax. No pós-operatório imediato, há refluxo gastresofágico (30%), seguido de quilotórax (30%), pneumotórax (10%), balanço mediastinal (5%), volvo do intestino, obstrução intestinal por bridas e infecções. Recomenda-se que todos os cirurgiões pediatras descrevam o tipo de hérnia diafragmática de acordo com a classificação internacional de HDC em A, B, C e D[80] (Figura 2). A drenagem do tórax no pós-operatório não é um consenso e, em geral, depende de cada histórico institucional, com predomínio para os serviços que drenam após a cirurgia. Não há evidência de que a drenagem piore o prognóstico na HDC.[81]

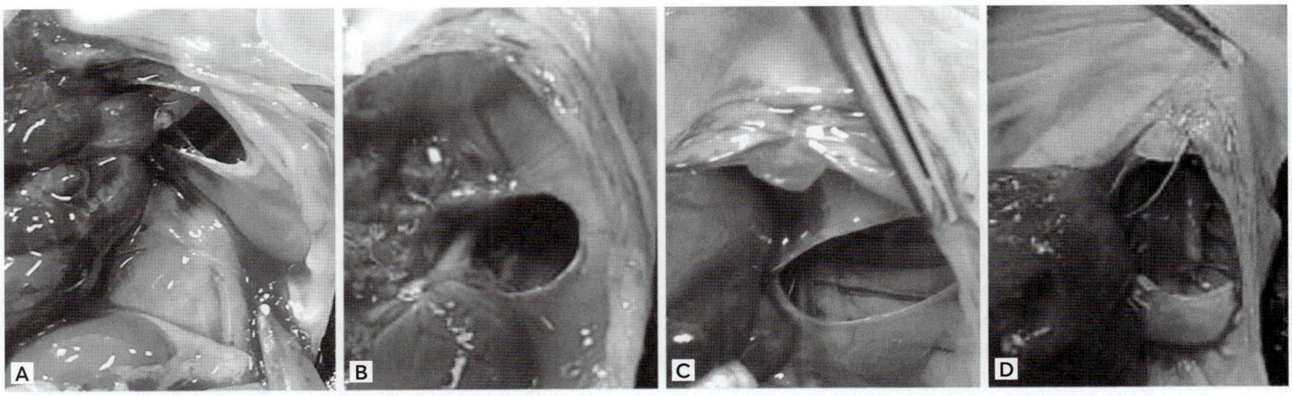

Figura 2 Tamanho dos orifícios da HDC de acordo com Lally et al. 2013.[84]

A maioria dos neonatos com HDC não apresenta ganho ponderal adequado. Preconiza-se alimentação com dieta mínima de 2,3 g/kg/dia de proteína[82], com 125 ± 20 kcal/kg para alcançar um ótimo crescimento, definido como ganho de peso de 25 a 30 g/dia antes da alta.[83-85] O tratamento precoce do refluxo gastresofágico e o uso de antibióticos com a introdução precoce de leite materno favorecem o crescimento adequado.[85]

HDC é um desafio multidisciplinar. O tratamento de todos os fetos diagnosticados com hérnia deve ser iniciado desde o pré-natal até o seguimento de longo prazo para averiguar as sequelas clínicas e/ou neurológicas decorrentes da doença.[86]

REFERÊNCIAS BIBLIOGRÁFICAS

1. Doyle NM, Lally KP. The CDH Study Group and advances in the clinical care of the patient with congenital diaphragmatic hernia. Semin Perinatol. 2004;28(3):174-84.
2. Greer JJ. Current concepts on the pathogenesis and etiology of congenital diaphragmatic hernia. Respir Physiol Neurobiol. 2013;189(2):232-40.
3. Moore KLDAF. Clinically oriented anatomy. 5. ed. Lippincott Wiliams & Wilkins; 2007.
4. Moore KL; Persuad TVN. Respiratory system. In: The developing human: clinically oriented embryology. Philadelphia: Saunders; 2009.
5. Gallindo RM, Gonçalves FL, Figueira RL, Sbragia L. Prenatal management of congenital diaphragmatic hernia: present, past and future. Rev Bras Ginecol Obstet. 2015;37:140-7.
6. Chandrasekharan PK, Rawat M, Madappa R, Rothstein D, Lakshminrusimha S. Congenital diaphragmatic hernia - a review. Matern Heal Neonatol Perinatol. 2017;3:6.
7. Ameis D, Khoshgoo N, Keijzer R. Abnormal lung development in congenital diaphragmatic hernia. Semin Pediatr Surg. 2017;26:123-8.
8. Fitzgerald DA, Kench A, Hatton L, Karpelowsky J. Strategies for improving early nutritional outcomes in children with oesophageal atresia and congenital diaphragmatic hernia. Paediatr Respir Rev. 2018;25:25-9.
9. Janssen S, Heiwegen K, van Rooij IALM, Scharbatke H, Roukema J, de Blaauw I, et al. Factors related to long-term surgical morbidity in congenital diaphragmatic hernia survivors. J Pediatr Surg. 2018;53(3):508-12.
10. Kosiński P, Wielgoś M. Congenital diaphragmatic hernia: pathogenesis, prenatal diagnosis and management - literature review. Ginekol Pol. 2017;88:24-30.
11. Morini F, Lally KP, Lally PA, Crisafulli RM, Capolupo I, Bagolan P. Treatment strategies for congenital diaphragmatic hernia: change sometimes comes bearing gifts. Front Pediatr. 2017;5:195.
12. Kardon G, Ackerman KG, McCulley DJ, Shen Y, Wynn J, Shang L, et al. Congenital diaphragmatic hernias: from genes to mechanisms to therapies. Dis Model Mech. 2017;10(8):955-70.
13. Eastwood MP, Russo FM, Toelen J, Deprest J. Medical interventions to reverse pulmonary hypoplasia in the animal model of congenital diaphragmatic hernia: a systematic review. Pediatr Pulmonol. 2015;50(8):820-38.
14. Makanga M, Maruyama H, Dewachter C, Costa AM, Hupkens E, Medina G, et al. Prevention of pulmonary hypoplasia and pulmonary vascular remodeling by antenatal simvastatin treatment in nitrofen-induced congenital diaphragmatic hernia. Am J Physiol Lung Cell Mol Physiol. 2015;308(7):L672-82.
15. Harting MT. Congenital diaphragmatic hernia-associated pulmonary hypertension. Semin Pediatr Surg. 2017;26:147-53.
16. Kotecha S, Barbato A, Bush A, Claus F, Davenport M, Delacourt C, et al. Congenital diaphragmatic hernia. Eur Respir J. 2012;39:820-9.
17. DeKoninck P, Richter J, Van Mieghem T, Van Schoubroeck D, Allegaert K, De Catte L, et al. Cardiac assessment in fetuses with right-sided congenital diaphragmatic hernia: case-control study. Ultrasound Obstet Gynecol. 2014;43(4):432-6.
18. Byrne FA, Keller RL, Meadows J, Miniati D, Brook MM, Silverman NH, et al. Severe left diaphragmatic hernia limits size of fetal left heart more than does right diaphragmatic hernia. Ultrasound Obstet Gynecol. 2015;46(6):688-94.
19. Skari H, Bjornland K, Haugen G, Egeland T, Emblem R. Congenital diaphragmatic hernia: a meta-analysis of mortality factors. J Pediatr Surg. 2000;35(8):1187-97.
20. Manso PH, Figueira RL, Prado CM, Gonçalves FL, Simões ALB, Ramos SG, et al. Early neonatal echocardiographic findings in an experimental rabbit model of congenital diaphragmatic hernia. Brazilian J Med Biol Res. 2015;48(3):234-9.
21. Varisco BM, Sbragia L, Chen J, Scorletti F, Joshi R, Wong HR, et al. Excessive reversal of epidermal growth factor receptor and ephrin signaling following tracheal occlusion in rabbit model of congenital diaphragmatic hernia. Mol Med. 2016;398-411.
22. Patel N. Use of milrinone to treat cardiac dysfunction in infants with pulmonary hypertension secondary to congenital diaphragmatic hernia: a review of six patients. Neonatology. 2012;102:130-6.
23. Patel N, Moenkemeyer F, Germano S, Cheung MMH. Plasma vascular endothelial growth factor A and placental growth factor: novel biomarkers of pulmonary hypertension in congenital diaphragmatic hernia. Am J Physiol Lung Cell Mol Physiol. 2015;308(4):L378-L383.
24. Gien J, Kinsella JP. Management of pulmonary hypertension in infants with congenital diaphragmatic hernia. J Perinatol. 2016;36:S28-S31.
25. Laberge JM, Flageole H. Fetal tracheal occlusion for the treatment of congenital diaphragmatic hernia. World J Surg. 2007;31(8):1577-86.
26. Wung JT, Sahni R, Moffitt ST, Lipsitz E, Stolar CJ. Congenital diaphragmatic hernia: survival treated with very delayed surgery, spontaneous respiration, and no chest tube. J Pediatr Surg. 1995;30(3):406-9.
27. Smith NP, Jesudason EC, Losty PD. Congenital diaphragmatic hernia. Paediatr Respir Rev. 2002;3(4):339-48.
28. Logan JW, Cotten CM, Goldberg RN, Clark RH. Mechanical ventilation strategies in the management of congenital diaphragmatic hernia. Semin Pediatr Surg. 2007;16(2):115-25.
29. Gonçalves FLL, Figueira RL, Simões ALB, Gallindo RM, Coleman A, Peiró JL, et al. Effect of corticosteroids and lung ventilation in the VEGF and NO pathways in congenital diaphragmatic hernia in rats. Pediatr Surg Int. 2014;30(12):1207-15.
30. Das BP, Singh AP, Singh RB. Emergency corrective surgery of congenital diaphragmatic hernia with pulmonary hypertension: prolonged use of dexmedetomidine as a pharmacologic adjunct. Anesthesiol Pain Med. 2016;6:e31880.
31. Partridge EA, Peranteau WH, Rintoul NE, Herkert LM, Flake AW, Adzick NS, et al. Timing of repair of congenital diaphragmatic hernia in patients supported by extracorporeal membrane oxygenation (ECMO). J Pediatr Surg. 2015;50(2):260-2.
32. Chiu P, Hedrick HL. Postnatal management and long-term outcome for survivors with congenital diaphragmatic hernia. Prenat Diagn. 2008;28:592-603.
33. Clark RH, Kueser TJ, Walker MW, Southgate WM, Huckaby JL, Perez JA, et al. Low-dose nitric oxide therapy for persistent pulmonary hypertension of the newborn. N Engl J Med. 2000;342(7):469-74.
34. De Luca D, Zecca E, Vento G, De Carolis MP, Romagnoli C. Transient effect of epoprostenol and sildenafil combined with iNO for pulmonary hypertension in congenital diaphragmatic hernia. Paediatr Anaesth. 2006;16(5):597-8.
35. Henzler C, Zöllner FG, Weis M, Zimmer F, Schoenberg SO, Zahn K, et al. Cerebral perfusion after repair of congenital diaphragmatic hernia with common carotid artery occlusion after ECMO therapy. In Vivo. 2017;31(4):557-64.
36. Dyamenahalli U, Morris M, Rycus P, Bhutta AT, Tweddell JS, Prodhan P. Short-term outcome of neonates with congenital heart disease and diaphragmatic hernia treated with extracorporeal membrane oxygenation. Ann Thorac Surg. 2013;95(4):1373-6.
37. Gallindo RM, Gonçalves FLL, Figueira RL, Simões ALB, Sbragia L. Standardization of pulmonary ventilation technique using volume-controlled ventilators in rats with congenital diaphragmatic hernia. Rev Col Bras Cir. 2014;41(3):181-7.
38. Desai AA, Ostlie DJ, Juang D. Optimal timing of congenital diaphragmatic hernia repair in infants on extracorporeal membrane oxygenation. Semin Pediatr Surg. 2015;24:17-9.

39. Morini F, Capolupo I, van Weteringen W, Reiss I. Ventilation modalities in infants with congenital diaphragmatic hernia. Semin Pediatr Surg. 2017;26(3):159-65.
40. Alves da Rocha L, Byrne FA, Keller RL, Miniati D, Brook MM, Silverman NH, et al. Left heart structures in human neonates with congenital diaphragmatic hernia and the effect of fetal endoscopic tracheal occlusion. Fetal Diagn Ther. 2013;35(1):36-43.
41. Degenhardt J, Enzensberger C, Tenzer A, Kawecki A, Kohl T, Widriani E, et al. Myocardial function pre- and post-Fetal Endoscopic Tracheal Occlusion (FETO) in fetuses with left-sided moderate to severe congenital diaphragmatic hernia. Ultraschall der Medizin. 2017;38(1):65-70.
42. Dekoninck P, Gratacos E, Van Mieghem T, Richter J, Lewi P, Ancel AM, et al. Results of fetal endoscopic tracheal occlusion for congenital diaphragmatic hernia and the set up of the randomized controlled TOTAL trial. Early Hum Dev. 2011;87(9):619-24.
43. Delabaere A, Marceau G, Coste K, Blanchon L, Déchelotte PJ, Blanc P, et al. Effects of tracheal occlusion with retinoic acid administration on normal lung development. Prenat Diagn. 2017;37(5):427-34.
44. Braga A de F de A, da Silva Braga FS, Nascimento SP, Verri B, Peralta FC, Bennini Jr. J, et al. Oclusão traqueal por fetoscopia em hérnia diafragmática congênita grave: estudo retrospectivo. Brazilian J Anesthesiol. 2017;67(4):331-6.
45. Hedrick MH, Ferro MM, Filly RA, Flake AW, Harrison MR, Adzick NS. Congenital high airway obstruction syndrome (CHAOS): a potential for perinatal intervention. J Pediatr Surg. 1994;29(2):271-4.
46. DiFiore JW, Fauza DO, Slavin R, Peters CA, Fackler JC, Wilson JM. Experimental fetal tracheal ligation reverses the structural and physiological effects of pulmonary hypoplasia in congenital diaphragmatic hernia. J Pediatr Surg. 1994;29(2):248-56; discussion 56-7.
47. Kitano Y, Yang EY, von Allmen D, Quinn TM, Adzick NS, Flake AW. Tracheal occlusion in the fetal rat: a new experimental model for the study of accelerated lung growth. J Pediatr Surg. 1998;33(12):1741-4.
48. Harrison MR, Adzick NS, Flake AW, VanderWall KJ, Bealer JF, Howell LJ, et al. Correction of congenital diaphragmatic hernia in utero VIII: Response of the hypoplastic lung to tracheal occlusion. J Pediatr Surg. 1996;31(10):1339-48.
49. Kitano Y, Kanai M, Davies P, von Allmen D, Yang EY, Radu A, et al. BAPS prize-1999: Lung growth induced by prenatal tracheal occlusion and its modifying factors: a study in the rat model of congenital diaphragmatic hernia. J Pediatr Surg. 2001;36(2):251-9.
50. Zambaiti E, Bussani R, Calcaterra V, Zandonà L, Silvestri F, Peiró JL, et al. Myocardial effects of fetal endoscopic tracheal occlusion in lambs with CDH. Prenat Diagn. 2016;36(4):362-7.
51. Debeer A, Sbragia L, Vrancken K, Hendriks A, Roubliova X, Jani J, et al. Antenatal fetal VEGF therapy to promote pulmonary maturation in a preterm rabbit model. Early Hum Dev. 2010;86(2):99-105.
52. Jani JC, Nicolaides KH, Gratacós E, Valencia CM, Doné E, Martinez JM, et al. Severe diaphragmatic hernia treated by fetal endoscopic tracheal occlusion. Ultrasound Obstet Gynecol. 2009;34(3):304-10.
53. Karamanoukian HL, Glick PL, Wilcox DT, O'Toole SJ, Rossman JE, Azizkhan RG. Pathophysiology of congenital diaphragmatic hernia. XI: Anatomic and biochemical characterization of the heart in the fetal lamb CDH model. J Pediatr Surg. 1995;30(7):925-8; discussion 929.
54. Pelizzo G, Bussani R, Zandonà L, Custrin A, Bellieni CV, De Silvestri A, et al. Cardiac adaptation to severe congenital diaphragmatic hernia. Fetal Pediatr Pathol. 2016;35(1):10-20.
55. Pelizzo G, Calcaterra V, Lombardi C, Bussani R, Zambelli V, Silvestri A, et al. Fetal cardiac impairment in nitrofen-induced congenital diaphragmatic hernia: postmortem microcomputed tomography imaging study. Fetal Pediatr Pathol. 2017;36(4):282-93.
56. Burgos CM, Modée A, Öst E, Frenckner B. Addressing the causes of late mortality in infants with congenital diaphragmatic hernia. J Pediatr Surg. 2017;52(4):526-9.
57. Kipfmueller F, Heindel K, Schroeder L, Berg C, Dewald O, Reutter H, et al. Early postnatal echocardiographic assessment of pulmonary blood flow in newborns with congenital diaphragmatic hernia. J Perinat Med. 2018;46(7):735-43
58. Lai M-Y, Chu S-M, Lakshminrusimha S, Lin HC. Beyond the inhaled nitric oxide in persistent pulmonary hypertension of the newborn. Pediatr Neonatol. 2018;59(1):15-23.
59. Yamoto M, Inamura N, Terui K, Nagata K, Kanamori Y, Hayakawa M, et al. Echocardiographic predictors of poor prognosis in congenital diaphragmatic hernia. J Pediatr Surg. 2016;51(12):1926-30.
60. Baptista MJ, Nogueira-Silva C, Areias JC, Correia-Pinto J. Perinatal profile of ventricular overload markers in congenital diaphragmatic hernia. J Pediatr Surg. 2008;43:627-33.
61. Patel N, Kipfmueller F. Cardiac dysfunction in congenital diaphragmatic hernia: Pathophysiology, clinical assessment, and management. Semin Pediatr Surg. 2017;26:154-8.
62. Allan LD, Irish MS, Glick PL. The fetal heart in diaphragmatic hernia. Clin Perinatol. 1996;23:795-812.
63. Schwartz SM, Vermilion RP, Hirschl RB. Evaluation of left ventricular mass in children with left-sided congenital diaphragmatic hernia. J Pediatr. 1994;125:447-51.
64. Siebert JR, Haas JE, Beckwith JB. Left ventricular hypoplasia in congenital diaphragmatic hernia. J Pediatr Surg. 1984;19:567-71.
65. Thébaud B, Azancot A, de Lagausie P, Vuillard E, Ferkadji L, Benali K, et al. Congenital diaphragmatic hernia: antenatal prognostic factors. Does cardiac ventricular disproportion in utero predict outcome and pulmonary hypoplasia? Intensive Care Med. 1997;23(10):10062-9.
66. VanderWall KJ, Kohl T, Adzick NS, Silverman NH, Hoffman JI, Harrison MR. Fetal diaphragmatic hernia: echocardiography and clinical outcome. J Pediatr Surg. 1997;32(2):223-5.
67. Vogel M, McElhinney DB, Marcus E, Morash D, Jennings RW, Tworetzky W. Significance and outcome of left heart hypoplasia in fetal congenital diaphragmatic hernia. Ultrasound Obstet Gynecol. 2010;35(3):310-7.
68. Jani J, Nicolaides KH, Keller RL, Benachi A, Peralta CF, Favre R, et al. Observed to expected lung area to head circumference ratio in the prediction of survival in fetuses with isolated diaphragmatic hernia. Ultrasound Obstet Gynecol. 2007;30(1):67-71.
69. Deprest J, Jani J, Gratacos E, Vandecruys H, Naulears G, Delgado J, et al. Fetal intervention for congenital diaphragmatic hernia: The European Experience. Semin Perinatol. 2005;29(2):94-103.
70. Sylvester KG, Rasanen J, Kitano Y, Flake AW, Crombleholme TM, Adzick NS. Tracheal occlusion reverses the high impedance to flow in the fetal pulmonary circulation and normalizes its physiological response to oxygen at full term. J Pediatr Surg. 1998;33(7):1071-4; discussion 1074-5.
71. Sbragia L. Patologias cirúrgicas torácicas. In: Marba STM, Mezzacappa Filho F (eds.). Manual de neonatologia UNICAMP. Rio de Janeiro: Revinter; 2009. P.374-5.
72. Moyer V, Moya F, Tibboel R, Losty P, Nagaya M, Lally KP. Late versus early surgical correction for congenital diaphragmatic hernia in newborn infants. Cochrane Database Syst Rev. 2002;3:CD001695.
73. Deeney S, Howley LW, Hodges M, Liechty KW, Marwan AI, Gien J, et al. Impact of objective echocardiographic criteria for timing of congenital diaphragmatic hernia repair. J Pediatr. 2018;192:99-104.
74. Nio M, Haase G, Kennaugh J, Bui K, Atkinson JB. A prospective randomized trial of delayed versus immediate repair of congenital diaphragmatic hernia. J Pediatr Surg. 1994;29(5):618-21.
75. la Hunt de MN, Madden N, Scott JE, Matthews JN, Beck J, Sadler C, et al. Is delayed surgery really better for congenital diaphragmatic hernia? a prospective randomized clinical trial. J Pediatr Surg. 1996;31(11):1554-6.
76. Puligandla PS, Grabowski J, Austin M, Hedrick H, Renaud E, Arnold M, et al. Management of congenital diaphragmatic hernia: a systematic review from the APSA outcomes and evidence-based practice committee. J Pediatr Surg. 2015;50(11):1958-70.
77. Tsao K, Lally PA, Lally KP. Minimally invasive repair of congenital diaphragmatic hernia. J Pediatr Surg. 2011;46(6):1158-64.
78. Fishman JR, Blackburn SC, Jones NJ, Madden N, Caluwe D, Haddad MJ, et al. Does thoracoscopic congenital diaphragmatic hernia repair cause a significant intraoperative acidosis when compared to an open abdominal approach? J Pediatr Surg. 2011;46(3):458-61.
79. Bishay M, Giacomello L, Retrosi G, Thyoka M, Garriboli M, Brierley J, et al. Hypercapnia and acidosis during open and thoracoscopic repair of congenital diaphragmatic hernia and esophageal atresia: results of a pilot randomized controlled trial. Ann Surg. 2013;258(6):895-900.
80. Romao RLP, Nasr A, Chiu PPL, Langer JC. What is the best prosthetic material for patch repair of congenital diaphragmatic hernia? Comparison and meta-analysis of porcine small intestinal submucosa and polytetrafluoroethylene. J Pediatr Surg. 2012;47(8):1496-500.

81. McHoney M, Giacomello L, Nah SA, De Coppi P, Kiely EM, Curry JI, et al. Thoracoscopic repair of congenital diaphragmatic hernia: intraoperative ventilation and recurrence. J Pediatr Surg. 2010;45(2):355-9.
82. Gourlay DM, Cassidy LD, Sato TT, Lal DR, Arca MJ. Beyond feasibility: a comparison of newborns undergoing thoracoscopic and open repair of congenital diaphragmatic hernias. J Pediatr Surg. 2009;44(9):1702-7.
83. Nasr A, Struijs MC, Ein SH, Langer JC, Chiu PP. Outcomes after muscle flap vs prosthetic patch repair for large congenital diaphragmatic hernias. J Pediatr Surg. 2010;45:151e4.
84. Lally KP, Lasky RE, Lally PA, Bagolan P, Davis CF, Frenckner BP, et al. Standardized reporting for congenital diaphragmatic an international consensus. J Pediatric Surg. 2013;48:2408-15.
85. Schlager A, Arps K, Siddharthan R, Clifton MS. Tube thoracostomy at the time of congenital diaphragmatic hernia repair: reassessing the risks and benefits. J Laparoendosc Adv Surg Tech A. 2017;27(3):311-7.
86. Bairdain S, Khan FA, Fisher J, Zurakowski D, Ariagno K, Cauley RP, et al. Nutritional outcomes in survivors of congenital diaphragmatic hernia (CDH)-factors associated with growth at one year. J Pediatr Surg. 2015;50(1):74-7.
87. Schoeller DA. Making indirect calorimetry a gold standard for predicting energy requirements for institutionalized patients. J Am Diet Assoc. 2007;107:390-2.
88. Haliburton B, Mouzaki M, Chiang M, Scaini V, Marcon M, Duan W, et al. Pulmonary function and nutritional morbidity in children and adolescents with congenital diaphragmatic hernia. J Pediatr Surg. 2017;52(2):252-6.
89. Zozaya C, Triana M, Madero R, Abrams S, Martinez L, Amesty MV, et al. Predicting full enteral feeding in the postoperative period in infants with congenital diaphragmatic hernia. Eur J Pediatr Surg. 2017;27(5):431-6.

CAPÍTULO 3

OBSTRUÇÕES DUODENAIS CONGÊNITAS

Adriano Luís Gomes
Antônio Aldo Melo Filho

AO FINAL DA LEITURA DESTE CAPÍTULO, O PEDIATRA DEVE ESTAR APTO A:

- Reconhecer o espectro das anomalias responsáveis pelas obstruções congênitas do duodeno.
- Investigar as doenças associadas, pois terão relação direta com o prognóstico.
- Identificar e interpretar os sinais de apresentação clínica em recém-nascidos: (1) histórico de polidrâmnio; (2) vômitos biliosos – ambos mais comuns nas obstruções intestinais mais proximais; e (3) distensão abdominal (mais comum nas obstruções mais distais).
- Na presença de um bebê com vômitos biliosos, iniciar a investigação por uma radiografia abdominal; se esta demonstrar o "sinal da dupla bolha", aquela estará concluída.
- Compreender que existem várias causas de obstruções duodenais congênitas, a maioria das quais requer correções cirúrgicas eletivas, mas a potencial presença de anomalias de rotação intestinal, com volvo do intestino médio, exige avaliação por imagem e operação imediatas.

INTRODUÇÃO

Atresia refere-se a obstrução completa, ausência de abertura normal ou descontinuidade de uma estrutura tubular, associada ao estreitamento ou oclusão do seu lúmen, podendo coexistir com um defeito ou descontinuidade no respectivo mesentério. As atresias e estenoses intestinais congênitas podem ocorrer desde o duodeno até a porção final do intestino grosso. Anteriormente, acreditava-se que estes defeitos originavam-se de problemas na recanalização do tubo intestinal durante a vida embrionária ou eram secundários à interrupção do fluxo vascular para determinado segmento intestinal, mas recentemente algumas teorias baseadas em investigações genéticas presumem que a etiologia seja heterogênea, levando em consideração fatores genéticos com penetrância variável, estruturais e vasculopatias embrionárias.

As obstruções intestinais reconhecidas no período neonatal eram quase sempre fatais, no entanto, nas últimas décadas, com o desenvolvimento dos exames de imagem, das unidades de terapia intensiva, a nutrição parenteral e as técnicas de "cirurgia neonatal", por vezes, minimante invasivas, têm provocado melhor sobrevida. Entretanto, alguns problemas continuam limitando o prognóstico, como a extensão e as características anatômicas do intestino remanescente, a necessidade de nutrição parenteral por longos períodos e as comorbidades ou anomalias associadas, como atresias de outros segmentos intestinais, anomalias das vias biliares extra-hepáticas, cardiopatias congênitas complexas, aneuploidias e diagnósticos sindrômicos.

EPIDEMIOLOGIA

As atresias são as principais causas de obstruções intestinais congênitas no período neonatal. Quanto à localização, são mais comuns no duodeno. Estima-se que ocorram em 1:2.500 nascidos vivos e, embora a maioria nasça a termo, a concomitância com baixo peso é comum. No caso da atresia de duodeno, aproximadamente 30% têm associação com síndrome de Down, enquanto 3 a 5% daqueles com trissomia do cromossomo 21 podem cursar com este tipo de atresia, a associação VACTERL (anomalias vertebrais, anorretais, cardíacas, traqueoesofágicas, renais e de membros) pode ser encontrada em cerca 50% dos casos. Há relatos de pacientes com alguns diagnósticos sindrômicos, entre eles, síndrome de Adams-Oliver manifestando anomalias intestinais, como atresia duodenal, infarto do intestino delgado e vasculatura intestinal deficiente.

CLASSIFICAÇÕES E ETIOPATOGENIA

Organizam-se as obstruções congênitas em intrínsecas (atresia, estenose e membrana ou diafragma com fenestração) ou extrínsecas ao duodeno (anomalia de rotação intestinal com banda de Ladd, volvo de intestino médio, pâncreas anular, cisto de duplicação intestinal, veia porta pré-duodenal, síndrome da artéria mesentérica superior e artéria hepática direita aberrante) (Figura 1). Atresias ou estenoses intrínsecas congênitas podem ocorrer isoladamente ou estar associadas às compressões extrínsecas, ocorrendo simultaneamente no mesmo indivíduo (Figura 2). As obstruções duodenais também são classificadas como pré e pós-ampulares, dependendo da sua posição em relação à papila duodenal maior (ampola de Vater), sendo mais frequentes aquelas pós-ampulares. As atresias e estenoses intrínsecas são as mais comuns, representando aproximadamente metade dos casos em muitas séries. Em aproximadamente 70% dos casos, elas acometem a segunda porção do duodeno, logo após a ampola de Vater, determinando vômitos biliosos precoces e o sinal da dupla bolha (Figura 3). Na literatura vigente, existe uma certa imprecisão sobre a distinção entre atresia duodenal ou uma simples membrana (formada por mucosa e submucosa) ou um "diafragma" (composto em associação com musculatura lisa), que também ocluem o duodeno, mas preservam a sua continuidade tubuliforme (Figura 4). Alguns autores consideram que as membranas ou diafragmas fenestrados sejam uma entidade separada por causa de sua apresentação clínica e seus achados de imagem peculiares. Apesar de quase sempre estarem na segunda porção duodenal, próximos à papila, também já foram descritos na terceira ou quarta porções. Também pode haver descontinuidade entre os cotos, estando completamente separados, ou unidos por um cordão fibroso (Figura 5).

Entre as obstruções extrínsecas, as bandas de Ladd representam fitas peritoneais fibrosas que partem de um ceco mal posicionado e estendem-se até a superfície inferior do fígado ou posterior lateral direita da parede abdominal em crianças com anomalias de rotação intestinal, cruzando anteriormente e obstruindo o duodeno na sua 2ª ou 3ª porções, esta última citada pela maioria dos autores (Figura 6). Raramente, o volvo do intestino médio ocorre no período neonatal sem associação com anomalia de rotação intestinal. O "pâncreas anular" resulta da rotação incompleta do broto pancreático ventral de modo que se forma um anel parcial ou completo circundando a 2ª porção do

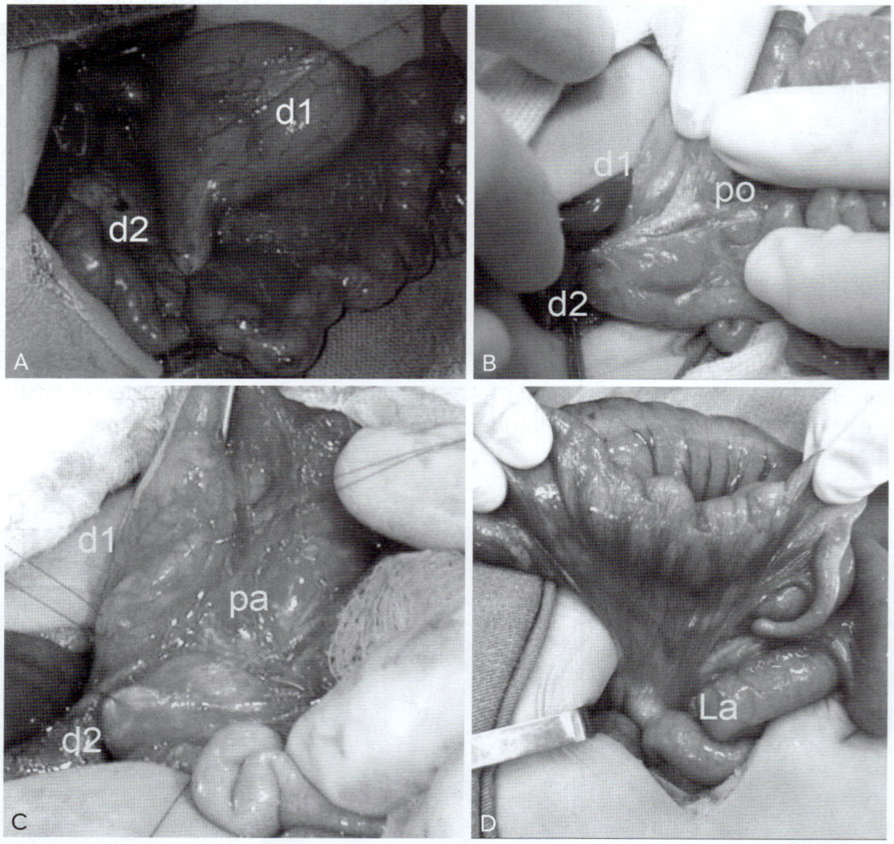

Figura 1 A. Obstrução intrínseca, atresia duodenal. B. Anomalia de rotação intestinal, mesocólon curto, dilatação da 1ª porção do duodeno e presença de um vaso anômalo, veia porta (po) que comprimia a 2ª porção do duodeno (d2). Outros pacientes: C. Pâncreas anular (pa) determinando compressão extrínseca da 2ª porção do duodeno e dilatação da 1ª porção. D. Anomalia de rotação intestinal associada a obstrução extrínseca da 2ª porção do duodeno por banda de Ladd (La).

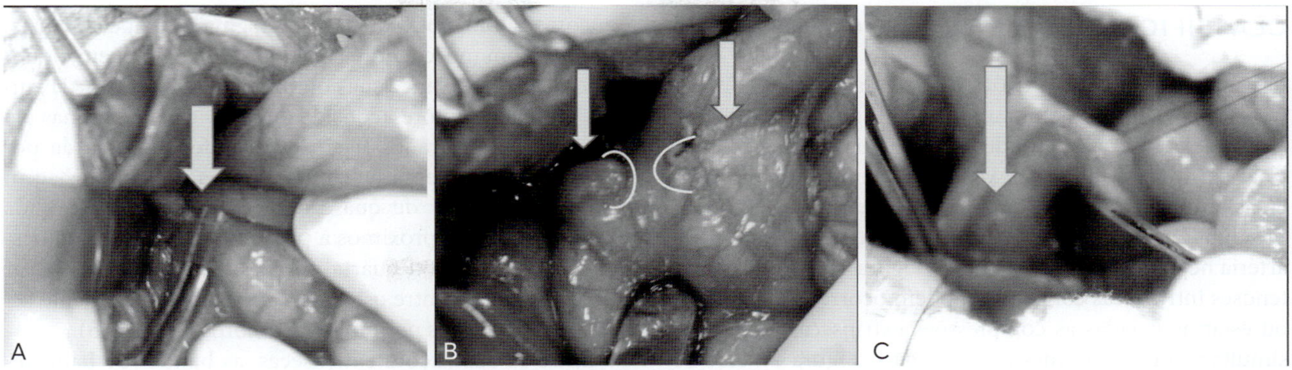

Figura 2 Obstrução múltipla do duodeno por banda de Ladd (A), pâncreas anular (B) e (C) membrana (tipo I), com perfuração (enterotomia e exposição da membrana ocluindo o duodeno).

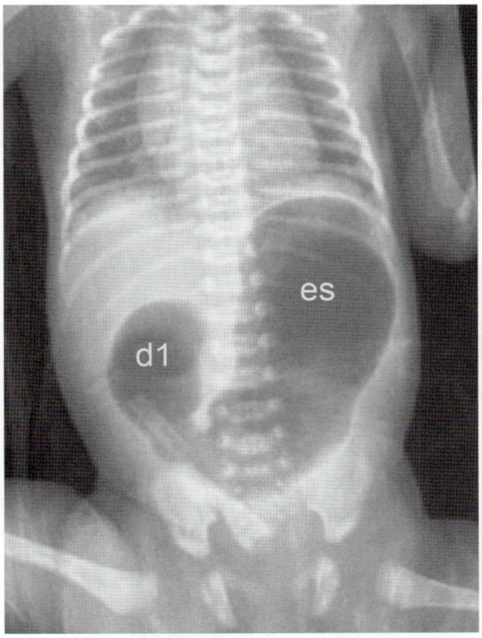

Figura 3 Radiografia de abdome com sinal da dupla bolha – estômago (es) e 1ª porção do duodeno (d1) dilatados (paciente da Figura 1A).

duodeno. Este anel pode comprometer o desenvolvimento embrionário normal do duodeno, portanto, há um duodeno subjacente com atresia ou estenose focal fixa que não seria aliviada pela simples remoção do "anel pancreático". Quando presente, a obstrução duodenal causada pelo "pâncreas anular" geralmente é pré-ampular.

Entre as anomalias vasculares, a veia porta pré-duodenal repousa de forma anômala na parede anterior do pâncreas e duodeno, em consequência de regressão anormal das veias vitelinas primitivas. Essa condição é rara e frequentemente cursa com outras malformações, como anomalias de rotação intestinal, bandas de Ladd, atresia duodenal, atresia de vias biliares e cardiopatias. A síndrome da artéria mesentérica superior refere-se à compressão da 3ª porção do duodeno, uma vez que cruza a linha média no ângulo formado entre a origem da artéria mesentérica superior e a aorta. A gordura retroperitoneal mantém a artéria mesentérica longe da aorta e da coluna vertebral, mas quando este ângulo for anormalmente estreito (habitualmente 45°, variando entre 28° e 65°), por fatores adquiridos ou congênitos, como posição e fixação anormalmente elevadas do duodeno, pode determinar repercussão clínica. Uma artéria hepática direita aberrante pode resultar em obstrução duodenal extrínseca por compressão da junção da 2ª com a 3ª porção.

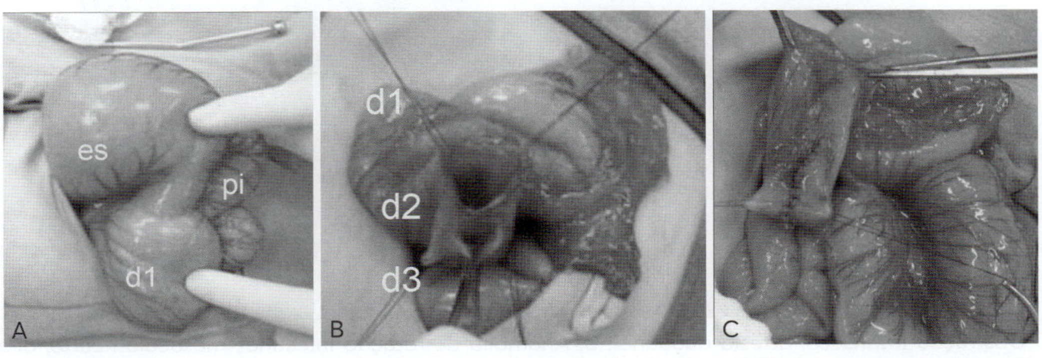

Figura 4 A. Obstrução intrínseca do tipo I. Membrana na 2ª porção do duodeno (d2), determinando dilatação do estômago (es), piloro (pi) e 1ª porção do duodeno (d1). B. Membrana na 2ª porção do duodeno, composta por mucosa e submucosa. Na sequência, a 3ª porção do duodeno (d3) está exposta. C. Excisão da membrana e duodenoplastia.

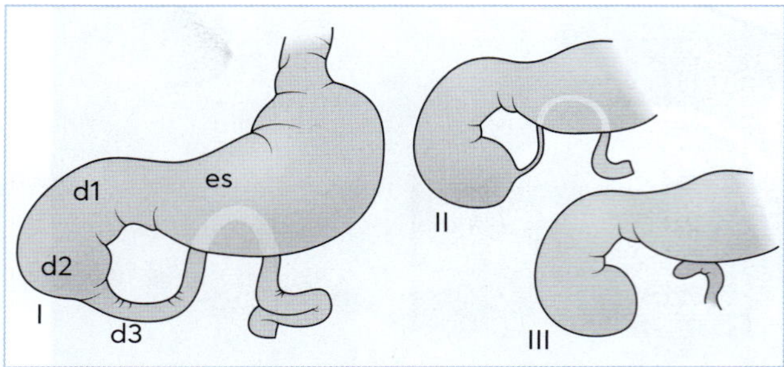

Figura 5 Atresia do duodeno. Classificação.

DIAGNÓSTICO PRÉ-NATAL

Com frequência, suspeita-se de atresias dos vários segmentos intestinais ainda durante a gestação. Nelas, é comum a presença de polidrâmnio, encontrado com maior frequência nas obstruções duodenais (até 40%). Este é definido pelo índice de líquido amniótico maior que o percentil 95 para a idade gestacional correspondente (ou se o bolsão vertical mais profundo na ultrassonografia for superior a 8 cm). Habitualmente, o duodeno não é visibilizado durante a ultrassonografia gestacional, porém, quando ele e o estômago estiverem dilatados e cheios de líquido, formarão o "sinal da dupla bolha", que sugere obstrução do intestino delgado proximal, em geral, na 2ª porção do duodeno (Figura 7). Como diagnósticos diferenciais, podem ser citadas obstruções pilóricas (tipo I – membrana; tipo II – atresia sem separação; tipo III – atresia com separação do estômago e duodeno), atresias jejunoileais (imagem com "três bolhas"), anomalias de rotação intestinal ou lesões abdominais císticas (malformação linfática, cisto de mesentério, cisto broncogênico). Também podem coexistir outras anomalias, como cardiopatias, atresias de esôfago, anomalias anorretais e aneuploidias.

APRESENTAÇÃO CLÍNICA

A anamnese, incluindo a história gestacional e o exame físico cuidadosos, frequentemente direciona para o diagnóstico definitivo. Existem sinais cardinais de obstrução intestinal em recém-nascidos: (1) histórico de polidrâmnio; (2) vômitos biliosos e (3) distensão abdominal. Contudo, a maioria dos neonatos com obstrução duodenal apresenta vômitos biliosos e não tem distensão abdominal. Os vômitos biliosos acontecem em consequência da obstrução distal à ampola de Vater. A idade de apresentação dos vômitos depende do grau de obstrução; nas atresias, é comum eles ocorrerem precocemente, logo após as primeiras tentativas de alimentação; por outro lado, as obstruções extrínsecas parciais e as membranas duodenais com fenestrações (aber-

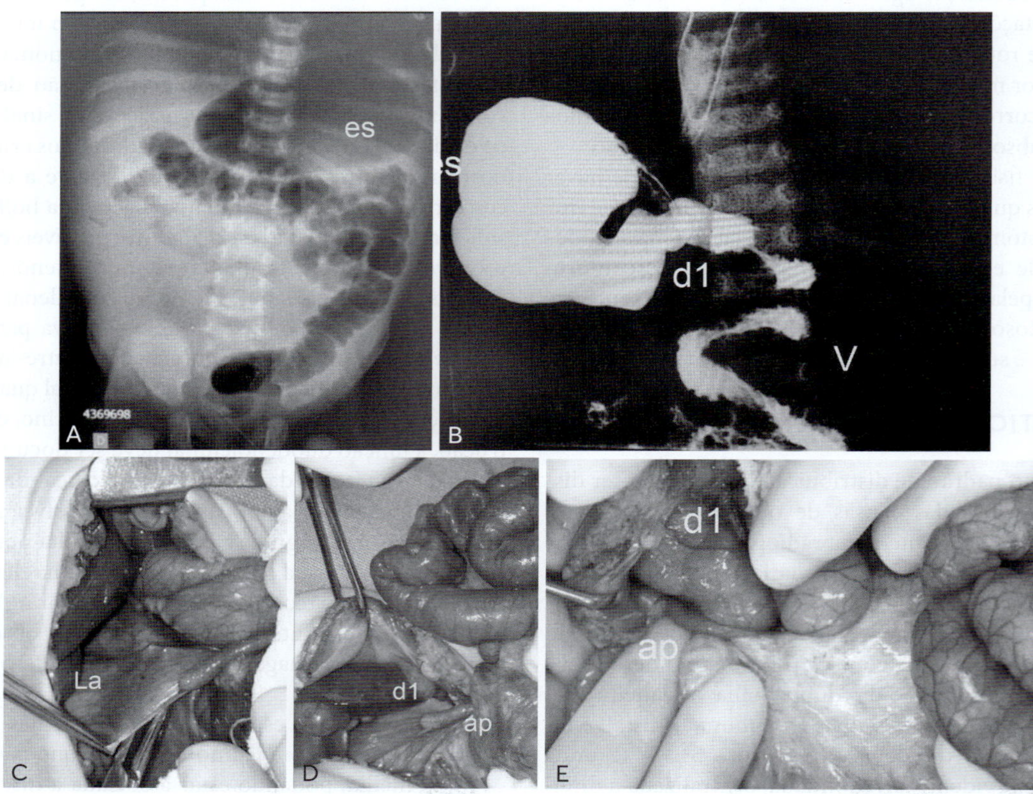

Figura 6 A. Radiografia simples. B. Radiografia com contraste revelando o "sinal do saca-rolhas", indicada operação de urgência. C. Obstruções extrínsecas; 2ª porção do duodeno obstruída por banda de Ladd (La) e apêndice cecal (ap), associados com volvo de intestino médio (V), determinando congestão venosa e linfática no mesentério e alças intestinais.

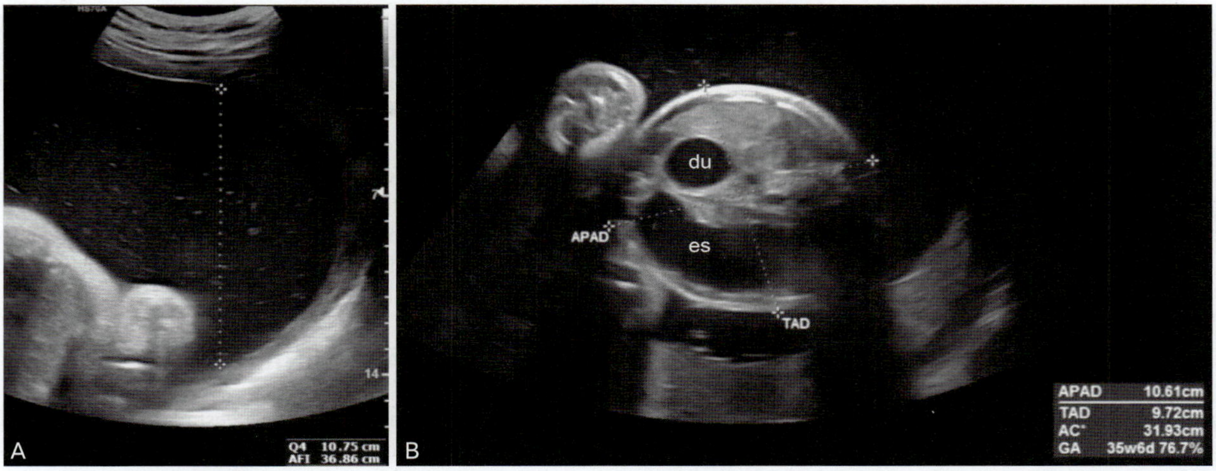

Figura 7 Gestação de 35 semanas. A. Polidrâmnio, com maior bolsão de 10,75 cm. B. Sinal da dupla bolha. Duodeno (du), estômago (es).

turas únicas, múltiplas, centrais ou excêntricas) podem determinar níveis variáveis de obstrução, em que os sintomas dependem diretamente do grau de oclusão do lúmen, podendo determinar manifestações clínicas mais tardias, eventualmente, com queixas vagas de dor abdominal crônica, desconforto epigástrico, doença do refluxo gastresofágico, náuseas, vômitos e perda de peso. Da mesma forma, excetuando-se a condição aguda do volvo de intestino médio, com manifestações clínicas exuberantes, o diagnóstico das anomalias de rotação intestinal em crianças mais velhas é dificultado por manifestações inespecíficas, como dores abdominais recorrentes, hábito intestinal irregular, vômitos cíclicos, má absorção intestinal e déficit de crescimento.

Ao exame físico, nas obstruções duodenais, pode haver distensão nos quadrantes superiores do abdome, com a impressão do estômago na parede abdominal ou, mais comumente, aquele estar escavado; raramente há desconforto respiratório pela distensão. Em neonatos, a presença de conteúdo bilioso na sondagem gástrica, com volume superior a 20 mL, é sugestiva de obstrução intestinal.

DIAGNÓSTICO POR IMAGEM

Uma vez que o padrão de distribuição de gás pode ser distinto entre as variadas causas de obstruções duodenais congênitas, habitualmente, uma radiografia simples do abdome é suficiente para confirmar o diagnóstico, fornecendo uma pista sobre o local e o tipo da obstrução. A avaliação por imagem dos pacientes com suspeita de obstrução intestinal frequentemente começa por uma radiografia abdominal. A demonstração da "dupla bolha verdadeira", definida como duas grandes bolhas e nenhum ar distal, é indicativa de atresia duodenal (ver Figura 3). A segunda bolha deve ser evidente, arredondada, centralizada à direita da coluna. O ar é um excelente meio de contraste e presume-se que se este não progride além de um segmento obstrutivo, então os contrastes também não poderão.

O volvo de intestino médio é uma obstrução aguda que não dilata o duodeno proximal em graus vistos na "dupla bolha verdadeira", sendo necessários meses de obstrução fixa para distender o duodeno. Deve ser reconhecido que um bebê com rotação intestinal incorreta possa ter bandas de Ladd obstruindo parcialmente o duodeno por tempo suficiente para distendê-lo e, então, concomitantemente, ocorrer um volvo intestinal, porém, em geral, isso não cursa sem gás no intestino distal. Embora um terço à metade dos bebês com atresia duodenal tenham anomalia de rotação intestinal associada, estas crianças não desenvolvem volvo intestinal. Existem duas variações no sinal radiográfico de dupla bolha que não se enquadram nos critérios diagnósticos de atresia intestinal. Uma delas é a dupla bolha com ar distal e a outra é quando a segunda bolha não está suficientemente dilatada. Há algumas possíveis explicações, provavelmente se está diante de uma estenose duodenal (intrínseca ou extrínseca), membrana duodenal com fenestração ou presença de uma rota alternativa para que o ar chegue ao intestino distal contornando a atresia (ducto biliar comum bífido, inserindo tanto proximal quanto distal à obstrução). Sempre que houver ar no intestino, distal à obstrução, a junção duodenojejunal deve ser documentada.

A identificação da etiologia específica da obstrução duodenal, na maioria dos casos, não é possível, nem necessária, porém a seriografia gastrintestinal alta pode ser indicada para auxiliar na sua investigação ou na decisão sobre a urgência da correção cirúrgica (ver Figura 6). Nas anomalias de rotação intestinal com volvo, são observados alguns padrões de imagem que necessitam de operação de urgência:

- Configuração em espiral ("saca-rolhas") nas 3ª e 4ª porções do duodeno e jejuno proximal, que não cruzam a linha média, podendo estar associada a discreta dilatação do duodeno.
- Posição inadequada da junção duodenojejunal, descendo pela direita ou sobre a coluna vertebral.

- Obstrução duodenal completa. Se a junção duodenojejunal for documentada em posição anatômica normal, pode-se excluir uma anomalia de rotação e a correção cirúrgica pode ser programada.

O enema opaco, em parte, foi substituído pelo seriografia pelo posicionamento anatômico variável do ceco em crianças normais e assintomáticas. Além disso, uma posição habitual do ceco não exclui anomalia de rotação intestinal, pois o exame avalia a localização do ceco, não a sua fixação. Como um indicador da amplitude da raiz do mesentério, em vez de fazer um enema, alguns autores sugerem acompanhar a progressão do contraste de uma seriografia ao longo do intestino delgado até que ele chegue ao ceco. Nos casos de atresia duodenal com dupla bolha, não se considera que o enema contribua na investigação.

TRATAMENTO

Ao estabelecer o diagnóstico, deve-se de imediato impedir a dieta oral e instituir a descompressão gástrica. Se não houver volvo intestinal, não há indicação de operação de emergência, mas deve-se procedê-la o quanto antes, pois o atraso desnecessário na sua execução pode resultar em eventuais complicações, como perfurações, torções e perdas de segmentos intestinais. Os índices de sobrevida superam 95%; em geral, a mortalidade é incomum e está essencialmente relacionada com as complicações pós-operatórias e a presença de doenças associadas. Alguns dos fatores que mais contribuem para estas complicações incluem prematuridade, diagnóstico tardio, associação com anomalias congênitas graves, principalmente cardiopatias complexas, infecções secundárias e demora para o reestabelecimento da dieta enteral.

Como descrito, a maioria das obstruções duodenais congênitas está na região da 2ª porção do duodeno, apresentação particularmente desafiadora dada a íntima relação com a cabeça do pâncreas, ductos biliares e pancreáticos e exuberante vascularização. Duas considerações devem ser lembradas pelo cirurgião. Primeiro, até 5% das crianças têm uma segunda obstrução mais distal, geralmente membrana (Figura 8). Em segundo lugar, alterações anatômicas adicionais, como pâncreas anular, anomalias vasculares ou dos ductos biliopancreáticos, estão presentes e devem ser resguardadas.

O procedimento de escolha para as atresias duodenais, estenoses intrínsecas, pâncreas anular e veia porta pré-duodenal é contornar a obstrução com uma duodeno-duodenostomia, por via convencional aberta ou videolaparoscópica. Na primeira, uma incisão supraumbilical transversa direita é a mais utilizada; o cólon direito e a flexura hepática são liberados e mobilizados medialmente para exposição do duodeno. A duodeno-duodenostomia entre a 1ª e a 3ª porções do duodeno é realizada a partir da abertura no sentido transversal ou longitudinal do eixo da primeira e uma abertura longitudinal, no sentido do maior eixo, do segmento duodenal distal (terceira porção), proporcionando uma anastomose ampla em formato de losango (*diamond-shape*) e criando um *bypass* que transpõe o local da obstrução, na segunda porção duodenal (ver Figura 8). Também são descritas anastomoses duodenojejunais, de acordo com a preferência pessoal de cada cirurgião ou apresentações anatômicas variáveis, como obstruções duodenais mais distais. Alguns cirurgiões preferem passar uma sonda transanastomótica com a justificativa de permitir a introdução alimentar precocemente e menor dependência da nutrição parenteral (Figura 9).

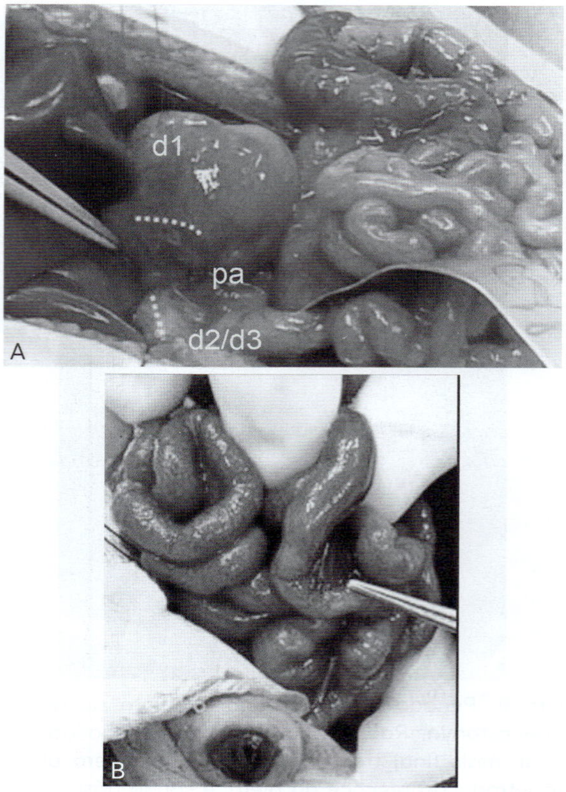

Figura 8 A. Obstrução congênita do duodeno por pâncreas anular (pa), associada a atresia de jejuno por membrana – tipo I. B. Em tracejado, o sentido da abertura do duodeno proximal e distal à obstrução para posterior anastomose, duodeno-duodenostomia (*diamond-shape*).

As membranas, com ou sem perfurações, são tipicamente tratadas por duodenotomia e excisão do fator obstrutivo intraluminal ou duodenoplastia (ver Figura 4). Procedimentos que envolvam *bypass* são também uma opção para correção. Ressecções endoscópicas já foram descritas, porém demonstram elevados índices de complicações, como sangramentos e estenoses.

Apesar da literatura revelar que a ocorrência de obstruções associadas é baixa, a infusão de solução salina ou ar ao longo do intestino distal deve ser realizada até o reto, tendo a dupla função de pesquisar outras atresias e distender este segmento distal, conferindo uma anastomose com menor desproporção entre as aberturas proximal e distal.

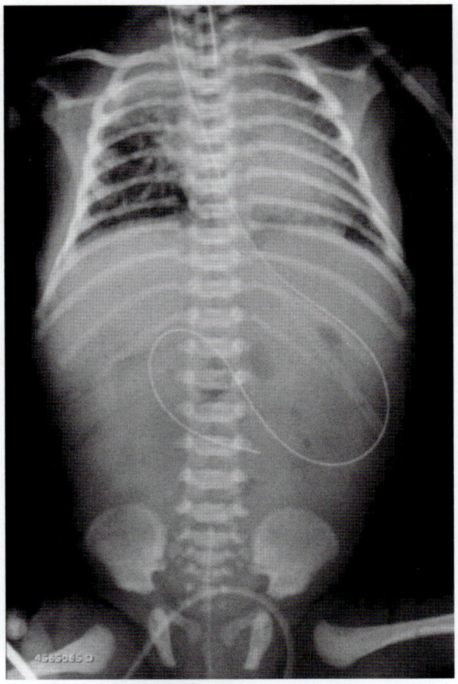

Figura 9 Período pós-operatório imediato de duodeno--duodenostomia. Radiografia revela a posição da sonda enteral (mais fina) transanastomótica, que será utilizada para introdução precoce da dieta, e sonda gástrica (mais grossa), para descompressão.

Uma das grandes discussões na literatura sobre a correção videolaparoscópica seria o risco da não identificação destas obstruções jejunoileais associadas. No entanto, seus defensores argumentam que, quando presentes, a maioria destas seriam do tipo III ou IV e, portanto, passíveis de serem identificadas por inspeção externa das alças, sem a necessidade de testar a permeabilidade do lúmen intestinal.

No período pós-operatório, o estômago é mantido sob descompressão com sonda, e a nutrição enteral pode ser iniciada precocemente por meio de sonda enteral transanastomótica. A descompressão gástrica é interrompida quando a função intestinal estiver restabelecida, demonstrada pela presença de aspirados gástricos claros, em mínima quantidade, percepção de movimentos intestinais e evacuações, porém este período é variável. As complicações mais comuns estão diretamente relacionadas à demora em estabelecer a dieta plena por possível dismotilidade do estômago ou das primeiras porções do duodeno, especialmente correlacionados com grandes dilatações. No caso da atresia duodenal, esvaziamentos lentos do estômago e da porção dilatada do duodeno ("megaduodeno") podem persistir como complicação tardia. Outras complicações incluem refluxo gastresofágico (pode ter conteúdo duodenal bilioso), gastrite, úlceras pépticas, "síndrome da alça cega" e obstruções intestinais por bridas.

REFERÊNCIAS BIBLIOGRÁFICAS

1. Bethell GS, Long AM, Knight M, Hall NJ, BAPS-CASS. Congenital duodenal obstruction in the UK: a population-based study. Arch Dis Child Fetal Neonatal Ed. 2020;105(2):178-83.
2. Brinkley MF, Tracy ET, Maxfield CM. Congenital duodenal obstruction: causes and imaging approach. Pediatr Radiol. 2016;46:1084-95.
3. Chen QJ, Gao ZG, Tou JF, Qian YZ, Li MJ, Xiong QX, et al. Congenital duodenal obstruction in neonates: a decade's experience from one center. World J Pediatr. 2014;10:238-44.
4. Juang D, Snyder CL. Neonatal bowel obstruction. Surg Clin North Am. 2012;92(3):685-711.
5. Kulkarni M. Duodenal and small intestinal atresia. Surgery. 2010;28(1):33-7.
6. Miscia ME, Lauriti G, Chiesa PL, Zani A. Duodenal atresia and associated intestinal atresia: a cohort study and review of the literature. Pediatr Surg Int. 2019;35(1):151-7.
7. Piper HG, Alesbury J, Waterford SD, Zurakowski D, Jaksic T. Intestinal atresias: factors affecting clinical outcomes. J Pediatr Surg. 2008;43(7):1244-8.

CAPÍTULO 4

ATRESIA E ESTENOSE INTESTINAL

Félix Carlos Ocáriz Bazzano
Camila Girardi Fachin

AO FINAL DA LEITURA DESTE CAPÍTULO, O PEDIATRA DEVE ESTAR APTO A:

- Saber que estas são as anomalias congênitas mais comuns do intestino delgado e correspondem a 1/3 de todas as obstruções intestinais na criança.
- Saber que a atresia intestinal decorre de um acidente vascular intestinal intraútero.
- Suspeitar do diagnóstico pré-natal pelo polidrâmnio materno, mais comumente feito nas atresias jejunais proximais.
- Saber que, no pós-natal, aspirado gástrico acima de 25 mL na sala de parto ou qualquer conteúdo bilioso, distensão abdominal, geralmente progressiva, e vômitos que evoluem para biliosos são altamente sugestivos de atresia intestinal.
- Solicitar radiografia simples, que confirma o diagnóstico de abdome agudo obstrutivo e permite indicar o tratamento cirúrgico. Em casos duvidosos, um exame contrastado (trânsito intestinal) pode auxiliar neste diagnóstico.

CONCEITO

Atresia intestinal é a oclusão completa de um determinado segmento de intestino de origem congênita. Por sua vez, estenose significa obstrução parcial da luz intestinal. Atresia corresponde a 95% dos casos, e estenose, a 5%.

EPIDEMIOLOGIA

Incide entre 1:3.000 e 1:5.000 nascidos vivos, sem predileção por sexo. Íleo e jejuno são quase que igualmente afetados. Acomete íleo distal em 36% dos casos, jejuno proximal em 31%, jejuno distal em 20% e íleo proximal em 13% dos casos. É a anomalia congênita mais comum do intestino delgado e corresponde a 1/3 de todas as obstruções intestinais na criança.[1-3]

ETIOLOGIA E PATOGÊNESE

Spriggs, em 1912, postulou que o estrangulamento de um segmento do intestino fetal foi provavelmente o fator causador da atresia intestinal. Dados clínicos e anatômicos foram apresentados por Louw em 1952, e posteriormente comprovados por Barnard e Louw, em experimentos nos quais fizeram ligadura dos vasos do mesentério de fetos de cães produzindo anomalias idênticas a atresia intestinal congênita em humanos. A hipótese de isquemia é ainda apoiada por evidências fornecidas pelo encarceramento do intestino em uma onfalocele ou gastrosquise e pelo resultado de eventos fetais, como intussuscepção, volvo do intestino médio, herniação interna transmesentérica e oclusão tromboembólica resultando em atresia.[3,4]

Assim, um acidente vascular localizado intrauterino pode causar isquemia e necrose, liquefação de tecidos e subsequente reabsorção do segmento desvitalizado afetado, resultando em atresia.[1-3]

DIAGNÓSTICO PRÉ-NATAL

Muitos casos de atresia intestinal são agora diagnosticados no pré-natal por investigação ultrassonográfica do feto, mostrando intestino dilatado com peristaltismo vigoroso, sugerindo obstrução, principalmente se houver polidrâmnio no 3º trimestre.[5]

Na atresia duodenal, há polidrâmnio materno em 20 a 35% dos casos. Neste tipo de atresia, à ultrassonografia, ob-

serva-se também distensão do estômago e duodeno (sinal da dupla bolha ultrassonográfico). Atresia intestinal também é suspeitada em fetos com gastrosquise e evidência de dilatação intestinal.

As obstruções intestinais mais distais são mais dificilmente identificadas à ultrassonografia, portanto, tal exame de imagem normal no pré-natal não descarta sua existência. No geral, a ultrassonografia pré-natal tem um valor preditivo relativamente baixo para anormalidades intestinais, sobretudo nas mais distais. A ressonância magnética pode ser mais precisa no diagnóstico pré-natal de atresia intestinal.[5] Uma história familiar positiva ajuda a identificar as formas hereditárias, que, no entanto, são mais raras.

Como o prognóstico da atresia intestinal é excelente, não há necessidade de intervenção intrauterina.[5]

DIAGNÓSTICO PÓS-NATAL E APRESENTAÇÃO CLÍNICA

Ao nascimento, o bebê pode apresentar grandes volumes intragástricos ao nascimento (> 25 mL aspirado gástrico), seguidos de coloração biliar persistente. Distensão abdominal importante ao nascimento pode estar relacionada com peritonite meconial cística.[3]

Após o nascimento, os sintomas em pacientes com qualquer forma de atresia ou estenose intestinal são consistentes com obstrução intestinal, incluindo vômitos biliares e distensão abdominal progressiva.[6] Os vômitos são mais precoces quanto mais proximal for a atresia.

Em 20% das crianças, os sintomas podem se apresentar após as 24 horas. Quanto mais distal a obstrução, mais generalizada a distensão abdominal. Pacientes com obstrução duodenal apresentam pequena distensão abdominal; já nas atresias distais, a distensão é evidente 12 a 24 horas após o nascimento. Como a parede abdominal é fina, o contorno das alças pode ser visto no abdome nos recém-nascidos com grande distensão.[1-3]

Ocasionalmente, a peristalse das alças pode ser observada na parede abdominal. Atresia jejunal proximal frequentemente se apresenta com distensão gástrica; uma ou duas alças do intestino são visíveis no abdome superior descomprimível por aspiração nasogástrica em um abdome sem gás.

Falha na passagem de mecônio é indicativa de obstrução intestinal, mas aproximadamente 20% daqueles com atresia jejunoileal têm eliminação de pequena quantidade de mecônio após o nascimento.

Icterícia associada ao aumento da bilirrubina indireta pode ocorrer em 32% das crianças com atresia jejunal e 20% daquelas com atresia ileal.[3]

O atraso no diagnóstico pode levar ao comprometimento do intestino com necrose franca e perfuração, levando a alterações hidreletrolíticas e sepse. A diferenciação entre atresia e outras formas de obstrução intestinal intrínseca e extrínseca decorrente de volvo ou hérnia interna é a consideração mais importante que requer exclusão precoce.

ACHADOS RADIOLÓGICOS NO PÓS-NATAL

O diagnóstico é confirmado por radiografia simples de abdome, que revela intestino delgado dilatado cheio de ar proximal a uma obstrução e uma área distal sem gás abdominal.[7] Quanto mais distal a obstrução, maior o número de alças intestinais distendidas (Figura 1).

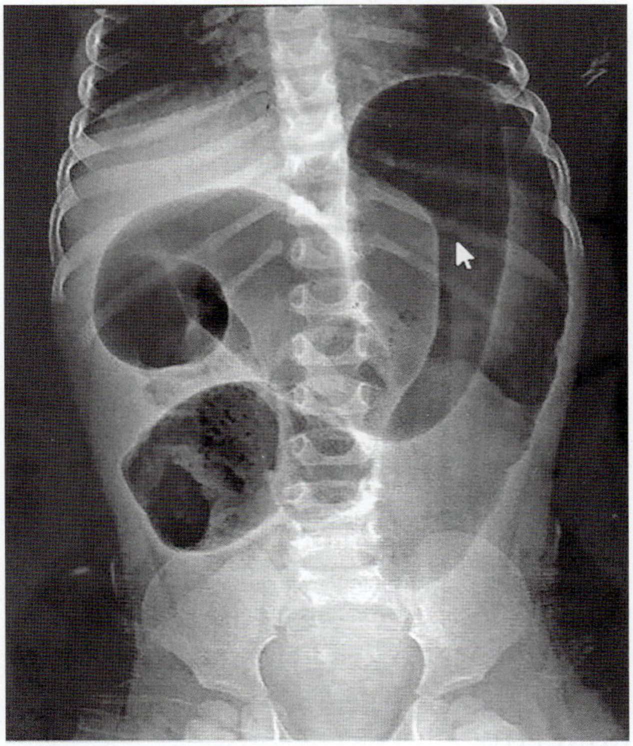

Figura 1 Radiografia simples de abdome com alças jejunais distendidas.

Em alguns casos, a primeira radiografia abdominal pode revelar uma imagem completamente opaca e sem contraste no abdome, por causa do intestino obstruído cheio de líquido. Ao esvaziar o estômago por meio de uma sonda nasogástrica, a injeção de ar pela mesma pode demonstrar o ponto da obstrução. Em casos duvidosos, um estudo contrastado (trânsito intestinal) pode ser solicitado (Figura 2).

Ocasionalmente, calcificação intraperitoneal espalhada ou um grande pseudocisto de mecônio pode ser visto na radiografia, significando perfuração do intestino no período intrauterino.

Um enema opaco pode ser realizado para confirmar o nível de obstrução (intestino delgado ou grosso), documentar o calibre do cólon (a maioria das atresias de delgado cursa com microcólon de desuso), excluir uma atresia colônica associada (extremamente raro) e localizar a posição do ceco (para excluir associação com má rotação intestinal).[8]

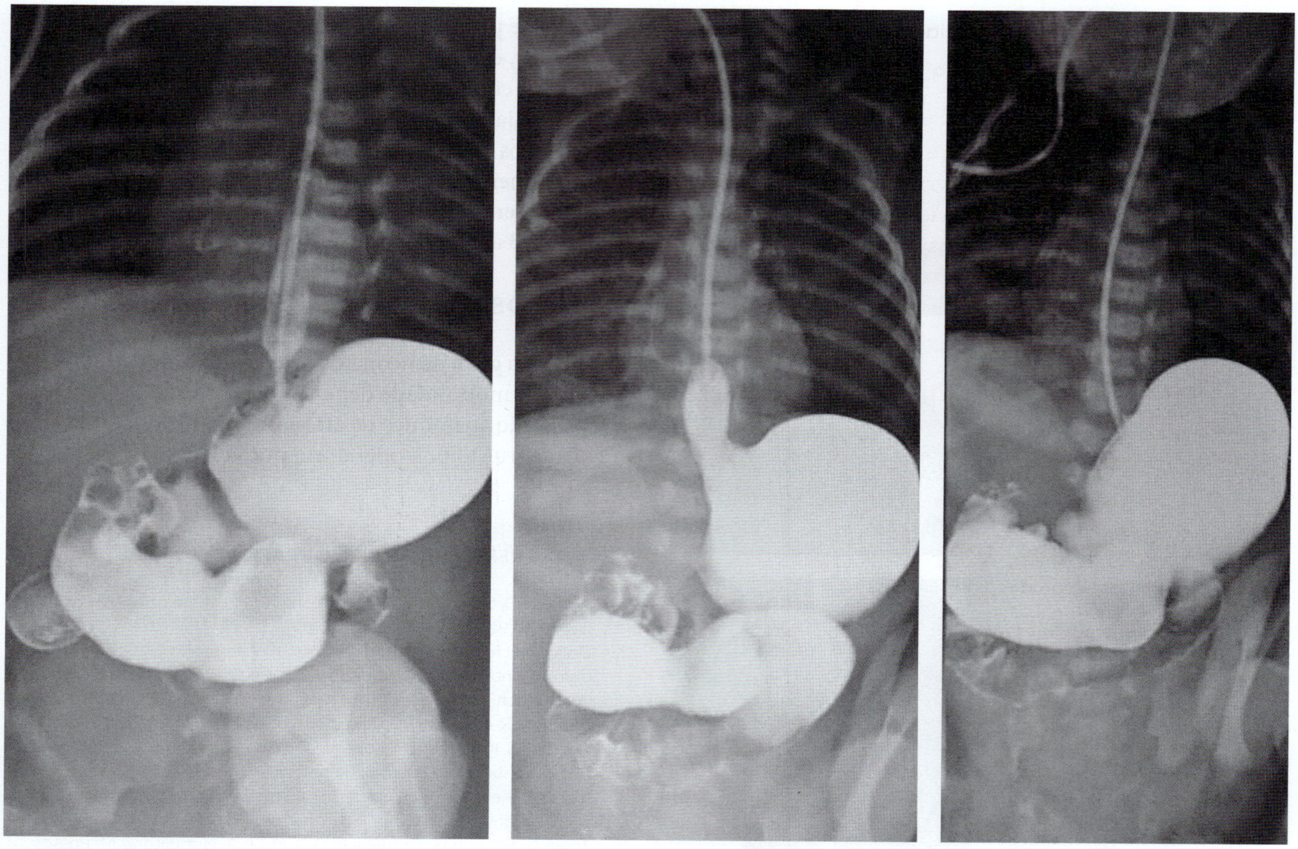

Figura 2 Trânsito intestinal com alças jejunais dilatadas e ausência de contraste distal.

Quando há obstrução parcial/estenose do intestino delgado, um estudo contrastado gastrintestinal ou "aerograma" é indicado para demonstrar o local e a natureza da obstrução, e para excluir volvo de intestino médio. A apresentação clínica e radiológica da estenose jejunoileal é determinada pelo nível e grau de estenose. O diagnóstico costuma ser atrasado por várias semanas a meses, e as investigações podem ser inconclusivas em razão da sintomatologia subclínica.[3]

CLASSIFICAÇÃO

A classificação da atresia intestinal descrita por Martin em 1976 e modificada por Grosfeld et al. está descrita na Tabela 1.[1-3]

DIAGNÓSTICO DIFERENCIAL

Um espectro de outras doenças pode se apresentar com sintomas e sinais de obstrução intestinal neonatal, mimetizando a atresia jejunoileal. Essas causas incluem má rotação com ou sem volvo, íleo meconial, duplicação intestinal, hérnia interna, atresia de cólon e aganglionose colônica total. Nem sempre é possível fazer o preciso diagnóstico etiológico previamente à cirurgia.

Podem ocorrer ainda causas funcionais, como enterocolite necrosante e íleo adinâmico relacionado à sepse. Também pode se tratar de disfunção intestinal associada à prematuridade e a medicamentos de uso materno.

TRATAMENTO

Inicialmente, deve ser passada uma sonda orogástrica calibrosa no recém-nascido (10F para RN de termo) e coletados exames laboratoriais como hemograma e eletrólitos. Reposição hidreletrolítica pode ser necessária, principalmente nos casos cujo diagnóstico é mais tardio. Após a estabilização do recém-nascido, ele deve ser encaminhado para o centro cirúrgico para a laparotomia; a incisão tipicamente é transversa supraumbilical direita, que pode ser ampliada conforme a necessidade.

A técnica cirúrgica depende do tipo de atresia encontrada e se há alguma outra condição associada, como má rotação, volvo, íleo meconial ou peritonite meconial.

Todo o intestino distal à atresia deve ser inspecionado, por meio da injeção de soro fisiológico, para excluir atresia associada do tipo membrana. Sempre que possível, a porção proximal mais dilatada deve ser ressecada – estudos demonstram que pode haver alteração na inervação deste intestino. Deve ser feita uma anastomose término-terminal e, quando houver desproporção muito grande de calibre, pode ser ampliada a borda antimesentérica do coto distal ou a realização do *tapering* do intestino proximal dilatado. Apesar da

Tabela 1 Classificação da atresia intestinal

Tipo	Descrição	Foto
I	Membrana ou diafragma em que os segmentos proximais ou distais do intestino estão sem continuidade e o mesentério está intacto	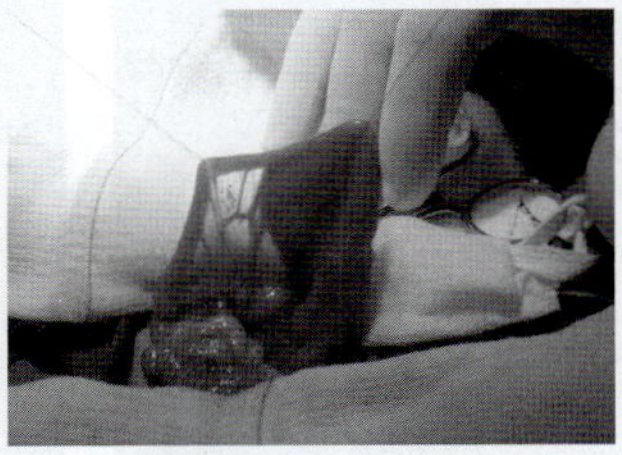
II	Cotos intestinais cegos, unidos por uma faixa fibrosa, sem falha do mesentério	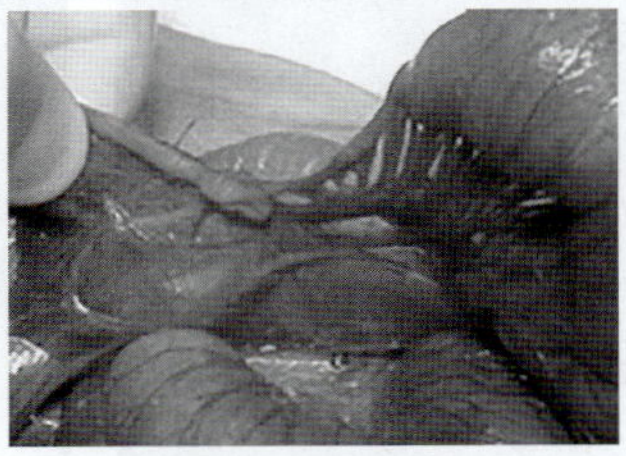
IIIa	Segmentos separados e um defeito no mesentério em forma de "V"	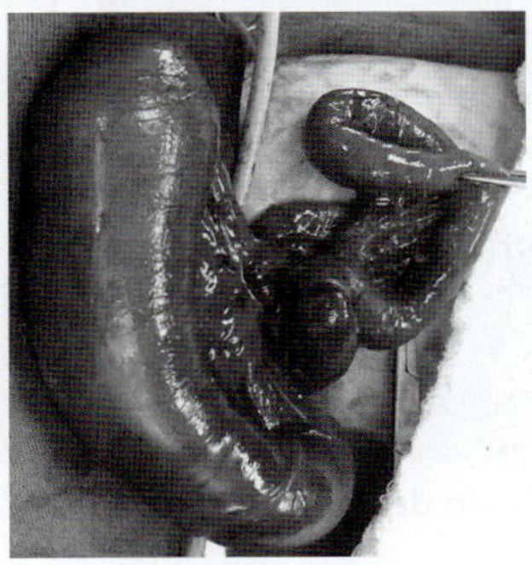
IIIb	Assemelha-se à forma de uma "casca de maçã"; intestino distal e seu mesentério adquirem forma espiralada em torno da artéria ileocecal	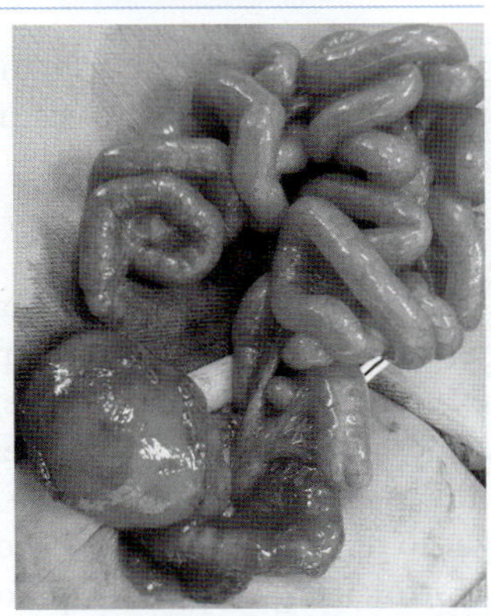
IV	Atresias múltiplas	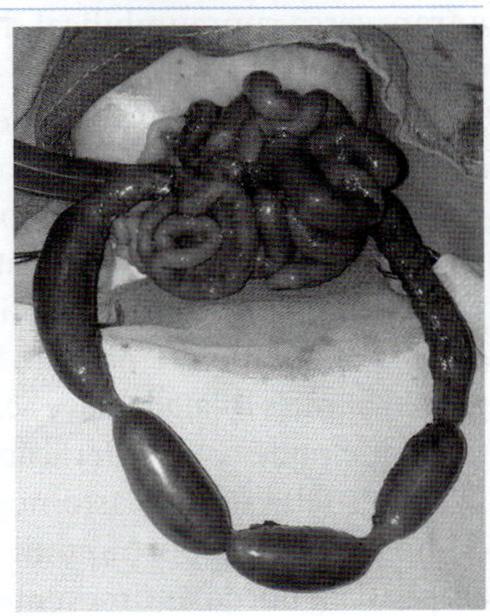

anastomose primária ser o método preferencial, em alguns raros casos, é necessário fazer um estoma, principalmente quando há comprometimento vascular da boca ou peritonite meconial importante.

Nos casos de atresia intestinal em pacientes com gastrosquise, primeiro deve-se fazer o tratamento da gastrósquise (fechamento primário ou silo) e a anastomose deve ser posterior (3 a 12 semanas após o fechamento da cavidade).[3]

PROGNÓSTICO

A sobrevida geral de neonatos com atresia varia de 80 a mais de 90%.[3] A mortalidade depende de vários fatores, incluindo peso, sítio anatômico de atresia, prematuridade, intestino curto, obstrução pós-operatória por volvo ou bridas.

REFERÊNCIAS BIBLIOGRÁFICAS

1. Adams SD, Stanton MP. Malrotation and intestinal atresias. Early Hum Dev. 2014;90(12):921-5.
2. Dalla Vecchia LK, Grosfeld JL, West KW, Rescorla FJ, Scherer RL, Engum AS. Intestinal atresia and stenosis. A 25-year experience with 277 cases. Arch Surg. 1998;133(5):490-6; discussion 496-7.
3. Frischer JS, Azizkhan RG. Jejunoileal atresia and stenosis. In: Coran AG, Adzick NS, Krummel TM, Laberge JM, Shamberger RC, Caldamone AA. Pediatric surgery. 7.ed. Philadelphia: Elsevier; 2012.
4. Morris G, Kennedy A Jr., Cochran W. Small bowel congenital anomalies: a review and update. Curr Gastroenterol Rep. 2016;18(4):16.
5. Tonni G, Grisolia G, Granese R, Giacobbe A, Napolitano M, Passos JP, et al. Prenatal diagnosis of gastric and small bowel atresia: a case series and review of the literature. J Matern Fetal Neonatal Med. 2016;29(17):2753-61.
6. Hajivassiliou CA. Intestinal obstruction in neonatal/pediatric surgery. Seminars in Pediatric Surgery. 2003;12(4):241.
7. Tsitsiou Y, Calle-Toro JS, Zouvani A, Andronikou S. Diagnostic decision-making tool for imaging term neonatal bowel obstruction. Clinical Radiology. 2021;76(3):163-71.
8. Carroll AG, Kavanagh RG, Leidhin CN, Cullinan MN, Lavelle LP, Malone DE. Comparative effectiveness of imaging modalities for the diagnosis of intestinal obstruction in neonates and infants: a critically appraised topic. Acad Radiol. 2016;23(5):559-68.

CAPÍTULO 5

ÍLEO MECONIAL

Lúcia Caetano Pereira
Paulo Carvalho Vilela

AO FINAL DA LEITURA DESTE CAPÍTULO, O PEDIATRA DEVE ESTAR APTO A:

- Reconhecer e identificar uma das causas de obstrução cirúrgica no recém-nascido.
- Entender a etiopatogenia desta afecção.
- Indicar o tipo de exame a ser feito para confirmação diagnóstica.
- Direcionar a melhor conduta.

"Conheça todas as teorias. Domine todas as técnicas, mas ao tocar uma alma humana, seja apenas outra alma humana"

Carl Jung

INTRODUÇÃO/HISTÓRIA[1]

- 1834 – Barão Karl von Rokitansky descreveu os seguintes achados em autópsia de feto masculino no cemitério de Viena: "na parte distal do intestino delgado, havia uma pequena perfuração e, ao seu redor, mecônio, como geleia amarelada, aderido externamente à parede do intestino. O pâncreas era macroscopicamente normal..."; este relato é considerado a primeira descrição de íleo meconial complicado.
- 1905 – Landstainer foi o primeiro a relatar obstrução do intestino delgado por mecônio associado a mudanças do pâncreas em recém-nascido (RN), provavelmente por deficiência de alguma enzima.
- 1936 – Fanconi cunhou o termo fibrose cística do pâncreas para descrever associação entre doença pulmonar crônica da infância e insuficiência pancreática.
- 1938 – Anderson descreveu conexão entre íleo meconial e fibrose cística, por achados histopatológicos similares entre ambos. Foi considerada uma manifestação precoce da fibrose cística até meados da década de 1960.
- 1965 – Rickham e Boeckman descreveram 7 bebês que tiveram obstrução por mecônio no período neonatal e 5 deles sobreviveram apresentando teste do suor normal e presença de tripsina nas fezes. Desde então, ficou claro que pode haver íleo meconial sem a presença de fibrose cística, como se sabe atualmente.[1]

ETIOPATOGENIA

A fibrose cística (FC) é uma doença autossômica recessiva monogênica com ampla variabilidade fenotípica – existem cerca de 300 variantes do regulador da condutância transmembrana da fibrose cística (RTFC) – e é a doença genética fatal mais prevalente em seres humanos.[2]

A mutação G542X (classe I), que acarreta na ausência da proteína RTFC, é estimada entre 2,7 e 8,5% nos portadores de FC no Brasil. Essa mutação é responsável por alta incidência de íleo meconial.[3]

Acomete múltiplos órgãos e sistemas do organismo em diferentes graus. As manifestações gastrintestinais tornam-se mais prevalentes, já que esse é o segundo sistema de órgãos mais afetado na FC.[2]

Ocorre alteração difusa de todas as glândulas exócrinas secretoras de muco e, como consequência, o mecônio torna-se espesso, com conteúdo aumentado de mucoproteínas.[4]

O mecônio acumula-se em todo o íleo, o qual se torna bastante dilatado, com paredes espessas resultando em redução do trânsito do conteúdo luminal, principalmente na região do íleo terminal, culminando com quadro obstrutivo (Figura 1).[1,5]

Cerca de 50% dos pacientes apresentam complicações, como gangrenas, volvo, perfuração, pseudocisto meconial e peritonite.[1,4,6,7]

O íleo meconial é dividido em dois grupos: não complicado e complicado.[1,6,8]

INCIDÊNCIA

É uma complicação abdominal que ocorre em 10 a 15% dos RN com FC, também conhecida como mucoviscidose.[4] É causa comum de obstrução intestinal em neonatos em decorrência de FC e outros fatores que causam o acúmulo intraluminal de mecônio espesso ou ressecado.[6-8] No passado, foi considerado intimamente relacionado a FC. Entretanto, estudos recentes demonstraram que o íleo meconial também ocorre frequentemente na sua ausência.[1,7]

História familiar de FC tem sido notada em 10 a 40% dos pacientes com íleo meconial, como condição herda-

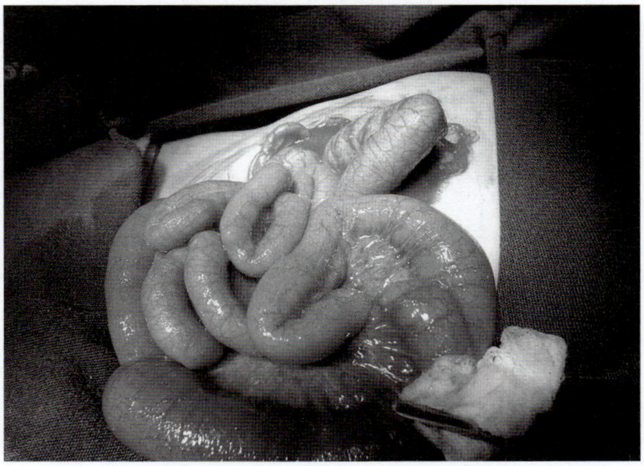

Figura 1 Achado cirúrgico pós-enema com diatrizoato de sódio: resultado insatisfatório.

Fonte: arquivo pessoal de Lúcia Caetano Pereira.

da autossômica recessiva.[1,8] É mais frequente em populações eurodescendentes. A prevalência estimada em diversos países é de 1 para cada 2.800 a 3.500 nascidos vivos. No Brasil, cerca de 1 a cada 10 mil nascidos vivos sofre com a doença.[3]

O histórico de íleo meconial no nascimento tem considerável importância no diagnóstico e na proposta terapêutica da chamada síndrome da obstrução intestinal distal (DIOS) – complicação gastrintestinal que ocorre na população com FC. Trata-se de um entre os vários fatores identificados como predisposição a DIOS, e também está associado à sua recidiva.[1,2,5] Não há preponderância quanto ao sexo.[1]

DIAGNÓSTICO DIFERENCIAL[1,4,8,9]

- Rolha meconial.
- Microcólon esquerdo.
- Atresia colônica.
- Atresias e estenoses jejunoileais.
- Peritonite meconial (secundária a volvo e perfuração da alça intestinal no período intraútero).
- Megacólon congênito (aganglionose total do cólon).
- Hipotireoidismo.[1,4]
- Dismotilidade gastrintestinal funcional mimetizando obstrução no período neonatal em RN pré-termos e de baixo peso ao nascimento.[8,9]

QUADRO CLÍNICO

O RN com íleo meconial apresenta quadro clínico sugestivo de obstrução do íleo terminal. Nas primeiras horas de vida, ocorre distensão abdominal e os vômitos são inicialmente claros, evoluindo para biliosos. Há ausência de eliminação de mecônio 24 a 48 horas após o nascimento, porém, pode estar presente eliminação de mecônio seco ou viscoso acinzentado pelo ânus[8], após estímulo retal.[10]

É possível também palpar as alças intestinais com mecônio em seu interior através da parede abdominal, apresentando consistência bastante aumentada, principalmente no hemiabdome direito em 1/3 dos casos[8], sendo este um sinal clínico muito sugestivo para o diagnóstico.[1,4,8]

INVESTIGAÇÃO DIAGNÓSTICA

Ultrassonografia (USG) pré-natal[8,11,12]

1. Massa hiperecoica intra-abdominal (mecônio espessado e impactado), intestino dilatado e impossibilidade de visualizar a vesícula biliar.
2. O mecônio fetal normal, quando visualizado no 2º e no 3º trimestres, geralmente é hipo ou isoecoico.
3. Ascite ou calcificações abdominais sugerem íleo meconial complicado.
4. Presença de polidrâmnio: 15 a 20%.

Estes são sinais importantes de suspeição para o íleo meconial.

Radiografia simples de abdome[1,4,8]

Revela sinais característicos para o diagnóstico. O mecônio pegajoso acumulado, misturado ao ar deglutido, confere à radiografia um aspecto peculiar de miolo de pão ou de vidro moído (fosco) no hemiabdome direito (sinal de Neuhauser) (Figura 2).[8]

Na posição supina, observam-se alças dilatadas com pouco ou nenhum nível hidroáereo, por causa da impregnação do mecônio espessado e praticamente nenhum conteúdo líquido em sua luz (sinal de White) (Figura 3)[8], diferentemente do que é observado em outras obstruções.

Teste do pezinho ampliado[1,8]

Observa-se elevação da tripsina imunorreativa (IRT). É considerado padrão-ouro para diagnóstico de FC.

Identificação de marcadores genéticos cromossômicos de fibrose cística por análise genética do DNA[8]

A análise da mutação é feita em células bucais ou sanguíneas.

Teste do suor

Concentração elevada de cloro no suor maior 60 mEq.[1,8,10] Obtém-se quantidade adequada de suor para realização do exame com aproximadamente 3 semanas de vida. O suor deve ser obtido de um único local.

TRATAMENTO

A conduta inicial consiste em tratamento clínico com enemas de gastrografina (Figura 4) (diluição de 25 a 50%) e de solução de N-acetilcisteína 5% por sonda gástrica nos casos de obstrução intestinal isolada sem complicação; preferencialmente, com uso de fluoroscopia.[1]

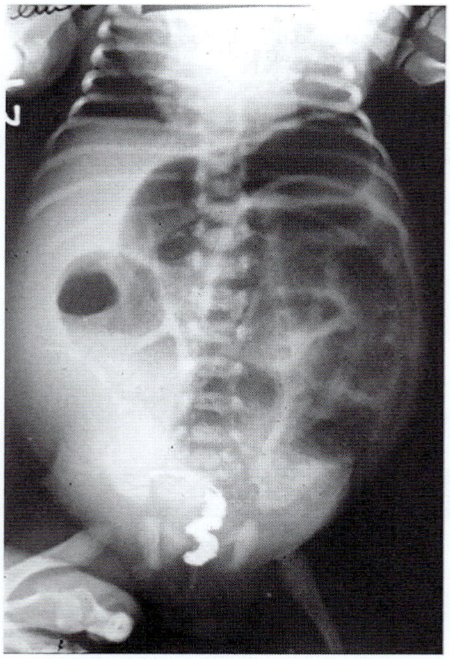

Figura 2 Radiografia de abdome em decúbito: sinal de Neuhauser (vidro fosco).

Fonte: arquivo pessoal de Paulo Vilela.

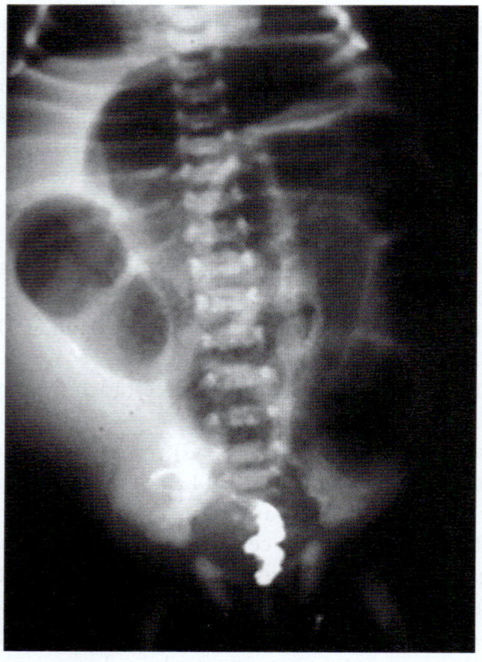

Figura 3 Radiografia de abdome em ortostatismo: sinal de Neuhauser e sinal de White.

Fonte: arquivo pessoal de Paulo Vilela.

Entretanto, há relato de importantes efeitos colaterais, como enterocolite necrosante, perfuração, choque e morte ocasional com uso de enemas de gastrografina.[6]

É importante destacar que a laparotomia está indicada se o tratamento clínico não for eficaz e é mandatória nos

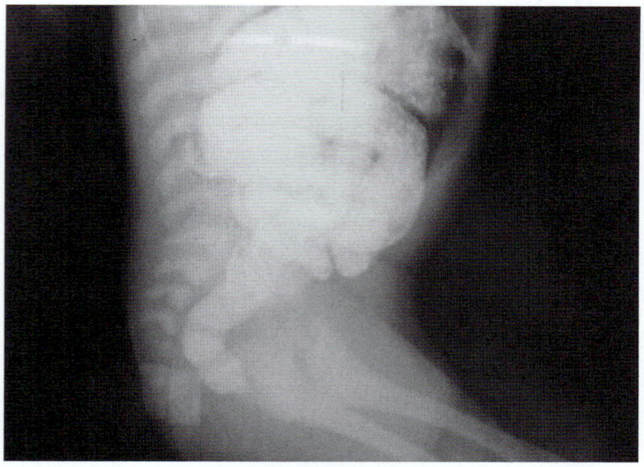

Figura 4 Radiografia de abdome em perfil – enema com diatrizoato de sódio.

Fonte: arquivo pessoal de Lúcia Caetano Pereira.

casos que cursam com complicações (Figura 5).[1,4,8,12,13] No íleo meconial com intestino íntegro, não se deve ordenhar as alças, uma vez que, com o mecônio endurecido, é muito alta a probabilidade de lesão da parede.

Outras opções terapêuticas para os casos não complicados são os métodos cirúrgicos, incluindo as ileostomias de Bishop-Koop em alça, o procedimento de Santulli, o de Mikulicz ou as ileostomias com tubo T (Figura 6).[1,7] Qualquer que seja a técnica escolhida, deve ser realizada no ponto mais dilatado da alça.

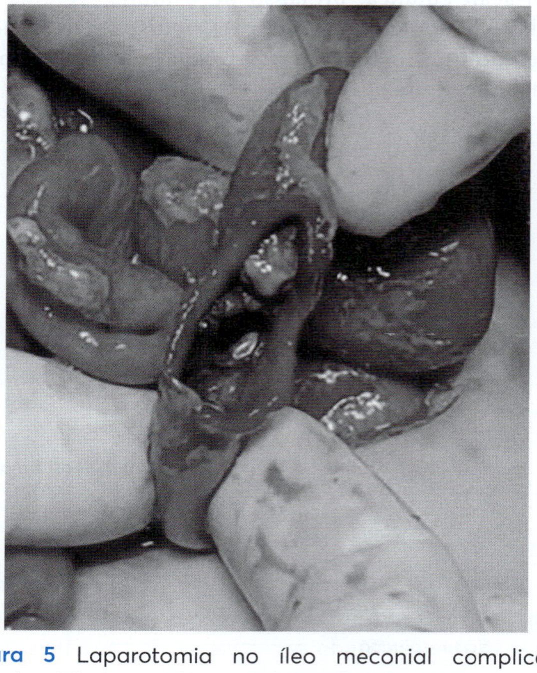

Figura 5 Laparotomia no íleo meconial complicado. Achado cirúrgico: peritonite meconial com presença de pérolas de mecônio em área de perfuração.

Fonte: arquivo pessoal de Paulo Vilela.

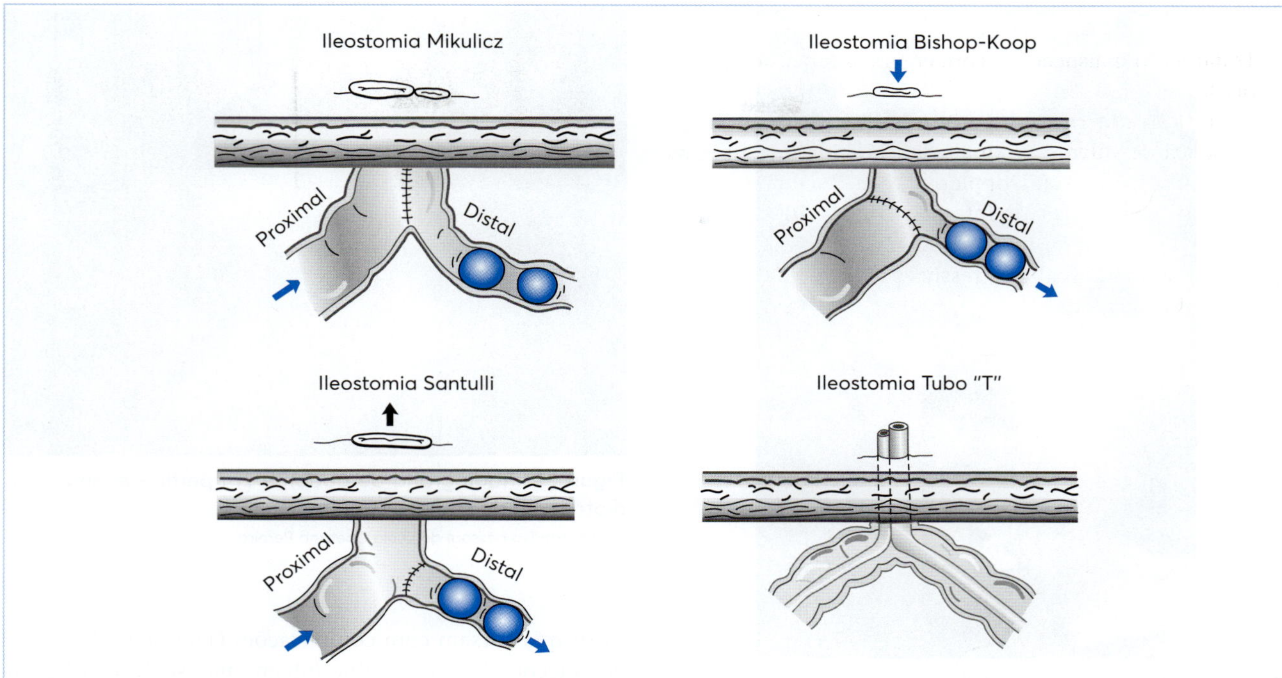

Figura 6 Ileostomias.
Fonte: Guilherme Freire e Maria Eduarda Gomes do Centro Universitário de Anápolis – UniEVANGÉLICA.

Considerações gerais sobre as diferentes ostomias:[1,6,7]

Estudos recentes comparativos entre as diferentes técnicas sugerem relativa vantagem da ileostomia de Santulli com relação à de Bishop-Koop (em alça), por apresentar menor taxa de infecção do local cirúrgico, escoriação cutânea, prolapso de ostomia, volume das perdas e tempo de internação. Além disso, não requerer ressecção intestinal e não ocorre anastomose intraperitoneal e segunda operação.

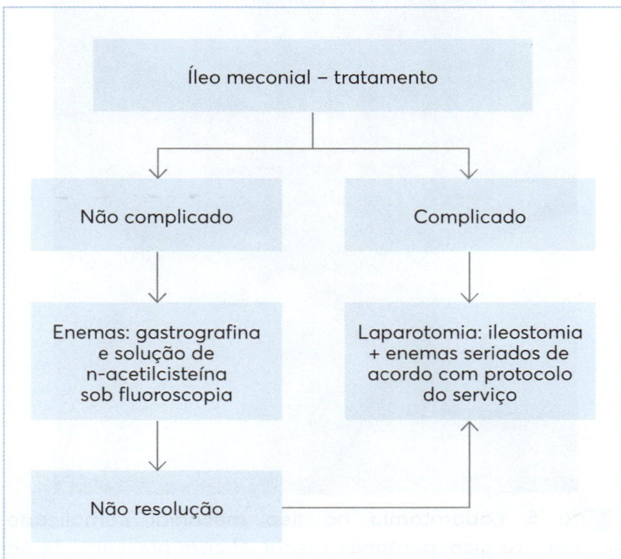

Figura 7 Fluxograma de tratamento.

O estudo entre a ileostomia com tubo T e a ileostomia Bishop-Koop mostrou que a primeira é mais eficaz e segura no tratamento do íleo meconial, por requerer menor tempo de operação e por estar associada com menos complicações. Além disso, o fechamento do estoma é espontâneo após a retirada do tubo, sem requerer fechamento cirúrgico ou anestesia.[1,6,7]

Tratamento clínico[1,8]

O objetivo do enema terapêutico é amolecer e diluir o mecônio e passá-lo para dentro do íleo. Para isso, deve-se:

- Hidratar a criança antes e durante o enema (100 a 150 mL/kg/dia).
- Iniciar antibioticoterapia (o muco estático promove colonização bacteriana anormal).
- Passar sonda nasogástrica (SNG).
- Colocar cateter retal n. 12 a 14 Fr, sem balão, e aproximar os glúteos com esparadrapo.
- Injetar com delicadeza cerca de 30 a 50 mL da solução de gastrografina: diatrizoato de meglumina (mostrou-se mais eficaz) ou diatrizoato de sódio.
- De preferência, usar com fluoroscopia; é mandatório usar baixa pressão e o contraste deve alcançar o íleo até sua porção dilatada.
- Se o resultado for satisfatório, pode-se administrar solução de N-acetilcisteína (4 a 5%) pela SNG.

Vale lembrar que a média de sucesso é em torno de 50%, mas também há relatos de perfuração em torno de 10 a 20% dos pacientes em séries históricas, chegando a 2,7% nas séries mais recentemente.[1]

Casos que exigem cirurgia[1,8,10,13,14]

- Tratamento malsucedido com enema terapêutico (Figura 8).
- Perfuração com pneumoperitônio (Figura 9).
- Presença de volvo e de sinais de isquemia intestinal na ultrassonografia com Doppler.
- Associação de atresia do intestino (Figura 10).
- Sinais de peritonite: manutenção de vômitos biliosos, distensão abdominal progressiva e hiperemia da parede abdominal (Figura 11).

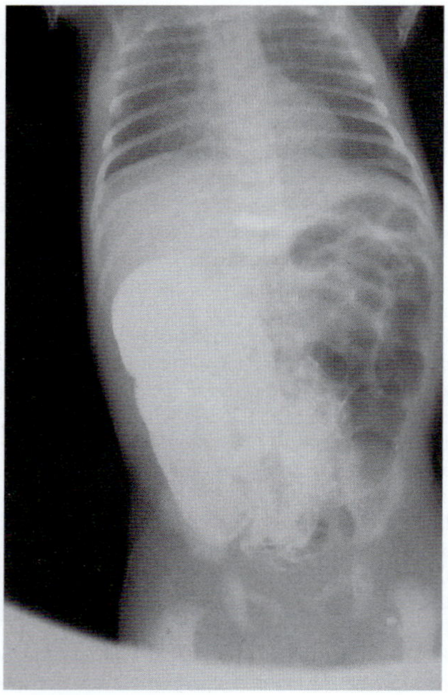

Figura 8 Enema com diatrizoato de sódio: radiografia de abdome em AP sem resultado terapêutico satisfatório.
Fonte: arquivo pessoal de Lúcia Caetano Pereira.

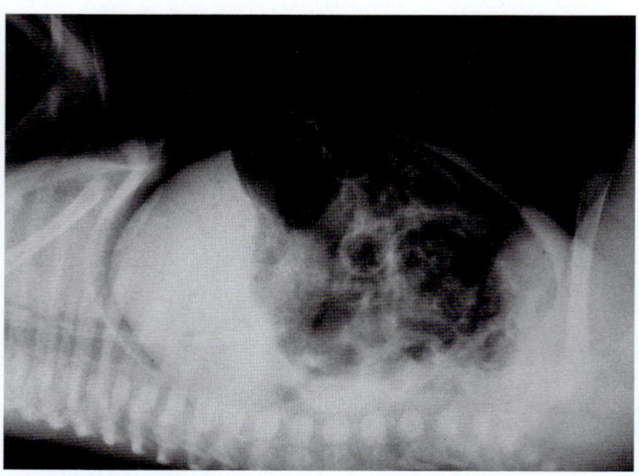

Figura 9 Radiografia de abdome com imagem de pneumoperitônio.
Fonte: arquivo pessoal de Lúcia Caetano Pereira.

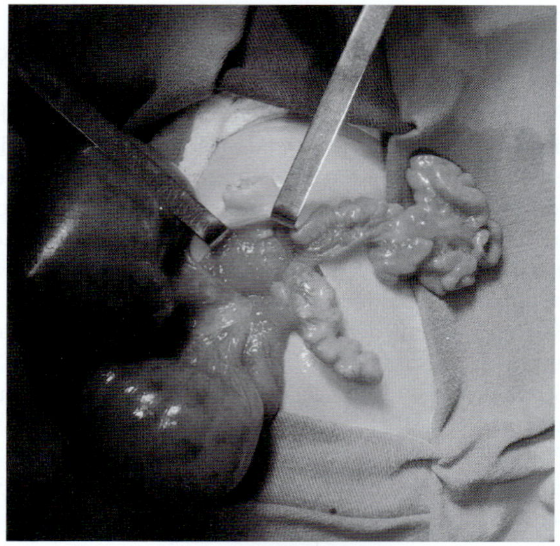

Figura 10 Achado transoperatório mostrando cotos intestinais atrésicos de íleo tipo *apple peel* e de colo.
Fonte: arquivo pessoal de Lúcia Caetano Pereira.

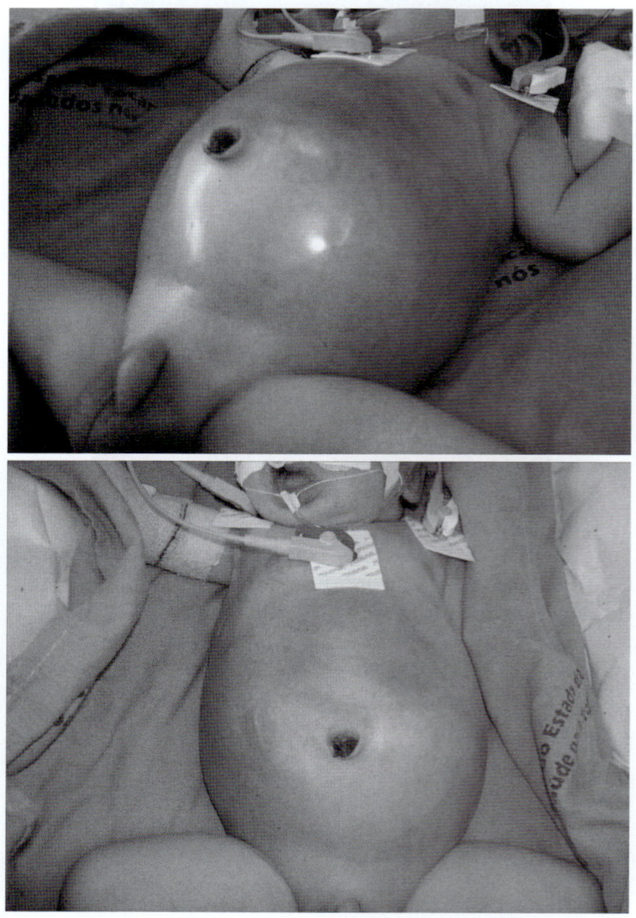

Figura 11 Sinais de peritonite: distensão abdominal e hiperemia da parede abdominal.
Fonte: arquivo pessoal de Lúcia Caetano Pereira.

- Persistência de massa palpável.
- Ascite com flancos abaulados e macicez móvel à palpação.
- Pseudocisto com microcalcificações.
- Periorquite meconial recentemente descrita em relato de casos; assim como o pseudocisto (Figura 12), podem estar associados ao escape de mecônio na cavidade peritoneal, em geral durante o período fetal ou o período perinatal, com o íleo meconial. Há relato de resolução espontânea, observada no seguimento tardio, sem necessidade de qualquer intervenção.[14]
- Saída persistente de mecônio pela vagina na ausência de anomalia anorretal.
- Sepse com piora clínica, apesar de tratamento clínico adequado.
- Piora clínica com disfunção respiratória, geralmente secundária a distensão abdominal, hipovolemia e pré-choque.

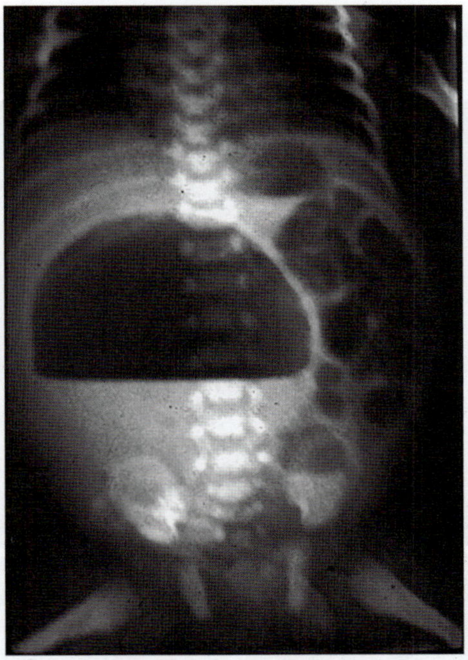

Figura 12 Radiografia de abdome com imagem de pseudocisto com calcificações.

Fonte: arquivo pessoal de Paulo Vilela.

CONSIDERAÇÕES FINAIS

A expectativa de vida de pacientes com FC vem melhorando substancialmente, de modo que, atualmente, muitos deles têm alcançado a idade adulta. O histórico de íleo meconial no nascimento tem se mostrado um fator preditivo para os quadros de obstrução intestinal na vida adulta – síndrome da obstrução intestinal distal (DIOS). Maiores estudos devem ser estimulados.

REFERÊNCIAS BIBLIOGRÁFICAS

1. Bagolan P, Morini F, Confort A. Meconium ileus. In: Puri P (ed.). Pediatric surgery. Berlim: Springer-Verlag Berlin Heidelberg; 2020. p.973-90.
2. Sandy NS, Massabki LHP, Gonçalves AC, Ribeiro AF, Ribeiro JD, Servidoni MFCP, et al. Distal intestinal obstruction syndrome: a diagnostic and therapeutic challenge in cystic fibrosis. J Pediatr (RJ). 2020;96(6):732-40.
3. Rosa KM, Lima ES, Machado CC, Rispoli T, Silveira VA, Ongaratto R, et al. Características genéticas e fenotípicas de crianças e adolescentes com fibrose cística no Sul do Brasil. J Bras Pneumol. 2018;44(6):498-504.
4. Tannuri U. Afecções cirúrgicas abdominais do recém-nascido. In: Schvartsman BGS, Maluf Jr. PT (eds.). Doenças cirúrgicas da criança e adolescente. Barueri: Manole; 2010. p.209.
5. Munck A, Alberti C, Colombo C, Kashirskaya N, Ellemunter H, Fotoulaki M, et al. International prospective study of distal intestinal obstruction syndrome in cystic fibrosis: associated factors and outcome. Journal of Cystic Fibrosis. 2016;15:531-9.
6. Askarpour S, Ayatipour A, Peyvasteh M, Javaherizadeh H. Estudo comparativo entre ileostomia de Santulli e ileostomia em alça em neonatos com íleo meonial. ABCD Arq Cir Dig. 2020;33(3):e1538.
7. Hasan MS, Mitul AR, Karim S, Noor-ul Ferdous KM, Kabirul Islam M. Comparison of T tube ileostomy and Bishop Koop ileostomy for the management of uncomplicated meconium ileus. J Neonatal Surg. 2017;6:56.
8. Souza JCK. Íleo meconial. In: Souza JKC, Salle JLP. Cirurgia pediátrica. São Paulo: Roca; 2008. p.375-9.
9. Kim HY, Kim SH, Cho YH, Byun SY, Han YM, Kim AY. Meconium-related ileus in very low birth weight and extremely low birth weight infants: immediate and one-year postoperative outcomes. Ann Surg Tret Res. 2015;89(3):151-7.
10. Barbieri D. Fibrose cística. In: Schvartsman BGS, Maluf Jr. PT (eds.). Gastroenterologia e hepatologia. Barueri: Manole; 2011. p.318-25.
11. Casaccia G, Trucchi A, NaHom A, Aite L, Lucidi V, Giorlandino C, et al The impact of cystic fibrosis on neonatal intestinal obstruction: the need for prenatal/neonatal screening. Pediatr Surg Int. 2003;19:75-8.
12. Costa MP, Feitosa HN, Cordeiro KM, Colares JH, Barros FC, Moreira SO, et al. Diagnóstico pré-natal de peritonite meconial – relato de caso. Rev Med UFC. 2017;57(1):52-5.
13. Amorim MMR, Vilela PC, Santos LC, Falbo Neto GH, Cursino O, Amaral F, et al. Peritonite meconial como diagnóstico diferencial de ascite fetal: relato de caso. Rev Bras Ginecol Obstet. 1999;21(6):353-7.
14. Khoury KM, Twickler D, Santiago-Munoz P, Schindel D. Meconium periorchitis: a case report. J Pediatr Surg. 2021;65:101741.

CAPÍTULO 6

ENTEROCOLITE NECROSANTE NEONATAL

Christian de Escobar Prado
Marcia Abrunhosa Matias

AO FINAL DA LEITURA DESTE CAPÍTULO, O PEDIATRA DEVE ESTAR APTO A:

- Reconhecer a epidemiologia da enterocolite necrosante (ECN) e seus fatores de risco.
- Entender a fisiopatologia da ECN em relação aos fatores de risco.
- Discutir medidas para prevenção da ECN, incluindo leite materno, e o mecanismo desse benefício.
- Descrever o quadro clínico da doença, seu tratamento e indicações cirúrgicas.
- Identificar o momento e a necessidade do envolvimento precoce do cirurgião.
- Reconhecer as complicações da doença e de seu tratamento, incluindo o comprometimento neurológico e a falência intestinal.

INTRODUÇÃO

A enterocolite necrosante (ECN) é uma doença inflamatória multifatorial que acomete o trato gastrintestinal do recém-nascido (RN), provocando necrose parcial ou total da parede intestinal.[1] Mesmo com os avanços no tratamento do recém-nascido nas unidades de terapia intensiva neonatal (UTINeo), nas últimas 3 décadas não houve melhora significativa na mortalidade dos RN acometidos pela ECN, e essa mortalidade chega até 35% dos pacientes que necessitam de cirurgia.[1-5] Os lactentes sobreviventes podem desenvolver sequelas importantes que comprometem a sua qualidade de vida, como síndrome do intestino curto, doença hepática colestática e comprometimento neurológico.[6,7]

Os tratamentos disponíveis atualmente são clínicos, com suporte avançado de vida, ressuscitação hidreletrolítica, antibióticos, e finalmente cirúrgicos, até que a resposta inflamatória regrida e a necrose não evolua.[1,6] Em decorrência disso, as pesquisas em relação a patogênese da ENC, prevenção e, principalmente, a melhor abordagem clínica e cirúrgica tem sido o principal objetivo de muitos pesquisadores.[1,6] Embora os fatores de risco para ECN sejam amplamente descritos, o mais consistente é a prematuridade, apesar de a ECN afetar também os RN a termo. A incidência é aproximadamente 1 a 3 casos para cada 1.000 nascidos vivos, atingindo 10% dos RN com menos de 1.500 g.[4,7,8] A ECN nos RN a termo tem incidência estimada em até 0,5 por 1.000 nascidos vivos, porém, após desenvolvida a doença, a taxa de mortalidade é similar a dos prematuros.[8] Anormalidades congênitas, principalmente as cardíacas, têm sido identificadas em cerca de metade destes pacientes.[8]

FISIOPATOLOGIA

O trato gastrintestinal no prematuro é caracterizado por imaturidade celular e humoral, com permeabilidade aumentada, função de barreira intestinal imatura, inervação incompleta com motilidade diminuída, diminuição das secreções gástricas, associada a redução na concentração de enzimas proteolíticas.[1,3,8] Aparentemente, a ruptura da barreira mucosa intestinal é o primeiro evento que leva à ativação da cascata inflamatória na ECN.[1] Essa ruptura pode ser iniciada por eventos de estresse perinatais, os quais causam isquemia intestinal, assim como episódios de hipóxia, hipotensão e hipotermia, levando à formação de espécies reativas de oxigênio e nitrogênio.[8] Estes radicais livres causam lesões nas membranas celulares e mitocondriais, provocando áreas desnudadas de epitélio nas extremidades apicais das vilosidades, onde as bactérias atravessam a barreira mucosa.[1,8]

O ambiente intestinal do RN é considerado estéril ao nascimento; fatores externos, como microrganismos do ambiente, do parto e do leite materno, vão formar sua microbiota intestinal, que é composta de bactérias Gram-positivas e anaeróbios não formadores de esporos (bifidobactérias e lactobacilos) nas primeiras 2 semanas de vida.[9] A microbiota intestinal protege o hospedeiro por meio de múltiplos meca-

nismos, influenciando na expressão de mucina, na permeabilidade da mucosa, na secreção de IgA, além da produção de peptídios antibacterianos e a expressão de citocinas pela mucosa intestinal.[9]

O desequilíbrio na microbiota, chamada de disbiose, está diretamente relacionado ao desenvolvimento da ECN e decorre do ambiente da UTINeo, com predomínio de bactérias patogênicas, fórmulas alimentares artificiais e uso de antibióticos.[5,6,8,9] Enterobactérias (principalmente *Escherichia coli, Klebsiella pneumoniae, Serratia*), clostrídios, enterococos e estafilococos coagulase-negativos têm sido associados à ECN.[5,8,9] Recentemente, tem-se observado que há uma mudança no padrão de colonização intestinal que precede o quadro clínico de ECN, sem modificar a quantidade total de bactérias, com predomínio de proteobactérias (*E. coli*) e actinobactérias (bifidobactérias), com diminuição de sua diversidade, de 1 a 2 semanas antes do início do quadro clínico.[1,5,6,8,9]

A ruptura da barreira mucosa intestinal é causada sobretudo por estímulos microbianos patogênicos nos receptores *Toll-like* que levam à produção de citocinas (p. ex., a via NFK-beta) e de outros mediadores inflamatórios.[1,6,8,9] Os mediadores inflamatórios têm um papel crítico no desenvolvimento de ECN, promovendo o aumento da permeabilidade da mucosa e causando apoptose das suas células, permitindo, assim, a translocação de bactérias e toxinas, o que leva ao colapso da integridade da mucosa intestinal. Vários mediadores inflamatórios demonstraram, em estudos experimentais, causar apoptose, como óxido nítrico, lipopolissacarídio (LPS), fator de necrose tumoral alfa (TNF-alfa) e fator de ativação plaquetária (FAP).[9] A expressão das interleucinas IL-1, IL-6, IL-8 e TNF-alfa são utilizadas como marcadores da intensidade da lesão na ECN em modelos experimentais.[1-3,8] A associação de uma resposta imune exagerada e alterações na microvascularização resultante desses mediadores é o que determina a lesão tecidual.[1,8]

QUADRO CLÍNICO E DIAGNÓSTICO

Os primeiros sinais clínicos da ECN são muito semelhantes ao da sepse no RN, por exemplo: letargia, hipotermia, vômitos ou resíduo gástrico, apneia, taquicardia ou bradicardia, hipoglicemia, baixa perfusão e choque.[4,8] À medida que a doença progride, sinais e sintomas clínicos são mais específicos do quadro abdominal, com o paciente podendo apresentar enterorragia, distensão abdominal, massas abdominais palpáveis, eritema e edema de parede abdominal e, de uma forma mais incomum, coloração esverdeada no escroto, pela passagem de mecônio pela persistência do conduto peritoniovaginal.[1,4,6] A necessidade de progressão do suporte ventilatório pode ser indício de ECN, por causa do aumento da demanda metabólica e da pressão intra-abdominal decorrente da inflamação.[4,8]

Embora o diagnóstico não seja feito pelos exames laboratoriais, estes ajudam a estabelecer o grau de prejuízo sistêmico, demonstrando a evolução e a piora da ECN.[1,2] A acidose metabólica, o aumento da proteína C-reativa, a leucocitose com desvio à esquerda, ou leucopenia, bem como a plaquetopenia, refletem a gravidade do paciente.[4,8] O lactato sérico é utilizado não só como marcador de piora clínica, mas também seus níveis séricos elevados expressam maior comprometimento de alças intestinais. Mesmo existindo outros marcadores biológicos séricos, como IL-6, IL-8, proteína ligante de ácidos graxos intestinais, calprotectina nas fezes e queda abrupta da albumina, sua utilidade no diagnóstico e no tratamento da ECN ainda não se consolidaram.[1-4,7,8] Estudos publicados recentemente sugerem que a relação PCR/albumina > 3 pode ser usada como indicador de desfecho crítico nas ECN confirmadas não perfuradas e a concentração da albumina sérica ≤ 2 g/L no segundo dia da doença está associada a maior chance de intervenção cirúrgica do RN com ECN Bell's estágio 2.

A presença de pneumatose intestinal na radiografia de abdome é patognomônica de ECN (Figura 1). A pneumatose intestinal corresponde à presença de pequenas bolhas

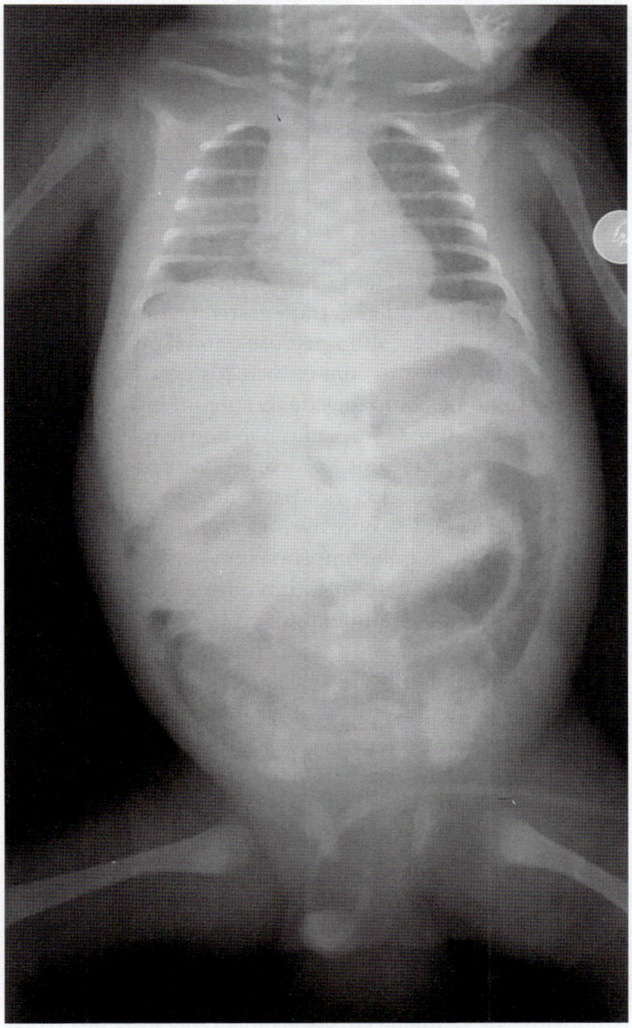

Figura 1 Pneumatose intestinal.

de gás na parede do intestino resultante do hidrogênio, um subproduto do metabolismo bacteriano.[6,8,9] Outros sinais radiológicos, como "alça fixa" do intestino em exames seriados, ar livre na cavidade abdominal e presença de gás no sistema venoso portal, são sinais de gravidade da doença (Figura 2).[8] Nos últimos anos, a ultrassonografia abdominal tem demonstrado ser útil no diagnóstico e no tratamento da ECN, pois permite identificar a ausência de peristalse, o espessamento da parede intestinal, a vascularização das alças intestinais, a presença de pneumatose intestinal, bem como coleções e pneumoperitônio com mais sensibilidade que as radiografias.[3,8] Entretanto, é um exame que depende da experiência do radiologista com essa doença. O desafio tem sido determinar a real acurácia do exame em antecipar os pacientes com ECN que terão indicação cirúrgica.[3,8]

DIAGNÓSTICO DIFERENCIAL

O principal diagnóstico diferencial na fase inicial é o íleo paralítico por sepse, pois o quadro clínico, laboratorial e radiológico podem ser semelhantes. Até que apareçam sinais radiológicos de doença avançada, como a pneumatose intestinal, não há sinal clínico ou laboratorial que os distinguem.[4] Cau-

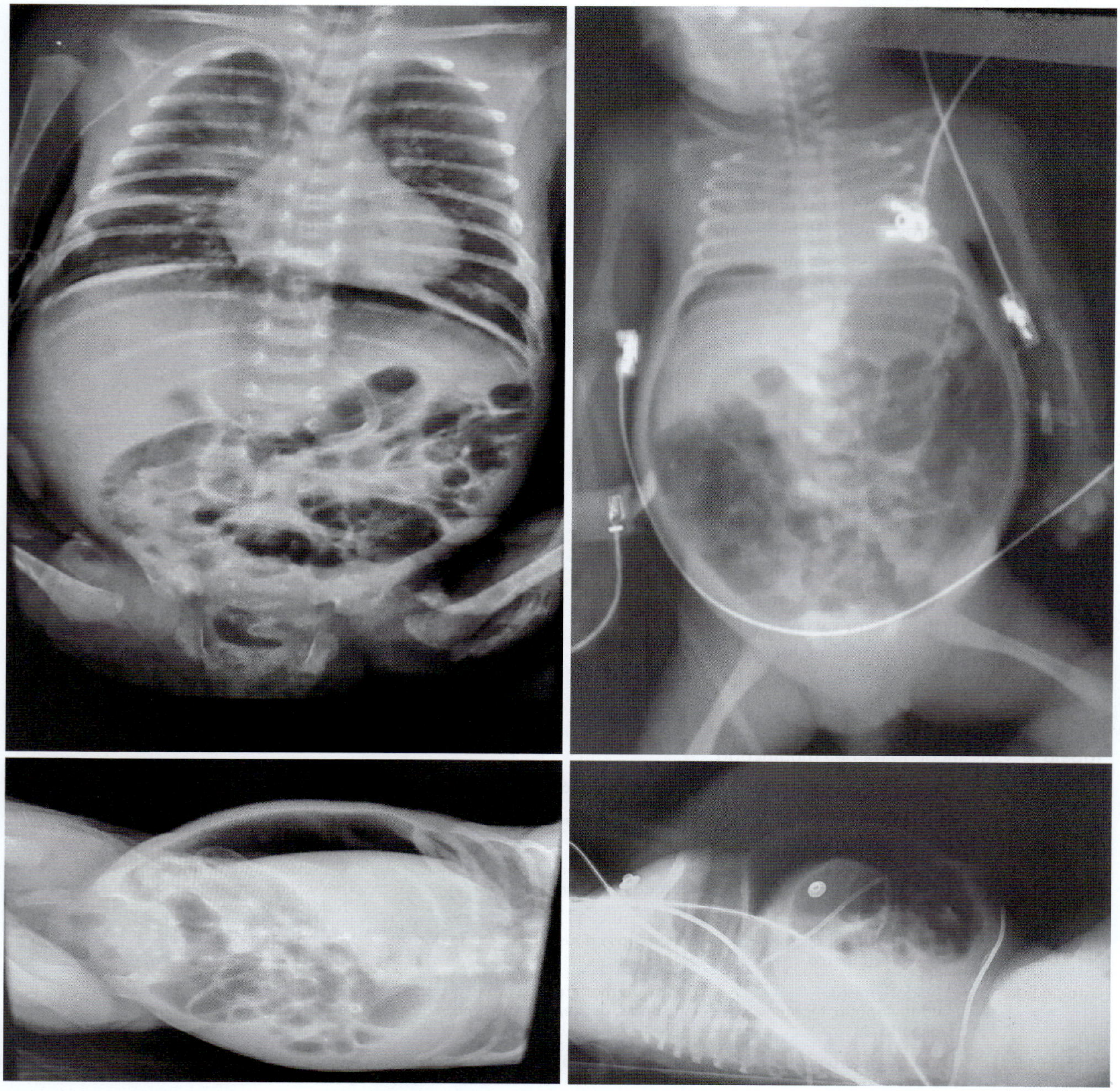

Figura 2 Pneumoperitônio.

sas de obstrução intestinal neonatal podem ter apresentações semelhantes inicialmente e devem ser lembradas, por exemplo: doença de Hirschsprung, atresia ileal, vólvulo de intestino médio e íleo meconial.[1] A perfuração intestinal focal (PIF) ou perfuração intestinal espontânea (PIE) apresenta-se com quadro radiológico de pneumoperitônio, muito semelhante à ECN.[8] A PIF ou PIE também ocorre em prematuros, costuma ter menor resposta inflamatória sistêmica e laboratorial, tipicamente envolve apenas um segmento intestinal, de preferência o íleo terminal, causando perfuração sem necrose.[4,7,8] Ela está relacionada ao uso de indometacina, uso de esteroides no período neonatal precoce e infecção fúngica.[1,8] A confirmação diagnóstica se faz por laparotomia exploradora, e a taxa de mortalidade é a metade da taxa de mortalidade dos portadores de ECN que são submetidos a tratamento cirúrgico.[4,7,8]

SISTEMA DE CLASSIFICAÇÃO

O sistema de classificação de Bell ainda é o mais usado para avaliar as intervenções e os desfechos no tratamento da ECN, ainda que ele tenha deficiências.[3,7] Basicamente, o estágio 1 é inespecífico e pode representar qualquer quadro de sepse em prematuros, então alguns estudos, por sua vez, passaram a utilizar somente ECN de tratamento clínico, o que equivaleria ao estágio 2, comparado ao de tratamento cirúrgico, o qual seria representado pelo estágio 3[3,7] (Tabela 1).

TRATAMENTO CLÍNICO

O tratamento inicial da enterocolite deve ser feito com repouso intestinal (dieta zero por 5 a 7 dias), sondagem gástrica aberta em sifonagem, reposição de volume por via intravenosa mL/mL, ressuscitação hidreletrolítica, antibióticos de largo espectro e nutrição parenteral (NPT).[4,7,8] Em geral, os antibióticos devem fornecer cobertura para Gram-positivos e Gram-negativos; ainda que exista controvérsia nesse aspecto, a maioria dos estudos recomenda incluir cobertura para anaeróbios.[1,8] Existem várias combinações possíveis sem nenhuma ter demonstrado superioridade em relação às outras, portanto, recomenda-se seguir o protocolo da unidade.[4,8] Conforme a evolução clínica, o uso de vasopressores, transfusões de sangue e derivados, bem como suporte ventilatório, podem ser necessários.[7,8] É fundamental o acompanhamento clínico, cirúrgico e radiológico rigoroso para identificar os pacientes que necessitam de intervenção cirúrgica.[7,8] A gravidade do paciente determina a frequência desses exames, com os exames de imagem sendo realizados a cada 6 ou até 24 horas.[8]

TRATAMENTO CIRÚRGICO

O cirurgião pediátrico deve ser envolvido no acompanhamento do RN com suspeita de ENC desde o início da apresentação clínica. A decisão de quando o RN com ECN deve ser submetido à cirurgia é frequentemente difícil, visto que a única indicação absoluta de intervenção é a presença de pneumoperitônio.[4,6,7] Na ausência deste, a decisão de cirurgia depende da análise minuciosa do exame clínico, laboratorial e radiológico pela equipe de cirurgia pediátrica e de neonatologia. Sinais como deterioração clínica, plaquetopenia, piora da perfusão e alça fixa na radiografia seriada podem ser determinantes para a decisão de uma abordagem cirúrgica[4,7,8] (Quadro 1). Em alguns centros, a paracentese é realizada na presença de ascite, na qual a drenagem de secreção purulenta ou enteral é uma indicação de cirurgia.[4,7,8]

Quadro 1 Indicações de cirurgia na enterocolite necrosante

Indicações absolutas
Pneumoperitônio
Deterioração clínica, apesar do tratamento médico máximo
Massa abdominal com obstrução intestinal persistente ou sepse
Indicações relativas
Aumento da tensão abdominal, distensão e/ou descoloração
Alça intestinal fixa
Gás na veia porta
Paracentese positiva
Trombocitopenia

Tabela 1 Classificação de Bell modificada

	Achados clínicos	Achados radiológicos	Achados gastrintestinais
Estágio I	Apneia, bradicardia e instabilidade térmica	Padrão gasoso normal ou sinais de íleo paralítico	Distensão abdominal leve, sangue oculto nas fezes, resíduo gástrico
Estágio IIA	Apneia, bradicardia e instabilidade térmica	Íleo paralítico com alças intestinais dilatadas e pneumatose focal	Distensão abdominal moderada, hematoquezia, ausência de ruídos hidroaéreos
Estágio IIB	Acidose metabólica e trombocitopenia	Pneumatose difusa, gás venoso portal, ascite	Abdome tenso, edema
Estágio IIIA	Acidose mista, coagulopatia, hipotensão, oligúria	Dilatação moderada a grave das alças intestinais, ascite, sem pneumoperitônio	Edema de parede abdominal, eritema e enduração
Estágio IIIB	Choque, piora dos sinais vitais e valores laboratoriais	Pneumoperitônio	Perfuração intestinal

O tratamento cirúrgico clássico é a laparotomia exploradora, com a ressecção do intestino acometido por necrose e/ou perfuração e a criação de estomas, quando não é possível uma anastomose primária. Contudo, quando há uma extensa área de necrose do intestino delgado, ou mesmo várias áreas de perfuração com tecido intestinal de aspecto duvidoso, a abordagem torna-se mais complexa (Figura 3).[4,7] Como opções de tratamento cirúrgico, há o *clip and drop*, que é a utilização de clipes para o isolamento das porções viáveis do intestino e ressecção das áreas necróticas, permitindo em uma segunda abordagem após 24 ou 48 horas, a anastomose dos segmentos distais e a criação de uma ostomia proximal.[4,6,7] Eventualmente, várias re-explorações são necessárias até essa definição.[4,6,7] A outra opção é a jejunostomia proximal descompressiva, sendo muito utilizada para evitar uma ressecção maciça em casos com áreas de baixa perfusão sem a demarcação definitiva da área necrótica ou pan-necrose. Por último, a abordagem *patch, drain and wait*, que consiste em reparar as áreas comprometidas, com a drenagem dos quatro quadrantes da cavidade abdominal e observação da evolução do paciente.[4,5]

A drenagem peritoneal primária é uma abordagem descrita para prematuros extremos graves com ECN e pneumoperitônio, inicialmente como um intervalo para o manejo definitivo.[1,4,7] À medida que foram publicadas experiências demonstrando que poderia ser utilizada como tratamento isolado, sobremaneira na PIF, foram realizados estudos randomizados comparando as duas técnicas.[4,7,8] Até o momento, não houve diferença estatística entre elas, nos estudos publicados, para os desfechos primários como mortalidade e tempo de internação[4,7], ainda que cerca de 50% dos pacientes submetidos à drenagem peritoneal acabem necessitando de uma laparotomia exploradora como tratamento definitivo.[4,7]

PROGNÓSTICO

A taxa de mortalidade na ECN tem sido ao redor de 30% nas últimas décadas, sendo que a taxa de mortalidade é inversamente proporcional ao peso de nascimento e idade gestacional do recém-nascido.[6,10] Enquanto, no tratamento clínico, a taxa de mortalidade encontra-se ao redor de 23%, nos pacientes operados ela chega a 35%, alcançando mais de 50% nos prematuros extremos.[6,10] Naturalmente, os RN com comorbidades, principalmente cardiológicas, área de necrose extensa ou pan-necrose, possuem mortalidade maior.[6,7,10] O risco de recorrência da ECN é de 10%, variando na literatura, mas está principalmente relacionada a RN de extremo baixo peso que possuam cardiopatias ou outras anormalidades congênitas.[1,8]

A falência intestinal e a síndrome do intestino curto ocorrem em 22 a 35% dos pacientes com ECN que foram submetidos a cirurgia.[7,8,10] Tanto a quantidade quanto a localização do segmento intestinal preservado influenciam na capacidade desses RN ficarem independentes da nutrição parenteral. Aproximadamente 50% dos pacientes com mais de 35 cm de intestino delgado conseguem a reabilitação intestinal, ficando totalmente livres da nutrição parenteral.[1] Pacientes que tiveram um segmento maior de íleo preservado também possuem melhor prognóstico; da mesma forma, cada centímetro preservado de intestino delgado aumenta as chances desses RN se alimentarem exclusivamente por via oral.[4,6] Pacientes sobreviventes da catástrofe sistêmica da ECN apresentando

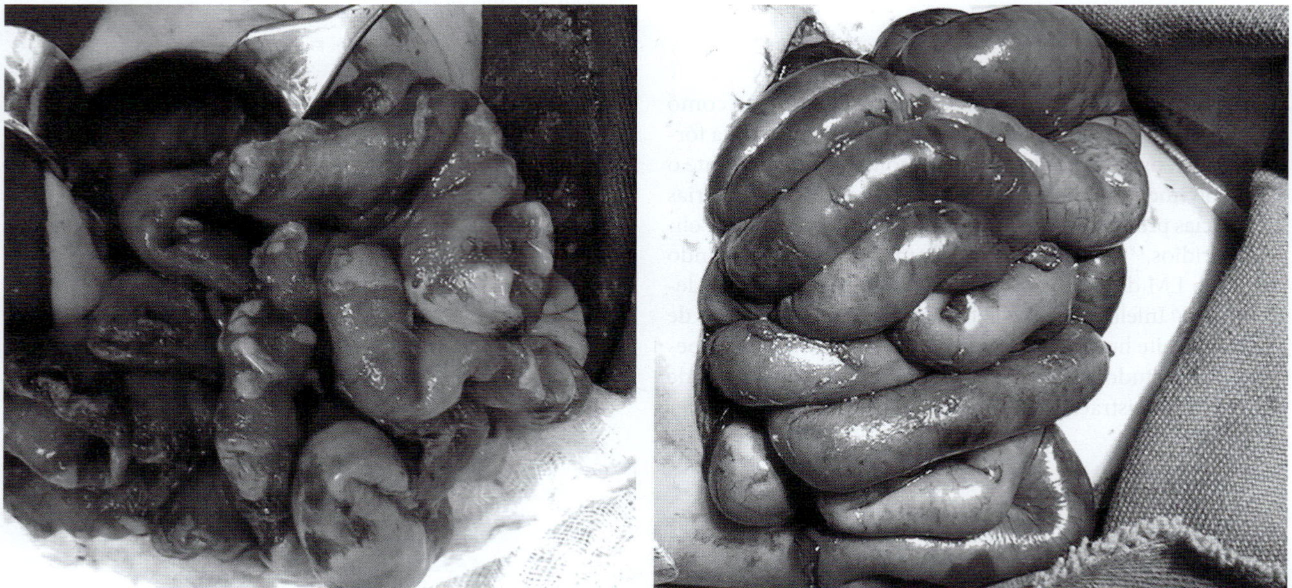

Figura 3 Enterocolite necrosante com pan-necrose.

menos de 10 cm de intestino delgado tornam-se totalmente dependentes da NPT e se deparam com a necessidade de transplante intestinal para retornar à nutrição enteral.[4,6,8]

As ostomias também são fontes de complicações, chegando a 68% em alguns estudos, podendo apresentar prolapso, estenose, retração, hérnias, infecção e, principalmente, perdas maiores de eletrólitos e líquidos nos casos de jejunostomias.[7,8] O tempo de fechamento das ostomias é assunto controverso, e a maioria dos cirurgiões recomenda esperar de 1 a 2 meses ou até o RN atingir 2.000 g.[4,7] Em alguns casos, nos quais a perda de líquidos e de eletrólitos é significativa, como nas ostomias proximais, o paciente não consegue estabilidade no ganho ponderal necessário. Como alternativa de tratamento, pode-se realizar o *refeeding*, que consiste em introduzir o líquido enteral eliminado pela ostomia proximal na fístula mucosa, ou mesmo antecipar a reconstrução do trânsito intestinal.[4,7] É mandatória a realização do estudo contrastado do segmento intestinal distal, previamente à reconstrução intestinal, visto que o risco de estenose cicatricial pós-ENC é de 12 a 35%, principalmente colônica.[7]

Enquanto os resultados do tratamento são avaliados pela mortalidade e a capacidade dos pacientes de estarem independentes de NPT, existem outros desfechos que necessitam de atenção. Entre estes, está o comprometimento neurológico, pois os pacientes submetidos à cirurgia demonstram um atraso de desenvolvimento neurológico significativo em até 50% dos casos, com risco pelo menos 2 vezes maior que aqueles com ECN não operados.[7,10] Esse comprometimento afeta fala, funções motoras e cognitivas.[1,4,7] Estudos recentes afirmam que a causa do prejuízo neurológico está relacionada a lesão da substância branca por citocinas e mediadores inflamatórios, além da instabilidade hemodinâmica que ocorre nesses pacientes.[1,8]

PREVENÇÃO

O leite materno (LM) é reconhecido universalmente como um fator de proteção para a ECN.[8] O LM apresenta uma fórmula com a osmolaridade adequada ao RN, a qual permite o desenvolvimento de comensais microbianos, trazendo várias substâncias protetoras, como imunoglobulinas, relaxinas e oligossacarídios.[1,8] Esse efeito é mais bem demonstrado quando oferecido LM da própria progenitora, e parece ser dose-dependente.[1,6] Infelizmente, os leites pasteurizados provindos de bancos de leite humano não têm demonstrado o mesmo benefício em estudos randomizados.[6,8,9] Na impossibilidade de usá-lo, a administração de probióticos com objetivo de prover um microbioma saudável ao RN tem demonstrado bons resultados em estudos randomizados.[5,6,8] As espécies mais utilizadas são *Lactobacillus*, *Bifidobacterium*, *Streptococcus*, *Escherichia*, *Enterococcus*, *Bacillus* e *Saccharomyces*.[1,5] Algumas descrições de bacteriemia por probióticos e a possibilidade de contaminação do produto, como aconteceu nos EUA e levou ao surto de mucormicose em neonatos, ainda causa alguma preocupação em seu uso rotineiro.[6,8]

Estratégias de alimentação para o prematuro com objetivo de evitar a ECN ainda são controversas. Em prematuros extremos, a administração de fórmula precoce, nas primeiras 48 ou após 72 horas do nascimento, não demonstraram diferença estatística em um estudo de coorte, porém, aqueles alimentados precocemente tiveram menor tempo de NPT, ganho de peso mais rápido e menor tempo de internação.[6,8,9] A velocidade de progressão da dieta em estudos randomizados, comparando em 15 a 20 mL/kg/dia ou 30 a 35 mL/kg/dia, também não demonstrou diferença.[8] Outras intervenções que parecem reduzir o risco de ECN em estudos randomizados têm sido a utilização de corticosteroides em mulheres em risco de parto pré-natal, a escolha de ibuprofeno em vez de indometacina para o fechamento da persistência do canal arterial e a busca de valores e saturação de oxigênio mais elevados como meta (91 a 95%).[5]

REFERÊNCIAS BIBLIOGRÁFICAS

1. Holcomb GW, Murphy JP, St. Peter SD. Ashcraft's pediatric surgery. 7.ed. Philadelphia: Elsevier; 2019. p.536-56.
2. Eaton S. Necrotizing enterocolitis symposium: epidemiology and early diagnosis. J Pediatr Surg. 2017;52(2):223-5.
3. Eaton S, Rees CM, Hall NJ. Current research on the epidemiology, pathogenesis, and management of necrotizing enterocolitis. Neonatology. 2017;111(4):423-30.
4. Hong CR, Han SM, Jaksic T. Surgical considerations for neonates with necrotizing enterocolitis. Semin Fetal Neonatal Med. 2018;23(6):420-5.
5. Xiong T, Maheshwari A, Neu J, Ei-Saie A, Pammi M. An overview of systematic reviews of randomized-controlled trials for preventing necrotizing enterocolitis in preterm infants. Neonatology. 2020;117(1):46-56.
6. Frost BL, Modi BP, Jaksic T, Caplan MS. New medical and surgical insights into neonatal necrotizing enterocolitis: a review. JAMA Pediatr. 2017;171(1):83-8.
7. Carr BD, Gadepalli SK. Does surgical management alter outcome in necrotizing enterocolitis? Clin Perinatol. 2019;46(1):89-100.
8. Knell J, Han SM, Jaksic T, Modi BP. Current status of necrotizing enterocolitis. Curr Probl Surg. 2019;56(1):11-38.
9. Hackam D, Caplan M. Necrotizing enterocolitis: pathophysiology from a historical context. Semin Pediatr Surg. 2018;27(1):11-8.
10. Jones IH, Hall NJ. Contemporary outcomes for infants with necrotizing enterocolitis: a systematic review. J Pediatr. 2020;220:86-92.e3.

CAPÍTULO 7

SÍNDROME DO INTESTINO CURTO

Fábio de Barros
João Seda Neto

AO FINAL DA LEITURA DESTE CAPÍTULO, O PEDIATRA DEVE ESTAR APTO A:

- Definir o conceito de insuficiência intestinal e as suas principais etiologias.
- Compreender a fisiopatologia da síndrome do intestino curto e do processo de adaptação pós-ressecções intestinais maciças.
- Entender as modalidades de tratamento e suas complicações associadas.

INTRODUÇÃO

A insuficiência intestinal em crianças é um problema clínico complexo, com elevada mortalidade e morbidade. Inicialmente considerada uma condição fatal, atualmente, com os inúmeros avanços no tratamento, incluindo a criação de novas técnicas cirúrgicas e medicamentos, essa complexa doença deixou de ser uma sentença de morte e passou a ser vista como uma condição crônica que demanda equipes multidisciplinares altamente especializadas para o seu adequado tratamento, associadas a um sistema de saúde que seja capaz de manejar toda a complexidade que esses casos demandam.[1]

DEFINIÇÃO E ETIOLOGIA

A insuficiência intestinal pode ser definida como a redução da massa intestinal funcional abaixo de um mínimo necessário à digestão e à absorção adequadas para garantir as necessidades hídricas e nutricionais basais em adultos e proporcionar, além disso, um adequado crescimento e desenvolvimento em crianças.

Essa perda pode ser anatômica ou funcional, resultando em um grupo de doenças com uma função residual intestinal inadequada para garantir equilíbrio nutricional, hidratação e crescimento.

As causas de insuficiência intestinal em crianças podem ser divididas em três grupos de doenças (Tabela 1):

- Redução anatômica do intestino ou síndrome do intestino curto (SIC).
- Doenças congênitas dos enterócitos (enteropatias da mucosa intestinal), como a doença de inclusão das microvilosidades e a displasia epitelial intestinal (*tufting enteropathy*).
- Distúrbios gastrintestinais de motilidade, como a pseudo-obstrução intestinal.

Tabela 1 Etiologias das diferentes formas de insuficiência intestinal em crianças

Redução anatômica do intestino (síndrome do intestino curto)
Enterocolite necrotizante
Gastrósquise
Atresia intestinal
Volvo de intestino médio (vício de rotação intestinal)
Doença de Crohn
Neoplasias
Trauma
Enteropatias da mucosa intestinal
Doença de inclusão das microvilosidades
Displasia epitelial intestinal ou enteropatia de células "estufadas"
Síndromes de dismotilidade intestinal
Síndrome de pseudo-obstrução intestinal crônica
Doença de Hirschsprung (formas longas)

A síndrome do intestino curto (SIC) é responsável por aproximadamente 80% das causas de insuficiência intestinal. Essa condição é decorrente da perda intestinal por ressecção cirúrgica ou malformação congênita.[2]

As principais etiologias que levam à SIC são: enterocolite necrotizante, gastrósquise, atresia intestinal e volvo de intestino médio. Mais raramente, trauma abdominal, isquemia intestinal, doenças inflamatórias (doença de Crohn) e neoplasias podem levar à ressecção intestinal maciça em

crianças, embora sejam mais comuns entre adolescentes e adultos.[2]

Entre as enteropatias da mucosa intestinal, destacam-se a displasia epitelial intestinal (IED – *intestinal epithelial displasia*) ou enteropatia de células "estufadas" (*tufting enteropathy*) e a atrofia de microvilos (MA – *microvillus atrophy*) ou doença de inclusão das microvilosidades. Ambas são doenças raras com forte evidência de que são decorrentes de alterações genéticas com componente autossômico recessivo. Pacientes com doenças congênitas dos enterócitos possuem todo o intestino delgado; entretanto, as alterações nas vilosidades intestinais impedem a absorção de líquidos e nutrientes, sendo estas doenças caracterizadas por diarreias crônicas e distúrbios hidreletrolíticos potencialmente graves.

As síndromes de dismotilidade intestinal também são doenças raras, em que a digestão e, consequentemente, a absorção, não são realizadas de modo adequado em razão da ausência de peristaltismo intestinal, mesmo com todo o intestino delgado presente. A doença de Hirschsprung afeta 1 a cada 5.000 nascidos vivos e em 80% dos pacientes está restrita ao cólon sigmoide e reto. Contudo, o segmento de aganglionose pode acometer todo o cólon e mais raramente (cerca de 1% dos casos) todo o intestino, levando a um quadro de insuficiência intestinal.[3]

A síndrome de pseudo-obstrução intestinal crônica é um conjunto de doenças extremamente heterogêneo em relação a apresentação clínica, características histopatológicas, gravidade da dismotilidade intestinal e prognóstico. Muitos pacientes ficam dependentes de nutrição parenteral de forma permanente, o que os torna candidatos naturais para a realização de transplante intestinal.[3]

Como a síndrome do intestino curto é a principal causa de insuficiência intestinal, e por ser a situação que será encontrada com mais frequência na rotina diária de toda a equipe multiprofissional de unidades de terapia intensiva e enfermarias, o tema será aprofundado a seguir, lembrando que, em linhas gerais, muitas das condutas do manejo da SIC podem ser extrapoladas para o tratamento das outras causas de insuficiência intestinal.

EPIDEMIOLOGIA

Dados a respeito da real prevalência e incidência de insuficiência intestinal e SIC em crianças são difíceis de serem encontrados e apresentam muitas variações decorrentes da raridade das doenças, assim como variações na própria definição de insuficiência intestinal.

A maior coorte de recém-nascidos avaliados para o estudo da incidência de SIC nos Estados Unidos incluiu dados de 16 centros neonatais terciários, com 12.316 recém-nascidos com muito baixo peso e 5.657 recém-nascidos com extremo baixo peso, com uma incidência de SIC de 0,7% e 1,1% respectivamente, sendo a enterocolite necrotizante responsável por 96% dos casos.[4]

Em 2004, um estudo canadense levantou a incidência de SIC, baseando-se em dados populacionais, com uma incidência de 24,5 casos para cada 100.000 nascidos vivos. O interessante desse estudo é que, quando separados os nascidos vivos com menos de 37 semanas e comparada a incidência com os recém-nascidos de termo, a incidência de SIC entre prematuros é muito maior (353,7/100.000 *versus* 3,5/100.000).[5]

A enterocolite é uma causa importante de SIC e a sua incidência aumenta em 3% para cada decréscimo de 250 g em recém-nascidos com menos de 1.500 g. Do mesmo modo, a incidência de gastrósquise, outra importante causa de SIC, vem aumentando nos últimos anos. Alguns trabalhos descrevem um acréscimo de até 36% na incidência (de 3,6 casos/100.000 nascidos vivos para 4,9 casos/100.000 nascidos vivos), no período de 2006-2012.[1]

FISIOPATOLOGIA

Pacientes com síndrome do intestino curto e as seguintes características provavelmente evoluirão para insuficiência intestinal:

- Paciente dependente de suporte parenteral para nutrição ou hidratação, por período superior a 6 semanas após a ressecção intestinal.
- Paciente submetido à ressecção de intestino delgado, com remanescente menor do que 40 cm.
- Paciente com remanescente intestinal < 25% do comprimento esperado para a idade.

Essas características são importantes para a identificação precoce de pacientes que irão demandar cuidados mais especializados, permitindo o início rápido do tratamento e encaminhamento para um centro especializado para prevenção de complicações, melhor adaptação intestinal e consequente melhora do prognóstico.

Após uma perda maciça de intestino, inicia-se uma fase aguda que pode durar até 3 meses, sendo caracterizada por:

- Débitos elevados em estomas e/ou diarreia importante.
- Desidratação e distúrbios hidreletrolíticos que podem gerar risco de morte do paciente.
- Má absorção de todos os nutrientes (macro e micronutrientes).
- Desenvolvimento de hipergastrinemia e hiperbilirrubinemia.

Nessa primeira etapa, é fundamental, além da estabilização do paciente, avaliar, na cirurgia, a quantidade exata de intestino remanescente, assim como quais partes do intestino delgado foram ressecadas. A clínica do paciente pode variar conforme a quantidade de intestino remanescente, a parte do intestino preservada (jejuno e/ou íleo), presença da válvula ileocecal e a quantidade de cólon remanescente.

Ressecções jejunais causam má absorção de carboidratos, lipídios, aminoácidos e vitaminas hidrossolúveis e lipossolúveis, mas tendem a ser mais bem toleradas. O íleo é capaz de cumprir certas funções jejunais, porém o contrário não ocorre.

Ressecções ileais tendem a causar mais complicações no curto e no longo prazos. Comprometem a absorção de carboidratos, lipídios, aminoácidos e vitaminas hidrossolúveis e, sobretudo, a absorção de vitaminas lipossolúveis (vitamina B12) e sais biliares, que ocorre exclusivamente no íleo. A alteração da absorção de sais biliares leva a um risco maior de desenvolvimento de colelitíase. Além disso, a mucosa ileal também é menos permeável que a jejunal, o que dificulta o equilíbrio da absorção de líquidos e sais.

Outras alterações incluem o desenvolvimento de aversão oral, hipergastrinemia e hiperacidez gástrica, com refluxo gastresofágico associado, vômitos e diminuição da motilidade gástrica, má absorção de ferro, cálcio e vitaminas B nos casos de ressecção duodenal, insuficiência exócrina pancreática (em virtude do estado de hiperacidez) e má absorção de água e eletrólitos, assim como triglicerídios de cadeia curta nos casos em que ocorre ressecção de grandes porções do cólon.[1]

Após a fase aguda, o intestino remanescente passa por um processo chamado de adaptação, em que mudanças estruturais e funcionais levam a um aumento da sua capacidade de absorção. Esse processo é fundamental para que o paciente possa atingir a autonomia enteral, ou seja, ficar independente do suporte nutricional parenteral, reduzindo, assim, as complicações associadas à nutrição parenteral e o risco de óbito.

Histologicamente, o processo de adaptação é marcado pelo aumento do tamanho das vilosidades intestinais e da profundidade das criptas, elevando a capacidade de absorção do intestino. Macroscopicamente, essas alterações traduzem-se em aumento do comprimento e dilatação da luz intestinal. Todo esse processo é mediado pela ação de fatores mecânicos, humorais e intraluminais, podendo durar até 5 anos, quando é atingida a fase de manutenção.

Alguns pacientes ainda podem apresentar algum ganho de função e atingir a autonomia enteral entre 10 e 15 anos após perda de massa intestinal.

Na fase de manutenção, a capacidade absortiva do intestino residual é máxima, e o equilíbrio nutricional e metabólico pode ser atingido completamente por via enteral, sendo necessária, em alguns pacientes, a oferta adicional de suporte nutricional ou uso de suplementos.

Diversos fatores descritos em estudos retrospectivos[6] podem influenciar positivamente o processo de adaptação e autonomia enteral, destacando-se:

- Quantidade de intestino delgado residual.
- Presença da válvula ileocecal.
- Ressecção intestinal realizada em pacientes mais jovens, como prematuros, em razão do grande potencial para crescimento do intestino, já que o último trimestre da gestação é um período de crescimento substancial do intestino, ou crianças até 1 ano, visto que um recém-nascido a termo tem, em média, 250 cm de comprimento de intestino delgado, ocorrendo um alongamento intestinal significativo durante o 1º ano de vida.
- Enterocolite necrosante como causa de SIC.
- Presença de ileostomia.
- Preservação do cólon.
- Ausência de doença hepática grave.
- Motilidade intestinal preservada.

TRATAMENTO

O tratamento da falência intestinal é extremamente complexo e demanda uma equipe multidisciplinar para os cuidados clínicos e cirúrgicos, de forma coordenada e intensiva. Programas de reabilitação intestinal contribuem para o desenvolvimento de experiência e auxiliam na comunicação entre equipe, paciente e familiares, além de promoverem tratamento personalizado com adequada transição de pacientes pediátricos para equipes de adultos. A criação desses programas de reabilitação intestinal tem causado impactos positivos nos resultados em relação à adaptação intestinal, episódios de sepse, desenvolvimento de doença hepática associada a falência intestinal, cirurgias autólogas de reconstrução intestinal, necessidade de transplante e mortalidade.[1,2,7]

Em linhas gerais, o tratamento objetiva:

- Obtenção e estabilização do equilíbrio hidreletrolítico.
- Recuperação nutricional.
- Reposição de vitaminas e micronutrientes.
- Prevenção ou reversão da lesão hepática provocada pela nutrição parenteral e pela insuficiência intestinal.
- Preservação de acessos vasculares, evitando-se tromboses e infecções.
- Prevenção e tratamento do supercrescimento bacteriano intestinal.
- Restabelecimento do trânsito intestinal ou otimização da superfície de absorção intestinal.

O tratamento pode ser dividido em três grandes grupos terapêuticos:

- Suporte nutricional (parenteral e enteral).
- Tratamento medicamentoso.
- Tratamento cirúrgico.

SUPORTE NUTRICIONAL

Nutrição parenteral

A nutrição parenteral revolucionou o tratamento dos pacientes com insuficiência intestinal, reduzindo consideravelmente as mortes decorrentes de desnutrição e desidratação.

A oferta de macronutrientes e a prescrição da nutrição parenteral ficarão a critério da equipe que cuida do paciente com insuficiência intestinal e serão individualizadas conforme a fase do tratamento e a evolução da aceitação pela via enteral. Grandes perdas de volumes de secreções gástricas ou intestinais são comuns na fase aguda inicial. Como resultado, os pacientes precisam de uma reposição rigorosa de fluidos e eletrólitos, que, muitas vezes, será administrada em paralelo ao suporte de nutrição parenteral. Conforme a evolução, a maior parte da reposição crônica de fluidos e eletrólitos pode ser fornecida pela nutrição parenteral.

Detalhes em relação a valores de oferta de macronutrientes e prescrição de nutrição parenteral estão além do objetivo deste capítulo. Serão descritas a seguir particularidades e complicações relacionadas ao uso crônico de nutrição parenteral.

Por causa da necessidade de um aporte calórico adequado para crescimento e desenvolvimento dessas crianças, as soluções de nutrição parenteral apresentam uma concentração elevada de glicose e também contêm emulsões lipídicas nas suas formulações, que demandam a presença de um acesso venoso central por um tempo prolongado e aumentam o risco de complicações infecciosas e mecânicas.

Grande parte dessas complicações é evitável por meio da escolha de cateteres apropriados e do melhor local e método de inserção.

Deve-se, sempre que possível, realizar a passagem do cateter com punção ecoguiada, visando a reduzir as complicações e o número de tentativas de punção. Da mesma forma, deve-se sempre realizar o posicionamento adequado da ponta do cateter com o uso rotineiro de radioscopia, evitando-se ao máximo a passagem de acesso venoso através de dissecção ou a ligadura de acessos centrais.

Atenção especial deve ser dada à adequação do calibre do cateter ao diâmetro da veia, de modo a evitar a passagem de cateteres que ocupem mais de 30% da área da veia.

Os cateteres devem ser preferencialmente tunelizados e exteriorizados por contra-abertura na pele, o que aumenta o seu tempo de permanência e reduz os riscos de infecção. Deve-se dar preferência também a cateteres com *cuff*, que auxilia sua fixação no subcutâneo, evitando suturas de fixação que podem aumentar o risco de infecção. Em relação ao material de fabricação, os cateteres de silicone (p. ex., Broviac®, Hickman®) tendem a ser menos trombogênicos e permitem a realização de terapias com selo de etanol com menor risco de complicação (fratura do cateter), embora alguns cateteres de poliuretano permitam o uso de selo de etanol (p. ex., Pro-Line®), além de possuir os benefícios de *cuff* de subcutâneo como já descrito.

O uso de curativos impregnados com clorexidina é controverso, mas podem ser utilizados para reduzir as taxas de infecção (nível de evidência IB).[8]

A trombose relacionada ao uso de cateter central tem uma incidência variável conforme o método de diagnóstico utilizado (1-75%).[9] Na maioria dos pacientes (80%), é subclínica, porém pode evoluir para condições mais graves, como a síndrome da veia cava superior, trombose de átrio direito e embolia pulmonar.

É importante realizar uma triagem que inclua a pesquisa de alterações, como deficiência de proteína C ou S, deficiência de antitrombina III e mutação do fator V de Leiden.

Além das complicações mecânicas causadas pela obstrução, a presença do trombo e/ou depósito de fibrina acaba criando um leito favorável para a colonização de bactérias e formação de biofilme.

Os protocolos de cuidados de acesso venoso central em crianças não recomendam a heparinização de rotina dos acessos; porém, em pacientes que usam nutrição parenteral por longos períodos, é recomendada a profilaxia com inibidores de vitamina K (nível de evidência IIC).[9]

A infecção relacionada ao uso de cateter venoso central (IRCVC) é um problema comum em pacientes com insuficiência intestinal, com uma densidade de incidência que varia entre 11,15 e 25,5 infecções para cada 1.000 cateter-dia[10] (em média 2 a 3 vezes maior se comparada com outros grupos de pacientes). É responsável por tempo prolongado de hospitalização e por risco aumentado de mortalidade, além de acelerar o processo de lesão hepática, gerando a necessidade de retirada do acesso venoso.

A IRCVC é a principal causa de morbidade e mortalidade nos pacientes com insuficiência intestinal. A prevenção das infecções constitui a principal estratégia na redução de perda de acesso e está baseada em higiene das mãos e treinamento das equipes na manipulação correta do dispositivo. Outra importante medida é o uso de selo (*lock*) de etanol, originalmente descrito para pacientes oncológicos em 2003[11] e que vem ganhando importância na redução e na prevenção de IRCVC e manutenção dos acessos vasculares.[10,12]

Outros selos, como a taurolidina, estão disponíveis para a utilização. A taurolidina é uma solução derivada do aminoácido taurina e possui ação bactericida e antifúngica de amplo espectro, impedindo a formação de biofilme no cateter, estando seu uso relacionado à menor incidência de infecções com respostas eficientes e comparáveis ao selo de etanol.

O uso de selos com antibióticos também é efetivo na redução das taxas de IRCVC, inclusive com recomendação em protocolos (categoria II).[8] Existe uma preocupação em relação à sua penetração no biofilme, com necessidade de altas concentrações para que ocorra uma resposta efetiva, o que acarreta maior risco de toxicidade, hipersensibilidade aos antibióticos e indução de resistência.[10]

Na presença de infecção relacionada ao cateter, com o objetivo de evitar a retirada do dispositivo, é possível fazer o tratamento sistêmico e local (na luz do cateter) com antibióticos, a depender do agente isolado nas culturas.

A conscientização de toda a equipe em relação aos cuidados com o cateter venoso central é primordial para o sucesso do tratamento.

A doença hepática associada à nutrição parenteral (DHANP) é caracterizada por um espectro clínico de alterações que vão desde a esteatose hepática e esteato-hepatite à fibrose e colestase, levando à falência hepática por cirrose, hipertensão portal e coagulopatia. Abrange uma série de alterações na função hepática e pode ser definida laboratorialmente como a elevação de enzimas hepáticas e bilirrubinas até 1,5 vez acima do valor de referência, persistindo por pelo menos 6 semanas, na ausência de outras causas. A incidência de DHANP é de aproximadamente 66% em crianças recebendo nutrição parenteral prolongada, e a taxa de mortalidade varia entre 10 e 50%.[13,14] É a principal causa de mortalidade e indicação de transplante intestinal nesses pacientes.

A etiologia da DHANP é multifatorial, destacando-se o uso prolongado de nutrição parenteral, excesso de aporte

de glicose, emulsões lipídicas ricas em fitoesteróis e ácidos graxos de cadeia longa ômega 6 (AGCL6), episódios recorrentes de IRCVC, supercrescimento bacteriano intestinal e sepse por translocação (decorrente de estase intestinal), ausência do uso da via enteral (interrupção da circulação êntero-hepática dos ácidos biliares) e histórico de prematuridade.[1,2,14]

Existem inúmeras estratégias para prevenção e reversão da DHANP, como redução de sobrecarga calórica (glicose), a fim de diminuir a esteatose; minimização da oferta de lipídios para até 1 g/kg/dia; controle rigoroso dos episódios de sepse e IRCVC; e uso de emulsões lipídicas alternativas.

É importante destacar o papel das emulsões lipídicas alternativas no tratamento da DHANP. Classicamente, as emulsões lipídicas têm como base o óleo de soja, rico em fitosteróis e AGCL6. Os fitosteróis têm ação direta sobre o transporte de bile nos hepatócitos, levando a colestase e inflamação, enquanto o óleo de soja é rico em ácido linoleico (AGCL6), precursor do ácido araquidônico, que cria um ambiente pró-inflamatório e piora a agressão hepática no longo prazo.[15]

Diversos trabalhos demonstram uma melhora e até reversão da colestase com a utilização das emulsões lipídicas alternativas com óleo de peixe puro ou associado a soja, oliva e triglicerídios de cadeia média. O óleo de peixe é rico nos ácidos graxos de cadeia longa ômega 3 (AGCL3): ácido eicosapentaenoico (EPA) e ácido docosaexaenoico (DHA). Ambos têm ação anti-inflamatória, diminuindo, assim, a agressão hepática. Nos casos em que não há resposta adequada do paciente, o transplante de intestino ou multivisceral acaba sendo a última opção de tratamento.[15]

Outra estratégia que deve ser empregada, sempre que possível, é a de conseguir estabelecer períodos de pausa na infusão da nutrição parenteral, ou infusão em ciclos (p. ex., infusão diária em 18 horas, em vez de infusão contínua em 24 horas), obtendo-se benefícios metabólicos que resultam em melhora da função hepática.

A doença metabólica óssea é caracterizada pela mineralização incompleta levando a osteopenia e, nos casos mais graves, a presença de fraturas patológicas. Pode acometer até 80% dos pacientes em uso crônico de nutrição parenteral e tem etiologia multifatorial, como uso prolongado de nutrição parenteral, intestino delgado residual curto, aumento da idade do paciente, depósito/intoxicação por metais (p. ex., alumínio) e suplementação inadequada de cálcio e vitamina D. A prevenção e o tratamento da doença metabólica óssea devem considerar a otimização de fatores que promovem a síntese óssea e o controle dos fatores de risco.[2]

A causa da doença renal associada à insuficiência intestinal também é multifatorial e está relacionada a períodos prolongados de distúrbios hidreletrolíticos e desidratação por má absorção intestinal, infecções recorrentes, nefrocalcinose e uso de medicamentos nefrotóxicos. Deve-se dar atenção especial aos períodos de pausa da nutrição parenteral (ciclos) que, apesar de permitir uma diminuição do risco de DHANP e proporcionar melhor qualidade de vida ao paciente, podem agravar ainda mais a lesão renal em razão do potencial de desidratação.

Hipotireoidismo pode ocorrer por deficiência de oferta de iodo associada à má absorção. Em muitos casos, é subclínico, porém é uma complicação que deve ser monitorada, principalmente nos pacientes em uso crônico de nutrição parenteral.[16] A oferta inadequada de selênio também pode ser uma causa de hipotireoidismo; os níveis séricos de selênio devem ser monitorados em pacientes que estão em uso crônico de nutrição parenteral.

Nutrição enteral

A nutrição enteral é um dos principais objetivos no manejo dos pacientes com síndrome do intestino curto. Ela deve ser introduzida precocemente e progredida com cautela, mas persistentemente, de acordo com a tolerância de cada paciente. A presença de nutrientes no lúmen intestinal é essencial para promover a adaptação intestinal. Esse efeito ocorre mesmo se pequenas quantidades de alimentos são fornecidas, conhecida como nutrição trófica.

O contato do alimento com a mucosa promove hiperplasia desta, com melhora da absorção de alimentos, além da liberação de êntero-hormônios e fatores biliopancreáticos. Com a retomada do ciclo êntero-hepático, ocorre uma melhora direta no processo de colestase e agressão hepática.

Para crianças lactentes com insuficiência intestinal, deve-se dar preferência ao leite materno para o início do aporte enteral, pois possui fatores de crescimento, aminoácidos, imunoglobulinas e tem ação na reposição de flora intestinal. Quando o leite materno não estiver disponível, fórmulas extensamente hidrolisadas (p. ex., fórmulas de aminoácidos) devem ser utilizadas.

Conforme a evolução do processo de adaptação, fórmulas mais complexas e, posteriormente, macronutrientes podem ser ofertados, pois auxiliam no trofismo intestinal e otimizam o processo de adaptação. O uso precoce de hidrolisados de proteína ou macronutrientes deve ser desencorajadopois há risco de desenvolvimento de alergias.[1]

Se a doença se desenvolver durante a infância ou adolescência, dietas enterais com proteína íntegra podem ser testadas para alimentação enteral inicial, já que sintomas relacionados a ela são menos comuns nessa faixa etária. Além disso, os nutrientes complexos encontrados em dietas enterais de proteína intacta, como triglicerídios de cadeia longa (TCL) e carboidratos complexos (amido), podem ser úteis para estimular a adaptação intestinal.

Carboidratos tendem a ser mal tolerados em grandes quantidades, pois possuem um efeito osmótico direto na luz intestinal, causando diarreia e estimulando o hipercrescimento bacteriano com todas as suas complicações associadas (acidose, lesão de mucosa, translocação e sepse). A oferta de carboidratos deve ficar restrita a 40% da oferta calórica.

A presença de diarreia pode ser um fator limitante para a oferta de dieta enteral, principalmente quando ofertada em *bolus*. Embora a administração em *bolus* tenha o benefício de promover uma mudança cíclica nos níveis séricos de ên-

tero-hormônios (importantes para o processo de adaptação e crescimento intestinal), nem sempre é bem tolerada, principalmente nas fases iniciais da introdução do aporte enteral. Deve-se administrar a dieta enteral em infusão contínua e, posteriormente, progredir a oferta para *bolus* conforme aceitação.[1]

Conforme o aporte de nutrição enteral aumenta e o paciente apresenta ganho de peso, demonstrando sua absorção, a nutrição parenteral pode ser diminuída, reduzindo, assim, o risco de complicações de NP.

A via oral deve ser utilizada o mais breve possível, quando reintroduzido o aporte enteral, para adequado desenvolvimento motor, coordenação de deglutição e a fim de prevenir o desenvolvimento de aversão oral para alimentos. A aversão oral prejudica a retirada de sondas (nasoenterais, gastrostomia), além de ser um importante fator limitante do processo de adaptação.

A velocidade de progressão da dieta enteral depende de diversos fatores. Em grande parte dos pacientes, ocorre melhora gradual da capacidade absortiva intestinal nos primeiros 2 anos que sucedem a ressecção intestinal, em razão da adaptação intestinal. Quanto menor for o paciente no momento da ressecção, mais tempo haverá para adaptação intestinal.

A abordagem mais bem-sucedida é realizar pequenos aumentos frequentes na nutrição enteral, conforme tolerado, com avaliação contínua dos parâmetros antropométricos e curvas de crescimento, para determinar o melhor momento em que a NP pode ser reduzida com segurança. Alguns critérios podem ser utilizados a fim de ajudar a avaliar o limiar de tolerância enteral de cada paciente:

- Perda de fluido enteral: atingir 40 mL/kg/dia de débito de ostomia (jejunostomia/ileostomia/colostomia) pode ser um bom indicador de que o limiar de tolerância enteral foi atingido.
- Em crianças sem ostomias, observar o padrão das evacuações (frequência e aspecto).
- Distensão abdominal e episódios de vômitos.
- Exames de fezes: podem ser coletados exames de esteatócrito fecal e substâncias redutoras nas fezes. Estes exames são frequentemente alterados em pacientes com síndrome do intestino curto; porém, podem ser úteis numa análise comparativa do paciente consigo mesmo, em diferentes momentos de progressão de dieta. Por exemplo, um paciente que, no início da reabilitação intestinal, apresentava esteatócrito fecal baixo e substâncias redutoras nas fezes negativas e, após aumentos de dieta, passou a apresentar substâncias redutoras nas fezes fortemente positivas e esteatócrito fecal aumentado, sinaliza que o limiar de tolerância enteral pode ter sido atingido. Contudo, é preciso lembrar que esses exames são apenas auxiliares no manejo clínico e, sozinhos, não determinam se mudanças devem ser ou não realizadas.

TRATAMENTO MEDICAMENTOSO E ACOMPANHAMENTO

Diversos tipos de medicamentos podem ser utilizados nos pacientes com insuficiência intestinal para auxiliar no tratamento da diarreia, supercrescimento bacteriano e má-absorção[1,17] (Tabela 2).

Após perdas maciças de massa intestinal, ocorre um estado de hipersecreção gástrica, de modo que o uso de antiácidos é importante para evitar complicações da hipergastrinemia. Embora importante na fase aguda, o seu uso prolongado deve ser desencorajado, pois promove supercrescimento bacteriano.

Drogas que alteram a motilidade intestinal, como a loperamida, aumentam o tempo de trânsito e podem auxiliar no controle da diarreia, mas, ao mesmo tempo, promovem estase intestinal com possibilidade de piora do supercrescimento bacteriano.

O supercrescimento bacteriano é uma complicação comum nesses pacientes e tem etiologia multifatorial, como a dilatação intestinal causada pelo processo de adaptação, efeitos dos medicamentos utilizados, e oferta oral de carboidratos simples. Essa condição de disbiose promove inflamação da mucosa com piora da absorção intestinal, translocação e sepse, principalmente nos pacientes que perderam a válvula ileocecal, risco IRCVC aumentado em 7 vezes e acidose D-lática, que pode levar à encefalopatia.[1]

O tratamento do supercrescimento bacteriano é realizado com o controle dos fatores de risco, como: dieta com excesso de açúcares simples (p. ex., sacarose), controle de medicamentos que favorecem o supercrescimento (p. ex., antiácidos, inibidores de motilidade) e diminuição da população bacteriana com uso de antibioticoterapia em ciclos.

Não existem grandes estudos que suportem o uso de antibiótico cíclico. Muitas vezes, o esquema de antibiótico e o tempo dos ciclos acabam sendo subjetivos e individualizados conforme a resposta de cada paciente. O uso contínuo e prolongado deve ser desencorajado, pelo risco de piora da disbiose, com surgimento de cepas bacterianas resistentes, infecção fúngica e infecções por *Clostridium difficile*.

Potenciais benefícios do uso de probióticos, como a melhora da função de barreira intestinal, melhora da motilidade, otimização do processo de adaptação, redução da população de bactérias patógenas e redução da inflamação, são descritos em pacientes com insuficiência intestinal.[18] No entanto, não há estudos randomizados que suportem o uso de probióticos no tratamento da disbiose. Inclusive, em alguns estudos[19,20], são descritas bacteriemia e sepse causadas por *Lactobacillus*. O uso rotineiro de probióticos para esses pacientes ainda não deve ser encorajado e deve ser restrito a casos específicos e sob vigilância, até que estudos maiores demonstrem a eficácia e a segurança desse tratamento.

Terapias com hormônios gastrintestinais vêm ganhando importância nos últimos anos, sendo a droga mais promissora a teduglutida. Essa droga é um análogo do GLP-2 (*glucagon-like peptide-2*) que promove a proliferação do epitélio intestinal e, consequentemente, o aumento da superfície de absorção, além de reduzir a apoptose intestinal, aumentar o fluxo sanguíneo visceral e aumentar o tempo de esvaziamento gástrico.

Outras drogas comumente utilizadas no tratamento desses pacientes estão descritas na Tabela 2.

Tabela 2 Terapias medicamentosas utilizadas em pacientes com insuficiência intestinal

	Indicação e comentários
Antagonista de receptor histamínico H2 (p. ex., ranitidina)	Utilizado para reduzir hiperacidose gástrica após ressecção maciça. O uso crônico pode levar a hipercrescimento bacteriano
Inibidores de bomba de prótons (p. ex., omeprazol)	Utilizado para reduzir hiperacidose gástrica após ressecção maciça. O uso crônico pode levar a hipercrescimento bacteriano
Pró-cinéticos (bromoprida, eritromicina – antibiótico com ação pró-cinética)	Acelera o esvaziamento gástrico (p. ex., paciente com gastrósquise)
Antidiarreicos (loperamida)	Diarreia. Reduz o trânsito intestinal, mas pode promover hipercrescimento bacteriano
Quelantes de sais biliares (colestiramina)	Diarreia por sais biliares (pacientes com ressecção do íleo terminal). Pode levar à deficiência de nutrientes lipossolúveis
Eletrólitos (cloreto de sódio)	Falência de crescimento por depleção de sódio (p. ex., ileostomia de alto débito)
Agentes auxiliares de absorção (enzimas pancreáticas)	Nos casos de insuficiência exócrina pancreática associada
Prebióticos (fibras solúveis, como pectina)	Diarreia e equilíbrio de flora em cólon
Probióticos (diversas apresentações)	Sem evidências de benefício e segurança comprovadas. Risco associado de sepse
Antibióticos (metronidazol, sulfametoxazol/trimetoprim, amoxicilina/clavulanato)	Hipercrescimento bacteriano. O uso indiscriminado pode levar a infecções fúngicas, resistência bacteriana e infecção por *C. difficile*
Fatores de crescimento – análogos de GLP-2 (p. ex., teduglutida)	Estudos iniciais em crianças apresentam resultados promissores

Deficiências nutricionais

Crianças com falência intestinal estão em risco de deficiências nutricionais, principalmente enquanto a NP está sendo reduzida e depois de suspensa. O tipo de deficiência nutricional depende da extensão e do local da ressecção intestinal. As deficiências de micronutrientes podem ocorrer mesmo que a absorção total de energia e o crescimento pôndero-estatural sejam adequados.

As deficiências mais comuns são as de vitaminas lipossolúveis (A, D, E, K), cálcio, ferro e vitamina B12. Deficiência em oligoelementos, como cobre, selênio, iodo e zinco, também podem ocorrer.

A ressecção do íleo terminal aumenta o risco de deficiência de vitaminas lipossolúveis e deficiência de vitamina B12. O risco de deficiência de vitamina B12 também pode ser exacerbado pela supressão ácida, pois impede a secreção do fator intrínseco necessário para a absorção de B12 no íleo terminal.

O risco de deficiência de nutrientes é maior após a suspensão da NP, pois o grau de adaptação intestinal e a absorção de nutrientes são muito difíceis de serem mensurados. Pacientes em uso diário de NP também podem ter deficiências e devem ser monitorados.

TRATAMENTO CIRÚRGICO

O cuidado cirúrgico deve seguir uma premissa: salvar o máximo de intestino possível. Em condições em que ocorre isquemia intestinal, deve-se tentar preservar o máximo de intestino viável, inclusive áreas duvidosas, programando abordagens de revisão para evitar ressecções desnecessárias.[1]

Quando não é possível evitar uma ressecção intestinal maciça, é fundamental descrever de forma minuciosa a extensão de intestino que foi ressecado e a remanescente, quais partes foram ressecadas (jejuno, íleo, cólon), a presença ou não da válvula ileocecal, a presença e a localização de estomas e a quantidade de intestino remanescente que está fora do trânsito intestinal. Todos esses dados são importantes para avaliar o prognóstico e a possibilidade de adaptação do paciente. Dados epidemiológicos e antropométricos também são fundamentais na avaliação do prognóstico.

Após a fase aguda, deve-se proceder o fechamento precoce de estomas para a utilização precoce da via enteral. A realização de gastronomias também auxilia na introdução da dieta enteral e na descompressão gástrica quando necessário.

Para minimizar os riscos de complicações da reconstrução de trânsito em pacientes desnutridos e com múltiplas manipulações cirúrgicas, é importante que a cirurgia seja postergada até que o paciente demonstre sinais clínicos e laboratoriais de recuperação nutricional e melhora clínica progressiva. Recomenda-se aguardar um período mínimo de 3 a 6 meses da data da última cirurgia para esta programação, dependendo do número prévio de cirurgias e da quantidade de episódios de peritonites que o paciente apresentou.

Como foi descrito anteriormente, o processo de adaptação leva a um aumento do intestino remanescente associado à sua dilatação. Apesar de aumentar a área de absorção, ocorre como efeito colateral uma piora da motilidade intestinal com estase e, posteriormente, supercrescimento bacteriano, inflamação de mucosa, desabsorção, translocação e sepse.

As cirurgias autólogas de reconstrução intestinal têm como objetivos aumentar o tamanho e reduzir o calibre do intestino, reestabelecendo o trânsito normal, com melhora da absorção e redução das complicações decorrentes do supercrescimento bacteriano.

A primeira cirurgia de alongamento e modelagem intestinal foi descrita em 1980 como procedimento de alongamento e modelagem intestinal longitudinal (LILT – *longitudinal intestinal lengthening and tailoring*).[21] Esta técnica consiste na divisão longitudinal da alça intestinal dilatada, dividindo-se

também a irrigação mesentérica e criando-se, desta forma, dois tubos com tamanhos iguais, que são então anastomosados de maneira terminoterminal, resultando em redução de calibre e alongamento intestinal. Tecnicamente, o LILT é um procedimento extremamente complexo, com risco elevado de complicações graves, como fístulas e necrose intestinal.

Recentemente (2003), uma cirurgia mais simples foi descrita – a enteroplastia seriada transversa (STEP – *serial transverse enteroplasty*)[22,23] – e rapidamente foi difundida, por apresentar algumas vantagens em relação ao LILT, como: simplicidade técnica, não requer a realização de anastomoses, teoricamente pode aumentar o comprimento intestinal além do dobro do comprimento inicial, tem risco muito baixo de lesão dos vasos do mesentério, permite definir com exatidão o calibre do intestino e pode ser feita antes ou após a técnica de LILT (Figura 1).

Nutrição parenteral domiciliar

Em pacientes dependentes de maneira parcial ou total da nutrição parenteral, o tratamento fora do ambiente hospi-

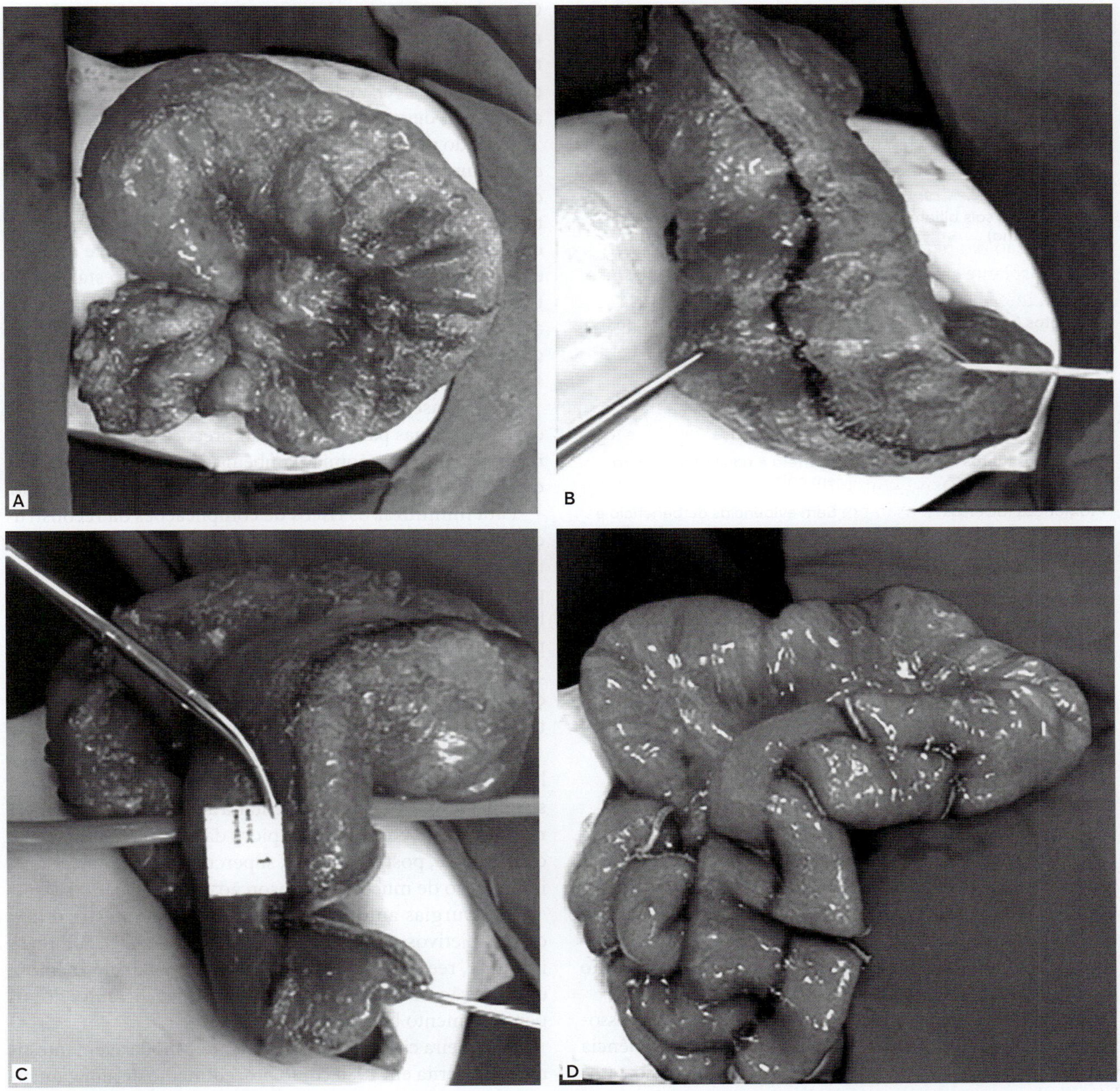

Figura 1 Enteroplastia seriada transversa (STEP). A. Aspecto do intestino pré-cirurgia (nota-se dilatação importante). B. Marcação da borda contramesenterial. C. Marcação do novo calibre da alça e passagem do grampeador linear através do mesentério para secção da alça. D. Aspecto final; notar os cortes alternados e o aspecto de zigue-zague.

talar, por meio da nutrição parenteral domiciliar, é o padrão-ouro. A nutrição parenteral domiciliar permite que a criança se desenvolva de maneira adequada em seu ambiente familiar, sendo possível a infusão da nutrição parenteral no período noturno e a prática de atividades de socialização e educação ao longo do dia. Nos melhores centros, espera-se uma sobrevida de 80 a 90% em 14 anos, em pacientes no programa de nutrição parenteral domiciliar.

Transplante intestinal

Graças aos bons resultados obtidos nas duas últimas décadas com a criação dos programas de reabilitação intestinal e as mudanças nos cuidados dos pacientes com falência intestinal (uso de novas emulsões lipídicas, selo de etanol, técnicas de reconstrução intestinal), ocorreu uma redução de 25% no número de transplantes de intestino nos Estados Unidos no período de 2005-2012. Embora os resultados dos programas de reabilitação intestinal sejam animadores, até 15% das crianças com insuficiência intestinal irão desenvolver complicações graves, apesar de receberem todo o tratamento médico/cirúrgico adequado, sendo o transplante a última opção terapêutica.[24]

O transplante está reservado para os pacientes com insuficiência intestinal que apresentam complicações graves decorrentes do tratamento-padrão, bem como pacientes com intestino residual mínimo que não apresentam possibilidade de atingir autonomia enteral como alternativa ao uso crônico de nutrição parenteral, principalmente aqueles que não conseguem manter uma qualidade de vida adequada.

São indicações para a realização de transplante intestinal:

1. DHANP progressiva com bilirrubina sérica > 3 a 6 mg/dL, sinais de hipertensão portal ou disfunção hepática sistêmica com coagulopatia, sem sinais de melhora durante 6 semanas de tratamento nutricional (otimização de lipídios) e clínico adequados.
2. Episódios recorrentes de sepse grave/choque séptico (2 ou mais episódios em 1 ano) ou presença de infecção fúngica sistêmica (1 episódio).
3. Perda de mais de 50% dos acessos venosos principais, colocando em risco a utilização no longo prazo da nutrição parenteral: no mínimo, 2 tromboses dos 6 acessos venosos principais (veias jugulares, subclávias e femorais), ou trombose de vasos que impossibilitam o posicionamento central de cateteres introduzidos pelos 6 acessos descritos, como oclusão do tronco braquicefálico ou oclusão da veia cava inferior.
4. Dificuldade na manutenção do equilíbrio hidreletrolítico, com episódios graves de desidratação.

De acordo com o último registro divulgado, analisando-se 2.080 transplantes de intestino/multivisceral realizados em crianças, entre os anos de 1985 e 2017, a sobrevida global do paciente em 1 e 5 anos foi de 72,7% e 57,2%, com sobrevida do enxerto entre 1 e 5 anos de 66,1% e 47,8%, respectivamente. Entretanto, com os avanços obtidos nos últimos anos, estes resultados mostram-se significativamente melhores quando analisados apenas os dados mais recentes do mesmo registro.

CONSIDERAÇÕES FINAIS

A insuficiência intestinal é uma condição devastadora causada por um grupo de diferentes doenças, tendo como principal causa a síndrome do intestino curto. Nos últimos anos, graças ao desenvolvimento de programas de reabilitação intestinal e uso de novas modalidades terapêuticas nutricionais, medicamentosas e cirúrgicas, a taxa de sobrevida desses pacientes têm aumentado, associada a índices cada vez maiores de autonomia enteral, o que se reflete numa redução progressiva do número de transplantes realizados em todo o mundo.

A criação de programas de reabilitação intestinal com equipes multidisciplinares dedicadas aos cuidados desses pacientes é fundamental para a consolidação desses resultados positivos e desenvolvimento de novos horizontes terapêuticos.

REFERÊNCIAS BIBLIOGRÁFICAS

1. Duggan CP, Jaksic T. Pediatric intestinal failure. N Engl J Med. 2017;377(7):666-75.
2. Mutanen A, Wales PW. Etiology and prognosis of pediatric short bowel syndrome. Semin Pediatr Surg. 2018;27(4):209-17.
3. Goulet O. Congenital enteropathies causing permanent intestinal failure. In: Langnas AN, Goulet O, Quigley EMM, Tappenden KA. Intestinal failure: diagnosis, management and transplantation. Blackwell Publishing; 2008. p.77-86.
4. Cole CR, Hansen NI, Higgins RD, Ziegler TR, Stoll BJ; Eunice Kennedy Shriver NICHD Neonatal Research Network. Very low birth weight preterm infants with surgical short bowel syndrome: incidence, morbidity and mortality, and growth outcomes at 18 to 22 months. Pediatrics. 2008;122(3):e573-82.
5. Wales PW, de Silva N, Kim J, Lecce L, To T, Moore A. Neonatal short bowel syndrome: population-based estimates of incidence and mortality rates. J Pediatr Surg. 2004;39(5):690-5.
6. Belza C, Fitzgerald K, de Silva N, Avitzur Y, Steinberg K, Courtney-Martin G, et al. Predicting intestinal adaptation in pediatric intestinal failure: a retrospective cohort study. Ann Surg. 2019;269(5):988-93.
7. Stanger JD, Oliveira C, Blackmore C, Avitzur Y, Wales PW. The impact of multi-disciplinary intestinal rehabilitation programs on the outcome of pediatric patients with intestinal failure: a systematic review and meta-analysis. J Pediatr Surg. 2013;48(5):983-92.
8. O'Grady NP, Alexander M, Burns LA, Dellinger EP, Garland J, Heard SO, et al. Guidelines for the prevention of intravascular catheter-related infections. Am J Infect Control. 2011;39(4 Suppl 1):S1-34.
9. Monagle P, Chan AKC, Goldenberg NA, Ichord RN, Journeycake JM, Nowak-Göttl U, et al. Antithrombotic therapy in neonates and children: antithrombotic therapy and prevention of thrombosis, 9th ed: American College of Chest Physicians Evidence-Based Clinical Practice Guidelines. Chest. 2012;141(2 Suppl):e737S-e801S.
10. Jones BA, Hull MA, Richardson DS, Zurakowski D, Gura K, Fitzgibbons SC, et al. Efficacy of ethanol locks in reducing central venous catheter infections in pediatric patients with intestinal failure. J Pediatr Surg. 2010;45(6):1287-93.
11. Dannenberg C, Bierbach U, Rothe A, Beer J, Körholz D. Ethanol-lock technique in the treatment of bloodstream infections in pediatric oncology patients with broviac catheter. J Pediatr Hematol Oncol. 2003;25(8):616-21.
12. Oliveira C, Nasr A, Brindle M, Wales PW. Ethanol locks to prevent catheter-related bloodstream infections in parenteral nutrition: a meta-analysis. Pediatrics. 2012;129(2):318-29.

13. Puder M, Valim C, Meisel JA, Le HD, de Meijer VE, Robinson EM, et al. Parenteral fish oil improves outcomes in patients with parenteral nutrition-associated liver injury. Ann Surg. 2009;250(3):395-402.
14. Diamond IR, Sterescu A, Pencharz PB, Kim JH, Wales PW. Changing the paradigm: omegaven for the treatment of liver failure in pediatric short bowel syndrome. J Pediatr Gastroenterol Nutr. 2009;48(2):209-15.
15. Gura KM, Crowley M. A detailed guide to lipid therapy in intestinal failure. Semin Pediatr Surg. 2018;27(4):242-55.
16. Passos ACV, Barros F, Damiani D, Semer B, Cespedes WCJ, Sannicola B, et al. Hypothyroidism associated with short bowel syndrome in children: a report of six cases. Arch Endocrinol Metab. 2018;62(6):655-60.
17. Oliveira SB, Cole CR. Insights into medical management of pediatric intestinal failure. Semin Pediatr Surg. 2018;27(4):256-60.
18. Reddy VS, Patole SK, Rao S. Role of probiotics in short bowel syndrome in infants and children – A systematic review. Nutrients. 2013;5(3):679-99.
19. Kunz AN, Noel JM, Fairchok MP. Two cases of Lactobacillus bacteremia during probiotic treatment of short gut syndrome. J Pediatr Gastroenterol Nutr. 2004;38:457-8.
20. De Groote MA, Frank DN, Dowell E, Glode MP, Pace NR. Lactobacillus rhamnosus GG bacteremia associated with probiotic use in a child with short gut syndrome. Pediatr Infect Dis J. 2005;24:278-80.
21. Bianchi A. Intestinal loop lengthening – A technique for increasing small intestinal length. J Pediatr Surg. 1980;15(2):145-51.
22. Kim HB, Fauza D, Garza J, Oh JT, Nurko S, Jaksic T. Serial transverse enteroplasty (STEP): a novel bowel lengthening procedure. J Pediatr Surg. 2003;38(3):425-9.
23. Kim HB, Lee PW, Garza J, Duggan C, Fauza D, Jaksic T. Serial transverse enteroplasty for short bowel syndrome: a case report. J Pediatr Surg. 2003;38(6):881-5.
24. Martinez Rivera A, Wales PW. Intestinal transplantation in children: current status. Pediatr Surg Int. 2016;32(6):529-40.

CAPÍTULO 8

ANOMALIAS ANORRETAIS

Fabio Antonio Perecim Volpe
Danielle Nunes Forny

AO FINAL DA LEITURA DESTE CAPÍTULO, O PEDIATRA DEVE ESTAR APTO A:

- Detectar a presença de anomalias anorretais no recém-nascido.
- Classificar as apresentações clínicas da doença.
- Investigar potenciais malformações congênitas associadas.
- Instituir tratamento clínico pré e pós-operatório.
- Definir a conduta terapêutica, em conjunto com o cirurgião.
- Avaliar o prognóstico em relação à continência fecal.

INTRODUÇÃO

As anomalias anorretais (AAR) são malformações congênitas envolvendo a porção distal do sistema digestório em que o ânus não se localiza em sua topografia habitual. Anatomicamente, podem se manifestar de várias formas. A incidência mundial aproximada é de 1 em cada 5.000 nascidos vivos. Não há dados estatísticos sobre a incidência brasileira na literatura científica. Há discreta prevalência no sexo masculino e, em alguns casos, maior predisposição familiar.[1]

A etiologia das AAR ainda é desconhecida, porém sua gênese é creditada a alterações na embriogênese do intestino posterior, resultando em malformação, parcial ou completa, do septo uroretal.[2] A incidência de malformações associadas nos portadores de AAR é elevada, podendo estar presentes em até 60% dos casos. São mais frequentes quanto mais alta é a anomalia anorretal.[3] Devem ser identificadas precocemente, sobretudo nas formas graves.

APRESENTAÇÃO CLÍNICA

O diagnóstico das AAR é clínico, por meio do exame físico no período neonatal. O ânus deve ser identificado na sua posição tópica e perfurado. Se imperfurado nesta posição, a avaliação do períneo deve ser criteriosa, o que permitirá classificar a grande maioria dessas malformações e definir a conduta cirúrgica mais adequada em cada caso. O paciente deve ser avaliado em decúbito dorsal, com as pernas levemente flexionadas. Como o mecônio pode levar até 24 horas para atingir a porção mais distal do intestino, pacientes avaliados muito cedo podem ser erroneamente classificados.

O ânus deve estar localizado dentro do complexo esfinctérico, área com coloração mais escurecida que a pele das nádegas. No recém-nascido a termo, deve ter diâmetro que permita o exame digital com o dedo mínimo ou a introdução de uma vela de Hegar tamanho 12.[4]

A presença de um orifício perineal que esteja localizado anteriormente à topografia habitual do ânus, no períneo, deve ser classificada como fístula perineal, em ambos os sexos. Geralmente tem diâmetro menor e não se encontra envolvido pelo complexo esfinctérico, pois trata-se de uma fístula do reto para a pele. Pode não ser identificado no período neonatal, sendo diagnosticado, muitas vezes, tardiamente na investigação de constipação intestinal (Figuras 1 e 2). O termo ânus anteriorizado é reservado aos raros casos nos quais seu diâmetro é normal e está localizado no centro do complexo esfinctérico, deslocado para o períneo anterior.[4]

No sexo feminino, o exame perineal normal consiste na presença de 3 orifícios: a uretra, a vagina e o ânus. Este, quando não observado em sua posição tópica, deve-se considerar a hipótese de fístula vestibular, AAR mais comum nesse grupo. Nessa situação, é encontrada junto ao introito vaginal, posterior a ele e mais bem visualizada com leve tração dos grandes lábios (Figura 3). Pode ser erroneamente classificada como fístula retovaginal, anomalia rara na qual o coto retal se abre na parede posterior da vagina, acima do hímen.

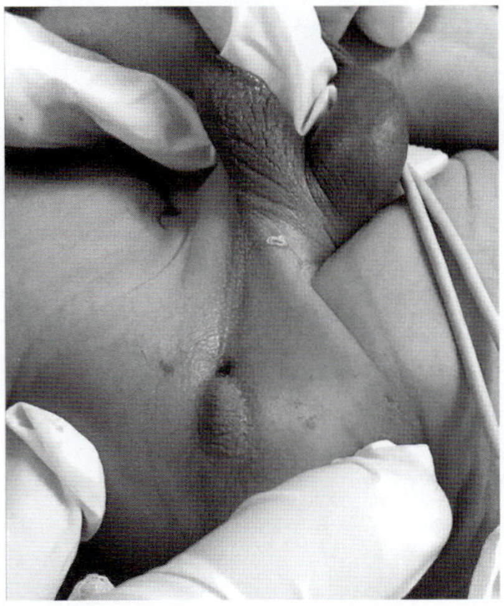

Figura 1 Fístula perineal em RN do sexo masculino.

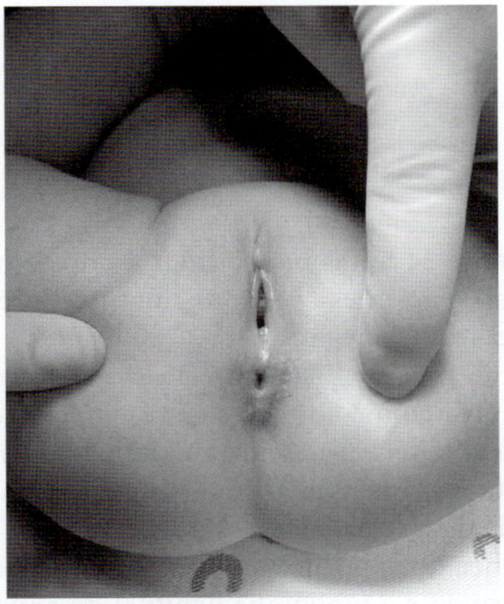

Figura 2 Fístula perineal em lactente do sexo feminino.
Cortesia da prof. Ivonete Siviero.

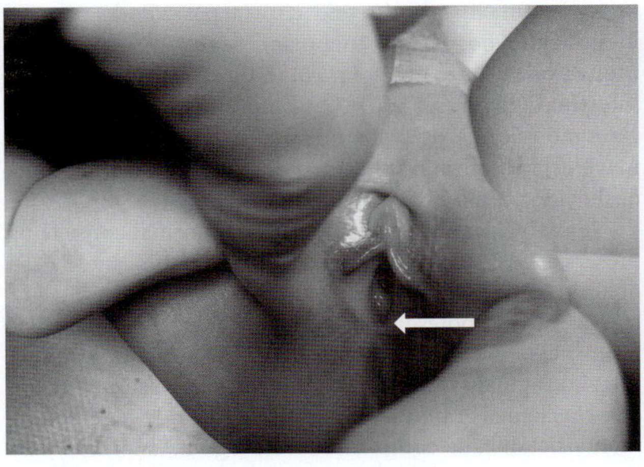

Figura 3 Fístula vestibular em RN (seta).
Cortesia da Dra. Déborah Sciani.

Nas meninas, a observação de um orifício perineal único indica o diagnóstico de persistência de cloaca, em que o reto se une ao canal comum, formado pela não separação do seio urogenital em uretra e canal vaginal. A abertura da uretra, vagina e fístula retal se dá por um orifício único na região perineal. É uma anomalia complexa, que demanda investigação complementar (Figura 4).

No sexo masculino, devem ser pesquisadas a presença de fístulas, mecônio ou rolhas de muco sob derme na linha média ou um cordão cutâneo semelhante a uma "alça de balde" (Figura 5). Na ausência desses achados, a observação de mecônio na urina, principalmente depois das primeiras 24 horas de vida, indica a presença de uma fístula do coto retal para o trato urinário, presente em 80% dos afetados.[5] A mais comum é para a uretra bulbar, mas pode ocorrer, também, para a uretra prostática e, mais raramente, para o colo vesical (Figura 6).

As AAR sem fístula (ânus imperfurado sem fístula) são raras, acometendo cerca de 5% dos pacientes, e geralmente está associada à síndrome de Down.[1]

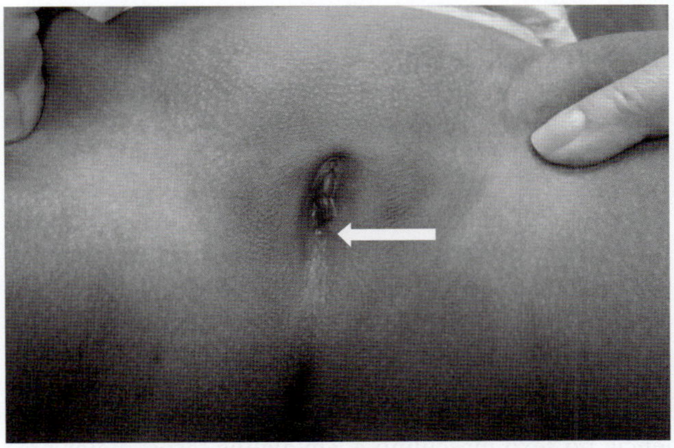

Figura 4 Persistência de cloaca em lactente. Orifício perineal único (seta).
Cortesia da Dra. Déborah Sciani.

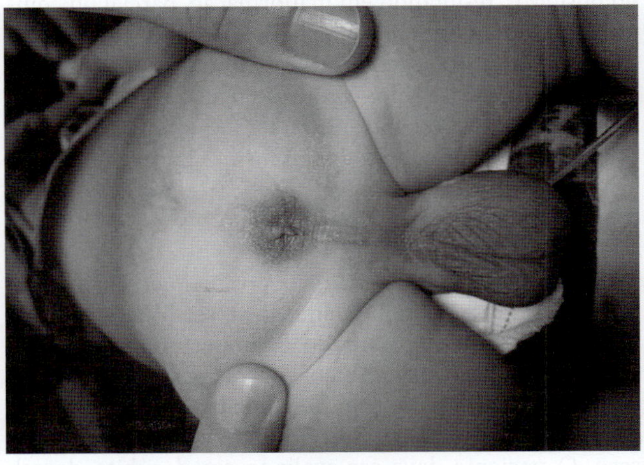

Figura 5 AAR tipo "alça de balde".

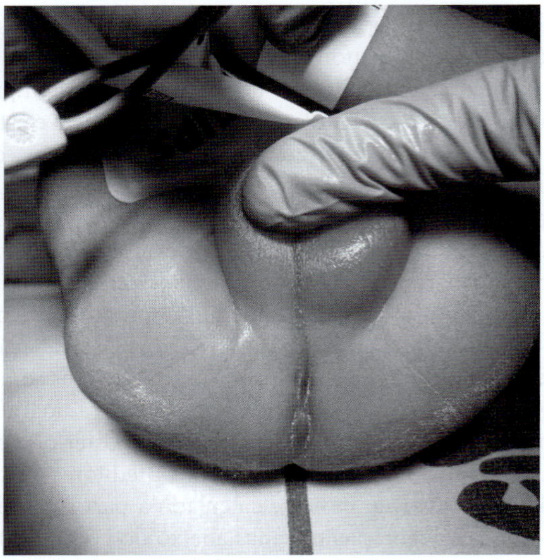

Figura 6 RN do sexo masculino com fístula para a uretra bulbar (ânus ou orifício fistuloso ausentes).

A extrofia de cloaca é uma variante do espectro das malformações cloacais. Pode acometer ambos os sexos e é extremamente rara. Consiste em malformação da parede abdominal inferior, com exposição do íleo e ceco, além da bexiga fendida. É acompanhada por ânus imperfurado ou atresia ou estenose anal. Pode ter onfalocele associada.

Outras apresentações, ainda mais raras, são fístula retovaginal, atresia ou estenose retal (canal anal normal, com diminuição do calibre acima da linha pectínea).

A classificação atual das AAR, conforme Krickenbeck[1], pode ser sumarizada na Tabela 1.

Um diagnóstico antenatal das AAR costuma ser uma exceção, mesmo nas gestações em que se tenha realizado uma ressonância magnética (RM) fetal. Pode-se suspeitar na presença de distensão intestinal e calcificações intraluminais, durante a investigação de malformações congênitas associadas, principalmente na persistência de cloaca, que pode evoluir com hidrocolpos e obstrução urinária, mas a confirmação da anomalia congênita somente será possível no período perinatal.[6]

Tabela 1 Classificação anatômica das AAR

Sexo masculino	Sexo feminino
Fístula perineal	Fístula perineal
Fístula retouretral • Bulbar • Prostática	Fístula vestibular
Fístula retocolovesical	Persistência de cloaca • Canal comum ≤ 3 cm • Canal comum ≥ 3 cm
Ânus imperfurado, sem fístula	Ânus imperfurado, sem fístula
Atresia/estenose retal	Atresia/estenose retal
Defeitos complexos	Defeitos complexos

MALFORMAÇÕES ASSOCIADAS

A incidência de malformações congênitas associadas aos quadros de AAR é elevada, podendo estar presentes entre 50 e 75% dos pacientes. Cerca de 50% não tem associação com síndromes genéticas, mas podem apresentar mais de uma malformação.[3,7] Quanto mais alta a apresentação anatômica da AAR, mais frequentes são as anomalias associadas , sendo os mais acometidos os pacientes com persistência de cloaca.[7] Muitas dessas alterações podem ser diagnosticadas no período pré-natal, por meio da ultrassonografia (US) obstétrica. Idealmente, as condições associadas às AAR devem ser investigadas nas primeiras 24 horas de vida, visando à definição do plano terapêutico.

O sistema genitourinário é o mais frequentemente afetado (cerca de 50% dos casos),[3,7] com refluxo vesicoureteral em graus variados, hidronefrose, agenesia renal unilateral ou displasia renal. Criptorquidia pode ser observada, assim como hipospádias. No sexo feminino, devem ser investigadas alterações vaginais, como septos e duplicação vaginal. Atresia vaginal é mais rara, mas pode levar a hidrocolpos no período neonatal ou a amenorreia secundária na puberdade. Nas RN portadoras de cloaca, um volumoso hidrocolpo pode causar desconforto respiratório por compressão diafragmática, devendo ser prontamente corrigido. Anomalias uterinas podem ser vistas, como útero bicorno ou didelfo, assim como obstrução tubária.

As alterações cardíacas podem apresentar elevada morbimortalidade, observadas em até 25% desses doentes.[7] Podem estar presentes comunicação interatrial (CIA), persistência de ducto arterioso (PCA), tetralogia de Fallot ou comunicação interventricular (CIV).

Alterações vertebrais e medulares compreendem o 3º tipo mais comum de anomalias congênitas associadas, podendo contribuir para o prognóstico PO relacionado à continência fecal. Uma avaliação radiográfica da coluna lombossacral é fundamental e pode evidenciar defeitos vertebrais (hemivértebra, vértebra em borboleta, agenesia, hemissacro). Quando o sacro é hipodesenvolvido, há maior probabilidade de incontinência fecal. A medula ancorada é a principal doença medular associada, podendo ser responsável por hipossensibilidade perineal e constipação intestinal. Podem estar presentes também lipomas, siringomielia e mielomeningocele (Figura 7).

No sistema digestivo, pode haver associação com atresia de esôfago ou obstrução duodenal (atresia ou má rotação intestinal). A concomitância com a doença de Hirschsprung é muito rara.

A síndrome genética mais prevalente é a trissomia do 21 (síndrome de Down). Outras síndromes e associações, como VACTERL (anomalias vertebrais, anorretais, cardíacas, atresia de esôfago, renais e de membros), presente em até 60% dos pacientes[3], a tríade de Currarino (anomalia anorretal, teratoma pré-sacral e hemissacro) e o tipo II da síndrome de Meyer-Rokitanski-Kuster-Hauser, ou a associação MURCS (agenesia de estruturas müllerianas como

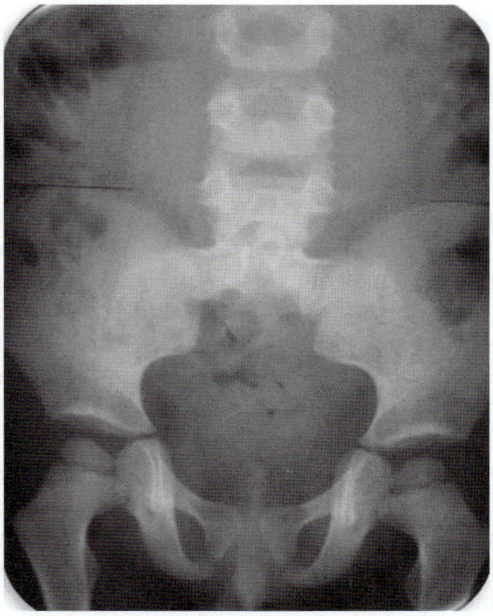

Figura 7 Radiografia de coluna lombossacral demonstrando agenesia sacral.

ausência de vagina e/ou útero, agenesia renal e alterações musculoesqueléticas) também podem ser observadas.[3]

AVALIAÇÃO CLÍNICO-RADIOLÓGICA

O diagnóstico anatômico das AAR é feito basicamente pelo exame clínico criterioso do RN, conforme já descrito. Além da avaliação perineal, é importante a palpação do sacro e do cóccix e a inspeção da região glútea. Um sacro malformado, sulco interglúteo raso e nádegas planas são sugestivos de AAR altas, com pior prognóstico quanto à continência fecal.

O mecônio pode levar até 24 horas para atingir a porção mais distal do intestino. Logo, pacientes avaliados muito cedo podem ser erroneamente classificados. Novo exame posterior pode demonstrar a presença de mecônio no períneo, compatível com fístula perineal, uma AAR baixa.

Em razão da grande possibilidade de malformações concomitantes, é necessária a sua pesquisa precoce. Nas primeiras 24 horas de vida, deve ser realizada ecocardiografia para avaliação estrutural do coração. Atresia de esôfago e obstrução duodenal podem ser vistas em radiografias simples de tórax e abdome. As radiografias também são importantes para pesquisa de alterações vertebrais e de membros. A US abdominal é utilizada para investigação do sistema urinário, hidrocolpos e massas pré-sacrais.

Após as primeiras 24 horas, os pacientes que não têm uma fístula perineal, vestibular ou aqueles nos quais não foi observado mecônio na urina (sexo masculino) devem ser submetidos a avaliação radiológica complementar, por meio de radiografia de abdome, em decúbito ventral (com elevação da pelve) com raios horizontais (*cross table* – Figura 8) para medida da distância entre a coluna de gás e a pele. Se essa medida for menor que 1 cm (há gás intestinal abaixo do cóccix), a anomalia é considerada baixa.[6]

Atualmente, a US perineal também pode sem empregada para a detecção de fístulas para o trato urinário e estimar a distância do coto retal ao períneo. É necessário contar com médico radiologista com amplo conhecimento da anatomia local, já que é tecnicamente desafiador[6] (Figura 9).

Nas primeiras 2 semanas de vida, deve ser repetida a US do trato urinário, para melhor caracterizar as anomalias. Pode ser feita a avaliação da medula espinal também por meio de US, antes da ossificação do sacro. Se a avaliação for retardada, a pesquisa de malformações medulares será feita por RM. Até os 6 meses de vida, é realizada radiografia de coluna lombossacral em incidências anteroposterior e perfil, a fim de definir o índice sacral, um dos preditores da continência fecal PO. Este índice é calculado a partir da relação entre linhas imaginárias traçadas abaixo do cóccix (C), outra que liga as porções inferiores das articulações sacroilíacas (B) e a 3ª sobre as cristas ilíacas (A), na fórmula BC/AB. É considerado um valor normal acima de 0,7 (Figura 10).

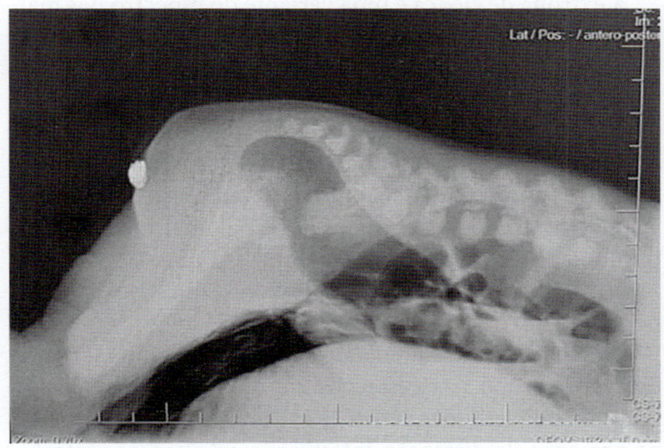

Figura 8 Radiografia com raios horizontais. Distância entre o coto retal e o marcador radiopaco (demarca a topografia habitual do ânus) maior que 1 cm é compatível com AAR alta. RN do sexo masculino.

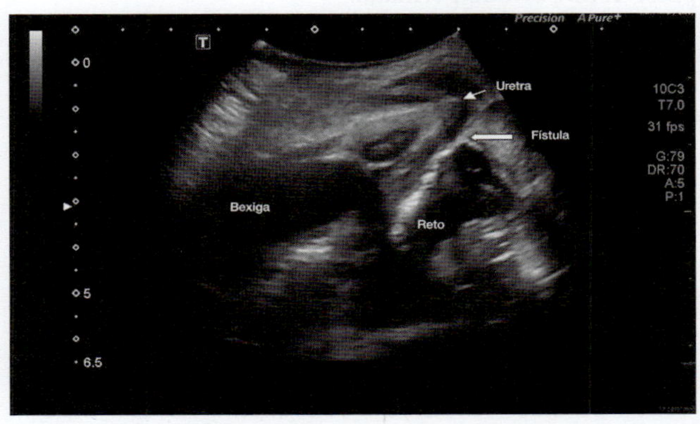

Figura 9 US perineal (sexo masculino) demonstrando fístula retobulbar (seta).
Cortesia da Dra. Claudia Penna.

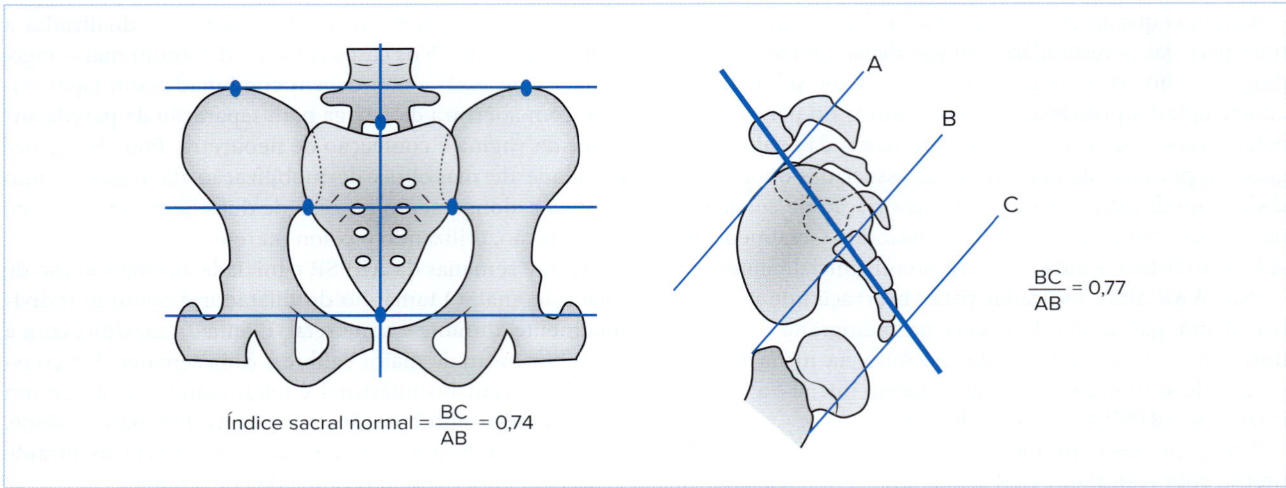

Figura 10 Índice sacral.

As pacientes com persistência de cloaca apresentam particularidades na sua investigação complementar. Após a realização da colostomia e, se necessário, drenagem do hidrocolpos, deve-se avaliar a extensão do canal comum. É necessário o exame endoscópico, para correta caracterização de sua extensão: são considerados curtos os que têm até 3 cm (a maioria dos casos). Deve ser complementado por exame contrastado (cloacograma), que pode ser tridimensional, para correta definição anatômica e planejamento cirúrgico.[6]

CONDUTA TERAPÊUTICA

A partir da avaliação clínica e radiológica realizadas nas primeiras 24 horas de vida, será definido o planejamento cirúrgico. É importante individualizar o tratamento proposto de acordo com o diagnóstico correto, definindo se consistirá em anorretoplastia primária ou colostomia com reconstrução posterior. Atenção deve ser dada às malformações com potencial gravidade, principalmente as cardíacas, já que 30% dos afetados podem apresentar disfunção hemodinâmica grave, inclusive com indicação de correção cirúrgica.[1]

O RN com AAR deve ser mantido em jejum, com reposição hidreletrolítica e antibioticoterapia venosas. Além disso, deve ser feita descompressão gástrica por cateter orogástrico, exceto nos que apresentem atresia de esôfago concomitante.

Nos RN com outras anomalias do tubo digestivo, a abordagem cirúrgica inicial deve contemplar seu estado hemodinâmico. Naqueles que estiverem estáveis, as correções podem ser feitas no mesmo tempo cirúrgico, com o tratamento da atresia de esôfago, seguida do reparo da obstrução duodenal e colostomia. Caso não haja condição clínica, a prioridade é a ligadura da fístula traqueoesofágica e, posteriormente, demais correções.[4]

A reconstrução anorretal é denominada anorretoplastia sagital posterior (ARPSP). É realizada com o paciente em decúbito ventral, com acesso pela região interglútea, com a localização do complexo esfinctérico por eletroestimulação. Isso permite o correto posicionamento do ânus e do reto dentro do complexo muscular, que é formado pelo esfíncter externo, esfíncter interno e músculos elevador do ânus e puborretal. É um procedimento cirúrgico delicado, que demanda uma equipe cirúrgica altamente treinada. Em situações que necessitam de menos mobilização do reto, é denominada anoplastia. A colostomia é confeccionada em dupla boca, separadas por uma trave de pele para que não exista passagem de fezes da boca proximal para a distal, denominada fístula mucosa. Esta pode se comunicar com o trato urinário, e sua contaminação pode levar a infecção do trato urinário (Figura 11).

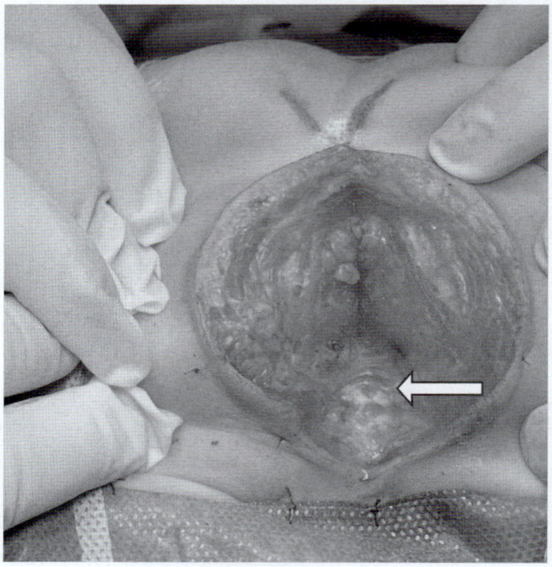

Figura 11 Anorretoplastia sagital posterior (ARPSP), campo cirúrgico. Parede posterior do reto (seta).
Cortesia da Dra. Monique Morgado.

Crianças que apresentam anomalias baixas, como as fístulas perineais e vestibulares, ou gás abaixo do cóccix na radiografia com raios horizontais, podem ser submetidas a anorretoplastia primária, em tempo único no período neonatal precoce, de acordo com a experiência da equipe cirúrgica. Na presença de malformações associadas ou instabilidade hemodinâmica, opta-se pela realização de colostomia no período neonatal, com ARPSP posterior. Geralmente nas AAR sem fístula, é indicada a colostomia inicialmente.[8]

Nas AAR altas, indicadas pela observação de um períneo plano, gás acima do cóccix na radiografia com raios horizontais ou eliminação de mecônio na urina nos pacientes do sexo masculino, a abordagem inicial é a colostomia, com ARPSP 2 a 3 meses depois.[1]

Em pacientes com anomalias altas (com fístula para a uretra, colo vesical ou AAR sem fístula, é necessária a avaliação complementar por meio de um colostograma de alta pressão, administrado pela fístula mucosa, em 8 a 10 semanas. É essencial no sexo masculino, pois demonstra a correta topografia da fístula para o trato urinário, permitindo definição da tática cirúrgica. Fístulas para o colo vesical ou retoprostáticas altas podem indicar a necessidade de acesso abdominal combinado para a mobilização do reto, por laparotomia ou videolaparoscopia (Figura 12).[1]

A persistência de cloaca, por ser uma malformação complexa, demanda a confecção de colostomia no período neonatal com reconstrução anorretal e separação do seio urogenital mais tardiamente. Pode ser necessária vaginostomia na presença de hidrocolpos e/ou drenagem urinária, em caso de hidronefrose. Na reconstrução anorretal, é feita a ARPSP com identificação e isolamento do reto do seio urogenital. O canal comum com até 3 cm de extensão é mobilizado até o períneo, sendo então individualizadas a uretra e a vagina. Nos casos com canal comum mais longo, pode ser necessária abordagem combinada com laparotomia, com abertura da bexiga para separação da parede anterior da vagina e confecção de neouretra. Pode haver necessidade de manobras de mobilização da vagina, como plástica e alongamento no caso de duas hemivaginas, e até substituição, utilizando o cólon ou reto.

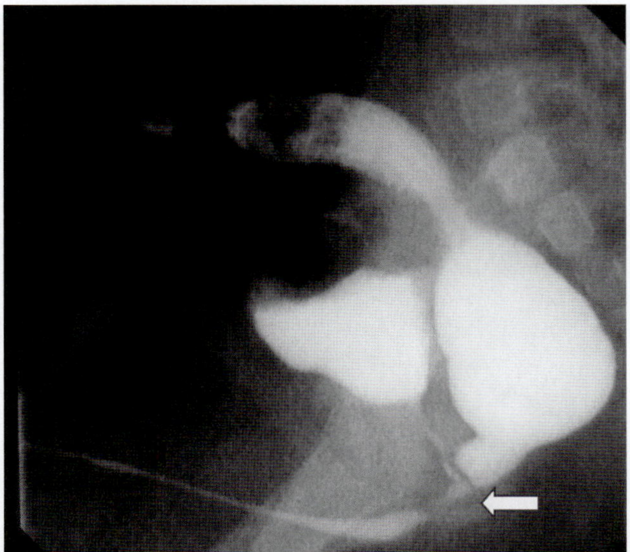

Figura 12 Colostograma distal de alta pressão demonstrando fístula para a uretra bulbar.
Cortesia da Dra. Claudia Penna.

Após 2 semanas da ARPSP, é iniciada a programação de dilatação anal. O tamanho do dilatador é definido individualmente, durante exame retal. É feita 2 vezes/dia, com a troca por outro de maior calibre a cada semana. A reconstrução do trânsito intestinal é feita quando se atinge um determinado calibre de dilatador específico para a idade, conforme a Tabela 2. É necessária sua manutenção durante cerca de 6 meses após a retirada da colostomia.

Tabela 2 Correlação entre idade e diâmetro do dilatador anal (vela de Hegar)

Idade	Dilatador de Hegar
1 a 3 meses	12
4 a 8 meses	13
9 a 12 meses	14
1 a 3 anos	15
3 a 12 anos	16
Mais de 12 anos	17

PROGNÓSTICO

O prognóstico em relação à continência fecal dos portadores de AAR baseia-se na classificação anatômica da anomalia, na presença de alterações medulares e no aspecto do sacro.[4] Os pacientes com anomalias baixas, como as fístulas retoperineal e retovestibular, assim como a fístula para uretra bulbar, o ânus imperfurado sem fístula, com sacro normal e ausência de alterações medulares, apresentam bom prognóstico em relação à continência fecal, porém é mais frequente a constipação intestinal grave. É imperioso o tratamento precoce, com uso de laxantes, dieta adequada e treinamento de toalete. Já os com evolução pouco favorável são os com fístula para o colo vesical, cloaca com canal comum maior que 3 cm, índice sacral inferior a 0,4 e medula ancorada (ou outras alterações medulares). Devem ser submetidos a programa de abordagem intestinal, com enemas diários, prescrição individualizada e equipe multidisciplinar.[8]

REFERÊNCIAS BIBLIOGRÁFICAS

1. Wood RJ, Levitt MA. Anorectal malformations. Clin Colon Rectal Surg. 2018;31(2):61-70.
2. Wang C, Li L, Cheng W. Anorectal malformation: the etiological factors. Pediatr Surg Int. 2015;31:795-804.

3. Moore SW. Associations of anorectal malformations and related syndromes. Pediatr Surg Int. 2013;29(7):665-76.
4. King SK, Krois W, Lacher M, Saadai P, Armon Y, Midrio P. Optimal management of the newborn with an anorectal malformation and evaluation of their continence potential. Semin Pediatr Surg. 2020;29(6):150996.
5. Peña A, Bischoff A. Imaging. In: Surgical treatment of colorectal problems in children. Switzerland: Springer International Publishing; 2015. p.77-99.
6. Ralls M, Thompson BP, Adler B, Ma G, Bates DG, Kraus S, et al. Radiology of anorectal malformations: what does the surgeon need to know? Semin Pediatr Surg. 2020;29(6):150997.
7. Oh C, Youn JK, Han JW, Yang HB, Kim HY, Jung SE. Analysis of associated anomalies in anorectal malformation: major and minor anomalies. J Korean Med Sci. 2020;35(14):e98.
8. Bischoff A, Levitt MA, Peña A. Update on the management of anorectal malformations. Pediatr Surg Int. 2013;29(9):899-904.

CAPÍTULO 9

AFECÇÕES CERVICAIS

Antonio Paulo Durante
Geraldo Magela Nogueira Marques

AO FINAL DA LEITURA DESTE CAPÍTULO, O PEDIATRA DEVE ESTAR APTO A:

- Indicar a biópsia para linfonodomegalias suspeitas, com 2 cm ou mais, persistentes apesar do tratamento clínico e de localização supraclavicular.
- Fazer a suspeita clínica das lesões congênitas, de acordo com sua localização: na linha média, os cistos do ducto tireoglosso, e laterais, as anomalias branquiais, torcicolo congênito, malformações venosas e linfáticas.
- Solicitar ultrassonografia cervical nos casos de cistos do ducto tireoglosso para fazer o diagnóstico diferencial com glândula tireoide ectópica.
- Realizar o diagnóstico de torcicolo congênito nas fases iniciais, com tumoração cervical lateral no período neonatal, evitando-se defeitos musculoesqueléticos definitivos.
- Saber o momento do encaminhamento ao cirurgião pediátrico para o tratamento definitivo.
- Lembrar da possibilidade de lesões malignas cervicais na criança, apesar de raras.

INTRODUÇÃO

A maior parte das doenças que acometem a região cervical em crianças tem origem embrionária e são consideradas lesões congênitas. Alguns outros acometimentos cervicais têm origem infecciosa ou inflamatória, traumática e neoplásica. As neoplasias benignas mais comuns na região cervical, na infância, são hemangioma, linfangioma e higroma cístico. Os processos neoplásicos malignos podem ser de origem primária cervical (neuroblastoma, linfoma e rabdomiossarcoma), porém as metástases de outros tumores primários de outras regiões também podem ter manifestação cervical.

LESÕES INFLAMATÓRIAS

O aumento do volume linfonodal inespecífico na região cervical é o tipo de alteração de aspecto tumoral mais prevalente em crianças e, em geral, resulta de hiperplasia reacional autolimitada. Está comumente relacionado a infecção viral da via aérea superior, com resolução espontânea e, na maioria das vezes, é bilateral. Pelo fato de os linfonodos cervicais anteriores drenarem as regiões de boca e faringe, quase sempre, na vigência de infecção de trato aéreo superior, há acometimento desta cadeia, o que torna os linfonodos aumentados e palpáveis nas crianças entre 2 e 10 anos de idade. As massas palpáveis em região cervical antes dos 2 anos estão mais relacionadas a lesões císticas congênitas como os higromas e os cistos de origens diversas (tireoglosso, branquial). A extensa estrutura linfática do segmento cefálico faz as infecções virais e bacterianas terem frequentemente alguma expressão em linfonodos cervicais.

Linfadenite aguda supurativa

A infecção bacteriana da orofaringe ou de regiões drenadas pela cadeia cervical pode causar esse tipo de acometimento. Os agentes etiológicos mais comuns são *Streptococcus hemolyticus* e *Staphylococcus aureus* penicilino-resistentes (mais prevalente), muito embora a cultura do material drenado dessas lesões possa conter ambos os agentes infecciosos, outros agentes menos frequentes ou mesmo ser negativa. O quadro clínico inicial de uma síndrome respiratória infecciosa em geral determina o diagnóstico. O tratamento cirúrgico com drenagem do abscesso que se forma no linfonodo somente é indicado caso o tratamento clínico, com uso de antibióticos, não seja suficiente para reverter o processo. Naqueles casos em que a criança evolui com gravidade e toxemia, está indicada a internação hospitalar, a antibioticoterapia intravenosa e a drenagem cirúrgica do linfonodo,

muitas vezes deixando um dreno laminar para garantir a efetividade da resolução. A melhora clínica em geral se dá em 2 ou 3 dias, porém o antibiótico deve ser mantido pelo tempo de uso preconizado. A resolução definitiva do processo inflamatório pode levar algumas semanas. A internação hospitalar também pode ser indicada naquelas crianças nas quais se exige um diagnóstico diferencial da tumoração cervical.[1]

Linfadenite crônica

O aumento dos linfonodos cervicais pode ocorrer sem que a criança apresente um quadro infeccioso agudo evoluindo com gânglios aumentados em volume, de consistência fibroelástica, sem sinais de processo infeccioso ou inflamatório associado que dificilmente progridem para flutuação e drenagem. Esse tipo de acometimento deve ser investigado para a associação com tuberculose e para a doença da arranhadura de gato. A criança deve ser avaliada periodicamente, de preferência pelo mesmo pediatra, e é comum receber tratamento oral com antibiótico cujo espectro cobre a infecção por *Staphylococcus aureus*. A criança com persistência dessa tumoração por mais de 6 a 8 semanas, mesmo após o uso de antibiótico, deve ser encaminhada para a retirada desse gânglio, que será submetido a exame anatomopatológico, e indica-se também a realização de cultura do material excisado. As tumorações linfonodais persistentes em região supraclavicular e no triângulo posterior do pescoço estão mais relacionadas a neoplasias malignas.[2]

Linfadenite micobacteriana

O agente etiológico mais frequente nas linfadenites micobacterianas é o complexo *Mycobacterium avium-intracellulare-scrofulacium* (MAIS), já que a pasteurização do leite de vaca eliminou da circulação a micobactéria de origem bovina, com porta de entrada na mucosa da hipofaringe. A linfadenopatia, em geral supraclavicular, causada por *M. tuberculosis* é considerada uma extensão da doença pulmonar. A infecção por micobactéria atípica acontece mais frequentemente entre 1 e 5 anos de idade e é rara antes disso. De acometimento predominantemente unilateral, pode ser causada por algum tipo de micobactéria que não tem virulência, mas que se aloja no gânglio cervical, fazendo dele um reservatório. Uma vez afastada a hipótese de acometimento ganglionar secundário à doença pulmonar, o diagnóstico pode ser feito por meio de anatomia patológica e resultado de culturas. É de suma importância afastar a hipótese de doença pulmonar associada, pois o tratamento da infecção de origem pulmonar é completamente diferente do tratamento de uma infecção por micobactéria inespecífica. Nesta segunda hipótese, de modo geral, o diagnóstico é pós-operatório, pois a persistência do gânglio aumentado, a despeito do tratamento clínico, leva à indicação de excisão, cultura e exame anatomopatológico.

Doença da arranhadura de gato

A doença da arranhadura de gato é uma doença zoonótica causada pela lesão superficial da pele por gatos, cachorros e macacos cujo agente etiológico é a *Rochalimaea henselae*. A evolução se dá a partir da formação de lesões pustulosas no local da lesão primária após 3 a 5 dias, progredindo para acometimento de um único gânglio correspondente à drenagem do local da lesão primária em 1 a 2 semanas. Não há um tratamento específico, e a linfadenomegalia em geral regride após algumas semanas. O diagnóstico é feito a partir de uma anamnese criteriosa. Caso haja persistência da linfadenomegalia, procede-se de maneira semelhante a outras adenomegalias persistentes: excisão completa, cultura e anatomopatológico.[3]

LESÕES CONGÊNITAS

As lesões congênitas cervicais representam o segundo grupo mais frequente em crianças. A localização anatômica das lesões facilita o diagnóstico. As lesões mais comuns situadas em linha média são os cistos de ducto tireoglosso (CDT), cistos dermoides, teratomas, fendas cervicais medianas, cistos epidermoides e rânulas. As lesões mais comuns situadas na região lateral são anomalias branquiais, torcicolo congênito e laringocele. Por fim, as anomalias vasculares podem se apresentar em qualquer localização cervical.

Cistos do ducto tireoglosso

Os cistos do ducto tireoglosso (CDT) são as anomalias cervicais congênitas da linha média mais comuns, com incidência de 7% da população. Em crianças, correspondem à segunda lesão cervical mais comum, sendo ultrapassado pelas linfadenopatias. Caracteristicamente, apresentam-se como uma massa cística cervical na linha média, intimamente associada ao osso hioide e, assim, móvel à deglutição.[4]

A justificativa para a presença de CDT encontra-se no desenvolvimento embriológico da glândula tireoide. A origem da glândula tireoide é o forame cego da língua. Durante a 4ª semana de gestação, um divertículo ventral do forame cego é formado a partir da 1ª e da 2ª bolsas faríngeas. Esse divertículo desce na linha média do pescoço como o trato tireoglosso até a posição anatômica da tireoide na base do pescoço, onde os lobos da tireoide se separam, na 7ª semana. O caminho de descida é geralmente anterior ao osso hioide, mas pode ser posterior ou através do osso, e termina na superfície anterior dos primeiros anéis traqueais. O trato geralmente se atrofia e desaparece até a 5ª semana de gestação. Porções do trato e resquícios de tecido tireoidiano associados a ele podem persistir em qualquer ponto entre a língua e a tireoide. O lobo piramidal pode ser considerado o remanescente mais caudal desse trato e está presente em aproximadamente um terço dos indivíduos normais. Um CDT surge como uma expansão cística de um remanescente do trato do ducto tireoglosso. O estímulo para a expansão não é conhecido; uma das teorias é de que o tecido linfoide associado ao trato se hipertrofia no momento de uma infecção regional, obstruindo-o e, assim, há a formação de cisto. Em alguns casos, tecido tireoidiano ectópico encontra-se dentro do cisto.[4]

Os CDT ocorrem ao longo do caminho de descida da tireoide do forame cego na base da língua até a porção inferior do pescoço. Aproximadamente 60% dos CDT são adjacentes ao osso hioide (Figura 1), 24% ficam acima do hioide e 13% ficam abaixo. Os 8% restantes dos cistos são intralinguais e podem representar risco de obstrução aguda das vias aéreas. A maioria dos CDT é diagnosticada durante os primeiros 5 anos de vida. Por sua comunicação com a cavidade oral, os cistos podem flutuar em tamanho, e um terço dos pacientes apresentam infecção ativa do cisto ou história de infecção anterior.

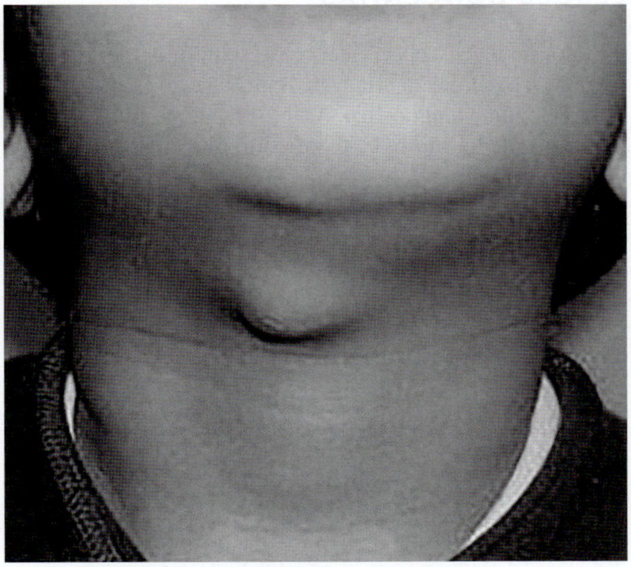

Figura 1 Cisto de ducto tireoglosso.

O exame de imagem mais utilizado para o diagnóstico é a ultrassonografia. A estreita relação dos CDT com o osso hioide favorece seu diagnóstico. A imagem pela ultrassonografia revela uma massa bem definida de parede fina, anecoica ou hipoecoica, com realce acústico posterior na linha média anterior do pescoço. Este exame também é útil para definir ou não a glândula tireoide tópica. Sua ausência alerta para a presença de tecido tireoidiano ectópico dentro do cisto (presente em 1 a 2% dos CDT) ou ao longo do trajeto tireoglosso. A literatura é controversa sobre a necessidade de outros exames complementares, no intuito de diagnosticar tireoide ectópica, como a cintilografia de tireoide. De um modo geral, a cintilografia de tireoide deve ser solicitada nos casos de evidência clínica de hipotireoidismo ou caso a massa pareça sólida sem uma glândula tireoide normal encontrada no exame de ultrassonografia.

O procedimento cirúrgico padrão é a ressecção do cisto e da porção média do osso hioide em continuidade e a ressecção de um núcleo de tecido do hioide para cima em direção ao forame cego, uma operação conhecida como procedimento de Sistrunk. Pacientes com cisto infectado devem receber antibioticoterapia e, preferencialmente, não realizar incisão e drenagem, pois esta manipulação pode causar cicatrizes e dificultar a cirurgia posteriormente, além das alterações já causadas pelo processo inflamatório decorrente da infecção. Em geral, recomenda-se aguardar entre 4 e 6 semanas após a terapêutica clínica para a realização da cirurgia definitiva.

As complicações operatórias mais comuns são infecção e sangramento, com formação de hematoma com potencial risco de causar obstrução de via aérea alta. A taxa de recorrência dos CDT é de 2 a 5%, o que pode ser explicado pela arborização do trato tireoglosso acima do osso hioide, que não foi ressecado por completo. A malignização do CDT é inferior a 1%, geralmente como achado incidental por ocasião do exame histológico após intervenções em adultos, correspondendo a carcinomas papilares na maioria dos casos.[5]

Cistos dermoides

Cistos dermoides são anomalias benignas do desenvolvimento cutâneo, sendo compostos de elementos ectodérmicos e mesodérmicos, mas, ao contrário dos teratomas, não contêm quaisquer derivados endodérmicos. Essas lesões são tipicamente da linha média e bem circunscritas. São considerados congênitos, mas cerca de 40% estão presentes no nascimento e os 60% restantes são diagnosticados até os 5 anos de vida. Cerca de 80% dos cistos dermoides ocorrem na cabeça e no pescoço, preferencialmente no terço externo da sobrancelha. Destes, cerca de 20% ocorrem em região cervical, particularmente submentonianos. Em geral, apresentam-se como massa subcutânea, superficial e indolor, não pulsáteis e não compressíveis. Podem ser confundidas com CDT, mas, ao contrário destes, os cistos dermoides são superficiais e não têm conexão com o osso hioide e, portanto, não se movem com a protrusão da língua. O tratamento é cirúrgico com excisão completa da lesão. A aparência amarelada na cirurgia e o conteúdo do cisto sebáceo comum permitem a distinção de um cisto do ducto tireoglosso. Caso o cisto esteja adjacente ao osso hioide e haja dúvida diagnóstica, deve-se realizar o procedimento formal de Sistrunk.[4]

Teratomas

Teratoma é um tumor composto por todas as três camadas de células germinativas: ectoderma, mesoderma e endoderma. A localização mais comum dos teratomas congênitos é a região sacrococcígea, e o segundo local mais comum é a região de cabeça e pescoço. O diagnóstico pode ser realizado no período antenatal por meio de ultrassonografia, principalmente nas grandes lesões, nas quais se evidencia polidrâmnio, compressão de vias aéreas e pode até resultar em hidropsia fetal. O tratamento pode ser necessário por ocasião do parto, ainda antes de clampear o cordão umbilical: o chamado procedimento EXIT (tratamento intraparto extraútero). No período pós-natal, a ressecção completa está indicada.[4]

Fenda cervical mediana

A fenda cervical de linha média é uma anomalia rara que se acredita ser decorrente da falha de fusão anterior dos dois

primeiros arcos branquiais. A fenda cervical de linha média está frequentemente associada à hipoplasia de várias estruturas da linha média do pescoço, como fenda mediana de lábio inferior, fenda de mandíbula e fenda de língua, mas não tem nenhuma associação com o osso hioide.[6] O diagnóstico é clínico e apresenta-se como uma área longitudinal de pele adelgaçada ou atrófica ao longo da linha média anterior do pescoço, podendo estender-se desde o queixo até o manúbrio (Figura 2). A excisão completa precoce é recomendada, tanto pela cosmética quanto para evitar limitações à extensão do pescoço e ao crescimento mandibular. O fechamento da ferida é realizado usando uma série de Z-plastias, para evitar uma cicatriz linear de contração (Figura 3).

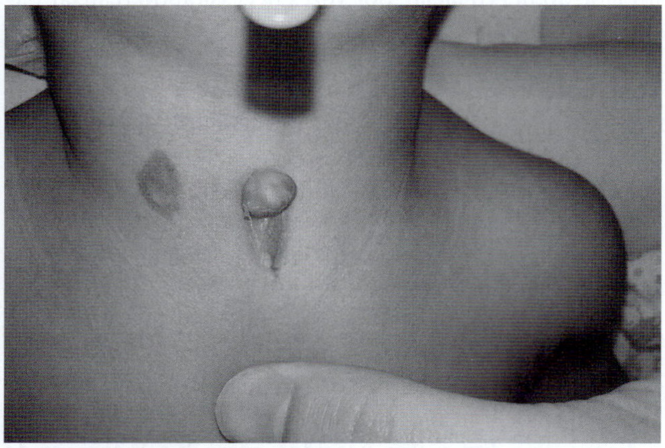

Figura 2 Fenda cervical mediana.

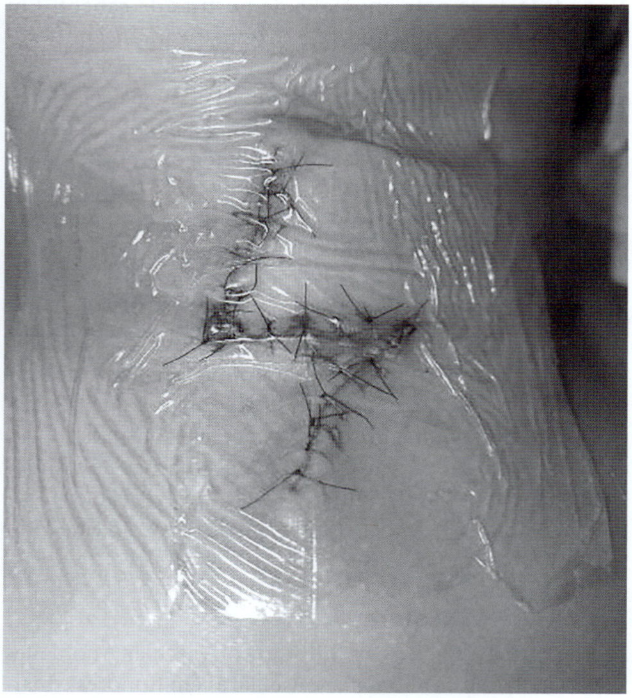

Figura 3 Fenda cervical mediada: tratamento cirúrgico por Z-plastia.

Anomalias branquiais

As anomalias branquiais representam o segundo grupo de lesões congênitas cervicais mais comum em crianças, sendo divididas de acordo com sua origem embriológica específica. As anomalias do segundo arco são as mais comuns (92 a 95%), seguidas do primeiro arco (5 a 8%) e, mais raramente, do terceiro e quarto arcos.[4]

Durante a 4ª semana de gestação, as células da crista neural migram para a futura região da cabeça e pescoço. Uma série de 6 arcos branquiais ou faríngeos emparelhados começam a se desenvolver. Em humanos, os dois últimos arcos têm vida muito curta. Seu mesoderma é coberto externamente pelo ectoderma e revestido internamente pelo endoderma. Estas formações podem originar estruturas cervicais normais, deixar vestígios patológicos ou involuir totalmente. Cada arco branquial e seus componentes dão origem às futuras estruturas anatômicas. O primeiro arco branquial forma a mandíbula, uma parte da maxila e as estruturas do ouvido interno. A primeira fenda e a bolsa conectam-se para formar o ouvido médio, a membrana timpânica e o conduto auditivo externo. As bolsas restantes dão origem a estruturas glandulares normais. A tonsila palatina e a fossa supratonsilar originam-se da segunda bolsa. A terceira bolsa dá origem ao timo e às glândulas paratireoides inferiores, enquanto a quarta bolsa é responsável pelas glândulas paratireoides superiores.

As anomalias podem se apresentar como fístulas, cistos, tratos sinusais ou remanescentes cartilaginosos, e acredita-se que surjam da obliteração incompleta durante a embriogênese. Os cistos têm revestimento mucoso ou epitelial, mas sem aberturas externas. Os seios podem se comunicar externamente para a pele ou internamente para a faringe, enquanto as fístulas se comunicam com ambos. Quando um trato externo está presente, as anomalias branquiais geralmente são diagnosticadas na 1ª década de vida. No entanto, quando não há abertura externa, o diagnóstico pode demorar até a vida adulta. Até 10% dessas lesões são bilaterais. A presença de fossetas pré-auriculares em pacientes com anomalias branquiais deve levantar a suspeita para a síndrome branquio-otorrenal, que é uma condição autossômica dominante com perda auditiva associada, malformações de ouvido e anomalias renais.

Anomalias do segundo arco branquial

As anomalias do segundo arco branquial geralmente se situam em algum lugar entre a borda anterior inferior do músculo esternocleidomastóideo e a fossa tonsilar da faringe. As anomalias foram classificadas em quatro tipos. O tipo 1 é superficial, mas localizado profundamente ao platisma e à fáscia cervical, ao longo da borda anterior do músculo esternocleidomastóideo. As anomalias do tipo 2 são as mais comuns. Elas dirigem-se profundamente ao músculo e anterior ou posterior à artéria carótida. As lesões do tipo 3 passam entre a bifurcação carotídea e ficam adjacentes à faringe. As lesões do tipo 4 são mediais à bainha carotídea e próximas à faringe, geralmente no nível da fossa tonsilar.[4]

A apresentação mais comum em bebês e crianças pequenas é uma fístula ao longo da borda anterior do músculo esternocleidomastóideo, com drenagem de secreção hialina. Em crianças maiores, apresenta-se como uma massa cervical indolor ao longo da borda anterior do músculo esternocleidomastóideo ou próximo ao ângulo da mandíbula.

A excisão eletiva é recomendada assim que o diagnóstico for realizado. Normalmente, não há urgência; portanto, pode-se adiar a excisão até os 6 meses de idade ou permitir o tratamento de uma infecção aguda. O objetivo é a excisão completa do trato sem lesão dos nervos ou estruturas vasculares circundantes. Nos casos de fístula, deve-se identificar o trajeto completo, com o auxílio de uma sonda lacrimal ou injeção de azul de metileno. Se o trato for longo, pode-se utilizar uma segunda ou terceira incisão (chamada de "escada") ao longo de uma prega cutânea mais cefálica (Figura 4).

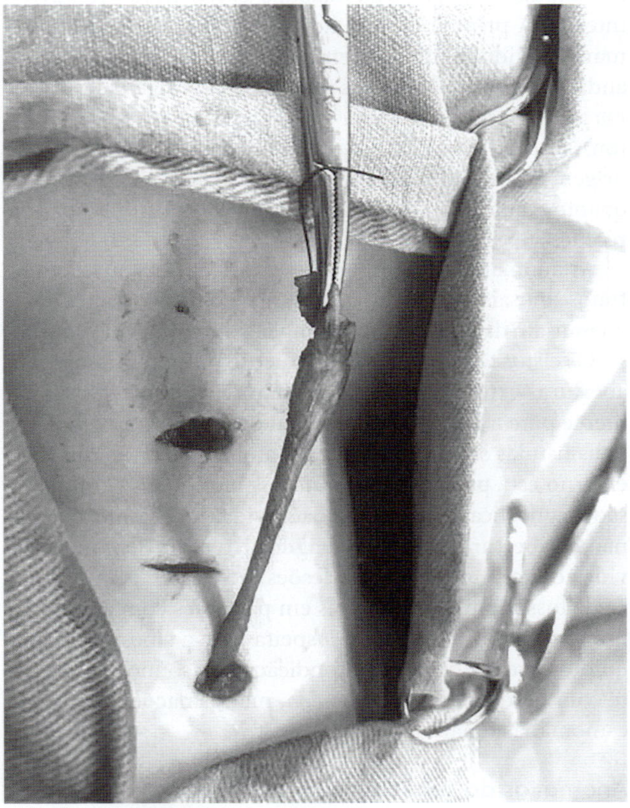

Figura 4 Anomalia de segundo arco branquial: tratamento cirúrgico.

Anomalias do primeiro arco branquial

As anomalias do primeiro arco branquial são menos comuns. Os remanescentes podem persistir em qualquer lugar entre o canal auditivo externo e a área submandibular. São classificadas em dois tipos. As lesões do tipo 1 são mais raras e consideradas duplicações do meato auditivo externo membranoso. Eles são de origem ectodérmica e geralmente cruzam lateralmente ao nervo facial. As lesões do tipo 2 contêm elementos ectodérmicos e mesodérmicos, que podem incluir cartilagem. Essas anomalias passam medialmente ao nervo facial, mas podem se manifestar em locais pré-auriculares, infra-auriculares ou pós-auriculares. Uma comunicação com o conduto auditivo externo pode estar presente.

Quando há sintomas, crianças podem apresentar otorreia, drenagem de conteúdo purulento próximo à orelha ou no nível do ângulo da mandíbula e rápido aumento da região parotídea. Otoscopia cuidadosa e exames de imagem (ultrassonografia, tomografia computadorizada, ressonância magnética) podem ser empregados para definir a anatomia das lesões.

A excisão cirúrgica completa é mais uma vez recomendada, mas muito cuidado deve ser tomado em razão da proximidade do nervo facial, por vezes necessitando realizar parotidectomia superficial.

Torcicolo congênito

O termo clínico "torcicolo" deriva de duas palavras latinas *tortum collum*, que significa pescoço torcido. Torcicolo congênito é definido como uma contratura ou fibrose do músculo esternocleidomastóideo, levando à tração homolateral da cabeça e sua rotação para o lado contralateral ao da lesão. Tem incidência estimada entre 0,3 e 1,9% e sua etiologia permanece desconhecida, sendo as hipóteses mais citadas a isquemia do músculo, o trauma durante o nascimento ou a posição pélvica intraútero. Existem duas formas clássicas de apresentação clínica, de acordo com a idade em que é feito o diagnóstico. Em recém-nascidos, entre 2ª e 4ª semana de vida, como um tumor indolor, de consistência endurecida, no trajeto do músculo esternocleidomastóideo (Figura 5). Nesta fase, já se nota anomalia de postura da cabeça. Em crianças maiores, quando não diagnosticada no período neonatal, a tumoração pode regredir e evoluir para fibrose do músculo, resultando uma assimetria craniana (plagiocefalia). O diagnóstico clínico é inconfundível, pois trata-se de uma massa dentro do músculo. Na dúvida diagnóstica, a ultrassonografia pode confirmar o diagnóstico. A terapêutica principal é a fisioterapia e medidas posturais, que consistem no alongamento passivo do músculo afetado por meio da rotação da cabeça para o lado contrário ao da lesão. Além disso, associa-se a movimentação da cabeça para trás e para frente. Tais movimentos devem ser repetidos 2 a 3 vezes/dia, sendo mantido por um período mínimo de 3 meses. A resolução completa, na maioria dos casos, ocorre em até 6 a 8 meses a partir do diagnóstico precoce. Por outro lado, em caso de não resposta após 1 ano ou em situações de assimetria facial progressiva (Figuras 6 e 7), a intervenção cirúrgica é indicada, com secção transversal do músculo e de todo tecido fibroso da fáscia cervical.[7]

Anomalias vasculares

A International Society for the Study of Vascular Anomalies (ISSVA) dividiu as anomalias vasculares em tumores e malformações vasculares, e ambas podem afetar a região cervical. A etiologia dos tumores vasculares é a proliferação de

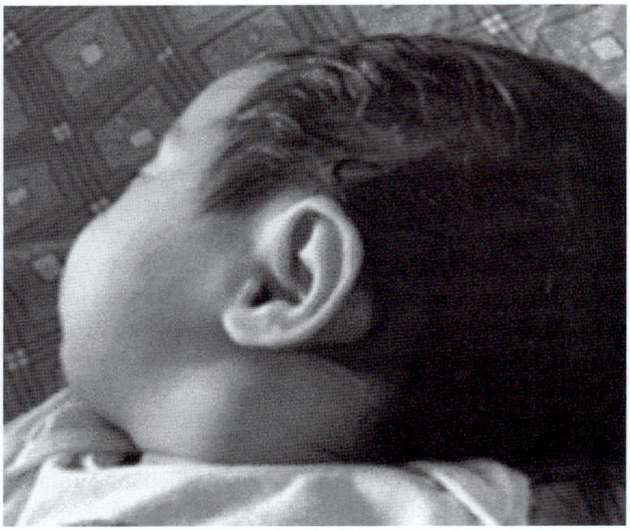

Figura 5 Torcicolo congênito.

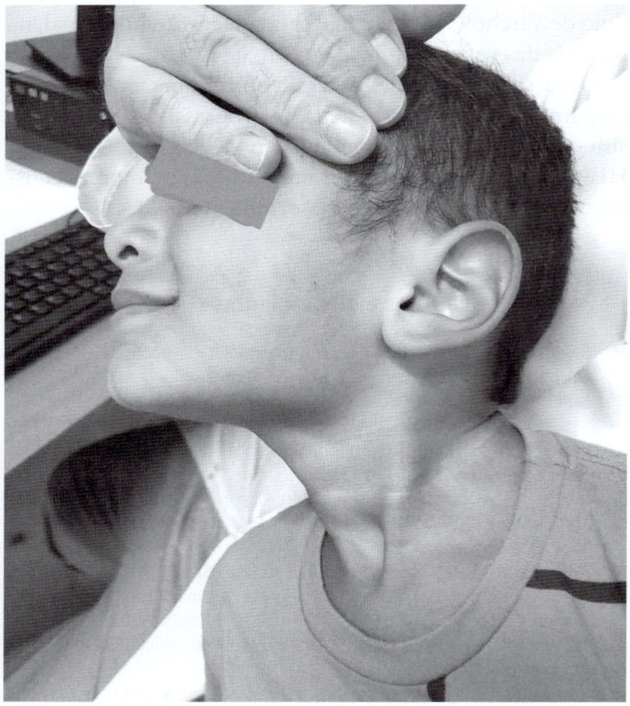

Figura 6 Torcicolo congênito.

células endoteliais, enquanto, nas malformações, há erro na morfogênese de canais vasculares ou nos canais linfáticos. As malformações vasculares são divididas de acordo com o vaso anômalo predominante (capilar, venoso, linfático, arterial ou combinado), e suas características de fluxo. Geralmente estão presentes ao nascimento, não têm tendência à regressão espontânea e podem aumentar com o tempo. Os tumores são classificados em benignos, localmente agressivos e malignos.[8]

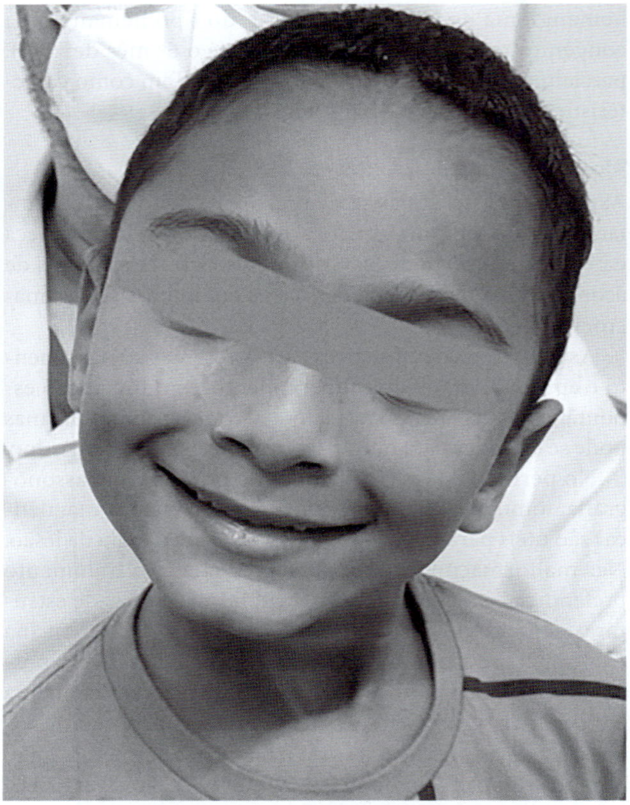

Figura 7 Torcicolo congênito: assimetria facial.

Hemangioma da infância

O hemangioma da infância é o tumor vascular benigno mais prevalente em crianças menores de 1 ano, afetando 5 a 10% da população. Tem como característica o marcador GLUT1 (anticorpo monoclonal para imuno-histoquímica) positivo. Cerca de 60% dos hemangiomas acometem a região da cabeça e do pescoço. A história natural é característica: o bebê nasce sem lesão ou com uma mancha anêmica ou vascular, denominada lesão precursora. A mancha prolifera nas semanas seguintes, tornando-se uma placa ou uma tumoração. A lesão cresce de forma acelerada nos 2 primeiros meses e mais lentamente até por volta do 8º mês de vida. Segue-se um período de regressão lenta até os 10 meses de idade, momento em que 90% dos hemangiomas desaparecem completamente. Estima-se que 10 a 20% dos hemangiomas necessitam de algum tratamento. Os hemangiomas que têm indicação de tratamento incluem os que causam oclusão palpebral, labial, borda palpebral, ponta do nariz, segmentares extensos e os de qualquer localização com crescimento acelerado. O tratamento inicial tem sido medicamentoso, sendo o propranolol (2 mg/kg de peso/dia) a droga de primeira linha terapêutica.[8]

Hemangioma congênito

O hemangioma congênito é um tipo de tumor vascular benigno cuja fase de crescimento é intraútero, e a criança nasce com a tumoração. Seu comportamento é diferente do

hemangioma da infância. Pode ser do tipo hemangioma congênito rapidamente involutivo (até o 6º mês de vida), parcialmente involutivo e não involutivo. Tem como característica o marcador GLUT1 negativo.

Malformações linfáticas

As malformações linfáticas, antigamente denominadas linfangioma ou higroma cístico, acometem a região de cabeça e pescoço em cerca de 50% dos casos. São classificados de acordo com a morfologia dos cistos em microcísticos, macrocísticos e mistos.

As malformações linfáticas estão presentes ao nascimento e apresentam um crescimento lento, sem involução espontânea. A região cervical lateral é a mais acometida, mas pode se estender para outras regiões, inclusive o mediastino.

No período pós-natal, exames de imagem (ultrassonografia, tomografia computadorizada, ressonância magnética) são úteis para definir a extensão e a morfologia da lesão. Nas malformações linfáticas macrocísticas, o tratamento preferencial é a escleroterapia, evitando-se lesões de estruturas neurovasculares. As drogas utilizadas são a bleomicina e OK-432, produzindo uma resposta inflamatória com posterior esclerose e fibrose da lesão, com regressão completa em cerca de 90% das lesões macrocísticas. Nas malformações linfáticas microcísticas ou mistas, a escleroterapia não tem boa resposta, sendo necessária a ressecção cirúrgica.[8]

LESÕES NEOPLÁSICAS

As lesões neoplásicas cervicais representam o terceiro grupo mais frequente em crianças, quer sejam benignas ou malignas. As lesões benignas que se destacam são lipomas, neurofibroma e nódulos tireoidianos.

Lesões neoplásicas benignas

Os lipomas são neoplasias mesenquimais benignas encapsuladas de células adiposas, sendo incomuns em crianças. São lesões bem delimitadas e indolores, cujo tratamento de escolha é a ressecção cirúrgica.

Os neurofibromas são tumores não encapsulados que podem aparecer isoladamente ou como parte de neurofibromatose. São tumores profundamente localizados e que podem comprimir estruturas vitais, exigindo tratamento cirúrgico.

Os nódulos tireoidianos podem ser decorrentes de uma lesão benigna, como o nódulo coloide do adolescente; às vezes, um aumento difuso de um lobo inteiro pode ser confundido como um nódulo, como na tireoidite de Hashimoto. No entanto, qualquer criança com nódulo isolado da tireoide, principalmente na idade escolar ou adolescência, deve ser considerada portadora de neoplasia maligna até que se prove o contrário. A chance de um adolescente com nódulo isolado da tireoide ser portador de câncer é de cerca de 70%.

Lesões neoplásicas malignas

A prevalência de lesões malignas entre os pacientes atendidos no ambiente de atenção primária é relativamente baixa. Em contraste, a prevalência de malignidade em biópsias de linfonodos realizados em centro de referência pediátrica varia de 13 a 27%. A maioria dos nódulos aumentados está relacionada a causas benignas, como infecção. No entanto, a linfadenopatia pode ser o sinal de apresentação de leucemia, linfoma, histiocitose, neuroblastoma e tumores de células germinativas. Os cânceres mais comuns associados à linfadenopatia de cabeça e pescoço são neuroblastoma, rabdomiossarcoma, linfoma não Hodgkin e leucemia em crianças menores de 6 anos, enquanto os linfomas (tanto Hodgkin como não Hodgkin) predominam em crianças entre 7 e 13 anos; o linfoma de Hodgkin é a histologia mais comum em crianças com mais de 13 anos.[9]

A adenopatia na área auricular posterior, epitroclear ou supraclavicular é mais preocupante para malignidade do que a adenopatia em outras áreas. Em particular, a linfadenopatia supraclavicular (ou cervical inferior) está associada a um alto risco de malignidade (de 75 a 100%) em crianças. A adenopatia supraclavicular direita pode ocorrer em conjunto com cânceres envolvendo os linfonodos mediastinais. Em contraste, a adenopatia supraclavicular esquerda ("nódulo de Virchow") sugere malignidade intra-abdominal, na maioria das vezes, linfoma.

Deve-se suspeitar de leucemia ou linfoma em pacientes com linfadenopatia persistente ou progressiva cervical persistente ou generalizada, nenhuma evidência de infecção por HIV, vírus Epstein-Barr ou citomegalovírus e sintomas constitucionais (p. ex., perda de peso, febre, fadiga).[10]

REFERÊNCIAS BIBLIOGRÁFICAS

1. Swanson DS. Diagnostic approach to and initial treatment of cervical lymphadenitis in children. In: Basow DS (eds.). UpTo-Date., 2010.
2. Dulin MF, Kennard TP, Leach LL, Williams R. Management of cervical lymphadenitis in children. Am Fam Physician. 2008;78:1097-8.
3. Weinstock MS, Patel NA, Smith LP. Pediatric cervical lymphadenopathy. Pediatr Rev. 2018;39(9):433-43.
4. Lillehei C. Neck cysts and sinuses. In: Coran AG, Adzick NS, Krummel TM, Laberge JM, Shamberger R. (eds.). Pediatric surgery. 7.ed. v.1. New York: Elsevier; 2012. p.754-62.
5. Rayess HM, Monk I, Svider PF, Gupta A, Raza SN, Lin H-S. Thyroglossal duct cyst carcinoma: a systematic review of clinical features and outcomes. Otolaryngol Head Neck Surg. 2017;156(5):794-802.
6. Tsukuno M, Kita Y, Kurihara K. A case of midline cervical cleft. Congenit Anom. 2002;42(2):143-5.
7. Kuo AA, Tritasavit S, Graham JM Jr. Congenital muscular torticollis and positional plagiocephaly. Pediatr Rev. 2014;35(2):79-87.
8. Wassef M, Blei F, Adams D, Alomari A, Baselga E, Berenstein A, et al. Vascular anomalies classification: recommendations from the International Society for the Study of Vascular Anomalies. Pediatrics. 2015;136(1):e203-14.
9. Celenk F, Gulsen S, Baysal E, Aytac I, Kul S, Kanlikama M. Predictive factors for malignancy in patients with persistente cervical lymphadenopathy. Eur Arch Otorhinolaryngol. 2016;273(1):251-6.
10. Arboleda LPA, de Mendonça RMH, Lopez EEM, Araújo ALD, Palmier NR, de Pauli Paglioni M, et al. Global frequency and distribution of head and neck cancer in pediatrics, a systematic review. Crit Rev Oncol Hematol. 2020;148:102892.

CAPÍTULO 10

DEFORMIDADES TORÁCICAS

Gilson Nagel Sawaya
Paschoal Napolitano Neto

AO FINAL DA LEITURA DESTE CAPÍTULO, O PEDIATRA DEVE ESTAR APTO A:

- Reconhecer as principais deformidades torácicas da infância.
- Conhecer as principais correlações clínicas.
- Indicar os exames necessários.
- Conhecer alternativas não cirúrgicas de tratamento.
- Orientar os familiares quando houver necessidade de cirurgia.

INTRODUÇÃO

As deformidades da parede torácica (DPT) agregam todas as alterações que acometem o esterno, o gradio costal e a musculatura da caixa torácica. Podem ser congênitas ou adquiridas, relacionadas ou não a síndromes genéticas, e são facilmente diagnosticas com o exame físico. A intenção deste capítulo é fornecer uma ferramenta no auxílio do diagnóstico, sem se aprofundar nos quesitos etiopatogênicos, cirúrgicos, etc.

Por muito tempo, essas deformidades foram relegadas, no que diz respeito ao tratamento, a espera da fase adulta, muito em razão dos maus resultados obtidos pelas cirurgias convencionais quando realizadas na infância. Elas implicavam grandes incisões, ressecções de costelas e, frequentemente, com recidiva da deformidade; além disso, em alguns casos, desencadeavam síndromes torácicas asfixiantes, pelo não desenvolvimento da parede com o crescimento.

Essa percepção começou a mudar quando em 1998, Donald Nuss, cirurgião pediátrico de Norfolk, EUA, publicou no *Journal of Pediatric Surgery* sua técnica em que utilizava métodos minimamente invasivos com excelente resultado cosmético e funcional final. Consistia na introdução de uma barra de aço retroesternal, modelada de acordo com o tórax do paciente, com auxílio visual da toracoscopia. Não havia mais, portanto, a necessidade de ressecções nem grandes incisões. Percebeu-se também que a faixa etária dos 8 aos 12 anos era a que mais se beneficiava deste tratamento, despertando interesse de toda a classe pediátrica para essas deformidades. O tórax nessa idade ainda não adquiriu a rigidez característica da fase adulta, tornando-o facilmente remodelável.

Desde então, com a aceitação mundial dessa técnica, vários pacientes começaram a procurar estes centros de referência, inclusive para outros tipos de deformidades, que se beneficiaram deste *boom* causado pela cirurgia de Nuss. Com isso, várias técnicas e materiais foram desenvolvidos para dar suporte às DPT.

Um detalhe pouco valorizado na rotina desses pacientes é o comprometimento psíquico e emocional. Essas deformidades causam dificuldade de aceitação do componente estético; numa fase inicial, o incômodo dos pais os fazem procurar pelo auxílio. Alcançando a adolescência, quem o faz é o paciente. São jovens retraídos, tímidos, usando roupas de tamanho maior para esconder a deformidade. Sabe-se que, em casos extremos, há pensamentos suicidas por parte de alguns deles.

DIAGNÓSTICO

A parede torácica na infância e na pré-adolescência apresenta grande maleabilidade, portanto, dificilmente há fenômenos compressivos neste período, exceto nos casos extremos (Figura 1). Ao mesmo tempo, ela permite uma remodelação mais fácil do que na fase adulta. O diagnóstico precoce auxilia no tratamento definitivo para obtenção do melhor resultado desejado. Geralmente, a aceitação é maior nos tratamentos conservadores e, quando cirúrgico, menos doloroso e de recuperação mais rápida.

As DPT compreendem uma gama enorme de patologias, mas as mais frequentemente vistas nos consultórios pediátricos são:

- Tórax escavado, *pectus excavatum* ou peito de sapateiro.
- Tórax carinado, *pectus carinatum* ou peito de pombo.

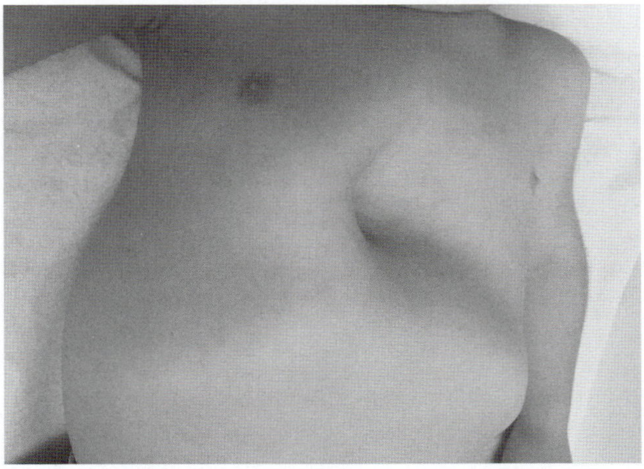

Figura 1 Tórax escavado, compressão cardíaca e pulmonar pela gravidade da deformidade.

- Fendas ou *clefts* esternais.
- Síndrome de Poland.
- Síndromes de insuficiência torácica.

Todas são facilmente diagnosticadas ao exame físico. Alguns já podem ser identificadas no período perinatal. Avalia-se a posição do osso esterno: se retificado, afundado ou com protrusão. O mesmo se faz com as costelas, incluindo ausências focais ou totais. A musculatura peitoral também deve ser identificada. Muitos pacientes são encaminhados após diagnóstico inicial de escoliose, frequentemente associado a DPT.

Radiografia simples de tórax e tomografia computadorizada auxiliam na programação clínica e cirúrgica. Quando possível, tomografias com reconstrução em 3D ajudam no planejamento dos procedimentos.

Como podem causar compressão nos órgãos torácicos internamente, uma avaliação cardiológica e pulmonar pode ser necessária. Os sintomas referidos com mais frequência são palpitação, dor e dispneia aos esforços. A alteração mais frequentemente encontrada é o prolapso da válvula mitral. Vale destacar que somente casos de deformidades muito severas apresentam sintomas restritivos respiratórios. Com o passar dos anos, a caixa torácica adquiri rigidez em por volta dos 40 anos de idade, eles costumam se manifestar.

Como as DPT estão associadas a outras patologias nas síndromes, avaliações complementares podem ser necessárias, como oftalmologia, reumatologia, entre outras.

TÓRAX ESCAVADO

Tórax escavado, *pectus excavatum* ou peito de sapateiro é a deformidade mais frequente entre as DPT, acometendo em média 1:1.000. Um terço desta deformidade já é aparente na primeira infância. Consiste no afundamento do osso esterno, geralmente a partir do terço médio, e costelas ou, mais raramente, apenas das costelas, em direção a coluna vertebral. O esterno pode estar rodado ou não. Esse afundamento encontra o coração, podendo deslocá-lo lateralmente, comprimindo o pulmão adjacente. Existe uma teoria que parte do princípio contrário, ou seja, de que a lateralização do coração faz o esterno perder sua sustentação, causando seu afundamento (Figura 2).

Existem classificações quanto à morfologia e ao tipo de acometimento, mas o mais importante a saber é se a deformidade é localizada ou ampla, se puntiforme (Figura 3) ou plana (rasa), ou uma associação entre elas. A tomografia auxilia neste momento, ao mostrar a proximidade do esterno à coluna vertebral, acrescentado a medida transversal do tórax, tipificado como índice de Haller. Aceita-se como critério para indicação cirúrgica um índice superior a 3,24 (Figura 4).

É comum a associação com síndromes genéticas, como Marfan e Ehlers-Danlos. Escoliose também é encontrada assiduamente nos pacientes com tórax escavado.

Existem opções de tratamento não cirúrgico para o tórax escavado, como uso de dispositivos que "sugam" a parede, sendo o mais conhecido o Vacuum Bell, criado na Alemanha (Figura 5). Consiste em um aparelho que é colocado ao redor da deformidade, aplicando-se uma pressão aspirativa negativa que causa uma elevação lenta da depressão. Os inconvenientes são a não garantia de sucesso total, a necessidade de uso constante e o desconforto local.

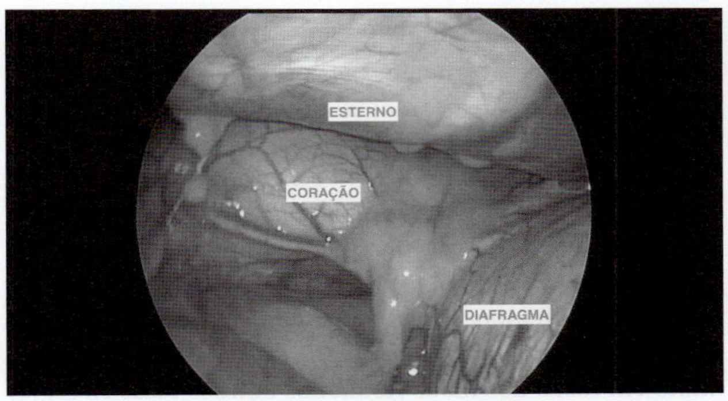

Figura 2 Afundamento do esterno lateralizando o coração.

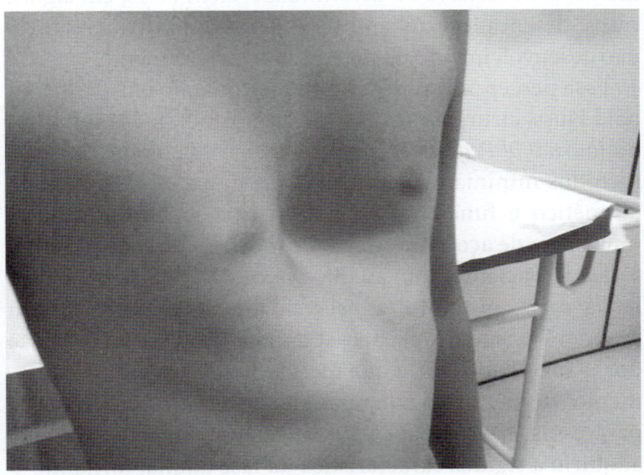

Figura 3 Tórax escavado tipo puntiforme.

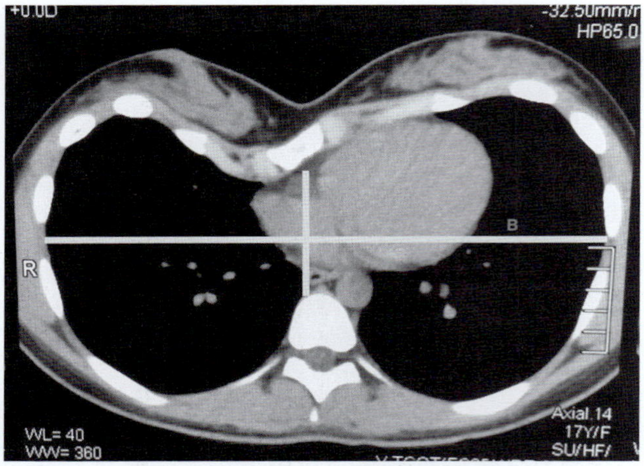

Figura 4 Tomografia e índice torácico.

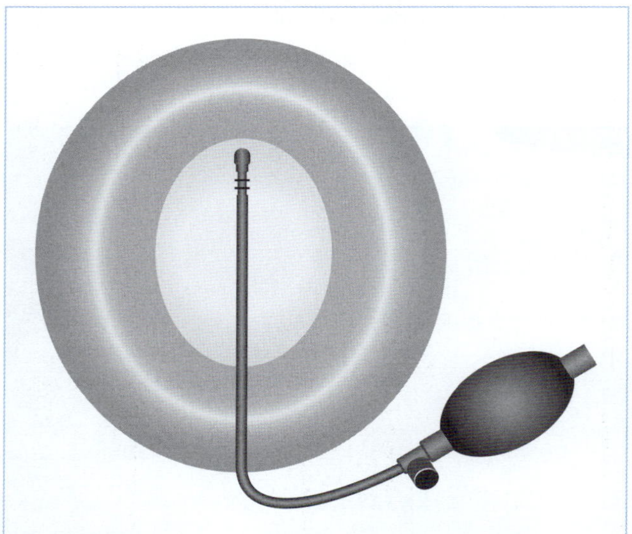

Figura 5 Vaccum Bell.

A opção cirúrgica voltou a ser atrativa após os trabalhos de Nuss. A cirurgia convencional, conhecida como técnica de Ravitch, ainda encontra aplicação nos tempos atuais, mas numa proporção bem menor, em casos muito especiais.

O trabalho original de Nuss mostrou que a melhor idade para a correção cirúrgica é entre 8 e 12 anos, dadas a maleabilidade da parede torácica e a facilidade de remodelação. Normalmente, utiliza-se uma barra apenas para conseguir o objetivo. O pós-operatório costuma ser menos doloroso.

Com o passar do tempo e da experiência adquirida, mais médicos começaram a adotar essa técnica e expandir a faixa etária de indicação. Hoje existe um consenso de que qualquer idade pode se beneficiar desta cirurgia, com suas devidas particularidades, entre elas a necessidade frequente de duas ou três barras. Pacientes do sexo feminino costumam apresentar assimetria mamária por causa da deformidade e convergência dos mamilos, levando-as a procurar serviços médicos estéticos, quando provavelmente a correção desta deformidade resolve essa assimetria (Figuras 6 e 7).

A cirurgia consiste na introdução de uma haste de aço, modelada no formato côncavo, no tórax do paciente, no espaço entre o pericárdio e o esterno, com auxílio da toracoscopia; normalmente, adentra-se pelo lado direito. Quando locada bilateralmente, a haste é virada para a posição convexa, levando à imediata correção da deformidade (Figuras 8 e 9).

As complicações mais comuns são pneumotórax residual da cirurgia, rotação da barra (sendo necessário reposicioná-la) e infecção.

O tempo de hospitalização varia de 2 a 4 dias, para controle da dor. Repouso relativo por 15 dias, geralmente podendo retornar para escola após esse período. Atividades físicas são permitidas após 90 dias. Após 3 anos, a barra é retirada em regime ambulatorial.

TÓRAX CARINADO

Tórax carinado, *pectus carinatum* ou peito de pombo consiste no movimento contrário do escavado, ou seja, protru-

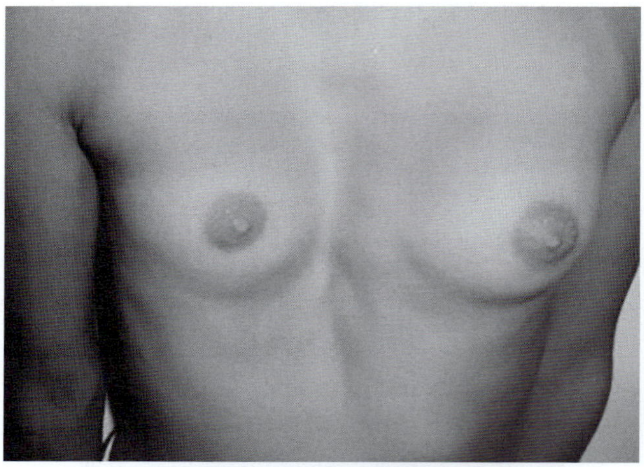

Figura 6 Assimetria mamária: pré-operatório.

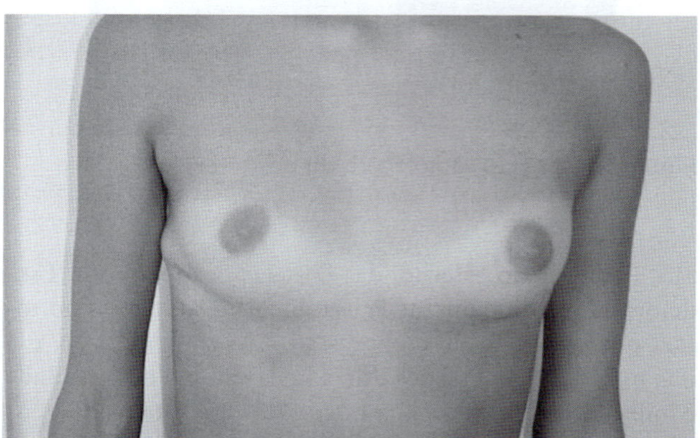

Figura 7 Mesma paciente da Figura 6, 2 anos de pós-operatório.

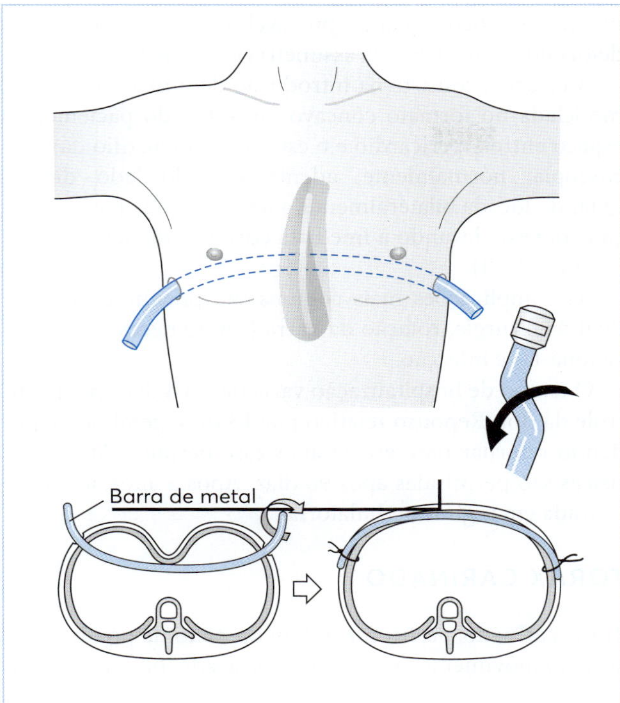

Figura 8 Princípio da cirurgia de Nuss.

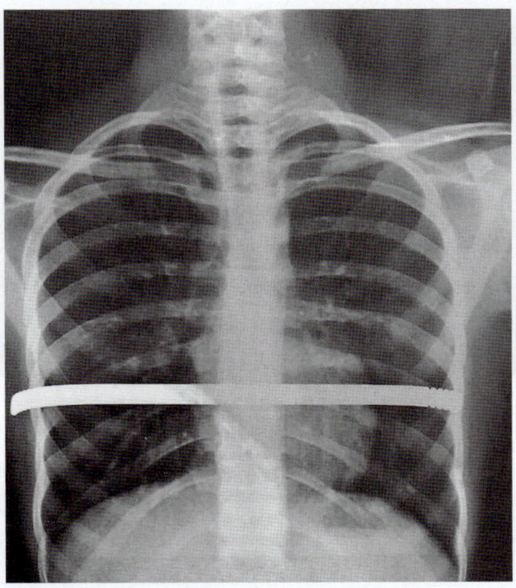

Figura 9 Aspecto radiológico da barra de Nuss.

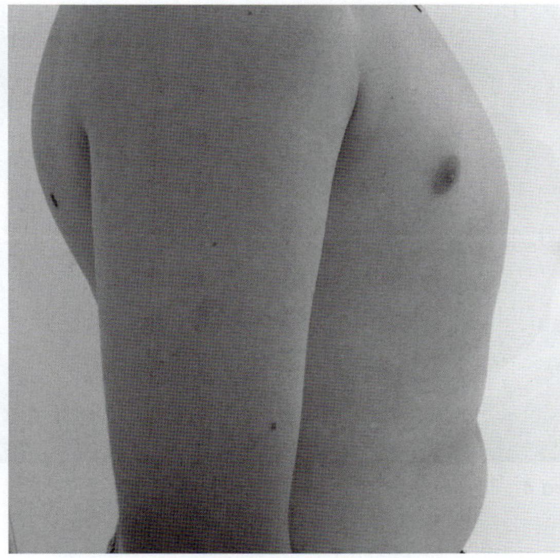

Figura 10 Tórax carinado central.

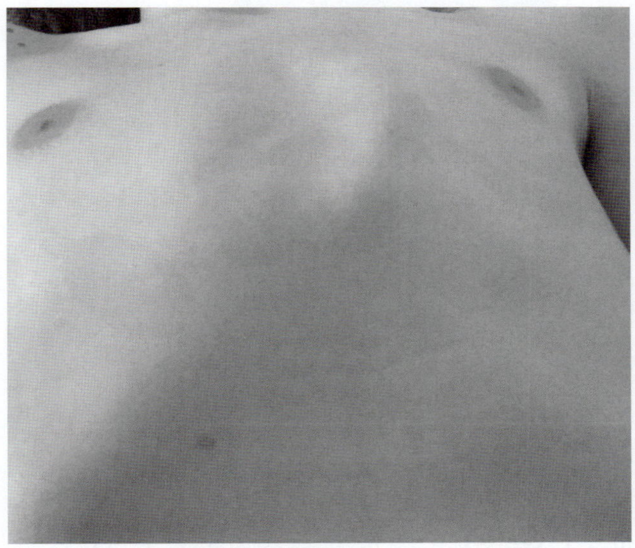

Figura 11 Tórax carinado lateral.

são. Pode ser do esterno, das costelas ou de ambos. Essa deformidade dificilmente causa distúrbios internos no tórax, pela ausência de compressão. Em compensação, é a que mais causa alterações psicológicas, pois a deformidade é muito evidente e dificilmente pode ser ocultada, diferentemente do tórax escavado (Figuras 10 e 11). Apenas no caso do carinado misto ou tipo II, isto é, a elevação da porção proximal e depressão na parte distal do esterno, poderiam ocorrer sintomas compressivos (Figuras 12 e 13). Com frequência, observa-se maior desenvolvimento dessa alteração em crianças submetidas a cirurgias cardíacas (Figura 14) e em pós-operatório tardio da substituição esofágica, quando usada a via retroesternal.

Essa deformidade foi objeto de estudos do ortopedista brasileiro Sidney Haje. Com sua observação sobre a maleabilidade da parede torácica em pacientes jovens, ele concluiu que tal deformidade é passível de correção com uso de órteses que comprimem localmente a deformidade (Figuras 15 e 16). Seu trabalho repercutiu mundialmente e hoje aceita-se como indicação absoluta de tratamento inicial, deixando-se a opção cirúrgica como segunda opção.

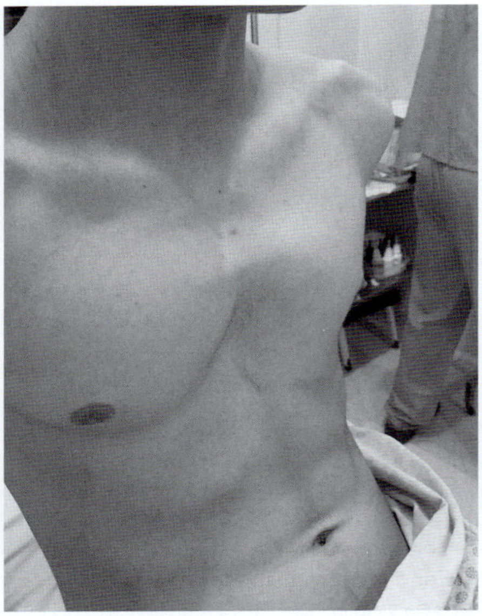

Figura 12 Tórax carinado tipo II.

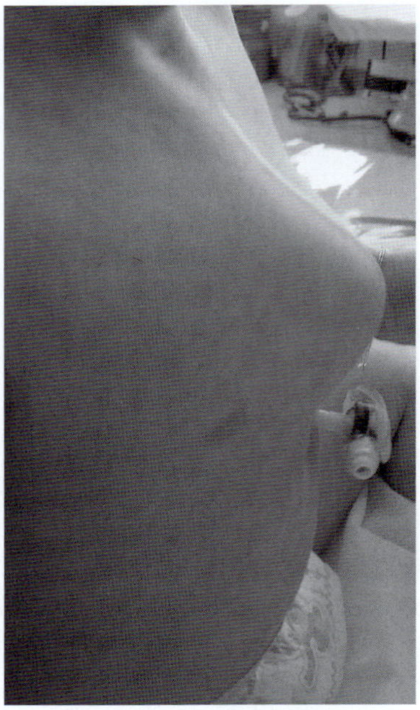

Figura 14 Tórax carinado após cirurgia cardíaca.

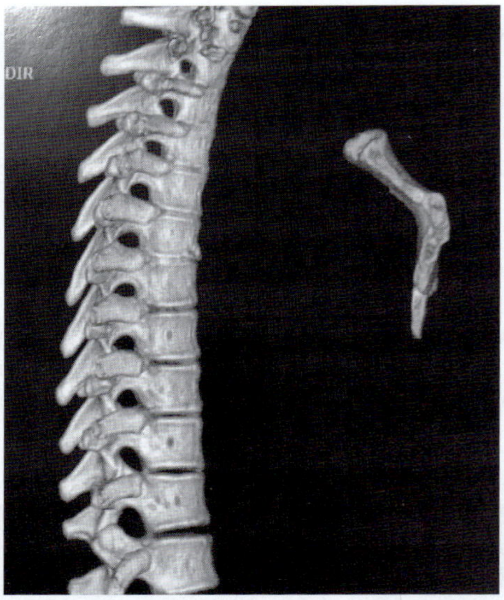

Figura 13 Reconstrução tomográfica 3D do tórax carinado tipo II.

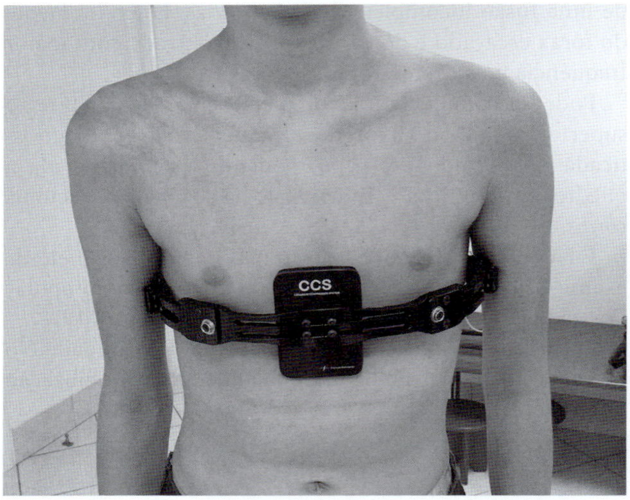

Figura 15 Uso do compressor torácico para tórax carinado.

No mercado, há várias opções destas órteses, nacionais e importadas, inclusive com medidores da pressão de compressão (Figura 17). O tempo de uso dessa órtese pode variar, dependendo da utilização por parte do paciente. Em média, de 6 a 12 meses são suficientes. Contudo, nota-se que, no Brasil, há dificuldade de aceitação na utilização pelos jovens, visto que muitas vezes ela fica visível, expondo o paciente em algo que ele gostaria de esconder. Relatos de colegas principalmente europeus não observam o mesmo, sobretudo nas regiões mais frias, em que a roupa acaba por esconder a órtese.

Exames de imagem são praticamente desnecessários para o diagnóstico, que é feito clinicamente.

Quando indicado, o tratamento cirúrgico também possui duas linhas de opção: a tradicional, com ressecções dos excessos ósseos e cartilaginosos; e a minimamente invasiva, com o mesmo princípio da cirurgia de Nuss, só que, nesse caso, a barra de aço é colocada no subcutâneo, por cima do esterno e fixada nas laterais, geralmente ao nível da linha axilar média, para manter a compressão. Os cuidados pós-operatórios imediatos e tardios são o mesmo da cirurgia para o tórax escavado.

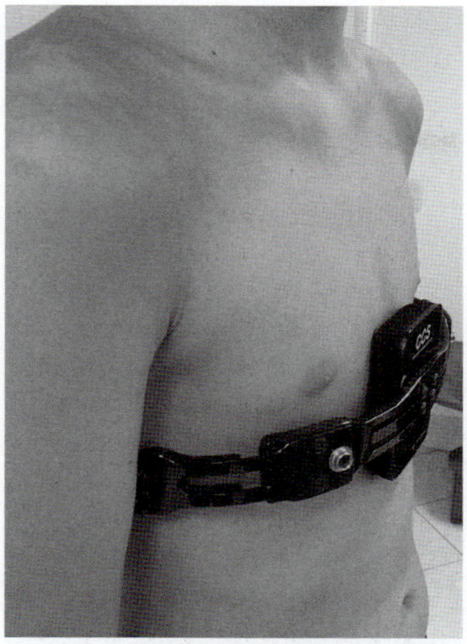

Figura 16 Uso do compressor torácico para tórax carinado.

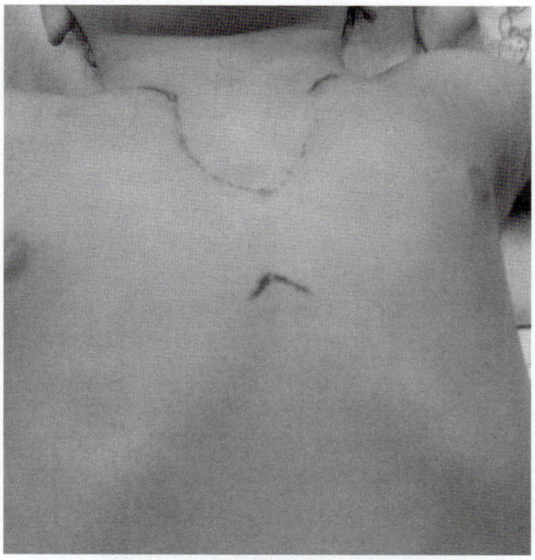

Figura 18 Fenda esternal superior.
Cortesia do Dr. Átila Victoria.

FENDA ESTERNAL

Trata-se de uma anomalia congênita do esterno decorrente de uma fusão incompleta de suas bordas. Diferentemente do tórax escavado e do carinado, é encontrada com maior frequência no sexo feminino (Figura 18).

Pode ser completa ou incompleta, sendo esta da porção superior, média ou na inferior; frequentemente é diagnosticada no período pré-natal, podendo estar associada a quadros sindrômicos, como pentalogia de Cantrell e ectopia *cordis*.

É facilmente diagnosticada ao nascimento, por meio de exame físico; radiografia de tórax e tomografia computadorizada também auxiliam no diagnóstico (Figura 19).

O melhor período para a correção da deformidade é o perinatal, pela maleabilidade e facilidade na mobilização das estruturas.

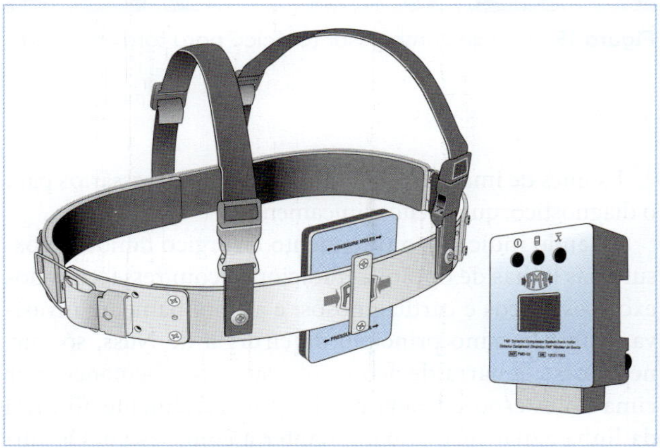

Figura 17 Compressor torácico FMF com sistema de medição de pressão.

SÍNDROME DE POLAND

Rara alteração congênita caracterizada pelas seguintes alterações:

- Ausência do músculo peitoral maior.
- Hipoplasia mamária e mamilar.
- Deformidades ou mesmo ausência de cartilagens costais.
- Alteração anatômica do membro superior do mesmo lado do acometimento torácico.

Existem casos em que há apenas a ausência do peitoral. Em outros, complexos, todas as alterações estão presentes (Figura 20). Raríssimos casos de bilateralidade foram relatados.

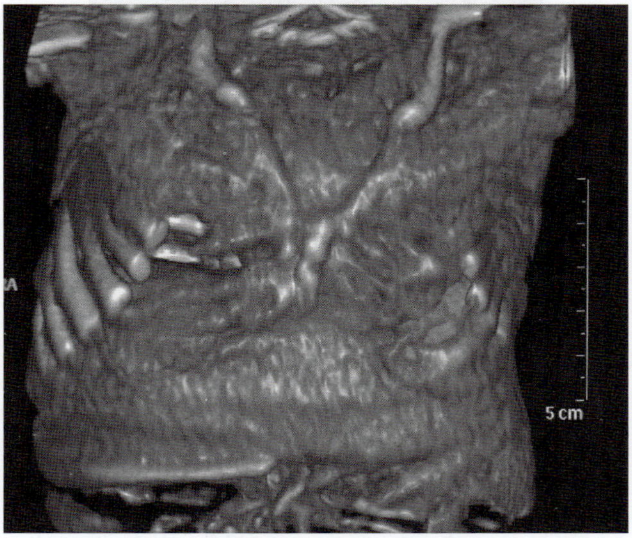

Figura 19 Reconstrução 3D da fenda esternal superior.

O tratamento cirúrgico depende da clínica apresentada: pode haver prolapsos pulmonares pela falha ou mesmo respiração paradoxal, em que a reconstrução do defeito corrige essas herniações. Se a apresentação for menos complexa, como na hipoplasia muscular e mamária, próteses de silicone têm sido confeccionadas de forma personalizada para auxiliar no tratamento.

SÍNDROME DE INSUFICIÊNCIA TORÁCICA

Incluem-se todas as patologias que causam a incapacidade de expansão da parede torácica, podendo ser deformidades primárias da parede, secundárias a doenças neuromusculares (Figura 21) ou adquiridas após cirurgias.

Ao exame físico, notam-se desproporções evidentes da parede torácica, geralmente causadas por encurtamento das costelas ou mesmo por retrações causadas por tecido fibrótico. Em comum, todas causam dificuldades respiratórias aos pacientes.

Talvez a mais conhecida seja a síndrome de Jeune (Figura 22), doença autossômica recessiva, diagnosticada imediatamente ao nascer. Dependendo da severidade da apresentação, o óbito pode ocorrer muito precocemente, se medidas de suporte não forem tomadas.

O tratamento cirúrgico no período neonatal é extremamente desafiador e, em geral, as condições clínicas não favorecem um bom resultado, o qual consistiria na obtenção de maior espaço para os órgãos internos, tentando-se liberação dos efeitos constritivos.

Os quadros secundários de insuficiência torácica pós-cirurgias são mais raros atualmente, em razão do aprimoramento das técnicas e dos materiais utilizados nas reconstruções da parede torácica.

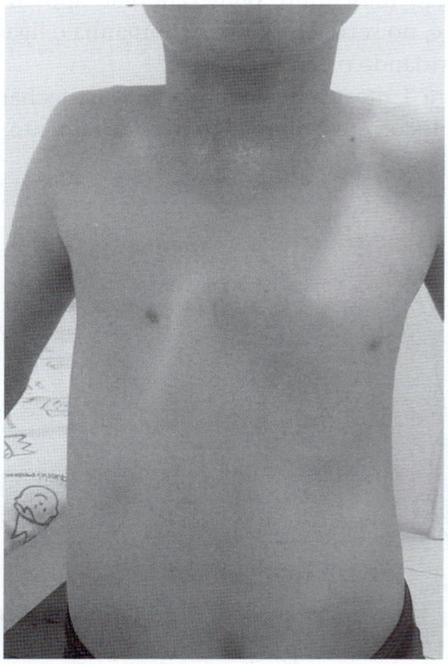

Figura 20 Síndrome de Poland.
Cortesia do Dr. Sylvio Ávila.

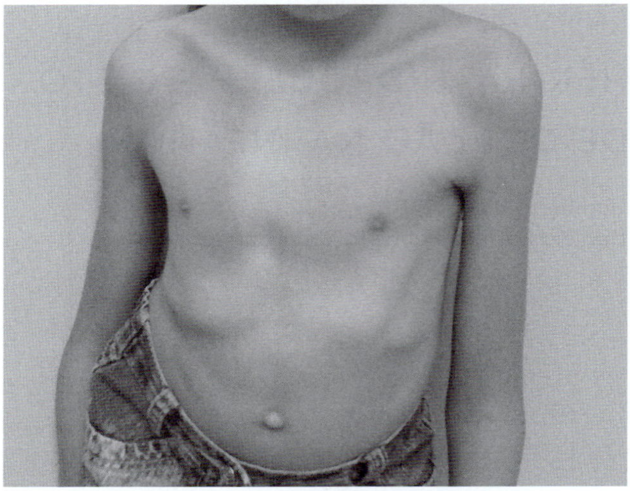

Figura 21 Distrofia torácica por síndrome neurológica.

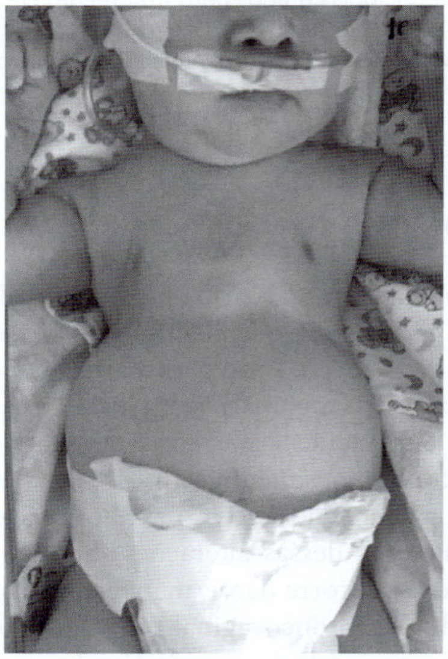

Figura 22 Síndrome de Jeune.
Cortesia do Dr. Sylvio Ávila.

REFERÊNCIAS BIBLIOGRÁFICAS

1. Camargo JJ, Pinto Filho DR. Cirurgia torácica contemporânea. Thieme Revinter; 2019.
2. Chung D. Chest wall deformities. In: Townsend CM, Beauchamp RD, Evers BM. Sabiston textbook of surgery. The biological basis of modern surgical practice. 19.ed. W.B. Saunders Company; . 2017.
3. De Feria A, Bajai N, Polk DM, Desai AS, Blankstein R, Vaduganathan M. Pectus excavatum and right ventricular compression in a young athlete with syncope. Am J Med. 2018;131(11):e451-e453.
4. Kelly R, Martinez-Ferro M. Chest wall deformities In: Holcomb GW, Murphy JP, St Peter SD. Holcomb and Ashcraft's pediatric surgery. 7. ed. Elsevier; 2020.
5. Notrica D, Ferro M. Chest wall abnormalities. Seminars in Pediatric Surgery. 2018;27(3):121-206.
6. Nuss D, Kelly R, Croitoru D Katz M. A 10-year review of a minimally invasive technique for the correction of pectus excavatum. J Pediatr Surg. 1998;33(4):545-52.

CAPÍTULO 11

HÉRNIA, HIDROCELE E CISTO DE CORDÃO NA INFÂNCIA

Humberto Salgado Filho
Daniela Patricia Palmeira S. da Cunha

AO FINAL DA LEITURA DESTE CAPÍTULO, O PEDIATRA DEVE ESTAR APTO A:

- Compreender as diferenças fisiopatológicas e clínicas entre hérnia inguinal, hidrocele e cisto de cordão.
- Entender as diferenças das apresentações clínicas e do exame fisico das hérnias.
- Avaliar os principais critérios para tratamento cirúrgico das hérnias, hidroceles e cisto de cordão.
- Realizar diagnóstico diferencial entre hérnia, hidrocele e cisto de cordão.

ASPECTOS GERAIS

Desde as observações de Celsius na antiguidade, passando por Galeno, no século II, que identificou o processo vaginal, até as recomendações de Ladd para abordagem cirúrgica no lactente[1], as afecções inguinais na infância tornaram-se bem conhecidas. Sua incidência é variável (1-5%[2], 0,8-44%[3]), sendo mais comum nos meninos (6 a 10 vezes) e aumentando significativamente nos recém-nascidos pré-termo.[2,3]

A fisiopatologia dessas alterações (hérnia, hidrocele e cisto de cordão) decorre da permanência ou não obliteração do conduto peritoneovaginal (CPV), de formas variadas. O CPV é uma estrutura endodérmica, um prolongamento do peritônio que é desenvolvido anteriormente ao gubernáculo. O gubernáculo é uma estrutura mesenquimal em forma de fita, que atravessa a parede abdominal anterior na sua fase de desenvolvimento para formar o futuro canal inguinal, guiando a descida testicular, fixando-se caudalmente na parte interna das intumescências labioescrotais que formarão escroto ou grandes lábios. O processo vaginal envolve os testículos e o cordão espermático no sexo masculino, obliterando-se após o descenso testicular, e, no sexo feminino, acompanha o ligamento redondo, formando o canal de Nuck.[4]

A Figura 1 mostra as possibilidades de fechamento incompleto, incorreto e também o não fechamento.

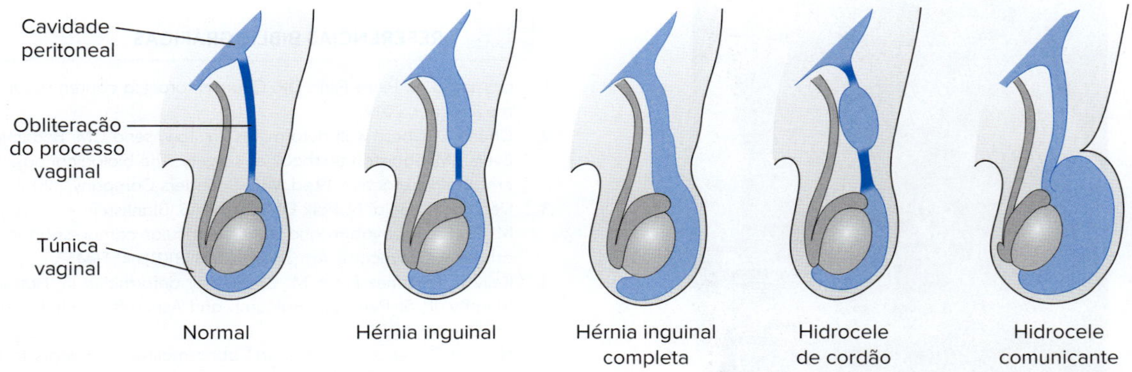

Figura 1 Possibilidades de fechamento incompleto, incorreto e não fechamento.

HÉRNIA INGUINAL (FIGURA 2)

A presença de uma herniação no CPV torna essa ocorrência uma hérnia indireta, típica da população pediátrica, na quase totalidade dos casos. Como já descrito, a descida testicular (que tem vários fatores desencadeadores) representa um mecanismo no qual o peritônio e o gubernáculo têm papel importante, sendo a última fase da descida testicular, no 3º trimestre, justificando a maior incidência no prematuro. Assim como a lateralidade: o lado esquerdo desce primeiro, explicando a maior incidência das hérnias à direita.[3]

No entanto, há outros fatores que justificam a maior incidência em determinadas populações, como o aumento do líquido intraperitoneal (ascite, diálise e derivação ventrículo peritoneal) e o quadro pneumônico crônico, que levam ao aumento da pressão intra-abdominal, alterações do tecido conectivo (síndrome de Ehler Danlos, síndrome de Marfan, mucopolissacaridoses), malformação de parede (gastrosquises e onfalocele), bem como nas extrofias de bexiga e cloaca.[5]

Diagnóstico

Classicamente, o diagnóstico é feito pelos pais durante observação de ações cotidianas, quando há algum aumento da pressão intra-abdominal (choro/esforço evacuatório, episódios de tosse) ou em pé durante o banho. Observa-se um abaulamento em região inguinal, redutível. Não raro, a manifestação não se repete com frequência, quando o médico pediatra é acionado e a criança referenciada é referenciada ao cirurgião.

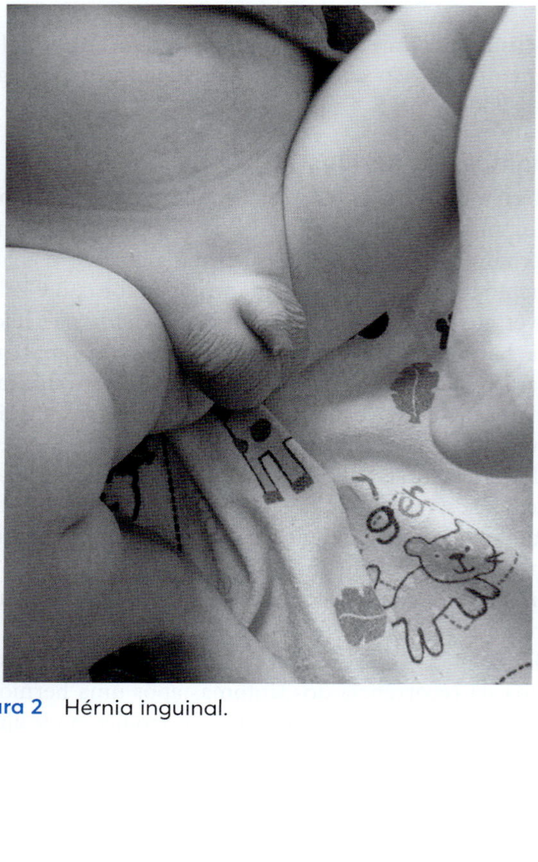

Figura 2 Hérnia inguinal.

Durante o exame físico, além da história do abaulamento, procuram-se evidências de alterações sugestivas de hérnia, que são a presença de um conteúdo adicional aos elementos do cordão espermático no menino e na menina, no conduto de Nuck, dando a sensação de um espessamento do cordão, ou mesmo um deslizamento do folheto peritoneal (CPV) junto à região inguinal e tubérculo púbico, o sinal da seda. Também é possível realizar manobras de Valsalva para aumentar a pressão intra-abdominal, solicitando à criança maior que encha uma luva ou assopre uma bolha. Em lactentes, somente a restrição da movimentação dos membros, principalmente as pernas, já gera um desconforto e choro, podendo assim ocasionar a identificação do abaulamento.

Na maioria dos grandes centros, a popularização do exame ultrassonográfico trouxe conflitos na abordagem diagnóstica.[6] Se, por um lado, pode haver um "super" diagnóstico com identificação de alterações estruturais que não tenham repercussão em sintomatologia clara, por vezes, a criança com diagnóstico clínico (história e exame físico) tem seu tratamento retardado em função de uma ultrassonografia na qual a persistência não apresentou um componente no seu interior. Por isso, a indicação do exame ultrassonográfico é reservada a quadros duvidosos, história clínica incompatível com a lateralidade e diagnósticos diferencias de massas inguinais, adenopatia, cisto de Nuck, testículos não descidos, entre outros, além de formas pouco frequentes de hérnia (femoral, direta).[7]

Tratamento

O aforismo "hérnia diagnosticada é hérnia operada" tem sua racionalidade na possibilidade de complicações do encarceramento (ao redor de 7% na criança a termo e 11% no prematuro) e estrangulamento.[6,8] Não há, portanto, um tempo a ser esperado. Em recém-nascidos prematuros e de muito baixo peso, há uma tendência maior da abordagem próximo da alta hospitalar, porém não consensual, também não havendo uma definição quanto ao peso ideal.

A abordagem clássica, suportada pela já descrita fisiopatologia, é a abertura do canal inguinal, a identificação do cordão inguinal e a ligadura alta do saco herniário. Em casos selecionados, pode-se optar pelo reforço do anel inguinal interno (técnica de Marcy).

A controvérsia reside na abordagem contralateral, quando não há sintomatologia. A indicação de "exploração" do lado oposto, utilizada durante muito tempo, por receio do aparecimento de uma hérnia pouco sintomática, dos riscos em si e de uma nova cirurgia, foram perdendo espaço, com a observação de taxas de infertilidade em homens adultos que tiveram somente a exploração na infância. A abordagem bilateral tem sido deixada para casos selecionados, como recém-nascidos pré-termos, pneumopatias crônicas, cardiopatias e crianças com derivação ventrículo-peritoneal.

Desde o início da década de 1990, a utilização da videocirurgia tem ganhado destaque, sendo reservada a

lactentes maiores e crianças grandes; tem como benefícios menos dor pós-operatória, resultado cosmético e diagnóstico mais preciso da bilateralidade. Como desvantagens, tem uma taxa maior de infecção de ferida operatória e um custo mais alto. Embora haja muita literatura, não há uma evidência da superioridade entre a técnica aberta ou via laparoscópica.[9]

Situações especiais

Hérnia encarcerada

O aprisionamento de conteúdo dentro desse conduto caracteriza o encarceramento. Nos meninos, porções intestinais de vários segmentos são a maioria do conteúdo. Já nas meninas, o elemento mais encontrado é o ovário (21,7%).[10]

A evolução da compressão com eventual isquemia transforma a hérnia encarcerada em hérnia estrangulada. Em ambas as situações, a compressão do cordão espermático pode levar à isquemia testicular associada. Nas meninas, embora a ocorrência de estrangulamento seja menor, sinais locais de complicação podem sugerir torção do ovário (ao redor de 6%).[10]

O abaulamento inguinal irredutível, com irritabilidade e dor local, leva a suspeição de hérnia encarcerada. Podem estar associados vômitos e diminuição do ritmo intestinal. Sinais locais de grande edema, hiperemia e sinais abdominais de dor ao exame sugerem estrangulamento.

A hérnia encarcerada e sem complicações deve ser reduzida manualmente, com manobras gentis que buscam alinhá-la. Para crianças pequenas, os anéis internos e externos, comprimindo o conteúdo para o interior do anel inguinal interno, associados com analgesia, são, na maioria das vezes, táticas bem-sucedidas.[11] Caso a hérnia tenha sido reduzida, a correção definitiva deve ser realizada em 48 horas, possibilitando a diminuição do edema dessas estruturas. Na menina, a hérnia encarcerada é diagnóstico diferencial do cisto de cordão (Nuck).

O insucesso da redução, ou sinais clínicos de complicação, indicam a abordagem imediata.

Hérnia no prematuro

O avanço da neonatologia permitiu que a sobrevida fosse alcançada em muitos prematuros, tornando esse grupo de pacientes um grupo específico, com suas particularidades. Há uma maior incidência de hérnia (16 a 31%) e, quando comparado ao recém-nascido a termo, notadamente uma taxa maior de encarceramento (11% contra 7%) e de complicações pós-operatórias (28% contra 12%).[6] Recente metanálise sobre o momento da intervenção, analisando a literatura e dividindo os neonatos em dois grupos (os que são operados antes da alta e os que são operados depois), identificou somente um aumento com significância "limítrofe" em recidiva em pré-termos submetidos a correção antes da alta, o mesmo sendo notado em relação a complicações respiratórias. Os desfechos como incidência de encarceramento, complicações operatórias gerais (8%) e complicações clínicas foram similares. Não houve, nos artigos analisados, nenhum caso de atrofia, não sendo possível agrupar os dados.[12]

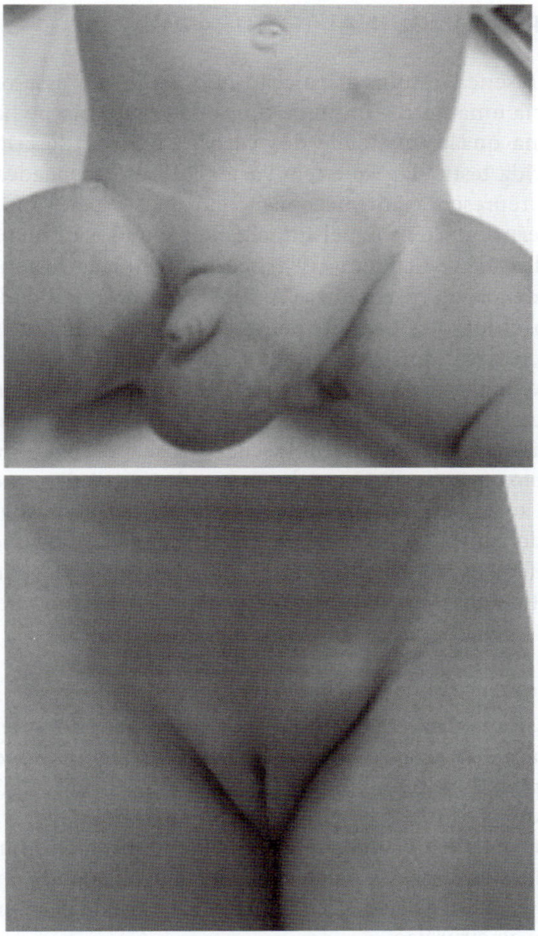

Figura 3 Hérnia encarcerada no menino e na menina.

Variantes das hérnias

1. Hérnia direta: acontece pela fraqueza da parede posterior, infrequente na criança (2 a 3% das hérnias) e mais comum à direita; deve ser suspeitada quando o abaulamento for mais medial e, no intraoperatório, o CPV estiver ausente. Também deve ser suspeitada na recidiva da hérnia. A videolaparoscopia tem sido empregada para o diagnóstico preciso dessa condição clínica. A correção aberta segue as mesmas abordagens clássicas, ou seja, o reparo sob a técnica de Mac Vay.
2. Hérnia femoral: também pouco frequente na população pediátrica (1 a 2%), notadamente à direita e descrita atualmente sem diferença de gênero, tem como sintomatologia um abaulamento mais lateral e abaixo do púbis, que não se altera com a compressão do anel inguinal interno. Há grande taxa de diagnóstico incorreto, variando entre 35 e 75%, tendo também que ser considerada na recorrência dos sintomas após uma herniorrafia. À suspeita, um exame ultrassonográfico pode ajudar

no diagnóstico e, assim, como hérnia femoral, a videolaparoscopia pode confirmar.

3. Hérnia em pantalona: rara condição na criança, com incidência ao redor de 0,5%, apresentando-se como abaulamento inguinal. Ocorre a hérnia direta e a indireta simultaneamente, com os vasos epigástricos determinando um vinco, formando o aspecto de pantalonas. A ligadura dos vasos epigástricos transforma essa ocorrência em uma hérnia direta. Também é passível de diagnóstico e tratamento por videolaparoscopia.[13]

HIDROCELE

Hidrocele é a presença de líquido no escroto e/ou no canal inguinal nos meninos e no canal inguinal (grandes lábios) nas meninas, pela manutenção do CPV que não se obliterou ao nascimento. Entre 1 e 2% dos recém-nascidos apresentam hidrocele, sendo mais comum nos lactentes, seguido dos adolescentes.[5]

Na sua grande maioria, a hidrocele é congênita, mas pode se apresentar como adquirida quando resulta de patologias inflamatórias do escroto, como torção testicular, torção de apêndices testiculares e epididimites.

São diagnosticadas pela história clínica e exame físico. O clássico relato de mudança de volume do escroto durante um período, sendo notado aumento no final do dia, só é possível em crianças maiores, mas nem sempre esse detalhamento é possível.

Também há interferência de outros fatores, como temperatura do ambiente e aumento de fluidos corporais, como nos quadros virais.

São classificadas em:

- Comunicantes: quando a persistência do CPV se mantém patente com a entrada e a saída dos fluidos corporais ao longo do dia.
- Não comunicantes: existe a obliteração do CPV do anel inguinal interno até a parte superior da túnica vaginal, permanecendo líquido ao redor do testículo.

Ao exame físico, é identificado aumento de volume do escroto e, por vezes, um espessamento de cordão, que é indolor, mesmo em grandes hidroceles. A transiluminação é característica. Nas hidroceles não comunicantes, o escroto não muda de tamanho nem reduz ao exame. Nas crianças menores, mesmo com história de variação de tamanho ao longo do dia, não é simples diferenciar as hidroceles comunicantes das não comunicantes.

Tratamento

A maioria das hidroceles não comunicantes resolve-se ao redor de 1 ano de idade, pela reabsorção do seu conteúdo líquido.[5,9] As hidroceles comunicantes não se resolvem espontaneamente, podendo ser tratadas cirurgicamente ao diagnóstico, mas pela dificuldade em se diferenciar as comunicantes das não comunicantes, o tratamento cirúrgico também pode ser feito após 1 ano. Exceção para as hidroceles abdominoescrotais, que devem ser tratadas cirurgicamente ao diagnóstico, pelo risco de compressão do cordão espermático.

O tratamento cirúrgico das hidroceles não comunicantes e comunicantes nos lactentes são semelhantes ao tratamento da hérnia inguinal. Nos adolescentes, pode ser realizada abordagem escrotal.

HIDROCELE ABDOMINOESCROTAL

É uma apresentação rara (1,5 a 3,1% de todas hidroceles)[14], em que se observa um grande volume em região inguinoescrotal e abdominal e cuja compressão do volume escrotal, leva ao aumento do volume abdominal. O exame de ultrassonografia é útil para que se tenha a confirmação da presença exclusiva de líquido, afastando a presença de conteúdo sólidos.

O tratamento cirúrgico pode ser convencional ou combinado com a laparoscopia.

CISTO DE CORDÃO

O cisto de cordão ou hidrocele encistada, que é a presença de uma área cística ao longo do cordão espermático secundário a obliteração proximal e distal do CPV, é diagnosticado pela história de aparecimento de uma pequena tumoração no cordão; algumas vezes, os cuidadores referem a observação de duas "bolinhas" no escroto.

Ao exame, observa-se uma massa cística, móvel e não redutível no canal inguinal. Pode ser necessário o diagnóstico diferencial com hérnia encarcerada, e a ultrassonografia pode ser útil.[5]

O tratamento é cirúrgico, porém sem evidência sobre o momento ideal, tendo sido relatada a preferência da abordagem cirúrgica após 1 ano.

COMPLICAÇÕES CIRÚRGICAS DA CORREÇÃO DAS HÉRNIAS

Além das complicações relacionadas ao procedimento em si (eventos anestésicos, infecção de ferida, hematoma), outros eventos podem acontecer. Há várias séries e grupos distintos, porém recidiva acontece em cerca de 1% das crianças e 3% nos prematuros, criptorquidia pós-operatória em 0,6 a 2,9%, lesão de deferente em 1,6% e atrofia testicular em 1 a 2%.[3]

Em geral, avalia-se o pós-operatório com 7 dias, 1 mês e 6 meses.

A Tabela 1 apresenta as principais diferenças.

Tabela 1 Principais diferenças entre hérnia, hidrocele e cisto de cordão

Sinais	Hérnia	Hidrocele	Cisto de cordão
Abaulamento redutível	Sim, se não encarcerada	Não	Não
Alteração na pele	Edema e hiperemia na encarcerada	Não	Não
Resistência/tensão	Sim, na hérnia encarcerada	Nas hidroceles muito volumosas	Não
Avaliação das estruturas	Indistinguível	Na maioria das vezes	Sim, o cisto pode ser móvel
Transiluminação	Não, exceto em recém-nascidos	Sim, testículo visível	Talvez
Abordagem	Cirurgia	Expectante até 1 ano	Expectante até 1 ano

Fonte: adaptada de Yeap, Pacilli e Nataraja, 2020.[2]

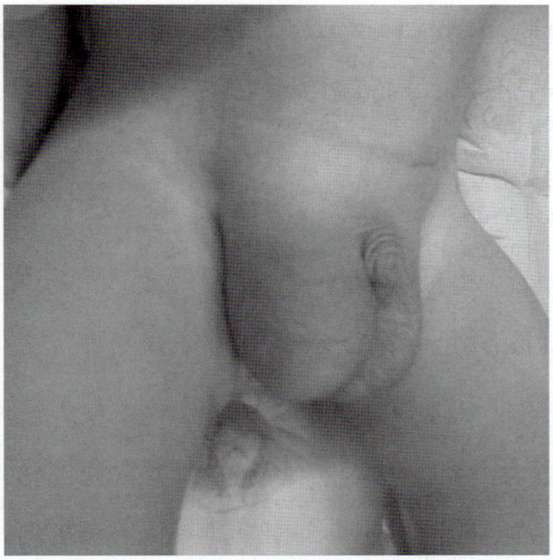

Figura 4 Hidrocele abdominoinguinal.

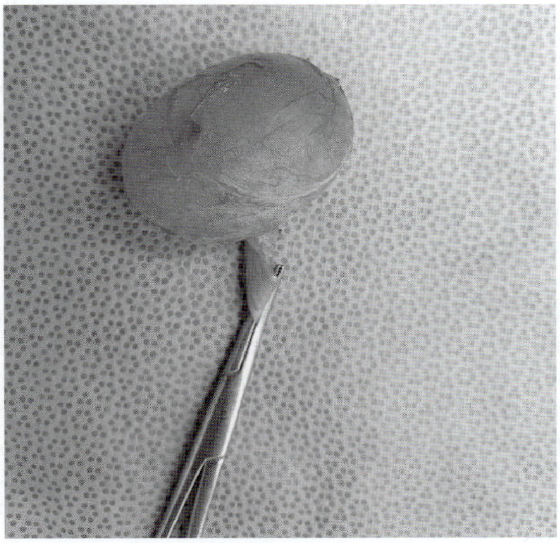

Figura 5 Cisto de cordão.

REFERÊNCIAS BIBLIOGRÁFICAS

1. Holcomb GW, Murphy JP, St Peter SD. Holcomb and Aschcraft's Pediatric Surgery. 7.ed. Elsevier; 2020. p.788-9.
2. Yeap E, Pacilli M, Nataraja RM. Inguinal hernias in children. Aust J Gen Pract. 2020;49(1-2):38-43.
3. Brandt ML. Pediatric hernias. Surg Clin North Am. 2008;88(1):27-43.
4. Rafailidis V, Varelas S, Apostolopoulou F, Rafailidis D. Nonobliteration of the processus vaginalis: sonography of related abnormalities in children. J Ultrasound Med. 2016;35(4):805-18.
5. Palmer LS. Hernias and hydroceles. Pediatr Rev. 2013;34(10):457-64; quiz 464.
6. Kim AG, Jarboe MD. Inguinal and other hernias. Adv Pediatr. 2020;67:131-73.
7. Dreuning KMA, Ten Broeke CEM, Twisk JWR, Robben SGF, van Rijn RR, Verbeke JIML, et al. Diagnostic accuracy of preoperative ultrasonography in predicting contralateral inguinal hernia in children: a systematic review and meta-analysis. Eur Radiol. 2019;29(2):866-76.
8. Olesen CS, Mortensen LQ, Öberg S, Rosenberg J. Risk of incarceration in children with inguinal hernia: a systematic review. Hernia. 2019;23(2):245-54.
9. Esposito C, Escolino M, Turrà F, Roberti A, Cerulo M, Farina A, et al. Current concepts in the management of inguinal hernia and hydrocele in pediatric patients in laparoscopic era. Semin Pediatr Surg. 2016;25(4):232-40.
10. Dreuning KM, Barendsen RW, van Trotsenburg AP, Twisk JW, Sleeboom C, van Heurn LE, et al. Inguinal hernia in girls: a retrospective analysis of over 1000 patients. J Pediatr Surg. 2020;55(9):1908-13.
11. Ennio G. Hérnia inguinal na infância. Rev Col Bras Cir. 2001[cited 2021 Mar 25]; 28(6):444-52.
12. Masoudian P, Sullivan KJ, Mohamed H, Nasr A. Optimal timing for inguinal hernia repair in premature infants: a systematic review and meta-analysis. J Pediatr Surg. 2019;54(8):1539-45.
13. Gödeke J, Muensterer OJ. Femoral, direct, and rare inguinal hernias in children-an update. Eur J Pediatr Surg. 2017;27(6):484-94.
14. Sameshima YT, Yamanari MG, Silva MA, Neto MJ, Funari MB. The challenging sonographic inguinal canal evaluation in neonates and children: an update of differential diagnoses. Pediatr Radiol. 2017;47(4):461-72.

BIBLIOGRAFIA

1. Livro on line recomendado: https://www.sohah.org/libro-hernia-inguinocrural-de-acceso-libre/

CAPÍTULO 12

LESÃO DAS VIAS BILIARES INTRA E EXTRA-HEPÁTICAS

Bonifácio Katsunori Takegawa

AO FINAL DA LEITURA DESTE CAPÍTULO, O PEDIATRA DEVE ESTAR APTO A:

- Conhecer a definição de atresia das vias biliares, colelitíase e cisto do colédoco.
- Utilizar métodos diagnósticos e exames de imagem para reconhecer as lesões das vias biliares.
- Realizar os diagnósticos diferenciais.
- Encaminhar para os tratamentos cirúrgicos necessários.

ATRESIA DE VIAS BILIARES

Atresia de vias biliares é uma doença inflamatória progressiva que produz fibrose da via biliar levando à obstrução dos ductos biliares e tendo como consequência a cirrose hepática. Inicialmente, foram descritas duas formas: corrigível com ductos biliares dilatados e incorrigível, com toda extensão hepática acometida. A cirurgia corretiva desta doença foi realizada por Morio Kasai em 1967 em Sendai, no Japão. Esta técnica preconiza a completa excisão do *porta hepatis* com drenagem em Y de Roux, promovendo a drenagem das vias biliares, com consequente drenagem do processo obstrutivo das vias biliares, melhorando o quadro de colestase intra-hepática.

Etiologia

A etiologia ainda é desconhecida. Existem teorias na patogênese que incluem infecção viral, destruição dos ductos biliares mediada por doença autoimune e anormalidades do desenvolvimento dos ductos por mutação genética. Existem dois tipos de apresentação no período neonatal:

- Tipo I – Forma perinatal ou adquirida: tem desenvolvimento da árvore biliar normal e, por uma infecção viral a uma resposta imune, ocorre inflamação e esclerose da via biliar extra-hepática.
- Tipo II – Forma embriônica ou fetal: ocorre uma agressão no desenvolvimento da árvore biliar na vida fetal e desenvolve-se uma obliteração dos ductos biliares ao nascimento. Este tipo de defeito está associado com malformações do trato digestivo e cardiovascular.

Classificação

A Sociedade Japonesa de Cirurgia Pediátrica divide a atresia de vias biliares em 3 tipos:

- Tipo I: atresia do ducto biliar comum com ductos proximais pérvios.
- Tipo II: atresia do ducto biliar comum com ducto biliar direito e esquerdo pérvios.
- Tipo III: atresia dos ductos hepáticos direto e esquerdo no *porta hepatis* (> 90% dos casos).

Quadro clínico

A icterícia é o primeiro sinal observado na esclera (Figura 1). Este quadro de icterícia que persiste após 14 dias de vida, acompanhada de fezes acólicas (Figura 2) (pode variar a coloração diariamente) e colúria, torna obrigatória a investigação urgente para a suspeita de atresia de vias biliares. Geralmente são recém-nascidos de termo saudáveis. A progressão para fibrose e cirrose hepática ocorre tardiamente, mesmo na forma embrionária. O aparecimento de ascite e hepatoesplenomegalia são observados após 3 meses de vida. Com a icterícia obstrutiva, ocorrem baixos níveis de sais biliares no intestino, o que interrompe a absorção de vitamina K, levando a coagulopatia e aumento do RNI.

Métodos diagnósticos

Na suspeita de atresia de vias biliares, a avaliação dos exames laboratoriais e de imagem deve ser prioritária em caráter de urgência, para realizar a cirurgia de portoenterostomia (Kasai) no máximo até 3 meses de vida. Isso possibilita melhor prognóstico da doença.

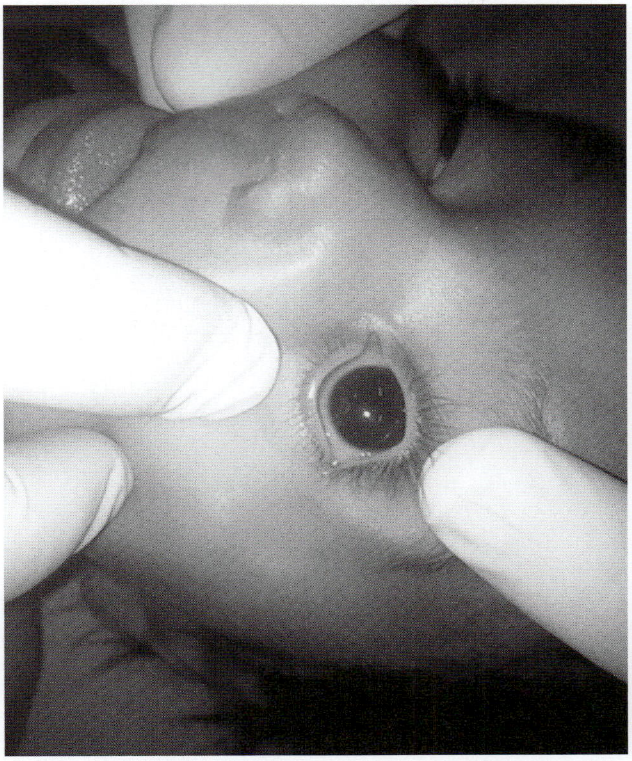

Figura 1 Icterícia de esclera em lactente de 1 mês de vida.

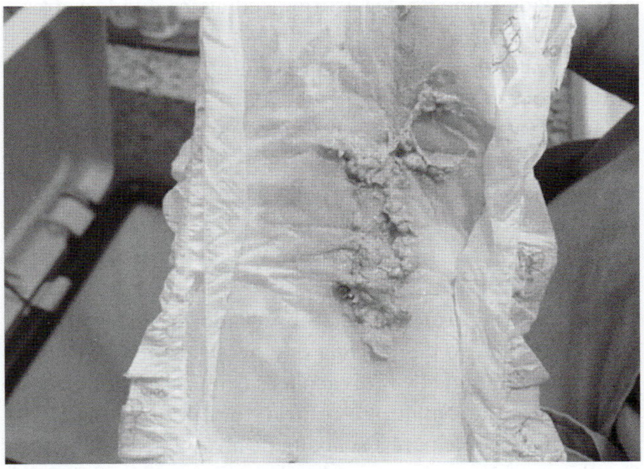

Figura 2 Fezes com acolia.

Os exames necessários para auxílio diagnóstico são sorológicos, laboratoriais e imagem.

Dentre os exames laboratoriais, notam-se bilirrubina direta aumentada, TGO e TGP aumentadas e aumento significativo da gama-GT.

Quanto aos exames sorológicos que podem imitar obstrução dos ductos biliares, tem-se a infecção por STORCH (sífilis, toxoplasmose, citomegalovírus, hepatite).

Outras anomalias hepáticas que mimetizam a atresia de vias biliares são deficiência de alfa-antitripsina, síndrome de Alagille e fibrose hepática.

A ultrassonografia é um importante exame para diagnosticar outras doenças cirúrgicas hepáticas, como: cisto de colédoco, síndrome da bile espessa e dilatação de vias biliares intra-hepáticas. Em 1997, Park et al.[1] demonstraram um sinal quase que patognomônico de atresia de vias biliares: a imagem do sinal do cordão triangular (Figura 3).

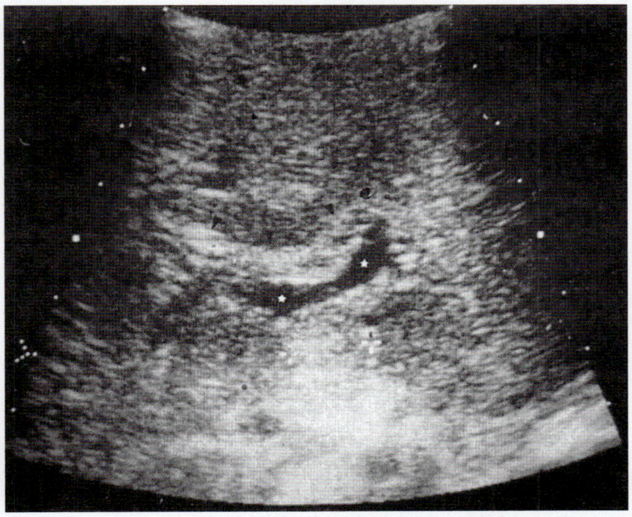

Figura 3 Ultrassonografia com sinal do cordão triangular.

Outros métodos citados para o diagnóstico são cintilografia para excreção biliar, aspirado duodenal e colangiografia endoscópica.

A biópsia hepática pode ser realizada por cirurgia aberta ou videolaparoscópica, com uma taxa de acerto de aproximadamente 85%.

Diagnóstico diferencial de colestase neonatal

Entre as doenças que cursam com colestase neonatal, tem-se: hepatite neonatal idiopática, hepatite infecciosa (citomegalovírus), colestase por uso de nutrição parenteral prolongada, doenças metabólicas (galactosemia, tirosinemia), deficiência de alfa-1-antitripsina, síndrome de Alagille e colestase intra-hepática progressiva familial.

Cirurgia: portoenterostomia de Kasai

O pré-operatório consiste em normalização do coagulograma e antiobioterapia. Não se realiza preparo intestinal.

Após incisão, realiza-se colangiografia quando ha uma vesícula biliar pérvia. Isto permite demonstrar a não passagem do contraste para as vias biliares intra-hepáticas (Figura 4).

Existe uma forma de atresia de vias biliares na forma cística (Figura 5). Este achado no pré-operatório pode levar ao diagnóstico errôneo de cisto de colédoco.

Nem sempre é possível realizar este exame, porque a vesícula biliar não apresenta luz para injeção do contraste.

Durante a cirurgia, todo o fígado é exteriorizado para melhor dissecção do *porta hepatis*. Na Figura 6, observa-se a vesícula atrésica e, na Figura 7, a atresia na sua forma cística.

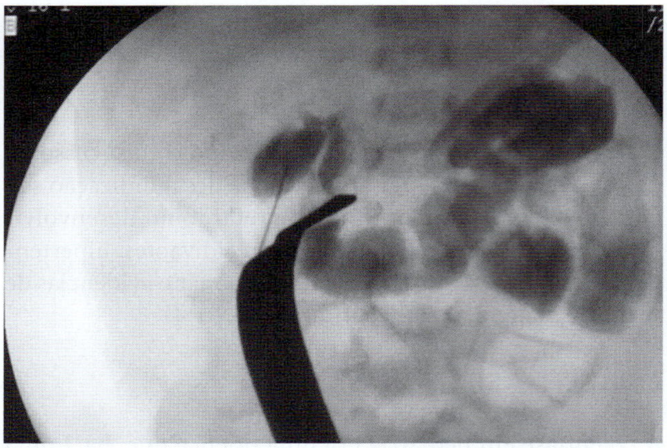

Figura 4 Colangiografia com não contraste das vias biliares intra-hepáticas.

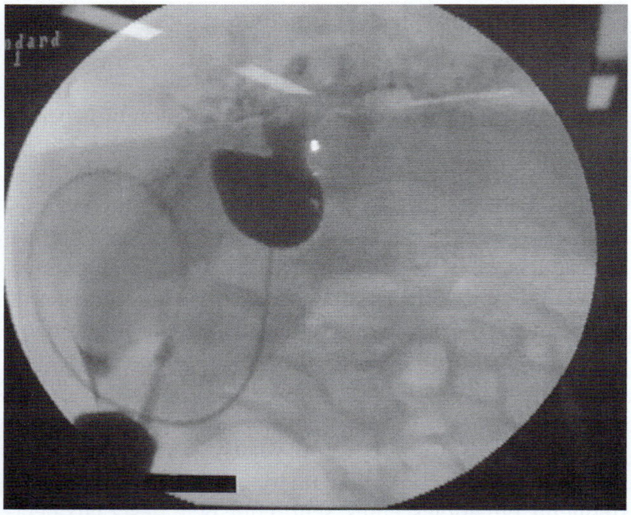

Figura 5 Colangiografia de atresia na forma cística com passagem do contraste para o intra-hepático.

Após a completa dissecção do *porta hepatis* com auxílio de bisturi ultrassônico, realiza-se a portoenteroanastomose em Y de Roux (Figuras 8 e 9).

Condutas medicamentosas no pós-operatório

1. Agentes coloréticos: ácido ursodesoxocólico, de 15 a 30 mg/kg/dia.
2. Antibióticos: uso profilático, de acordo com os protocolos dos serviços. Preconiza-se sulfametoxazol com trimetroprim.
3. Corticosteroide: a evidência clínica não confirma o uso rotineiro no tratamento da atresia de vias biliares no pós-operatório.

Complicações

Entre as complicações, tem-se: colangite, hipertensão pulmonar, síndrome hepatopulmonar e coleções de cistos intra-hepáticos.

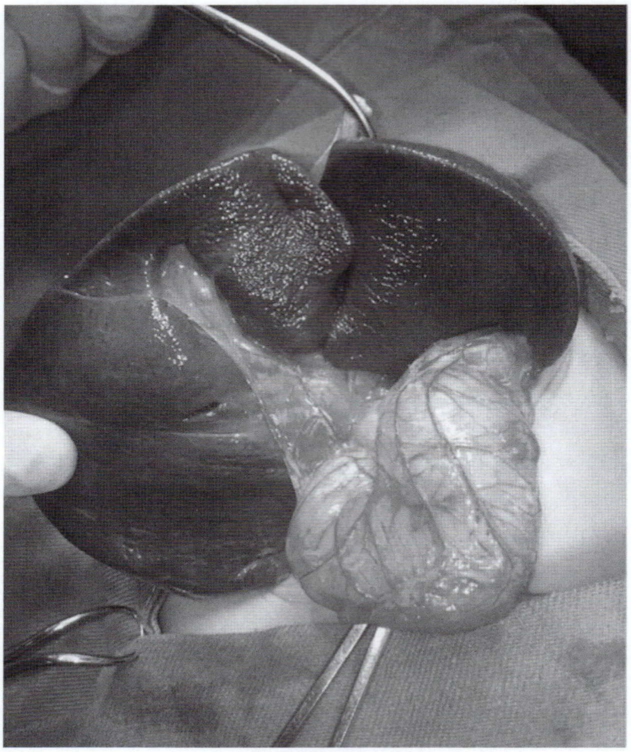

Figura 6 Fígado totalmente exposto com presença de vesícula desfuncionalizada e atrésica.

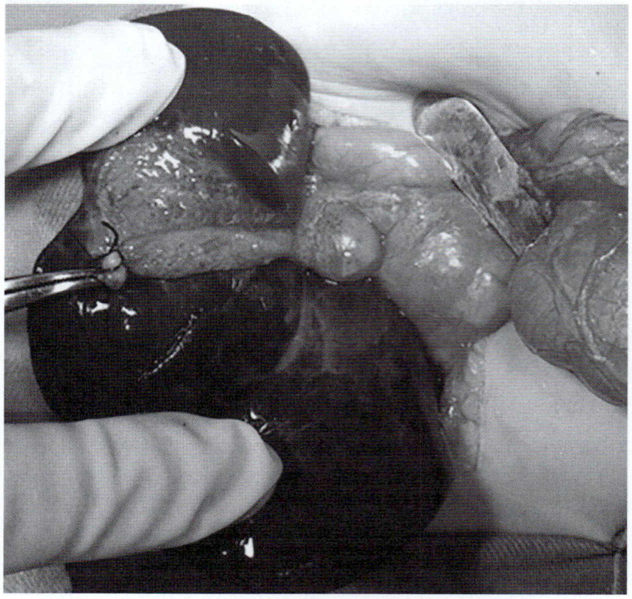

Figura 7 Presença de vesícula pérvia com cisto no local do *porta hepatis*.

Colangite é definida como febre, aumento da bilirrubina direta e leucocitose. Com estes sinais e sintomas, está indicado o uso de antibiótico. O quadro de colangite é uma complicação comum no pós-operatório, podendo ocorrer

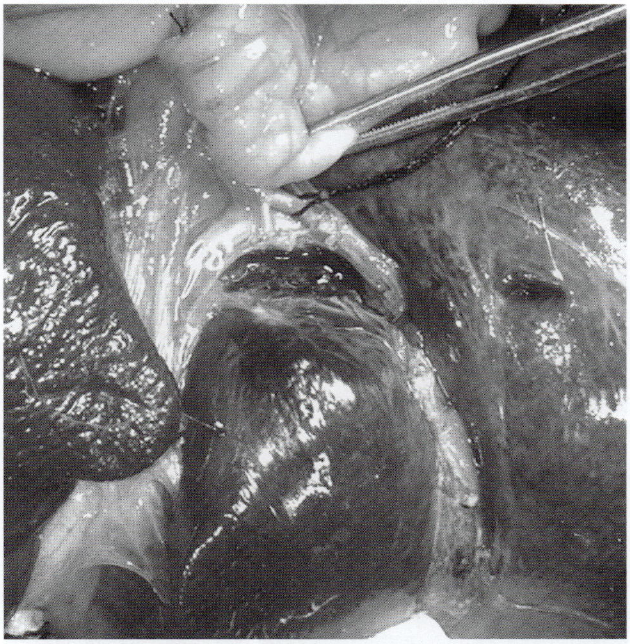

Figura 8 *Porta hepatis* dissecado, preparado para anastomose.

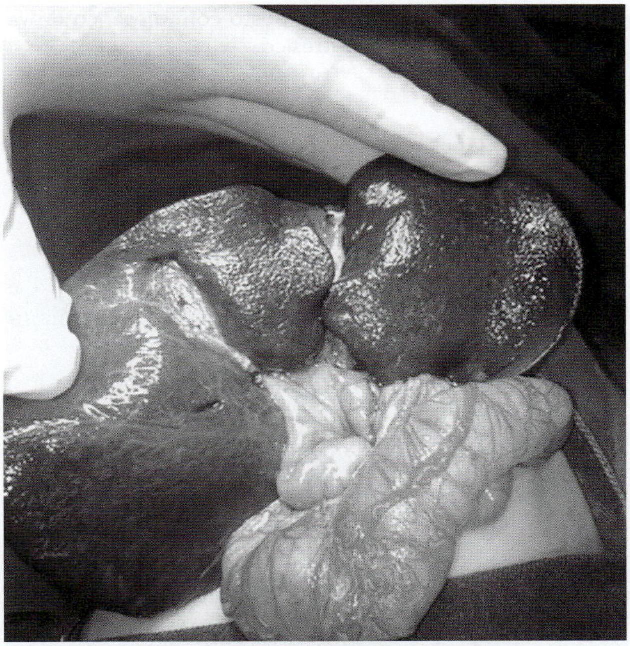

Figura 9 Anastomose biliodigestiva em Y de Roux.

nos 2 primeiros anos de PO em aproximadamente 40% dos pacientes.

Hipertensão portal aparece em aproximadamente 70% dos sobreviventes da atresia de via biliar. As manifestações clínicas da hipertensão portal são varizes de esôfago, hiperesplenismo e ascite.

Síndrome hepatopulmonar é caracterizada por dispneia aos esforços, hipóxia e baqueteamento dos dedos.

Cistos hepáticos desenvolvem-se em qualquer tempo no pós-operatório, levando a crises de colangites recidivantes.

Transplante hepático

O transplante hepático está indicado após o insucesso da portoenterostomia de Kasai. As causas desta indicação são falta de drenagem biliar, sinais de retardo no desenvolvimento ponderoestatural, colangites recidivantes, hipertensão portal grave, síndrome hepatopulmonar e evidências de sinais de malignização hepática.

COLELITÍASE

A colelitíase em pediatria era uma doença que, há 2 ou 3 décadas passadas, ocorria somente em doenças hemolíticas. Nos últimos anos, sua incidência tem aumentado na faixa etária pediátrica, desde recém-nascidos até adolescentes. Este aumento de casos está relacionado com a grande incidência de obesidade nas crianças.

Etiologia

O aumento da incidência de colelitíase na faixa etária pediátrica é secundária ao aumento da obesidade infantil. A dieta rica em colesterol leva a supersaturação dos sais biliares, levando à formação de cálculos de colesterol. Nas doenças hemolíticas como anemia falciforme, esferocitose hereditária e talassemias, observa-se a presença de cálculos pigmentares. Outras causas de colelitíase em crianças são antecedentes de uso de nutrição parenteral prolongada, uso de antibióticos, desidratação, fibrose cística, síndrome do intestino curto e ressecção do íleo terminal.

Quadro clínico

O sintoma de dor abdominal no hipocôndrio direito é mais frequente em adolescentes, sendo que 60% desta faixa etária são sintomáticos. Este quadro caracteriza-se por cólica biliar e dor abdominal que irradia para a região escapular após uma dieta rica em gorduras.

A presença de cálculo na vesícula pode ser assintomática em 20 a 50% nas crianças. Estes cálculos podem ter resolução espontânea em 16 a 34% nos casos de achado incidental durante o exame ultrassonográfico.

Exames

A ultrassonografia abdominal é o exame de escolha. Este exame possui alta sensibilidade e especificidade maior que 95% no reconhecimento de cálculos de vias biliares. A ultrassonografia permite demonstrar edema de parede da vesícula e líquido perivesicular, dando o diagnóstico de colecistite aguda (Figura 10).

Cirurgia

Atualmente, a videolaparoscopia é a melhor via de acesso para a colecistectomia na faixa etária pediátrica (Figura 11). Não existem diferenças entre a colecistectomia por via aberta ou videolaparoscópica em relação às taxas de mor-

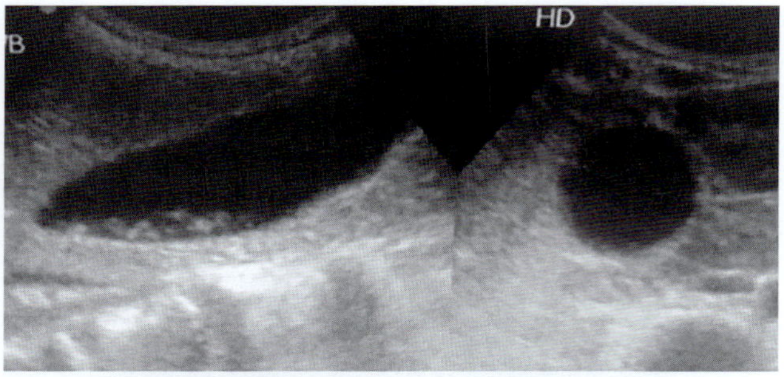

Figura 10 Ultrassonografia com múltiplos cálculos no interior da vesícula.

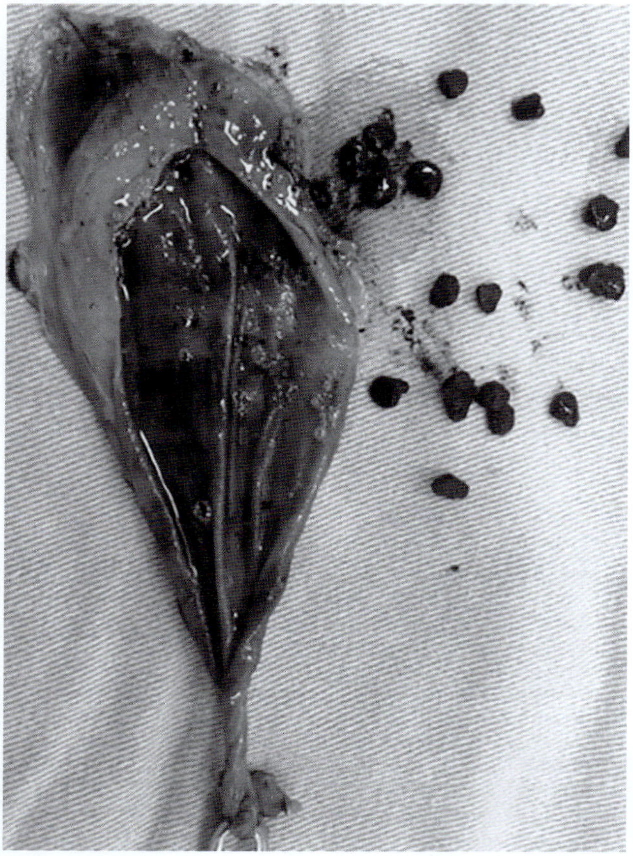

Figura 11 Vesícula aberta com cálculos pigmentares.

talidade e complicações. Contudo, a recuperação e o tempo de internação são mais rápidos nos pacientes tratados por via laparoscópica, além de necessitarem de menos analgesia no pós-operatório.

CISTO DE COLÉDOCO

Cisto de colédoco é uma dilatação congênita ao longo da árvore biliar. A formação destes cistos pode evoluir para estenose de via biliar, colangite, perfuração da via biliar, pancreatite, cálculo biliar e, se não operadas, podem levar à malignização das vias biliares.

Classificação

Existem várias classificações para cisto de colédoco, entretanto, a mais aceita é a de Todani et al., de 1977:[2]

1. Tipo I:
   - Tipo Ia: dilatação do ducto biliar comum.
   - Tipo Ib: dilatação fusiforme biliar comum.
2. Tipo II: divertículo do ducto biliar comum.
3. Tipo III: coledocele.
4. Tipo IV:
   - IVa: múltiplos cistos intra e extra-hepáticos.
   - IVb: múltiplos cisto extra-hepáticos.
5. Tipo V: cistos intra-hepáticos (único ou múltiplos), conhecido com doença de Caroli.

O tipo dilatação fusiforme ou forma frusta é ocasionado pela má junção do ducto biliopancreático, formando um canal comum longo até a parede duodenal.

Quadro clínico

A apresentação clínica clássica é pela tríade de dor abdominal, icterícia e massa palpável no hipocôndrio direito na população pediátrica, embora esta nem sempre se apresente com esta tríade. Podem também apresentar náuseas, febre, prurido e perda de peso. Esta doença é mais frequente no sexo feminino.

A manifestação clínica pode ser apresentada em qualquer faixa etária, porém ocorre em mais de 90% dos casos na primeira década. Podem também cursar com crises de pancreatite aguda.

Diagnóstico por imagem

A ultrassonografia é o método de escolha para o diagnóstico (Figura 12).

A colangiorressonância permite dimensionar o cisto e toda anatomia da região, demonstrando os defeitos da junção biliopancreática. Se a imagem pré-operatória não defi-

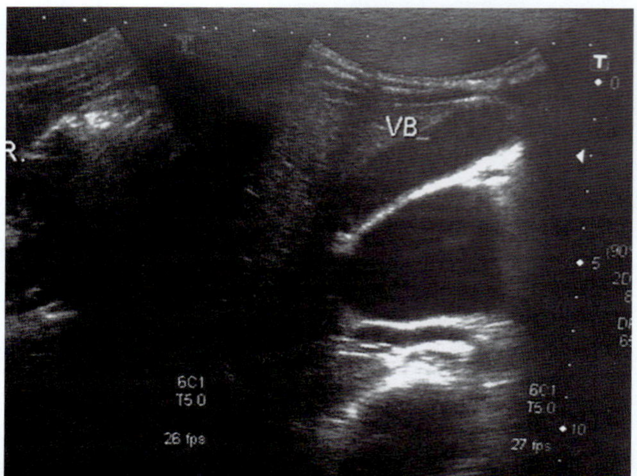

Figura 12 Ultrassonografia demonstrando lesão cística ao lado da vesícula biliar.

ne a anatomia corretamente, utiliza-se a colangiografia intraoperatória.

Cirurgia

A técnica utilizada é a excisão do cisto com anastomose bilioentérica em Y de Roux. No intraoperatório, pode ser usada a colangiografia para melhor definição da anatomia (Figura 13).

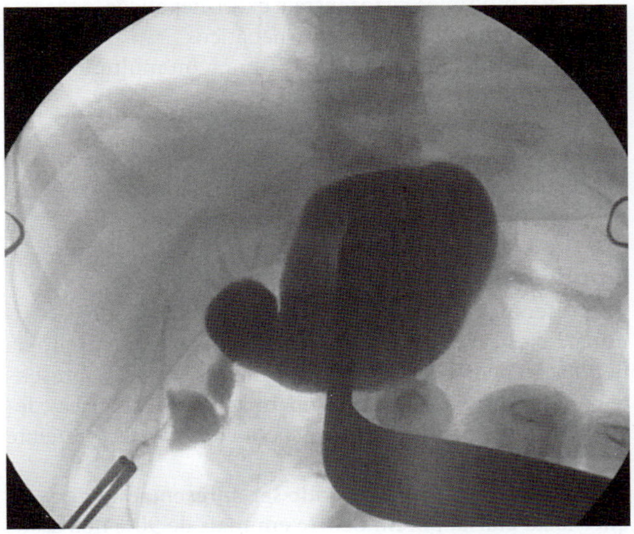

Figura 13 Colangiografia intraoperatória demonstrando vesícula biliar, cisto de colédoco e contraste na árvore biliar.

Todo o cisto deve ser ressecado (Figura 14) até a confluência dos ductos hepáticos direito e esquerdo, evitando deixar resquício de cisto que, no futuro, poderá se transformar em lesão maligna. Recentemente, em centros com grandes volumes desta afecção, o procedimento tem sido realizado por via laparoscópica tradicional e robótica.

Complicações da cirurgia

Entre as lesões que podem ocorrer durante a cirurgia, estão lesão da veia porta, secção total do ducto hepático, lesão do ducto pancreático e rotação da alça intestinal do Y de Roux.

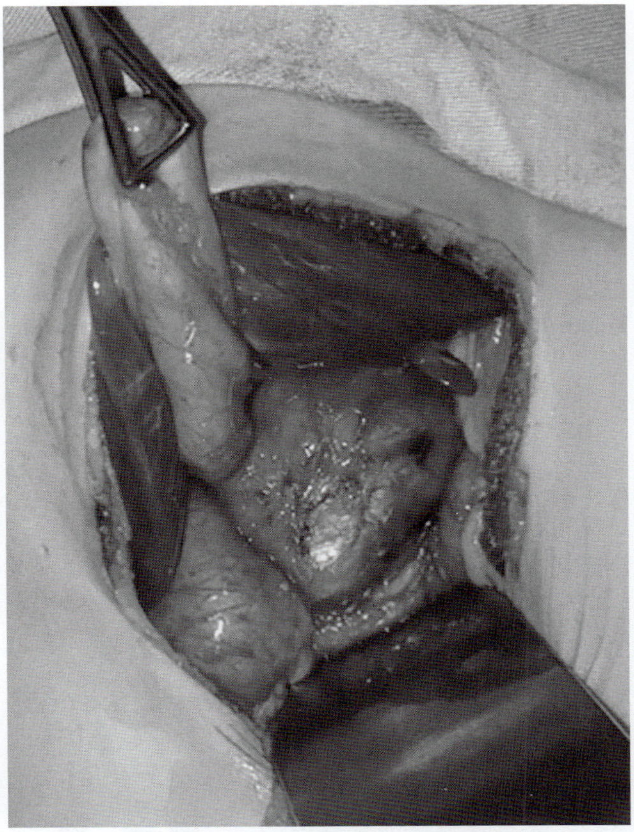

Figura 14 Vesícula ressecada e liberação do cisto de colédoco.

REFERÊNCIAS BIBLIOGRÁFICAS

1. Park WH, Choi SO, Lee HJ, Kim SP, Zeon SK, Lee SL. A new diagnostic approach to biliary atresia with emphasis on the ultrasonographic triangular cord sign: comparison of ultrasonography, hepatobiliary scintigraphy, and liver needle biopsy in the evaluation of infantile cholestasis. J Pediatr Surg. 1997;32(11):1555-9.
2. Todani T, Watanabe Y, Narusue M, Tabuchi K, Okajima K. Congenital bile duct cysts: classification, operative procedures, and review of thirty-seven cases including cancer arising from choledochol cyst. Am J Surg. 1977;134(2):263-9.

BIBLIOGRAFIA

1. Baumann U, Ure B. Biliary atresia. Clin Res Hepat Gastroent. 2012;257-9.
2. Bogue CO, Murphy AJ, Gerstle JT, Moineddin R, Daneman A. Risk factors, complications and outcome of gallstones in children: a single centre rewiew. J Ped Gastroent Nut. 2010;50(3):303-8.
3. Calazares J, Yamataka A. Biliary atresia. In: Holcomb and Ashcraft's (eds.) Pediatric Surgery. 7.ed. China: Elsevier; 2020. p.679-94.
4. Davenport M, Heaton N, Superina R. Surgery of the liver, bile ducts and pancreas in children. 3.ed. Taylor & Francis Group; 2017.
5. Erlichman J, Loomes KM. Biliary atresia. UpTodate. 2021. Disponível em: www.uptodate.com?online; acessado em: 1/6/2021.
6. Govindarajan KK Biliary atresia: where do we stand now? W J Hepat. 2016;1593-601.
7. Hashimoto T, Otobe Y Shimizu Y, Suzuki T, Nakamura T, Hayashi S, et al. A modification of hepatic portoenterostomy (Kasai operation) for biliary atresia. J Am Coll Surg. 1997;185(6):548-53.
8. Lewis N, Millar A. Biliary atresia. Surgery. 2007;291-4.
9. Liem NT, Benedict LA, Holcom III GW. Choledochol cyst and gallbladder diseasse. In: Holcomb and Ashcraft's (eds) Pediatric Surgery. 7.ed. China: Elsevier; 2020. p.695-708.
10. Sanchez-Valle A, Kassira N, Varela VC, Radu SC, Paidas C, Kirby RS. Biliary atresia: epidemiology, genetics, clinical update and public health perspective. Adv Pediatr. 2017;64(1):285-305.

CAPÍTULO 13

HIPERTENSÃO PORTAL NA CRIANÇA

Ana Cristina Aoun Tannuri
Uenis Tannuri

AO FINAL DA LEITURA DESTE CAPÍTULO, O PEDIATRA DEVE ESTAR APTO A:

- Entender a definição e a fisiopatologia da hipertensão portal.
- Conhecer as principais causas de hipertensão portal na criança.
- Diagnosticar e entender as manifestações clínicas da criança com hipertensão portal decorrente de trombose de veia porta ou atresia das vias biliares.
- Fazer o diagnóstico precoce da atresia de vias biliares e encaminhar precocemente ao cirurgião pediatra.
- Entender as formas de tratamento de todas as complicações da hipertensão portal.

INTRODUÇÃO

Hipertensão portal (HP) é definida como aumento na pressão no sistema venoso portal em consequência do desbalanço entre fluxo de sangue e resistência vascular. Assim, a HP pode ser decorrente do aumento da resistência vascular (no caso de obstrução da veia porta ou fibrose do parênquima hepático) ou aumento do fluxo portal (no caso de fístula arterioportal). Esse aumento na pressão decorre de uma obstrução ao fluxo de sangue venoso, que pode ser pré-hepático, intra-hepático (pré-sinusoidal, sinusoidal ou pós-sinusoidal) ou pós-hepático.[1] Também, do ponto de vista funcional e fisiopatológico, é importante a definição da coexistência ou não de cirrose hepática. As causas de HP são várias e estão esquematizadas a seguir:

1. Obstrução pré-hepática: trombose de veia esplênica, trombose de veia porta.
2. Obstrução intra-hepática:
   - Pré-sinusoidal: esquistossomose, sarcoidose, fibrose hepática congênita.
   - Sinusoidal: atresia de vias biliares, deficiência de alfa-1-antitripsina, hepatite autoimune, hemocromatose.
   - Pós-sinusoidal: doença veno-oclusiva por quimioterápicos.
3. Obstrução pós-hepática: insuficiência cardíaca direita, síndrome de Budd-Chiari.

Em situação normal, a pressão no sistema porta varia entre 5 e 10 mmHg. A hipertensão portal ocorre quando a pressão é superior a 10 mmHg.[1] Como consequência natural, ocorre o aumento do baço e o desenvolvimento de varizes, comunicações venosas anômalas entre a circulação portal e a circulação sistêmica que se desenvolvem para descomprimir o sistema porta. Os territórios mais comuns das varizes são esôfago, estômago e reto. As varizes gastresofágicas são as mais propensas a sangramentos por causa da exposição aos alimentos e da secreção ácida do estômago.

Dentre as causas de HP já citadas, este capítulo focará em duas, por serem emblemáticas e mais relevantes na prática clínica do pediatra.

TROMBOSE DE VEIA PORTA (TVP)

A trombose primária da veia porta pode ocorrer em crianças submetidas previamente a cateterismo umbilical prolongado no período neonatal, onfalites, em crianças portadoras de trombofilias, doenças mieloproliferativas ou mesmo após procedimentos cirúrgicos, como esplenectomia, transplante hepático e após um episódio de desidratação ou peritonites. No entanto, em alguns casos, não se identifica a causa.[2] Finalmente, deve-se lembrar uma causa congênita, mais rara, representada pela agenesia de veia porta (síndrome de Abernethy), que muitas vezes se associa a existência de adenomas hepáticos (Figura 1).

Geralmente, a primeira manifestação da TVP é o sangramento digestivo, que o exame endoscópico define ser oriundo de varizes esofágicas ou gástricas. Acredita-se que cerca de 80% das crianças com TVP apresentarão ao menos um episódio de hemorragia digestiva em sua vida. No entanto, esses episódios de sangramento são relativamente bem tolerados, apresentando índices de mortalidade de 2 a 5%,[2] pois a doença não se associa à disfunção hepática. Fi-

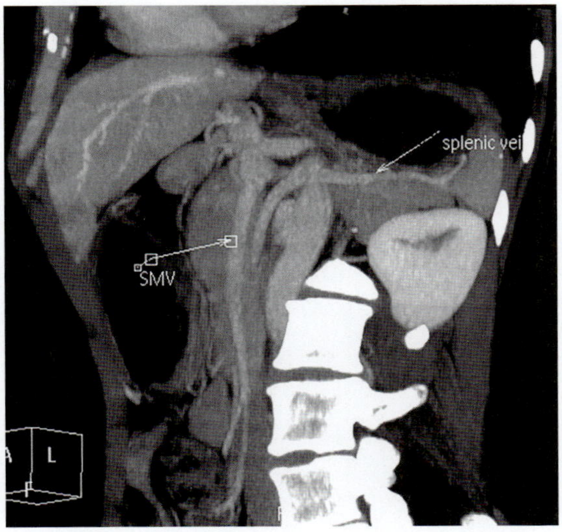

Figura 1 Imagem de angiotomografia de criança com agenesia de veia porta. Observar a confluência das veias mesentérica inferior e esplênica sem a individualização da veia porta.

nalmente, a esplenomegalia decorrente da HP pode provocar hiperesplenismo, com consequente anemia, leucopenia e plaquetopenia. Outra manifestação clínica é a ascite, que pode ser transitória, após episódios de sangramento, ou após longo curso da doença.

Outras manifestações tardias da doença incluem o retardo no crescimento físico e uma complicação específica denominada biliopatia portal, termo empregado para descrever as alterações na vesícula biliar e ductos biliares em crianças com hipertensão portal, sendo mais frequentemente descrita nos casos de trombose da veia porta. As alterações consistem em dilatação e/ou estenose nos ductos biliares intra e extra-hepáticos e espessamento e/ou varizes na parede da vesícula biliar.

Habitualmente, as crianças com TVP apresentam o fígado com consistência e tamanho normais ao exame físico, sem alterações da função hepática. O diagnóstico é confirmado pelo exame ultrassonográfico abdominal com Doppler, que identifica ausência de fluxo na veia porta, com proeminência de circulação colateral e transformação cavernomatosa da veia porta.

ATRESIA DE VIAS BILIARES

Caracteriza-se por processo inflamatório, fibrosante e progressivo que acomete as vias biliares do recém-nascido, levando a obliteração completa dos ductos biliares intra e extra-hepáticos. A etiologia é desconhecida e manifesta-se clinicamente como quadro de icterícia persistente em recém-nascidos já nos primeiros dias de vida, associada a acolia fecal e colúria.[3] Classicamente, não há intercorrências no período pré-natal, e os recém-nascidos são eutróficos. O diagnóstico pode ser firmado por meio de exame ultrassonográfico, que pode revelar achado patognomônico (trígono ou cordão fibroso) ou sugestivo (vesícula murcha apesar do jejum adequado). Quando o quadro clínico e a ultrassonografia forem suficientes para o diagnóstico, indica-se biópsia hepática, ainda considerado o exame padrão para o diagnóstico de AVB. Nesta, observa-se expansão fibrosa do espaço porta, proliferação ductular e presença de plugues de bile nos canalículos e bilirrubinostase nos hepatócitos (Figura 2).

Quando o diagnóstico é feito até as 12 semanas de vida, pode-se indicar a cirurgia de Kasai ou portoenteroanastomose, que consiste em derivação biliodigestiva na região do *porta hepatis*, que é a entrada das vias biliares no parênquima hepático. No entanto, sabe-se que, mesmo quando se obtém sucesso nesta cirurgia (ou seja, as crianças se tornam anictéricas, o que indica que houve fluxo de bile paro o intestino), ocorre evolução lenta e progressiva para "cirrotização" do fígado (Figura 3). Nos casos em que a cirur-

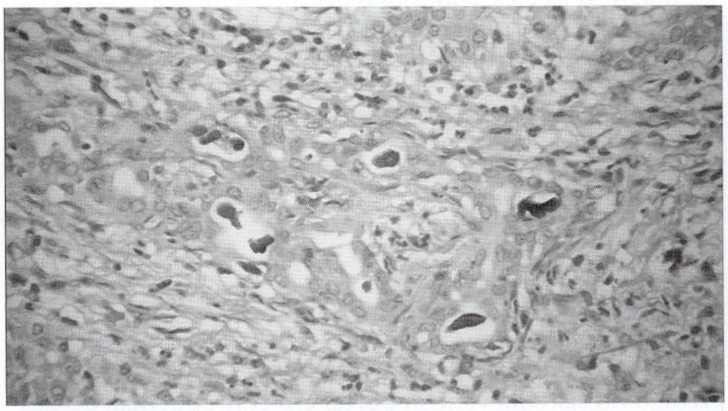

Figura 2 Aspecto histopatológico típico de atresia das vias biliares. Observar a expansão do espaço porta, a proliferação dos ductos biliares e plugues biliares no interior dos ductos.

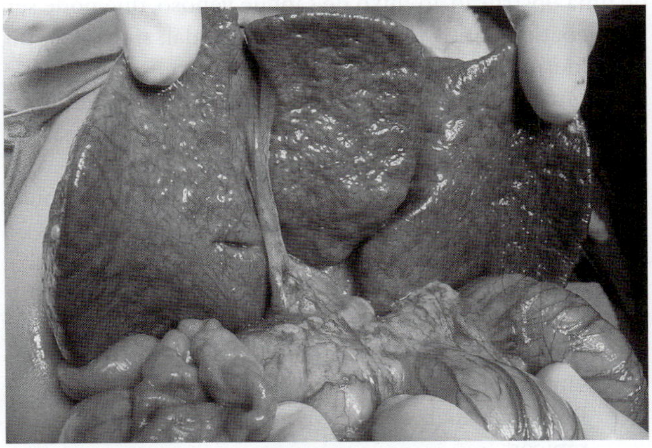

Figura 3 Aspecto típico do fígado em criança com 3 meses de vida, com atresia das vias biliares. Observar o fígado de aspecto nodular ("cirrotização") e endurecido, coloração esverdeada e aumento de vasos em sua superfície. A vesícula biliar e as vias biliares extra-hepáticas são substituídas por estruturas fibrosas sem luz. Notar também o aumento de circulação nas alças intestinais decorrente da obstrução ao livre fluxo do sangue portal.

gia de Kasai não foi realizada ou quando não houver fluxo biliar no pós-operatório, a doença costuma evoluir inexoravelmente para cirrose e necessidade de transplante com menos de 1 ano de idade. Desta forma, pode-se afirmar que o tratamento definitivo para a atresia de vias biliares é o transplante de fígado (Figura 4).

MANIFESTAÇÕES CLÍNICAS

Apesar de haver algumas manifestações clínicas específicas de cada etiologia distinta, alguns sinais e sintomas são comuns a todos os casos de hipertensão portal. Dentre eles, podem-se destacar os seguintes:

- Sangramento gastrintestinal decorrente de rotura de uma variz é o sintoma mais comum de hipertensão portal. Esse sangramento se apresenta como hematêmese ou melena, e esta é comumente a primeira manifestação de uma hipertensão portal ainda não diagnosticada na criança. É relatado risco de sangramento das varizes em torno de 75% ao longo dos primeiros 12 anos de vida, quando não houver nenhuma intervenção terapêutica. A mortalidade do primeiro episódio de sangramento gira em torno de 1 a 3%. Além disso, a mortalidade geral é maior nas crianças com cirrose hepática (como as portadoras de AVB), em virtude da descompensação da doença de base, enquanto as crianças com trombose de veia porta, se adequadamente tratadas, apresentam evolução bem mais favorável.

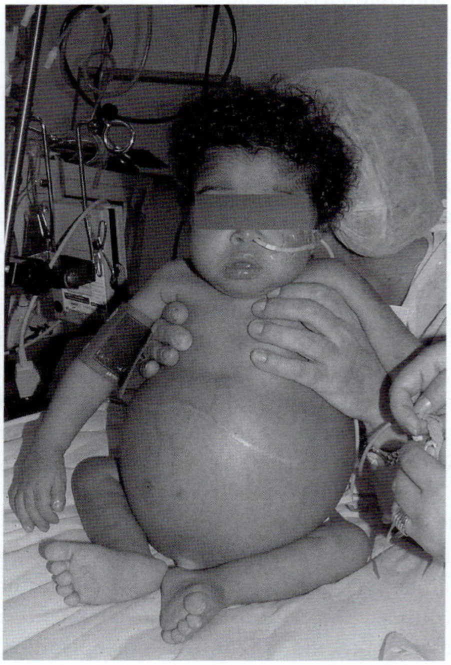

Figura 4 Criança de 1 ano de idade a ser submetida ao transplante hepático. Notar a icterícia, o acentuado aumento do volume do abdome em virtude da ascite e a incisão abdominal prévia utilizada para a portoenteroanastomose.

- Esplenomegalia: a hipertensão na veia esplênica leva, cronicamente, ao aumento gradual do baço, que também se torna endurecido e, na maioria das vezes, indolor. No entanto, quando o baço atinge grandes dimensões, pode haver a ocorrência de áreas de infarto no interior do parênquima, o que pode levar a dor local, geralmente autolimitada. Associada à esplenomegalia, pode-se observar trombocitopenia, leucopenia ou até pancitopenia que, no entanto, a prática clínica mostra que não se acompanham das repercussões como sangramentos espontâneos ou tendência a infecções sistêmicas. Esse é um ponto importante a se destacar, visto que é uma preocupação habitual entre os pediatras.
- Ascite: sabe-se que o aparecimento de ascite em pacientes cirróticos é multifatorial, havendo participação tanto da hipertensão portal em si quanto da insuficiência hepática. Nas crianças com trombose de veia porta, a ascite não é frequente e, muitas vezes, surge na vigência de um sangramento digestivo. Nos portadores de atresia de vias biliares, costuma aparecer após os 6 meses de idade, e é um indicativo da necessidade do transplante hepático. Além disso, deve-se lembrar que aumentos súbitos de uma ascite previamente existente, mas de pequena monta, controlada com diuréticos, se relacionam a episódios de peritonite bacteriana espontânea (PBE). Os episódios de PBE em crianças pequenas, principalmente aquelas muito desnutridas, podem não se acompanhar de febre.
- Encefalopatia hepática: apesar da relativa dificuldade em se diagnosticar encefalopatia hepática em lactentes ou crianças menores, alterações no comportamento percebidas pelos pais (como sonolência, apatia, irritabilidade ou inversão do ritmo do sono) são indícios de encefalopatia hepática nestes pacientes. Essa complicação está mais frequentemente presente em cirróticos em fase avançada de doença, mas é preciso lembrar que o desvio de sangue do sistema porta para o sistema cava (que ocorre nos pacientes com TVP) pode levar a aumentos dos níveis séricos de amônia e surgimento de encefalopatia, ainda que a função hepática não tenha sido comprometida.
- Síndrome hepatopulmonar e hipertensão portopulmonar: acredita-se que fatores vasoativos e angiogênicos, originários do fígado, normalmente controlem a circulação pulmonar, e este controle estaria prejudicado quando há hipertensão portal e *shunt* portossistêmico. Assim, a síndrome hepatopulmonar é definida como uma hipoxemia intensa, com pO_2 arterial abaixo de 60 mmHg, dispneia, cianose, baqueteamento digital, platipneia e a comprovação de um verdadeiro *shunt* pulmonar. Essa alteração costuma ser reversível no período pós-operatório tardio do transplante hepático. A hipertensão portopulmonar, por sua vez, assemelha-se a uma hipertensão pulmonar primária, com dispneia e fadiga como principais sintomas, com resposta à terapia com prostaciclina.[4] No entanto, essa alteração não reverte com o transplante hepático.

MÉTODOS DIAGNÓSTICOS

1. Exames laboratoriais: são direcionados para investigação da etiologia da doença causadora da hipertensão portal, bem como para definição do grau de disfunção hepática: hemograma, nível sérico de enzimas hepáticas, bilirrubinas, albumina, coagulograma, gasometria, sorologias para doenças virais, autoanticorpos séricos, dosagem sérica de alfa-1-antitripsina, ceruloplasmina, cobre urinário e índices de ferro.
2. Ultrassonografia abdominal com Doppler: permite a identificação dos fluxos dos vasos do hilo hepático, bem como nas veias hepáticas e na veia cava inferior. Além disso, permite avaliar a textura do parênquima hepático que se torna heterogênea nos casos de cirrose. Esplenomegalia e circulação colateral são indícios de hipertensão portal, que também podem ser identificados à ultrassonografia. Na prática clínica, pode-se afirmar que se trata de um exame de eleição, dada a facilidade de realização, não invasivo, sem expor a criança à radiação ionizante e, finalmente, disponível em qualquer centro médico.
3. Endoscopia digestiva alta é um exame essencial tanto no diagnóstico como na terapêutica da hipertensão portal. Consiste no exame de escolha para identificação de varizes em todo paciente com achados sugestivos de hipertensão portal. Permite a visualização direta do tamanho, localização e estigmas de sangramento das lesões varicosas, além de ser o veículo para realização de várias intervenções terapêuticas.

Em geral, as varizes sangrantes são as do terço inferior do esôfago. As varizes gástricas, além de serem geralmente mais calibrosas, apresentam sangramentos mais intensos. Outra possível fonte de hemorragia digestiva alta nos pacientes com HP é a gastropatia hipertensiva, caracterizada por achados endoscópicos de áreas eritematosas, pequenas e poligonais, cercadas por uma borda reticular esbranquiçada em padrão de mosaico no fundo e no corpo gástrico.

TRATAMENTO

Tratamento das varizes

Na vigência de um episódio de sangramento, a conduta inicial deve ser a estabilização clínica da criança. Assim, deve-se monitorar o paciente, garantir a permeabilidade das vias aéreas e a oferta de oxigênio, especialmente nas hemorragias maciças e que levam a rebaixamento do nível de consciência.

Em seguida, conseguir estabilidade hemodinâmica, por meio da obtenção de um bom acesso venoso e adequada reposição volêmica. Nos casos de hemorragias de maior monta, além da reposição de concentrado de hemácias, pode ser necessária a reposição de plaquetas e plasma, em especial nos pacientes cirróticos.

Ainda na sala de emergência, pode-se iniciar a administração de drogas vasoativas, como vasopressina, somatostatina, octreotida e terlipressina, pois têm efetividade comprovada no controle das hemorragias das varizes. A somatostatina e seu análogo sintético, a octreotida, têm a vantagem de atuar seletivamente na circulação esplâncnica, levando a uma vasoconstrição neste território. Esse medicamento apresenta meia-vida mais longa do que a somatostatina, podendo ser usado de forma intermitente e por via subcutânea. A droga costuma ser mantida por aproximadamente 72 horas, devendo ser reduzida gradualmente, 24 horas após o controle do sangramento.

A endoscopia digestiva alta deve ser indicada preferencialmente nas primeiras 12 horas após o início do sangramento. Por meio do endoscópio, o especialista realiza a esclerose das veias sangrantes ("escleroterapia"), procedimento eficaz no controle do sangramento das varizes esofágicas em cerca de 90% das vezes. Outra opção é a ligadura elástica, também eficaz, mas que requer maior habilidade do endoscopista para manipular o dispositivo de ligadura, no esôfago de calibre estreito na criança.[5]

Nos casos de hemorragias maciças não controladas com endoscopia e/ou tratamento farmacológico, está indicado o tamponamento com balão de Sengstaken-Blakemore. Inicia-se com o insuflamento do balão gástrico, e se o sangramento se mantiver, insufla-se também o esofágico. O balão leva a hemostasia temporária por compressão direta das varizes, devendo ser mantido por 12 a 24 horas.

Todos os pacientes com hipertensão portal, mesmo sem episódios prévios de HDA, devem ser submetidos periodicamente a exame endoscópico, entrando em programa de escleroterapia profilática, de acordo com o potencial de sangramento das varizes.

Tratamento endovascular

O principal tratamento endovascular da hipertensão portal é a colocação de uma prótese através da veia jugular interna, conhecida pela sigla TIPS (*transjugular intrahepatic portosystemic shunt*). Está indicado nas crianças com hipertensão portal intra-hepática em que o tratamento endoscópico não for eficaz para o controle dos episódios de sangramento digestivo. A prótese comunica a veia porta diretamente com a veia hepática, no interior do parênquima hepático, e é introduzida por meio de procedimento radiológico intervencionista (Figura 5). Costuma ser eficaz no controle das hemorragias podendo, no entanto, levar a encefalopatia hepática. A presença do TIPS não impede ou compromete a realização de um transplante hepático posteriormente.

Tratamento cirúrgico

1. Pacientes não cirróticos: até o final do milênio passado, o tratamento cirúrgico para HP em pacientes não cirróticos (ou seja, não candidatos a transplante hepático) visava essencialmente ao controle dos episódios de sangramento digestivo que não respondiam adequadamente ao tratamento endoscópico. Tais cirurgias consistiam em desconexões venosas e derivações portossistêmicas, que serão detalhadas adiante:

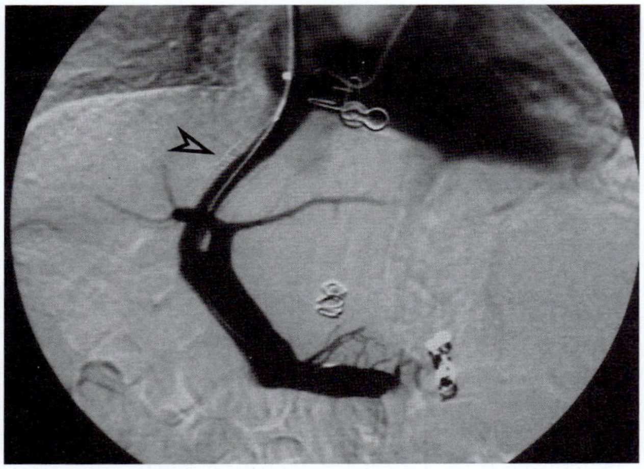

Figura 5 Imagem radiológica com contrastação da veia hepática para colocação do TIPS. Observar a prótese vascular (seta) introduzida por meio da veia hepática em direção à veia porta, perfeitamente contrastada.

- Desconexão venosa: indicada inicialmente para tratamento da HP em pacientes com esquistossomose, situação muito frequente em décadas anteriores, a desvascularização do esôfago terminal e do estômago por via abdominal, associada à esplenectomia (desconexão ázigo-portal e esplenectomia – DAPE) visa a interromper o fluxo portal para o território das varizes esofágicas, mantendo o fígado suprido de sua perfusão esplâncnica. Apresenta bons resultados no controle dos sangramentos de varizes esofágicas, tendo baixos índices de morbilidade e mortalidade, e encefalopatia pós-operatória praticamente inexistente.[6] No entanto, sem a associação de tratamento endoscópico posterior, apresenta índices de recidiva hemorrágica tardia relativamente altos.
- Derivações venosas não seletivas: entre essas, a principal é a anastomose mesentérico-cava, que consiste na transecção da cava inferior junto às veias ilíacas e anastomose com a veia mesentérica superior para descompressão direta do sistema portal. Posteriormente, foi descrita anastomose mesentérico-cava com interposição de enxerto venoso em H, podendo-se utilizar como enxerto autólogo a veia jugular interna.[7] Essas derivações desviam o sangue portal do fígado, tendo a grande desvantagem de levar a encefalopatia hepática, precoce ou tardiamente.
- Derivações venosas seletivas: o grande avanço no conceito das derivações portais foi a descrição da anastomose esplenorrenal distal por Warren. Neste procedimento, é realizada uma anastomose terminal da porção distal da veia esplênica (próxima ao baço) lateralmente à veia renal esquerda. Assim, há descompressão do território potencialmente sangrante, a região esofagocardiotuberositária, mantendo-se o fluxo da veia mesentérica superior em direção ao fígado. No entanto, a cirurgia de Warren ainda apresenta índices de recidiva hemorrágica em torno de 5% e de encefalopatia hepática entre 3 e 15% dos pacientes. Em 1996, foi descrita uma nova técnica para tratamento das tromboses de veia porta após o transplante hepático, que consistia em uma derivação que unia a veia mesentérica superior (acessada no andar inframesocólico) ao ramo esquerdo na porta (acessada no espaço de Rex, situado no interior do parênquima hepático, entre os segmentos 3 e 4).[8] Tal cirurgia foi denominada *Rex shunt*, e como ponte entre as duas estruturas, pode ser usada uma veia jugular interna da própria criança, ou um enxerto venoso de cadáver (Figuras 6 e 7). O procedimento, posteriormente, passou a ser empregado também nos casos de TVP idiopática.[9] Essa técnica revolucionou o tratamento da TVP, pois é uma cirurgia fisiológica e restaurativa, ou seja, consegue reestabelecer o fluxo do território mesentérico-portal para dentro do fígado, tendo, portanto, uma proposta curativa. O grave inconveniente desse procedimento é a impossibilidade de ser realizado nos pacientes com TVP secundária a cateterismo umbilical, pois o cateter frequentemente leva a trombose do ramo esquerdo da porta quando presente em períodos superiores a 24 horas.

2. Pacientes com cirrose hepática: o tratamento definitivo consiste no transplante hepático, que pode ser realizado com doador vivo ou doador cadáver.[10] Com os avanços nos cuidados pré e pós-operatórios, na técnica cirúrgica,

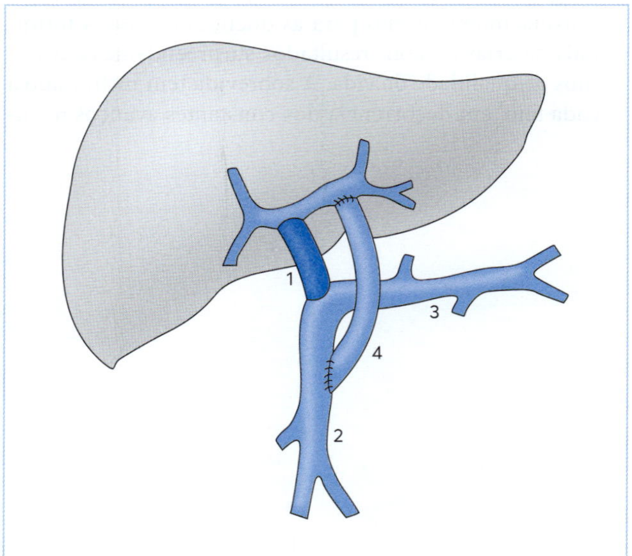

Figura 6 Desenho esquemático da circulação portal e da cirurgia do *Rex shunt*. Observar a veia porta ocluída (1) por trombose e o enxerto autólogo de veia jugular interna (4) para o *bypass* entre a veia mesentérica superior (2) e o ramo esquerdo da veia porta. Notar também a veia esplênica (3).

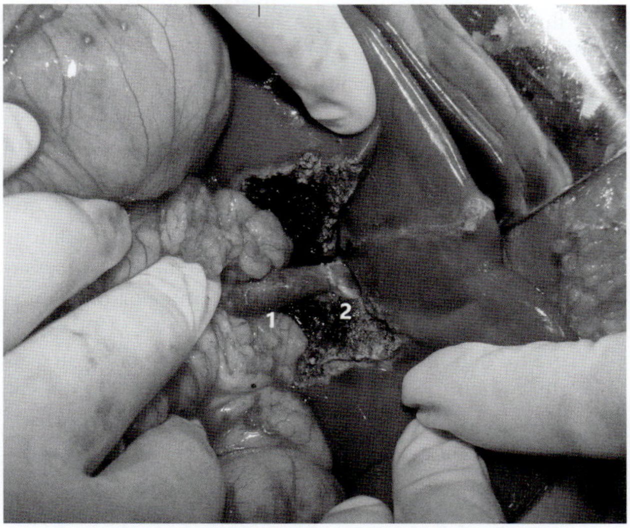

Figura 7 Aspecto cirúrgico do *Rex shunt*. Notar o enxerto autólogo obtido da veia jugular da própria criança (1) drenando o sangue da veia mesentérica superior (anastomose no andar inframesocólico, não visível na foto) e a anastomose lateral com o ramo esquerdo da veia porta (2), no interior do parênquima hepático. Notar a área de secção do parênquima (enegrecida pela cauterização hemostática) para se ter acesso ao ramo esquerdo.

bem como na melhoria da qualidade das drogas imunossupressoras, índices de sobrevida superiores a 90% dos pacientes têm sido são obtidos com o transplante, mesmo em lactentes muito pequenos, de peso inferior a 5 kg. Essa terapia transformou-se em método eficaz e universalmente aceito para as doenças hepáticas terminais na criança, com resultados surpreendentes em termos de qualidade de vida. A sobrevida tem melhorado a cada ano, em decorrência dos constantes avanços técnicos, da crescente experiência das equipes transplantadoras, bem como o aperfeiçoamento no cuidado intensivo pós-operatório imediato e no controle clínico tardio. Ressalte-se aqui o importante e decisivo papel da participação das equipes de pediatras intensivistas e hepatologista neste processo.

REFERÊNCIAS BIBLIOGRÁFICAS

1. Grammatikopoulos T, McKiernan PJ, Dhawan A. Portal hypertension and its management in children. Arch Dis Child. 2018;103(2):186-91.
2. Giouleme O, Theocharidou E. Management of portal hypertension in children with portal vein thrombosis. J Pediatr Gastroenterol Nutr. 2013;57(4):419-25.
3. Silva MM. Atresia das vias viliares e outras colestases do período neonatal. In: Tannuri U, Tannuri AC. Doenças cirúrgicas da criança e do adolescente. 2.ed. Barueri: Manole; 2020. p.400-11.
4. Porres-Aguilar M, Altamirano JT, Torre-Delgadillo A, Charlton MT, Duarte-Rojo A. Portopulmonary hypertension and hepatopulmonary syndrome: a clinician-oriented overview. Eur Respir Rev. 2012;21:223-33.
5. Perondi MB. Hemorragia digestiva. In: Schvartsman C, Reis AG, Farhat SCL. Pronto-socorro. 2.ed. Barueri: Manole; 2013. p.537-52.
6. Makdissi FF. Resultados a longo prazo da desconexão ázigo-portal e esplenectomia em portadores de esquistossomose hepato-esplênica: avaliação clínica, laboratorial, endoscópica e ultra-sonográfica com tempo de seguimento mínimo de 5 anos. Tese (doutorado). São Paulo: USP; 2009.
7. Maksoud JG. Hipertensão portal. In: Maksoud JG. Cirurgia pediátrica. 2.ed. Rio de Janeiro: Revinter; 2003. p.938-48.
8. de Ville de Goyet J, Gibbs P, Clapuyt P, Reding R, Sokal EM, Otte JB. Original extrahilar approach for hepatic portal revascularization and relief of extrahepatic portal hypertension related to late portal vein thrombosis after pediatric liver transplantation. Transplantation. 1996;62(1):71-5.
9. Gibelli NE, Tannuri AC, Pinho-Apezzato ML, Maksoud-Filho JG, Tannuri U. Extrahepatic portal vein thrombosis after umbilical catheterization: is it a good choice for Rex shunt? J Pediatr Surg. 2011;46(1):214-6.
10. Éboli L, Tannuri AC, Gibelli N, Silva T, Braga P, Tannuri U. comparison of the results of living donor liver transplantation due to acute liver failure and biliary atresia in a quaternary center. Transplant Proc. 2017;49(4):832-5.

CAPÍTULO 14

HIDRONEFROSES E DOENÇAS URETERAIS

Antonio Carlos Moreira Amarante
Lisieux Eyer de Jesus

AO FINAL DA LEITURA DESTE CAPÍTULO, O PEDIATRA DEVE ESTAR APTO A:

- Saber que hidronefrose e infecções do trato urinário são problemas pediátricos frequentes e podem estar relacionados a doenças congênitas ou distúrbios funcionais. O diagnóstico diferencial é bastante amplo e apenas uma minoria tem indicação de tratamento cirúrgico. A avaliação correta para permitir a detecção de pacientes com quadros cirúrgicos ou de maior gravidade é fundamental.
- Saber que muitas hidronefroses fetais/perinatais refletem problemas funcionais ou dismaturação e se resolverão espontaneamente, sem intervenção cirúrgica, principalmente em casos com dilatações de pequena monta sem afecção dos cálices ou afilamento da cortical renal.
- Saber que duplicidades renais com ectopia de ureter podem ser causa de incontinência urinária "intratável" com sintomas de incontinência "paradoxal", mesmo que o segmento renal responsável pelo ureter ectópico seja funcionalmente excluso. Ureteroceles podem ser uma causa de massa interlabial em neonatos do sexo feminino. Neste caso, representam uma urgência cirúrgica.
- Saber que refluxo vesicoureteral, em sua maioria, tem tratamento não cirúrgico. As indicações cirúrgicas dependem principalmente da persistência do refluxo depois de tratadas disfunções miccionais relacionadas e da ocorrência de infecções urinárias mesmo com o uso correto de quimioprofilaxia antibiótica.
- Saber que infecções urinárias em lactentes do sexo masculino diminuem até 10 vezes em frequência depois de uma circuncisão.
- Saber que megaureteres podem ser secundários a refluxo (e o tratamento será aquele escolhido para tratar o refluxo vesicoureteral), à obstrução da junção ureterovesical (tratamento cirúrgico) ou ser não obstrutivos-não refluxivos, que, em sua maioria, têm resolução espontânea. A diferenciação entre os obstrutivos e os não obstrutivos-não refluxivos pode ser difícil.

INTRODUÇÃO

As hidronefroses (HN) afetam até 3% das gestações. A grande maioria resolve ainda durante a gravidez, mas cerca de 1% persiste após o nascimento. A grande maioria é de casos de dilatação funcional do complexo pelve-junção pieloureteral e resolve-se espontaneamente. Em torno de 1/5 dos casos necessita de uma solução cirúrgica. A investigação dos pacientes para detectar os casos que precisam de tratamento ativo é uma das atividades mais frequentes e importantes das equipes de cirurgia urológica e nefrologia pediátrica.

Em outro foco, infecções urinárias (ITU) são altamente frequentes na prática pediátrica, e é essencial detectar quais estão relacionadas a sequelas renais e recorrências, que precisarão de tratamento ativo. Em crianças, uma grande proporção destes casos apresenta uma doença anatômica ou funcional, frequentemente mostrando hidronefrose associada.

Finalmente, HN intermitentes acompanhadas de crises álgicas do tipo cólica renal (crises de Dietl) podem ser a manifestação de quadros de obstrução pieloureteral intermitente por vaso anômalo, mais comuns em crianças mais velhas. A apresentação pode obrigar o pediatra a investigar quadros de dor abdominal recorrente, que exigem um diagnóstico diferencial amplo, já que muitos casos apresentam HN apenas de forma intermitente.

Estas considerações iniciais demonstram a grande relevância e amplitude do tópico HN/doenças ureterais na prática pediátrica diária do pediatra geral, para detectar elementos causais de ITU e dor abdominal, prevenir episódios e encaminhar crianças com indicação de tratamento ativo e/ou avaliação de especialistas em tempo hábil.

O objetivo deste capítulo é avaliar brevemente 4 condições mais frequentes entre as HN e doenças ureterais: HN congênitas/estenoses de junção ureteropiélica (EJUP), duplicações renoureterais, megaureteres e refluxos vesicoureterais (RVU). Outras condições menos frequentes também associadas às HN, principalmente obstruções uretrais congênitas, não serão abordadas.

HIDRONEFROSE CONGÊNITA RESTRITA AO RIM/ESTENOSE DE JUNÇÃO URETEROPIÉLICA

A detecção de uma dilatação restrita à pelve renal/cálices é muito comum desde a gestação e, em geral, é unilateral. A grande maioria é benigna e se resolve espontaneamente nos primeiros anos de vida, mas, em torno de 1/5 dos casos, a HN é um marcador de doença cirúrgica associada à perda potencial de função renal ou complicações (principalmente ITU).

O exame ultrassonográfico (USG) morfológico fetal, que em alguns casos pode ser complementado pela ressonância magnética fetal, apresenta sinais de alerta para fetos com maior risco de doença complexa, de alto risco ou com necessidade de tratamento especializado. A USG deve ser minuciosa e precisa. Se necessário, medidas ou observações específicas devem ser sugeridas ao imaginologista.

Medidas padronizadas da pelve renal (diâmetro AP à altura do seio renal) são fundamentais para comparação com exames posteriores ou até durante o exame presente (p. ex., se a pelve renal se mostra dilatada com a bexiga cheia, mas se resolve após o esvaziamento, pode-se descartar um fenômeno ligado à obstrução fixa). Da mesma forma, a mensuração da cortical renal é um dado fundamental para detectar atrofia renal presente ou em progressão e dados que sugiram displasia renal são de suma importância para o prognóstico. São sugestivos de maior risco:[1]

1. Doença bilateral.
2. Associação com dilatação ureteral.
3. Associação com anormalidades da bexiga ou da uretra.
4. Presença de hidrocolpos.
5. Anomalia vertebral.
6. Oligodrâmnio.
7. Piora progressiva da dilatação piélica no curso da gestação.
8. Atrofia cortical renal.
9. Sinais de displasia renal.

O diagnóstico diferencial das dilatações piélicas é amplo, mas duas condições merecem destaque. A primeira é o rim multicístico displásico. Nestes casos, a anatomia pode ser confundida com HN graves com hipotrofia cortical, porque é comum que a dilatação piélica associada com dilatação caliceal seja confundida com múltiplos cistos, típicos da displasia renal multicística. O que diferencia as duas condições na ultrassonografia é que os cistos dos rins displásicos não se intercomunicam, variam em tamanho e são dispostos de forma irregular; já nas HN graves, as áreas de dilatação são intercomunicantes e se dispõem em torno do hilo renal (Figura 1). Outra situação comum é a presença de pelves extrarrenais não obstrutivas, que são uma variação anatômica não relacionada a doença renal. O diagnóstico diferencial nestes casos depende da precisão na mensuração da pelve renal, sempre em corte transversal à altura do seio renal. É bastante comum que ultrassonografistas menos experientes escolham medir a pelve renal em outras localizações ou em seu maior eixo, o que leva a erros de julgamento.[2]

A evolução das HN congênitas, após a exclusão de outras afecções (doenças ureterais, vesicais e uretrais) e o diagnóstico diferencial entre HN funcionais potencialmente reversíveis e EJUP com indicação de correção cirúrgica depende das características individuais do paciente.

Após o nascimento, pelves renais com diâmetro AP $\geq$ 10 mm devem ser consideradas anormais. Quanto maior o diâmetro, maior a chance de uma doença mais agressiva, em especial em presença de dilatação dos cálices e/ou atrofia cortical.[3] Estes doentes precisam de ultrassonografia confirmatória (no caso dos diagnósticos fetais) para excluir outras anomalias urológicas e para seguimento comparativo. Isto é uma urgência perinatal no caso de doença fetal bilateral.

Crianças submetidas à ultrassonografia nos 3 primeiros dias de vida sem confirmação da HN devem ter o exame repetido *a posteriori*, pelo risco de exame falso-negativo por causa da oligúria perinatal fisiológica. Nos bebês apresentando ultrassonografia fetal com afecção unilateral, o exame deve ser feito após o período de oligúria fetal fisiológica (7 a 10 dias após o nascimento). Os prazos de seguimento variam de acordo com as características do paciente e o risco presumido a partir de sua condição, mas, de forma geral, são feitos exames a cada 4 meses no 1º ano de vida e a cada 6 meses no 2º.

Após a confirmação de uma HN persistente após o nascimento, as crianças apresentando apenas dilatação piélica sem afecção cortical ou caliceal podem ter apenas seguimento periódico com ultrassonografia, sem necessidade de quimioprofilaxia antibiótica. Os aspectos a serem seguidos são a progressão com melhora/resolução da dilatação ou piora/progressão da dilatação ou surgimento de afecção cortical anteriormente ausente. Nos neonatos com sintomas, dilatação caliceal ou hipotrofia cortical e nas crianças com piora progressiva da HN, uma investigação mais extensa está indicada, além do acompanhamento com ultrassonografia.

A investigação complementar à ultrassonografia nas HN sem suspeita de doença em trato urinário distal não inclui cistouretrografia miccional se o paciente não apresenta infecção urinária. O uso de cintilografia renal (estática e dinâmica) precisa ser associado à ultrassonografia nas crianças com HN graves, sintomáticas ou progressivas, mas não está normalmente indicado antes das 6 primeiras semanas de vida, considerando a imaturidade renal, que leva a exames de qualidade discutível.[4] Atualmente, a urografia excretora é pouco usada. Não há indicação de tomografia computadorizada para a investigação de casos de HN congênita as-

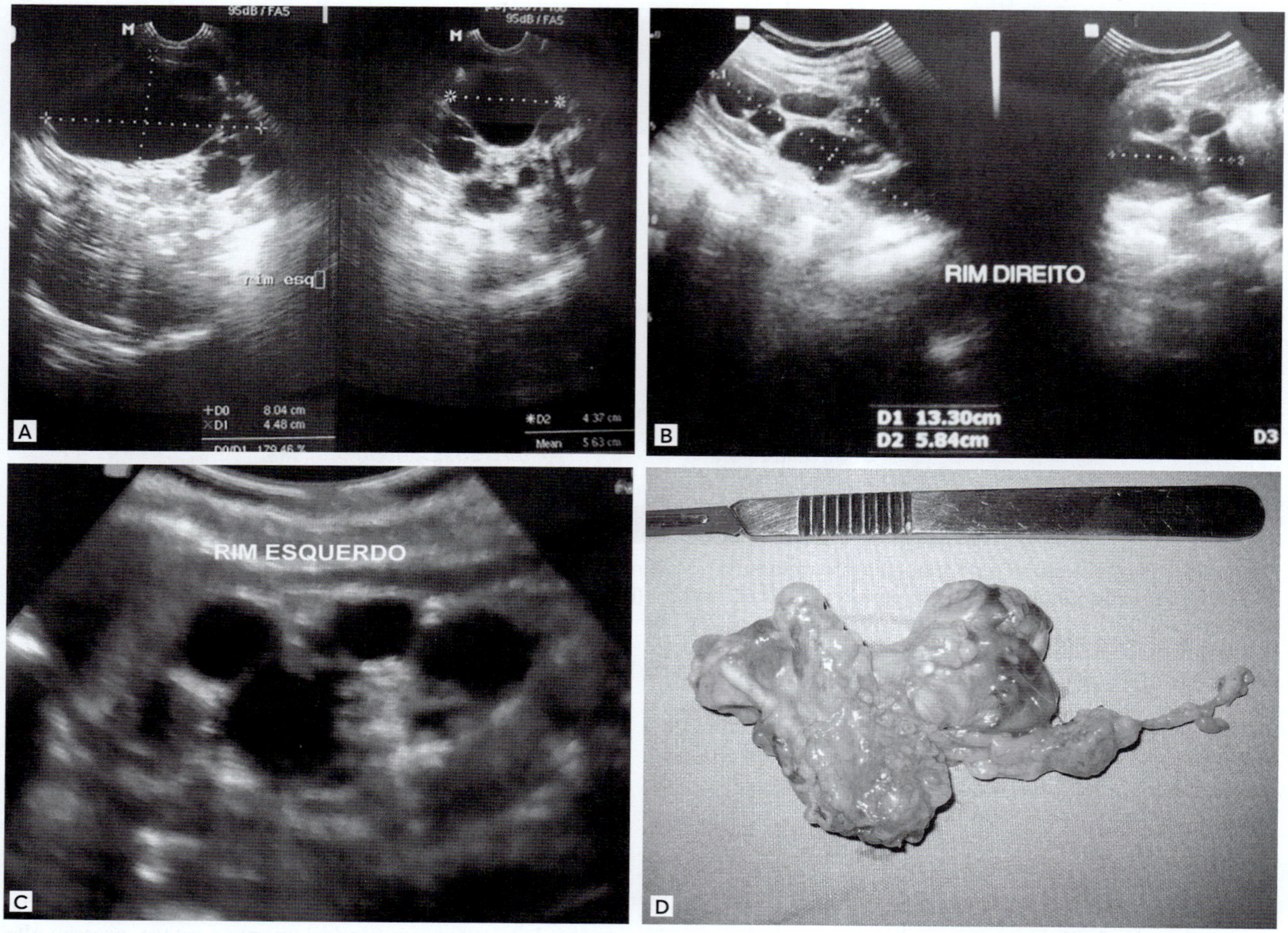

Figura 1 A: ultrassonografia de rim multicístico displásico, apresentando múltiplos cistos de tamanhos variados em distribuição aleatória. B: hidronefrose grau 4, com hipotrofia cortical, para efeito de comparação (áreas de dilatação regulares distribuídas de forma concêntrica em torno da pelve renal). C: rim multicístico displásico em ultrassonografia. D: peça cirúrgica.

Fonte: arquivo pessoal dos autores.

sintomática sem outros comemorativos e implica exposição desnecessária à radiação. O exame de ressonância magnética funcional pode ser útil, mas implica anestesia geral em crianças de baixa idade, tem uma disponibilidade restrita e é de alto custo.

HN graves ou progressivas e pacientes sintomáticos (ITU, massa abdominal palpável ou dor) devem ser encaminhados ao cirurgião pediátrico, porque, nestes casos, a indicação cirúrgica é frequente, e a cirurgia precoce evita sequelas renais ou progressão de déficit funcional.

HIDRONEFROSES ASSOCIADAS ÀS DUPLICIDADES RENAIS

Uma grande parte da população tem duplicidade renoureteral, mas apenas uma pequena parte apresenta duplicações complicadas/sintomáticas. Estes casos menos comuns predominam em meninas e podem se apresentar com doenças obstrutivas (mais frequentemente no nível da junção ureterovesical, mas também possíveis na junção pieloureteral), ITU repetitivas, incontinência urinária (que, nestes doentes, tipicamente é uma incontinência "paradoxal": o paciente tem controle consciente da função vesical, mas também tem perdas urinárias constantes, especialmente na posição ortostática), disfunção miccional secundária à obstrução do trato urinário distal ou massa intervulvar (ureterocele prolapsada). Em algumas meninas, é possível visualizar o ureter ectópico implantando-se no períneo, entre os óstios vaginal e uretral (Figura 2) ou a exteriorização de urina através da vagina, secundariamente a um ureter ectópico com implantação vaginal, no exame físico.

Numa duplicidade nefroureteral completa, um sistema ureterocaliceal corresponde ao terço superior do rim e outro aos 2/3 inferiores. Cada um dos dois ureteres implanta-se na bexiga seguindo uma lei embriológica (Lei de Weigert-Meyer), que determina que a implantação do ureter correspondente ao segmento renal inferior é mais proximal/cefálica (e mais tendente ao RVU), enquanto a do ureter superior é

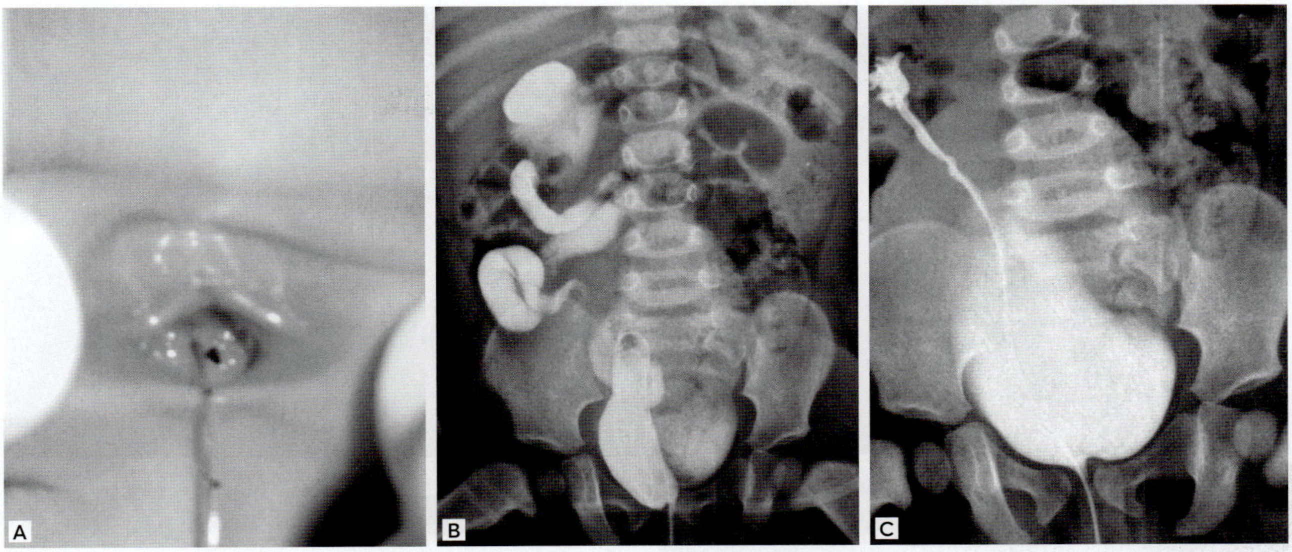

Figura 2 A: ureter ectópico perineal (com cateter inserido), em caso de duplicidade renoureteral. B e C: contraste injetado no ureter correspondente ao polo superior através do cateter (B) e no correspondente ao polo inferior (C, contraste injetado por cistoscopia).
Fonte: arquivo pessoal dos autores.

mais distal/caudal e pode ser ectópica (tendendo a junções obstrutivas e/ou anômalas, inclusive ureteroceles). Muitas crianças exibem mais de um problema; na mesma criança, pode haver um RVU para a unidade inferior e uma ectopia obstrutiva do ureter correspondente à unidade superior, por exemplo. É muito comum a disfunção do segmento superior renal no caso de ureteres obstruídos e/ou ectópicos, por obstrução e displasia.

Dois dados fundamentais para a suspeita de uma HN secundária à duplicidade na ultrassonografia são a presença de HN afetando apenas um segmento renal ou afetando de forma assimétrica os segmentos renais, anomalias e/ou dilatações ureterais. Também são comuns exames sugerindo a presença de um "cisto" renal em polo superior (que, na verdade, é um polo superior de duplicação exibindo atrofia e HN); "cisto" polar superior em meninas jovens é fortemente sugestivo de duplicidade com HN do polo superior (Figura 3). Nos casos associados a uma ureterocele (definida como uma dilatação esférica persistente localizada na porção mais distal do ureter), a própria ureterocele é facilmente visualizada na ultrassonografia como uma "massa cística" intravesical associada à extremidade distal de um ureter, seja na topografia normal do trígono vesical, mais distal, na direção do colo ou inserida total ou parcialmente fora da bexiga. O grau de enchimento das ureteroceles é variável e muitas são compressíveis. Isso faz da ultrassonografia o melhor método para evidenciá-las, já que a pressão exercida pela bexiga cheia pode obliterar e até everter uma ureterocele compressível na cistouretrografia miccional. Ureteroceles podem não ser vistas em exames feitos com a bexiga com alta pressão/nível alto de enchimento ou até ser erroneamente diagnosticadas como divertículos (ureteroceles evertidas), e aparecer em outros exames com graus diferentes de enchimento vesical ou utilizando outras tecnologias. Em outras palavras, exames que não detectam ureteroceles não são necessariamente erros, porque dependem da situação pressórica do trato urinário baixo.

Pacientes portadores de duplicações complicadas são muito suscetíveis a problemas graves, sobretudo sepse urinária, que pode acontecer secundariamente a estase, pressão alta em um sistema urinário subocluído e RVU, em especial em meninas. Micção incompleta e resíduo pós-miccional alto é comum em casos com ureteroceles grandes e/ou com implantação fora do local correto no trígono vesical (ureteroceles ectópicas). Em HN associadas a duplicidades complicadas, a quimioprofilaxia antibiótica está indicada desde o momento do diagnóstico, inclusive em neonatos com diagnóstico pré-natal.

A investigação destas crianças deve ser feita em regime de urgência. Ultrassonografia, cistouretrografia miccional e cintilografias estática e dinâmica são sempre necessárias. Dependendo do caso, exames mais sofisticados (ressonância magnética e tomografia computadorizada) podem estar indicados. Para doentes específicos, cistoscopia e vaginoscopia podem ser necessários com finalidade diagnóstica e para tratar inicialmente ureteroceles.

O tratamento das duplicidades complicadas varia caso a caso.[5] São possíveis tratamento endoscópico exclusivo (perfuração endoscópica de ureterocele), cirurgias ablativas (heminefrectomia de segmento não funcionante) e cirurgias reconstrutoras (pieloplastias em casos de estenose de junção ureteropiélica da porção inferior, ureteroureterostomias ou plásticas de trígono vesical acompanhadas de reimplante ureteral). As escolhas são feitas caso a caso e, em muitas situações, há mais de uma alternativa possível.

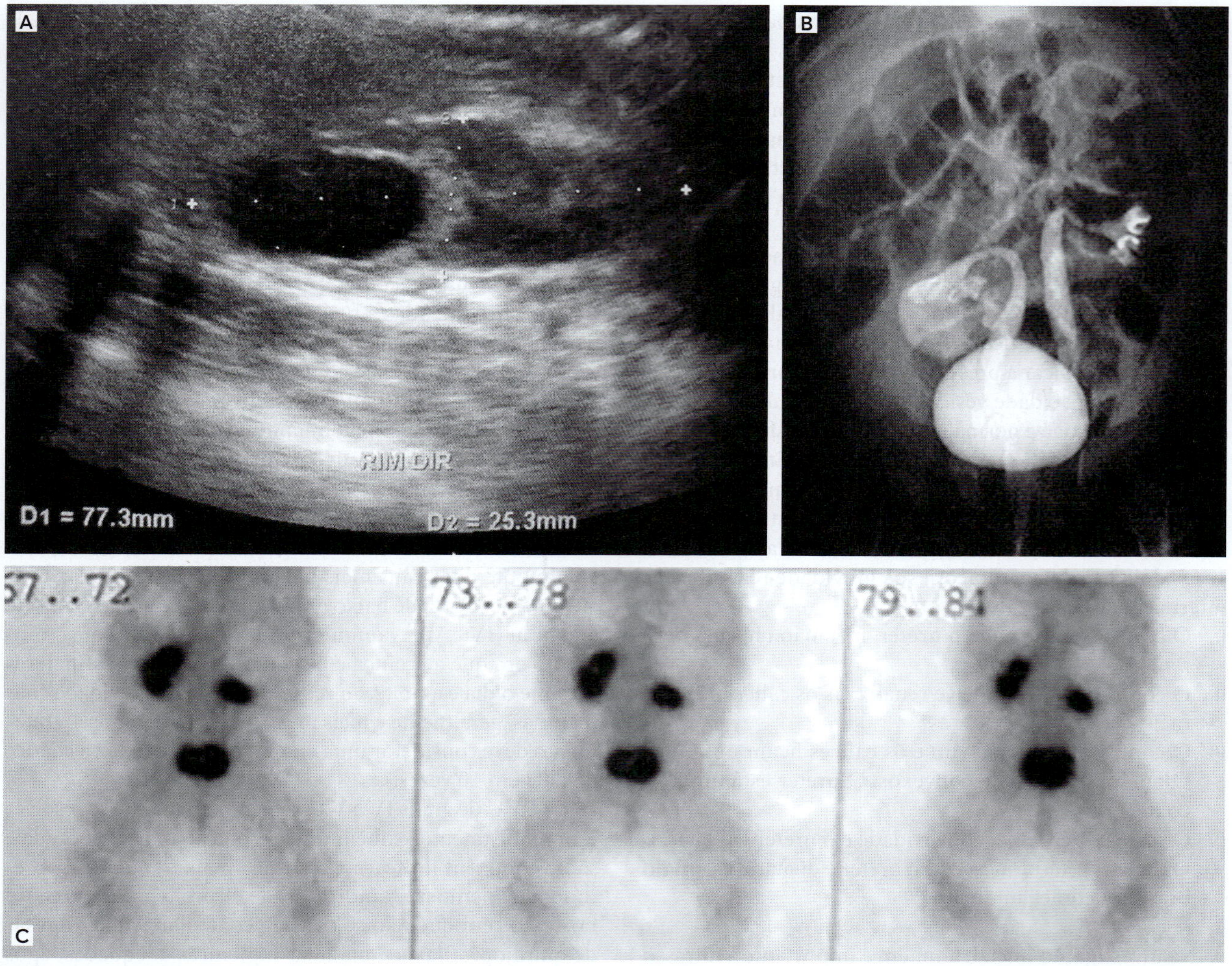

Figura 3 A: duplicidade com HN restrita ao polo superior de duplicação, que pode ser confundida com "cisto" renal. B: imagem clássica em "flor murcha", correspondente a exclusão funcional dos polos superiores renais (urografia excretora, duplicidade bilateral). C: cintilografia mostrando duplicidade bilateral com exclusão do polo superior direito de duplicação (cintilografia renal, visão posterior).

Fonte: arquivo pessoal dos autores.

Esses pacientes devem ser encaminhados precocemente a um cirurgião/urologista pediátrico.

Caso seja detectado um prolapso de ureterocele ou sepse a partir de um sistema obstruído com ureterocele, o tratamento cirúrgico/endoscópico é emergencial. Ureteroceles prolapsadas em geral podem ser tratadas com punção simples da ureterocele. O diagnóstico diferencial entre ureteroceles e outras massas císticas intervulvares (cistos de Skene, cistos de Gartner e hidrocolpos com hímen imperfurado e sarcoma botrioide) é essencial, porque o tratamento e o grau de urgência envolvido são diferentes.

REFLUXO VESICOURETERAL

Apesar do RVU ser bastante estudado, sua real incidência não é conhecida, pois muitos pacientes são assintomáticos. Sabe-se da sua presença apenas nos pacientes ativamente investigados por ITU ou por HN detectada como achado ultrassonográfico (fetal ou pós-natal).

O RVU pode ser primário ou secundário. Quando primário, é um defeito embrionário e resulta do surgimento do broto ureteral (a partir do ducto de Wolf) numa posição muito próxima à parede da bexiga, fazendo com que o trajeto submucoso do ureter fique muito curto, prejudicando a função da válvula da junção ureterovesical. O RVU secundário pode ser consequência de obstrução da uretra ou disfunção da bexiga, como na válvula de uretra posterior e na bexiga neurogênica. Estas doenças aumentam muito a pressão intravesical, vencendo a capacidade da válvula da junção ureterovesical.

Clinicamente, o RVU manifesta-se com HN pré ou pós-natal ou ITU. De 30 a 50% das crianças com ITU febril podem ter RVU. Destas, um terço apresenta nefropatia de refluxo ("cicatrizes renais"). O risco de ter RVU aumenta para

45% e 69% quando um irmão ou um dos pais teve RVU, respectivamente.

A incidência do RVU primário entre os lactentes é maior em meninos (3:1), mas o diagnóstico predomina em meninas após o 1º ano de vida. Assim como nos casos de obstrução ureteral, os RVU de alto grau podem estar associados a displasia renal e afilamento do parênquima renal, mesmo sem história de ITU prévia.

Existe muita controvérsia com relação à metodologia de investigação do RVU. A maneira ideal de diagnosticá-lo diretamente é com a uretrocistografia miccional.[6] Este exame, apesar de invasivo, é de fácil realização e tem boa acurácia, permitindo verificar a presença do RVU, anormalidades da parede e da capacidade vesical (se há trabeculação, se a capacidade da bexiga é normal). Também é possível identificar a anatomia da uretra e ver sinais indiretos de incoordenação detrusor-esfinctérica (uretra em pião em meninas), válvula de uretra posterior ou outras formas de obstrução uretral capazes de justificar um RVU secundário e classificá-lo, em graus de I a V, de acordo com sua gravidade (classificação internacional):

I. O contraste preenche o ureter, mas não chega à pelve renal.
II. O contraste chega à pelve renal, mas os cálices são normais.
III. O contraste chega ao rim e os cálices ficam um pouco dilatados, mas ainda convexos. O ureter está um pouco dilatado.
IV. Os cálices perdem a convexidade e o ureter é dilatado.
V. Os cálices estão côncavos e o ureter é dilatado e com dobras (dolicomegaureter).

Na investigação inicial, também é importante a ultrassonografia, que dá a medida dos rins e permite acompanhar seu crescimento, por não envolver radiação ionizante e, portanto, poder ser repetido com frequência.

Outro exame importante é a cintilografia renal estática com ácido dimercaptossuccínico (DMSA), que permite avaliar a presença de cicatrizes e lesões renais. O DMSA deve ser realizado preferencialmente 3 a 4 meses após um episódio de infecção urinária febril, porque, na fase aguda, em presença de lesões que posteriormente serão revertidas, a lesão renal associada pode parecer muito pior que a realidade em longo prazo.

Nos casos de RVU secundário, é importante a avaliação funcional/urodinâmica para balizar o tratamento.

O tratamento do RVU vem mudando à medida que a doença é mais bem compreendida. O tratamento inicial do RVU secundário é o tratamento da causa obstrutiva: bexiga neurogênica (cateterismo intermitente limpo associado ou não a anticolinérgico) ou casos de obstrução uretral (ablação da válvula de uretra posterior, tratamento de outros tipos de obstrução). Se a tecnologia para o tratamento endoscópico de obstruções uretrais não estiver disponível, estes pacientes devem ser desobstruídos inicialmente com cateter vesical de demora (que deve ser inserido imediatamente após o nascimento se há a suspeita de obstrução uretral fetal) e/ou uma derivação (vesicostomia, na maior parte dos casos). O tratamento da causa da hipertensão intravesical é capaz de curar o RVU secundário na maior parte dos pacientes.

O RVU primário é de tratamento inicialmente clínico, usando quimioprofilaxia antibiótica (cefalexina, metade da dose terapêutica dividida a cada 12 horas, no caso de neonatos e lactentes com menos de 3 meses) e medidas de higiene, que envolvem higiene perineal adequada nas meninas pequenas.[7] Quando começam o treinamento miccional, elas devem ser instruídas a urinar com as pernas bem separadas para evitar refluxo de urina para dentro da vagina (isto reduz a possibilidade de colonização do períneo e da vagina). É também importante a identificação e o tratamento de obstipação intestinal concomitante, que facilita translocação bacteriana do tubo digestivo para o trato urinário e potencializa a disfunção miccional.

Com o crescimento e a maturação do sistema nervoso, há uma tendência de melhora no grau ou cura do RVU (principalmente nos graus mais baixos). Estatisticamente, é de até 85% nos RVU de baixo grau (I, II e III) e até 45% nos de alto grau (IV e V). A quimioprofilaxia é mantida até o momento em que a criança consegue controle dos esfíncteres durante o dia e a noite, ao redor de 3 a 4 anos de idade (nas meninas, geralmente é mais precoce). Nos meninos, o tratamento deve considerar uma circuncisão, que reduz a chance de ITU em 10 vezes.

Os RVU de graus IV e V têm menor chance de se resolver espontaneamente, exibem uma resolução mais demorada e são os que têm indicação cirúrgica mais frequente, sobretudo nas meninas. A indicação de cirurgia é mais precoce nos casos em que não se consiga controlar as ITU, apesar de quimioprofilaxia e medidas higiênicas adequadas, após afastada disfunção miccional. Existe uma tendência a indicar cirurgia em RVU assintomático persistente em meninas, tentando evitar uma ITU durante a gravidez.

Os tratamentos disponíveis hoje variam entre cirurgia aberta, videolaparoscópica e endoscópica. O tratamento endoscópico é interessante por ser pouco invasivo e feito de maneira ambulatorial (*day clinic*). Consiste em injetar uma substância preenchedora no óstio ureteral, causando uma redução do calibre do ureter terminal (sem causar obstrução). Os problemas do método são um pequeno número de pacientes em que o RVU recidiva por deslocamento ou absorção do bolo injetado, necessitando de nova injeção, e a obstrução secundária da junção ureterovesical, que pode necessitar de cirurgia. A efetividade deste tratamento é em torno de 80%.

Os tratamentos por videolaparoscopia/cirurgia robótica e cirurgia aberta são os mesmos: diferenciam-se apenas pela via de acesso. Os resultados são semelhantes, com 95% de resolução do RVU. Como complicações do tratamento cirúrgico, tem-se recidiva do RVU (geralmente isto ocorre se uma disfunção miccional associada não for identificada e tratada previamente) e obstrução do ureter – que pode ocorrer por isquemia ou angulação

do ureter no reimplante. São incomuns, mas necessitam de tratamento cirúrgico.

Prognóstico

O prognóstico dos pacientes que apresentam refluxo ureteral depende da sua função renal no início do tratamento. Pacientes com *clearance* de creatinina basal abaixo de 40 mL/min, proteinúria e hipertensão arterial necessitam de muita atenção, pois têm grandes chances (até 56%) de evoluírem para insuficiência renal terminal até os 20 anos de idade.

MEGAURETER

Define-se megaureter como ureter dilatado e tortuoso, com diâmetro maior que 7 mm (Figura 4).[8] A Sociedade de Urologia Fetal os classifica em graus, conforme o diâmetro:

I. < 7 mm.
II. 7 a 10 mm.
III. > 10 mm.

Também podem ser classificados conforme o tipo em: obstrutivo, de refluxo (ou refluxivo) e sem obstrução ou refluxo. Os tipos refluxivo ou obstrutivo podem ser primários ou secundários.

O megaureter obstrutivo primário é causado por uma obstrução na junção ureterovesical sem outra causa aparente. O obstrutivo secundário pode ser causado por disfunção neurogênica vesical, obstruções da uretra (como na válvula de uretra posterior), malformação do ureter (ureterocele), compressões extrínsecas (tumores, hidrometrocolpo) ou iatrogênica (pós-cirúrgica).

O megaureter refluxivo primário é secundário ao RVU, sem que haja disfunção ou obstrução infravesical. O refluxivo secundário decorre de hipertensão intravesical (bexiga neurogênica ou obstruções baixas do trato urinário, como ureteroceles prolapsantes, estenose congênita da uretra, divertículo vesical, válvula de uretra posterior e tumores), ou após cirurgias de reimplante ureteral ou abaixamento de cólon.

Megaureter sem obstrução ou refluxo pode ser visto associado a síndromes (p. ex., Prune Belly e Noonan), causado por poliúria persistente (diabete insípido central ou renal), ITU ativa (ureterite) ou sem que haja obstrução ou refluxo ("idiopático"). Megaureter com refluxo e obstrução associados é incomum, mas pode ocorrer.

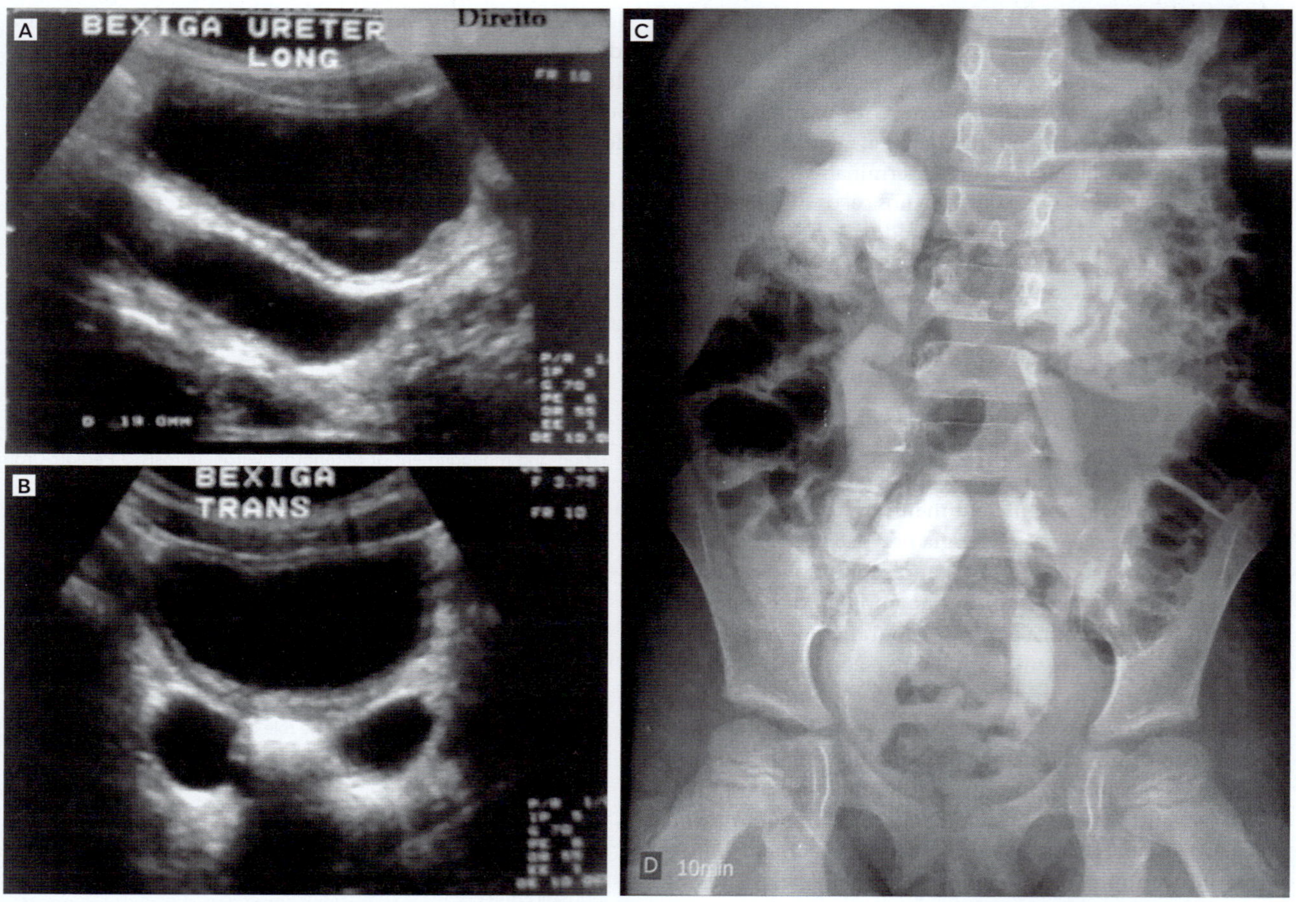

Figura 4 Megaureter em ultrassonografia longitudinal (A) e transversal (B), urografia excretora mostrando megaureter bilateral (C).

Fonte: arquivo pessoal dos autores.

O megaureter obstrutivo primário ocorre por uma alteração das fibras musculares e aumento do depósito de colágeno no ureter distal, prejudicando a peristalse ureteral e dificultando seu esvaziamento. Em alguns casos, pode haver melhora espontânea secundária a uma maturação destes elementos, mediada pelo TGF (*transforming growth fator*) beta, que pode estar depletado até os 2 anos de idade.

A ultrassonografia fetal aumentou muito o número de diagnósticos de megaureter e ajudou a entender melhor a doença. Hoje, megaureteres são a 2ª causa de HN pré-natal (23%), secundários apenas à EJUP. A incidência é maior no sexo masculino e no lado esquerdo. Agenesia renal contralateral é verificada em 9% dos casos.

A avaliação inicial do recém-nascido com diagnóstico pré-natal de megaureter deve incluir uma ultrassonografia após a 1ª semana de vida, em busca de dados sobre o calibre e a peristalse do ureter, ecogenicidade do parênquima renal e possíveis causas (ureterocele e compressão extrínseca). Uretrocistografia miccional é sempre necessária para afastar RVU, bexiga neurogênica, válvula de uretra posterior, divertículos e ureteroceles. Urografia excretora tem pouco uso nestes casos atualmente. O renograma dinâmico com radioisótopo (MAG 3 é o marcador de escolha, extraído pelo rim pelo fluxo de plasma renal) dá informações sobre o parênquima renal e sobre a excreção, podendo identificar a obstrução no ureter terminal. No nosso meio, o uso do DTPA é mais frequente, apesar de algumas limitações: depende de filtração glomerular e deve ser usado preferencialmente depois de 45 a 60 dias de vida.

Fixando-se a análise sobre o ureter terminal, é possível identificar a estagnação do fluxo de urina nos casos de megaureter obstrutivo. O teste de Whitaker é citado apenas como dado histórico (poucos serviços o utilizam). Neste exame, altamente invasivo, uma punção renal é necessária, com a inserção de um cateter e infusão de solução salina (10 mL/min), fazendo-se a medida de pressão renal e vesical. Considera-se obstrução quando a pressão intrarrenal é ≥ 22 cmH_2O.

O tratamento dos megaureteres depende de vários fatores. Nos pacientes com diagnóstico pré-natal e confirmação pós-natal de RVU de graus IV e V, pode-se esperar melhora espontânea, principalmente em meninos, durante o 1º ano de vida. Não há razão para cirurgia precoce em paciente estável e assintomático (sem ITU) apresentando megaureter refluxivo. As crianças devem ser acompanhadas com quimioprofilaxia antibiótica e ultrassonografia periódica.

Alguns casos de megaureter refluxivo são associados à síndrome megaureter-megacistos. A bexiga é grande e de paredes finas, incapaz de esvaziamento adequado, sem que haja obstrução ou anormalidades da uretra. Muitos destes doentes precisam de cateterismo intermitente limpo ou vesicostomia.

No megaureter não obstrutivo-não refluxivo (em torno dos 6 a 10% das HN pré-natais), o acompanhamento clínico com quimioprofilaxia e ultrassonografia são suficientes; a maior parte evolui satisfatoriamente em longo prazo.[9]

O megaureter obstrutivo, associado ou não a RVU, precisa de intervenção precoce. O tratamento endoscópico com dilatação hidrostática do ureter terminal com balão seguido de introdução de sonda duplo J tem tido bastante aceitação como tratamento alternativo mais recentemente. Os resultados deste tratamento podem ser transitórios, não eliminando a necessidade de seguimento nem de tratamento cirúrgico mais tardiamente.

Quando existe possibilidade de comprometimento renal, opta-se por algum tipo de derivação cutânea na maioria das crianças menores de 1 ano de idade. Uma ureterostomia distal em alça é uma alternativa fácil com bons resultados. A reconstrução definitiva pode ser feita após o 1º ano de vida. Em alguns casos, é necessária uma modelagem do ureter distal (ressecção ou imbricamento) para adequar o diâmetro do ureter ao tamanho da bexiga e construir uma válvula submucosa antirrefluxo competente (túnel com 3 a 5 vezes o diâmetro do ureter).

Como complicações pós-operatórias, podem ocorrer estenoses dos ureteres terminais por fibrose ou isquemia e RVU por válvula incompetente, entre 26 e 10 % dos casos. Esta taxa de complicações é maior nos pacientes submetidos a modelagem do ureter terminal (54 a 95%).

No pós-operatório, os pacientes devem ser seguidos com ultrassonografia periódica para detectar uma possível reobstrução que necessita de reabordagem cirúrgica. Após 3 meses, uma uretrocistografia miccional está indicada para identificar possível RVU pós-operatório. Se houver RVU de baixo grau, pode-se esperar por resolução espontânea. Se houver RVU grave por mais de 3 anos, uma reoperação deve ser considerada.

REFERÊNCIAS BIBLIOGRÁFICAS

1. Yacinkaya F, Ozcakar ZB. Management of antenatal hydronephrosis. Pediatr Nephrol. 2020;35:2231-9.
2. Arnaud A, Laraqui-Hossini S, Tunon de Lara S, Dobremez E, Chateil J, Harper L. Managing children with hydronephrosis: common pitfall during ultrasound follow up to remember. Arch Dis Child. 2020;105:610-11.
3. Nguyen HT, Herndon A, Cooper C, Gatti J, Kirsch A, Kokorowski P, et al. The Society for Fetal Urology consensus statement on the evaluation and management of antenatal hydronephrosis. J Pediatr Urol. 2010;6:212-21.
4. Bayne CE, Majd M, Rushton HG. Diuresis renography in the evaluation and management of pediatric hydronephrosis: what have we learned? J Pediatr Urol. 2019;15:126-37.
5. Didier RA, Chow JS, Kwatra NS, Retik AB, Lebowitz R. The duplicated collecting system of the urinary tract: embryology, imaging appearances and clinical considerations. Pediatr Radiol. 2017;47:1526-38.
6. Timberlake MD, Corbett ST. Minimally invasive techniques for management of the ureterocele and ectopic ureter. Urol Clin North Am. 2015;42:62-76.
7. Lee LC, Lorenzo AJ, Koyle MA. The role of voiding cystourethrography in the investigation of children with urinary tract infections. Can Urol Assoc J. 2016;10:210-4.
8. Tulus K. Vesicoureteric reflux in children. Lancet. 2015;385:371-9.
9. Farrugia M, Hitchcock R, Radford A, Burki T, Robb A, Murphy F. British association of paediatric urologists consensus statement on the management of the primary obstructive megaureter. J Pediatr Urol. 2014;10:26-33.
10. Di Renzo D, Aguiar L, Cascini V, di Nicola M, McCarten KM, Ellsworth PI, et al. Long-term follow-up of primary non-refluxing megaureter. J Urol. 2013;190:2021-7.

CAPÍTULO 15

SANGRAMENTO DIGESTIVO

Erika Veruska Paiva Ortolan
Pedro Luiz Toledo de Arruda Lourenção

AO FINAL DA LEITURA DESTE CAPÍTULO, O PEDIATRA DEVE ESTAR APTO A:

- Reconhecer os tipos de sangramento digestivo, correlacionando os sinais clínicos apresentados pelos pacientes e as respectivas localizações no sistema digestório.
- Realizar os cuidados iniciais de pacientes com sangramento digestivo, incluindo o manejo diagnóstico e terapêutico e o encaminhamento correto aos especialistas.
- Conhecer os métodos diagnósticos e terapêuticos utilizados para as diferentes causas de sangramento digestivo na infância.

INTRODUÇÃO

O sangramento gastrintestinal (SGI) é relativamente comum e um problema potencialmente sério em pediatria, sendo muito importante a diferenciação das causas e os possíveis tratamentos. A abordagem inicial deve ter como objetivo principal estabilizar o paciente e determinar a gravidade do sangramento. Sinais vitais iniciais e uma breve história focada devem ser obtidos rapidamente e podem trazer pistas da origem do sangramento.[1] História de icterícia prévia sugere varizes esofágicas; hematomas frequentes podem indicar causa hematológica; uso de medicações como anti-inflamatórios não hormonais (AINH) levantam suspeita de úlcera gastroduodenal.[2]

Ao exame físico, a presença de hepatomegalia e esplenomegalia pode indicar doença hepática; doenças perianais podem levantar suspeita de doença de Crohn; lesões cutâneas podem ser vistas em síndromes como Peutz-Jeghers (polipose em trato gastrintestinal, pigmentação melânica cutânea e risco elevado de tumores malignos em múltiplos órgãos), Cronkite-Canada (polipose em trato gastrintestinal, alopecia, alterações das unhas, hiperpigmentação), Osler-Weber-Rendu (telangiectasias e malformações arteriovenosas); e a presença de múltiplos hemangiomas na pele pode estar associada a hemangiomas viscerais causadores de SGI (Figura 1).

Exames laboratoriais ajudam a esclarecer a causa e a extensão do sangramento (Tabela 1). Diante da suspeita de sangramento moderado a intenso, tipagem e prova cruzada para planejamento de transfusão devem ser obtidos. Radiografia de abdome deve ser feita para avaliar possível obstrução ou perfuração.

Tabela 1 Principais exames laboratoriais em caso de SGI e sua interpretação

Exame	Interpretação/importância
Hemograma completo	Hemoglobina: extensão do sangramento
	Plaquetas: distúrbios de coagulação
	Baixo volume corpuscular médio: perda crônica de sangue e anemia ferropriva
Coagulograma	Doença hepática
	Má absorção
Transaminases e bilirrubinas	Doença hepática
Ureia, creatinina séricas	*Status* da hidratação
	Insuficiência renal
Albumina sérica	Doença hepática
	Enteropatia perdedora de proteínas

Um episódio de sangramento é considerado grave se houver instabilidade hemodinâmica, queda de Hb > 2 g/dL e/ou a necessidade de transfusão sanguínea.[2] Crianças com sinais e sintomas de sangramento intenso devem ser internadas em unidade de terapia intensiva, e sua estabilização deve preceder qualquer consideração terapêutica.[1]

O SGI pode se manifestar como hematêmese, melena ou hematoquezia.[3]

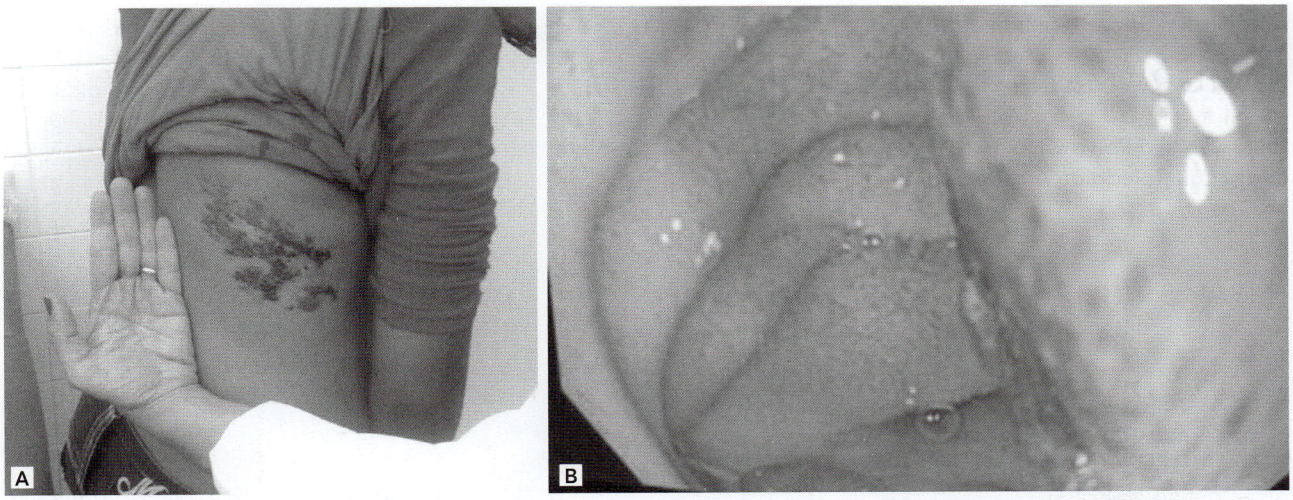

Figura 1 Criança de 9 anos com melena. A. Ao exame físico, presença de hemangioma em dorso. B. À endoscopia digestiva alta, presença de hemangioma em segunda porção de duodeno.

1. Hematêmese: o vômito com sangue pode ser acastanhado (transformação da hematina quando em contato com o ácido gástrico), vermelho vivo (sangramento rápido, sem tempo de contato com ácido gástrico) e pode estar associado a coágulos. Uma mão cheia de coágulos equivale a 500 mL de perda sanguínea.
2. Melena: fezes escuras e fétidas. A quantidade mínima de sangue necessário para produzir melena é 60 mL, e o sangue deve ter ficado no intestino por pelo menos 6 horas.
3. Hematoquezia: sangramento baixo vermelho vivo. O sangue no intestino age como um catártico e um sangramento maciço, independentemente de sua localização, pode chegar até a saída pelo ânus sem ter sofrido a ação das bactérias colônicas, mantendo sua cor original.

As causas de SGI podem variar com a idade e as principais estão na Tabela 2.

Tabela 2 Principais causas de SGI de acordo com as faixas etárias[1,2,4]

Recém-nascidos e lactentes	Crianças	Adolescentes
Coagulopatias, incluindo deficiência de vitamina K	Varizes	Varizes
Colites inespecíficas	Úlceras	Úlceras
Invaginação intestinal	Gastrites	Gastrites
Esofagites	Síndrome de Mallory-Weiss	Fissuras anais
Fissuras anais	Pólipos	Infecções entéricas
Alergias ao leite	Fissuras anais	Enterocolites infecciosas
Duplicações intestinais	Enterocolites infecciosas	Síndrome de Mallory-Weiss
Volvo	Intussuscepção	Pólipos
Enterocolite de Hirschsprung	Divertículo de Meckel	Doença inflamatória intestinal
Enterocolite necrosante	Púrpura de Henock-Schonlein	Hiperplasia nodular linfoide
Diátese hemorrágica	Síndrome hemolítico-urêmica	Púrpura de Henock-Schonlein
Malformações vasculares	Hiperplasia nodular linfoide	Uso de AINH
Sangue deglutido	Angiodisplasia	Angiodisplasia
Úlcera de estresse	Uso de AINH	Síndrome hemolítico-urêmica
Infecção entérica		Diástese hemorrágica
		Hemorroidas
		Malformações vasculares
		Síndrome da úlcera retal solitária

AINH: anti-inflamatório não hormonal.

SANGRAMENTO DIGESTIVO ALTO (SDA)

O SDA compreende todo sangramento que ocorre proximalmente ao ligamento de Treitz (junção duodenojejunal)[4], tendo como locais mais comuns de ocorrência o esôfago, o estômago e o duodeno. Incomumente, sangramento do pâncreas e sistema biliar podem ser a causa.[2]

Após avaliação criteriosa da intensidade do sangramento e manobras de estabilização inicial, deve-se proceder à investigação da causa. Apesar de muito usada no passado, segundo recente recomendação da European Society of Gastrointestinal Endoscopy (ESGE), a passagem de sonda naso/orogástrica para aspiração e lavagem do conteúdo gástrico não deve ser realizada, pois não se provou eficaz em diferenciar a origem do sangramento entre alto e baixo em pacientes com melena, e também falhou em predizer os casos mais graves que precisariam de endoscopia digestiva alta.[5]

Quando o sangramento por varizes é suspeitado (Figura 2), a infusão de octreotida endovenosa deve ser iniciada (1 mcg/kg em *bolus*, máximo 50 mcg; seguido de 1 a 1,5 mcg/kg/hora). Se o sangramento não varicoso é o mais provável, um inibidor de bomba de prótons, como omeprazol endovenoso, deve ser iniciado.

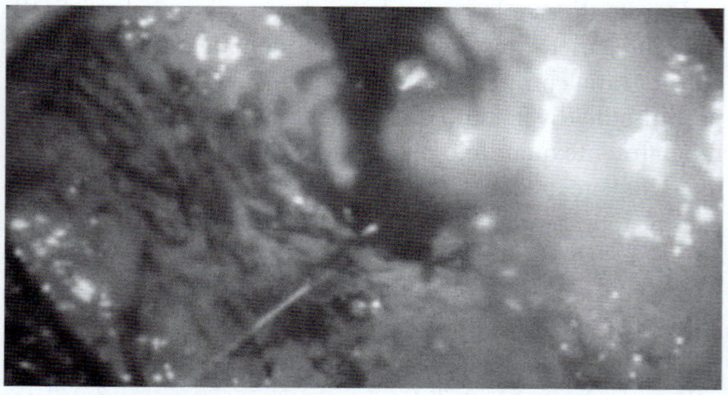

Figura 2 Sangramento ativo de varizes de fundo gástrico em criança cirrótica.

Após a estabilização hemodinâmica, a endoscopia digestiva alta é a escolha para diagnóstico e tratamento (Figura 3). As chances de diagnóstico aumentam se feita dentro das 24 horas após sangramento (> 80%, com queda para < 40% se após 48 horas).[2,3] No entanto, a realização da endoscopia de forma emergencial, em até 6 horas após o sangramento, está associada a piores desfechos e, portanto, não é recomendada.[5] O tipo de terapêutica endoscópica varia conforme a causa, e será de escolha do endoscopista, que deve ter experiência em urgências endoscópicas pediátricas. Na falha da terapêutica endoscópica, a embolização por hemodinâmica pode ser uma alternativa, apesar de ser bem pouco disponível para crianças em nosso meio. A cirurgia deve ser a última alternativa, caso as demais tentativas terapêuticas tenham falhado.

SANGRAMENTO DIGESTIVO BAIXO (SDB)

O SDB exige atenção e cuidados semelhantes aos dispensados em pacientes com SDA, pois alguns casos apresentam sangramentos graves, com risco de morte.[6] O SDB é responsável por aproximadamente 0,3% dos atendimentos em serviços de urgência.[7] A maior parte dos casos, cerca de 80%, é representada por condições benignas, com sangramento limitado, como ocorre nas fissuras anais. Por outro lado, condições graves, como divertículo de Meckel, anomalias vasculares, obstruções intestinais agudas e colite ulcerativa, exigem cuidados específicos em caráter de urgência.[6,7]

O SDB compreende todo sangramento que ocorre distalmente ao ligamento de Treitz (junção duodenojejunal).[6,7] É caracterizado, principalmente, pela presença de hematoquezia (evacuações com sangue vivo). Entretanto, vale ressaltar que hematoquezia pode ocorrer em parte considerável dos pacientes com SDA, em razão do efeito catártico do sangue, que leva à diminuição do tempo de trânsito intestinal, especialmente em pacientes jovens. Por outro lado, uma parcela de casos de sangramentos no intestino delgado e no cólon proximal pode se manifestar com melena (fezes escuras e

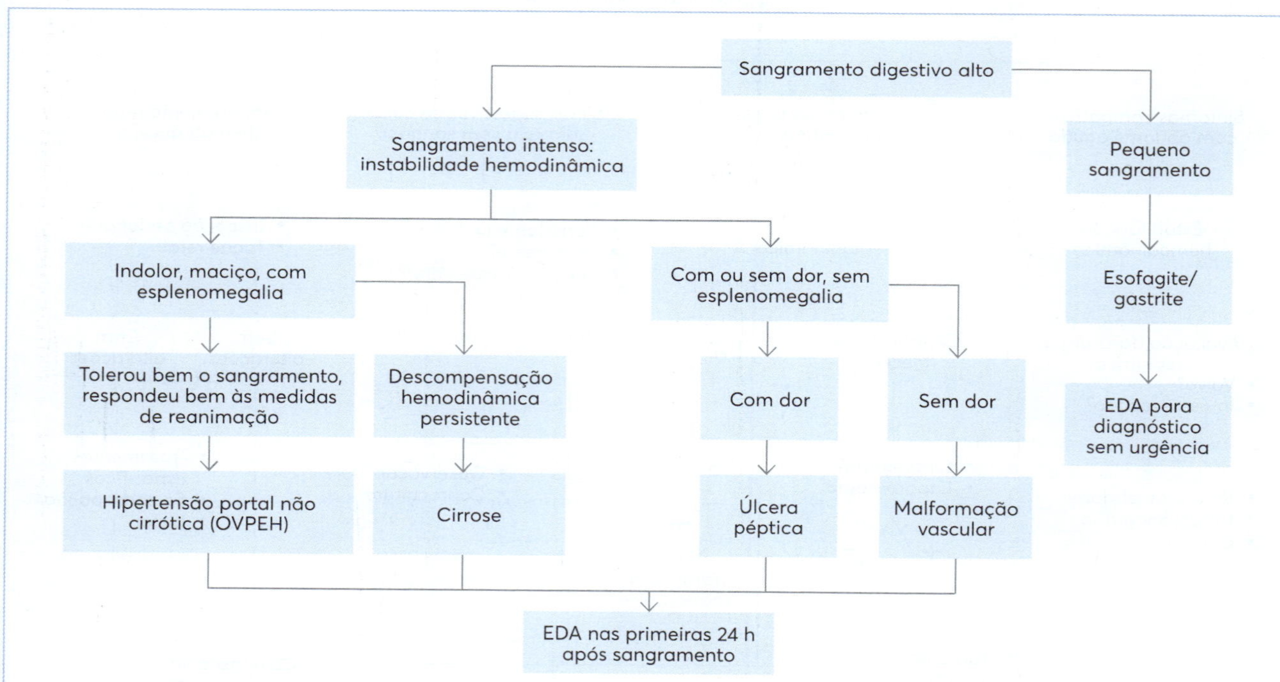

Figura 3 Principais hipóteses diagnósticas após avaliação inicial da criança com SDA.

OVPEH: obstrução veia porta extra-hepática; EDA: endoscopia digestiva alta.

fétidas, com presença de sangue digerido). O SDB pode ser caracterizado como sangramento agudo (com menos de 3 dias de duração, acompanhado por anemia, comprometimento hemodinâmico, alteração do nível de consciência ou necessidade de transfusão sanguínea) ou crônico.[6,7]

A ocorrência das diferentes etiologias varia de acordo com a faixa etária. Em lactentes, as colites alérgicas e as fissuras anais são as causas mais comuns. Especialmente em menores de 1 ano, a principal causa de hematoquezia são as colites alérgicas, principalmente as inespecíficas, que podem acontecer com ou sem diarreia. Em crianças mais velhas, as etiologias mais comuns são as colites infecciosas e as fissuras anais.[6,7]

Recomenda-se que o manejo diagnóstico e terapêutico de pacientes com SDB considere a idade do paciente, seu estado geral, a estabilidade hemodinâmica, a quantidade de sangramento e as características das fezes, como demonstrado na Figura 4.[7] Divertículo de Meckel deve ser sempre suspeitado, em qualquer idade, quando houver sangramento grave, acompanhado de sangue vivo ou melena. Em crianças com sintomas de abdome agudo, principalmente se houver queda do estado geral e instabilidade hemodinâmica, deve-se afastar os diagnósticos de volvo do intestino médio e intussuscepção. Em casos de sangramento em grande quantidade, principalmente na presença de melena, ou em pacientes com instabilidade hemodinâmica, causas de SDA devem ser afastadas. Pacientes que apresentem diarreia sanguinolenta persistente (por mais de 7 dias), recorrente ou grave (mais de 7 episódios por dia) devem ser avaliados por colonoscopia. A presença de hematoquezia sem diarreia deve levar a suspeita diagnóstica de patologias anorretais, como fissuras anais e hemorroidas, habitualmente associadas a quadros de constipação intestinal. Nestes casos, a inspeção perianal e o exame de toque retal são fundamentais para o diagnóstico de fissura anal, hemorroidas, criptites ou pólipos retais.[6,7]

Diante da ampla gama de etiologias associadas à SDB, diferentes métodos diagnósticos podem ser necessários. A cintilografia com tecnécio-99m-pertecnetato de sódio para pesquisa de divertículo de Meckel deve ser realizada preferencialmente quando o paciente não apresenta sangramento ativo. Este exame pesquisa a presença de mucosa gástrica ectópica, presente em mais de 95% dos casos de divertículo de Meckel com sangramento. É considerado um método efetivo, e sua sensibilidade aumenta com o uso prévio de antagonistas H2 (ranitidina). Apesar disso, a pesquisa negativa não exclui a potencial presença de mucosa gástrica ectópica e divertículo de Meckel. Em casos de sangramentos ativos, pode ser realizada a cintilografia com tecnécio-99m-hemácias marcadas.[6-8]

A colonoscopia possui capacidade diagnóstica que varia de 48 a 90% em pacientes com SDB.[6] Este método deve ser preferencialmente realizado após estabilização clínica e cessação do sangramento, permitindo a realização de preparo adequado de cólon. Entretanto, em casos de sangramento persistente, a colonoscopia pode ser indicada em caráter de urgência, mesmo sem preparo adequado, desde que o pa-

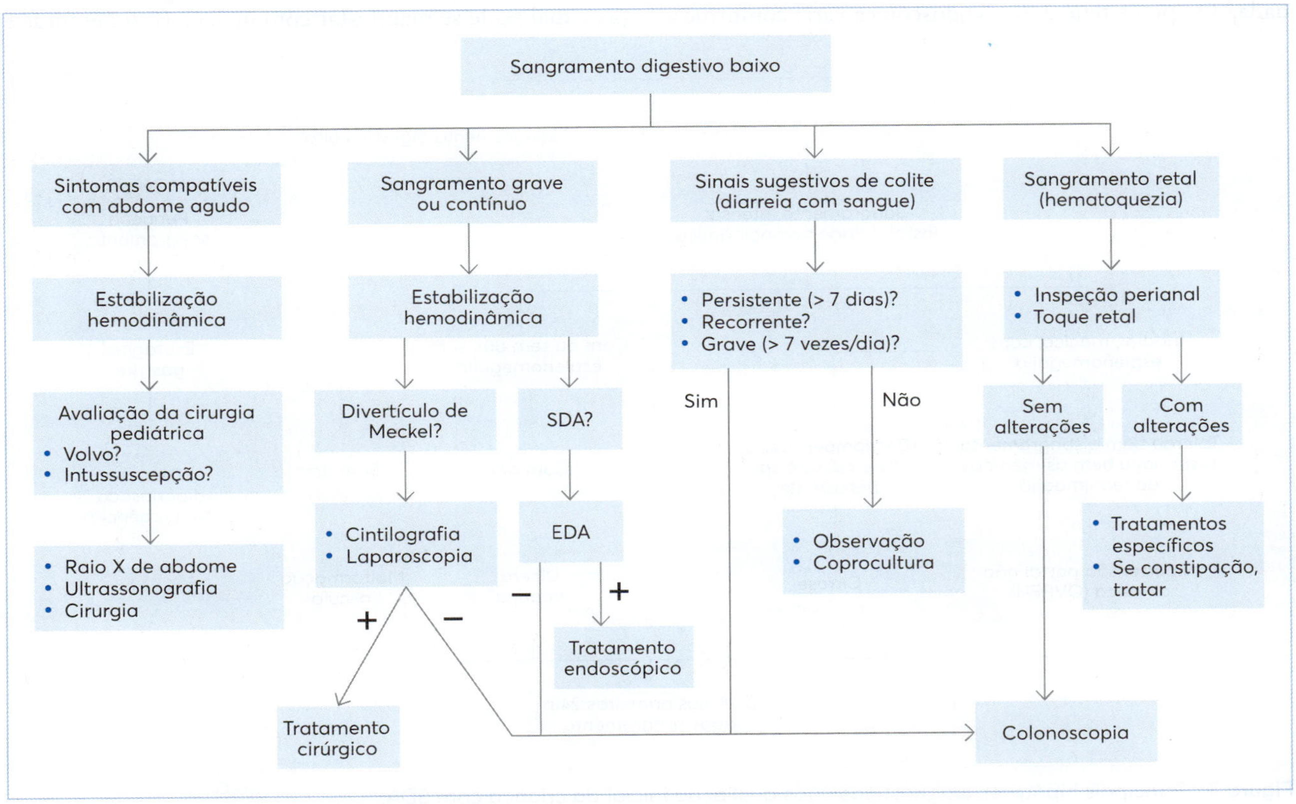

Figura 4 Manejo diagnóstico e terapêutico de crianças com SDB.[1,2]

ciente se encontre estável hemodinamicamente e sem sinais clínicos de peritonite ou perfuração intestinal.[6] Várias etiologias responsáveis pelo SDB podem ser identificadas e tratadas endoscopicamente (Figura 5). Os métodos habitualmente utilizados no controle endoscópico de SDA podem ser utilizados no tratamento endoscópico das diferentes causas de SDB.[6,7]

SANGRAMENTO DIGESTIVO OBSCURO (SDO)

O SDO é definido como sangramento persistente ou recidivante, não esclarecido após o exame de esofagogastroduodenoscopia e ileocolonoscopia. Pode ser classificado em SDO oculto, quando há persistência ou recorrência de anemia ferropriva e/ou da positividade da pesquisa de sangue oculto nas fezes, sem alterações visíveis nas fezes, ou SDO evidente, quando há persistência ou recorrência de sangramento visível, após resultados negativos dos estudos endoscópicos.[7,9] O SDO pode ser ativo, manifestando-se com melena, hematoquezia ou hematêmese, ou pode ser inativo, com sangramento intermitente.[7]

O SDO é responsável por cerca de 5% dos casos de sangramentos digestivos na infância. Em aproximadamente 75% dos casos, as causas deste tipo de sangramento são detectadas no intestino médio, entre a papila de Vater e a válvula ileocecal. As etiologias para o sangramento variam de acordo com a idade. As mais comumente encontradas em crianças são: pólipos de intestino delgado, divertículo de Meckel, malformações vasculares, doença de Crohn, úlceras em anastomoses e duplicações intestinais.[7]

Nos pacientes hemodinamicamente estáveis e com endoscopia alta e baixa normais, a cápsula endoscópica é o próximo exame a ser indicado. As contraindicações decorrentes do risco de retenção da cápsula são distúrbios de motilidade, suspeita de obstrução gastrintestinal ou fístulas. A enteroscopia assistida com balão ou duplo balão é recomendada como próximo passo no acompanhamento e tem a vantagem de permitir o diagnóstico e o tratamento endoscópico das causas de sangramento. No entanto, é limitada pelas dimensões do aparelho, que só permitr exames em crianças maiores de 3 anos ou com mais de 14 kg.[9]

Enteroscopia intraoperatória, com inserção de endoscópio por uma incisão cirúrgica no intestino médio, tem sua indicação reservada para casos de insucesso da enteroscopia. Outras possibilidades diagnósticas envolvem enterorressonância magnética, enterotomografia, cintilografia com hemácias marcadas e arteriografia. Laparoscopia ou laparotomia exploratórias permanecem como possíveis métodos para diagnóstico e tratamento, em pacientes selecionados, cujos exames previamente mencionados não puderam elucidar a causa de sangramento.[7,9]

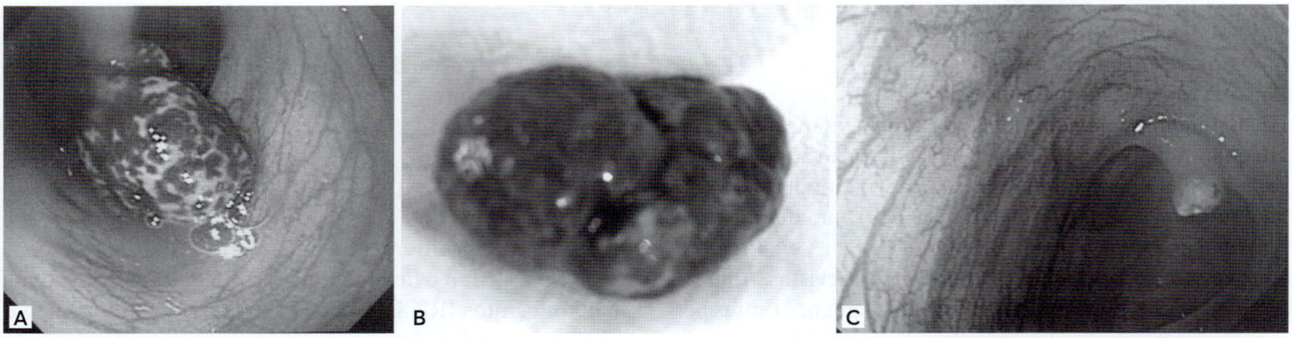

Figura 5 Pólipo retal em criança de 3 anos visto pela colonoscopia (A), após sua retirada por polipectomia (B) e o aspecto final do cólon pós-polipectomia (C).

REFERÊNCIAS BIBLIOGRÁFICAS

1. Neidich GA, Cole SR. Gastrointestinal bleeding. Pediatrics in Review. 2014;35(6):243-53.
2. Poddar U. Diagnostic and therapeutic approach to upper gastrointestinal bleeding. Pediatrics and International Child Health. 2018. Disponível em: https://doi.org/10.1080/20469047.2018.1500226. Acessado em: 10/2/2021.
3. Lirio RA. Management of upper gastrointestinal bleeding in children: variceal and nonvariceal. Gastrointest Endosc Clin N Am. 2016;26(1):63-73.
4. Tringali A, Thomson M, Dumonceau JM, Tavares M, Tabbers MM, Furlano R, et al. Pediatric Gastrointestinal Endoscopy: European Society of Gastrointestinal Endoscopy (ESGE) and European Society for Paediatric Gastroenterology Hepatology and Nutrition (ESPGHAN) Guideline Executive Summary. Endoscopy. 2017;49(1):83-91.
5. Gralnek AM, Stanley AJ, Morris AJ, Camus M, Lau J, Lanas A, et al. Endoscopic diagnosis and management of nonvariceal upper gastrointestinal hemorrhage (NVUGIH): European Society of Gastrointestinal Endoscopy (ESGE) Guideline – Update 2021. Endoscopy. 2021;5(3):300-32.
6. Sahn B, Bitton S. Lower gastrointestinal bleeding in children. Gastrointest Endosc Clin N Am. 2016;26(1):75-98.
7. Romano C, Oliva S, Martellossi S, Miele E, Arrigo S, Graziani MG, et al. Pediatric gastrointestinal bleeding: perspectives from the Italian Society of Pediatric Gastroenterology. World J Gastroenterol. 2017;23(8):1328-37.
8. Spottswood SE, Pfluger T, Bartold SP, Brandon D, Burchell N, Delbeke D, et al. Society of Nuclear Medicine and Molecular Imaging; European Association of Nuclear Medicine. SNMMI and EANM practice guideline for Meckel diverticulum scintigraphy 2.0. J Nucl Med Technol. 2014;42(3):163-9.
9. ASGE Standards of Practice Committee, Gurudu SR, Bruining DH, Acosta RD, Eloubeidi MA, Faulx AL, et al. The role of endoscopy in the management of suspected small-bowel bleeding. Gastrointest Endosc. 2017;85(1):22-31.

CAPÍTULO 16

ANOMALIAS VASCULARES

Heloisa Galvão do Amaral Campos
Mauricio Kauark Amoedo

AO FINAL DA LEITURA DESTE CAPÍTULO, O PEDIATRA DEVE ESTAR APTO A:

- Compreender que as anomalias vasculares são frequentes na criança e variam em gravidade.
- Observar que o termo hemangioma tem sido empregado de forma genérica, o que resulta em equívocos na orientação terapêutica.
- Observar que a classificação da ISSVA foi elaborada para padronizar a terminologia.
- Saber que, na criança, o hemangioma da infância é o tumor vascular mais frequente. Dentre as malformações vasculares, a capilar é a mais recorrente.
- Considerar a intervenção terapêutica, uma vez que algumas anomalias vasculares podem afetar a saúde, a qualidade de vida e a socialização.
- Encaminhar para atendimento em centro especializado e com equipe multidisciplinar, o que proporciona abordagem integrada para atender a todas as necessidades do paciente.

INTRODUÇÃO

As anomalias vasculares são frequentes na infância e reúnem lesões com diversidade clínica. A classificação adotada internacionalmente foi elaborada pela International Society for the Study of Vascular Anomalies (ISSVA) para definir os diferentes tipos e padronizar a nomenclatura.[1] A evolução natural e o risco de complicações podem ser previstos. Algumas anomalias vasculares regridem espontaneamente, outras permanecem estáveis ou pioram ao longo da vida. Mesmo diante da possibilidade de melhora natural, a conduta "esperar para ver", do inglês *wait-and-see*, deixou de ser padrão para todos os pacientes, diante do benefício da intervenção. O algoritmo de tratamento é estabelecido caso a caso, de acordo com o diagnóstico, as características da lesão, o risco de complicações e de sequelas permanentes. As modalidades terapêuticas disponíveis são medicamentos, *dye laser*, escleroterapia, embolização arterial e cirurgia. A equipe deve ter pleno domínio do assunto e condições estruturais, valendo-se de equipamentos e insumos, para assegurar os princípios da beneficência e da não maleficência no atendimento médico.

CLASSIFICAÇÃO DAS ANOMALIAS

A ISSVA classifica as anomalias vasculares em dois grupos: tumores e malformações (Tabela 1).[1] O diagnóstico é clínico em cerca de 90% dos casos. Exames hematológicos, de imagem, anatomopatológico e genômico podem complementar o estudo.

TUMORES VASCULARES

Evoluem por proliferação celular (Figuras 1 e 2). Fazem parte deste grupo o hemangioma da infância, os hemangiomas congênitos (RICH e NICH), o granuloma piogênico e o hemangioendotelioma kaposiforme. O impacto clínico é diverso. Pequenas lesões assintomáticas podem ser apenas monitoradas, mas cerca de 2/3 dos pacientes são beneficiados com intervenção terapêutica (Tabela 2).

Hemangiomas da infância

São os tumores mais frequentes da infância (Figura 1A). Progridem no período pós-natal, a partir de uma lesão precursora, e formam tumores de cor vermelha e brilhante. Cerca de 10% dos casos apresentam apenas componente profundo. Dentre as vísceras, a hemangiomatose multifocal de fígado é a apresentação mais observada. Afetam mais as meninas (3:1) e os nascidos prematuros. Situam-se no segmento cefálico em 60% dos casos. Apesar da regressão, podem deixar sequelas funcionais e estéticas que afetam a qualidade de vida e a socialização da criança.

Tabela 1 Classificação das anomalias vasculares

Tumores	Malformações		
Benignos	**Simples**	**Combinadas**	**Associadas**
Hemangioma da infância	Capilar (MC)	MCL	CLAPO
Hemangiomas congênitos	CMTC	MCV	CLOVES
Granuloma piogênico	Linfática (ML)	MLV	Klippel-Trenaunay
Localmente agressivos	Venosa (MV)	MCLV	Parkes Weber
Hemangioendotelioma kaposiforme	BRBN	MCAV	Proteus
Malignos	MGV	MCLAV	Sturge-Weber
Angiossarcoma	Arteriovenosa (MAV)		

BRBN: *Blue Rubber Bleb Nevus*; CLAPO: malformação capilar de lábio inferior, linfática de face e pescoço, assimetria e hipertrofia; CLOVES: malformação vascular congênita com lipomatose, hipertrofia, nevo epidérmico, malformações esqueléticas de coluna e/ou escoliose; CMTC: cútis marmorata telangiectásica congênita; MCAV: malformação capilar e arteriovenosa; MCL: malformação capilar e linfática; MCLAV: malformação capilar, linfática e arteriovenosa; MCLV: malformação capilar, linfática e venosa; MCV: malformação capilar e venosa; MGV: malformação glomicovenosa; MLV: malformação linfática e venosa.

Tabela 2 Tumores vasculares – Diagnóstico e conduta

Tipo	Diagnóstico	Tratamento
Hemangioma da infância	• Faixa etária: primeiras semanas de vida • Focal, multifocal, segmentar/superficial, profundo ou misto • Evolução: progressão rápida por meses/regressão lenta ao longo da infância • Complicações: ferimento, sangramento, obstruções, deformidade e sequelas • US Doppler • Biópsia e imunoistoquímica (GLUT1+)	• Medicamento oral: propranolol, atenolol, corticosteroide • Medicamento tópico: timolol • *Dye laser* • Cirurgia
RICH	• Faixa etária: congênito • Lesão única ≤ 5 cm • Evolução: regressão/resolução • Complicações: ferimento, alteração hematológica transitória • US Doppler	• Expectante • Cuidados tópicos (ferimento) • Suporte hematológico
NICH	• Faixa etária: congênito • Lesão única, ≤ 5 cm • Evolução: estabilidade ao longo da vida	• Expectante • *Dye laser* • Cirurgia
Granuloma piogênico	• Faixa etária: infância • Lesão única, adquirida, ≤ 1 cm • Evolução: progressão rápida • Complicação: hemorragia recorrente	• Remoção por cirurgia, cauterização ou *laser*
Hemangioendotelioma kaposiforme	• Faixa etária: primeiros meses de vida • Lesão única ≥ 5 cm • Evolução: progressão rápida após período variável de quiescência • Complicações: deformidade, compressão de estruturas, trombocitopenia • Fenômeno da Kasabach-Merritt • Exames de imagem: US Doppler e RM • Biópsia e imunoistoquímica (marcador D2-40 +)	• Medicamento oral: sirolimo • Outras drogas: corticosteroide e vincristina • Suporte hematológico • Não transfundir hemoderivados (exceto no pré-procedimento invasivo)

RM: ressonância magnética; US: ultrassonografia.

Complicações

Evoluem de modo alarmante por úlcera, infecção, sangramento e comprometimento de funções fisiológicas.[2] O comprometimento hepático extenso multifocal ou difuso pode cursar associado a hipotireoidismo. Os hemangiomas segmentares de terço inferior da face, lábio inferior e cervical (Figura 1B) podem infiltrar as vias aéreas. A associação de hemangioma segmentar de face com malformações estruturais ocorre nas síndromes de PHACE (*Posterior fossa malformation, Hemangiomas, Arterial anomalies, Cardiac*

anomalies, Eye abnormalities and external anomalies) e na LUMBAR (*Lower body infantile hemangioma, Urogenital anomalies or Ulceration, Myelopathy, Bone deformities, Anorectal malformations or Arterial anomalies, and Renal anomalies*). Os hemangiomas da infância, ainda que alarmantes, não provocam distúrbios de coagulação.

Diagnóstico

É clínico. A ultrassonografia com Doppler mostra lesão sólida, habitualmente de contornos bem definidos e aspecto lobulado com grande vascularização ao estudo com Doppler colorido (Figura 1C). Para lesões com aspecto atípico, a biópsia é conclusiva pela positividade para o marcador imuno-histoquímico GLUT1.[3]

Tratamento

O propranolol oral é o tratamento de escolha.[4] É recomendado para hemangiomas sob risco de evolução alarmante, a partir dos 2 meses de vida e peso ≤ 3,5 kg. Deve ser iniciado na fase proliferativa, na dose de 0,5 mg/kg/dia, em 2 a 3 tomadas diárias, com aumento de 0,5 mg/kg/dia, a cada 3 dias, até alcançar a dose plena de 2 mg/kg/dia – por 3 a 6 meses, com possibilidade de estender nos casos alarmantes. O atenolol pode ser alternativa para pacientes com antecedente de broncoespasmo e para os que apresentarem efeitos adversos ao propranolol, como hipoglicemia, bradicardia, hipotensão, irritabilidade e alteração do padrão do sono. Em médio prazo, indica-se o tratamento com sessões de *dye laser* para eliminar as telangiectasias residuais. Outros recursos a serem considerados são o timolol tópico (dose restrita), mantido sob supervisão, em razão do risco de induzir ferimentos; corticosteroide (2 a 4 mg/kg/dia), prednisona ou prednisolona, por curto período, para conter complicações alarmantes, como sintomas respiratórios e úlceras de difícil cicatrização; e cirurgia, reservada para a remoção de cicatrizes e tecido fibrogorduroso. O interferon e a vincristina não são mais recomendados, em virtude da toxicidade sistêmica.

Hemangiomas congênitos RICH e NICH

São lesões únicas, que estão em seu desenvolvimento máximo ao nascimento.[5]

RICH – Hemangioma congênito rapidamente involutivo

São tumores protuberantes, delimitados, de tonalidade rósea ou arroxeada, com telangiectasias superficiais e halo pálido. Ocorrem com maior frequência no couro cabeludo e membros (Figura 1D). Acometem vísceras, como fígado. Regridem durante o primeiro ano de vida.

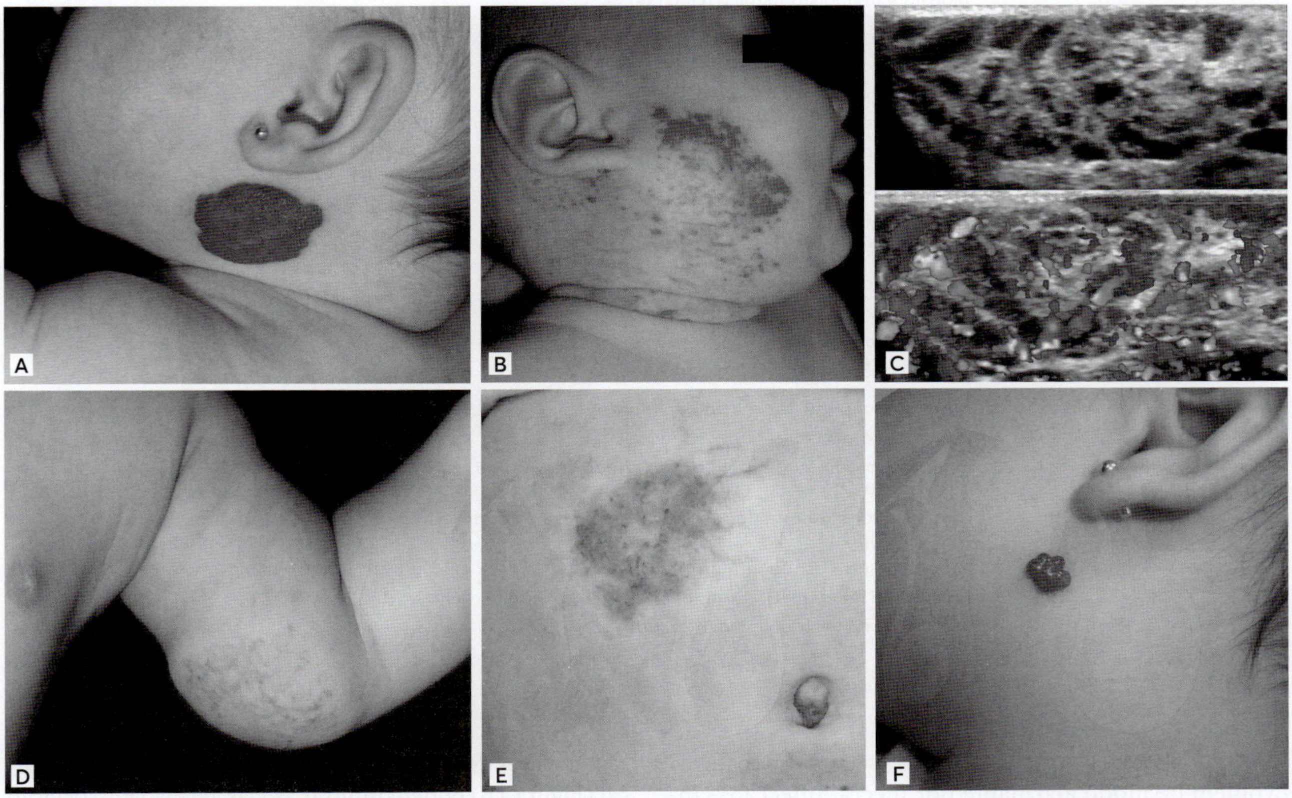

Figura 1 Exemplos de tumores vasculares. A: Hemangioma da infância focal. B: Hemangioma da infância segmentar. C: US com Doppler de hemangioma da infância. D: RICH. E: NICH. F: granuloma piogênico.

Complicações

Úlceras ao nascimento, alterações hematológicas moderadas e transitórias.

Tratamento

Conduta expectante. As alterações hematológicas são tratadas clinicamente. Os ferimentos exigem cuidados tópicos para prevenir sangramento e infecção secundária.

NICH – Hemangioma congênito não involutivo

São lesões em placa vinhosa com telangiectasias superficiais proeminentes e halo pálido (Figura 1E). Permanecem estáveis ao longo da vida.

Tratamento

Dye laser ou cirurgia, dependendo das características da lesão e do impacto clínico. O tratamento com *dye laser* pode ser efetivo para eliminar as telangiectasias superficiais.

Granuloma piogênico

São lesões adquiridas que surgem na pele ou mucosa, com aspecto de pápula vermelha, séssil ou pediculada, friável e sangrante (Figura 1F). Decorrem da formação de tecido de granulação, a partir de um ramo arterial localizado na base da lesão.

Complicações

Progressão e sangramento recorrente.

Tratamento

Remoção por cirurgia, cauterização ou *laser*.

Hemangioendotelioma kaposiforme

São tumores subclassificados como localmente agressivos. Podem infiltrar pele, partes moles, cavidades e vísceras, como o fígado. Ao nascimento ou nos primeiros meses de vida, os superficiais são percebidos como placa eritematosa precursora. Após um período de quiescência, evoluem com aumento abrupto, formando um tumor de consistência firme e quente (Figura 2). Surgem petéquias e equimoses na pele. A agressividade local está relacionada ao consumo de plaquetas – fenômeno de Kasabach-Merritt, quadro com elevada taxa de mortalidade reportada na literatura. Diversas publicações mencionam o angioma em tufos como uma variante de menor agressividade.

Diagnóstico

É clínico e laboratorial. A queda na contagem de plaquetas é o principal marcador da gravidade do quadro, que cursa também com anemia e queda do fibrinogênio. Os exames de imagem solicitados são ultrassonografia com Doppler e ressonância magnética. O estudo anatomopatológico, quando necessário, mostra células endoteliais e estruturas linfáticas positivas para o marcador imuno-histoquímico D2-40.

Tratamento

A intervenção terapêutica deve ser imediata, e o sirolimo é a droga de escolha. A dose inicial é de 0,4 mg/m^2 para neonatos, e de 0,8 mg/m^2 para crianças e adolescentes, a cada 12 horas, nível sérico entre 4 e 8 ng/mL.[6] A vincristina permanece como alternativa de tratamento, na dose de 0,05 mg/kg, 1 vez/semana. Na descompensação clínica, o tratamento deve ser agressivo com corticosteroide, sirolimo e medidas de suporte intensivo. É importante lembrar que a transfusão de hemoderivados deve ser evitada, porque pode desencadear o consumo desenfreado e irreversível dos elementos de coagulação.

MALFORMAÇÕES VASCULARES

As malformações vasculares são decorrentes de erros estruturais na formação dos vasos sanguíneos e linfáticos, durante o período embrionário. Afetam igualmente os sexos feminino e masculino. São permanentes e não regridem espontaneamente. Na classificação da ISSVA, a nomenclatura foi estabelecida de acordo com o componente vascular malformado: capilar, linfático, venoso e arteriovenoso. A forma simples apresenta apenas um desses elementos; a combinada, dois ou mais; e a associada é acompanhada por outras anomalias (Figura 3). O alto fluxo é um diferencial que caracteriza o componente arterial.

Assim como os tumores, pacientes portadores de malformações vasculares assintomáticas podem ser apenas monitorados, mas a maioria é beneficiada com intervenção terapêutica (Tabela 3).

Malformação capilar

A manifestação clínica mais frequente é a lesão única e bem delimitada de pele, também designada mancha "vinho do porto", do inglês *port-wine stain* e *port-wine birthmark*, ainda encontrados na literatura. O termo "hemangioma plano", adotado no passado, foi excluído da classificação atual e não deve ser empregado. São manchas de pele e mucosa, de cor rósea, vermelha ou vinho, visualizadas ao nascimento (Figura 3A).[1] São constituídas por capilares sanguíneos malformados que não regridem naturalmente. Durante a infância, permanecem inalteradas, sem relevo ou volume. A partir da segunda década de vida, podem escurecer, desenvolver granulomas superficiais, sofrer aumento de espessura da pele, hipertrofia de partes moles e óssea.

As malformações capilares apresentam diversidade clínica: únicas, múltiplas, extensas, delimitadas ou difusas. Outras formas de apresentação clínica das malformações capilares são a cútis marmorata telangiectásica congênita, a malformação capilar difusa com hipertrofia, a malformação capilar com macrocefalia, além de participarem das síndromes de CLAPO, CLOVES, Klippel-Trenaunay (Figura 3B) e Sturge-Weber. As malformações capilares são permanentes e pioram a partir da segunda década de vida, razão pela

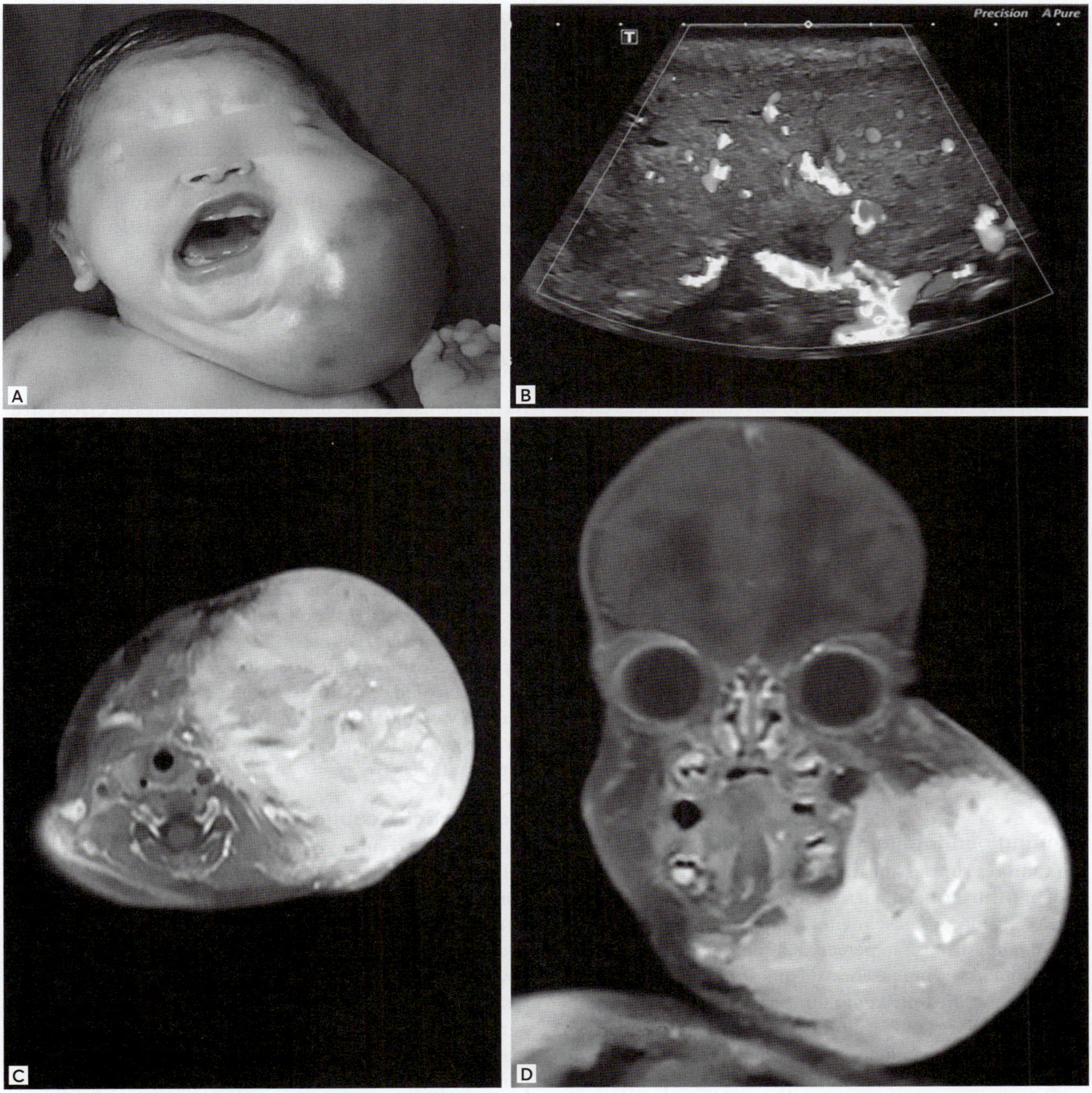

Figura 2 Hemangioendotelioma kaposiforme em recém-nascido. A. Formação expansiva de coloração arroxeada na face à esquerda, evoluindo com distúrbios de coagulação (incluindo plaquetopenia). B. Estudo ultrassonográfico mostrando lesão expansiva sólida, de difícil mensuração por causa da indefinição das margens, predominantemente hiperecogênica e ricamente vascularizada. C e D. Ressonância magnética, nos planos axial e coronal, ponderada em T1, pós-contraste, evidenciando formação sólida hipervascularizada, que acomete desde a pele até planos musculares mais profundos, sem respeitar limites anatômicos.

qual devem ser tratadas. A associação de malformação capilar de face/pálpebras com malformações oculares e de sistema nervoso central ocorre na síndrome de Sturge-Weber. Manifestações como glaucoma e convulsões são frequentes e exigem acompanhamento especializado. O comprometimento estético causa morbidade precoce, pois impacta negativamente na socialização da criança.

Diagnóstico

É clínico. Como diferencial, vale mencionar as lesões transitórias do recém-nascido, do tipo nevo simples, observadas na região frontal, pálpebras, nariz e filtro nasal, que não exigem intervenção, pois melhoram naturalmente. Também não são tratadas as manchas observadas na região occipital, que persistem assintomáticas por toda a vida.

Tabela 3 Malformações vasculares – Diagnóstico e conduta

Tipo	Diagnóstico	Tratamento
Capilar	• Faixa etária: congênita • Localizada ou difusa • Evolução: hipertrofia a partir da segunda década de vida	• *Dye laser* • Cirurgia para remoção de nódulos e correção de deformidades tardias
Linfática	• Faixa etária: congênita • Localizada, multicompartimental ou difusa/generalizada • Complicações: infecção, dor, deformidade, comprometimento de funções fisiológicas • Evolução: piora progressiva • US Doppler e RM • Baixo fluxo	• Aplicação intralesional de bleomicina ou OK432 • Cirurgia • *Dye laser* (vesículas superficiais) • Sirolimo • Suporte hematológico (alteração hematológica leve ou moderada)
Venosa	• Faixa etária: congênita, incipiente ao nascimento • Localizada ou segmentar • Complicações: dor, deformidade e fenômenos tromboembólicos • Evolução: piora lenta e progressiva • Alteração hematológica: coagulopatia intravascular localizada ou disseminada • US Doppler e RM • Baixo fluxo	• Escleroterapia • Cirurgia • *Dye laser* (localizada e superficial) • Compressão • Suporte hematológico
Arteriovenosa	• Faixa etária: congênita, incipiente ao nascimento • Localizada ou segmentar • Estágios: I quiescente; II expansão; III destruição; IV sobrecarga cardíaca • Complicações: deformidade, ferimento, hemorragia • US Doppler, RM e ângio-RM, TC e ângio-TC, arteriografia • Alto fluxo	• Embolização arterial • Cirurgia

RM: ressonância magnética; TC: tomografia computadorizada; US: ultrassonografia.

Tratamento

A laserterapia com o equipamento *flashlamp-pumped pulsed dye laser* – PDL (595 nm), ou *dye laser*, é considerada segura e efetiva no tratamento das malformações capilares, desde os primeiros meses de vida.[7] O *laser* é aplicado em sessões periódicas, em regime ambulatorial ou sob anestesia geral. Os melhores resultados são alcançados nas lesões de face e pescoço. A idade precoce também favorece melhor resposta. A cirurgia pode ser indicada para tratamento das complicações tardias, como remoção de nódulos e correção de deformidades.

Malformação linfática

Os termos higroma cístico e linfangioma foram abandonados na classificação atual. São anomalias estruturais da rede vascular linfática, em geral multicísticas, com componentes macro e microcísticos.[1] O macrocístico pode ser identificado no pré-natal ou ao nascimento, pela deformidade (Figura 3C). Os microcistos de pele e mucosa são observados como vesículas translúcidas ou vermelhas que sofrem ferimento e sangramento recorrentes (Figura 3D). Acometem segmento cefálico, tronco e extremidades, podendo afetar também cavidades e vísceras, de forma localizada ou difusa. Eventualmente, permanecem incipientes por anos. Os sintomas podem estar relacionados à topografia. As lesões cervicais extensas, com envolvimento de cavidade oral e vias aéreas, podem causar obstrução respiratória precoce. Infecção é a complicação mais frequente e pode evoluir para sepse. A mutação no gene *PIK3CA* foi identificada em portadores de malformações vasculares complexas com componente linfático – quadro denominado como PROS (***PIK3CA-R**elated **O**vergrowth **S**yndromes*), como as síndromes de CLAPO, CLOVES e Klippel-Trenaunay. O componente linfático compõe entidades raras, com padrão infiltrativo de múltiplas estruturas (vísceras, cavidades e ossos) e pior evolução. As malformações linfáticas devem ser tratadas, tendo em vista a progressão ao longo da vida.

Diagnóstico

É clínico. As lesões superficiais de pele e mucosa são observadas na inspeção. As lesões profundas devem ser estudadas por meio de exames de imagem. A ultrassonografia com Doppler identifica estruturas císticas multiloculadas e anecoicas, podendo existir fluxo sanguíneo eventual nos septos que separam os cistos. A ressonância magnética confirma a característica cística das lesões, podendo o componente microcístico se apresentar como massa multicompartimental e de aspecto infiltrativo difuso.

Tratamento

O tratamento de escolha para eliminar os macrocistos linfáticos é a aplicação intralesional de medicamentos, como bleomicina e picibanil (OK432), programado em sessões periódicas.[8] As áreas microcísticas também respondem ao tratamento com aplicação intralesional de medicamentos,

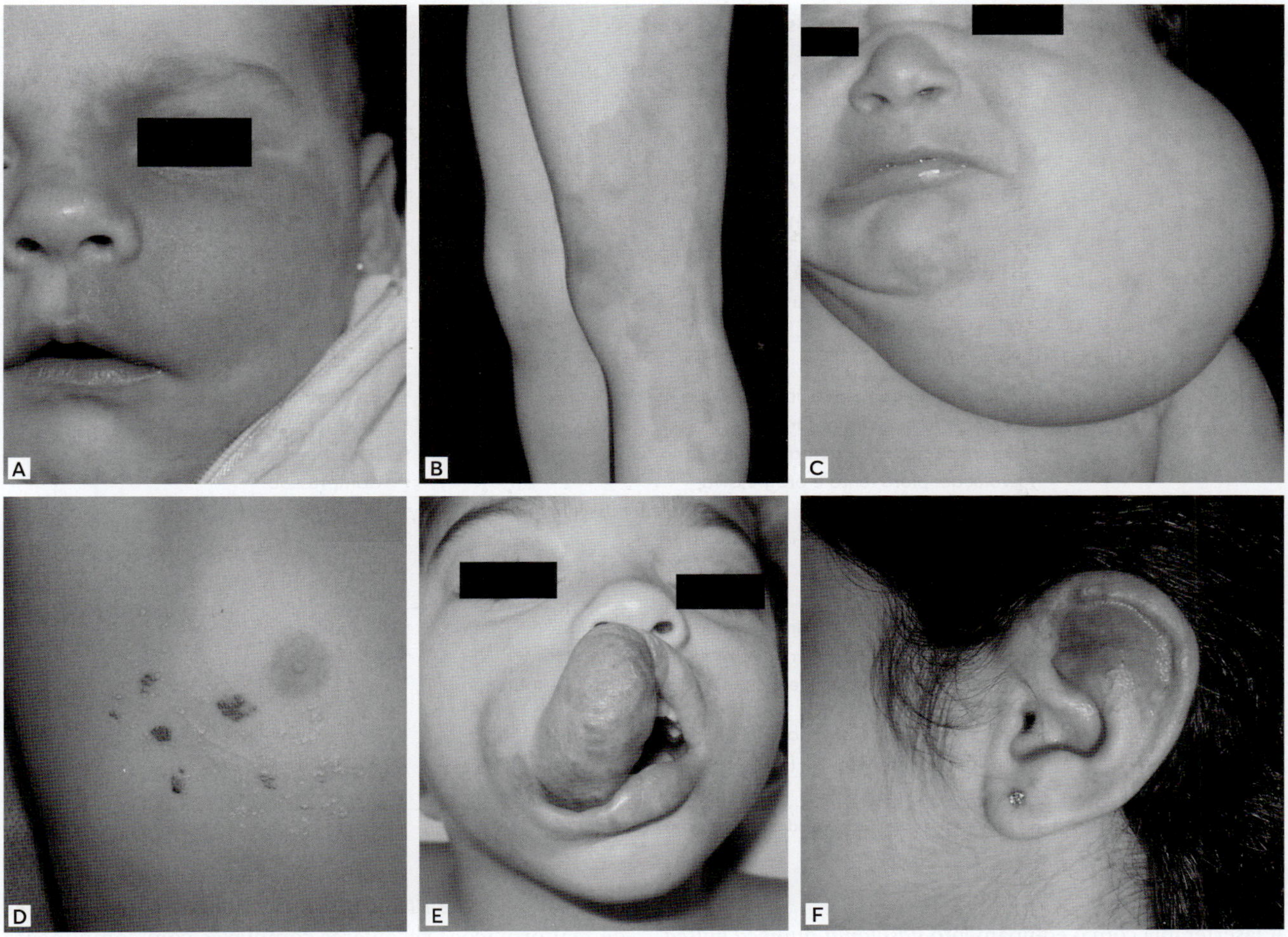

Figura 3 Exemplos de malformações vasculares. A. Malformação capilar. B. Malformação combinada capilar e venosa. C. Malformação linfática macrocística. D. Malformação linfática microcística. E. Malformação venosa. F. Malformação arteriovenosa.

ainda que não se alcance a mesma resolução observada nas áreas macrocísticas. A cirurgia radical não é recomendada e deve ser evitada, tendo em vista o alto índice de morbidade e mortalidade. Alguns recém-nascidos com comprometimento cervical e obstrução das vias respiratórias necessitam de traqueostomia e gastrostomia. Os surtos de linfangite são tratados clinicamente, com antibiótico e anti-inflamatório. O sirolimo é um recurso terapêutico efetivo para portadores de lesões extensas e infiltrativas que comprometem funções, causam deformidade e cursam com distúrbios de coagulação. Na última década, melhora dos sintomas e da qualidade de vida tem sido reportada na literatura.

Malformação venosa

São ectasias e lagos venosos malformados que podem ocorrer de forma localizada ou difusa. Estão incipientes ao nascimento e sofrem progressão lenta ao longo da vida. A dilatação dos vasos malformados provoca deformidade que oscila com temperatura, mudança postural e esforços.

Os sintomas variam com a topografia e a extensão do comprometimento. Na face, podem ocorrer proptose ocular, protrusão da língua e aumento de volume das estruturas apendiculares, como pálpebras, nariz e lábios. As lesões superficiais são visualizadas como estruturas tubulares azuladas (Figura 3E). Também acometem partes moles, cavidades, vísceras, ossos e articulações. A infiltração da mucosa dos tratos digestivo e urinário pode evoluir com sangramento recorrente. São compressíveis e podem conter flebólitos. A dor é limitante na lesão intramuscular e na ocorrência de trombo. As lesões extensas evoluem com distúrbio hematológico, caracterizado por aumento do dímero-D e queda do fibrinogênio, que constitui o quadro denominado coagulopatia intravascular localizada (LIC). A forma mais frequente é a malformação venosa simples de pele e mucosa, em geral, esporádica. Outras formas de apresentação são a malformação glomicovenosa e a síndrome de BRBN (*Blue Rubber Bleb Nevus*). Também ocorrem de forma combinada ou em associação a outras anormalidades.

Diagnóstico

É clínico. A ultrassonografia com Doppler é solicitada para identificar as ectasias e os lagos venosos, com baixo fluxo. A ressonância magnética demonstra a extensão e o envol-

vimento de estruturas profundas e caracteriza as imagens compatíveis com flebólitos. Os exames hematológicos fazem parte do protocolo para identificar distúrbios de coagulação.

Tratamento

As malformações venosas progridem ao longo da vida, e as alternativas de tratamento são escleroterapia e cirurgia. Agentes como etanol, polidocanol e bleomicina têm sido empregados como esclerosantes na injeção intralesional, por punção guiada.[8] É realizada como terapia exclusiva ou associada a outras modalidades de tratamento, como cirurgia e *laser*. O *dye laser* pode atuar nas estruturas superficiais e localizadas. A ressecção cirúrgica pode ser indicada, em que pese o risco de sequelas funcionais e estéticas. A ligadura vascular exclusiva é contraindicada. O uso de meias compressivas é indispensável para pacientes sintomáticos, em particular para membros inferiores, uma vez que proporcionam conforto e alívio da dor. Os distúrbios hematológicos exigem acompanhamento especializado.

Malformação arteriovenosa

As malformações arteriovenosas são caracterizadas pela presença de uma estrutura vascular de alto fluxo, denominada *nidus*, que comunica diretamente a rede arterial às veias de drenagem. Embora congênitas, podem permanecer incipientes durante a infância. Nessa fase, alguns pacientes apresentam eritema de pele decorrente do hiperfluxo, que pode ser confundido com malformação capilar. Em geral, tornam-se mais evidentes a partir da segunda década de vida, pelo aumento de volume das estruturas comprometidas (Figura 3F). Faz parte da síndrome de Parkes-Weber.

Diagnóstico

É clínico, confirmado por exames de imagem que identificam o alto fluxo e as fístulas arteriovenosas, como ultrassonografia com Doppler, angiorressonância e angiotomografia. A solicitação de arteriografia digital é determinada pelo radiologista intervencionista.

Tratamento

A intervenção raramente é necessária nos primeiros anos de vida. A embolização arterial é indicada como medida terapêutica exclusiva para conter hemorragias ou, no pré-operatório, para possibilitar a ressecção cirúrgica.[8] A ligadura cirúrgica ou a embolização arterial para fechamento proximal dos vasos são medidas contraindicadas quando não eliminam o *nidus*, pois provocam alteração do fluxo regional e agravamento do quadro.

CONSIDERAÇÕES FINAIS

Os portadores de anomalias vasculares devem ter o diagnóstico estabelecido de acordo com a classificação da ISSVA, o que exige conhecimento e atualização.[9,10] É longa a curva de aprendizado no manuseio das drogas e na habilidade técnica para exames e procedimentos. Nos centros de referência, os portadores de anomalias vasculares encontram atendimento especializado multidisciplinar.

REFERÊNCIAS BIBLIOGRÁFICAS

1. Wassef M, Blei F, Adams D, Alomari A, Baselga E, Berenstein A, et al. Classification: recommendations from the international society for the study of vascular anomalies. Pediatrics. 2015;136(1):e203-14.
2. Enjolras O, Riche MC, Merland JJ, Escande JP. Management of alarming hemangiomas in infancy: a review of 25 cases. Pediatrics. 1990;85(4):491-8.
3. North PE, Waner M, Mizeracki A, Mihm MC Jr. GLUT1: a newly discovered immunohistochemical marker for juvenile hemangiomas. Hum Pathol. 2000;31(1):11-22.
4. Léauté-Labrèze C, Dumas de la Roque E, Hubiche T, Boralevi F, Thambo JB, Taïeb A. Propranolol for severe hemangiomas of infancy. N Engl J Med. 2008;358(24):2649-51.
5. Mulliken JB, Enjolras O. Congenital hemangiomas and infantile hemangioma: missing links. J Am Acad Dermatol. 2004;50(6):875-82.
6. Adams DM, Trenor CC 3rd, Hammill AM, Vinks AA, Patel MN, Chaudry G, et al. Efficacy and safety of sirolimus in the treatment of complicated vascular anomalies. Pediatrics. 2016;137(2):e20153257.
7. Tan OT, Sherwood K, Gilchrest BA. Treatment of children with port-wine stains using the flashlamp-pulsed tunable dye laser. N Engl J Med. 1989;320(7):416-21.
8. Alomari A, Dubois J. Interventional management of vascular malformations. Tech Vasc Interv Radiol. 2011;14(1):22-31.
9. Mulliken JB, Burrows PE, Fishman SJ. Mulliken and Young's vascular anomalies: hemangiomas and malformations. Oxford: Oxford University Press; 2013.
10. ISSVA Classification of Vascular Anomalies ©2018 International Society for the Study of Vascular Anomalies. Disponível em: www.issva.org/classification; acessado em: abril de 2021.

CAPÍTULO 17

ACESSO VENOSO EM PEDIATRIA

Vilani Kremer
Gabriela Ruschel Zanolla

AO FINAL DA LEITURA DESTE CAPÍTULO, O PEDIATRA DEVE ESTAR APTO A:

- Diferenciar os vários tipos de cateteres que podem ser utilizados.
- Reconhecer a aplicabilidades de cada cateter em pediatria.
- Estabelecer planejamentos de acessos venosos para diferentes diagnósticos.
- Pensar em possíveis complicações relacionadas ao uso de cateteres.
- Entender a aplicação de boas práticas e sua relação com redução de complicações.

ACESSO VENOSO E PARTICULARIDADES NA PEDIATRIA

O acesso venoso é um procedimento muito utilizado, principalmente em pacientes hospitalizados, estimando-se em até 90% nestes casos. Há peculiaridades na pediatria, pela grande variedade desde prematuros extremos, deformidades congênitas até pacientes obesos. Pacientes prematuros, com doenças crônicas, neoplasias e possíveis candidatos à transplantes devem manter perviedade vascular e evitar complicações que possam levar ao esgotamento vascular. O conhecimento sobre o assunto é de suma importância para que se tenha indicação e planejamento adequado de qual tipo de acesso e cateter é mais para casa caso.

Os acessos venosos podem ser periféricos, periféricos longos (*Midline*), centrais de curta permanência, cateteres centrais de inserção periférica (PICC), cateteres centrais de longa permanência (semi-implantado ou totalmente implantado).

São descritos critérios de boas práticas em acessos vasculares que melhoram o sucesso na inserção do cateter e reduzem as complicações, sendo a principal delas a infecção de corrente sanguínea (ICS). A ICS aumenta o custo e o tempo de hospitalização, tornando-se um problema de saúde pública e custo econômico nos serviços de saúde. Orientações internacionais, como do Centers for Disease Control and Prevention (CDC) demonstram que protocolos padronizados de prevenção de ICS, uso de *bundles* (padronização de checagens e metas) e equipes dedicadas em terapia infusional são fatores de redução de complicações.

A ICS por uso de dispositivo de acesso vascular (DAV) pode ocorrer por colonização extraluminal ou intraluminal. A extraluminal é mais comum nas primeiras 2 semanas após a inserção do DAV e está ligada ao preparo inadequado da pele, quebra de barreira estéril e cuidados com cobertura (curativos) do cateter. Já a intraluminal, que é mais prevalente, apresenta-se mais tardiamente e está ligada a manipulação. Atualmente, o uso da ultrassonografia (US) na punção venosa e melhores materiais são alguns dos fatores que reduzem os riscos de complicações e preservam a rede vascular do paciente. A US não diminui somente as complicações de inserção, como pneumotórax e hemotórax, mas também de ICS e tromboses vasculares, por reduzir número de punções e hematomas. A utilização da punção guiada por US foi descrita inicialmente para veia jugular interna, porém seu uso foi disseminado para veia femoral, subclávia, tronco braquiocefálico, axilar e outros vasos periféricos. Há protocolos de avaliação rápida dos vasos desenvolvido pelo grupo italiano GAVeCeLT (*Gli Accessi Venosi Centrali a Lungo Termine*) para vasos centrais chamado RaCeVA *(Rapid Assessment of the Central Veins)* e outro para vasos periféricos chamado RaPeVA *(Rapid Assessment of Peripheral Veins)*. Nesses protocolos, os vasos são avaliados previamente à tentativa de punção para escolha do melhor local e verificar se não há impedimentos ao procedimento.

PLANEJAMENTO DO ACESSO VASCULAR

Ao indicar a colocação de um DAV, o tipo de cateter depende de diversos fatores, entre eles: tempo de terapia, tipo de infusão (medicamento, nutrição parenteral, hidratação, contraste), condições dos vasos, fatores de risco para complicações e disponibilidade de material adequado. O planejamento deve ser realizado toda vez que for iniciar um tra-

tamento, novo diagnóstico ou mudança de terapia. Por exemplo, se um paciente tem um quadro grave de pneumonia, ainda que o antibiótico seja compatível com a rede vascular periférica, se há previsão de uso prolongado, um cateter de mais longa permanência deve ser pensado.

Acesso venoso periférico (AVP)

São os acessos venosos mais utilizados, obtidos por punção venosa periférica, preferencialmente em membro superior, para terapias de curta duração (menores de 7 dias) com infusões que não agridam o endotélio vascular, abordadas mais adiante. A indicação do tamanho deve ser o menor possível para a infusão necessária, tentando manter a relação de ocupação do vaso em 33 a 45% para evitar trombose (Tabela 1), o que nem sempre é possível em pacientes muito pequenos. A troca rotineira do AVP não está indicada, no entanto, deve-se avaliar rotineiramente o sítio de inserção e a integridade do dispositivo e da cobertura. Para acessos periféricos difíceis, a US também pode ser útil para sua obtenção. Deve-se usar curativo estéril e transparente para proteção e fixação do DAV. As principais complicações dos acessos periféricos são flebite, extravasamento e infecção.

Tabela 1 Escala de cateter periférico: relações entre tamanhos de cateter e de vaso

Gauge (G)	24	22	20	18	16	14
Milímetro (mm)	0,55	0,75	1	1,27	1,65	2
French (Fr)	2	2,5	3	4	5	6
Vaso ideal em mm	2	2,5	3	4	5	6

Midline

São acessos venosos periféricos de maior comprimento. Assemelham-se aos cateteres de PICC, porém a ponta localiza-se próximo à axila. As indicações são as mesmas dos AVP, podendo permanecer por até 30 dias. Ainda é pouco difundido e utilizado no Brasil.

Acesso venoso central (AVC)

É definido como todo acesso venoso cuja ponta do cateter está localizada na porção inferior da veia cava superior, junção cavoatrial (JCA) ou átrio (Figura 1). Nestes locais, há menor contato de drogas vesicantes, irritantes ou de hiperosmolaridade com o endotélio vascular, minimizando processo inflamatório e trombose. Classicamente, para a localização da ponta do cateter, são utilizadas a radiografia de tórax ou radioscopia, sendo que, mais recentemente, novas técnicas por eletrocardiografia vêm sendo desenvolvidas para localizar a JCA com maior precisão, em tempo real e sem radiação para paciente e equipe. As principais indicações de colocação de um AVC estão descritas na Tabela 2, sendo grande parte amplamente conhecidas, entretanto pouco se dá atenção ao pH das soluções (Tabela 3), que podem gerar complicações como flebites, extravasamentos, necrose e trombose venosa quando não usados em AVC. O pH das soluções pode ser alterado na dependência da diluição das medicações.

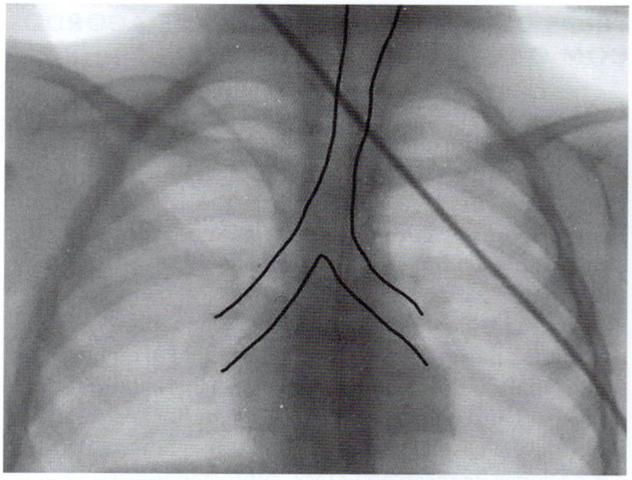

Figura 1 Cateter central com ponta em junção cavoatrial (JCA).

Tabela 2 Indicações de acesso venoso central

Soluções endovenosas com pH < 5 ou > 9	Drogas vesicantes ou irritantes
Drogas com osmolaridade > 600 mOsm/L	Monitoração hemodinâmica
Nutrição parenteral total	Impossibilidade de acesso venoso periférico
Drogas vasoativas	Estado hemodinâmico instável com necessidade de infusão de alto volume

Tabela 3 Relação de medicamentos com pH

Medicamentos	pH
Vancomicina	2,5
Dopamina	3,3
Dobutamina	3,5
Ondasentrona	3,3-4,0
Amicacina	3,5-5,5
Gentamicina	3,5-5,5
Morfina	4,0
Glicose 10%	4,0
Gentamicina	3,5-5,5
Clindamicina	6,3
Cloreto de sódio 0,9%	6,0-7,0
Oxacilina	6-8,5
Imipenem	6,5-7,5
Penicilina	7,0
Metronidazol	5,0-7,0
Dipirona	6,0
Ceftriaxona	6,6
Meropeném	7,3-8,3
Fenitoína	10-12,5
Aciclovir	10,5-11,6
Ganciclovir	11

TIPOS DE ACESSOS CENTRAIS DE ACORDO COM O LOCAL DE INSERÇÃO

Cateteres centrais de inserção periférica (PICC)

São AVC inseridos através de veias periféricas, com ponta central. Quando estiver fora desta posição, é considerado periférico e não apropriado para alguns tipos de infusão. Estão disponíveis por punção direta ou por técnica de micropunção à Seldinger. Historicamente na neonatologia, o PICC reduziu dissecções venosas e esgotamento vascular. Considerados de média permanência, podem permanecer por muitos meses em terapia intra-hospitalar, ambulatorial ou em atenção domiciliar. De formaz habitual, a veia escolhida para inserção é no membro superior, preferencialmente a veia basílica. Segundo Dawson, o braço é dividido em de zonas de inserção (ZIM), conforme mostra a Figura 2. De acordo com este estudo, a zona verde é o local ideal para punção e saída do cateter.

Cateteres umbilicais

São cateteres centrais utilizados em recém-nascidos, limitado a poucos dias, pelo risco de infecção e trombose. Tão logo seja possível outra via de acesso, deve ser removido. É contraindicado em infecções tipo onfalites, peritonites e nos casos de enterocolite necrosante.

Cateter venoso central inserido em veia central

São cateteres inseridos na veia jugular interna, veia subclávia, tronco braquiocefálico (TBC) e veia axilar no sulco deltopeitoral. A veia jugular interna é a mais puncionada, por ser considerada de menor risco de complicações e mais fácil visualização com US, mas é local de maior contaminação e dificuldade de curativos, quando comparados à região torácica. A veia subclávia pode ser puncionada por via infraclavicular ou supraclavicular; nesta última, pode ser guiada por US, a qual oferece maior segurança ao procedimento. A punção do TBC possibilita a colocação de AVC em neonatos e prematuros, incluindo menores de 1.000 g.

Cateter central via femoral

O acesso central femoral deve ser uma via de exceção, dado o maior índice de infecção. Suas indicações são por impossibilidade de acesso no sistema cava superior, como síndrome da veia cava superior, massas tumorais em mediastino, trombos na veia cava superior, dentre outras. Ainda que a punção seja por via femoral, sempre que possível deve-se posicionar a ponta do cateter acima do diafragma, próximo à entrada do átrio.

CATETER CENTRAL DE ACORDO COM O TIPO DO CATETER

Cateter central de inserção central não tunelizado

Os AVC não tunelizados são os mais usados na prática. São indicados para terapia de curta duração, urgências, cirurgias de grande porte, hemodiálise, entre outras. O tempo médio de permanência é de 30 dias, pelo aumento do risco de infecção, porém a Anvisa não recomenda a troca como rotina, desde que não haja sinais de comprometimento da perviedade do cateter ou sinais de infecção.

Cateter central de inserção central tunelizado

São AVC cujo local de entrada no vaso e saída na pele são distintos. Entre eles, há túnel subcutâneo que reduz o risco de infecção e dá maior estabilidade. Os mais conhecidos deste subtipo são o Broviac e Hickman. Amplamente utilizados para nutrição parenteral (NPT) e transplante de medula óssea (TMO), são classificados como cateteres de longa duração. O cateter do tipo PICC, quando possui mecanismos de micropunção à Seldinger, também pode ser utilizado como um cateter central tunelizado (Figura 3). Pacientes com cateter tipo PICC de alto fluxo também podem ser submetidos a aféreses sanguíneas conforme já descrito em literatura. O fluxo de um cateter de PICC alto fluxo é de 300 mL/min.

Cateter central totalmente implantado

Também conhecido como PORT, todas as partes que o compõe estão implantadas abaixo da pele. Para acessá-lo, é necessário o uso de agulha específica (Huber). Tradicionalmente, são implantados por punção de vaso central e seu reservatório é colocado através de túnel subcutâneo em região torácica. Outra possibilidade é implantar por punção de veia do membro superior e seu reservatório no braço,

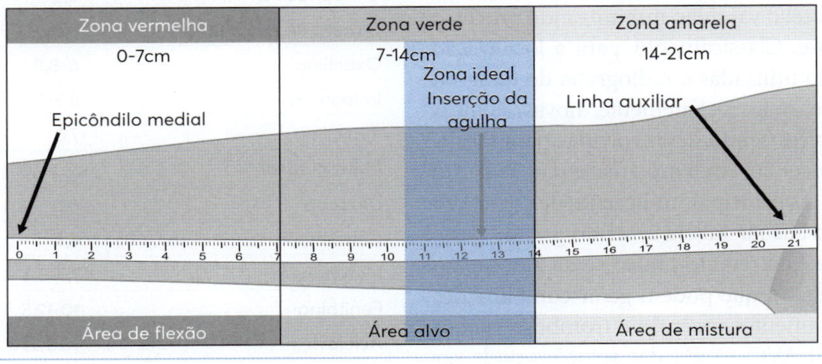

Figura 2 Zonas de inserção de cateter PICC (Dawson, 2011).

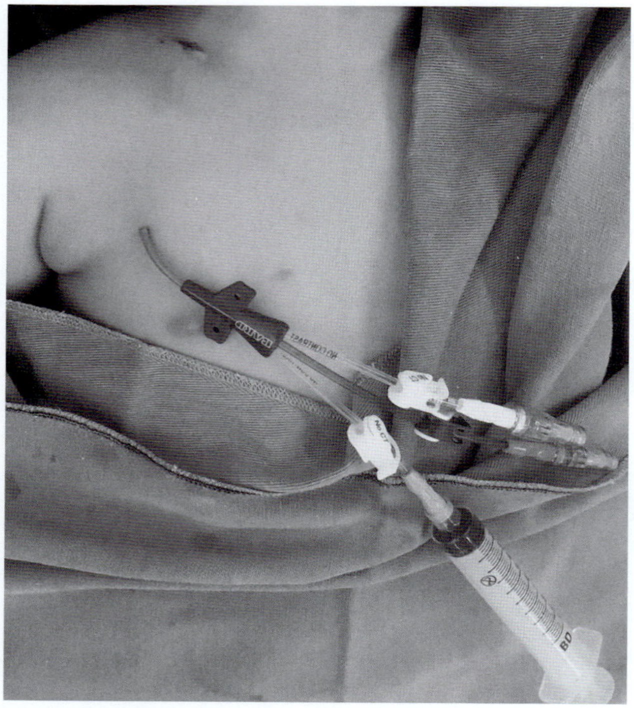

Figura 3 Cateter para PICC tunelizado com punção central.

conhecidos como PICC-Port (Figura 4). Em pacientes com insuficiência vascular, pode ser colocado em sítios menos comuns, como veia femoral ou veia ázigos. A principal indicação é em oncologia, podendo ser utilizados em pacientes com doenças crônicas.

FLUXOGRAMAS PARA ESCOLHA DE CATETERES

Na sequência, são apresentadas algumas sugestões de fluxogramas para escolha de cateteres, no entanto, vale destacar que o planejamento deve ser individualizado. A escolha do cateter faz parte do planejamento, redução de complicações, humanização e experiência do paciente em relação ao tratamento recebido (Figura 5).

Terapia de curta duração

Utilizados para terapias menores que 7 dias e com drogas compatíveis com rede vascular periférica.

Neonatologia (Figura 6)

Utilizados no período neonatal, desde prematuros até lactentes que permaneçam sob os cuidados intensivos em Unidade de Terapia Intensiva Neonatal.

CUIDADOS E MANUTENÇÃO

Fixação dos cateteres

Os cateteres que apresentam parte exteriorizada precisam de fixadores para que não ocorra deslocamento. Tradicionalmente, são realizadas suturas, contudo, trabalhos vêm demostrando que os pontos tornam-se local para colonização de microrganismos, pela dificuldade de higienização e sujidade junto ao fio (Figura 7). Para tanto, há mecanismos de fixação sem ponto que fixam por adesão com trava. O uso da cola de pele/cianoacrilato também pode auxiliar na fixação e no fechamento do sítio de saída (local de punção) (Figura 8). Como se conhece a dificuldade de uso destes dispositivos em virtude do valor, a orientação é que se faça a menor quantidade de pontos possível, com fio monofilamentado, e que não se realize pontos junto ao óstio de saída.

Coberturas

As coberturas ou curativos protegem os cateteres de contaminações e dão estabilidade, devendo englobar o sítio de saída ou local de implante do cateter até sua fixação (Figura 9). As trocas devem ser realizadas segundo recomendações da Anvisa, conforme Quadro 1.

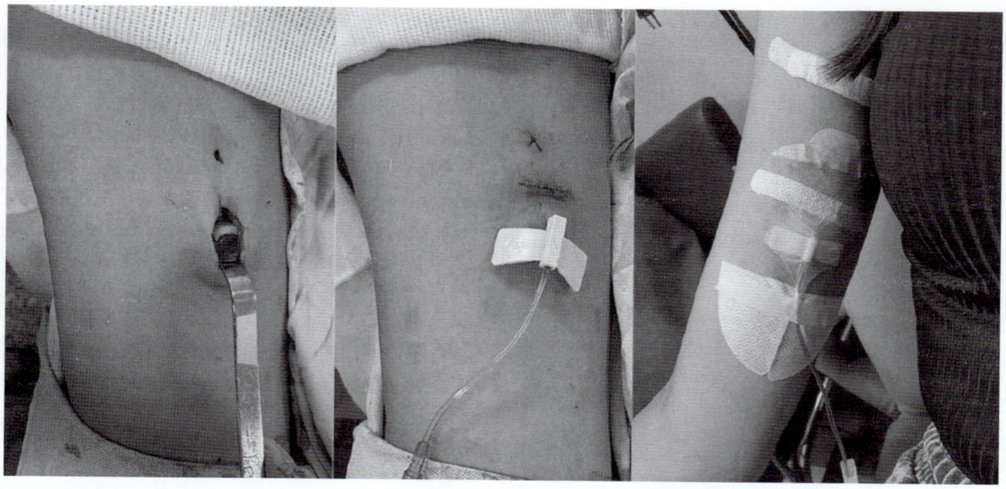

Figura 4 Cateter totalmente implantado em braço por punção venosa periférica.

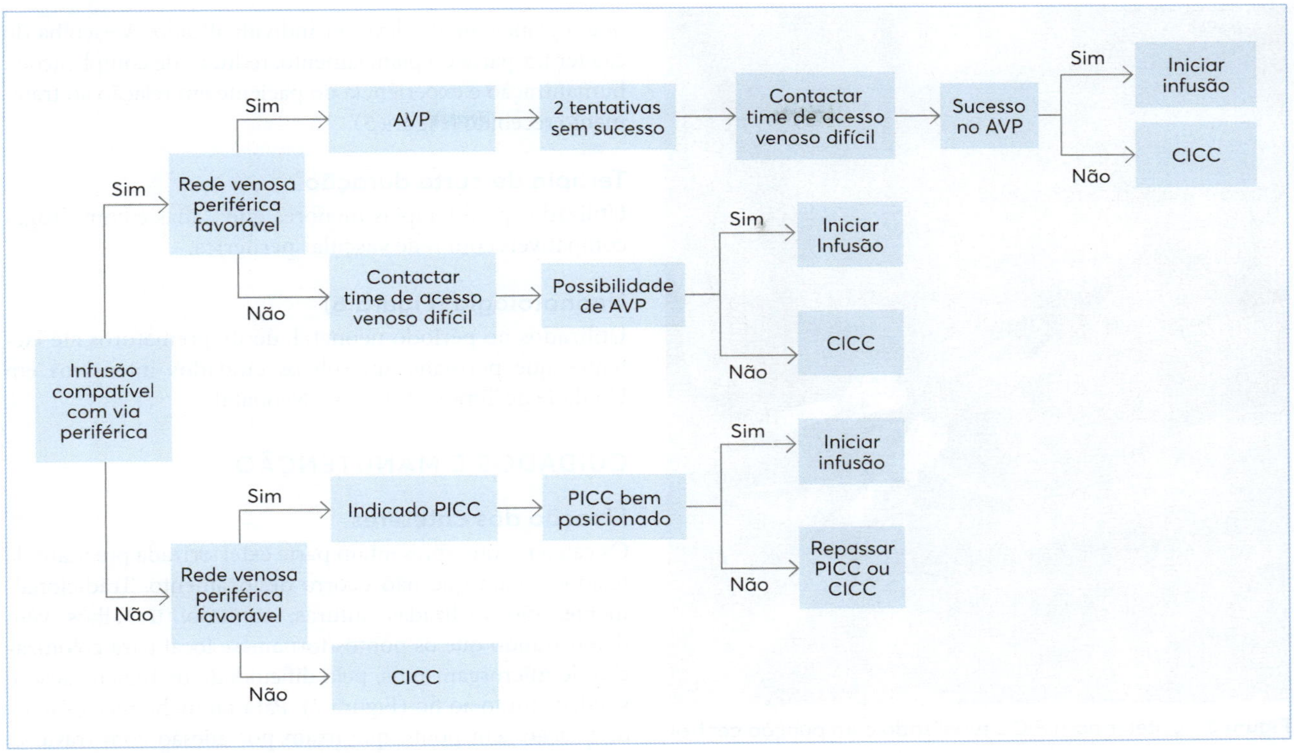

Figura 5 Fluxograma para terapias de curta duração.

AVP: acesso venoso periférico; PICC: cateter central de inserção periférica; CICC: cateter central de inserção central.

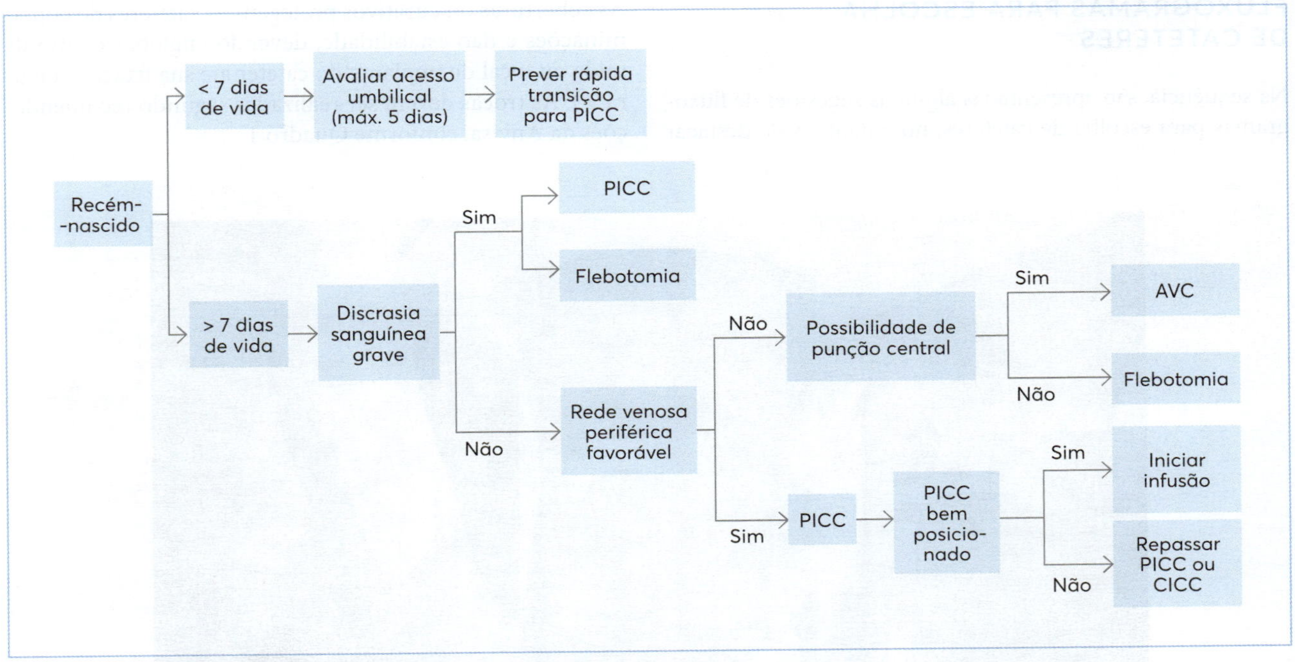

Figura 6 Fluxograma em neonatologia.

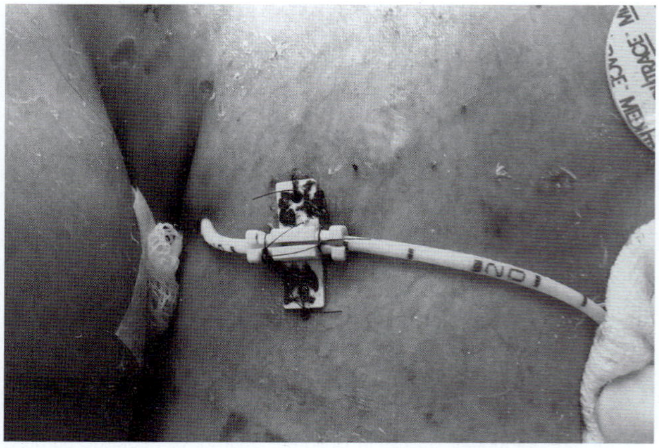

Figura 7 Biofilme por fixação com pontos.

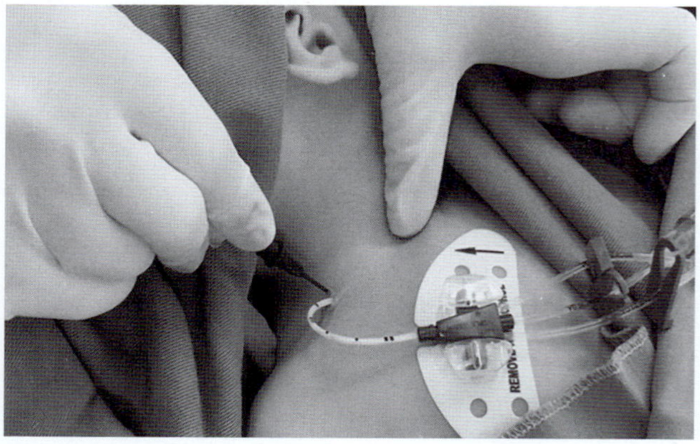

Figura 8 Fixação sem pontos.

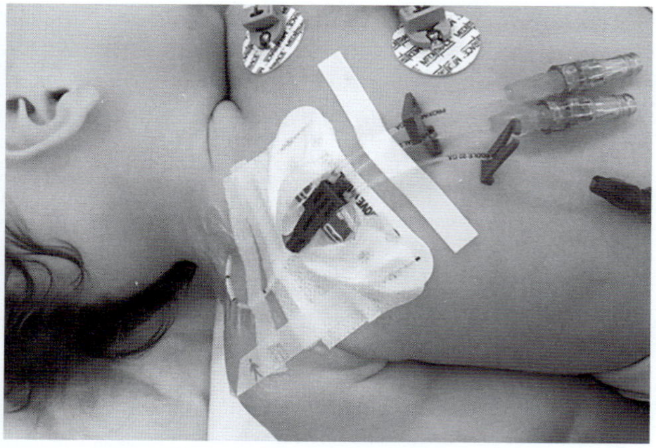

Figura 9 Cobertura/curativo estéril.

Quadro 1 Orientações de coberturas de cateteres

Na inserção: gaze e cobertura estéril (fita microporosa ou semipermeável transparente), deve ser trocada entre 24-48 h ou antes, se houver sujidade ou perda da integridade
Após 24-48 h: cobertura estéril transparente somente se não houver sangramentos, troca de cobertura a cada 7 dias
Se for usada cola no momento da inserção e não houver sangramentos ou sujidade, a primeira troca pode ser realizada em 7 dias. A cola pode ser recolocada nas trocas do curativo
Toda cobertura deve ser trocada a qualquer momento, independentemente do tempo, quando houver perda da integridade, umidade ou sangramentos. O atraso na troca das coberturas aumenta potencialmente o risco de ICS relacionada aos cuidados com dispositivos vasculares

Fonte: Anvisa, 2017.[1]

COMPLICAÇÕES DOS ACESSOS VENOSO CENTRAIS

As complicações podem ser imediatas (ligadas ao implante) ou tardias (ligadas à manutenção dos dispositivos ou alterações hematológicas). Sua predominância é descrita na Tabela 4.

Tabela 4 Complicações atribuídas ao acesso venoso central

Complicação	Incidência
Infecção	1-20%
Hemorragia	1-3%
Deslocamento por tração	7%
Flebite	4%
Trombose	1,5-3%
Tromboembolismo	1%
Êmbolo gasoso	< 0,5%
Pneumotórax	2%
Hemotórax	0,2%

REFERÊNCIA BIBLIOGRÁFICA

1. Brasil. Agência Nacional de Vigilância Sanitária (Anvisa). Medidas de prevenção de infecção relacionada à assistência à saúde. 2017. Disponível em: http://portal.anvisa.gov.br/; acessado em: 1/10/2020.

BIBLIOGRAFIA

1. Criss CN, Claflin J, Ralls MW, Gadepalli SK, Jarboe MD. Obtaining central access in challenging pediatric patients. Pediatr Surg Int. 2018;34(5):529-33.
2. Gorski L, Hadaway L, Hagle M, Mcgoldrick M, Orr M, Doellman D. Infusion therapy: standards of practice. J Infus Nurs. 2016;39(Suppl 1): S1-S159.
3. Kremer V, Ribeiro R, Oliveira Jr. WE, et al. Is ultrasson-guided supraclavicular approach to the subclavian vein catheterization easier than internal jugular in children? Abstracts from the 5th World Congress on Vascular Access WoCoVA 2018 June 20–22, 2018, Copenhagen, Denmark. (2019). The Journal of Vascular Access. 20(1), NP1–NP85.
4. Lamperti M, Bodenham AR, Pittiruti M, Blaivas M, Augoustides JG, Elbarbary M, et al. International evidence-based recommendations on ultrasound-guided vascular access. Intensive Care Med. 2012;38:1105-17.
5. Moureau NL. Vessel health and preservation: the right approach for vascular access. Ed Springer; 2019.
6. Paterson RS, Chopra V, Brown E, Kleidon TM, Cooke M, Rickard CM, et al. Selection and insertion of vascular access devices in pediatrics: a systematic review. Pediatrics. 2020;145(Suppl 3):S243-S268.
7. Rushton C, Jackson A, Goddard K, Alfred A. A case review of a patient experience of photopheresis using a peripherally inserted central catheter. J Clin Apher. 2019;34(1):73-4.
8. Spencer TR, Pittiruti M. Rapid Central Vein Assessment (RaCeVA): a systematic, standardized approach for ultrasound assessment before central venous catheterization. J Vasc Access. 2019;20(3):239-49.
9. Ullman AJ, Bernstein SJ, Brown E, Aiyagari R, Doellman D, Faustino EVS, et al. The Michigan Appropriateness Guide for Intravenous Catheters in Pediatrics: miniMAGIC. Pediatrics. 2020;145(Suppl 3):S269-S284.
10. Ullman AJ, Chopra V, Brown E, Kleidon T, Cooke M, Rickard CM, et al. Developing appropriateness criteria for pediatric vascular access. Pediatrics. 2020;145(Suppl 3):S233-S242.
11. Zanolla GR, Baldisserotto M, Piva J. How useful is ultrasound guidance for internal jugular access in Children? Journal of Pediatric Surgery. 2018;(53)789-93.

CAPÍTULO 18

COMPLICAÇÕES CIRÚRGICAS DO DIVERTÍCULO DE MECKEL E DE OUTROS REMANESCENTES VITELÍNICOS

Joaquim Murray Bustorff-Silva
Sylvio Gilberto Andrade Avilla

AO FINAL DA LEITURA DESTE CAPÍTULO, O PEDIATRA DEVE ESTAR APTO A:

- Conhecer as bases embriológicas do ducto onfalomesentérico e os resultados das alterações de sua embriologia normal.
- Conhecer as principais relações anatômicas dos remanescentes do ducto onfalomesentérico.
- Reconhecer as principais manifestações clínicas da persistência parcial ou total do ducto onfalomesentérico.
- Incluir o diagnóstico de complicações de divertículo de Meckel entre as causas de abdome agudo na infância.
- Incluir o diagnóstico de complicações de divertículo de Meckel entre as causas de enterorragia.
- Conduzir os procedimentos iniciais para elucidação diagnóstica e orientação terapêutica das "descargas umbilicais".

EMBRIOPATOGENIA

Durante o desenvolvimento embrionário, o ducto vitelino constitui uma comunicação entre o saco vitelino embrionário e o intestino médio primitivo. Este ducto recebe seu suprimento sanguíneo das artérias vitelinas emparelhadas. À medida que o desenvolvimento do trato alimentar prossegue, a artéria vitelina esquerda involui e a artéria vitelina direita torna-se a artéria mesentérica superior. Normalmente, durante a 8ª semana de gestação, o ducto vitelino sofre um processo de obliteração completa, à medida que a placenta substitui o saco vitelino como fonte primária de nutrição fetal. A falha de obliteração do ducto vitelino resulta em várias anomalias gastrintestinais, sendo a mais comum delas o divertículo de Meckel. Esta estrutura se desenvolve quando ocorre a obliteração incompleta da porção intestinal do ducto vitelino, entre a 5ª e a 7ª semanas de gestação, e recebe o seu suprimento sanguíneo diretamente do mesentério do intestino médio.

Outras anomalias incluem a fístula onfalomesentérica, que ocorre quando o ducto vitelino permanece patente, formando uma conexão direta entre o umbigo e a luz do íleo. Alternativamente, ambas as extremidades podem se desenvolver em cordões fibrosos, enquanto a porção intermediária forma um cisto vitelino. Finalmente, um cordão fibroso pode se estender do divertículo de Meckel até o umbigo, funcionando como ponto de partida para o desenvolvimento de volvo ou hérnia interna.

DIVERTÍCULO DE MECKEL

O divertículo de Meckel é um divertículo verdadeiro que contém todas as três camadas da parede intestinal. A localização desta anomalia ao longo da borda antimesentérica do íleo distal é variável, mas geralmente está localizada a 60 a 100 cm da válvula ileocecal. O comprimento médio de um divertículo de Meckel é de cerca de 3 a 5 cm. Além da mucosa ileal normal, até 60% desses divertículos contêm tecido ectópico, que é mais comumente gástrico ou pancreático, mas pode ocasionalmente conter mucosa duodenal ou colônica.

Regra dos 2

1. Ocorre em 2% da população (anomalia congênita gastrintestinal mais comum).
2. Está localizado a 60 cm (2 palmos) da válvula ileocecal.
3. Mede, em média, 5 cm (2 polegadas) de extensão.
4. As complicações geralmente ocorrem antes dos 2 anos de idade.
5. 20% dos pacientes apresentam complicações, como:
   - Hemorragia de ulceração péptica quando a mucosa gástrica está presente dentro da lesão.

- Inflamação e ulceração.
- Obstrução.

QUADRO CLÍNICO

Divertículo de Meckel

O divertículo de Meckel ocorre em cerca de 2% da população, mas apresenta sintomas em aproximadamente 20%. Os sintomas podem se enquadrar em dois tipos:

1. Abdome agudo (inflamatório/obstrutivo/perfurativo).
   - Diverticulite: a inflamação dos divertículos de Meckel pode ser secundária a infecções, obstrução do lúmen do divertículo por coprolitos, corpos estranhos, parasitas, mas decorre principalmente de ulceração péptica que pode ocorrer nos tecidos gástricos heterotópicos. A apresentação clínica é semelhante à da apendicite aguda (Figura 1).

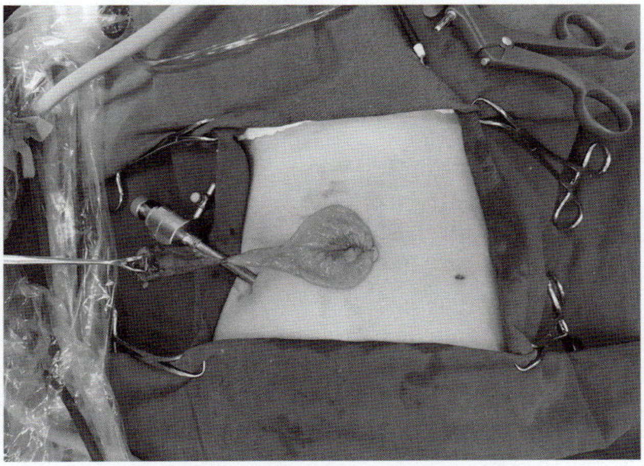

Figura 1 Divertículo inflamado diagnosticado por laparoscopia e exteriorizado na cicatriz umbilical para ressecção e anastomose
Cortesia da Dra. Giovana Farias, FCM-Unicamp.

   - Obstrução intestinal aguda: o divertículo de Meckel pode ser a causa de um abdome agudo obstrutivo em crianças principalmente em idade pré escolar. Esta obstrução pode ser causada por:
     - » Um volvo de intestino ocorrendo ao redor de uma banda vitelínica que fixa o divertículo ao umbigo.
     - » Uma hérnia interna.
     - » Um divertículo encarcerado em uma hérnia inguinal (hérnia de Littre).
     - » Uma invaginação intestinal tendo o divertículo como cabeça de invaginação.
   - Tumores: embora sejam raros (0,5 a 2%), alguns tipos de tumores podem se desenvolver em um divertículo de Meckel, entre eles os tumores carcinoides, leiomiomas e sarcomas. O diagnóstico depende de um alto grau de suspeita.
2. Hemorragia intestinal baixa (enterorragia).
   - Enterorragia do lactente: o divertículo de Meckel é responsável por cerca de 50% dos casos de sangramento gastrintestinal baixo em crianças, principalmente menores de 1 ano de idade. É importante frisar que, nestes casos, o sangramento é típico, volumoso, misturando melena com enterorragia. É um sangramento baixo, mas tem algo de alto. O sangramento ocorre principalmente como episódios de sangramento maciço, e não necessariamente acompanhando as evacuações. Distingue-se de outras causas de sangramento sobretudo pelo grande volume (incomum em pólipos e fissuras) e pela ocorrência fora das evacuações. A principal causa é a ulceração péptica da mucosa gástrica secretora de ácido heterotópico nos divertículos de Meckel em contato com a secreção ileal. O principal diagnóstico diferencial, normalmente feito durante a exploração cirúrgica é a malformação arteriovenosa de íleo terminal. Em crianças com sangramento intestinal de grande volume, principalmente quando acompanhado de queda significativa de taxa de hemoglobina, é necessário investigar a presença do divertículo de Meckel.
   - Achado incidental em laparotomia por outros motivos.

Resquícios do ducto onfalomesentérico

Já as outras malformações resultantes da involução incompleta dos resquícios do ducto onfalomesentérico podem se apresentar de duas formas:

1. Massas umbilicais.
   - Tumores (raros).
   - Cistos vitelínicos.
   - Cistos de úraco.
2. Descarga umbilical.
   - Granuloma umbilical: o tecido de granulação pode persistir na base do umbigo após a separação do cordão e deve ser diferenciado dos pólipos umbilicais e dos granulomas secundários a um úraco patente, ambos os quais não respondem à cauterização com nitrato de prata.
   - Infecções umbilicais: pacientes com onfalite podem apresentar secreção umbilical purulenta ou celulite periumbilical; no entanto, embora mais raros atualmente, estes quadros de celulite podem se agravar rapidamente para fasciite necrotizante e sepse generalizada e, portanto, atenção imediata e tratamento são essenciais.
   - Remanescentes onfalomesentéricos: a persistência de todo ou de partes do ducto onfalomesentérico pode resultar em fístulas, tratos sinusais, cistos, bandas congênitas e vestígios de mucosa.
   - Resquícios do úraco: a bexiga em desenvolvimento permanece conectada ao alantoide por meio do úraco, e os remanescentes dessa conexão incluem um úraco patente, seio uracal e cisto uracal (Figura 2).

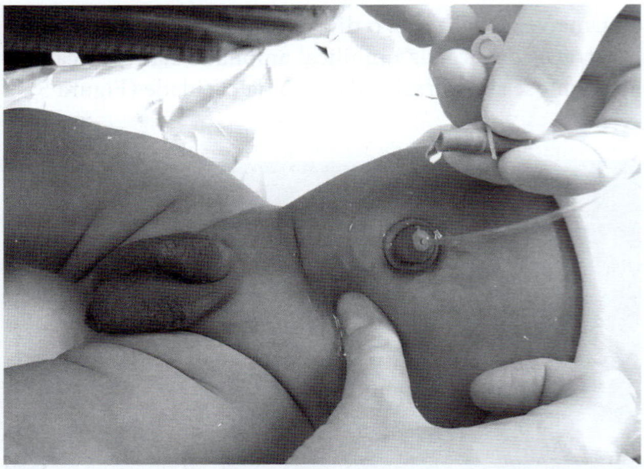

Figura 2 Persistência de úraco. Nota-se a saída de urina pela sonda cateterizando a fístula. Caso a persistência fosse do ducto onfalomesentérico, ocorreria a saída de secreção intestinal.

Cortesia do Dr. Rodrigo Ocariz, FCM-Unicamp.

INVESTIGAÇÃO DIAGNÓSTICA

Radiologia/ultrassonografia

O diagnóstico das complicações do divertículo de Meckel é predominantemente clínico. Nas situações em que a manifestação clínica é de um quadro de abdome agudo, é preferível tratar a criança o mais rapidamente possível do que perder tempo precioso realizando exames complementares desnecessários e de baixa sensibilidade.

Exames como ultrassonografia, radiologia abdominal ou tomografia auxiliam no diagnóstico de abdome agudo com ou sem perfuração, mas dificilmente conseguem visualizar um divertículo de Meckel como a causa do problema. O diagnóstico definitivo é feito, na maior parte dos casos, no intraoperatório e, nessas situações, a laparoscopia é um excelente método diagnóstico e terapêutico, possibilitando também a mobilização do divertículo até a cicatriz umbilical para a sua retirada.

Medicina nuclear

A cintilografia com pertecnetato de tecnécio 99m é considerada a investigação de escolha para o diagnóstico de divertículo de Meckel em crianças com sangramento intestinal baixo. Possui sensibilidade relatada de 85 a 95% e especificidade de 90 a 95% na faixa etária pediátrica. Por esta razão, ele é principalmente utilizado em casos que apresentam sangramento gastrintestinal inferior significativo. O uso de hemácias marcadas com tecnécio 99m também pode ser usada para detecção de divertículo de Meckel com sangramento ativo, uma vez que persiste por mais tempo no compartimento intravascular e também melhora a localização do local de sangramento. É importante lembrar, no entanto, que estes exames podem se mostrar negativos mesmo na presença de sangramento intestinal. Sempre que houver alto grau de suspeita clínica, é importante consultar a equipe de cirurgia pediátrica quanto à possibilidade de realização de uma laparoscopia e/ou laparotomia.

TRATAMENTO

Abdome agudo

Na maior parte das vezes, as crianças que desenvolvem complicações de um divertículo de Meckel se apresentam com um quadro de abdome agudo e, por isso, muitas vezes com estado geral comprometido, desidratadas, acidóticas, hipotensas e, caso a complicação envolva perfuração ou isquemia, com um quadro séptico. Nestes casos, o tratamento inicial deve ser dirigido a corrigir eventuais distúrbios hidreletrolíticos presentes, e a criança deve ser encaminhada para tratamento cirúrgico o mais rapidamente possível, muitas vezes sem o diagnóstico etiológico estabelecido. Exames pré-operatórios de imagem normalmente confirmam o diagnóstico de abdome agudo, mas dificilmente conseguem identificar um divertículo de Meckel como a causa do problema.

Uma vez a criança no centro cirúrgico, acredita-se que a melhor abordagem, na ausência de contraindicações, é a laparoscópica utilizando-se a técnica de insuflação semiaberta sem utilização de agulha de Veress. Laparotomia convencional estaria reservada para os casos em que haja grave comprometimento respiratório com alta retenção de CO_2, ou em que a distensão abdominal impeça a criação de um espaço adequado para uma avaliação completa da cavidade abdominal.

O tratamento definitivo depende dos achados intraoperatórios:

- Volvos e hérnias internas devem ser desfeitos e as alças irrigadas com soro morno para se avaliar a sua viabilidade. Após algum tempo de estabilização, o divertículo deve ser ressecado junto com algum segmento intestinal que eventualmente tenha sofrido necrose. Caso o restante do intestino esteja viável, o divertículo deve ser ressecado, podendo-se realizar tanto uma ressecção marginal em V como uma ressecção do segmento de íleo que inclui o divertículo, reconstruindo-se o trânsito com uma anastomose término-terminal. Nos casos em que a abordagem for feita por videolaparoscopia, o divertículo pode ser exteriorizado pela incisão do *port* umbilical, e a ressecção e a anastomose realizadas fora da cavidade (Figura 3).
- Diverticulites devem ser tratadas por ressecção do divertículo da mesma maneira já descrita.
- Invaginação intestinal deve ser reduzida como habitualmente, e o divertículo ressecado como descrito (Figura 4).
- Estomias: rarissimamente utilizadas, são reservadas apenas para os casos de instabilidade hemodinâmica intraoperatória do paciente, que exija uma redução dramática do tempo operatório e possa comprometer a irrigação da anastomose no período pós-operatório.

Sangramento intestinal

Apesar dos sangramentos intestinais baixos secundários a um divertículo de Meckel poderem ser bastante volumosos

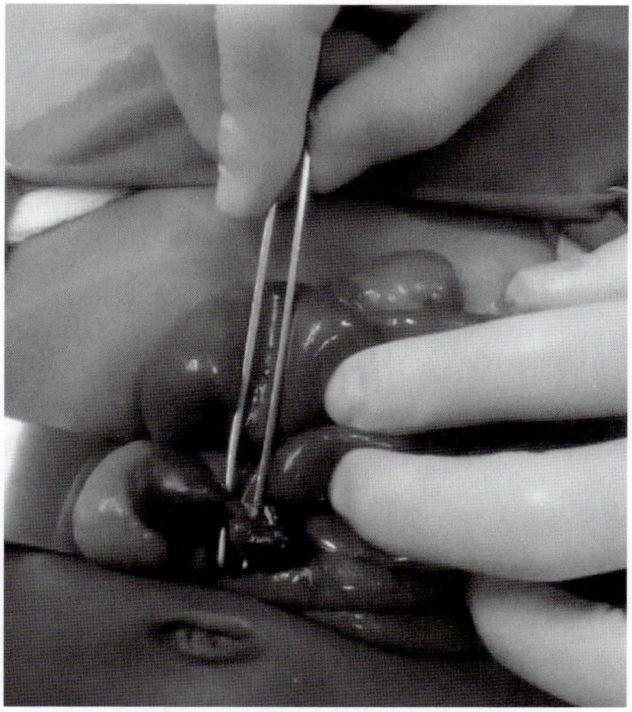

Figura 3 Divertículo inflamado e aderido à cicatriz umbilical provocando um volvo com hérnia interna.
Cortesia da Dra. Fernanda Eid, FCM-UNICAMP.

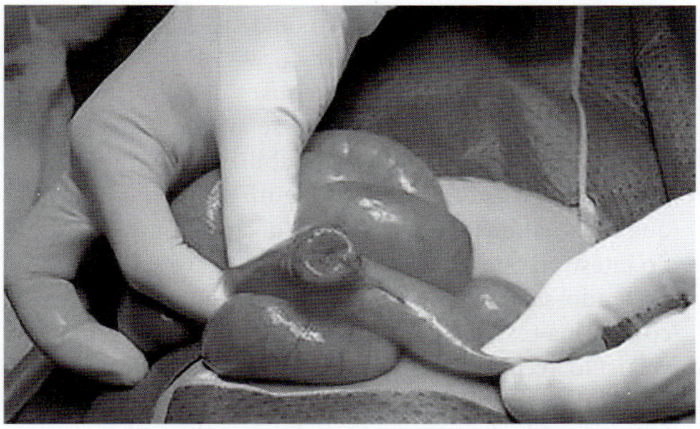

Figura 4 Divertículo de Meckel invaginado dentro do íleo e funcionando como cabeça de invaginação íleo-ileal.
Cortesia da Dra. Márcia Cavalaro, FCM-UNICAMP.

e as crianças se apresentarem muitas vezes com quedas acentuadas nos níveis de hemoglobina, normalmente não existe necessidade de cirurgia de emergência, e a criança pode ser equilibrada com calma, por meio de reposição hidreletrolítica e, se necessário, transfusão sanguínea.

A abordagem de escolha é sempre a laparoscópica, que confirma o diagnóstico e permite o tratamento definitivo da lesão. Se o sangramento for recente, é possível localizar o divertículo pela mudança da cor das alças ao nível deste, visto que, distalmente, as alças encontram-se cheias de sangue, adquirindo uma tonalidade mais escura.

Uma vez localizado, o divertículo pode ser exteriorizado através da cicatriz umbilical ampliada e a ressecção e a anastomose serem realizadas fora da cavidade (Figura 5).

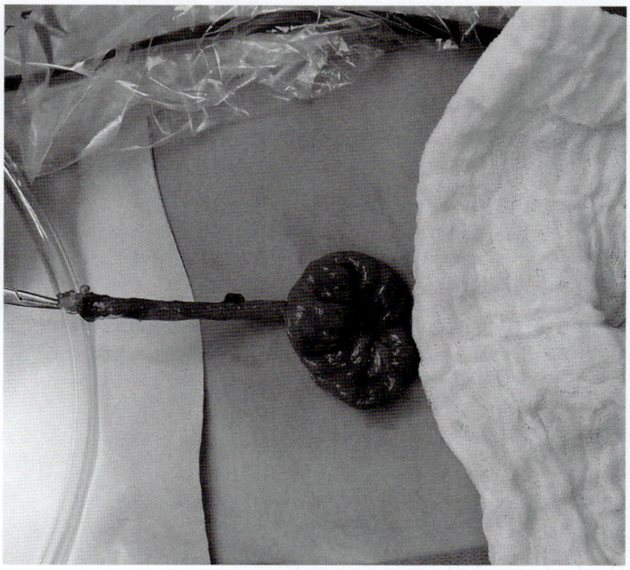

Figura 5 Divertículo de Meckel provocando hemorragia sendo ressecado pela cicatriz umbilical.
Cortesia da Dra. Márcia Cavalaro, FCM-UNICAMP.

Anomalias umbilicais

Os granulomas umbilicais são tratados inicialmente com aplicação tópica de nitrato de prata e costumam responder bem a essa abordagem.

Já os cistos e as fístulas umbilicais (vitelínicos ou de úraco) devem ser tratados por ressecção cirúrgica.

Achado intraoperatório de divertículos assintomáticos

O tratamento do divertículo de Meckel em pacientes assintomáticos é controverso. No passado, se um divertículo de Meckel fosse encontrado em um paciente submetido a cirurgia abdominal por alguma outra condição intra-abdominal, muitos cirurgiões recomendavam sua remoção. Esta prática foi questionada quando uma grande série de casos descreveu uma probabilidade geral de 4,2% de complicações no divertículo de Meckel e um risco decrescente com o aumento da idade. Os autores concluíram que, assumindo uma taxa de mortalidade de 6% por complicações do divertículo de Meckel, 400 divertículos assintomáticos teriam que ser excisados para salvar um paciente.

Outros recomendam a remoção profilática de um divertículo, por ser uma operação simples e pelo fato de o tratamento de uma complicação do divertículo de Meckel estar associado a alta morbidade e mortalidade. Outro estudo examinou se a aparência do divertículo de Meckel era capaz de prever a necessidade de ressecção com base no potencial de complicações. A conclusão do estudo foi que a aparência

macroscópica do divertículo de Meckel não prediz a ocorrência de complicações e, portanto, recomendam a retirada de todos os divertículos de Meckel, exceto em certas situações não relacionadas a complicações, como peritonite secundária a apendicite ou perfuração intestinal. Assim, este assunto continua controverso, sem uma diretriz única.

BIBLIOGRAFIA

1. Jung HS, Park JH, Yoon SN, Kang BM, Oh BY, Kim JW. Clinical outcomes of minimally invasive surgery for Meckel diverticulum: a multicenter study. Ann Surg Treat Res. 2020;99(4):213-20.
2. Menezes M, Tareen F, Saeed A, Khan N, Puri P. Symptomatic Meckel's diverticulum in children: a 16-year review. Pediatr Surg Int. 2008;24:575-7.
3. Papparella A, Nino F, Noviello C, Marte A, Parmeggiani P, Martino A, et al. Laparoscopic approach to Meckel's diverticulum. World J Gastroenterol. 2014;20(25):8173-8.
4. Ruscher KA, Fisher JN, Hughes CD, Neff S, Lerer TJ, Hight DW, et al. National trends in the surgical management of Meckel's diverticulum. J Pediatr Surg. 2011;46:893-6.
5. Snyder CL. Current management of umbilical abnormalities and related anomalies. Semin Pediatr Surg. 2007;16: 41-9.
6. Solomon-Cohen E, Lapidoth M, Snast I, Ben-Amitai D, Zidan O, Friedland R, et al. Cutaneous presentations of omphalomesenteric duct remnant: a systematic review of the literature. J Am Acad Dermatol. 2019;81(5):1120-6.
7. Soltero MJ, Bill AH. The natural history of Meckel's diverticulum and its relation to incidental removal. A study of 202 cases of diseased Meckel's diverticulum found in King County, Washington, over a fifteen-year period. AmJ Surg. 1976;132(2):168-73.
8. St-Vil D, Brandt ML, Panic S, Bensoussan AL, Blanchard H. Meckel's diverticulum in children: a 20-year review. J Pediatr Surg. 1991;26(11):1289-92.

CAPÍTULO 19

APENDICITE AGUDA

Marianne Weber Arnold
Miria Guimarães Nunes

AO FINAL DA LEITURA DESTE CAPÍTULO, O PEDIATRA DEVE ESTAR APTO A:

- Reconhecer os principais sinais e sintomas da apendicite aguda na criança.
- Indicar os exames complementares necessários para investigação diagnóstica.
- Identificar sinais de gravidade e complicações.
- Conhecer os critérios para uso adequado de antibióticos no manejo da apendicite aguda.

INTRODUÇÃO

A apendicite representa a emergência cirúrgica abdominal mais comum na criança. Apesar de ser uma condição relativamente comum, ocorrendo em 7 a 8% da população, o diagnóstico de apendicite pode ser desafiador em muitos casos. A apendicite aguda já era descrita antes do século XVII durante autópsias, com a referência da presença de abscesso na fossa ilíaca direita envolvendo o apêndice cecal. Em 1886, Addison e Bright e Reginald Fitz citaram claramente o apêndice como a causa da maioria dos casos de inflamação da fossa ilíaca direita, com descrição da perfuração deste órgão. A partir do conhecimento da patologia, vieram as diretrizes atuais do tratamento da apendicite.[1,2]

O risco ao longo da vida de desenvolver apendicite é de 7 a 8%, com um pico de incidência no início da adolescência. Tradicionalmente, a apendicectomia tem sido o tratamento padrão-ouro para a apendicite aguda. Enquanto a maioria das crianças se recupera da apendicite aguda, a doença carrega uma mortalidade de 0,08 a 0,31 por 1.000 nesse grupo etário.[2]

ETIOPATOGENIA

A etiologia da apendicite é a obstrução da luz do apêndice e, na maioria das vezes, tem como causa a impactação de fecalito (conteúdo fecal ressecado e calcificado). Nas crianças, a hiperplasia linfoide também é uma causa comum dessa obstrução apendicular, impedindo o fluxo das secreções e iniciando o processo inflamatório local. O apêndice torna-se distendido, com alteração na irrigação sanguínea, e lesão da parede, podendo evoluir para necrose e perfuração.

Quando há contaminação do peritônio, pode evoluir com formação de líquido como reação ao processo inflamatório, inicialmente claro e que evolui para formação de grumos, tornando-se purulento, localizado em região periapendicular e estendendo-se por toda a cavidade abdominal, ou pode formar abscessos, caso não haja um bloqueio, com omento e alças intestinais. Esse bloqueio forma uma massa e é conhecido como plastrão apendicular.[3]

DIAGNÓSTICO

Apesar da alta incidência da apendicite, o diagnóstico pode representar um desafio para o pediatra e cirurgião, principalmente em crianças de baixa idade. Em qualquer paciente com dor abdominal aguda sem apendicectomia anterior, esse diagnóstico deve ser considerado, pois, com o tempo, pode ocorrer a perfuração apendicular e consequente peritonite, aumentando a morbimortalidade.[4] Quando avaliados individualmente, os sinais e sintomas e os exames laboratoriais apresentam menor capacidade discriminatória, mas com a utilização dos exames de imagem, novos dados se somam, trazendo mais precisão no diagnóstico da apendicite aguda.[5] O quadro clínico começa com dor abdominal, que pode ser precedida de perda do apetite ou anorexia. A dor se inicia em região epigástrica, passa a ser periumbilical e, após 6 a 36 horas, migra e se localiza no quadrante inferior direito do abdome. Pode se associar a náusea e vômitos no início do quadro e febre baixa (até 38,5 °C), que pode se tornar mais elevada e persistente, em um estágio mais avançado. A presença de diarreia e disúria pode atrasar o diagnóstico.[4]

A apresentação clínica depende da posição anatômica do apêndice inflamado. Dor nas costas ou no flanco pode ser manifestada quando o apêndice está retrocecal; se estiver pélvico, a dor pode ser suprapúbica e eventualmente evoluir com disúria ou diarreia; se a dor for no hipocôndrio direito, o apêndice pode estar em posição sub-hepática.[3]

Ao exame físico, a criança pode se apresentar de várias formas, a depender do estágio da doença. Sinais de desidratação e toxemia geralmente estão presentes na apendicite avançada, com perfuração e peritonite difusa. Algum grau de distensão abdominal é comum e resulta da hipomotilidade intestinal, secundária ao íleo infeccioso.

Alguns sinais são clássicos na investigação da apendicite aguda, porém a presença ou ausência de qualquer um desses achados não é suficiente para provar ou refutar o diagnóstico.[4]

Tabela 1 Sinais semiológicos na investigação da apendicite aguda

Sinal de Blumberg	Dor à descompressão no QID
Sinal de Rovsing	Dor no QID durante a palpação do QIE
Sinal do psoas	Piora da dor no QID com o paciente deitado sobre o lado esquerdo, enquanto o examinador estende passivamente a perna direita do paciente sobre o quadril, com os dois joelhos estendidos
Sinal do obturador	Piora da dor no QID quando o paciente está em decúbito dorsal e o examinador gira interna e externamente a perna direita, conforme ela é flexionada sobre o quadril

QID: quadrante inferior direito; QIE: quadrante inferior esquerdo.

A evolução do quadro geralmente é com dor persistente e localizada, com o paciente em posição antiálgica, encurvado, protegendo a área mais dolorida (fossa ilíaca direita). Nem uma única característica isolada da história ou exame físico pode diagnosticar ou excluir de forma confiável o diagnóstico de apendicite.

Por características próprias da infância (omento menos desenvolvido, menor capacidade de definir a localização da dor), nas crianças menores de 4 anos, o diagnóstico de apendicite aguda geralmente é mais tardio.[6]

EXAMES COMPLEMENTARES

A contagem de glóbulos brancos geralmente está aumentada e com desvio à esquerda, variando entre 12.000 e 20.000/mm^3 nas fases iniciais e acima de 20.000/mm^3 quando já existe perfuração e peritonite. Contagem normal de leucócitos não é rara de ser encontrada em crianças com apendicite aguda.

O exame de urina pode conter leucócitos se o apêndice estiver em contiguidade com o ureter ou bexiga.

Outros marcadores, não específicos, podem ajudar no diagnóstico da apendicite aguda, como a dosagem de proteína C-reativa (PCR), que se mostra aumentada.

EXAMES DE IMAGEM

A apendicite é um diagnóstico clínico. As imagens podem não ser necessárias quando o diagnóstico é claro. A obtenção de imagens é particularmente útil em casos duvidosos, como lactentes e pré-escolares.

Uma radiografia simples do abdome pode mostrar sinais sugestivos da apendicite. A presença do fecalito contribui para a confirmação diagnóstica (Figura 1). Outro achado é a escoliose antálgica, quando a coluna se curva para a direita com o objetivo de diminuir a dor. A presença de níveis hidroaéreos no quadrante inferior direito e a distensão de alças também podem estar presentes. Radiografia de tórax pode ser solicitada para avaliar a possibilidade de pneumonia, como diagnóstico diferencial.

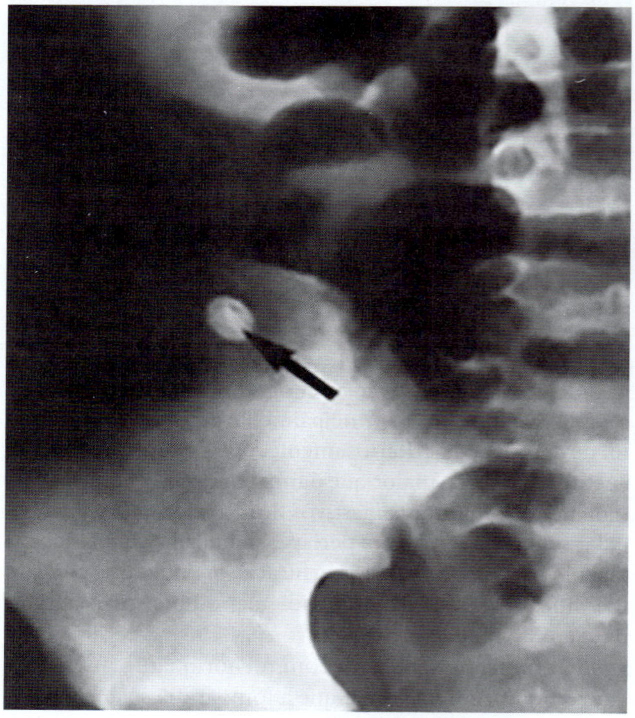

Figura 1 Radiografia de abdome com fecalito.

Ultrassonografia de abdome é considerada a primeira escolha na investigação da apendicite. Descrição das características do apêndice cecal com aumento de volume (> 6 mm), imagem em fundo cego, não compressível, parede espessada, apendicolito visível no lúmen do apêndice, presença de líquido peritoneal periapendicular e na pelve já são suficientes para confirmar a hipótese diagnóstica de apendicite aguda.

Na prática, uma ultrassonografia positiva pode ser usada para reduzir a utilização da tomografia computadorizada (Figura 2). No entanto, um resultado negativo ou não diagnóstico não é suficiente para descartar apendicite.

Tomografia computadorizada de abdome e pelve é considerada a modalidade de escolha para avaliação definitiva

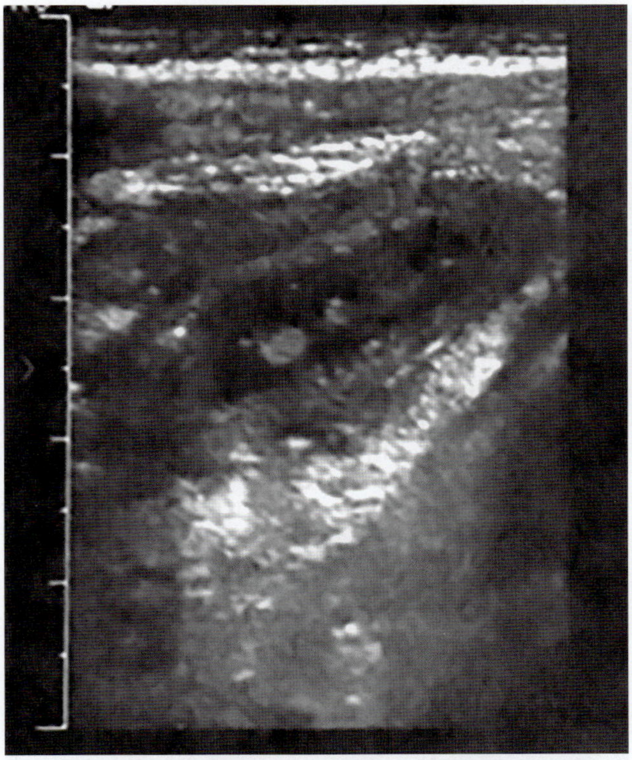

Figura 2 Ultrassonografia com apêndice aumentado e com apendicolito no interior.

de pacientes com suspeita de apendicite. No entanto, uma grande preocupação com a tomografia computadorizada é a exposição à radiação, principalmente em crianças. Portanto, deve ser usada criteriosamente. Os achados podem ser: apêndice dilatado maior que 6 mm com uma parede espessada (> 2 mm), sinais sugestivos de inflamação periapendicular (encalhe de gordura periapendicular), visualização do apendicolito; caso já exista perfuração apendicular, pode-se identificar o abscesso periapendicular ou mesmo o líquido livre em cavidade abdominal.

Em crianças pequenas e com menor quantidade de tecido adiposo, é importante que a tomografia seja feita com contraste venoso, para facilitar a visualização do apêndice (Figura 3).

O custo mais alto e o maior tempo necessário para adquirir imagens são fatores que desfavorecem a ressonância magnética. Além disso, a ressonância magnética não é um teste de escolha para pacientes instáveis e crianças pequenas, nas quais a sedação pode ser necessária. Os achados seriam os mesmos da tomografia, ou seja, aumento do apêndice, sinais sugestivos de inflamação periapendicular e presença de líquido periapendicular ou livre em cavidade abdominal.

DIAGNÓSTICO DIFERENCIAL

Muitas são as condições que fazem parte do diagnóstico diferencial da apendicite aguda (Tabela 2). Se após a realização da investigação diagnóstica ainda persistirem dúvidas,

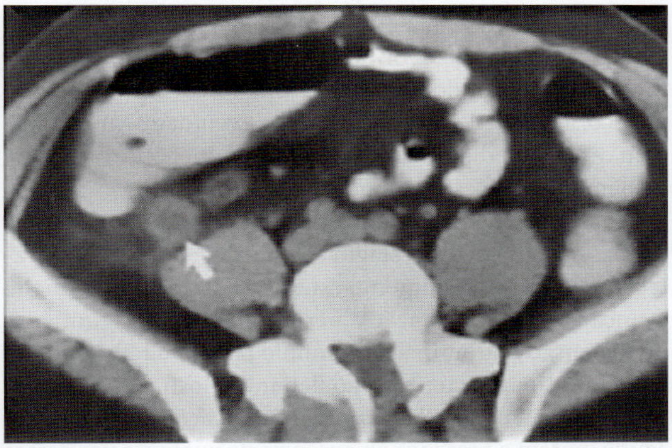

Figura 3 Tomografia computadorizada com identificação do apêndice aumentado.

recomenda-se internar o paciente para observação, mantendo-o em hidratação venosa, jejum e uso de analgésico e antiemético; deve-se programar uma nova avaliação com o cirurgião e, se necessário, repetir os exames complementares.

Tabela 2 Diagnóstico diferencial da apendicite aguda

Intussuscepção	Síndrome hemolítico-urêmica
Divertículo de Meckel	Úlcera perfurada
Porfiria	Púrpura de Henoch-Schönlein
Adenite mesentérica	Volvo intestinal
Colecistite aguda	Infarto de omento por torção
Trauma abdominal fechado	Peritonite primária
Constipação	Síndrome do intestino curto
Doença de Crohn	Tiflite
Gastrenterite viral ou bacteriana	Tuberculose
Infecção urinária	Cisto de ovário
Urolitíase	Doença inflamatória pélvica
Pneumonia	Tumores

TRATAMENTO

Inicialmente, deve-se avaliar a hidratação do paciente, fazendo a correção da hidratação e dos prováveis distúrbios hidreletrolíticos, a depender da fase da apendicite. Importante também é a analgesia adequada, iniciada já no pré-operatório.

Iniciar antibióticos com o objetivo de atingir cocos Gram-negativos e anaeróbios. Alguns protocolos incluem também antibioticoterapia para cocos Gram-positivos. Alguns esquemas mais utilizados ainda são gentamicina + metronidazol; amicacina + clindamicina; ceftriaxona + metronidazol. Quando a apendicite já está numa fase avançada, com peritonite, os antibióticos terão objetivo curativo e devem ser iniciados no pré-operatório, já com bons níveis sanguíneos no momento da apendicectomia, e devem permane-

cer até melhora clínica do paciente, afebril por pelo menos 24 horas, trânsito intestinal regularizado e normalização do leucograma. No caso de apendicite inicial, o objetivo da antibioticoterapia é a profilaxia de possíveis complicações infecciosas, devendo ser iniciada até 1 hora antes da indução anestésica e podendo permanecer por 24 horas.

Após a estabilização inicial, procede-se, então, à apendicectomia, seja por via aberta ou laparoscópica (Figura 4). O objetivo da cirurgia é a retirada do apêndice e, caso exista secreção purulenta, a limpeza da cavidade abdominal.

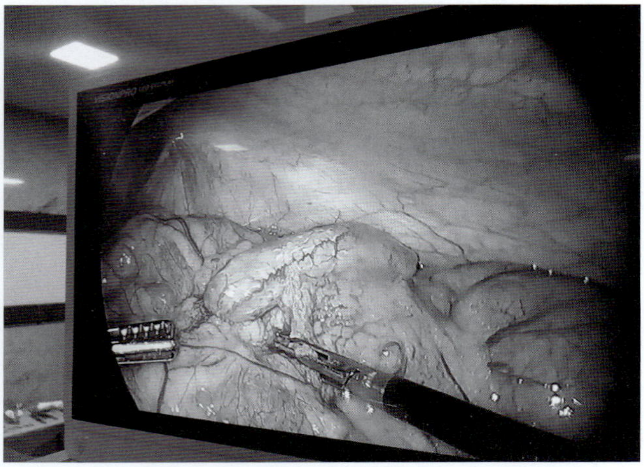

Figura 4 Apendicectomia por videolaparoscopia.

REFERÊNCIAS BIBLIOGRÁFICAS

1. Glass CC, Rangel SJ. Overview and diagnosis of acute appendicitis in children. Semin Pediatr Surg. 2016;25(4):198-203.
2. Hamill JK, Hill AG. A history of the treatment of appendicitis in children: lessons learned. ANZ J Surg. 2016;86(10):762-7.
3. Sullins VF, Lee SL. Apendicite. In: Holcomb III GW, Murphy JP, Ostlie DJ. Ashcraft cirurgia pediátrica. Rio de Janeiro: Elsevier; 2017. p.408-15.
4. Gadiparthi R, Waseem M. Pediatric appendicitis. In: StatPears [Internet]. Treasure Island (FL): StatPearls Publishing; 2021.
5. Dahabreh IJ, Adam GP, Halladay CW, Steele DW, Daiello LA, Wieland LS, et al. Diagnosis of right lower quadrant pain and suspected acute appendicitis [Internet]. Rockville (MD): Agency for Healthcare Research and Quality (US); 2015 Dec. Report N.:15(16)-EHC025-EF.
6. Rassi R, Muse F, Cuestas E. Acute appendicitis in children under 4 years: a diagnostic dilema. Rev Fac Cien Med Univ Nac Cordoba. 2019;76(3):180-4.

CAPÍTULO 20

MEGACÓLON CONGÊNITO

Elaine Cristina Soares Martins-Moura
Fábio Luís Peterlini

AO FINAL DA LEITURA DESTE CAPÍTULO, O PEDIATRA DEVE ESTAR APTO A:

- Reconhecer sinais e sintomas sugestivos de megacólon congênito nas diversas faixas etárias pediátricas.
- Conduzir e interpretar os principais exames subsidiários.
- Reconhecer o momento adequado para encaminhamento dos pacientes com quadros de constipação refratária ao tratamento ao cirurgião pediátrico.
- Conhecer a base do tratamento cirúrgico.

INTRODUÇÃO

O megacólon congênito (MC), também conhecido como megacólon aganglionar ou doença de Hirschsprung, é uma afecção caracterizada pela dilatação do intestino grosso resultante de suboclusão frente à existência de um segmento colônico distal não funcionante.

A alteração do sistema nervoso autônomo do cólon acometido determina uma alteração da peristalse. A propulsão inadequada de gases e fezes pelo intestino resulta em quadro oclusivo parcial ou total. O cólon a montante, adequadamente inervado, dilata-se e acumula fezes e gases, na tentativa de vencer o fator oclusivo funcional.

INCIDÊNCIA E FISIOPATOLOGIA

Descrito como entidade clínica por Harald Hirschsprung em 1887, somente em 1940 houve a caracterização anatomopatológica clássica, que faz referência à inexistência de células ganglionares nos plexos submucoso e mioentérico do sistema nervoso parassimpático intestinal, com hiperplasia e hipertrofia das fibras nervosas não mielinizadas nos plexos nervosos mioentéricos.

As células ganglionares entéricas maduras são provenientes dos neuroblastos derivados da crista neural. A maturação dos neuroblastos para células ganglionares ocorre progressivamente no sentido cefalocaudal e do plexo de Auerbach (mioentérico) para o plexo de Meissner (submucoso). Esta migração ainda não está completa ao nascimento, e continua até o 2º ano de vida. A parada na migração caudal dos neuroblastos no tubo digestivo seria o fator etiológico do MC.

O segmento aganglionar pode apresentar diferentes extensões nas diversas formas de apresentação do megacólon congênito, podendo se estender em distâncias variáveis a partir do reto. Nos casos mais graves, pode existir aganglionose em todo o cólon ou mesmo até o intestino delgado.

O aspecto macroscópico é caracterizado pela existência de segmento intestinal espástico, desnervado, acompanhado de dilatação proximal progressiva em forma de cone, formando-se a clássica imagem do cone de transição (Figura 1).

É importante entender que a zona de transição identificada macroscopicamente não corresponde exatamente à zona de transição anatomopatológica, pois a força propulsora do cólon normal pode impelir fezes em um segmento do intestino aganglionar, permitindo que o aspecto macroscópico identifique um cone de transição mais baixo do que o diagnosticado por meio de biópsias. Dessa forma, o diagnóstico da extensão da zona aganglionar deve ser sempre realizado mediante a análise anatomopatológica e, eventualmente, imuno-histoquímica.

A extensão do segmento aganglionar permite a identificação das zonas de transição em diferentes segmentos, com a respectiva sinonímia. Mais frequentemente, observa-se a zona de transição na região retossigmóidea, caracterizando o megacólon congênito de segmento clássico. A aganglionose pode se estender aos cólons descendente, transverso ou ascendente, determinando o megacólon congênito de segmento longo.

Observa-se, em alguns casos, a aganglionose em todo o intestino grosso, com extensão até o segmento do íleo ter-

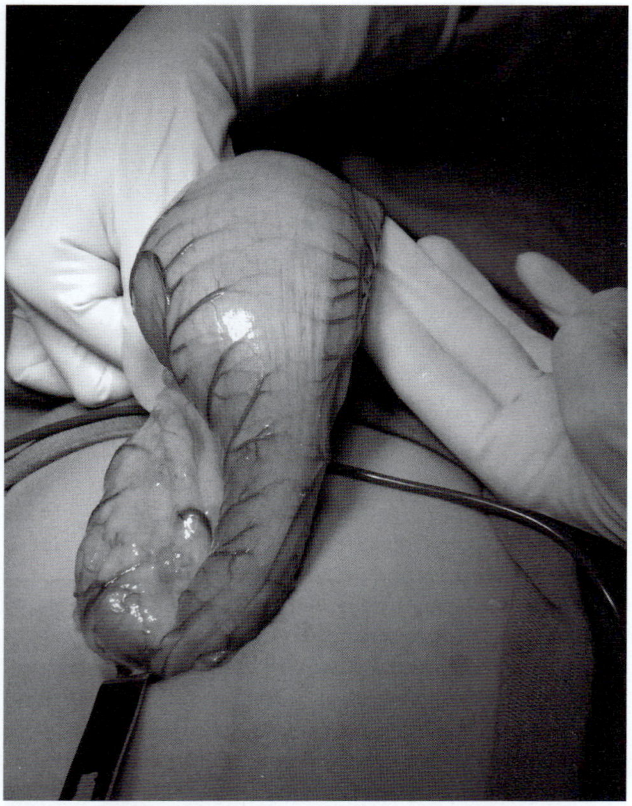

Figura 1 Cone de transição, megacólon congênito. O segmento estreitado corresponde ao segmento de cólon com alteração de sua inervação, observando-se dilatação a montante.

minal, havendo a formação do cone de transição no íleo terminal. É o denominado megacólon total.

Há, também, a descrição de segmentos curtos, nos quais a aganglionose se restringe ao reto, bem como o denominado megacólon congênito de segmento ultracurto, em que apenas o esfíncter interno é acometido. Em tais situações, observam-se os denominados megarretos.

O diagnóstico, portanto, é eminentemente anatomopatológico, sendo fundamental o estabelecimento da área de transição onde o intestino se encontra adequadamente inervado para o adequado tratamento cirúrgico.

A afecção manifesta-se em aproximadamente 1:5.000 recém-nascidos, sendo 4 vezes mais frequente nos homens do que nas mulheres. É observada incidência familiar em cerca de 6%.

O MC pode estar associado a cardiopatia congênita, síndrome de Down, anomalia anorretal, neurofibromatose, ganglioneuromatose e neuroblastoma.

O quadro clínico caracteriza-se por graus variáveis de constipação intestinal, com dificuldade da eliminação de gases e fezes, distensão abdominal, fecaloma, necessidade de enteroclisma de repetição para esvaziamento intestinal e alteração do desenvolvimento ponderoestatural. Na maioria dos pacientes, os sintomas estão presentes desde os primeiros dias de vida.

A partir da descrição anatomopatológica, em 1948, Swenson relatou o princípio básico do tratamento cirúrgico, que consiste na ressecção do segmento aganglionar e anastomose coloanal, o mais baixa possível.

Como diagnósticos diferenciais, há erros alimentares, alterações endócrino-metabólicas (hipotireoidismo, diabetes), lesões orgânicas anorretais (estenose anal, ânus anteriorizado, fissuras anais), distúrbios psicogênicos, distúrbios neurológicos centrais (paralisias cerebrais de graus variáveis), além de outras alterações na inervação intestinal, como displasia colônica neuronal, hipoganglionose, etc.

QUADRO CLÍNICO

No MC, as crianças apresentam dificuldade para evacuar desde os primeiros dias de vida, sendo possível o diagnóstico ainda no berçário ou em fases mais tardias, quando iniciam a transição de alimentação.

O quadro clínico é bastante variável de acordo com a faixa etária e a extensão do segmento intestinal acometido, sendo que os quadros de aganglionose mais extensas costumam manifestar-se clinicamente de forma mais precoce.

O quadro clínico no período neonatal manifesta-se pelo retardo na eliminação de mecônio espontaneamente nas primeiras 48 horas de vida, além de distensão abdominal e vômitos. Observa-se a deflação explosiva de gases e fezes diante do toque retal. Quadros de abdome agudo podem sobrevir, tanto obstrutivos como perfurativos. Pode-se observar a perfuração cecal decorrente da rotura diastática no período neonatal e lactente.

Em crianças maiores, o quadro consiste, sobretudo, em intervalo aumentado entre as defecações, retenção de gases, distensão abdominal com a palpação de fecalomas, comprometendo, inclusive, o desenvolvimento ponderoestatural em casos extremos. Não é infrequente o uso crônico de laxativos ou histórico de enteroclismas de repetição em serviços de urgência.

Manifestação frequentemente relatada é a eliminação involuntária de fezes pastosas, sujando as roupas íntimas, comumente denominada incontinência fecal. Trata-se da eliminação de material mucoso produzido pelas células caliciformes intestinais e estimulado pela presença irritativa dos fecalomas. Tal material banha o fecaloma e é eliminado involuntariamente, dando a falsa impressão de evacuação. Estes eventos são denominados *soiling* ou encoprese.

DIAGNÓSTICO

O diagnóstico de certeza da doença de Hirschsprung depende da não caracterização de células ganglionares nos plexos de Meissner e Auerbach. Para tanto, é mandatória a realização de biópsias, sob anestesia, com envio do material para exame anatomopatológico.

Contudo, existem muitas doenças de tratamento essencialmente clínico que se manifestam como constipação refratária, tal qual o MC, sendo importante o rastreamento

dos pacientes candidatos à biópsia por meio de exames radiológicos e/ou funcionais.

Diagnóstico radiológico

Radiografia simples de abdome

Realizada em 2 posições, anteroposterior e perfil, não permite o diagnóstico de certeza da doença, mas possibilita a adequada avaliação de dilatação e de retenção fecal, presentes em graus variáveis nos portadores de doença de Hirschspung, a depender da extensão e do tempo de evolução da doença.

Pacientes com megacólon total ou longo podem apresentar-se com radiografia sugestiva de obstrução intestinal logo no período neonatal, ao passo que, nas formas clássicas e curtas, existirá grande impactação fecal, por vezes acompanhadas de fecalomas de grande monta.

Enema opaco sem preparo de cólon, com radiografia simples de abdome após 24 horas

Diante do diagnóstico de constipação refratária e da presença de alterações na radiografia simples de abdome, o próximo passo para o diagnóstico diferencial deve ser a realização de enema opaco sem preparo de cólon, com radiografia simples após 24 horas. É recomendado suspender medicamentos laxativos, enteroclismas e supositórios pelo menos 5 dias antes do enema opaco, para melhorar sua acuidade.

Trata-se de exame contrastado habitualmente realizado com bário diluído (pode-se usar contraste iodado isosmolar em casos especiais) que permite avaliar objetivamente o grau de dilatação colônica.

Nos pacientes com doença de Hirschsprung, além da dilatação proximal, será evidenciada uma região estreitada mais distal, em maior ou menor extensão, a depender da classificação da doença. A região estreitada corresponde à porção intestinal doente, ou seja, sem células ganglionares nos plexos nervosos. Entre a região estreitada e a dilatada, existe o cone de transição. A dilatação colônica proximal associada ao cone de transição é altamente sugestiva de doença de Hirschsprung (Figura 2).

Nem sempre, porém, é possível documentar o cone de transição, e a radiografia simples de abdome após 24 horas permite a correta avaliação do grau de retenção de contraste. Grandes retenções de contraste após 24 horas não são exclusivas de MC, mas são bastante frequentes na doença, sendo mais um indicativo da necessidade de prosseguir na avaliação diagnóstica.

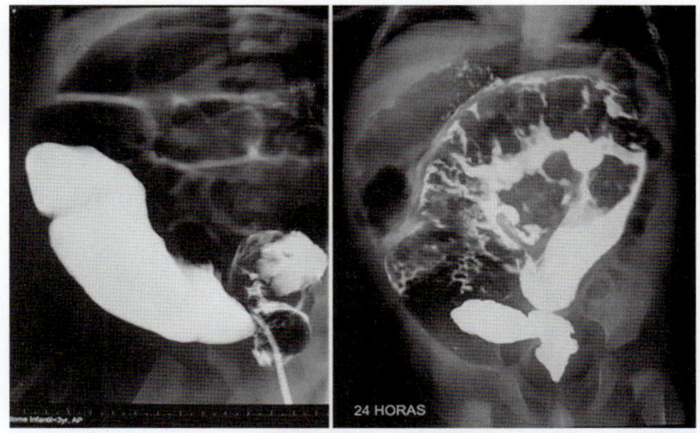

Figura 2 Enema opaco sem preparo de cólon evidenciando cone de transição. Radiografia simples de abdome após 24 horas evidencia grande retenção de contraste, além de cone de transição distal.

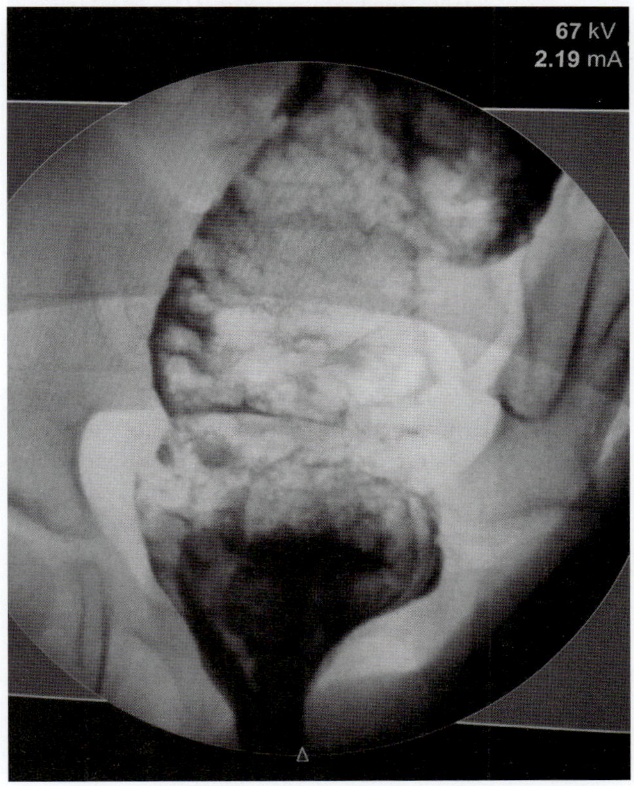

Figura 3 Enema opaco sem preparo com identificação de megarreto.

Diagnóstico manométrico

A manometria anorretal é um exame útil na avaliação pressórica e funcional do canal anal, permitindo, dentre outros parâmetros, a avaliação do reflexo reto-esfincteriano ou reflexo inibitório anal.

O reflexo reto-esfincteriano corresponde à queda de pressão no canal anal diante do estímulo de insuflação do balão acoplado à sonda. Esta queda na pressão representa o relaxamento do músculo esfíncter interno ao estímulo de passagem das fezes, que ocorre em um indivíduo normal. Portadores de doença de Hirschsprung não apresentam relaxamento do músculo esfíncter interno à passagem fecal, sendo o reflexo reto-esfincteriano ausente na manometria anorretal.

Apesar da ausência do reflexo reto-esfincteriano ser altamente sugestiva de megacólon congênito, a sua falha na

documentação não configura diagnóstico de certeza da doença. Isso porque, em pacientes com grandes dilatações colônicas e com megarreto, a insuflação do balão pode não ser suficiente para que ele encoste na parede intestinal, falseando o exame.

Assim, diante da não documentação do reflexo reto-esfincteriano em paciente com sintoma de constipação refratária, deve ser indicada biópsia de reto com pesquisa de células ganglionares para confirmar ou descartar MC.

Diagnóstico anatomopatológico

O diagnóstico de certeza da aganglionose intestinal congênita é dependente de exame anatomopatológico, pela documentação da ausência de células ganglionares nos plexos de Meissner e Auerbach.

Um dos principais fatores implicados no diagnóstico é a correta coleta dos fragmentos de intestino (Figura 4), que deve contemplar, pelo menos, mucosa, muscular da mucosa e submucosa quando a biópsia for de reto, independentemente da técnica empregada (se biópsia cirúrgica ou se biópsia com pinça de Noblet). Biópsias feitas por laparoscopia ou por laparotomia devem conter pelo menos serosa, muscular e submucosa para serem representativas.

Uma vez coletado, o material deve ser analisado por patologista experiente em doença de Hirschsprung, o que pode ser a fresco ou após preparo. Cada fragmento deve ser adequadamente preparado para facilitar a confecção de cortes finos distribuídos por toda a amostra na busca pelos gânglios nervosos em seus locais habituais.

Vários métodos podem ser empregados na avaliação dos gânglios nervosos intestinais, sendo os mais frequentes a coloração por hematoxilina-eosina e o uso da acetilcolinesterase. As técnicas de imuno-histoquímica (em especial calretinina e PS-100) também ajudam muito na avaliação, principalmente diante da dúvida nos métodos habituais, em doentes nos primeiros meses de vida (quando os gânglios nervosos intestinais são fisiologicamente maiores e mais espraiados) e ainda em pacientes cujas biópsias foram coletadas em vigência de megacólon tóxico (quando o infiltrado inflamatório intenso pode dificultar a visualização dos gânglios pelas colorações habituais).

DIAGNÓSTICO DIFERENCIAL

Muitas são as doenças cujo quadro clínico pode simular o da doença de Hirschsprung. No período neonatal, vale pensar no MC sempre que existir obstrução ou suboclusão. Nas demais faixas etárias, é preciso considerar suspeitas todas as grandes retenções fecais de difícil manejo clínico. A realização de biópsias de reto com pesquisa de células ganglionares deve ser sempre considerada diante da incerteza diagnóstica (Tabela 1).

TRATAMENTO

Uma vez confirmada a doença por meio de exame anatomopatológico, o tratamento definitivo é sempre cirúrgico, com ressecção do segmento aganglionar e abaixamento do segmento intestinal com inervação normal. A margem de ressecção deve ser orientada por biópsias, uma vez que a região de transição pode ter extensão variável.

O tratamento definitivo nem sempre pode ser realizado em conformidade com o diagnóstico. Complicações como megacólon tóxico, obstrução e perfuração podem requerer

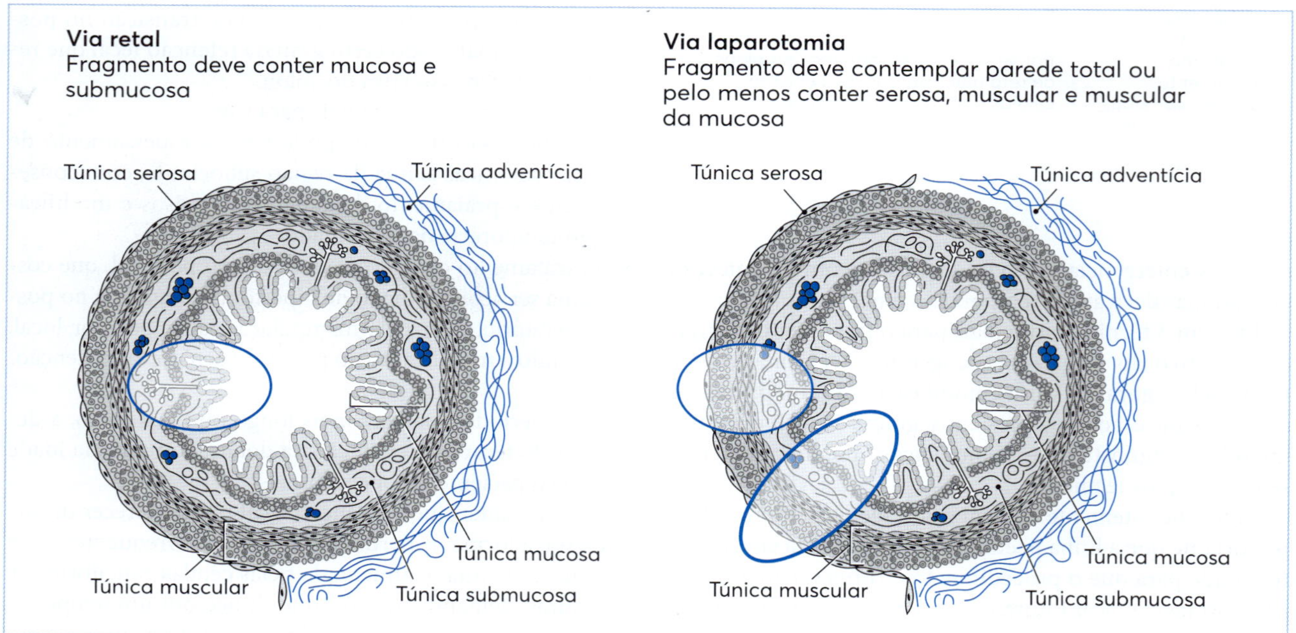

Figura 4 Técnica para biópsia de cólon no diagnóstico de doença de Hirschsprung.

Tabela 1 Principais diagnósticos diferenciais da doença de Hirschsprung

Condição clínica	Diagnóstico
Anomalia anorretal	Exame físico: ânus mal posicionado no complexo muscular, confirmado com estimulação muscular perineal sob anestesia
Íleo meconial/ mucoviscidose	Sinais indiretos de acúmulo meconial desde a ultrassonografia antenatal, além de dilatação de alças, ambos persistindo após o nascimento. Requer confirmação por teste do pezinho/teste do cloro e sódio no suor
Síndrome da rolha meconial	Mecônio transitoriamente mais espesso, mais frequente em filho de mães diabéticas e/ou que tenham usado sulfato de magnésio, opioides, etc.
Atresias intestinais	Obstrução intestinal. Diagnóstico por meio de exame contrastado ou mesmo intraoperatório. Considerar realizar biópsia de reto se perfuração e/ou necrose restrita a cólon esquerdo, ainda que tenha sido feita ressecção e/ou biópsia intestinal por acesso peritoneal
Constipação funcional sem tratamento adequado	Seguir cronograma de investigação diagnóstica. Em casos selecionados, realizar biópsia de reto a 2,4 e 6 cm da linha pectínea para pesquisa de células ganglionares, que, neste caso, estarão presentes
Constipação secundária a hipotireoidismo	Coletar T4 livre e TSH como rastreamento. Lembrar que a constipação ocorre na descompensação da doença de base e que pode persistir algum tempo, mesmo após controle hormonal
Outras hipoganglionoses	Quadro clínico indiferenciado da doença de Hirschsprung, porém com células ganglionares nos fragmentos de biópsias. Requer conduta diferenciada, de acordo com o quadro clínico
Constipação secundária a disrafismo, ancoramento raquimedular e/ou tumores de coluna	Exame físico e rastreamento com radiografia de coluna ou ressonância. Por vezes, é necessário realizar biópsias de reto que, contudo, evidenciam células ganglionares normais

cirurgias emergenciais prévias, inclusive com a confecção de ostomias derivativas temporárias em 2 bocas.

Existem 3 técnicas principais para o tratamento cirúrgico definitivo do megacólon congênito: Swenson, Soave e Duhamel (Figura 5). Várias modificações foram propostas a essas técnicas ao longo dos anos, graças às melhorias nos métodos diagnósticos e tecnológicos, porém mantendo seus princípios técnicos.

Independentemente de qual seja a técnica empregada, é importante que a linha pectínea seja preservada em sua integridade para que o procedimento cirúrgico não interfira na continência fecal futura do paciente. É essencial que as anastomoses sejam confeccionadas cerca de 0,5 a 1,5 cm acima da linha pectínea.

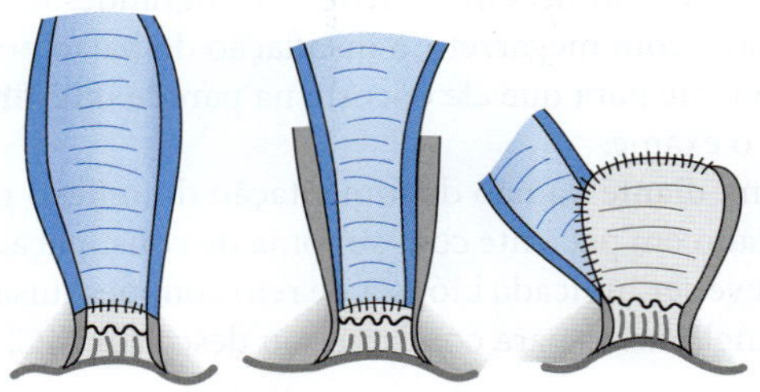

Figura 5 Principais técnicas de tratamento definitivo para doença de Hirschsprung (Swenson, Soave e Duhamel).

A tendência atual é o tratamento cirúrgico definitivo, sem colostomia prévia, com apoio da videocirurgia quando necessária e orientado por biópsias de congelação intraoperatórias. Isto só é possível graças ao diagnóstico precoce, nas primeiras semanas de vida, antecipando a presença de complicações graves. Pensar na doença ao aparecimento dos primeiros sintomas é essencial para que o diagnóstico possa ser confirmado e o tratamento definitivo, instituído.

CONDUTA PÓS-OPERATÓRIA

Independentemente de qual seja a técnica cirúrgica empregada, ainda que não tenha ocorrido nenhuma intercorrência e/ou complicação, o portador de doença de Hirschsprung passa por um período de transição no pós-operatório, mantendo certo grau de retenção fecal que requer abordagem assertiva do cólon.

Existem 2 razões principais para isto:

- A suboclusão funcional pode levar a espessamento de alças colônicas acima da região subocluída, com consequente espraiamento de gânglios nervosos e modificação temporária da motilidade.
- O tratamento cirúrgico requer tempo perineal, que costuma ser acompanhado de hipertonia transitória no pós-operatório, quer pela manipulação, quer por dor local, levando à modificação do padrão evacuatório e retenção.

Esse período pode ser mais longo ou mais curto, a depender do tempo de evolução da doença, ou seja, da idade em que o paciente foi operado.

Vale ressaltar que a retenção fecal pode aparecer disfarçada sob a forma de perdas fecais mínimas frequentes, com produção de muco aumentada pelas células caliciformes e assaduras, demandando controle clínico por um tempo.

Esse período desconfortável pode ser abreviado se o paciente for submetido a um programa adequado de manejo

de cólon que pode incluir irrigações intestinais, medicamentos laxativos e até fisioterapia de assoalho pélvico, por meio de *biofeedback* e/ou estimulação paravertebral tipo TENS, a depender da idade.

REFERÊNCIAS BIBLIOGRÁFICAS

1. Bachmann L, Besendörfer M, Carbon R, Lux P, Agaimy A, Hartmann A, et al. Immunohistochemical panel for the diagnosis of Hirschsprung's disease using antibodies to MAP2, calretinin, GLUT1 and S100. Histopathology. 2015;66(6):824-35.
2. Deftereos SP, Foutzitzi S, Karagiannakis G, Aggelidou M, Cassimos DC, Kambouri K. Constipation and dilated bowel: Hirschsprung's disease is not always the case. Clin Pract. 2020;10(4):1270.
3. Galazka P, Szylberg L, Bodnar M, Styczynski J, Marszalek A. Diagnostic algorithm in Hirschsprung's disease: focus on immunohistochemistry markers. In Vivo. 2020;34(3):1355-9.
4. Jaroy EG, Acosta-Jimenez L, Hotta R, Goldstein AM, Emblem R, Klungland A, et al. "Too much guts and not enough brains": (epi)genetic mechanisms and future therapies of Hirschsprung disease - a review. Clin Epigenetics. 2019;11(1):135.
5. Marques GMN, Martins JL, Nobre VDRP. Comparação entre as técnicas de perfusão e balão para realização de manometria anorretal em crianças com constipação intestinal. Acta Cir Bras. [Internet]. 2008;23(5):405-11.
6. Martins-Moura ECS, Marques GMN, Peterlini FL, Netto AAS, Martins JL. Preliminary assessment of sacral transcutaneous electro stimulation in pediatric patients undergoing colorectal surgery. SM J Pediatr Surg. 2016;2(4):1023.
7. Swenson O, Neuhauser EB, Pickett LK. New concepts of the etiology, diagnosis and treatment of congenital megacolon (Hirschsprung's disease). Pediatrics. 1949;4(2):201-9.

CAPÍTULO 21

ESCROTO AGUDO

Augusto Aurélio de Carvalho
Manoel Eduardo Amoras Gonçalves

AO FINAL DA LEITURA DESTE CAPÍTULO, O PEDIATRA DEVE ESTAR APTO A:

- Conhecer a importância do diagnóstico precoce na síndrome do escroto agudo.
- Relacionar a prevalência das prováveis causas de escroto agudo pediátrico identificando-as por meio de quadro clínico, semiologia e exames de imagem.
- Realizar a semiologia diagnóstica adequada, frente ao paciente portador dessa patologia, que exige agilidade no atendimento e conduta terapêutica, pelo grande risco de perda da gônada afetada.
- Descrever um escore de pontuação, baseado em sinais clínicos, que pode auxiliar na condução do caso.

INTRODUÇÃO

Representa uma das situações que exige maior agilidade no atendimento e no cuidado para condução do caso. A síndrome do escroto agudo (SEA), como ficou conhecida, tem como possíveis causas mais frequentes a torção testicular, a torção dos apêndices testiculares, as orquioepididimites, os traumas testiculares e as hérnias inguinoescrotais.

Em 1703, Morgagni descreveu um caso de torção de hidátide testicular como achado cirúrgico. Já a torção testicular foi inicialmente descrita por volta de 1840, quando Delasiauve tratou cirurgicamente um caso. Apenas mais tarde, na década de 1960, estudos demonstraram que se trata de uma anomalia anatômica bilateral, podendo trazer implicações éticas legais quando, então, começou-se a se discutir e recomendar a fixação do testículo contralateral ao afetado.

Deve-se considerar a torção testicular como a principal possibilidade diagnóstica de escroto agudo e a abordagem cirúrgica como eminente, devendo-se abrir o protocolo de cirurgia segura de imediato. Estudos mais recentes focam em avaliar as consequências que o tempo de isquemia testicular pode trazer, bem como definir quais exames subsidiários ou como uma abordagem mais rápida poderia melhorar o desfecho para essa patologia.

Há sobreposição na apresentação clínica de diferentes causas de dor escrotal aguda. Os pacientes com escroto agudo devem ser avaliados por história clínica, exame físico e urinálise, de acordo com o padrão de atendimento pela equipe médica. A critério do cirurgião, uma ultrassonografia com Doppler ou cirurgia de emergência podem ser realizados em caráter imediato.

A demora na conduta frente ao escroto agudo diminui a probabilidade de o testículo ser preservado nos casos de torção pelo sofrimento isquêmico.

ETIOLOGIA

Há ampla etiologia causal para o escroto agudo, podendo ser isquêmica, traumática, infecciosa, inflamatória, referida, aguda ou crônica, e até mesmo idiopática.

1. Isquêmica:
   - Torção de testículo.
   - Torção de apêndices testiculares.
   - Hematoma testicular.
   - Varicocele trombosada.
   - Hérnia inguinoescrotal (encarcerada/estrangulada).
   - Infarto testicular decorrente de outras causas/eventos vasculares.
2. Traumática:
   - Ruptura testicular.
   - Hematoma intratesticular.
   - Contusão testicular.
   - Hematocele testicular.
3. Infecciosa:
   - Epididimite.
   - Orquioepididimite.
   - Picadas de insetos.

- Abscessos.
- Síndrome de Fournier.

4. Inflamatória:
   - Púrpura de Henoch-Schönlein levando à vasculite da parede escrotal.
   - Necrose gordurosa da parede escrotal.
5. Dor neuropática/referida:
   - Cálculo uretral.
   - Hérnias inguinais (encarceradas/estranguladas).
   - Aneurisma de artéria aórtica/ilíaca comum.
   - Compressão nervosa.
   - Neuropatia diabética.
   - Abuso sexual.

QUADRO CLÍNICO

O escroto agudo na população pediátrica **é** definido pelo quadro que se inicia com dor na região inguinoescrotal, hiperemia e edema local, com início abrupto ou em caráter insidioso. O quadro pode estar acompanhado de náuseas, febre, edema local, inquietação e sudorese.

A dor escrotal aguda é típica da doença, e a torção de testículo deve ser a primeira hipótese a ser considerada em pediatria, dado o risco de lesão isquêmica com perda da gônada causada por retardo no tratamento ou erro diagnóstico. A dor na torção de testículo é caracteristicamente escrotal, mas pode ter irradiação lombar, inguinal ou abdominal.

Náuseas e vômitos reflexos são frequentes e ajudam no diagnóstico diferencial com torção de apêndice testicular e orquioepididimite. Sintomas urinários são incaracterísticos. É importante inquirir quanto à presença de vida sexual ativa e infecções sexualmente transmissíveis (IST) para o diagnóstico diferencial em adolescentes.

DIAGNÓSTICO

A história clínica e o exame físico são essenciais na avaliação do escroto agudo. O paciente ou seus responsáveis, devem ser questionados sobre o início e a duração dos sintomas contínuos ou intermitentes. História de esforço físico ou trauma direto, bem como quaisquer sinais externos, são relevantes. Os sintomas associados, como febre, disúria, frequência e/ou urgência miccional, dor abdominal, dor nas costas ou perda de peso, devem ser questionados. Também é importante questionar sobre comorbidades relevantes, incluindo diabetes, insuficiência cardíaca congestiva ou qualquer estado de imunossupressão.

O exame físico deve incluir inspeção visual do abdome totalmente exposto, virilha, pênis e escroto. Observar erupções cutâneas, úlceras, assimetria escrotal ou posição horizontal do testículo. O escroto, o períneo e as coxas devem ser palpados para sentir a presença de crepitação ou enfisema subcutâneo. O conteúdo escrotal deve ser palpado para comparar o tamanho relativo dos testículos, detectar qualquer massa testicular ou outro conteúdo escrotal, como hérnias. A uretra deve ser inspecionada quanto à secreção. Finalmente, deve-se investigar bilateralmente quanto à presença de reflexo cremastérico.

O testículo aumentado de tamanho, de consistência endurecida, doloroso, elevado (sinal de Brunzel, *testis redux*), horizontalizado (sinal de Angell) e com perda do reflexo cremastérico é descrito como a forma clássica de torção testicular.

Também deve-se pesquisar o sinal de Prehn; o alívio da dor com a elevação do testículo afetado sugere orquioepididimite, caso contrário, corrobora o diagnóstico de torção testicular. Nem sempre esse padrão clássico é observado, o que pode levar a diagnóstico equivocado ou atraso no plano terapêutico. Há um sistema de pontuação baseado nos sinais clínicos chamado de escore de testagem testicular para isquemia e suspeita de torção (*Testicular Work-up for Ischemia and Suspected Torsion* – TWIST) que inclui 5 variáveis, com pontuações específicas (Tabela 1).

Tabela 1 Escore de testagem testicular para isquemia e suspeita de torção (*Testicular Work-up for Ischemia and Suspected Torsion* – TWIST)

Sinal clínico		Pontuação
Náusea/vômito		1 ponto
Ausência de reflexo cremastérico		1 ponto
Posição elevada do testículo		1 ponto
Palpação de massa/enduração		2 pontos
Edema/eritema testicular		2 pontos
Categoria de risco para torção testicular		
0-2 pontos	Baixo risco (0-4%)	
3-4 pontos	Risco intermediário (18-23%)	
5-7 pontos	Alto risco (86-100%)	

As principais metodologias diagnósticas incluem a ultrassonografia com Doppler colorido e a imagem por ressonância magnética (RM).

A ultrassonografia com Doppler demonstra imagens anatômicas simultâneas em tempo real do testículo e fornece informações valiosas sobre a perfusão vascular do testículo. O Power Doppler e o Doppler pulsado devem ser otimizados para exibir o fluxo sanguíneo nos testículos e estruturas adjacentes. Os achados na ultrassonografia sugestivos de torção testicular incluem testículo aumentado, homogêneo e hipoecoico, com fluxo de cor ausente ou formas de onda Doppler espectrais sugerindo aumento do índice de resistência vascular. As causas infecciosas de escroto agudo acarretam aumento no fluxo sanguíneo para o testículo ou epidídimo. Abscessos também podem ser identificados, bem como a presença de gás subcutâneo na parede escrotal.

As informações sobre o papel da RM no diagnóstico de torção são limitadas. Embora apresente sensibilidade de 93% e especificidade de 100% para o diagnóstico, sua disponibilidade e o tempo necessário para a conclusão podem limitar sua utilização.

DIAGNÓSTICO DIFERENCIAL NA SÍNDROME DO ESCROTO AGUDO

Torção de testículo

É a emergência urológica pediátrica mais comum, responsável por 10 a 15% dos casos de doença escrotal aguda pediátrica. Sua incidência é de 3,6 casos por 100.000 pacientes/ano, com média de idade entre 12 e 16 anos.

Existem dois tipos principais de torção testicular. O primeiro é a "torção intravaginal", mais comum, observada em adolescentes e adultos. É causada pela alta inserção congênita da túnica vaginal, resultando na deformidade em "badalo de sino", classicamente descrita. O segundo tipo é a "torção extravaginal", mais comum no 1º ano de vida, relacionada à fixação incompleta da túnica vaginal à parede escrotal, causando torção de todo o testículo em um eixo vertical ao cordão espermático (Figura 1).

O ponto de corte "clássico" para o resgate da torção testicular é a exploração cirúrgica e a destorção dentro de 6 horas do início dos sintomas. No entanto, a exploração cirúrgica não deve ser adiada para pacientes nos quais os sintomas tenham extrapolado esse período. Após a destorção, realiza-se a orquidopexia (fixação testicular), para prevenir a recorrência da patologia. A fixação do testículo contralateral deve ser considerada. A decisão sobre a conservação ou a remoção do testículo inclui a duração da história, a aparência do testículo e o sangramento arterial na incisão da túnica albugínea durante o procedimento cirúrgico (Figura 2).

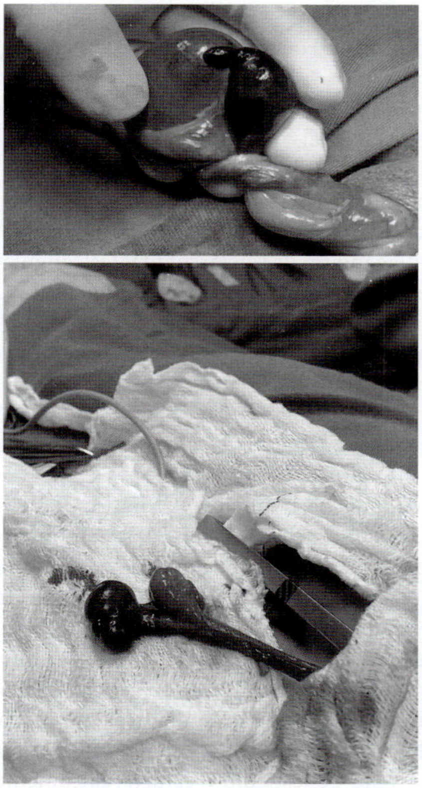

Figura 2 Torção testicular.

Torção do apêndice testicular

O apêndice testicular (ou hidátide de Morgagni) é um vestígio remanescente dos ductos de Müller, presente no polo superior do testículo e preso à túnica vaginal.

A torção do apêndice testicular tem um pico de incidência entre 10 e 12 anos. Sua apresentação clínica clássica é menos frequente que a observada na torção de testículo. Na inspeção, o sinal de "ponto azul" pode ser observado na lateral do testículo afetado; isso é causado pelo infarto hemorrágico do apêndice testicular (Figura 3).

O diagnóstico é clínico, e a ultrassonografia com Doppler pode fornecer informações adicionais. A conduta clínica ou cirúrgica depende dos sintomas, e a intervenção cirúrgica pode ser indicada para excluir uma torção de testículo. Nos pacientes com sinais clínicos inequívocos e com quadro clínico brando, o tratamento conservador é apropriado.

Epididimite/orquiepididimite

São relacionadas a processos inflamatórios e/ou infecciosos, seja de origem bacteriana ou viral. Os sintomas são graduais, geralmente acompanhados de queixas urinárias ou sintomas gerais, como febre e prostração.

Sua etiologia viral é frequentemente associada à caxumba. Por outro lado, infecções bacterianas são mais comuns

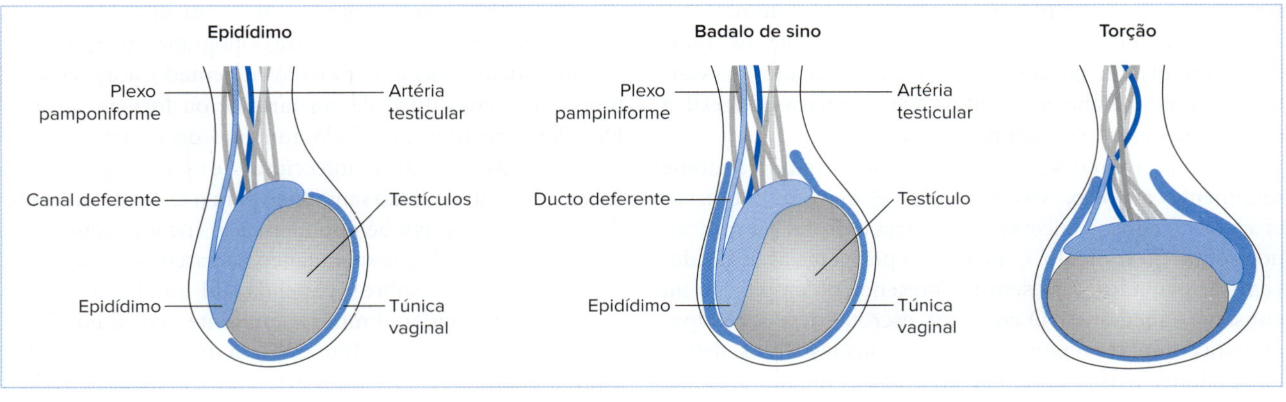

Figura 1 Anatomia da bolsa.

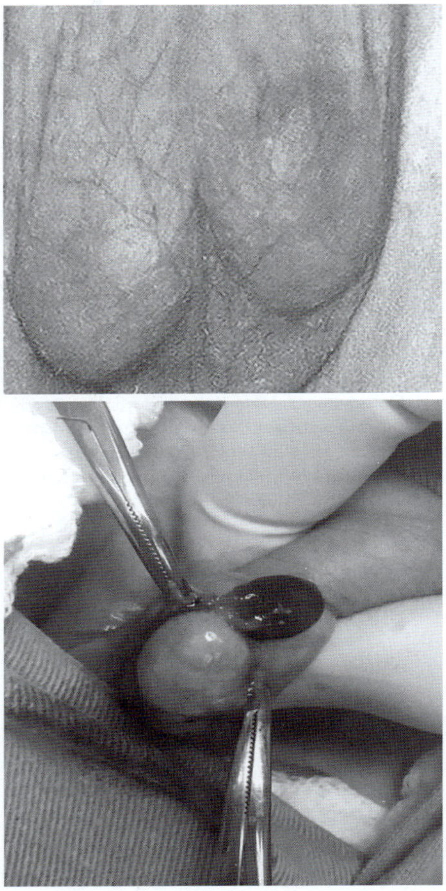

Figura 3 Sinal do "ponto azul": torção de apêndice testicular.

quando iniciada a vida sexual, causadas principalmente por *Chlamydia trachomatis*. Existem ainda as de origem não infecciosa ou inflamatória, decorrentes de efeitos adversos de algumas medicações ou refluxo urinário para os ductos ejaculatórios.

O exame físico revela hiperemia, edema e sensibilidade aumentada da bolsa escrotal (Figura 4). O reflexo cremastérico encontra-se presente, assim como a posição do testículo é normal. A elevação do testículo em direção ao abdome pode aliviar a dor (sinal de Prehn).

A ultrassonografia com Doppler revela edema, ingurgitação vascular e aumento do fluxo sanguíneo. Deve-se realizar análise urinária, ainda mais nos indivíduos com epidemiologia favorável para infecções bacterianas, podendo até ser coletadas amostras por *swab* uretral. Após a coleta de amostras, pode-se iniciar um tratamento empírico pensando em cobertura para *C. trachomatis* (fluoroquinolonas – levofloxacino). Se houver confirmação da infecção, deve-se complementar o tratamento com doxiciclina (200 mg/dia) por mais 14 dias. Se o indivíduo não tiver vida sexual ativa, deve-se tratar a condição com medicações usuais para infecções do trato urinário.

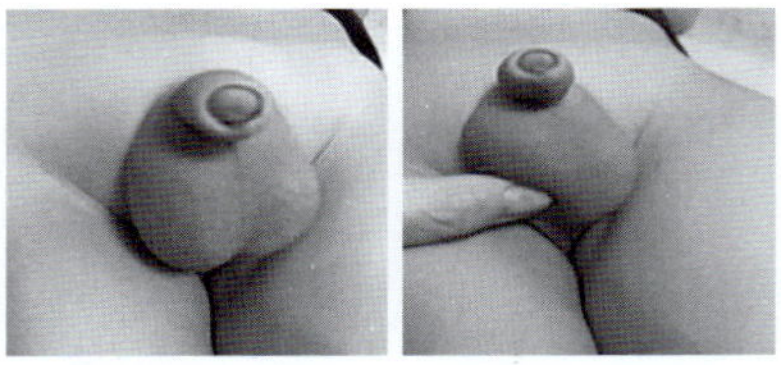

Figura 4 Exame físico de paciente com orquite.

Trauma testicular

O trauma testicular pode ocorrer por um amplo espectro de lesões. O dano ocorre quando o testículo é comprimido com força contra os ossos púbicos.

Após uma avaliação clínica completa, os pacientes pediátricos devem ser submetidos à ultrassonografia com Doppler com urgência para excluir qualquer violação da túnica albugínea e avaliar a vascularização. O encaminhamento cirúrgico pode ser necessário em razão da ruptura testicular, o que requer drenagem e reparo imediatos.

Hérnia inguinal estrangulada

Representa uma emergência cirúrgica. Os pacientes pediátricos manifestam-se por um grande inchaço da região inguinoescrotal, acompanhado de hiperemia e dor.

No exame clínico, é importante excluir esse diagnóstico, pois se trata de uma patologia na qual a conduta cirúrgica é completamente diferente das torções testiculares.

Hidrocele aguda

A hidrocele é a coleção de líquido dentro do *processus vaginalis* que produz inchaço na região escrotal. Pacientes pediátricos podem apresentar hidrocele tensa percebida pelos pais pela primeira vez e vista equivocadamente como emergência.

O exame clínico confirma um edema indolor que transilumina. O diagnóstico pode ser confirmado pela ultrassonografia ou simples transiluminação escrotal. O tratamento clínico envolve seguimento eletivo de acordo com a evolução e a idade do paciente.

TEMPO PARA PRESERVAÇÃO TESTICULAR APÓS TORÇÃO

A janela de tempo para possível preservação de um testículo torcido costuma ser de 6 horas após o início dos sintomas. Entretanto, essa preservação com ou sem prejuízo anatômico e/ou funcional subsequente não é bem conhecida fora dessa janela de tempo crítica. Assim, a viabilidade do testículo, independentemente da atrofia subsequente, espermatogênese diminuída ou função endócrina prejudicada após torção testicular, pode ser muito maior do que as 6 a 8 horas normalmente ensinadas. Revisão de literatura demonstra que as porcentagens de preservação têm série significativa, mesmo após 24 horas de torção. Esta informação deve encorajar a conduta cirúrgica desses pacientes mesmo com quadro há muitas horas.

CONSIDERAÇÕES FINAIS

O prognóstico do escroto agudo depende da sua etiologia. O atraso ou não reconhecimento diagnóstico pode resultar em várias complicações que envolvem desde a perda da gônada até manifestações tardias, como atrofias, diminuição das células germinativas e esterilidade. São necessários um olhar clínico apurado e uma rápida tomada de decisão.

REFERÊNCIAS BIBLIOGRÁFICAS

1. Barbosa JABA, Arap MA. Acute scrotum: differential diagnosis and treatment. Rev Med. 2018;97(3).
2. Burud IAS, Alsagoff SMI, Ganesin R, Selvam ST, Zakaria NAB, Tata MD. Correlation of ultrasonography and surgical outcome in patient with testicular torsion. Pan Afr Med J. 2020;36(45).
3. Erikci VSE, Özdemir T. Acute scrotum in children: a review article. Prog Asp in Pediatric & Neonat. 2018;1(3).
4. Friedman N, Pancer Z, Savic R, Tseng F, Lee MS, Mclean L, et al. Accuracy of point-of-care ultrasound by pediatric emergency physicians for testicular torsion. J Pediatr Urol. 2019;15(6):608.e1-608.e6.
5. Mauricio APQ, Jimenez-Del-Rio J, Jimenez-Del-Pozo JA, Diaz-Barroso B, Azara CS, Díaz MAC, et al. Acute scrotum syndrome: anatomy, differential diagnosis and radiological findings. European Society of Radiology; 2018.
6. Song SH, Afşarlar ÇE, Xie HW, Hung AJ, Koh CJ. Estimating the time of onset of testicular torsion using ultrasonography in experimental rat model. Ultrasonography. 2020;39(2):152-8.
7. Syed MK, Al Faqeeh AA, Othman A, Hussein AA, Hussain S, Almas T, et al. The spectrum of testicular pathologies upon scrotal exploration for acute scrotum: a retrospective analysis. Cureus. 2020;12(10):e10984.
8. Takacs E, Cohen S, Gans W, Slaughenhoupt B. The acute scrotum. American Urological Association, 2018.
9. Tanaka K, Ogasawara Y, Nikai K, Yamada S, Fujiwara K, Okazaki T. Acute scrotum and testicular torsion in children: retrospective study in a single institution. J Pediatr Urol. 2020;16(1):55-60.
10. Velasquez J, Boniface MP, Mohseni M. Aguda scrotum pain. In: StatPearls Treasure Island: StatPearls Publishing; 2020.

CAPÍTULO 22

DISTOPIA TESTICULAR

Eduardo Corrêa Costa
Walberto de Azevedo Souza Jr

AO FINAL DA LEITURA DESTE CAPÍTULO, O PEDIATRA DEVE ESTAR APTO A:

- Saber a nomenclatura correta das alterações da migração testicular.
- Saber o momento certo de encaminhar o paciente para avaliação com o cirurgião pediátrico.
- Entender as repercussões decorrentes do atraso do tratamento adequado à distopia testicular.
- Perceber quando é necessário que o paciente seja avaliado por uma equipe multidisciplinar para descartar distúrbios do desenvolvimento sexual (DDS).

INTRODUÇÃO

O termo criptorquia ou criptorquidia é de origem grega, formado pelos radicais *Kryptos* (oculto) e *Orchis* (testículo) e, de uma forma geral, está relacionado ao testículo que não se encontra na sua posição anatômica ideal, na bolsa testicular.[1]

Já o termo distopia testicular faz pensar que se sabe da existência do testículo, porém ele não se encontra em sua posição anatômica adequada (bolsa testicular), podendo ser palpável em seu trajeto de migração no canal inguinal até o escroto.

Ectopia testicular é o termo usado nos casos em que o testículo é encontrado durante o exame físico, porém não em uma posição considerada "esperada" do seu trajeto normal de migração. São os casos de testículos encontrados na região perineal, púbica ou na raiz da coxa.

Atualmente, recomenda-se que os testículos sejam classificados em palpáveis e impalpáveis e, a partir daí, define-se sua situação. Um testículo palpável pode ser:

- Retido, quando se situa no seu trajeto natural (canalicular, no canal inguinal ou pré-escrotal, bem próximo da bolsa) e não pode ser levado ao escroto.
- Retrátil, de situação idêntica à anterior, mas pode ser levado ao escroto, porém, se mantém no canal por efeito do reflexo cremastérico.
- Ectópico, quando se encontra fora do seu trajeto (perineal, pré-peniano, escrotal cruzado).
- Ascendente, testículo que comprovadamente encontrava-se no escroto e que, posteriormente, assumiu uma posição alta.[2]

O testículo evanescente (*vanishing testis*) é a condição na qual a migração correta do testículo acontece mas, por causa de uma torção ou de um episódio isquêmico pré-natal, ocorre a atrofia da gônada, havendo dificuldade na sua palpação ou sentindo-se apenas um pequeno nódulo em seu lugar. O não desenvolvimento embriológico de uma ou ambas as gônadas é um episódio mais raro denominado agenesia testicular (anorquia).

ETIOLOGIA

Há duas fases de migração testicular. A primeira delas, abdominal, é mediada pelo hormônio anti-mülleriano (HAM) que, além de promover a involução dos ductos paramesonéfricos ao redor da 10ª semana, faz o testículo migrar para o abdome inferior (até o 7º mês) e situar-se no nível do que será o anel inguinal interno. A segunda fase, caracterizada como canalicular, é quando o testículo passa pela região inguinoescrotal, o canal inguinal, completando sua descida, na 28ª semana. Esta fase é mediada pela testosterona, que, por meio da alfarredutase, age nos seus receptores. Tem-se postulado, com base em estudos experimentais, que, sob estimulação androgênica, o nervo genitofemoral liberaria neurotransmissores, entre os quais o peptídio relacionado ao gene da calcitonina (CGPR – *calcitonin gene-related peptide*) que atuariam no *gubernaculum testis*, ligamento primitivo localizado dentro da bolsa testicular, ajudando no direcionamento caudal durante a descida testicular, promovendo contrações rítmicas e sua correta migração.

EPIDEMIOLOGIA

A incidência de criptorquidia é de 3% em recém-nascidos a termo, podendo aumentar para 33% em prematuros. Quando o peso de nascimento for menor que 1.500 g, a incidência pode chegar a 60 a 70%.[3] Na distopia testicular, é notório o predomínio do lado direito sobre o esquerdo, em torno de 2:1. Entretanto, isso não ocorre com os testículos impalpáveis. Diamond,[4] ao investigar a relação entre testículo impalpável, lado acometido e ausência testicular, observou que 60% dos testículos impalpáveis encontravam-se à esquerda, enquanto 32% estavam à direita.

Na grande maioria dos casos, a descida ocorre em até 6 semanas de vida.[1] Até 1 ano de idade, sua incidência cai para 1%. Essa incidência permanece a mesma em todos os indivíduos do sexo masculino após 1 ano de vida. Por isso, a descida completa do testículo após a infância é muito incomum. Quando isso ocorre, o testículo sofre alterações degenerativas proporcionadas pela demora ao alcançar o escroto, já estudadas e bem documentadas, presentes após os primeiros 6 meses de vida, não devendo, então, ser postergado o encaminhamento para avaliação com um cirurgião pediátrico.

HISTOLOGIA

O aspecto da gônada críptica é caracterizado histologicamente por interstício vazio e alargado de um lado e por túbulos seminíferos pequenos e com número reduzido de células germinativas do outro. Em gônadas tópicas, as espermatogônias aumentam progressivamente durante toda a infância. Em contrapartida, mesmo os testículos crípticos apresentam contagem normal de espermatogônias nos primeiros 6 meses de vida.[5]

DIAGNÓSTICO

O exame físico acurado em um recém-nascido é um passo importante para o diagnóstico da distopia testicular, o que leva os pais da criança a obterem informações suficientes para assimilar o diagnóstico, sem temor, e se atentarem ao retorno ambulatorial sistemático até que se decida o momento cirúrgico ideal.

O diagnóstico é confirmado sobretudo pelo exame físico realizado pelo cirurgião pediátrico, seja durante sua consulta ou com o paciente sob anestesia no centro cirúrgico no pré-operatório imediato. Durante a palpação inguinal, consegue-se identificar e ter características sobre a gônada e sua localização no canal inguinal (testículo palpável – distopia testicular) ou a impossibilidade de sua palpação (testículo impalpável – criptorquidia) (Figura 1).

É contraindicada a realização de exames de imagem do tipo ultrassonografia, tomografia ou ressonância magnética antes do encaminhamento para avaliação com o cirurgião pediátrico, visto que não podem determinar com acurácia a melhor conduta. Há espaço para a ultrassonografia em alguns casos selecionados, como pacientes com suspeita de agenesia renal associada à agenesia testicular ipsilateral.

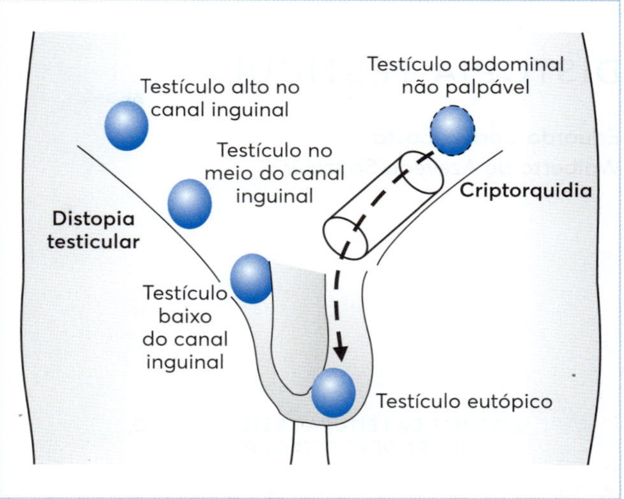

Figura 1 Diferentes posições do testículo na região inguinal.

Quando a associação entre criptorquidia uni ou bilateral e hipospádia for detectada, o paciente deve ser encaminhado para avaliação com equipe multidisciplinar para exames específicos, como cariótipo, para afastar o diagnóstico de desordens de diferenciação sexual (DDS).

TRATAMENTO

O tratamento hormonal ainda é realizado, por meio da gonadotrofina coriônica (hCG) em alguns serviços. Entretanto, dadas as altas taxas de recidivas e por não ser conclusivo,[6] tem sido gradualmente abandonado, preferindo-se a abordagem cirúrgica.

O tratamento cirúrgico, denominado orquidopexia, é realizado no 1º ano de vida, passados os primeiros 6 meses, sendo indicado para todo paciente com distopia ou criptorquidia uni ou bilateralmente.[4,7,8]

Importantes razões decidem a hora operatória:

1. Perda do volume testicular evidente após 6 meses de idade.
2. Número de espermatogônias e túbulos seminíferos maiores em meninos menores de 1 ano de idade.
3. Nulidade dos desvios psicológicos ainda no lactente, evitando-se que o próprio paciente veja, mais tarde, a bolsa testicular vazia.
4. Menor tempo de exposição do testículo à temperatura intra-abdominal (1,2 °C maior que a permitida ao testículo no escroto).[9]

Em se tratando de paciente com um testículo palpável que se encontra em localização distópica, a correção cirúrgica eletiva é realizada após os 6 meses de vida (Figura 2), segundo a técnica convencional aberta. Se o paciente em questão não tem testículo palpável, uni ou bilateralmente, o cirurgião

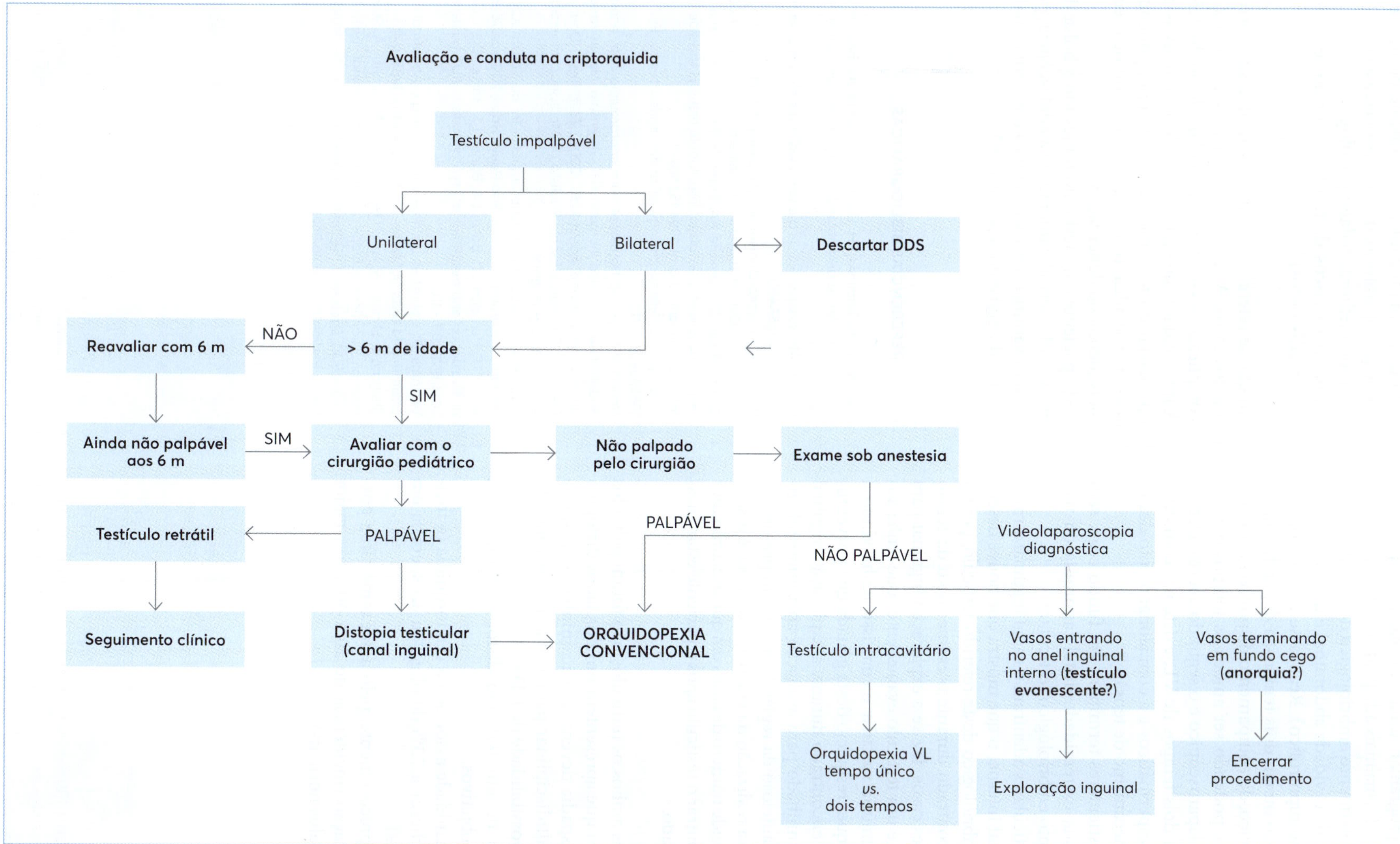

Figura 2 Fluxograma para avaliação da criptorquidia.

DDS: distúrbio do desenvolvimento sexual.
Fonte: adaptada de Kolon et al.[8]

pediátrico deve programar uma videolaparoscopia (VL) diagnóstica, que é a forma mais adequada de identificar se:

1. Houve desenvolvimento embriológico deste testículo, se ele está dentro da cavidade abdominal e qual seu aspecto (eutrófico ou hipotrófico). Realiza-se a orquidopexia em tempo único ou em dois tempos, a depender da estrutura do serviço, do equipamento disponível e do protocolo seguido, podendo ser ambos os tempos por VL ou o primeiro laparoscópico e o segundo aberto. Dentre as técnicas em dois tempos de VL, existem a com divisão dos vasos espermáticos e a com alongamento destes por meio de mecanismo de tensão.[10]
2. Se os vasos testiculares terminam em fundo cego, sem testículo em sua extremidade distal (anorquia ou não desenvolvimento embriológico testicular).
3. Se os vasos testiculares adentram o canal inguinal através do anel inguinal interno, o que mostra que houve desenvolvimento embriológico deste referido testículo, porém não sendo encontrado durante o exame físico da região inguinal. Nesses casos, faz-se a exploração inguinal para determinar se é um testículo evanescente (que tenha sofrido alguma injúria vascular e com isso tenha vindo a atrofiar). Qualquer resquício desta gônada que porventura venha a ser encontrado durante a exploração inguinal deve ser encaminhado para avaliação anatomopatológica. O exame cauteloso da região inguinal, no pré-operatório imediato à realização da videolaparoscopia, é essencial, visto o grande número de casos em que o examinador consegue encontrar o testículo após o paciente estar anestesiado e relaxado.

Pacientes cujos ambos os testículos não foram palpados ao nascimento ou que apresentem um dos lados distópico associado a hipospádia devem ser encaminhados à equipe especializada multidisciplinar para avaliação em conjunto e para excluir a possibilidade de DDS.

O tratamento de um testículo distópico tem, então, como principais objetivos:

1. Melhorar a fertilidade associada à criptorquidia (a incidência pode chegar a 73% de oligo ou azospermia em casos bilaterais).
2. Diagnosticar precocemente, pelo autoexame, uma possível malignização (incidência de 20 a 40 vezes maior que nos testículos normais).
3. Cura de hérnia inguinal, clinicamente diagnosticada no exame pré-operatório, quando associada à criptorquidia.
4. Evitar ou melhorar o dano psicológico.
5. Diminuir os riscos de trauma e torção testicular (são mais predispostos).[4,7]

No que se refere aos resultados, o sucesso ocorre em 80 a 99% dos casos. A reoperação é necessária em 0,6 a 20%. As complicações são atrofia testicular e lesão do deferente.

A infertilidade, que não é rara, deve-se mais às anomalias primárias do testículo e do epidídimo, podendo também ser iatrogênica, pela esqueletização do deferente, que causa isquemia ou denervação.[2,4,7]

Todo paciente cujo testículo foi levado à bolsa deve ser acompanhado periodicamente até a adolescência, para que possa ser examinado e, caso venha a apresentar malignização, que o diagnóstico seja precoce.[8,9]

REFERÊNCIAS BIBLIOGRÁFICAS

1. Berkowitz GS, Lapinski RH, Dolgin SE, Gazella JG, Bodian CA, Holzman IR. Prevalence and natural history of cryptorchidism. Pediatrics. 1993;92(1):44-9.
2. Belman AB, Rushton HG. Is the vanished testis always a scrotal event? BJU Int. 2001;87:480.
3. Walker RD. Cryptorchidism. In: O'Donnell B, Koff SA (eds.). Pediatric urology. 3.ed.Oxford: Butterworth-Heinemann; 1997. p.569-604.
4. Diamond DA, Caldamone AA, Elder JS. Prevalence of the vanishing testis in boys with a unilateral impalpable testis: is the side of presentation significant? J Urol. 1994;152:502-3.
5. Hedinger CE. Histopathology of undescended testes. Eur J Pediatr. 1982;139:266-71.
6. Henna MR. Terapia hormonal para criptorquidia com hormônio gonadotrofina coriônica humana (HCG): ensaio clínico randomizado duplo-cego placebo controlado. 2006. 73 f. Tese (Doutorado em Ciências). São Paulo: Escola Paulista de Medicina/ Universidade Federal de São Paulo; 2006.
7. Chan PTK, de Souza JCK. Criptorquidia. In: de Souza JCK. Cirurgia pediátrica – Teoria e prática. São Paulo: Roca; 2007. p.576-82.
8. Kolon TF, Herndon CD, Baker LA, Baskin LS, Baxter CG, Cheng EY, et al. Evaluation and treatment of cryptorchidism: AUA guideline. J Urol. 2014;192(2):337-45.
9. Williams DI, Johnston JH. Paediatric urology. Abnormalities of the scrotum and tests. Johnston: J.L. Butterworths; 1985. p.451.
10. Shehata S, Shalaby R, Ismail M, Abouheba M, Elrouby A. Staged laparoscopic traction-orchiopexy for intra-abdominal testis (Shehata technique): stretching the limits for preservation of testicular vasculature. J Pediatr Surg. 2016;51(2):211-5.

CAPÍTULO 23

FIMOSE

Clécio Piçarro
Karine Furtado Meyer

AO FINAL DA LEITURA DESTE CAPÍTULO, O PEDIATRA DEVE ESTAR APTO A:

- Definir o diagnóstico de fimose.
- Diferenciar fimose fisiológica de patológica.
- Definir o que seria aderência balonoprepucial, cisto de esmegma, balanopostite e parafimose.
- Orientar os pais sobre a conduta conservadora na fimose fisiológica.
- Saber em quais casos encaminhar ao cirurgião.

INTRODUÇÃO

Fimose consiste em não se conseguir retrair o prepúcio no menino e, com isso, não se pode expor nenhuma porção da glande.

Trata-se de procura frequente no consultório de pediatria, de cirurgia pediátrica ou de urologia pediátrica, não apenas pelo pênis ser parte do sistema urinário e reprodutivo, mas também por ser símbolo da masculinidade. Pode ser uma fonte de consultas demandadas pelos pais, mas que não demonstra alterações patológicas, como aderências balanoprepuciais, fimose fisiológica no recém-nascido e na criança ou tamanho do pênis, o que sempre traz preocupação.

A grande maioria dos meninos nasce com fimose, sendo que, por volta dos 3 anos de vida, em 90% dos casos a fimose se resolve espontaneamente, e em 99% aos 17 anos.[1]

Vale lembrar que, em adolescentes, a fimose pode se apresentar como dor em ereção ou desconforto durante a relação sexual, por causa da estenose relativa do anel prepucial, mesmo que consiga expor a glande em repouso.

Trata-se de tema controverso em relação ao tratamento, sendo que, em alguns países, realiza-se a circuncisão de rotina ainda no período neonatal. Contudo, na literatura, a tendência é pela conduta conservadora, em especial pela possibilidade de resolução espontânea e pela manutenção do prepúcio, que possui função protetora, erógena e imunológica.[2]

Ainda há confusão em alguns conceitos e, por isso, convém esclarecer previamente algumas definições:[3]

1. Fimose fisiológica: ocorre na maioria dos meninos ao nascimento. Decorre da aderência entre a mucosa interna do prepúcio e a mucosa da glande. A partir do momento em que se consegue retrair gentilmente o prepúcio e expor parte da glande, já não mais se configura fimose. Não há alteração na pele do prepúcio (Figura 1). Pode manifestar-se como a impossibilidade de retrair o prepúcio e expor a glande ou como inchaço do prepúcio ao urinar.

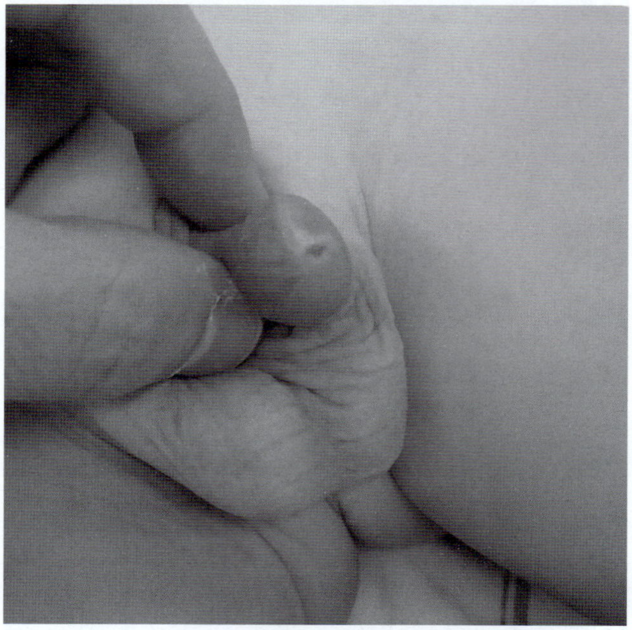

Figura 1 Fimose fisiológica: ao se tracionar o prepúcio, não se consegue expor nenhuma porção da glande e não há alteração no prepúcio distal.

2. Fimose patológica: há alteração no prepúcio distal decorrente de processo adquirido que acarreta estenose do prepúcio. Na fimose patológica, a tração leva à formação de uma estrutura em forma de cone, com a parte distal estreita sendo branca e fibrótica. A abertura do meato também é pontual. As principais causas seriam trauma no prepúcio distal por manobra forçada e balanopostites de repetição, que, por fim, acarretam fibrose cicatricial (Figura 2A); ou ainda, por processos inflamatórios resultantes de irritação amoniacal ou por balanite xerótica (líquen escleroatrófico) (Figura 2B).

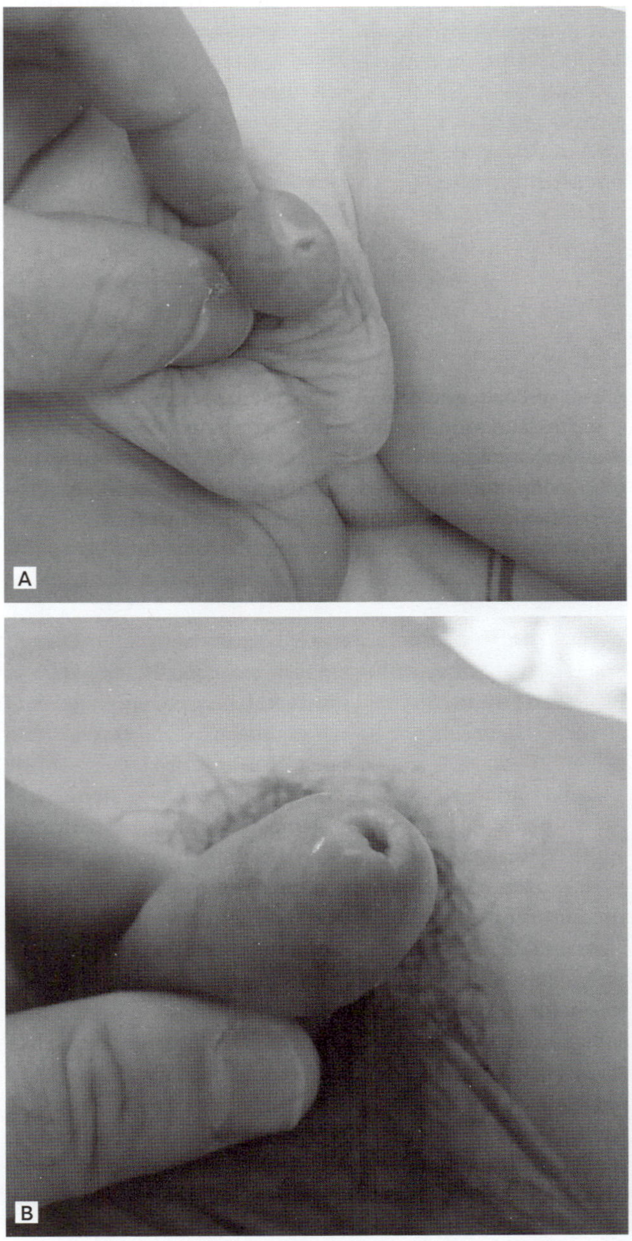

Figura 2 Fimose patológica, com consequente estenose prepucial. A: Fibrose cicatricial no prepúcio distal. B: Inflamação por balanite xerótica.

3. Aderências balanoprepuciais: é a união do lado mucoso do prepúcio com a glande que persiste após a liberação parcial da fimose (Figura 3), que vai se desfazendo espontaneamente e pode persistir até a adolescência. São motivo de consulta muito frequente, mas não deveriam ser, uma vez que são fisiológicas. A área que fica cruenta após liberação da aderência pode doer ao urinar.

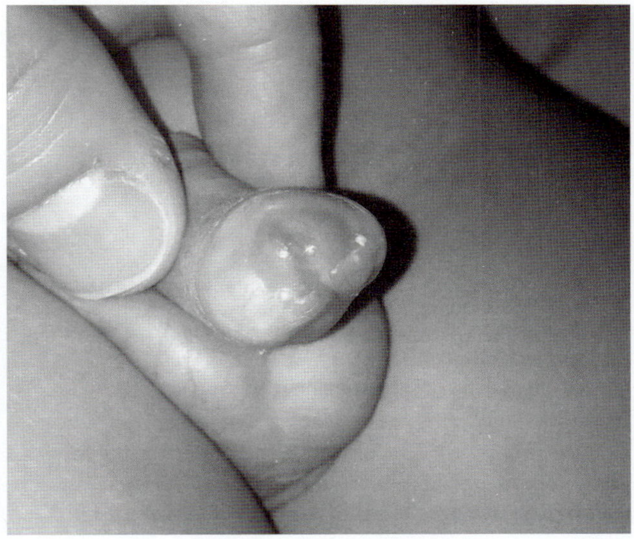

Figura 3 Aderência balanoprepucial. Como se consegue expor parte da glande, já não é mais fimose.

4. Cisto de esmegma: o esmegma é uma massa branca que resulta da descamação da mucosa da glande. Eventualmente, pode haver sua retenção na forma de pseudocisto (Figura 4); também se trata de processo benigno que se resolve quando há liberação das aderências balanoprepuciais.

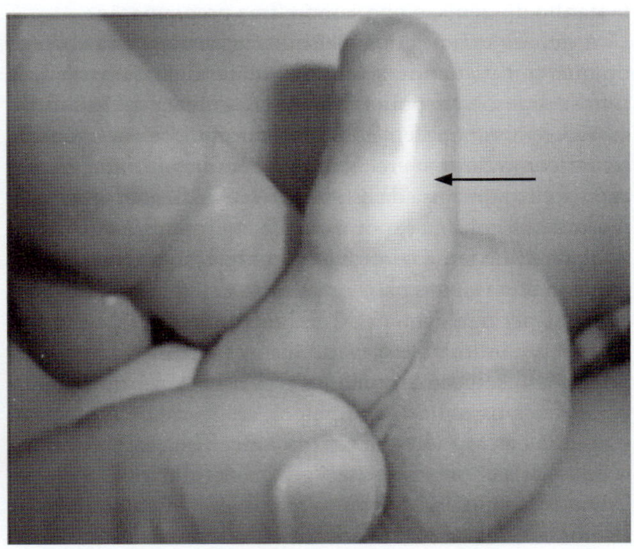

Figura 4 Cisto de retenção de esmegma (seta).

5. Parafimose: consiste na constrição do corpo do pênis pelo prepúcio distal estenosado, com consequente edema distal da glande (Figura 5).

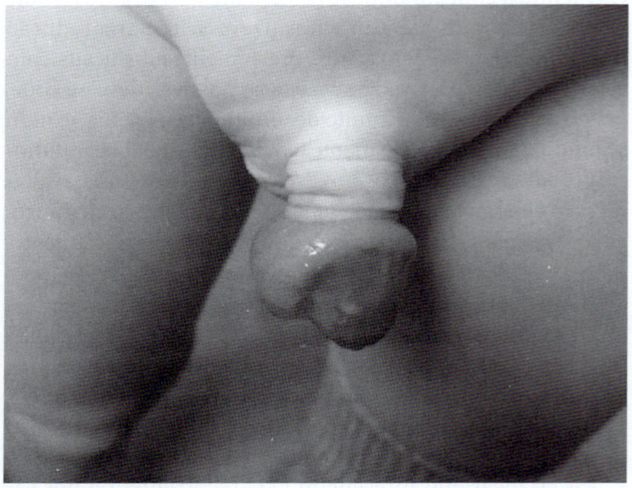

Figura 5 Parafimose: notar constrição no corpo do pênis e edema distal da glande.

6. Balanopostite: pode ser infecciosa ou, na maioria das vezes, irritativa e ocorre mais frequentemente em crianças de 2 a 5 anos. Os sintomas podem ser vermelhidão, exsudato, irritação e edema do prepúcio, caracterizado por pele local frouxa (Figura 6). Pode ser causada por irritação amoniacal ou por infecção bacteriana secundária, cuja porta de entrada pode ser fissuras no prepúcio causadas por manobras forçadas. Pode acarretar fibrose cicatricial e, eventualmente, necessitar de tratamento cirúrgico.

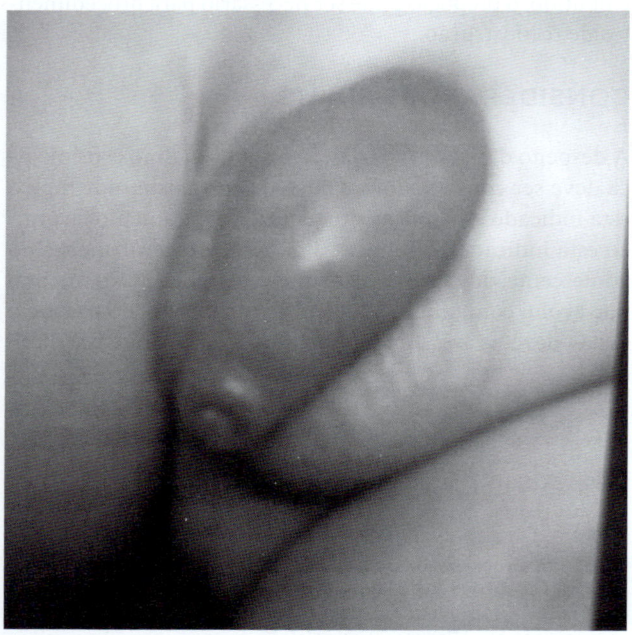

Figura 6 Balanopostite com vermelhidão e edema peniano.

DIAGNÓSTICO

O diagnóstico é clinicamente simples. Na história, deve-se questionar aos pais quando foi identificada a fimose: se desde o nascimento ou se foi tardio, ou seja, um processo adquirido. Também deve-se perguntar sobre queixas inflamatórias no prepúcio distal, bem como história de infecção urinária e de retenção do jato urinário. Ao exame físico, confirma-se o diagnóstico, devendo-se avaliar a pele do prepúcio distal para verificar seu aspecto e descartar a presença de fibrose cicatricial ou de processo inflamatório. Não se deve realizar nenhum tipo de manobra forçada no prepúcio.

Caso haja alguma alteração clínica no prepúcio distal (cicatriz ou inflamação), pode ser um caso de fimose patológica. Cabe ressaltar que, caso a criança curse com fimose adquirida e prepúcio distal inflamado ou com coloração esbranquiçada, deve-se aventar a possibilidade de balanite xerótica obliterante (BXO). A BXO é uma dermatose do prepúcio (reação liquenoide) que gera um prepúcio engrossado, rígido e cicatrizado. Também pode afetar a glande, o meato e a uretra. Apresenta-se como uma placa esbranquiçada no prepúcio que impossibilita a retração. A etiologia é desconhecida. É uma doença frequente, porém pouco diagnosticada, e é mais comum após a idade escolar.[4]

TRATAMENTO

É importante distinguir entre os dois tipos de fimose, porque o tratamento varia muito. Na fimose fisiológica a abordagem deve ser conservadora, e na fimose patológica deve-se considerar o tratamento cirúrgico.

Fimose fisiológica

Conduta expectante

Na maioria dos casos de fimose fisiológica, deve-se orientar os pais sobre a evolução natural benigna da fimose. É preciso informar que a fimose se resolve de modo lento e gradual, lembrando que às vezes apenas na adolescência é que a glande poderá estar completamente exposta e que, até lá, pode haver aderências balanoprepuciais. Deve-se desmitificar qualquer tipo de manobra forçada no prepúcio. Para higienizar a glande, deve-se realizar retração leve do prepúcio.

Tratamento clínico com corticosteroides

Nos casos em que houver demora na resolução espontânea ou houver algum tipo de retenção do jato urinário, em prepúcios sem cicatrizes, a aplicação de cremes corticosteroides de baixa concentração, especialmente à noite, fornece elasticidade suficiente para que, se retrações progressivas e suaves forem feitas, o estreitamento seja resolvido. O tratamento pode ser feito com betametasona ou dexametasona, por 6 a 8 semanas.[5] Esse tratamento com corticosteroides é inócuo. Após o período da terapia medicamentosa, ressalta-se a necessidade de se retrair o prepúcio e realizar higienização local, a fim de evitar recidivas.[6] O baixo custo e os resultados promissores, com taxas de sucesso de até 95%, tornam a es-

colha por esse método terapêutico plausível ante a indicação cirúrgica. Os meninos que mantêm a retração prepucial diária, bem como a higiene da glande, conseguem manter a exposição da glande ao fim de 1 ano de acompanhamento.[7]

Entretanto, existem algumas controvérsias. O tratamento cirúrgico rotineiro na criança poderia relacionar-se à profilaxia de algumas infecções sexualmente transmissíveis (IST), principalmente HIV e papilomavírus, assim como diminuição da incidência de câncer de pênis.[8-10] A Academia Americana de Pediatria (AAP), orienta a realização rotineira da circuncisão no período neonatal, desde que os pais concordem, pois haveria mais benefícios do que risco.[10] Contudo, essa justificativa da AAP (bem como de outras revisões bem feitas), baseiam-se em trabalhos feitos em locais onde a Aids e outras IST são endêmicas, especialmente na África.[8-10] Em contrapartida, existe tendência na literatura mais recente a se optar por conduta conservadora da fimose na criança. Em nosso meio e em outros locais, onde a Aids não é endêmica, não se justificaria a realização rotineira da circuncisão.[11-13] Ademais, não há pressão dos pais para tal. Por isso, a conduta da fimose fisiológica deve ser conservadora, pela grande possibilidade de resolução espontânea.

O tratamento cirúrgico rotineiro no menino poderia diminuir o risco de infecção do trato urinário (ITU), mas isso não se justificaria indiscriminadamente. Seria possível indicar em crianças com predisposição a ITU decorrente de uropatias obstrutivas e refluxo vesicoureteral. Entretanto, persistem dúvidas na literatura sobre se isso seria vantajoso em comparação com a limpeza do sulco balanoprepucial, retraindo-se o prepúcio. Especula-se que seriam necessários 100 a 130 circuncisões para prevenir 1 ITU em crianças sem uropatia; e em pacientes com trato urinário superior dilatado, seria necessário realizar 4 circuncisões para prevenir 1 ITU. O prepúcio fimótico ocasiona um fluxo de esvaziamento urinário insuficiente e retenção de secreções no sulco balanoprepucial, o que pode ser um fator que favorece a ITU, mas a solução para o estreitamento do prepúcio não é apenas cirúrgica. Ou seja, existem alternativas não cirúrgicas para estes pacientes.[14]

Os adolescentes que persistirem com fimose fisiológica devem ser encaminhados ao cirurgião para avaliar a necessidade do tratamento cirúrgico.

Fimose patológica

Nesses casos, o tratamento é cirúrgico, seja por fibrose cicatricial, seja por causas inflamatórias, especialmente na suspeita de balanite xerótica. Por isso, essas crianças devem ser encaminhadas para avaliação do cirurgião.

Em alguns casos, pode-se tentar curso de tratamento tópico com corticosteroide. Se não houver resposta, o menino deve ser avaliado pelo cirurgião.

Cisto de retenção de esmegma

Nesses casos, o tratamento é conservador, devendo-se, mais uma vez, apenas orientar os pais. No entanto, isso pode causar neles alguma apreensão e, nesses casos, pode-se utilizar corticosteroide tópico (na interseção das aderências balanoprepuciais), o que adianta a resolução.

Parafimose

Os meninos com parafimose costumam ser assistidos de urgência em pronto-atendimentos. Deve-se tentar a redução manual da glande edemaciada, previamente lubrificada com geleia de lidocaína. Caso isso não seja possível, deve-se comprimir a glande, com o intuito de diminuir seu edema, e, num segundo momento, novamente tentar a redução da parafimose. Por fim, se isso não for possível, o menino deve ser avaliado pelo cirurgião, que pode optar pelo tratamento cirúrgico; em geral, opta pela realização de uma incisão de relaxamento.

Tratamento cirúrgico

O tratamento cirúrgico deve ser considerado nas seguintes situações:

- Nos casos de fimose patológica.
- Nos meninos maiores com fimose fisiológica em que não houve resolução com tratamento com corticosteroide.
- Nas crianças que apresentam ITU recorrentes ou nos casos em que haja predisposição para tal (uropatias obstrutivas e refluxo vesicoureteral).
- História de balanopostite.
- História de parafimose.
- Em crianças mais velhas (adolescentes) com dificuldade e/ou dor nas ereções ao se retrair o prepúcio.

Em nosso meio, culturalmente não se realiza a ressecção completa do prepúcio (circuncisão), mas apenas a resseção da porção distal do prepúcio estenosado (postectomia), em que se mantém a glande parcialmente coberta e protegida no pós-operatório.

Vale lembrar que, nos meninos portadores de anomalias congênitas do pênis, particularmente a hipospadia ou pênis embutido, o prepúcio pode ser necessário para procedimentos de reconstrução.

CONSIDERAÇÕES FINAIS

A despeito das controvérsias, a conduta na fimose fisiológica deve ser conservadora. O uso de corticosteroide tópico está indicado em poucas situações. Já o tratamento cirúrgico está indicado na fimose fisiológica, em geral apenas no adolescente, ou nos casos de fimose patológica. No menino que evolui com fimose adquirida e inflamação no prepúcio distal, deve-se aventar a possibilidade de balanite xerótica.

REFERÊNCIAS BIBLIOGRÁFICAS

1. Gairdner D. The fate of foreskein: a study of circumcision. Br Med J. 1949;2(4642):1433-7.
2. Cold CJ, Taylor JR. The prepuce. BJU Int. 1999;83 Suppl 1:34-44.
3. McGregor TB, Pike JG, Leonard MP. Phimosis – A diagnostic dilemma? Can J Urol. 2005;12(2):2598-602.
4. Nguyen ATM, Holland AJA. Balanitis xerotica obliterans: an update for clinicians. Eur J Pediatr. 2020;179(1):9-16.

5. Marques TC, Sampaio FJ, Favorito LA. Treatment of phimosis with topical steroids and foreskin anatomy. Int Braz J Urol. 2005;31(4):370-4.
6. Favorito LA, Balassiano CM, Rosado JP, Cardoso LE, Costa WS, Sampaio FJ. Structural analysis of the phimotic prepuce in patients with failed topical treatment compared with untreated phimosis. Int Braz J Urol. 2012;38(6):802-8.
7. Rocha AK, Meyer KF. Effectiveness of dexamethasone and hyaluronidase + valerate of bethasone associated with prepucial massage in the treatment of child phimosis. J Clin Nephrol. 2019;3:111-5.
8. Dave S, Afshar K, Braga LH, Anderson P. Canadian Urological Association guideline on the care of the normal foreskin and neonatal circumcision in Canadian infants. Can Urol Assoc J. 2018;12(2):18-28.
9. Lee B, Lee SW, Kim DI, Kim JH. HPV prevalence in the foreskins of asymptomatic healthy infants and children: Systematic review and meta-analysis. Sci Rep. 2017;7(1):7050.
10. American Academy of Pediatrics Task Force on Circumcision. Male circumcision. Pediatrics. 2012;130(3):e756-85.
11. Nobre YD, Freitas RG, Felizardo MJ, Ortiz V, Macedo A Jr. To circ or not to circ: clinical and pharmacoeconomic outcomes of a prospective trial of topical steroid versus primary circumcision. Int Braz J Urol. 2010;36(1):75-85.
12. Lourenção PLTA, Queiroz DS, de-Oliveira WE Junior, Comes GT, Marques RG, Jozala DR, et al. Observation time and spontaneous resolution of primary phimosis in children. Rev Col Bras Cir. 2017;44(5):505-10.
13. Korkes F, Silva JL 2nd, Pompeo AC. Circumcisions for medical reasons in the Brazilian public health system: epidemiology and trends. Einstein (Sao Paulo). 2012;10(3):342-6.
14. Guía de Práctica Clínica de Infección Urinaria en el niño. Año 2010. Asociación Española de Nefrología Pediátrica. Coordina y edita: Instituto Aragonés de Ciencias de la Salud como Secretaría de GuíaSalud.

CAPÍTULO 24

OBSTRUÇÃO PILÓRICA

Maria do Socorro Mendonça de Campos
Karen Caires Borges Cotinguiba

AO FINAL DA LEITURA DESTE CAPÍTULO, O PEDIATRA DEVE ESTAR APTO A:

- Conhecer a definição de obstrução pilórica.
- Reconhecer as principais manifestações clínicas da obstrução pilórica.
- Instituir o tratamento para as diversas etiologias da obstrução pilórica.

INTRODUÇÃO

A síndrome da obstrução pilórica pode ser definida como uma dificuldade parcial ou total do esvaziamento gástrico devido a fatores mecânicos ou funcionais. Pode apresentar-se de forma subaguda e progressiva. As principais manifestações clínicas incluem: náuseas, vômitos, dificuldade na progressão da dieta, sensação de plenitude gástrica, dor epigástrica tipo cólica, desidratação e perda de peso ou déficit no ganho ponderal.

A obstrução pilórica na faixa etária pediátrica pode ter diversas causas congênitas ou adquiridas. Dentre as etiologias congênitas, tem-se: atresia do piloro, duplicação pilórica ou cisto enterógeno e estenose hipertrófica do piloro (EHP). Já as etiologias adquiridas incluem doença ulcerosa péptica, obstrução primária do esvaziamento gástrico, obstrução pilórica por corpo estranho, dentre outras causas de etiologias mais raras.

ATRESIA DO PILORO

A atresia do piloro (AP) é uma doença extremamente rara, descrita por Calder em 1749. Tem incidência de aproximadamente 1 entre 100 mil nascidos vivos e corresponde a menos de 1% dentre todas as atresias do trato gastrointestinal. Pode ocorrer isoladamente ou em associação com outras anomalias congênitas ou hereditárias. É frequentemente associada com a epidermólise bolhosa, principalmente a do tipo juncional, e menos frequentemente associada a outras anomalias gastrointestinais e renais. Apresenta bom prognóstico quando ocorre isolada. No entanto, a associação com outras anomalias representa um fator de alta mortalidade.

A AP comumente se manifesta com distensão abdominal alta e vômitos não biliosos. O diagnóstico é sugerido pela radiografia simples de abdome (Figura 1), que mostra classicamente apenas uma imagem da bolha gástrica com ausência de gás no intestino delgado e nos cólons. O diagnóstico an-

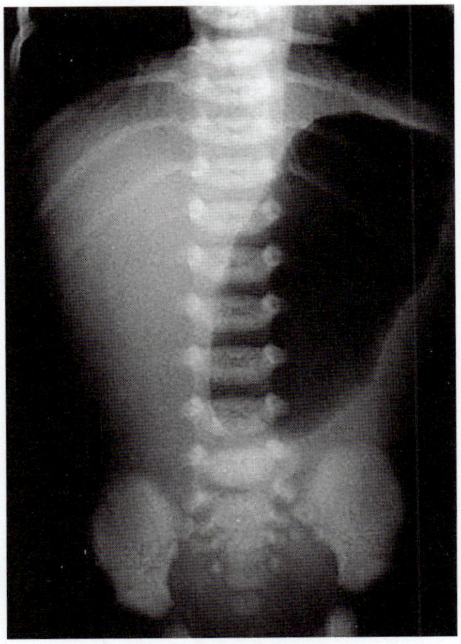

Figura 1 Radiografia simples de abdome com dilatação gástrica e ausência de ar no intestino.

tenatal pode ser sugerido pelo polidrâmnio e pela distensão gástrica do feto na ultrassonografia (US) obstétrica realizada no segundo trimestre da gravidez (Figura 2).

A AP pode ser classificada em três tipos anatômicos. O tipo 1 é o mais comum, ocorre em 58% dos casos e apresenta-se sob a forma de uma membrana diafragmática que obstrui total ou parcialmente a luz do piloro. O tipo 2 ocorre em 34% dos casos e caracteriza-se por um cordão fibroso entre o estômago e o duodeno. O tipo 3 é extremamente raro (8%), em que há um segmento atrésico completo entre o estômago e o duodeno (Figura 3).

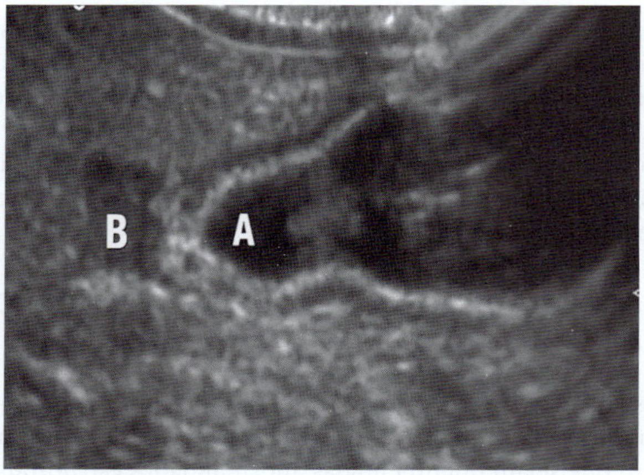

Figura 2 US de abdome com antro gástrico dilatado (A) e sem luz pilórica, e não se vê o duodeno (B).

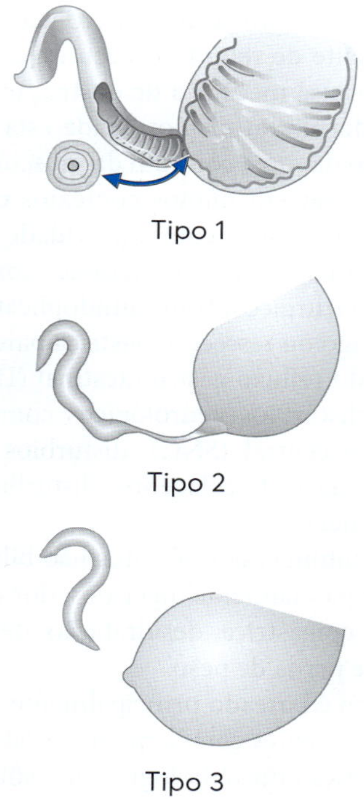

Figura 3 Tipos de atresia de piloro. Em destaque o piloro sem luz.

O tratamento para o tipo 1 pode ser feito pela excisão da membrana pela técnica de Heineke-Mikulicz ou piloroplastia de Finney (Figura 4). Atualmente, está sendo preconizado a gastroscopia com fibra ótica e ressecção da membrana por *laser* (Figura 5). Para os tipos 2 e 3 está indicada a realização de gastroduodenostomia ou gastrojejunostomia, dependendo do tamanho do segmento atrésico (Figura 6).

DOENÇA ULCEROSA PÉPTICA

Apesar de muito rara em crianças, a doença ulcerosa péptica e suas complicações também podem ocorrer nessa faixa etária. Existem relatos de úlceras perfuradas em neonatos e crianças associadas a obstrução pilórica em razão do processo inflamatório agudo. Os relatos incluem úlceras gástricas classificação de Johnson tipo II (localizadas no corpo do estômago em combinação com uma úlcera duodenal geralmente relacionada a uma excessiva secreção de ácido) e do tipo III (úlceras pré-pilóricas que se comportam como

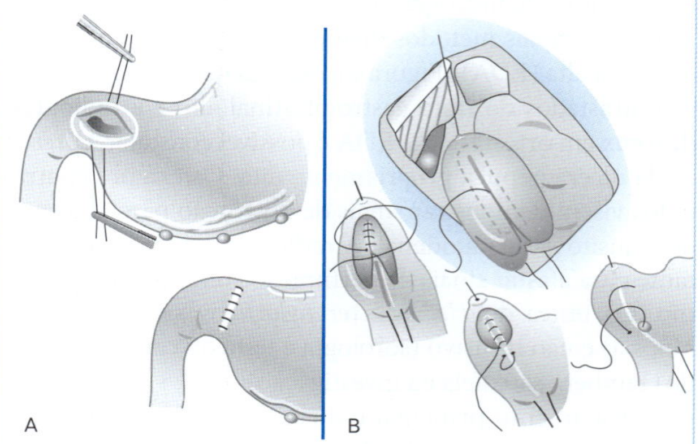

Figura 4 (A) Técnica de Heineke-Mikulicz (incisão longitudinal e sutura transversal) e (B) técnica de Finney (anastomose do estômago com a 1ª porção do duodeno).

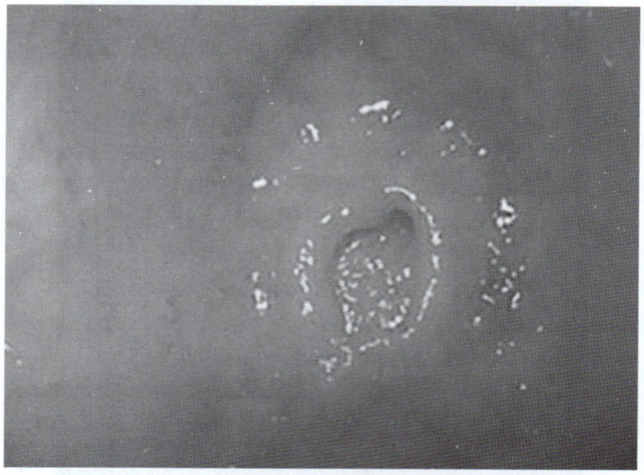

Figura 5 Gastroscopia com visualização de membrana obstruindo a luz pilórica (atresia membranosa – tipo 1).

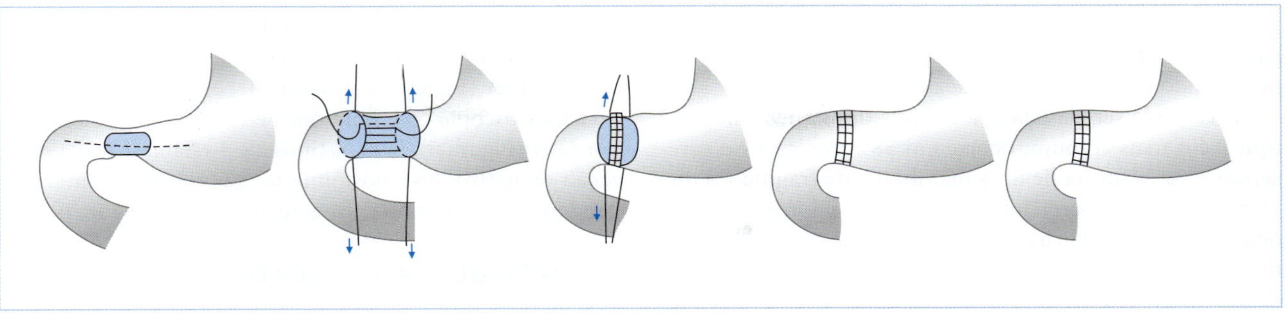

Figura 6 Gastroduodenostomia.

úlceras duodenais associadas a hipersecreção de ácido gástrico). As úlceras tipo III parecem estar correlacionadas ao *Helicobacter pylori*.

As complicações da doença ulcerosa péptica manifestam-se com retardo do esvaziamento gástrico, anorexia ou náuseas acompanhadas de vômitos. Em casos mais graves, pode levar a desidratação, alcalose metabólica hipoclorêmica e hipocalêmica secundária à perda de suco gástrico rico em íons de hidrogênio, cloro e potássio.

Os principais métodos diagnósticos incluem endoscopia digestiva alta (EDA) (Figura 7), exames radiológicos simples e contrastados do trato gastrointestinal alto e a radiografia de tórax em ortostase. Na EDA é possível constatar a presença da úlcera péptica propriamente dita. Os exames contrastados visam demonstrar sinais de obstrução parcial ou total do trânsito gastroduodenal. A radiografia de tórax é importante para afastar sinais de perfuração como pneumoperitônio. Os testes do *Helicobacter pylori* invasivo (EDA com biópsia) e não invasivo (sorologia e teste do carbono marcado) também são úteis na investigação.

O tratamento principal é dirigido à redução da acidez gástrica e erradicação da *H. pylori*. A primeira escolha é a terapia tripla com inibidor da bomba de prótons, amoxicilina e claritomicina. Pode-se usar o metronidazol nos casos resistentes a claritomicina. O tratamento cirúrgico está reservado apenas para as complicações, como perfuração ou estenose do lúmen duodenal por fibrose decorrente dos casos de inflamação crônica do duodeno e cicatrização recorrente. Nestes casos de obstrução do esvaziamento gástrico, deve-se realizar a piloroplastia pela técnica de Heineke-Mikulicz ou de Finney.

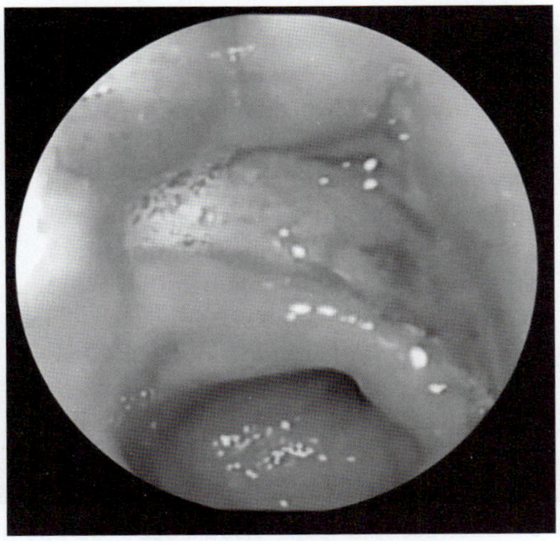

Figura 7 EDA com visualização de ulcera péptica.

OBSTRUÇÃO PRIMÁRIA DO ESVAZIAMENTO GÁSTRICO

Os distúrbios funcionais apresentam-se como alterações das funções motora e sensorial do trato gastrointestinal sem que sejam documentadas anormalidades estruturais e da mucosa, bem como ausência de distúrbios metabólicos ou bioquímicos. É crescente o reconhecimento de doenças e condições clínicas relacionadas ao retardo do esvaziamento gástrico e designadas como gastroparesia.

A gastroparesia é um distúrbio crônico da motilidade gástrica decorrente de retardo do seu esvaziamento e ausência de uma causa mecânica de obstrução na região antro-piloro-duodenal. Tal dismotilidade está relacionada a uma diminuição da força contrátil da musculatura do estômago. Pode ocorrer em muitos contextos clínicos e com ampla variação de acordo com a gravidade dos sintomas. Dentre suas principais causas, tem-se: complicações de procedimentos cirúrgicos, como fundoplicatura de Nissen com lesão do vago ou ressecção gástrica parcial com vagotomia; doença do refluxo gastrointestinal (DRGI); dispepsia funcional; distúrbios neurológicos como tumores do sistema nervoso central (SNC); distúrbios endócrinos e metabólicos; doenças do colágeno e distúrbios alimentares como anorexia nervosa.

Os sinais e sintomas são: vômitos não biliosos com restos alimentares parcialmente digeridos, dor abdominal, pirose, distensão epigástrica, desidratação, desequilíbrio hidroeletrolítico e perda de peso.

O diagnóstico é baseado principalmente na história clínica associada a exames complementares laboratoriais e de imagem: EDA e estudo radiológico do esôfago, estômago ou duodeno (EREED ou seriografia). A EDA é mandatória para afastar obstrução por corpo estranho, um importante diagnóstico diferencial. Já a seriografia ou EREED pode

mostrar um estômago bastante dilatado, repleto de conteúdo líquido e até mesmo restos alimentares, com dificuldade de esvaziamento na imagem dinâmica. Uma radiografia tardia (após 6 horas) pode acrescentar dados mostrando presença de resíduos alimentares ainda retidos no estômago. Pode-se associar cintilografia com estudo do esvaziamento gástrico. Um método de imagem alternativo e promissor graças ao seu fácil acesso, baixo custo e razoável acurácia é a US de abdome.

O tratamento de pacientes sintomáticos por distúrbio de motilidade gástrica envolve o controle dos sintomas, suporte nutricional, correção de distúrbios eletrolíticos e manejo da causa subjacente da gastroparesia, quando possível identificá-la. Tal tratamento associado com modificações da dieta e prescrição de medicamentos antiemético ou procinético costuma ter resultados satisfatórios para quadros clínicos brandos. A indicação de tratamento cirúrgico é reservada para os casos mais graves e refratários ao tratamento clínico, sendo realizada a piloroplastia tipo Heineke-Mikulicz com bons resultados.

DUPLICAÇÃO PILÓRICA OU CISTO ENTERÓGENO DO PILORO

A duplicação do trato gastrointestinal é uma anomalia congênita rara e que tem incidência de aproximadamente 1 a cada 4.500 nascidos vivos. Dentre as duplicações gastrointestinais, a duplicação pilórica é uma entidade ainda mais rara e que costuma se manifestar por meio de sinais de obstrução da saída gástrica com vômitos não biliosos, progressivos, podendo ou não ser em jatos. Além disso, em alguns casos, é possível palpar-se a tumoração na projeção do piloro, sendo difícil realizar a diferenciação diagnóstica com a estenose hipertrófica do piloro, no pré-operatório. Podem ser realizados exames complementares como US de abdome (Figura 8), EDA e EREED, porém a confirmação do diagnóstico na maioria dos casos só é possível após a abordagem cirúrgica. A via de acesso cirúrgica pode ser tanto por laparotomia quanto por videolaparoscopia, sendo preconizado a ressecção completa do cisto e o encaminhamento da peça cirúrgica para anatomia patológica. A análise histopatológica dos cistos de duplicação gastrointestinais frequentemente revela tecidos gástrico e pancreático ectópico.

OBSTRUÇÃO PILÓRICA POR CORPO ESTRANHO

A ingestão de corpo estranho é uma situação comum entre crianças, principalmente entre 6 meses e 3 anos de idade, pois colocam objetos na boca como parte normal da sua interação com o mundo, no processo de crescimento e desenvolvimento. Pode acontecer também, e em maior incidência, entre as crianças que apresentam distúrbios do desenvolvimento neuropsicossocial. Em crianças muito pequenas e naquelas com dificuldade de expressão por distúrbios neurológicos, o diagnóstico pode se tornar mais difícil. Nesses casos, é importante uma atenção especial quando essas crianças cursam com quadros de inapetência, distensão abdominal, vômitos com resíduos alimentares, perda de peso, irritabilidade e pneumonias recorrentes por aspiração.

A maioria dos corpos estranhos é radiopaca e facilmente identificada em radiografia simples do abdome. Na maioria dos casos, o exame subsequente é a EDA, que além de permitir o diagnóstico mais preciso com a visualização direta do corpo estranho, proporciona o tratamento, representando um método menos invasivo para sua remoção (Figura 9). Nos poucos casos em que a EDA não obteve êxito em pacientes com quadros obstrutivos ou para aqueles que já apresentam sinais de complicação antes mesmo do exame, a abordagem cirúrgica pode ser realizada por laparotomia, videolaparoscopia ou procedimento combinado de videolaparoscopia e endoscopia. As complicações da ingestão de corpo estranho incluem obstrução e perfuração do intestino.

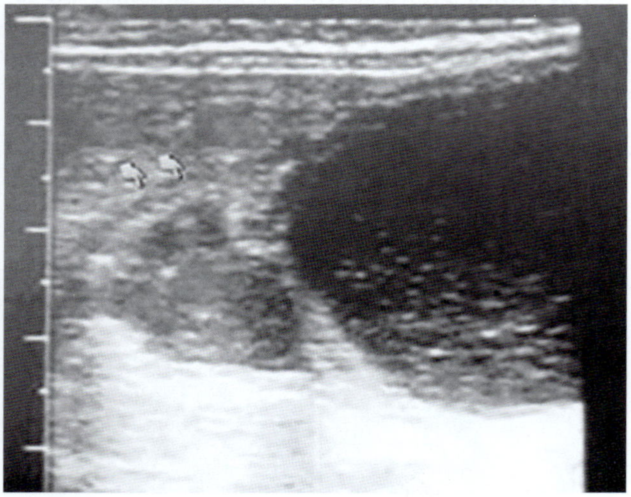

Figura 8 Cisto enterógeno de piloro.

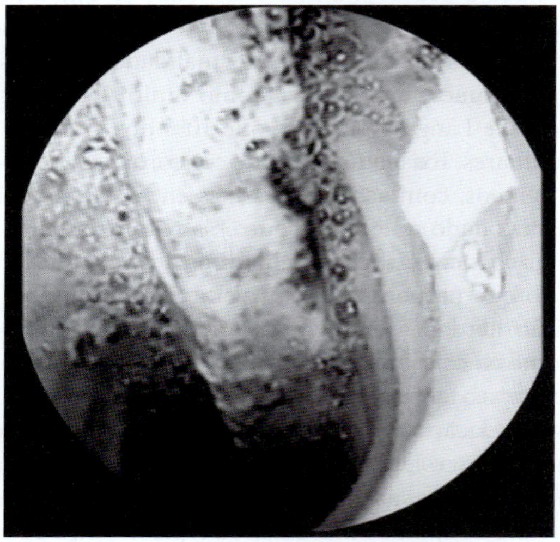

Figura 9 Corpo estranho no piloro visualizado por EDA.

ESTENOSE HIPERTRÓFICA DE PILORO

Definição

A estenose hipertrófica do piloro (EHP) é uma condição congênita que afeta recém-nascidos e lactentes. Caracteriza-se pelo desenvolvimento de hipertrofia e hiperplasia difusas e progressivas da musculatura lisa do piloro, principalmente da camada circular. O resultado é o alongamento e o estreitamento do canal pilórico, levando a obstrução parcial ou até mesmo total da sua luz, produzindo sintomas de retardo de esvaziamento gástrico persistente. Na tentativa de o alimento vencer a resistência na saída do estômago, segue-se um aumento vigoroso do peristaltismo, que também leva a hipertrofia muscular do estômago e, em seguida, a dilatação do próprio órgão.

Existem alterações histopatológicas que são frequentemente descritas por patologistas em associação com EHP. Estas incluem edema na submucosa de graus variáveis e pregas longitudinais redundantes na mucosa do piloro. Ambas as alterações contribuem para a obstrução local e são sugeridas como eventos iniciais no desenvolvimento da EHP em crianças.

Epidemiologia

A EHP está entre as causas mais comuns de obstrução do trato gastrointestinal em recém-nascidos e lactentes abaixo de 3-4 meses de idade. Os sintomas surgem comumente entre a segunda e a sexta semanas de vida. Entretanto, apesar de raro, também pode manifestar-se logo após o nascimento ou após o 5º mês de idade. Acomete mais o sexo masculino, em uma proporção de 3 a 4:1. O risco de recorrência também é maior em irmãos do sexo masculino (10%) em relação ao sexo feminino (2%). É menos prevalente nas populações africanas e asiáticas em comparação às ocidentais, alcançando cerca de 2 a 4 para cada mil nascidos vivos neste último grupo.

Ainda não existe explicação exata a respeito da etiologia e mecanismo fisiopatológico da EHP e provavelmente está relacionada a causas multifatoriais. Sabe-se que a predisposição genética já é uma causa bem estabelecida, sendo associada a uma variedade de anormalidades cromossômicas e síndromes hereditárias, como Smith-Lemli-Opitz e Cornelia de Lange. Estima-se que 10% dos casos de EHP são familiares. Existe uma taxa de concordância de 25-40% entre gêmeos, com as maiores taxas entre os monozigóticos. Outro dado relevante é que essa patologia tem 17 vezes mais chances de ocorrer em filhos de mães que tiveram EHP do que na população em geral. Isso sugere ser uma condição herdada geneticamente do fator ligado ao cromossomo X, com predileção pelos primogênitos.

Dentre as teorias sugeridas como causas da EHP, há eventual relação com níveis elevados de prostaglandinas no suco gástrico levando a acidez. Esta hiperacidez gástrica pode levar ao espasmo pilórico, que por sua vez induz a hipertrofia da camada muscular da região. Outra possibilidade é a deficiência da síntese de um neurotransmissor da muscular lisa, o ácido nítrico, decorrente da redução de fibras nervosas peptidérmicas. Há possível relação, também, com produção de colecistoquinina e somatostatina. Todas essas teorias, entretanto, ainda carecem de comprovação e a etiologia de fato ainda é considerada desconhecida.

Quadro clínico

O quadro clínico, na maioria das vezes, é bem característico e inicia-se a partir da segunda ou terceira semana de vida até em torno da sexta semana após o nascimento. Compreende sintomas clássicos como vômitos com resíduos alimentares e/ou vômitos não biliosos, frequentemente em jato, que costumam ocorrer após 30 a 60 minutos da mamada. A criança apresenta-se inicialmente com bom estado geral, com aparente fome insaciável, uma vez que, aos vômitos, elimina todo o conteúdo ingerido. Com o passar do tempo, o quadro clínico vai se agravando com a evolução para desidratação e distúrbios eletrolíticos e metabólicos, notadamente a alcalose metabólica hipocalêmica e hipoclorêmica. Nessa fase, os distúrbios eletrolíticos, incluindo hiponatremia, podem levar a letargia e convulsões.

Nos casos de relativa demora diagnóstica, associa-se perda de peso/desnutrição, constipação e peristalse visível em abdome superior – ondas de Kussmaull (Figura 10). Cerca de 2 a 5% dos pacientes podem apresentar icterícia à custa de bilirrubina indireta por diminuição da atividade da enzima glucuronil-transferase decorrente do déficit calórico e do aumento da circulação êntero-hepática. Alguns casos também podem cursar com hematêmese ou vômitos borráceos quando uma gastrite já está instalada.

Diagnóstico

O diagnóstico de EHP é feito essencialmente pela história clínica e pelo exame físico com a palpação do abdome, podendo, algumas vezes, necessitar exames complementares de imagem, se houver dúvida diagnóstica ou nos casos que não se apresentam na forma clássica.

Quando se está diante de um quadro suspeito de EHP, deve-se atentar principalmente para os sintomas que fazem o diagnóstico diferencial: vômitos não biliosos, em jato e tipicamente a partir da segunda ou terceira semana de vida. Na maioria dos casos é possível palpar uma tumoração móvel, ovoide, medindo cerca de 1 a 2 cm de diâme-

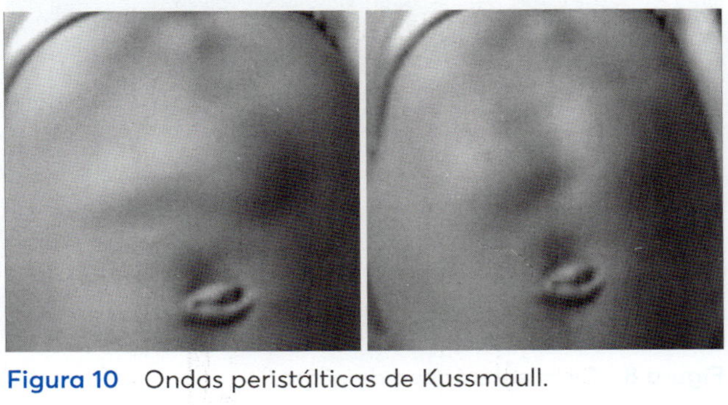

Figura 10 Ondas peristálticas de Kussmaull.

tro, na topografia paramediana no quadrante superior direito do abdome, ou em epigástrio próximo ao umbigo, e que se denomina oliva pilórica. Uma história clínica típica com oliva pilórica palpável confirma o diagnóstico de EHP. Entretanto, a procura pela oliva pilórica à palpação abdominal requer uma criança calma, preferencialmente em uso de sonda nasogástrica ou orogástrica descompressiva, e pode não ser fácil aos examinadores menos experientes.

Ainda no exame físico, deve-se observar se há sinais de desidratação, desnutrição, icterícia, distensão da região epigástrica, hiperperistalse e ondas de Kussmaull observadas preferencialmente após alimentação.

Quando a oliva pilórica não é palpável, estão indicados os exames complementares de imagem. Os mais frequentemente usados e de maior valor diagnóstico são a US do abdome e a seriografia do trato gastrointestinal superior. A radiografia simples de abdome, embora não seja suficiente para confirmação diagnóstica, é capaz de sugerir sinais indiretos da obstrução pilórica quando apresenta dilatação gástrica acentuada, bulbo duodenal sem ar, intestino delgado e grosso com escassez ou ausência de ar, conteúdo gástrico espumoso e moteado e raramente pneumatose gástrica (ver Figura 1). No entanto, a radiografia de abdome pode ser normal mesmo na presença de EHP.

Durante a realização de exames radiográficos contrastados, é preciso ter bastante atenção na técnica, em razão da possibilidade de broncoaspiração do contraste, geralmente baritado, pois este fornece melhor definição da mucosa gastrointestinal. Após intervalos de cinco minutos, as imagens tomadas poderão mostrar a estenose pilórica ou um piloro normal. A hiperperistalse gástrica e a aperistalse do canal pilórico podem ser demonstradas sob radioscopia com intensificador de imagem. Várias alterações radiográficas podem ser observadas na região antropilórica de pacientes com EHP, que não estão presentes em lactentes não portadores da doença. Dentre as alterações mais importantes, tem-se: alongamento e estreitamento persistentes do canal pilórico (2 a 4 cm de comprimento); sinal de ombro (Figura 11); sinal do mamilo pilórico (Figura 12); sinal do cordão; sinal do bico; sinal do duplo/triplo trilho; sinal de Kirklin ou de cogumelo; sinal do diamante ou recesso de Twining; sinal da lagarta; distensão gástrica e refluxo gastroesofágico.

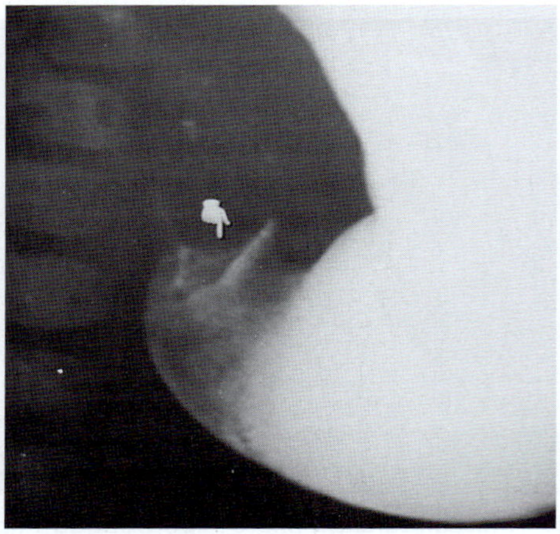

Figura 11 Sinal do ombro.

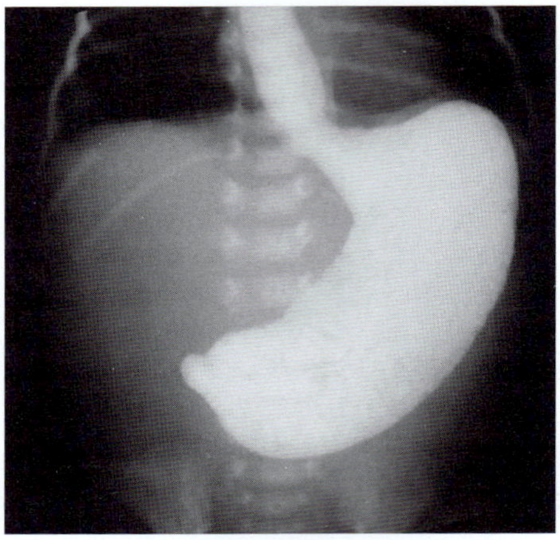

Figura 12 Sinal do mamilo pilórico.

A US é altamente sensível e tem sido utilizada como método padrão para diagnóstico, uma vez que permite a visualização e as medidas do músculo e do canal pilórico. As vantagens do uso de US em relação à seriografia incluem: maior disponibilidade, facilidade de execução, ausência de risco adicional de broncoaspiração, não ser invasiva, não usar radiação ionizante e ainda permitir a visualização e medida do piloro nas suas três dimensões. Algumas das desvantagens incluem a incapacidade de diferenciar outras causas possíveis de obstrução pilórica; visualização inadequada do intestino distal e especialmente do duodeno; prejuízo das imagens na presença de gás excessivo em alças intestinais; e ser um método que depende da expertise do examinador, que pode não estar familiarizado com a patologia ou ainda encontrar dificuldade para obter imagens nítidas quando o bebê chora.

Não há consenso sobre as medidas-padrão para diagnóstico de EHP em US, uma vez que elas podem variar de acordo com a idade e o peso do paciente. Para recém-nascidos e lactentes de termo com peso adequado ao nascimento, uma medida estimada nas três dimensões sugere EHP quando: espessura do músculo pilórico maior ou igual a 4 mm (serosa à mucosa inclusive); diâmetro transverso do piloro maior ou igual a 14 mm (serosa à serosa); comprimento do canal pilórico maior ou igual a 17 mm (da base do bulbo duodenal ao antro gástrico).

Os aspectos ecográficos mais importantes para o diagnóstico da EHP são:

- Sinal do alvo: corresponde ao anel hipoecoico do músculo pilórico hipertrofiado em torno da mucosa ecogênica centralmente localizada (Figura 13).
- Sinal do duplo trilho e sinal do cordão: obtidos quando pequenas quantidades de líquido podem ser vistas aprisionadas entre dobras de mucosa ecogênica redundante (Figura 14).

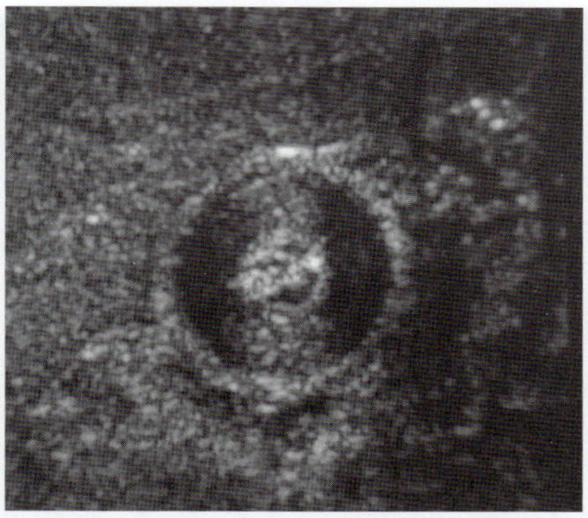

Figura 13 Sinal do alvo (corte transversal do piloro).

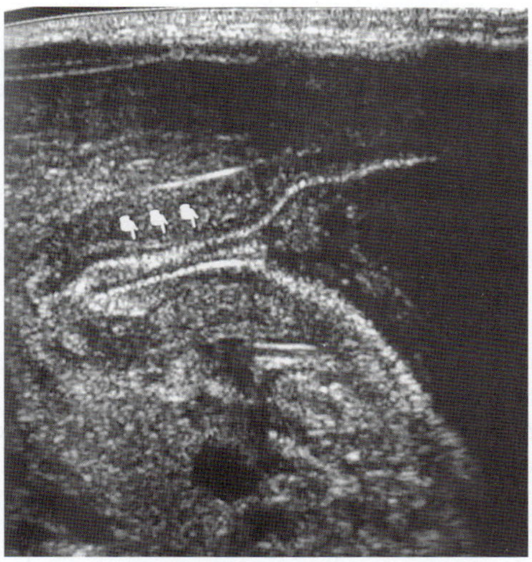

Figura 14 Sinal do cordão (corte longitudinal do piloro).

- Sinal do mamilo mucoso: protrusão de mucosa pilórica redundante em direção ao antro gástrico.
- Sinal do ombro: impressão do músculo pilórico hipertrofiado sob a parede distal do antro gástrico.
- Sinal da cérvice: endentação da camada muscular no antro cheio de líquido, apresentando o canal pilórico alongado e estreitado, formando imagem semelhante ao da cérvice uterina.
- Comprimento do canal pilórico (CCP): medido da base do bulbo duodenal ao antro gástrico, acompanhando a linha ecogênica central da mucosa. Seu valor diagnóstico é maior ou igual a 17 mm. Apresenta sensibilidade de 100% e especificidade de 84,85%.
- Espessura do músculo pilórico (EMP): medido da parede externa do músculo pilórico à margem externa da mucosa, excluindo mucosa e lúmen. Valores maiores ou iguais a 4 mm sugerem EHP com especificidade e sensibilidade de aproximadamente 100%.
- Espessura da mucosa (EM): é a razão da espessura da mucosa/espessura do músculo pilórico (EM/EMP). Caracteriza o espessamento e a redundância da mucosa como um dos fatores causais da EHP. A espessura da mucosa corresponde ao diâmetro do canal preenchido por mucosa e submucosa redundantes.

Outros achados ecográficos compreendem esvaziamento retardado do conteúdo gástrico para o bulbo, ondas peristálticas exageradas e peristalse retrógrada. A presença de peristalse gástrica ativa que cessa de modo abrupto na margem do músculo hipertrofiado, associada à ausência de abertura normal do piloro, com passagem diminuída de líquido do estômago para o duodeno, são achados úteis no diagnóstico da EHP (Figura 15).

Graças à maior abrangência na diferenciação diagnóstica das demais causas de vômitos em recém-nascidos e lactentes, como má rotação intestinal e refluxo gastroesofágico, a seriografia está mais bem indicada quando o quadro clínico é pouco direcionado e as outras causas precisam ser melhor documentadas.

Tratamento

Cuidados pré-operatórios

A EHP é uma patologia de tratamento cirúrgico, porém não se configura uma emergência cirúrgica. É importante ressaltar que a compensação clínica do paciente com correção da desidratação e dos distúrbios metabólicos e eletrolíticos é o foco do tratamento inicial, devendo-se postergar a abordagem cirúrgica até que se tenha conseguido estabilizar satisfatoriamente o doente. A realização precipitada de cirurgia pode acarretar gravidade com um pós-operatório mais mórbido e suscetível a complicações clínicas evitáveis.

Diante do quadro obstrutivo, está indicada a manutenção de dieta zero via oral e decúbito elevado. A passagem de sonda oro ou nasogástrica deve ser feita apenas se, mesmo em dieta zero, o paciente persistir com vômitos. Deve-se realizar correção dos déficits de líquidos, eletrólitos, equilíbrio acidobásico, hemoglobina e proteínas. Nos casos de desnutrição grave, fazer nutrição parenteral total antes da

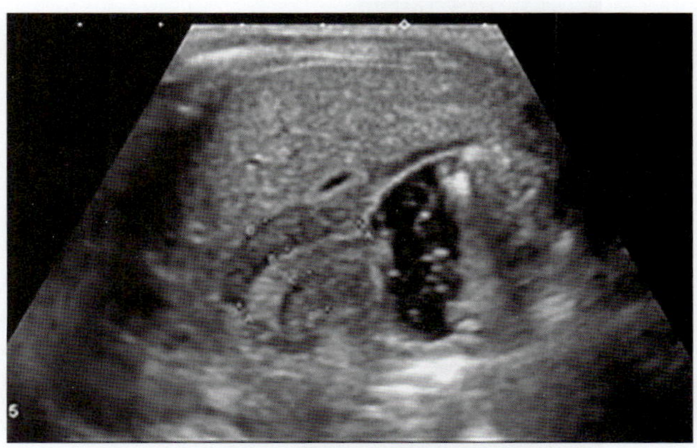

Figura 15 Musculatura do piloro hipertrofiada impedindo a passagem do conteúdo gástrico para o bulbo duodenal.

cirurgia é fortemente sugerido. É indicada antibioticoterapia profilática com cefalosporina, dose única, 30 minutos antes da incisão cirúrgica.

Tratamento cirúrgico

O procedimento cirúrgico é considerado curativo e só deve ser realizado com o paciente em condições ideais. A técnica cirúrgica mais amplamente usada é a piloromiotomia de Fredet-Ramstedt, na qual é realizada uma incisão longitudinal no piloro espessado seguida da dissecção romba extramucosa do músculo pilórico até completo abaulamento da mucosa intacta. Essa técnica apresenta como vantagem a manutenção da integridade da mucosa, além de evitar a contaminação da cavidade abdominal por conteúdo gastrointestinal (Figura 16).

A via de acesso clássica é realizada por uma incisão transversa supraumbilical direita de cerca de 2-3 cm (Figura 17). Entretanto, existem outras vias de acesso possíveis e que vêm ganhando popularidade, como a incisão circumbilical (Figura 18), a incisão subcostal à direita paralela ao rebordo costal lateral ao músculo reto abdominal, ou ainda por via videolaparoscópica. Ressalta-se que a escolha da via de acesso deve ser baseada na experiência do cirurgião.

O procedimento é considerado bastante seguro e de execução relativamente rápida com técnica facilmente reprodutível. As taxas de complicação são baixas, sendo a principal complicação cirúrgica a perfuração inadvertida da mucosa duodenogástrica durante a piloromiotomia. Em caso de per-

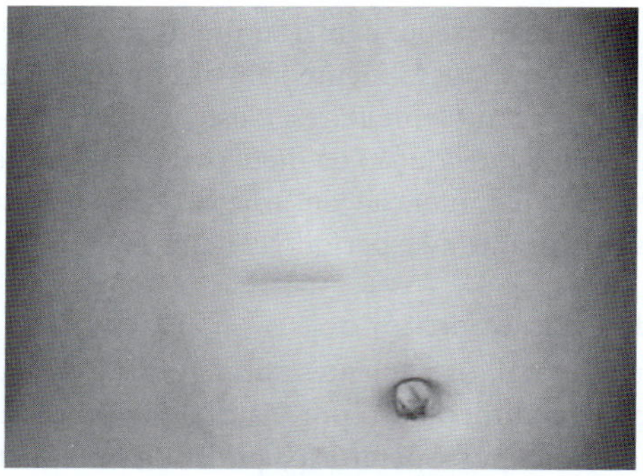

Figura 17 Incisão transversa supraumbilical direita.

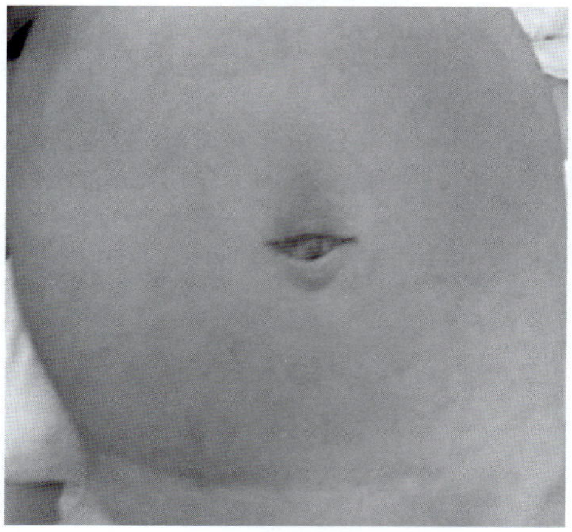

Figura 18 Incisão circumbilical.

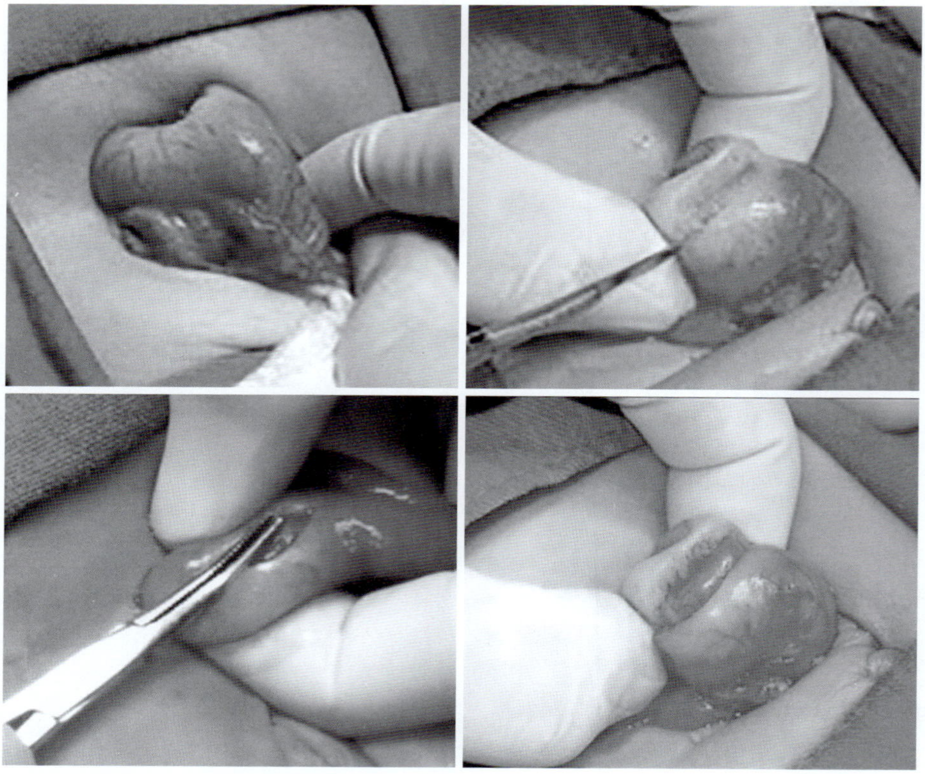

Figura 16 Piloromiotomia extramucosa de Fredet-Ramstedt.

furação, deve-se proceder com a sutura da mucosa lesionada com fio absorvível, geralmente sem necessidade de outros procedimentos complementares. Nestes casos, deve-se considerar atrasar a introdução da dieta oral em cerca de 48 horas e avaliar a manutenção de uma SNG aberta para descompressão durante esse período (Figura 19).

Cuidados pós-operatório

De maneira geral, os pacientes submetidos à piloromiotomia reiniciam alimentação por via oral tão precoce quanto 4 a 8 horas no pós-operatório, podendo-se aguardar até cerca de 12 horas. A manutenção de sonda nasogástrica ou orogástrica no pós-operatório é controverso e não é absolutamente necessário a não ser que o paciente persista vomitando no pós-operatório imediato. Os cuidados iniciados no pré-operatório devem ser mantidos, como hidratação parenteral de manutenção com cálculo calórico e reposição dos eletrólitos necessários de acordo com as perdas. Ao se reiniciar a dieta, deve-se priorizar sempre a oferta de leite materno. Em caso de indisponibilidade do leite materno, utilizar fórmula diluída em pequenas quantidades até atingir volume e concentração normais.

Prognóstico

A EHP é uma patologia que, na cirurgia pediátrica, já possui diagnóstico e tratamento muito bem estabelecidos e eficazes. Atualmente, tem sido cada vez menos frequente a ocorrência de casos mais graves associados a desnutrição grave, especialmente nos locais de maior desenvolvimento e fácil acesso a cirurgião especializado. Com isso, o prognóstico da doença é considerado muito bom, com uma taxa de mortalidade mínima estimada em cerca de 0,5%. A precocidade no diagnóstico determina o tratamento em tempo hábil com a adequada prevenção do desenvolvimento de complicações clínicas que já sabidamente podem se instalar.

Existem relatos na literatura de estenose recorrente do piloro, porém são incomuns. Para esses casos, realiza-se atualmente, com bons resultados, a dilatação endoscópica com balão. Em poucos casos, pode ser necessário refazer a piloromiotomia.

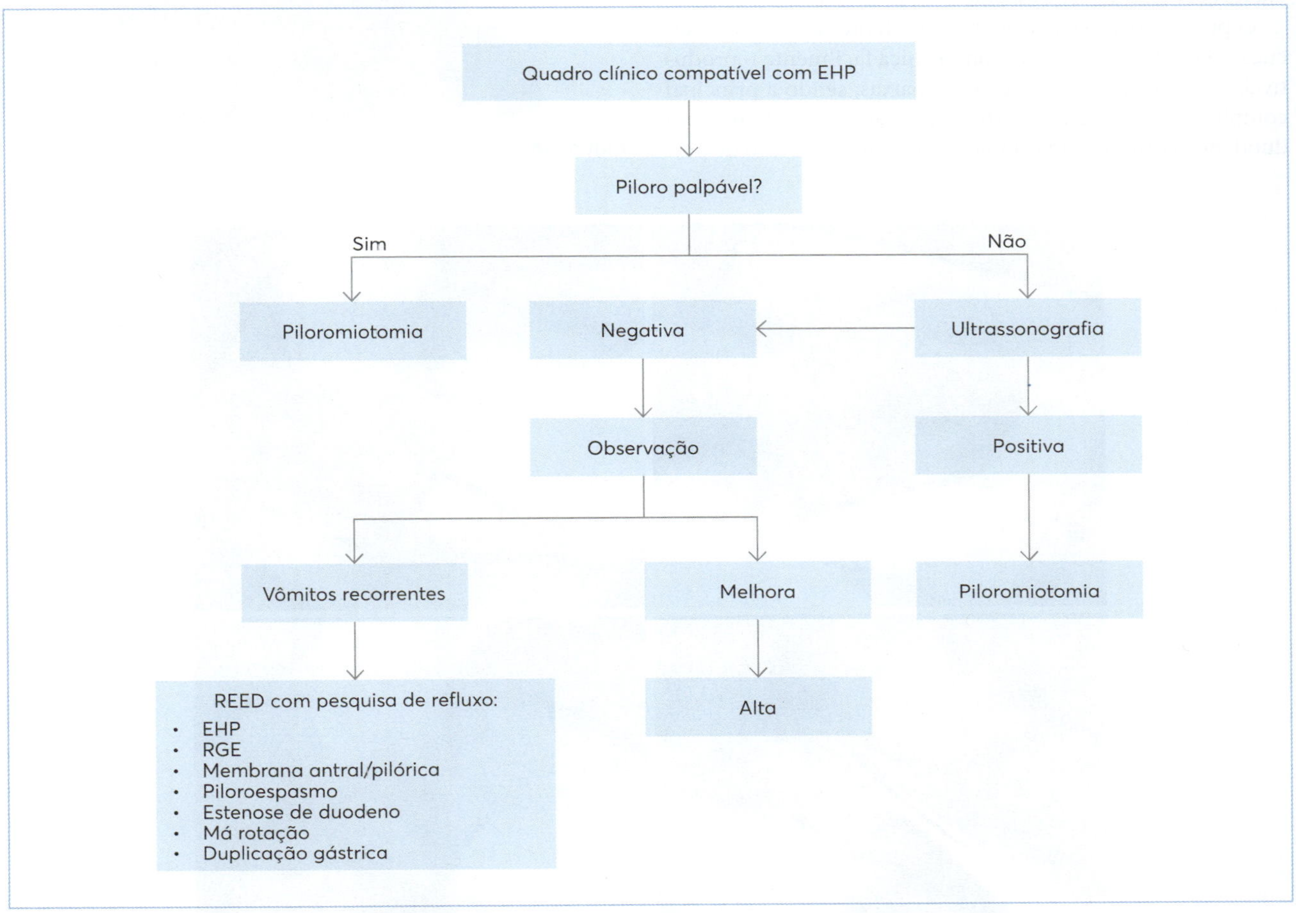

Figura 19 Fluxograma do tratamento da EHP.

REFERÊNCIAS BIBLIOGRÁFICAS

1. Barba MF. Atlas de imaginologia pediátrica. São Paulo: Atheneu; 2008.
2. Chin AC, Radhakrishnan RS, Lloyd J, Reynolds M. Pyloric duplication with communication to the pancreas in a neonate simulating hypertrophic pyloric stenosis. J Pediatr Surg. 2011;46:1442-4.
3. Dessanti A, Di Benedetto V, Iannuccelli M, Balata A, Rocca PC, Di Benedetto A. Pyloric Atresia: A New Operation to Reconstruct the Pyloric Sphincter. J Pediatr Surg. 2004 Mar;39(3):297-301.
4. Figueirêdo SS, Araújo Junior CR, Nóbrega BB, Jacob BM, Esteves E, Teixeira KISS. Estenose Hipertrófica do Piloro: Caracterização Clínica, Radiológica e Ecográfica. Radiol Bras. 2003;36(2):111-6.
5. Lu CC, Schulze-Delrieu K. Pyloric Deformation from Peptic Disease Radiographic Evidence for Incompetence Rather than Obstruction. Digestive Diseases and Sciences. 1990;35(12):1459-67.
6. Ranells JD, CarverJD, KirbyRS. Infantile hypertrophicpyloric stenosis: epidemiology, genetics, and clinical update. Adv in Pediat. 2011;58:195-206.
7. Souza JCK. Cirurgia Pediátrica – teoria e prática. São Paulo: Roca, 2007.
8. Yokoyama S, Utsunomiya H. A case of successful surgical repair for solid segment type pyloric atresia using a novel gastroduodenostomy procedure. J Pediatr Surg. 2012;47:2158-60.
9. Ashcraft KW, Holcomb III GW, Murphy JP. Ashcraft`s Pediatric Surgery. 7 ed. Philadelphia: Saunders Elsevier, 2020.
10. Halleran DR, Karjoo M, Beg MBB, Seeherunvong T. Unrecognized foreign bodies in the gastrointestinal tract of developmentally delayed children: A case series. J Ped Surg Case Reports 2015; 3: 127e130
11. Aspelund G, Langer JC. Current management of hypertrophic pyloric stenosis. Seminars in Pediatric Surgery 2007;16: 27-33
12. Mahalik S, Prasad A, Sinha A, Kulshrestha R. Delayed presentation of hypertrophic pyloric stenosis: a rare case. Journal of Pediatric Surgery 2010; 45: E9–E11
13. Di Nardo G, Di Lorenzo C, Lauro A, Stanghellini V, Thapar N, Karunaratne TB, et al. Chronic intestinal pseudo-obstruction in children and adults: diagnosis and therapeutic options. Neurogastroenterol Motil. 2017;29(1):e12945.

CAPÍTULO 25

PECULIARIDADES DA CRIANÇA TRAUMATIZADA

Simone de Campos Vieira Abib
Mauro Roberto Basso

AO FINAL DA LEITURA DESTE CAPÍTULO, O PEDIATRA DEVE ESTAR APTO A:

- Entender a importância do trauma na população pediátrica.
- Reconhecer as particularidades anatômicas e fisiológicas da criança e sua resposta aos diversos tipos de trauma.
- Realizar o atendimento à criança traumatizada respeitando a sequência do ABCDE.
- Avaliar, diagnosticar lesões e/ou riscos e garantir as vias aéreas.
- Diagnosticar o choque e iniciar o seu tratamento com controle externo de hemorragia e reanimação volêmica.
- Reconhecer as situações inequívocas de indicação de exploração cirúrgica no traumatismo abdominal.

INTRODUÇÃO

O trauma é a principal causa de óbito na infância. Dados da Organização Mundial da Saúde (OMS) relatam números de aproximadamente 800 mil a 1 milhão de óbitos (e mais de 50 milhões de crianças com sequelas) na faixa etária entre 0 e 14 anos em decorrência de trauma no mundo todo. A cada ano, mais de 10 mil crianças morrem nos Estados Unidos em decorrência de lesões graves, o que o torna o problema de saúde pública mais sério na população pediátrica.[1] No Brasil, estima-se que atualmente mais de 3 mil crianças venham a falecer anualmente por consequência de lesões traumáticas cujos mecanismos variam conforme a faixa etária. No lactente, as causas mais frequentes estão relacionadas a segurança no ambiente da residência, como quedas, queimaduras com líquidos aquecidos ou tomadas e afogamentos. Nos menores de 1 ano, a principal causa de morte por causas externas é a sufocação; entre 1 e 14 anos, quedas, acidentes relacionados ao trânsito e afogamentos compõem a maioria das lesões. Dentre os acidentes de transporte, 50% são atropelamentos.

Embora os acidentes de trânsito sejam os maiores responsáveis pela ocorrência de desfechos desfavoráveis, o comportamento das crianças naturalmente as torna mais suscetíveis a traumatismos das mais variadas intensidades, que frequentemente requerem atendimento médico.[2]

As lesões penetrantes em crianças e adolescentes, principalmente nas grandes cidades, têm aumentado significativamente, em razão do envolvimento precoce com drogas e violência.

Uma causa que sempre deve ser lembrada nas crianças é a síndrome da criança espancada.

PECULIARIDADES ANATÔMICAS E FISIOLÓGICAS

As prioridades no atendimento da criança são as mesmas dos adultos. Todavia, certas particularidades da criança devem ser conhecidas pelo pediatra de modo a prestar um atendimento resolutivo e de qualidade.

Tamanho e forma

A criança é menor que o adulto e, portanto, recebe proporcionalmente mais energia por área quando ocorre qualquer tipo de traumatismo. Além disso, por possuir, em geral, menos tecido subcutâneo, a onda de energia se dissipa sobre maior quantidade de órgãos que, além de estarem mais próximos, têm escassez de tecido conectivo entre si, o que impede a melhor distribuição da energia aplicada. Por essas razões, o padrão do traumatismo infantil é o traumatismo multissistêmico.[3,4]

Esqueleto

É mais flexível por causa da calcificação óssea incompleta. Os ossos contêm centros de crescimento ativo. Podem-se observar lesões pulmonares graves sem fraturas de arcos

costais concomitantes. O mesmo pode ser dito em relação às lesões neurológicas cervicais. Assim, se houver uma fratura detectada numa criança, considera-se que a quantidade de energia transferida foi muito grande e deve-se procurar minuciosamente por outras lesões associadas.

Superfície corpórea

A superfície corpórea da criança é, proporcionalmente, muito maior que a do adulto, o que predispõe à maior perda de calor. Desta forma, a hipotermia deve ser sempre prevenida. É mandatório manter aquecidos o ambiente e os líquidos e gases a serem administrados.

Psicologia

A criança tem dificuldades em lidar com desconhecidos, principalmente sob dor e estresse. Em geral, assume uma postura defensiva. Assim, na medida do possível, é necessário tato e sensibilidade durante a abordagem, não mentindo e usando linguagem compreensível para a idade.

Efeitos a longo prazo

Ao contrário do adulto, a criança, além de se recuperar de um trauma, continua seu crescimento. Há efeitos fisiológicos e psicológicos decorrentes de qualquer sequela que não devem ser menosprezados. Alterações na personalidade, sociais, afetivas e distúrbios de aprendizado são encontrados em 60% das crianças vitimadas por traumatismos graves. Há também reflexos sobre os pais e irmãos. Fraturas da placa de crescimento ósseo podem gerar deformidades no longo prazo. Aproximadamente 1 em cada mil crianças submetidas à tomografia na infância pode desenvolver algum tipo de câncer relacionado à radiação ionizante.

Equipamento

O equipamento a ser utilizado para o atendimento da criança traumatizada deve ser adequado ao seu tamanho, conforme a idade. As doses de medicação devem ser ajustadas ao peso.

PARTICULARIDADES DO ATENDIMENTO INICIAL

Vias aéreas

A perviedade das vias aéreas deve ser garantida prioritariamente no atendimento inicial do politraumatizado. Simultaneamente, deve-se promover e assegurar a imobilização da coluna cervical. Em função da desproporção craniofacial em relação ao restante do corpo, a posição fisiológica da cabeça consiste em discreta flexão passiva da coluna cervical chamada de *sniffing position*. Para que se obtenha essa posição, deve-se colocar um coxim ou apoio que vá desde a região dos ombros até as nádegas, promovendo uma elevação de todo o tronco da criança e mantendo a coluna retificada (Figura 1).

Essa desproporção determina também uma anteriorização da laringe que, nas crianças, tem formato de cone invertido, diferentemente da laringe do adulto, que assume um formato de cilindro (Figura 2).

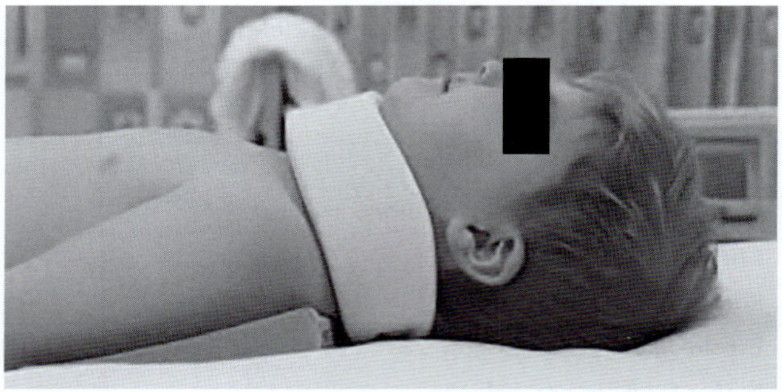

Figura 1 Imobilização cervical com apoio em dorso.

Essa característica anatômica, somada ao fato de a língua e as tonsilas palatinas serem proporcionalmente maiores, torna a laringoscopia mais difícil.

A abordagem das vias aéreas deve iniciar-se pela aspiração de secreções com sonda rígida e pela retirada de eventuais corpos estranhos. Imediatamente procede-se à oferta de oxigênio a 100%, 12 L/min, por meio de máscara ou dispositivo bolsa-valva-máscara.[4] Simultaneamente, recomenda-se realizar as manobras de elevação do mento e/ou tração da mandíbula (*chin lift/jaw thrust*), com o cuidado de manter o alinhamento da coluna cervical, para liberar a queda da língua que, em pacientes inconscientes pode ocasionar obstrução de vias aéreas.

A cânula orofaríngea só deve ser utilizada em pacientes inconscientes, para não desencadear reflexo de vômito, e deve ser inserida com auxílio de abaixador de língua já na posição definitiva, sem promover a rotação de 180° que comumente se utiliza em adultos. Visa a não lesar os tecidos moles da boca e orofaringe. Já a cânula nasofaríngea não deve ser utilizada em crianças.

Se o paciente tiver indicação de via aérea definitiva (Quadro 1), o melhor método é a entubação orotraqueal, que deve ser realizada pelo membro mais experiente da equipe.

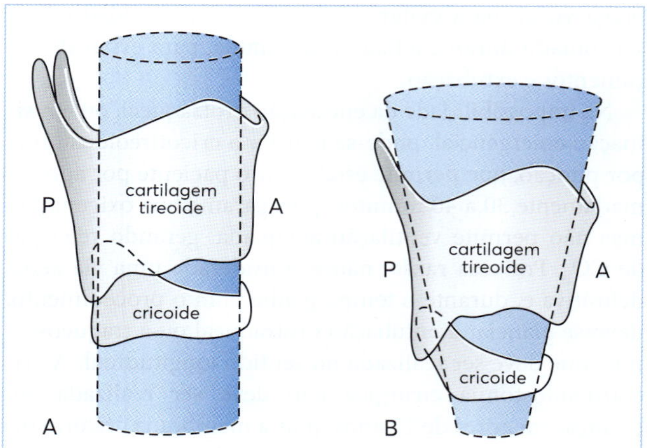

Figura 2 Comparação entre a anatomia da via aérea de adultos (A) e crianças (B). P: posterior; A: anterior.

Quadro 1 Indicações de via aérea definitiva

Indicações de via aérea definitiva
Obstrução de vias aéreas sem melhora com manobras básicas
Risco de aspiração
Apneia
Necessidade de suporte ventilatório invasivo
Choque hipovolêmico grave
Parada cardiorrespiratória
Escala de coma de Glasgow ≤ 8
Lesões térmicas por inalação
Traumatismo maxilofacial grave

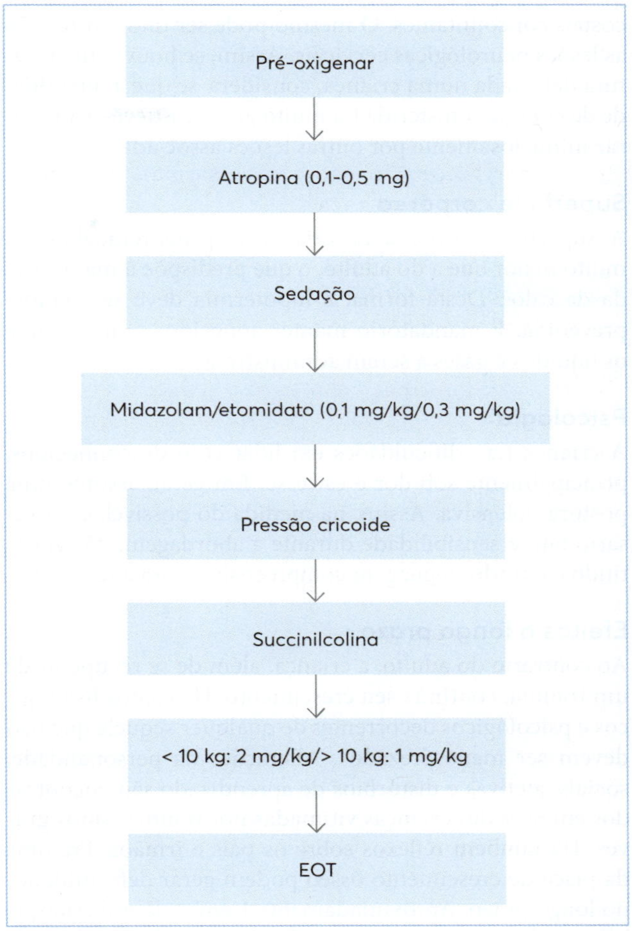

Figura 3 Sequência rápida de entubação.
EOT: entubação orotraqueal.

A entubação nasotraqueal não é indicada na criança, por ser difícil atingir a via aérea em razão da curvatura que deve ser feita pela sonda da nasofaringe até a laringe, alterada pela *sniffing position*.[3]

Procede-se a pré-oxigenação e a monitoração da oximetria de pulso, e seleciona-se o calibre da cânula utilizando-se como parâmetro o diâmetro do 5º dedo da mão ou o diâmetro externo da narina. Pode-se também utilizar a regra: diâmetro interno (mm) = 16 + idade (anos)/4. Preferencialmente, utilizam-se sondas sem balonete, pois o anel da cartilagem cricoide da criança já se constitui num selo natural. As sondas balonadas podem ser utilizadas em crianças maiores de 7 anos.

Recomenda-se entubação em sequência rápida (Figura 3), na qual se usa sulfato de atropina (0,1 a 0,5 mg), seguido de midazolam (0,1 mg/kg) em pacientes normovolêmicos ou etomidato (0,3 mg/kg) em pacientes hipovolêmicos. A seguir, pode-se realizar a manobra de Sellick para comprimir o esôfago por meio de pressão na cartilagem cricoide, embora muitos autores já a estejam abandonando por sua baixa eficiência. Realiza-se o bloqueio neuromuscular com succinilcolina (2 mg/kg na criança menor de 10 kg e 1 mg/kg, na maior de 10 kg).

Após a laringoscopia, por causa do tamanho reduzido da traqueia, progride-se a cânula até imediatamente após a prega vocal, para evitar seletivação. Muito cuidado deve ser tomado durante a fixação da cânula, para evitar deslocamentos e extubação.

Na impossibilidade da entubação orotraqueal, ou em situação emergencial, pode-se realizar a cricotireoidostomia por punção, que permite estabilizar o paciente por aproximadamente 30 a 40 minutos, pois garante boa oxigenação, mas não permite ventilação adequada, gerando retenção de CO_2. Por essa razão, não é considerada uma via aérea definitiva e, durante o tempo ganho com o procedimento, deve-se planejar a entubação orotraqueal ou a traqueostomia, que deve ser realizada no sentido longitudinal. A cricotireoidostomia cirúrgica não deve ser realizada em crianças menores de 12 anos, pois a membrana cricotireóidea não é bem definida nessa idade, dada a sobreposição das cartilagens tireóidea e cricóidea, determinando maior risco de estenose subglótica no longo prazo. Embora não constitua uma via aérea definitiva, o uso de máscara laríngea garante boa oxigenação e ventilação e permite ganho de tempo até a obtenção da via aérea definitiva.

Ventilação

A perviedade isolada das vias aéreas não determina ventilação eficiente, pois o paciente pode ter lesões que comprometem a dinâmica ventilatória, como pneumotórax simples ou hipertensivo, hemotórax maciço, contusão pulmonar, ferida aspirativa torácica, entre outros. Essas situações devem ser reconhecidas precocemente e tratadas de imediato.[5] A ventilação pode ser comprometida também por distensão gástrica provocada por aerofagia, que deve ser tratada com sondagem naso ou orogástrica (as contraindicações da sonda nasogástrica são as mesmas do adulto, e a sonda orogástrica pode ser preferencial em bebês).

Salienta-se que a ausculta torácica na sala de emergência pode ser dificultada pelo barulho ao redor e pelo fato de o tórax infantil transmitir o som do murmúrio amplamente. Desta forma, a observação de outros dados semiológicos, como retrações da posição da traqueia, a presença

de escoriações e/ou ferimentos penetrantes e a percussão torácica, são de extrema valia na avaliação.

A criança deve ser ventilada com um volume de 4 a 6 mL/kg e com frequência de 40 a 60 incursões por minuto no lactente e 20 na criança maior. A hipóxia induzida por hipoventilação é a causa mais comum de parada cardíaca na criança.[4]

Circulação, controle de hemorragia e reanimação volêmica

Nesse momento, busca-se primeiramente o controle de hemorragias externas e, simultaneamente, a reanimação volêmica. Por conseguinte, envolve o tratamento do choque hipovolêmico e monitoração pertinente. Durante a avaliação inicial, a manobra mais importante é o controle da hemorragia externa por meio de compressão extrínseca. O tratamento definitivo é realizado após estabilização clínica. Nas situações esporádicas de amputações traumáticas, traumatismos em membros com lesões arteriais com sangramento ativo e feridas decorrentes de explosivos, o uso criterioso de torniquetes pode ser benéfico.[6]

O sinal mais precoce de hipovolemia é taquicardia, associada a palidez cutânea e eventualmente sudorese fria e alteração de nível de consciência. Todavia, deve-se lembrar que dor, medo e estresse também têm como resposta o aumento da frequência cardíaca. Por ter uma reserva funcional maior, os sinais de choque na criança são mais tardios, aparecendo após perda de 25% ou mais da volemia. A hipotensão surge apenas após perdas superiores a 40% da volemia e sugere extrema gravidade.

Para a reanimação volêmica, é mandatória a obtenção de acesso venoso de qualidade. Acessos venosos em crianças são um desafio corriqueiro na prática médica, especialmente na criança politraumatizada e/ou em choque. Assim, após insucesso em 2 tentativas para punção periférica, deve-se partir para a punção intraóssea (PIO) (Figura 4).

É um procedimento relativamente simples que permite a infusão de medicação, cristaloides e hemoderivados até que se consiga um acesso venoso adequado. Não deve ser realizado em membros com fraturas confirmadas ou suspeitas. Outra opção, caso as anteriores mostrem-se inviáveis, é a dissecção venosa da veia safena distal junto ao maléolo medial. A obtenção de acessos centrais por punção percutânea não é prioritária nesse momento, pois permite infusão lenta, oposto ao que se deseja na emergência, não é isento de riscos e complicações, necessita de colaboração ou sedação/paralisação do paciente e enfrenta obstáculos como o colar cervical e adesivos de monitoração.

A reposição volêmica é realizada com um volume inicial de 20 mL/kg de Ringer lactato aquecido. Após essa infusão, procede-se à reavaliação do paciente. Na ausência de resposta, entende-se tratar de hemorragia de grande porte e já se providencia reposição agressiva com derivados de sangue na proporção de 1:1:1 de papa de hemácias, plasma e plaquetas, embora já haja estudos sugerindo modificação nessa proporção.[7] Mantém-se a reposição com cristaloides,

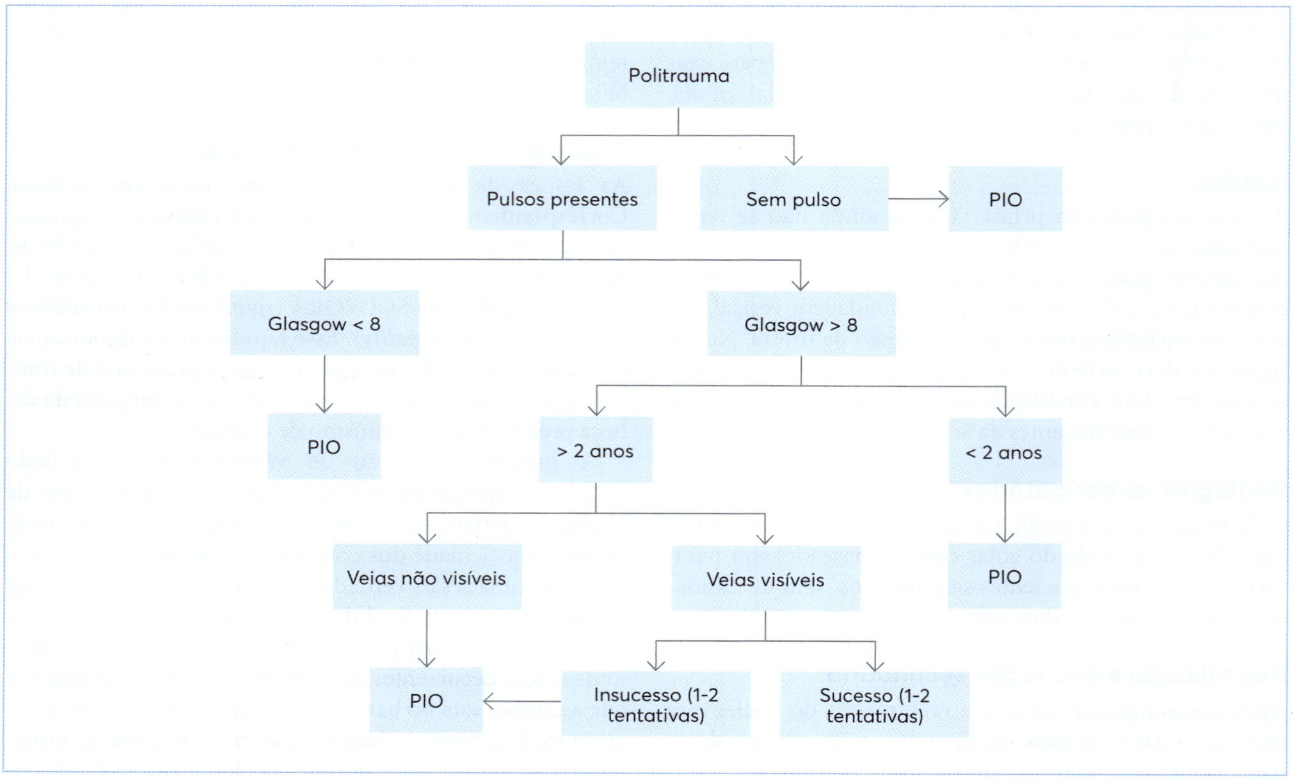

Figura 4 Algoritmo para punção intraóssea (PIO).

porém de forma mais comedida, e solicita-se de imediato a avaliação de um cirurgião pediátrico ou cirurgião geral experiente em trauma. Este profissional decidirá se o paciente tem indicação de intervenção cirúrgica ou não.

Nos casos em que a reposição de hemoderivados superar 40 mL/kg em 24 horas ou menos, está indicada a ativação do protocolo de transfusão maciça, caso o hospital disponha.[8]

Deve-se monitorar a frequência cardíaca, a oximetria de pulso e a diurese, que deve ser mantida em 2 mL/kg/hora na criança de até 1 ano de idade, 1,5 mL/kg/hora no escolar e 1 mL/kg/hora na criança maior e no adolescente.

A utilização da fita de Broselow permite verificar rapidamente informações como tamanho de sondas, dosagem de drogas e hidratação, entre outras informações, para diferentes idades. Além disso, já está disponível, para o sistema operacional iOS, um aplicativo para telefone móvel (www.triaj.com) que auxilia em todas as etapas do atendimento, em sistema de check-list, sugerindo ações e doses de medicamentos, embasado em algoritmos criados por especialistas.

Avaliação neurológica sumária

Durante o exame primário, avalia-se o nível de consciência, a reação pupilar, a movimentação das extremidades e a escala de coma de Glasgow, que é adaptada para crianças menores.

Exposição

O paciente deve ser totalmente despido para que se possa avaliar suas lesões, não esquecendo de promover uma rotação de 90°, com auxílio de outros profissionais, para examinar o dorso, mantendo-se o alinhamento da coluna. Prevenir a hipotermia é mandatório.

Sondas

Ao final da avaliação primária, caso ainda não se tenha realizado, deve-se proceder à sondagem nasogástrica (ou orogástrica quando houver suspeita de fratura de base de crânio ou nas crianças pequenas) e sondagem vesical, exceto nos pacientes com suspeita de lesão de uretra. Nessas situações, deve-se realizar um toque retal para avaliar a posição da próstata. Persistindo dúvida, é recomendado realizar uma uretrografia antes da sondagem.

Radiografias obrigatórias

Coluna cervical em perfil, tórax e bacia. Já existem protocolos para a retirada do colar cervical baseados em parâmetros clínicos em pacientes selecionados, sem necessidade de realização da radiografia de coluna cervical.[3,4]

Reavaliação e avaliação secundária

Após a avaliação primária e a reanimação do paciente, a reavaliação faz-se necessária. Caso haja piora clínica, deve-se retornar aos passos iniciais da avaliação e fazer as intervenções pertinentes até que as situações identificadas sejam tratadas. Ocasionalmente, a avaliação secundária nem chega a ser realizada, porque o paciente precisa ser levado imediatamente à cirurgia. Entretanto, havendo estabilidade, procede-se a avaliação secundária, que consiste num exame extremamente minucioso da cabeça aos pés. Ao final dessa avaliação, solicitam-se os exames adicionais (laboratório, imagem) que porventura sejam necessários. Ressalta-se ainda a importância do conhecimento do mecanismo de trauma para a suspeição de lesões e proposição do tratamento.

TRAUMATISMOS ESPECÍFICOS

Traumatismo cranioencefálico (TCE)

De forma geral, o prognóstico do TCE na infância é melhor que no adulto, exceto para os menores de 3 anos. As lesões focais (hematoma epidural, subdural e intracerebral são mais raras nas crianças, sendo mais prevalentes as lesões difusas, como a concussão e a encefalopatia hipóxico-isquêmica, também conhecida como lesão axonal difusa. A presença de fontanelas abertas e suturas patentes permite que, mesmo com lesões graves e grandes aumentos no volume intracraniano, não haja alterações significativas no nível de consciência. Vômitos e convulsões são frequentes. A tomografia está indicada quando há histórico de perda de consciência, amnésia lacunar, cefaleia persistente e refratária a analgésicos comuns, vômitos incoercíveis e/ou em jato e escala de coma de Glasgow igual ou inferior a 14. O melhor tratamento para o TCE infantil é o adequado manejo do ABC, garantindo oxigenação, ventilação e condições hemodinâmicas adequadas, evitando as temíveis lesões cerebrais secundárias decorrentes da instabilidade ou ineficiência dessas funções.[1,3-5]

Traumatismo de coluna e medula

As lesões de coluna cervical são raras na infância. Correspondem a 5% do total das lesões cervicais e, quando ocorrem, podem não estar associadas a fraturas vertebrais. A ocorrência de lesão neurológica sem fratura detectável é conhecida pela sigla SCIWORA (*spinal cord injury without radiographic abnormality*). Esse fato ressalta a importância do exame físico e do conhecimento do mecanismo de trauma para o diagnóstico. Por outro lado, o maior peso da cabeça predispõe ao mecanismo de chicote.[1,3-5]

A pseudossubluxação de vértebras é um achado frequente, principalmente nas crianças de até 7 anos de idade, e é um fenômeno fisiológico, dado pela maior mobilidade e elasticidade dos componentes vertebrais. Diferenciá-la de uma lesão verdadeira é difícil, e a realização de manobras com esta finalidade deve ser feita com a anuência de um neurocirurgião. Muitas lesões de coluna toracolombar são decorrentes de acidentes automobilísticos em que a criança está no banco traseiro, presa pelo cinto de segurança de 2 pontos. Nessas situações, por causa da hiperflexão da coluna, ocorrem fraturas e/ou luxações em níveis torácicos baixos e lombares altos. Essas fraturas são conhe-

cidas como fraturas de Chance e fazem parte da síndrome do cinto de segurança, em que se identifica impressão tatuada do cinto de segurança sobre a parede abdominal da criança, podendo associar-se lesões em duodeno, intestino delgado e pâncreas (Figura 5).

Traumatismo torácico

As lesões torácicas correspondem a 8% das lesões em crianças traumatizadas. Consistem em marcador importante de acometimento de outros segmentos, pois em 2/3 dos casos há comprometimento simultâneo de um ou mais sistemas. A criança pequena é muito mais suscetível ao pneumotórax hipertensivo por causa da maior mobilidade do mediastino. A ocorrência de tórax instável é rara na infância em razão da maior elasticidade do arcabouço ósseo, entretanto, a contusão pulmonar é bastante frequente. Há relatos de maior incidência de hérnia diafragmática traumática e de ruptura de brônquios em crianças.[9]

Aproximadamente 95% das lesões torácicas são tratadas com apenas a drenagem pleural. O dreno deve ser de tamanho adequado para a idade para evitar iatrogenias.[3,5] Em caso de hemotórax, se o débito do dreno for maior que 10 a 15 mL/kg/hora, pode haver indicação de toracotomia. A ruptura traumática da aorta é rara na infância, de forma que se deve atentar para o achado de alargamento de mediastino à radiografia de tórax.

Traumatismo abdominal

As vísceras maciças abdominais são proporcionalmente maiores que nos adultos e são mais propensas a traumatismos. O exame do abdome é um desafio, pois a criança está

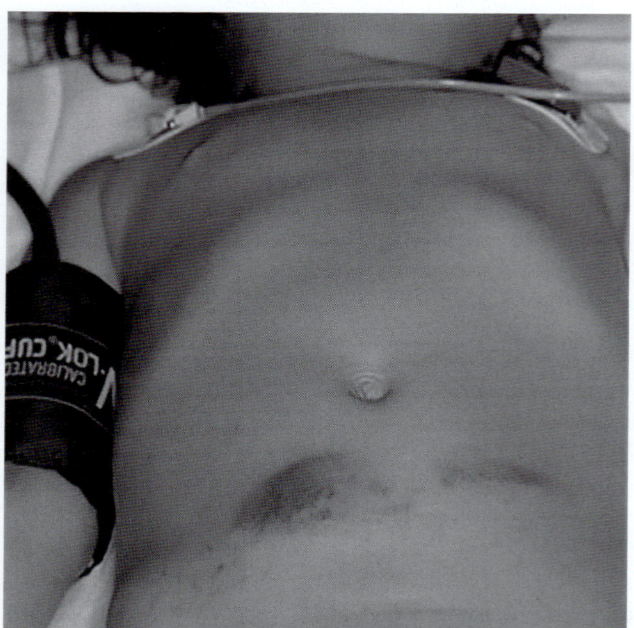

Figura 5 Lesão por cinto de segurança. Pode haver lesões em duodeno, pâncreas e intestino delgado, além de fratura de coluna toracolombar – fratura de Chance.

com dor, assustada e pouco cooperativa, e a sondagem gástrica e vesical podem facilitar, por promover a descompressão desses órgãos. Como, muitas vezes, o exame clínico abdominal traz poucas informações confiáveis, exames complementares de imagem podem ser necessários.

O FAST tem alta sensibilidade, baixa especificidade e depende muito do examinador. Diante da conduta consagrada de tratamento conservador não operatório para a maioria dos pacientes com lesões de vísceras maciças, sua utilização para definição de indicação cirúrgica mostra-se não essencial.

A tomografia computadorizada só deve ser realizada em pacientes hemodinamicamente estáveis e, de preferência, com contraste e no serviço onde será realizado o tratamento definitivo.[3-5,10] A tomografia é dispensável e não deve ser realizada em situações em que há indicação clara de exploração cirúrgica, como instabilidade hemodinâmica, mesmo com reanimação adequada, hematócrito em queda, transfusão de hemoderivados superior a 50% da volemia, pneumoperitônio, lesão de bexiga intraperitoneal, sinais de peritonite e evisceração (Quadro 2).

Quadro 2 Indicações de laparotomia exploradora
Instabilidade hemodinâmica mesmo com reanimação adequada
Hematócrito em queda
Transfusão maior que 50% da volemia (40 mL/kg)
Pneumoperitônio
Ruptura de bexiga intraperitoneal
Sinais de peritonite
Evisceração
Feridas por projéteis de arma de fogo

Traumatismo de extremidades

Pela existência dos centros de crescimento ósseo, a avaliação das radiografias nem sempre é fácil; deste modo, a cinemática e a história do trauma são de extrema importância no diagnóstico diferencial.

Fraturas próximas às cartilagens de crescimento são difíceis de identificar e podem deixar sequelas graves. O traumatismo musculoesquelético provoca maior perda de sangue em comparação ao adulto. Os pulsos periféricos devem ser avaliados cuidadosamente para afastar ou confirmar lesões vasculares, e deve-se considerar a possibilidade de síndrome compartimental. Lesões específicas, como as fraturas em galho verde ou supracondilares, não devem ser esquecidas.[3,5]

ABUSO INFANTIL – SÍNDROME DA CRIANÇA ESPANCADA

Em virtude de sua fragilidade e incapacidade em se defender, a criança pode ser alvo de abusos geralmente impostos por adultos de convívio próximo a ela. Todo pediatra deve estar alerta aos sinais desta situação e, diante da suspeita,

deve comunicar às autoridades competentes, pois, se não o fizer, a criança pode ter perdido a única chance de receber ajuda. Os principais sinais de alerta estão sumarizados no Quadro 3.

Quadro 3 Sinais suspeitos de abuso

Sinais suspeitos de abuso
Demora na procura por serviços de saúde
Procura por diversos serviços de saúde diferentes
Pais evasivos ou pouco interessados
Histórias clínicas diferentes apresentadas pelos familiares
Incompatibilidade entre história relatada e gravidade das lesões
Hematomas subdurais múltiplos
Hemorragia de retina (*shaken baby syndrome*)
Lesões periorais, perianais e/ou perigenitais
Cicatrizes múltiplas em diferentes estágios de cicatrização
Fraturas em diferentes estágios de consolidação
Fraturas de ossos longos em crianças menores de 3 anos
Lesões de vísceras internas sem evidência de trauma grave
Lesões bizarras (mordeduras, amarraduras por fios e cordas, queimaduras por cigarro, etc.)

A atenção para estes sinais é fundamental para que esta síndrome seja reconhecida precocemente por profissionais e leigos e medidas sejam implementadas para sua contenção e tratamento.[3,5]

PREVENÇÃO

Deve-se tratar a prevenção do trauma na infância como se fosse uma vacina. Dados recentes da organização Criança Segura identificam, no Brasil, uma redução de 50% na mortalidade por trauma em crianças de até 14 anos, entre 2000 e 2018, após a implantação do programa voltado a ações de prevenção. Diferentemente do que ocorreu em relação à organização de sistemas de trauma para o atendimento de adultos, o trauma pediátrico ainda não definiu questões básicas e primordiais, como critérios para a utilização de viaturas de suporte básico ou avançado ou qual a estrutura para o tratamento da criança traumatizada (hospitais gerais, hospitais pediátricos, hospitais com ou sem enfermarias ou UTI pediátricas, serviços com ou sem especialistas pediátricos, etc.).

Embora as prioridades sejam as mesmas, os profissionais da área da saúde, mesmo experientes, sentem-se inseguros ao tratar uma criança traumatizada. Cabe aos pediatras e cirurgiões pediátricos difundir os conceitos da prevenção para a população leiga, informando o básico e falando o óbvio para as pessoas e usando as próprias crianças como agentes multiplicadores dos conceitos corretos. Vale consultar o site www.criancasegura.org.br para maiores informações.

CONSIDERAÇÕES FINAIS

A padronização do atendimento inicial da criança vítima de trauma e o conhecimento das suas características e particularidades contribuem muito para a redução da morbimortalidade decorrente do trauma na infância. O treinamento dos pediatras nos procedimentos de suporte à vida em crianças é fundamental para o bom resultado do tratamento. Eles devem, ainda, ser multiplicadores dos conceitos de prevenção de acidentes na infância, para resolver este problema social de grandes proporções e de efeitos de longo prazo para crianças e para a sociedade.

REFERÊNCIAS BIBLIOGRÁFICAS

1. Cooper A. Avaliação inicial e conduta no trauma. In: Holcomb III GW, Murphy JP, Ostlie DJ. In: Ashcraft cirurgia pediátrica. 6.ed. Rio de Janeiro: Elsevier; 2017. p.74-83.
2. Basso MR. Acidentes de transporte terrestre em Londrina: análise das vítimas menores de 15 anos [dissertação]. Londrina: Universidade Estadual de Londrina; 2000.
3. American College of Surgeons. Pediatric trauma. In: American College of Surgeons. Advanced Trauma Life Support, Student Manual. 10.ed. Chicago; 2018. p.186-212.
4. Mikrogianakis A, Grant V. The kids are alright – Pediatric trauma pearls. Emerg Med Clin N Am. 2018;36:237-57.
5. Bensard DD. Pediatric trauma. In: Feliciano DV, Mattox KL, Moore EE (eds.). Trauma. 9.ed. New York: McGraw Hill; 2021. p.965-77.
6. Cunningham A, Auerbach M, Cicero M. Tourniquet usage in prehospital care and resuscitation of pediatric trauma patients - Pediatric Trauma Society position statement. J Trauma Acute Care Surg. 2018;85(4):665-7.
7. Dehmer JJ, Adamson WT. Massive transfusion and blood product use in the pediatric trauma patient. Seminars in Pediatric Surgery. 2010;19(4):286-91.
8. Neff LP, Cannon JW, Morrison JJ. Clearly defining pediatric massive transfusion: cutting through the fog and friction with combat data. J Trauma Acute Care Surg. 2015;78(1):22-9.
9. Ruiz-Elizalde AR, Tuggle DW. Trauma torácico. In: Holcomb III GW, Murphy JP, Ostlie DJ. In: Ashcraft cirurgia pediátrica. 6.ed. Rio de Janeiro: Elsevier; 2017. p.84-91.
10. Notrica DM, Eubanks JW 3rd, Tuggle DW. Nonoperative management of blunt liver and spleen injury in children: evaluation of the ATOMAC guideline using GRADE. J Trauma Acute Care Surg. 2015;79(4):683-93.

CAPÍTULO 26

ATRESIA DE ESÔFAGO

Rodrigo Pinheiro de Abreu Miranda
Edward Esteves

AO FINAL DA LEITURA DESTE CAPÍTULO, O PEDIATRA DEVE ESTAR APTO A:

- Conhecer a etiopatogenia da atresia de esôfago.
- Identificar os diferentes tipos de atresia de esôfago.
- Realizar o diagnóstico precoce da atresia de esôfago e os cuidados iniciais do bebê com a doença.
- Aprender os princípios básicos do tratamento das complicações da doença e das cirurgias.
- Conhecer e identificar as complicações da atresia do esôfago.

INTRODUÇÃO

A atresia de esôfago (AE) é uma malformação congênita relativamente comum que acomete cerca de 1 em cada 2.500 a 4.000 recém-nascidos. Ela é caracterizada por falha na formação do esôfago, quase sempre com descontinuidade do órgão, associada ou não a conexões com a traqueia.[1,2]

Desde a primeira descrição da AE associada com fístula traqueoesofágica feita por Thomas Gibson em 1697, foram quase 250 anos para que fosse realizada a primeira correção cirúrgica da doença, por Cameron Haight em 1941. Com a melhoria da terapia intensiva neonatal, atualmente, o índice de sobrevida dos bebês portadores da AE em serviços especializados em sua abordagem e tratamento chega a índices maiores que 90%, alcançando até 98%, mesmo naqueles prematuros e com baixo peso.[3]

Estes dados são fundamentais, uma vez que o resultado do tratamento da AE tem sido considerado reflexo do nível de assistência neonatal e pediátrica de um serviço, hospital e até mesmo de países. Em países pobres e em desenvolvimento, como o Brasil, as taxas gerais de sobrevida dos bebês com esta doença variam entre 30 e 80%, a depender das condições de assistência neonatal.[3]

O diagnóstico precoce da AE é o principal fator de impacto no resultado de sobrevida. Sem o manejo adequado desde os primeiros minutos de vida, os neonatos com AE estão sob maior risco de pneumonia aspirativa e sepse, causas importantes de complicações graves, incluindo o óbito nestes pacientes. O estabelecimento de sucção da saliva, medidas antirrefluxo, assistência ventilatória adequada, assistência nutricional, antibioticoterapia e acesso à equipe multidisciplinar, com apoio em cirurgia pediátrica, interferem diretamente na morbidade e mortalidade por atresia de esôfago. Assim, o conhecimento da atresia de esôfago, desde a sua etiopatogenia, passando pela apresentação clínica e confirmação diagnóstica, até os melhores cuidados clínicos iniciais no pós-operatório, influenciam diretamente nos resultados de curto e longo prazo.[2-4]

EMBRIOLOGIA

Do endoderma primitivo emerge o intestino primitivo anterior, e durante a 4ª semana de vida embrionária, há o brotamento do divertículo respiratório, do qual é observada a separação do tubo laringotraqueal, que divide o esôfago da traqueia. São 3 as teorias mais aceitas para tentar explicar a falha da formação do esôfago e da traqueia que resultam na atresia de esôfago e seus diferentes tipos de relação com a traqueia.

A primeira seria a da falha do crescimento do broto traqueal no sentido caudal; a segunda sugere uma falha na formação do septo traqueoesofágico mesenquimal no plano coronal do intestino primitivo; e a terceria teoria aventa a possibilidade de que o tubo esofágico já formado e separado da traqueia teria um segmento descontinuado, talvez por insuficiência vascular focal, e ocorreria um rearranjo local com diferentes ligações com a traqueia.

Para avaliação gênica da AE, há estudos demonstrando o envolvimento de falhas de genes como causa da doença em animais, mas poucos conseguem ser implicados em humanos. Falhas na expressão dos genes *Nkx2.1* ou *Tbx4*, assim como nos processos de apoptose do *Sox2*, *Shh*, *Gli-2*, *Gli-3*,

Pcsk5 e *FOX* parecem ser os responsáveis para determinação da AE. Contudo, o entendimento de todo o processo gênico destas falhas em humanos permanece incompleto.[5]

A expressão anatômica na falha desse desenvolvimento embrionário seria a formação da atresia com ou sem comunicação com a traqueia. A classificação morfológica da AE inclui 5 tipos, identificados na Figura 1, cada um com sua frequência média na literatura.

A AE e suas diferentes apresentações de relação com a traqueia está associada com alguma anomalia adicional em aproximadamente metade dos casos. Dada a origem genética em muitos casos, há uma sequência de malformações associadas representada pela sigla VACTERL: **V**ertebrais, **A**nomalia anorretal, **C**ardíacas, (fístula **T**raqueoesofágica), atresia **E**sofágica, **R**enais e em membros (***L****imbs*). Esta sequência se expressa com a associação de no mínimo 2 anomalias além da AE. A combinação mais comum é a AE com as malformações cardíacas, com índices de 35 a 53%.[2] Uma vez confirmado o diagnóstico de AE, a associação VACTERL deve ser investigada, idealmente antes da realização do tratamento cirúrgico.

Outra associação de malformações com AE conhecida e descrita é a CHARGE, de elevada morbimortalidade, na qual são observadas 2 ou mais das seguintes anomalias: **C**oloboma ocular; cardiopatia (***H****eart*), sobretudo tetralogia de Fallot; **A**tresia de coanas; **R**etardo mental e físico; hipogonadismo (***G****onads*), defeitos auditivos (***E****ar*), além da atresia do **E**sôfago.

DIAGNÓSTICO PRÉ-NATAL

O diagnóstico pré-natal de AE ainda é um desafio. A ultrassonografia obstétrica como método diagnóstico é limitada na capacidade de identificar os sinais da doença, e os índices de suspeita diagnóstica pelo método variam entre 24 e 32%.[1] Recentemente, têm sido preconizadas a ressonância magnética (RM) fetal e a análise do líquido amniótico como ferramentas em potencial para aumentar a detecção pré-natal da AE.

Os sinais ultrassonográficos sugestivos não são nem sensíveis, nem específicos. O polidrâmnio é considerado um indicativo de obstrução do trato digestivo alto, está presente em aproximadamente 10% de todas as gestações e, na maioria dos casos observados, é idiopático. Portanto, não é surpreendente que o polidrâmnio, no contexto do diagnóstico pré-natal de AE, esteja associado com alta taxa de falso-positivo, em até 2/3 dos casos. Outros sinais ultrassonográficos que podem ser observados nos fetos são estômago pequeno ou ausente, presença de bolsa esofágica proximal dilatada e distensão da hipofaringe. A associação de mais de dois destes sinais ecográficos descritos tende a aumentar o índice diagnóstico de AE.[1]

A avaliação de enzimas digestivas no líquido amniótico é feita basicamente pelo cálculo do índice de gamaglutamiltranspeptidase (GGTP) presente no líquido. Na presença de obstruções do trato digestivo alto, a GGTP do líquido amniótico não é deglutida e começa a se acumular nele, mostrando índices acima do normal (50 U/L), porém não é específica da AE.[1]

O uso de RM fetal surge como uma opção mais recente para avaliação diagnóstica pré-natal de AE e deve ser indicado nas gestantes com polidrâmnio. Todos os achados ultrassonográficos fetais podem ser avaliados por este exame, com melhor definição de imagem e menos fatores de confusão diagnóstica. Atualmente, mesmo em centros terciários de medicina fetal, há dificuldades na realização da RM e na análise do líquido amniótico fetais. O primeiro, principalmente por conta do alto custo e indisponibilidade do aparelho, e o segundo, pela complexidade de sua realização.[1]

DIAGNÓSTICO PÓS-NATAL

Nos casos de suspeita da AE no feto, com exceção da atresia do tipo E (em que não há interrupção do esôfago), o

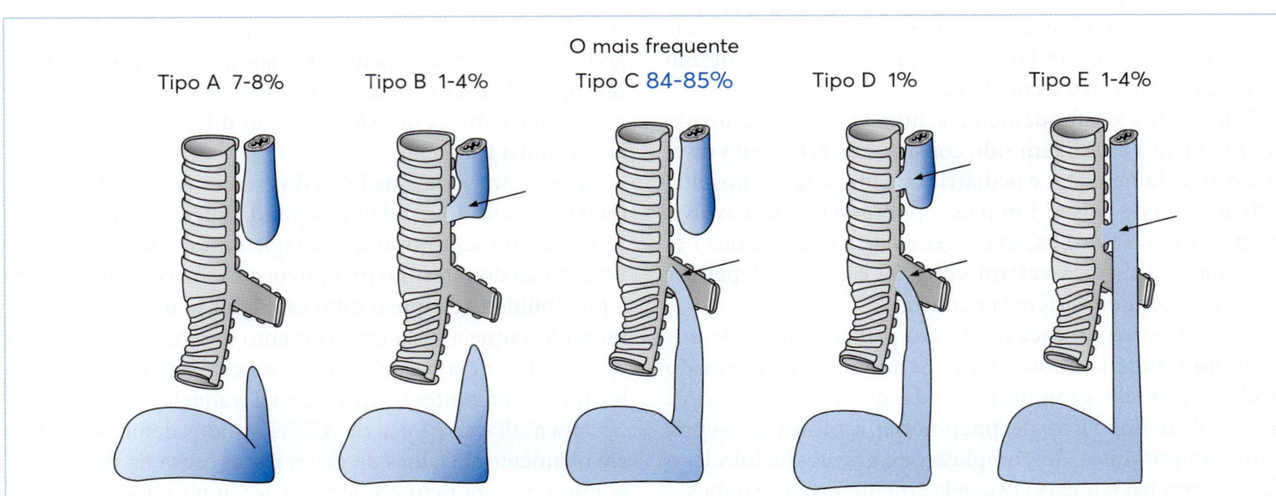

Figura 1 Classificação morfológica da atresia do esôfago em 5 tipos. As setas identificam as fístulas traqueoesofágicas.

diagnóstico pós-natal pode se confirmar por meio de duas simples etapas: a tentativa de passagem de sonda orogástrica e o exame radiográfico com avaliação do coto esofágico em fundo cego.

Apesar de conduta amplamente discutida em neonatologia, é recomendável que, após o nascimento, na sala de parto, em todos os bebês, procedam-se a sondagens das narinas e coanas, para se descartar atresia de coanas, assim como a passagem de sonda para o estômago, avaliando a permeabilidade esofágica, e aspirar o conteúdo gástrico. Esta atitude é mandatória em bebês com suspeita de atresia de esôfago no período pré-natal.

Caso não se consiga passar a sonda esofágica para o estômago ou ela fique enrolada na orofaringe, a sonda já deve permanecer para aspirar continuamente a saliva e um exame radiográfico deve ser realizado com urgência. São obtidas imagens radiográficas de pescoço, tórax e abdome, após a passagem de sonda radiopaca posicionada no esôfago ou sonda fechada contendo contraste iodado hidrossolúvel em sua luz. Outra opção é a injeção de 0,5 mL de contraste na sonda para desenhar o fundo cego esofágico e posterior realização das radiografias. No entanto, deve-se ter o cuidado de aspirar este contraste logo em seguida, evitando sua aspiração para a árvore respiratória (Figura 2).

A confirmação diagnóstica da AE define a conduta a ser seguida. Os tipos A ao D (ver Figura 1) caracterizam-se pelo fundo cego do esôfago proximal contendo a sonda dobrada ou o contraste retido (ver Figura 2). A presença de ar no abdome indica presença de fístula traqueoesofágica distal (tipos B, C, D), que pode permitir a cirurgia precocemente, para anastomose esofágica. Quando não há ar no abdome, trata-se do tipo A, sem fístula, ocorrendo um espaço maior entre os cotos, impossibilitando a anastomose imediata e requerendo tratamento por etapas, condição chamada de cotos distantes ou *long gap*.

No tipo E (fístula em H sem atresia), o diagnóstico é baseado no quadro clínico de tosse crônica e pneumonias aspirativas, sendo confirmado com exame radiográfico com contraste iodado hidrossolúvel ou broncoscopia. Em virtude do diagnóstico diferencial com refluxo e fenda laríngea, entre outros, o diagnóstico geralmente é tardio, mas deve ser considerado em vigência desse quadro clínico.

TRATAMENTO CLÍNICO PRÉ-OPERATÓRIO

Os fatores prognósticos são importantes na programação do tratamento. Historicamente, a prematuridade, o baixo peso e as complicações pulmonares (índices prognósticos de Waterston) eram considerados os fatores mais importantes de prognóstico dos recém-nascidos com AE. Atualmente, com a melhora da assistência neonatal, os principais fatores são as malformações congênitas associadas, principalmente cardíacas, e o baixo peso extremo (< 1.500 g).[2] Além disso, a capacidade de prevenção de sepse, o treinamento de equipe e acesso a produtos hospitalares para cuidados pré e pós-operatórios adequados, bem como de instalações para a melhor assistência anestésico-cirúrgica destes pacientes, são fundamentais para os melhores resultados em curto e longo prazos do tratamento desta condição.[3]

A conduta inicial para manejo do bebê com AE, ainda na sala de parto, deve ser a aspiração contínua da saliva, para prevenir aspiração salivar para vias aéreas, e manter o tronco da criança em posição semissentada, elevada 30 a

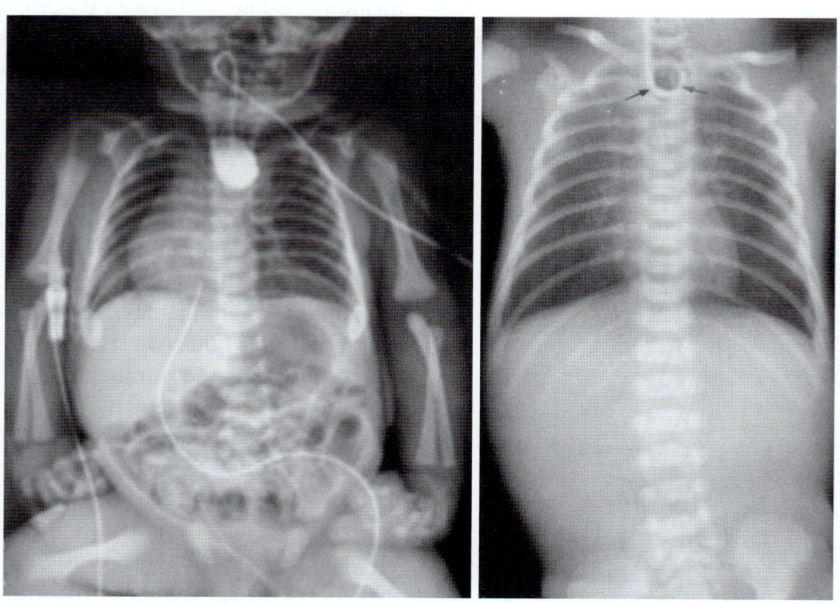

Figura 2 A. Coto esofágico em fundo cego, com contraste (0,5 mL), ar em estômago e alças intestinais indicando fístula traqueoesofágica distal e dextrocardia. B. Esôfago em fundo cego com sonda opaca, sem ar no abdome (sem fístula traqueoesofágica).

45° (Figura 3). Essas atitudes são fundamentais para evitar complicações pulmonares e permitir a cirurgia precoce.[4,6]

O melhor método de aspiração salivar constante é pelo sistema de vácuo conectado à sonda tipo Replogle, que consiste em uma sonda de aspiração mais fina (6F ou 8F) dentro de uma outra mais calibrosa (10F ou 12F), multifenestrada e protetora, para facilitar a aspiração da saliva sem sugar a mucosa esofágica pelo vácuo (Figura 4). Em locais sem condições de se promover aspiração contínua, pode-se aspirar a cada 2 a 5 minutos com uma pera de borracha ou seringa na sonda, manter a criança em decúbito lateral ou ventral, de modo intermitente.

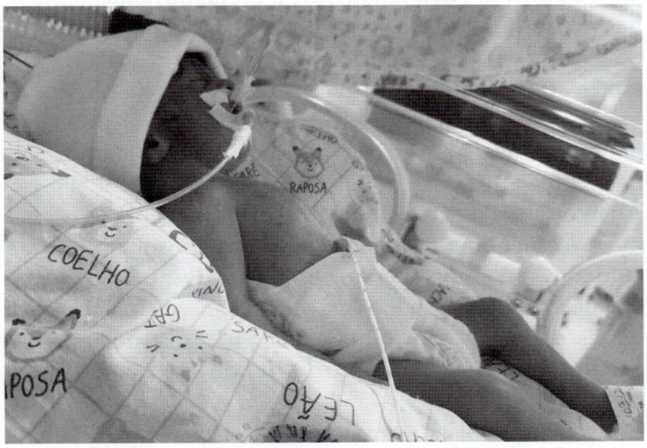

Figura 3 Posição ideal do recém-nascido com atresia do esôfago antes da cirurgia, com cateter de sucção tipo Replogle e inclinado a 45°, para reduzir a ocorrência do refluxo gastropulmonar.

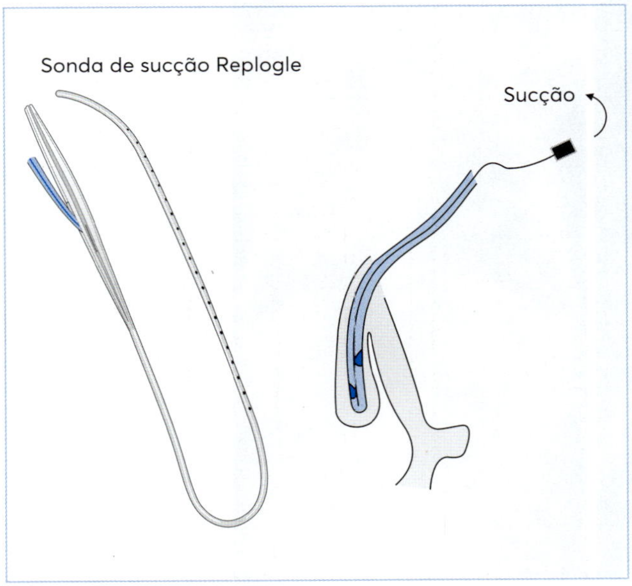

Figura 4 Sondas para aspiração salivar contínua. A. Modelo de cateter comercial. B. Cateter montado com 2 sondas (6 +10, ou 8 +12).

O momento da correção cirúrgica da atresia de esôfago deve ser o mais precoce possível, antes de ocorrerem agravos pulmonares. Contudo, idealmente, antes do tratamento cirúrgico, devem ser avaliadas as outras possíveis anomalias associadas, com: exame físico perineal e anorretal cuidadoso para avaliação de anomalias anorretais; ecocardiografia para avaliar malformações cardíacas e posição do arco aórtico; ultrassonografia abdominal total pós-natal, com especial atenção para avaliação de rins e vias urinárias; radiografia dos membros superiores e inferiores, em busca de defeitos ósseos.[4]

Essas avaliações adicionais, além de auxiliarem na adequação do tratamento destas alterações, permitem enquadrar o paciente em associações de VACTERL ou CHARGE, já referidas anteriormente. Nos casos de associações ou suspeita de anormalidades genéticas, a avaliação do cariótipo deve ser realizada, para avaliação diagnóstica e orientação genética familiar.

TRATAMENTO CIRÚRGICO

Considerando-se que há várias formas de apresentação da AE, o tratamento cirúrgico também tem um espectro grande de estratégias e técnicas a serem aplicadas em cada caso. O objetivo principal da equipe cirúrgica é preservar o esôfago original, que apresenta melhor prognóstico quando comparado com substitutos (estômago ou intestino).

As abordagens cirúrgicas dos recém-nascidos com AE podem ser por toracotomia posterolateral ou posterior, ou por via videotoracoscópica, uma forma de cirurgia minimamente invasiva. Esta é utilizada a depender da disponibilidade de material e da experiência da equipe cirúrgica. Em ambos os acessos, a intenção é a ligadura da fístula traqueoesofágica quando presente, a liberação do coto esofágico cranial e do coto caudal e a realização da anastomose esofágica.[4,7]

Quando a anastomose esofágica é conseguida, pode ser realizada no transoperatório a passagem de uma sonda entérica transanastomótica. Esta sonda possibilita alimentação enteral precoce, evitando-se a nutrição parenteral total e suas complicações.

Nos casos de AE com cotos distantes (*long gap*), a conduta é mais complexa e apresenta maiores índices de morbimortalidade. Em sua maioria, eles são observados nas AE do tipo A, sem fístulas. Nestes casos, a anastomose primária esofágica pode não ser possível em primeira abordagem cirúrgica, então o tratamento cirúrgico pode ser postergado, após o alongamento do coto proximal. Em mais de 70% dos casos, pode ocorrer um alongamento natural, o esôfago proximal tende a crescer espontaneamente nas primeiras 4 a 8 semanas de vida, auxiliadas com buginagem. Nos casos de não crescimento, indicam-se os alongamentos cirúrgicos, por trações contínuas, incisões relaxadoras no coto ou esofagostomias seriadas.[4,8]

A substituição esofágica atualmente é uma raridade para AE, somente indicada após insucesso dos alongamentos ou severas complicações cirúrgicas.[9]

COMPLICAÇÕES

As complicações pós-operatórias precoces mais comumente observadas são uma fístula esofágica e a estenose anastomótica, com possíveis complicações infecciosas e em graus variáveis para ambos. Estas complicações são prevenidas, além da técnica cirúrgica adequada, com a utilização de assistência ventilatória e manejo nutricional adequados, com sedação profunda e flexão cervical por 3 a 7 dias, uso de medicamentos que diminuam a produção de saliva, como atropina, glicopirrolato e propantelina, e tratamento de refluxo gastresofágico.[9]

Já no pré-operatorio, uma possível complicação que deve chamar a atenção do neonatologista tratando neonatos em ventilação mecânica, além das pneumonias ou atelectasia, é a hiperinsuflação gastrintestinal e a perfuração gástrica ou duodenal, causando pneumoperitônio e síndrome compartimental abdominal, decorrente das pressões excessivas de ar que passam pela fístula distal. A perfuração deve ser evitada, com ventilações de baixa pressão e alta frequência.[6]

O conhecimento atual demonstra que estenose esofágica persistente, dismotilidade esofágica, doença do refluxo gastresofágico, fístula traqueoesofágica recidivada, esofagite e alterações metaplásicas epiteliais, incluindo câncer de esôfago, além da traqueomalácia já referida, são as complicações mais comuns observadas no acompanhamento destes pacientes. Cada uma tem uma série de tratamentos que não cabem no contexto deste capítulo, portanto enfatizamos a seguir as mais graves.[10]

Os pacientes tratados para AE podem apresentar, de maneira precoce ou tardia, a recidiva da fístula traqueoesofágica, que deve ser prontamente diagnosticada e tratada, dada a gravidade desta situação. Outra condição que pode ocorrer é a traqueomalácia, podendo ser parte da malformação traqueoesofágica, já presente em grau variável antes das cirurgias, ou resultado da correção cirúrgica. O tratamento da traqueomalácia na maior parte dos casos é conservador, mas procedimentos cirúrgicos de fixação da traqueia e aorta podem ser necessários.[9]

As estenoses esofágicas ocorrem na maior parte dos pacientes tratados por AE, em índices de até 80%, e, destes, mais da metade precisarão de pelo menos uma dilatação endoscópica para serem tratados. Alguns podem precisar de procedimentos repetidos e de tratamento cirúrgico da doença do refluxo gastresofágico para sua resolução definitiva.[10]

A dismotilidade esofágica constitui um considerável problema em pacientes com AE, e pode durar toda a vida, podendo representar o problema mais comum no acompanhamento de longo prazo. No período neonatal, pode haver dificuldade de deglutição, causa de disfagia nas mamadas iniciais, necessitando de apoio multidisciplinar e tempo de internação prolongado, sobretudo nos prematuros.[9]

A doença do refluxo gastresofágico persistente pode ser vista mesmo com tratamento medicamentoso adequado em pacientes tratados para AE. Quando apresenta sinais de complicação, como esofagite e metaplasia esofágica, estenose esofágica persistente, desnutrição ou sintomas exarcebados, o tratamento cirúrgico deve ser realizado.[4,10]

Desta maneira, o acompanhamento de longo prazo dos pacientes portadores de AE é fundamental para evitar lesões crônicas das possíveis complicações aqui relatadas, inclusive com risco de morte e de morbidade importante.

REFERÊNCIAS BIBLIOGRÁFICAS

1. Pardy C, D'Antonio F, Khalil A, Giuliani S. Prenatal detection of esophageal atresia: a systematic review and meta-analysis. Acta Obstet Gynecol Scand. 2019;(98):689-99.
2. Ritz LA, Widenmann-Grolig A, Jechalke S, Bergmann S, von Schweinitz D, Lurz Eet al. Outcome of patients with esophageal atresia and very low birth weight (≤ 1,500 g). Front Pediatr. 8:587285.
3. Alslaim HS, Banooni AB, Shaltaf A, Novotny NM. Tracheoesophageal fistula in the developing world: are we ready for thoracoscopic repair? Ped Surg Int. 2020(36):649-54.
4. Van der Zee DC, Lindeboom MYA, Tytgat SHA. Error traps and culture of safety in esophageal atresia repair. Sem Ped Surg. 2019;28(3):139-42.
5. Jacobs J, Que J. Genetic and cellular mechanisms of the formation of esophageal atresia and tracheoesophageal fistula. Dis Esop. 2013;(26):356-8.
6. Kovesi T. Aspiration risk and respiratory complications in patients with esophageal atresia. Front Pediatr. 2017;(5):62.
7. Drevin G, Andersson B, Svensson JF. Thoracoscopy or thoracotomy for esophageal atresia: a systematic review and meta-analysis. Ann Surg. 2020; doi: 10.1097/SLA.0000000000004239 EPUB ahead print.
8. Friedmacher F, Puri P. Delayed primary anastomosis for management of long-gap esophageal atresia: a meta-analysis of complications and long-term outcome. Pediatr Surg Int. 2012;(28):899-906.
9. Acher CW, Ostlie D, Leys CM, Struckmeyer S, Parker M, Nichol PF. Long-term outcomes of patients with tracheoesophageal fistula/esophageal atresia: survey results from tracheoesophageal fistula/esophageal atresia online communities. Eur J Pediatr Surg. 2016;(26):476-80.
10. Vergouwe FWT, van Wijk MP, Spaander MCW, Bruno MJ, Wijnen RMH, Schnater JM, et al. Evaluation of gastroesophageal reflux in children born with esophageal atresia using pH and impedance monitoring. J Pediatr Gastroenterol Nutr. 2019;(69):515-22.

CAPÍTULO 27

AFECÇÕES DA REGIÃO PERIANAL

Idblan Carvalho de Albuquerque

AO FINAL DA LEITURA DESTE CAPÍTULO, O PEDIATRA DEVE ESTAR APTO A:

- Associar os cinco sintomas proctológicos às afecções da região perianal e anorretal.
- Identificar e tratar as três principais afecções perianais.
- Compreender a importância do exame proctológico sob anestesia na doença de Crohn perianal.
- Reconhecer a importância do tratamento cirúrgico associado a terapia farmacológica na doença de Crohn perianal.

INTRODUÇÃO

Mesmo com uma enorme variedade de doenças proctológicas (Quadro 1), normalmente existem 5 sintomas proctológicos mais comuns que frequentemente levam o indivíduo a procurar um serviço médico. São eles: prurido ou queimação anal, secreção, sangramento, dor e sensação de corpo estranho. Em relação ao tempo dos sintomas cutâneos, o limite de 6 semanas classifica os sintomas e sinais em agudos e crônicos.[1]

Quadro 1 Distribuição das principais afecções proctológicas

Doenças inflamatórias
Eczema anal irritativo (tóxico), atópico, de contato (alérgico)
Doença de Crohn
Hidradenite supurativa
Psoríase
Líquen plano
Doença proctológica clássica
Fissura anal
Abscesso e fístula anorretal
Prolapso anal
Hematoma perianal
Plicoma anal
Hemorroidas
Doença infecciosa
Candidíase
Doença infecciosa
Oxiuríase
Molusco contagioso
Infecções sexualmente transmissíveis
Herpes genital
Sífilis
Gonorreia
Infecção por clamídia
Infecção por HPV (condilomatose)
Tumores
Carcinoma anal e perianal
Carcinoma basocelular
Sarcoma de Kaposi

(continua)

Quadro 1 Distribuição das principais afecções proctológicas (*continuação*)

CINCO SINTOMAS PROCTOLÓGICOS

Prurido ou queimação anal

As afecções cujos principais sintomas são o prurido ou a queimação anal podem apresentar eritema, leucoplasia ou ausência de lesões visíveis no exame físico.[1] O sintoma eritematoso agudo é comum no eczema anal, especialmente na dermatite de contato alérgica e nas doenças infecciosas, como candidíase, dermatite estreptocócica e herpes simples perianal, esta última geralmente associada a vesículas típicas. A oxiuríase deve ser considerada nos pacientes com prurido anal agudo sem lesões clinicamente visíveis[2,3] (ver Quadro 1 e Tabela 1).

O prurido e o eritema crônicos são observados no eczema anal irritativo (tóxico), no eczema anal atópico e na psoríase perianal. Em caso de prurido crônico e lesões leucoplásicas anais, líquen escleroso genital (geralmente afetando indivíduos do sexo feminino, com lesões típicas em forma de 8 na região genital e perianal), líquen plano anal e displasia anal associada ao HPV devem ser levados em consideração. O prurido crônico sem lesões cutâneas é típico do prurido anal idiopático[1,3] (Tabela 1).

Tabela 1 Principais causas de prurido

Agudo (< 6 semanas)	Crônico (> 6 semanas)
Com eritema	Com eritema
Dermatite estreptocócica	Eczema anal atópico
Candidíase	Eczema anal tóxico
Eczema de contato	Psoríase
Tinea inguinalis	Doença de Paget
Sem lesões clínicas	**Sem lesões clínicas**
Oxiuríase	Prurido anal idiopático

Secreção

O sintoma de eliminação ou descarga de secreção anal ocorre nas doenças do reto ou do ânus (Quadro 2). As hemorroidas, os pólipos, o prolapso mucoso ou retal e a anoproctite são causados por infecções sexualmente transmissíveis (IST), como gonorreia, condiloma acuminado volumoso e infecção por clamídia ou eczema anal.[1-3]

Quadro 2 Principais causas de eliminação ou descarga de secreção anal

Eczema anal
Condiloma acuminado
Hemorroidas graus III e IV
Proctite por clamídia, gonocócica e por linfogranuloma venéreo

Sangramento

Tal como o prurido, o sangramento anal pode ser classificado em agudo e crônico dependendo do tempo da sua manifestação (Tabela 2). O sangramento agudo é frequente na doença hemorroidal e na fissura anal. Geralmente é relatado como sangue vermelho vivo em gotejamento ou observado durante a higienização anal. A proctite, sexualmente transmissível, pode ser também causa de sangramento anorretal agudo. O sangramento retal crônico, mesmo raro nas crianças e nos adolescentes, está associado a carcinoma anal, adenocarcinoma retal e colônico, bem como com outros tumores raros.[1-3]

Tabela 2 Principais causas de sangramento anal

Agudo (< 6 semanas)	Crônico (> 6 semanas)
Hemorroidas graus I e II	Fissura anal crônica
Fissura anal aguda	Tumores anorretais
Proctite por IST	

Dor

Na dor anal, é recomendada a precisa avaliação da qualidade da dor. A dor transitória que ocorre durante e após a defecação é típica da fissura anal aguda. A dor anal aguda e persistente associada a nodulação anal que melhora rapidamente após incisão e drenagem do coágulo está associada a hematoma perianal. Dor latejante persistente acompanhada de sintomas sistêmicos, como febre, calafrios e prostração, é comum no abscesso anorretal. A dor associada ao tenesmo é sintoma típico de proctite.[1-3]

Sensação de corpo estranho

A sensação de corpo estranho está associada a prolapso retal, retocele, hemorroidas de graus III e IV, plicomas (Figura 1) do tipo orelha de elefante, condiloma acuminado e tumor anal avançado (Quadro 3).[1-3]

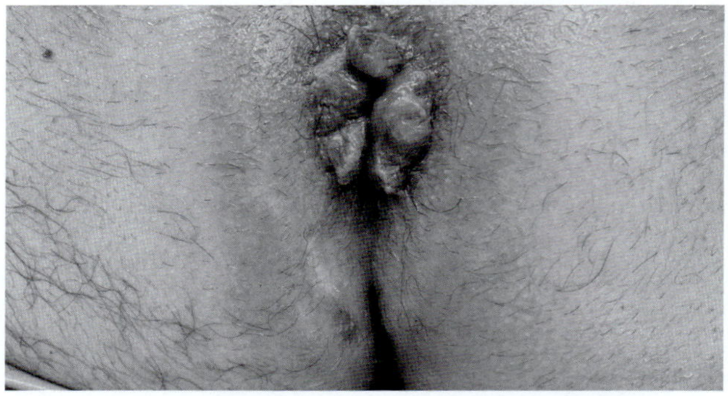

Figura 1 Fístula anorretal posterolateral direita (PLD) associada a hemorroidas e plicoma anal.

Quadro 3 Principais causas de sensação de corpo estranho

Hemorroidas grau III
Plicoma anal
Condiloma acuminado
Tumor de canal anal ou do reto distal

Diante dos sintomas proctológicos descritos, é importante que o médico especialista seja procurado para auxiliar no diagnóstico diferencial sempre que necessário, uma vez que as afecções anorretais podem incluir um ou mais destes sintomas.[1] Do ponto de vista técnico, para o adequado exame da região perianal e do canal anal, são necessárias 3 condições mínimas: um ambiente adequado e reservado, sempre na presença do acompanhante da criança ou adolescente; uma cama, maca ou mesa de exame, para posicionar o paciente e, assim, obter a adequada exposição da região a ser examinada; e uma fonte de iluminação adequada.

O decúbito lateral esquerdo ou posição Sims é a mais utilizada, pois, além de ser confortável para o paciente, permite ao examinador a adequada exposição da região a ser examinada, até mesmo numa cama hospitalar.[1-3]

PRINCIPAIS AFECÇÕES PERIANAIS

Doença inflamatória perianal e anal

Eczema anal

O eczema anal é certamente uma das principais afecções anoperineais e pode ser dividido em 3 grupos: irritativo ou tóxico, atópico e alérgico de contato. Na prática clínica, é frequente a concomitância de mais de um tipo.[1-3]

O eczema irritativo é frequente nas doenças que provocam alterações no mecanismo da continência anal, como prolapso retal, doença hemorroidal, fístula anorretal e manipulação cirúrgica do ânus. Os fatores predisponentes incluem má higiene local, extremos da vida, alterações do estado nutricional (desnutrição e obesidade), imobilidade, disfunção dos mecanismos da continência anal e anomalias anatômicas.[1-3]

Já o eczema anal atópico é decorrente da disfunção dos mecanismos de barreira da epiderme. É comum a colonização e a infecção secundária por fungos ou bactérias.

O eczema alérgico na região perianal é decorrente do contato de alérgenos que fazem parte de fragrâncias, conservantes e/ou das bases de sabonetes, papel higiênico, hidratantes, cremes para a pele, pomadas para tratamento de afecções da região perianal e anorretal. Na alergia de contato crônica, a identificação do agente causador é quase sempre bem difícil.[1-3]

O tratamento do eczema anal é norteado pela eliminação dos fatores causais: tratamento das doenças proctológicas subjacentes; regularização da consistência das fezes e da frequência evacuatória; educação sobre a higiene anal. A restauração da área afetada é realizada usando emolientes contendo zinco e tratando as infecções microbianas associadas. Os corticosteroides tópicos e inibidores da calcineurina devem ser usados por pouco tempo. Em caso de resposta inadequada ao tratamento ou recidiva frequente, é recomendada a realização de biópsia da área acometida para excluir lesões pré-neoplásicas ou neoplasias.[1-3]

Hidradenite supurativa

A hidradenite supurativa é uma dermatose inflamatória crônica de patogênese multifatorial envolvendo os folículos capilares e as glândulas apócrinas e écrinas. São considerados fatores desencadeantes a obesidade, a alteração dos androgênios, o tabagismo e a colonização bacteriana.[1-3] Nas lesões crônicas, é recomendado o exame proctológico para descartar o acometimento anorretal por trajetos fistulosos mais profundos.

O tratamento com antimicrobianos ou com o anti-TNF é indicado para as fases iniciais da doença.[1] A abordagem cirúrgica, com a ressecção em bloco, apresenta melhores resultados e menor recidiva.

Doença de Crohn perianal (DCP)

Em crianças e adolescentes, no momento do diagnóstico, as fissuras e os plicomas ocorrem em 13 a 62% dos pacientes. A doença fistulizante acomete de 8 a 15% dos indivíduos diagnosticados com doença de Crohn.[4,5] Com o objetivo de orientar a abordagem terapêutica, é recomendada a classificação elaborada pela American Gastroenterological Association (AGA), que divide as fístulas da DCP em simples e complexas[6-8] (Tabela 3). Atualmente, os melhores resultados no tratamento da DCP são obtidos com a abordagem multiprofissional de clínicos e cirurgiões, tendo em vista que a associação da terapia medicamentosa e cirúrgica visa a aumentar a resposta terapêutica e a possibilidade de alcançar a remissão perianal.[9,10]

Tabela 3 Classificação das fístulas na DCP

Fístula simples	Fístula complexa
Baixas (superficial, interesfinctérica e transesfinctérica baixa)	Altas (inter e transesfinctérica alta, supraesfinctérica e extraesfinctérica)
Orifício externo único	Orifícios externos múltiplos
Ausência de dor ou flutuação sugestiva de abscesso	Presença de dor ou flutuação sugestiva de abscesso
Ausência de estenose	Estenose
Ausência de fístula retovaginal	Fístula retovaginal

Os exames complementares recomendados na DCP são a ressonância magnética (RM) de pelve e o exame proctológico sob anestesia (EPA). A RM de pelve é fundamental para avaliar a atividade inflamatória anorretal, a presença de abscessos subclínicos, a morfologia da fístula anorretal e a resposta do tratamento medicamentoso em função da presença ou ausência de inflamação.[7] É por meio do EPA que o cirurgião faz o adequado exame físico do ânus e da região perianal (Tabela 4), o estudo da mucosa do reto distal, além de biópsias das áreas doentes para a pesquisa de agentes microbianos e histologia.[6] A fase terapêutica do EPA varia de entre drenagem de abscesso, curetagem das fístulas e passagem de sedenho de drenagem[6,8] (Figuras 2 a 4).

Tabela 4 Distribuição dos elementos morfológicos da DCP

Elementos primários	Elementos secundários	Complicações
Criptite	Plicomas	Abscesso
Úlcera	Fístula anorretal	Estenose
Fissura	Fístula retovaginal	Incontinência anal

Terapia cirúrgica na DCP

Na DCP séptica, os procedimentos cirúrgicos são sempre indicados para drenar abscessos e fístulas antes do início da terapia medicamentosa; essa abordagem inicial é fundamental, pois proporciona condições locais para a maior taxa de remissão do tratamento.[9]

Na fase inflamatória da DCP, as úlceras anais e do reto distal apresentam boa resposta clínica ao tratamento medicamentoso. Nas lesões crônicas, é fundamental a ressecção dos bordos e curetagem para estimular a cicatrização.[8,9]

As fissuras na DCP geralmente são profundas e múltiplas, de localização atípica e estão associadas aos plicomas. Essas

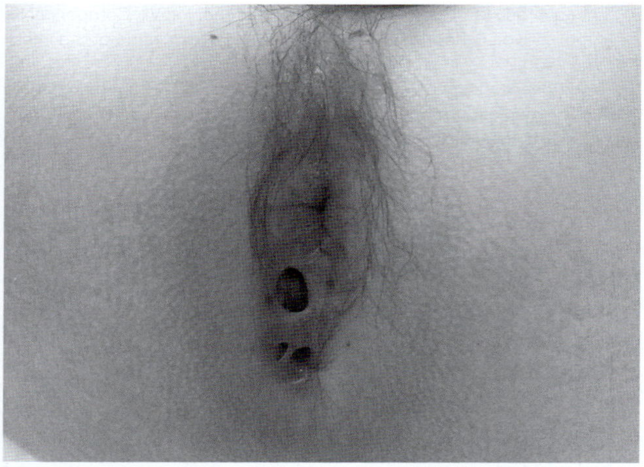

Figura 2 Fase diagnóstica do EPA: DCP com abscesso PLD associado a necrose de pele.

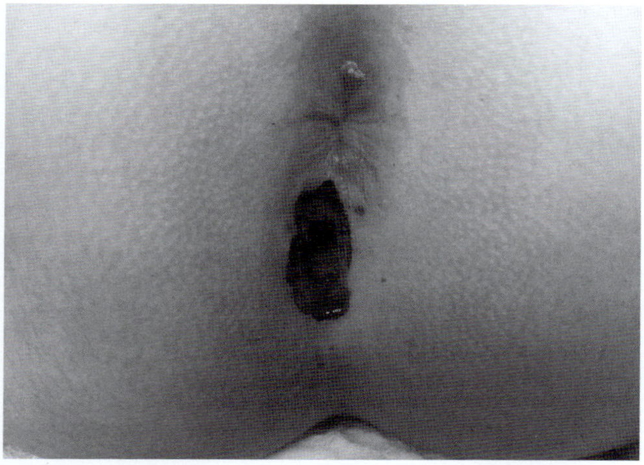

Figura 3 Fase terapêutica do EPA: destelhamento e curetagem do abscesso PLD.

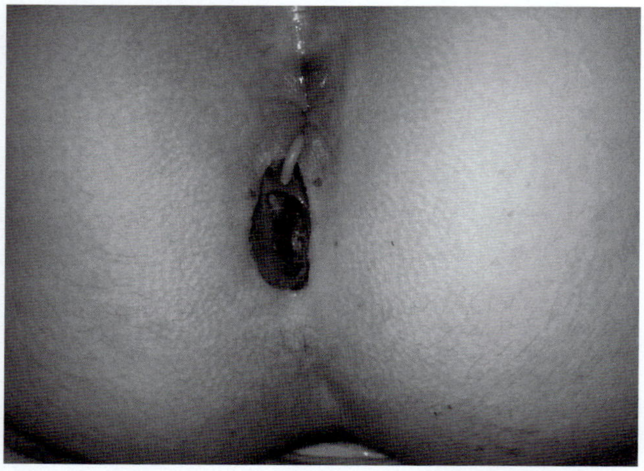

Figura 4 Fase terapêutica do EPA: posicionamento do sedenho após a curetagem do trajeto da fístula.

lesões têm o mesmo comportamento cicatricial das úlceras anorretais, portanto, são uma condição de exceção à realização da esfincterotomia lateral interna.[9]

Na DCP, os plicomas anais são secundários ao edema do anoderma e da pele perianal e estão associados à redução do retorno venoso e linfático ocasionado por anorretite, úlcera e fissuras.[9] Nos pacientes com queixa de dificuldade de higienização associada a sintomas locais, a ressecção é indicada.[8,9]

Na DCP, o tratamento definitivo das fístulas só deve ser realizado após o controle da inflamação local. A opção cirúrgica é feita em função da gravidade dos sintomas, da classificação quanto à complexidade, da extensão e da intensidade do acometimento retal e da continência anal. As fístulas simples podem ser tratadas com medicação ou fistulotomia associada à terapêutica clínica.[6,9,10] Em fístulas complexas e sintomáticas, é preconizado tratamento com posicionamento de sedenho após identificação e curetagem do trajeto para garantir a sua drenagem; esta primeira fase é associada a fistulotomias regradas e parciais, que objetivam a aproximação dos orifícios interno e externo da borda anal.[9]

A estomia derivativa é uma opção cirúrgica na DCP grave e associada a sepse pélvica ou às complicações tardias, que são a incontinência e a estenose anorretal. Em função da pouca resposta ao tratamento, em adultos, cerca de 36% dos pacientes ficam com estomia definitiva.[9]

Terapia medicamentosa na DCP

Na prática clínica, quando é identificado um processo infeccioso agudo (abscesso) ou crônico (fístula) durante o exame físico ou no exame de imagem, a DCP é denominada séptica. Nesse contexto, os antimicrobianos são utilizados como uma terapia de ponte para a terapia biológica ou para a terapia imunossupessora.[9]

Os imunossupressores 6-mercaptopurina (6-MP) e azatioprina (AZA) são fármacos efetivos na manutenção da remissão clínica da DCP. Esses medicamentos podem ser usados em monoterapia ou em associação com os agentes biológicos.[6,9,10]

O antifator de necrose tumoral (anti-TNF), tanto em estudos clínicos controlados como na prática clínica, promoveu o aumento do número de pacientes que alcançam a remissão clínica da DCP.[6,9,10]

REFERÊNCIAS BIBLIOGRÁFICAS

1. Kreuter A. Proctology – diseases of the anal region. J Dtsch Dermatol Ges. 2016;14(4):352-73.
2. Xu M, Liu H, Glick S, Khachemoune A. Perianal lesions in children: an updated review. American Journal of Clinical Dermatology. 2017;18:343-54.
3. Feinberg AN, Shwayder TA. Update in adolescent dermatology. Adolesc Med State Art Rev. 2013;24(1):90-107.
4. Hellers G, Bergstrand O, Ewerth S, Holmstrom B. Occurrence and outcome after primary treatment of anal fistulae in Crohn's disease. Gut. 1980;21:525-7.
5. Due Larsen MD, Baldal ME, Nielsen RG, Nielsen J, Lund K, Nørgard BM. The incidence of Crohn's disease and ulcerative colitis since 1995 in

Danish children and adolescent < 17 years based on nationwide registry data. Scandinavia J Gastroenterology. 2016;51(9):1100-05.

6. Ruemmele FM, Veres G, Kolho KL, Griffiths A, Levine A, Escher JC. Consensus guidelines of ECCO/ESPGHAN on the medical management of pediatric Crohn's disease. JCC. 2014;8:1179-207.
7. Shenoy-Bhangle A, Gee MS. Magnetic resonance imaging of perianal Crohn disease in children. Pediatr Radiol. 2016;26:838-46.
8. Amil-Dias J, Kolacek S, Turner D, Paerregaard A, Rintala R, Afzal NA, et al. Surgical management of Crohn disease in children: guidelines from the Pediatric IBD Porto Group of ESPGHAN. JPGN. 2017;64:818-35.
9. Albuquerque IC. Tratamento cirúrgico. In: Sdepanian VL, Catapani ANS, Oba J, Silva LR, Rodrigues M, Carvalho SR. Doença inflamatória intestinal. São Paulo: Mazzoni; 2019. p.139-46.
10. Van Rheenen PF, Aloi M, Assa A, Bronsky, Escher JC, Fagerberg UL, et al. The medical management of paediatric Crohn's Disease: an ECCO--ESPGHAN Guideline Update. JCC. 2021;15(2):171-94.

CAPÍTULO 28

ONFALOCELE E GASTROSQUISE

Leonan Tavares Galvão
Joyce Lisboa Freitas

AO FINAL DA LEITURA DESTE CAPÍTULO, O PEDIATRA DEVE ESTAR APTO A:

- Fazer o diagnóstico pré-natal e encaminhar a gestante para consulta pré-natal com a cirurgia pediátrica.
- Realizar parto em hospital de referência com equipe multidisciplinar.
- Montar uma equipe pediátrica apta a cooperar na eventual resolução do problema na sala de parto.
- Reconhecer as diferenças entre onfalocele e gastrosquise para condução adequada do seu tratamento.
- Acompanhar em conjunto com a neonatologia e a cirurgia pediátrica.

INTRODUÇÃO

Gastrosquise e onfalocele são as malformações congênitas de parede abdominal mais comuns em recém-nascidos. A gastrosquise é definida como um defeito da parede abdominal logo à direita da linha média e do cordão umbilical no qual o intestino está herniado sem uma membrana de cobertura. Difere da onfalocele, que possui um defeito na linha média, tipicamente com uma cobertura membranosa envolvendo vísceras, fígado e/ou baço. Essas anomalias possuem distintas apresentações clínicas, enquanto suas etiologias e patogenias permanecem controversas.

A conduta adequada e no tempo certo dessas patologias é imprescindível para o bem-estar e melhor prognóstico do recém-nascido (RN). Portanto, é fundamental que o diagnóstico seja precoce, preferencialmente intraútero.

ONFALOCELE

Também conhecida como *exomphalos*, a onfalocele tem uma incidência de 1 a 2,5 por 10 mil nascidos vivos e é caracterizada por um defeito central da parede abdominal, variável no tamanho, coberto por um saco membranoso. Tal membrana é constituída de 3 camadas: âmnio, geleia de Wharton e peritônio. O cordão umbilical está preso ao próprio saco, no topo do defeito (Figura 1). Esta anomalia é associada, mais comumente, com idade materna avançada e com elevação da alfafetoproteína sérica materna, embora em percentual menor que na gastrosquise.

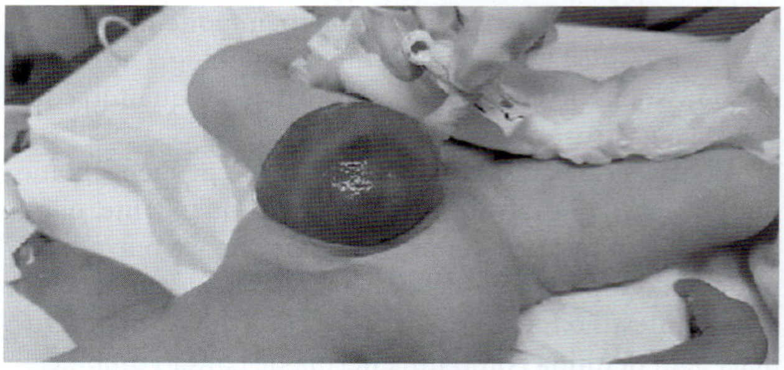

Figura 1 Onfalocele.
Cortesia da Dra. Alicia Higashigata, Hospital Infantil Joana de Gusmão/SC.

As onfaloceles são diagnosticadas por ultrassonografia (US) fetal (Figura 2) no final do 1º ou início do 2º trimestre, uma vez que a US pré-natal é altamente sensível na identificação da membrana que recobre o defeito da parede abdominal. Ecocardiografia fetal é sugerida em razão do risco associado de defeitos cardíacos em até 45% dos pacientes. A hipoplasia pulmonar também está comumente associada à onfalocele gigante e pode resultar em dificuldade respiratória precoce, exigindo intubação e suporte ventilatório no momento do parto.

O diagnóstico pode ser isolado ou associado a anomalias cromossômicas (mais comumente trissomia 13, 18 ou 21) em 30% dos casos e apresenta alto risco de morte fetal intrauterina, portanto, o teste de cariótipo pré-natal é recomendado. Também está associada a outras malformações, incluindo cardíaca, de sistema nervoso central (SNC) e sín-

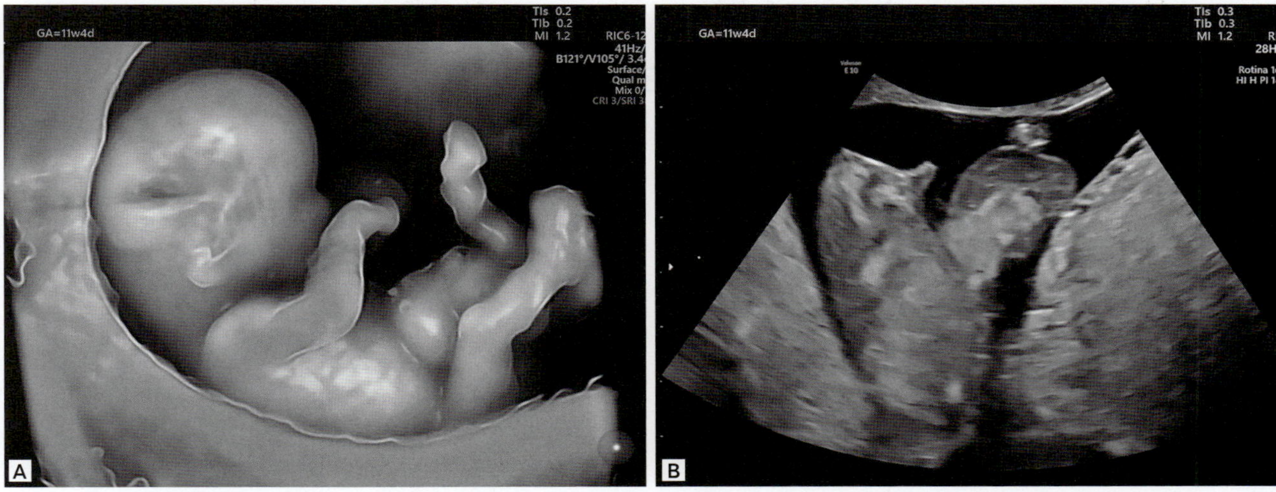

Figura 2 A. Ultrassonografia 3D de feto com onfalocele (cortesia do Dr. André de Souza Malho, FMF-LA/NOVA, Hosp. e Maternidade Santa Joana/SP). B. Ultrassonografia de feto com onfalocele (cortesia do Dr. André de Souza Malho, FMF-LA/NOVA, Hosp. e Maternidade Santa Joana/SP).

drome de Beckwith-Wiedemann (macroglossia, gigantismo, hipoglicemia e onfalocele). A pentalogia de Cantrell é uma constelação de distúrbios em que o lactente apresenta onfalocele, fenda esternal, defeito anterior do diafragma, ausência de pericárdio e ectopia *cordis*. Outras anomalias genitais, renais e gastrintestinais também podem estar presentes. É importante ressaltar que tal patologia apresenta maior associação com outras malformações quando comparada à gastrosquise.

A onfalocele pode ser classificada como pequena ou menor (< 5 cm), grande ou maior (> 5 cm) ou gigante, quando o fígado inteiro estiver presente no saco. Na outra extremidade do espectro, uma pequena onfalocele que contém apenas intestino médio e tem menos de 4 cm de diâmetro é mais bem definida como uma hérnia de cordão umbilical.

Tabela 1 Particularidades entre onfalocele e gastrosquise

	Onfalocele	Gastrosquise
Saco	Presente	Ausente
Anomalias associadas	Comum	Incomum
Local do defeito	Umbilical	À direita do cordão umbilical
Idade materna	Avançada	Precoce
Via de parto	Cesariano/vaginal	Cesariano/vaginal
Tratamento cirúrgico	Não urgente	Urgente
Fatores prognósticos	Anomalias associadas	Condições das alças intestinais

Cuidado perinatal

A mãe deve ser acompanhada por especialista em medicina fetal e orientada a procurar uma avaliação do cirurgião pediátrico antes do parto. Além disso, é fundamental que o parto seja programado para ser realizado em um hospital com unidade de tratamento intensivo (UTI) neonatal e bloco cirúrgico adequados.

Para fetos com diagnóstico de onfalocele, o parto cesariano é recomendado quando há fígado dentro do saco ou se o defeito medir mais que 5 cm de diâmetro, prevenindo ruptura, distócia ou lesão hepática (hemorragia). Onfaloceles menores e hérnias do cordão umbilical podem ter parto vaginal e não há recomendação para abreviação deste, independentemente do tamanho do defeito.

Cuidados iniciais

Ao nascer, a criança deve ser encaminhada para a UTI neonatal para as medidas clínicas iniciais. Entre elas, manter o paciente em berço aquecido, jejum por via oral, com hidratação endovenosa, vitamina K, colocar sonda orogástrica curta para drenagem, oferecer suporte ventilatório se necessário, iniciar antibioticoprofilaxia de largo espectro e, eventualmente, terapêutico, de acordo com a clínica do paciente, solicitar exames laboratoriais (hemograma, plaquetas, TP, KTTP, glicemia) e avaliação da cirurgia pediátrica. O saco da onfalocele em si pode ser coberto com gazes estéreis embebidas em solução salina e uma cobertura impermeável para minimizar essas perdas. É importante realizar esse curativo centralizado com bastante cuidado, a fim de impedir rupturas na membrana.

Para investigação minuciosa das eventuais malformações associadas, sugere-se a realização de ecocardiografia e US de abdome total em busca de anormalidades cardíacas e renais, respectivamente.

Sabe-se que o melhor transporte para uma criança com onfalocele é a "barriga da mãe", porém, caso seja necessário transferir um bebê com onfalocele, o transporte deve ser feito com todo o cuidado, por profissionais experientes em neonatologia, após as manobras iniciais estabelecidas.

Após avaliação do quadro clínico da criança, a família deve ser orientada sobre os tratamentos disponíveis e possíveis para cada caso e sobre o prognóstico do neonato.

Tratamento cirúrgico

Há inúmeras técnicas empregadas para correção cirúrgica de onfalocele. As opções dependem do tamanho do defeito, da idade gestacional e da presença de anomalias associadas.

Fechamento primário

Indicado para onfaloceles pequenas e hérnias de cordão, logo após o nascimento, desde que não haja repercussão de malformações associadas. Os defeitos maiores também podem lançar mão desse método, caso não haja perda do domínio abdominal nem aumento significativo da pressão intraperitoneal. Não é infrequente que um remanescente do ducto onfalomesentérico ou atresias/estenoses intestinais estejam associados com uma hérnia de cordão.

Fechamento estagiado

Envolve o uso de diferentes técnicas, as quais utilizam o próprio saco da onfalocele com inversão do conteúdo, e aqueles nos quais o saco é excisado e substituído por um silo (Figura 3) ou tela biológica, com posterior fechamento ao longo do tempo. Além disso, podem-se associar curativos de pressão negativa ou placas de hidrocoloide, como descrito na técnica de Abello (Figura 4). A maioria dos casos não necessita de ventilação mecânica, salvo na presença de instabilidade clínica da criança no momento do fechamento da parede abdominal.

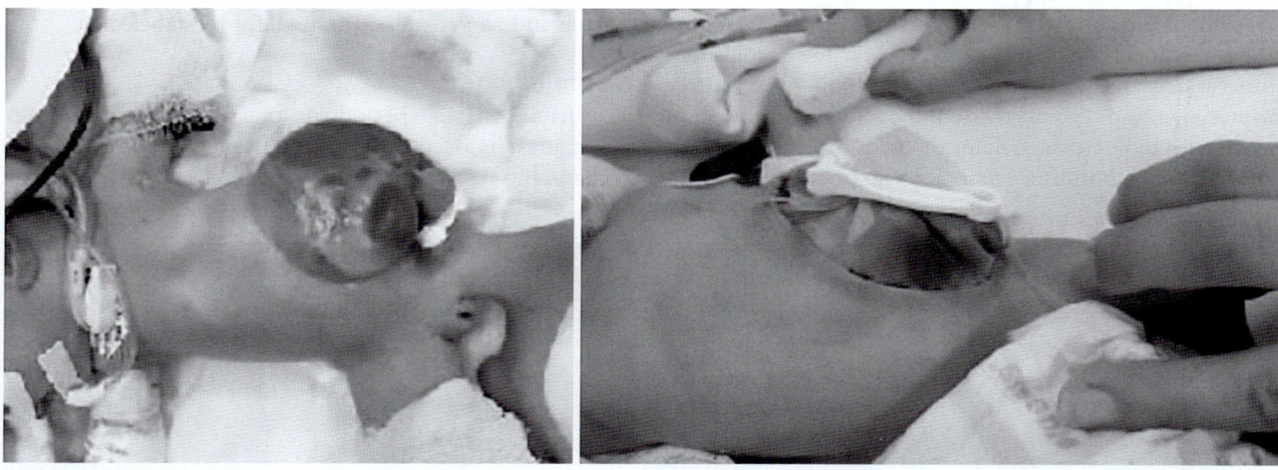

Figura 3 Onfalocele lateral e redução estagiada com silo.
Cortesia do Dr. Leonan Tavares Galvão, Hospital do Servidor Público Estadual/SP.

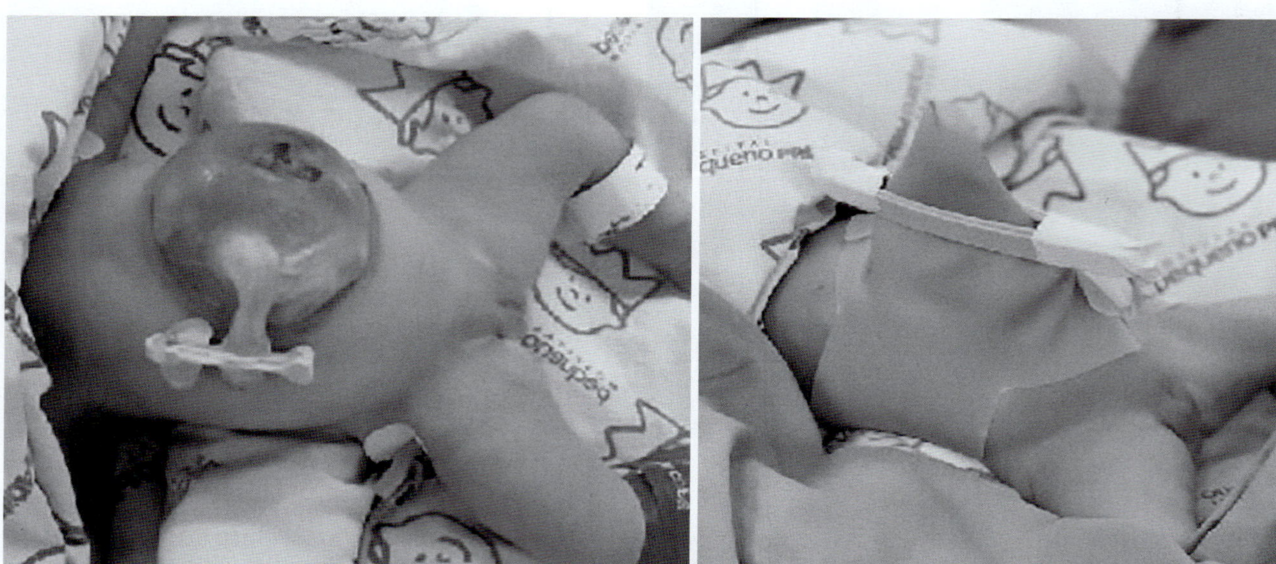

Figura 4 Curativo de Abello para tratamento de onfalocele.
Cortesia do Dr. Sylvio Avilla, Hospital Pequeno Príncipe/PR.

Fechamento após epitelização

Uma das técnicas mais antigas é o tratamento não operatório baseado no pincelamento de um agente esclerosante no saco amniótico intacto, desenvolvendo uma escara que se epiteliza progressivamente e forma uma hérnia ventral para correção futura, por volta dos 2 a 3 anos de vida. Tal abordagem é empregada quando o defeito é demasiado grande para permitir uma correção primária segura, ou se o RN tem problemas cardíacos e/ou respiratórios significativos.

As substâncias utilizadas incluem sulfadiazina de prata, solução de iodo-povidona, curativos impregnados de prata, neomicina e pomada de polimixina/bacitracina. Alguns serviços estão desconsiderando o uso do iodo-povidona, pelo risco de intoxicação com o iodo.

A formação da escara e a epitelização podem demorar 4 a 10 semanas e não é necessária a internação hospitalar exclusiva durante todo esse período. Isso depende das condições clínicas e da alimentação via oral plena.

A correção da hérnia ventral é realizada por meio de técnicas variadas: fechamento primário da aponeurose; correção autóloga com separação de componentes; correção com uso de telas biológicas; e relatos de casos promissores com o uso da toxina botulínica associada ao pneumoperitônio como coadjuvantes no momento do fechamento definitivo do defeito (Figura 5).

ONFALOCELE ROTA

A membrana da onfalocele pode romper intraútero, durante o parto ou no transporte do RN. Caso aconteça, é necessária avaliação cirúrgica urgente para conduta personalizada. Em algumas condições, consegue-se o reparo da membrana com sutura inabsorvível; do contrário, procede-se a retirada de toda a cobertura com aplicação de silo, tela ou o fechamento do defeito primário.

Cuidados pós-operatórios

O pós-operatório imediato com redução do conteúdo para a cavidade e fechamento da aponeurose envolve ventilação mecânica e antibioticoterapia. A alimentação será reintroduzida quando a peristalse intestinal for reestabelecida.

Complicações

Em virtude do longo período de internação e malformações associadas, há risco elevado de sepse. Quando realizado o fechamento da parede abdominal, atenção especial aos si-

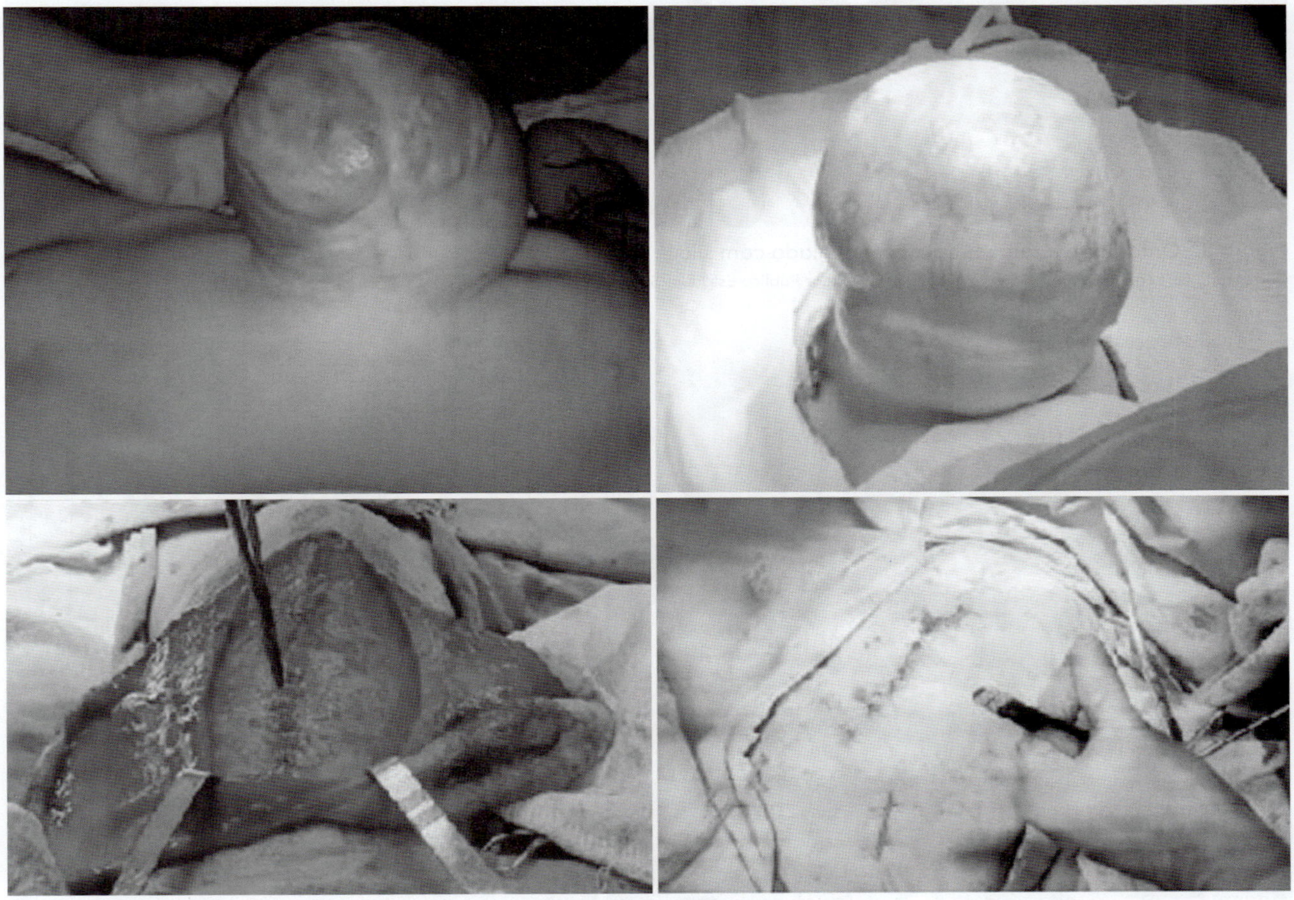

Figura 5 Onfalocele epitelizada tratada com pneumoperitônio e toxina botulínica.
Cortesia da Dra. Natalia Pagan, Hospital Mandaqui/SP.

nais de síndrome do compartimento abdominal, congestão hepática aguda necessitando de reoperação, insuficiência renal necessitando de diálise e infarto intestinal. Portanto, o acompanhamento multidisciplinar envolvendo cirurgia pediátrica e neonatologia é imperativo.

Resultados no longo prazo

Em casos de onfaloceles grandes e gigantes, várias manifestações clínicas podem ocorrer, incluindo: doença do refluxo gastresofágico (DRGE), infecções pulmonares de repetição ou asma e déficit de crescimento. A possibilidade de suboclusão por aderência ou até mesmo uma obstrução intestinal mecânica podem ocorrer no pós-operatório e devem ser lembradas no seguimento. Portanto, os pacientes com onfalocele devem ser acompanhados por cirurgião, gastrenterologista e pneumologista pediátricos.

GASTROSQUISE

É um defeito congênito da parede abdominal caracterizado por um orifício geralmente pequeno, menor que 4 cm, sem cobertura membranosa, paraumbilical, localizado à direita da linha média, com o cordão umbilical em posição normal e através do qual encontra-se herniado principalmente intestino delgado, mas também, eventualmente, estômago, cólon, fígado, bexiga, ovário e tubas uterinas nos RN do sexo feminino (Figura 6).

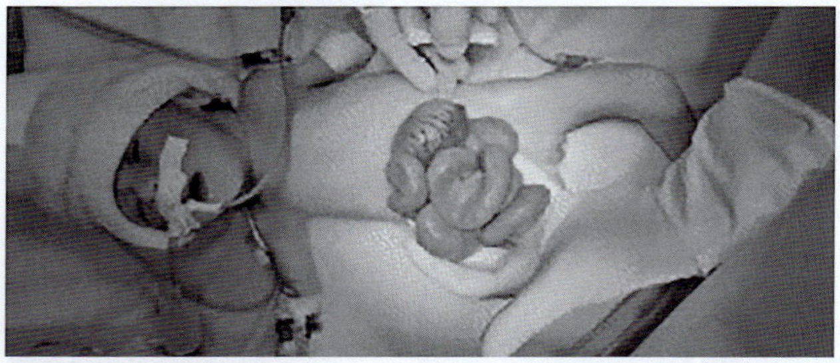

Figura 6 Gastrosquise.
Cortesia da Dra. Alicia Higashigata, Hospital Infantil Joana de Gusmão/SC.

A gastrosquise pode ser classificada em simples ou complexa, dependendo de alterações gastrintestinais (estenose, atresia ou volvo do intestino médio).

O intestino exteriorizado em contato com o líquido amniótico e posteriormente com o meio ambiente, apresenta-se com parede espessada por depósito de fibrina, causando demora na peristalse por várias semanas após o nascimento, mesmo após a correção cirúrgica.

O defeito pode ser diagnosticado por US pré-natal a partir da 12ª semana de gestação, geralmente é único e a presença de outras malformações congênitas é infrequente. A incidência de anomalias associadas, em torno de 10 a 23%, está diretamente relacionada ao trato gastrintestinal, como atresias, estenoses e volvo de intestino médio nas gastrosquises chamadas complexas. A alfafetoproteína habitualmente se encontra em níveis elevados, mas não costuma haver anomalias genéticas específicas detectáveis nos bebês afetados, diferentemente da onfalocele.

A gastrosquise tem aumentado sua incidência em nível mundial, variando de 1:10.000 na década de 1970 para 1:2.500 nascidos vivos, na atualidade. Podem ser levados em consideração fatores ambientais, nível socioeconômico materno baixo e ingestão de medicamentos (aspirina, anti-inflamatórios não hormonais, pseudoefedrina e fenilpropanolamina), porém, a característica epidemiológica mais contundente é a baixa idade materna.

A morbimortalidade da gastrosquise está fortemente associada a prematuridade, baixo peso, restrição de crescimento intrauterino e malformações congênitas associadas (gastrosquises complexas), com consequências no tratamento cirúrgico, no tempo de jejum e na necessidade de assistência ventilatória. Tudo isto pode ser exacerbado caso o diagnóstico pré-natal não tenha sido realizado.

Tabela 2 Condições associadas

Onfalocele	Gastrosquise
Cardíacas	Atresia intestinal
Cromossômicas	Pequeno para a idade gestacional
Síndrome de Down	Prematuridade
Macrossomia	Refluxo gastresofágico
Refluxo gastresofágico	Criptorquidia
Criptorquidia	
Musculoesqueléticas	
Defeitos do tubo neural	

Cuidado perinatal

Os cuidados são praticamente os mesmos aplicados à onfalocele. A gravidez, se possível, deve ser levada até a 38ª semana, e o parto pode ser vaginal ou cesariano, sendo que, com as técnicas recentes de fechamento do defeito, o parto cesariano se mostra preferível. Vale lembrar da importância do rastreamento ultrassonográfico seriado pré-natal nos casos de suspeita de eventuais sinais de anomalias do trato gastrintestinal associadas.

Cuidados iniciais

Caso o RN não seja submetido a cirurgia imediata por uma das técnicas abordadas no item Tratamento cirúrgico, as alças entéricas exteriorizadas devem ser envoltas em curativo estéril úmido e o bebê recoberto dos mamilos para baixo em um saco plástico estéril e, então, transferido para a UTI neonatal com os cuidados semelhantes ao da onfalocele.

Tratamento cirúrgico

Pelas características do defeito, o tratamento cirúrgico da gastrosquise é considerado uma emergência e, por isso, as técnicas empregadas visam à redução do conteúdo herniado e ao fechamento do orifício o mais breve possível.

Tratamento cirúrgico tradicional

Consiste na redução primária (Figura 7) ou estagiada das vísceras herniadas, seguido da sutura do defeito (pele e aponeurose). O fechamento estagiado é requerido quando a redução do conteúdo extrofiado aumenta sobremaneira a pressão intra-abdominal, ficando acima de 15 mmHg, podendo levar a síndrome compartimental, pressão esta que pode ser medida por meio de sonda nasogástrica ou vesical. Nesta situação, um silo (Figura 8) é aplicado e a redução é realizada diariamente.

Sutureless

É definido como um método que não usa suturas para correção do defeito, e sim um curativo adesivo plástico (Figura 9) que permite seu fechamento primário, assim como naqueles RN que precisarem de um silo. As vantagens em comparação ao tratamento com sutura, tanto primário quanto com silo, são: menor quantidade de anestesia, menor uso de antibióticos, menor infecção do sítio cirúrgico, menor tempo de intubação, início de alimentação enteral mais precoce e menor permanência hospitalar.

Símil-exit (ex utero intrapartum treatment)

Redução das vísceras herniadas com o suporte da circulação feto-placentária, naquilo que seria considerado o "minuto zero", antes da deglutição de ar pelo recém-nascido, sem anestesia geral e sem relaxamento uterino. A redução é realizada enquanto é mantida a circulação do cordão umbilical.

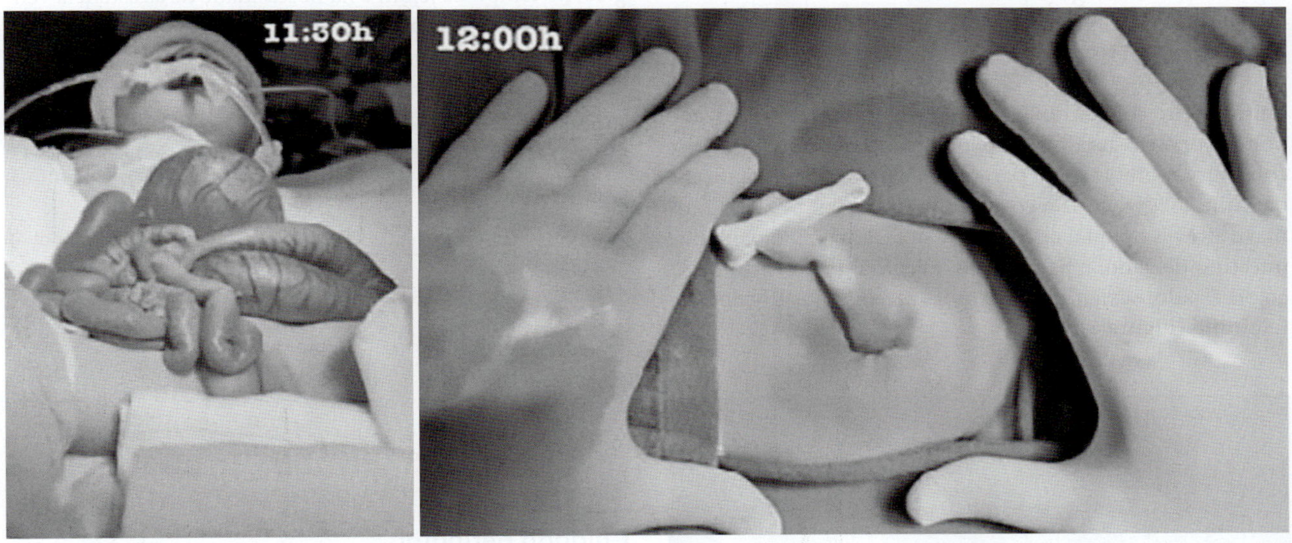

Figura 7 Gastrosquise: fechamento primário.
Cortesia do Dr. Osvaldo Rebelo Neto, Hospital Geral César Cals/CE.

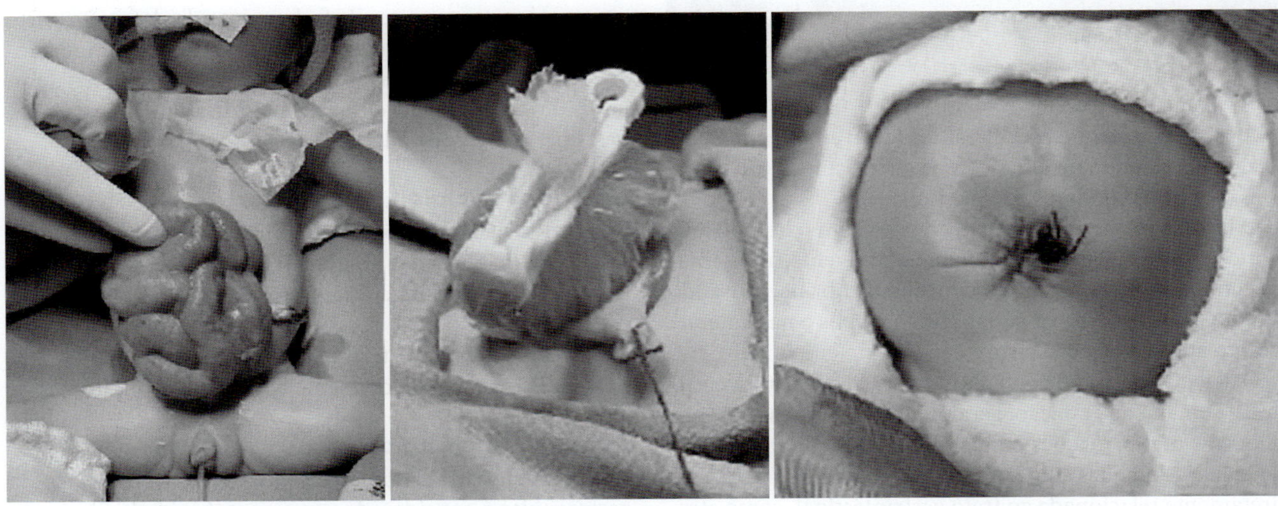

Figura 8 Gastrosquise: fechamento estagiado com silo.
Cortesia das Dras. Nyrla Yano e Joyce Lisboa Freitas, Hospital Municipal de Araguaína/TO.

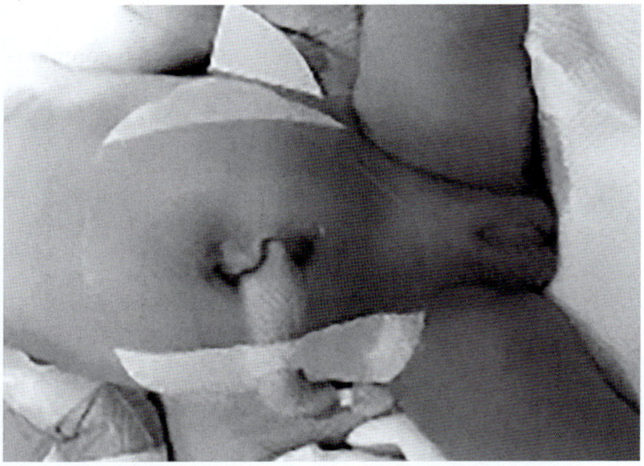

Figura 9 Gastrosquise: *sutureless.*
Cortesia do Dr. Osvaldo Rebelo Neto, Hospital Geral César Cals/CE.

Complicações

Podem estar relacionadas a prematuridade, anomalias do trato gastrintestinal (gastrosquises complexas) e síndrome compartimental, ou seja, pressão intra-abdominal acima de 15 mmHg durante o fechamento do defeito.

Resultados de longo prazo

Há relatos de déficit mental, reoperação tardia por obstrução intestinal (mais frequente naqueles submetidos a ressecção na fase inicial), revisão de cicatriz, confecção de cicatriz umbilical e orquidopexia (testículos retidos). Na idade escolar, não houve restrição para atividades físicas. Próximo de 90% relatam que o nível de qualidade de vida e educacional não foram diferentes da população geral.

CONSIDERAÇÕES FINAIS

O diagnóstico pré-natal dos RN com defeito da parede abdominal por meio da US seriada e complementado, se necessário, com ressonância magnética é fundamental para a identificação do defeito em si e de eventuais anomalias associadas, permitindo a conduta adequada e o momento certo para cada caso.

Vale lembrar que a prevalência da gastrosquise vem aumentando no mundo, especialmente entre mulheres jovens, e todas as mães de fetos com defeitos de parede abdominal devem ser acompanhadas por uma equipe multidisciplinar desde o diagnóstico pré-natal.

BIBLIOGRAFIA

1. Abello C, Curiel I, Sanjuanelo AB. Manejo minimamente invasivo del onfalocele gigante Barranquilla, Colombia, 2010. CIRUPED 1, 79-86 (2011).
2. American Pediatric Surgical Association. Fetal Handbooks. Prenatal Counseling Series. Gastroschisis. Omphalocele. PedSurgResource, APSA WEBAPP, 2019. Disponível em: www.pedsurglibrary.com/apsa/view/PedSurg%20Resource/1884005/all/Fetal_Handbooks.
3. Calderon MG, Santos EFS, Abreu LC, Raimundo RD. Increasing prevalence, time trend and seasonality of gastroschisis in São Paulo state, Brazil, 2005–2016. Sci Rep. 2019;9:14491.
4. Fraser JD, Deans KJ, Fallat ME, Helmrath MA, Kabre R, Leys CM, et al. Sutureless vs. sutured abdominal wall closure for gastroschisis: operative characteristics and early outcomes from the Midwest Pediatric Surgery Consortium. J Pediatr Surg. 2020;55(11):2284-8.
5. Freitas JL. Gastrosquise – Experiência de trinta e quatro anos em um centro de referência em cirurgia pediátrica [dissertação]. Florianópolis: Universidade Federal de Santa Catarina; 2016. Disponível em: https://repositorio.ufsc.br/bitstream/handle/123456789/173258/343956.pdf?sequence=1&isAllowed=y.
6. Klein MD. Congenital defects of the abdominal wall. In: Grosfeld JL, O'Neill Jr. JA, Fonkalsrud EW, Coran AG (eds.). Pediatric surgery. 6.ed. v.1. Philadelphia: Elsevier; 2006. p.1157-71.
7. Lap CC, Brizot ML, Pistorius LR, Kramer WLM, Teeuwen IB, Eijkemans MJ, et al. Outcome of isolated gastroschisis; an international study, systematic review and meta-analysis. Early Hum Dev. 2016;103:209-18.
8. Rombaldi MC, Neto WFS, Holanda FC, Cavazzola LT, Fraga JC. Ventral hernia secondary to giant omphalocele in a child: combined approach of botulinum toxin and preoperative progressive pneumoperitoneum. Hernia. 2020;24:1397-400.
9. Sujka JA, Homcomb III GW. Congenital abdominal wall defects. In: Holcomb III GW, Murphy JP, St Peter SD (eds.). Holcomb and Ashcraft's pediatric surgery. 7.ed. Philadelphia: Elsevier; 2020. p.763-79.
10. Svetliza J, Palermo M, Espinosa AM, Gallo M, Cal-ahorra M, Guzmán E. Procedimiento Símil-Exit para el manejo de la gastrosquisis. Revista Iberoamericana de Medicina Fetal y Perinatal. 2007;1(1):7-12.

SEÇÃO 36

GINECOLOGIA

COORDENADORA

Marta Francis Benevides Rehme
Vice-presidente da Comissão Nacional Especializada de Ginecologia Infanto-puberal da Federação Brasileira das Associações de Ginecologia e Obstetrícia (Febrasgo). *International Fellowship* em Ginecologia Pediátrica e da Adolescente (IFEPAG) pela Federação Internacional de Ginecologia Infanto Juvenil (FIGIJ). Delegada Regional pelo Paraná da Associação Brasileira de Obstetrícia de Ginecologia da Infância e Adolescência (SOGIA-BR). Professora Aposentada da Universidade Federal do Paraná (UFPR). Professora do Curso de Medicina da Pontifícia Universidade Católica do Paraná (PUC-PR), no período de 2020-2024.

AUTORES

Ana Karla Monteiro Santana de Oliveira Freitas

Doutora em Medicina pela Faculdade de Medicina de Ribeirão Preto da Universidade de São Paulo (FMRP-USP). Professora Associada do Departamento de Tocoginecologia da Universidade Federal do Rio Grande do Norte (UFRN). Chefe do Setor de Gestão do Ensino da Maternidade Escola Januário Cicco (MEJC/EBSERH/UFRN).

Camilla Luna

Médica Ginecologista e Obstetra. Especialista em Reprodução Assistida pela Febrasgo. *Felloship* em Reprodução Assistida em *Humanitas Research* pelo Hospital de Milão, Itália. Tesoureira da Associação de Ginecologia e Obstetrícia da Paraíba (SOGOPA).

Cláudia Lúcia Barbosa Salomão

Médica Ginecologista e Obstetra. Pós-graduada pelo Consejo Superior de la Universidad de Buenos Aires, Sociedad Argentina de Ginecologia Infanto Juvenil, Argentina. *International Fellowship on Pediatric and Adolescent Gynecology* da IFEPAG. Coordenadora do Serviço de Ginecologia Infantil do Hospital São Camilo Unimed, Belo Horizonte. Coordenadora e Preceptora do Setor de Ginecologia Infanto-puberal da Residência Médica da Santa Casa de Misericórdia de Belo Horizonte. Presidente do Departamento de Ginecologia da Infância e Adolescência da Sociedade Mineira de Pediatria (SMP).

Denise Leite Maia Monteiro

Professora Titular de Obstetrícia da Universidade do Estado do Rio de Janeiro (UERJ). Professora Titular de Ginecologia e Obstetrícia do Centro Universitário Serra dos Órgãos (Unifeso), Teresópolis. Membro da Comissão Nacional Especializada de Ginecologia Infanto-puberal da Febrasgo. Diretora da SOGIA-BR. Diretora e Membro Titular da Academia de Medicina do Rio de Janeiro. Membro da Câmara Técnica de Ginecologia e Obstetrícia do Cremerj.

Erika Krogh

Mestre pela Universidade Federal do Maranhão (UFMA). Médica Assistente do Setor de Ginecologia da Infância e Adolescência do Hospital Universitário Materno Infantil. Delegada da Sogia no Maranhão.

Isabela Ballalai

Pediatra. Diretora da SBIm. Membro do Grupo Consultivo da *Vaccine Safety Network* da OMS. Membro do Comitê Técnico Assessor em Imunizações (CTAI) do PNI. Coordenadora Projeto Confianza en las Vacunas Latino América – *Confía-LA*. Presidente do GT de Imunizações da Soperj e do GT Vacinas e Imunizações do Cremerj. Membro do DC de Imunizações da SBP. Membro do DC de Saúde Escolar da Soperj. Diretora Médica da Urmes – Medicina Escolar e do Grupo Vaccini – Clínica de Vacinação.

Ivana Fernandes Souza

Especialista em Ginecologia e Obstetrícia pela Febrasgo. Pós-graduada em Medicina do Adolescente. *International Fellowship on Pediatric and Adolescent Gynecology* pela IFEPAG. Professora do Curso de Medicina da Universidade do Sul de Santa Catarina (UNISUL). Membro da Sociedade Brasileira de Ginecologia e Obstetrícia da Infância e Adolescência (SOGIA).

João Bosco Ramos Borges

Doutor pela FMUSP. Mastologista, Ginecologista e Obstetra. Professor Titular de Ginecologia da Faculdade de Medicina de Jundiaí (FMJ). Ex-presidente da Sociedade Brasileira de Mastologia – Regional SP (SBM-SP). Ex-presidente da SOGIA-BR. Coordenador do Curso de Pós-graduação do Instituto de Ensino e Pesquisa do Hospital Sírio-Libanês. Membro da Comissão Nacional Especializada de Ginecologia Infanto-puberal da Febrasgo.

João Tadeu Leite dos Reis

Médico Ginecologista e Obstetra. *Assistant Étranger* pela Université Paris V – René Descartes, França. Pós-graduado pelo Consejo Superior de la Universidad de Buenos Aires, Sociedad Argentina de Ginecologia Infanto Juvenil, Argentina. *International Fellowship on Pediatric and Adolescent Gynecology* da IFEPAG.

Liliane Diefenthaeler Herter

Professora de Ginecologia da Faculdade de Medicina da Universidade Federal de Ciências da Saúde de Porto Alegre (UFCSPA). Chefe do Centro de Ginecologia da Infância e Adolescência do Hospital da Criança Santo Antônio/Santa Casa de Misericórdia de Porto Alegre. Membro da Comissão Nacional Especializada em Ginecologia Infanto-Puberal da Febrasgo. Secretária da Sogia BR.

Lucas Ribeiro Nogueira

Residência em Ginecologia e Obstetrícia pela Maternidade Escola Assis Chateaubriand, Universidade Federal do Ceará. Título de Especialista em Ginecologia e Obstetrícia pela Febrasgo.

Márcia Sacramento Cunha Machado
Doutora em Medicina e Saúde Humana pela Escola Bahiana de Medicina e Saúde Pública (EBMSP). Professora Associada do Departamento de Ginecologia, Obstetrícia e Reprodução Humana da Faculdade de Medicina da Bahia/Universidade Federal da Bahia (FMB/)UFBA. Professora Adjunta de Ginecologia da EBMSP. Membro Comissão Nacional Especializada de Ginecologia Infanto-puberal da Febrasgo. Presidente da Associação de Obstetrícia e Ginecologia da Bahia (Sogiba).

Maria de Lourdes Caltabiano Magalhães
Mestre pelo Departamento de Obstetrícia da Escola Paulista de Medicina da Universidade Federal de São Paulo (Unifesp). *International Fellowship on Pediatric and Adolescent Gynecology* – International Federation of Pediatric and Adolescent Gynecology. Pós-graduada pelo Consejo Superior de la Universidad Federal de Buenos Aires, Sociedad Argentina de Ginecologia Infanto Juvenil.

Marta Francis Benevides Rehme
Vice-presidente da Comissão Nacional Especializada de Ginecologia Infanto-puberal da Febrasgo. *International Fellowship* em Ginecologia Pediátrica e da Adolescente (IFEPAG) pela Federação Internacional de Ginecologia Infanto Juvenil (FIGIJ). Delegada Regional pelo Paraná da SOGIA-BR. Professora Aposentada da UFPR. Professora do Curso de Medicina da PUC-PR, no período de 2020-2024.

Paula Caracas Barreto
Médica pelo Centro Universitário Unichristus. Pediatra pelo Hospital Universitário Walter Cantídio da Universidade Federal do Ceará (HUWC/UFC). Residente em Pneumologia Pediátrica pelo Hospital Infantil Albert Sabin (ESP/CE). Médica Plantonista concursada do Pronto-atendimento pediátrico (UPA-ISGH), Fortaleza/CE.

Rosana Maria dos Reis
Professora Associada do Departamento de Ginecologia e Obstetrícia da FMRP-USP, Setor de Reprodução Humana. Coordenadora do Ambulatório de Ginecologia Infanto-Puberal do Hospital das Clínicas da FMRP-USP. Presidente da Comissão Especializada de Ginecologia Infanto-Puberal da Febrasgo.

Tatiana Serra da Cruz
Mestre em Ginecologia pela Universidade Federal do Rio de Janeiro (UFRJ). Professora Adjunta da Universidade Federal de Mato Grosso do Sul (UFMS). Membro da Comissão Nacional Especializada em Ginecologia Infanto-puberal da Febrasgo. Delegada da Sogia em Mato Grosso do Sul.

Zuleide Aparecida Felix Cabral
Especialista em Ginecologia e Obstetrícia. Doutora em Ginecologia pela FMUSP. Professora da Faculdade de Medicina do Centro Universitário de Várzea Grande/MT. Professora da Faculdade de Medicina da UNIFACIMED/RO de Cacoal. Vice-presidente da Comissão Nacional Especializada de Ginecologia Infanto-puberal da Febrasgo.

CAPÍTULO 1

CARACTERÍSTICAS DA CONSULTA GINECOLÓGICA NA RECÉM-NASCIDA, NA INFÂNCIA E NA ADOLESCÊNCIA

Maria de Lourdes Caltabiano Magalhães
Lucas Ribeiro Nogueira

AO FINAL DA LEITURA DESTE CAPÍTULO, O PEDIATRA DEVE ESTAR APTO A:

- Saber que o primeiro exame ginecológico deve ser realizado logo após o nascimento, de preferência ainda na sala de parto.
- Conhecer as características da genitália feminina nas diferentes faixas etárias.
- Estar apto para realizar as diferentes etapas do exame na neonata, na criança e na adolescente.
- Estar ciente de que uma consulta ginecológica malconduzida na infância pode gerar um processo de inadequação importante para as consultas ginecológicas futuras dessa criança.
- Conhecer os princípios de confidencialidade que são garantidos às adolescentes em uma consulta ginecológica.

INTRODUÇÃO

O ginecologista da infância e da adolescência necessita ter formação e experiência suficientes para atender as crianças e adolescentes com uma visão integral, priorizando não somente a medicina curativa, mas também a prevenção, a orientação e a educação.

O conhecimento do processo de maturação somática e genital, da anatomia e fisiologia do sistema reprodutivo e das transformações específicas de cada idade é requisito fundamental para uma boa abordagem ginecológica. Devemos estar atentos à grande responsabilidade que assume o profissional em suas atitudes e condutas perante as pacientes, tanto no momento atual como em suas implicações futuras, evitando iatrogenias.

QUAL A FAIXA ETÁRIA DE UMA CRIANÇA?[1]

- Para o Estatuto da Criança e do Adolescente, Lei n. 8.069, de 13 de julho de 1990, em seu art. 2º, considera-se criança a pessoa até 12 anos de idade incompletos.
- Para a Organização Mundial da Saúde (OMS), até 10 anos de idade.
- Para Eduardo Mascarenhas, o período total de crescimento e desenvolvimento está dividido em duas etapas:
  - Período pré-natal.
  - Período pós-natal:
    - Neonatal: 0-28 dias.
    - Infância: lactente: 29 dias a 2 anos exclusive; pré-escolar: 2-7 anos exclusive; escolar: 7-10 anos exclusive.
    - Adolescência.
- Para Jacques Crespin:
  - Fase intrauterina.
  - Fase da primeira infância: 0-2 anos exclusive.
  - Fase da segunda infância: 2-10 anos.
  - Fase da adolescência.

Essas considerações tornam-se importantes não por determinar faixas etárias cronologicamente limitadas, mas em razão das particularidades anatômicas, fisiológicas e psicossociais que caracterizam essas etapas da vida, tor-

nando necessárias abordagens, propedêuticas e condutas terapêuticas diferenciadas das do indivíduo adulto.

POSTURA DO PROFISSIONAL

Na abordagem ginecológica das crianças e das adolescentes, o profissional deve ser bom ouvinte, mostrar paciência, estar disponível, ter comunicação fácil, definindo bem seu papel como médico pessoal da paciente e não como um representante de seus pais.

O estabelecimento da boa relação médico-paciente desde a infância será, com certeza, um dos grandes instrumentos facilitadores de que o profissional dispõe para estimular a jovem paciente a assumir a responsabilidade por sua saúde, com mudanças efetivas em sua atitude que priorizem a prevenção.

A forma de receber e conduzir a primeira consulta será primordial para os atendimentos subsequentes, mesmo na fase adulta dessa paciente. Uma consulta ginecológica malconduzida na infância pode gerar um processo de inadequação importante para as futuras consultas ginecológicas dessa criança.

A CONSULTA GINECOLÓGICA

O especialista deve estar capacitado para criar uma condição favorável ao exame ginecológico, junto à paciente e a seus acompanhantes, enfatizando a importância deste e tranquilizando-os quanto ao procedimento que será realizado. Deve tentar obter a colaboração dos responsáveis no sentido de compreenderem a necessidade do acompanhamento ginecológico desde a mais tenra idade. Dessa forma, na segunda infância a menina estará familiarizada com a rotina do exame e esclarecida sobre as modificações de seu corpo como parte natural do processo de amadurecimento, desenvolvendo também maior responsabilidade pela sua saúde.[2]

O ambiente ideal para o atendimento ginecopediátrico necessita ser tranquilo, confortável, agradável, ter privacidade e ser adequado à faixa etária. Conversar diretamente com a criança no momento de sua chegada, recebê-la pelo nome e não se dirigir somente aos adultos responsáveis pode estimular a empatia e melhorar a relação do profissional com a pequena paciente. A anamnese minuciosa será realizada na presença da mãe e/ou responsável. No entanto, o questionamento deverá ser dirigido à criança e complementado pelas informações do acompanhante, principalmente sobre o motivo do comparecimento ao consultório.

Importante salientar que na anamnese da primeira infância muitas vezes a comunicação não é verbal e os gestos se revestem de grande valia, pois transmitem segurança, confiança e afeto. O esclarecimento sobre as etapas do exame a ser realizado é primordial para diminuir a ansiedade. Esse conhecimento, transmitido pelo médico, leva a criança e a pequena jovem a sentirem-se valorizadas como pessoas, com opiniões e expressões próprias.

O exame físico deve ser inicialmente geral e depois ginecológico, completo, meticuloso, delicado e sistematizado. Meninas nas fases pré-puberal e puberal geralmente apresentam maior resistência e se sentem mais constrangidas para a realização do exame físico e ginecológico. Se possível, deve-se propor que o exame clínico seja realizado em uma próxima consulta, caso não se trate de uma urgência na qual o exame seja imprescindível; pode-se propor também realizar somente o exame físico, para ganhar a confiança da pequena paciente, e deixar o ginecológico para uma próxima oportunidade.

PECULIARIDADES DO EXAME GINECOLÓGICO NAS DIFERENTES FAIXAS ETÁRIAS DA CRIANÇA

Recém-nascida ou neonata

Huffman[3] reforça a necessidade de realizar o primeiro exame ginecológico ainda na sala de parto pelo neonatologista e, eventualmente, pelo ginecologista. A observação minuciosa permite detectar precocemente não só as malformações como também hérnias gonadais, genitália ambígua e tumores.

A. Exame clínico geral: nesse momento podem ser detectadas anomalias vinculadas ao desenvolvimento genital, como nanismo pituitário, transtornos tireoidianos congênitos, hiperplasia de suprarrenal, entre outros. O diagnóstico precoce de uma afecção como a disgenesia gonadal é de suma importância, pois existem alterações que podem afetar de modo irreversível o futuro da menina.[4]

B. Palpação abdominal e da região inguinal: pesquisam-se principalmente massas tumorais e hérnias na região inguinal. Tanto nas neonatas como na primeira e segunda infâncias, os tumores são intra-abdominais e não intrapélvicos, pela especial configuração da cavidade pélvica nessas idades e à localização alta das gônadas. Apesar de os tumores não serem frequentes, há casos descritos de cistos foliculares, teratomas benignos e malignos, inclusive sarcomas botrioides de origem colpocervical diagnosticados no momento do nascimento ou pouco tempo depois. A palpação de uma tumoração na região hipogástrica obriga o profissional a investigar e comprovar a permeabilidade da vagina, descartando a possibilidade de um mucocolpo que simule um tumor. A constatação de massa pequena e firme na região inguinal deve levantar a suspeita de gônada feminina ou masculina no interior do saco herniário; nesses casos a investigação de distúrbios da diferenciação sexual é obrigatória.

C. Exames das mamas: a mais frequente causa de consulta é a presença de intumescimento dos brotos mamários. À expressão da glândula, pode estar presente uma secreção constituída por uma mistura de colostro e leite, denominada comumente "leite de bruxa". Nenhuma manobra, como massagens ou extração manual, deve ser realizada. Esse efeito desaparece entre 15-20 dias, mas o botão mamário pode persistir até 2 anos de ida-

de sem ser patológico. Deve-se observar o número de glândulas e papilas mamárias. A anomalia congênita mais frequente nessa faixa etária é a politelia.[5]

D. Exame ginecológico: a neonata não oferece resistência ao exame; é uma cliente passiva e fácil de ser avaliada. Deve-se colocar a paciente em decúbito dorsal sobre a mesa ginecológica, ou no colo da mãe, e manter suas pernas em abdução (posição de rã), com os joelhos flexionados, bem separados, e a perna apoiada na cama. O aspecto da genitália externa apresentará variações que dependem do estado nutricional da pequena menina e do tempo de gestação. À inspeção da vulva, afastar as malformações congênitas como duplicação vulvar, prolapsos vaginais, prolapsos uterinos, agenesia vulvar e cisto do seio urogenital. Os prolapsos uterinos são raros, mas podem estar associados com meningocele. Diante de uma dessas patologias, sempre suspeitar de malformações dos genitais internos ou do trato urinário, bem como de espinha bífida.

Principais características da genitália da recém-nascida

A. Grandes lábios: em dois terços dos casos, encobrem parcial ou totalmente as ninfas. Geralmente são volumosos, congestos e hipercrômicos e diminuem gradativamente, adquirindo seu aspecto definitivo na segunda infância. Na criança pós-matura ou pequena para a idade gestacional, a vulva é semelhante à das mulheres na senilidade (vulva senil neonatal). Nas apresentações pélvicas, é comum edema e/ou infusão hemorrágica dos grandes lábios, que desaparece nas primeiras 72 horas e não exige tratamento. Os edemas volumosos de grandes lábios são raros; quando ocorrem, podem determinar uma compressão periuretral e, consequentemente, disúria ou anúria.

B. Pequenos lábios: geralmente se encontram espessos no primeiro mês e se tornam mais finos na infância. Nas prematuras, os pequenos lábios são comparativamente mais desenvolvidos que os grandes lábios e pode-se observar aumento do clitóris. É frequente observar acúmulo de vérnix entre os grandes e os pequenos lábios. O vérnix permanece durante muitos dias: é um elemento de formação tardia no período gestacional.

C. Clitóris: na recém-nascida, é relativamente grande quando comparado às outras estruturas vulvares; em média tem entre 0,5-2 cm de comprimento por 0,3-0,9 cm de largura. Nos casos de hipertrofia de clitóris, deve-se realizar o diagnóstico diferencial entre hiperplasia de suprarrenal, uso de hormônios virilizantes pela mãe no primeiro trimestre da gravidez e tumor materno, como o arrenoblastoma.[6]

D. Hímen: oclui aparentemente o introito vaginal. É relativamente espesso e proeminente; geralmente tem 0,4 cm de diâmetro e pode ser de difícil visualização pelo ingurgitamento e edema consequente ao alto teor hormonal a que a criança está submetida durante esse período. Na presença de dois orifícios himenais, deve-se descartar a existência de uma vagina dupla. A imperfuração himenal é excepcionalmente detectada nessa fase da vida; quando diagnosticada, a hipótese de agenesia vaginal tem de ser afastada. Pode-se observar pólipos himenais, sem importância patológica; geralmente involuem após os hormônios maternos serem eliminados.

E. Meato uretral: é uma estrutura de difícil visualização. Pode estar encoberto por vérnix ou ser confundido com as dobras himenais.

F. Vagina: tem 4-4,5 cm de profundidade e sua mucosa é róseo-pálida, hiperplásica e apresenta conteúdo mucoide aumentado. As paredes têm pregas longitudinais na parte inferior e circulares na superior; os fundos de saco ainda não estão formados. Diante de uma genitália ambígua, é necessária a exploração da vagina; sua permeabilidade pode ser comprovada introduzindo-se uma sonda de nelaton n. 8 ou uma vela de Hegar n. 4 através do orifício himenal. A presença de mecônio na vagina pode sugerir uma fístula retovaginal.

G. Exame retoabdominal: raramente utilizado; há condições de obter informações sobre os órgãos genitais internos por meio da ultrassonografia pélvica e/ou transperineal. Indicado nos casos de anomalias dos órgãos genitais externos ou suspeita de tumor.

H. Na neonata, o útero mede aproximadamente 3,5-4 cm; logo diminui para 2,5 cm de comprimento e para apenas 0,5 cm de largura, mantendo-se assim até a segunda infância. Os ovários raramente são palpáveis; medem 0,5-1,5 cm de comprimento por 0,3-0,4 cm de largura.

Exame especular e colpovirgoscopia: há indicação nos casos de perda sanguínea por via vaginal. O instrumento utilizado deve ser o mais suave possível e o exame, realizado sob narcose. Utiliza-se: otoscópio infantil ou colpovirgoscópio de Bicalho ou histeroscópio.

"Crise genital" da recém-nascida

Definida como o conjunto de elementos semiológicos que engloba edema vulvar, leucorreia, ingurgitamento mamário e/ou hemorragia genital. A hemorragia genital ocorre em 5-10% dos casos; aparece entre o 2º e o 5º dia após o nascimento e tem a duração de 2-3 dias. O fluxo geralmente é de pequena intensidade, mas às vezes adquire as características de uma hemorragia moderada.

A causa desse sangramento é a descamação das células hipertrofiadas e hiperplásicas da endocérvice, que ocorre devido à diminuição dos hormônios placentários circulantes. O endométrio tem baixa sensibilidade aos hormônios nessa fase; é discutida sua participação na "hemorragia".

A crise genital é fisiológica, não existe tratamento e a regressão é espontânea. Caso dure mais de 6 dias, deve-se investigar, uma vez que pode ser o primeiro sinal de um tumor cervical ou vaginal.

Infância

Segundo Sanfilippo, parece adequado que todos os provedores de assistência pediátrica primária incluam um exa-

me genital, educacional, detalhado, a cada exame físico anual. Nessa faixa etária, primeira e segunda infâncias, é imprescindível explicar à criança como o exame será realizado; a atitude médica é de grande importância nesse momento. É preciso escutar sempre a criança e acreditar no que ela diz sentir; ter muito cuidado para não permitir que o adulto "fale pela paciente". O diálogo com a mãe ou acompanhante será estabelecido posteriormente.

As queixas mais frequentes nesse período são: corrimento vaginal, hiperemia e prurido vulvar, suspeita de violência sexual, dor abdominal, perda sanguínea por via vaginal, crescimento prematuro das mamas e/ou dos pelos pubianos, massas abdominais, coalescência de pequenos lábios, disúria e anomalias dos genitais.

Durante a anamnese, deve-se avaliar as condições do parto, doenças recentes (respiratória, intestinal) e o uso de antibióticos. Essas informações poderão ajudar a determinar a etiologia dos processos inflamatórios vulvovaginais. Jamais efetuar um exame à força, o que pode gerar forte rejeição a uma segunda consulta e acarretar consequências futuras no relacionamento sexual.

Para as meninas entre 7-10 anos, a boa conduta é solicitar sua colaboração durante o procedimento; elas poderão se sentir úteis e se distrair. É muito raro o profissional não conseguir vencer a resistência da minicliente e realizar, na primeira consulta, tanto o exame da genitália como a coleta do conteúdo vaginal, quando necessário.

A. Exame físico geral: geralmente, na primeira infância, até os 3-4 anos, a menina é levada pelo profissional ao exame sem resistência. Em qualquer idade, deve-se sempre deixar a pequena paciente com uma bata e lençol, e examinar seu corpo por partes. Certas anomalias observadas no período neonatal tendem a se manifestar com maior nitidez durante o desenvolvimento da menina, particularmente os estigmas das disgenesias gonadais.
B. Exame das mamas: sua realização na criança é muito simples, pois ela ainda não recebeu o estímulo hormonal. Pode-se constatar: anomalias congênitas, desenvolvimento prematuro das mamas (telarca precoce), nódulos, crescimento unilateral e/ou bilateral assimétrico. Deve-se estabelecer a correlação cronológica, obedecendo aos 5 estágios de Tanner. Se possível, medir as mamas para um futuro acompanhamento. As mensurações são realizadas a partir da linha axilar anterior até a papila e desta até o sulco mamário inferior.
C. Exame abdominal: deve-se palpar com suavidade procurando os pontos dolorosos. A palpação de tumores intraperitoneais, particularmente dos ovários, fica relativamente facilitada, pois eles não conseguem alojar-se na cavidade pélvica nessa faixa etária e são deslocados para o interior da cavidade abdominal. Verificar a presença de hérnias inguinais.
D. Exame ginecológico: Huffman recomenda não ter pressa para iniciar o exame. Uma forma de temor expressada particularmente pela família relaciona-se com o risco de ocorrer lesão da membrana himenal. O ginecologista deve adiantar-se em relação a essa preocupação; sempre mostrar ao responsável pela criança o orifício himenal por onde será realizada, se necessário, a coleta do conteúdo vaginal. Colocar a minipaciente em posição ginecológica: decúbito dorsal com as pernas separadas e flexionadas. Para a inspeção da vulva, segura-se parte dos grandes lábios com o polegar e o indicador, tracionando-os para a frente e ligeiramente para fora. A separação dos grandes lábios pode ser realizada pela própria paciente, caso ela não permita ser tocada. Com a queda dos estrógenos maternos circulantes, que ocorre entre o 10º e o 30º dia pós-natal, a vulva adquire características próprias, que se mantêm até os 7-8 anos, quando começam a aparecer os primeiros sinais de maturação sexual. Durante essa época, denominada "repouso genital", as estruturas vulvares sofrem poucas alterações; a pele e a mucosa são delgadas e toda a área vulvar é mais seca, pois nessa idade não existe conteúdo vaginal fisiológico. Caso haja sinais de amadurecimento sexual, como turgência de grandes e pequenos lábios, presença de pelos pubianos e introito vaginal de coloração mais avermelhada e úmida, pode-se suspeitar de fonte estrogênica endógena (puberdade precoce, tumor de suprarrenal) ou exógena (iatrogênica, uso de cremes com estrogênio ou androgênio, ingestão de anabólicos).

Principais características da genitália na infância

A. Grandes lábios: são finos, possuem escasso tecido adiposo subcutâneo e sua espessura depende do estado nutricional da menina.
B. Pequenos lábios: são delgados e não protegem o vestíbulo das infecções externas.
C. Clitóris: apresenta-se bem menor do que ao nascimento, e sua glande começa a ser visualizada. Pequenas hipertrofias podem ter causa idiopática.
D. Meato uretral: visível, encontra-se mais afastado do orifício himenal do que na neonata.
E. Hímen: membrana de espessura variável, com um orifício geralmente central e circular, de 0,5 cm de diâmetro. Entre 7-9 anos, mede cerca de 0,7 cm, e, na pré-menarca, 1 cm. O modo como ele se apresenta deve ser descrito no prontuário.
F. Vagina: a mucosa do introito vaginal é rósea, o epitélio é delgado e permite a visualização da vascularização. É importante essa observação, pois um examinador pouco experiente pode interpretá-la como vulvite. Do nascimento até 7-8 anos de idade, a vagina aumenta 1 cm no comprimento, chegando a 5 cm; pode ter 8 cm aos 10 anos, e, com o começo da atividade ovariana, no momento da menarca, chega a medir 11,5 cm, à custa do fundo de saco posterior, que é o primeiro a se desenvolver. A vagina é o primeiro órgão que responde ao estímulo hormonal; após 8-9 anos, torna-se elástica e o conteúdo vaginal aparece pelo início da ação estrogênica.
G. Exame retoabdominal: se necessário, realizar sob narcose e com o consentimento da paciente; pode ser substi-

tuído pela ecografia pélvica e/ou transperineal. É útil no diagnóstico diferencial entre imperfuração himenal e agenesia parcial ou total da vagina, assim como para detectar um corpo estranho endovaginal.

H. O útero mede cerca de 3 cm de comprimento, sendo dois terços de colo. A relação colo-corpo uterino é de 2:1 na infância, passando para 1:1 até os 10 anos; aos 13 anos, é de 1:2.

I. Exame especular e colpovirgoscopia: só realizar nos casos de perdas sanguíneas por via vaginal a esclarecer, corpo estranho, traumatismos e suspeita de tumor.

Nessa faixa etária, após os exames físico e ginecológico, o médico deve discutir a sintomatologia e os achados do exame com a criança e o responsável que a acompanha.[7]

Adolescência

Um dos maiores objetivos a serem alcançados pelo profissional é conseguir que a adolescente se sinta responsável pela própria saúde, de forma integral. A atitude médica variará de acordo com as múltiplas circunstâncias, pois a fase da adolescência abrange mudanças bem notórias entre a primeira etapa (10-14 anos) – a puberal – e a posterior – a adolescência tardia (15-19 anos). Geralmente na etapa puberal as meninas comparecem à consulta acompanhadas pela mãe ou um responsável. Já as "adolescentes tardias" menos frequentemente se apresentam acompanhadas.

Quando as mães estão presentes, o diálogo se torna mais difícil. Na medida do possível, deve-se afastar a acompanhante da sala; haverá grande enriquecimento no relacionamento médico-paciente. Mas a presença ou não da mãe durante a consulta e o exame ginecológico ficarão a critério da paciente.

Durante o atendimento, orientar sobre a fisiologia do aparelho genital e a higiene corporal. Na consulta de adolescentes tardias, também orientar sobre condutas sexuais e a utilização de métodos contraceptivos.

A. Exame físico geral: avaliar dados antropométricos, estado geral, presença de hirsutismo e as fases de desenvolvimento das mamas e dos pelos pubianos (critérios de Tanner).

B. Exame das mamas: observar o desenvolvimento das mamas, número de glândulas mamárias e papilas e eventuais deformidades. A palpação tem a finalidade de pesquisar eventuais nódulos, e a assimetria mamária, se presente, será avaliada medindo-se as mamas.

C. Exame abdominal: as técnicas para o exame abdominal não diferem das utilizadas no período da infância; procurar áreas dolorosas, hérnias ou massas tumorais.[8]

D. Exame ginecológico: colocar as pacientes em decúbito dorsal, na mesa ginecológica, com as pernas flexionadas e apoiadas.[9] Pode-se utilizar foco luminoso com espelho, que permitirá à paciente acompanhar as etapas do exame, ouvindo as explicações do profissional.

Principais características da genitália na adolescência

A. Grandes lábios: como o restante do aparelho genital externo, os grandes lábios estão sujeitos às variações endócrinas do ovário. A turgescência, a cor e a umidade dessas estruturas constituem um índice de funcionamento desse órgão.

B. Pequenos lábios: pequenos ou hipertróficos ou assimétricos, sem significado clínico.

C. Clitóris: segundo Huffman, a glande da menina entre 11-15 anos de idade não passa de 3 × 3 mm, e nas jovens entre 15-19 anos mede 5 × 5 mm. Na presença de hipertrofia do clitóris deve-se pensar em uma fonte androgênica. Os tumores virilizantes ovarianos são raros na puberdade, sendo a suprarrenal a causa mais frequente da estimulação virilizante. Uma glande de 10 mm já é considerada uma virilização importante.

D. Hímen: observar a integridade e a coloração. Os himens imperfurados requerem uma himenotomia simples antes da menarca e os tipos puntiformes, cribiforme e septado ou bifenestrado, antes do contato sexual. Muitas vezes, é no momento do exame da genitália que a adolescente admite ao médico que tem vida sexual. Caso o hímen esteja roto mas a cliente não o refira, o exame deve ser realizado como se ela fosse virgem. Ao médico não cabe o papel de "mostrar quem é que está certo" ou que "não está enganado". Essa observação deve ser colocada no prontuário.

E. Vagina: sua permeabilidade pode ser comprovada por um estilete de ponta romba ou sonda Nelaton n. 4 ou 6, ou por um histerômetro. Posteriormente, procede-se à coleta do conteúdo vaginal para citologia, exame a fresco e bacterioscopia pelo Gram. A vagina é rosada e úmida na puberdade; chega a 11,5 cm de comprimento, e nessa época se forma o fundo de saco posterior. Após a adolescência, aparecem os fundos de saco anterior e laterais.[2]

F. Exame especular: na pós-menarca, a escolha do instrumental vai depender da integridade ou não do hímen.[4] Quando está íntegro e o exame especular é necessário, pode-se utilizar o colpovirgoscópio de Bicalho; se a paciente já tem atividade sexual, o espéculo indicado é o de Collins pequeno ou o de Huffman, que mede 11 cm de comprimento, e valvas de 1 cm de largura. Observar as características do colo, a presença de ectrópio, cistos de Naboth e proceder à coleta para o exame citológico de Papanicolau.

G. Toque retal ou vaginal/abdominal: avaliar as condições dos órgãos genitais internos, suas características e eventuais patologias. O toque retal, se necessário, só deve ser realizado com o consentimento da paciente, e praticamente é substituído pela ecografia pélvica e/ou transperineal ou transvaginal. O útero, após os 6-7 anos, começa seu crescimento à custa do miométrio. Aos 10 anos, corpo e colo apresentam os mesmos diâmetros, reconhecidos ao toque como cordão mediano, longitudinal,

sem angulação. Após a menarca, útero, tubas e ovários ocupam a cavidade pélvica.

Depois dos exames físico e ginecológico, quando a paciente retorna à sala de entrevista, o médico deve discutir a sintomatologia e os achados do exame, com detalhes. Se a mãe a acompanha, deve ser perguntado à paciente se ela permite ou não que os assuntos sejam discutidos na sua presença. É extremamente importante para a paciente que as informações confidenciais não sejam divulgadas à mãe.

REFERÊNCIAS BIBLIOGRÁFICAS

1. Andrade HHSM, Magalhães MLC. Abordagem ginecológica da criança e da adolescente. In: Magalhães MLC, Andrade HHSM. Ginecologia infantojuvenil. Rio de Janeiro: Medsi; 1998. cap.6. p.43-5.
2. Zeiguer BK, Uriarte AM. Abordaje y examen ginecológico. In: Sociedad Argentina de Ginecologia Infanto Juvenil. Manual de ginecologia infanto-juvenil. Buenos Aires: Ascune Hnos; 1994. cap.1. p.13-21.
3. Huffman JW, Dewhurst CJ, Capraro VJ. Examination of the newborn. In: Huffman JW, Dewhurst CJ, Capraro VJ. The gynecology of childhood and adolescence. 2nd ed. Philadelphia: Saunders; 1981. chapt.3. p.70-5.
4. Magalhães MLC. Consulta ginecológica: recém-nascida – infância – adolescência. In: Magalhães MLC, Reis, JTL. Ginecologia infantojuvenil: diagnóstico e tratamento. Rio de Janeiro: Medsi; 2007. cap.7. p.51-66.
5. Zeiguer BK, Uriarte AM. Abordaje y examen ginecológico. In: Sociedad Argentina Ginecologia Infanto Juvenil. Manual de ginecologia infanto-juvenil. Buenos Aires: Ascune Hnos; 1994. cap.1. p.13-21.
6. Salomão CLB, Reis JTL. Consulta ginecológica e exame clínico no período neonatal e na infância. In: Silva CHM, Salomão CLB, Reis JTL. Ginecologia e obstetrícia na infância e adolescência. Rio de Janeiro: Medbook; 2018. cap.2. p.1-9.
7. Medeiros FC, Melo RYS. Semiologia ginecológica. In: Magalhães MLCM, Valente PV, Medeiros FC, Pinheiro LS. Ginecologia baseada em problemas. Fortaleza: Ed. Faculdade Christus; 2011. cap.2. p.35-44.
8. Cowell CA. The gynecologic examination of infants, children, and young adolescent, in pediatric and adolescent gynecology. Pediatric Clinics of North America. 1981 May.
9. Zeiguer NJ, Zeiguer BK. Examen ginecológico: aspectos normales. In: Zeiguer NJ, Zeiguer BK. Vulva, vagina y cuello: infancia y adolescencia. Atlas color. Casos clínicos. Buenos Aires: Médica Panamericana; 1996. cap.1. p.1-35.

CAPÍTULO 2

VULVOVAGINITE NA INFÂNCIA

Liliane Diefenthaeler Herter

AO FINAL DA LEITURA DESTE CAPÍTULO, O PEDIATRA DEVE ESTAR APTO A:

- Entender que a causa mais prevalente dessa afecção é a vulvovaginite inespecífica causada pela alteração da flora saprófita ou agentes irritativos. Assim, a maioria dos casos cede com medidas gerais e/ou tópicas e não necessita de medicação oral.
- Saber que *Candida albicans* é causa infrequente de vulvovaginite na infância, mas é frequente na adolescência.
- Coletar secreção, nos casos refratários às medidas gerais, para pesquisas específicas como *Haemophilus influenza*, *Streptococcus* beta-hemolítico A, *Neisseria gonorrhoeae* e *Chlamydia trachomatis*, além de afastar a presença de um corpo estranho.
- Compreender que a presença de agentes sexualmente transmissíveis nos 2 primeiros anos de vida pode ocorrer por contaminação vertical (canal de parto) ou por abuso sexual.
- Entender que nem toda úlcera vulvar é causada por agentes sexualmente transmissíveis.

CONCEITO E PREVALÊNCIA

Vulvovaginite (VV) é a inflamação da vagina e/ou da vulva e pode se manifestar por corrimento vaginal, ardência, vermelhidão, odor, coceira, sangramento, sintomas urinários, irritação perineal, entre outros.[1,2] É necessário fazer o diagnóstico diferencial com secreções fisiológicas que surgem no início da puberdade (leucorreia fisiológica).

A VV costuma ser o motivo de consulta ginecológica mais comum nas meninas pré-púberes. Pode gerar preocupação aos profissionais e/ou pais, pois alguns casos estão relacionados com abuso sexual e consequente infertilidade.

FATORES DE RISCO

A menina pré-púbere é bastante suscetível a inflamações genitais em razão de sua fisiologia, anatomia, dificuldades de higiene e comportamento próprios da idade. Os seguintes fatores podem ser associados à VV:[2]

- Obesidade.
- Proximidade entre a vagina e o ânus.
- Pequena abertura himenial.
- Pequenos lábios pouco desenvolvidos.
- Ausência de coxins adiposos vulvares e de pelos pubianos.
- Mucosa vaginal atrófica e pH vaginal alcalino.
- Deficiência de anticorpos, lisossomos, lactoferrina e zinco.
- Higiene insuficiente ou inadequada. Higiene excessiva.
- Micção com joelhos aproximados e consequente refluxo da urina para o períneo.
- Uso de roupas apertadas e/ou de material sintético que não permitam a evaporação do suor ou de outras secreções, com consequente maceração da vulva.
- Uso de produtos que irritem a pele e mucosas (tecidos, sabonetes, perfumes, talcos, amaciantes, sabão em pó, tira-manchas, banho com bolhas de sabão).
- Traumatismos (abuso sexual, introdução de corpo estranho, masturbação etc.).
- Doenças sistêmicas subjacentes (infecção de vias aéreas superiores, diabetes, sarampo, varicela, parasitose intestinal) ou dermatológicas (líquen escleroso, líquen simples, dermatite atópica, dermatite de contato, psoríase, dermatite das fraldas, herpes simples, vitiligo).

ANAMNESE

É importante obter várias informações para orientar o diagnóstico e tratamento, como:

- Características da secreção (cor, duração).
- Sintomas associados (odor, prurido, disúria, ardência, vermelhidão, sangramentos, fissuras).
- Episódio agudo ou recorrente.
- Hábitos de higiene.
- Tratamentos prévios.
- Doenças associadas ou prévias (infecções respiratórias ou intestinais) e medicações em uso.

EXAME GINECOLÓGICO

Sugere-se manter o acompanhante durante todo o exame físico para a criança sentir-se mais à vontade e assim poder ser mais cooperativa.

O exame deve iniciar pela avaliação geral de saúde (fácies, nutrição, psiquismo), estadiamento de Tanner, cavidade oral (afastar faringite ou infecções sexualmente transmissíveis – IST), mamas, abdome e, por último, o exame ginecológico, para que se possa ter criado vínculo e confiança previamente com a pequena paciente.

O exame ginecológico deve ser feito sempre sem roupas para permitir o afastamento completo dos joelhos e assim observar os detalhes do períneo. Pode ser feito em posição ginecológica ou em posição de "sapo", posicionando a menina deitada de costas na maca e mantendo os joelhos fletidos e afastados. O examinador, usando luvas, deve tracionar gentilmente os grandes lábios em direção ao examinador para retificar o hímen e ampliar o orifício himenal. Assim, pode-se observar com maior nitidez e atenção as paredes himenais e a vagina. Pode-se também pedir para a criança tossir no momento do exame e observar, se reflui ou não, secreção vaginal.

Na suspeita de corpo estranho, pode-se instilar solução salina com uma seringa no introito vaginal. Assim, pode-se observar a presença de pequenos fragmentos de papel higiênico (causas mais comuns de corpo estranho vaginal na infância) e tentar removê-los com essa instilação ou pinça delicada.

Quando houver necessidade de coleta de secreção vaginal, sugere-se usar um *swab* delicado (p. ex., *swab* uretral).

QUADRO CLÍNICO

O quadro clínico depende das causas que podem ser fisiológicas, inespecíficas ou específicas.

Leucorreia fisiológica

A leucorreia fisiológica apresenta-se como uma secreção inodora, homogênea, leitosa ou transparente e não pruriginosa. Ocorre nas recém-nascidas ou durante a puberdade, em especial nos meses que antecedem a menarca, por ser uma secreção estrogênio-dependente. É formada basicamente por exsudato vaginal, descamação de células superficiais e muco endocervical. Ao microscópio, observam-se células epiteliais, bacilos de Döederlein e ausência de patógenos ou leucócitos. Essa secreção, apesar de clara, pode tornar-se amarelada quando depositada por algum tempo na calcinha. Assim, deve ser diferenciada daquela secreção que é de fato amarelada ou esverdeada e associada a sintomas de prurido ou odor.

O exame direto da secreção ou o exame bacteriológico confirmam a presença de lactobacilos e a ausência de purulência.

O tratamento é expectante e inclui a orientação da paciente, além de higiene com água e sabão neutro.

Vulvovaginite inespecífica

A vulvovaginite inespecífica (VVI) também foi denominado por nosso grupo vestibulite, quando a inflamação ocorre apenas no vestíbulo e não na vulva propriamente dita. É a causa mais comum de vulvovaginite na infância. Envolve desequilíbrio da flora saprófita local, que promove inflamação. A cultura vaginal na VVI costuma indicar a presença de difteroides, *Staphylococcus epidermidis*, alfa-*streptococci* ou germes Gram-negativos entéricos (*Escherichia coli*).[2]

Essa condição está comumente associada à higiene fecal e urinária inadequadas. Pode suceder também infecção respiratória ou intestinal causada por autoinoculação pela própria paciente. Alterações cutâneas vulvares, como escoriações, edema, eritema, maceração e descamação do epitélio, além de odor amínico, também podem ser observadas. O exame direto identifica flora mista, leucócitos e outros detritos.

No exame físico, pode-se constatar má higiene (esmegma ou outras secreções) e sinais inflamatórios agudos leves ou subagudos no vestíbulo (face interna dos pequenos lábios até as paredes himenais) com saída de secreção amarelada em pouca quantidade pela vagina. Frequentemente se encontra hiperemia apenas no vestíbulo, mas paredes vaginais de cor usual.

Na ausência de secreção purulenta significativa, de IST, de alterações traumáticas perineais, de anamnese sugestiva de abuso sexual ou de vulvovaginite de repetição, não há obrigatoriedade de realizar o exame da secreção vaginal.

O tratamento da VVI inicialmente inclui medidas gerais apresentadas no Quadro 1.

Quadro 1 Medidas gerais para tratamento da vulvovaginite inespecífica

Banhos de assento com água morna (não é necessário incluir sabão) por 10-15 minutos, 2 vezes por dia, por 7-10 dias. Na presença de sinais inflamatórios, pode-se utilizar também banhos de assento com: permanganato de potássio 6% (diluir 10 mL de solução em 2 L de água fervida); benzidamina (diluir 1 envelope em 2 L de água fervida); chá de camomila (ferver 2 saquinhos de chá em uma caneca e juntar a 2 L de água morna)
• Preferir sabonetes em barra que não agridam a pele: Cethaphil, Avene, Dove, Neutrogena etc.

(continua)

Quadro 1 Medidas gerais para tratamento da vulvovaginite inespecífica (*continuação*)

• Utilizar sabão neutro e duplo enxágue para higiene das roupas íntimas
• Evitar banheiras e papel higiênico colorido ou perfumado
• Usar calcinhas de algodão e secá-las ao sol ou na máquina de secar, além de passá-las a ferro
• Usar roupas arejadas
• Fazer a higiene fecal de frente para trás (sentido uretra-ânus) para evitar a entrada de fezes na vagina ou na uretra
• Manter a vulva sempre limpa e seca, mas sem exageros. Falta ou excesso de higiene são prejudiciais
• Urinar com os joelhos abertos para evitar que a urina bata na coxa e reflua para dentro da vagina
• Manter as unhas aparadas e limpas
• Orientar a criança para não molhar excessivamente o papel higiênico a fim de evitar sua fragmentação. Esses pequenos pedaços de papel podem entrar na vagina e causar reação de corpo estranho

Nos casos persistentes, mesmo após medidas gerais ou queixa de prurido vulvar ou anal, deve-se solicitar a pesquisa de enteróbios ou realizar tratamento empírico com mebendazol, albendazol ou pamoato de pirantel.[2]

Nos casos refratários, e depois de excluídas outras causas específicas, pode-se utilizar pomada local com antibióticos (sem o uso do aplicador ginecológico) como o metronidazol, a mupirocina ou a clindamicina.[2] Nosso grupo tem ótima experiência com associação de benzalcônio, nistatina e metronidazol 2 vezes dia por 10 dias. Antibióticos tópicos contendo neomicina devem ser evitados pelo risco de desenvolver dermatite alérgica.[2] Nos casos de recidiva após suspensão do tratamento, pode-se, à semelhança da profilaxia de outras infecções de repetição (infecção urinária, cândida ou herpes), fazer profilaxia utilizando a mesma pomada, mas de 1 aplicação diária, 1-3 vezes na semana, por até 12 semanas.

Nos casos mais graves (grande quantidade de secreção purulenta) ou refratários ao tratamento tópico, e após cultura negativa para agentes específicos (*Streptococcus pyogenes*, clamídia, gonococo, vaginose, trichomoníase, candidíase etc.), pode-se utilizar antibiótico de amplo espectro por 10 dias como ampicilina, amoxicilina ou amoxicilina-clavulanato, cefalosporina ou clindamicina, que são a primeira linha de tratamento para as VVI.[2,3]

O uso de emolientes como vaselina e óleo de coco durante e após o tratamento costuma causar alívio dos sintomas e pode auxiliar na prevenção de novas crises. Também podem ser usados outros emolientes, como vitamina B5/óleo de amêndoas/lanolina; retinol/colecalciferol/zinco; ácidos graxos essenciais/vitamina A + E/lecitina de soja etc.

Algumas crianças podem ter prurido vulvar sem etiologia conhecida e sem outros achados clínicos. O tratamento, além de melhorar a higiene, e de utilizar emolientes tópicos, pode-se usar por curtos períodos a hidrocortisona tópica. Ocasionalmente se pode usar anti-histamínico não sedativo durante o dia (cetirizina) e sedativo à noite (hidroxizina).[2]

A VVI costuma ter bom prognóstico ao entrar na puberdade, pois os fatores de risco são naturalmente removidos.

Vulvovaginite específica

A vulvovaginite específica (VVE) é causada por contaminação direta de germes ou por via hematogênica.[3] Os agentes mais comuns são patógenos respiratórios e entéricos.

- *Candida* sp.: é causa infrequente de vulvovaginite na infância, mas, apesar disso, é equivocadamente diagnosticada e tratada na infância. Quando presente, pode provocar prurido, ardência vulvar, secreção coalhada ou esverdeada, além de hiperemia, que pode estender-se até a face interna das coxas. Ocorre em meninas usuárias de fraldas, em uso de corticosteroides ou quimioterápicos, antibióticos ou após a telarca por serem estrogênio-dependentes. O tratamento pode ser tópico (nistatina, miconazol, clotrimazol, terconazol) ou oral com fluconazol (2 mg/kg via oral – VO – em dose única).
- Patógenos respiratórios costumam causar secreção purulenta (*S. aureus*, *Streptococcus pneumoniae, Haemophilus influenzae, Streptococcus* beta-hemolítico A, *N. meningitidis* e *B. catarrhalis*). O estreptococo do grupo A (*Streptococcus pyogenes* ou *Streptococcus* beta-hemolítico A) é o agente específico mais comum em crianças pré-púberes e pode causar grande processo inflamatório e consequente sangramento vaginal. O tratamento é feito com ampicilina 25 mg/kg a cada 6 horas; amoxicilina 20 mg/kg a cada 12 horas ou amoxicilina/clavulanato 25-50 mg, 25-45 mg/kg, a cada 6-8 horas; todos por 5-10 dias. Os sintomas dos demais germes da flora respiratória costumam ceder com medidas gerais, mas, em casos resistentes ou na presença de secreção francamente purulenta, pode ser necessário antibiótico. O *S. aureus* pode causar, além de VV, lesões impetiginosas, sendo tratado com mupirocina tópica ou antibiótico oral como cefalexina, amoxicilina/clavulanato, clindamicina ou trimetroprima/sulfametaxazol.[2]
- *Gardnerella vaginalis*: causa secreção amarelada com odor amínico típico ao teste com KOH 10% e, em crianças, pode determinar prurido e vermelhidão. Seu achado é inconclusivo para diagnosticar abuso sexual.[4] Tratamento: metronidazol 15 mg/kg/dia divididos em 3 doses por 7 dias.
- *Trichomonas vaginalis*: apresenta uma secreção esverdeada e bolhosa, associada a ardência ou prurido genital. É altamente suspeita, mas não diagnóstica de abuso sexual, pois pode ser transmitida também por fômites.[4] É pouco frequente em crianças por se desenvolver melhor em ambiente estrogenizado. Tratamento: metronidazol 15 mg/kg/dia dividido em 3 doses por 7 dias ou 50 mg/kg em dose única (no máximo 2 g).
- *Chlamydia trachomatis*: pode ser assintomática ou causar abundante secreção mucopurulenta, disúria e prurido. Convém ressaltar que algumas IST, quando encontradas nos primeiros 2 anos de vida da criança, podem ser contraídas também pelo canal de parto. Segundo o CDC, é diagnóstico de abuso sexual se encontrada após

os 2-3 anos de idade.[4] O diagnóstico de clamídia deveria ser realizado pela cultura, que é o padrão-ouro, mas esse método não é disponível em nosso meio. Testes não culturais para clamídia podem não ser suficientemente específicos quando há suspeita de abuso sexual em crianças e devem ser interpretados com cuidado. A sorologia para clamídia (IgG, IgM) é inespecífica, apresentando falsos positivos e falsos negativos, e não deve ser utilizada para o diagnóstico em crianças. O exame de PCR é o mais específico e sensível dos métodos diagnósticos não culturais e pode ser realizado mediante coleta vaginal ou uretral ou urinário. Quando a técnica disponível for por imunofluorescência direta, importante que o *kit* da clamídia seja específico da *C. trachomatis* para diferenciar-se da *C. pneumoniae*. Sempre que houver um teste positivo, sugere-se repetir com o método mais específico possível para confirmar o achado laboratorial. Tratamento em crianças com menos de 45 kg é a eritromicina 50 mg/kg/dia divididos em 4 doses por 14 dias. Em crianças com mais de 45 kg e menos de 8 anos, usar azitromicina 1 g dose única; em maiores de 8 anos, usar azitromicina 1 g dose única ou doxiciclina 100 mg, 2 vezes por dia, por 7 dias.

- *Neisseria gonorrhoeae*: raramente é assintomática e costuma causar abundante secreção mucopurulenta, disúria e prurido. Pode ser contraída também pelo canal de parto. Quando presente após 2-3 anos de vida, é diagnóstico de abuso sexual e deve ser notificado.[4] Para o diagnóstico deve-se solicitar cultura para *N. gonorrhoeae* coletado da vagina, que é o padrão-ouro. Sempre que possível, a cultura deve ser repetida ou ser realizado um teste de PCR para confirmar o achado laboratorial. Não é necessário coleta de material cervical em crianças pré-púberes. O gram é inadequado para avaliar pré-púberes e, isoladamente, não deveria ser usado para o diagnóstico e nem para excluir a doença. O tratamento inclui o uso de ceftriaxona 20-50 mg/kg endovenoso ou intramuscular (IM) em dose única sem exceder 125 mg em crianças de até 45 kg. Acima de 45 kg a dose é de 125 mg IM em dose única. Usualmente, indica-se o uso concomitante de azitromicina 1 g em dose única, VO, pela frequente associação com a clamídia.[4]
- Abuso sexual: segundo o CDC, infecções em crianças após 3 anos de idade por gonococo, sífilis, HIV e clamídia trachomatis são diagnósticos de abuso sexual; *Trichomonas* e herpes genital são altamente suspeitos; condiloma é suspeito e a vaginose bacteriana é inconclusiva.[4]
- *Shigella* sp.: pode provocar secreção vaginal purulenta e/ou sanguinolenta e estar associada a diarreia. O tratamento pode ser feito com trimetropim/sulfametoxazol, ampicilina, ceftriaxona ou azitromicina.
- *Enterobius vermicularis*: provoca prurido anal e vulvar principalmente à noite. É mais frequente em escolares e pode determinar um eritema em forma de "8" que envolve vagina e ânus. Na presença de prurido genital ou anal, a paciente pode ser tratada empiricamente com vermífugo: mebendazol 100 mg 2 vezes dia por 3 dias e repetir em 14 dias, albendazol 400 mg em dose única e repetir em 14 dias ou pamoato de pirantel dose única (11 mg/kg, sendo 1g no máximo), e repetir em 14 dias.

Diagnóstico diferencial

- Dermatite das fraldas: a área em contato com as fraldas pode apresentar irritação e inflamação, especialmente entre 8-12 meses de idade. É causada pela fricção, oclusão, umidade e acúmulo de urina e/ou fezes. Caracteriza-se por uma placa eritematosa em área de contato das fraldas, poupando as pregas. Pode haver infecção secundária por cândida ou bactérias. O tratamento inclui fraldas descartáveis extra-absorventes, trocas frequentes, higiene com produtos neutros (sabonete syndet, vaselina líquida, óleos). Indica-se utilizar emolientes para proteção da pele à base de óxido de zinco, petrolato, silicone ou óleo de bacalhau.
- Corpo estranho: pode causar vulvovaginite aguda, crônica ou recorrente. Costuma causar secreção purulenta, sangramento genital e mau cheiro. Os objetos mais comuns são pedaços de papel higiênico ou sementes eliminadas juntamente com as fezes. Entretanto, em nosso grupo e outros já foram encontrados moedas, tampas de caneta, clipes, prendedores de cabelo, esponja de banho etc. A ecografia e a radiografia dificilmente ajudam no diagnóstico, a não ser em objetos metálicos, que são radiopacos ao raio x. Por isso, o diagnóstico baseia-se na anamnese, atento exame físico da genitália e, se houver necessidade, vaginoscopia. Ao visualizar algum pequeno corpo estranho na inspeção, pode-se tentar removê-lo (em menina cooperativa), aplicando anestésico local (xilocaína gel) nas bordas himenais e tentando remover o corpo estranho com uma pinça delicada de preferência com ponta romba. Se houver êxito, na sequência, fazer instilação com solução salina morna através de uma seringa de 20 mL. Após o procedimento, observar por algumas semanas se os sintomas persistem ou não. Se o quadro clínico persistir, está indicada a vaginoscopia com histeroscópio ou cistoscópio sob anestesia geral. Algumas vezes o corpo estranho por reação inflamatória pode fazer uma "capa" em volta de si e não ser percebido em um primeiro momento. Por isso, na vaginoscopia "branca", pode-se fazer gentil toque retal, pois nesse momento é possível deslocar ou tocar no objeto.
- Ureter ectópico: pode causar irritação crônica perineal e queixa de umidade, pois há eliminação crônica de urina no períneo ou vagina, dependendo de onde é sua desembocadura. Eventualmente pode ser vista a presença de urina na vagina ou cheiro amoniacal no períneo. O diagnóstico pode ser sugerido pela ecografia ou ressonância magnética urológica. O tratamento é cirúrgico.
- Líquen escleroatrófico: tem origem desconhecida e é causa de coceira, ardência, disúria, sangramento e fissuras. Esta doença é facilmente confundida com candidíase. O diagnóstico é clínico pela observação de lesões tipo

"pele de cebola" em volta do períneo e região anal (liquinificação). Pode haver áreas com hemorragias, fissuras e sinéquias pelo processo inflamatório crônico. A biópsia é raramente necessária, pois o diagnóstico é clínico.[2] O tratamento inclui corticoide tópico de alta frequência (clobetasol 0,05% pomada) 2 vezes por dia por 2 semanas e reavaliação. Se houver melhora, mantém-se o tratamento por 6-12 semanas com redução gradual da dose. Pode-se usar também hidrocortisona tópica 2,5 – 1% se intolerância ao clobetasol.[2] Durante e após o tratamento é importante usar emolientes (vitamina A + D, ácidos graxos essenciais, benzalcônio + decetrimônio) e afastar agentes irritativos (sabonete colorido ou perfumado, roupas sintéticas etc.). Pimecrolimo e tacrolimo são tratamentos de segunda linha. Lesões não tratadas podem evoluir para sinéquias graves e disfunção sexual.[2]

- Úlceras vulvares: úlceras genitais podem ser sexualmente transmitidas (lues, herpes genital, cancro mole) ou não. Em 1913, Benjamin Lipschütz descreveu úlceras genitais dolorosas de aparição súbita e associadas a febre e linfoadenopatias inguinais em jovens sem início de atividade sexual.[5] Atualmente vários estudos têm relacionado esse quadro clínico a primoinfecção por Epstein-Barr, ureaplasma, micoplasma, febre paratifoide, caxumba, citomegalovírus e *Influenza* A, mas sua etiopatogenia ainda é pouco entendida. Tais úlceras são denominadas úlceras de Lipschütz ou úlceras aftosas e costumam ter mais de 1 cm, podendo ser únicas ou não, contendo base purulenta. Sugere-se solicitar hemograma, monoteste, pesquisa de citomegalovírus e herpes genital. O tratamento inclui analgésicos orais (Aine) e tópicos, além de antibióticos, se houver infecção secundária na úlcera. Sondagem vesical pode ser necessária em alguns casos se houver retenção urinária. Alguns autores utilizam corticoides orais. As úlceras costumam durar 1-3 semanas e podem recorrer. Nossa observação é que, quando recidivam, estão associados a infecções de vias aéreas com febre ou estresse. Essas úlceras devem ser diferenciadas de úlceras decorrentes de vasculite por doença de Behçet (aftas orais, uveíte e artrite) ou fístula por doença de Crohn.

DIAGNÓSTICO

O diagnóstico laboratorial das vulvovaginites pode ser feito por meio de várias técnicas e depende da suspeita clínica. A coleta deve ser realizada com material delicado: *swab* uretral ou vaginal, pipeta para virgens ou conta-gotas estéril. Pode-se solicitar que a criança tussa. Ao tossir, a secreção pode escorrer pelo orifício himenial e ser coletada junto ao introito vaginal. A criança, muitas vezes preocupada em tossir, nem percebe a coleta do introito.

As pesquisas específicas (pesquisa de gonococo, clamídia, estreptococo beta do grupo A, *haemophilus*) devem ser solicitadas nos casos suspeitos de abuso, leucorreia intensa, recorrente ou refratária aos tratamentos convencionais. O exame bacteriológico comum nem sempre é capaz de identificar esses germes específicos.

Resumindo, os exames que podem auxiliar a elucidar o diagnóstico das vulvovaginites estão listados no Quadro 2.

Quadro 2 Exames disponíveis para avaliar a secreção vaginal anormal

- Exame direto da secreção vaginal: possível ver *clue cells*, hifas e esporos, tricomoníase, leucócitos
- Teste de KOH 10%: pouco específico na infância, mas se positivo (odor amínico) pode sugerir anaeróbios. Pode-se observar hifas e esporos
- Gram: possível ver bacilos, cocos, fungos, *clue cells*
- Bacteriológico da secreção vaginal: atenção para não tratar bacilos de Döderlein
- Cultura para gonococo
- Pesquisa de clamídia: a cultura é o padrão-ouro, segunda escolha PCR e por último IFD
- Pesquisas de gonococo e clamídia na urina por PCR também podem ser solicitadas
- Exame parasitológico de fezes e pesquisa de oxiúros
- Pesquisa de *Shigella*: coprocultura, hemocultura ou cultura de secreção vaginal
- Vaginoscopia/cistoscopia

REFERÊNCIAS BIBLIOGRÁFICAS

1. French A, Emans SJ. Vulvovaginal problems in the prepubertal child. In: Emans SJ, Laufer MR, et al (eds.). Pediatric & Adolescent Gynecology. 7.ed. Philadelphia: Wolters Kluwer 2020. p.175-193.
2. Herter L. D. Manual de orientação em Ginecologia Infanto-Puberal. São Paulo: FEBRASGO, 2010.
3. Lipschutz B. Uber eine eigenartige Geschwursform des weiblichen Genitales (Ulcus vulvae actum). Berlim: Arch Dermatol Syph. 114:363-95 p.1913.
4. Simms-Cendan J. Common vulvar and vaginal complaints. In: Sanfilippo JS, Lara-Torre, E, et al (eds.). Sanfilippo's textbook of pediatric and adolescent gynecology. Boca Raton: CRC Press; 2019. p.87-98.
5. Workowski KA, Bolan GA. Sexually Transmitted Diseases Treatment Guidelines, 2015. Mmwr Recommendations and Reports. 2015;64(3):1-137.

CAPÍTULO 3

DISTÚRBIOS MENSTRUAIS NA ADOLESCÊNCIA: SANGRAMENTO UTERINO ANORMAL

Zuleide Aparecida Felix Cabral

AO FINAL DA LEITURA DESTE CAPÍTULO, O PEDIATRA DEVE ESTAR APTO A:

- Conhecer as formas clínicas de apresentação do sangramento uterino anormal na adolescência (SUA) e suas possíveis etiologias, classificadas como causas estruturais e não estruturais.
- Reconhecer os sinais e sintomas relevantes para o diagnóstico e o diagnóstico diferencial das etiologias do SUA.
- Indicar os exames da propedêutica complementar inicial e de seguimento para os casos de SUA.
- Conhecer as modalidades de tratamento ambulatorial e de seguimento das adolescentes com SUA.
- Identificar os critérios para o tratamento hospitalar.

INTRODUÇÃO

Entre os principais distúrbios menstruais na adolescência, está o sangramento uterino anormal (SUA), definido como todo sangramento excessivo e ou prolongado, que pode ser decorrente de causas estruturais e não estruturais.[1,2] Nos primeiros anos após o estabelecimento da menarca, a anovulação própria da fase pode ser um fator que determina o atraso da investigação diagnóstica de outras possíveis etiologias responsáveis pela alteração do ciclo menstrual nesse período de vida.[3] De acordo com estudos epidemiológicos, o ciclo menstrual considerado normal ocorre com intervalos entre 24-38 dias, duração entre 1-7 dias e fluxo entre 5-80 mL[2,4] e resulta da interação sincrônica entre eixo hipotalâmico, hipófise, gônadas e útero. Na adolescência, a maioria dos ciclos menstruais tem o intervalo menstrual entre 21-45 dias, com sangramento menstrual de 2-7 dias de duração e perda média de sangue durante cada período menstrual de 30 mL, sendo o limite máximo de 80 mL.[5]

A forma como o SUA se manifesta pode auxiliar nas possíveis etiologias e no direcionamento da investigação diagnóstica. O SUA que se manifesta por alteração do intervalo menstrual, podendo evoluir para amenorreia secundária, com fluxo menstrual intenso ou não, tem como principal suspeita as causas não estruturais por comprometimento do eixo hipotálamo-hipófise-gonadal. Em ciclos menstruais anovulatórios, o endométrio carece do efeito estabilizador da progesterona e se torna excessivamente espesso, descamando com mais intensidade quando ocorre o sangramento de privação, ou como sangramento de escape quando os níveis estrogênicos são instáveis.[6]

Quando o sangramento é cíclico, sem alteração do intervalo menstrual, mas a duração se prolonga em perdas tipo borras (*spotting*) por mais de 7 dias, a insuficiência folicular é uma hipótese diagnóstica. O fluxo menstrual precedido por sangramento prolongado escasso e/ou borráceo sugere a existência de insuficiência luteínica.[7]

No entanto, a hipótese diagnóstica do SUA de causa não estrutural é um diagnóstico de exclusão, afastando-se a gravidez, suas possíveis complicações e as causas estruturais.

O American College of Obstetricians and Gynecologists (Acog) endossou o uso do ciclo menstrual normal como sinal vital, considerando-o um elemento essencial da saúde geral, enquanto um ciclo menstrual anormal pode refletir uma doença orgânica, problemas iatrogênicos ou estresse mediado por alterações hipotalâmicas. Sangramento menstrual intenso, especialmente quando associado a menstruações prolongadas ou frequentes, pode levar a anemia, fadiga e instabilidade hemodinâmica. Isso pode resultar em hospitalizações e/ou necessidade de transfusão de hemoderivados.[8]

TERMINOLOGIA

A terminologia utilizada para as formas de apresentação do SUA foi revista para melhor compreensão das formas

de apresentação das alterações menstruais e suas possíveis etiologias.[9] A nomenclatura utilizada outrora, como menorragia, opsomenorreia, polimenorreia, oligomenorreia, espainomenorreia ou sangramento uterino disfuncional, foi abandonada, permanecendo somente o termo "amenorreia", sem a definição da extensão do período da ausência do fluxo menstrual[9-11] (Quadro 1).

Quadro 1 Terminologia para o sangramento uterino anormal

Alteração do intervalo menstrual
• Menstrual normal (24-28 dias)
• Menstruação ausente (amenorreia)
• Menstruação presente (≤ 24 dias)
• Menstruação infrequente (≥ 28 dias)
Alteração da duração do fluxo menstrual
• Menstruação normal (até 8 dias)
• Prolongado (≥ 8 dias)
Alteração da regularidade
• Regular (encurtamento de até 9 dias ou atrasos de mais de 9 dias)
• Irregular (encurtamento de até 10 dias ou atraso de mais de 10 dias)
Volume do fluxo menstrual
• Fluxo menstrual normal (5-80 mL)
• Fluxo menstrual leve (< 5 mL)
• Fluxo menstrual excessivo (≥ 80 mL)
Sangramento intermenstrual
• Ausente
• Ao acaso
• Cíclico ou previsível: – No início do ciclo – No meio do ciclo – Na fase secretória tardia
• Cíclico ou imprevisível
Sangramento não programado com ou sem uso de medicação hormonal
• Sem uso de medicação hormonal
• Ausente sem uso de medicação hormonal
• Presente com o uso de medicação hormonal

Fonte: adaptado de Fraser et al.[9-11]

ETIOLOGIA E CLASSIFICAÇÃO DO SANGRAMENTO UTERINO ANORMAL

A Federação Internacional de Ginecologia e Obstetrícia (Figo), com o intuito de normatizar a terminologia e destacar as principais etiologias para o diagnóstico e a condução do SUA, propôs a classificação com a utilização da sigla PALM-COEIN[12] (Quadro 2).

Quadro 2 Sistema PALM-COEIN para a classificação das causas do SUA

Causas estruturais (PALM)	Causas não estruturais (COEIN)
Pólipo **A**denomiose **L**eiomioma **M**alignas e hiperplasias	**C**oagulopatias Disfunção **O**vulatória **E**ndométrio **I**atrogênicas **N**ão ainda classificadas

SUA: sangramento uterino anormal.

DIAGNÓSTICO

O primeiro passo para a investigação diagnóstica do SUA é definir se realmente existe um sangramento anormal ou não. Muitas adolescentes procuram atendimento por terem ciclos diferentes de 28 dias ou fluxo superior a 5 dias, pois desconhecem que o padrão de sangramento permite variações dentro da normalidade.

Embora na adolescência as principais etiologias do SUA relacionem-se às causas não estruturais (COEIN), o exame clínico geral e ginecológico deve ser minucioso, buscando confirmar ou excluir doenças sistêmicas ou dos órgãos genitais pélvicos. A avaliação inclui uma anamnese detalhada, investigando o estilo de vida, a presença de estresse, alteração de comportamento, hábitos alimentares, exercício físicos excessivos, além de perda ou ganho de peso importante.

Na investigação diagnóstica, além da caracterização da forma clínica da apresentação da alteração menstrual, considerar o tempo decorrido do estabelecimento da menarca, a presença de sinais de hiperandrogenismo, afastar gravidez e avaliar a condição hemodinâmica da adolescente.

Uma investigação diagnóstica mais aprofundada deverá ser realizada também nos casos de falha do tratamento das formas graves do SUA ou se a paciente apresentar um ou mais dos seguintes critérios: menstruação superior a 7 dias, necessidade de trocas muito frequentes de absorventes ou tampões, anemia, história familiar de distúrbio hematológico, história de sangramento após procedimentos como extração dentária, parto ou cirurgias.[13,14]

Na adolescência, cerca de 10-48% das que manifestam SUA apresentam alguma coagulopatia, sendo a doença de von Willebrand a mais frequente. O sangramento profuso pode manifestar-se com o estabelecimento da menarca, sendo causa frequente e importante de anemia.[15,16]

Os exames iniciais recomendados incluem teste de gravidez, dosagem quantitativa da gonadotrofina coriônica (hCG), hemograma completo com contagem de plaquetas e dosagem de ferritina.

Na suspeita de discrasia sanguínea solicita-se tempo de tromboplastina parcial ativado (TTPA), tempo de protrombina (TP) e fibrinogênio, fator de von Willebrand (VWF), cofator de ristocetina e atividade do fator VIII.

Quando esses exames se mostrarem normais e persistir a alteração menstrual e/ou a suspeita ou diagnóstico de possível causa hematológica, recomenda-se realizar o encaminhamento ao hematologista para o acompanhamento compartilhado.

A ultrassonografia pélvica, nas adolescentes que não iniciaram a atividade sexual, ou a transvaginal, devem ser solicitadas para afastar ou confirmar as causas estruturais. Para as que iniciaram a vida sexual e apresentam comportamento sexual de risco, deve-se investigar possíveis infecções sexualmente transmissíveis (IST).

A presença de ovulação poderá ser confirmada associando-se à presença de regularidade menstrual com a avaliação da função tireoidiana, dosagem da prolactina e avaliação dos hormônios das glândulas suprarrenais normais.

Importante investigar também se a paciente está em uso de algum método contraceptivo, tanto para evitar gravidez quanto para tratar o próprio SUA. Quando a alteração menstrual se manifesta por sangramento menstrual profuso, é comum as adolescentes serem tratadas em unidades de pronto atendimento com esteroides sexuais para supressão do sangramento, sem o devido tratamento de manutenção e seguimento em nível ambulatorial.

Deve-se considerar ainda o uso de dispositivos intrauterinos (DIU) medicados ou não, contraceptivos contendo somente progestágenos ou os combinados e se os últimos estão sendo utilizados de forma correta.

Averiguar ainda se a adolescente utiliza medicamentos para tratamento de outras doenças, como anticoagulantes, formulações contendo heparina ou medicamentos que interferem nos níveis de estrogênios e progesterona: ácido valproico, rifampicina, griseofulvina, uso de anabolizantes.[17] Dessa forma será afastada ou confirmada a possibilidade de causa iatrogênica do SUA.

Quando todas as situações descritas anteriormente forem excluídas e o padrão de sangramento for típico de ciclos ovulatórios, as possibilidades diagnósticas podem estar relacionadas às anormalidades nos mecanismos que controlam o sangramento menstrual em nível endometrial, como exacerbação do sistema fibrinolítico local, alteração na síntese de prostaglandinas vasoconstrictoras e vasodilatadoras, além do comprometimento de receptores de estrogênio e progesterona ou ainda distúrbios bioquímicos locais, alteração nas metaloproteinases matriciais e fatores de crescimento endoteliais vasculares.[18-21] No entanto, essas situações ainda não podem ser investigadas pela ausência propedêutica complementar disponível.

No sistema PALM-COEIN, entre as causas não estruturais descritas como não classificadas estão algumas alterações endometriais, como a endometrite crônica, as malformações arteriovenosas, a hipertrofia miometrial e outros distúrbios ainda não identificados. Embora o possível mecanismo responsável pelo SUA, nessas situações, ainda seja desconhecido, evidências futuras poderão inseri-las em nova categoria ou em uma das já definidas.[12]

TRATAMENTO

O primeiro passo no atendimento da adolescente com SUA deve ser a avaliação da forma de apresentação e gravidade do quadro do SUA. É necessário definir se se caracteriza um quadro de urgência ou não urgência, avaliando a condição hemodinâmica e a indicação de hospitalização, assim como se é necessário o tratamento medicamentoso ou se a conduta poderá ser expectante.

Alguns quesitos são essenciais para a escolha do tratamento do SUA em adolescentes. A adolescente já iniciou a atividade sexual? Tem ou não o desejo de gestação? A avaliação endometrial avaliada pela ultrassonografia se mostra proliferativa, secretora ou espessada (hiperplasia)? Há evidência de causa estrutural?

Os objetivos do tratamento do SUA incluem tratar as causas estruturais quando presentes, corrigir possíveis iatrogenias, estabelecer e manter a estabilidade hemodinâmica, tratar anemia aguda e crônica, garantir o retorno ao padrão menstrual normal, prevenir as recorrências propondo o tratamento de manutenção e o seguimento dessas adolescentes.[22] Na suspeita ou confirmação de coagulopatias, a paciente deve ser encaminhada para o especialista.

Nos Quadros 3 a 6, são apresentadas as opções terapêuticas segundo a forma de manifestação e a repercussão clínica do SUA.

Quadro 3 Tratamento clínico ambulatorial do SUA, sem anemia

Sem desejo ou necessidade de contracepção	Conduta expectante e observação do calendário menstrual

Quadro 4 Tratamento clínico do SUA, anemia leve (Hb 10-12 g/dL)

Terapia hormonal	
Necessidade de contracepção	• Contracepção hormonal combinada ou contendo somente progestágeno
Sem o desejo ou necessidade de contracepção hormonal	• Progesterona micronizada na segunda fase do ciclo menstrual (12-14 dias) • Orientações • Acompanhamento com controle do padrão do sangramento menstrual

SUA: sangramento uterino anormal.

Quadro 5 Tratamento clínico do SUA, anemia moderada (Hb ≥ 10 g/dL)

Não está sangrando no momento	
Sem o desejo ou necessidade de contracepção hormonal	• Progesterona micronizada na segunda fase do ciclo menstrual (12-14 dias) • Ácido tranexâmico: 250-500 mg 3-4 vezes ao dia, do primeiro ao quinto dia do fluxo menstrual
Necessidade de contracepção	• Contraceptivos hormonais combinados de baixa dose, cíclicos ou contínuos (para indução de amenorreia)

(continua)

Quadro 5 Tratamento clínico do SUA, anemia moderada (Hb ≥ 10 g/dL) (*continuação*)

Contraindicação para uso do estrogênio e/ou necessidade de contracepção	• Contracepção contendo somente progestágeno • DIU contendo levonogestrel
Está sangrando no momento	
Terapia hormonal somente com progestágeno isolado	• Acetato de noretisterona 5/10 mg/dia, até a supressão do sangramento
Contraceptivos hormonais combinados (30 mcg E2)	
Sangramento de fluxo intenso – associar à terapia hormonal	• Ácido tranexâmico: 2-3 comprimidos 2-3 vezes ao dia, por 5 dias ou • Anti-inflamatórios não hormonais: – Ácido mefenâmico: 500 mg 3 vezes ao dia – Piroxicam: 20 mg 2 vezes ao dia – Ibuprofeno: 600 mcg 2 vezes ao dia
Tratamento de manutenção	• Manter contraceptivo hormonal ou • Progesterona micronizada 200 mg/dia, por 12-14 dias do mês ou • Acetato de noretisterona 5 mg/dia, 10 dias/mês ou • Acetato de medroxiprogesterona 10 mg/dia, por 10 dias/mês ou • DIU contendo levonorgestrel

SUA: sangramento uterino anormal; DIU: dispositivo intrauterino.

Quadro 6 Tratamento clínico do SUA, anemia grave (Hb 7 a < 10 g/dL)

Instabilidade hemodinâmica	• Internação • Investigar coagulopatias Avaliar necessidade de hemotransfusão (Hb < 7 g/dL)
Contraceptivos hormonais combinados E2 (50 mg)	• 1 comprimido 4/4 ou 6/6 horas, 24 horas, seguir com 1 comprimido 8/8 horas, por 2-3 dias, após 1 comprimido 12/12 horas por 2 semanas e 1 comprimido por dia, por 28-30 dias • Pausar e manter de maneira cíclica, reduzindo a dose do E2 para 30, 20 ou 15 mg
Acetato de noretisterona	5-10 mg, 2/3 vezes ao dia, 7 dias, 1 comprimido ao dia
Acetato de medroxiprogesterona (AMP)	150 mg IM ou 104 mg SC (pacientes com dificuldade de absorção intestinal)
Se necessário, associar	Ácido tranexâmico: 2-3 comprimidos por 2-3 ou 5 dias ou 10 mg/kg IV a cada 6-8 horas
Desmopressina	0,3 mcg/kg EV 15-30 min/2 doses 4 horas

SUA: sangramento uterino anormal; IM: intramuscular; SC: subcutâneo; IV: intravenoso; EV: endovenoso.

Em todas as opções terapêuticas recomenda-se, para a prevenção de recidivas, o tratamento de manutenção por 4-6 ciclos menstruais e o tratamento da anemia até que os níveis de hemoglobina se estabilizem. Deve-se ainda recomendar mudanças de hábitos de vida, hábitos alimentares e o controle do estresse, quando presente.

Opções invasivas ou cirúrgicas e outras drogas medicamentosas podem ser utilizadas nos casos graves e nas falhas do tratamento descrito anteriormente, como o uso de balão da sonda de Foley e os análogos do GnRh.[13,23] O uso dos análogos do GnRh está indicado para controle do sangramento quando outras opções terapêuticas não estão disponíveis ou a paciente apresenta contraindicação para tratamento hormonal e/ou procedimentos cirúrgicos.[23] Devem ser mantidos por um período curto até o estabelecimento do diagnóstico definitivo e até que outras medidas terapêuticas sejam prescritas.

Dilatação e curetagem uterina, ablação de endométrio ou histerectomia são recursos raramente utilizados para o tratamento do SUA em adolescentes.[22]

REFERÊNCIAS BIBLIOGRÁFICAS

1. Munro MG, Lukes AS; Abnormal Uterine Bleeding and Underlying Hemostatic Disorders Consensus Group. Abnormal uterine bleeding and underlying hemostatic disorders: report of a consensus process. Fertil Steril. 2005 Nov;84(5):1335-7
2. Munro MG. Practical aspects of the system for management of ab uterine bleeding in the reproductive years. Best Pract Res Clin Obstet Gynecol. 2017;40:3-22.
3. Silva NK. Abnormal uterine bleeding in adolescents: Evaluation and approach to diagnosis. Disponível em: https://www.uptodate.com/contents/abnormal-uterine-bleeding-in-adolescents-evaluation-and--approach-to-diagnosis/print.
4. Treloar AE, Boynton RE, Behn BG, Brown BW. Variation of the human menstrual cycle through reproductive life. Int J Fertil. 1967 Jan--Mar;12(1 Pt 2):77-126.
5. Livingstone M, Fraser IS. Mechanisms of abnormal uterine bleeding. Hum Reprodu Update. 2002;8:60-7.
6. AGOG Commmittee Opinio No.651: Menstruation in girls and adolescents: using the menstrual cycles as a sgn. obstetgynecol. 2015;126:e143. Reaffirmed 2019.
7. Cabral, ZAF. 2002. 131 f. Estudo de um ciclo menstrual em adolescentes eumenorreicas. Tese [Doutorado em Obstetrícia e Ginecologia]. São Paulo: Faculdade de Medicina da Universidade de São Paulo; 2003.
8. American College of Obstetricians and Gynecologists. Acog Committee Opinion No. 557: management of acute abnormal uterine bleeding in nonpregnant reproductive-aged women. Obstet Gynecol. 2013;121(4):891-6.
9. Fraser IS, Critchley HO, Munro MG, Broder M; Writing Group for this Menstrual Agreement Process. A process designed to lead to international agreement on terminologies and definitions used to describe abnormalities of menstrual bleeding. Fertil Steril. 2007:8793:466-76.
10. Fraser IS, Critchley HO, Munro MG. Abnormal uterine bleeding; getting our terminology straight. Curr Opin Obstet Gynecol. 2007a:19(6):591-5.
11. Fraser IS, Critchley HO, Munro MG, Broder M. Can we achieve international agreement on terminologies and definitions used to describe abnormalities of menstrual bleeding? Hum Reprod. 2007b:22(3):635-43.
12. Figo classification system (PALM-COEIN) for causes of abnormal uterine bleeding in nongravid women of reproductive age. International Journal of Gynecology and Obstetrics. 2011;113:3-13.
13. Munro MG, Critchley HOD, Fraser IS; FIGO Menstrual Disorders Committee. The two FIGO systems for normal and abnormal uterine blee-

ding symptoms and classification of causes of abnormal uterine bleeding in the reproductive years: 2018 revisions. Int J Gynaecol Obstet. 2018 Dec;143(3):393-408.
14. De Silva NK. Abnormal uterine bleeding in adolescents: evaluation and approach to diagnosis. UpTodate.2021. Available: http;//www.uptodate.com/online (acesso 3 abr. 2021).
15. Federici AB. The von Willebrand factor from basic mechanisms to clinical practice. Blood Transfus. 2011; 9(Suppl.2):s1-s2.
16. Burns S, Parapia LA. Haematological causes of menorrhagia. Rev Gynecol Pract. 2005;5:8-14.
17. Munro MG. Practical aspects of the two Figo sys of management of abdnormal uterine bleeding in the reproductive years. Best Pract Res Clin Obstet Gynaecol. 2017 Apr;40:3-22.
18. Chakraborty S, Khurana N, Sharna JB, Chaturvedi KU. Endometrial hormone receptors in women with dysfunctional uterine bleeding. Arch Gynecol Obstet. 2005;272(1);17-22.
19. Rogers Pa, Lederman F, Kooy J, Taylor NH, Healy DL. Endometrial vascular smooth muscle oestrogen and progesterone receptor distribution in women with and without menorrhagia. Hum Reprod. 1996:11:2003-8.
20. Evers JL, Rolland R. Primary hypothyroidism and ovarian activity evidence for an overlap in the synthesis of pituitary glycoproteins: case report. Br J Obstet Gynecol. 1982;88(2);195-202.
21. Tabibzadeh S. The signals and molecular pathways involved in human menstruation, a unique process of tissue destruction and remodelling. Mol Hum Reprod. 1996;2(2);77-92.
22. De Silva NK. Abnormal uterine bleeding in adolescents: management. UpTodate.2021. Available: http;//www.uptodate.com/online (acesso 3 abr. 2021).
23. Kadir AK, Lukes AS, Koides PA, Fernandez H, Goudemand. Management of excessive menstrual bleeding in women with hemostatic disorders. J Fertil Steril. 2005;84(5):1352-9.

CAPÍTULO 4

DISMENORREIA: QUANDO PESQUISAR ENDOMETRIOSE?

Ana Karla Monteiro Santana de Oliveira Freitas
Márcia Sacramento Cunha Machado

AO FINAL DA LEITURA DESTE CAPÍTULO, O PEDIATRA DEVE ESTAR APTO A:

- Reconhecer a importância da dismenorreia, sua prevalência e morbidade na adolescência.
- Diferenciar a dismenorreia primária da secundária, compreendendo sua fisiopatologia.
- Reconhecer causas de dismenorreia secundária e a importância de seu diagnóstico precoce.
- Saber definir endometriose, conhecer sua característica etiológica multifatorial e possíveis fatores de risco.
- Suspeitar de endometriose quando a adolescente relatar dismenorreia grave imediatamente após a menarca ou se houver piora progressiva associada a outros fatores de risco.
- Reconhecer que o tratamento da endometriose deve ser individualizado, considerando a escolha da paciente, desejo de contracepção, contraindicações ao uso de hormônios e efeitos adversos.

INTRODUÇÃO

A dismenorreia é classicamente descrita como uma dor pélvica ou abdominal inferior, cíclica ou recorrente, associada à menstruação.[1] Representa a principal queixa ginecológica das adolescentes e adultas jovens (45-93%)[1,2] nas consultas com o pediatra, hebiatra ou ginecologista, sendo causa de absenteísmo por curtos períodos, recorrente, tanto escolar como profissional.[2] Pode levar a um desempenho acadêmico menor e à má qualidade do sono, resultando em alterações de humor, como ansiedade e depressão.[1]

O índice de massa corporal (IMC) baixo, a menarca precoce (antes dos 12 anos), o prolongamento do intervalo e da duração das menstruações, o fluxo menstrual abundante, a síndrome pré-menstrual, os antecedentes de abuso sexual e o tabagismo são fatores de risco associados a dismenorreia.[2]

Os pediatras devem considerar as diferenças culturais relativas à menstruação, pois podem afetar a relação das adolescentes com a percepção de sintomas relacionados ao período menstrual. O modelo parental também pode exercer um papel importante na maneira como uma jovem relata e percebe a dor, bem como sua ansiedade em sentir dor.[3]

CLASSIFICAÇÃO

Em relação à intensidade, classifica-se em leve, moderada e grave. Em relação à etiologia, em primária ou funcional e secundária ou orgânica.[4]

A dismenorreia primária (CID 10: N 94.4) refere-se à presença de dor abdominal inferior em cólica recorrente que ocorre durante a menstruação, na ausência de doença orgânica demonstrável.

A dismenorreia secundária (CID 10: N 94.5) apresenta as mesmas características clínicas, embora ocorram em mulheres patologias pélvicas responsáveis pelo quadro clínico. As etiologias comuns incluem: endometriose, adenomiose e anomalias obstrutivas. Destacam-se outas causas de dismenorreia secundária no Quadro 1.

FISIOPATOLOGIA

Uma das hipóteses para a dismenorreia primária é o aumento de produção de prostaglandinas (PG), leucotrienos (LT) e vasopressinas (Figura 1). Há um aumento no acúmulo de ácidos graxos nos fosfolipídeos das membranas celulares após a ovulação. Com a queda dos níveis de progesterona advinda da regressão do corpo lúteo, os fosfoli-

Quadro 1 Causas de dismenorreia secundária

Intrauterinas	Extrauterinas	Não ginecológicas
Adenomiose Leiomioma Anomalias müllerianas Estenose cervical Dispositivo intrauterino Aborto Sinéquias	Endometriose Doença inflamatória pélvica Aderências Gravidez ectópica Hímen imperfurado Hímen microperfurado Septo vaginal transverso Cistos ovarianos	Desordens psicossomáticas Depressão Síndrome do cólon irritável Constipação crônica Doença inflamatória intestinal Dor miofascial Infecção urinaria Litíase renal

Fonte: adaptado de Silva, 2019.[4]

pídeos das membranas das células mortas são convertidos em ácido araquidônico, que é metabolizado pela lipoxigenase e pela cicloxigenase, iniciando a produção de LT e PG. O aumento de PGF2-alfa e de PGE2 no endométrio, mas não no plasma, que são liberadas pela descamação endometrial no início da menstruação, aumenta o tônus muscular e induz contrações, resultando na hipercontratilidade uterina.[5] A PGF2-alfa é responsável pela sensação de dor e estimula a contração do músculo liso. A PGE2 potencializa a desagregação plaquetária e a vasodilatação, produzindo cólicas e sintomas sistêmicos como náusea, vômito, diarreia, edema e cefaleia.[2,5]

Vários estudos examinaram o papel da PGF2-alfa na dismenorreia e identificaram que os níveis de PGF2-alfa eram 2-4 vezes mais altos em mulheres com dismenorreia em comparação às mulheres sem dismenorreia. A intensidade das cólicas menstruais está diretamente relacionada à quantidade de PGF2-alfa liberada.[6] Níveis mais altos de leucotrienos urinários também foram encontrados em adolescentes com dismenorreia, apoiando a ideia de que esses mediadores inflamatórios desempenham um papel importante nessa patologia.[7]

Na dismenorreia secundária, os mecanismos fisiopatológicos envolvidos são variáveis e dependentes da condição clínica geradora dos sintomas.

ENDOMETRIOSE (CID 10: N 80)

A endometriose representa a causa mais comum de dismenorreia secundária em adolescentes. É definida como a pre-

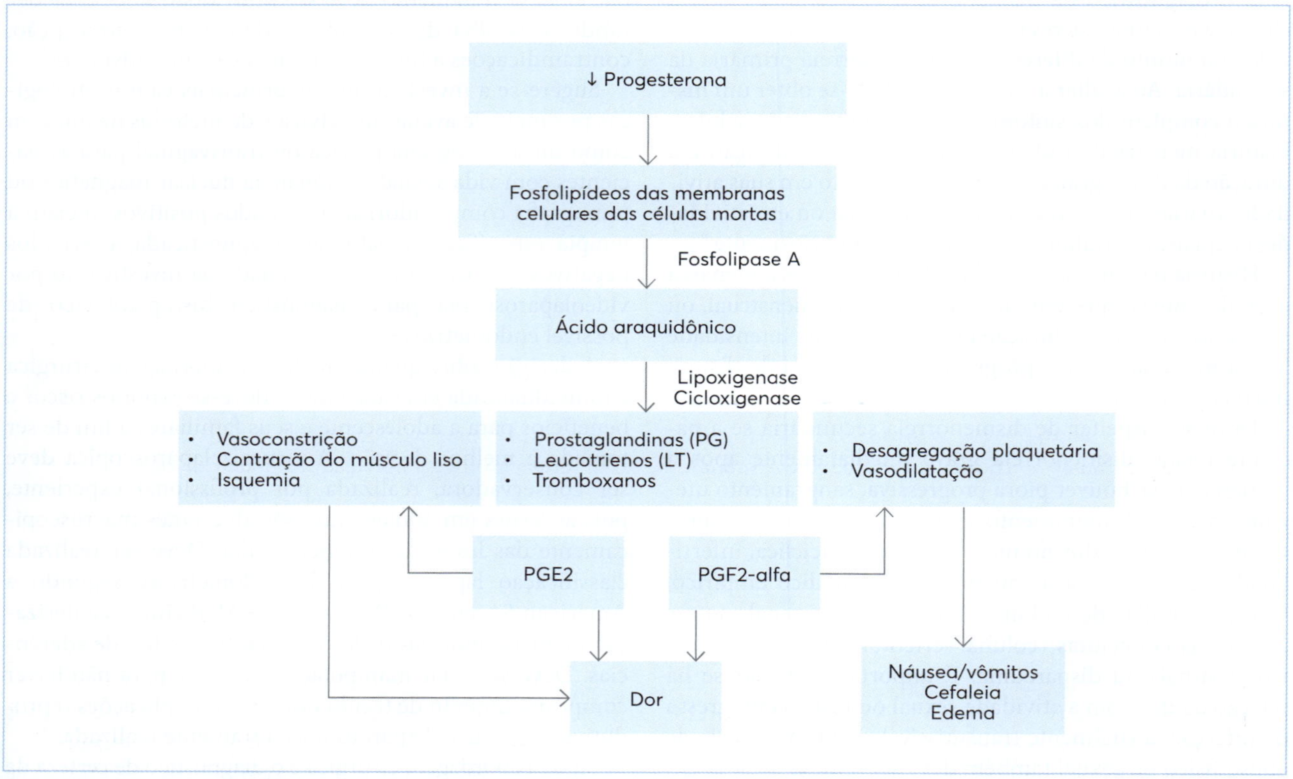

Figura 1 Fisiopatologia da dismenorreia primária.

Fonte: adaptada de Rees et al., 1984.[6]

sença e o desenvolvimento de tecido glandular endometrial fora da cavidade uterina. Essa doença é descrita em 25-38% das adolescentes portadoras de dor pélvica crônica e em 47% daquelas submetidas a laparoscopia por esse motivo. Algumas adolescentes têm predisposição genética para desenvolver a endometriose e apresentam tipos e mecanismos patogenéticos diferentes dos da mulher adulta. Isso reforça a característica etiológica multifatorial da doença.[8]

A apresentação clínica da endometriose em pacientes adolescentes é representada por dismenorreia, menorragia, sangramento uterino anormal ou irregular e, por último, sintomas gastrointestinais e geniturinários.[1] As adolescentes apresentam dores acíclicas que normalmente interferem nas atividades diárias com absenteísmo escolar ou de outras funções, o que levaria à forte suspeita dessa doença.

A presença de sintomas atípicos como os de origem intestinal, urinário ou mesmo abdominal, sem relação com ciclo menstrual na adolescência, pode contribuir para postergar o diagnóstico, principalmente quando a paciente é assistida no atendimento primário à saúde.[3] Alguns estudos também evidenciam forte associação das alterações clínicas da endometriose com a saúde mental em adolescentes e mulheres jovens, sugerindo a importância de atenção e intervenção médica em jovens com sintomas sugestivos de endometriose.[9]

DIAGNÓSTICO

Para o diagnóstico da dismenorreia, em geral, a história clínica e o exame físico são suficientes[4] e devem ser conduzidos no intuito de diferenciar a dismenorreia primária da secundária. Ao avaliar a adolescente, deve-se obter um histórico completo dos sintomas. A anamnese deve incluir a história menstrual, a idade da menarca, a localização e a duração da dor, o grau de comprometimento em suas atividades diárias (isto é, dias de falta na escola ou em atividades) e quaisquer tratamentos realizados anteriormente.[8]

História de dor que se inicia 6-12 meses após a menarca e geralmente se apresenta no início do fluxo menstrual, ou até 2 dias antes, com duração de 8-72 horas[1] de intensidade leve a moderada e não progressiva, é sugestiva de dismenorreia primária.

Deve-se suspeitar de dismenorreia secundária se a paciente relatar dismenorreia grave imediatamente após a menarca ou se houver piora progressiva, sangramento uterino anormal (sangramento menstrual intenso e sangramento irregular), dor no meio do ciclo ou acíclica, infertilidade, falta de resposta ao tratamento médico empírico, história familiar de endometriose, anomalia renal, outras anomalias congênitas (coluna vertebral, cardíaca ou gastrointestinal) ou dispareunia. É importante avaliar se há relação da dor com a atividade sexual ou história pregressa de infecção sexualmente transmissível (IST). A história de abuso físico ou sexual também deve ser obtida.[3]

O exame ginecológico pode ser adiado se a história for mais consistente com dismenorreia primária e a adolescente não for sexualmente ativa. O exame físico deve incluir um exame da genitália externa. Anormalidades anatômicas que podem ser vistas na inspeção visual incluem anormalidades do hímen, como hímen imperfurado ou microperfurado. O septo vaginal pode ser identificado com a inserção de um *swab* no canal vaginal.

Adolescentes sexualmente ativas devem ser rastreadas quanto a IST e gravidez. Exame de urina pode ser feito para descartar infecção do trato urinário. Hemograma completo, proteína C-reativa e taxa de hemossedimentação (VHS) podem ser obtidos quando se considera a doença inflamatória pélvica (DIP) ou outro processo inflamatório. Imagens, como ultrassonografia ou ressonância magnética, podem ajudar a identificar quaisquer anormalidades nos órgãos uterinos ou pélvicos. A laparoscopia deve ser considerada quando não houver etiologia identificada e falha do tratamento com medicações de primeira linha.[1]

TRATAMENTO

Caso a dor não melhore com o uso de anti-inflamatórios não hormonais por 3 meses e terapia hormonal por mais 3 meses, o diagnóstico de dismenorreia secundária, particularmente endometriose, deve ser considerado.

A endometriose é considerada doença crônica com potencial de progressão no caso de não ser tratada. Os objetivos da terapia incluem alívio dos sintomas, parada na progressão da doença e proteção do futuro reprodutor da paciente. O tratamento deve ser individualizado, considerando a escolha da paciente, o desejo de contracepção, contraindicações à hormonioterapia e efeitos adversos.

Sugere-se a investigação das principais causas etiológicas por meio de avaliação pélvica e de métodos de imagem como ultrassonografia pélvica ou transvaginal para as pacientes com vida sexual, ressonância nuclear magnética ou tomografia computadorizada. Achados positivos iniciam a terapia específica da patologia diagnosticada, e achados negativos estabelecem a continuidade da investigação por videolaparoscopia para diagnóstico histopatológico de possível endometriose.[1]

A decisão sobre quando realizar a abordagem cirúrgica é individualizada em cada caso, e deve-se expor os riscos e benefícios para a adolescente e seus familiares a fim de ser tomada a melhor decisão. A cirurgia laparoscópica deve ser conservadora, realizada por profissional experiente, pois as lesões em adolescentes são diferentes macroscopicamente das lesões da mulher adulta. Deve ser realizada classificação laparoscópica da endometriose segundo a American Society for Reproductive Medicine,[10] cauterização de focos, biópsias de lesões sugestivas e lise de aderências. Deve-se evitar manipulação ovariana para não haver comprometimento de tecido normal e complicações reprodutivas no futuro. Laparotomia é raramente realizada.[11]

Após a abordagem cirúrgica e o diagnóstico de certeza da endometriose, a adolescente deve ser mantida em tratamento supressivo medicamentoso continuado para evitar evolu-

ção e complicações da doença.[3] Para o manejo e o acompanhamento da endometriose é recomendado uso de terapia hormonal combinada ou progestínica isolada naquelas pacientes com contraindicação ao uso de estrogênio. Também podem ser usados métodos hormonais de longa duração, como contraceptivo injetável com medroxiprogesterona de depósito (DMPA), sistema intrauterino liberador de levonorgestrel (Mirena® ou Kyleena®) ou implante subdérmico liberador de etonogestrel (Implanon®) ou ainda adesivo transdérmico combinado (Evra®) ou anel vaginal (Nuvaring®).[8] A utilização de análogos de GnRH em adolescentes com menos de 18 anos deve ser evitada pelo risco potencial de efeitos adversos sobre a formação e a densidade mineral óssea. Quando utilizados, deve-se inicialmente fazê-lo por um período de 6 meses em pacientes com diagnóstico definitivo de endometriose, e depois o medicamento deve ser trocado. Caso a terapia com análogo tenha de ser continuada (casos de pacientes com contraindicações ou refratárias a outras terapias), sugere-se a prescrição de terapia "*add-back*", que consiste na utilização de regimes de terapia combinada ou progestínica isolada de baixa dose para conter os efeitos adversos ósseos do análogo GnRH e a realização de densitometrias ósseas a cada 2 anos para acompanhamento da massa óssea após a estabilização do quadro. A escolha do método mais uma vez deve respeitar o desejo da paciente.[3,8]

Quanto aos tratamentos não farmacológicos, existem dados promissores, embora limitados, sobre os benefícios do exercício e do tratamento térmico para os sintomas da dismenorreia. Estimulação elétrica nervosa transcutânea, acupuntura, preparações de ervas e ioga demonstraram melhora na dismenorreia em alguns estudos, mas as evidências atuais não as apoiam como terapias complementares e alternativas de primeira linha.

Adolescentes com endometriose geralmente se beneficiam de educação contínua e suporte multidisciplinar como *biofeedback*, equipes especializadas no tratamento da dor, acupuntura e fisioterapia. Há ausência de dados longitudinais sobre as taxas de fertilidade em adolescentes portadoras de endometriose, portanto o diagnóstico e o tratamento precoces podem proteger o futuro reprodutor dessas jovens.[3]

REFERÊNCIAS BIBLIOGRÁFICAS

1. Dharmapuri S. Dysmenorrhea in adolescents. Pediatr Med. 2019;2:34.
2. Sachedin A, Todd N. Dysmenorrhea, endometriosis and chronic pelvic pain in adolescents. Journal of Clinical Research in Pediatric Endocrinology. 2020;12:7-17.
3. Acog Committee Opnion n. 760. Dysmenorrhea and endometriosis in the adolescent. American College of Obstetricians and Gynecologists. Obstet Gynecol. 2018;132:e249-58.
4. Silva JCR. Dismenorreia. In: Fernandes CE, Sá MFS (eds.); Silva Filho AL, et al. (coord.). Tratado de ginecologia Febrasgo. Rio de Janeiro: Elsevier; 2019. p.891-901.
5. Dawood M. Primary dysmenorrhea: advances in pathogenesis and management. Obstetrics and Gynecology. 2006;108:428-41.
6. Rees MC, Anderson AB, Demers M, Turnbull AC. Prostaglandins in menstrual fluid in menorrhagia and dysmenorrhea. Br J Obstet Gynaecol. 1984;91:673-80.
7. Harel Z, Lilly C, Riggs S, Vaz R, Drazen J. Urinary leucotriene (LT) E (4) in adolescentes with dysmenorrhea: a pilot study. J Adolesc Health. 2000;27:151-4.
8. Laufer MR. Endometriosis in adolescents: diagnosis and treatment. Uptodate. Jun 23, 2020.
9. Gallagher JS, DiVasta AD, Vitonis AF, Sarda V, Laufer MR, Missmer SA. The impact of endometriosis on quality of life in adolescents. Journal of Adolescent Health. 2018;63:766-72.
10. Revised American Society for Reproductive Medicine classification of endometriosis: 1996. Fertil Steril. 1997;67:817-21.
11. Lebovic DI. Endometriosis: surgical management of pelvic pain. Uptodate 2020.

CAPÍTULO 5

SÍNDROME DOS OVÁRIOS POLICÍSTICOS

Marta Francis Benevides Rehme
Rosana Maria dos Reis

AO FINAL DA LEITURA DESTE CAPÍTULO, O PEDIATRA DEVE ESTAR APTO A:

- Entender que a síndrome dos ovários policísticos (SOP) deve ser suspeitada na adolescente que apresenta irregularidade menstrual tipo oligomenorreia/amenorreia que persiste após 2 anos da menarca e sinais de hiperandrogenismo (hirsutismo). A associação com morfologia de ovários policísticos à ultrassonografia deve ser considerada apenas após 8 anos da menarca.
- Saber que a SOP é um diagnóstico de exclusão de outras doenças que cursam com anovulação e hiperandrogenismo.
- Reconhecer que o rastreamento de doenças metabólicas e de risco cardiovascular é importante por causa da prevalência de obesidade, resistência insulínica, diabete melito tipo 2 e síndrome metabólica nas pacientes portadoras de SOP.
- Saber que o tratamento da SOP é direcionado para os três distúrbios principais: anovulação, hiperandrogenismo e alterações metabólicas e de risco cardiovascular.

INTRODUÇÃO

A síndrome dos ovários policísticos (SOP) é um distúrbio endócrino e consiste na principal causa de hiperandrogenismo, afetando cerca de 5-10% das mulheres em idade reprodutiva, caracterizada por anovulação crônica, hiperandrogenismo clínico (hirsutismo) e/ou bioquímico (hiperandrogenemia) e ovários policísticos à ultrassonografia.[1] Entretanto, no período da adolescência, o achado ultrassonográfico de ovários policísticos não deve ser considerado para o diagnóstico (Figura 1).

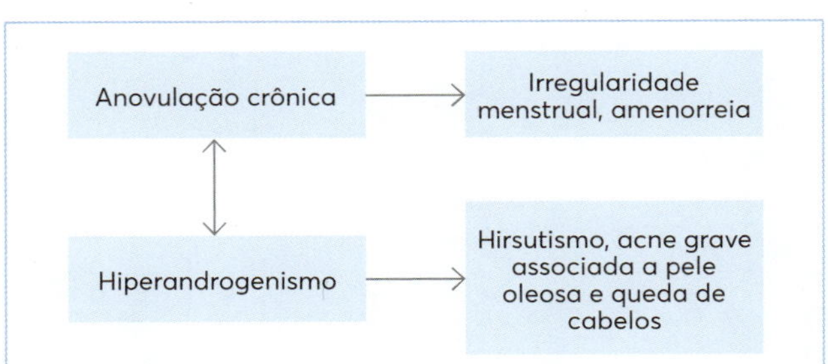

Figura 1 Caracterização da síndrome dos ovários policísticos na adolescência.

A SOP é uma doença poligênica, multifatorial, com patogênese e manifestação clínica influenciadas pela suscetibilidade genética e exposição a fatores ambientais.[2] É improvável que um único gene seja responsável pela SOP[3] (Figura 2).

A SOP pode manifestar-se ao longo da vida reprodutiva, e seu diagnóstico torna-se importante para a correta intervenção, uma vez que essa síndrome está relacionada a alterações metabólicas e de risco cardiovascular como obesidade, aumento de resistência insulínica, intolerância à glicose, diabete melito tipo 2, doença cardiovascular e síndrome metabólica.[4,5]

Nas adolescentes, o diagnóstico da SOP deve ser criterioso, uma vez que no período que sucede a pós-menarca é frequente a presença de irregularidades menstruais em decorrência da imaturidade do eixo associada com ovários multicísticos à ultrassonografia. Outra dificuldade no diagnóstico é a valorização dos achados ultrassonográficos, uma vez que 30-35% das adolescentes saudáveis com ciclos regulares e sem evidência de hiperandrogenismo podem apresentar ovários micropolicísticos.

Enquanto nas mulheres adultas os critérios diagnósticos da SOP permitem variações de fenótipos, nas adolescentes muitos achados podem ser transitórios ou estar em involu-

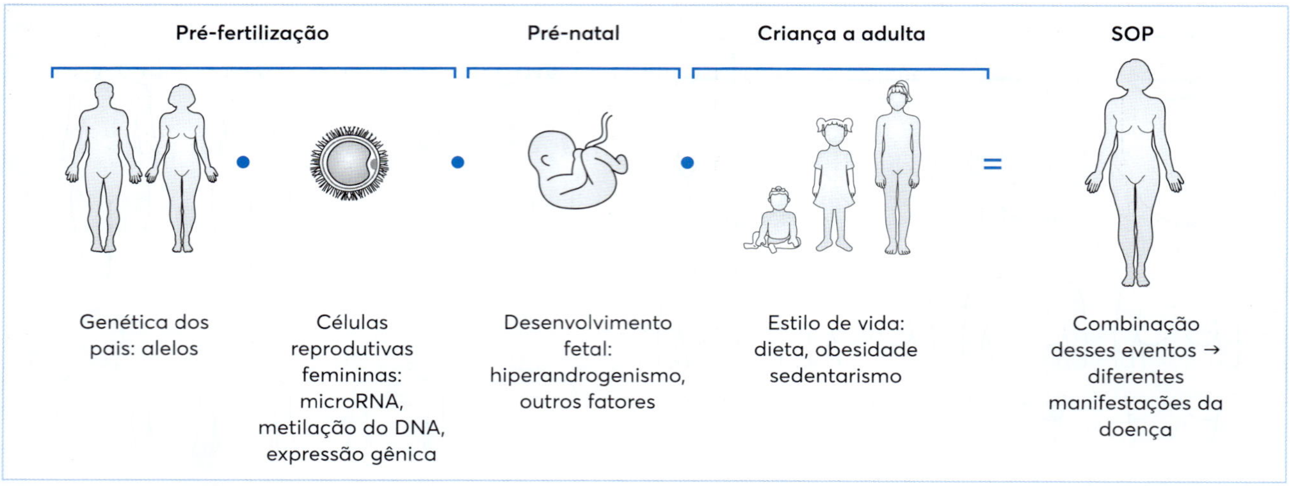

Figura 2 Genética e epigenética na síndrome dos ovários policísticos.

SOP: síndrome dos ovários policísticos.
Fonte: adaptada de Dunaif, 2016.[3]

ção. Por essa razão, é sugerido que para o diagnóstico da SOP na adolescência sejam levados em consideração os seguintes critérios, segundo o consenso de SOP (2018):[4]

- Anovulação: aguardar no mínimo 2 anos após a menarca para considerar a irregularidade menstrual possível quadro clínico da SOP.
- Hiperandrogenismo: o hirsutismo é considerado o melhor marcador clínico para o hiperandrogenismo. A acne ocorre em 15-25% das pacientes com SOP, mas não é considerado um bom marcador de hiperandrogenismo. Em algumas situações, a acne grave e resistente ao tratamento pode ser considerada um sinal de hiperandrogenismo, e a SOP pode ser investigada nessas pacientes portadoras de acne grave.
- Ovários policísticos: não há consenso se os ovários devam ser incluídos como critério diagnóstico, uma vez que na adolescência eles podem fazer parte da fisiologia normal. Outra dificuldade em considerar a avaliação ultrassonográfica dos ovários é o fato de que nas adolescentes a maioria dos exames é realizada via abdominal, o que prejudica de certa forma a sensibilidade do exame na avaliação dos ovários, quando comparado à via vaginal.[5]

Os fenótipos sugestivos de SOP devem ser acompanhados periodicamente e o diagnóstico, reavaliado após o final do período puberal. É importante identificar grupos de risco, como baixo peso ao nascimento, pubarca precoce, obesidade, hirsutismo e irregularidade menstrual, e dosar os androgênios para identificar o hiperandrogenismo bioquímico, sempre com critério para evitar o superdiagnóstico.

DIAGNÓSTICO

Anamnese

A SOP pode ser suspeitada nas adolescentes que apresentam queixas de irregularidade menstrual tipo oligomenorreia e/ou amenorreia ou naquelas que apresentam sangramento disfuncional com hiperplasia endometrial que persiste após 2 anos da menarca, hirsutismo e em situações específicas de acne grave e resistente ao tratamento.

Exame clínico

Todas as pacientes com suspeita de SOP devem ser avaliadas com:

- Medida da pressão arterial, peso e estatura para avaliação do índice de massa corporal (IMC), medida da circunferência da cintura (nas obesas).
- Presença de sinais clínicos de resistência à insulina como *acantoses nigricans* em região de pescoço, axila, tórax e virilha, no sentido de rastrear sinais clínicos de alterações metabólicas e de risco cardiovascular.
- Diferenciação entre hirsutismo e hipertricose. Hipertricose é uma condição distinta que representa simplesmente o crescimento aumentado de pelos em qualquer área do corpo, podendo ser localizada ou generalizada. Hirsutismo é o crescimento excessivo de pelos velosos, independentemente de androgênios, mais proeminente em áreas não sexuais. Pode ter caráter familiar, estar associado a medicações ou distúrbios sistêmicos como hipotireoidismo, hiperprolactinemia, deficiências enzimáticas na esteroidogênese adrenal, anorexia, desnutrição, porfiria ou dermatomiosite, entre outros. Para a avaliação do hirsutismo, utiliza-se a somatória das 9 áreas descritas pelo índice de Ferriman-Gallwey (IFG),[7] sendo considerado hirsutismo um índice maior que 6 nas mulheres caucasianas e 4 nas asiáticas (Figura 3).

Exames complementares

A SOP é um diagnóstico de exclusão, e os exames visam ao diagnóstico diferencial em relação a outras doenças que cursam com anovulação e/ou hiperandrogenismo, como: hipogonadismo, hiperprolactinemia, disfunções de tireoide, tu-

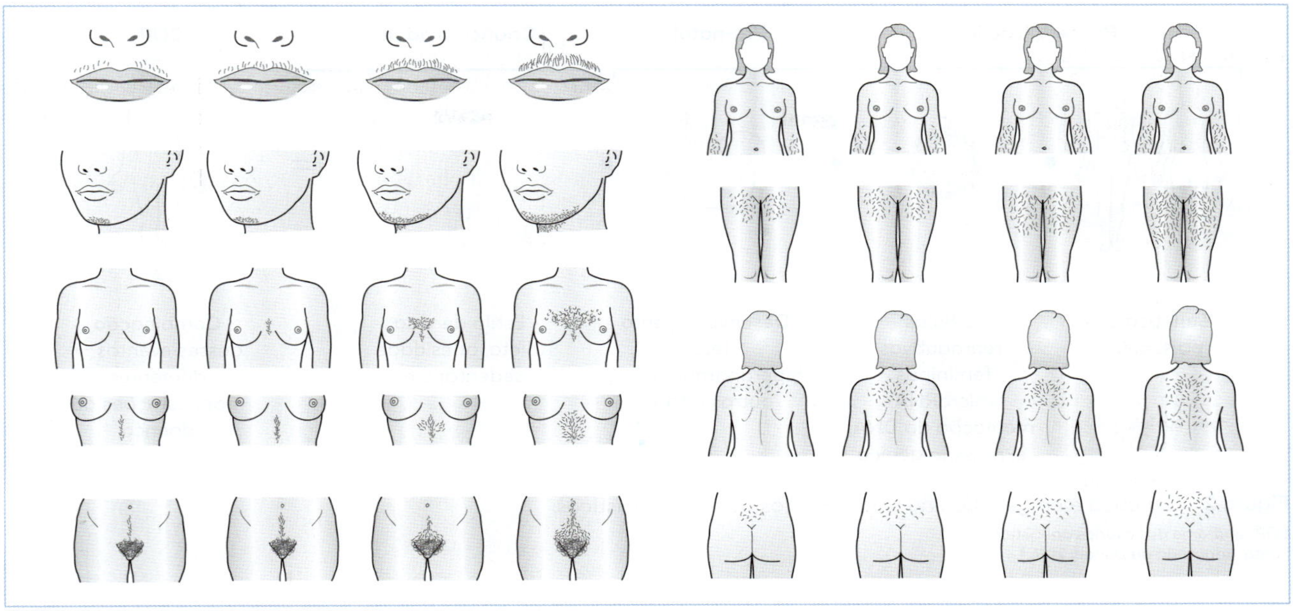

Figura 3 Ferriman-Gallwey (IFG) modificado.
Fonte: Hatch et al., 1981.[7]

mores produtores de andrógenos, como tumores de adrenal ou tumores funcionantes de ovário, hiperplasia adrenal de início tardio (HAC), síndrome de Cushing. É importante lembrar que nas adolescentes sexualmente ativas a gravidez deve ser afastada.

DOSAGENS HORMONAIS

As seguintes dosagens hormonais podem fazer parte da investigação diagnóstica da SOP: testosterona total e testosterona livre, sulfato de di-hidroepiandrosterona (SDHEA), 17-hidroxiprogesterona (17-OH-progesterona), prolactina (PRL), hormônio estimulador da tireoide (TSH), tiroxina (T4) livre e hormônios folículo estimulantes (FSH). O *screening* para síndrome de Cushing deve ser limitado às pacientes que apresentem sinais de hipercortisolismo: hipertensão grave, fraqueza muscular, atrofia de pele e tecido celular subcutâneo e presença de estrias arroxeadas e de hiperpigmentação em áreas expostas ao sol (mãos, face e pescoço). Nesses casos o teste de supressão simples com dexametasona e dosagem de cortisol pode ser solicitado.[1] O Quadro 1 ilustra os principais exames para o diagnóstico laboratorial.

EXAMES DE IMAGEM

A ultrassonografia pélvica para avaliação dos ovários somente é válida 8 anos após a menarca. Os achados característicos de ovários policísticos poderão apresentar-se em pelo menos um dos ovários. São eles: volume ovariano > 10 cm^3 ou presença de > 20 folículos medindo entre 2-9 mm de diâmetro.[5]

A ressonância magnética ou tomografia computadorizada podem ser solicitadas nos casos de resultados de dosagens hormonais que levem à suspeita de prolactinoma, tumor adrenal suprarrenal ou de ovário.

Quadro 1 Diagnóstico laboratorial diferencial da síndrome dos ovários policístico

Exames laboratoriais	Condições
Testosterona total > 200 ng/dL	Tumor ovariano
S-DHEA > 700 mg/dL	Tumor adrenal
17 hidroxiprogesterona entre 200-500 ng/dL 17 hidroxiprogesterona > 500 ng/dL* ou teste ACTH (60 minutos) < 1.500 ng/dL	Fazer teste com ACTH Hiperplasia adrenal congênita de início tardio
Prolactina > 25 nd/mL	Hiperprolactinemia
TSH > 4 mU/L	Pesquisar hipotireoidismo
FSH baixo FSH elevado	Anovulação de causa central Insuficiência ovariana prematura
Teste de supressão com dexametasona (cortisol às 8 h) > 1,8 ug/dL	Suspeita de síndrome de Cushing

S-DHEA: sulfato de deidroepiandrosterona; ACTH: hormônio adrenocorticotrófico; TSH: hormônio estimulador da tireoide; FSH: hormônio folículo-estimulante.
* Maffazioli et al., 2020.[8]

O Quadro 2 descreve os critérios diagnósticos de SOP na adolescência, segundo o consenso de 2018.[5]

Quadro 2 Diagnóstico de síndrome dos ovários policísticos na adolescência

- Irregularidade menstrual: ciclos menstruais infrequentes (oligomenorreia e/ou amenorreia)
- Hiperandrogenismo:
  - Clínico: IFG ≥ 4-6 e/ou
  - Laboratorial: índices de testosterona livre calculada – FAI [testosterona total$_{(nmol/L)}$ / SHBG$_{(nmol/L)}$] × 100; testosterona total ou livre (aferida por espectrometria de massa); S-DHEA (se testosterona elevada)
- Morfologia dos ovários à US: ≥ 20 folículos entre 2-9 mm (válido após 8 anos da menarca)
- Exclusão de outras causas de hiperandrogenismo: TSH, FSH, prolactina, 17-hidroxiprogesterona

IFG: índice de Ferriman e Gallwey; SHBG: globulina carreadora dos esteroides; SDHEA: sulfato de deidroepiandrosterona; US: ultrassonografia; TSH: hormônio tireoestimulante; FSH: hormônio folículo-estimulante.
Fonte: Teede et al., 2018.[5]

RASTREAMENTO DAS DOENÇAS METABÓLICAS E DE RISCO CARDIOVASCULAR

Além das dosagens hormonais, é importante rastrear as doenças metabólicas e de risco cardiovascular em todas as pacientes com diagnóstico de SOP: perfil lipídico (colesterol total, LDL-C, HDL-C e triglicérides) e teste oral de tolerância à glicose (TOTG) com 75 g de glicose. Se normais, esses exames podem ser repetidos a cada 2 anos. A aferição da hemoglobina glicosilada não está recomendada para mulheres adolescentes e adultas com SOP.

RASTREAMENTO DE SINTOMAS DE ANSIEDADE E DEPRESSÃO E DESORDENS ALIMENTARES

Screening para sintomas de ansiedade e depressão devem ser oferecidos no momento do diagnóstico e para desordens alimentares,[5] e poderão ser avaliados por meio de diversos questionários disponíveis para esses fins.

TRATAMENTO

A terapia da SOP é direcionada para os três distúrbios principais, que estão, sob o ponto de vista fisiopatológico, interconectados: anovulação, hiperandrogenismo e alterações metabólicas e de risco cardiovascular.

A primeira linha de tratamento deve ser a modificação do estilo de vida, com hábitos alimentares saudáveis e atividade física regular.[4,5] A atividade física para prevenção de ganho de peso e manutenção saúde para adolescentes precisa ser de 60 minutos, pelo menos 3 vezes por semana, com intensidade moderada a vigorosa, e incluir exercícios que fortalecem músculos e osso.[5]

Nas pacientes com SOP e obesas, é importante enfatizar a perda de peso por meio de um programa de reeducação alimentar e atividade física regular. Atividade física para perda de peso deve ser de 250 minutos por semana (intensidade moderada) ou 150 minutos por semana (intensidade vigorosa) ou a combinação de ambos. Essas modificações de hábito de vida promoverão a melhora da função menstrual, diminuirão a androgenicidade e, consequentemente, melhorarão o perfil lipídico e a resistência insulínica.

Irregularidade menstrual

Para corrigir os ciclos anovulatórios, estão indicados os anticoncepcionais combinados orais (ACO) contendo entre 20-30 mcg de etinilestradiol, de preferência que contenham progesteronas de terceira geração (ou seja, aqueles com progesteronas com ação antiandrogênicas, como drospirenona, acetato de ciproterona, desogestrel, clormadinona ou gestodeno). No entanto, todo tipo de associação de ACO causa regularização dos ciclos menstruais e melhora das manifestações de hiperandrogenismo.[5] A diminuição da produção dos androgênios pelo ACO deve-se à ação da progesterona na inibição do hormônio luteinizante e, consequentemente, ao menor estímulo para a produção de androgênios nas células da teca ovariana; além do aumento na produção das globulinas carreadoras dos esteroides (SHBG) pelo fígado, que torna os androgênios biologicamente inativos.

Nas pacientes com contraindicação ao uso do estrógeno, pode ser indicada a progesterona isolada para regularização do ciclo (na segunda fase do ciclo menstrual) ou intermitente (a cada 2 meses), promovendo a descamação do endométrio com a finalidade de evitar a hiperplasia endometrial, que pode ocorrer nos ciclos anovulatórios. É muito importante, na prescrição de terapia hormonal, que sejam respeitados os critérios de elegibilidade para o uso de contraceptivos da Organização Mundial da Saúde (OMS).[9]

Hiperandrogenismo

Nos casos de hiperandrogenismo leve (IFG < 16), os contraceptivos, de preferência os ACO, exercem efeito antiandrogênico e podem ser utilizados como primeira escolha. Nas pacientes com hirsutismo moderado (IFG entre 16 e 25) ou grave (IFG > 25), estão indicados os antiandrogênicos, associados ao contraceptivo para promover a contracepção eficaz durante o tratamento, uma vez que essas drogas apresentam risco de feminização em fetos masculinos. Os antiandrogênicos indicados são espironolactona 100-200 mg/dia, via oral, ou acetato de ciproterona 25-100 mg/dia, via oral. A Figura 4 ilustra a ação dos fármacos no tratamento do hiperandrogenismo.

Anticoncepção

Pode-se utilizar ACO ou contraceptivos de progesterona isolada. É importante levar em consideração os critérios de elegibilidade da OMS[9] no momento da prescrição, assim como respeitar a preferência da paciente. Diferentemente

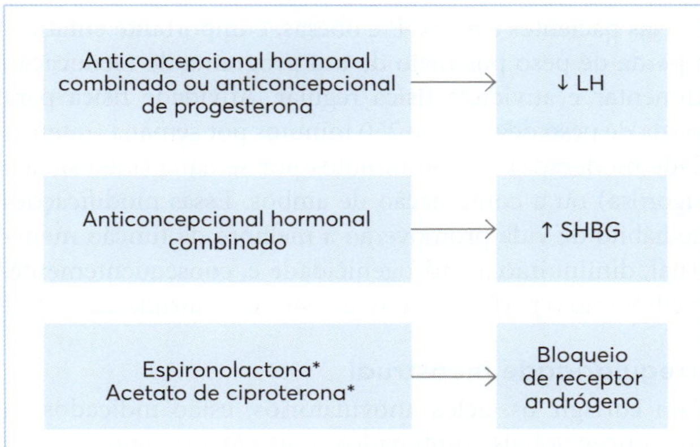

Figura 4 Ação dos fármacos no tratamento do hiperandrogenismo.

LH: hormônio luteinizante; SHBG: globulina carreadora dos esteroides sexuais.
* Devem ser associadas a anticoncepcional hormonal combinado ou anticoncepcional de progesterona.
Fonte: elaborada pelas autoras.

dos ACO, os contraceptivos com progesterona isolada apresentam apenas o bloqueio do hormônio luteinizante (LH) como mecanismo para diminuir os androgênios endógenos. Na presença de manifestação de hiperandrogenismo clínico sem melhora significativa, pode ser associado às drogas androgênicas citadas antes: espironolactona ou citrato de ciproterona.

Disfunção metabólica

A metformina, segundo as últimas recomendações do consenso internacional,[5] teve seu uso amplamente recomendado no período da adolescência, nas situações de sobrepeso e obesidade, na vigência de alterações metabólicas, além dos distúrbios do metabolismo da glicose, como intolerância e diabete. A metformina está indicada para o tratamento da resistência insulínica, nos casos em que as mudanças de hábitos de vida não surtirem o efeito desejado na perda de peso. Iniciar com 500 mg junto às refeições e aumentar gradativamente a dose, se necessário, até 1.500 mg/dia. Eventos adversos: diarreia, flatulência, náusea, dor abdominal, anorexia e gosto metálico na boca. Nesses casos, a dose deve ser reajustada. O uso de estatinas isoladas ou associadas com metformina pode ser prescrito para melhorar o perfil lipídico nas pacientes com SOP obesas que apresentam dislipidemia e que não respondem às medidas gerais de mudanças de hábitos e exercícios físicos.[10]

As recomendações para o diagnóstico de SOP na adolescência são reforçadas no último Consenso de 2023.[11]

REFERÊNCIAS BIBLIOGRÁFICAS

1. Taylor HS, Pal L, Seli E. Chronic anovulation and the polycystic ovary syndrome. In: Speroff's: clinical gynecologic endocrinology and infertility. 9th ed. Philadelphia: Wolters Kluwer; 2019.
2. Azziz R, Carmina E, Chen Z, Dunaif A, Laven JSE, Legro RS, et al. Polycystic ovary syndrome. Nat Rev Dis Primers. 2016;11(2):16057.
3. Dunaif A. Perspectives in polycystic ovary syndrome: from hair to eternity. J Clin Endocrinol Metab. 2016;101:759-68.
4. The Rotterdam ESHRE/ASRM – Sponsered PCOS Consensus Workshop Group. Revised 2003 consensus on diagnostic criteria and long term health risks related to polycystic ovary syndrome. Hum Reprod. 2004;19(1):41-7.
5. Teede H, Misso M, Costello M, Dokras A, Laven J, Moran L, et al. International evidence-based guideline for the assessment and management of polycystic ovary syndrome. Available: https://jeanhailes.org.au/contents/documents/Resources/Tools/PCOS_evidence-based_guideline_for_assessment_and_management_pcos.pdf (copyright Monash University, Melbourne Australia 2018). Hum Reprod. 2019 Feb;34(2):388. Published online 2018 Dec 6. doi:10.1093/humrep/dey363.
6. Dewailly D, Lujam ME, Carmina E, Cedars MI, Laven J, Norma RJ, et al. Definition and significance of polycystic ovarian morphology: a task force report from the Androgen Excess and Polycystic Ovary Syndrome Society. Hum Reprod Update. 2014;20(3):334-52.
7. Hatch R, Rosenfield RL, Kim MH, Tredway D. Hirsutism: implications, etiology and management. Am J Obstet Gynecol. 1981;140(7):815-30.
8. Maffazioli GDN, Bachega TASS, Hayashida SAY, Gomes LG, Valassi HPL, Marcondes JAM, et al. Steroid screening tools differentiating nonclassical congenital adrenal hyperplasia and polycystic ovary syndrome. J Clin Endocrinol Metab. 2020; 105(8):1-8.
9. World Health Organization. Department of Reproductive Health. Medical eligibility criteria for contraceptive use. 5th ed. Available: http://www.who.int/reproductivehealth/publications/family_planning/MEC-5/en/ (acesso 28 jan 2016).
10. Bozdag G, Yildiz BO. Interventions for the metabolic dysfunction in polycystic ovary syndrome. Steroids. 2013;78(8):777-81.
11. Teede HJ, Tay CH, Laven JJE, et al. Recommendations from the 2023 international evidence-based guideline for the assessment and management of polycystic ovary syndrome. Eur J Endocrinol. 2023;189,G43-G44.

CAPÍTULO 6

SANGRAMENTO GENITAL NA INFÂNCIA

Ivana Fernandes Souza

AO FINAL DA LEITURA DESTE CAPÍTULO, O PEDIATRA DEVE ESTAR APTO A:

- Entender que sangramento genital em crianças é causa de angústia para as meninas e de preocupação para os pais.
- Compreender que a etiologia do sangramento é bastante variada, podendo ser proveniente da vulva, da uretra, do introito vaginal, do canal vaginal ou da cavidade uterina.
- Realizar investigação minuciosa do sangramento genital, com anamnese e exame físico detalhados.
- Realizar exploração genital em centro cirúrgico, sob analgesia.
- Agir em situações que demandam intervenção médica imediata, como trauma, violência sexual, corpo estranho ou tumor genital.
- Saber que a investigação e a conduta adequada podem demandar atuação de equipe multiprofissional, que inclui o pediatra, o ginecologista e o cirurgião pediátrico.

INTRODUÇÃO

O sangramento genital em meninas com menos de 10 anos de idade, embora infrequente, é causa de angústia para as meninas e de grande preocupação para os cuidadores.

A prevalência das causas do sangramento (Quadro 1) varia muito nos relatos da literatura, talvez em razão das características de cada centro de atendimento.[1] No estudo de Söderström et al., 45,3% das crianças entre 0-9 anos apresentando sangramento vaginal foram diagnosticadas com trauma, etiologia descrita como a mais comum também no estudo de Aribarg et al. (30,9%). Já no estudo de Heller et al., a causa mais comum foi a puberdade precoce (56,9%), enquanto no estudo de Imait et al. foram as vulvovaginites (45,2%).[2] No ambulatório de ginecologia da infância e adolescência do Hospital das Clínicas da Universidade de São Paulo (HC-FMUSP), o prolapso uretral aparece como a principal causa, seguido por corpo estranho. Algumas vezes, mesmo com investigação adequada, não se encontra a causa do sangramento, como bem demonstram Söderström et al., em casuística de 86 crianças com idade entre 5-9 anos, na qual 26,7% não tiveram a causa esclarecida.[1]

Quadro 1 Principais causas de sangramento genital na infância

Sangramento genital fisiológico
Trauma
Abuso sexual
Vulvovaginites e parasitoses
Corpo estranho
Líquen escleroso vulvar
Prolapso de uretra
Puberdade precoce e menarca isolada
Tumores ginecológicos

AVALIAÇÃO DO SANGRAMENTO GENITAL NA CRIANÇA

O sangramento genital em crianças é um sintoma que necessita sempre de investigação, diagnóstico, tratamento e acompanhamento adequados. A anamnese detalhada obtida por meio dos informes do cuidador e da criança e o exame físico minucioso são imprescindíveis para a abordagem do quadro. O profissional deve estar atento à origem do

sangramento, que pode ser próveniente da vulva, da uretra, do introito vaginal, do canal vaginal ou da cavidade uterina. Lembrar que o sangramento oriundo do ânus/reto pode equivocadamente ser relatado pelo cuidador como proveniente da vagina.

Deve-se atentar para a idade da criança, data de aparecimento do sangramento, tempo de evolução, frequência e quantidade, uso de medicações e patologias associadas. Investigar história de trauma, queda, agressão, possibilidade de violência sexual e introdução de corpo estranho vaginal. No exame físico geral, atentar para a presença de escoriações, lesões ou hematomas em outras partes do corpo. Avaliar as mamas para exclusão de broto mamário, o que pode levar ao diagnóstico de puberdade precoce e acarretar sangramento vaginal.

No exame ginecológico, observar atentamente a região vulvar, introito vaginal, uretra e região perianal em busca de lesões, secreções, úlceras, manchas, escoriações, hematomas, ferimentos cortantes, contusões e tumoração. A posição de *frog leg* (pés juntos com joelhos abduzidos), associada à "manobra da tenda" (firme tração anterior e lateral dos grandes lábios) (Figura 1), permite uma avaliação ampla e detalhada da região do introito vaginal, hímen, terço inferior da vagina e região periuretral. A exploração do canal vaginal com o uso de colpovirgoscópio ou otoscópio pode ser útil nos casos de suspeita de corpo estranho ou tumor vaginal.

Frequentemente o exame genital conduzido em consultório é suficiente para a abordagem diagnóstica inicial. A exploração vaginal em centro cirúrgico sob analgesia pode ser necessária em crianças menores, na vigência de sangramentos volumosos, necessidade de biópsias ou impossibilidade de exploração vaginal adequada em consultório.

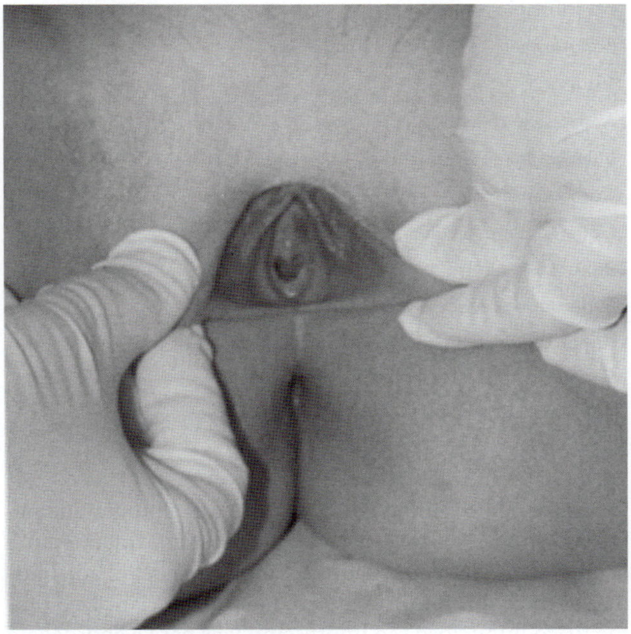

Figura 1 Manobra da tenda.

ETIOLOGIA E CONDUTA DO SANGRAMENTO GENITAL NA INFÂNCIA

Sangramento vaginal fisiológico da recém-nascida

Em algumas crianças recém-nascidas, pode ocorrer discreto sangramento vaginal, também conhecido como crise genital da recém-nascida.[1] A explicação está na ação dos estrogênios maternos sob o endométrio do feto feminino. Após o nascimento, a queda brusca do nível dos hormônios maternos na circulação fetal faz com que esse endométrio descame e ocorra um evento similar a uma pequena menstruação.

Trata-se de um sangramento fisiológico que geralmente ocorre no quinto dia de vida e tem duração de 2-3 dias, podendo prolongar-se até a terceira semana de vida. A investigação e a terapêutica habitualmente não são necessárias, sendo reservadas para casos de sangramento acentuado ou que se prolongam por mais de 3 semanas.[3]

Trauma na região genital

Pode ser decorrente de acidentes, quedas, corpo estranho, agressões ou violência sexual. A maioria dos traumas genitais acidentais em meninas é contuso, produzindo uma lesão sem gravidade clínica.[2] Os danos ocorrem principalmente nos lábios maiores, menores e clitóris.[4]

No estudo de Casey et al., que avaliou lesões genitais provocadas por produtos de consumo ou de esporte, as lesões genitais representaram 0,6% de todas as lesões pediátricas, com idade média das crianças em 7,1 anos. Do total de casos levantados, 43,3% das crianças apresentaram lacerações e 42,2% contusões/escoriações, e a maioria das lesões ocorreu em ambiente domiciliar (65,9%). Os produtos de consumo mais comuns associados ao trauma genital pediátrico foram: bicicletas (14,7%), banheiras (5,8%), roupas (5,6%), barras de macaco (5,4%) e banheiros (4%).[5]

Embora a maioria das lesões associadas a sangramento vaginal seja não intencional, deve-se sempre considerar a possibilidade de agressão sexual em crianças com traumatismo genital, mesmo que este seja reportado em apenas 11% dos casos de abuso.[2] Nesses casos, atitudes de negação por parte da família e da criança são comuns na abordagem do tema, e a presença de integridade himenal não afasta tal condição. O profissional deve estar atento aos sinais indiretos de violência, explorando cuidadosamente a anamnese.

O tratamento do trauma genital vai depender do tipo, local e extensão, assim como da quantidade de sangramento. No caso de hematomas pequenos, aplicação de compressas frias por 24 horas e observação. Nos grandes hematomas, além das compressas frias, torna-se necessário o uso de curativos compressivos e, às vezes, ligadura de vaso sangrante e antibióticos. As escoriações são tratadas com higienização da região, ligadura de vasos, sutura e antibiótico quando necessário. Importante conferir a caderneta de vacinação da criança e usar também o soro e a vacina antitetânica, quando necessário.[3]

Vulvovaginites e parasitoses

A vulvovaginite inespecífica corresponde a 25-75% das vulvovaginites na infância. A secreção vaginal e o odor estão comumente associados a higiene fecal e urinária inadequadas. Alterações cutâneas vulvares, como escoriações, edema, eritema, maceração e descamação do epitélio, também podem ser observadas.[6]

Dentre as vulvovaginites específicas, as infecções bacterianas vaginais que estão mais frequentemente associadas ao sangramento genital têm como agentes etiológicos *Streptococcus pyogenes*[7,4] e *Shigella*.[7]

A infecção por *Streptococcus pyogenes* resulta em dermatite estreptocócica perineal. Caracteriza-se por prurido, edema e eritema perianal, com uma aparência vermelho fogo, de bordos bem definidos, que pode estar associada a vulvovaginite. Está associada a história de dor de garganta ou infecção do trato respiratório superior recente.

Já a infecção por *Shigella* apresenta vulvite associada a sangramento vaginal. Além disso, as pacientes podem apresentar história de diarreia recente ou concomitante.[7] O tratamento da vulvovaginite por *Streptococcus pyogenes* é feito com penicilina V potássica 125-250 mg, 2 vezes ao dia, por 10 dias. A vulvovaginite por *Shigella* é tratada com sulfametoxazol + trimetropim: 50 mg + 10 mg/kg/dia por 7 dias.[6]

A infestação por *Enterobius vermicularis* (oxiúro) também pode ser causa de vulvovaginite. Ao alcançar a região genital, provoca intenso prurido e escoriações que podem levar a pequeno sangramento. O tratamento é realizado com vermífugos (mebendazol, albendazol, nitazoxanida).[3]

Corpo estranho vaginal

É uma causa comum de sangramento vaginal que ocorre antes da puberdade, geralmente entre 2-12 anos de idade. Quando as células epiteliais vaginais são danificadas, pode aparecer secreção sanguinolenta, malcheirosa ou marrom.[4] Os objetos mais encontrados são pequenos pedaços de brinquedos ou de papel higiênico,[3,4] cereais e tampas de caneta, além de grãos de areia.[3]

Nem sempre a criança informa com exatidão ou se lembra de ter inserido o objeto.[1]

Quando o diâmetro do corpo estranho é maior que 5 mm, a taxa de precisão da ultrassonografia Doppler colorida pode atingir 100%. O exame de radiografia pélvica também pode ser útil se o corpo estranho é radiopaco.[4] O tratamento consiste na retirada do corpo estranho por meio de lavados vaginais com soro fisiológico usando sonda tipo uretral, o que pode resolver em caso de corpos estranhos de pequenas dimensões (arroz, areia). Muitas vezes, porém, torna-se necessária a realização de colpovirgoscopia para sua retirada. Devido à atrofia da mucosa, própria dessa faixa etária, na suspeita de corpo estranho de maiores dimensões ou pontiagudos sugere-se a utilização de estrogênio tópico previamente, o que proporciona o aumento do trofismo genital e menor risco de traumatismos em sua retirada.[3] A exploração do canal vaginal sob anestesia geral pode ser recomendada em algumas situações.[4]

Líquen escleroso vulvar

É uma doença inflamatória crônica que afeta a região anogenital e pode manifestar-se em pacientes pré-púberes ou adolescentes. Os sintomas típicos incluem irritação vulvar e dor, prurido, disúria, sangramento devido a fissuras na pele, defecação dolorosa e constipação.[8] O tratamento inclui o uso de corticoide tópico de alta potência, como o propionato de clobetasol 0,05% e acompanhamento em longo prazo.

Em uma série de casos de 15 meninas pré-menárquicas tratadas com pomada de clobetasol 2 vezes/dia por 2 semanas, em seguida diariamente, por 2 semanas, seguido de uso da triancinolona e da hidrocortisona, encontrou-se melhora de 93% de sintomas e anomalias vulvares. Estudo subsequente que valiou a resposta de 36 meninas com líquen escleroso confirmou boa resposta (72% completo, 25% parcial) para o uso exclusivo de clobetasol tópico[8] (ver Figura 2).

Prolapso de uretra

Consiste na eversão parcial ou total da mucosa uretral através do meato externo, apresentando-se como uma massa de aparência carnosa, friável, edemaciada e arroxeada, acometendo toda a circunferência do introito uretral (às vezes projetando-se sobre todo o introito vaginal). Pode levar a secreção serossanguinolenta, dificuldade miccional e sangramento com facilidade. É mais comum em

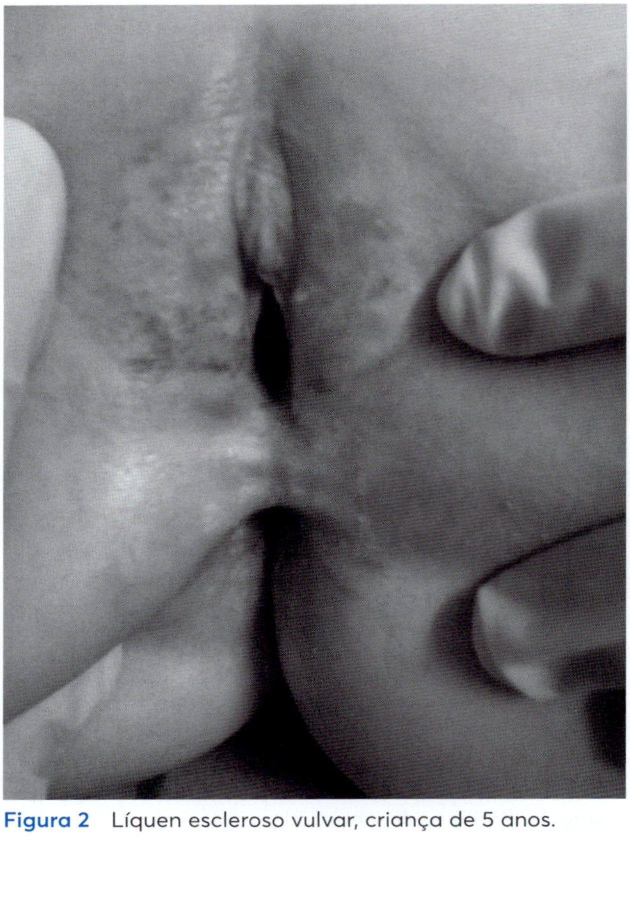

Figura 2 Líquen escleroso vulvar, criança de 5 anos.

crianças negras, entre 4-5 anos de idade. Entre os fatores predisponentes estão o hipoestrogenismo e a pouca aderência dessa mucosa ao tecido subjacente, agravados pela retenção urinária e por episódios de aumento da pressão intra-abdominal, comuns nessa idade.[3]

O diagnóstico diferencial inclui carúncula uretral, rabdomiossarcoma, prolapso de cisto ureteral, ureterocele ectópica e condiloma.[4] O tratamento da maioria dos casos se faz com estrogênio tópico por 2-4 semanas. A resolução cirúrgica, com excisão da mucosa prolapsada, é uma opção, geralmente reservada aos casos não responsivos ao tratamento clínico[3] (ver Figuras 3 e 4).

Puberdade precoce e menarca isolada

Eventualmente, o sangramento vaginal em crianças pré-púberes pode estar relacionado a quadro de puberdade precoce ou menarca isolada. A presença de outros sinais puberais como broto mamário, pelos púbicos e/ou axilares em meninas menores que 8 anos é indicativo de puberdade precoce. A menarca isolada é menos comum, manifestando-se pela presença de sangramento vaginal isolado ou repetido, na ausência de sinais puberais. O quadro pode ser transitório, refletindo apenas uma resposta endometrial isolada a estímulo estrogênico transitório. O diagnóstico é de exclusão, devendo-se excluir a presença de tumor ovariano, por ultrassonografia pélvica ou ressonância magnética da pelve, bem como tumor ou corpo estranho vaginal, mediante colpovirgoscopia com ou sem sedação.

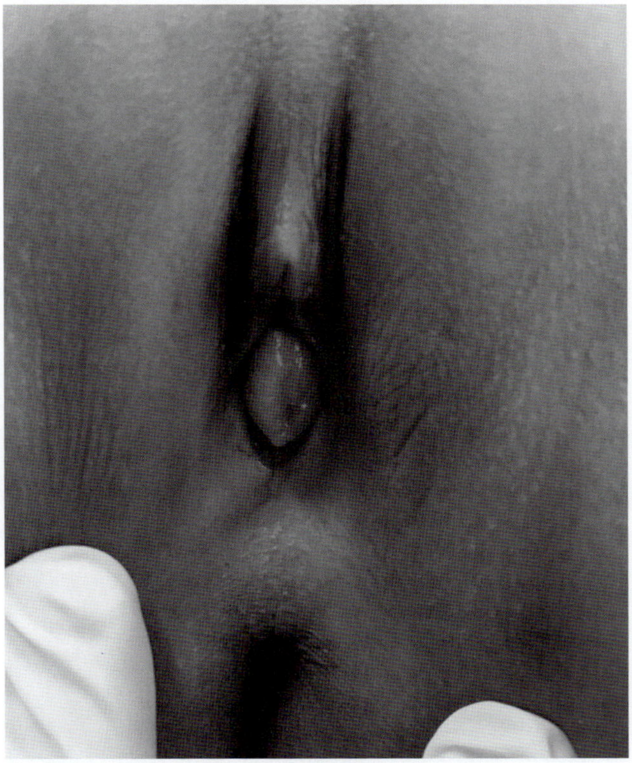

Figura 3 Prolapso de uretra, criança de 5 anos.

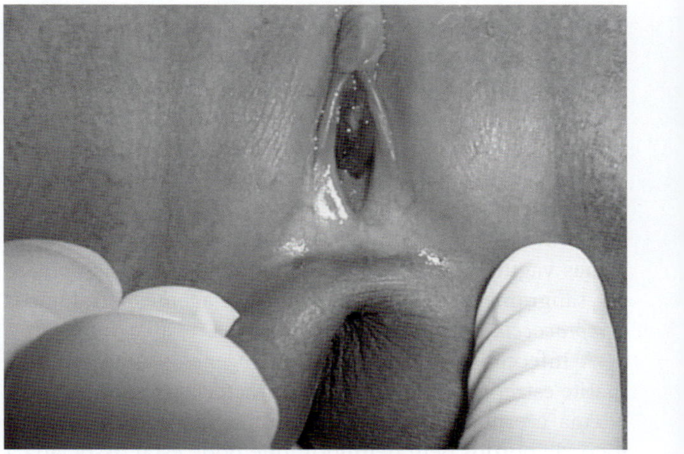

Figura 4 Prolapso de uretra, criança de 5 anos.

Tumores ginecológicos

Neoplasias vaginais, que incluem tumores benignos ou malignos, não são comuns em meninas. Entre os tumores benignos, os mais comuns incluem os hemangiomas e os linfangiomas.[4] Os hemangiomas são geralmente invisíveis ao nascimento, crescendo rapidamente em seguida e se apresentando como uma mácula rox a e teliangectásica que se estabiliza até a idade de 18-20 meses. A partir de então regridem lentamente (por fibrose e trombose), podendo desaparecer entre 5-10 anos de idade.[3]

A grande maioria dos hemangiomas tem evolução favorável para regressão completa, sem complicações. Nesses casos, a conduta recomendada é conservadora. A instituição de algum tipo de tratamento pode ser necessária para reduzir o volume da lesão, tratar a dor, sangramento, infecção ou restabelecer a integridade funcional e estética.

Dentre os tratamentos clínicos, o mais usado é a prednisona, sendo a dose mais utilizada na maioria dos protocolos de 1-3 mg/kg/dia, mantido, em média, por 3-6 meses, quando eficaz. A resposta, se efetiva, é observada, em média, após 1 semana do início do tratamento.[9]

O tumor vaginal maligno mais comum é o rabdomiossarcoma embrionário (sarcoma botrioide), seguido pelo tumor de saco vitelino vaginal.[4] O primeiro é um tumor mesonéfrico misto, atingindo, em 90% dos casos, meninas antes dos 5 anos, sendo que em mais de 75% até a idade de 2 anos. Apresenta-se à macroscopia como um "cacho de uvas", com pequenas lobulações interligadas de tamanho variável, friáveis, gelatinosas e edemaciadas.[3] O segundo ocorre principalmente em crianças menores de 3 anos. Para ambos os principais sintomas são sangramento vaginal irregular e a exteriorização de tumor pela vagina. A sensibilidade da vaginoscopia sob anestesia é de 100%, sendo recomendada quando existe suspeita diagnóstica.[4] O tratamento do rabdomiossarcoma envolve cirurgia, rádio e quimioterapia.

REFERÊNCIAS BIBLIOGRÁFICAS

1. Almeida JAM. Sangramento genital na infância. In: Manual SOGIMIG: ginecologia e obstetrícia da infância e adolescência. Rio de Janeiro: MedBook; 2018. p.25-8.
2. Söderström HF, Carlsson A, Börjesson A, Elfving M. Vaginal bleeding in prepubertal girls: etiology and clinical management. J Pediatr Adolesc Gynecol. 2016;29:280-5.
3. Federação Brasileira de Ginecologia e Obstetrícia (Febrasgo). Manual de ginecologia infantojuvenil. São Paulo, 2014. p.68-76.
4. Zhang J, Zhang B, Su Y, Guo S, Liu C, Bai J, et al. Prepubertal vaginal bleeding: an inpatient series from a single center in Fujian China. J Pediatr Adolesc Gynecol. 2020;33(2):120.
5. Casey JT, Bjurlin MA, Cheng EY. Pediatric genital injury: an analysis of the National Electronic Injury Surveillance System. Urology. 2013;82(5):1125-30.
6. Federação Brasileira de Ginecologia e Obstetrícia (Febrasgo). Manual de ginecologia infantojuvenil. São Paulo, 2014. p.128-34.
7. Ebonel P, Tonelli TS, Abeche AM, Accetta SG. Sangramento genital em meninas pré-púberes. Revista da AMRIGS. 2020;64(1):143-8.
8. Bercaw-Pratt JL, Boardman LA, Simms-Cendan JS; North American Society for Pediatric and Adolescent Gynecology. Clinical recommendation: pediatric lichen sclerosus. J Pediatr Adolesc Gynecol. 2014 Apr;27(2):111-6.
9. Hiraki PY, Goldenberg DC. Diagnosis and treatment of infantile hemangioma. Rev Bras Cir Plást. 2010;25(2):388-97.

CAPÍTULO 7

O EXAME DA MAMA NA INFÂNCIA E NA ADOLESCÊNCIA

João Bosco Ramos Borges

AO FINAL DA LEITURA DESTE CAPÍTULO, O PEDIATRA DEVE ESTAR APTO A:

- Compreender que o exame da mama deve ser incluído no exame físico anual de todas as crianças e adolescentes.
- Saber que o exame das mamas, pelo médico, começa quando se faz o primeiro exame da recém-nascida no berçário.
- Compreender a importância da anamnese na adolescente com queixa de nódulo de mama.
- Saber que as mamas devem ser avaliadas para classificar a maturidade sexual entre as idades de 11 e 20 anos, e que o exame clínico da mama deve tornar-se rotina após os 20 anos de idade.
- Entender que a sequência do exame físico da mama na adolescente é a inspeção estática e dinâmica, a palpação das mamas, expressão mecânica delicada da papila e o exame das cadeias linfonodais.
- Saber que os aspectos mais importantes do exame físico incluem localização do nódulo, bem como sua consistência e tamanho, mobilidade, sensibilidade, alterações na pele que recobre o nódulo, presença de secreção e aparência da papila e avaliação de linfadenopatia.
- Observar que anamnese cuidadosa, exame físico criterioso e bom relacionamento médico com a paciente e seus familiares são a base da boa conduta, que evitará exames inúteis e procedimentos dispensáveis nessa faixa etária.

O exame da mama deve ser incluído no exame físico anual de todas as crianças e adolescentes, independentemente de haver ou não queixas específicas mencionadas pela criança, pela jovem ou pela mãe.[1,2] Lembrar que esse exame deverá estar baseado em uma anamnese cuidadosa e calcada em bom relacionamento com a criança ou o jovem e seus familiares. Educar uma jovem adulta ou uma adolescente mais velha sobre as técnicas de autocuidado da mama, durante esse exame, pode aumentar sua compreensão do exame mamário e fazê-la sentir-se mais à vontade na consulta com o pediatra, ginecologista, hebiatra ou médico de família.[3]

O desenvolvimento mamário inicia-se na maioria das meninas entre 8-13 anos de idade, com média etária de 11,2 anos. A importância da telarca é o fato de ela ser habitualmente o primeiro sinal do início da puberdade, sendo um nódulo mamário não tumoral que decorre do estímulo estrogênico. Pode ser decorrente da *crise puerperal* (ao nascimento), da minipuberdade fisiológica (primeiros 2 anos de vida), da telarca isolada (aumento da sensibilidade mamária), da puberdade precoce verdadeira (antes dos 8 anos de idade) ou da puberdade normal (entre 8-13 anos de idade). Costuma ser bilateral, mas não necessariamente.

Essa telarca é representada por um nódulo retroareolar com cerca de 1-2 cm de diâmetro, e deve ser diferenciada de um nódulo verdadeiro de mama, pois infelizmente, ainda hoje, existe em nosso meio a abordagem cirúrgica desse "falso nódulo mamário", o que leva à amastia, amazia ou hipoplasia mamária. Eventualmente, pode-se deparar com alguns casos de telarca exagerada unilateral, nos quais o nódulo mamário pode alcançar vários centímetros.

O câncer de mama é muito raro abaixo dos 30 anos e praticamente inexistente antes dos 20 anos. Apesar de incomum durante os anos da adolescência, o aumento da conscientização sobre a prevalência de câncer de mama entre mulheres tem levado mães e adolescentes a ficarem muito preocupadas com a presença de nodulosidades ma-

márias em adolescentes, o que as leva a pedir orientação profissional.[4] Esse comportamento pode ser construtivamente utilizado pelo médico, que deve encorajar essas jovens mulheres a buscar avaliação preventiva de saúde de rotina e também a se informar sobre o desenvolvimento mamário normal e as controvérsias sobre as técnicas de rastreamento de câncer mamário, incluindo o autoexame.[4]

Deve-se sugerir que pacientes adolescentes sejam aconselhadas sobre a autoconsciência das mamas (ou seja, consciência da aparência e sensação normais de suas mamas) e notifiquem seu médico se perceberem uma mudança, como uma massa ou novo início de vermelhidão ou secreção papilar.[4] Não encorajar as adolescentes a realizarem o autoexame das mamas (ou seja, inspeção e palpação de rotina, repetida e sistemática, das mamas).

Embora os especialistas no passado recomendassem o ensino do autoexame das mamas em adolescentes para fins de rastreamento do câncer de mama, não há evidências de que o autoexame das mamas tenha impacto nas taxas de diagnóstico ou morte por câncer de mama.[4]

A promoção da autoconsciência das mamas é consistente com as recomendações do American College of Obstetricians and Gynecologists e da United States Preventive Services Task Force, que sugere que as mulheres sejam aconselhadas sobre a autoconsciência das mamas e notifiquem seu médico se perceberem uma mudança.[4,5]

O exame das mamas começa quando se fazem os primeiros exames da recém-nascida no berçário (ou no ambulatório), e o tecido mamário pode ser evidenciado por estímulo secundário dos hormônios maternos. As bebês têm muitas vezes aumento transitório do tecido mamário, secundário à estimulação do estrógeno materno perinatal; esse aumento pode permanecer por vários meses antes de ocorrer regressão espontânea.

Na recém-nascida o exame inclui a avaliação do tamanho da mama, da posição da papila, da presença de papilas acessórias e da descarga papilar.[2] Esse aumento ou assimetria e/ou fluxo papilar leitoso ("leite de bruxa") relacionado à estimulação de hormônios maternos pode ocorrer em meninos e meninas.

Crianças podem apresentar problemas mamários como papila acessório, infecções, hemangiomas, lipomas e linfangiomas. O exame da criança na fase pré-puberal inclui inspeção e palpação da parede torácica para evidenciar nódulos, dor, descarga papilar ou sinais de telarca prematura ou desenvolvimento prematuro (ou ginecomastia, em meninos).[6,7] As crianças obesas podem ter falso aumento mamário precoce, em que a aréola é pequena, a papila é plana e o tecido mamário é mole. Esse aumento contrasta com o desenvolvimento normal da mama, em que a aréola é grande, a papila é elevada e o tecido circundante é firme.

Aspectos importantes da anamnese da adolescente com queixa de nódulo de mama incluem avaliar a duração da queixa e o tamanho do nódulo, os sintomas associados (secreção papilar), doença pessoal de mama ou malignidade anterior, além de passado de radioterapia no tórax. É importante também a avaliação da cronologia do desenvolvimento das características sexuais secundárias, a história menstrual e de gravidez, o histórico de uso de medicações (uso de anticoncepcionais orais, cimetidina ou outras drogas) e a presença ou não de doença de mama e câncer de mama familiar.[1,5]

As diretrizes da American Academy of Pediatrics Bright Futures sugerem que as mamas devem ser avaliadas para classificar a maturidade sexual entre as idades de 11-20 anos, e o exame clínico da mama deve tornar-se de rotina após a idade de 20 anos.[4] Para o exame da adolescente, a melhor época para avaliar as mamas é 1 ou 2 semanas após a menstruação, quando o nível estrogênico está mais baixo, não há ainda a ação da progesterona ovulatória e as mamas, assim, tornam-se menos ingurgitadas e sensíveis, facilitando o exame pelo médico e tornando o processo menos doloroso para a jovem. Esse exame clínico das mamas permite ao médico tranquilizar a adolescente, observando que suas mamas estão crescendo e se desenvolvendo normalmente ou, se esse não for o caso, identificando anormalidades que a adolescente pode ter sido relutante em mencionar.

O exame inclui a observação de anormalidades grosseiras (assimetria, retrações, alteração de coloração da pele) com a jovem sentada e com os braços ao longo do corpo (inspeção estática). Provocar movimentos do tórax, como elevar e abaixar os braços, observando o tórax e as mamas (inspeção dinâmica), o que pode fazer salientar o nódulo ou a retração não percebidos na inspeção estática. A palpação da mama é realizada com a paciente em decúbito dorsal e o braço ipsilateralmente à mama que está sendo analisada, colocado sob a cabeça.[2,5] O tecido mamário é examinado com as pontas dos dedos, utilizando o método circular concêntrico, ou no sentido horário como os raios de uma roda.[1] Em todas as diferentes modalidades do exame de palpação da mama que os médicos possam ter o hábito de fazer, o importante é que as pontas dos dedos sejam movidas de forma ligeiramente rotativa (aproximadamente do tamanho de uma moeda média) para sentir anormalidades menores. Além disso, a aréola deve ser "comprimida" suavemente para avaliar presença de descarga papilar (papiloma juvenil em crianças e adolescentes).[8] O exame de mama completo termina com a palpação da região axilar, supraclavicular, infraclavicular e a avaliação de linfadenopatias. A classificação de maturidade sexual mamária (estágios de Tanner) pode ser concluída após esse exame.

Portanto, a sequência que deve ser dada ao exame físico da mama é:

- Inspeção estática e dinâmica (criança ou adolescente de pé ou sentada com o pediatra à sua frente).
- Palpação das mamas com a paciente deitada (usando o tórax como suporte mais firme para a identificação do tecido mamário e eventuais alterações).
- Expressão mecânica delicada da papila, com a paciente ainda deitada.

- Exame das cadeias linfonodais, à procura de linfonodos alterados, com a paciente voltando à posição sentada.

A maioria das adolescentes que vêm com queixa de um tumor de mama apresenta apenas alterações mamárias normais (alterações fibrocísticas), já que o câncer de mama é extremamente raro nessa faixa etária.[5] Nessas adolescentes, depois de uma história cuidadosa e de exame para descartar doença mais grave, a simples observação desse "tumor" por 1 ou 2 ciclos menstruais é a melhor conduta.[5,9] Essa forma de conduzir é baseada na observação de que a maioria das adolescentes que procuram seu médico com nódulos mamários tem nodularidade normal ou alteração fibrocística, e que a maioria dos nódulos mamários extirpados cirurgicamente é fibroadenoma, que não necessitaria ter sido removido (exceto se de grande volume).[5] Nesse sentido também se reforça a necessidade de estar claro o pouco benefício de exame de imagem de mamas em nódulos de adolescentes, que provocam filas de ultrassom num país pobre, gerando custos em saúde.

Aspectos importantes do exame físico incluem:[1,5]

- Consistência do nódulo (cístico ou sólido): ectasia do ducto mamário e cistos de Montgomery são císticos, enquanto fibroadenomas, tumores filoides, necrose gordurosa e os raríssimos tumores malignos da mama são geralmente sólidos.
- Tamanho do nódulo: fibroadenomas são geralmente menores que os tumores filoides (média de 2-3 cm *vs.* 7 cm).[7,8] O tamanho do nódulo pode ser monitorado pelos ciclos menstruais.
- Mobilidade do nódulo: fibroadenomas são geralmente móveis, ao passo que os tumores malignos da mama são geralmente (mas nem sempre) fixos ao tecido subjacente.
- Sensibilidade pode estar presente antes do início da menstruação em adolescentes com alteração fibrocística e fibroadenoma. Esse sintoma também pode ocorrer em pacientes com infecção ou trauma.
- Alterações na pele que recobre o nódulo podem ocorrer em grandes fibroadenomas, tumores filoides (a pele é brilhante e tensa pelo crescimento rápido do tumor) e no câncer de mama (*peau d'orange*, retração).
- Secreção papilar ou descarga papilar pode ocorrer na doença fibrocística (verde ou marrom, não sanguinolenta), cistos de Montgomery (claro a marrom), papiloma intraductal (sangue), ectasia do ducto mamário (colorido, pegajoso), filoides (com sangue), infecção (purulenta) e câncer de mama (com sangue).
- Aparência: a papila pode parecer azulada ou ter um pequeno nódulo azulado sob ela nas meninas com ectasia do ducto mamário. A retração do mamilo pode ocorrer em pacientes com câncer de mama.
- Linfadenopatia: pode estar presente em pacientes com infecção ou câncer mamário.
- Hepatoesplenomegalia pode ser uma indicação de câncer metastático.

Se assimetria ou distúrbio do desenvolvimento mamário é encontrado, a medida exata da aréola, do tecido mamário glandular, o tamanho da mama, devem ser anotados a cada exame pelo pediatra. Uma sugestão de anotação pode ser vista a seguir, na Tabela 1. A primeira medida é craniocaudal; a segunda no sentido lateral (direita-esquerda). A medida total também é lateral (D/E) e vai da borda do tecido gorduroso mamário até o ápice da mama.

Tabela 1 Sugestão de anotação a cada exame

	Aréola (cm)	Glândula mamária (cm)	Total
Mama D	2,3	4 × 5	7,3
Mama E	2,1	3 × 4	6,1

Portanto, vê-se a importância do exame da região mamária na propedêutica a que deverão a criança e a jovem adolescente ser submetidas, sob indicação do médico que a atende. Somado a uma anamnese cuidadosa, esse exame físico será o suficiente na maioria das queixas que envolvam a mama. É por meio da propedêutica clínica que se tranquilizará a grande maioria das queixas mamárias, e também é após esse tempo, balizados os achados clínicos, que deverão ser indicados os raros exames subsidiários naquelas meninas em que estes se fizerem necessários.

Nesse tempo clínico, aprenderá a jovem a importância do autoconhecimento mamário, o hábito de autocuidar da mama, a importância da prevenção e, no futuro, de estruturar a boa educação em saúde mamária na prevenção do câncer de mama. É nesses primeiros contatos com o médico que se iniciarão os conceitos de prevenção das doenças mamárias da futura mulher adulta.

REFERÊNCIAS BIBLIOGRÁFICAS

1. Greydanus DE, Matytsina L, Gains M. Breast disorders in children and adolescents. Prim Care. 2006;33(2):455.
2. Divasta AD, Weldon C, Labow BI. The breast: examination and lesions. In: Emans SJ, Laufer MR, Goldstein DP (eds.). Pediatric & adolescent gynecology. 7th ed. Philadelphia: Wolters Kluwer; 2020. p.781.
3. Johnson P. Breast lumps in the adolescent female. J Pediatr Health Care. 2002;16(1):43, 47-8.
4. Practice Bulletin Number 179: Breast cancer risk assessment and screening in average-risk women. Obstet Gynecol. 2017;130:e1.
5. Siu AL, US Preventive Services Task Force. Screening for breast cancer US preventive services task forces recommendation statement. Ann Intern Med. 2016;164:279.
6. De Silva NK, Brandt ML. Disorders of the breast in children and adolescents. Part 1: disorders of growth and infections of the breast. J Pediatr Adolesc Gynecol. 2006;19(5):345.
7. Aughsteen AA, Almasad JK, Al-Muhtaseb MH. Fibroadenoma of the supernumerary breast of the axilla. Saudi Med J. 2000; 21(6):587. Available: uspstf/uspsbrca.htm (acesso 29 ago 2015).
8. Borges JBR, Guarisi T, Maia EC, Lelis AAC, Bastos AC. Papilomatose juvenil de mama: relato de caso. Rev Bras Mastol. 1997;7(2):90-2.
9. Templeman C, Hertweck SP. Breast disorders in the pediatric and adolescent patient. Obstetrics and Gynecology Clinics of North America. 2000;27(1):19.

CAPÍTULO 8

CONTRACEPÇÃO: MELHOR ABORDAGEM NA ADOLESCÊNCIA

João Tadeu Leite dos Reis
Cláudia Lúcia Barbosa Salomão

AO FINAL DA LEITURA DESTE CAPÍTULO, O PEDIATRA DEVE ESTAR APTO A:

- Identificar a importância de realizar orientação contraceptiva no atendimento de adolescentes de forma consciente e regular.
- Ofertar às adolescentes todas as opções contraceptivas disponíveis.
- Atentar para a individualização na orientação e na prescrição de contracepção.
- Identificar vantagens e desvantagens de cada método hormonal.
- Identificar e considerar benefícios não contraceptivos dos métodos hormonais.
- Manter a adolescente estimulada a utilizar o método escolhido de forma regular e correta.

INTRODUÇÃO

Este é um tema complexo, uma vez que avanços técnicos na contracepção não foram acompanhados no que diz respeito às questões éticas, morais e legais relacionadas à prescrição dos vários métodos contraceptivos, especialmente quando se trata de adolescentes.

Existem razões para se preocupar especificamente com a adolescência, muitas delas ligadas às mudanças sociais pelas quais passamos nos dias de hoje. Entre aquelas tradicionais e bem conhecidas, vale lembrar o excesso de estímulos externos contribuindo para desenvolvimento puberal cada vez mais precoce, fazendo com que adolescentes se tornem férteis mais cedo e por mais tempo em suas vidas, e a prática do "ficar", às vezes de forma competitiva e em série, comportamento associado a práticas sexuais sem proteção adequada.

Deve-se lembrar dos sentimentos de onipotência e invulnerabilidade, e das pressões dos grupos sociais, característicos da adolescência e que permanecem apesar das mudanças comportamentais da sociedade. As mídias, em suas diversas formas, pela força que exercem especialmente entre os adolescentes, poderiam contribuir para maior conscientização do exercício da sexualidade, ajudando a prevenir a gravidez não planejada.

A gravidez não planejada na adolescência pode ser considerada um problema de saúde pública, sendo conhecidos seus desdobramentos: interferência na formação individual dos adolescentes e em seus projetos de vida, repercussões clínicas maternas e fetais de pré-natais realizados de maneira incompleta e consequências reprodutivas de abortamentos clandestinos.

Monteiro et al. registram que no Brasil, entre 2006-2015 e em mães adolescentes de 15-19 anos, houve redução no percentual de nascidos vivos em 13%, assim como queda na taxa de fecundidade específica desse grupo etário de 70,9/1.000 para 61,8/1.000. Também fica claro para os autores que a proporção de nascidos vivos está inversamente associada ao Índice de Desenvolvimento Humano (IDH).[1]

Muitas adolescentes têm vida sexual sem proteção contraceptiva adequada, e outras tantas abortam de maneira intencional e clandestina. Por todas essas razões, o uso de contraceptivos reversíveis de longa ação (LARC) é opção fortemente recomendada pela literatura em razão de sua alta efetividade e continuidade de uso. Não se deve esquecer de que as implicações são mais impactantes na faixa etária de 10-14 anos, assim como da orientação contraceptiva no período pós-parto.

A literatura ressalta que tanto os métodos de curta quanto os de longa ação, quando orientados no período pré e pós-parto, contribuem para redução da gravidez não planejada. Relatório da United Nations Population Foundation salienta que a população mundial de adolescentes, em 2010, era de 1,2 bilhão de indivíduos, 18% da população total mundial, e aponta para queda nos percentuais de gravidez

na adolescência até 2011 (em média, de 23,3 para 20,1%) em todo o mundo, com exceção da América Latina e do Caribe, onde os percentuais permaneceram constantes, tanto entre aquelas com menos de 18 anos quanto nas entre 10-14 anos de idade, com consequências mais evidentes para adolescentes mais pobres, com pior educação e morando em áreas rurais. Também identificou que na América Latina apenas metade das adolescentes sexualmente ativas faz uso de contracepção.[2] Bitzer enfatiza que, apesar de as taxas de gravidez e aborto em adolescentes terem diminuído em vários países, o número de gravidezes não planejadas permanece alto de forma inaceitável, e lembra que complicações associadas com essas gravidezes representam a segunda causa de morte materna entre mulheres de 15-19 anos.[3]

A faixa etária de brasileiros entre 10-19 anos constituía, pelo censo do IBGE de 2022 (https://www.ibge.gov.br/estatisticas/sociais/trabalho/22827-censo-demografico-2022.html – acessado em 10/03/2024), uma população de cerca de 28 milhões de indivíduos que em sua maioria vivenciam um início de vida sexual prematuro, com proteção contraceptiva irregular, incorreta ou ausente e com grande risco de uma gravidez não planejada logo no primeiro ano de atividade sexual. Alguns métodos contraceptivos estão disponibilizados pelo sistema público de saúde, mas há dificuldades em seu acesso pelos adolescentes e a orientação de como utilizá-los é insuficiente e falha. Cabe refletir sobre a qualidade dos programas de educação sexual nas escolas, a influência de tabus ou preconceitos religiosos sobre a sexualidade, a distância que separa a realidade dos jovens da de seus pais, a ausência de diálogo dentro de casa e entre alunos e professores, a falta de informações sobre regulação da fecundidade e o pouco conhecimento dos jovens sobre si mesmos e sobre o mundo que os cerca.

Seria necessário ampliar o debate sobre sexualidade, uma vez que os adolescentes recebem informações de maneira incompleta ou equivocada, verbalizam algum conhecimento, mas permanecem com dúvidas, curiosidades e falhas em suas concepções. Também se observa que o êxito da contracepção na adolescência depende muito de como o método é prescrito, com aconselhamento e confidencialidade; que o fator aceitabilidade é o mais importante e que, para tanto, custo razoável e facilidade de obtenção do contraceptivo contam; que, em adolescentes de 14 anos ou menos, os indicadores são mais de fracasso do que de êxito; e que a excelência da tecnologia contraceptiva, apesar de moderna, não se reflete em seu uso pelas adolescentes, em razão de seu alto custo e da falta de informação disponível.

O profissional médico com frequência se sente inseguro e vulnerável ao abordar e orientar uma adolescente em relação à contracepção, ainda mais se ela for menor de 18 anos e se mantiver vida sexual sem ciência de seus pais. O 2º Fórum Aspectos Éticos e Legais no Atendimento de Adolescentes, organizado pela Federação Brasileira das Associações de Ginecologia e Obstetrícia (Febrasgo), concluiu que:

- Deve-se respeitar a privacidade e o sigilo.
- A ausência de pais ou responsáveis não impede o atendimento médico (primeira consulta ou retorno).
- Pode-se informar aos pais do conteúdo da consulta com expresso consentimento da adolescente (registrar em prontuário).
- A contracepção pode ser indicada para adolescentes sexualmente ativas, mesmo para menores de 14 anos, independentemente de notificação (Lei do Planejamento Familiar, 1996), mas a inserção de dispositivo intrauterino (DIU) ou implante deve ter autorização dos pais ou responsáveis.[4]

O documento *Marco teórico e referencial*: saúde sexual e reprodutiva de adolescentes e jovens, do Ministério da Saúde, respalda a prescrição médica ao reforçar direitos anteriormente definidos pelo Estatuto da Criança e do Adolescente e pela Organização das Nações Unidas (ONU).[5] Os principais direitos são a privacidade e a confidencialidade quando do atendimento médico, além do direito ao sigilo profissional, à educação sexual e à prescrição de métodos contraceptivos. Considerando que a inserção de LARC em adolescente é um procedimento médico em uma paciente e que a idade pode constituir um ponto polêmico, a Febrasgo apoia recomendação do Conselho Federal de Medicina (Recomendação CFM n. 1/2016) que sugere que, nas decisões sobre assistência à saúde dos pacientes, os médicos devam levar em consideração o documento Consentimento Livre e Esclarecido.[6]

A ESCOLHA DO MÉTODO CONTRACEPTIVO

A OMS preconiza que os adolescentes, como indivíduos saudáveis, poderiam fazer uso de qualquer método desde que se respeitassem fatores sociais, familiares e comportamentais avaliados de maneira individualizada, além de recomendar a apreciação de pontos como:[7,8]

- Aceitação e motivação: esse é um método que a paciente usará regularmente? O parceiro participará? São casados?
- Eficácia: esse método protege de uma gravidez em coito não planejado?
- Número de parceiros sexuais.
- A paciente terá condições financeiras de manter o método por muito tempo?
- Segurança/risco: há contraindicações? Interage com outros medicamentos que a paciente já utilize?
- Frequência de atividade sexual.
- Aspectos pessoais, familiares, religiosos, éticos e filosóficos influenciarão o uso do método?
- Manter a dupla proteção: uso concomitante do preservativo.[7]

Ampla revisão coordenada por Bitzer identificou como barreiras na América Latina para uma contracepção efetiva na adolescência sua não aceitação social para essa faixa etária, aspectos morais e religiosos, abuso e violência intrafamiliar, educação sobre sexualidade insuficiente, saúde re-

produtiva e opções contraceptivas, além de mitos e informações inadequadas sobre os métodos. Em relação ao Brasil, apontou como exemplos que reforçam a saúde reprodutiva programas de algumas universidades e recomendações propostas pelo Ministério da Saúde, Febrasgo e Sociedade Brasileira de Pediatria (SBP).[3]

O documento *Medical eligibility criteria for contraceptive use* da OMS estabelece que somente a idade não é razão para atrasar o uso de qualquer método, salientando que, para adolescentes, o uso de métodos que não exijam um regime diário pode ser o ideal; que adolescentes casadas são menos tolerantes em relação aos efeitos adversos com índices maiores de abandono do método escolhido; que a escolha do método pode ser influenciada por fatores como relações sexuais esporádicas e necessidade de esconder a atividade sexual ou o uso de contracepção; e que se deva evitar que o custo do atendimento médico e do método em si limitem sua utilização.[4,7]

A Faculty of Sexual & Reproductive Healthcare (FSRH) apoia a OMS e reforça os benefícios dos métodos contraceptivos reversíveis de longa ação (LARC), assim como a importância de acompanhamento médico próximo, principalmente no primeiro ano de uso, período de altas taxas de descontinuidade do método inicialmente escolhido.[9]

O uso ou não de contracepção na primeira relação sexual e nas subsequentes é influenciado por vários fatores individuais, como informação, atitude, aspirações, percepção de risco, apoio do parceiro e por outros gerais como estrutura familiar, condição socioeconômica, normas sociais e acesso aos serviços de saúde.[3,9] A confidencialidade das informações prestadas quando do atendimento garante uma opção livre, baseada em informações técnicas e características individuais. Há diferença entre as eficiências teórica e real de cada método, e a possibilidade de abandono está relacionada à motivação e ao nível de instrução da adolescente.[9]

A Febrasgo apoia Bitzer nessas posturas-chave quando do aconselhamento contraceptivo para adolescentes pelo profissional de saúde:[3,6]

- Acolher: respeitar sua individualidade e privacidade, esclarecer que não há necessidade de exame ginecológico inicial.
- Conversar: usar linguagem compreensível, escutar sem julgar, identificar necessidades pessoais, sociais e familiares.
- Informar: orientar para uma escolha técnica embasada do método contraceptivo: mecanismo de ação e benefícios não contraceptivos.
- Explicar: detalhar forma de uso, eficácia e eventuais efeitos adversos dos métodos.
- Retornar: acompanhar a utilização do método escolhido (lembrar que grande parte descontinua o método escolhido durante primeiro ano de uso).

Apesar da ampla oferta de informações, ainda são frequentes crenças e preconceitos, tanto por parte das adolescentes quanto pelos médicos. As pacientes se preocupam com a necessidade de exame ginecológico prévio à prescrição, eventual aumento do peso corporal, oleosidade da pele, espinhas e cravos, interferência na fertilidade futura, melhora dos sintomas perimenstruais, risco de o método escolhido perder a eficácia após algum tempo de uso e necessidade de cirurgia para inserção de dispositivo intrauterino (DIU)/sistema intrauterino (SIU), ou sua inserção somente para aquelas que já pariram. Os profissionais têm dúvidas sobre a idade adequada para indicar a contracepção, sobre a associação de infertilidade futura e DIU, sobre métodos mais recentes como implante, anel vaginal e SIU, sobre a inserção de DIU ou SIU em nulíparas e a técnica de inserção do implante subdérmico. Sobre a importância de prescrever LARC, receiam não serem capazes de solucionar os problemas do dia a dia, tendendo a prescrever um método com o qual já estejam familiarizados.[3,10]

Os métodos mais utilizados pelas adolescentes são preservativos, coito interrompido e "pílula" (apesar de não conhecerem suas particularidades), sendo o DIU menos solicitado.[10] Métodos como "pílula" e preservativos apresentam altos índices de falha e descontinuidade durante o primeiro ano de uso, apresentando-se assim um grande desafio: manter a adolescente utilizando o método de maneira correta e consistente. Segundo Chabbert-Buffet, o esquecimento de 1-3 pílulas por ciclo é frequente entre 15-51% das usuárias de contraceptivos orais combinados (COC), geralmente adolescentes. Aponta como causas a própria idade, a inabilidade em estabelecer uma rotina, a indisponibilidade do COC, efeitos adversos, a perda de motivação e de envolvimento com a razão inicial de usar contracepção oral e, como consequências, "escapes ovulatórios" e gravidez não planejada. Sugere como soluções o uso de LARC, COC em uso estendido ou com um progestagênio de meia-vida longa para aumentar a inibição ovulatória.[9]

A literatura chama atenção para o fato de que, apesar de conscientes da importância da contracepção, adolescentes podem não utilizá-la em razão do uso concomitante de álcool (prática comum nessa idade), para não "quebrar o clima" ou por pressão do companheiro.[9]

A tendência na literatura mundial é pela prescrição de LARC na adolescência: DIU com cobre, SIU de levonorgestrel e implante subdérmico de etonogestrel, métodos que seguramente podem reduzir as taxas de gravidez não planejada, mesmo para nuligestas. São eficazes, seguros do ponto de vista clínico, independem da motivação da usuária e por isso apresentam altas taxas de continuidade, fator fundamental no sucesso da contracepção entre jovens.[7,9]

Estudos europeus identificaram que o uso de LARC está aumentando, a aceitação pelo DIU cresce com a idade, assim como a aceitação pelo implante entre as mais jovens.[9] Revisão sistemática que avaliou a continuidade de uso de método contraceptivo por 12 meses em adolescentes mostrou que os LARC apresentaram os melhores resultados: DIU 86,5%, implante 85,3%, anel vaginal 48,9%, injetável trimestral e adesivo transdérmico 39,8%, anticonceptivos orais 39,6%.[11]

O American College of Obstetricians and Gynecologists e a American Academy of Pediatrics apoiam o acesso de adolescentes e jovens adultas a todos os métodos anticonceptivos devidamente reconhecidos e, pela sua segurança e efetividade, endossam o uso de LARC, bem como recomendam a discussão desses métodos com as adolescentes grávidas e sua indicação imediata após parto ou aborto.[8,12] Identificam-se barreiras que dificultam sua utilização, principalmente treinamento e experiência dos profissionais de saúde e o custo financeiro dos métodos em si, ainda altos para os padrões brasileiros.[6]

ANÁLISE DO USO DOS MÉTODOS CONTRACEPTIVOS NA ADOLESCÊNCIA

Métodos comportamentais

Requerem identificação do período fértil, o que nem sempre é simples, considerando a idade, a disciplina e o conhecimento das mudanças físicas puberais, resultando em eficácia de média a baixa. No início da vida sexual, podem ser o único recurso disponível, educam a adolescente sobre seu ciclo reprodutor, atendem aquelas que por motivos religiosos ou filosóficos não se permitem usar outros métodos e não têm custo.[7,9]

Métodos de barreira

Os preservativos masculino (látex) e feminino (poliuretano) são os métodos que oferecem comprovadamente dupla proteção. Sua eficácia depende da técnica e da constância de uso, com índices de falha do preservativo masculino em 15% e do feminino em 5 e 21%.[7,9] O feminino é mais caro e de distribuição mais limitada que o masculino, mas protege também a genitália externa. A literatura insiste em sua utilização, independentemente da indicação contraceptiva, devido a sua ação preventiva em relação às infecções sexualmente transmissíveis (IST).[3,7,9]

Diafragma e espermicida são pouco eficazes: o primeiro com índice de falha em 16% e o segundo em 29%.[7,9] Pouca intimidade com a genitália pode dificultar a inserção do diafragma.

Dispositivo intrauterino com cobre e liberador de levonorgestrel

Apesar de não serem a primeira escolha da paciente, sua aceitação cresce entre adolescentes e nulíparas. O DIU com cobre apresenta índices de falha teórica de 0,6% e real de 0,8%, não interfere na ovulação e promove resposta inflamatória intrauterina de ação espermicida.[7,9,13] Para a OMS, o risco de sua associação com doença inflamatória pélvica (DIP) depende mais da técnica de inserção e da adequada seleção da usuária do que da idade, devendo-se considerar o número de parceiros sexuais, a dependência ou não de álcool e drogas e estar ou não em um relacionamento sexual estável.

Sua indicação para adolescentes aumenta para aquelas que já engravidaram ou quando há contraindicação à contracepção hormonal. Pode ocorrer aumento de sangramento menstrual, que tende a ser tratado de forma empírica com anti-inflamatórios não esteroidais (ibuprofeno, naproxeno ou diclofenaco) ou contraceptivos hormonais combinados, porém se deve estar atento para eventual endometrite. O risco de perfuração está associado à habilidade do profissional, e, apesar de o risco de DIP ser maior nos 20 dias seguintes à inserção, a literatura não recomenda antibioticoterapia profilática para mulheres de baixo risco para IST, mas seleção adequada das pacientes e técnica de inserção e assepsia corretas.[7,9,13]

Em relação à utilização do sistema intrauterino com levonorgestrel (SIU) na adolescência, ainda são necessários mais estudos, mas a OMS não relata influência sobre a densidade óssea. Apresenta índices de falha teórica e real de 0,1%,[7,9] provável baixa incidência de DIP devido ao espessamento do muco cervical, atrofia endometrial e diminuição do sangramento uterino, com taxas de DIP a não usuárias de método intrauterino.[7,9] São identificados como efeitos benéficos aumento na concentração de hemoglobina, prevenção de anemia e redução do volume menstrual, mas podem ocorrer aumento de acne, peso ou humor depressivo, geralmente não sendo necessária a retirada do SIU.[7,9] Nas nulíparas, o calibre do insertor do SIU tradicional, com 52 mg de levonorgestrel e aprovado para uso ao longo de 5 anos, parece estar relacionado a maior intensidade de dor a sua inserção, sem associação com maior risco de perfuração ou expulsão.[13] São eficazes por tempo prolongado, mantêm a privacidade da usuária e independem do fator "esquecimento". Desvantagens: custo, mobilização uterina e treinamento médico adequado para sua inserção.

No Brasil, estão disponíveis modelos menores que os tradicionais de DIU e SIU, para úteros com histerometria entre 5-7 cm, e com insertores menos calibrosos, o que pode ajudar em pacientes nuligestas. Existem modelos de SIU menores e com dosagens distintas de levonorgestrel – 19,5-3,5 mg –, sendo o primeiro já comercializado no Brasil. Após ampla revisão da literatura sobre o uso de DIU em nulíparas, a Febrasgo concluiu que a crença de sua elegibilidade somente após o parto é a principal barreira para sua utilização e não se justifica, uma vez que a OMS afirma que há evidências consistentes de que paridade não influencia a elegibilidade; dor e sangramento são responsáveis por taxas mais elevadas de descontinuação entre nulíparas; modelo e tamanho do DIU têm influência importante; a nuliparidade está associada a maior intensidade de dor e a dificuldades técnicas à inserção; a maior parte das inserções é bem tolerada, não há aumento no risco de perfuração, doença inflamatória pélvica e infertilidade; e em nulíparas os benefícios superam os riscos, incluindo elevada eficácia, aceitação e segurança.[13]

Métodos hormonais

As adolescentes podem utilizá-los desde a menarca, reconhecendo e utilizando seus benefícios além da contracepção: uso em situações de retardo puberal, amenorreia hipotalâmica disfuncional, controle de cistos ovarianos

funcionais e de sangramento nas discrasias sanguíneas, tensão pré-menstrual, anovulação crônica, irregularidade menstrual, dismenorreia, endometriose e hiperandrogenismo. Não interferem no amadurecimento do eixo hipotálamo-hipófise-ovário, nem na soldadura das epífises ósseas.[9] A via oral é a mais utilizada, mas pode-se optar por outras vias, como a de depósito, a transdérmica e a vaginal: evitam a primeira passagem hepática e a interferência da absorção gastrointestinal, permitem níveis séricos mais constantes e dosagens mais reduzidas, além de dispensar a tomada diária de uma pílula.

Na avaliação prévia para sua prescrição, observar a data da última menstruação, o padrão menstrual, a presença ou não de tensão pré-menstrual e/ou dismenorreia primária. É fundamental avaliar contraindicações absolutas, como hepatopatias graves, enxaqueca com aura, tireoideopatias descompensadas, doenças tromboembólicas, gestação ou suspeita de gravidez. Como rotina, realizar exame físico geral com verificação de mucosas e escleróticas, pressão arterial, peso corporal, palpação da tireoide e do abdome (visceromegalias, principalmente hepática). No exame ginecológico avaliar mamas, trofismo vaginal, processos inflamatórios genitais, visualização direta de fluxos patológicos e ou IST. Pela OMS, é desnecessária a realização de exames laboratoriais prévios como colesterol total e frações, triglicerídeos, glicemia de jejum, hemograma ou função hepática.[7,9]

Contraceptivos hormonais combinados orais de baixa dosagem

O consenso para a OMS é a prescrição de contraceptivos orais combinados (COC) de baixa dose, considerando adesão, falha pelo esquecimento, abandono do método e benefícios além da contracepção. Índice de falha real de 8%.[7,9]

Na maioria dos produtos, o componente estrogênico é o etinilestradiol (EE), em doses de 15-50 mcg (considerados como de baixa dose), associados a diferentes progestagênios, em compostos monofásicos e em regimes tradicionais de 21/7 e 24/4 dias. Há disponibilidade de produtos com valerato de estradiol e 17-betaestradiol em doses e regimes diferenciados. Os progestagênios variam na ação considerando sua ligação com receptores glicocorticoides, androgênicos, mineralocorticoides e estrogênicos: acetato de ciproterona, acetato de clormadinona, levonorgestrel, desogestrel, gestodeno, drospirenona, dienogest e nomegestrol. A prescrição de produtos com acetato de ciproterona deve ser limitada a situações clínicas com distúrbios andrógeno-dependentes.

Os regimes tradicionais monofásicos de 21/7 e 24/4 dias são bem-aceitos. Para aumentar a adesão e a eficácia, além de diminuir as queixas associadas ao período menstrual, novos regimes são sugeridos (bifásico, quadrifásico) com períodos de pausa variáveis, podendo-se utilizar ou não comprimidos com placebo nesses dias.

Opção em evidência atualmente é o uso estendido dos contraceptivos hormonais combinados, com pausas programadas definidas de maneira individualizada, a partir de dois ciclos contínuos. Como vantagens, há a possibilidade de aumentar a eficiência contraceptiva pela diminuição do esquecimento quando do reinício do método e aumento da inibição ovariana, redução do sangramento de supressão e dos sintomas menstruais. A grande dificuldade clínica é a presença de sangramentos não programados, que podem inviabilizar sua escolha: a literatura propõe pausa do método por 4 dias e seu reinício.[7,9]

Situação corriqueira é a diminuição da efetividade do COC pelo esquecimento da tomada diária da pílula. A literatura sugere, para essas situações, encurtar ou eliminar o período de pausa e utilizar um componente progestagênico com meia-vida prolongada: nomegestrol 46 horas, drospirenona 40 horas, acetato de ciproterona 38 horas, clormadinona 36 horas, desogestrel 31 horas, levonorgestrel 20 horas, gestodene 18 horas.

Fármacos e drogas podem interagir com os contraceptivos orais mediante alteração na ligação com as proteínas séricas e aumento do metabolismo hepático pela indução das enzimas do citocromo P-450, podendo haver diminuição na eficácia de ambos.[7]

Anticonceptivos orais apenas com progestagênio

Não estão associados ao estrogênio e são utilizados de maneira ininterrupta. Não interferem na densidade mineral óssea, apresentam poucos efeitos adversos e poucas contraindicações (OMS).[7] Acetato de noretindrona ou levonorgestrel têm em comum uma inibição da ovulação inconstante, efeitos androgênicos variáveis e sangramento uterino imprevisível. A melhor opção é pelo desogestrel, que pode ser utilizado além do período de aleitamento, promove uma inibição da ovulação eficiente, possui baixa ação androgênica, com tendência a amenorreia/sangramentos infrequentes e melhora da dismenorreia.[7,9]

Anticonceptivos hormonais injetáveis (de uso trimestral ou mensal)

Trimestral: acetato de medroxiprogesterona (MPA-D) espessa o muco cervical e altera o endométrio, mas também inibe a ovulação. Falha real de 3%.[7,9] De baixo custo, está indicado para usuárias de drogas antiepilépticas e em diabéticas sem doença vascular. Pode causar cefaleia, aumento de peso (de 2-3 kg), mastalgia, depressão, alterações no fluxo menstrual, amenorreia e atraso no retorno da fertilidade em até 1 ano após sua descontinuidade.[7,9]

Mensal: inibe a ovulação e torna o muco cervical espesso. Falha real de 3%.[7,9] Por utilizarem estrogênio natural e não sintético, apresentam poucos efeitos comuns aos orais, como os sobre a pressão arterial, homeostase e coagulação, metabolismo lipídico ou função hepática. É uma boa opção para adolescentes que não tenham a disciplina da tomada diária da pílula ou apresentem intolerância gástrica com a via oral.[7,9]

Contracepção de emergência

Para ser utilizada em situações excepcionais, como após uma relação sexual sem proteção, falha potencial de um

método já utilizado ou estupro. A terminologia "pílula do dia seguinte" sugere um uso equivocado, uma vez que pode ser utilizada até o quinto dia (120 horas) após a relação sexual desprotegida (se utilizado em até 72 horas reduz a possibilidade de gravidez em 75%).[9] O Ministério da Saúde e a OMS sugerem o uso isolado de levonorgestrel (dose única de 1,5 mg) porque é mais efetivo, não há efeitos adversos do estrógeno nem interage com medicamentos retrovirais. O mecanismo de ação varia: se utilizado na primeira fase do ciclo menstrual, impede a ovulação; na segunda fase atua principalmente pelo espessamento do muco cervical. Atualmente, não há registros de que tenha efeitos teratogênicos, de que interfira na implantação ou de que altere o endométrio.[9]

Implante subdérmico

É um bastão do polímero evatane, inserido na subderme do braço, contendo o progestagênio etonogestrel, que inibe a ovulação e espessa o muco cervical por 3 anos. Falhas teórica e real de 0,05%.[7,9] É discreto, promove atrofia endometrial, mantém a atividade ovariana e níveis adequados de estrogênio. Sua inserção e remoção são ambulatoriais, após treinamento específico. O modelo NXT, além de radiopaco, possui um insertor que permite uma inserção rápida, segura e efetiva. Pode ser utilizado com segurança por pacientes diabéticas, hipertensas, com doença cardiovascular, obesas ou imunossuprimidas, não afeta o ganho de massa óssea e promove melhora da dismenorreia.

Amenorreia em 21% das pacientes no primeiro ano de uso.[7,9] Cefaleia e mastalgia podem ocorrer nas primeiras 6 semanas de uso, melhorando com analgésicos comuns.[6] Acne é identificada principalmente em antigas usuárias de método hormonal combinado, uma vez que o implante apresenta ação neutra sobre as globulinas transportadoras de hormônios sexuais (SHBG) e pode ser controlado com espironolactona em doses de 100-200 mg/dia.[6]

Apesar de promover um padrão de sangramento favorável em 75% das usuárias, seu principal efeito adverso é o sangramento frequente ou prolongado, com eventual descontinuidade do método, padrão este característico de métodos com progestagênio isolado. Para controlá-lo a literatura sugere:[6,14]

- Orientação prévia quanto ao padrão de sangramento pós-inserção e paciência nos 6 meses iniciais de uso pela probabilidade de melhora espontânea.
- Descartar outras causas de sangramento genital.
- Propostas medicamentosas:
  - 30 mcg de etinilestradiol (EE) associado a 150 mcg de levonorgestrel (LNG), 1-3 ciclos, com ou sem pausa entre as cartelas (poucas evidências publicadas, mais observação clínica).
  - Progestagênios isolados: desogestrel 75 mcg/dia por 1-3 ciclos, norestisterona ou acetato de medroxiprogesterona 10 mg de 12/12 horas por 21 dias (cada vez mais utilizados, sem evidências publicadas, mais observação clínica).
  - Ácido tranexâmico, 500-1.000 mg, de 8/8 horas, por 5-7 dias no máximo, a cada ciclo de uso (algumas evidências publicadas; pode funcionar na prática).
  - Doxicilina 100 mg, de 12/12 horas por 5-7 dias (ação metaloproteinases e não ação antibiótica).
  - Anti-inflamatórios não esteroidais: ibuprofeno 400 mg ou ácido mefenâmico 500 mg de 8/8 horas por 5 dias, celecoxibe 200 mg/dia por 5 dias (algumas evidências publicadas, pode funcionar na prática).

Anel vaginal

Anel flexível do polímero evatane que libera dose diária constante de etinilestradiol e de etonogestrel, suprimindo a ovulação. Falha real de 8%.[9,13] É inserido e retirado pela própria adolescente, devendo estar em contato com a mucosa vaginal por 3 semanas seguida por 1 semana de pausa. A OMS confirma que não interfere na flora vaginal nem altera lesões intraepiteliais escamosas de baixo grau cervicovaginais.[7] Discreto e com bom controle de ciclo.[9] O manuseio da genitália para sua colocação pode dificultar o uso no início da vida sexual. Há registros de expulsão espontânea em 2-3% das pacientes.[7] A American Academy of Pediatrics sugere seu uso estendido objetivando melhor adesão ao método.[12]

Adesivo transdérmico

É um produto fino e flexível que libera dose diária constante de EE e de norelgestromina, suprimindo a ovulação. Falha real de 8%.[7,9] Deve ser trocado semanalmente ao longo de 3 semanas, seguidas de 1 semana de pausa. A evidenciação do uso de contracepção pela visualização do adesivo pode dificultar ou não sua aceitação entre adolescentes, assim como reações dérmicas locais e desconforto mamário.[7,9] A OMS sugere que a eficácia declina em pacientes com peso igual ou maior que 90 kg.[7,9]

Métodos cirúrgicos permanentes (vasectomia e laqueadura tubária)

São de uso excepcional na adolescência. Só estariam justificados em condições clínicas ou genéticas nas quais seja imperativo evitar a gravidez permanentemente. A Lei do Planejamento Familiar, n. 9.263, de 12 de janeiro de 1996, restringe métodos cirúrgicos em menores de 25 anos com menos de 2 filhos.

ANÁLISE DA INFLUÊNCIA DA CONTRACEPÇÃO HORMONAL SOBRE A SAÚDE ÓSSEA NA ADOLESCÊNCIA

É necessário revisar os eventuais impactos dos contraceptivos hormonais sobre a saúde óssea das adolescentes, uma vez que 90% da massa óssea do adulto do sexo feminino é adquirida até os 18 anos de idade.[15] São fatores que podem interferir no ganho de massa óssea: intrínsecos como o genético (70 a 80% das alterações), o gênero com menor massa óssea no sexo feminino que no masculino, a ancestralidade (afro-americanos com maior massa óssea que brancos

não hispânicos ou asiáticos), e extrínsecos como os nutricionais, peso e composição corporal, atividade física, aspectos hormonais, doenças inflamatórias e seus tratamentos, uso de medicamentos, estilo de vida, uso de tabagismo e drogas.[15] Deve-se estar atento a situações associadas de hipocalcemia (alimentação inadequada, uso excessivo de refrigerantes ou absorção intestinal inadequada) e hipofosfatemia crônicas, que podem levar à desmineralização óssea. As principais fontes alimentares de cálcio e fósforo são o leite e derivados, folhas verdes, ovos e carnes em geral.

Entre os fatores extrínsecos que podem influenciar a massa óssea de um indivíduo está o uso de medicamentos. O uso de contraceptivos hormonais combinados, instrumento poderoso na contracepção em adolescentes, é controverso no que tange a sua influência sobre a massa óssea. Seu impacto negativo parece ser mais expressivo nos 3 anos pós-menarca, quando a aquisição de massa óssea é muito significativa. Sabe-se que os contraceptivos hormonais combinados orais suprimem a ovulação e proporcionam uma dose constante de estrogênios e progestagênios e que, geralmente, a concentração média de estrogênios no plasma é menor durante o uso da pílula combinada que a gerada por um ciclo ovulatório fisiológico.[16] A vasta maioria dos estudos mostra que os contraceptivos hormonais combinados contendo 20 ou 30 mcg de etinilestradiol interferem na aquisição do pico de massa óssea, lembrando que a maior velocidade de ganho de massa óssea ocorre 1 ano antes da menarca até 3 anos após.[17,18] Importante trabalho canadense referencia que o tempo de exposição ao contraceptivo hormonal combinado na adolescência seria fator importante a considerar em relação ao prejuízo da massa óssea.[19] A interferência no pico de massa óssea é sugerida em extensa metanálise de 84 publicações que sugere mais trabalhos randomizados a respeito.[20]

O uso da medroxiprogesterona de depósito, por sua vez, pode prejudicar o ganho de massa óssea, mas parece ser totalmente ou parcialmente reversível esse prejuízo após sua interrupção.[21] O uso de contraceptivos só com progestagênios (oral, implante e sistema intrauterino) conduz a um nível sérico de estradiol de 30-50 picogramas/mL, e não parece levar a uma aceleração de perda de massa óssea.[22]

Apesar da consciência do impacto que medicamentos contraceptivos hormonais podem causar à saúde óssea das adolescentes, é imperativa a observação dos impactos orgânicos, psicoemocionais e sociais que uma gravidez na adolescência pode ocasionar, além de ser causa importante de prejuízo no pico de aquisição de massa óssea nessas pacientes.

CONCLUSÃO

A assistência contraceptiva prestada pelo profissional médico à adolescente deve ocorrer respeitando sua privacidade e baseando-se na individualidade da paciente, suas questões culturais, sociais e religiosas, orientando-se pelos critérios de elegibilidade médica da OMS e enfatizando-se o uso regular e constante, buscando sua adesão ao método escolhido.

Diante da realidade de adolescentes engravidarem em situações não planejadas, mesmo em países onde há grande preocupação com essa faixa etária, a tendência da literatura e dos especialistas é a de estimular a indicação e o uso dos métodos contraceptivos reversíveis de longa ação (LARC), visando a maior efetividade. Merece uma consideração especial a abordagem médica para o sangramento irregular, que com frequência acompanha a escolha desses métodos, dificultando a adesão a eles.

Considerando a pluralidade de opções contraceptivas existentes na atualidade (doses, esquemas, vias de administração) e que as necessidades e objetivos são específicos para cada adolescente, cabe ao profissional de saúde oferecer todo o leque de alternativas contraceptivas, pesando vantagens, desvantagens e benefícios não contraceptivos, para que a escolha recaia sobre o método mais adequado e eficaz. Tão importante quanto a escolha do método é manter a adolescente estimulada a uma utilização regular e correta, monitorando sua utilização, principalmente ao longo do primeiro ano.

REFERÊNCIAS BIBLIOGRÁFICAS

1. Monteiro DLM, Martins JAFS, Rodrigues NCP, Miranda FR, Lacerda IMS, Souza FM, et al. Adolescent pregnancy trends in the last decade. Revista da Associação Médica Brasileira. 2019;65(9):1209-15. Epub October 10, 2019. Disponível em: https://doi.org/10.1590/1806-9282.65.9.1209.
2. United Nations Population Foundation. Adolescent pregnacy: a review of the evidence. 2013. Disponível em: http://www.unfpa.org/sites/default/files/pub-pdf/ADOLESCENT%20PREGNANCY_UNFPA.pdf (acesso 6 mar 2024).
3. Bitzer J, Abalos V, Apter D, Martin R, Black A, Global CARE (Contraception: Access, Resources, Education) Group. Targeting factors for change; contraceptive counseling and care of female adolescents. Eur J Contracept Reprod Health Care. 2016;21(6):417-30.
4. Rheme MFB, Cabral ZAF, Monteiro DLM, Herter LD, Araújo ESP, Cunha A, et al. 2º Fórum sobre Aspectos Éticos e Legais no Atendimento de Adolescentes. Femina. 2020;48(2):70-81
5. Marco teórico e referencial saúde sexual e reprodutiva de adolescentes e jovens. Ministério da Saúde. Secretaria de Atenção à Saúde. Área de Saúde do Adolescente e do Jovem. Brasília: Ministério da Saúde, 2006. Disponível em: bvsms.saude.gov.br/bvs/publicacoes/marco_teorico_saude_reprodutiva_jovens.pdf (acesso 20 fev 2021).
6. Contracepção reversível de longa ação. Federação das Sociedades Brasileiras de Ginecologia e Obstetrícia – Febrasgo. Série Orientações e Recomendações. 2016;1(3).
7. World Health Organization. Medical Eligibility Criteria for Contraceptive Use. 5th ed., 2015. Disponível em: http://www.who.int/reproductivehealth/publications/family_planning/MEC-5/en/ (acesso 6 mar 2024).
8. American College of Obstericians and Gynecologists. Committee Opinion n. 735, May 2018. Adolescent and long-acting reversible contraception: implants and intrauterine devices. Obstetrics and Gynecology. 2018;131(5):e130-e39.
9. Contraceptive choices for young people. Faculty of Sexual and Reproductive Healthcare Clinical Guidance. Royal College of Obstetricians & Gynaecologists, 2010. Revisto maio 2019. Disponível em: www.fsrh.org/pages/Clinical_Guidance_3.asp (acesso 6 mar 2024).
10. Anticoncepção para adolescentes. Federação das Sociedades Brasileiras de Ginecologia e Obstetrícia – Febrasgo. Série Orientações e Recomendações. 2017;(9).
11. Soriano LC, Wallander MA, Anderson S, Filonenko A, Rodriguez LAG. Use of long-acting reversible contraceptives in the UK from 2004 to 2010: analysis using The Health Improvement Network Database. Eur J Contracept Reprod Health Care. 2014;19:439-47.

12. Ott MA, Sucato GS. Committee on Adolescence. American Academy of Pediatrics. Contraception for adolescents. Pediatrics. 2014;134(4):1257-81.
13. Uso de dispositivos intrauterinos em nulíparas. Federação das Sociedades Brasileiras de Ginecologia e Obstetrícia – Febrasgo. Série Orientações e Recomendações. 2018(1).
14. Mansour D, Bahamondes L, Critchley H, Darney P, Fraser IS. The management of unacceptable bleeding patterns in etonogestrel-releasing contraceptive implant users. Contraception. 2011;83:202-10.
15. Gordon R, Gordon C. Adolescents and bone health. Clinical Obstetrics and Gynecology. 2020;63:504-11.
16. Revista de La Asociación Médica Argentina de Anteconcepción. 2008;4(1).
17. Ziglar S, Hunter TS. The effect of hormonal oral contraception on acquisition of peak bone mineral density of adolescents and young women. Journal of Pharmacy Practice. 25(3):331-40.
18. Biason TP, Goldberg TBL, Kurokawa CS, Moretto MR, Teixeira AS, Nunes HRC. Low-dose combined oral contraceptive use is associated with lower bone mineral content variation in adolescents over a 1-year period. BMC Endocrine Disorders. 2015;15:15. doi:10.1186/s12902-015-0012-7.
19. Jackowski SA, Baxter-Jones ADG, McLardy AJ, Pierson RA, Rodgers CD. The associations of exposure to combined hormonal contraceptive use on bone mineral density accrual from adolescence to young adulthood: a longitudinal study. Bone Reports/journal homepage. Disponível em: www.elsevier.com/locate/bonr.
20. Goshtasebi A, Brajic TS, Scholes D, Goldberg TBL, Berenson A, Prior JC. Adolescent use of combined hormonal contraception and peak bone mineral density accrual: a meta-analysis of international prospective controlled studies. Wiley review article. doi:10.1111/cen.13932.
21. Committee on Adolescent Health Care and Committee on Gynecologic Practice. Depot medroxyprogesterone acetate and bone effects. The American College of Obstetricians and Gynecologists. 2014 Jun;(602).
22. Hadji P, Colli E, Regidor PA. Bone health in estrogen-free contraception. Osteoporosis Internacional. Disponível em: https://doi.org/10.1007/s00198-019-05103-6.
23. Roberts RE, Farahani L, Webber L, Jayasena C. Current understanding of hypothalamic amenorrhoea. Ther Adv Endocrinol Metab. 2020;11:1-12.
24. Febrasgo Position Statement. Insuficiência ovariana prematura: foco no tratamento hormonal. Número 2. Agosto, 2020.
25. SINASC (Sistema de Informações sobre Nascidos Vivos), 2022. Acessado em 10/03/2024. Disponível em: https://svs.aids.gov.br/daent/centrais-de-conteudos/dados-abertos/sinasc/.

CAPÍTULO 9

VACINA CONTRA O PAPILOMAVÍRUS HUMANO: VISÃO DO GINECOLOGISTA

Denise Leite Maia Monteiro
Isabela Ballalai
Camilla Luna

AO FINAL DA LEITURA DESTE CAPÍTULO, O PEDIATRA DEVE ESTAR APTO A:

- Entender que a infecção persistente pelos subtipos de papilomavírus humano (HPV) de alto risco é o principal fator de risco para o câncer de colo do útero.[1]
- Compreender que a infecção persistente pelos HPV oncogênicos tem papel causal também para outros cânceres: vulvar, vaginal, peniano, anal e orofaríngeo.[2]
- Saber que aproximadamente 5% de todos os cânceres em homens e 10% dos que são diagnosticados em mulheres são causados pelo HPV.[3]
- Entender que os HPV 16 e 18 causam aproximadamente 70% dos casos de câncer cervical e 80-90% dos tumores relacionados ao HPV em outros sítios, inclusive em homens.[4]
- Saber que os HPV 6 e 11 estão relacionados a 90% das verrugas anogenitais.[5]
- Compreender que o controle do surgimento de novos casos requer estratégias de prevenção primária (vacinação contra o HPV) e secundária (rastreio e tratamento precoce das lesões pré-malignas).[5,6]
- Indicar as vacinas HPV, que demonstraram excelente eficácia, tolerabilidade e perfil de segurança.[7]

O Programa Nacional de Imunizações do Ministério da Saúde do Brasil disponibiliza a vacina quadrivalente para meninas e meninos de 9-14 anos e meninos de 11-14 anos e, por intermédio dos Centros de Referência em Imunobiológicos, para homens de até 26 anos e mulheres de até 45 anos imunodeprimidos.[8,9]

INTRODUÇÃO

A cada ano, 46.711 novos casos de câncer são encontrados em locais do corpo onde o papilomavírus humano (HPV) é frequentemente encontrado. O HPV causa cerca de 37.000 desses tipos de câncer, mais comumente no colo do útero, vagina, vulva, pênis, ânus, reto e orofaringe.[10]

No Brasil, o câncer do colo do útero é o terceiro tipo de câncer mais incidente entre mulheres. Para cada ano do triênio 2023-2025 foram estimados 17.010 casos novos, o que representa uma taxa bruta de incidência de 15,38 casos a cada 100 mil mulheres. O câncer do colo do útero é o segundo mais incidente nas Regiões Norte (20,48/100 mil) e Nordeste (17,59/100 mil) e o terceiro na Centro-Oeste (16,66/100 mil).[1]

Embora a vacina contra o HPV tenha sido introduzida principalmente como uma vacina de prevenção do câncer do colo do útero, ela atua como profilaxia em vários tipos de câncer em que o HPV tem papel causal. Os subtipos atualmente evitáveis por vacina HPV 16,18 são responsáveis por aproximadamente 70% do câncer cervical. O HPV pode ainda ser detectado em 40% do câncer vulvar, 70% do câncer vaginal, 50% do câncer de pênis, 85% do câncer anal e 35% do câncer orofaríngeo. A incidência do câncer anal aumentou significativamente em homens e mulheres nos últimos 20 anos, enquanto no pênis mantém-se estável. A incidência de cânceres orais relacionados ao HPV e orofaríngeos está aumentando, enquanto a incidência em locais não relacionados ao HPV está diminuindo.[10,11]

Ensaio clínico multicêntrico examinou a prevalência basal de HPV peniano, escrotal e perineal/perianal em ho-

mens heterossexuais. A prevalência de qualquer tipo de HPV foi de 18,7% no pênis, 13,1% no escroto, 7,9% na região perineal/perianal e 21% em qualquer local. A idade não foi associada ao risco de positividade para HPV tipos 6, 11, 16, 18 ou qualquer tipo testado de HPV.[4,12]

A estimativa do Instituto Nacional de Câncer (Inca) para o ano de 2020 é de 16.590 novos casos de câncer de colo uterino no Brasil, com risco estimado de 16,59 casos a cada 100 mil mulheres, sobretudo na região Norte do país.[1,13]

Em virtude do panorama global atual, faz-se necessário utilizar a vacina HPV como importante arma na prevenção do câncer e das verrugas genitais. Se os cânceres relacionados ao HPV em locais não cervicais forem evitados pela vacinação, um número semelhante de casos de câncer será evitado, como no colo do útero. Quase um quarto dos casos de câncer potencialmente evitáveis ocorre em homens.[11]

INFECÇÃO PELO HPV

Atualmente, é considerada a mais frequente das infecções sexualmente transmissíveis (IST), sendo identificados aproximadamente 40 tipos do vírus associados à infecção genital, 15 deles carcinogênicos. Os tipos de HPV considerados de alto risco por estarem associados ao desenvolvimento do câncer são o 16, 18, 31, 33, 35, 39, 45, 51, 52, 56, 58, 59, 68, 69 e 82, apesar de estes três últimos possuírem evidência limitada.[3,4]

No mundo, os tipos virais 16, 18, 31 e 45 são os mais prevalentes. Destes, o HPV 16 e HPV 18 estão presentes em 70% dos diagnósticos de neoplasia cervical, sendo considerados os HPV de alto risco mais frequentes. Já os de baixo risco (principalmente o HPV 6 e o HPV 11) estão associados ao surgimento de verrugas genitais.[3-5]

Atualmente, estima-se que cerca de metade da população feminina sexualmente ativa irá se infectar pelo vírus HPV em algum momento. A população masculina apresenta alta prevalência da infecção, entretanto a grande maioria não evolui com sintomas clínicos. Estima-se que, nas mulheres com infecção cervical e/ou lesões por HPV, em mais de 70% dos casos o parceiro seja portador do vírus.[3,4]

O principal fator de risco para o desenvolvimento do câncer de colo do útero é a infecção persistente pelos subtipos de HPV de alto risco, em praticamente 99% dos casos.[1,5] Mulheres que têm infecção persistente pelo HPV 16 possuem chance 400 vezes maior de desenvolver carcinoma de células escamosas; já pelo HPV 18 a chance é de 250 vezes maior quando foram comparadas com pacientes que nunca entraram em contato com o vírus. Entretanto, não são todos os casos que evoluem para o câncer, pois as infecções tendem a ser de curta duração e a regredir espontaneamente em 2 anos. Desse modo, porcentagem menor evolui para infecção persistente e uma parcela ainda menor para lesão carcinogênica.[4-6]

A infecção pelo HPV pode ocorrer de diversas maneiras: por autoinoculação, contato íntimo não sexual, transmissão vertical e contato indireto com objetos infectados. Entretanto, a principal via é o contato sexual com o parceiro infectado.[3-5] Diante disso, com a diminuição da idade da iniciação sexual, mais precocemente haverá o contágio pelo vírus e, consequentemente, maior precocidade no risco de surgimento das formas clínica, subclínica e latente.[4,12]

A forma de apresentação clínica (verrugas e condilomas) corresponde a 1% dos casos e em 20% evolui com regressão espontânea, sendo causadas por tipos de HPV de baixo risco (aproximadamente 90% dos casos pelos tipos 6 e 11). A forma latente não é contaminante (não há replicação do vírus) e só é diagnosticada pela identificação do DNA viral. Já a forma subclínica é causada pelos HPV de alto risco, sendo a de maior relevância por ser assintomática e o diagnóstico definitivo só ser realizado por meio da colposcopia.[1,13]

A infecção persistente pelo vírus HPV desenvolvida por aproximadamente 5-10% das mulheres infectadas, é definida pela presença do DNA HPV do mesmo tipo em dois exames de biologia molecular com intervalo de 6 meses entre eles (intervalo não universalmente aceito). Essa infecção pode evoluir para lesão pré-maligna diagnosticada no exame histopatológico, a neoplasia cervical intraepitelial (NIC), que possui três categorias:

- NIC1: neoplasia intraepitelial cervical grau 1 (displasia leve ou NIC de baixo grau).
- NIC2 e NIC3: neoplasia intraepitelial cervical graus 2/3 (displasia moderada/acentuada ou NIC de alto grau).[3,14]

Em adolescentes, a taxa de regressão das lesões é alta: regressão do ASC-US em 91%, 63,6% das lesões intraepiteliais de baixo grau e 50% das lesões intraepiteliais de alto grau em um estudo brasileiro.[15] Nos EUA, a regressão foi de 38% no primeiro ano de seguimento, 63% no segundo ano e 68% no terceiro ano.[13]

O tratamento das lesões pré-neoplásicas (NIC) é realizado por meio da destruição do tecido celular, podendo ser por crioterapia, eletrocirurgia ou excisão cirúrgica, a depender da extensão.[4]

A Organização Mundial da Saúde (OMS) adotou medidas estratégicas visando acelerar a eliminação do câncer de colo de útero até 2030, e a Federação Brasileira de Ginecologia e Obstetrícia (Febrasgo) se comprometeu a contribuir para alcançar as metas previstas. Essas metas consistem em vacinar 90% da população feminina contra o HPV até os 15 anos, realização de 2 exames de rastreio efetivo em 70% das mulheres – devendo o primeiro ser realizado até os 35 anos e o segundo até os 45 anos – e que 90% das pacientes diagnosticadas com lesão precursora ou câncer invasivo recebam o tratamento adequado. O objetivo dessas ações consiste em promover a redução da mortalidade feminina em cerca de um terço do panorama atual.[4,16]

VACINAS HPV

As vacinas HPV atualmente disponíveis são profiláticas, derivadas do VLP L1 (*virus-like particles*) – ou seja, são vacinas inativadas derivadas de partículas semelhantes ao ví-

rus. As vacinas são desenvolvidas a partir da expressão recombinante da principal proteína do capsídeo viral (L1), ou seja, utilizam apenas o envoltório do vírus, não contendo material genético (DNA). Portanto, induzem apenas ao desenvolvimento de alta titulação de anticorpos neutralizantes específicos contra essas VLP, devido à similaridade com o HPV, que irão induzir resposta imune adaptativa superior à promovida pela infecção natural.[4,17] As pessoas vacinadas não correm risco de adquirir a infecção pelo HPV pela vacinação, já que as vacinas são elaboradas por meio de engenharia genética e destituídas de DNA viral.[17]

No momento duas vacinas HPV estão disponíveis no Brasil:

- Vacina HPV quadrivalente recombinante (contendo VLP dos HPV 6, 11, 16 e 18), denominada Gardasil®, produzida pelo laboratório MSD, que contém o alumínio (sulfato hidroxifosfato de Al) como adjuvante e é licenciada, no Brasil, para meninas e mulheres entre 9-45 anos e meninos e homens de 9-26 anos, com esquema de aplicação, em bula, intramuscular (IM): 0, 2 e 6 meses.[18] Essa vacina está disponível no Brasil apenas na rede pública.
- Vacina HPV bivalente (contendo VLP dos HPV 16 e 18, recombinante, com adjuvante AS04), denominada Cervarix®, fabricada pela GlaxoSmithKline Biologicals (GSK), contém AS04 (Al(OH)3+MLP) como adjuvante, sendo licenciada para ambos os sexos a partir dos 9 anos, sem limite superior de idade, com esquema de aplicação IM: 0, 1 e 6 meses. Por decisão do fabricante (em 2019), foi suspensa a comercialização dessa vacina no Brasil.[4,20]
- Vacina HPV nonavalente (recombinante, contendo VLP dos HPV 6, 11, 16, 18, 31, 33, 45, 52, 58), denominada Gardasil 9®, produzida pelo laboratório MSD, que contém o alumínio (sulfato hidroxifosfato de Al) como adjuvante e é licenciada para ambos os sexos de 9- 45 anos, com esquema de aplicação intramuscular (IM): 0, 2 e 6 meses.[19] Essa vacina está disponível no Brasil apenas na rede privada.[20]

A vacina quadrivalente (HPV4), em bula, tem indicação para a prevenção de câncer do colo do útero, do ânus, da vulva e da vagina causados pelos tipos 16 e 18 de HPV; verrugas genitais causadas pelos tipos 6 e 11; das infecções e as seguintes lesões pré-cancerosas ou displásicas causadas pelos tipos 6, 11, 16 e 18: neoplasia intraepitelial cervical (NIC) de graus 1, 2 e 3 e adenocarcinoma do colo do útero *in situ* (AIS), neoplasia intraepitelial anal (NIA) de graus 1, 2 e 3, neoplasia intraepitelial vulvar (NIV) de graus 1, 2 e 3 e neoplasia intraepitelial vaginal de graus 1, 2 e 3. Para meninos e homens de 9-26 anos de idade é indicada, em bula, para prevenção de câncer do ânus causados pelos tipos 16 e 18 de HPV, verrugas genitais (condiloma acuminado) causadas pelos tipos 6 e 11 de HPV; lesões pré-cancerosas ou displásicas causadas pelos tipos 6, 11, 16 e 18 de HPV e neoplasia intraepitelial anal (NIA) de graus 1, 2 e 3.[18]

A vacina nonavalente (HPV9) promove cobertura para 9 tipos de HPV, apresentando cobertura potencial de aproximadamente 90% do câncer de colo uterino.[19] Para meninas e mulheres, está indicada, em bula, para a prevenção de cânceres de colo do útero, da vulva, da vagina e do ânus; assim como de lesões pré-cancerosas de colo do útero, da vulva, da vagina e do ânus; das verrugas genitais; e da infecção persistente pelo HPV em mulheres de 9 a 45 anos de idade; causados pelos tipos de HPV incluídos na vacina (6, 11, 16, 18, 31, 33, 45, 52 e 58).

Para meninos e homens de 9 a 45 anos de idade está indicada para a prevenção do câncer do ânus; das lesões pré-cancerosas do ânus; das verrugas genitais; e das infecções persistentes pelos tipos de HPV incluídos na vacina (6, 11, 16, 18, 31, 33, 45, 52 e 58).

No Brasil, a vacina HPV quadrivalente (HPV4) foi aprovada em março de 2014 no Sistema Único de Saúde (SUS). Está incluída no Programa Nacional de Imunizações (PNI), e desde 2022 passou a ser recomendada para crianças e adolescentes entre 9 e 14 anos de ambos os sexos.[8,18,20]

Em março de 2021, o Ministério da Saúde, através do Programa Nacional de Imunizações (PNI), ampliou a faixa etária de indicação da HPV4 para mulheres e homens imunossuprimidas (HIV-Aids, transplantados de órgãos sólidos e medula óssea e pacientes oncológicas) de até 45 anos, pelo fato de esse grupo apresentar maior vulnerabilidade para o desenvolvimento de verrugas genitais e cânceres relacionados ao HPV.[21]

Portanto, por meio dos Centros de Referência em Imunobiológicos (CRIE), a vacina HPV4 está disponível para homens de 9-26 anos e mulheres de 9-45 anos imunodeprimidos.[16]

Esquema vacinal

As vacinas HPV, obrigatoriamente, devem ser aplicadas por via intramuscular, preferencialmente no deltoide ou ventroglúteo.

Em abril de 2024, seguindo a recomendação da Organização Mundial da Saúde (OMS), e com o objetivo de eliminar o câncer do colo uterino até 2030, com base em estudos que demonstraram a eficácia da HPV4 em dose única para crianças e adolescentes de 9 a 19 anos, o PNI passou a adotar a dose única para crianças e adolescentes de 9 a 14 anos de idade. Além da vacinação de rotina, o Ministério da Saúde adotará a estratégia de vacinação de resgate para adolescentes de ambos os sexos de 15 a 19 anos que não receberam nenhuma dose, também no esquema e dose única. No entanto para pessoas imunodeprimidas de 9 a 45 anos, manteve-se o esquema de 3 doses, sendo a segunda 1 ou 2 meses após a primeira e a terceira 6 meses após a primeira. Em caso de atraso de esquema vacinal, as doses recebidas serão sempre consideradas.[4,8,22]

Já o esquema vacinal da HPV9 foi alterado nas recomendações da SBIm e da Febrasgo para 2 doses (0-6 meses) para a faixa etária de 9 a 19 anos, mantendo-se as 3 doses (0-2-6 meses) para mulheres e homens de 20 a 45 anos

de idade e para pessoas imunodeprimidas de qualquer idade.[22] Não há indicação para realização de exames antes da vacinação, nem mesmo para avaliar a presença do HPV.[18-20]

Recomenda-se que o início da vacinação ocorra, de preferência, antes do início da atividade sexual, preferencialmente aos 9 anos, visando a prevenção precoce, antes da possibilidade da primeira infecção pelo vírus. No entanto, as vacinas estão recomendadas para mulheres e homens que já iniciaram a vida sexual ou que apresentam infecção por HPV atual ou prévia. Até o presente, não há recomendação de reforço.[4]

Imunogenicidade, eficácia e efetividade

Ensaios clínicos com ambas as vacinas HPV apontam que, após a aplicação, observa-se um pico de anticorpos 4 semanas após a terceira dose que declinam dentro de 1 ano, quando se estabilizam em um platô. A partir daí, o nível de anticorpos permanece estável. A resposta sorológica após a vacinação é muito mais intensa que a resposta após a infecção natural pelo vírus, o que provavelmente se deve à ação do adjuvante e à maior ativação de células linfonodais pela aplicação parenteral da vacina que pela infecção das mucosas. As células plasmáticas da medula óssea continuamente produzem anticorpos IgG e são responsáveis pela persistência de anticorpos específico de HPV em longo prazo.[4]

A informação sobre a imunogenicidade das vacinas em pacientes imunocomprometidos e/ou HIV-positivo é limitada. Os dados sobre o esquema de 3 doses em infectados pelo HIV entre 7-12 anos de idade mostram segurança.[4]

Metanálise de 65 artigos de 60 milhões de indivíduos vacinados em 14 países de alta renda mostrou que, após 5-8 anos de vacinação, a prevalência de HPV 16 e 18 diminuiu significativamente em 83% (RR 0,17, IC 95% 0,11-0,25) entre meninas de 13-19 anos e em 66% (RR 0,34, IC 95% 0,23-0,49) entre 20-24 anos. A prevalência de HPV 31, 33 e 45 diminuiu significativamente em 54% (RR 0,46, IC 95% 0,33-0,66) entre meninas de 13-19 anos. Os diagnósticos de verrugas anogenitais diminuíram significativamente em 67% (RR 0,33, IC 95% 0,24-0,46) entre as meninas de 15-19 anos, em 54% (RR 0,46, IC 95% 0,36-0,60) entre 20-24 anos, e em 31% (RR 0,69, IC 95% 0,33-0,89) entre 25-29 anos. Entre os meninos de 15-19 anos, os diagnósticos de verrugas anogenitais diminuíram significativamente em 48% (RR 0,52, IC 95% 0,37-0,75) e entre 20-24 anos em 32% (RR 0,68, IC 95% 0,47-0,98). Após 5-9 anos de vacinação, NIC2+ diminuiu significativamente em 51% (RR 0,49, 95% IC 0,42-0,58) entre meninas rastreadas com idades entre 15-19 anos e em 31% (RR 0,69, IC de 95% 0,57-0,84) entre mulheres de 20-24 anos.[23]

Wei et al. (2019) avaliaram a eficácia da vacina HPV quadrivalente contra infecção persistente e doença genital em 3.006 chinesas em um ensaio clínico randomizado com 78 meses de acompanhamento, mostrando boa tolerabilidade e redução de anormalidades na citologia cervical associadas ao HPV 6, 11, 16, 18 com eficácia de 94% entre mulheres de 20-45 anos.[24]

O licenciamento da vacina HPV9 foi permitido pelo estudo pivotal de fase IIb-III, com avaliação da imunogenicidade, segurança e eficácia da vacina contra lesões de alto grau do colo uterino, vulva, vagina, adenocarcinoma *in situ* (AIS) e câncer cervical invasivo causado pelos subtipos HPV 31, 33, 45, 52 e 58. Foi demonstrada eficácia semelhante para a prevenção das doenças associadas ao HPV 6, 11, 16 e 18, quando comparadas as vacinas HPV4 e HVP9. Esse estudo randomizado avaliou 14.215 mulheres com idade entre 16 e 26 anos que receberam as vacinas HPV4 (grupo controle) e HPV9, com o esquema vacinal de três doses (0-2-6 meses). Nas mulheres que receberam a HPV9, a vacina apresentou eficácia para as doenças associadas ao HPV 31, 33, 45, 52 e 58 de 96,7% (IC95%: 80,9-99,8) para as lesões de alto grau, 96,3% (IC95% 79,5-99,8) para neoplasia cervical de alto grau, AIS e câncer de colo uterino, e de 96% (IC95%: 94,4-97,2) para infecções persistentes.[19,20]

Embora as vacinas sejam muito eficazes, nelas não estão incluídos todos os tipos de vírus associados com o câncer cervical. Dessa forma, como oferecem apenas proteção parcial, é necessária a manutenção da triagem a partir dos 25 anos pelo teste HPV a cada 5 anos e/ou exame de Papanicolau a cada 3 anos, mesmo nas mulheres vacinadas, visando à prevenção do câncer do colo uterino.[4,13,25]

Vacinação de pessoas previamente vacinadas

Garland e colaboradores avaliaram a segurança e imunogenicidade de três doses da vacina HPV9 em meninas e mulheres de 12-26 anos anteriormente vacinadas com três doses da HPV4. Os títulos de anticorpos para os HPV 6, 11, 16 e 18 foram mais elevados naquelas que fizeram os dois esquemas, o que demonstra presença de memória imunológica. Entretanto, para os HPV 31, 33, 45, 52 e 58, os títulos foram menores nas previamente vacinadas com HPV4, mas a ausência de correlato de proteção sorológica não permite conclusões. O estudo foi importante por demonstrar a boa tolerabilidade e imunogenicidade da vacinação com HPV9 nas meninas e mulheres de 12-26 anos previamente vacinadas com a HPV4.[20,26] As recomendações da SBIm para a vacina HPV9 estão na Tabela 1.[22]

Segurança

Todas as três vacinas HPV licenciadas no mundo têm excelente segurança, eficácia, imunogenicidade e perfil de eficácia. Em junho de 2019, 96 países (49%) já haviam introduzido a vacina HPV em seus programas nacionais de imunização.

Desde a licença, em 2006, mais de 270 milhões de doses de vacinas contra o HPV foram distribuídas. O comitê consultivo de segurança vacinal da OMS (GACVS) revisou pela primeira vez os dados de segurança em 2007 e, posteriormente, em 2008, 2009, 2013, 2014 e 2015. O risco de anafilaxia tem sido caracterizado como aproximadamente 1,7 caso por milhão de doses, e a síncope foi estabelecida como reação comum de ansiedade ou estresse à injeção. Nenhuma outra reação adversa foi identificada, e o GACVS considera as vacinas contra o HPV extremamente seguras.[7]

Tabela 1 Resumo das recomendações da SBIm para o uso da vacina HPV9, a depender da faixa etária e histórico de vacinação contra o HPV

Idade	Passado vacinal	Conduta
9 a 19 anos	Sem história de HPV4	Duas doses de HPV9, com seis meses de intervalo (0-6 meses)
	Uma dose de HPV4	Seis meses após a dose de HPV4, iniciar esquema de duas doses de HPV9, com seis meses de intervalo (0-6 meses)
	Duas ou três doses de HPV4	Doze meses após a última dose de HPV4, iniciar esquema de duas doses de HPV9, com seis meses de intervalo (0-6 meses)
20 a 45 anos	Sem história de HPV4	Três doses de HPV9 (0-2-6 meses)
	Uma dose de HPV4	Dois meses após a dose de HPV4, iniciar esquema de três doses de HPV9 (0-2-6 meses)
	Duas doses de HPV4	Três meses após a segunda dose de HPV4, iniciar esquema de três doses de HPV9 (0-2-6 meses)
	Três doses de HPV4	Doze meses após a terceira dose de HPV4, iniciar esquema de três doses de HPV9 (0-2-6 meses)

De acordo com os dados de segurança avaliados pelo GACVS, considerando grandes dados populacionais de vários países, o Comitê não encontrou evidências de associação causal entre a vacina HPV para síndrome de Guillain-Barré (SGB), síndrome da dor regional complexa (PCR), síndrome da taquicardia ortostática postural, insuficiência ovariana prematura, insuficiência ovariana primária, tromboembolismo venoso e doenças autoimunes. A administração inadvertida da vacina HPV durante a gravidez não foi associada com desfechos adversos para a mãe ou o feto.[7]

Liu et al. estudaram 290.939 meninas entre 12-17 anos, elegíveis para vacinação, entre 2007-2013. Não houve risco significativo para desenvolver doença autoimune após vacinação com a vacina quadrivalente (n = 681; razão de taxa 1,12, IC 95% 0,85-1,47). Análises de doenças autoimunes individuais não mostraram risco significativo para paralisia de Bell (n = 65; razão de taxa 1,73, IC 95% 0,77-3,89), neurite ótica (n = 67; razão de taxa 1,57, IC 95% 0,74-3,33) e doença de Graves (n = 47; razão de taxa 1,55, IC 95% 0,92-2,63).[27]

A doença psicogênica em massa (DPM), definida em 2013 como "ocorrência coletiva de uma constelação de sintomas sugestivos de doença orgânica, mas sem uma causa identificada em um grupo de pessoas com crenças compartilhadas sobre a causa do sintoma(s)", vem sendo causa de posturas antivacinistas contra o HPV em muitos países, inclusive no Brasil. A literatura recente também descreveu esses sintomas medicamente inexplicáveis como funcionais ou psicogênicos. A DPM é observada desde 1374 e já foi relatada após diferentes vacinas: cólera no Vietnã, H1N1 na China, tétano-difteria na Jordânia e Irã, hepatite B na Itália e Espanha, HPV na Colômbia, Japão e Dinamarca. Esses episódios de DPM foram associados a fatores sociais complexos desencadeados pelo processo de imunização, não pela própria vacina.[22]

Vacinas, como qualquer medicamento, podem ter efeitos adversos. Aqueles mais comuns após a aplicação de vacina HPV são leves e desaparecem rapidamente, sendo os mais comuns: dor, vermelhidão ou inchaço local de aplicação, febre, tontura ou desmaio (desmaio após qualquer vacina, incluindo a vacina contra o HPV, é mais comum entre adolescentes), náusea, cefaleia, cansaço, dor muscular ou articular. [22,28]

REFERÊNCIAS BIBLIOGRÁFICAS

1. Instituto Nacional de Câncer (Inca). Dados e números sobre o câncer do colo de útero. Disponível em: https://www.inca.gov.br/sites/ufu.sti.inca.local/files/media/document/dados_e_numeros_colo_22marco2023.pdf (acesso 13mar 2024).
2. Forman D, de Martel C, Lacey CJ, Soerjomataram I, Lortet-Tieulent J, Bruni L, et al. Global burden of human papillomavirus and related diseases. Vaccine. 2012;(30 Suppl.5):F12-23. doi:10.1016/j.vaccine.2012.07.055.
3. Cancers attributable to infections. Disponível em: https://gco.iarc.fr/causes/infections/tools-multi-bars?mode=1&sex=0&population=who&country=4&continent=0&agent=0&cancer=0&key=attr_cases&lock_scale=0&nb_results=10 (acesso 13 mar 2024).
4. World Health Organization. Human papillomavirus vaccines: WHO position paper. Weekly Epidemiological Record. 2022;50:645-72. Disponível em: https://www.who.int/publications/i/item/who-wer9750-645-72.
5. Bosch FX, Lorincz A, Munoz N, Meijer CJ, Shah KV. The causal relation between human papillomavirus and cervical. J Clin Pathol. 2002;55:244-65.
6. de Sanjose S, Quint WG Alemany L, Geraets DT, Klaustermeier JE, Lloveras B, et al. Human papillomavirus genotype attribution in invasive cervical cancer: a retrospective cross-sectional worldwide study. Lancet Oncology. 2010;11:1048-56.
7. World Health Organization. 2017. Safety update of HPV vaccines. Disponível em: https://www.who.int/vaccine_safety/committee/topics/hpv/June_2017/en/ (acesso 10 mar 2021).
8. Sociedade Brasileira de Imunizações (SBIm). Calendários de vacinação. Disponível em: https://sbim.org.br/images/calendarios/calend-sbim-adolescente.pdf (acesso 4 maio 2024).
9. Brasil. Ministério da Saúde. Ofício 203/2021. Ampliação da faixa etária da vacina HPV para mulheres com imunossupressão até 45 anos. Brasília, 2021.
10. Centers for Disease Control and Prevention (CDC). How many cancers are linked with HPV each year? Disponível em: https://www.cdc.gov/cancer/hpv/statistics/cases.htm (acesso 8 mar 2024).
11. Grulich AE, Jin F, Conway EL, Stein AN, Hocking J. Cancers attributable to human papillomavirus infection. Sex Health. 2010 Sep;7(3):244-52. doi:10.1071/SH10020.
12. Vardas E, Giuliano AR, Goldstone S, Palefsky JM, Moreira Jr, ED, Penny ME, et al. External genital human papillomavirus prevalence and associated factors among heterosexual men on 5 continents. JID. 2011;203(1):58-65.
13. Moscicki AB. Impact of HPV infection in adolescent populations. J Adol Health. 2005;37:S3-S9.

14. Richart RM. A modified terminology for cervical intraepithelial neoplasia. ObstetGynecol. 1990;75(1):109-15.
15. Monteiro DLM, Trajano AJB, Russomano FB, Silva KS. Prognosis of intraepithelial cervical lesion during adolescence in up to two years of follow-up. J Pediatr Adolesc Gynecol. 2010;23(4):230-6. doi:10.1016/j.jpag.2010.01.002.
16. World Health Organization. Global strategy to accelerate the elimination of cervical cancer as a public health problem. Disponível em: https://www.who.int/publications/i/item/9789240014107 (acesso 7 mar 2021).
17. World Health Organization. Comprehensive cervical cancer control: a guide to essencial practice. 2nd edition, 2014. Disponível em: https://apps.who.int/iris/bitstream/handle/10665/144785/9789241548953_eng.pdf;jsessionid=86432FD2235B80FF2419D55DB15C08CD?sequence=1 (acesso 6 mar 2021).
18. Gardasil – Merck. Highlights of prescribing information. Disponível em: https://www.msd.com.br/wp-content/uploads/sites/86/2023 /04/gardasil_pac-1.pdf (acesso 13 mar 2024).
19. Gardasil 9 – US Food & Drug Administration (FDA). Highlights of prescribing information. Disponível em: https://www.merck.com/product/usa/pi_circulars/g/gardasil_9/gardasil_9_pi.pdf. (acesso 7 mar 2024).
20. Levi M. Nota Técnica SBim 15/03/2023 Atualização das vacinas HPV em uso no Brasil: introdução da nonavalente (HPV9). Disponível em: https://sbim.org.br/noticias/1781-nota-tecnica-sbim-atualizacao-das--vacinas-hpv-chegada-da-nonavalente-hpv9-ao-brasil - :~:text= A SBIm publicou Nota Técnica,na formulação cinco tipos adicionais (acesso em 13 mar 2024).
21. Ministério da Saúde. Saúde amplia vacinação contra HPV para mulheres imunossuprimidas com até 45 anos. Disponível em https://www.gov.br/saude/pt-br/assuntos/noticias/2021/marco/saude-amplia-vacinacao-contra-hpv-para-mulheres-imunossuprimidas-com--ate-45-anos (acesso 12 mar 2024).
22. Levi M. Sociedade Brasileira de Imunizações (SBIm). Esclarecimento sobre os esquemas em vigor das vacinas HPV. Disponível em: https://sbim.org.br/images/files/notas-tecnicas/informe-sbim-esclarecimentos-vacinas-hpv-240415-v2.pdf. (acesso em 25 abr 2024).
23. Drolet M, Bénard E, Pérez N, Brisson M, on behalf of the HPV Vaccination Impact Study Group. Population-level impact and herd effects following the introduction of human papillomavirus vaccination programmes: updated systematic review and meta-analysis. Lancet. 2019;394(10197):497-509.
24. Wei L, Xie X, Liu J, Zhao Y, Chen W, Zhao C, et al. Efficacy of quadrivalent human papillomavirus vaccine against persistent infection and genital disease in Chinese women: a randomized, placebo-controlled trial with 78-month follow-up. Vaccine. 2019;37(27):3617-24.
25. Fontham ETH, Wolf AMD, Church TR, Etzioni R, Flowers CR, Herzig A, et al. Cervical cancer screening for individuals at average risk: 2020 guideline update from the American Cancer Society. CA Cancer J Clin. 2020;70(5):321-46.
26. Garland SM, Cheung TH, McNeill S, Petersen LK, Romaguera J, Vazquez-Narvaez J, et al. Safety and immunogenicity of a 9-valent HPV vaccine in females 12-26 years of age who previously received the quadrivalent HPV vaccine. Vaccine. 2015; 33(48):6855-64.
27. Liu EY, Smith LM, Ellis AK, Whitaker H, Law B, Kwong JC, et al. Quadrivalent human papillomavirus vaccination in girls and the risk of autoimmune disorders: the Ontario Grade 8 HPV Vaccine Cohort Study. CMAJ. 2018;190:E648-55. doi:10.1503/cmaj.170871.
28. Marchetti RL, Gallucci-Neto J, Kurcgant D, Proença ICGF, Valiengo LDCL, Fiore LA, et al. Immunization stress-related responses presenting as psychogenic non-epileptic seizures following HPV vaccination in Rio Branco, Brazil. Vaccine. 2020;38(43):6714-20.

CAPÍTULO 10

VIOLÊNCIA SEXUAL: QUANDO SUSPEITAR E COMO ACOMPANHAR?

Maria de Lourdes Caltabiano Magalhães
João Tadeu Leite dos Reis
Paula Caracas Barreto

AO FINAL DA LEITURA DESTE CAPÍTULO, O PEDIATRA DEVE ESTAR APTO A:

- Entender o conceito de violência e principalmente de violência sexual.
- Entender a importância da equipe de saúde e do papel do médico no atendimento à vítima de violência sexual.
- Saber identificar situações possíveis de violência sexual.
- Saber como atender e conduzir o atendimento, do ponto de vista médico, às vítimas de violência.
- Saber como conduzir o atendimento, do ponto de vista legal, às vítimas de violência.
- Estar sensibilizado(a) para cooperar na proteção à vítima de violência.

DEFINIÇÃO

Dentre as situações que permeiam a sociedade moderna, a violência contra a pessoa é indiscutivelmente evento bioético da maior relevância, não somente pelos danos físicos e psicológicos que causa como também pelo número de ações necessárias a seu tratamento.[1] Sabe-se que a violência sempre esteve presente na história da humanidade, manifesta-se em todas as esferas do convívio social e é uma realidade sentida em todo o mundo. Por esse motivo, tornou-se ponto de convergência das preocupações e temores de todos, independentemente da condição social, econômica e de etnia.[2]

O conceito de violência abrange violência física, negligência, violência psicológica e violência sexual.

A Conferência Internacional da Organização das Nações Unidas (ONU) sobre População e Desenvolvimento no Cairo, em 1994, e posteriormente a da Mulher em Pequim, em 1995, lançaram luzes sobre a questão da violência sexual, considerando ser uma importante cesura nos direitos sexuais e reprodutivos de mulheres e adolescentes. Da mesma forma, o Conselho Econômico e Social das Nações Unidas classificou a violência sexual como "um problema de saúde pública" a ser combatido em todo o mundo e por todos os governos, sugerindo a questão em sua plataforma de ações.[2]

Define-se a violência sexual contra crianças e adolescentes (C/A) como o envolvimento destes em atividades sexuais com um adulto ou com qualquer pessoa um pouco mais velha ou maior, entre as quais haja uma diferença de idade, de tamanho ou de poder, em que a criança ou o adolescente é usado como objeto sexual para gratificação das necessidades ou dos desejos do adulto, sendo ela(e) incapaz de dar um consentimento consciente por causa do desequilíbrio no poder ou de qualquer incapacidade mental ou física. Essa prática é considerada crime, mesmo se exercida por um familiar. Crianças e adolescentes não estão preparados física, cognitiva, emocional ou socialmente para enfrentar uma situação de violência sexual. A relação sexualmente abusiva é uma relação de poder entre o adulto que vitima e a criança que é vitimizada(o).

Conforme definição da Agência de Notícias dos Direitos da Infância (Andi), a violência sexual contra C/A tem origem nas relações desiguais de poder. Dominação de gênero, classe social e faixa etária, sob os pontos de vista histórico e cultural, contribuem para a manifestação de abusadores e exploradores. A vulnerabilidade da criança e/ou adolescente, sua dificuldade de resistir aos ataques e o fato de a eventual revelação do crime não representar grande perigo para quem o comete são condições que favorecem sua ocorrência.

INCIDÊNCIA E PREVALÊNCIA

Pesquisa realizada pela Organização Mundial da Saúde (OMS) mostrou que 20% das mulheres e 10% dos homens foram vítimas de abuso sexual na infância, e 30% das primeiras experiências sexuais são forçadas.[3] A quantidade e a qualidade dos dados disponíveis em todo o mundo são relativamente inferiores ao real, e sua comparação é difícil em virtude das definições, metodologias de coleta de informações, notificações e legislações diferentes. Não é possível avaliar com exatidão a prevalência da violência sexual a partir das estatísticas da polícia ou de serviços que atendem esses casos, porque apenas pequena parte das vítimas denuncia ou procura atendimento.[4] Acredita-se que as vítimas tendem a silenciar sobre o assunto, seja por medo de represália, vergonha ou sentimentos de humilhação e culpa. Apesar do tímido percentual de denúncias, a agressão sexual é um crime cada vez mais reportado, acometendo 12 milhões de mulheres a cada ano em todo o mundo.[4]

Segundo o Índice Fora das Sombras, medida desenvolvida pela World Childhood Foundation, pioneira em desenvolver uma avaliação global sobre como os países do mundo respondem à questão do abuso sexual contra C/A, o Brasil encontra-se em 11º lugar no ranking global, 5º lugar na categoria "resposta à violência", porém na 25ª posição em termos de prevenção.

Uma análise epidemiológica da violência sexual contra C/A no Brasil de 2011-z017 que foi publicada em 2018 no Boletim Epidemiológico da Secretaria de Vigilância em Saúde do Ministério da Saúde informa que:[5]

- Nesse período foram notificados no Sistema de Informação e Agravos de Notificação (Sinan) 1.460.326 casos de violência interpessoal ou autoprovocada.
- Desse total, foram registradas 219.717 (15%) contra crianças e 372.014 (25,5%) contra adolescentes, concentrando 40,5% dos casos nesses 2 cursos da vida.
- Foram notificados 184.524 casos de violência sexual, sendo 58.037 (31,5%) contra crianças e 83.068 (45%) contra adolescentes, concentrando 76,5% dos casos notificados nesses 2 cursos de vida.
- Comparando os anos de 2011 e 2017, observa-se um aumento geral de 83% nas notificações de violências sexuais e um aumento de 64,6 e 83,2% nas notificações de violência sexual contra crianças e adolescentes, respectivamente.
- A avaliação das características da violência sexual contra crianças mostrou que 33,7% dos eventos tiveram caráter de repetição, 69,2% ocorreram na residência e 4,6% ocorreram na escola e 62% foram notificados como estupro.
- A avaliação das características da violência sexual contra adolescentes mostrou que 39,8% dos eventos tiveram caráter de repetição, 58,2% ocorreram na residência e 13,9% em via pública, e 70,4% foram notificados como estupro.
- A avaliação da região de residência apontou que o maior volume de notificação no período ocorreu nas regiões Sudeste (40,4%) e Sul (21,7%), para as crianças, e Sudeste (32,1%) e Norte (21,9%), para os adolescentes.

As estatísticas mostram que, com frequência, a violência sexual ocorre no lar, perpetrada pelo pai biológico ou padrasto com a "conivência" da mãe. Esta, geralmente, tem dificuldade em identificar que a violência vem ocorrendo por medo de perder o companheiro ou por também ter sofrido violência sexual na infância e/ou adolescência, o que a deixa "imobilizada" para interromper a violência que sua filha está vivendo

Há ainda um aspecto a ser levado em consideração: quando a violência sexual é em crianças, muitas vezes não se admite que sua palavra possa ter a mesma credibilidade que se oferece à do agressor; tende-se a considerar seus relatos fantasiosos e achá-las incapazes de diferenciar o lúdico do real, protegendo, incompreensivelmente, o abusador.

CLASSIFICAÇÃO – QUADRO CLÍNICO – DIAGNÓSTICO

A violência sexual pode ocorrer em duas circunstâncias: a intrafamiliar e a extrafamiliar.[2]

A violência sexual intrafamiliar ou incestuosa é definida como qualquer relação de caráter sexual entre um adulto e uma criança ou um adolescente, ou entre um adolescente e uma criança, quando existe um laço familiar ou relação de responsabilidade. Na maioria dos casos, o autor é uma pessoa que a criança conhece, ama ou em quem confia.

Essa modalidade é a que normalmente tem duração mais longa, e as sequelas para as vítimas do ponto de vista biopsicossocial são mais intensas.

Já a violência sexual extrafamiliar ocorre fora do âmbito da família. O abusador é, na maioria das vezes, alguém que a criança e/ou o adolescente conhece e em quem confia (vizinhos ou amigos, educadores, responsáveis por atividades de lazer, médicos, psicólogos e psicanalistas, padres e pastores). Eventualmente, o autor da agressão pode ser uma pessoa totalmente desconhecida.

A violência sexual intra e extrafamiliar pode expressar-se de diversas formas:

- Violência sexual sem contato físico: assédio sexual; abuso sexual verbal; telefonemas obscenos; exibicionismo; voyeurismo; pornografia ou pela internet.
- Violência sexual com contato físico: são atos físicos genitais que incluem carícias nos órgãos sexuais, tentativa de relações sexuais, masturbação, sexo oral.

Alguns autores subdividem essa categoria em com penetração, podendo ser penetração vaginal ou anal, com pênis, dedos, língua ou qualquer outro objeto. Independentemente da forma de violência sexual, é importante ressaltar que mesmo aquela sem contato físico pode ter consequências biopsicossociais importantes a essa criança e/ou adolescente, e por isso é também considerada violência sexual; em razão das concepções de gênero seculares em nossa sociedade, tende-se a considerar violência sexual "apenas" quando ocorre penetração. Para não se ter dúvida, a defini-

ção de estupro deve sempre ser lembrada: "qualquer forma de coito (vaginal, anal, oral ou manipulação genital), se for contra o consentimento inteligente e responsável da vítima, seja esta do sexo feminino ou masculino".

Como a violência contra a C/A apresenta-se sob diversas formas, um sintoma ou sinal isolado não permite afirmar sua existência. Por esse motivo, é fundamental o olhar atento e crítico da equipe de saúde mediante os problemas identificados – seja de ordem física, sexual ou emocional – procurando sua correlação com o relato da possível vítima, dos familiares ou pessoas de sua convivência sobre o ocorrido.[6]

Os sintomas podem se manifestar logo após a agressão ou em médio e longo prazo.

Manifestações clínicas[6]

1. Transtornos em pele, mucosas e tegumento:
   A. Contusões e abrasões, principalmente em face, lábios, nádegas, braços e dorso.
   B. Lesões que reproduzam a forma do objeto agressor (fivelas, cintos, dedos, mordedura).
   C. Equimoses e hematomas no tronco, dorso e nádegas, indicando datas diferentes da agressão.
   D. Alopecia resultante de arrancamento brutal e repetido dos cabelos.
   E. Queimaduras em dorso e genitais, com marcas do objeto (cigarro, p. ex.).
   F. Lesões endobucais ocasionadas por laceração do freio da língua por tentativa de introdução forçada de alimentos.
   G. Síndrome da "orelha de lata": equimose unilateral, edema cerebral ipsolateral e hemorragia retiniana.
   H. Fácies de boxeador, por traumatismo facial.
2. Transtornos musculoesqueléticos:
   A. Fraturas múltiplas: ossos longos em diferentes estágios de consolidação, secundárias à torção com sacudidelas violentas, com rápida aceleração-desaceleração.
   B. Faturas de costelas em menores de 2 anos.
   C. Fraturas de crânio ou traumatismo craniano por choque direto ou sacudidas vigorosas concomitantes com edema cerebral, hematoma subdural e hemorragia retiniana, podendo também se manifestar por convulsões, vômitos, cianose, apneia e alterações de déficit motor.
   D. Hematoma subperiosteal de diferentes estágios (síndrome da criança espancada).
3. Transtornos viscerais:
   Ruptura subcapsular de rim e baço, trauma hepático ou de mesentério que necessite de intervenção cirúrgica de urgência.
4. Transtornos geniturinários:
   Lesões na área genital e no períneo: observar presença de dor, sangramento, infecções, corrimento, hematomas, cicatrizes, irritações, erosões, assaduras, fissuras anais, hemorroidas, pregas anais rotas ou afrouxamento do esfíncter anal, diminuição do tecido ou ausência himenal, enurese, infecções urinárias de repetição sem etiologia definida.
5. Transtornos psicológicos:
   A. Aversão ao contato físico, apatia ou avidez afetiva.
   B. Retardo psicomotor sem etiologia definida, com melhora quando a criança se separa da família (hospitalização).
   C. Transtorno do sono ou da alimentação.
   D. Episódios de medo e pânico.
   E. Isolamento e depressão.
   F. Conduta agressiva e irritabilidade.
   G. Interesse precoce em brincadeiras sexuais ou conduta sedutora.
   H. Choro fácil sem motivo aparente.
   I. Comportamento regressivo.
   J. Comportamento autodestrutivo.
   K. Comportamento submisso.
   L. Desenho ou brincadeiras que sugerem violência.
   M. Baixo nível de desempenho escolar.
   N. Fugas, mentiras, furto.
   O. Tentativa de suicídio.
   P. Fadiga.
   Q. Baixa autoestima.
   R. Aversão a qualquer atividade de conotação sexual.

ATENDIMENTO – TRATAMENTO – PROGNÓSTICO – PREVENÇÃO

O hospital é o local para onde se dirigem as C/A com lesões, às vezes graves, e em risco de vida. É o espaço em que se pode atuar para interromper o círculo dessa violência.[7]

O atendimento requer a atenção de uma equipe multiprofissional, em que os papéis e responsabilidades de cada membro devem estar bem definidos, conforme a estrutura disponível no serviço. O registro e a notificação dos casos também devem estar sistematizados na divisão de tarefas da equipe. Caso o hospital ou a unidade de saúde não possua um programa específico para o atendimento a vítimas de violência sexual, o médico pode realizar o primeiro atendimento e tomar as medidas necessárias.

Segundo o Ministério da Saúde: "O ideal é que esse tipo de atendimento seja prestado por equipe multiprofissional, composta por médicos, psicólogos, enfermeiros e assistentes sociais. Entretanto, a falta de um dos profissionais da equipe – com exceção do(a) médico(a) – não inviabiliza o atendimento".

A relação do profissional com a pessoa que acompanha a criança ou o(a) adolescente deve ser firme, sincera e, ao mesmo tempo, demonstrar a sensibilidade de que esse tipo de problema requer acolhimento com carinho e respeito, evitando a discriminação de qualquer natureza.

O espaço físico hospitalar para atendimento das vítimas deverá refletir a preocupação com a privacidade, sem, no entanto, estigmatizar as crianças e os adolescentes ali atendidos, com placas indicativas nas salas para atendimento a vítimas de violência. O espaço ideal deve contar com sala privativa para atendimento onde possam atuar o assistente social e o psicólogo, além de um consultório médico com

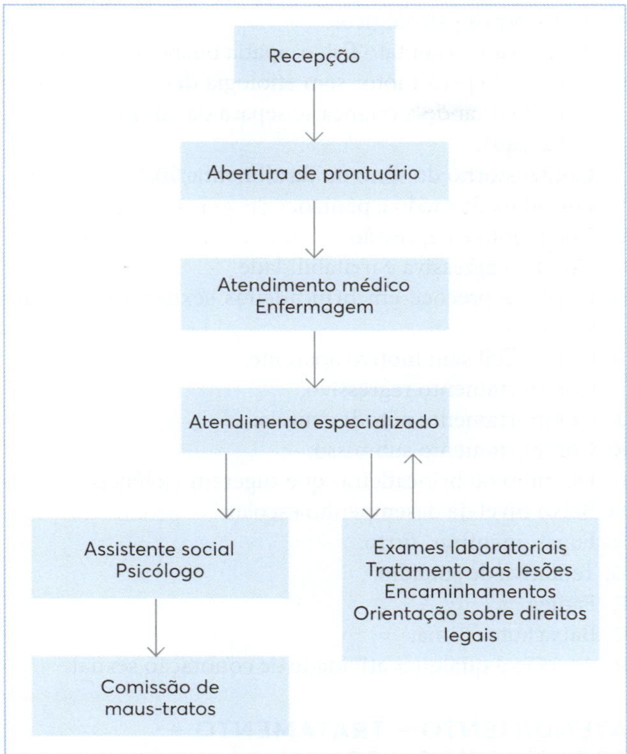

Figura 1 Fluxograma geral para atendimento às pessoas vítimas de violência.[7]

sala de exame ginecológico e pequeno armário contendo medicamentos para a profilaxia de infecções sexualmente transmissíveis (IST)/Aids e anticoncepção de emergência. Deve dispor ainda de centro cirúrgico, mesmo que pequeno, para os atendimentos que necessitem de correção cirúrgica de urgência e para a realização de abortos previstos por lei.[1]

Atendimento médico

Ao ser procurado para atender uma criança ou um(a) adolescente vítima de violência sexual, o profissional médico deve agir de forma indiscriminada, tanto em relação ao paciente quando a seus familiares, segundo o que preceitua o Código de Ética Médica em seu art. 1º: "A Medicina é uma profissão a serviço da saúde do ser humano e da coletividade e deve ser exercida sem discriminação de qualquer natureza".

Esse atendimento, de maneira ideal, deveria acontecer nos Centros de Referência ao Atendimento às Vítimas de Violência Sexual, prioritariamente até 72 horas após o ocorrido, para a correta profilaxia de IST virais e não virais, da gravidez indesejada e para o atendimento multiprofissional. Os profissionais, além das providências legais, fazem um acompanhamento da vítima e de seus familiares, atitude extremamente desejável naqueles casos em que se questiona o pai ou padrasto como agente ativo. Só o efetivo acompanhamento poderá coibir recorrências de agressão sexual dentro da família, além de ajudar a garantir a segurança física da vítima.[2]

Em qualquer situação, a recusa médica ao atendimento é caracterizada como omissão de socorro de acordo com o art. 13, § 2º, do Código Penal brasileiro, e a exigência de apresentação de Boletim de Ocorrência (BO) e laudo do Instituto Médico-Legal (IML) para atendimento é ilegal.[8,9]

O atendimento médico deve ser realizado sem a preocupação de prejudicar a avaliação pericial, pois no ordenamento jurídico brasileiro consta que o bem maior do indivíduo é sua própria vida.

Nos casos de violência, todos os dados obtidos a respeito da vítima devem ser cuidadosamente registrados no prontuário, uma vez que a justiça pode solicitar cópia da documentação da unidade de saúde. O profissional deve realizar a anamnese e o exame físico de forma cuidadosa. No caso de crianças, o exame deverá ser realizado, se possível, na presença do responsável. Os(as) adolescentes e as crianças maiores devem ser orientados previamente sobre todos os procedimentos que serão realizados.

Para a anamnese detalhada, a identificação dos casos pode ser feita por meio do relato da vítima (no caso de crianças, adolescentes e pessoas com deficiência cognitiva, por familiares ou responsáveis) ou por evidências de lesões genitais durante exame clínico; nessas circunstâncias, a abordagem profissional é facilitada. No entanto, os relatos espontâneos e os sinais de violência não estão evidentes em um número expressivo de casos.

Exame físico completo com especial atenção para: boca, mamas, genitais, região perineal, nádegas e ânus. É importante descrever detalhadamente as lesões[1].

Ao exame ginecológico, usar sempre um par de luvas, pois o fato de tocar no(a) cliente ou no material de coleta de exames com a mão pode deixar DNA do(a) médico(a) no material coletado.

O médico deve ser criterioso, com descrição minuciosa na ficha de atendimento/prontuário das lesões encontradas, se possível com registro fotográfico.

Coleta de material para a identificação do(a) agressor(a):[1]

- Das roupas do(a) cliente: deixar secar em ar ambiente e guardar em saco de papel.
- Dos pelos púbicos: caso haja secreção na região dos pelos púbicos, coletar uma amostra e acondicionar em papel, deixar secar ao ar ambiente e guardar em envelope comum.
- De conteúdo vaginal e endocervical, oral ou anal, com *swab* de algodão. O material deve ser fixado em papel de filtro poroso, estéril, deixado secar em ar ambiente e ser armazenado em envelope comum. Identificar com nome da vítima, data da agressão e da coleta. O material deve ficar à disposição da justiça.
- Caso haja microscópio disponível, deve-se realizar a pesquisa de espermatozoide em lâmina a fresco, com solução salina.
- Reparo das lesões: realizar, se possível, no local do atendimento ou no centro cirúrgico, quando necessário, e promover a cobertura com antibióticos e analgésicos.[1]

Exames laboratoriais e profilaxia

- Bacteriologia do conteúdo vaginal e anal.
- Cultura para *Neisseria gonorrhoeae*, pesquisa de *Chlamydia trachomatis* e papilomavírus (HPV), quando houver suporte laboratorial.
- Solicitar a sorologia para sífilis, hepatites B e C, anti-HIV e teste de gravidez; exames necessários para avaliação do estado anterior ao episódio de violência. A sorologia anti-HIV deve ser realizada após o compromisso verbal no momento do atendimento de emergência.

A profilaxia das IST não virais deve ser iniciada até 72 horas após a violência.

Tratamento profilático recomendado pelo Ministério da Saúde

Adultos e adolescentes com mais de 45 kg: penicilina benzatina 2.400.00.000 UI intramuscular (IM), sendo 1.200.000 UI em cada glúteo, semanal, por 3 semanas + azitromicina 1 g via oral (VO) com ou sem ceftriaxona 500 mg IM, dose única.

Crianças e adolescentes com menos de 45 kg: ceftriaxona 125 mg IM, dose única, penicilina benzatina 50.000 UI/kg (máximo 2,4 milhões UI) IM, dose única + azitromicina 20 mg/kg (máximo 1 g) VO, dose única. O metronidazol e outros derivados imidazólicos podem apresentar interações medicamentosas importantes com ritonavir; por esse motivo deve-se evitar o uso concomitante. Esquema alternativo com quinolonas: ofloxacina, cefriaxona 1 g, IM, ciprofloxacino, 400 mg 12/12 horas durante 3 dias.

Contracepção de emergência

Até 5 dias, deve ser realizada em todas as pacientes expostas a gravidez por contato certo ou duvidoso com sêmen, independentemente do período do ciclo menstrual em que se encontrem e que já tenham tido a primeira menstruação; o risco de gestação advinda do estupro oscila de 4-7%. Administrar contracepção hormonal à base de levonorgestrel em dose única oral de 1,5 mg ou 2 comprimidos de 0,75 mg (primeira dose no momento imediato ao atendimento e segunda após 12 horas).[1] A contracepção de emergência deve ser utilizada preferencialmente nas primeiras 24 horas, mas pode-se administrar com uma segurança contraceptiva menor até o quinto dia após o ato de violência sexual.

Prevenção de hepatite B

- Indicada em casos de violência com exposição ao sêmen, sangue ou outros fluidos corporais do agressor idealmente até 48 h após a exposição, podendo se estender até 14 dias após a violência sexual.
- Contraindicada em mulheres e crianças imunizadas corretamente ou em situações de abuso crônico.
- Dose única de imunoglobulina humana anti-hepatite B, IM, 0,06 mL/kg.

Prevenção de infecção pelo HIV

O HIV acomete 0,8-2,7% das pacientes, com risco variável de acordo com o número e perfil dos agressores, se houve ou não ejaculação e o local das lesões (sexo anal 0,1-3%; vaginal 0,08-0,2%; oral 0,0-0,04%); maior suscetibilidade em meninas em razão da imaturidade da mucosa vaginal.

A prevenção é indicada nos casos de penetração anal/vaginal com ou sem coito oral; deve ser iniciada até 72 horas após o crime sexual e mantida por 4 semanas.

É contraindicado se for usado preservativo masculino ou feminino durante o crime sexual ou se for realizado o teste rápido anti-HIV no agressor com resultado negativo.

O acompanhamento ambulatorial deve ser semanal nas 4 primeiras semanas, e deverá ser solicitado o hemograma completo, provas de função hepática e sorologia.

Em razão do dinamismo da indicação das drogas antirretrovirais, sempre que houver necessidade de as utilizar, deve-se reavaliar qual o melhor esquema a ser utilizado.

Outras medidas

Realizar vacinação antitetânica, em caso de ferimentos perfurocortantes ou contato com a terra.

Quando essa violência sexual resultar em gravidez, está prevista no Código Penal brasileiro, em seu art. 128, inciso II, a realização de aborto legal. As requisições podem partir tanto das autoridades policiais quanto do Ministério Público ou do Juiz de Direito, nos casos de apuração criminal; exclusivamente do Juiz de Direito, nos casos civis; e da chefia imediata, nos casos administrativos.

Acompanhamento laboratorial

O acompanhamento sorológico deverá estar completo em um espaço de 6 meses, quando as possibilidades de viragem sorológica serão mínimas.

- Em 2 semanas devem-se repetir: hemograma completo; plaquetas; TGO e TGP.

IST não viral	ATB	< 45 kg	> 45 kg
Sífilis	Penicilina G benzatina	50.000 UI/kg IM em dose única (máx. 2.400.00 UI)	1.200.000 UI IM em cada nádega, dose única (total 2.400.000 UI)
Gonorreia	Ceftriaxona	125 mg IM, em dose única	500 mg IM em dose única
Clamídia	Azitromicina	20 mg/kg VO em dose única (máx. 1 g)	1 g VO em dose única
Tricomoníase	Metronidazol	15 mg/kg/dia VO 8/8 h por 7 dias (máx. 2 g/d)	2 g VO em dose única

- Em 6 semanas e em 3 meses: anti-HIV e VDRL.
- Em 6 meses: anti-HIV e sorologia para hepatites B e C.

Notificação dos casos de violência: a assistência médica e a lei

Embora todas as pessoas tenham o dever de notificar às autoridades quando ocorre um caso de vitimização de C/A, os profissionais da saúde que interagem com esse segmento são os maiores responsáveis pela medida, tornando possível desencadear os mecanismos de proteção. Desses profissionais, o médico tem um papel fundamental na identificação, tratamento e prevenção de C/A vítimas de maus-tratos, por frequentemente atender casos dessa natureza. O não cumprimento dessa responsabilidade decorre da falta de conhecimento da lei por alguns profissionais da saúde, ou por eles não estarem convencidos de que devem exercer esse papel.[2]

O art. 245 do ECA define como infração administrativa a não comunicação de violência e maus-tratos pelos médicos, professores ou responsáveis por estabelecimento de atenção à saúde e de ensino fundamental, pré-escola, à autoridade competente, sujeita a multa de 3-20 salários de referência, aplicando-se o dobro em caso de reincidência.[10] O ECA não cobra do profissional ou do gestor das instituições de saúde uma atitude ou uma ação policial, nem deverá haver qualquer equívoco nesse sentido. O que cabe ao profissional de saúde é fazer chegar às autoridades competentes a necessária informação de que a criança ou o(a) adolescente está sendo vítima de maus-tratos (ou de que há suspeita dessa ocorrência). Vale ressaltar que a notificação não se caracteriza como um ato pessoal, mas uma obrigação legal do ponto de vista profissional e institucional, seja por intermédio da Comissão ou da Direção do Serviço de Saúde.

A violência sexual contra menores de 18 anos de idade deve ser obrigatoriamente comunicada ao Conselho Tutelar pelo serviço que atendeu o(a) paciente, para o devido acompanhamento policial, já que pela lei atual esse processo será automático, não dependendo de representação dos responsáveis pela vítima. Os conselheiros, além das providências legais, fazem um acompanhamento da vítima e de seus familiares.

Do ponto de vista legal, o crime de estupro sofreu significativas alterações com a edição da Lei n. 12.015/2009, que ampliou o sujeito passivo do tipo, abrangendo, a partir de então, homens e mulheres, bem como absorveu o crime de atentado violento ao pudor. Houve a fusão dos anteriores arts. 213 (estupro) e 214 (atentado violento ao pudor), e a substituição do art. 224 (violência presumida) pelo novo art. 217 (estupro de vulnerável): "Ter conjunção carnal ou praticar outro ato libidinoso com menor de 14 (quatorze) anos. Pena: reclusão de 8 (oito) a 15(quinze) anos". Fica evidente que a intenção do legislador com essas alterações foi punir com mais vigor os que cometem crimes contra a liberdade sexual, principalmente quando há o envolvimento de menores de idade. O crime de estupro de vulnerável, que substitui o antigo estupro mediante violência presumida, ocorre qualquer que seja o meio de execução, e ainda que haja o consentimento da vítima.[9]

A equipe de saúde deve buscar identificar organizações e serviços disponíveis na comunidade que possam contribuir com a assistência à vítima.

Os membros da rede de proteção são responsáveis pela defesa, pelo atendimento e pela responsabilização.[7] Para melhor assistência à vítima, esses membros devem trabalhar integrados, viabilizando o processo das ações em rede.

CONSIDERAÇÕES FINAIS

Além da violência estrutural a que são submetidas as crianças e os(as) adolescentes em decorrência das desigualdades sociais existentes em nosso meio, também são violentadas dentro de seus lares de inúmeras maneiras, muitas vezes silenciosa e continuamente. Todas as formas de violência podem causar danos a seu desenvolvimento biopsicossocial, em curto, médio e longo prazo. É preciso que se compreenda que o fenômeno da violência ultrapassa o domínio exclusivo de uma área do conhecimento, sendo necessário atentar para as múltiplas determinações do singular e do coletivo e o envolvimento e o enfrentamento da questão também pelo médico, o que se dá por seu comprometimento com a causa da criança e do adolescente.

É importante sempre lembrar que, no caso de violência sexual, o acompanhamento deve ser de mais ou menos 5 anos, sempre multiprofissional, interdisciplinar e interinstitucional, e a "alta", em qualquer tipo de violência, só é concedida após a análise de toda a equipe para se ter a certeza de que todas as questões foram bem elaboradas.[7]

No Brasil, o fenômeno da violência tem mobilizado diferentes áreas que procuram estabelecer parcerias e buscam diferentes estratégias de prevenção e intervenção, no enfrentamento do problema. Essa prática visa assegurar o cumprimento de princípios legalmente assegurados no ECA, quanto às políticas e programas voltados à violência social e interpessoal contra crianças e adolescentes.

REFERÊNCIAS BIBLIOGRÁFICAS

1. Campos ZM, Jorge NMDR, Tavares EMP, Silva DCN, Lima SLL, Neto JM, et al. Violência sexual e interrupção da gravidez prevista por lei. Manual de orientação. São Paulo: Febrasgo; 2010. Disponível em: http://www.febrasgo.org.br/manuais (acesso 18 fev 2021).
2. Magalhães MLC, Reis JTL, Furtado FM, Moreira AMP, Cardoso FNFF, Carneiro PSM, et al. O profissional de saúde e a violência na infância e adolescência. Femina. 2009;37(10):547-51.
3. World Health Organization (WHO). Guidelines for medico-legal care of victims of sexual violence. Geneva; 2003. Disponível em: http://www.who.int/violence_injury_prevention/publications/violence/med_leg_guidelines/en/ (acesso 18 fev 2021).
4. Faúndes A, Rosas CF, Bedone AJ, Orozco LT. Violência sexual: procedimentos indicados e seus resultados no atendimento de urgência de mulheres vítimas de estupro. Rev Bras Ginecol Obstet. 2006;28(2):126-35.
5. Análise epidemiológica da violência sexual contra crianças e adolescentes no Brasil, 2011 a 2017. In: Boletim Epidemiológico da Secretaria de Vigilância em Saúde/Ministério da Saúde. 2018 Jun;49.

6. Brasil. Ministério da Saúde (BR). Violência intrafamiliar: orientação para a prática em serviço. Brasília; 2002 (Caderno de Atenção Básica, n. 8. Série A: Normas e Manuais Técnicos n. 131). Brasília: Ministério da Saúde, 2002.
7. Magalhães MLC, Gadelha MFR, Rolim LSD, Rocha VD, Queiroz RMF. Violência na infância e na adolescência: assistência médica e psicossocial. In: Magalhães MLC, Reis JTL. Ginecologia infantojuvenil: diagnóstico e tratamento. Rio de Janeiro: MedBook; 2007. cap.34. p.407-18.
8. Brasil. Código Penal brasileiro. Disponível em: http://www.planalto.gov.br/ccivil_03/decreto-lei/del2848.htm (acesso 18 fev 2021).
9. Brasil. Ministério da Saúde. Aspectos jurídicos do atendimento às vítimas de violência sexual: perguntas e respostas para profissionais de violência sexual. Brasília: Ministério da Saúde, 2011. Disponível em: http://abenfo.redesindical.com.br/arqs/manuais/129.pdf (acesso 18 fev 2021).
10. Brasil. Lei n. 8069, de 13 de julho de 1990. Dispõe sobre o Estatuto da Criança e do Adolescente. Disponível em: http://www.planalto.gov.br/ccivil_03/leis/l8069.htm (acesso 18 fev 2021).

CAPÍTULO 11

COALESCÊNCIA DE PEQUENOS LÁBIOS

Erika Krogh
Tatiana Serra da Cruz

AO FINAL DA LEITURA DESTE CAPÍTULO, O PEDIATRA DEVE ESTAR APTO A:

- Conhecer os possíveis mecanismos fisiopatológicos envolvidos na etiologia da coalescência dos pequenos lábios.
- Reconhecer o quadro clínico e realizar o diagnóstico da coalescência dos pequenos lábios.
- Indicar e conduzir o tratamento das sinéquias, orientando quanto aos efeitos adversos e falhas de tratamento.
- Tranquilizar os pais quanto à normalidade da genitália da criança e orientar em relação à higiene.

INTRODUÇÃO

A coalescência de pequenos lábios caracteriza-se pela aderência dos bordos internos dos lábios menores sobre o introito vaginal, formando-se na linha mediana uma membrana que pode ser translúcida ou espessa e obstrui parcial ou completamente o canal vaginal, por vezes existindo apenas um orifício abaixo do clitóris por onde escoam a urina e o sangue menstrual.[1,2] Apresenta como sinonímia: sinequia vulvar, aderência, aglutinação ou fusão dos pequenos lábios.[2,3] Ela acontece mais comumente entre 3 meses e 3 anos de idade, com prevalência em torno de 0,6-5% das meninas pré-púberes e com maior incidência entre 13-23 meses sendo relatado pico de até 3% nas meninas no segundo ano de vida. Raramente, é encontrada em recém-nascidas.[1,2]

FISIOPATOLOGIA

A etiologia da coalescência de pequenos lábios não está totalmente estabelecida, existindo várias teorias sobre seu desenvolvimento, apontando para uma etiologia multifatorial.[1,4] Acredita-se que o desenvolvimento das aderências labiais seja causado por inflamação vulvar em um ambiente de hipoestrogenismo, teoria esta suportada pelo fato de que as sinequias labiais são incomuns no período neonatal imediato e durante os anos reprodutivos, quando os níveis de estrogênio são mais elevados. Inflamação causada por infecção ou trauma pode levar a erosão do epitélio dos pequenos lábios, que, na ausência do estrogênio, podem se fundir na linha média.[1] A inflamação poderia ainda ocorrer como resultado de má higiene perineal, com a contaminação de fezes na vulva produzindo vulvovaginite e consequentemente o processo inflamatório. Dessa forma, a simples orientação focando maior atenção na higiene pode ser suficiente para a resolução das aderências.[1,4,5] Existem outras condições inflamatórias com as quais as aderências labiais têm sido associadas, como o líquen escleroso, decorrente da inflamação mediada pela doença em curso, situação na qual as aderências normalmente se desenvolvem em pacientes mais velhas, geralmente entre 2-10 anos de idade, sendo frequentemente de localização anterior.[1]

Vulvovaginite por *Candida* sp. em pacientes com mau controle do diabete melito, uso recente de antibióticos ou em bebês com assaduras frequentes também podem ser um fator contribuinte.[3] Outras etiologias infecciosas predispõem à formação de aderências mais comumente a infecção estreptocócica de pele como o *Streptococcus* do grupo A. Embora infecções vaginais por *Neisseria gonorrhea*, *Gardnerella vaginalis, Chlamydia trachomatis* ou *Trichomonas vaginalis* em crianças sejam menos comuns, também podem ser etiologias de inflamação vulvar crônica e de coalescência dos pequenos lábios.[3] Qualquer infeção sexualmente transmissível nessa população requer a consideração de abuso sexual. O trauma genital também pode causar aderências labiais, lesão cicatricial após queda a cavaleiro e mais raramente ser decorrente de abuso sexual.[1]

QUADRO CLÍNICO

As aderências labiais são diagnosticadas em um exame genital de rotina e frequentemente assintomáticas. Quando sintomáticas, podem apresentar desde alterações no ato

miccional, como dificuldade em urinar, dor ou secreção vaginal, até infecções do trato urinário ou vaginais recorrentes. Podem ser parciais, envolvendo os pequenos lábios apenas em sua porção superior ou inferior, ou completas. Em pacientes com adesões completas, um pequeno orifício pode estar presente, possibilitando a eliminação da urina através dos lábios fundidos.[1,2,4] O diagnóstico é feito por meio de uma inspeção clínica rigorosa. O grau de aderências pode variar de todo o comprimento dos pequenos lábios a apenas uma pequena porção (Figura 1).[1]

Mirzaman Huseynov e Ali Ekber Hakalmaz propuseram uma classificação da coalescência dos pequenos lábios, dividindo-a em 4 subtipos.[3] No tipo I, o tecido de fusão é translúcido, permitindo a visualização de estruturas, como o hímen, através da membrana. No tipo II, o tecido de fusão é espesso, não permitindo a visualização de estruturas. O tipo III é similar ao tipo II, sendo a principal diferença a presença de uma aderência discreta do hímen aos pequenos lábios. O tipo IV se diferencia dos demais pela fusão que é lateralizada, à direita ou à esquerda e não na linha média.[3]

TRATAMENTO

O tratamento da coalescência de pequenos lábios será definido pela presença ou não de sintomatologia e poderá ser expectante, clínico ou cirúrgico.[2,6]

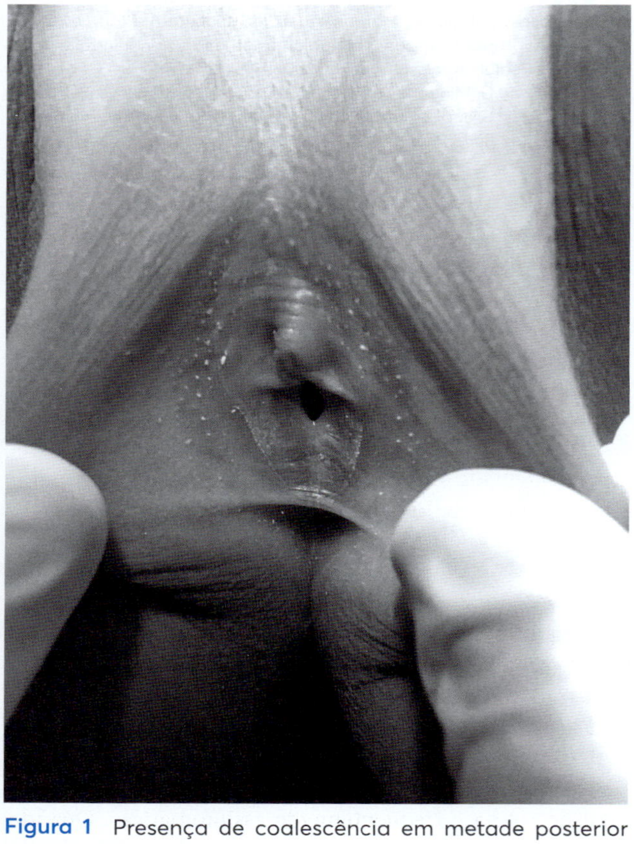

Figura 1 Presença de coalescência em metade posterior dos pequenos lábios.

Embora cerca de 50% das pacientes sejam assintomáticas, pode apresentar-se de forma sintomática, com sintomas urinários inespecíficos, infecção urinária e vaginites.[2,7]

- Assintomáticas: já há consenso na literatura de que para as crianças assintomáticas o tratamento expectante seja o indicado,[1,2,8] com orientação da família sobre cuidados higiênicos, uma vez que tanto a higiene deficiente como o cuidado excessivo com os genitais podem levar ao surgimento das sinequias.[6] Deve-se tratar, quando presentes, os quadros de vulvite e parasitoses; descontinuar o uso de produtos com potencial irritativo, como sabonetes e cremes, por exemplo, aqueles que têm o óxido de zinco em sua formulação, e desaconselhar a troca pouco frequente das fraldas, quando for o caso.[9] A fundamentação da conduta decorre do fato de que a estrogenização do epitélio que ocorrerá com a puberdade levará ao desaparecimento espontâneo das aderências, o que poderá acontecer até mesmo antes, com as medidas de higiene adotadas.
- Sintomáticas: quando há presença de sintomas, temos as opções dos tratamentos clínico ou cirúrgico. O tratamento clínico deve ser prioritário ao cirúrgico, inicialmente.[2]

Como primeira opção, indica-se o creme de estrogênio, aplicado com um cotonete ou com a ponta do dedo, diretamente na linha média formada pela adesão das ninfas, uma ou duas vezes ao dia. Quanto à duração do tratamento, não existe consenso quanto ao tempo exato, encontrando-se na literatura relatos que vão de 2 semanas a 4 meses, no entanto se sabe que este deva ser pelo menor tempo possível para atingir seu objetivo, pois, quanto mais longo o tratamento, maior a possibilidade da ocorrência de efeitos colaterais decorrentes do uso do estrogênio: irritação, hiperemia e hiperpigmentação vulvar, pseudopuberdade precoce iatrogênica, com surgimento de botão mamário, lanugem pubiana, podendo até mesmo ocorrer perda sanguínea por via vaginal, todos reversíveis com a interrupção do medicamento.[2,6] A incidência de efeitos colaterais é de 16% em média, sendo o mais comum destes um leve estímulo mamário.[7]

A falha de tratamento é, em geral, decorrente da aplicação incorreta ou da utilização de quantidades insuficientes da medicação,[2] com dados variáveis referentes ao sucesso da terapêutica estrogênica tópica, que se situam entre 50-80%.[8,10]

Dispomos em nosso país de três formulações de cremes vaginais contendo estrogênios: a mais utilizada para o tratamento da coalescência de pequenos lábios é aquela que contém estrógenos equinos conjugados e também é a de maior absorção, levando, portanto, mais rapidamente a efeitos colaterais; a outra contém estriol, um estrogênio menos potente, bastante utilizado no tratamento das atrofias de mucosa na pós-menopausa; uma terceira contém promestrieno, que possui uma molécula modificada do estradiol e age como um estrógeno, o qual não é capaz de atravessar o epitélio vulvovaginal, sendo, portanto, de ação exclusivamente local e, portanto, tendo resposta mais lenta. Em contrapartida, não haveria o inconveniente dos efei-

tos colaterais. Esta última formulação foi estudada por Magalhães,[6] que observou o desaparecimento da coalescência em período médio de 40 dias de uso, sem modificação da mucosa vulvar.

Outra alternativa de tratamento tópico é o creme de betametasona 0,05%, 2 vezes ao dia, por 4-6 semanas, podendo ser repetido após intervalo, sendo o efeito colateral mais frequente a irritação vulvar por atrofia (3,9-5% dos casos). Esse tratamento poderá ser indicado como primeira ou segunda opção e ainda como terapia adjuvante.[2]

Trabalho publicado em 2020[3] propôs uma classificação das coalescências de pequenos lábios em 4 subtipos, de acordo com a extensão e a intensidade da sinequia. O tratamento seria planejado conforme as características encontradas, no entanto, como terapêutica clínica, foi utilizada apenas a betametasona.

O tratamento cirúrgico fica reservado para os raros casos de insucesso do tratamento clínico, e a técnica consiste na separação manual por debridação,[6,8] preferencialmente após a estrogenização da mucosa por pelo menos 1 semana e sempre sob anestesia, seja ela local, com a utilização de creme contendo a associação de lidocaína e prilocaína a 2,5% ou até mesmo, se necessário, a sedação da paciente.[2,6]

Devem ser observados cuidados de higiene e indicada a utilização de cremes à base de vitaminas A e D, E ou vaselina tópica após o descolamento da sinequia, por tempo prolongado (6-12 meses), para reduzir o risco de recidivas.[2]

Os profissionais de saúde que atendem crianças pré-púberes devem estar atentos para a possibilidade da ocorrência dessa situação clínica, a fim de realizar o diagnóstico, orientação dos pais e tratamento, se necessário, o mais precocemente possível, evitando assim ansiedade à família, que pode associar a patologia a malformação genital. O esclarecimento diagnóstico garante ainda a adoção de medidas higiênicas adequadas, reduzindo a exposição a fatores de risco que possam dificultar a resolução do quadro.

REFERÊNCIAS BIBLIOGRÁFICAS

1. Bacon JL, Romano ME, Quint EH. Clinical recommendation: labial adhesions. J Pediatr Adolesc Gynecol. 2015;28:405-9.
2. Laufer RM, Emans JS. Overview of vulvovaginal complaints in the prepubertal child. UpToDate. 2020. Disponível em: https://www.uptodate.com/contents/overview-of-vulvovaginal-complaints-in-the-prepubertal-child (acesso 15 mar 2021).
3. Huseynov M, Hakalmaz AE. Labial adhesion: new classification and treatment protocol. J Pediatr Adolesc Gynecol. 2020 Aug;33(4):343-8. Disponível em: https://www.sciencedirect.com/science/article/abs/pii/S1083318820301959 (acesso 15 mar 2021).
4. Barbosa Ardilaa SD, Tristancho Barób AI, Suescún Vargasc JM. Sinequia vulvar: revisión de literatura. Arch Argent Pediatr. 2017;115(6):597-607.
5. Eroglu E, Yip M, Oklar T, Kayiran SM, Mocan H. How should we treat prepubertal labial adhesions? Retrospective comparison of topical treatments: estrogen only, betamethasone only, and combination estrogen and betamethasone. J Pediatr Adolesc Gynecol. 2011;24:389.
6. Magalhães, MLC, Reis, JTL. Ginecologia infantojuvenil: diagnóstico e tratamento. Rio de Janeiro: Medbook; 2007. p.83-7.
7. Loveless M, Myint O. Vulvovaginitis: presentation of more common problems in pediatric and adolescent gynecology: practice and research. Clinical Obstetrics and Gynaecology. 2007; p.1-14.
8. Knudtzon S, Haugen SE, Myhre AK. Labial adhesion: diagnostics and treatment. PubMed. Disponível em: https://pubmed.ncbi.nlm.nih.gov/28073227/ (acesso 8 mar 2021).
9. Wolf A, Esser-Mittag J. Ginecologia pediátrica y juvenil: atlas y guía para la consulta. Barcelona: Edimsa AS; 2000. p.162-3.
10. Schober J, Dulabon L, Martin-Alguacil N, Know M-A, Pfaff D. Significance of topical estrogens to labial fusion and vaginal introital integrity. J Pediatr Adolesc Gynecol. 2006;19(5):337.
11. Randelovic G, Mladenovic V, Ristic L, Otasevic S, Brankovic S, Mladenovic-Antic S, et al. Microbiological aspects of vulvovaginitis in prepubertal girls. Eur J Pediatr. 2012;171:1203.

SEÇÃO 37

MEDICINA DO SONO

COORDENADOR

Gustavo Antonio Moreira
Especialista em Pediatria, com Área de Atuação em Medicina do Sono. Doutor em Ciências pela Universidade Federal de São Paulo (Unifesp). Médico do Setor de Pneumopediatria da Unifesp. Médico e Pesquisador do Instituto do Sono, São Paulo.

AUTORES

Ana Elisa Ribeiro Fernandes
Pediatra e Médica do Sono. Mestre em Saúde da Criança e do Adolescente pela Universidade Federal de Minas Gerais (UFMG). Professora Assistente do Departamento de Pediatria da Faculdade de Medicina da UFMG. Coordenadora do Departamento Científico (DC) do Sono da Sociedade Mineira de Pediatria (SMP).

Beatriz Neuhaus Barbisan
Especialista em Pediatria, com Área de Atuação em Pneumologia Pediátrica e Medicina do Sono. Mestre em Ciências pela Unifesp. Médica do Setor de Pneumopediatria da Unifesp.

Cristiane Fumo-dos-Santos
Pediatra com Áreas de Atuação em Pneumologia Pediátrica e Medicina do Sono. Mestre em Ciências pela Unifesp.

Gustavo Antonio Moreira
Especialista em Pediatria, com Área de Atuação em Medicina do Sono. Doutor em Ciências pela Unifesp. Médico do Setor de Pneumopediatria da Unifesp. Médico e Pesquisador do Instituto do Sono, São Paulo.

Lisliê Capoulade N. A. de Souza
Doutora em Ciências Médicas pela Universidade de Brasília (UnB). Título de Especialista em Pediatria com Certificado de Área de Atuação em Medicina do Sono e Pneumologia Pediátrica. Membro do DC do Sono da SBP. Coordenadora do DC do Sono da Sociedade de Pediatria do Distrito Federal (SPDF).

Magali Santos Lumertz
Pediatra com Área de Atuação em Pneumologia Pediátrica e em Medicina do Sono. Doutora em Pediatria e Saúde da Criança pela Pontifícia Universidade Católica do Rio Grande do Sul (PUC-RS). Professora de Pediatria da Escola de Medicina da PUC-RS. Membro do DC de Sono da SBP e do DC de Pneumologia Pediátrica da SBPT.

Márcia Maria Leonardo
Especialista em Pediatria com Área de Atuação em Medicina do Sono. Residência em Pneumologia Pediátrica pelo Hospital Felício Rocho, Belo Horizonte, MG. Fellow em Medicina do Sono Infantil da Indiana Purdue University, Indianapolis, EUA. Médica da Equipe Domiciliar Vent-Lar da FHEMIG – Doenças Neuromusculares.

Rosana Souza Cardoso Alves
Doutora em Neurologia pela Faculdade de Medicina da Universidade de São Paulo (FMUSP). Neurologista Infantil. Coordenadora do Grupo de Neurofisiologia Clínica do Centro Diagnóstico Fleury.

Simone Fagondes
Pediatra com Área de Atuação em Pneumologia Pediátrica e Medicina do Sono. Doutora em Pneumologia pela Universidade Federal do Rio Grande do Sul (UFRGS). Coordenadora do Programa de Residência em Medicina do Sono do Hospital de Clínicas de Porto Alegre (HCPA). Membro do DC de Sono da SBP.

CAPÍTULO 1

APNEIA OBSTRUTIVA DO SONO

Magali Santos Lumertz
Beatriz Neuhaus Barbisan
Simone Fagondes

AO FINAL DA LEITURA DESTE CAPÍTULO, O PEDIATRA DEVE ESTAR APTO A:

- Questionar os pais quanto à presença de ronco noturno nas crianças e, em caso positivo, conduzir uma avaliação mais detalhada.
- Conhecer o quadro clínico para poder presumir o diagnóstico e permitir o tratamento nos casos de menor complexidade.
- Conhecer os fatores de risco para apneia obstrutiva do sono (AOS) acentuada, o que permite selecionar os pacientes que devem ser encaminhados ao especialista.
- Reconhecer o tratamento cirúrgico com remoção do tecido linfoide como a terapia de eleição na maioria dos casos.
- Conhecer os fatores de risco cirúrgico para evitar possíveis complicações perioperatórias e orientar o encaminhamento para equipes cirúrgicas mais experientes.
- Conhecer a variedade de sequelas da AOS não tratada, desde complicações cardíacas até questões neurocognitivas e comportamentais.

INTRODUÇÃO

A apneia obstrutiva do sono (AOS) na infância faz parte do espectro dos distúrbios respiratórios do sono (DRS) de caráter obstrutivo. Estes distúrbios constituem uma síndrome caracterizada por disfunção das vias aéreas superiores (VAS) durante o sono. A AOS encontra-se no extremo de maior gravidade do espectro dos DRS obstrutivos da infância.[1] São entidades clínicas que fazem parte deste *continuum*: o ronco primário, a síndrome de resistência de VAS, a hipoventilação obstrutiva e a síndrome da AOS (com suas diferentes classificações em relação à gravidade).[1]

A Academia Americana de Pediatria recomenda que seja efetuada a triagem para DRS pelo pediatra por questionamento quanto à presença de ronco noturno de modo habitual.[2] A identificação da presença do DRS na criança em conjunto com seu respectivo manejo traz benefícios na saúde global desta e na de seus cuidadores.[3]

DEFINIÇÕES

1. Ronco habitual: ronco (ruído rude, inspiratório) presente, em geral, em mais de 3 noites no período de 1 semana.[4]
2. Ronco primário: ronco habitual na ausência de apneias, hipopneias, anormalidades nas trocas gasosas ou de despertares frequentes no sono.[1]
3. Síndrome de resistência das VAS: ronco, aumento do trabalho respiratório e fragmentação do sono, mas sem eventos obstrutivos ou alteração das trocas gasosas.[1]
4. Hipoventilação obstrutiva: ronco (ou achatamento da curva inspiratória ou respiração paradoxal toracoabdominal à polissonografia – PSG) associado à hipercapnia no sono, na ausência de eventos respiratórios obstrutivos.[1]
5. AOS: obstrução parcial prolongada das VAS e/ou obstrução completa e intermitente, que interrompe a ventilação durante o sono e o padrão normal do sono.[1,2,5]

EPIDEMIOLOGIA

Ronco habitual é observado em até 15% das crianças.[4] Já a prevalência de AOS é estimada entre 1 e 6%, entretanto, este número pode ser tão elevado quanto 59% em crianças obesas.[6]

FISIOPATOLOGIA

A AOS na infância é multifatorial, decorrente provavelmente da combinação entre alteração da estrutura das VAS, redução do controle neuromuscular e da contribuição de outros fatores, como genéticos, hormonais, inflamatórios, metabólicos e até ambientais. Observa-se um au-

mento da resistência das VAS durante o sono, decorrente da somatória de fatores anatômicos e funcionais que levam a um desequilíbrio entre as forças que tendem a fechá-las e aquelas que tendem a abri-las.[5]

FATORES DE RISCO

A AOS acomete a população pediátrica em qualquer faixa etária, desde o período neonatal até a adolescência,[4,6] sendo a hipertrofia tonsilar o fator de risco mais associado nos pré-escolares e a obesidade, o mais relacionado nos adolescentes.[7] Em crianças pré-púberes, a distribuição entre os sexos é semelhante, predominando o sexo masculino a partir da adolescência (padrão semelhante ao do adulto). Além disso, afrodescendentes e asiáticos são mais frequentemente acometidos que caucasianos.[4]

1. Hipertrofia tonsilar: fator de risco mais comumente associado à AOS nas crianças, especialmente naquelas não obesas e sem comorbidades.[4,5] As tonsilas aumentam de tamanho desde o nascimento até cerca de 12 anos de idade e são maiores em relação ao tamanho das VAS entre 3 e 6 anos.[6] Entretanto, não há correlação direta entre o tamanho tonsilar e a gravidade da AOS.[4,6]
2. Obesidade: associada à AOS tanto na população pediátrica quanto (e em especial) em adultos, provavelmente em virtude da redução do tamanho e/ou do aumento da colapsibilidade das VAS.
3. Prematuridade.
4. Dismorfias craniofaciais e síndromes genéticas: alterações craniofaciais resultam do desenvolvimento anormal do cérebro, do crânio e/ou do esqueleto facial, podendo levar a vários pontos de estreitamento da via aérea.[5] Síndromes genéticas podem apresentar não só dismorfias craniofaciais, mas também outros fatores associados à AOS, como alteração de tônus muscular. São exemplos de quadros e/ou síndromes de risco ao desenvolvimento de AOS: Down, Apert, Crouzon, Pfeiffer, Treacher-Colins, Goldenhar, Prader-Willi, sequência de Pierre-Robin e mucopolissacaridoses.
5. Doenças neuromusculares.
6. Asma e rinite alérgica.
7. História familiar positiva para AOS.
8. Exposição ao tabagismo e à poluição ambiental.

DIAGNÓSTICO

Quadro clínico

O quadro clínico é a base para a suspeita diagnóstica de AOS, embora a confirmação dependa da PSG (Tabela 1).[4]

O ronco é um sintoma praticamente obrigatório. Pode ser o motivo da consulta, mas, em geral, surge pelo questionamento do médico. Presença e frequência de ronco devem sempre fazer parte da anamnese pediátrica. Quando o ronco ocorre na maioria das noites (ronco habitual), deve ser investigado. Já o ronco esporádico deve ser seguido clinicamente. Às vezes, os familiares podem não saber se a criança ronca, principalmente quando se trata de adolescentes que dormem em quartos e horários distintos dos pais.[4]

Tabela 1 Manifestações clínicas da apneia obstrutiva do sono em pediatria

Anamnese	Exame físico
Ronco	Fácies alongada
Esforço respiratório	Respiração oral
Apneia	Voz anasalada/abafada
Sono agitado/sudorese	Mordida aberta e incompetência labial
Posições anormais no leito	Hipoplasia maxilar, micro ou retrognatia
Enurese	Oclusão dental classe II
Palidez/cianose	Tonsilas: grau III ou IV
Respiração ruidosa/oral	Desvio de septo
Cefaleia matutina	Hipertrofia de cornetos
Voz anasalada	Palato ogival
Rinite	Macroglossia
Asma	Classificação de Mallampati classe III ou IV
Prematuridade	Palato mole redundante
Sonolência excessiva	Pilares e úvula grandes
Hiperatividade, falta de atenção	Obesidade
Timidez, retraimento social	Pescoço curto
Pais assustados	Doença neuromuscular
Pais agitam a criança para ela respirar	Malformação craniofacial

Dificuldade respiratória durante o sono, paradas da respiração e, ao final do episódio, ronco mais alto ou "engasgo" podem ser observados. A apneia presenciada é um sintoma muito específico, mas pouco sensível, portanto, não deve ser considerada essencial para a suspeita diagnóstica.[3]

Na criança, distúrbio de atenção, hiperatividade, alterações de humor e de comportamento, como timidez e comportamento opositor, são consequências mais frequentes de sono não reparador do que a sonolência. Daí a importância de abordar, na anamnese, o desempenho escolar e as relações sociais.[1]

O principal fator predisponente à AOS em crianças é a hipertrofia de tonsilas e adenoide. Tonsilas graus III ou IV (Figura 1), adenoide obstrutiva (visto à nasofibroscopia e/ou à radiografia de cavum), arcabouço esquelético pequeno e tecidos moles abundantes se destacam. A classificação de Mallampati é um instrumento que avalia o tamanho do espaço faríngeo e a relação entre a estrutura esquelética e os tecidos moles, como língua, palato mole, úvula e tonsilas (Figura 2).[3]

No exame físico, também devem ser avaliados o peso, a estatura e o índice de massa corporal (IMC), já que a obesidade é um fator predisponente importante, e a deficiên-

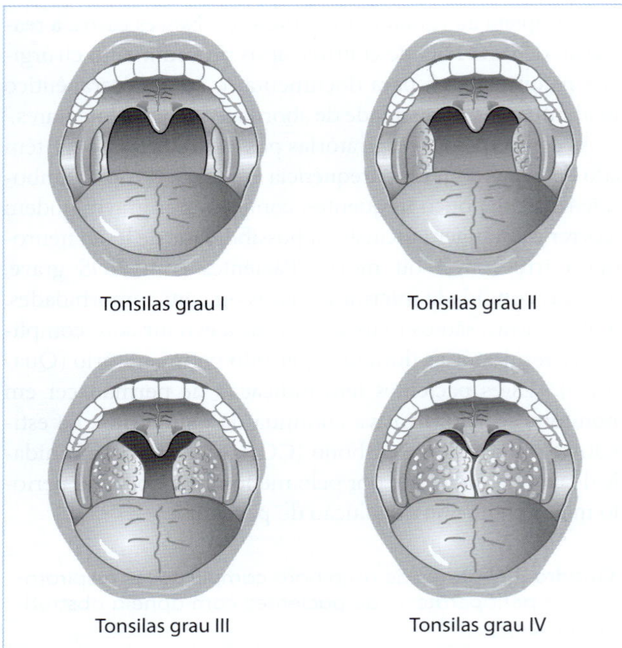

Figura 1 Classificação de Brodsky para tamanho das tonsilas faríngeas.

cia no crescimento pode ser uma complicação da AOS. A hipertensão arterial sistêmica e a hipertensão pulmonar podem ser complicações de casos mais graves e devem ser consideradas no exame físico.[4]

Pacientes com síndromes, distúrbios neuromusculares ou craniofaciais (esqueléticos ou de tecidos moles) devem receber especial atenção, já que a prevalência de AOS pode ser muito alta e com maior chance para casos graves. A síndrome de Down e a mucopolissacaridose são emblemáticas nesse sentido.[1,5]

Polissonografia

O padrão-ouro para o diagnóstico da AOS pediátrica é a PSG noturna realizada em laboratório. A PSG quantifica e especifica as apneias e hipopneias, assim como a alteração dos gases sanguíneos e a fragmentação do sono delas decorrentes. O Quadro 1 mostra o diagnóstico de AOS segundo a Classificação Internacional de Distúrbios do Sono de 2014.[7]

Quadro 1 Diagnóstico de apneia obstrutiva do sono em pediatria[7]

Critério A - C são necessários:
A. Presença de um ou mais dos seguintes:
1. Ronco.
2. Esforço respiratório ou movimento paradoxal toracoabdominal durante o sono.
3. Sonolência, hiperatividade, problemas de comportamento ou de aprendizado.
B. PSG demonstra um ou ambos dos seguintes:
1. Uma ou mais apneias obstrutivas, mistas, ou hipopneias por hora de sono.
2. Padrão de hipoventilação obstrutiva definido por pelo menos 25% do tempo total de sono com hipercapnia ($PaCO_2$ > 50 mmHg) em associação com um ou mais dos seguintes:
a. Ronco.
b. Achatamento da curva da pressão nasal inspiratória.
c. Movimentos toracoabdominais paradoxais.
C. Os sintomas não são mais bem explicados por outro distúrbio do sono, distúrbio médico, medicação ou uso de substâncias.

PSG: polissonografia; IAH: índice de apneia e hipopneia; $PaCO_2$: pressão parcial de dióxido de carbono.

Vale ressaltar que o índice de apneia/hipopneia (IAH) obstrutivo para o diagnóstico de AOS varia entre os autores, desde um evento por hora de sono (1/h) até dois eventos por hora. É consenso que IAH obstrutivo maior do que 5/h indica AOS moderada, e, a partir de 10/h, AOS acentuada.[1] Para os adolescentes, como ainda não existem normas bem estabelecidas, têm sido utilizados, a critério clínico, a classificação pediátrica (acima) ou a adulta a partir do IAH: 5 a 15/h = AOS leve; 15-30/h = AOS moderada; acima de 30/h = AOS acentuada.

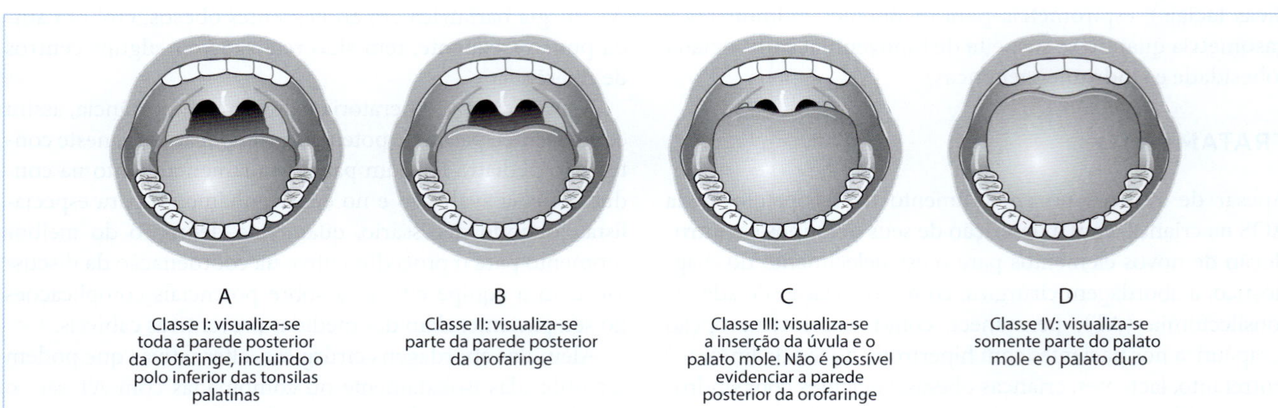

Figura 2 Classificação de Mallampati.

Os valores da saturação de oxigênio (SpO_2), tanto o nadir (menor valor) quanto a porcentagem do tempo com SpO_2 menor que 90%, são outras informações essenciais fornecidas pela PSG.[6]

Apesar de sua excelência, a PSG é um exame pouco acessível e de alto custo. Nos casos mais simples, a conduta acaba se baseando no quadro clínico. Existem situações, entretanto, em que uma avaliação precisa é muito importante (Quadro 2).[1,4]

Quadro 2 Principais indicações de polissonografia na suspeita de apneia obstrutiva do sono em pediatria

AOS grave e/ou doença de base grave
Dúvida na indicação cirúrgica
Risco de persistência de AOS após AT
Tecido linfoide mínimo e quadro clínico ou complicação presente
Contraindicação cirúrgica
Titulação de CPAP
Antes e após expansão maxilar ou aparelhos ortodônticos
Após AT: manutenção de sintomas ou comorbidades importantes

AOS: apneia obstrutiva do sono; AT: adenotonsilectomia; CPAP: pressão positiva contínua em vias aéreas.

Monitoração portátil do sono

A monitoração portátil e domiciliar do sono já é aceita como instrumento diagnóstico em adultos, mas, até o momento, a Academia Americana de Medicina do Sono não recomenda o seu uso em pediatria. Entretanto, dada a dificuldade de acesso à PSG, alguns serviços têm usado e comprovado os resultados promissores apresentados pela literatura[1], especialmente com a poligrafia cardiorrespiratória e na idade escolar. Vale ressaltar que também não é uma tecnologia de fácil acesso ainda.

Outros exames

Na dependência dos fatores causais de cada caso, exames específicos têm lugar, como a nasofibroscopia (praticamente obrigatório) e a cefalometria (nas alterações ortopédicas faciais), espirometria para os doentes pulmonares e gasometria quando se suspeita de hipoventilação associada (obesidade e síndromes genéticas).[1]

TRATAMENTO

Apesar de avanços no entendimento da fisiopatologia da AOS na criança, com a descrição de seus fenótipos e a introdução de novos elementos para o estabelecimento do diagnóstico, a abordagem cirúrgica, com a realização de adenotonsilectomia (AT), permanece como a primeira opção terapêutica nos pacientes com hipertrofia do tecido linfoide.[6] Entretanto, lactentes, crianças obesas, pacientes com síndromes genéticas com acometimento craniofacial e pacientes com quadros graves têm maior chance de falha ou de resposta incompleta ao tratamento cirúrgico.[5,7] Nesses casos, a realização de uma PSG de controle após procedimento cirúrgico é recomendável, para documentar o sucesso terapêutico ou identificar a necessidade de abordagens complementares.[3]

As complicações respiratórias pós-operatórias de AT têm sido descritas com uma frequência em torno de 36%. Embora felizmente pouco frequentes, complicações graves podem ocorrer e abrangem inclusive a possibilidade de lesão neurológica irreversível ou morte. Pacientes com AOS grave, crianças com idade inferior a 2 anos ou com comorbidades, dentre outras, são os mais suscetíveis a evoluir com complicações respiratórias durante o período perioperatório (Quadro 3).[4] Esses pacientes têm indicação de permanecer em monitoração não invasiva contínua da oximetria e da estimativa do dióxido de carbono (CO_2), se possível em unidade de terapia intensiva, por pelo menos uma noite, ou período maior conforme a evolução do paciente.[6]

Quadro 3 Fatores de risco para complicações respiratórias no perioperatório de pacientes com apneia obstrutiva do sono

Idade < 2 anos
Prematuridade
Baixo peso
Obesidade
Asma
Alterações craniofaciais
Alterações cromossômicas
Doenças neuromusculares
Doenças cardíacas
Presença de laringoespasmo no transoperatório
Anormalidades craniofaciais

Fonte: adaptado de Moreira, Haddad e Bittencourt, 2013.[4]

Outros procedimentos cirúrgicos podem ser indicados, sobretudo em pacientes com malformações craniofaciais, como distração osteogênica da mandíbula, avanço maxilomandibular ou mesmo traqueostomia, em casos extremos. A cirurgia bariátrica em adolescentes obesos, embora ainda pouco frequente, tem sido realizada em alguns centros de referência.

A avaliação pré-operatória é de suma importância, assim como a antecipação de potenciais complicações e, neste contexto, o pediatra tem um papel fundamental, tanto na condução dessa avaliação e no encaminhamento para especialistas, quando necessário, quanto na definição do melhor momento para o procedimento e na coordenação da discussão com a equipe cirúrgica sobre potenciais complicações no seu paciente, além das medidas preventivas cabíveis.[7,8]

Além das abordagens cirúrgicas, alternativas que podem ser utilizadas isoladamente ou combinadas com AT são: o uso de corticosteroide tópico nasal ou de antagonistas de receptores de leucotrieno; dieta para redução de peso; terapia

miofuncional orofacial; tratamentos ortodôntico e ortopédico facial; e o uso de pressão positiva contínua nas vias aéreas superiores de forma não invasiva (CPAP).

Não obstante, crianças maiores e adolescentes com AOS podem ter características clínicas semelhantes às encontradas nos pacientes adultos. Nesses casos, a abordagem terapêutica indicada pode ser similar à preconizada para essa população.[7,9]

CONSEQUÊNCIAS

O primeiro relato que pode ser atribuído a complicações da AOS foi publicado por William Hill, no periódico *British Medical Journal* em 1889.[10] Nessa publicação, o médico sugere que crianças com dificuldades de aprendizado e com comportamento indolente, queixas de cefaleia na escola, com padrão de respiração oral, além de relato de ronco e sono agitado deveriam ser avaliados no departamento médico da escola.[10]

Atualmente, existe ampla evidência do impacto cardíaco e autonômico da AOS não tratada, incluindo correlação com hipertensão arterial sistêmica, taquicardia, aumento da variabilidade da frequência cardíaca, disfunção ventricular direita, hipertensão pulmonar e prejuízo no crescimento somático. Grande ênfase tem sido dada às repercussões neurocognitivas, mediante a publicação de vários estudos neuropsiquiátricos e psicológicos demonstrando associação entre AOS e aprendizado, déficit de atenção e questões comportamentais, como agressividade e comportamento oponente.[3] Também há evidências de que a AOS tenha algum efeito no humor, habilidades de expressão linguísticas, percepção visual e na memória. As principais sequelas neurocognitivas e cardiovasculares encontram-se na Tabela 2.

Tabela 2 Principais complicações da apneia obstrutiva do sono na criança[11]

Neurológicas	Cardiovasculares
Hiperatividade	Hipertensão arterial pulmonar
Déficit de atenção	Hipertensão arterial sistêmica
Sonolência excessiva	Disfunção sistólica de ventrículo esquerdo
Depressão	Disfunção diastólica de ventrículo direito
Perda da memória	Alteração da geometria de ventrículo esquerdo
Déficit de inteligência	Disfunção endotelial
Prejuízo da função executiva	Inflamação sistêmica
Baixo desempenho escolar	

A fisiopatologia proposta inclui a presença de hipóxia intermitente, promovendo a liberação de substâncias reativas ao oxigênio. Além disso, a hipoxemia e a fragmentação do sono resultam em ativação simpática. A combinação desses fatores pode desencadear inflamação ou exacerbar a inflamação associada com a obesidade.[2]

Hipercapnia e variações nas pressões intratorácicas também têm sido implicadas na gênese das sequelas da AOS. Crianças com cardiopatia congênita ou doença pulmonar crônica, por exemplo, com hipóxia crônica semelhante à que ocorre na AOS, também apresentam alterações comportamentais e déficits cognitivos.[11]

REFERÊNCIAS BIBLIOGRÁFICAS

1. Kaditis AG, Alonso Alvarez ML, Boudewyns A, Alexopoulos EI, Ersu R, Joosten K, et al. Obstructive sleep disordered breathing in 2- to 18-year-old children: diagnosis and management. Eur Respir J. 2016;47(1):69-94.
2. Marcus CL, Brooks LJ, Draper KA, Gozal D, Halbower AC, Jones J, et al. American Academy of Pediatrics. Diagnosis and management of childhood obstructive sleep apnea syndrome. Pediatrics. 2012;130(3):576-84.
3. Gipson K, Lu M, Kinane TB. Sleep-disordered breathing in children. Pediatr Rev. 2019;40(1):3-13.
4. Moreira G, Haddad F, Bittencourt L. Recomendações para o diagnóstico e tratamento da síndrome da apneia obstrutiva do sono na criança e adolescente. São Paulo: Estação Brasil; 2013.
5. Barbisan BN. Ronco e apneia obstrutiva do sono. In: Barbisan BN, Santos CF, Motta EHG (eds.). Medicina do sono em pediatria. Sociedade de Pediatria de São Paulo (SPSP). São Paulo/Rio de Janeiro: Atheneu; 2019. p.97-104.
6. Schwengel DA, Dalesio NM, Stierer TL. Pediatric obstructive sleep apnea. Anesthesiol Clin. 2014;32(1):237-61.
7. American Academy of Sleep Medicine. International Classification of Sleep Disorders. 3.ed. Darien: American Academy of Sleep Medicine; 2014.
8. Dos Santos CF, Diaferia G, Juliano ML. Apneia obstrutiva do sono: tratamento. In: Barbisan BN, Santos CF, Motta EHG (eds.). Medicina do sono em pediatria. Sociedade de Pediatria de São Paulo (SPSP). São Paulo/Rio de Janeiro: Atheneu; 2019. p.105-111.
9. Epstein LJ, Kristo D, Strollo PJ Jr., Friedman N, Malhotra A, Patil SP, et al. Adult Obstructive Sleep Apnea Task Force of the American Academy of Sleep Medicine. Clinical guideline for the evaluation, management and long-term care of obstructive sleep apnea in adults. J Clin Sleep Med. 2009;5(3):263-76.
10. Hill W. On some causes of backwardness and stupidity in children: and the relief of these symptoms in some instances by naso-pharyngeal scarifications. Br Med J. 1889;2(1500):711-2.
11. Moreira GA. Apneia obstrutiva do sono: complicações. In: Barbisan BN, Santos CF, Motta EHG (eds.). Medicina do sono em pediatria. Sociedade de Pediatria de São Paulo (SPSP). São Paulo/Rio de Janeiro: Atheneu; 2019. p.113-8.

CAPÍTULO 2

INSÔNIA PEDIÁTRICA

Ana Elisa Ribeiro Fernandes
Gustavo Antonio Moreira
Cristiane Fumo-dos-Santos

AO FINAL DA LEITURA DESTE CAPÍTULO, O PEDIATRA DEVE ESTAR APTO A:

- Reconhecer a importância da abordagem da criança que não dorme.
- Saber classificar as diferentes manifestações clínicas da insônia em crianças.
- Determinar as consequências clínicas do sono insuficiente.
- Reconhecer os elementos predisponentes, precipitantes e perpetuantes.
- Identificar enfermidades clínicas e peculiaridades da criança e da família que indicarão as diversas estratégias terapêuticas.
- Saber as diferentes técnicas de terapia comportamental.

INTRODUÇÃO

Os problemas de sono são muito comuns em lactentes, crianças e adolescentes e são um dos grandes desafios no consultório pediátrico. O sono tem papel fundamental no desenvolvimento, crescimento e bem-estar da criança e de toda a família. A queixa de dificuldade de iniciar o sono e de despertar frequente é muito prevalente em crianças, ocasiona diversas consequências no desenvolvimento e na interação entre pais e filhos. Estratégias personalizadas permitem resolução completa a médio prazo, de forma a permitir uma infância plena.[1]

DEFINIÇÃO

O termo "insônia pediátrica" substituiu o que anteriormente era chamado de insônia comportamental do lactente (ICSD-2, 2005). O diagnóstico de insônia definido pela Classificação Internacional de Distúrbios do Sono – 3ª edição revisada (ICSD-3-TR) deve incluir os seguintes critérios:

- Dificuldade de iniciar ou de manter o sono ou despertar precoce ou resistência em ir para cama em horário apropriado ou dificuldade de adormecer sem intervenção de pais ou cuidadores.
- Sintomas diurnos como cansaço, falta de energia, sonolência, desatenção, dificuldades em concentração ou na memória, prejuízo social, familiar ou no desempenho acadêmico, alteração de humor e irritabilidade, problemas comportamentais como hiperatividade, impulsividade ou agressividade, maior propensão para erros e acidentes.
- As queixas não são explicadas por falta de oportunidade ou condições inadequadas para dormir (segurança, luminosidade, silêncio, conforto).
- Ocorrência de pelo menos 3 vezes por semana e presente por pelo menos 3 meses. Esse critério pode não ser apropriado para bebês no primeiro ano de vida, pois problemas de sono já podem ser diagnosticados logo após 6 meses. Importante ressaltar que não é esperado que bebês durmam a noite toda antes de 3 a 6 meses.
- As queixas não são devidas apenas a outros distúrbios de sono, doenças ou uso de medicamentos.

Para o diagnóstico, deve-se considerar o relato da família e da criança, sempre que possível. Professores e cuidadores também podem trazer informações importantes sobre os sintomas diurnos. Neste capítulo serão abordados os problemas de sono em lactente e crianças pré-escolares.[2-4]

EPIDEMIOLOGIA

A insônia é altamente prevalente em lactentes e pré-escolares com desenvolvimento típico, ocorrendo em aproximadamente 20 a 30%. Nos primeiros 2 anos de vida, a prevalência é mais alta, em torno de 30%, e após o terceiro ano de vida mantém-se estável, em torno de 15%.[4] Em crianças

com transtornos do neurodesenvolvimento ou comorbidades psiquiátricas a prevalência chega a 80%.[5]

Além disso, estudos longitudinais demonstraram que problemas de sono que se apresentam pela primeira vez na infância podem persistir nos anos pré-escolares e escolares e tornar-se crônicos.[6]

QUADRO CLÍNICO

A organização do ciclo sono-vigília é um marco precoce do desenvolvimento e deve ser monitorada pelo pediatra. Consolidação e regulação do sono são processos biopsicossociais que interagem e são fundamentais para o estabelecimento de um padrão de sono-vigília saudável. A evolução desses comportamentos é governada pela maturação de mecanismos neurais e circadianos, porém também é influenciada pelo ambiente, assim como outros processos, como o desenvolvimento da linguagem e o controle dos esfíncteres. Ter um sono adequado envolve comportamentos aprendidos que são passíveis de modificação.[7]

Consolidação do sono é a capacidade de dormir horas ininterruptas. O recém-nascido (RN) consegue dormir por 1 a 3 horas, aumentando para 5 horas aos 2 a 3 meses. A maioria dos lactentes aos 6 meses (62,4%) dorme mais de 6 horas por noite e 43% deles mais de 8 horas por noite. Aos 12 meses, 72,1% dos bebês dormem mais que 6 horas por noite e 56,6% dormem mais que 8 horas por noite. Portanto, algum despertar à noite no primeiro ano de vida é esperado sem que haja repercussão no desenvolvimento.[7]

A regulação do sono é a capacidade de conseguir adormecer sem ajuda no início da noite e nos despertares.[7] Um estudo que filmou o sono de bebês observou que 17,4% dos bebês aos 3 meses e 61,9% aos 6 meses não precisavam de ajuda para adormecer. Temperamento difícil, depressão materna, cama compartilhada, uso de chupeta e relação ruim entre os pais aumentavam o risco da dificuldade do sono se tornar crônica.[8]

A incapacidade de "dormir a noite toda" e de "se autoninar" representa um atraso ou uma regressão no neurodesenvolvimento dos dois marcos do desenvolvimento do sono: consolidação e regulação.

A insônia pediátrica tem características claramente comportamentais. A ICSD-2, 2005 dividia a insônia do lactente em três tipos que ainda são úteis para a investigação e o manejo da insônia pediátrica:[1,9]

1. Distúrbio de associação: o lactente aprende a dormir sob uma condição específica (objeto, circunstância) que geralmente requer intervenção e presença dos pais. Após um despertar fisiológico noturno ao fim de um ciclo de sono, o lactente também necessitará de intervenção dos pais para voltar a dormir. Apesar de o número de despertares poder ser normal para a idade, o problema ocorre pela incapacidade de voltar a dormir sozinho, o que pode prolongar o período acordado e prejudicar o sono de toda a família. Esse distúrbio pode diminuir naturalmente com o desenvolvimento, mas também pode se tornar crônico.[2,10]
2. Distúrbio pela falta de limites: típico da idade pré-escolar e escolar, caracterizado por uma dificuldade dos pais de estabelecerem limites e regras para a hora de dormir ou de fazer com que esses sejam respeitados. São comuns desculpas como fome, sede, medo, solicitação de mais uma história, entre outras. O tempo total de sono pode reduzir em 1 a 2 horas, com a presença de 3 a 5 despertares com saída do leito ou chamada pelos pais.[5]
3. Distúrbio misto, que é uma combinação dos fenótipos citados anteriormente. Além de dificuldade em iniciar o sono, a criança também precisa da presença dos pais ao longo da noite para voltar a dormir.

FATORES PREDISPONENTES, PRECIPITANTES E PERPETUANTES

Os fatores predisponentes estão baseados nos processos circadiano e homeostático, que regulam o ciclo sono-vigília. Dois processos independentes se comunicam para controlar o ciclo sono-vigília: processo homeostático (S) e o processo circadiano (C). O processo S representa a pressão de sono que se acumula à medida que se está acordado e que diminui ou se dissipa durante o sono. Está presente no início da vida e se desenvolve lentamente ao longo da infância e da adolescência. A pressão de sono é construída mais rapidamente nas crianças e é responsável pelos cochilos. Normalmente, entre 3 e 5 anos, as crianças param de cochilar.[7] O processo C é controlado pelo ciclo claro-escuro e regido pela melatonina. O início da secreção de melatonina pela glândula pineal se dá 1 a 2 horas antes do início habitual do sono, desde que a retina perceba diminuição de luminosidade. Nosso ritmo interno é um pouco maior que 24 horas, por isso é imperativo usar pistas externas (ciclo claro-escuro, horários de alimentação, horários regulares de dormir e acordar, interação social e atividade física) para regular o "relógio" interno. Aos 3 meses, a produção endógena dos hormônios circadianos melatonina e cortisol começa a apresentar um ritmo de 24 horas e o bebê passa a ser capaz de diferenciar dia e noite. Esse ritmo vai adquirindo estabilidade gradualmente entre 6 e 12 meses de idade.[7]

Os fatores precipitantes e perpetuantes são inúmeros e podem se combinar. Incluem fatores extrínsecos (ambiente, problemas parentais) e intrínsecos (temperamento, doenças). Fatores do ambiente incluem barulhos, luz, temperatura inadequada, cama ou quarto compartilhado. Fatores relacionados aos pais envolvem permissibilidade, conflito, expectativas não reais, longas horas de trabalho, doenças como depressão e alcoolismo. Crianças com temperamento difícil apresentam maior dificuldade de serem acalmadas e podem ser mais resistentes a mudanças de rotina que exijam menor participação do cuidador. Crianças com problemas médicos agudos ou crônicos, como dor, prurido ou mesmo outros distúrbios do sono, como a apneia obstrutiva do sono, podem ter o sono mais perturbado e os pais podem também ter dificuldades em estabelecer limites, devido a uma sensação de maior vulnerabilidade da criança.[7]

CONSEQUÊNCIAS

A maioria dos artigos que abordam os impactos de um sono ruim em lactentes e pré-escolares é observacional por razões éticas. A limitação desses estudos é que eles não podem inferir sobre causa e efeito. Alguns estudos sugerem que lactentes com pior consolidação do sono aos 6 e 18 meses apresentam pior desempenho em linguagem e outras funções cognitivas aos 2 e 5 anos.[11,12] Um estudo populacional realizado na Holanda com 720 crianças avaliou queixas de sono como "não querer dormir sozinho; dificuldade para dormir; resistência a ir para a cama; dormir menos que outras crianças e acordar muito à noite" aos 2 e 18 meses, aos 2, 3 e 6 anos, e encontrou que problemas de sono aos 2 anos estavam associados a diminuição da espessura cortical aos 7 anos na ressonância magnética.

Estudos experimentais são escassos e envolvem principalmente a privação de cochilos. Entre lactentes e pré-escolares randomizados para fazer ou não o cochilo, aqueles que cochilaram desempenharam melhor nas tarefas de generalização e memória.[13,14]

Além disso, o sono ruim de uma criança interfere no sono de toda a família, impactando na saúde física dos pais, no risco de acidentes, na formação de um bom vínculo com a criança e na relação do casal. Mães com sono mais curto experimentaram níveis mais elevados de estresse, incluindo caos doméstico, sobrecarga de papéis, dificuldades parentais, mau comportamento infantil, eventos negativos na vida, falta de apoio social, parentalidade positiva reduzida, mais disfunções parentais. Melhorar o sono da criança e consequentemente dos pais pode ser uma intervenção útil para promover o envolvimento e a capacidade de resposta positiva dos pais e melhorar a saúde de toda a família.[15]

DIAGNÓSTICO

A história clínica é a principal ferramenta diagnóstica. É importante determinar o horário do início e fim do sono diurno e noturno, além os marcos do desenvolvimento neuropsicomotor. Veja a seguir diversos aspectos que o pediatra deve perguntar aos pais de crianças com problemas de sono.

Quais são as atividades realizadas 2 horas antes do horário de dormir? Quanto tempo geralmente a criança demora para adormecer? Se demora mais do que 30 minutos para adormecer, o que a criança faz nesse período (de desligar a luz até o início do sono)? Qual é a resposta dos pais para esses comportamentos? O que os pais fazem para ajudar a criança a adormecer? Os pais permitem que a criança adormeça em outro local, distinto do seu berço/cama ou quarto? Quais são os elementos de associação necessários para a criança adormecer (bicho de pelúcia, chupeta, brinquedo, mamadeira, colo, luz acesa, TV)? A criança desperta depois de adormecer? Quantas vezes? Há que horas? Por quanto tempo? Quais são as intervenções necessárias para que a criança volte a dormir? A criança apresenta algum comportamento ou movimento diferente durante o sono? Durante a noite a criança anda, bate a cabeça, grita alto, mexe as pernas? A criança ronca? Qual é a intensidade, quantas noites na semana? Ela acorda espontaneamente ou é despertada pelo relógio? Pelos pais ou irmão? É difícil acordá-la? Como ela se sente? Irritada? Feliz? Cansada? Qual é o período do dia em que a criança está mais ativa e alerta? Quando está mais cansada e irritada? A criança tem comportamentos anormais durante as sonecas? Onde a criança dorme durante o dia? Os elementos de associação estão presentes durante as sonecas diurnas?

Além da história clínica, os diários do sono são muito úteis. Eles permitem avaliar o ritmo circadiano e o tempo total de sono. Algumas perguntas podem ser dirigidas para avaliar os hábitos e a rotina do sono. O diário deve rastrear as atividades nas 24 horas num período médio de 2 semanas. Adicionalmente, questionários validados que avaliam a qualidade do sono também são bastante úteis e devem ser associados à entrevista e ao diário do sono. Para crianças menores de 3 anos, existe o Questionário BISQ de Avaliação do Sono na Primeira Infância. Nas crianças acima de 3 anos a Escala de Distúrbio de Sono em Crianças e o Questionário de Hábitos de Sono em Crianças são ferramentas validadas para português do Brasil.[16]

EXAMES SUBSIDIÁRIOS

A actigrafia é uma maneira simples de avaliar o ritmo sono-vigília. Esse equipamento tem o formato de um relógio de pulso e monitora os movimentos corporais. Por meio de um *software* pode-se analisar os sinais obtidos e correlacionar com o estado (sono ou vigília) da criança. Pode ser usado em qualquer idade. A polissonografia é o exame padrão ouro para avaliação do sono, porém o seu uso na insônia pediátrica é pouco útil. Está indicado somente se houver a suspeita de apneia obstrutiva do sono, de distúrbio do movimento periódico de pernas, presença de comportamentos e movimentos anormais durante o sono.[17]

TRATAMENTO

As modalidades para o tratamento da insônia comportamental compreendem a educação dos pais sobre higiene do sono e rotinas adequadas, técnicas comportamentais e/ou tratamento farmacológico. O objetivo do tratamento é reduzir a latência para início do sono, os despertares noturnos e aumentar a quantidade e qualidade do sono.[4,5,17]

Higiene do sono

O primeiro passo para o tratamento da insônia comportamental do lactente é a educação dos pais sobre higiene do sono e rotinas adequadas. Atividades realizadas durante o dia devem ser valorizadas, incluindo atividade física moderada, exposição à luz natural, adequação do tempo de uso de tela recomendado para a idade e restrição do uso 1 a 2 horas antes de dormir e evitar o consumo de alimentos com cafeína.

Os pais devem criar rotinas consistentes para a hora de dormir, com horários regulares para adormecer, para acordar

e para os cochilos, tanto durante a semana quanto nos finais de semana. Para a maioria das crianças, o horário recomendado para dormir é entre 19 e 20h30 horas, evitando que a criança fique excessivamente cansada, o que pode interferir em sua capacidade de adormecer. Os cochilos durante o dia não devem ocorrer muito próximo do horário noturno de sono. Para as crianças que realizam duas sonecas por dia, o cochilo deve ocorrer até 4 horas antes do sono noturno, e, para aquelas que realizam uma soneca, 6 horas antes.[5]

É fundamental que as rotinas sejam repetidas todas as noites, num ambiente noturno acolhedor, com atividades relaxantes próximo da hora de dormir. O quarto deve ser adequado, com cama confortável, silencioso e escuro. As crianças devem ser colocadas na cama ainda acordadas, encorajando a prática de adormecer sem auxílio dos pais. As crianças menores não devem ser adormecidas no colo, carrinho ou outro local que não seja seu próprio quarto, e devem evitar o uso de mamadeiras e chupetas para adormecer a criança.[7]

Terapia comportamental

A terapia comportamental para as crianças com problemas para iniciar o sono e para os despertares noturnos está consolidada na literatura e representa a primeira escolha terapêutica segundo a Academia Americana de Sono.[3,5] O objetivo principal da terapia comportamental é eliminar as associações que levam à insônia. A melhor abordagem depende de cada família e leva em conta a faixa etária da criança e aquela que os pais acreditam que terá maior adesão. É importante ensinar aos pais a mudança de paradoxo: em vez de "fazer a criança dormir" (intervenção paterna/materna) eles irão "ensinar o filho a adormecer".

- Extinção absoluta: consiste em colocar a criança para dormir e ignorar completamente qualquer comportamento noturno, como choro, birra, chamar os pais, até a próxima manhã. Nessa situação os pais podem se retirar do quarto ou um dos pais pode permanecer dentro do quarto, entretanto não poderá interagir com a criança. Essa modalidade é baseada na teoria de comportamento operante, segundo a qual o que não é reforçado nem recebe atenção ao longo do tempo é reduzido ou eliminado. Apesar de muito eficaz, é uma técnica pouco aceita pelos pais.
- Extinção gradativa: nessa técnica a criança é colocada para dormir e, diante de comportamentos noturnos inadequados como choro e birra, os pais são ensinados a ignorar o comportamento impróprio por períodos cada vez mais longos, com aumentos graduais ao longo de noites sucessivas. O objetivo principal dessa técnica é estimular a criança a se autoconsolar e adormecer sozinha.
- Despertar programado: utilizado principalmente para os casos em que a criança desperta durante a noite, e consiste em instruir os pais a acordarem a criança aproximadamente 15 minutos antes do horário típico de despertar e espaçar gradativamente, por pelo menos 10 dias. Gradativamente irá desaparecer.
- Hora de dormir planejada: se a criança não conseguir dormir no tempo preestabelecido (15 a 30 minutos), deve-se retirá-la da cama, permitir que realize atividade relaxante e só retornar quando estiver sonolenta. Após estabelecer o horário em que a criança dorme espontaneamente, adiantar em 15 a 30 minutos a cada 2 a 3 dias, até atingir o horário desejado.
- Rotinas positivas: consiste em desenvolver atividades relaxantes e calmas, para desvincular a hora de dormir como um momento estressante. Nessa técnica é possível estabelecer recompensas que serão dadas no dia seguinte para aqueles que conseguiram permanecer na cama durante toda a noite, sem ir para o quarto dos pais.
- Extinção gradativa da presença dos pais: consiste em adiantar a mamada e separá-la da hora de dormir. Não embalar o bebê, colocá-lo acordado no berço e afagar as costas. Reduzir a presença dos pais no quarto (mover cadeira do lado do berço, meio do quarto e porta a cada 3 noites). Reduzir o contato com a criança na hora de dormir. Útil para os pais que não toleram exclusão gradativa

Na literatura não há relatos de associação entre intervenções comportamentais em crianças com insônia e efeitos colaterais deletérios em sua saúde mental ou na ligação afetiva com os pais. Ao contrário, os estudos demonstram de forma consistente os benefícios dessa intervenção. Evidências demonstram que a terapia comportamental para distúrbios para iniciar o sono e despertares noturnos em crianças são eficazes em mais de 80% das crianças.[4,5]

As principais limitações ao tratamento da insônia comportamental na infância são: inconsistência dos pais em estabelecer limites, discordância entre os pais sobre como proceder com os problemas na hora de dormir, disposição dos pais em aderir ao difícil tratamento devido ao tempo e energia necessários para sua implementação e manutenção. Entretanto, todos os obstáculos podem ser resolvidos com o reforço motivacional dos pais quanto aos benefícios do tratamento.

Uma preocupação cada vez mais frequente nos pais é que o tratamento comportamental da insônia possa levar a estresse tóxico. Em relação ao estresse, temos três diferentes tipos:

1. Positivo: duração breve e pouca intensidade; facilmente superado se a criança encontrar apoio nos cuidadores.
2. Tolerável: exposição a experiências atípicas, com maior intensidade; na presença de cuidadores que apoiem a criança, ela poderá desenvolver um enfrentamento adaptativo.
3. Tóxico: duração longa, intensa e frequente. Os cuidadores não fornecem suporte protetor para a criança.[18]

Não encontramos na literatura estudos que associam as práticas de terapia comportamental com estresse tóxico. Estudo de 2015 comparou os níveis de cortisol salivar em crianças com insônia antes e após tratamento comportamental.[19] Os níveis não foram diferentes no tempo e nem entre as crianças que receberam terapia comportamental ou orientação quando ao sono.[20] Revisão de 2021 sobre a associação

entre saúde do sono e biomarcadores de estresse mostra, na verdade, aumento de alguns marcadores, principalmente os relacionados ao cortisol, em crianças que estão dormindo menos do recomendado para a idade.

Terapia farmacológica

As classes de medicações utilizadas são: anti-histamínicos (hidroxizina, difenidramina, prometazina), alfa-agonistas (clonidina), melatonina, L-5-hidroxitriptofano, ferro, benzodiazepínicos e antidepressivos tricíclicos. Na maioria das crianças com insônia, o tratamento comportamental é suficiente para resolver o problema. A terapia farmacológica é utilizada de forma empírica, temporária, naqueles casos refratários ao tratamento comportamental, sempre levando em consideração os benefícios em detrimento dos possíveis efeitos colaterais.[21,22]

A terapia comportamental combinada a medicações por ser efetiva em algumas situações, no entanto pode oferecer aos pais informações enganosas e desencorajá-los a realizar as mudanças comportamentais, achando que a medicação é o suficiente. Por isso, muito dos autores recomendam exclusivamente a terapia comportamental.[22]

Quadro 1 Critério diagnóstico

- Os sintomas de insônia são baseados em relatos dos pais ou outros cuidadores
- O padrão de sono segue um dos descritos abaixo:
  - A. Distúrbio de associação:
    - I. Adormecer é um processo lento e requer condições especiais.
    - II. As associações com início do sono são problemáticas e requerem muito esforço.
    - III. Na ausência de elementos da associação, o início do sono está significativamente atrasado ou o sono está fragmentado.
    - IV. Os despertares noturnos requerem intervenção do cuidador para que a criança volte a adormecer
  - B. Distúrbio de falta de limites:
    - I. Dificuldade de iniciar ou manter o sono.
    - II. Protela ou recusa para ir para cama no horário apropriado ou recusa em retornar para a cama após os despertares noturnos.
    - III. O cuidador demonstra incapacidade de estabelecer comportamento de sono apropriado para a criança
- O distúrbio de sono não é explicado por outro distúrbio do sono, médico, neurológico, mental ou uso de medicação.

Quadro 2 Fatores que contribuem para início e manutenção da insônia pediátrica

Predisponentes	Precipitantes	Perpetuantes
• Paternidade permissiva. • Estilos de disciplina conflitantes dos pais (autoritário/bonzinho). • Idade. • Temperamento. • Comportamento de oposição. • Ambiente de dormir (partilhar quarto, presença de avós, babás). • Ansiedade materna ou paterna. • Depressão materna.	• Otite média aguda frequente. • Sibilância de repetição. • Refluxo gastroesofágico. • Convulsão. • Cólicas. • Alergia à proteína do leite de vaca. • Ausência de rotina/mudar de casa. • Conflito familiar/morte de familiar/gravidez. • Terceirização (avó, babá).	• Adormecer mamando. • Excesso de líquidos à noite. • Intervenções frequentes dos pais. • Dormir na cama/quarto dos pais. • Viagens. • Horário de sono inapropriado. • Horário de sono irregular. • Sonecas prolongadas. • Medos/pesadelos.

REFERÊNCIAS BIBLIOGRÁFICAS

1. Alves R, Moreira G, Sander H, Almeida L, Pradella-Hallinan M. Infância. In: Bacelar A, Pinto Jr L (eds.). Insônia: do diagnóstico ao tratamento. São Paulo: Omnifarma; 2013. p.145-60.
2. American Academy of Sleep Medicine (AASM). International Classification of Sleep Disorders. 2.ed. Darien, IL: American Academy of Sleep Medicine; 2005.
3. American Academy of Sleep Medicine (AISM). International Classification of Sleep Disorders. 3.ed., text revision. Darien, IL: American Academy of Sleep Medicine; 2023.
4. Meltzer LJ, Mindell JA. Systematic review and meta-analysis of behavioral interventions for pediatric insomnia. J Pediatr Psychol. 2014;39(8):932-48.
5. Mindell JA, Kuhn B, Lewin DS, Meltzer LJ, Sadeh A. Behavioral treatment of bedtime problems and night wakings in infants and young children. Sleep. 2006;29(10):1263-76.
6. Petit D, Touchette E, Tremblay RE, Boivin M, Montplaisir J. Dyssomnias and parasomnias in early childhood. Pediatrics. 2007;119(5):e1016-25.
7. Mindell JA, Owens JA. A clinical guide to pediatric sleep: diagnosis and management of sleep problems. 3.ed. Philadelphia: Wolters Kluwer/Lippincott Williams & Wilkins; 2015.

8. Sadeh A, De Marcas G, Guri Y, Berger A, Tikotzky L, Bar-Haim Y. Infant sleep predicts attention regulation and behavior problems at 3-4 years of age. Dev Neuropsychol. 2015;40(3):122-37.
9. Meltzer LJ. Clinical management of behavioral insomnia of childhood: treatment of bedtime problems and night wakings in young children. Behav Sleep Med. 2010;8(3):172-89.
10. Meltzer LJ. Clinical management of behavioral insomnia of childhood: treatment of bedtime problems and night wakings in young children. Behav Sleep Med. 2010;8(3):172-89.
11. Dionne G, Touchette E, Forget-Dubois N, Petit D, Tremblay RE, Montplaisir JY, et al. Associations between sleep-wake consolidation and language development in early childhood: a longitudinal twin study. Sleep. 2011;1;34(8):987-95.
12. Smithson L, Baird T, Tamana SK, Lau A, Mariasine J, Chikuma J, et al. Shorter sleep duration is associated with reduced cognitive development at two years of age. Sleep Med. 2018;48:131-9.
13. Konrad C, Herbert JS, Schneider S, Seehagen S. Gist extraction and sleep in 12-month-old infants. Neurobiol Learn Mem. 2016;134(Pt B):216-20.
14. Seehagen S, Konrad C, Herbert JS, Schneider S. Timely sleep facilitates declarative memory consolidation in infants. Proc Natl Acad Sci U S A. 2015 Mar;112(5):1625-9.
15. McQuillan ME, Bates JE, Staples AD, Deater-Deckard K. Maternal stress, sleep, and parenting. J Fam Psychol. 2019;33(3):349-59.
16. Gios TS, Owens J, Mecca TP, Uchida RR, Belisario Filho JF, Lowenthal R. Translation and adaptation into Brazilian Portuguese and investigation of the psychometric properties of the Children's Sleep Habits Questionnaire (CSHQ-BR). Sleep Med. 2022;100:550-7.
17. Nunes ML, Bruni O. Insomnia in childhood and adolescence: clinical aspects, diagnosis, and therapeutic approach. J Pediatr (Rio J). 2015;91(6 Suppl 1):S26-35.
18. Cassoni C. Estilos parentais e práticas educativas parentais: revisão sistemática e revisão crítica da literatura [dissertação]. Faculdade de Filosofia, Ciências e Letras, Ribeirão Preto, USP; 2013.
19. Gradisar M, Jackson K, Spurrier NJ, Gibson J, Whitham J, Williams AS, et al. Behavioral interventions for infant sleep problems: a randomized controlled trial. Pediatrics. 2016;137(6):e20151486.
20. Ordway MR, Condon EM, Basile Ibrahim B, Abel EA, Funaro MC, Batten J, et al. A systematic review of the association between sleep health and stress biomarkers in children. Sleep Med Rev. 2021;59:101494.
21. Owens JA, Babcock D, Blumer J, Chervin R, Ferber R, Goetting M, et al. The use of pharmacotherapy in the treatment of pediatric insomnia in primary care: rational approaches: a consensus meeting summary. J Clin Sleep Med. 2005;1(1):49-59.
22. Ramchandani P, Wiggs L, Webb V, Stores G. A systematic review of treatments for settling problems and night waking in young children. BMJ. 2000;320(7229):209-13.

CAPÍTULO 3

PARASSONIAS

Lisliê Capoulade N. A. de Souza
Rosana Souza Cardoso Alves
Márcia Maria Leonardo

AO FINAL DA LEITURA DESTE CAPÍTULO, O PEDIATRA DEVE ESTAR APTO A:

- Reconhecer as parassonias mais comuns da criança e do adolescente.
- Conhecer os diferentes tipos de parassonias.
- Reconhecer quando indicar a polissonografia.
- Reconhecer quando encaminhar a atendimento especializado.
- Orientar o manejo não farmacológico para cada tipo de parassonia.

INTRODUÇÃO[1-4]

A 3ª edição da Classificação Internacional dos Distúrbios do Sono (ICSD-3) de 2014 define parassonias como "experiências ou eventos físicos indesejáveis que ocorrem no início do sono, durante o sono ou ao despertar". Portanto, podem ocorrer durante o sono (REM e NREM) ou na transição do sono e vigília.

Já o Manual Diagnóstico e Estatístico de Transtornos Mentais (DSM-5) as define como "episódios recorrentes de despertar do sono incompleto com amnésia usual do episódio e pouco ou nenhuma imagem de sonho e angústia ou prejuízo social".

As parassonias são mais comuns na população pediátrica do que na adulta e incluem diversos transtornos que compartilham características clínicas e fisiológicas, sendo classificadas de acordo com o estágio do sono em que ocorrem (sono REM ou NREM) e outras que são estágio-independentes (Tabela 1).

O diagnóstico clínico é obtido principalmente com uma história clínica detalhada realizada com os pais e, preferencialmente, guiada pela idade do paciente, momento de aparecimento dos sintomas, reação às manifestações externas, presença de estereótipos (movimentos repetitivos e rítmicos) e lembrança do episódio pela manhã. Pode-se ainda lançar mão de registro do evento com vídeo doméstico (p. ex., *smartphone*) para melhor esclarecimento. Contudo, a realização de polissonografia (PSG), de preferência com registro de vídeo, é ideal para diferenciar casos atípicos com potencial risco de lesões ou violência, frequência de ocorrência maior que 2 a 3 vezes/semana, diagnóstico diferencial de epilepsia noturna, associação com outros transtornos do sono (apneia obstrutiva do sono – AOS, transtorno de movimentos periódicos de pernas e outros), além de distúrbios neurológicos, psiquiátricos ou médicos.

EPIDEMIOLOGIA

A prevalência geral das parassonias na infância é de 25%; as do sono NREM são mais comuns e tendem a diminuir com o desenvolvimento e na idade adulta, possivelmente por causa da diminuição do sono de ondas lentas com a idade.

Tabela 1 Classificação de parassonias

Sono NREM	Sono REM	Outras parassonias
Despertar confusional	Transtorno comportamental do sono REM	Enurese noturna
Sonambulismo	Paralisia do sono isolada e recorrente	Alucinações
Terror noturno	Transtorno do pesadelo	-----

Fonte: adaptada de Bruni et al., 2021.[2]

Enquanto a prevalência de despertar confusional é de 17,3% na faixa etária de 3 a 13 anos, o pesadelo pode variar de 10 a 50% na população pediátrica.

As parassonias são mais frequentes em crianças com problemas neurológicos e psiquiátricos de base, como transtorno de déficit de atenção e hiperatividade (TDAH) ou problemas de neurodesenvolvimento. Contudo, podem ter como fatores precipitantes a privação de sono, um dia mais agitado e transtornos que causem despertares parciais, como AOS, doença do refluxo gastresofágico, transtorno de movimentos periódicos de membros e certas medicações.

PARASSONIAS DO SONO NREM

Também conhecidas como transtornos do despertar, são caracterizadas por episódios recorrentes de despertar do sono incompleto, com resposta ausente ou inapropriada aos esforços de terceiros em intervir ou redirecionar a criança durante o evento e com limitada ou nenhuma associação cognitiva ou imagem do sonho. Os pacientes apresentam amnésia parcial ou completa do episódio (Quadro 1).

Incluem despertar confusional, terror noturno, sonambulismo e transtorno alimentar relacionado ao sono. Em geral, ocorre somente 1 episódio por noite, durante o 1º terço da noite, e a criança pode continuar confusa e desorientada por diversos minutos ou mais tempo após o evento.

Os transtornos do despertar são eventos benignos, que ocorrem tipicamente na infância e cessam na adolescência. Alguns indivíduos podem apresentar mais de 1 tipo de parassonia do despertar.

Em alguns casos, o diagnóstico diferencial não é tão simples, pois pode mimetizar epilepsia noturna ou distúrbio comportamental do sono REM, uma vez que a descrição dos pais sobre o evento pode não ser acurada, em razão da ansiedade e do medo da situação.

Quadro 1 Critérios diagnósticos gerais para os transtornos do despertar

A. Episódios recorrentes de despertar parcial
B. Resposta ausente ou inapropriada às tentativas de intervenção ou redirecionamento de outras pessoas durante o episódio
C. Imagem de sonho limitada ou não associada à cognição
D. Amnésia parcial ou total do episódio
E. O distúrbio não é mais bem explicado por outro transtorno do sono, mental, condição médica, medicação ou uso de substâncias

Fonte: American Academy of Sleep Medicine, 2014.[1]

As parassonias do sono NREM podem ocorrer ou piorar quando fatores específicos estão presentes, como condições que aumentam o sono de ondas lentas (privação do sono e drogas como zolpidem e lítio), que causam despertares corticais frequentes determinando fragmentação do sono (AOS, narcolepsia, dor crônica, estresse, ansiedade, febre, atividade física no final da tarde) e prejuízo do mecanismo de despertar e persistência do *drive* do sono, resultando em falência do cérebro para a transição completa de despertar.

Aspectos clínicos

Os transtornos do despertar podem ser considerados parte de um *continuum*, desde o despertar confusional com ativação autonômica e motora baixas no polo inferior do espectro até o terror noturno, caracterizado por intensa atividade no polo superior.

Existe uma evolução relacionada à idade com diferentes apresentações: uma criança pode apresentar uma sequência de despertar confusional no início da infância e terror noturno mais tarde, seguido por sonambulismo ao final da infância e adolescência. Um resumo do quadro clínico encontra-se na Tabela 2.

Despertar confusional

Trata-se de um evento caracterizado por confusão mental ou comportamento inapropriado, na ausência de terror ou deambulação, que ocorre com a criança ainda na cama ou berço.

Frequentemente começa com a criança sentando na cama ou berço com os olhos abertos e olhando em volta: parece acordada, mas encontra-se confusa, desorientada, lenta capacidade de resposta, fala arrastada e respostas embotadas quando questionada.

Em geral, os episódios começam com um gemido e alguma agitação e, então, progridem para choro. A duração do evento varia de 5 a 20 minutos, podendo chegar a 40 a 60 minutos, com a criança permanecendo inconsolável. É mais provável ocorrer em crianças entre 2 e 5 anos de idade. Tem prevalência de 17,3% entre 3 e 13 anos e de 2,9 a 4,2% nos maiores de 15 anos, afetando meninos e meninas igualmente e com forte padrão familiar.

Apresenta como fatores de risco privação de sono, atividade física e uso de drogas com ação no sistema nervoso central (SNC). A associação com sonambulismo é frequente.

Sonambulismo

Trata-se de um evento caracterizado por comportamentos complexos (motores estereotipados e automáticos) que costuma se iniciar durante o despertar parcial do sono de ondas lentas e culminam com a saída da criança da cama em um estado de consciência alterado. Apresenta amnésia total do evento.

A criança apresenta movimentos automáticos, mais ou menos complexos, que variam desde ficar em pé ao lado da cama até caminhar pela casa de maneira agitada, com comportamentos como comer, beber ou mesmo sair de casa. Às vezes, isso pode se associar a acidentes, como quedas. Pode ainda apresentar vocalização, frequentemente com linguagem incompreensível, e agressividade, sobretudo em relação à tentativa de parar o evento ou acordá-la.

Tabela 2 Aspectos clínicos dos transtornos de despertar

	Despertar confusional	Sonambulismo	Terror noturno
Idade (anos)	2-10	4-12	1,5-10
Início	1º terço da noite	1º terço da noite	1º terço da noite
Agitação	Leve	Sem/pouca	Marcada
Atividade autonômica	Leve	Leve	Marcada
Atividade motora	Baixa	Complexa	Raramente complexa
Comportamento ictal	Choramingando, andando, quieto ou gritando, agitado, inconsolável	Agitado, sem resposta a comando verbal	Inconsolável
Amnésia	Sim	Sim	Sim
Limiar de despertar	Alto	Alto	Alto
Antecedentes familiares	Altos	Altos	Altos

Fonte: adaptada de Bruni et al., 2021.[2]

Os episódios duram, em média, 10 minutos, e a idade de início é geralmente entre 4 e 8 anos. Tem pico de incidência entre 8 e 12 anos e resolução durante a adolescência. A prevalência é de 17% nas crianças e 4% em adultos, sendo mais comum nos meninos. Fatores de risco como febre, privação de sono, medicamentos, atividade física, estresse, ansiedade, álcool e apneia do sono podem aumentar a frequência dos eventos. Apresenta história familiar positiva para sonambulismo, com risco de 45% com 1 dos pais afetado e de 60% se ambos os pais forem acometidos.

A associação com transtornos mentais só tem sido observada quando o sonambulismo persiste na idade adulta. Contudo, o paciente pode apresentar associação com despertar confusional e/ou terror noturno.

Terror noturno

Distingue-se de outros distúrbios do despertar pela expressão de medo intenso (gritos e choro) e atividade autonômica proeminente.

Durante o episódio, a criança apresenta despertar parcial de início súbito, choro alto, agitação intensa, sintomas autonômicos (palidez, sudorese, taquicardia, taquipneia, aumento da pressão arterial, midríase) e aumento do tônus muscular. Também não reconhece quem está próximo a ela, não responde muito bem aos estímulos ambientais, parece aterrorizada e inconsolável. Algumas vezes, pode levantar da cama e sair andando.

Os episódios são curtos, podendo durar de 30 segundos a 30 minutos, e raramente ocorrem mais do que 1 vez na noite. Em geral, há amnésia total desses episódios.

A prevalência varia entre 1 e 6,5% nas crianças e 2,2% em adultos, sendo levemente mais alta entre os meninos. Tipicamente, a idade de início é de 2 a 4 anos, com pico entre 5 e 7 anos. Apresenta alto *overlap* com outras parassonias e tem como fatores precipitantes estresse, febre, distensão de bexiga e privação de sono. Não parece ter relação com doença mental e apresenta como diagnóstico diferencial pesadelos e epilepsia.

Comportamento sexual anormal relacionado ao sono

Atualmente considerado um subtipo dos transtornos do despertar, inclui uma ampla variedade de manifestações como masturbação, movimentos pélvicos semelhantes ao ato sexual, vocalizações ou orgasmos espontâneos, sem lembrança dos episódios.[5,6]

Embora a prevalência desse transtorno seja desconhecida, e possivelmente subdiagnosticada, é uma condição muito rara na infância e adolescência.

Algumas comorbidades em sono podem atuar como gatilhos e incluem AOS, bruxismo em sono, sonambulismo e movimentos de cabeça relacionados ao sono.

PARASSONIAS DO SONO REM

As principais diferenças entre parassonias do sono NREM e do sono REM são a ligação específica com o estágio REM do sono, a ocorrência durante a segunda metade da noite, quando o REM é mais prevalente, comportamentos de encenação de sonhos e ausência de confusão mental ao despertar.[5-7]

Raramente, alguns pacientes apresentam critérios diagnósticos para parassonia de sono REM e NREM, portanto, são diagnosticados como transtorno de sobreposição de parassonia (*parasomnia overlap disorder*).

Transtorno comportamental do sono REM

Muito raro na infância, caracteriza-se por comportamento complexo e violento, com vivência dos sonhos, que são frequentemente desagradáveis, preenchidos de ação, violência e que podem causar perturbação do sono e lesões, tanto no paciente como em seu companheiro de cama.

Em relação à patogênese, existe uma ausência da atonia muscular típica do sono REM. Com isso, o paciente apresenta episódios recorrentes de sonhos vívidos, comportamentos que podem variar desde pequenos movimentos de mãos até atividades violentas, como socos, chutes e pulos da cama. Em geral, o paciente lembra dos episódios.

Apesar de ser raro em crianças e adolescentes, pode estar associado com narcolepsia, hipersonia idiopática, transtornos neurodegenerativos e do neurodesenvolvimento, anormalidades estruturais do tronco cerebral e efeito adverso de agentes farmacológicos, como inibidor seletivo da recaptação da serotonina (ISRS).

Sempre que uma criança apresenta sintomas sugestivos, deve ser referenciada a um especialista em medicina do sono ou neurologista, solicitado uma polissonografia com vídeo e exame de imagem do cérebro.

Transtorno do pesadelo

Definido como "episódios recorrentes de despertar com recordação de sonhos intensamente perturbadores, usualmente envolvendo medo ou ansiedade, mas também raiva, tristeza, desgosto e outras emoções disfóricas". Geralmente ocorrem durante o sono REM, ou seja, predominam na segunda metade da noite. Durante o episódio, há pouca atividade motora, a criança não sai da cama e não vivencia o sonho.

Ao despertar, a criança pode estar assustada, mas costuma conseguir contar o sonho, permanece bem orientada, com o sensório intacto e aceita a intervenção dos pais (Quadro 2).

Pesadelos ocasionais são comuns na criança, ocorrendo em 60 a 75%, mas a prevalência do transtorno do pesadelo é estimada em 1,8 a 6% entre 5 e 10 anos de idade. Os fatores precipitantes, como estresse pós-traumático, exposição a conteúdo violento na TV ou computador, abuso físico, emocional ou sexual e ansiedade de diversas ordens, devem ser avaliados, especialmente em casos recorrentes e com significado clínico.

Quadro 2 Critérios diagnósticos gerais para o transtorno do pesadelo

A. Ocorrências repetidas de sonhos extremamente disfóricos e bem relembrados, que usualmente envolvem ameaças a sobrevivência, segurança ou integridade física
B. Ao despertar dos sonhos disfóricos, a pessoa rapidamente torna-se orientada e alerta
C. A experiência onírica ou distúrbio do sono produzido pelo despertar deste causa angústia clinicamente significativa ou prejuízo social, ocupacional ou em outras áreas importantes do funcionamento, como indicado pelo relato de pelo menos 1 dos seguintes:
1. Distúrbio do humor (p. ex., persistência do efeito do pesadelo, ansiedade, disforia) 2. Resistência ao sono (ansiedade de dormir, medo do sono/subsequentes pesadelos) 3. Prejuízo cognitivo (imagens intrusivas do pesadelo, incapacidade de concentração ou memória) 4. Impacto negativo sobre o cuidador ou no funcionamento familiar 5. Problemas comportamentais (p. ex., evitar dormir, medo do escuro) 6. Sonolência diurna 7. Fadiga ou baixa energia 8. Prejuízo da função ocupacional ou educacional 9. Prejuízo da função interpessoal/social

Fonte: American Academy of Sleep Medicine, 2014.[1]

Paralisia do sono isolada e recorrente

Definida como um período de inabilidade em desempenhar movimentos voluntários que ocorrem no início do sono (hipnagógicas) e/ou ao despertar (hipnopômpicas). Cada evento tem duração de segundos a poucos minutos e causa angústia, ansiedade na hora de deitar e medo de dormir.

O distúrbio não pode ser mais bem explicado por outro transtorno do sono (especialmente narcolepsia, apneia do sono), mental, condição médica, medicação ou uso de substâncias.

Quanto à prevalência, varia largamente de 6 a 40%, e os episódios isolados costumam ser exacerbados por privação de sono, estresse psicológico e irregularidades do ritmo vigília-sono. Normalmente começam na adolescência, mas podem aparecer na infância.

Em relação aos episódios, o indivíduo permanece consciente e alerta, porém sente-se com paralisia de todos os grupos musculares, com exceção do diafragma e extrínsecos dos olhos. Em geral, terminam espontaneamente ou podem ser interrompidos por movimentação rápida dos olhos ou por estímulo tátil. Podem ser acompanhados de alucinações em 25 a 75%, que incluem a presença de outros por perto, pressão no peito ou ouvir passos.

Quanto à patogênese, deve-se a persistência da atonia do sono REM na vigília. O diagnóstico baseia-se em critérios observados no Quadro 3. Contudo, em caso de dúvida, a polissonografia pode ser solicitada para melhor esclarecimento.

Quadro 3 Critérios diagnósticos gerais para paralisia do sono isolada e recorrente

A. Inabilidade recorrente para mover o tronco e todos os membros no início do sono ou ao despertar do sono
B. Cada episódio dura de segundos a poucos minutos
C. Os episódios causam angústia clinicamente significativa, incluindo ansiedade ou medo de dormir
D. O distúrbio não é mais bem explicado por outro transtorno do sono (especialmente narcolepsia), mental, condição médica, medicação ou uso de substâncias

Fonte: American Academy of Sleep Medicine, 2014.[1]

OUTRAS PARASSONIAS

Enurese do sono[3,10]

A enurese noturna (EN) caracteriza-se por micção recorrente involuntária durante o sono. Recentemente foi incluída no grupo da disfunção urológica relacionada ao sono, na revisão da 3ª edição da Classificação Internacional das Desordens do Sono (ICSD-3-TR). No Quadro 4, encontram-se os novos critérios de enurese do sono e noctúria.

A EN é comum na infância, com predominância do sexo masculino, e afeta aproximadamente 5 a 10% das crianças de 7 anos de idade, e 1 a 2% dos adolescentes. A prevalência de enurese é cerca de 10% em crianças de 6

Quadro 4 Critérios diagnósticos de enurese do sono e de noctúria

Enurese do sono
a. O paciente apresenta micção involuntária recorrente durante o sono, ocorrendo pelo menos uma vez por mês.
b. A condição esteve presente por pelo menos três meses.
c. O paciente tem mais de cinco anos.
Noctúria
a. O paciente apresenta três ou mais episódios de despertares para urinar.
b. Cada episódio de micção é seguido pelo sono ou pela intenção de dormir.
c. A condição esteve presente por pelo menos três meses.
d. O paciente tem mais de cinco anos.

Fonte: American Academy of Sleep Medicine, ICSD-3-TR, 2023.[10]

anos e diminui progressivamente com a idade. Alguns estudos sugerem uma incidência de 44 a 77% quando um ou os dois pais apresentam uma história positiva de enurese. Se ambos os pais têm história pregressa de enurese, há risco de 77% de seus filhos também desenvolverem enurese. Frequentemente, afeta vários membros de uma família.

Os fatores de risco para EN incluem a associação com estresse psicológico, como baixo nível socioeconômico, famílias numerosas, separação dos pais, troca de escola e nascimento de irmãos. Tais fatores, quando incidentes no período de aquisição do controle esfinctérico, podem interferir na regulação central sobre o funcionamento vesical.

Os episódios de enurese podem ocorrer em todos os estágios do sono. A fisiopatologia da enurese parece estar relacionada com um atraso na maturação do controle vesical na enurese primária. Fatores orgânicos como malformações geniturinárias, bexiga neurogênica, patologias psiquiátricas ou endócrinas podem causar enurese secundária.

A falta de liberação de hormônio antidiurético durante o sono, a instabilidade e/ou a diminuição da capacidade da bexiga e da incapacidade de despertar do sono pela sensação da bexiga cheia integram a tríade patogênica da enurese. Os fatores mais associados à aquisição tardia do controle central sobre o funcionamento vesical são: baixo peso ao nascer, baixa estatura, atraso no desenvolvimento motor e de coordenação motora fina, atraso na fala e no desenvolvimento da linguagem e deficiência na percepção espacial.

A enurese é, portanto, uma entidade multifatorial cujo curso pode ser afetado por outros fatores, como a presença de hipercalciúria, TDAH, AOS, obesidade, constipação e incontinência fecal.

Em geral, o prognóstico da EN é bom, com taxa de cura espontânea de 10 a 15% ao ano. A recomendação é iniciar o tratamento entre 6 e 8 anos de idade, quando o problema começa a interferir nas atividades sociais da criança e esta tem interesse em solucioná-lo. A análise individualizada de acordo com a avaliação de cada paciente facilita a escolha do tratamento mais eficiente e depende da motivação da família e do paciente. As propostas terapêuticas existentes para a EN englobam o uso da terapia comportamental e o tratamento medicamentoso com desmopressina.

DIAGNÓSTICO DIFERENCIAL

O diagnóstico é principalmente clínico, contudo, em algumas situações, é necessária a avaliação de outros especialistas a fim de investigar diferentes possíveis causas para esses comportamentos em sono ou associações deles (*overlap*).

Portanto, a criança pode ser encaminhada ao neuropediatra (na suspeita de epilepsia ou transtorno do neurodesenvolvimento), ao psiquiatra infantil (transtorno do estresse pós-traumático, ansiedade, depressão) e ao médico do sono (quando há associação com outros distúrbios do sono, como AOS, movimentos periódicos de pernas ou narcolepsia). Nesses casos, a polissonografia com registro de vídeo é recomendada para melhores elucidação e condução.

TRATAMENTO

Frequentemente, os episódios de parassonia são benignos e transitórios e normalmente não requerem tratamento medicamentoso.

O manejo geral inclui prevenção com avaliação da possibilidade de fatores favorecedores ou precipitantes dos eventos, medidas de segurança ambiental, orientações de intervenção para o espectador e higiene do sono, a depender da parassonia (Tabela 3).

Tabela 3 Prevenção e segurança para parassonia do sono NREM

Medidas de segurança	Prevenção	Orientações para o espectador
Remover móveis ou objetos	Boa higiene do sono	Observar em silêncio próximo à cama
Trancar portas e janelas	Evitar privação do sono	Permitir o curso do episódio
Alarmes de segurança	Evitar estímulo ambiental	Intervir para prevenir lesão
Barreira nas escadas e luz noturna	Abordar outros distúrbios do sono	Evitar restrição física

Fonte: adaptada de Bruni et al., 2021.[2]

Quanto ao uso de medicamentos, só deveriam ser considerados quando os episódios são frequentes ou perigosos para a criança ou terceiros, ou quando causam consequências secundárias indesejáveis, como sonolência excessiva diurna, angústia na criança ou em seus familiares.

Caso o medicamento seja necessário, os pais devem ser avisados de que o uso dessas drogas é *off-label*, pois a literatura atual baseia-se principalmente em estudos sem evidência clínica robusta, conduzidos sobretudo em adultos e com pequena amostragem.[8]

Parassonias do sono NREM

Algumas técnicas podem ser usadas, como relaxamento antes de dormir, despertares programados ou antecipatórios (15 minutos antes do evento dentro de 2 horas do início do sono) e uso de alarmes para despertar a criança em momentos predeterminados, a depender de cada caso específico.

Quanto ao tratamento farmacológico, a melatonina parece ser útil para pacientes com sonambulismo e terror noturno, particularmente em crianças com deficiências do neurodesenvolvimento. Já o L-5-hidroxitriptofano pode ser efetivo para o tratamento de terror noturno. O clonazepam (benzodiazepínico) ou a imipramina (antidepressivo tricíclico), em baixas doses antes de dormir, pode estar indicado em alguns casos de sonambulismo.

Parassonias do sono REM

Quando indicado, os tratamentos de escolha para o transtorno do pesadelo são a terapia cognitivo-comportamental e a psicoterapia. Vale lembrar que, para a maioria dos casos, o tratamento é a orientação da família sobre o caráter benigno da condição.

Assim como para a paralisia do sono, a primeira linha de tratamento é garantir que os episódios são benignos, além da recomendação de tempo de sono adequado para a idade e orientações sobre higiene do sono. Raramente há indicação de tratamento farmacológico, podendo ser considerado em casos graves e debilitantes, com grande prejuízo diurno. Nesses casos, podem ser tentados agentes supressores do sono REM, como doses baixas de tricíclicos, clonidina ou clonazepam.

CONSIDERAÇÕES FINAIS

A maioria das parassonias na infância é benigna e autolimitada, reduzindo-se na adolescência, mas pode persistir ou coexistir com outros transtornos do sono.

As parassonias podem ser precipitadas ou exacerbadas por privação do sono, medicações, febre, estresse ou outros transtornos do sono.

O diagnóstico é baseado na história clínica, podendo ser necessário realizar polissonografia com registro de vídeo em situações pontuais. Em relação às opções de tratamento, frequentemente se incluem tempo de sono adequado para a idade, higiene do sono e estratégias de segurança, reservando as medicações para casos especiais.

REFERÊNCIAS BIBLIOGRÁFICAS

1. American Academy of Sleep Medicine. International classification of sleep disorders (ICSD). 3.ed. Darien: American Academy of Sleep Medicine; 2014.
2. Bruni O, DelRosso LM, Melegari MG, Ferri R. The parasomnias. Child Adolesc Psychiatric Clin N Am. 2021;30:131-42.
3. Soster LMSFA, Alves RSC. Parassonias. In: Pessoa JHL, Pereira Jr. JC, Alves RSC (eds.). Distúrbios do sono na criança e no adolescente. 2. ed. São Paulo: Atheneu; 2015. p.139-47.
4. Carter KA, Hathaway NE, Lettieri CF. Common sleep disorders in children. Am Fam Physician. 2014;89(5):368-77.
5. Mainieri G, Loddo G, Provini F, Nobili L, Manconi, M, Castelnovo A. Diagnosis and Management of NREM Sleep Parasomnias in Children and Adults. Diagnostics. 2023;13:1261.
6. Alves RC, Souza LCNA. Andar ou falar dormindo é normal? Comportamentos atípicos durante o sono. In: Lopes MC, Alves RC, Nunes ML (eds). Sono dos Adolescentes. Rio de Janeiro: Atheneu, 2023. p.37-43.
7. Ophoff D. Sleep disorders during childhood: a practical review. Eur J Pediatr. 2018. 177(5):641-8.
8. Kotagal S. Sleep-wake disorders of childhood. Continuum Journal. 2017;23(4):1132-50.
9. El Halal CS, Nunes ML. Distúrbios do sono na infância. Residência Pediátrica. 2018;8(supl):86-92.
10. American Academy of Sleep Medicine. International Classification of Sleep Disorders. 3.ed. Text Revision. Summary of Diagnostic Criteria Changes, 2023.
11. Proserpio P, Terzaghi M, Manni R, Nobili L. Drugs used in parasomnia. Sleep Med Clin. 2020;15:289-300.

SEÇÃO 38

MEDICINA DO ESPORTE

COORDENADOR

Ricardo do Rêgo Barros
Pediatra. Especialista em Pediatria e Medicina do Adolescente pela Sociedade Brasileira de Pediatria (SBP) e Associação Médica Brasileira (AMB). Especialista em Medicina Desportiva pela Sociedade Brasileira de Medicina do Exercício e do Esporte (SBMEE) e AMB. Coordenador do Grupo de Trabalho em Pediatria e Medicina Desportiva da SBP.

AUTORES

Alex Pinheiro Gordia

Professor Adjunto da Universidade Federal do Recôncavo da Bahia (UFRB). Doutor em Medicina e Saúde pela Universidade Federal da Bahia (UFBA). Mestre em Educação Física pela Universidade Federal do Paraná (UFPR). Licenciado em Educação Física pela Universidade Estadual de Ponta Grossa (UEPG). Líder do Grupo de Pesquisa em Atividade Física, Antropometria, Saúde e Qualidade de Vida da IFRB.

Getúlio Bernardo Morato Filho

Pediatra, com Área de Atuação em Hebiatria, e Médico do Exercício e do Esporte. Especialista em Pediatria pela Secretaria de Estado de Saúde do Distrito Federal (SES-DF), em Medicina do Adolescente pela Universidade de Brasília (UnB) e em Medicina Esportiva pela SBMEE/AMB. Mestre em Medicina Tropical pela UnB. Docente do Curso de Medicina da Escola Superior de Ciências da Saúde (ESCS/SES-DF) e do Curso de Medicina do UniCEUB. Pediatra do Hospital Materno Infantil de Brasília, DF.

Maria de Fátima Monteiro Pereira Leite

Cardiopediatra do Instituto Fernandes Figueira da Fundação Oswaldo Cruz (IFF-Fiocruz). Especialista em Pediatria pela SBP. Mestre em Cardiologia pela Universidade Estadual do Rio de Janeiro (UERJ). Doutora em Ciências da Saúde (Cardiologia) pelo Instituto Fundação Universitária de Cardiologia do Rio Grande do Sul.

Priscila Toniolo de Oliveira Morato

Pediatra pelo Hospital Materno Infantil de Brasília/SES-DF. Médica Pediatra da SES-DF.

Ricardo do Rêgo Barros

Pediatra. Especialista em Pediatria e Medicina do Adolescente pela SBP/AMB. Especialista em Medicina Desportiva pela SBMEE/AMB. Coordenador do Grupo de Trabalho em Pediatria e Medicina Desportiva da SBP.

Teresa Maria Bianchini de Quadros

Professora Adjunta da UFRB. Doutora em Medicina e Saúde pela UFBA. Mestre em Educação Física pela Universidade Federal de Santa Catarina (UFSC). Especialista em Fisiologia do Exercício pela UFPR. Licenciada em Educação Física pela UEPG. Líder do Grupo de Pesquisa em Atividade Física, Antropometria, Saúde e Qualidade de Vida da UFRB.

CAPÍTULO 1

TREINAMENTO RESISTIDO EM CRIANÇAS E ADOLESCENTES

Getúlio Bernardo Morato Filho
Priscila Toniolo de Oliveira Morato

AO FINAL DA LEITURA DESTE CAPÍTULO, O PEDIATRA DEVE ESTAR APTO A:

- Entender os benefícios do treinamento resistido em crianças e adolescentes.
- Orientar e acompanhar a criança e o adolescente que realizam treinamento de força.
- Identificar possíveis alterações de comportamento relacionadas ao excesso de treinamento.

INTRODUÇÃO

O treinamento resistido, também chamado de treinamento de força, é um método de condicionamento físico em que indivíduos são submetidos a diferentes cargas para melhorar a saúde e o rendimento físico.[1] Para realizar esse tipo de treinamento, podem ser utilizados pesos livres, elásticos, máquinas com polias e até o próprio peso do indivíduo. Por décadas, o uso do treinamento resistido em crianças e adolescentes trouxe preocupação aos pediatras quanto ao risco de lesões ortopédicas, principalmente nas placas de crescimento, o que poderia prejudicar o crescimento somático. Apesar de já existir um grande número de publicações científicas recentes sobre a segurança e a eficiência dos treinamentos resistidos em crianças e adolescentes,[1-3] o tema segue controverso entre pediatras e demais profissionais de saúde. O assunto também é motivo de questionamento frequente dos pais nos consultórios pediátricos sobre quando iniciar a prática de exercícios físicos resistidos em academias e sobre a segurança desse tipo de modalidade de treinamento. Os pais acabam encontrando informações conflitantes entre profissionais de saúde em relação aos efeitos do treinamento resistido no crescimento e desenvolvimento da criança e do adolescente, retardando os benefícios que esse tipo de treinamento traria a esse grupo.

Como qualquer treinamento físico, o treinamento resistido segue os princípios da individualidade biológica, da progressão de carga, da especificidade, da continuidade e da reversibilidade. Assim, para que ocorram os benefícios desse tipo de treinamento, os exercícios devem ser prescritos de acordo com a idade, o sexo, as capacidades físicas do indivíduo, a técnica e a experiência nesse tipo de treinamento. Para que ocorram as adaptações musculoesqueléticas, é necessário que a criança ou o adolescente seja submetido a estímulos diferentes e crescentes. O treinamento também deve ser voltado para o objetivo específico da criança e do adolescente. Caso o indivíduo busque maior ganho de força, são dados estímulos de maior intensidade, com menos repetições. Caso o jovem busque maior resistência, as cargas serão menores, porém com maior número de repetições. O treinamento resistido com o objetivo de hipertrofia muscular geralmente utiliza um número intermediário de cargas e repetições. Para que os benefícios de ganho de força e resistência sejam obtidos, também é necessário que o treinamento ocorra de forma frequente. Intervalos muito prolongados entre as sessões podem não promover adaptações musculoesqueléticas esperadas. A manutenção da prática também é necessária para que os benefícios obtidos sejam mantidos. A interrupção total do treinamento faz os benefícios obtidos com o treino retornarem aos valores pré-treinamento em até 8 semanas.[4]

BENEFÍCIOS DO TREINAMENTO RESISTIDO PARA CRIANÇAS E ADOLESCENTES

O treinamento resistido apresenta diversos benefícios para a saúde da criança e do adolescente.[1,5-10] Jovens que realizam essa modalidade de treinamento de forma regular apresentam ganho de força muscular,[10,11] aumento da capacidade aeróbica, aumento da massa óssea, alteração da composição corporal com aumento da massa magra e diminuição do percentual de gordura, melhora da estabilidade das articulações e melhora da coordenação motora.[9,11] Também há aumento da capacidade de armazenamento de glicogênio e fosfocreatina e um aumento de enzimas glicolíticas. Na fibra

muscular, ocorre aumento na expressão de receptores GLUT-4, aumentando a sensibilidade à insulina durante e imediatamente após a prática de atividade física em alta intensidade, pela ativação da enzima AMPK, um sensor energético intracelular, que é ativada com o aumento da concentração de adenosina monofosfato (AMP). Durante a adolescência, ocorre o aumento da resistência insulínica em razão da elevada concentração de IGF-1, que compete com os receptores para a insulina. O sedentarismo durante o estirão puberal pode ser um fator de risco ainda mais importante para o desenvolvimento da obesidade, e o treinamento resistido, pela capacidade de consumo dos estoques intracelulares de glicogênio e ativação da AMPK, pode ser especialmente benéfico para evitar a obesidade em indivíduos jovens.

Inicialmente, o aumento da força muscular em crianças e adolescentes é obtido por adaptações neurais, com maior recrutamento de fibras musculares pelos motoneurônios. Em crianças e adolescentes pré-púberes, por causa da baixa concentração de hormônios sexuais, o aumento da força se deve principalmente à melhora da técnica de execução do movimento e maior mobilização de fibras musculares, com pouca hipertrofia muscular. Após a puberdade, além das adaptações iniciais ao treinamento resistido, ocorre aumento da quantidade de miofibrilas em paralelo dentro de uma fibra muscular e da expressão de enzimas glicolíticas e oxidativas, além da maior capacidade de armazenamento intramuscular de substratos energéticos, aumentando a capacidade de geração de força.

TREINAMENTO RESISTIDO E O CRESCIMENTO SOMÁTICO EM CRIANÇAS E ADOLESCENTES

Um dos principais medos dos pais no consultório pediátrico é que o excesso de carga sobrecarregue a estrutura óssea da criança ou do adolescente em crescimento e prejudique a estatura final do filho. Essa preocupação que o treinamento resistido afete as placas de crescimento, no entanto, não encontra embasamentos na literatura científica. Não existe evidência de que o treinamento resistido promova alteração no crescimento linear da criança e do adolescente.[1,3] Ao contrário, os períodos pré-púbere e púbere parecem ser aqueles em que o esqueleto responde melhor à carga, aumentando a massa óssea e a arquitetura do osso,[1] pois exercícios resistidos promovem a síntese aguda de testosterona e GH após a atividade.[12] A resposta óssea à carga é sítio-específica, isto é, para aumentar a massa óssea do colo do fêmur, é necessário o envolvimento de carga na articulação coxofemoral, em atividades que envolvam a flexão e a extensão do quadril ou movimentos de salto e aterrisagem. O uso do treinamento resistido pode ser especialmente interessante em crianças pré-púberes que apresentem sobrepeso ou obesidade. O percentual de gordura elevado em crianças está associado ao desenvolvimento de puberdade precoce. Como essas crianças apresentam dificuldade em participar de modalidades esportivas coletivas por conta de seu baixo rendimento esportivo, o treinamento resistido pode promover aumento do gasto energético de forma significativa, associado a aumento da força, da massa magra e da autoestima, além de redução do percentual de gordura.[2,13]

Atletas de ginástica olímpica geralmente são utilizadas de forma errônea como exemplo do efeito deletério que o treinamento resistido pode promover no crescimento final. A baixa estatura dessas atletas, principalmente de nível competitivo, se deve sobretudo à seleção das atletas baixas em virtude da vantagem esportiva que elas possuem.[14] Essas ginastas são capazes de executar movimentos acrobáticos com maior facilidade que atletas de maior estatura. No caso específico dessa modalidade esportiva, pelo grande volume de treinamento, muitas atletas acabam sendo incapazes de atingir a quantidade de calorias para permitir o crescimento, além de possuírem percentual de gordura muito baixo se comparado com a média da população. Atletas que apresentam um percentual de gordura muito baixo acabam entrando tardiamente na puberdade e crescem em velocidades menores, mas se interromperem a prática de ginástica ou reduzirem o volume de treinamento, são capazes de recuperar a estatura ao nível normal previsto.[14]

Para que a prática ocorra de maneira mais segura, é importante reforçar que o treinamento resistido depende da correta execução dos exercícios e alinhamento adequado da coluna, reforçando o acompanhamento de educadores físicos capacitados para o acompanhamento de crianças e adolescentes. Desvios do eixo da coluna podem ser acentuados com a incorreta execução de exercícios ou prescrição inadequada de exercícios resistidos.[1] A prescrição do treinamento resistido em crianças e adolescentes deve envolver exercícios multiarticulares, de moderada a alta intensidade, para otimizar os benefícios para a mineralização óssea.[1]

TREINAMENTO RESISTIDO PARA A PREVENÇÃO DE LESÕES MUSCULOESQUELÉTICAS

Um dos principais fatores de risco para lesões musculares e ortopédicas é a falta de força muscular e óssea.[1] Crianças e adolescentes que já participam de treinamentos esportivos estruturados ou que praticam de forma frequente modalidades esportivas que envolvam saltos, contato físico ou mudanças frequentes de direção são especificamente beneficiados com o treinamento resistido. Adolescentes atletas que praticavam treinamento resistido nos seus treinamentos físicos apresentaram menos lesões musculoesqueléticas e também se recuperaram de forma mais rápida quando apresentaram lesões.[1] Jovens atletas de futebol do sexo feminino também apresentaram menor incidência de lesões de sobretreinamento quando incorporaram treinamento resistido à preparação física. É frequente observar lesões

de sobretreinamento em crianças e adolescentes atletas, e o treinamento resistido adequadamente supervisionado pode reduzir em até 50% a incidência dessas lesões.[15]

A fadiga muscular também está associada à maior incidência de lesões musculoesqueléticas.[16] Crianças e adolescentes destreinados, ao participar de atividades esportivas que envolvam saltos e mudanças de direção, apresentam um risco elevado de entorses de joelho e tornozelo, pois, com o aumento da acidose muscular com a prática da atividade física, o ajuste do movimento durante o salto ou mudança de direção pode se tornar ineficiente. O aumento da força muscular é um fator protetor para as articulações e para retardar o estado de fadiga muscular, com o aumento do número de fibras musculares do tipo IIa, que possuem maior quantidade de mioglobina, mitocôndrias e maior quantidade de enzimas oxidativas, se comparadas às fibras tipo IIx.

A prática de atividades físicas envolve um risco intrínseco de lesões musculoesqueléticas, e a total eliminação dessas lesões é um objetivo inatingível.[1] Um programa supervisionado com treinamento proprioceptivo, de condicionamento geral e específico de força e condicionamento aeróbico pode reduzir de forma significativa a incidência de lesões relacionadas ao esporte.[1,15]

TREINAMENTO RESISTIDO EM ADOLESCENTES DO SEXO FEMININO

As adolescentes parecem ser ainda mais influenciadas pela falta de treinamento resistido durante o período de crescimento rápido observado após a puberdade. O crescimento somático rápido sem as adaptações neuromusculares apropriadas favorecem o surgimento de mecânicas articulares alteradas, que aumentam o risco de lesões musculoesqueléticas.[1] Adolescentes do sexo feminino que não foram submetidas a treinamentos de força durante o crescimento apresentaram mais fatores de risco para lesões musculoesqueléticas, como aumento do estresse em valgo durante a aterrisagem após um salto. O treinamento de força também diminuiu a incidência de lesões do ligamento cruzado anterior em adolescentes que iniciaram o treinamento de força de forma precoce. O treinamento resistido também aumentou a aptidão esportiva e a melhora da biomecânica do movimento em adolescentes do sexo feminino.[1]

A adolescente do sexo feminino deve ser especialmente monitorada em relação ao excesso de treinamento. A presença da tríade da mulher atleta, composta de distúrbios alimentares, amenorreia e osteopenia/osteoporose,[17] pode ser especialmente prejudicial em adolescentes, pois a adolescência é o período crítico para a formação de massa óssea no sexo feminino. O pediatra não deve aguardar o aparecimento da tríade para realizar uma intervenção. Adolescentes do sexo feminino com distúrbios alimentares durante a prática de treinamentos em alta intensidade ou grande volume apresentam risco elevado para o aparecimento de alterações ósseas. Jovens do sexo feminino com percentual de gordura abaixo dos 12% também devem ser monitoradas, pois o diagnóstico de amenorreia primária só ocorre após os 16 anos e as alterações ósseas podem surgir antes desse período. A orientação não deve ser de suspensão repentina do treinamento, pois provavelmente não será seguida, mas a redução da intensidade e do volume do treinamento, com acompanhamento nutricional próximo.[17]

BENEFÍCIOS PSICOSSOCIAIS DO TREINAMENTO RESISTIDO NA JUVENTUDE

Ainda são poucos os estudos avaliando benefícios psicossociais duradouros dos treinamentos resistidos em crianças e adolescentes. Os estudos existentes apresentam resultados controversos, sem um benefício significativo demonstrado pela literatura científica.[1] Crianças e adolescentes com baixa autoestima podem ser mais favorecidos pela prática de atividade física utilizando exercícios resistidos se comparados com jovens que já apresentam autoestima elevada.[1]

Essas alterações na autoimagem costumam aparecer tardiamente, após 8 a 12 semanas de treinamento resistido. O excesso de treinamento, ao contrário, pode levar a alterações psicológicas importantes, sobretudo em grupos mais vulneráveis emocionalmente ou com algum comportamento de alteração do humor prévio ao início do treinamento. No caso específico dos adolescentes, o pediatra deve entender as motivações da criança e do adolescente com a prática de treinamentos resistidos em academia. Crianças geralmente são levadas pelos pais em busca de melhora da saúde. O adolescente, principalmente após o início da puberdade, além da melhora da saúde, possui motivações estéticas, buscando o aumento da massa magra, a redução do percentual de gordura e o aumento da força muscular. A insatisfação com o corpo a todo o momento, porém, pode indicar um transtorno dismórfico corporal chamado vigorexia, sendo um fator de risco importante para o uso de suplementos esportivos em excesso e sem acompanhamento profissional e de esteroides anabolizantes. A vigorexia pode estar associada a outras alterações do comportamento e do sono, como irritabilidade excessiva, cansaço, insônia, alterações alimentares com dietas restritivas, excesso de proteínas e pequena quantidade de gorduras e carboidratos. Nesses casos, é importante um acompanhamento multidisciplinar, com o acompanhamento de psicólogos, psiquiatras e nutricionistas para o melhor manejo do quadro.

O adolescente que ganha peso de forma muito rápida e em músculos que geralmente não são tão solicitados nos exercícios resistidos, como a musculatura cervical, pode estar utilizando esteroides anabolizantes e deve ser abordado durante a consulta. O uso de esteroides anabolizantes tanto pode indicar um transtorno comportamental prévio como pode precipitar novos transtornos comportamentais, como excesso de agressividade, depressão e transtornos bipolares.

PRESCRIÇÃO DE EXERCÍCIOS RESISTIDOS EM CRIANÇAS E ADOLESCENTES

O papel do pediatra não deve se limitar à autorização da prática de treinamentos resistidos. É importante que o pediatra siga acompanhando a criança e o adolescente para monitorar o crescimento somático, o desenvolvimento puberal e possíveis alterações de comportamento. O pediatra não pode ser uma barreira à prática de atividades físicas.

Frequência

A Organização Mundial da Saúde (OMS) recomenda que exercícios que aumentem a força muscular e óssea sejam realizados ao menos 3 vezes/semana.[18] O maior número de sessões de treinamento por semana está associado a maior ganho de força em jovens atletas,[8] porém o adolescente deve ter repouso adequado entre as sessões, principalmente se o grupo muscular treinado no dia anterior for utilizado novamente no dia seguinte de treinamento. O treinamento com dor ou em fadiga diminui a sua qualidade e, em longo prazo, pode trazer queda de rendimento e lesões.

Volume e intensidade

O volume de treinamento é definido como a quantidade de exercícios executados multiplicados pela carga utilizada, em quilogramas. Intensidade é a carga utilizada pelo indivíduo durante a execução do exercício e pode ser quantificada pelo peso do objeto utilizado ou pelo percentual de uma repetição máxima (1RM).[1] 1RM é a carga com que a pessoa consegue realizar uma repetição em um determinado exercício, sem conseguir realizar uma segunda repetição de forma completa. Em trabalhos de hipertrofia muscular, geralmente utiliza-se 60% de 1RM, ou seja, uma carga 40% menor que o máximo de carga que o indivíduo suportaria, o que geralmente permite que o indivíduo execute de 6 a 12 repetições máximas em uma série. O excesso de carga sem que a execução do movimento esteja sendo realizada da forma correta pode trazer danos agudos aos músculos, tendões e estruturas articulares. Um excesso de volume de treinamento ao longo do tempo pode induzir o aparecimento de lesões de sobretreinamento.[1] Profissionais de educação física utilizam protocolos para verificar o valor de 1RM ou uma carga em que a criança ou o adolescente consiga realizar de 8 a 12 repetições máximas de forma correta e segura.

Seleção de exercícios

Não cabe ao pediatra a seleção específica dos exercícios, sendo esta uma competência do profissional de educação física. O pediatra pode solicitar o fortalecimento de grupos musculares e deve solicitar que sejam utilizados preferencialmente exercícios multiarticulares e grandes grupos musculares. É importante que sejam incluídos exercícios de aquecimento e proprioceptivos antes do treinamento de força e exercícios de alongamento após ou em sessões separadas de treinamento. Não existe evidência de que a prática de alongamentos estáticos antes do treinamento de força previna lesões musculoesqueléticas.[19] O principal objetivo da prática de alongamentos é manter a flexibilidade normal das articulações, e esse tipo de atividade deve ser realizado com a musculatura previamente ativada.

Progressão da intensidade e do volume de treinamento

Para o treinamento resistido, a criança e o adolescente devem ser submetidos a cargas e volumes diferentes para gerar a adaptação muscular e óssea. A ausência de progressão pode indicar repouso inadequado entre as sessões de treinamento ou inadequação da dieta ao treinamento. Sem a modificação da carga ao longo do tempo, ocorre o fenômeno do destreinamento, pois a carga se torna proporcionalmente mais leve em relação à maior capacidade de geração de força obtida com o treinamento. A progressão deve ser individualizada. O jovem pré-púbere apresenta uma progressão de carga mais lenta se comparado ao púbere, pela menor capacidade de hipertrofia muscular. A progressão muito rápida pode levar a erros de execução do movimento e aumento nas lesões musculoesqueléticas ao longo do tempo.

Velocidade e forma de execução

A criança e o adolescente que forem realizar atividades em academias devem seguir as orientações de execução feitas pelo educador físico. Estímulos diferentes podem ser obtidos apenas modificando a velocidade de execução das fases de contração concêntrica e excêntrica dos músculos. O período que gera maior estímulo à hipertrofia muscular ocorre durante a fase excêntrica de contração, em que a carga é superior à capacidade de geração de força e o movimento de contração ocorre em sentido contrário ao vetor de força gerado pela contração muscular. É importante que a criança e o adolescente sejam capazes de entender e obedecer às orientações de profissionais de educação física para minimizar o risco de lesões.

Acompanhamento pediátrico

Alguns sinais e sintomas devem ser verificados a cada consulta pediátrica:

1. Perda ponderal significativa entre as consultas: é fundamental que as necessidades calóricas e nutricionais sejam adequadas ao aumento do gasto energético promovido pela prática de atividade física, em especial em crianças ou adolescentes no início da puberdade. Como eles apresentam um gasto energético basal relativamente baixo, o acréscimo de atividades físicas de alta intensidade pode promover o aumento do gasto energético total em mais de 100%. Assim, é importante que, em toda consulta pediátrica, a criança ou o adolescente que iniciou treinamentos resistidos esteja ganhando peso, a não ser que o treinamento vise objetivamente à perda de peso em pacientes com obesidade. A perda de peso e a redução na velocidade de crescimento podem indicar

que o paciente pediátrico esteja consumindo menos calorias que a necessidade total. O ajuste pode ser feito de duas formas: aumentando as calorias na dieta, com escolha de alimentos integrais, ou reduzindo o volume de treinamento, com a redução do tempo total de prática ou modificação na intensidade do treinamento.

2. Sinais de sobretreinamento[15] e vigorexia:
   - excesso de preocupação com a imagem corporal;
   - alterações comportamentais, como excesso de agressividade ou apatia;
   - ganho de massa muscular incompatível com o volume de atividade praticado;
   - aparecimento de insônia ou alterações negativas na qualidade do sono;
   - distúrbios alimentares, principalmente em jovens do sexo feminino.

O pediatra também deve alertar a criança ou o adolescente sobre o ambiente que pode encontrar em uma academia. O uso de suplementos alimentares e esteroides anabolizantes é frequentemente observado e estimulado por usuários leigos e até por profissionais de saúde. A suplementação alimentar em crianças e adolescentes é raramente necessária, e o pediatra deve explicar que as necessidades nutricionais são obtidas utilizando alimentos. Em casos específicos, como em adolescentes atletas que têm grande volume de treinamento ou em jovens com grande dificuldade de ganho de peso, a suplementação pode ser necessária. Nesses casos, é obrigatório o acompanhamento por uma equipe multidisciplinar especializada. Academias que oferecem serviços para crianças e adolescentes devem buscar garantir um ambiente preparado para receber o público jovem, livre de propagandas de suplementos alimentares.[1]

CONSIDERAÇÕES FINAIS

O treinamento resistido deve fazer parte da prática rotineira na orientação de atividade física de crianças e adolescentes.[1,18] Os treinamentos devem ser supervisionados por profissionais com qualificação e individualizados de acordo com as habilidades, as necessidades e os objetivos das crianças e dos adolescentes. Profissionais de saúde que lidam com crianças e adolescentes não devem ser um obstáculo para a iniciação de treinamentos resistidos e devem buscar monitorar não apenas o treinamento, mas também as modificações físicas e psicológicas da criança e do adolescente com o treinamento.[15]

Crianças e adolescentes que participam de competições esportivas devem realizar atividades físicas que busquem o aumento da força muscular e óssea para reduzir a incidência de lesões musculoesqueléticas. A participação precoce em treinamentos resistidos aumenta a probabilidade da utilização da atividade física como um hábito em estágios posteriores da vida. Os programas de treinamento de força para crianças e adolescentes devem ser seguros, efetivos e prazerosos. Jovens não devem ser pressionados a obterem resultados em curto prazo nem a realizarem treinamentos com dor ou fadiga. O treinamento resistido deve ser adaptado às motivações da criança e do adolescente, e o pediatra deve ser um parceiro e estimulador da inclusão de treinamentos resistidos como parte do programa de condicionamento físico da criança e do adolescente.

REFERÊNCIAS BIBLIOGRÁFICAS

1. Lloyd RS, Faigenbaum AD, Stone MH, Oliver JL, Jeffreys I, Moody JA et al. Position statement on youth resistance training: the 2014 International Consensus. Br J Sports Med 2014; 48(7):498-505.
2. Alberga AS, Farnesi BC, Lafleche A, Legault L, Komorowski J. The effects of resistance exercise training on body composition and strength in obese prepubertal children. Phys Sportsmed 2013; 41(3): 103-9.
3. Michaleff ZA, Kamper SJ. Effects of resistance training in children and adolescents: a meta-analysis. Br J Sports Med 2011; 45(9):755.
4. Faigenbaum AD, Farrell AC, Fabiano M, Radler TA, Naclerio F, Ratamess NA et al. Effects of detraining on fitness performance in 7-year-old children. J Strength Cond Res 2013; 27(2):323-30.
5. Waugh CM, Korff T, Fath F, Blazevich AJ. Effects of resistance training on tendon mechanical properties and rapid force production in prepubertal children. J Appl Physiol (1985) 2014; 117(3):257-66.
6. Shields N. Exercise training decreases fasting insulin levels and improves insulin resistance in children and adolescents. J Physiother 2014; 60(3):165.
7. Falk B, Eliakim A. Endocrine response to resistance training in children. Pediatr Exerc Sci 2014; 26(4):404-22.
8. Behringer M, Vom Heede A, Yue Z, Mester J. Effects of resistance training in children and adolescents: a meta-analysis. Pediatrics 2010; 126(5):e1199-210.
9. Dietz P, Hoffmann S, Lachtermann E, Simon P. Influence of exclusive resistance training on body composition and cardiovascular risk factors in overweight or obese children: a systematic review. Obes Facts 2012; 5(4):546-60.
10. Barbieri D, Zaccagni L. Strength training for children and adolescents: benefits and risks. Coll Antropol 2013; 37 Suppl 2:219-25.
11. Schranz N, Tomkinson G, Olds T. What is the effect of resistance training on the strength, body composition and psychosocial status of overweight and obese children and adolescents? A systematic review and meta-analysis. Sports Med 2013; 43(9):893-907.
12. Kraemer WJ, Ratamess NA. Hormonal responses and adaptations to resistance exercise and training. Sports Med 2005; 35(4):339-61.
13. Schranz N, Tomkinson G, Parletta N, Petkov J, Olds T. Can resistance training change the strength, body composition and self-concept of overweight and obese adolescent males? A randomised controlled trial. Br J Sports Med 2014; 48(20):1482-8.
14. Bass S, Bradney M, Pearce G, Hendrich E, Inge K, Stuckey S et al. Short stature and delayed puberty in gymnasts: influence of selection bias on leg length and the duration of training on trunk length. J Pediatr 2000; 136(2):149-55.
15. Valovich McLeod TC, Decoster LC, Loud KJ, Micheli LJ, Parker JT, Sandrey MA et al. National Athletic Trainers' Association position statement: prevention of pediatric overuse injuries. J Athl Train 2011; 46(2):206-20.
16. Greig M, McNaughton L. Soccer-specific fatigue decreases reactive postural control with implications for ankle sprain injury. Res Sports Med 2014; 22(4):368-79.
17. Otis CL, Drinkwater B, Johnson M, Loucks A, Wilmore J. A tríade da atleta: posicionamento oficial. Revista Brasileira de Medicina do Esporte 1999; 5:150-8.
18. World Health Organization (WHO). Global recommendations on physical activity for health 2010 23 de Agosto de 2015. Available from: http://apps.who.int/iris/bitstream/10665/44399/1/9789241599979_eng.pdf.
19. Small K, McNaughton L, Matthews M. A systematic review into the efficacy of static stretching as part of a warm-up for the prevention of exercise-related injury. Res Sports Med 2008; 16(3):213-31.

CAPÍTULO 2

NUTRIÇÃO, HIDRATAÇÃO E SUPLEMENTAÇÃO ESPORTIVA PARA CRIANÇAS E ADOLESCENTES

Ricardo do Rêgo Barros

AO FINAL DA LEITURA DESTE CAPÍTULO, O PEDIATRA DEVE ESTAR APTO A:

- Saber as especificidades da nutrição e da hidratação em jovens.
- Descrever as principais carências nutricionais dos atletas jovens.
- Analisar criticamente os modismos alimentares.
- Ter noções básicas dos ditos suplementos nutricionais esportivos, analisando benefícios e malefícios.
- Enumerar os principais suplementos proibidos.
- Orientar famílias sobre a dieta adequada e as necessidades líquidas de crianças que participam de atividades físicas para recreação ou competitivamente.

INTRODUÇÃO

A nutrição é uma poderosa ferramenta para que crianças e adolescentes candidatos a atletas consigam atingir seus potenciais plenos de desempenho no futuro, e, embora muitos jovens saibam do valor de uma nutrição adequada, vários erros específicos são cometidos na atividade física diária recreativa ou competitiva.[1,2]

Os adolescentes informam-se sobre nutrição com professores de educação física, técnicos, nutricionistas e médicos, mas, hoje em dia, a tecnologia virtual, por meio da internet e redes sociais, é a maior fonte de informações utilizadas pelos jovens em suas experiências nutricionais, sendo muito difícil diferenciar as informações enganosas das confiáveis, incluindo o charlatanismo nutricional.

O papel da nutrição para qualquer indivíduo é de preservar a saúde, entretanto, crianças e adolescentes procuram por benefícios adicionais como retardar a fadiga, mudar a composição e o peso corporal, acelerar a recuperação, reduzir doenças, melhorar a eficiência biomecânica e implementar o desempenho.

As crianças e os adolescentes necessitam de nutrição adequada para manter a saúde, possibilitar crescimento apropriado e adequar o balanço nutricional, em função da constante atividade física. Entretanto, os hábitos alimentares irregulares de crianças e adolescentes são caracterizados por:[1,3]

- maior tendência a pular refeições, especialmente café da manhã e almoço;
- excesso de frituras e lanches hipercalóricos;
- excesso de atividades diárias extracurriculares, impedindo uma alimentação balanceada;
- experiências com suplementos dietéticos;
- consumo excessivo de refrigerantes e baixa ingesta de água;
- baixo consumo de cereais, vegetais, frutas e derivados lácteos;
- ingestão inadequada de nutrientes essenciais em função dos modismos alimentares (vegetariana, vegana, crudivorismo).

Modismos alimentares

1. Macrobiótica: divididos em duas categorias, de acordo com a filosofia oriental do *yin* e *yang*, a alimentação deve ser combinada na hora da refeição e são proibidos produtos industrializados, carne vermelha, leite, laticínios e açúcar.
2. Ovolactovegetarianismo: exclusão de qualquer tipo de carne, sendo a alimentação constituída de frutas, hortaliças e cereais.
3. Lactovegetarianismo: exclusão de carne e ovos; leite e laticínios são consumidos.
4. Vegana ou vegetarianismo estrito: consumo exclusivo de alimentos de origem vegetal, como frutas, legumes, verduras, sementes e cereais. É proibido qualquer alimento de origem animal.
5. Crudivorismo: só permite o consumo de legumes, verduras, sementes e frutas em forma natural, sem ne-

nhum cozimento, ou seja, a ingestão de alimentos crus ou aquecidos até 42°C. O fato de o alimento ser consumido na forma crua não significa que seja frio, pois pode ser amornado em fogo baixo em panelas de barro, para não destruir suas enzimas e sua energia vital.

6. Orgânica: esse estilo preocupa-se com a forma como o alimento é cultivado, o tipo de cultivo do alimento, sem insumos químicos como agrotóxicos e fertilizantes.
7. Sem glúten nem lactose: os seguidores não ingerem alimentos com aveia, trigo e centeio. No segundo caso, não ingerem leite e derivados.

O início da puberdade, com seu aumento na velocidade de crescimento, mudanças na composição corporal, atividade física e menarca (nas meninas), afeta as necessidades nutricionais normais durante a adolescência. Os incrementos de peso no sexo feminino se fazem mais à custa de gordura e, no masculino, à custa de massa muscular, ocasionando necessidades nutricionais diferentes.[4,5]

Na adolescência, o ganho em altura, durante a fase de crescimento, é de aproximadamente 10 cm/ano e de 50% do seu peso final; desse modo, havendo restrição da ingesta alimentar nos adolescentes fisicamente ativos, pode ocorrer parada no crescimento, diminuição da taxa metabólica basal e, em meninas, amenorreia. Considerando a rápida velocidade de crescimento nessa faixa etária, recomenda-se que, nas duas primeiras décadas de vida, as gorduras devam fornecer 30% das calorias da dieta, desde que não haja histórico familiar de dislipidemias ou doença arterial coronariana (DAC).

ÍNDICES NUTRICIONAIS

A antropometria, mesmo considerando suas limitações, tem sido o método mais utilizado para avaliação corporal e é também proposto pela Organização Mundial da Saúde (OMS).[6]

Os indicadores antropométricos usados na avaliação nutricional de adolescentes não são específicos, sendo considerados critérios sugestivos de maior risco nutricional. Entretanto, isoladamente, em avaliações populacionais, não identifica carências específicas, como hipovitaminose A, anemia ferropriva e deficiência de cálcio, nutrientes muitas vezes deficientes na dieta dos adolescentes.

A puberdade caracteriza-se por alterações nos componentes da massa isenta de gordura: o conteúdo hídrico diminui à medida que o conteúdo de potássio e a densidade óssea aumentam. A massa óssea aumenta 15% em meninos e 28% em meninas, sendo que a massa isenta de gordura é ligeiramente menor em meninos do que nas meninas pré-púberes.

O índice de massa corpórea (IMC) ou índice de Quetelet (peso corpóreo dividido pela altura ao quadrado) é a fórmula mais frequentemente usada nos adultos para diagnosticar sobrepeso, obesidade, magreza e desnutrição, mas sua precisão em adolescentes é variável, primariamente em virtude do rápido crescimento e desenvolvimento e do fato de haver diferentes depósitos de tecido adiposo com o crescimento linear.

NECESSIDADES NUTRICIONAIS

Fontes de energia[7-9]

Como regra, os altos componentes energéticos armazenados nos músculos são utilizados durante exercícios de alta intensidade e de curta duração. O carboidrato armazenado no músculo sob forma de glicogênio pode ser usado sem oxigênio para exercício intenso com duração de 1 a 3 minutos. Por outro lado, a oxidação do glicogênio e das gorduras é importante nas atividades de resistência com duração superior a 5 minutos.

Gorduras

As necessidades calóricas diárias variam de acordo com a fase da puberdade, ficando em torno de 2.200 a 2.500 kcal nas meninas e 2.800 a 3.200 kcal nos meninos, sendo que os valores maiores devem ser utilizados durante o estirão de crescimento, em ambos os sexos.

Crianças e adolescentes jovens utilizam mais gorduras e menos carboidratos como fonte energética nas suas atividades, mas esse fato não influi nas recomendações da necessidade do consumo de gorduras de não mais do que 30% do total de calorias diárias, 10% de gorduras saturadas e menos de 30 mg/dia de colesterol. Esse segmento etário utiliza mais energia em suas atividades habituais quando comparado aos adultos, necessitando de 25 a 30% mais energia/kg. A principal razão desse aumento das necessidades de energia é a adequação da coordenação entre os músculos agonísticos e antagonísticos usados na atividade motora, tornando-os metabolicamente menos econômicos no uso das fontes de energia, durante as atividades diárias.

Carboidratos

Os carboidratos tornam-se a principal fonte de energia após os 13 anos de idade, devendo contribuir com 55% da ingestão calórica total, garantindo o metabolismo e a temperatura corpórea. Enquanto os estoques de gordura constituem a maior reserva de energia corporal, os carboidratos são a principal fonte de energia para utilização imediata, poupando o glicogênio muscular e mantendo a glicemia durante as atividades diárias dos adolescentes.

Proteínas

Em crianças e adolescentes, a ingestão de proteínas deve manter o balanço nitrogenado positivo, ou seja, a ingestão deve ser maior que a utilização para manter normal o crescimento e o desenvolvimento de órgãos e tecidos. Assim, enquanto as necessidades diárias de um adulto são de 0,8 a 1 g/kg/dia, crianças de 7 a 10 anos requerem 1,1 a 1,2 g/kg/dia, e adolescentes de 11 a 14 anos necessitam de 1 g/kg/dia, necessidades estas contempladas por uma dieta balanceada, pouco frequente nessa faixa etária.

Minerais

Na adolescência, principalmente durante o estirão do crescimento, existe um substancial aumento nas necessidades de três minerais: cálcio, ferro e zinco.

Cálcio

A deficiência de cálcio é atribuída à baixa ingesta de leite, derivados lácteos e dietas restritivas (ou alternativas), influenciando a mineralização óssea e predispondo a osteopenia e a osteoporose, considerando-se que 20 a 30% do cálcio ingerido é absorvido.

Na adolescência, ocorre aumento do esqueleto associado ao crescimento, principalmente na fase de aceleração, exercendo impacto sobre as necessidades diárias de cálcio, sendo diretamente relacionado à estatura, ou seja, as demandas desse mineral em adolescentes altos é sempre maior do que naqueles mais baixos.

Estima-se ser a necessidade diária de cálcio da ordem de 500 a 1.200 mg/dia, devendo ser levada em consideração a ingestão excessiva de bebidas gaseificadas (refrigerantes), que trocam o cálcio pelo fósforo, contribuindo para uma menor absorção desse mineral. Na dieta, encontra-se o cálcio em alimentos como couve, feijão, nabo, laticínios e sardinhas.

Ferro

A anemia em adolescentes é muito prevalente, em todos os níveis sociais, reforçando a ingesta inadequada desse mineral. Em alguns casos, não se encontra anemia laboratorial, mas sim, ferropenia, com ou sem sintomas clínicos.

Os grandes incrementos de massa muscular e volume sanguíneo ocorrem com maior velocidade e magnitude no sexo masculino, durante o estirão de crescimento. Essa relação inverte-se ao fim do período de aceleração rápida, já que as meninas, por apresentarem perdas menstruais (1,4 mg de ferro por dia), passam a necessitar 3 vezes mais ferro do que os meninos.

As necessidades de ferro para os adolescentes situam-se entre 12 e 16 mg diários, podendo ser supridas por uma dieta de boa qualidade, à base de carne (também peixe), grãos, ovos, vegetais, leite e queijo. Nas adolescentes que já apresentam menarca e adolescentes atletas de ambos os sexos, deve-se ter uma preocupaçzão especial em checar os níveis sanguíneos de ferro, visando a prevenir a anemia que, em competições esportivas, irá repercutir diretamente no desempenho esportivo.

Outro aspecto importante é a opção dos adolescentes por utilizarem dietas vegetarianas, que são pobres em ferro e cálcio e ricas em fitatos e oxalatos, pois estes se ligam ao ferro já deficiente, dificultando sua absorção, aumentando o risco de anemia e comprometendo o crescimento.

Zinco

O zinco é reconhecido como mineral essencial para o crescimento e a maturação sexual dos adolescentes, podendo ser encontrado em carnes, peixes, ovos e leite. As recomendações diárias estão em torno de 10 a 15 mg, podendo ocorrer hipogonadismo, queda de cabelos e retardo do crescimento quando a ingestão de zinco for abaixo de dois terços do recomendado.

Hidratação – líquidos e eletrólitos[10-12]

Crianças e adolescentes jovens produzem menos suor, geram mais calor durante o exercício e não possuem mecanismos adequados de trocas de calor com o ambiente externo, já que têm maior superfície corporal do que os adultos, o que resulta em grandes ganhos de calor nos ambientes quentes e grandes perdas de calor nos ambientes frios. Sendo assim, os fluidos são de extrema importância na manutenção da saúde e no desempenho dos atletas jovens, devendo ser evitada a desidratação induzida pelo exercício, pois crianças e adolescentes apresentam um aumento muito grande na temperatura corporal interna.

SUPLEMENTOS NUTRICIONAIS[12-14]

São definidos como produtos alimentícios, acrescidos à dieta, que contêm pelo menos um dos seguintes ingredientes: vitamina, mineral, ervas ou plantas, aminoácidos ou combinação de qualquer desses ingredientes. De acordo com essa definição, os suplementos nutricionais podem conter nutrientes essenciais, como vitaminas, minerais e aminoácidos, mas também outras substâncias não essenciais, como *ginseng*, *ginkgo*, *yombine*, *ma huang* e qualquer outro produto dito fitoterápico.

Diversos recursos ergogênicos têm sido utilizados para melhorar o desempenho atlético por meio do aumento da potência física, da força de explosão e da resistência.

Os recursos ergogênicos nutricionais supostamente têm a finalidade de influenciar os processos fisiológicos e psicológicos para aumentar a potência física e a força mental. A Tabela 1 analisa cada suplemento nutricional com base na propaganda das empresas nutricionais e na avalição dos especialistas sobre seu efeito ergogênico.

A seguir, são dadas algumas orientações sobre o que usar e como indicar esses suplementos de maneira saudável e nutricionalmente adequada.

Proteicos (*whey protein*)

Os aminoácidos, unidades estruturais das proteínas, estão envolvidos em diversos mecanismos que afetam o metabolismo do exercício e, assim, tem sido sugerido que a suplementação com esses elementos poderia melhorar o desempenho em atletas e aumentar a massa muscular em adolescentes que trabalham com programas de força.

Os suplementos proteicos, os *whey protein*, são feitos do soro do leite e podem ser adquiridos sob a forma de pó, líquido, barras ou cápsulas: embora seu uso esteja universalmente difundido entre todos os praticantes de atividades físicas, os maiores usuários desses suplementos são alunos de academias que desejam ganhar massa muscular associado à musculação (hipertrofia muscular).

Tabela 1 Suplementos nutricionais mais usados

Suplemento	O que promete	O que falam os especialistas
Carboidrato (energético)	Fonte de energia imediata Redução de fadiga Modismo atual: maltodextrina (malto)	Mantém glicemia, poupando glicogênio muscular, em exercícios de alta intensidade, acima de 60 minutos *Sport drinks*: com 4 a 8% de glicídios, ajudam a diminuir a fadiga em exercícios de média e longa duração O uso excessivo causa ganho de peso Potencial ergogênico confirmado
Creatina (3 aminoácidos)	Aumento de massa muscular Aumento da resistência em exercícios de média e longa duração Aumento da fonte energética ATP-CP, de rápida reposição	Dose: 20 g/dia em 4 tomadas, por 5 a 7 dias, com manutenção de 2 a 5 g/dia, em ciclos de 4 a 12 semanas Indicado em: • atividades anaeróbicas intensas • ganho de massa muscular em treinamentos de força • contraindicado para menores de 18 anos (lesões musculoesqueléticas) • hipertensão? Câibras? Potencial ergogênico confirmado (não em todos os atletas) USO CRITERIOSO
Proteínas (*whey protein, shakes*, barras de proteínas)	Aumento de massa muscular Melhora do desempenho	Complicações comuns: • sobrecarga renal • hipertensão arterial • hiperuricemia Indicado em: • restrições calóricas (balé, ginástica olímpica) • dietas vegetarianas • ganho de massa muscular Potencial ergogênico confirmado
Aminoácidos anabólicos e BCAA	Aumento de massa muscular Fonte energética alternativa Redução do risco de infecções	Complicação comum: • sobrecarga renal Potencial ergogênico não confirmado
Estimulantes (cafeína, efedrina)	Metabolização de gordura Aumento da resistência aeróbica Aumento da concentração Redução da sensação de fadiga	Complicações comuns: • dependência • insônia • inquietação • taquicardia *DOPING* PROIBIDO
Ma huang, Chinese Efhedra	Estímulo à queima de gordura – *fat burners*	Complicações comuns: • parada cardíaca • combinação perigosa de cafeína e efedrina PROIBIDO
Carnitina	Estímulo à queima de gordura – *fat burners*	Nenhum efeito ergogênico

BCAA: *branch chain amino acids*.

Os suplementos proteicos são indicados em casos de restrição calórica (principalmente em meninas que praticam esportes nos quais a redução ponderal e a manutenção de peso são importantes para o desempenho, como ginástica olímpica e balé), vegetarianos, crudivoristas e naqueles que não consomem carboidratos adequadamente.

Ao prescrever suplementos visando à hipertrofia muscular, é preciso utilizar uma associação de 10 g de proteínas com 20 g de carboidratos, o que reduz a degradação proteica pós-exercício se utilizados de 30 a 60 minutos após a atividade de hipertrofia muscular.

Aminoácidos de cadeia ramificada (BCAA)

Alguns aminoácidos não são sintetizados pelo corpo e devem ser ingeridos na dieta, entre eles, os aminoácidos de cadeia ramificada isoleucina, leucina e valina, conhecidos como *branch chain amino acids* (BCAA).

Embora indicados por nutricionistas e médicos do esporte para diminuir não só a fadiga em exercícios de resistência como também o risco de infecções por estimulação imunológica, nada foi comprovado pelos estudos científicos disponíveis.

Carboidratos (ou hidratos de carbono)

Enquanto os estoques de gordura constituem a maior reserva de energia corporal, os carboidratos são a principal fonte de energia para utilização imediata, poupando o glicogênio muscular e mantendo a glicemia durante o exercício. Podem ser usados de duas maneiras: supercompensação de glicogênio muscular, prática que associa a maior ingestão de glicídios com a diminuição do treinamento em evento único de resistência, como maratona ou triatlon, e suplementação de carboidratos antes e durante os exercícios aeróbicos e anaeróbicos.

As pesquisas confirmam o efeito ergogênico da supercompensação de carboidratos na dieta dos atletas de resistência que praticam exercícios com duração superior a 60 minutos, já que os depósitos de glicogênio muscular começam a diminuir após esse período, em exercícios de alta intensidade. Durante a competição, 30 a 60 g de carboidra-

tos devem ser ingeridos para cada hora de exercício, e os repositores líquidos (*sport drinks*) contendo de 4 a 8% de glicídios associados a fórmulas hidreletrolíticas ajudam a diminuir a fadiga, melhorando o desempenho em eventos de média e longa duração, com resultados confirmados em vários estudos.

Após o exercício extenuante, é preconizada a ingesta de carboidratos simples entre 0,7 e 1,5 g/kg de peso no período imediato de até 4 horas para garantir a ressíntese plena de glicogênio muscular. Deve-se dar preferência a mistura de glicose, frutose e sacarose, já que a frutose isoladamente pode causar problemas gastrointestinais.

Maltodextrina ("malto") ou carboidrato complexo

A maltodrextrina, também conhecida apenas como "malto", é um carboidrato complexo oriundo do amido de milho, resultado da união da maltose com a dextrina, sendo bastante conhecida dos pediatras que, nas décadas de 1970, 1980 e início da de 1990, prescreviam mamadeiras com leite de vaca acrescido de maltodextrina e algum tipo de farinha para adequar o valor calórico do leite em crianças pequenas.

Ela pode ser indicada para atletas de alto desempenho, como tenistas, jogadores de futebol, maratonistas e praticantes de musculação. No entanto, para aqueles que praticam atividades físicas de grau leve a moderado, a maltodextrina não deve ser prescrita, já que possui alto valor calórico (100 g = 350 kcal), podendo levar a ganho de peso indesejado.

Creatina

A suplementação oral com creatina pode aumentar a concentração muscular de fosfocreatina em 6 a 16%, implementando a ressíntese mais rápida de ATP durante exercícios máximos que possibilitam um repouso menor entre atividades, disponibilizam energia para esforços repetidos de alta intensidade com pausas e potencializam a explosão muscular. Além disso, o aumento de creatina muscular tampona o ácido lático produzido durante o exercício, retardando a fadiga muscular e a sensação dolorosa.

A Academia Americana de Medicina Desportiva (ACSM 2000) e a Sociedade Brasileira de Medicina do Exercício e do Esporte (SBMEE 2009) referendam que, em casos específicos, a creatina pode ser usada para melhorar o desempenho em exercícios que envolvam curtos períodos de atividade anaeróbica de altíssima intensidade, ou seja, atividades nas quais predominam a utilização de fosfagênios. Essas atividades são exclusivas de competição e, portanto, essas substâncias não devem ser utilizadas por adolescentes que praticam atividades recreativas.

A utilização da creatina visando ao ganho muscular não tem comprovação científica, e os trabalhos demonstram que a chamada "hipertrofia muscular" é consequência de retenção de água intramuscular, podendo também ocorrer cãibras bastante dolorosas em alguns atletas, em função do uso da dose de 20 mg/dia (preconizada pelos fabricantes) quando a dose considerada segura é de 2 a 5 mg/dia.

Também não melhora o desempenho em exercícios aeróbicos (corridas em distância) ou de força isométrica (força estática). O ACSM contraindica a utilização de creatina por crianças e adolescentes até 18 anos, já que existem relatos médicos de problemas musculotendinosos e lesões musculares.[13]

Esteroides anabólicos androgênicos (EAA) ou anabolizantes: o sério problema do *doping* consentido

Esteroides anabólicos androgênicos (EAA) (Tabela 2) são derivados sintéticos da testosterona e representam uma classe de drogas de uso abusivo por adolescentes e adultos jovens. O termo "anabólico" é relativo à estimulação da síntese proteica, e "androgênico" implica a estimulação das características sexuais secundárias masculinas, incluindo ganho de massa muscular.

Outras drogas que simulam o efeito anabólico dos esteroides – como de-hidroepiandrosterona (DHEA), androstenediona (hormônios androgênicos produzidos pelas glândulas suprarrenais e testículos), hormônio do crescimento (GH) e gama-hidroxibutirato (GHB, *liquid ecstasy*, G) – têm sido utilizadas visando ao rápido ganho de força muscular e da massa magra corpórea, mas os graves efeitos colaterais associados a todas essas drogas tornaram-nas proibidas em todo o mundo.

Efeitos colaterais em ambos os sexos:

- aumento da pressão arterial;
- dano hepático e carcinomas;
- diminuição de tolerância à glicose (diabete);
- fechamento precoce das epífises;
- aumento da incidência de ruturas ligamentares;
- acne grave, especialmente na face e no dorso;
- calvície (caracteristicamente parietal);
- distúrbios do sono;
- hepatites (B/C) e HIV (uso de seringas comuns).

Efeitos colaterais em homens:

- redução do volume testicular (20%);
- redução da espermatogênese (90%);
- impotência;
- ginecomastia;
- aumento prostático.

Efeitos colaterais em mulheres:

- atrofia mamária;

Tabela 2 Exemplos de esteroides anabólicos[1,13]

Orais	Injetáveis
Estanozolol (Winstrol)	Nandrolona (Deca-Durabolin)
Oximetolona (Anadrol)	Nandrolona (Durabolin)
Oxandrolona (Anavar)	Testosterona (Depo Testosterona)
	Boldenona (Equipoise)

- clitoromegalia;
- aumento dos pelos faciais e corporais;
- atrofia uterina;
- engrossamento da voz;
- amenorreia/problemas menstruais.

CONSIDERAÇÕES FINAIS

A resiliência das crianças e adolescentes é testada diariamente pelo mundo virtual, e o desafio dos pediatras é cada vez maior no sentido de orientar a prática de atividades físicas de forma saudável e segura.

Uma dieta bem balanceada é o ponto primordial para maximizar o desenvolvimento, sendo os hábitos alimentares a principal intervenção para um crescimento sadio. A orientação nutricional deve ser parte essencial na anamnese, principalmente para jovens vegetarianos e aqueles com baixa ingesta calórica.

Uma hidratação apropriada é de fundamental importância para manter o balanço hemodinâmico, prevenir distúrbios relacionados ao calor e otimizar as atividades diárias. Além disso, a ingesta diária adequada de carboidratos, ácidos graxos essenciais, proteínas, vitaminas e minerais previne distúrbios alimentares, como vigorexia e anorexia nervosa, extremamente prevalentes nos adolescentes.

Os médicos também devem ajudar pais e professores de educação física a entenderem os limites individuais de cada criança/adolescente, pois uma alimentação balanceada proporciona crescimento normal e maturação adequados, propiciando também a aquisição de habilidades específicas para as diversas atividades físicas.

Em casos específicos, pediatras e nutricionistas poderão trabalhar em conjunto para orientar a suplementação apropriada à prática esportiva escolhida, geralmente esportes de competição.

MITOS E TABUS

O perigo do uso de suplementos nutricionais reside no fato de que os adolescentes continuarão usando e experimentando cada vez mais essas substâncias e todos os novos produtos do mercado sem embasamento científico.

Para fins legais, os suplementos dietéticos incluem não só vitaminas e nutrientes essenciais, mas também ervas e produtos naturais utilizados pelos seres humanos para suplementar a alimentação. A crescente aceitação de medicinas alternativas, modismos alimentares e uma mentalidade esportiva de vencer a qualquer preço estimulam o mercado de suplementos com a proliferação de novas fórmulas, nem sempre isentas de efeitos colaterais.

Os diversos produtos existentes no mercado prometem aumento da força muscular, aumento da massa corporal magra, rápida perda de gordura, diminuição da fadiga e rápida recuperação muscular. O sucesso no esporte durante a puberdade é um fator de extrema importância para os jovens que, assim estimulados por massiva propaganda, utilizam diversas substâncias ditas ergogênicas, sem se preocupar com os efeitos nocivos ou a legalidade delas, além de não considerarem a desonestidade desse tipo de recurso na prática esportiva.

REFERÊNCIAS BIBLIOGRÁFICAS

1. Barros RR. Atividade física em crianças e adolescentes: recomendações práticas. In: Sociedade Brasileira de Pediatria; Leone C, Cabral AS (orgs.). PROPED – Programa de Atualização em Terapêutica Pediátrica: Ciclo 5. Porto Alegre: Artmed Panamericana; 2018. p.43-58.
2. Bar-Or O. Nutrição para crianças e adolescentes atletas. In: Sports Science Exchange. Gatorade Sports Science Institute, 2000. p.27.
3. Faulhaber MC, Fernandes MA, Roiseman MML, Filho Taam W. Dislipidemias na infância e adolescência: um caso de saúde pública. Revista de Pediatria da Soperj. 2009; (1):4-14.
4. Weffort VRS et al. Alimentação do adolescente. In: Manual de orientação para alimentação do lactente, do pré-escolar, do escolar, do adolescente e na escola. 3.ed. Rio de Janeiro: Sociedade Brasileira de Pediatria. Departamento de Nutrologia, 2012. p.53-63.
5. Weffort VRS. Alimentação na infância: carências e excessos. Pediatria Moderna 2014; 1:243-53.
6. Instituto Brasileiro de Geografia e Estatística (IBGE). Pof: 2008-2009. Antropometria e estado nutricional de crianças, adolescentes e adultos no Brasil, 2010. Disponível em: https://biblioteca.ibge.gov.br/visualizacao/livros/liv45419.pdf. Acessado em 30/07/2021.
7. Ribeiro PCP, Barros RR. Atividade física e esporte na adolescência. In: Lopez FA, Campos Junior D. Tratado de Pediatria da Sociedade Brasileira de Pediatria. 2.ed. Barueri: Manole, 2010. p.427-35.
8. Cardoso AL, Weffort VRS, Obelar MS, Pires MMS, Lopes LA. Nutrição e atividade física. In: Lopez FA, Campos Junior D. Tratado de Pediatria da Sociedade Brasileira de Pediatria. 2.ed. Barueri: Manole, 2010. p.1485-93.
9. Landi CA, Barros RR. Exercício físico na adolescência e avaliação pré-participação. In: Azevedo AEBI, Reato LFN (orgs.). Manual de Adolescência. Barueri: Manole; 2019. p.91-100.
10. Barros RR, Coutinho MFG, Brazão MB. Adolescentes e suplementos dietéticos: aconselhando os pediatras. Revista de Pediatria da Soperj, 2004;5(2):17-25.
11. Committee on Nutrition and the Council on Sports Medicine and Fitness. Clinical report – Sports drinks and energy drinks for children and adolescents: are they appropriate? Pediatrics. Disponível em: https://pediatrics.aappublications.org/content/127/6/1182. Acessado em 30/07/2021..
12. Barros RR. Adolescentes, esportes e suplementos: o que é verdade? Residência Pediátrica. Sociedade Brasileira de Pediatria 2014; 4(3). Disponível em: http://residenciapediatrica.com.br/imprimir.asp?id=118. Acessado em: 3/2015.
13. Greydanus DE, Patel DR. Sports doping in the adolescent: The Faustian Conundrum oh Hors de Combat. Adolescent and Sports. Pediatric Clinics of North America 2010; 57 (3):729-50.
14. Pope HG Jr., Wood RI, Rogol A, Nyberg F, Bowers L, Bhasin S. Adverse health consequences of performance-enhancing drugs: an endocrine society scientific statement. Endocrine Reviews 2014; 35(3):341-75.

ANEXO

A LISTA PROIBIDA DE 2023

Código mundial antidopagem

Válida a partir de 1º de janeiro de 2023.

De acordo com o Artigo 4.2.2 do Código Mundial Antidopagem, "para fins de aplicação do Artigo 10 todas as substâncias proibidas serão consideradas substâncias especificadas, salvo disposição em contrário na Lista Proibida. Nenhum Método Proibido será um Método Especificado, salvo disposição em contrário na Lista Proibida".

SUBSTÂNCIAS E MÉTODOS PROIBIDOS PERMANENTEMENTE (EM COMPETIÇÃO E FORA DE COMPETIÇÃO)

S0. Substâncias não aprovadas

- Proibidas em todo tempo (em competição e fora de competição).
- Todas as substâncias proibidas desta classe são substâncias não especificadas.

Qualquer substância farmacológica que não seja abordada por qualquer uma das seções subsequentes da "Lista Proibida" e sem aprovação atual por qualquer autoridade governamental reguladora de saúde (p. ex., ANVISA) para uso terapêutico humano (p. ex., drogas em desenvolvimento pré-clínico ou clínico ou descontinuado, *designer drugs*, substâncias aprovadas apenas para uso veterinário) é proibida em todo tempo.

S1. Agentes anabolizantes

- Proibidos em todo tempo (em competição e fora de competição).
- Todas as substâncias proibidas desta classe são substâncias não especificadas.

Agentes anabolizantes são proibidos.

1. Esteroides androgênicos anabolizantes (AAS)

Quando administrados exogenamente, incluindo, mas não se limitando a:

- 1-Androstenodiol (5α-androst-1-eno-3β, 17β-diol);
- 1-Androstenodiona (5α-androst-1-eno-3, 17-diona);
- 1-Androsterona (3α-hidroxi-5α-androst-1-eno-17-ona);
- 1-Epiandrosterona (3β-hidroxi-5α-androst-1-eno-17-ona);
- 1-Testosterona (17β-hidroxi-5α-androst-1-eno-3-ona);
- 4-Androstenodiol (androst-4-eno-3β,17β-diol);
- 4-Hidroxitestosterona;
- (4,17β-di-hidroxiandrost-4-en-3-ona);
- 5-Androstenediona (androst-5-eno-3,17-diona);
- 7α-hidroxi-DHEA;
- 7β-hidroxi-DHEA;
- 7-ceto-DHEA;
- 17α-metilepitiostanol (epistano);
- 19-Norandrostenodiol (estr-4-eno-3,17-diol);
- 19-Norandrostenediona (estr-4-eno-3,17-diona);
- Androstanolona (5α-di-hidrotestosterona, 17β-hidroxi-5α-androstan-3-ona);
- Androstenodiol (androst-5-eno-3β,17β-diol);
- Androstenodiona (androst-4-eno-3,17-diona);
- Bolasterona;
- Boldenona;
- Boldiona (androsta-1,4-dieno-3,17-diona);
- Calusterona;
- Clostebol;
- Danazol ([1,2]oxazola[4',5':2,3]pregna-4-en-20-in-17α-ol);
- Dehidroclormetiltestosterona (4-cloro-17β-hidroxi-17α-metilandrost-1,4-dien-3-ona);
- Desoximetiltestosterona (17α-metil-5α androst-2-en-17β-ol e 17α-metil-5α androst-3-en-17β-ol);
- Drostanolona;
- Epiandrosterona (3β-hidroxi-5α-androstan-17-ona);
- Epi-di-hidrotestosterona (17β-hidroxi-5β-androstan-3-ona);
- Epitestosterona;
- Etilestrenol (19-norpregna-4-en-17α-ol);
- Fluoximesterona;
- Formebolona;
- Furazabol (17α-metil [1,2,5] oxadiazolo[3',4':2,3]-5α-androstan-17β-ol);
- Gestrinona;
- Mestanolona;
- Mesterolona;
- Metandienona (17β-hidroxi-17α-metilandrosta-1,4-dien-3-ona);
- Metenolona;
- Metandriol;
- Metasterona (17β-hidroxi-2α,17α-dimetil-5α-androstan-3-ona);
- Metil-1-testosterona (17β-hidroxi-17α-metil-5α-androst-1-en-3-ona);
- Metilclostebol;
- Metildienolona (17β-hidroxi-17α- metilestra- 4,9-dien-3-ona);
- Metilnortestosterona (17β-hidroxi-17α- metilestr-4-en-3-ona);
- Metiltestosterona;
- Metribolona (metiltrienolona, 17β-hidroxi- 17α-metilestra-4,9,11-trien-3-ona);
- Mibolerona;
- Nandrolona (19-nortestosterona);
- Norboletona;
- Norclostebol (4-cloro-17β-ol-estr-4-en-3-ona);
- Noretandrolona;
- Oxabolona;
- Oxandrolona;
- Oximesterona;
- Oximetolona;
- Prasterona (dehidroepiandrosterona, DHEA, 3β-hidroxiandrost-5-en-17-ona);

- Prostanozol (17β-[(tetra-hidropiran-2-il) oxi]-1'H-pirazol [3,4:2,3]-5α-androstano);
- Quimbolona;
- Estanozolol;
- Estembolona;
- Testosterona;
- Tetra-hidrogestrinona (17-hidroxi-18a-homo-19-nor-17α-pregna-4,9,11-trien-3-ona);
- Tibolona;
- Trembolona (17β-hidroxiestr-4,9,11-trien-3-ona).

E outras substâncias com estrutura química similar ou efeito(s) biológico(s) similar(es).

2. Outros agentes anabolizantes

Incluindo, mas não limitados a:

- Clembuterol, osilodrostato, ractopamina, moduladores seletivos dos receptores dos androgênios [SARMs, ex. andarina, enobosarm (ostarina), LGD-4033 (ligandrol), RAD140, S-23 e YK-11 zeranol e zilpaterol.

S2. Hormônios peptídicos, fatores de crescimento, substâncias relacionadas e miméticos

- Proibidos em todo tempo (em competição e fora de competição)
- Todas as substâncias proibidas desta classe são substâncias não especificadas.

As seguintes substâncias e outras substâncias com estrutura química semelhante ou efeito(s) biológico(s) semelhante(s) são proibidas.

1. Eritropoietinas e agentes que estimulem a eritropoiese

Incluindo, mas não limitado a:

1.1 Agonista de receptores da eritropoietina, p. ex., darbepoetinas (dEPO); eritropoietinas (EPO); substâncias sintetizadas a partir da EPO [p. ex., EPO-Fc, metoxipolietileno glicolepoetina beta (CERA)]; agentes mimetizantes da EPO e similares (p. ex., CNTO-530, peginesatide).

1.2 Agentes ativadores de fatores indutores da hipóxia (HIF), p. ex., cobalto; daprodustat (GSK1278863); IOX2; molidustat (BAY 85-3934); roxadustat (FG-4592); vadadustat (AKB-6548); xenônio.

1.3 Inibidores da GATA, p. ex., K-11706.

1.4 Inibidores da sinalização do fator transformador de crescimento beta (TGF-β), p. ex., luspatercept; sotatercept.

1.5 Agonistas de receptores de reparo inatos, p. ex., asialo-EPO; EPO carbamilada (CEPO).

2. Hormônios peptídicos e seus fatores de liberação

2.1 Hormônio da gonadotrofina coriônica (GC) e hormônio luteinizante (LH), e os seus fatores de liberação em homens, p. ex. buserelina, deslorelina, gonadolerina, goserelina, leuprorelina, nafarelina e triptorelina;

2.2 Corticotrofinas e os seus fatores de liberação, p. ex., corticorelina;

2.3 Hormônio do crescimento (GH), seus fragmentos e fatores de liberação, incluindo, mas não limitado a:
   - análogos do hormônio do crescimento, por exemplo, lonapegsomatropina, somapacitan e somatrogon;
   - fragmentos do hormônio do crescimento, por exemplo, AOD-9604 e hGH 176-191.

2.4 Fatores de liberação do hormônio do crescimento, que inclui, mas não se limita a:
   - hormônio de liberação do hormônio do crescimento (GHRH) e seus análogos (CJC-1293, CJC1295, sermorelina e tesamorelina);
   - secretores do hormônio do crescimento (GHS), e seus miméticos [por exemplo, lenomorelin (grelina), anamorelina e ipamorelina, macimorelina e tabimorelina];
   - peptídios liberadores de GH (GHPRs), por exemplo, alexamorelina, GHRP-1, GHRP-2 (pralmorelina), GHRP-3, GHRP-4, GHRP-5, GHRP-6 e examorelina (hexarelina).

3. Fatores de crescimento e moduladores de fatores de crescimento

Incluindo, mas não limitados a:

- Fatores de crescimento tipo fibroblásticos (FGF);
- Fatores de crescimento tipo hepatocitários (HGF);
- Fatores de crescimento tipo insulina (IGF-1) e seus análogos;
- Fatores de crescimento mecânico (MGF);
- Fatores de crescimento derivados de plaquetas (PDGF);
- Timosina-β4 e seus derivados, p. ex., TB-500;
- Fatores de crescimento vascular-endotelial (VEGF).

E outros fatores de crescimento ou moduladores de fatores de crescimento que afetem a síntese/degradação proteica em músculos de tendões ou ligamentos, vascularização, a utilização energética, a capacidade regenerativa ou a mudança de tipo de fibra.

S3. Beta-2-agonistas

- Proibidos em todo tempo (em competição e fora de competição)
- Todas as substâncias proibidas desta classe são substâncias especificadas.

Todos os beta-2-agonistas, seletivos e não seletivos, incluindo todos os isômeros óticos são proibidos.

Incluindo, mas não limitados a:

- Arformoterol;
- Fenoterol;
- Formoterol;
- Higenamina;
- Indacaterol;
- Levosalbutamol;

- Olodaterol;
- Procaterol;
- Reproterol;
- Salbutamol;
- Salmeterol;
- Terbutalina;
- Tretoquinol (trimetoquinol);
- Tulobuterol;
- Vilantero.

Exceções

- Salbutamol via inalatória: máximo de 1.600 microgramas em 24 horas divididos em múltiplas doses não excedendo 600 microgramas a cada 8 horas iniciando-se por qualquer dose;
- Formoterol via inalatória: dose máxima de 54 microgramas em 24 horas;
- Salmeterol via inalatória: dose máxima de 200 microgramas em 24 horas;
- Vilanterol via inalatória: dose máxima de 25 microgramas em 24 horas.

Nota

A presença na urina de salbutamol acima de 1.000 ng/mL ou formoterol acima de 40 ng/mL não é consistente com o uso terapêutico da substância e será considerada um resultado analítico adverso (AAF), a menos que o atleta prove, por meio de estudo farmacocinético controlado, que o resultado anormal foi a consequência de uma dose terapêutica (por inalação) até a dose máxima indicada anteriormente.

4. Hormônios e moduladores metabólicos

- Proibidos em todo tempo (em competição e fora de competição).
- As substâncias proibidas nas classes S4 e S4.2 são substâncias especificadas.
- Aquelas nas classes S4.3 e S4.4 são substâncias não especificadas.

Os seguintes hormônios e moduladores metabólicos são proibidos:

1. Inibidores da aromatase

- 2-Androstenol (5α-androst-2-en-17-ol);
- 2-Androstenona (5α-androst-2-en-17-ona);
- 3-Androstenol (5α-androst-3-en-17-ol);
- 3-Androstenona (5α-androst-3-en-17-ona);
- 4-Androsteno-3,6,17 triona (6-oxo);
- Aminoglutetimida;
- Anastrozol;
- Androsta-1,4,6-trieno-3,17-diona (androstatrienediona);
- Androsta-3,5-dieno-7,17-diona (arimistano);
- Exemestano;
- Formestano;
- Letrozol;
- Testolactona.

2. Substâncias antiestrogênicas (antiestrógenos e moduladores seletivos dos receptores dos estrogênios)

Incluindo, mas não limitados a:

- Bazedoxifeno;
- Clomifeno;
- Ciclofenil;
- Fulvestrant;
- Ospemifeno;
- Raloxifeno;
- Tamoxifeno;
- Toremifeno.

3. Agentes que impedem a ativação do receptor de ativina IIB

Incluindo, mas não limitados a:

- Anticorpos neutralizantes de ativina A;
- Concorrentes do receptor de ativina IIB, como: receptores de ativina de isca (p. ex., ACE-031);
- Anticorpos antirreceptor de ativina IIB (p. ex., bimagrumab).

Inibidores da miostatina, como:

- Agentes que reduzem ou eliminam a expressão da miostatina;
- Proteínas de ligação da miostatina (p. ex., folistatina, protopeptido de miostatina);
- Anticorpos neutralizadores da miostatina (p. ex., domagrozumab, landogrozumab, stamulumab).

4. Metabólicos moduladores

Proteinoquinase ativada pelo AMP (AMPK), p. ex., AICAR; SR9009 e agonistas do receptor ativado δ por proliferadores peroxisomais (PPARδ), p. ex., 2-(2-metil-4-((4--metil-2-(4- (trifluorometil)fenil) tiazol-5-il)metiltio) fenoxi) ácido acético (GW1516; GW501516).

4.1 Insulinas e miméticos da insulina;
4.2 Meldonium;
4.3 Trimetazidina.

S5. Diuréticos e agentes mascarantes

- Proibidos em todo tempo (em competição e fora de competição).
- Todas as substâncias proibidas desta classe são substâncias especificadas.

Os seguintes diuréticos e agentes mascarantes são proibidos, incluindo isômeros ópticos (como d- e l-, quando pertinente).

Incluindo, mas não limitado a:

- Desmopressina; probenecide; expansores de plasma, p. ex., administração intravenosa de albumina, dextrano, hidroxietilamido e manitol.
- Acetazolamida; amilorida; bumetanida; canrenona; clorotalidona; ácido etacrínico; furosemida; indapamida; metolazona; espironolactona; tiazidas, p. ex., bendroflumetiazida; clorotiazida e hidroclorotiazida; torasemida;

triamtereno e vaptans, p. ex., tolvaptan, e outras substâncias com estrutura química similar ou efeito(s) biológico(s) similar(es).

Exceções

- Drosperinona; pamabrom e o uso tópico oftalmológico dos inibidores da anidrase carbônica (p. ex., dorzolamida e brinzolamida).
- A administração local de felipressina em anestesia dentária.

Nota

A detecção na amostra de um atleta em todo tempo ou em competição, conforme aplicável, de qualquer quantidade das seguintes substâncias sujeitas a uma concentração limiar de detecção: formoterol, salbutamol, catina, efedrina, metilefedrina e pseudoefedrina, associada com um diurético ou outro agente mascarante (exceto a administração oftalmológica tópica de um inibidor de anidrase carbônica ou administração local de felipressina em anestesia dentária), será considerada um Resultado Analítico Adverso (RAA) salvo se o atleta possuir uma Autorização de Utilização Terapêutico especificamente para essa substância, além da obtida para o diurético ou agente mascarante.

Métodos proibidos

- Proibidas em todo tempo (em competição e fora de competição).
- Todos os métodos proibidos desta classe são não especificados, exceto os métodos em M2.2, que são métodos especificados.

M1. Manipulação do sangue e de seus componentes

São proibidos os seguintes:

1. A administração ou reintrodução de qualquer quantidade de sangue autólogo, alogênico (homólogo) ou heterólogo ou de produtos eritrocitários de qualquer origem no sistema circulatório.
2. Aumento artificial da captação, transporte ou liberação de oxigênio, incluindo, mas não limitado a: perfluoroquímicos; efaproxiral (RSR13); voxelotor e produtos modificados da hemoglobina, p. ex., substitutos de sangue baseados na hemoglobina e produtos de hemoglobina microencapsulada, excluindo a administração de oxigênio por via inalatória.
3. Qualquer forma de manipulação intravascular do sangue ou dos componentes do sangue por meios físicos ou químicos.

M2. Manipulação química e física

São proibidos os seguintes:

1. A adulteração, ou tentativa de adulteração, para alterar a integridade e validade das amostras colhidas durante o controle de dopagem. Incluindo, mas não limitado a: substituição e/ou adulteração da amostra, p. ex., adição de proteases à amostra.
2. As infusões e/ou injeções intravenosas de mais de 100 mL por um período de 12 horas são proibidas com exceção das realizadas legitimamente no âmbito de um tratamento hospitalar, de uma intervenção cirúrgica ou de uma investigação clínica de diagnóstico.

M3. Dopagem genética

Os seguintes métodos, com potencial para melhorar o rendimento esportivo, são proibidos:

1. O uso de ácidos nucleicos ou de análogos de ácidos nucleicos que possam alterar a sequência do genoma e/ou alterar a expressão dos genes por quaisquer mecanismos. Isso inclui, mas não se limita a, edição genética, silenciamento de genes e tecnologias de transferência de genes.
2. O uso de células normais ou geneticamente modificadas.

S6. Estimulantes

- Proibidos em competição.
- Todas as substâncias proibidas nesta classe são substâncias especificadas, exceto aquelas em S6.A, que são substâncias não especificadas.
- Substâncias de abuso nesta seção: cocaína e metilenodioximetanfetamina (MDMA/*ecstasy*).

Todos os estimulantes, incluindo todos os isômeros óticos (p. ex., d- e l-) quando relevante, são proibidos.

Os estimulantes incluem:

A: estimulantes não especificados

- Adrafinil;
- Anfepramona;
- Anfetamina;
- Anfetaminil;
- Amifenazola;
- Benfluorex;
- Benzilpiperazina;
- Bromantano;
- Clobenzorex;
- Cocaína;
- Cropropamida;
- Crotetamida;
- Fencamina;
- Fenetillina;
- Fenfluramina;
- Fenproporex;
- Fonturacetam [4-fenilpiracetam (carfedon)];
- Furfenorex;
- Lisdexanfetamina;
- Mefenorex;
- Mefentermina;
- Mesocarb;
- Metanfetamina(d-);
- p-metilanfetamina;
- Modafinil;
- Norfenfluramina;

- Fendimetrazina;
- Fentermina;
- Prenilamina;
- Prolintana.

Um estimulante não expressamente listado nesta sessão é uma substância específica.

B: estimulantes específicos

Incluindo, mas não limitados a:

- 3-Metilhexan-2-amina (1,2- dimetilpentilamina);
- 4-fluormetilfenidato;
- 4-Metilhexan-2-amina (metilhexanoamina, 1,3-dimetilamilamina, 1,3 DMAA);
- 4-Metilpentan-2-amina (1,3-dimetilbutilamina);
- 5-Metilhexan-2-amina (1,4-dimetilpentilamina, 1,4-dimetilamilamina, 1,4-DMAA);
- Benzfetamina;
- Catina;[1]
- Catinona e seus análogos, p. ex., mefedrona, metedrona, e α-pirrolidinovalerofenone;
- Dimetanfetamina (dimetilanfetamina);
- Efedrina;[2]
- Epinefrina[3] (adrenalina);
- Etamivan;
- Etilfenidato;
- Etilanfetamina;
- Etilefrina;
- Famprofazona;
- Fenbutrazato;
- Fencanfamina;
- Heptaminol;
- Hidrafinil (flourenol);
- Hidroxianfetamina (parahidroxianfetamina);
- Isometepteno;
- Levmetanfetamina;
- Meclofenoxato;
- Metilenedioximetanfetamina;
- Metilefedrina;[4]
- Metilfenidato;
- Metilnaftidato [((±)-metil-2- (naftalen-2-il)-2-(piperidin-2-il)acetato];
- Niketamida;
- Norfenefrina;
- Octodrina (1,5-dimetilhex-ilamina);
- Octopamina;
- Oxilofrina (metilsinefrina);
- Pemolina;
- Pentetrazol;
- Fenetilamina e seus derivados;
- Fenmetrazina;
- Fenprometamina;
- Propilexedrina;
- Pseudoefedrina;[5]
- Selegilina;
- Sibutramina;
- Solrianfetol;
- Stricnina;
- Tenanfetamina (metilenedioxianfetamina);
- Tuaminoeptano.

E outras substâncias com estrutura química similar ou efeito(s) biológico(s) similar(es).

Exceções

- Clonidina;
- Derivados do imidazol para uso dermatológico, nasal ou oftalmológico (p. ex., brimonidina, clonazolina, fenoxazolina, indanazolina, nafazolina, oximetazolina, tetrizolina, xilometazolina) e aqueles estimulantes incluídos no Programa de Monitoramento 2021[6].

S7. Narcóticos

- Proibidos em competição.
- Todas as substâncias proibidas desta classe são substâncias especificadas.
- Substâncias de abuso nesta seção: diamorfina (heroína).

Os narcóticos a seguir, incluindo todos os isômeros óticos, p. ex., d- e l-, quando relevantes, são proibidos.

- Buprenorfina;
- Dextromoramida;
- Diamorfina (heroína);
- Fentanil e os seus derivados;
- Hidromorfona;
- Metadona;
- Morfina;
- Nicomorfina;
- Oxicodona;
- Oximorfona;
- Pentazocina;
- Petidin.

S8. Canabinoides

- Proibidas em competição.
- Todas as substâncias proibidas nesta classe são substâncias especificadas.

1 Catina (d-norpseudoefedrina) e seus L-isômeros: proibida quando a concentração na urina é superior a 5 microgramas por mililitro..

2 Efedrina é proibida quando a concentração na urina é superior a 10 microgramas por mililitro.

3 Epinefrina (adrenalina): não é proibida a administração local, p. ex., nasal, oftalmológica, ou quando associada com anestésicos locais.

4 Metilefedrina é proibida quando a concentração na urina é superior a 10 microgramas por mililitro.

5 A pseudoefedrina é proibida quando a concentração na urina é superior a 150 microgramas por mililitro.

6 Bupropiona, cafeína, nicotina, fenilefrina, fenilpropanolamina, pipradol e sinefrina: estas substâncias estão incluídas noPrograma de Monitoramento para 2023 e não são consideradas substâncias proibidas.

- Substâncias de abuso nesta seção: tetra-hidrocanabinol (THC).

Todos os canabinoides, naturais ou sintéticos, são proibidos, p. ex.:

- *Cannabis* (haxixe e maconha) e produtos da *cannabis*.
- Tetra-hidrocanabinóis naturais ou sintéticos (THC).
- Canabinoides sintéticos que mimetizam o efeito do THC.

Exceções

- Canabidiol.

S9. Glicocorticoides

- Proibidas em competição
- Todas as substâncias proibidas nesta classe são Substâncias Especificadas.

Todos os glicocorticoides são proibidos quando administrados por qualquer via injetável, via oral [incluindo a via oromucosal (p.ex.: bucal, gengival, sublingual)], ou via retal. Inclui, mas não se limita a:

- Beclometasona;
- Betametasona;
- Budesonida;
- Ciclesonida;
- Cortisona;
- Deflazacorte;
- Dexametasona;
- Fluocortolona;
- Flunisolida;
- Fluticasona;
- Hidrocortisona;
- Metilprednisolona;
- Mometasona;
- Prednisolona;
- Prednisona;
- Triancinolona acetonida.

Nota

- Outras vias de administração (incluindo vias inalatórias e tópicas, como: dental-intracanal, dermal, intranasal, oftalmológica, ótica e perianal) não são proibidas quando usadas nas doses indicadas pelo fabricante e com indicações terapêuticas.

P1. Betabloqueadores

- Proibidas em alguns esportes.
- Todas as substâncias proibidas nesta classe são Substâncias Especificadas.

Os betabloqueadores são proibidos em competição, nos seguintes esportes, ou também proibidos fora de competição quando indicado com o asterisco (*).

- Tiro com Arco (WA);*
- Automobilismo (FIA);
- Bilhar (todas as disciplinas) (WCBS);
- Dardo (WDF);
- Golfe (IGF);
- Minigolfe (WMF);
- Tiro Esportivo (ISSF, IPC);*
- *Ski/Snowboard* (FIS) em *ski jumping, freestyle aerials/halfpipe* e *snowboard halfpipe/big air*;
- Esportes Subaquáticos (CMAS)* em todas as subdisciplinas de mergulho livre, caça submarina e tiro ao alvo.

Inclui, mas não se limita a:

- Acebutolol;
- Alprenolol;
- Atenolol;
- Betaxolol;
- Bisoprolol;
- Bunolol;
- Carteolol;
- Carvedilol;
- Celiprolol;
- Esmolol;
- Labetalol;
- Metipranolol;
- Metoprolol;
- Nadolol;
- Nebivolol;
- Oxprenolol;
- Pindolol;
- Propranolol;
- Sotalol;
- Timolol.

CAPÍTULO 3

AVALIAÇÃO CARDIOVASCULAR DO ADOLESCENTE ATLETA

Maria de Fátima Monteiro Pereira Leite

AO FINAL DA LEITURA DESTE CAPÍTULO, O PEDIATRA DEVE ESTAR APTO A:

- Ressaltar os principais aspectos cardiovasculares a serem avaliados pelo pediatra no cuidado pré-participação do atleta adolescente.
- Explicar a importância da história e do exame físico como principais elementos da avaliação do atleta adolescente.
- Discutir a custo-efetividade dos exames complementares na avaliação do atleta assintomático.
- Descrever as adaptações mais comuns encontradas no coração do atleta adolescente.

INTRODUÇÃO

Segundo a atualização da última Diretriz em Cardiologia do Esporte e do Exercício da Sociedade Brasileira de Cardiologia (SBC) e da Sociedade Brasileira de Medicina do Exercício e do Esporte (SBMEE),[1] para ser considerado atleta, o indivíduo deve:

- treinar esportes com o objetivo de melhorar seu desempenho ou resultados;
- participar ativamente em competições desportivas;
- ser formalmente federado em nível local, regional ou nacional;
- ter o treinamento e a competição desportiva como sua atividade principal (forma de vida) ou foco de interesse pessoal, devotando várias horas em todos ou na maioria dos dias a essas atividades, excedendo o tempo alocado a outras atividades profissionais ou de lazer.

Para os demais praticantes de atividades físicas regulares, com competições eventuais, tem-se adotado a denominação de praticantes de exercícios, ou esportistas. A imagem do atleta e dos indivíduos que praticam esportes com regularidade está associada ao modelo de saúde perfeita, sendo a morte súbita de um atleta ou esportista, apesar de rara, motivo de comoção e preocupação na sociedade em geral. As causas mais comuns de morte súbita no atleta estão associadas ao coração, sendo a função da avaliação cardíaca pré-participação suspeitar da possibilidade de ocorrência desses eventos e evitá-los, sempre que possível. A Figura 1 mostra as principais causas de morte súbita no atleta.

Não existe estatística oficial brasileira de morte súbita em atletas, especialmente na faixa etária adolescente. Os trabalhos mais importantes sobre o tema são europeus e norte-americanos e classificam como atleta jovem indivíduos de 14 a 35 anos. A SBMEE classifica como atletas jovens aqueles entre 12 e 17 anos e atletas adultos entre 18 e 35 anos.[1] Estima-se que a incidência de morte súbita entre atletas jovens seja inferior a 1-3/100.000 atletas-ano, sendo as principais causas as cardiomiopatias e as anomalias coronarianas.[2] Apesar disso, todos concordam em ressaltar que os benefícios do esporte para a saúde superam em muito os riscos desta prática.

Existe uma ampla discussão sobre a necessidade de avaliação cardiológica em atletas assintomáticos,[3] e as formas de rastreio do risco de eventos cardíacos entre atletas variam em cada país. No Brasil, a avaliação padronizada consiste em anamnese completa e exame físico minucioso, buscando sinais e sintomas para doenças cardiovasculares mais comuns associadas a eventos durante a prática desportiva, além de um eletrocardiograma (ECG) de 12 derivações em repouso.[1] O objetivo deste capítulo é discutir as principais formas de investigação cardiovascular em atletas adolescentes, suas vantagens, desvantagens e custo-efetividade.

ANAMNESE E EXAME FÍSICO

São as principais ferramentas em qualquer investigação diagnóstica. Do ponto de vista cardiovascular, não só para o atleta, como para qualquer indivíduo que vai praticar ati-

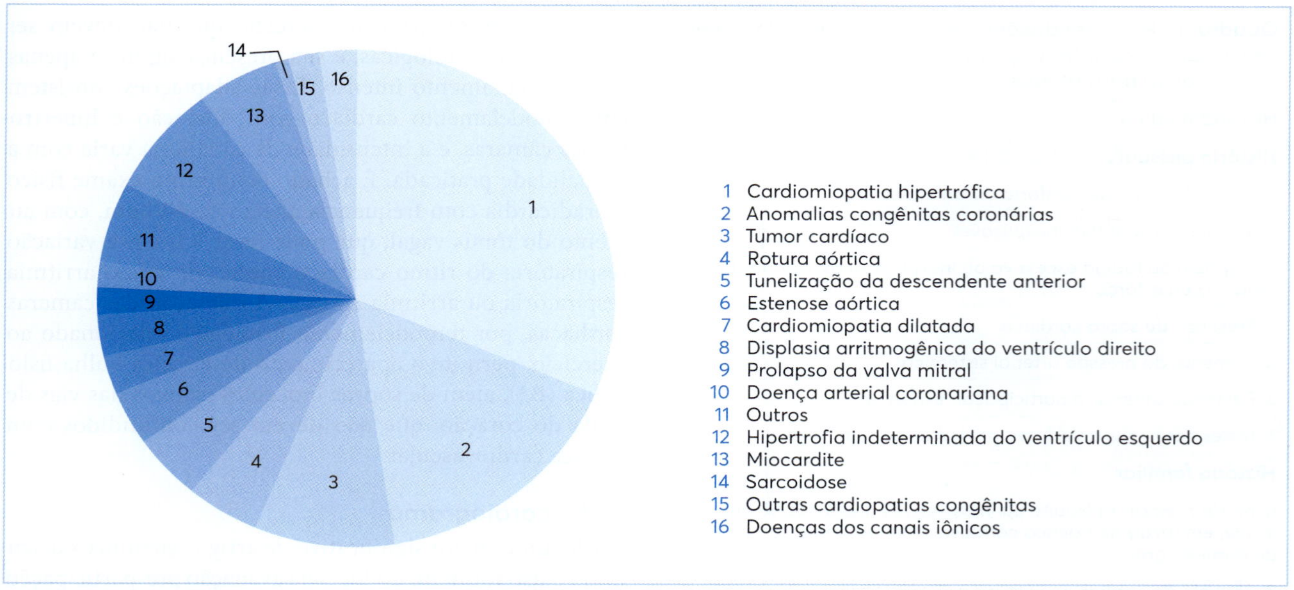

Figura 1 Causas de morte súbita em atletas.

vidade física, deve conter um histórico detalhado de sintomas e sinais atuais, além de história patológica pregressa e familiar, e o exame físico, que deve ser detalhado com ênfase no sistema cardiovascular.

Na busca por sintomas é importante esclarecer ao adolescente que muitas formas de doença cardíaca têm tratamento e que a omissão no relato de sintomas não só pode colocar sua vida em risco, como retarda o início do tratamento adequado e o retorno mais rápido e seguro à prática desportiva.

Na maioria dos países do mundo, existe uma consulta pré-participação padronizada. Nos Estados Unidos, ela é composta por um questionário de 14 elementos, como mostra o Quadro 1.[4] A anamnese é o padrão ouro devendo incluir obrigatoriamente perguntas sobre:

- história da doença atual: queixa de dispneia ou cansaço excessivo, história de síncope inexplicável e não sugestiva de vasovagal, desconforto ou dor torácica, palpitação, principalmente se associados ao esforço físico ou imediatamente após este;
- história familiar: relato de cardiopatia congênita, doença coronariana, arritmia ou morte súbita. Nesta pesquisa o médico deve investigar cardiomiopatia hipertrófica, displasia arritmogênica do ventrículo direito, obstruções das vias de saída do ventrículo esquerdo ou direito, doenças dos canais iônicos (síndrome do QT longo, Brugada), outras arritmias como síndrome de Wolff-Parkinson-White, além de síndrome de Marfan, como algumas das mais comuns;
- uso de drogas lícitas e ilícitas.

O exame físico deve ser completo e incluir inspeção, palpação e ausculta.

1. Inspeção: em geral o indivíduo tem aspecto saudável, característico dos atletas, no entanto, devem chamar a atenção estigmas de síndrome de Marfan (p.ex., altura-envergadura, aracnodactilia, malformações da parede anterior do tórax), principalmente nos praticantes de esportes como vôlei e basquete, em que a altura e a envergadura são importantes.
2. Palpação: deve ser dada atenção especial aos pulsos – que quando diminuídos nos membros inferiores, por exemplo, sugerem coarctação da aorta, que pode ser assintomática em número significativo de indivíduos – e ao precórdio, em que a presença de desvios do ictus, palpação de bulhas acessórias (principalmente quarta bulha) e frêmitos podem levantar a suspeita de doenças como a cardiomiopatia dilatada ou hipertrófica com ou sem obstrução.
3. Ausculta: a presença de alterações no ritmo, na intensidade das bulhas, bulhas acessórias e sopros devem sempre indicar a avaliação por um especialista, mesmo que o paciente não se queixe de sintomas.
4. Avaliação dos sinais vitais: aferição da pressão arterial é fundamental, tanto para a exclusão de doença hipertensiva primária como para afastar coarctação da aorta. Deve-se observar também a frequência cardíaca, lembrando, porém, que no indivíduo bem treinado, esta pode ser muito baixa sem, contudo, significar doença.

O questionário deve ser repetido a cada 2 anos, pois nada impede que esses dados se alterem no decorrer do tempo, e o atleta deve ser orientado a relatar o aparecimento de sintomas. Para os norte-americanos, a realização do ECG em indivíduos assintomáticos e com rastreio pré-participação normal cria um custo adicional desnecessário; por causa da baixa sensibilidade e especificidade do método e do número de falso-positivos (que vão necessitar de outros exames cardiovasculares para serem liberados para prática desportiva) não justificaria esse custo.[4] O custo

Quadro 1 Recomendações de 14 elementos da American Heart Association para rastreio cardiovascular pré-participação para atletas

História médica*
História pessoal
1. Dor torácica ou desconforto durante o esforço
2. Síncope ou lipotimia inexplicável†
3. Dispneia ou fadiga excessiva ou inexplicável associada ao exercício ou esforço
4. Presença de sopro cardíaco
5. Aumento da pressão arterial sistêmica
6. Restrição anterior à participação esportiva
7. Testes cardíacos anteriores, prescritos por um médico
História familiar
8. Morte prematura (súbita ou inexplicável) antes dos 50 anos de idade, em razão de doença cardiovascular em mais de 1 parente de primeiro grau
9. Sequela de cardiopatia em parente de primeiro grau menor que 50 anos de idade
10. Conhecimento específico de certas condições cardíacas em membros da família: cardiomiopatia hipertrófica ou dilatada, síndrome do QT longo ou outras doenças dos canais iônicos, síndrome de Marfan ou arritmias clinicamente significativas
Exame físico
11. Sopro cardíaco‡
12. Pulsos femorais para excluir coarctação da aorta
13. Estigmas de síndrome de Marfan
14. Pressão arterial em membro superior (em posição sentada)§

*A história dos pais é recomendada em atletas escolares e adolescentes.
†Não classificada como vasovagal e tem importância particular quando relacionada ao esforço.
‡Ausculta deve ser realizada na posição deitada e de pé (ou com manobra de Valsalva), especificamente para identificar sopros de obstrução dinâmica do lado esquerdo do coração.
§Preferencialmente aferida em ambos os braços.
Fonte: adaptado de Maron BJ, Thompson PD, Ackerman MJ, Balady G, Berger S, Cohen D, et al.; American Heart Association Council on Nutrition, Physical Activity, and Metabolism. Recommendations and considerations related to preparticipation screening for cardiovascular abnormalities in competitive athletes: 2007 update: a scientific statement from the American Heart Association Council on Nutrition, Physical Activity, and Metabolism: endorsed by the American College of Cardiology Foundation. Circulation. 2007;115(12):1643-455.

emocional da realização de exames complementares e, muitas vezes, do afastamento temporário da atividade, em indivíduos assintomáticos e sem fatores de risco, principalmente aqueles que apresentam falso-positivos, também devem ser considerados.[3] Além disso, o número de falso-negativos também é bastante significativo. No Brasil e em vários países europeus, principalmente na Itália, e para o Comitê Olímpico Internacional, o ECG deve ser incluído na avaliação pré-participação. Suas principais características serão discutidas mais adiante neste capítulo.

Adaptações cardíacas ao exercício no exame cardíaco

Diante de um atleta bem treinado, em sua avaliação clínica evolutiva, é necessário também lembrar que existem adaptações fisiológicas ao exercício que não devem ser consideradas patológicas, e sua presença significa apenas que há treinamento intenso. Essas adaptações consistem em remodelamento cardíaco com dilatação e hipertrofia das câmaras, e a intensidade de cada uma varia com a modalidade praticada. É achado comum no exame físico a bradicardia com frequência abaixo de 60 bpm, com aumento do tônus vagal, que pode levar à intensa variação respiratória do ritmo cardíaco conhecida como arritmia respiratória ou arritmia sinusal. A dilatação das câmaras cardíacas, por remodelamento fisiológico relacionado ao exercício, permite o aparecimento de terceira bulha fisiológica (B3), além de sopros inocentes ejetivos nas vias de saída do coração, que não devem ser confundidos com doença cardiovascular.[5]

Eletrocardiograma

Existe um número significativo de artigos científicos discutindo o uso rotineiro do ECG na avaliação pré-participação de atletas assintomáticos e sem fatores de risco conhecidos. Aqueles que são a favor, como os europeus, se baseiam em trabalhos italianos, realizados na região do Vêneto, em que houve uma diminuição de 95% dos casos de morte súbita no esporte após a inclusão do ECG no rastreio pré-participação. No entanto, no trabalho de Corrado et al., que deu origem a essa sugestão, dos 22 pacientes afastados das atividades com diagnóstico de cardiomiopatia hipertrófica, somente 12 foram diagnosticados exclusivamente pelo ECG, o que correspondia a 0,0004% da população total estudada; nos dez restantes, havia dados sugestivos na história familiar ou no exame físico.[6] No entanto, existem diversas correntes que contestam o trabalho, sugerindo que a avaliação de uma população específica não pode ser extrapolada para a população em geral; além disso, nos Estados Unidos, seriam realizados mais de 60 milhões de ECG e as avaliações consequentes, com um número significativo de falso-positivos e falso-negativos.[4] No entanto, em 2017, a National Athletic Trainers' Association (NATA) publicou um revisão sistemática mostrando as vantagens da realização do ECG sobre os 14 elementos do rastreio pré-participação isoladamente, levantando inclusive a questão da dificuldade de coleta de história familiar em um contexto em que há milhares de adoções, doações e fertilizações *in vitro* com uso de bancos de esperma.

A Diretriz em Cardiologia do Esporte e do Exercício da SBC e da SBMEE[1] estabelece o grau de recomendação I com nível de evidência A para realização rotineira de ECG na avaliação pré-participação em crianças e adolescentes de 5 a 18 anos em início de treinamento organizado e competitivo em escolas esportivas, academias e clubes.[1] Crianças e adolescentes em atividades esportivas não profissionais, assintomáticos e sem história sugestiva de cardiopatia estão liberados sem necessidade desse ou de outros exames.

Para aqueles que vão iniciar a prática desportiva, o ECG deve ser avaliado de acordo com os achados normais para

a população da mesma faixa etária. No entanto, o ECG do atleta tem particularidades que devem ser levadas em consideração na sua interpretação, devendo-se ter o cuidado de não classificar como patológicas alterações específicas, relacionadas à adaptação ao exercício físico, assim como não deixar passar como fisiológicas doenças graves com risco evidente de complicações cardiovasculares, inclusive potencialmente fatais.

Teste ergométrico

Está indicado na presença de sintomas como dor ou desconforto torácico, dispneia, palpitação, síncope ou arritmias, durante o esforço físico, com grau de recomendação I e nível de evidência A pela diretriz brasileira.[1,2,4] No atleta assintomático, embora seja um excelente aliado na avaliação da capacidade funcional, não está indicado como rotina pela diretriz americana, sendo considerado como recomendação III (não indicado).

A diretriz brasileira coloca o teste ergométrico para avaliação pré-participação em indivíduos saudáveis e assintomáticos na categoria: nível de recomendação IIa com evidência B, que significa dizer que embora a evidência não seja apoiada em vários estudos randomizados, a recomendação é a favor, no entanto não unânime, havendo controvérsias quanto a sua realização rotineira.[1]

Ecocardiograma

É um excelente método para diagnóstico de cardiopatias estruturais, como cardiomiopatia hipertrófica e dilatação da aorta em pacientes com doenças do tecido conjuntivo. No entanto, perde no custo-efetividade do método, pois a maioria dos estudos mostra que é muito pequeno o número de atletas assintomáticos, com exame físico normal, em que há diagnóstico de uma doença, principalmente com risco de morte súbita. Na maioria das vezes, o indivíduo é sintomático, tem história familiar anormal, ou apresenta alterações no exame físico que justifiquem a sua realização. A diretriz brasileira não recomenda a realização de ecocardiograma como rotina no exame inicial do atleta sem fatores de risco.

No acompanhamento do adolescente atleta, também existem alterações fisiológicas do coração que só aparecem no atleta jovem com altos e intensos níveis de treinamento. Assim, não são consideradas patológicas, a não ser que estejam acompanhadas de outras alterações, a hipertrofia ventricular septal com valores de septo menores que 12 mm em homens e 11 mm em mulheres. E também não é incomum o ecocardiografista encontrar diâmetro diastólico do ventrículo esquerdo chegando a medir mais de 5,5 cm, porém raramente chegando a 6 cm e com a função ventricular normal.[5] Na avaliação ecocardiográfica é importante levar em consideração o tipo de atividade realizada e a intensidade do exercício, pois as alterações fisiológicas são variáveis de acordo com o tipo de exercício realizado.

Outros exames

O cardiologista do esporte pode utilizar outros exames, como ressonância magnética, teste ergoespirométrico, cintilografia de esforço, entre muitos outros. Contudo, só estão recomendados com base nos achados anormais na história, exame físico e eletrocardiograma.

REFERÊNCIAS BIBLIOGRÁFICAS

1. Ghorayeb N, Stein R, Daher DJ, Silveira AD, Ritt LEF, Santos DFP, et al. Atualização da Diretriz em Cardiologia do Esporte e do Exercício da Sociedade Brasileira de Cardiologia e da Sociedade Brasileira de Medicina do Esporte – 2019. Arq Bras Cardiol. 2019;112(3):326-68.
2. Fritsch P, Dalla Pozza R, Ehringer-Schetitska D, Jokinen E, Herceg V, Hidvegi E, et al. Cardiovascular pre-participation screening in young athletes: Recommendations of the Association of European Paediatric Cardiology. Cardiology in the Young. Cambridge University Press; 2017;27(9):1655-60.
3. Mosterd A. Pre-participation screening of asymptomatic athletes: "Don't do stupid stuff". Neth Heart J. 2018 Mar;26(3):123-6.
4. Maron BJ, Friedman RA, Kligfield P, Levine BD, Viskin S, Chaitman BR, et al; on behalf of the American Heart Association Council on Clinical Cardiology, Advocacy Coordinating Committee, Council on Cardiovascular Disease in the Young, Council on Cardiovascular Surgery and Anesthesia, Council on Epidemiology and Prevention, Council on Functional Genomics and Translational Biology, Council on Quality of Care and Outcomes Research, and American College of Cardiology. Assessment of the 12-lead ECG as a screening test for detection of cardiovascular disease in healthy general populations of young people (12-25 years of age): a scientific statement from the American Heart Association and the American College of Cardiology. Circulation. 2014;130:1303-34.
5. Galas JM. Sports Participation During Teenage Years. Pediatr Clin N Am. 2014;61:91-109.
6. Corrado D, Basso C, Schiavon M, Thiene G. Screening for hypertrophic cardiomyopathy in young athletes. N Engl J Med. 1998;339:364-9.
7. Winkelmann ZK, Crossway AK. Optimal screening methods to detect cardiac disorders in athletes: an evidence-based review. J Athl Train. 2017 Dec;52(12):1168-70.

CAPÍTULO 4

INDICAÇÕES E CONTRAINDICAÇÕES DE ATIVIDADES FÍSICAS EM CRIANÇAS E ADOLESCENTES – GUIA PRÁTICO

Ricardo do Rêgo Barros

AO FINAL DA LEITURA DESTE CAPÍTULO, O PEDIATRA DEVE ESTAR APTO A:

- Identificar as fases do desenvolvimento das crianças de 0 a 13 anos de idade.
- Buscar, na história clínica, doenças que possam limitar a participação de crianças e adolescentes nos esportes.
- Conhecer a idade ideal para indicar as diversas atividades físicas.
- Diagnosticar síndrome do treinamento excessivo.
- Encaminhar a profissionais especializados em medicina do exercício e do esporte os atletas amadores ou profissionais que pratiquem atividades esportivas competitivas para quantificação de riscos e avaliação mais rigorosa, se for o caso.

INTRODUÇÃO

A rápida evolução da tecnologia virtual, o surgimento de redes sociais e a comunicação interligada globalmente contribuíram para que os adolescentes de hoje vivenciem uma rápida troca de informações e discutam assuntos em tempo real, implicando aumento do número de horas gastas em frente às telas (*smartphones*, *tablets*, jogos eletrônicos), fator contribuinte para o aumento da obesidade mundial.

Atualmente, é possível afirmar que todas as crianças e adolescentes passam por mudanças biopsicossociais/virtuais, sendo que as constantes mudanças virtuais trazem novos desafios aos pediatras, sobretudo nos aspectos relacionados à prevenção de agravos psicológicos ou físicos gerados por essa vivência virtual. A resiliência de cada adolescente dilui-se no mundo virtual e, assim, é preciso estar atentos aos fatores protetores ou agressores que possibilitem uma experiência positiva de adolescer nessa busca do ser existencial adulto do futuro.[1]

Entre os benefícios psicológicos das atividades físicas, podem-se citar:[1-3]

- adquirir autoconfiança e satisfação pessoal;
- diminuir acesso ao mundo virtual (computadores, jogos, *smartphones*);
- sociabilizar/realizar atividades em grupo;
- simular objetivos de vida (perder e ganhar, ter prazer na atividade);
- desenvolver habilidades motoras por "exploração" ativa e ação/reação a diversos cenários;
- aprender errando: corrigir e implementar o que está errado sem pressão;
- atingir suas possibilidades de habilidade no tempo adequado (meta máxima);
- lidar com pressões e expectativas realísticas.

Em relação aos benefícios físicos e clínicos, citam-se:

- desenvolvimento de habilidades motoras básicas e específicas;
- coordenação;
- melhora da função cardiorrespiratória;
- aumento do gasto calórico, com impacto no sobrepeso, obesidade e inatividade;
- efeitos positivos na composição corporal, tônus muscular e densidade óssea.

FASES DO DESENVOLVIMENTO[2-4]

Para entender os conceitos envolvidos na indicação de atividades físicas, deve-se ter noções mínimas das fases de desenvolvimento de crianças e adolescentes que ocorrem com ampla variação em cada indivíduo.

Primeira fase (conhecimento): 0 a 1 ano

Neste período, a psicomotricidade é extremamente importante, pois as crianças aprendem a mudar de decúbito ven-

tral/dorsal, sentar, engatinhar e podem já iniciar os primeiros passos, além de ter um primeiro contato com os meios aquático, terrestre e aéreo.

Segunda fase: 1 a 6 anos

Fase da complementação do desenvolvimento neuropsicomotor com estabelecimento da coordenação motora mínima, como andar, correr, saltar, arremessar e pegar. Além disso, passam a compreender as atividades da rotina e devem ser incentivados à recreação diversificada.

Terceira fase: 6 a 12 anos

Fase de crescimento, com desenvolvimento dos aparelhos cardiovascular e respiratório somado ao crescimento musculoesquelético e à compreensão das mudanças afetivo-emocionais.

Nessa fase, devem ser iniciadas as escolas de esporte conhecendo as várias modalidades esportivas e, em torno dos 8 a 10 anos, podem ser indicadas atividades mais específicas, como ginástica olímpica, natação, corrida e saltos.

Desse modo, a aquisição de habilidades específicas ocorre segundo faixas etárias (Tabela 1):[1,2]

- 2 a 5 anos: habilidade motora limitada/pouca reação de equilíbrio;
- 6 a 7 anos: julgamento da velocidade e seguimento de objetos em movimento;
- 7 a 8 anos: habilidades de equilíbrio e postura;
- 10 a 12 anos: atenção seletiva e uso de estratégias complexas da memória;
- puberdade/estirão do crescimento: perda transitória do equilíbrio e postura em função da readaptação ao novo corpo.

Seleção do esporte ideal (10 a 13 anos)[1,3,5]

Ao se orientar crianças e adolescentes a escolherem o esporte ideal, devem-se analisar componentes físicos e psicológicos, como:

Tabela 1 Indicações de esportes de acordo com a idade

Requisito	Idade	Valência física	Esporte
Julgar velocidade, seguir objetos em movimento	5 a 7 anos	Habilidade Agilidade Coordenação olhos/membros	Natação, futebol, capoeira, surfe, *skate*, danças, ginástica, lutas, futsal
Equilíbrio e postura	7 a 8 anos	Flexibilidade	*Tai chi chuan*, ioga
Atenção seletiva e uso de estratégias complexas	10 a 12 anos	Velocidade Sem uso de força	Ciclismo, atletismo, saltos e corridas curtas, *muay thai*
	Puberdade	Resistência Sem atividades anaeróbicas/explosão	Vôlei, basquete, handebol

- nível de crescimento: tamanho do corpo, força muscular, composição corporal, poder aeróbico/anaeróbico, grau de Tanner (maturação sexual);
- maturidade: nível de proficiência das habilidades motoras básicas e específicas;
- desenvolvimento: competência social, emocional e cognitiva do atleta;
- desempenho cardiopulmonar e neuromotor;
- caraterísticas musculares (crianças e adolescentes são mais propensos a lesões musculares graves, por não saberem reconhecer sintomas);
- características ósseas (os ossos em desenvolvimento têm menor resiliência ao estresse, podendo causar fraturas ou lesões ósseas, sem grande sintomatologia).

É importante questionar os pacientes sobre os objetivos da atividade física escolhida e também sobre quem escolheu, isto é, se foram os próprios pacientes ou seus pais. A grande pressão exercida pelos pais sobre os seus filhos é a principal causa de abandono das atividades físicas na adolescência, principalmente considerando-se que muitos pais não aceitam erros e derrotas, submetendo seus filhos a um alto nível de estresse psicológico.

Os pediatras devem ter participação ativa na especialização esportiva, ou seja, a escolha do esporte competitivo pelos pacientes, orientando sobre hidratação e nutrição, monitorando peso e altura a cada 6 meses e diagnosticando e tratando as lesões musculoesqueléticas.[6]

A morte súbita relacionada ao exercício e ao esporte (MSEE)[5,7-9] pode ser definida como a morte que ocorre de modo inesperado, instantaneamente ou não. A causa mais comum de morte súbita no atleta jovem é a cardiomiopatia hipertrófica (CH). Os portadores de CH podem ser totalmente assintomáticos ou apresentar tonteiras, síncope, especialmente relacionadas com o exercício, dispneia, palpitações e angina.

A história clínica continua a ser o padrão-ouro da avaliação pré-participação, podendo identificar mais de 70% das patologias que exijam referências a outros profissionais.[1]

Com relação à anamnese, é possível resumi-la em 5 questões básicas que dizem respeito à saúde familiar e à história de lesões:[1,7]

1. Algum familiar já sofreu infarto do miocárdio ou faleceu por problemas cardíacos antes dos 50 anos de idade (ou teve morte súbita não explicada)?
2. Você já teve que interromper uma corrida de menos de 2 km, por dispneia, dor torácica ou tosse? A tosse é um indicador de asma induzida pelo exercício.
3. Durante a prática de esportes, já perdeu a consciência ou teve "sensação de desmaio", como síncope, palpitação, astenia? A perda de consciência pode ser um indicador de gravidade e deve ser avaliada pelo cardiologista.
4. Você usa algum remédio regularmente, como para controle de diabete ou asma?
5. Já teve alguma doença ou lesão que o impedisse de praticar esportes, que o tivesse levado ao hospital ou requisitasse cirurgia?

A SÍNDROME DO EXCESSO DE TREINAMENTO (*OVERTRAINING/BURNOUT*)[6]

O termo *overtraining*, antes restrito ao universo dos atletas, vem ganhando espaço nos consultórios pediátricos e vem acompanhado de uma série de sintomas, muitas vezes desvalorizados pelos pediatras: cansaço, excesso de lesões, dor generalizada nas pernas, dificuldade para acordar, mudança no humor, perda de apetite, recusa em ir à aula e queda no desempenho em competições.[1,6,10] O termo *burnout* implica graves alterações físicas, psicológicas e hormonais gerando impossibilidade de treinamento[6] e necessidade de cuidados multiprofissionais e interdisciplinares.

As lesões osteoarticulares devem ser corretamente diagnosticadas e adequadamente tratadas para evitar possíveis danos à placa fisária na criança e prejuízos à estatura final. As causas associadas às lesões ortopédicas são:

- coordenação motora menor que dos adultos;
- tempo de reação mais lento aos estímulos;
- baixo nível de desenvolvimento de habilidades motoras;
- cartilagem de crescimento mais vulnerável do que o osso completamente formado.

As doenças mais frequentes associadas ao excesso de atividades físicas são:

1. Doença de Osgood-Schlatter:
    - apofisite do tubérculo tibial, hoje já considerada como fratura de estresse;
    - causa mais comum de dor no joelho em crianças e adolescentes e também a queixa mais frequente em atletas jovens menores de 16 anos;
    - esportes associados: futebol (em meninos) e ginástica e dança (em meninas).
2. Doença de Séver:
    - apofisite do calcâneo posterior;
    - dor crônica no calcanhar, piorando ao correr/pular;
    - comum em ginastas;
    - idade: 9 a 14 anos (pico entre 10 e 12 anos).
3. Espondilólise/espondilolistese:
    - a espondilólise é a causa mais frequente de dor crônica nas costas nos atletas jovens (15 a 32%);
    - defeito no espaço interarticular, com sintomas predominantes na junção lombossacral;
    - associada a ginástica, voleibol, danças e mergulho;
    - repouso por 6 semanas a 3 meses.

CONSIDERAÇÕES SOBRE DOENÇAS AGUDAS[1]

Infecções do trato respiratório superior

Excetuando-se a faringoamigdalite estreptocócica, a grande maioria das infecções respiratórias é causada por vírus. Consequentemente, o maior risco de liberação do paciente se deve ao grau de contágio para os demais atletas. A miocardite é uma complicação rara de várias viroses, mas, mesmo assim, deve ser sempre lembrada em casos complicados.

Mononucleose

Doença extremamente frequente na adolescência, cursando normalmente com esplenomegalia e, em virtude do risco de ruptura esplênica, os esportes devem ser proibidos por, no mínimo, 4 semanas. A liberação de um atleta para suas atividades físicas habituais deve ser precedida de ultrassonografia abdominal (para visualizar tamanho do baço) e provas de função hepática (para checar regeneração do fígado).

Problemas dermatológicos

Infecções fúngicas: a *tinea versicolor* (causada pelo *Malassezia furfur*) é frequente, e o atleta deve ser afastado dos esportes por 2 semanas. As *tineas cruris* e *pedis* vêm crescendo e devem ser investigadas em todos os atletas, com suspensão das atividades esportivas até a cura completa.

A escabiose e a pediculose também são comuns e, quando diagnosticadas, deve ser feita uma investigação em todos os atletas contactantes.

Outras infecções

Pneumonias, tuberculose, infecções urinárias, hepatites, febre reumática em atividade, icterícias e doenças hemorrágicas (púrpuras, hemofilia) são contraindicações absolutas à prática esportiva.

RECOMENDAÇÕES PRÁTICAS

1. Estimular a participação das crianças em esportes, de acordo com suas habilidades, com ênfase no aprendizado dos fundamentos de cada esporte.
2. Evitar a especialização precoce em um único esporte.
3. Reconhecer lesões de *overuse* e sinais de estresse físico excessivo.
4. Monitorar seriadamente crescimento, composição corporal, peso e maturação sexual (estágio de Tanner).
5. Assegurar ingesta nutricional adequada, orientando sobre calorias totais, dieta balanceada e ingesta correta de ferro, zinco e cálcio.
6. Orientar sobre os riscos de patologias pelo calor e boa hidratação.
7. Questionar o jovem sobre a escolha do esporte e seus objetivos.
8. Assegurar supervisão adequada.
9. Indicar, no mínimo, de 1 a 2 dias para descanso e lazer em outras atividades recreativas que não o esporte escolhido.
10. Não fornecer atestado médico sem examinar o paciente.

CONSIDERAÇÕES SOBRE O ATESTADO MÉDICO

Deve-se considerar que:

- a participação de crianças e adolescentes em atividades físicas vem aumentando progressivamente a cada ano e que a participação em esportes competitivos vem ocorrendo em idades cada vez mais precoces;

- exercício físico é definido como uma atividade física programada, sistematizada e repetitiva com objetivos de melhorar a aptidão física e promover saúde (escolas de iniciação esportiva como natação, danças, educação física escolar);
- esporte de lazer é um conjunto de exercícios que, em última análise, correspondem aos gestos esportivos, submetido às regras das diversas modalidades, sem visar a desempenho ou competição (futebol de várzea, basquete, handebol e voleibol escolares);
- esporte de competição é uma categoria especial que inclui atletas amadores e profissionais, federados ou não, participando de eventos organizados com finalidade essencialmente competitiva;
- a intensidade das atividades descritas sofre a influência direta das condições climáticas locais;
- a maior parte das crianças, em sua vida pré-escolar, desenvolve atividades físicas que representam esforços importantes, como correr, saltar, pular;
- o exame físico adequado, precedido de anamnese com ênfase na pesquisa de cardiopatias familiares, é fundamental para se prevenir complicações cardiovasculares relacionadas com o exercício e o esporte, especialmente a morte súbita.

Também é preciso estabelecer que:

1. Os médicos, quando solicitados, e após anamnese familiar e exame físico do paciente, poderão fornecer atestado ou declaração informando sobre as condições clínicas das crianças e dos adolescentes para a prática de atividades recreativas ou de lazer, privilegiando pacientes que já tenham um acompanhamento seriado, facilitando, assim, o reconhecimento de problemas médicos preexistentes ou latentes.
   - Para liberação de crianças, mesmo para atividades meramente lúdicas, é recomendável pelo menos uma avaliação clínica inicial precedida de anamnese minuciosa antes da emissão do atestado ou declaração de aptidão;
   - no caso de algum sinal ou sintoma sugestivo de cardiopatia ou suspeita de alguma cardiopatia recém-instalada ou não diagnosticada anteriormente, o candidato à prática físico-desportiva deve ser encaminhado a um cardiologista; a solicitação de exames cardiológicos complementares (eletrocardiograma, ecocardiograma com Doppler colorido) ficará a critério desse especialista;
   - é recomendável que o médico emitente do atestado ou declaração especifique para qual atividade físico-desportiva o candidato está sendo liberado.
2. Os médicos são obrigados a atestar a verdade, conforme o Código de Ética Médica, capítulo X, artigos 110, 111 e 112, e, assim, os atestados ou declarações devem ser fornecidos por médicos que, efetivamente, acompanhem as crianças e adolescentes.
3. Os atletas amadores ou profissionais que pratiquem atividades esportivas competitivas devem ser encaminhados, a critério do pediatra, a profissionais especializados em medicina do exercício e do esporte, para quantificação de riscos e avaliação mais rigorosa, se for o caso.

REFERÊNCIAS BIBLIOGRÁFICAS

1. Landi CA, Barros RR. Exercício físico na adolescência e avaliação pré-participação. In: Azevedo AEBI, Reato LFN (orgs.). Manual de Adolescência. Barueri: Manole; 2019. p.91-100.
2. Barros Filho AA, Borjaille LMP. Atividade física para crianças e adolescentes. In: Lopez FA, Campos Junior D. Tratado de Pediatria da Sociedade Brasileira de Pediatria. 2.ed. Barueri: Manole, 2010. p.1789-94.
3. Barros RR. Atividade física em crianças e adolescentes: recomendações práticas. In: Sociedade Brasileira de Pediatria; Leone C, Cabral AS (orgs.). PROPED – Programa de Atualização em Terapêutica Pediátrica: Ciclo 5. Porto Alegre: Artmed Panamericana; 2018. p.43-58.
4. Carazzato JG. Atividade física na criança e no adolescente. In: Gorayeb N, Barros T. O exercício: preparação fisiológica, avaliação médica, aspectos essenciais e preventivos. São Paulo: Atheneu, 1999. p.351-61.
5. Greydanus DE, Patel DR, Luckstead EF. Sports preparticipation evaluation. In: Essential adolescent medicine. New York: McGraw-Hill, 2006. p.669-75.
6. Brenner JS. Council on Sports Medicine and Fitness. Overuse injuries, overtraining and burnout in child and adolescent athletes. Disponível em: www.pediatrics.org/cgi/doi/10.1542/peds.2007-0887.
7. Meyer, F. Avaliação da saúde e aptidão física para recomendação de exercício em pediatria. Rev Bras Med Esporte 1999; 5(1):24-6.
8. Oliveira MAB, Leitão MB. Morte súbita no exercício e esporte. Diretriz da Sociedade Brasileira de Medicina do Esporte. Rev Bras Med Esporte 2005; 11(supl 1):S1-S8.
9. Leite MF. O coração e a prática de atividade física. Boletim Soperj 2007; X(2).
10. Barros R, Silva LR, et al. Promoção da atividade física na infância e adolescência. In: Manual de Orientação, Grupo de Trabalho de Atividade Física. Sociedade Brasileira de Pediatria, nº1, julho de 2017. Disponível em www.sbp.com.br.

CAPÍTULO 5

FISIOLOGIA DO EXERCÍCIO EM ATLETAS JOVENS – HABILIDADES ESPECÍFICAS E VALÊNCIAS ESPORTIVAS

Ricardo do Rêgo Barros

AO FINAL DA LEITURA DESTE CAPÍTULO, O PEDIATRA DEVE ESTAR APTO A:

- Definir esporte competitivo/recreativo e jovem atleta.
- Descrever as alterações fisiológicas dos atletas jovens.
- Discutir a possível influência do treinamento sobre altura, composição corpórea e maturação.
- Avaliar como idade, crescimento e maturação podem influenciar na inclusão ou exclusão do jovem em determinado esporte.
- Orientar a prática de atividades físicas de forma saudável, segura e principalmente prazerosa.
- Entender que as atletas tendem a apresentar menarca mais tarde que as não atletas, em média 2,3 anos depois, e que o aparecimento dos caracteres sexuais secundários ocorre normalmente.

INTRODUÇÃO

O Brasil é um dos maiores fenômenos mundiais de massificação esportiva: calcula-se que 70% dos meninos entre 12 e 18 anos joguem futebol, matriculados ou não em escolinhas dos clubes esportivos.[1]

A atividade física é um importante auxiliar para o aprimoramento e o desenvolvimento dos adolescentes, nos seus aspectos morfofisiopsicológicos, podendo aperfeiçoar o potencial físico determinado pela herança e treinar os jovens para um melhor aproveitamento de suas habilidades específicas.[2]

Esporte de competição é uma categoria especial que inclui atletas amadores e profissionais, federados ou não, participando de eventos organizados com a finalidade de atingir resultados e índices, com ênfase na vitória e na premiação. Considera-se também que praticar atividades físicas na mesma modalidade por mais de 2 horas configura competição.[2]

Nos últimos anos, houve aumento crescente de crianças participando de esportes em nível competitivo, com treinamentos sistemáticos iniciando-se precocemente aos 5 anos de idade, a chamada *catch them young philosophy* (filosofia de detectar talentos precocemente).[3] Esse é um conceito difundido mundialmente no qual, para se atingir sucesso nos níveis superiores de competição adulta, é necessário iniciar os treinamentos intensivos o mais cedo possível.

Além de horas de treinamento sistemático e repetitivo e rigorosos cuidados nutricionais, esses jovens atletas também tendem a se afastar do grupo da escola e da família em função de treinamento em outros estados/cidades.

FISIOLOGIA DO EXERCÍCIO

As principais valências consideradas para efeitos de desempenho e aptidão física são: potências anaeróbica e aeróbica, força muscular, agilidade, flexibilidade, composição corporal e resistência (*endurance*) (Figura 1 e Tabela 1).

Para compreender a fisiologia do exercício, cabe esclarecer algumas definições utilizadas em medicina desportiva.

1. Força: expressão da força muscular, ou a capacidade do indivíduo de desenvolver tensão contra uma resistência externa. A força estática ou isométrica é a força exercida contra uma resistência externa sem qualquer alteração no comprimento muscular (p.ex., força de preensão da mão). A força explosiva ou potência é a capacidade dos músculos de liberar o máximo de força no período mais curto.
2. Resistência muscular (ou *endurance*): é a capacidade de repetir ou manter contrações musculares ao longo do tempo.[4]

Os princípios que descrevem as respostas do organismo ao exercício e ao treinamento físico são os mesmos para

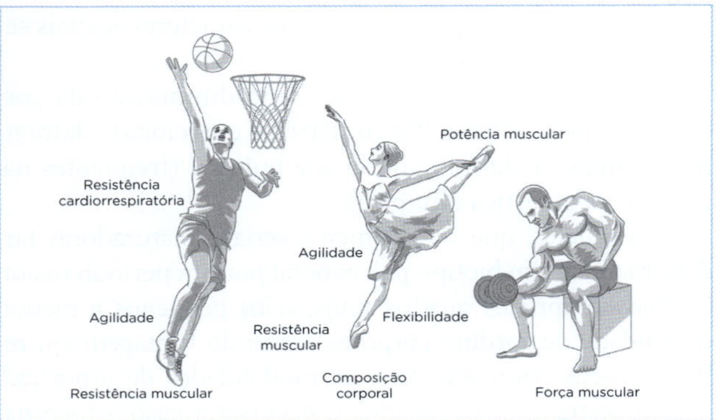

Figura 1 Aptidão física.

Tabela 1 Valências e aptidão física

Equilíbrio/ estabilidade	Composição corporal
Força	Agilidade
Velocidade	Coordenação olho-mão e olho-pé
Aceleração	Resistência (*endurance*) aeróbica e anaeróbica
Explosão	Flexibilidade

criança, adolescentes e adultos. Por outro lado, existem particularidades da fisiologia do esforço em crianças que decorrem tanto do aumento da massa corpórea (crescimento) quanto da maturação corpórea, que se acelera na puberdade (desenvolvimento).[4-6]

A atividade física é uma maneira de participar do grupo social infantil, podendo ser realizada em atividades programadas (escolinhas) ou não programadas (parques, campos de várzea).

Potência anaeróbica

As crianças possuem menor concentração de enzimas glicolíticas, limitando, assim, a capacidade de liberar energia pela via anaeróbica lática, mas não ocorre interferência na potência anaeróbica alática (o cansaço ou fadiga muscular e dores musculares são causadas pela liberação de lactatos, produção pequena em crianças mais novas).[3,5] Isso explica a rápida recuperação dessas crianças entre atividades físicas, mesmo com características extremamente diferentes.

A potência anaeróbica não difere entre meninos e meninas pré-púberes, mas cresce proporcionalmente mais em meninos a partir dos 12 anos de idade. Esse aumento da potência anaeróbica ocorre tanto pela maior massa muscular quanto pelo efeito dos hormônios sexuais sobre as características bioquímicas do músculo esquelético.

Outra característica que se desenvolve com a maturação sexual é o potencial de tamponamento da acidose muscular que aumenta com a idade, permitindo a realização de exercícios láticos mais intensos.

Atividades de curta duração e grande intensidade, como saltos e *sprints*, são anaeróbicas, ou seja, elas não dependem do oxigênio na liberação de energia para a contração muscular. Não existem métodos eficazes para se avaliar a capacidade anaeróbica, sendo a mensuração feita de maneira indireta com protocolos como cicloergômetro de curta duração, corridas rápidas (*sprints* de 50 metros) ou saltos verticais (*jump tests*), existindo poucos estudos em crianças. Os testes utilizados sugerem que as diferenças nos testes anaeróbicos entre crianças e adolescentes possam estar relacionadas a fatores neuromusculares, fatores hormonais e maior evolução da coordenação motora.[4,7,8]

Potência aeróbica

Em relação à potência aeróbica, ocorre aumento do consumo máximo de oxigênio (VO_2max) com maior aceleração em meninos do que em meninas.[5]

O crescimento acarreta aumento da massa muscular com proporcionais aumentos do consumo máximo de oxigênio corporal (VO_2max), do débito cardíaco e da capacidade de trabalho.

Especificamente na adolescência, as meninas ganham adiposidade, gerando diminuição da massa corporal magra, enquanto os meninos têm aumento da massa corporal magra por diminuição do percentual de gordura.

O VO_2max é considerado padrão-ouro na avaliação de competência física, mas os efeitos do treinamento aeróbico em crianças e adolescentes ainda não podem ser estimados.

Após o estirão de crescimento e o término da maturação sexual, o VO_2max médio das meninas chega apenas a cerca de 70% dos valores médios para meninos.[5,6]

Adultos participando em programas de exercícios regulares apresentam várias mudanças fisiológicas, como frequência cardíaca mais baixa (em repouso) e débito cardíaco maior. Isso resulta em maior habilidade do sangue de usar o oxigênio para o metabolismo aeróbico e, assim, o VO_2max tem aumento de até 25%.

Nas crianças que realizam o mesmo programa, o VO_2max experimenta aumento de 5 a 10% tanto em meninos quanto em meninas. Outras evidências de que crianças apresentam resposta diminuída ao treinamento aeróbico são fornecidas pela comparação de valores de VO_2max em atletas de resistência, adultos e crianças. Meninos corredores de distância têm VO_2max de aproximadamente 65 mL/kg/min, comparado a 52 mL/kg/min nos meninos não treinados. Os jovens adultos corredores de distância apresentam VO_2max de 75 mL/kg/min, enquanto os homens não atletas têm VO_2max de 45 mL/kg/min. Isso pode sugerir um "teto" para o VO_2max antes da puberdade e que as influências hormonais da adolescência poderiam implementar o treinamento aeróbico.

As razões para essa resposta diminuída do VO_2max ao treinamento não são claras. Alguns acreditam que a intensa atividade física diária das crianças pode significar um efeito de treinamento e, assim, os programas estruturados de treinamento não significariam aumento dos níveis de atividade.[6] Outros[2,3] argumentam que benefícios de treinamento a partir da atividade física diária não se sustentam porque: 1)

a atividade física espontânea das crianças é tipicamente realizada sob a forma de exercícios rápidos e curtos, sem periodicidade; e 2) crianças que são privadas das atividades diárias não experimentam uma grande diminuição do VO_2max.

Força muscular

O treinamento de resistência é atualmente recomendado tanto pela Sociedade Brasileira de Pediatria como pela Academia Americana de Pediatria, e, como regra geral, são indicados programas graduais nem sempre aceitos pelos jovens que buscam rápido ganho de força muscular.

Esse programa pode ser iniciado aos 8 anos de idade com pesos livres (e não máquinas fixas) de até 15 kg, por não mais que 30 minutos, 3 vezes/semana, com supervisão individual, associado a exercícios aeróbicos como corridas, esteira ergométrica ou bicicleta também por períodos de 30 minutos.

O ganho de força muscular não é acompanhado pelo aumento do tamanho do músculo (hipertrofia), implicando que as crianças não se beneficiarão do efeito *muscle bulk* com exercícios com pesos. Os mecanismos envolvidos no ganho de força muscular poderiam ser adaptações neurais e aumento da capacidade muscular de produzir força intrínseca.[2,9]

Termorregulação

Crianças apresentam peculiaridades relacionadas à regulação térmica: a velocidade de troca de calor com o meio é maior nas crianças do que em adultos, pois possuem maior superfície corpórea por unidade de massa corpórea. Desse modo, não só a perda de calor em ambientes frios, mas também o ganho de calor em climas quentes são mais rápidos, aumentando o risco de complicações.[5]

Como agravamento, as crianças tendem a sentir menos sede do que o adulto, acarretando desidratação voluntária, redução da volemia e prejuízo do desempenho. Quando as crianças referem sede, já existe uma desidratação subclínica com perda de 2 a 3% do peso corporal.

As crianças devem ser hidratadas a cada 20 minutos de exercício na primeira hora e, a partir daí, com soluções hidreletrolíticas com concentração de HC (6 a 8%) e osmolaridade adequadas (*sport drinks*).

Estatura final/maturação biológica

Os somatotipos – endomórfico, mesomórfico e ectomórfico – contribuem para o sucesso em diversos esportes, sugerindo que atletas podem ser selecionados para determinados esportes com base em sua compleição física.

Como regra geral, não ocorrem alterações na altura final dos meninos e, muitas vezes, os maturadores precoces são requisitados para esportes de força.

Menarca atrasada

As atletas tendem a apresentar menarca mais tarde que as não atletas, em média 2,3 anos depois, e considera-se que cada ano de treinamento pré-menarca atrasa a menarca em 0,4 anos. Deve-se ressaltar que, embora a menarca possa estar atrasada, o aparecimento dos caracteres sexuais secundários ocorre normalmente.[2]

Sua etiologia é multifatorial, como diminuição da gordura corpórea, estresse físico, estresse emocional e fatores nutricionais, incluindo anorexia e bulimia (frequentes na dança e na ginástica olímpica).

Essas atletas, que normalmente seriam maturadoras tardias, mantêm um biotipo pré-puberal por um período maior (pernas compridas, quadris finos, seios pequenos e menor quantidade de gordura corpórea), levando vantagem em relação a seus pares em diversas modalidades de esportes.[3]

A investigação diagnóstica é necessária caso a menina, aos 14 anos, não apresente desenvolvimento dos caracteres sexuais secundários (mamas, pelos púbicos e axilares) ou nos casos de ausência de menarca aos 16 anos.

A maior preocupação médica nos casos de menarca atrasada ou amenorreia secundária é o efeito deletério na densidade óssea associado a esses estados hipoestrogênicos, não ocorrendo efeitos definitivos sobre a fertilidade naquelas que passarem a menstruar, com a adequação da dieta e redução da intensidade dos exercícios.

A perda da densidade óssea associada a amenorreia ou oligomenorreia é irreversível, colocando essas atletas sob maior risco de fraturas de estresse e osteoporose prematura.

EFEITOS DO TREINAMENTO NOS SISTEMAS

Os exercícios físicos requerem respostas funcionais coordenadas dos sistemas corpóreos não só para produzir propulsão muscular, mas também para manter a homeostase hidreletrolítica e térmica.

Aparelho cardiovascular

Os atletas jovens de resistência (*endurance*) apresentam débito cardíaco máximo elevado, embora menor que nos adultos. Sinais do "coração de atleta", como sopros, bradicardia, modificações eletrocardiográficas (hipertrofia ventricular, condução retardada) e ecocardiográficas (aumento ou hipertrofia de VE) não ocorrem nos atletas jovens, fato comprovado nos jovens corredores de distância, cujos exames físicos, eletrocardiograma (ECG) e ecocardiograma não diferem daqueles que não praticam esportes. Alguns estudos em nadadores jovens demonstram discretas alterações no tamanho do VE em comparação com não nadadores. Os sinais do chamado "coração de atleta" provavelmente não ocorrem nos jovens em virtude da ausência de um programa constante de resistência.

Aparelho pulmonar

Os atletas de resistência geralmente têm ventilação máxima minuto maior durante o exercício do que os não atletas, mas essas diferenças são menos significativas e mais variáveis do que diferenças na VO_2max.

Assim como o VO_2max, a ventilação máxima (Ve_2max) não se modifica de maneira típica em jovens atletas em seu período de treinamento. Essa observação é consistente

com relação negativa entre nível pré-treinamento aeróbico e a resposta máxima de VO_2max e Ve_2max a um período de treinamento de resistência.

Composição corpórea

A prática de atividades físicas programadas (competitivas ou recreativas) promove redução significativa da gordura corpórea e aumento da massa magra, com ação importante no controle do excesso de peso em crianças e adolescentes.[10]

CONSIDERAÇÕES FINAIS

As pressões sociais por uma imagem corpórea e estética de acordo com padrões globalizados e rapidamente difundidos pelos diversos meios de comunicação podem levar a lesões físicas sérias, patologias clínicas e transtornos psicológicos. A resiliência fisiológica das crianças e adolescentes é testada diariamente pelos novos desafios de atividades físicas como *crossfit*, lutas tipo MMA, triatlo e tantas outras modalidades de esportes adaptados aos jovens. Desse modo, o desafio dos pediatras é cada vez maior no sentido de orientar a prática de atividades físicas de forma saudável, segura e principalmente prazerosa.[2]

Crianças sadias são mais ativas que adolescentes e adultos, e sua atividade espontânea intermitente sugere um bom condicionamento físico. Normalmente, essas atividades são caracterizadas por turnos de esforços intensos alternando com períodos curtos de descanso ou atividade mais leve. Essa rápida recuperação permite às crianças manterem atividades físicas por horas.[4]

Os médicos devem também ajudar os pais e os professores de educação física a entenderem os limites fisiológicos de cada criança/adolescente, orientando sobre a aquisição de habilidades específicas no momento adequado de seu crescimento e desenvolvimento e, assim, propiciando a prática de atividades físicas com a utilização do potencial pleno de cada jovem atleta (recreativo ou competitivo).

REFERÊNCIAS BIBLIOGRÁFICAS

1. World Health Assembly 57.17. In: Global strategy on diet and physical activity. Geneva: WHO, 2004.
2. Barros R. Atividade física para crianças e adolescentes. In: Pinto AB, Cunha JB (eds.). Saúde escolar, Série Pediatria. Rio de Janeiro: Guanabara Koogan, 2012. p.113-23.
3. Baxter-Jones ADG, Mundt CA. The young athlete. In: Armstrong N. Paediatric exercise physiology. Edinburgh: Churchill Livingstone, 2006. p.299-323.
4. Gorayeb N, Bozza A, Loos L, Fuchs ARCN. Aspectos cardiovasculares da criança atleta. In: Gorayeb N, Barros T. O exercício: preparação fisiológica, avaliação médica, aspectos essenciais e preventivos. Rio de Janeiro: Atheneu, 1999. p.363-77.
5. Lazzoli JK, Nóbrega ACL, Carvalho T, Oliveira MAB, Teixeira JAC, Leitão MB, et al. Atividade física e saúde na infância e adolescência. Revista Brasileira de Medicina do Esporte. 1998;4(4):107-9.
6. Armstrong N. Aerobic fitness of children and adolescents. J Pediatr (Rio J) 2006; 82:406-8.
7. Praagh E. Anaerobic fitness tests: what are we measuring? Med Sport Sci 2007; 50:26-45.
8. Lintu N, Viitasalo A, Tompouri T, Veijalainen A, Hakulinen M, Laitinen T et al. Cardiorespiratory fitness, respiractory function and hemodynamic responses to maximal cycle ergometer exercise test in girls and boys aged 9-11 years: the Panic Study. Eur J Appl Physiol 2015; 115(2):235-43.
9. Malina RM, Bouchard C. Força e desempenho motor durante o crescimento. In: Malina RM, Bouchard C. Atividade física do atleta jovem: do crescimento à maturação. São Paulo: Roca, 2002. p.179-95.
10. Farias ES, Gonçalves EM, Morcillo AM, Guerra-Junior G, Amancio OM. Effects of programmed physical activity on body composition in post-pubertal school chlidren. J Pediatr (Rio J) 2015; 91:122-9.

CAPÍTULO 6

EDUCAÇÃO FÍSICA ESCOLAR E PROMOÇÃO DA SAÚDE: NOVOS PARADIGMAS E PERSPECTIVAS

Alex Pinheiro Gordia
Teresa Maria Bianchini de Quadros

AO FINAL DA LEITURA DESTE CAPÍTULO, O PEDIATRA DEVE ESTAR APTO A:

- Compreender que a atenção e o cuidado com a saúde de crianças e adolescentes é uma necessidade urgente para a saúde pública mundial.
- Estimular crianças e adolescentes a serem fisicamente ativos desde o nascimento.
- Saber que a escola é um local privilegiado para ações de promoção da atividade física e da saúde.
- Reconhecer que a educação física deve estar inserida em intervenções de promoção da saúde no ambiente escolar.
- Viabilizar programas multicomportamentais que possibilitem ações de caráter holístico, multiprofissional, interdisciplinar e intersetorial, que têm apresentado efeitos positivos e mais robustos sobre indicadores de atividade física e de saúde do escolar.
- Explicar por que a promoção da saúde na escola como uma política de Estado é fundamental para o sucesso das ações.

INTRODUÇÃO[1,2]

O investimento na promoção da saúde da população pediátrica na atualidade é o maior legado que pode ser deixado para a saúde coletiva de gerações futuras. Crianças e adolescentes saudáveis têm maiores chances de se tornarem adultos e idosos saudáveis, contribuindo para diminuição da morbimortalidade e melhoria da qualidade de vida da população.

É nesse contexto que a prática de atividade física tem sido estimulada em todas as fases da vida, mas especialmente durante a infância e a adolescência. A prática regular de atividade física nessa fase não só contribui para o aumento da atividade física nos ciclos de vida subsequentes, como também para:

1. Previne a obesidade.
2. Reduz a pressão arterial.
3. Melhora os perfis lipídico e glicêmico.
4. Desenvolve a função cognitiva.
5. Aumentar a mineralização óssea.
6. Estimula a percepção positiva de qualidade de vida.

A escola representa um espaço de convivência e aprendizado fundamental para a formação integral de jovens, sendo um ambiente privilegiado para o estímulo à adoção de modos de vida mais saudáveis. A educação física escolar pode ter um papel muito relevante para contribuir com esse processo, especialmente no que se refere à promoção da prática de atividades físicas e redução de comportamentos sedentários.

Dessa forma, este capítulo versará sobre as principais orientações teóricas e melhores práticas para a promoção da saúde na escola e como a educação física pode ser incluída nesse processo.

ESCOLAS PROMOTORAS DE SAÚDE E PROGRAMA SAÚDE NA ESCOLA[3-6]

Previamente à abordagem referente à educação física escolar e sua relação com a saúde de crianças e adolescentes, é importante pontuar projetos e ações, de abrangência nacional e global, que norteiam o novo paradigma da promoção da saúde na escola.

Em 1995 a Organização Mundial da Saúde (OMS) propôs uma iniciativa intitulada Escolas Promotoras de Saúde, que tinha como objetivo promover a saúde de toda a comunidade escolar (alunos, professores, demais servidores e familiares). Essa iniciativa baseava-se na mobilização e

fortalecimento de atividades de promoção e educação em saúde em diversos níveis (local, nacional e global) com vistas à mudança do modelo tradicional de saúde escolar baseado no paradigma médico-assistencialista.

De acordo com a OMS, as Escolas Promotoras de Saúde podem ser caracterizadas como escolas que fortalecem constantemente sua capacidade de ser um ambiente saudável para viver, aprender e trabalhar. A iniciativa é uma estratégia que possui três componentes:

1. Educação para a saúde com enfoque integral.
2. Criação de ambientes e entornos saudáveis.
3. Oferta de serviços de saúde, alimentação saudável e vida ativa.

Na América Latina, as Escolas Promotoras de Saúde foram fomentadas pela Organização Panamericana de Saúde. Ainda que a proposta seja inovadora e traduza diversos ideais de promoção da saúde discutidos por décadas na OMS e outras agências de saúde de todo o mundo, ações práticas baseadas nessa iniciativa ainda são incipientes.

No Brasil, ações baseadas na iniciativa Escolas Promotoras de Saúde têm sido pontuais em determinados municípios ou escolas. Ainda assim, as pesquisas que investigaram essas experiências apresentaram resultados promissores, como redução da violência e do *bullying* no ambiente escolar, ampliação do conhecimento sobre alimentação saudável, sexualidade e saúde reprodutiva, bem como aumento da prática de atividade física dos alunos. As principais dificuldades que têm sido relatadas são: deficiência na formação inicial dos professores para contribuir com as ações direcionadas à promoção da saúde no ambiente escolar; falta de cursos de capacitação para os professores; dificuldades para realizar ações interdisciplinares e intersetoriais; e baixa adesão da comunidade escolar nas atividades.

Embora no Brasil o ideário Escolas Promotoras de Saúde não seja uma política de Estado, esse movimento contribuiu para que a saúde tenha se tornado um tema transversal dos Parâmetros Curriculares Nacionais em 1997 e para a elaboração do Programa Saúde na Escola em 2007. Esse programa tem como objetivo contribuir para a formação integral dos estudantes por meio de ações de promoção, prevenção e atenção à saúde, com vistas ao enfrentamento das vulnerabilidades que comprometem o pleno desenvolvimento de crianças e jovens da rede pública de ensino. É um programa intersetorial com estratégias firmadas entre as escolas públicas e as unidades de saúde da família. O vínculo entre escola e unidade de saúde é territorial, ou seja, considera-se o território de abrangência das unidades para determinar qual escola está vincula a determinada unidade.

O programa saúde na escola é composto por três componentes:

- Componente I – Avaliação clínica e psicossocial: avaliação antropométrica; atualização do calendário vacinal; detecção precoce de hipertensão arterial sistêmica; detecção precoce de agravos de saúde negligenciados; avaliação oftalmológica; avaliação auditiva; avaliação nutricional; avaliação da saúde bucal; avaliação psicossocial.
- Componente II – Promoção e prevenção à saúde: ações de segurança alimentar e promoção da alimentação saudável; promoção das práticas corporais e atividade física nas escolas; educação para a saúde sexual, saúde reprodutiva e prevenção das doenças sexualmente transmitidas; prevenção ao uso de álcool e tabaco e outras drogas; promoção da cultura de paz e prevenção das violências; e promoção da saúde ambiental e desenvolvimento sustentável.
- Componente III – Formação: formação continuada dos gestores e das equipes de educação e de saúde que atuam no programa.

Especificamente no componente II do programa, pode-se observar uma aproximação mais robusta com a educação física escolar por meio da promoção das práticas corporais e atividades físicas nas escolas. É especialmente nesse componente que professores de educação física tem papel importante no programa, tendo em vista evidências da elevada prevalência de prática insuficiente de atividade física e tempo excessivo em comportamentos sedentários entre jovens. Dessa forma, é fundamental o conhecimento minucioso sobre as diretrizes atuais de prática de atividade física e comportamento sedentário durante a infância e adolescência.

RECOMENDAÇÕES DE PRÁTICA DE ATIVIDADE FÍSICA E COMPORTAMENTO SEDENTÁRIO DURANTE A INFÂNCIA E ADOLESCÊNCIA[1]

O manual "Promoção da Atividade Física na Infância e Adolescência", publicado pela Sociedade Brasileira de Pediatria em 2017, faz uma síntese das principais diretrizes vigentes para a atividade física e comportamento sedentário de jovens. Em geral, as orientações indicam que crianças e adolescentes devem ser estimulados a serem ativos desde o nascimento e que atividades sedentárias devem ser evitadas ao máximo. Ainda, indica-se que é imprescindível que as atividades sejam prazerosas e adequadas ao estado individual de crescimento e desenvolvimento da criança/adolescente. No Quadro 1 é apresentado o detalhamento da síntese do documento.

AÇÕES DE PROMOÇÃO DA ATIVIDADE FÍSICA E DA SAÚDE BASEADAS NA EDUCAÇÃO FÍSICA ESCOLAR: EXPERIÊNCIAS BEM-SUCEDIDAS E PERSPECTIVAS[2,7-10]

Relevante corpo de evidências tem demonstrado que intervenções baseadas na educação física escolar possuem potencial (embora de magnitude pequena) para aumentar a quantidade de atividade física de jovens, diminuir o tempo

Quadro 1 Síntese de diretrizes sobre atividade física para crianças e adolescentes

Recomendação geral
Ser fisicamente ativo todos os dias é importante para a promoção da saúde integral de crianças e adolescentes. É fundamental que as atividades sejam prazerosas e adequadas ao estado individual de crescimento e desenvolvimento da criança/adolescente.
Recomendações para crianças de 0 a 2 anos de idade
1. Bebês devem ser incentivados a serem ativos, mesmo que por curtos períodos, várias vezes ao dia.
2. Bebês que ainda não começaram a se arrastar/engatinhar devem ser encorajados a serem fisicamente ativos alcançando, segurando, puxando e empurrando, movendo a cabeça, corpo e membros durante as rotinas diárias e durante atividades supervisionadas no chão, incluindo tempo em decúbito frontal.
3. Bebês que conseguem se arrastar/engatinhar devem ser encorajados a serem tão ativos quanto possível em um ambiente seguro, supervisionado e estimulante.
4. Crianças que conseguem andar sozinhas devem ser fisicamente ativas todos os dias durante pelo menos 180 minutos em atividades que podem ser fracionadas durante o dia e ocorrer em ambientes fechados ou ao ar livre. Os 180 minutos podem incluir atividades leves, como ficar de pé, movendo-se, rolando e brincando, além de atividades mais energéticas como saltar, pular e correr.
5. Crianças dessa faixa etária não devem permanecer em comportamentos sedentários por longos períodos, exceto quando estão dormindo. O comportamento sedentário representa o tempo em que as crianças estão fazendo muito pouco movimento físico, como passear de carro ou ficar no carrinho de bebê. Permanecer em comportamentos sedentários por longos períodos não é benéfico para a saúde e para o desenvolvimento da criança e deve ser evitado.
6. Até os dois anos de vida recomenda-se que o tempo de tela (TV, *tablet*, celular, jogos eletrônicos) seja ZERO.
Recomendações para crianças de 3 a 5 anos de idade
1. Crianças dessa faixa etária devem acumular pelo menos 180 minutos de atividade física de qualquer intensidade distribuída ao longo do dia, incluindo uma variedade de atividades em diferentes ambientes e que desenvolvam a coordenação motora.
2. Brincadeiras ativas, andar de bicicleta, atividades na água, jogos de perseguir e jogos com bola são as melhores maneiras para essa faixa etária se movimentar.
3. A partir dos 3 anos de idade atividades físicas estruturadas, como natação, danças, lutas, esportes coletivos, entre outras, também podem ser paulatinamente incluídas.
4. Comportamentos sedentários devem ser evitados e recomenda-se que o tempo de tela seja limitado em 2 horas por dia, sendo que quanto menos tempo gasto em frente às telas será melhor.
Recomendações para crianças e adolescentes de 6 a 19 anos de idade
1. Crianças e adolescentes dessa faixa etária devem acumular pelo menos 60 minutos diários de atividades físicas de intensidade moderada a vigorosa. Atividades de intensidade moderada a vigorosa são aquelas que fazem a respiração acelerar e o coração bater mais rápido, como pedalar, nadar, brincar em um *playground*, correr, saltar e outras atividades que tenham, no mínimo, a intensidade de uma caminhada.
2. A prática de atividade física superior a 60 minutos fornece benefícios adicionais para a saúde.
3. Atividades de intensidade vigorosa, incluindo aquelas que são capazes de fortalecer músculos e ossos, devem ser realizadas em, pelo menos, três dias por semana. Para a população pediátrica essas atividades podem ser não estruturadas, como brincadeiras que incluam saltos, atividades de empurrar, puxar e apoiando/suportando o peso corporal.
4. Atividades de flexibilidade envolvendo os principais movimentos articulares devem ser realizadas pelo menos três vezes por semana.
5. Crianças e adolescentes devem ser encorajados a participar de uma variedade de atividades físicas agradáveis e seguras que contribuam para o desenvolvimento natural, como caminhadas, andar de bicicleta, praticar esportes diversos, envolvimento em jogos e brincadeiras tradicionais da comunidade em que estão inseridas.
6. Assim como para crianças de 3 a 5 anos de idades, comportamentos sedentários devem ser evitados e recomenda-se que o tempo de tela seja limitado em 2 horas por dia, sendo que quanto menos tempo gasto em frente às telas será melhor. No entanto, esse limite não deve levar em consideração o tempo destinado ao uso de computador para realização de tarefas escolares.
Importante: As diretrizes aqui apresentadas são relevantes para todas as crianças e adolescentes, a menos que condições médicas específicas indiquem o contrário.

Fonte: Sociedade Brasileira de Pediatria, 2017.

despendido em comportamentos sedentários e melhorar a saúde global.

Ações com enfoque específico em práticas corporais como esportes, ginástica, lutas, danças, jogos, brincadeiras e recreio ativo são interessantes, porém têm sido questionadas com base no novo modelo integrativo de promoção da saúde escolar. Além disso, por serem estratégias isoladas, essas ações não têm apresentado resultados muito expressivos para aumento da prática de atividade física e diminuição do comportamento sedentário entre jovens.

É importante mencionar limitações que a educação física escolar tem enfrentado nesse contexto. A educação física escolar é composta por diversas áreas de conhecimento e a promoção da prática de atividade física e da saúde é apenas um de seus objetivos. Assim, muitas vezes, dependendo do objetivo da aula, o gasto energético pode ser pequeno. Da mesma forma, o estímulo aos componentes da

aptidão física relacionada à saúde (resistência aeróbia, flexibilidade, força e composição corporal) pode ser reduzido ou inexistente. Outra dificuldade é a frequência reduzida de aulas semanais e, em determinados ciclos de ensino, a ausência de obrigatoriedade do componente no currículo escolar. Soma-se a essas questões a formação inicial precária para educação em saúde nos cursos de licenciatura em Educação Física, fato que dificulta consideravelmente o trato pedagógico do tema saúde na escola. Por fim, a falta de espaço físico adequado e materiais também têm se mostrado uma dificuldade para a realização de práticas corporais durante as aulas de educação física, especialmente em escolas públicas.

Por outro lado, programas multicomportamentais que possibilitem ações de caráter holístico, multiprofissional, interdisciplinar e intersetorial têm apresentado efeitos positivos e mais robustos sobre indicadores de atividade física e de saúde do escolar. Como exemplos, podem-se citar a utilização da combinação de materiais educacionais impressos e digitais; mudanças no currículo escolar; ações integradas entre secretarias municipais de saúde e educação; ações dialógicas de diferentes áreas do saber (educação física, nutrição, psicologia, pediatria, entre outras); intervenções focadas na mudança de múltiplos comportamentos de risco; abordagem do tema saúde na escola por meio de metodologias ativas de ensino baseadas em projetos; e necessidade de considerar questões culturais, econômicas e sociodemográficas do entorno escolar.

Uma experiência bem-sucedida foi desenvolvida no interior da Bahia pelo Programa de Educação pelo Trabalho para a Saúde (PET-Saúde) do Ministério da Saúde. A ação foi realizada por docentes e discentes dos cursos de Licenciatura em Educação Física e Bacharelado em Nutrição da Universidade Federal do Recôncavo da Bahia em conjunto com servidores de diferentes áreas da Secretaria Municipal de Saúde do município de Amargosa, BA. Ações contínuas de cunho interdisciplinar, multiprofissional e intersetorial foram implementadas em escolas públicas rurais do município durante dois anos. A intervenção baseou-se no Programa Saúde na Escola com ênfase nos tópicos relacionados a "Ações de segurança alimentar e promoção da alimentação saudável" e "Promoção das práticas corporais e atividade física nas escolas". Os resultados indicaram adesão massiva da comunidade escolar às ações propostas, aumento expressivo do conhecimento dos alunos sobre saúde, melhora do consumo alimentar e elevação no nível de atividade física dos escolares. Vale mencionar que um dos braços do programa foi promover formação continuada em saúde para merendeiras e professores, com resultados muito positivos.

CONCLUSÃO

Em resumo, as evidências atuais sugerem que ações integradas, se possível como política de Estado, representam a melhor estratégia para criação de um ambiente escolar ativo e saudável. Contudo, é muito importante que a educação física escolar seja incluída nesse processo e valorizada como componente curricular chave para contribuir com a promoção da atividade física e da saúde na escola.

REFERÊNCIAS BIBLIOGRÁFICAS

1. Sociedade Brasileira de Pediatria. Promoção da Atividade Física na Infância e Adolescência. Rio de Janeiro: Sociedade Brasileira de Pediatria, 2017.
2. MacArthur G, Caldwell DM, Redmore J, Watkins SH, Kipping R, White J, et al. Individual-, family-, and school-level interventions targeting multiple risk behaviours in young people. Cochrane Database of Systematic Reviews 2018, Issue 10. Art. No.: CD009927.
3. Word Health Organization. Health-Promoting Schools: A healthy setting for living, learming and working. Word Health Organization: Geneva, 1998.
4. Brasil. Ministério da Saúde. Escolas promotoras de saúde: experiências do Brasil/ Ministério da Saúde, Organização Pan-Americana da Saúde. Brasília: Ministério da Saúde, 2007.
5. Brasil. Ministério da Saúde. Secretaria de Atenção à Saúde. Departamento de Atenção Básica. Instrutivo PSE / Ministério da Saúde. Secretaria de Atenção à Saúde. Departamento de Atenção Básica. Brasília: Ministério da Saúde, 2011.
6. Souza AC. Programas de Escola Promotora de Saúde: Estudo com profissionais. 2008. Dissertação [Mestrado em Psicologia da Saúde] – Faculdade de Psicologia e Fonoaudiologia, Universidade Metodista de São Paulo, 2008.
7. Hollis JL, Sutherland R, Williams AJ, Campbell E, Natahn N, Wolfenden L, et al. A systematic review and meta-analysis of moderate-to--vigorous physical activity levels in secondary school physical education lessons. Int J Behav Nutr Phys Act. 2017;24;14(1):52.
8. Dobbins M, Husson H, DeCorby K, LaRocca RL Dobbins M, Husson H, et al. School-based physical activity programs for promoting physical activity and fitness in children and adolescents aged 6 to 18. Cochrane Database of Systematic Reviews 2013; Issue 2. Art. No.: CD007651.
9. Langford R, Bonell CP, Jones HE, Pouliou T, Murphy SM, Waters E, et al. The WHO Health Promoting School framework for improving the health and well-being of students and their academic achievement. Cochrane Database of Systematic Reviews 2014; Issue 4. Art. No.: CD008958.
10. Quadros TMB, Gordia APG, Facina VB. Atividade física e alimentação saudável na escola. São Paulo: Phorte Editora, 2018.

SEÇÃO 39

ODONTOPEDIATRIA

COORDENADORAS E AUTORAS

Dóris Rocha Ruiz
Especialista em Odontopediatria pelo Conselho Regional de Odontologia de São Paulo (CROSP). Mestre em Ciências pela Disciplina de Endocrinologia da Faculdade de Medicina da Universidade Federal de São Paulo (Unifesp). Doutora em Ciências pela Disciplina de Pediatria Neonatal e Terapia Intensiva Pediátrica da Faculdade de Medicina da Universidade de São Paulo (FMUSP). Consultora da Global Child Dental Fund, Reino Unido. Membro do Núcleo de Estudos de Saúde Oral da Sociedade de Pediatria de São Paulo (SPSP). Coordenadora do Grupo de Trabalho de Saúde Oral da Sociedade Brasileira de Pediatria (SBP).

Lúcia Coutinho
Cirurgiã-Dentista. Especialista em Odontopediatria pela Universidade Camilo Castelo Branco. Capacitação em Gestão Empresarial pela Fundação Getulio Vargas (FGV). Professora Assistente do Curso de Atualização em Odontopediatria, ATRAMI – Universidade Federal de São Paulo (Unifesp). Membro Fundadora do Núcleo de Estudos de Saúde Oral da Sociedade de Pediatria de São Paulo (SPSP) e Membro do Grupo de Trabalho de Saúde Oral da Sociedade Brasileira de Pediatria (SBP).

Sônia Groisman
Mestre e Doutora em Odontologia Preventiva pela Universidade Federal Fluminense (UFF). Professora Titular Aposentada da Universidade Federal do Rio de Janeiro (UFRJ) e Pesquisadora Sênior do Laboratório de Diagnóstico por DNA, do IBRAG, Universidade do Estado do Rio de Janeiro (UERJ). Consultora da Global Child Dental Fund, Reino Unido. Membro do Grupo de Trabalho de Saúde Oral da Federação Mundial das Associações de Saúde Pública, WFPHA. Membro do Grupo de Trabalho de Saúde Oral da Sociedade Brasileira de Pediatria (SBP).

CAPÍTULO 1

A PROMOÇÃO DA SAÚDE ORAL MATERNO-INFANTIL INTEGRADA À CLÍNICA PEDIÁTRICA

Dóris Rocha Ruiz
Sônia Groisman
Lúcia Coutinho

AO FINAL DA LEITURA DESTE CAPÍTULO, O PEDIATRA DEVE ESTAR APTO A:

- Direcionar os casos ao atendimento odontológico materno-infantil, com condutas clínicas baseadas em evidências científicas, valorizando o atendimento transdisciplinar como forma de cuidar da saúde, do bem-estar e da qualidade de vida do indivíduo.
- Caracterizar a importância do pré-natal odontológico e do exame orofacial neonatal.
- Compreender a necessidade de conscientizar e motivar as ações odontológicas preventivas que incluam a abordagem da família e dos cuidadores no contexto da atenção à saúde como um todo e na ação para promover bons hábitos a fim de melhorar a qualidade de vida materno-infantil.

INTRODUÇÃO

Na concepção contemporânea de saúde global, os cuidados com a saúde oral estão inseridos no contexto de atenção à saúde como um todo e favorecem o bem-estar e a qualidade de vida, devendo ser realizados sob protocolos baseados em evidências científicas ao longo dos primeiros mil dias de vida e da infância para que sejam efetivos na promoção da saúde. Preconiza-se, para isso, o atendimento materno-infantil multiprofissional integrado, em que o médico obstetra tem um papel importante no encorajamento da gestante para realizar o pré-natal odontológico. O médico pediatra, por sua vez, durante suas consultas de puericultura, deve estar atento à triagem, à educação e ao encaminhamento ao odontopediatra.

PRÉ-NATAL ODONTOLÓGICO

A gestação é um período especial na vida da mulher e repleto de mudanças físicas e emocionais, que, na essência, deve ser trilhado com boa saúde, uma vez que suas repercussões podem ter impacto ao longo de toda uma vida para mãe e filho. Conceitua-se como pré-natal odontológico o atendimento odontológico que estabeleça ações preventivas e curativas durante o período gestacional como forma de promover a saúde e favorecer a qualidade de vida materno-infantil. A gestação é também um momento em que a mulher está bastante receptiva a adquirir hábitos que promovam sua saúde e a de seu bebê. Assim, o dentista deve também orientá-la sobre os cuidados durante a gestação para favorecer a boa formação dos dentes do bebê e motivá-la a alimentá-lo exclusivamente com leite materno, lembrando-a sempre de manter os cuidados caseiros relacionados aos primeiros meses de vida do bebê. É fato que existe um medo exagerado enraizado na sociedade sobre o atendimento odontológico no período gestacional. Para minimizar ou acabar com essa situação gerada pela desinformação, entidades e profissionais da saúde atuam como formadores de opinião na mídia social, incentivando a mudança desse conceito na rotina das gestantes. Fazer chegar a informação correta para o público-alvo minimiza o risco de situações de medo e ansiedade no consultório odontológico e favorece diretamente a tranquilidade no atendimento, a criação de vínculo e a assimilação de novos conceitos que levem a mulher a adotar bons hábitos de saúde. Uma atenção especial deve ser dada às gestantes adolescentes. Por não serem adultas e não estarem preparadas para a maternidade, é preciso uma combinação de estratégias para fornecer orientação e promover a saúde dessas jovens que estão em pleno período de amadurecimento físico, emocional e cultural. Outro fator relevante para a saúde materno-infantil é que todo o núcleo familiar, incluindo cônjuge ou companheiro(a), deve ser motivado a ter bons hábitos para que a gestação possa seguir até o fim de maneira tranquila e com boa saúde oral. O autocuidado dos pais servirá de exemplo de aprendizagem para seus filhos: educar é dar bons exemplos.[1]

Acredita-se que o tratamento periodontal realizado antes da gravidez (basicamente procedimentos clínicos profissionais em combinação com a higiene oral pessoal) é a melhor maneira, e a mais eficaz, para evitar potenciais riscos para a gestante e o feto; gerar menor nível de estresse nas mulheres; ser mais bem-aceito pelas mulheres e pela sociedade. Em saúde, na hora da decisão, é preciso ter sempre em mente uma "balança entre o risco e o benefício", seja no momento da escolha do procedimento, seja na escolha do material odontológico, seja na prescrição de medicamentos durante a gestação. No período gestacional, deve-se optar pelos procedimentos menos invasivos possíveis. Entretanto, a qualquer momento da gestação, pode ser realizado procedimento odontológico de forma segura, desde que respeitando todos os protocolos com base na literatura científica. Até porque considera-se que o estresse causado pela dor e a infecção oral não tratada podem gerar maiores danos materno-fetais do que os procedimentos necessários para aliviá-los.

As alterações orais mais frequentes durante a gestação incluem as salivares, gengivite, hiperplasia gengival, granuloma gravídico, cárie dentária e erosão dentária. Desde a década de 1990, inúmeros estudos ao redor do mundo têm tentado comprovar a relação entre doenças periodontais maternas e desfechos adversos da gravidez. A doença periodontal pode ser um fator de risco para: diabetes gestacional, eclâmpsia, nascimento prematuro, baixo peso do bebê ao nascer e restrição de crescimento fetal. Dois mecanismos patogênicos poderiam explicar o efeito potencial das doenças periodontais nos desfechos da gravidez: bactérias periodontais originárias do biofilme gengival afetariam diretamente a unidade fetoplacentária subsequente à bacteriemia e/ou os mediadores inflamatórios secretados pelo sítio inflamatório subgengival chegariam à unidade fetoplacentária, causando uma resposta inflamatória. Deve-se ressaltar para os médicos que a doença na gengiva não é causada pela gestação, e sim pela má higiene oral, e que o tratamento periodontal preventivo e curativo em gestantes é importante e tem impacto positivo na qualidade de vida delas.[2,3] As pesquisas também revelam que as gestantes diabéticas podem apresentar maior prevalência e severidade da doença periodontal, quando comparadas às gestantes não diabéticas, pela existência de dois fatores modificadores da doença periodontal: a gestação e o diabetes melito.[4]

As revisões em metanálises alertam que há alto grau de variabilidade nas populações dos estudos sobre doença periodontal e doenças sistêmicas, recrutamentos e avaliações, bem como diferenças na forma como os dados são gravados e manipulados, mostrando elevada heterogeneidade e sugerindo a necessidade de serem realizados novos trabalhos na área. Entretanto, se existe uma possibilidade dessa relação, cabe aos profissionais da saúde alertar desde já para os cuidados com a saúde periodontal durante a gestação, a fim de melhorar a saúde materna e, assim, contribuir para que haja o mínimo risco possível de ocorrerem prematuridade e baixo peso.

EXAME ODONTOLÓGICO NEONATAL

O recém-nascido possui características orofaciais próprias, que permitem a realização adequada das funções orais da sucção e da deglutição em sincronismo com a respiração nasal e favorecem o aleitamento materno. Esse, quando única fonte de alimentação do recém-nascido, é considerado o estímulo natural ideal para que todas as estruturas orofaciais se fortaleçam e favoreçam o correto crescimento e desenvolvimento harmônico craniofacial, estabelecendo repercussões positivas para todas as fases seguintes da vida. Assim, sempre que possível, deve-se aconselhar que a amamentação do recém-nascido seja adotada de forma exclusiva.[5] Todavia, podem existir alterações genéticas, congênitas ou adquiridas com repercussões na cavidade oral do recém-nascido que dificultem ou impeçam a realização das funções orais e o aleitamento materno, ou mesmo que gerem dúvidas aos pais. Citam-se:

- Cistos (cistos de inclusão, cistos de erupção, cistos epidermoides e dermoides).
- Infecções (osteomielite, candidíase oral, lesões pelo vírus de imunodeficiência humana/HIV e herpes).
- Lesões traumáticas (mucocele, rânula, doença de Riga-Fede, queratose da amamentação, fratura e anquilose da articulação temporomandibular).
- Doença autoimune (pênfigo).
- Tumores (neoplasias benignas: epúlide congênito, hemangioma, linfagioma, histiocitose de células Langerhans e nevo melanócito congênito).
- Teratomas.
- Coristoma oral.
- Neoplasias de glândulas salivares.
- Neoplasias malignas (melanoma de mucosa oral, rabdomiossarcoma e sarcoma fusocelular).
- Malformação oral (fissura labial/lábio palatal, macro/microstomia, macro/microglossia, micrognatia e fosseta labial inferior).
- Epidermólise bolhosa.
- Paralisia facial congênita.
- Alteração em frênulo oral (labial e lingual).
- Dente natal e neonatal.
- Disfunções orais.

Ressalte-se que existem diversas alterações orais e anomalias craniofaciais complexas dentro das anomalias congênitas e síndromes. Pressupõe-se que quanto mais severa for a repercussão nas estruturas morfológicas e funções orofaciais, mais comprometida pode se tornar a evolução do crescimento e o desenvolvimento do complexo orofacial infantil. Esse cenário mostra a importância do monitoramento profissional para que o diagnóstico oportuno possa ser feito desde o nascimento, levando ao procedimento clínico odontológico imediato ou a medidas interceptadoras com o uso de recursos odontológicos que direcionem desde cedo para o adequado crescimento e desenvolvimento orofacial infantil.[6,7]

Visto que o recém-nascido prematuro é privado de um período intenso de crescimento intrauterino, podem ocorrer interferências no crescimento pós-natal, particularmente no período de internação na unidade intensiva neonatal, em virtude de imaturidade, perda de peso e morbidades logo após o nascimento. Algumas dessas complicações da prematuridade, associadas aos dispositivos utilizados por via oral (como a ventilação mecânica invasiva e a sonda orogástrica) e à posição inadequada da cabeça e pescoço na incubadora, podem inclusive repercutir em alterações no crescimento e no desenvolvimento das estruturas do complexo orofacial, já que fatores epigenéticos são capazes de interferir no processo da formação das estruturas orais e suas funções. Além disso, o recém-nascido prematuro tem maior risco de apresentar hábitos orais deletérios após a alta hospitalar, como a mamadeira e a chupeta. A literatura científica reporta que a prematuridade também pode aumentar o risco de atresia palatal, hipotonia muscular e deficiência na qualidade da sucção, da deglutição e da respiração nasal, bem como ter repercussões futuras na saúde oral, como a hipoplasia do esmalte dentário, que favorece a sensibilidade e a cárie dentária, a alteração oclusal e a estética infantil. Dessa forma, sugere-se a integração do odontopediatra à equipe transdisciplinar neonatal, visando a incentivar a saúde oral e promovê-la para que o crescimento e o desenvolvimento orofacial do bebê sejam adequados.[8]

O exame odontológico neonatal nos nascidos a termo e pré-termo pode ser realizado na maternidade, na unidade de terapia neonatal ou no seguimento clínico após a alta hospitalar. As ações devem transcorrer com interação multiprofissional após uma criteriosa anamnese e um minucioso exame global do recém-nascido, com ênfase odontológica na avaliação da cabeça, do pescoço, da face, dos movimentos das articulações temporomandibulares e de todas as estruturas e funções da cavidade oral. O início do monitoramento da oclusão dos rodetes gengivais, da relação entre a maxila e a mandíbula e do crescimento e desenvolvimento do sistema estomatognático pode resultar em ações que estimulem alcançar futuramente uma oclusão equilibrada na dentadura decídua, com harmonia facial. As Figuras 1 e 2 descrevem um modelo de protocolo para o exame odontológico neonatal com aconselhamento educativo e estímulo para que as famílias adotem ações de promoção da saúde oral[8], conforme ilustrado nas Figuras 3 e 4.

Protocolo do exame orofacial neonatal

Identificação

Coletar dados de identificação e demográficos do neonato a termo e pré-termo, incluindo a idade gestacional e o peso ao nascer.

Anamnese

Coletar dados da saúde do neonato incluindo históricos familiar, gestacional, perinatal e pós-natal.

Exame clínico

Durante o exame clínico, o profissional deve ter um toque suave e delicado e com o mínimo de manipulações possíveis ao neonato. Observar as possíveis reações individuais, a fim de acolher e oferecer conforto e segurança, evitando riscos de desconfortos e estresse ao neonato. Seguir todos os protocolos bioéticos e de biossegurança exigidos para o atendimento neonatal. Este exame orofacial deve ser realizado sempre com o neonato em estabilidade clínica fisiológica.

Etapa 1 — Exame morfológico extraoral

Avaliar a cabeça e o pescoço, verificando coloração, formato, tônus e textura das estruturas, simetria craniofacial, relação de tamanho entre maxila e mandíbula e proporção entre a cabeça e o restante do corpo. Segue-se com a observação e a palpação da região dos gânglios submandibulares, cadeias ganglionares do pescoço e, depois, lábios e comissuras labiais. Palpação na região das articulações temporomandibulares. Na sequência, proceder à avaliação da morfologia e harmonia facial.

Etapa 2 — Exame morfológico intraoral

Avaliar criteriosamente todas as estruturas da cavidade oral: mucosa oral, palato, língua, assoalho bucal, bridas, frênulos (labiais e lingual), região das glândulas sublingual, submandibulares e parótida. Incluir o exame dos rodetes gengivais, observando as características anatômicas e a oclusão dos rodetes gengivais segundo Simpson e Cheung: *overbite* (trespasse vertical); *overjet* (trespasse horizontal); *overbite* e *overjet* (trespasse vertical e horizontal); todo a topo (sem trespasse) e mordida aberta (com espaço entre os rodetes).

Etapa 3 — Avaliação funcional orofacial

O exame funcional orofacial deve ser realizado de preferência com a interação transdisciplinar. É fundamental observar as funções de sucção, deglutição e respiração nasal, incluindo a avaliação do sincronismo e movimentos orofaciais. Nesta etapa, deve-se executar a avaliação funcional dos frênulos lingual e labiais (superior e inferior), dos movimentos da língua, lábios, musculatura orofacial e articulações temporomandibulares, em repouso e durante a sucção e a deglutição. Aconselha-se também observar a coordenação da sucção/deglutição/respiração durante o aleitamento materno e nos métodos alternativos de nutrição.

Figura 1 Modelo de protocolo para o exame odontológico neonatal.[8]

Fonte: Ruiz et al., 2021.[8]

Orientações antecipatórias sobre saúde oral aos familiares

1 Aleitamento materno

A partir do ponto de vista da odontologia, aconselhar sobre o aleitamento materno quando possível ao recém-nascido a termo e pré-termo, visto que amamentar estimula o correto crescimento e desenvolvimento orofacial, favorece a boa oclusão dentária, contribuindo para a evolução natural da sucção, deglutição, respiração nasal e, futuramente, mastigação e fala.

2 Hábitos orais deletérios

Agir cedo para que as estratégias previnam os hábitos orais deletérios ou, pelo menos, que suas ações de monitoramento desses hábitos evitem ou minimizem as alterações oclusais, favorecendo o adequado crescimento e desenvolvimento dos arcos dentais e promovendo uma equilibrada e funcional oclusão. Aconselhar individualmente para evitar o uso de mamadeira e chupeta.

3 Higiene oral

Não há necessidade de limpar a boca do neonato amamentado com leite materno exclusivo sem dentes presentes na boca. Contudo, deve-se orientar sobre a higienização de mãos e objetos dos familiares e visitas, assim como dos utensílios e dispositivos utilizados no recém-nascido no hospital e em casa. Evitar beijos próximos da boca e das mãos do recém-nascido, para evitar contaminação de doenças transmitidas pela saliva.

4 Prevenção dos traumatismos orais

Devem-se orientar os profissionais de saúde, pais e cuidadores a utilizar medidas preventivas aos acidentes no momento do parto e, ainda, no ambiente hospitalar (berçário, UTI neonatal e centro cirúrgico), assim como na rotina do ambiente caseiro, evitando acidentes no berço, banho, colo, passeios no carrinho de bebê e automóveis. O profissional deve instruir com respeito às providências caseiras imediatas em casos de traumatismos, assim como a necessidade de procura ao atendimento profissional imediato.

5 Promoção da saúde oral ao longo da infância

Informar que, com acompanhamento odontológico desde as primeiras semanas de vida, inicia-se o acompanhamento do crescimento e desenvolvimento orofacial e as ações preventivas para a promoção da saúde oral. Esclarecer sobre as observações e recomendações do exame orofacial neonatal, com os devidos encaminhamentos necessários. As próximas consultas odontológicas devem ser agendadas de acordo com a necessidade individual. Todo lactente deve consultar o dentista no momento do surgimento do primeiro dente de leite na boca, ou até o 1º ano de vida. Deve-se utilizar a idade corrigida para calcular a época da erupção dos dentes decíduos para os recém-nascidos pré-termo. Ao surgir o primeiro dente decíduo na boca, deve-se iniciar a higiene oral diária com escova e pasta de dentes com flúor, 2 vezes/dia (após a primeira refeição da manhã e após a última refeição da noite).

Figura 2 Orientações antecipatórias para os familiares sobre saúde oral, incluídas no protocolo do exame odontológico neonatal.[8]

Fonte: Ruiz et al., 2021.[8]

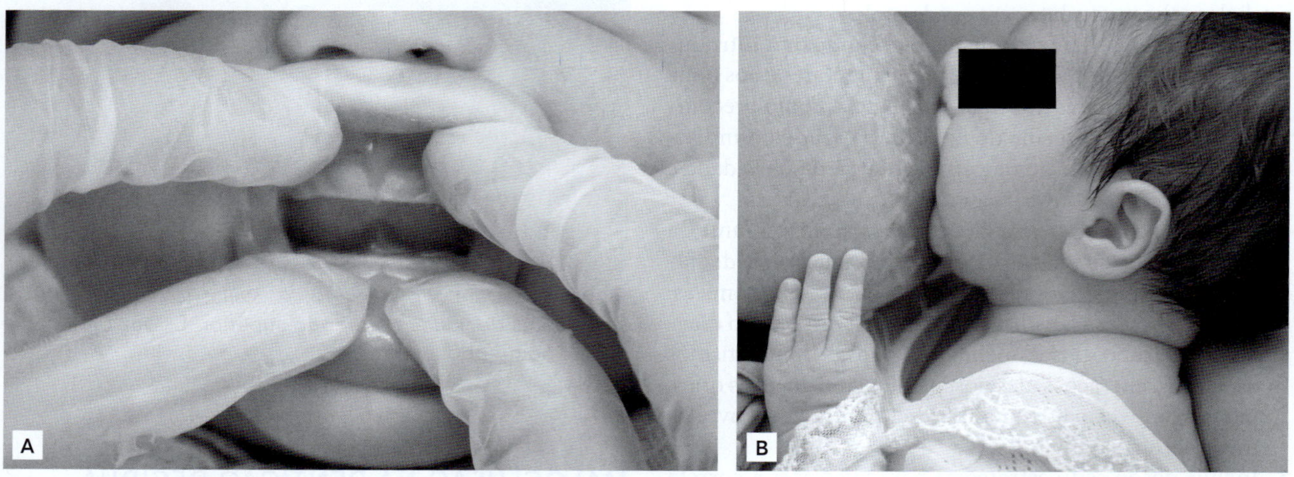

Figura 3 A. Exame odontológico neonatal. B. Aconselhamentos aos pais do recém-nascido, incluindo a motivação ao aleitamento materno exclusivo como o melhor estímulo para favorecer a saúde oral, com adequado crescimento e desenvolvimento orofacial infantil.

Fonte: arquivos pessoais da Dra. Dóris Rocha Ruiz.

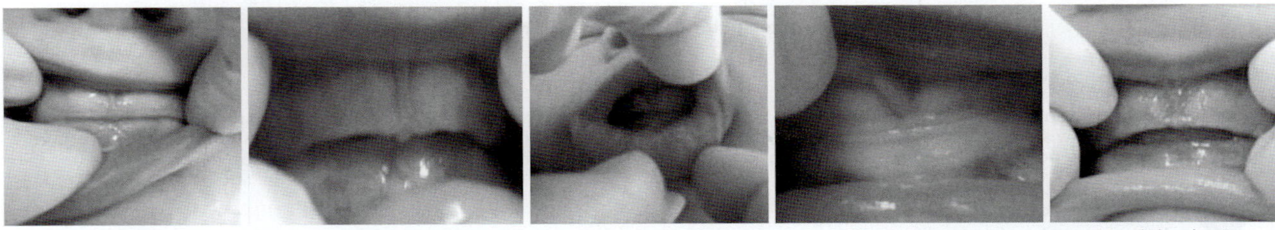

Overbite *Overjet* *Overbite-Overjet* Topo a topo Mordida aberta

Figura 4 Tipos frequentes de oclusão dos rodetes gengivais.
Fonte: arquivos pessoais da Dra. Dóris Rocha Ruiz.

CONDUTAS PEDIÁTRICAS INTEGRADAS À PROMOÇÃO DA SAÚDE ORAL AO LONGO DA INFÂNCIA

Ao longo da infância, as medidas profissionais de promoção da saúde oral objetivam favorecer a evolução natural das funções orais de sucção, deglutição, mastigação, fala e ações que permitem à criança sorrir, chorar, beijar, cantar e se expressar socialmente ao estar provida de uma oclusão dentária com harmonia orofacial. O desenvolvimento das ações de promoção da saúde oral infantil requer não apenas a compreensão científica do pediatra sobre a importância dos cuidados orais e dos hábitos alimentares, mas uma visão global da taxa de consumo de açúcares permitida pela Organização Mundial de Saúde (OMS) e as políticas públicas de tributação de comidas açucaradas e de rotulagem dos produtos. É essencial que a família seja aconselhada sobre a primeira visita ao odontopediatra e o seguimento ao longo de toda a infância visando a contribuir com o bem-estar e a qualidade de vida infantil[7-11] (Figuras 5 a 7).

A interação entre pediatria, odontopediatria e demais especialidades da saúde desde a tenra idade da criança visa a estabelecer boas condutas em saúde oral:

- Promover o aleitamento materno e conduzir à introdução adequada dos alimentos complementares e aos bons hábitos alimentares ao longo da infância, como preconiza a OMS, como forma de favorecer a saúde do indivíduo, com a prevenção da cárie dentária, da obesidade e do diabetes.
- Conscientizar de que a higiene oral é parte integrante da higiene corporal infantil, de modo a evitar a cárie dentária e a doença periodontal e suas repercussões sistêmicas.
- Conduzir ações transdisciplinares para um pronto diagnóstico e plano de tratamento nos casos de traumatismos orofaciais, alterações, desvios, patologias e doenças orais, para promover o adequado crescimento e desenvolvimento orofacial infantil.
- Incluir desde cedo estratégias para favorecer a correta oclusão dentária com equilíbrio da relação entre os maxilares e dos movimentos das articulações temporomandibulares, visando a favorecer o equilíbrio e a integração da oclusão com a postura de cabeça, pescoço e corporal.

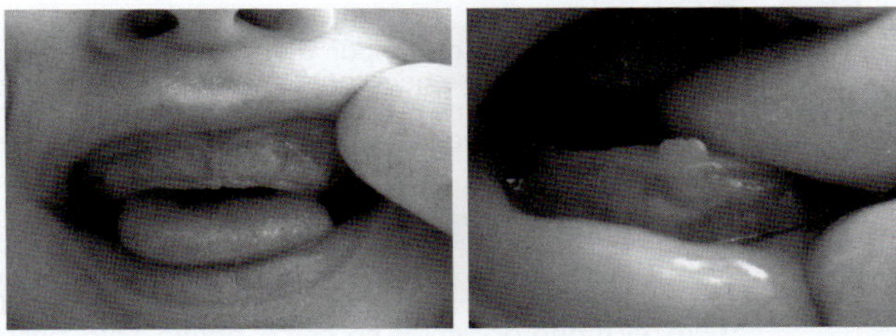

Figura 5 Erupção do primeiro dente decíduo: momento oportuno de motivar a consulta ao odontopediatra e iniciar a higiene oral.
Fonte: arquivos pessoais da Dra. Dóris Rocha Ruiz.

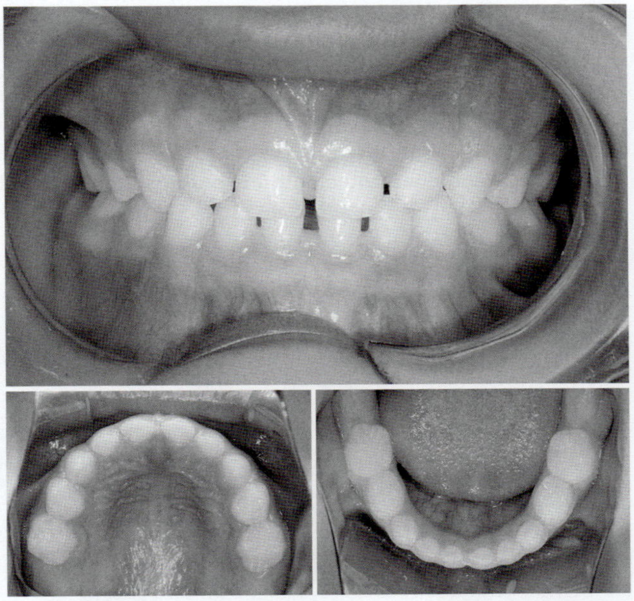

Figuras 6 Dentição decídua. A. Oclusão equilibrada. B. Dez dentes decíduos na arcada superior. C. Dez dentes decíduos na arcada inferior.
Fonte: arquivos pessoais da Dra. Dóris Rocha Ruiz.

MALOCLUSÃO NA DENTIÇÃO DECÍDUA

A oclusão na dentição decídua é um padrão médio baseado nas relações morfológicas dos 20 dentes decíduos, caracterizado pela integridade anatômica, correta posição

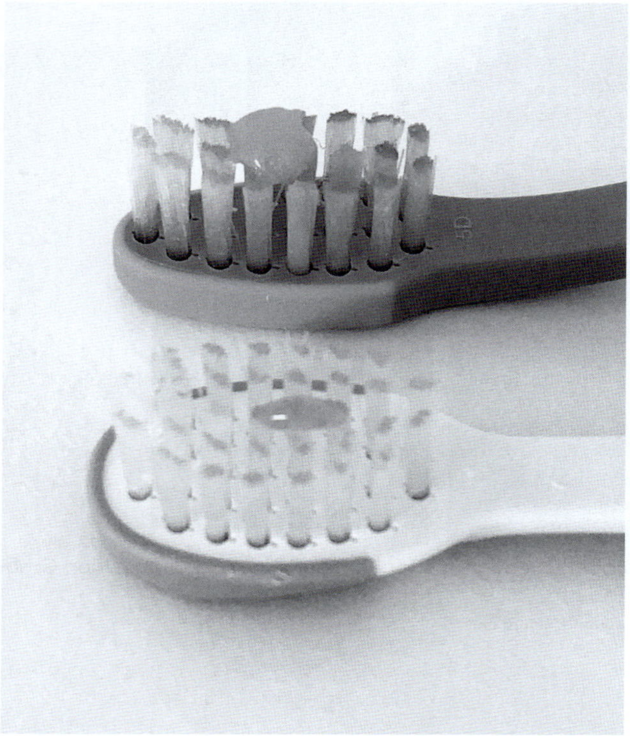

Figura 7 Quantidade de pasta de dentes sugerida para o uso em lactentes e crianças. A escova inferior ilustra a quantidade para lactentes e crianças menores que não sabem cuspir: colocar na escova a quantidade máxima de um grão de arroz cru. A escova superior ilustra a quantidade para crianças que sabem cuspir: colocar na escova a quantidade máxima de um grão de ervilha.

Fonte: arquivos pessoais da Dra. Dóris Rocha Ruiz.

e perfeito engrenamento dental, interligados em um harmônico alinhamento dos arcos dentais. Considera-se que neste padrão de normalidade oclusal os contatos interdentais permitam a liberdade de movimentos mandibulares e o adequado vedamento labial (Figura 6).

Toda alteração da oclusão normal é denominada de maloclusão (ou oclusopatia) e pode ser manifestada por fatores genéticos e epigenéticos. A maloclusão atinge uma elevada prevalência mundial na primeira infância durante o período da dentição decídua (54%) e mantém-se invariável na dentição permanente (54%), representando um relevante problema de saúde oral que deve incentivar aos gestores de saúde pública, bem como os médicos pediatras e odontopediatras, a elaborar políticas e adotar estratégias clínicas para prevenir a maloclusão desde a primeira infância.[12]

O diagnóstico e o tratamento transdisciplinar oportuno e eficaz das maloclusões pode trazer benefícios a curto e longo prazo, ao mesmo tempo em que atingir os objetivos de harmonia oclusal, função e estética orofacial. Deste modo, a observação dos fatores etiológicos envolvidos, sejam esqueléticos, dentários ou funcionais, é importante para a estratégia do prognóstico e plano de tratamento oportuno da maloclusão na dentição decídua, visando prevenir o seu desenvolvimento ou corrigi-lo com dispositivo ortopédico ou ortodôntico. Ao diagnosticar as maloclusões na dentadura decídua, o profissional deve estar atento à anamnese, ao exame clínico e aos exames odontológicos complementares para a possibilidade da existência de uma etiologia multifatorial e da influência da realização das funções orais, como a sucção, deglutição, mastigação e fala, bem como da presença dos hábitos orais deletérios no desenvolvimento da oclusão. As maloclusões frequentemente observadas na dentição decídua são:

- Mordida cruzada anterior: quando há uma alteração anteroposterior entre maxila e mandíbula e clinicamente observa-se a arcada inferior em uma posição mais anterior em relação à arcada superior (Figura 8ª).
- Mordida cruzada posterior: quando há uma alteração transversal da maxila na qual se observa clinicamente a arcada inferior cobrindo a arcada superior na região posterior, seja em apenas um elemento dental ou em vários, uni ou bilateralmente (Figura 8B).
- Sobressaliência acentuada (*overjet*): quando clinicamente existe um transpasse horizontal excessivo, isto é, uma sobressaliência maior que 3 mm (Figura 8C).
- Sobremordida profunda (*overbite*): quando clinicamente existe um transpasse vertical excessivo, isto é, uma sobremordida maior que 3 mm (Figura 8D).
- Mordida aberta: quando não existe o transpasse vertical e clinicamente observa-se a ausência do contato entre os dentes superiores *e* inferiores (Figura 8E).

Alerta-se aos médicos pediatras que foi observado em estudos que crianças com histórico de amamentação abaixo do ideal, hábitos orais deletérios, respiração oral e apneia obstrutiva do sono pediátrica possuem maior risco a desenvolver maloclusão.[13-15] Além disso, há evidência científica de que crianças com vedamento labial inadequado, sobremordida profunda ou sobressaliência acentuada são mais propensas a sofrerem traumatismo dentário na dentição decídua.[16]

Desta forma, as ações preventivas transdisciplinares das maloclusões passam por orientações antecipatórias que são iniciadas na gestação, conscientizando e incentivando a necessidade do aleitamento materno, passando por cuidados com a postura, respiração, sucção e deglutição do recém-nascido e do lactente. Na sequência, a conscientização sobre os hábitos orais deletérios, o incentivo à mastigação de alimentos estimulantes do ponto de vista neuromuscular (alimentos duros, secos e fibrosos), a adequada articulação de fonemas e demais funções orais, bem com o monitoramento periódico com o odontopediatra visando ao favorecimento do desenvolvimento da dentição e da oclusão, entre outros cuidados orais ao longo de toda infância.[17]

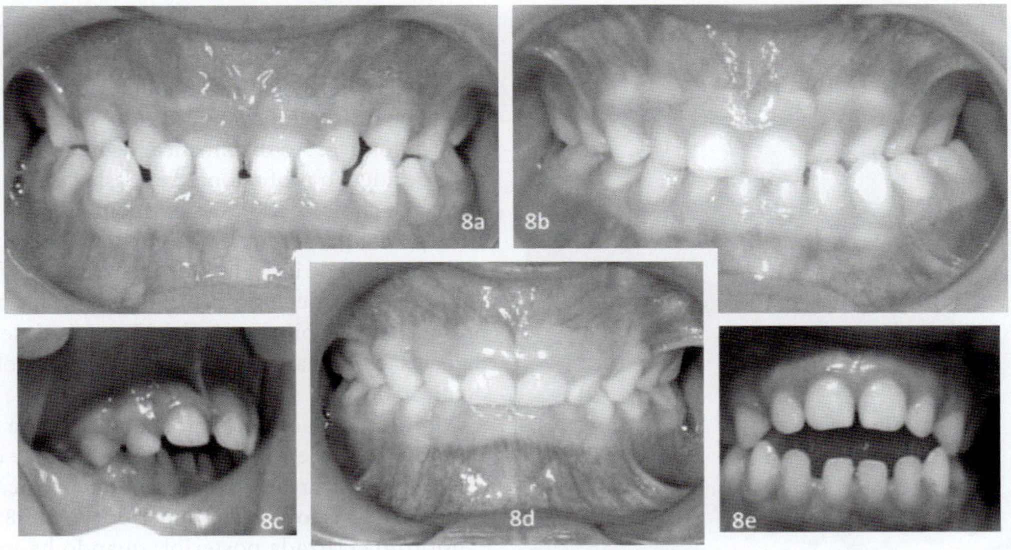

Figuras 8 Maloclusões frequentes na dentição decídua: A: mordida cruzada anterior; B: mordida cruzada posterior; C: sobressalência acentuada; D: sobremordida profunda; E: mordida aberta.

Fonte: arquivos pessoais da Dra. Dóris Rocha Ruiz (Figuras 8A-D) e da Dra. Lúcia Coutinho (Figura 8E).

REFERÊNCIAS BIBLIOGRÁFICAS

1. Ruiz DR, Groisman S. Protocolo de atenção odontológica materno-infantil. In: Associação Brasileira de Odontologia. Pinto T, Groisman S, Moysés SJ (orgs.). PRO-Odonto Prevenção: Ciclo 8. Porto Alegre: Artmed Panamericana; 2014. p.9-72. (Sistema de Educação Continuada a Distância, v.1).
2. de Oliveira LJC, Cademartori MG, Schuch HS, Barros FC, Silveira MF, Correa MB, et al. Periodontal disease and preterm birth: findings from the 2015 Pelotas Birth Cohort Study. Oral Dis. 2020.
3. Daalderop LA, Wieland BV, Tomsin K, Reyes L, Kramer BW, Vanterpool SF, et al. Periodontal disease and pregnancy outcomes: overview of systematic reviews. JDR Clin Trans Res. 2018;3(1):10-27.
4. Ruiz DR, Romito GA, Dib SA. Periodontal disease in gestational and type 1 diabetes mellitus pregnant women. Oral Dis. 2011;17(5):515-21.
5. World Health Organization (WHO). Ending childhood dental caries: WHO implementation manual. Geneva: WHO; 2019 [cited 2021 Jan 05]. Available from: https://apps.who.int/iris/handle/10665/330643. License: CC BY-NC-SA 3.0 IGO.
6. Patil S, Rao RS, Majumdar B, Jafer M, Maralingannavar M, Sukumaran A. Oral lesions in neonates. Int J Clin Pediatr Dent. 2016;9(2):131-8.
7. American Academy of Pediatric Dentistry. Policy on oral health care programs for infants, children, adolescents, and individuals with special health care needs. The Reference Manual of Pediatric Dentistry. Chicago: American Academy of Pediatric Dentistry; 2022: 54-7.
8. Ruiz DR, Diniz EMA, Krebs VLJ, Carvalho WB. Orofacial characteristics of the very low-birth-weight preterm infants. J Pediatr (Rio J). 2021;97(1):96-102.
9. Toledo Reyes L, Knorst JK, Ortiz FR, Brondani B, Emmanuelli B, Saraiva Guedes R, et al. Early Childhood Predictors for Dental Caries: A Machine Learning Approach. J Dent Res. 2023 Aug;102(9):999-1006.
10. Dickson-Swift V, Kenny A, Gussy M, McCarthy C, Bracksley-O'Grady S. The knowledge and practice of pediatricians in children's oral health: a scoping review. BMC Oral Health. 2020;20(1):211.
11. Bridge G, Groisman S, Bedi R. Sugar-sweetened beverage taxes in Brazil: past, present, and future. J Public Health Policy. 2022 Jun;43(2):281-291.
12. Lombardo G, Vena F, Negri P, Pagano S, Barilotti C, Paglia L, et al. Worldwide prevalence of malocclusion in the different stages of dentition: A systematic review and meta-analysis. Eur J Paediatr Dent. 2020 Jun;21(2):115-122.
13. Doğramacı EJ, Rossi-Fedele G, Dreyer CW. Malocclusions in young children: Does breast-feeding really reduce the risk? A systematic review and meta-analysis. J Am Dent Assoc. 2017 Aug;148(8):566-574.e6.
14. Lin L, Zhao T, Qin D, Hua F, He H. The impact of mouth breathing on dentofacial development: A concise review. Front Public Health. 2022 Sep 8;10:929165.
15. Liu Y, Zhao T, Ngan P, Qin D, Hua F, He H. The dental and craniofacial characteristics among children with obstructive sleep apnoea: a systematic review and meta-analysis. Eur J Orthod. 2023 May 31;45(3):346-355.
16. Corrêa-Faria P, Martins CC, Bönecker M, Paiva SM, Ramos-Jorge ML, Pordeus IA. Clinical factors and socio-demographic characteristics associated with dental trauma in children: a systematic review and meta-analysis. Dent Traumatol. 2016 Oct;32(5):367-78.
17. Gribel MN. Oclusopatias na Infância: Esperar o quê? In: Takaoka L, Coutinho L, Weiler RE. Odontopediatria: Do bebê ao adolescente – uma visão transdisciplinar. São Paulo: Editora Santos; 2023; 3: 403-410.

SEÇÃO 40

MEDICINA DA DOR E CUIDADOS PALIATIVOS

COORDENADORA

Simone Brasil de Oliveira Iglesias
Médica Pediatra Intensivista. Especialista em Bioética, Nutrologia e Cuidados Paliativos Pediátricos. Professora do Departamento de Pediatria da Escola Paulista de Medicina da Universidade Federal de São Paulo (EPM-Unifesp). Presidente do Departamento Científico de Medicina da Dor e Cuidados Paliativos da Sociedade Brasileira de Pediatria (SBP). Fundadora da Rede Brasileira de Cuidados Paliativos Pediátricos.

AUTORES

Carlota Vitória Blassioli Moraes

Pediatra. Especialista em Oncologia Pediátrica e Medicina Paliativa. Especialização em Cuidados Paliativos pelo Instituto Pallium Latinoamerica, Argentina. Responsável pela Equipe de Cuidados Paliativos Pediátricos no Instituto de Oncologia Pediátrica do Grupo de Apoio ao Adolescente e à Criança com Câncer (IOP-GRAACC-Unifesp).

Cinara Carneiro Neves

Intensivista e Paliativista Pediátrica. Mestre em Saúde da Criança e do Adolescente pela UFRGS. Coordenadora da Comissão de Cuidado Paliativo Pediátrico e da Unidade de Cuidados Prolongados do Hospital Infantil Albert Sabin – Fortaleza/CE. Membro do Departamento Científico de Dor e Cuidado Paliativo da SBP. Membro do Comitê de Bioética da ANCP.

Esther Angélica Luiz Ferreira

Médica, Pediatra, Reumatologista Pediátrica e Doutora em Anestesiologia pela Faculdade de Medicina de Botucatu da Universidade Estadual Paulista "Júlio de Mesquita Filho" (FMB-Unesp). Pós-doutora em Dor Pediátrica pela Universidad de Salamanca (Usal), Espanha. Professora Adjunta do Departamento de Medicina da Universidade Federal de São Carlos (UFSCar). Orientadora da Liga Acadêmica de Terapia Antálgica e Cuidados Paliativos (LATACP) da UFSCar. Coordenadora da Especialização em Cuidados Paliativos da UFSCar. Líder do Grupo de Pesquisa "Núcleo de Estudos em Dor e Cuidados Paliativos" do CNPq na UFSCar. Membro do Núcleo de Estudos de Cuidados Paliativos e Dor da Sociedade de Pediatria de São Paulo (SPSP). Coordenadora da Rede Brasileira de Cuidados Paliativos Pediátricos.

Lara de Araújo Torreão

Pediatra e Intensivista Pediátrica pelo Instituto da Criança e do Adolescente do Hospital das Clínicas da Faculdade de Medicina da Universidade de São Paulo (ICr-HCFMUSP). Mestre em Pediatria com Área de Atuação em Bioética pela USP. Coordenadora da UTI Pediátrica e Presidente do Comitê de Bioética do Hospital Aliança – Rede D'or São Luiz. Membro do DC de Medicina da Dor e Cuidados Paliativos da SBP.

Luciane Valdez

Pediatra com Especialização em Hematologia pelo Hospital Pequeno Príncipe e Especialização em Dor e Cuidados Paliativos pela FMUSP. Presidente do DC de Dor e Cuidados Paliativos da Sociedade Paranaense de Pediatria (SPP). Membro do DC de Medicina da Dor e Cuidados Paliativos da SBP e da Câmara Técnica de Cuidados Paliativos do CRM-PR.

Mariana Bohns Michalowski

Especialista em Hematologia e Oncologia Pediátrica pela Université de Lyon I, França, e em Medicina Paliativa pela AMB. Doutora em Pediatria pela Université Joseph Fourier, França. Professora do Departamento de Pediatria da Universidade Federal do Rio Grande do Sul (UFRGS).

Neulânio Francisco de Oliveira

Especialista em Pediatria e Neonatologia pela SBP/AMB e em Medicina Paliativa Pediátrica pela AMB. Mestre em Saúde Pública pela UFC.

Paola Rossa

Pós-graduada em Cuidados Paliativos pelo Instituto Pallium Latinoamerica, Argentina. Especialista em Pediatria com Área de Atuação em Dor pela AMB/SBP. Membro do Núcleo de Estudo da Espiritualidade da Criança e do Adolescente da SPSP.

Patricia Luciana Moreira Dias

Enfermeira. Pós-doutora em Cuidados Paliativos Pediátricos e Cuidado Centrado na Família pela UFSCar. Mestre em Enfermagem Pediátrica e Doutora em Ciências pela USP. Aprimoramento em Cuidados Paliativos Pediátricos pelo Instituto Sírio-Libanês de Ensino e Pesquisa.

Poliana Cristina Carmona Molinari

Oncologista Pediátrica. Paliativista Pediátrica do Hospital da Criança do GRENDACC. Mestre em Ciências pela EPM--Unifesp. Área de atuação em Medicina Paliativa pela AMB. Pós-graduação em Cuidados Paliativos e Dor pelo Instituto de Ensino e Pesquisa do Hospital Sírio-Libanês. Curso de Educação e Prática de Cuidados Paliativos pela Harvard Medical School. Membro Coordenador e Fundador da Rede Brasileira de Cuidados Paliativos Pediátricos. Professora Assistente do Departamento de Pediatria da Faculdade de Medicina de Jundiaí.

Sílvia Maria de Macedo Barbosa

Médica Pediatra. Doutora em Ciências da Saúde pela FMUSP. Chefe da Unidade de Dor e Cuidados Paliativos do ICr-HCFMUSP. Especialista em Pediatria com Área de Atuação em Medicina Paliativa e Medicina da Dor. Coordenadora da Comissão de Bioética e Cuidados Paliativos do Hospital

Municipal Universitário (HMU) de São Bernardo do Campo. Presidente do DC de Cuidados Paliativos da SPSP. Membro do DC de Medicina da Dor eCuidados Paliativos da SBP. Fundadora e Presidente da Rede Brasileira de Cuidados Paliativos.

Simone Brasil de Oliveira Iglesias
Médica Pediatra Intensivista. Especialista em Bioética, Nutrologia e Cuidados Paliativos Pediátricos. Professora do Departamento de Pediatria da EPM-Unifesp. Presidente do DC de Medicina da Dor e Cuidados Paliativos da SBP. Fundadora da Rede Brasileira de Cuidados Paliativos Pediátricos.

CAPÍTULO 1

CUIDADOS PALIATIVOS PEDIÁTRICOS: O QUE SÃO E POR QUE IMPORTAM?

Esther Angélica Luiz Ferreira
Luciane Valdez

AO FINAL DA LEITURA DESTE CAPÍTULO, O PEDIATRA DEVE ESTAR APTO A:

- Compreender o conceito de cuidados paliativos em pediatria.
- Entender a importância dos cuidados paliativos Pediátricos e saber que são diferentes dos de adulto.
- Desmitificar a ideia de que cuidados paliativos estão apenas relacionados ao final de vida.
- Aprender quais pacientes podem se beneficiar dos cuidados paliativos pediátricos, entendendo que vai além da oncologia.
- Praticar o cuidado, tanto do paciente como de sua família, ampliando o olhar para uma pediatria holística.
- Considerar sempre o desejo do paciente e de sua família, levando em conta a autonomia destes.

INTRODUÇÃO

Os cuidados paliativos são definidos, pela Organização Mundial da Saúde (OMS), como a "prevenção e alívio do sofrimento de pacientes adultos e pediátricos e suas famílias que enfrentam problemas associados a doenças potencialmente fatais, incluindo o sofrimento físico, psicológico, social e espiritual dos pacientes e de seus familiares".[1] Sendo assim, os cuidados paliativos pediátricos (CPP) são importantes porque implicam identificação precoce, avaliação e tratamento adequado desses problemas, melhorando a qualidade de vida e promovendo dignidade e conforto.[1] Dessa forma, não se acelera ou retarda a morte e pode-se, inclusive, influenciar positivamente no curso da doença,[1] aspecto essencial para o prognóstico em se tratando de pediatria.

É importante frisar que os CPP não excluem demais tratamentos, sejam curativos ou de suporte, e devem ser integrados e complementares à prevenção, ao diagnóstico precoce e ao tratamento de doenças graves, problemas de saúde complexos ou que limitam a vida, sendo aplicável desde o início da doença e em conjunto com outras terapias que se destinam a prolongar a vida.[1] Ao mesmo tempo, fornecem uma alternativa de tratamento perto do fim de vida,[1] quando ainda há muito o que fazer pelo paciente. O suporte à família é fundamental nos CPP, durante todo o curso da doença e após a morte da criança, quando se faz necessário o acompanhamento dos familiares enlutados.[1]

Nos últimos anos, os CPP têm tido progresso, mas ainda carecem de muito desenvolvimento para lidar com o crescente número de crianças que poderiam se beneficiar de tais cuidados.[2] Necessidades de CPP variam globalmente, mas há estimativas de que cerca de 7 milhões de crianças necessitem de tal atenção,[2] chegando a estimativas de 21 milhões de pessoas na faixa etária pediátrica.[1]

Um estudo de 2011 não encontrou serviços de CPP em 65,6% dos países, segundo a OMS.[1] No Brasil, em 2023, segundo estudo recente realizado pela Rede Brasileira de Cuidados Paliativos Pediátricos, há 90 serviços de Cuidados Paliativos Pediátricos.[3] Destes, 52 (57,9%) estão localizados na região Sudeste, o que sugere uma distribuição de acesso inadequada pelo país.[3] No total, 80 serviços (88,9%) foram criados após 2010, ou seja, são serviços jovens, demonstrando o crescimento da área.[3]

Quanto às políticas públicas, alguns estados brasileiros já publicaram suas próprias leis no tema, mas sem especificidade em pediatria. Os responsáveis políticos devem considerar que os CPP são diferentes dos adultos, de forma a desenvolver serviços em conformidade, já que fatores como faixa etária, desenvolvimento e recursos individuais devem ser considerados no planejamento e organização dos cuidados dirigidos às crianças, ou seja, deve-se introduzir legislação apropriada para essa regulamentação.[4]

Austrália e Nova Zelândia, por exemplo, publicaram uma declaração de política conjunta sobre CPP, trazendo concei-

tos, diretrizes e recursos para que o cuidado paliativo em pediatria seja feito de maneira adequada.[5]

INDICAÇÕES DE CUIDADOS PALIATIVOS PEDIÁTRICOS

Muitas crianças e adolescentes que poderiam ser beneficiados pelos CPP não o são, pelo fato de que muitos profissionais de saúde ignoram as indicações e, consequentemente, não reconhecem os pacientes que se beneficiariam desses cuidados.[6]

Sendo assim, de maneira didática e observando as necessidades individuais, dividiram-se os pacientes em quatro grandes grupos, indicados na Tabela 1.[4]

Já nessa divisão podia-se vislumbrar a neonatologia, com os neonatos classificados como "prematuridade extrema" no Grupo 2, além de reforçar que recém-nascidos muito doentes e em fim de vida deveriam também ser considerados candidatos a cuidados paliativos.[4] Em 2018, a OMS atualizou essa classificação, adicionando mais dois grupos, em um total de seis, reforçando ainda mais a importância da neonatologia em um grupo específico.[1] Acrescentou, também, um novo e importante grupo, o "Membros da família de um feto ou criança que morre inesperadamente", não apenas trazendo o cuidado específico da perinatologia, mas também no luto a familiares como um todo, conforme Tabela 2.[1]

PLANO DE CUIDADOS EM CUIDADOS PALIATIVOS PEDIÁTRICOS

Os CPP têm base nos cuidados paliativos do adulto (CP), mas deve-se atentar que o plano de cuidados em pediatria deve ser específico para essa faixa etária, levando em consideração todos os aspectos individuais da criança e de sua família.[1,4]

Existem muitas diferenças entre os CPP e os CP, como existir um número limitado de fármacos liberados para uso em pediatria ou haver grande número de doenças envolvidas, passando por questões únicas sobre autonomia do pacien-

Tabela 1 Grupos de pacientes que podem se beneficiar dos cuidados paliativos pediátricos

Grupos	Situações envolvidas	Exemplos de doenças e condições
Grupo 1	Situações que podem comprometer a vida nas quais o tratamento curativo pode ser possível, ainda assim, podendo falhar	Câncer, falência multiorgânica, do coração, fígado ou rins e sepse
Grupo 2	Situações que exigem longos períodos de tratamento intensivo que visa a prolongar a vida, existindo sempre o risco de morte prematura	Fibrose cística, epidermólise bolhosa, distrofia muscular, anemia falciforme, HIV/Aids e anomalias cardíacas graves
Grupo 3	Situações progressivas, sem opção curativa, nas quais o tratamento é paliativo desde o diagnóstico	Doenças neuromusculares ou degenerativas, distúrbios metabólicos, alterações cromossômicas, câncer avançado com metastização
Grupo 4	Situações irreversíveis não progressivas, acompanhadas de incapacidade grave, tornando a criança vulnerável ao desenvolvimento de complicações de saúde	Paralisia cerebral, doenças genéticas, malformações congênitas, lesões espinhais

Fonte: adaptada de Grupo de trabalho da EAPC para os Cuidados Paliativos Pediátricos Onlus, 2009.[4]

Tabela 2 Grupos de pacientes que podem se beneficiar dos cuidados paliativos pediátricos

Grupos	Situações envolvidas	Exemplos de doenças e condições
Grupo 1	Crianças com condições agudas de risco de vida, das quais a recuperação pode ou pode não ser possível	Qualquer doença ou lesão crítica, desnutrição grave
Grupo 2	Crianças com condições crônicas de risco de vida que podem ser curadas ou controladas por um longo período, mas que também podem morrer	Malignidades, tuberculose multirresistente, HIV/Aids
Grupo 3	Crianças com condições progressivas de risco de vida para as quais não há tratamento curativo disponível	Atrofia muscular espinhal, distrofia muscular de Duchenne
Grupo 4	Crianças com condições neurológicas graves que não são progressivas, mas podem causar deterioração e morte	Encefalopatia estática, tetraplegia espástica, espinha bífida
Grupo 5	Recém-nascidos que são gravemente prematuros ou têm anomalias congênitas graves	Prematuridade grave, anencefalia, hérnia diafragmática congênita, trissomia do 13 ou 18
Grupo 6	Membros da família de um feto ou criança que morre inesperadamente	Morte fetal, encefalopatia hipóxico-isquêmica, sepse avassaladora em uma criança previamente saudável, trauma por acidente de veículo motorizado, queimaduras, etc.

Fonte: adaptada de World Health Organization, 2018.[1]

te.[7] Na Tabela 3, estão listadas algumas das questões únicas encontradas no CPP.[1,4]

Tabela 3 Diferenças encontradas nos cuidados paliativos pediátricos comparando-se aos cuidados paliativos no adulto

Poucos fármacos liberados para uso em pediatria
Grande número de doenças, com pequeno número de pacientes
Diferentes faixas etárias
Prognóstico, expectativa de vida e resultado funcional frequentemente menos claros
Necessidade mais frequente de integrar cuidados paliativos com tratamentos intensivos de modificação da doença ou de manutenção da vida devido ao prognóstico pouco claro
O cuidado geralmente requer um foco duplo no crescimento/desenvolvimento e potencial para a morte
Maior carga emocional para familiares porque doenças graves e potencialmente fatais não são comumente consideradas condições normais para crianças
Fatores de desenvolvimento e em diferentes esferas, como física, hormonal, cognitiva e emocional
Os pacientes têm necessidades variáveis de informação e comunicação, recreativas e educacionais, assim como resiliência
Os pacientes podem ter anomalias congênitas de tipo incerto ou condições genéticas raras, o que pode causar grande estresse na família
Algumas condições genéticas podem afetar vários filhos em uma família e criar um sentimento de culpa nos pais
É uma área recente da Medicina
Questões éticas e legais complexas
Impacto social, seja do paciente ou da família, que têm dificuldades de manter seu papel social

O plano de cuidados deve ser feito com antecedência,[4] uma vez que a equipe deve entender globalmente o paciente e suas necessidades, assim como reconhecer detalhes que possam surgir conforme a doença progrida.[2] A equipe deve entender a doença, o tratamento disponível e antever as possíveis limitações que possam ocorrer, definindo os objetivos e intervenções individualizadas ao tratamento da criança.[8]

Existem instrumentos que podem facilitar a estruturação do plano de cuidados, inclusive da tomada de decisões, como o escore de Lansky (Tabela 4), escala de avaliação de funcionalidade disponível para o uso em pediatria.[8]

No que tange às necessidades físicas do paciente, o controle de sintomas deve ser realizado de maneira primorosa.[2] A dor é um dos sintomas mais comuns e deve ser avaliada de maneira correta, com escalas validadas e na frequência adequada, e tratada por profissionais qualificados, tanto com medidas farmacológicas como não farmacológicas, assim como se devem abranger os demais sintomas.[4] O pediatra e a equipe devem aproveitar ao máximo o potencial do paciente e facilitar o seu desenvolvimento e crescimento, equacionando todos os aspectos envolvidos, como doença, tratamentos e capacidades possíveis.[4]

Tabela 4 Escala de avaliação de funcionalidade: escore de Lansky[8]

Escore	Avaliação da *performance*
100	Totalmente ativa, normal
90	Pequena restrição em atividade física extenuante
80	Ativa, mas se cansa mais rapidamente
70	Maior restrição nas atividades recreativas e menor tempo gasto nessas atividades
60	Levanta-se e anda, mas brinca ativamente o mínimo; brinca em repouso
50	Veste-se, mas permanece deitada a maior parte do tempo, sem brincar ativamente, mas é capaz de participar em todas as atividades e de jogos em repouso
40	Maior parte do tempo na cama; brinca em repouso
30	Na cama, necessita de auxílio, mesmo para brincar em repouso
20	Frequentemente dormindo. O brincar está totalmente restrito a jogos muito passivos
10	Não brinca. Não sai da cama
0	Arresponsivo

Quanto às necessidades psicológicas e emocionais do paciente e família, um dos pilares principais é a comunicação, que deve ser aberta e clara, adaptada à fase de desenvolvimento da criança.[9] O apoio emocional deve ser contínuo, com acolhimento das questões levantadas tanto pelo paciente quanto por sua família.[9] É importante incentivar metas e projetos futuros, sempre baseando-se nas particularidades de cada caso.[4] Em relação à família, mesmo após a morte da criança, os pais e irmãos necessitam ter apoio ao luto, pelo tempo que for necessário.[1]

Sobre necessidades sociais do paciente e famílias, as atividades escolares devem ser mantidas o maior tempo possível,[4] mesmo que adaptadas para o ambiente hospitalar, podendo ser até por meios digitais.[9] Oportunidades recreativas,[4] assim como demais interações que são consideradas tratamentos não farmacológicos da dor, como a contação de histórias, são recursos lúdicos potentes e também são métodos eficazes para manter a criança conectada ao meio.[9] Quanto à família, mudanças laborais dos cuidadores podem ocorrer no percurso do tratamento e a atenção a esse aspecto é primordial para que o cuidado seja holístico.[4]

Já quando se fala nas necessidades espirituais, o passado cultural e religioso da família deve ser levado em consideração,[4] mas o olhar precisa estar voltado para a criança em questão, abordando de forma tranquila e natural o tema, de maneira adequada à linguagem da criança, respeitando as crenças envolvidas.[9] Ainda existem poucos instrumentos que auxiliem nessa avaliação, sendo, por exemplo, a *Children's Hope Scale*, escala validada de avaliação de esperança, com relação direta com espiritualidade, uma sugestão para crianças entre 8 e 16 anos, mas que ainda não foi traduzida e adaptada para o português brasileiro, dificultando muitas vezes

seu acesso.[9] Sendo assim, perguntas feitas pelas próprias crianças, como "morrer dói?" ou "o que eu fiz para merecer isso?", podem ser utilizadas como disparadores oportunos para essa abordagem.[9]

Sobre o final de vida, há questões ímpares a serem avaliadas e discutidas, como a autonomia do paciente pediátrico[7] e decisões médicas complexas, como a extubação paliativa, procedimento que demanda a presença de profissionais com experiência, envolvendo planejamento adequado e participação de equipe interprofissional, com conhecimento avançado em controle de sintomas.[10]

ONDE REALIZAR OS CUIDADOS PALIATIVOS PEDIÁTRICOS

Os CPP podem ser feitos em todos os níveis de atendimentos, desde primário até quaternário, e em todas as complexidades, do básico ao avançado. O que diferencia é a exigência do nível de cuidado para determinadas situações, assim como a qualificação da equipe deve ser equivalente.[4]

A Tabela 5 mostra uma proposta de divisão de serviços, com base na complexidade das necessidades.[4]

Tabela 5 Níveis de atendimento em cuidados paliativos pediátricos e equipes de saúde[4]

Nível de atendimento	Necessidades do paciente, exemplos	Qualificação profissional	Local a ser realizado, exemplos
Básico	Receitas Consultas de rotina	Profissional de saúde graduado	Unidade básica de saúde, posto de saúde da família, pronto atendimento
Intermediário	Febre Convulsão Dores gerais	Profissional de saúde com formação especializada e que trabalhe exclusivamente com Pediatria	Emergência, unidade de terapia intensiva, enfermaria pediátrica
Avançado	Final de vida Dores de difícil controle	Profissional de saúde com formação especializada e que trabalhe exclusivamente com cuidados paliativos pediátricos	Atendimento domiciliar, *hospice*, enfermaria pediátrica

A Tabela 5 demonstra que todos os profissionais de saúde devem saber sobre CPP, uma vez que desde os profissionais que trabalham na unidade básica de saúde até a equipe da emergência pediátrica podem estar em contato com o paciente paliativo de alguma forma e em diferentes fases da doença, reforçando que o cuidado paliativo não se limita ao cuidado em fim de vida.[4] Sendo assim, os profissionais devem trabalhar de forma conjunta, com referência e contrarreferência sempre que houver necessidade.

Os CPP incentivam o envolvimento ativo das comunidades e membros da comunidade, devendo ser acessível em todos os níveis dos sistemas de saúde e nas residências dos pacientes, com intuito de melhorar a continuidade dos cuidados, fortalecendo os sistemas de saúde e promovendo a cobertura universal desta.[1]

CONCLUSÃO

Entender conceitos e princípios de CPP são essenciais para o cuidar de maneira adequada em pediatria, trazendo benefícios aos pacientes que sofrem com doenças graves e incuráveis, assim como de suas famílias, devendo ser aplicados por todos os profissionais de saúde e em equipe.

REFERÊNCIAS BIBLIOGRÁFICAS

1. World Health Organization. Integrating palliative care and symptom relief into paediatrics: a WHO guide for health care planners, implementers, and managers. Geneva: World Health Organization; 2018.
2. Ferreira EAL, Barbosa SMM, Iglesias SBO. Cuidados Paliativos Pediátricos. Rio de Janeiro: Medbook, 2023. v.1. 448p.
3. Ferreira EAL, Valete COS, Barbosa SMM, et al. Exploring the Brazilian pediatric palliative care network: a quantitative analysis of a survey data. Rev Paul Pediatr. 2023;41:e2022020. Published 2023 Mar 13.
4. Grupo de trabalho da EAPC para os Cuidados Paliativos Pediátricos Onlus. Cuidados Paliativos para recém-nascidos, crianças e jovens – Factos. Roma: Fundação Maruzza Lefebvre D'Ovidio Onlus; 2009.
5. Palliative Care Australia (PCA) and Paediatric Palliative Care Australia and New Zealand (PaPCANZ). Policy Statement Paediatric Palliative Care. Austrália e Nova Zelândia: PCA & PaPCANZ; 2019.
6. Ferreira EAL, Gramasco H, Iglesias SBO. Reumatologia infantil e cuidados paliativos pediátricos: conceituando a importância desse encontro. Residência Pediátrica. 2019;9(2):189-92.
7. Ferreira EAL, Iglesias SBO, Dadalto L, Bayer AT, De-Matos DWFG. Cuidados paliativos pediátricos e reflexões bioéticas na COVID-19. Resid Pediatr. 2020;10(2):1-5.
8. Iglesias SBO, Oliveira NF, Amaral Neto AM, Souza CR, Zoboli I, Lago PM, Barbosa SMM. Cuidados Paliativos Pediátricos: O que são e qual sua importância? Cuidando da criança em todos os momentos. Documento Científico, Departamento Científico de Medicina da Dor e Cuidados Paliativos. Sociedade Brasileira de Pediatria, 2017.
9. Ferreira EAL, Menegussi JM, Bombarda TB, Torcia VC, Silva ID, Piovezan S. Qualidade de vida da criança hospitalizada na pandemia de COVID-19. Resid Pediatr. 2020;10(3).
10. Affonseca CA, Carvalho LFA, Quinet RPB, Guimarães MCC, Cury VF, Rotta AT. Palliative extubation: five-year experience in a pediatric hospital. J Pediatr (Rio J). 2020;96(5):652-9.

CAPÍTULO 2

BIOÉTICA NOS CUIDADOS PALIATIVOS PEDIÁTRICOS

Simone Brasil de Oliveira Iglesias
Lara de Araújo Torreão
Neulânio Francisco Oliveira

AO FINAL DA LEITURA DESTE CAPÍTULO, O PEDIATRA DEVE ESTAR APTO A:

- Compreender a bioética no cenário de cuidados paliativos, princípios e correntes filosóficas com fundo moral. Dilema bioético: situação na qual dois ou mais valores éticos são possíveis, suportáveis e divergentes.
- Reconhecer que a decisão compartilhada ocorre nos cenários de incerteza. E o processo deliberativo busca identificar os diferentes valores éticos e eleger a decisão mais sábia, adequada, racional e prudente.
- Saber orientar decisões no fim de vida; limites terapêuticos; instrução de não ressuscitação, não introdução ou suspensão de suporte artificial de fim de vida. Conceitos importantes para o processo de deliberação: ortotanásia, futilidade terapêutica e duplo efeito.

"A medicina é uma ciência da incerteza e uma arte de probabilidade."
William Osler

INTRODUÇÃO

Os cuidados paliativos são indicados em situações que ameaçam ou limitam a vida com o objetivo de resgatar o cuidado centrado no paciente e a melhoria da qualidade de vida de pacientes e familiares, levando em consideração seus valores e desejos. Não se limita ao período de terminalidade, mas preconiza a prevenção e o alívio do sofrimento pela identificação precoce e pela avaliação e tratamento impecável da dor e de outros problemas físicos, psicossociais ou espirituais.[1]

No processo de cuidar, podem surgir dilemas que envolvem a criança ou adolescente, a família e os profissionais de saúde, em especial quando há incerteza em relação à melhor escolha terapêutica. Os dilemas provocam reflexões e a necessidade de tomada de decisões que atendam aos valores e princípios dos sujeitos do cuidado, estejam contemplados na prática médica de qualidade e ética e não tragam estresse moral aos profissionais de saúde. Nesse contexto, a bioética torna-se instrumento valioso para a reflexão e construção desses processos de decisão.

O termo *bioética*, cunhado por Potter no livro *A ponte para o futuro*, surgiu da necessidade de reflexão sobre o crescente desenvolvimento científico e tecnológico e seu uso desconectado do valor da vida humana, da qualidade de vida, o que suscita diversos dilemas morais. Assim, a bioética é capaz de fornecer ferramentas filosóficas para análise e reflexão desses dilemas, com o objetivo de estabelecer posturas éticas para atitudes autônomas dentro da legalidade.[2]

A bioética propõe ferramentas que podem facilitar a tomada de decisão pela simplificação da análise do dilema e hierarquização de valores e princípios, considerando o contexto em se encontram os sujeitos envolvidos.[2]

CORRENTES BIOÉTICAS: O PRINCIPIALISMO

Existem diversas correntes filosóficas no campo da bioética, entretanto a mais conhecida é a bioética principialista de Childress e Beauchamp.[3] Na medicina contemporânea, o principialismo mostra-se como a teoria ética predominante, uma ética aplicada cujo objetivo é refletir e mitigar conflitos de interesses e valores. O principialismo se baseia em quatro princípios – beneficência, não maleficência, respeito à autonomia e justiça –, que são aplicados na discussão diária de casos em busca da melhor decisão ética que respeite valores e princípios dos envolvidos[3] (Quadro 1).

Quadro 1 Princípios bioéticos

Princípio bioético	Definição	Situações nos CPP
Autonomia	Capacidade de autodeterminação do indivíduo ou da família, com liberdade de escolha de maneira imparcial e que haja o esclarecimento prévio dos fatos.	Tomada de decisões pertinentes à própria vida e ao seu corpo. Em pediatria, com frequência, as decisões são delegadas aos pais ou ao responsável legal, na dependência da idade da criança ou adolescente e da capacidade de exercer sua autonomia.
Beneficência	Obrigação moral de agir em benefício do outro. Defesa do paciente em seus legítimos interesses.	Controle de sintomas, suporte psicológico e abordagem espiritual, entre outros, considerando valores e princípios dos pacientes.
Não maleficência	Obrigação moral de não causar dano intencional.	Evitar distanásia e ações desproporcionais que prolongam a vida sem perspectivas de benefício para o paciente.
Justiça	Alocação de recursos da saúde de modo justo. Garantir a distribuição justa, equitativa e universal dos serviços de saúde, de modo que todos possam se beneficiar e suportar o ônus de maneira isonômica e equânime.	Considerado um mínimo ético. Orientar condutas médicas, com bom senso na priorização e indicação dos recursos terapêuticos em cada fase de evolução da doença e condição do paciente.

CPP: cuidados paliativo pediátricos.

DILEMAS BIOÉTICOS FREQUENTES EM CUIDADOS PALIATIVOS PEDIÁTRICOS E NEONATAL/PERINATAL

Quando tomamos como base a literatura, estudos mostram que vários fatores influenciam as tomadas de decisão em CPP, especialmente quando se trata de limitação de suporte de vida, incluindo retirada de suporte de vida, não oferta ou mesmo a ordem de não reanimar. Contudo, alguns fatores éticos parecem ter mais influência sobre tais decisões, sendo eles: a salvaguarda do melhor interesse da criança, considerando principalmente o prognóstico e a qualidade de vida diante da decisão de manter ou não uma terapia que poderia ser considerada fútil; o princípio da justiça, no qual se analisa o uso racional dos recursos empregados para tratamento de crianças gravemente enfermas, cujos tratamentos poderão limitar sua oferta para outras crianças que teriam potencialmente melhores resultados terapêuticos, além da autonomia da criança na participação das tomadas de decisão sobre seu tratamento.[4]

Em neonatologia, outro importante fator está associado. Trata-se do resultado incerto dos tratamentos e abordagens realizados diante das circunstâncias que levam um bebê a um estado grave. Isso pode levar a dilemas e dificuldades para os profissionais de saúde, quando tomar as decisões pode levar a confundir dilema bioético com estresse moral.

Contudo, os desafios no cuidado de recém-nascidos (RN) podem levar a um estresse moral, especialmente quando se trata das decisões relacionadas ao fim de vida, de forma mais prevalente em médicos e enfermeiros. Dados americanos mostram que mais de 80% dos RN podem morrer com algum tipo de limitação de suporte de vida (LSV) em uma unidade de terapia intensiva (UTI) neonatal, de modo que isso pode levar a diferentes opiniões e até memo a conflitos a partir de diferentes entendimentos dos casos entre membros da própria equipe, o que poderia, também interferir na aceitação, ou não, da opinião dos pais e famílias.[5]

As questões que podem causar dilema são, sobretudo, aquelas que trazem incertezas quanto à evolução e ao desfecho dos bebês, como é o caso dos prematuros extremos, em que a decisão entre não reanimar um bebê em sala de parto ou mesmo na UTI neonatal poderia tirar a chance de vida de um RN que sobreviveria e poderia ter poucas sequelas ou colocar em sofrimento um prematuro que ficaria internado por longo período, à custa de muito sofrimento, podendo morrer ao final dessa jornada ou se tornar uma criança com muitas disabilidades.[6]

Parece ser mais assertivo e adequado, ao invés de impor uma visão de equipe ou absorver totalmente a expectativa dos pais, chegar a um consenso e tomar uma decisão compartilhada diante da construção de um plano de cuidados, definido a partir de uma apresentação de como os profissionais enxergam a condição do bebê e seus riscos inerentes, considerando os valores e desejos dos pais e família, embasando-se em evidências científicas, mas levando em conta os princípios da autonomia, beneficência e não maleficência. Dar importância aos conceitos de dignidade do paciente, qualidade do cuidado e "não causar dano" também tem papel primordial numa decisão consensual e harmônica. Esses cuidados parecem reduzir tanto o risco de conflito da equipe com as família como o de estresse moral por parte dos profissionais.[5]

TOMADA DE DECISÃO EM DILEMAS BIOÉTICOS: PROPOSTA DELIBERATIVA DE DIEGO GRACIA[6-9]

A bioética nos dá ferramentas filosóficas para análises e reflexões com o objetivo de estabelecer posturas éticas de atitudes mais autônomas tanto quanto possível, dentro das normas legais.

Existem diversas ferramentas que facilitam a tomada de decisão com sistematização e hierarquização de valores, facilitando a análise do dilema, considerando sempre o contexto

social, político e cultural. No contexto de cuidados paliativos, os dilemas bioéticos surgem diante de dois ou mais valores éticos possíveis, suportáveis e divergentes. E, segundo Diego Gracia (2001), o processo deliberativo busca identificar os diferentes valores éticos e eleger a decisão mais sábia, adequada, racional e prudente.[6] O processo deliberativo envolve uma análise criteriosa de fatos, valores e deveres, seguida da aplicação das provas de consistência (prova de legalidade, publicidade e teste de tempo) (Quadro 2).

Quadro 2 Etapas do método deliberativo de Diego Gracia

Etapas de deliberação	Procedimentos
1. Fatos	• Apresentação do caso. • Estabelecer os fatos clínicos: – Diagnóstico. – Prognóstico. – Tratamento.
2. Valores	• Identificar os problemas éticos. • Priorizar os problemas. • Identificar valores, princípios e direitos em conflito.
3. Deveres	• Estabelecer cursos de ação possíveis. • Escolher cursos ótimos.
4. Provas de consistência	• Prova de legalidade. • Prova de temporalidade. • Prova de publicidade.

Fonte: Moriette et al.[6]

Como exemplo, a seguir é apresentado um caso clínico com base em dados da realidade. Os nomes são fictícios.

CASO CLÍNICO

Karen, 6 meses, sexo feminino, diagnóstico de síndrome de Edwards (trissomia 18 – T18) com alterações cardíacas, desnutrição (peso = 2,8kg), gastrostomia. Filha de Maria (35 anos) e Pedro (44 anos), com dois irmãos (João, 3 anos, e José, 14 anos), domiciliados na zona rural (6 horas de viagem). Os pais são autônomos e vivem da agricultura. São católicos. Escolaridade até o ensino fundamental.

Karen havia recebido alta hospitalar havia 2 meses e retornava com sinais sugestivos de bronquiolite com descompensação da insuficiência cardíaca. Saturação de oxigênio de 88% em ar ambiente, taquidispneica e taquicárdica. Admitida em 25 de novembro.

Antes da alta, havia sido avaliada pela equipe de cuidados paliativos. Maria entende a situação da filha e tem o desejo de passar o Natal em casa, mesmo se a criança falecer em casa. Pedro não entende bem a situação da filha e não quer que ela morra em casa, prefere que ela "se cure" antes da alta.

Fatos: descrição de dados do caso de forma mais objetiva e com evidências científicas. Trata-se de uma lactente, desnutrida, com uma malformação congênita grave (T18) e adoecimento agudo (bronquiolite) com descompensação da doença de base (cardiopatia) e com expectativa de vida pequena. Pais discordantes no entendimento da doença e evolução. Pais em sofrimento (luto antecipado). Feito o tratamento de suporte para bronquiolite e otimizado diurético para insuficiência cardíaca.

Evidência científica: a mediana de mortalidade na primeira semana de vida é de 42% para T18, em todos os registros, metade dos quais ocorreu no primeiro dia de vida. Em 16 registros com seguimento completo de 1 ano, a mortalidade no primeiro ano de vida foi de 88% para T18.[7]

Valores: valor é algo que devemos respeitar. Por exemplo, a saúde é um valor, a vida é um valor, o bem-estar, a qualidade de vida são valores, que se traduzem em problemas morais (éticos, bioéticos). Não é necessário usar apenas os quatro princípios da bioética (beneficência, não maleficência, autonomia e justiça); pode-se incluir, por exemplo, os direitos humanos.

No caso, vemos conflitos de valores: beneficência e não maleficência – com vistas ao melhor interesse da criança (proporcionalidade terapêutica) x autonomia da mãe (levar para casa, valor familiar) x autonomia do pai (investimento pleno)

Deveres: uma vez identificados os valores em conflito, deve-se procurar as soluções para esse conflito. São o que tecnicamente se chama de "cursos de ação". Devemos identificar possíveis linhas de ação. As ações extremas (um posicionamento para um valor em total detrimento de outro) são sempre mais claras, mas nem sempre prudentes. É aconselhável identificar o maior número de ações – "cursos intermediários" – possível, como uma "chuva de ideias".[8,9]

No caso apresentado, podemos observar:

- "Curso extremo": atender à autonomia paterna – investimento pleno com suporte ventilatório invasivo, drogas vasoativas se necessário e ênfase na disfunção orgânica. Internação em UTI.
- "Curso intermediário": considerar o melhor interesse da criança. Teste terapêutico com metas definidas, ponderar suporte não invasivo com sedação (CPAP) e oxigênio, medicações enterais. Contraindicado suporte ventilatório invasivo ou qualquer suporte avançado.
- "Curso ótimo": atender à autonomia materna ao melhor interesse da criança. Controle de sintomas (oxigenioterapia, morfina, diuréticos). Se compensar o suficiente, transporta para casa para paliação em domicílio, com chance de falecimento em casa.

A decisão final é submetida à aplicação das provas de consistência (prova de legalidade, publicidade e teste de tempo). Por exemplo:

- Prova de legalidade: "Essa decisão é legal?".
- Prova de publicidade: "Estaria disposto a defender publicamente a decisão tomada?".
- Prova da temporalidade: "Tomaria a mesma decisão se tivesse mais tempo para decidir?".

Todas as opções são avaliadas inicialmente pela equipe assistente e de cuidados paliativos, avaliando prós e contras de cada alternativa, buscando a prudência e ra-

zoabilidade terapêutica, antes da conferência familiar, na qual se expõe a opinião da equipe, buscando atender aos valores familiares, sem deixar de defender o melhor interesse para a criança.

LIMITAÇÃO TERAPÊUTICA: SUSPENSÃO OU NÃO INTRODUÇÃO DE SUPORTE ARTIFICIAL DE VIDA E INSTRUÇÃO DE NÃO REANIMAÇÃO E SEDAÇÃO PALIATIVA

Sobre a limitação terapêutica, é oportuno conceituar futilidade terapêutica. É toda intervenção cuja probabilidade é inaceitável de alcançar um efeito que seja um benefício, ou seja, que não atenda ou que seja incoerente com os objetivos propostos. Segundo Schneiderman, a futilidade pode ser qualitativa ou quantitativa.[10]

Ainda em relação a esse caso citado, ressuscitar Karen em caso de parada cardíaca. Mesmo que restaurasse temporariamente a função cardíaca, seria inútil, uma vez que não cumpriria um objetivo fundamental de seus esforços: restaurá-la a um nível de saúde que lhe permitisse sobreviver fora do ambiente hospitalar. Nesse caso, considera-se futilidade qualitativa – "Posso fazer, mas não devo". E, ainda, oferecer essa opção à família é visto como autonomia solitária, ou seja como transferência de responsabilidade: "Tentar a ressuscitação cardiopulmonar não seria útil para tratar Karen neste momento. Você quer que a gente faça isso?" .

A mensagem é sem sentido, até mesmo contraditória, o que leva a confusão e desconfiança da família. A futilidade fisiológica ou quantitativa ocorre quando a proposta não alcança o objetivo. Exemplo: uso de antibiótico não sensível, diálise peritoneal em hipotensão refratária.

Nesse mesmo sentido, qual seria o benefício da ventilação mecânica (VM) para Karen? A chance de extubação seria muito baixa devido à desnutrição associada à insuficiência cardíaca e bronquiolite, com uma doença de base incurável. A VM é inapropriada e desproporcional, visa objetivos fisiológicos e com chances de iatrogenias. Karen está em terminalidade, a VM não a "salvaria" desse destino, mas prolongaria esse processo sem perspectiva de cura ou melhora de sua condição.

Quais as razões para os médicos ainda adotarem medidas fúteis e obstinadas no fim de vida? Willmott et al.[11] respondem a essa questão em seu estudo, a saber: solicitações da família ou do paciente, incluindo suas demandas por tratamento adicional, incerteza prognóstica, algumas especialidades voltadas a um papel curativo com desconforto ou inexperiência com a morte e o morrer, preocupações com o risco legal e habilidades de comunicação deficientes. As razões demonstradas não são justificadas pelos médicos como ações baseadas no melhor para a criança.

Outro conceito importante é o "princípio do duplo efeito", cuja base racional da bioética dá suporte para o uso da sedação paliativa. Diante de uma doença em fase ativa de morte, na qual permanece a refratariedade de sintomas, levando a um sofrimento intolerável para o paciente, a sedação paliativa pode ser considerada como uma opção terapêutica.[12-14]

Sob o ponto de vista bioético, existe uma grande discussão sobre as consequências éticas da indicação de um estado de inconsciência para um paciente próximo à morte. Assim, a sedação paliativa deve ser reservada à excepcionalidade após esgotados os recursos de sedação intermitente e os cuidados especializados médicos, psicológicos e ou religiosos. Nesse contexto, é necessário o esclarecimento sobre a distinção entre ortotanásia e eutanásia. A eutanásia é a antecipação induzida da morte para aliviar o sofrimento, e ortotanásia é a permissão para a evolução natural do processo de morrer sem a intenção de abreviar a vida. E está contemplada na Resolução do CFM n. 1.805/2006:[13]

"Art. 1º É permitido ao médico limitar ou suspender procedimentos e tratamentos que prolonguem a vida do doente em fase terminal, de enfermidade grave e incurável, respeitada a vontade da pessoa ou de seu representante legal. [...] Art. 2º O doente continuará a receber todos os cuidados necessários para aliviar os sintomas que levam ao sofrimento, assegurada a assistência integral, o conforto físico, psíquico, social e espiritual, inclusive assegurando-lhe o direito da alta hospitalar."

O princípio do duplo efeito por vezes enseja interpretações equivocadas e é um ato justificado se:[14]

- O efeito pretendido é benéfico (nesse caso, o alívio do sofrimento, alívio da dor).
- Somente o bom efeito é pretendido (o desejo do clínico é aliviar o sofrimento, não apressar a morte).
- O efeito indesejado não é o meio de alcançar o bom efeito (p. ex., o sofrimento não é aliviado apenas causando a morte); isso seria eutanásia.
- O bom efeito deve superar o efeito indesejado (p. ex., acelerar a morte pode ser justificado para aliviar o sofrimento quando a morte é iminente, mas não se justifica se a morte for antecipada por muitos anos).

CONSIDERAÇÕES FINAIS

Os cuidados paliativos pediátricos destinados às crianças e adolescentes com condições que ameaçam ou limitam a vida frequentemente envolvem dilemas éticos complexos. O respeito aos princípios bioéticos de beneficência, não maleficência, autonomia e justiça com olhar sensível aos valores dos pacientes e familiares traduz uma assistência cuidadosa, inclusiva, participativa e ética.

A construção de um processo deliberativo de tomada de decisão exige excelência técnica e científica, experiência clínica, prudência, sabedoria, habilidade de comunicação, empatia, transparência e respeito aos atores envolvidos. Ainda que as decisões tomadas possam não ser perfeitas, o processo em si, se realizado de forma adequada e justa, proporcionará crescimento e serenidade aos pacientes e familiares protagonistas, e aos profissionais de saúde.

"Peço-lhes que pensem a bioética como uma nova ética da ciência que combine a humildade, a responsabilidade e a competência, que seja interdisciplinar e intercultural e que faça prevalecer o verdadeiro sentido de humanidade".

Van Rensselaer Potter

REFERÊNCIAS BIBLIOGRÁFICAS

1. Organização Mundial da Saúde (OMS). Cuidados paliativos. Disponível em: https://www.who.int/health-topics/palliative-care. Acessado em: 15 fev. 2024.
2. Potter VR. Bioética: ponte para o futuro. São Paulo: Loyola; 2016.
3. Beauchamp TL, Childress JF. Principles of biomedical ethics. 4.ed. New York: Oxford University Press; 1994.
4. Zhong Y, Cavolo A, Labarque V, Gastmans C. Physicians' attitudes and experiences about withholding/withdrawing life-sustaining treatments in pediatrics: a systematic review of quantitative evidence. BMC Palliat Care. 2023;22(1):145.
5. Mills M, Cortezzo DE. Moral distress in the neonatal intensive care unit: what is it, why it happens, and how we can address it. Front Pediatr. 2020;8:581.
6. Moriette G, Rameix S, Azria E, Fournié A, Andrini P, Caeymaex L, et al. Naissances très prématurées: dilemmes et propositions de prise en charge. Première partie: pronostic des naissances avant 28 semaines, identification d'une zone. Arch Pédiatr. 2010;17:518-26.
7. Gracia D. Moral deliberation: the role of methodologies in clinical ethics. Med Health Care Philos. 2001;4(2):223-32.
8. Goel N, Morris JK, Tucker D, de Walle HEK, Bakker MK, Kancherla V, et al. Trisomy 13 and 18: prevalence and mortality – a multi-registry population based analysis. Am J Med Genet A. 2019;179(12):2382-92.
9. Antequera JM, Barbero J, Bátiz J, Mayés R, Casares M, Gérvás J, et al. Guia de ética en la práctica médica: ética en cuidados paliativos. t.2. Majadahonda (Madrid): Ed. Ergon. C/Arboleda.
10. Zoboli ELCP. Bioética clínica na adversidade: a contribuição da proposta deliberativa de Diego Gracia. Revista Centro Universitário de São Camilo. 2012;6(1):49-57.
11. Schneiderman LJ. Definindo a futilidade médica e melhorando os cuidados médicos. J Bioeth Inq. 2011;8(2):123-31.
12. Willmott L, White B, Gallois C, Parker M, Graves N, Winch S, et al. Reasons doctors provide futile treatment at the end of life: a qualitative study. J Med Ethics. 2016;42(8):496-503.
13. Menezes MS, Figueiredo MGMCA. O papel da sedação paliativa no fim da vida: aspectos médicos e éticos: revisão. Braz J Anestesiol. 2019;69(1):72-7.
14. Truog RD, Campbell ML, Curtis JR, Haas CE, Luce JM, Rubenfeld GD, et al. Recommendations for end-of-life care in the intensive care unit: a consensus statement by the American College [corrected] of Critical Care Medicine. Practice guideline. Crit Care Med. 2008;36(3):953-63.

CAPÍTULO 3

DOR NA FAIXA ETÁRIA PEDIÁTRICA

Sílvia Maria de Macedo Barbosa
Mariana Bohns Michalowski

AO FINAL DA LEITURA DESTE CAPÍTULO, O PEDIATRA DEVE ESTAR APTO A:

- Definir o que é dor.
- Compreender a importância do manejo da dor na infância.
- Entender os riscos do inadequado manejo da dor para os pacientes.
- Diferenciar os tipos de dor sob os aspectos da etiopatogenia e duração.
- Realizar a conduta inicial dos diferentes tipos de dor.
- Fazer a prescrição do tratamento da dor.

A partir do documento desenvolvido durante o Primeiro Encontro Internacional da Dor em 2010, conhecido como a Carta de Montreal, o acesso ao tratamento da dor passou a ser um direito humano fundamental

Assim, todo ser humano tem o direito a ter a sua dor reconhecida e tratada. Dessa forma, em relação à Pediatria, a Sociedade Brasileira de Pediatria no Estatuto da Criança e Adolescente hospitalizados, em seu artigo 7, indica que a criança tem o direito de não sentir dor quando houver meios para evitá-la.[2]

Em 2020, a Associação Internacional para o Estudo da Dor aprovou uma nova definição de dor. Essa definição foi revisada pela Sociedade Brasileira para o Estudo da Dor em 2020.[1]

"A dor é uma experiência sensitiva e emocional desagradável, associada ou semelhante àquela associada a uma lesão tecidual real ou potencial."

Algumas observações devem ser consideradas:

1. A dor é sempre uma experiência pessoal que é influenciada em graus variáveis, por fatores biológicos, psicológicos e sociais.
2. Dor e nocicepção são fenômenos diferentes. A dor não pode ser determinada exclusivamente pela atividade dos neurônios sensitivos.
3. Através das suas experiências de vida, as pessoas aprendem o conceito de dor.
4. O relato de uma pessoa sobre uma experiência de dor deve ser respeitado.
5. Embora a dor geralmente cumpra um papel adaptativo, ela pode ter efeitos adversos na função e no bem-estar social e psicológico.
6. A descrição verbal é apenas um dos vários comportamentos para expressar a dor; a incapacidade de comunicação não invalida a possibilidade de um ser humano ou um animal sentir dor.

O diagnóstico e o tratamento da dor devem ser considerados uma parte essencial do cuidado na faixa etária pediátrica, porém, ainda hoje se lida com pacientes que não têm a sua dor reconhecida, avaliada e, consequentemente, tratada, o que leva ao subtratamento.[3]

Isso faz com que recentemente as pesquisas na área de dor em pediatria venham apresentando um crescimento exponencial, sendo que os resultados das diversas descobertas estão sendo incorporados à prática clínica diária. Assim, a terapêutica da dor é um novo componente essencial da prática da clínica pediátrica nas diversas situações clínicas, como nas terapias intensivas, emergências, procedimentos cirúrgicos, pós-operatórios, entre outras indicações como no tratamento de patologias álgicas com embasamento científico.

A definição da dor tem um enfoque no aspecto físico e emocional da dor. Na pediatria, porém, muitos pacientes são não verbais. "A inabilidade em se comunicar de forma verbal não elimina a possibilidade de que um indivíduo esteja experimentando a dor, podendo ser indicado um tratamento adequado para o seu alívio."[4]

A interação entre a resposta fisiológica à dor e as diversas dimensões que a compõem como as respostas cognitivas, afetivas e comportamentais vão alterar a forma como a dor é experimentada pela modificação da transmissão dos estímulos desagradáveis (nociceptivos) para o cérebro[4] (Figura 1).

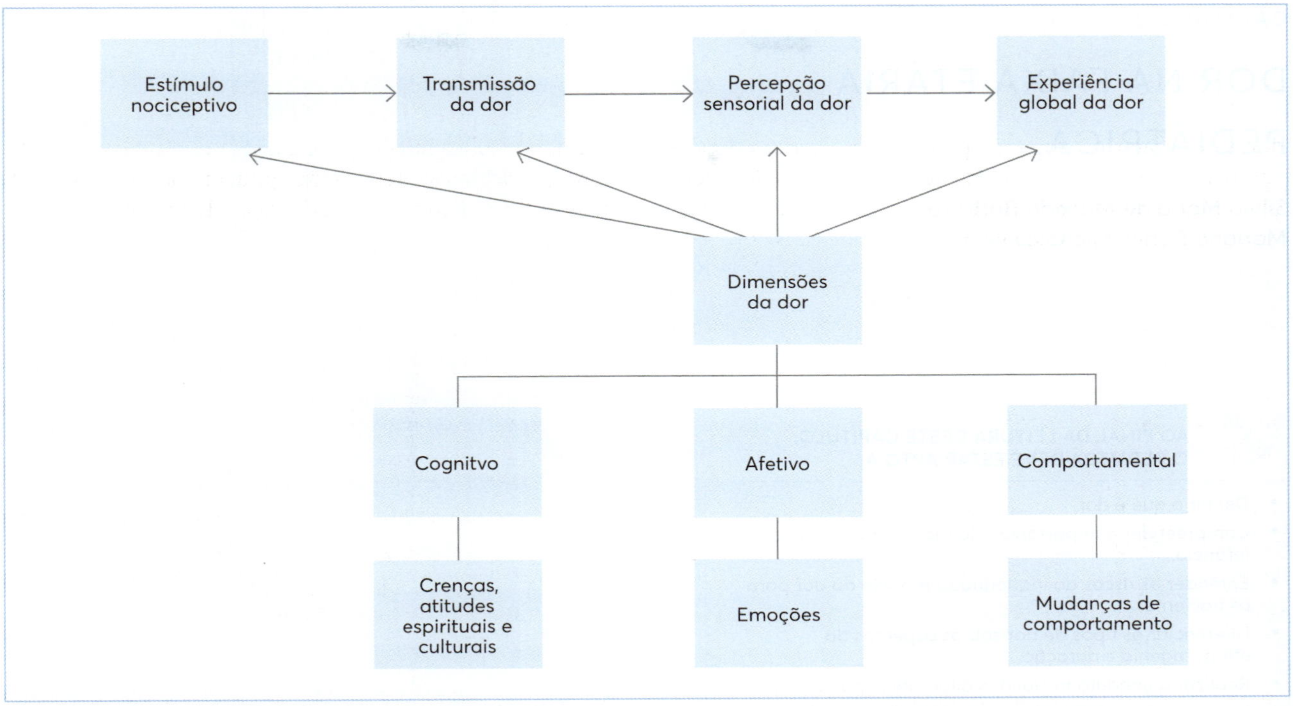

Figura 1 Múltiplas dimensões da dor que modificam a transmissão do estímulo doloroso para o cérebro.[5]

Muitas vezes a dor é subvalorizada na prática pediátrica. Estudos mostram que a criança, quando comparada à população adulta, recebe menor quantidade (proporção) de analgesia em situações similares.[3]

O subtratamento dos quadros álgicos na emergência, terapia intensiva, enfermarias clínicas e cirúrgicas podem levar a criança a sentir dor, medo e ansiedade.

Como já ressaltado, o tratamento da dor é um direito humano básico e como tal deve ser respeitado. Deve-se ressaltar que a dor que não se trata nas diversas fases da vida, inclusive a fase neonatal, pode levar a uma reorganização estrutural permanente e funcional das vias nervosas nociceptivas, afetando as experiências futuras de dor do indivíduo.[6]

O sistema responsável pela dor é um mecanismo sensorial complexo. A atividade neuronal de ativação da dor e as consequentes respostas podem ser modificadas pelos mecanismos de supressão. O sistema sensorial é notavelmente plástico e complexo, e a atividade cortical tem um papel importante na percepção da dor.[6]

Alguns fatores influenciam a resposta da criança aos estímulos nociceptivos: grau da lesão ou doença, fatores emocionais, comportamentais e situacionais, significado da dor para a criança, a explicação sobre seu processo, contexto da experiência dolorosa, precocidade dessa experiência, fadiga, gravidade da doença, nível de ansiedade, fatores socioculturais, personalidade, nível cognitivo, aprendizados prévios, experiências prévias e memória da dor existente.

A dor pode ser descrita conforme os seus mecanismos fisiopatológicos, duração, etiologia e localização anatômica:[5]

- mecanismos fisiopatológicos (nociceptiva, neuropática ou mista);
- duração (aguda ou crônica, dor incidental);
- etiologia (oncológica ou não oncológica);
- localização anatômica.

MECANISMOS FISIOPATOLÓGICOS DA DOR

A dor nociceptiva é decorrente de uma lesão tecidual que ativa os receptores específicos conhecidos como nociceptores que são sensíveis aos estímulos nociceptivos. Respondem a calor frio, vibração, estiramento e substâncias químicas liberadas dos tecidos. Elas podem ser subdivididas em somática e visceral, dependendo da localização dos nociceptores ativados.[6]

A dor neuropática é causada pelos danos estruturais e disfunção das células nervosas do sistema nervoso central ou periférico. Qualquer processo que cause dano aos nervos como condições metabólicas, traumáticas, infecções, isquemia, tóxico ou imunomediado podem resultar em dor neuropática. Ela pode ser periférica, que ocorre como consequência da lesão ou doença que afeta os nervos periféricos, ou central, que ocorre em razão do acometimento do sistema nervoso central.[6]

Há poucos estudos sobre dor de caráter neuropático em pediatria. As causas de dores neuropáticas de caráter periférico em pediatria podem ser relacionadas a lesões do nervo, com pressão nervosa, compressão externa por lesão que ocupa espaço como um tumor ou abscesso, danos provocados pela infecção pelo vírus HIV ou HTLV1, por efeitos tóxicos

de medicamentos, neurofibromas ou neuromas pós-trauma ou cirurgia, membro fantasma, infiltração tumoral, entre outros. Por sua vez, as causas de dor neuropática central incluem, por exemplo, as lesões na medula espinhal. Outras dores de caráter neuropático podem acometer as crianças, como as decorrentes de neuropatias congênitas degenerativas, neuropatias periféricas e neuropatias inflamatórias (p. ex., síndrome de Guillain-Barré). Muitas das condições neuropáticas normalmente observadas em adultos, como neuropatia diabética, neuralgia pós-herpética e neuralgia trigeminal, são raras em crianças.[6]

A dor é considerada mista quando coexistem a dor nociceptiva (somática e/ou visceral) e a dor neuropática ao mesmo tempo ou separadamente em momentos diferentes. Os diferentes mecanismos fisiopatológicos ocorrem juntos, produzindo a dor mista. Incluem-se aí os processos que danificam tecidos e nervos, como traumas, queimaduras e processos oncológicos.

DURAÇÃO DA DOR

Outra forma de classificação da dor utiliza sua duração como critério. A dor aguda é aquela com duração inferior a 30 dias, e a dor crônica é a que dura mais que 3 meses. Os sintomas e as diversas causas da dor e os fatores fisiopatológicos podem se sobrepor independentemente da duração do fenômeno doloroso, sendo necessária muita atenção no momento da classificação da dor aguda/crônica.[6]

A dor aguda tem o início súbito e se segue imediatamente à lesão, com grande intensidade. A duração normalmente é limitada, havendo um começo e um fim para a dor. Tem sua origem nos nociceptores teciduais, que são estimulados com as diversas lesões.[6] Um grande exemplo de dor aguda é considerado a dor pós-operatória que tem um começo, meio e fim.

A dor crônica, por sua vez, é contínua ou recorrente e persiste além do tempo esperado normal de cicatrização.[6] Pode se iniciar como dor aguda e persistir por longos períodos ou reaparecer pela persistência dos estímulos dolorosos repetidos ou exacerbação de uma lesão. A dor crônica também pode surgir e persistir na ausência de fisiopatologia identificável ou doença clínica.

A dor crônica pode afetar negativamente todos os aspectos da vida diária, incluindo-se as atividades físicas, frequência escolar, padrões de sono, interações sociais, relações familiares e sociais.

A persistência da dor crônica pode levar a angústia, ansiedade, depressão, insônia, fadiga, ou mudanças de humor, como irritabilidade e comportamento de enfrentamento negativo. O paciente com dor crônica necessita de uma abordagem global, física e psíquica e, muitas vezes, social e espiritual.

A dor episódica ou recorrente ocorre de forma intermitente durante longo período. A criança pode ficar livre de dor entre cada episódio doloroso. As sensações dolorosas muitas vezes podem variar em qualidade, intensidade e frequência ao longo do tempo e são, consequentemente, imprevisíveis. Esse tipo de dor pode ser indistinguível da dor aguda recorrente, mas pode estar associada a um impacto mais grave sobre a vida física e psicossocial da criança afetada. São exemplos desse tipo de dor a enxaqueca, a dor da doença episódica falciforme e a dor abdominal recorrente. Dores persistentes e recorrentes podem coexistir, especialmente em condições como a doença falciforme.

AVALIAÇÃO DA DOR

Qualquer terapêutica álgica, para ser instituída, depende de um correto diagnóstico do problema, o que, nos casos de dor, implica uma adequada história clínica aliada à avaliação da dor. Este é o alicerce para um adequado tratamento antiálgico.

Em pacientes na faixa etária pediátrica, a avaliação da dor é dificultada pela obtenção de uma medida acurada, objetiva e quantitativa da dor, principalmente em crianças não verbais como recém-nascidos, lactentes e crianças com atraso de desenvolvimento neuropsicomotor.

Muitas são as formas de avaliação da dor. Em pediatria, podem ser utilizados o autorrelato, a observação comportamental e as medidas fisiológicas. A associação das diferentes formas de avaliação, como o autorrelato e a mensuração dos padrões fisiológicos, pode ajudar a obter uma informação mais acurada, assim como os diferentes aspectos da vivência dolorosa, como a intensidade, a localização, o padrão, o contexto da dor e o seu significado.

A dor é uma experiência subjetiva, e o autorrelato é reconhecido como o padrão-ouro na sua avaliação.

No desenvolvimento da resposta dolorosa ao estímulo nociceptivo, ocorre uma rápida resposta, com importantes repercussões vegetativas. A resposta fisiológica pode acontecer quando há um estímulo doloroso, ocorrendo aumento da pressão arterial, da frequência cardíaca, da frequência respiratória e queda da saturação de oxigênio. A mensuração desses parâmetros torna-se útil na avaliação da dor de caráter agudo nociceptivo, seja de forma única ou como complemento, principalmente nos indivíduos que por alguma razão não possam se comunicar.

A escala comportamental deve ser utilizada, quando as crianças não são capazes de fazer o autorrelato. Também é útil para suplementar a avaliação por autorrelato ou por medidas fisiológicas. Um dos desafios desse tipo de avaliação é a diferenciação da agitação e da angústia das outras causas que podem desencadear a dor.

A utilização de medidas padronizadas de avaliação permite uma mensuração fidedigna, a qual se aproxima da avaliação relatada pela criança, evitando com isso o risco de se subestimar a dor na faixa etária pediátrica.

CAUSAS DA DOR E TRATAMENTO

Há muitas ocasiões nas quais as crianças podem vir a apresentar dor. As queixas podem ser decorrentes de procedimentos médicos, diagnósticos e terapêuticos, acidentes,

fraturas, queimaduras, doenças oncológicas, doenças reumatológicas, anemia falciforme, doenças infecciosas e procedimentos cirúrgicos, entre outros.

TRATAMENTO FARMACOLÓGICO DA DOR

Para a escolha correta da(s) medicação(ões), é fundamental o diagnóstico do tipo de dor a ser tratada: nociceptiva, neuropática ou mista. Para isso, é necessário obter o maior número possível de informações sobre a dor por meio de anamnese detalhada: localização, tipo de dor (aperto, queimação, choque, pontada), irradiação, início, duração, horários de preferência, fatores de melhora e piora, sintomas associados, intensidade (relato do paciente e escalas para avaliação de intensidade). O exame físico acurado é indispensável. A Organização Mundial da Saúde (OMS), nas diretrizes para tratamento farmacológico da dor persistente em crianças, recomenda:

- respeitar a escada analgésica com 2 degraus, de acordo com a intensidade da dor;
- utilizar a via de administração possível, preferindo o uso oral;
- prescrever medicações em intervalos regulares;
- tratamento individualizado, com medicações e doses adequadas a cada paciente.

Escada analgésica com 2 degraus

O primeiro degrau, para tratamento de dor leve, recomenda o uso de analgésicos e anti-inflamatórios comuns não esteroides: paracetamol e ibuprofeno, sendo, no Brasil, também largamente utilizada a dipirona. Outros anti-inflamatórios também podem ser indicados. O segundo degrau, para tratamento de moderada a grave, recomenda a associação de opioides fortes: morfina como primeira opção ou outros, de acordo com a necessidade de cada paciente e a tolerância a efeitos colaterais.

Em 1986, iniciou-se a recomendação para tratamento da dor de acordo com a escada analgésica constituída por 3 degraus. O primeiro era composto por anti-inflamatórios e analgésicos comuns para dor leve, o segundo por opioides fracos (codeína e tramadol) para tratamento da dor moderada e o terceiro, por opioides fortes para dor intensa. A partir de maio de 2012, suprimiu-se o segundo degrau. Desde então, é recomendada a dose mais baixa de morfina para tratamento da dor moderada (0,05 mg/kg/dose). Essa mudança ocorreu pois os estudos sobre o uso de tramadol em crianças são ainda insuficientes, não sendo essa droga recomendada para menores de 12 anos, embora seja largamente utilizada na prática.

Quanto à codeína, sabe-se que uma parcela significativa da população (até 30%) não possui biodisponibilidade genética para sua transformação em metabólito ativo da morfina, por deficiência da enzima hepática CYP2D6. Portanto, não apresenta, nesses casos, nenhum efeito analgésico.[6]

A associação de medicações adjuvantes ao primeiro ou segundo degraus pode ser necessária. Existem várias classes de medicamentos que podem contribuir para o controle eficaz da dor, como antidepresssivos, anticonvulsivantes, relaxantes musculares, ansiolíticos e corticosteroides.

Via de administração

Cada situação clínica de cada paciente determina a escolha de uma ou mais vias de administração de analgésicos. A via oral (VO) deve ser a preferencial, se possível, por não causar dor, pela facilidade de administração e pela redução de custos. A via intramuscular (IM) deve ser sempre evitada por ser dolorosa, aumentando o estresse da criança. A via endovenosa (EV) é a de escolha para titulação de opioides, principalmente em pacientes sem condições de ingestão por via oral. A via subcutânea (SC) oferece boa absorção e é uma alternativa à administração EV de opioides, quando não há acesso venoso disponível. O uso de adesivos de liberação controlada por via cutânea (*patches*) é boa opção para tratamento de dor crônica, após estabelecer-se a dose ideal de opioide EV.

Para essa transição, deve-se calcular a dose correspondente, de acordo com tabela específica.

Observação: a via retal (VR) oferece absorção incerta e não pode ser usada para algumas as drogas. A via epidural pode ser considerada em situações especiais.

Intervalos regulares

A prescrição de analgésicos deve ter horários regulares estabelecidos, evitando-se prescrições de doses a critério médico ou se necessário. Aguardar que o paciente tenha dor para depois oferecer analgesia pode gerar mais desconforto, além de sentimentos de medo e insegurança, inclusive nos familiares. O intervalo prescrito deve levar em consideração o tempo de ação da droga e pode ser ajustado conforme a necessidade, evitando-se recorrência da dor antes do próximo horário de administração.

Doses menores de opioides (10 a 20%) podem ser adicionadas nos intervalos das doses regulares. São as chamadas doses de resgate, para controle de episódios intermitentes de dor. No entanto, se forem necessárias mais que duas doses de resgate a cada intervalo, deve-se considerar o aumento da dose regular.

Tratamento individualizado

Cada paciente deve ser analisado como um ser único, considerando-se o diagnóstico, a condição clínica, a resposta individual a cada medicação e a tolerância a seus efeitos colaterais.

As doses de opioides necessárias para controle da dor podem variar de um paciente para outro e no mesmo indivíduo em situações diversas. Não há recomendação sobre dose máxima de morfina, podendo ser aumentada até que haja alívio da dor ou aparecimento de efeitos colaterais não toleráveis. A dose ideal é a que promove alívio da dor, com efeitos colaterais toleráveis.

Se os efeitos indesejados da morfina forem intoleráveis, considerar o uso de outros opioides como fentanil ou me-

tadona. O tratamento preventivo dos efeitos colaterais é recomendado desde o início, como a associação de laxativos para constipação.

Medicações

1. Analgésicos comuns e anti-inflamatórios não esteroides: as drogas recomendadas pela OMS no primeiro degrau são: paracetamol e ibuprofeno. Outros anti-inflamatórios podem ser usados, sem garantia de maior eficácia (Tabela 1):
   - paracetamol: antitérmico e analgésico para tratamento de dor leve. Metabolizado no fígado. No Brasil, só disponível para administração oral;
   - dipirona: antitérmico e analgésico para tratamento de dor leve. Metabolizada no fígado, excreção urinária;
   - ibuprofeno: anti-inflamatório, antitérmico e analgésico para tratamento de dor leve. Metabolização hepática, excreção urinária (80%) e biliar. O uso em lactentes menores que 3 meses é *off-label*;

   > O paracetamol e a dipirona potencializam o efeito analgésico dos opioides. Por isso, recomenda-se administração concomitante dessas drogas.

   - opioides: no segundo degrau, para tratamento de dor moderada e intensa, a droga recomendada é a morfina (Tabela 2);
   - outras podem ser utilizadas conforme a necessidade e a intolerância aos efeitos colaterais da morfina. A metabolização é hepática, e a excreção é renal em sua maioria. Não apresentam boa eficácia no tratamento de dor neuropática, com exceção da metadona e morfina: primeira escolha para tratamento de dor moderada a intensa. Tem efeitos colaterais bem descritos e frequentes. Os mais comuns são náuseas e vômitos, constipação, prurido e sonolência, podendo ser controlados com o uso de sintomáticos na maioria dos casos;
   - fentanil: para tratamento de dor intensa, cem vezes mais potente que a morfina. Pode causar depressão respiratória, principalmente em neonatos e lactentes jovens. Disponível em forma de *patches* de liberação controlada para os maiores de 2 anos;
   - metadona: mais usada para tratamento e prevenção de abstinência após uso prolongado de opioides. Tem bom resultado no tratamento de dor neuropática;
   - oxicodona: indicada para tratamento de dor moderada a intensa. Disponível para uso oral. O uso em pediatria *é off-label*;
   - tramadol: opioide fraco, indicado para tratamento de dor moderada. Não há evidências de que sua eficácia e segurança sejam maiores que as da morfina. Não recomendado para uso em crianças menores de 12 anos, mas largamente utilizado na prática. Não recomendada pelo FDA. No Brasil há liberação pela Anvisa para maiores de 1 ano;
   - codeína: opioide fraco, utilizado no tratamento da dor moderada. Pode não apresentar efeito analgésico, pois até 30% da população não possui biodisponibilidade genética para metabolização hepática em metabólito ativo da morfina.
2. Medicações adjuvantes: várias classes de medicamentos podem ser associadas desde o início do tratamento, ao primeiro ou segundo degrau da escada, para controle eficaz da dor e sintomas concomitantes (Tabela 3). Destacam-se os anticonvulsivantes e os antidepressivos para tratamento de dor neuropática, na qual os opioides têm pouca eficácia, neurolépticos, relaxantes musculares, ansiolíticos, anestésicos locais e corticosteroides, estes últimos com recomendações limitadas em pediatria:
   - anticonvulsivantes: os mais usados são gabapentina e carbamazepina, podendo-se lançar mão também de topiramato, lamotrigina e outros. A carbamazepina é a droga recomendada para dor orofacial;
   - antidepressivos: os tricíclicos são largamente utilizados, destacando-se a amitriptilina. Esta é contraindicada se houver bloqueio de ramo e glaucoma de ângulo agudo;
   - neurolépticos: alteram a percepção da dor e melhoram a ansiedade, a agitação psicomotora e a qualidade do sono. Entre os mais usados, estão clorpromazina, risperidona e haloperidol;
   - benzodiazepínicos: têm ação ansiolítica, relaxante muscular e sedativa. Os mais usados para essa finalidade são diazepam, lorazepam, clobazam e nitrazepam;
   - relaxantes musculares: utilizados para controle da dor miofascial e como antiespasmódicos. Em pacientes pediátricos, os mais usados são o baclofeno e a ciclobenzaprina. A tizanidina, de ação central, pode provocar hipotensão e bradicardia graves;
   - anestésicos locais: lidocaína e bupivacaína podem ser indicadas para bloqueios simpáticos, de plexos e nervos, para aplicação em pontos-gatilho, intra-articulares, epidurais e até por via EV. A lidocaína por via EV tem ação periférica e central, promovendo alívio de dores neuropáticas principalmente. A prilocaína de uso transdérmico é indicada antes de procedimentos como punções venosa e liquórica;
   - corticosteroides: têm indicações limitadas na população pediátrica, sendo utilizados quando as reações inflamatórias e o edema são de fundamental importância na geração da dor, como doenças reumatológicas, oncológicas e neuropatias compressivas.

Alguns pacientes tornam-se portadores de dores crônicas. Há evidências de que a dor crônica na infância predispõe o indivíduo não somente à continuidade da dor, mas também ao desenvolvimento de diferentes tipos de dor quando adulto.[7]

Muitas dessas crianças possuem sequelas físicas, psicológicas e sociais que afetam não somente a elas, mas tam-

bém as famílias e os amigos. Existe também enorme desgaste financeiro para o indivíduo e sua família, com custos de cuidado de saúde diretos e indiretos, além de perdas de oportunidades de melhorias. Embora não seja o foco deste capítulo, sugere-se a leitura de artigo de revisão sobre dor crônica em crianças e adolescentes publicado em 2015 por Landry et al.[8]

LIDOCAÍNA ADESIVO

A dor crônica neuropática em crianças e adolescentes pode ser resultante de uma variedade de condições, como trauma, infecção cirúrgica e doenças oncológicas.

A dor neuropática pode causar um grande sofrimento e tem potencial de comprometer a qualidade de vida, respondendo de forma insuficiente à analgesia padrão. A analgesia adjuvante, como os antidepressivos e anticonvulsivantes, é frequentemente efetiva, mas a sua tolerabilidade é um problema devido aos efeitos colaterais.

A lidocaína é um anestésico local que inibe de forma reversível a condução dos impulsos neuronais pelo bloqueio dos canais de sódio e pela estabilização das membranas neuronais. Para a população adulta, a utilização do adesivo de lidocaína surge como uma opção terapêutica para o tratamento da dor crônica de caráter neuropático. O uso do adesivo de lidocaína é liberado no Brasil para indivíduos maiores de 18 anos com dor neuropática localizada, como neuropatia pós-herpética ou dor lombar. Porém, o seu uso por menores de 18 anos é considerado *off-label*.

Em crianças e adolescentes, não há base de evidências para o tratamento sistêmico da dor neuropática localizada e não existem diretrizes. Além disso, os efeitos adversos dos medicamentos antidepressivos e antiepilépticos, particularmente os efeitos cognitivos, favorecem fortemente o uso de tratamentos tópicos quando o objetivo mais importante é geralmente possibilitar a frequência regular à escola. Estudos realizados com a população pediátrica apoiam a eficácia do adesivo de lidocaína a 5% em crianças e adolescentes com dor neuropática localizada.

O PICSIG (*Pain in Children Special Interest Group*) da British Pain Society, apoiado por estudos, tem a opinião de que a tolerabilidade e segurança do adesivo de lidocaína a 5%, associada com a relutância em prescrever medicamentos antidepressivos ou antiepilépticos em longo prazo para crianças e adolescentes, favorece o uso precoce destes adesivos para dor neuropática localizada quando parte de uma abordagem multidisciplinar para a dor.[9]

BUPRENORFINA TRANSDÉRMICA

O uso da buprenorfina, um medicamento opioide, no tratamento de dores graves pós-cirúrgicas e relacionadas ao câncer, é eficaz em adultos, mas seu uso na população pediátrica é limitado, principalmente devido à falta de indicação oficial nos Estados Unidos e Canadá. No entanto, a buprenorfina transdérmica tem sido utilizada fora dos protocolos para tratar dores intensas em crianças, proporcionando melhoras na qualidade de vida. Estudos mostram que seu uso nessa população geralmente não resulta em efeitos adversos graves, apenas reações leves como náusea, dor de cabeça e irritação cutânea.

Os efeitos adversos parecem ser reduzidos com opioides transdérmicos como a buprenorfina, devido à evitação do metabolismo de primeira passagem, o que aumenta a biodisponibilidade e permite doses menores. Assim, com a buprenorfina transdérmica, é possível obter melhor controle da dor com doses mais baixas e menos efeitos adversos. Os pacientes preferem a buprenorfina transdérmica por ser não invasiva, fácil de usar, não interferir nas atividades diárias e ser tolerada por aqueles que têm dificuldade em engolir ou baixa tolerância a opioides mais tradicionais, como a morfina. O uso de adesivos transdérmicos também apresenta vantagens óbvias em crianças com dificuldades para engolir e tolerar cateteres intravenosos. Em adultos, o controle da dor e o manejo dos sintomas estão relacionados à sobrevida e ao aumento da qualidade de vida. Espera-se que esses mesmos benefícios observados em adultos também sejam observados em crianças.[10]

Tabela 1 Medicações analgésicas – Primeiro degrau da escada da OMS

Droga	Administração	Dose	Dose máxima	Restrições
Paracetamol	VO	10 a 15 mg/kg/dose a cada 6 h	5 doses/24 h ou 60 mg/kg/dia	
Dipirona	VO, EV, IM	10 a 20 mg/kg/dose a cada 4 a 6 h	3.000 mg/dia	
Ibuprofeno	VO	5 a 10 mg/kg/dose a cada 6 a 8 h	40 mg/kg/dia	Menores de 3 meses
Cetoprofeno	VO, EV, IM	1 mg/kg/dose a cada 8 a 12 h	300 mg/dia	Menores de 1 ano
Naproxeno	VO	5 a 15 mg/kg/dose a cada 12 h	1.000 mg/dia	Menores de 2 anos
Cetorolaco	EV, SL	0,5 mg/kg/dose a cada 6 h	30 mg/dose, por 5 dias	

VO: via oral; EV: endovenosa; IM: intramuscular; SL: sublingual.

Tabela 2 Medicações analgésicas – Segundo degrau da escada da OMS

Droga	Administração	Dose	Dose máxima	Restrições
Morfina	VO, EV, IM, SC	VO: 0,3 a 0,6 mg/kg/dose a cada 2 a 4 h	Limitada pelos efeitos colaterais	
		EV, SC: 0,05 a 0,1 mg/kg/dose a cada 4 h até infusão contínua	Limitada pelos efeitos colaterais	
Fentanil	EV, TD	EV: 0,5 a 2 mcg/kg/dose até infusão contínua	Limitada pelos efeitos colaterais	
		TD: *patches* 12,5, 25 e 50 mcg/h	Trocar a cada 72 h	
Metadona	VO, EV	0,05 a 0,1 mg/kg/dose a cada 4 a 12 h	10 mg/dose	Menores de 3 meses
Tramadol	VO, EV, IM	1 a 2 mg/kg/dose a cada 4 a 6 horas	400 mg/dia	Acima de 12 anos

VO: via oral; EV: endovenosa; IM: intramuscular; SC: subcutânea; TD: transdérmica.

Tabela 3 Medicamentos adjuvantes

Droga	Classe	Administração	Dose	Doses máximas	Restrições
Amitriptilina	Antidepressivo	VO	0,1 a 2 mg/kg/dose 1 a 2/dia	3 a 5 mg/kg/dia	Bloqueio de ramo, glaucoma
Clorpromazina	Antipsicótico	VO, EV, IM	0,5 a 1 mg/kg/dose a cada 4 a 6 h	40 mg/dia < 5 anos e 75 mg/dia > 5 anos	
Carbamazepina	Anticonvulsivante	VO	10 a 20 mg/kg/dia a cada 8 a 12 h	35 mg/kg/dia	
			> 12 anos: 200 mg/dia a cada 12 h	1 g/dia	
Gabapentina	Anticonvulsivante	VO	8 a 35 mg/kg/dia 1 a 3/dia		
			Iniciar com 5 mg/kg/dose	3.600 mg/dia	
Baclofeno	Miorrelaxante	VO	< 2 anos: 10 a 20 mg/dia a cada 8 h	40 mg/dia < 5 anos	
			2 a 7 anos: 20 a 30 mg/dia a cada 8 h	60 mg/dia	
			> 8 anos: 30 a 40 mg/dia a cada 8 h	120 mg/dia	
Ciclobenzaprina	Miorrelaxante	VO	Não está bem estabelecida para crianças		
Diazepam	Miorrelaxante, anticonvulsivante	VO, EV, IM, VR	VO e VR: 0,12 a 0,80 mg/kg/dia a cada 6 h		
			EV: 0,04 a 0,30 mg/kg/dose a cada 2 a 4 h	0,6 mg/kg a cada 8 h	
Dexametasona	Corticosteroide	VO, EV, IM	0,08 a 2 mg/kg/dia a cada 6 a 12 h	16 mg/dia	

VO: via oral; EV: endovenosa; IM: intramuscular; VR: via retal.

CONCLUSÃO

O controle efetivo da dor faz parte do bom atendimento, prevenindo com isso o sofrimento desnecessário e ajudando o paciente na sua recuperação.

A escolha de um analgésico adequado vai implicar na avaliação da magnitude da lesão, da patologia, e da intensidade de dor aliada à adequada história clínica. O conhecimento sobre as medicações disponíveis é mandatório.

Muitas são as medicações disponíveis para tratar a dor e muitas outras ainda virão, principalmente na faixa etária pediátrica, para a qual muitas medicações ainda não foram estudadas e/ou liberadas.

O indivíduo com dor, não importando a faixa etária, necessita de uma atenção firme com intervenções medicamentosas e não medicamentosas. O adequado atendimento com uma avaliação eficaz vai implicar menos sofrimento para a criança e seus familiares, diminuindo os fatores de

estresse, permitindo um ganho real na qualidade de atendimento para esse paciente, o que, sem dúvida, repercutirá na sua qualidade de vida. Não se justifica mais a dor, cabendo aos profissionais de saúde a pronta atenção para esse problema.

REFERÊNCIAS BIBLIOGRÁFICAS

1. De Santana JM, Perissinotti DMN, Oliveira Junior JO, Correia LMF, Oliveira CM, Fonseca PRB. Definição de dor revisada após quatro décadas. BrJP. 2020;3(3):197-8.
2. Sociedade Brasileira de Pediatria. Documento Científico do Departamento de Cuidados Hospitalares e do Departamento de Defesa dos Direitos da Criança. Disponível em: https://www.sbp.com.br/fileadmin/user_upload/img/documentos/doc_criancas_hosp.pdf; acesso em 03 de maio de 2021.
3. Schechter N, Berde C, Yaster M. Pain in infants, children and adolescents. Baltimore: Williams and Wilkins; 1993. p. 3-10, 145-71, 649-54.
4. Merskey H, Bogduk N, editores. Classification of chronic pain: descriptions of chronic pain syndromes and definitions of pain terms. 2. ed. Seattle: International Association for the Study of Pain (IASP) Press; 1994.
5. WHO. Who Guidelines on the pharmacological treatment of persisting pain in children with medical illnesses. World Health Organization; 2012.
6. Anand KJS, Stevens BJ, McGrath PJ. Pain in neonates and infants: pain research and clinical management series. 3. ed. New York: Elsevier; 2007.
7. Walker LS, Dengler-Crish CM, Rippel S, Bruehl S. Functional abdominal pain in childhood and adolescence increases risk for chronic pain in adulthood. Pain 2010;150:568-72.
8. Landry BW, Fischer PR, Driscoll SW, Koch KM, Harbeck-Weber C, Mack KJ et al. Managing chronic pain in children and adolescentes: a clinical review. PMR. 2015;7(11 Suppl):S295-315.
9. Goddard JM, Reaney RL. Lidocaine 5%-medicated plaster (Versatis) for localized neuropathic pain: results of a multicentre evaluation of use in children and adolescents. Br J Pain. 2018;12(3):189-93.
10. Haupt TS, Smyth M, Gregoire MC. A Scoping Review of Transdermal Buprenorphine Use for Non-surgical Pain in the Pediatric Population. Cureus. 2019;11(10):e5954.

CAPÍTULO 4

CUIDADOS PALIATIVOS EM NEONATOLOGIA

Neulânio Francisco Oliveira

AO FINAL DA LEITURA DESTE CAPÍTULO, O PEDIATRA DEVE ESTAR APTO A:

- Fazer o diagnóstico precoce de uma condição limitante da vida, ainda no período intrauterino, que poderá ser o melhor meio para promover o melhor cuidado para o bebê e sua família.
- Promover a comunicação empática e efetiva, que pode ser a grande chave para o alcance de uma boa relação equipe-família, o que poderá trazer, mais facilmente, as melhores escolhas e propostas de condução no processo de cuidado de cada paciente.
- Construir um plano de cuidados que inclua a vida intrauterina, o nascimento e o período pós-natal, que será de fundamental importância para o cuidado do bebê e o suporte aos pais e à família.

Ao paciente, que em seu leito espera de nós, se não mais a cura, a certeza de que encontrará proteção e conforto, no momento de sua maior fragilidade.

INTRODUÇÃO

Ao pensar no tema deste capítulo, diferentes aspectos podem ser considerados e abordados. A neonatologia, com seus avanços ao longo das últimas décadas, os quais nasceram e foram fruto de lutas e batalhas para melhorar a assistência neonatal, trouxe o benefício de que recém-nascidos (RN), que antes morriam por agravos no período neonatal, especialmente a prematuridade extrema e condições que cursavam com comprometimento neurológico importante, permanecessem vivos, à custa de suporte tecnológico e *expertise* profissional. Contudo, doenças limitantes da vida, que podem ser diagnosticadas desde o período intrauterino, ameaçam a sobrevida e/ou mesmo levam à morte precocemente, após o nascimento. Considerando esses aspectos, um artigo, em particular, chama a atenção, quando traz um questionamento relevante: "O cuidado paliativo perinatal está realmente disponível para todos?".[1-3]

Esse ponto levanta uma reflexão para a realidade brasileira. Dados do Datasus, do Sistema Único de Saúde (SUS), mostram que em 2023 ocorreram 233.630 nascimentos de prematuros e 23.533 bebês nasceram com alguma anomalia congênita, condições que potencialmente podem levar, dentre várias outras, à elegibilidade para cuidados paliativos. O atlas mais atual da Academia Nacional de Cuidados Paliativos, publicado em 2023, traz um panorama da oferta desses serviços no Brasil: hoje, de um total de 234 serviços catalogados, 96 oferecem cuidados paliativos pediátricos, mas apenas 32 proporcionam acesso a cuidados paliativos perinatais.[4,5]

Os cuidados paliativos são indicados em situações que ameaçam ou limitam a vida com o objetivo de resgatar o cuidado centrado no paciente e a melhoria da qualidade de vida de pacientes e familiares, levando em consideração seus valores e desejos. Não se limita ao período de terminalidade, mas preconiza a prevenção e o alívio do sofrimento por meio da identificação precoce e da avaliação e tratamento impecável da dor e de outros problemas físicos, psicossociais ou espirituais.[6]

Para que os cuidados paliativos possam ser ofertados, muito serviços optam por protocolos e diretrizes que podem orientar a equipe em seu processo de trabalho. Porém, isso parece não garantir um resultado de qualidade, e outros fatores, como educação da equipe, informação à família, comunicação efetiva, vínculo e confiança, também são potentes influenciadores dos resultados alcançados.[3]

A OFERTA DO CUIDADO

Considerando a realidade brasileira, e não havendo referência formal a esse respeito, mas no entendimento da prática deste autor, cuja rotina está diariamente ligada aos cuidados

paliativos pediátricos e perinatais, não se identificam protocolos ou diretrizes padronizadas no Ministério da Saúde ou que sejam comuns aos serviços de um modo geral. Dessa forma, cada serviço, baseando-se na literatura e nas boas práticas de um cuidado humanizado, pode se organizar e construir uma metodologia de trabalho que envolva essa abordagem da melhor forma possível, adequando-se ao perfil e à realidade de seus pacientes e profissionais.

Por outro lado, há referências de outros países, onde protocolos bem sedimentados orientam as práticas dos profissionais ou modelos ou diretrizes de serviços que podem ter auxiliado na difusão e adesão dessas práticas do cuidar, sem, contudo, bastarem por si para que se atinja um ponto ótimo de qualidade em sua execução.[3,7]

Dessa forma, vamos apresentar, aqui, uma proposta de modelo, que leva em consideração diferentes e importantes aspectos, com potencial influência positiva nas práticas de cuidados paliativos, desde a atenção durante o período intrauterino até as abordagens na unidade de terapia intensiva (UTI) neonatal.

CONDIÇÕES ELEGÍVEIS PARA CUIDADOS PALIATIVOS PERINATAIS

Muitas condições podem levar o bebê a ter sua vida abreviada, tanto ainda no período intrauterino como após o nascimento, podendo ocorrer precocemente ou após uma sobrevida curta. De um modo geral, poderiam ser citadas como causas ameaçadoras da vida nesse período o nascimento prematuro no limite da viabilidade, as anomalias congênitas de caráter letal e os bebês com condições críticas que não tivessem resposta adequada a todo o arsenal terapêutico utilizado.

Lidar com essas questões se torna um verdadeiro desafio para pais e familiares desde o momento do diagnóstico. Contudo, ser acolhido por uma equipe que possa esclarecer suas dúvidas, especialmente quanto ao diagnóstico e ao prognóstico, discutir perspectivas e objetivos, e estruturar um plano de cuidados, que oriente os passos a serem dados durante a gestação, ao nascimento e no período pós-natal, pode fazer toda a diferença.

Isso diz respeito às opções de medidas terapêuticas relacionadas ao feto, consequentemente à mãe, bem como às tomadas de decisão referentes aos cuidados durante e logo após o parto, ainda em sala de parto, bem como na unidade neonatal, caso o bebê tenha uma condição que permita que ele sobreviva e possa ser ofertado um cuidado adequado e com a melhor qualidade possível após seu nascimento.[9,10]

O Quadro 1 apresenta causas mais frequentes de elegibilidade para cuidados paliativos e possível limitação de suporte de vida, conforme a definição do plano de cuidados proposto.[10,11]

A ABORDAGEM EM CUIDADOS PALIATIVOS PERINATAIS

Ao se deparar com uma condição ameaçadora da vida, pais e familiares precisam, além de lidar com a difícil notícia, tomar decisões, junto com a equipe assistencial, sobre os objetivos de cuidado e as medidas terapêuticas que serão priorizadas para o seu filho. Vários fatores poderão influenciar nas tomadas de decisão, como idade e história materna, crenças religiosas, valores da família, criticidade do diagnóstico e da condição do feto ou do RN, prognóstico e potencial qualidade de vida.

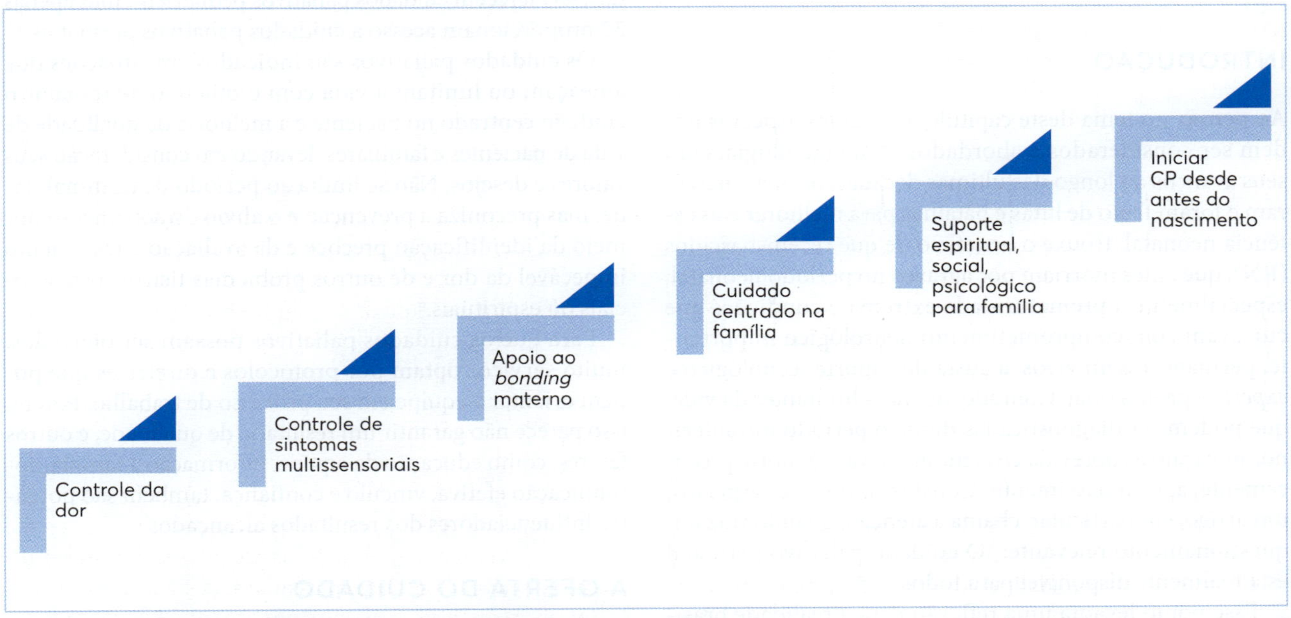

Figura 1 Modelo de abordagem em cuidados paliativos perinatais.

CP: cuidados paliativos.
Fonte: adaptada de PPC conceptual evolution (Balaguer et al.[8]).

Quadro 1 Condições elegíveis para cuidados paliativos perinatais

Genéticas e metabólicas	Cardíacas	Neurológicas	Pulmonares (hipoplasia pulmonar)	Outras
Trissomia 13	Acardia	Anencefalia	Displasia renal bilateral	Prematuridade extrema < 23 semanas
Trissomia 18	Cardiopatia complexa inoperável	Holoprosencefalia alobar	Hérnia diafragmática grave	Displasia renal multicística
Osteogênese imperfeita (formas graves)	Cardiopatia grave com terapia cirúrgica paliativa	Hidranencefalia	Displasia esquelética tanatofórica	Hidropsia grave
Erro inato do metabolismo grave		Hipoplasia pontinocerebelar	Outras displasias esqueléticas graves	Hemorragia intraventricular grau IV ou leucomalácia multicística bilateral
		Encefalocele gigante		RCP > 15 minutos de assistolia sem resposta
		Atrofia muscular espinhal		Choque refratário a tratamento adequado

RCP: ressuscitação cardiopulmonar.
Fonte: Cortezzo et al.;[10] Rusalen et al.[11]

Diante de uma condição limitadora da vida, existe um questionamento latente para os pais que está na incerteza de futuro quando se trata da evolução da doença de seu filho, e, ainda de modo mais impactante, quando se está diante de uma doença sem tratamento curativo disponível ou quando se configura a falta de tratamento modificador de doença e ainda a não resposta ao tratamento realizado. Nessa condição, os pais se preocupam sobretudo com o sofrimento que seu filho pode vir a passar, se os sintomas poderão ser controlados e que se possa ter o máximo conforto possível.

Nesse contexto, entender o momento dos pais, passar segurança nas informações e manter um vínculo com confiança, esclarecendo quanto ao quadro de seu filho, respeitando seu momento e entendendo os valores e crenças dessa família, considerando a ambivalência entre esperança e aceitação do processo da perda do seu bebê, pode ser um grande diferencial para um bom vínculo e manutenção de uma boa relação equipe-família.[10,12]

Os aspectos a seguir são considerados fundamentais para uma boa abordagem em cuidados paliativos perinatais:[8,10,12]

- Buscar um diagnóstico o mais precoce possível, a fim de oferecer à gestante e à família o suporte necessário para seu entendimento quanto à doença de seu filho, ainda durante a vida intrauterina, esclarecer o prognóstico e permitir que as tomadas de decisão de realizar a interrupção da gestação, quando assim a causa permitir e tiver indicação, de acordo com a legislação brasileira, ou a continuidade da gestação com todo o apoio de uma equipe interdisciplinar, com formação e habilidade técnica para dar suporte à mãe e seus familiares e/ou rede de apoio até o parto e depois do nascimento.
- Oferecer a oportunidade de discutir, repetidamente se necessário, a condição do feto, as ameaças da condição limitadora da vida, os possíveis cenários ao nascimento e as alternativas terapêuticas, sejam elas curativas ou paliativas.
- Traçar um plano de cuidados, que inclua parto, nascimento e o período pós-natal, com as particularidades pertinentes à doença que acomete o bebê, considerando os desejos e objetivos dos pais e as metas possíveis para o feto/RN.
  - Para o momento do nascimento, o plano poderá incluir desde uma limitação do suporte de vida (LSV) em sala de parto, com as devidas medidas de conforto, direcionando o cuidado para o melhor controle de sintomas possível, além do acolhimento aos pais e familiares, incluindo o respeito a rituais religiosos, uso de roupas, mantas e toucas escolhidas e trazidas pela família, estimulando o contato e o vínculo com apoio da equipe interdisciplinar, até o transporte do bebê para a UTI neonatal, onde o cuidado poderá ser continuado, de acordo com as medidas propostas no plano, as quais poderão ser rediscutidas a qualquer momento.
  - Os cuidados pós-natais, os quais podem ir desde a oferta total de medidas de suporte avançado de vida (SAV), procedimentos cirúrgicos e invasivos, monitorização completa do bebê, até investimento parcial em SAV, mas todas as medidas de cuidado e conforto disponíveis para garantir o menor sofrimento possível para o bebê, de modo que a evolução da condição clínica indicará os próximos passos a serem tomados e definidos, a partir de novas conversas e discussões entre equipe e com a família.
- O controle de sintomas pode ser um verdadeiro desafio quando se trata de RN. Diferente de adultos ou de crianças maiores, nos quais os sintomas podem ser identificados com maior facilidade, as escalas de identificação e manejo aplicadas com mais acurácia e a avaliação após condutas mais bem acompanhadas, os profissionais que manejam o RN precisam estar atentos e se antecipar a possíveis eventos complicadores do quadro e, muitas ve-

zes, causa de aumento do sofrimento e do impacto sobre a família. A literatura mostra que é muito comum a negligência ou, pelo menos, a falta de registro das medidas de controle de sintomas nos prontuários de RN em cuidados paliativos, especialmente em condições de fim de vida, quando, muitas vezes, os sintomas podem nem ser percebidos pelo estado crítico em que se encontra o bebê. Sintomas comumente presentes em bebês em cuidados paliativos e fim de vida:

- Dor: sugere-se aplicar escala de dor para fins de identificação adequada e precoce desse sintoma, entendendo-se ser ele uma das maiores causas de sofrimento para o paciente, bem como dos pais. Em neonatologia, escalas como NIPS, CRIES, PIPP e COMFORT-neo podem ser facilmente aplicadas após treinamento adequado da equipe. Uma vez identificada a presença de dor, conforme escala, realizar manejo farmacológico e não farmacológico, a fim de obter seu controle adequado. Caso a equipe não esteja familiarizada com uma escala, a avaliação subjetiva pode ser utilizada, mas há evidências de grande variabilidade nesse tipo de avaliação, o que pode levar a falhas nesse importante aspecto do cuidado.
- Dispneia: pode ser avaliada ao exame físico, por médicos, enfermeiros ou fisioterapeutas, no momento de seu manejo com o bebê. A dispneia, quando identificada, poderá ser tratada com medidas farmacológicas, especialmente com o uso de opioide, sendo a morfina a droga mais usada, além de medidas não farmacológicas, como correção da posição, aspiração de secreções, manobras de reexpansão pulmonar, dentre outras, de modo a promover melhor conforto do RN. Nesse sentido, o uso de oxigenioterapia pode ser uma medida adjuvante ao se tratar a dispneia, considerando as metas do plano de cuidado para definir em que modalidade ofertar.
- Convulsões: devem ser tratadas com anticonvulsivantes, conforme a rotina da unidade, entendendo-se ser uma importante causa de desconforto, além de provocar uma sensação de sofrimento para os pais ao verem seu bebê em crise.
- Agitação/irritabilidade: deverá ser avaliada e manejada tentando-se identificar possíveis causas para que o manejo seja efetivo. Muitas vezes o próprio quadro do bebê, a depender de seu diagnóstico, poderá ser acompanhado de irritabilidade. Poderá ser tratado de acordo com a rotina da unidade, a partir da causa identificada;
- Outros sinais e sintomas poderão ser identificados, como distensão abdominal, sangramentos, lesões por pressão, derrames cavitários, espasticidade etc. Todos deverão ser abordados, entendendo-se ser causas de maior sofrimento para os bebês e suas famílias, devendo-se buscar o melhor alívio possível, uma vez que as medidas de conforto são consideradas um dos mais importantes pilares dos cuidados paliativos;

• Por fim, mas não menos importante, garantir um processo de comunicação que inclua a escuta atenta da equipe quanto ao entendimento, medos, expectativas e anseios dos pais, considerando suas crenças e valores. Além disso, estabelecer um processo que inclua a informação completa, porém adequada e tempestiva, respeitando o tempo de assimilação e, ao mesmo tempo, oscilações diante do processo de sofrimento vivido, bem como valorizando os fatores de suporte e apoio para o luto antecipatório, como a espiritualidade e a participação nas discussões e tomadas de decisão, bem como no cuidado propriamente dito de seu filho. Vale ressaltar que as abordagens de comunicação, conversas para esclarecimentos e o suporte ao processo de doença e morte do bebê para a família devem ser entendidos como papel de toda a equipe interdisciplinar, incluindo médicos, neonatologistas ou de outras especialidades que participem do cuidado, enfermeiros e técnicos de enfermagem, psicólogos, fisioterapeutas, assistentes sociais, fonoaudiólogos, terapeutas ocupacionais e profissionais da capelania ou de suporte de espiritualidade, dentre outros que possam participar do time que assiste o bebê na unidade neonatal.

CONSIDERAÇÕES FINAIS

Os avanços tecnológicos das últimas décadas permitiram uma grande evolução da medicina fetal, tornando possível a realização de diagnósticos precoces de condições ameaçadoras da vida de fetos, os quais poderão ter sua vida abreviada ainda no período intrauterino, no momento do parto ou poucos minutos, horas ou mesmo dias após o nascimento. Assim como na medicina fetal, a neonatologia teve avanços importantes, tanto tecnológicos como de boas práticas assistenciais, os quais permitem a sobrevivência de bebês que em décadas passadas teriam grande chance de morte ou de viver com muitas sequelas e limitações.

Paradoxalmente, essas mudanças e importantes evoluções trazem a necessidade de uma importante ponderação entre as medidas de suporte avançado de vida e investimento tecnológico diante de condições ameaçadoras da vida e a percepção de quando essas medidas seriam tratamento fútil, insuficiente ou até mesmo desumano, por impor um sofrimento demasiado a um paciente tão frágil e em risco tão alto de morte ou de um desfecho que inclua uma péssima qualidade de vida.

Nesse contexto, cabe às equipes assistenciais das unidades neonatais e aos grupos de cuidados paliativos perinatais promover o melhor cuidado possível, com acolhimento e técnica impecável, sendo, ao mesmo tempo, realistas e empáticos, diante do propósito de promover uma abordagem digna e proporcional, com respeito a valores e crenças, com saber técnico e ético, a pacientes, familiares e sua rede de apoio.

REFERÊNCIAS BIBLIOGRÁFICAS

1. Hubbard DK, Gievers L, Rao K, Zupancic JAF, Hoffman BD. A blueprint for advocacy in neonatology. Neoreviews. 2022 Feb 1; 23(2):e74-e81.
2. Younge N, Goldstein RF, Bann CM, Hintz SR, Patel RM, Smith PB, et al. Survival and neurodevelopmental outcomes among periviable infants. N Engl J Med. 2017 Feb 6; 376(7): 617-28.
3. Rusalen F, Cavicchiolo M, Lago P, Salvadori S, Benini F. Perinatal palliative care: is palliative care really available to everyone? Ann Palliat Med. 2018 Oct;7(4):487-8.
4. Datasus. Painéis de monitoramento. Sinasc. Disponível em: https://svs.aids.gov.br/daent/centrais-de-conteudos/paineis-de-monitoramento/natalidade/. Acesso em: 20 maio 2024.
5. Santos AFJ, Ferreira EAL, Guirro UBP. Atlas dos cuidados paliativos no Brasil. Academia Nacional de Cuidados Paliativos. 2023. Disponível em: https://paliativo.org.br/publicacoes-ancp/. Acesso em: 20 maio 2024.
6. Organização Mundial da Saúde (OMS). Cuidados paliativos. Disponível em: https://www.who.int/health-topics/palliative-care. Acesso em: 20 maio 2024.
7. Rooy L, Aladangady N, Aydoo E. Palliative care for the newborn in the United Kingdom. Early Human Development. 2012 Feb; 88(2):73-7.
8. Balaguer A, Martín-Ancel A, Ortigoza-Escobar D, Escribano J, Argemi J. The model of palliative care in the perinatal setting: a review of the literature. BMC Pediatrics. 2012 Mar;12:25.
9. Bhatia J. Palliative care in the fetus and newborn. J Perinatol. 2016 May;(Suppl 1): S24-6; discussion S31-3.
10. Cortezzo DE, Ellis K, Schlegel A. Perinatal palliative care birth planning as advance care planning. Front Pediatr. 2020 Sep;8:556.
11. Rusalen F, Cavicchiolo ME, Lago P, Salvadori S, Benini F. Perinatal palliative care: a dedicated care pathway. BMJ Supportive & Palliative Care. 2021 Sep;11(3):329-34.
12. Cortezzo DE, Meyer M. Neonatal end-of-life symptom management. Front. Pediatr. 2020;8:574121.

CAPÍTULO 5

DESOSPITALIZAÇÃO DE CRIANÇAS COM CONDIÇÕES CRÔNICAS COMPLEXAS

Cinara Carneiro Neves
Silvia Maria de Macedo Barbosa
Simone Brasil de Oliveira Iglesias

AO FINAL DA LEITURA DESTE CAPÍTULO, O PEDIATRA DEVE ESTAR APTO A:

- Compreender que a pediatria enfrenta uma transição epidemiológica com profunda mudança no processo de morbimortalidade, o que reflete nos processos de crescimento, desenvolvimento e reabilitação das crianças com demandas que incluem diversos níveis de complexidade.
- Cuidar de crianças com condições crônicas complexas (CCC) que exigem a abordagem integrada e sincrônica de uma equipe multidisciplinar treinada e habilitada.
- Saber que o processo de desospitalização de crianças com CCC é longo e desafiador e demanda treinamento e parceria com a família protagonista que está à frente do cuidado, considerando suas vulnerabilidades e recursos.
- Compreender que a prática do cuidado paliativo em pediatria com olhar holístico sobre paciente e família muitas vezes diverge da assistência esperada de centros terciários, havendo escasso treinamento em comunicação sobre notícias difíceis e em cuidados prolongados.
- Reconhecer as reais necessidades de cuidado de crianças com CCC que exigem ampliação da rede de apoio de suas famílias, viabilizando os processos de desospitalização com maior segurança e com maior saúde.

> *"O que se opõe ao descuido e ao descaso é o cuidado. Cuidar é mais que um ato; é uma atitude. Portanto, abrange mais que um momento de atenção. Representa uma atitude de ocupação, preocupação, de responsabilização e de envolvimento afetivo com o outro."*
> Frei Leonardo Boff

INTRODUÇÃO

As internações em pediatria enfrentam uma transição epidemiológica e uma profunda mudança no processo de morbimortalidade que acaba por refletir no processo de recuperação e de reabilitação das crianças, na necessidade da rede de atenção à saúde integrada em seus diversos níveis de complexidade e tempo para a transição do ambiente hospitalar para o domicílio.[1,2] Hoje, dentro do grupo de condições crônicas de saúde, existe a representação de um subgrupo de crianças com condições crônicas complexas (CCC) (Quadro 1). Os exemplos podem variar desde crianças com diagnósticos de doenças congênitas a diagnósticos de doenças multissistêmicas relacionadas a condições clínicas complexas e a internações após quadros infecciosos agudos de internações prolongadas em leitos de terapia intensiva.[3]

Durante o estudo do cuidado paliativo pediátrico, discute-se muito que os avanços das terapias e tecnologias em saúde permitem a sobrevivência de indivíduos que no passado morreriam, acompanhada de graus variados de dependência de tecnologia. A realidade é que crianças com necessidades variadas de cuidados são acompanhadas em serviços de pediatria e transicionadas também para serviços de adulto com ampla variedade de comorbidades.[4]

Hoje a pediatria se organiza em busca de atender o novo perfil de crianças e de adolescentes, sendo esse um imenso desafio na formação de especialistas, uma vez que o objetivo do cuidado passa a ser otimizar a saúde e a qualidade de vida dos pacientes e das famílias, quando em diversas situações o foco do cuidado não se direciona somente a medidas curativas.

É importante ressaltar que a dependência de dispositivos como a traqueostomia e a sonda de alimentação identifica uma subpopulação de crianças dependentes de tecnologia, mas essa definição inclui, além dos pacientes já citados, aqueles que apresentam deficiências múltiplas, como sensoriais e cognitivas, que também podem vir a necessitar dos serviços de saúde para evitar maior perda funcional e morte precoce, como no caso da fibrose cística.[4,3]

Quadro 1 Características comuns às crianças com condições crônicas complexas

Duração mínima de 12 meses (exceto se a morte for o desfecho anterior).
Envolvimento de um órgão ou sistema, ou de apenas um órgão de forma grave.
Necessita de acompanhamento especializado e provavelmente um período de internação em hospital terciário.

Fonte: Feudtner et al.[4]

CONDIÇÕES CRÔNICAS COMPLEXAS E A ATUAÇÃO DA EQUIPE MULTIPROFISSIONAL

Cuidar de crianças com CCC não se concentra apenas no cuidado clínico centrado na atuação do pediatra. Inclui-se também a atuação de uma equipe multidisciplinar com abordagem conjunta e sincrônica dos profissionais.[5]

O planejamento da alta hospitalar segura busca o olhar e a atuação de diversas áreas da saúde com o intuito de minimizar erros de administração de medicação, de otimizar treinamento dos familiares no uso de equipamentos como de sonda de alimentação e de sonda de aspiração, de treinar as habilidades de troca de fixação de traqueostomia dentro da rotina de cuidado, de checar as habilidades dos cuidadores diante das urgências comuns desse perfil de paciente com todas as suas particularidades e de manejar a dor e de outros sintomas. Todo o treinamento deve ser aplicado, se possível, à rede de apoio da família, abrangendo o maior número de membros possível, não se restringindo ao pai e à mãe.[6,7]

Estudos avaliam intervenções com o objetivo de melhorar a adesão dos pais à alta segura.[7] A experiência prática com equipamentos em que se demonstra a forma de realizar uma tarefa permite que os cuidadores aprendam uma habilidade com a equipe, de forma progressiva, organizando uma rotina que será assumida em casa, em breve, o que os leva a assumir com segurança o cuidado de seus filhos dentro do hospital, antes de assumir essas responsabilidades em casa.[6,7]

O Quadro 2 apresenta uma sugestão de treinamento dessas habilidades que deve ser colocado em prática com cada membro da equipe durante o preparo dos cuidadores para a alta responsável.

Em paralelo ao treinamento dos cuidadores pela equipe multiprofissional (resumo no Quadro 3), é possível, por exemplo, em visita, médico e fisioterapeuta definirem o desmame de ventilação mecânica de uma criança traqueostomizada após a alta da unidade de terapia intensiva (UTI) e, logo antes da visita da fonoaudióloga, desinsuflar o *cuff*, para que seja possível o atendimento seguro. Sendo a via alternativa considerada a via segura de alimentação, no entanto, pela anamnese de nutricionista, é possível que, durante a visita do irmão no final de semana, organizada pela assistente social, ocorra com segurança estímulo oral, permitindo que os irmãos tomem sorvete juntos na enfermaria após meses de afastamento. A iniciativa fortalece vínculo de confiança e de cuidado em ambiente de internação prolongada, mantendo uma comunicação clara e efetiva de que a via alternativa traz a alimentação segura, mas que a via oral pode permitir experiências com objetivo na qualidade de vida da criança e da família.

DESOSPITALIZAÇÃO E O PROTAGONISMO DE QUEM CUIDA

> *"Somos feitos para a felicidade. Para a troca. Para a paz. Para a bondade. Para facilitarmos a existência uns dos outros. Para a coragem e a alegria de simplesmente ser."*
>
> Ana Cláudia Jácomo

Quadro 2 Sugestão de ferramenta para planejamento da alta responsável da criança

Nome do paciente:			**Data do treinamento:**	
Nome do cuidador em treinamento:				
Preparo das medicações	Sim	Não	Não se aplica	Data:
Compreensão da rotina da prescrição	Sim	Não	Não se aplica	Data:
Preparo da dieta	Sim	Não	Não se aplica	Data:
Cuidado com sonda de alimentação	Sim	Não	Não se aplica	Data:
Cuidado com a traqueostomia	Sim	Não	Não se aplica	Data:
Cuidado com ostomia	Sim	Não	Não se aplica	Data:
Segurança durante o banho	Sim	Não	Não se aplica	Data:
Identifica dor e outros sintomas	Sim	Não	Não se aplica	Data:
Segurança diante das orientações	Sim	Não	Não se aplica	Data:
Treino para situação de emergência (obstrução de TQM, crise, PCR...)	Sim	Não	Não se aplica	Data:
Conferência familiar realizada	Sim	Não	Não se aplica	Data:

Fonte: elaboração dos autores.

O processo de desospitalização de crianças com condição crônica complexa é longo, demanda treinamento da equipe envolvida na assistência e parceria com a família que está à frente do cuidado. Esse planejamento se inicia somente após a estabilidade clínica e com a possibilidade de alta médica.[3,5]

Crianças com CCC apresentam vulnerabilidade devido a sua condição de base, considerando estrutura familiar, internação prolongada, desigualdade social, violência doméstica e até mesmo a negligência diante dos serviços de saúde. Esses fatores devem ser levados em consideração para vigilância e acompanhamento junto aos protagonistas do cuidado.[5]

A transição do cuidado entre os profissionais da equipe de saúde e os vários níveis de atenção deve ocorrer com uma intensa coordenação, o que garante a segurança do paciente e menor taxa de reinternações por causas evitáveis no nível da atenção primária. É necessário, além de avaliar as condições sociais, a condição econômica e de moradia, identificar e ampliar, se possível, a rede de apoio na família e na comunidade.[4]

A família, em especial o cuidador principal, tem uma responsabilidade importante no plano de cuidado da criança. Não é incomum o membro da família que exerce esse papel não conseguir conciliar o trabalho e a rotina das diversas atividades necessárias para a estabilidade clínica do paciente, o que pode gerar impacto físico, psicológico e social para o indivíduo.[4,7] A experiência de um familiar/cuidador pode vir acompanhada de sentimento de ansiedade diante de alguns cuidados que possam ameaçar de alguma forma a vida da criança com algum erro, como o manejo da via aérea.[9] Há referência também ao sentimento de dualidade em face da perda e do luto diante da diminuição da capacidade funcional que ocorreu após uma internação prolongada e a esperança de viver.[9] Crianças com CCC podem ter diagnósticos raros e de prognóstico incerto, ameaçando os vínculos, em alguns cenários, quando a personalidade da criança se torna menos aparente devido à progressão da doença.[9]

Assim, a desospitalização não impede que novas internações ocorram, seja por intercorrências agudas relacionadas a progressão da condição de base, seja por quadros agudos reversíveis ou até mesmo relacionados à adesão das orientações do cuidado domiciliar, sendo estes alguns dos desafios dos cuidados em nível domiciliar que têm motivado estudos com o objetivo de prevenir a busca de atendimento médico.[6,7]

LINHA DE CUIDADO ENTRE AS REDES DE ATENÇÃO À SAÚDE

Em 2003, a Organização Mundial da Saúde (OMS) trouxe à luz o reconhecimento do cenário epidemiológico e a reorientação das condições crônicas com necessidade de reestruturação da atenção à saúde. No entanto, na faixa pediátrica a discussão é mais complexa, pois apresenta diversos graus de deficiência, dependência de tecnologia e de uso dos serviços de saúde.[2] Em 2015, instituiu-se a Política Nacional de Atenção Integral à Saúde da Criança (PNAISC) no âmbito do Sistema Único de Saúde (SUS), que, dentre seus objetivos, busca a promoção e a proteção da saúde de crianças e de adolescentes de populações de maior vulnerabilidade, abordando agravos da infância que levam a doenças crônicas e atenção à saúde de crianças com deficiência, com a possibilidade de internação domiciliar sempre que possível.[10] Apesar de o número relativo de crianças com condição crônica complexa ser pequeno, o impacto no bem-estar da criança e de sua família, com necessidade de adaptação da casa, da comunidade e do serviço de saúde, é substancial.[2,3,5,6]

Ampliar o olhar do profissional para um indivíduo que pode estar internado desde o nascimento em ambiente hospitalar, que possui, mesmo assim, suas singularidades e que a prática do cuidado em saúde não terá foco exclusivo em sua cura tem sido o constante desafio e objetivo de construção das linhas de cuidado dedicadas às crianças com CCC. Diversas vezes teremos cuidadores com expe-

Quadro 3 O papel da equipe multiprofissional no cuidado de CCC

Fisioterapia	Processo de desmame/retirada do ventilador mecânico. Estimulação sensório-motora. Previne, mantém e restaura (quando possível) a capacidade funcional.
Nutrição	Individualizar curvas de crescimento. Transição de alimentação. Planejamento nutricional conforme vias de alimentação.
Fonoaudiologia	Estimulação sensório-motora oral. Reabilitação da via oral e indicação de via de alimentação segura. Estímulo à fala e à linguagem.
Terapia ocupacional	Favorece o desenvolvimento, a autonomia e a qualidade de vida. Uso da tecnologia assistida (órteses, adequação postural, comunicação alternativa e ampliada).
Psicologia	Mediar relações interpessoais visando fortalecer o vínculo equipe-criança-família. Acompanhar impactos emocionais da internação prolongada na criança e no cuidador. Acompanhar impactos emocionais do plano de alta responsável na criança e no cuidador.
Assistência social	Acolhimento e orientação do paciente e da família. Fortalece o vínculo equipe-criança-família. Fortalece a relação entre criança-família e a rede de cuidado disponível. Orientação quanto ao acesso a bens e serviços, assegurando os direitos da criança e da família.

CCC: condições crônicas complexas.
Fonte: adaptado de Carvalho et al.[8]

riência e segurança construídas durante o longo período de internação e uma equipe de saúde na atenção primária insegura com a transição.[7,8]

Em busca de metodologias para minimizar as resistências do processo de mudança do ambiente hospitalar para o domiciliar, discute-se o matriciamento, cujo objetivo é assegurar equipe e profissionais com retaguarda assistencial e suporte técnico-pedagógico com momentos construídos com equipe e família. Com isso, aumenta-se o número de profissionais envolvidos no circuito do cuidado, e permite-se que os pacientes se tornem visíveis a todos da rede, da forma mais precoce possível, com direcionamento conforme a demanda, o que otimiza os recursos e garante a assistência segura e adequada.[11]

DESAFIOS NA ATENÇÃO DOMICILIAR DA CRIANÇA COM CONDIÇÃO CRÔNICA COMPLEXA

O cuidado em saúde na pediatria em nosso país é repleto de desafios. Encontramos desigualdades econômicas, sociais e geográficas. Diante de tal situação, planejar o cuidado de uma criança com condição que limita e ameaça a continuidade da vida após período de internação prolongada, com necessidade de treinamento de cuidadores e de uma rede de apoio para viabilizar uma alta hospitalar responsável, é um plano de cuidado que exige muitas mãos construindo e tornando real e seguro esse cotidiano.[1,8]

Serviços com treinamento específico ao cuidado de crianças com demandas complexas são desafios em ambiente hospitalar e, em especial, em ambiente de internação domiciliar. A prática do cuidado paliativo em pediatria com olhar holístico sobre paciente e família por vezes não se alinha com a assistência esperada de centros terciários e com ausência ou escasso treinamento em comunicação sobre notícias difíceis e cuidados de crianças com CCC internadas em enfermarias de cuidados prolongados cujas necessidades, em alguns momentos, direciona-se à resolução de pendências sociais, reabilitação motora ou cuidados espirituais e não somente com foco nas medidas curativas.[4,8]

Crianças com CCC por muito tempo permaneceram internadas em leitos de terapia intensiva pediátrica em hospitais de referência, disputando escassos recursos. Passaram então a migrar para leitos de enfermaria com período de internação prolongada, buscando disponibilizar leitos intensivos e oferecer um melhor cuidado ao menor. Com o avanço do cuidado, os processos de desospitalização passam a ocorrer, e a atenção domiciliar tem se tornado uma realidade.[2,5] A atenção domiciliar passa a ser a conexão de uma criança com complexidade com a segurança de seu ambiente social e familiar e os acompanhamentos com o centro especializado. É importante destacar que a união domicílio-ambiente hospitalar pode deflagrar ações cooperativas ou de resistência.[5]

CONSIDERAÇÕES FINAIS

"Inclusão, educação, justiça. Diversidade, diferenças, respeito. Convivência, tolerância, paz. Palavras soltas que, conectadas e incorporadas à nossa vida, resultam num mundo melhor."

Joseli Barros

Falar de crianças com CCC é assumir o desafio de trazer à luz aqueles pacientes que se encontram, em muitos momentos, invisíveis. Nossas crianças possuem condições complexas mas, muitas vezes, não se encontram em condições de gravidade ou quadros agudos. O desenvolvimento da "nova pediatria" permite o aprendizado de diversas formas do cuidado de uma criança. Ter uma deficiência ou necessitar de uma tecnologia que agregue qualidade de vida são realidades que não mais inviabilizam a presença da criança ou do adolescente no ambiente da escola, das praças, das praias e das reuniões de família. Estamos em um processo de vigilância do desenvolvimento da transição epidemiológica, buscando compreender o impacto que a internação prolongada, os diagnósticos com múltiplas intervenções individualizam, por exemplo, os marcos de curva de crescimento, de ganho de peso e de estatura de uma criança em desenvolvimento.

Ter as crianças com condições crônicas visíveis permite que profissionais de saúde e a sociedade saibam quem elas são e como vivem. Permite-se assim reconhecer e compreender as reais necessidades de cuidado e de ampliação da rede de apoio de suas famílias, viabilizando os processos de desospitalização com maior segurança e com maior saúde. Temos aprendido que a necessidade de cuidados não implica estar intimamente ligado à necessidade de cuidados hospitalares especializados por toda a vida. O cuidado é um direito, e pode e deve ser oferecido e treinado por todos.

REFERÊNCIAS BIBLIOGRÁFICAS

1. Menezes LA. Cuidado hospitalar de crianças com condições crônicas complexas de saúde no Brasil: desafios e perspectivas. Rio de Janeiro, 2021.
2. Moreira MCN, Albernaz LV, Sá MRC, Correia RF, Tanabe RF. Recomendações para uma linha de cuidados para crianças e adolescentes com condições crônicas complexas de saúde. Cad Saúde Públ. 2017;33(11).
3. Cohen E, Kuo DZ, Agrawal R, Berry JG, Bhagat SKM, Simon TD, et al. Children with medical complexity: an emerging population for clinical and research initiatives. Pediatrics. 2011;127(3):529-38.
4. Feudtner C, Hays RM, Haynes G, Geyer JR, Neff JM, Koepsell TD. Deaths attributed to pediatric complex chronic conditions: national trends and implications for supportive care services. Pediatrics. 2001;107(6):E99.
5. Moreira MCN, Cunha CC, Mello A. Conversando sobre as crianças e os adolescentes com condições crônicas complexas na atenção primária: a atenção domiciliar gerando interfaces entre as especialidades e o cuidado no domicílio. In: Santos IS, Goldstein RA (orgs.). Rede de pesquisa em Manguinhos: sociedade, gestores e pesquisadores em

conexão com o SUS. São Paulo: Hucitec; 2016. p.175-92 (Saúde em Debate, 262).

6. Glick AF, Farkas JS, Magro J, Shah AV, Taye M, Zavodovsky V, et al. Management of discharge instructions for children with medical complexity: a systematic review. Pediatrics. 2023;152(5):e2023061572.
7. Leyenaar JK, O'Brien ER, Leslie LK, Lindenauer PK, Mangione-Smith RM. Families' priorities regarding hospital-to-home transitions for children with medical complexity. Pediatrics. 2017;139(1):e2016158.
8. Carvalho MSN, Menezes LA, Cruz Filho AD, Maciel CMP. Desospitalização de crianças com condições crônicas complexas: perspectivas e desafios. Rio de Janeiro: Eldorado; 2019.
9. Verbene LM, Kars MC, Schouten-van Meeteren AYN, van der Berg EMM, Bosman DK, Colenbrander DA, et al. Parental experiences and coping strategies when caring for a child receiving palliative care: a qualitative study. Eur J Pediatr. 2019;178:1075-85.
10. Brasil. Ministério da Saúde. Portaria n. 1.130, de 5 de agosto de 2015. Institui a Política Nacional de Atenção Integral à Saúde da Criança (PNAISC) no âmbito do Sistema Único de Saúde (SUS). 2015.
11. Campos GWS, Domitti AC. Apoio matricial e equipe de referência: uma metodologia para gestão do trabalho interdisciplinar em saúde. Cad Saúde Pública [Rio de Janeiro]. 23(2):399-407.

CAPÍTULO 6

CUIDADOS PALIATIVOS E ESPIRITUALIDADE NO FINAL DE VIDA

Poliana Cristina Carmona Molinari
Paola Rossa
Carlota Vitória Blassioli Moraes
Lara de Araújo Torreão

AO FINAL DA LEITURA DESTE CAPÍTULO, O PEDIATRA DEVE ESTAR APTO A:

- Reconhecer que os cuidados paliativos pediátricos visam aprimorar a qualidade de vida de pacientes e familiares diante de doenças ameaçadoras e limitantes.
- Saber que um componente essencial desses cuidados é a espiritualidade, definida como a busca e expressão do significado da vida, propósito e transcendência, pela conexão consigo mesmo, familiares, outras pessoas, natureza ou o sagrado.
- Saber que a espiritualidade se manifesta por crenças, valores, tradições e práticas, incluindo a religião.
- Compreender que as crenças desempenham papel crucial, proporcionando sentido na doença, apoio nos momentos difíceis e conforto durante o luto.
- Saber que a espiritualidade de crianças e adolescentes é única, relacionada à sua constituição subjetiva, variando com a idade, expressão, linguagem e experiências de vida e doença.

"Quando damos sentido à vida, não nos sentimos apenas um pouco melhor, mas também encontramos a capacidade de lidar com o sofrimento."
Viktor Frankl

INTRODUÇÃO

O cuidado espiritual desempenha um papel crucial nos cuidados paliativos, conforme destacado pela Organização Mundial da Saúde (OMS).

No entanto, a prática clínica enfrenta desafios significativos na identificação, reconhecimento e avaliação da espiritualidade em crianças, adolescentes e suas famílias. Diante do diagnóstico de uma doença que ameaça a vida na infância, enfrentar a morte e o luto leva muitas vezes a uma busca por significado e reflexão sobre questões culturais, éticas, religiosas e espirituais.[1]

As decisões de cuidados ao final da vida podem gerar conflitos éticos e de valores, sendo a espiritualidade uma fonte de apoio para lidar com esses desafios. Crianças, adolescentes e suas famílias podem enfrentar dilemas em relação a crenças e valores, procurando orientação espiritual para expressar medos, dúvidas e ansiedades diante da doença e da morte.

Um cuidado espiritual individualizado visa apoiar pacientes e famílias na busca de significado diante de experiências e incertezas, quando a medicina oferece explicações apenas em níveis biológicos.[2] Alguns autores afirmam que não há cuidados paliativos de qualidade sem considerar a espiritualidade do paciente, uma vez que se relaciona com a "essência de uma pessoa". Ignorar essa dimensão espiritual equivaleria a ignorar a própria pessoa diante de nós.[3]

ESPIRITUALIDADE E RELIGIÃO: DEFINIÇÕES

A espiritualidade representa uma jornada progressiva para crianças e adolescentes em condições de risco de vida, coexistindo com os altos e baixos da experiência de doença. Essa dimensão espiritual contribui para o bem-estar físico, emocional e psicológico, permitindo que eles encontrem sentido na doença e transcendam o sofrimento, conectando-se consigo mesmos, com os outros ou com algo significativo.[4] Os profissionais de saúde desempenham um papel crucial ao acolher esse movimento de transcendência nas situações de cuidados paliativos.[5,6]

Nesse aspecto, é essencial compreender a distinção entre espiritualidade e religiosidade, pois, embora intimamente

interligadas, não são sinônimos. A espiritualidade envolve a busca e a expressão do significado da vida, propósito e transcendência, abrangendo a relação e a experiência de conexão com diferentes aspectos da existência. É uma busca pessoal universal, independente da participação em uma religião organizada.[7-9]

O campo espiritual é multidimensional, abordando questões existenciais, considerações e atitudes baseadas em valores e fundamentos religiosos.

Religiosidade, por sua vez, está relacionada à crença e prática de uma religião, seja organizacional ou não organizacional. Ela é definida como um sistema organizado de crenças, práticas, rituais e símbolos destinados a facilitar o acesso ao Sagrado.[8] Enquanto crianças geralmente não distinguem claramente religiosidade de espiritualidade, essa diferenciação torna-se mais evidente na adolescência, quando a conexão humana se torna um aspecto valorizado da espiritualidade.[10,11]

DO DESENVOLVIMENTO À IMPORTÂNCIA DA ESPIRITUALIDADE NAS CRIANÇAS, ADOLESCENTES E SUAS FAMÍLIAS

A vivência da doença e hospitalização para crianças e adolescentes pode ser traumática, causando medos, angústias e crises espirituais similares às enfrentadas com o *bullying*.[4] A espiritualidade e a religião são utilizadas não apenas para lidar com doenças físicas, mas também para enfrentar situações difíceis. Quase todas as crianças e adolescentes relatam acreditar em Deus ou em uma força maior, considerando suas crenças como aspecto crucial em suas vidas diante dos desafios que elas enfrentam.[12]

As ideias preconcebidas, medos e preocupações das crianças estão vinculadas ao seu desenvolvimento cognitivo e experiências anteriores.[13] A expressão da espiritualidade é influenciada por fatores étnicos, culturais, ambientais e pelo apoio da família, escola, mídia, colegas e profissionais de saúde. A família desempenha um papel vital como fonte de apoio, tranquilidade e otimismo.[4,12] A espiritualidade infantil é única, relacionada à constituição subjetiva, com características individuais que vão além da idade.

A expressão da espiritualidade em crianças pode ser observada por comportamentos, olhares, risos, gritos e expressões faciais, sendo possível identificar sinais de angústia espiritual. Objetos simbólicos, orações, a família e animais de estimação são exemplos de elementos significativos da espiritualidade. Identificar esses aspectos requer consideração das diferentes dimensões das crianças, como contextos, formas de expressão, estratégias de conexão, variação ao longo do tempo e efeitos provocados pela expressão.[4]

O desenvolvimento da espiritualidade começa nos primeiros anos de vida, no geral influenciada pela relação pais-filhos, proporcionando experiências positivas. À medida que a confiança é estabelecida, as crianças expressam sua independência e autonomia, incluindo a expressão espiritual. Durante o período escolar, formam-se novas experiências, desenvolvimento de comportamentos e habilidades intelectuais. Por outro lado, os adolescentes, em busca de uma identidade, fazem perguntas existenciais e buscam um propósito. O desenvolvimento cerebral durante a adolescência contribui para um maior envolvimento espiritual, refletindo na capacidade de lidar com conceitos abstratos.[14]

Em relação ao desenvolvimento da fé, seu início se dá de acordo com cada faixa etária e nível de desenvolvimento cognitivo, de linguagem e expressão determinada pelas experiências prévias já citadas, cujos estágios estão expressos no Quadro 1.

Para famílias que enfrentam o fim de vida de seus filhos, o cuidado espiritual desempenha um papel crucial ao redirecionar o foco da busca pela cura para a melhoria da qualidade de vida da criança, desejando paz consigo e com Deus, e proporcionando uma morte digna e pacífica. O apoio espiritual envolve a construção de uma relação de confiança por meio da presença compassiva, escuta atenta e comunicação terapêutica. Esse ambiente pode promover crescimento emocional e espiritual, de modo a permitir aos pais que enfrentem melhor e de maneira mais tranquila os dias que antecedem e os desafios após a morte da criança.[16]

Na trajetória de fim de vida, a espiritualidade é como um "farol na tempestade", guiando os pais para restaurar suas vidas e encontrar significado no futuro. Estudos indicam que a oração é um recurso poderoso de enfrentamento, pois proporciona paz no final da vida. Embora alguns pais questionem sua fé e a existência de Deus, muitos retornam a suas crenças como fonte de conforto após crises espirituais. Nessas situações, os profissionais da saúde desempenham um papel crucial na mitigação do sofrimento espiritual.

A espiritualidade também é um sustento poderoso na esperança, oferecendo conforto aos pais mesmo diante dos desafios dos últimos dias de seus filhos. A literatura demonstra que essa esperança não os torna irrealistas quanto ao futuro, pois, mesmo esperando por uma cura, os pais reconhecem o prognóstico sombrio da criança, mantendo, contudo, a esperança por um possível milagre.[16]

AVALIAÇÃO DA ESPIRITUALIDADE NA INFÂNCIA E ADOLESCÊNCIA

Na pediatria, a abordagem da espiritualidade ocorre com a entrevista familiar, com a compreensão de que crianças compartilham frequentemente os mesmos valores e crenças de seus familiares. Nos adolescentes, o atendimento individual é crucial para identificar suas próprias características espirituais. A avaliação proporciona uma compreensão abrangente dos diferentes domínios da espiritualidade e religiosidade dos pacientes e familiares, influenciando sua evolução clínica.

Apesar da falta de um único instrumento para abordar questões espirituais, a abordagem muitas vezes ocorre de maneira natural, com empatia, durante os atendimentos. Profissionais de saúde enfrentam desafios, como despreparo e falta de confiança, para abordar esse tema. O uso de ferramentas pode auxiliar e encorajar os profissionais a iniciar essa avaliação.

Quadro 1 Estágios da fé

Estágio	Idade	Características
Estágio 1: fé intuitivo-projetista	2-6 anos	• O pensamento é cheio de fantasia, imaginação, sentimentos, histórias e realidade. • Não entendem completamente as relações de causa e efeito e a irreversibilidade de alguns fatos da vida, como a morte. • Perspectiva egocêntrica; confiam em símbolos concretos para ajudá-los a construir significado. • Combinam histórias e imagens sobre o divino de seus pais, frequentemente descrito como algo que está ao redor, como o ar.
Estágio 2: fé mítico-literal	7-10 anos	• Aumento do pensamento operacional concreto. • Entendem as relações de causa e efeito, adotam a perspectiva de outras pessoas e narram histórias. • Separam fatos da fantasia e os símbolos têm significados concretos, literais e unidimensionais. • O divino é geralmente descrito em termos antropomórficos.
Estágio 3: fé sintético-convencional	Adolescência	• Transição para o pensamento operacional, o que torna possível refletir sobre o próprio pensamento e analisar as contradições nas histórias. • Pode-se trabalhar com situações hipotéticas e símbolos, ser idealista, fazer novas conexões e criar novos relacionamentos. • Pode haver a busca pelo divino. Os adolescentes estão ansiosos por uma divindade que os aceite e confirme sua identidade própria. • Valores, expectativas e julgamentos de outras pessoas influenciam a identidade e a autonomia. • Costumam se relacionar com o divino, com o que é transcendente, por símbolos e rituais.
Estágio 4: fé individual-reflexiva	Adolescentes e adultos jovens	• Refletem sobre seu sistema de crenças e separam os símbolos de seus significados.

Fonte: adaptado de Neuman.[15]

Na prática clínica, a compreensão das necessidades espirituais dos pacientes é considerada mais apropriada ouvindo suas histórias, atenção do profissional ao significado delas e o que é realmente importante para cada indivíduo. A equipe de cuidados paliativos deve ser vigilante, sensível e treinada para reconhecer o sofrimento espiritual. Apesar dos desafios, existem instrumentos que podem auxiliar na avaliação espiritual, proporcionando uma base para os profissionais iniciarem conversas sobre as necessidades espirituais e indícios de sofrimento espiritual. Barreiras como despreparo e falta de reconhecimento da importância da espiritualidade foram identificadas como obstáculos para a avaliação e abordagem por parte dos profissionais de saúde.

Quadro 2 Barreiras para avaliação e abordagem da espiritualidade

- Falta de treinamento.[17]
- Falta de experiência.[18]
- Restrições de tempo.[17,18]
- Não conhecer e não ter as palavras certas.[17]
- Sentimentos de desconforto e receio.[19]
- Preocupação com questões culturais e religiosas.[20]
- Dificuldade em identificar os pacientes que desejam falar de sua espiritualidade.[18]

A avaliação do sofrimento espiritual em crianças com condições de risco de vida é uma atividade multidimensional progressiva que ocorre ao longo do tempo. O reconhecimento dos sintomas envolve estar alerta para fatores relacionados à doença em diferentes domínios:

Fatores individuais:

- Nível de desenvolvimento e habilidades da criança.
- Experiência física do desconforto da criança e a capacidade da família de tolerá-lo.
- Experiência emocional da criança com sintomas (ansiedade, medo, agitação, raiva, frustração, hostilidade, irritação, ressentimento, insegurança, solidão, tristeza).

Fatores familiares:

- Maneiras como os familiares lidam com o sofrimento da criança.
- Comunicação familiar, incluindo a interação entre criança, família e equipe de saúde.
- Antecedentes religiosos ou culturais da criança e da família (preferências, crenças, rituais).

Fatores ambientais:

- Situação de moradia (local de atendimento, como casa, hospital, domicílio).
- Apoio social disponível (pares, comunidade, equipe de saúde etc.).

Apesar da existência de vários instrumentos de avaliação de espiritualidade em adultos, muitos não foram validados ou traduzidos para a cultura e a língua portuguesa. Alguns instrumentos frequentemente usados incluem FICA, Faith, HOPE e Spiritual. Essas ferramentas fornecem um roteiro para profissionais de saúde, facilitando discussões sobre espiritualidade e tornando o diálogo mais confortável para todos. Alguns estão listados no Quadro 3.

A obtenção da história espiritual em cuidados pediátricos deve ser uma investigação abrangente e estruturada das crenças e valores do paciente, proporcionando conhecimento sobre seu significado e esperança diante do sofrimento. Ferramentas de avaliação espiritual devem ser centradas no paciente, concisas, flexíveis, memoráveis e confiáveis, considerando temas relevantes ao contexto de cuidados de fim de vida.

Atualmente, ferramentas como o Facit-12, validado para adolescentes com doença crônica, e a escala de *coping* religioso, adaptada para crianças, estão disponíveis e são úteis para avaliar a espiritualidade.[23] A avaliação espiritual de crianças em cuidados paliativos pode ser realizada por meio de narrativas clínicas também, atentando para a revisão da vida, esperanças, medos, significados, propósitos, crenças e valores da criança e da família.

Perguntas abertas são essenciais para explorar a perspectiva das crianças sobre o possível sofrimento espiritual, enquanto sinais verbais e não verbais, como brincadeiras, desenhos e expressões faciais, podem indicar suas preocupações. Crianças em fase terminal frequentemente expressam preocupações em relação aos entes queridos que deixarão, às vezes assegurando que ficarão bem. Outras podem manifestar receios sobre o legado que deixarão, incluindo suas realizações e o impacto de suas vidas em outras pessoas. O sofrimento espiritual pode ser demonstrado por ações ou comportamentos não verbais, enquanto algumas crianças conseguem articular explicitamente suas preocupações. Adolescentes podem enfrentar dificuldades para compreender o significado da doença, expressando isso de forma indireta, como em afirmações do tipo: "Não consigo acreditar que estou morrendo, por que isso está acontecendo comigo?".

Crianças mais novas podem expressar preocupações sobre o fim da vida, questionando se será doloroso ou assustador morrer, frequentemente compartilhando essas inquietações com membros da família.

CONSIDERAÇÕES FINAIS

A espiritualidade, portanto, é um componente fundamental no enfrentamento do sofrimento decorrente de doenças graves e limitantes de vida em crianças e adolescentes. Ela proporciona sentimentos de amor, fé, esperança, confiança e inspiração, sendo tanto individual quanto universal. Para famílias enfrentando a iminente perda de um filho, a espiritualidade e a fé surgem como meios de enfrentamento, pois auxiliam diante dos diversos fatores do sofrimento. Além disso, promovem a esperança, contribuem para a busca de um significado e propósito na vida, impactando positivamente na redução dos riscos de danos emocionais para os pais enlutados.[16]

Quadro 3

FICA[21]	**F: *Faith* – Fé/crença:** • Você se considera religioso ou espiritualizado? • Você tem crenças espirituais ou religiosas que te ajudam a lidar com problemas? • Se não: o que te dá significado na vida? **I: *Importance* – Importância ou influência:** • Que importância você dá para a fé ou crenças religiosas em sua vida? • A fé ou crenças já influenciaram você a lidar com estresse ou problemas de saúde? • Você tem alguma crença específica que pode afetar decisões médicas ou o seu tratamento? **C: *Community* – Comunidade:** • Você faz parte de alguma comunidade religiosa ou espiritual? • Ela te dá suporte? Como? • Existe algum grupo de pessoas que você "realmente" ama ou que seja importante para você? • Comunidades como igrejas, templos, centros, grupos de apoio são fontes de suporte importante? **A: *Address* – Ação no tratamento:** • Como você gostaria que o seu médico ou profissional da área da saúde considerasse a questão da religiosidade/espiritualidade no seu tratamento? • Indique, remeta a algum líder espiritual/religioso.
HOPE[22]	**H: *HOPE* – Fontes de esperança, significância, conforto, força, paz, amor e relacionamento social:** • Quais são as suas fontes de esperança, força, conforto e paz? • A que você se apega em tempos difíceis? • O que o sustenta e o faz seguir adiante? **O: *Organized religion* – Religião organizada:** • Você faz parte de uma comunidade religiosa ou espiritual? Ela o ajuda? Como? • Em que aspectos a religião o ajuda e em quais não o ajuda muito? **P: *Practices* – Práticas espirituais:** • Você tem alguma crença espiritual que é independente de sua religião organizada? • Quais aspectos de sua espiritualidade ou prática espiritual você acha que são mais úteis à sua personalidade? **E: *Effects on medical care and end-of-life issues* – Efeitos no tratamento médico e questões da terminalidade:** • Ficar doente afetou sua habilidade de fazer coisas que o ajudam espiritualmente? • Como médico, há algo que eu possa fazer para ajudar você a acessar os recursos que geralmente o apoiam? • Há alguma prática ou restrição que eu deveria saber sobre seu tratamento médico?

REFERÊNCIAS BIBLIOGRÁFICAS

1. Williams AL. Perspectives on spirituality at the end of life: a meta-summary. Palliat Support Care. 2006;4(4):407-17.
2. National Guideline Alliance (UK). End of life care for infants, children and young people: planning and management. London: National Institute for Health and Care Excellence (UK); 2019.
3. Byrne M. Spirituality in palliative care: what language do we need? Learning from pastoral care. Int J Palliat Nurs. 2013;13(3):118-24.
4. Alvarenga WA, Carvalho EC, Caldeira S, Vieira M, Nascimento LC. The possibilities and challenges in providing pediatric spiritual care. J Child Health Care. 2017;21(4):435-45
5. Ross L. The spiritual dimension: its importance to patient s health, well-being and quality of life and its implications for nursing practice. Int J Nursing Studies. 1995;32(5):457-68.
6. Peres MFP, Arantes ACLQ, Lessa OS, Caous CA. A importância da integração da espiritualidade e da religiosidade no manejo da dor e dos cuidados paliativos. Rev Psiq Clin. 2007;34(1):82-7.
7. Pulchalski CM, Vitillo R, Hull SK, Reller N. Improving the spiritual dimension of whole person care; reaching national and international consensus. J. Palliat Med. 2014;17(6):642-56.
8. Koening HG, Mccullough M, Larson DB (eds.). Handbook of religion and health: a century of research reviewed. New York: Oxford University Press; 2001.
9. Murray J, Mitchell G, Meredith P, Wilson P, Hutch R. Spiritual care in palliative care. Self-directed learning package. Brisbane: The University of Queensland; 2007.
10. Coles R. The spiritual life of children. Boston: Houghton Mifflin; 1990.
11. Jackson SA. Children, spirituality, and counselling. Am J App Psychol. 2012;1(1):1.
12. Bakker AAD, van Leewen RRR, Roodbol PFP. The spirituality of children with chronic conditions: a qualitative meta-synthesis. J Pediatr Nurs. 2018;43:e106-e113.
13. McSherry W, Smith J. How do children express their spiritual needs? Paediatr Nurs. 2007;19(3):17-20.
14. King PE, Carr D, Boitor C. Religion, spirituality, positive youth development, and thriving. 2011;41:161- 95.
15. Neuman ME. Addressing children's beliefs through Fowler's stages of faith. J Pediatr Nurs. 2011;26(1):44-50.
16. Petersen C. Spiritual care: minimizing the vulnerability of parents whose children with cancer face the end of life. J Ped Oncol Nurs. 2020;37(2):105-15.
17. Noble B, George R, Vedder R. A clinical method for physicians in palliative care: the four points of agreement vital to a consultation: context, issues, story, plan. BMJ Supp Palliat Care. 2014;4(3):247-53.
18. Vermandere M, Choi YN, Brabandere H, Decouttere R, De Meyere E, Gheysens E, et al. GPs' views concerning spirituality and the use of the FICA tool in palliative care in Flanders: a qualitative study. Br Gen Pract. 2014;62(603):e718-25.
19. Stanworth R. Recognising spiritual needs in people who are dying. Oxford: Oxford University Press; 2004.
20. Wright M. The essence of spiritual care: a phenomenological enquiry. Palliat Med. 2002;16(2):125-32.
21. Puchalski C, Romer AL. Taking a spiritual history allows clinicians to understand patients more fully. J Palliat Med. 2000;3(1):129-37.
22. Anandarajah G, Hight E. Spirituality and medical practice: using the HOPE questions as a practical tool for spiritual assessment. Am Fam Physician. 2001;63(1):81-9.
23. Alvarenga AW, Nascimento LC, Santos CB, Leite ACAB, Mülhlan H, Schmidt S, et al. Measuring spiritual well-being in Brazilian adolescents with chronic illness using the Facit-Sp-12: age adaptation of the self-report version, development of the parental-report version, and validation. J Relig Health. 2019;58:2219-40.
24. Ahmed N, Ahmedzai SH, Collins K, Noble B. Holistic assessment of supportive and palliative care needs: the evidence for routine systematic questioning. BMJ Support Palliat Care. 2014;4(3):238-46.
25. Borneman T, Ferrell B, Puchalski CM. Evaluation of the FICA Tool for Spiritual Assessment. J Pain Symp Manage. 2010;40(2):163-73.
26. Garanito MP, Cury MRG. A espiritualidade na prática pediátrica. Rev Bioet. 2016;24(1):49-53.
27. Luchetti G, Bassi R, Luchetti A. Taking spiritual history in clinical practice: a systematic review of instruments. Explore (NY). 2013;9(3):159-70.
28. Maugans TA. The spiritual history. Arch Fam Med. 1996;5:11-6.
29. Power J. Spiritual assessment: developing an assessment tool. Nurs Older People. 2006;18(2):16-8.
30. Strelhow MR, Bedin LM, Sarriera JC. Escala de coping religioso para crianças: adaptação e propriedades psicométricas. Paideia (Ribeirão Preto). 2017;27(66):107-16.
31. Robert R, Stavinoha P, Jones BL, Robinson J, Larson K, Hicklen R, et al Spiritual assessment and spiritual care offerings as a standard of care in pediatric oncology: a recommendation informed by a systematic review of the literature. Pediatr Blood Cancer. 2019;66(9):e27764.
32. Saguil A, Phelps K. The spiritual assessment. Am Fam Physician. 2012;86(6):546-50.
33. Smith J, McSherry W. Spirituality and child development: a concept analysis. J Adv Nurs. 2004;45(3):307-15.
34. Swift C, Calcutawalla S, Elliot R. Nursing attitudes towards recording of religious and spiritual data. Br J Nurs. 2007;16(20):1279-82.
35. WHOQOL SRPB Group. A cross cultural study of spirituality, religion, and personal beliefs as components of quality of life. Soc Sci Med. 2006;62(6):1486-97.

CAPÍTULO 7

A FAMÍLIA COMO PROTAGONISTA E OS DESAFIOS DO CUIDADO

Poliana Cristina Carmona Molinari
Patricia Luciana Moreira Dias
Simone Brasil de Oliveira Iglesias
Sílvia Maria de Macedo Barbosa

AO FINAL DA LEITURA DESTE CAPÍTULO, O PEDIATRA DEVE ESTAR APTO A:

- Reconhecer que a família é uma unidade central e indissociável à criança que vivencia uma doença ameaçadora da vida.
- Saber que os pais são mobilizados em seus comportamentos e atitudes pelas crenças que possuem sobre o seu papel e pelo seu desejo de serem bons pais para o filho doente.
- Saber que a família como protagonista do cuidado implica a valorização de suas crenças, histórias, conhecimentos e modos de estratégias de enfrentamento das dificuldades.
- Compreender que o cuidado centrado na família se caracteriza como uma abordagem que inclui quatro conceitos centrais: respeito e dignidade, compartilhamento de informações, participação e colaboração.
- Orientar as equipes de saúde para estarem abertas para ouvir as perspectivas da criança e de sua família, respeitando o adoecer, o cuidar e a singularidade de todo o processo.

"A vida me fez de vez em quando pertencer, como se fosse para me dar a medida do que eu perco não pertencendo. E então eu soube: pertencer é viver."
Clarice Lispector

INTRODUÇÃO

Este capítulo convida a pensar na família como protagonista nas interações com os profissionais pediatras na atenção à criança em cuidados paliativos pediátricos. Pensar nesse cenário é um desafio e inclui a criança também como protagonista, o que demanda sensibilidade para escutá-la compassivamente e dar voz às suas perspectivas enquanto um ser singular em desenvolvimento.

Mas... Quem é família? Talvez esta seja a primeira questão para reflexão. Nem sempre quem consideramos família é quem a criança considera sua família. O pediatra precisa estar aberto para as inúmeras possibilidades que emergirão em resposta a essa questão e pode incluir não somente (e nem sempre) a família nuclear (pais e irmãos), como pessoas da família extensa (avós, tios, primos) ou mesmo membros que não possuem vínculo consanguíneo, como amigos ou animais de estimação. Existem na literatura inúmeras definições de família. Algumas questões são elementares: ela não se refere somente e necessariamente a pessoas com vínculos consanguíneos, mas, sim, a pessoas ligadas por laços afetivos, compromisso e responsabilidade. Família é um sistema vivo, dinâmico, que possui crenças e valores e que evolui ao longo do tempo, tanto em seu universo particular quanto como parte de uma comunidade.

Muito mais que uma questão de pertencimento, autores defendem que as crianças existem no contexto da família. Nos cuidados paliativos pediátricos, cuidar das famílias devido à doença e ao luto é um dever ético, requer comunicação frequente, gentil e precisa para a tomada de decisão compartilhada e cuidado dos pais e irmãos durante o fim da vida, bem como assistência à família em luto após a morte da criança.[1]

Respeitar as forças e valores da criança e sua família é fundamental para apoiá-los no desenvolvimento de seus papéis e na tomada de decisão. Essa perspectiva aproxima-se de uma abordagem de cuidado reconhecida como "cuidado centrado no paciente e na família".

CUIDADO CENTRADO NO PACIENTE E NA FAMÍLIA

A Academia Americana de Pediatria descreve o cuidado centrado no paciente e na família como uma abordagem inovadora para o planejamento, a entrega e a avaliação dos cuidados de saúde, moldando as políticas, programas e projetos, avaliação dos cuidados de saúde e as interações do dia a dia entre pacientes, familiares, médicos e outros profissionais de saúde. Os profissionais de saúde que praticam o cuidado centrado no paciente e na família reconhecem que o apoio emocional, social e de desenvolvimento são componentes integrais dos cuidados de saúde.[2]

O cuidado centrado no paciente e na família é um modelo amplamente utilizado em Pediatria, sendo descrito como uma filosofia que valoriza o papel vital da família na garantia da saúde e bem-estar da criança, planejando, cuidando e trabalhando em parceria.[3] Baseia-se no entendimento de que a família é a principal fonte de força e apoio da criança, e suas perspectivas e informações são importantes na tomada de decisão clínica. As experiências positivas do cuidado em parceria podem melhorar a confiança dos pais em seus papéis e, com o tempo, aumentar a competência de crianças e jovens adultos para assumir seu próprio cuidado.[2]

De acordo com o Institute for Patient – and Family-Centered Care (IPFCC), a definição dessa abordagem de cuidado inclui quatro conceitos centrais: respeito e dignidade, compartilhamento de informações, participação e colaboração.[4] Dignidade e respeito significam que os profissionais de saúde ouvem e respeitam as perspectivas e escolhas do paciente e da família e incorporam seu conhecimento, valores, crenças e origens culturais ao planejamento e à prestação de cuidados. O compartilhamento de informações envolve comunicar e compartilhar informações oportunas, completas e precisas para participarem efetivamente dos cuidados e da tomada de decisões. A participação engloba o incentivo e apoio à participação da família nos cuidados e na tomada de decisões no nível que escolherem. Já a colaboração envolve a colaboração do paciente e família não somente na prestação de cuidados, mas também no desenvolvimento, implementação e avaliação de políticas e programas, instalações, educação profissional e pesquisa.[4]

O objetivo do cuidado centrado na família é melhorar a satisfação do paciente e família e os resultados do cuidado, em que paciente e família definem sua "família" e determinam como participarão do cuidado e da tomada de decisões.[4]

Dessa forma, pode-se entender que o cuidado centrado no paciente e família oferece subsídios para um cuidado à criança no qual a família é protagonista. Pela parceria e colaboração com a família, respeitando suas crenças e valores, é possível trabalhar juntos pelo melhor interesse da criança.

Considerando que os cuidados paliativos podem ser oferecidos por um longo período na trajetória de doença da criança, envolver a família é uma condição fundamental. Autores defendem que envolver ativamente os pais nas decisões de cuidado e trabalhar em parceria com os pais parece particularmente desafiador, mas é essencial no contexto das crianças com condições de longo prazo, pois o gerenciamento cotidiano da condição da criança é principalmente responsabilidade da família.[5]

Além disso, as questões éticas são essenciais quando se abordam as questões de vida e morte nas crianças. Os pais são os representantes legais de seus filhos em todas as circunstâncias que envolvam decisões clínicas terapêuticas. Portanto, as questões éticas e legais devem ser respeitadas, considerando que, em pediatria, liberdade de escolha, respeito à vontade do paciente e direito à comunicação honesta e de qualidade são sempre conectados à família, que é a referência legal da criança.[6]

Muitas vezes, os pais são as pessoas que estão mais próximas às crianças com doenças ameaçadoras de vida durante toda a trajetória de doença. Como um sistema, o impacto da doença não se limita à criança doente, mas se estende a toda a família e demanda dos pais uma reorganização de seus papéis e responsabilidades. A parentalidade se refere ao papel que os pais constroem e exercem visando à proteção e ao bem-estar do filho diante das demandas impostas pela doença e tratamento. Compreender as demandas dos pais no exercício do papel parental é um importante elemento para um cuidado que apoie a família como protagonista.

Particularmente quanto ao paciente, criança e adolescente, a sua participação e o seu envolvimento em seu cuidado vêm sendo estimulados por algumas instituições internacionais, como o *Royal College of Paediatrics and Child Health* (RCPCH), do Reino Unido, que propõe a criação de uma "cultura de participação" da criança e do adolescente em seus cuidados em saúde. Com efeito, eles devem ser tratados como sujeitos ativos do seu processo de cuidado para que suas necessidades, vontades e preferências possam ser asseguradas. O reconhecimento do paciente criança e adolescente como "membro da equipe de saúde", tendo sua autonomia respeitada e voz ativa nas rondas clínicas, materializa o cuidado centrado no paciente no contexto pediátrico. A participação em seu cuidado tem como premissa o compartilhamento do conhecimento e do poder dos profissionais de saúde e dos pais ou responsáveis de modo que o paciente, criança ou adolescente expresse sua perspectiva e influencie a tomada de decisão a seu respeito. Alguns autores reconhecem a existência de níveis possíveis para sua participação, conforme sua maturidade e desenvolvimento, não existindo limite de idade para tal engajamento. Para isso, primeiramente precisam compreender sua condição de saúde, as soluções potenciais para sua enfermidade, exames e procedimentos propostos, bem como os riscos e benefícios associados, lembrando sempre que a comunicação é um pilar essencial para a criação de vínculos, momento em que se deve sempre falar a verdade e estar disponível para o acolhimento.[7]

Desta forma, um cuidado compassivo, ético e holístico, com base no cuidado centrado na criança, deve ser oferecido. Algumas características essenciais que os familiares

apontam como necessárias para essa relação interpessoal são a empatia, a disponibilidade, o tratamento da criança como indivíduo, o respeito ao conhecimento dos parentes, o contato corporal suave e gentil, a permissão da esperança, a capacidade de ser questionado e a atenção ao seu sofrimento. Crianças com condições que ameaçam ou limitam a vida devem ser incluídas nos processos de decisão, também levando em consideração os aspectos da família e da relação criança-família.[8]

PARENTALIDADE NO PROCESSO DE DOENÇA DA CRIANÇA

A parentalidade pode ser definida como o resultado de ser pai e mãe, um processo psíquico que se desenvolve a partir dos vínculos de parentesco, não somente produto do parentesco biológico, mas do processo de tornar-se pai e mãe. Trata-se de um processo que necessita de preparação e aprendizagem e abrange uma série de cuidados prestados à criança e a maneira como os pais cuidam dela, buscando assegurar seu bem-estar e desenvolvimento.[9]

O cuidado parental quando um filho possui uma doença limitadora da vida inclui fornecer cuidados básicos e complexos, organizar cuidados e tratamento de qualidade, tomar decisões, gerenciar riscos e organizar a vida familiar. Cientes da vulnerabilidade da criança, do sofrimento relacionado à doença e dos esforços da criança decorrentes da doença, os pais almejam ser os melhores pais que seu filho poderia desejar. Assim, seus esforços são motivados pelo desejo de serem bons pais para o filho.[10] As crenças sobre o que é ser bons pais influenciam a perspectiva sobre o melhor interesse da criança, moldam as prioridades do papel dos pais, influenciam a percepção dos seus deveres e orientam a sua tomada de decisão. Os pais que passaram por um ou mais episódios de doença grave de seus filhos (que pode durar dias ou anos) desejam fortemente saber que foram bons pais. Os pais enlutados, em particular, desejam e precisam dessa paz.[11]

A família é o contexto no qual se constrói e exercita a parentalidade. Abordar a família como protagonista do cuidado é um desafio e, também, um recurso poderoso de interação e construção dos vínculos de confiança e respeito. A família é parte ativa para que os cuidados paliativos sejam praticados. A experiência de doença e morte da criança não é uma propriedade da instituição, de um profissional ou de uma equipe, apesar de compartilharem intensamente a perda e o sofrimento junto às famílias. O adoecimento e a morte da criança são parte da história da família, impactando todo sistema familiar e comunidade.

Apesar de todas as demandas e necessidades de suporte quando um filho vivencia uma doença ameaçadora de vida, as famílias também possuem recursos e desenvolvem, ao longo da trajetória de doença, estratégias de enfrentamento. São essas estratégias que os permitem seguir em frente compondo a sua história, cuidando da criança, desempenhando seus papéis e buscando manter a integridade familiar.

ESTRATÉGIAS DE ENFRENTAMENTO DA FAMÍLIA DIANTE DE UMA DOENÇA GRAVE

Quando uma criança é diagnosticada com uma doença grave, potencialmente fatal ou que ameace a expectativa e a qualidade de vida, os membros da família são afetados de maneiras distintas: impactos psicossociais, financeiros, emocionais e espirituais são alguns dos exemplos. São enfrentadas tensões no casamento e nas relações com parceiros, estresse com os irmãos, problemas de saúde física e mental, finanças e emprego afetados, isolamento social, preocupações com o futuro, transtorno de estresse pós-traumático e luto. Embora haja evidências que sugerem que as famílias são bastante resilientes em face da condição de risco de vida de seus filhos, a atenção da equipe às necessidades específicas da família pode aumentar essa resiliência.[1,12]

As estratégias de enfrentamento norteiam os pensamentos, sentimentos e ações das famílias diante dessas dificuldades e precisam ser reconhecidas e validadas pelos profissionais de saúde que cuidam dessas crianças e adolescentes. A equipe de cuidados paliativos pediátricos, junto à equipe cuidadora, desempenha um papel importante no alívio de alguns desses impactos e no apoio às famílias, uma vez que elas devem ser tratadas como uma unidade, o que significa que os pais, irmãos, avós e outros parentes precisam de cuidados durante a doença de seus filhos. O cuidado centrado na família é essencial para os cuidados paliativos pediátricos porque reconhece que as perspectivas e informações fornecidas por famílias e suas crianças são componentes essenciais da tomada de decisão clínica. Por isso é de extrema importância que esse cuidado seja estendido a todos os componentes.[1,12]

São diversas as estratégias de enfrentamento que os pais adotam para se permitirem continuar com suas vidas quando o filho tem uma doença ameaçadora de vida, entre elas suprimir as emoções, buscar apoio, assumir o controle, adaptação e aceitação. Suprimir as emoções envolve evitar pensar na morte prematura do filho, tentando manter uma vida diária o mais normal possível e poder fazer o que precisavam fazer. Os pais focam no "aqui e agora", pensando positivamente e preservando a esperança. Buscar apoio envolve o suporte que os pais recebem ao serem reconhecidos em seus sentimentos ou quando podem compartilhar sua história sobre o que passaram, além do suporte de outras pessoas que ajudam no cuidado dos filhos, sendo o cônjuge a principal fonte de apoio. Assumir o controle é uma estratégia de enfrentamento que os pais constroem gradativamente conforme vão se familiarizando com a doença e suas demandas. Os pais buscam se organizar de forma a alinhar das demandas do filho e das famílias o que, embora possa reduzir o sofrimento emocional, também é consideravelmente difícil e exaustivo. A aceitação ajuda os pais a criar um estado que pode ser indicado como um novo normal, mudando as prioridades e adaptando os planos de vida de todos os membros da família, a fim de cumprir com as demandas de cuidado e seguir na trajetória.[13]

Os pais de crianças gravemente doentes enfrentam uma situação extremamente difícil, e às vezes emocionalmente avassaladora: a possibilidade de o filho morrer ou viver com uma condição crônica gravemente debilitante, tornando-se clinicamente frágil e muitas vezes com necessidade de tratamento médico intensivo e tecnologia para continuar estável. Em meio a essas circunstâncias assustadoras, os pais (como os principais tomadores de decisão para a criança e, potencialmente, incluindo padrastos ou outros tutores) devem se juntar aos médicos para tomar decisões importantes e complexas sobre os cuidados de seus filhos. Essas decisões são baseadas em uma variedade de fatores – incluindo informações médicas, valores, expectativas culturais e crenças dos pais – e são influenciadas pelos seus estados emocionais e padrões de pensamento.[14] Nesse cenário de tomada de decisões, os pais sofrem várias influências que vão muito além das discussões, troca de informações médicas e avaliação de riscos e benefícios. Incluem a espiritualidade da família, significado e sentido da doença do filho, esperanças e luto, qualidade de vida da criança e cumprir o papel de bons pais, entre outros.[15]

A importância de desempenhar um papel de bons pais é reconhecida como uma bússola na tomada de decisões e no senso de dever pessoal dos pais. Vários fatores estão envolvidos nesse papel: decisões baseadas no melhor interesse da criança, fornecimento das necessidades básicas como alimento, vestuário e lar, estar ao lado da criança independentemente das circunstâncias, demonstrar amor em todos os momentos, prevenir o sofrimento e proteger a saúde, ensinar a criança a fazer boas escolhas, a respeitar e ter simpatia pelos outros.

A definição de ser um bom pai não é estática, ela pode mudar com o tempo e com as situações. Essas crenças devem ser consideradas nas decisões clínicas, pois a unidade de cuidado em pediatria é a criança no contexto de uma família. Por exemplo, um familiar que tem como papel de bom pai tentar evitar o sofrimento pode encontrar consolo nas intervenções cuidadosas de gerenciamento da dor da equipe médica, mesmo se houver desacordo sobre a continuação do tratamento de suporte à vida. Os pais que são capazes de tornar explícitas suas crenças pessoais de bons pais podem ter uma percepção melhorada de seus comportamentos parentais. Dada a oportunidade de refletir sobre suas crenças de bons pais, eles podem experimentar o benefício de reconhecer que, de fato, criaram bem os filhos de acordo com o que acreditam, mesmo durante uma trajetória de doença. É importante ressaltar que a confiança é estabelecida por meio desse diálogo, sendo fundamental o olhar de respeito e acolhimento em relação ao que é compartilhado pelos pais em um momento de vulnerabilidade.[11]

A esperança e objetivos dos pais podem mudar com o tempo, conforme a condição clínica da criança vai se modificando. Alguns pais de crianças com doenças graves são confrontados com evidências de que seus objetivos iniciais (como curar a doença e restaurar a saúde plena de seu filho) não são mais realistas. Nesse momento, os pais enfrentam um importante ponto de decisão, com dois caminhos potenciais. No primeiro caminho, os pais podem persistir na busca de seus objetivos iniciais, embora tenham consciência de que o seu alcance é considerado pelos membros da equipe clínica como não mais realista. No segundo, os pais podem renunciar ou desviar-se de seus objetivos iniciais de cuidado e buscar ou reengajar um conjunto de novos objetivos vistos agora como mais alcançáveis, apropriados ou desejáveis pelos pais, como proporcionar à criança o mínimo de dor ou sofrimento relacionado ao tratamento, limitar a exposição a intervenções invasivas e manter a sua qualidade de vida. Compreender esse processo permite apoiar a ideia de que as metas e prioridades do tratamento dos pais podem mudar com o tempo e de facilitar a conexão a essa família durante o processo da doença do filho.[14]

Um outro ponto importante é o papel da espiritualidade nesse cenário. Os pais precisam aprender sobre a condição do filho, obter informações sobre as opções de tratamento, avaliar os riscos e benefícios e tomar a melhor decisão. Por isso, muitos encontram apoio na religião e na espiritualidade para esse momento delicado, tornando-se uma fonte de conforto e esperança. Um dos maiores desafios para os pais nesse contexto é aceitar incertezas e possibilidades não imaginadas. A espiritualidade permite que os pais reconheçam momentos difíceis, enquanto esperam um bom resultado.[16]

Diante desse cenário, a comunicação emerge como uma das bases do cuidado paliativo. Habilidades de comunicação são essenciais para o pediatra que cuida de crianças com doenças ameaçadoras de vida, pois por meio da comunicação as famílias conseguem compreender e assumir seu protagonismo.

COMUNICAÇÃO COM A FAMÍLIA

Dentro do contexto da trajetória de doença do filho, as famílias valorizam a comunicação compassiva e as discussões honestas e oportunas com a equipe. Com isso, promove uma conversa aberta sobre a tomada de decisões, permite avaliações contínuas das necessidades da família e leva em consideração o conhecimento sobre a doença da criança. Os trabalhos mostram que a necessidade de uma comunicação efetiva engloba os seguintes pontos: boa interação com a equipe, reconhecimento de necessidades psicossociais e questões espirituais, apoio na tomada de decisão, auxílio no cuidado dos irmãos, necessidades de informação sobre as condições clínicas, prognósticos e manejo de sintomas com impacto na diminuição do sofrimento.

Em um estudo qualitativo de pais que recentemente participaram de conversas difíceis com médicos no ambiente de terapia intensiva pediátrica, alguns comportamentos e atitudes foram identificados como úteis para os pais: empatia, disponibilidade, clareza de informações e uso de linguagem clara, honestidade, tratar a criança como um indivíduo único, respeitar os pais nas suas decisões, permitir a esperança, demonstrar carinho e atenção com o filho e disposição para esclarecer dúvidas. À medida que as famílias enfrentam um tratamento cada vez mais difícil, a comunicação torna-se um elemento vital do cuidado. Frequentemente, as famílias sentem que as informações são contraditórias ou pouco claras,

ou que não recebem informações adequadas que lhes permitam tomar decisões ou se preparar para os próximos passos.

A equipe deve apoiar e respeitar as necessidades das famílias para tomar decisões que serão melhores para seus filhos individualmente, mas não devem deixar a família completamente sozinha para isso. Há um equilíbrio tênue entre apoiar e orientar uma família, ao mesmo tempo em que permite que ela tenha o espaço apropriado para tomar suas próprias decisões. Atender às necessidades holísticas da criança no contexto de sua família, promover a comunicação colaborativa e oferecer orientação antecipatória desde o diagnóstico até o luto aumenta a probabilidade de melhores vínculos, acolhimento e desfechos mais serenos.[1]

Uma estratégia para essa comunicação é a conferência familiar, que tem como objetivos: informação, comunicação empática, acolhimento das emoções e tomada de decisão compartilhada.[17]

Existem várias formas de realizá-la, sendo o VALUE um roteiro desenvolvido por meio de um estudo prospectivo randomizado realizado em serviços de unidade de tratamento intensivo (UTI), avaliando o impacto de uma estratégia de comunicação em situações de fim de vida sobre condutas e saúde de familiares. A intervenção foi baseada no roteiro VALUE, em que: V: valorize (valorizar o que os familiares diziam), A: *acknowledge* (reconhecer emoções como raiva, culpa, etc.), L: *listen* (ouvir a família), U: *understand* (entender o paciente como pessoa, seus valores, preferências, etc.) e E: *elicit question* (perguntar ativamente tentando esclarecer dúvidas). Observou-se ao final do estudo que os familiares do grupo intervenção apresentavam menor incidência de síndrome do estresse pós-traumático, menos sintomas de depressão e ansiedade e menor uso de medicações psiquiátricas 90 dias após o óbito do paciente.[18]

Por fim, a empatia e o envolvimento emocional dos profissionais de saúde estão no cerne da confiança. Sem ela, a equipe não tem bases para essa comunicação. Nesse contexto, a satisfação dos familiares está associada a ter oportunidade de fazer perguntas e de serem ouvidos, ter os valores pessoais reconhecidos e prestigiados, expressar emoções dolorosas e discuta preocupações, sentimentos ou culpa.[19]

CONSIDERAÇÕES FINAIS

Doenças graves e limitadoras de vida colocam as crianças e suas famílias em situação de elevada vulnerabilidade física, emocional, psicológica, social e espiritual. Nesse contexto, o cuidado centrado na família é uma abordagem profundamente ética, uma aliança terapêutica, que favorece o protagonismo das famílias no cuidado à criança e no planejamento assistencial, preservando valores, preocupações, prioridades e preferências daquele núcleo familiar, e, simultaneamente, potencializando sua autonomia, seus recursos e habilidades de enfrentamento. A construção de relações de respeito mútuo, colaboração e comunicação sincera e compassiva contribuem para o bem-estar, a dignidade e conforto de todos os envolvidos nesses processos de vida e morte já tão desafiadores. O cuidado paliativo pediátrico, por meio de uma atuação transdisciplinar, traduz a essência dessa atenção integral à vida em todas as suas dimensões.

"*A Arte de Viver consiste em tirar o Maior Bem do Maior Mal.*"
Machado de Assis

REFERÊNCIAS BIBLIOGRÁFICAS

1. Jones BL, Contro N, Koch KD. The duty of the physician to care for the family in pediatric palliative care: context, communication, and caring. Pediatrics. 2014;133(Suppl 1):S8-15.
2. American Academy of Pediatrics. Patient-and family-centered care and the pediatrician's role. Pediatrics. 2012;129(2):394-404.
3. Shields L, Zhou H, Pratt J, Taylor M, Hunter J, Pascoe E. Family-centred care for hospitalised children aged 0–12 years. Cochrane Database Syst Rev. 2012;10:CD004811.
4. Institute for Patient- and Family- Centered Care. What is patient and family centered care? [internet] Disponível em: https://www.ipfcc.org/about/pfcc.html; acesso em 03 mar. 2021.
5. Smith J, Swallow V, Coyne I. Involving parents in managing their child's long-term condition – a concept synthesis of family-centered care and partnership-in-care. J Pediatr Nurs. 2015;30(1):143-59.
6. Barbosa SMM. Cuidado paliativo em pediatria. In: Carvalho RT, Parsons HA, organizadores. Manual de Cuidados Paliativos ANCP. 2. ed. Academia Nacional de Cuidados Paliativos; 2012.
7. Eler K, Valete COS, Albuquerque A, Dalcin TC, Lopes CRC, Ferreira EAL. Direito de participação da criança e do adolescente na qualidade e na segurança do seu cuidado: estratégias para sua implementação. Res Pediátr. 2022;12 (3):1-11.
8. Valete COS, Ferreira EAL, Bruno CH. O protagonismo da criança em cuidados paliativos para a efetivação da sua segurança. Cad Ibero--amer Dir Sanit. Brasília; 2022;11(3).
9. Silva MCP, Solis-Ponton L. Ser pai, ser mãe. Parentalidade: um desafio para o terceiro milênio. 1ª reimpressão. São Paulo: Casa do Psicólogo; 2014. p. 461-73.
10. Verberne LM, Kars MC, Schouten-van Meeteren AYN, Bosman DK, Colenbrander DA, Grootenhuis MA, et al. Aims and tasks in parental caregiving for children receiving palliative care at home: a qualitative study. Eur J Pediatr. 2017;176(3):343-54.
11. Weaver MS, October T, Feudtner C, Hinds PS. "Good-parent beliefs": research, concept, and clinical practice. Pediatrics. 2020;145(6):e20194018.
12. Knapp CA, Madden VL, Curtis CM, Sloyer P, Shenkman EA. Family support in pediatric palliative care: how are families impacted by their children's illnesses? J Palliat Med. 2010; 13(4):421-6.
13. Verberne LM, Kars MC, Schouten-van Meeteren AYN, van den Bergh EMM, Bosman DK, Colenbrander DA, et al. Parental experiences and coping strategies when caring for a child receiving paediatric palliative care: a qualitative study. Eur J Pediatr. 2019;178:1075-85.
14. Hill DL, Miller M, Walter JK, Carroll KW, Morrison WE, Munson DA, et al. Regoaling: a conceptual model of how parents of children with serious illness change medical care goals. BMC Palliat Car. 2014;13(1):9.
15. Carroll KW, Mollen CJ, Aldridge S, Hexem KR, Feudtner C. Influences on decision making identified by parents of children receiving pediatric palliative care. AJOB Prim Res. 2012;3(1):1-7.
16. Superdock AK, Barfield RC, Brandon DH, Docherty SL. Exploring the vagueness of Religion & Spirituality in complex pediatric decison – making: a qualitative study. BMC Palliat Care. 2018;17(1):107-21.
17. Powazki R, Walsh D, Hauser K, Davi MP. Communication in palliative medicine: a clinical review of family conferences. J Palliat Med. 2014;17(10):1167-77.
18. Forte DN. Estratégias de comunicação em cuidados paliativos. In: Santos FS, organizador. Cuidados Paliativos, discutindo a vida, a morte e o morrer. São Paulo: Atheneu; 2009. p. 223-33.
19. Levin TT, Moreno B, Silvester W, Kissane DW. End-of-life communication in the Intensive Care Unit. Gen Hosp Psychiatry. 2010;32(4):433-42.

CAPÍTULO 8

CUIDADOS PALIATIVOS NA TERAPIA INTENSIVA PEDIÁTRICA

Lara de Araújo Torreão
Cinara Carneiro Neves
Simone Brasil de Oliveira Iglesias

AO FINAL DA LEITURA DESTE CAPÍTULO, O PEDIATRA DEVE ESTAR APTO A:

- Compreender que as unidades de terapia intensiva (UTI) pediátrica são espaços importantes para a abordagem do cuidado paliativo pediátrico diante das condições que limitam a continuidade da vida e de condições crônicas complexas, podendo ofertar, desde o início do diagnóstico, um cuidado integral com foco no conforto e no suporte à família.
- Reconhecer que há barreiras que limitam a atuação do cuidado paliativo nas UTI pediátricas, como falhas de comunicação dentro da equipe assistente e entre equipe e família; necessidade de adequar expectativas diante dos objetivos do cuidado, limites das tecnologias de suporte à vida e necessidade de educar sobre o real significado de cuidado paliativo.
- Orientar a atuação da equipe multiprofissional de cuidados paliativos em situações de final de vida em UTI pediátricas e neonatais, que são raras, entretanto, quando ocorrem, podem ser eventos antecipados ou inesperados para os familiares.
- Atentar para alguns aspectos importantes no cuidado dos pacientes pediátricos e suas famílias, dada a limitada disponibilidade de especialistas pediátricos em cuidados paliativos nas UTI pediátricas e neonatais.
- Saber que a atuação integrada entre as equipes multiprofissionais de cuidados intensivos e cuidados paliativos traz benefícios como a redução do tempo de internação, das taxas de reinternação e de recursos hospitalares, redução do desgaste profissional e melhora da qualidade de assistência às crianças gravemente enfermas e suas famílias.

"O valor de uma civilização se mede pelo cuidado com os mais frágeis, pelo modo com que ela ajuda os mais frágeis e seus membros a conservar a estima de si. O fim de vida, seja na doença ou na velhice, é ainda e sempre da vida, vida de alguém que estimo ou que amo pelo que foi, pelo que é, e não pelo que deixou de ser."
Jacqueline Lagrée[1]

INTRODUÇÃO

A terapia intensiva atende pacientes com condições ameaçadoras da vida e em sofrimento, com doenças agudas e crônicas complexas agudizadas em diversas fases da evolução da doença. É acompanhada pela equipe de cuidados paliativos que auxilia no controle de sintomas como dor, dispneia, na comunicação entre pares e familiares, nas situações de decisão compartilhada, nos cuidados de fim de vida e no acolhimento familiar. Assim, percebe-se a íntima relação da terapia intensiva com os cuidados paliativos, pois o alívio do sofrimento sintomático é um aspecto fundamental dos cuidados paliativos, um componente essencial do cuidado crítico integral para todos os pacientes de UTI, desde o momento da admissão, independentemente do prognóstico.[2]

As UTIP se tornaram espaços importantes para a abordagem do cuidado paliativo pediátrico (CPP) diante das condições que limitam a continuidade da vida e das condi-

ções crônicas complexas, podendo ofertar, desde o início do diagnóstico, um cuidado focado em conforto e no suporte à família. Entretanto há grandes barreiras para que essa prática esteja integrada na rotina, por exemplo, falhas de comunicação dentro da equipe assistente e entre equipe-família e a necessidade de desenhar expectativas diante dos objetivos do cuidado, além dos limites variáveis das tecnologias de suporte à vida e da necessidade de educar sobre o real objetivo de cuidado paliativo, fortalecendo o significado de que estar em acompanhamento com uma equipe de CPP não significa estar "desistindo de tudo".[3]

INDICAÇÕES DE CUIDADOS PALIATIVOS EM TERAPIA INTENSIVA

Alguns pacientes podem ser facilmente identificados como candidatos para cuidado paliativo pediátrico (Quadro 1), mas as equipes assistentes encontram diversos desafios. Permitir uma prática compreensiva, de suporte, compassiva e que contemple diversos domínios, nos quais a comunicação seja clara, é essencial. A participação do paciente e de sua família na construção dos objetivos do cuidado é necessária, respeitando valores e desejos e permitindo suporte à fé e acolhimento do irmão, se houver. Caso ocorra a situação de retirada de suportes entendidos como sustentadores do processo de adoecimento e de morte (como ventilação mecânica e droga vasoativa), criança e família, conforme cada caso isolado, devem participar das tomadas de decisão, com informações claras das decisões sobre as evoluções após as intervenções.

Quando as informações ocorrem de forma efetiva, o cuidado paliativo atua junto à equipe da terapia intensiva, ressignificando a esperança e reforçando o objetivo de controle de sintomas como objetivo de cuidado quando não houver mais possibilidade de cura nas intervenções oferecidas.[3]

No ambiente da UTIP também é possível identificar algumas *red flags* que sugerem o benefício do CPP: quando a criança tiver histórico de pelos menos 3 internações nos últimos 6 meses, internações por mais de 3 semanas sem melhora clínica ou internação em leito de terapia intensiva sem recuperação clínica.[4]

BARREIRAS E POTENCIALIDADES PARA A IMPLEMENTAÇÃO DE CUIDADOS PALIATIVOS EM TERAPIA INTENSIVA

Existe benefício na qualidade de vida que o cuidado paliativo oferece à criança e a sua família, no entanto a baixa adesão a sua prática se encontra em barreiras facilmente reconhecidas, como o pouco uso de opioides no controle adequado da dor, as lacunas da educação durante a formação do profissional de saúde, a má distribuição dos recursos financeiros, que aumenta a desigualdade, e a escassez de uniformidade nos modelos de cuidado na pediatria.[4,5]

Os princípios dos cuidados paliativos podem ser aplicados ao ambiente de terapia intensiva pediátrica e não exigem uma grande mudança na prática diária, mas refletem um primeiro pequeno passo na direção da melhora dos cuidados das crianças diante de condições que limitam e ameaçam a continuidade da vida e das famílias enlutadas.

Quadro 1 Crianças internadas em UTIP com benefício de cuidado paliativo pediátrico

Benefício em curto prazo	
Alterações letais, traumas graves, disfunção de múltiplos órgãos, morte inevitável apesar das intervenções de paciente criticamente doente.	
Benefício em curto e longo prazo	
Criança com condição crônica complexa para a morte prematura é possível	Criança com traqueostomia e ventilação domiciliar, paciente com transplante de órgão, criança com cardiopatia congênita complexa, criança com doença neurodegenerativa
Criança com diagnóstico de base com prognóstico incerto	Criança com diagnóstico de doença metabólica ou genética
Criança com manejo de dor crônica e complicações relacionadas a seu manejo com prognóstico a longo prazo incerto	Doenças oncológicas e não oncológicas
Criança que tem benefício de planejamento antecipado de cuidado	Crianças com condição crônica complexa e envolvimento de múltiplas especialidades para orquestrar o cuidado, crianças com diagnóstico intrauterino

UTIP: unidade de terapia intensiva pediátrica.
Fonte: adaptado de Hain e Goldman.[3]

Uma vez que a UTIP é o local onde algumas crianças morrem, esperam-se habilidades do intensivista pediátrico semelhantes às do médico especialista em cuidados paliativos, a exemplo da comunicação, da escuta ativa, da apreciação do significado da doença e do sofrimento, além de avaliar e tratar a dor e outros sintomas.[6] Essas considerações de qualidade de vida constituem o "CP primário". Trata-se de cuidados paliativos dentro do escopo de atuação de um subespecialista, não necessitando de conhecimentos paliativos pediátricos específicos. No entanto, para tomadas de decisões complexas, luto complicado, transições de cuidados e sintomas refratários, os intensivistas podem procurar especialistas em cuidados paliativos.[7]

Favorecer a definição dos objetivos do cuidado, estabelecer planos de cuidado e cuidados de fim de vida são considerados potencialidades dos cuidados paliativos em terapia intensiva. São também pilares desse cuidado integral e multidimensional.[8,9]

- Tomada de decisão centrada no paciente e na família.
- Comunicação dentro da equipe e com pacientes e familiares.
- Continuidade dos cuidados em locais físicos dentro e fora do hospital durante a continuidade da doença.
- Apoio emocional e prático aos pacientes e familiares.
- Apoio emocional e organizacional para UTI.

- Apoio espiritual aos pacientes e familiares.
- Gestão de sintomas e cuidados de conforto.

CUIDADOS PALIATIVOS NA TERAPIA INTENSIVA: ASPECTOS PRÁTICOS

Controle de sintomas

Os sintomas mais descritos em terapia intensiva de adulto por meio de autorrelato são a dor, a dispneia e a sede.[1] Em pediatria o autorrelato ocorre em menor número e habitualmente já é subestimado em pacientes não verbais. Outros sintomas pouco reconhecidos são *delirium*, dispneia, náuseas, secreções, agitação e sintomas psicológicos. A oferta de cuidados paliativos ainda é precária na terapia intensiva. Short et al. citam em um estudo que, em um hospital terciário, apenas metade dos pacientes próximos à morte recebeu cuidados multidisciplinares e condutas de manejo de sintomas, incluindo medicação para dor, durante sua hospitalização terminal. Apenas 26% receberam analgesia adicional no momento da retirada ou durante a limitação do suporte.[7]

Em situações em que a criança sofreu um evento agudo com insulto neurológico grave, pode ser difícil para os pais e para a equipe avaliar o nível de conforto diante dos sedativos e analgésicos. Nessas circunstâncias, reduzi-los cuidadosamente utilizando escalas pode permitir uma melhor avaliação objetiva do nível de consciência e da dor que a criança apresenta. Não há indicação para aumentar os sedativos, porque a criança está em cuidado paliativo ou porque "já sofreu o suficiente". O objetivo do cuidado deve estar claro, e a intenção da intervenção farmacológica visa ao controle da dor ou de outro sintoma, avaliando primeiro a sua causa e intensidade, semelhante à conduta diante de qualquer criança.[6] A sedação paliativa só é uma alternativa para sintomas refratários.

Uma intervenção não farmacológica para controle de dor e de outros sintomas, sem custo e muito potente, que beneficia tanto a criança quanto os pais, é o colo. É recomendado permitir e encorajar os pais a segurarem o filho nos braços, com o apoio e a segurança da equipe, mesmo nas situações mais complexas, de crianças em ventilação mecânica e com muitas bombas de infusão. Para os pais de recém-nascidos doentes, essa pode ser a única oportunidade de segurar o filho nos braços e pode ser uma experiência poderosa que pode não acontecer sem o incentivo da equipe que realiza a assistência no ambiente da UTI pediátrica e neonatal.[6]

O desafio do prognóstico e o teste terapêutico – *trial*

Um dos grandes desafios na terapia intensiva em cuidados paliativos é identificar a fase da evolução da doença: reconhecer o momento em que há uma inversão de expectativas e a persistência de terapias fúteis e obstinadas podem levar à distanásia. Com a crescente disponibilidade de dados de inquéritos nacionais e ensaios clínicos, a ciência de estimar o prognóstico tem feito progressos notáveis. No entanto, as ferramentas prognósticas disponíveis carecem de precisão e acurácia para a população pediátrica. Sempre existe algum grau de incerteza em qualquer estimativa prognóstica. Nesse contexto cabe o *trial*, teste terapêutico com metas e tempo definido, no qual se ajustam os objetivos de cuidado com a família. Caso não haja resposta esperada ao trial, configura-se a adoção dos cuidados paliativos de forma plena e exclusiva.[10]

CUIDADOS DE FIM DE VIDA

Situações de fim de vida em UTI pediátrica e neonatal são raras; entretanto, quando ocorrem podem ser eventos antecipados ou inesperados para os familiares. Em eventos súbitos, como a morte devido a trauma grave, sepse ou cardiopatia congênita complexa no período neonatal, a equipe de cuidados paliativos poderá atuar de forma mais efetiva no suporte à família enlutada.[6]

Em situações de evolução desfavorável e progressiva, é necessário o diálogo e o acompanhamento da família para favorecer o processo de entendimento e decisão sobre o momento de fim de vida. A comunicação é realizada nas conferências familiares, nas quais se esclarece de forma clara e objetiva a evolução clínica e se busca compreender os valores, desejos e significados familiares para uma decisão compartilhada. É importante envolver os pais/responsáveis no processo de decisão sobre a limitação de suporte artificial de vida. A orientação, o preparo e o acolhimento da família para esse processo são fundamentais. Nesse contexto, podem surgir interpretações equivocadas em relação à suspensão do suporte artificial de vida, pela falta de compreensão sobre a proporcionalidade terapêutica. É recomendado oferecer um espaço físico tranquilo e privado para o momento de adeus, com a aproximação da família estendida, a realização de rituais culturais de despedida, suporte espiritual, colo dos pais, presença de irmãos e produção de memórias familiares.[6]

Após a morte da criança, as famílias devem ser autorizadas a permanecer no quarto com seu ente querido até que esteja pronta para sair. Algumas famílias desejam limpar, banhar e vestir suas crianças, e isso, caso desejado, pode favorecer o processo de despedida e luto da família. Apesar da tristeza desse momento, é importante abordar, quando necessário, os benefícios de necrópsia para elucidação diagnóstica e serenidade futura dos pais em relação às causas da morte e medidas de aconselhamento.[6]

A expressão afetiva de condolências da equipe em relação à criança e sua família deve ser favorecida por meio de mensagens escritas ou cartões que possam homenageá-la. A presença de profissionais que cuidaram da criança nos funerais também pode contribuir para a expressão de gratidão, despedida e elaboração do luto da família. O contato de profissionais de saúde mental ou do médico responsável com a família após algumas semanas, por meio de telefonemas e reuniões, pode contribuir para o esclarecimento de dúvidas, o acolhimento de angústias e a avaliação da necessidade de suporte especializado. Momentos importantes para estabelecer contato com a família são o dia do nascimento da criança, o aniversário de morte e datas religiosas.[6]

O OLHAR AMPLIADO PARA O CUIDAR NA UNIDADE DE TERAPIA INTENSIVA

Dada a limitada disponibilidade de especialistas pediátricos em cuidados paliativos nas UTI pediátricas e neonatais, todos os profissionais que atuam nesses espaços devem atentar para alguns aspectos importantes no cuidado dos pacientes pediátricos e suas famílias, quais sejam: a importância relativa do prognóstico, a valorização da vida infantil, atividades lúdicas como a música e a terapia com animais de estimação, a presença dos pais nos rituais de fim de vida, o cuidado com os irmãos, o uso de tecnologia médica e a duração prolongada da estadia na unidade.[11]

Kolmar et al. estabelecem recomendações para abordar questões comuns referentes aos cuidados paliativos em UTI. São elas:[11]

- Verificar a importância do conhecimento do prognóstico para uma família – muitas crianças excederam em muito a sobrevivência prevista.
- Gerenciar sintomas em pediatria necessita de ampla variedade de recursos, incluindo equipes multiprofissionais (enfermeiros, psicólogos, assistentes sociais, terapeutas ocupacionais, pedagogos, voluntários), terapia com animais de estimação e técnicas de distração.
- Averiguar com os pais como desejam se envolver nos cuidados no final da vida.
- Atentar para a ocorrência de eventos significativos e impactantes no ambiente da UTI. As famílias geralmente formam laços entre si. Mudanças significativas na condição ou mesmo a morte de uma criança podem produzir um efeito profundo e impactante em outras famílias.
- Promover a participação das famílias na tomada de decisão compartilhada. O ambiente movimentado e intenso da UTI provoca a perda completa do papel de cuidador e de controle dos pais. É fundamental validar, estimular e resgatar essa função.
- Atentar para o aspecto de que, ao formular decisões sobre cuidados, a maioria dos pais está disposta a ir a extremos para levar seus filhos para casa, independentemente das dificuldades pessoais, profissionais ou financeiras. Importante não transferir a responsabilidade da decisão para os pais.
- Observar que pode haver dificuldades nos processos de comunicação, pois a educação formal sobre cuidados de fim de vida e o treinamento dessas habilidades não são rotineiramente incluídos na educação de profissionais pediátricos.
- Compreender que a maioria das internações na UTIP é de pacientes com doenças crônicas preexistentes e que os pais estão intimamente familiarizados com as necessidades de seus filhos.
- Compreender que as equipes pediátricas necessitam de educação sobre o manejo dos cuidados de fim de vida, cuidados pós-morte, luto familiar e emoções da equipe.
- Perguntar às famílias sobre sua rede de apoio, família, outros filhos, empregos e como podem ser apoiados nesse aspecto, principalmente em internações prolongadas.

CONSIDERAÇÕES FINAIS

"O filósofo e o médico não trabalham na mesma temporalidade e, portanto, no mesmo mundo: o filósofo, por vocação, dispõe do tempo do lazer e da reflexão, do tempo da retomada e da ruminação, enquanto o médico atua na urgência e toma precauções apressadamente, mesmo ao manter na mira o prognóstico e a qualidade de vida esperada para o paciente. O profissional em cuidados paliativos se situa entre ambos. Adotar o tempo da meditação filosófica consiste em escapar do ritmo da urgência e da obrigação profissional, em aceitar tomar o caminho do desvio que, inversamente ao recurso técnico, é o próprio caminho do pensamento. Não pelo prazer de flanar, mais precisamente para ver de maneira diversa a paisagem familiar, para se dar o tempo de pensar diversamente."

Jacqueline Lagrée[1]

O cuidado de elevada qualidade em UTI pediátrica e neonatal depende da atuação integrada e sincrônica entre as equipes multiprofissionais de cuidados intensivos e de cuidados paliativos. Os maiores ganhos incluem não só a redução do tempo de internação, das taxas de reinternação, de recursos hospitalares e redução do desgaste profissional, mas, fundamentalmente, a melhora da qualidade de assistência às crianças gravemente enfermas e suas famílias.[7] Essa integração proporciona uma experiência humana respeitosa e ética no cuidar do processo de dor, sofrimento e morte, considerando os protagonistas como sujeitos de direito e incluindo-os nos processos decisórios com adequada comunicação, respeito e valorização da cultura, dos valores e de seus desejos individuais.

REFERÊNCIAS BIBLIOGRÁFICAS

1. Lagrée J. Curar a morte. Polietica (São Paulo). 2021;9(1):118-37.
2. Puntillo K, Nelson JE, Weissman D, Curtis R, Weiss S, Frontera J, et al. Palliative care in the ICU: relief of pain, dyspnea, and thirst: a report from the IPAL-ICU Advisory Board. Int Care Med. 2014;40(2):235-48.
3. Hain R, Goldman A. Oxford textbook of palliative care for children. 3.ed. Oxford: Oxford University Press; 2021.
4. Benini F, Papadatou D, Bernadá M, Craig F, De Zen L, Downing J, et al. international standards for pediatric palliative care: from IMPaCCT to GO-PPaCS. J Pain Symptom Manage. 2022;63(5):e529-e543.
5. National Hospice and Palliative Care Organization. NHPCO's facts and figures: pediatric palliative and hospice care in America. 2023. Disponível em: https://www.nhpco.org/wp-content/uploads/NHPCO_Pediatric_Facts_Figures_2023.pdf. Acesso em: 20 maio 2024.
6. Liben S. Pediatric palliative care in the intensive care unit. In: Astuto M (eds.). Basics. Anaesthesia, intensive care and pain in neonates and children. Milano: Springer; 2009.
7. Short SR, Thienprayoon R. Pediatric palliative care in the intensive care unit and questions of quality: a review of the determinants and me-

chanisms of high-quality palliative care in the pediatric intensive care unit (PICU). Transl Pediatr. 2018;7(4):326-43.

8. Mularski RA, Curtis JR, Billings JA, Burt R, Byock I, Fuhrman C, et al. Proposed quality measures for palliative care in the critically ill: a consensus from the Robert Wood Johnson Foundation Critical Care Workgroup. Crit Care Med. 2006;34(Supl 11):S404-11.
9. Megale CTC, Costa GA. Unidade de terapia intensiva pediátrica. In: Ferreira EAL, Barbosa SMM, Iglesias SBO (eds.). Cuidados paliativos pediátricos. Rio de Janeiro: Medbook; 2023. Cap. 71. p.388-95.
10. Miller-Smith L, Lantos JD, Pope TM. Palliative care: medically futile and potentially inappropriate therapies of questionable benefit. UpToDate, 2023. Disponível em: https://www.uptodate.com/contents/palliative-care-medically-futile-and-potentially-inappropriate-therapies-of-questionable-benefit. Acesso em: 27 jan. 2024.
11. Kolmar A, Hueckel RM, Kamal A, Dickerman M. Top ten tips palliative care clinicians should know about caring for children in neonatal and pediatric intensive care units. J Palliat Med. 2019;22(9):1149-53.

SEÇÃO 41

RADIOLOGIA PEDIÁTRICA

COORDENADORA

Dolores Bustelo
Membro Titular do Colégio Brasileiro de Radiologia (CBR). Radiologista da Clínica CETAC. Coordenadora da Radiologia Pediátrica do CBR, da Sociedade Paranaense de Pediatria (SPP) e da Sociedade Brasileira de Pediatria (SBP). Membro da Comissão Nacional de Ultrassonografia, da Comissão Cultural e da Comissão de Proteção Radiológica do CBR. Ex-presidente da Sociedade de Radiologia e Diagnóstico por Imagem do Paraná e da Sociedade Latino Americana de Radiologia Pediátrica (SLARP). Membro Honorário da Sociedade Americana de Radiologia Pediátrica (SPR). Butterfly Award do Image Gently, Medalha de Ouro do CBR.

AUTORES

Adriano Keijiro Maeda

Neurocirurgião Pediátrico. Chefe do Serviço de Neurocirurgia do Hospital Pequeno Príncipe, Curitiba. Mestre em Tecnologia em Saúde pela Pontifícia Universidade Católica do Paraná (PUC-PR). Professor da Escola de Medicina da PUC-PR. Neurocirurgião Pediátrico do Hospital Pequeno Príncipe.

Alair Augusto Sarmet dos Santos

Professor Titular e Chefe do Departamento de Radiologia da Faculdade de Medicina da Universidade Federal Fluminense (UFF). Coordenador da Comissão de Proteção Radiológica do Colégio Brasileiro de Radiologia (CBR). Ex-Presidente do CBR.

Aline Sgnolf Ayres

Neurorradiologista Assistente do Instituto de Radiologia do Hospital das Clínicas da Faculdade de Medicina da Universidade de São Paulo (HCFMUSP).

Ana Amélia Bartolamei Ramos

Médica Radiologista do Complexo Hospitalar de Clínicas (CHC) da Universidade Federal do Paraná (UFPR), do Complexo Hospitalar do Trabalhador e da Clínica Imax, Curitiba. Supervisora do Programa de Residência Médica do CHC-UFPR. Professora do Curso de Medicina da Universidade Positivo.

Bárbara Limberger Nedel

Médica Radiologista Pediátrica. Membro Titular do CBR, com atuação no Hospital Moinhos de Vento e Hospital Femina, em Porto Alegre. Especialista em Radiologia e Diagnóstico por Imagem pelo Hospital de Clínicas de Porto Alegre. *Fellowship* em Radiologia Pediátrica no Hospital Moinhos de Vento. Mestre pela Universidade Federal do Rio Grande do Sul (UFRGS).

Bruno Mauricio Pedrazzani

Médico Radiologista Chefe do Hospital São Marcelino Champagnat e do Hospital Universitário Cajuru. Médico Radiologista e Responsável por Imagem Musculoesquelética Pediátrica do Hospital Infantil Pequeno Príncipe e Médico Radiologista e Sócio da Clínica X-Leme, Curitiba. Coordenador da Residência Médica em Radiologia e Diagnóstico por Imagem do Hospital Universitário Cajuru e Coordenador do Aperfeiçoamento em Radiologia Pediátrica do Hospital Pequeno Príncipe.

Claudete Aparecida Araújo Cardoso

Professora Associada IV do Departamento Materno-Infantil da Faculdade de Medicina da Universidade Federal Fluminense (UFF).

Debora Brighente Bertholdo

Neurorradiologista da Clínica DAPI, Curitiba. Professora Assistente do Curso de Medicina da PUC-PR. Membro Titular do Colégio Brasileiro de Radiologia (CBR) e Diagnóstico por Imagem com Certificado de Atuação em Neurorradiologia Diagnóstica.

Dolores Bustelo

Membro Titular do CBR. Radiologista da Clínica CETAC. Coordenadora da Radiologia Pediátrica do CBR, da SPP e da SBP. Membro da Comissão Nacional de Ultrassonografia, da Comissão Cultural e da Comissão de Proteção Radiológica do CBR. Ex-presidente da SLARP. Membro Honorário da SPR. Butterfly Award do Image Gently, Medalha de Ouro do CBR.

Donald Frush

Radiologist at Duke University Medical Center, Durham, North Carolina, USA. John Strohbehn Professor of Radiology, and Associate Faculty Member, Medical Physics Graduate Program at Duke University Medical Center. Past President of the Society for Pediatric Radiology (SPR). Chair of Image Gently.

Fabiana Gual Oranges

Pós-graduação em Radiologia Geral e Medicina Interna pelo Hospital Israelita Albert Einstein (HIAE). Médica Radiologista do Grupo de Pediatria do Departamento de Imagem do HIAE e do Instituto da Criança e do Adolescente (ICr) da HCFMUSP.

Fernanda Del Campo Braojos Braga

Chefe do Serviço de Radiologia Pediátrica do Hospital da Criança e Maternidade. Residência em Radiologia e Diagnóstico por Imagem pela Faculdade de Medicina de São José do Rio Preto (FAMERP). *Fellowship* em Radiologia Pediátrica pela FAMERP. Doutor em Ciências da Saúde com ênfase em Radiologia pela FAMERP.

Henrique M. Lederman

Professor Emérito de Radiologia da Escola Paulista de Medicina Departamento de Diagnóstico por Imagem. Professor Titular, Diretor do Centro de Diagnóstico por Imagem do Instituto de Oncologia Pediátrica do GRAACC/Unifesp.

Lisa Suzuki

Coordenadora da Radiologia do ICr-HCFMUSP e da Radiologia Pediátrica do Grupo Fleury. Doutora em Radiologia pela FMUSP.

Luci Pfeiffer
Médica Pediatra. Doutora e Mestre em Saúde da Criança e do Adolescente pela UFPR. Pós-graduada em Psicologia com Abordagem Psicanalítica e em Saúde do Adolescente pela PUC-PR. Coordenadora e Idealizadora do Programa DEDICA – Defesa dos Direitos da Criança e do Adolescente, PR. Presidente do Departamento Científico de Prevenção e Enfrentamento das Causas Externas da SPP e SBP. Membro do GT Saúde na Era Digital da SBP. Medalha de Lucas do Conselho Regional de Medicina – Paraná.

Marcel Zago Botelho
Físico Médico. Especialista em Radiodiagnóstico pela Associação Brasileira de Física Médica (ABFM). Mestre em Nanociências. Membro da Comissão de Proteção Radiológica do Colégio Brasileiro de Radiologia (CBR) e do GT de Radioproteção da SBP. Ex-Presidente da ABFM.

Márcia Wang Matsuoka
Médica Assistente do ICr-HCFMUSP e da Radiologia Pediátrica do Grupo Fleury. Doutora em Radiologia pela FMUSP.

Mariane Cibelle Barreto da S. Barros
Médica Radiologista Pediátrica. Coordenadora da Radiologia Pediátrica do Hospital Moinhos de Vento, Porto Alegre. Preceptora das Residências Médicas de Pediatria e de Diagnóstico por Imagem em Radiologia. Membro do CBR. Membro Diretivo da Sociedade Gaúcha de Radiologia. Residência em Radiologia e Diagnóstico por Imagem no IMIP/PE. *Fellow* na Clínica CDPI-RJ.

Paula Ricci Arantes
Neurorradiologista no ICr-HCFMUSP e Rede D'Or. Doutor em Ciências Médicas pela FMUSP. Pós-doutorado em Mapeamento Cerebral pelo HIAE. Pesquisadora do LIM 44 da FMUSP.

Pedro Daltro
Diretor Médico da DASA-RJ. Ex-Presidente da SLARP. Membro Honorário da SPR, ESPR e SLARP.

Rochelle Lykawka
Física Médica Tutora e Docente do Programa de Residência em Área Profissional da Saúde do HCPA/UFRGS. Membro da Comissão de Proteção Radiológica do Colégio Brasileiro de Radiologia (CBR).

Silvia Maria Sucena da Rocha
Médica Assistente do ICr-HCFMUSP e da Radiologia Pediátrica do Grupo Fleury. Doutora em Radiologia pela FMUSP.

Suely Fazio Ferraciolli
Neurorradiologista no ICr e Instituto de Radiologia do HCFMUSP. *Fellow* de Radiologia Pediátrica no Massachusetts General Hospital, Harvard Medical School.

Suheyla Pollyana Pereira Ribeiro
Graduação em Medicina pela Santa Casa de Misericórdia de São Paulo. Residência médica em Radiologia e Diagnóstico por Imagem e Especialização em Neurorradiologia e Radiologia e Cabeça e Pescoço pelo HIAE. Médica do Grupo de Radiologia de Cabeça e Pescoço do Departamento de Imagem do HIAE.

Tatiana Fazecas
Chefe do Serviço de Imagem do Hospital Municipal Jesus, RJ. Radiologista Pediátrica da DASA-RJ. Coordenadora da Radiologia Pediátrica do CBR e da Sociedade Paulista de Radiologia. Membro do Comitê Diretivo da SLARP. Ex-Presidente da SLARP. Mestre em Saúde Materno-Infantil pela Universidade Federal Fluminense (IFF).

Telma Sakuno
Radiologista Pediátrica do Hospital Infantil Joana de Gusmão e do Hospital Universitário da Universidade Federal de Santa Catarina (UFSC). Título de Especialista em Radiologia e Diagnóstico por Imagem pelo CBR. Mestre em Ciências Médicas pela UFSC. Doutora em Ciências com Área de Concentração em Radiologia e Diagnóstico por Imagem pela USP.

Teresa Cristina de Castro Ramos Sarmet dos Santos
Médica Radiologista Pediátrica do Hospital Universitário Antônio Pedro da Universidade Federal Fluminense (HUAP/UFF). Mestre em Medicina pelo Programa de Pós-graduação em Ciências Médicas (PPGCM) da UFF. Doutoranda pelo PPGCM-UFF.

Yoshino Tamaki Sameshima
Residência em Radiologia no Inrad-FMUSP. *Pediatric Radiology Postdoctoral Fellowship* na University of California San Francisco. Médica Coordenadora da Radiologia Pediátrica do Departamento de Imagem do Hospital Israelita Albert Einstein. Coordenadora da Radiologia Pediátrica da Sociedade Paulista de Radiologia (SPR). Membro Diretivo da SLARP.

CAPÍTULO 1

PROTEÇÃO RADIOLÓGICA

Dolores Bustelo
Donald Frush
Alair Sarmet dos Santos
Marcel Zago Botelho
Rochelle Lykawka

AO FINAL DA LEITURA DESTE CAPÍTULO, O PEDIATRA DEVE ESTAR APTO A:

- Entender que crianças são mais sensíveis à radiação devido ao crescimento rápido e à divisão celular constante.
- Garantir que cada procedimento radiológico tenha um benefício clínico que supere o risco de radiação.
- Minimizar o tempo de exposição da criança à radiação.
- Incentivar a educação para pais e responsáveis sobre a importância da proteção radiológica.

INTRODUÇÃO

A proteção radiológica é fundamental ao paciente pediátrico, e a Sociedade Brasileira de Pediatria (SBP) desenvolve campanhas e divulga informações sobre o tema, que estão acessíveis em seu site, ressaltando-se a Campanha *Image Gently*[1] (Figura 1) e a Campanha Justifique![2] (Figura 2).

Exames de diagnóstico por imagem são essenciais às crianças e adolescentes, sendo importantes para o diagnóstico e o controle de tratamento. Alguns exames de imagem utilizam radiação ionizante, tais como os exames de radiologia convencional e de tomografia computadorizada, devendo-se considerar o risco/benefício quando da solicitação desses exames. Se possível, esses exames devem ser substituídos por exames que não utilizam radiação ionizante, como os exames de ultrassonografia e ressonância magnética.

Os exames que utilizam radiação ionizante devem ser realizados de forma criteriosa, com a menor dose de radiação necessária para aquisição da imagem diagnóstica, seguindo as orientações do princípio ALARA (*as low as reasonably achievable*).[3]

O paciente pediátrico é mais sensível aos efeitos biológicos das radiações e tem maior radiossensibilidade devido a sua grande proliferação celular. Devemos pensar que ele poderá ter uma vida longa, e poderá ser muito exposto a métodos de diagnóstico por imagem com radiação ionizante. Esses motivos reforçam a importância da proteção radiológica nas crianças.[1]

Os pais, familiares e responsáveis pelas crianças e adolescentes devem receber informações adequadas relacionadas à comunicação do risco, bem como devem ser orientados sobre a segurança dos exames radiológicos atualmente praticados. Hoje em dia, possuímos equipamentos de diagnóstico por imagem com uma tecnologia muito mais avançada, com maior sensibilidade para detecção da radiação e consequente produção de imagens, o que gera a necessidade de menores doses de radiação para aquisição de excelentes imagens.[4]

A cultura da proteção radiológica deve ser fortalecida diariamente, em um trabalho conjunto entre médico pediatra, médico radiologista, físico médico, técnico e tecnólogo em

Figura 1 Logo do *Image Gently*.

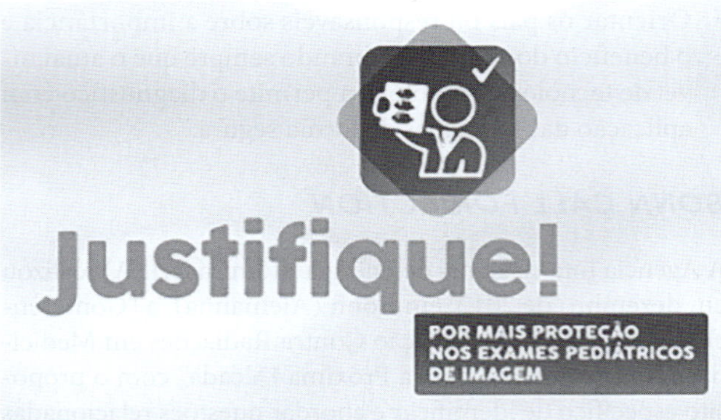

Figura 2 Logo da Campanha Justifique! da Sociedade Brasileira de Pediatria.

radiologia, com a implementação de diversas ações e conceitos que serão detalhados a seguir.

PRINCÍPIOS DA PROTEÇÃO RADIOLÓGICA

A proteção radiológica está baseada em três princípios, que são: a justificação, a otimização e a limitação da dose individual.[5]

O princípio da justificação ressalta que os exames de imagem que utilizam radiação ionizante apenas devem ser solicitados quando estritamente necessários para o diagnóstico e o controle de tratamento. É de responsabilidade do médico prescritor do exame realizar a avaliação da relação risco vs. benefício quando da solicitação do exame. Com o objetivo de difundir o conhecimento desse princípio, a SBP desenvolveu e divulgou a Campanha Justifique!.

O princípio da otimização deve ser praticado por dois grupos distintos: as empresas de produtos radiológicos, que devem sempre buscar desenvolver equipamentos que utilizem menor dose de radiação, assim como pelo grupo executor dos exames, radiologistas, técnicos e tecnólogos de radiologia, que devem realizar os exames de diagnóstico por imagem com a menor dose de radiação possível, sendo avaliada apenas a área de interesse.

O princípio da limitação da dose individual se aplica aos profissionais ocupacionalmente expostos à radiação ionizante e ao público em geral, mas não aos pacientes. Esses limites são calculados em doses anuais, considerando a grandeza da dose efetiva e o órgão do corpo humano afetado pela radiação. Está vinculado aos cuidados que os profissionais da área da saúde devem ter, sendo as doses-limite de radiação por ano para cada trabalhador acompanhadas por meio dos dosímetros pessoais. Os limites de doses anuais para pessoas e profissionais são definidos pela CNEN (Comissão Nacional de Energia Nuclear).

EFEITOS BIOLÓGICOS DA RADIAÇÃO

Os efeitos biológicos da radiação, também conhecidos como radioinduzidos, recebem nomes em função do valor da dose, forma de resposta e tempo de manifestação. Assim, em função da dose e forma de resposta, são classificados em estocásticos e determinísticos, e a principal diferença entre eles é que os efeitos estocásticos causam a transformação celular, enquanto os determinísticos causam a morte celular; em termos do tempo de manifestação, em imediatos e tardios; em função do nível de dano, em somáticos e hereditários, sendo este último diretamente relacionado com os tipos de células afetadas.

Efeitos estocásticos da radiação têm a probabilidade de ocorrência proporcional à dose de radiação recebida, sem a existência de limiar. Isso significa, que doses pequenas, abaixo dos limites estabelecidos por normas e recomendações de proteção radiológica, podem induzir tais efeitos. Dentre esses efeitos, destaca-se o câncer. O período de aparecimento (detecção) do câncer após a exposição pode chegar a 40 anos. No caso da leucemia, a frequência passa por um máximo entre 5 e 7 anos, com período de latência de 2 anos.

Efeitos determinísticos da radiação são efeitos causados por irradiação total ou localizada de um tecido, causando um grau de morte celular não compensado pela reposição ou reparo, com prejuízos detectáveis no funcionamento do tecido ou órgão. Existe um limiar de dose, abaixo do qual a perda de células é insuficiente para prejudicar o tecido ou órgão de modo detectável. Isso significa que os efeitos determinísticos são produzidos por doses elevadas, acima do limiar, e a intensidade ou gravidade do dano aumenta com a dose aplicada. Exemplos de efeitos determinísticos na pele são:

- Eritema e descamação seca para dose entre 3 e 5 Gy, com sintomas aparecendo após 3 semanas.
- Descamação úmida acima de 20 Gy, com bolhas após 4 semanas.
- Necrose para dose acima 50 Gy, após 3 semanas.

Quanto ao nível de dano, os efeitos somáticos surgem do dano nas células do corpo e o efeito aparece na própria pessoa irradiada. Já os efeitos hereditários surgem no descendente da pessoa irradiada, como resultado do dano produzido pela radiação em células dos órgãos reprodutores, as gônadas.

MEDIDAS DE EXPOSIÇÃO À RADIAÇÃO

Grande parte da motivação no estabelecimento de métodos dosimétricos relacionados a procedimentos de diagnóstico por imagem está baseada no interesse em estimar riscos à saúde do paciente que é submetido a um exame que utiliza radiações ionizantes. Há diversas maneiras de quantificar a exposição à radiação.

Atualmente os equipamentos de diagnóstico por imagem estimam essa exposição por descritores de dose de cada modalidade, como na tomografia computadorizada, que informa valores de dose em mGy.cm (produto dose comprimento), e na radiologia geral e fluoroscopia em $Gy.cm^2$ (produto dose área), por exemplo. Os descritores de dose das modalidades podem auxiliar na construção dos indicadores de risco estocástico ou determinístico ao paciente, mesmo que esse risco seja mínimo

dentro da realidade das imagens diagnósticas rotineiras.[5] De forma geral, são duas as principais grandezas avaliadas para estimar o risco nas aplicações médicas das radiações ionizantes:

1. Dose absorvida: é a quantidade de radiação absorvida por unidade de massa como resultado de uma exposição. É expressa em unidades de Gray (Gy) ou miligray (mGy). A dose absorvida pode ser utilizada na otimização e acompanhamento dos protocolos de aquisição de imagens, assim como nas estimativas de risco determinístico.[4]
2. Dose efetiva: é a quantidade de radiação que pode ser estimada para corpo inteiro, pela ponderação com a radiossensibilidade de cada órgão ou tecido exposto (p. ex., as gônadas são mais suscetíveis) e com o tipo de radiação incidente. É expressa em Sievert (Sv) ou milisievert (mSv). A dose efetiva é útil na avaliação de potenciais efeitos de longo prazo (estocásticos) que podem ocorrer em uma população.[4]

MEDIDAS DE PROTEÇÃO RADIOLÓGICA

São várias as medidas de proteção radiológica que os serviços de diagnóstico por imagem já implementam em sua rotina:

- Barreiras de proteção, como paredes, portas e visores plumbíferos nas salas de exames.
- Equipamentos de proteção individual adequados para os trabalhadores e para os acompanhantes (quando necessário), tais como aventais de chumbo e protetores de tireoide.
- Uso de dosímetros individuais pelos trabalhadores.
- Treinamentos e capacitação constante das equipes.

Durante a realização do exame, devem ser adotadas medidas de adequação de protocolos aos biotipos de pacientes. Atenção especial deve ser dada aos pacientes pediátricos, tais como medir a espessura do paciente para técnica "tamanho infantil", evitar usar grades antiespalhamento de radiação para partes do corpo com menos de 10 a 12 cm de espessura, radiografar estritamente a região de interesse, verificar os indicadores de exposição e a qualidade da imagem, usar a menor taxa de pulsos em fluoroscopia, usar menor tempo de exposição/varredura, entre outros.

Mas a medida de proteção radiológica primária, de fundamental importância, está vinculada diretamente à solicitação do exame. Quando esta for estritamente necessária para esclarecer uma hipótese diagnóstica, outras medidas são importantes:

- Validar com o paciente a existência de exames recentes anteriores e revisá-los.
- Conversar com o médico radiologista sobre o melhor exame para a hipótese diagnóstica, quando houver dúvidas.
- Fornecer informações clínicas relevantes na solicitação do exame para subsidiar a realização da aquisição das imagens e a consequente produção do laudo radiológico.
- Orientar os pais ou responsáveis sobre a importância e o benefício do exame, lembrando sempre que o atual nível de tecnologia radiológica permite o diagnóstico com aplicação das radiações de forma segura.

BONN CALL FOR ACTION

A Agência Internacional de Energia Atômica (AIEA) realizou em dezembro de 2012, em Bonn (Alemanha), a "Conferência Internacional de Proteção Contra Radiações em Medicina: definir o cenário para a Próxima Década", com o propósito específico de identificar e abordar questões relacionadas à proteção contra as radiações em medicina. Um resultado importante da conferência foi a identificação de responsabilidades e a apresentação de uma proposta de prioridades para as partes interessadas, em relação à proteção contra radiações em medicina para a próxima década. Esse resultado específico é designado "Bonn: Chamada para a Ação".

Não há dúvida de que a aplicação da radiação ionizante e de elementos radioativos em procedimentos de diagnóstico, intervenção ou terapêuticos em medicina é benéfica para centenas de milhões de pessoas todos os anos. No entanto, a utilização da radiação em medicina deve observar um equilíbrio entre os benefícios da melhoria do bem-estar e da saúde humana, bem como os riscos relacionados com a exposição dos indivíduos à radiação. Os objetivos "Bonn Call for Action" são:

- Fortalecer a proteção radiológica dos pacientes e dos profissionais de saúde em geral.
- Alcançar o maior benefício com o menor risco possível para todos os pacientes pelo uso seguro e adequado da radiação ionizante em medicina.
- Apoiar a integração total da proteção radiológica nos sistemas de saúde.
- Ajudar a melhorar o diálogo sobre risco/benefício com os pacientes e com o público.
- Aumentar a segurança e a qualidade dos procedimentos da radiologia em medicina.

Informações sobre o "Bonn Call for Action" podem ser obtidas por meio da plataforma da Agência Internacional de Energia Atômica (IAEA).[5]

IMAGE GENTLY

O *Image Gently* é uma campanha mundial de proteção radiológica em pediatria que tem como principais metas: conscientizar a comunidade radiológica sobre a necessidade de ajustar a dose de radiação ao fazer exames de imagem em crianças, divulgar orientações de proteção radiológica para os médicos e profissionais da saúde que solicitam e que realizam os exames com raios X, divulgar de forma gratuita orientações aos pais e responsáveis pelas crianças e solicitar às empresas fabricantes dos equipamentos de radiodiagnós-

tico para desenvolverem protocolos com baixa dose de radiação para os pacientes pediátricos.

A organização desenvolveu grupos de trabalho transformadores para produção de campanhas para abordar radiografia digital, fluoroscopia, radiologia intervencionista, medicina nuclear, tomografia computadorizada e odontologia. Maiores informações sobre a campanha e sobre proteção radiológica aplicada em pediatria podem ser obtidas no *site* do *Image Gently* (www.imagegently.org)[1] (Figura 3).

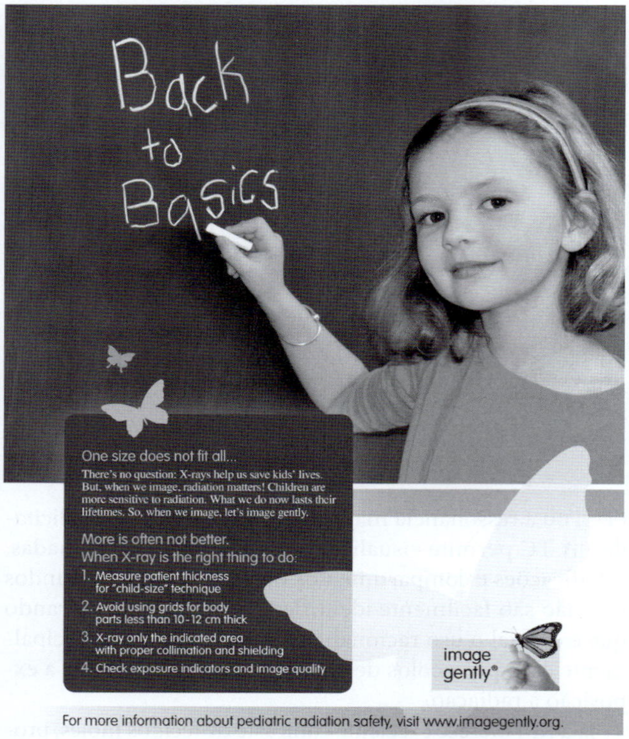
Back to Basics
One size does not fit all...
There's no question: X-rays help us save kids' lives. But, when we image, radiation matters! Children are more sensitive to radiation. What we do now lasts their lifetimes. So, when we image, let's image gently.
More is often not better.
When X-ray is the right thing to do:
1. Measure patient thickness for "child-size" technique
2. Avoid using grids for body parts less than 10-12 cm thick
3. X-ray only the indicated area with proper collimation and shielding
4. Check exposure indicators and image quality
image gently®
For more information about pediatric radiation safety, visit www.imagegently.org.

Figura 3 Pôster do *Image Gently*.

CONCLUSÕES

Exames de diagnóstico por imagem são essenciais ao paciente pediátrico e podem atualmente ser realizados com maior segurança, tendo em vista que a dose de radiação necessária para obtenção de imagens diagnósticas foi muito reduzida nos últimos anos. Hoje também há maior conscientização e fortalecimento da cultura da proteção radiológica em todo o mundo.

Para a comunidade médica, o princípio da justificação de procedimentos radiológicos é mais importante que qualquer determinação de doses por grandezas que muitas vezes não são aplicáveis para a estimativa de riscos. Entende-se que esse é um fator que impacta mais significativamente a proteção radiológica do que a determinação da dose individual em procedimentos radiológicos.

REFERÊNCIAS BIBLIOGRÁFICAS

1. The Image Gently Alliance. Image Gently, 2014. Disponível em: https://www.imagegently.org/. Acesso em: 3 jun. 2024.
2. Sociedade Brasileira de Pediatria (SBP). Campanha Justifique! 2024. Disponível em: https://www.sbp.com.br/campanhas/campanha/cid/justifique/. Acesso em: 3 jun. 2024.
3. Frush DP, Sorantin E. Radiation use in diagnostic imaging in children: approaching the value of the pediatric radiology community. Pediatr Radiol. 2021;51:532-43.
4. World Health Organization (WHO). Communicating radiation risks in paediatric imaging: information to support healthcare discussions about benefit and risk. 2016. Disponível em: https://www.who.int/publications/i/item/978924151034. Acesso em: 3 jun. 2024.
5. International Atomic Energy Agency (IAEA). Radiation Protection of Patients (RPOP) – Bonn Call for Action Platform. 2023. Disponível em: https://www.iaea.org/resources/rpop/resources/bonn-call-for-action-platform. Acesso em: 3 jun. 2024.
6. Frush DP, Frija G, Allen B, et al. CT radiation exposure and cancer risk: from knowing to acting. Pediatr Radiol. 2024.
7. Masuda T, Kiguchi M, Fujioka C. Impact of beam collimation of z-overscanning on dose to the lens and thyroid gland in paediatric thoracic computed tomography imaging. Pediatr Radiol. 2024;54:758-63.
8. Tauhata L, Salati IPA, Di Prinzio R, Di Prinzio MARR. Radioproteção e dosimetria: fundamentos. Rio de Janeiro: IRD/CNEN.

CAPÍTULO 2

CERVICAL E VIAS AÉREAS SUPERIORES

Fabiana Gual Oranges
Suheyla Pollyana Pereira Ribeiro
Dolores Bustelo

AO FINAL DA LEITURA DESTE CAPÍTULO, O PEDIATRA DEVE ESTAR APTO A:

- Saber que lesões cervicais e das vias aéreas superiores são comuns em crianças e podem ter diversas origens, incluindo congênita, inflamatória, neoplásica ou vascular.
- Fazer o diagnóstico em lesões císticas com base na localização da lesão. Se a lesão for sólida, o próximo passo é avaliar se é um linfonodo ou outro tipo de lesão sólida.
- Saber que as lesões relacionadas às vias aéreas superiores são em sua maioria de origem inflamatória/infecciosa e terão diagnóstico clínico, mas os exames de imagem têm indicação nos casos refratários ao tratamento ou de dúvida diagnóstica.

INTRODUÇÃO

Lesões cervicais e das vias aéreas superiores são comuns em crianças e podem ter diversas origens, incluindo congênita, inflamatória, neoplásica ou vascular. A avaliação dessas condições em pacientes pediátricos requer uma história clínica detalhada e uma avaliação física minuciosa. A avaliação por imagem é fundamental para determinar o diagnóstico definitivo e a extensão da lesão, ajudando a planejar a abordagem clínica ou cirúrgica mais apropriada.

Após o exame físico, a investigação por meio de exames de imagem frequentemente se inicia por métodos que não utilizam radiação ionizante, porém a radiografia simples é muitas vezes um dos únicos exames a serem solicitados, por exemplo, na avaliação do *cavum*. A ultrassonografia convencional e a com Doppler colorido são métodos que costumam ser os primeiros escolhidos devido à capacidade não invasiva e não ionizante de avaliar estruturas superficiais, e podem ser realizadas à beira do leito.[1]

A ultrassonografia (US) ajuda a determinar o tamanho e a extensão de lesões superficiais e confirmar se são císticas ou sólidas, e o Doppler colorido pode mostrar a vascularização da lesão e identificar complicações.

No entanto, quando as lesões estão situadas profundamente, a US pode não fornecer todas as informações necessárias para a conduta. Nesses casos, a tomografia computadorizada (TC) ou a ressonância magnética (RM) podem ser solicitadas. A TC permite visualizar estruturas ósseas detalhadas, calcificações e compartimentos de partes moles profundos que não são facilmente identificados pela US. Lembrando que é crucial o uso racional da TC nas crianças, principalmente com protocolos de baixa dose para minimizar a exposição à radiação.

Já a RM oferece excelente contraste de tecidos moles, proporcionando uma caracterização superior das lesões, boa avaliação da extensão da lesão e das estruturas circundantes sem o uso de radiação ionizante. No entanto, a RM pode requerer sedação em crianças pequenas devido à duração do exame e à necessidade de permanecer imóvel.

A escolha entre RX, US, TC e RM na avaliação de lesões cervicais e das vias aéreas superiores em crianças depende da localização da lesão e da necessidade do detalhamento morfológico para conduta, sempre priorizando a proteção à radiação, a segurança e o conforto do paciente pediátrico. Outros métodos, como PET-CT (tomografia por emissão de pósitrons)/PET-RM (fusão da tomografia por emissão de pósitrons com RM) e cintilografia, também podem ser solicitados para avaliação complementar ou estadiamento de algumas lesões cervicais. Este capítulo abordará algumas patologias cervicais e das vias aéreas superiores na população pediátrica, destacando a importância dos exames de imagem para o diagnóstico.

DIAGNÓSTICO DIFERENCIAL DAS LESÕES CERVICAIS COM BASE NA LOCALIZAÇÃO E ETIOLOGIA

Em lesões císticas, o diagnóstico frequentemente pode ser feito com base na localização da lesão. Se a lesão for sólida, o próximo passo é avaliar se é um linfonodo ou outro tipo de lesão sólida. Os linfonodos podem ser reacionais ou podem ocorrer devido a infecções ou ainda causas malignas. Já se uma lesão sólida não for um linfonodo, devemos procurar um possível local de origem, como a glândula salivar, a glândula tireoide ou o músculo esternocleidomastóideo. Lesões sólidas subcutâneas às vezes têm uma aparência típica, como pilomatricomas, lipomas ou hemangiomas. No entanto, em muitos casos uma lesão sólida será inespecífica e o diagnóstico só poderá ser feito por meio de exames de imagem complementares (TC e/ou RM) ou ainda por meio de biópsia ou excisão.

No exame clínico, a localização e as características da palpação são muito importantes: lesões regulares e móveis sugerem benignidade, enquanto lesões irregulares, aderentes e não dolorosas levantam suspeita para malignidade.[2] Neste capítulo, para facilitar a busca por diagnósticos diferenciais, dividimos as lesões por localização e por etiologia (Quadro 1).

Quadro 1 Visão geral dos diagnósticos diferenciais mais comuns associados a localização e tipo de lesão (sólido/cística) no pescoço em pediatria

Lesões císticas	
Linha média	**Lateral**
Rânula (terço superior)	Cistos do aparelho branquial
Cisto do ducto tireoglosso (terço médio)	Malformações linfáticas (linfangioma)
Cisto dermoide (terço inferior)	Anomalias vasculares
Lesões sólidas	
Linfonodos	**Lesões sólidas (outras)**
Linfadenopatia reacional	**Comuns:** Nódulos tireoidianos Timo ectópico *Fibromatosis colli* (torcicolo congênito) Pilomatricoma
Linfadenite	
Linfoma	**Raras:** Teratoma Rabdomiossarcoma Neurofibroma Neuroblastoma

LESÕES CÍSTICAS

Cisto do ducto tireoglosso

O cisto do ducto tireoglosso (Figura 1) é a lesão cervical congênita mais comum, representando 70% das anomalias congênitas do pescoço. Ele se forma ao longo do trajeto do ducto tireoglosso, que guia a migração da glândula tireoide desde o forame cego na base da língua até sua posição final no espaço visceral. O ducto tireoglosso começa a degenerar entre a quinta e sexta semanas fetais, e a formação do cisto ocorre devido à involução incompleta de algumas células epiteliais secretoras desse ducto.

A maioria dos cistos está localizada próximo ao osso hioide e à linha mediana. A US geralmente é suficiente para fazer o diagnóstico. Na US, o cisto pode aparecer anecoico, hipoecoico ou complexo. Na TC, esses cistos geralmente apresentam realce periférico fino (sem inflamação) ou espesso (com inflamação), com conteúdo líquido de baixa ou igual atenuação à musculatura, dependendo do teor proteico, frequentemente resultando em remodelamento do osso hioide.[3] Pode haver também tecido tireoidiano ectópico associado às paredes do cisto.

Cisto dermoide

Os cistos dermoides são cistos de inclusão que contêm epitélio e anexos da pele, como folículos pilosos, glândulas sebáceas e glândulas sudoríparas. Sete por cento dos cistos dermoides ocorrem na região da cabeça e pescoço, especialmente ao redor da órbita e na linha média do pescoço (Figura 2), com uma preferência pela incisura supraesternal.[1]

Cistos do aparelho branquial

O aparelho branquial ou faríngeo é composto por estruturas transitórias responsáveis pela embriogênese da face e do pescoço. As anomalias branquiais representam a segunda causa mais comum de lesões congênitas da cabeça e pescoço e podem ser divididas em cisto (sem conexão com a faringe ou a pele), seio (estrutura em fundo cego com conexão com a pele ou com a faringe) e fístula (comunicação direta entre a pele e a faringe).

As anomalias do segundo aparelho branquial são as mais comuns, representando 95% dos casos, seguidas pelas anomalias do primeiro aparelho branquial com 1 a 4% dos casos. Anomalias dos terceiro e quarto aparelhos branquiais são raras.[4] Os cistos branquiais podem ocorrer em qualquer localização ao longo do trajeto do respectivo aparelho, mas existem localizações características para cada um destes (Quadro 2 e Figuras 3 e 4).

Malformação linfática

As malformações linfáticas (chamadas anteriormente de linfangiomas) são compostas por tecido linfático anormal e são detectadas principalmente até os 2 anos de idade, representando cerca de 5% das massas benignas em crianças, frequentemente na região da cabeça e pescoço. Na região supra-hióidea, são mais comuns nos espaços mastigatório e submandibular, enquanto no pescoço infra-hióideo ocorrem no espaço cervical posterior.[1] Podem ser classificadas como macrocísticas (> 1 cm), microcísticas (< 1 cm) ou mistas.

As malformações linfáticas geralmente são massas moles de crescimento lento e assintomáticas, mas podem aumentar rapidamente devido a hemorragia, trauma ou infecção. Le-

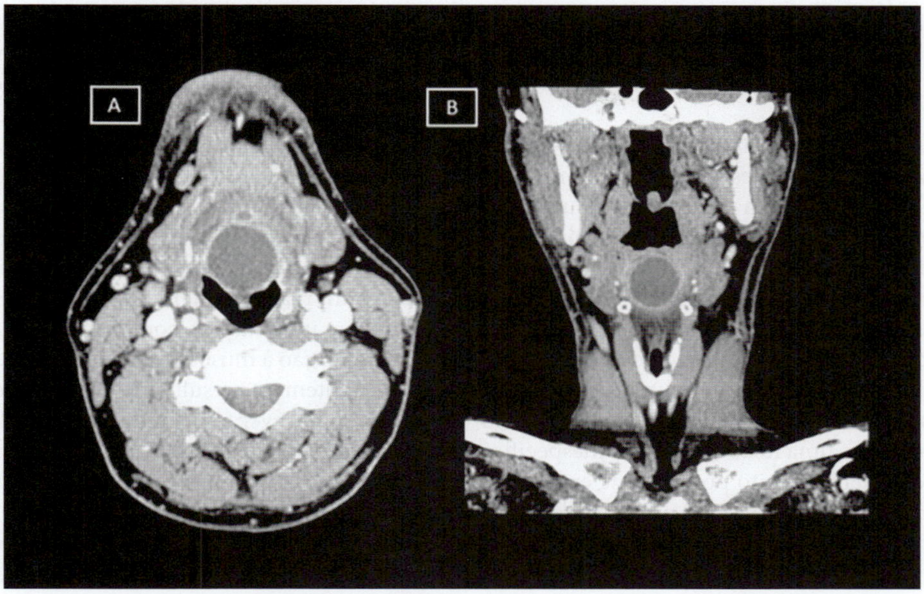

Figura 1 Cisto do ducto tireoglosso infectado em paciente com dor cervical e odinofagia (A e B). TC pós-contraste: lesão cística bem delimitada com paredes levemente espessadas e com realce, localizada na região infra-hióidea mediana, na topografia do ducto tireoglosso; associa-se discreta densificação das partes moles circunjacentes.

TC: tomografia computadorizada.

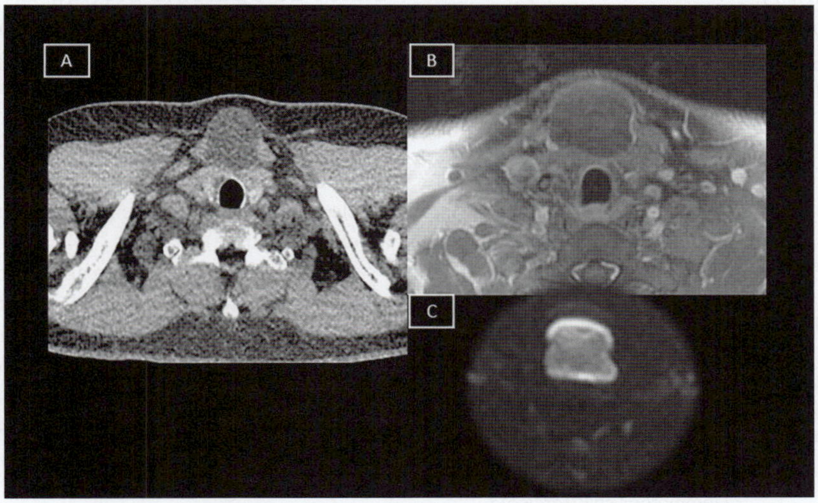

Figura 2 Cisto dermoide cervical. A: TC evidencia formação cística na região cervical anterior mediana, junto à glândula tireoide e à musculatura pré-tireoidiana. B: imagem T1 pós-contraste de RM confirma tratar-se de uma lesão cística, com tênue realce apenas periférico pelo contraste. C: sequência de difusão na RM evidencia restrição à difusão das moléculas de água, favorecendo a hipótese de cisto dermoide.

RM: ressonância magnética; TC: tomografia computadorizada.

Quadro 2 Localização mais comum das anomalias dos arcos branquiais

Aparelho branquial	Localização mais comum
1º aparelho	Parotídeo ou periparotídeo, podendo chegar ao ângulo da mandíbula
2º aparelho	Cisto tipo II de Bailey, posterior à glândula submandibular, anterior ao músculo esternocleidomastóideo e lateral ao espaço carotídeo
3º aparelho	Espaço cervical posterior
4º aparelho	Do ápice do seio piriforme ao polo superior esquerdo da glândula tireoide

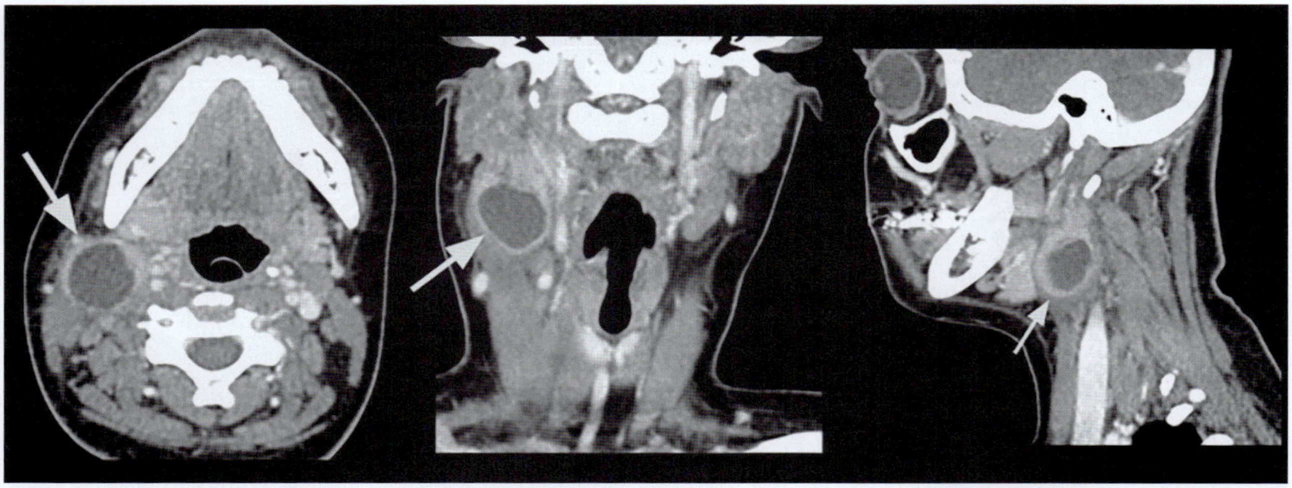

Figura 3 Cisto do segundo aparelho branquial infectado. Cortes axial (A), sagital (B) e coronal (C) de TC com contraste: lesão cística (seta) com espessamento e realce parietal, compatível com cisto do segundo aparelho branquial infectado.
TC: tomografia computadorizada.

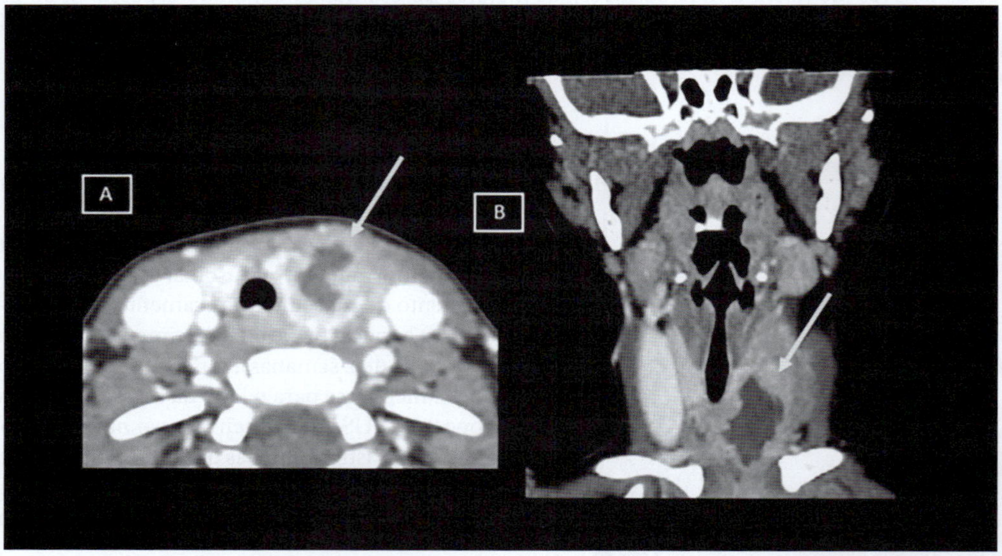

Figura 4 Cisto do quarto aparelho branquial infectado. Cortes axial (A) e coronal (B) de TC com contraste: coleção hipoatenuante com realce periférico compatível com abscesso no lobo tireoidiano esquerdo, o qual apresenta realce heterogêneo relacionado à extensão do processo inflamatório.
TC: tomografia computadorizada.

sões menores podem regredir espontaneamente, enquanto lesões maiores tendem a ocupar múltiplos espaços no pescoço e infiltrar estruturas adjacentes. Na US, aparecem como massas císticas multiloculares com septos de espessura variável e podem ter componentes sólidos (Figura 5). TC e RM são úteis para delinear a localização e a extensão da doença, sendo a RM mais precisa para a definição das margens das malformações linfáticas. Na RM, as malformações linfáticas são lesões bem circunscritas com espaços císticos internos separados por septos finos, e a infecção altera as características do realce após contraste.

Rânula

As rânulas são lesões pseudocísticas no assoalho bucal, geralmente causadas por lesão ou obstrução do ducto sublingual. Também chamadas de mucoceles da glândula sublingual, podem ser simples (restritas ao espaço sublingual) ou mergulhantes (com extensão ao espaço submandibular). Clinicamente, são protuberâncias azuladas delimitadas, causando uma elevação no assoalho bucal. Nos exames de imagem, aparecem como lesões císticas com densidade ou sinal semelhante ao da água, podendo apresentar um leve realce periférico (Figura 6).

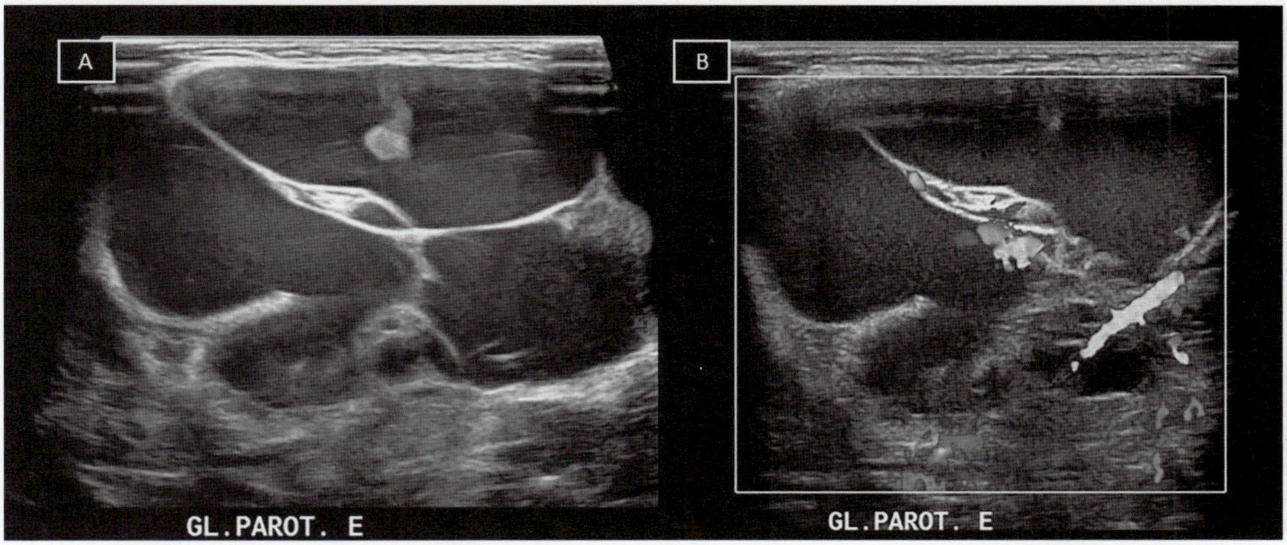

Figura 5 Paciente masculino, 4 semanas, abaulamento na região cervical esquerda. A: US: glândula parótida esquerda bastante aumentada de volume apresentando ecotextura difusamente heterogênea à custa de múltiplas formações císticas de variadas dimensões (de micro a macrocísticas), as maiores apresentando conteúdo espesso. B: ao estudo Doppler colorido observa-se hipervascularização do parênquima glandular circunjacente aos cistos. Não há evidência de fluxo no interior das formações císticas (malformação linfática).

US: ultrassonografia.

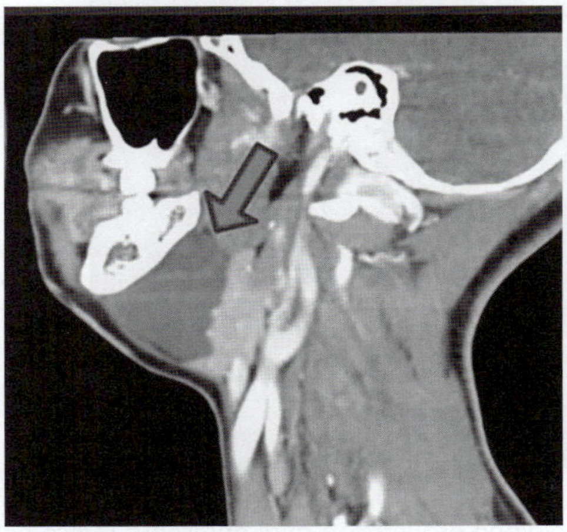

Figura 6 Rânula mergulhante. Corte sagital de TC com contraste: formação cística alongada no assoalho bucal à esquerda, em íntimo com a face inferior da porção anterior da glândula sublingual, ocupando o espaço sublingual e estendendo-se ao espaço submandibular desse lado, promovendo abaulamento local.

TC: tomografia computadorizada.

LESÕES SÓLIDAS

Fibromatosis colli (torcicolo congênito)

Em neonatos ou lactentes, uma massa palpável no triângulo cervical anterior pode indicar *fibromatosis colli* (FC), uma proliferação fibrosa benigna dentro do músculo esternocleidomastóideo, manifestando-se como um aumento fusiforme do músculo (Figura 7). É mais frequente no terço inferior, mas pode causar aumento difuso do músculo.

A FC está associada a trauma no nascimento, resultando em hemorragia intramuscular e fibrose, levando ao encurtamento do músculo. Clinicamente, apresenta-se como uma massa cervical firme em crescimento, logo após o nascimento (cerca de 2 semanas), e associada a torcicolo. A cabeça do bebê inclina-se para o lado da massa, e o queixo para o lado oposto. A US é o primeiro passo na avaliação e, junto com as características clínicas do torcicolo congênito, geralmente permite o diagnóstico (Figura 7). Calcificações podem ser observadas como focos hiperecogênicos com sombra acústica.

Tecido tímico ectópico

O tecido tímico ectópico pode simular nódulo maligno e levar a procedimentos invasivos desnecessários no ambiente pediátrico. Nas imagens de US, o tecido tímico é hipoecoico com múltiplos ecos internos brilhantes lineares e puntiformes, conhecidos como aparência de "ponto e traço" ou "céu estrelado" (Figura 8). O tecido tímico ectópico normalmente terá acentuada hipoecogenicidade quando comparado aos músculos cervicais, focos ecogênicos intranodulares mais brilhantes em comparação a microcalcificações, vascularização intranodular menos proeminente, aparência alongada e margens bem definidas. Uma cauda conectando essas lesões ao timo é frequentemente demonstrável, e elas tendem a ocorrer mais perto do polo inferior da glândula tireoide. Um pequeno aumento no tamanho dessas lesões, mesmo intratireoidianas, pode estar relacionado ao desenvolvimento normal do timo, sendo típica a regressão durante a involução tímica, geralmente na puberdade.

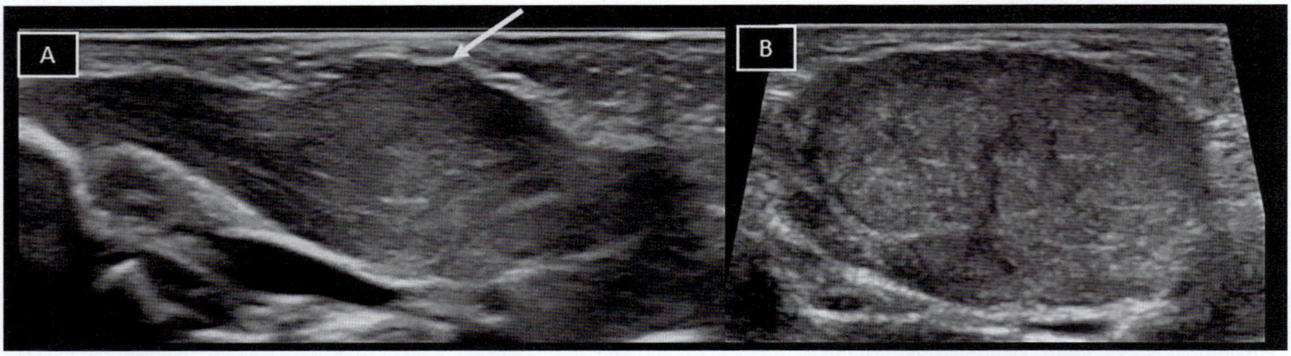

Figura 7 *Fibromatosis colli* – solicitado exame de US para neonato de 27 dias com abaulamento na região cervical direita. A: plano longitudinal lateral do lado direito demonstra uma área de espessamento nodulariforme no terço médio do músculo esternocleidomastóideo direito, que se move em sincronia com o músculo. B: espessamento nodulariforme no terço médio do músculo com transdutor de alta frequência (22 Hz).

US: ultrassonografia.

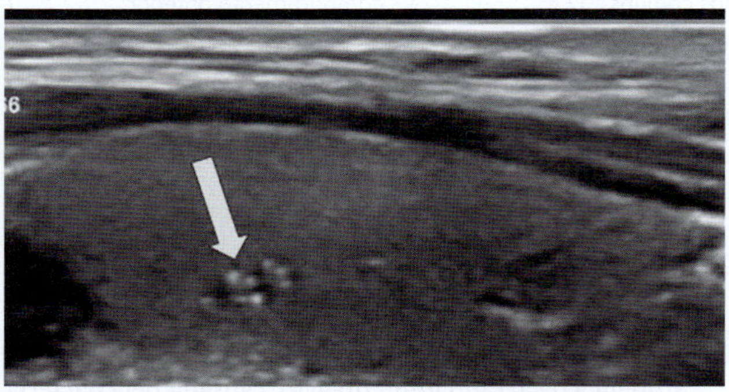

Figura 8 US da tireoide evidenciando tecido tímico intratireoidiano (seta), aspecto semelhante ao tecido tímico, nódulo hipoecogênico, com múltiplos focos hiperecogênicos – padrão em "céu estrelado".

US: ultrassonografia.

Linfonodos

Os linfonodos cervicais constituem aproximadamente 40% de todos os linfonodos do corpo. Podem ser classificados pelo sistema de Rouvière, que os divide em várias cadeias anatômicas, e pela classificação baseada em imagem em níveis I a VII, mais utilizada atualmente. Os reparos anatômicos para essa classificação são detalhados no Quadro 3, mostrando a correspondência entre os sistemas de Rouvière e por níveis. Alguns linfonodos como os retrofaríngeos, descritos por Rouvière, não estão incluídos nos níveis e são denominados por sua cadeia anatômica específica.[5]

Os linfonodos cervicais podem ser avaliados por diferentes métodos de imagem como US, TC e RM. Na população pediátrica, a ultrassonografia é preferencial para avaliação inicial. Métodos axiais são importantes para avaliar os linfonodos retrofaríngeos, inacessíveis à US, e, em casos de neoplasias, PET-CT e PET-RM podem ser úteis.

Os linfonodos típicos têm formato oval ou reniforme, com cortical fina, hilo gorduroso central vascularizado, bordas regulares e realce homogêneo à TC e RM (Quadro 3). A padronização do tamanho dos linfonodos em métodos axiais não é consensual, mas sugere-se medir o maior eixo transverso. Na TC e na RM, linfonodos retrofaríngeos podem medir até 0,8 cm, níveis IB e II até 1,5 cm, e outros cervicais até 1 cm para não serem considerados aumentados. Na US, um linfonodo até 1 cm no menor eixo é considerado normal, exceto na cadeia jugulodigástrica, onde pode ser de até 1,5 cm. Em crianças, o tamanho linfonodal não é um bom preditor de doença e deve ser interpretado junto com outras características clínicas e laboratoriais.

LINFADENITE REACIONAL

A linfadenite reacional na infância tem apresentação variada e múltiplas etiologias, sendo mais frequentemente secundária a infecções e doenças inflamatórias autoimunes. Os linfonodos acometidos localizam-se geralmente nos níveis mais craniais, são bilaterais e aumentados em tamanho, conservando as demais características semelhantes às dos linfonodos normais (Figura 9); destaca-se que o acometimento do nível V e da cadeia supraclavicular é incomum nessa patologia. Na suspeita de linfadenite reacional, controle evolutivo ultrassonográfico pode ser realizado após algumas semanas para confirmar a resolução espontânea.[6,7]

Linfadenite viral

As linfadenites são altamente prevalentes em crianças, afetando mais de 90% das crianças entre 4 e 8 anos, com os vírus sendo a principal causa. A linfadenite viral geralmente se apresenta com aumento linfonodal bilateral e simétrico, sem necrose ou liquefação, e pouca ou nenhuma alteração na gordura adjacente; na TC e na RM, esses linfonodos apresentam atenuação e sinal homogêneos.[6,7]

Linfadenite bacteriana

A etiologia bacteriana, causada principalmente por *Staphylococci* e *Streptococci*, é a segunda principal causa. Linfadenites bacterianas típicas são dolorosas, unilaterais, com

Quadro 3 Classificação linfonodal por níveis e cadeias (de Rouvière)

Classificação linfonodal por níveis: localização e reparos anatômicos	Correspondência na classificação de Rouvière – cadeias
Nível I: entre o osso hioide e o músculo milo-hioide, anteriormente ao contorno posterior da glândula submandibular, subdividido em: **IA:** entre os ventres anteriores do músculo digástrico. **IB:** posterolateralmente aos ventres anteriores do músculo digástrico.	IA: submentoniana IB: submandibular
Nível II: da base do crânio à margem inferior do osso hioide,* posteriormente à glândula submandibular, anteriormente ao músculo esternocleidomastóideo, subdividido em: **IIA:** anterior, lateral, medial ou posterior à veia jugular interna. **IIB:** posterior à veia jugular interna, separado desta por gordura.	II: jugular interna superior
Nível III: da margem inferior do osso hioide* à margem inferior da cartilagem cricoide,** anteriormente ao músculo esternocleidomastóideo.	III: jugular interna média
Nível IV: da margem inferior da cartilagem cricoide** à clavícula, lateralmente às artérias carótidas comuns.	IV: jugular interna inferior
Nível V: da base do crânio à clavícula, posteriormente ao músculo esternocleidomastóideo, subdividido em: **VA:** da base do crânio à margem inferior da cartilagem cricoide. **VB:** da margem inferior da cartilagem cricoide à clavícula.	V: espinal acessória
Nível VI: do osso hioide ao manúbrio esternal, entre as artérias carótidas comuns.	VI: compartimento anterior
Nível VII: abaixo do topo do manúbrio esternal e acima da veia braquiocefálica esquerda, entre as artérias carótidas comuns.	VII: mediastinal superior

* O plano do osso hioide comumente corresponde à bifurcação carotídea, que pode ser usada como reparo anatômico ultrassonográfico para separar os níveis II e III.
** O plano da margem inferior da cartilagem cricoide comumente corresponde ao istmo tireoidiano, que pode ser usado como reparo anatômico ultrassonográfico para separar os níveis III e IV.

tendência à necrose central e podem apresentar celulite adjacente (Figura 10).

Linfadenites supurativas frequentemente afetam os níveis IB, II e a cadeia retrofaríngea, exibindo centros liquefeitos e celulite, podendo evoluir para abscessos. A TC ou RM com contraste são os melhores métodos para avaliar a extensão da doença.

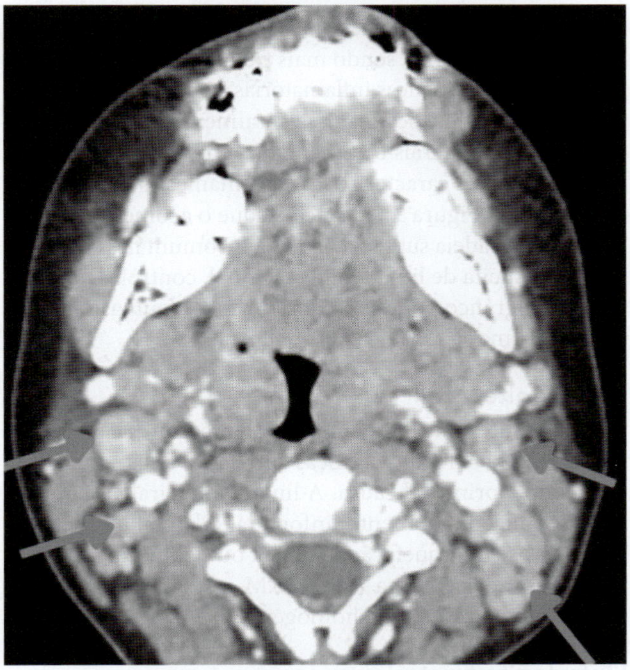

Figura 9 Linfadenite reacional. Imagem de TC no plano axial demonstra linfonodos cervicais bilaterais aumentados em número e dimensões, alguns com realce heterogêneo, em paciente com faringoamigdalite aguda.
TC: tomografia computadorizada.

A doença da arranhadura do gato, causada pela bactéria *Bartonella henselae*, apresenta-se como linfadenite dolorosa, geralmente nas regiões epitroclear e axilar, após arranhadura ou mordedura de gatos. Inicia-se com pápulas ou pústulas no local da lesão, e após 1 a 3 semanas manifesta-se a linfadenite com possíveis sintomas sistêmicos. É autolimitada e geralmente se resolve em 2 a 4 meses, mas pode disseminar para múltiplos órgãos em cerca de 5% dos casos.

Infecções micobacterianas, como a tuberculose, manifestam-se com linfadenite cervical, geralmente indolor, podendo fistulizar e desenvolver calcificações tardias. As linfadenites tuberculosas são menos comuns em crianças, ocorrendo frequentemente com reativação da doença e associadas a doença pulmonar em 30 a 50% dos casos. Os linfonodos afetados tendem a ser múltiplos e unilaterais, com predileção pelo nível V, e apresentam áreas de necrose/liquefação.

Também é importante destacar a linfadenite resultante da reação à vacina BCG (BCGíte), que é autolimitada e se manifesta de 2 semanas a 6 meses após a vacinação como linfadenite dolorosa não supurada nas regiões axilar, supraclavicular e cervical (Figura 11).

Neoplasias

As linfadenopatias na infância são principalmente benignas, com menos de 5% relacionadas a neoplasias. Entre as principais neoplasias linfoproliferativas pediátricas estão leucemias, linfomas não Hodgkin, neuroblastomas e rabdomiossarcomas. Nos exames de imagem, os linfonodos afetados

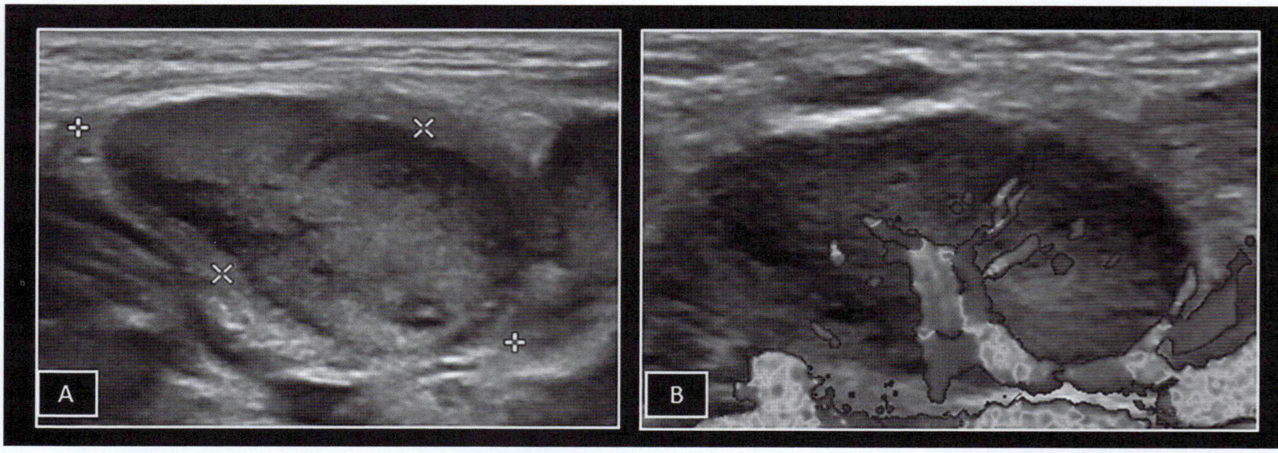

Figura 10 A US cervical mostra linfonodos aumentados, ovais e hipoecoicos, com espessamento da cápsula e também hiperecogenicidade do tecido adjacente (A). O estudo com Doppler colorido mostra hipervascularização predominantemente hilar (B). Esses aspectos são achados comuns na linfadenite estreptocócica. O *swab* oral confirmou a infecção por estreptococos.

US: ultrassonografia.

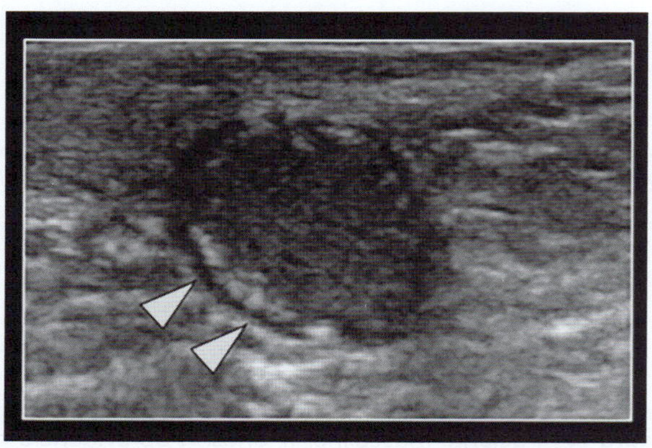

Figura 11 Paciente do sexo masculino, 7 meses de idade, apresentando linfadenopatia axilar direita após a vacinação com BCG. A ultrassonografia da axila direita mostra linfonodos axilares hipoecogênicos aumentados com pequenos focos hiperecogênicos periféricos (pontas de setas), sugerindo pequenas calcificações. O hilo gorduroso hiperecoico está ausente.

no pescoço geralmente aparecem como massas globosas e homogêneas, podendo ser uni ou bilaterais, com restrição à difusão na RM e captura aumentada de FDG na PET-CT (Figura 12). A diferenciação por imagem dessas neoplasias é desafiadora, mas é essencial para estadiamento e para avaliação de resposta ao tratamento.

Metástases linfonodais

Metástases linfonodais cervicais na infância são raras, com ênfase para as metástases de carcinoma tireoidiano, especialmente os papilíferos (Figura 13) e medular, que frequentemente acometem o compartimento central (nível VI) e outras cadeias cervicais. Caracteristicamente, os linfonodos metastáticos tireoidianos apresentam componentes císticos e calcificados.

Nódulos tireoidianos

A avaliação de nódulos da tireoide em crianças deve ser sistemática devido à maior chance de malignidade comparada aos adultos. A US é a modalidade de imagem de escolha para a avaliação da glândula tireoide, fornecendo características importantes sobre a lesão. Os achados que podem indicar malignidade (Figura 14) são:

- Lesões sólidas, ou predominantemente sólidas.
- Calcificações puntiformes/finas, contornos irregulares, margens indistintas, formato mais alto do que largo, extensão além das margens da tireoide e metástases linfonodais.

Alguns fatores de risco também aumentam a chance de um nódulo da tireoide ser maligno:

- Irradiação pregressa (a radioterapia utilizada no tratamento de várias doenças malignas infantis, incluindo o linfoma, aumenta o risco de desenvolvimento posterior de câncer da tireoide).
- Doença preexistente na tireoide (a inflamação crônica da tireoide pode ser um fator carcinogênico).
- Síndromes (neoplasia endócrina múltipla; síndrome de Peutz-Jeghers; síndrome de Gardner; síndrome de McCune-Albright, entre outras).

Os achados que são mais indicativos de lesões benignas incluem:

- Predomínio do componente cístico.
- Calcificações periféricas/em halo.
- Artefatos em cauda de cometa e ausência do fluxo vascular ao estudo Doppler colorido.

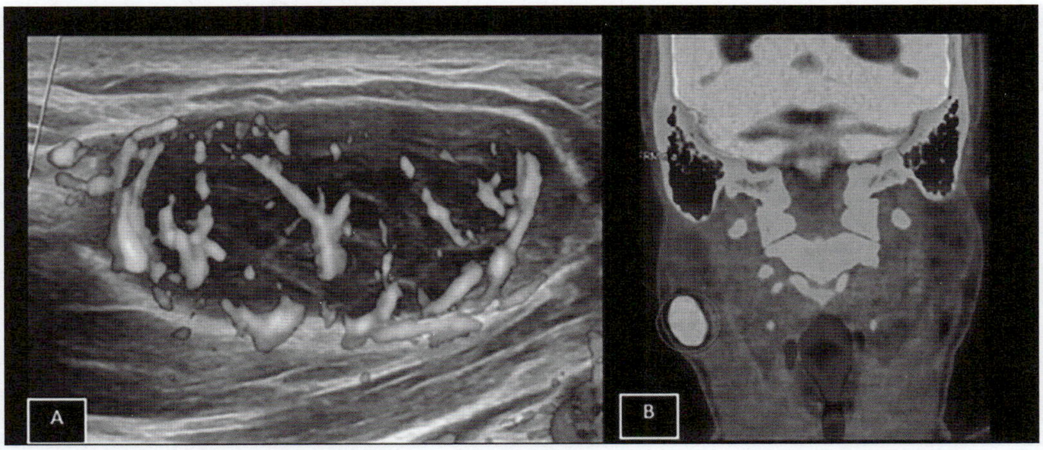

Figura 12 A avaliação clínica mostrou uma massa cervical direita endurecida em um paciente masculino, 16 anos. A: o ultrassom mostra um linfonodo aumentado, hipoecoico e heterogêneo, com perda do hilo ecogênico. O Doppler colorido mostra hipervascularização periférica e central. B: PET-CT: captura focal intensa de FDG; aumento anômalo no metabolismo da 18F-fluorodeoxiglicose na lesão nodular oval cervical direita, suspeita de neoplasia ativa. A imunofenotipagem sugeriu linfoma não Hodgkin.

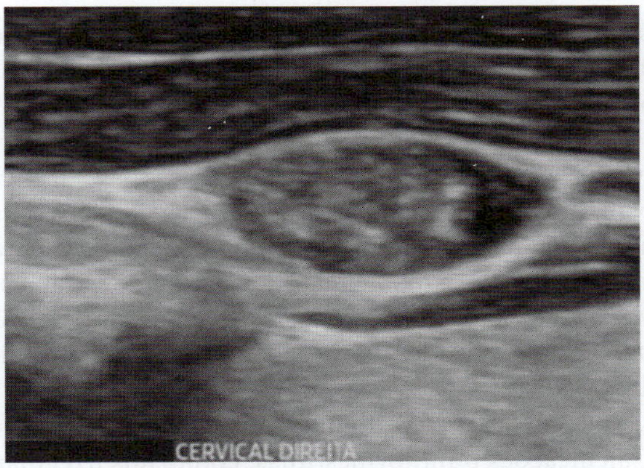

Figura 13 Metástase de carcinoma papilífero de tireoide: US evidencia linfadenopatia atípica, heterogênea, contendo focos hiperecogênicos de permeio (microcalcificações), com perda do hilo central.
US: ultrassonografia.

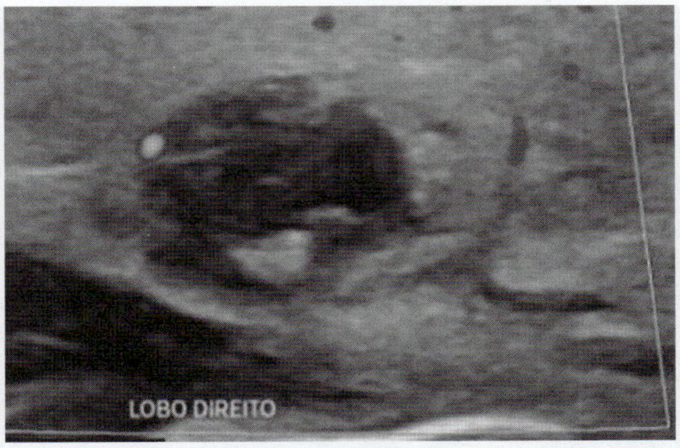

Figura 14 Paciente masculino, 17 anos. A US evidencia nódulo heterogêneo, predominantemente hipoecogênico, de contornos lobulados, localizado no lobo tireoidiano direito, contendo focos hiperecogênicos de permeio (microcalcificações e macrocalcificações – corpos psamomatosos), pouco vascularizado ao estudo Doppler colorido, que foi submetido à PAAF, com diagnóstico confirmado de carcinoma papilífero.
PAAF: punção por agulha fina.

Pode haver sobreposição das características ultrassonográficas de nódulos benignos e malignos, sendo necessária, muitas vezes, a punção por agulha fina (PAAF).

Sialoadenites

As doenças inflamatórias são as condições mais comuns nas glândulas salivares da população pediátrica. Os patógenos mais importantes são o vírus da caxumba e o citomegalovírus. Além disso, existem infecções bacterianas agudas e inflamação crônica, bem como doenças autoimunes. Também se deve destacar a sialoadenite litiásica, resultado de cálculos (sialolitos) no interior dos ductos das glândulas salivares.

As características ultrassonográficas mais encontradas na sialoadenite aguda são aumento da glândula, que se torna difusamente hipoecogênica, com hipervascularização ao estudo Doppler colorido. Na TC, a glândula salivar aumentada pode apresentar atenuação anormal, margem indistinta e realce pelo meio de contraste com envolvimento inflamatório dos planos gordurosos adjacentes e/ou espessamento do sistema musculoneurótico superficial ou do músculo platisma (Figura 15). Linfonodos intra ou extraglandulares aumentados também podem ser observados, mas trata-se de um achado inespecí-

fico. Complicações como abscessos podem aparecer como coleções líquidas hipodensas, que podem ou não ser loculados.[8]

A parotidite recorrente juvenil é uma forma de parotidite inflamatória que ocorre na infância, de etiologia provavelmente multifatorial. Estudos mostram que pode haver uma dilatação anormal congênita ou adquirida do ducto, e a estase das secreções pode levar a uma inflamação secundária recorrente. Essa patologia pode ocorrer em associação com síndrome de Sjogren, linfoma e imunodeficiência. A US pode demonstrar parênquima glandular difusamente heterogêneo, destacando-se múltiplas áreas hipoecogênicas com ecos em suspensão em seu interior. Na maioria dos casos, os episódios agudos se resolvem espontaneamente após a puberdade, mas em alguns casos podem persistir até a idade adulta.[8]

Rabdomiossarcoma

O rabdomiossarcoma é um tumor derivado das células mesenquimais primitivas. Corresponde a 4,5% de todas as neoplasias pediátricas; é o terceiro tumor sólido extracraniano mais comum na infância, sendo a idade média ao diagnóstico de 5 anos. Apresentam mais de 50 tipos histológicos, variando desde comportamento indolente a agressivo. Os locais mais comuns na cabeça e pescoço são:

- Parameníngeo (50%): rinofaringe, seios paranasais, orelha média, mastoide, fossa infratemporal, espaço parafaríngeo, fossa pterigopalatina. Mais de 50% dos casos apresentam extensão intracranina (pior prognóstico).
- Orbitário (25%): geralmente extraconal ou palpebral; se apresenta acometimento do nervo óptico ou osso, é parameníngeo (excelente prognóstico).
- Outros sítios não parameníngeos (20%): escalpo, região malar, parótida, cavidade oral, laringe etc.

A RM é solicitada para diagnóstico, avaliação da extensão e disseminação intracraniana. A TC faz a avaliação do arcabouço ósseo e a pesquisa de metástases pulmonares. E o PET-CT/RM são solicitados para estadiamento e busca ativa por metástases linfonodais e a distância[9] (Figura 16).

VIAS AÉREAS SUPERIORES

Aumento tonsilar

A faringe pediátrica, comparativamente com a população adulta, apresenta menores dimensões e maior proporção de tecido linfoide no anel de Waldeyer, composto pelas tonsilas faríngea (na parede posterior da rinofaringe), palatinas (nas paredes laterais da orofaringe) e linguais (na base da língua). Com frequência, crianças na primeira década de vida apresentam hipertrofia/aumento tonsilar, que pode causar ou agravar disfunção da tuba auditiva e resultar em obstrução das vias aéreas, incluindo apneia obstrutiva do sono. A avaliação por imagem do aumento tonsilar pode ser feita através da radiografia do *cavum* (Figura 17).

Faringoamigdalite

A faringoamigdalite aguda é uma manifestação frequente das infecções virais e bacterianas agudas em crianças e adolescentes. Os exames de imagem, particularmente a TC com contraste, têm indicação nos casos refratários ao tratamento ou na suspeita de complicações (p. ex., abscessos amigdalianos). Na TC com contraste, as faringoamigdalites apresentam-se com aumento das dimensões e realce heterogêneo estriado das tonsilas, podendo haver redução do calibre da coluna aérea local. Com frequência, associa-se linfadenite reacional cervical, e na minoria dos casos pode haver linfa-

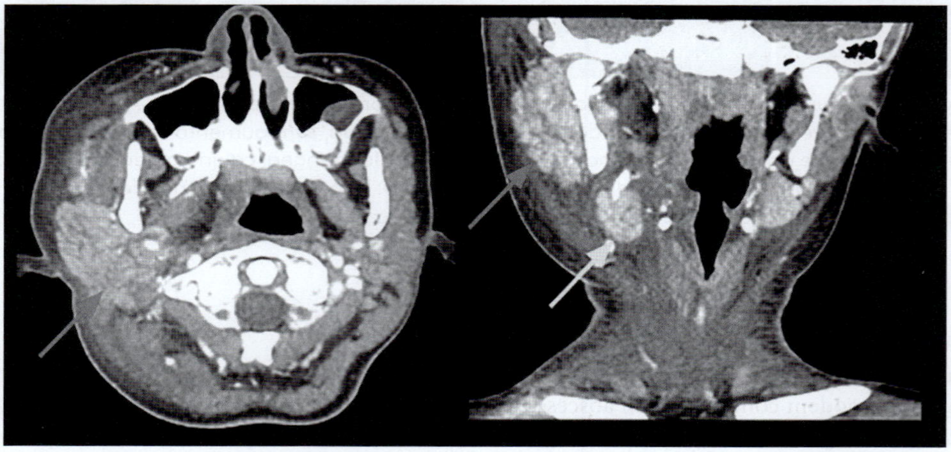

Figura 15 Parotidite e sialoadenite submandibular. Imagens axial e coronal de TC com contraste evidenciam a glândula parótida direita com dimensões aumentadas e realce heterogêneo pelo contraste (setas escuras), sugerindo processo inflamatório/infeccioso (parotidite). Associam-se aumento das dimensões e do realce da glândula submandibular direita, de aspecto reacional, e extensa densificação difusa dos planos mioadiposos cervicofaciais superficiais e profundos, notadamente à direita.

TC: tomografia computadorizada.

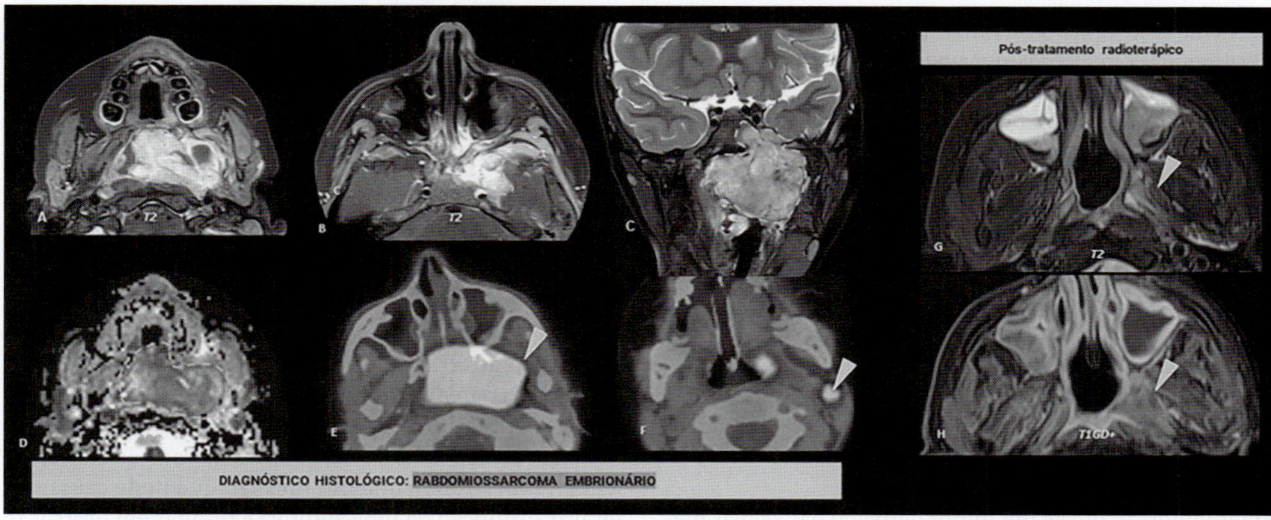

Figura 16 Paciente masculino de 6 anos com roncos e obstrução nasal. Cortes de RM pré-tratamento (A-D) demonstrando lesão expansiva sólida e infiltrativa, centrada na rinofaringe à esquerda, com comprometimento do espaço mastigatório e extensão intracraniana. Predomínio de alto sinal em T2 (C), realce heterogêneo pelo meio de contraste, delimitando áreas internas necróticas/liquefeitas (A e B), restrição à difusão (D) e captação aumentada ao PET-CT (E e F). Linfonodos aumentados em número nos níveis IB e II bilaterais, alguns proeminentes com captação de FDG (F). Imagens pós-tratamento (G e H) evidenciam importante redução das dimensões da lesão, com redução do sinal em T2 e menor realce pós-contraste, sugerindo evolução para alterações fibrocicatriciais.

TC: tomografia computadorizada.

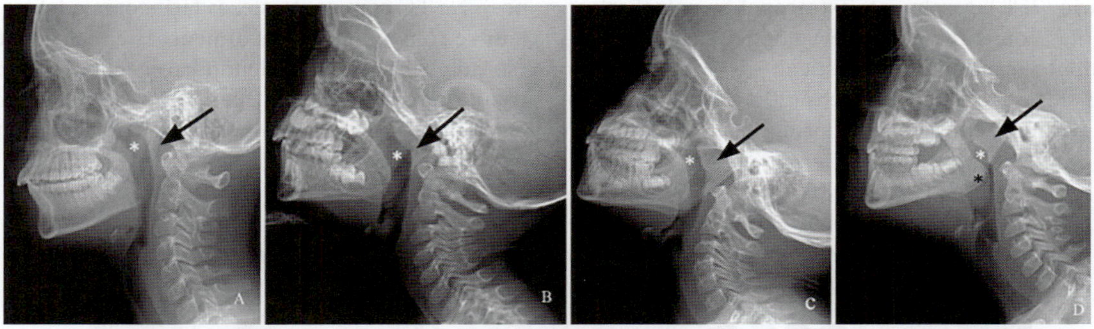

Figura 17 Radiografia de *cavum*. Asterisco branco: coluna aérea. Seta preta: tonsila faríngea. Asterisco preto: tonsila palatina. A: coluna aérea permeável. Parede posterior da rinofaringe preservada, sem aumento tonsilar (*status* pós-operatório). B: pequeno aumento de volume das partes moles na topografia da tonsila faríngea; coluna aérea sem redução significativa de seu calibre. C: moderado aumento de volume da tonsila faríngea. D: importante aumento de volume das tonsilas faríngea e palatinas, determinando acentuada redução do calibre da coluna aérea.

denite supurativa, inclusive na cadeia retrofaríngea lateral (assuntos detalhados anteriormente neste capítulo).[6]

As faringoamigdalites podem complicar com abscessos, na maioria das vezes periamigdalianos, caracterizados na TC por espessamento assimétrico de uma das lojas amigdalianas à custa de coleção hipoatenuante com realce periférico pelo contraste. Pode haver densificação dos planos adiposos circunjacentes, sobretudo dos espaços parafaríngeo, submandibular e retrofaríngeo/*danger*, indicando edema/extensão do processo inflamatório (Figura 18).[6,10]

Epiglotite

A epiglotite é uma infecção aguda grave que ocorre mais comumente em crianças entre 2 e 6 anos de idade, geralmente causada pelo *Haemophilus influenzae* tipo B ou estreptococos beta-hemolíticos do grupo A. A avaliação por imagem tem papel secundário no diagnóstico dessa entidade, visto que o tratamento deve ser iniciado o mais rápido possível após a avaliação clínica, mas pode ajudar a confirmar o diagnóstico e excluir outras causas de comprometimento das vias aéreas, como corpo estranho e abscesso retrofaríngeo.

Os achados típicos na radiografia simples em perfil e TC incluem espessamento da epiglote (sinal do polegar), com redução do calibre da coluna aérea (Figura 19).[6,10]

Laringotraqueíte

A laringotraqueobronquite é a causa inflamatória mais comum de estridor em crianças pequenas, geralmente de etiologia viral (vírus parainfluenza e influenza, principalmente).O início insidioso e a apresentação clínica geralmente distinguem a laringotraqueobronquite da epiglotite. Nestes casos, a radiografia anteroposterior pode demonstrar estreitamento da laringe subglótica (sinal da torre), e à TC observa-se espessamento difuso das estruturas laríngeas e do segmento superior da traqueia, com redução mais acentuada do calibre da laringe subglótica (por ser este o segmento mais estreito da via aérea pediátrica).[6,10]

CONCLUSÃO

As lesões do pescoço em idade pediátrica representam um amplo leque de patologias, incluindo naturezas congênitas, inflamatórias e neoplásicas. Para escolher a modalidade de imagem mais apropriada para diagnosticar essas lesões, o médico deve estar familiarizado com as indicações de cada método e o espectro de doenças de cada região cervical, mantendo sempre em mente o princípio ALARA (*as low as reasonably achievable*), que é um conceito de segurança que visa à menor exposição possível da criança à radiação ionizante.

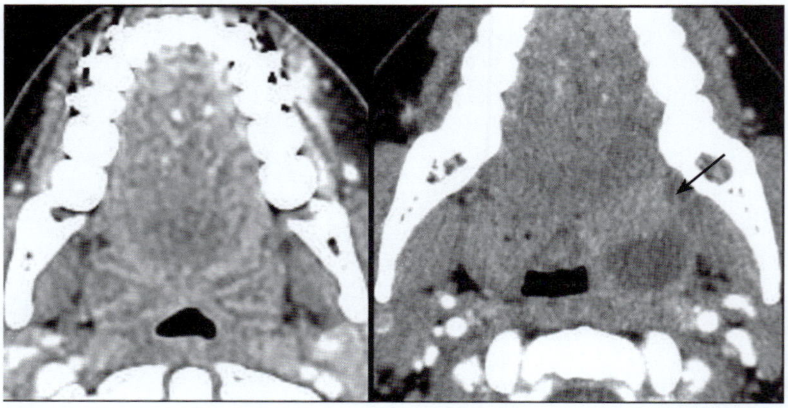

Figura 18 Faringoamigdalite. Imagens de TC com contraste. A: espessamento e realce heterogêneo estriado das tonsilas palatinas, com padrão inflamatório flegmonoso. B: espessamento assimétrico das tonsilas palatinas, maior à esquerda à custa de coleção hipoatenuante com realce periférico na loja amigdaliana esquerda, compatível com abscesso (seta).
TC: tomografia computadorizada.

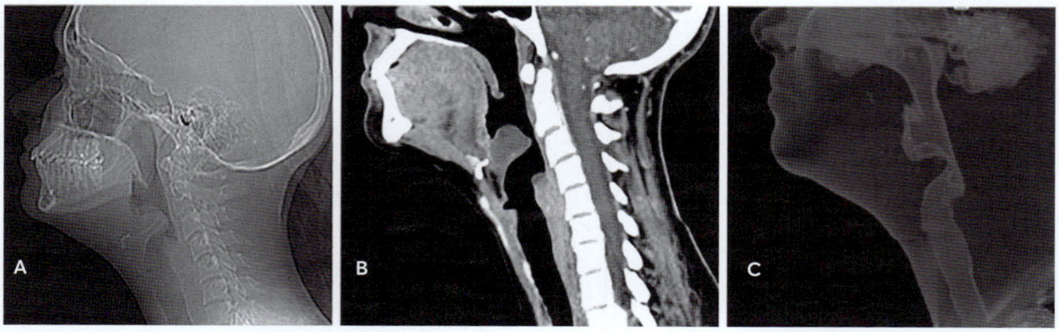

Figura 19 Epiglotite. Imagens de radiografia digital (A). TC com contraste (B) e reconstrução tridimensional de TC (C) demonstram acentuado espessamento da epiglote, determinando importante redução do calibre da coluna aérea.
TC: tomografia computadorizada.

REFERÊNCIAS BIBLIOGRÁFICAS

1. Meuwly J-Y, Lepori D, Theumann N, Schnyder P, Ghazal Etechami, Hohlfeld J, et al. Multimodality imaging evaluation of the pediatric neck: techniques and spectrum of findings. Radiographics. 2005 Jul 1;25(4):931-48.
2. Melo T de, Dias SC. Uma abordagem sistematizada para o diagnóstico de lesões do pescoço pediátricas. Acta Radiológica Portuguesa. 2022 Aug 31;34(2):9-20.
3. Patel S, Bhatt AA. Thyroglossal duct pathology and mimics. Insights into Imaging. 2019 Feb 6.
4. Mittal M, Malik A, Sureka B, Thukral B. Cystic masses of neck: a pictorial review. Indian Journal of Radiology and Imaging. 2012;22(4):334.
5. Adams A, Mankad K, Offiah C, Childs L. Branchial cleft anomalies: a pictorial review of embryological development and spectrum of imaging findings. Insights into Imaging. 2015 Dec 10;7(1):69-76.
6. Som PM, Curtin HD. Head and neck imaging. St. Louis: Mosby; 2011.
7. Vaughn JA. Imaging of pediatric cervical lymphadenopathy. Neuroimaging Clinics of North America. 2023 Nov 1;33(4):581-90.
8. Iro H, Zenk J. Salivary gland diseases in children. GMS Current Topics in Otorhinolaryngology, Head and Neck Surgery. 2014 Dec 1;13.
9. Inarejos Clemente EJ, Navallas M, Barber Martínez de la Torre I, et al. MRI of rhabdomyosarcoma and other soft-tissue sarcomas in children. Radiographics. 2020;40:791-814.
10. Eskandra A, de Almeida JR, Irish JC. Acute upper airway obstruction. N Engl J Med. 2019 Nov 14;381(20):1940-9.

CAPÍTULO 3

TÓRAX

Tatiana Fazecas
Pedro Daltro

AO FINAL DA LEITURA DESTE CAPÍTULO, O PEDIATRA DEVE ESTAR APTO A:

- Realizar radiografia de tórax como o primeiro exame para obter uma visão geral das condições pulmonares e torácicas.
- Aplicar tomografia computadorizada para obter imagens detalhadas e avaliar lesões pulmonares e malformações com maior precisão.
- Usar ressonância magnética para analisar com detalhes estruturas cardíacas e vasculares, especialmente para malformações congênitas.
- Executar ultrassonografia para examinar a pleura e identificar derrames pleurais e outras condições no espaço pleural.

INTRODUÇÃO

Os exames de imagem desempenham um papel significativo na avaliação de diversas doenças pulmonares na população pediátrica. São utilizados na detecção inicial e na caracterização de diversas doenças pulmonares congênitas e adquiridas que muitas vezes são difíceis de diagnosticar clinicamente.

RADIOGRAFIA DE TÓRAX

A radiografia de tórax continua sendo o exame de imagem básico e inicial do tórax e, em muitos casos, o único suporte de imagem necessário para a maioria dos problemas torácicos pediátricos encontrados na prática clínica diária.

A maioria das doenças pulmonares neonatais é diagnosticada e tratada exclusivamente com base em radiografias, embora a ultrassonografia (US), a tomografia computadorizada (TC) e a ressonância magnética (RM) possam desempenhar um papel no diagnóstico e caracterização de algumas doenças.

As patologias mais frequentemente diagnosticadas pelo raio X no período neonatal são a síndrome do desconforto respiratório, a taquipneia transitória do recém-nascido (RN), a síndrome de aspiração de mecônio, a pneumonia neonatal e os distúrbios difusos do desenvolvimento (como a desordem de crescimento alveolar e a deficiência de surfactante). Nas complicações agudas como pneumotórax e derrame pleural, assim como na verificação de posicionamento de tubos, drenos e acessos vasculares, o raio X também é o método de escolha.[1]

Após o período neonatal, o raio X é o método de imagem de eleição no auxílio diagnóstico e de complicações dos processos infecciosos agudos, auxiliando no diagnóstico diferencial entre quadros virais e bacterianos, assim como em infecções crônicas como a tuberculose (Figura 1).

ULTRASSONOGRAFIA

No período neonatal, a US pulmonar é indicada no manejo da síndrome do desconforto respiratório (SDR) em RN a termo e prematuros, além de permitir o diagnóstico e auxiliar na diferenciação entre taquipneia transitória do recém-nascido (TTN) e a síndrome de aspiração de mecônio (SAM).

A taquipneia transitória do RN se apresenta como uma síndrome intersticial pulmonar, com "pulmão branco" (linhas B coalescentes) e em que o "ponto duplo pulmão" apresenta especificidade de 94,8% para o diagnóstico.

A síndrome de aspiração de mecônio com frequência se apresenta como consolidações com broncogramas aéreos.[2]

Nas crianças graves, a US permite o diagnóstico de condições como pneumotórax, edema pulmonar e hemorragia.

O diagnóstico ultrassonográfico das pneumonias na infância tem alta sensibilidade (96%) e especificidade (93%) quando comparado ao raio X de tórax, a critérios clínicos ou a ambos. Permite ainda o diagnóstico diferencial entre

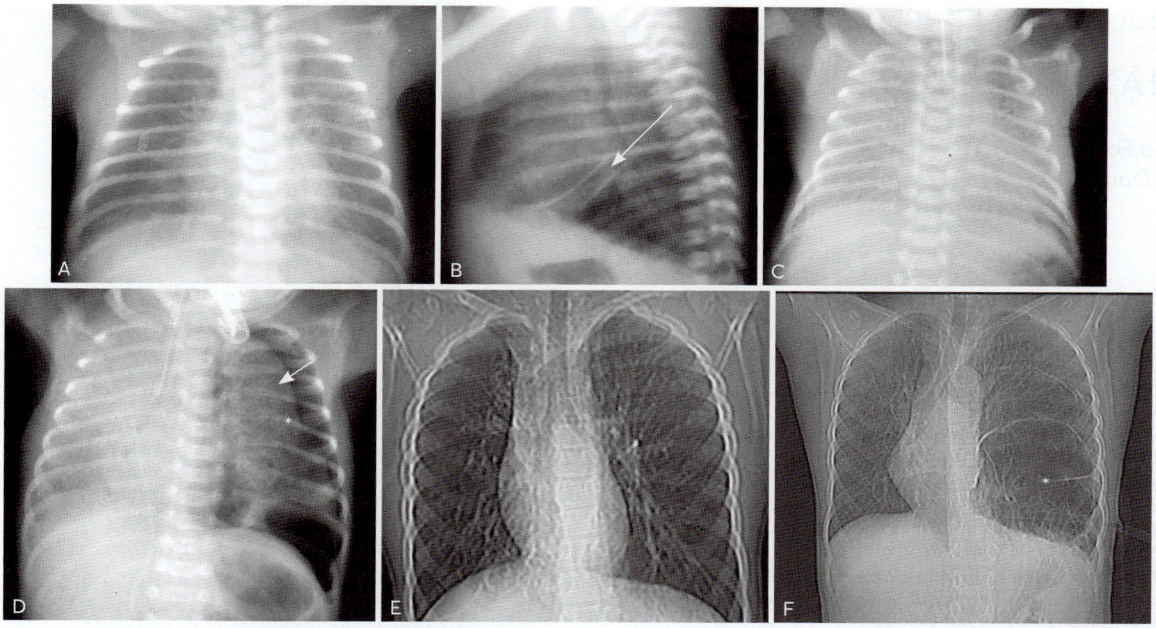

Figura 1 A e B: RN a termo apresentando desconforto respiratório. Taquipneia transitória do RN. Raio X evidenciando pulmões hiperinsuflados, infiltrado reticulonodular e derrame intercissural (seta). C: síndrome da membrana hialina – pulmões hipoaerados, vidro fosco, padrão reticulonodular e broncogramas aéreos. D: pneumotórax à esquerda em RN com síndrome da membrana hialina. Raio X evidenciando ar na cavidade pleural (*) e colabamento parcial do pulmão homolateral (seta). E: síndrome de Swyer-James-Macleod – adolescente com história de bronquiolite grave na infância. Raio X evidenciando redução volumétrica do pulmão direito com redução da trama vascular e bronquiectasias no lobo inferior. F: menino, 11 anos, pneumonia de repetição nos últimos 4 anos. Raio X evidenciando múltiplas imagens císticas nos dois terços inferiores do pulmão esquerdo (*). A TC deste paciente (Figura 3G e H) confirmou os achados e evidenciou vascularização arterial de origem sistêmica, compatível com o diagnóstico de malformação congênita do desenvolvimento da árvore traqueobrônquica associada a sequestro pulmonar.
RN: recém-nascido.

consolidação e atelectasia, uma vez que os broncogramas aéreos dinâmicos são evidentes apenas nas consolidações.

A US pulmonar também tem um papel ainda muito importante nas complicações da pneumonia e em seu manejo, sendo indicada para avaliação da viabilidade do parênquima acometido pelo processo infeccioso, permitindo a identificação de necrose parenquimatosa antes de esta ser identificada na radiografia simples, o que só ocorre depois de sua cavitação.[2]

Na avaliação do derrame pleural, permite não só seu diagnóstico, mas também sua quantificação e qualificação.

A US pulmonar pode auxiliar no diagnóstico das lesões pulmonares congênitas, permitindo a identificação de um sequestro pulmonar em uma criança com pneumonia recorrente de mesma localização ou quando individualiza o suprimento sistêmico da aorta torácica ou abdominal do segmento acometido (Figura 2).[3]

TOMOGRAFIA COMPUTADORIZADA

A TC é uma poderosa ferramenta de imagem para avaliação de doenças torácicas em lactentes e crianças. Pode oferecer informações adicionais inestimáveis para o diagnóstico e tratamento de pacientes, tanto em doenças agudas quanto crônicas.

A TC é uma ferramenta que utiliza altas doses de radiação e é a principal responsável pelo aumento da exposição à radiação proveniente de imagens de diagnóstico médico nas últimas décadas. Particularmente em crianças, que são mais sensíveis à radiação e terão vida mais longa, o aumento do risco potencial de exposição à radiação é uma preocupação importante. O uso criterioso e correto da TC é fortemente aconselhável para reduzir a exposição desnecessária à radiação em altas doses, de acordo com o conceito ALARA (tão baixo quanto razoavelmente possível).

Quando devidamente indicado e justificado, o uso correto de uma técnica de TC otimizada e adaptada a crianças pode fornecer informações únicas e significativas para o atendimento ao paciente que superam em grande parte seus riscos. Portanto, o conhecimento adequado das doenças torácicas pediátricas e a contribuição potencial da TC para o diagnóstico e manejo de pacientes pediátricos são extremamente importantes.

A TC de tórax é indicada em diversas situações para a avaliação de doenças de origem intra ou extratorácica ou sistêmica, com apresentação clínica aguda ou não. As indicações

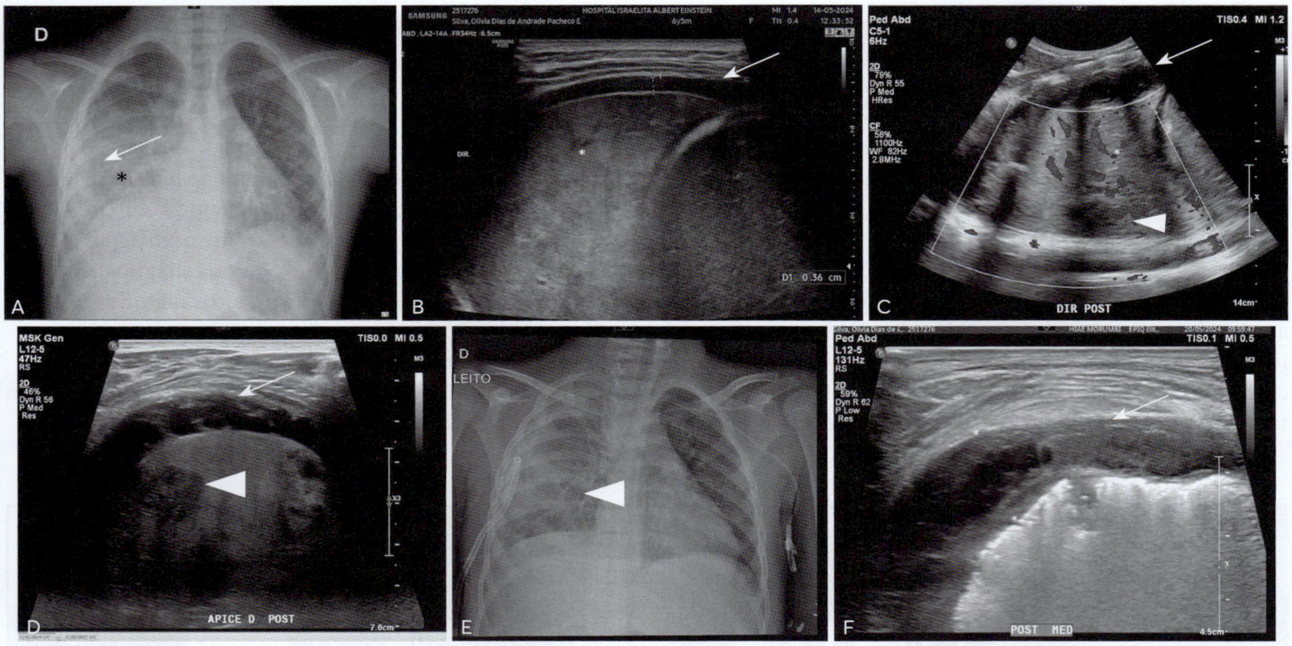

Figura 2 Paciente feminino, 6 anos, febre alta há 4 dias, prostração, pneumonia extensa. A: raio X de tórax evidenciando consolidação do lobo inferior direito associado a pequena reação pleural. B: hepatização heterogênea do lobo inferior (*) e pequeno derrame pleural anecoico (seta). C: US com Doppler mostra fluxo parenquimatoso preservado no parênquima hepatizado (*), exceto na área hipoecoica de necrose, que é avascular (cabeça de seta). D: estudo ultrassonográfico evolutivo evidenciando aumento do derrame pleural que agora se apresenta hipoecoico com septações (seta). Ainda se evidencia a área hipoecoica de necrose parenquimatosa (cabeça de seta). E: raio X após drenagem. Já é possível identificar as pneumatoceles (cabeça de seta). F: US de controle mostrando espessamento das pleuras parietal e visceral (*) e derrame pleural hipoecoico e multisseptado.

US: ultrassonografia.

mais importantes incluem avaliação de malformações congênitas, detecção de nódulos pulmonares em malignidades conhecidas, avaliação de massas torácicas (na maioria das vezes mediastinais), lesões localizadas em áreas difíceis e em vias aéreas centrais, caracterização da anatomia vascular e traqueobrônquica, avaliação de doença pulmonar difusa e avaliação do paciente crítico.

A infecção pulmonar é uma causa comum de doença aguda em crianças. A TC de tórax é uma modalidade de imagem de segunda linha, após o raio X de tórax, e deve ser usada apenas em casos selecionados, como em pneumonias complicadas que não estão respondendo adequadamente à terapêutica instituída, naqueles com infecções persistentes e/ou recorrentes, em pacientes nos quais há suspeita de complicações parenquimatosas supurativas, como necrose cavitária, abscesso pulmonar, fístula broncopleural e posicionamento de drenos.

A TC também é útil na avaliação de possíveis complicações tardias de processos infecciosos (como fibroses, bronquiectasias e bronquiolite obliterante), apresentações incomuns ou complicadas de tuberculose pulmonar, além de avaliar patologias que possam cursar com infecções persistentes ou infecções recorrentes (tais como malformações pulmonares congênitas e obstrução brônquica congênita ou adquirida). No trauma torácico, a TC é a modalidade de escolha, sendo excelente no diagnóstico de fraturas, lesões mediastinais e lesões penetrantes.

As malformações pulmonares congênitas consistem em um espectro contínuo de anormalidades do desenvolvimento vascular, parenquimatoso e/ou brônquico. A TC é geralmente a modalidade de escolha e permite a confirmação diagnóstica, sua caracterização e o seguimento de doentes assintomáticos em conduta conservadora, devendo-se sempre realizar em aquisição volumétrica única e com a utilização de contraste venoso.[4]

As doenças pulmonares difusas em crianças abrangem uma ampla gama de distúrbios patológicos com etiologia variada, incluindo doenças das vias aéreas pulmonares (brônquios e doenças das pequenas vias aéreas), doenças pulmonares intersticiais, algumas delas exclusivas da infância, doenças infiltrativas crônicas e o envolvimento pulmonar de doenças sistêmicas. Em todos esses casos a tomografia de tórax de alta resolução (TCAR) é extremamente útil para detecção e caracterização de alterações parenquimatosas e para avaliar a extensão da doença, não sendo necessária a administração do meio de contraste.

A TC de tórax é realizada no paciente pediátrico oncológico para estadiamento e monitoramento de metástases

pulmonares. As metástases pulmonares são as lesões pulmonares malignas mais comuns na infância. Com exceção do neuroblastoma (que tende a metastizar para o osso), os pulmões são o local predominante de disseminação metastática na maioria das malignidades extracranianas sólidas que afetam pacientes pediátricos (Figura 3).[4]

RESSONÂNCIA MAGNÉTICA

A ressonância magnética (RM) está sendo cada vez mais apreciada como alternativa à TC, não apenas por oferecer imagens tridimensionais (3D) sem exposição à radiação com resolução espacial apenas ligeiramente inferior, mas também por possibilitar maior contraste tecidual e fornecer imagens morfofuncionais, além de fazer a avaliação de ventilação e perfusão.[5]

CONCLUSÃO

Todos os métodos de imagem têm seu papel na avaliação do tórax pediátrico. O ponto mais importante a ser considerado é realizar o exame que seja menos invasivo e que melhor responda ou complemente nossa dúvida diagnóstica, lembrando sempre que devemos priorizar os métodos que não utilizam radiação ionizante.

O estudo de imagem deve ser justificado, e, quando realizado, deve ser otimizado para o paciente e direcionado para a patologia a ser estudada.

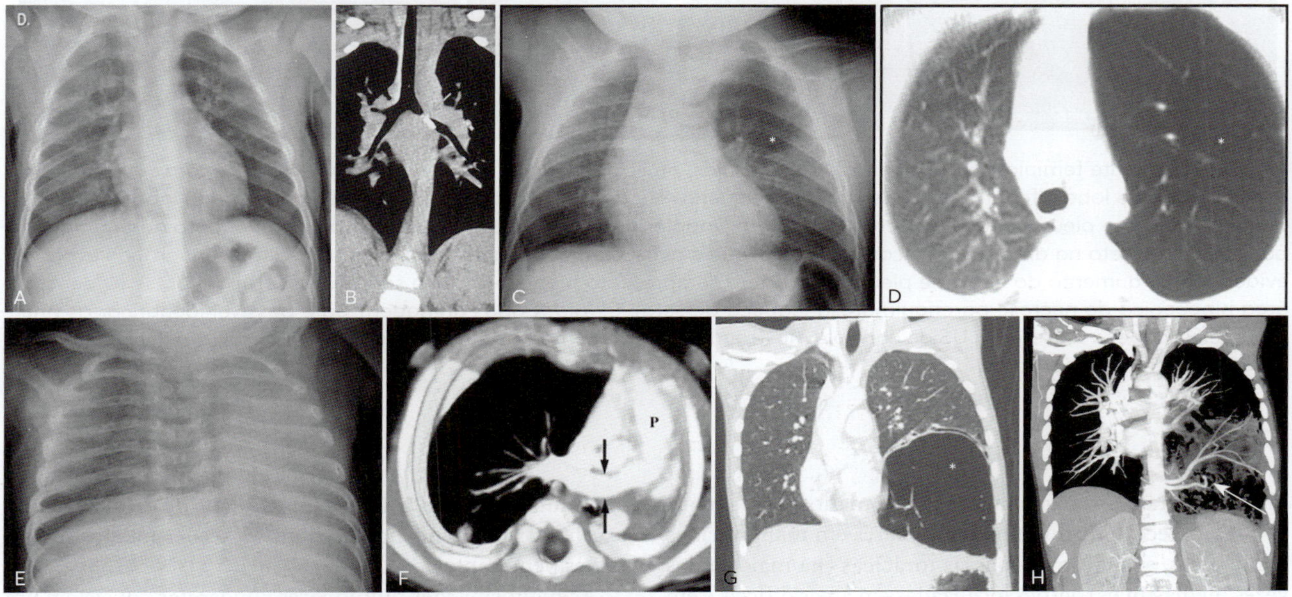

Figura 3 A: lactente com desconforto respiratório de início súbito. Raio X evidenciando hiperinsuflação do pulmão esquerdo com redução da trama vascular, compatível com enfisema obstrutivo. B: TC evidenciando corpo estranho (fragmento de osso de galinha) impactado no brônquio fonte esquerdo (seta). C: raio X de tórax evidenciando hiperluscência do lobo superior esquerdo (*) em lactente com quadro de infecção de vias aéreas. D: TC mostrando hipoatenuação do lobo superior esquerdo associado a redução da trama vascular, compatível com hiperinsuflação pulmonar congênita (*) (achado incidental em paciente assintomático). RN assintomático com redução da ausculta pulmonar à esquerda. E: raio X evidenciando hemitórax opaco à esquerda com redução volumétrica do hemitórax esquerdo e tração do mediastino. F: angiotomografia evidenciando agenesia completa do pulmão, brônquio e do suprimento vascular à esquerda. G e H: angiotomografia de tórax evidenciando múltiplas imagens císticas no pulmão esquerdo associado a vascularização pulmonar sistêmica compatível com malformação congênita do desenvolvimento da árvore traqueobrônquica associada a sequestro pulmonar.
RN: recém-nascido; TC: tomografia computadorizada.

REFERÊNCIAS BIBLIOGRÁFICAS

1. Mark C. Liszewski Edward Y. Lee neonatal lung disorders: pattern recognition approach to diagnosis AJR. 2018;210:1-12.
2. Bhalla D, Naranje P, Jana M, Bhalla AS. Pediatric lung ultrasonography: current perspectives Pediatr Radiol. 2022;52(10):2038-50.
3. Williams HJ, Johnson KJ. Imaging of congenital cystic lung lesions. Paediatr Respir Rev. 2002;3:120-7.
4. Lobo L, Antunes D. Chest CT in infants and children. European Journal of Radiology. 2013;82:1108-17.
5. Sodhi KS, Ciet P, Vasanawala S, Biederer J. Practical protocol for lung magnetic resonance imaging and common clinical indications Pediatric Radiology. 2022;52:295-311.

CAPÍTULO 4

DIGESTIVO

Lisa Suzuki
Silvia Maria Sucena da Rocha
Márcia Wang Matsuoka
Dolores Bustelo

AO FINAL DA LEITURA DESTE CAPÍTULO, O PEDIATRA DEVE ESTAR APTO A:

- Avaliar e diagnosticar condições do sistema digestivo em crianças de forma segura e eficaz.
- Avaliar cólica infantil para investigar dores abdominais e possíveis causas, como intussuscepção ou obstrução.
- Detectar malformações congênitas, como atresia esofágica ou hérnia diafragmática.
- Diagnosticar e monitorar condições como a doença de Crohn e a colite ulcerativa.
- Diagnosticar infecções no sistema digestivo, como apendicite e abscessos.

INTRODUÇÃO

Exames de diagnóstico por imagem são, em muitos casos, essenciais para avaliação do trato digestivo do paciente pediátrico, fornecendo informações relevantes para o diagnóstico e controle de tratamento. Sempre que possível, as crianças deverão ser avaliadas com exames que não utilizam radiação ionizante, principalmente a ultrassonografia (US), e também a ressonância magnética (RM). Os exames de diagnóstico por imagem devem ser solicitados quando estritamente necessários, ressaltando-se um importante princípio da proteção radiológica. Informações clínicas devem constar na solicitação dos exames porque serão de suma importância para o planejamento e execução dos exames de imagem.

EXAMES DE DIAGNÓSTICO POR IMAGEM

- Ultrassonografia: é um dos principais exames de diagnóstico por imagem no paciente pediátrico e deve ser realizada exclusivamente por médico, que deverá estar treinado para executá-la. A US apresenta inúmeras vantagens, ressaltando-se o fato de não utilizar radiação ionizante, está disponível em muitas clínicas e hospitais, pode ser realizada no serviço de imagem, no centro cirúrgico e nas unidades de tratamento intensivo (UTI). Destaca-se a importância da avaliação do paciente pediátrico com os transdutores adequados, convexo e linear de alta frequência.
- Exames contrastados: na maioria dos casos será utilizado o contraste de bário, que não apresenta contraindicações graves. Em casos especiais, será utilizado o contraste iodado não iônico. Alguns exames contrastados do trato digestivo necessitam de preparo prévio, que será orientado no momento do agendamento do exame. Ressaltam-se os exames contrastados do esôfago, a seriografia (estudo contrastado do esôfago, estômago e duodeno), o trânsito intestinal e o enema opaco (com ou sem preparo intestinal prévio).
- Tomografia computadorizada (TC): quando indicada, será realizada com a maior segurança possível, com técnica de baixa dose de radiação e, sempre que possível, em fase única, obedecendo às orientações de proteção radiológica. Em determinados casos, deverá ser administrado contraste iodado não iônico endovenoso ou contraste diluído via oral. Dependendo da idade do paciente e de suas condições clínicas, poderá ser necessária anestesia para realização do exame.
- Ressonância magnética: é um método de diagnóstico por imagem importante para o diagnóstico de diversas doenças e tem o grande diferencial de não utilizar radiação ionizante, porém necessita de anestesia em muitos casos.
- PET-CT e cintilografia: têm indicações específicas no paciente pediátrico, fornecendo informações valiosas ao diagnóstico e controle de tratamento.

INDICAÇÕES DE MÉTODOS DE IMAGEM PARA ABORDAGEM DE ALTERAÇÕES HEPÁTICAS E BILIARES EM PEDIATRIA

Ultrassonografia

Método de escolha para iniciar a investigação em praticamente todos os casos, devido à sua segurança, isenção de radiação e flexibilidade. É particularmente útil na investigação de icterícia neonatal. A US convencional pode sugerir o diagnóstico de atresia de vias biliares (AVB) com sensibilidade de 98% baseada no sinal do "cordão triangular", na forma e nas dimensões da vesícula biliar quando presente, na presença ou não do colédoco e no calibre da artéria hepática (Figura 2).

Para diagnóstico de cisto de colédoco, a US também apresenta alta sensibilidade e especificidade, exceto o tipo III, mais bem caracterizado por colangiografia por RM (colângio-RM) (Figura 3). O ideal é que o exame seja realizado em jejum, cuja duração varia conforme a faixa etária (de 2 a 6 horas em geral) (Figura 1).

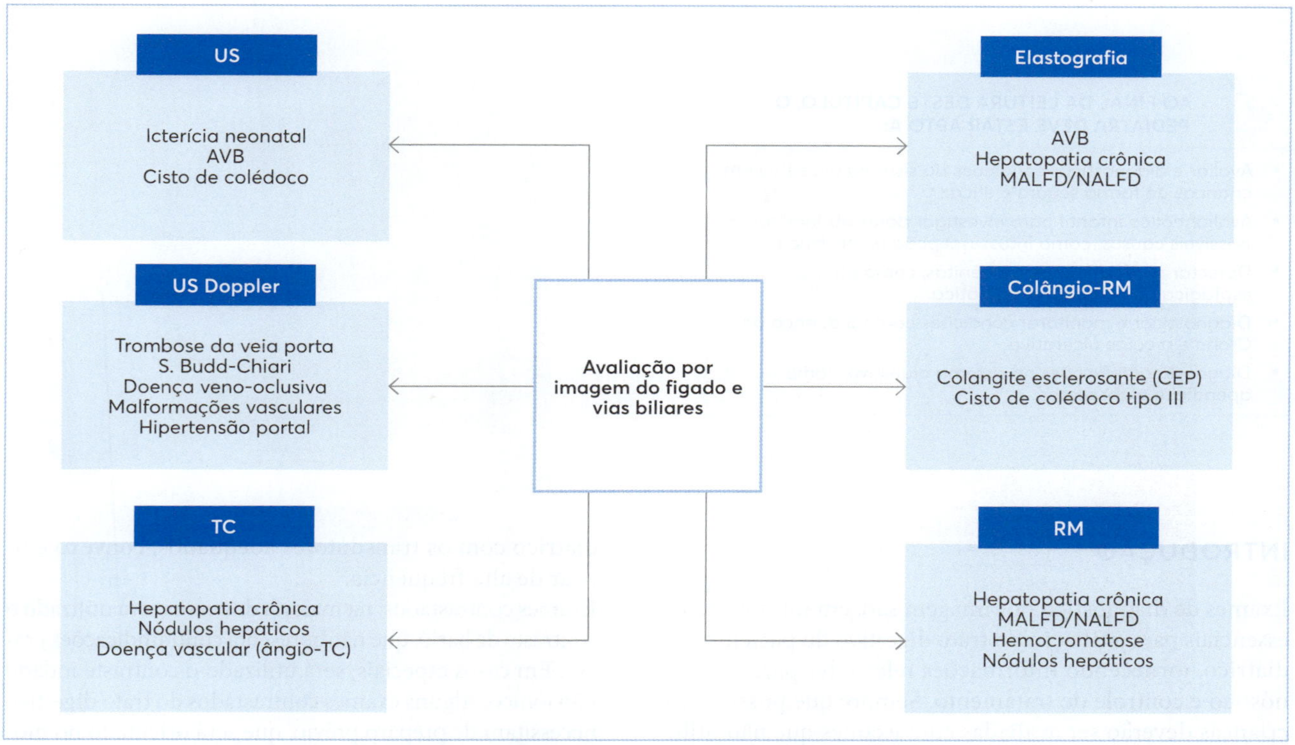

Figura 1 Métodos de imagem para abordagem de alterações hepáticas e biliares em pediatria.

AVB: atresia de vias biliares; MALFD: doença hepática gordurosa metabólica; NALFD: doença alcoólica não gordurosa; RM: ressonância magnética; TC: tomografia computadorizada; US: ultrassonografia.

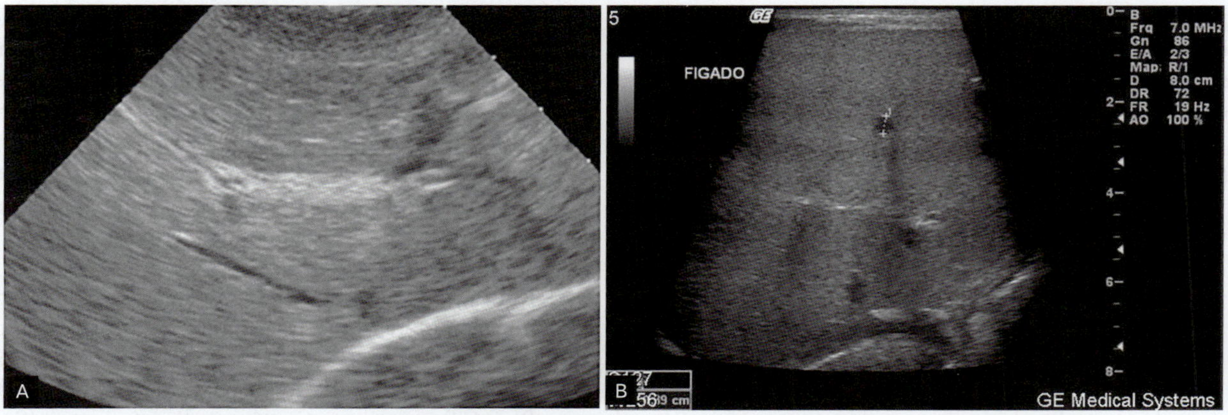

Figura 2 Atresia de vias biliares. Sinal do "cordão triangular" e vesícula biliar malformada em um lactente com 2 meses de vida. US do fígado evidencia uma área hiperecogênica localizada cranialmente à bifurcação/ramo direito da veia porta, com espessura > 3,5 mm (A) e uma vesícula biliar muito pequena (B).

US: ultrassonografia.

Ultrassonografia com Doppler colorido

Indicada principalmente para o estudo de trombose das veias porta e hepáticas, pesquisa de sinais secundários de hipertensão portal, avaliação de malformação arteriovenosa hepática e *shunts* portossistêmicos congênitos (Figura 4).

Elastografia

A elastografia hepática, uma técnica inovadora que mede a rigidez do tecido hepático, tem-se estabelecido como uma ferramenta valiosa no estudo do fígado em crianças. Essa técnica, que pode ser realizada tanto por US quanto por RM, oferece um método não invasivo para avaliar a fibrose hepática e outras alterações parenquimatosas, sem a necessidade de biópsia hepática. Em pediatria, a elastografia tem mostrado seu valor para auxiliar no diagnóstico de atresia de vias biliares e no monitoramento de crianças submetidas à cirurgia de Fontan e com hepatopatias crônicas (Figuras 5 e 6).

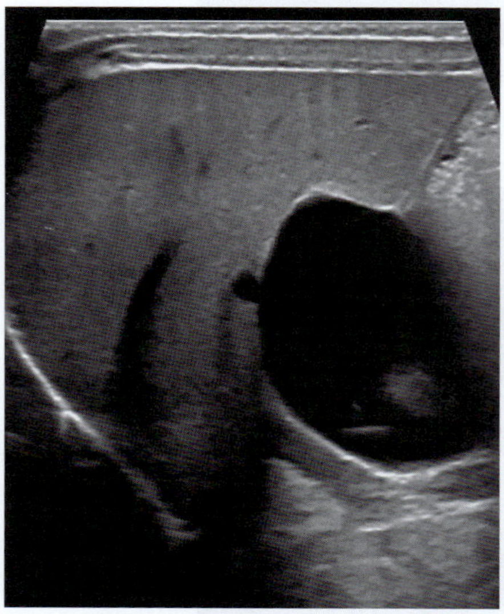

Figura 3 Cisto de colédoco tipo I: US evidencia dilatação difusa do colédoco, que apresenta paredes regulares e bile espessa em seu interior.
US: ultrassonografia.

Ultrassonografia com contraste de microbolhas (CEUS, *contrast-enhanced ultrasound*)

Essa tecnologia utiliza microbolhas de gás encapsuladas em um invólucro, geralmente feita de fosfolipídios ou proteínas, que são injetadas na veia e proporcionam um contraste excepcional na US, sendo indicado principalmente para avaliação de nódulos hepáticos.

Tomografia computadorizada

Uma das principais indicações da TC é o estudo de lesões focais, sejam tumores benignos, malignos ou abscessos. Além da radiação ionizante e do contraste iodado intravascular, a sedação poderá ser necessária. Devido ao potencial efeito prejudicial da radiação proveniente dos exames radiológicos diagnósticos, sua indicação deve ser precisa, levando-se em consideração o benefício. Embora o efeito da radiação proveniente dos métodos de imagens de diagnóstico ainda seja desconhecido, sabemos que ele é cumulativo e que as crianças são mais sensíveis, com longevidade maior, portanto sujeitas a mais radiação durante a vida e maior tempo para desenvolver tumores.

Atualmente existe uma preocupação quanto ao assunto expressa pelos conceitos "ALARA" (*as low as reasonably achievable*) e "*Image Gently*", que propõem doses de radiação ajustadas para exames pediátricos, descritos com maiores detalhes nos capítulos específicos.

Inovações na redução da dose de radiação e na aplicação de inteligência artificial estão na vanguarda, garantindo que a TC permaneça uma ferramenta diagnóstica essencial enquanto minimiza os riscos para os pacientes pediátricos (Figura 1).

Ressonância magnética

Oferece uma alternativa sem radiação para a maioria das indicações da TC, com destaque para sua superioridade em

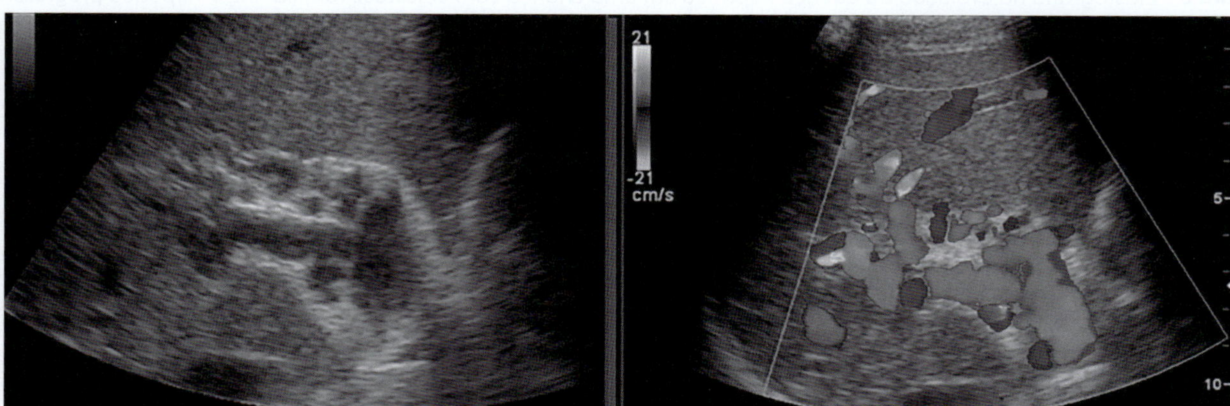

Figura 4 Cavernoma. US modo-B e com Doppler evidencia enovelado vascular no hilo hepático e tronco da veia porta não identificado.
US: ultrassonografia.

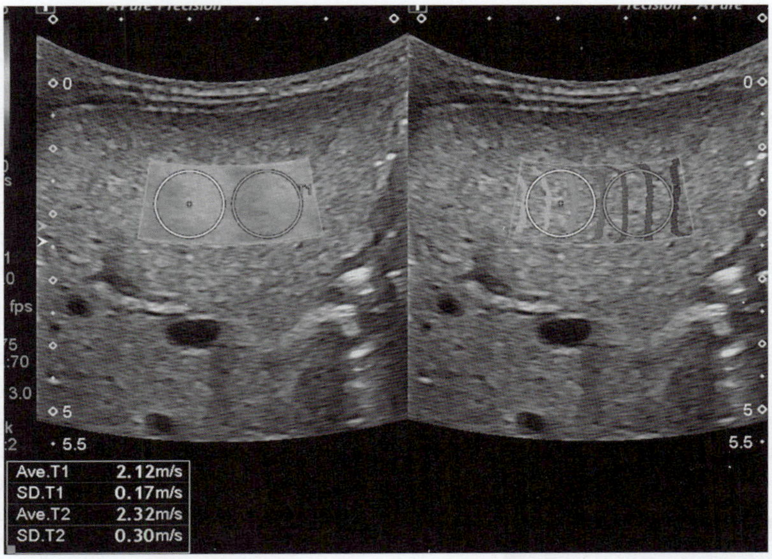

Figura 5 Elastografia 2D-SWE em um lactente com diagnóstico de atresia de vias biliares mostrando valores elevados de velocidade de propagação.

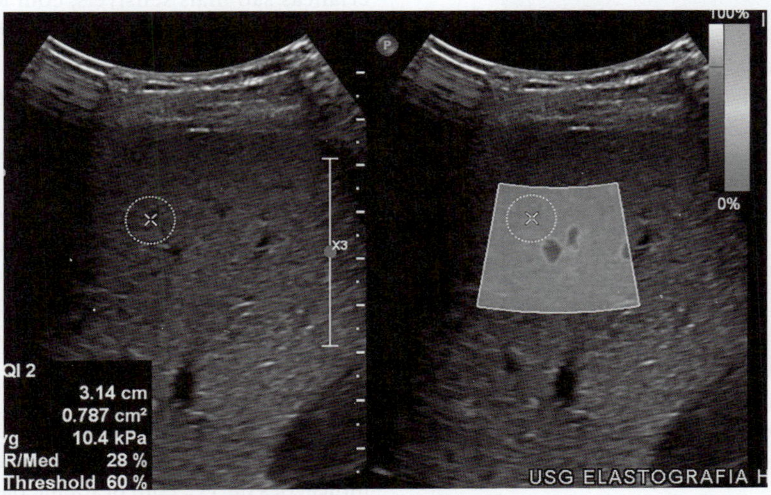

Figura 6 Elastografia na evolução da doença hepática em uma criança com colestase familiar intra-hepática progressiva (PFIC), apresentando piora ao longo de 2 anos, com aumento da velocidade de propagação.

detalhar a arquitetura biliar pela colângio-RM, para detecção e quantificação de gordura e ferro no fígado, bem como na diferenciação dos diversos nódulos hepáticos. O método, porém, é menos disponível e o tempo de realização dos exames mais longo, o que causa maiores problemas com artefatos de movimentação em crianças menores, muitas vezes com necessidade de procedimentos anestésicos (Figura 1).

Colangiografia por RM (colângio-RM)

A colângio-RM é indicada em casos de cisto de colédoco, principalmente do tipo III de Todani, pois o colédoco distal é inacessível à US na grande maioria dos casos. Outras indicações da colângio-RM incluem pesquisa de colangites esclerosantes e anomalias congênitas dos ductos pancreáticos (Figura 1).

INDICAÇÕES DE MÉTODOS DE IMAGEM PARA ABORDAGEM DE ALTERAÇÕES GASTRINTESTINAIS EM PEDIATRIA

- Atresia de esôfago: o exame indicado é o exame contrastado do esôfago para controle pós-operatório, podendo ser realizado com bário ou contraste iodado em casos específicos de suspeita de deiscência de sutura (Figura 8).
- Compressões vasculares do esôfago: o exame indicado é o exame contrastado do esôfago inicialmente, e, quando necessária confirmação ou planejamento cirúrgico, prossegue-se investigação com angiotomografia ou angiorressonância.
- Estenose hipertrófica do piloro: o exame indicado é a US do abdome, que tem alta sensibilidade e especificidade

diagnósticas, demonstrando imagem característica do piloro com paredes espessadas, a anterior com espessura maior que 3 mm (Figura 9).[1]

- Invaginação intestinal: o exame indicado para o diagnóstico é a US do abdome, que poderá demonstrar a imagem característica de "alça dentro de alça", também chamada de "imagem em alvo". Ressalta-se o fato de que um exame ultrassonográfico negativo não exclui totalmente esse diagnóstico. A invaginação intestinal ileoileal pode desfazer-se durante o exame ultrassonográfico. Seguindo os critérios de segurança, pode-se tentar a desinvaginação guiada por ultrassom ou por radioscopia, em ambiente hospitalar (Figura 10).[2,3]

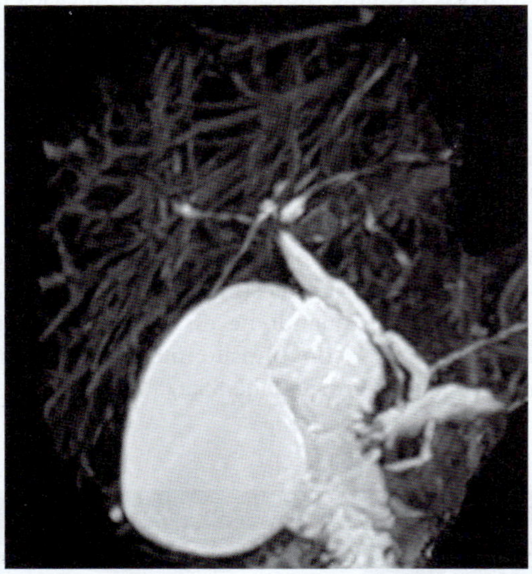

Figura 7 Colangite esclerosante primária em um paciente com 13 anos de idade. Colângio-RM demonstra ductos irregulares, com segmentos focais de estenoses, alternados com segmentos de ductos com calibre normal ou discretamente dilatados.

- Refluxo gastroesofageano: o exame indicado é a seriografia esôfago, estômago e duodeno (EED), devendo ser realizada estritamente nos casos indicados.
- Estenose péptica do esôfago: o exame indicado é a seriografia esôfago, estômago e duodeno (EED), com contraste de bário (Figura 11).
- Estenose cáustica do esôfago: o exame indicado é a seriografia esôfago, estômago e duodeno (EED), com contraste iodado não iônico em fase inicial e com contraste de bário em fase tardia (Figura 12).
- Má rotação intestinal: o exame indicado inicialmente é a US do abdome, com Doppler dos vasos mesentéricos. A investigação pode prosseguir com o trânsito intestinal.
- Cisto de duplicação intestinal: o exame indicado inicialmente é a ultrassonografia do abdome. Quando necessário, deve-se prosseguir investigação com a RM. A US demonstrará o cisto e suas paredes estratificadas com o sinal de "*gut signature*", devendo ser realizado o diagnóstico diferencial principalmente com cisto de mesentério, cisto de colédoco e cisto de ovário (quando se tratar de paciente do sexo feminino).

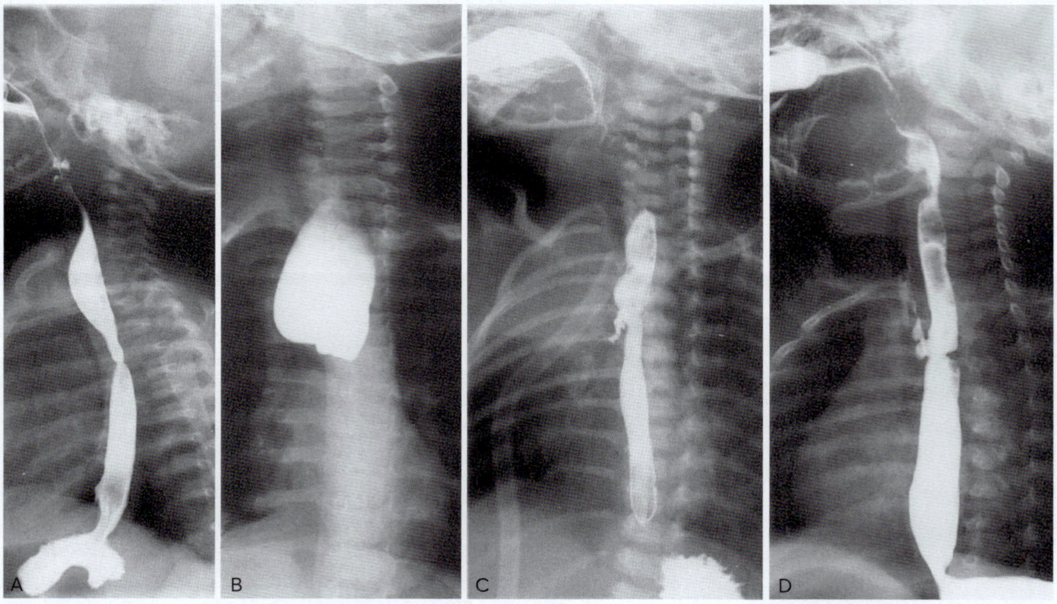

Figura 8 Exame de controle pós-operatório em 4 pacientes portadores de atresia de esôfago. Exame contrastado do esôfago, com contraste de bário. A: imagem demonstra redução do calibre do esôfago em topografia da anastomose, com discreta dilatação a montante. B: estenose total do esôfago ao nível da anastomose, com dilatação do segmento proximal do esôfago. C: discreta redução do calibre do esôfago ao nível da anastomose, com trajeto fistuloso em fundo cego. D: fístula esofagotraqueal.

- Divertículo de Meckel: o exame indicado para confirmação é a cintilografia, porém o diagnóstico inicial é, muitas vezes, realizado na US do abdome.
- Microcólon: o exame indicado é o enema opaco, sem preparo intestinal prévio, com contraste iodado diluído. O cólon de desuso pode ser decorrente de atresia ou estenose de delgado e também por íleo meconial (nestes casos, esse enema opaco com contraste iodado poderá ser terapêutico) (Figura 13).[4]
- Megacólon congênito (Hirschsprung): o exame indicado é o enema opaco, sem preparo intestinal prévio, com aquisição de imagens tardias após 24 horas do exame. Em recém-natos, o exame é iniciado com contraste iodado diluído e, após a exclusão do diagnóstico de microcólon, prossegue-se o exame com contraste de bário, diluído em soro fisiológico. Em lactentes e crianças maiores, o exame é realizado com contraste de bário, diluído (Figura 14).[5]
- Obstipação intestinal: o exame indicado é o enema opaco, sem preparo intestinal prévio, com contraste de bário, com aquisição de imagens tardias após 24 horas do exame.[6]
- Hiperplasia nodular linfoide e pólipos em reto: o exame indicado é o enema opaco, com preparo intestinal prévio, o qual será realizado com contraste de bário sem diluir, e com técnica de duplo contraste (Figura 15).
- Apendicite: o exame indicado é a US. Em casos inconclusivos, prossegue-se a investigação com TC do abdome com administração endovenosa de contraste iodado não iônico, com protocolo de baixa dose de radiação e em fase única (Figura 16).
- Litíase biliar: o exame indicado é a US, que poderá demonstrar diversas patologias, dentre elas a litíase biliar secundária a antibioticoterapia, situação em que o ultrassom poderá ser repetido após a suspensão da medicação.
- Doenças inflamatórias intestinais: o exame indicado é a US inicialmente e, quando necessário prosseguir investigação, poderá ser com trânsito intestinal, com enterotomografia ou enterorressonância.

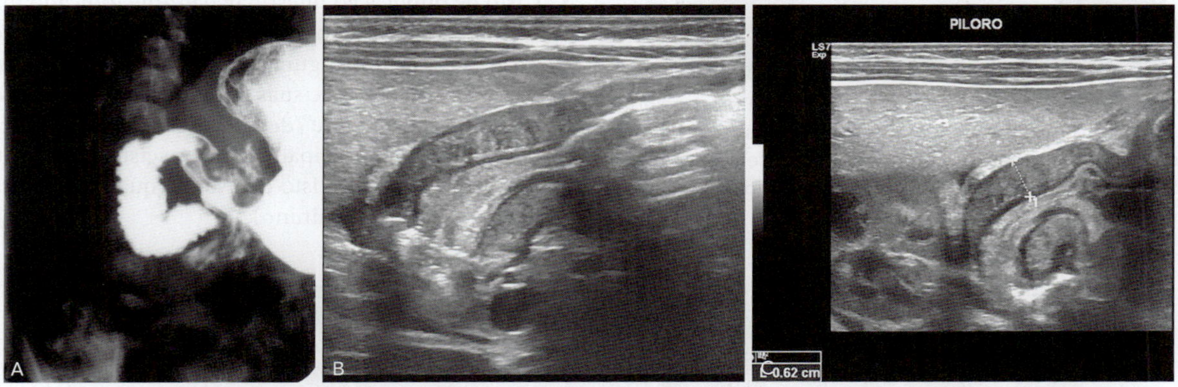

Figura 9 Estenose hipertrófica do piloro. A: exame contrastado seriografia (EED) com contraste de bário demonstrando piloro alongado e com calibre reduzido. B: US demonstrando piloro com paredes espessadas e alongado. C: US demonstrando piloro com paredes espessadas, a parede anterior medindo 6,2 mm (o normal é até 3 mm).

US: ultrassonografia.

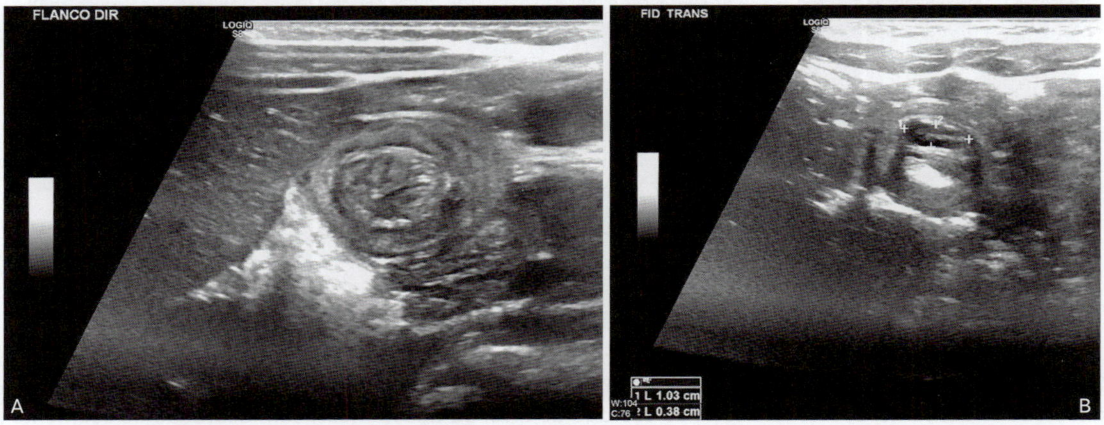

Figura 10 Invaginação intestinal. A: US demonstrando imagem característica de "alça dentro de alça" (imagem "em alvo"). B: US demonstrando imagem "em alvo", com linfonodo em seu interior.

US: ultrassonografia.

CONCLUSÃO

Cada modalidade de imagem tem sua indicação específica, baseada na condição suspeita, idade do paciente e necessidade de detalhamento diagnóstico. A seleção apropriada do exame de imagem é crucial para o diagnóstico preciso e a abordagem eficaz das doenças hepáticas pediátricas.

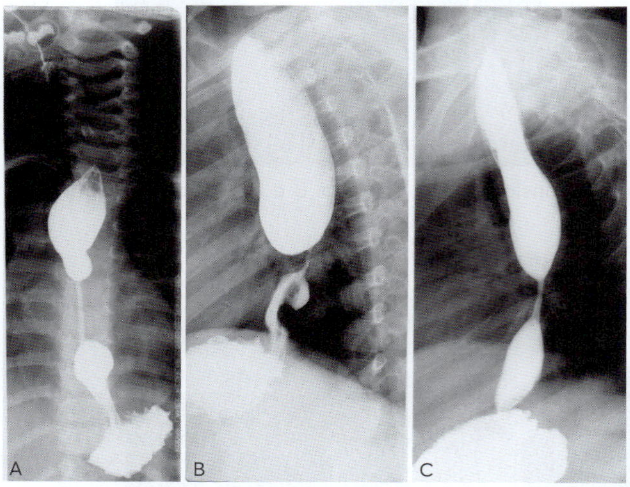

Figura 11 Estenose péptica do esôfago. Exame contrastado do esôfago, com contraste de bário. A, B e C: 3 pacientes distintos apresentando acentuada redução do calibre do esôfago em terço distal, com dilatação a montante.

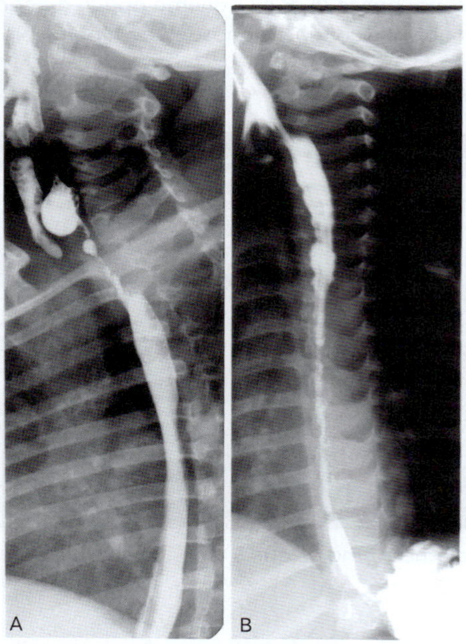

Figura 12 Estenose cáustica do esôfago. Exame contrastado do esôfago, com contraste de bário. A: paciente demonstrando acentuada redução do calibre do esôfago em terço proximal. B: paciente demonstrando acentuada redução do calibre do esôfago em toda a sua extensão.

Exames de diagnóstico por imagem do trato digestivo são reconhecidamente importantes ao paciente pediátrico, devendo ser solicitados quando realmente necessários. Estes exames serão realizados com protocolos específicos ao paciente pediátrico, com a máxima segurança possível.

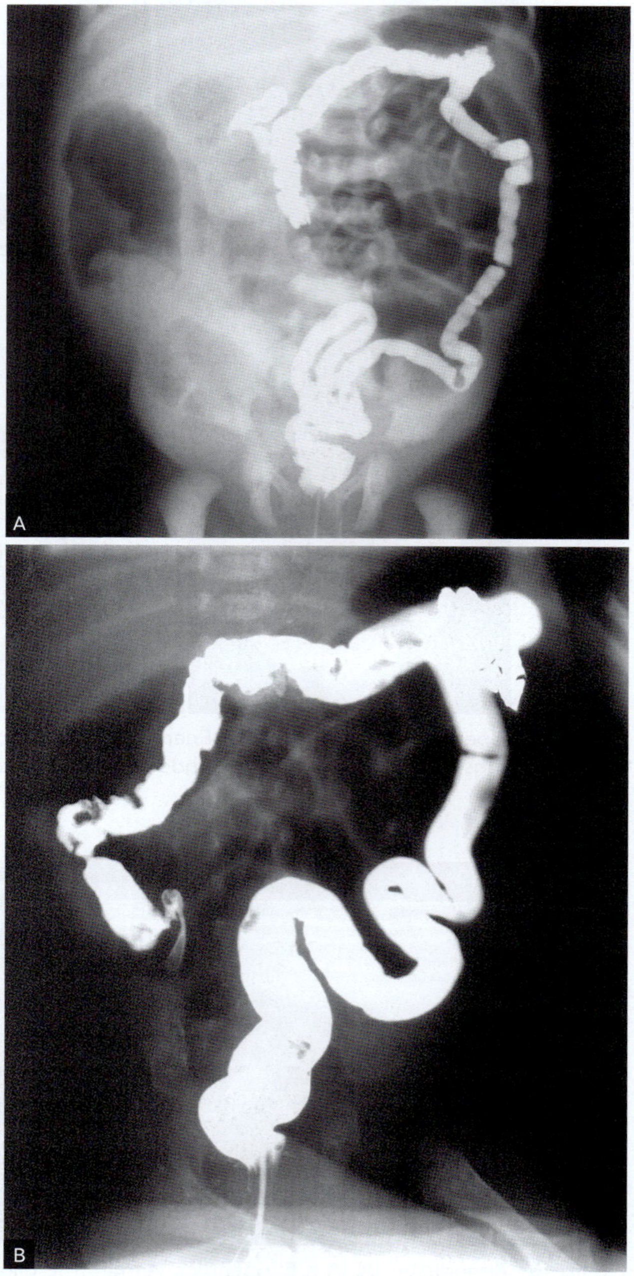

Figura 13 Microcólon. Enema opaco. A: microcólon em paciente portador de íleo meconial. B: microcólon em paciente portador de atresia de delgado.

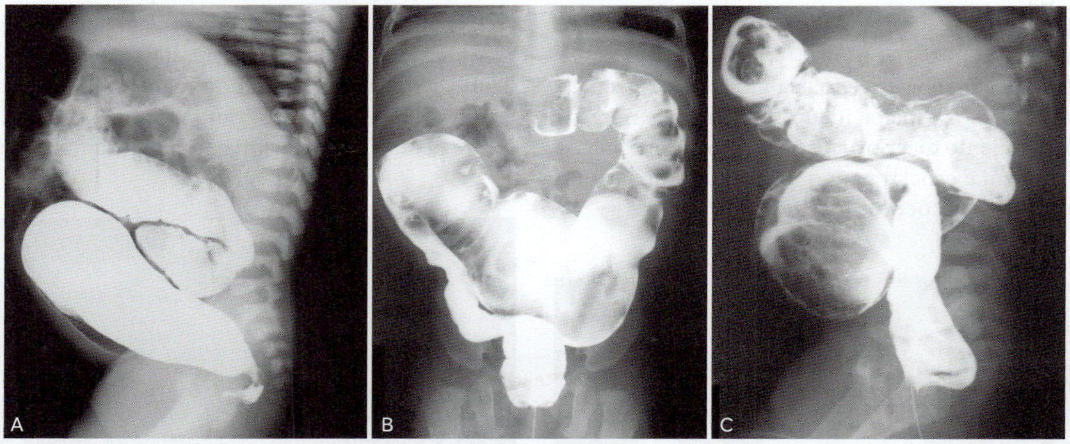

Figura 14 Megacólon. Enema opaco. A: megacólon com zona de transição distal em reto. B e C: megacólon congênito com zona de transição em cólon sigmoide.

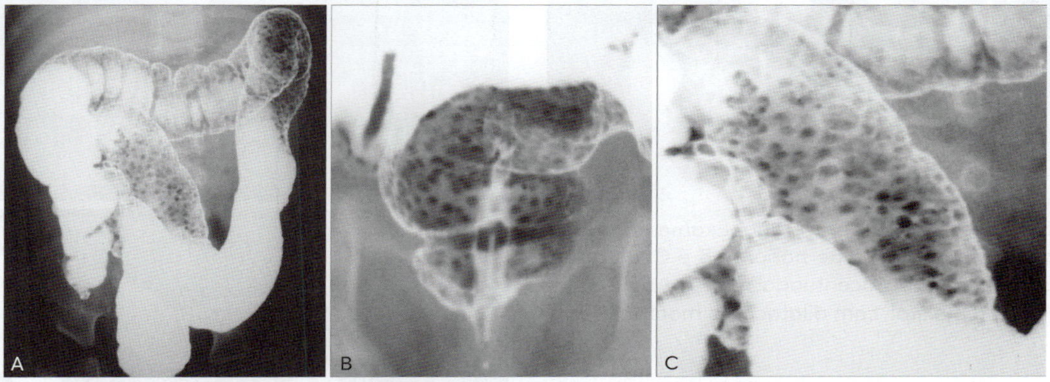

Figura 15 Hiperplasia nodular linfoide. Enema opaco com preparo intestinal prévio. A, B e C: enema opaco demonstrando múltiplas falhas de enchimento arredondadas em reto e nos cólons, compatíveis com o diagnóstico de hiperplasia nodular linfoide.

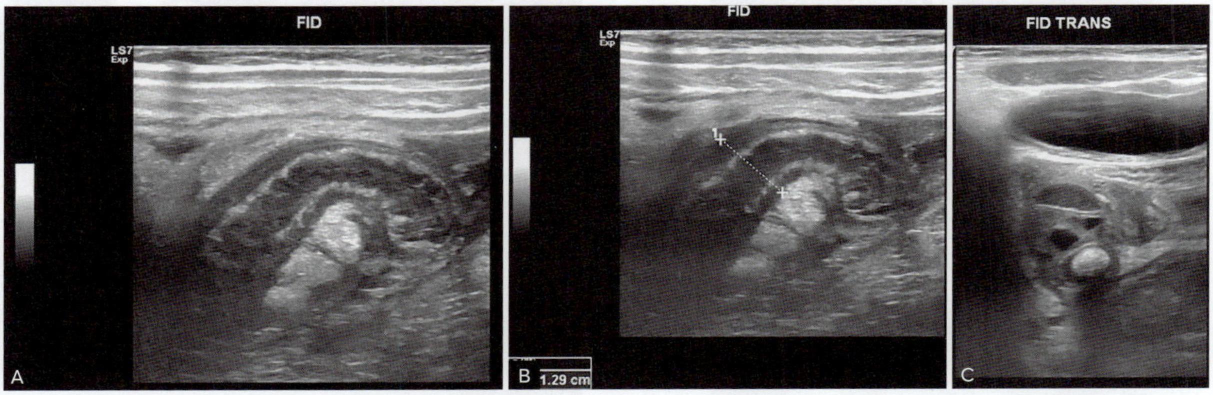

Figura 16 Apendicite. US. A e B: apêndice vermiforme dilatado, com diâmetro maior que 7 mm. C: apendicite supurada, com coleção e imagem ecogênica compatível com apendiculito.

US: ultrassonografia.

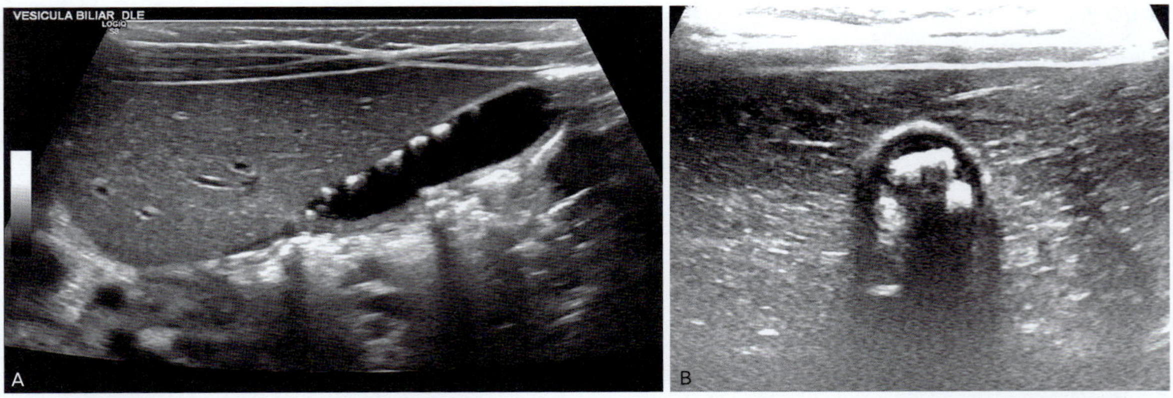

Figura 17 Litíase biliar. US. A: Caso 1. Múltiplas imagens ecogênicas no interior da vesícula biliar, algumas com discreta sombra acústica posterior. B: Caso 2. Imagens ecogênicas no interior da vesícula biliar, com sombra acústica posterior, sendo compatíveis com cálculos.

US: ultrassonografia.

REFERÊNCIAS BIBLIOGRÁFICAS

1. Yousef A, Daneman A, Amirabadi A, Faingold R. The impact of high-frequency transducers on the sonographic measurements of the pyloric muscle thickness in infants. Pediatr Radiol. 2024;54:737-42.
2. Lopez-Rippe J, Davis JC, Dennis RA, Kaplan SL, Delgado J. Impact of a 6-12-h delay between ileocolic intussusception diagnostic US and fluoroscopic reduction on patients' outcomes. Pediatr Radiol. 2024.
3. Meshaka R, Müller LSO, Stafrace S, Abella SF, Sofia C, Calder A, et al. Intussusception reduction methods in daily practice: a survey by the European Society of Paediatric Radiology Abdominal Imaging Taskforce. Pediatr Radiol. 2024;54:571-84.
4. Marine MB, Forbes-Amrhein MM. Magnetic resonance imaging of the fetal gastrointestinal system. Pediatr Radiol. 2020;50:1895-906.
5. Vlok SSC, Moore SW, Schubert PT, Pitcher RD. Accuracy of colonic mucosal patterns at contrast enema for diagnosis of Hirschsprung disease. Pediatr Radiol. 2020;50:810-6.
6. Sorantin E, Huber-Zeyringer A. Integrative diagnostics of the gastro-intestinal tract: gastroesophageal reflux and constipation in practice. Pediatr Radiol. 2024;54:505-15.
7. Aboughalia H, Kim HH, Dick AAS, Pacheco MC, Cilley RE, Iyer RS. Pediatric biliary disorders: multimodality imaging evaluation with clinicopathologic correlation. Clin Imaging. 2021;75:34-45.
8. Bahadori A, Kuhlmann B, Debray D, Franchi-Abella S, Wacker J, Beghetti M, et al. Presentation of congenital portosystemic shunts in children. Children (Basel). 2022;9(2).
9. Bodewes FAJA, Freeman AJ, Weymann A, Debray D, Scheers I, Verkade HJ, et al. Towards a standardized classification of the hepatobiliary manifestations in cystic fibrosis (CFHBI): a joint ESPGHAN/NASPGHAN position paper. J Pediatr Gastroenterol Nutr. 2024;78(1):153-65.
10. Galina P, Alexopoulou E, Mentessidou A, Mirilas P, Zellos A, Lykopoulou L, et al. Diagnostic accuracy of two-dimensional shear wave elastography in detecting hepatic fibrosis in children with autoimmune hepatitis, biliary atresia and other chronic liver diseases. Pediatr Radiol. 2021;51(8):1358-68.
11. Gautam AD, Yadav RR, Sarma MS, Mandelia A, Agrawal V, Lal R, et al. Shear wave elastography: a reliable secondary parameter for diagnosing biliary atresia in infants with neonatal cholestasis. Cureus. 2023;15(4):e37911.
12. Gunda ST, Chambara N, Chen XF, Pang MYC, Ying MT. Diagnostic efficacy of advanced ultrasonography imaging techniques in infants with biliary atresia (BA): a systematic review and meta-analysis. Children (Basel). 2022;9(11).
13. Kalisz K, Navin PJ, Itani M, Agarwal AK, Venkatesh SK, Rajiah PS. Multimodality imaging in metabolic syndrome: state-of-the-art review. Radiographics. 2024;44(3):e230083.
14. Mahalingam N, Trout AT, Zhang B, Castro-Rojas C, Miethke AG, Dillman JR. Longitudinal changes in quantitative magnetic resonance imaging metrics in children and young adults with autoimmune liver disease. Abdom Radiol (NY). 2023;48(6):1933-44.
15. Mirza H, Besse W, Somlo S, Weinreb J, Kenney B, Jain D. An update on ductal plate malformations and fibropolycystic diseases of the liver. Hum Pathol. 2023;132:102-13.
16. Sutton H, Karpen SJ, Kamath BM. Pediatric cholestatic diseases: common and unique pathogenic mechanisms. Annu Rev Pathol. 2024;19:319-44.
17. Wang X, Bamber JC, Esquivel-Sirvent R, Ormachea J, Sidhu PS, Thomenius KE, et al. Ultrasonic sound speed estimation for liver fat quantification: a review by the AIUM-RSNA QIBA pulse-echo quantitative ultrasound initiative. Ultrasound Med Biol. 2023;49(11):2327-35.
18. Yan H, Liu J, Jin S, Du L, Wang Q, Luo Y. A novel prediction tool based on shear wave elastography, gallbladder ultrasound, and serum biomarkers for the early diagnosis of biliary atresia in infants younger than 60 days old. Quant Imaging Med Surg. 2023;13(1):259-70.
19. Sharafuddin MJA, Foshager MC, Steinbuch M, Weisdorf DJ, Hunter DW. Sonographic findings in bone marrow transplant patients with symptomatic hepatic venoocclusive disease. J Ultrasound Med. 1997;16:575-86.
20. Veigel MC, Prescott-Focht J, Rodriguez MG, Zinati R, Shao L, Moore CA, et al. Fibropolycystic liver disease in children. Pediatr Radiol. 2009;39(4):317-27; quiz 420-1.
21. Akhan O, Karaosmanoglu AD, Ergen B. Imaging findings in congenital hepatic fibrosis. Eur J Radiol. 2007;61:18-24

CAPÍTULO 5

GENITOURINÁRIO

Mariane Cibelle Barreto da S. Barros
Bárbara Limberger Nedel

AO FINAL DA LEITURA DESTE CAPÍTULO, O PEDIATRA DEVE ESTAR APTO A:

- Solicitar exames adequados de investigação por imagem para as principais patologias do trato urogenital pediátrico.
- Priorizar a ultrassonografia como principal exame, tendo em vista sua importância na investigação do trato urogenital e o fato de que o US não utiliza radiação ionizante.
- Utilizar a ressonância magnética em investigações mais avançadas, evitando exames com radiação ionizante.

INTRODUÇÃO

As afecções do trato genitourinário são comuns no dia a dia do pediatra. Elas podem se apresentar como alterações congênitas já diagnosticadas no pré-natal, como infecções adquiridas, ou ainda como doenças inicialmente assintomáticas descobertas fortuitamente. Infelizmente, algumas condições são diagnosticadas tardiamente, com consequências danosas para as crianças. Para evitar que isso aconteça, os pediatras precisam estar alertas e preparados para reconhecer as principais patologias, e saber como investigar corretamente, evitando exposição a exames desnecessários.

Neste capítulo serão abordados, de maneira prática e com enfoque na radiologia, as principais doenças do aparelho urinário e genital, não sendo escopo desta seção oncologia urogenital.

MÉTODOS DE DIAGNÓSTICO POR IMAGEM

Existe uma grande variedade de métodos de diagnóstico por imagem para avaliação do trato genitourinário, e não existe uma resposta universal do método ideal, pois eles são complementares. No paciente pediátrico, a ultrassonografia deve ser o primeiro exame a ser realizado na maioria dos casos, por ser um método de excelente definição, não invasivo, disponível e de baixo custo, sendo também o método de acompanhamento das patologias a longo prazo.

O Quadro 1 apresenta os principais métodos de diagnóstico por imagem disponíveis, suas vantagens e limitações.

DILATAÇÃO DO TRATO URINÁRIO (DTU) PERINATAL

Com o avanço e maior disponibilidade das técnicas de imagem durante o pré-natal, houve um aperfeiçoamento da avaliação dos órgãos fetais, bem como no período neonatal, e a DTU atualmente é diagnosticada em cerca de 1 a 5% de todas as gestações, tornando-se uma das anormalidades mais comuns. A ultrassonografia (US) é o método de escolha para diagnóstico e acompanhamento, com atenção de realizar o exame após as primeiras 72 horas de vida do recém-nascido, evitando o período de desidratação, que pode ocasionar falso-negativo. Nas situações com critérios de gravidade (oligoâmnio, rim único, dilatação bilateral, dilatação acentuada), o exame deve ser feito logo após o nascimento.

O exame de US permite avaliar o grau de dilatação do sistema pielocalicial e sua possível causa, e deve ser feito observando vários parâmetros, como dimensões renais, avaliação de posição, contorno, ecogenicidade e espessura do parênquima dos rins, medida do diâmetro anteroposterior da pelve renal (DAP), distinção entre cálices centrais e periféricos, alterações vesicais e ureterais.

As principais causas de hidronefrose e seus achados de imagem estão resumidos no Quadro 2.

Quadro 1 Principais métodos de diagnóstico por imagem disponíveis

	Raio X simples	Raio X contrastado	Ultrassonografia (US)	Tomografia computadorizada (TC)	Ressonância magnética (RM)	Cintilografia
Disponibilidade	Alta	Média*	Alta	Média	Baixa	Média
Radiação	Sim	Sim	Não	Sim	Não	Sim
Custo	Baixo	Baixo	Baixo	Médio	Alto	Médio
Vantagem	Útil em cálculos grandes e opacos (como coraliformes), anomalia da coluna.	Avaliação dinâmica, utilizado para avaliação de uretra e de distúrbio de diferenciação sexual.	Estudo dinâmico, pode ser à beira-leito, excelente avaliação anatômica, e em alguns casos, funcional, permite uso do Doppler.	Boa sensibilidade para cálculos, permite reconstruções tridimensionais para planejamento cirúrgico.	Excelente diferenciação entre tecidos, permite reconstruções tridimensionais e avaliação funcional.	Estudo funcional.
Limitação	Baixa sensibilidade para cálculos pequenos.	Invasivo, necessita sondagem e uso de contraste.	Operador-dependente.	Alta dose de radiação, o paciente precisa ficar estático.	Longa duração, o paciente precisa ficar imóvel.	Invasivo, uso de contraste e limitada visão anatômica.

* Raio X contrastado seriam os exames de uretrocistografia miccional (UCM), urografia excretora, genitografia, cujo acesso na atualidade está cada vez mais difícil, por necessitar de um aparelho de radiografia especial (fluoroscopia), havendo reduzida disponibilidade na maior parte dos serviços de imagem. Esse método diagnóstico mantém significativa importância na avaliação de malformações urogenitais complexas.

Quadro 2 Principais causas de hidronefrose e seus achados

	Ilustrações Children's Hospital of Philadelphia	Definição	Incidência	Dilatação pielocalicial	Dilatação ureteral	Alteração vesical	Prosseguimento da investigação após US
Obstrução de junção ureteropélvica (JUP) (Figura 1)	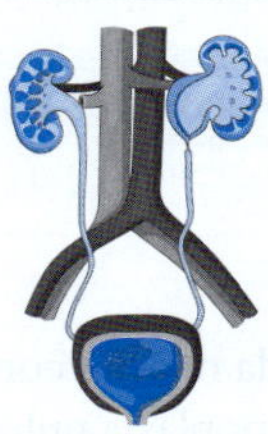	Principal causa de obstrução na infância. Restrição do fluxo de urina da pelve para o ureter, em geral por fator intrínseco. Bilateral 10-40%.	48% Mais frequente em meninos	Sim Dilatação predominante da pelve renal	Não	Não	Cintilografia renal dinâmica (DTPA) para avaliar se é obstrutiva
Obstrução de junção ureterovesical (JUV) (Figura 2)	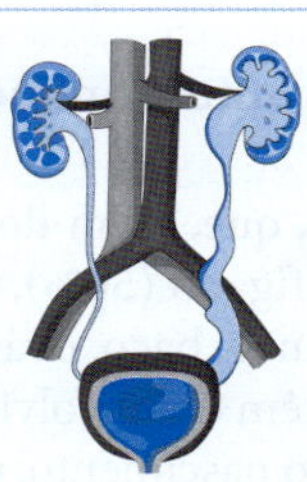	Segmento ureteral distal aperistáltico, com dilatação significativa dos segmentos ureterais a montante (megaureter primário).	24%	Sim Dilatação difusa	Sim	Não	UCM e cintilografia renal (DTPA)
Válvula de uretra posterior (Figura 3)	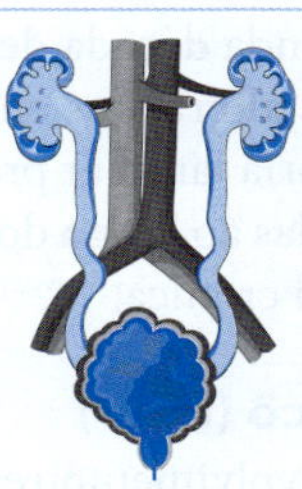	Obstrução do canal uretral, ao nível do verumontano, com dilatação a montante da uretra posterior. Causa mais grave de hidronefrose em meninos.	5% Exclusiva do sexo masculino	Sim Dilatação difusa bilateral	Sim Dilatação e tortuosidade bilateral.	Sim Paredes espessadas e irregulares.	UCM Uro-RM – coleção e ascite. Cintilografia – função renal.

(continua)

Quadro 2 Principais causas de hidronefrose e seus achados *(continuação)*

	Ilustrações Children's Hospital of Philadelphia	Definição	Incidência	Dilatação pielocalicial	Dilatação ureteral	Alteração vesical	Prosseguimento da investigação após US
Refluxo vesicoureteral (RVU)	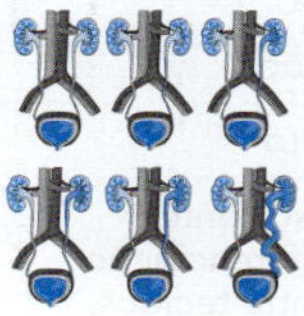	Fluxo retrógrado de urina da bexiga em direção aos ureteres e rins. Classificação de grau I-V conforme grau de dilatação.	6-11%	Sim Depende do grau do refluxo. Pode ser intermitente.	Sim Variável e intermitente.	Não Sim, se tem bexiga neurogênica associada.	UCM
Duplicidade pielocalicial (Figura 4)	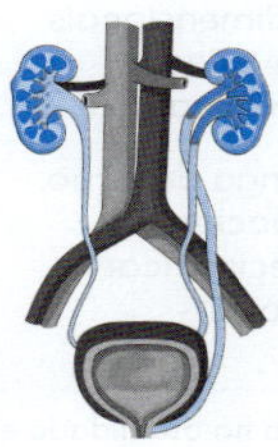	É a anomalia congênita de vias urinárias mais comum. Duplicidade do sistema coletor, que pode ser parcial ou completa, e na maioria dos casos é assintomática. Sua importância clínica surge quando associada à RVU, ectopia ureteral e ureterocele.	1 em cada 150 RN	Sim Variável, pode ocorrer dilatação por RVU (em geral un. inferior) ou por obstrução (un. superior).	Sim Variável, pode ocorrer por RVU ou obstrução distal.	Não Exceto se ureterocele presente.	UCM
Síndrome de *prune-belly*		Síndrome caracterizada por ausência congênita da musculatura abdominal, deficiência da musculatura do sistema coletor e criptorquidia	3%	Sim Rins podem ser displásicos.	Sim	Sim Bexiga aumentada e divertículos,	UCM

DOENÇAS CÍSTICAS RENAIS

As doenças císticas renais não são tão comuns quanto a DTU, mas algumas vezes a distinção entre esses dois diagnósticos pode ser difícil, pois ambas as patologias vão se apresentar como imagens anecoicas renais. A diferença é que na DTU essas imagens são o próprio sistema coletor dilatado, e nas doenças císticas essas imagens não têm comunicação com o sistema coletor.

Estas patologias podem ser congênitas ou adquiridas, hereditárias ou não hereditárias, e serão abordadas aqui apenas as principais (Figuras 8 e 9).

Doença renal policística autossômica recessiva (DRPAR)

É uma anormalidade congênita, de transmissão autossômica recessiva, em que ocorre a mutação do gene PKHD1, e é a ciliopatia mais comum da infância (1:20 mil RN), podendo ser diagnosticada no pré-natal. Faz parte do espectro das doenças fibrocísticas hepatorrenais, com expressões de diferentes formas no fígado (fibrose hepática, síndrome de Caroli), e é caracterizada por rins aumentados de volume bilateralmente, difusamente hiperecogênicos, com perda da relação corticomedular. Os casos mais graves apresentam hipoplasia pulmonar (Figura 5).

Doença renal policística autossômica dominante (DRPAD)

É uma ciliopatia hereditária, que, além dos cistos renais, apresenta cistos envolvendo fígado (50%), pâncreas (9%), e menos frequentemente pulmão, baço, ovários, testículos/vesículas seminais. Os cistos têm desenvolvimento progressivo, em geral não presentes no nascimento, podendo surgir ao longo da primeira ou segunda década de vida, de forma assintomática (Figura 6). As alterações envolvem o gene PKD1 e PKD2, e, se têm história familiar presente, as crianças precisam ser acompanhadas ao longo do tempo, devido ao risco de insuficiência renal crônica.

Rim multicístico displásico (RMD)

Anomalia frequente do desenvolvimento renal, não hereditária, mas em geral tem apresentação congênita unilateral (a bilateralidade é incompatível com a vida). Ao nascimento o rim pode ser de tamanho normal ou aumentado, com parênquima hiperecogênico displásico, perda da diferenciação

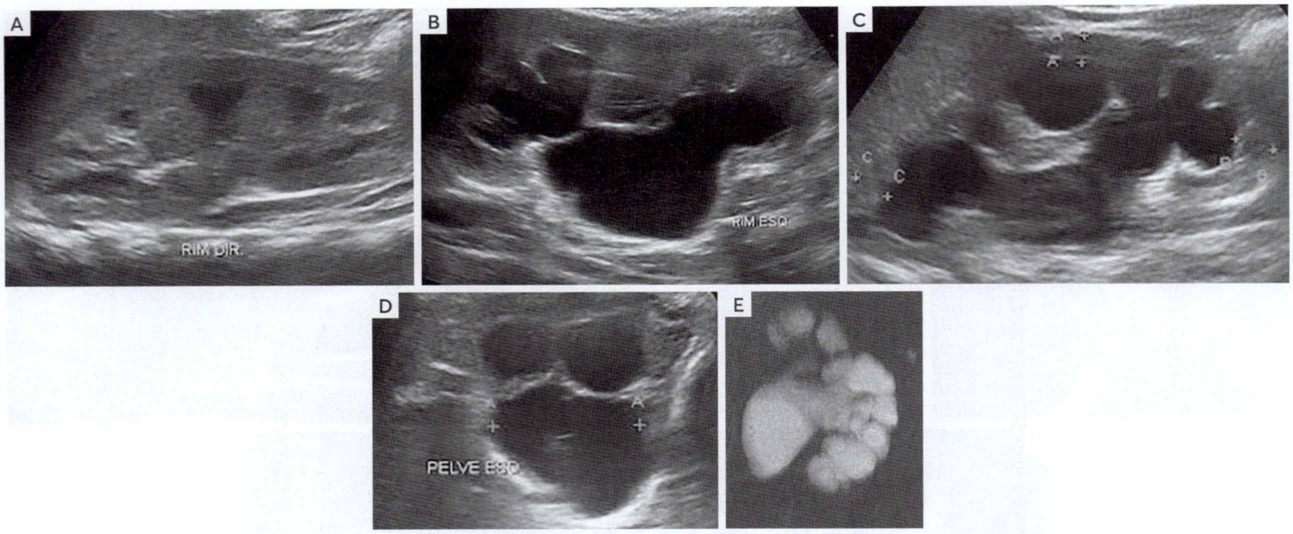

Figura 1 Obstrução de JUP. Imagens de US: A: rim direito normal. B: rim esquerdo com dilatação difusa do sistema pielocalicial e proeminência da pelve renal. C: medidas de espessura do parênquima renal. D: diâmetro anteroposterior da pelve renal, nesse caso de 3,5 cm (limite normal de até 0,5 cm). Imagem de urorressonância magnética. E: imagem no plano coronal, em sequência ponderada em T2, que demonstra DTU com proeminência da pelve renal e afilamento abrupto na junção ureteral, com ureter proximal de calibre normal após a JUP.

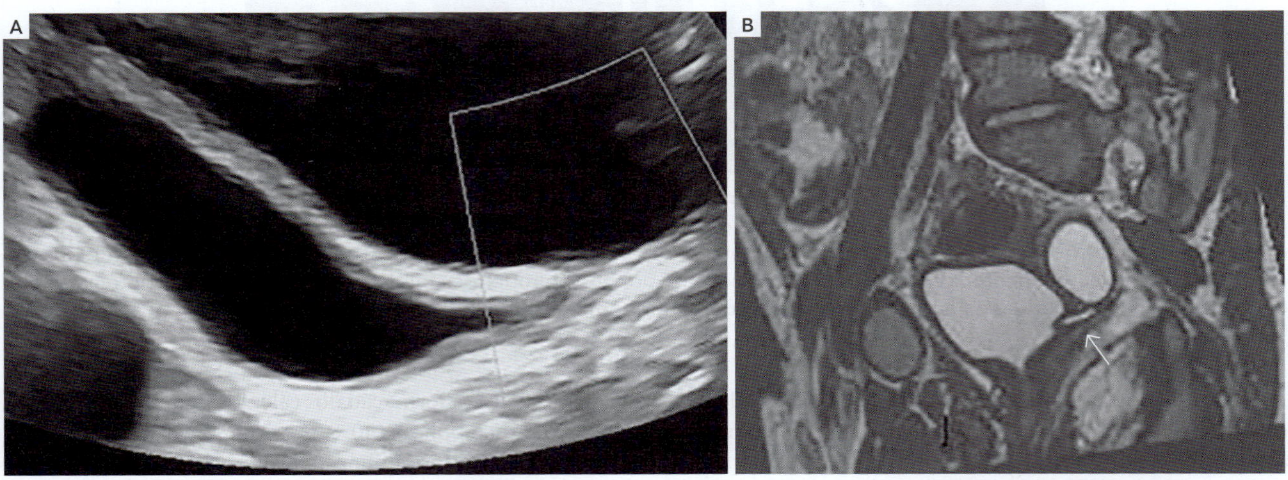

Figura 2 Obstrução de JUV. A: imagem de US demonstra afilamento da porção justavesical do ureter, com importante dilatação ureteral a montante. O Doppler pode auxiliar na pesquisa de jatos ureterais, que podem ser ausentes, ou reduzidos em relação ao contralateral. B: imagem de uro-RM (B) apresenta afilamento abrupto do ureter distal, de implantação tópica, com dilatação do ureter cranialmente.

corticomedular e múltiplos cistos de dimensões variadas. Há tendência de regressão do rim ao longo dos anos (Figura 7).

INFECÇÃO DO TRATO URINÁRIO

A infecção do trato urinário (ITU) é uma das infecções bacterianas mais comuns na pediatria, e pode ser restrita ao trato inferior (cistite/uretrite) ou acometer o parênquima renal (pielonefrite) (Figuras 10 a 13). O diagnóstico é por meio de exame laboratorial (urocultura), porém os exames de imagem têm papel importante tanto na fase aguda quanto no controle evolutivo desses pacientes, sendo a US o exame inicial de escolha.

Os principais objetivos do exame de US na ITU são:

- Detectar sinais agudos que sugiram pielonefrite focal/difusa (aumento do volume renal, alteração do parênquima), espessamento de parede da bexiga, espessamento de urotélio, coleções perirrenais.
- Identificar malformações urinárias congênitas ou anomalias predisponentes a ITU.
- buscar sinais indiretos de refluxo vesicoureteral.
- Pesquisar disfunção vesical (p. ex., bexiga neurogênica), resíduo pós-miccional.
- Controle evolutivo para avaliação de possíveis cicatrizes renais.

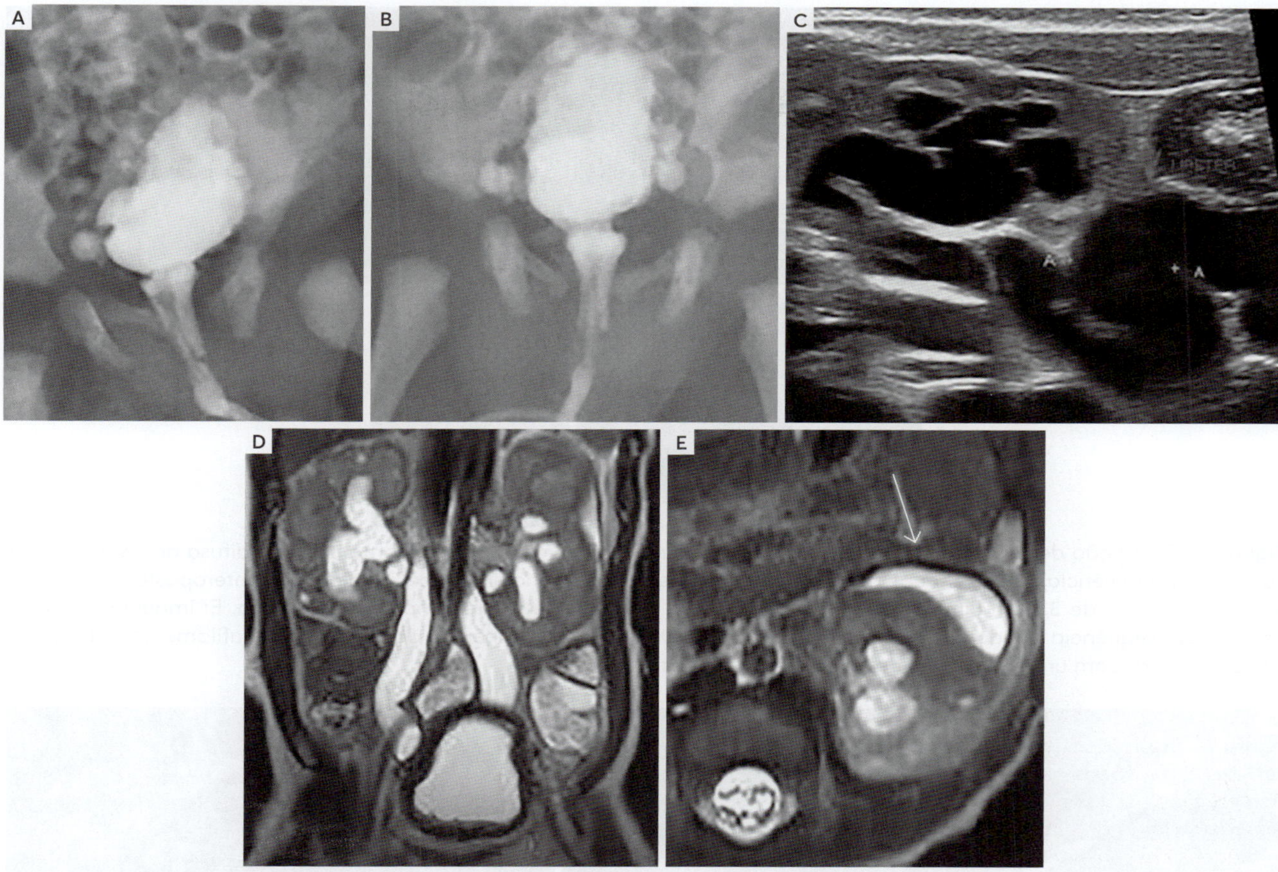

Figura 3 Válvula de uretra posterior. A e B: imagens de UCM demonstram dilatação da uretra proximal, com área de afilamento ao nível do *verumontanum*, com bexiga difusamente trabeculada com pseudodivertículos. C: imagens de US evidenciando uretero-hidronefrose bilateral, com ureteres difusamente dilatados. D e E: imagens de uro-RM no plano coronal e axial (respectivamente), confirmando os achados de uretero-hidronefrose bilateral, espessamento parietal vesical e acrescentando o achado de coleção perirrenal à esquerda (urinoma – seta).

A ultrassonografia pode ser normal em mais de 60% dos casos, pois é um método operador-dependente, e, quando se tem importante dissociação clínico-radiológica (paciente grave e exame US normal), recomenda-se prosseguir investigação com TC ou RM com uso de contraste. A TC tem mais fácil acesso, porém tem radiação; já a RM é menos disponível, não tem radiação, mas necessita sedação em crianças menores. No geral, a preferência na emergência é usar TC, e na investigação de malformações urinárias complexas realizar uro-RM (Figuras 10 a 13).

LITÍASE DO TRATO URINÁRIO

O cálculo urinário é incomum na população pediátrica quando comparado com os adultos, representando cerca de 1 a 3% dos casos de litíase urinária. Tem discreta predominância no sexo masculino (2:1), com idade média de 8 a 10 anos, e a sintomatologia depende da localização, tipo, tamanho e forma do cálculo, mas em geral o paciente apresenta dor aguda e hematúria. As crianças pequenas têm dor inespecífica, sem localização.

Nas crianças a formação dos cálculos pode ser associada a alterações metabólicas (40%, p. ex., hipercalciúria, hiperuricosúria, hipocitratúria), anormalidades estruturais das vias urinárias (30%, p. ex., rins em ferradura, divertículos), infecções (*Proteus, Pseudomonas* e *Klebsiella*), ou causa indeterminada.

Os cálculos podem ser radiopacos ou não radiopacos, e a dimensão pode variar de 1 a 2 mm a mais de 1 cm. Localizam-se mais frequentemente no sistema coletor, JUP e JUV.

A radiografia simples de abdome pode ser usada na investigação, mas tem baixa sensibilidade para cálculos pequenos, e não radiopacos, além da dificuldade por causa da sobreposição de imagens/resíduos fecais, mas quando aparece pode ser útil para o acompanhamento. Em geral usada para os cálculos coraliformes. Na Figura 14, pode-se visualizar um cálculo coraliforme no rim direito.

A US sempre deve ser realizada, pois pode identificar o cálculo, a localização e a consequência da obstrução, além de afastar uma causa estrutural. A TC é o método de maior sensibilidade para litíase, e quando solicitada deve ser realizada sem contraste, e com protocolo de baixa dose de radiação (Figura 15).

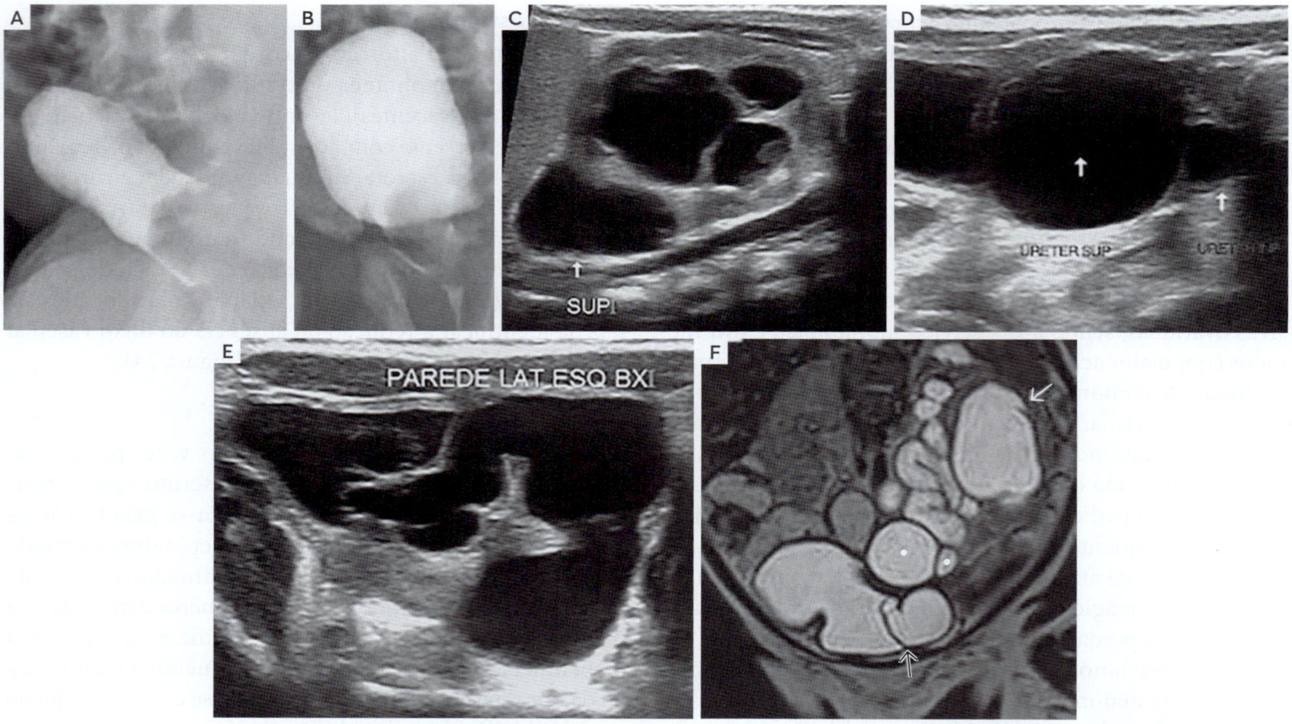

Figura 4 Duplicidade do sistema pielocalicial completa, seguindo a clássica regra de Weigert-Meyer, que cita que o ureter que drena a unidade superior tem inserção ectópica (mais inferior e medial), é obstrutivo, podendo ser acompanhado de ureterocele. O ureter que drena a unidade inferior pode estar associado a refluxo. A e B: imagens de UCM de RN com DTU demonstra falha de enchimento da bexiga, que protrui para o colo vesical, compatível com ureterocele obstrutiva. C, D e E: imagens de US evidenciam duplicidade renal e ureteral completa, com ureter que drena a unidade superior, terminando em ureterocele no interior da bexiga. F: imagem de uro-RM, plano coronal, sequência ponderada em T2, mostra duplicidade pielocalicial (seta branca), ureteres duplicados (pontos brancos) e enorme ureterocele obstrutiva (seta preta).

PATOLOGIAS UTERINAS E OVARIANAS

As patologias uterinas e ovarianas geralmente se manifestam no período neonatal, por estímulo hormonal materno, ou durante a puberdade após a menarca. A avaliação por imagem do útero e ovários pediátricos deve ser preferencialmente realizada por US pélvica suprapúbica e RM. A TC tem papel limitado, sendo reservada para casos selecionados, como estadiamento sistêmico de tumores.

A Figura 16 mostra imagem normal do útero e ovários pré-puberais.

Puberdade precoce

A puberdade é o processo biológico de maturação da infância para a fase adulta, com desenvolvimento de características sexuais secundárias e capacidade reprodutiva. A puberdade precoce (PP) é definida como o início desse processo de forma prematura, sendo caracterizada nas meninas pela telarca antes dos 8 anos, e nos meninos pelo aumento do volume testicular ≥ 4 mL antes dos 9 anos. A US pélvica suprapúbica e a radiografia de mãos e punhos são os pilares da avaliação por imagem da PP, embora outros estudos possam trazer informações adicionais em casos específicos, como a RM e a TC (encéfalo/hipófise) (Quadro 3 e Figura 17).

A radiografia de mãos e punhos é um método de baixo custo, baixa dose de radiação e amplamente disponível para estimar a idade óssea na pediatria (Figura 18). A interpretação desse estudo é mais difundida através do método de Greulich-Pyle, sendo recomendado o estudo da mão não dominante. O avanço ou atraso da idade óssea pode ser considerado quando há uma discrepância entre a idade óssea e a idade cronológica maior de 1 ano ou maior de 2 desvios-padrão.

Malformações uterinas e hidrometrocolpo

As malformações uterinas resultam de falha no processo embriológico que envolve os ductos müllerianos no primeiro trimestre da gestação. São patologias raras, muitas vezes diagnosticadas tardiamente após investigação para infertilidade ou abortos de repetição, e abrangem amplo espectro de malformações, desde agenesia, duplicidade uterina (útero didelfo) e septos vaginais (Figura 19). Os exames de imagem têm papel fundamental na correta categorização das malformações, sendo a RM e US 3D os métodos com maior acurácia diagnóstica. A avaliação do aparelho urinário é fundamental nesses casos, pois podem ocorrer malformações renais associadas (Figura 20).

O hidrometrocolpo é a dilatação da cavidade vaginal acompanhada ou não da dilatação da cavidade uterina, secundária a uma estenose distal por diferentes causas, incluindo atresia vaginal, septo vaginal transverso ou hímen imperfurado. Caracteriza-se por uma massa cística na pelve,

com formato bilobado, ocupando a topografia da vagina e do útero, preferencialmente avaliada por US ou RM (Figura 21).

Lesões expansivas ovarianas

O aumento volumétrico expressivo dos ovários na população pediátrica possui um amplo espectro de diagnósticos diferenciais, incluindo torção ovariana, cistos ovarianos e tumores (inclusive teratomas), os últimos cuja descrição se encontra além do escopo desta seção. Os métodos de imagem são aliados na definição da etiologia das lesões expansivas ovarianas, sendo a US pélvica suprapúbica e RM métodos com maior acurácia, com exceção no caso da TC para avaliação de teratomas com calcificações.

- Torção ovariana: geralmente se apresenta com dor súbita e intensa, devendo ser sempre considerado nos casos de massa ovariana dolorosa unilateral. Ocorre secundário a torção do pedículo vascular anexial e/ou tuba uterina, com consequente obstrução venosa e edema do ovário, e nos casos de atraso do diagnóstico e tratamento há infarto hemorrágico do parênquima do ovário, podendo acarretar a perda de sua viabilidade (Figura 22).
- Cistos ovarianos: os cistos ovarianos são formações ovarianas maiores de 3 cm, de morfologia ovalada ou arredondada, limites definidos, conteúdo líquido e sem componente sólido. As formações menores de 3 cm devem ser consideradas de natureza folicular ou funcional. Os cistos ovarianos podem ser simples ou complexos (contendo septações ou material hemático / cisto hemorrágico), e são observados principalmente no período perinatal ou fetal, por estímulo hormonal materno, ou após a puberdade. Os cistos hemorrágicos cursam com dor abdominal importante, por vezes com irritação peritoneal (Figura 23).

PATOLOGIAS ESCROTAIS E TESTICULARES

As causas mais comuns de avaliação por imagem da bolsa escrotal e testículos no paciente pediátrico são a torção testicular, torção de apêndice testicular, infecções e hidroceles. Os tumores geralmente têm apresentação indolor e são menos frequentes, e estão além do escopo desta seção. A avaliação por imagem da bolsa escrotal e testículos deve ser preferencialmente realizada por US e RM.

Torção testicular

Ocorre secundária a torção do cordão espermático e testículo por causa espontânea ou trauma, com pico bimodal (neonatos e adolescentes), levando a oclusão vascular. Geralmente se apresenta com dor súbita e intensa na região inguinal e/ou bolsa escrotal e requer abordagem cirúrgica de emergência para prevenir a necrose testicular. As taxas de sucesso variam de 80 a 100% quando a exploração cirúrgica ocorre dentro de 6 horas do início da dor. O método padrão ouro de diagnóstico é a US com Doppler colorido, que é capaz de identificar a redução ou ausência do fluxo vascular no parênquima do testículo afetado (Figura 24).

Torção de apêndice testicular

Patologia comum na infância e muitas vezes pouco lembrada no diagnóstico diferencial do escroto agudo, mais frequente entre 7 e 14 anos, caracteriza-se pela torção espontânea de apêndices do testículo ou epidídimo, levando a isquemia e dor. Apresenta curso autolimitado e excelente prognóstico, com melhora da dor geralmente dentro de 1 semana. Ao estudo de US é possível identificar, na fase aguda, o apêndice testicular edemaciado e isquêmico na topografia da dor referida pelo paciente, e, na fase crônica, pequeno nódulo calcificado residual (Figura 25).

Orquiepididimite

Patologia infecciosa do epidídimo, testículo ou ambos, sendo que a orquite (infecção testicular) isolada é muito menos comum. Apresenta-se com dor gradual, podendo ser acompanhada de edema escrotal e sintomas sistêmicos, como febre, náuseas e vômitos, e pode ser observada em associação com uretrites e prostatites. É mais frequente em adolescentes, e nas crianças pode ser necessária investigação adicional para descartar anomalias do trato urinário associadas (Figura 26).

Hidroceles

Hidrocele é definida como a presença de fluido anormal na túnica vaginal da bolsa escrotal e/ou no canal inguinal. Pode ser reacional a outras patologias escrotais/testiculares, ou congênita, apresentando diferentes variantes, detalhados no Quadro 4. A US é um estudo dinâmico capaz de observar o movimento do fluido na bolsa escrotal, canal inguinal e abdome, permitindo seu diagnóstico (Figura 27). Nas

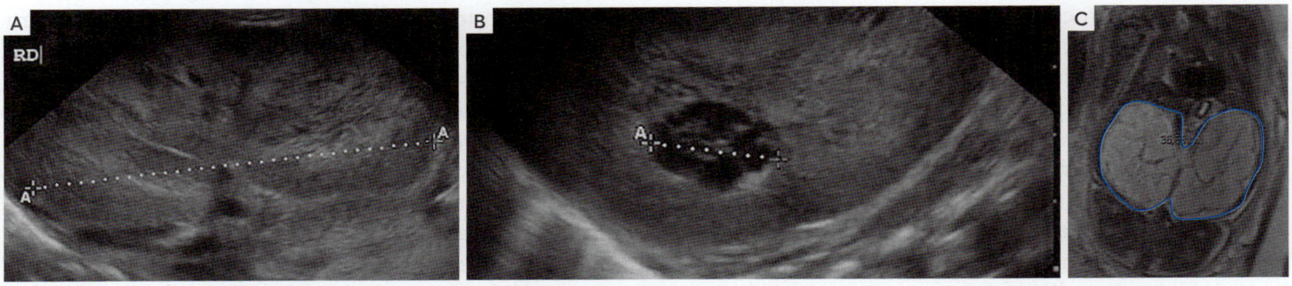

Figura 5 A: imagem de US demonstra rins aumentados, hiperecogênicos, com microcistos, podendo apresentar raros macrocistos (B). C: imagem de RM fetal, plano coronal, demonstram rins (verde) acentuadamente aumentados de tamanho, ocupando praticamente toda a cavidade abdominal. Cranialmente, observa-se o tórax pequeno com pulmões hipoplásicos.

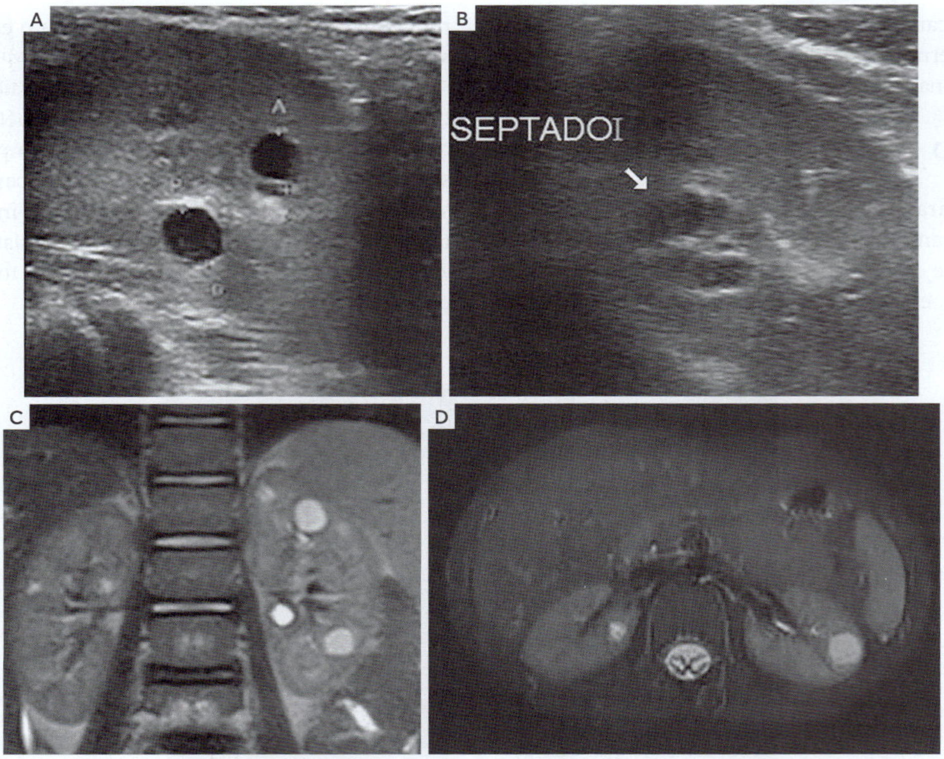

Figura 6 A: imagem de US demonstra cistos simples, anecoicos, de paredes finas. B: cisto multisseptado complicado, com hemorragia. Imagens de uro-RM ponderadas em T2, coronal (C) e axial (D), com cistos em ambos os rins, de dimensões variadas, em geral maiores que 1 cm, de paredes finas, e intensidade de sinal homogêneo.

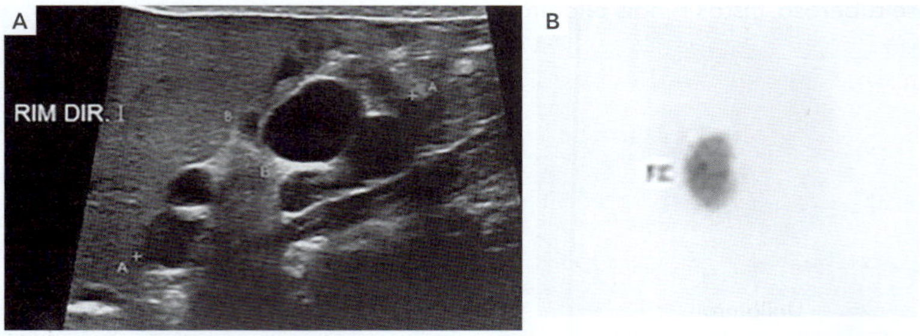

Figura 7 Imagem de US (A) de RN, 3 dias de vida, rim direito tópico, apresentando múltiplas imagens císticas de dimensões variadas, parênquima renal hiperecogênico, com perda da relação corticomedular. Imagem de cintilografia renal com DMSA (B) confirma rim direito não funcionante. Captação apenas do rim esquerdo.

meninas, uma variante de hidrocele é a do canal de Nuck, com fluido que se estende para a virilha ou lábios maiores.

Trauma testicular

O trauma testicular pode levar a diferentes complicações, incluindo hidrocele, hematocele (conteúdo hemático livre na bolsa escrotal), hematomas, lesões vasculares, laceração testicular, ruptura testicular (perda da integridade da túnica albugínea, com extrusão do parênquima testicular), epididimite traumática, torção testicular, ectopia testicular traumática (com deslocamento do testículo para o canal inguinal, cavidade abdominal ou peritônio). O método padrão ouro de diagnóstico a US com Doppler colorido, podendo a RM ter papel na avaliação de traumas com extensão a planos mais profundos.

Criptorquidismo

Patologia muito comum no período neonatal, ocorre devido a não adequada descida dos testículos para a bolsa escrotal, os quais podem se encontrar em qualquer ponto de seu trajeto habitual, ou, quando fora de seu trajeto habitual (períneo, canal femoral, região suprapúbica ou bolsa escrotal contralateral), denominados ectópicos. A US demonstra a hemibolsa escrotal vazia e é capaz de localizar o testículo, sendo as localizações

mais frequentes canal inguinal e intra-abdominal próximo do anel inguinal interno. RM pode ser relevante nos casos de genitália ambígua ou na suspeita de testículos ectópicos (Figura 28).

CONCLUSÃO

É importante para o pediatra conhecer as principais patologias do trato genitourinário, pois comumente é quem inicialmente atende esses casos, seja no consultório, urgência ou sala de parto, e é essencial saber conduzir de forma correta a investigação, e encaminhar para o especialista os casos necessários.

Os exames de imagem são fundamentais para o diagnóstico, devendo ser a ultrassonografia o método de imagem de escolha na avaliação inicial e no acompanhamento dessas patologias, por ser inócuo, de fácil acesso e bastante resolutivo. A ressonância magnética é um método excelente tanto para avaliação da pelve como do sistema urinário, e vem sendo cada vez mais usada, porém é um método ainda pouco disponível e caro.

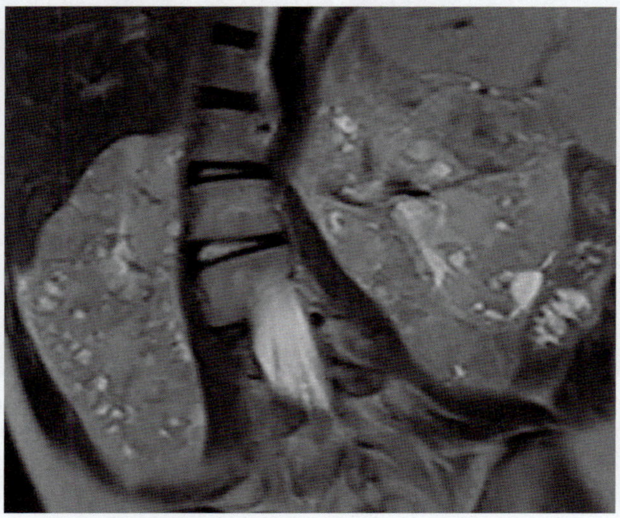

Figura 8 Uro-RM: esclerose tuberosa, cistos renais bilaterais.

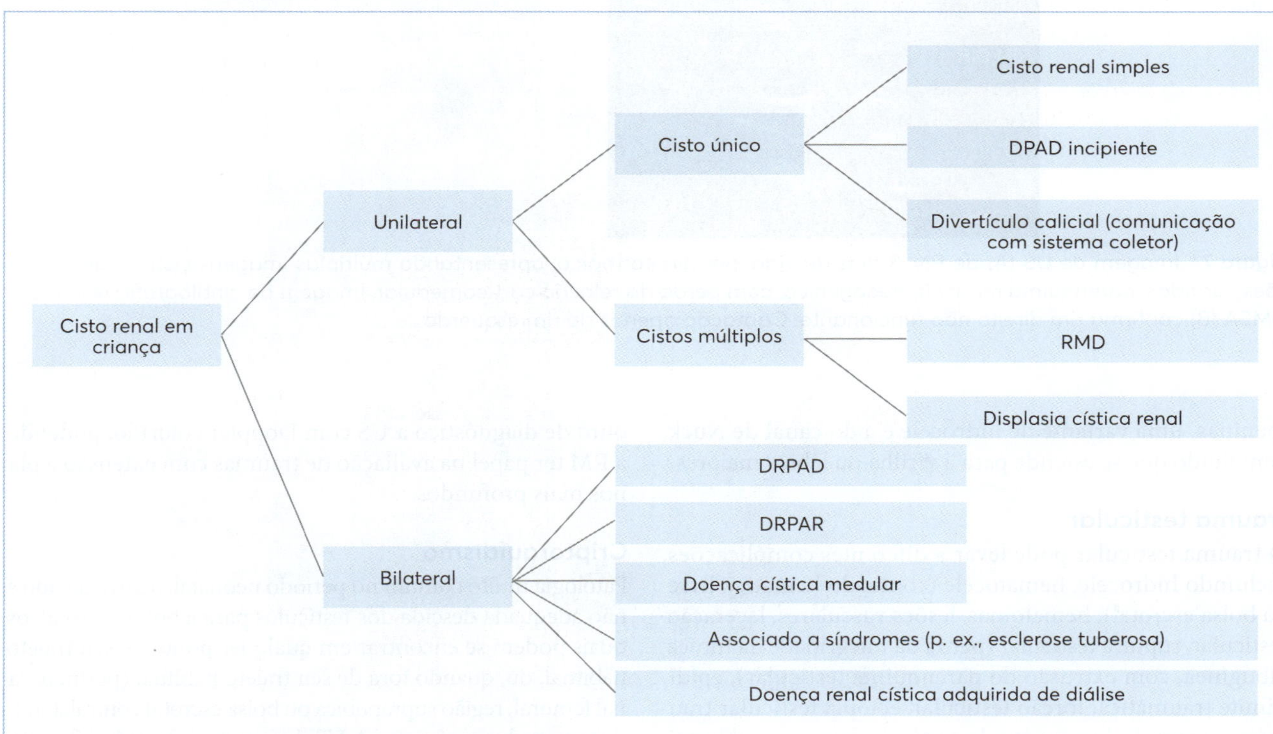

Figura 9 Fluxograma na avaliação do diagnóstico diferencial do paciente pediátrico com cisto renal.

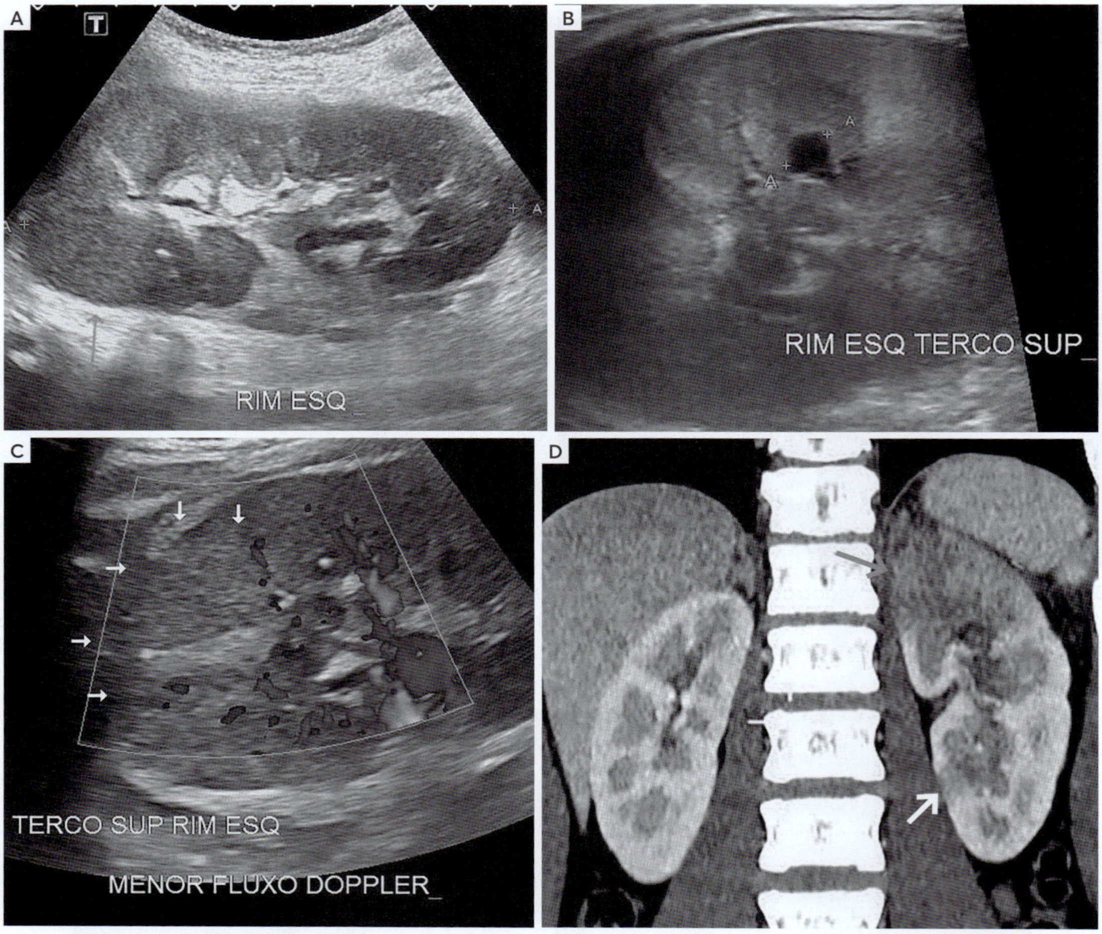

Figura 10 Imagens de US. A: aumento de volume do rim esquerdo e aumento da ecogenicidade do seu polo superior. B: com uso de transdutor de alta frequência, observam-se pequenas imagens hipo/anecoicas sugestivas de microabscessos. C: estudo dopplerfluxométrico demonstra hipovascularização do polo superior. Todos esses achados são sugestivos de pielonefrite. Imagem de TC: D: no plano coronal, com contraste, confirmam-se os achados de pielonefrite (setas) com área de hipocaptação do contraste no polo superior e se identifica área semelhante, outro pequeno foco no polo inferior.

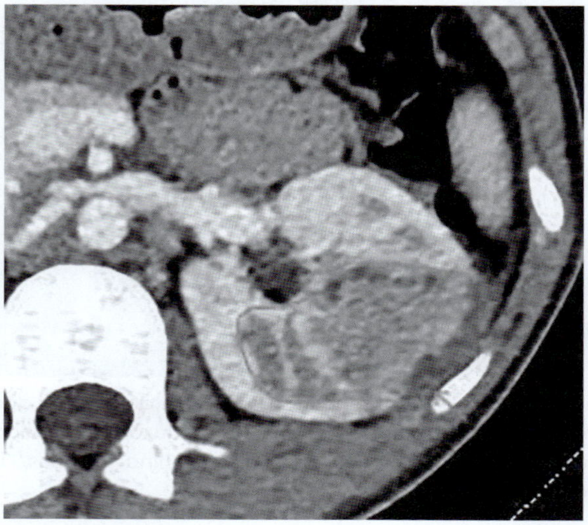

Figura 11 Imagem de TC, com contraste, no plano axial, demonstra área de hipocaptação do meio de contraste no rim esquerdo compatível com pielonefrite, com pequenas áreas coalescentes de permeio (abscessos), e adicionalmente coleção subcapsular (seta), achados não identificados em ultrassonografia.

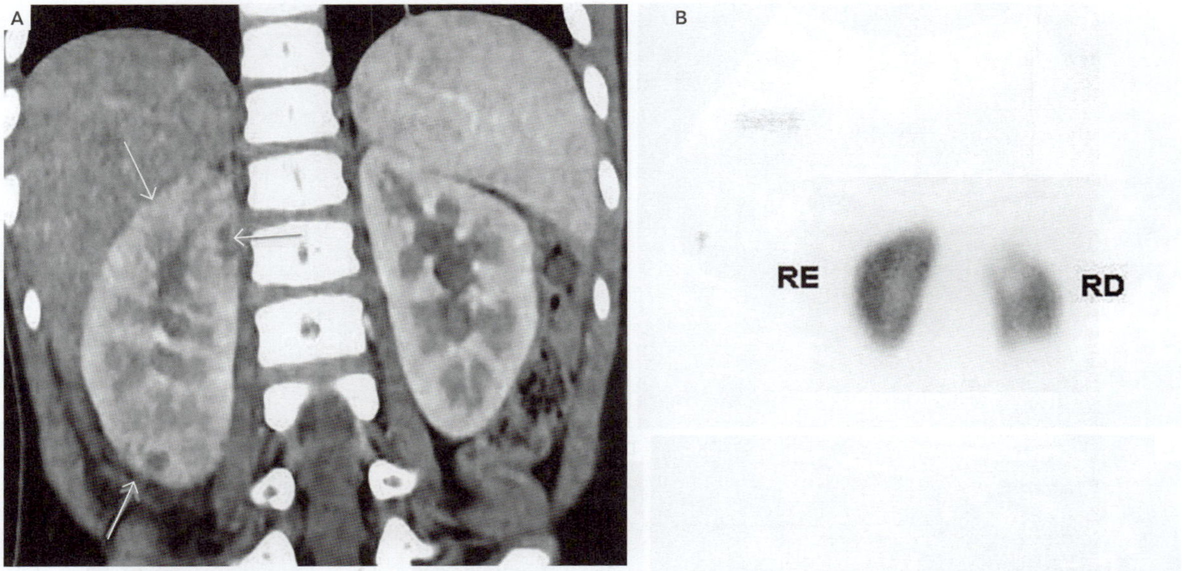

Figura 12 Imagem de TC, com contraste, no plano coronal (A), demonstra área de hipocaptação do meio de contraste no rim direito, no polo superior e inferior (setas). Imagem de cintilografia com DMSA (B) – imagens hipoativas nas regiões polares do rim direito (RD). Exame realizado cerca de 3 meses após o quadro inicial, para avaliação de possíveis cicatrizes.

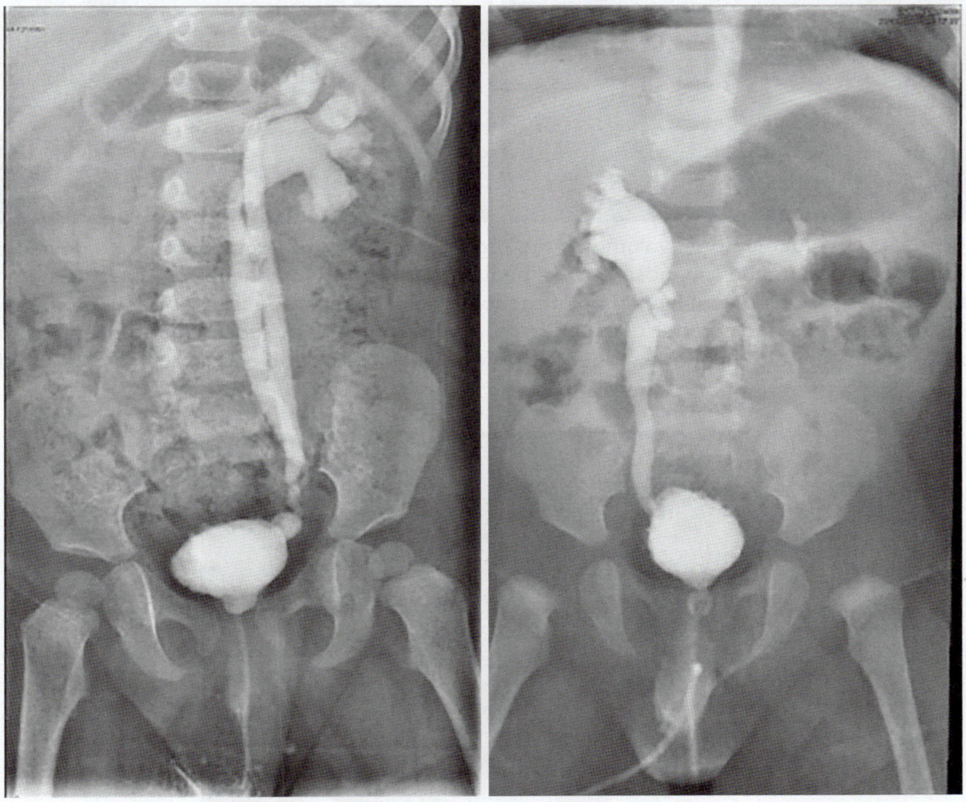

Figura 13 Imagens de UCM. A: menino, 1 ano, ITU de repetição. O exame demonstra opacificação de ureteres à esquerda, compatível com duplicidade incompleta do sistema pielocalicial, com refluxo para unidade renal superior (grau II) e inferior (grau III/IV). Os ureteres se unem no terço distal, próximo à bexiga. B: menino, 4 meses, ITU. Refluxo vesicoureteral bilateral, grau IV à direita e grau II à esquerda.

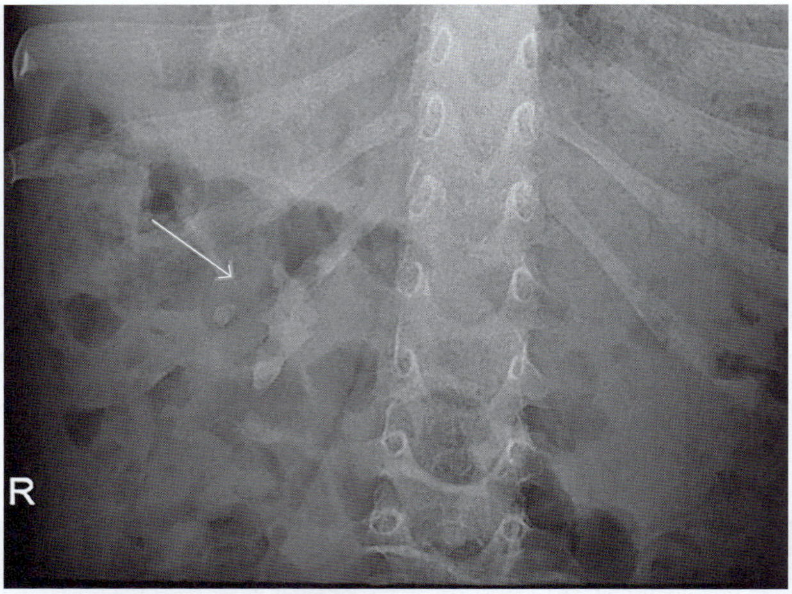

Figura 14 Cálculo coraliforme em radiografia (seta).

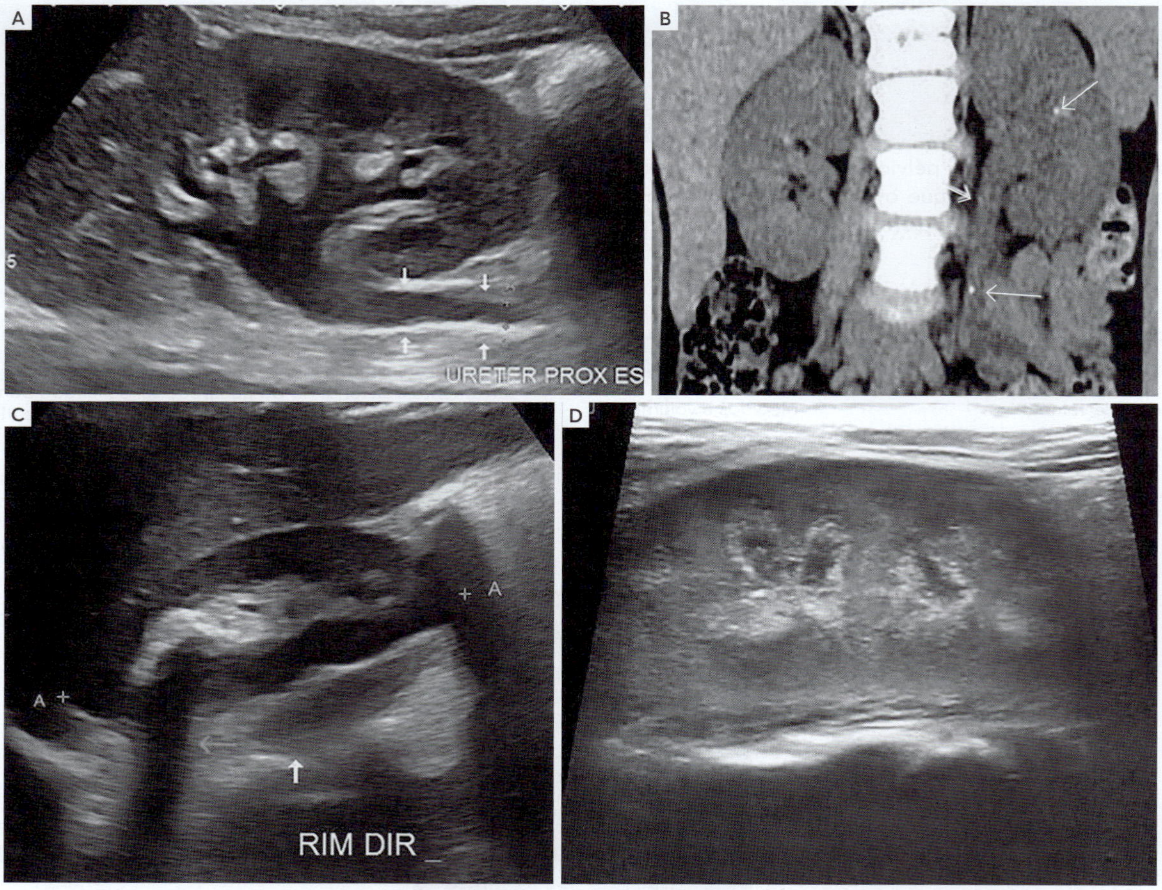

Figura 15 A: imagem de US exibe dilatação do sistema pielocalicial e do ureter proximal, porém não foi possível localizar o cálculo. B: imagem de TC do mesmo paciente, sem contraste, mostra diminuto cálculo não obstrutivo no RE e outro cálculo no ureter esquerdo com uretero-hidronefrose a montante. C: US exibe imagem hiperecogênica na metade superior do rim direito produzindo intensa sombra acústica posterior (seta), sem dilatação do sistema pielocalicial. D: imagem de US hiperecogênica na periferia da medular renal, bilateralmente. Este é um caso de nefrocalcinose, diagnóstico diferencial de cálculo em pediatria.

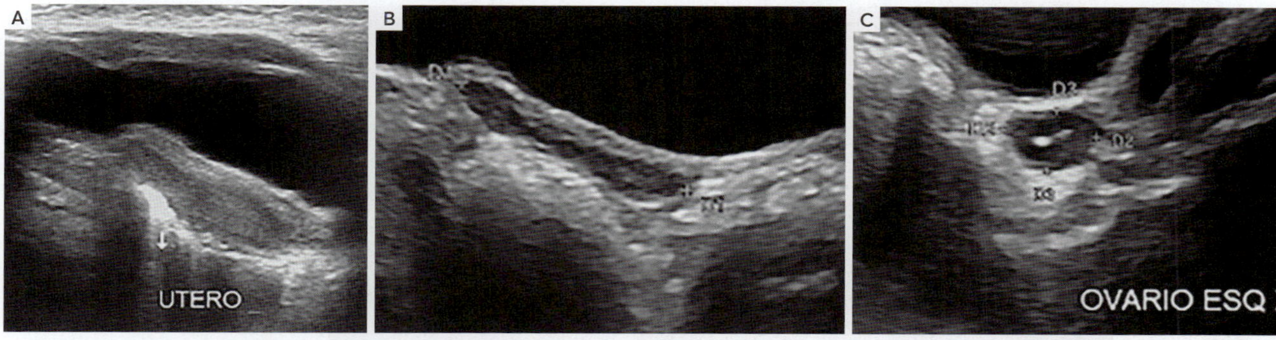

Figura 16 A: imagem de US no período neonatal; o útero apresenta colo uterino maior que o corpo uterino (relação 2:1), e eco endometrial pode ser visualizado devido à influência hormonal materna. B: US na infância; o útero possui morfologia tubular, com relação corpo/colo de 1:1, sem eco endometrial e (C) ovário esquerdo com volume inferior a 2,5 mL e sem folículos dominantes.

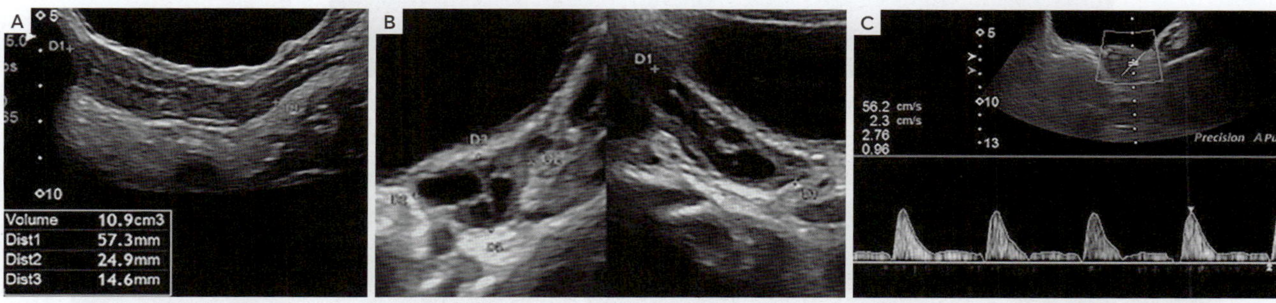

Figura 17 Imagens de US pélvica suprapúbica: menina de 7 anos com PP demonstra (A) útero com morfologia piriforme, com corpo uterino maior que o colo e com eco endometrial presente, (B) ovário contendo múltiplos folículos e volume superior a 2,5 mL e (C) Doppler das artérias uterinas com presença de diástole contínua e IP de 2,7, achados de imagem sugestivos de puberdade.

Quadro 3 O que deve constar no relatório da US pélvica suprapúbica para avaliação da puberdade precoce?

Útero	Ovários	
• Medidas e volume • Morfologia (tubular x piriforme) • Relação corpo:colo • Presença ou ausência de eco endometrial	• Medidas e volume • Descrição de folículos ovarianos	Adicional: O estudo Doppler de artérias uterinas é uma ferramenta adicional da US que pode ser solicitada para avaliação da PP. A medida do índice de pulsatilidade (IP) reflete a resistência do leito vascular uterino e decresce com a progressão da puberdade, e o traçado espectral demonstra ausência de diástole na pré-puberdade, diástole descontínua na puberdade inicial e diástole contínua na puberdade.

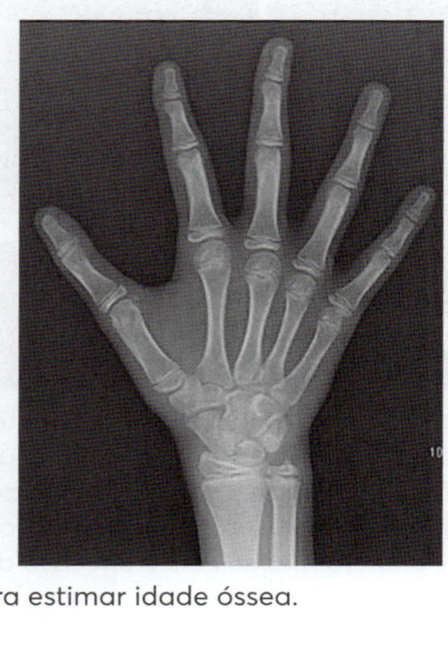

Figura 18 Radiografia de mão e punho para estimar idade óssea.

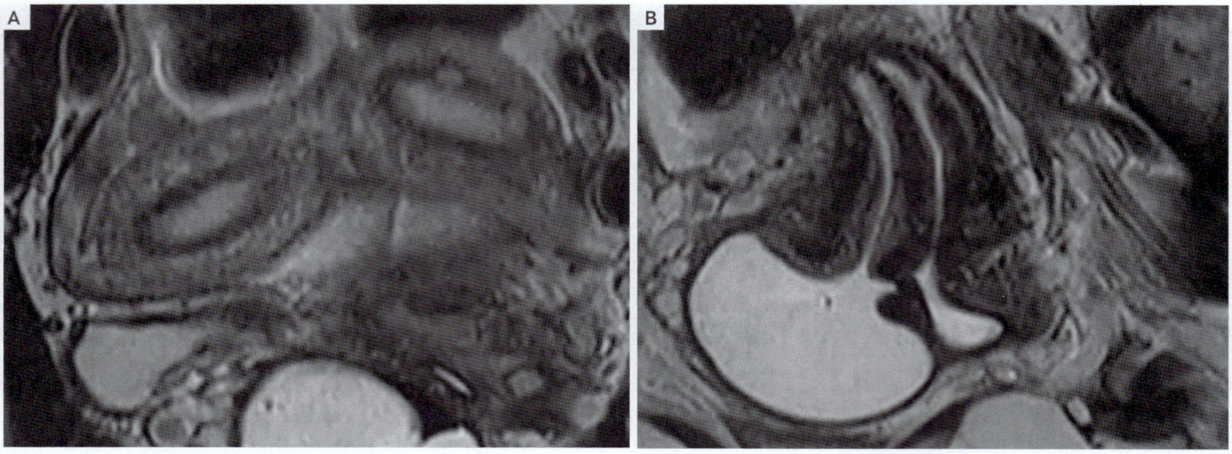

Figura 19 Imagens de RM, sequência T2 axial, (A) demonstram dois corpos uterinos e (B) duas cérvices uterinas, com septo vaginal completo – útero didelfo.

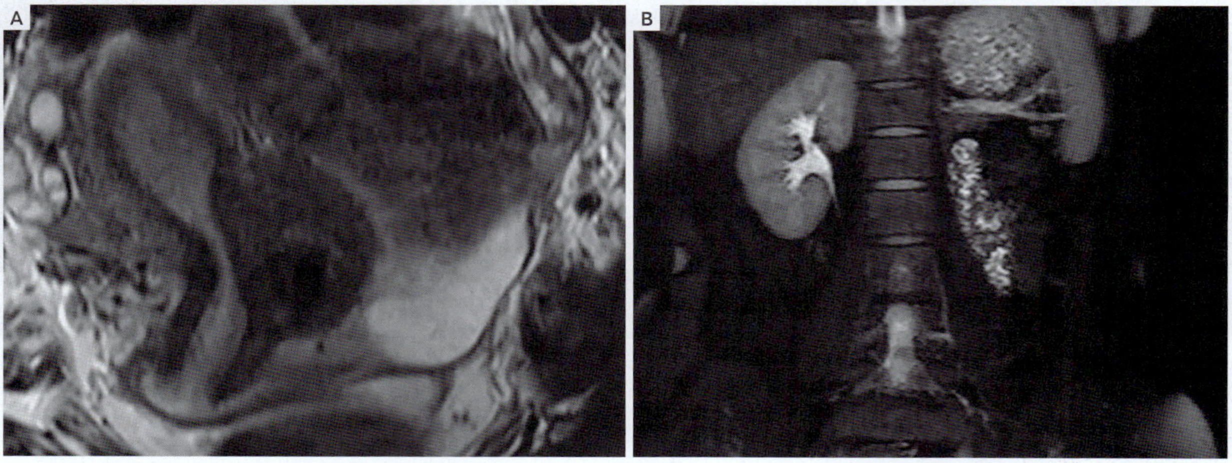

Figura 20 Imagem de RM, sequência T2 axial, demonstram (A) útero unicorno, com corno rudimentar, e (B) sequência T2 coronal demonstra agenesia renal esquerda, malformação que pode ser observada em associação.

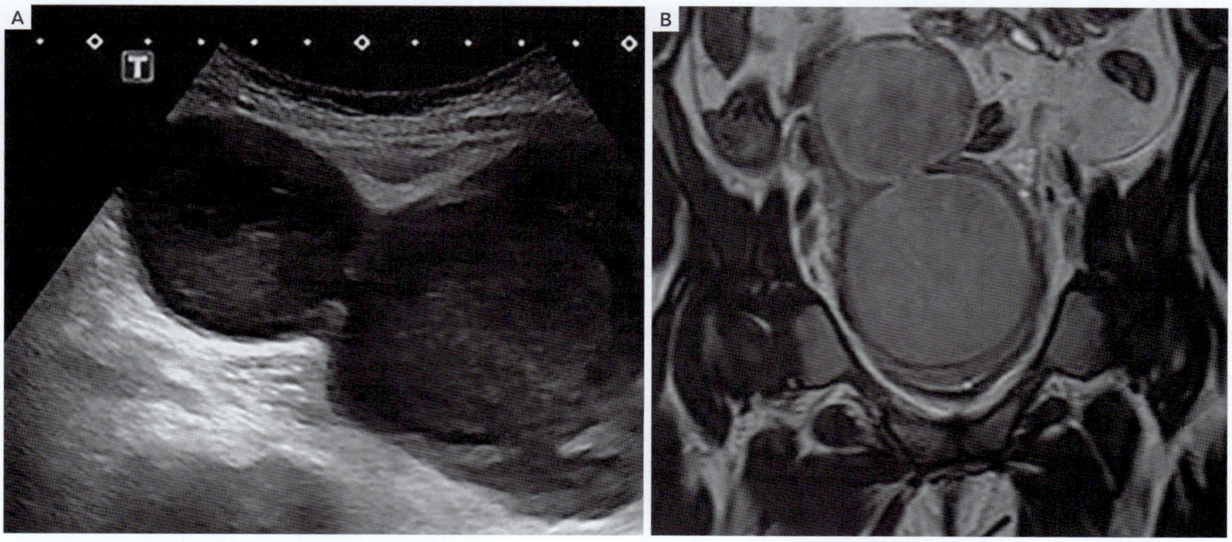

Figura 21 Menina de 6 anos com dor e distensão abdominal progressivas. A: imagem de US pélvica demonstra massa cística bilobada na pelve, na topografia do útero. B: imagem de RM, sequência T2 coronal, confirma hidrometrocolpo, neste caso secundário à atresia do terço distal da vagina.

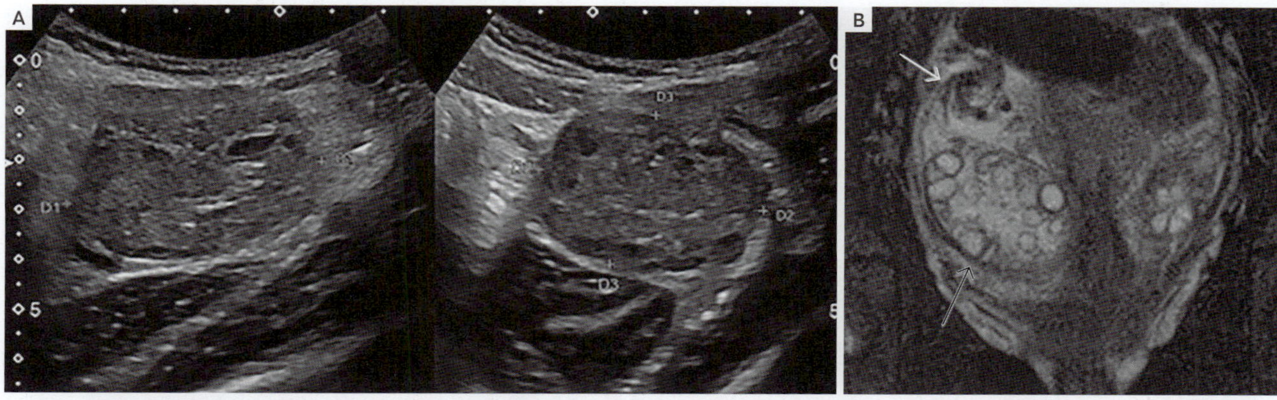

Figura 22 Imagens de US (A) e RM (B) em menina de 12 anos demonstra ovário direito de dimensões muito aumentadas (volume de 35 mL), com folículos ovarianos periféricos, por torção ovariana. Na imagem de RM define-se o *twist* do pedículo vascular anexial (seta branca) e o ovário com distribuição periférica de folículos e edema (seta preta).

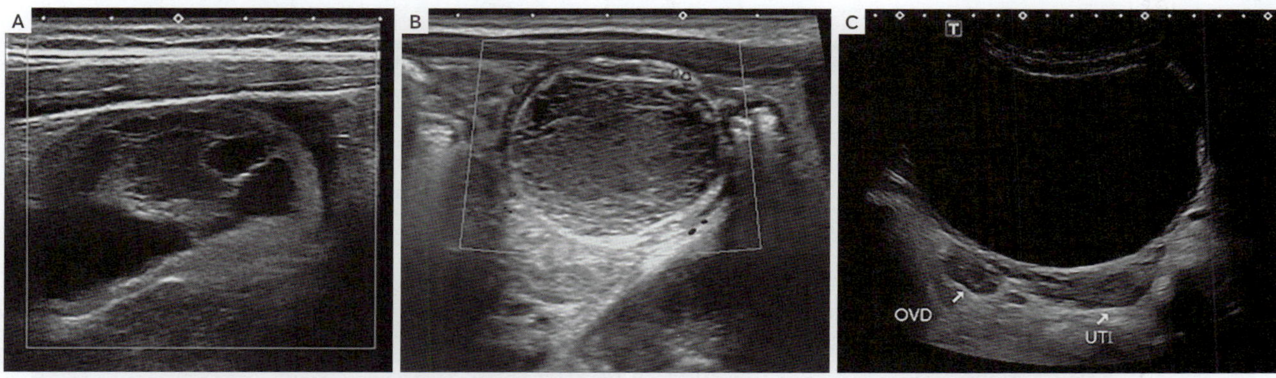

Figura 23 Imagens de US pélvica (A e B): cistos ovarianos hemorrágicos em pacientes com 12 anos (A) e 2 dias de vida (B), com conteúdo heterogêneo, de aspecto rendilhado, sem captação interna pelo Doppler colorido. C: menina de 14 anos com achado incidental de volumoso cisto anexial esquerdo, anecoico, de paredes finas, sendo a imagem obtida após esvaziamento vesical para distinção da bexiga.

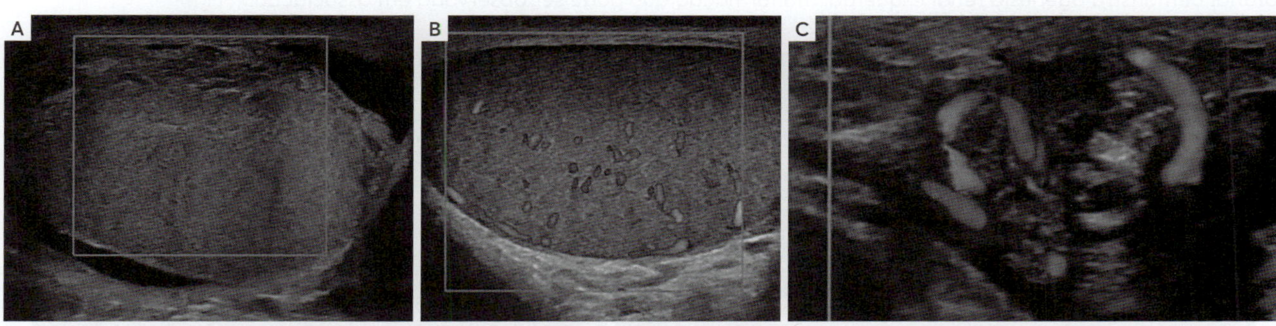

Figura 24 Imagens de US. A: testículo com ecotextura levemente heterogênea, sem fluxo detectável ao Doppler colorido, por torção. B: testículo contralateral com fluxo preservado, de aspecto normal. C: imagem em *twist* do cordão espermático torcido.

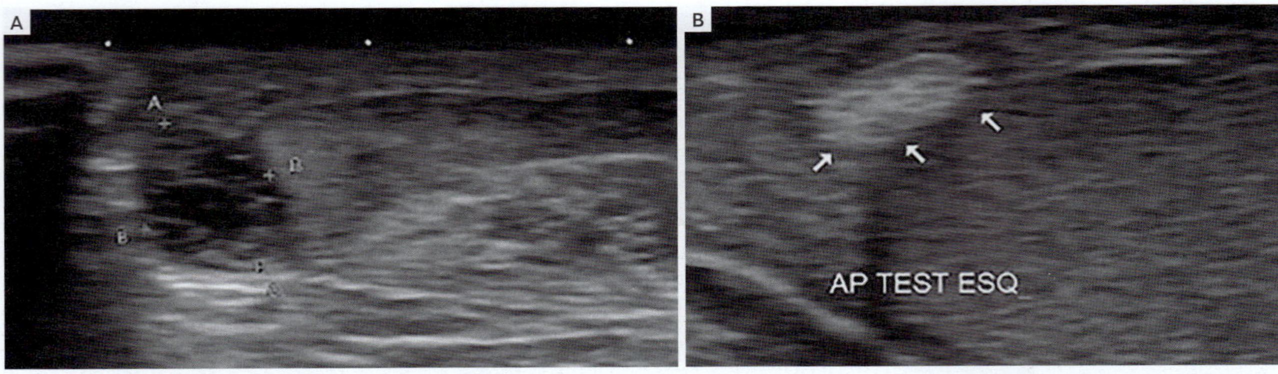

Figura 25 Imagens de US: 10 anos com dor escrotal aguda. A: identifica-se estrutura ovoide junto à cabeça do epidídimo, heterogênea e sem fluxo Doppler, por apêndice testicular torcido. B: US de controle após 3 meses demonstra apêndice hiperecogênico e com áreas de sombra acústica, por calcificações sequelares.

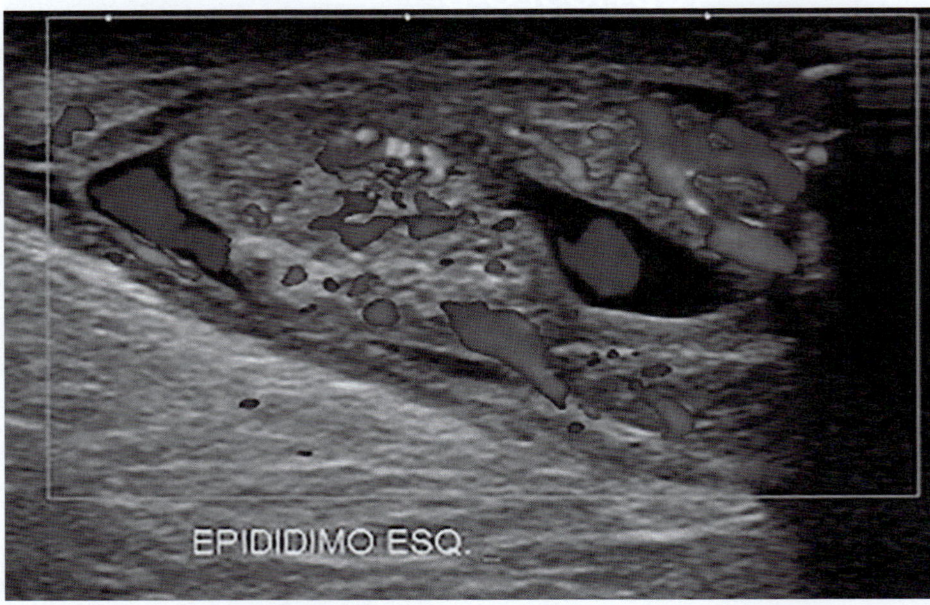

Figura 26 US com Doppler colorido de menino de 12 anos com dor escrotal de início insidioso, com epidídimo de dimensões aumentadas, heterogêneo, apresentando intensa captação de fluxo ao Doppler colorido, por hiperemia decorrente da inflamação/infecção.

Quadro 4 Variantes de hidrocele

Comunicante	Não comunicante	Cisto de cordão espermático	Funicular	Complicada
Fluido com livre passagem entre a bolsa escrotal, o canal inguinal e o abdome (processo vaginal e anel inguinal interno abertos).	Fluido na bolsa escrotal, sem comunicação com o canal inguinal ou o abdome (processo vaginal fechado).	Fluido loculado no canal inguinal, sem comunicação com o abdome ou bolsa escrotal (processo vaginal e anel inguinal interno fechados).	Fluido livre no canal inguinal e abdome, sem comunicação com a bolsa escrotal.	Fluido complexo, por sangue ou pus.

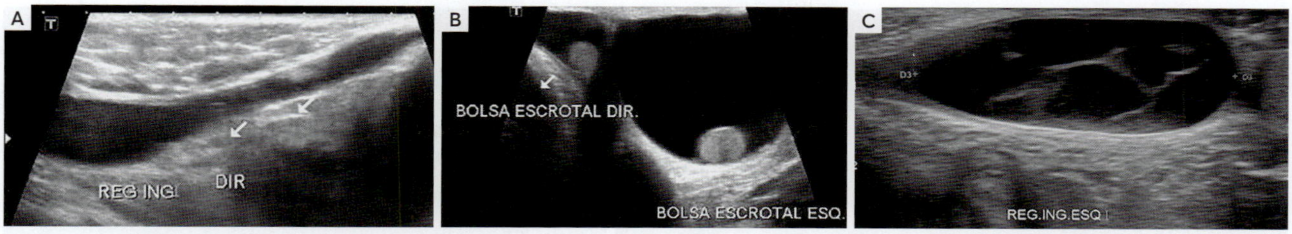

Figura 27 Imagens US. A e B: bebê de 4 meses com aumento de volume escrotal bilateral, US com hidrocele comunicante, por fluido livre entre as bolsas escrotais, canais inguinais e abdome. C: criança de 1 ano com abaulamento elástico na região inguinal esquerda. US demonstra fluido encistado no canal inguinal, não móvel a compressão, por cisto de cordão espermático.

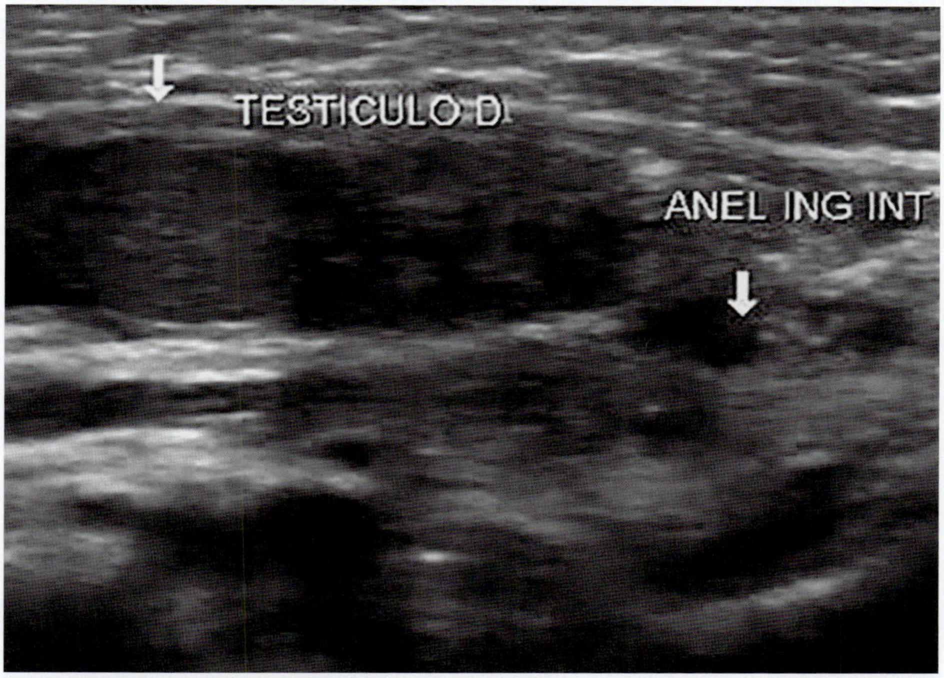

Figura 28 Imagem de US demonstra testículo direito criptorquídico localizado acima do anel inguinal interno em bebê de 4 meses.

REFERÊNCIAS BIBLIOGRÁFICAS

1. Baskin LS. Overview of fetal hydronephrosis. Waltham (MA): UpToDate. Disponível em: https://www.uptodate.com/contents/overview-of-fetal--hydronephrosis. Acesso em: 1º jul. 2024.
2. Caprio MG, Di Serafino M, De Feo A, Guerriero E, Perillo T, Barbuto L, et al. Ultrasonographic and multimodal imaging of pediatric genital female diseases. J Ultrasound. 2019;22(3):273-89.
3. Cheuiche AV, Silveira LG, Escott GM, Lucena IRS, Puñales M, Costenaro F, et al. Accuracy of Doppler assessment of the uterine arteries in healthy girls for the diagnosis of pubertal onset. Endocrine. 2022 Apr;76(1):172-8.
4. Chung EM, Soderlund KA, Fagen KE. Imaging of the pediatric urinary system. Radiol Clin North Am. 2017 Mar;55(2):337-57.
5. Manual uro-pediatria: guia para pediatras, Disponível em: https://www.sbp.com.br/fileadmin/user_upload/Manual_Uropediatria-Final.pdf. Acesso em: 1º jul. 2024.
6. Merrow Jr. C, Aquino MR, Linscott LL, Koch BL, Diagnostic imaging: pediatrics. 4.ed. Elsevier; 2022.
7. Riccabona M. Urinary tract imaging in infancy. Pediatric Radiology. 2009;39(3):436-45.

CAPÍTULO 6

NEURORRADIOLOGIA

Suely Fazio Ferraciolli
Debora Brighente Bertholdo
Yoshino Tamaki Sameshima
Aline Sgnolf Ayres
Paula Ricci Arantes
Teresa Cristina de Castro Ramos Sarmet dos Santos
Alair Augusto Sarmet dos Santos
Claudete Aparecida Araújo Cardoso

AO FINAL DA LEITURA DESTE CAPÍTULO, O PEDIATRA DEVE ESTAR APTO A:

- Compreender a importância de técnicas de imagem avançadas, como a ressonância magnética (RM) e a tomografia computadorizada (TC), na avaliação de doenças cerebrais e medulares em pacientes pediátricos.
- Identificar as principais condições neurológicas em crianças, como malformações congênitas, tumores cerebrais e lesões traumáticas, que requerem avaliação neurorradiológica.
- Estudar os protocolos de imagem específicos para diferentes idades pediátricas, desde recém-nascidos até adolescentes, para adaptar as técnicas às necessidades e características de cada faixa etária.
- Avaliar o impacto das condições neurológicas nas funções cognitivas e motoras das crianças e como as imagens podem ajudar a monitorar a progressão da doença e a eficácia do tratamento.

NEUROSSONOGRAFIA

O aumento da sobrevida de recém-nascidos (RN) prematuros e de extrema prematuridade, devido, principalmente, aos avanços tecnológicos das unidades de terapia intensiva (UTI) neonatais, ressalta a importância da ultrassonografia (US) como um recurso fundamental para o diagnóstico e acompanhamento desses bebês. Sua capacidade de gerar imagens de alta definição e em tempo real do sistema nervoso neonatal permite realizar diagnósticos precisos e intervenções precoces, contribuindo para a obtenção de melhores desfechos clínicos e funcionais nesses pacientes frágeis. Além disso, por ser um método que não utiliza radiação ionizante e por ser portátil, possibilita sua realização à beira-leito. Entretanto, é importante destacar que a eficácia da US depende da habilidade do operador, exigindo conhecimento técnico específico.

ULTRASSONOGRAFIA TRANSFONTANELA E DO CRÂNIO

O estudo ultrassonográfico transfontanela é limitado pelas dimensões das fontanelas. Sua adequada realização com qualidade é possível até aproximadamente os 10 meses de idade, exceto nas condições patológicas em que as fontanelas são mantidas abertas por maior período e nas situações contrárias, como nas craniossinostoses, em que se fecham precocemente. Essa abordagem desempenha um importante papel na avaliação do cérebro neonatal, sendo especialmente útil na detecção de hemorragias[1] intracranianas como a hemorragia da matriz germinativa, intraventricular e periventricular, e na investigação de encefalopatias associadas à prematuridade (leucomalácia periventricular).[2] A US transfontanela é também empregada no monitoramento de hidrocefalia via medida dos índices ventrículo-hemisféricos e estudo Doppler das artérias cerebrais para o controle pressórico intracraniano. É muito utilizada no rastreamento dos casos de lesões decorrentes do parto e na avaliação de traumatismos cranioencefálicos, mostrando-se bastante sensível na detecção de fraturas cranianas e hematomas do couro cabeludo, bem como na avaliação encefálica.

A investigação inicial de distúrbios neurológicos agudos, malformações e infecções congênitas também pode ser realizada pela US transfontanela. Esse método também é de valia na avaliação das suturas cranianas, nos casos de suspeita de craniossinostose (Figura 1).

ULTRASSONOGRAFIA DA MEDULA ESPINAL

A US da medula espinal é passível de realização até a idade aproximada de 4 meses, período em que se observa a ossificação dos elementos ósseos posteriores da coluna vertebral, que limita o acesso medular pela US após essa faixa etária. A US é um excelente método para a avaliação inicial da coluna e da medula espinal dos neonatos, notadamente nos casos suspeitos de disrafismos espinhais fechados/ocultos.[3,4]

Indicações

Indica-se a US da coluna e da medula espinal nos casos de:[5]

- Suspeita de alguma doença espinal associada à presença de estigmas cutâneos dorsais (Figura 2), como hemangiomas, lipomas, hipertricose e principalmente fossetas.
- Deformidade da coluna ao exame físico, como deformidades sacrais.
- Presença de algum distúrbio neurológico, como os distúrbios intestinais, paresia, bexiga neurogênica.
- Tocotraumatismo com suspeita de lesão da medula espinal.

A grande maioria das indicações para esse estudo é a presença de fossetas. Podemos dividir as fossetas em dois tipos, de baixo e alto risco. As fossetas de baixo risco para alguma doença associada estão localizadas bem próximas ao ânus, distando menos que 2,5 cm da região anal, seu diâmetro é menor que 5 mm e não há nenhuma alteração cutânea local associada. As fossetas de maior risco estão localizadas mais distantes da região anal, mais do que 2,5 cm do ânus, são mais profundas, com diâmetro maior que 5 mm, e estão, na maioria das vezes, associadas a alguma alteração cutânea local, como hemangiomas, aplasia *cutis* e pilificação anormal (Figura 2).

Quando há saída de líquor através da fosseta, não devemos realizar US. Nestes casos, indica-se o estudo com ressonância magnética (RM), bem como em todos os casos de espinha bífida aberta.

DESENVOLVIMENTO NORMAL E PADRÃO DE MIELINIZAÇÃO

A avaliação por RM de crânio do RN e do lactente pode ser desafiadora. A mielinização incompleta do encéfalo altera o sinal habitualmente observado nos estudos de RM de crânio de crianças mais velhas e adultos e pode ser um fator de confusão na hora da avaliação. Assim, conhecer o processo normal da mielinização e seus marcos ao longo do primeiro ano de vida é importante para reconhecer os padrões normais, mas também aquilo que pode ser patológico.

O processo de mielinização é mais bem caracterizado na ponderação T1, observando-se aumento do sinal da substância branca em relação ao córtex ao longo do tempo. Na ponderação T2 também ocorrem mudanças, mas são mais sutis e tardias, sendo que observamos redução do sinal da substância branca em relação ao córtex. A mielinização habitualmente ocorre no sentido caudocranial, ou seja, as estruturas mais inferiores, como o tronco cerebral e o cerebelo, mielinizam antes das estruturas supratentoriais; de posterior para anterior, ou seja o esplênio do corpo caloso mieliniza antes do tronco e do joelho, assim como o ramo

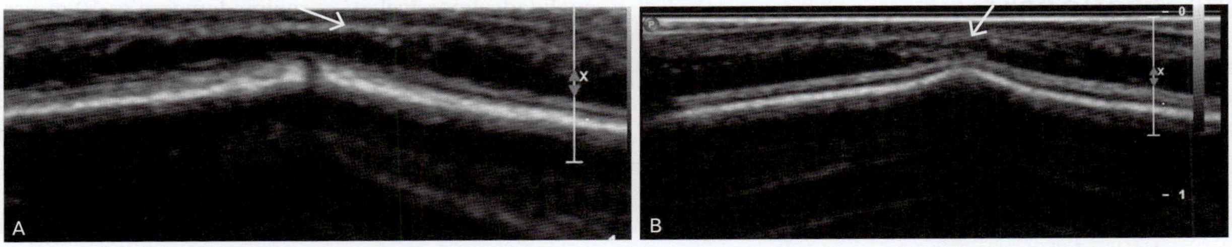

Figura 1 Avaliação das suturas pela ultrassonografia. A: a sutura normal apresenta um espaço hipoecogênico entre as bordas ósseas (seta). B: fechamento precoce da sutura caracterizado pela perda do espaço hipoecogênico normal entre as bordas ósseas, associada a uma elevação, protuberância, no nível da sutura fechada (seta).

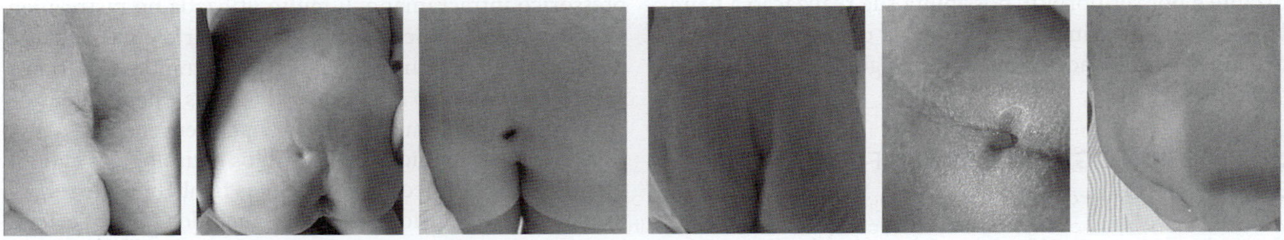

Figura 2 Exemplos de estigmas cutâneos com indicação de ultrassonografia da coluna e da medula espinhal para investigação de doenças associadas.

posterior da cápsula interna tem mielinização mais precoce que o ramo anterior; e da região central para a periférica, com mielinização mais precoce da coroa radiada que a substância branca subcortical.

O RN a termo tem substância branca pouco mielinizada, apresentando assim predomínio de alto sinal em T2 e geralmente hipossinal em T1.[6] Espera-se que a região dorsal do tronco cerebral, a região lateral dos tálamos, ramos posteriores das cápsulas internas, a região central coroa radiada e a região perirrolândica na topografia dos giros pré e pós-central estejam mielinizadas, com sinal habitual do encéfalo de crianças maiores (discreto hipossinal em T2 e hipersinal em T1 – Figura 3A a D).

Com 4 meses esse processo evolui, destacando-se a mielinização dos ramos anteriores das cápsulas internas e do esplênio do corpo caloso, visibilizados como aumento do sinal em T1, porém de maneira menos evidente na ponderação T2, que demonstrará discreta queda de sinal. Ao longo do tempo até os 9 meses as áreas já citadas apresentam aumento da mielinização, com redução do sinal em T2 e aumento do sinal em T1. A mielina é facilmente caracterizada na substância branca profunda dos centros semiovais e coroa radiada, e de maneira mais evidente em T2 no ramo anterior da cápsula interna.

Aos 12 meses, o processo de mielinização está completo e sinal da substância branca em T1 é o que é habitualmente observado em adultos. Já em T2 podem persistir ainda algumas áreas de hipersinal no centro semioval, na substância branca da região frontal e temporal, que são as chamadas zonas de mielinização terminal, e podem persistir até os 4 anos de idade à RM (Figura 3E e F).

LESÕES VASCULARES

Os acidentes vasculares encefálicos (AVE) podem ser divididos em lesões isquêmicas e hemorrágicas. As lesões isquêmicas, por sua vez, podem ser difusas (encefalopatias hipóxico-isquêmicas) ou localizadas.[7]

Encefalopatia hipóxico-isquêmica

As lesões hipóxico-isquêmicas são causadas por hipoxemia global no cérebro, podendo ocorrer em qualquer idade, porém é mais comuns em RN prematuros. O padrão de acometimento encontrado nos exames de imagem varia de acordo

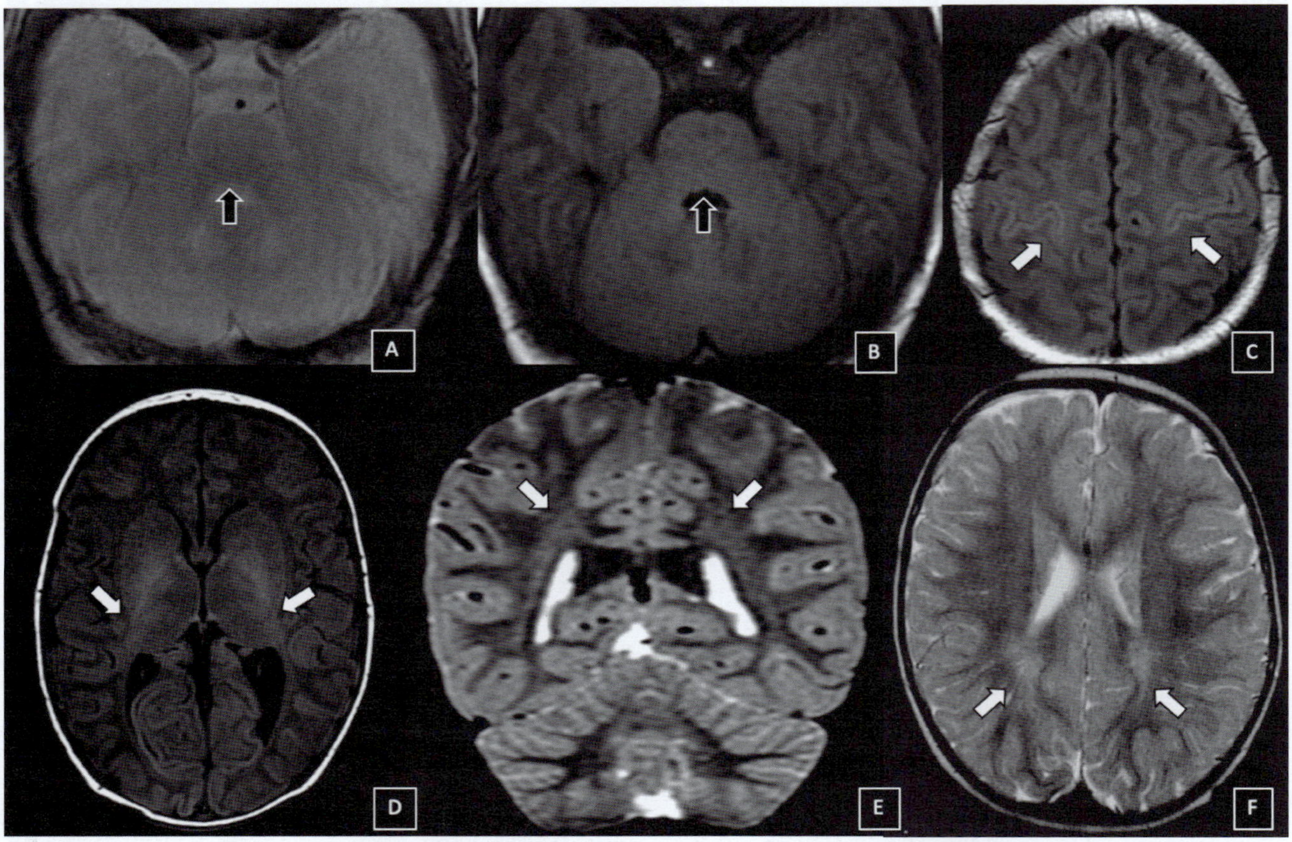

Figura 3 RM de crânio com mielinização normal esperada para o RN a termo, notando-se o hipossinal em T2 no dorso do tronco encefálico (seta em A), com correspondente hipersinal em T1 (seta em B), bem como nas regiões perirrolândicas (setas em C) e ramos posteriores das cápsulas internas (setas em D). Em E e F observam-se imagens ponderadas em T2 no eixo coronal e axial, de uma criança com 3 anos de idade que apresenta zonas de mielinização terminal, caracterizadas por áreas de tênue hipersinal em T2 nas regiões peritrigonais (setas em E e F), habituais para a faixa etária.

com a maturidade cerebral (prematuro, a termo ou pós-natal) e a gravidade do evento (hipoxemia leve ou grave).

No período neonatal, a ultrassonografia transfontanela (UST) é o primeiro método para avaliação de lesões hipóxico-isquêmicas. É um exame rápido, que pode ser realizado no leito e que não utiliza radiação ionizante. A sensibilidade desse exame, no entanto, é baixa para a detecção de lesões isquêmicas nas primeiras 48 horas pós-insulto. A RM tem excelente sensibilidade e especificidade para detectar e avaliar a extensão das lesões cerebrais, sendo, portanto, indicada na persistência de sintomas e com exame ultrassonográfico normal.

Didaticamente, vamos dividir os padrões de imagem de lesões hipóxico-isquêmicas de acordo com a maturidade cerebral.

Lesões hipóxico-isquêmicas em recém-nascidos prematuros

A leucomalácia periventricular é uma das lesões mais frequentes na hipoxemia leve a moderada no RN prematuro. Ela ocorre na substância branca posterior adjacente ao átrio dos ventrículos laterais. Na fase aguda, é vista na UST como áreas de aumento da ecogenicidade nas regiões periventriculares, evoluindo para cistos. Na RM, a sequência difusão demonstra restrição à difusão da água nessas mesmas regiões, refletindo isquemia aguda. As sequelas dessas lesões podem ser vistas nos exames de imagem como redução de volume da substância branca periventricular posterior, com dilatação e irregularidade de contornos nos átrios dos ventrículos laterais (Figura 4A).

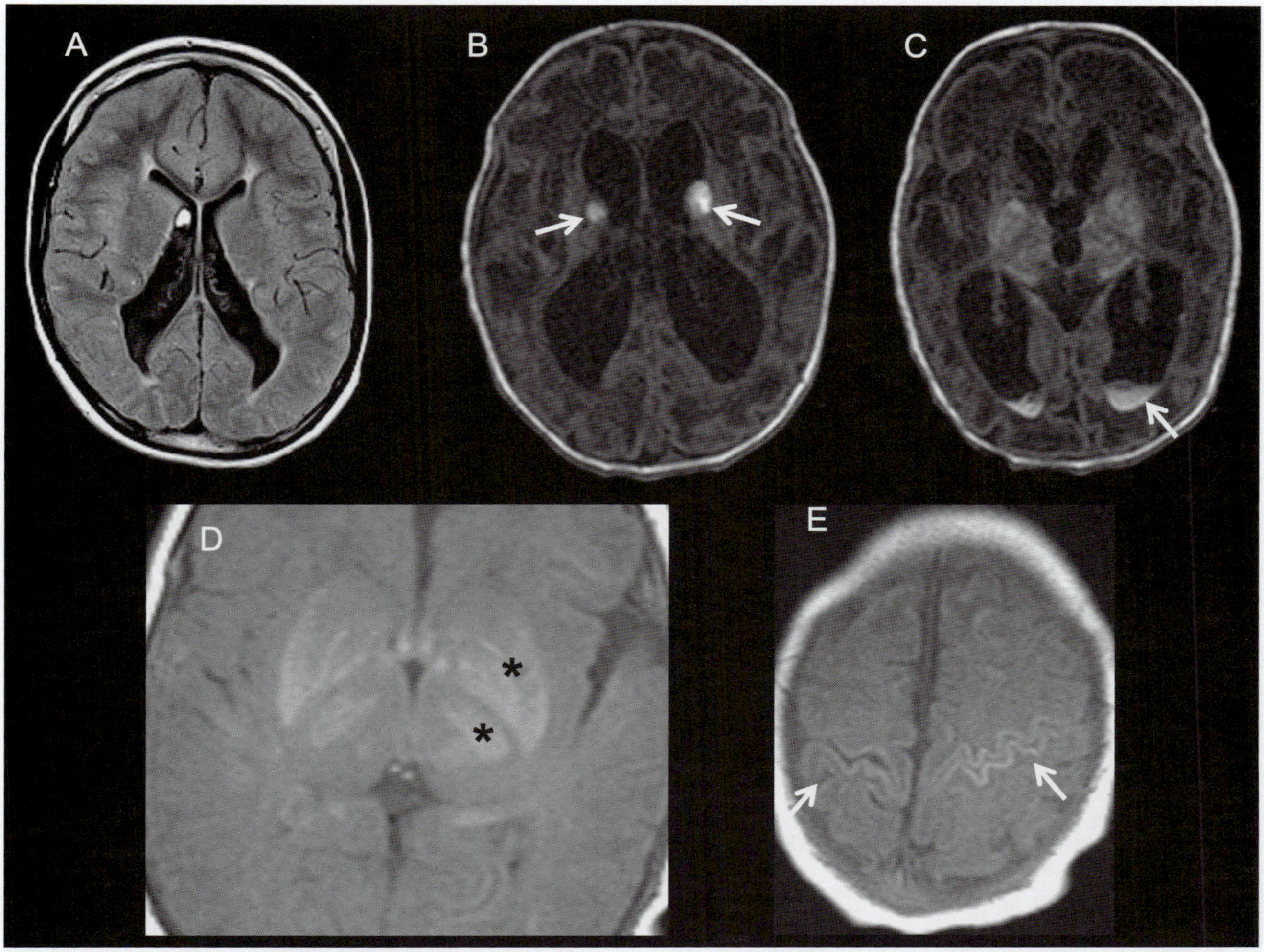

Figura 4 A: leucomalácia periventricular. Imagem axial Flair mostra redução do volume e aumento de sinal na substância branca periventricular, sobretudo posterior, com dilatação e irregularidade de contornos nos átrios dos ventrículos laterais em paciente prematuro. B e C: lesões hemorrágicas. Hemorragia da matriz germinativa no sulco caudotalâmico bilateralmente (setas em B) e intraventricular (seta em C) em RN prematuro de 32 semanas. São também observadas alterações relacionadas a evento hipóxico-isquêmico grave, com aumento de sinal em T1 nos tálamos e núcleos da base em C. D e E: lesões de hipoxemia grave em RN a termo com 3 dias de vida. Imagens axiais ponderadas em T1 mostram aumento de sinal nos núcleos lentiformes e tálamos (asteriscos) e no córtex perirrolândico (setas em E).

As lesões hipóxico-isquêmicas nos RN prematuros podem também se manifestar com lesões hemorrágicas periventriculares, intraventriculares e cerebelares. A hemorragia periventricular ocorre por ruptura dos vasos da matriz germinativa na superfície ventricular. O local mais comum é na eminência gangliônica, entre o núcleo caudado e o tálamo (Figura 4B). Na UST a hemorragia se manifesta como área hiperecogênica nos estudos de UST e na RM como focos de baixo sinal em T1, T2 e gradiente eco (GRE e SWI) na fase aguda. A hemorragia intraventricular (Figura 4C) ocorre secundária à hemorragia da matriz, podendo cursar com dilatação ventricular. Outra complicação é o infarto hemorrágico intraparenquimatoso, visto pela UST como áreas hiperecogênicas próximas aos ventrículos laterais.

A isquemia secundária a hipotensão grave causa lesão nas áreas de maior metabolismo (tálamos, núcleos da base, hipocampos, cerebelo e trato corticoespinais). A UST realizada nos primeiros 7 dias de vida tem baixa sensibilidade para detecção dessas lesões. A RM, no entanto, pode demonstrar restrição à difusão nas primeiras 24 horas de vida nas regiões acometidas. Nas primeiras semanas, observa-se aumento de sinal na ponderação T1 na região posterior do putâmen e na região ventrolateral do tálamo (Figura 4C), podendo ser vistas em todos os núcleos da base e em todo o tálamo em alguns casos.

Lesões hipóxico-isquêmicas em recém-nascidos a termo

Os eventos hipóxico-isquêmicos leves nos RN a termo geralmente resultam de insultos repetitivos, levando a redistribuição do fluxo sanguíneo para as áreas metabolicamente mais ativas. Elas resultam em lesões com distribuição parassagital, acometendo áreas de transição dos territórios das grandes artérias (artérias cerebrais média, anterior e posterior) e preservando os núcleos da base.

As hipoxemias graves, por outro lado, resultam em isquemia nas regiões de maior metabolismo cerebral, sobretudo nas áreas de mielinização ativa. Há comprometimento dos tálamos (região ventrolateral) e núcleos da base (especialmente região posterior dos putâmens), semelhante ao RN prematuro. No RN a termo, no entanto, o acometimento dos núcleos da base é mais evidente e pode haver comprometimento do córtex perirrolândico, geralmente poupado no RN pré-termo (Figura 4D e E). A UST tem baixa sensibilidade para detecção dessas lesões; já a RM mostra áreas de restrição à difusão nos locais afetados até o quinto dia do evento. Na fase aguda nos estudos de RM é possível observar aumento de sinal em T1 nos núcleos da base e tálamos, com perda do sinal normal da perna posterior da cápsula interna.

Lesões hipóxico-isquêmicas pós-natal

A hipoxemia leve a moderada na criança tem um padrão de acometimento semelhante ao RN a termo, acometendo as zonas de fronteira. Já a hipoxemia grave causa lesões isquêmicas semelhantes às do adulto, com acometimento de estruturas subcorticais (núcleos da base e tálamos), córtex cerebral, córtex cerebelar e hipocampos.

A tomografia computadorizada (TC) é geralmente normal nas primeiras 24 horas após o insulto. Após esse período, a TC mostra hipodensidade nos núcleos da base e no córtex, com perda da diferenciação do córtex e substância branca, apagamento dos sulcos e das cisternas. O sinal do cerebelo branco pode ser identificado nos estudos tomográficos em alguns pacientes, consistindo em aparente alta densidade do cerebelo e tronco cerebral em comparação com os hemisférios cerebrais, os quais se encontram difusamente hipodensos.

A RM tem maior sensibilidade para detecção das lesões isquêmicas, sobretudo nas fases mais precoces, podendo demonstrar alterações na difusão já nas primeiras 12 a 24 horas do insulto.

Lesões arteriais isquêmicas

O infarto arterial isquêmico em crianças é raro, e seu diagnóstico clínico é mais desafiador quando comparado com adultos. As manifestações são mais sutis e inespecíficas. Um fator causal deve ser sempre investigado, como cardiopatias, vasculites, infecção e dissecção arterial cervical.

Os exames de imagem apresentam um papel fundamental no diagnóstico e extensão da lesão. A TC é geralmente o exame inicial, visando excluir hemorragia intracraniana. No entanto, a TC apresenta baixa sensibilidade para detecção do infarto isquêmico na fase aguda, sendo muitas vezes normal nas primeiras horas. A RM, por sua vez, tem maior sensibilidade para detecção das lesões isquêmicas e não utiliza radiação ionizante, sendo o exame de escolha. Entretanto, embora seja mais sensível, a necessidade de sedação em alguns pacientes pediátricos pode ser um fator limitante. Alguns centros desenvolveram protocolos rápidos de RM, que incluem a sequência difusão para detecção do infarto e SWI ou GRE para hemorragia, reduzindo a necessidade de sedação em determinados casos.

A difusão é a sequência mais sensível na fase aguda, podendo detectar isquemia nas primeiras horas após o evento. É importante destacar o papel dos exames angiográficos por RM (ângio-RM), TC (ângio-TC) e angiografia convencional, permitindo avaliação de arteriopatias cervical e intracraniana e obstrução arterial por trombo.

Lesões hemorrágicas

A proporção de infarto hemorrágico em relação a infartos isquêmicos em crianças é maior que em adultos, representando quase 50% dos casos. Um fator etiológico deve ser sempre pesquisado, embora muitos casos acabem sendo classificados como idiopáticos. Trauma é a causa mais comum de hemorragia cerebral em pediatria. Causas não traumáticas incluem malformações arteriovenosas, cavernomas, tumores, trombose venosa e aneurismas.

A TC é geralmente o exame inicial em pacientes com suspeita de hemorragia intracraniana e apresenta boa sensibilidade para sua detecção. Os estudos angiográficos são importantes para a detecção da causa da hemorragia. Em

crianças, sempre que possível, a ângio-RM é preferível à ângio-TC visando reduzir a exposição à radiação ionizante. Quando uma causa não é identificada por métodos não invasivos, a angiografia convencional pode ser necessária. Em alguns casos, a causa da hemorragia pode não ser identificada na fase aguda, sendo então recomendados exames de seguimento (Figura 5).

TRAUMA

Lesões traumáticas no sistema nervoso central (SNC) pediátrico constituem uma preocupação significativa em saúde pública, representando uma das principais causas de morbidade e mortalidade em crianças e adolescentes. A incidência dessas lesões varia amplamente com a idade e a causa, sendo acidentes veiculares frequentes em adolescentes, enquanto quedas são mais comuns em crianças mais jovens.

A elasticidade do crânio em crianças, especialmente em neonatos e lactentes, pode resultar em lesões cerebrais e medulares significativas sem fraturas ósseas visíveis, um fenômeno menos comum em adultos. Além disso, a presença de suturas cranianas abertas e fontanelas contribui para padrões de fratura e hemorragia intracraniana exclusivos dessa faixa etária.[8]

A TC é a modalidade de escolha para a avaliação inicial de trauma craniano agudo em pediatria, devido a sua rapidez e eficácia em identificar fraturas ósseas, hemorragias e lesões cerebrais. Contudo, a preocupação com a radiação exige que seu uso seja criterioso. Já a RM é preferencial para a avaliação de lesões axonais difusas, contusões corticais e danos ao tecido cerebral que podem não ser evidentes na TC. Embora seja mais sensível, a necessidade de sedação em alguns pacientes pediátricos limita seu uso imediato no trauma agudo.

Pode-se acrescentar a angiotomografia arterial ou venosa caso haja suspeita da lesão dessas estruturas, como no caso de traços de fratura que acometem os canais carotídeos ou mesmo na topografia de seios durais.

Para a avaliação de fraturas, pode-se utilizar a reconstrução 3D na TC, que é essencial para a diferenciação de suturas (que apresentam aspecto mais rendilhado) de traços de fratura (geralmente mais lineares), principalmente no caso de suturas supranumerárias, que podem ser capciosas ao se analisar apenas a imagem original.

As hemorragias extra e intracranianas também podem ser bem avaliadas à TC, o que auxilia na rápida orientação do manejo clínico. Para uma visão mais didática, elas serão do compartimento extracraniano para o intracraniano (mais externo para o mais interno) (Figura 6).

Se for necessária uma melhor avaliação parenquimatosa ou se surgirem complicações, a RM poderá fornecer informações adicionais, como nos casos de suspeita de lesão axonal difusa (LAD). Na LAD temos lesões relacionadas ao cisalhamento de axônios e podemos ver alterações na junção entre a substância branca e a cinzenta e no corpo caloso, bem como no tronco encefálico, nos casos mais graves.

No contexto do trauma não acidental, a RM é essencial para documentar lesões indicativas de abuso, como hemorragias subdurais multifocais e em diferentes fases de degradação do componente hemático, hemorragias retinianas e padrões de lesão cerebral consistentes com mecanismos de "sacudida". A RM pode detalhar a extensão e a natureza das lesões, o que faz dela uma ferramenta valiosa na caracterização de lesões não acidentais, principalmente quando associada a outros achados que corroboram essa hipótese, como fraturas de ossos longos e costelas.

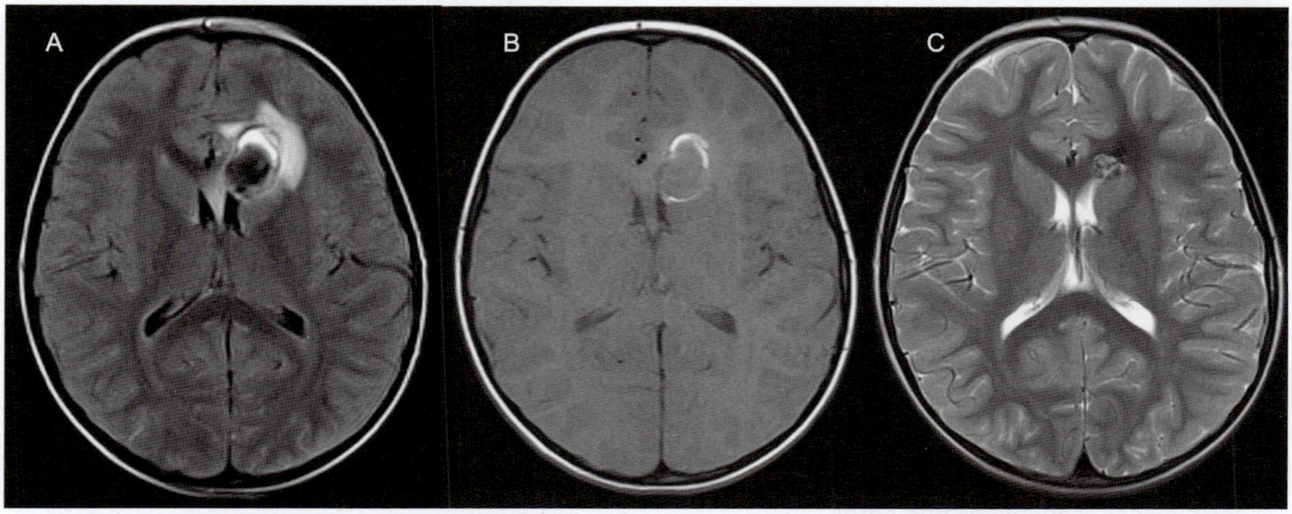

Figura 5 Paciente com 5 anos de idade e hemorragia intraparenquimatosa espontânea. A e B: hematoma intraparenquimatoso frontal esquerdo. Imagens axiais Flair (A) e T1 (B) mostram lesão ovalada com sinal predominantemente hipointenso em Flair e isointenso em T1, consistente com hematoma em estágio agudo, associado a edema adjacente. C: controle evolutivo do mesmo paciente 2 meses depois. Imagem axial ponderada em T2 mostrando redução das dimensões do hematoma. Em sua topografia há lesão heterogênea com aspecto "em pipoca", achado característico de cavernoma.

INFECÇÕES CONGÊNITAS E DA INFÂNCIA

As infecções do SNC em neonatos e crianças representam um espectro desafiador de condições que exigem atenção médica imediata e precisa. Desde o momento da concepção até a infância, o SNC é vulnerável a uma variedade de agentes infecciosos que podem causar danos irreversíveis, afetando significativamente o desenvolvimento neurológico e a qualidade de vida. Esta seção do capítulo visa elucidar as complexidades associadas às infecções congênitas e adquiridas na faixa etária pediátrica, enfatizando a importância crítica dos métodos de imagem no diagnóstico precoce para a diferenciação e o manejo clínico dessas entidades.

Infecções congênitas

As infecções congênitas são transmitidas da mãe para o feto por via placentária e representam uma causa importante de morbidade e mortalidade neonatal. O grupo TORCH (to-

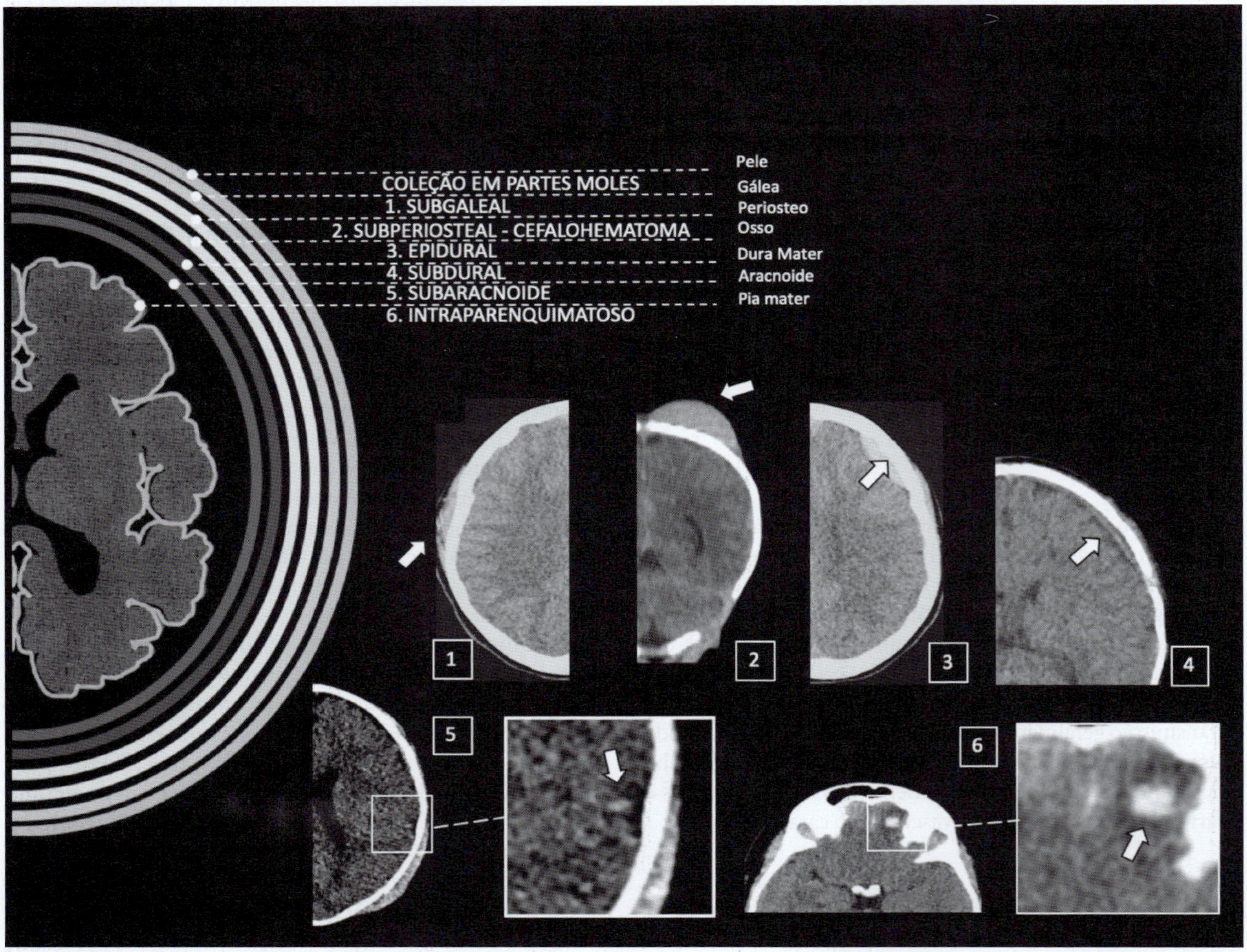

Figura 6 Esquema de hemorragias extracranianas e intracranianas. Extracranianas – coleção hemática em partes moles extracranianas: geralmente associadas a densificação e espessamento dos tecidos adjacentes. 1. Hematoma subgaleal: localizado entre a gálea e o periósteo, não respeita suturas, podendo ultrapassá-las e formar grandes bolsões hemáticos extracranianos. 2. Hematoma subperiosteal – céfalo-hematoma: localizado entre o periósteo e a calota craniana, geralmente relacionado a tocotraumatismo e absorvido cerca de 48 horas após o parto. Contudo, se não absorvido, pode causar deformidades ósseas decorrentes de sua calcificação/ossificação. Intracranianas – 3. Hematoma epidural: localizado entre a calota craniana e a dura-máter, respeita as suturas, não as ultrapassando. Apresenta geralmente sangramento de origem arterial e possui aspecto em lente biconvexa, determinando compressão sobre as estruturas adjacentes. 4. Hematoma subdural: localizado entre a dura-máter e a aracnoide, não respeita as suturas, podendo ultrapassá-las e formar grandes bolsões hemáticos intracranianos extra-axiais, geralmente com formato em "lua crescente". Apresenta geralmente sangramento de origem venosa, por ruptura de veias ponte. 5. Hemorragia subaracnoide: localizada entre a aracnoide e pia máter. Na forma traumática, sua localização depende da topografia do trauma, delineando sulcos corticais geralmente adjacentes ao local de golpe-contragolpe. 6. Hematoma intraparenquimatoso: localizado de permeio ao parênquima, geralmente na topografia dos polos temporais e regiões frontais basais.

xoplasmose, outras [incluindo Zika, sífilis, varicela-zóster, parvovírus B19, HIV, covid-19 etc.], rubéola, citomegalovírus [CMV] e herpes *simplex*) compreende os agentes infecciosos mais comuns.

Toxoplasmose

A infecção por *Toxoplasma gondii* pode levar a hidrocefalia, calcificações cerebrais e malformações do desenvolvimento cortical quando a infecção ocorre no primeiro ou segundo trimestre da gestação. A US pode sugerir a doença pela detecção de calcificações, mas a TC e a RM fornecem uma avaliação mais completa das lesões cerebrais, incluindo a presença de malformações corticais e atrofia cerebral. O achado típico são as calcificações com distribuição multifocal ("céu estrelado") (Figura 7).

Citomegalovírus

O citomegalovírus (CMV) é a causa mais comum de infecções congênitas virais, podendo resultar em calcificações periventriculares, atrofia cerebral e malformações do desenvolvimento cortical. A RM é particularmente útil na avaliação das alterações da substância branca, na detecção de malformações corticais associadas (como lisencefalia e polimicrogiria), bem como no achado típico (porém nem sempre presente) de cistos subcorticais na topografia dos polos temporais anteriores.

Rubéola

Apesar de sua incidência ter diminuído devido à vacinação, a infecção congênita por rubéola pode causar surdez, catarata e defeitos cardíacos, além de microcefalia e alterações neurológicas. As calcificações intracranianas e a atrofia cerebral são achados comuns em exames de imagem.

Herpes simplex (HSV)

A transmissão geralmente ocorre no momento do parto e pode causar encefalite neonatal severa. Lesões multifocais na substância branca e cinzenta, envolvimento dos lobos temporais e infartos em áreas de fronteira vascular são características.

Zika

Associado a alterações catastróficas no desenvolvimento cerebral, como microcefalia severa, desproporção craniofacial e calcificações intracranianas. A RM fornece detalhes cruciais sobre a extensão da atrofia cerebral e das malformações do desenvolvimento cortical. As manifestações graves em RN e fetos motivaram a Organização Mundial da Saúde (OMS) a declarar o ZIKV como uma emergência de saúde pública de importância internacional de fevereiro a novembro de 2016,[18] e configurou-se também uma nova síndrome, a síndrome da Zika congênita (SZC), que é caracterizada por microcefalia, adelgaçamento do córtex cerebral associado a malformações do padrão dos giros, com calcificação corticossubcortical, convulsões, epilepsia, hipertonia precoce com outros sintomas motores e alterações maculares com depósitos grosseiros de pigmento e atrofia de retina.

Os sinais de infecção intrauterina por ZIKV são mais graves quando aparecem no primeiro e segundo trimestres de gravidez, principalmente no primeiro trimestre, e variam desde a morte fetal até numerosas anomalias congênitas, incluindo pele redundante no couro cabeludo e pescoço (*cutis gyrata*), baixo peso ao nascimento, polidrâmnios, anasarca, artrogripose (contratura de duas ou mais articulações desde o nascimento), perda de audição e malformações oculares e do SNC com desproporção craniofacial.[19]

Para os casos de microcefalia são descritos os seguintes achados de imagem, alguns que podem ser identificados pela UST, TC e RM: redução do volume cerebral; hipoplasia de tronco cerebral e hipoplasia de cerebelo; malformação do desenvolvimento cortical; calcificações cerebrais; anormalidades do corpo caloso; ventriculomegalia e aumento dos espaços liquóricos extra-axiais; megacisterna magna e atraso da mielinização/anormalidades da mielinização (Figuras 8 e 9).[20,21]

INFECÇÕES NA FAIXA ETÁRIA PEDIÁTRICA

Nos casos iniciais em que se suspeita de uma infecção no SNC, pode-se fazer TC para avaliação de sinais de hipertensão intracraniana ou outras complicações que possam contraindicar a realização de punção liquórica. Para a avaliação do processo inflamatório/infeccioso em si, geralmente a RM traz mais informações sobre o acometimento meníngeo e parenquimatoso, além de suas complicações. A sequência Flair pós-contraste pode auxiliar a caracterizar o acometimento inflamatório leptomeníngeo, sendo ainda mais sensível que a sequência T1 pós-contraste. A sequência CISS também pode ser realizada, para a avaliação de hidrocefalia e presença de septações.

As complicações como AVC, hidrocefalia, coleções e sangramentos podem ser bem acompanhadas por TC nas crianças maiores ou mesmo com ultrassonografia transfontanelar (USTF) nos neonatos, e, na necessidade de reavaliação de conduta/tratamento, pode-se repetir a RM para uma avaliação mais pormenorizada. Na suspeita de alguma complicação vascular, a ângio-RM ou a ângio-TC poderão fornecer informações adicionais, como no caso de suspeita de trombose ou vasculite.

Geralmente as infecções bacterianas cursam com meningite, cerebrite e abscesso cerebral (pode ocorrer com mais de 2 semanas do processo infeccioso no parênquima – Figura 10A e B), complicando com ventriculite e empiema, achados que podem ser caracterizados por realce (geralmente linear) pelo meio de contraste e com restrição à difusão nos locais que possuem conteúdo purulento (Figura 10C e D).

As infecções tuberculosas podem apresentar meningite com predomínio na região das cisternas basais (Figura 10E), complicando com hidrocefalia, vasculite e infartos nos núcleos da base e regiões frontobasais. Tuberculomas são mais raros.

Encefalite herpética apresenta como achado típico de imagem o acometimento das regiões frontotemporoinsulares, principalmente nos polos e regiões mesiais temporais, que podem

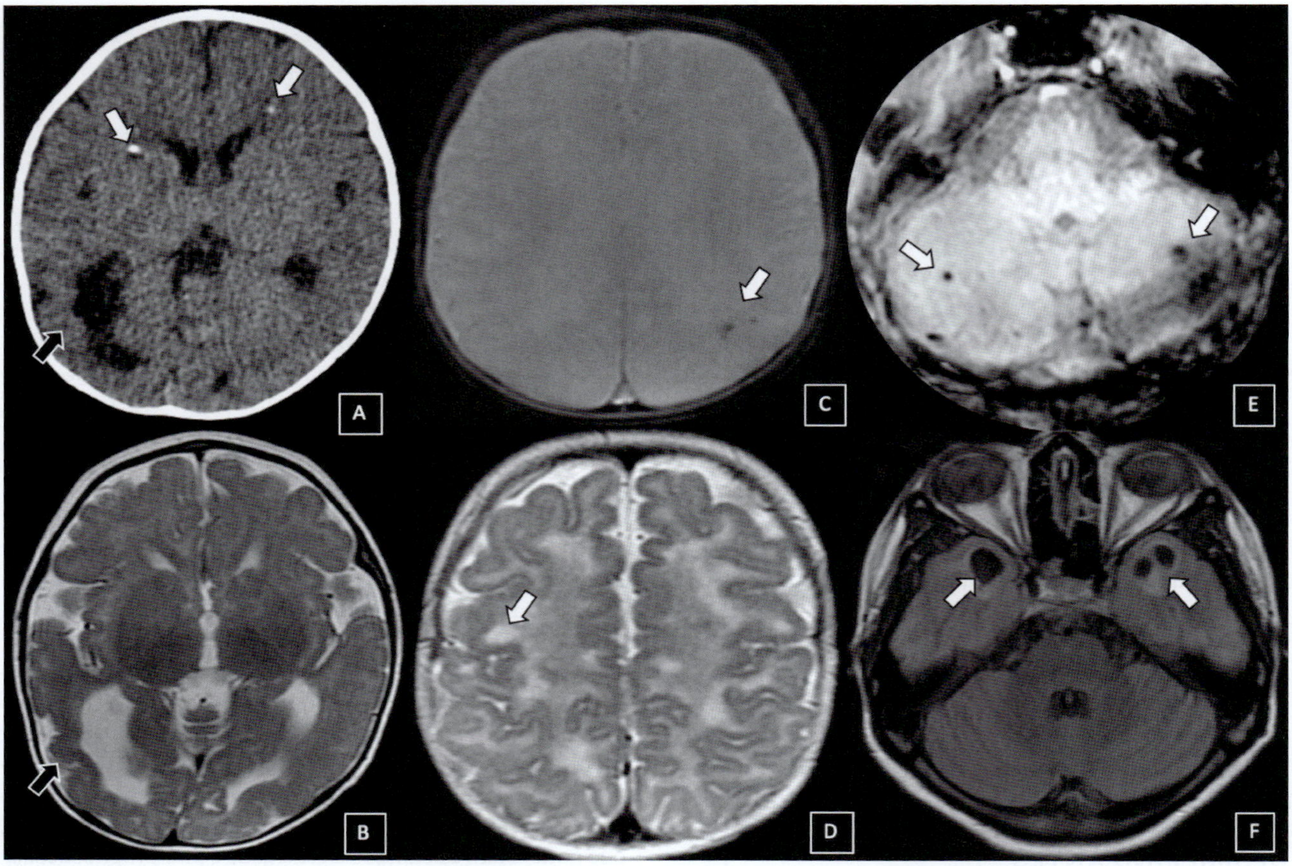

Figura 7 Esquema dos principais exemplos de infecções congênitas. Casos de toxoplasmose: no primeiro caso (A, B), é possível observar focos de calcificação na TC (setas brancas em A) e uma área de polimicrogiria (setas pretas em A e B), que é mais bem evidenciada na RM (B – axial T2). No segundo caso (C, D), observamos focos de calcificação (seta branca em C) como focos de baixo sinal na sequência de suscetibilidade magnética (SWI), associados a focos de alteração de sinal na substância branca, caracterizados por focos de hipersinal em T2 (seta brancas em D). No terceiro caso (E), podemos observar focos de calcificação (setas brancas em E) na sequência de SWI em uma RM neonatal com diagnóstico de provável infecção congênita, corroborando o diagnóstico. Caso de CMV: no caso (F), observamos os cistos subcorticais nas regiões anteriores dos polos temporais, típicos de CMV (setas brancas em F).

CMV: citomegalovírus; RM: ressonância magnética.

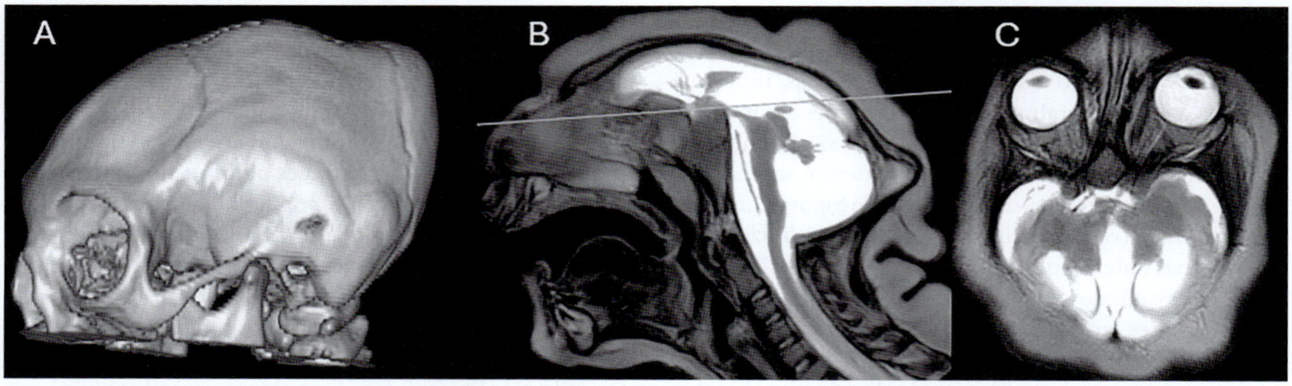

Figura 8 A: TC com reconstrução 3D para osso mostrando microcefalia com proeminência do osso occipital e aspecto colapsado da calota craniana, com ossificação e fechamento da fontanela anterior. B: RM no plano sagital: microcefalia, hipoplasia cerebelar e agenesia do corpo caloso. C: RM axial: ventriculomegalia, aumento dos espaços liquóricos extra-axiais.

RM: ressonância magnética; TC: tomografia computadorizada.

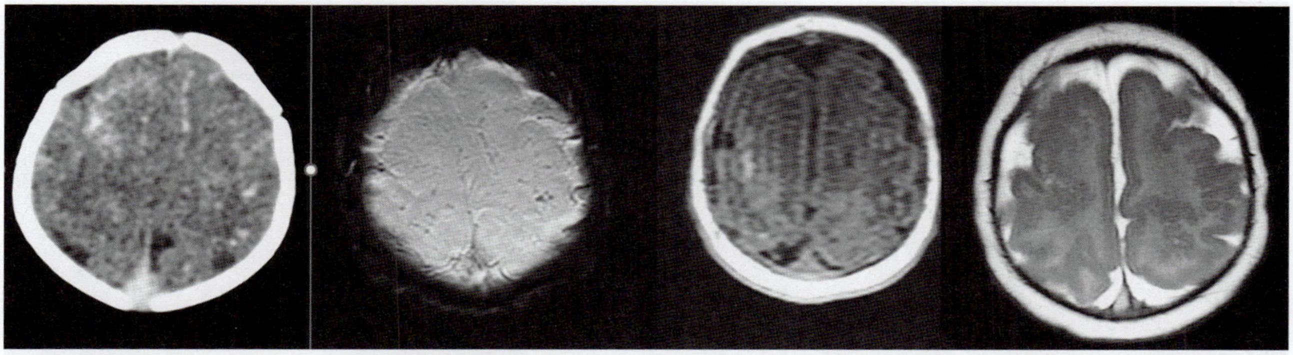

Figura 9 Menina nascida a termo, gravemente afetada pela síndrome da Zika congênita. Mãe sem exantema na gestação. Achados de calcificações na TC e na RM. Anomalias corticais só vistas na RM.

RM: ressonância magnética; TC: tomografia computadorizada.

apresentar hipersinal em T2/Flair (Figura 10F), com restrição a difusão e realce pós-contraste nos casos mais graves.[4]

Em resumo, a ultrassonografia serve como um ponto de partida valioso na avaliação neonatal, enquanto a TC e a RM são essenciais para o diagnóstico detalhado e o acompanhamento das infecções congênitas e pediátricas no SNC. A escolha do método de imagem deve ser guiada pela condição clínica do paciente e faixa etária

DOENÇAS METABÓLICAS, ERROS INATOS DO METABOLISMO (LEUCODISTROFIAS) E DESMIELINIZANTES

Reconhecer as distintas características radiológicas do cérebro em desenvolvimento da criança é crucial na distinção entre achados normais e das doenças da substância branca. O processo de mielinização geralmente leva cerca de 2 anos e resulta em mudanças do padrão de sinal da substância branca ao longo do tempo. A maturação da substância branca segue um padrão previsível, já discutido, e deve ser considerado na avaliação do encéfalo da criança.

Quando sinal anormal, a simetria das alterações representa uma característica radiológica comum compartilhada por muitos distúrbios metabólicos e genéticos, e, portanto, frequentemente encontrada em leucodistrofias e leucoencefalopatias.[10] Por outro lado, origens neoplásicas, inflamatórias ou infecciosas geralmente terão alterações assimétricas.

As leucodistrofias e leucoencefalopatias são doenças predominantemente da substância branca e devem ser classificadas com base na presença de evidências de hipomielinização, dismielinização ou desmielinização. A hipomielinização é o déficit persistente na formação de mielina após os 2 anos de idade, necessitando de dois exames com distância de pelo menos 6 meses entre eles para comprovar a não deposição de mielina. Nessas condições, a substância branca demonstrará tênue hipersinal em T2 e um sinal variável na imagem ponderada em T1 (Figura 11C e D). Já na dismielinização há a deposição de mielina biologicamente ou estruturalmente anormal, e a desmielinização é caracterizada por danos à mielina que era previamente normal. Essas condições relacionadas às leucodistrofias mostrarão sinal de substância branca em T1 anormalmente baixo em áreas esperadas de mielina madura, juntamente com alto sinal em T2 (Figura 11E e F).

Embora tanto os distúrbios hipomielinizantes quanto os dis/desmielinizantes demonstrem aumento do sinal de T2, as alterações de T2 são mais acentuadas nestas últimas. Pelizaeus-Merzbacher e a síndrome de Cockayne são as condições hipomielinizantes mais comuns. Pelizaeus-Merzbacher apresenta à RM discreto alto sinal em T2, sinal normal em T1 da substância branca, podendo ter envolvimento do tronco encefálico e dos tratos corticospinais no nível das cápsulas internas, que pode estar relacionado a gravidade e pior prognóstico. Já síndrome de Cockayne apresenta calcificações nos núcleos da base, denteados e subcorticais, com atrofia progressiva do encéfalo nos exames de seguimento, admitindo no diagnóstico diferencial neuroinfecção congênita, principalmente CMV.

As leucodistrofias apresentam intenso alto sinal na substância branca em T2 e devem ser avaliadas com base em seu padrão de distribuição. Hipersinal com início subcortical e evolução para a substância branca profunda admitem as possibilidades de doença Canavan, que vem acompanhada de macrocefalia e tem o característico aumento do pico de N-acetilaspartato no estudo de espectrosocopia; acidúria L2-hidroxicoglutárica, que poupa o tronco encefálico e o tálamo; doença de Kearns Sayer, que pode apresentar sinal anormal no tronco encefálico e no tálamo, com calcificações nos gânglios da base juntamente com atrofia cerebral.

Doenças que apresentam envolvimento predominante periventricular que muitas vezes poupa a substância branca subcortical podem corresponder a leucodistrofia metacromática, que pode ter aparência tigroide por poupar os espaços perivasculares, ou doença de Krabbe, que tem hipersinal periventricular com predomínio parieto-occipital.

Por fim, podem ter também padrão difuso, que envolve tanto a substância branca periventricular como a subcortical. Quando são difusas, considerar doença da substância branca evanescente e a leucoencefalopatria megalencefálica com cistos subcorticais, ambas classicamente associada a cistos; predomínio de distribuição frontal, considerar doença de Alexander (Figura 11E e F), que também pode ter realce pelo

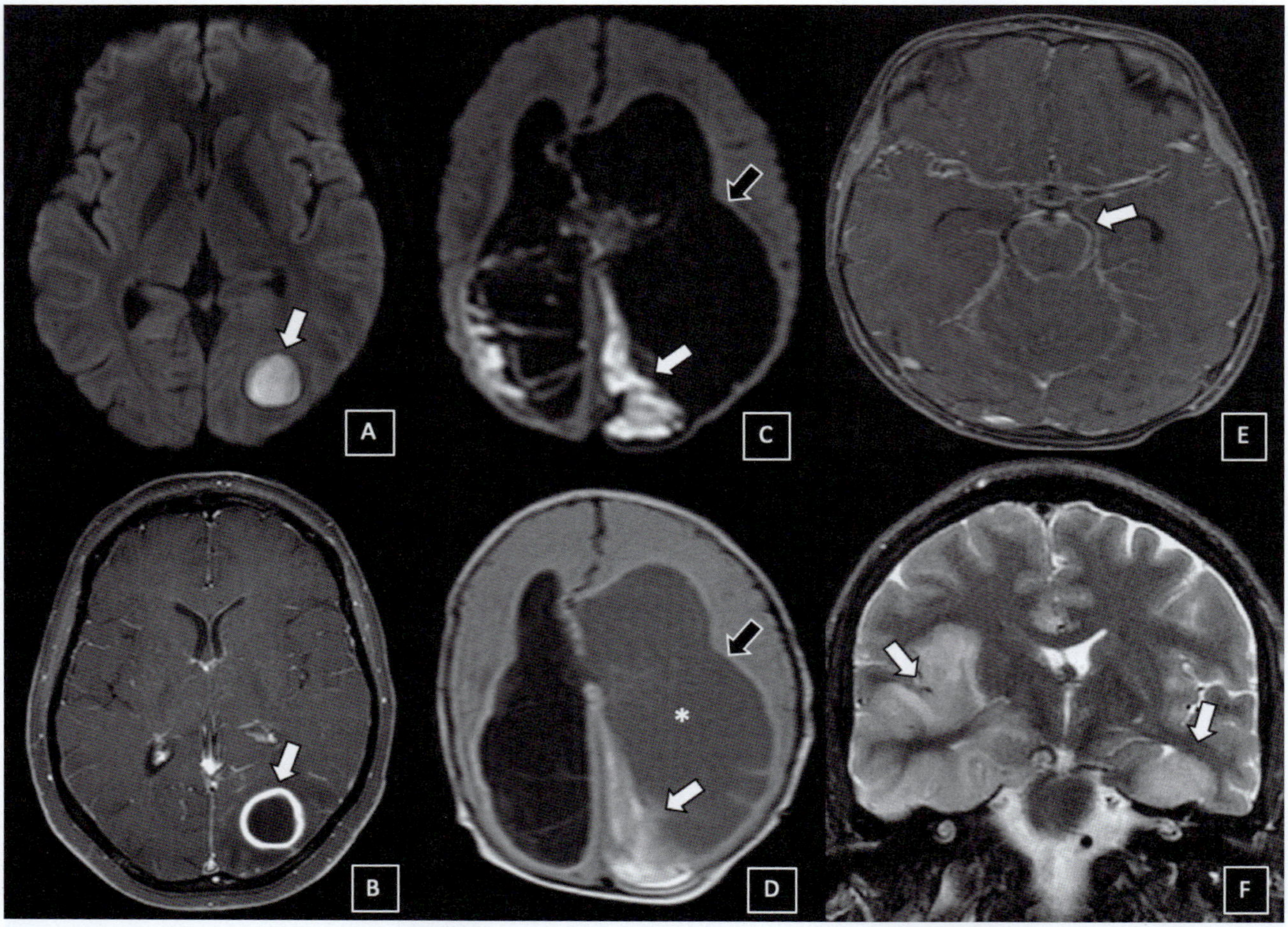

Figura 10 Esquema dos principais exemplos de infecções da infância. Abscesso cerebral: no primeiro caso (axiais A difusão e B T1 pós-contraste), é possível observar abscesso cerebral na região occipital esquerda, caracterizado por centro necrótico apresentando restrição à difusão (seta branca em A) e realce linear periférico pós-contraste (seta branca em B). Meningite bacteriana com ventriculite: no segundo caso (axiais A difusão e B Flair pós-contraste), observamos conteúdo hiperproteico no interior do sistema ventricular, com conteúdo purulento no aspecto posterior dos ventrículos laterais (setas brancas em C e D), apresentando restrição à difusão (C). Há tênue restrição à difusão e realce linear na superfície ependimária (setas pretas em C e D), caracterizando ventriculite. Meningite tuberculosa: caso com aspecto típico de imagem de meningite tuberculosa apresentando realce leptomeníngeo espesso nas regiões da cisterna da base (seta branca em E – axial T1 pós-contraste). Encefalite herpética: caso típico de encefalite herpética acometendo as regiões mesiais temporais bilaterais e a região frontotemporoinsular direita, caracterizada por hipersinal em T2 (setas brancas em F – coronal T2).

meio de contraste e acometer a região mais anterior dos núcleos da base; síndrome de Aicardi Goutières, que pode ter predomínio de hipersinal frontotemporal com calcificações, em um padrão que pode ser semelhante às neuroinfecções.

Quando há predomínio da alteração de sinal nas regiões parietoccipitais, considerar adrenoleucodistrofia, que tem padrão posterior e na fase ativa pode ter uma banda periférica de realce e restrição a sequência difusão; variante parietoccipital da doença de Krabbe.

Doenças inflamatórias também podem acometer a substância branca, apesar de cursarem com quadro clínico e evolução distintas das leucodistrofias e leucoencefalopatias. As doenças desmielinizantes, entre elas as principais, esclerose múltipla (EM), encefalomielite aguda disseminada (Adem), desordens do espectro da neuromielite óptica (NMOSD) e a entidade mais recentemente descrita doença associada ao anticorpo antiglicoproteína mielina oligodendroglicito (Mogad). Essas doenças apresentam alterações focais da substância branca periventricular, com predomínio da interface caloso-septal no caso da EM, podendo também ser subcorticais e corticais, essas mais comuns no Adem e no Mogad.[11] Os nervos ópticos estão difusamente acometidos no Mogad, geralmente bilaterais e com realce de suas bainhas (periuneurite); a alteração de sinal tende ser mais central nos casos de NMOSD e têm padrão focal nos casos de EM. Apesar de não ser comum, realce leptomeníngeo pode ser observado em casos de Mogad e contribuir para estreitar o diagnóstico diferencial.

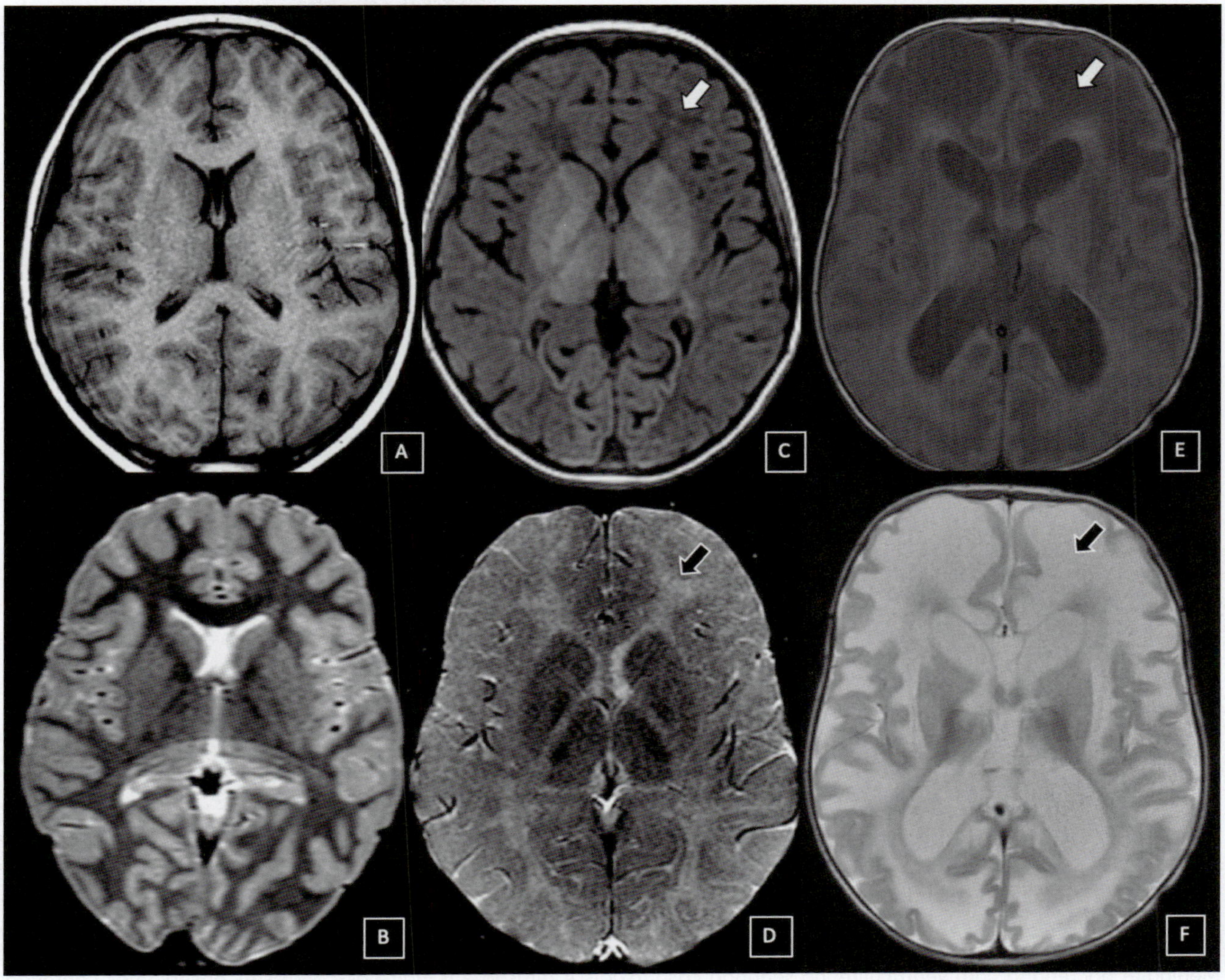

Figura 11 Mielinização normal x hipomielinização x outras doenças de substância branca. Comparação entre as imagens axiais de RM de crânio de crianças de 10 anos de idade, apresentando: 1. Mielinização normal para a faixa etária, com a substância branca de aspecto preservado, apresentando hipersinal em T1 (A) e hipossinal em T2 (B). 2. Hipomielinização, com a substância branca apresentando discreto hipossinal em T1 (C) e tênue hipersinal em T2. 3. Exemplo de leucodistrofia, com a substância branca apresentando T1 anormalmente baixo em áreas esperadas de mielina madura (E), juntamente com alto sinal em T2 (F), como neste caso de doença de Alexander.

RM: ressonância magnética.

MALFORMAÇÕES ENCEFÁLICAS E NEUROFACOMATOSES

Malformações do desenvolvimento cortical

As malformações do desenvolvimento cortical (MDC) englobam um grupo heterogêneo de doenças causadas por fatores genéticos, infecciosos, vasculares e metabólicos. São condições em que a RM tem papel fundamental no diagnóstico da alteração estrutural cortical ou heterotopia, com possível alteração volumétrica, já que o diagnóstico definitivo, baseado na patologia, só é possível no caso das epilepsias cirúrgicas.

O protocolo de RM deve ser otimizado visando a maior resolução espacial, com imagens volumétricas e em maior campo magnético, sempre que possível, além da adequação das sequências de RM de acordo com a fase de mielinização cerebral. Os exames de RM podem ser falso-negativos durante o processo de mielinização, devendo ser reavaliados ao final deste. A TC oferece pior detalhamento estrutural, além da exposição à radiação, e deve ser, portanto, utilizada apenas na impossibilidade da RM ou pesquisa de calcificações.[12]

As MDC podem ser agrupadas de acordo com a fase embriológica do desenvolvimento cortical em que ocorreram as alterações. No Quadro 1 há uma simplificação da extensa classificação, que está em constante evolução e em sua versão

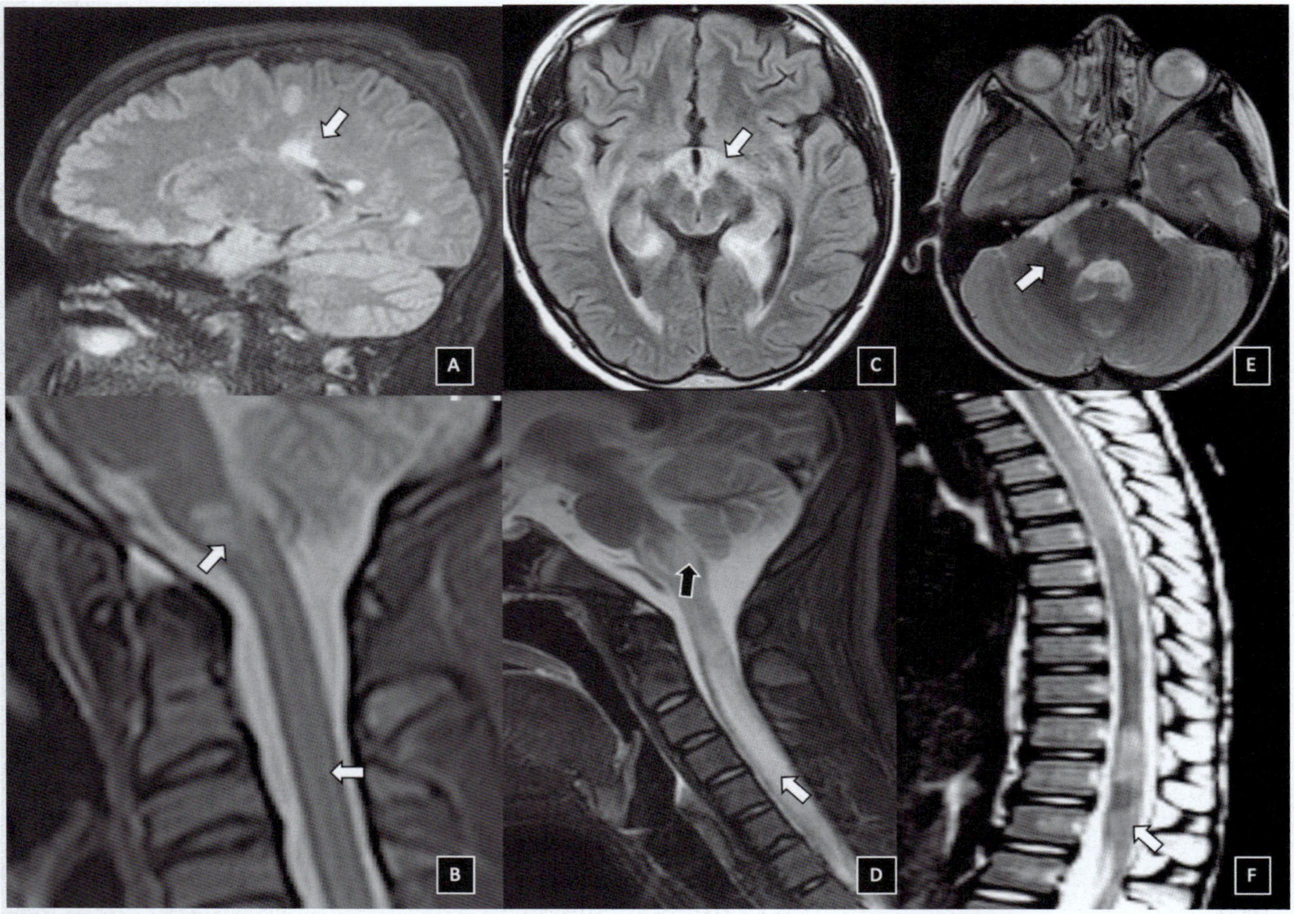

Figura 12 Casos de doenças desmielinizantes. No caso 1, notam-se focos ovalados de hipersinal em T2/Flair na substância branca supratentorial, com acometimento da interface caloso septal, com orientação perpendicular ao maior eixo do corpo caloso, denotando distribuição perivenular ("dedos de Dawson" – seta em A). Também se observam focos semelhantes infratentoriais e na medula espinal, caracterizando disseminação no espaço da esclerose múltipla (setas em B). No caso 2, observam-se focos de hipersinal em T2/Flair de acometimento da substância branca periventricular, de forma confluente; nos corpos mamilares e tratos ópticos (seta branca em C), bem como na área postrema (seta preta em D), associados a mielite longitudinalmente extensa (com extensão maior que 3 corpos vertebrais – seta branca em D), cujo aspecto e distribuição são típicos de neuromielite óptica (NMOSD). No caso 3, observam-se focos com hipersinal em T2 no pedúnculo cerebelar médio direito (seta em E) e no cone medular (seta em F), localização típica de doença relacionada ao anticorpo anti-Mog (Mogad).

atual inclui inúmeras doenças com os genes identificados até o momento.[13] Estão destacadas em negrito as condições associadas à epilepsia.

Um diagnóstico diferencial importante nos pacientes com epilepsia são alterações de sinal na RM (sequências T2, Flair e difusão) determinadas pelo edema e rarefação mielínica nos locais de descarga elétrica das crises. Pode ser um indício do local da alteração estrutural, mas também podem estar presentes em locais de propagação da crise, não sendo patognomônicas do foco.

Exames inconclusivos de RM em pacientes com epilepsia refratária a tratamento medicamentoso requerem, após discussões multidisciplinares, prosseguimento da investigação diagnóstica, para guiar o procedimento cirúrgico de exérese de possível foco. A RM após implante de placa de eletrodos subdurais avalia a atividade elétrica em cada ponto da superfície cortical sob suspeita. A fusão de imagens de PET e RM localiza as áreas de hipermetabolismo ictal, enquanto a fusão de imagens do SPECT e RM avalia as áreas de hipometabolismo interictal. A RM funcional pode ser utilizada para mapear as áreas eloquentes próximas à lesão, sugerindo ressecções mais econômicas em prol de preservação das funções prioritárias do paciente.[12]

Malformações da fossa posterior

As malformações da fossa posterior (MFP) são inicialmente avaliadas pelo ultrassom, devido à facilidade do acesso e à

Quadro 1 Sistema de classificação das MFDC de acordo com a fase embriológica do desenvolvimento cortical, explicitando suas características e aspecto de imagem

GR	Fase da anomalia	GR	Malformações do desenvolvimento cortical	Tipos	Imagem
I	Proliferação celular (neuronal/glial) ou apoptose	A	Microcefalia	Com padrão cortical normal ou simplificado	Acompanhadas de micrencefalia [redução volumétrica encefálica, por redução da proliferação celular (neuronal/glial) ou aumento da apoptose], exceto nas craniossinostoses
				Com lisencefalia	
				Com polimicrogiria	
		B	Megalencefalia	Megalencefalia	Aumento volumétrico encefálico por aumento da proliferação celular ou redução da apoptose e nem sempre implica macrocrania
		C	Displasias corticais	Displasia cortical focal (DCF) tipo II	Espessamento cortical, padrão giral/sulcal anormal, borramento da interface corticossubcortical, com alterações celulares. Se DCF tipo IIb: alteração de sinal em T2, sinal transmantal (todas as camadas de SB). DD com tumores displásicos, neuroepiteliais de baixo grau
				Hamartomas corticais do complexo esclerose tuberosa (CET)	Espessamento cortical com alteração de sinal em T2, sinal transmantal (todas as camadas de SB). Possível calcificação nos túberes corticais na TC
				Hemimegalencefalia (HMEG)	Displasias mais extensas, quadrântica ou lobar
			Tumores displásicos	Tumor disembrioplástico neuroepitelial (DNET)	Neoplasias indolentes, com baixa taxa mitótica, sem efeito expansivo e contornos mais bem definidos que as displasias
				Gangliocitoma	
II	Migração neuronal	A	Heterotopia	Heterotopia nodular periventricular (ou subependimária)	Nódulos na parede ventricular com sinal igual ao da substância cinzenta. DD com nódulos subependimários do CET
				Heterotopia glioneuronal marginal	nódulos no espaço subaracnoide e meninges, com sinal igual ao da substância cinzenta
		B	Lisencefalia	Espectro lisencefalia/ heterotopia subcortical	Córtex espessado e o padrão giral simplificado, de forma bilateral e simétrica. Agiria relaciona-se a quadro mais grave que oligogiria (paquigiria). Associação com heterotopia subcortical relaciona-se a quadro mais brando
		C	Heterotopia subcortical	Heterotopia subcortical	Neurônios dispersos pela SB em localizações variáveis desde subcortical até a substância branca profunda. Córtex displásico
					Heterotopia transmantal: colunas de substância cinzenta têm continuidade com o córtex
					Heterotopia banda ou duplo córtex: banda de neurônios profunda ao córtex, separadas deste e dos ventrículos por SB preservada. Parte do espectro de lisencefalia. O padrão giral cortical pode ser normal, com simplificação giral ou com paquigiria
				Displasia sublobar	Morfologia lobo dentro do lobo: heterotopia transmantal que envolve um lobo completo
		D	MF em paralelepípedo	Complexo malformação em paralelepípedo	Antiga lisencefalia tipo II, tem superfície cortical irregular como piso de paralelepípedo, extensa, bilateral e simétrica. Ocorre por migração além dos limites da pia máter, por falhas na membrana pial limitante. Córtex de espessura variável, interface corticossubcortical irregular com estrias verticais e áreas de alteração de sinal na SB que permeia o córtex
				Com distrofias musculares congênitas	Associação com MF da fossa posterior, como fendas no tronco cerebral e microcistos cerebelares. Síndrome Walker-Warburg tem córtex pouco espessado. D. músculo-olho-cérebro tem maior espessamento cortical

(continua)

Quadro 1 Sistema de classificação das MFDC de acordo com a fase embriológica do desenvolvimento cortical, explicitando suas características e aspecto de imagem *(continuação)*

GR	Fase da anomalia	GR	Malformações do desenvolvimento cortical	Tipos	Imagem
III	Organização cortical e migração neuronal tardia	A	Polimicrogiria* e esquizencefalia	Síndrome polimicrogírica bilateral	Aumento do número dos sulcos corticais, com efeito final variável entre giros espessos (dobrados em excesso) ou finos, e sulcos rasos ou profundos. Aspecto varia com o estágio de mielinização. Frequente nas margens da fissura Sylviana
					Espectro paralelepípedo/polimicrogiria: espaços pequenos da membrana pial limitante resultam em polimicrogiria, espaços maiores resultam no padrão em paralelepípedo. DD com paquigiria, na polimicrogiria não há espessamento cortical, mas aparência semelhante pelo excesso das dobras corticais, que podem não ser distintas em exames de baixa resolução
				Esquizencefalia	Fenda recoberta por córtex polimicrogírico e/ou heterotopia de substância cinzenta por toda extensão de SB, do epêndima até a pia máter. Pode ter de lábios abertos (fenda patente e preenchida por líquor) ou fechados (fenda colabada pelas margens corticais, com um vale na superfície ependimária). DD com porencefalia, na qual as margens do defeito não são cobertas por córtex
				Parte de síndrome de anomalia congênita múltipla/retardo mental	Espectro displasia septo-óptica plus: alterações no fórnices e septo pelúcido
		B	Disgenesia cortical por erros inatos do metabolismo	Mitocondriopatias	Disgiria ou dismorfismo cortical inespecífico é caracterizado por alterações de profundidade ou de orientação do sulco, sem espessamento cortical. O diagnóstico é difícil, considerando-se as variações anatômicas interindividuais
				Alterações metabólicas do piruvato	
				Alterações peroxissomais	
		C	Displasia cortical sem células "em balão"	Displasia cortical focal tipos I e III	Apenas espessamento cortical, sem alteração celular. Tipo I: de difícil identificação na patologia e sem alteração na RM. Tipo III com outras MF cerebrais associadas
		D	Microdisgenesias	Microcefalia pós-migração	

* Polimicrogiria: considerada anteriormente parte do grupo de malformações pós-migracionais (grupo III), hoje em dia é considerada parte do grupo II, relacionada à migração neuronal, por representar um espectro da malformação em pedra de calçamento – *cobblestone malformation*.
DD: diagnóstico diferencial; GR: grupo; MF: malformação; SB: substância branca.
Fonte: adaptado de Volpe;[1] O'Brien e Castillo;[8] Yang et al.;[9] Severino et al.[12]

boa definição das imagens através da fontanela posterior.[15] Porém, os métodos axiais, em especial a RM, permitem uma definição mais acurada do encéfalo para avaliação de outras possíveis malformações.

As MFP já foram classificadas de acordo com diversos critérios, como lesões císticas (com aumento da fossa posterior) e não císticas (envolvendo verme, hemisférios cerebelares ou ambos); lesões hipoplásicas (focais ou difusas) e displásicas (focais ou difusas); ou ainda de acordo com o envolvimento do tronco e cerebelo, que foi a adotada aqui.[16]

O Quadro 2 mostra as principais malformações detectadas na fase fetal e as detectadas após o nascimento, com suas características e aspectos de imagem, baseadas em Doherty et al.[16]

Síndromes neurocutâneas / neurofacomatoses

Phacomatosis é um termo de origem grega que significa verruga, marca de nascença. Por isso, o termo mais adequado para esse grupo de doenças é síndromes neurocutâneas, afecções de natureza genética, que podem resultar de mutação isolada ou congênita, muitas com genes mapeados e grau de penetrância conhecido. Neurocutâneas, pela origem das lesões estruturais no folheto ectodérmico que origina a pele e o sistema nervoso central.

As síndromes neurocutâneas mais frequentes são: neurofibromatose tipo 1 (90% delas), esclerose tuberosa, síndrome de Sturge Weber, doença de Von Hippel-Lindau, veurofibromatose tipo 2, e têm suas características de imagem resumidas no Quadro 3. Porém, mais de 30 doenças

Quadro 2

	Fetal	Pós-nascimento	Imagem
Anomalias dos espaços liquóricos	Aumento dos espaços liquóricos		Aumento liquórico posterior ao cerebelo, sem efeito de massa
	Cistos aracnoides	Cistos aracnoides	Aumento liquórico posterior ao cerebelo, com efeito de massa
	Persistência da bolsa de Blake (após quarto mês)	Cisto da bolsa de Blake	Aumento liquórico inferior e posterior ao cerebelo, rotação anti-horária do cerebelo e do plexo coroide, possível hidrocefalia
	aumento do ângulo tronco-vermiano		Afastamento inferior do cerebelo em relação ao tronco (> 40 graus), possível marcador de hipoplasia do verme cerebelar
MF predominantes do cerebelo	MF Dandy-Walker	MF Dandy-Walker	Macrocefalia, aumento da fossa posterior, verme hipoplásico, variável hipoplasia hemisférica (aspecto em libélula), rotação anti-horária do verme
	MF cerebral e cerebelar	Lisencefalia com hipoplasia cerebelar	Gene RELN: paquigiria
			Gene ARX: lisencefalia, agenesia ou hipoplasia de núcleos da base e calosal
			Tubulinopatias: polimicrogiria ou lisencefalia, aumento do tecto, dismorfismo dos núcleos da base, hipoplasia calosal
	Rombencéfalos sinapse	Rombencéfalos sinapse	Agenesia ou hipoplasia do verme, continuidade dos hemisférios na linha mediana, imagem em arco de ferradura, redução do IV ventrículo, possível estenose de aqueduto, fusão dos colículos tectais, agenesia de septo pelúcido e dismorfismo calosal
		outras hipoplasias cerebelares	Hipoplasia unilateral (evento disruptivo intraútero) hemorragia, porencefalia familiar/COL4A1, Sd. PHACE (hipoplasia ipsilateral ao hemangioma e alterações cerebrovasculares, variáveis MF do verme, calosal, polimicrogiria e heterotopia)
			Gene OPHN1: hipoplasia cerebelar, hidrocefalia
		Hiperplasia cerebelar	Macrocerebelo, pode ser isolada ou em síndromes como D. Alexander, fucosidose, megalencefalias (malformação capilar-polimicrogiria e polidactilia-polimicrogiria-hidrocefalia), Sotos, Williams, Costello. Variável Chiari I (se a fossa posterior permanece de dimensões normais) e hidrocefalia.
		Displasia cerebelar	Extensão variável, desorganização arquitetural das folhas cerebelares
			Sd. Chudley-McCullough: apenas nas folhas cerebelares inferior dos hemisférios, polimicrogiria, heterotopia subcortical, disgenesia calosa e cistos aracnoides
			Acompanha a hipoplasia cerebelar na Sd. Joubert e MF paralelepípedo
MF do cerebelo e tronco	Hipoplasia pontocerebelar (HPC)	Hipoplasia pontocerebelar (HPC)	11 tipos definidos, microcefalia nos tipos 2 (progressiva), 4 (congênita) e espectros CASK e CHMP1A (progressiva). Atrofia óptica no tipo 3.
			Displasia tegmentar e pontina em boné: neuropatias, boné no aspecto posterior da ponte, hipoplasia dos pedúnculos cerebelares inferiores e médios
			Distúrbio congênito da glicosilação 1a: hipoplasia progressiva da ponte e cerebelo, isquemias cerebrais, neuropatia periférica
			Insultos pré- e pós-natais, relacionados à prematuridade
	MF Joubert (dente molar)	MF Joubert (dente molar)	Hipoplasia e displasia vermiana; pedúnculos cerebelares superiores longos, espessos e elevados (não há decussação de fibras); afilamento da transição pontomesencefálica; aumento da cisterna interpeduncular; formando no plano axial a morfologia de um dente molar. Pode associar-se a polimicrogiria, heterotopia cortical e no tronco, agenesia do corpo caloso e cefalocele. Aumenta o risco para distrofia retiniana e fibrose renal / hepática.
		MF em paralelepípedo	Sd. Walker-Warburg: acentuada atrofia e displasia dos hemisférios cerebelares, com cistos, ausência do verme e hipoplasia/displasia do tronco encefálico, aumento displásico do tecto, com outras MF: córtex cerebral em paralelepípedo, alteração de SB, disgenesia calosal, hidrocefalia, MF oculares e distrofia muscular
			Sd. músculo-olho-cérebro: hipoplasia branda do cerebelo e tronco encefálico
			Distrofia muscular de Fukuyama: leve hipoplasia, com MF cerebrais
MF predominantes do tronco		Dist. congênitos desinervação craniana	Maioria sem alteração do tronco na RM, apenas na patologia. Avaliação pormenorizada dos nervos cranianos com sequência de alto peso T2 (FIESTA/CISS).
			Paralisia do olhar horizontal com escoliose progressiva: ponte e bulbo com morfologia em borboleta
MF predominantes do mesencéfalo		Displasia mesencefálica	Encurtamento craniocaudal e alongamento anteroposterior, aumento da cisterna interpeduncular, calcificações corticais, agenesia calosal, hidrocefalia, microcefalia progressiva. Pode ter displasia de tronco e hipoplasia de verme

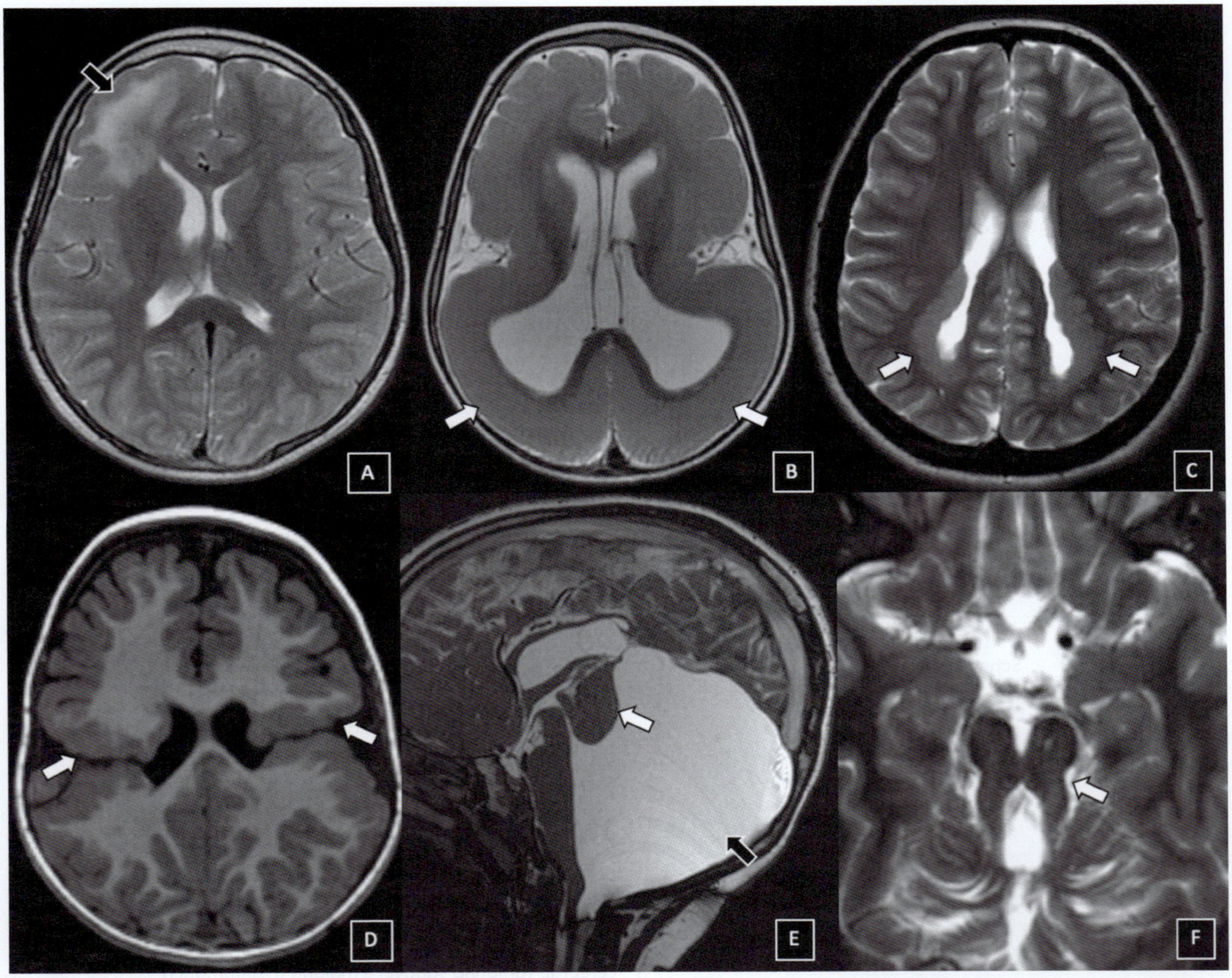

Figura 13 Malformações encefálicas. Casos de malformações do desenvolvimento cortical e de fossa posterior. A: displasia cortical focal (do tipo II – seta em A): observa-se área de hipersinal em T2 corticossubcortical na região frontal direita, com borramento da interface entre a substância cinzenta e a branca, que se estende até a superfície ependimária. B: lisencefalia: nota-se redução do número de sulcos associados a espessamento cortical, em menor número anteriormente e praticamente inexistentes posteriormente (setas em B). C: heterotopia periventricular da substância cinzenta: focos de substância cinzenta localizados junto às regiões periventriculares nos átrios e cornos posteriores dos ventrículos laterais (setas em C), apresentando sinal semelhante ao do córtex (com isossinal m T2). D: esquizencefalia: observam-se fendas liquóricas que comunicam o sistema ventricular com o espaço subaracnoide, notando-se córtex de aspecto polimicrogírico em suas margens, caracterizando áreas de esquizencefalia de lábios abertos (setas em D). E: malformação de Dandy--Walker: há dilatação cística do IV ventrículo associada ao vérmix cerebelar hipoplásico e rodado superiormente (seta branca em E), com fossa posterior de dimensões aumentadas e elevação da tórcula, caracterizando os achados clássicos de malformação de Dandy-Walker. F: síndrome de Joubert: notam-se pedúnculos cerebelares superiores longos, espessos e elevados (não há decussação de fibras), com aumento da cisterna interpeduncular; formando no plano axial a morfologia de um dente molar (seta em F).

Quadro 3 Síndromes neurocutâneas mais frequentes com seus principais achados de imagem

Síndrome neurocutânea	Lesões		Imagem
Neurofibromatose tipo I (NF1) ou doença de von Recklinghausen)	Neurofibromas (tumores benignos da bainha nervosa)	Cutâneos	Abaulam a pele e aumentam com a idade.
		Isolados	Trajeto de nervos.
		Plexiformes	Envolvimento difuso do nervo, planos musculares, estruturas vasculares e tecido subcutâneo. Massa serpiginosa pouco delimitada, hidratada (hipoatenuação na TC e hipersinal em T2 na RM), com sinal do alvo pelo estroma central de colágeno. Realce heterogêneo.
	Lesões encefálicas	Glioma de vias ópticas	Nervos, quiasma e tratos ópticos, corpos geniculados laterais e radiações ópticas. Aumento fusiforme com realce variável e periférico ao nervo, com infiltração subaracnoide. Curso indolente e redução das medidas com o tempo.
		Inespecíficas	Na substância branca, periventricular e núcleos da base, involuem com a idade (do inglês: *FASI / focal abnormal signal intensity ou UBO / unknown bright object*).
		Hipersinal palidal	RM: hipersinal em T1 nos globos pálidos.
	Lesões cranianas	Displasia esfenoidal	Associada com alterações oftálmicas como proptose e buftalmo, assimetria facial e cisto aracnoide.
		Alterações durais	Ectasia dural formando meningocele torácica ou lombar (lado convexo da escoliose).
			Calcificações durais no vértice cerebral.
		Arteriopatia	Fibrose intimal progressiva no padrão Moya-Moya: redução dos grandes vasos e desenvolvimento de múltiplos colaterais tortuosos.
			Aneurismas.
			Fístulas arteriovenosas.
		Esporádicos	Macrocefalia, hidrocefalia e isquemia.
	Predisposição à neoplasias	Crianças	Glioma da via ótica, rabdomiossarcoma, neuroblastoma e leucemia mielomonocítica juvenil.
		Adultos	Tumores malignos da bainha do nervo periférico, tumores estromais gastrointestinais, somatostatinomas, feocromocitomas e tumor da mama.
Neurofibromatose tipo 2 (NF2) ou schwannomatose vestibular bilateral	Schwannomas	Vestíbulo-acústico bilateral (50% dos casos)	Lesões bem delimitadas, arredondadas, encapsuladas nos condutos auditivos internos, poros acústicos ou cisternas pontocerebelares. Realce homogêneo nas pequenas lesões e heterogêneo nas grandes. Podem ter áreas císticas/necróticas, calcificação ou hemorragia.
		Trigêmeo e oculomotor	Geralmente múltiplos, de tamanho variável e aderidos aos nervos.
		Intramedular	Rastreamento da coluna com RM pós-contraste.
	Ependimomas	60% dos casos	Lesões múltiplas e pequenas na transição bulbomedular ou medula cervical, raramente intracranianos. Maioria assintomática e de baixo grau histológico.
	Meningiomas	50% das NF2	Múltiplos, crânio ou coluna, frequentes na foice e convexidade cerebral. Tamanho variável e maioria assintomática

(continua)

Quadro 3 Síndromes neurocutâneas mais frequentes com seus principais achados de imagem *(continuação)*

Síndrome neurocutânea	Lesões		Imagem
Complexo esclerose tuberosa (CET), D. Bourneville ou Epiloia	Túberes corticais	Malformação do desenvolvimento cortical/displasia cortical focal	TC: lesões corticossubcorticais hipoatenuantes, possíveis calcificações globulares ou giriformes que aumentam com a idade.
			RM: espessamento cortical, possível extensão à substância branca. Maioria supratentorial; quando cerebelares, há retração cortical. Recém-nascidos (cérebro não mielinizado) apresentam hipossinal em T2 e hipersinal em T1. Nos cérebros mielinizados, hipersinal em T2 e hipo/isossinal em T1. Realce pós-contraste em 5% dos casos.
	Nódulos subependimários	Hamartomas (90% das CETs)	Protuberâncias subependimárias nos ventrículos laterais, maioria no sulco caudotalâmico. Pequenos (1cm), podem calcificar e cerca de 50% realçam. Todo nódulo próximo ao forame de Monro deve ser acompanhado quanto ao seu crescimento, pelo risco obstrutivo. Tem risco de 10% de transformação tumoral em SEGA.
	Astrocitomas subependimários de células gigantes (SEGA)	Astrocitomas grau I da classificação da OMS	Nódulos próximos ao forame de Monro, com sinal e realce heterogêneos, calcificações frequentes e maiores que 1,3 cm. Risco obstrutivo, de evolução com hidrocefalia hipertensiva.
	Sinal transmantal	Displasia com distúrbio de migração	Linhas na substância branca do epêndima ao córtex, com alteração de sinal à RM.
	Lesões ósseas	Escleróticas	Múltiplas, de contornos bem definidos, mais frequentes nas vértebras.
D. de von Hippel Lindau (VHL) ou angiomatose familiar cerebelorretiniana	Hemangioblastoma	Medulares	Nódulo mural subpial sólido hipervascular, mais comum na cervical e dorsal, pode causar: siringomielia e vasos proeminentes.
		Encefálicos	O componente cístico costuma ser mais denso que o líquor, com facilitação da difusão, e o nódulo sólido com intenso realce pode ter restrição à difusão. Os vasos calibrosos representam risco de hemorragia, a maior causa de morte pela doença.
	Tumor de saco endolinfático	Cistoadenomas papilares	Lesões benignas de crescimento lento, porém localmente agressivos: massa retrolabiríntica com erosão óssea, se bilaterais, fecham o diagnóstico.
	Predisposição a neoplasias	Hipervasculares	Hemangioblastoma (retina e SNC), carcinoma renal de células claras, feocromocitoma, cistoadenoma pancreático e tumor de saco endolinfático.
Síndrome de Sturge-Weber (SSW) ou angiomatose encefalotrigeminal/ meningofacial	Angiomas	Cutaneofaciais	Distribuição no território sensitivo do nervo trigêmeo (mais em V1 e V2). Só 8% dos pacientes com lesão cutânea apresentam alterações encefálicas.
		Leptomeníngeos	Realce com padrão leptomeníngeo, que preenche os sulcos com predomínio posterior e pode ser bilateral (persistência de vasos primitivos com fluxo aumentado).
			Proeminência dos plexos coroides (hiperfluxo no sistema venoso profundo).
			Aumento do seio cavernoso geralmente unilateral.
	Gliose sequelar	Fenômenos vasomotores com roubo de fluxo	Atrofia e gliose corticossubcortical pós-isquêmica venosa / pós-trombótica. Pode calcificar (calcificações giriformes ou em trilho de trem) na TC ou sequência SWI da RM.
	Alterações oculares		Glaucoma congênito com buftalmo.
			Angioma da coroide.
	Alterações da calota craniana		Espessamento diploico.
			Hiperpneumatização das cavidades paranasais.

Fonte: Severino et al.;[12] Barkovich et al.;[13] Barkovich et al.[14]

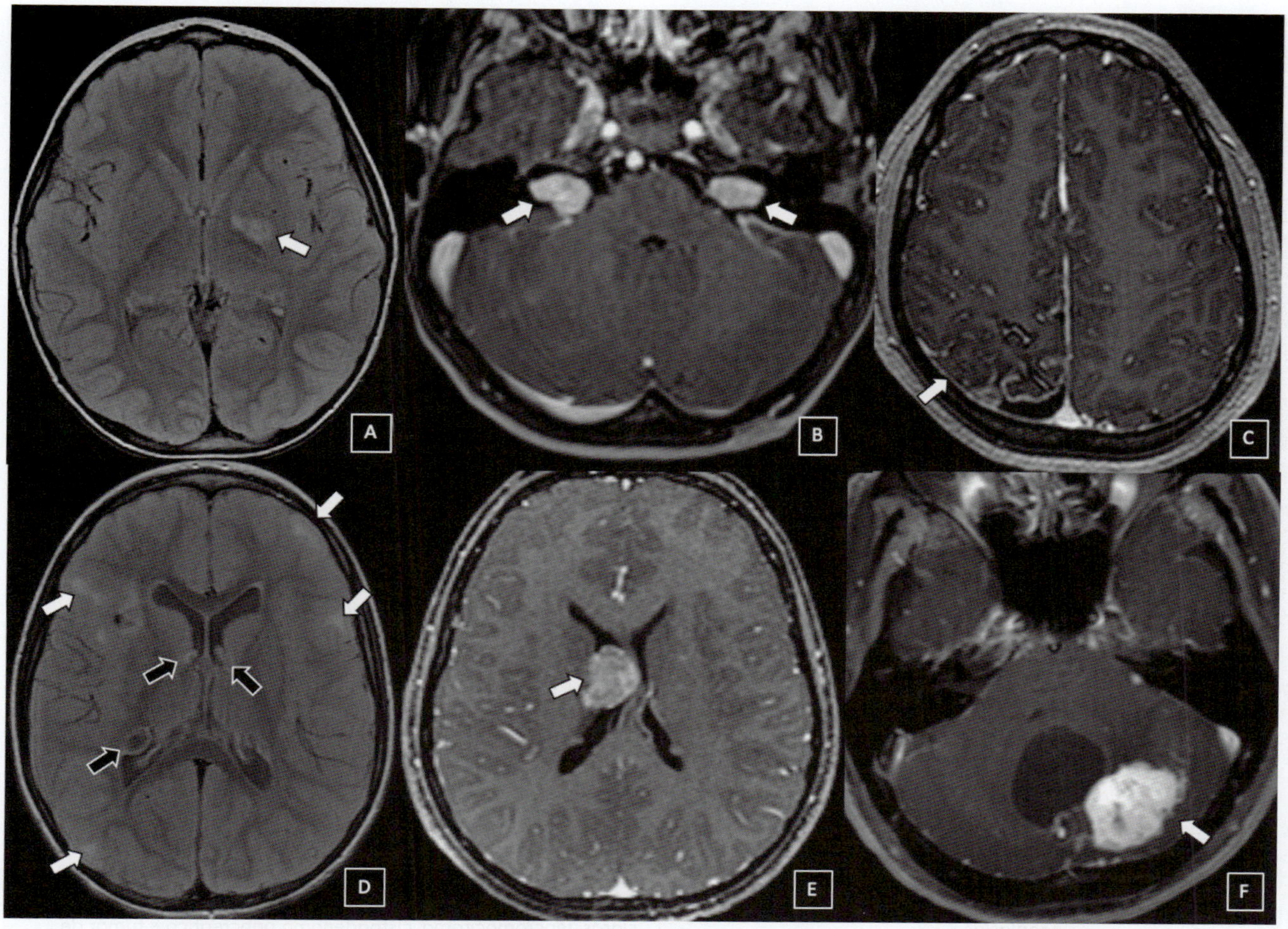

Figura 14 Casos de neurofacomatoses. A: neurofibromatose do tipo I: nota-se foco de hipersinal em T2/Flair na região nucleocapsular esquerda (seta em A), achado típico de áreas de vacuolização de mielina (relacionadas a focos de alteração de sinal focal – Fasi) presentes no espectro de imagem da doença. B: neurofibromatose do tipo II: duas lesões nos condutos auditivos internos bilaterais, que apresentam intenso realce homogêneo pós-contraste (setas em B), achado relacionado a schwannomas vestibulates bilaterais, diagnósticos de NF II. C: síndrome de Sturge-Weber: assimetria dos hemisférios cerebrais, com atrofia à direita, notando-se ampliação dos espaços liquóricos desse lado associado a realce leptomeníngeo difuso à direita, relacionado a congestão venosa pial nesse hemisfério. D: esclerose tuberosa: notam-se túberes corticais caracterizados por áreas de espessamento cortical com borramento da interface entre a substância cinzenta e a branca, por vezes estendendo-se à superfície ependimária (setas brancas em D); nódulos subependimários, alguns deles localizados nos forames de Monro (setas pretas em D), os quais podem degenerar em um astrocitoma de células gigantes (Sega), lesão neoplásica que apresenta intenso realce homogêneo pós-contraste (seta em E). F: doença de Von Hippel Lindau: lesão neoplásica na fossa posterior, extremamente vascularizada, com intenso realce homogêneo pós-contraste (seta em F), caracterizando típico hemangioblastoma.

se encaixam na definição das síndromes neurocutâneas, entre elas síndrome PHACE, síndrome do nevo basocelular (Gorlin Goltz), síndrome de múltiplos hamartomas (Cowden), ataxia-telangiectasia, meningiomatose, melanose neurocutânea, lipomatose encefalocraniocutânea, incontinência pigmentar acrômica (hipomelanose de Ito) e assim por diante.[17,18]

Tumores pediátricos do sistema nervoso central

Os tumores do SNC são as neoplasias mais frequentes nas crianças. A imagem tem papel fundamental no diagnóstico, estadiamento, planejamento terapêutico e verificação de resposta desses tumores. A TC pode ser realizada na suspeita de uma lesão expansiva, por permitir sua localização, identificação de eventuais efeitos de massa e hidrocefalia, dar ideia de composição (cistos, calcificações, hemorragias ou informação sobre a celularidade) e no pós-operatório imediato, apesar de a verificação de eventual tumor residual ser feita por RM. Só é necessária a fase pós-contraste (iodo) na TC, caso não seja possível fazer uma RM.

A RM é o exame de escolha para o diagnóstico e seguimento dos tumores (idealmente no mesmo equipamento e com o mesmo protocolo). Em crianças entre 3 meses e 6 anos,

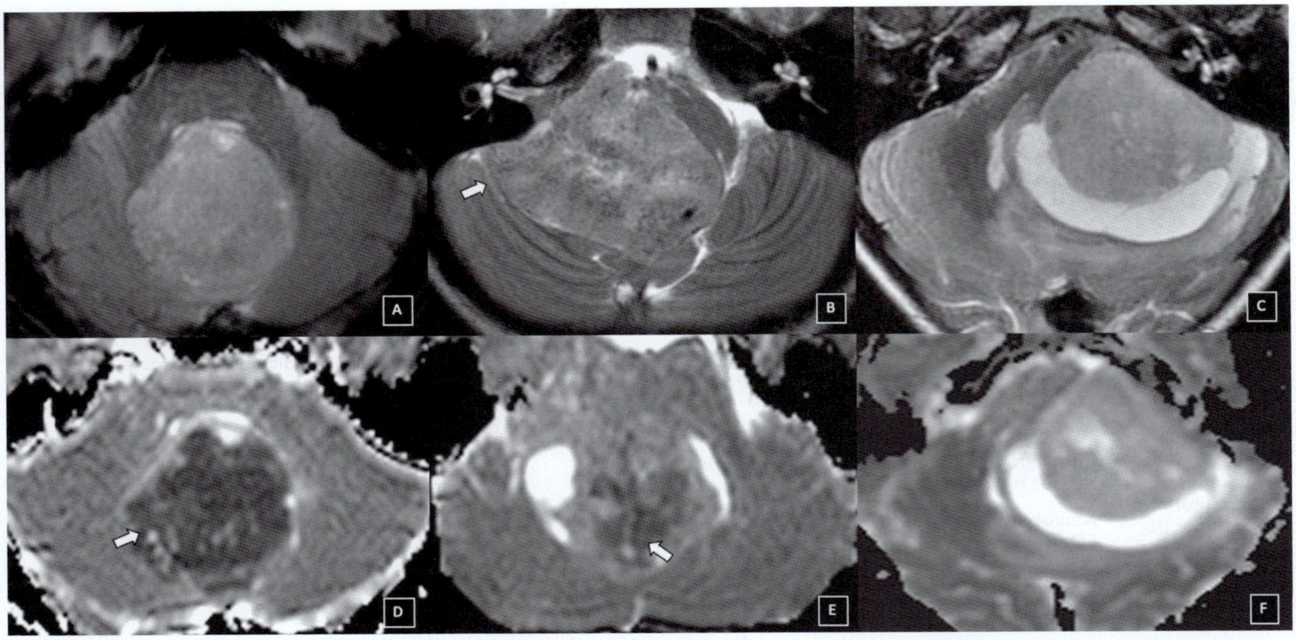

Figura 15 Casos de tumores da fossa posterior determinando compressão sobre as estruturas encefálicas adjacentes. A a C: axial T2. D a F: axial mapa ADC. No caso 1, observa-se lesão sólida centrada na região mediana dos hemisférios cerebelares (A) apresentando intensa restrição à difusão (seta em D), sugestiva de meduloblastoma. No caso 2, observa-se lesão predominantemente sólida (B), com algumas áreas císticas e focos de calcificação grosseira de permeio, com aspecto plástico (seta em B), com tênues focos de restrição à difusão (seta em E), localizada na região paramediana direita dos hemisférios cerebelares, sugestiva de ependimoma. No caso 3, nota-se lesão sólido-cística centrada na região mediana dos hemisférios cerebelares (C), sem evidente restrição à difusão (seta em F), sugestiva de astrocitoma pilocítico.

costuma ser realizada sob procedimento anestésico, porém a análise é caso a caso. As sequências estruturais habituais incluem avaliação volumétrica T1 pré e pós-contraste (gadolínio), T2, Flair, difusão (indica a celularidade, com restrição nas áreas mais densas e nos tumores de alto grau – informação valiosa para tumores que não realçam pós-contraste) e sequência sensível à suscetibilidade magnética (SWI, que demonstram áreas de hemorragia e calcificação).

As sequências avançadas podem estreitar o diagnóstico diferencial, estimar o grau tumoral, a resposta ao tratamento e a diferenciação entre tumor e alteração pós-radioterapia; mas requerem tempo adicional e pós-processamento. A perfusão tecidual é acessada de forma mais robusta com contraste e sequências T2 (volume sanguíneo cerebral relativo) e T1 (permeabilidade vascular), mas pode também ser estimada sem contraste pelo ASL (marcação do *spin*).

A espectroscopia (RMS) acessa a composição bioquímica tecidual, sendo aumento do pico de colina e redução do pico de N-acetil-aspartato relacionados a tumores de alto grau e picos de lactato e lipídios, com tumores que contenham necrose. A RM funcional pode ser realizada no planejamento da ressecção cirúrgica, para evitar as áreas mapeadas, relacionadas à motricidade, sensibilidade, visão e linguagem, entre outras funções.[20]

O Quadro 4 resume os achados dos principais tumores cerebrais na faixa etária pediátrica, classificados de acordo com suas características histológicas.[21]

Hidrocefalia

A hidrocefalia é uma condição neurológica comum em crianças, caracterizada pelo acúmulo anormal de líquor (LCR), resultando em dilatação dos ventrículos cerebrais. O termo ventriculomegalia, no entanto, é mais abrangente, e pode ser utilizado em qualquer causa de dilatação ventricular.[22] A ventriculomegalia pode ser causada por perda de tecido, como nas atrofias encefálicas. Exceto em casos raros de tumores de plexo coroide, quando há produção excessiva de LCR, a hidrocefalia geralmente ocorre por obstrução do fluxo liquórico.

Os exames de imagem desempenham um papel importante no diagnóstico, monitoramento e planejamento terapêutico da hidrocefalia pediátrica. A UST pode ser realizada para detecção e acompanhamento da hidrocefalia durante os primeiros meses de vida; a TC e a RM são os principais métodos de imagem para a avaliação da hidrocefalia em crianças após os primeiros meses de vida. A TC permite avaliação das dimensões e morfologia dos ventrículos, sendo útil em emergências pela maior disponibilidade e por não necessitar de sedação.

A RM, no entanto, é o método de escolha para avaliação de hidrocefalia, possibilitando uma análise detalhada no sistema ventricular e do espaço subaracnoide. Sequências volumétricas de alto contraste pesadas em T2, como *Fast Imaging Employing Steady-state Acquisition* (Fiesta) e *Constructive Interference Steady State* (CISS), permitem detectar pontos de obstrução, avaliando com detalhes a presença de

Quadro 4 Achados dos principais tumores cerebrais na faixa etária pediátrica

Tumor	Subtipo	Localização	Imagem
Tumores embrionários (grau 4 OMS)			
Meduloblastoma (25% tumor do SNC)	Não WNT/não SHH (grupos 3 e 4)	Fossa posterior: IV ventrículo e verme	Massa redonda circunscrita, com áreas de baixo sinal em T2, restrição à difusão (alta celularidade), realce variável, possíveis cistos / áreas necróticas 50%, raro calcificação, característico: pico de taurina na RMS (3.4ppm), perfusão variável, maioria alta.
	WNT (melhor prognóstico)	Fossa posterior: ângulo pontocerebelar, IV ventrículo e verme	
	SHH	Fossa posterior: hemisférios cerebelares com metástases meníngeas	
Tumor teratoide/rabdoide atípico (AT/RT)		Fossa posterior > hemisférios cerebrais > extra-axial	Restrição à difusão, realce pós-contraste, heterogêneo com cistos/necrose, calcificação e hemorragia, alta perfusão; DD meduloblastoma e tumor de alto grau.
Tumor embrionário supratentorial (15% tumor do SNC), antigo tumor neuro ectodérmico primitivo (PNET)	Tumor embrionário com rosetas em multicamadas	Hemisférios cerebrais > núcleos da base > intraventricular	Tumores grandes, variáveis componentes císticos/ necrose, hemorragia, restrição à difusão no componente sólido, edema peritumoral; DD gliomas e ependimomas de alto grau.
	Neuroblastoma no SNC, FOXR2		
	Tumores embrionários sem especificação (NOS)		
Gliomas pediátricos (graus diferentes da OMS)			
Gliomas pediátricos difusos de alto grau * (10% tumor de SNC)	Glioma difuso da linha média (H3K27)	Tálamo, ponte anterior (antigo glioma difuso intrínseco da ponte) e medula	Massa mal infiltrativa com efeito expansivo, algumas áreas podem ter restrição à difusão, sem (ou mínimo) realce pós-contraste, micro-hemorragias, possível encarceramento da artéria basilar com estenose, progressão lateral aos pedúnculos cerebelares médios tem pior prognóstico que progressão craniocaudal.
	Glioma hemisférico difuso (H3G34 mutante)	Hemisférios (frontal/ parietal) ou núcleos da base	Massa grande circunscrita, restrição à difusão no componente sólido, cistos/necrose, hemorragia e realce pós-contraste variáveis; possível hidrocefalia; DD tumores embrionários supratentoriais e ependimomas.
	Glioma supratentorial pediátrico de alto grau (H3 e IDH selvagem)		
	Glioma hemisférico do lactente		
Gliomas pediátricos difusos de baixo grau (raros)	Astrocitoma difuso	Frontal ou parietal	Massa maldefinida homogênea, sem realce ou restrição à difusão.
	Glioma angiocêntrico	Variável	Pode calcificar.
	Tumor neuroepitelial polimórfico de baixo grau do jovem (PLNTY)		
	Glioma difuso de baixo grau (MAPK)		morfologia astrocítica ou oligodendroglial
Gliomas circunscritos (maioria dos tumores cerebrais)	Astrocitoma pilocítico, grau I da OMS	Hemisférios cerebelares > tronco, quiasma óptico/ hipotálamo	Maioria cisto (facilitação da difusão) com nódulo sólido mural com realce pós-contraste; pode ter componente cístico variável e até somente sólido; pode ter aumento de colina na RMS
	Xantoastrocitoma pleomórfico, grau II da OMS	Temporal ou frontal	Componente cístico, periférico subpial, realce heterogêneo, com edema perilesional e remodelamento da calota.
Ependimomas (10% tumor de SNC)	Ependimoma da fossa posterior	PFB: IV ventrículo (melhor prognóstico)	Massa heterogênea que se amolda aos forames, cistos, hemorragia e realce variáveis, com calcificação, difusão intermediária; DD meduloblastomas.
		PFA: ângulo ponto cerebelar	
	Ependimoma supratentorial	Frontal ou parietal> intraventricular	Massa grande com necrose, calcificações centrais, maioria com restrição à difusão. DD glioma de alto grau, tumores embrionários.

(continua)

Quadro 4 Achados dos principais tumores cerebrais na faixa etária pediátrica *(continuação)*

Tumor	Subtipo	Localização	Imagem
Tumores neuronais e glioneuronais (raros)	Ganglioglioma	Temporal	Variável, maioria cístico com nódulo mural de realce, sem retrição à difusão; possível calcificação.
	Tumor neuroepitelial disembrioplásico (DNET)	Cortical frontal ou temporal	Circunscrito, triangular, aparência bolhosa, realce mínimo ou ausente, possível associação com displasia cortical, remodelamento da calota craniana.
Outros			
Tumor do plexo coroide (raro)	Papiloma do plexo coroide	Ventrículo lateral > IV ventrículo	Lesões lobuladas, realce difuso, sem restrição à difusão.
	Carcinoma do plexo coroide	Ventrículo lateral	Lesões heterogêneas, possível invasão do parênquima / edema e restrição à difusão.
Tumor da região da pineal (raro)	Pineoblastoma	Pineal	Heterogêneo, restrição à difusão, realce variável, possível associação com retinoblastomas.
	Tumor células germinativas	Pineal e/ou região suprasselar	Heterogêneo, calcificação central, realce pós-contraste.

RMS: espectroscopia por RM.
* Os termos astrocitoma anaplásico (grau 3) e glioblastoma (grau 4) não são mais utilizados.

membranas ou outras causas de obstrução liquórica, sendo importantes para avaliação pré-operatória.

A sequência de contraste de fase é uma sequência gradiente-eco vinculada ao ciclo cardíaco que avalia a velocidade e a direção do fluxo liquórico durante a sístole e a diástole. Em combinação, as sequências CISS/Fiesta e contraste de fase podem fornecer informações detalhadas das vias liquóricas, a direcionalidade do fluxo, áreas potenciais de obstrução e alvos para intervenção. Essas sequências são também particularmente úteis para avaliação pós-operatória de terceiroventriculostomia endoscópica, detectando o fluxo através do defeito do assoalho do terceiro ventrículo (Figura 16).

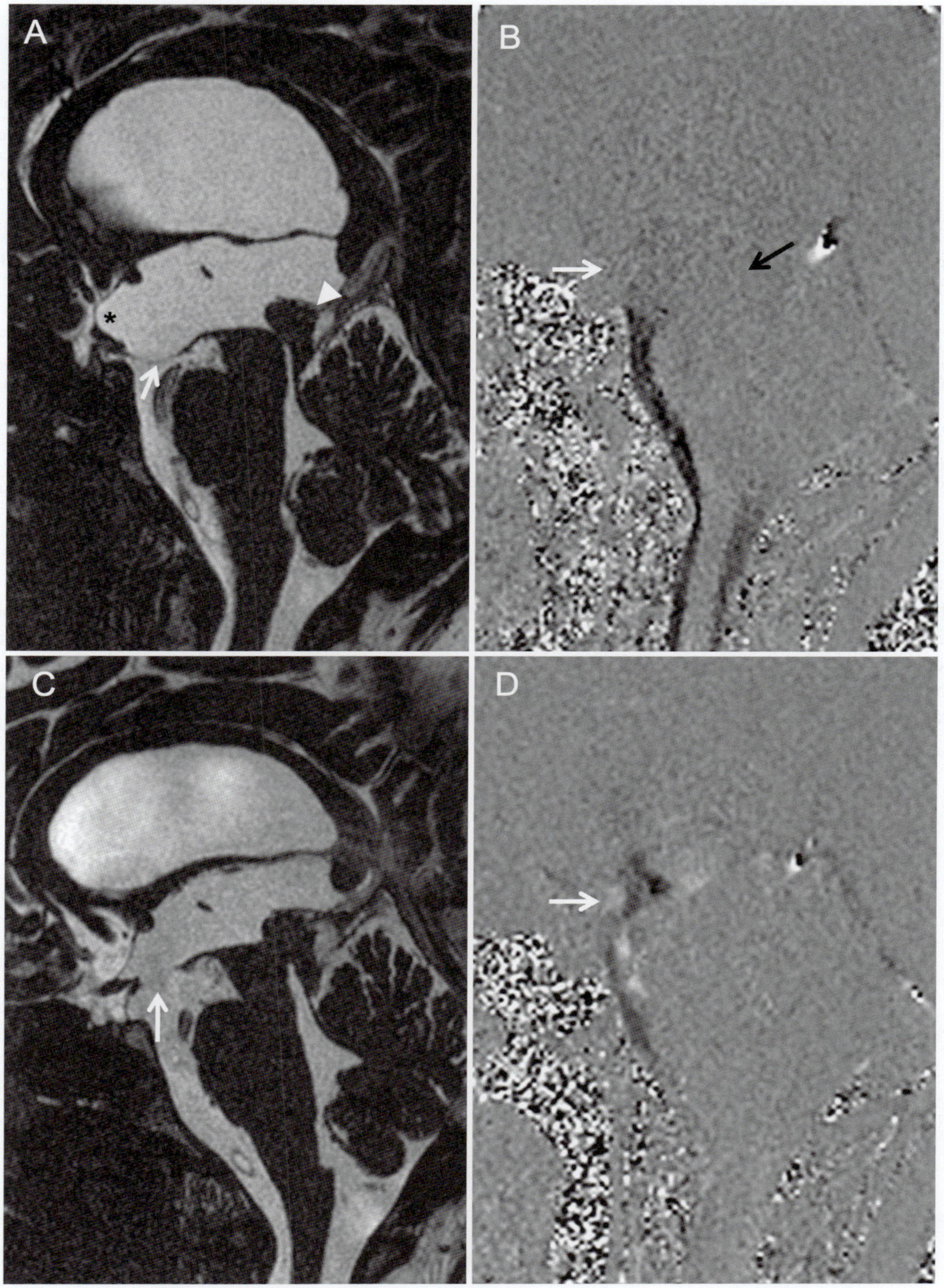

Figura 16 Paciente com 12 anos de idade e hidrocefalia supratentorial por glioma de teto de mesencéfalo. Imagem sagital CISS (A) mostra glioma do teto do mesencéfalo (cabeça de seta branca) causando estenose do aqueduto cerebral. Há dilatação dos ventrículos laterais e do terceiro ventrículo, com elevação do corpo caloso e abaulamento do recesso quiasmático (asterisco) e do assoalho do terceiro ventrículo. Em B, imagem sagital de contraste de fase, para avaliação do fluxo liquórico, mostra fluxo ausente pelo aqueduto cerebral (seta preta) e pelo assoalho do terceiro ventrículo (seta branca). (C e D) Mesmo paciente após terceiroventriculostomia endoscópica. Imagem sagital CISS (C) mostra área de descontinuidade no assoalho do terceiro ventrículo (seta), com redução das dimensões do terceiro ventrículo em comparação com o exame pré-operatório, além de ausência de abaulamento do recesso quiasmático. Em C, a imagem de contraste de fase mostra fluxo presente pela terceiroventriculostomia (seta).

REFERÊNCIAS BIBLIOGRÁFICAS

1. Volpe JJ. Intracranial hemorrhage: germinal matrix-intraventricular hemorrhage of the premature infant. In: Volpe JJ (ed.). Neurology of the newborn. 5.ed. Philadelphia: Saunders, Elsevier; 2008. p.517-88.
2. de Vries LS, Eken P, Dubowitz LM. The spectrum of leukomalacia using cranial ultrasound. Behav Brain Res. 1992;49(1):1-6.
3. Fitzgerald K. Ultrasound examination of the neonatal spine. Australas J Ultrasound Med. 2011;14(1):39-41.
4. Nair N, Sreenivas M, Gupta AK, Kandasamy D, Jana M. Neonatal and infantile spinal sonography: a useful investigation often underutilized. Indian J Radiol Imaging. 2016;26(4):493-501.
5. American Institute of Ultrasound in Medicine; American College of Radiology; Society for Pediatric Radiology; Society of Radiologists in Ultrasound. AIUM practice guideline for the performance of an ultrasound examination of the neonatal spine. J Ultrasound Med. 2012;31(1):155-64.
6. Branson HM. Normal myelination: a practical pictorial review. Neuroimaging Clin N Am. 2013;23(2):183-95.
7. Huang BY, Castillo M. Hypoxic-ischemic brain injury: imaging findings from birth to adulthood. Radiographics. 2008;28(2):417-39.
8. O'Brien WT Sr, Caré MM, Leach JL. Pediatric emergencies: imaging of pediatric head trauma. Semin Ultrasound CT MR. 2018;39(5):495-514.
9. Yang CR, Mason M, Parizel PM, Warne R. Magnetic resonance imaging patterns of paediatric brain infections: a pictorial review based on the Western Australian experience. Insights Imaging. 2022;13(1):160.
10. Davies A, Tolliday A, Craven I, Connolly DJA. An approach to reporting paediatric leukoencephalopathy and leukodystrophies. Clin Radiol. 2023;78(6):401-11.
11. Shahriari M, Sotirchos ES, Newsome SD, Yousem DM. Mogad: how it differs from and resembles other neuroinflammatory disorders. AJR Am J Roentgenol. 2021;216(4):1031-9.
12. Severino M, Geraldo AF, Utz N, Tortora D, Pogledic I, Klonowski W, et al. Definitions and classification of malformations of cortical development: practical guidelines. Brain. 2020;143(10):2874-94.
13. Barkovich AJ, Guerrini R, Kuzniecky RI. A developmental and genetic classification for malformations of cortical development: update 2012. Brain. 2012;135(5):1348-69.
14. Barkovich AJ, Kuzniecky RI, Jackson GD. A developmental and genetic classification for malformations of cortical development. Neurology. 2005;65(12):1873-87.
15. Milani HJF, Barreto EQS, Ximenes RLS, Baldo CAR, Araujo Júnior E, Moron AF. Fetal posterior fossa malformations: review of the current knowledge. Radiol Bras. 201952(6):380-6.
16. Doherty D, Millen KJ, Barkovich AJ. Midbrain and hindbrain malformations: advances in clinical diagnosis, imaging, and genetics. Lancet Neurol. 2013;12(4):381-93.
17. Ruggieri M, Polizzi A, Marceca G, Catanzaro S, Praticò A, Di Rocco C. Introduction to phacomatoses (neurocutaneous disorders) in childhood. Childs Nerv Syst. 2020;36(10):2229-68.
18. Raus I, Coroiu RE, Capusan CS. Neuroimaging in pediatric phakomatoses. An Educational Review Clujul Med. 2016;89(1):56-64.
19. Lin DDM, Barker PB. Neuroimaging of phakomatoses. Semin Pediatr Neurol. 2006;13:48-62
20. Jaju A, Li Y, Dahmoush H, Gottardo NG, Laughlin S, Mirsky D, et al. Imaging of pediatric brain tumors: a COG Diagnostic Imaging Committee / SPR Oncology Committee / ASPNR white paper. Pediatr Blood Cancer. 2023;70(Suppl 4):e30147.
21. Jaju A, Yeom KW, Ryan ME. MR imaging of pediatric brain tumors. Diagnostics. 2022;12:961.
22. Rekate HL, Blitz AM. Hydrocephalus in children. Handb Clin Neurol. 2016;136:1261-73.
23. World Health Organization (WHO). WHO Statement: Fifth Meeting of the Emergency Committee under the International Health Regulations (2005) Regarding Microcephaly, Other Neurological Disorders and Zika Virus. 2016. Disponível em: http://www.who.int/mediacentre/news/statements/2016/zika-fifth-ec/en/. Acesso em: maio 2024.
24. Niemeyer B, Muniz BC, Gasparetto EL, Ventura N, Marchiori E. Síndrome congênita pelo vírus Zika e achados de neuroimagem: o que sabemos até o momento? Radiol Bras. 2017;50:314-22.
25. Viana RAO, Lovero KL, Oliveira SA, Fernandes AR, Sarmet dos Santos TC, Lima LCSS, et al. Children born to mothers with rash during Zika virus epidemic in Brazil: first 18 months of life. J Trop Pediatr. 2019;65:592-602.
26. Aragão MFV, van der Linden V, Brainer-Lima AM, Coeli RR, Rocha MA, Silva OS, et al. Clinical features and neuroimaging (CT and MRI) findings in presumed Zika virus related congenital infection and microcephaly: retrospective case series study. BMJ. 2016;353:i1901.

CAPÍTULO 7

CRANIOESTENOSE

Dolores Bustelo
Adriano Keijiro Maeda

AO FINAL DA LEITURA DESTE CAPÍTULO, O PEDIATRA DEVE ESTAR APTO A:

- Reconhecer a radiologia como uma ferramenta essencial para o diagnóstico da cranioestenose.
- Empregar a radiografia simples como exame inicial para uma visão geral das suturas cranianas.
- Optar pela tomografia computadorizada para obter imagens detalhadas das suturas e da estrutura óssea.
- Incluir a ultrassonografia de suturas cranianas como método de triagem em deformidades cranianas e cranioestenose, sendo importante nos casos de plagiocefalia posicional.
- Recorrer à ressonância magnética para uma avaliação detalhada dos tecidos moles e do impacto na pressão intracraniana.
- Acompanhar o progresso do tratamento usando exames radiológicos para garantir a eficácia.

INTRODUÇÃO

A cranioestenose, também denominada craniossinostose, é uma doença caracterizada pela presença de alteração na conformação craniana, causada pelo fechamento precoce das suturas cranianas, de maneira anormal e não fisiológica, localizadas entre os ossos que formam o crânio.[1-3]

Durante o período embrionário, o crânio se desenvolve do tecido mesenquimatoso, sendo inicialmente um tecido capsular que envolve o cérebro em desenvolvimento. Gradualmente há formação da camada mesenquimal externa por ossificação intramembranosa, sendo que o crescimento ósseo intramembranoso é mediado pelas forças definidas pelo crescimento do encéfalo.[2,4]

Esses ossos estão conectados pelas suturas cranianas, que são constituídas por tecido fibroso. As suturas, devido a sua mobilidade e elasticidade, facilitam a deformação e a passagem da cabeça pelo canal vaginal durante o parto e permitem o crescimento e expansão do cérebro durante seu desenvolvimento no período pós-natal.[2,4,5] Junto com as suturas, existem as fontanelas, que são áreas maiores de tecido fibroso que auxiliam na estruturação do formato do crânio, permitindo também a expansão do encéfalo após o nascimento.[5,6] A fusão fisiológica das suturas é mediada pela dura-máter, que interage com os tecidos que constituem o crânio, principalmente pelo *fibroblast growth factor* (FGF), fator de crescimento dos fibroblastos e seus receptores.[2]

As suturas cranianas principais são a sutura metópica, entre os ossos frontais, a sutura sagital, entre os ossos parietais, a sutura coronal, entre os ossos frontal e parietal, e a sutura lambdoide, entre os ossos parietal e occipital.[1,4,5] O fechamento fisiológico ocorre na infância, no caso da sutura metópica, que se inicia dos 3 meses de vida até 1 ano de idade, bem como na idade adulta, como a sutura sagital, que se fecha em torno de 22 anos de idade, e a sutura escamosa, aos 60 anos.[7]

A cranioestenose foi descrita inicialmente por Otto em 1830. Virchow, em 1851, descreveu o processo de desenvolvimento da deformidade do crânio, estabelecendo que há restrição do crescimento do crânio no sentido perpendicular ao eixo da sutura acometida, com deformação craniana para compensar o desenvolvimento do encéfalo – conhecida como "lei de Virchow".[2,6]

ETIOLOGIA E MANIFESTAÇÕES CLÍNICAS

A etiologia das cranioestenoses não sindrômicas na maioria das crianças é desconhecida, e a maioria ocorre em famílias sem história da doença. De maneira geral 70 a 80% das cranioestenoses não têm causa genética determinada, indicando que pode haver novas mutações a serem identificadas, e que fatores epigenéticos ou ambientais podem estar correlacionados.

Esses fatores podem influenciar a variabilidade da apresentação da doença, como a fusão assimétrica das suturas e a

penetração fenotípica variável, mesmo em casos sindrômicos com mutações genéticas definidas. Algumas causas podem ser correlacionadas como uma posição intrauterina anormal, como compressão do crânio do feto, uso de substância teratogênica ou de drogas antiepilépticas como fenitoína e ácido valproico, oligodrâmnio e alterações hematológicas e metabólicas como raquitismo, hipofosfatasia e hipotireoidismo.[2,5-7] Outros fatores de risco podem predispor ao aparecimento de cranioestenose, como diabetes gestacional, tabagismo materno, ingestão alta de cafeína, doença tireoidiana e uso de citrato de clomifeno.[7]

A manifestação clínica principal é a deformidade craniofacial. O crânio pode ter diversas alterações em sua conformação, na dependência da sutura craniana envolvida, além das deformidades faciais, especialmente orbitárias. Os tipos de cranioestenose mais comuns são a escafocefalia ou dolicocefalia causada pela estenose da sutura sagital, a plagiocefalia anterior e a braquicefalia, que envolvem a sutura coronal uni ou bilateralmente, a trigonocefalia no acometimento da sutura metópica e a plagiocefalia posterior quando há alteração da sutura lambdóidea.[1,3,6,8]

A escafocefalia ou dolicocefalia é causada pela fusão prematura da sutura sagital, sendo o tipo mais comum de cranioestenose, totalizando 40 a 60% dos casos. É três a quatro vezes mais comum em crianças do sexo masculino. Apresenta crânio estreito alongado no sentido anteroposterior, com variações de acordo com a porção da sutura acometida, forma anterior, posterior e completa, havendo também presença de bossa frontal e estreitamento occipital (Figura 2).

A trigonocefalia é causada pela fusão prematura da sutura metópica. É a primeira sutura que fecha, iniciando seu fechamento com 3 meses de vida até a fusão, em torno de 1 ano de idade. Corresponde a 20% das cranioestenoses e apresenta crânio com testa de formato triangular, estreitamento bitemporal e hipotelorismo (Figura 3).

A plagiocefalia anterior manifesta-se pela fusão prematura da sutura coronal (Figura 4). É o segundo tipo mais comum de cranioestenose, totalizando 20 a 35% dos casos, e é mais comum em crianças do sexo feminino, na razão 3:2. O crânio tem deformidade frontal, com retração da testa e da barra orbitária no lado afetado, escoliose nasal com desvio do dorso nasal para o lado afetado, bossa frontal no lado contralateral e assimetria orbitária, além de deformidade na base do crânio e no osso esfenoide, o que determina órbita com margem supraorbitária elevada, formato de arlequim, na investigação radiológica. Como apresenta deformação orbitária, pode apresentar alterações oculares como ampliopia, torcicolo de etiologia ocular, anisoastigmatismo e estrabismo em 39 a 91% dos casos.

A braquicefalia decorre da fusão prematura das suturas coronais bilateralmente. Há restrição uniforme do crescimento anteroposterior do crânio, resultando em encurtamento craniano associado a alargamento bitemporal. Há o aplanamento da testa e da região occipital, com projeção do osso frontal, alongado no sentido vertical. Pode evoluir como oxicefalia, quando há associação com estenose sagital e metópica, com crânio em conformação de "chapéu de palhaço". A braquicefalia promove restrição do volume craniano com risco de hipertensão intracraniana, podendo apresentar aumento da tensão da fontanela com deformidade óssea local.

A plagiocefalia posterior é a forma mais rara de cranioestenose de sutura única, correspondendo a 1 a 5% das cranioestenoses, sendo causada pela fusão prematura da sutura lambdoide (Figura 5). Tem como principal diagnóstico diferencial as deformidades cranianas posicionais. Na plagiocefalia posterior há deslocamento inferior e posterior da orelha ipsilateral, aumento de volume occipitomastóideo ipsilateral com desenvolvimento compensatório de bossas frontais e parietais, determinando crânio em formato de trapézio. A deformidade craniana posicional, também chamada de plagiocefalia posicional, não é uma cranioestenose, as suturas são abertas e não tem indicação cirúrgica (Figura 1). Apresenta crânio com aplanamento occipital uni ou bilateral, bossa parietal contralateral compensatória.

As cranioestenoses apresentam deformidade craniana com alterações cosméticas que são fonte de preocupação dos pais e da equipe médica assistente. Se não tratada, a deformidade pode se tornar aparente com a evolução, principalmente com o rápido crescimento do encéfalo, que ocorre dos 6 aos 9 meses de idade, porém não há progressão da deformidade na vida adulta, quando pode ser menos perceptível.[1]

Além da deformidade anatômica, as cranioestenoses podem apresentar quadro de hipertensão intracraniana (pressão maior que 15 mmHg) em 15 a 20% dos casos, associando-se à presença de papiledema e sintomas como cefaleia, náuseas e vômitos. Também podem evoluir com déficit cognitivo e atraso do desenvolvimento psicomotor, além de alterações de fala, aprendizado e comportamento. Estudos relatam atraso do desenvolvimento psicomotor em até 37% dos casos de cranioestenose de sutura única. Avaliações neurocognitivas evidenciam que crianças com cranioestenose apresentam escores mais baixos na Escala de Bayley de desenvolvimento infantil II (BSID II) e nos índices de desenvolvimento mental e psicomotor (MDI e PSI).[1,8,9]

Crianças com estenose da sutura metópica, coronal unilateral e lambdoide apresentam maior chance de distúrbio de aprendizado que as crianças com estenose da sutura sagital, principalmente no que concerne ao quociente de inteligência (QI) e habilidades com computador. Fala e leitura não são alteradas de maneira significativa, sendo que 58% das crianças não possuem dificuldade no aprendizado.

A estenose da sutura metópica apresenta maior alteração no desenvolvimento neuropsicomotor comparado aos outros tipos de cranioestenose, e também há relatos de alteração na inteligência, aprendizado, fala e comportamento em pacientes com estenose coronal unilateral.[1,6] Outras manifestações incluem alterações visuais, na acuidade e motilidade ocular, na fixação do olhar e na visão binocular,[9] alterações auditivas como perda auditiva condutiva e otite média, além de outros achados, como hidrocefalia, principalmente em cranioestenoses sindrômicas.[7]

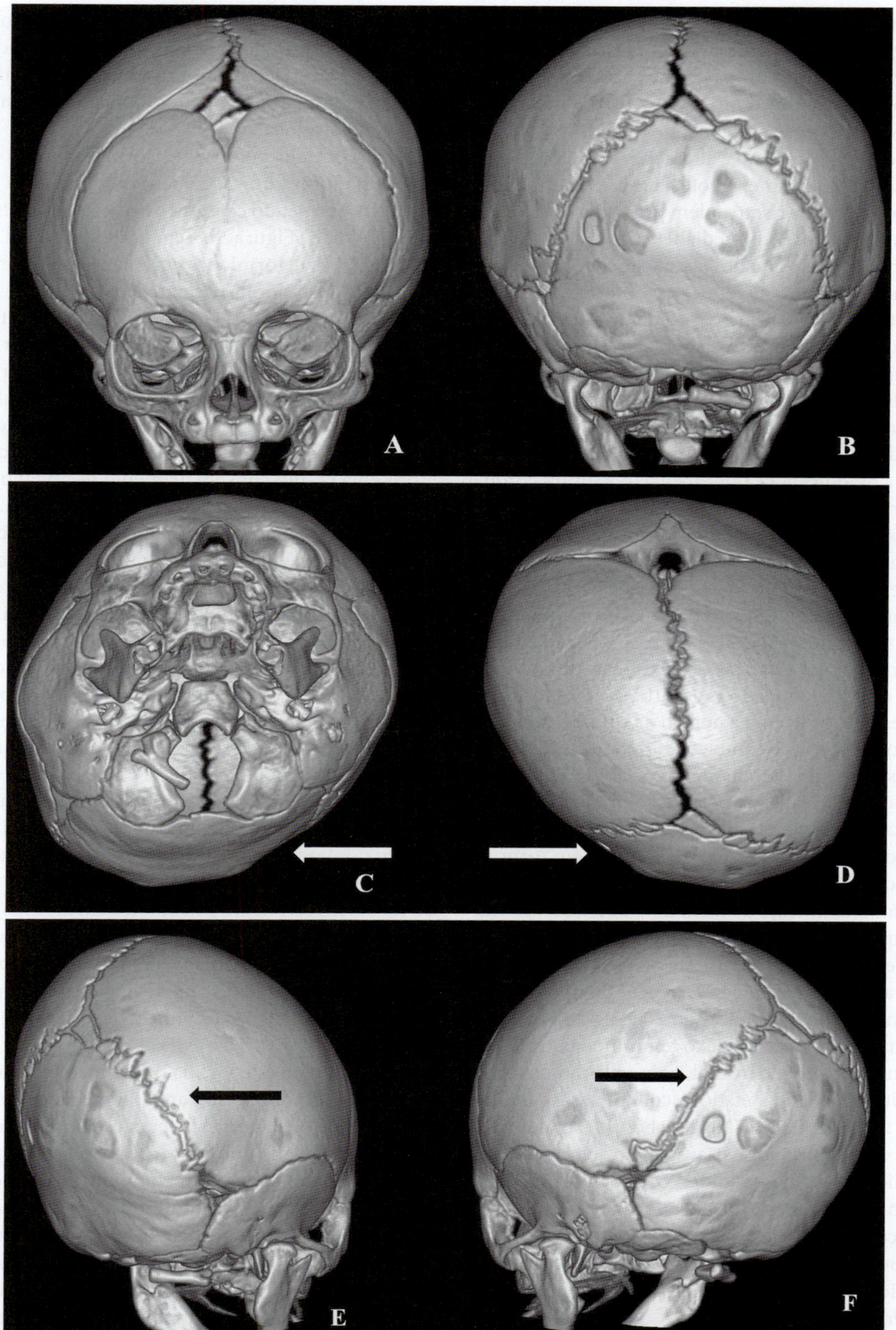

Figura 1 Assimetria craniana, sem cranioestenose (plagiocefalia posicional). Lactente de 4 meses apresentando deformidade craniana. TC com reconstrução tridimensional (3D). A: imagem em AP do crânio (anteroposterior). B: imagem posterior do crânio. C: visualização da base do crânio demonstrando assimetria dos contornos cranianos (setas brancas). D: visualização superior do crânio demonstrando assimetria craniana. E e F: imagens demonstrando as suturas lambdoides abertas (setas pretas).

TC: tomografia computadorizada.

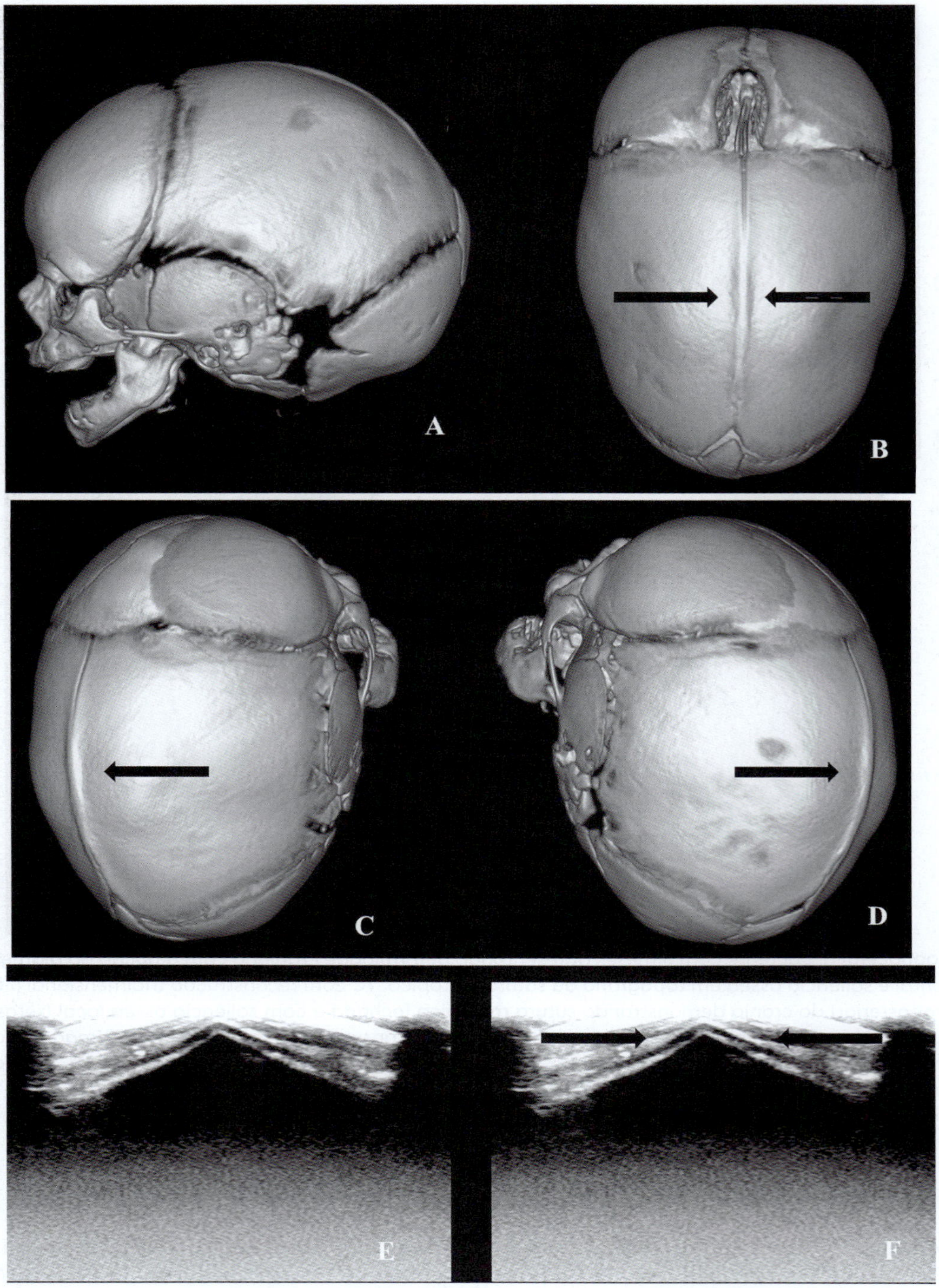

Figura 2 Escafocefalia. Lactente com 2 meses apresentando deformidade craniana com aumento do diâmetro anteroposterior do crânio e saliência óssea em topografia da sutura sagital. A a D: TC com reconstrução tridimensional (3D). A: imagem em perfil do crânio demonstrando aumento do diâmetro anteroposterior. B: visualização superior do crânio evidenciando a sutura sagital fechada e com saliência óssea local (setas pretas). C e D: visualização superior do crânio com inclinações laterais demonstrando a sutura sagital fechada (setas pretas). E e F: US das suturas cranianas evidenciando sutura sagital fechada e com saliência óssea (setas pretas na imagem F).

TC: tomografia computadorizada; US: ultrassonografia.

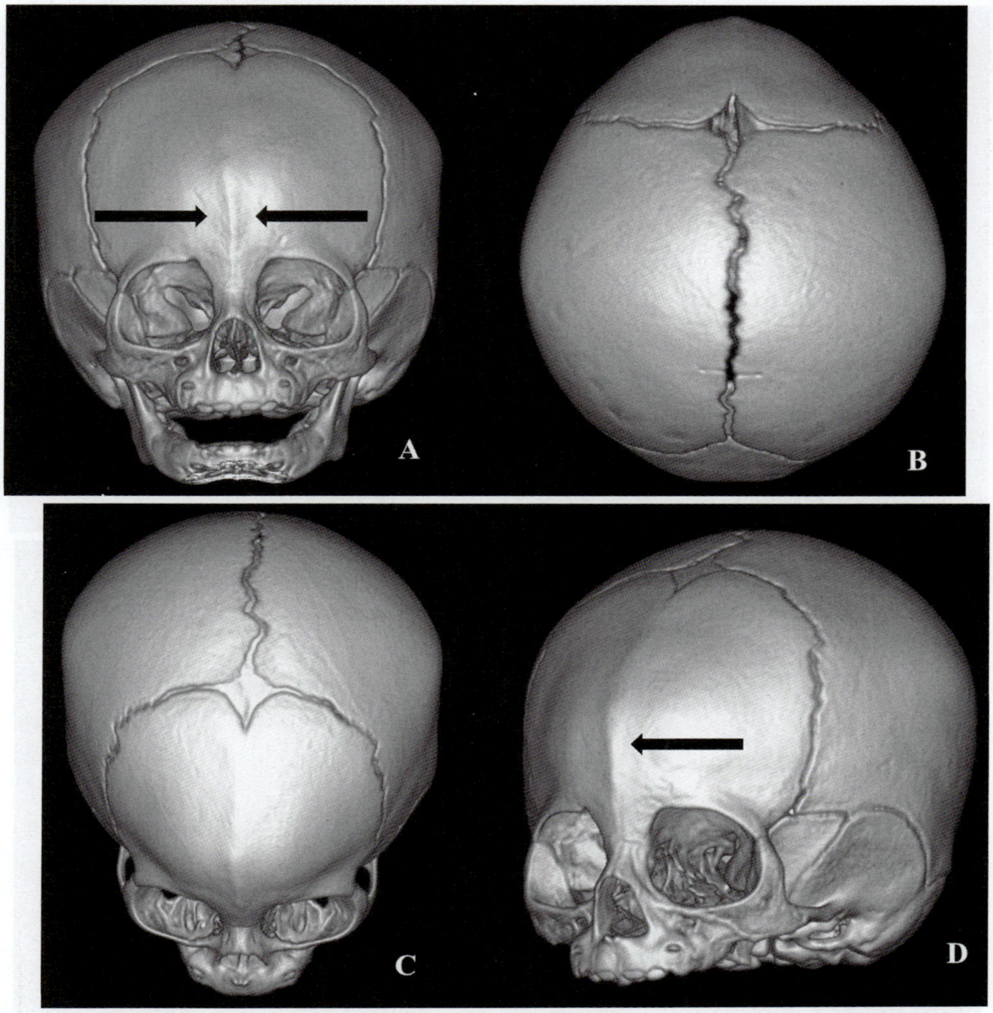

Figura 3 Trigonocefalia. Lactente com 3 meses apresentando deformidade craniana com redução do diâmetro transverso em região frontal e saliência óssea em topografia da sutura metópica. TC com reconstrução tridimensional (3D). A: imagem em AP (anteroposterior) do crânio demonstrando sutura metópica fechada e com saliência óssea local (setas pretas). B: visualização superior do crânio demonstrando redução do diâmetro transverso em região frontal. C: imagem com inclinação inferior da região frontal demonstrando redução do diâmetro transverso do crânio em região frontal. D: imagem oblíqua do crânio demonstrando fechamento da sutura metópica, com saliência óssea (seta preta).

TC: tomografia computadorizada.

As cranioestenoses ocorrem em 1 de cada 2.000 a 2.500 nascimentos,[1,5,10] podendo ser divididas em não sindrômicas ou sindrômicas, com base no nível de envolvimento de outros órgãos associados à cranioestenose.[4] Estão descritas associações em pelo menos 180 síndromes, destacando-se as síndromes de Apert, Crouzon, Pffeifer, Muenke e Saethre-Chotzen e havendo relato que mais de 57 alterações em genes podem estar correlacionadas a sua etiologia, como os genes FGFR1, FGFR2, FGFR3, TWIST1, MSX2 e EFNB1.[2,4]

A cranioestenose pode ser decorrente de alterações genéticas, identificadas em 20 a 30% dos casos; 86% das causas genéticas identificadas ocorrem por mutação de gene único, e o restante está associado a alterações cromossômicas. Os padrões de herança são normalmente autossômicos dominantes, sendo menos comum a herança ligada ao X, mutações ou herança recessiva.

De modo geral, as cranioestenoses com envolvimento genético são provenientes de herança dos pais ou são causadas por uma variante patogênica de novo. Se um dos pais de um paciente com cranioestenose apresenta a doença ou possui a variante patogênica, há risco de herança em 50%. As cranioestenose de sutura única em 6 a 8% dos casos têm história familiar, podendo haver recorrência familiar de uma mesma sutura e ocorrer variabilidade intrafamiliar, principalmente entre as suturas coronal e sagital. Pode haver estenose da su-

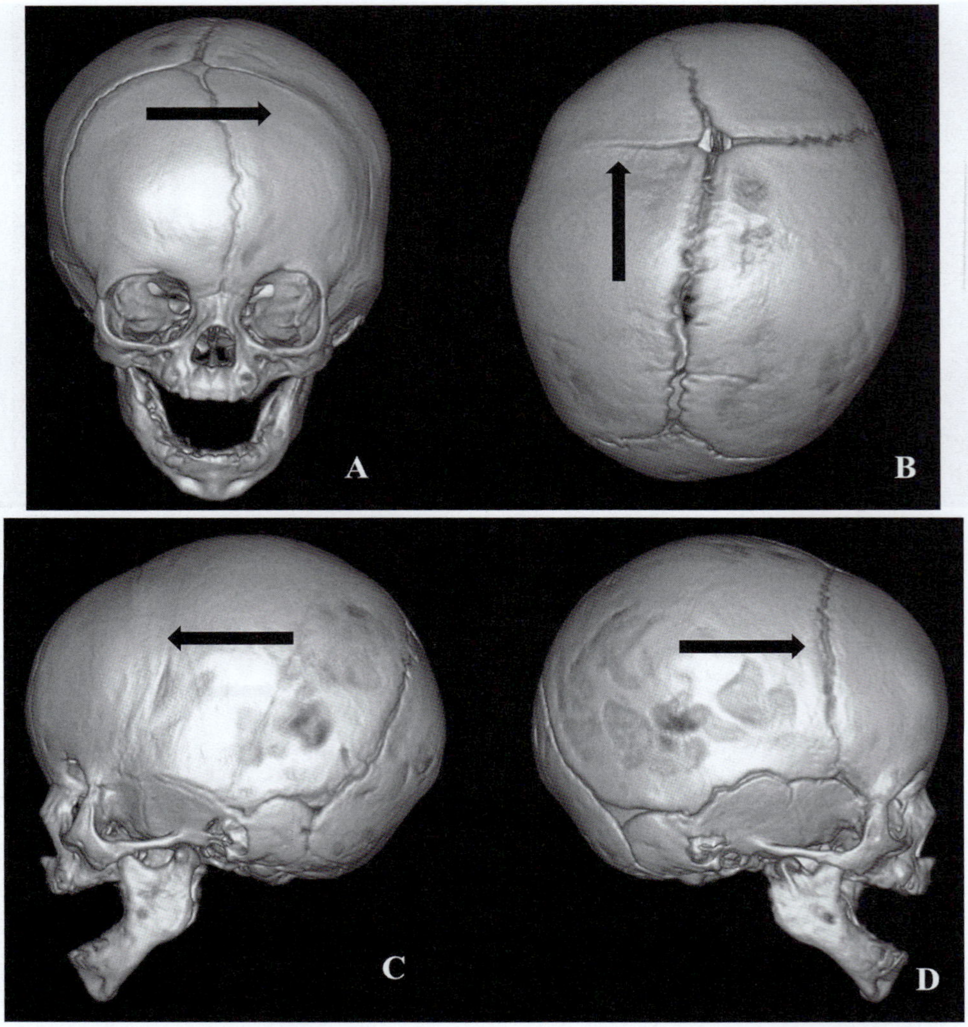

Figura 4 Plagiocefalia da sutura coronal esquerda. Lactente com 3 meses apresentando deformidade craniana com aplanamento em região frontoparietal esquerda. TC com reconstrução tridimensional (3D). A e B: imagens em AP do crânio e visualização superior demonstrando fechamento quase completo da sutura coronal esquerda (seta preta). C: imagem em perfil do crânio demonstrando fechamento da sutura coronal esquerda (seta preta). D: imagem em perfil do crânio demonstrando sutura coronal direita aberta (seta preta).

TC: tomografia computadorizada.

tura coronal com variante no gene FGFR3 com pai ou mãe heterozigoto, havendo ou não manifestação da doença.[4,11-14]

As cranioestenoses não sindrômicas, que se manifestam isoladamente, são as mais frequentes, totalizando 75 a 84% do total das cranioestenoses, com incidência de 0,4 a 1 caso a cada mil nascimentos.[3,8] Estudos relatam a presença de alterações em genes específicos causando o aparecimento de cranioestenose não sindrômicas também. Há presença de alterações genéticas em menos de 1% na estenose das suturas sagital e metópica, porém ocorrem em 13% na estenose da sutura coronal, 15% nas estenoses de múltiplas suturas e 60% nas bicoronais. Os genes SMAD6 e ILRA11 estão associados a estenose da sutura sagital e da metópica, e os genes TCF12, ZIC1 e EFNA 4 correlacionam-se à estenose da sutura coronal. Ressalta-se que estenoses de sutura única também podem estar presentes em síndromes.[11]

As cranioestenoses sindrômicas estão presentes em 12 a 31% dos casos, e pelo menos 20% estão associadas a mutações de genes específicos ou anormalidades cromossômicas. Indivíduos com cranioestenoses sindrômicas têm maior risco de complicações e podem necessitar de múltiplas intervenções cirúrgicas craniofaciais.[13,14] Apresentam deformidades craniofaciais associadas a anormalidades cardiológicas, respiratórias, neurológicas, musculoesqueléticas, auditivas e visuais, caracterizando as diversas síndromes existentes.[4]

As principais síndromes associadas à cranioestenose são Apert, Crouzon, Pfeiffer, Muenke, Saethre-Chotzen e a síndrome craniofrontonasal.[4,13,14] Podem estar presentes este-

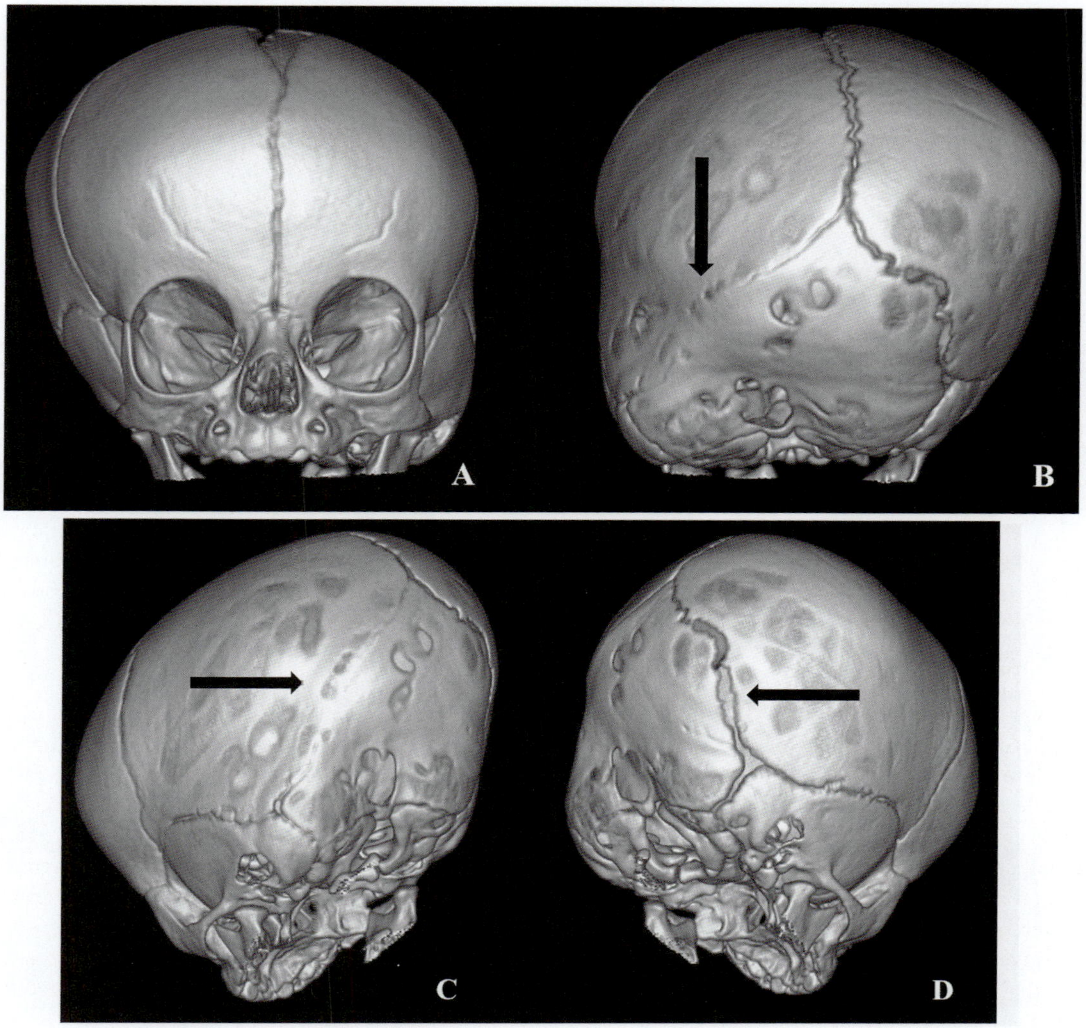

Figura 5 Plagiocefalia da sutura lambdoide esquerda. Lactente com 3 meses apresentando deformidade craniana com aplanamento em região frontoparietal esquerda e abaulamento em região temporoparieto-occipital esquerda. TC com reconstrução tridimensional (3D). A: imagem demonstrando assimetria dos contornos cranianos, com abaulamento em região temporoparieto-occipital esquerda. B: visualização posterior do crânio demonstrando assimetria dos contornos cranianos e fechamento da sutura lambdoide esquerda (seta preta). C: imagem posterior oblíqua do crânio evidenciando fechamento da sutura lambdoide esquerda (seta preta). D: imagem posterior oblíqua do crânio evidenciando sutura lambdoide direita aberta (seta preta).

TC: tomografia computadorizada.

nose de múltiplas suturas, com potencial para restringir o crescimento do encéfalo, com hipertensão intracraniana (HIC) e dismorfismos craniofaciais.

As síndromes podem apresentar diversas alterações em vários sistemas e órgãos, além das deformidades craniofaciais, como cranioestenose, estenose de suturas no período pós-natal e retrações de face; podem apresentar alterações oftalmológicas como estrabismo, assimetria orbitária, proptose podendo estar associadas a exposição de córnea, papiledema e perda visual, alterações respiratórias como apneia do sono, obstrução de vias aéreas, broncoaspiração e laringotraqueomalácia. Dificuldade alimentar associada a aspiração, deformidades do palato, incoordenação sucção-deglutição-respiração. Hidrocefalia, Chiari I, alterações do neurodesenvolvimento e da cognição. Alterações odontológicas, ortopédicas, como sindactilia, alterações vertebrais e articulares, perda auditiva, cardiopatias, malformações gastrointestinais e alterações geniturinárias, como hidronefrose e criptorquidia.[4,14]

Existe a correlação de cada síndrome com a alteração em um gene específico:[11,12]

- FGFR2: síndrome de Apert, Crouzon e Pfeiffer.
- FGFR3: Muenke e Crouzon com *acanthosis nigricans*.
- FGFR2: síndrome de Jackson-Weiss.

- FGFR3 e FGFR2: estenose coronal.
- TWIST1: Saethre-Chotzen.
- EFNB1: síndrome craniofrontonasal.
- ERF: *Crouzon like*: quadro leve a cranioestenoses não sindrômicas.
- CD96: trigonocefalia Opitz: S. C.
- FLNA: síndrome otopalatodigital ligada ao X.
- GLI3: síndrome de cefalopolidactilia Greig.
- IHH1: *Philadelphia type.*
- MSX2: *Boston type.*
- POR: síndrome de Antley-Bixler.
- RAR23: síndrome de Carpenter.
- RECQL4: síndrome de Baller-Gerold.
- SKY: síndrome de Shprintzen-Goldberg.
- SOX9: displasia campomélica.
- TGFBR1 e TGFBR2: síndrome de Loeys-Dietz.

As diversas apresentações clínicas das cranioestenoses sindrômicas são assim descritas:

- Síndrome de Apert: cranioestenose coronal bilateral ou de múltiplas suturas, hipertelorismo, fissura palatal, hipoplasia do andar médio da face, proptose, problemas dentários, implantação baixa de orelhas, sindactilia e rigidez articular, perda auditiva condutiva, déficit intelectual e atraso de desenvolvimento psicomotor.
- Síndrome de Crouzon: cranioestenose coronal bilateral ou de múltiplas suturas que podem evoluir no decorrer da infância, crânio em trevo, nariz aquilino, hipertelorismo, proptose ocular, prognatismo mandibular e hipoplasia do terço médio da face. Fusão dos ossos do tarso e perda auditiva condutiva.
- Síndrome de Muenke: cranioestenose da sutura coronal, macrocefalia, hipertelorismo e hipoplasia do terço médio da face. Fusão dos ossos do carpo e do tarso, atraso do desenvolvimento psicomotor e perda auditiva (raro).
- Síndrome de Pfeiffer cranioestenose coronal bilateral, crânio em trevo, proptose ocular, hipoplasia leve (tipo 1) ou severa (tipos 2 e 3) do terço médio da face. Primeiro quirodáctilo e pododáctilo alargados e com desvio medial, fusão das vértebras espinais, anomalias viscerais (tipos 1, 2 e 3), retardo mental e perda auditiva (tipos 2 e 3).
- Síndrome de Saethre-Chotzen: cranioestenose uni ou bicoronal, podendo apresentar estenose da sutura metópica, sagital ou lambdoide, semelhante ao fenótipo da síndrome de Muenke, associado a implantação baixa dos cabelos, hipoplasia auricular. Sindactilia de dois ou três dedos e déficit intelectual.
- Síndrome de Baller-Gerold: condição rara, cranioestenose da sutura coronal, proptose ocular, bossa frontal e alterações ósseas.
- Síndrome de Beare-Stevenson: cranioestenose de múltiplas suturas, crânio em trevo, pele enrugada e com aumento da pilificação – *cutis girata*, proptose ocular e hipotrofia maxilar.
- Síndrome de Jackson Weiss: cranioestenose de múltiplas suturas, perda auditiva condutiva, obstrução de vias aéreas em vários níveis, polegares alargados e desviados medialmente, sindactilia de dois ou três dedos, fusão dos ossos do carpo ou tarso, mãos sem alterações, genovalgo.
- Displasia de encurvamento ósseo (*bent bone dysplasia*): desordem esquelética, geralmente fatal, caracterizada por cranioestenose da sutura coronal, osteopenia, hipoplasia do osso da pube e das clavículas, ossos longos encurvados e mineralização óssea deficiente.
- Síndrome craniofrontonasal: rara, cranioestenose da sutura coronal, hipertelorismo, fissura nasal, alargamento da ponte nasal e fissura labiopalatina. Encurtamento assimétrico dos membros inferiores, hiperelasticidade articular, sindactilia cutânea e unhas ranhuradas.

As cranioestenoses sindrômicas FGFR são autossômicas dominantes. Há relato de maior risco de ocorrência de casos em pais com idade avançada, normalmente uma variante de novo nas síndromes de Crouzon, Apert, Pffeifer, Muenke e Beare-Stevenson. Pode haver mosaicismo, como na síndrome de Crouzon, com baixa penetrância e expressão variável.[4,12,14]

DIAGNÓSTICO E TRATAMENTO

O diagnóstico da cranioestenose é realizado pela avaliação do paciente que apresenta deformidade craniana, sendo realizado exame físico, mensuração craniométrica e análise do padrão da deformidade encontrada. Além disso, a avaliação radiológica tem papel importante na confirmação do diagnóstico, na identificação de casos com hipertensão intracraniana, no planejamento cirúrgico, no seguimento pós-operatório e na investigação de alterações coexistentes, como nas cranioestenoses sindrômicas e no manejo das complicações no decorrer de seu tratamento.[6,15-17]

O uso de exames de radiografia simples do crânio constitui em muitos casos o início da investigação das cranioestenoses. É um exame de rápida aquisição, com baixa exposição à radiação e especificidade apontada como 95%. Apesar da alta especificidade, a radiografia apresenta baixa sensibilidade na detecção de estenoses discretas das suturas, e seus achados são pouco confiáveis em crianças de até 3 meses devido à baixa mineralização do crânio. A fusão parcial da sutura afetada ou a presença de pontes fibrosas podem não ser detectadas.[16,17]

A ultrassonografia (US) craniana e das suturas cranianas é de grande utilidade na identificação das cranioestenoses e das alterações cerebrais associadas, principalmente nos lactentes, que apresentam fontanelas e suturas normalmente abertas. Tem como vantagem a ausência de exposição à radiação ionizante, sua aquisição rápida, não exige sedação, é bem tolerada pelo paciente e pelos pais. Ë uma técnica útil no diagnóstico precoce e como instrumento de triagem, precedendo outros estudos como tomografia computadorizada (TC) com reconstrução 3D e a ressonância magnética (RM).

A US também pode ser útil na detecção pré-natal de cranioestenoses de sutura única, principalmente no terceiro trimestre da gestação, pela visualização de sinais indiretos,

como alterações no formato craniano, anormalidades faciais e no índice craniano. Também auxilia na distinção entre cranioestenoses sindrômicas e não sindrômicas, pela análise de outras estruturas e sistemas, como mãos e pés, ossos longos, coração e sistema nervoso. Ainda, tem como vantagem a possibilidade de visualizar e realizar o seguimento das suturas cranianas a cada avaliação, auxiliando na mensuração craniana e de uma ou mais suturas afetadas.[16,17]

A TC do crânio com reconstrução 3D promove visualização das suturas e da morfologia craniana, das alterações craniofaciais e da base do crânio, sendo superior às imagens obtidas nas radiografias simples ou nos cortes tomográficos 2D, com precisão de 90 a 100%, sendo importante no diagnóstico e planejamento cirúrgico dos casos de cranioestenose. A RM tem sua utilidade na avaliação desses casos, principalmente nas cranioestenoses sindrômicas, em que há associação com outras alterações morfológicas do encéfalo e na avaliação de doenças associadas como hidrocefalia e Chiari. Novos protocolos estão sendo desenvolvidos para avaliação dos ossos pela RM, como a técnica dos ossos escuros.[16,17]

Recomenda-se que a investigação radiológica seja iniciada com avaliação das suturas por US. Caso haja visualização de fusão total ou parcial, indica-se a realização de tomografia de crânio com reconstrução 3D e RM em casos específicos, principalmente nas cranioestenoses sindrômicas.[16]

O diagnóstico, abordagem e tratamento das cranioestenoses podem ser complexos e demandam integração de equipe multidisciplinar, envolvendo pediatria, neurocirurgia, cirurgia craniofacial, anestesiologia, medicina intensiva, oftalmologia, otorrinolaringologia, cirurgia da mão, enfermagem, psicologia, dentre outros.

O cuidado inicia-se pelo diagnóstico da doença pelo pediatra assistente, que juntamente avalia as condições gerais da criança para que o tratamento cirúrgico seja realizado. Destaca-se a importância da avaliação hematológica, pois são necessárias condições ideais da volemia e da coagulação, visto que a cirurgia de cranioestenose é um procedimento de grande porte, com grande sangramento e por muitas vezes demanda transfusão sanguínea tanto no período intraoperatório como no pós-operatório em unidade de terapia intensiva (UTI).

O manejo anestesiológico demanda controle das vias aéreas, principalmente em pacientes sindrômicos, no manejo de defeitos associados como alterações cardíacas congênitas, na monitorização intraoperatória da perda sanguínea e do risco de embolia venosa e no manejo do sangue e de fluidos. Destaca-se o uso de ácido tranexâmico, agente antifibrinolítico, no período transoperatório para auxiliar na diminuição do sangramento.

O tratamento das cranioestenoses envolve em muitos casos cirurgia conjunta com equipe neurocirúrgica e craniofacial, na dependência da deformidade e suturas envolvidas. Atualmente, além da cirurgia aberta, existem técnicas endoscópicas, que demandam diagnóstico precoce e uso de órteses como capacetes no pós-operatório.

Para tratamento da escafocefalia, estenose da sutura sagital, utiliza-se a técnica de "H de Renier", com suturectomia sagital associada a reconstrução craniana. A trigonocefalia, estenose da sutura metópica, tem indicação de tratamento cirúrgico em mensurações do ângulo interfrontal abaixo de 118 graus, sendo realizado remodelamento frontal e correção da deformidade orbitária.

A plagiocefalia anterior e a braquicefalia, estenose da sutura coronal, uni ou bilateral, é tratada com avanço fronto-orbitário, associada a reconstrução frontal ou frontoparietal. A plagiocefalia posterior é tratada com suturectomia da sutura lambdoide, associada a remodelamento craniano posterior.

O cuidado pós-operatório deve ser realizado em UTI, para monitorização de sangramentos, avaliação de anemia com necessidade de transfusão sanguínea, tratamento de náuseas e vômitos e analgesia para manejo da dor, inclusive com uso de opioides.

As complicações relatadas no tratamento cirúrgico das cranioestenoses são sangramento profuso com choque hipovolêmico, hipertermia no pós-operatório, infecção de ferida, hematomas, fístula de líquor, meningite, lesão da dura-máter, crises convulsivas. A mortalidade no pós-operatório é de 2,6% e a morbidade, de 12%. Pode haver necessidade de reintervenção cirúrgica em casos de reestenose das suturas, em resultados cosméticos pobres ou na necessidade de melhorar a morfologia craniana ou quando há hipertensão intracraniana persistente.[1,6,7,10]

CONCLUSÃO

A cranioestenose é uma doença de tratamento obrigatoriamente cirúrgico e necessita de diagnóstico precoce e tratamento multidisciplinar. Os exames de diagnóstico por imagem são essenciais na investigação das deformidades cranianas, sendo fundamentais para a confirmação das cranioestenoses e para o planejamento cirúrgico.

A ultrassonografia é um excelente método diagnóstico nos casos de deformidades cranianas de origem posicional e para triagem, demonstrando as suturas cranianas abertas, sem utilizar radiação ionizante.

A tomografia computadorizada é o exame pré-operatório padrão ouro e, atualmente, é realizada com técnica de ultrabaixa dose de radiação e sem anestesia, sendo um exame mais seguro e essencial.

REFERÊNCIAS BIBLIOGRÁFICAS

1. Proctor MR, Meara JG. A review of the management of single-suture craniosynostosis, past, present, and future. J Neurosurg Pediatr. 2019;24(6):622-31.
2. Yilmaz E, Mihci E, Nur B, Alper OM, Tacoy S. Recent advances in craniosynostosis. Pediatr Neurol. 2019;99:7-15.
3. Bin Alamer O, Jimenez AE, Azad TD. Single-suture craniosynostosis and the epigenome: current evidence and a review of epigenetic principles. Neurosurg Focus. 2021;50(4):E10.

4. Katouni K, Nikolaou A, Mariolis T, Protogerou V, Chrysikos D, Theofilopoulou S, et al. Syndromic craniosynostosis: a comprehensive review. Cureus. 2023;15(12):e50448.
5. Levi B, Wan DC, Wong VW, Nelson E, Hyun J, Longaker MT. Cranial suture biology: from pathways to patient care. J Craniofac Surg. 2012;23(1):13-9.
6. Kajdic N, Spazzapan P, Velnar T. Craniosynostosis: recognition, clinical characteristics, and treatment. Bosn J Basic Med Sci. 2018;18(2):110-6.
7. Stanton E, Urata M, Chen JF, Chai Y. The clinical manifestations, molecular mechanisms and treatment of craniosynostosis. Dis Model Mech. 2022;15(4).
8. Dempsey RF, Monson LA, Maricevich RS, Truong TA, Olarunnipa S, Lam SK, et al. Nonsyndromic craniosynostosis. Clin Plast Surg. 2019;46(2):123-39.
9. Massimi L, Caldarelli M, Tamburrini G, Paternoster G, Di Rocco C. Isolated sagittal craniosynostosis: definition, classification, and surgical indications. Childs Nerv Syst. 2012;28(9):1311-7.
10. McCarthy JG, Warren SM, Bernstein J, Burnett W, Cunningham ML, Edmond JC, et al. Parameters of care for craniosynostosis. Cleft Palate Craniofac J. 2012;49(Suppl):1S-24S.
11. Wilkie AO, Johnson D, Wall SA. Clinical genetics of craniosynostosis. Curr Opin Pediatr. 2017;29(6):622-8.
12. Wenger T, Miller D, Evans K. FGFR craniosynostosis syndromes overview. In: Adam MP, Feldman J, Mirzaa GM, Pagon RA, Wallace SE, Bean LJH, et al. (eds.). GeneReviews((R)). Seattle (WA), 1993.
13. Tonne E, Due-Tonnessen BJ, Mero IL, Wiig US, Kulseth MA, Vigeland MD, et al. Benefits of clinical criteria and high-throughput sequencing for diagnosing children with syndromic craniosynostosis. Eur J Hum Genet. 2021;29(6):920-9.
14. Sawh-Martinez R, Steinbacher DM. Syndromic craniosynostosis. Clin Plast Surg. 2019;46(2):141-55.
15. Ravindra VM, Awad AW, Baker CM, Lee A, Anderson RCE, Gociman B, et al. Preoperative imaging patterns and intracranial findings in single--suture craniosynostosis: a study from the Synostosis Research Group. J Neurosurg Pediatr. 2021;28(3):344-50.
16. Cacciaguerra G, Palermo M, Marino L, Rapisarda FAS, Pavone P, Falsaperla R, et al. The evolution of the role of imaging in the diagnosis of craniosynostosis: a narrative review. Children (Basel). 2021;8(9).
17. Massimi L, Bianchi F, Frassanito P, Calandrelli R, Tamburrini G, Caldarelli M. Imaging in craniosynostosis: when and what? Childs Nerv Syst. 2019;35(11):2055-69.

CAPÍTULO 8

SISTEMA MUSCULOESQUELÉTICO

Bruno Mauricio Pedrazzani
Ana Amélia Bartolamei Ramos

AO FINAL DA LEITURA DESTE CAPÍTULO, O PEDIATRA DEVE ESTAR APTO A:

- Analisar a anatomia do sistema musculoesquelético pediátrico.
- Detectar fraturas epifisárias, fraturas por estresse e fraturas típicas de diferentes idades.
- Diagnosticar infecções como osteomielite e artrite séptica, que exigem avaliação cuidadosa.
- Reconhecer lesões radiográficas típicas de trauma não acidental.
- Integrar diferentes modalidades de imagem para aprimorar o diagnóstico e o planejamento do tratamento.

INTRODUÇÃO

O sistema musculoesquelético encontra-se em constante desenvolvimento na pediatria, tornando desafiadora sua avaliação clínica e por imagem. Além da anatomia normal e patológica, é necessário o conhecimento da fisiologia óssea da criança.

As anormalidades do esqueleto invariavelmente são identificadas nos estudos de radiografia convencional, sendo sua avaliação de suma importância ao correto diagnóstico. O seguimento das afecções musculoesqueléticas pode ser feito por ultrassonografia (US), tomografia computadorizada (TC), cintilografia ou, em sua maioria, por ressonância magnética (RM).

A US tem vital importância na pediatria no estudo das partes moles e estruturas superficiais, bem como na avaliação dos distúrbios articulares como a displasia do desenvolvimento do quadril e a artrite séptica, além de ter papel auxiliar na detecção de fraturas de difícil visualização à radiografia, como em arcos costais e na escápula.

A TC, menos utilizada na pediatria devido à alta carga de radiação ionizante, tem papel na avaliação de fraturas complexas e/ou de difícil avaliação radiográfica, como na coluna vertebral e na bacia. Sua utilização na pediatria vem diminuindo com o desenvolvimento da RM.

São diversas as indicações de RM musculoesquelética na pediatria por sua excelente capacidade de diferenciação tecidual e identificação de edema, sendo particularmente utilizada na avaliação, estadiamento e avaliação de resposta ao tratamento dos tumores ósseos e de partes moles, no diagnóstico e avaliação da extensão dos processos infecciosos e na avaliação das lesões articulares e periarticulares congênitas e traumáticas.

ANATOMIA E FISIOLOGIA ÓSSEA NA CRIANÇA

Os ossos longos são divididos em epífise, metáfise e diáfise. Quando em fase de desenvolvimento, identifica-se a placa de crescimento (linha fisária) entre a epífise e a metáfise. Existem ainda as apófises, protuberâncias ósseas similares às epífises que servem habitualmente para inserções miotendíneas e ligamentares.

O crescimento longitudinal dos ossos longos ocorre na fise, pela ossificação endocondral. A fusão da cartilagem fisária com o osso metafisário é a parte mais vulnerável no processo de crescimento esquelético. O pericôndrio, em sua periferia, resiste ao estresse de cisalhamento e mantém sua união.[1,2]

Importante aspecto da anatomia da criança é que até os 18 meses de vida observam-se vasos que transitam da metáfise à epífise através da linha fisária, predispondo essa faixa etária a infecções epifisárias e articulares. Outro aspecto é que o periósteo da criança é frouxamente ligado à diáfise, facilitando a disseminação subperiosteal de infecções, hematomas e tumores.

O aparecimento dos centros de ossificação é secundário (centros epifisários); seu desenvolvimento e completa ossificação acontecem de acordo com a maturação esquelética em certas idades da vida. O método mais comumente utilizado para determinação da maturação óssea é a comparação com o atlas de Greulich e Pyle. Contudo, atualmente são cada vez mais frequentes os métodos de determinação da idade óssea por inteligência artificial.

SÍNDROMES E DISPLASIAS ESQUELÉTICAS

Nas últimas décadas os avanços da genética molecular revolucionaram o entendimento das displasias esqueléticas. O fenótipo e achados radiográficos das diferentes famílias de displasias podem ser parecidos, porém atualmente se pode identificar pelo sequenciamento genético quais são as mutações responsáveis de genes específicos. Em razão disso, as displasias não são mais agrupadas de acordo com a aparência e sim pela proteína ou gene envolvido. Essa nova forma de organização tornou mais fácil sua classificação e compreensão das diferentes famílias.

O estudo radiográfico do esqueleto, apesar de por vezes poder sugerir um diagnóstico específico, contribui mais comumente destacando achados que podem levar a testes genéticos específicos. Indicar a provável família da displasia já é uma grande contribuição do radiologista (Figura 1).

TRAUMA

Existem diferenças anatômicas e fisiológicas importantes entre os ossos em desenvolvimento das crianças e os ossos maduros dos adultos.[1,3]

Uma zona crítica nas crianças é a placa de crescimento, que, além de ser uma região suscetível a fraturas, é radiolucente nas radiografias, dificultando o diagnóstico.

O periósteo nas crianças é mais espesso e resistente e pode produzir um calo ósseo exuberante e de forma mais precoce. No entanto, é fragilmente aderido à cortical óssea, sendo mais comuns às crianças coleções subperiosteais. O pericôndrio junto à placa de crescimento é mais firmemente aderido, atuando como barreira à epífise dos processos subperiosteais.[2,3]

O osso infantil é mais poroso, podendo tolerar uma deformação maior, envergando-se até certo ponto sem romper a cortical.

A região mais frágil do esqueleto em desenvolvimento é a placa de crescimento. É mais fácil uma separação da fise do que uma lesão ligamentar ou luxação articular.

A consolidação das fraturas pediátricas ocorre de forma muito mais rápida. A osteossíntese, que já é mais rápida no esqueleto em crescimento, é acelerada pela lesão. Fraturas que demoram 3 a 4 semanas para se consolidar em adultos se resolvem em cerca de 2 semanas em lactentes. A remodelação da fratura também é melhor e mais rápida. Ocorre um hipercrescimento longitudinal do osso, podendo haver correta reparação com ausência de discrepância no comprimento ósseo em fraturas com até 1 a 2 cm de encurtamento.

Fraturas da placa de crescimento

São fraturas entre as camadas calcificada e não calcificada da cartilagem, zona mais frágil do esqueleto imaturo. A classificação de Salter e Harris é classicamente utilizada e se baseia em 5 tipos de fraturas. Demais tipos de fraturas posteriormente incluídos na classificação são raros.

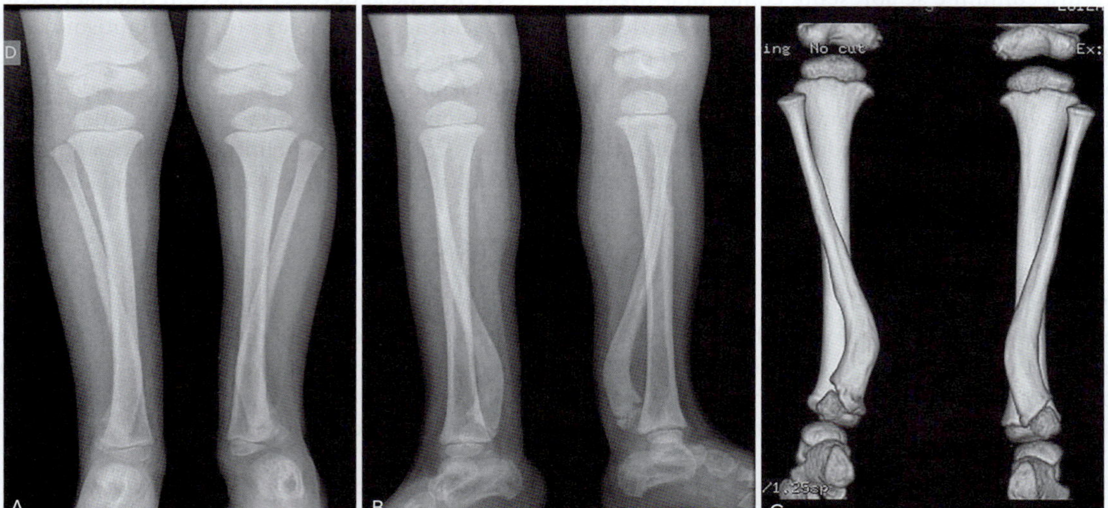

Figura 1 Menina com 2 anos em pesquisa de osteocondrodisplasia. Raio X das pernas anteroposterior (A) e perfil (B) e reconstrução tridimensional pela técnica *volume rendering* de TC (C) das pernas demonstrando arqueamento diafisário das fíbulas, com aspecto "em serpentina". Sugerido diagnóstico de síndrome de Hajdu-Cheney e confirmado por teste genético.
TC: tomografia computadorizada.

A placa de crescimento é a responsável pelo crescimento longitudinal dos ossos longos, e, após fraturas envolvendo a fise, existe um risco de formação de pontes fisárias que podem determinar distúrbios de crescimento e subsequente deformidade de crescimento.[2,3] Quanto maior a lesão fisária, maior a chance de desenvolvimento de pontes fisárias. Tentativas repetitivas de redução ou redução inadequada de fraturas também aumentam o risco. Fraturas fisárias do fêmur distal e da tíbia proximal, devido a sua anatomia, também têm chance maior de desenvolver pontes fisárias. Pontes ósseas fisárias começam a se formar com 1 a 2 meses após o insulto. No entanto, usualmente se tornam clinicamente aparentes até anos mais tarde, na adolescência, quando a criança tem um pico de crescimento.

Nas radiografias podem aparecer como largas pontes ósseas trabeculares atravessando a linha fisária ou apenas como pequenos focos escleróticos junto à placa de crescimento. Um sinal indireto é na presença de linhas de crescimento obliquadas (ao invés de paralelas à fise). Apesar de a avaliação pré-tratamento poder ser feita pela TC, esta vem sendo substituída pela RM pela melhor visualização cartilaginosa e ausência de radiação ionizante.

Fraturas diafisárias

Existem quatro tipos principais de fraturas diafisárias nos ossos longos das crianças:

- Fratura arqueada.
- Fratura tórus.
- Fratura "em galho verde".
- Fratura completa.[3]

Fraturas arqueadas são vistas quando ocorre em envergamento do osso, porém sem fratura da cortical. A tórus é uma fratura comum e se apresenta como uma angulação externa do córtex ósseo. Fratura "em galho verde" é a fratura de uma cortical óssea, com a contralateral permanecendo intacta. Fraturas em crianças raramente são cominutivas. Devido ao melhor remodelamento, a maioria das fraturas se consolida adequadamente. Em particular, fraturas diafisárias femorais com encurtamentos de até 2 cm podem apresentar adequada consolidação mesmo com tratamento conservador.

Trauma não acidental

Segundo o relatório do *Status* Global sobre Prevenção da Violência contra Crianças de 2020, das Nações Unidas, cerca de 1 bilhão de crianças sofre de violência física, sexual ou psicológica regularmente todos os anos no mundo. No Brasil, o abuso infantil é uma condição frequente e subdiagnosticada.

Clínicos e radiologistas gerais e/ou não habituados com a radiologia pediátrica não se sentem confortáveis para avaliar e nem mesmo reportar lesões propositais. O reconhecimento das lesões radiográficas típicas de trauma não acidental é fundamental para a notificação dessa possibilidade.

Em casos de suspeita de abuso infantil, deve-se realizar radiografia simples do esqueleto (Quadro 1).

Quadro 1 Rotina de esqueleto para suspeita de trauma não acidental

Região	Incidência
Crânio	Anteroposterior (AP) e perfil (P)[1]
Tórax	AP (incluindo as clavículas)[2]
Abdome	AP (incluindo bacia/quadris)
Coluna vertebral	P (coluna cervical separada da coluna toracolombar)
Membros	AP dos braços, antebraços, coxas, pernas, mãos e pés

1. Incidência de Towne pode ser realizada, a critério, caso suspeita de fratura occipital.
2. Incidências oblíquas de arcos costais podem ser realizadas para melhor avaliação de fraturas de costelas ou, em caso de necessidade de confirmação, TC de baixa dose do tórax.
TC: tomografia computadorizada.

As fraturas mais específicas para trauma não acidental são:

- Fraturas metafisárias.
- Fraturas de arcos costais, principalmente da primeira costela, em menores de 3 anos, quando múltiplas e/ou em fases diferentes de consolidação.
- Fraturas diafisárias de membros inferiores em lactentes/crianças que ainda não deambulam (diáfise do fêmur).
- Fratura umeral em crianças menores de 18 meses.
- Fraturas nas mãos e pés, principalmente em menores de 2 anos.
- Fraturas em regiões atípicas (escápula/processo coracoide/acrômio, esterno e processos espinhosos das vértebras).

O diferencial deve ser feito com trauma relacionado ao parto, doenças metabólicas (p. ex., raquitismo) e pós-cirurgia ortopédica.

O diagnóstico de abuso em crianças pode ser desafiador, sendo imprescindível a suspeita em casos de lesões não compatíveis com a história clínica e a adoção de uma abordagem ativa multidisciplinar em sua investigação (Figura 2).

INFECÇÕES

Osteomielite é a infecção do osso medular e cortical, com potencial a se estender às partes moles circunjacentes. Apresenta diversos aspectos de imagem, podendo inclusive mimetizar outras patologias, e pode apresentar três estágios: osteomielite aguda, subaguda e crônica.

Osteomielite aguda

Nas crianças a infecção geralmente acontece por via hematogênica, porém casos de inoculação direta (p. ex., perfuração da planta do pé por prego) não são incomuns. Via hematogênica o processo invariavelmente se inicia na metáfise, principalmente devido à abundante rede vascular e ao fluxo

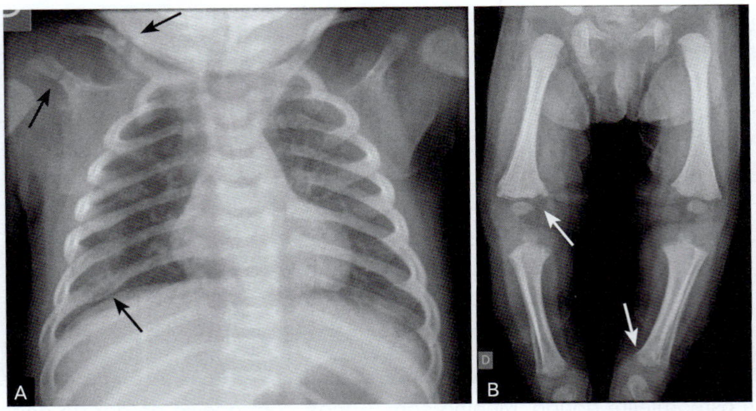

Figura 2 Achados típicos de trauma não acidental. Menina de 2 meses trazida ao pronto-socorro pela mãe devido a irritabilidade e choro excessivo. Mãe suspeita de fratura devido a choro maior ao mover a criança, mas negava história de trauma. Realizada radiografia do esqueleto, com radiografia do tórax AP (A) demonstrando (setas pretas) fratura com calo ósseo em formação da clavícula direita, fratura do acrômio da escápula direita (achado típico) e fratura/calo ósseo da 7ª costela direita (achado típico). A radiografia panorâmica dos MMII demonstrou fraturas de cantos metafisários (achado típico) no fêmur e na tíbia bilateral, com aspecto "em alça de balde" no fêmur direito e na tíbia distal esquerda (setas brancas). Reação laminar periosteal no fêmur distal direito também é evidenciada.

AP: anteroposterior; MMII: membros inferiores.

venoso local lento.[4] Em crianças menores de 18 meses, a infecção pode facilmente se espalhar à epífise e à articulação devido à presença de vasos pontes que se estendem da metáfise à epífise. Após 1 a 2 anos de idade, infecções articulares tornam-se menos comuns, pois essa comunicabilidade é interrompida. Após o fechamento da linha fisária, em torno dos 16 anos, a comunicação vascular é restabelecida, tornando novamente a cavidade articular suscetível a processo infeccioso hematogênico.[4]

Pelo menos metade dos casos ocorre em pacientes menores que 5 anos, e os principais agentes envolvidos são as bactérias, sendo *Staphylococcus aureus* o mais comum, seguido do *Streptococcus* beta-hemolítico, *Streptococcus pneumoniae, Escherichia coli* e *Pseudomonas aeruginosa*. A tuberculose também deve ser lembrada em nosso meio. Devido à imunização, houve uma redução nas infecções por *Haemophilus influenzae*. Por outro lado, nos últimos anos observou-se um aumento nos casos de *S. aureus* resistente à meticilina (MRSA) e de *Kingella kingae* em menores de 4 anos. Infecções fúngicas são vistas usualmente em crianças imunodeprimidas, sendo o Aspergillus o organismo mais comum.

A radiografia é geralmente a primeira modalidade de imagem executada. Apesar de invariavelmente não apresentar alterações nos estágios iniciais, é útil para excluir fraturas e tumores. Quando positiva, evidencia erosões corticais, reação/elevação periosteal e edema de partes moles. Para o processo ser visível ao raio X, deve ser perdida entre 30 e 50% da mineralização óssea, o que geralmente ocorre após 7 a 10 dias da inoculação.

A TC, apesar da excelente resolução espacial e da habilidade de reconstruções multiplanares, é um exame que emprega altas doses de radiação ionizante, sendo pouco utilizada nos pacientes pediátricos.

A RM, devido à melhor capacidade de diferenciação tecidual, permanece como principal método ao diagnóstico, na determinação do tratamento e para o controle da doença.

As imagens traduzem a evolução do processo infeccioso, que se inicia como edema ósseo medular, evolui para erosões corticais e elevação periosteal e disseminação do processo infeccioso às partes moles circunjacentes. Merecem nota algumas situações especiais, que serão apresentadas a seguir.

Artrite séptica

A avaliação da articulação sintomática deve ser realizada pela US, que exibe alta sensibilidade e alta especificidade para detecção de derrame articular. Especificamente no quadril, líquido no recesso articular anterior com espessura maior que 5 mm e/ou com espessura maior que 2 mm que o quadril contralateral é diagnóstico de derrame articular.

Não é possível a diferenciação por imagem com sinovite transitória do quadril, afora quando presentes alterações ósseas (p. ex., erosões corticais e reação periosteal) ou coleções nas partes moles periarticulares. A RM pode ser considerada, principalmente em quadros duvidosos ou sem melhora clínica. É superior à US na determinação de acometimento ósseo associado (osteomielite ocorre conjuntamente entre 60 e 80% dos casos), bem como na visualização de coleções associadas, evitando jornadas consecutivas ao centro cirúrgico (Figura 3).

Infecção em equivalentes metafisários

Apenas cerca de 30% dos casos de osteomielite hematogênica são encontrados em outros sítios que não as metáfises de ossos longos. Usualmente ocorrem em sítios adjacentes à cartilagem e com arranjo vascular abundante. Incluem-se o acetábulo, articulações sacroilíacas, ossos pubianos e ísquios (notadamente junto à sincondrose isquiopúbica), as

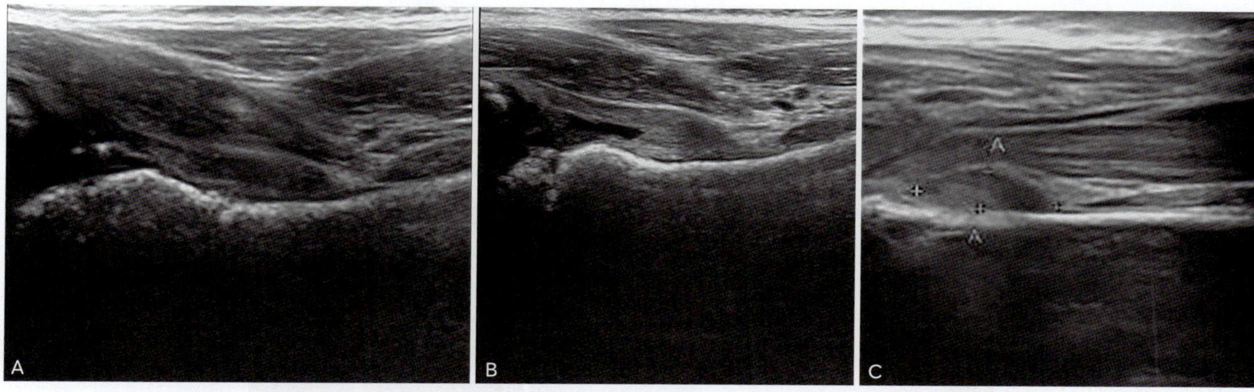

Figura 3 Artrite séptica e osteomielite aguda. Menina com 3 anos, com queixa de dor ao deambular. Realizada US dos quadris com quadril esquerdo sem alterações (A) e moderado derrame articular e espessamento sinovial do quadril direito (B). Observou-se ainda irregularidade da cortical anterior na região intertrocantérica, associada a coleção subperiosteal (medidas em C).

US: ultrassonografia.

vértebras, calcâneos e tálus, trocânter maior do fêmur, tuberosidade tibial e a escápula. Lesão óssea subcondral nesses sítios deve levantar a suspeita de osteomielite hematogênica.

Infecção epifisária

Geralmente vista em menores de 1 ano, já que os vasos transfisários desaparecem após 15 a 18 meses e a placa de crescimento se apresenta como uma barreira. Osteomielite epifisária é raramente vista em crianças mais velhas, sendo mais frequente no joelho. Condroblastoma é o principal diagnóstico diferencial.

Osteomielite subaguda

Osteomielite subaguda parece depender do grau de virulência do agente e do sistema imunológico do paciente. A infecção inicial é presumivelmente controlada e resulta numa área de necrose e supuração central contida por uma cápsula fibrosa e de tecido de granulação. Os sintomas são mais insidiosos, sendo a dor recorrente o achado mais comum.

À radiografia, identifica-se lesão lítica geográfica com halo esclerótico, conhecida como abscesso de Brodie. Na RM, o abscesso de Brodie apresenta aspecto característico com a cavidade necrótica central e o aspecto "em camadas" de suas paredes. Um sinal característico, apesar de não patognomônico, é o "da penumbra". Apresenta-se por uma espessa camada de tecido de granulação que nas sequências pesadas em T1 tem sinal mais alto que a cavidade central e que a camada de edema/esclerose periférica e sinal mais baixo que a gordura medular óssea.

Osteomielite crônica

A osteomielite crônica é caracterizada por destruição óssea progressiva com neoformação óssea.

Pode acontecer em infecções contínuas de baixo grau, em casos de infecções não tratadas ou ainda com tratamento inadequado. Os achados clínicos são inespecíficos e os marcadores inflamatórios séricos podem ser normais. Na prática clínica, a osteomielite crônica é definida por sinais e sintomas por pelo menos 2 semanas e com evidência radiológica de osso desvitalizado. Se não for tratada, a infecção crônica pode levar a alta morbidade e mortalidade. A marca registrada da osteomielite crônica são osteosclerose e sequestro, com achados adicionais de cloaca, alterações inflamatórias de tecidos moles e trajetos fistulosos.

Lesões condrais e na placa fisária podem determinar deformidades com parada de crescimento e discrepâncias no comprimento do membro acometido e precipitar fraturas.

DESORDENS PEDIÁTRICAS ESPECÍFICAS

Displasia do desenvolvimento do quadril

É um espectro de condições com displasia do acetábulo associada a diferentes graus de instabilidade e perda de congruência articular por cobertura insuficiente da cabeça femoral. Recém-nascidos podem apresentar frouxidão articular nas primeiras semanas de vida, e essa condição é autolimitada. Os fatores de risco são: sexo feminino, apresentação pélvica intraútero após a 34ª semana de gestação, história familiar e pouco espaço intrauterino.

São condições que podem estar associadas à displasia do desenvolvimento do quadril (DDQ): torcicolo congênito, primeira gestação, plagiocefalia, oligodrâmnio, metatarso aduto, peso ao nascimento superior a 4 kg, pé torto congênito e gestação múltipla.

O diagnóstico precoce é importante e começa com o exame físico. As técnicas de exame físico para detectar instabilidade do quadril (a manobra de Ortolani e de Barlow). Achados do exame menos específicos incluem assimetria do comprimento do fêmur e pregas cutâneas e diminuição da abdução do quadril. Um diagnóstico tardio pode trazer consequências como deformidade e alterações de marcha, além de osteoartrose precoce.

O padrão ouro para o diagnóstico é a US do quadril antes de 4 meses de idade. Esse exame é mais bem realizado após a quarta semana de vida, exceto se o exame físico pós-natal imediato demonstrar deslocamento ou instabilidade significativa. Nesses casos, o exame deve ser feito mais precoce, até mesmo na maternidade antes da alta. Nos pacientes sem fatores de risco, o exame pode ser feito após 4 semanas.

O método ultrassonográfico descrito por Graf (avaliação estática) é o mais utilizado e geralmente se associa a manobras dinâmicas que foram descritas por Harcke. O uso de transdutores lineares e a realização por radiologistas bem treinados é imprescindível para uma boa acurácia.

Após 6 meses de idade a radiografia pode ser utilizada, porém nessa idade o diagnóstico já é considerado tardio. O exame se inicia com reconhecimento da anatomia ultrassonográfica e seus pontos anatômicos do plano padrão descrito por Graf. Um exame completo do quadril pediátrico inclui uma avaliação bilateral, avaliação do teto ósseo (pobre x deficiente), do formato da borda inferior do ilíaco, dos ângulos alfa (ângulo de inclinação acetabular que mede a profundidade do teto ósseo para cobertura femoral) e beta (ângulo do teto cartilaginoso que indica o deslocamento superior da cabeça femoral), da posição da cabeça femoral (centralizada x descentralizada) e do núcleo de ossificação da cabeça femoral (ausente, simétrico x assimétrico).

Para realizar a classificação de Graf, iniciamos avaliando o ângulo, cujo valor de maturidade é maior que 60 graus (Figura 1B). Entre 50 e 59 graus, em bebês com menos de 3 meses de idade, o quadril é considerado imaturo, e, já em bebês com mais de 3 meses e ângulos nessa faixa, o quadril já é considerado com desenvolvimento atrasado. Ângulos menores que 50 graus são sempre considerados patológicos (Figura 4). A avaliação dinâmica costuma ser combinada à avaliação estática.

A US seriada pode ser realizada para seguimento durante o tratamento com Pavlik. A RM está reservada para controle após tratamento.

Legg-Calvé-Perthes

É a necrose avascular da cabeça femoral, com pico de incidência entre 5 e 7 anos de idade. Mais comum em meninos (4:1), é bilateral em 10 a 20% dos casos. A etiologia é indefinida. A radiografia é inicialmente normal, e a RM é mais sensível para o diagnóstico precoce.

Epifisiólise

É uma fratura da placa fisária (Salter Harris tipo I) com deslocamento anterossuperior da metáfise sem perda da congruência articular do quadril. É uma doença do adolescente, acometendo mais meninos com sobrepeso. Em cerca de 20% das vezes é bilateral. A modalidade diagnóstica de escolha é a radiografia da bacia nas incidências anteroposterior e rã. Os achados característicos são alargamento e irregularidade da linha fisária. A RM mostra os mesmos achados na placa fisária e edema da medula óssea, é mais sensível e permite o diagnóstico precoce.

Osteocondrite dissecante (OCD)

Trata-se de uma doença adquirida e de etiologia controversa, geralmente entre 10 e 15 anos e mais comumente vista no aspecto posterolateral do côndilo femoral medial do joelho. É caracterizada por irregularidade óssea subcondral com lesão condral associada e com edema na medular óssea circunjacente ao fragmento ósseo. As localizações típicas são os côndilos femorais e o tálus, porém é vista também em outras epífises, como no cotovelo.

Os sintomas incluem dor e perda da amplitude de movimento articular. O diagnóstico diferencial mais importante é a ossificação irregular do desenvolvimento (OID). O prognóstico do OCD juvenil é muito melhor quando comparado com o dos adultos, pois 80 a 90% dos casos se resolvem apenas com restrição de atividades. Lesões pequenas e consideradas estáveis na RM são tratadas com repouso e suporte de peso restrito, enquanto lesões de alto grau ou com sinais de instabilidade requerem intervenção cirúrgica.[5]

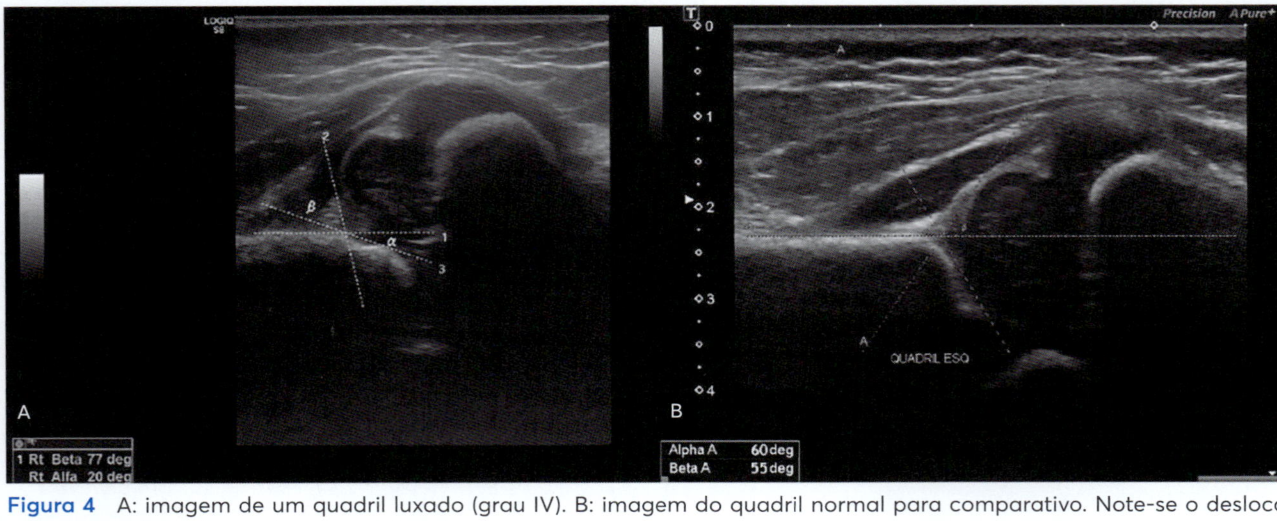

Figura 4 A: imagem de um quadril luxado (grau IV). B: imagem do quadril normal para comparativo. Note-se o deslocamento da cabeça femoral com a retificação do teto acetabular.

Fonte: imagem gentilmente cedida pelo Dr. Carlos H. M. de Marchi.

Coalizão tarsal

Trata-se de uma "ponte" congênita entre dois ou mais ossos do tarso, que pode ser óssea, fibrosa ou fibrocartilaginosa. Estão presentes mais frequentemente no final da infância e início da adolescência (8 a 16 anos), predominam no sexo masculino (4:1), 25 a 50% dos casos são bilaterais, podem ser completamente assintomáticas ou se apresentar com sintomas de dor, síndrome do túnel tarsal, osteoartrose e com um encurtamento fibular adaptativo (em resposta ao valgo do tornozelo).

A "ponte" óssea se caracteriza por uma continuação/fusão entre dois ossos do tarso, enquanto as "pontes" fibrosas e fibrocartilaginosas representam um estreitamento desse espaço articular, podendo coexistir irregularidades, focos de edema e alterações fibrocísticas nas interfaces apostas. As localizações típicas são a calcaneonavicular e talocalcaneana.

As opções de tratamento variam de conservador a cirúrgico, a depender sobretudo dos sintomas.

REFERÊNCIAS BIBLIOGRÁFICAS

1. Augusto ACL, Goes PCK, Flores DV, Costa MAF, Takahashi MS, Rodrigues ACO, et al. Imaging review of normal and abnormal skeletal maturation. Radiographics. 2022;42(3):861-79.
2. Nguyen JC, Markhardt BK, Merrow AC, Dwek JR. Imaging of pediatric growth plate disturbances. Radiographics. 2017;37(6):1791-812.
3. Ho-Fung VM, Zapala M, Lee EY. Musculoskeletal traumatic injuries in children: characteristic imaging findings and mimickers. Radiol Clin. 2017;55(4):785-802.
4. Jaramillo D, Dormans JP, Delgado J, Laor T, St Geme JW 3rd. Hematogenous osteomyelitis in infants and children: imaging of a changing disease. Radiology. 2017;283(3):629-43.
5. Jaimes C, Chauvin NA, Delgado J, Jaramillo D. MR imaging of normal epiphyseal development and common epiphyseal disorders. Radiographics. 2014;34(2):449-71.
6. Graf R, Lercher K, Scott S, Spieb T. Fundamentos da ultrassonografia do quadril segundo a técnica de Graf. Editora Paravento; 2016.
7. Rosenfeld SB. Developmental dysplasia of the hip: clinical features and diagnosis. In: Phillips WA, Blake D (eds.). UpToDate. Waltham, MA: UpToDate Inc. Disponível em: https://www.uptodate.com. Acesso em: jun. 2024.

CAPÍTULO 9

LESÕES CUTÂNEAS

Telma Sakuno

AO FINAL DA LEITURA DESTE CAPÍTULO, O PEDIATRA DEVE ESTAR APTO A:

- Diferenciar entre tipos variados de lesões cutâneas, como infecções, tumores e anomalias congênitas.
- Planejar o tratamento, seja ele cirúrgico, clínico ou uma combinação de ambos.
- Avaliar a relação entre a lesão cutânea e os tecidos subjacentes e orientar decisões sobre a necessidade de intervenção cirúrgica.
- Monitorar a evolução das lesões cutâneas com acompanhamento radiológico e identificar mudanças precoces, ajustando o tratamento conforme necessário.

INTRODUÇÃO

Lesões cutâneas são extremamente comuns na população pediátrica, sendo a ultrassonografia (US) o primeiro exame de imagem e, na maioria dos casos, o único a ser realizado. A US rapidamente esclarece se a lesão é cutânea, muscular ou do osso adjacente, além de informar quanto à forma, tamanho, localização, conteúdo e tipo de vascularização. Apresenta, ainda, as vantagens inerentes ao método (rapidez, segurança, baixo custo, não usa radiação ionizante, contraste ou sedação).

Outros métodos seccionais, como a tomografia computadorizada (TC) e a ressonância magnética (RM), de preferência a RM, estão indicados para os casos em que a lesão é profunda, muito extensa para ser acessada no campo de visão da US ou suspeita de malignidade, pois esses outros métodos apresentam baixa resolução para as lesões cutâneas. O objetivo deste capítulo é mostrar as situações práticas em que a US pode auxiliar o clínico.

DETALHES TÉCNICOS DO EXAME

Tratando-se de lesões cutâneas, quanto maior a frequência do transdutor, maior a resolução da imagem e consequentemente mais assertivos são os diagnósticos. O mínimo de frequência necessário é acima de 15 MHz, o que denominamos ultrassonografia de alta frequência (USAF). Na atualidade já dispomos comercialmente de transdutores de até 70 MHz, no entanto a profundidade é limitada a 10 mm.[1] De modo geral, as sondas lineares multifrequenciais de 18, 22 ou 24 MHz são suficientes para a maioria dos casos, avaliando tanto as estruturas superficiais quanto as mais profundas, abaixo da fáscia (Figura 1).

Toda US de lesões de partes moles deve ser solicitada e realizada com Doppler. O Doppler é uma ferramenta essencial na diferenciação entre lesão sólida e cística, na caracterização dos tumores e malformações vasculares. Quando há fluxo no Doppler colorido, o grau de vascularização pode ser estimado contando o número de *pixels* coloridos por centímetro quadrado na área de interesse. Dessa forma, é classificado em:[2]

- Alta densidade vascular (> 5 vasos/cm^2).
- Moderada densidade vascular (2 a 4 vasos/cm^2).
- Baixa densidade vascular (< 2 vasos/cm^2).

O uso do Power Doppler melhora a sensibilidade quando comparado ao Doppler colorido, e nos aparelhos mais novos há a possibilidade da ferramenta que estuda o fluxo da microcirculação (*microvascular flow imaging*).[3] Já o Doppler espectral é importante para caracterizar o tipo de fluxo, fasicidade e índice de resistência (Quadro 1).

A USAF é capaz de fornecer informações importantes da lesão quanto à localização na pele, a(s) camada(s) acometida(s), profundidade em relação à epiderme, forma, limites e contornos, ecogenicidade (hipo, híper ou iso), textura (homogênea ou heterogênea), tamanho, presença de artefatos (reverberação/reforço ou sombra acústica poste-

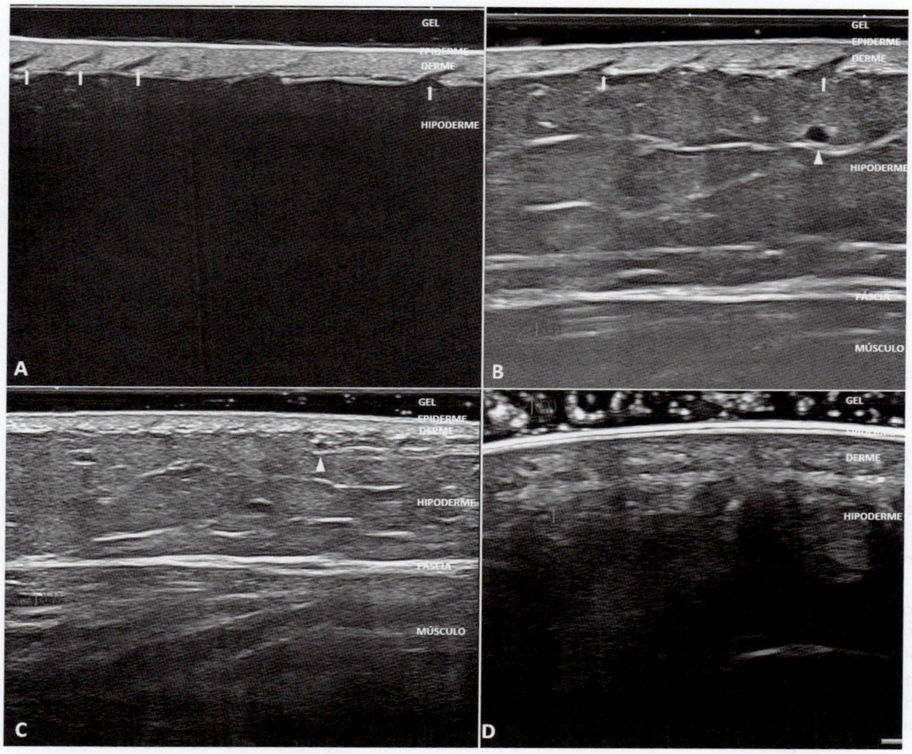

Figura 1 Anatomia da pele normal da mesma região com transdutores multifrequenciais de diferentes frequências (A a C). A: transdutor multifrequencial de 33 MHz – excelente resolução da epiderme (linha hiperecoica) e derme (faixa ecogênica, porém menos ecogênica que a epiderme) com o folículo capilar (seta), porém com perda da resolução das estruturas mais distais. B: transdutor multifrequencial de 22 MHz – ótima resolução tanto das estruturas proximais (epiderme e derme), intermédias (hipoderme) – compare a resolução do vaso da hipoderme (ponta de seta) em B e C –, quanto distais (fáscia e músculo). C: transdutor multifrequencial de 18 MHz – ótima resolução das estruturas distais, porém com perda de detalhes das estruturas proximais. D: anatomia normal da pele glabra (região plantar) com transdutor de 22 MHz – epiderme composta de duas linhas hiperecoicas paralelas devido à maior quantidade de queratina.

rior), tipo de vascularização. Muitas lesões cutâneas podem ser diagnosticadas com segurança pela US, pois apresentam características ultrassonográficas típicas.

ANATOMIA ULTRASSONOGRÁFICA NORMAL

A pele é composta pela epiderme, derme e hipoderme (tecido celular subcutâneo). Os pelos, glândulas (sebáceas e sudoríparas) e o aparelho ungueal são considerados anexos da pele.

- Epiderme: apresenta-se como uma linha hiperecogênica, pois é constituída por queratina (Figura 1A, B e C). Na região glabra (região palmar e plantar), a epiderme se apresenta como duas linhas hiperecogênicas (bilaminar), devido à presença maior de queratina (Figura 1D).
- Derme: é uma banda ecogênica (menos ecogênica que a epiderme), constituída por colágeno (Figura 1A, B e C).
- Hipoderme: é composta por gordura e apresenta-se hipoecogênica com bandas hiperecogênicas de permeio (septos fibrosos) (Figura 1B e C).
- Fáscia: é uma linha hiperecogênica entre a hipoderme e o músculo (Figura 1B e C).
- Músculo: é hipoecogênico, com linhas hiperecogênicas, conferindo o aspecto fasciculado (Figura 1B e C).

PROCESSOS INFLAMATÓRIOS E INFECCIOSOS

Embora na celulite o diagnóstico seja clínico, a principal indicação da US é na pesquisa de abscesso e de possíveis extensões para planos mais profundos, cursando com complicações como fasceíte necrotizante, miosite e gangrena. A US serve também para guiar as punções e as drenagens.

ANOMALIAS VASCULARES

As anomalias vasculares geralmente se apresentam com características que permitem seu diagnóstico baseado na clínica, no entanto por vezes podem se apresentar como uma massa inespecífica. Nesses casos, a US com Doppler é de grande utilidade tanto na confirmação da natureza vascular da lesão como na caracterização do tipo de anomalia vascular. Há dois tipos principais de anomalias vasculares: os tumores, lesões que apresentam proliferação endotelial, e as

malformações, lesões sem hiperplasia endotelial, em que a renovação endotelial é normal.[4]

O hemangioma é o tumor vascular mais comum, sendo a causa mais comum de nódulos em crianças abaixo de 1 ano de vida. Nos hemangiomas a US pode avaliar o tamanho e a extensão da lesão, as camadas acometidas, determinar em que fase se encontra o hemangioma (proliferativa ou involutiva) e, nos casos dos hemangiomas infantis em tratamento, determinar a resposta terapêutica.

Na fase proliferativa os hemangiomas são altamente vascularizados, apresentando um padrão de alta densidade vascular dentro da lesão e aumento da vascularização dos tecidos adjacentes. O Doppler espectral demonstra fluxo arterial de altas velocidades com baixo índice de resistência, sem desvio arteriovenoso. Na fase involutiva e quando a resposta medicamentosa é boa, há uma redução do tamanho e aumento da ecogenicidade, devido à fibrolipossubstituição, com diminuição da densidade vascular no Doppler e aumento do índice de resistência. Às vezes a lesão pode apresentar aumento do tamanho devido à infiltração excessiva de gordura dentro do hemangioma, porém, apesar do aumento do volume, haverá redução significativa da vascularização[5] (Figura 2).

Nas malformações vasculares o papel da US é determinar se é simples, formada por um único tipo de vaso ou se é combinada, quando há mais de um tipo de vaso malformado compondo a mesma lesão. Determinar o tipo de vaso malformado e se é de baixo fluxo (malformação capilar, malformação venosa e malformação linfática) ou alto fluxo (malformação arteriovenosa e fístula arteriovenosa).

LESÕES BENIGNAS

Cisto dermoide e cisto de inclusão epidérmica

A US é extremamente eficaz na diferenciação entre lesões sólidas e císticas. As lesões císticas na US apresentam-se como nódulo ovalado ou redondo, de contornos regulares e bem definidos, com paredes finas ou grossas, e a ecogenicidade pode variar de anecoica homogênea a hipoecoica, na dependência do conteúdo, e o que é característico dos cistos é o reforço acústico posterior e ausência de fluxo interno ao Doppler.

As lesões císticas mais comuns da população pediátrica são o cisto dermoide (CD) e o cisto de inclusão epidérmica (CIE), cuja apresentação ecográfica pode ser muito semelhante (Figura 3). A diferença é que o CD é decorrente do aprisionamento de tecido cutâneo ao longo das linhas de fusão embrionária. Por isso, é mais frequente no crânio e na linha média do neuroeixo, especialmente na região periorbital (canto superior externo da órbita), mastoide, frontotemporal, submentoniana e fúrcula esternal. É mais comum nos lactentes e crianças pequenas, enquanto o CIE é uma lesão adquirida, sendo mais frequente nos adolescentes e adultos, e acomete qualquer parte do corpo.

O CD pode apresentar conexão com o sistema nervoso central. Na suspeita de comunicação detectada na US, deve-se complementar com TC ou RM, sendo mandatório nos casos de grandes cistos dermoides na região frontonasal.

Aplasia da cútis (AC)

É a ausência parcial ou completa, localizada ou generalizada, da pele ao nascimento. Quando acomete a linha média,

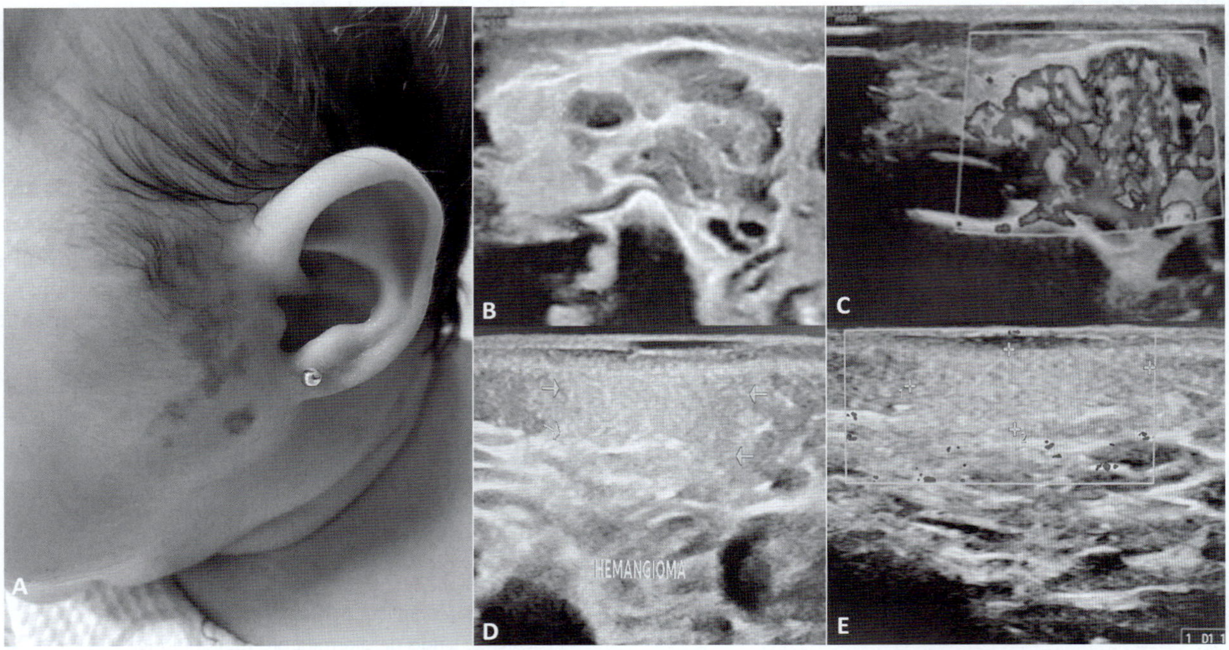

Figura 2 Hemangioma infantil. A: foto clínica do paciente. B e C: fase proliferativa – nódulo bem definido, heterogêneo, predominantemente hipoecoico (B), com alta densidade vascular no Doppler colorido (C). D e E: controle após 8 meses de tratamento com propranolol – nódulo hiperecoico, devido a fibrolipossubstituição da lesão, de limites mal definidos (D), sem fluxo no Doppler (E).

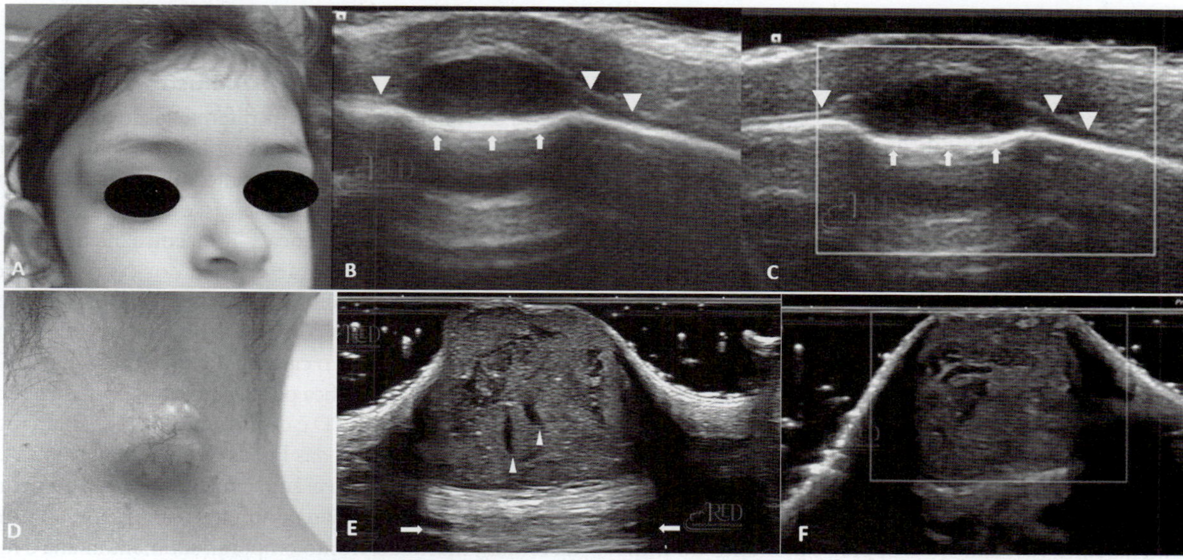

Figura 3 Cisto dermoide (A a C) e cisto de inclusão epidérmico (D a F). A: foto clínica da paciente com nódulo no canto externo do supercílio direito. B e C: nódulo anecoico, de contornos bem definidos, subgaleal (pontas de setas), determinando remodelamento do osso adjacente (setas), porém sem sinais de erosão. C: ausência de fluxo ao Doppler colorido. D: foto clínica do paciente com nódulo na região posterior do pescoço. E: nódulo hipoecoico, heterogêneo, apresentando bandas anecoicas que representam cristais de colesterol (pontas de setas), com reforço acústico posterior (setas). F: ausência de fluxo ao Doppler colorido.

são considerados como marcadores de fusão incompleta do tubo neural. A USAF tem papel importante na determinação das camadas acometidas, pois, além da pele, eventualmente a camada muscular e até o osso podem estar ausentes.

Pilomatricoma

Tumor benigno da matriz do folículo piloso, também chamado de pilomatrixoma ou epitelioma calcificante de Malherbe. Apesar de pouco conhecido, representa a terceira causa de massa superficial ressecada em criança, depois dos CD, do CIE e dos linfonodos.[5] Sua apresentação ultrassonográfica é bastante variável,[6,7] porém a USAF realizada por especialista é bem assertiva no diagnóstico (Figura 4).

Corpo estranho

Os corpos estranhos (CE) que não aparecem no raio X são frequentemente e facilmente visualizados à US. Geralmente são imagens lineares hiperecogênicas, podendo apresentar sombra acústica posterior, associado a processo inflamatório dos tecidos adjacentes. A US pode determinar a profundidade do CE e guiar sua retirada.

LESÕES MALIGNAS

Lesões cutâneas malignas na população pediátrica sempre são um dilema diagnóstico, podendo ser primárias ou metastáticas. Entre os tumores primários cutâneos malignos, o dermatofibrossarcoma *protuberans*, lipossarcoma, sarcoma alveolar de partes moles, leucemia, linfoma e melanoma, embora não frequentes, são os mais comuns.[8] Os tumores que mais frequentemente causam metástase para a pele são neuroblastoma, leucemia, linfoma e sarcoma.[8]

Os sinais na ultrassonografia que são suspeitos de malignidade incluem[9] (Figura 5):

- Tamanho maior que 5 cm.
- Localização abaixo da fáscia.
- Localização acima da fáscia, porém com amplo contato com ela, formando ângulos obtusos ou atravessando-a.
- Lesão mais alta que larga.
- Bordas mal definidas.
- Heterogeneidade.
- Linfonodomegalias regionais.

Lesões que apresentem algum desses sinais devem ser complementadas com RM, porém não fogem da biópsia ou exérese, uma vez que os métodos de imagem não conseguem fazer o diagnóstico diferencial.

Quadro 1 Principais aplicações práticas da ultrassonografia de alta frequência com Doppler

- Diferenciar lesões sólidas de lesões císticas.
- Diferenciar tumores vasculares de outros tumores não vasculares e de malformação vascular.
- Determinar grau de extensão e de comprometimento dos planos profundos.
- Pesquisa de complicações.
- Procura de sinais de alarme para malignidade.
- Pesquisa de corpo estranho não visualizado no raio X.
- Acompanhar resposta terapêutica.
- Guiar procedimentos.

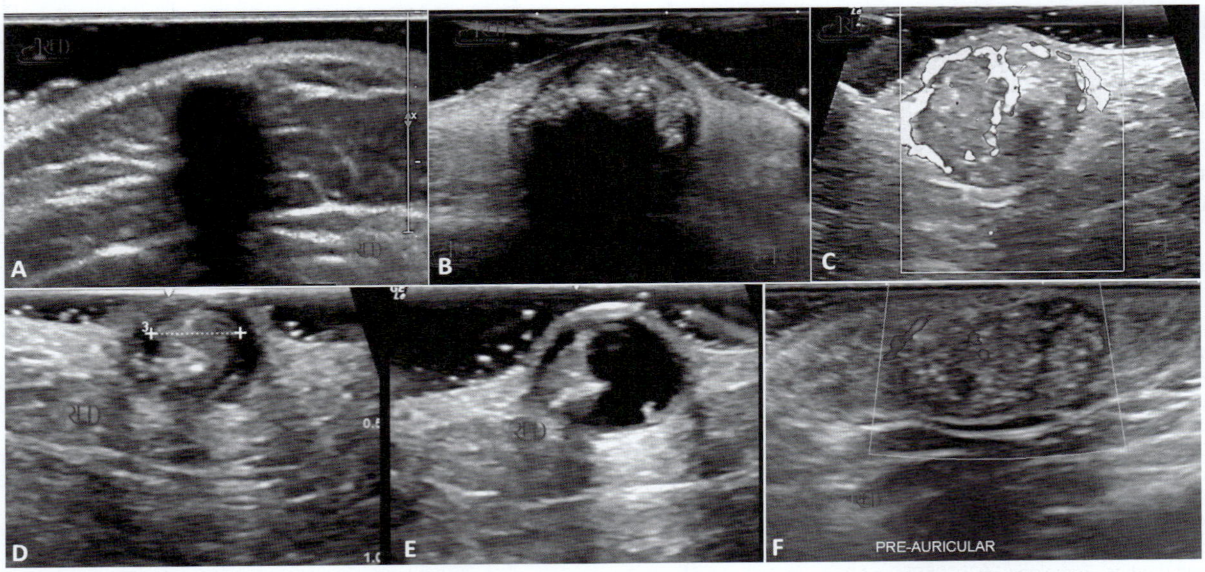

Figura 4 Pilomatricoma nas diferentes formas de apresentação. A: tipo 1 – totalmente calcificado. B e C: tipo 2 – nódulo sólido, com calcificações, halo hipoecoico, com fluxo interno e periférico. D: tipo 3 – nódulo complexo, com pequenas áreas císticas. E: tipo 4 – nódulo com componente cístico maior. F: tipo 5 – nódulo sólido, de contornos mal definidos, com fluxo interno e periférico.

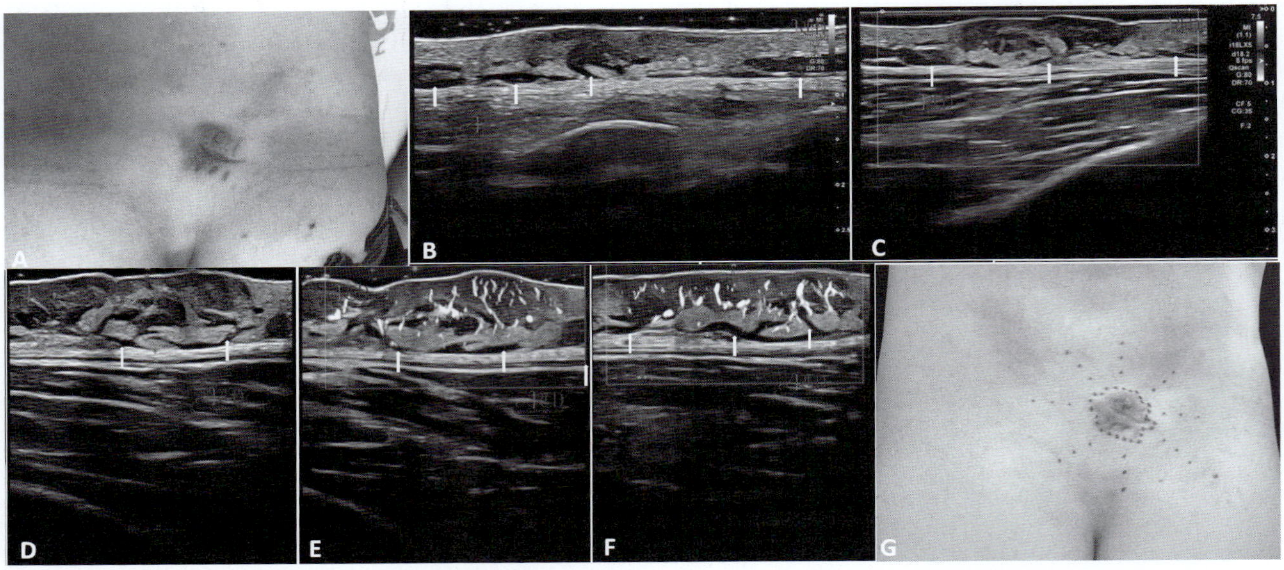

Figura 5 Dermatofibrossarcoma *protuberans*. A: foto clínica do paciente pós-biópsia. B: lesão hipoecoica extensa parcialmente contemplada na imagem, de limites indefinidos, com extensão subdérmica, tentáculos hipoecoicos (setas), como uma medusa. C: vascularização com o Power Doppler. D: melhor definição da lesão com transdutor de 24 MHz. E e F: demonstrando o importante fluxo microvascular. G: foto clínica do paciente após a marcação da extensão do tumor pela ultrassonografia.

CONCLUSÃO

A US é uma importante ferramenta na avaliação das lesões cutâneas na população pediátrica, sendo o primeiro exame de escolha na diferenciação e acompanhamento dessas lesões, selecionando os casos e evitando a necessidade de procedimentos adicionais ou mais agressivos.

REFERÊNCIAS BIBLIOGRÁFICAS

1. Wortsman X, Carreño L, Ferreira-Wortsman C, Poniachik R, Pizarro K, Morales C, et al. Ultrasound characteristics of the hair follicles and tracts, sebaceous glands, Montgomery glands, apocrine glands, and arrector pili muscles. J Ultrasound Med. 2019;38(8):1995-2004.
2. Dubois J, Patriquin HB, Garel L, Powell J, Filiatrault D, David M, et al. Soft-tissue hemangiomas in infants and children: diagnosis using Doppler sonography. Am J Roentg. 1998;17(1):247-52.
3. Aziz MU, Eisenbrey JR, Deganello A, Zahid M, Sharbidre K, Sidhu P, et al. Microvascular flow imaging: a state-of-the-art review of clinical use and promise. Radiology. 2022;305:250-64.
4. Mulliken JB, Burrows PE, Fishman SJ. Mulliken and Young's vascular anomalies hemangiomas and malformations. Second. Mulliken J, Burrows PE, Fishman S (eds.). New York: Oxford University Press; 2013.
5. Navarro OM. Soft tissue masses in children. Radiol Clin N Amer. 2011;49:1235-59.
6. Solivetti FM, Elia F, Drusco A, Panetta C, Amantea A, Carlo A Di. Epithelioma of Malherbe: new ultrasound patterns. J Exp Clin Cancer Res. 2010;29. Disponível em: http://www.jeccr.com/content/29/1/42. Acesso em: maio 2024.
7. Pelizzari M, Giovo ME, Innocente N, Pérez R. Ultrasound findings in 156 children with 169 pilomatricomas. Pediatr Radiol. 2021 Oct;51(11):2038-46.
8. Levin LE, Kinariwalla N, Behr GG, Morel KD, Lauren CT, Garzon MC. Lumps and bumps: what not to miss. Pediatr Dermatol. 2022;39(5):679-88.
9. Shah SH, Callahan MJ. Ultrasound evaluation of superficial lumps and bumps of the extremities in children: a 5-year retrospective review. Pediatr Radiol. 2013;43(Supp 1):23-40.
10. Ata NA, Hammill AM, Merrow AC. Neonatal vascular anomalies manifesting as soft-tissue masses. Pediatr Radiol. 2022 Apr;52(4):786-801.

CAPÍTULO 10

ONCOLOGIA

Henrique M. Lederman

AO FINAL DA LEITURA DESTE CAPÍTULO, O PEDIATRA DEVE ESTAR APTO A:

- Conhecer os principais tipos de câncer em crianças, como leucemias, linfomas e neuroblastomas.
- Utilizar radiotraçadores para avaliação de metástases e monitoramento de resposta ao tratamento.
- Identificar características específicas de tumores pediátricos nas diversas modalidades de imagem.
- Monitorar a resposta ao tratamento e detectar recidivas precoces.

INTRODUÇÃO

Neste capítulo serão discutidos os principais tumores pediátricos com enfoque clínico radiológico.

HEPATOBLASTOMA

O hepatoblastoma é o tipo mais comum de câncer de fígado em crianças, representando cerca de 1% de todos os cânceres pediátricos. Ocorre com mais frequência em bebês e crianças pequenas, entre 6 meses e 3 anos de idade.[1]

Há fatores de risco como condições genéticas, como a síndrome de Beckwith-Wiedemann, polipose adenomatosa familiar e trissomia do cromossomo 18, que estão associadas a maior risco de desenvolvimento de hepatoblastoma.[1]

A apresentação clínica do hepatoblastoma pode variar amplamente dependendo do tamanho e localização do tumor. Os sintomas comuns podem incluir aumento de volume abdominal ou massa, dor abdominal, icterícia, falta de apetite, perda de peso, náusea, vômito e febre.

Na maioria das vezes o diagnóstico é feito pelo pediatra ao exame físico, palpando uma massa em topografia do fígado, e o primeiro exame que é solicitado é ultrassom (US). A seguir pode ser mais bem avaliado com tomografia computadorizada (TC) ou ressonância magnética (RM).

Concomitantemente, testes sanguíneos também podem ser realizados para avaliar a função hepática e marcadores tumorais, como alfafetoproteína (AFP), o beta-hCG, que muitas vezes estão elevados no hepatoblastoma. O local mais frequente de metástase a distância do hepatoblastoma é o parênquima pulmonar em 10 a 20%.[2] Pode ser classificado como fetal, embrionário e epitelial misto.

O tratamento geralmente envolve uma combinação de quimioterapia, cirurgia e se necessário transplante hepático.

Uma TC do abdome com protocolo de múltiplas fases vasculares, seguida por TC do tórax, para diagnóstico de metástases pulmonares, deve ser realizado. Esse protocolo permite fazer o diagnóstico de tumores malignos que têm perfusão rápida e *washout* – lavagem rápida dos tumores. A realização da RM pode substituir a TC e usar o contraste hepato-específico.

O estudo de múltiplas fases tem como função orientar o procedimento cirúrgico: noção do relacionamento do tumor com a veia porta e as veias hepáticas.

Uma menina de 10 meses foi ao pediatra para avaliação de rotina, e ele palpou uma massa abdominal. Foi a um posto de saúde, onde realizou um exame de US cujo relatório foi de uma lesão no fígado. Não foram fornecidas as imagens para a paciente. Como já havia essa hipótese, foi realizada a TC de múltiplas fases com a TC de tórax (Figura 1).

NEUROBLASTOMA

Neuroblastoma é um tipo de câncer que geralmente se desenvolve principalmente de células neurais imaturas (neuroblastos), em lactentes e crianças pequenas (menores de 5 anos).

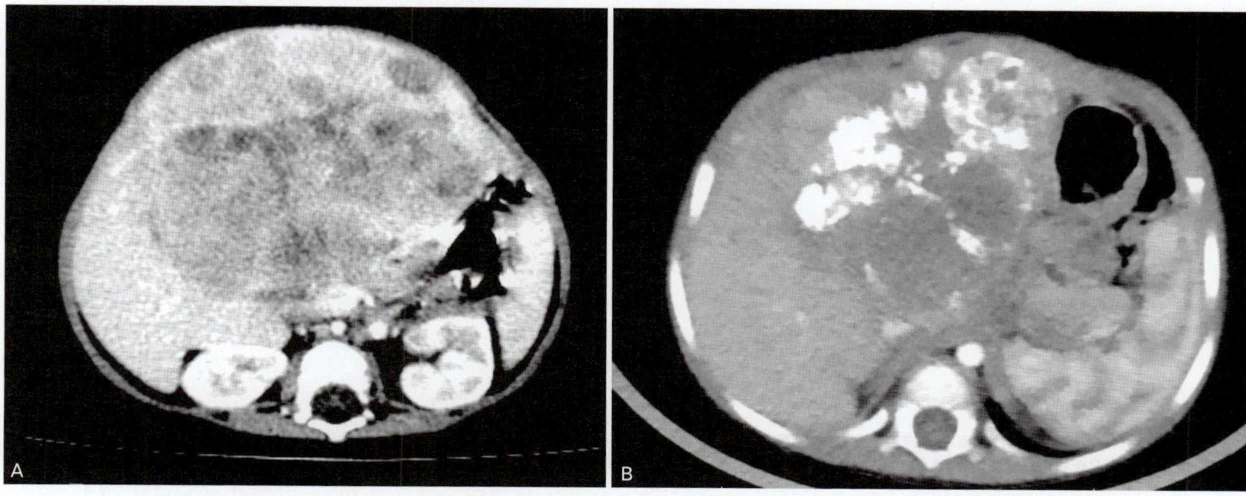

Figura 1 A: paciente feminina com 10 meses de idade apresentando grande massa heterogênea, perfundida, hipoatenuante em relação ao parênquima normal, com múltiplas lesões. B: aos 9 meses de tratamento. Boa resposta à quimioterapia, com calcificação de grande parte da massa.

O local mais comum é nas adrenais. Apresenta uma variedade de aspectos clínicos e manifestações, que podem variar dependendo do estágio da doença e da localização do tumor.[3]

Uma das apresentações mais comuns do neuroblastoma em crianças é a presença de uma massa abdominal palpável. Quando é de apresentação torácica, é um achado em exame de raio X que foi indicado, por exemplo, por uma complicação infecciosa.

Em alguns casos, o neuroblastoma pode crescer o suficiente para comprimir órgãos adjacentes, causando sintomas como dificuldade para respirar, dificuldade para urinar, constipação ou diarreia e dor óssea, se o tumor se espalhar para os ossos.

Metástases ósseas podem causar dor óssea, enquanto metástases para o fígado podem causar icterícia e distensão abdominal. Metástases periorbitárias podem causar o aspecto clássico de olhos de guaxinim.[4]

Em casos raros, neuroblastomas que se desenvolvem perto da medula espinal ou do sistema nervoso central podem invadir o canal medular e causar sintomas neurológicos, como fraqueza, paralisia ou problemas de coordenação.

O diagnóstico precoce e o tratamento adequado são fundamentais para melhorar o prognóstico e a sobrevida dos pacientes com neuroblastoma. Diagnóstico laboratorial pela pesquisa de catecolaminas na urina e o diagnóstico de certeza por exames de imagem, US, TC, RM e RM de corpo total, incluindo exames de medicina nuclear com a utilização do radiofármaco meta iodo benzil guanidina (MIBG) e a biópsia da lesão, com fragmentos além da histopatologia comum e também para a realização de genética e biologia molecular (Figura 2).[3,5]

O tratamento depende do estadiamento, incluindo quimioterapia, radioterapia, imunoterapia e até mesmo transplante de medula. O prognóstico é variável segundo a resposta ao tratamento e o estadiamento inicial.

TUMOR DE WILMS

O tumor de Wilms, também conhecido como nefroblastoma, é o tumor renal maligno mais comum em crianças, representando cerca de 5% dos cânceres infantis. A maioria dos casos é diagnosticada em crianças menores de 5 anos de idade. A apresentação mais comum é uma massa abdominal indolor, palpada pelos pais ou por um médico durante um exame de rotina. Em alguns casos, pode haver dor abdominal devido ao crescimento do tumor ou hemorragia dentro do tumor.

A presença de sangue na urina pode ocorrer, embora não seja um sintoma predominante. Pode ocorrer hipertensão arterial devido à compressão dos vasos sanguíneos renais. Sintomas sistêmicos como febre e mal-estar geral podem estar presentes. Aproximadamente 1 a 2% dos casos estão associados a síndromes genéticas como a síndrome de WAGR (*Wilms tumor, Aniridia, Genitourinary anomalies, and Range of developmental delays*), síndrome de Denys-Drash e síndrome de Beckwith-Wiedemann.

Diagnóstico radiológico

A US é a primeira modalidade de imagem utilizada. Revela uma massa renal sólida, geralmente heterogênea com áreas císticas. Útil para distinguir entre lesões císticas benignas e tumores sólidos. A TC de tórax e abdome total com contraste endovenoso fornece uma avaliação detalhada da extensão do tumor, incluindo envolvimento renal e extensão para estruturas adjacentes. Invasão da veia cava inferior e a presença ou não de metástases pulmonares. A RM pode ser usada para avaliação mais detalhada, especialmente em casos complexos ou quando há dúvidas à TC.

O diagnóstico precoce e o tratamento multidisciplinar, que inclui quimioterapia, cirurgia e, em alguns casos, ra-

dioterapia, são fundamentais para o prognóstico favorável no tumor de Wilms[6,7] (Figuras 3 e 4).

RABDOMIOSSARCOMA

O rabdomiossarcoma é um tipo de câncer que se origina nas células musculares esqueléticas imaturas, tecidos conectivos, conhecidas como rabdomioblastos. Podem surgir em vários locais do corpo, incluindo os músculos dos membros, cabeça, pescoço, tronco, ou em órgãos internos como a bexiga, próstata, útero ou outros tecidos moles. Aproximadamente 70% são diagnosticados antes da idade de 10 anos. É raro e corresponde a 5 e 8% dos tumores da criança. Condições genéticas como a síndrome de Li-Fraumeni aumentam a probabilidade do aparecimento tumoral.

Os sintomas podem variar dependendo do local do tumor. Alguns sintomas comuns incluem: massa ou inchaço no local afetado, dor persistente, especialmente se o tumor pressionar os nervos ou órgãos circundantes.

São subdivididos em rabdomiossarcoma embrionário, alveolar, pleomórfico e esclerosante com células espiculadas.[8,9] Diagnóstico por exames de imagem como US, RM e TC e PET-CT podem ser usados para localizar e caracterizar o tumor. A confirmação do diagnóstico geralmente requer a biópsia do tumor.

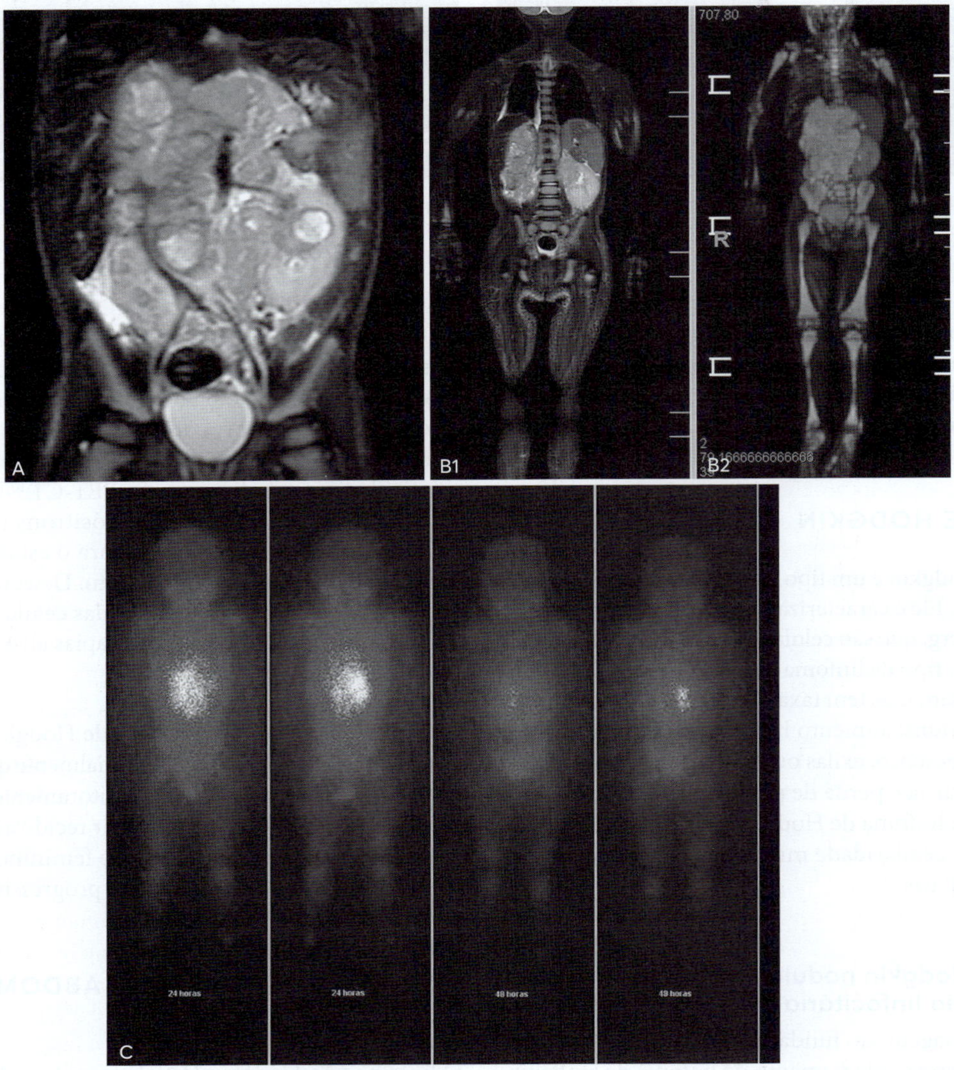

Figura 2 Paciente masculino com 2 anos e 6 meses referendado de outro serviço já com diagnóstico de uma tumoração abdominal com suspeita de neuroblastoma. No sentido de otimização, de tempo de anestesia e exames, foi realizada uma ressonância de corpo total para avaliar a massa e o estadiamento. A: localizada do abdome, pode-se observar, na sequência STIR, uma grande massa, de sinal heterogêneo, com algumas áreas mais císticas (necrose) envolvendo praticamente todo o abdome, a aorta, deslocando e envolvendo a veia cava inferior. B1 (à esquerda): coronal STIR da ressonância de corpo total, demonstrando a massa predominantemente à direita, com um componente paravertebral torácico direito. B2 (à direita): na sequência de difusão demonstrando a grande massa abdominal. C: mapeamento de meta iodo benzil guanidina de 24 e 48 horas, colorido, mostrando a captação da massa tumoral.

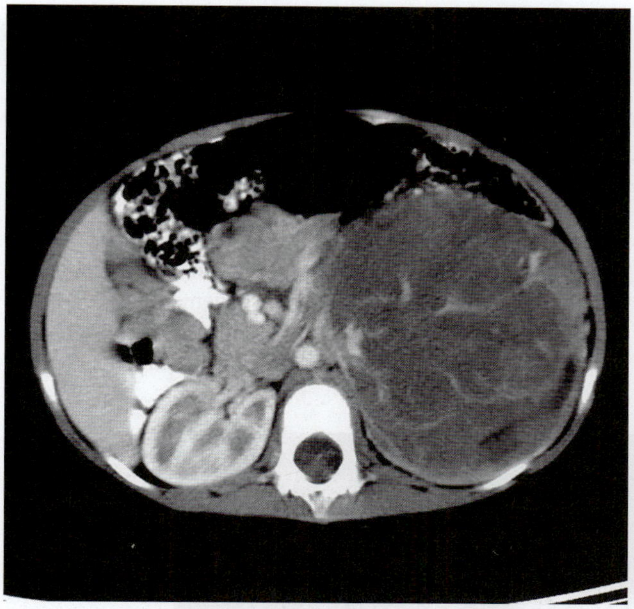

Figura 3 Tumor renal à esquerda com característica de lesão maligna, vasos patológicos de tamanhos assimétricos.

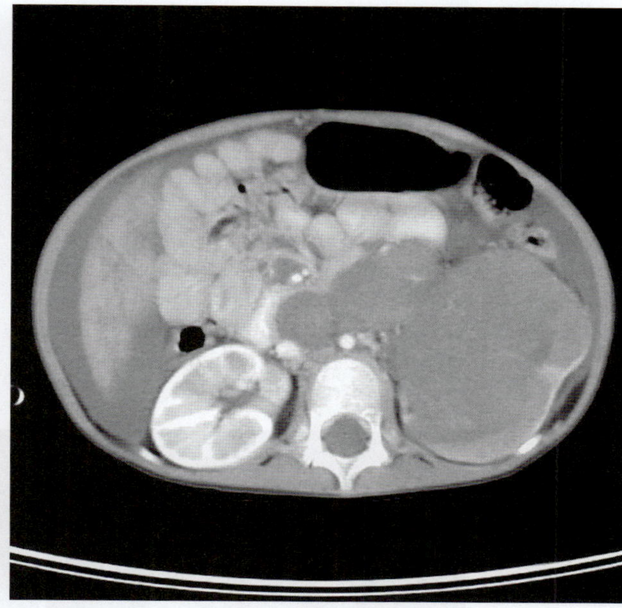

Figura 4 Tumor renal à esquerda com invasão da veia renal esquerda e veia cava. Ascite.

O tratamento do rabdomiossarcoma geralmente envolve uma abordagem multidisciplinar com quimioterapia, cirurgia e radioterapia.

Para o caso de um paciente de 16 anos, masculino, que se apresentou como dor epigástrica, ver Figura 5.

LINFOMA DE HODGKIN

O linfoma de Hodgkin é um tipo de câncer que se origina no sistema linfático. Ele é caracterizado pela presença de células de Reed-Sternberg, que são células anormais grandes e multinucleadas. Esse tipo de linfoma é menos comum que o linfoma não Hodgkin, mas tem taxa de cura relativamente alta.

- Sintomas comuns: aumento indolor dos linfonodos, geralmente no pescoço, axilas ou virilha. Sintomas B: febre, sudorese noturna e perda de peso. Prurido, fadiga.
- Classificação: linfoma de Hodgkin clássico (cHL): esclerose nodular, celularidade mista, rico em linfócitos, depleção linfocitária

Linfoma de Hodgkin nodular com predominância linfocitária (NLPHL)

Os exames de imagem são fundamentais tanto para o diagnóstico quanto para o estadiamento do linfoma de Hodgkin.

- Radiografia de tórax: massa mediastinal, que é comum em linfoma de Hodgkin devido ao envolvimento dos linfonodos mediastinais.
- US: pode ser usada para avaliar linfonodos superficiais e ajudar em biópsias guiadas.
- TC tórax, abdome e pelve: usada para avaliar o envolvimento dos linfonodos e a extensão da doença.[10-12]
- RM: útil em casos em que a TC não fornece informações suficientes, especialmente para avaliação de áreas específicas como o sistema nervoso central ou envolvimento ósseo. A RM de corpo total é ótima para estadiamento e avaliar a resposta. A difusão e o mapa de ADC detectam atividade metabólica como o PET-CT.[10-12]
- Tomografia por emissão de pósitrons (PET-CT): PET com 18F-FDG: muito eficaz para o estadiamento e avaliação da resposta ao tratamento. Detecta atividade metabólica elevada característica das células cancerígenas.
- Tratamento: quimioterapia, terapias alvo – imunoterapia e radioterapia.

O prognóstico para o linfoma de Hodgkin é geralmente bom, com altas taxas de cura, especialmente quando diagnosticado em estágios iniciais. O monitoramento regular após o tratamento é essencial para detectar recidivas precocemente.

Para o caso de paciente do sexo feminino com 16 anos e linfonodomegalia cervical lenta e progressiva há quase um ano, ver Figura 6.

LINFOMA NÃO HODGKIN ABDOMINAL BURKITT

O linfoma não Hodgkin (LNH) é um tipo de câncer que se origina nos linfócitos, que são células do sistema imunológico. Existem muitos subtipos diferentes de linfoma não Hodgkin, e o linfoma de Burkitt é um deles. O linfoma de Burkitt é caracterizado por células linfoides anormais que proliferam rapidamente. Esse tipo de linfoma é comumente associado à infecção pelo vírus Epstein-Barr e é mais comum em crianças e jovens adultos, embora possa ocorrer em pes-

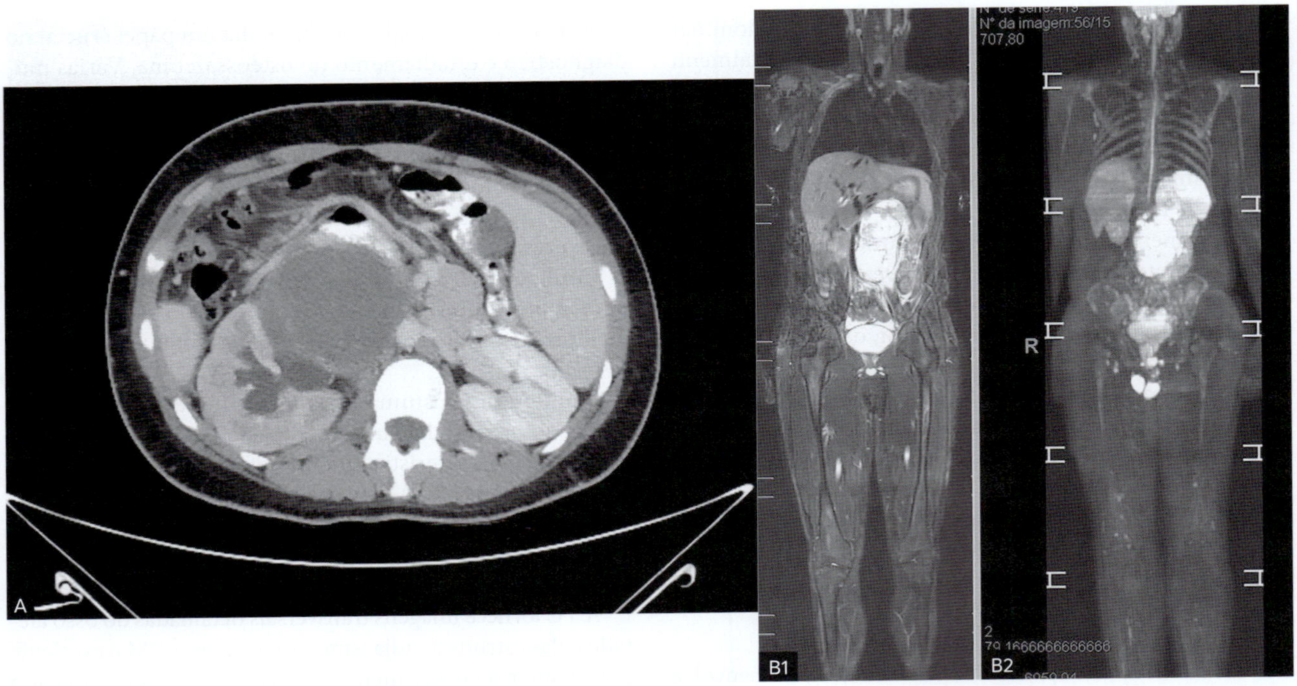

Figura 5 A: corte axial de tomografia computadorizada demonstrando uma massa em topografia de hilo renal direito, hipoatenuante, bem definida, com hidronefrose à esquerda. Rim direito normal. B1 (à esquerda STIR) e B2 (à direita difusão), RM de corpo total para estadiamento, demonstrando as dimensões da massa encostando e deslocando a veia cava inferior, na difusão o hipersinal, sem sinais de metástases.

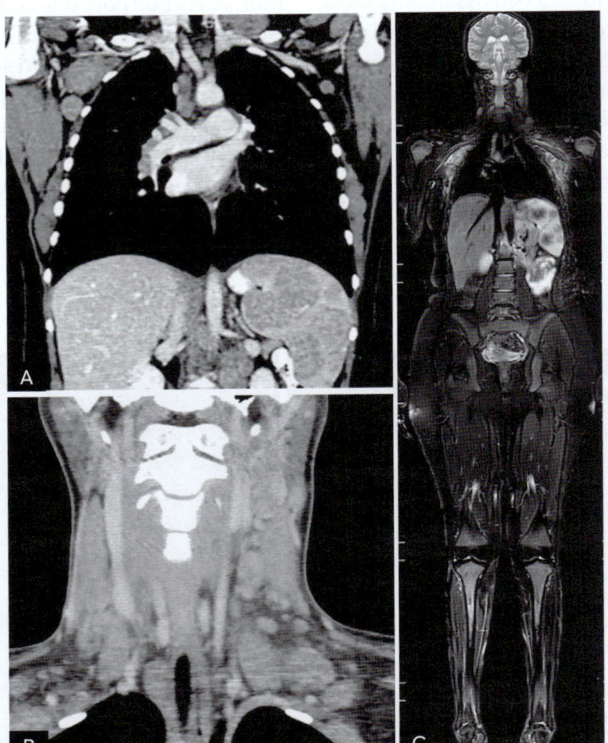

Figura 6 A: corte coronal de TC do tórax mostrando linfonodos axilares à direita, supraclavicular esquerda, paratraqueal direita e alterações no baço. B: coronal do pescoço mostrando linfonodomegalia cervical esquerda, supraclavicular esquerda e cervical inferior à direita. C: corte coronal da ressonância de corpo total para estadiamento. Linfonodomegalia cervical esquerda e alterações de sinal no baço.

TC: tomografia computadorizada.

soas de qualquer idade. No linfoma de Burkitt abdominal, o tumor se desenvolve no trato gastrointestinal, geralmente no intestino grosso (cólon) ou delgado. Os sintomas podem incluir dor abdominal, distensão abdominal, obstrução intestinal, perda de peso, febre, fadiga e anemia. O diagnóstico por imagem tem papel fundamental (ver a seção sobre linfoma de Hodgkin).[10-12]

O tratamento para o linfoma de Burkitt geralmente envolve quimioterapia agressiva, muitas vezes combinada com imunoterapia e, em alguns casos, radioterapia. Devido à natureza rápida do crescimento do tumor, o tratamento é iniciado rapidamente após o diagnóstico. O prognóstico pode variar dependendo de vários fatores, incluindo a extensão da doença no momento do diagnóstico, a resposta ao tratamento e a saúde geral do paciente.

Para o caso de paciente de 11 anos de idade, masculino, com crescimento rápido do abdome, associado a grande desconforto e alteração no hábito intestinal, ver Figura 7.

OSTEOSSARCOMA

Osteossarcoma é um tipo de câncer ósseo que se desenvolve a partir de células que formam os ossos. Geralmente surge no tecido osteoide, que é o material do osso que forma o novo tecido ósseo. O osteossarcoma é mais comumente encontrado nos ossos longos, como fêmur, tíbia e úmero. No entanto, pode ocorrer em qualquer osso.[13] O osteossarcoma afeta principalmente crianças, adolescentes e adultos jovens, sendo a maioria dos casos diagnosticada durante a adolescência.

Fatores genéticos: podem existir mutações genéticas ou síndromes que predispõem os indivíduos ao osteossarcoma.[14]

Os sintomas do osteossarcoma podem incluir dor, inchaço e sensibilidade no osso afetado. A dor pode piorar à noite ou com atividade. Às vezes uma massa ou caroço pode ser sentido na área afetada.[15]

A imagem radiológica desempenha um papel crucial no diagnóstico e estadiamento do osteossarcoma. Várias modalidades de imagem são usadas para avaliar a extensão da doença, incluindo RX, RM, TC e PET-CT. Uma biópsia geralmente é realizada para confirmar o diagnóstico.

O tratamento do osteossarcoma geralmente envolve uma combinação de terapias, incluindo quimioterapia, cirurgia e, às vezes, radioterapia.

Com os avanços no tratamento, incluindo regimes quimioterápicos multiagentes, o prognóstico do osteossarcoma melhorou nos últimos anos, particularmente para a doença localizada.

Radiografias costumam ser o estudo de imagem inicial realizado quando há suspeita de osteossarcoma. Elas podem revelar características do tumor, como uma lesão lítica agressiva (destrutiva) com margens mal definidas e graus variados de mineralização dentro do tumor. As radiografias também ajudam a avaliar o envolvimento dos ossos e tecidos moles adjacentes.

A TC fornece imagens transversais detalhadas do osso afetado e das estruturas adjacentes. Imagem por RM é excelente para avaliar o envolvimento dos tecidos moles e delinear a extensão do tumor no osso e nos tecidos moles adjacentes, bem como sua relação com estruturas críticas, como nervos e vasos sanguíneos. A RM também pode ajudar a diferenciar entre tecido tumoral viável e necrose dentro do tumor. A RM de corpo total auxilia no estadiamento tumoral e compete com a PET-CT.

Paciente de 13 anos do sexo feminino com dor prolongada em membro inferior esquerdo há vários meses, piorando com a ginástica, teve recente aumento do volume da barriga da perna, com muita dor. Foi ao ortopedista, que realizou uma radiografia (Figura 8).

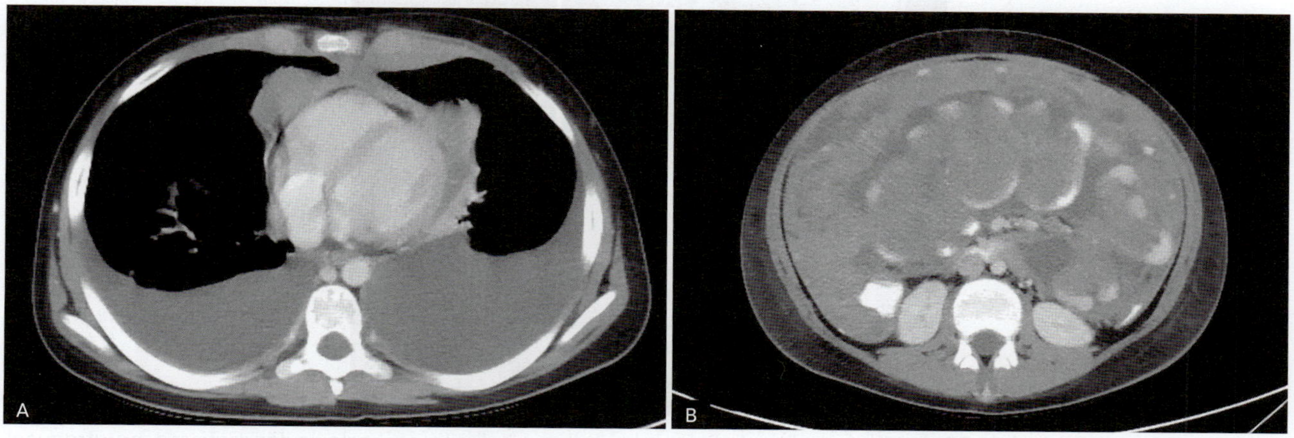

Figura 7 A: imagem axial de TC após a injeção endovenosa do contraste demonstrando derrame pleural bilateral. B: TC demonstra o padrão de dilatação aneurismática das alças intestinais com contraste oral, indicando envolvimento das paredes.

TC: tomografia computadorizada.

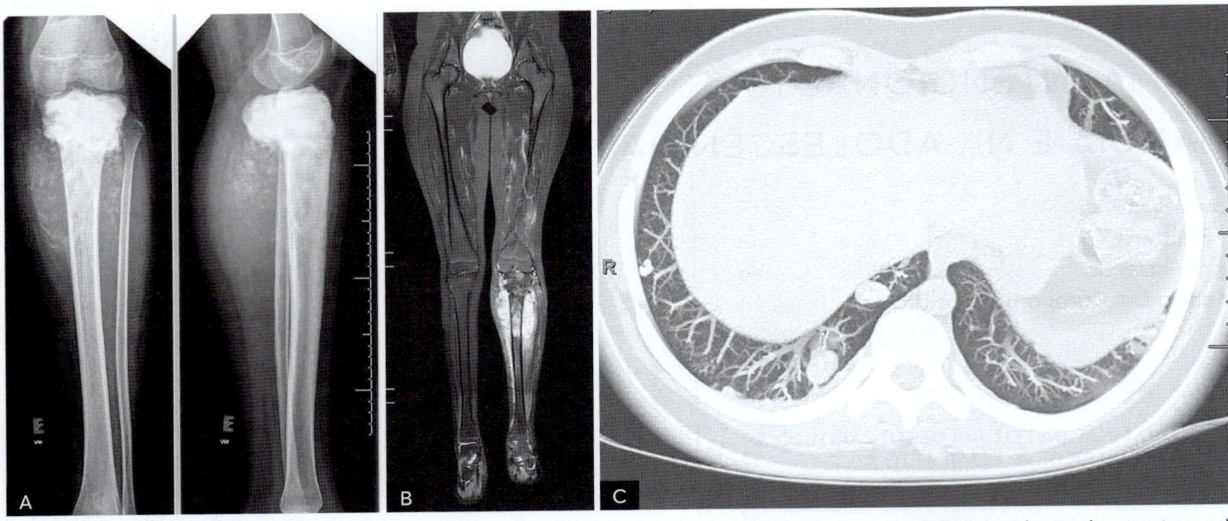

Figura 8 A: radiografias de frente e de perfil do membro inferior esquerdo demonstrando uma lesão bastante esclerótica envolvendo os platôs tibiais, metáfise e diáfise proximal com aumento de volumes de partes moles, com áreas de ossificação. Há áreas de desorganização com lise e esclerose envolvendo a medula proximal da tíbia. B: representação dos membros inferiores, da ressonância de corpo total realizada para diagnóstico e estadiamento, demonstrando a lesão envolvendo platôs da tíbia esquerda, alterações da medula da região proximal da tíbia, com limite preciso inferiormente, o que indica malignidade, associado a alterações de partes moles com hipersinal e aumento de volume. C: confirmando as metástases pulmonares observadas na ressonância do corpo total com a tomografia computadorizada.

REFERÊNCIAS BIBLIOGRÁFICAS

1. Feng J, Polychronidis G, Heger U, Frongia G, Mehrabi A, Hoffmann K. Incidence trends and survival prediction of hepatoblastoma in children: a population-based study. Cancer Commun. 2019;39:62.
2. Malogolowkin MH, Perilongo G, von Schweinitz D. Risk-stratified staging in paediatric hepatoblastoma: a unified analysis from the Children's Hepatic tumors International Collaboration. Lancet Oncol. 2017;18:122-31.
3. Lucena JN, Alves MTS, Abib SCV, Souza GO, Neves RPC, Caran EMM. Aspectos clínicos, epidemiológicos e sobrevida de crianças com neuroblastoma: 21 anos de experiência do Instituto de Oncologia Pediátrica do Graacc, São Paulo. Rev Paul Pediatr. 2018;36(03):00007.
4. Rodrigues MMC, Lederman HM, Grossman I, Castiglioni MLV, Marchetti R, Grass DC, et al. Comparison between whole-body magnetic resonance imaging and whole-body metaiodobenzylguanidine scintigraphy in the evaluation of primary tumor and metastases in neuroblastoma. Pediatr Blood Cancer. 2024;71(3):e30820.
5. Schiavon JLO, Caran EMM, Odone Filho V, Lederman HM. The value of anterior displacement of the abdominal aorta in diagnosing neuroblastoma in children. Radiol Bras. 2016;49(6):369-75.
6. Grabois MF, Mendonça GAS. Prognosis for patients with unilateral Wilms' tumor in Rio de Janeiro, Brazil, 1990-2000. Rev Saúde Públ. 2005;39(5):731-7.
7. de Carvalho LG, Kobayashi T, Cypriano MDS, Caran EMM, Lederman HM, Alves MTS, et al. Diagnostic errors in Wilms' tumors: learning from our mistakes. Front Pediatr. 2021;25;9:757377.
8. Dasgupta R, Rodeberg DA, Update on rhabdomyosarcoma. Semin Pediatr Surg. 2012;21(1):68-78.
9. Schiavon JLO, Tostes VS, Regacini R, Lederman HM. MRI evaluation of pediatric malignant abdominal tumors. Cur Radiol Rep. 2015;3:28.
10. Schiavon JLO, Lederman HM. Whole body MRI and diffusion weighed images in pediatric oncology: lymphomas and several others tumors. Cur Radiol Rep. 2014;2:54.
11. Regacini R, Puchnick A, Shigueoka DC, Iared W, Lederman HM. Whole-body diffusion-weighted magnetic resonance imaging versus FDG-PET/CT for initial lymphoma staging: systematic review on diagnostic test accuracy studies. São Paulo Med J. 2015;133(2):141-50.
12. Guimaraes MD, Noschag J, Teixeira SR, Santos MK, Lederman HM, Tostes VS, et al. Whole body MRI in pediatric patients with cancer. Cancer Imag. 2017;17:6.
13. Prater S , McKeon B. Osteosarcoma. In: StatPearls [Internet]. Treasure Island (FL): StatPearls Publishing; 2024 Jan. 2023 May 23. PMID: 31751058.
14. Beird HC, Bielack SS, Flanagan AM, Gill J, Heymann D, Janeway KA, et al. Osteosarcoma. Nat Rev Dis Primers. 2022;8(1):82.
15. Silva FD, Pinheiro L, Cristofano C, Schiavon JLO, Lederman HM. Magnetic resonance imaging in pediatric bone tumors. Cur Radiol Rep. 2014;2:77.

CAPÍTULO 11

TRAUMA INTENCIONAL NA INFÂNCIA E NA ADOLESCÊNCIA

Dolores Bustelo
Luci Pfeiffer
Tatiana Fazecas
Fernanda Del Campo Braojos Braga

AO FINAL DA LEITURA DESTE CAPÍTULO, O PEDIATRA DEVE ESTAR APTO A:

- Identificar lesões causadas por ações deliberadas, como abuso físico ou violência doméstica.
- Observar traumas decorrentes da falta de cuidado, como fraturas não tratadas ou malnutrição grave.
- Reconhecer padrões de lesão que podem sugerir abuso repetido.
- Lidar com casos que envolvem intervenção judicial e proteção infantil.

INTRODUÇÃO

A radiologia é essencial para o diagnóstico do trauma intencional nas crianças e adolescentes, e o laudo radiológico é de fundamental importância para embasamento de ações protetivas para esses pacientes.

Ressaltar os sinais radiológicos de trauma intencional e atualizar os conceitos sobre a doença violência contra crianças e adolescentes são os principais objetivos deste capítulo.

A violência acontece, na maioria dos casos no âmbito intrafamiliar, é prevalente em todas as classes socioculturais, etnias e credos, sendo a vítima refém permanente e indefesa de seus agressores, e deve ser reconhecida como doença, crônica e progressiva, por vezes mortal, e incluída de forma obrigatória nas avaliações de traumas nesta faixa etária.[1-3]

Quando as agressões chegam a causar sintomas mais intensos, como as fraturas e outras lesões osteoarticulares, lesões cerebrais e mesmo internas, o radiologista terá papel fundamental no diagnóstico da violência.

INCIDÊNCIA

Crianças e adolescentes estão sujeitos a quedas, impactos com superfícies e objetos, e a serem envolvidas em atropelamentos e colisões de trânsito, em situações nominadas como "acidentais" ou não intencionais. Porém, muitas são, diariamente, vítimas de violências físicas, psíquicas e sexuais, sendo esse conjunto de traumas intencionais e não intencionais a maior causa de morte em nosso país de 1 a 39 anos de idade (Datasus). Dos 192.602 casos registrados em 2022 como violência de repetição no sistema Datasus, 66.770, cerca de um terço dos registros aconteceram em crianças e adolescentes abaixo de 19 anos. Destes, 7.341 casos de violência de repetição eram de crianças com idade de 0 a 4 anos, totalmente frágeis e dependentes, representando cerca de 11% de todas as idades.

Os agressores mais frequentes são a mãe, o pai, padrastos, madrastas, avós e outros familiares, coabitantes ou conviventes.[4]

DIAGNÓSTICO

A hipótese de trauma intencional deve sempre ser considerada quando um exame de imagem é avaliado. Imagens de raio X, de tomografia computadorizada (TC), de ressonância magnética (RM) e de ultrassonografia (US) podem fornecer importantes informações sobre as possíveis origens do dano e se este é intencional ou não.

A violência pode ser física, psíquica ou sexual. Os exames de diagnóstico por imagem estão indicados para o diagnóstico da violência física, que pode apresentar sinais gerais e sinais específicos sob o ponto de vista clínico e radiológico. Existem sinais de alta suspeição de trauma intencional, e devem ser reconhecidos nos exames de imagem.

SINAIS GERAIS E ESPECÍFICOS DE VIOLÊNCIA FÍSICA

Muitos são os sinais gerais de violência que as crianças e adolescentes podem apresentar, e os pediatras, os radiologistas e todas as especialidades médicas envolvidas com o atendimento pediátrico devem estar alertas para identificá-los. Ressalta-se a importância do histórico do trauma e da idade da criança ou adolescente, como no caso de presença de fratura em crianças que não deambulam e até o segundo ano de vida, o que sempre deve alertar para avaliação da intencionalidade direta no trauma, ou a indireta, pela omissão do cuidar.

Hematomas são a lesão mais comum em casos de violência contra crianças e adolescentes e devem ser identificados precocemente. Pierce et al.[5] escreveram uma regra de decisão clínica sobre hematomas denominada TEN-4 (hematomas no tronco (T – "torso"), orelha (E – "ear") ou pescoço (N – "neck") ou qualquer hematoma em uma criança com menos de 4 meses de idade. A regra TEN-4 foi posteriormente validada e refinada por Mary Clyde et al.,[6] que forneceram informações para o diagnóstico diferencial entre hematomas decorrentes de abuso físico infantil de hematomas de outra etiologia.

Sinais gerais de violência física:

- Histórico do trauma discordante entre os pais, acompanhantes e/ou a vítima, quando sua idade e desenvolvimento permitem seu relato.
- Descrição do mecanismo do trauma relacionado à atividade da criança, mas não compatível com seu desenvolvimento neuropsicomotor, pela idade e/ou por sua condição.
- Demora inexplicável entre o trauma e a busca de atendimento.
- Reações exacerbadas dos pais ou responsáveis quanto ao estado da criança, seja de demonstração de grande desespero, seja de apatia ou indiferença.
- Criança ou adolescente que apresenta sinais e sintomas de alterações comportamentais de auto e/ou heteroagressão.

Sinais específicos de violência física:

- Lesões em estágios diferentes de cicatrização ou cura, sem outra causa que as justifique, por exemplo, déficit visual e traumas de repetição.
- Lesões bilaterais ou simétricas.
- Lesões que identifiquem o instrumento agressor.
- Lesões em mais de um segmento do corpo, sem histórico de politraumatismo, como em atropelamento.
- Lesões osteoarticulares típicas, que indicam o mecanismo do trauma intencional.
- Lesões cranioencefálicas típicas.
- Lesões abdominais causadas por impacto direto.

A associação de sinais gerais e sinais específicos de violência leva ao diagnóstico da síndrome do bebê sacudido (*shaken baby*) e da síndrome da criança espancada (*battered child*).

SHAKEN BABY

A síndrome do bebê sacudido é uma das formas de violência que mais levam a óbito lactentes e crianças menores de 2 a 3 anos, tendo sido descrita por Caffey em 1946 e reconhecida em crianças de até 5 anos de idade,[7] havendo comprometimento de tecido encefálico, bem como diferentes graus de hemorragia de retina.

São sinais patognomônicos da síndrome aguda do bebê sacudido o encontro de hemorragia subdural ou encefálica de intensidades variadas e hemorragia de retina, uni ou bilateral, sem que existam sinais de traumatismo direto ocular que possa tê-la provocado, ou situação de politraumatismo decorrente de acidentes de grande impacto, como os de trânsito.

Na forma repetitiva, ou crônica do ato de sacudir a criança, tem-se a origem de muitos casos de encefalopatias crônicas não progressivas, ou de paralisia cerebral, deficiências mental e visual.

A repetição do ato de sacudir a criança leva à síndrome da criança sacudida crônica, na qual o ato de chacoalhar é utilizado pelos responsáveis ou cuidadores como forma gravíssima de violência.

BATTERED CHILD

A síndrome da criança espancada, *battered-child*, descrita por Kempel et al. em 1962,[8] dificilmente deixa dúvida diagnóstica. Quando se tem um quadro exuberante de lesões em vários segmentos e órgãos do corpo, sempre na pele e muitas vezes acompanhadas de fraturas, costuma ser quadro repetitivo e de gravidade progressiva. A morte de muitas crianças e adolescentes acontece como consequência da repetição e progressão da crueldade do espancamento, da falta de diagnóstico médico, das falhas das medidas de proteção legais e, ainda, da impunidade dos agressores.

TRAUMA ABDOMINAL

Mais frequente em crianças maiores e adolescentes, que são atingidos por agressões enquanto estão em pé, ou caídos ao chão, as lesões abdominais são a segunda causa de morte por violência nessa faixa etária. O trauma abdominal pode levar à laceração de vísceras maciças, como fígado e baço, e desencadear hemorragias intra-abdominais importantes, com quadro de anemia e de abdome agudo.

Outros danos e sintomas podem ocorrer, como obstrução intestinal causada por hematoma de parede de intestino, especialmente de duodeno, lesões vasculares de mesentério, ou o desencadeamento de diabetes tipo 1, por lesões pancreáticas de repetição.

Pacientes que apresentem quadro de pancreatite devem ser investigados quanto à possível etiologia de trauma intencional porque a causa mais frequente de pancreatite é a traumática e um terço dos traumas é não acidental.

EXAMES DE IMAGEM A SEREM SOLICITADOS

Radiografias do esqueleto/inventário ósseo, radiografias do local da agressão, US abdominal e cerebral, TC de crânio com reconstrução 3D, TC de abdome e pelve com contraste endovenoso, RM e cintilografia óssea.

SINAIS DE ALTA ESPECIFICIDADE NOS EXAMES DE RAIO X

De acordo com Kleinman,[9] os achados radiográficos podem ser subdivididos em alta especificidade, moderada especificidade e baixa especificidade:

- Sinais radiográficos de alta especificidade: lesões metafisárias clássicas ("fratura de canto" e "fratura em alça de balde"). Fraturas de arcos costais, especialmente em arcos costais posteriores. Fratura de escápula. Fratura de processos espinhosos. Fratura de esterno (Figuras 1 a 3).
- Sinais radiográficos de moderada especificidade: fraturas múltiplas, especialmente bilaterais. Fraturas em diferentes estágios de evolução. Afastamento de epífises. Fraturas em corpos vertebrais e subluxação. Fraturas digitais. Fraturas complexas do crânio (Figuras 4 a 6).
- Sinais radiográficos de baixa especificidade: neoformação óssea subperiosteal. Fratura de clavícula. Fratura diafisária de ossos longos. Fratura linear de crânio.

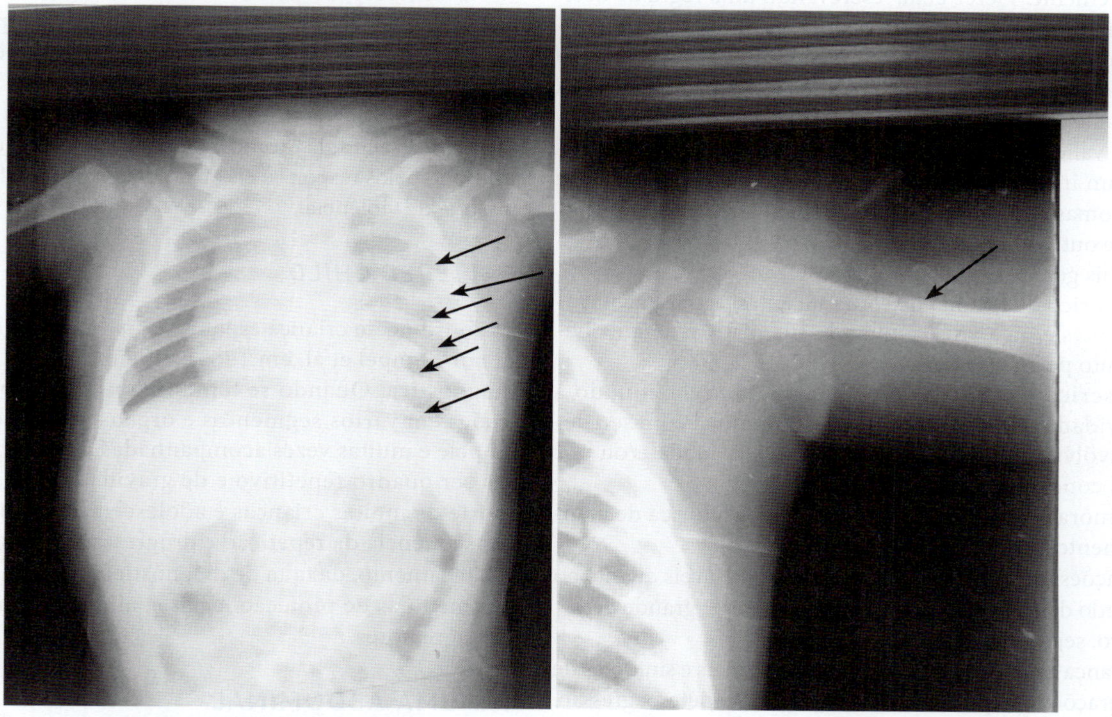

Figura 1 Paciente masculino de 3 meses, trazido pela avó por desconforto respiratório. Raio X de tórax evidenciando fraturas múltiplas de arcos posteriores à esquerda. Realizado inventário ósseo, identificou-se ainda fratura em espiral diafisária do úmero esquerdo.

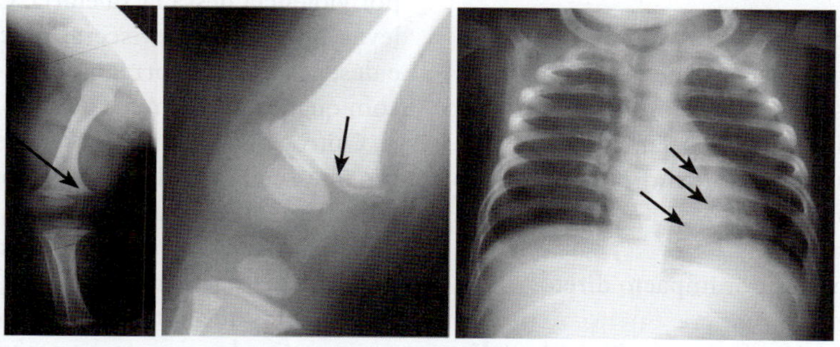

Figura 2 Lactente com choro intenso à manipulação. Raio X do membro inferior direito evidenciando fratura em alça de balde metafisária distal do fêmur. O inventário ósseo identificou fraturas múltiplas em arcos posteriores, porém já com formação de calo ósseo, caracterizando traumas múltiplos em datas diferentes.

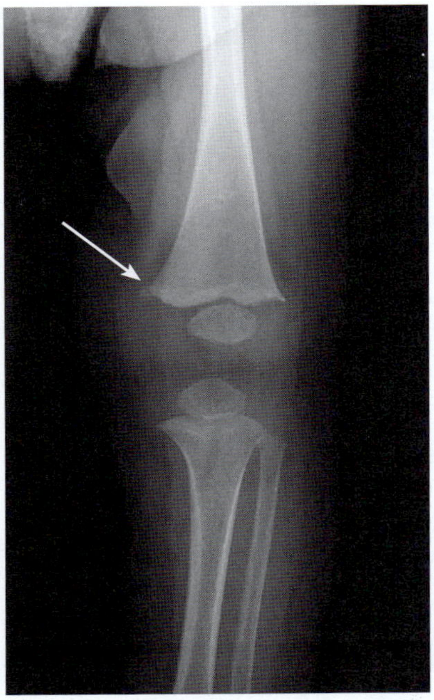

Figura 3 Paciente de 8 meses, masculino. Redução da mobilidade e choro intenso na manipulação do membro inferior esquerdo. Raio X evidenciando fratura de canto metafisária distal do fêmur.

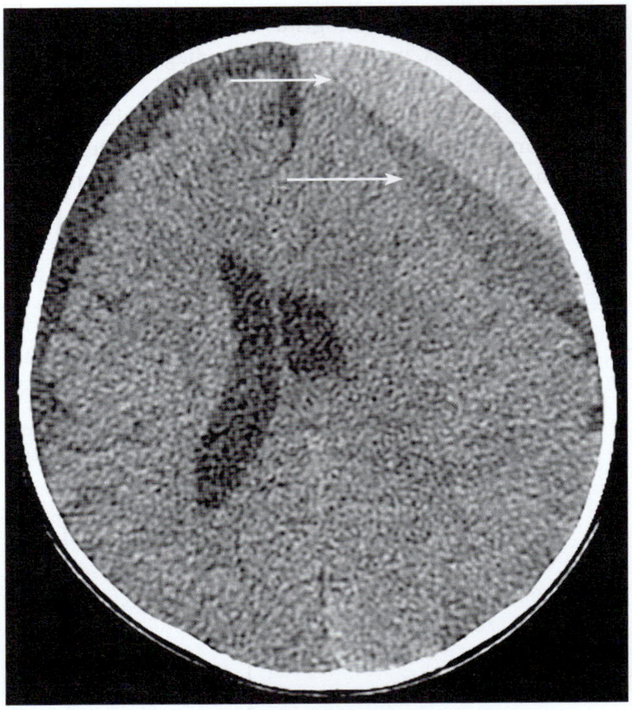

Figura 5 Tomografia computadorizada demonstrando hematoma em diversos estágios de evolução.

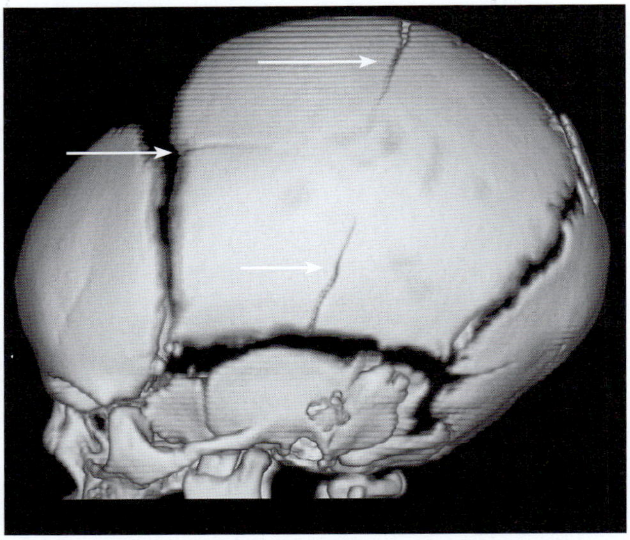

Figura 4 Tomografia computadorizada demonstrando fratura múltipla do crânio.

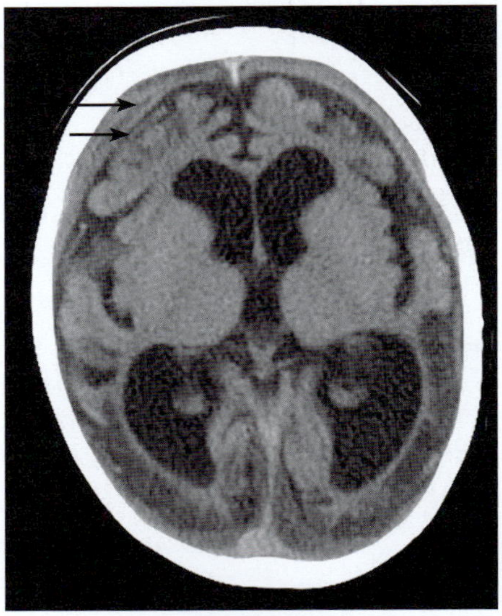

Figura 6 Tomografia computadorizada demonstrando atrofia cerebral, dilatação ventricular e hematoma subdural crônico.

DIAGNÓSTICOS DIFERENCIAIS

O diagnóstico diferencial deve ser realizado com as seguintes doenças: osteogênese imperfeita, insensibilidade congênita à dor, escorbuto, lues congênita, doença de Caffey, múltiplas fraturas no raquitismo grave, hipofosfatemia, leucemia, neuroblastoma metastático, sequelas de osteomielite e artrite séptica, trauma de parto e trauma ocasional, intoxicação por vitamina A, leucemia, deficiência de cobre, síndrome de Menke, displasias ósseas e outras causas.[9]

CONCLUSÃO

Diversos são os sinais clínicos e radiológicos de alerta para o diagnóstico de trauma intencional nas crianças e adoles-

centes, e os médicos radiologistas devem estar preparados para reconhecê-los, preparados para o diagnóstico de *battered child* e de *shaken baby syndrome*.

Proteger as crianças e adolescentes da violência em todas as suas formas, de traumas intencionais (não acidentais), é uma função multidisciplinar, e a radiologia tem um papel essencial nesse dever.

REFERÊNCIAS BIBLIOGRÁFICAS

1. Pfeiffer L. Método de classificação dos níveis de gravidade da violência contra crianças e adolescentes [Tese]. Curitiba: Universidade Federal do Paraná; 2011.
2. Pfeiffer L. Violência física. In: Campos, et al. Segurança da criança e do adolescente. Sociedade Brasileira de Pediatria. São Paulo: Nestlé; 2004. p.206-12.
3. Pfeiffer L. Waksman RD. Diagnóstico das apresentações da violência na infância e adolescência. In: Campos Jr. D, Burns DAR, Lopes FA. Tratado de pediatria. 3.ed. Barueri: Manole; 2014. P.149-55.
4. Brasil. Ministério da Saúde. Violência doméstica, sexual e/ou outras violências – Sinan. Disponível em: http://tabnet.datasus.gov.br/cgi/tabcgi.exe?sinannet/violencia/bases/violebrnet.def. Acesso em: 2 jul. 2024.
5. Pierce MC, Kaczor K, Aldridge S, O'Flynn J, Lorenz DJ. Bruising characteristics discriminating physical child abuse from accidental trauma. Pediatrics. 2010;125(4):861; Pediatrics. 2010;125(1):67-74.
6. Pierce MC, Kaczor K, Lorenz, DJ, Bertocci G, Fingarson AK, Makoroff K, et al. Validation of a clinical decision rule to predict abuse in young children based on bruising characteristics. JAMA Network Open. 2021;4(4):e215832.
7. Caffey J. On the theory and practice of shaking infants. Am J Dis Child. 1972;124(2):161-9.
8. Kempe CH, Silverman W. The battered-child syndrome. JAMA.1962;181:17-21.
9. Kleinman PK. Diagnostic imaging of child abuse. Book. Capítulo 2, p.9.

ÍNDICE REMISSIVO

A

Abordagem ginecológica das crianças e das adolescentes 1390
Abscessos 1581
cerebral 1614
e fístula anorretal 1374
peritonsilar 694
pulmonar 774
Abstinência 955
Abuso
físico 1662
sexual 1339, 1396, 1444
Acesso(s)
centrais 1318
vascular 1316
venoso 1316
central 1317
periférico 1317
Acidente
de transporte 1362
vascular encefálico hemorrágico 288, 992
Acidose tubular 853
renal distal 176
renal proximal 162
Acne 1478
Aconselhamento contraceptivo para adolescentes 1425
Acuidade visual 1014
Adenite mesentérica 1330
Adenopatia supraclavicular direita 1270
Adequação postural 1538
Aderências
balanoprepuciais 1348
labiais 1444
Adolescentes atletas 1470
Adrenoleucodistrofia 1617
Aerossóis dosimetrados 780
Afecções
pulmonares congênitas 1212
urológicas 206
Afogamentos 1362
Afundamento de crânio 972
Agenesia
renal 1344
sacral 1260
testicular 1343
Aids 1350, 1433, 1440, 1515
Albinismo oculocutâneo 1076
Alcalose
metabólica 964
hipoclorêmica e hipocalêmica 1354
respiratória 965
Alcoolismo 1455
Aleitamento materno 1507
Alergia
ao leite 1304
de vaca 853
à proteína do leite de vaca 1458
ocular 1053
Alfentanil 952
Algoritmo de parada cardiorrespiratória em pediatria da AHA 2020 885
Alívio do sofrimento 1531
Alopecia 813
Alterações
da linguagem e da aprendizagem na infância 646, 647, 653, 654, 655
de humor 1406
no formato do crânio 249
palpebrais 1000
Amaurose congênita de Leber 1054, 1076, 1077
Ambiente hospitalar 1539
Ambliopia 1006, 1011, 1013
Amenorreia 1402, 1427, 1471
Amostra urinária 52
Amniotocele 1036
Analgesia 949
controlada pelo paciente 953
local e regional 953
Analgésicos opioides 951
Anemia 556, 571, 598, 630
adquirida 573
aplástica idiopática 637
carencial 630
crônica 575
de Blackfan-Diamond 637
de Fanconi 574, 637
em adolescentes 1476
ferropriva 556, 630
hemolítica autoimune 598
hereditária 573
megaloblástica 575, 630
por deficiência de ferro 630
sideroblásticas 633
Anestesia geral 949
Aneuploidias 1227
Aneurismas 1611
Angiodisplasia 1304
Angiografia fluoresceínica 1027
Angiossarcoma 1309
Aniridia 1057
Anisometropia 1045
Anomalia(s)
anorretais 1227, 1257, 1333
branquiais 1267
congênitas
da córnea 1047
de caráter letal 1532
de Peters 1048, 1057
dos arcos branquiais 1566

do segundo arco branquial 1267
dos genitais 1393
umbilicais 1326
vasculares 1268, 1308, 1650
Anorexia 1414
nervosa 853, 1123
Anormalidades
do esqueleto 1642
musculoesqueléticas 1147
Anorquia 1343
Anorretoplastia sagital posterior 1261
Anovulação 1411
Anquilobléfaro 1044
Ansiedade 1091, 1109, 1406
Anticoncepção 1413
Anticorpos antinucleares 865
Antropometria 311
exame clínico 318
Aparelho
de Denis-Browne 1184
de Frejka 1155
Apendicectomia 1330
Apêndices testiculares 1281
Apendicite 1581
aguda 1328
Aplasia da cútis 1651
Apneia 874, 900, 1364
obstrutiva do sono 1449, 1455
Apoio
ao *bonding* materno 1532
emocional 1552
Aptidão física 1495
Arboviroses 1067
Arco de Shenton 1151, 1152
Arginina 969
Arrepios 259
Arritmias 940, 1487
Arsenal terapêutico 1532
Arteriosclerose 362
Arterite de Takayasu 830
Artralgia 847
Artrites
aguda 799
bacteriana 849
fúngica 848
idiopática juvenil 796, 804, 852, 1010, 1012, 1068
não erosiva 813
parasitária 849
pós-infecciosa 846
psoriásica juvenil 805
reativa 858
pós-disentéricas 799
relacionada a infecções 846
reumatoide juvenil 1001, 1171
séptica 858, 1170, 1192, 1645
tuberculosa 850
viral 799
Artrografia do quadril 1154
Artrogripose 1183
múltipla congênita 1146
Ascite 1279, 1291
Asfixia traumática 909
Asma 912
Aspiração de corpo estranho 916
Assimetria
craniana 1634
mamária 1273
orbitária 1638
Astigmatismo 1006, 1047
Astrocitomas 490
difusos, grau II da OMS 490
pilocíticos, grau I da OMS 490
Ataxias episódicas 260
Atendimento ginecopediátrico 1391
Atividade(s)
esportivas 1200
física 1200, 1471, 1474, 1490, 1494, 1498
diária recreativa ou competitiva 1474
Atletas de alto desempenho 1478
Atresia
colônica 1236
de esôfago 1227, 1369
de vias biliares 1283, 1289, 1582
do piloro 1352
duodenal 1225
esofágica 1581
intestinal 1231, 1247, 1336, 1383
traqueal 759
vaginal 1259, 1595
Atrofia
de microvilos 1248
muscular espinhal 277, 279
óptica 1072
Atropelamentos 1362
Audiometria
comportamental 659
condicionada 660
com reforço visual 660
tonal 660
Aumento tonsilar 1573
Autoconsciência das mamas 1421
Autoexame das mamas 1421
Autonomia do paciente 1515
Avaliação 311, 320
da marcha 1178, 1190
do estado nutricional 311
do processamento auditivo central 660

B

Baixa visão 1000, 1029
Balanite xerótica obliterante 1349
Balanopostite 1349
Balão de Sengstaken-Blakemore 1292
Bandas
amnióticas 1188
de Streeter 1189
Baqueteamento dos dedos 1286
Benzodiazepínicos 953
Bexiga neurogênica 222, 1593
Birra 1457
Blastoma pleuropulmonar 1213
Blefarite 1002, 1034, 1051
Blefaroconjuntivite herpética neonatal 1050
Blefaroespasmo 1057
Blefarofimose 1043
Blefaroptose 1010, 1013
Boas condutas em saúde oral 1508
Bradiarritmias 940
Braquicefalia 1633
Broncoaspiração 1638
Broncomalacia 761
Bronquiectasias 766, 916
Bronquiolite viral aguda 734
Brônquio traqueal 763
Brucelose 808
Bulimia nervosa 1123
Bullying 1499, 1542
Burnout 1492
do atleta mirim 1201

C

Calázio 1002, 1046, 1051
Calcinose 826
Cálcio 1476
Cálculo urinário 1594
Campanha
Image Gently 1560
Justifique! 1560
Canal de Nuck 1278
Câncer(es)
de mama 1420
de ovário 866
de pênis 1431
do colo do útero 1431
infantojuvenil 464, 468
no adolescente 521-523, 525
orais 1431
orofaríngeo 1431
vulvar 1431
Candidíase 1374
Cansaço 1435
Carboidratos 1475
Carcinoma
anal e perianal 1374
basocelular 1374
de suprarrenal 517
Cardiomiopatia hipertrófica 1491

Cardiopatia
  cianótica 916
  congênita 1333, 1487
    complexa 1552
Cardite 797
Catarata 1006, 1027, 1031, 1069
  congênita 1000, 1013
  na infância 1013
  traumática 1084
Cateter(es)
  central
    de inserção central não tunelizado 1318
    de inserção central tunelizado 1318
    de inserção periférica 1318
    totalmente implantado 1318
    via femoral 1318
  umbilicais 1318
  venoso central inserido em veia central 1318
Cavernoma 1583, 1611
Cefaleia 297, 1407, 1427, 1435
Cegueira 1023, 1029, 1034, 1071
Celulite 1570, 1650
Centros de Referência em Imunobiológicos (Crie) 1433
Ceratite(s) 1003, 1039
  infecciosas 1050
Ceratocone 1054
Ceratoconjuntivite(s) 1049
  cicatriciais 1052
  flictenular 1052
  infecciosas na infância 1049
  vernal 1053
Cerebrite 1614
Cetose excessiva 438
Children's Hope Scale 1516
Choque 874
  hipovolêmico grave 1364
  séptico 968
Cianose 933
Cicatriz(es)
  renais 1593
  umbilical 1324
Ciclo
  de RCP 884
  sono-vigília 1455
Ciclotimia 1106
Cifose lombossacra 1163
Circulação extracorpórea 936
Cirrose 1250, 1305
  hepática 1283
Cirurgia(s)
  de Chiari 1156
  de Fontan 939
  de Glenn bidirecional 939
  de Kasai 1290
  de Nuss 1271
  de portoenterostomia 1283
  de Warren 1293
  oftalmológicas 1013
Cistinose 166
Cistinúria 109, 167
Cistos
  broncogênico 764, 1214
  de colédoco 1287, 1583
  de cordão 1278, 1281
  de esmegma 1348
  de Gartner 1299
  de inclusão epidérmica 1651
  de Montgomery 1422
  de Nuck 1279
  de ovário 1330
  de prega vocal 707
  dermoide 1038, 1266, 1565, 1651
  de Skene 1299
  de úraco 1324
  do aparelho branquial 1565
  do ducto tireoglosso 1265, 1565
  enterógeno 1352
    do piloro 1355
  epidermoides 1038
  ovarianos 1596
  renal simples 153
    em síndromes hereditárias 151
  vitelínicos 1324
Citomegalovirose 1000
Citomegalovírus 1006, 1010, 1066, 1270, 1284, 1614
Clamídia 1374, 1399
Classificação
  de Bell modificada 1244
  de Graf 1153
  do estado nutricional 311
Claudicação 1177, 1191
Clinodactilia 1188
Coagulação intravascular disseminada 614
Coagulopatia 807
Coalescência de pequenos lábios 1444
Coalizão tarsal 1648
Código mundial antidopagem 1480
Colangite 1285
Colecistite aguda 1330
Colelitíase 1286
Colestase
  intra-hepática 1283
    progressiva familial 1284
  por uso de nutrição parenteral prolongada 1284
Cólica 1406
  infantil 1581
Colite(s)
  infecciosas 1306
  ulcerativa 1581
Coloboma 1000, 1042
Coma 978
Complacência do sistema respiratório 875
Complexo extrofia/epispádia 210
Comportamento de gratificação na infância 258
Compressão
  medular 531
  vascular da traqueia 763
Comunicação
  alternativa 1538
  com a família 1549
  empática 1531
  interatrial 1259
  interventricular 1259
Condições crônicas complexas 1536
Condilomatose 1374
Conflitos éticos 1541
Conjuntivite(s) 1001, 1034
  alérgica
    perene 1053
    sazonal 1053
  infantis 1050
  neonatal 1049
Constipação 1330
Consulta ginecológica 1391
Contracepção 1424
  de emergência 1427, 1441
Controle
  da dor 1532
  de sintomas multissensoriais 1532
Contusão
  pulmonar 909
  renal 910
  testicular 1338
Convulsões 1534
Coordenação motora 1469
Coordenada Y de Ponset 1151
Coreia de Sydenham 798
Córneas planas 1047
Corpos estranhos 682, 717, 1652
  de córnea 1003
  de tarso 1003
  intraocular 1084
  vaginal 1416
Corrimento vaginal 1393
Cover-up test 1179
Covid-19 454, 693
Craniectomia descompressiva 978
Cranioestenose 1632
Craniofaringioma 493
Craniossinostose 1607
Creatina 1478

Crenças religiosas 1532
Crescimento prematuro das mamas 1393
Cricotireoidostomia cirúrgica 1364
Criptites 1306
Criptorquia 1343
Criptorquidia 208, 1259, 1383, 1638
Crise
  convulsiva 972
  de Dietl 1295
  de perda de fôlego 256
  espirituais 1542
  febril 228-230
  genital 1392
Critérios
  de Kocher 1193
  de Roma IV 84
Cuidado(s)
  centrado
    na família 1532
    no paciente e na família 1547
  domiciliar 1538
  espiritual 1539, 1541
  paliativos 1514, 1531, 1541
    na terapia intensiva pediátrica 1551
    pediátricos 1531
    perinatais 1531
Curativo de Abello 1381
Curva de Frank-Starling 938

D

Debriefing 899
Dedos sobrepostos 1188
Defeitos do tubo neural 1383
Deficiência 625
  de alfa-1-antitripsina 916, 1284, 1289
  de ferro 556, 630
  de glicose-6-fosfato desidrogenase 625
  de micronutrientes 630
  de vitamina K 1304
  intelectual 1091, 1096
  múltiplas 1536
  nutricionais 1073, 1253
Deformidade(s)
  angulares dos joelhos 1181
  craniofacial 1633
  da parede torácica 1271
  sacrais 1608
Deglutição normal 699
Delirium 1553
Dengue 1067
Dependência 955
Depressão 1091, 1105, 1406, 1427, 1455, 1471
Derivação ventrículo-peritoneal 1279
Dermatite das fraldas 1399
Dermatofibrossarcoma *protuberans* 1653
Dermatomiosite juvenil 823, 852
Dermatopolimiosite 822
Dermolipoma 1038
Derrame(s)
  cavitários 1534
  pleural 933, 1577
Descamação 1561
Descolamento da retina 1027, 1031, 1084
Desconforto epigástrico 1228
Desempenho atlético 1476
Desenvolvimento cerebral 1542
Desfibrilador externo automático 882
Desfiguramento facial 1045
Desidratação 1248, 1354, 1476
Deslizamento do folheto peritoneal 1279
Desmame de ventilação mecânica 1537
Desmielinização 1616
Desordens do desenvolvimento sexual 211
Desvio tônico paroxístico do olhar para cima 258
Desospitalização 1536
Despertar(es)
  confusional 1461
  noturnos 1456
Diabetes 858
  insipidus nefrogênico 180
  mellitus 1012
Diafragmas e atresia laríngea 715
Diálise peritoneal 138, 1383
Diarreia 1248, 1253, 1328, 1407, 1414
  sanguinolenta 1306
Diástese hemorrágica 1304
Dietas
  cetogênicas para epilepsia 435
  enterais 428
Dificuldade alimentar 379
  sinais de alerta 382
Dilatação do trato urinário perinatal 1590
Disceratose congênita 637
Discinesia ciliar primária 916
Discite 858, 1171
  infecciosa 1160
Disfagia 698
Disfonia 706
Disfunção
  do trato urinário inferior 220
  metabólica 1414
  ventricular esquerda 924
  vesical 83, 86, 89, 1593
Dislipidemias 362, 364, 366, 1475
Dismenorreia
  primária 1406
  secundária 1406
Dismorfismos craniofaciais 1638
Dismotilidade
  do estômago 1230
  esofágica 1373
  gastrintestinal funcional 1236
Displasia(s)
  broncopulmonar 787, 916, 1218
  do desenvolvimento do quadril 1145, 1646
  epitelial intestinal 1247, 1248
  esqueléticas 1643
Dispneia 825, 1534
Dispositivos intrauterinos 1403
Disrafismo(s)
  espinhais 1146
  medular 1157
Distensão
  abdominal 1236, 1534
  gástrica 1232, 1357
Distimia 1106
Distiquíase 1045
Distonias 259
Distopia testicular 1343
Distorção
  da autoimagem corporal 1180
  da pupila 1060
Distrofia muscular 853
  de Duchenne 274
Distúrbios 611
  alimentares 1471
  da alça de Henle 170
  da hemostasia 611
  difusos do desenvolvimento 1577
  do desenvolvimento do quadril 1145
  do ducto coletor 176
  do equilíbrio acidobásico 962, 963, 964
  do metabolismo do sódio 958
  do potássio 960
  do sono 94
  do túbulo distal 173
  do túbulo proximal 162
  hidreletrolíticos 1248, 1330
  orbitopalpebrais na infância 1038
  respiratórios do sono 1449
  traqueobrônquicos 759
  trombóticos 615
Disúria 945, 1328
Divertículo de Meckel 1304, 1323, 1324
Doença 399, 588
  arterial coronariana 1475
  associada ao anticorpo anti-MOG 268
  autoimune 837
  autoinflamatória 837
  cardíaca congênita 924
  císticas renais 149, 153, 1592
  congênitas dos enterócitos 1247
  da arranhadura de gato 1265, 1570
  de Batten 1072
  de Behçet 813, 1400

de Bourneville 1080
de Caroli 1287
de Castleman 808
de Charcot-Marie-Tooth 284
de Coats 1030, 1032, 1074
de Crohn 1247, 1303, 1330, 1374, 1400, 1581
de Dent 167
de Fabry 858, 1072
de Gaucher 1072, 1171
de Graves 1072
de Hirschsprung 1248, 1259, 1333
de Hunter 1071
de Hurler 1071
de inclusão das microvilosidades 1247
de Kawasaki 829, 1061
de Legg-Calvé-Perthes 858, 1194
de Morquio 1071
de moyamoya 292
de Niemann-Pick 1072
de Norrie 1076
de Osgood-Schlatter 1195, 1492
de Paget 1375
de Perthes 1171
de Sandhoff 1072
de Sanfilippo 1071
de Scheies 1071
de Scheuermann 1165
de Sever 1196, 1492
de Stargardt 1078
de Tay-Sachs 1072
de von Hippel-Lindau 1080
de von Willebrand 612, 1402
do enxerto contra o hospedeiro 541
do espectro da neuromielite óptica 268
do quadril 1190
do refluxo gastresofágico 916, 1228, 1373, 1383
do tecido conjuntivo 822
espinal 1608
falciforme 588, 1171, 1525
hepática
  associada à nutrição parenteral 1250
  colestática 1241
hipertensivas pulmonares 1218
inflamatória
  intestinal 16, 30, 427, 435, 440, 646, 666, 677, 698, 804, 812, 819, 823, 846, 852, 1101, 1105, 1108, 1113, 1125, 1128, 1138, 1304
  pélvica 1330, 1426
lisossômica de depósito 858
metabólica óssea 1251
neurodegenerativa 1552
neurológica no sono 251
neuromuscular 273
oculares 1013
oftalmológicas 1010
  potencialmente hereditárias 1006
proctológica clássica 1374
psicogênica em massa 1435
pulmonar crônica 924
renal 399
  crônica 142
  policística autossômica dominante 150
  policística autossômica recessiva 150
reumática crônica 826
trombótica 616
vitreorretinianas 1024
veno-oclusiva por quimioterápicos 1289
Dolicocefalia 1633
Dolicomegaureter 1300
Dores
  abdominal 1228, 1393, 1414
  aguda 1525
    nos membros inferiores 1191
  crônica 1525
  do crescimento 1198
  de cabeça 297
  episódica ou recorrente 1525
  musculoesqueléticas idiopáticas recorrentes 857
  muscular 1435
  neuropática 1524
  nociceptiva 1524
  nos membros inferiores relacionadas a tumores ósseos 1196
  ocular 1060
  osteoarticulares 805
Dorso curvo juvenil 1165
Drenagem
  do líquido cefalorraquidiano 977
  em Y de Roux 1283
Duplicação(ões)
  intestinais 1307
  pilórica 1355
  renoureterais 1296
Duplicidade uterina 1595
Dye laser 1308

E

Ectopia
  cordis 1276
  renal 1163
  testicular 1343
Ectoscopia de bebês e crianças 1004
Eczema anal 1374
Edema palpebral 1006
Educação
  alimentar da criança no contexto do esporte competitivo 1205
  física 1474
    escolar 1498
Empatia 1542
Encefalite
  autoimunes 271
  herpética 1614
Encefalomielite aguda disseminada 1617
Encefalopatia 1607
  bilirrubínica aguda 627
  hepática 1291
  hipóxico-isquêmica 1609
Encoprese 1125
Endocardite bacteriana 808, 866
Endoftalmite 1027, 1085
Endometriose 1407
Endometrite crônica 1403
Endoscopia nasal 1037
Enfisema
  lobar congênito 1212
  subcutâneo 909
Enterocolite
  de Hirschsprung 1304
  necrosante 1241, 1247, 1304
Enteropatia
  da mucosa intestinal 1247
  de células "estufadas" 1247
  perdedora de proteínas 1303
Enteroplastia seriada transversa 1254
Enterorragia do lactente 1324
Enteroscopia intraoperatória 1307
Entubação nasotraqueal 1364
Enurese 219, 1125
  do sono 1463
  primária 93
Ependimomas 491, 1624
Epibléfaro 1043
Epicanto 1013, 1014, 1043
Epididimite 1281, 1338
Epifisiólise 1647
  femoral superior do adolescente 1194
Epífora 1034, 1057
Epilepsia 231, 251
  ausência da infância 236
  da infância com paroxismos centrotemporais 237
  mioclônica juvenil 237
Episclerites/esclerites 1000, 1001
Equação de Henderson-Hasselbalch 962
Erisipela 680
Eritema 81, 15613
Eritroenzimopatias 625
Erros
  inatos do metabolismo 1071, 1616
  refrativos 1013, 1016
    não corrigidos 1011
Escafocefalia 1633

Escala
clínica de Wood modificada 915
de abstinência Withdrawal Assessment Tool Version 1 955
de coma de Glasgow 905, 909, 972, 1366
de Comfort 950
fecal de Bristol 84
para avaliação da dor 950
Escherichia coli 77
Esclerodermia 826, 866
juvenil 819
linear 819
localizada 819
sistêmica 821
Esclerose múltipla pediátrica 266, 1617
Escolas Promotoras de Saúde 1499
Escoliose 1157
de início precoce 1162
idiopática infantil ou congênita 1163
Escorbuto 858
Escore de Lansky 1516
Esfingolipdoses 1072
Esofagite 1305, 1373
Esotropia
acomodativa 1019
comitante adquirida 1019
Espasticidade 1534
Espinha bífida aberta 1608
Espiritualidade 1534, 1541, 1549
Esplenomegalia 547, 1291, 1305
Espondilite anquilosante 805
Espondiloartropatias 805
Espondilólise 1162, 1201, 1492
Espondilolistese 1162, 1492
Esporte 1200, 1491
de competição 1494
Esquistossomose 1289
Estabilidade clínica 1538
Estado de mal epiléptico 239
Estágios
da fé 1543
de Tanner 1393, 1421, 1492
Estenose(s)
de junção ureteropiélica 1296
esofágica persistente 1373
hipertrófica do piloro 1352, 1356
intestinal 1232
jejunoileal 1233
subglótica 714
traqueal congênita 760
Estereotipias 259
Esteroides anabólicos androgênicos 1478
Estigmas cutâneos dorsais 1608
Estimulação sensório-motora 1538
Estomias 1325
Estrabismo 1000, 1006, 1009, 1010, 1011, 1013, 1017, 1045, 1638
Estratégias de enfrentamento da família diante de uma doença grave 1548
Estridor laríngeo 710
Estrutura familiar 1538
Exame
da mama 1420
do fundo de olho 1025
do olhinho 1029
ginecológico 1397
oftalmológico na primeira infância 1010
orofacial neonatal 1504
Exotropia intermitente 1019
Extrofias de bexiga e cloaca 1279
Extubação paliativa 1517

F

Facomatoses 1080
Fadiga muscular 1471
Falência
intestinal 1249
medular hereditária 637
multiorgânica 1515
Familiares enlutados 1514
Faringoamigdalite 1573
Faringotonsilites 692, 796
bacterianas e virais 694
Fasciite eosinofílica 821
Fases do desenvolvimento 1490
Fator de crescimento
endotelial vascular 1023
insulínico 1023
Febre 945
amarela 21, 28
familiar do Mediterrâneo 838
reumática 796, 808, 858, 1171
tifoide 808
Fenda esternal 1276
Fenilcetonúria 821
Fenômeno
de Bell 1042
de Kasabach-Merritt 1311
de Marcus Gunn 1042
de Raynaud 825
Fentanil 952
Ferro 1476
Fibrilação ventricular 893
Fibroadenomas 1422
Fibromatosis colli 1568
Fibrose
cística 690, 722, 853, 916, 1235, 1515, 1536
hepática 1284, 1583
congênita 1289
Fimose 206, 1347
fisiológica 1349
Fisiologia do exercício 1494
Fissura anal 1306, 1374
Fístula(s) 1307
broncopleural 878
onfalomesentérica 1323
perineal 1257
retobulbar 1260
traqueoesofágica 760, 1369
vestibular 1257
Flebite 1321
Fluidoterapia 967
Fontanelas 1612
Fluorose 858
Fobia alimentar 380
Fórmulas infantis 332
Fotofobia 1051, 1057, 1060
Fraqueza muscular 1412
Fratura(s)
cranianas 1607
da criança no início da marcha 1191
da placa de crescimento 1643
de arcos costais 909, 1644
de estresse no atleta jovem 1202
de Le Fort 907
diafisárias 1644
metafisárias 1644
por estresse 1191
umeral 1644
Frouxidão capsular do quadril do RN 1146
Função visual adequada para idade 1007

G

Galactosemia 1284
Ganglioneuromatose 1333
Ganho muscular 1478
Gasometria arterial 914
Gastrenterite viral ou bacteriana 1330
Gastrite 1230, 1304
Gastroenterites 1171
Gastrosquise 1234, 1247, 1379
Gastrostomia 432
Gesso
corretivo 1184
inguinopodálico 1184
Gigantismo 1380
Glaucoma 1000, 1027, 1056, 1069
congênito 1030
na infância 1006
Glioma
diencefálicos e infratentoriais 490
do nervo óptico 1039
Glomerulonefrite e infecções 114, 116, 117, 120

Glutamina 969
Gonorreia 1374
Gorduras 1475
Granuloma
  piogênico 1308
  umbilical 1324
Gravidez 1440
  na adolescência 1412, 1428
  não planejada na adolescência 1423

H

Helicobacter pylori 1354
Heliox 918
Hemangioendotelioma kaposiforme 1308, 1309
Hemangioma(s) 1418, 1608, 1651
  capilar 1038, 1045
  congênito 1269, 1308
  da infância 1269, 1308
  de laringe 715
Hematêmese 1303
Hematocele 1597
  testicular 1338
Hematoma 1663
  do couro cabeludo 1607
  intratesticular 1338
  perianal 1374
  testicular 1338
Hematoquezia 1303
Hematúria 58,1594
Hemocromatose 1289
Hemofilias 612, 858
Hemoglobinopatias 575, 633, 1075
Hemograma 554
Hemoptise 1215
Hemorragia(s)
cerebral 1611
  intracraniana 1607, 1611
  intraventricular 1025
  retinianas 1083
  sub-retiniana 1027
  vítrea 1084
Hemorroidas 1304, 1374
Hemotórax 909, 1215, 1321
Hepatite
  A 28
  autoimune 866, 1289
  infecciosa 1284
Hepatoblastoma 518, 1655
Hepatoesplenomegalia 1422
Hepatomegalia 632
Hepatopatias 556
Hérnia(s) 1278
  de Bochdalek 1217
  de cordão umbilica 1380
  de disco intervertebral 1161
  de Littre 1324
  diafragmática 1581
    congênita 1217
  encarcerada 1280
  inguinal 1279
  inguinoescrotal 1338
  no prematuro 1280
Herpes 1000
  genital 1374
  simplex 1614
Herpes-zóster oftálmico 1060
Heterocromia 1008
Hidátide de Morgagni 1340
Hidradenite supurativa 1374, 1376
Hidratação 1476
Hidrocefalia 1627
Hidrocele 209, 1278, 1281, 1596
Hidrocolpos 1299
Hidrometrocolpo 1595
Hidronefrose 1262, 1295, 1591, 1638
  pré-natal 215
Hidropsia 1213
  fetal 1212
Higiene oral 1508
Higroma cístico 1264
Hímen imperfurado 1595
Hiperandrogenemia 1410
Hiperandrogenismo 1411
Hipercalciúria 853
  idiopática 108
Hipercalemia 961
Hiperecplexia 258
Hiperemia 1393
  conjuntival 1061
    persistente 1006
Hiperesplenismo 556
Hiperfosfatúria 110
Hiperleucocitose 527
Hiperlipoproteinemia 858
Hipermetropia 1006
Hipermobilidade articular 1179
Hipernatremia 960
Hiperoxalúria absortiva 109
Hiperparatireoidismo 852
Hiperplasia linfoide 1328
Hiperprolactinemia 1411
Hipertensão
  arterial 184, 194, 199, 201, 204
    pulmonar 1217
    sistêmica 1072
  intracraniana 874, 1638
  portal 1289
    não cirrótica 1305
  portopulmonar 1291
  pulmonar 1285
Hipertireoidismo 852
Hipertricose 1411, 1608
Hipertrigliceridemia 547
Hiperuricosúria idiopática 109
Hipertrofia
  miometrial 1403
  muscular 1470, 1476
Hiperventilação 916
Hipervitaminose A 858
Hipocitratúria idiopática 109
Hipocalemia 961
Hipofosfatasia 853
Hipofosfatasia 1633
Hipogonadismo 852, 1476
Hipomagnesemia familiar com hipercalciúria e nefrocalcinose 171
Hipomagnesiúria 110
Hipomielinização 1616
Hipomotilidade intestinal 1329
Hiponatremia 959
Hipopituitarismo 852
Hipoplasia
  do nervo óptico 1000
  pulmonar 1217
Hipospádia 210, 1344
Hipotermia 978, 1363
Hipotireoidismo 556, 1236, 1411, 1633
Hipotransferrinemia 633
Hipotonia 1027
Hipovolemia 1365
Hipoxemia 914, 916, 932, 1609
Hipóxia 971, 1023
Hirsutismo 1410
Histiocitose de células de Langerhans 508, 511
HIV 1270, 1399, 1524
Homocistinúria 853
Hordéolo 1002, 1046, 1051
Hormônio anti-mülleriano 1343
HPV 1374

I

Icterícia 615, 1232, 1283, 1357
  persistente 1290
Idade óssea 317
Íleo meconial 1233, 1235, 1336
Ileostomias 1238
Impulsividade 1454
Imunogenicidade das vacinas 1434
Imunização do prematuro 23
  proteção indireta 28
Imunodeficiência 690
Índice(s)
  acetabular 1151
  de Ferriman-Gallwey (IFG) 1411
  de Haller 1272

de massa corporal (IMC) 1164, 1406, 1411
nutricionais 1475
prognósticos de Waterston 1371
sacral 1261
Individualidade biológica 1469
Infarto
arterial isquêmico 1611
de omento por torção 1330
Infeção(ões)
de corrente sanguínea 944
do sítio de inserção dos acessos vasculares 944
do trato
respiratório superior 1492
trato urinário 1350, 1593
entérica 1304
micobacterianas 1570
osteoarticulares 1170, 1174
na infância 1192
pelo HPV 1432
por STORCH 1284
pulmonares 945
relacionadas à assistência à saúde 943
sexualmente transmissível 1339, 1397, 1403, 1426, 1440, 1444
umbilicais 1324
urinária 1295, 1330, 1445
Influenza 21
Injúria renal 942
Inquéritos alimentares 317
Insônia pediátrica 1454
Insuficiência
intestinal 1247, 1253
ovariana
prematura 1435
primária 1435
renal 1383
respiratória 931
ao nascimento 1212
hipercápnica 933
hipoxêmica 932
Internação
domiciliar 1538
prolongada 1538
Intubação por sequência rápida 884
Intussuscepção 1304, 1330, 1581
Instrumento de avaliação de desconforto respiratório 736
Insuficiência
intestinal 443-446
renal 853
crônica 399, 556
Invaginação intestinal 1304, 1325
Intoxicação por chumbo 633
Irregularidade menstrual 1411, 1413
Irritabilidade 1454

J

Joelhos
do saltador 1195
em X 1178

L

Laceração testicular 1597
Lacrimejamento 1000, 1006, 1013, 1014, 1033, 1051
Lágrima 1033, 1044
Laringe infantil 711
Laringite viral aguda 707
Laringomalácia 712
Laringotraqueíte 1575
Laringotraqueobronquite 1575
Laringotraqueomalácia 1638
Legg-Calvé-Perthes 1647
Lei
de Monro-Kellie 971
de Weigert-Meyer 1297
Leiomiomas 1324
Leishmaniose 808
Leite materno 1246
Lesão(ões)
arteriais isquêmicas 1611
cervicais 1564
císticas 1564
cutâneas 1649
malignas 1652
da traqueia e brônquios 909
de víscera oca 910
duodenais e pancreáticas 910
esplênicas 910
expansivas ovarianas 1596
hemorrágicas 1611
hepáticas 910
hipóxico-isquêmicas 1609
ligamentares nas crianças 1203
na prática esportiva 1201
neoplásicas 1270
penetrantes 1362
do rim 910
por pressão 1534
pulmonares 1577
renal aguda 135, 139
tendíneas 1202
térmicas por inalação 1364
traumáticas
no sistema nervoso central 1612
nos membros inferiores 1191
Leucemias 515, 598, 796, 808, 858, 866
linfoide aguda 471-473, 515
mieloide aguda 473-476
mieloide crônica 476
Leucocoria 1010, 1029
Leucodistrofias 1616
Leucoencefalopatias 1616
Leucomalácia periventricular 1607
Leucopenia 945
Leucorreia fisiológica 1397
Linfadenite
aguda supurativa 1264
bacteriana 1569
crônica 1265
micobacteriana 1265
reacional 1569
viral 1569
Linfadenopatia 1422
Linfangioma 1039, 1313, 1418, 1565
Linfoma 598, 808, 858
Hodgkin 481, 1270, 1658
não Hodgkin 478, 866, 1270, 1658
Linfonodomegalias 597
Linha
de Hilgenreiner 1152
de Perkins 1150
Lipomas 1259, 1270, 1608
Líquen
escleroso vulvar 1417
plano 1374
Litíase do trato urinário 1594
Lobectomia 1213
Logoaudiometria 660
Lordose 1165
Lúpus
eritematoso sistêmico 598
juvenil 796, 808, 812, 822, 826, 852, 857
induzido por drogas 812
neonatal 812
Luto antecipatório 1534
Luxação teratológica do quadril 1146

M

Macrocefalia 246, 1311
Macroglossia 1380
Malária 598
Malformação(ões)
arteriovenosas 1611
císticas pulmonares 1213
congênita 1257, 1369
de via aérea e pulmões 1212
da fossa posterior 1619
do desenvolvimento cortical 1618
encefálicas 1618
genital 1446
linfáticas 1270, 1565
uterinas 1595
vasculares 1307, 1311

Manejo da via aérea 1538
Manobra(s)
da tenda 1416
de Barlow 1146, 1147
de Ortolani 1146
de reanimação 881
de reexpansão pulmonar 1534
de Sellick 907
marcha
de pombo 1178
em rotação
lateral 1181
medial 1180
Má rotação intestinal 1232
Mastalgia 1427
Masturbação 1396
Maus-tratos em crianças e adolescentes 1191
Medicina
desportiva 1494
fetal 1534
Medida do perímetro cefálico 246
Meduloblastoma (tumor embrionário) 492
Megacólon congênito 1236, 1332
Megaduodeno 1230
Megalencefalia 1620
Megalocórneas 1047
Megarreto 1334
Megaureter 1296, 1301
Melena 1303
Membrana de oxigenação extracorpórea 968
Menarca 1595
atrasada 1496
isolada 1418
precoce 1406
Meningiomas 1161, 1624
Meningite 1614
Menstruação 1422
Metadona 952
Método
de Graf 1152
Ponseti 1184
Métodos contraceptivos 1423
na adolescência 1426
Miastenia gravis juvenil 280-282
Microcefalia 248, 1614
Microcólon esquerdo 1236
Micrognatia 1021
Micronutrientes 340
Mielinização incompleta do encéfalo 1608
Mielomeningocele 1183, 1259
Minerais 1476
Miopatias inflamatórias idiopáticas 823
Miopia 1006, 1047
Miosite 821
viral 282
Miringite bolhosa 681
Modismos alimentares 1474
crudivorismo 1474
lactovegetarianismo 1474
macrobiótica 1474
orgânica 1475
ovolactovegetarianismo 1474
sem glúten nem lactose 1475
vegana ou vegetarianismo estrito 1474
Molusco contagioso 1374
Mononucleose 866, 1492
infecciosa 693
Morfina 951
Morte
precoce 1536
súbita 1487
relacionada ao exercício e ao esporte 1491
Motilidade
extrínseca ocular 1017
ocular 1000, 1008
Mucopolissacaridoses 1047, 1279
Muletas 1192

N

Narcolepsia com cataplexia 256
Náusea 1414, 1435
Nebulizadores 783
Necessidades
espirituais 1543
nutricionais 1475
Nefrite 813, 830
Nefrocalcinose 1601
Nefronoftise 151
Negligência 1437, 1538
Neoplasias
da órbita 1041
linfoproliferativas pediátricas 1570
no lactente 513, 514
Neuroblastomas 501, 514, 598, 1040, 1171, 1333, 1655
Neurofacomatoses 1618
Neurofibromas 1270, 1624
Neurofibromatose 1057, 1333
de Von Recklinghausen 1039
Neuromielite óptica 1617
Neuropatia(s)
diabética 1339
ópticas induzidas por drogas 1080
Neurossonografia 1607
Neutropenia 577
congênita grave 637
febril pós-quimioterapia 531, 532
Nistagmo 1000, 1010, 1013, 1072
Nódulos
de Horner-Trantas 1053
de Lisch 1012
de Schmorl 1166
tireoidianos 1270, 1571
vocais 707
Nutrição
enteral 427, 969, 1251
parenteral 415, 969, 1249

O

Obesidade 370, 1205, 1396, 1470, 1490, 1498
exógena 370
infantil 370
infantojuvenil 1200
Obstrução
brônquica 764
congênita das vias lacrimais excretoras 1033
de vias aéreas 1364
dos ductos biliares 1283
gastrintestinal 1307
intestinal neonatal 1233
Oclusão traqueal por fetoscopia 1218
Oftalmoscopia 1017
Olho vermelho 1000
Oligodrâmnio 1146
Ondas de Kussmaull 1356, 1357
Onfalocele 1379
Opacidade
congênita da córnea 1049
corneana 1013
ou perda do brilho corneano 1006
Orientação
sobre a utilização de métodos contraceptivos 1394
sobre condutas sexuais 1394
Orquidopexia 1346
Orquiepididimite 1338, 1596
Órtese 1177, 1184
Osteocondrite dissecante 1647
do joelho 1195
Osteogênese imperfeita 852, 1047
Osteoma osteoide 1171, 1197
Osteomielite 840, 85
aguda 1644
crônica 1646
hematogênica 1170
hematogênica aguda 1173, 1193
subaguda 1646
Osteoporose 852
Osteossarcoma 497, 1171, 1197
Osteotomias 1181
Ostomia 1537

Otite 1021
externa
aguda difusa 677
aguda localizada 679
eczematosa 679
maligna 680
vírica 679
média
aguda 666, 670, 1458
com efusão 672, 675s
Otomicoses 680
Otorragia 972
Otoscópio 669
Ovários policísticos 1411
Overtraining 1492
Óxido
nítrico inalatório 968
nitroso 952
Oxigenação por membrana extracorporal 934, 940
Oxiuríase 1374

P

Paciente
paliativo 1517
pediátrico criticamente doente 943
Padrão de sono-vigília 1455
Palidez 632
Palmilhas 1177
Pancitopenias 637
Panuveíte 1001
Papilomatose respiratória recorrente 707, 716
Papilomavírus humano 1431
Parada cardiorrespiratória 874, 880, 1364
Parafimose 1349
Paralisia
cerebral 262-265, 853, 1515
de pregas vocais 708, 714
do músculo reto lateral 1021
do terceiro nervo craniano 1021
Paraplegia 853
Parasitoses 1417, 1445
Parassonias 1460
do sono não REM 257
Paresia congênita do músculo oblíquo superior 1019
Patologias uterinas e ovarianas 1595
Pé(s)
calcâneo valgo 1183
plano rígido 1196
tortos
congênitos 1183
idiopático 1184
Peito
de pombo 1271
de sapateiro 1271, 1272
Pentalogia de Cantrell 1276
Perda
auditiva na infância 656
de acuidade visual 1071
de consciência 972
de peso 1472
do globo ocular 1085
funcional 1536
sanguínea por via vaginal 1393
Perfuração(ões)
do globo ocular 1084
intestinal
espontânea 1244
focal 1244
Pericardite 806, 813
Período intrauterino 1531
Peritonite
meconial 1233
cística 1232
primária 1330
Persistência
da vasculatura fetal 1031
de cloaca em lactente 1258
de úraco 1325
Picadas de insetos 1338
Pilomatricoma 1652
Plagiocefalia 1633
Plano de cuidados 1532
Plaquetopenias 611
Pleurite 813
Plicoma anal 1374
Pneumatose intestinal 1243
Pneumonia(s) 933, 1330
aspirativas 1371
comunitárias 746
neonatal 1577
Pneumoperitônio 1243, 1382
Pneumotórax 900, 933, 1215, 1220, 1321, 1577
aberto 909
hipertensivo 909
Poliarterite nodosa 829
Polidactilia 1187
Polidrâmnio 1370
Polimiosite juvenil 823
Pólipos 1304
de intestino delgado 1307
retais 1306
Politraumatismo 874, 904
Poliúria noturna 94
Porfiria 1330
Prematuridade 1383
extrema 1006
Pré-natal odontológico 1504
Pressão
arterial 1498
expiratória final positiva 876, 913, 968
intracraniana 977
intraocular 1011, 1056
intratorácica 914
Programas de treinamento de força para crianças e adolescentes 1473
Prolapso
anal 1374
de uretra 1417
Promoção
da saúde da população pediátrica 1498
da saúde oral 1508
de saúde mental 1138
Proteção radiológica 1560
Proteínas 1475
Próteses/órteses 944
Prurido
ou queimação anal 1374
vulvar 1393
Pseudoestrabismo 1014
Pseudogerontoxon 1053
Pseudo-hipoaldosteronismo
tipo I 180
tipo II 174
Pseudopuberdade 1445
Psicose infantil 1103
Psoríase 1374
Ptose palpebral 1006, 1008, 1042
Puberdade 1420, 1471, 1475
precoce 1416, 1470, 1602
Punção intraóssea 1365
Pupila branca 1030
Púrpura
amegacariocítica 637
de Henoch-Schönlein 830, 1304, 1330, 1339
trombocitopênica idiopática 866

Q

Quadrantes de Ombrèdanne 1151
Qualidade
de vida 1498, 1532
do sono 1456
Quedas 1362
Queimação anal 1374
Queimadura(s) 1191
com líquidos aquecidos 1362
ocular térmica 1085
químicas oculares 1085
Quilotórax 1220

R

Rabdomiossarcoma 517 1039, 1264, 1418, 1573, 1657
Radiação ionizante 1363
Radiossensibilidade 1560
Rânulas 1567
Raquitismo 858, 1633
  hereditários 168
Rastreio cardiovascular pré-participação para atletas 1488
Reanimação cardiopulmonar 880, 898
Reconstrução anorretal 1261
Recordatório alimentar 632
Rede de apoio 1534, 1538
Redução anatômica do intestino 1247
Refeeding 1246
Reflexo
  de fixação 1014
  pupilar 1016
  reto-esfinctérico 1334
Refluxo
  gastresofágico 708, 1220, 1230, 1357, 1373, 1458
  vesicoureteral 72, 1259, 1296, 1350, 1593
Religiosidade 1541
Remifentanil 952
Rendimento físico 1469
Resistência vascular pulmonar 923
Ressecção do íleo terminal 1253
Retardo de crescimento 1476
Retinoblastoma 499, 519, 1012, 1013, 1029, 1030
Retinocoroidite focal necrosante 1062
Retinopatia
  da prematuridade 1023, 1027, 1031
  de origem medicamentosa 1080
  diabética 1073
  exsudativa 1027
  falciforme 1075
  pigmentar progressiva 1071
Retinose pigmentar 1079
Rigidez matinal 857
Rim
  em esponja medular 153
  em ferradura 1163
  multicístico displásico 1592
Rinite 916
Rinossinusite aguda 687
  bacteriana e viral 688
  crônica 689
Rituais
  culturais de despedida 1553
  de fim de vida 1554
Rolha meconial 1236
Roséola 1067
Rubéola 1001, 1065, 1614
Ruptura
  da membrana de Descemet 1083
  testicular 1338, 1597

S

Sacroileíte 805
Sangramento(s)
  digestivo
    alto 1305
    baixo 1305, 1306
    obscuro 1307
  gastrintestinal 1303
  genital em meninas 1415
  intestinais 1325
  uterino anormal 1401
Sangue deglutido 1304
Sapatos corretivos 1177
Sarcoidose 808, 1289
Sarcoma
  botrioide 1299
  de Ewing 495, 517, 1040, 1171, 1197
  de Kaposi 1374
  granulocítico (cloroma) 1041
SARS-CoV-2 454
Saúde
  do escolar 1501
  mental 1089, 1117
  oral materno-infantil 1504
Schwannomas 1624
Sedação 949
Sedentarismo 1470
Seios paranasais 686
Selênio 969
Sepse 966, 1025, 1232, 1369, 1553
Septicemia 808
Septo vaginal transverso 1595
Sequência
  ABCDE 905
  rápida de entubação 957, 1364
Sequestro
  broncopulmonar 1212
  intralobar 1214
Serosite 813
Sexualidade na adolescência 1423
Shaken baby syndrome 1368
Sialoadenites 1572
Sibilância de repetição 1458
Sífilis 1000, 1006, 1010, 1374, 1399
  congênita 1067
Sinal
  da ampulheta 1154
  da cérvice 1358
  da lagarta 1357
  de Angell 1339
  de batalha 972
  de Battle 907
  de Blumberg 1329
  de Brunzel 1339
  de Hart 1149
  de Kirklin ou de cogumelo 1357
  de Klisic 1149
  de Nelaton-Galeazzi 1149
  de Neuhauser 1236
  de Peter-Bade 1149
  de Prehn 1339, 1341
  de Rovsing 1329
  de Trendelenburg 1150
  de White 1236
  do alvo 1358
  do bico 1357
  do cordão 1358
  do diamante 1357
  do duplo trilho 1357
  do guaxinim 972
  do mamilo pilórico 1357
  do obturador 1329
  do ombro 1357
  do psoas 1329
Síncope 254
Sindactilia 1188, 1638
Síndromes 545, 556, 621
  autoinflamatórias 808
  complexa de dor regional 1199
  da alça cega 1230
  da artéria mesentérica superior 1226
  da criança
    espancada 1362, 1367, 1663
    sacudida 1083
  da dor regional complexa 1435
  da fibromialgia juvenil 857
  da obstrução
    intestinal distal 1236
    pilórica 1352
  da realimentação 422
  da rolha meconial 1336
  da tosse de vias aéreas superiores 916
  da úlcera retal solitária 1304
  da Zika congênita 1614
  de Abernethy 1289
  de Adams-Oliver 1224
  de Adie 1016
  de Alagille 1284
  de Alport 1047
  de Angelman 253
  de Arnold-Chiari 1164
  de aspiração de mecônio 1577
  de ativação macrofágica 806
  de Axenfeld-Rieger 1048, 1057
  de Bartter 170
  de Beckwith-Wiedemann 1379
  de Blau 842
  de Bloch-Sulzberger 1080

de Brown 1021
de Budd-Chiari 1289
de Chédiak-Higashi 1077
de Ciancia 1018
de Cornelia de Lange 1356
de Cronkite-Canada 1303
de Cushing 852, 1412
de dismotilidade intestinal 1248
de Down 1047, 1258, 1333, 1146, 1224
de Dravet 235
de Duane 1009, 1020
de Ehler-Danlos 853, 1047, 1146, 1162, 1272, 1279
de falência medular 637
de Fanconi 167
de Fournier 1339
de Gardner 1080
de Gitelman 173
de Goldenhar 1021, 1042, 1048
de Guillain-Barré 279, 283, 878, 1435, 1525
de Hermansky-Pudlak 1077
de hipermobilidade articular 857
de Horner 1009, 1016, 1043
de insuficiência torácica 1272
de Jeune 1277
de Kawasaki 808
de Klippel-Trenaunay 1311
de Lennox-Gastaut 236
de Liddle 180
de lise tumoral 529
de Lowe 166
de má absorção 853
de Marfan 853
de Mallory-Weiss 1304
de Marfan 1047, 1162, 1272, 1279, 1146
de Meyer-Rokitanski-Kuster-Hauser 1259
de Moebius 1009, 1021
de Mounier-Kuhn 763
de Noonan 1301
de Osler-Weber-Rendu 1303
de Parkes-Weber 1315
de Peters *plus* 1057
de Peutz-Jeghers 1303
de Poland 1272, 1277
de Prader-Willi 253, 1162
de Rett 253
de Sandifer 259
de Shwachman-Diamond 637
de Sjögren 822, 865
de Smith-Lemli-Opitz 1356
de Stevens-Johnson 1052
de Sturge-Weber 1056, 1080, 1311, 1312
de Tourette 1128
de Treacher Collins 1048
de Turner 1047
de Usher 1079
de veia cava superior/mediastinal superior 530
de Weill-Marchesani 1047
de Wolff-Parkinson-White 1487
de Wyburn-Mason 1080
do anticorpo antifosfolípide 815
do baixo débito cardíaco 936, 938
do bebê sacudido 292, 1663
do desconforto respiratório 900, 1025, 1577
agudo 923, 968
do escroto agudo 1338
do excesso de treinamento 1492
do intestino curto 444, 1241, 1247, 1330
dolorosa "psicossomática" 1199
do QT longo, Brugada 1487
do respirador oral 683-685
dos ovários policísticos 1410
do túnel do carpo 821
EAST ou SeSAME 174
epilépticas
da adolescência 237
da infância 235
do lactente 232
do período neonatal 231
fibromiálgica primária juvenil 1199
hemolítico-urêmica 75, 77, 79, 81, 1304, 1330
hepatopulmonar 1285, 1291
mielodisplásica 556
miofascial 858
nefrítica 112
nefrótica primária 123, 127, 131
patelofemoral 858
talassêmicas 556, 633
Sinéquias 1445
Sinovite 807
transitória do quadril 858, 1192
vilonodular 858
Siringomielia 1164, 1259
Sistema PALM-COEIN 1402
Sniffing position 1363
Sofrimento espiritual 1543
Sonambulismo 1461
Sonda(s)
de alimentação 1536
nasogástricas 431
Sondagem terapêutica das vias lacrimais 1036
Sono e epilepsia 251
Spasmus nutans 258
Sufocação 1362
Suicídio 1132
Sulfentanil 952
Suplementos
alimentares 1473
nutricionais 1476
Suporte
básico de vida 880
circulatório mecânico 884
de vida 1532
Suturas cranianas 1612
Swinging light test 1008

T

Tabela de Snellen 1011, 1015
Talassemias 584, 858
Talo vertical congênito 1187
Tamponamento pericárdico 806
Taquiarritmias 940
Taquicardia 1365
ventricular 893
Taquipneia transitória do recém-nascido 1577
Tecido tímico ectópico 1568
Técnica
de Finney 1353
de Heineke-Mikulicz 1353
de Mac Vay 1280
de Marcy 1279
de micropunção à Seldinge 1318
de Ponseti 1185
Tecnologia médica 1554
Tendinite de Sever 1196
Tenossinovite 807
Tenotomia do tendão calcâneo 1184
Terapia nutricional
hospitalar da infecção por covid-19 454
nutrição para o paciente em posição prona 458
pediátrica domiciliar 440
Teratomas 1266
Terror noturno 1462
Teste
de Hirschberg 1017
de Thomas 1150
de Whitaker 1302
de Zappia-Milder 1034
do reflexo vermelho 1006, 1010, 1015, 1016, 1030, 1049
Testículo evanescente 1343
Tetralogia de Fallot 939, 1259
Tiamina 969
Tíbia vara de Blount 1178
Tiflite 1330
Tinea inguinalis 1375
Tiques 1128
Tireoidite autoimune 866
Tirosinemia 1284
Tocotraumatismo 1608

Tonsilas 691
Tonsilectomia 695
Tórax
  carinado 1271
  escavado 1271, 1272
Torção
  de apêndice testicular 1596
  do fêmur 1181
  ovariana 1596
  testicular 1281, 1338, 1340, 1596
TORCH 1613
Torcicolo 1147
  congênito 1157, 1268
  paroxístico benigno 259
Toxina botulínica 1382
Toxocaríase 1001, 1063
Toxoplasmose 1000, 1006, 1010, 1032, 1614
  ocular 1061
Tramadol 952
Transfusões
  de concentrado de hemácias 604
  sanguíneas 1025
Transplante
  de célula-tronco hematopoiética 539, 541
  de intestino/multivisceral 1255
  hepático 1286, 1291
  intestinal 1250
Transporte
  de paciente neonatal ou pediátrico 897
  intra-hospitalar do recém-nascido 899
  neonatal com suporte respiratório invasivo 900
Transtorno(s) 1089, 1098, 1101, 1105, 1108, 1117, 1121, 1125, 1129, 1462
  bipolar 1106, 1471
  comportamental do sono REM 1462
  com sintomas somáticos 1117
  conversivo (transtorno de sintomas neurológicos funcionais) 260
  da alimentação 1121
  de ansiedade 1091
    de separação 1108
    generalizada 1109
    social 1109
  de aprendizagem 1098
  de conduta 1113
  de déficit de atenção e hiperatividade 1115
  de eliminação 1125
  de estresse pós-traumático 1109
  de humor 1105
  de linguagem 1099
  de oposição desafiante 1091
  de tique 258
  disruptivo de desregulação do humor 1106
  do desenvolvimento 1091
  do espectro autista 252, 1091, 1101
  do movimento 258
    relacionado ao sono 257
  do neurodesenvolvimento 1455
  do pânico 1109
  do sono 256
  mentais 1089
  obsessivo-compulsivo 1110
  paroxístico não epiléptico 254, 260
Traqueobroncomalacia 761
Traqueobroncomegalia congênita 763
Traqueomalacia 761, 916, 1373
Traqueostomia 1536
Trauma(s) 1362
  abdominal fechado 1330
  ao nível da coluna cervical 1158
  cranioencefálico grave 975
  de crânio 878
  de retina 1084
  intencional 1662
  não acidental 1642
  na região genital 1416
  ocular 1000, 1002
    aberto 1084
  testiculares 1338, 1597
Traumatismo(s)
  abdominal 1367
  craniencefálico 907, 971, 1366, 1607
  da genitália externa
    feminina 910
    masculina 910
  de bexiga 910
  de coluna e medula 1366
  de extremidades 1367
  infantil 1362
  maxilofacial grave 1364
  oculares 1082
  testicular 910
  torácico 1367
  ureteral 910
  uretral 910
Treinamento
  de resistência 1496
  resistido
    em adolescentes do sexo feminino 1471
    e o crescimento somático 1470
    na juventude 1471
    ou de força 1469
    para a prevenção de lesões musculoesqueléticas 1470
Tremor neonatal benigno 258
Tríade
  de Currarino 1259
  de Cushing 972
  de Hutchinson 1067
  de Putti 1152
Triagem auditiva neonatal 660
Trigonocefalia 1633
Trissomia 13, 18 ou 21 1379
Trombocitopenia imune 618
Tromboembolismo 1321
  pulmonar 616
  venoso 611
Trombose 1321
  autoimune 815
  de seio venoso cerebral 292
  de veia esplênica 1289
  de veia porta 1289
  venosa 1611
Tuberculose 598, 916, 1001, 1330, 1570, 1577
Tubulopatias 155, 156, 158
Tumores
  abdominais 500
  carcinoides 1324
  de células germinativas 503, 518
  de partes moles 502, 858
  de Wilms 500, 1656
  do córtex adrenal 505
  do sistema nervoso central 486, 490, 499, 516
  ginecológicos 1418
  hepáticos primários 504
  intraocular 1029
  ósseos 502, 858
  renais 516
  vasculares 1310

U

Úlcera(s) 1304
  ao nascimento 1311
  de córnea 1039
  de estresse 1304
  de Lipschütz 1400
  perfurada 1330
  pépticas 1230
Ureteroceles 1298
Uretrocistografia miccional 1591
Urolitíase 1330
Urolitíase 101, 103, 105, 108, 1330
Uropatias obstrutivas 1350
Uveíte 1001, 1012, 1060, 1068
  autoimune 1068
  infecciosa 1060
  traumática 1084

V

Vacinação
  da criança 4

da criança e do adolescente em situações especiais 39
da gestante na prevenção do lactente 30
do adolescente 16-20
na unidade neonatal 24
Vacinas
BCG 5
combinadas com o componente coqueluche 8
contra o HPV 1431
covid-19 33
febre amarela 10
Haemophilus influenza tipo b 8, 27
hepatites
A 10
B 6, 24, 32
HPV 11
Influenza 9, 27, 32
meningocócicas 7, 21, 28
pneumocócica conjugada 6, 26
poliomielite 8, 27
rotavírus 6, 27
tríplices bacterianas 26
tríplice viral 9
varicela 10
Vaginites 1445
Valorização da vida infantil 1554
Varicela 19
Varicela-zóster 1060
Varicocele 210
trombosada 1338
Varizes 1304
Vasculites 829
por IgA 829
Ventilação
controlada
a pressão 876
a volume 875
de suporte 876
domiciliar 1552
mandatória intermitente 876
sincronizada 876
mecânica
assistida 876
assistido-controlada 876
em situações clínicas específicas 877
pulmonar mecânica invasiva 874
Vertigem paroxística benigna 260
Via
aérea difícil 900
de alimentação 1538
Vida intrauterina 1531
Vigorexia 1471, 1473
Vínculo
de confiança 1537
equipe-criança-família 1538
Violência 1132
agressões físicas 1133
autoagressão 1132
comunitária 1134
doméstica 1538, 1662
física 1437
humilhação 1133
intrafamiliar 1133
ofensas 1133
psicológica 1437
sexual 1393, 1416, 1437
contra crianças e adolescentes
Vírus
Epstein-Barr 1270
herpes simplex 1060
Visão turva 1060
Vitaminas 340
A 1074
B1 1074
B6 1074
B12 1074
C 969, 1074
D 969, 1199
K 1283, 1380
Vitreorretinopatia exsudativa familiar 1026
Volvo 1232, 1304, 1325
de intestino médio 1247, 1383
intestinal 1330
Vômito(s) 945, 972, 1236
cíclicos 1228
com sangue 1304
Vulnerabilidade 1538
Vulvite 1445
Vulvovaginite 1396, 1417, 1444
específica 1398
inespecífica 1397

W

Whey protein 1476

X

Xeroftalmia 1074

Z

Zika 1000, 1010, 1614
Zinco 969, 1476